DICTIONNAIRE
illustré
DES TERMES
DE MÉDECINE

30e ÉDITION

MARCEL GARNIER
Professeur agrégé, médecin des Hôpitaux de Paris

VALERY DELAMARE
Ancien interne des Hôpitaux de Paris

JEAN DELAMARE
Ancien interne des Hôpitaux de Paris

THÉRÈSE DELAMARE
Ancienne externe des Hôpitaux de Paris

FONDATEURS ET ANCIENS RÉDACTEURS

DICTIONNAIRE *illustré* DES TERMES DE MÉDECINE

30e ÉDITION

revue et augmentée par
JACQUES DELAMARE
Ancien interne des Hôpitaux de Paris

avec la collaboration de
FRANÇOIS DELAMARE
Directeur de recherches à l'École des Mines de Paris
ÉLISABETH GÉLIS-MALVILLE
Ancienne externe des Hôpitaux
LAURENT DELAMARE
Docteur-Ingénieur

Préface de
HENRI PÉQUIGNOT
Professeur de Clinique Médicale à la Faculté de Médecine de Paris V

MALOINE
27, RUE DE L'ÉCOLE-DE-MÉDECINE – 75006 PARIS
2009

Du même auteur chez le même éditeur

Dictionnaire « Maloine » de l'infirmière, 5e édition, 2008.

Dictionnaire abrégé des termes de médecine, 5e édition, 2006.

Dictionnaire français-anglais et anglais-français des termes de médecine, 5e édition, 2003.

Lexique français-anglais et anglais-français des termes de médecine, 3e édition, 2006.

Lexique pharmaceutique, 2003.

Décision en cardiologie, 2e édition, 1997.

Chez le même éditeur

CHEVALIER J., *Terminologie médicale*, 8e édition, 2008.

DI COSTANZO C., *Guide du vocabulaire médical*, 2009.

GLADSTONE W. J., *Dictionnaire anglais-français des sciences médicales et paramédicales*, 5e édition, 2002.

GROSS P., *Anglais médical*, 2e édition, 2009.

DOROSZ PH. †, *Guide pratique des médicaments 2009*, 28e édition.

Responsable d'édition : Valérie Laruelle-Bancel
Assistant d'édition : Stéphane Gonet

Illustrations anatomiques : Pierre Kamina, *Anatomie clinique*, tomes 1, 2, 3, 4. Maloine, Paris

ISBN : 978-2-224-03092-6 – Dépôt légal : juillet 2009
Imprimé à Singapour

PRÉFACE

On peut avoir derrière soi un demi-siècle de l'exercice médical le plus large, lire chaque semaine une quinzaine de revues dont la moitié seulement en langue française, connaître encore son jardin des racines grecques (et latines) et, au détour d'une revue banale, tomber sur un terme qu'on ne connaît pas. Cela m'est arrivé il y a quelques jours ; j'ai ouvert mon Garnier-Delamare et j'ai trouvé le mot, d'ailleurs dûment critiqué, car ce terme anglo-grec est indéfendable... mais il faut quand même le comprendre.

Le premier conseil que je reçus de mon conférencier d'externat fut d'avoir ce dictionnaire sous la main et d'y chercher, au fur et à mesure, tous les mots que je ne connaîtrais pas. Ses nouvelles éditions me sont encore indispensables.

Aucune génération ne peut se passer d'un tel instrument de référence. La vitesse même de modification du langage et des idées le rend plus nécessaire encore. J'en donnais au début pour preuve, le néologisme. Mais, pour le médecin en formation, le médecin jeune ou d'âge moyen, c'est le mot, le concept ancien, qui risque de lui manquer. Or, il voit des malades qui ont – il y a cinquante ou trente ans – fait l'objet de diagnostics, d'explorations, de traitements dont il n'a plus aucune idée. Comprendre leur observation implique une connaissance de « l'histoire récente » (c'est-à-dire soixante ans à peu près) de la médecine, de la thérapeutique et de l'épidémiologie dans le monde entier, puisque nos malades en viennent ou s'y rendront. Entre-temps, les maladies, les symptômes ont changé de nom, les modes de raisonnement aussi, et certaines techniques ont été, parfois justement, oubliées.

Et puis, si tous les médecins, même l'interniste et le généraliste sont spécialisés (en ce qu'ils ignorent des pans entiers de la médecine) leurs malades ne le sont pas, et qui ne s'est senti penaud devant un malade lui parlant d'un résultat ou citant un nom propre qui ne lui disait rien…

Dire tout cela, c'est aussi impliquer l'extrême difficulté de la tâche de faire un dictionnaire. Après tout, c'est un ancien interne des Hôpitaux de Paris, Émile Littré, qui est à l'origine des dictionnaires modernes de la langue française (et il publia d'abord un excellent dictionnaire de médecine). Il faut une dynastie comme celle des Delamare, dont je m'honore d'avoir eu le dernier comme chef de clinique, l'esprit vif, la curiosité universelle, le don d'être bref et schématique, tout en restant clair dans les définitions, une attention continue à tout ce qui se dit et paraît, pour la mise au point sans cesse renouvelée d'un dictionnaire qui reste maniable et dont, j'en suis sûr, cette nouvelle édition aura autant de succès que les précédentes.

H. PÉQUIGNOT

AVANT-PROPOS DE LA 30e ÉDITION

L'apparition de termes nouveaux, traduisant des préoccupations émergentes (algologie, bariatrie) ou bien l'évolution de l'organisation des professions de santé (médecin collaborateur libéral, ordre des infirmiers) ; le remplacement de certains acronymes, conséquence de modifications administratives (COTOREP, RPPS) ; le perfectionnement des notions relatives à certaines affections (telles les différentes variétés du syndrome des frères Brugada) ; l'avènement de nouvelles médications (telle la multiplication des analogues de l'insuline) ou de techniques d'exploration du corps humain (IRM fonctionnelle)... autant de nécessités pour créer des entrées nouvelles ou modifier de très nombreux articles de la précédente édition.

Nous voudrions à ce propos remercier Gérard Samama, gynécologue-obstétricien honoraire de l'hôpital Foch de Suresnes, de son aide précieuse pour la mise à jour des termes relevant de sa spécialité.

Il est à remarquer par ailleurs que certains mots savants, hôtes anciens de ce livre, ont tendance à être employés (à tort) à la place des termes de référence : *pathologie* pour affection, *posologie* pour dose, et aussi *thérapeutique* pour traitement, encore que ce dernier mot semble mis à l'index et promis à une prochaine disparition puisqu'il n'est plus question que de « prise en charge », vocable qui fait fureur.

Le mot « outil » n'est pas un terme technique de médecine (il n'a donc pas sa place dans le corps de cet ouvrage), mais son emploi actuel, dans le domaine médical ou général, s'intensifie manifestement. Il désignerait ainsi pour les médecins un gigantesque bric-à-brac allant de l'humble marteau à réflexes au plus coûteux des TEP-scan(ner)s, en passant finalement par tout moyen de diagnostic et de traitement (devenant donc le bras armé de la prise en charge) : appareils d'imagerie variés, examens biologiques, tracés, instruments, systèmes et dispositifs divers mais aussi médicaments, structures hospitalières, recommandations, statistiques, journaux et périodiques, livres et parmi ceux-ci, bien sûr, les dictionnaires ! En somme, la tendance actuelle voudrait nous faire accroire qu'emportant sa boîte à outils, l'omnipraticien moderne vaque à ses visites, tandis que son confrère hospitalier dans le vent, plus lourdement outillé, dissimule – tant bien que mal – sous sa blouse désormais à manches courtes, un cœur d'artisan.

Le pluriel des termes issus du latin diffère en français et en anglais. En langue anglaise, le pluriel est conforme au latin. Dans la nôtre, il est invariable, par exemple : un locus, des locus ; un coccus, des coccus (hé oui !). Mais le snob et laxiste charabia puisé dans les textes anglo-américains (bien distinct des anglicismes indispensables ou reconnus, tels que « flutter » et « scanner ») nous envahit insidieusement : il commence donc en tapinois par les cocci et les loci, continue benoîtement par l'hépatite « non A – non B » (dit-on : un ciel non gris - non bleu ?) et par le patient naïf (mais pas forcément crédule), puis après avoir au passage « codé pour » (en français, les messages tout comme les protéines se codent transitivement), s'épanouit enfin avec l'éclatant barbarisme du cancer bronchique « non à petites cellules » : le régime « non à sel » n'est pas loin !

En attendant, cette 30e édition (enrichie d'un CD-Rom et dont certaines illustrations ont été remplacées, surtout en ce qui concerne l'anatomie et ce pour offrir une iconographie plus homogène), nous semble un ouvrage à jour, pouvant répondre aux besoins et aux souhaits de ses lecteurs toujours très attentifs.

Jacques DELAMARE

PRÉSENTATION DE L'OUVRAGE

1 – **Les premières pages du livre,** numérotées en chiffres romains, comprennent :
- un *alphabet grec ;*
- la liste des *abréviations courantes* utilisées dans le texte ;
- le système international d'*unités* ;
- le *calendrier vaccinal* ;
- un tableau des principales *constantes biologiques* ;
- un *index étymologique* de racines latines et surtout *grecques* à partir desquelles est composée la plupart des mots du vocabulaire médical ;
- les tableaux des *maladies professionnelles.*

2 – **Le corps du livre** contient dans l'ordre alphabétique général :
- d'une part des ***articles*** définissant les termes de médecine et comprenant après l'entrée, le genre grammatical et selon le cas la DCI, la TA et l'abréviation, la provenance (étymologie, auteur, date), une courte notice biographique pour les éponymes, la traduction anglaise, les synonymes, la définition, des exemples, des développements encyclopédiques et des renvois à d'autres articles complémentaires ;
- de l'autre les ***abréviations, sigles et symboles*** utilisés en médecine.
- ***Cas particuliers :*** termes
  - commençant par **une lettre grecque** (α-chymotrypsine) : ils sont définis au mot français : *alphachymotrypsine ;*
  - précédés d'un **chiffre** ou d'une **lettre** (17-cétostéroïde, D-tubocurarine) : ils seront trouvés au mot suivant le tiret : *cétostéroïde, tubocurarine ;*
  - accompagnés de **noms de lieux,** essentiellement des *fièvres* et des *virus* : ils figurent à *fièvre* et à *virus ;*
  - associés à des noms de personnes, uniques ou multiples (éponymes) : ils sont placés au nom propre, ce qui évitera d'errer de maladie à syndrome ou d'épreuve à test.

Dans le cas d'éponymes composés (ex. : Wolff-Parkinson-White, syndrome de), il est possible de retrouver l'article à partir de n'importe lequel des noms propres par un renvoi approprié au premier d'entre eux.

3 – **Après le corps de l'ouvrage** sont placés :
- Le ***lexique pharmaceutique,*** qui permet de savoir rapidement à quelle *dénomination commune* correspond telle *spécialité* (et vice-versa), s'il s'agit d'un générique et à quelle *classe thérapeutique* appartient le médicament considéré (les spécialités composées ont été exclues par principe de la liste).
- Enfin le ***lexique anglo-français*** où les termes et éponymes *identiques* dans les deux langues ont été volontairement omis afin de conserver au livre des dimensions raisonnables.

Des renseignements plus complets, sur les synonymes anglo-américains notamment, seront trouvés dans le *Dictionnaire français-anglais et anglo-français des termes de médecine DELAMARE, 5e édition, 2003, Maloine éditeur.*

4 – **Certaines illustrations d'anatomie normale ou pathologique** peuvent concerner plusieurs entrées. Des renvois sont donc indiqués à la fin des articles de la manière suivante : **VEINE PORTE**......... **• 👁 Rate •**.

ALPHABET GREC

			Corresp. française				Corresp. française
Α	α	alpha	a	Ν	ν	nu	n
Β	β	bêta	b	Ξ	ξ	ksi	x
Γ	γ	gamma	g	Ο	ο	omicron	o
Δ	δ	delta	d	Π	π	pi	p
Ε	∈	epsilon	é	Ρ	ρ	rhô	r
Ζ	ζ	dzêta	z	Σ	σ	sigma	s
Ε	∈	êta	ê	Τ	τ	tau	t
Θ	θ	thêta	th	Υ	υ	upsilon	y
Ι	ι	iota	i	Φ	φ	phi	ph
Κ	κ	kappa	k	Χ	χ	khi	kh
Λ	λ	lambda	l	Ψ	ψ	psi	ps
Μ	μ	mu	m	Ω	ω	oméga	ô

ABRÉVIATIONS

adj.	adjectif	µg	microgramme
all.	allemand	mL	millilitre
amér.	américain (USA)	µL	microlitre
angl.	anglais	µm	micromètre
autr.	autrichien	mmol	millimole
brit.	britannique	µmol	micromole
c.à.d.	c'est-à-dire	min	minute
cm	centimètre	mOsm	milliosmole
coll.	collaborateurs	mU	milli-unité
d	dalton	n. dép.	nom déposé
DCI	Dénomination Commune Internationale	ng	nanogramme
		nm	nanomètre
eq	équivalent	norv.	norvégien
etc.	*et cætera*	osm	osmole
f.	féminin	p. ex.	par exemple
fr.	français	*pl.*	pluriel
g	gramme	pmol	picomole
gr.	grec	priv.	privatif
h	heure	®	marque déposée
holl.	hollandais	*s.*	substantif
ital.	italien	s	seconde
j	jour	SI	Système International
jap.	japonais	Syn.	synonyme
L	litre	syndr.	syndrome
lat.	latin	TA	Terminologia Anatomica
m.	masculin	U	unité
m	mètre	v., V.	voir
mEq	milliéquivalent	*v.*	verbe
mg	milligramme		

N.B. : de très nombreuses abréviations désignant des examens de laboratoire, des hormones, des enzymes, etc., figurent dans le livre à leur place alphabétique.

SYSTÈME INTERNATIONAL D'UNITÉS

Tableau I

Unités SI de base

Grandeur	*Nom de l'unité*	*Symbole de l'unité*
Longueur	mètre	m
Masse	kilogramme	kg
Temps	seconde	s
Intensité de courant éléctrique	ampère	A
Intensité lumineuse	candela	cd
Quantité de matière	mole	mol
Température thermodynamique	kelvin	K

Tableau II

Unités SI dérivées

Grandeur	*Unité SI dérivée* *Nom*	*Symbole*
Fréquence	hertz	Hz
Force	newton	N
Pression	pascal	Pa
Travail	joule	J
Puissance	watt	W
Quantité d'électricité	coulomb	C
Potentiel électrique	volt	V
Capacité électrique	farad	F
Résistance électrique	ohm	Ω
Conductance	siemens	S
Flux d'induction magnétique	weber	Wb
Induction magnétique	tesla	T
Inductance	henry	H
Flux lumineux	lumen	lm
Éclairement lumineux	lux	lx
Radioactivité	becquerel	Bq
Équivalent de dose	gray	Gy
Catalyse, activité enzymatique	katal	kat

Tableau III

Multiples et sous-multiples de 10

Facteur	*Préfixe*	*Symbole*
10^{18}	exa	E
10^{15}	péta	P
10^{12}	téra	T
10^{9}	giga	G
10^{6}	méga	M
10^{3}	kilo	k
10^{2}	hecto	h
10^{1}	déca	da

Facteur	*Préfixe*	*Symbole*
10^{-1}	déci	d
10^{-2}	centi	c
10^{-3}	milli	m
10^{-6}	micro	µ
10^{-9}	nano	n
10^{-12}	pico	p
10^{-15}	femto	f
10^{-18}	atto	a

Tableau IV

Correspondance entre le système international d'unités (unités SI) et les unités anciennes, concernant les principaux constituants du sang

Substances	*Unités anciennes*	*Facteurs de conversion des unités anciennes en unités SI*	*Unités SI*	*Facteur de conversion des unités SI en unités anciennes*
Albumine	g/L	14,5	µmol/L	0,069
Ammoniac	mg/L	58,7	µmol/L	0,017
Bilirubine	mg/L	1,71	µmol/L	0,585
Calcium	mEq/L	0,5	mmol/L	2
Chlorure	mEq/L	1	mmo/L	1
Cholestérol total	g/L	2,58	mmo/L	0,387
Créatinine	mg/L	8,84	µmol/L	0,113
Cuivre	mg/L	15,74	µmol/L	0,063
Fer	µg/dL	0,179	µmol/L	5,585
Fibrinogène	g/L	2,94	µmol/L	0,34
Glucose	g/L	5,55	mmo/L	0,18
Hémoglobine	g/dL	0,62	mmo/L	1,611
Lipides	g/L	1	g/L	1
Magnésium	mEq/L	0,5	mmo/L	2
Oxygène	mL/dL	0,446	mmo/L	2,24
	mmHg	0,133	kPa	7,502
Phosphates	mg/L	0,032	mmo/L	31
Potassium	mEq/L	1	mmo/L	1
Protéines	g/L	1	g/L	1
Sodium	mEq/L	1	mmo/L	1
Triglycérides	g/L	1,143	mmo/L	0,875
Urique (acide)	mg/L	5,95	µmol/L	0,168
Urée	g/L	16,65	mmo/L	0,06

Ces coefficients multiplicatifs permettent d'effectuer les conversions entre les deux systèmes d'unités.

Ainsi : – un taux de créatinine de 10 mg/L (unités anciennes) correspond à $10 \times 8{,}84 = 88{,}4$ µmol/L en unités de système international ;

– un taux d'acide urique de 300 µmol/L (unités de système international) correspond à $300 \times 0{,}168 = 50{,}4$ mg/L en unités anciennes.

CALENDRIER DES VACCINATIONS 2008

Tableau synoptique

Âge	Vaccins									
	BCG	**Diphtérie Tétanos**	**Poliomyélite**	**Coqueluche**	**Hib**	**Hépatite** B	**Pneumocoque**	**Rougeole Oreillons Rubéole**	**Papilloma virus humain**	**Gripe**
Naissance						*Hep B*[3]				
2 mois		**DT**	**Polio**	**Ca**[4]	**Hib**	**Hep B**[5]	**Pn7**[6]			
3 mois		**DT**	**Polio**	**Ca**[4]	**Hib**	**Hep B**[5]	**Pn7**[6]			
4 mois		**DT**	**Polio**	**Ca**[4]	**Hib**		**Pn7**[6]			
9 mois								*Rougeole Oreillons Rubéole*[7]		
12 mois							Pn7[6]	**Rougeole Oreillons Rubéole**[8]		
16-18 mois	BCG[2]	**DT**	**Polio**	**Ca**[4]	**Hib**	**Hep B**[5]		**Rougeole Oreillons Rubéole**[8]		
24 mois							*Pn7*[18]			
< 6 ans										
6 ans		**DT**[10]	**Polio**							
11-13 ans		**DT**	**Polio**	**Ca**[4]		Rattrapage[11]		Rattrapage[12]		*Grippe*[9]
14 ans									**HPV**[22]	
15 ans										
16-18 ans		**dT**[14]	**Polio**	Ca[16] Rattrapage			*Pn23*[21]		Rattrapage[23]	
23 ans						*Hep B*[24]		Rattrapage[13]		
26-28 ans		**dT**[14, 15]	**Polio**[15]	**Ca**[17]						
> 28 ans		**dT**[14, 15]	**Polio**[15]					Rubéole[19]		
≥ 65 ans										Grippe[20]

CALENDRIER DES VACCINATIONS 2008 (SUITE)

Lorsqu'un retard est intervenu dans la réalisation du calendrier de vaccinations indiqué, il n'est pas nécessaire de recommencer tout le programme des vaccinations imposant des injections répétées. Il suffit de reprendre ce programme au stade où il a été interrompu et de compléter la vaccination en réalisant le nombre d'injections requis en fonction de l'âge.

LÉGENDE DU TABLEAU

Les vaccins indiqués sur fond gris existent sous forme combinée :

– Diphtérie (titrage adulte), tétanos, polio.

– Diphtérie, tétanos, polio, coquelucheux acellulaire.

– Diphtérie (titrage adulte), tétanos, polio, coquelucheux acellulaire.

– Diphtérie, tétanos, polio, plus coquelucheux acellulaire, Hib.

– Diphtérie, tétanos, polio, plus coquelucheux acellulaire, Hib, Hépatite B.

Les vaccins indiqués en gras correspondent aux recommandations générales.

Les vaccins indiqués en italique ne sont proposés que pour des risques spécifiques.

NOTES

1. Le vaccin poliomyélitique inactivé est le seul utilisé.

2. La vaccination BCG par voie intradermique est fortement recommandée chez les enfants à rique élevé de tuberculose au plus tôt et si possible à la naissance ou au cours du premier mois de la vie. Chez les enfants à risque non vaccinés, la vaccination peut être réalisée jusqu'à l'âge de 15 ans.

3. À la naissance pour les enfants nés de mère Ag HBs positif : vaccination dans les 24 heures qui suivent la naissance avec un vaccin autre que le HBVAX Pro® 5µg et immunoglobines anti-HBs administrés simultanément en des points différents. Deuxième et troisième doses respectivement à 1 et 6 mois d'âge. Schéma en 4 doses (0-1-2-6) pour les prématurés < 32 semaines ou de moins de 2 kg. L'efficacité de cette prévention doit être évaluée à partir de l'âge de 9 mois par une recherche d'antigène et anticorps anti-HBs ; au mieux un à quatre mois après la dernière dose vaccinale.

4. La vaccination est pratiquée avec le vaccin acellulaire (Ca).

5. La vaccination contre l'hépatite B est recommandée pour tous les enfants avant l'âge de 13 ans, en privilégiant la vaccination du nourrisson, avec un schéma complet en trois injections, les deux permières à un mois d'intervalle, la troisième cinq à douze mois après la date de la deuxième injection.

6. La vaccination par le vaccin pneumococcique heptavalent conjugué (Pn7) est recommandée à partir de 2 mois pour les enfants. Le rappel a lieu entre l'âge de 12 et 15 mois.

7. Vaccin combiné contre la rougeole, les oreillons et la rubéole. *Pour les nourrissons entrant en collectivité avant 12 mois, il est recommandé d'administrer dès l'âge de 9 mois le vaccin contre la rougeole-oreillons-rubéole. Dans ce cas, la deuxième dose est recommandée entre 12 et 15 mois d'âge et suffit. Si le vaccin monovalent rougeoleux a été utilisé entre 6 et 8 mois, l'enfant devra recevoir deux injections de vaccin trivalent à au moins un mois d'intervalle à partir de 12 mois.*

8. La vaccination complète comprend deux doses, la première dose à 12 mois, la deuxième dose au moins un mois après la première, si possible avant l'âge de 24 mois.

9. Pour les enfants à partir de 6 mois, les adolescents et les adultes, y compris les femmes enceintes, s'ils sont atteints de pathologies spécifiques (voir détails Recommandations particulières) ou dont l'état de santé nécessite un traitement prolongé par l'acide acétylsalicylique (essentiellement pour syndrome de Kawasaki compliqué et arthrite chronique juvénile). Pour l'entourage familial des nourrissons âgés de moins de 6 mois avec des facteurs de risque ainsi que pour les personnes séjournant dans un établissement de santé de moyen ou long séjour, quel que soit leur âge.

10. En cas de pénurie de DT Polio, le vaccin contenant une dose réduite d'anatoxine diphtérique (dTPolio) peut être utilisé à partir de l'âge de 6 ans.

11. Si la vaccination contre l'hépatite B n'a pas été pratiquée dans l'enfance : un schéma com-

plet en trois injections, les deux premières à un mois d'intervalle, la troisième 5 à 12 mois après la date de la deuxième injection.

12. Deux doses de vaccin triple associé rougeole, oreillons, rubéole à au moins un mois d'intervalle sont recommandées pour tous les enfants entre 24 mois et 16 ans en 2008 (nés entre 1992 et 2006) n'en ayant pas bénéficié, quels que soient leurs antécédents vis-à-vis des trois maladies.

13. Une dose de vaccin trivalent pour les personnes de 17 à 28 ans (nées entre 1980 et 1991) n'ayant pas été vaccinées.

14. À partir de l'âge de 16 ans, on utilise le vaccin diphtérique contenant une dose réduite d'anatoxine diphtérique (dTPolio).

15. À renouveler tous les 10 ans.

16. En rattrapage à partir de 16 ans pour les enfants qui n'ont pas reçu le rappel recommandé incluant la composante coquelucheuse à l'âge de 11-13 ans. Ce rattrapage est effectué avec un vaccin dTcaPolio.

17. Pour certains professionnels de santé et de la petite enfance ainsi que les adultes ayant un projet parental dans les mois ou les années à venir, ou n'ayant pas reçu de vaccination coquelucheuse au cours des dix dernières années, un rappel de vaccination coquelucheuse acellulaire (avec des doses réduites en antigènes coquelucheux : ca) combiné au dTPolio est recommandé.

18. Pour les enfants à rique de 24 à 59 mois d'âge non préalablement vaccinés, la vaccination pneumococcique est recommandée selon le schéma suivant : deux doses de vaccin conjugué à 2 mois d'intervalle suivies d'une dose de vaccin polyosidique 23-valent au moins 3 mois après la deuxième dose de vaccin conjugué.

19. La vaccination contre la rubéole est recommandée pour les jeunes femmes en âge de procréer non vaccinées, par exemple lors d'une visite de contraception ou prénuptiale. Si la sérologie prénatale est négative ou inconnus, la vaccination devra être pratiquée immédiatement après l'accouchement, de préférence avant la sortie de la maternité ou à défaut au plus tôt après la sortie.

20. Tous les ans.

21. Chez l'nefant à partir de l'âge de 5 ans et l'adulte, la vaccination anti-pneumococcique avec le vaccin polyosidique 23-valent (Pn 23) est recommandée, tous les cinq ans, pour les personnes à risque élevé d'infection à pneumococcique.

22. La vaccination contre les infections à papillomavirus est désormais recommandée à toutes les jeunes filles de 14 ans, afin de les protéger avant qu'elles ne soient exposées au rique d'infection à HPV.

23. Une mesure de rattrapage est prévue et le vaccin est également proposé aux jeunes filles et jeunes femmes de 15 à 23 ans qui n'ont pas eu de rapports sexuels ou au cours de l'année qui suit le début de leur vie sexuelle. Cette mesure de rattrapage pourrait être proposée à l'occasion d'une primo-prescription de contraception, d'un recours à une pilule du lendemain ou lors d'une consultation pour un autre motif.

24. Selon un schéma complet en trois injections, les deux premières à un mois d'intervalle, la troisième cinq à douze mois après la date de la deuxième injection, pour les personnes à rique (cf. recommandations particulières).

BEH, 22 avril 2008, n° 16-17.

PRINCIPALES CONSTANTES BIOLOGIQUES

(Biochimie, enzymologie, hématologie, hormonologie)

s = sang (veineux sauf indication contraire) ; u = urines

		VALEURS NORMALES	
		CONVENTIONNELLES	SYSTÈME INTERNATIONAL
ACE	s	*voir antigène carcino-embryonnaire*	
acétone	s	< 30 mg/L	< 0,51 mmol/L
"	u	0	0
acide ascorbique	s	0,4-1,5 mg/100 mL	23-85 µmol/L
acide folique	s	> 3,3 ng/mL	> 7,3 nmol/L
acide lactique artériel	s	0,6 — 1,8 mEq	6 — 1,8 mmol/L
acide pyruvique	s		0 — 0,11 mmol/L
acide urique	s	35 — 70 mg/L	208 — 420 µmol/L
"	u	250 — 700 mg/24 h	1,5 — 4,2 mmol/24 h
acide vanyl-mandélique	u	< 9 mg/24 h	< 45 µmol/24 h
ACTH	u	< 80 ng/L	17,6 pmol/L
activité anti-Xa	s	en cas de traitement curatif : 0,51 à 1 UI/mL	
adrénaline & noradrénaline	u	<100 µg/24 h	
albumine	s	voir *protéines*	
alcool éthylique (seuil de responsabilité légale)	s	0,50 g/L	10,8 mmol/L
AFP (alpha- fœto-protéine)	s	< 20 ng/mL	
ALAT		voir *transaminases*	
aldostérone	s	(régime normosodé) couché 40 à 80 ng/L = 110 à 220 pmol/L debout > taux couché x 2	
amino-transférases	s	voir *transaminases*	
ammoniaque	s		12 — 55 µmol/L
amylase	s	30 — 160 UI/L	
"	u	35 — 150 UI/L	
antigène CA 125	s	< 35 U/mL	
" **CA 15-3**	s	< 30 U/mL	
" **CA 19-9**	s	< 37 U/mL	
" **CA 50**	s	< 23 U/mL	
" **CA 72-4**	s	< 6,5 U/mL	
antigène carcino-embryonnaire (ACE)	s	< 2,5 ng/mL	

antigène prostatique spécifique (PSA)	s	< 2,5 ng/mL	
apolipoprotéines	s		
A1		1,20 — 1,60 g/L	
B		0,70 — 1,30 g/L	
ARP	s	voir *rénine*	
ASAT		voir *transaminases*	
bicarbonates	s	24 — 32 mEq/L	24 — 32 mmol/L
bilirubine	s		
totale		5 — 25 mg/L	8 — 43 µmol/L
conjuguée		< 2,4 mg/mL	< 4 µmol/L
non conjuguée		3 — 10 mg/mL	5 — 17 µmol/L
BNP	s	< 100 pg/mL	
CA...	s	voir *antigène CA...*	
calcitonine (thyrocalcitonine)	s	< 200 ng/L	
calcium	s	90 — 105 mg/L	2,25 — 2,6 mmol/L
"	u	50 — 300 mg/24 h	1,25 — 7,5 mmol/24 h
carbamazépine (Tégrétol®) (taux thérapeutiques)	s	4 — 12 µg/mL	17 — 51 µmol/L
carboxy-hémoglobine	s	< 15 % de l'hémoglobine totale	
caroténoïdes	s	0,8-4,0 µg/mL	1,5- 7,4 µmol/L
catécholamines (voir aussi *acide vanyl-mandélique, adrénaline, métanéphrines*)	u	< 100 µg/24 h	< 592 nmol/24 h
céruloplasmine	s	27 — 37 mg/100 mL	1,8 — 2,5 µmol/L
chlore	s	100 — 110 mEq/L	100 — 110 mmol/L
"	u	120 — 250 mEq/24 h	120 — 250 mmol/24 h
cholestérol		1,50 — 2,50 g/L	3,10 — 6 mmol/L
total	s		
HDL		> 0, 40 g/L	
LDL	s	< 1, 60 g/L	
rapport cholest. total/HDL cholest.		< ou égal à 4,5	
chorio-gonadotrophine humaine	s	voir *hCG*	
CO2 total plasmatique	s	voir *bicarbonates*	
corps cétoniques	s, u	voir *acétone*	
corticotrope (hormone)	s	voir *ACTH*	
cortisol	s	à 8 h : 70 à 230 µg/L = 190 à 630 nmol/L à 16 h : taux de 08 h x 1/2 à 1/3	
	u	< 100 µg/24 h	< 276 nmol/L
CPK (créatine-phosphokinase)	s	< 50 UI/L	
CPK-MB	s	< 3 % de la CPK	
créatinine	s	6 — 15 mg/L	60 — 130 µmol/L
"	u	14 — 26 mg/kg/24 h	

croissance (hormone de)	s	voir *somatotrope*	
CRP	s	voir *protéine C réactive*	
cuivre	s	100 — 200 µg/100 mL	16 — 31 µmol/L
DEHA	s	voir *déhydroépiandrostérone*	
déhydroépiandrostérone		***homme*** 0,5 — 5,5 ng/mL ***femme*** (adulte) 1,4 — 8 ng/mL *(post-ménop)* 0,3 — 4,5 ng/mL	1,7 — 19 nmol/L 4,9 — 28 nmol/L 10 — 15 nmol/L
" (sulfate) **(DEHA-S)**	s	***homme*** 151 — 446 µg/100 mL ***femme*** (adulte) 84 — 433 µg/100 mL *(post-ménop)* 1,7 — 177 µg/100 mL	3,9 — 11,4 µmol/L 2,2 — 11,1 µmol/L 0,04 — 4,5 µmol/L
DHA	s	voir *déhydroépiandrostérone*	
DHT	s	***homme*** 0,4 à 0,9 µg/L ***femme*** 0,2 à 0,4 µg/L voir *testostérone*	1,4 à 3,1 nmol/L 0,7 à 1,4 nmol/L
digoxine (dose convenable sous traitement)	s	1 — 2 ng/mL	
Dihydan®	s	voir *phénytoïne*	
dihydrotestostérone (DHT)	s	voir *DHT*	
estradiol	s	voir *œstradiol*	
éthanol	s	voir *alcool éthylique*	
fer	s	0,6 — 1,9 mg/L	11 — 34 µmol/L
ferritine	s	***homme*** 60 — 300 µg/L ***femme*** 30 — 150 µg/L	
fibrinogène	s	2 — 4 g/L	6 — 12 µmol/L
FSH	s	***femme*** *phase folliculaire* *phase lutéale* *pic ovulatoire* *test au **LHRH***	 2,5 à 13 mU/mL 2,7 à 7,8 mU/mL 5 à 30 mU/mL pic = taux de base x 2
		homme *taux de base* *test au **LHRH***	 2,6 à 9,1 mU/mL pic = taux de base x 2
gamma-GT (γ–glutamyl-transférase)	s	< 40 UI/L	
gastrine	s	< 100 ng/L	
gaz du sang	s	voir *bicarbonates,* O_2Hb*,* PCO_2*, pH,* PO_2	
GH	s	voir *somatotrope (hormone)*	
globulines	s	voir *protéines*	
glucose	s	0,7 — 1,1 g/L	3,9 — 5,6 mmol/L
"	u	0	
GOT	s	voir *transaminases*	
GPT	s	voir *transaminases*	
grossesse (test de)	s	voir *hCG*	

haptoglobine	s	0,5 — 2,5 g/L	7,75 — 39 µmol/L
hCG (β-hCG) (chorio-gonadotrophine humaine)	s	0 grossesse si > 10 UI/L dès le 10e jour	
hématies	s	voir *numération-formule*	
hémoglobine glycosylée	s	4 — 6 % de l'hémoglobine totale	
INR	s	voir *TP*	
lactates	s	voir *acide lactique*	
LDH (lacticodéshydrogénase)	s	< 33 UI/L	
leucocytes	s	voir *numération-formule* et *typage leucocytaire*	
LH	s	***femme***	
		phase folliculaire	4,2 à 12,6 mU/mL
		phase lutéale	2,1 à 10,5 mU/mL
		pic ovulatoire	24 à 70 mU/mL
		*test au **LHRH***	pic = taux de base x 5
		homme	3,1 à 12 mU/mL
		taux de base	pic = taux de base x 5
		*test au **LHRH***	
LHRH (test au)	s	voir *FSH* et *LH*	
lipase	s	< 190 UI/L	
lipides totaux	s	4,5 — 8 g/L	
lipoprotéines (électrophorèse)	s		
alpha		20 — 30 %	
pré-bêta		< 15 %	
bêta		45 — 55 %	
lipoprotéine a, Lp (a)	s	0,10 — 0,30 g/L	
lithium (taux convenable sous traitement)	s	0,5 — 0,8 mEq/L	0,5 — 0,8 mmol/L
intoxication si		> 2 mEq/L	> 2 mmol/L
Lp (a)	s	voir *lipoprotéine a*	
magnésium plasmatique	s	18 — 24 mg/L	0,74 — 1 mmol/L
métanéphrines	u	< 1,2 mg/24 h	< 6,5 µmol/24 h
β-2-microglobuline	s	1 — 2,4 mg/L	
monoxyde de carbone (CO)	s	< 5 % de l'hémoglobine totale	
Mysoline®	s	voir *primidone*	
noradrénaline	u	voir *adrénaline*	
myoglobine	s	N < 100 µg/L	
numération-formule	s		
hématies		4 000 000 — 5 500 000/mm³	4 — 5,5 T/L
hémoglobine		11 — 15 g/100 mL	
hématocrite		37 — 47 %	
VGM		80 — 100 fL	
TCMH		27 — 32 pg	
CCMH		30 — 35 g/100 mL	
réticulocytes		0,5 — 1,5 % des hématies	

leucocytes			4 000 — 10 000/mm^3	4 — 10 G/L
poly-neutrophiles			57 — 67 %	2 — 7,5 G/L
poly-éosinophiles			1 — 3 %	0 — 0,8 G/L
poly-basophiles			0 — 0,75 %	0 — 0,5 G/L
lymphocytes			25 — 33 %	1 — 4 G/L
monocytes			3 — 7 %	0,2 — 1 G/L
			voir aussi *typage lymphocytaire*	
plaquettes			150 000 — 300 000/mm^3	150 — 300 G/L
O_2Hb (saturation artérielle oxyhémoglobinée)	s		96 — 100 %	
œstradiol	s	***femme***		
		phase folliculaire	20 à 120 ng/L = 73 à 440 pmol/L	
		phase préovulatoire	140 à 400 ng/L = 514 à 1 468 pmol / L	
		phase lutéale	50 à 210 ng/L = 183 à 770 pmol/L	
		homme	< 30 ng/L = < 110 pmol/L	
osmolalité	s		280 — 296 mOsm/kg	280-296 mmol/kg
ostéocalcine	s		6 à 6,40 µg/L	
oxyhémoglobine	s		voir *O_2Hb*	
PCO_2 artérielle	s		35 — 45 mmHg	
parathormone	s		voir *PTH*	
peptide cérébral natriurétique	s		voir *BNP*	
pH artériel	s		7,35 — 7,45	
phénobarbital (taux thérapeutiques)	s		15 — 50 µg/mL	65 — 125 µmol/L
phénytoïne (Dihydan®) (taux thérapeutiques)	s		5 — 20 µg/mL	20 — 80 µmol/L
phosphatase acide	s		< 10 UI/L	
phosphatase alcaline	s		20 — 80 UI/L	
phosphore	s		30 — 45 mg/L	1 — 1,5 mmol/L
"	u		400-1 000 mg/24 h	12,8 — 32 mmol/24 h
plaquettes	s		voir *numération-formule*	
plomb	s		< 50 µg/100 mL	< 2,4 µmol/L
PO_2 artérielle	s		75 — 100 mmHg	
potassium	s		3,5 — 5 mEq/L	3,5 — 5 mmol/L
"	u		1 500 — 4 000 mg/24 h	40 — 100 mmol/24 h
préalbumine	s		voir *transthyrétine*	
primidone (Mysoline®) (taux thérapeutiques)	s		4 — 12 µg/mL	18 — 55 µmol/L
PRL	s		voir *prolactine*	
progestérone	s	***homme***	< 1,0 ng/mL	< 3,2 nmol/L
		femme		
		phase folliculaire	0,2 — 0,6 ng/mL	0,6 — 1,9 nmol/L
		milieu du cycle	0,3 — 3,5 ng/mL	0,95 — 11 nmol/L
		post-ovulatoire	6,5 — 32,2 ng/mL	21 — 102 nmol/L

prolactine (PRL)	s	***femme*** *(activité génitale)*	< 19 ng/mL
		(ménopause)	< 13 ng/mL
		test au TRH :	taux de base x 5
		homme	< 13 ng/mL
		test au TRH :	taux de base x 3
protéine C réactive	s	< 15 mg/mL	
protéines (électrophorèse)	s		
protéines totales		60 — 75 g/L	
albumine		35 — 50 g/L	60 %
globulines		20 — 35 g/L	40 %
alpha-1-globulines		2 — 4 g/L	3 — 6 %
alpha-2-globulines		3 — 9 g/L	6 — 10 %
bêtaglobulines		6 — 9 g/L	8 — 10 %
gammaglobulines		7,5 — 16 g/L	12 — 20 %
protéines	**u**	0	
PSA	s	voir *antigène prostatique spécifique*	
PTH	s	10 à 65 pg/mL	
quinidine (taux thérapeutiques)	s	1,2 — 4,0 µg/mL	3,7 — 12,3 µmol/L
rénine (activité rénine plasmatique) (ARP)	s	(régime normosodé) *couché :* 7,5 à 19 ng/L *debout :* 7,5 à 40 ng/L	
réserve alcaline		voir *bicarbonates*	
salicylates (taux thérapeutiques)	s	20 — 25 mg/100 mL	1,4 — 1,8 mmol/L
SCC	s	< 2 ng/mL	
sodium	s	135 — 145 mEq/L	135 — 145 mmol/L
"	u	100 — 300 mEq/24 h	100-300 mmol/24 h
somatomédine-C	s	0,4 à 2,1U/mL	
somatotrope (hormone)	s	adulte < 5 µg/L enfant 1 à 10 µg/L	
taux de prothrombine	s	voir *TP*	
TCA ou **temps de céphaline activée**	s	30 secondes traitement anticoagulant efficace : 1,5 à 2,5 fois le temps du témoin	
Tegretol®	s	voir *carbamazépine*	
temps de Quick	s	voir *TP*	
temps de saignement	s	3 — 9 minutes	
testostérone	s	***homme*** 4 à 10 µg/L	14 à 35 nmol/L
		femme 0,2 à 0,6 µg/L	0,7 à 2 nmol/L
		voir *DHT*	
thyrocalcitonine	s	voir *calcitonine*	
thyroglobuline	s	< 50 µg/mL	
thyroïdiennes (hormones)			
T3 libre	s	2 — 6 ng/L	3 — 9 pmol/L
totale	s	0,5 — 2 µg/L	0, 75 — 3 nmol/L
T4 libre	s	7 — 23 ng/L	9 — 29 pmol/L
totale	s	40 — 130 µg/L	51 — 168 nmol/L
TSH ultra-sensible	s	0,3 — 6 mU/L ***test au TRH :*** pic : taux de base 5	

TP (taux de prothrombine ou temps de Quick) ***INR***	s	> 80 % traitement anticoagulant efficace : 25 — 35 % non traité : 1 trait. anticoagulant efficace : 2,0 — 4,5	
transaminases	s		
GOT ou ***ASAT***		< 35 UI/L	
GPT ou ***ALAT***		< 35 UI/L	
transferrine	s	2,4 — 3,8 g/L	
transthyrétine (préalbumine)	s	0,25 à 0,45 g/L	
TRH (test au)	s	voir *TSH* à *thyroïdiennes (hormones) et prolactine*	
triglycérides	s	0,4 — 1,7 g/L	0,5 — 2 mmol/L
troponine Ic		N < 0,4 µg/L ischémie myocardique > 1,5 µg/L	
troponine Tc		N < 0,1 µg/L	
typage lymphocytaire	s		
lymphocytes totaux		1 600/mm^3	1,6 G/L
lymphocytes B		400/mm^3	0,4 G/L
lymphocytes T		1 200/mm^3	1,2 G/L
lymphocytes CD4		800/mm^3	0,8 G/L
lymphocytes CD8		400/mm^3	0,4 G/L
rapport CD4/CD8		> 1,4	
urée	s	0,10 — 0,50 g/L	1,6 — 8,25 mmol/L
"	u	10 — 40 g/24 h	166 — 666 mmol/24 h
vitamine A	s	0,15 — 0,6 µg/mL	0,5 — 2,1 µmol/L
vitamine B12	s	205 — 876 µg/mL	150 — 674 µmol/L
vitamine D	s		
1-25 dihydroxy-vit D		28 — 65 pg/mL	62 — 155 pmol/L
25 hydroxy-vit D		8 — 55 ng/mL	19,4 — 137 nmol/L
VMA	u	voir *acide vanyl-mandélique*	
VS (1re heure)	s	< 20 mm	

Liquide céphalo-rachidien

chlore	120 — 130 mEq/L	120 — 130 mmol/L
cellules	0 — 5 cellules	
glucose	50 — 75 mg/100 mL	2,8 — 4,2 mmol/L
protéines	15 — 45 mg/mL	0,15 — 0,45 g/L

LEXIQUE ÉTYMOLOGIQUE

Les mots communs du langage de la santé sont formés de radicaux (ou racines) provenant pour quelques-uns du latin et pour la majorité, du grec ancien.
Grâce à ce lexique étymologique, vous pouvez en comprendre la signification.

A

a (gr.) privation, manque de : *aplasie.*

acanth (gr.) épine : *acanthose, hexacanthe.*

acou (gr.) audition : *acoumétrie.*

acro (gr.) extrémité : *acromégalie.*

actin (gr.) rayon, rayonnement : *actinothérapie.*

acu (lat.) aigu : *acupuncture.*

ad (lat.) près de : *adduction.*

adaman (gr.) émail : *adamantinome.*

aden (gr.) ganglion lymphatique, glande : *adénite.*

adip (gr.) graisse : *adipocyte.*

adjuv (lat.) aide : *adjuvant.*

adren (lat.) surrénal : *adrénaline.*

aer (gr.) air : *aérogastrie.*

ago (gr.) conduire : *cholagogue.*

alb (lat.) blanc : *albumine.*

alg (gr.) douleur : *algodystrophie, hépatalgie.*

alg (lat.) froid : *algidité.*

alien (lat.) étranger : *aliénation.*

all (gr.) autre : *allergie.*

allant (gr.) saucisse : *allantoïde.*

allel (gr.) l'un l'autre : *allèle.*

alpha (gr.) 1re lettre de l'alphabet grec : A : *alpha-bloquant.*

amb (lat.) les deux : *ambosexuel.*

amblyo (gr.) affaibli : *amblyopie.*

amph (gr.) des deux côtés : *amphotère.*

amyl (gr.) amidon : *amylose.*

an (gr.) privation, manque de : *anorexie.*

ana (gr.) sur, en remontant : *anaphase.*

andr (gr.) homme, sexe masculin : *andropause ;* v. *anthrop.*

anév (gr.) dilatation : *anévrysme.*

ang (gr.) j'étrangle, je serre : *angine.*

angéi (gr.) vaisseau : *angéiologie.*

angio (gr.) vaisseau : *angiokératome.*

aniso (gr.) inégal : *anisocorie.*

ankylo (gr.) frein : *ankylostome.*

annul (lat.) anneau : *annuloplastie.*

ante (lat.) avant : *antépulsion.*

anthra (gr.) charbon : *anthrax.*

anthropo (gr.) homme, genre humain : *anthropométrie ;* v. *andro.*

anti (gr.) contre, action contraire : *antiagrégant, propriété inhibitrice : anticorps.*

apex (lat.) sommet, pointe : *apexien.*

apic (lat.) sommet, pointe : *apicolyse.*

apo (gr.) séparé, dérivé de : *apo-enzyme.*

arachn (gr.) araignée : *arachnodactylie.*

aréna (lat.) sable : *arénavirus.*

argyr (gr.) argent : *hydrargyrie, argyrisme.*

arter (gr.) artère : *artériotomie.*

arthr (gr.) articulation : *arthrose.*

aryté (gr.) aiguière : *aryténoïde.*

asc (gr.) outre : *ascite.*

ase (pour diastase) (gr.) enzyme dégradant le corps envisagé : *transaminase.*

aster (gr.) étoile : *astérion.*

atélé (gr.) incomplet, imparfait : *atélectasie.*

ather (gr.) bouillie : *athérome.*

atop (gr.) étrangeté : *atopie.*

atri (lat.) vestibule, oreillette : *atriotomie.*

audi (lat.) entendre : *audiogramme.*

auric (lat.) petite oreille, oreillette : *auriculaire.*

aut (gr.) soi-même : *autolyse.*

B

bacill (lat.) petit bâton : *bacillose.*

bacter (lat.) bâton : *bactériologie.*

balan (gr.) gland : *balanite.*

ballisto (gr.) agitation : *ballistocardiogramme.*

baln (lat.) bain : *balnéothérapie.*

bar (gr.) pression : *barosensible, hyperbare.*

bathm (gr.) gradation, excitabilité : *bathmotrope.*

bêta (gr.) 2e lettre de l'alphabet grec : B : *bêtastimulant.*

bi (lat.) deux fois : *bigéminé.*

bil (gr.) bile : *bilirubine.*

bio (gr.) vie : *biochimie.*

blast (gr.) germe, cellule jeune : *blastoderme, myéloblaste*

blen (gr.) mucus : *blennorragie.*

bléphar (gr.) paupière : *blépharospasme.*

bothrio (gr.) fossette : *bothriocéphale.*

botryo (gr.) grappe de raisin : *botryomycète.*

botul (lat.) boudin : *botulisme.*

brachy (gr.) court, bref : *brachycéphalie.*

brady (gr.) lent : *bradycardie.*

bubon (gr.) aine : *bubonocèle.*

bucc (lat.) bouche : *buccinateur.*

C

caco (gr.) mauvais : *cacosmie.*

cæco (lat.) aveugle : *cæcum.*

calc (lat.) chaux : *calcémie.*

camer (lat.) chambre : *camérulaire.*

capn (gr.) vapeur : *hypercapnie.*

capsul (lat.) petite boîte : *encapsulé.*

carb (lat.) charbon : *carbogénothérapie.*

carcino (gr.) cancer : *carcinoïde.*

card (gr.) cœur, cardia : *cardiologie, cardiospasme.*

caryo (gr.) noyau : *caryocinèse.*

casé (lat.) fromage : *caséeux.*

cata (gr.) en bas, indique une notion de chute, dégradation, décomposition : *catalyse.*

caten (lat.) chaîne : *bicaténaire.*

caud (lat.) queue : *caudal.*

cèle (gr.) hernie : *épiplocèle.*

cément (lat.) moellon : *cément*

centèse (gr.) piqûre : *paracentèse*

céphal (gr.) tête : *céphalée*

ceps (lat.) tête, chef : *biceps.*

cerebr (lat.) cerveau : *cérébrosidose.*

cerebell (lat.) cervelet : *cérébelleux.*

cervic (lat.) cou, col : *cervicite.*

chala (gr.) relâchement : *achalasie.*

cheil (gr.) lèvre : *cheiloplastiers, macrocheilie.*

cheir (gr.) main : *cheiropodal.*

chel (gr.) pince : *chéloïde.*

chem (gr.) chimie : *chémosensibilité.*

chiasm (gr.) en croix : *chiasmatique.*

chir (gr.) main : *chirurgien.*

chloro (gr.) vert, chlore : *chlorome.*

chol (gr.) bile : *cholécystite*

cholédoco (gr.) qui conduit la bile : *cholédocotomie.*

chondr (gr.) cartilage : *dyschondroplasie, chondrome.*

chord (gr.) corde : *chordome.*

choré (gr.) danse : *chorée.*

chorio (gr.) membrane : *chorion.*

chrom (gr.) couleur : *dyschromatopsie, chromaffine.*

chron (gr.) le temps (qui passe) : *chronotrope.*

chrys (gr.) or : *chrysothérapie.*

chyl (gr.) suc : *chylomicron.*

chym (gr.) suc : *chymotrypsine.*

cide (lat.) tuer : *fongicide.*

ciné (gr.) mouvement : *cinépathie, acinésie.*

circ (lat.) cercle : *circoncision.*

cirrh (gr.) roux : *cirrhose.*

cirs (gr.) varice : *cirsoïde.*

cistern (lat.) citerne : *cisternographie.*

clado (gr.) branche : *cladosporiose.*

clas (gr.) destruction : *ostéoclaste.*

claustr (lat.) barrière : *claustrophobie.*

clin (gr.) lit : *clinique.*

clon (gr.) rejeton : *clonage.*

clono (gr.) agitation : *clonus.*

co (lat.) avec : *co-enzyme.*

coarct (lat.) rétrécissement : *coarctation.*

cocc (gr.) grain : *coccobacille.*

cochl (gr.) limaçon : *cochléaire.*

cœl (gr.) ventre : *cœlioscopie.*

col (gr.) côlon : *coloscopie.*

coll (gr.) colle : *collagène.*

colp (gr.) vagin : *colpocèle.*

condyl (gr.) articulation : *condyle.*

ooph (gr.) sourd : *cophochirurgie.*

copro (gr.) excrément : *coproculture.*

coque (gr.) coque, grain : *streptocoque.*

coré (gr.) pupille : *corépraxie, anisocorie.*

coron (gr.) couronne : *coronaire.*

cort (lat.) écorce : *cortectomie.*

cortico (lat.) écorce : *corticoïde.*

coryn (gr.) massue : *Corynebacterium.*

cost (lat.) côte : *sternocostal.*

cox (lat.) hanche : *coxite.*

cren (gr.) source : *crénothérapie.*

crin (gr.) sécrétion : *endocrine.*

crot (gr.) battement : *dicrotisme.*

cru (lat.) cuisse : *cruralgie.*

cryo (gr.) froid : *cryoglobuline.*

crypt (gr.) caché : *cryptoleucémie.*

cubit (lat.) coude : *décubitus.*

culi (lat.) moustique : *Culicidé.*

cupr (lat.) cuivre : *cuprémie.*

cyan (gr.) bleu : *cyanose.*

cybern (gr.) gouverner : *cybernétique.*

cycl (gr.) cercle : *cyclothérapie.*

cyn (gr.) chien : *cynique.*

cyph (gr.) courbé : *cyphose.*

cyst (gr.) vessie : *cystalgie, dacryocystite.*

cyt (gr.) cellule : *lymphocyte, cytolyse.*

D

dacr (gr.) larme : *dacryocystite.*

dactyl (gr.) doigt : *dactyloscopie.*

de (lat.) hors de, séparation : *défibrillation*

déca (gr.) dix : *décapeptide.*

déci (gr.) dixième : *décibel*

déhydr (gr.) perte d'un atome d'hydrogène : *déhydrocortisone.*

delta (gr.) lettre grecque D : *deltacortisone.*

démo (gr.) peuple : *démographie, endémie.*

démono (gr.) diable : *démonolâtrie.*

dendr (gr.) arbre : *dendrite.*

derm (gr.) peau : *dermatologie, pachydermie.*

des (lat.) hors de, séparation : *déshydratation.*

dèse (gr.) action de lier : *arthrodèse*

desmo (gr.) chaîne, lien : *desmodontite.*

dextr (lat.) à droite : *dextrocardie.*

di (gr.) deux : *didelphe.*

dia (gr.) à travers : *diathermie.*

dipht (gr.) membrane : *diphtérie.*

diplo (gr.) double : *diplopie.*

dolicho (gr.) allongé : *dolichocolon.*

drépano (gr.) faucille : *drépanocyte*

dromo (gr.) course : *dromotrope.*

duct (lat.) conduire : *ductance.*

dyn (gr.) force : *isodynamie, dynamomètre*

dys (gr.) difficulté, gêne : *dystocie.*

E

ebur (lat.) ivoire : *éburnation.*

ec (gr.) hors de : *eccrine.*

échino (gr.) hérisson : *échinocoque.*

ectasie (gr.) dilatation : *bronchectasie.*

ecto (gr.) au dehors : *ectoderme.*

ectomie (gr.) ablation : *gastrectomie.*

ectop (gr.) hors du lieu : *ectopie.*

ectro (gr.) avorté, absence congénitale de : *ectromèle.*

élé (gr.) huile : *éléidome.*

élytro (gr.) vagin : *élytrocèle ;* v. *colp.*

em (gr.) dans : *emmétropie.*

embol (gr.) éperon : *embolie.*

émie (gr.) sang : *anémie.*

en (gr.) dans : *encéphale.*

end (gr.) dedans : *endoscopie.*

entér (gr.) intestin : *entérite.*

ento (gr.) dedans : *entoparasite.*

épi (gr.) au-dessus : *épilepsie.*

épisio (gr.) pubis : *épisiotomie.*

epsilon (gr.) lettre grecque E : *epsilon-aminocaproïque.*

equ (lat.) cheval : *équin.*

erg (gr.) travail : *ergothérapie, adrénergique.*

éro (gr.) amour : *érotomanie.*

éryth (gr.) rouge : *érythème.*

esthési (gr.) sensibilité : *anesthésie.*

estr (gr.) rut : *estrogène.*

ethm (gr.) racine du nez : *ethmoïde.*

ethn (gr.) peuple : *ethnographie.*

étio (gr.) cause : *étiologie.*

eu (gr.) bien, bon, harmonieux, favorable : *euphorie.*

ex, exo (gr.) hors de : *exérèse, exophtalmie.*

extra (lat.) hors de : *extrait.*

F

falc (lat.) faux (pour faucher) : *falciforme.*

feb (lat.) fièvre : *fébricule.*

fec (lat.) excrément : *fécaloïde.*

fere (lat.) porter : *somnifère.*

ferr (lat.) fer : *ferriprive.*

fibro (lat.) fibre : *fibroscope.*

foc (lat.) foyer : *focal.*

follic (lat.) petit sac : *folliculine.*

fong (lat.) champignon : *fongicide.*

forme (lat.) forme : *vermiforme.*

fruct (lat.) fruit : *fructose.*

fuge (lat.) fuir : *vermifuge.*

fund (lat.) fond : *fundoplicature.*

fung (lat.) champignon : *fungique.*

funic (lat.) cordon : *funiculite*

G

galact (gr.) lait : *galactose.*

gam (gr.) union : *gamète.*

gamma (gr.) lettre grecque G : *gamma encéphalographie.*

gangl (gr.) glande : *ganglion.*

gastr (gr.) estomac : *gastrectomie.*

gemell (lat.) jumeau : *gémellaire.*

gène (gr.) engendrant, origine : *pathogène, génétique.*

genèse (gr.) formation : *hormonogenèse.*

géo (gr.) terre : *géophagie.*

géro (gr.) vieux : *gérodermie.*

géronto (gr.) vieux : *gérontologie.*

geste (lat.) grossesse : *primigeste.*

giga (gr.) géant : *gigantisme.*

gingiv (lat.) gencive : *gingivorragie.*

glauc (gr.) verdâtre : *glaucurie.*

gli (gr.) colle : *névroglie.*

glom (lat.) pelote : *glomus.*

glomerul (lat.) petite pelote : *glomérulopathie.*

gloss (gr.) langue : *hypoglosse, glossodynie.*

gluc (gr.) doux, sucré : *glucide.*

gluté (gr.) fesse : *glutéal.*

glyc (gr.) doux, sucré : *glycémie.*

gnath (gr.) mâchoire : *gnathologie.*

gnos (gr.) connaissance : *asomatognosie.*

gon (gr.) genou : *gonathrose.*

gonad (gr.) génération : *gonadotrophine.*

goni (gr.) angle : *goniotomie.*

gono (gr.) semence : *gonorrhée.*

gramme (gr.) écrit : *adénogramme.*

granul (lat.) petit grain : *granulocyte.*

graph (gr.) écrire : *tomographie, graphomanie.*

grav (lat.) lourd : *gravidique.*

gyn, gynéco (gr.) féminin : *gynoïde, gynécologue.*

gyps (gr.) plâtre : *gypsotomie.*

gyr (gr.) cercle : *gyrus, lévogyre.*

H

hæm (gr.) sang : *Hæmophilus.*

hallus (lat.) marteau : *hallus valgus.*

hamarto (gr.) simple : *hamartome.*

haplo (gr.) simple : *haplotype.*

hapto (gr.) s'attacher : *haptène.*

hébé (gr.) puberté : *hébéphrénie.*

hélio (gr.) soleil : *héliothérapie.*

helmin (gr.) ver : *helminthiase, némathelminthe.*

héma (gr.) sang : *hémangiome.*

hémato (gr.) sang : *hématologie.*

hémi (gr.) demi : *hémiplégie.*

hémo (gr.) sang : *hémoculture.*

hépar (gr.) foie : *hépatique.*

here (lat.) héritier : *hérédité.*

hétéro (gr.) autre : *hétérochromosome ;* v. *homo.*

hexa (gr.) six : *hexacanthe*

hidr (gr.) sueur : *hidrosadénite.*

hipp (gr.) cheval : *hippurique.*

hirud (lat.) sangsue : *hirudine.*

hist (gr.) tissu : *histologie.*

holo (gr.) entier : *holosystolique.*

homéo (gr.) semblable : *homéopathie.*

homo (gr.) semblable : *homogamétique.*

hormo (gr.) excitation : *hormone.*

hyal (gr.) verre : *hyalinose.*

hybrid (gr.) viol : *hybridome.*

hyd (gr.) eau : *hydatique, chlorhydrique.*

hyg (gr.) santé : *hygiène.*

hyper (gr.) au-dessus, indique excès, surabondance, situation plus élevée : *hyperuricémie.*

hypn (gr.) sommeil : *hypnotique.*

hypo (gr.) au-dessous, indique une diminution, une situation inférieure : *hypoderme.*

hyps (gr.) hauteur : *hypsarythmie.*

hystér (gr.) utérus : *hystérectomie.*

I

iatro (gr.) médecin : *iatrogénique.*

ichty (gr.) poisson : *ichtyose.*

icter (gr.) jaunisse : *ictérigène.*

ictu (gr.) choc, coup : *ictus amnésique.*

ide (gr.) désigne habituellement les manifestations d'intoxication ou les infections cutanées : *iodide, syphilide.*

idio (gr.) propre : *idiosyncrasie.*

ilé (gr.) intestin : *iléite.*

ili (lat.) iliaque : *iliite.*

immun (lat.) exempt : *immunologie.*

in (lat) négation : *inactivateur.*

in (lat.) dedans : *inclusion.*

infra (lat.) dessous : *infrarouge.*

insul (lat.) île : *insuline.*

inter (lat.) entre : *intertrigo.*

iota (gr.) lettre grecque I : *iotacisme.*

iso (gr.) égal : *iso-enzyme.*

ite (lat.) inflammation : *valvulite.*

J

jug (lat.) gorge : *jugulaire.*

K

kal (arabe) potasse : *kaliémie.*

kappa (gr.) lettre grecque K : *chaîne kappa.*

karyo (gr.) noyau : *karyokinèse ;* v. *caryo.*

kel (gr.) hernie : *kélotomie.*

kéra (gr.) corne, cornée : *kératine, kératome.*

kilo (gr.) mille : *kilogramme.*

kiné (gr.) mouvement : *kinésithérapeute.*

kyst (gr.) vessie : *kyste, kystome.*

L

lab (lat.) lèvre : *labiolecture*

laco (gr.) réservoir : *lacorhinostomie.*

lacrym (lat.) larme : *lacrymogène ;* v. *dacr.*

lact (lat.) lait : *lactose ;* v. *galact.*

læv (gr.) gauche ; v. *lev.*

lagn (gr.) coït : *algolagnie.*

laparo (gr.) lombes : *laparotomie.*

later (lat.) côté : *latéropulsion.*

lécith (gr.) jaune d'œuf : *lécithine.*

léio (gr.) lisse : *léiomyome ;* v. *lio.*

lenti (lat.) lentille, cristallin : *lentiglobe*

leon (gr.) lion : *leontiasis.*

lepto (gr.) mince : *leptospire.*

let (lat.) mort : *létal.*

leth (lat.) mort : *léthal.*

leuc (gr.) blanc : *leucémie.*

lev (gr.) gauche : *lévogyre.*

lien (lat.) rate : *liénal.*

lig (lat.) lien : *ligament.*

limb (lat.) bordure : *limbique.*

ling (lat.) langue : *linguatule.*

lio (gr.) lisse : *liomyome.*

lip (gr.) graisse : *lipome.*

lith (gr.) pierre : *lithémie*

liv (lat.) tache bleue : *livedo.*

log (gr.) discours, science : *logorrhée, pneumologie.*

luc (gr.) lumière : *lucite.*

lum (lat.) lumière : *luminance.*

lumb (lat.) lombes : *lumbago.*

lup (lat.) loup : *lupoïde*

lut (gr.) jaune : *lutéinome.*

lyc (gr.) loup : *lycanthropie.*

lymph (gr.) eau : *lymphoïde.*

lys (gr.) destruction, libération, dissolution : *thrombolyse, lysozyme.*

lyss (gr.) rage : *Lyssavirus.*

lyt (gr.) destruction : *lipolytique.*

M

macro (gr.) grand, gros : *macrocyte.*

macul (lat.) tache : *macula.*

magist (lat.) maître : *magistral.*

malac (gr.) ramollissement : *ostéomalacie.*

mam (lat.) mamelle : *mammographie.*

man (lat.) main : *manuluve.*

mani (gr.) folie : *pharmacomanie.*

mast (gr.) mamelle : *mastodynie.*

media (lat.) milieu : *médianécrose.*

medul (lat.) moelle : *médullaire.*

méga (gr.) grand : *mégacôlon.*

méi (gr.) réduction : *méiose.*

mel (gr.) membre : *phocomèle, mélotomie.*

méla (gr.) noir : *mélanose.*

méli (gr.) miel : *mélitococcie.*

men (gr.) mois : *ménopause.*

méning (gr.) méninge : *méningocèle.*

mens, ment (lat.) esprit : *démence, mental.*

méro (gr.) partie : *mérozoïte.*

més (gr.) milieu : *mésothérapie.*

méta (gr.) changement, transformation : *métabolisme.*

métop (gr.) front : *métopique.*

metr (gr.) utérus, mesure : *endomètre, métrorragie.*

mi (gr.) demi : *migraine.*

micro (gr.) petit : *microsome.*

mil (lat.) millet : *miliaire.*

milli (lat.) millième 10^{-3} : *millicurie.*

mimétique (gr.) j'imite : *corticomimétique.*

mios (gr.) réduction : *miotique.*

mis (gr.) haine : *misogynie.*

mito (gr.) fil, peloton : *mitose.*

mné (gr.) mémoire : *amnésie.*

mogi (gr.) avec peine : *mogigraphie.*

mol (lat.) masse : *moléculaire.*

monil (lat.) collier : *moniliforme.*

mono (gr.) seul : *monocaténaire.*

morb (lat.) maladie : *morbide.*

morph (gr.) forme : *monomorphe, morphologie.*

morphi (lat.) sommeil : *morphinomane.*

mu (gr.) lettre grecque M : *chaîne lourde mu.*

muc (lat.) mucosité : *mucocèle.*

multi (lat.) beaucoup : *multifocal.*

mur (lat.) rat : *murin.*

mut (lat.) changement : *mutation.*

my (gr.) muscle : *myasthénie.*

myc (gr.) champignon : *mycose.*

myél (gr.) moelle : *dysmyélopoïèse.*
myo (gr.) muscle : *myotomie.*
mytil (gr.) moule (coquillage) : *mytilotoxine.*
myx (gr.) mucosité : *myxœdème.*

N

nœv (lat.) tache : *nævocellulaire.*
nan (gr.) nain : *nanisme.*
nano (gr.) 10^{-9} : *nanogramme.*
narc (gr.) sommeil : *narcotique.*
nas (lat.) nez : *nasopharyngien.*
nat (lat.) fesse : *natiforme.*
natr (espagnol) sodium : *natrémie.*
nau (gr.) navire : *naupathie.*
né (gr.) nouveau : *néathrose.*
nécro (gr.) mort : *nécropsie.*
negat (lat.) négation : *négativisme.*
néo (gr.) nouveau : *néoplasme.*
néphel (gr.) nuage : *néphélémétrie.*
néphr (gr.) rein : *néphrotomie, anéphrique.*
nésidi (gr.) petite île : *nésidioblastome.*
neur (gr.) nerf : *neurologie.*
névr (gr.) nerf : *névralgie.*
nitr (gr.) azote : *nitroglycérine.*
noc (lat.) nuire : *nocebo.*
nod (lat.) nœud : *nodal.*
nona (lat.) neuf (chiffre) : *nonane (fièvre).*
noo (gr.) intelligence : *nootrope.*
nor (allemand) sans azote : *noradrénaline.*
norm (lat.) équerre : *normocytose.*
noso (gr.) maladie : *nosologie.*
not (gr.) dos : *notalgie.*
nucl (gr.) noyau : *nucléole.*
nutr (lat.) nourriture : *nutriment.*
nyct (gr.) nuit : *nyctalopie.*
nystag (gr.) s'incliner : *nystagmus.*

O

obi (lat.) mort : *obitoire.*
obl (lat.) offrir : *oblatif.*
oct (gr.) bruit : *octane.*
ocul (lat.) œil : *oculomoteur.*
ocy (gr.) prompt : *ocytocique.*
odont (gr.) dent : *odontalgie.*
odyn (gr.) douleur : *mastodynie.*
œd (gr.) gonflement : *œdème.*
œn (gr.) vin : *œnolisme.*
œso (gr.) œsophage : *œsophagoscopie.*
œstr (gr.) fureur, œstrus : *œstrogène ;* v. *estr.*
oïde (gr.) qui a l'aspect de : *odontoïde.*
oléo (gr.) huile : *oléome.*
olig (gr.) peu, rareté : *oligurie.*
olisthésis (gr.) glissement : *spondylolisthésis.*
om (gr.) épaule : *omoplate.*
oma (gr.) tumeur : *épithéliome.*
oment (lat.) épiploon : *omental.*
omphal (gr.) ombilic : *omphalocèle.*
onc (gr.) masse : *oncogène.*
onir (gr.) songe : *onirisme.*
onto (gr.) l'être : *ontogenèse.*
onych (gr.) ongle, poil : *koïlonychie, onychophagie.*
onyme (gr.) nom : *homonyme.*
oo (gr.) œuf : *oocyte.*
oophor (gr.) ovaire : *oophorome.*
ophi (gr.) serpent : *ophiase.*
ophtalm (gr.) œil : *ophtalmologie.*
opio (gr.) opium : *opiomane.*
opistho (gr.) en arrière : *opisthotonos.*
opo (gr.) suc : *opothérapie.*
ops (gr.) voir : *opsoclonie.*
opt (gr.) voir : *optique.*
orchi (gr.) testicule : *orchidectomie.*
orexi (gr.) appétit : *anorexie, orexigène.*
ornith (gr.) oiseau : *ornithose.*
ortho (gr.) droit : *orthopédie.*
oschéo (gr.) scrotum : *oschéoplastie.*
ose (gr.) désinence indiquant un sucre : *pentose.*
ose (gr.) suffixe désignant les maladies chroniques non inflammatoires : *arthrose.*
osm (gr.) poussée : *osmotique.*
osté (gr.) os : *ostéocope.*
osti (lat.) orifice : *ostial.*
ot (gr.) oreille : *otite.*
ovo (lat.) œuf : *ovocyte.*
oxal (gr.) oseille : *acide oxalique.*
oxy (gr.) pointu, aigu : *oxygène.*

P

pachy (gr.) épais : *pachycurare.*
page (gr.) uni, soudure, réunion : *parapage.*
paléo (gr.) ancien : *paléopathologie.*
pali (gr.) de nouveau : *palicinésie.*
pall (gr.) secousse, vibration : *pallesthésie.*
palud (lat.) marais : *paludisme.*
pan (gr.) tout : *panoptique.*
para (gr.) auprès, contre, à travers : *paramédical.*
pare (lat.) accouchement : *primipare, dyspareunie.*
parthéno (gr.) vierge : *parthénogenèse.*
patell (lat.) rotule : *patellectomie.*
path (gr.) maladie : *pahtologie, ostéopathe.*
pathie (gr.) maladie : *cardiopathie.*
pauci (lat.) peu : *paucisymptomatique.*
pause (gr.) arrêt : *ménopause.*
péd (gr.) enfant : *pédiatrie.*
pelv (lat.) petit bassin : *pelvimétrie.*
pemphi (gr.) bulle : *pemphigus.*
pénie (gr.) pauvreté, pénurie : *lymphopénie.*
pent (gr.) cinq : *pentalogie.*
pept, peps (gr.) digestion : *peptone, dyspepsie.*
per (gr.) pendant : *peropératoire.*
péri (gr.) autour : *péridural.*
pete (lat.) se diriger vers : *cellulipète.*
pexie (gr.) fixation : *néphropexie.*
phac (gr.) lentille, cristallin : *phacosclérose.*
phag (gr.) manger : *phagocytose.*
phak (gr.) lentille, cristallin : *phakolyse.*
phall (gr.) pénis : *phalloïdien.*
pharma (gr.) médicament : *pharmacie.*
phén (gr.) apparent : *phénotype.*
phil (gr.) ami, affinité : *hémophilie.*
phléb (gr.) veine : *phlébite.*
phlegm (gr.) inflammation : *phlegmon.*
phob (gr.) peur : *thermophobie.*
phon (gr.) voix : *aphonie.*
phor (gr.) porter : *électrophorèse.*
phos (gr.) lumière : *phosphatase.*
phot (gr.) lumière : *photon.*
phrén (gr.) diaphragme : *phrénique.*
phrén (gr.) esprit : *schizophrénie.*
phtis (gr.) consomption : *phtisie.*
phylaxie (gr.) protection : *anaphylaxie.*
phylo (gr.) tribu : *phylogenèse.*
phys (gr.) nature : *géléophysique.*
phyt (gr.) plante : *phytoparasite.*
pico (espagnol) petit : *Picornavirus.*
piez (gr.) pression : *piézogramme.*
pil (lat.) poil : *pilosébacé.*
pinéal (lat.) pomme de pin : *pinéalome.*
piri (gr.) poire : *piriforme.*
pisi (lat.) pois : *pisiforme.*
pithi (gr.) persuasion : *pithiatisme.*
pituit (lat.) mucosité : *pituite.*
pityr (gr.) son (du meunier) : *pityriasis.*
placent (lat.) galette : *placenta.*
plas (gr.) former : *anaplasie.*
plasm (gr.) former : *plasmodium.*
plast (gr.) former : *angioplastie.*
platy (gr.) large : *platyspondylie.*
piég (gr.) paralysie : *hémiplégie.*
pléio (gr.) plus abondant : *pléiotropie.*
pléo (gr.) plus abondant : *pléonostéose.*
plésio (gr.) voisin : *plésiocrinie.*
pleur (gr.) côté : *pleurodèse.*
plex (lat.) entrecroisement : *plexus.*
pné (gr.) respiration : *dyspnée.*
pneumato (gr.) respiration : *pneumatocèle.*
pneumo (gr.) respiration : *pneumologie.*
pod (gr.) pied : *podoscope.*
poièse (gr.) création : *hématopoièse.*
poïkilo (gr.) varié : *poïkilocytose.*
polio (gr.) gris : *poliomyélite.*
pollaki (gr.) souvent : *pollakiurie.*
poly (gr.) plusieurs : *polynucléaire.*
poro (gr.) cavité : *ostéoporose.*
post (lat.) après : *post-charge.*
posth (gr.) prépuce : *posthectomie.*
pot (lat.) boire : *potomanie.*
praxie (gr.) action : *chiropraxie.*
pre (lat.) avant : *précoma.*
presb (gr.) vieux : *presbyacousie.*
prive (lat.) priver : *ferriprive.*

pro (lat.) en avant, pour : *prolactine.*

proct (gr.) anus : *proctologie.*

prosop (gr.) visage : *prosopalgie.*

proto (gr.) premier : *protozoaire.*

pseud (gr.) faux, erreur, similitude : *pseudarthrose.*

psor (gr.) gale : *psoriasis.*

psych (gr.) âme : *psychodrame.*

ptéryg (gr.) aile : *ptérygoïde.*

ptos (gr.) chute : *ptosis.*

ptyal (gr.) salive : *ptyaline.*

ptys (gr.) crachat : *hémoptysie.*

pub (lat.) poil : *puberté.*

puer (lat.) enfant : *puériculture.*

pulm (lat.) poumon : *pulmonaire.*

puls (lat.) pouls : *pulsation.*

punct (lat.) point : *acupuncture.*

purpur (lat.) pourpre : *purpura.*

py (gr.) pus : *pyurie.*

pyc (gr.) fort : *pycnose.*

pyél (gr.) bassinet : *pyélonéphrite.*

pylo (gr.) porte : *pylore.*

pyo (gr.) pus : *pyohémie.*

pyr (gr.) feu, fièvre : *pyrexie.*

Q

quadr (lat.) quatre : *quadriceps.*

quinq (lat.) cinq : *quinquane.*

R

rachi (gr.) colonne vertébrale : *rachianesthésie.*

radi (lat.) rayon : *radiation.*

radic (lat.) racine : *radiculaire.*

radio (lat.) rayon : *radiographie.*

raph (gr.) couture, suture : *tarsorraphie, raphé.*

rect (lat.) droit : *rectum.*

ren (lat.) rein : *surrénal.*

reticul (lat.) filet, réseau : *réticulo-endothélial.*

retro (lat.) arrière : *rétropulsion.*

rhabdo (gr.) raie : *rhabdomyome.*

rhéo (gr.) écoulement : *rhéobase.*

rhin (gr.) nez : *rhinolalie.*

rhiz (gr.) racine : *rhizotomie.*

rhod (gr.) rouge : *rhodopsine.*

rhonch (gr.) ronflement : *rhonchopathie*

rhuma (gr.) fluxion : *rhumatisme.*

rhyti (gr.) ride : *rhytidectomie.*

rota (lat.) roue : *Rotavirus.*

rragie (gr.) jaillissement : *hémorragie.*

rrhée (gr.) écoulement : *leucorrhée.*

rrhexi (gr.) déchirure : *élastorrhexis.*

rub (lat.) rouge : *rubéole.*

rup (gr.) crasse : *rupia.*

rythm (gr.) rythme : *arythmie.*

S

sabul (lat.) sucre : *sabulographie.*

sacch (gr.) sucre : *saccharose.*

saccul (lat.) petit sac : *sacculaire.*

salping (gr.) trompe : *salpingite.*

sapon (lat.) savon : *saponé.*

sarc (gr.) chair, muscle : *sarcome.*

saturn (lat.) plomb : *saturnisme.*

scabi (lat.) gale : *scabieux.*

scalen (gr.) oblique : *scalène.*

scapho (gr.) barque : *scaphoïde.*

scapul (lat.) épaule : *scapulalgie.*

scat (gr.) excrément : *scatome.*

schisis (gr.) division, fente, fissure, séparation : *rachischisis, schizophrénie.*

scler (gr.) dur : *sclérodermie, sclère, sclérite.*

scop, scopie (gr.) voir : *fibroscope, radioscopie.*

scoto (gr.) obscurité : *scotome.*

sebo (lat.) suif : *séborrhée.*

semin (lat.) semence : *séminome.*

sémio (gr.) signe : *sémiologie.*

sénes (gr.) gauche : *sénestrogyre.*

senesc (lat.) vieillesse : *sénescence.*

sept (lat.) cloison : *septotomie.*

septic (gr.) corruption : *aseptique.*

sér (gr.) soie : *sérine.*

ser (lat.) petit lait : *sérum.*

sex (lat.) sexe : *sexologie.*

sial (gr.) salive : *sialorrhée.*

sidér (gr.) fer : *sidérophiline.*

sigm (gr.) sinueux *sigmoïde.*

sinis (lat.) gauche, de mauvais augure : *sinistrose.*

sinu (lat.) cavité : *sinusal.*

skèle (gr.) membre : *macroskèle.*

ski (gr.) ombre : *skiascopie.*

soma (gr.) corps : *asomatognosie, somatotrope.*

sperm (gr.) semence : *spermatogenèse.*

sphén (gr.) coin : *sphénoïde.*

sphinct (gr.) serré : *sphincter*

sphygm (gr.) pouls : *sphygmomanomètre.*

spic (lat.) épi : *spicule.*

spin (lat.) épine : *spinal ;* v. *acanth.*

spir (lat.) respiration : *spiromètre.*

splanch (gr.) viscère : *mégasplanchnie.*

splén (gr.) rate : *asplénie.*

spondyl (gr.) vertèbre : *spondylarthrite.*

spong (gr.) éponge : *spongioblaste.*

spor (gr.) semence : *sporulé.*

spum (lat.) écume : *Spumavirinæ.*

squan (lat.) écaille : *desquamation.*

squir (gr.) dur : *squirrhe.*

stap (gr.) étrier : *stapédectomie.*

staphyl (gr.) luette, grain de raisin : *staphylocoque.*

stas (gr.) arrêt : *coprostase.*

stat (gr.) arrêt : *lombostat.*

stéa (gr.) graisse : *cholestéatome.*

stell (lat.) étoile : *stellectomie.*

stén (gr.) étroit : *sténose.*

sterc (lat.) excrément : *stercobiline.*

stéréo (gr.) solide, à trois dimensions : *stéréotaxie.*

sternut (lat.) éternuement : *sternutation.*

stéth (gr.) poitrine : *stéthoscope.*

sthén (gr.) force : *asthénique.*

stigm (gr.) marque : *astigmate.*

stom (gr.) bouche : *stomatologie.*

stomie gr.) bouche : *gastrostomie.*

strab (gr.) qui louche : *strabisme.*

strang (lat.) étranglement : *strangulation.*

strept (gr.) tortillé : *streptocoque.*

strid (lat.) sifflement : *striduleux.*

strom (gr.) tapis : *stroma.*

strongyl (gr.) rond : *strongyloïdes.*

strophul (lat.) bandelette : *strophulus.*

strum (lat.) goitre : *strumite.*

sub (lat.) amoindrissement, au-dessous : *subluxation.*

sulc (lat.) sillon : *sulciforme.*

sulf (lat.) soufre : *sulfamide.*

super (lat.) sur : *superfétation.*

supra (lat.) sur : *supraventriculaire.*

sura (lat.) jambe : *sural.*

surd (lat.) sourd : *surdimutité.*

sus (lat.) au-dessus : *suspensoir.*

sym (gr.) avec : *sympathectomie.*

syn (gr.) avec, alliance, cohésion, association : *synesthésie.*

syrin (gr.) canal : *syringomyélie.*

syst (gr.) resserrement : *systole.*

T

tach (gr.) vitesse : *tachycardie.*

tal (lat.) talon : *talalgie.*

tars (gr.) pied : *tarsectomie.*

tax (gr.) arrangement : *ataxie, taxonomie.*

teg (lat.) couverture : *tégument.*

télé (gr.) loin : *téléradiographie.*

télo (gr.) fin, terminaison : *télophase.*

téno (gr.) tendon : *ténosite.*

téphro (gr.) gris : *téphromyélite.*

téra (gr.) monstre : *tératologie.*

terebr (lat.) percer : *térébrant.*

tétan (gr.) rigidité spasmodique : *tétanos.*

tétra (gr.) quatre : *tétracycline.*

thalam (gr.) chambre : *thalamus.*

thalass (gr.) mer : *thalassémie.*

thana (gr.) mort : *thanatopraxie.*

thèque (gr.) boîte : *sérothèque.*

thélé (gr.) mamelon : *athélie.*

thérap (gr.) soin, traitement : *chimiothérapie.*

therm (gr.) chaleur : *thermocautère.*

thèse (gr.) placer : *prothèse.*

thi (gr.) soufre : *thiopexie.*

thora (gr.) poitrine : *thoracotomie.*

thrich (gr.) cheveu : *atrichie.*

thromb (gr.) caillot : *prothrombine.*

thym (gr.) âme : *thymus, thymoleptique.*

thyr (gr.) bouclier : *thyroïde.*

toco (gr.) accouchement : *dystocie.*

tom (gr.) section, ouverture, incision : *tomographie.*

ton (gr.) tension : *atonie, tonomètre*

tonsill (lat.) amygdale : *tonsillectomie.*

top (gr.) lieu : *topique.*

toxi (gr.) poison : *toxicologie.*

toxo (gr.) arc : *toxoplasmose.*

trabec (lat.) poutrelle : *trabéculectomie.*

trach (gr.) trachée : *trachéotomie.*

tract (lat.) traînée : *tractotomie.*

trans (lat.) à travers : *transmural.*

trauma (gr.) blessure : *atraumatique.*

trép (gr.) percer : *trépanation.*

trés (gr.) trou : *atrésie.*

tri (lat.) trois : *trilogie.*

trib (gr.) frottement : *triboélectricité.*

trich (gr.) cheveu : *trichinose.*

trochl (gr.) poulie : *trochlée.*

trope (gr.) tourner, orientation, affinité : *dromotrope.*

troph (gr.) nourriture : *atrophie.*

trypan (gr.) tarière : *trypanosome.*

tuber (lat.) tumeur : *tubérosité.*

tuph (gr.) stupeur : *tuphos.*

turbid (lat.) trouble : *turbidimètre.*

turg (lat.) gonflement : *turgescence.*

tuss (lat.) toux : *tussigène.*

tyl (gr.) cal : *tylosis.*

tymp (gr.) tambour : *tympanisme.*

typ (gr.) marque, caractère : *atypique.*

typh (gr.) stupeur : *typhoïde.*

typhl (gr.) aveugle, cæcum : *typhlocolite.*

tyro (gr.) fromage : *tyrosine.*

U

ubi (lat.) partout : *ubiquitine.*

ul (gr.) gencive : *ulectomie.*

ulc (lat.) ulcère : *ulcération.*

uln (gr.) bras : *ulnaire.*

ultra (gr.) au-delà : *ultramicroscope.*

unc (lat.) crochet : *unciné.*

ung (lat.) ongle : *unguéal.*

un, uni (lat.) un seul : *univitellin.*

ur (gr.) urine : *urée.*

uran (gr.) palais : *uranoplastie.*

ureter (gr.) uretère : *urétéroplastie.*

urètr (gr.) urètre : *urétrotomie.*

uric (gr.) acide urique : *uricémie.*

urtic (lat.) ortie : *urticaire.*

uv (lat.) grappe : *uvéite.*

V

vacc (lat.) vache : *vaccin.*

vacu (lat.) vide : *vacuole.*

vagin (lat.) fourreau : *vaginisme.*

vari (lat.) tacheté : *variegata.*

vas (lat.) vaisseau, vase : *vasculaire.*

vect (lat.) porté : *vectocardiogramme.*

veget (lat.) vigoureux : *végétation.*

velo (lat.) rapide : *vélocimètre.*

venen (lat.) poison : *vénéneux.*

vener (lat.) Vénus : *vénéréologie.*

ventric (gr.) ventricule : *ventriculaire.*

verg (lat.) tourner : *sursumvergence.*

verm (lat.) ver : *vermis.*

vern (lat.) printemps : *vernal.*

vers (lat.) tourner : *version.*

vesic (lat.) vessie : *vésical.*

vespertil (lat.) chauve-souris : *vespertilio.*

vicar (lat.) remplaçant : *vicariant.*

vill (lat.) velu : *villosité.*

vir (lat.) poison : *virologie.*

viril (lat.) masculin : *virilisme.*

volv (lat.) rouler : *volvulus.*

X

xanth (gr.) jaune : *xanthome.*

xéno (gr.) étranger : *xénogreffe.*

xéro (gr.) sec, sécheresse : *xérographie.*

xipho (gr.) épée : *xiphoïde.*

Z

zon (gr.) ceinture : *zona.*

zoo (gr.) animal : *zoonose.*

zoster (gr.) ceinture : *zostérien.*

zygo (gr.) union, réunion, jonction : *zygomatique, azygos.*

zym (gr.) levure, ferment : *enzyme, zymotique.*

LISTE DES TABLEAUX DES MALADIES PROFESSIONNELLES DU RÉGIME GÉNÉRAL

Prévus à l'article R. 461-3 du Code de la Sécurité sociale

LISTE DES TABLEAUX DES MALADIES PROFESSIONNELLES DU RÉGIME AGRICOLE

Prévus à l'article L. 461-2 du Code de la Sécurité sociale

Tableau n°1. Tétanos professionnel.

Tableau n°2. Ankylostomose professionnelle.

Tableau n°3. Spirochétose ictéro-hémorragique professionnelle (abrogé par décret n° 64-858 du 8 août 1964).

Tableau n°4. Charbon professionnel.

Tableau n°5. Leptospiroses.

Tableau n°5 bis. Maladie de Lyme.

Tableau n°6. Brucelloses.

Tableau n°7. Tularémie.

Tableau n°8. Sulfocarbonisme professionnel.

Tableau n°9. Intoxication professionnelle par le tétrachlorure de carbone.

Tableau n°10. Affections provoquées par l'arsenic et ses composés minéraux.

Tableau n°11. Affections provoquées par les phosphates, pyrophosphates et thiophosphates d'alcoyle, d'aryle ou d'alcoylaryle et autres organophosphorés anticholinestérasiques, ainsi que par les phosphoramides anticholinestérasiques et les carbamates anticholinestérasiques.

Tableau n°12. Maladies causées par le mercure et ses composés.

Tableau n°13. Affections provoquées par les dérivés nitrés du phénol (dinitrophénols. dinitro-orthocrésol, dinosebe, dinoterbe, leurs homologues et leurs sels), par le pentachlorophénol et les pentachlorophénates, et par les dérivés halogénés de l'hydroxybenzonitrile (bromoxynil, ioxynil).

Tableau n°13 bis. Affections provoquées par des préparations associant pentachlorophénol (ou pentachlorophénates), avec du lindane.

Tableau n°14. Affections causées par les ciments.

Tableau n°15. Mycoses cutanées, périonyxis et onyxis d'origine professionnelle.

Tableau n°16. Maladies dues aux bacilles tuberculeux et à certaines mycobactéries atypiques.

Tableau n°17. Maladies provoquées par l'inhalation de poussières de foin moisi ou de produits végétaux moisis (abrogé par décret n° 84-1299 du 31 décembre 1984).

Tableau n°18. Maladies causées par le plomb et ses composés.

Tableau n°19. Hémopathies provoquées par le benzène et tous les produits en renfermant.

Tableau n°19 bis. Affections gastro-intestinales et neurologiques provoquées par le benzène, le toluène, les xylènes et tous les produits en renfermant.

Tableau n°20. Affections provoquées par les rayonnements ionisants.

Tableau n°21. Affections professionnelles provoquées par certains dérivés halogénés des hydrocarbures aliphatiques.

Tableau n°22. Pneumoconioses consécutives à l'inhalation de poussières minérales renfermant de la silice libre.

Tableau n°22 bis. Affections non pneumoconiotiques dues à l'inhalation de poussières minérales renfermant de la silice libre.

Tableau n°23. Intoxication professionnelle par le bromure de méthyle.

Tableau n°24. Maladies professionnelles engendrées par la streptomycine et ses sels (abrogé par décret n° 84-1299 du 31 décembre 1984).

Tableau n°25. Affections provoquées par les huiles et graisses d'origine minérale ou de synthèse.

Tableau n°25 bis. Affections cutanées cancéreuses provoquées par les suies de combustion des produits pétroliers.

Tableau n°26. Maladies professionnelles engendrées par la chlorpromazine.

Tableau n°27. Maladies professionnelles engendrées par les pénicillines et leurs sels et les céphalosporines (abrogé par décret n° 84-1299 du 31 décembre 1984).

Tableau n°28. Affections provoquées par l'aldéhyde formique et ses polymères.

Tableau n°29. Affections provoquées par les vibrations et chocs transmis par certaines machines-outils, outils et objets et par les chocs itératifs du talon de la main sur des éléments fixes.

Tableau n°30. Rage professionnelle.

Tableau n°31. Maladies engendrées par le penta-chlorphénol, le pantachlorphénate de sodium et le laurylpentachlorphénate de sodium (abrogé par décret n° 86-978 du 8 août 1986).

Tableau n°32. Maladie provoquée par l'inhalation de poussières aviaires (abrogé par décret n° 84-1299 du 31 décembre 1984).

Tableau n°33. Infections d'origine professionnelle par les virus des hépatites A, B, C, D et E.

Tableau n°34. Ulcérations et dermites provoquées par l'acide chromique, les chromates et bichromates alcalins, le chromate de zinc et le sulfate de chrome.

Tableau n°35. Affections provoquées par les goudrons de houille, huiles de houille, brais de houille et suies de combustion du charbon.

Tableau n°35 bis. Affections cancéreuses provoquées par les goudrons de houille, huiles de houille, braie de houille et suies et combustion du charbon.

Tableau n°36. Affections professionnelles provoquées par les bois.

Tableau n°37. Maladies professionnelles provoquées par les résines époxydiques et leurs constituants (abrogé par décret n° 84-1299 du 31 décembre 1984).

Tableau n°38. Poliomyélite.

Tableau n°39. Affections périarticulaires provoquées par certains gestes et postures de travail.

Tableau n°40. Intoxication professionnelle par l'oxyde de carbone.

Tableau n°41. Intoxications professionnelles par l'hexane.

Tableau n°42. Maladies professionnelles provoquées par le cadmium et ses composés.

Tableau n°43. Affections professionnelles provoquées par les isocyanates organiques.

Tableau n°44. Affections cutanées et muqueuses professionnelles de mécanisme allergique.

Tableau n°45. Affections respiratoires professionnelles de mécanisme allergique.

A

A. Symbole de 1° *ampère*. — 2° *alanine*. — 3° *adénine*.

Å. Symbole de l'*angström*. V. ce mot et *nanomètre*.

a. Symbole de *atto* (v. ce terme).

a, *préfixe* (gr. *a* privatif). Indique la privation, le manque de.

a, *suffixe* : activé. P. ex. *facteur Xa* : facteur de coagulation X activé ; *fraction C5a* : fraction 5 activée du complément.

A (agglutinogène ou antigène). V. *agglutinogène* et *groupes sanguins*.

a (onde). V. *pouls jugulaire*.

A (strie). V. *myofibrille*.

A-ALPHALIPOPROTÉINÉMIE ou **A-α-LIPOPROTÉINÉMIE**, *s. f.* V. *Tangier (maladie de)*.

A (composé) DE KENDALL. V. *11-déhydro-corticostérone*.

AA. Abréviation de l'angl. ***amyloid A (protein)***. Protéine amyloïde AA. Polypeptide de 8,5 kd provenant du SAA, apoprotéine sérique associée à des lipoprotéines de haute densité.

AA II. Abréviation d'*antagoniste des récepteurs de l'angiotensine II*. V. *récepteur de l'angiotensine II*.

A ET V (syndromes) [angl. ***A and V patterns of squint***]. Types de strabisme caractérisés par l'apparition d'une déviation horizontale du regard vers le haut ou le bas. — Dans le *syndrome A*, il s'agit d'un strabisme convergent dans le regard vers le haut, ou divergent dans le regard vers le bas, les mouvements des yeux dessinant la lettre A. — Dans le *syndrome V*, il s'agit au contraire d'un strabisme divergent dans le regard vers le haut, ou convergent dans le regard vers le bas, les mouvements des yeux dessinant la lettre V.

A FRIGORE (en lat. : par le froid). Locution désignant un certain nombre d'affections où le refroidissement est considéré comme une cause déclenchante ou favorisante. P. ex. : *paralysie faciale a. f.* ; *pleurésie a. f.*

A VACUO (lat. : par le vide). Provoqué par le vide. — *œdème a. v.* Œdème pulmonaire survenant après l'évacuation totale et rapide d'un épanchement pleural.

$\overline{\overline{aa}}$. V. *ana*.

AAI. Code international d'un stimulateur cardiaque monochambre atrial inhibé par l'onde P. V. *stimulateurs cardiaques (code des)*.

AAIR. Code international d'un stimulateur cardiaque monochambre atrial inhibé par l'onde P, à fréquence asservie. V. *stimulateurs cardiaques (code des)*.

AAL. Abréviation d'*acide d-aminolévulinique*. V. *porphyrine*.

AARSKOG (syndrome d') (A. Dagfinn, norv., 1970) [angl. ***Aarskog's syndrome***]. Syn. *syndrome facio-digito-génital*. Ensemble de malformations comprenant une insuffisance staturale, une dysmorphie faciale (visage arrondi avec hypertélorisme, élargissement de la base du nez), une ectopie testiculaire avec repli scrotal remontant au-dessus de la verge, enfin une brièveté des mains et des pieds. La transmission de ce syndrome est probablement récessive, liée au chromosome X.

AASE (syndrome d') (A. Jon, amér., 1969) [angl. ***Aase's syndrome***]. Association rare, familiale et congénitale d'une malformation des pouces (qui comportent trois phalanges) et d'une anémie type Blackfan-Diamond. V. ce terme.

AAT. Code international d'un stimulateur cardiaque monochambre atrial déclenché par l'onde P. V. *stimulateurs cardiaques (code des)*.

ABACTÉRIÉMIQUE, *adj.* Se dit d'une maladie au cours de laquelle on ne trouve pas de bactérie dans le sang circulant.

ABADIE (signes d') [angl. ***Abadie's signs***]. — 1° (A. Joseph, fr., né en 1873). Analgésie à la pression du tendon d'Achille ou calcanéen : signe de tabès. — 2° (A. Charles, fr., 1877). Spasmes du releveur de la paupière supérieure dans la maladie de Basedow.

ABAISSE-LANGUE, *s. m. invariable* [angl. ***tongue depressor***]. Instrument en forme de palette servant à déprimer la base de la langue pour l'examen de la gorge.

ABANDONNIQUE, *adj* et *s.* Qualification d'une personne redoutant l'abandon. V. *névrose d'abandon*.

ABARTICULAIRE, *adj.* [angl. ***abarticular***]. Qui est en dehors de l'articulation.

ABASIE, *s. f.* (gr. *a*-priv. ; *basis*, marche) [angl. ***abasia***]. Perte plus ou moins complète de la faculté de marcher, sans trouble de la force musculaire ni de la sensibilité. Elle coïncide généralement avec l'astasie.

ABATTEMENT, *s. m.* [angl. ***exhaustion***]. Diminution rapide, d'une durée plus ou moins longue, des forces physiques et des fonctions psychiques.

ABAZA (A. Alphonse, fr., né en 1909). V. *Hœt-Abaza (syndrome d')*.

ABBOTT (A. Maud, canadienne, 1869-1940). V. *Rokitanski-Maud Abbott (syndrome de)*.

ABBOTT (corset ou plâtre d') (E. Abbott, amér., 1909) [angl. ***Abbott's plaster***]. Corset plâtré utilisé pour traiter les scolioses.

ABCÉDÉ, DÉE, *adj.* [angl. ***abscessed***]. Transformé en abcès ou qui a donné lieu à un abcès.

ABCÉDOGRAPHIE, *s. f.* (abcès ; gr. *graphein*, écrire). Radiographie d'un abcès après ponction, évacuation et injection d'air ou de liquide opaque aux rayons X.

ABCÈS, *s. m.* (lat. *abcessus*, de *abcedere*, abcéder) [angl. ***abscess***]. Amas de pus collecté dans une cavité formée aux dépens des tissus environnants détruits ou refoulés. - ***a. chaud.*** *A.* accompagné de phénomènes inflammatoires aigus. - ***a. froid.*** *A.* qui se forme lentement sans réaction inflammatoire (tuberculose, mycose).

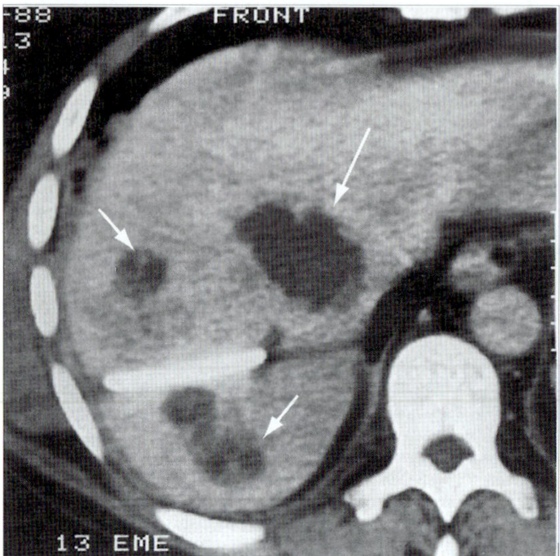

Abcès hépatiques multiples (scanner)

ABCÈS ARTHRIFLUENT [angl. ***arthrifluent abscess***]. Abcès froid développé au niveau d'une lésion articulaire de nature en règle générale tuberculeuse, entraînant la destruction de l'articulation et s'extériorisant parfois assez loin de son point d'origine. P. ex. : *a. a.* inguinal d'origine pottique.

ABCÈS EN BOUTON DE CHEMISE [angl. ***bicameral abscess, shirt-stud abscess***]. Abcès circonscrit comprenant deux cavités qui communiquent par un orifice étroit (chaque cavité étant comparée à une des têtes du bouton). On observe cette forme d'abcès dans le voisinage des aponévroses qui forment obstacle au développement régulier de la poche purulente.

ABCÈS DE BRODIE. V. *Brodie (abcès de).*

ABCÈS CASÉEUX (Lannelongue) [angl. ***caseous abscess***]. Abcès froid tuberculeux rempli d'une substance semi-liquide ressemblant à du fromage ou à du mastic.

ABCÈS PAR CONGESTION (Desault et Boyer) ou **OSSIFLUENT** (Gerdy) [angl. ***ossifluent abscess***]. Abcès froid, développé au niveau d'une lésion osseuse de nature tuberculeuse (mal de Pott, etc.), entraînant la destruction du tissu osseux et apparaissant parfois assez loin de son point d'origine.

ABCÈS DE DÉRIVATION (Dieulafoy) ou **DE FIXATION** (Fochier, 1891) [angl. ***fixation abscess***]. Abcès provoqué autrefois dans un but thérapeutique, par l'injection hypodermique d'essence de térébenthine, dans certaines maladies infectieuses.

ABCÈS MÉTASTATIQUE [angl. ***metastatic abscess***]. Abcès dû à une embolie septique partie d'un foyer infectieux plus ou moins éloigné.

ABCÈS OSSIFLUENT. V. *abcès par congestion.*

ABCÈS SOUS-PÉRIOSTIQUE (Chassaignac). V. *ostéomyélite infectieuse aiguë.*

ABCÈS TUBÉREUX. V. *hidrosadénite.*

ABCÈS URINEUX [angl. ***urinary abscess***]. Abcès formé dans le voisinage de l'urètre, à la suite d'une rupture ou d'une fissure de ce conduit.

ABCIXIMAB (angl. *ab* pour « *fragment F ab* » ; *ci* pour « *circulatory* » ; *xi* pour « *chimeric* » ; *mab* pour « *monoclonal antibody* », c'est-à-dire anticorps monoclonal) [angl. ***abciximab***]. V. *récepteur plaquettaire glycoprotéique GP IIb/IIIa.*

ABDOMEN, *s. m.* (lat. *abdomen*) [TA et angl. ***abdomen***]. Syn. *ventre.* Partie du tronc située entre le thorax et le bassin. L'*a.* comprend une paroi et une cavité qui abrite la plus grande partie des appareils digestif et urinaire.

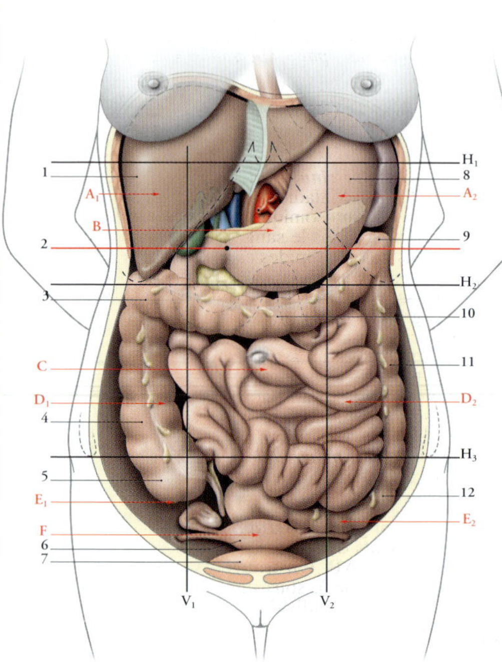

Abdomen. Anatomie de surface

A1. hypochondre droit
A2. hypochondre gauche
B. épigastre
C. région ombilicale
D1. flanc droit
D2. flanc gauche
E1. région inguinale droite
E2. région inguinale gauche
F. région pubienne
H1. plan xiphoïdien
H2. plan subcostal
H3. ligne interépineuse
V1. ligne sagittale latérale droite
V2. ligne sagittale latérale gauche
1. foie
2. plan transpylorique
3. angle colique droit
4. côlon ascendant
5. cæcum
6. utérus
7. vessie
8. estomac
9. angle colique gauche
10. côlon transverse
11. côlon descendant
12. côlon sigmoïde
A1. hypochondre droit

ABDOMEN OBSTIPUM (lat. *obstipus*, incliné) (Habs) [angl. ***abdomen obstipum***]. Raccourcissement congénital d'un muscle droit de l'abdomen. Lésion très rare, comparable au torticolis congénital.

ABDUCENS (nerf) (lat. *abduco*, j'éloigne) (TA *nervus abducens*) [angl. ***abducens nerve***]. Syn. *nerf moteur oculaire externe.* Sixième paire crânienne qui innerve le muscle droit latéral de l'œil • 👁 **nerfs crâniens** •.

ABDUCTION, *s. f.* (lat. *abductio*, action d'emmener) [angl. ***abduction***]. Mouvement d'un membre ou d'un segment de membre qui a pour fonction de l'écarter du plan médian du corps • 👁 **cuisse** •.

ABERRANT, ANTE, *adj.* [angl. ***aberrant***]. Qui s'écarte de la normale par son aspect, sa structure ou son siège.

ABERRATION, *s. f.* (lat. *ab* indiquant l'éloignement ; *errare*, errer) [angl. ***aberration***]. Dérangement, déviation hors de l'état normal : *a.* des sens, du jugement, *a.* mentale.

ABERRATION CHROMOSOMIQUE [angl. ***chromosome aberration***] (génétique). Modification du patrimoine chromosomique survenue pendant la division de la cellule et source de mutation. Elle peut consister en addition ou soustraction de chromosome entier ou en remaniement de la structure des chromosomes, dont le nombre reste normal : le matériel génétique peut alors être diminué (délétion), augmenté (duplication), modifié dans sa séquence (inversion) ou échangé (translocation) : v. ces termes. — L'***a. ch.*** peut être *congénitale*, survenant pendant la méiose ou *acquise*, apparaissant au moment de la mitose dans certaines lignées cellulaires. V. *maladie par aberration chromosomique* et *mutation*.

ABERRATION VENTRICULAIRE (cardiologie). V. *conduction aberrante.*

ABÉTALIPOPROTÉINÉMIE ou **A-β-LIPOPROTÉINÉMIE**, *s. f.* [angl. ***abetalipoproteinaemia***]. Syn. *syndrome de Bassen-Kornzweig* (1950). Maladie congénitale, héréditaire à transmission récessive autosomique, caractérisée par l'absence de béta-lipoprotéines dans le sang. Le taux des lipides, du cholestérol et des phospholipides est bas. Cette variété d'hypolipidémie, dans laquelle la synthèse des chylomicrons est impossible, se manifeste chez le nourrisson par une diarrhée chronique graisseuse, un météorisme abdominal, un retard de croissance, des altérations dégénératives neuro-oculaires (ataxie et rétinite) et un aspect anormal des globules rouges (acanthocytose). Son pronostic est très grave. — L'***hypobéta-lipoprotéinémie,*** dans laquelle le taux des béta-lipoprotéines est simplement abaissé, se manifeste par un syndrome clinique analogue plus ou moins complet. Elle est primitive, familiale (v. *Anderson, maladie d'*) ou secondaire à une mauvaise absorption intestinale ou à une maladie débilitante. V. *hypolipidémie.*

ABH (antigènes) [angl. ***ABH antigens***]. Ensemble des agglutinogènes présents dans les hématies des sujets des groupes sanguins A, B et AB. On trouve également ces substances (mucopolysaccharides), sous une forme hydrosoluble, dans la salive de 80 % des individus de race blanche (sujets sécréteurs ABH), les 20 % restants étant les non-sécréteurs ABH. V. *agglutinogène, groupes sanguins, H (substance), Lewis (facteur, substance ou système)* et *facteur sécréteur.*

ABIOTINOSE, *s. f.* Maladie exceptionnelle due à une carence en biotine (v. ce terme). Elle se manifeste par une dermatite squameuse avec pâleur grisâtre de la peau, accompagnée d'asthénie, d'anorexie, parfois de myalgies et de paresthésies.

ABIOTIQUE, *adj.* (gr. *a-* priv. ; *bios*, vie) [angl. ***abiotic***]. Contraire à la vie. P. ex. *rayons abiotiques.*

ABIOTROPHIE, *s. f.* (Gowers, 1902) (gr. *a-* priv. ; *bios*, vie ; *trophê*, nourriture) [angl. ***abiotrophy***]. Processus dégénératif atteignant prématurément les éléments histologiques, en particulier les formations nerveuses, sans cause apparente et simplement parce que le terme de la vie de ces éléments est atteint . V. *apoptose.*

ABL (gène) [angl. ***ABL gene***]. Oncogène Abelson. Gène situé sur le chromosome 9 (9q34) et subissant une translocation dans la leucémie myéloïde chronique (v. ce terme).

ABLACTATION, *s. f.* (lat. *ab-* priv. ; *lac*, lait) [angl. ***ablactation***]. Cessation de la lactation, considérée par rapport à la mère.

ABLATION, *s. f.* (lat. *ablatio*, d'*ablatum*, supin d'*auferre*) [angl. ***ablation***]. Syn. *résection.* Action d'enlever chirurgicalement une partie du corps (membre, organe, tumeur, etc.). Certaines *a.* peuvent se faire par *voie endocavitaire* (calcul biliaire par endoscopie).V. aussi *amputation, excision, exérèse* et *ablatives en cardiologie (méthodes).*

ABLATIVES EN CARDIOLOGIE (méthodes) [angl. ***catheter ablation***]. Techniques de destruction localisée des voies de conduction intracardiaques, utilisées pour supprimer certains troubles du rythme graves et rebelles au traitement pharmaceutique (voie lente des réentrées nodales, voies accessoires des syndromes de préexcitation). Aux *fulgurations* d'abord utilisées, la préférence va maintenant à la *radiofréquence*, moins dangereuse. Ces deux méthodes font appel à des cathéters-électrodes endocavitaires qui détruisent par effet thermique (électrocoagulation) la zone myocardique préalablement repérée. V. *réentrée, fulguration* et *radiofréquence.*

ABLÉPHARIE, *s. f.* (gr. *a-* priv. ; *blépharon*, paupière) [angl. ***ablephary***]. Absence congénitale totale des paupières.

ABLUTION, *s. f.* V. *lotion, 1°.*

ABO (groupe ou système) [angl. ***ABO blood group***]. V. *groupes sanguins.*

ABORTIF, IVE, *adj.* (lat. *ab-* priv. ; *oriri*, naître) [angl. ***abortive***]. Qui est venu avant terme : *fœtus abortif* ou *avorton.* — Se dit des substances dont l'absorption passe pour provoquer l'avortement, et des manœuvres destinées à interrompre la grossesse. — Se dit aussi des processus qui ne vont pas juqu'au terme normal de leur évolution. P. ex. : *formes abortives des pyrexies.* — Employé comme *s. m.* pour désigner une substance abortive.

ABOULIE, *s. f.* (gr. *a-* priv. ; *boulê*, volonté) [angl. ***abulia***]. Trouble mental caractérisé par l'absence ou la diminution de la volonté (psychasthénie, états dépressifs).

ABOU-MOUKMOUK, *s. m.* [angl. ***alastrim***]. Maladie observée en Afrique centrale, ressemblant à la variole, dont elle est bien distincte ; elle n'est autre, probablement, que l'*alastrim* (v. ce terme).

ABP. Abréviation du terme anglais *Androgen Binding Protein* : protéine sertolienne vectrice des androgènes ; elle interviendrait dans le mode d'action de la FSH.

ABRACHIE, *s. f.* (gr. *a-* priv. ; *brakhiôn*, bras) [angl. ***abrachia***]. Absence congénitale des bras.

ABRACHIOCÉPHALIE, *s. f.* (gr. *a-* priv. ; *brakhiôn*, bras ; *képhalê*, tête) [angl. ***abrachiocephalia***]. Absence congénitale des bras et de la tête.

ABRAHAMS (signe d') (A. Robert, amér., 1861-1935) [angl. ***Abrahams's sign***]. Douleur vive provoquée dans la lithiase vésiculaire en enfonçant brusquement l'index et le médius droit en un point situé à une distance égale de l'ombilic et du 9e cartilage costal droit.

ABRAMI (A. Pierre, fr., 1879-1943). V. *Widal, Abrami et Brulé (ictère hémolytique type).*

ABRASION, *s. f.* (lat. *ab-* priv. ; *radere*, racler) [angl. ***abrasion***]. Séparation ou excision de petits fragments cutanés ou muqueux superficiels en frottant ou en râclant.

ABRÉACTION, *s. f.* (lat. *ab*, hors de ; *re* indiquant le retour ; *actio*, fait) [angl. ***abreaction***] (psychiatrie). Réapparition à la conscience d'une émotion passée oubliée ou maintenue dans le subconscient par des barrages psychiques.

ABRIKOSSOFF (tumeur d') (A. Alexandre, russe, 1875-1955) [angl. ***Abrikossoff's tumour***]. Syn. *myoblastome, myome myoblastique* (Abrikossoff, 1926), *rhabdomyome granuleux* ou *granulocellulaire, tumeur à cellules granuleuses.* Tumeur bénigne rare, siégeant sur la peau et les muqueuses respiratoires et digestives, le plus souvent sur la langue. Elle est formée d'une nappe de grosses cellules à granulations éosinophiles proliférant dans la sous-muqueuse. Elle est radiorésistante, curable par exérèse, mais sujette aux récidives. Son origine musculaire est actuellement contestée et beaucoup la considèrent comme neurogène.

ABRUPTION, *s. f.* (lat. *ab-* priv. ; *rumpere*, rompre) [angl. ***abruption***]. Fracture transversale d'un os avec des fragments rugueux.

ABSENCE, *s. f.* (lat. *absentia*) [angl. ***absence***]. Perte passagère de la mémoire et même de la connaissance, due à un excès de fatigue, à une intoxication (alcool, opium, etc.) ou bien à un trouble passager de l'irrigation cérébrale. — Depuis Calmeil (1824) et Delasiauve (1854), on réserve ce terme à l'***a. épileptique,*** manifestation mineure de l'épilepsie généralisée (petit mal, v. ce terme) consistant en une brève suspension de la conscience avec interruption de toute activité, pâleur, fixité du regard, parfois myoclonies et amnésie complète consécutive. L'*a.* peut être *simple* ou *complexe* si elle est accompagnée de signes neurologiques, *typique (a. petit mal)* ou *atypique (variante d'a. petit mal)* selon l'aspect de l'électroencéphalogramme pendant la perte de conscience. Les brèves pertes de connaissance dues à des crises d'épilepsie localisée (généralement temporale) sont exclues du cadre des absences *(fausses absences).* V. *absence (état d')* et *mal (petit).*

ABSENCE (état d') [angl. ***petit mal status***]. Syn. *état de petit mal.* Variété d'épilepsie se manifestant par des absences répétées et prolongées avec persistance, pendant des heures et même des jours, d'une perte plus ou moins profonde de la conscience. C'est au cours de cette forme que peut survenir une fugue. L'état d'absence a été observé dans le syndrome de Lennox-Gastaut.

ABSENCE ATONIQUE. V. *épilepsie atonique.*

ABSENCE PETIT MAL. Absence typique. V. *absence.*

ABSENCE PETIT MAL (variante d'). Absence atypique. V. *absence* et *Lennox-Gastaut (syndrome de).*

ABSORBANT, *s. m.* (lat. *ab*, de ; *sorbere*, boire) [angl. ***absorbent***]. Médicament destiné à absorber les liquides ou les gaz.

ABSORPTIOMÉTRIE OSSEUSE [angl. ***bone absorptiometry***]. Syn. *ostéodensimétrie, ostéodensitométrie.* Appréciation de la densité osseuse par la mesure de l'absorption d'un rayonnement *monophotonique* (rayons γ de l'iode 125 par le radius) ou plus récemment *biphotonique* (absorptiométrie double énergie à rayons X : ADEX, par une vertèbre lombale). Elle est utilisée notamment chez la femme à la ménopause pour dépister un début d'ostéoporose. V. *densimétrie.*

ABSORPTION, *s. f.* [angl. ***absorption***]. « Mot qui sert en physiologie à désigner une série d'actes par lesquels des substances, qui étaient extérieures à un organisme vivant, pénètrent sans lésion traumatique dans l'intérieur de cet organisme » (Paul Bert). — L'*a.* fait partie de la nutrition. V. *résorption.*

ABSTERGENT, *adj.* et *s. m.* (lat. *abstergere*, nettoyer) [angl. ***abstergent***]. Qui est propre à nettoyer les plaies : médicaments abstergents.

ABSTERSION, *s. f.* [angl. ***abstersion***]. Action de nettoyer : abstersion d'une plaie ou effet des médicaments abstergents.

ABT-LETTERER-SIWE (maladie d') (L., 1924 ; S., 1933 ; A. Arthur, amér., 1936) [angl. ***Abt-Letterer-Siwe syndrome***]. Syn. *histiocytose disséminée* (ou *diffuse*) *aiguë, réticulo-endothéliose aiguë hémorragique des nourrissons, réticulose aleucémique* (Letterer, 1924). Affection des nourrissons caractérisée par l'hypertrophie des ganglions, du foie et surtout de la rate, des lésions cutanées, la tendance aux hémorragies (purpura) et aux infections et une évolution fébrile presque toujours mortelle en quelques mois. La radiographie montre des images nodulaires pulmonaires. Les viscères et les os sont envahis de grandes cellules réticulaires étoilées. C'est la forme généralisée à évolution aiguë de l'*histiocytose X* (v. ce terme et *réticulose subaiguë à évolution maligne du nourrisson*).

ABUS SEXUEL DE L'ENFANT, (vient de l'angl. ***sexual abuse, child abuse***). Sévices et activités sexuelles imposées (dont le viol, v. ce terme) par un adulte à un enfant mineur.

ABZYME, *s. f.* *(ab* pour *antibody* [anticorps en angl.] *; zyme* pour *enzyme)* (1986) [angl. ***catalytic antibody***]. Anticorps doué de propriétés catalytiques de type enzymatique.

Ac. Abréviation d'*anticorps.*

ACALCULIE, *s. f.* [angl. ***acalculia***]. Impossibilité d'utiliser les chiffres, les nombres et d'effectuer les opérations arithmétiques ; on l'observe dans certaines aphasies (lésions du pli courbe). V. *Gertsmann (syndrome de).*

ACANTHAMŒBA, *s. f.* (gr. *akantha,* épine ; *amoïbaïos,* changeant) [angl. ***Acanthamoeba***]. Genre d'amibes libres parfois responsables de méningo-encéphalites gravissimes.

ACANTHION, *s. m.* (gr. *akanthion,* petite épine) [angl. ***acanthion***]. Point craniométrique situé à l'extrémité médiale de l'épine nasale antérieure.

ACANTHOCÉPHALES, *s. m. pl.* (gr. *akantha*, épine ; *képhalê*, tête) [angl. ***Acanthocephala***]. Ordre de vers *Némathelminthes* (v. ce terme) dépourvus de tube digestif et dont certaines espèces peuvent parasiter l'intestin de l'homme.

ACANTHOCÉPHALIASE, *s. f.* [angl. ***acanthocephaliasis***]. Maladie parasitaire, provoquée par les Acanthocéphales (v. ce terme), comportant une fièvre, des troubles digestifs et une hyperéosinophilie.

ACANTHOCHEILONEMA PERSTANS [angl. ***Acanthocheilonema perstans***]. V. *filaire.*

ACANTHOCYTOSE, *s. f.* (gr. *akantha*, épine ; *kutos*, cellule) [angl. ***acanthocytosis***]. Déformation des hématies qui semblent irrégulièrement hérissées d'épines. V. *abêtalipoprotéinémie* et *échinocyte.*

ACANTHOLYSE, *s. f.* (Auspitz, 1881) (gr. *akantha*, épine ; *luein*, dissoudre) [angl. ***acantholysis***]. État particulier des cellules du corps muqueux de Malpighi caractérisé par la diminution de leur adhérence réciproque. L'*a.* favorise la formation des bulles.

ACANTHOME, *s. m.* (gr. *akantha*, épine) [angl. ***acanthoma***]. Nom générique des tumeurs cutanées développées aux dépens de la couche de Malpighi (verrues).

ACANTHOPELVIS, *s. m.* (gr. *akantha*, épine ; lat. *pelvis,* bassin) [angl. ***acanthopelvis***]. Syn. *bassin épineux.* Variété de bassin rachitique caractérisée par la présence de pointes et de crêtes osseuses situées au niveau des insertions des tendons (éminence ilio-pectinée, pubis).

ACANTHOSE, *s. f.* (gr. *akantha*, épine) [angl. ***acanthosis***]. Lésion cutanée caractérisée par l'épaississement du corps muqueux de Malpighi, dû à la multiplication exagérée des cellules.

ACANTHOSIS NIGRICANS, *s. f.* (Unna ; Pollitzer, 1890) (gr. *akantha*, épine ; lat. *nigricare,* être noirâtre) [angl. ***acanthosis nigricans***]. Syn. *dystrophie papillaire et pigmentaire* (Darier, 1893). Dermatose caractérisée par une hypertrophie papillaire végétante et une pigmentation localisées surtout aux aisselles, au cou, aux régions génito-crurales où la peau est rugueuse, épaissie, quadrillée ; accessoirement par une dystrophie pilaire et unguéale. Elle coexiste, dans la moitié des cas, avec un cancer abdominal, gastrique surtout (Darier). À côté de cette forme, plus fréquente chez l'adulte et le vieillard, existe une *a. n. bénigne* (Curth, 1951) ordinairement juvénile, indépendante de tout cancer, souvent familiale et héréditaire à transmission dominante et généralement associée à des troubles endocriniens (obésité, diabète, hirsutisme). L'origine génétique de toutes les variétés d'*a. n.* a été invoquée. V. *paranéoplasiques (manifestations), insulinorésistance* et *Dowling-Degos (syndrome de).*

ACARBOSE, *s. m.* (DCI) [angl. ***acarbose***]. Oligosaccharide aminé, *inhibiteur* compétitif *de l'α-glucosidase* (v. ce terme). Il est prescrit dans le traitement du diabète sucré de type 2.

ACARDIAQUE, *s. m.* (*adj.* pris substantivement) (gr. *a-* priv. ; *kardia*, cœur) [angl. ***acardiac***]. Monstre privé de cœur. V. *anide.*

ACARE, *s. m.* (gr. *akari*, petit insecte) [angl. ***acarus***]. Parasite de l'ordre des Acariens ; ce terme désigne le plus souvent le *Sarcoptes* ou *Acarus scabiei,* parasite de la gale ; le *Thrombidium*, le *Demodex* et les tiques (v. ces termes) sont des acares. V. *Arachnides* et *Arthropodes.*

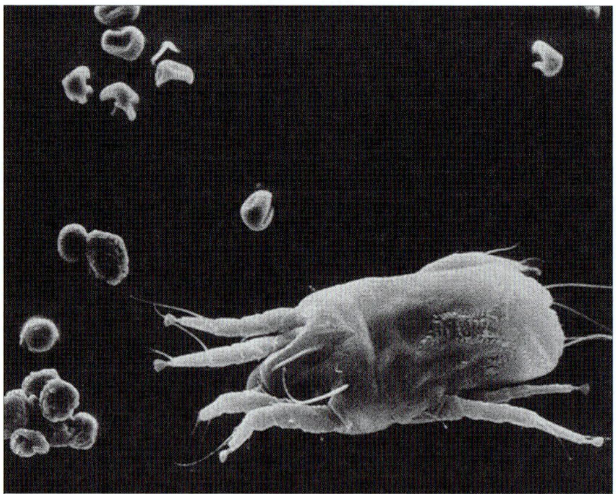

Acarien de poussière

ACARICIDE, *adj.* (acare ; lat. *caedere,* tuer) [angl. ***acaricide***]. Qui tue les acares. V. *antiscabieux.*

ACARIOSE, *s. f.* (gr. *akari*, petit insecte) [angl. ***acariasis***]. Maladie déterminée par les acares.

ACATALASÉMIE, *s. f.* (gr. *a-* priv. ; catalase ; gr. *haïma*, sang) [angl. ***acatalasaemia***]. Absence de catalase dans le sang.

ACATALASIE, *s. f.* (Takahara, 1952) (gr. *a-* priv. ; catalase) [angl. ***acatalasia***]. Syn. *maladie de Takahara.* Maladie rare, due à l'absence congénitale de catalase, signalée au Japon et en Suisse et se manifestant par des ulcérations, parfois gangréneuses, de la bouche.

ACATAPHASIE, *s. f.* (Steinthal, 1871) (gr. *a-* priv. ; *kataphêmi*, j'affirme) [angl. ***acataphasie***]. Trouble de la faculté du langage caractérisé par ce fait que la phrase, bien que traduisant logiquement la suite des idées, est construite d'une façon incorrecte sans tenir compte des règles de la syntaxe.

ACATHÉSIE, ACATHISIE ou **AKATHISIE**, *s. f.* (L. Haskovec, 1901) (gr. *a-* priv. ; *kathizein*, faire asseoir) [angl. ***acathisia***]. Impossibilité pour certains malades de s'asseoir ou de rester assis. L'*a.* s'observe dans le syndrome des jambes sans repos (v. ce terme), la maladie de Parkinson et sous l'effet de divers neuroleptiques.

AcBUS. Abréviation d'*accord de bon usage des soins*. Les *a.* ont pour but l'amélioration des pratiques, laquelle « peut être génératrice d'économies sans que ce constat soit systématique ».

ACC/AHA (classification des lésions coronaires selon l') (ACC : *American College of Cardiology* ; AHA : *American Heart Association*) [angl. ***classification of coronary lesions according to ACC/AHA criteria***]. Elle concerne les angioplasties et distingue les lésions athéromateuses de *type A*, à faible risque et taux de succès élevé ; *B*, à risque et succès modérés ; *C*, à haut risque et faibles chances de succès.

ACCABLEMENT, *s. m.* (du bas lat. *cadabalum*, machine de guerre, Littré) [angl. ***depression***]. Diminution des forces physiques et morales plus accusée que dans l'abattement.

ACCALMIE TRAÎTRESSE (Dieulafoy) [angl. ***deceptive intermission***]. Phase observée au début de la péritonite gangréneuse d'origine appendiculaire, pendant laquelle la sédation momentanée des symptômes, succédant au tableau dramatique de la perforation de l'appendice, peut induire en erreur sur la gravité de l'évolution.

ACCÉLÉRATEUR DE PARTICULES [angl. ***accelerator of charged particles***]. Appareil servant à accélérer des particules chargées, dans le but de leur communiquer une très grande énergie. Le faisceau de particules obtenu, focalisé, peut servir à traiter par irradiation certaines tumeurs malignes. V. *bétatron, cyclotron* et *synchrotron*.

ACCELERATOR FACTOR (angl.). V. *accélérine*.

ACCÉLÉRINE, *s. f.* (Owren, 1947) [angl. ***accelerin***]. Syn. *facteur VI, sérum ac-globuline*. Pseudoglobuline thermolabile intervenant dans le mécanisme de la coagulation du sang. Elle agit sur la thromboplastine déjà activée par la proconvertine et accélère la transformation de la prothrombine en thrombine. Cette pseudoglobuline, d'origine hépatique, existe dans le plasma sous forme de *proaccélérine* (*facteur V* d'Owren, *facteur A labile* de Quick, *plasma ac-globuline* de Ware et Seegers, *accelerator factor* de Fantl et Nance, *cofactor of thromboplastin* d'Honorato, *plasma prothrombin convertion factor* de Stefanini) qui, dès le début de la coagulation, devient plus active sous l'influence des premières traces de thrombine formées. V. *thromboplastine*.

ACCEPTEUR, *s. m.* [angl. ***acceptor***] (biologie). Macromolécule cellulaire porteuse de sites chimiques capables d'accueillir des substances biologiques ou des médicaments et qui, sans réagir par elle-même, joue simplement un rôle de réservoir ou de transporteur pour distribuer ces substances dans l'organisme. V. *récepteur, 2°*.

ACCÈS, *s. m.* (lat. *accessio*) [angl. ***crisis, fit, access, attack***]. Apparition brusque d'un phénomène morbide souvent violent et de courte durée, se répétant avec une certaine régularité. P. ex. : *a. de fièvre, de toux*. V. *attaque*. — ***a. pernicieux.*** V. *fièvre pernicieuse*.

ACCESSOIRE (nerf) (TA *nervus accessorius*) [angl. ***accessory nerve***]. Syn. *nerf spinal*. Onzième paire crânienne, nerf moteur des muscles trapèze et sterno-cléido-mastoïdien **• 👁 nerfs crâniens •**.

ACCIDENT DE TRAJET. Événement imprévu et soudain survenu lors du parcours direct effectué par un salarié entre son domicile et son lieu de travail et vice versa. Il est assimilé à un accident de travail (v. ce terme).

ACCIDENT DE TRAVAIL [angl. ***professional accident***]. Tout événement traumatique survenu du fait ou bien à l'occasion du travail. V. *maladie professionnelle*.

ACCIDENT VASCULAIRE CÉRÉBRAL (AVC) [angl. ***cerebrovascular accident, stroke***]. Complication encéphalique aiguë d'une maladie vasculaire. Il peut s'agir d'un ramollissement cérébral (v. ce terme) ou bien d'une hémorragie cérébrale ou cérébroméningée. Les signes de certains d'entre eux régressent complètement en moins de 24 heures : ce sont les accidents ischémiques transitoires ou AIT. V. *ictus* et *apoplexie*.

ACCOMMODATION, *s. f.* (lat. *ad*, à ; *commodus*, commode) [angl. ***accommodation***]. — 1° (ophtalmologie). Propriété que possède l'œil de s'adapter à diverses distances. V. *cristallin* et *réflexe pupillaire*. — 2° (obstétrique). Modification de l'attitude du fœtus ayant pour effet de loger sa grosse extrémité dans la partie la plus large de l'utérus, en particulier de mettre le siège et les membres inférieurs en rapport avec la partie supérieure de l'utérus, dans les trois derniers mois de la grossesse.

ACCOMPAGNEMENT, *s. m.* [angl. ***accompaniment, support***]. Soutien thérapeutique et socio-psychologique apporté aux patients atteints de maladies graves et de longue durée ainsi qu'à leur entourage. V. *prendre en charge*.

ACCOUCHEMENT, *s. m.* (lat. *accubare*, se mettre au lit) [angl. ***delivery***]. Acte par lequel une femme se délivre, ou est délivrée par voie naturelle du produit de la conception (fœtus et annexes), à une époque où en principe le fœtus est viable. V. *travail* et *parturition*. — ***a. dirigé*** ou ***médical.*** Diverses techniques destinées à abréger le travail ou à diminuer l'intensité des douleurs. — ***a. prématuré.*** V. *prématuré*. — ***a. provoqué.*** *A.* succédant au déclenchement artificiel du travail (par rupture des membranes, excitation mécanique ou médicamenteuse de l'utérus). — ***a. sans douleur.*** Syn. *psycho-prophylaxie obstétricale*. Ensemble de techniques destinées à préparer la femme enceinte à accoucher sans angoisse (information, relaxation).

ACCOUCHEUR, *s. m.* [angl. ***obstetrician***]. Syn. *obstétricien*. Médecin spécialisé dans l'art des accouchements. — ***main d'a.*** V. *main*.

ACCOUTUMANCE, *s. f.* [angl. ***acquired tolerance***]. Processus par lequel l'organisme devient insensible à l'action d'un médicament ou d'un poison, à la suite de l'administration de quantités d'abord faibles et inactives, puis progressivement croissantes de celui-ci. V. *tachyphylaxie*. — ***a. toxicomaniaque.*** Toxicomanie bénigne comportant une dépendance psychique (v. *assuétude*) du sujet vis-à-vis du toxique, mais non une dépendance physique, c'est-à-dire l'obligation de répéter les doses pour faire disparaître les troubles qui se manifestent quand la drogue a cessé d'agir (v. *addiction*). V. *pharmacodépendance*.

ACCRÉDITATION, *s. f.* [angl. ***accreditation***]. Initialement, évaluation d'un établissement de santé, effectuée à la demande de celui-ci par un organisme extérieur et portant sur la sécurité et la qualité ; elle aboutit à l'obtention d'un label. On utilise maintenant dans ce sens le terme de *certification*. Plus récemment, l'*a.* concerne aussi la formation individuelle de chaque praticien. V. *ANAES*.

ACCRÉTION, *s. f.* (lat. *accretio*, de *crescere*, croître) [angl. ***accretion***]. « Mode d'accroissement par juxtaposition » (Littré). Certains en font un synonyme d'accroissement, d'augmentation d'apport, de fixation, par opposition à résorption. P. ex. : *a. calcique*, par opposition à résorption calcique.

ACCROUPISSEMENT, *s. m.* [angl. ***squatting***]. « Tendance qu'ont les enfants atteints de maladie bleue à s'asseoir sur leurs talons pour se reposer et trouver un soulagement à la dyspnée d'effort » (M. Mouquin).

ACE. Abréviation de 1° *antigène carcino-embryonnaire*. V. *antigènes fœtaux*. — 2° de l'angl. *Angiotensin Converting Enzyme*, c-à-d enzyme de conversion de l'angiotensine.

ACENTRIQUE, *adj.* [angl. ***acentric***] (génétique). Désigne un chromosome ou un fragment de chromosome dépourvu de centromère.

ACÉPHALIE, *s. f.* (gr. *a-* priv. ; *képhalê*, tête) [angl. ***acephalia***]. Monstruosité consistant en l'absence d'une portion de la tête ou de la tête entière.

ACERVULE, *s. m.* (lat. *acervulus*, dimin. de *acervus*, amas) [angl. ***acervulus***]. Petit grain de nature calcaire, trouvé dans les plexus choroïdes et la glande pinéale.

ACÉTABULUM, *s. m.* (lat. *acetabulum*, vase à vinaigre) [TA et angl. ***acetabulum***]. Syn. *cotyle, cavité cotyloïde.* Cavité articulaire de l'os coxal, où se loge la tête du fémur. V. *hanche* et *labrum* • 👁 **coxal** •.

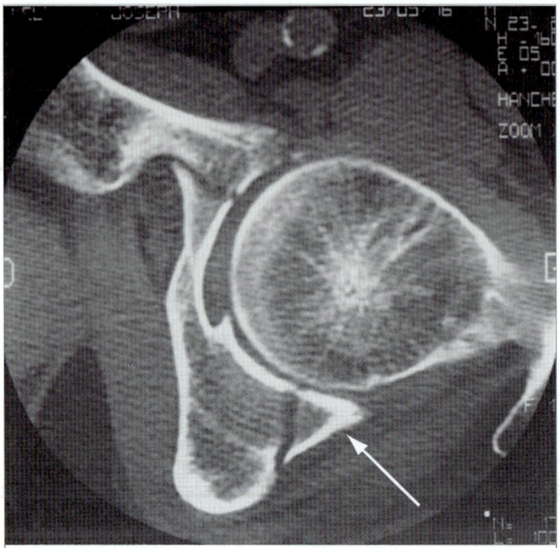

Fracture de l'acétabulum (scanner)

ACÉTONÉMIE, *s. f.* (acétone ; gr. *haïma*, sang) [angl. ***acetonaemia***]. Présence dans le sang d'acétone et par extension des autres corps cétoniques. V. *cétonémie* et *cétoniques (corps). — **a. infantile.*** V. *vomissements acétonémiques.*

ACÉTONÉMIQUE, *adj.* [angl. ***acetonaemic***]. Qui a rapport à l'acétonémie. V. *vomissements acétonémiques.*

ACÉTONIQUES (corps). V. *cétoniques (corps).*

ACÉTONURIE, *s. f.* (acétone ; gr. *ouron*, urine) [angl. ***acetonuria***]. Élimination pathologique d'acétone par l'urine.

ACÉTYLATION, *s. f.* [angl. ***acetylation***]. Introduction d'un radical acétyl (CH_3CO^-) dans une molécule. V. *isoniazide.*

ACÉTYLCHOLINE, *s. f.* (Dale, 1914) [angl. ***acetylcholine***]. Ester acétylé de la choline. Ce corps vagomimétique est le médiateur chimique des nerfs cholinergiques ; il provoque la vasodilatation des artères et des capillaires, renforce les contractions du tube digestif, déclenche la contraction et l'hypersécrétion des bronches. V. *atropine, cholinergie, cholinergique, cholinestérase, myorésolutif, vagomimétique* et *vagolytique.*

ACÉTYLCHOLINOMIMÉTIQUE, *adj.* [angl. ***acetylcholine-like***]. Se dit d'une substance dont l'action est semblable à celle de l'acétylcholine.

ACÉTYL-COENZYME A (acétyl CoA)[angl. ***acetyl coenzyme A***]. Combinaison de l'acide acétique et de la coenzyme A, l'*a* intervient dans divers métabolismes tels le cycle de Krebs et la synthèse des acides gras.

ACÉTYLSALICYLIQUE (acide) (lat. *salix*, saule) [angl. ***acetyl salicylic acid***]. V. *aspirine.*

AC/FA [angl. ***AF***]. Abréviation d'*arythmie complète par fibrillation auriculaire* ou *atriale*. V. ces termes.

AC-GLOBULINE, *s. f.* V. *accélérine.*

ACG. V. *angiocardiographie.*

Ac HA. V. *hépatite A.*

ACHALASIE, *s. f.* (gr. *a-* priv. ; *khalasis*, relâchement) [angl. ***achalasia***]. Fonctionnement défectueux des sphincters, dont le relâchement ne s'effectue pas comme il devrait au moment des contractions des conduits sus-jacents. P. ex. : l'*achalasie du cardia* (Tiprez et Ryckewaert, 1928) explique la dilatation de l'œsophage ; celle de l'uretère, l'hydronéphrose intermittente.

ACHARD, FOIX ET MOUZON (syndrome d') (A. Émile, fr., 1860-1944) [angl. ***cruroyesical-gluteal dystrophy***]. Syn. *dystrophie cruro-vésico-fessière* (Foix et Hillemand). Malformation caractérisée par l'absence du coccyx et des deux ou trois dernières pièces sacrées, l'atrophie des os du bassin, des fesses et des muscles de la jambe, associées à l'incontinence sphinctérienne.

ACHARD-THIERS (syndrome d'). V. *diabète des femmes à barbe.*

ACHARNEMENT THÉRAPEUTIQUE. Syn. *dysthanasie.* « Obstination déraisonnable refusant [...] de reconnaître qu'un homme est voué à la mort et qu'il n'est pas curable » (Comité consultatif national d'éthique).

Ac HBc. V. *antigène Australia.*

Ac HBe. V. *antigène Australia.*

Ac HBs. V. *antigène Australia.*

Ac HC. V. *hépatite virale.*

ACHEILLIE, ACHÉLIE, ou mieux **ACHILIE**, *s. f.* (gr. *a-* priv. *kheilos*, lèvre) [angl. ***acheilia***]. Absence congénitale totale ou partielle des lèvres.

ACHEIRIE, *s. f.* (gr. *a-* priv. ; *kheir*, main) [angl. ***acheiria***]. Absence congénitale de main, uni ou bilatérale.

ACHEIROPODIE, *s. f.* (gr. *a-* priv. ; *kheir*, main ; *pous, podos*, pied) [angl. ***acheiropodia***]. Absence de mains et de pieds.

ACHENBACH (syndrome d') (A. Walter, all., 1957) [angl. ***Achenbach's syndrome***]. Syn. *apoplexie digitale.* Hématome spontané digital ou palmaire parfois récidivant et de cause inconnue.

ACHILLE (tendon d') (A., héros de la mythologie grecque) (TA *tendo calcaneus*) [angl. ***Achilles's tendon***]. Syn. *tendon calcanéen.* Tendon du muscle triceps sural, s'insérant sur la tubérosité du calcanéus. V. *ténosite* • 👁 **muscle** •.

ACHILLÉEN, ÉENNE, *adj.* En médecine, relatif au tendon d'Achille. — ***réflexe a.*** V. à *réflexe.*

ACHILLODYNIE, *s. f.* (Achille ; gr. *odunê*, douleur) [angl. ***achillodynia***]. Syndrome dû à l'inflammation de la bourse séreuse située entre le tendon d'Achille ou calcanéen et le calcanéus ; il se manifeste par une douleur plus ou moins vive, provoquée par les mouvements de flexion et d'extension du pied et par une tuméfaction de la région calcanéenne (blennoragie, contusions répétées, etc.).

ACHLORHYDRIE, *s. f.* V. *anachlorhydrie.*

ACHLORHYDROPEPSIE, *s. f.* (gr. *a-* priv. ; chlorhydrie ; gr. *pepsis*, digestion). V. *achylie.*

ACHLOROBLEPSIE ou **ACHLOROPSIE**, *s. f.* (gr. *a-* priv. ; *khlôros*, vert ; *blepsis* ou *opsis*, vue) [angl. ***achloroblepsia***]. Syn. *deutéranopie, anomalie de Nagel.* Non-perception de la couleur verte, la deuxième des trois couleurs fondamentales. Daltonisme pour le vert. C'est une variété de dichromasie. V. *dichromate, deutéranope* et *daltonisme.*

ACHOASME, *s. m.* V. *akoasme.*

ACHOLANGIE, *s. f.* (gr. *a-* priv. ; *kholê*, bile ; *angéion*, vaisseau). Absence de canaux biliaires.

ACHOLIE, *s. f.* (gr. *a-* priv. ; *kholê*, bile) [angl. ***acholia***]. Suppression de la sécrétion biliaire.

ACHOLURIQUE, *adj.* (gr. *a-* priv. ; *kholê*, bile ; *ourein*, uriner) [angl. ***acholuric***]. Se dit d'une variété d'ictère caractérisée par l'absence de pigment biliaire dans l'urine. V. *ictère acholurique.*

ACHONDRODYSTROPHIE HYPOPLASTIQUE (gr. *a-* priv. ; *khondros*, cartilage ; dystrophie). Lésion du cartilage de conjugaison observée dans le myxœdème congénital ; elle est caractérisée par l'abondance de la substance fondamentale, la rareté et l'atrophie des chondroblastes et des ostéoblastes.

ACHONDROGENÈSE, *s. f.* (Parenti, 1936 ; Fraccaro, 1952) (gr. *a-* priv. ; *khondros*, cartilage ; *génésis*, génération) [angl. ***achondrogenesis***]. Syn. *anostéogenèse.* Absence de formation de tissu cartilagineux. Elle individualise une variété de nanisme micromélique incompatible avec la vie, caractérisée par une absence presque complète des os des membres. À côté de cette *a.* de type I (forme de Parenti-Fraccaro), a été décrite une *a.* dite de type II, non létale (forme de Langer-Saldino) ; on désigne parfois aussi et incorrectement sous ce dernier nom le syndrome de Grebe (v. ce terme). V. *nanisme thanatophore.*

ACHONDROPLASE, *s. m.* ou *f.* [angl. ***achondroplastic dwarf***]. Sujet atteint d'achondroplasie.

ACHONDROPLASIE, *s. f.* (Parrot, 1876) (gr. *a-* priv. ; *khondros*, cartilage ; *plassein*, former) [angl. ***achondroplasia***]. Syn. *chondrodystrophie fœtale* (Kaufmann, 1892), *maladie de Parrot, nanisme achondroplasique.* Affection congénitale, héréditaire à transmission dominante ou récessive, due à un gène mutant. Elle est caractérisée par un arrêt de développement des os en longueur, leur volume étant, au contraire, augmenté par suite de la prédominance de l'ossification périostique sur l'ossification enchondrale. Cliniquement elle se manifeste par un nanisme portant uniquement sur les membres (et surtout sur les segments proximaux : *micromélie rhizomélique* de P. Marie) ; la tête est volumineuse, le tronc est à peu près normal. Elle fait partie du groupe des chondrodystrophies (chondrodystrophie génotypique).

ACHORION, *s. m.* (Schœnlein) (gr. *akhôr*, gourme des enfants) [angl. ***Achorion***]. Parasite du favus. V. ce terme.

ACHOR-SMITH (syndrome d') (A. Richard, amér., 1955) [angl. ***Achor-Smith syndrome***]. Trouble nutritionnel grave, mais curable par le potassium, associant diarrhée chronique, stéatorrhée, alcalose hypochlorémique, hypokaliémie et hypocalcémie.

ACHROMASIE, *s. f.* (gr. *a-* priv. ; *khrôma*, couleur). V. *achromatopsie.*

ACHROMATE, *adj.* [angl. ***achromate***]. Se dit de l'œil atteint d'achromatopsie.

ACHROMATOPSIE, *s. f.* (gr. *a-* priv. ; *khrôma*, couleur ; *opsis*, vue) [angl. ***achromatopsia***]. Syn. *achromasie.* Abolition de la perception des couleurs. La rétine ne fournit que la sensation du blanc, du noir et des teintes intermédiaires. — L'*a.* est le plus souvent *partielle* et ne porte que sur une ou quelques couleurs. V. *dyschromatopsie.*

ACHROMIE, *s. f.* (gr. *a-* priv. ; *khrôma*, couleur) [angl. ***achromasia***]. Diminution ou disparition complète de la pigmentation normale de la peau. — ***a. parasitaire de la face et du cou à recrudescence estivale*** (Jeanselme). V. *hodi-potsy.*

ACHROMOBACTER, *s. m.* (gr. *a* priv. ; *khrôma*, couleur ; *baktêria*, bâton) [angl. ***Achromobacter***]. Genre de bacilles Gram–, flagellés, dépourvus de propriétés fermentatives ; ils sont de classification et de pathogénicité incertaines.

ACHYLIE, *s. f.* (Einhorn, 1888) (gr. *a-* priv. ; *khulos*, suc) [angl. ***achylia***]. Syn. *achlorhydropepsie, anachlorhydropepsie.* Syndrome analogue à l'apepsie (Hayem) caractérisé chimiquement par l'absence, dans le suc gastrique, de la pepsine et de l'acide chlorhydrique libre et combiné, et cliniquement par des troubles gastriques, intestinaux et nerveux banals (douleurs, vomissements, céphalée, angoisse, etc.). — L'*a.* peut être accompagnée de modification du sang (anémie pernicieuse, anémie hypochrome).

ACIDE, *s. m.* [angl. ***acid***]. Nom générique des composés capables de céder des ions H^+ et de s'unir avec une base pour former un sel.

ACIDE AMINÉ. V. *aminé (acide).*

ACIDE BILIAIRE [angl. ***bile acid***]. Acide comportant un noyau stéroïde et formé dans le foie à partir du cholestérol. Les ***a. b. primaires*** *(a. cholique* et *a. chénodésoxycholique)* sont conjugués dans le foie à des acides aminés, la glycine et la taurine, pour former les *sels biliaires* dont la fonction est de contribuer à la digestion des graisses. Les ***a. b. secondaires*** *(a. désoxycholique* et *a. lithocholique)* sont formés dans l'intestin à partir des précédents par déshydroxylation bactérienne. V. *pigment biliaire.*

ACIDE CHÉNODÉSOXYCHOLIQUE [angl. ***chenodeoxycholic acid***]. V. *acide biliaire.*

ACIDE CHOLIQUE [angl. ***cholic acid***]. V. *acide biliaire.*

ACIDE DÉSOXYCHOLIQUE [angl. ***deoxycholic acid***]. V. *acide biliaire.*

L'enzyme catalysant l'hydroxylation en position 7 (7 α-hydroxylase) régule la vitesse de synthèse de ces acides

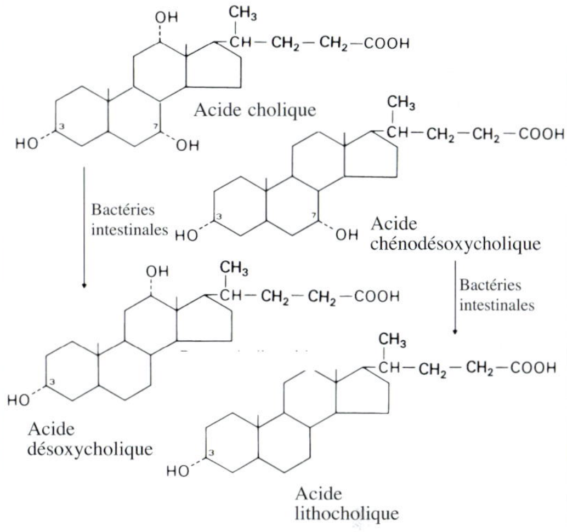

Synthèse des acides biliaires

ACIDE GRAS [angl. ***fatty acid***]. Acide organique que l'on rencontre dans les lipides (v. ce terme) sous forme d'esters du glycérol ou triglycérides. Les *a. g.* sont des molécules linéaires dont l'unique groupement acide est situé en bout de chaîne. Certains sont *saturés* et ont pour formule générale CH_3 — (CH_2)n-2 — COOH, avec n (pair) compris entre 4 et 30 (si n = 12, *a.* laurique ; n = 16, *a.* palmitique ; n=18, *a.* stéarique). D'autres sont *insaturés* (n = 18, *a.* oléique) voire *ramifiés.* Les ***a. g. essentiels*** ne sont pas synthétisés par l'organisme et doivent donc être apportés par l'alimentation : les *a. arachidonique* (v. ce terme), *linoléique* et *linolénique* en sont des exemples. Parmi les ***a. g. polyinsaturés*** (qui possèdent donc au moins deux doubles liaisons), on distingue notamment les *ω* (oméga) **6** (ω désignant l'extrémité méthyle — CH_3 — de la molécule et *6* la position de la double liaison comptée à partir de ce carbone) dont font partie les *a. linoléique* et *arachidonique* lesquels sont les précurseurs des icosanoïdes (v. ce terme) et les ***ω 3*** (*a. eicosapentanoïque* [EPA] et *docosahexanoïque* [DHA]), présents tout particulièrement dans les huiles de poisson et auxquels on attribue des propriétés antithrombotiques, anti-athéromateuses et anti-inflammatoires.

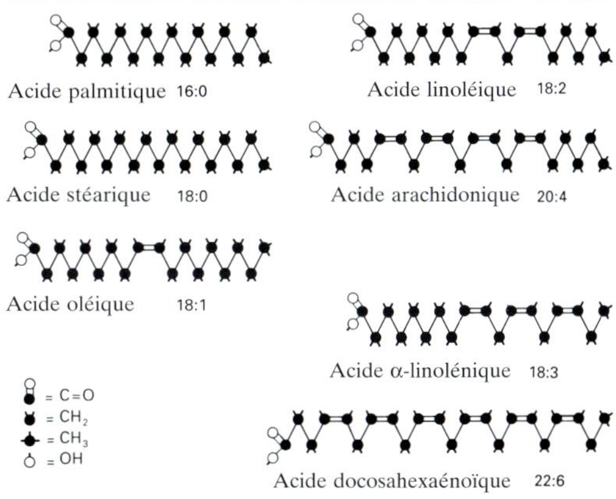

Structure de quelques acides gras

ACIDE LITHOCHOLIQUE [angl. ***lithocholic acid***]. V. *acide biliaire.*

ACIDE NUCLÉIQUE [angl. ***nucleic acid***]. Polymère de nucléotides. Les *a. n.* sont les acides désoxyribonucléique (ADN) et ribonucléique (ARN). V. ces termes à *désoxyribonucléique* et *ribonucléique.*

ACIDE OROTIQUE [angl. ***orotic acid***]. V. *oroticurie.*

ACIDE RÉTINOÏQUE [angl. ***retinoic acid***]. Syn. *trétinoïne.* Dérivé oxydé du rétinol ou vitamine A_1 (v. ce terme). Il est utilisé en dermatologie comme kératolytique (traitement de l'acné).

ACIDÉMIE, *s. f.* (acide ; gr. *haïma*, sang) [angl. ***acidaemia***]. État caractérisé par la chute du pH sanguin au-dessous de sa valeur normale. Ce terme, proposé pour désigner l'*acidose décompensée,* n'est guère utilisé qu'en locutions composées pour désigner les maladies métaboliques héréditaires (enzymopathies) caractérisées par un excès d'acides aminés dans le sang (*amino-acidémie*). V. *amino-acidopathie.*

ACIDITÉ TITRABLE URINAIRE [angl. ***urinary titratable acidity***]. Quantité d'ions H^+ libres dans l'urine ; elle est normalement de 20 mEq/L (ou mmol/L). Elle dépend essentiellement de l'élimination rénale des phosphates. On la mesure par la quantité de soude décinormale qu'il faut ajouter à l'urine pour élever son pH au niveau de celui du plasma.

ACIDO-ALCOOLORÉSISTANT, ANTE, *adj.* Propriété de certains bacilles (essentiellement des Mycobactéries) qui, une fois colorés à la fuchsine phéniquée, résistent à la décoloration par l'acide nitrique et l'éthanol. V. *acidorésistant.*

ACIDOCÉTOSE, *s. f.* [angl. ***ketoacidosis***]. Syn. *cétose, céto-acidose.* Variété d'acidose observée parfois dans le diabète, les vomissements acétonémiques, les troubles digestifs ou hépatiques, le jeûne, etc. Elle est due à l'accumulation des corps cétoniques qui s'éliminent par l'urine. Au début (*a. pure,* ou *légère, préacidose*), l'organisme lutte efficacement contre l'envahissement de ces corps acides : la réserve alcaline reste normale ; puis celle-ci s'abaisse (entre 50 et 30 volumes) sans modification du pH du sang : c'est l'*a. d'alarme,* ou *compensée.* Le mécanisme régulateur (tampons) finit par être débordé : la réserve alcaline diminue considérablement et le pH sanguin s'abaisse : c'est la phase d'*a. grave* ou *décompensée.* Cliniquement, la 1re phase d'*a. pure* est à peu près latente ; les phases suivantes correspondent généralement aux périodes de précoma et de coma diabétique.

ACIDOGENÈSE, *s. f.* (acide ; gr. *génésis*, production) [angl. ***acidogenesis***]. Formation d'acide. — ***a. rénale.*** Excrétion, par les cellules des tubes rénaux, d'ions acides H^+ avec réabsorption, en échange, d'ions Na^+ soustraits au liquide tubulaire. Elle abaisse rapidement le pH de l'urine et épargne des bases fixes. C'est un des mécanismes de régulation de l'équilibre acidobasique : son augmentation lutte contre l'acidose et sa diminution s'oppose à l'alcalose.

ACIDOPHILE, *adj.* (acide ; gr. *philia*, amitié) [angl. ***acidophilic***]. Se dit des éléments figurés qui se colorent de préférence par les réactifs (sels) dont l'élément acide est le colorant ; l'éosine étant le plus employé, *éosinophile* est parfois pris comme synonyme d'*acidophile.*

ACIDORÉSISTANT, ANTE, *adj.* [angl. ***acid-fast***]. Se dit des bacilles qui ont la propriété, après coloration par la solution de fuchsine phéniquée, de résister à la décoloration par l'acide nitrique au tiers. Le bacille de la tuberculose est le type des bactéries de ce groupe. V. *Ziehl-Neelsen (coloration de)* et *acido-alcoolorésistant.*

ACIDOSE, *s. f.* (Stadelman) [angl. ***acidosis***]. Rupture de l'équilibre acido-basique du plasma dans le sens de l'acidité ; plus exactement diminution de l'alcalinité du plasma : son pH devient inférieur à 7,40. Cette rupture se traduit par l'augmentation du rapport : acide carbonique/bicarbonates du plasma. Celle-ci peut être due à l'accroissement du CO_2 dissous du plasma (*a. gazeuse* ou *respiratoire* par diminution de la ventilation pulmonaire) ou bien à la diminution des bicarbonates (*a. non gazeuse* ou *fixe* par déperdition de bases, ingestion ou rétention d'acides ou production excessive de métabolites acides : ce sont les *a. métaboliques,* diabétique, rénale, fébrile, de surmenage musculaire). Lorsque, grâce aux mécanismes régulateurs de l'organisme (tampons), l'autre terme du rapport évolue parallèlement à celui qui est perturbé, la valeur du rapport et le pH sanguin ne changent pas : l'*a.* est *compensée.* Si ces mécanismes régulateurs sont débordés, le pH s'abaisse (*a. décompensée*). On devrait en bonne logique, réserver le terme d'*a.* à l'*a. décompensée* (v. *tampon*).

ACIDOSE COMPENSÉE [angl. ***compensated acidosis***]. V. *acidose.*

ACIDOSE DÉCOMPENSÉE [angl. ***uncompensated acidosis***]. V. *acidose.*

ACIDOSE FIXE [angl. ***metabolic acidosis***]. V. *acidose.*

ACIDOSE GAZEUSE [angl. ***gaseous acidosis***]. V. *acidose.*

ACIDOSE LACTIQUE [angl. ***lactic acidosis***]. Acidose métabolique sans cétose, due à l'accumulation excessive de lactates dont le taux s'élève dans le sang (v. *lactatémie*). Elle s'observe au cours du diabète sucré avec insuffisance rénale ou hépatique ; l'alcool, le jeûne, l'hypoxémie sont des facteurs favorisants, ainsi que rarement la metformine. *Cliniquement,* elle se traduit par des crampes musculaires, une grande asthénie, des douleurs abdominales, des troubles digestifs, une déshydratation avec collapsus et hypothermie, des troubles de la conscience. Les *signes biologiques* principaux en sont une acidose métabolique avec trou anionique et une hyperlactacidémie supérieure à 7 mmol/L. Son pronostic est mortel dans plus d'un cas sur deux. V. *béribéri.*

ACIDOSE MÉTABOLIQUE [angl. ***metabolic acidosis***]. V. *acidose.*

ACIDOSE NON GAZEUSE [angl. ***metabolic acidosis***]. V. *acidose.*

ACIDOSE RÉNALE [angl. ***renal acidosis***]. Acidose métabolique (v. *acidose*) due à une insuffisance du fonctionnement rénal : *globale* (les néphrons intacts, en nombre très réduit, ne peuvent suffire à éliminer la quantité nécessaire d'ammoniac) ou *tubulaire isolée* (diminution élective de l'acidogenèse rénale, dans certaines néphropathies tubulaires, le plus souvent congénitales). Parmi ces acidoses rénales tubulaires chroniques congénitales, on distingue le ***type I*** ou acidose tubulaire distale ou classique, par défaut de sécrétion d'ions H^+ (v. *acidose rénale hyperchlorémique*) et le ***type II*** ou acidose tubulaire proximale, par défaut de résorption des bicarbonates, qui s'intègre souvent dans un syndrome plus ou moins complet de De Toni-Debré-Fanconi (v. ce terme). Certaines *a.* tubulaires chroniques distales s'accompagnent d'*hyperkaliémie* (déficit en aldostérone, insensibilité du tubule à l'aldostérone, action toxique de médicaments anti-aldostérone). V. *acidogenèse rénale, acidose rénale hyperchlorémique, Lightwood (syndrome de),* et *Boyd et Stearns (syndrome de).* — ***a. r. transitoire idiopathique.*** V. *Lightwood (syndrome de).*

ACIDOSE RÉNALE HYPERCHLORÉMIQUE (Butler, 1936 ; Albright, 1940) [angl. ***renal tubular acidosis***]. Syn. *syndrome d'Albright, syndrome de Butler-Albright, acidose tubulaire chronique d'Albright, tubulopathie d'Albright, acidose tubulaire chronique idiopathique avec hypercalciurie et hypocitraturie.* Affection se manifestant dès les premières années de la vie par une croissance difficile, une soif vive avec polyurie et parfois déshydratation. Elle est caractérisée par des altérations du squelette (rachitisme, nanisme, ostéomalacie), une néphrocalcinose et quelquefois des crises de paralysie périodique. Il existe une acidose avec hyperchlorémie, défaut de concentration urinaire et élimination excessive, par l'urine, du calcium et du potassium tandis que le taux des citrates urinaires est très bas. La calcémie et la citratémie sont normales ; la kaliémie est basse. L'évolution, chronique, est grave (déformations osseuses, fractures spontanées et surtout insuffisance rénale) : elle peut être stabilisée par le traitement. La nature de l'affection est mal connue. Il s'agit d'un trouble primitif et héréditaire (à transmission autosomique dominante et à pénétrance variable) du fonctionnement de la partie distale du tube rénal avec incapacité d'excrétion des ions H^+ ; la fuite du Ca entraîne une hyperparathyroïdie secondaire avec ostéomalacie et calcifications rénales ou même calcinose généralisée. V. *néphropathie tubulaire chronique, hyperparathyroïdie* et *Lightwood (syndrome de).*

ACIDOSE RESPIRATOIRE [angl. ***respiratory acidosis***]. V. *acidose.*

ACIDOSE TUBULAIRE CHRONIQUE D'ALBRIGHT, ACIDOSE TUBULAIRE CHRONIQUE IDIOPATHIQUE AVEC HYPERCALCIURIE ET HYPOCITRATURIE. V. *acidose rénale hyperchlorémique.*

ACIDURIE, *s. f.* [angl. ***aciduria***]. Présence d'acide en excès dans l'urine.

ACIDURIE ARGINOSUCCINIQUE [angl. ***arginosuccinic aciduria***]. Maladie enzymatique due à une perturbation dans le mécanisme de formation de l'urée. L'acide arginosuccinique ne peut, par suite de l'absence de l'enzyme nécessaire, être transformé en arginine et en acide fumarique. La maladie se manifeste par des troubles digestifs, une altération de la conscience, une élévation de l'ammoniémie et une excrétion urinaire excessive d'acide arginosuccinique.

ACIDURIE HYDROXYBUTYRIQUE CONGÉNITALE. V. *urines à odeur de houblon (maladie des).*

ACINÈSE, *s. f.* (gr. *a-* priv. ; *kinêsis*, mouvement) [angl. ***akinesia***]. — 1° (Romberg). Paralysie. — 2° (histologie). V. *amitose.*

ACINÉSIE, *s. f.* [angl. ***akinesia***]. Syn. *akinésie.* Absence de mouvement, immobilité.

ACINÉTIQUE (crise). V. *akinétique (crise).*

ACINÉTIQUE (division). V. *amitose.*

ACINETOBACTER, *s. m.* (gr. *a* privatif ; *kinêtos*, mobile ; *baktêria*, bâton) [angl. ***Acinetobacter***]. Genre de diplobacilles Gram– de la famille des *Neisseriaceae* largement répandus et rarement pathogènes.

ACINEUX, EUSE, *adj.* (lat. *acinus*, grain de raisin) [angl. ***acinous***]. En forme de grappe.

ACINUS, *s. m. ; pl.* ***acinus*** (Malpighi, 1689) (en lat. grain de raisin) [TA et angl. ***acinus,*** *pl.* ***acini***]. Cavité arrondie, élément d'une structure en grappe (glande, poumon).

ACKERMAN (syndrome d') (A. James, amér., 1973) [angl. ***Ackerman's syndrome***]. Syndrome familial associant notamment des malformations dentaires (taurodontisme, molaires aux racines pyramidales et fusionnées), oculaires (glaucome, entropion), digitales (syndactylie et clinodactylie de l'auriculaire) et une hypotrichie.

ACLASIE TARSO-ÉPIPHYSAIRE (gr. *a-* priv. ; *klasis*, rupture). V. *dysplasie épiphysaire hémimélique.*

ACMÉ, *s. f.* (gr. *akmê*, le plus haut point) [angl. ***acme, climax***]. Syn. *période d'état.* Durée pendant laquelle les symptômes ont leur maximum d'intensité, la maladie restant en quelque sorte stationnaire.

ACNÉ, *s. f.* (gr. *aknê*, faute de copiste dans Aétius pour *akmê*, efflorescence, Littré) [angl. ***acne***]. Depuis Willan, beaucoup de dermatologues ont désigné sous ce nom toutes les affections de la peau caractérisées par une lésion ou un trouble fonctionnel des glandes sébacées ou pilosébacées. — Le terme d'*a.* s'applique actuellement à une dermatose, très fréquente à la puberté, due à l'inflammation des follicules sébacés liée à une rétention du sébum chez des sujets séborrhéiques. C'est l'*a. vulgaire, juvénile* ou *polymorphe* qui siège au visage et au thorax favorisée par la stimulation androgénique des glandes sébacées et l'action inflammatoire du *Propionibacterium acnes* sur le follicule sébacé ; elle est caractérisée par une éruption de papules ou de papulopustules, parfois volumineuses (*a. tuberculo-papuleuse*) apparaissant autour des comédons. — ***a. cachecticorum*** (Hebra, Kaposi). V. *folliclis.* — ***a. chéloïdienne*** [angl. ***acne keloid***]. Variété d'acné furonculeuse, siégeant à la nuque, dont les éléments en s'agglomérant forment des placards indurés qui se transforment en chéloïdes. — ***a. conglobata*** (Verneuil, 1854 ; Spitzer et Lang, 1902) [angl. ***acne conglobata***]. Variété d'*a.* dans laquelle, aux papulopustules et aux comédons, s'associent des abcès profonds et des kystes sébacés contenant un pus huileux ; ceux-ci se fistulisent et l'affection dure des années. Elle est généralisée, ou localisée au visage et à la nuque. — ***a. cornée ou kératique.*** V. *kératose folliculaire acuminée.* — ***a. décalvante.*** V. *folliculite décalvante.* — ***a. érythémateuse.*** V. *couperose.* — ***a. frontalis.*** V. *a. nécrotique.* —***a. goudronneuse.*** V. *brai (maladie du).* — ***a. hypertrophique*** (de Vidal et Leloir) ou ***éléphantiasique.*** V. *rhinophyma.* — ***a. meibomienne.*** V. *canaliculite tarsienne.* — ***a. miliaire.*** V. *grutum.* — ***a. nécrotique*** (Boeck). Syn. *a. frontalis, a. pilaire* (Bazin), *a. rodens, a. varioliforme* (Hebra), *impetigo rodens* (Devergie) [angl. ***acne necrotica***]. Variété d'*a.* de l'adulte, siégeant au pourtour du cuir chevelu et sur le nez, formée de papules rosées, de la taille d'une tête d'épingle, dont la partie centrale, déprimée et rapidement recouverte d'une croûte, est entourée d'un bourrelet périphérique. L'affection dure des années, chaque élément laissant une cicatrice indélébile. — ***a. pilaire.*** V. *a. nécrotique.* — ***a. ponctuée.*** V. *comédon.* — ***a. rodens.*** V. *a. nécrotique.* — ***a. rosacée*** ou ***rosée.*** V. *couperose.* — ***a. sébacée concrète.*** V. *kératose sénile.* — ***a. sébacée concrète avec hypertrophie*** ou ***a. sébacée cornée hypertrophique.*** V. *Darier (maladie de).* — ***a. varioliforme*** de Hebra. V. *a. nécrotique.* — ***a. vermoulante*** (Thibierge et Brocq). V. *atrophodermie vermiculée.*

ACNITIS, *s. f.* [angl. ***acnitis***]. Nom sous lequel Barthélemy avait décrit une dermatose folliculaire que l'on classe actuellement parmi les tuberculides papulo-nécrotiques (variété de *folliclis*).

ACORÉE ou **ACORIE**, *s. f.* (gr. *a-* priv. ; *korê*, pupille) [angl. ***acorea***]. Absence congénitale de la pupille.

ACORMIEN, *adj.* ou *s. m.* (gr. *a-* priv. ; *kormos*, tronc d'arbre) [angl. ***acormus***]. Variété de monstre omphalosite (v. ce terme) formée d'une extrémité céphalique et d'une poche contenant des fragments de membres et d'organes.

ACORTICISME, *s. m.* (lat. *a-* priv. ; *cortex, icis,* écorce). Ensemble des troubles provoqués par un arrêt de la sécrétion de la glande corticosurrénale.

ACOUMÈTRE, *s. m.* (Politzer) (gr. *akouein*, entendre ; *métron*, mesure) [angl. ***acoumeter***]. Instrument destiné à mesurer l'acuité auditive et dont le tic-tac toujours identique s'entend normalement à 15 m.

ACOUMÉTRIE, *s. f.* [angl. ***acoumetry***]. Examen de l'audition au moyen de différentes épreuves : épreuve de la voix, épreuves de Weber, de Rinne, de Corradi, de Schwabach, de Gellé ; ou avec divers instruments : acoumètre, diapason, audiomètre.

ACOUPHÈNE, *s. m.* (gr. *akouein*, entendre ; *phaïnein*, paraître) [angl. ***tinnitus***]. Sensation auditive ne résultant pas d'une excitation extérieure de l'oreille (bourdonnement, sifflement, tintement, etc.).

ACOUSMATAGNOSIE, *s. f.* (Wyllie, 1894) (gr. *akousma, atos*, son entendu ; *agnôsia*, défaut de reconnaissance) [angl. ***acousmatagnosis***]. Surdité mentale.

ACOUSTICIEN, ENNE, *s. m.* ou *f.* V. *audioprothésiste.*

ACQUIS, ISE, *adj.* [angl. ***acquired***]. Survenu après la fécondation. V. *maladie acquise.*

ACRO-ANGIOMATOSE, *s. f.* Affection caractérisée par la présence d'angiomes multiples localisés aux extrémités. — ***a. de Mali*** (Mali, 1965). Affection caractérisée par la présence, sur la peau des membres inférieurs, de placards angiomateux ressemblant à ceux de la sarcomatose multiple hémorragique de Kaposi. Ils sont en rapport avec des troubles circulatoires (shunts artérioveineux).

ACRO-ASPHYXIE, *s. f.* V. *asphyxie locale des extrémités.*

ACROBRACHYCÉPHALIE, *s. f.* (gr. *akros*, extrême ; *brakhus*, court ; *képhalê*, tête) [angl. ***acrobrachycephaly***]. Variété de craniosténose caractérisée par la soudure précoce de la suture coronale ou fronto-pariétale et par un aplatissement antéro-postérieur du crâne avec saillie importante de la région bregmatique.

ACROCENTRIQUE, *adj.* (gr. *akros*, extrême ; *kentron*, centre) [angl. ***acrocentric***]. V. *chromosome.*

ACROCÉPHALIE, *s. f.* (gr. *akros*, extrême ; *képhalê*, tête) [angl. ***acrocephalia***]. Syn. *hypsocéphalie.* Malformation crânienne due à la soudure précoce des sutures sagittale et coronale et caractérisée par le développement considérable, en hauteur, de la région occipitale avec aplatissement latéral de la tête. La base du crâne est également déformée. Le sommet peut être plat : *crâne en tour* (Welker), *turricéphalie, pyrgocéphalie, cylindrocéphalie,* ou pointu : *crâne en pain de sucre, oxycéphalie, tête à la Thersite* (Hamy). Cette malformation, qui est la forme de craniosténose la plus fréquente, peut être isolée ou associée à d'autres anomalies squelettiques (dysostose craniofaciale de Crouzon, acro-céphalo-syndactylie d'Apert).

ACRO-CÉPHALO-POLYSYNDACTYLIE, *s. f.* (gr. *akros*, extrême ; *képhalê*, tête ; *polus*, beaucoup ; *sun*, avec ; *daktulos*, doigt) [angl. ***acrocephalopolysyndactyly***]. Ensemble de malformations squelettiques héréditaires associant l'acro-céphalo-syndactylie (v. ce terme) et l'existence d'orteils surnuméraires. On décrit le ***type I*** ou *syndrome de Noack* (1959) à transmission autosomique dominante, le ***type II*** ou *syndrome de Carpenter* (1901) à transmission autosomique récessive, qui comporte en outre obésité, hypogénitalisme, retard mental et des anomalies oculaires, auriculaires et cardiaques ; enfin le ***type III*** ou *syndrome de Sakati* (1971) où l'on trouve aussi des anomalies osseuses des membres inférieurs.

ACRO-CÉPHALO-SYNANKIE, *s. f.* (M. E. Apert, 1926) (gr. *akros*, extrême ; *képhalê*, tête ; *sun*, avec ; *ankôn*, coude). Association d'une soudure prématurée des sutures crâniennes (craniosténose) et d'une fusion (synostose) des os du coude. V. *acrocéphalosyndactylie.*

ACRO-CÉPHALO-SYNDACTYLIE, *s. f.* (M. E. Apert, 1906) (gr. *akros*, extrême ; *képhalê*, tête ; *sun*, avec ; *daktulos*, doigt) [angl. ***acrocephalosyndactylia***]. Syn. *maladie* ou *syndrome d'Apert.* Malformation squelettique caractérisée, d'une part, par une malformation de la tête qui est aplatie d'avant en arrière et très développée en hauteur (craniosténose du type oxycéphalique), par de nombreuses anomalies de la face (exophtalmie, hypertélorisme, hypoplasie des maxillaires supérieurs, nez en lorgnette) et, d'autre part, par une syndactylie des quatre extrémités. Il peut exister en outre des troubles auditifs, visuels et mentaux. Dans certaines observations existait une transmission héréditaire autosomique dominante. V. *acrocéphalie.* — À côté du syndrome d'Apert, décrit ci-dessus (*acro-céphalo-syndactylie* de ***type I***), on distingue : l'***a. de type II*** ou syndrome d'Apert-Crouzon ou de Vogt (v. *dyscéphalo-syndactylie*), l'***a. de type III*** ou syndrome de Chotzen (v. ce terme), l'***a. de type IV*** ou syndrome de Waardenburg (v. ce terme) et l'***a. de type V*** ou syndrome de Pfeiffer (v. ce terme). V. *acrocéphalie.*

ACROCHOLOSE, *s.f.* (gr. *akros*, extrémité ; *kholos*, irritation). Sensation permanente de chaleur des extrémités avec hyperthermie locale.

ACROCHORDON, *s. m.* (gr. *akros*, extrême ; *khordê*, corde) [angl. ***acrochordon***]. Variété rare d'épithélioma cutané constituée par une production pédiculée, filiforme ou en battant de cloche et terminée par des verrucosités.

ACROCYANOSE, *s. f.* (Crocq, 1896) (gr. *akros*, extrême ; *kuanos*, bleu) [angl. ***acrocyanosis***]. Syn. *syndrome de Crocq et Cassirer.* Syndrome caractérisé par une cyanose permanente des mains, quelquefois des jambes et plus rarement des oreilles, du nez, des pommettes et de la face postérieure des bras, observé surtout chez les jeunes filles. Il s'exagère par les temps froids et humides et semble dû à des troubles endocrino-sympathiques. Aux membres inférieurs, il revêt un aspect spécial (v. *érythrocyanose des jambes*). V. *acrosyndrome.*

ACRODERMATITE, *s. f.* (gr. *akros*, extrême ; *derma*, peau) [angl. ***acrodermatitis***]. Inflammation de la peau localisée aux extrémités.

ACRODERMATITE CHRONIQUE ATROPHIANTE (Herxheimer). V. *dermatite chronique atrophiante.*

ACRODERMATITE CONTINUE D'HALLOPEAU (1890) [angl. ***Hallopeau's acrodermatitis***]. Syn. *phlycténose récidivante des extrémités* (Audry, 1897). Dermatose constituée par des lésions érythémateuses, bulleuses ou pustuleuses, siégeant aux doigts, s'étendant parfois aux autres extrémités, s'accompagnant de dystrophie unguéale. Elle évolue par poussées pendant des années, les territoires atteints restant rouges et s'atrophiant.

ACRODERMATITE ENTÉROPATHIQUE (Danbolt et Closs, 1942) [angl. ***acrodermatitis enteropathica***]. Syn. *syndrome de Danbolt et Closs.* Maladie grave apparaissant chez les très jeunes enfants, caractérisée par l'association : — 1° d'une éruption de pustulettes qui confluent et se transforment en nappes squameuses ou croûteuses, siégeant au pourtour des orifices naturels, sur les doigts et les orteils, accompagnée de chute de cheveux et d'altération des ongles ; — 2° de troubles intestinaux (diarrhée) ; — 3° d'une atteinte de l'état général avec retard de la croissance. Elle évolue par poussées successives fébriles pendant des années. C'est une maladie héréditaire à transmission autosomique récessive due à un défaut d'absorption du zinc : le taux de ce métal est abaissé dans le sang et dans l'urine, comme celui des phosphatases alcalines du sérum.

ACRODERMATITE ÉRYTHÉMATO-PAPULEUSE DE GIANOTTI ET CROSTI. V. *Gianotti et Crosti (syndrome de).*

ACRODERMATITE PAPULEUSE INFANTILE. V. *Gianotti et Crosti (syndrome de).*

ACRODERMATITIS ENTEROPATHICA. V. *acrodermatite entéropathique.*

ACRODYNIE, *s. f.* (gr. *akros*, extrémité ; *odunê*, douleur) [angl. ***acrodynia***]. Syn. *dermatopolyneuritis, érythœdème épidémique* (Swift, 1914), *maladie de Swift-Feer, maladie de Selter-Swift-Feer, pink disease, polynévrite pellagroïde, trophodermatoneurose* (Selter, 1903). Maladie épidémique décrite en 1828 par Chardon et qui cesse d'être mentionnée à partir de 1854. Elle avait été observée surtout chez l'adulte et avait la même symptomatologie que la maladie étudiée maintenant (d'abord en Australie, en Amérique, en Angleterre et en Suisse) sous le nom d'***acrodynie infantile*** et dont la fréquence semble augmenter depuis le début du XXe siècle. — L'***a. i.*** qui frappe les enfants de 6 mois à 8 ans est caractérisée par une tuméfaction froide, humide et cyanotique des mains et des pieds et souvent aussi du nez et de la face, accompagnée du prurit et de crises sudorales, parfois de troubles nerveux (asthénie, irritabilité, tremblement, paresthésies) ou de troubles cardiovasculaires (tachycardie, hypertension). Cette maladie apparaît après une période de courbatures avec catarrhe oculonasal, rappelant la grippe, mais sans fièvre, elle évolue par poussées successives pendant plusieurs mois et s'accompagne d'une cachexie progressive sans syndrome viscéral grave. Elle guérit généralement sans séquelles. Ses causes sont mal connues et on l'a attribuée successivement à une carence alimentaire, à un virus neurotrope, à une intoxication mercurielle.

ACRODYSOSTOSE, *s. f.* (P. Maroteaux, G. Malamut, 1968) (gr. *akros*, extrémité ; *dus*, exprimant la difficulté ; *ostéon*, os) [angl. ***acrodysostosis***]. Syn. *syndrome d'Arkless-Graham.* Ensemble de malformations comprenant un aspect bref et massif des os des mains et des pieds ; le nez est court, retroussé, sa racine élargie, l'angle mandibulaire anormalement ouvert. Il s'y associe un retard statural et fréquemment une obésité et une débilité mentale.

ACRODYSPLASIE, *s. f.* (gr. *akros*, extrémité ; dysplasie) [angl. ***acrodysplasia***]. Variété d'ostéochondrodysplasie dans laquelle les lésions ostéocartilagineuses sont localisées aux extrémités, surtout aux mains. V. *Thiemann (maladie de), épiphyso-métaphysaire (syndrome)* et *tricho-rhino-phalangien (syndrome).*

ACRO-ÉRYTHROSE, *s. f.* (gr. *akros*, extrémité ; *érythros*, rouge). Coloration rouge des extrémités, observée dans l'érythromélalgie et dans la maladie de John Lane.

ACROGÉRIA, *s. f.* (Gottron, 1941) (gr. *akros*, extrémité ; *géraïos*, vieux) [angl. ***acrogeria***]. Variété de progéria dans laquelle les lésions sont localisées aux extrémités.

ACROÏODÈSE, *s. f.* (Amblard P., fr., 1986) (gr. *akros*, extrémité ; *iodès*, tirant sur le violet). Aspect voisin de l'acrocyanose, comportant chez des femmes jeunes une érythrocyanose des extrémités accompagnée de sensation de lourdeur de jambes et dépourvu d'hyperidrose.

ACROKÉRATOME, *s. m.* [angl. ***acrokeratosis***]. V. *kératodermie symétrique des extrémités.*

ACROKÉRATOSE PARANÉOPLASIQUE (gr. *akros*, extrémité ; *kéras*, corne) [angl. ***acrokeratosis paraneoplastica***] (A. Bazex, 1965). Syn. *syndrome de Bazex.* Dermatose érythémato-kératosique psoriasiforme des extrémités (doigts, nez, oreilles) accompagnant un épithélioma des voies respiratoires ou digestives supérieures.

ACROMÉGALE, *adj.* et *s. m.* ou *f.* Sujet atteint d'acromégalie.

ACROMÉGALIE, *s. f.* (gr. *akros*, extrémité ; *mégas*, grand) [angl. ***acromegaly***]. Syn. *maladie de P. Marie, hyperéosinophilisme hypophysaire.* Affection caractérisée par une « hypertrophie singulière non congénitale des extrémités supérieures, inférieures et céphalique, hypertrophie des os des extrémités et des extrémités des os » (Pierre Marie, 1885), hypertrophie également du nez, des oreilles et de la langue, par une cyphose cervico-dorsale avec saillie du sternum (double bosse de polichinelle) et par un sentiment de grande lassitude. Lorsqu'elle survient au moment de la puberté, l'*a.* s'accompagne de gigantisme ; c'est l'*acromégalo-gigantisme* (Brissaud). Elle est presque toujours due à un adénome éosinophile du lobe antérieur de l'hypophyse qui provoque un élargissement de la selle turcique. V. *Erdheim (syndrome d')* et *somatotrope (hormone)*. L'*a.* est la conséquence de l'hypersécrétion chronique par cet adénome de l'hormone de croissance (GH ou somatotrope). L'atteinte osseuse s'accompagne de modifications viscérales (cardiaques), d'une élévation du taux plasmatique de la GH (non freinée par l'hyperglycémie) et de l'IGF1 (v. *somatomédine*). L'adénomectomie hypophysaire transsphénoïdale en est le traitement habituel.

ACROMÉGALIQUE, *adj.* [angl. ***acromegalic***]. Qui a rapport à l'acromégalie. — ***bec a.*** Saillie exagérée du tubercule de la selle turcique, entre les deux nerfs optiques, visible sur les radiographies de profil du crâne des acromégales. — ***faciès a.*** Aspect particulier du visage des acromégales : il est allongé, avec un front bas, des arcades sourcilières et des pommettes saillantes, un gros nez épaté, des lèvres épaisses, un menton haut, large et projeté en avant. — ***main a.*** Aspect particulier de la main des acromégales : elle est épaisse, large, « en battoir », avec des doigts gros et boudinés.

ACROMÉGALO-GIGANTISME, *s. m.* [angl. ***acromegalogigantism***]. V. *acromégalie* et *gigantisme*.

ACROMÉLALGIE, *s. f.* (gr. *akros*, extrémité ; *mélos*, membre ; *algos*, douleur) [angl. ***acromelalgia***]. Syndrome caractérisé par des douleurs paroxystiques (brûlures, fourmillements, etc.), le plus souvent nocturnes, des extrémités des membres. V. *érythromélalgie* et *acropathie*.

ACROMÉLIQUE, *adj.* (gr. *akros*, extrémité ; *mélos*, membre) [angl. ***acromelic***]. Qui concerne l'extrémité d'un membre.

ACROMÉSOMÉLIQUE, *adj.* (gr. *akros*, extrémité ; *mésos*, milieu ; *mélos*, membre) [angl. ***acromesomelic***]. Qui intéresse le segment moyen et l'extrémité des membres. V. *nanisme a.*

ACROMICRIE, *s. f.* (Brugsch) (gr. *akros*, extrémité ; *mikros*, petit) [angl. ***acromicria***]. Syn. *nanisme micromélique* (Carnot et Cachera), *maladie de Brugsch*. Syndrome opposé à l'acromégalie qui est caractérisé par l'arrêt de développement des membres (micromélie) et parfois de la tête (microcéphalie), le nanisme, et un certain degré d'adipose (dystrophie adiposo-génitale). — Pour certains, ce syndrome n'existerait pas, les observations publiées sous ce nom étant simplement des cas de micromélie.

ACROMION, *s. m.* (gr. *akros*, extrémité ; *ômos*, épaule) [TA et angl. ***acromion***]. Apophyse aplatie prolongeant en haut et en dehors l'épine scapulaire • 👁 **scapula, humérus** •.

ACROMIONITE, *s. f.* Ostéomyélite localisée de l'acromion.

ACRONYME, *s. m.* (gr. *akros*, extrémité ; *onoma*, nom) [angl. ***acronym***]. Mot formé des initiales d'un nom composé. P. ex. : *gaba, laser, sida*.

ACRO-OSTÉOLYSE, *s. f.* [angl. ***acroosteolysis***]. Destruction progressive du tissu osseux localisé aux extrémités.

ACRO-OSTÉOLYSE, FORME PHALANGIENNE [angl. ***Cheney's syndrome***]. Déformation progressive des doigts et des orteils, raccourcis et renflés à leurs extrémités, due à la résorption des phalanges distales. Il existe une variété *héréditaire* à transmission autosomique dominante (M. Lamy, 1961 ; Cheney, 1965), se manifestant dès l'enfance ou l'adolescence, associée à des malformations crâniennes et à une ostéolyse des maxillaires et une variété *non héréditaire* (Hajdu, 1948) décrite chez l'adulte et dans laquelle les anomalies crâniennes sont importantes et variées.

ACRO-OSTÉOLYSE CARPO-TARSIENNE AVEC OU SANS NÉPHROPATHIE. Déminéralisation et résorption des os du carpe et du tarse entraînant tuméfaction et déformation des poignets et des chevilles, associées parfois à une néphropathie hypertensive et azotémique. Il existe une forme héréditaire à transmission autosomique dominante, débutant dans l'enfance (Shurtleff, 1964) et une forme non héréditaire (D. Mahoudeau, 1961).

ACROPACHIE, *s. f.* (gr. *akros*, extrême ; *pakhus*, épais) [angl. ***acropachy***]. V. *ostéo-arthropathie hypertrophiante pneumique*.

ACROPARESTHÉSIE, *s. f.* (Putnam et Schultze, 1880-1892) (gr. *akros*, extrémité ; paresthésie) [angl. ***acroparaesthesia***]. Syn. *chirobrachialgie paresthésique nocturne, nyctalgie paresthésique des membres supérieurs* (Froment), *syndrome de Schultze*. Syndrome caractérisé par des engourdissements, des formications ou d'autres paresthésies nocturnes des doigts et de la main et souvent des douleurs paroxystiques du membre supérieur. Il doit faire rechercher en priorité une *compression nerveuse périphérique* (syndrome du canal carpien ou de la gouttière épitrochléo-olécranienne) *ou radiculaire* (défilé des scalènes, syndrome de la fente costo-claviculaire) ; plus rarement *artérielle*, par compression dans les mêmes défilés (v. *scalène antérieur, syndrome du* et *cervicobrachial, syndrome douloureux*).

ACROPATHIE, *s. f.* (gr. *akros*, extrémité ; *pathê*, souffrance) [angl. ***acropathy***]. Nom générique des affections des extrémités : acromélalgie, aïnhum, maladie de Raynaud. V. *acrosyndrome*.

ACROPATHIE AMYOTROPHIANTE. Syn. *amyotrophie neurale*. Terme sous lequel on réunit certaines affections caractérisées par une atrophie musculaire siégeant aux extrémités et due à une atteinte des nerfs périphériques, des racines postérieures, des ganglions rachidiens, des racines antérieures ou de la moelle : amyotrophie péronière de Charcot-Marie, névrite hypertrophique progressive familiale type Déjerine-Sottas. Avec l'acropathie ulcéro-mutilante, l'*a. a.* formerait le groupe des hérédo-dégénérations neuro-radiculaires (A. Thévenard, 1953).

ACROPATHIE ULCÉRO-MUTILANTE (A. Thévenard, 1942) [angl. ***Denny-Brown's syndrome***]. Syn. *maladie* ou *syndrome de Thévenard, neuro-acropathie, neuropathie radiculaire sensitive héréditaire* (Denny-Brown, 1951), *syndrome de Denny-Brown, syndrome de Hicks*. Affection familiale transmise selon le mode autosomique dominant, débutant dans le jeune âge, caractérisée par l'existence, au niveau des extrémités (pieds et parfois mains) de maux perforants, de déformations (aspect cubique) avec ostéolyse, de troubles sensitifs (dissociation thermo-algésique) et souvent d'abolition des réflexes tendineux. Elle évolue très lentement. Elle est due non à une lésion médullaire du type syringomyélique, mais à une altération des nerfs périphériques, des racines postérieures et des ganglions rachidiens. Il existe aussi une forme sporadique non familiale *(syndrome de Y. Bureau et Barrière)* dans laquelle le rôle de l'alcool, des carences et des traumatismes paraît important. — L'*a.u.m.* ferait partie, avec l'acropathie amyotrophiante, de l'hérédo-dégénération neuro-radiculaire (A. Thévenard, 1953). V. *polynévrite* et *neuropathie sensitive héréditaire*.

ACROPATHOLOGIE, *s. f.* (gr. *akros*, extrémité ; pathologie) [angl. ***acropathology***]. Étude des maladies des extrémités.

ACROPOÏKILOTHERMIE, *s. f.* (gr. *akros*, extrémité ; *poïkilos*, varié ; *thermê*, chaleur) [angl. ***acropoikilothermy***]. Syn. *acrorhigose*. Syndrome caractérisé par le refroidissement symétrique des extrémités. On l'observe surtout chez la femme ; il est dû à un spasme vasculaire avec ouverture réflexe des anastomoses artérioveineuses.

ACROPOLYARTHRITE, *s. f.* Arthrite frappant plusieurs articulations des extrémités.

ACROPOSTHITE, *s. f.* (gr. *akros*, extrémité ; *posthê*, prépuce) [angl. ***acroposthitis***]. Inflammation de l'extrémité du prépuce.

ACROPUSTULOSE, *s. f.* [angl. ***pustulosis palmaris et plantaris***]. Syn. *pustulose palmoplantaire*. Entité clinique discutée, parfois associée, chez l'adulte, à des ostéoarthrites inflammatoires.

ACRORHIGOSE, *s. f.* (gr. *akros*, extrémité ; *rhigos*, froid). V. *acropoïkilothermie*.

ACROSARCOMATOSE DE KAPOSI. V. *sarcomatose multiple hémorragique de Kaposi*.

ACROSCLÉROSE, *s. f.* (gr. *akros*, extrémité ; *sklêros*, dur) [angl. ***acrosclerosis***]. Sclérodactylie progressive. V. *sclérodermie*.

ACROSOME, *s. m.* (gr. *akros*, extrémité ; *soma*, corps) [angl. ***acrosome***]. Partie antérieure du spermatozoïde, coiffant son noyau.

ACROSYNDACTYLIE, *s. f.* (gr. *akros*, extrémité ; *sun*, avec ; *daktulos*, doigt) [angl. ***acrosyndactyly***]. Variété de syndactylie (v. ce terme) où la fusion des doigts intéresse leur portion distale.

ACROSYNDROME, *s. m.* Nom générique des troubles vasomoteurs des extrémités : acrocholose, acrocyanose, acroïodèse, acropoïkilothermie, érythromélalgie, maladie de Raynaud. V. ces termes et *acropathie.*

ACT. Abréviation d'*Angioplastie Coronaire Transcutanée.* V. *angioplastie transluminale percutanée.*

ACTE DE SOINS INFIRMIERS. Intervention effectuée par un(e) infirmier(ère) dans l'exercice de sa profession. La liste des actes de soins infirmiers fait l'objet de divers articles du décret n° 2004-802 du 29 juillet 2004. Ces actes sont cotés à la nomenclature de la Sécurité sociale en AIS (acte infirmier de soins).

ACTE INFIRMIER DE SOINS (AIS). Élément de nomenclature pour la cotation par la Sécurité sociale des actes de soins infirmiers relevant du rôle propre. V. *acte de soins infirmiers.*

ACTE MANQUÉ [angl. ***faulty act***]. Réaction d'apparence illogique, liée à des motifs cachés dans le subconscient.

ACTE MÉDICAL INFIRMIER (AMI). V. *AMI.*

ACTE MÉDICO-JUDICIAIRE. « Acte médical de diagnostic, ordonné par une autorité judiciaire en fonction du Code de procédure pénale ».

ACTH. Initiales d'*adrenocorticotrophic hormone,* terme par lequel les auteurs de langue anglaise désignent l'hormone corticotrope sécrétée par le lobe antérieur de l'hypophyse. V. *corticotrope (hormone).*

ACTH (syndrome d'insensibilité congénitale à l'). V. *Migeon (syndrome de).*

ACTINE, *s. f.* (Straub, 1942) [angl. ***actin***]. V. *myosine* et *cytosquelette.*

ACTING OUT (anglicisme) (psychiatrie). Acte insolite, impulsif, agressif, qui témoignerait de l'émergence de sentiments refoulés dans le subconscient.

ACTINIQUE, *adj.* (gr. *aktis,* rayon) [angl. ***actinic***]. Qualifie les radiations électromagnétiques du spectre lumineux ou du proche ultraviolet qui provoquent des réactions chimiques (p. ex. : la photographie).

ACTINITE, *s. f.* (gr. *aktis, inos,* rayon lumineux). Syn. *actinodermatose, lucite* (Gougerot, 1922), *radiolucite, photodermatose.* Dermatite ou dermatose due à l'action des rayons lumineux. P. ex. : *a. solaire.* V. *héliodermite.*

ACTINOBACILLUS, *s. m.* [angl. ***Actinobacillus***]. Genre de coccobacilles anaérobies facultatifs, Gram–, saprophytes habituels de la cavité buccale. Certaines espèces *(A. actinomycetemcomitans)* peuvent être à l'origine de septicémies ou d'endocardites. V. *HACCEK (groupe).*

ACTINOCANCER, *s. m.* (gr. *aktis,* rayon) [angl. ***actinocancer***]. Cancer cutané dont l'origine est attribuée aux radiations lumineuses.

ACTINODERMATOSE, *s. f.* [angl. ***actinis dermatitis***]. V. *actinite.*

ACTINOLOGIE, *s. f.* (gr. *aktis* ; *logos,* discours) [angl. ***actinology***]. Science consacrée spécialement à l'étude des rayons lumineux simples ou décomposés par le prisme (rayons ultraviolets et infrarouges, lumière rouge, etc.) et en particulier à leur action biologique.

ACTINOMYCES, *s. m.* [angl. ***Actinomyces***]. Genre de bactéries filamenteuses ramifiées anaérobies de l'ordre des Actinomycetales, appartenant à la classe des Actinomycètes et à la famille des *Actinomycetaceæ.* Il comprend deux espèces : l'*A. bovis,* agent de l'actinomycose bovine et *A. israelii.* C'est un saprophyte des cavités naturelles, Gram+, aux extrémités renflées en massue. Il provoque, chez l'homme, l'actinomycose (v. ce terme).

ACTINOMYCETACEÆ, *s. f.* [angl. ***Actinomycetaceae***]. Famille de bactéries Gram+ comprenant les genres *Actinomyces, Nocardia* et pour certains *Corynebacterium.* Elle appartient à l'ordre des *Actinomycétales.* V. *Bifidobacterium.*

ACTINOMYCÉTALES, *s. f. pl.* [angl. ***Actinomycetales***]. Ordre de bactéries filamenteuses Gram+ (les actinomycètes) considérées longtemps comme des champignons, leur filament ressemblant au mycélium de ces derniers. Il comprend les familles suivantes : les *Mycobacteriaceae* (bacille de la tuberculose et de la lèpre), les *Actinomycetaceae* (v. ce terme) et les *Streptomycetaceae (Streptomyces).* V. *Firmicutes.*

ACTINOMYCÈTES, *s. m. pl.* [angl. ***Actinomycetales***]. V. *Actinomycétales.*

ACTINOMYCÉTOME, *s. m.* (gr. *aktis,* rayon ; *mukês,* champignon ; désinence *-ome* signifiant tumeur) [angl. ***actinomycetoma***]. Variété de mycétome due à un *Actinomyces* (v. ces termes).

ACTINOMYCINE, *s. f.* [angl. ***actinomycin***]. V. *antimitotique* et *intercalant.*

ACTINOMYCOSE, *s. f.* (Bradshaw, 1846 ; *a.* animale : Bollinger, 1877 ; *a.* humaine : Israel, 1879) (gr. *aktis,* rayon ; *mukês,* champignon) [angl. ***actinomycosis***]. Maladie rare, causée par le développement d'*Actinomyces israelii* qui pénètre par la lésion d'une muqueuse, associé à d'autres germes. Cette bactérie provoque la formation d'abcès chroniques, s'ouvrant par de multiples fistules entourées d'une sclérose ligneuse et mutilante. Le pus contient des grains jaunes caractéristiques, formés d'un feutrage bactérien : ils se trouvent aussi dans les lésions, entourés d'un follicule inflammatoire. Les formes cervicofaciales d'*a.* sont les plus fréquentes, formant une tuméfaction cervicoparotidienne qui peut envahir le périoste. L'*a.* thoracique se manifeste par des lésions pleuropulmonaires avec altération de l'état général, souvent considérées d'abord comme tuberculeuses ou cancéreuses. Les localisations abdominales (cæco-appendiculaires, anorectales), les atteintes viscérales diverses (hépatique, cérébrale, vertébrale) témoignent d'une dissémination de l'*a.* par voie sanguine. L'évolution de cette grave maladie est heureusement influencée par l'antibiothérapie. V. *mycétome* et *nocardiose.*

ACTINORÉTICULOSE, *s. f.* (gr. *aktis,* rayon ; lat. *reticulus,* filet à petites mailles) [angl. ***actinoreticulosis***]. Photodermatose de l'adulte dans laquelle le derme est infiltré d'histiocytes.

ACTINOTHÉRAPIE, *s. f.* (gr. *aktis,* rayon ; *thérapeuein,* soigner) [angl. ***actinotherapy***]. Nom générique des méthodes thérapeutiques utilisant les radiations de diverses natures ; on l'emploie surtout actuellement pour désigner celles qui utilisent les rayons lumineux, ultraviolets et infrarouges. V. *héliothérapie.*

ACTION DYNAMIQUE SPÉCIFIQUE DES ALIMENTS (ADS) (Rübner) [angl. ***specific dynamic action of food***]. Pouvoir que possèdent les aliments d'augmenter la dépense de fond (métabolisme basal) de l'organisme dans lequel ils sont introduits. Ainsi un sujet recevant 100 calories en dégagera 130 si elles ont été fournies par des protides, 114 si elles proviennent de lipides, 105 si elles ont été apportées par des glucides. Ce surplus calorique, appelé *extrachaleur,* mesure l'ADS. Cette action, qui s'exerce dans l'intimité des tissus, est donc variable selon le type d'aliment. On dit que l'ADS des protides est de 30 %, celle des lipides de 14 % et celle des glucides de 5 %. En pratique, l'ADS est mesurée par la différence entre le métabolisme de base et celui du même sujet après un repas.

ACTION SANITAIRE ET SOCIALE. Mission des services locaux (départementaux : DDASS et régionaux : DRASS) du ministère de la Santé, chargés de coordonner et d'appliquer les décisions gouvernementales en matière de santé et de solidarité.

ACTIVATEUR [angl. ***activator***]. — 1° *adj.* Qui provoque l'activation ; v. ce terme et *canal potassique.* — 2° *s. m.* Élément physique ou chimique capable de développer considérablement les propriétés d'un corps ou d'accélérer une réaction, p. ex. : enzymatique. — 3° V. *amplificateur.*

ACTIVATEUR TISSULAIRE DU PLASMINOGÈNE (tPA) [angl. ***tissue plasminogen activator, tPA***]. Glycoprotéine ayant un poids moléculaire d'environ 70 000 d, sécrétée par l'endothélium vasculaire, d'activité fibrinolytique et thrombolytique puissante et de demi-vie très brève. Il serait moins fibrinogénolytique que la streptokinase et l'urokinase (v. ces termes). Produit par génie génétique (rtPA), il est prescrit par voie intraveineuse, dans la thrombose coronaire récente. V. *profibrinolysine.*

ACTIVATION, *s. f.* [angl. ***activation***]. Développement considérable des propriétés d'un corps (p. ex. : *a.* de l'oxygène : v. *oxydase)* sans ou avec transformation chimique (p. ex. : accélération d'une réaction enzymatique), sous l'influence d'irradiations diverses ou de quantités très faibles d'une autre substance (activateur). — ***a. des macrophages (syndrome d').*** V. *macrophage.* — ***a. du complément.*** V. *complé-*

ment. — ***a. d'un œuf.*** Excitation d'un œuf, par des moyens purement physiques ou chimiques, dans le but de provoquer le développement de cet œuf en dehors de toute fécondation (expérience de Lœb). — (***électrocardiographie***). Excitation de la fibre myocardique dont la surface, électropositive au repos, devient électronégative à l'endroit excité (dépolarisation), d'où la production d'un courant d'action (v. ce terme) enregistré par l'électrocardiographe.

ACTIVINE, *s. f.* [angl. ***activin***]. Hormone peptidique secrétée par les gonades et l'hypophyse ; elle stimule la sécrétion de FSH par l'hypophyse. Son antagoniste est l'*inhibine*. V. ce terme.

ACTIVITÉ, *s. f.* [angl. ***activity***]. Le fait d'effectuer volontairement des mouvements, de participer. V. *passivité.*

ACTIVITÉS OCCUPATIONNELLES [angl. ***occupational therapy***]. Actions proposées aux personnes vivant en institution (psychiatrique, gériatrique, etc.) telles que travaux manuels, intellectuels, artistiques, etc.

ACTOGRAPHE, *s. m.* (acte ; gr. *graphein*, écrire) [angl. ***actograph***]. Appareil destiné à enregistrer les mouvements. On l'utilise pour étudier l'activité nocturne, par exemple chez les sujets énurétiques ou épileptiques.

ACTOMYOSINE, *s. f.* [angl. ***actomyosin***]. V. *myosine.*

ACTP (P. et C. Morris, 1949) [angl. ***ACTP : adenocorticotrophic polypeptide***]. Polypeptide obtenu à partir des extraits hypophysaires et qui serait cinq à huit fois plus actif que l'ACTH.

ACTUAIRE, *s. m.* ou *f.* (lat. *actuarius,* scribe) [angl. ***actuary***]. Personne établissant des statistiques à l'usage des compagnies d'assurances afin d'établir des barèmes.

ACTUARIEL, ELLE, *adj.* [angl. ***actuarial***]. Qui se rapporte à l'actuaire ou à ses travaux.

ACUICAMPIMÈTRE, *s. m.* (Jayle et Mossé) (lat. *acus,* aiguille ; *campus,* champ ; gr. *métron*, mesure). Appareil servant à explorer le champ visuel par campimétrie plane. V. *campimétrie.*

ACUITÉ, *s. m.* (lat. *acutus,* aigu) [angl. ***acuteness***]. — 1° Intensité, caractère aigu. — 2° Finesse discriminatoire. — *a. visuelle* [angl. ***visual acuity***]. — *a. auditive* [angl. ***auditory acuity***]. V. *optotype.*

ACUMINÉ, ÉE, *adj.* [angl. ***acuminate***]. Pointu.

ACUPUNCTURE, *s. f.* (lat. *acus,* aiguille ; *punctura,* piqûre) [angl. ***acupuncture***]. Méthode diagnostique et thérapeutique d'origine chinoise consistant à introduire sous la peau, en certains points, des aiguilles métalliques pleines. Ces points précis sont situés, selon la médecine traditionnelle chinoise, sur des lignes (méridiens) où circule l'énergie vitale et leur piqûre est destinée à régler le fonctionnement des organes en rapport avec eux. V. *électro-acupuncture, électropuncture* et *galvanopuncture.*

ACUTISATION, *s. f.* (lat. *acutus,* aigu). Changement d'évolution d'une maladie qui, de chronique qu'elle était, devient aiguë.

ACYANOBLEPSIE ou **ACYANOPSIE**, *s. f.* (gr. *a-* priv. ; *kuanos*, bleu ; *blepsis* ou *opsis*, vue) [angl. ***acyanoblepsia***]. Non-perception de la couleur bleue (ou violette, pour certains auteurs), la troisième des trois couleurs fondamentales. C'est une variété de dichromasie. V. *dichromate, tritanope, tritanopie* et *daltonisme.*

ACYLATION, *s. f.* [angl. ***acylation***] (chimie). Substitution d'un groupement R-CO- à un atome d'hydrogène.

ADACTYLIE, *s. f.* (gr. *a-* priv. ; *daktulos*, doigt) [angl. ***adactylia***]. Absence congénitale de doigts.

ADAIR-DIGHTON (maladie d'). V. *ostéopsathyrose* et *Dighton.*

ADAM (complexe) (1978) (acronyme signifiant : Adhérences, Déformation, Amniotique, Mutilations) [angl. ***ADAM complex***]. V. *amniotique (maladie).*

ADAMANTIADES (syndrome d') (A. B. méd. fr.). V. *Behçet (maladie, syndrome* ou *trisyndrome de).*

ADAMANTINOME, *s. m.* (Pol. Coryllos, 1912) (gr. *adamas*, diamant, émail) [angl. ***adamantinoma***]. Syn. *améloblastome, amélome.* Tumeur des maxillaires, kystique ou solide, provenant des restes de l'appareil dentoformateur et se rapprochant, par leur structure, des tissus dentaires normaux, embryonnaires ou adultes. Elle peut être d'évolution maligne *(épithélioma adamantin)* ou bénigne *(a. odontoplastique* ou *a. solide dentifié).* — Onanoff a proposé de donner ce nom au *craniopharyngiome* (v. ce terme), épithélioma d'aspect voisin de celui des tumeurs maxillaires, développé aux dépens de vestiges embryonnaires. — ***a. kystique.*** V. *kystique de la mâchoire (maladie).*

ADAMANTOBLASTE, *s. m.* (gr. *adamas*, diamant, émail ; *blastos*, germe) [angl. ***adamantoblast***]. Syn. *améloblaste.* Cellule épithéliale sécrétant l'émail dentaire.

ADAMKIEWICZ (artère d') (A. Albert, autr., 1850-1921) (TA *arteria radicularis magna*) [angl. ***artery of Adamkiewicz***]. Artère irriguant les 2/3 antérieurs de la moelle épinière dorso-lombaire et naissant le plus souvent d'une artère lombaire gauche ; ses variations sont toutefois très fréquentes.

ADAMS. V. *Lance-Adams (syndrome de), Bickers-Adams (syndrome de)* et *Pearson, Adams et Denny Brown (syndrome de).*

ADAMS (spondylothérapie d') [angl. ***Adams's spondylotherapy***]. Réflexothérapie par percussion des apophyses épineuses vertébrales.

ADAMS-OLIVER (syndrome d') (A. Forrest, amér. ; Oliver C., amér., 1945) [angl. ***Adams-Oliver syndrome***]. Syndrome malformatif rare transmis selon le mode autosomique dominant, associant une aplasie ostéo-cutanée de la voûte crânienne et des anomalies variables des extrémités (amputations, brachydactylie, syndactylie, etc).

ADAMS-STOKES (maladie ou syndrome d') (Adams, Robert, 1827 ; Stokes, 1846, tous deux irlandais) [angl. ***Adams-Stokes syndrome***]. Syn. *syndrome de Morgagni* (1761)-*Adams-Stokes.* Syndrome caractérisé par un ensemble d'accidents nerveux allant du vertige à l'attaque d'épilepsie, à la syncope avec chute et à la mort subite. Provoqué par un arrêt plus ou moins long de la circulation cérébrale, il survient au cours du pouls lent permanent par bloc atrio-ventriculaire, à l'occasion d'un paroxysme de bradycardie (pause ventriculaire) ou, plus rarement, d'un accès de fibrillation ventriculaire ou de tachycardie ventriculaire très rapide (v. *torsade de pointes*) pendant lequel le débit cardiaque devient insuffisant. — Quelques auteurs, par extension, désignent ainsi le pouls lent permanent par bloc atrio-ventriculaire complet • 👁 **bloc atrio-ventriculaire** •.

ADAPTATION, *s. f.* [angl. ***adaptation***] (ophtalmologie). — 1° Synonyme d'*accommodation* (peu employé dans ce sens). — 2° ***a. rétinienne.*** Faculté que possède la rétine de s'habituer à des éclairages différents. Elle permet la vision dans la demi-obscurité.

ADAPTATION (maladies de l') (Hans Selye) [angl. ***adaptation diseases***]. Manifestations pathologiques provoquées par une perturbation des réactions d'adaptation (v. *adaptation, syndrome d'*) : 1° une insuffisance de la réaction d'alarme ou de contre-choc laisse s'aggraver le syndrome du choc ; 2° une réaction excessive ou déviée, à la suite d'aggressions prolongées ou trop répétées, peut aboutir à des affections variées : ulcères digestifs, périartérite noueuse, rhumatismes, néphrite, hypertension, etc. Ces manifestations seraient dues, la première à une insuffisance, la seconde à un hyperfonctionnement du système hypophyso-corticosurrénal.

ADAPTATION (syndrome d') (Hans Selye, de Montréal, 1936) [angl. ***adaptation syndrome***]. Syn. *syndrome de Selye.* Ensemble des réactions non spécifiques de l'organisme à une agression quelconque (trauma, surmenage, anoxémie, choc, infection, intoxication, irradiation, etc.). Il comprend 3 phases successives : 1° la *réaction d'alarme*, au cours de laquelle l'organisme, surpris par l'agression, présente un syndrome de choc, puis les premières réactions de défense (contre-choc) ; 2° le *stade de résistance*, plus durable, pendant lequel l'organisme s'adapte et accroît ses défenses contre l'agression ; 3° un *stade d'épuisement* aboutissant à la mort. Dans la mise en œuvre de ces réactions végétatives, tissulaires et endocriniennes, le rôle de la corticosurrénale, augmentant sa production de désoxycorticostérone et des 11-oxycorticostéroïdes, paraît essentiel. Il est déclenché par l'intermédiaire de l'hypophyse (hormone corticotrope). V. *Reilly (phénomène ou syndrome de)* et *stress.*

ADAPTOMÉTRIE, *s. f.* [angl. ***adaptometry***]. Mesure de la sensibilité de la rétine par l'étude de ses possibilités d'adaptation à l'obscurité. Elle permet d'explorer la vision crépusculaire.

ADCC (phénomène) (initiales du terme anglais : *Antibody-Dependent Cell-mediated Cytotoxicity*). Cytotoxicité à médiation cellulaire dépendante des anticorps. C'est la façon dont les cellules K détruisent leurs cellules-cibles sans l'aide du complément, en activant directement l'anticorps qui recouvre la surface de ces cellules-cibles et qui est dirigé contre elles. V. *cytotoxicité* et *cellules K*.

ADDICTIF, IVE, *adj.* [angl. ***addictive***]. Relatif à l'addiction. V. ce terme. – *conduite a.*

ADDICTION, *s. f.* (lat. *addictio,* vente, adjudication) [angl. ***addiction***]. « Asservissement d'un sujet à l'usage d'une drogue dont il a contracté l'habitude par un emploi plus ou moins répété » (L. Hallion). C'est un syn. de *pharmacodépendance.* V. ce terme, *assuétude, 2°* et *accoutumance toxicomaniaque.* — ***Par extension,*** dépendance aux jeux d'argent des casinos, à l'internet, etc. — ***a. sexuelle*** [angl. ***sexual addiction***]. Dépendance d'un sujet vis-à-vis de ses obsessions sexuelles, pouvant lui faire exécuter par compulsion des actes délictueux. V. *sexuels (comportements) déviants ou variants.*

ADDICTOLOGIE, *s. f.* (addiction ; gr. *logos*, discours) [angl. ***addictology***]. Étude des conduites addictives (v. *addiction*). Ces dépendances concernent l'alcool, le tabac, les drogues, divers médicaments, le jeu, etc.

ADDIS (compte ou épreuve d') (A. Thomas, amér., 1925) [angl. ***Addis's count***]. Numération des éléments cellulaires (hématies surtout, cylindres, leucocytes, etc.) contenus dans le sédiment des urines de 12 heures, chez un sujet privé de boisson. Cette méthode permet d'apprécier le fonctionnement rénal, surtout au cours de l'évolution des néphrites hémorragiques de l'enfant. Un chiffre d'hématies inférieur à 600 000 est de bon pronostic.

ADDIS-HAMBURGER (technique d') (Thomas A., 1926 ; Jean H., 1950). Syn. *HLM* (Hématies-Leucocytes-Minute), *mesure du débit-minute.* Numération des éléments cellulaires contenus dans le culot de centrifugation urinaire ; en calculant la concentration de ces éléments par millilitre d'urine et le nombre de millilitres d'urine émis pendant les 3 heures qui ont précédé le prélèvement, on obtient le débit urinaire minute. Normalement, le débit-minute est de 100 à 1 000 leucocytes, hématies et petites cellules épithéliales, et de 1 à 3 cylindres. C'est au cours des glomérulonéphrites aiguës et subaiguës que l'augmentation du débit-minute des hématies est le plus considérable (de 100 000 à 3 millions).

ADDISON (maladie d') (A. Thomas, brit., 1855) [angl. ***Addison's disease***]. Syn. *maladie bronzée.* Maladie caractérisée par une asthénie profonde, avec hypotension artérielle, à laquelle se joignent des douleurs lombales, des troubles gastriques, une coloration bronzée de la peau et des taches pigmentaires des muqueuses. C'est une insuffisance surrénale chronique, due à la destruction des deux glandes surrénales. Le taux du cortisol plasmatique est effondré et le test au Synacthène® n'entraîne pas de réponse. La rétraction corticale auto-immune apparaît actuellement la cause la plus fréquente. La tuberculose est devenue exceptionnelle. Certaines formes sont d'origine génétique. V. *adrénoleucodystrophie, polyendocrinopathie auto-immune* et *Migeon (syndrome de).*

ADDISONIEN, IENNE, *adj.* [angl. ***addisonian***]. Qui a trait à la maladie d'Addison. — *s. m.* ou *f.* Sujet atteint de maladie d'Addison.

ADDITIF, *s. m.* Substance *ajoutée* à un aliment ou bien à un médicament pour en modifier certaines propriétés. P. ex. : édulcorant, conservateur, colorant.

ADDITION LATENTE (Ch. Richet) (physiologie). Variété de sommation (v. ce terme) dans laquelle des stimulations électriques répétées d'un nerf ou d'un muscle entraînent une réponse, alors que les mêmes stimulations, isolées, restent sans effet.

ADDUCINE, *s. f.* [angl. ***adducin***]. Protéine de cytosquelette (v. ce terme) favorisant l'association des filaments d'actine et de spectrine.

ADDUCTEURS (syndrome des) [angl. ***adductors's syndrome***]. Variété de pubalgie (v. ce terme) caractérisée par une douleur siégeant au niveau des muscles adducteurs de la cuisse ou de leurs tendons. V. *insertions (mal des).*

ADDUCTION, *s. f.* (lat. *adductio*, action d'amener) [angl. ***adduction***]. Mouvement d'un membre ou d'un segment de membre qui a pour résultat de le rapprocher du plan médian du corps. — ***signe de l'adduction associée*** (Raïmiste, 1909). V. *Raïmiste (signes de) 2°.*

ADE. Abréviation d'*adénine.*

ADELI (numéro) (automatisation de listes). Numéro d'identification professionnelle à neuf chiffres attribué par la DDASS à tout médecin libéral au moment de l'enregistrement de son diplôme. Un de ses éléments constitutifs est le numéro d'inscription à l'Ordre des médecins. Il doit être remplacé en 2009 par un numéro RPPS. V. *répertoire partagé des professionnels de santé.*

ADELPHE, *adj.* (gr. *adelphos*, frère). Se dit parfois d'un organe symétrique d'un autre. P. ex. : l'œil adelphe : « l'autre » œil.

ADÉNECTOMIE, *s. f.* (gr. *adên*, glande ; *ektomê*, ablation) [angl. ***adenectomy***]. — 1° Ablation d'une glande. — 2° Ablation des végétations adénoïdes.

ADÉNECTOPIE, *s. f.* (gr. *adên* ; ectopie) [angl. ***adenectopia***]. « Situation d'une glande hors de sa place normale » (Littré).

ADÉNINE, *s. f.* (Kossel, 1885) (symbole A, abréviation Ade) [angl. ***adenine***]. Base purique entrant dans la composition des acides nucléiques, autrefois appelée vitamine B_4 ou anti-agranulocytaire. V. *bases puriques.*

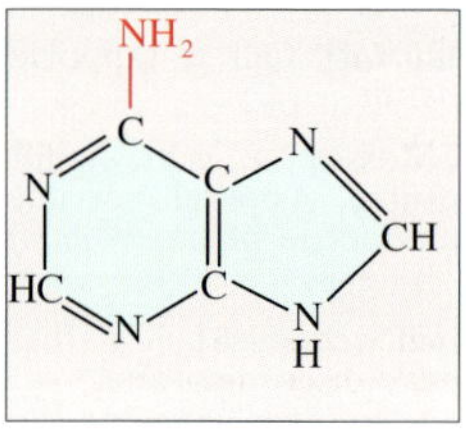

Adénine

ADÉNINE – PHOSPHORIBOXYL TRANSFÉRASE (APRT) [angl. ***Adenine Phosphoriboxyl Transferase***]. Enzyme qui recycle l'adénine provenant du catabolisme des acides nucléiques et des nucléotides libres.

ADÉNITE, *s. f.* (gr. *adên*, glande) [angl. ***lymphadenitis***]. Syn. *lymphadénite.* Inflammation aiguë ou chronique des ganglions lymphatiques. — ***a. sudoripare.*** V. *hidrosadénite.*

ADÉNITE DYSIMMUNITAIRE. V. *adénopathie angio-immunoblastique.*

ADÉNITE MÉSENTÉRIQUE AIGUË ou **SUBAIGUË** (Massoff et Dolle, 1953 ; Knapp, 1954) [angl. ***mesenteritic lymphadenitis***]. Syn. *adénopathie iléo-mésentérique primitive, iléite lymphoïde terminale* (G. Arnulf et P. Buffard, 1953), *lymphadénite mésentérique.* Affection de l'enfant et de l'adulte jeune caractérisée ***anatomiquement*** par une inflammation aiguë ou subaiguë des ganglions mésentériques de la région iléocæcale, due au bacille de Malassez et Vignal (*Yersinia pseudotuberculosis*) ou à *Yersinia enterocolitica* et ***cliniquement***, par un syndrome rappelant celui de l'appendicite aiguë. Elle guérit après appendicectomie. Elle est parfois due à un adénovirus. V. *yersiniose* et *adénovirus.*

ADÉNITE SINUSALE CYTOPHAGIQUE. V. *Rosai et Dorfman (syndrome de).*

ADÉNO-ACANTHOME, *s. m.* (gr. *adên*, glande ; *akantha*, épine) [angl. ***adenoacanthoma***]. Variété d'adénocarcinome, mêlée à des plages de métaplasie malpighienne.

ADÉNOCANCER, *s. m.* (Gilbert) (gr. *adên*, glande ; cancer). Variété de cancer ayant les caractères histologiques de l'adénome, mais présentant la gravité et le pouvoir de généralisation propres au cancer. On l'observe en particulier au niveau du foie, où il est accompagné de cirrhose (cancer avec cirrhose). V. *hépatome.*

ADÉNOCARCINOME, *s. m. (gr. adên*, glande ; *karkinos*, crabe) [angl. ***adenocarcinoma***]. « Épithélioma cylindrique formant des tubes pseudo-glandulaires qui reproduisent grossièrement l'aspect des glandes normales de la muqueuse » (P. Lecène et P. Moulonguet). L'*a.* est une tumeur maligne développée aux dépens d'un épithélium glandulaire. — ***a. du foie.*** V. *hépatome.*

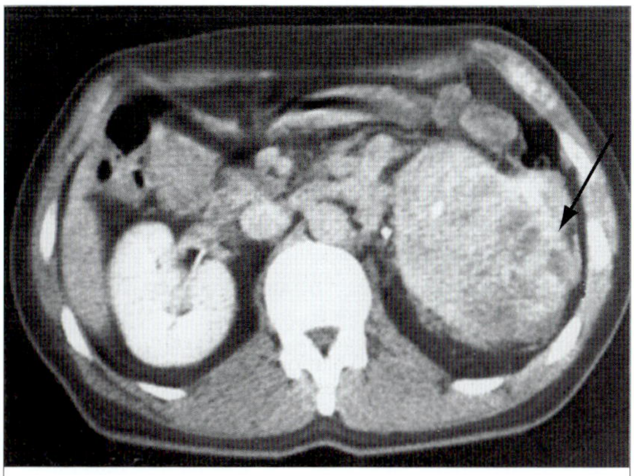

Adénocarcinome rénal gauche (scanner)

ADÉNOCHONDROME, *s. m.* (gr. *adên* ; *khondros*, cartilage) [angl. ***adenochondrome***]. Tumeur cartilagineuse (chondrome) développée au niveau d'une glande.

ADÉNOCULTURE, *s. f.* (gr. *adên*, glande ; culture). Ensemencement d'un milieu de culture avec une petite quantité de suc de ganglion lymphatique.

ADÉNO-CUTANÉO-MUQUEUX (syndrome). V. *Kawasaki (syndrome de).*

ADÉNOCYSTOME, *s. m.* V. *cystadénome.* — ***a. diffus des seins.*** V. *kystique de la mamelle (maladie).*

ADÉNOFIBROME, *s. m.* (gr. *adên*, glande ; lat. *fibra*, fibre) [angl. ***adenofibroma***]. Tumeur développée aux dépens des éléments d'une glande (le sein), le tissu conjonctif évoluant suivant le type fibreux.

ADÉNOFIBROMYOME, *s. m.* (gr. *adên*, glande ; lat. *fibra*, fibre ; gr. *mus*, muscle) [angl. ***adenofibromyoma***]. Tumeur bénigne formée de tissu glandulaire, conjonctif et musculaire lisse ; p. ex. : adénome ou « hypertrophie » prostatique, fibromyome utérin.

ADÉNOGRAMME, *s. m.* Formule indiquant la proportion respective des divers éléments cellulaires des ganglions (ou nœuds) lymphatiques.

ADÉNOHYPOPHYSE, *s. f.* (gr. *adên*, glande ; hypophyse) [angl. ***adenohypophysis***]. V. *hypophyse.*

ADÉNOÏDE, *adj.* (gr. *adên*, glande ; *eidos*, aspect) [angl. ***adenoid***]. Qui a rapport au tissu ganglionnaire lymphoïde. — ***tumeur adénoïde diverticulaire*** (Lannelongue et Frémont, 1884). V. *adénome diverticulaire.* — ***végétations adénoïdes*** (Meyer, de Copenhague, 1868). Hypertrophie du tissu adénoïde qui constitue l'amygdale pharyngée ; on l'observe surtout dans la seconde enfance.

ADÉNOÏDECTOMIE, *s. f.* (gr. *adên*, glande ; *eidos*, aspect ; *ektomê*, ablation) [angl. ***adenoidectomy***]. Excision chirurgicale des végétations adénoïdes.

ADÉNOÏDIEN, IENNE, *adj.* (gr. *adên*, glande ; *eidos*, aspect) [angl. ***adenoid***]. Qui se rapporte aux végétations adénoïdes. — ***faciès adénoïdien.*** Aspect particulier que prend la figure des enfants atteints de végétations adénoïdes, par suite de l'aplatissement transversal du nez, de l'effacement des plis nasogéniens et naso-malaires, de la saillie des yeux et du raccourcissement de la lèvre supérieure, qui ne recouvre qu'imparfaitement les incisives supérieures ; la bouche est entrouverte, le regard éteint, l'air hébété. — ***syndrome adénoïdien.*** V. *adénoïdisme.*

ADÉNOÏDISME, *s. m.* (Delacour) (gr. *adên*, glande ; *eidos*, aspect) [angl. ***adenoidism***]. Ensemble des manifestations locales et des troubles généraux que l'on rencontre habituellement chez les sujets porteurs de végétations adénoïdes.

ADÉNOÏDITE, *s. f.* (gr. *adên*, glande ; *eidos*, aspect ; *suffixe -ite* indiquant l'inflammation) [angl. ***adenoiditis***]. Poussée inflammatoire au niveau des végétations adénoïdes.

ADÉNOKYSTE ou **ADÉNOKYSTOME**, *s. m.* V. *cystadénome.*

ADÉNOLIPOMATOSE SYMÉTRIQUE À PRÉDOMINANCE CERVICALE (Launois et Bensaude, 1898) [angl. ***Madelung's disease***]. Syn. *lipomatose symétrique à prédominance cervicale, maladie de Launois-Bensaude, maladie de Madelung* (1888) (auteurs anglo-américains). « Affection caractérisée par la présence de tuméfactions lipomateuses diffuses disséminées symétriquement dans les différents points du corps, en particulier dans la région cervicale, où elles produisent des déformations caractéristiques ». La cause de cette affection, qui atteint surtout les territoires ganglionnaires, est inconnue ; il s'agit probablement d'une maladie héréditaire.

ADÉNOLIPOME, *s. m.* (gr. *adên*, glande ; *lipos*, graisse ; suffixe *-ome* indiquant une tumeur) [angl. ***adenolipoma***]. Tumeur bénigne de structure glandulaire et graisseuse.

ADÉNOLYMPHANGIOME, *s. m.* (gr. *adên*, glande ; *numphê*, eau ; *angéion*, vaisseau ; suffixe *-ome* indiquant une tumeur). Lymphangiome contenant de très nombreux amas de cellules lymphatiques.

ADÉNOLYMPHITE, *s. f.* (gr. *adên*, glande ; *numphê*, eau ; suffixe *-ite* indiquant l'inflammation) [angl. ***adenolymphitis***]. Inflammation des ganglions et des vaisseaux lymphatiques qui en sont tributaires.

ADÉNOLYMPHOCÈLE, *s. f.* (gr. *adên*, glande ; *numphê*, eau ; *kêlê*, hernie) [angl. ***adenolymphocele***]. Dilatation variqueuse des ganglions lymphatiques.

ADÉNOLYMPHOÏDITE AIGUË BÉNIGNE (P. Chevallier). V. *mononucléose infectieuse.*

ADÉNOLYMPHOME, *s. m.* V. *lymphadénome* et *cystadénolymphome.*

ADÉNOLYMPHOME PAPILLAIRE. V. *cystadénolymphome.*

ADÉNOMATOSE, *s. f.* (gr. *adên*, glande) [angl. ***adenomatosis***]. Adénomes multiples.

ADÉNOMATOSE ALVÉOLAIRE ou **PULMONAIRE**. V. *cancer alvéolaire du poumon.*

ADÉNOMATOSE ESSENTIELLE DU GROS INTESTIN. V. *polyadénome du gros intestin.*

ADÉNOMATOSE PLURI-ENDOCRINIENNE (J. A. Lièvre, 1931) [angl. ***pluriglandular adenomatosis***]. Syn. *syndrome de Lloyd* (1929), *polyadénomatose endocrinienne, néoplasie endocrinienne multiple.* Affection caractérisée par la coexistence d'adénomes multiples siégeant sur le lobe antérieur de l'hypophyse, les parathyroïdes, les îlots endocriniens du pancréas et plus rarement sur d'autres glandes. Elle se manifeste par l'association, à des degrés variables, de signes d'acromégalie, d'hyperparathyroïdisme et d'hyperinsulinisme. Ce syndrome a été également étudié en 1954 par *Wermer,* qui lui attribue une origine génétique. — Certains auteurs décrivent, à côté de cette forme d'*a. p.-e.* (ou type I, ou syndrome de Wermer), un type II (ou pour certains IIa, ou syndrome de Sipple, v. ce terme) dans lequel les tumeurs endocriniennes siègent dans la médullosurrénale et la thyroïde et un type III, (ou pour certains IIb, ou syndrome de Gorlin), où les tumeurs s'associent à un aspect rappelant le syndrome de Marfan. V. *Zollinger et Ellison (syndrome de), apudome* et *polyendocrinopathie auto-immune.*

ADÉNOME, *s. m.* (gr. *adên*, glande ; suffixe *-ome* indiquant une tumeur) [angl. ***adenoma***]. Tumeur développée aux dépens d'une glande et dont la structure rappelle celle de la glande normale dont elle dérive.

ADÉNOME BASOPHILE HYPOPHYSAIRE. V. *Cushing (maladie de).*

ADÉNOME BRONCHIQUE. V. *épistome bronchique.*

ADÉNOME DIVERTICULAIRE (Küstner et Duplay) [angl. ***umbilical adenoma***]. Syn. *tumeur adénoïde diverticulaire.* Tumeur bénigne congénitale apparaissant au niveau de l'ombilic, dès la chute du cordon, provenant de débris épithéliaux du conduit omphalo-mésentérique.

ADÉNOME KYSTIQUE. V. *cystadénolymphome.*

ADÉNOME LYMPHOMATEUX. V. *lymphadénome.*

ADÉNOME MULTIGLANDULAIRE (Broca). V. *polyadénome.*

ADÉNOME PÉRIURÉTRAL [angl. ***prostatic hypertrophy***]. Syn. *hypertrophie prostatique.* Tumeur (adénofibromyome) développée autour de l'urètre, dans les glandes de sa muqueuse, entre le col vésical et le verumontanum. Elle cause l'hypertrophie de la prostate et donc un obstacle à la miction.

ADÉNOME SOLITAIRE DU FOIE. V. *hépatome.*

ADÉNOME THYROÏDIEN TOXIQUE ou **THYROTOXIQUE** (Minnich, 1904 ; Plummer) [angl. ***struma nodosa***]. Tumeur épithéliale bénigne circonscrite de la glande thyroïde, généralement unique (goitre nodulaire), se compliquant de symptômes de thyréotoxicose (surtout cardiaques) analogues à ceux de la maladie de Basedow. L'adénome, longtemps silencieux, grossit et sécrète davantage ; la production hypophysaire d'hormone thyréotrope (TSH) est alors supprimée et la thyroïde s'atrophie. La scintigraphie montre que l'iode radioactif se fixe seulement au niveau de l'adénome (*nodule chaud* ou *actif*). Si la sécrétion devient excessive, apparaissent les signes de thyréotoxicose : l'adénome est devenu toxique. Parfois il subit une nécrose hémorragique et perd alors toute activité fonctionnelle ; il ne fixe plus l'iode radioactif (*nodule froid*) qui, au contraire, est décelé dans le reste de la glande, car celle-ci retrouve son pouvoir sécréteur sous l'influence de la TSH qui n'est plus freinée par l'adénome toxique. V. *goitre multinodulaire.*

ADÉNOMECTOMIE, *s. f.* (adénome ; gr. *ektomê*, ablation) [angl. ***adenomectomy***]. Excision d'un adénome. V. *acromégalie* et *prostatectomie.*

ADÉNOMECTOMIE TRANSVÉSICALE. V. *Freyer (opération de).*

ADÉNOMÉGALIE, *s. f.* (gr. *adên*, glande ; *mégas*, grand) [angl. ***adenomegaly***]. Augmentation de volume des ganglions lymphatiques.

ADÉNOMES SÉBACÉS SYMÉTRIQUES DE LA FACE [angl. ***adenoma sebaceum***]. Syn. *épithéliome multiple bénin cystique* (Fordyce et White). Très nombreuses petites tumeurs, de la taille d'un grain de mil à celle d'un gros pois, siégeant sur le pourtour du nez et de la bouche. Il en existe une variété blanche (*type Balzer* : B. et Ménétrier, 1885), une variété rouge et molle, télangiectasique (*type Pringle,* 1890) et une variété dure, fibreuse *(type Hallopeau-Leredde-Darier).* Ces adénomes apparaissent dans la seconde enfance ; ils sont souvent familiaux ; on les observe dans la sclérose tubéreuse de Bourneville. La plupart des auteurs les identifient à l'*épithéliome adénoïde cystique* de Brooke (v. *Brooke, tumeurs de,* 1892) ou *trichoépithélioma* de Jarisch (1894) et les rangent dans le cadre de la *nævomatose basocellulaire* (v. ce terme).

ADÉNOMITE, *s. f.* (gr. *adên*, glande, suffixe *-ome* désignant une tumeur ; suffixe *-ite* désignant l'inflammation). Inflammation d'un adénome. Ce terme désigne en fait l'inflammation d'un adénome prostatique.

ADÉNOMYOMATOSE, *s. f.* [angl. ***adenomyomatosis***]. Coexistence de plusieurs adénomyomes. V. ce terme.

ADÉNOMYOME, *s. m.* (gr. *adên*, glande ; *mus*, muscle) [angl. ***adenomyoma***]. Tumeur bénigne formée de tissus glandulaire et musculaire lisse ; p. ex. : adénome prostatique ou périurétral, *a.* utérin.

ADÉNOMYOSE UTÉRINE [angl. ***uterine adenomyosis***]. Endométriose (v. ce mot) interne de l'utérus, se manifestant par des hémorragies et des douleurs pelviennes.

ADÉNOMYXOME, *s. m.* [angl. ***adenomyxoma***]. Tumeur développée aux dépens des éléments d'une glande (mamelle), le tissu conjonctif évoluant suivant le type muqueux.

ADÉNOPATHIE, *s. f.* (gr. *adên*, glande ; *pathê*, maladie) [angl. ***lymphadenopathy***]. Tuméfaction d'un ou de plusieurs ganglions lymphatiques, qu'elle soit de nature inflammatoire ou tumorale. V. *adénomégalie.*

ADÉNOPATHIE ANGIO-IMMUNOBLASTIQUE [angl. ***immunoblastic lymphadenopathy***]. Syn. *adénite* ou *lymphadénite dysimmunitaire, lymphopathie* ou *lymphadénopathie* ou *lympho-adénopathie immunoblastique* (Frizzera, Moran et Rappaport, 1974), *lymphadénopathie* ou *lympho-adénopathie angio-immunoblastique avec dysprotéinémie* (Lukes et Tindle, 1973-1975). Affection hématologique rare, cliniquement voisine de la maladie de Hodgkin, caractérisée par une fièvre, des sueurs profuses, un amaigrissement, une importante augmentation de volume de tous les ganglions lymphatiques superficiels, souvent une hépato-splénomégalie et des rashs cutanés ; il existe une hypergammaglobulinémie polyclonale portant surtout sur les IgG avec parfois cryoglobulinémie et anémie hémolytique. Le diagnostic repose essentiellement sur des particularités histologiques du tissu lymphoïde : formation de nouveaux vaisseaux, prolifération cellulaire à prédominance basophile (immunoblastes, plasmoblastes, plasmocytes), dépôts protéiniques intercellulaires acidophiles. Sensible d'abord aux corticoïdes, à la chimio- et à la radiothérapie, la maladie évoluerait secondairement vers le sarcome immunoblastique. Sa place nosologique est incertaine. V. *réticulosarcome (r. plasmocytaire).*

ADÉNOPATHIE ILÉOMÉSENTÉRIQUE PRIMITIVE. V. *adénite mésentérique aiguë ou subaiguë.*

ADÉNOPATHIE RÉGIONALE SUBAIGUË (P. Mollaret, 1950). V. *griffes de chat (maladie des).*

ADÉNOPATHIES CHRONIQUES DISSÉMINÉES (syndrome des) [angl. ***generalized persistent lymphadenopathy***]. Syn. *lymphadénopathie persistante généralisée.* Ensemble d'adénopathies de plus d'un cm de diamètre, localisées dans au moins deux aires différentes et distinctes des aires inguinales (souvent sous-maxillaires et occipitales), évoluant depuis plus de trois mois, sans cause évidente et dont la biopsie ne montre qu'un aspect dépourvu de spécificité d'hypertrophie folliculaire lymphoïde. Un tel syndrome peut être une forme de début du sida (v. ce terme et *parasida*). Ce syndrome constitue le groupe III de la classification du CDC d'Atlanta pour l'infection au VIH (1987).

ADÉNOPHLEGMON, *s. m.* (gr. *adên*, glande ; *phlégô*, je brûle) [angl. ***adenophlegmon***]. Adénite suppurée, comprenant un abcès endoganglionnaire et un abcès périganglionnaire.

ADÉNOSARCOME, *s. m.* (gr. *adên*, glande ; *sarx*, chair ; suffixe *-ome* désignant une tumeur) [angl. ***adenosarcoma***]. Tumeur (maligne) développée aux dépens d'une glande et dont le tissu conjonctif a subi une transformation de type sarcomateux.

ADÉNOSE, *s. f.* (gr. *aden,* glande) [angl. ***adenosis***] — 1° Toute affection ganglionnaire chronique. — 2° Prolifération de tissu glandulaire. V. *adénomatose.* — ***a. vaginale.*** V. *diéthylstilboestrol (syndrome du).*

ADÉNOSINE, *s. f.* [angl. ***adenosine***]. Nucléoside formé d'adénine et de D-ribose.

ADÉNOSINE DIPHOSPHORIQUE (acide) (ADP) [angl. ***Adenosine Diphosphoric Acid, ADP***]. Substance (mononucléotide) composée d'une molécule d'adénine, d'une molécule de D-ribose et de deux molécules d'acide phosphorique. Elle intervient dans les oxydations cellulaires, la contraction musculaire, l'agrégation plaquettaire et les réactions de synthèse utilisant l'acide adénosine triphosphorique.

ADÉNOSINE MONOPHOSPHORIQUE (acide) (AMP) [angl. ***adenylic acid, AMP***]. Syn. *acide adénylique.* Substance (mononucléotide) composée d'une molécule d'adénine, d'une molécule de D-ribose et d'une molécule d'acide phosphorique. Elle intervient dans la formation des molécules d'acide ribonucléique et dans celle des acides adénosine di- et triphosphorique. — ***AMP cyclique. (AMPc).*** AMP dont l'acide phosphorique a estérifié 2 fonctions alcool du ribose ; il joue un rôle essentiel dans l'activation des phosphorylases. V. *adénylate-cyclase.*

ADÉNOSINE TRIPHOSPHATASE Na^+K^+ [angl. ***Na^+K^+ ATPase***]. Syn. *ATPase Na^+K^+, ATPase membranaire Na^+ K^+-dépendante.* Enzyme protéique située dans la membrane cellulaire, comportant une chaîne α, site récepteur des glucosides digitaliques et une chaîne β, apparemment sans fonction déterminée. Elle effectue le transfert actif transmembranaire du sodium et du potassium (pompe à sodium). V. ce terme, *cardiotonique* et *facteur digitalique endogène.*

ADÉNOSINE TRIPHOSPHORIQUE (acide) (ATP) [angl. ***adenosine triphosphoric acid, ATP***]. Substance (mononucléotide) composée d'une molécule d'adénine, d'une molécule de D-ribose et de trois molécules d'acide phosphorique. Elle intervient dans le métabolisme cellulaire, la contraction musculaire et la synthèse des hormones corticosurrénales : c'est la principale source d'énergie de l'organisme.

ADÉNOTOMIE, *s. f.* (gr. *adên* ; *tomê*, section) [angl. ***adenotomy***]. Incision ou ablation d'une glande ; v. *adénectomie.*

ADÉNOTONSILLECTOMIE, *s. f.* (gr. *adên*, glande ; lat. *tonsilla*, amygdale ; gr. *ektomê*, ablation) [angl. ***adenotonsillectomy***]. Ablation des amygdales et des végétations adénoïdes.

ADÉNOTRICHIE, *s. f.* V. *folliculite.*

ADENOVIRIDÆ, *s. f. pl.*, ou **ADÉNOVIRIDÉS**, *s. m. pl.* [angl. ***Adenoviridae***]. Famille de virus à ADN bicaténaire, comportant deux genres, *Aviadenovirus*, infectant les oiseaux, *Mastadenovirus* infectant les mammifères et dont font partie les adénovirus (v. ce terme) spécifiques de l'homme.

ADÉNOVIROSE, *s. f.* [angl. ***adenovirosis***]. Maladie due à un adénovirus. Ces virus ont une affinité remarquable pour le tissu lymphoïde et provoquent des pharyngites aiguës, des conjonctivites, des kératoconjonctivites épidémiques, des trachéobronchites fébriles, des bronchopneumopathies, des adénites mésentériques ; ces affections sont presque toujours bénignes, sauf la pneumonie de l'enfant, souvent mortelle chez le nouveau-né.

ADÉNOVIRUS, *s. m.* (Rowe, 1953) [angl. ***adenovirus***]. Syn. *virus APC* (adéno-pharyngo-conjonctival). Virus à ADN appartenant à la famille des *Adenoviridæ*. Les *a.* ont une symétrie cubique ; ils sont dépourvus d'enveloppe et leur capside est composée de 252 capsomères ; ils ont 60 à 80 nm de diamètre. Ce sont les agents d'un certain nombre de maladies de l'homme et des animaux, les adénoviroses (v. ce terme).

ADÉNYLATE-CYCLASE, ADÉNYL-CYCLASE ou **ADÉNYLYL-CYCLASE**, *s. f.* [angl. ***adenylyl cyclase***]. Enzyme intracellulaire augmentant la production d'AMP cyclique. Les différentes variétés de *protéines G* la stimulent (*Gs*, stimulatrice) ou la freinent (*Gi*, inhibitrice).

ADÉNYLIQUE (acide). V. *adénosine monophosphorique (acide).*

ADERMINE, *s. f.* V. *pyridoxine.*

ADEX [angl. ***DEXA***]. V. *absorptiométrie osseuse.*

ADH. Initiales de l'angl. ***antidiuretic hormone***. V. *vasopressine.*

ADHALINE, *s. f.* (arabe *adhal*, muscle) [angl. ***adhalin***]. Variété de glycoprotéine musculaire dont l'absence caractérise la *dystrophie musculaire tunisienne.*

ADHÉRENCE, *s. f.* (lat. *adhaerere*, être attaché) [angl. ***adhesion***]. Union congénitale ou cicatricielle de deux surfaces contiguës normalement indépendantes. V. *adhésion.* — ***a. immune.*** V. *immuno-adhérence.*

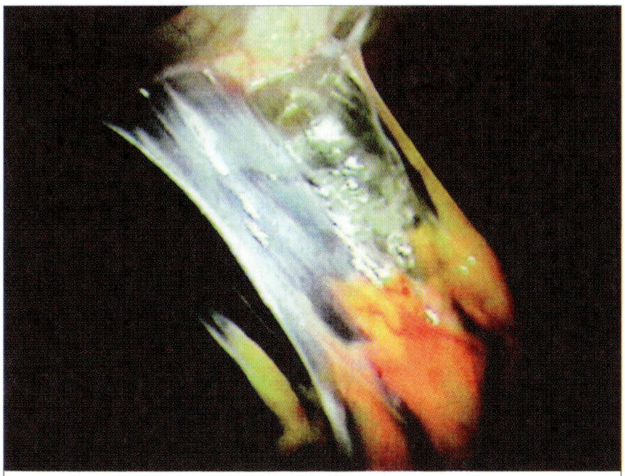

Adhérences membraneuses (cœlioscopie)

ADHÉSINE, *s. f.* [angl. ***adhesin***]. Récepteur de membrane de nature protéique intervenant dans l'adhérence bactérienne ou cellulaire. — ***a. bactérienne.*** Antigène de surface grâce auquel certaines bactéries vont pouvoir adhérer aux cellules qu'elles vont infecter. Il est lié aux fimbriae ou pili bactériens (v. ce terme). — ***a. cellulaire.*** Récepteur de membrane fixant certains facteurs plasmatiques ou tissulaires. Il joue un rôle dans l'agrégation plaquettaire et l'adhérence de diverses cellules : endothélium, monocyte, cellules malignes. V. *intégrine, cadhérine, adhésion cellulaire (molécules d')* et *sélectine.*

ADHÉSION, *s. f.* [angl. ***adhesion***]. Faculté que possèdent deux corps en contact de s'opposer à leur séparation.V. *adhérence.* — ***a. des plaquettes*** [angl. ***platelet adhesion***]. Accolement très rapide (1 à 2 s) des plaquettes, *in vitro* aux parois de verre d'un récipient, et *in vivo* au tissu sous-endothélial (collagène) d'un vaisseau dont l'endothélium est lésé. L'*a.* des plaquettes déclenche leur sécrétion ou réaction de « *release* » (v. ce terme) et la libération du facteur plaquettaire III. Elle constitue le début de l'hémostase primaire et précède l'agrégation des plaquettes. V. ce terme, *hémostase* et *plaquette.*

ADHÉSION CELLULAIRE (molécules d') [angl. ***cell adhesion molecules***]. Molécules intervenant dans les phénomènes de liaison intercellulaire. Il en existe plusieurs familles, notamment celles des *adhésines, cadhérines, intégrines* et *sélectines.* V. ces termes.

ADIADOCOCINÉSIE, *s. f.* (gr. *a-* priv. ; *diadokhos*, qui succède ; *kinêsis*, mouvement) [angl. ***adiadochokinesia***]. Disparition de la diadococinésie (v. ce terme).

ADIASTOLIE, *s. f.* (Politzer) (gr. *a-* priv. ; *diastellô*, je dilate) [angl. ***adiastole***]. Gêne apportée à la diastole du cœur et au remplissage de ses cavités par la péricardite constrictive et par certaines affections myocardiques (fibrose, amylose, hémochromatose, certaines myocardiopathies, endocardite fibroplastique). L'expansion diastolique des oreillettes (ou atriums) et des ventricules est rapidement limitée, d'où une élévation des pressions télédiastoliques dans ces cavités. V. *dip.*

ADIE (maladie ou syndrome d') (A. William, brit., 1931) [angl. ***Adie's syndrome***]. Syn. *syndrome de Weill et Reys* (1926). « Affection spéciale, non syphilitique, caractérisée par des troubles pupillaires et l'abolition des réflexes tendineux » (Guillain et Sigwald). V. *pupillotonie.*

ADIPOCIRE, *s. f.* (lat. *adeps*, graisse ; *cera*, cire) [angl. ***adipocere***]. Syn. *gras de cadavre.* Substance d'un gris blanchâtre, molle et grasse au toucher, provenant de la saponification des tissus chez les cadavres qui ont séjourné longtemps dans l'eau ou la terre humide.

ADIPOCYANOSE SUS-MALLÉOLAIRE. V. *érythrocyanose des jambes.*

ADIPOCYTE, *s. m.* (lat. *adeps*, graisse ; gr. *kutos*, cellule) [angl. ***adipocyte***]. Cellule dont le cytoplasme contient une ou plusieurs gouttelettes de lipides. — ***a. brun.*** Le tissu adipeux brun, présent chez le nouveau-né et chez certains mammifères adultes, joue un rôle dans la dissipation d'énergie sous forme de chaleur. V. *hibernome* et *récepteur bêta-adrénergique.*

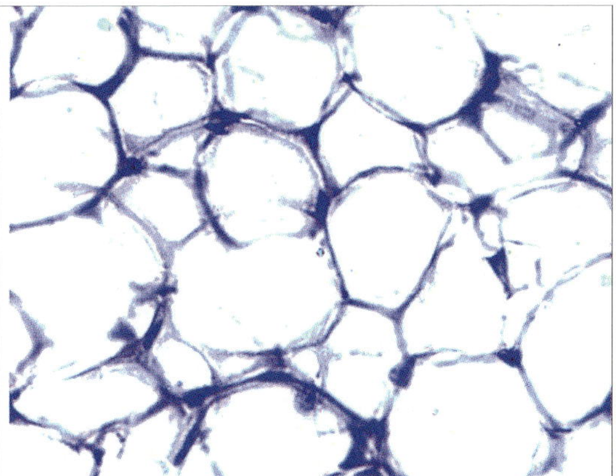

Adipocytes

ADIPOGENÈSE, *s. f.* V. *adipogénie* et *lipogenèse.*

ADIPOGÉNIE, *s. f.* (lat. *adeps*, graisse ; gr. *gennan*, engendrer) [angl. ***adipogenesis***]. Syn. *adipogenèse* et *lipogenèse.* Formation de la graisse dans l'organisme.

ADIPOLYSE, *s. f.* (lat. *adeps*, graisse ; gr. *lusis*, destruction) [angl. ***adipolysis***]. V. *lipolyse.*

ADIPONÉCROSE MULTINODULAIRE DISSÉMINÉE AIGUË NON RÉCIDIVANTE CHEZ L'ENFANT (P. Royer et coll., 1958) [angl. ***pseudoscleroma***]. Affection cutanée rare survenant chez le petit enfant, apparaissant brutalement après un bref épisode infectieux des voies respiratoires. Elle est caractérisée par la présence de multiples nodules non inflammatoires, de la taille d'un grain de riz ou d'un pois, disséminés dans le tissu sous-cutané de tout le tronc ; une polymicroadénopathie les accompagne parfois. Ils disparaissent en trois semaines. Leur origine semble, dans certains cas, streptococcique.

ADIPOPEXIQUE, *adj.* (Gilbert) (lat. *adeps*, graisse ; gr. *pêxis*, fixation) [angl. ***adipopexic***]. Syn. *lipopexique*. Se dit de la fonction d'un organe qui fixe les graisses dans ses éléments (foie).

ADIPOSALGIE, *s. f.* (lat. *adeps*, graisse ; gr. *algos*, douleur) (E. Faber, 1907) [angl. ***adiposalgia***]. Syn. *panniculalgie*. Sensibilité spontanée ou provoquée, mais limitée, du tissu cellulaire sous-cutané avec induration au niveau des points douloureux. On l'observe surtout chez les femmes obèses menant une existence sédentaire.

ADIPOSE ou **ADIPOSITÉ**, *s. f.* (lat. *adeps*, graisse) [angl. ***adiposis***]. État morbide caractérisé par la surcharge graisseuse du tissu cellulaire. — ***adipose douloureuse.*** V. *Dercum (maladie de)*. — ***adiposité pâle*** (Marañon). Obésité survenant chez certaines femmes minces et asthéniques au moment de la ménopause ; elle est localisée à la partie inférieure du corps dont la peau est fine, infiltrée et froide. Elle serait en relation avec une insuffisance hypophysaire et surrénale. — ***adiposité pléthorique*** (Marañon). Obésité survenant chez certaines femmes robustes au moment de la ménopause ; elle est localisée à la partie supérieure du corps et s'accompagne d'une tendance à l'hypertension, au diabète et à la virilisation. Elle serait en relation avec un fonctionnement exagéré de l'hypophyse et de la surrénale. V. *stéatopygie* et *stéatomérie*.

ADIPOSOGÉNITAL (syndrome). V. *Babinski-Frölich (syndrome de)*.

ADIPOSOGÉNITALE (dystrophie). Obésité survenant pendant l'adolescence, accompagnée de retard du développement génital. Elle se différencie du syndrome adiposogénital par son origine simplement alimentaire (avec parfois prédisposition familiale) et son heureuse évolution.

ADIPOSO-HYPERGÉNITAL (syndrome) (Nobécourt). Macrogénitosomie précoce (v. ce terme) avec obésité.

ADIPSIE, *s. f.* (gr. *a-* priv. ; *dipsa*, soif) [angl. ***adipsia***]. Disposition naturelle chez certains sujets qui restent un temps plus ou moins long (jours, semaines) sans éprouver le besoin de boire.

ADITUS AD ANTRUM (en lat., accès de l'antre) [TA et angl. ***aditus ad antrum***]. Orifice de l'oreille moyenne faisant communiquer l'antre mastoïdien et le récessus épitympanique ou attique de la caisse du tympan.

ADJUVANT, ANTE, *adj.* (Ramon, 1925) (lat. *adjuvo*, j'aide) [angl. ***adjuvant***]. Auxiliaire. — *s. m.* Thérapeutique d'appoint. V. *néoadjuvant*. — ***a. de Freund.*** V. *Freund (adjuvant de)*.

ADN [angl. ***DNA***]. V. *désoxyribonucléique (acide)*.

ADNc [angl. ***cDNA***]. Acide désoxyribonucléique complémentaire. V. *complémentaire*.

ADN-POLYMÉRASE ARN-DÉPENDANTE. V. *transcriptase inverse*.

ADOLESCENCE, *s. f.* [angl. ***adolescence***]. Période de la vie intermédiaire entre l'enfance et l'âge adulte, contemporaine de la puberté et située entre 12 et 15 ans.

ADP. Acide Adénosine Diphosphorique (v. ce terme à *adénosine*).

ADRÉNALINE, *s. f.* (isolée par Furth et Abel en 1898) (lat. *ad*, près de ; *ren*, rein) [angl. ***epinephrine, adrenaline***]. Syn. *épinéphrine*. Hormone sécrétée par la substance médullaire de la glande surrénale et que l'on a pu obtenir par synthèse (Takamine, 1901). L'*a.*, sympathicomimétique parfait, est le médiateur chimique des nerfs adrénergiques : elle stimule les récepteurs α et β. Elle accélère le cœur, augmente la force et l'amplitude de ses battements, contracte les vaisseaux (mais dilate les artères coronaires et celles des muscles squelettiques), élève la tension artérielle et la glycémie, inhibe les musculatures bronchique et intestinale, accroît les sécrétions et provoque la mydriase. Normalement le sang contient, par litre, 0,5 à 1 mg d'*a.* et l'élimination urinaire de l'*a.* est inférieure à 20 mg par 24 h (55 nmol/j). V. *catécholamine* et *récepteurs adrénergiques et sympathiques*.

ADRÉNARCHE, *s. f.* (*adrenal*, en angl. la glande surrénale, du lat. *ad*, près de et *ren*, rein ; gr. *arkhê*, commencement) [angl. ***adrenarche***]. Déclenchement de la sécrétion, par le cortex surrénal, des hormones androgéniques ; il précède la puberté et survient sous l'influence des hormones hypophysaires.

ADRÉNERGIE, *s. f.* (adrénaline ; gr. *ergon*, travail) [angl. ***adrenergy***]. « Libération d'hormones adrénaliniques à partir de deux systèmes différenciés : la médullosurrénale et les fibres post-ganglionnaires du système orthosympathique » (Guy Duchesnay). — Terme employé parfois comme synonyme de sympathicotonie.

ADRÉNERGIQUE, *adj.* (H. H. Dale, 1906) (adrénaline ; gr. *ergon*, travail) [angl. ***adrenergic***]. Qui se rapporte à la libération d'adrénaline ou qui agit par l'intermédiaire de l'adrénaline. — ***nerfs a.*** Syn. *nerfs noradrénergiques*. Fibres post-ganglionnaires sympathiques qui, sous l'effet de l'excitation, libèrent à leur extrémité distale un mélange d'adrénaline et de noradrénaline. — ***récepteur a.*** V. ce terme.

ADRÉNOCORTICOTROPE (hormone) ou **ADRÉNOCORTICOTROPHINE (ACTH)**. Hormone corticotrope (v. ce terme à *corticotrope*). — ***épreuve à l'hormone a.*** V. *Thorn (épreuve de)*.

ADRÉNO-LEUCODYSTROPHIE, *s. f.* (Siemerling et Creutzfeldt, 1923 ; Schaumburg, 1972) [angl. ***adrenoleukodystrophy***]. Variété de leucodystrophie associant une insuffisance surrénale à une démyélinisation du cerveau. C'est une maladie héréditaire à transmission récessive liée au sexe, frappant les jeunes garçons. Les manifestations nerveuses sont au premier plan : asthénie, troubles du comportement, affaiblissement des facultés mentales, baisse de la vision, puis atteinte pyramidale modérée. Cette maladie est toujours mortelle, au milieu d'un syndrome de décérébration. L'insuffisance surrénale est d'importance variable ; elle se traduit parfois seulement par une mélanodermie. Elle est associée à une insuffisance testiculaire. C'est dans la corticosurrénale plus que dans l'encéphale que l'on trouve les inclusions cellulaires typiques (Schaumburg) d'acides gras à très longues chaînes issues d'un trouble métabolique du cholestérol. Cette maladie, qui est une affection peroxysomiale (v. *peroxysome*), est proche du groupe des scléroses cérébrales diffuses. V. *adréno-myéloneuropathie, Migeon (syndrome de)* et *Lorenzo (huile de)*.

ADRÉNOLYTIQUE, *adj.* (adrénaline ; gr. *lutikos*, qui dissout) [angl. ***adrenolytic***]. Syn. *adrénalinolytique*. Qui s'oppose à l'action de l'adrénaline. V. *sympathicolytique*.

ADRÉNOMÉDULLINE, *s. f.* [angl. ***adrenomedullin***]. Peptide vasodilatateur de 52 acides aminés produit notamment par le rein. Son effet natriurétique s'explique par sa propriété d'empêcher la réabsorption distale du sodium par le tubule rénal.

ADRÉNO-MYÉLONEUROPATHIE (Griffin, 1977) (lat. *ad*, près de ; *ren*, rein ; gr. *muélos*, moelle ; *neuron*, nerf ; *pathê*, maladie) [angl. ***adrenomyeloneuropathy***]. Variété d'adréno-leucodystrophie (v. ce terme) caractérisée essentiellement par une paraplégie spasmodique associée à une neuropathie périphérique et, accessoirement, par des troubles endocriniens (insuffisance surrénale et testiculaire).

ADRÉNOPAUSE, *s. f.* (lat, *ad*, près de ; *ren*, rein ; gr. *pausis*, cessation) [angl. ***adrenopause***]. Ralentissement des fonctions du cortex surrénal, survenant vers la cinquantaine ; il porte électivement sur la sécrétion des hormones androgéniques.

ADRÉNOPRIVE, *adj.* (lat. *ad*, près de ; *ren*, rein ; *privare*, priver) [angl. ***adrenoprival***]. Lié à l'insuffisance surrénale.

ADRÉNOSTÉRONE, *s. f.* [angl. ***adrenosterone***]. Syn. *corps* ou *composé G de Reichstein*. Hormone extraite de la corticosurrénale et rattachée au groupe des hormones mâles.

ADRÉNOTROPHINE, *s. f.* (Houssay) (lat. *ad*, près de ; *ren*, rein ; gr. *trophê*, nourriture). Hormone corticotrope, ACTH. V. *corticotrope (hormone)*.

ADS. Action dynamique spécifique des aliments (v. ce terme).

ADSON (manœuvre d') (A. Alfred, amér., 1887-1951). — 1° [angl. ***Adson's maneuver***]. Manœuvre qui diminue ou fait disparaître le pouls radial, en cas de compression de l'artère subclavière dans le défilé costo-claviculaire : elle consiste dans l'élévation du menton avec rotation de la tête du côté malade et inspiration profonde. — 2° V. *Kleyne (manœuvre de).*

ADSORPTION, *s. f.* (lat. *ad,* vers ; *sorbere,* boire) [angl. ***adsorption***]. Fixation d'une molécule, d'un ion ou d'un atome sur une surface solide ou liquide. L'*a.* constitue la première phase de la réactivité des solides. Elle est caractérisée par l'énergie de la liaison chimique formée entre la surface ou substrat et l'espèce adsorbée (*adsorbat*). Lorsque cette énergie est faible, on parle d'*a.* physique ou *physisorption ;* dans le cas contraire, d'*a.* chimique ou *chimisorption.* Plus cette énergie est élevée et plus la température est basse, plus le temps de séjour de la molécule sur la surface est grand. Contraires : *désorption, élution.* V. *ions (échange d')* et *charbon activé.*

ADVENTICE, *s. f.* (lat. *adventitius,* supplémentaire) [TA et angl. ***tunica adventitia vasorum***]. Tunique externe conjonctive d'un conduit.

ADYNAMIE, *s. f.* (gr. *a-* priv. ; *dunamis,* force) [angl. ***adynamia***]. Épuisement neuromusculaire qui caractérise certaines maladies et en particulier certaines formes des pyrexies.

ADYNAMIE ÉPISODIQUE HÉRÉDITAIRE (Ingrid Gamstorp, 1956) [angl. ***adynamia episodica hereditaria, Gamstorp's disease***]. Syn. *maladie de Gamstorp.* Maladie héréditaire à transmission autosomique dominante, débutant dans l'enfance, voisine de la paralysie périodique familiale (v. ce terme), mais s'en distinguant par l'hyperkaliémie évoluant parallèlement aux crises et par le caractère plus fréquent, plus bref et moins sévère des crises paroxystiques qui peuvent atteindre les nerfs crâniens ; son pronostic est toujours favorable. Elle est attribuée à une atteinte du canal sodique de la membrane de la cellule musculaire. V. *paramyotonie congénitale.*

AEDES, *s. m.* (gr. *aêdês,* désagréable) [angl. ***Aedes***]. Genre de moustique de la famille des *Culicidés.* V. ce terme.

AÉRATEUR (ou drain) TRANSTYMPANIQUE. Dispositif en forme de yoyo ou de diabolo, faisant communiquer l'oreille moyenne avec l'oreille externe à travers la membrane tympanique. Il sert, surtout chez l'enfant, à drainer les otites récidivantes et à prévenir la surdité qui en résulte.

AÉRÉMIE, *s. f.* (Silberstern, 1907) (gr. *aêr,* air ; *haïma,* sang) [angl. ***aeraemia***]. V. *caissons (maladie des).*

AÉRIUM, *s. m.* Établissement de cure au grand air, destiné aux enfants soumis à une contamination tuberculeuse, mais ne relevant pas du préventorium (v. ce terme et *sanatorium*).

AEROBACTER, *s. m.* V. *Enterobacter.*

AÉROBIE, *adj.* (Pasteur) (gr. *aêr,* air ; *bios,* vie) [angl. ***aerobic***]. Se dit des microbes qui ont besoin pour vivre de la présence d'oxygène libre. De façon plus générale, se dit de tout phénomène ou métabolisme tributaire de l'oxygène.

AÉROBILIE, *s. f.* (gr. *aêr,* air ; bile). Présence d'air dans les voies biliaires.

AÉROBIOSE, *s. f.* (gr. *aêr,* air ; *bios,* vie) [angl. ***aerobiosis***]. Conditions nécessaires pour le développement des microbes aérobies.

AEROCOCCUS, *s. m.* (gr. *aêr,* air ; *kokkos,* grain) [angl. ***Aerococcus***]. Terme synonyme de *Streptococcus* dans certaines classifications.

AÉROCOLIE, *s. f.* (gr. *aêr,* air ; *côlon,* côlon) [angl. ***aerocolia***]. Accumulation de gaz dans le côlon, principalement dans l'angle splénique.

AÉRODONTALGIE, *s. f.* (gr. *aêr,* air ; *odous, odontos,* dent ; *algos,* douleur) [angl. ***aerodontalgia***]. V. *barodontalgie.*

AÉROEMBOLISME, *s. m.* [angl. ***aeroembolism***]. V. *caissons (maladie des)* et *embolie gazeuse.*

AÉROGASTRIE, *s. f.* (gr. *aêr,* air ; *gastêr,* estomac) [angl. ***aerogastria***]. Présence de gaz dans l'estomac, déterminant parfois la distension de cet organe.

AÉROGÈNE, *adj.* (gr. *aêr,* air ; *génês,* qui est engendré) [angl. ***aerogen***]. D'origine aérienne. — P. ex. : *contagion aérogène* de la tuberculose par le poumon.

AÉROÏLÉIE, *s. f.* (lat. *aer,* air ; lat. *ileum,* iléon). Présence de gaz dans l'iléon, partie de l'intestin grêle située entre le jéjunum et le gros intestin.

AEROMONAS, *s. m.* [angl. ***Aeromonas***]. Genre bactérien appartenant à la famille des Vibrionaceæ et dont certaines espèces sont responsables d'infections opportunistes.

AÉROPHAGIE, *s. f.* (Bouveret, 1891) (gr. *aêr,* air ; *phagein,* manger) [angl. ***aerophagia***]. Déglutition volontaire ou non d'une certaine quantité d'air qui pénètre dans l'œsophage et l'estomac. Elle est physiologique à tout âge, mais l'exagération de ce phénomène chez les névropathes et les dyspeptiques détermine des éructations en salve et peut provoquer la dilatation de l'œsophage ou de l'estomac.

AÉROPHOBIE, *s. f.* (gr. *aêr,* air ; *phobos,* peur) [angl. ***aerophobia***]. Crainte morbide de l'air. Phobie des courants d'air, du grand vent, observée souvent dans la rage.

AÉROPORTIE, *s. f.* (gr. *aêr,* air ; veine porte). Syn. *pneumatose portale.* Présence de gaz dans la veine porte.

AÉROSOL, *s. m.* [angl. ***aerosol***]. Système composé de particules très fines solides ou liquides tenues en suspension dans l'air ou dans un gaz : brouillard, fumées, etc. (par analogie avec les solutions colloïdales ou *sols*).

AÉROSOLTHÉRAPIE, *s. f.* [angl. ***aerosoltherapy***]. Emploi thérapeutique de certains médicaments réduits en aérosols : le brouillard ainsi formé, inhalé, pénètre profondément dans les voies respiratoires ; le médicament y produit une action locale et peut aussi être absorbé par l'organisme.

AÉROTONOMÈTRE, *s. m.* (Pflüger) (gr. *aêr,* air ; *tonos,* pression ; *métron,* mesure) [angl. ***aerotonometer***]. Appareil destiné à mesurer la tension des gaz dans le sang et les autres liquides de l'organisme.

AERTRYCKE (bacille d'). V. *Salmonella typhimurium.*

AES. V. *sang (accident d'exposition au).*

AETIOCHOLANOLONE, *s. f.* [angl. ***aetiocholanolone***]. Hormone mâle extraite de l'urine. C'est un des 17-cétostéroïdes, dérivé de la testostérone. V. *androgènes (hormones).*

AETOPATHOLOGIE, *s. f.* (gr. *aetos,* âge ; *pathos,* maladie ; *logos,* discours). Étude anatomopathologique des lésions caractéristiques de certaines époques de la vie.

AEU. Abréviation d'*Attestation d'Études Universitaires.*

AFFECT, *s. m.* (terme angl. *to affect,* affecter). Réaction psychique immédiate, devant certaines situations intéressantes, agréables ou désagréables : selon le cas, et respectivement il s'agira d'attention, de recherche ou de fuite. L'*a.* représente l'aspect élémentaire de l'affectivité.

AFFECTION, *s. f.* (lat. *afficere,* affaiblir) [angl. ***affection***]. Terme général désignant tout processus morbide, abstraction faite de ses causes.

AFFECTION DE LONGUE DURÉE (ALD). Maladie inscrite sur une liste particulière et qui, du fait du caractère durable et coûteux de son traitement, est exonérée du ticket modérateur.

AFFEKT-ÉPILEPSIE, *s. f.* (allemand) [angl. ***affecktepilepsie***]. V. *épilepsie affective.*

AFFÉRENT, ENTE, *adj.* (lat. *ad,* vers ; *ferre,* porter) [angl. ***afferent***]. Qui s'approche de ; centripète ; qui amène un fluide ou un influx nerveux vers un organe. V. *efférent.*

AFFRONTEMENT, *s. m.* Action de mettre en contact les lèvres d'une plaie pour en faciliter la cicatrisation.

AFFUSION, *s. f.* [angl. ***affusion***]. Application thérapeutique d'eau sur le corps ou l'une de ses parties au moyen d'un tuyau ou d'un récipient. V. *douche 1°.*

AFIBRINÉMIE, *s. f.* V. *afibrinogénémie.*

AFIBRINOGÉNÉMIE, *s. f.* [angl. ***afibrinogenaemia***]. Syn. *afibrinémie.* Absence totale de fibrinogène dans le plasma sanguin. L'*a.* entraîne un syndrome hémorragique. Elle peut être due à un défaut de synthèse du fibrinogène (*a.* constitutionnelle — v. plus bas — ou, plus rarement, acquise), à un excès de destruction (fibrinolyse ou protéolyse) ou à une consommation excessive (coagulation intravasculaire disséminée : v. ce terme). — ***a. totale congénitale*** (Rabe et Salomon, 1920). Maladie exceptionnelle, héréditaire, transmise selon le mode autosomique probablement récessif, caractérisée par des hémorragies provoquées répétées apparaissant généralement dès la naissance. Le sang est incoagulable par absence totale de fibrinogène, tous les autres facteurs d'hémostase existant normalement. Cette affection évolue presque toujours vers la mort avant l'âge de 20 ans. Elle est due à un défaut de synthèse du fibrinogène. V. *dysfibrinogénémie.*

AFIPIA FELIS (isolée par C. K. English en 1988, nommée par D. J. Brenner en 1991 d'après les initiales du laboratoire d'origine : *Armed Forces Institute for Internal Pathology* à Washington, DC, États-Unis) [angl. ***Afipia felis***]. Un des deux bacilles tenus pour responsables de la *maladie des griffes du chat* (v. ce terme).

AFP ou **α FP**. Abréviations d'*Alpha-Fœto-Protéine*. V. ce terme.

AFS. *Attestation de Formation Spécialisée.* Elle sanctionne une formation théorique et pratique de quatre semestres, suivie en France par des médecins généralistes étrangers hors Union européenne dans le but de se spécialiser. V. *AFSA*.

AFSA. *Attestation de Formation Spécialisée Approfondie.* Elle sanctionne une formation théorique et pratique de deux semestres, suivie en France par des médecins spécialistes étrangers hors Union européenne. V. *AFS.*

AFSSA. *Agence Française de Sécurité Sanitaire des Aliments.* V. *AFSSAPS.*

AFSSAPS. *Agence Française de Sécurité Sanitaire des Produits de Santé.* Cet organisme s'est substitué en 1999 à l'*Agence du médicament* avec des attributions plus larges concernant l'évaluation et la vigilance. Elle joue un rôle analogue à celui de la FDA aux États-Unis. V. *AFSSA*, *EMEA*, *HAS* et *IVS*.

AFZELIUS (syndrome d') (A. Arvid, suédois) [angl. ***Afzelius's syndrome***]. V. *cils immobiles (syndrome des).*

Ag. Abréviation d'*antigène.*

Ag (antigène ou système). V. *groupes sanguins.*

AGALACTIE ou, à tort, **AGALAXIE**, *s. f.* (gr. *a-* priv. ; *gala, aktos*, lait) [angl. ***agalactia***]. Absence de la sécrétion lactée après l'accouchement.

AGAMMAGLOBULINÉMIE, *s. f.* (Bruton, 1952) (gr. *a-* priv. ; gammaglobuline ; *haïma*, sang) [angl. ***agammaglobulinaemia***]. Absence de gammaglobulines dans le sang. — Ce terme désigne un groupe de maladies dues à une carence de l'immunité humorale, dont certaines gammaglobulines, les immunoglobulines, sont le support. — 1° Une ***a. congénitale type Bruton*** (1952), maladie héréditaire récessive liée au sexe, atteignant seulement les garçons. Elle se manifeste, chez le nourrisson, par des infections bactériennes graves et récidivantes des voies respiratoires et digestives et de la peau dues à une absence d'immunité par défaut de synthèse des anticorps sériques. Dans le sérum, le taux des trois immunoglobulines est très bas, ainsi que celui des agglutinines naturelles. Le caractère histologique essentiel est l'absence de lymphocytes B (plasmocytes : aplasmocytose) alors que la lymphocytose globale est normale. — 2° Des ***a. idiopathiques acquises tardives*** dont le tableau clinique est identique et qui seraient peut-être des formes congénitales d'expression tardive. — 3° Des ***a. secondaires*** à certaines maladies du sang (leucémie lymphoïde chronique, myélome) et à certains états entraînant une erreur d'apport ou une déperdition de protéines. Il existe en outre des *a.* dissociées où seules manquent 1 ou 2 immunoglobulines (v. *dysgammaglobulinémie*). — ***a. congénitale type suisse*** *ou* ***type Glanzmann.*** V. *alymphocytose congénitale.* — V. *immunité, carence immunitaire, cellule immunocompétente, alymphocytose, ataxie-télangiectasies* et *dysglobulinémie.*

AGAMONTE, *s. m.* (gr. *a-* priv. ; *gamos*, union). V. *schizonte.*

AGANGLIONOSE, *s. f.* (gr. *a-* priv. ; *ganglion*, glande) [angl. ***aganglionosis***]. Absence congénitale des ganglions nerveux du tube digestif. V. *mégacolon.*

AGAR ou **AGAR-AGAR**, *s. m.* (nom malais) [angl. ***agar***]. Algue de la famille des Floridées, commune dans les mers du Japon. Elle renferme un produit colloïde (gélose). On l'utilise pour faire des milieux de culture solides que l'on nomme *agar* ou *gélose.*

AGASTRIE, *s. f.* (H. Annes Dias, 1938) (gr. *a-* priv. ; *gastêr*, estomac) [angl. ***agastria***]. Absence de l'estomac à la suite de résection totale.

Ag δ. Abréviation d'*agent delta.*

Ag e. V. *antigène Australia.*

ÂGE, *s. m.* (ancien français *aage*) [angl. ***age***]. Temps écoulé depuis la naissance d'un individu. — ***premier â.*** Les deux premières années de la vie. — ***deuxième â.*** Période de l'existence allant du 2e au 5e anniversaire. — ***troisième â.*** Terme imprécis désignant les personnes retraitées valides. — ***quatrième â.*** Personnes d'âge très avancé, invalides, complètement dépendantes du milieu.

ÂGE GESTATIONNEL. — 1° [angl. ***gestational age***]. Durée de la grossesse à compter du premier jour des dernières règles, soit en moyenne 280 jours. — 2° [angl. ***fertilization age***]. Âge du produit de la conception calculé à partir du jour probable de la conception, soit en moyenne 266 jours.

ÂGE MENTAL [angl. ***mental age***] (psychiatrie). Terme servant à fixer le niveau intellectuel d'un enfant. Il correspond à l'âge réel de l'enfant normal moyen capable d'exécuter correctement le test le plus compliqué auquel répond sans faute l'enfant examiné.

ÂGE OSSEUX [angl. ***bone age***]. Stade du développement du squelette, mis en évidence grâce à des radiographies (fontanelles chez le nourrisson ; poignet, main chez l'adolescent ; synostose des sutures crâniennes chez l'adulte).

AGENCE DE LA BIOMÉDECINE. « Établissement public administratif de l'État, compétent dans les domaines de la greffe, de la procréation, de l'embryologie et de la génétique humaine », reprenant à partir du 10 mai 2005 l'ensemble des activités de l'Établissement français des greffes.

AGENCE EUROPÉENNE DES MÉDICAMENTS [angl. ***European Medicines Evaluation Agency, EMEA***]. Organe décentralisé de l'Union européenne, créé en 1995 et dont le siège est à Londres. C'est l'équivalent européen de la FDA américaine (v. ce terme à *Food and Drug Administration*). V. également *AFSSAPS* et *HAS.*

AGENCE FRANÇAISE DE SÉCURITÉ SANITAIRE DES ALIMENTS (AFSSA). Organisme chargé de surveiller la qualité des produits alimentaires. V. *AFSSAPS.*

AGENCE FRANÇAISE DE SÉCURITÉ SANITAIRE DES PRODUITS DE SANTÉ (AFSSAPS). V. *AFSSAPS.*

AGENCE NATIONALE D'ACCRÉDITATION ET D'ÉVALUATION EN SANTÉ. V. *ANAES.*

AGENCE RÉGIONALE DE L'HOSPITALISATION (ARH). Groupement d'intérêt public entre l'État et des organismes d'assurance maladie et dont la mission est de « définir et de mettre en œuvre la politique régionale d'offre de soins hospitaliers, d'analyser et de coordonner l'activité des établissements de santé publics et privés, de contrôler leur fonctionnement et de déterminer leurs ressources » (Code de la santé publique, art. L. 6115-1). Il est prévu de remplacer les ARH par les ARS (v. *agence régionale de santé*) en 2009.

AGENCE RÉGIONALE DE SANTÉ (ARS). Organisme de tutelle devant se substituer en 2009 à l'agence régionale de l'hospitalisation (ARH) et devant piloter également la médecine libérale.

AGÉNÉSIE, *s. f.* (gr. *a-* priv. ; *génésis*, génération) [angl. ***agenesia***]. — 1° Impuissance ; impossibilité d'engendrer. — 2° Arrêt du développement de certaines parties de l'embryon provoquant certaines atrophies d'ordre tératologique et des malformations. — 3° (anthropologie). Syn. *homogénésie agénésique.* Nom donné par Broca aux croisements dont les produits sont absolument inféconds entre eux et avec des individus de l'une ou de l'autre race mère.

AGÉNITALISME, *s. m.* (lat. *a-* priv. ; *genitalis*, génital) [angl. ***agenitalism***]. État d'un individu privé de la sécrétion interne de ses glandes sexuelles. V. *eunuchisme.*

AGÉNOSOME, *s. m.* (Isidore Geoffroy St-Hilaire) (gr. *a-* priv. ; *génnan*, engendrer ; *sôma*, corps) [angl. ***agenosomus***].

Monstre chez lequel les organes génitaux et urinaires sont nuls ou très rudimentaires.

AGENT DELTA (δ) (Rizzetto, 1975-1977) [angl. ***delta agent***]. Syn. *antigène delta, Ag δ, AgHD, HDV, Virus D, virus delta, virus de l'hépatite D, Deltavirus.* Particule d'acide ribonucléique de faible poids moléculaire mesurant 35 à 37 nm, présente, liée à l'antigène HBs, chez certains sujets atteints d'hépatite B. Son association avec le virus de cette hépatite, dans les formes aiguës et chroniques actives de la maladie, est un indice de particulière gravité. Cette particule se comporte en antigène et suscite la production d'anticorps anti-delta (anti HD). C'est un virus défectif. V. ce terme.

AGENT DES SERVICES HOSPITALIERS [angl. ***orderly***]. Personne entretenant, nettoyant, désinfectant les locaux, s'occupant de l'hygiène et du rangement du matériel d'hôtellerie.

AGENT INFECTIEUX ou **TRANSMISSIBLE NON CONVENTIONNEL**. V. *pseudovirus.*

AGENT PHYSIQUE MÉDICAL [angl. ***medical physical agent***]. Moyen physique utilisé en thérapeutique. P. ex. : le froid et la chaleur, le son et l'ultrason, le soleil et la lumière, les divers courants électriques, l'eau, le mouvement et le massage.

AGGIR (grille) (Autonomie Gérontologique Groupe Iso-Ressources). Grille d'évaluation des personnes âgées selon leur degré de dépendance. Elle permet de les classer dans 6 groupes nécessitant des aides adaptées à leur perte d'autonomie et comporte dix éléments : cohérence du comportement, orientation, toilette, habillage, alimentation, élimination des selles et des urines, changements de position, déplacements intérieurs et extérieurs, communication à distance.

AGGLUTINATION, *s. f.* (lat. *agglutinare,* coller à) [angl. ***agglutination***]. Groupement en petits amas distincts de corps figurés (bactéries, hématies) porteurs d'un antigène et en suspension dans un liquide, survenant lorsqu'on ajoute à ce liquide l'anticorps correspondant. Il a été observé dans les cultures en bouillon de certaines bactéries quand on y ajoute quelques gouttes du sérum d'un sujet vacciné contre la maladie causée par cette bactérie ou atteint de cette maladie. Les bactéries, immobiles, forment des amas qui tombent au fond du tube. Les cultures stérilisées jouissent de la même propriété (v. *sérodiagnostic*) et leur manipulation est sans danger. L'*a.* a été observée également sur les hématies (hémagglutination : v. ce terme). Cette réaction d'*a.* permet d'identifier un antigène (p. ex. d'une bactérie, ou de globules rouges : groupe sanguin) ou d'affirmer la présence d'un anticorps (sérodiagnostic) que l'on recherche avec l'anticorps ou l'antigène correspondant.

AGGLUTINATION DE GROUPE. V. *coagglutination.*

AGGLUTINATION DES HÉMATIES TRYPSINISÉES (test d'), AGGLUTINATION EN MILIEU ALBUMINEUX ou **EN SÉRUM ALBUMINÉ (test d').** Méthodes destinées à mettre en évidence, dans le sérum, certains anticorps incomplets (v. ce terme et *hématies trypsinisées, procédé des*).

AGGLUTINATION PASSIVE [angl. ***passive agglutination***]. Agglutination (v. ce terme) dans laquelle des particules inertes, servant de support à des antigènes solubles artificiellement fixés sur elles, sont agglutinées lorsqu'elles sont mises en contact avec les anticorps correspondant à ces antigènes. V. *hémagglutination passive.*

AGGLUTININE, *s. f.* [angl. ***agglutinin***]. Substance spécifique (anticorps) contenue dans certains sérums provoquant l'agglutination, soit de certaines bactéries *(bactério-agglutinine),* soit des globules rouges *(hémo-agglutinine* ou *hémagglutinine),* qui renferment l'agglutinogène correspondant. — Il existe plusieurs espèces d'***hémo-agglutinines*** : les plus anciennement connues sont les *a.* α et β, qui agglutinent respectivement les hématies contenant les agglutinogènes A et B (antigènes érythrocytaires du système ABO) ; selon les individus, elles peuvent être seules ou associées dans le sérum ou être absentes de celui-ci (v. *groupes sanguins*). Ces deux *a.* existent spontanément et sont dites *régulières* ou *naturelles.* On décrit aussi des *a. irrégulières* (v. ce terme).

AGGLUTININE ANTI-GALLUS (lat. *gallus,* coq) [angl. ***anti-Gallus agglutinin***]. Anticorps sérique agglutinant les globules rouges de poulet, découvert chez des malades atteints de pneumonie atypique primitive.

AGGLUTININE CHAUDE [angl. ***warm agglutinin***]. V. *anticorps chaud.*

AGGLUTININE COMPLÈTE [angl. ***complete agglutinin***]. V. *anticorps complet.*

AGGLUTININE FROIDE (Amzel et Hirszfeld, 1925) [angl. ***cold agglutinin***]. Syn. *cryo-agglutinine.* Agglutinine irrégulière non spécifique, contenue dans le sérum de certains sujets, capable d'agglutiner entre 0 °C et 20 °C les hématies de ces sujets *(auto-agglutinine froide)* et celles des personnes du même groupe et du groupe O. Elles existent chez quelques individus du groupe A1 et au cours de certaines maladies (pneumonie atypique à virus, fièvre récurrente et quelques affections hémolytiques, hépatiques et parasitaires) ; v. *anticorps froid* et *agglutinines froides (maladie des).*

AGGLUTININE DE GROUPE [angl. ***group agglutinin***]. Syn. *coagglutinine.* Anticorps apparaissant dans le sérum d'un sujet atteint ou convalescent d'une maladie infectieuse et agglutinant, avec la bactérie de la maladie, les bactéries voisines. V. *coagglutination.*

AGGLUTININE INCOMPLÈTE [angl. ***incomplete agglutinin***]. V. *anticorps incomplet.*

AGGLUTININE IRRÉGULIÈRE [angl. ***immune agglutinin***]. Anticorps sérique dirigé contre les globules rouges possédant certains antigènes indépendants du système ABO et dont les groupes sanguins (rares) ne sont pas toujours recherchés dans les examens de routine. — Les uns, « *naturels* », existent dans tout sérum (p. ex. : l'anti Lewis ou l'anti P1) ; ils sont rares. D'autres (*agglutinines immunes* ou *immun-anticorps*), plus fréquents, apparaissent à la suite de l'introduction d'un antigène étranger, à la suite de certaines grossesses ou de transfusions : p. ex. ceux de groupe Rh ou des systèmes Duffy, Kell ou MNS. V. *donneur dangereux, iso-immunisation* et *Rhésus (facteur).*

AGGLUTININE SPÉCIFIQUE [angl. ***major agglutinin***]. Anticorps apparaissant dans le sérum d'un sujet atteint ou convalescent d'une maladie infectieuse et agglutinant uniquement la bactérie de la maladie, ou l'agglutinant à une dilution beaucoup plus forte que les bactéries voisines.

AGGLUTININE O et **AGGLUTININE H** [angl. ***O, H, agglutinin***]. *A.* correspondant aux antigènes bactériens O et H (v. *antigène*).

AGGLUTININES FROIDES (maladie des) [angl. ***cold agglutinin disease***]. Syn. *hémoglobinurie et acrocyanose paroxystiques avec agglutinines froides à un titre élevé.* Affection survenant surtout chez la femme après 50 ans, caractérisée par l'apparition, sous l'influence du froid, de troubles vasomoteurs des extrémités (syndrome de Raynaud, avant tout) et, plus rarement, d'accès d'hémolyse intravasculaire avec ou sans hémoglobinurie. Entre ces crises persiste parfois une anémie chronique qui peut s'accompagner de subictère et de splénomégalie. Le sérum contient des agglutinines froides à un taux élevé, responsables de l'auto-agglutination des hématies (immunoglobulines M : IgM avec chaînes légères kappa), un anticorps froid incomplet et souvent une hémolysine froide. L'évolution est chronique, souvent invalidante, très rarement mortelle ; cependant elle prend parfois une allure qui rapproche la maladie des *a. f.* de la macroglobulinémie de Waldenström et des hémopathies lymphoïdes malignes. À côté de cette forme idiopathique, existent des formes associées à d'autres hémopathies. Cette maladie est une variété d'anémie hémolytique auto-immune (v. ce terme).

AGGLUTINOGÈNE, *s. m.* [angl. ***agglutinogen***]. Substance (antigène) possédée par certaines bactéries ou certains globules rouges *(hémagglutinogènes),* qui rend ces bactéries ou ces globules agglutinables par des sérums contenant les agglutinines correspondantes. Les *globules rouges* possèdent plusieurs espèces d'*a.* : les plus anciennement connus sont l'*a.* A et l'*a.* B qui peuvent, selon les individus, être isolés ou associés dans les hématies, ou en être absents : d'où division des individus en quatre catégories ou *groupes sanguins* (v. ce terme) ; les *a.* M, N et P (v. *groupes sanguins*) ; l'*a.* Rh et les *a.* voisins (v. *Rhésus, facteur*).

AGH. V. *anaplasmose granulocytique humaine* à *anaplasmose.*

Ag HA. Abréviation d'*antigène de l'hépatite virale A.* V. *hépatite A.*

Ag HBc. V. *antigène Australia.*

Ag HBe. V. *antigène Australia.*

Ag HBs. V. *antigène Australia.*

Ag HC. V. *hépatite virale.*

Ag HD. V. *agent delta.*

AGGRAVATION, *s. f.* [angl. ***worsening, worsened health condition***] (médecine légale ou d'expertise). Dommage corporel nouveau survenu depuis la consolidation (v. ces termes). Imputable au fait générateur, temporaire ou définitive, l'*a.* témoigne de l'évolutivité propre des séquelles traumatiques.

AGLOSSIE, *s. f.* (gr. *a-* priv. ; *glôssa*, langue) [angl. ***aglossia***]. Absence congénitale de la langue.

AGLOSSIE-ADACTYLIE (syndrome) [angl. ***aglossia-adactylia syndrome***]. Ensemble de malformations non héréditaires comportant essentiellement une absence totale ou subtotale de la langue et un manque de développement des extrémités, surtout des doigts ; d'autres anomalies peuvent être associées : des dents, de la voûte palatine, du cœur, des viscères abdominaux. V. *Hanhart (syndrome d').*

AGLYCONE, *s. m.* (gr. *a-* priv. ; *glukus*, chose douce) [angl. ***aglycone***]. Syn. *génine.* V. *hétéroside.*

AGMINÉ, ÉE, *adj.* (lat. *agminari*, aller en troupe) [angl. ***agminate***]. Se dit de plusieurs organes élémentaires de même espèce réunis les uns aux autres.

AGNATHIE, *s. f.* (gr. *a-* priv. ; *gnathos*, mâchoire) [angl. ***agnathia***]. Absence congénitale de la mandibule.

AGNOSIE, *s. f.* (gr. *agnôsía*, ignorance) [angl. ***agnosia***]. Trouble de la reconnaissance des objets, inexplicable par un déficit sensoriel et traduisant un déficit cérébral spécialisé. Il existe des *a.* pour tous les organes des sens (cécité, surdité, verbale). Ce terme est ordinairement employé dans le sens d'*a. tactile.* — ***a. auditive.*** Trouble de l'audition portant électivement sur la compréhension des perceptions sensorielles élémentaires, celles-ci étant à peu près normalement entendues. Il est dû à une atteinte du cortex cérébral : il ne s'accompagne pas de troubles de l'intelligence, mais généralement de troubles du langage. — ***a. auditive verbale congénitale.*** V. *audimutité.* — ***a. digitale*** [angl. ***finger agnosia***]. Difficulté ou impossibilité, pour un malade, de distinguer les doigts de sa main ou de celle de l'observateur ; v. *Gerstmann (syndrome de).* — ***a. d'extensité.*** V. *amorphognosie.* — ***a. d'intensité.*** V. *ahylognosie.* — ***a. perceptive.*** *A.* tactile caractérisée par un trouble dans la perception des sensations. — ***a. sémantique.*** Syn. *asymbolie tactile. A.* tactile caractérisée par l'impossibilité de construire, avec les éléments fournis par la palpation d'un objet, le schéma de cet objet, nécessaire pour en comprendre la nature et l'usage. C'est une forme d'astéréognosie. V. *pariétal (syndrome)* et *analgognosie.* — ***a. spatiale*** [angl. ***spatial agnosia***]. Impossibilité de localiser un objet dans l'espace ; désorientation ; perte de la mémoire topographique (lésions de l'écorce du lobe occipital). — ***a. visuelle*** ou ***optique*** [angl. ***visual agnosia***]. Perte des représentations visuelles, des images-souvenirs, observée dans la cécité psychique (v. ce terme) ; elle est due à une lésion du lobe occipital. V. *simultagnosie.*

AGNOSO-APRAXIE, *s. f.* [angl. ***agnosia-apraxia***]. Apraxie associée à une agnosie tactile plus ou moins accentuée (apraxie idéatoire ou idéo-motrice).

AGONIE, *s. f.* (gr. *agônia*, combat) [angl. ***agony***]. Période de transition entre la vie et la mort, caractérisée par un affaiblissement de la circulation entraînant une irrigation cérébrale insuffisante et la diminution ou l'abolition de l'intelligence.

AGONISTE, *adj.* et *s. m.* (gr. *agônistês*, combattant) [angl. ***agonist***] (physiologie). Se dit d'un muscle dont l'action produit le mouvement désiré. Plus généralement, phénomène ou substance qui concourt à produire l'effet recherché, qui accroît celui-ci.

AGORAPHOBIE, *s. f.* (Westphal, 1872) (gr. *agora*, place ; *phobos*, peur) [angl. ***agoraphobia***]. Peur des espaces ; appréhension de traverser les places, les ponts, accompagnée souvent d'angoisse et de vertige.

AGRAFE, *s. f.* [angl. ***clip***]. Petite attache métallique servant à fermer les plaies.

AGRAMMATISME, *s. m.* (gr. *a-* priv. ; *grammata*, lettres) [angl. ***agrammatism***]. — 1° Vice de prononciation résultant de l'omission d'une ou de plusieurs lettres d'un mot. — 2° (Kussmaul, 1876). Syn. *aphasie syntactique* (Head). Défaut de construction grammaticale des phrases aboutissant à un style télégraphique.

AGRANULOCYTOSE, *s. f.* (W. Schultz, 1922) [angl. ***agranulocytosis***]. Syn. *aneutrophilie, granulocytopénie maligne, maladie de Schultz.* Disparition des leucocytes granuleux du sang. C'est une neutropénie extrême. — Ce terme, proposé d'abord pour désigner une affection autonome presque toujours mortelle, caractérisée par une angine ulcéro-nécrotique, un syndrome infectieux grave et un syndrome hématologique spécial (leucopénie considérable avec disparition presque totale des polynucléaires neutrophiles), s'applique aussi à un état *(syndrome agranulocytaire)* qui peut se rencontrer dans un grand nombre d'infections (septicémie), d'intoxications ou à la suite d'un traitement radioactif intense ou prolongé. Elle est parfois accompagnée de *myéloblastose,* d'*anémie* ou d'*hémorragies* (v. *panmyélophtisie*).

AGRANULOCYTOSE GÉNÉTIQUE INFANTILE. V. *agranulocytose infantile héréditaire de von Kostmann.*

AGRANULOCYTOSE HYPERPLASIQUE DU TYPE ROHR. V. *Rohr (agranulocytose hyperplasique du type, ou moelle de).*

AGRANULOCYTOSE INFANTILE HÉRÉDITAIRE DE VON KOSTMANN (1956) [angl. ***Kostmann's disease***]. Syn. *agranulocytose génétique infantile* (von Kostmann), *maladie de von Kostmann.* Maladie familiale héréditaire, à transmission autosomique récessive, rare, décrite chez le nourrisson en Suède et caractérisée par un arrêt de la maturation des leucocytes granuleux au stade promyélocytaire. Cette affection facilite le développement d'infections, souvent cutanées, qui peuvent entraîner la mort.

AGRAPHIE, *s. f.* (Ogle, 1867) (gr. *a-* priv. ; *graphein*, écrire) [angl. ***agraphia***]. Syn. *aphasie motrice graphique.* Impossibilité d'exprimer les idées et les sentiments en se servant de mots écrits ou de signes. Elle peut porter sur l'expression des sentiments par les signes musicaux *(agraphie musicale).* V. *amnésie graphocinétique.*

AGRAVITÉ, *s. f.* (lat. *a-* priv. ; *gravitas*, pesanteur) [angl. ***weigthlessness***]. Syn. *apesanteur.* État d'un corps qui n'est pas soumis à la pesanteur.

AGRÉGABILITÉ, *s. f.* Faculté de pouvoir s'agréger, se grouper en amas. V. *agrégation des hématies* et *agrégation des plaquettes.*

AGRÉGANT, ANTE, *adj.* (lat. *agregare*, rassembler, de *grex, gregis*, troupe) [angl. ***aggregating***]. Forme grammaticale incorrecte : mieux vaut dire *agrégeant.* Qui provoque ou favorise l'agrégation des globules rouges ou des plaquettes dans les vaisseaux sanguins.

AGRÉGAT D'HÉMATIES [angl. ***red cell aggregate***]. Amas d'hématies empilées en rouleaux se formant parfois dans les artérioles et les capillaires lorsque la circulation se ralentit.

AGRÉGAT DE PLAQUETTES [angl. ***platelet aggregate***]. Amas de plaquettes qui se sont accolées et unies les unes aux autres. V. *agrégation des plaquettes.*

AGRÉGATION DES HÉMATIES [angl. ***sludging of red cells***]. Le fait, pour les globules rouges, de se grouper, de se réunir en petits amas dans les vaisseaux ; il est lié au ralentissement de la circulation et provoque l'obstruction des artérioles et des capillaires. Il peut être localisé (zones ischémiées) ou généralisé (états de choc).

AGRÉGATION LEUCOCYTAIRE (test d') (Rouveix, 1980) [angl. ***leucocytes aggregation test***]. Méthode néphélémétrique d'évaluation de l'hypersensibilité à médiation cellulaire (v. ce terme), permettant de doser de très faibles quantités de lymphokines (v. ce terme).

AGRÉGATION DES PLAQUETTES [angl. ***platelet aggregation***]. Le fait, pour les plaquettes, de se grouper, de s'accoler les unes aux autres dans les vaisseaux et de s'unir entre elles par des filaments d'actine, de myosine et de fibrine. C'est le dernier stade de l'hémostase primaire (phase plaquettaire de l'hémostase), qui succède à l'adhésion et au « release ». L'*a.* (facilitée par les catécholamines, l'ADP, le facteur plaquettaire n° 4, le thromboxane et la présence de calcium) d'abord réversible, devient plus ou moins vite irréversible (formation d'un clou plaquettaire aidée par la présence de traces de thrombine). V. *thrombus blanc*. Le processus de coagulation va ensuite se poursuivre grâce aux facteurs plasmatiques. V. *adhésion plaquettaire* et *prostacycline*.

AGRÉGEANT, ANTE, *adj.* Terme préférable à *agrégant* (v. ce mot).

AGRESSOLOGIE, *s. f.* (M. Mosinger, 1947) (lat. *aggressio*, attaque ; gr. *logos*, science). « Étude des chocs d'origine exogène et endogène, traumatique, physique, chimique, infectieuse ou neuropsychique ».

AGUEUSIE, *s. f.* (gr. *a-* priv. ; *geusis*, goût) [angl. ***ageusia***]. Diminution ou abolition du sens du goût.

AGYRIE, *s. f.* (gr. *a-* priv. ; *gyros* ou lat. *gyrus*, cercle, circonvolution cérébrale) [angl. ***agyria***]. Syn. *lissencéphalie*. Absence congénitale de circonvolutions cérébrales. V. *Warburg (syndrome de), Miller-Dieker (syndrome de)* et *Norman-Roberts (syndrome de)*.

AH. V. *amyloïde*.

AH (espace) [angl. ***AH interval***] (cardiologie). Distance qui sépare, sur l'électrocardiogramme endocavitaire atrio-ventriculaire (v. *H, onde*), l'onde A, onde atriale rapide, de l'onde H, due à l'activité du faisceau de His. Elle mesure le temps de conduction à travers le nœud d'Aschoff-Tawara et la portion proximale du faisceau de His, normalement de 50 à 120 millisecondes. Son allongement isolé traduit un ralentissement de la conduction nodale : c'est un bloc supra-hissien (v. ce terme).

AHA. V. *ACC/AHA (classification)*.

AHLQUIST (hypothèse ou théorie d') (A. Raymond, amér., 1948). V. *récepteur adrénergique ou sympathique*.

AHRENS (maladie d'). V. *hyperlipidémie, type 4*.

AHYLOGNOSIE, *s. f.* (gr. *a-* priv. ; *hulê*, matière ; *gnôsis*, connaissance) [angl. ***ahylognosia***]. Syn. *anhylognosie, agnosie d'intensité*. Impossibilité de reconnaître, par le toucher, la matière constituant les différents objets.

AÏ CRÉPITANT ou **DOULOUREUX** (nom dû à la brusque douleur provoquée par le moindre mouvement). V. *synovite crépitante*.

AICARDI (syndrome d') (A. Jean, fr., 1969) [angl. ***Aicardi's syndrome***]. Syndrome pédiatrique rare, observé dans le sexe féminin et de mauvais pronostic associant des spasmes en flexion, une agénésie du corps calleux et des lacunes chorio-rétiniennes.

AICARDI ET GOUTIÈRES (syndrome d') (A. Jean ; G. Françoise, fr., 1984) [angl. ***Aicardi-Goutières syndrome***]. Encéphalopathie familiale progressive très rare observée chez le nourrisson et évoluant rapidement vers la mort. Elle comporte une spasticité, une microcéphalie et des troubles oculomoteurs. Il s'y associe des calcifications des noyaux basaux et une lymphocytose du liquide céphalorachidien.

AICD. Abréviation de l'anglais *Automatic Intracorporeal Cardiac Defibrillator*. Défibrillateur cardiaque implantable.

AIDE FONCTIONNELLE [angl. ***functional aid***]. Objet ou appareil destiné à faciliter les activités des personnes handicapées et qui n'est ni une prothèse (laquelle remplace un organe ou un membre) ni directement fixé au corps (orthèse). P. ex. : canne, lunettes, fauteuil roulant, aides de préhension.

AIDE À LA MARCHE [angl. ***walking aid***]. Aide fonctionnelle destinée à pallier un trouble de la déambulation, p. ex. : cannes, déambulateur, main courante.

AIDE MÉDICALE URGENTE (AMU). V. *SAMU*.

AIDE SENSORIELLE [angl. ***sensorial aid***]. Aide fonctionnelle destinée à pallier une insuffisance sensorielle, p. ex. : lunettes, amplificateur auditif.

AIDE-SOIGNANT, ANTE, *s. m.* ou *f.* [angl. ***nursing auxiliary, healthcare assistant***]. Personne qui, munie du diplôme nécessaire et sous la responsabilité de l'infirmière, assure les soins d'hygiène et le confort des malades hospitalisés ainsi que le nettoyage et la désinfection du mobilier et de la chambre. V. *IFAS*.

AIGINGER (training compensé d') [angl. ***Aiginger's method***]. Technique de *relaxation* fondée sur le contrôle de la respiration.

AIGU, UË, *adj.* (lat. *acutus*, aigu) [angl. ***acute***]. — 1° D'évolution courte (maladie). P. ex. : *appendicite a., œdème pulmonaire a.* V. *subaigu, suraigu* et *chronique*. — 2° Intense et localisé (douleur). V. *acuité*.

AINE, *s. f.* (lat. *inguen*, aine) (TA *inguen* ; *pl. inguina*) [angl. ***groin***]. Région unissant les faces antérieures de la paroi abdominale et de la cuisse. V. *inguinal*.

AÏNHUM, *s. m.* [angl. ***ainhum***]. Affection des pays chauds, considérée comme une trophonévrose et caractérisée par l'amputation spontanée d'un orteil (généralement le cinquième). L'*a.* ne s'observe que dans la race noire et ne frappe que le sexe masculin. V. *acropathie*.

AINS [angl. ***AINS***]. Abréviation d'*Anti-Inflammatoire Non Stéroïdien*. V. *inflammation* et *arachidonique (acide)*.

AIR (mal de l'). V. *transports (mal des)*.

AIR COMPLÉMENTAIRE. V. *volume de réserve inspiratoire*.

AIR COURANT. V. *volume courant*.

AIR DE RÉSERVE. V. *volume de réserve expiratoire*.

AIR RÉSIDUEL. V. *volume résiduel*. — ***a. r. fonctionnel***. V. *capacité résiduelle fonctionnelle*.

AIR TRAPPING (angl.). V. *trapping*.

AIR VELOCITY INDEX (angl.). V. *index de rapidité de l'air*.

AIS. Initiales d'*anti-inflammatoire stéroïdien*. V. *inflammation* et *arachidonique (acide)*.

AIS. V. *acte infirmier de soins*.

AISSELLE, *s. f.* (lat. *axilla*, aisselle) (TA *axilla*) [angl. ***axilla, armpit***]. Espace creux situé sous l'épaule, entre la face latérale du thorax et la face interne du bras, contenant de nombreux vaisseaux et nerfs. V. *axillaire*.

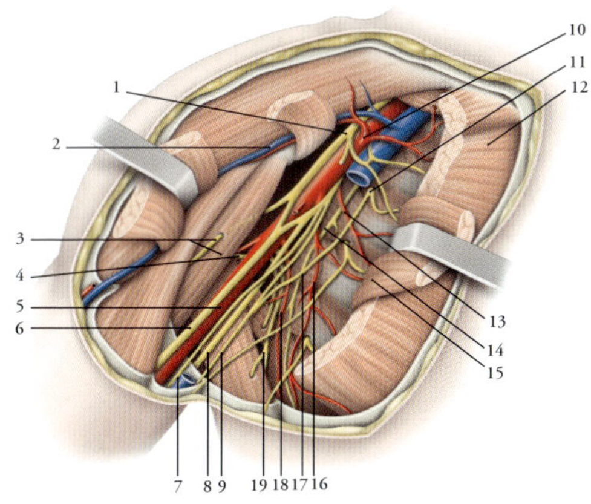

Creux axillaire

1. n. pectoral latéral	*10. a. acromio-thoracique*
2. v. céphalique	*11. 2e n. intercostal*
3. nn. musculo-cutané et coraco-brachial	*12. m. grand pectoral*
4. n. axillaire	*13. a. thoracique latérale accessoire*
5. a. axillaire	*14. n. thoracique long*
6. n. médian	*16. a. thoracique latérale*
7. n. cutané médial de l'avant-bras	*15. m. petit pectoral*
8. n. ulnaire	*17. n. intercosto-brachial*
9. n. cutané médial du bras	*18. a. subscapulaire*
	19. n. du m. grand dorsal

AIT. Abréviation d'*Accident Ichémique (cérébral) Transitoire* [angl. ***cerebral transient ischaemic attack, TIA***]. V. *accident vasculaire cérébral*.

AJMALINE (épreuve à l') (Cl. Guérot, fr., 1972) [angl. ***ajmaline test***] (cardiologie). Épreuve pharmacologique réalisée au cours de l'enregistrement endocavitaire des potentiels du faisceau de His, pour dépister l'origine cardiaque d'une syncope. L'ajmaline, injectée dans une veine, ralentit la conduction atrio-ventriculaire, surtout dans la partie distale des voies de conduction. L'allongement de l'espace HR (du potentiel du faisceau de His au début du ventriculogramme), faible chez le sujet sain, atteint le double, ou plus, de la normale en cas de bloc atrio-ventriculaire paroxystique. Cette épreuve provoque même parfois un bloc atrio-ventriculaire complet ou de haut degré. — L'*ajmaline* est un alcaloïde dérivé de *Rauwolfia serpentina,* utilisable dans le traitement des arythmies, surtout ventriculaires. L'*a.*, qui bloque les canaux sodiques cardiaques, est également utilisée pour diagnostiquer certaines variétés de syndrome des Brugada. V. ce terme, *antiarythmique* et *électrophysiologie*.

AJURIAGUERRA (méthode de De) (de A., fr., XXe siècle) [angl. ***Ajuriaguerra's method***]. Technique de *relaxation* par entraînement psychophysiologique.

AKATHISIE, *s. f.* V. *acathésie.*

AKINESIA ALGERA (Mœbius, 1891) [angl. ***akinesia algera***]. Syn. *syndrome de Mœbius.* « Syndrome caractérisé par des sensations douloureuses se produisant à l'occasion des mouvements volontaires, douleurs qui ne s'expliquent par aucune lésion locale et qui rentrent dans le groupe des algies centrales » (Déjerine).

AKINÉSIE, *s. f.* (gr. *a-* priv. ; *kinêsis*, mouvement) [angl. ***akinesia***]. V. *acinésie.* — Pris aussi dans le sens d'immobilisation. P. ex. : *a. palpébrale* dans les opérations sur le globe oculaire.

AKINÉTIQUE (crise) (Lennox) [angl. ***akinetic fit***]. Syn. *attaque* ou *crise statique* (Ramsay Hunt). Forme mineure de l'épilepsie (petit mal), caractérisée par la perte soudaine et brève du tonus de posture avec chute de la tête en avant et, si la crise est généralisée, chute brutale. V. *épilepsie akinétique.*

AKOASME ou **ACHOASME**, *s. m.* (gr. *akhoê*, oreille, audition) [angl. ***akoasma***]. Nom proposé par Wernicke pour désigner l'ensemble des hallucinations auditives élémentaires (perception de sons indéfinis) et différenciées (sons rapportés à des objets déterminés).

AKUREYRI (maladie d') [angl. ***Akureyri disease***]. Encéphalomyélite épidémique de cause imprécise, décrite en 1948 dans la ville d'*A.* en Islande. Elle se manifeste par une fièvre, un syndrome méningé, des douleurs et une faiblesse dans certains groupes musculaires, des paresthésies, parfois une diarrhée. Son évolution est presque toujours bénigne.

AL. Abréviation de l'angl. *Amyloid Light (chain protein).* V. *amyloïde.*

ALA. Abréviation de *d-aminolévulinique acide.* V. *porphyrine.*

ALA. Symbole de l'*alanine.*

ALACRYMIE. *s. f.* (gr. *a-* priv. ; lat. *lacryma,* larme). Absence de sécrétion de larmes.

ALACTASIE, *s. f.* [angl. ***lactase deficiency***]. Absence de lactase : v. ce terme et *lactose (intolérance au).*

ALAGILLE (syndrome d') (A. Daniel, fr., 1975) [angl. ***Alagille's syndrome***]. Association chez l'enfant d'un ictère cholestatique dû à une hypoplasie des canalicules biliaires intrahépatiques, de malformations vertébrales, d'un retard des développements physique, mental et sexuel, et d'un souffle systolique traduisant une sténose périphérique des branches de l'artère pulmonaire. C'est une affection génétique à transmission autosomique dominante, souvent associée à une délétion 20p12.

ALAISE, *s. f.* V. *alèze.*

ALAJOUANINE (syndrome d') (Théophile A., neurologue français, 1930) [angl. ***Alajouanine's syndrome***]. Association de malformations bilatérales comportant une paralysie des VIe et VIIe paires crâniennes et un pied bot.

ALAJOUANINE. V. *Marie (P.), Foix et Alajouanine (atrophie cérébelleuse de).*

ALALIE, *s. f.* (gr. *a-* priv. ; *lalein*, parler). V. *aphémie.* — ***alalie congénitale*** ou ***idiopathique.*** V. *audimutité.*

ALANINE, *s. f.* (Symbole *Ala* ou *A*) [angl. ***alanine***]. Acide aminé aliphatique non essentiel, constituant des protéines, glycoformateur, provenant de la transamination des pyruvates. V. *transaminase.*

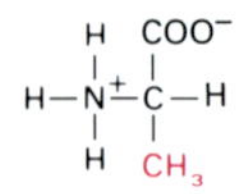

Alanine

ALANINE AMINOTRANSFÉRASE, *s. f.* V. *transaminase.*

ALARME (réaction d') (Selye) [angl. ***alarm reaction***]. V. *adaptation (syndrome d').*

ALASTRIM, *s. m.* (du portugais *alastar,* qui se développe rapidement et intensément) [angl. ***alastrim***]. Syn. *milk-pox, para-variole.* Maladie contagieuse et épidémique se rencontrant principalement aux Antilles, dans les autres parties de l'Amérique, en Afrique du Sud où on la connaît sous le nom d'*amass* et aux Indes, ayant des symptômes qui rappellent à la fois ceux de la variole et ceux de la varicelle et frappant surtout les Noirs. Elle est considérée, par certains, comme une fièvre éruptive particulière, mais semble bien être une forme légère de la variole (varioloïde) survenant chez les sujets non ou insuffisamment vaccinés.

ALAT. Alanine-aminotransférase. V. *transaminase.*

ALBEE (opération d') (A. Fred, amér., 1876-1945) [angl. ***Albee's operation***]. Intervention anciennement pratiquée dans le traitement du mal de Pott et dans celui de certaines scolioses. Elle avait pour but de provoquer l'ankylose d'un segment du rachis, au moyen d'un long greffon osseux placé entre les deux moitiés des apophyses épineuses des vertèbres, préalablement fendues.

ALBERS-SCHÖNBERG (maladie d') (A.S. Heinrich, all., 1865-1921). V. *ostéopétrose.*

ALBINI (nodosités d') (A. Giuseppe, ital., 1827-1911). V. *Cruveilhier (nodosités de).*

ALBINISME, *s. m.* (lat. *albus,* blanc) [angl. ***albinism***]. Absence congénitale de pigment, partielle ou générale, parfois limitée au globe oculaire. Elle est due à une anomalie héréditaire du métabolisme de la mélanine transmise selon le mode dominant autosomique (*a.* partiel, v. *piébaldisme*), le mode récessif autosomique (*a.* généralisé ou *oculo-albinisme*) ou le mode récessif lié au sexe (*a.* oculaire).

ALBINOS, *s. m.* (lat. *albus,* blanc) [angl. ***albino***]. Individu atteint d'albinisme.

ALBRIGHT (acidose tubulaire chronique d') (A. Fuller, amér., 1900-1969). V. *acidose rénale hyperchlorémique.*

ALBRIGHT (dystrophie ou ostéodystrophie héréditaire d'). V. *ostéodystrophie héréditaire d'Albright.*

ALBRIGHT (maladies et syndromes d'). — 1° (1937) [angl. ***Albright's syndrome***]. Syn. *syndrome de McCune-Albright-Sternberg* (McC., 1937). Variété très rare de dysplasie fibreuse des os (v. ce terme) à localisations multiples, unilatérales, avec pigmentation cutanée en aires disséminées du côté de la lésion osseuse et troubles endocriniens (puberté précoce dans le sexe féminin). — 2° V. *Seabright-Bantam (syndrome des)* et *ostéodystrophie héréditaire d'Albright.* — 3° V. *acidose rénale hyperchlorémique.* — 4° V. *Klinefelter (syndrome de).* — 5° V. *Forbes-Albright (syndrome de).* — 6° V. *Turner-Albright (syndrome de).*

ALBRIGHT (tubulopathie d'). V. *acidose rénale hyperchlorémique.*

ALBRIGHT (type). V. *hyperparathyroïdie, hyperparathyroïdisme* et *ostéodystrophie héréditaire d'Albright.*

ALBRIGHT-BUTLER-BLOOMBERG (syndrome d'). V. *rachitisme hypophosphatémique familial.*

ALBUGINÉE, *s. f.* (lat. *albugo*, taie) [TA et angl. ***tunica albuginea***]. Enveloppe conjonctive blanchâtre et dense de certains organes génitaux (testicule, corps caverneux et spongieux, ovaire) • 👁 **testicule** •.

ALBUGINITE, *s. f.* [angl. ***albuginitis***]. Inflammation de l'albuginée.

ALBUGO, *s. m.* (lat. *albus,* blanc) [angl. ***albugo***]. — 1° Trouble trophique des ongles, caractérisé par la formation de petites taches blanches, transversales, striées ou non. — 2° Taches blanches de la cornée dues à l'accumulation de granulations graisseuses dans son épaisseur.

ALBUMINE, *s. f.* (Cotugno, 1765) (lat. *albus,* blanc) [angl. ***albumin***]. Variété de protéine simple (holoprotéine) soluble dans l'eau. Les *a.* existent dans le sérum sanguin (*sérum a.*), l'œuf (*ovalbumine*), le lait, le protoplasma.

ALBUMINÉMIE, *s. f.* (albumine ; gr. *haïma*, sang) [angl. ***albuminaemia***]. Présence et taux de la sérum-albumine dans le plasma sanguin (55 % des protéines plasmatiques).

ALBUMINORACHIE, *s. f.* (albumine ; gr. *rhakhis*, rachis). Présence d'albumine dans le liquide céphalorachidien. Terme parfois employé, à tort, comme syn. de *protéinorachie* (v. ce terme).

ALBUMINURIE, *s. f.* (albumine ; gr. *ouron*, urine) [angl. ***albuminuria***]. Présence d'albumine dans l'urine. On en avait fait parfois un synonyme de *mal de Bright.* Actuellement, le terme d'*a.* est remplacé par celui de *protéinurie,* plus exact car, parmi les protéines parfois contenues dans l'urine, se trouvent, outre l'albumine proprement dite (sérum-albumine), les diverses globulines plasmatiques. — ***a. cicatricielle*** (Bard) ou ***résiduale*** (J. Teissier). *A.* isolée, séquelle d'une néphrite ancienne. — ***a. clinostatique*** [angl. ***hypostatic albuminuria***]. *A.* observée parfois dans la position couchée chez les femmes enceintes ; elle est attribuée à l'utérus gravide pesant, dans cette position, sur le pédicule rénal et le comprimant. — ***a. intermittente cyclique.*** V. *Pavy (maladie de).* — ***a. orthostatique*** (Teissier, 1885) ou ***de posture*** (Stirling) [angl. ***orthostatic albuminuria***]. Variété d'albuminurie intermittente, dans laquelle l'albumine apparaît uniquement dans la station debout. Elle s'observe parfois chez les jeunes gens, ne correspond à aucune lésion rénale et disparaît avec l'âge. L'*a. orthostatique* peut aussi se montrer au début ou à la fin des néphrites. V. *microalbuminurie.*

ALBUMOSE, *s. f.* [angl. ***albumose***]. Produit de la digestion incomplète des protéines. Elle ne coagule pas par la chaleur, mais par l'acide nitrique à froid. V. *Bence Jones (réaction de)* et *albumosurie.*

ALBUMOSURIE, *s. f.* [angl. ***albumosuria***]. Présence dans l'urine d'albumose. — L'*a.* est observée dans les myélomes multiples (v. *Kahler, maladie de*) et accessoirement dans les leucémies, l'ostéomalacie et les cancers secondaires du squelette. En fait, il s'agit de la présence, dans l'urine, d'une chaîne légère d'une immunoglobuline monoclonale (v. *protéine de Bence Jones*).

ALCALI, *s. m.* (arabe *al kali,* potasse) [angl. ***alkali***]. Synonyme ancien de *base.*

ALCALIGENES, *s. m.* [angl. ***Alcaligenes***]. Genre de coccobacille opportuniste Gram–, aérobie strict, alcalinisant le milieu de culture, de la famille des *Achromobacteriaceæ.* Il en existe 2 espèces principales : *A. faecalis* et *A. denitrificans.*

ALCALINIMÉTRIE, *s. f.* (arabe *al kali,* potasse ; gr. *métron*, mesure) [angl. ***alkalimetry***]. Dosage de l'alcalinité d'un liquide organique et en particulier du sang.

ALCALINOTHÉRAPIE, *s. f.* (arabe *al kali,* potasse ; gr. *thérapéia*, traitement) [angl. ***alkalitherapy***]. Emploi thérapeutique des sels alcalins et en particulier du bicarbonate de sodium.

ALCALOÏDE, *s. m.* (arabe *al kali,* potasse : gr. *eidos*, aspect) [angl. ***alkaloid***]. Substance organique azotée d'origine végétale, à caractère alcalin plus ou moins marqué, de structure complexe. Les *a.* agissent puissamment sur de nombreuses fonctions biologiques. Le premier, la *morphine,* fut découvert en 1805 dans l'opium. À la suite de la *strychnine* (1818), on en connaît plus de mille. Ils sont en général extraits de plantes appartenant à de nombreuses familles (papavéracées, solanacées, renonculacées et papillonacées). La synthèse chimique permet d'obtenir des *a.* plus purs. Ainsi peuvent disparaître des effets secondaires indésirables, quelque fois au prix d'une baisse de leur action physiologique. On les emploie notamment en physiologie et thérapeutique (*morphine, quinine, atropine, curare*). Beaucoup sont des poisons (*nicotine, strychnine*) ou des stupéfiants (*cocaïne, mescaline*) (v. tous ces termes). Leur dose thérapeutique est souvent proche de leur dose toxique.

ALCALOSE, *s. f.* [angl. ***alkalosis***]. Rupture de l'équilibre acidobasique du plasma dans le sens d'une augmentation de l'alcalinité ; le pH devient supérieur à 7,40. Cette rupture se traduit par l'abaissement du rapport : acide carbonique/bicarbonates du plasma. Celui-ci peut être dû à la diminution du CO_2 dissous du plasma (*a. gazeuse* ou *respiratoire* par élimination exagérée de CO_2 : hyperventilation pulmonaire) ou à l'augmentation des bicarbonates (*a. non gazeuse, fixe* ou *métabolique* par élimination d'acides — vomissements — ou par absorption excessive de bicarbonates). Lorsque, grâce aux mécanismes régulateurs de l'organisme (tampons), l'autre terme du rapport évolue parallèlement à celui qui est perturbé, la valeur du rapport et le pH sanguin ne changent pas : l'*a.* est *compensée.* Si les mécanismes régulateurs sont débordés, le pH s'élève (*a. décompensée).* On devrait, en bonne logique, réserver le terme d'*a.* à l'*a. décompensée.* V. *tampon.*

ALCALOSE COMPENSÉE [angl. ***compensated alkalosis***]. V. *alcalose.*

ALCALOSE DÉCOMPENSÉE [angl. ***uncompensated alkalosis***]. V. *alcalose.*

ALCALOSE FIXE [angl. ***metabolic alkalosis***]. V. *alcalose.*

ALCALOSE GAZEUSE [angl. ***gaseous alkalosis***]. V. *alcalose.*

ALCALOSE MÉTABOLIQUE [angl. ***metabolic alkalosis***]. V. *alcalose.*

ALCALOSE NON GAZEUSE [angl. ***metabolic alkalosis***]. V. *alcalose.*

ALCALOSE RESPIRATOIRE [angl. ***respiratory alkalosis***]. V. *alcalose.*

ALCANE, *s. m.* V. *paraffine.*

ALCAPTONE, *s. f.* [angl. ***alcaptone***]. Syn. *acide homogentisique.* Produit de dégradation incomplète d'acides aminés aromatiques, la phénylalanine et la tyrosine.

ALCAPTONURIE, *s. f.* (Bœdecker, 1859) [angl. ***alcaptonuria***]. Présence dans l'urine de l'alcaptone. Les urines alcaptonuriques réduisent la liqueur de Fehling ; laissées à l'air et à la lumière, elles noircissent et, en quelques jours, peuvent devenir noires comme de l'encre. L'*a.*, anomalie enzymatique héréditaire transmise selon le mode récessif, ne correspond pas à un état pathologique déterminé et peut même s'observer chez les sujets bien portants. Elle est due à l'absence d'oxydase homogentisique. Elle est très fréquente dans l'*ochronose.*

ALCOCK (syndrome du canal d') (A. Benjamin, irlandais, né en 1801) [angl. ***Alcock's canal syndrome***] (G. Amarenco, 1987). Névralgie du nerf honteux interne (ou nerf pudendal) consécutive à une fibrose de la fossette ischiorectale.

ALCOOL, *s. m.* (arabe : *al-cohol*, substance subtile) [angl. ***alcohol***]. Tout corps chimique comportant un radical -OH non fixé directement sur un noyau aromatique comme les phénols. Employé seul, ce terme désigne l'*alcool éthylique* (C_2H_5OH). On distingue les ***boissons alcooliques*** qui renferment naturellement de l'*a.*, et les ***boissons alcoolisées*** lesquelles ont été additionnées d'*a.*

ALCOOL ÉTHYLIQUE [angl. ***ethanol***]. Syn. *éthanol.* V. *alcool* et *éthanol (test à l').*

ALCOOLAT, *s. m.* [angl. ***alcoholate***]. Médicament qui résulte de la distillation de l'alcool éthylique sur une ou plusieurs substances aromatiques.

ALCOOLATURE, *s. f.* [angl. ***alcoholature***]. Médicament obtenu en faisant macérer des parties égales d'alcool éthylique et d'une plante fraîche.

ALCOOLÉ, *s. m.* [angl. ***alcoholic tincture***]. Syn. *teinture alcoolique.* Médicament obtenu en faisant dissoudre dans l'alcool éthylique (solution, macération, lixiviation) les principes actifs de substances médicinales. Les teintures de substances végétales sont au *cinquième* (1 de substance pour 5 d'alcool). Les teintures de substances animales sont au *dixième.* « Les teintures simples des drogues héroïques, c'est-à-dire très actives, doivent être préparées par lixiviation avec de l'alcool à 70° et de telle façon que le poids de la teinture obtenue soit égal à dix fois le poids de la substance employée » (Codex).

ALCOOLÉMIE, *s. f.* (alcool ; gr. *haïma*, sang) [angl. ***alcoholaemia***]. Présence passagère d'alcool éthylique dans le sang à la suite d'ingestion de boisson alcoolique. — Une *a.* supérieure à 0,5 g/L ou 10,8 mmol/L engage ou aggrave la responsabilité de l'auteur d'un accident de la circulation, d'un délit ou d'un crime (loi française de 1995).

ALCOOLÉPILEPSIE, *s. f.* (Bratz). Variété d'épilepsie engendrée directement par l'alcool éthylique. Les accès épileptiques surviennent d'abord pendant l'ivresse, puis à la suite d'ingestion de doses d'alcool ne déterminant pas l'ivresse. Ils diffèrent du mal comitial par un ictus psychique plus lent et disparaissent complètement par l'abstinence. Ils diffèrent aussi de l'*épilepsie habituelle des buveurs* qui est définitive et persiste quand le malade a cessé de boire.

ALCOOLISATION, *s. f.* [angl. ***alcoholization***]. — 1° Toute consommation d'alcool. — 2° Injection d'alcool éthylique dans un *tronc nerveux* (Sicard — dans le but de guérir une névralgie faciale, une causalgie) ou dans une *artère* pour l'oblitérer.

ALCOOLISME, *s. m.* (Huss, 1852) [angl. ***alcoholism, ethylism***]. Syn. *éthylisme.* — 1° Abus de boissons alcooliques. — 2° Ensemble des troubles morbides consécutifs à cet abus. V. *alcoolopathie, alcootest, gamma-glutamyl-tranférase* et *transferrine.*

ALCOOLODÉPENDANCE, *s. f.* Pharmacodépendance vis-à-vis de l'alcool éthylique.

ALCOOLOGIE, *s. f.* (alcool ; gr. *logos*, discours). Étude de l'alcool éthylique et de ses effets sur l'organisme.

ALCOOLOMANIE, *s. f.* (alcool ; gr. *mania*, folie) [angl. ***alcoholomania***]. Période latente de l'intoxication alcoolique chronique, pendant laquelle l'alcool éthylique ne manifeste son action que par l'accoutumance et le besoin.

ALCOOLOPATHIE, *s. f.* Complications morbides de l'alcoolisme. V. ce terme.

ALCOOLOTHÉRAPIE, *s. f.* (alcool ; gr. *thérapéia*, traitement). Emploi thérapeutique de l'alcool éthylique, quel que soit son mode d'administration.

ALCOOTEST, *s. m.* Appareil portatif (syn. *éthylotest de type A*, chimique) servant à apprécier le degré d'alcoolémie d'après la teneur en alcool du gaz expiré. — Le sujet soumis à l'*examen* (qui porte aussi le nom d'*a.*) doit souffler dans l'appareil : les cristaux de bichromate de potassium qu'il contient changent de couleur en fonction de la richesse en alcool de l'air rejeté. V. *alcoolémie, éthylomètre* et *éthylotest.*

ALCOYLANT, *adj.* et *s. m.* [angl. ***alkylating***]. Syn. désuet d'*alkylant.* V. ce terme.

ALCOYLATION, *s. f.* [angl. ***alkylation***]. Syn. désuet d'*alkylation.* V. ce terme.

ALCOYLE, *s. m.* [angl. ***alkyl***] (chimie). Syn. désuet d'*alkyl.* V. ce terme.

ALCOYLÉ, ÉE, *adj.* V. *alkylé.*

ALD. Abréviation d'*affection de longue durée.*

ALDÉHYDE, *s. m.* (*al*cool *déhyd*rogéné) [angl. ***aldehyde***]. Corps chimique obtenu par oxydation d'un alcool, dont la fonction -CH_2OH devient -CHO.

ALDER (anomalie d') (A. Albert von, all., 1937) [angl. ***Alder's anomaly***]. Syn. *anomalie d'Alder-Reilly.* Présence, dans les leucocytes polynucléaires neutrophiles et éosinophiles, de grosses granulations basophiles.

ALDOLASE, *s. f.* [angl. ***aldolase***]. Enzyme présente dans les tissus du fœtus, avec 3 variétés (isozymes, v. ce terme) : l'***a. A*** qui existe seule dans les muscles, mais aussi — comme les autres *a.* — dans divers tissus ; l'***a. B***, présente isolément dans le foie et l'***a. C*** propre au cerveau. Les différentes *a.*, dans la chaîne des dégradations du glycogène ou du glucose, scindent le fructose 1-6 diphosphate (ou ester de Harden et Young) en deux trioses phosphates : le dihydroxyacétone phosphate et le phosphoglycéraldéhyde. Elles peuvent aussi (surtout l'*a. B*) agir sur le fructose 1-phosphate. Les *a.* ne se retrouvent qu'à l'état de traces chez l'adulte (v. *aldolasémie*). Elles réapparaissent dans le foie et dans le sérum sanguin au cours des hépatites aiguës et surtout des cancers hépatiques (*a.* A et C). Leur taux sérique s'élève aussi de façon très transitoire au début de l'infarctus du myocarde. V. *antigènes fœtaux, alpha-fœto-protéine, dérépression* et *fructose (idiosyncrasie ou intolérance héréditaire au).*

ALDOLASÉMIE, *s. f.* [angl. ***aldolasaemia***]. Présence et taux d'aldolase dans le sérum sanguin (normalement 1,3 à 8,2 mU/mL).

ALDOSTÉRONE, *s. f.* (isolée par Simpson, Tait, Reichstein et Wettstein en 1953 ; synthétisée par Wettstein en 1954) (ainsi nommée à cause de la fonction 18-aldéhyde qui la caractérise) [angl. ***aldosterone***]. Syn. *18-oxo-corticostérone, 11-β-oxy-18-oxocortexone.* Hormone minéralocorticoïde sécrétée par la zone glomérulée de la corticosurrénale ; elle règle, dans l'organisme, le bilan du Na^+ et du K^+ dont elle contrôle les échanges au niveau de la partie distale du tube rénal. L'excès d'*a.* provoque une déplétion du potassium qui s'élimine en abondance par l'urine et dont le taux sanguin diminue, une rétention du sodium dans les cellules où il remplace le potassium éliminé, une augmentation limitée des liquides extracellulaires et une alcalose métabolique. La quantité d'*a.* sécrétée en 24 heures est de 10 à 200 µg. Elle s'accroît si la natrémie et le volume sanguin diminuent, par l'intermédiaire d'une hypersécrétion de rénine et d'angiotensine. Une augmentation de la volémie freine par contre la production de rénine et donc d'aldostérone. V. *hyperaldostéronisme* et *spironolactone.*

ALDOSTÉRONÉMIE, *s. f.* [angl. ***aldosteronaemia***]. Présence d'aldostérone dans le sang. Son taux normal est de 2 à 15 ng par 100 mL de plasma, en moyenne 6,6.

ALDOSTÉRONISME, *s. m.* [angl. ***aldosteronism***]. V. *hyperaldostéronisme.* — ***a. primaire.*** V. *Conn (syndrome de).*

ALDOSTÉRONURIE, *s. f.* [angl. ***aldosteronuria***]. Présence d'aldostérone dans l'urine. Son taux normal est de 5 à 12 mg par 24 h et celui de son produit de dégradation, la tétrahydroaldostérone, de 40 à 60 mg.

ALDRICH (syndrome d') (A. Robert, amér., 1954). V. *Wiskott-Aldrich (syndrome de).*

ALÉA THÉRAPEUTIQUE [angl. ***therapeutic hazard***]. Dommage corporel (v. ce terme) survenu à l'occasion d'un acte médical, en l'absence de faute, d'erreur ou de maladresse, et sans rapport avec l'état initial du patient ni avec l'évolution prévisible de la maladie.V. *perte de chance sanitaire, ONIAM* et *responsabilité sans faute.*

ALEP (bouton d') (ville de Syrie). V. *bouton d'Orient.*

ALÈSE, *s. f.* V. *alèze.*

ALEUCÉMIQUE (lymphadénie) (gr. *a-* priv. ; *leukos*, blanc ; *haïma*, sang) [angl. ***aleukaemic***]. V. *leucémie* et *lymphadénie.*

ALEUCIE, *s. f.* [angl. ***aleukia***]. Extrême leucopénie (v. ce terme). — ***a. congénitale.*** V. *dysgénésie réticulaire.* — ***a. hémorragique.*** V. *panmyélophtisie.*

ALEXANDER (maladie d') (A. Stewart, brit., 1949) [angl. ***Alexander's disease***]. Affection rare caractérisée par un déficit global de toutes les fonctions du système nerveux, apparaissant dès les premiers mois de la vie et évoluant vers la mort dans un tableau dominé par une profonde arriération mentale. Le volume du crâne est augmenté et il existe une gliose diffuse de l'ensemble du cerveau et de la moelle avec dégénérescence fibrinoïde des astrocytes.

ALEXANDER (maladie, syndrome ou pseudo-hémophilie d') (A. Benjamin, amér., 1953) [angl. ***Alexander's disease***]. Syn. *angiohémophilie A.* Affection hémorragique grave, très rare, se manifestant peu de temps après la naissance et dans laquelle le temps de saignement est allongé et le facteur VIII déficient. On l'a identifiée à la maladie de von Willebrand (v. ce terme).

ALEXANDER (méthode de Gerda) (danoise, 1929) [angl. ***Alexander's method***]. Technique d'éducation du sens musculaire et kinesthésique, fondée sur la perception des surfaces et des objets et sur la suppression des tensions musculaires nuisibles. Son but est la relaxation et la réalisation de mouvements débarrassés de contractions inutiles *(eutonie).*

ALEXIE, *s. f.* (gr. *a-* priv. ; *lexis*, mot) [angl. ***alexia***]. V. *cécité verbale.* — ***a. musicale.*** V. *cécité musicale.*

ALEXINE, *s. f.* (Buchner, 1889) (gr. *alexein*, repousser) [angl. ***alexia***]. V. *complément.*

ALEXIPHARMAQUE, *s. m.* (gr. *alexein*, repousser ; *pharmakon*, venin) [angl. ***alexipharmac***] (désuet). Antidote.

ALEXITHYMIE, *s. f.* (Sifneos, Nemiah) (gr. *alexein*, repousser ; *thumos*, âme) [angl. ***alexithymia***]. État d'inhibition irrationnelle s'accompagnant de difficulté à exprimer des sentiments.

ALÈZE, *s. f.* (à l'aise) [angl. ***aleze, draw sheet***]. Syn. *alèse, alaise.* Pièce de toile destinée à protéger le lit des malades.

ALEZZANDRINI (syndrome d') (Alezzandrini A., argentin, 1964) [angl. ***Alezzandrini's syndrome***]. Association unilatérale très rare de canitie, de vitiligo, de poliose, de dégénérescence tapéto-rétinienne et d'hypoacousie.

ALGÉSIMÈTRE, *s. m.* (gr. *algêsis*, douleur ; *métron*, mesure) [angl. ***algesimeter***]. Appareil permettant de mesurer l'intensité de l'excitation nécessaire pour faire naître une impression douloureuse.

ALGIDE, *adj.* (lat. *algidus*, qui glace) [angl. ***algid***]. Se dit d'une maladie ou d'un syndrome s'accompagnant d'algidité. — ***période a.*** du choléra. — ***accès a.*** de certaines fièvres intermittentes pernicieuses. — ***collapsus a.*** V. *collapsus.*

ALGIDITÉ, *s. f.* (lat. *algidus*, qui glace) [angl. ***algidity***]. État morbide caractérisé par le refroidissement avec sensation de froid et tendance au collapsus, sans que la température centrale participe nécessairement à l'abaissement de la température périphérique. — ***a. progressive des nouveau-nés.*** V. *athrepsie.*

ALGIE, *s. f.* (gr. *algos*, douleur) [angl. ***pain***]. Douleur d'un organe ou d'une région, ne correspondant pas à une lésion anatomique évidente. P. ex. : *algies hystériques, algies hypochondriaques.* — Employé comme *suffixe* [angl. ***-algia***], ce mot implique l'idée d'une douleur sans lésion évidente. P. ex. : *arthralgie, névralgie.* — ***algies diffusantes post-traumatiques*** (Leriche). Syndrome caractérisé par l'apparition, à la suite d'un trauma insignifiant et en dehors de toute infection, de douleurs à type de brûlure, continues avec paroxysmes, qui débordent bientôt la zone blessée et diffusent à tout le membre et même au delà. Elles s'accompagnent de troubles trophiques de la peau et des phanères, de décalcification squelettique et parfois de troubles psychiques. Ce syndrome serait d'origine sympathique (à rapprocher de la *névrite ascendante,* de la *mélotrophose traumatique,* de *l'ostéoporose algique post-traumatique,* du *syndrome extenso-progressif* et de l'*atrophie de Sudeck ;* v. ces termes). — ***a. sympathique.*** V. *sympathalgie.* — ***a. sympathique de la face.*** V. *névralgisme facial.* — ***a. vasculaire de la face.*** V. *névralgisme facial.*

ALGIQUE, *adj.* (gr. *algos*, douleur) [angl. ***algetic***]. Qui est en rapport avec la douleur. — ***fièvre a.*** Fièvre résultant d'une excitation douloureuse.

ALGODYSFONCTIONNEL DE L'ARTICULATION TEMPORO-MANDIBULAIRE (syndrome). V. *SADAM.*

ALGODYSTROPHIE SYMPATHIQUE [angl. ***sympathetic algodystrophy***]. Syn. *algoneurodystrophie.* Ensemble de syndromes douloureux vasomoteurs et trophiques d'origine sympathique. *Au membre supérieur,* il comprend : le syndrome épaule-main, certaines douleurs isolées de l'épaule, certaines douleurs isolées de la main, l'ostéoporose algique post-traumatique, la causalgie de Weir-Mitchell. *Au membre inférieur,* les localisations les plus fréquentes touchent les pieds, les genoux, plus rarement les hanches. Le phénomène commun est la raréfaction osseuse d'origine vasculaire par voie réflexe.

ALGOGÈNE, *adj.* (gr. *algos*, douleur ; *génnan*, engendrer) [angl. ***algogenic***]. Qui provoque la douleur.

ALGOHALLUCINOSE, *s. f.* Douleur que les amputés ressentent dans leur membre absent. V. *amputés (illusion des).*

ALGOLAGNIE, *s. f.* (gr. *algos*, douleur ; *lagnéia*, coït) [angl. ***algolagnia***]. Perversion du sens génital qui a besoin, pour être excité, d'être associé à une douleur ressentie (*a.* passive ou *masochisme*) ou infligée à autrui (*a.* active ou *sadisme*).

ALGOLOGIE, *s. f.* (gr. *algos*, douleur ; *logos*, discours) [angl. ***algology***]. Branche de la médecine consacrée à la douleur et à ses traitements. – *médecin algologue.* V. *CLUD.*

ALGOMANIE, *s. f.* (Lemesle) (gr. *algos*, douleur ; *mania*, folie) [angl. ***algomania***]. Manie de la douleur ; penchant qu'ont certains individus à rechercher la douleur.

ALGOMÉNORRHÉE, *s. f.* (gr. *algos*, douleur ; *men*, mois ; *rhein*, couler) [angl. ***algomenorrhoea***]. Syn. *dysménorrhée.* Règles douloureuses.

ALGOMÉRASTHÉNIE, *s. f.* (gr. *algos*, douleur ; *méros*, cuisse ; asthénie). V. *jambes sans repos (syndrome des).*

ALGOMÉTRIE, *s. f.* (gr. *algos*, douleur ; *métron*, mesure) [angl. ***algometry***]. Mesure de l'intensité d'une douleur.

ALGONEURODYSTROPHIE, *s. f.* V. *algodystrophie sympathique.*

ALGOPARALYSIE, *s. f.* [angl. ***painful paralysis***]. Paralysie accompagnée de phénomènes douloureux.

ALGOPARÉSIE, *s. f.* (gr. *algos*, douleur ; *parésis*, faiblesse) [angl. ***painful paresis***]. Légère paralysie accompagnée de phénomènes douloureux.

ALGOPARESTHÉSIE, *s. f.* (gr. *algos*, douleur ; *para*, à côté ; *aïsthésis*, sensibilité) [angl. ***painful paraesthesia***]. Paresthésie douloureuse.

ALGOPAREUNIE, *s. f.* (gr. *algos*, douleur ; *pareunos*, compagnon de lit). V. *dyspareunie.*

ALGOPHILIE, *s. f.* (gr. *algos*, douleur ; *philia*, amitié) [angl. ***algophilia***]. Recherche morbide des sensations douloureuses ; on l'observe au cours de certains délires mystiques et de la mélancolie. L'absence de tout caractère érotique la distingue du masochisme.

ALGOPHOBIE, *s. f.* (gr. *algos*, douleur ; *phobos*, peur) [angl. ***algophobia***]. Crainte exagérée de la douleur.

ALGORITHME, *s. m.* (du nom du mathématicien arabe du IXe siècle al Kharezmi ou al Korismi) [angl. ***algorithm***] (mathématiques). Ensemble des règles pratiques permettant d'effectuer un calcul. P. ex., la manière de poser une addition, une multiplication ou la façon d'effectuer un calcul sur un ordinateur. Par extension, graphique dichotomique : « arbre de décision ».

ALIASING, *s. m.* Mot anglais. V. *repliement spectral.*

ALIBERT (maladie d') (A. Jean-Louis, fr., 1768-1837). V. *mycosis fongoïde.*

ALICAMENT, *m.* (contraction de : aliment-médicament) [angl. ***functional food***]. Syn. *complément alimentaire.* « Aliment ou nutriment présenté comme possédant des propriétés curatives ou préventives à l'égard des maladies humaines » (L. Cynober). P. ex. certains produits enrichis en ferments lactiques, fibres, vitamines ou minéraux. V. *nutraceutique* et *probiotique.*

ALICATA (maladie d') (Alicata J. E., canadien, 1961). V. *angiostrongylose.*

« ALICE AUX PAYS DES MERVEILLES » (syndrome d') (titre du roman anglais de Lewis Carroll) [angl. ***"Alice in wonderland" syndrome***]. Variété de dépersonnalisation (v. ce terme) accompagnée d'impression de petitesse ou de gigantisme, observée notamment dans la schizophrénie, certaines lésions cérébrales et diverses intoxications.

ALIÉNATION, *s. f.* ou **ALIÉNATION MENTALE** (Pinel) (lat. *alienus*, étranger) [angl. ***insanity***]. Syn. *folie.* Terme générique qui a d'abord désigné tous les troubles de l'esprit rendant le sujet *étranger* à son milieu — incapable de vivre normalement en société. Il a ensuite été appliqué à toutes les maladies mentales. Actuellement, les termes d'aliénation mentale et d'aliéné sont employés « dans un sens plus restrictif et plus particulier : ils sont restés termes légaux sur le terrain administratif et judiciaire et s'emploient dans les cas où des mesures d'internement, de protection ou d'assistance spéciale s'imposent » (A. Porot). V. *psychose.*

ALIÉNÉ, ÉE, *adj.* et *s.* [angl. ***insane***]. Qui est atteint(e) d'aliénation.

ALIÉNISTE, *s. m.* V. *psychiatre.*

ALIMENT, *s. m.* [angl. ***food, aliment***]. Substance qui, introduite dans l'organisme, sert à la nutrition. Les *a.* sont classés en *glucides, lipides, protides, aliments de lest, vitamines* et *oligoéléments.* V. ces termes et *nutriment.*

ALIMENT DE LEST. Substance comestible, dépourvue de valeur nutritive, dont l'intérêt est de donner volume et consistance au bol alimentaire et de faciliter sa progression dans le tube digestif. V. *cellulose* et *fibres alimentaires*.

ALIPHATIQUE, *adj.* (gr. *aleiphar, atos,* huile) [angl. ***aliphatic***] (chimie). Caractérise les dérivés hydrocarbonés gras à chaîne ouverte (s'oppose à *aromatique*).

ALKYL, *s. m.* [angl. ***alkyl***] (chimie). Syn. désuet *alcoyle.* Radical constitué par un alcool ayant perdu un hydroxyle (ou bien par un hydrocarbure ayant perdu un atome d'hydrogène).

ALKYLANT, *adj.* et *s. m.* Se dit d'un corps chimique possédant une ou plusieurs chaînes de la série alkyl (v. ce terme) capables de réagir avec certains groupements protéiques (nucléoprotéines en particulier) qu'il transforme. Quelques-uns sont utilisés en chimiothérapie comme antimitotiques (moutardes à l'azote : cyclophosphamide) ; ils bloquent la division cellulaire en empêchant le dédoublement des chromosomes (formés d'acide désoxyribonucléique, ADN). V. *antimitotique*.

ALKYLATION, *s. f.* Syn. désuet *alcoylation.* Réaction chimique dont l'effet est d'introduire un radical *alkyl* dans une molécule.

ALKYLÉ, ÉE, *adj.* Syn. ancien *alcoylé.* Qui a subi l'action d'un alkylant.

ALLACHESTHÉSIE, *s. f.* (gr. *allakhê*, ailleurs ; *aïsthêsis*, sensibilité) [angl. ***allachaesthesia***]. Perception d'une sensation en un point éloigné du lieu excité. On l'observe en cas de lésion du faisceau spinothalamique et après les cordotomies antérolatérales pour douleurs irréductibles.

ALLAITEMENT, *s. m.* Alimentation lactée d'un nourrisson, soit par du lait de femme (*a. maternel* ou de nourrice — angl. ***breast feeding***, *a.* au sein), soit par du lait d'origine animale (vache) naturel ou préparé industriellement (*a. artificiel*), administré au biberon [angl. ***bottle feeding***].

ALLAN (syndrome d'). Maladie héréditaire caractérisée par l'association d'une microcéphalie avec débilité mentale, d'une diplégie spasmodique, d'une hypoplasie cérébelleuse, d'une atrophie optique et d'une aminoacidurie.

ALLANTIASIS, *s. f.* (gr. *allas*, saucisse). V. *botulisme*.

ALLANTOÏDE, *s. f.* (gr. *allas, allantos,* saucisse ; *eidos*, aspect) [angl. ***allantois***]. Diverticule de l'intestin embryonnaire dont la paroi, contenant des vaisseaux sanguins, contribue à former le cordon ombilical et le placenta.

ALLÈLE, *s. m.* (Johannsen, 1909) (gr. *allêlôn*, l'un l'autre) [angl. ***allele***] (génétique). Syn. *allélomorphe, gène allélomorphique.* Nom donné à deux gènes d'une paire de chromosomes, formant paire eux-mêmes, ayant des emplacements (locus) identiques sur chacun de ces deux chromosomes et possédant tous deux la même fonction, mais chacun l'exerçant d'une manière différente. — ***a. multiples.*** V. *polyallélie*.

ALLÉLOGNATHIE, *s. f.* (gr. *allêlôn*, l'un l'autre ; *gnathos*, mâchoire) [angl. ***allelognathia***]. Rapport existant entre les deux mâchoires (anthropologie). V. *articulé dentaire*.

ALLÉLOMORPHE, *s. m.* (Bateson, 1902) ou **ALLÉLOMORPHIQUE (gène)** (gr. *allêlôn*, l'un l'autre ; *morphê*, forme, figure) (génétique). V. *allèle*.

ALLEMANN (syndrome d') (A. Richard, suisse, 1936) [angl. ***Allemann's syndrome***]. Association d'hippocratisme digital et d'un rein double ; il peut en outre exister inconstamment une asymétrie faciale et une dégénérescence de divers nerfs moteurs.

ALLEN (épreuve ou test d') (A. Edgar, amér., 1900-1961) [angl. ***Allen's test***]. Manœuvre permettant de situer une oblitération artérielle sur l'artère radiale ou sur l'artère cubitale ou ulnaire. Après une ou deux minutes d'exercice du bras malade levé, le patient abaisse et présente sa main devenue livide, dont le médecin comprime au poignet les artères radiale et ulnaire. La recoloration des doigts, lors de la libération de l'une puis de l'autre artère, précise le siège de l'oblitération. V. *marteau hypothénar (syndrome du)*.

ALLEN (triade d') (1955) [angl. ***Allen's triad***]. Augmentation de la dyspnée, accélération du rythme cardiaque et fièvre : l'apparition de ces trois symptômes, chez un malade en insuffisance cardiaque, doit faire soupçonner une embolie pulmonaire.

ALLEN ET MASTERS (syndrome d') (A. Willard, amér., 1955) [angl. ***Allen-Masters syndrome***]. Syn. *syndrome du col en joint universel, syndrome de déchirure du ligament large.* Syndrome survenant chez une femme jeune, le plus souvent après un accouchement et caractérisé par des douleurs pelviennes spontanées, une dyspareunie profonde et une asthénie. Le toucher vaginal montre une rétroversion utérine dont la réduction est très douloureuse et une mobilité anormale du col sur le corps utérin. Ce syndrome est dû à une déchirure de la face postérieure du ligament large : la suture de celle-ci amène la guérison.

ALLERGÈNE, *s. m.* [angl. ***allergen***]. Syn. *réactogène.* Substance (antigène) déterminant l'allergie (le terme d'allergie étant pris dans le sens d'augmentation de la sensibilité). — Les *a.*, d'origine animale ou végétale, sont les substances dont la pénétration dans l'organisme provoque les crises d'asthme de nature anaphylactique, ainsi que l'apparition de certaines dermatoses (prurigo, lichen, urticaire, eczéma). V. *pneumallergène* et *trophallergène*.

ALLERGIDE, *s. f.* [angl. ***allergid***]. Nom générique des manifestations cutanées de l'allergie. — ***a. cutanées nodulaires*** ou ***a. nodulaires dermiques de Gougerot.*** V. *trisymptôme de Gougerot*.

ALLERGIE, *s. f.* (von Pirquet, 1906) (gr. *allos*, autre ; *ergon*, réaction) [angl. ***allergy***]. Toute modification de l'organisme provoquée par l'apparition, en son sein, d'une substance capable de se comporter comme un antigène, soit que l'individu devienne plus sensible à un deuxième contact avec cet antigène, dans le cas d'anaphylaxie, soit qu'il réagisse d'une manière atténuée, dans le cas d'immunité. V. *réagine*. — Actuellement, ce terme est employé pour désigner, de façon plus restrictive, l'état d'un organisme apte à présenter des manifestations pathologiques lors d'une rencontre avec un antigène auquel il est sensible (conflit antigène-anticorps) : accidents d'hypersensibilité immédiate, d'anaphylaxie, d'atopie (v. ces termes et *immunité*) — ***a. atopique.*** V. *atopie*. — ***a. cellulaire.*** V. *hypersensibilité différée ou retardée (réaction d')*. — ***a. différée*** ou ***retardée.*** V. *hypersensibilité différée* ou *retardée (réaction d')*. — ***a. humorale.*** V. *hypersensibilité immédiate (réaction d')*. — ***a. tuberculinique.*** V. *Koch (phénomène de)*.

ALLERGIQUE, *adj.* [angl. ***allergic***]. Qui se rapporte à l'allergie. — ***maladie a.*** Maladie provoquée par la sensibilisation de l'organisme à une substance étrangère. P. ex. : asthme, urticaire, eczéma, certaines gastrites et colites, migraines, etc.

ALLERGOLOGIE, *s. f.* (allergie ; gr. *logos*, discours) [angl. ***allergology***]. Étude de l'allergie et de ses manifestations morbides.

ALLERGOLOGUE, *s. m.* [angl. ***allergologist***]. Médecin spécialisé dans l'étude des maladies allergiques.

ALLESCHÉRIASE, *s. f.* [angl. ***allescheriasis***]. Affection due à un champignon du genre *Allescheria,* forme sexuée du *Monosporium.* C'est un synonyme de *monosporiose* (v. ce terme).

ALLGROVE (syndrome d') [angl. ***Allgrove's syndrome, addisonian-achalasia syndrome, triple A syndrome***]. Association rare, observée en Afrique du Nord et transmise selon le mode autosomique récessif, d'insuffisance surrénale, d'achalasie du cardia, d'absence de secrétion lacrymale et de diverses atteintes neurologiques.

ALLIESTHÉSIE, *s. f.* (M. Cabanac, 1968) (gr. *allos* ou lat. *alius,* autre ; gr. *aïsthêsis*, sensation) [angl. ***alliaesthesia***]. Variations de l'impression agréable ou désagréable produite par un stimulus externe en fonction de l'état interne (température, poids, différentes constantes du milieu intérieur, etc.) du sujet qui le reçoit.

ALLIS (signe d') (A. Oscar, amér., 1876) [angl. ***Allis's sign***]. Flaccidité anormale du *fascia lata*, du côté atteint, observée dans les fractures du col fémoral.

ALLO-ANTICORPS, *s. m.* V. *iso-anticorps*.

ALLO-ANTIGÈNE, *s. m.* V. *iso-antigène*.

ALLOCATIONS FAMILIALES [angl. ***family allowances***]. Prestation familiale (v. ce terme) versée à partir du 2e enfant à charge et résidant en France. V. *organisme social*.

ALLOCHIRIE, *s. f.* (Obersteiner) (gr. *allos*, autre ; *kheir*, main). V. *alloesthésie*.

ALLOCINÉSIE, *s. f.* (gr. *allos*, autre ; *kinêsis*, mouvement) [angl. ***allocinesia***]. Trouble de la motilité, consistant dans le fait de mouvoir un membre lorsqu'on veut faire agir le membre symétrique.

ALLOCORTEX, *s. m.* (gr. *allos,* autre ; lat. *cortex*) [angl. ***allocortex***]. Partie de l'écorce cérébrale phylogénétiquement la plus ancienne et comportant l'archéocortex et le paléocortex.

ALLODYNIE, *s. f.* (gr. *allos,* autre ; *odunê,* douleur) [angl. ***allodynia***]. Douleur ressentie à la suite d'une stimulation non nociceptive.

ALLOESTHÉSIE, *s. f.* (gr. *allos*, autre ; *aïsthêsis*, sensibilité) [angl. ***allochiria***]. Syn. *allochirie.* Trouble de la sensibilité caractérisé par la localisation en un point symétrique des sensations perçues à un endroit quelconque du revêtement cutané (transfert de la perception). Le sujet piqué au bras droit accuse une douleur au point symétrique du bras gauche.

ALLOGÉNIQUE, *adj.* (gr. *allos*, autre ; *génnan*, engendrer). V. *homologue, 3°.*

ALLOGREFFE, *s. f.* V. *homogreffe.*

ALLO-IMMUNISATION, *s. f.* V. *iso-immunisation.*

ALLOPATHIE, *s. f.* (Hahnemann) (gr. *allos*, autre ; *pathê*, maladie) [angl. ***allopathy***]. Mode de traitement devant entraîner un effet inverse de celui provoqué par la maladie. C'est le contraire de l'*homéopathie* (v. ce terme) c'est-à-dire l'ensemble de la thérapeutique médicamenteuse classique.

ALLOPOLYPLOÏDIE, *s. f.* (gr. *allos*, autre ; polyploïde) [angl. ***allopolyploidy***] (génétique). V. *tétraploïde.*

ALLORYTHMIE, *s. f.* (Sommerbrodt) (gr. *allos*, autre ; *rhuthmos*, rythme) [angl. ***allorhythmia***]. Nom par lequel on a désigné les diverses arythmies périodiques du cœur et du pouls, telles que le pouls bi ou trigéminé, le rythme couplé etc.

ALLOSOME, *s. m.* V. *gonosome.*

ALLOSTÉRIE, *s. f.* (J. Monod et F. Jacob, 1961 ; J. Monod et J. P. Changeux, 1965) (gr. *allos*, autre ; *stéréos*, solide) [angl. ***allosterism***]. Propriétés de certaines protéines qui modifient leurs formes et leurs activités sous l'influence de petites molécules (effecteurs allostériques) qui se fixent sur elles et, en quelque sorte, leur transmettent des signaux. Ainsi seraient activées, ou inhibées, les enzymes.

ALLOTÉTRAPLOÏDE, *adj.* (gr. *allos*, autre ; *tétraploos*, quadruple) [angl. ***allotetraploid***] (génétique). V. *tétraploïde.*

ALLOTRANSFUSION, *s. f.* V. *transfusion.*

ALLOTRIODONTIE, *s. f.* (gr. *allotrios*, étranger ; *odous*, dent) [angl. ***allotriodontia***]. « Implantation anormale des dents » (Littré).

ALLOTRIOPHAGIE, *s. f.* (gr. *allotrios,* étranger ; *phagein,* manger) [angl. ***allotriophagia***]. V. *pica.*

ALLOTRIOSMIE, *s. f.* (gr. *allotrios*, étranger ; *osmê*, odeur) [angl. ***allotriosmia***]. Trouble de l'olfaction, consistant en sensations olfactives paradoxales, l'odeur perçue étant autre que celle de la substance soumise à l'odorat. P. ex. : le pain sentira le bois brûlé. — Lorsque l'*a.* est limitée à certaines odeurs, on la nomme parfois *daltonisme olfactif.*

ALLOTROPIE, *s. f.*, (gr. *allos*, autre ; *tropos*, direction) (Berzelius, 1885) [angl. ***allotropy***]. — ***A. cristalline.*** Phénomène par lequel un corps pur peut exister sous plusieurs formes cristallines stables, selon les conditions de température et de pression. L'*a. c.* est un phénomène courant que l'on rencontre chez les corps simples comme le carbone (variétés *diamant* et *graphite*), le soufre ou le fer, ou chez les composés définis comme le carbonate de calcium $CaCO_3$ (*calcite* ou *aragonite*) ou le sulfure de mercure HgS (*cinabre* vermillon et *métacinabre* noir). — ***A. dynamique.*** Phénomène par lequel deux formes différentes d'un même corps pur coexistent en phase liquide ou gaz, se transformant sans cesse d'une forme à l'autre. L'*a. d.* s'observe dans le cas de l'hydrogène (formes ortho et para), du soufre et de l'oxygène (dioxygène et trioxygène ou ozone).

ALLOTROPIQUE, *adj.* [angl. ***allotropic***]. Relatif à l'allotropie.

ALLOTYPE, *s. m.* (gr. *allos*, autre ; *tupos*, forme) [angl. ***allotype***]. Immunoglobuline dont les caractères spécifiques diffèrent selon les groupes d'individus d'une même espèce. V. *allotypie*, *idiotype* et *isotype.*

ALLOTYPIE, *s. f.* (J. Oudin, 1956-1966) [angl. ***allotypy***] (immunologie). Existence de différences de détail dans la structure d'une même protéine sérique (une immunoglobuline p. ex.) chez divers groupes d'individus d'une même espèce. Il en résulte des variétés différentes, ou allotypes (v. ce terme) de cette protéine. V. *idiotypie* et *isotypie.*

ALLOXANE, *s. m.* [angl. ***alloxan***]. Dérivé de l'acide urique, utilisé en médecine expérimentale car il a la propriété de détruire électivement les îlots de Langerhans du pancréas (diabète alloxanique).

ALMEIDA (maladie d') (A. Floriano de, brésilien, né en 1898). V. *blastomycose brésilienne.*

ALOGIE, *s. f.* (Broca, 1868) (gr. *a-* priv. ; *logos*, langage) [angl. ***alogia***]. Aphasie résultant de l'absence d'idées ; idiotie aphasique.

ALOPÉCIE, *s. f.* (gr. *alôpêx*, renard, parce que le renard est sujet à une maladie qui lui fait tomber tous les poils. Littré) [angl. ***alopecia***]. Syn. psilose. Chute générale ou partielle des cheveux ou des poils. — ***a. en aires.*** V. *pelade.* — ***a. par grattage.*** V. *trichotillomanie.* — ***a. mucineuse de Pinkus.*** V. *mucinose folliculaire.*

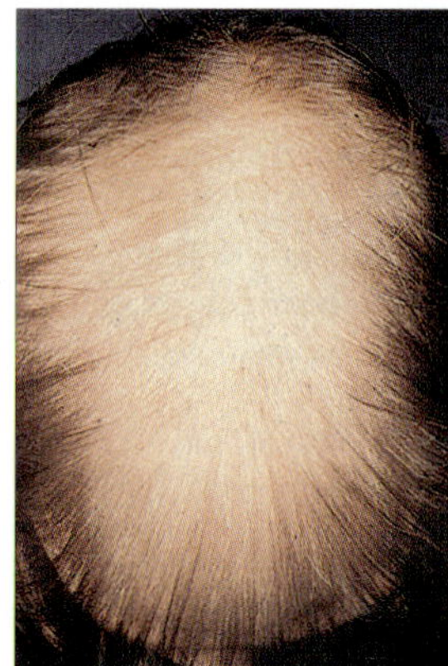

Alopécie

ALP. *À libération prolongée.* Forme galénique de médicament permettant sa distribution uniforme tout au long de la journée à partir de prises espacées (une ou deux fois par nycthémère). Il peut s'agir d'une matrice en polymère libérant progressivement le principe actif dans le tube digestif, d'une membrane dialysante ou d'un comprimé osmotique. V. ce terme et *LP.*

ALPERS (maladies ou syndromes d') (A. Bernard, amér.) [angl. ***Alpers's disease***]. — 1° (1931) Affection parfois familiale, caractérisée *anatomiquement* par la dégénérescence de la substance grise du cerveau (cortex et noyaux gris) et du cervelet, avec accumulation de lipides dans la microglie et prolifération des astrocytes ; *cliniquement* par l'apparition, dès l'enfance, d'une déchéance mentale, de contractures avec myoclonies et convulsions, de choréo-athétose et d'ataxie. L'*évolution* est mortelle. Il s'agit peut-être d'une maladie dite à virus lent (v. ce terme à *virus*). — 2° V. *inaccessibilité.*

ALPHA (onde et rythme) (onde et rythme α). V. *rythme alpha.*

ALPHA-1-ANTITRYPSINE, *s. f.* [angl. ***alpha-1-antitrypsin***]. Glycoprotéine de faible poids moléculaire élaborée par le foie et présente dans le sérum sanguin ; elle est en grande partie responsable du pouvoir inhibiteur du sérum vis-à-vis de nombreuses enzymes et surtout de la trypsine. Son taux sérique est abaissé au cours de certaines affections pulmonaires chroniques (Laurell et Erikson, 1963) et de certaines maladies de foie (Sharp, 1969) : hépatite néonatale, cirrhoses ; dans ce cas, le protoplasme des cellules hépatiques contient des globules d'alpha-1-antitrypsine. V. *serpine.*

ALPHA-ADRÉNERGIQUE, *adj.* [angl. ***alpha-adrenergic***]. V. *alphastimulant.*

ALPHABLOQUANT, ANTE, *adj.* [angl. ***alphablocking***]. Syn. *alpha-inhibiteur, alphalytique.* Qui paralyse les récepteurs adrénergiques α (v. ce terme). — *s. m.* Médicament doué de cette propriété. On considère que certains *a.* ont une action non sélective (phentolamine, nicergoline, moxisylyte), que d'autres sont des antagonistes $\alpha 1$ (prazosine, alfuzosine) ou bien α_2 (yohimbine). Certains sont utilisés dans le traitement des troubles fonctionnels de l'adénome prostatique.

ALPHACHYMOTRYPSINE, *s. f.* [angl. ***alphachymotrypsin***]. Enzyme résultant de l'activation du chymotrypsinogène (v. ce mot) par la trypsine dans le duodénum et dont le rôle est le même que celui de la trypsine. À cause de son pouvoir protéolytique et fibrinolytique, on l'utilise comme anti-inflammatoire pour hâter la résorption d'un œdème ou d'un hématome ou pour améliorer localement la circulation sanguine ou lymphatique.

ALPHAFŒTOPROTÉINE, *s. f.* (AFP) (découverte en 1944 par Pedersen chez les bovidés et retrouvée en 1956 par Bergstrand et Czar chez l'homme) [angl. ***alphafetoprotein***]. Syn. *fétuine* (Pedersen). Variété de glycoprotéine, de type alpha-1-globuline qui, normalement, est synthétisée uniquement pendant la vie fœtale, probablement dans le foie et disparaît définitivement du sérum quelques jours après la naissance. On la trouve en outre chez 60 à 80 % des sujets atteints de *cancer primitif du foie,* parfois aussi au cours de l'évolution d'autres cancers (cancers des glandes *génitales* à cellules embryonnaires, *tératoblastomes,* plus rarement cancers du tube digestif, de la vésicule biliaire, du rein) d'autres maladies du foie (hépatite virale, cirrhose, hémochromatose) et aussi chez la femme enceinte. C'est un marqueur tumoral peu spécifique. Taux normal en dehors de la grossesse : inférieur à 20 ng/mL. — V. *antigènes fœtaux, dérépression, antigène tumoral* et *marqueurs tumoraux.*

ALPHAHERPESVIRINÆ, *s. f. pl.* [angl. ***Alphaherpesvirinae***]. Sous-famille de la famille des *Herpesviridæ* (v. ce terme) comprenant les genres *Simplexvirus* (virus de l'herpès) et *Varicellovirus* (virus de la varicelle-zona).

ALPHA-INHIBITEUR, TRICE, *adj.* V. *alphabloquant.*

ALPHALIPOPROTÉINE, *s. f.* [angl. ***alphalipoprotein***]. V. *lipoprotéine.*

ALPHALYTIQUE, *adj.* V. *alphabloquant.*

ALPHAMIMÉTIQUE, *adj.* [angl. ***alphamimetic***]. Qui imite l'action des récepteurs adrénergiques α (v. ce terme) et, par extension, qui les stimule. V. *alphastimulant.*

ALPHARÉCEPTEUR, *s. m.* V. *récepteur alpha-adrénergique.*

ALPHASTIMULANT, ANTE, *adj.* [angl. ***alpha-adrenergic stimulating agent***]. Syn. *alpha-adrénergique.* Qui excite les récepteurs adrénergiques α (v. ce terme). — *s. m.* Médicament doué de cette propriété. Certains *a.* ont une action *globale :* l'adrénaline (qui est aussi un bêtastimulant), la noradrénaline (qui stimule l'ensemble des récepteurs α). D'autres sont considérés comme ayant une action plus *sélective ;* α_1 (la phényléphrine, le métaraminol) ou α_2 (la clonidine). V. *sympathicomimétique* et *imidazoline.*

ALPHAVIRUS, *s. m.* [angl. ***Alphavirus***]. Genre de virus de la famille des *Togaviridæ* (v. ce terme), autrefois classé parmi les arbovirus du groupe A. Ils sont responsables des encéphalites équines américaines, de la fièvre O'Nyong-Nyong, de la chikungunya, de la fièvre à virus Mayaro, de la fièvre à virus Sindbis (v. ces termes et *virus Ross River*).

ALPHOS, *s. m.* (gr. *alphos,* dartre blanche) [angl. ***alphos***]. Terme désuet, synonyme de *psoriasis.*

ALPORT (syndrome d') (A. Arthur, brit. ; Williamson, 1961 ; Alport, 1927) [angl. ***Alport's syndrome***]. Syn. *néphropathie familiale avec surdité, néphrite chronique héréditaire* (Perkoff, 1951), *maladie congénitale héréditaire des reins avec surdité* (R.E. Klotz, 1959), *néphropathie hématurique familiale* (Dickinson, 1895 ; M. Morin, 1958), *néphropathie hématurique héréditaire avec surdité, néphropathie bilatérale familiale* (Poli, 1953). Syndrome associant : 1° une ***néphrite*** chronique interstitielle avec sclérose glomérulaire centripète et pyélonéphrite chronique, se traduisant parfois, dès les premières années de la vie, par une protéinurie et des hématuries récidivantes, évoluant généralement de façon spontanée vers une insuffisance rénale mortelle ; 2° une ***surdité*** progressive apparaissant plus tardivement ; 3° des malformations ***oculaires*** (cataracte, sphérophakie, lenticone) inconstantes. Il s'agit d'un syndrome héréditaire ; la néphropathie, plus grave chez l'homme, serait transmise selon le mode autosomique dominant lié à l'X et la surdité, inconstante et plus fréquente chez l'homme, serait transmise selon le mode récessif. — On a rapproché de ce syndrome des cas d'*hématurie familiale bénigne,* sans surdité (Mc Conville, 1966), transmise selon le mode autosomique dominant, caractérisée par des hématuries microscopiques récidivantes et n'évoluant pas vers l'insuffisance rénale.

ALSTRÖM (syndrome d') (A. Carl, suédois, 1959) [angl. ***Alström-Hollgren syndrome***]. Syndrome héréditaire à transmission autosomique récessive associant obésité, cécité par dégénérescence pigmentaire de la rétine, surdité de perception, diabète sucré et parfois hypogonadisme. Il est voisin du syndrome de Laurence-Moon-Biedl et du syndrome de Prader, Labhart, Willi et Fanconi (v. ces termes).

ALSTRÖM-OLSEN (syndrome d') [angl. ***Alström-Olsen syndrome***]. Variété de rétinopathie héréditaire transmise selon le mode autosomique récessif, se traduisant par une cécité.

ALT. Abréviation d'*alanine-aminotransférase.* V. *transaminase.*

ALTERNANCE DU CŒUR. V. *pouls alternant.*

ALTERNANCE ÉLECTRIQUE [angl. ***electrical alternance***] (cardiologie). Succession régulière, observée sur l'électrocardiogramme, de complexes ventriculaires d'amplitudes différentes.

ALTERNANCE OCULAIRE. Aptitude des deux yeux à fixer un objet chacun à son tour, quand l'autre œil est ouvert. V. *fixation.*

ALTERNARIOSE, *s. f.* [angl. ***alternariosis***]. Mycose exceptionnelle due à un champignon du genre *Alternaria.* Elle évolue chez des malades immuno-déprimés et provoque des lésions cutanées érythémato-squameuses qui peuvent s'ulcérer.

ALTERNE (folie). V. *folie intermittente* ou *périodique.*

ALTERNE (hémiplégie, paralysie ou syndrome). V. *hémiplégie alterne.*

ALTITUDE (mal d') (décrit en 1590 par le père jésuite José d'Acosta après son voyage au Pérou) [angl. ***altitude sickness***]. Syn. *mal des montagnes.* Malaise que l'on observe chez les sujets qui s'élèvent rapidement à des altitudes où ils n'ont pas l'habitude de vivre (il peut débuter dès 2 000 mètres). Il consiste en céphalée, nausées, accélération du cœur et de la respiration et exagération de l'amplitude des mouvements respiratoires ; il peut aller, pour des altitudes excédant 4 000 mètres, jusqu'à l'œdème pulmonaire ou cérébral. On a incriminé l'hypocapnie, la diminution de la pression barométrique ou l'anoxémie. V. *Monge (maladie de).*

ALUMINIUM, *s. m.* (lat. *alumen,* alun, via *alumine* [Guyton de Morveau, 1782]) (Davy, 1813) [angl. ***aluminium***]. Élément chimique de numéro atomique 13 (13 électrons gravitent autour du noyau de l'atome). Symbole *Al.* L'*a.* est un métal. Oxydable, il perd naturellement 3 électrons et passe à l'état stable d'ion aluminium Al^{3+}. Sous sa forme oxydée, lié de diverses manières à la silice, il est l'un des principaux constituants des argiles. Comme tel, il est utilisé en thérapeutique comme pansement intestinal. Certains de ses sels servent d'anti-acide gastrique ou bien à diminuer l'absorption intestinale des phosphates dans l'insuffisance rénale. V. *aluminose, myofasciite à macrophages* et *encéphalopathie des dialysés.*

ALUMINIUM (intoxication par l'). V. *encéphalopathie des dialysés.*

ALUMINOSE, *s. f.* [angl. ***aluminosis***]. Pneumoconiose provoquée par l'inhalation de poussière d'argile (silicate d'alumine), de bauxite, d'émeri, etc. Elle est accompagnée des mêmes lésions que la silicose.

ALVAREZ (maladie d') (A. Walter, amér., 1966) [angl. ***Alvarez's disease***]. Modification progressive du comportement, secondaire à une succession de petits accidents vasculaires cérébraux. C'est un synonyme d'*état lacunaire.* V. *lacunes* et *démence artériopathique.*

ALVÉOLAIRE, *adj.* [angl. ***alveolar***]. Qui a rapport aux alvéoles dentaires ou pulmonaires. — ***cancer a. du poumon.*** V. *cancer alvéolaire du poumon.* — ***point a.*** Nom donné en craniométrie au milieu du bord antérieur de l'arcade alvéolaire du maxillaire. — ***syndrome a.*** Opacités radiologiques consécutives à l'oblitération des alvéoles pulmonaires. Elles peuvent être lobaires, segmentaires ou bien non systématisées : lobulaires, à limites floues, parfois confluentes, à prédominance hilaire et bilatérales, dites alors « en ailes de papillon ». Ce syndrome s'observe, p. ex., dans la pneumonie et dans l'œdème pulmonaire. V. *interstitiel.*

ALVÉOLE, *s. m.* ou *f.* (lat. *alveolus,* petit vase) [angl. ***alveolus**, pl.* ***alveoli***]. Élément anatomique ayant la forme d'une petite cavité. — *a. dentaire* [angl. ***dental a.***]. Cavité osseuse où s'implante une dent. — *a. pulmonaire* [angl. ***pulmonary a.***]. Dilatation terminale d'une bronchiole ; unité fonctionnelle du poumon où s'effectuent les échanges gazeux • 👁 **poumon, gomphose** •.

ALVÉOLITE, *s. f.* [angl. ***alveolitis***]. — 1° V. *périostite alvéolo-dentaire*. — 2° Inflammation des alvéoles pulmonaires quelle qu'en soit la nature (pneumonie, tuberculose, cancer, etc.).

ALVÉOLOPLASTIE, *s. f.* (alvéole ; gr. *plassein*, façonner) [angl. ***alveoloplasty***]. Remodelage de l'os alvéolaire après une avulsion dentaire.

ALVÉOLYSE, *s. f.* (alvéole ; gr. *lusis*, destruction) [angl. ***alveolysis***]. Destruction des alvéoles dentaires. — Terme pris souvent comme syn. de *pyorrhée alvéolo-dentaire*.

ALVIN, INE, *adj.* (lat. *alvus*, bas-ventre) [angl. ***alvine***]. Qui provient de la partie terminale de l'intestin. P. ex. : *déjections, évacuations alvines*.

ALYMPHOCYTOSE, *s. f.* (gr. *a-* priv. ; lymphocytose) [angl. ***alymphocytosis***]. Absence de lymphocytes.

ALYMPHOCYTOSE CONGÉNITALE [angl. ***congenital alymphocytosis***]. Maladie congénitale très rare, héréditaire récessive, caractérisée par une diminution considérable du taux des lymphocytes dans le sang (lymphopénie) et dans tous les organes lymphoïdes qui, ainsi que le thymus, sont atrophiés. Elle se manifeste dès les premiers mois de la vie et elle évolue toujours rapidement vers la mort du fait d'infections récidivantes cutanées, respiratoires et intestinales, d'origine bactérienne, virale ou mycosique. Le taux des immunoglobulines, comme celui des plasmocytes, est parfois normal *(a. pure, aplasie normo-plasmocytaire et normo-globulinémique* : Nézelof et Lamy, 1964 ; v. *Nézelof, syndrome de*) ; le plus souvent ils sont abaissés. Cette maladie, qui ressemble aux accidents qui suivent l'ablation du thymus chez l'animal nouveau-né (v. *maladie homologue*), est en rapport avec un déficit immunitaire sévère, mixte, cellulaire et humoral. On en décrit deux formes : l'une, à transmission récessive autosomique, l'***agammaglobulinémie congénitale type suisse*** ou *type Glanzmann* ou *lymphocytophtisie essentielle de Glanzmann* (G. et Riniker, 1950) ou *maladie de Glanzmann* ou *de Glanzmann-Riniker* ; et l'autre à transmission récessive liée au sexe : l'***alymphoplasie thymique*** (Rosen, 1962) ou *aplasie thymique héréditaire* ou *athymolymphoplasie* (Gitlin, 1966) ou *syndrome de Gitlin* ou *aplasie thymolymphocytaire* (Veslot, 1966). Dans cette seconde forme, la lymphopénie serait moins accentuée que dans la première. Ces déficits immunitaires sont dus à une atteinte primitive des cellules souches de la moelle osseuse qui donnent naissance aux lymphocytes T et B. V. *immunité, carence immunitaire, agammaglobulinémie, ataxie-télangiectasies* et *Di George (syndrome de)*.

ALYMPHOPLASIE, *s. f.* (gr. *a-* priv. ; *numphê*, eau ; *plassein*, façonner) [angl. ***alymphoplasia***]. Absence de développement du tissu lymphoïde. — ***a. thymique*** (Rosen, 1962). V. *alymphocytose congénitale*.

ALZHEIMER (maladie d') (A. Alois, all., 1906) [angl. ***Alzheimer's disease***]. Décrite comme la variété la plus fréquente de démence présénile, mais survenant aussi chez le sujet âgé, la *m. d'A.* est caractérisée *anatomiquement* par une atrophie de l'écorce cérébrale localisée surtout aux régions pariéto-temporo-occipitales, des lésions de l'hippocampe et une dilatation des ventricules cérébraux ; *histologiquement* par des plaques séniles (contenant des dépôts de peptide amyloïde Aβ) et des dégénérescences neurofibrillaires (constituées par l'agrégation d'une protéine du cytosquelette, la *protéine tau*) ; *cliniquement* par une démence massive avec gros troubles de la mémoire, désorientation temporo-spatiale, aphasie, apraxie, agnosie, et plus rarement hypertonie extrapyramidale et crises épileptiques. La mort survient dans la cachexie en quelques années. La maladie d'*A.* semble en relation avec un déficit du cerveau en neurotransmetteurs surtout cholinergiques. Les anticholinestérasiques en constituent le principal *traitement* pharmaceutique. V. *Pick (maladie de), trisomie 21, angiopathie amyloïde cérébrale* et *Mesulam (syndrome de)*.

AMACRINE, *adj.* V. *cellule amacrine*.

AMAIGRISSEMENT, *s. m.* [angl. ***emaciation***]. Perte de poids supérieure à 5 % du poids corporel habituel.

AMALRIC (syndrome d') (1960) [angl. ***Amalric's syndrome***]. Association de dégénérescence tapéto-rétinienne (v. ce terme) avec pigmentation de la région maculaire et de surdi-mutité.

AMANITE, *s. f.* (gr. *amanitès*, variété de champignon) [angl. ***amanita***]. Champignon de la famille des Amanitacées dont trois espèces sont mortelles (v. *phalloïdienne, intoxication*) : *Amanita phalloïdes, A. virosa* et *A. verna*. — L'*a.* tue-mouche ou *A. muscaria* contient de la muscarine. V. *muscarinien (effet)*.

AMANTADINE, *s. f.* (DCI) [angl. ***amantadine***]. Composé doué d'une action antivirale contre la grippe A (mais actuellement abandonné au profit des inhibiteurs de la neuraminidase), utilisé également dans le traitement de la maladie de Parkinson car il provoquerait la libération de dopamine au niveau du striatum.

AMARIL, ILE, *adj.* (espagnol : *amarillo*, jaune) [angl. ***amaril***]. Qui a rapport à la fièvre jaune. — ***groupe a.*** Ensemble de formes de la fièvre jaune : *f. j.* épidémique urbaine, *f. j.* endémique de brousse, rurale ou selvatique (v. *fièvre jaune*). — ***typhus a.*** V. *fièvre jaune*. — ***virus a.***

AMASS, *s. m.* V. *alastrim*.

AMASTIE, *s. f.* V. *amazie*.

AMASTIGOTE, *adj.* (gr. *a-* privatif ; *mastix, mastigos*, fouet) [angl. ***amastigote***]. Dépourvu de flagelle. — ***forme a.*** Syn. *forme leishmania*. Stade évolutif intracellulaire de certains parasites flagellés (leishmanie, trypanosome). V. *épimastigote, protomastigote* et *trypomastigote*.

AMAUROSE, *s. f.* (gr. *amauroô*, j'obscurcis) [angl. ***amaurosis***]. Perte complète de la vue, sans altération des milieux de l'œil. V. *cécité*. — ***a. avec excavation.*** V. *Graefe (maladie de von)*. — ***a. congénitale*** ou ***tapétorétinienne de Leber.*** V. *Leber (amaurose congénitale ou tapétorétinienne de)*.

AMAZIE ou **AMASTIE**, *s. f.* (gr. *a-* priv. ; *mazos* ou *mastos*, mamelle) [angl. ***amastia***]. Absence congénitale de la glande mammaire.

AMBARD (constante uréo-sécrétoire d') (A. Léo, fr., 1910) [angl. ***Ambard's formula***]. Constante permettant de chiffrer « la manière dont le rein, à un moment donné et étant donnée la quantité d'urée existant alors dans le sang, l'élimine par l'urine ». Elle est chez l'homme de 0,07 et traduit l'état fonctionnel et non anatomique du rein. Cette épreuve fonctionnelle rénale n'est plus utilisée ; elle est remplacée par l'étude de la clairance de l'urée.

AMBIDEXTRE, *adj.* (lat. *ambo*, les deux ; *dexter*, à droite) [angl. ***ambidextrous***]. Qui se sert aussi habilement de sa main gauche que de sa main droite. V. *droitier* et *gaucher*.

AMBIGU, *s. m.* (lat. *ambiguus*, de *ambigere*, douter). Individu atteint de malformation génitale (hypospadias vulviforme), chez lequel l'examen des organes génitaux externes et internes (par laparoscopie) ne permet pas de préciser le sexe réel.

AMBIVALENCE, *s. f.* (lat. *ambo*, l'un et l'autre ; *valere*, valoir) [angl. ***ambivalence***]. « Apparition simultanée de deux sentiments opposés à propos de la même représentation mentale » (Bleuler, 1911). C'est un des symptômes de la schizophrénie.

AMBLYOPIE, *s. f.* (gr. *amblus*, affaibli ; *ôps*, œil) [angl. ***amblyopia***]. Diminution de l'acuité visuelle en l'absence de cause oculaire décelable.V. *cécité, malvoyance* et *amaurose*. — ***a. crépusculaire.*** V. *héméralopie*.

AMBLYOSCOPE, *s. m.* (gr. *amblus*, affaibli ; *skopein*, voir) [angl. ***amblyoscope***]. Syn. *synoptophore*, v. ce terme.

AMBOCEPTEUR, *s. m.* (Ehrlich) (lat. *ambo*, les deux ; *capere*, prendre) [angl. ***amboceptor***]. V. *sensibilisatrice*. Dans la théorie de l'immunité d'Ehrlich, la substance sensibilisatrice servirait d'intermédiaire entre le complément et l'antigène et les réunirait, grâce aux deux récepteurs qu'elle possède.

AMBOINE (bouton d') (une des îles Moluques, Indonésie). V. *bartonellose*.

AMBOSEXUEL, ELLE, *adj.* (lat. *ambo*, les deux ; *sexus*, sexe) [angl. ***ambosexual***]. Qui se rapporte à la fois au sexe masculin et au sexe féminin.

AMBULANCE, *s. f.* (lat. *ambulare*, parcourir) [angl. ***ambulance***]. Véhicule aménagé destiné au transport des malades.

AMBULATEUR, *s. m.* [angl. ***walking frame device***]. Syn. *cadre de marche, déambulateur.* Appareil de rééducation de la marche constitué de quatre montants reliés sur trois côtés par des barres horizontales et sur lequel le patient prend appui en le soulevant ou faisant rouler à chaque pas.

AMBULATION, *s. f.* [angl. ***ambulation***]. Démarche, marche. V. ces termes.

AMBULATOIRE, *adj.* (lat. *ambulare,* se promener) [angl. ***ambulatory***]. Qui peut s'accompagner de déambulation ; qui permet de marcher ; qui n'exige pas l'hospitalisation. — ***automatisme a.*** V. *automatisme.* — ***méthode a.*** V. *appareil de marche.* — ***chirurgie a.*** Chirurgie effectuée sans que l'opéré reste à l'hôpital pour y passer la nuit ; il retourne à son domicile dans la même journée. De façon plus générale, une ***activité a.*** à l'hôpital représente administrativement « une prestation médicale assurée auprès d'un malade séjournant moins de 24 heures (c'est-à-dire les hospitalisations partielles de jour et de nuit, séances et activités externes [examens médico-techniques effectués au bénéfice de patients non hospitalisés, passages aux urgences non suivis d'hospitalisation]) » (ministère de la Santé). V. *hospitalisation de jour.*

AME. Aide Médicale d'État.

AMÉLIE, *s. f.* (gr. *a-* priv. ; *mélos*, membre) [angl. ***amelia***]. Difformité congénitale, caractérisée par l'absence des quatre membres.

AMÉLOBLASTE, *s. m.* (vieux français *amel,* émail ; gr. *blastos,* germe) [angl. ***ameloblast***]. V. *adamantoblaste.*

AMÉLOBLASTOME, *s. m.* (vieux français : *amel,* émail ; gr. *blastos*, germe) [angl. ***ameloblastoma***]. V. *adamantinome.*

AMÉLOGENÈSE, *s. f.* (vieux français *amel,* émail ; gr. *génésis,* formation) [angl. ***amelogenesis***]. Formation de l'émail dentaire. — ***amelogenesis imperfecta*** (*a.* imparfaite) [angl. ***a. imperfecta***]. Dysplasie héréditaire de l'émail aboutissant diverses formes de malformations dentaires.

AMÉLOME, *s. m.* (vieux français : *amel,* émail ; suffixe gr. *oma*, tumeur) [angl. ***enameloma***]. V. *adamantinome.*

AMÉLOPATHIE, *s. f.* (vieux français : *amel,* émail ; gr. *pathê,* maladie) [angl. ***amelopathy***]. Maladie de l'émail dentaire.

AMÉNORRHÉE, *s. f.* (gr. *a*-priv. ; *mên*, mois ; *rhein*, couler) [angl. ***amenorrhoea***]. Absence du flux menstruel, en dehors de l'état de grossesse, chez une femme en période d'activité génitale. — ***a. primaire.*** Absence d'apparition des règles chez une jeune fille ayant dépassé l'âge de la puberté. Elle peut être due à une anomalie des voies génitales ou à une cause endocrinienne (hypophysaire, plus rarement ovarienne) ; dans ce dernier cas, elle s'accompagne de persistance de caractères morphologiques infantiles (eunuchisme féminin) ou de pseudohermaphrodisme. — ***a. secondaire.*** *A.* de plus de trois mois, survenant chez une femme jusque-là normalement réglée. Elle peut être due à une maladie générale (tuberculose, anémie, diabète), à une affection endocrinienne (myxœdème, maladies de Basedow, d'Addison, de Cushing, acromégalie), à une affection utérine, ovarienne ou hypothalamo-hypophysaire, psychogène enfin.

AMÉNORRHÉE-GALACTORRHÉE (syndrome) [angl. ***lactation-amenorrhoea syndrome***]. Syndrome caractérisé, chez une femme jeune, par l'association d'une sécrétion lactée et d'une absence de règles. On l'observe soit, de façon anormalement prolongée, après un accouchement (v. *Chiari-Frommel, syndrome de*), soit indépendamment de toute grossesse (v. *Argonz-del Castillo, syndrome de*). Il est dû à une production anormale de prolactine, souvent liée à une tumeur de l'hypophyse ou de la région hypothalamique. V. *hyperprolactinémie.*

AMES (test d') (A. Bruce, amér. né en 1928) [angl. ***Ames's test***]. Épreuve permettant de savoir si une substance est mutagène et donc potentiellement carcinogène. Elle est positive si l'on remarque un accroissement du développement de certaines bactéries *(Salmonella typhimurium)*, en culture sur milieu spécial, après adjonction de la substance considérée.

AMÉTROPIE, *s. f.* (gr. *a-* priv. ; *métron*, mesure ; *ôps*, œil) [angl. ***ametropia***]. Nom générique des troubles de la réfraction dus à une mauvaise mise au point de l'image sur la rétine : hypermétropie et myopie *(a. axiles)* et astigmatisme *(a. de courbure)*. V. *emmétropie.*

AMG. Abréviation d'*Assistance Médicale Gratuite.* Elle a été remplacée à partir de janvier 2000 par la CMU (v. ce terme) complémentaire gratuite.

AMH. Abréviation du terme anglais *Anti-Mullerian Hormone.* V. *antimullérienne (hormone).*

AMI. Acte Médical Infirmier dispensé sur *prescription médicale* par l'infirmier(ère) exerçant à domicile.

AMIANTE, *s. m.* V. *asbestose.*

AMIBE, *s. f.* (gr. *amoïbaïos*, changeant) [angl. ***amoeba***, *pl.* ***amoebae***]. Organisme rudimentaire, appartenant au règne animal (protozoaire de la classe des Rhizopodes, ordre des Amibiens), formé d'une seule cellule et se déplaçant au moyen de pseudopodes. V. *Acanthamœba, Entamœba, Nœgleria* et *amibiase.*

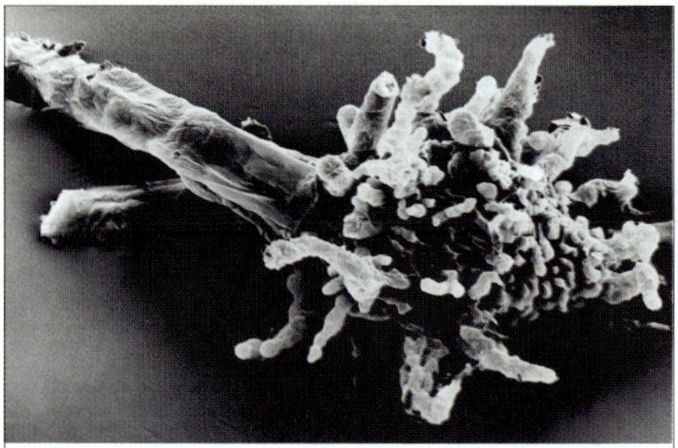

Amibe vue au microscope électronique à balayage

AMIBIASE, *s. f.* [angl. ***amoebiasis***]. Maladie parasitaire due à un protozoaire, *Entamœba dysenteriæ,* qui se localise d'abord au niveau du gros intestin en donnant lieu à un syndrome dysentérique (*dysenterie amibienne*), mais qui peut atteindre ensuite d'autres viscères : foie, poumons, reins, rate et même cerveau, sièges possibles d'*abcès amibiens.* — ***a. chronique.*** Forme observée en France depuis la guerre de 1914-18, caractérisée par une colite chronique avec diarrhée irrégulière et quelquefois constipation et due à diverses variétés d'amibes. — ***a. cutanée.*** Localisation de l'*a.* au niveau de la peau, tantôt prenant la forme d'une ulcération torpide, consécutive à l'ouverture d'un abcès amibien (*phagédénisme cutané amibien,* de Ménétrier et Touraine, 1908), tantôt n'étant qu'une simple dermatose sous la dépendance directe ou indirecte d'une rectite amibienne (M. Castex et Borda, 1938). — ***a. intestinale.*** Localisation de l'*a.* au niveau du côlon, donnant lieu à des manifestations aiguës (dysenterie amibienne) ou chroniques. Le sérodiagnostic de l'*a.* est possible par immunofluorescence indirecte, ELISA et hémagglutination passive. V. *Endolimax* et *Entamœba.*

AMIBOCYTE, *s. m.* (amibe ; gr. *kutos*, cellule) [angl. ***amœbocyte***]. Cellule animale ou végétale, revêtant la forme et possédant les caractères des amibes.

AMIBOÏDE, *adj.* [angl. ***amoeboid***]. Qui ressemble aux amibes. — ***mouvements a.*** Mouvements analogues à ceux des amibes.

AMIBOÏSME, *s. m.* [angl. ***amoeboidism***]. Syn. *amoebisme.* Propriété dont jouissent certains éléments cellulaires de l'organisme (leucocytes, cellules migratrices) d'émettre des pseudopodes et de se déplacer comme des amibes (diapédèse).

AMIDE, *s. m.* (*am*moniac ; aci*de*) [angl. ***amide***]. Composé organique dérivé d'un acide par substitution d'un radical -NH_2 à un radical -OH. P. ex. : *amide nicotinique.* V. *antipellagreuse (vitamine).*

AMIMIE, *s. f.* (gr. *a-* priv. ; *mimos*, mime) [angl. ***amimia***]. Perte plus ou moins complète de l'utilisation des gestes, soit comme symboles directs d'un sentiment, soit comme symboles indirects d'une idée. — ***a. réceptive.*** Trouble de la compréhension des gestes. — ***a. motrice.*** Trouble de leur exécution. — ***a. musicale.*** Impossibilité de jouer d'un instrument. V. *amnésie mimocinétique.*

AMINE, *s. f.* [angl. ***amine***]. Composé organique dérivant de l'ammoniac (NH_3) par remplacement de l'hydrogène par un radical organique (R). Il existe trois classes d'amines : primaires (R-NH_2), secondaires (R-NH-R') et tertiaires [R(R')-N-R"]. La présence d'un doublet d'électrons sur l'azote rend les amines très réactives et basiques. Certaines d'entre elles jouent un rôle biologique important (acides aminés, alcaloïdes et vitamines). L'adrénaline, la sérotonine, la procaïne sont des amines.

AMINÉ (acide) [angl. ***aminoacid***]. Syn. *amino-acide.* Nom générique des composés organiques possédant simultanément une fonction amine (-NH_2) et une fonction acide (on parle respectivement d'extrémités N-terminale [amine] et C-terminale [carboxyle]). Ils se combinent entre eux pour former les peptides (v. ce terme), éléments constituants des protéines. Les *a. a.* constituant les protéines alimentaires sont au nombre de 20 : l'alanine, l'arginine, l'asparagine, l'acide aspartique, la cystéine, l'acide glutamique, la glutamine, le glycocolle, l'*histidine,* l'*isoleucine*, la *leucine,* la *lysine,* la *méthionine,* la *phénylalanine*, la proline, la sérine, la *thréonine,* le *tryptophane*, la tyrosine, la *valine*. Huit ou neuf d'entre eux (en *italiques,* controverse au sujet de l'*histidine*) ne peuvent être synthétisés par l'organisme. Ce sont les *a. a.* essentiels d'origine exclusivement alimentaire. Certains *a. a.* sont aliphatiques, d'autres aromatiques. Par ailleurs, les *a. a.* sont classés en acides, neutres et basiques. V. aux différents termes.

NOM	ABRÉVIATION	
Alanine	Ala	A
Arginine	Arg	R
Asparagine	Asn	N
Acide aspartique	Asp	D
Cystéine	Cys	C
Acide glutamique	Glu	E
Glutamine	Gln	Q
Glycine	Gly	G
Histidine	His	H
Isoleucine	Ile	I
Leucine	Leu	Le
Lysine	Lys	K
Méthionine	Met	M
Phénylalanine	Phé	F
Proline	Pro	P
Sérine	Ser	S
Thréonine	Thr	T
Tryptophane	Trp	W
Tyrosine	Tyr	Y
Valine	Val	V

Acides aminés

AMINO-ACIDE, *s. m.* V. *aminé (acide).*

AMINO-ACIDÉMIE, *s. f.* [angl. ***amino acidaemia***]. Présence dans le sang d'acides aminés ; leur taux normal est de 40 à 80 mg/L de plasma.

AMINO-ACIDOPATHIE, *s. f.* [angl. ***aminoacidopathy***]. Nom générique des maladies enzymatiques caractérisées par une perturbation du métabolisme des acides aminés. P. ex. : la tyrosinose, l'hyperlysinémie, l'histidinémie, l'oligophrénie phénylpyruvique, la cystinurie-lysinurie familiale, la leucinose, etc. V. *amino-acidurie.*

AMINO-ACIDURIE, *s. f.* [angl. ***aminoaciduria***]. Présence d'acides aminés (leucine, tyrosine etc.) dans l'urine. L'*a.-a.* normale est de 80 à 210 mg par 24 h. Elle est augmentée (*hyperamino-acidurie*) dans certaines maladies, de façon globale (dans les syndromes de De Toni-Debré-Fanconi et de Lowe, dans les maladies de Wilson et de Hartnup, p. ex.) ou élective (dans l'oligophrénie phénylpyruvique, dans la cystinurie-lysinurie familiale, etc.). V. *amino-acidopathie.*

AMINOGLUCOSIDES ou **AMINOGLYCOSIDES**, *s. m. pl.* V. *aminosides.*

δ-AMINOLÉVULINIQUE (acide). V. *porphyrine.*

AMINOPÉNICILLINE, *s. f.* [angl. ***aminopenicillin***]. Pénicilline A. V. *pénicilline.*

AMINOPEPTIDASE, *s. f.* [angl. ***aminopeptidase***]. V. *exopeptidase.*

AMINOPHÉRASE, *s. f.* V. *transaminase.*

AMINOPOLYPEPTIDASE, *s. f.* [angl. ***aminopolypeptide***]. Enzyme sécrétée par la muqueuse intestinale et qui a pour effet de décomposer les polypeptides ayant une fonction aminée libre en dipeptides. C'est un des constituants de l'érepsine.

AMINOPTÉRINE, *s. f.* [angl. ***aminopterin***]. V. *antifolique.*

AMINOSIDES, *s. m. pl.* [angl. ***aminoglycoside***]. Syn. *aminoglucosides, aminoglycosides* et (autrefois) *oligosaccharides.* Famille d'antibiotiques (v. ce terme) qui agissent en brouillant le code génétique des ribosomes bactériens, ce qui entraîne la production de protéines anormales et l'arrêt de la croissance des bactéries. Ils sont toxiques pour le rein et l'appareil auditif. Cette famille comprend essentiellement la streptomycine, la gentamycine, la kanamycine, la dibékacine, l'amikacyne, la tobramycine, la néomycine et la framycétine, ces deux dernières réservées à l'usage local. V. *ribosome.*

AMINOTRANSFÉRASE, *s. f.* V. *transaminase.*

AMIODARONE, *s. f.* (DCI) [angl. ***amiodarone***]. Médicament iodé utilisé dans le traitement de fond de l'insuffisance coronaire et comme antiarythmique ; il peut entraîner des dysthyroïdies. V. *poumon d'amiodarone* et *polyradiculonévrite.*

AMITOSE, *s. f.* ou **AMITOSIQUE (division)** [angl. ***amitosis***]. Syn. *division acinétique, d. de Remak.* Division directe des cellules (amibes, leucocytes). Le noyau, au cours de la division, présente constamment le même aspect et ne semble pas prendre une part active au dédoublement de la cellule.

AMM [angl. ***MAA***]. Abréviation d'*Autorisation de Mise sur le Marché.* V. ce terme.

AMMON (corne d') (Ammon, Friedrich von, all.,1799-1861). V. *hippocampe.*

AMMONIÉMIE, *s. f.* [angl. ***ammoniaemia***]. Présence dans le sang de carbonate d'ammoniaque. Son taux normal très faible, est de 12 à 55 mmol/L dans le sang veineux. Il augmente (*hyperammoniémie*) dans les ictères graves et les comas hépatiques. Il peut aussi s'élever dans certaines maladies enzymatiques (telles que les déficits en ornithine-carbamyltransférase) avec perturbation du mécanisme de synthèse de l'urée. L'hyperammoniémie provoque des troubles digestifs et nerveux graves. V. *encéphalopathie hépatique.*

AMMONIOGENÈSE, *s. f.* (Polonovski) (ammoniaque ; gr. *génésis*, production) [angl. ***ammoniogenesis***] (physiologie). Première partie du cycle de l'ammoniaque dans l'organisme, consistant dans la formation, au niveau de tous les tissus, d'ammoniaque dissimulée aussitôt sous forme de composés ammoniogènes. La deuxième partie de ce cycle est l'*ammoniophanérèse.* — ***a. rénale.*** Synthèse, dans la cellule du tube rénal, de l'ammoniaque à partir de la glutamine. Les ions ammonium excrétés par le rein se combinent aux anions d'acides forts qui seront ainsi éliminés sous forme de sels d'ammonium au lieu de l'être sous forme de sels de sodium. C'est un des mécanismes de la régulation de l'équilibre acidobasique : dans l'acidose, cette substitution d'un sel acide d'ammonium à des sels neutres de sodium s'accroît, évitant la chute de la réserve alcaline ; elle diminue dans l'alcalose.

AMMONIOPHANÉRÈSE, *s. f.* (Polonovski) (ammoniaque ; gr. *phanéros*, apparent) (physiologie). Deuxième partie du cycle de l'ammoniaque dans l'organisme, faisant suite à l'*ammoniogenèse ;* elle consiste dans la libération, au niveau de certains organes (surtout le rein), de l'ammoniaque contenue dans les composés ammoniogènes du sang.

AMMONIURIE, *s. f.* (ammoniaque ; gr. *ouron*, urine) [angl. ***ammoniuria***]. Élimination d'ammoniaque par l'urine.

AMNÉSIE, *s. f.* (gr. *a-* priv. ; *mnasthaï*, se souvenir) [angl. ***amnesia***]. Perte totale ou partielle de la mémoire. L'*a.* est dite d'*évocation* quand le rappel des souvenirs antérieurement fixés est impossible ; *systématique* quand elle frappe un groupe d'idées ; *localisée* ou *lacunaire* quand elle se rapporte à une période de temps donnée ; *parcellaire* quand elle porte sur des faits fragmentaires très localisés. Elle est dite *rétro-*

grade quand elle comprend les faits qui ont précédé un événement pris comme point de repère ; *antérograde* (Charcot) (syn. *ecmnésie*) quand elle comprend ceux qui l'ont suivie ; dans ce cas le sujet oublie les événements dès qu'ils se sont produits. Cette dernière est appelée aussi *a. de fixation* (impossibilité de fixer le souvenir). L'*a.* est *rétro-antérograde* quand elle porte à la fois sur les faits qui précèdent et sur ceux qui suivent immédiatement certains événements soudains (traumatisme grave, émotion violente) ; elle est *antérétrograde* quand l'impossibilité de faire de nouvelles acquisitions se complique de l'abolition des souvenirs en allant des plus récents aux plus anciens (sénilité). L'*a.* est enfin *générale* quand le sujet perd tous les souvenirs de sa vie passée. — ***a. graphocinétique.*** Perte de la mémoire des mouvements graphiques ; agraphie. — ***a. logophonique.*** Perte de la mémoire des sons, des mots ; surdité verbale. — ***a. logosémiotique.*** Perte de la mémoire des signes graphiques ; cécité verbale. — ***a. mimocinétique.*** Perte de la mémoire des gestes ; amimie. — ***a. phonocinétique.*** Perte de la mémoire des mouvements articulateurs de la parole ; aphasie motrice ou aphémie. — ***a. psychogène.*** V. *hystérie.*

AMNÉSIE IMMUNITAIRE ou **IMMUNOLOGIQUE** [angl. ***immunologic amnesia***]. Absence de mémoire immunologique (v. ce terme). L'organisme ne formant pas d'anticorps, il en résulte une déficience des défenses de l'organisme ; celle-ci peut entraîner, chez le nourrisson, une évolution rapidement mortelle par infections récidivantes. V. *carence immunitaire.*

AMNÉSIQUE, *adj.* [angl. ***amnesic***]. Qui concerne l'amnésie. V. *ictus amnésique.* — *s. m.* ou *f.* Sujet qui a perdu la mémoire.

AMNESTIQUE, *adj.* [angl. ***amnestic***]. Qui fait perdre la mémoire.

AMNIOCENTÈSE, *s. f.* (amnios ; gr. *kentein*, piquer) [angl. ***amniocentesis***]. Syn. *ponction amniotique.* Ponction de l'utérus gravide pratiquée, généralement de la 15e à la 20e semaine (*a. précoce*), ou au cours du 3e trimestre de la grossesse, après la 34e semaine (*a. tardive*), par voie supra-symphysaire, dans le but de prélever du liquide amniotique. L'examen de celui-ci et des cellules fœtales qu'il contient, permet avant tout d'établir le caryotype fœtal et de dépister certaines maladies enzymatiques (le dépistage des allo-immunisations Rh se fait sur le sang maternel). V. *grossesse à risque élevé, trophoblaste (biopsie du)* et *sang fœtal (prélèvement du).*

AMNIOCYTE, *s.m.* [angl. ***amniocyte***]. Cellule desquamée d'origine fœtale présente dans le liquide amniotique.

AMNIO-ENDOSCOPIE, *s. f.* V. *endo-amnioscopie.*

AMNION NODOSUM (décrit en 1897 par von Franque sous le nom d'Amnion Knotchen) (gr. *amnion*, amnios) [angl. ***amnion nodosum***] (obstétrique). Anomalie de la plaque choriale placentaire qui est revêtue de très nombreuses petites nodosités ; elle s'accompagne constamment d'oligo-amnios et très souvent de malformations fœtales (surtout rénales).

AMNIOS, *s. m.* (gr. *amnion*, amnios) [angl. ***amnion***]. Membrane limitant la cavité amniotique qui contient le liquide amniotique et l'embryon ; elle tapisse la face interne du placenta et du chorion.

AMNIOSCOPIE, *s. f.* (amnios ; gr. *skopein*, examiner) [angl. ***amnioscopy***]. Examen du liquide amniotique par transillumination des membranes au pôle inférieur de l'œuf. Il est destiné à dépister, en fin de grossesse, des signes de souffrance fœtale. L'endoscope (amnioscope), introduit dans le canal cervical de l'utérus, montre normalement un liquide clair et opalescent avec des flocons de vernix caseosa ; un liquide rougeâtre, en cas de mort du fœtus *in utero* ; un liquide vert, par mélange de méconium, en cas de souffrance fœtale ; un liquide jaune, par présence de bilirubine, dans les incompatibilités sanguines.

AMNIOTIQUE, *adj.* [angl. ***amniotic***]. Qui a rapport à l'amnios. — ***liquide a.*** [angl. ***amniotic fluid***]. Liquide contenu dans le sac amniotique, entourant le fœtus (qui l'inhale) et le protégeant des chocs. Jaune paille, il contient normalement 99 % d'eau et comprend par ailleurs des glucides, lipides, protéines, des électrolytes (sodium, potassium), des cellules fœtales desquamées, du lanugo, du vernix caseosa, de l'urine fœtale, des pigments et des enzymes. À terme, son volume est normalement compris entre 0,5 à 1 L. Il s'évacue lors de la rupture de la poche des eaux.— ***brides ou maladie amniotiques.*** Syn. *complexe ADAM* [angl. ***ADAM complex***]. Brides fibreuses unissant tantôt deux points de la paroi amniotique, tantôt cette paroi à l'embryon ; elles seraient cause des *amputations congénitales* ou des sillons observés parfois à la naissance sur des doigts ou des orteils. V. *ulcéreuse (maladie — intra-utérine).*

AMNIOTITE, *s. f.* [angl. ***amniotitis***]. Inflammation de l'amnios.

AMNIOTOMIE, *s. f.* [angl. ***amniotomy***]. Incision chirurgicale du sac amniotique (rupture artificielle des membranes) destinée à déclencher ou hâter l'accouchement.

AMŒBICIDE, *adj.* (amibe ; lat. *cædere*, tuer) [angl. ***amoebicidal***]. Qui tue les amibes.

AMŒBISME, *s. m.* V. *amiboïsme.*

AMŒBOME, *s. m.* (amibe ; suffixe gr. *ome* désignant une tumeur) [angl. ***amoeboma***]. Pseudo-tumeur inflammatoire d'origine amibienne.

AMOK, *s. m.* (terme malais) [angl. ***amok***]. Folie meurtrière faisant suite à un état dépressif, décrite en Malaisie. V. *raptus.*

AMORCE, *s. f.* [angl. ***primer***] (génétique). Oligonucléotide qui, hybridé avec une matrice constituée par un brin d'acide nucléique, peut être allongé par une polymérase pour synthétiser le brin complémentaire de la matrice.

AMORPHOGNOSIE, *s. f.* (gr. *a-* priv. ; morphognosie). Syn. *agnosie d'extensité.* Impossibilité de reconnaître, par le toucher, la forme des différents objets.

AMOTIVATIONNEL (syndrome) (Henri Lôo, Pierre Deniker, fr. 1979). Association de troubles du caractère (anxiété, irritabilité) et de l'humeur (indifférence affective) accompagnée de baisse des capacités intellectuelles et d'état dépressif. On l'observe notamment au cours des toxicomanies chroniques opiacées et cannabiques.

AMP. Abréviation de *Assistance Médicale à la Procréation.* V. *fécondation in vitro, stimulation ovarienne* et *insémination artificielle.*

AMP, AMP CYCLIQUE, AMPc. V. *adénosine monophosphorique (acide).*

AMPÈRE, *s. m.* (Ampère, physicien français, 1775-1836) [angl. ***ampere***]. Symbole A. Unité de base du système international (v. ce terme) pour l'intensité du courant électrique.

AMPHÉTAMINE, *s. f.* [angl. ***amphetamine***]. Phényl-1-amino-2-propane. Substance excitant le système nerveux central et accroissant les activités physiques et psychiques. V. *ecstasy.*

AMPHIARTHROSE, *s. f.* (gr. *amphi*, des deux côtés ; *arthron*, articulation) [angl. ***amphiarthrosis***]. Articulation peu mobile où les surfaces osseuses sont unies par du fibrocartilage. P. ex. : *les articulations intervertébrales.*

AMPHIBOLE (stade) (Wunderlich) (gr. *amphibolos*, ambigu) [angl. ***amphibolic stage***]. Période de la fièvre typhoïde, prenant place entre le stade d'état et la défervescence et caractérisée par ce fait que la température, très élevée le soir, descend le matin au voisinage de la normale ; d'où l'incertitude du pronostic, la maladie paraissant encore très grave le soir et au contraire presque achevée le matin.

AMPHIDIPLOÏDE, *adj.* (gr. *amphi*, des deux côtés ; *diploos*, double) (génétique). V. *tétraploïde.*

AMPHIMIXIE, *s. f.* (gr. *amphi*, des deux côtés ; *mixis*, mélange) [angl. ***amphimixis***]. Processus suivant lequel la fécondation a lieu au moyen de la réunion de deux cellules, l'une mâle, l'autre femelle, provenant de deux individus différents.

AMPHOLOPHOTRICHE, *s. m.* (Ellis) (gr. *amphô*, deux ; *lophos*, crinière ; *thrix*, cheveu). Variété de bacilles ayant une houppe de cils vibratiles à chacune de leurs extrémités. V. *amphotriche.*

AMPHOLYTE, *adj.* et *s. m.* (gr. *amphô*, deux ; *lutos*, résolu) [angl. ***ampholyte***]. Substance pouvant se comporter tantôt comme un acide, tantôt comme une base. P. ex. : *les acides aminés.*

AMPHOPHILE, *adj.* [angl. ***amphophilic***]. Se dit des éléments figurés qui se colorent aussi bien par les couleurs acides que par les couleurs basiques. — *granulations a.* ou *pseudo-éosinophiles.*

AMPHORIQUE, *adj.* (amphore) [angl. ***amphoric***]. Se dit de certains sons stéthoscopiques qui rappellent le bruit obtenu en soufflant dans une cruche vide. — ***bourdonnement a.*** V. *amphorisme.* — ***résonance a.*** Variété de tintement métallique. — ***respiration ou souffle a.*** V. *amphorisme.*

AMPHORISME, *s. m.* (Laennec) [angl. ***amphoricity***]. Syn. *souffle amphorique, bourdonnement amphorique.* « Bourdonnement tout à fait semblable à celui que l'on produit en soufflant dans une carafe ou dans une cruche » (Laennec). On l'entend à l'auscultation en cas de pneumothorax ou de grandes cavités gazeuses du poumon. — ***a. vertical.*** *A.* perçu seulement dans la position assise ou debout.

AMPHORO-MÉTALLIQUE (syndrome) [angl. ***amphorometallic syndrome***]. Ensemble de symptômes perçus à l'auscultation chez un malade porteur d'un pneumothorax : souffle amphorique (ou bourdonnement amphorique de Laennec), retentissement métallique des bruits (voix, toux, râles), tintement métallique.

AMPHOTÈRE, *adj.* (gr. *amphotéros*, de deux façons) [angl. ***amphoteric***] (chimie). Doué de propriétés opposées, acides comme basiques.

AMPHOTONIE, *s. f.* (Danielopolu, 1924) (gr. *amphô*, deux ; *tonos*, ressort) [angl. ***amphotony***]. Hypertonie portant à la fois sur les deux systèmes qui commandent la vie végétative : le sympathique et le vague.

AMPHOTRICHE, *s. m.* (Ellis) (gr. *amphô*, deux ; *thrix*, cheveu) [angl. ***amphotrichous***]. Variété de bacilles munis d'un cil vibratile à chacune de leurs extrémités. V. *ampholophotriche.*

AMPLIATION, *s. f.* (lat. *ampliare,* augmenter) [angl. ***ampliation***]. « Augmentation de dimensions dans tous les sens de la cavité thoracique pendant l'inspiration, de l'abdomen pendant la grossesse ou par l'accumulation de liquide dans le péritoine » (Littré).

AMPLIFICATEUR, *s. m.* [angl. ***enhancer***] (génétique). Séquence d'ADN capable de stimuler la transcription d'un gène *(amplification génique).* V. *silencer.*

AMPLIFICATEUR DE BRILLANCE ou **DE LUMINANCE** [angl. ***intensifying screen***]. Appareil permettant de transformer une image optique en image électronique. Il est utilisé en radioscopie pour augmenter la luminosité et la précision d'une image recueillie directement sur un écran fluorescent et la projeter sur un écran de télévision. Une telle image est obtenue avec un faisceau de rayons X de faible intensité et n'expose le malade qu'à une irradiation légère ; elle peut être observée, photo- ou cinématographiée et transmise à distance.

AMPLIFICATION EN CHAÎNE PAR POLYMÉRASE. V. *amplification génique.*

AMPLIFICATION GÉNIQUE (1985) [angl. ***polymerase chain reaction***]. Syn. *amplification en chaîne par polymérase.* Technique moderne d'analyse de l'acide désoxyribonucléique, se prêtant à l'automatisation et utilisant la biologie moléculaire. Elle permet, en faisant intervenir une ADN-polymérase, d'augmenter (c'est l'*amplification en chaîne-PCR*) la quantité d'ADN (gène ou fragment de gène) provenant du prélèvement étudié. La séquence amplifiée est comparée à d'autres séquences nucléotidiques conservées dans des banques de données. Il est ainsi possible d'identifier, p. ex., une bactérie ou un virus ou bien de mettre en évidence une mutation de gène pour diagnostiquer une maladie génétique.

AMPOULE, *s. f.* [angl. ***ampoule***] (pharmacie). Petit récipient cylindrique et hermétique en verre, dont une ou les deux extrémités sont effilées et dans lequel on conserve des médicaments liquides ou pulvérulents, ou bien des solutés stérilisés, destinés à être administrés sous forme injectable ou buvable.

AMPOULE DE VATER (V. Abraham, all. 1684-1751) (TA *ampulla hepatopancreatica*) [angl. ***ampulla of Vater***]. Partie terminale et dilatée des canaux cholédoque et pancréatique réunis avant leur abouchement dans la deuxième portion du duodénum • 👁 **pancréas** •.

AMPULLOME VATÉRIEN (Carnot P., 1928). Tumeur développée au niveau de l'ampoule de Vater.

AMPUTATION, *s. f.* [angl. ***amputation***]. Opération qui consiste dans l'ablation d'un membre, d'un segment de membre ou d'une partie saillante (langue, sein, verge) et plus généralement d'une partie du corps. V. *ablation, excision, exérèse* et *résection.*

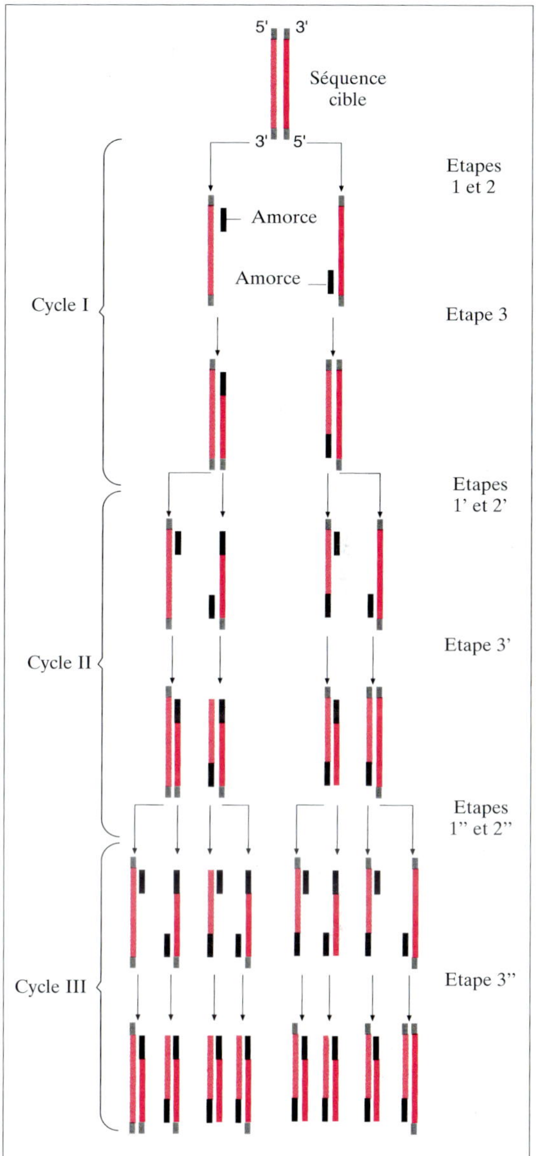

Amplification génique

AMPUTATION (syndrome respiratoire d'). V. *insuffisance respiratoire.*

AMPUTATION CINÉMATIQUE. Méthode d'amputation qui permet de remplacer les parties supprimées par des pièces artificielles.

AMPUTATION CONGÉNITALE [angl. ***congenital amputation***]. Malformation consistant en une section complète d'un membre ou d'une partie de membre (doigt, orteil) ou en un sillon formant section incomplète. Elle serait due soit à un processus analogue à celui de l'aïnhum, soit à l'enroulement d'une bride amniotique.

AMPUTATION ORTHOPÉDIQUE (A. Ceci, 1906). V. *cinéplastie.*

AMPUTATION SPONTANÉE [angl. ***spontaneous amputation***]. Syn. *trophonévrose autocopique.* Séparation d'un membre ou d'une partie de membre (doigt, orteil), survenant soit sur le fœtus *(a. congénitale)*, soit chez l'adulte (aïnhum), sans qu'on en connaisse exactement la cause.

AMPUTÉ, ÉE, *adj.* et *s. m.* [angl. ***amputee***]. Qui a subi l'ablation d'un membre ou d'un segment de membre. — ***illusions des a.*** [angl. ***phantom limb***]. Syn. *membre fantôme.* Sensations généralement douloureuses que les amputés localisent dans leur membre absent. V. *algohallucinose.*

AMSLER (épreuve d') (A. Marc, suisse, 1891-1968) [angl. ***Amsler's test***]. Procédé de dépistage rapide d'anomalies du champ visuel, utilisant un carré quadrillé à fond blanc (grille d'A.) dont le patient décrit et localise les éventuelles déformations (métamorphopsies) ou l'absence de perception (scotome).

AMSLER ET HUBER (épreuve d') [angl. ***Amsler-Huber test***] (ophtalmologie). Mesure de l'apparition progressive de la fluorescence de l'humeur aqueuse, à la suite de l'injection intraveineuse de fluorescéine.

AMSTELODAMENSIS (typus) (Cornelia de Lange, 1933) (lat. *Amstelodamum*, Amsterdam) [angl. ***typus amstelodamensis, Cornelia de Lange's syndrome***]. Syn. *typus degenerativus amstelodamensis, maladie* ou *syndrome de Cornelia de Lange.* Variété de chondrodystrophie caractérisée par l'association d'un nanisme avec acromicrie et déformations faciales (front bombé, racine du nez écrasée, saillie du maxillaire supérieur et hypoplasie du maxillaire inférieur), d'arriération mentale, d'augmentation de volume du foie et de la rate, de quelques signes d'hirsutisme (cheveux abondants et implantés bas) et parfois de syndactylie avec incurvation des cinquièmes doigts en crochets. La mort survient généralement au cours des premières années.

AMUSIE, *s. f.* (gr. *a-* priv. ; *mousa*, musique) [angl. ***amusia***]. Trouble de la faculté musicale, de même nature que l'aphasie et coïncidant souvent avec elle. — ***a. motrice.*** Impossibilité de chanter un air. — ***a. réceptive ou sensorielle.*** V. *surdité musicale.*

AMUSSAT (signe d') (A. Jean, fr., 1796-1856). Signe permettant de distinguer une hernie crurale d'une hernie inguinale : la première siège au-dessous d'une ligne droite menée de l'épine iliaque antéro-supérieure à l'épine du pubis, la seconde, au-dessus.

AMYÉLOCYTÉMIQUE, *adj.* (gr. *a-* priv. ; myélocyte ; gr. *haïma*, sang). Caractérisé par l'absence de myélocytes dans le sang.

AMYGDALE, *s. f.* (gr. *amugdalê*, amande) [angl. ***tonsil***]. Organe (généralement lymphoïde) en forme d'amande. P. ex. : ***a. palatine*** (v. *amygdalectomie*) ; ***a. pharyngienne*** (v. *adénoïdes, végétations*) ; ***a. linguale*** ; ***a. cérébelleuse.*** (TA *tonsilla palatina, pharyngea, lingualis, cerebelli*).

AMYGDALECTOMIE, *s. f.* (gr. *amugdalê*, amygdale ; *ektomê*, ablation) [angl. ***amygdalectomy***]. Syn. *tonsillectomie.* Ablation totale des deux amygdales palatines. — On donne parfois le nom d'*a. partielle* à l'amygdalotomie.

AMYGDALITE, *s. f.* [angl. ***amygdalitis***]. Inflammation des amygdales. — ***a. chancriforme.*** V. *Vincent (angine de).*

AMYGDALOTOME, *s. m.* (gr. *amugdalê*, amygdale ; *temnô*, je coupe) [angl. ***amygdalotome***]. Syn. *tonsillotome.* Instrument destiné à pratiquer la section des amygdales.

AMYGDALOTOMIE, *s. f.* [angl. ***amygdalotomy***]. Syn. *tonsillotomie.* Section des amygdales.

AMYGDALOTRIPSIE, *s. f.* (gr. *amugdalê*, amygdale ; *tribô*, je broie) [angl. ***amygdalotripsis***]. Procédé d'ablation des amygdales hypertrophiées qui consiste à les écraser entre les mors d'une pince spéciale.

AMYLACÉ, ÉE, *adj.* (gr. *amulon*, amidon) [angl. ***amylaceous***]. Qui renferme de l'amidon. — ***corps a.*** V. *amyloïde.*

AMYLASE, *s. f.* (gr. *amulon*, amidon) [angl. ***amylase***]. Syn. *enzyme amylolytique.* Enzyme du suc pancréatique et de la salive qui transforme l'amidon et le glycogène en dextrines et en maltose au cours de la digestion intestinale. Son poids moléculaire est de 45 000 d. V. *ptyaline.*

AMYLASÉMIE, *s. f.* (amylase ; gr. *haïma*, sang) [angl. ***amylasaemia***]. Présence d'amylase dans le sang. Le taux normal est de 30 à 60 UI/L de sérum. L'*a.* est anormalement élevée dans les pancréatites aiguës.

AMYLASURIE, *s. f.* (amylase ; gr. *ouron*, urine) [angl. ***amylasuria***]. Présence d'amylase dans l'urine. Son taux normal est de 35 à 150 UI/L ; il évolue parallèlement à celui de l'amylasémie.

AMYLOGÈNE, *adj.* (gr. *amulon*, amidon ; *gennân*, engendrer) [angl. ***amylogenic***]. Qui provoque l'amylose.

AMYLOÏDE, *adj.* (gr. *amulon*, amidon ; *eidos*, aspect) [angl. ***amyloid***]. Qui ressemble à l'amidon. — ***substance a.*** Substance amorphe, colorée en brun acajou par l'iode et donnant une biréfringence dichroïque verte en lumière polarisée après coloration par le rouge Congo. Ce n'est pas, comme l'avait cru Virchow (1854), un corps voisin de l'amidon, mais une protéine ayant en microscopie électronique une structure fibrillaire en feuillets plissés de type β. Il existe plusieurs types chimiques de *s. a.* correspondant aux différentes variétés cliniques d'amyloïdose, notamment les protéines ***AL*** (dérivées des chaînes légères [L : *light*, léger] immunoglobuliniques : formes associées aux gammapathies monoclonales bénignes ou malignes (maladie de Kahler, macroglobulinémie de Waldenström), ***AA*** (autres formes secondaires : acquises [infections, cancers et affections inflammatoires chroniques] ou héréditaires [maladie périodique, syndrome de Mückle et Wells]), ***AFp*** (neuropathie amyloïde portugaise, ***AH*** [H : *heavy*, lourd] variété exceptionnelle d'amylose localisée, formée pour partie d'une chaîne lourde d'immunoglobuline G1 — v. ce terme). V. *glomérulopathie fibrillaire, β2-microglobuline, Partington (maladie de), P (composant amyloïde), protéine, Pr-P, AA, AL, rate sagou, gelsoline, transthyrétine* et *angiopathie amyloïde cérébrale.*

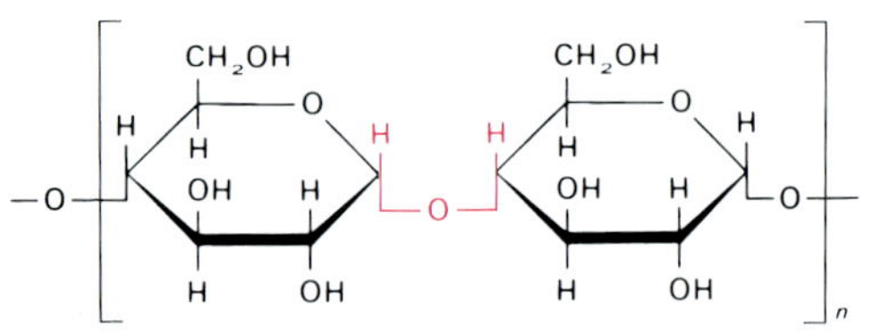

Amyloïde

AMYLOÏDE (dégénérescence, infiltration ou maladie) (Virchow, 1853) [angl. ***amylosis, amyloid degeneration, amyloidosis***]. Syn. *amyloïdisme, amyloïdose, amylose, dégénérescence chondroïde* (Policard), *cireuse* (Christensen, 1844) ou *lardacée* (Rokitanski, 1842) ; *bêtafibrillose* (G. Glenner, 1980). Infiltration de différents organes et tissus par la substance amyloïde (v. ce terme). ***La maladie a. classique*** se manifeste par une hépatosplénomégalie avec œdèmes, protéinurie élevée et augmentation des α_2-globulines plasmatiques. Elle est le plus souvent *secondaire* à une tuberculose, une suppuration prolongée, un cancer, un rhumatisme chronique ou une collagénose. Mais il existe aussi des ***amyloïdoses systématisées*** (maladie de Königstein-Lubarsch, v. ce terme), ***localisées,*** voire ***monosymptomatiques,*** pouvant intéresser le foie, la rate ou les reins, mais surtout la peau (amyloïdose de Gutmann-Freudenthal, v. ce terme), le cœur, les muscles, le système nerveux (*a.* cérébrales [angiopathie amyloïde cérébrale, maladie d'Alzheimer, encéphalopathies subaiguës spongiformes], neuropathies amyloïdes, v. tous ces termes), le tube digestif. Elles sont le plus souvent *primitives* ou associées à une gammapathie monoclonale bénigne ou bien à un myélome multiple. L'évolution des amyloïdoses dont le diagnostic est histologique, est pratiquement toujours mortelle. Un mécanisme immunitaire local favoriserait les dépôts de substance amyloïde. Certaines sont héréditaires.

AMYLOÏDISME, *s. m.*, **AMYLOÏDOSE**, *s. f.*, V. *amyloïde (dégénérescence).*

AMYLOÏDOSE CUTANÉE TYPE GUTMANN-FREUDENTHAL (1925-26) [angl. ***lichen amyloidosis***]. Syn. *lichen amyloïde* (Freudenthal). Variété d'amyloïdose localisée à la peau, caractérisée par son aspect papulo-nodulaire ou infiltré, plus ou moins lichénifié et pigmenté. Elle siège sur les membres inférieurs. C'est une affection très prurigineuse, mais bénigne, indépendante de la maladie amyloïde classique.

AMYLOÏDOSE FAMILIALE PRIMITIVE. Maladie rare et héréditaire à caractère dominant due au dépôt tissulaire d'une protéine génétiquement modifiée (v. *amyloïde, substance*). Les dépôts de *transthyrétine* (v. ce terme) provoquent la *neuropathie amyloïde portugaise* (v. ce terme), ceux de *gelsoline* (v. ce terme) une neuropathie crânienne finlandaise avec dystrophie cornéenne grillagée ; ceux de l'*apolipoprotéine A1* sont rarissimes.

AMYLOÏDOSE TYPE LUBARSCH. V. *Königstein-Lubarsch (maladie de)* et *amyloïde (dégénérescence)*.

AMYLOPECTINOSE, *s. f.* (gr. *amulon*, amidon ; pectine) [angl. ***amylopectinosis, glycogen storage disease IV***]. V. *Andersen (maladie d')*.

AMYLOSE, *s. f.* (gr. *amulon*, amidon). V. *amyloïde (dégénérescence)*.

AMYODYSPLASIE, *s. f.* (J. Hall, 1980) (gr. *a-* priv. ; *mus*, muscle ; *dus*, indiquant une difficulté ; *plassein*, façonner) [angl. ***amyodysplasia***]. Variété d'arthrogrypose (v. ce terme) non familiale, accompagnée seulement d'une discrète dysmorphie faciale.

AMYOPLASIE CONGÉNITALE [angl. ***amyoplasia congenita***]. — 1° ***a. c. de Sheldon.*** V. *arthrogrypose multiple congénitale.* — 2° ***a. c. de Krabbe.*** Syn. *hypoplasie musculaire généralisée.* Maladie héréditaire familiale transmise selon le mode dominant, caractérisée par une atrophie musculaire généralisée sans contracture, manifeste dès la naissance.

AMYOTONIE, *s. f.* (gr. *a-* priv. ; *mus*, muscle ; *tonos*, ressort). V. *myatonie.*

AMYOTONIE CONGÉNITALE ou **A. D'OPPENHEIM**. V. *myatonie congénitale.*

AMYOTONIE GÉNÉRALISÉE. V. *Förster (maladie ou syndrome de)*.

AMYOTROPHIE, *s. f.* (gr. *a-* priv. ; *mus*, muscle ; *trophê*, nourriture) [angl. ***amyotrophia***]. Syn. *myatrophie.* Diminution de volume des muscles ; fonte musculaire. On n'applique généralement ce terme qu'aux muscles striés de la vie de relation. — ***a. d'Aran-Duchenne.*** V. *atrophie musculaire progressive.* — ***a. type Charcot-Marie.*** V. *Charcot-Marie ou Charcot-Marie-Tooth (amyotrophie de).* — ***a. neurale.*** V. *acropathie amyotrophiante.* — ***a. neurogène familiale pseudo-myopathique de la seconde enfance*** ou ***a. neurogène juvénile précoce pseudo-myopathique.*** V. *Kugelberg-Welander (syndrome de).* — ***a. péronière*** (ou ***fibulaire***). V. *Charcot-Marie ou Charcot-Marie-Tooth (amyotrophie de).* — ***a. primitive progressive.*** V. *atrophie musculaire progressive.* — ***a. scapulo-péronière neurogène.*** V. *Davidenkow (syndrome de).* — ***a. spinale infantile.*** V. *Werdnig-Hoffmann (amyotrophie de).* — ***a. forme Werdnig-Hoffmann.*** V. *Werdnig-Hoffmann (amyotrophie, forme).* — ***a. de type Zimmerlin.*** V. *Zimmerlin (amyotrophie ou myopathie de type).*

AMYOTROPHIE SPINALE [angl. ***spinal muscular atrophy***]. Dégénérescence progressive, héréditaire ou non, des neurones moteurs de la corne antérieure de la moelle épinière. Ce sont notamment les syndromes de Kugelberg-Welander et de Stark-Kaeser et la maladie de Werdnig-Hoffmann. V. ces termes.

AMYXORRHÉE, *s. f.* (Kaufmann) (gr. *a-* priv. ; *muxa*, mucus ; *rhein*, couler) [angl. ***amyxorrhoea***]. Insuffisance ou absence complète de la sécrétion de mucus (estomac).

ANA (gr. *ana*). Syn. *aa.* Terme employé dans la rédaction des ordonnances magistrales et qui, placé après l'énumération de deux ou de plusieurs substances, signifie : *de chaque.*

ANABOLISANT, ANTE, *adj.* [angl. ***anabolic***]. Qui favorise l'anabolisme. V. ce terme et *androgènes (hormones).*

ANABOLISME, *s. m.* (Duncan Bulkley) (gr. *ana*, indiquant une idée de répartition ; *ballein*, lancer) [angl. ***anabolism***]. Transformation des matériaux nutritifs en tissu vivant. C'est la première phase du métabolisme.

ANABOLITE, *s. m.* [angl. ***anabolite***]. Produit formé au cours de l'anabolisme (v. ce terme).

ANACHLORHYDRIE, *s. f.* (gr. *ana-* priv. ; chlorhydrie) [angl. ***anachlorhydria***]. Syn. *achlorhydrie.* Absence complète d'acide chlorhydrique libre dans le suc gastrique.

ANACHLORHYDROPEPSIE, *s. f.* (gr. *ana-* priv. ; chlorhydrie ; *pepsis*, coction). V. *achylie.*

ANACLITIQUE, *adj.* (gr. *anaklitos*, étendu en arrière) [angl. ***anaclitic***]. Qui se repose sur quelqu'un, ou sur quelque chose ; qui en dépend. — Se dit en particulier du jeune enfant dépendant des soins maternels. — ***dépression a.*** V. *arriération affective (syndrome d').*

ANACOUSIE, *s. f.* (de Parrel et Burguet, 1913) (gr. *ana*, vers le haut ; *akouein*, entendre) [angl. ***anacusis***]. Rééducation auditive.

ANACROTE (onde) (Landois, 1872) (gr. *ana*, en haut ; *krotos*, battement) [angl. ***anacrotic wave***] (cardiologie). Soulèvement observé sur la ligne ascendante du carotidogramme (v. ce terme) dans certains cas pathologiques, en particulier au cours du rétrécissement de l'orifice aortique. Il est situé à une distance variable du sommet de la courbe, d'autant plus loin que la sténose est plus serrée. L'existence de ce soulèvement caractérise l'*anacrotisme* ; le *pouls* présentant cette particularité est dit *anacrote.*

ANACROTISME, *s. m.* [angl. ***anacrotism***]. V. *anacrote (onde).*

ANADÉMIE, *s. f.* (gr. *ana*, sur ; *dêmos*, pays, peuple). Terme proposé par M. Baltazard (1960) pour désigner les maladies épidémiques (v. *épidémie*) non contagieuses ; p. ex. : les maladies par carence, les cas humains de maladies infectieuses animales, etc.

ANAÉROBIE, *adj.* et *s. m.* (Pasteur) (gr. *an-* priv. ; *aêr*, air ; *bios*, vie) [angl. ***anaerobic***]. Se dit des microbes qui ne peuvent vivre au contact de l'air ou de réactions chimiques qui se font à l'abri de l'air (fermentations).

ANAÉROBIOSE, *s. f.* [angl. ***anaerobiosis***]. Conditions nécessaires pour le développement des microbes anaérobies.

ANAES. *Agence nationale d'accréditation et d'évaluation en santé.* Établissement public administratif français installé en 1997 et succédant à l'ANDEM. Il est destiné à « favoriser le développement de l'évaluation médicale dans l'ensemble du système de santé et mettre en place la procédure d'accréditation dans les établissements de santé ». Il a été dissous et intégré en 2005 dans la *Haute Autorité de santé* (HAS). V. ce terme.

ANAGÈNE, *adj.* (gr. *ana*, vers le haut ; *génnan*, produire) [angl. ***anagen***]. V. *trichogramme.*

ANAKHRÉ. V. *goundou.*

ANAL (stade) (anus) [angl. ***anal stage***] (psychanalyse). Syn. *stade sadique anal.* Deuxième phase de la libido infantile (entre 2 et 4 ans), qui succède au stade oral et précède le stade phallique. « Le plaisir sexuel est alors lié de façon prédominante aux fonctions excrétoires » (P. Marchais).

ANALBUMINÉMIE, *s. f.* (Bennhold, 1954) (gr. *an-* priv. ; albumine ; gr. *haïma*, sang) [angl. ***analbuminaemia***]. Absence (ou très forte diminution : hypo-albuminémie) de la sérum-albumine dans le sang. C'est une anomalie très rare, héréditaire probablement à transmission autosomique récessive, cliniquement muette ou révélée par des œdèmes dus à un abaissement de la pression oncotique du plasma.

ANALEPTIQUE, *adj.* et *s. m.* (gr. *analambanein*, reprendre) [angl. ***analeptic***]. Se dit des médicaments et des aliments qui rétablissent les forces et stimulent le fonctionnement des différents appareils de l'organisme.

ANALGÉSIE, *s. f.* (gr. *an-* priv. ; *algêsis*, douleur) [angl. ***analgesia***]. Abolition de la sensibilité à la douleur. — ***a. congénitale.*** Neuropathie héréditaire touchant le système nerveux autonome. P. ex. la *dysautonomie familiale* (v. ce terme), l'*a. c. pure avec anhidrose type Swanson.*

ANALGÉSIQUE [angl. ***analgesic***]. — 1° *adj.* Qui diminue ou supprime la douleur. V. *antalgique.* — 2° *s. m.* Médicament possédant cette propriété. Les *a. antipyrétiques* agissent non seulement contre la douleur, mais aussi contre la fièvre et les phénomènes inflammatoires. Les *a. narcotiques* ont, outre leur action antalgique, un effet sédatif, euphorisant ou anxiolytique qui peut entraîner une pharmacodépendance (v. ce terme et *stupéfiant*) : ce sont les alcaloïdes de l'opium et leurs dérivés synthétiques ; leur prescription est réglementée. — Les *a. centraux* comprennent essentiellement les narcotiques et les antidépresseurs tricycliques. — Les *a. périphériques* le paracétamol, l'aspirine et les anti-inflammatoires non stéroïdiens.

ANALGIE, *s. f.* (gr. *an-* priv. ; *algos*, douleur) [angl. ***analgesia***]. Insensibilité totale à la douleur. — Fanconi a décrit une *a. congénitale* héréditaire et récessive.

ANALGOGNOSIE, *s. f.* (Pieron, 1952) (gr. *an-* priv. ; *algos*, douleur ; *gnôsis*, connaissance). Impossibilité de localiser une douleur normalement ressentie, de reconnaître sa nature et sa cause et d'y réagir. V. *asymbolie à la douleur, hémiagnosie douloureuse.* L'*a.* survient au cours des lésions du lobe pariétal (v. *pariétal, syndrome*). Elle s'oppose à l'analgothymie (v. ce terme).

ANALGOTHYMIE, *s. f.* (gr. *an-* priv. ; *algos*, douleur ; *thumos*, âme). Indifférence affective à une douleur parfaitement perçue, localisée et identifiée. Elle s'oppose à l'analgognosie (v. ce terme).

ANALOGUE, *s. m.* (gr. *analogos,* identique) [angl. ***analogue***]. Corps chimique différant légèrement par sa structure d'un composé de référence. P. ex. : les *a.* de l'insuline, obtenus par génie génétique à partir d'insulines humaines, modifiées en remplaçant certains acides aminés par d'autres.

ANALYSE, *s. f.*, (gr. *ana*, vers le haut ; *luo,* je dissous) [angl. ***analysis***]. Séparation des éléments d'un composé. Elle peut être qualitative ou quantitative. En médecine, il s'agit essentiellement d'*a. biologique* utilisant des procédés chimiques ou physiques (spectrographie, chromatographie, électrophorèse, isotopes, etc.). — Ce terme est parfois employé comme synonyme de *psychanalyse* (v. ce terme).

ANALYSE DE SITUATION [angl. ***situation analysis***]. Décomposition des divers éléments fournis par l'observation et l'anamnèse en vue de comprendre un contexte ou un environnement. Première étape de la demande de soins, l'*a.d.s.* permet à l'infirmier(ère) de mettre en œuvre des soins personnalisés.

ANALYSEUR, *s. m.* (Pavlov) [angl. ***analysor***]. Ensemble du récepteur sensible ou sensoriel périphérique et du centre cortical qui intervient dans la réception sensorielle. P. ex. : *a.* cutané, visuel, auditif.

ANAMNÈSE, *s. f.* ou **ANAMNESTIQUES**, *s. m. pl.* (gr. *ana*, derechef ; *mnasthaï*, se souvenir) [angl. ***anamnesia***]. Renseignements que fournit le malade lui-même ou son entourage sur le début de sa maladie jusqu'au moment où il se trouve soumis à l'observation du médecin. V. *antécédents.*

ANAMNIOS, *s. m.* (gr. *a-* privatif ; *amnion,* amnios) [angl. ***anamnion***]. Absence d'amnios.

ANAMORPHOSE, *s. f.* (R. Baron) (gr. *ana*, sur ; *morphê*, forme) [angl. ***anamorphosis***] (morphologie). Aspect des lignes générales des individus avec leurs variations en long ou en large (longilignes et bréviligues).

ANANCASTIQUE ou **ANANKASTIQUE**, *adj.* (gr. *anankastikos*, obligatoire) [angl. ***anancastic***]. Obsessionnel.

ANAPEIRATIQUE, *adj.* (gr. *anapeirân*, recommencer) [angl. ***anapeiratic***]. Se dit d'une paralysie consécutive à la répétition fréquente des mêmes mouvements. Elle complique parfois les crampes professionnelles (crampes des écrivains).

ANAPHASE, *s. f.* (Strasburger, 1884) (gr. *ana*, de bas en haut ; *phasis*, aspect) [angl. ***anaphase***]. Troisième stade de la division cellulaire, au cours duquel les chromosomes se dédoublent, se séparent et se dirigent vers les pôles de la cellule. V. *mitose.*

ANAPHRODISIAQUE, *adj.* et *s. m.* (gr. *an-* priv. ; *Aphroditê*, Vénus) [angl. ***anaphrodisiac***]. Se dit des substances qui passent pour calmer les désirs sexuels.

ANAPHRODISIE, *s. f.* (gr. *an-* priv. ; *Aphroditê*, Vénus) [angl. ***anaphrodisia***]. Faiblesse ou absence du désir sexuel.

ANAPHYLACTIQUE, *adj.* [angl. ***anaphylactic***]. Qui concerne l'anaphylaxie. — ***choc a.*** V. *choc.*

ANAPHYLATOXINE *s. f.* (Friedberger, 1910) [angl. ***anaphylatoxin***]. Syn. *anaphylotoxine.* Substance produite dans le sérum lors de l'***activation de complément*** (fractions C3 et C5) par des complexes immuns ou par certaines substances colloïdales (dextrane, levures, endotoxines des bactéries Gram–, venin de cobra). Il existe deux *a.*, C3a et C5a, l'une provenant de la fraction C3 du complément et l'autre de la fraction C5. L'*a.* libère l'histamine par dégranulation des mastocytes et des basophiles et augmente ainsi la perméabilité vasculaire et contracte les fibres musculaires lisses. Son injection intraveineuse déclenche aussitôt un choc mortel, le *choc anaphylatoxinique,* comparable au grand choc anaphylactique ; son injection sous-cutanée provoque une rougeur immédiate. Le sérum contient normalement une α-globuline capable d'inactiver les deux *a.*

ANAPHYLAXIE, *s. f.* (Paul Portier et Charles Richet, fr., 1902) (gr. *ana*, contraire de ; *phulaxis*, protection) [angl. ***anaphylaxis***]. Augmentation de la sensibilité de l'organisme à une substance étrangère (antigène) après que celle-ci y a été introduite ; c'est le contraire de l'immunité (ce terme étant pris dans son sens restrictif de protection de l'organisme). Cet *état* d'*a.* n'apparaît qu'un certain temps (2 ou 3 semaines) après le premier contact avec l'antigène ; celui-ci peut avoir été introduit par injection (v. *injection préparante*) ou par les voies digestive ou percutanée. Un contact ultérieur avec le même antigène déclenchera *aussitôt,* chez le sujet ainsi sensibilisé, des *accidents* parfois simplement désignés par le mot d'anaphylaxie (hypersensibilité immédiate ou de type 1). V. *injection déchaînante* et *choc anaphylactique.* — Les termes d'hypersensibilité et d'allergie sont parfois employés dans le sens d'anaphylaxie (v. *hypersensibilité* et *allergie*).

ANAPHYLAXIE PASSIVE [angl. ***passive anaphylaxis***]. Hypersensibilité conférée à un sujet neuf par l'injection du sérum d'un sujet préalablement sensibilisé.

ANAPHYLAXIE PASSIVE (épreuve d'). V. *Prausnitz-Küstner (épreuve de).*

ANAPHYLOTOXINE, *s. f.* V. *anaphylatoxine.*

ANAPLASIE, *s. f.* (gr. *anaplasis*, terme employé par Hippocrate pour désigner la réduction d'une fracture ou d'une luxation) [angl. ***anaplasia***]. Syn. *cataplasie.* Processus par lequel certaines cellules perdent une partie de leurs caractères propres, sans pourtant retourner à l'état de cellules primitives.

ANAPLASMA, *s. f.* (Theiler, 1910) [angl. ***Anaplasma***]. Genre bactérien Gram négatif, strictement intracellulaire, appartenant à la famille des *Anaplasmatace*æ, responsable après inoculation par une tique de l'anaplasmose.

ANAPLASMATACEÆ, *s. f.* [angl. ***Anaplasmataceae***]. Famille bactérienne de l'ordre des Rickettsiales comprenant les genres *Ehrlichia, Anaplasma, Wolbachia* et *Néorickettsia.*

ANAPLASMOSE, *s. f.* [angl. ***anaplasmosis***]. Syn. ancien *ehrlichiose.* Zoonose pouvant être transmise à l'homme par morsure de tique. — ***a. granulocytique humaine (AGH).*** *A.* due à *Anaplasma phagocytophilum,* observée essentiellement aux États-Unis. Elle associe fièvre et variablement des céphalées, des myalgies, une éruption cutanée, des signes respiratoires et une leuco-neutropénie. Son diagnostic est sérologique, son évolution favorable en trois semaines et son traitement la doxycycline.

ANARAXIE, *s. f.* (gr. *an-* priv. ; *arassein*, frapper) [angl. ***anaraxia***] (tératologie). Absence d'affrontement des dents antagonistes.

ANARCHIE VENTRICULAIRE (Antonin Clerc et Robert Lévy, fr., XXe siècle) [angl. ***ventricular prefibrillation***]. Succession paroxystique ou continue de battements cardiaques irréguliers, généralement rapides, que les tracés électriques dessinent sous forme de complexes tellement atypiques et variables qu'ils défient toute description systématisée (état préfibrillatoire).

ANARTHRIE, *s. f.* (Pierre Marie) (gr. *an-* priv. ; *arthron*, articulation) [angl. ***anarthria***]. Syn. *aphasie motrice sous-corticale* (Déjerine). Trouble du langage consistant uniquement dans l'impossibilité d'articuler les sons. Le malade atteint d'*a.* comprend ce qu'on lui dit, il peut lire, mais ne peut prononcer le mot qu'il lit ; il peut écrire, il peut aussi indiquer par des pressions de main ou tout autre signe le nombre des syllabes contenues dans le mot qu'il ne peut prononcer. L'*a.* est due à une lésion cérébrale en foyer siégeant dans la zone du noyau lenticulaire.

ANASARQUE, *s. f.* (gr. *ana*, autour ; *sarx*, chair) [angl. ***anasarca***]. Œdèmes généralisés, sous-cutanés et viscéraux, accompagnés d'épanchements dans les séreuses.

ANASARQUE FŒTO-PLACENTAIRE DE SCHRIDDE (1910) [angl. ***Schridde's disease***]. Syn. *hydrops universus congenitalis, maladie de Schridde.* Anasarque volumineuse, avec ascite, hépato- et splénomégalie considérables, presque toujours observée chez des prématurés de 7 mois, soit mort-nés, soit morts pendant le travail ou ne vivant que quelques heures. Le placenta est gros et œdémateux. L'examen du sang montre un nombre considérable d'hématies nucléées (érythroblastes), une forte leucocytose avec présence de myélocytes et de myéloblastes. Cette affection est une forme de la maladie hémolytique du nouveau-né. V. *érythroblastose.* On a décrit plus récemment (E. Potter, 1943) des formes d'*a.f.p. non immunologiques* de causes diverses (cardiopathies fœtales principalement).

ANASCITIQUE, *adj.* [angl. ***anascitic***]. Qui n'est pas accompagné d'ascite.

ANASPADIAS, *s. m.* (gr. *ana*, en haut ; *spaô*, je divise) [angl. ***anaspadias***]. Malformation de l'urètre, dont le méat s'ouvre à la face dorsale du gland ou de la verge. V. *hypospadias.*

ANASTOMOSE, *s. f.* (gr. *ana*, avec ; *stoma*, bouche) [angl. ***anastomosis***]. Communication entre deux vaisseaux et, par extension, entre deux conduits de même nature et entre deux nerfs. Elle peut être naturelle ou établie chirurgicalement. — ***a. de Blalock-Taussig.*** V. *Blalock-Taussig (opération de).* — ***a. cavo-pulmonaire.*** V. *cavo-pulmonaire.* — ***a. fistulo-digestive.*** Abouchement, dans un but thérapeutique, d'une fistule pancréatique dans le tube digestif (estomac, intestin). — ***a. latéro-latérale.*** *A.* dans laquelle l'orifice de communication est établi sur les faces latérales de chacun des deux conduits. — ***a. latéro-terminale*** ou ***termino-latérale.*** *A.* dans laquelle l'extrémité d'un des conduits est implantée sur un orifice pratiqué dans la face latérale de l'autre. — ***a. de Potts.*** V. *Potts, Gibson et Smith (opération de).* — ***a. termino-terminale.*** *A.* dans laquelle les deux conduits s'abouchent à plein canal par leurs deux extrémités. — ***a. de Waterston.*** V. *Waterston (opération de).*

ANATOMIE, *s. f.* (gr. *ana*, en remontant ; *temnein*, couper) [angl. ***anatomy***]. Science consacrée à l'étude de la structure des êtres vivants. — *a. anthropologique.* Étude des variations morphologiques existant entre les races humaines. — *a. artistique* [angl. ***artistic a.***]. Étude de l'aspect extérieur du corps humain (formes, proportions, attitudes) destinée aux arts plastiques et à la danse. — *a. comparée* [angl. ***comparative a.***]. Étude des rapports existant entre l'*a.* des différentes espèces animales et l'*a.* humaine. — *a. descriptive* [angl. ***descriptive a.***]. Étude morphologique séparée de chaque organe. — *a. fonctionnelle.* Étude des relations morphologiques et physiologiques des différents organes. — *a. topographique* [angl. ***topographic a.***]. Étude des rapports des différents organes entre eux. – V. *TA 2°.*

ANATOMIE MICROSCOPIQUE. V. *histologie.*

ANATOMIE PATHOLOGIQUE [angl. ***anatomopathology***]. Syn. *anatomopathologie.* Étude des modifications structurales des organes, résultant des actions et des réactions morbides.

ANATOMO-CLINIQUE (méthode) (Laennec). Méthode d'observation médicale dont l'objet est de « reconnaître sur le vivant, à l'aide de signes précis, tirés de l'examen physique, les modifications pathologiques des organes profonds » (Achard).

ANATOMOPATHOLOGIE, *s. f.* V. *anatomie pathologique.*

ANATOXINE, *s. f.* (G. Ramon, 1923) (gr. *ana*, contraire de ; toxine) [angl. ***anatoxin***]. Produit obtenu en additionnant une toxine de formol et en la maintenant à l'étuve pendant quelques semaines. La toxine perd ses propriétés toxiques et conserve ses propriétés immunisantes. P. ex. : *a. diphtérique, a. tétanique.* V. *toxoïde, vaccin antidiphtérique* et *vaccin antitétanique.*

ANAUTOGÈNE, *adj.* (Roubaud) (gr. *an-* priv. ; *autos*, soi-même ; *gennan*, engendrer) [angl. ***anautogenous***]. Se dit d'un moustique qui ne peut pondre qu'après avoir pris un repas sanguin.

ANCA. Abréviation anglaise signifiant : anticorps anticytoplasme des polynucléaires (***AntiNeutrophilic Cytoplasmic Antibody***). Auto-anticorps dirigés contre les enzymes lysosomiales des polynucléaires et subdivisés en *c-ANCA* de distribution cytoplasmique et en *p-ANCA* de distribution périnucléaire. Ce sont des marqueurs de certaines vascularites (granulomatose de Wegener, micropolyangéite microscopique). V. ces termes et *glomérulonéphrite extracapillaire.*

ANCHIPODE, *adj.* et *s. m.* (gr. *ankhi*, proche ; *pous, podos*, pied) [angl. ***anchipodia***]. Variété d'ectrourie (v. ce terme) dépourvue de soudure des membres inférieurs.

ANCILLAIRE (étude) (lat. *ancilla*, servante) [angl. ***ancillary trial***]. Étude portant sur un nombre limité de cas (lesquels font partie d'un essai thérapeutique clinique plus vaste) destinée à apprécier l'effet du médicament sur un point particulier.

ANCONÉ, ÉE, *adj.* (gr. *ankôn*, coude) [angl. ***anconeal***]. Relatif au coude. — *muscle a.* Muscle situé à la face postérieure du coude, tendu de l'humérus à l'ulna (ou cubitus), extenseur de l'avant-bras • 👁 **muscle** •.

ANCYLOSTOMA DUODENALE. Espèce d'ankylostome. V. *ankylostomose.*

ANDEM. Agence Nationale pour le Développement de l'Évaluation en Médecine. Créé en 1990, cet établissement est depuis 1997 remplacé par l'ANAES. V. ce terme.

ANDERMANN (syndrome d') (A. Frederick, canadien, 1972) [angl. ***Andermann's syndrome***]. V. *Charlevoix-Saguenay (syndrome de).*

ANDERSEN (maladie d') (A. Dorothy) (1956) [angl. ***Andersen's disease***]. Syn. *glycogénose type IV, amylopectinose.* Variété de maladie glycogénique (v. ce terme) caractérisée par l'accumulation dans l'organisme et surtout dans le foie, d'un glycogène anormal. Elle est due à l'absence d'une enzyme glycogénolytique, l'amylo (1-4 — 1-6) transglucosidase (enzyme branchante laquelle confère au glycogène une structure ramifiée). C'est une maladie héréditaire, transmise selon le mode autosomique récessif.

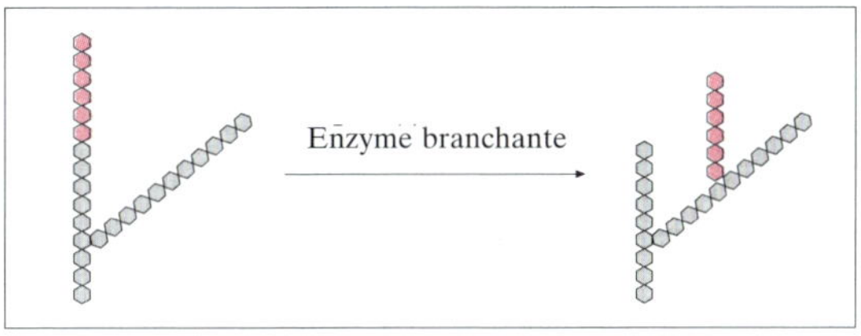

ANDERSEN (syndrome d') (Andersen ED, scandinave, 1971) [angl. ***Andersen's syndrome***]. Affection rare à transmission autosomique dominante, associant une paralysie périodique, une arythmie ventriculaire (QT long, extrasystoles, accès de tachycardie) et de multiples dysmorphies (scoliose, syndactylies, hypertélorisme, palais ogival, implantation basse des oreilles). Il s'agit d'une anomalie génétique affectant le canal potassique. V. ce terme et *canalopathie.*

ANDERSEN (syndrome ou triade d') (A. Dorothy, amér., 1938). Association de bronchectasie, de fibrose kystique du pancréas et d'avitaminose A. V. *mucoviscidose.*

ANDERSEN (A. Dorothy). V. *Silverman-Andersen (indice d').*

ANDERSON (maladie d') (A. C., australien, 1961) [angl. ***Anderson's disease***]. Maladie héréditaire rare, à transmission autosomique récessive, caractérisée par un trouble de l'absorption intestinale des graisses. Elle se manifeste, chez le nourrisson, par une diarrhée graisseuse chronique avec météorisme abdominal, pâleur et hypotrophie considérable. Le taux sanguin des lipides est réduit, surtout celui des lipoprotéines β et α et du cholestérol. Il s'agit d'un trouble primitif de la synthèse des chylomicrons et sa caractéristique anatomique est une infiltration lipidique de l'épithélium intestinal. C'est une variété d'hypo-bêta-lipoprotéinémie ; elle diffère de l'a-bêta-lipoprotéinémie (v. ce terme) par ses caractères sériques, par l'absence d'acanthocytose et de troubles neurologiques.

ANDERSON (syndrome d') (A. M., amér., 1930). Variété très rare de tumeur extrapancréatique avec hypoglycémie, survenant chez l'adulte jeune ; la tumeur est corticosurrénale, presque toujours maligne ; elle entraîne des signes d'hypercorticisme (syndrome de Cushing, virilisme) et, tardivement, une hypoglycémie avec accidents nerveux allant parfois jusqu'au coma. Le mécanisme de l'hypoglycémie est mal connu. V. *Doege et Potter (syndrome de)* et *Nadler, Wolfer et Elliot (syndrome de).*

ANDOGSKY (syndrome d') (A.N., russe, 1914) [angl. ***Andogsky's syndrome***]. Cataracte sous-capsulaire apparaissant au cours de l'évolution d'une névrodermite ou d'un eczéma.

ANDRADE (maladie de Corino) (portugais). V. *neuropathie amyloïde.*

ANDREWS. V. *Christian-Andrews-Conneally-Muller (syndrome d').*

ANDROBLASTOME, *s. m.* [angl. ***androblastoma***]. Tumeur testiculaire rare, développée aux dépens des cellules de Sertoli. Elle est généralement bénigne.

ANDROGÈNE, *adj.* (gr. *anêr, andros,* homme ; *génnan,* engendrer) [angl. ***androgenic***]. Qui provoque l'apparition des caractères sexuels masculins.

ANDROGÈNES (hormones) [angl. ***androgen***]. Syn. *hormones mâles* et inusités : *hormones androgéno-protéiques, hormones azotées* ou *N* (Albright), *testocorticoïdes* ou *testocorticostéroïdes* (Selye). Hormones stéroïdes (v. 17-*cétostéroïdes*) qui provoquent le développement des caractères sexuels masculins et qui stimulent l'anabolisme protéique et le métabolisme lipidique. Elles sont sécrétées avant tout par le testicule, accessoirement par la zone réticulée de la corticosurrénale et même (très peu) par l'ovaire. Le testicule, sous l'influence de la gonadostimuline hypophysaire, produit essentiellement la testostérone (v. *testiculaires, hormones*), l'hormone masculinisante la plus puissante. Les hormones d'origine corticosurrénale ont un pouvoir androgène plus faible : ce sont la déhydro-épi-androstérone (DHA ou DHEA, dont la réputation alléguée d'« hormone de jouvence » reste à démontrer) et surtout son sulfate, l'adrénostérone, le 11-β-hydroxy-androstènedione, l'androstènedione ; leur sécrétion est réglée par la corticostimuline. L'androstérone, l'iso-androstérone, la déhydro-androstérone, la déhydro-iso-androstérone, l'aetiocholanone, l'androstène, l'androstadiène sont des formes d'élimination urinaire des hormones androgènes. V. *androstane* et *gonadostimuline.*

ANDROGENÈSE, *s. f.* (gr. *anêr, andros,* homme ; *génésis,* création) [angl. ***androgenesis***]. Développement d'un embryon à partir d'un spermatozoïde normal fécondant un ovule dont les chromosomes ont été annihilés par extirpation, destruction ou irradiation du noyau. L'œuf se développe sous l'influence des seuls chromosomes paternels, sans apport d'hérédité maternelle. V. *andromérogonie.*

ANDROGÉNICITÉ, *s. f.* [angl. ***androgenicity***]. Faculté de produire ou d'utiliser les hormones androgènes.

ANDROGÉNIE, *s. f.* Présence d'hormones masculinisantes (androgènes) dans l'organisme. V. *hyperandrogénie.*

ANDROGÉNIQUE, *adj.* [angl. ***androgenous***]. Qui se rapporte aux hormones masculinisantes. — ***hormone a.*** V. *androgène (hormone).* — ***insuffisance a.*** V. *hypoandrogénie.* — ***syndrome a.*** V. *virilisme.*

ANDROGÉNOTHÉRAPIE, *s. f.* [angl. ***androgenous therapy***]. Emploi thérapeutique des hormones mâles (androgènes).

ANDROGYNE, *adj.* et *s. m.* (gr. *anêr, andros,* homme ; *gunê,* femme). — 1° Hermaphrodite. — 2° V. *androgynoïde.*

ANDROGYNIE, *s. f.* [angl. ***androgynism***]. Pseudo-hermaphrodisme partiel chez l'homme. Les sujets qui présentent cette malformation sont des cryptorchides qui ont certains caractères extérieurs de la femme ; mais le scrotum est soudé et la verge se termine par un gland perforé.

ANDROGYNOÏDE, *s. m.* (gr. *anêr, andros,* homme ; *gunê,* femme ; *eidos,* aspect) [angl. ***androgynoid***]. Syn. *androgyne.* Individu du sexe masculin (cryptorchide), chez lequel le segment inférieur de l'appareil génital a évolué suivant le type féminin.

ANDROÏDE, *adj.* (gr. *anêr,* homme ; *eidos,* aspect) [angl. ***android***]. Syn. *viriloïde.* Qui présente des caractères masculins. — *obésité a.* V. *obésité.*

ANDROLOGIE, *s. f.* (gr. *anêr, andros,* homme ; *logos,* discours) [angl. ***andrology***]. Étude de l'homme en tant qu'être masculin et plus particulièrement des maladies spéciales à l'homme, par analogie avec *gynécologie.*

ANDROMÉROGONIE, *s. f.* (gr. *anêr,* homme ; *méros,* partie ; *gonê,* génération) [angl. ***andromerogony***]. Développement d'un œuf fécondé dont le pronucléus femelle a été extirpé avant sa fusion avec le pronucléus mâle. Il se développe sous l'influence exclusive des chromosomes paternels. V. *mérogonie* et *androgenèse.*

ANDROPAUSE, *s. f.* [angl. ***male climacteric***]. Par analogie avec *ménopause,* ensemble des manifestations organiques et psychiques survenant chez l'homme entre 50 et 70 ans.

ANDROPHORE, *adj.* (gr. *anêr, andros,* homme ; *phoros,* de *phérô,* je porte). V. *diandrique.*

ANDROSTADIÈNE, *s. f.* Hormone mâle, peu active, extraite de l'urine : c'est un des 17-cétostéroïdes. V. *androgènes (hormones).*

ANDROSTANE, *s. m.* [angl. ***androstane***]. Hydrocarbure dont dérivent les hormones androgènes.

ANDROSTANEDIOL, *s. m.* [angl. ***androstanediol***]. Hormone androgène extraite de l'urine de taureau et d'étalon.

ANDROSTÈNE, *s. f.* [angl. ***androstene***]. Hormone mâle, peu active, extraite de l'urine. C'est un des 17-cétostéroïdes. V. *androgènes (hormones).*

ANDROSTÈNEDIONE, *s. f.* [angl. ***androstenedione***]. Corps dérivé du cholestérol et qui représenterait l'une des étapes de la formation des hormones mâles. C'est un des 17-cétostéroïdes (v. ce terme et *androgènes, hormones*).

ANDROSTÉRONE, *s. f.* (Butenandt, 1931) [angl. ***androsterone***]. Hormone extraite de l'urine d'homme et favorisant le développement de la puberté chez l'homme. C'est un dérivé de la véritable hormone mâle, la testostérone et l'un des 17-cétostéroïdes (v. ce terme et *androgènes, hormones*).

ANÉLECTROTONUS, *s. m.* (gr. *ana,* en remontant ; électro ; gr. *tonos,* tension) (Emil Dubois-Reymond, all., 1843) [angl. ***anelectrotonus***]. État électrique, à l'anode ou pôle positif, d'un nerf soumis au passage d'un courant continu : son excitabilité et sa conductibilité sont diminuées à la fermeture et pendant le passage du courant ; son excitabilité est augmentée à l'ouverture du courant (*a.* de rupture). V. *cathélectrotonus* et *électrotonus.*

ANÉLYTRIE, *s. f.* (gr. *an-,* priv. ; *élutron,* vagin). Absence congénitale de vagin.

ANÉMIE, *s. f.* (gr. *an-,* priv. ; *haïma,* sang) [angl. ***anaemia*** ; amér. ***anemia***]. Appauvrissement du sang, caractérisé par la diminution notable d'un, de plusieurs, ou de tous ses éléments (*anémie totale, anémies partielles*). — Ce mot s'applique généralement, quand il est employé sans épithète, à une *anémie partielle* caractérisée par la diminution du nombre des globules rouges, ou, plus exactement, « par la diminution de la quantité d'hémoglobine contenue dans l'unité de volume de sang, le volume plasmatique n'étant pas augmenté » (Jean Bernard). On parle d'*a.* au-dessous de 13 g/100 mL d'Hb chez l'homme, 11 g chez la femme. — Il est employé aussi pour désigner l'état de l'organisme privé de sang et à ce point de vue, l'*anémie* peut être *générale* ou *locale* (v. *ischémie*). L'orientation diagnostique des anémies se fait en règle selon leur caractère micro-, normo- ou macrocytaire (v. ces termes).

ANÉMIE ACHRESTIQUE (Wilkinson et Israels) (gr. *akhrêstos,* inutile) [angl. ***achrestic anaemia***]. Syn. *maladie de Wilkinson.* Anémie grave dans laquelle les mégaloblastes, très abondants dans la moelle osseuse, ne se transforment pas en normoblastes. Elle serait due à l'absence d'utilisation, par l'organisme, du principe antianémique. Elle diffère de la maladie de Biermer par l'absence d'achylie gastrique. Son évolution est fatale en quelques mois.

ANÉMIE AGASTRIQUE (Morawitz, 1930) [angl. ***agastric anaemia***]. Anémie, généralement hypochrome, survenant après gastrectomie.

ANÉMIE AIGUË CURABLE DU NOUVEAU-NÉ (M. Lelong et R. Joseph, 1938-1944) [angl. ***acute benign anaemia of the newborn***]. Syn. *anémie aiguë du nouveau-né, type Lelong-Joseph.* Anémie intense, apparaissant brusquement du 5e au 20e jour après la naissance, s'accompagnant de réticulocytose et d'érythroblastose ; le foie et la rate sont normaux. L'évolution se fait vers la guérison. Sa cause est inconnue.

ANÉMIE AIGUË FÉBRILE (Brill, 1926). V. *Lederer-Brill (anémie de).*

ANÉMIE APLASTIQUE (*a-* priv. ; *plassein,* former) [angl. ***aplastic anaemia***]. Syn. *anémie arégénérative, anémie médul-*

laire. Forme d'anémie caractérisée par l'absence de réaction de l'appareil hématopoïétique et l'évolution rapidement fatale.

ANÉMIE ARÉGÉNÉRATIVE. V. *anémie aplastique.*

ANÉMIE ARÉGÉNÉRATIVE CHRONIQUE ET CONGÉNITALE. V. *Blackfan-Diamond (anémie de).*

ANÉMIE DE BIERMER. V. *Biermer (anémie de).*

ANÉMIE DE BLACKFAN-DIAMOND. V. *Blackfan-Diamond (anémie de).*

ANÉMIE DE BRILL. V. *Lederer-Brill (anémie ou maladie de).*

ANÉMIE DES BRIQUETIERS. V. *ankylostomasie.*

ANÉMIE CARENTIELLE. V. *anémie nutritionnelle.*

ANÉMIE DE COOLEY. V. *Cooley (anémie, maladie ou syndrome de).*

ANÉMIE CRYPTOGÉNÉTIQUE ou **CRYPTOGÉNIQUE**. V. *cryptogénétique ou cryptogénique.*

ANÉMIE DRÉPANOCYTAIRE. V. *anémie à hématies falciformes.*

ANÉMIE DYSÉRYTHROPOÏÉTIQUE CONGÉNITALE (Wendt F. et Heimpel H., all., 1967) [angl. ***congenital dyserythropoietic anaemia, CDA***]. Affection génétique rare comportant une anomalie des érythroblastes dont une partie est détruite dans la moelle osseuse, tandis que les hématies circulantes, elles-mêmes anormales, subissent une hémolyse prématurée. Il existe deux types principaux de cette double hémolyse centrale et périphérique : la CDA I dont le gène responsable est situé sur le chromosome 15 et la CDA II dont le gène serait localisé sur le chromosome 20.

ANÉMIE ELLIPTOCYTIQUE. V. *ovalocytose, 2°.*

ANÉMIE ENZYMOPRIVE ou **PAR ENZYMOPATHIE**. V. *anémie hémolytique enzymoprive ou par enzymopathie.*

ANÉMIE ÉRYTHROBLASTIQUE [angl. ***erythroblastic anaemia***]. Anémie caractérisée par l'abondance particulière d'érythroblastes dans le sang. V. *érythroblastose* et *splénomégalie myéloïde.*

ANÉMIE ÉRYTHRODYSGÉNÉSIQUE. V. *Blackfan-Diamond (anémie type).*

ANÉMIE ESSENTIELLE ou **A. ESSENTIELLE DES JEUNES FILLES**. V. *chlorose.*

ANÉMIE FAMILIALE PERNICIOSIFORME. V. *Fanconi (maladie de).*

ANÉMIE DE FAMINE. V. *Wills (anémie de Lucy).*

ANÉMIE DE FANCONI. V. *Fanconi (maladie de).*

ANÉMIE FERRIPRIVE [angl. ***asiderotic anaemia***]. Syn. *anémie sidéropénique.* Variété la plus importante d'anémie hypochrome (v. ce terme) ; microcytaire, elle est due à un manque de fer par défaut d'apport ou d'absorption, ou par perte ferrique (hémorragie). Le fer et la ferritine sériques y sont abaissés. V. *anémie hyposidérémique.*

ANÉMIE DES GÉOPHAGES (ainsi nommée en raison de la *géophagie* des malades, déjà signalée par Hippocrate). Variété d'anémie ou plutôt d'érythroblastose de la seconde enfance, qui diffère de l'anémie type Cooley par la moindre importance des déformations crâniennes. V. *géophagie.*

ANÉMIE GLOBULAIRE. V. *anémie hyperchrome.*

ANÉMIE GRAVE ÉRYTHROBLASTIQUE DU NOUVEAU-NÉ (Ecklin 1918-19) [angl. ***Ecklin's anaemia***]. Syn. *anémie* ou *maladie d'Ecklin. A.* débutant avec la vie, caractérisée par un taux bas d'hémoglobine et une abondance particulière de réticulocytes, une érythroblastose et une leucocytose modérées. Elle est accompagnée souvent d'ictère et se confond alors avec l'*ictère grave familial du nouveau-né*, bien que n'ayant pas toujours une terminaison fatale. C'est une forme de la maladie hémolytique du nouveau-né. V. *érythroblastose.*

ANÉMIE DE HAYEM-FABER. V. *anémie hypochrome.*

ANÉMIE À HÉMATIES FALCIFORMES (décrite par Dresbach, 1904 et par Herrick, 1910 ; nommée par Mason, 1922) [angl. ***sickle-cell anaemia***]. Syn. *anémie drépanocytaire, drépanocytose, sicklémie, hémoglobinose S, maladie de Herrick, syndrome de Dresbach.* Variété d'anémie hémolytique avec érythroblastose, héréditaire, familiale, apparaissant dès l'enfance, transmise selon le mode autosomique récessif. Elle a été décrite aux États-Unis d'Amérique chez les Noirs ; elle est fréquente en Afrique occidentale et équatoriale et dans le sud de l'Inde (anciennes communautés Veddites). C'est une ***hémoglobinose*** (v. ce terme) dans laquelle l'hémoglobine des hématies est constituée à 90 ou 95 % par une *hémoglobine anormale,* l'hémoglobine S due au remplacement, dans la chaîne β, du 6e acide aminé, l'acide glutamique, par un autre, la valine. Cette anémie doit son nom à la forme allongée, en croissant, que prennent de nombreux globules rouges (drépanocytes), surtout sous l'influence de l'anoxie qui provoque la polymérisation de l'hémoglobine et la formation de thromboses. La présence de l'anomalie, dans les globules rouges des deux parents, détermine la forme homozygote de la maladie. Cette forme est grave, souvent mortelle, du fait de l'anémie importante et aussi des thromboses multiples responsables des accidents vasculaires coronaires et cérébraux, des douleurs abdominales, ostéo-articulaires et, partiellement, des ulcères de jambe. La forme hétérozygote, dans laquelle l'anomalie n'existe que chez l'un des parents, reste souvent latente, parfois révélée lors d'une poussée d'anoxie. La résistance au paludisme de ces malades est remarquable. V. *Emmel (test d').*

ANÉMIE HÉMOGLOBINIQUE. V. *anémie hypochrome.*

ANÉMIE HÉMOLYTIQUE [angl. ***haemolytic anaemia***]. Anémie due à la destruction des globules rouges anormalement fragiles *(hémolyse corpusculaire)* ou dissous par un facteur d'aggression apparu dans le plasma du malade *(h. extracorpusculaire).* Les *a. h.* sont normochromes, s'accompagnent d'une augmentation des réticulocytes, de la bilirubine, de la LDH et d'une diminution de l'haptoglobine sérique. Elles peuvent évoluer de ***façon aiguë*** (anémie de Lederer-Brill, maladie hémolytique du nouveau-né, infections, intoxications ou parasitoses hémolytiques) ou ***chronique ou subaiguë :*** qu'elles soient *constitutionnelles* (maladie de Minkowski-Chauffard [v. *ictère hémolytique*], maladies génétiques de l'hémoglobine [thalassémie, anémie à hématies falciformes, v. ces termes], anémie hémolytique enzymoprive [v. ce terme]) ou *acquises* d'origine immunologique (v. *a. h. immunologique*), toxique, infectieuse (paludisme, virus) ou mécanique (prothèses valvulaires cardiaques). V. aussi *Marchiafava-Micheli (maladie de).*

ANÉMIE HÉMOLYTIQUE AIGUË (Lederer, 1925). V. *Lederer-Brill (anémie de).*

ANÉMIE HÉMOLYTIQUE AUTO-IMMUNE ou **À AUTO-ANTICORPS** [angl. ***autoimmune haemolytic anaemia***]. Variété d'anémie hémolytique acquise dans laquelle l'hémolyse est due à la production, par le malade, d'auto-anticorps spécialement agressifs contre les antigènes de ses propres hématies. Ces auto-anticorps sont des immunoglobulines G et M (IgG et IgM). Ce sont généralement des anticorps incomplets, décelables par le test de Coombs. Cette maladie survient chez le jeune enfant ou vers la soixantaine ; certaines prédispositions génétiques ont été signalées. Cliniquement, il s'agit soit d'une hémolyse brutale avec anémie intense, soit, plus souvent, d'un ictère hémolytique, soit encore de formes latentes avec accès de troubles vasomoteurs et d'hémoglobinurie déclenchés par le froid. L'*a. h. a.-i. peut survenir au cours* d'une affection virale (pneumopathie, mononucléose infectieuse, maladie des inclusions cytomégaliques, etc.), d'une maladie lymphoréticulaire maligne, d'un lupus érythémateux aigu disséminé, d'une collagénose, d'une cirrhose, d'une polyarthrite rhumatoïde, d'une tumeur de l'ovaire, de l'absorption de médicaments (α-méthyldopa, cimétidine). Il est difficile de savoir si ces affections sont la cause de l'*a. h. a.-i.* ou si elles lui sont simplement associées : ce sont elles qui commandent généralement le pronostic, plus que l'importance de l'hémolyse. Enfin il existe des *a. h. a.-i. idiopathiques* d'évolution chronique (parmi lesquelles la maladie des agglutinines froides et la très rare hémoglobinurie paroxystique a frigore, v. ces termes) dont le pronostic, le plus souvent bénin, peut être aggravé par l'apparition secondaire d'une hémopathie maligne. Le traitement comprend transfusions et corticothérapie. V. *anémie hémolytique immunologique* et *auto-immunité.*

ANÉMIE HÉMOLYTIQUE ENZYMOPRIVE ou **PAR ENZYMOPATHIE** [angl. ***enzymopenic haemolytic anaemia***]. Syn. *érythroenzymopathie.* Variété d'anémie hémolytique héréditaire non sphérocytaire (v. *Thompson, maladie de*) à transmission dominante liée au sexe. Elle est due à l'absence, dans le globule rouge, d'une des enzymes nécessaires à son métabolisme : soit d'une enzyme du cycle du glutathion (glucose-6-phosphate-déshydrogénase ou G-6-PD surtout, 6-phosphogluconate-déshydrogénase ou 6-PGD, glutathion réductase, glutathion synthéase, glutathion peroxydase), soit d'une enzyme du cycle glucidique — voie d'Embden-Meyerhof — (pyruvate-kinase ou PK surtout, hexokinase, triose-phosphate-isomérase, glycéraldéhyde — 3-phosphate-déshydrogénase, diphospho-glycéromutase, etc.). Le tableau clinique est celui d'une anémie hémolytique (v. *ictère hémolytique*) congénitale chronique ; un déficit latent en G-6-PD peut favoriser l'apparition d'un ictère hémolytique aigu toxique (favisme ; médicaments tels qu'antipaludéen — primaquine —, sulfamide, antipyrétique, etc.) ou infectieux. Cette anémie est plus fréquente chez les Noirs d'Afrique et d'Amérique, les Mongols et chez les habitants des pays riverains de la Méditerranée centrale et orientale.

ANÉMIE HÉMOLYTIQUE HÉRÉDITAIRE NON SPHÉROCYTAIRE. V. *Thompson (maladie de).*

ANÉMIE HÉMOLYTIQUE IMMUNO-ALLERGIQUE. V. *anémie hémolytique immunologique.*

ANÉMIE HÉMOLYTIQUE IMMUNOLOGIQUE [angl. ***immunohaemolytic anaemia***]. Variété d'anémie hémolytique acquise dans laquelle la destruction des globules rouges est due à l'action d'anticorps sériques spécifiques. Ceux-ci peuvent être des anticorps produits par le sujet lui-même (auto-anticorps : v. *anémie hémolytique auto-immune*) ; ou bien des anticorps appartenant à un autre individu de la même espèce (iso- ou allo-anticorps) introduits dans l'organisme du malade (p. ex. : transfusion sanguine incompatible, grossesse avec immunisation fœto-maternelle). Certaines *a. h. i.*, dites *immuno-allergiques* (hémolyse immuno-allergique), sont provoquées par l'absorption de médicaments (pénicilline et céphalosporine, beaucoup plus rarement quinine, quinidine, phénacétine, amidopyrine, sulfamides, isoniazide, rifampicine, etc.).

ANÉMIE HÉMOLYTIQUE MICRO-ANGIOPATHIQUE (Brain, Dacie et Hourthane, 1962) [angl. ***microangiopathic haemolytic anaemia***]. Variété d'anémie hémolytique, le plus souvent accompagnée de thrombopénie, caractérisée par une hémolyse intravasculaire avec fragmentation des hématies et lésions artériolo-capillaires. On groupe sous ce nom : le purpura thrombocytopénique thrombotique (v. ce terme) et les syndromes hémolytiques et urémiques (v. *néphro-anémiques, syndromes*). Ils peuvent apparaître au cours d'une toxémie gravidique, d'une collagénose, de cancers disséminés, d'hypertension artérielle maligne, d'allergies médicamenteuses, de maladies microbiennes ou virales.

ANÉMIE HÉMOLYTIQUE PÉRINATALE [angl. ***perinatal haemolytic anaemia***]. Destruction des hématies de l'enfant avant ou après sa naissance due à une incompatibilité fœto-maternelle (v. ce terme). Elle se traduit par la mort du fœtus *in utero*, par l'anasarque fœto-placentaire ou par la maladie hémolytique du nouveau-né. V. ces termes, *érythroblastose, anémie grave érythroblastique du nouveau-né* et *ictère nucléaire du nouveau-né.*

ANÉMIE HÉMOPHTISIQUE (Pappenheim). Anémie due à une destruction exagérée des hématies.

ANÉMIE HYPERCHROME ou **HYPERCHROMIQUE**. Syn. *anémie globulaire.* Variété d'anémie dans laquelle le chiffre des hématies est beaucoup plus abaissé que le taux de l'hémoglobine ; la valeur globulaire est augmentée de même que la concentration corpusculaire moyenne en hémoglobine. — ***a. hyperchrome mégalocytique***. V. *Biermer (anémie de).*

ANÉMIE HYPOCHROME ou HYPOCHROMIQUE [angl. ***hypochromic anaemia***]. Syn. *a. hémoglobinique.* Anémie par manque d'hémoglobine. Elle est caractérisée par la diminution de la teneur et de la concentration en hémoglobine des globules rouges (CCMH), que le nombre de ceux-ci soit ou non réduit. La valeur globulaire est abaissée. L'*a. h.* peut être due à plusieurs causes : les *a. ferriprives* (v. ce terme) sont les plus nombreuses, beaucoup plus fréquentes chez la femme que chez l'homme. Elles s'accompagnent chez l'adulte de troubles cutanéomuqueux (atrophies linguale et gastrique, dysphagie, koïlonychie, anachlorhydrie). Elles sont presque toujours secondaires à de petites hémorragies répétées (surtout digestives), plus rarement à des troubles nutritionnels, endocriniens, à la grossesse, à la tuberculose ; elles sont exceptionnellement primitives : *chlorose essentielle des jeunes filles* (v. *chlorose*), *a. h. essentielle de l'adulte* (syn. syndrome de Knud Faber, 1909 ; chlorose tardive de Hayem, anémie de Hayem-Faber), *a. h. des prématurés.* L'*a. h.* peut être due à un manque de protides (v. *anémie protéiprive*) ou à un trouble de la synthèse de l'hémoglobine : hémoglobinopathies (surtout thalassémie), *a. h.* hypersidérémique (v. ce terme), avitaminoses.

ANÉMIE HYPOCHROME HYPERSIDÉRÉMIQUE. Anémie hypochrome avec élévation du taux du fer sérique et augmentation de la saturation de la sidérophiline. Elle est due à une perturbation de la synthèse de l'hémoglobine : soit par trouble congénital de la formation de la globine (thalassémie : v. ce terme), soit par trouble de la formation de l'hème, due à une intoxication (plomb, isoniazide, chloramphénicol) ou idiopathique (anémie sidéro-achrestique, anémie pyridoxinosensible — exceptionnelle — liée à un trouble congénital du métabolisme de la vitamine B_6, anémies sidéroblastiques acquises, réfractaires à tout traitement). Dans tous les cas, le fer, inutilisé pour la synthèse de l'hémoglobine, s'accumule dans le sérum et les tissus (hémochromatose et sidéroblastose).

ANÉMIE HYPOCHROME HYPOSIDÉRÉMIQUE ou **SIDÉROPÉNIQUE**. V. *anémie ferriprive.*

ANÉMIE HYPOPLASTIQUE DU PETIT ENFANT, A. H. CONGÉNITALE, A. H. IDIOPATHIQUE, A. H. PERMANENTE. V. *Blackfan-Diamond (anémie type).*

ANÉMIE HYPOPLASTIQUE AVEC POUCES ANORMAUX (syndrome de l') (Aase et Smith, 1969). Maladie héréditaire très rare qui semble transmise selon le mode récessif, caractérisée par l'association d'une anémie hypoplastique congénitale et d'une anomalie des pouces qui comportent 3 phalanges, un nanisme ; d'autres malformations cardiaques ou osseuses peuvent coexister.

ANÉMIE HYPOSIDÉRÉMIQUE [angl. ***hyposideraemic anaemia***]. Anémie avec taux du fer sérique abaissé. Le taux sanguin de ferritine y est abaissé (< 110 µg/L) en cas d'anémie ferriprive, normal ou élevé en cas d'anémie inflammatoire. V. *anémie ferriprive.*

ANÉMIE IDIOPATHIQUE (Addison, 1865). V. *Biermer (anémie de).*

ANÉMIE D'IMERSLUND-NAJMAN-GRÄSBECK. V. *Imerslund-Najman-Gräsbeck (anémie ou maladie de).*

ANÉMIE INFANTILE PSEUDO-LEUCÉMIQUE ou **A. I. SPLÉNIQUE** (von Jaksch, 1888 ; Hayem, 1889 et son élève Luzet, 1891) [angl. ***von Jaksch's anaemia***]. Anémie survenant chez des enfants au-dessous de deux ans, accompagnée d'une importante splénomégalie et souvent d'une hépatomégalie modérée et de fièvre. Son évolution est généralement mortelle en quelques mois. Le nombre des hématies est très abaissé et la quantité d'hémoglobine encore plus diminuée. Il existe, en outre, de nombreuses hématies nucléées (érythroblastes) et une leucocytose avec prédominance, tantôt des myélocytes, tantôt des lymphocytes. La moelle osseuse et la rate présentent une réaction myéloïde intense. Cette entité nosologique est en voie de démembrement ; de nombreuses observations anciennes d'*a. i. ps-l.* étant actuellement rangées parmi les leucémies et les autres syndromes myéloprolifératifs, les myéloscléroses, les anémies hémolytiques héréditaires (thalassémie, anémie à hématies falciformes) ou les anémies secondaires à une infection ou à une intoxication.

ANÉMIE INFLAMMATOIRE [angl. ***inflammatory anaemia***]. Anémie hyposidérémique observée au cours de diverses infections et inflammations chroniques (rhumatismales p. ex.). La ferritine sérique y est normale ou élevée. V. *hepcidine.*

ANÉMIE ISOCHROME. V. *anémie normochrome.*

ANÉMIE DE LEDERER ou **DE LEDERER-BRILL**. V. *Lederer-Brill (anémie ou maladie de).*

ANÉMIE LEUCO-ÉRYTHROBLASTIQUE. V. *splénomégalie myéloïde.*

ANÉMIE LÉVUROCURABLE. V. *Wills (anémie de Lucy).*

ANÉMIE DE LUCY WILLS (1926). V. *Wills (anémie de Lucy).*

ANÉMIE MACROCYTAIRE ou **MACROCYTIQUE** [angl. ***macrocytic anaemia***]. Syn. *anémie mégalocytaire* ou *mégalocytique.* Anémie avec présence, dans le sang, d'hématies de grande taille dont le volume globulaire moyen est supérieur à 110 µm³. Elles sont dues soit à une *carence vitaminique* (vitamine B_{12} : anémie de Biermer ; acide folique), soit à une *myélodysplasie* (anémie réfractaire — v. ce terme) ; elles s'observent enfin au cours de certaines hémopathies malignes et de leurs traitements ainsi que dans l'hypothyroïdie.

ANÉMIE MACROCYTAIRE DE NUTRITION. V. *Wills (anémie de Lucy).*

ANÉMIE MALIGNE INTERMÉDIAIRE (P. Chevallier, 1936). Variété d'*a. pernicieuse* caractérisée par sa marche continue.

ANÉMIE MÉDITERRANÉENNE. V. *Cooley (anémie de).*

ANÉMIE MÉGALOBLASTIQUE [angl. ***megaloblastic anaemia***]. Anémie avec présence d'érythroblastes de grande taille (mégaloblastes) dans le sang. Les *a. m.* comprennent l'anémie pernicieuse (maladie de Biermer), certaines anémies nutritionnelles (par carence en acide folique, p. ex.) et la maladie de Di Guglielmo. — ***a. m. par malabsorption sélective de la vitamine*** B_{12}. V. *Imerslund-Najman-Gräsbeck (anémie ou maladie de).*

ANÉMIE MÉGALOCYTAIRE ou **MÉGALOCYTIQUE** [angl. ***megalocytic anaemia***]. V. *anémie macrocytaire.*

ANÉMIE MICROCYTAIRE ou **MICROCYTIQUE** [angl. ***microcytic anaemia***]. Anémie avec présence de microcytes (microcytose) dans le sang circulant ; le volume globulaire moyen est inférieur à 80 µm³ ; la microcytose est habituelle au cours des anémies hypochromes ferriprives et de la thalassémie.

ANÉMIE MICROCYTIQUE DRÉPANOCYTAIRE (ou MICROCYTÉMIE) DE SILVESTRONI ET BIANCO (1948) [angl. ***Silvestroni-Bianco disease***]. Syn. *anémie microdrépanocytaire, thalassodrépanocytose.* Variété d'hémoglobinose due à l'association de deux tares hétérozygotes ; l'un des parents apportant la tare thalassémique (présence d'hémoglobine fœtale F) et l'autre la tare drépanocytaire (présence d'hémoglobine anormale S). Elle est caractérisée cliniquement par une anémie hémolytique sévère avec splénomégalie, crises douloureuses abdominales et articulaires et présence, dans le sang, d'hématies falciformes. V. *thalassémie.*

ANÉMIE MICRODRÉPANOCYTAIRE. V. *anémie microcytique drépanocytaire de Silvestroni et Bianco.*

ANÉMIE DES MINEURS. V. *ankylostomasie.*

ANÉMIE AVEC MYÉLÉMIE ET SPLÉNOMÉGALIE. V. *splénomégalie myéloïde.*

ANÉMIE MYÉLOPHTISIQUE (Pappenheim). Anémie résultant de l'arrêt de la formation des hématies par insuffisance du tissu myéloïde.

ANÉMIE NORMOCHROME [angl. ***isochromic anaemia***]. Syn. *anémie isochrome, anémie orthochrome.* Variété d'anémie dans laquelle le taux de l'hémoglobine est abaissé, le chiffre des hématies aussi et dans les mêmes proportions ; la valeur globulaire et la concentration corpusculaire moyenne des hématies sont normales ainsi que le volume globulaire moyen. Les *a. n.* comprennent les *a.* hémolytiques (la réticulocytose y est excessive) et les *a.* arégénératives ou aplastiques (à réticulose normale).

ANÉMIE NORMOCYTAIRE [angl. ***normocytic anaemia***]. Anémie accompagnée d'un volume érythrocytaire (mesuré par le VGM) normal. V. *anémie microcytaire* et *anémie macrocytaire.*

ANÉMIE DU NOUVEAU-NÉ, TYPE LELONG-JOSEPH. V. *anémie aiguë curable du nouveau-né.*

ANÉMIE NUTRITIONNELLE [angl. ***nutritional anaemia***]. Syn. *anémie carentielle.* Anémie provoquée par l'absence d'éléments nécessaires à l'hématopoïèse, que ces éléments manquent dans l'alimentation (carence d'apport en fer, en protéines, en vitamines) ou ne puissent être absorbés (*a.* des stéatorrhées, *a.* des gastrectomisés, etc.) ou utilisés (au cours des maladies de foie, des glandes endocrines, de la grossesse, de certaines parasitoses : bothriocéphale). Elle revêt le type de l'anémie hypochrome, généralement ferriprive ou de l'anémie macrocytique et mégaloblastique.

ANÉMIE ORTHOCHROME. V. *anémie normochrome.*

ANÉMIE OSTÉOSCLÉROTIQUE ou **OSTÉOSCLÉREUSE** [angl. ***osteosclerotic anaemia***]. Anémie secondaire à une ostéopétrose grave ou anémie provoquant secondairement une ostéopétrose symptomatique (v. *ostéopétrose*). Terme parfois employé comme syn. de *splénomégalie myéloïde.*

ANÉMIE OVALOCYTIQUE. V. *ovalocytose, 2°.*

ANÉMIE PARABIERMÉRIENNE. Terme désignant un certain nombre d'anémies qui ressemblent à l'anémie de Biermer par la présence d'une mégaloblastose médullaire et leur curabilité par la vitamine B_{12} ou l'acide folique, mais qui en diffèrent par l'existence d'une cause connue capable d'entraver l'apport, la sécrétion ou l'absorption des facteurs antianémiques (gastrectomie, sprue, cancer gastrique, certaines lésions intestinales, bothriocéphalose, carence alimentaire).

ANÉMIE PERNICIEUSE (Biermer, 1868) [angl. ***pernicious anaemia***]. V. *Biermer (anémie de).* — ***a. p. gravidique*** (Aubertin) [angl. ***p. a. of pregnancy***]. Variété d'*a. p.* survenant après le 4ᵉ mois de la grossesse, caractérisée par l'absence d'achlorhydrie et de complications nerveuses et par sa résistance au traitement par le foie. — ***a. p. juvénile.*** V. *Hoffbrand (anémie pernicieuse juvénile type I de)* et *Hoffbrand (anémie pernicieuse juvénile vraie, type II de).*

ANÉMIE DU PÉROU. Variété d'anémie pernicieuse propre à certaines vallées des Andes, dans laquelle les hématies contiennent de fins bâtonnets azurophiles qui seraient, pour les uns, des restes nucléaires et pour d'autres, des parasites : *Bartonella bacilliformis* (v. *verruga*).

ANÉMIE PHAGOCYTAIRE [angl. ***Malin's syndrome***]. Syn. *syndrome de Malin.* Anémie d'évolution rapidement mortelle, caractérisée par la présence, dans le sang, d'un grand nombre de phagocytes (poly- et mononucléaires) qui détruisent les globules rouges.

ANÉMIE PLASTIQUE [angl. ***plastic anaemia***]. Forme d'anémie dans laquelle l'organisme réagit et dont l'évolution est irrégulière ; on en décrit deux variétés : l'*a. p. orthoplastique,* où les hématies nuclées revêtent le type de normoblastes et l'*a. p. métaplastique,* où les hématies nucléées revêtent le type de mégaloblastes et même parfois d'hématies primordiales.

ANÉMIE PROTÉIPRIVE. Anémie avec abaissement du taux des protéines sanguines. C'est une anémie macrocytaire modérée avec concentration globulaire en hémoglobine fortement abaissée ; la déficience en hémoglobine est liée au manque de protides. On l'observe parfois, associée à une carence en facteur antipernicieux et en fer, après une gastrectomie totale (R. Fauvert, 1952) ou bien au cours des grands syndromes de dénutrition.

ANÉMIE RÉFRACTAIRE (Rhoads et Baker, 1938) [angl. ***refractory anaemia***]. Syn. *insuffisance médullaire qualitative primitive ou idiopathique, insuffisance médullaire primitive à moelle riche, dysérythropoïèse acquise, dysmyélopoïèse acquise idiopathique, dysplasie hémopoïétique, dysplasie médullaire, myélodysplasie.* Terme sous lequel on réunit diverses anémies caractérisées par l'impossibilité, pour les formes jeunes des cellules sanguines de la lignée rouge et aussi parfois de la série granulocytaire, qui prolifèrent abondamment dans la moelle osseuse, d'évoluer normalement : il s'agit d'une insuffisance qualitative de l'érythropoïèse, d'un véritable avortement intramédullaire de ces formes jeunes. Ces maladies ont un commun : leur apparition chez des sujets âgés, leur résistance à la thérapeutique et leur fréquente évolution vers la leucémie. Elles sont parfois secondaires à une enzymopathie. Le myélogramme permet de distinguer : l'anémie réfractaire sidéroblastique acquise idiopathique (ARSAI), l'anémie réfractaire avec excès de myéloblastes (AREB), la leucémie myélomonocytaire chronique (v. ces termes) et un certain nombre d'affections voisines difficiles à classer telle la myélose érythro-leucémique de Di Guglielmo.

ANÉMIE RÉFRACTAIRE AVEC EXCÈS DE MYÉLOBLASTES (AREB). Syn. *anémie réfractaire avec myéloblastose partielle* (B. Dreyfus, 1970), *insuffisance médullaire qualitative avec myéloblastose partielle, leucémie oligoblastique* (Jean Bernard, 1975). Variété d'anémie réfractaire (v. ce terme) individualisée par l'inefficacité de la production des leucocytes granuleux dans la moelle osseuse. En effet celle-ci est anormalement riche en myéloblastes et en myélocytes, tandis que la leucocytose sanguine est très modérément augmentée et que le sang ne contient que de rares granulocytes jeunes ; l'anémie est normocytaire et normochrome. L'évolution spontanée, lente, est toujours mortelle par aggravation de l'insuffisance médullaire qui entraîne celle de l'anémie, des hémorragies, des infections favorisées par la neutropénie ou par la survenue d'une leucémie.

ANÉMIE SIDÉRO-ACHRESTIQUE ou **SIDÉROBLASTIQUE ACQUISE IDIOPATHIQUE (ASAI)** [angl. ***idiopathic refractory sideroblastic anaemia***]. Variété d'anémie réfractaire (v. ce terme) caractérisée par l'inefficacité de l'érythropoïèse. La moelle osseuse est, en effet, très riche en érythroblastes, surtout en mégaloblastes basophiles, avec des granulations ferrugineuses en couronne (sidéroblastes), mais le sang est anémique (de 7 à 10 g d'hémoglobine pour 100 mL) et les hématies, fragiles, de grande taille, normo- ou hypochromes et souvent de forme anormale, ont aussi des grains de fer. Le taux du fer sérique et le coefficient de saturation de la sidérophiline sont élevés. L'évolution spontanée est lente et la mort survient par défaillance cardiaque, hémochromatose, infection intercurrente ou transformation en leucémie aiguë myéloblastique.

ANÉMIE SIDÉRO-ACHRESTIQUE ou **SIDÉROBLASTIQUE HÉRÉDITAIRE (ASAH)** (Heilmeyer, 1957) [angl. ***hereditary sideroblastic anaemia***]. Syn. *anémie* ou *syndrome de Rundles et Falls.* Anémie hypochrome hypersidérémique (v. ce terme) primitive, héréditaire, à transmission récessive liée au sexe, frappant les sujets jeunes, caractérisée par une diminution modérée du nombre des hématies, leur déformation (microcytose surtout), la présence de sidéroblastes contenant des grains de fer, un abaissement important du taux de l'hémoglobine, un syndrome hémolytique et un trouble du métabolisme du fer qui, non utilisé pour la synthèse de l'hémoglobine, provoque une augmentation du fer sérique, avec saturation presque totale de la sidérophiline, qui aboutit à une hémochromatose mortelle.

ANÉMIE SIDÉROPÉNIQUE. V. *anémie ferriprive.*

ANÉMIE SPHÉROCYTAIRE. V. *microsphérocytose* et *ictère hémolytique congénital.*

ANÉMIE TROPICALE. V. *Wills (anémie de Lucy).*

ANENCÉPHALIE, *s. f.* (gr. *an-* priv. ; *enképhalos*, encéphale) [angl. ***anencephalia***]. Monstruosité caractérisée par l'absence d'encéphale.

ANENCÉPHALOMYÉLIE, *s. f.* (gr. *an-* priv. ; *enképhalos*, encéphale ; *muélos*, moelle) [angl. ***amyelencephalia***]. Monstruosité caractérisée par l'absence du cerveau et de la moelle.

ANÉPHRIQUE, *adj.* (gr. *a* priv. ; *néphros*, rein) [angl. ***anephric***]. Dépourvu de rein.

ANERGIE, *s. f.* (von Pirquet) (gr. *an-* priv. ; *ergon*, action) [angl. ***anergia***]. Disparition de l'allergie et, par suite, disparition de la faculté de réaction vis-à-vis d'une substance pour laquelle l'organisme était antérieurement en état d'allergie. Ainsi la cutiréaction à la tuberculine est négative chez le tuberculeux atteint de rougeole ; elle devient de nouveau positive quand la rougeole est guérie. L'*a.* est la conséquence d'une perturbation de l'immunité cellulaire, les lymphocytes thymodépendants ne reconnaissant plus l'antigène auquel ils ont été sensibilisés, ne sécrétant et ne diffusant plus le facteur de transfert. V. ce terme et *cellules immunocompétentes.* — D'après V. de Lavergne, ce terme devrait avoir un sens plus général et signifier « l'état d'un organisme incapable de se défendre ».

ANERGISANT, ANTE, *adj.* Qui provoque l'anergie. P. ex. : *maladie a.*

ANÉRYTHROBLEPSIE, *s. f.* (gr. *an-* priv. ; *éruthros*, rouge ; *blepsis*, vue). V. *anérythropsie.*

ANÉRYTHROPOÏÈSE, *s. f.* (gr. *an-* priv. ; *éruthros*, rouge ; *poïein*, faire) [angl. ***anerythropoiesis***]. Insuffisance de la moelle osseuse à produire des érythrocytes. V. *anhématopoïèse.*

ANÉRYTHROPSIE, *s. f.* (gr. *an-* priv. ; *éruthros*, rouge ; *opsis*, vue) [angl. ***anerythropsia***]. Syn. *anérythroblepsie, anomalie de Dalton, protanopie.* Non-perception de la couleur rouge, la première des trois couleurs fondamentales. Daltonisme pour le rouge. C'est une variété de dichromasie. V. *dichromate, protanope* et *daltonisme.*

ANESTHÉSIE, *s. f.* (gr. *an-* priv. ; *aïsthêsis*, sensibilité) [angl. ***anaesthesia*** ; amér. ***anesthesia***]. « Privation générale ou partielle de la faculté de sentir » (Littré). Elle peut être due à un état morbide, ou provoquée par un médicament. — ***a. artificielle.*** *A.* tantôt limitée à une région du corps et due à l'action d'un agent anesthésiant sur les terminaisons des nerfs *(a. locale* [v. *stabilisateur de membrane*] et *régionale),* sur leurs troncs *(a. tronculaire)* ou sur leurs racines sensitives *(rachianesthésie) ; tantôt générale,* s'accompagnant de narcose et due à l'absorption de l'anesthésique par l'appareil respiratoire ou par l'appareil digestif (voie buccale ou rectale) ou bien due à son introduction directe dans la circulation par voie intraveineuse. L'*a.* enfin peut être obtenue par l'emploi simultané de plusieurs de ces méthodes (v. *a. de base* et *anocie-association*). — ***a. de base*** [angl. ***basal anaesthesia***]. Méthode destinée à provoquer, avant une intervention chirurgicale, une torpeur qui évitera au malade l'angoisse de l'anesthésie et de l'opération ; cette torpeur est provoquée par l'administration buccale, rectale ou parentérale de produits tels que les barbituriques, les opiacés, la chlorpromazine, etc. C'est une prémédication très poussée. — ***a. caudale*** [angl. ***caudal anaesthesia***]. *A.* loco-régionale réalisée par l'introduction, dans la partie inférieure de l'espace épidural, à travers l'hiatus sacré, d'une solution anesthésique. Elle est utilisée en chirurgie périnéale, en obstétrique et dans le traitement des sciatiques. — ***a. de contact*** [angl. ***surface anaesthesia***]. *A.* locale obtenue par application directe de la solution anesthésique sur la région à insensibiliser (muqueuse naso-pharyngée, trachéale, cornée, etc.). — ***a. douloureuse*** [angl. ***anaesthesia dolorosa***]. Hyperalgésie combinée à l'anesthésie tactile dans le même territoire nerveux. — ***a. épidurale*** [angl. ***epidural anaesthesia***]. *A.* loco-régionale obtenue par l'introduction dans l'espace épidural (compris entre la dure-mère et les parois du canal rachidien), d'une solution anesthésique qui baigne les racines sensitives et motrices. Selon le lieu de l'injection on obtient une anesthésie thoracique, lombale ou caudale. V. *rachianesthésie.* — ***a. locale en bague.*** *A.* destinée aux interventions sur les doigts : injection de produits anesthésiques au contact des nerfs collatéraux. — ***a. péridurale.*** V. *a. épidurale.* — ***a. rachidienne.*** V. *rachianesthésie.* — ***a. régionale intraveineuse.*** *A.* obtenue par introduction d'un produit anesthésique dans le système veineux vide de sang par bande d'Esmach et sous garrot pneumatique. — ***a. régionale par bloc plexique.*** *A.* par injection de produit anesthésique au contact des racines du plexus brachial repérées les unes après les autres par stimulation électrique. — ***a. en selle*** [angl. ***saddle block***]. *A.* des fesses, de la face postérieure des cuisses, du périnée, des organes génitaux observée en cas d'atteinte des nerfs de la queue de cheval. — ***a. tronculaire.*** *A.* par injection de produits anesthésiques autour des troncs nerveux principaux des membres. V. *queue de cheval (syndrome de la).*

ANESTHÉSIOLOGIE, *s. f.* (anesthésie ; gr. *logos*, discours) [angl. ***anaesthesiology***]. Étude de l'anesthésie artificielle et de ses applications médico-chirurgicales.

ANESTHÉSIQUE, *adj.* et *s. m.* [angl. ***anaesthetic***]. Se dit d'une substance médicamenteuse employée pour obtenir une insensibilité locale ou générale.

ANESTHÉSISTE, *s. m.* ou *f.* [angl. ***anaesthetist***]. Personne chargée de provoquer et d'entretenir l'anesthésie locale ou générale au cours d'une opération chirurgicale ou d'une investigation.

ANESTRUS, *s. m.* V. *anoestrus.*

ANÉTODERMIE ÉRYTHÉMATEUSE (Jadassohn, 1892) (gr. *anétos*, lâche ; *derma*, peau) [angl. ***anetoderma***]. Syn. *dermatite atrophiante maculeuse* (Oppenheim, 1910). Dermatose caractérisée par une éruption généralisée de taches atrophiques, violacées ou nacrées, déprimées et molles à la palpation. Elles siègent surtout sur les faces d'extension des membres, les flancs et le dos. À côté de cette forme, on décrit le type *Schweninger et Buzzi* (1891) caractérisé par l'existence, sur la ceinture scapulaire, le tronc, la face d'extension des membres supérieurs, de très petites papules, blanchâtres et flasques qui évoluent très vite vers l'atrophie et dont le centre se laisse facilement déprimer.

ANEUPLOÏDE, *adj.* (gr. *an-* priv. ; *euploos*, favorable) [angl. ***aneuploid***] (génétique). Se dit de cellules dont les mitoses se sont effectuées de manière atypique et qui comportent un nombre anormal de chromosomes. V. *sexe nucléaire* et *euploïde.*

ANEUPLOÏDIE, *s. f.* (Täckholm, 1922) [angl. ***aneuploidy***]. État des cellules aneuploïdes (v. ce terme).

ANEURINE, *s. f.* (Jansen, 1935) [angl. ***aneurin***]. V. *thiamine.*

ANEUSOMIE, *s. f.* (gr. *an-* priv. ; *eu*, bien ; *sôma*, corps) [angl. ***aneusomy***] (génétique). Toute anomalie quantitative de chromosome ou de gène.

ANEUTROPHILIE, *s. f.* Absence de polynucléaires neutrophiles. V. *agranulocytose.*

ANÉVRISME (selon l'Académie française) ou (mieux, selon Littré) **ANÉVRYSME**, *s. m.* (gr. *aneurusma*, de *aneurunein*, dilater) [angl. ***aneurysm***]. — 1° Syn. *artériectasie.* Tumeur circonscrite développée dans le trajet d'une artère par dilatation des parois. Le sang circulant peut y former des thrombus. — 2° V. *a. ventriculaire.*

ANÉVRISME (faux) [angl. ***false aneurysm***]. Masse sanguine formée au contact d'une plaie artérielle par le sang qui s'est échappé du vaisseau. Cet hématome organisé communique avec celui-ci par un collet. — Un *f.a.* peut également s'observer aux dépens du ventricule gauche après sa rupture localisée dans le péricarde, lors d'un infarctus. V. *hématome anévrismal diffus* ou *pulsatile.*

ANÉVRISME PAR ANASTOMOSE. V. *anévrisme cirsoïde.*

ANÉVRISME ARTÉRIOVEINEUX ou **ARTÉRIOSO-VEINEUX** [angl. ***arteriovenous fistula***]. Communication permanente d'une artère et d'une veine avec sac anévrismal (*a. variqueux, a. a. proprement dit*) ou sans dilatation des vaisseaux (*phlébartérie simple de Broca, varice anévrismale, fistule artérioveineuse*). — ***a. a. pulmonaire*** (Charton, 1897) [angl. ***pulmonary arteriovenous fistula***]. Communication pathologique entre des branches de l'artère pulmonaire et des veines pulmonaires, simple (fistule) ou avec poche multilobée (angiome ou hémangiome pulmonaire). C'est une malformation, longtemps latente mais évolutive, souvent multiple et produisant un shunt veino-artériel. Dans 2/3 des cas, elle s'accompagne des manifestations de l'angiomatose hémorragique familiale (v. ce terme).

ANÉVRISME CIRSOÏDE (gr. *kirsos*, varice ; *eidos*, aspect) [angl. ***cirsoid aneurysm***]. Syn. *anévrisme par anastomose* (Bell), *angiome rameux, tumeur cirsoïde, tumeur érectile pulsatile, varice artérielle* (Dupuytren). Dilatation avec allongement des troncs, rameaux et ramuscules d'un ou de plusieurs départements artériels et veineux, établissant une communication anormale et facile entre le système artériel et le système veineux.

ANÉVRISME DIFFUS. V. *hématome anévrismal diffus ou pulsatile.*

ANÉVRISME DISSÉQUANT (Laennec, 1819) [angl. ***dissecting aneurysm***]. Cavité développée dans l'épaisseur de la paroi artérielle, sur une longueur plus ou moins grande, aux dépens de la tunique moyenne du vaisseau, entre les tuniques interne et externe décollées par le sang provenant d'une rupture de la tunique interne. — ***a. d. de l'aorte.*** V. *dissection aortique.*

ANÉVRISME FUSIFORME [angl. ***fusiform aneurysm***]. Dilatation cylindrique d'un segment d'une artère, se continuant insensiblement en fuseau, en amont et en aval, avec le vaisseau normal.

ANÉVRISME MILIAIRE. V. *miliaire.*

ANÉVRISME MYCOTIQUE (gr. *mukês*, champignon) [angl. ***mycotic aneurysm***]. Terme créé par Osler, en 1885, pour désigner les anévrismes artériels dus à une localisation bactérienne sur les parois du vaisseau au cours d'une endocardite infectieuse subaiguë. Il est employé depuis dans ce sens, bien qu'il prête à confusion avec les affections mycosiques. — ***a. m. primaire*** (Crane, 1937). Il serait du à une nécrose pariétale consécutive à une obstruction des vasavasorum. *A.* bactérien indépendant de tout foyer infectieux endocardique, vasculaire ou de voisinage.

ANÉVRISME DE PESTALOZZI. V. *Pestalozzi (anévrisme de).*

ANÉVRISME DE RASMUSSEN. V. *Rasmussen (anévrisme de).*

ANÉVRISME SACCIFORME ou **SACCULAIRE** [angl. ***saccular aneurysm***]. Poche limitée, appendue à la paroi d'une artère, développée aux dépens de cette paroi et communiquant avec l'artère par un canal étroit, le collet.

ANÉVRISME VARIQUEUX. V. *anévrisme artérioveineux.*

ANÉVRISME VENTRICULAIRE [angl. ***ventricular aneurysm***]. Distension de la paroi d'un ventricule cardiaque (pratiquement toujours le gauche) au niveau de la cicatrice d'un infarctus.

ANÉVRISMECTOMIE, *s. f.* (anévrisme ; gr. *ektomê*, ablation) [angl. ***aneurysmectomy***]. Résection d'un anévrisme. - ***a. ventriculaire.*** V. *ventriculoplastie* et *Jatene (opération de).*

ANÉVRISMORRAPHIE, *s. f.* (Matas, 1888) (anévrisme ; gr. *raphê*, suture) [angl. ***aneurysmorrhaphy***]. Syn. *endoanévrismorraphie, opération de Matas.* Méthode de traitement des anévrismes artériels par voie endovasculaire. — ***a. oblitérative*** ou ***oblitérante*** [angl. ***obliterative endo-aneurysmorrhaphy***]. Opération pratiquée dans le cas d'anévrisme fusiforme et consistant, après ouverture du sac, dans la suture des orifices vasculaires et l'oblitération du sac par des points de capiton. — ***a. reconstructive*** [angl. ***reconstructive endo-aneurysmorrhaphy***]. Opération pratiquée dans les cas d'anévrisme fusiforme, consistant à réséquer une partie de la poche et à reconstituer la paroi artérielle avec la partie restante du sac. — ***a. restaurative*** ou ***restauratrice*** [angl. ***restorative endo-aneurysmorrhaphy***]. Opération pratiquée dans le cas d'anévrisme sacciforme et consistant à fermer l'orifice de communication et à oblitérer le sac.

ANF. Initiales de ***Atrial Natriuretic Factor***, en angl. *facteur natriurétique auriculaire* (v. ce terme).

ANGÉIOLOGIE, *s. f.* (gr. *angéion*, vaisseau ; *logos*, science) [angl. ***angiology***]. Syn. *angiologie.* Étude des vaisseaux et de leurs maladies.

ANGÉITE ou **ANGIITE**, *s. f.* (gr. *angéion*, vaisseau) [angl. ***angeitis***]. Syn. *vascularite, vasculite.* Nom générique des inflammations vasculaires (artérite, phlébite, lymphangite, etc.). La ***classification*** des *a.* varie selon les auteurs et distingue en général les atteintes des vaisseaux de *gros calibre* (maladie de Takayashu, artérite temporale) ; de *moyen calibre* (maladie de Buerger, périartérite noueuse, syndrome de Kawasaki) ; de *petit calibre* (granulomatose de Wegener, angéite granulomateuse allergique, micropolyangéite microscopique, purpura rhumatoïde, cryoglobulinémie, maladie du sérum). V. tous ces termes.

ANGÉITE ALLERGIQUE [angl. ***hypersensitivity angeitis***]. Syn. *vascularite allergique.* Terme sous lequel on groupe un certain nombre de syndromes aux aspects cliniques variés, mais qui ont en commun : 1° ***l'aspect des lésions*** des petits vaisseaux (artérioles, veinules, capillaires) : nécrose fibrinoïde des parois (*angéite nécrosante*) et infiltration périvasculaire polymorphe où prédominent des polynucléaires altérés (*angéite leucocytoclasique*) ; 2° ***leur pathogénie*** : des complexes immuns, peut-être apparus à l'occasion d'infections, précipitent dans les vaisseaux et se déposent sur leur endothélium. Parmi ces syndromes, on distingue : des *formes cutanées* (trisymptôme de Gougerot et angéites cutanéo-viscérales : angéite d'hypersensibilité de Zeek, purpura hyperglobulinémique de Waldenström, cryoglobulinémie mixte, syndrome de Mac Duffie, peut être purpura rhumatoïde, syndrome de Kawasaki) ; la *périartérite noueuse ;* les *granulomatoses allergiques* (syndrome de Churg et Strauss, syndrome de Wegener) ; les *artérites à cellules géantes* (artérite temporale, pseudo-polyarthrite rhizomélique, maladie de Takayashu). V. ces différents termes, *angéite* et *complexe immun.*

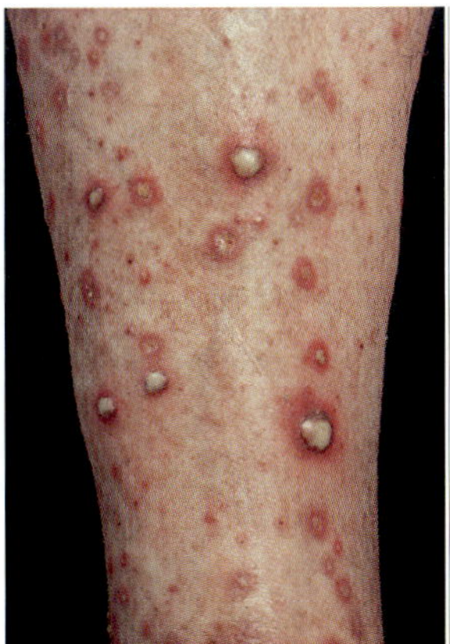

Angéite allergique

ANGÉITE ALLERGIQUE DE WINKELMANN. V. *angéite d'hypersensibilité de Zeek.*

ANGÉITE CUTANÉE VISCÉRALE NÉCROSANTE. V. *angéite d'hypersensibilité de Zeek.*

ANGÉITE FAMILIALE. V. *angiomatose hémorragique familiale.*

ANGÉITE GRANULOMATEUSE ALLERGIQUE [angl. ***Churg and Strauss syndrome***]. Syn. *maladie* ou *syndrome de Churg et Strauss* (1951). Affection apparaissant dans les suites d'un asthme, caractérisée *anatomiquement* par des granulomes contenant histiocytes, cellules épithélioïdes et cellules géantes, à évolution nécrosante, siégeant en dehors des vaisseaux et sur ceux-ci : sur les artérioles du cœur, du tube digestif, des voies biliaires, des reins, de la rate, sur les artères pulmonaires et sur les veines ; *cliniquement* par un asthme avec importante éosinophilie sanguine, une fièvre, un amaigrissement, des manifestations nerveuses périphériques et cutanées, des douleurs abdominales, des hémorragies digestives et une défaillance cardiaque. *Biologiquement,* s'observent un syndrome inflammatoire, fréquemment la présence de complexes immuns circulants et du facteur rhumatoïde, et surtout l'augmentation des IgE totales sériques. *L'évolution,* par poussées, aboutit spontanément à la mort en quelques années. Les corticoïdes et les immunodépresseurs en ont amélioré le pronostic. Cette affection entre dans le cadre des angéites allergiques. V. ce terme.

ANGÉITE D'HYPERSENSIBILITÉ DE ZEEK (Z., 1952). Syn. *angéite allergique de Winkelmann, angéite cutanéo-viscérale nécrosante, vascularite allergique systémique de Mc Coombs.* Variété d'angéite allergique (v. ce terme) particulière du fait : des circonstances de son apparition (après l'absorption de médicaments, surtout de sulfamides, ou l'injection de sérum sanguin), de la prédominance des manifestations cutanées (purpura, éruptions érythémateuses ou maculo-papuleuses), de la localisation des lésions sur les artérioles et les veinules pulmonaires et de son évolution souvent rapide vers la mort (en moins d'un mois).

ANGÉITE LEUCOCYTOCLASIQUE. V. *angéite allergique.*

ANGÉITE NÉCROSANTE [angl. ***necrotizing angeitis***]. V. *angéite allergique.*

ANGELMAN (syndrome d') (Angelman, H., angl., 1965) [angl. ***Angelman's syndrome, puppet child***]. Syndrome héréditaire très rare à transmission autosomique récessive, associant des mouvements désordonnés et soudains, des rires immotivés, une hypotonie, une ataxie, un retard mental et moteur, une épilepsie, une microcéphalie. Il s'y associe en général une délétion de la bande 15q12.

ANGIECTASIE, *s. f.* (gr. *angéion*, vaisseau ; *ektasis*, dilatation) [angl. ***angiectasia***]. Dilatation vasculaire.

ANGINE, *s. f.* (gr. *ankô*, j'étrangle) [angl. ***angina***]. Inflammation de l'isthme du gosier et du pharynx. Elle comprend de nombreuses variétés suivant le siège et la nature de l'infection (*a. tonsillaire, a. pharyngienne, a. diphtérique,* etc.). Les plus fréquentes sont d'origine virale ou streptococcique. — Il est tout à fait exceptionnel de désigner, par le mot *angine,* comme le faisaient les anciens médecins, une série d'affections très différentes les unes des autres et n'ayant pour caractère commun que la gêne respiratoire avec angoisse (p. ex. : *a. laryngée œdémateuse*). Seule persiste actuellement la locution : *angine de poitrine.*

ANGINE DE DÉCUBITUS (cardiologie). V. *angor.*

ANGINE DIPHTÉRIQUE [angl. ***diphtherial tonsillitis***]. *A.* due au bacille de Lœffler. V. *diphtérie.*

ANGINE HERPÉTIQUE [angl. ***herpetic angina***]. *A.* caractérisée par l'apparition sur la muqueuse du pharynx et surtout des amygdales de vésicules d'herpès.

ANGINE-INFARCTUS PULMONAIRE (syndrome) (Lemierre et Aussanaire, 1943). Syn. *syndrome de Lemierre.* Forme larvée de septico-pyohémie, due le plus souvent au *Fusobacterium necrophorum,* caractérisée par l'apparition, au décours d'une angine phlegmoneuse, d'une thrombose septique de la veine jugulaire interne et d'un infarctus pulmonaire infecté.

ANGINE INSTABLE (cardiologie). V. *état de mal angineux.*

ANGINE LARYNGÉE ŒDÉMATEUSE (Trousseau). Œdème de la glotte.

ANGINE DE LUDWIG [angl. ***Ludwig's angina***]. V. *Ludwig (angine de).*

ANGINE À MONOCYTES ou **MONOCYTAIRE** (Schultz et Baader). V. *mononucléose infectieuse.*

ANGINE PHLEGMONEUSE [angl. ***phlegmonous angina***]. Phlegmon ou abcès de l'amygdale ; on comprend parfois sous cette dénomination l'abcès rétropharyngien.

ANGINE DE POITRINE (Rougnon, Heberden, 1768). V. *angor.*

ANGINE DE PRINZMETAL (cardiologie). V. *angor type Prinzmetal.*

ANGINE PSEUDO-MEMBRANEUSE [angl. ***pseudomembranous angina***]. Syn. *angine couenneuse.* Nom générique des angines s'accompagnant d'un exsudat pseudo-membraneux. Ces angines sont dues le plus souvent au bacille de Lœffler (*diphtérie*), plus rarement au streptocoque, au pneumocoque ou au staphylocoque *(pseudo-diphtérie).*

ANGINE PULTACÉE. V. *pultacée.*

ANGINE PUSTULEUSE. V. *herpangine.*

ANGINE SCROFULEUSE (Isambert, 1877). V. *Isambert (maladie d').*

ANGINE STYLOÏDIENNE. V. *stylalgie.*

ANGINE DE TORNWALDT. V. *Tornwaldt (angine de).*

ANGINE ULCÉRO-MEMBRANEUSE. V. *Vincent (angine de).*

ANGINE ULCÉRO-NÉCROTIQUE DE HENOCH [angl. ***angina necrotica***]. Angine survenant au début d'une scarlatine grave, surtout chez le jeune enfant. Elle est caractérisée par une plaque grisâtre nécrosée dont la chute laisse une ulcération à fond sanieux, tendant à creuser en profondeur. Le pronostic de cette angine est toujours sévère.

ANGINE DE VINCENT. V. *Vincent (angine de).*

ANGIOBLASTE, *s. m.* (gr. *angéion*, vaisseau ; *blastos,* germe) [angl. ***angioblast***]. Cellule embryonnaire génératrice de l'endothélium.

ANGIOBLASTOME, *s. m.* [angl. ***angioblastoma***]. Syn. *angioréticulome, hémangioblastome* (Cushing et Bailey, 1928). Tumeur vasculaire rencontrée au niveau des centres nerveux (le plus souvent dans la fosse cérébrale postérieure), développée aux dépens des vaisseaux et comprenant du tissu nerveux entre les pelotons vasculaires. — Certains auteurs donnent ce nom à un angiome riche en cellules vasoformatrices d'aspect embryonnaire capable d'évoluer comme une tumeur maligne.

ANGIOCARDIOGRAMME, *s. m.* [angl. ***angiocardiogram***]. Image radiologique obtenue par l'angiocardiographie ; les premiers clichés montrent la veine cave supérieure, l'oreillette (ou atrium) et le ventricule droits, l'artère pulmonaire *(dextro-angiocardiogramme)* ; sur les derniers apparaissent l'oreillette (ou atrium) et le ventricule gauches ainsi que l'aorte *(lévo-angiocardiogramme).*

ANGIOCARDIOGRAPHIE, *s. f.* (Castellanos, Pereiras et Garcia, de La Havane, 1937) (gr. *angéion*, vaisseau ; *kardia*, cœur ; *graphein*, inscrire) [angl. ***angiocardiography***]. Enregistrement, à une cadence rapide, d'une série de radiographies des cavités du cœur et des gros vaisseaux de la base après injection d'une substance opaque aux rayons X dans les veines ou directement dans les cavités cardiaques droites, à l'aide d'une sonde introduite par voie veineuse *(cardio-angiographie).* — ***a.*** ou ***cardio-angiographie sélective.*** *A.* d'une partie des cavités cardiaques, de l'artère pulmonaire ou de l'aorte, exclusivement opacifiées par l'injection in situ du produit de contraste, au cours du cathétérisme cardiaque.

ANGIOCARDIOPNEUMOGRAPHIE, *s. f.* (gr. *angéion*, vaisseau ; *kardia*, cœur ; *pneumôn*, poumon ; *graphein*, inscrire) [angl. ***angiocardiopneumography***]. Radiographie des cavités du cœur, des gros vaisseaux du thorax et des branches de l'artère pulmonaire après injection d'une substance opaque aux rayons X.

ANGIOCARDIOSCOPIE, *s. f.* (gr. *angéion*, vaisseau ; *kardia*, cœur ; *skopein*, voir) [angl. ***angiocardioscopy***]. Inspection des cavités cardiaques et vasculaires avec un fibroscope spécial.

ANGIOCHOLÉCYSTITE, *s. f.* [angl. ***angiocholecystitis***]. Inflammation de la vésicule et des voies biliaires.

ANGIOCONVERTASE, *s. f.* V. *enzyme de conversion.*

ANGIOCHOLÉCYSTOGRAPHIE, *s. f.* (gr. *angéion*, vaisseau ; *kolê*, bile ; *kustis*, vessie ; *graphein*, inscrire). V. *cholangiographie.*

ANGIOCHOLÉGRAPHIE, *s. f.* V. *cholangiographie.*

ANGIOCHOLITE, *s. f.* (gr. *angéion*, vaisseau ; *kolê*, bile) [angl. ***angiocholitis***]. Syn. *cholangite.* Inflammation des voies biliaires. — ***a. urémigène.*** *A.* accompagnée d'insuffisance rénale aiguë.

ANGIODERMITE NÉCROTIQUE ATHÉROMATEUSE (D. Colomb 1963) [angl. ***necrotic angiodermatitis***]. Syn. *gangrène en plaques superficielles.* Plaque nécrotique cutanée, noire, très douloureuse, survenant chez la femme âgée, souvent hypertendue ; elle est consécutive à une oblitération artérielle locale : il s'agit d'un infarctus cutané des membres inférieurs évoluant soit vers la cicatrisation, soit vers une forme serpigineuse. Sa parenté avec l'ulcère hypertensif de Martorell (v. ce terme) est discutée.

ANGIODERMITE PIGMENTÉE ET PURPURIQUE (M. Favre, 1924) [angl. ***purpura pigmentosa chronica***]. Altération de la peau siégeant à la face interne de la partie inférieure de la jambe. C'est une plaque brune ou chamois *(dermite ocre)*, plus ou moins étendue et régulière qui, lors des poussées aiguës, souvent douloureuses, prend une teinte violet sombre, purpurique. C'est une forme de capillarite qui est souvent à l'origine d'ulcère de jambe. V. *dermatite lichénoïde purpurique et pigmentée de Gougerot et Blum.*

ANGIODYSPLASIE, *s. f.* (gr. *angéion*, vaisseau ; dysplasie) [angl. ***vascular dysplasia***]. Anomalie vasculaire par trouble de développement. — ***a. systématisée.*** Terme sous lequel certains auteurs groupent de nombreuses affections, aux manifestations très diverses (parmi lesquelles une atteinte des parois vasculaires par trouble de leur développement embryonnaire), mais ayant en commun une atteinte du tissu conjonctif (maladies systémiques) : entre autres les phacomatoses, les angiomatoses, l'élastorrhexie, certaines maladies métaboliques et des anomalies artérielles telles que les coarctations et dissections aortiques, les anévrismes etc. V. *Heyde (syndrome de).*

ANGIODYSPLASIE OSTÉODYSTROPHIQUE. V. *Klippel-Trenaunay (syndrome de).*

ANGIO-ENCÉPHALOGRAPHIE, *s. f.* [angl. ***cerebral angiography***]. Radiographie des vaisseaux du cerveau (artères, capillaires et veines) après injection, dans le système circulatoire, d'une substance opaque aux rayons X.

ANGIO-ENDOTHÉLIOME, *s. m.* [angl. ***angio-endothelioma***]. Variété d'angiome, d'évolution maligne, dont les cellules, de type embryonnaire, se multiplient et forment un endothéliome.

ANGIOENDOTHÉLIOSE MALIGNE [angl. ***malignant angioendotheliomatosis***]. V. *lymphome malin intravasculaire.*

ANGIOFLUOROGRAPHIE, *s. m.* (gr. *angéion*, vaisseau ; fluorescence ; gr. *graphein*, écrire) [angl. ***angiofluorography***]. Photographie du fond d'œil après injection intraveineuse de fluorescéine, destinée à mettre en évidence les vaisseaux rétiniens et choroïdiens.

ANGIOFLUOROSCOPIE, *s. f.* (gr. *angéion*, vaisseau ; fluorescence ; gr. *skopein*, examiner) [angl. ***fluorescein angiography***]. Syn. *épreuve à la fluorescéine, fluoroscopie artérielle.* Méthode employée pour étudier la valeur de la circulation artérielle d'un membre, fondée sur l'apparition d'une fluorescence cutanée, sous lumière de Wood, après injection intraveineuse ou intra-artérielle de fluorescéine. En pratique, on mesure le temps qui sépare l'apparition de la fluorescence au niveau d'une papule histaminique préalablement créée à la cuisse et l'apparition de la fluorescence au niveau d'une autre papule à la racine du gros orteil ; s'il est supérieur à 20 secondes, la capacité circulatoire de la jambe est médiocre (v. *angioscopie directe*). Méthode abandonnée.

ANGIOGENÈSE, *s. f.* (gr. *angéion*, vaisseau ; *génésis*, formation) [angl. ***angiogenesis***]. Formation, développement de vaisseaux.

ANGIOGLIOME, *s. m.* [angl. ***angioglioma***]. Angioblastome dans lequel le tissu intervasculaire est de type glial, surtout astrocytaire.

ANGIOGRAPHIE, *s. f.* (gr. *angéion*, vaisseau ; *graphein*, inscrire) [angl. ***angiography***]. Radiographie des vaisseaux après injection d'un liquide opaque aux rayons X. V. *angio-RM.*

ANGIOGRAPHIE CÉRÉBRALE. V. *angio-encéphalographie.*

ANGIOGRAPHIE DIGITALE. V. *angiographie numérique.*

ANGIOGRAPHIE FLUORESCÉINIQUE ou **EN FLUORESCENCE**. Enregistrement de l'image des vaisseaux après injection intra-artérielle ou intraveineuse de fluorescéine. — L'*a. f.* permet en particulier l'étude précise des vaisseaux rétiniens lors d'une rétinographie.

ANGIOGRAPHIE NUMÉRIQUE ou NUMÉRISÉE (1981) [angl. ***digital angiography***]. Syn. *angiographie digitale* (inspiré de l'angl. : *digital*, numérique). Procédé radiologique d'examen des vaisseaux sanguins opacifiés dans lequel l'image, recueillie sur un écran d'amplificateur de brillance par une caméra, est transformée en un signal électrique, puis convertie en une série de chiffres par un ordinateur. L'image est ensuite restituée avec accentuation des contrastes des vaisseaux opacifiés et effacement des ombres des tissus voisins. Cette méthode a l'avantage de fournir de bonnes images par introduction intraveineuse du produit de contraste, évitant ainsi la ponction et le cathétérisme artériels.

ANGIOHAMARTOME, *s. m.* V. *hamartome.*

ANGIOHÉMOPHILIE, *s. f.* (Schumann, 1956) (gr. *angéion*, vaisseau ; hémophilie) [angl. ***angiohaemophilia***]. Syn. *hémophilie vasculaire.* Affection caractérisée, comme l'hémophilie, par des hémorragies répétées, mais qui diffère de cette maladie par l'absence de caractère familial et les résultats des examens de sang. Le temps de coagulation est normal (malgré la diminution des facteurs anti-hémophiliques A ou B), le temps de saignement est allongé, la résistance des capillaires est très diminuée et les capillaires paraissent normaux. Elle est améliorée par un facteur plasmatique, la fraction I de Cohn. Il s'agit très probablement d'une forme de la *maladie de von Willebrand* (v. ce terme). — ***a. A.*** V. *Alexander (syndrome d').*

ANGIOÏDES DE LA RÉTINE (stries) [angl. ***angioid streaks of the retina***]. Anomalies bilatérales du fond d'œil caractérisées par un réseau de lignes grisâtres ou vineuses rayonnant à partir de la zone juxta-papillaire et sous-jacent aux vaisseaux rétiniens. Son extension lente mais inexorable aboutit à la formation d'un cercle péripapillaire et à la perte de la vue. Ces stries sont en rapport avec une altération des fibres élastiques et s'observent dans le syndrome de Grœnblad-Strandberg et dans l'élastorrhexie (v. ces termes).

ANGIO-IMMUNOBLASTIQUES (adénopathies). V. *adénopathies angio-immunoblastiques.*

ANGIOKERATOMA CORPORIS DIFFUSUM* DE FABRY** (1898) [angl. ***Fabry's syndrome]. Syn. *angiokératose de Fabry* (Siguier et Duperrat, 1956), *maladie de Fabry, syndrome de Ruiter-Pompen-Wyers.* Maladie héréditaire à transmission récessive liée au sexe, débutant dans l'adolescence par des acroparesthésies, des douleurs rhumatoïdes, puis caractérisée par de très nombreuses papules minuscules purpuriques, télangiectasiques ou squameuses, groupées en nappes au niveau du bassin, accompagnées souvent de troubles oculaires (kératite). À l'âge adulte apparaissent une insuffisance rénale ou des manifestations cardiovasculaires (cardiomégalie, défaillance cardiaque, troubles du rythme surtout) qui entraînent la mort vers la cinquantaine. C'est une lipoïdose avec surcharge des cellules de la plupart des organes en céramido-trihexosides, due à l'absence du catabolisme de ce glycolipide. V. *sphingolipidose.*

ANGIOKÉRATOME, *s. m.* (gr. *angéion*, vaisseau ; *kéras*, corne ; suffixe *-ome*, signifiant tumeur) [angl. ***angiokeratoma***]. Syn. *télangiectasie verruqueuse, verrue télangiectasique.* « Dilatation vasculaire, marquée par un point rouge de la taille d'une tête d'épingle à celle d'un pois fin, sur laquelle se développe un processus kératosique plus ou moins apparent et parfois véritablement verruqueux » (P. de Graciansky et S. Boulle). L'*a.* peut siéger à la face *(a. hémorragique de la face)*, à la langue, au scrotum. — Les ***a. de Mibelli*** (syn. *lymphangiectasies des mains et des pieds*) siègent, nombreux, sur le dos des orteils et des doigts et aux genoux : ils surviennent chez des adolescents atteints d'acroasphyxie et disparaissent en quelques mois.

ANGIOKÉRATOSE DE FABRY. V. *angiokeratoma corporis diffusum de Fabry.*

ANGIOLEUCITE, *s. f.* (gr. *angéion*, vaisseau ; *leukos*, blanc) [angl. ***angioleucitis***]. V. *lymphangite.* — ***a. totale*** (Chassaignac). Suppuration simultanée des trois territoires lymphatiques (réticulaire, tronculaire, ganglionnaire).

ANGIOLIPOME, *s. m.* (Coyne) (gr. *angéion*, vaisseau ; *lipos*, graisse) [angl. ***angiolipoma***]. Angiome infiltré dans le tissu cellulo-adipeux.

ANGIOLITHE, *s. m.* (gr. *angéion*, vaisseau ; *lithos*, pierre) [angl. ***angiolith***]. Concrétion calcaire se trouvant parfois à l'intérieur des angiomes caverneux.

ANGIOLITHIQUE (sarcome). Variété de sarcome, décrite par Cornil et Ranvier, siégeant dans la boîte crânienne ou le canal médullaire et caractérisée par la présence de concrétions calcaires d'origine vasculaire (analogues aux phlébolithes). V. *endothéliome méningé.*

ANGIOLOGIE, *s. f.* V. *angéiologie.*

ANGIOLUPOÏDE, *s. m.* (Brocq et Pautrier, 1909) [angl. ***angiolupoid***]. Lésion de la face caractérisée par des plaques rouges, plus ou moins saillantes, arrondies ou ovalaires, larges de 2 à 2,5 cm, parcourues par de fines télangiectasies et formées de tissu tuberculeux analogue à celui du lupus vulgaire. C'est une tuberculose cutanée atypique pour les uns ; pour d'autres, une variété de sarcoïdes et l'*a.* entrerait dans le cadre de la maladie de Besnier-Bœck-Schaumann.

ANGIOMA SERPIGINOSUM **D'HUTCHINSON-CROCKER** [angl. ***angioma serpiginosum***]. Capillarite cutanée chronique caractérisée par la présence de télangiectasies linéaires, annulaires ou serpigineuses disposées symétriquement sur les membres inférieurs.

ANGIOMATOSE, *s. f.* [angl. ***angiomatosis***]. Maladie générale caractérisée par la formation d'angiomes multiples soit à la surface des téguments, soit dans la profondeur des organes.

ANGIOMATOSE BACILLAIRE (décrite par M.H. Stoler, 1983 ; nommée par P.E. Leboit, 1989) [angl. ***bacillary angiomatosis***]. Maladie infectieuse due à *Rochalimaea quintana* ou bien à *Rochalimaea henselae,* observée chez les sujets immunodéprimés, caractérisée *cliniquement* par des localisations essentiellement dermatologiques (papules, nodules ou placards inflammatoires) ; *histologiquement* par une prolifération vasculaire parfois nécrosée et des infiltrats inflammatoires ; par sa sensibilité aux antibiotiques et sa tendance aux récidives.

ANGIOMATOSE CÉRÉBRALE ou **ENCÉPHALIQUE** [angl. ***cerebral angiomatosis***]. *A.* due à l'existence d'angiomes calcifiés (radiographie) situés à la face interne du crâne, dans les régions temporale et occipitale. Elle se manifeste cliniquement par une arriération mentale et très souvent par des crises d'épilepsie. — Elle est parfois associée à de l'*a.* de la face *(naevus) (a. encéphalo-trigéminée ; a. neurocutanée).* V. *Sturge-Weber-Krabbe (maladie de)* et *Lindau (maladie de).*

ANGIOMATOSE ENCÉPHALO-TRIGÉMINÉE. V. *Sturge-Weber-Krabbe (maladie de)* et *angiomatose cérébrale.*

ANGIOMATOSE HÉPATIQUE. V. *péliose hépatique.*

ANGIOMATOSE HÉMORRAGIQUE FAMILIALE ou **A. HÉRÉDITAIRE HÉMORRAGIQUE** (Rendu, 1896) [angl. ***Rendu-Osler-Weber disease***]. Syn. *angéite familiale, hémangiomatose familiale, telangiectasia hereditaria hæmorragica* (Osler, 1901), *maladie de Rendu-Osler.* Affection héréditaire transmise selon le type dominant autosomique, débutant dans le jeune âge et se prolongeant pendant toute l'existence, caractérisée par des épistaxis à répétition, seul symptôme jusqu'à l'âge de 25 ans environ, époque à laquelle apparaissent des angiomes sur la peau et les muqueuses (surtout à la face), angiomes qui sont l'origine de nouvelles hémorragies. Elle peut s'accompagner d'angiomes viscéraux, d'anévrismes artério-veineux pulmonaires et d'atteinte hépatique. Tous les tests de l'hémostase sont normaux.

ANGIOMATOSE DE LEBER. V. *Leber (angiomatose de).*

ANGIOMATOSE NEUROCUTANÉE. V. *Sturge-Weber-Krabbe (maladie de)* et *angiomatose cérébrale.*

ANGIOMATOSE NEURORÉTINIENNE. V. *Bonnet, Dechaume et Blanc (syndrome de).*

ANGIOMATOSE OPTICO-RÉTINO-MÉSENCÉPHALIQUE. V. *Bonnet, Dechaume et Blanc (syndrome de).*

ANGIOMATOSE DE LA RÉTINE. V. *Hippel (maladie de von).*

ANGIOMATOSE RÉTINO-CÉRÉBELLEUSE. Maladie de von Hippel-Lindau. V. *Lindau (maladie de).*

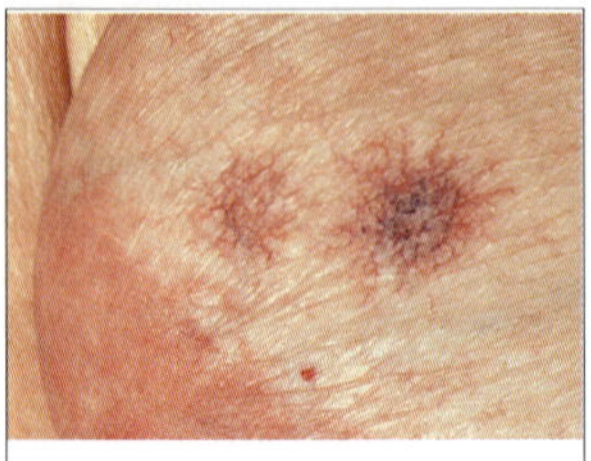

Angiome stellaire

ANGIOME, *s. m.* (gr. *angéion*, vaisseau ; suffixe *-ome* désignant une tumeur) [angl. ***angioma***]. Production pathologique circonscrite constituée par une agglomération de vaisseaux sanguins *(hémangiome)* ou lymphatiques *(lymphangiome)* de nouvelle formation, hyperplasiés et ectasiés. Ce n'est pas une tumeur, mais une malformation du système vasculaire. — ***a. aranéen.*** V. *a. stellaire.* — ***a. caverneux*** [angl. ***cavernous angioma***]. Syn. *cavernome, tumeur érectile* (Dupuytren), *fongus hématode. A.* formé par un système lacunaire analogue au système caverneux des organes érectiles. — ***a. cutané caverneux.*** V. *a. tubéreux.* — ***a. cutané simple.*** V. *a. plan.* — ***a. lipogène.*** Nom donné par Virchow aux angiomes caverneux nés dans le tissu adipeux. — ***a. nodulaire.*** V. *tache rubis.* — ***a. phlébogène.*** Nom donné par Virchow aux angiomes caverneux développés aux dépens des *vasa vasorum* des veines. — ***a. plan.*** Syn. *a. simple cutané, nævus flammeus, tache de vin, envie. A.* cutané se présentant sous l'aspect d'une tache rouge ou violacée, de taille variable, pâlissant à la pression. — ***a. du poumon.*** V. *anévrisme artérioveineux pulmonaire.* — ***a. racémeux.*** V. *a. simple.* — ***a. rameux.*** V. *anévrisme cirsoïde.* — ***a. sénile.*** V. *tache rubis.* — ***a. serpigineux de Hutchinson-Crocker.*** V. *angioma serpiginosum d'Hutchinson-Crocker.* — ***a. simple.*** Syn. *a. racémeux* [angl. ***simple angioma***]. *A.* dans lequel les vaisseaux de nouvelle formation, qui constituent la tumeur, sont semblables aux vaisseaux normaux. — ***a. stellaire*** (Besnier et Doyon). Syn. *a. aranéen, nævus stellaire, nævus télangiectasique, nævus araneus* [angl. ***naevus araneus***]. *A.* siégeant généralement au visage, formé d'un minuscule point rouge vif saillant d'où irradient de fines télangiectasies. Il est formé d'ectasies capillaires et ne doit pas être confondu avec l'étoile vasculaire ni avec la tache rubis. — ***a. tubéreux.*** Syn. *a. cutané caverneux. A.* formant une petite tumeur plus ou moins saillante, molle, érectile, rouge ou violacée.

ANGIOMÉGALIE, *s. f.* (gr. *angéion*, vaisseau ; *mégas*, grand) [angl. ***angiomegaly***]. Augmentation des dimensions d'un vaisseau.

ANGIOMYOLIPOME, *s. m.* (gr. *angéion*, vaisseau ; *mus*, muscle ; *lipos*, graisse) [angl. ***angiomyolipoma***]. Variété d'hamartome (v. ce terme) composée d'éléments d'origine vasculaire, musculaire lisse et adipeuse.

ANGIOMYOME, *s. m.* (gr. *angéion*, vaisseau ; *mus*, muscle) [angl. ***angiomyoma***]. Tumeur formée de fibres musculaires lisses et de nombreux vaisseaux.

ANGIOMYONEUROME ARTÉRIEL (Masson). V. *glomique (tumeur).*

ANGIONÉPHROGRAPHIE, *s. f.* (gr. *angéion*, vaisseau ; néphrographie) [angl. ***angionephrography***]. Radiographie du système vasculaire rénal (artériel, capillaire et veineux) après injection, dans l'aorte, d'un liquide opaque aux rayons X.

ANGIONEUROSE CUTANÉE ou **MUQUEUSE.** Œdème aigu de la peau ou des muqueuses. V. *Quincke (maladie de).*

ANGIONEUROTIQUE (œdème aigu). V. *Quincke (maladie de).*

ANGIONÉVROSE DOULOUREUSE DU SEIN (A. et L. Van Bogaert, d'Anvers). Spasme douloureux de l'ensemble des muscles lisses et striés de la glande mammaire, accentué surtout au niveau des mamelons et de l'aréole qui pâlissent au moment de la crise. Ce syndrome peut être classé parmi les acroparesthésies.

ANGIOPARALYTIQUE, *adj.* [angl. ***angioparalytic***]. Se dit d'une affection qui s'accompagne de paralysie vasomotrice. L'*érythromélalgie* peut être considérée comme une névrose des extrémités à forme angioparalytique.

ANGIOPATHIE, *s. f.* (gr. *angéion*, vaisseau ; *pathê*, affection) [angl. ***angiopathy***]. Nom générique des affections vasculaires.

ANGIOPATHIE AMYLOÏDE CÉRÉBRALE [angl. ***cerebral amyloid angiopathy***]. Syn. *angiopathie congophile* (Pantelakis, 1954), *angiopathie dysorique* (Morel et Wilde, 1967). Maladie caractérisée par la présence de substance amyloïde (protéine amyloïde βA4) dans la paroi des artérioles et capillaires méningés et du cortex cérébral, en l'absence d'amylose systémique. Elle se traduit chez des sujets âgés par une démence progressive ou des hémorragies cérébrales. L'aspect histologique de l'*a. a. c.* s'observe dans la maladie d'Alzheimer, la trisomie 21 et l'encéphalite traumatique.

ANGIOPATHIE CÉRÉBRALE (AIGUË BÉNIGNE) DU POST-PARTUM [angl. ***(acute benign) postpartum cerebral angiopathy***]. Affection rare observée dans les semaines suivant un accouchement, caractérisée *cliniquement* par des crises de céphalées violentes accompagnées de déficits neurologiques focaux et d'accès d'hypertension artérielle régressifs. L'angiographie ou l'angio-RM montrent de multiples rétrécissements localisés des artères cérébrales qui disparaîtront en quelques semaines. Parfois liée à l'administration de dérivés de l'ergot de seigle (bromocriptine, v. ce terme), cette affection, attribuée à des phénomènes spastiques ou inflammatoires et donc traitée par vasodilatateurs et corticoïdes, est le plus souvent d'origine inconnue.

ANGIOPATHIE CONGOPHILE (Pantelakis, 1954) [angl. ***congophilic angiopathy***]. V. *angiopathie amyloïde cérébrale.*

ANGIOPATHIE DYSORIQUE. V. *angiopathie amyloïde cérébrale.*

ANGIOPLASTIE, *s. f.* (gr. *angéion*, vaisseau ; *plassein*, former) [angl. ***angioplasty***]. Procédé destiné à réparer ou à remodeler un vaisseau : suture, désobstruction, élargissement à l'aide d'une pièce, dilatation par sonde à ballonnet, etc. V. *angioplastie transluminale percutanée, athérectomie* et *photoathérolyse.*

ANGIOPLASTIE TRANSLUMINALE PERCUTANÉE [angl. ***percutaneous transluminal angioplasty***]. Procédé de dilatation d'une artère rétrécie par une plaque d'athérome ou une malformation. Sous contrôle radioscopique télévisé, une sonde à ballonnet est introduite par voie percutanée dans la lumière de l'artère et poussée jusqu'au niveau de la sténose. Le ballonnet, gonflé dans la zone sténosée, écrase la plaque d'athérome malléable et rétablit un calibre artériel suffisant. Cette méthode a été appliquée d'abord aux artères des membres inférieurs (1964), puis aux artères sous-clavières, rénales, digestives et aux artères coronaires (A. Grüntzig, 1977) ; enfin, à des sténoses congénitales : coarctation aortique, sténoses pulmonaires. L'*a.* artérielle peut utiliser d'autres techniques que le ballonnet : laser, athérotome directionnel extractif ou rotatif et préluder à la pose d'une endoprothèse. — *a. coronaire primaire. A.* effectuée d'emblée, au stade aigu de l'ischémie myocardique. — V. *no-reflow.*

ANGIOPNEUMOGRAPHIE, *s. f.* (Egas Moniz, Lopo de Carvalho et Almeida Lima, 1931) (gr. *angéion*, vaisseau ; *pneumôn*, poumon ; *graphein*, inscrire) [angl. ***angiopneumography***]. Radiographie des vaisseaux pulmonaires dans lesquels on injecte sous l'écran une substance opaque aux rayons X à l'aide d'une sonde introduite dans une veine du pli du coude et pénétrant jusqu'à la veine cave supérieure. Actuellement l'*a.* se confond avec l'angiocardiographie (v. ce terme).

ANGIORÉTICULITE, *s. f.* Inflammation des vaisseaux et du système réticulo-endothélial.

ANGIORÉTICULOME, *s. m.* V. *angioblastome.*

ANGIO-RM (ARM) [angl. ***magnetic resonance angiography***]. Variété d'*imagerie par résonance magnétique* (v. ce terme) sensible au flux et à son orientation. Elle permet de réaliser une véritable angiographie sans injection de produit de contraste iodé.

ANGIORRAPHIE, *s. f.* (gr. *angéion*, vaisseau ; *raphê*, suture) [angl. ***angiorrhaphy***]. Suture vasculaire ; anastomose.

ANGIOSARCOMATOSE DE KAPOSI. V. *sarcomatose multiple hémorragique de Kaposi.*

ANGIOSARCOME, *s. m.* (gr. *angéion*, vaisseau ; *sarx*, chair ; suffixe *-ome* désignant une tumeur) [angl. ***angiosarcoma***]. Sarcome où la prolifération cellulaire dérive des éléments conjonctifs des vaisseaux sanguins (périthéliome).

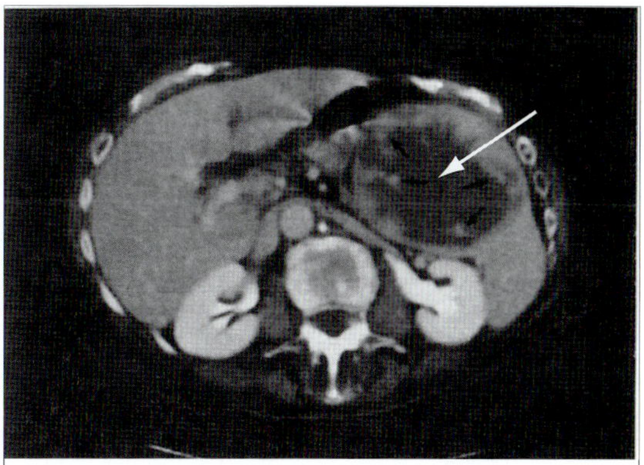

Angiosarcome de la rate (scanner)

ANGIOSCANNER, *s. m.* (angl.) ou **ANGIOSCANOGRAPHIE**, *s. f.* [angl. ***angioscan***]. Examen tomodensitométrique avec injection intravasculaire de produit de contraste. V. *scanographie.*

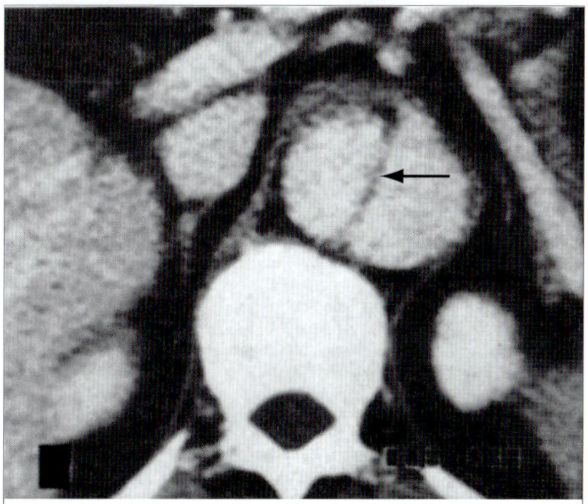

Membrane de dissection aortique (angioscanner)

ANGIOSCINTIGRAPHIE, *s. f.* V. *gamma-angiographie.*

ANGIOSCLÉROSE, *s. f.* (gr. *angéion*, vaisseau ; *sklêros*, dur) [angl. ***angiosclerosis***]. Nom générique désignant les scléroses vasculaires et englobant à la fois l'artériosclérose et la phlébosclérose.

ANGIOSCOPE, *s. m.* (gr. *angéion*, vaisseau ; *skopein*, examiner) [angl. ***angioscope***]. Variété de fibroscope (v. ce terme) adaptée à l'examen intravasculaire.

ANGIOSCOPIE, *s. f.* (gr. *angéion*, vaisseau ; *skopein*, examiner) [angl. ***angioscopy***]. Examen des vaisseaux. V. *angioscope.* — ***a. rétinienne.*** Examen, à l'aide de l'ophtalmoscope, des vaisseaux du fond de l'œil.

ANGIOSCOTOME, *s. m.* (gr. *angéion*, vaisseau ; *skotos*, obscurité) [angl. ***angioscotoma***]. Syn. *scotome vasculaire.* Zone limitée du champ visuel, dépourvue de perception lumineuse et correspondant à un vaisseau rétinien.

ANGIOSPASME, *s. m.* (gr. *angéion*, vaisseau ; *spaô*, je contracte) [angl. ***angiospasm***]. Spasme des vaisseaux s'accompagnant d'une ischémie du territoire considéré. — ***a. orthostatique*** (de Mayer et Van Bogaert). Augmentation du tonus de la paroi des grosses artères provoquée, chez l'homme, par le passage de la position couchée à la position verticale.

ANGIOSPASTIQUE, *adj.* [angl. ***angiospastic***]. Se dit d'une affection qui s'accompagne de spasme des vaisseaux. La *maladie de M. Raynaud* peut être considérée comme une affection des extrémités à forme angiospastique.

ANGIOSTÉNOSE, *s. f.* (gr. *angéion*, vaisseau ; *sténos*, étroit) [angl. ***angiostenosis***]. Rétrécissement vasculaire.

ANGIOSTERROMÉTRIE, *s. f.* (J. L. Parrot) (gr. *angéion*, vaisseau ; *sterros*, solide ; *métron*, mesure). Mesure de la fragilité capillaire au moyen d'un appareil, l'angiosterromètre.

ANGIOSTRONGYLOSE, *s. f.* (gr. *angéion*, vaisseau ; *strongulos*, rond) [angl. ***angiostrongyliasis***]. Syn. *angiostrongyloïdose, méningite à éosinophiles, maladie d'Alicata.* Maladie observée en Extrême-Orient, en Australie et dans les îles du Pacifique ; elle est provoquée par un ver parasite du rat, *Angiostrongylus cantonensis*. Elle se présente sous la forme d'une méningo-encéphalite à éosinophiles, d'évolution en général bénigne. — L'***a. abdominale***, observée dans les Caraïbes et les régions voisines, est due à *A. costaricensis*. Elle se manifeste par une fièvre accompagnée d'éosinophilie importante et des signes évoquant une appendicite aiguë ou bien une tumeur iléo-cæcale.

ANGIOTENSINASE, *s. f.* [angl. ***angiotensinase***]. Enzyme sérique capable de détruire rapidement l'angiotensine en la dégradant en 5 ou 6 acides aminés.

ANGIOTENSINE, *s. f.* (AT) [angl. ***angiotensin***]. Syn. *angiotonine* (Page), *hypertensine* (Houssay). Polypeptide issu des α_2-globulines plasmatiques et produit par l'action de la rénine sur l'angiotensinogène. L' ***AT I,*** décapeptide inactif, est transformée par une enzyme hépatique (enzyme de conversion, v. ce terme) en ***AT II,*** octopeptide actif, contenant 8 acides aminés. Cette dernière provoque une vasoconstriction intense des artérioles périphériques, surtout dans le territoire splanchnique et une hypertension artérielle. Cette action (4 à 8 fois supérieure à celle de la noradrénaline) n'est pas modifiée par les sympathicolytiques ni par les adrénolytiques. L'*AT II* contracte la musculature lisse et l'utérus ; elle stimule la production d'aldostérone par la corticosurrénale. Sa synthèse a été effectuée en 1954 (Bumpus, Schwyser). Dans l'organisme, l'*AT II* est rapidement transformée à son tour en ***AT III,*** heptapeptide qui élève moins la pression artérielle que l'*AT II* et qui, comme celle-ci, stimule la sécrétion d'aldostérone. V. *angiotensine (test à l'), rénine, enzyme de conversion, récepteur de l'angiotensine II* et *rénine (activité — du plasma).*

ANGIOTENSINE (test à l') (N. M. Kaplan et J.-C. Silah, 1964) [angl. ***angiotensin infusion test***]. Syn. *test de Kaplan.* Étude de l'élévation de la pression artérielle sous l'influence d'une perfusion intraveineuse d'angiotensine. Elle permettrait de présumer la *cause de certaines hypertensions.* La dose test d'angiotensine est celle qui augmente la pression diastolique de 20 mm au-dessus de son chiffre de base. Elle est élevée, égale ou supérieure à 8 ng par minute et par kilo, chez ceux des hypertendus qui ont un taux d'angiotensine circulante endogène supérieure à la normale et donc une résistance accrue à l'angiotensine injectée : c'est le cas de la plupart des hypertensions avec atteinte rénale bilatérale et souvent insuffisance rénale, surtout celui des hypertensions par ischémie rénale unilatérale (dose-test souvent supérieure à 12 ng/kg/min). La dose-test est égale ou inférieure à 6 ng/kg/min chez les hypertendus dont le taux d'angiotensine circulante endogène est bas : presque tous ceux atteints d'hypertension essentielle ; dans l'hypertension du syndrome de Conn, elle est encore plus abaissée : égale ou inférieure à 4 ng/kg/min. — Cette différence de sensibilité au *t. à l'a.* permet aussi de distinguer si l'*hyperaldostéronisme,* fréquent au cours de l'hypertension, est *primaire,* comme dans le syndrome de Conn où la sécrétion exagérée d'aldostérone par l'adénome surrénal freine la production d'angiotensine, ou *secondaire,* comme dans l'hypertension par ischémie rénale où l'hypersécrétion d'aldostérone est la conséquence de l'activité excessive du système rénine-angiotensine. Cette épreuve n'est plus pratiquée. V. *rénine (activité — du plasma)* et *hyperaldostéronisme.*

ANGIOTENSINOGÈNE, *s. m.* (angiotensine ; gr. *gennan*, engendrer) [angl. ***angiotensinogen***]. Syn. *hypertensinogène, substrat plasmatique de la rénine.* Alpha-2-globuline d'origine hépatique, élément précurseur de l'angiotensine. V. ce terme et *rénine.*

ANGIOTOMOGRAPHIE, *s. f.* Combinaison de deux techniques radiologiques : tomographie et angiographie (v. ces termes), permettant l'étude, par coupes radiologiques, de vaisseaux opacifiés par un produit de contraste.

ANGIOTONINE, *s. f.* V. *angiotensine.*

ANGIOTONOMÈTRE, *s. m.* (gr. *angéion*, vaisseau ; *tonos*, tension ; *métron*, mesure) [angl. ***angiotonometer***]. Appareil destiné à mesurer la pression de l'artère centrale de la rétine.

ANGLE (classification d') (A. Edward, amér., 1855-1930) [angl. ***Angle's classification***]. Classification des malocclusions dentaires, établie selon les rapports des premières molaires entre elles.

ANGLE ACÉTABULAIRE (radiologie). Angle mesuré sur une radiographie de face de l'articulation coxo-fémorale chez l'enfant. Il est défini par deux lignes : une horizontale passant par le cartilage en Y et une oblique, tangente au toit du cotyle. À la naissance, il est de 25° et se ferme progressivement au cours des 3 premiers mois ; à 1 an, il ne dépasse jamais 15°.

ANGLE ALPHA (α) [angl. ***alpha angle***]. — 1° (électrocardiographie). Angle formé, dans le triangle d'Einthoven (v. ce terme), par le vecteur représentant l'axe électrique du cœur et par l'horizontale parallèle à D_1 ; il exprime la direction de l'axe électrique. Normalement il est compris entre 0 et 100°. — 2° (ophtalmologie). Angle formé par l'axe optique et l'axe visuel (v. ces termes).

ANGLE D'ANOMALIE [angl. ***angle of anomaly***] (ophtalmologie). Différence existant entre l'angle objectif et l'angle subjectif, observée dans le strabisme (v. ce terme). Elle est nulle si la correspondance rétinienne (v. ce terme) est normale.

ANGLE BASAL DE BOOGAARD. Repère radiologique. Il est formé, sur une radiographie de profil du crâne, par l'intersection de deux lignes droites, l'une joignant le point nasal au centre de la selle turcique, l'autre joignant ce centre à la lèvre antérieure du trou occipital. Normalement, il est compris entre 120 et 145 degrés.

ANGLE DE BÖHLER. V. *Böhler (angle de).*

ANGLE CARPIEN (radiologie). Angle mesuré sur les radiographies de face du poignet, formé par l'intersection de deux lignes droites, l'une tangente au semi-lunaire et au pyramidal, l'autre au semi-lunaire et au scaphoïde. Normalement et il est de 131,5 ± 7,2 degrés.

ANGLE CÉRÉBELLO-OCCIPITO-VERTÉBRAL DE SICARD (syndrome de l'). Syn. *syndrome de Sicard.* Syndrome caractérisé par l'existence, du côté de la lésion, d'une paralysie du sterno-cléido-mastoïdien et du trapèze, d'une anesthésie des deux premiers nerfs cervicaux et d'un syndrome cérébelleux ; il est dû à une atteinte du bulbe.

ANGLE GAMMA (γ) [angl. ***gamma angle***] (ophtalmologie). Angle formé par l'axe visuel et l'axe de fixation (v. ce terme).

ANGLE ILIAQUE (radiologie). Angle mesuré sur une radiographie de face du bassin, chez l'enfant. Il est défini par deux lignes : une horizontale passant par le cartilage en Y et une tangente au bord antérieur de l'aile iliaque. Il est normalement de 55 degrés à un an.

ANGLE KAPPA (κ) (lettre grecque K) (ophtalmologie). Angle formé par l'axe visuel et l'axe pupillaire (v. ce terme).

ANGLE DE LOUIS. V. *angle sternal ou de Louis.*

ANGLE OBJECTIF (ophtalmologie). V. *angle strabique.*

ANGLE PONTO-CÉRÉBELLEUX (syndrome de l') (Cushing, 1917) [angl. ***Cushing's syndrome***]. Ensemble de symptômes provoqués par les tumeurs cérébrales siégeant à l'angle ponto-cérébelleux (neurinomes de l'acoustique) : troubles auditifs (perception de bruits anormaux, puis surdité), spasmes, parésie et hypoesthésie de la face, suivis d'un syndrome cérébelleux du côté de la tumeur. Plus tard apparaissent des symptômes d'hypertension intracrânienne, des troubles de la déglutition et des signes pyramidaux du côté de la lésion.

ANGLE STERNAL ou **DE LOUIS** [angl. ***sternal angle***]. Angle saillant en avant formé, chez certains sujets, par la rencontre du manubrium et du corps du sternum. Son sommet répond à la soudure de ces deux pièces osseuses.

ANGLE STRABIQUE [angl. ***squint angle***] (ophtalmologie). Syn. *angle objectif.* Angle formé, dans le strabisme, par les axes visuels (v. ce terme).

ANGLE SUBJECTIF [angl. ***subjective squint angle***] (ophtalmologie). Dans la correspondance rétinienne (v. ce terme) anormale, c'est l'angle de perception du sujet, par opposition à l'angle objectif, mesuré au synaptophore (v. ces termes).

ANGOISSE, *s. f.* (gr. *ankhô*, j'étrangle) [angl. ***anguish***]. Sensation de resserrement à la région épigastrique avec striction respiratoire et cardiaque, malaise général, constriction céphalique, accélération de la respiration et du pouls. Ces réactions neurovégétatives accompagnent les formes sévères d'anxiété (v. ce terme). On les observe dans les états mélancoliques, les obsessions, etc. V. *panique (attaque ou crise de)* — ***a. de castration.*** V. *castration (angoisse de).*

ANGOR, *s. m.* (gr. *ankhô*, j'étrangle) [angl. ***angina, angina pectoris***]. Syn. *angor pectoris, maladie d'Heberden* ou *de Rougnon-Heberden, sténocardie, angine de poitrine.* Syndrome caractérisé par des crises de douleurs constrictives violentes siégeant dans la région précordiale, irradiant dans le bras gauche et s'accompagnant d'une angoisse poignante avec sensation de mort imminente. Ces douleurs sont provoquées par l'effort, surtout par la marche *(angor d'effort).* Elles sont presque toujours dues à l'athérosclérose des artères coronaires *(angor coronarien).* — ***angor aigu coronarien fébrile*** (C. Lian et Puech, 1928). Angor caractérisé par un tableau clinique analogue à celui de l'infarctus du myocarde et des signes électrocardiographiques d'ischémie sans onde de nécrose (v. *infarctus du myocarde rudimentaire*). — ***angor de décubitus*** [angl. ***decubitus angina***]. Angine de poitrine dont les crises surviennent spontanément la nuit ; ces crises, de durée plus longue que celles de l'angor d'effort, indiquent souvent l'imminence de l'infarctus du myocarde. V. *état de mal angineux.* — ***angor instable.*** V. *état de mal angineux.* — ***angor intriqué*** (R. Froment). Angor coronaire coexistant avec des douleurs d'origine digestive ou rachidienne. — ***angor névrosique.*** Douleurs précordiales souvent nocturnes accompagnées de cris et de tremblement, survenant chez des jeunes femmes nerveuses dont le cœur est sain. — ***angor réflexe.*** Angor dû à la répercussion sur le plexus cardiaque ou sur les artères coronaires saines, d'une douleur d'origine extracardiaque (digestive, p. ex.). — ***angor spastique.*** Angor dû à la contraction segmentaire d'une artère coronaire, survenant spontanément, affectant en général l'aspect clinique de l'***angor type Prinzmetal*** (v. ce terme). Mis en évidence lors de la coronarographie, ou d'une épreuve de provocation (v. *méthylergométrine, test au maléate de*), le spasme coronaire, rapidement réversible grâce à l'absorption ou la perfusion d'un dérivé nitré, sera en règle l'objet d'un traitement médical préventif par les inhibiteurs calciques (v. ce terme). V. *antiangineux.*

ANGOR ABDOMINAL ou **ABDOMINALIS.** — 1° [angl. ***angina abdominalis***]. Douleur abdominale d'allure paroxystique et angoissante, observée dans l'aortite abdominale. — 2° V. *angor intestinal.*

ANGOR AIGU CORONARIEN FÉBRILE. V. *angor.*

ANGOR CORONARIEN. V. *angor.*

ANGOR DE DÉCUBITUS. V. *angor.*

ANGOR D'EFFORT. V. *angor.*

ANGOR INSTABLE. V. *état de mal angineux.*

ANGOR INTESTINAL [angl. ***intestinal angina***]. Syn. *angor abdominal* ou *abdominalis, ischémie intestinale paroxystique.* Crise douloureuse siégeant dans la région médiane de l'abdomen, survenant généralement après les repas, due à une insuffisance circulatoire intermittente de l'intestin. Celle-ci est provoquée par l'athérosclérose oblitérante de l'origine de l'artère mésentérique supérieure, souvent associée à une sténose du tronc cœliaque et de l'artère mésentérique inférieure. L'*a. i.* peut entraîner la mort par cachexie ou infarctus intestinal.

ANGOR INTRIQUÉ. V. *angor.*

ANGOR NÉVROSIQUE. V. *angor.*

ANGOR « *DE NOVO* ». Angor d'apparition récente.

ANGOR RÉFLEXE. V. *angor.*

ANGOR SPASTIQUE. V. *angor.*

ANGOR TYPE PRINZMETAL (P., 1959) [angl. ***Prinzmetal's variant angina pectoris***]. Variété d'angine de poitrine caractérisée par des crises douloureuses très violentes, spontanées, prolongées, survenant plusieurs fois par jour, parfois à heure fixe, le matin et le soir, s'accompagnant, sur l'électrocardiogramme, d'une surélévation de ST très importante et transitoire. Dans la moitié des cas, les crises s'accompagnent de troubles du rythme passagers (extrasystoles, bloc atrio-ventriculaire ou tachycardie ventriculaire) ; dans 1/3 des cas, cet angor évolue vers l'infarctus du myocarde. V. *angor.*

ANGSTRÖM, *s. m.* Symbole Å (du nom du physicien suédois Anders Angström, 1814-1874) [angl. ***angström***]. Unité de longueur valant le dixième du nanomètre (v. ce terme).

ANGUILLULE DE L'INTESTIN. V. *strongyloïdes.*

ANGUILLULOSE, *s. f.* [angl. ***strongyloidiasis***]. Syn. *strongyloïdose.* Ensemble des accidents dus à l'infestation de l'organisme par *Strongyloides stercoralis* (anguillule de l'intestin). Le parasite pénètre à travers la peau, provoquant une urticaire ou un érythème prurigineux. Puis apparaissent temporairement une toux et des douleurs thoraciques qui traduisent le passage du parasite dans les poumons ; enfin des troubles digestifs avec douleurs, diarrhée et constipation, anémie et éosinophilie. V. *Strongyloïdes* et *Baermann (technique de).*

ANHÉDONIE, *s. f.* (gr. *an-* priv ; *hêdonê*, plaisir) [angl. ***anhedonia***]. Absence de plaisir.

ANHÉLATION, *s. f.* (lat. *anhelatio*) [angl. ***anhelation***]. Respiration courte et fréquente.

ANHIDROSE ou **ANIDROSE**, *s. f.* (gr. *an-* priv. ; *hidrôs*, sueur) [angl. ***anhidrosis***]. Abolition ou diminution de la sécrétion sudorale.

ANHIDROSE AVEC HYPOTRICHOSE ET ANODONTIE (Touraine, 1936) [angl. ***Christ-Siemens syndrome***]. Syn. *syndrome de Christ-Siemens* (Ch., 1913 ; S., 1937), *syndrome de Weech* (1929). Affection caractérisée par la triade : absence des glandes sudoripares et sébacées, hypotrichose généralisée et absence de toutes ou de presque toutes les dents, à laquelle peuvent s'ajouter une rhinite atrophique avec nez en selle, la proéminence des arcades sourcilières et du menton, des malformations des ongles et des troubles intellectuels. Ce syndrome, héréditaire et récessif, se transmettrait seulement aux hommes par les femmes indemnes ou peu touchées. V. *polydysplasie ectodermique héréditaire* et *Berlin (syndrome de C.).*

ANHIDROTIQUE, *adj.* et *s. m.* [angl. ***anhidrotic***]. Médicament qui diminue la sécrétion sudorale.

ANHISTE, *adj.* (gr. *an-* priv. ; *histos*, tissu) [angl. ***anhistic***]. Qui n'a pas de texture déterminée.

ANHYDRASE *s. f.* **CARBONIQUE** [angl. ***carbonic anhydrase***]. Enzyme catalysant la décomposition réversible de l'acide carbonique en eau et gaz (ou anhydride) carbonique. Elle est notamment présente dans les globules rouges et les cellules tubulaires rénales. V. *diurétiques.*

ANHYLOGNOSIE, *s. f.* V. *ahylognosie.*

ANICOTINOSE, *s. f.* V. *pellagre.*

ANICTÉRIQUE, *adj.* (gr. *an-* priv. ; *iktéros*, ictère) [angl. ***anicteric***]. Qui ne s'accompagne pas d'ictère.

ANIDE, *s. m.* (I. Geoffroy Saint-Hilaire) (gr. *an-* priv. ; *eidos*, aspect) [angl. ***anideus***]. Syn. *acardiaque.* Monstre unitaire omphalosite, caractérisé par une organisation très simple, à peine ébauchée, ne possédant généralement pas d'organe de circulation.

ANIDROSE, *s. f.* V. *anhidrose.*

ANILISME, *s. m.* [angl. ***anilism***]. Intoxication par l'aniline. Elle peut être accidentelle ou professionnelle, aiguë ou chronique. — L'***a. aigu*** est caractérisé par une céphalée violente, des douleurs généralisées, une cyanose ; bientôt surviennent un refroidissement des extrémités, une paralysie, un coma et la mort ordinairement en 24 heures. — L'***a. chronique*** s'accompagne de pâleur du visage, de cyanose intermittente des lèvres, de céphalée, d'asthénie, d'anorexie et de tendance au vertige.

ANION, *s. m.* (gr. *ana*, en haut ; ion) [angl. ***anion***]. Ion négatif. V. *ion.*

ANIRIDIE, *s. f.* (gr. *an-* priv. ; *iris*, iris) [angl. ***aniridia***]. Absence congénitale de l'iris, ayant pour conséquence une grande diminution de l'acuité visuelle. Cette affection héréditaire et transmise selon le mode dominant, est souvent compliquée de glaucome.

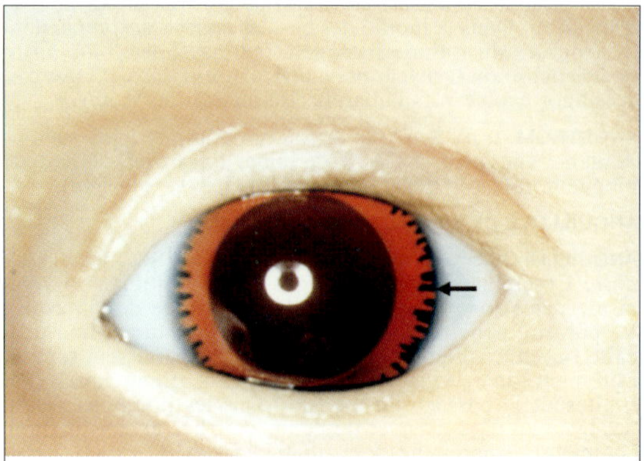

Aniridie

ANISAKIASE, *s. f.* [angl. ***anisakiasis***]. Syn. *anisakidose.* Infestation par les larves d'un parasite, l'*Anisakis*, ver nématode de la famille des Ascarididés. Ces larves se trouvent chez certains poissons (harengs, sardines) et l'homme se contamine en ingérant ceux-ci peu ou pas cuits (au Japon, en Hollande surtout). Ces larves vont alors infiltrer les parois du tube digestif, y provoquant phlegmons et granulomes éosinophiliques. Cliniquement l'*a.* se manifeste par des accidents abdominaux aigus ou par une tumeur au niveau de l'estomac, de l'iléon ou du côlon.

ANISAKIDOSE, *s. f.* V. *anisakiase.*

ANISÉICONIE, *s. f.* (gr. *an-* priv. ; *isos*, égal ; *eikôn*, image) [angl. ***aniseikonia***]. Anomalie dans laquelle chacun des deux yeux perçoit du même objet une image de dimensions différentes.

ANISME, *s. m.* (anus ; *-isme* comme vaginisme) [angl. ***anismus***]. Syn *dyssynergie recto-sphinctérienne.* Contraction paradoxale du releveur de l'anus et du sphincter externe au cours d'un effort de défécation, faisant obstacle à celle-ci. L'*a.* est source de constipation ; sa cause est inconnue.

ANISOCHROMIE, *s. f.* (gr. *an-* priv. ; *isos*, égal ; *khrôma*, couleur ; *haïma*, sang) [angl. ***anisochromia***]. Inégalité de coloration des globules rouges du sang.

ANISOCORIE, *s. f.* (gr. *an-* priv. ; *isos*, égal ; *korê*, pupille) [angl. ***anisocoria***]. Inégalité pupillaire.

ANISOCYTOSE, *s. f.* (gr. *an-* priv. ; *isos*, égal ; *kutos*, cellule) [angl. ***anisocytosis***]. État pathologique des globules rouges dans lequel ces éléments présentent des dimensions extrêmement variables au lieu d'avoir tous le même diamètre. — Ce terme est également appliqué aux grandes variations de diamètre que peuvent présenter les globules blancs.

ANISOMÉNORRHÉE, *s. f.* (gr. *an-* priv. ; *isos*, égal ; *mên*, mois ; *rhein*, couler). Irrégularité du cycle menstruel.

ANISOMÉTRIE, *s. f.* (gr. *an-* priv. ; *isos,* égal ; *métron*, mesure). Inégalité de dimensions. — Terme employé surtout en parlant des globules rouges du sang.

ANISOMÉTROPIE, *s. f.* (gr. *an-* priv. ; *isos*, égal ; *métron*, mesure ; *ôps*, œil) [angl. ***anisometropia***]. Inégalité du pouvoir réfringent des deux yeux.

ANISOPHORIE, *s. f.* (gr. *a*, priv. ; *isos*, égal ; *phoros*, de *phérein*, porter) [angl. ***anisophoria***]. Variété latente de strabisme.

ANISOSPHYGMIE, *s. f.* (Lœper et Mougeot, 1921) (gr. *an-* priv. ; *isos*, égal ; *sphugmos*, pouls) [angl. ***anisophygmia***]. Inégalité de l'amplitude des pulsations qui restent également espacées.

ANISOTROPE, *adj.* et *s. m.* (gr. *a* privatif ; *isos,* égal ; *tropos,* direction) [angl. ***anisotropic***]. Qualifie un milieu matériel dont les propriétés physiques (optiques, mécaniques...) varient avec la direction. Un cristal, le bois, un os long sont des milieux anisotropes. V. *myofibrille* et *isotrope.*

ANITE, *s. f.* (lat. *anus*) [angl. ***proctitis***]. Inflammation de l'anus. — ***a. chancrelleuse*** (Ravaut et Bord). Condylomes d'origine chancrelleuse siégeant autour de l'anus.

ANKYLOBLÉPHARON, *s. m.* (gr. *agkulê*, attache ; *blépharon*, paupière) [angl. ***ankyloblepharon***]. Soudure partielle ou totale, congénitale ou acquise, des bords palpébraux.

ANKYLOCHÉILIE, *s. f.* (gr. *agkulê*, attache ; *kheilos*, lèvre) [angl. ***ankylochilia***]. Soudure accidentelle des lèvres sans perte de substance et sans adhérence aux mâchoires.

ANKYLOGLOSSE, *s. m.* (gr. *agkulê*, attache ; *glôssa*, langue) [angl. ***ankyloglossia***]. Adhérence vicieuse de la langue, d'origine acquise ou congénitale.

ANKYLORRHINIE, *s. f.* (gr. *agkulê*, attache ; *rhis*, nez) [angl. ***ankylorrhinia***]. Adhérence des parois des narines.

ANKYLOSE, *s. f.* (gr. *agkulôsis*, courbure, attache) [angl. ***ankylosis***]. Diminution subtotale ou impossibilité absolue des mouvements d'une articulation naturellement mobile. *A.* osseuse ; *a.* fibreuse plus ou moins mobile.

ANKYLOSTOME DUODÉNAL. V. *Ancylostoma* et *ankylostomose.*

ANKYLOSTOMOSE, *s. f.* (Perroncito) (d'ankylostome, gr. *agkulê*, courbure ; *stoma*, bouche) [angl. ***ankylostomasis, hookworm disease***]. Syn. *ankylostomasie, ankylostomiase, anémie des mineurs, des briquetiers, uncinariose.* Maladie provoquée par de petits nématodes (ankylostomes dont les deux espèces principales sont *Ancylostoma duodenale* (Dubini, 1843) et *Necator americanus* (Still, 1902-1906) qui se fixent en grand nombre à la muqueuse de l'intestin grêle et provoquent une anémie par de nombreuses petites hémorragies répétées et par les substances hémolysantes qu'ils sécrètent. La pénétration du parasite se fait soit par la bouche, soit par la peau en déterminant une dermatose spéciale, caractérisée par des papulo-pustules et siégeant aux membres inférieurs. Cette dermatose constitue la phase préanémique de l'*a.* — L'*a.* est une maladie professionnelle (tableau n° 28) des travaux souterrains effectués à des températures égales ou supérieures à 20 °C.

ANKYRINE, *s. f.* (gr. *ankura,* ancre) [angl. ***ankyrin***]. Protéine d'ancrage de la spectrine (v. ce terme) dans la membrane des érythrocytes. Un déficit en *s.* s'observe dans certaines sphérocytoses héréditaires. V. *ictère hémolytique.*

ANN ARBOR (classification d') (ville du Michigan, États-Unis, 1971). Classification des lymphomes malins (hodgkiniens ou non) selon leur extension. Stade I : atteinte d'une seule aire ganglionnaire ; II : 2 aires du même côté du diaphragme ; III : atteintes ganglionnaires des deux côtés du diaphragme ; IV : localisations diffuses. — Les lettres signifient : A : absence et B : présence de fièvre, sueurs nocturnes, amaigrissement ; E : atteinte extraganglionnaire, S : atteinte splénique. V. *Hodgkin (maladie de)* et *lymphome.*

ANNEAU VASCULAIRE AORTIQUE [angl. ***vascular ring***]. V. *arcs aortiques (anomalie des).*

ANNEAU DE VIEUSSENS (TA *limbus fossae ovalis*) [angl. ***Vieussens's annulus***]. Syn. *limbe de la fosse ovale.* Repli semilunaire limitant en haut la *fosse ovale.* V. ce terme.

ANNEAU VERT CORNÉEN. V. *Kayser-Fleischer (cercle de).*

ANNEXES, *s. f. pl.* (lat. *annecto* ou *adnecto,* j'attache) [angl. ***appendages, adnexa***]. Organes rattachés à un organe principal. — ***a. de l'utérus*** [angl. ***uterine appendages, adnexa uteri***]. Trompes de Fallope et ovaires. V. *annexite.* — ***a. embryonnaires*** [angl. ***fetal appendages, fetal adnexa***]. Organes extérieurs à l'embryon expulsés après lui : placenta, amnios, etc.

ANNEXINE, *s. f.* [angl. ***annexin***]. V. *lipocortine.*

ANNEXITE, *s. f.* (Bouilly). V. *salpingo-ovarite.* — ***a. respiratoire.*** Inflammation des cavités groupées autour du rhinopharynx et communiquant avec lui : trompe d'Eustache, oreille moyenne et sinus de la face.

ANNULOCYTE, *s. m.* (lat. *annulus,* anneau ; gr. *kutos,* cellule) [angl. ***annulocyte***]. Hématie dont la minceur extrême lui donne la forme d'un anneau. V. *leptocyte.*

ANNULO-ECTASIANTE DE L'AORTE (maladie) [angl. ***annulo-aortic ectasia***]. Affection associant un anévrisme de l'aorte ascendante, une dilatation de l'anneau aortique et des lésions dystrophiques des sigmoïdes aortiques. C'est une cause fréquente d'insuffisance et de dissection aortiques. Le traitement chirurgical classique en est l'opération de Bentall. V. ce terme, *David (opération de)* et *Yacoub (opération de)*.

ANNULOPLASTIE, *s. f.* (lat. *annulus*, anneau ; gr. *plassein*, modeler) [angl. ***annuloplasty***]. Réparation d'un orifice annulaire anormal. — ***a. de Wooler*** (1962). Intervention conservatrice destinée à remédier à une insuffisance mitrale consécutive à la dilatation de l'anneau mitral. L'*a.* diminue le calibre de l'anneau en raccourcissant par plicature l'attache de la petite valve (point faible de l'anneau, où la distension est maxima), les points d'appui étant pris sur les deux commissures. D'autres techniques d'*a.* des valves atrio-ventriculaires ont été décrites : *a.* de Carpentier (1969) utilisant un anneau semi-rigide ; *a.* de Bex (1986) un réducteur linéaire ; *a.* de De Vega (1972).

ANNULUS, *s. m.* (en lat., anneau) (TA *annulus*) [angl. ***ring***]. Toute structure anatomique en forme d'anneau et en particulier (TA *annulus fibrosus disci intervertebralis*) [angl. ***fibrous ring of the intervertebral disc***] l'anneau fibreux du disque intervertébral, partie périphérique de ce dernier, entourant le *nucleus pulposus*.

ANOBLEPSIE, *s. f.* (gr. *anô*, en haut ; *blepsis*, regard). Symptôme caractérisé par la fixité du regard dirigé en haut, survenant par accès et qui semble en rapport avec un syndrome parkinsonien fruste d'origine encéphalitique. V. *oculogyre (crise)*.

ANOCIE-ASSOCIATION, *s. f.* (gr. *a-* priv. ; lat. *nocere*, nuire) [angl. ***anociassociation***]. Syn. *méthode de Crile*. Association de l'anesthésie locale à l'anesthésie générale dans les grandes opérations afin d'éviter les réactions nerveuses que l'anesthésie générale ne supprime pas, mais dont elle empêche seulement les manifestations extérieures.

ANODE, *s. f.* (gr. *ana*, en haut ; *odos*, voie) [angl. ***anode***]. Électrode positive.

ANODIN, INE, *adj.* (gr. *an-* priv. ; *odunê*, douleur) [angl. ***anodyne***]. Se dit des remèdes destinés à calmer la douleur. Par extension, indolore, bénin, sans danger.

ANODONTIE, *s. f.* (gr. *an-* priv. ; *odous*, *odontos*, dent) [angl. ***anodontia***]. Absence de toutes ou de presque toutes les dents.

ANŒSTRUS, *s. m.* [angl. ***anoestrus***]. Absence complète de cycle œstral (v. ce terme).

ANOMALOSCOPE, *s. m.* (gr. *anomalos*, irrégulier ; *skopein*, examiner) [angl. ***anomaloscope***]. Appareil d'optique destiné à reconnaître les défauts de perception chromatique et construit sur le principe de l'égalisation de certaines lumières colorées.

ANOMIE, *s. f.* (gr. *a-* priv. ; lat. *nomen*, nom) [angl. ***anomia***]. Syn. *aphasie anomique* et pour certains *aphasie sémantique*. Variété d'aphasie consistant en la perte de la faculté de désigner les objets.

ANONYCHIE, *s. f.* (gr. *an-* priv. ; *onux*, ongle) [angl. ***anonychia***]. Absence de tous les ongles ou de quelques-uns seulement ; elle est habituellement congénitale et familiale.

ANONYMOGRAPHIE, *s. f.* (Locard) (anonyme ; gr. *graphein*, écrire). Rédaction et diffusion de lettres non signées, entreprises dans un but diffamatoire.

ANOOPSIE, *s. f.* V. *anopsie, 2°*.

ANOPHÈLE, *s. m.* [angl. ***anophele***]. Moustique appartenant au genre *Anopheles*.

ANOPHELES, *s. m.* (gr. *an*, priv. ; *ophélos*, utilité) [angl. ***Anopheles***]. Genre de moustique de la famille des *Culicidés*. V. ce terme.

ANOPHÉLISME, *s. m.* [angl. ***anophelism***]. Syn. *culicidisme*. Présence, dans une région, de moustiques du genre Anophèles, vecteurs des parasites du paludisme. — ***a. résiduel*** [angl. ***residual anophelism***]. Persistance des moustiques femelles dans les habitations pendant les périodes sèches, alors que les gîtes larvaires ont disparu.

ANOPHTALMIE, *s. f.* (gr. *an-* priv. ; *ophthalmos*, œil) [angl. ***anophthalmos***]. Absence congénitale d'un œil. — Ce terme est inexact dans le sens où il est employé ; il devrait désigner

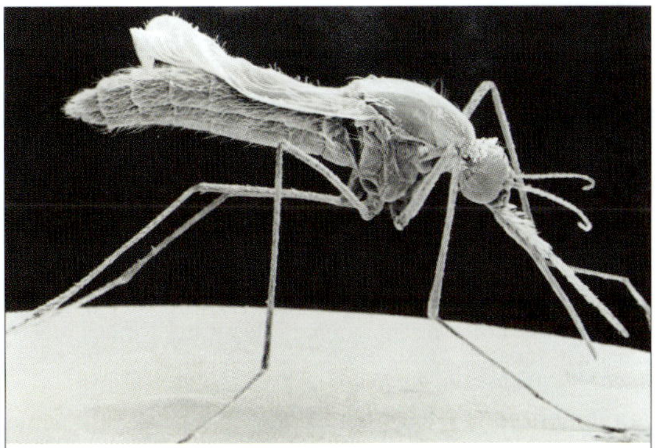

Anophèle

l'absence congénitale des yeux. C'est le terme *monophtalmie* qui exprime le sens attribué à *anophtalmie*.

ANOPSIE, *s. f.* — 1° (gr. *an-* priv. ; *opsis*, vue) [angl. ***anopsia***]. Privation de la vue. — ***a. des aviateurs*** ou ***phénomène de la vision noire.*** Cécité passagère se produisant au cours d'acrobaties ou de variations rapides de vitesse en plus ou en moins. — 2° (gr. *anô*, en haut ; *ôps*, œil). Syn. *anoopsie*. Strabisme dans lequel le globe oculaire est dévié en haut.

ANORCHIDIE, *s. f.* (gr. *an-* priv. ; *orkhis*, testicule) [angl. ***anorchia***]. Absence congénitale de l'une ou des deux glandes spermatiques ou même d'une portion quelconque de l'appareil séminal. — On donne également ce nom à l'absence totale de la sécrétion interne du testicule.

ANO-RECTO-GÉNITAL (syndrome). V. *Jersild (syndrome de)*.

ANOREXIE, *s. f.* (gr. *an-* priv. ; *orexis*, appétit) [angl. ***anorexia***]. Perte ou diminution de l'appétit. V. *boulimie*.

ANOREXIE MENTALE (Huchard, 1883) [angl. ***anorexia nervosa***]. Syn. *a. psychogène*. Diminution ou abolition de l'alimentation par refus de la nourriture ou perte de l'appétit observés chez des malades présentant des troubles psychopathiques (oligophagie psychonévrotique, J. Decourt). Elle est surtout fréquente chez les jeunes filles de 15 à 20 ans et provoque une aménorrhée et un amaigrissement considérable qui peut aboutir à la cachexie. Ses rapports avec la maladie de Simmonds ont été discutés. V. *boulimie, hyperphagie, conduite*.

ANOREXIE PSYCHOGÈNE. V. *anorexie mentale*.

ANOREXIGÈNE, *adj.* (gr. *an-* priv. ; *orexis*, appétit ; *génnan*, engendrer) [angl. ***anorexiant***]. Qui diminue l'appétit. — *s. m.* Médicament capable de réduire la sensation de faim, parfois employé dans les cures d'amaigrissement. V. *hypertension artérielle pulmonaire*.

ANORGANIQUE, *adj.* (gr. *an-* priv. ; *organon*, organe) [angl. ***anorganic***]. — 1° Syn. *inorganique*. Se dit d'un phénomène qui est indépendant de toute lésion d'un organe ; tel est le cas de certains ***souffles*** que l'auscultation du cœur fait entendre, alors que n'existe aucun signe de lésion orificielle ou myocardique, dont l'absence, d'ailleurs, est démontrée par l'évolution ultérieure et l'examen échographique ou anatomique. Ces *souffles a.* ou *innocents* peuvent avoir leur origine dans le cœur lui-même et être dus à des modifications de la contraction cardiaque ; ils peuvent aussi naître en dehors du cœur et sont dits alors *extracardiaques*. *A.* n'est pas synonyme de *fonctionnel*. V. *souffle anémique, s. anorganique pulmonaire, s. cardiopulmonaire*. — 2° (chimie). Syn. *minéral*. Se dit d'un élément chimique non inclus dans une molécule contenant du carbone. P. ex. : phosphore *a.* ou minéral.

ANORTHOGRAPHIE, *s. f.* (gr. *an-* priv. ; *orthographia*, orthographe) [angl. ***anorthography***]. Trouble de l'écriture portant sur la correction orthographique des mots.

ANOSMIE, *s. f.* (gr. *an-* priv. ; *osmê*, odorat) [angl. ***anosmia***]. Diminution ou perte complète de l'odorat.

ANOSODIAPHORIE, *s. f.* (Babinski) (gr. *nosos*, maladie ; *adiaphoria*, indifférence) [angl. ***anosodiaphoria***]. Indifférence manifestée par un malade vis-à-vis de l'affection dont il est atteint. V. *Anton-Babinski (syndrome d').*

ANOSOGNOSIE, *s. f.* (Babinski) (gr. *a-* priv. ; *nosos*, maladie ; *gnôsis*, connaissance) [angl. ***anosognosia***]. Méconnaissance, par un malade, de son affection, cependant évidente, telle qu'une hémiplégie. V. *Anton-Babinski (syndrome d').*

ANOSTÉOGENÈSE, *s. f.* (Parenti, 1936) (gr. *a-* priv. ; *ostéon*, os ; *génésis*, formation) [angl. ***anosteogenesis***]. V. *achondrogenèse.*

ANOVARIE, *s. f.* [angl. ***anovaria***]. Absence ou aplasie plus ou moins complète de l'un ou des deux ovaires. — Par extension, insuffisance ovarienne ; on en décrit des formes précoces ou primaires, tardives ou secondaires (v. *aménorrhée, hypofolliculinie* et *hypolutéinie*).

ANOVULATION, *s. f.* [angl. ***anovulation***]. Absence de ponte ovulaire.

ANOVULATOIRE, *adj.* [angl. ***anovulatory***]. Qui empêche l'ovulation. — Sans ovulation.

ANOXÉMIE, *s. f.* (Jourdanet, 1861) (gr. *an-* priv. ; *oxus*, oxygène ; *haïma*, sang) [angl. ***anoxaemia***]. Diminution de la quantité d'oxygène contenu dans le *sang* (si elle est faible, on l'appelle *hypoxémie*). Cette diminution peut avoir différentes causes : dépression atmosphérique (mal d'altitude), anémie, anomalies ou altération de l'hémoglobine par certains toxiques (aniline, nitrites, sulfamides), intoxication par le CO, pneumopathies chroniques, cardiopathies congénitales avec shunt veino-artériel, insuffisance cardiaque, etc. Elle provoque l'anoxie. — ***épreuve d'a.*** [angl. ***anoxaemia test***]. Épreuve consistant à faire respirer un patient, pendant 20 minutes, dans une atmosphère pauvre en oxygène (10 % d'O_2). En diminuant temporairement l'oxygénation du myocarde, cette épreuve peut faire apparaître passagèrement, en cas d'insuffisance coronaire, des anomalies de l'électrocardiogramme qui n'existent pas dans les conditions normales.

ANOXIE, *s. f.* (gr. *an-* priv. ; *oxus*, oxygène) [angl. ***anoxia***]. Diminution de la quantité d'oxygène distribuée aux *tissus* par le sang dans l'unité de temps ; elle est la conséquence de l'anoxémie. Lorsque cette diminution est faible, elle est appelée *hypoxie.*

ANP. V. *peptide auriculaire natriurétique.*

ANSÉRINE (peau) (lat. *anserinus*, d'oie). Aspect de la peau au cours de la pellagre chronique : elle est rude, sèche, ridée et ressemble à celle de la patte d'une oie.

ANSÉRINE (réaction) (lat. *anserinus*, d'oie). V. *chair de poule.*

ANTABUSE®. Nom de marque, dans les pays anglo-américains, du disulfirame (DCI) commercialisé en France sous le nom d'Espéral®. — ***effet A.*** Vasodilatation gênante provoquée lors de l'association de ce produit avec les boissons contenant de l'alcool ; effet utilisé lors des cures de désintoxication éthylique. V. *flush* et *coprinien (syndrome).*

ANTAGONISTE, *adj.* et *s. m.* (gr. *anti*, contre ; *agônistês*, combattant) [angl. ***antagonist***] (physiologie). Se dit de tout système, personnage, organe (muscle, dent), phénomène, ou substance dont l'action s'oppose à celle d'un ou d'une autre. V. *anti-* ou *inhibiteur*. — P. ex. : ***a. calcique.*** Syn. *anticalcique.* V. *inhibiteur calcique.*

ANTALGIQUE, *adj.* et *s. m.* (gr. *anti*, contre ; *algos*, douleur) [angl. ***antalgesic***]. Se dit de tout ce qui calme la douleur. — *attitude a.* — *médicament a.* V. *analgésique.*

ANTE MORTEM. Locution latine signifiant : *avant la mort.*

ANTE PARTUM. Locution latine signifiant : *avant l'accouchement.*

ANTÉ-ALLERGIE, *s. f.* ou **ANTÉ-ALLERGIQUE (période).** Délai qui s'écoule entre la première administration de l'antigène ou la première infection et l'apparition de l'allergie.

ANTÉCÉDENTS, *s. m. pl.* [angl. ***antecedents, previous history***]. Renseignements concernant l'histoire du patient, antérieure à la maladie considérée *(a. personnels)* et les maladies de sa famille *(a. familiaux)*. V. *anamnèse.*

ANTÉDÉVIATION DE L'UTÉRUS. Terme général qui comprend tous les déplacements en avant de l'utérus en totalité ou en partie.

ANTÉFLEXION, *s. f.* [angl. ***anteflexion***]. Inclinaison en avant de la partie supérieure d'un organe, qui forme un angle avec la partie inférieure. V. *rétroflexion* et *antéversion.*

ANTÉFLEXION DE L'UTÉRUS [angl. ***anteflexion of the uterus***]. Déviation de l'utérus dans laquelle le fond de l'organe se trouve incliné en avant, tandis que le col garde sa situation normale.

ANTÉHYPOPHYSAIRE (insuffisance). V. *hypopituitarisme antérieur.*

ANTÉNATAL, ALE, *adj.* (lat. *ante,* avant ; *natus,* né) [angl. ***antenatal***]. Syn. *prénatal.* Qui précède la naissance. V. *diagnostic anténatal.*

ANTÉPOSITION DE L'UTÉRUS [angl. ***anteposition of the uterus***]. Déplacement en totalité de l'utérus qui se trouve porté en avant.

ANTÉPULSION, *s. f.* (lat. *ante,* devant ; *pellere,* pousser). V. *propulsion.* — Se dit aussi pour un mouvement de flexion soutenue de l'épaule.

ANTÉROCOLIS, *s. m.* [angl. ***anterocollis***]. Tortocolis accompagné d'un certain degré d'inclinaison de la tête en avant.

ANTÉROGRADE, *adj.* (lat. *anterior,* plus en avant ; *gradi,* aller) [angl. ***anterograde***]. Qui va dans le sens normal, vers l'avant, vers le futur. V. *amnésie.*

ANTÉTRACTION, *s. f.* (lat. *ante ; trahere,* entraîner) [angl. ***stooping attitude***]. Flexion du corps en avant provoquée, chez certains malades (maladie de Parkinson), en station debout, par la contraction involontaire des muscles abdominaux.

ANTÉVERSION, *s. f.* [angl. ***anteversion***]. Inclinaison en avant de la totalité d'un organe. V. *rétroversion* et *antéflexion.*

ANTÉVERSION DE L'UTÉRUS [angl. ***anteversion of the uterus***]. Déviation de l'utérus dans laquelle le fond de l'organe se trouve incliné en avant, tandis que le col remonte en arrière et s'appuie sur le rectum ; l'utérus présente une grande rigidité qui l'immobilise dans cette position.

ANTHÉLIX, *s. m.* (gr. *ante*, contre ; *helix*, spirale) [TA et angl. ***anthelix***]. Saillie semi-circulaire de la face latérale de l'auricule, située en arrière de la conque de l'oreille et en avant et en dessous de l'hélix • 👁 **auricule** •.

ANTHELMINTHIQUE, *adj.* (gr. *anti*, contre ; *helmins*, ver) [angl. ***anthelminthic***]. Syn. *antihelminthique, vermifuge.* Qui s'oppose aux vers. — *s. m.* Médicament destiné à provoquer l'évacuation ou la destruction des vers parasitant l'organisme humain. On utilise essentiellement contre les ***Nématodes,*** les dérivés du benzimidazole : la *pipérazine* ; contre les ***Trématodes,*** le *praziquantel* ; contre les ***Cestodes,*** ce dernier médicament et le *niclosamide.*

ANTHRACOÏDE, *adj.* (gr. *anthrax*, charbon ; *eidos*, aspect) [angl. ***anthracoid***]. — 1° Qui a la couleur du charbon. P. ex. : *tumeur anthracoïde* ou *mélanique.* — 2° Qui ressemble à l'anthrax. — ***furoncle a.*** Petit anthrax.

ANTHRACOSE, *s. f.* ou **ANTHRACOSIS**, *s. f.* (gr. *anthrax*, *akos*, charbon) [angl. ***anthracosis***]. Infiltration des poumons par la poussière de charbon inhalée. Lorsque cette absorption devient particulièrement intense, elle donne naissance à une *a. pathologique* qui constitue une maladie professionnelle, la *pneumoconiose anthracosique* ou *p. des houilleurs.* L'inhalation de poussières de silice accompagne souvent celle du charbon : il s'agit alors de pneumoconiose à poussières mixte ou anthracosilicose.

ANTHRACOSILICOSE, *s. f.* (gr. *anthrax* ; lat. *silex*) [angl. ***anthracosilicosis***]. Syn. *pneumoconiose à poussières mixtes.* Infiltration des poumons par des poussières de charbon et de silice.

ANTHRACYCLINES, *s. f. pl.* [angl. ***anthracyclines***]. Groupe d'antibiotiques antimitotiques (v. ce terme) dont la toxicité s'exerce notamment à l'égard du cœur. V. *radical libre, intercalant* et *topo-isomérase.*

ANTHRAX, *s. m.* (gr. *anthrax*, charbon) [angl. ***carbuncle***]. — 1° Inflammation due au staphylocoque, qui débute dans l'appareil glandulaire pilosébacé, comme le furoncle, mais qui en diffère par la multiplicité des foyers bourbillonneux et par la tendance à la diffusion et à la nécrose. — 2° Nom anglais du *charbon*. V. ce terme.

ANTHROPOGAMMAMÉTRIE, *s. f.* (gr. *anthrôpos*, homme ; rayonnement *gamma* ; *métron*, mesure). Mesure de la radioactivité (rayonnement gamma) qui, dans certaines circonstances, peut émaner de l'homme.

ANTHROPOLOGIE, *s. f.* (gr. *anthrôpos*, homme ; *logos*, discours) [angl. ***anthropology***]. « Étude du groupe humain, envisagé dans son ensemble, dans ses détails et dans ses rapports avec le reste de la nature » (Broca). On applique plus spécialement ce terme à l'étude des types raciaux.

ANTHROPOMÉTRIE, *s. f.* (gr. *anthrôpos*, homme ; *métron*, mesure) [angl. ***anthropometry***]. Partie de l'anthropologie qui a pour but la mensuration des diverses parties du corps.

ANTHROPOMORPHISME, *s. m.* (par analogie avec l'usage des anciens qui prêtaient à leurs divinités des formes et des sentiments humains) (gr. *anthrôpos*, homme ; *morphê*, forme) [angl. ***anthropomorphism***]. Tendance à attribuer aux organismes animaux et végétaux des caractères et des sentiments analogues à ceux des hommes.

ANTHROPOPHILIE, *s. f.* (gr. *anthrôpos*, homme ; *philia*, amitié) [angl. ***anthropophilia***] (parasitologie). Tendance de certains insectes (moustiques) à piquer l'homme. — ***indice d'a.*** [angl. ***anthropophilic index***]. « Proportion des anophèles, d'une espèce ou d'une variété, chez lesquels on décèle, par les réactions de précipitation, la présence de sang humain, dans des circonstances données » (E. Sergent, L. Parrot et A. Catanei).

ANTHROPOZOONOSE, *s. f.* (gr. *anthrôpos*, homme ; *zôon*, animal ; *nosos*, maladie) [angl. ***anthropozoonosis***]. Maladie commune aux hommes et aux animaux vertébrés (p. ex. : les arboviroses). V. *zoonose.*

ANTI-ACIDE, *adj.* [angl. ***antacid***]. Qui s'oppose aux acides. — *s. m.* Médicament doué de cette propriété, exercée essentiellement vis-à-vis de l'acidité gastrique, qu'il inhibe ou neutralise. V. *antiulcéreux.*

ANTI-AGRÉGANT, ANTE, *adj.* [angl. ***antisludge***] (forme grammaticale incorrecte mais consacrée par l'usage. Mieux vaut dire *antiagrégeant*). Qui s'oppose à la formation d'amas de globules rouges ou de plaquettes sanguines dans les vaisseaux. — *s. m.* Substance douée de cette propriété. — ***a. plaquettaire.*** Syn. *antiplaquettaire.* V. ce terme, *agrégation des hématies* et *agrégation des plaquettes.*

ANTI-AGRÉGEANT, ANTE, *adj.* V. *anti-agrégant.*

ANTI-ALDOSTÉRONE, *adj.* [angl. ***aldosterone inhibitor***]. Qui s'oppose à l'action de l'aldostérone (v. ce mot). — *s. m.* Médicament possédant cette propriété. V. *spironolactone.*

ANTI-ALLERGIQUE, *adj.* [angl. ***antiallergic***]. Qui s'oppose à l'allergie. — *s. m.* Médicament doué de cette propriété, p. ex. : les antihistaminiques, les corticoïdes.

ANTI-AMARIL, ILE, *adj.* [angl. ***antiamarilic***]. Qui s'oppose à la fièvre jaune (v. ce terme). V. *vaccin a.*

ANTI-ANDROGÈNE, *adj.* [angl. ***antiandrogen***]. Qui s'oppose à l'action des androgènes. — *s. m.* Médicament doué de cette propriété. V. *androgènes (hormones).*

ANTI-ANÉMIQUE (principe). V. *Castle (théorie de).*

ANTI-ANGINEUX, EUSE, *adj.* [angl. ***antianginal***]. Qui s'oppose à l'angine (de poitrine). — *s. m.* Médicament de l'insuffisance coronaire. P. ex. : les dérivés nitrés, certains bêtabloquants et inhibiteurs calciques (v. ces termes), les sydnonimines, l'amiodarone.

ANTI-ANTICORPS, *s. m.* [angl. ***antiantibody***]. Anticorps capable de réagir (par exemple en les agglutinant) sur les protéines plasmatiques et donc sur les anticorps.

ANTI-ARYTHMIQUE, *adj.* [angl. ***antiarrhythmic***]. Qui combat l'arythmie. — *s. m.* Médicament qui s'oppose aux irrégularités du rythme cardiaque. En sus des digitaliques (v. *cardiotonique*) et de la triphosadénine, la classification de ***Vaughan-Williams*** (1970), fondée sur les effets cellulaires et non sur les actions cliniques, distingue 4 groupes : le *1er* comporte des anesthésiques ou stabilisateurs de membrane, v. ce terme ; il est divisé en 3 sous-groupes (Harrison), selon l'effet sur la durée du potentiel d'action et sur celle de la période réfractaire effective ; prolongées dans le sous-groupe A (quinidine, disopyramide, procaïnamide, ajmaline), raccourcies dans le sous-groupe B (lidocaïne, diphényl-hydantoïne, aprindine, méxilétine) ; dans le sous-groupe C (aprindine, cibenzoline, flécaïne, nadoxodol, propafénone), pas d'effet sur la durée du potentiel d'action, période réfractaire effective prolongée. Le *2e* groupe comprend la plupart des β-bloquants adrénergiques. Dans le *3e* sont classés les médicaments qui diminuent la sortie cellulaire du potassium : l'amiodarone, le sotalol (un β-bloquant) et le tosylate de brétylium. Enfin, dans le *4e* groupe on range certains inhibiteurs calciques (vérapamil, bépridil). V. *canal calcique, canal sodique* et *canal potassique.*

ANTI-ASTHMATIQUE, *adj.* [angl. ***antiasthmatic***]. Qui s'oppose à l'asthme. — *s. m.* Substance douée de cette propriété. P. ex. : les bêtastimulants, la théophylline et ses dérivés, les corticoïdes, les cromones (dérivées de la khelline).

ANTI-ATHÉROGÈNE, *adj.* (gr. *anti*, contre ; athérome ; gr. *gennan*, engendrer) [angl. ***antiatherogen***]. Qui empêche la production de l'athérome.

ANTIBACTÉRIEN, *adj.* (gr. *anti*, contre ; *bactêria*, bâton) [angl. ***antibacterial***]. Qui s'oppose aux bactéries. — *s. m.* Substance douée de cette propriété. V. *antibiotique.*

ANTIBIOGRAMME, *s. m.* [angl. ***antibiogram***]. Résultat de l'étude de la sensibilité d'une bactérie aux divers antibiotiques ; il renseigne sur les activités bactériostatique et bactéricide de ces antibiotiques vis-à-vis du germe. V. *résistance bactérienne aux antibiotiques.*

ANTIBIOMIMÉTIQUES, *s. m. pl.* (gr. *anti*, contre ; *bios*, vie ; *miméomaï*, j'imite). Famille d'antibiotiques (v. ce terme) groupant des antibactériens de synthèse. Elle comprend les *nitrofuranes,* qui opposent à la synthèse des protéines microbiennes et sont surtout utilisés dans les infections urinaires ; les dérivés de la *quinoléine* (quinolone), surtout antiseptiques, employés dans les infections intestinales et urinaires ; la *triméthoprime,* généralement associée à un sulfamide ; enfin les *sulfamides* (v. ce terme).

ANTIBIOPROPHYLAXIE, *s. f.* (antibiotique ; prophylaxie) [angl. ***antibioprophylaxis***]. Traitement préventif par les antibiotiques d'une éventuelle complication infectieuse (par ex. : en chirurgie « propre », ou bien *a.* d'une infection virale dans le but d'en éviter une surinfection bactérienne).

ANTIBIORÉSISTANCE, *s. f.* [angl. ***antibiotic resistance***]. Résistance aux antibiotiques.

ANTIBIOTHÉRAPIE, *s. f.* Emploi thérapeutique des substances antibiotiques.

ANTIBIOTIQUE, *adj.* et *s. m.* (Waksman) (gr. *anti*, contre ; *bios*, vie) [angl. ***antibiotic***]. Qui s'oppose à la vie. Se dit de substances (telles que la pénicilline et les sulfamides) qui empêchent le développement de certains micro-organismes dans lesquels elles pénètrent et dont elles perturbent le métabolisme ou qui les détruisent. — Le cadre des *a.*, limité d'abord à des substances d'origine biologique produites par des champignons, s'est élargi et comprend actuellement d'autres corps possédant la même action antibactérienne, mais produits par synthèse. Selon leur formule chimique, la manière dont ils agissent sur les micro-organismes et leurs effets cliniques, on groupe les *a.* en *familles* : les bêtalactamines (pénicillines et céphalosporines), les aminosides (streptomycine, gentamycine, dibékacine, etc.), les phénicoles (chloramphénicol et thiophénicol), les tétracyclines, les polypeptides (polymyxine, bacitracine, etc.), les macrolides (érythromycine, spiramycine ; lincomycines, streptogramines ; rifampicine), les rifamycines, les glycopeptides (vancomycine), les nitro-imidazoles (métronidazole), les dérivés de l'oxyquinoléine, les antituberculeux, les antifongiques, les antimitotiques et les antibiomimétiques (nitrofuranes, quinolones, sulfamides, trimétroprime) (v. ces termes). — Enfin, on distingue les *a. bactéricides* (essentiellement les bêtalactamines, les aminosides, les polypeptides) et les *a. bactériostatiques* (tétracyclines, phénicoles, macrolides). V. *antivitamine, spectre d'un antibiotique, ribosome, antiseptique, concentration minimale inhibitrice* et *antimitotique.*

ANTICALCIQUE, *adj.* et *s. m.* V. *inhibiteur calcique.*

ANTICANCÉREUX, EUSE, *adj.* [angl. ***anticancer***]. Syn. *antinéoplasique, antitumoral.* Qui s'oppose au cancer. — *s. m.* Médicament doué de cette propriété. V. *antimitotique.*

ANTICARCINOGÉNÉTIQUE ou **ANTICARCINOGÉNIQUE**, *adj.* [angl. ***anticarcinogenic***]. Qui s'oppose à la formation de cancer.

ANTICARDIOLIPINE, *s. f.* [angl. ***anticardiolipin***]. Anticorps dirigé contre un phospholipide, la cardiolipine. V. *Wassermann (réaction de)* et *antiphospholipide.*

ANTICÉTOGÈNE, *adj.* [angl. ***antiketogenic***]. Qui s'oppose à la formation de corps cétoniques.

ANTICHOLÉRIQUE, *adj.* Qui s'oppose au choléra. V. *vaccin a.*

ANTICHOLINERGIQUE, *adj.* [angl. ***anticholinergic***]. Qui s'oppose à l'action de l'acétylcholine et paralyse les éléments glandulaires et musculaires innervés par les fibres cholinergiques (p. ex. : atropine, scopolamine). V. *vagolytique.*

ANTICHOLINESTÉRASIQUE, *adj.* [angl. ***anticholinesterase***]. Qui s'oppose à la cholinestérase (v. ce terme). — *s. m.* Substance douée de cette propriété. V. *Alzheimer (maladie d'), néostigmine* et *gaz sarin.*

ANTICOAGULANT, ANTE, *adj.* [angl. ***anticoagulant***]. Qui s'oppose à la coagulation. — *s. m.* Médicament s'opposant à la coagulation du sang. On distingue en thérapeutique deux types d'*a.* : l'*héparine* (v. ce terme), anticoagulant complet rapidement actif par voie parentérale, contrôlée par des tests de coagulabilité globale comme le temps de Howell, le temps de céphaline activé (TCA) pour l'héparine non fractionnée et l'activité anti-Xa pour les héparines de bas poids moléculaire ; et les *antivitamines K*, administrées *per os*, qui agissent plus lentement et indirectement en inhibant la synthèse hépatique du complexe prothrombique ; ce sont les dérivés de la coumadine et de l'indanedione. Leur action est surveillée au laboratoire par le temps de Quick et l'INR ou le thrombotest d'Owren (v. ces termes).

ANTICOAGULANT CIRCULANT [angl. ***circulating anticoagulant***]. Substance naturelle acquise, présente dans le sang ; elle empêche la formation normale du caillot et apparaît dans certaines circonstances pathologiques. Il s'agit en général d'anticorps, dont certains sont spécifiques d'un *facteur* de coagulation (le plus souvent le facteur VIII — v. *antithromboplastinogène* — leur présence se traduit alors par un déficit isolé du facteur en question) — d'autres inhibent une *phase* de la coagulation, entraînant alors une perturbation plus générale (antiprothrombinases — notamment observées dans le lupus érythémateux disséminé : anticoagulant lupique ou « lupus anticoagulant » de Conley et Hartmann).

ANTICOAGULANT LUPIQUE (Conley et Hartmann, 1952) [angl. ***lupus anticoagulant***]. Variété d'anticoagulant circulant observée dans le lupus érythémateux disséminé (v. ce terme). Il s'agit d'une antiprothrombinase.

ANTICODON, *s. m.* [angl. ***anticodon***] (génétique). Groupe de trois nucléotides situé à l'une des extrémités de l'ARN de transfert et par lequel celui-ci s'adapte au codon correspondant de l'ARN messager pour y fixer l'acide aminé dont il est porteur. V. *nucléotide, codon* et *ribonucléique (acide).*

ANTICOMPLÉMENTAIRE, *adj.* [angl. ***anticomplementary***]. Qui empêche l'action du complément. Se dit d'un sérum ou d'un antigène qui fixe directement le complément en l'absence de sensibilisatrice, rendant ainsi impossible à pratiquer la réaction de fixation du complément. — ***pouvoir a.*** « Présence dans un liquide biologique de substances capables de fixer et donc de consommer le complément » (A. P. Peltier). V. *complément.*

ANTICONCEPTIONNEL, ELLE, *adj.* V. *contraceptif.*

ANTICONVULSIVANT, ANTE, *adj.* et *s. m.* V. *anti-épileptique.*

ANTICOQUELUCHEUX, EUSE, *adj.* Qui s'oppose à la coqueluche. V. *vaccin a.*

ANTICORPS, *s. m.* [angl. ***antibody***]. Syn. désuet *paratope* (Jerne). « Globulines sériques particulières ayant la propriété de se combiner d'une manière spécifique à certaines substances étrangères solubles ou cellulaires qui leur correspondent et sont appelées antigènes » (Ch. Salmon et R. André). Ce sont des *immunoglobulines* (v. ce terme). Les *a.*, synthétisés par les plasmocytes et les lymphocytes B, apparaissent généralement après l'introduction d'antigènes dans l'organisme. Ils reconnaissent ces derniers et agissent sur eux en les immobilisant, en les agglutinant (*agglutinines*), en amenant leur destruction ou leur dissolution s'il s'agit d'éléments figurés *(cytotoxines, lysines, hémolysines),* en les neutralisant *(a. neutralisants)* s'il s'agit de virus, d'enzymes ou de toxines *(antitoxines),* enfin en les précipitant *(précipitines)* s'il s'agit de substances albuminoïdes. Les *a.* déclenchent le plus souvent l'attaque de l'antigène en activant le complément, agent destructeur présent à l'état inactif dans tout sérum ; ce complément va se fixer sur l'antigène auquel s'est combiné l'anticorps (ou sensibilisatrice). Les anticorps *(a. sériques ou circulants)* sont les agents de l'immunité humorale. Certains *a. (hétéro-anticorps)* apparaissent dans le sérum à la suite de l'introduction, dans l'organisme, d'antigènes provenant de sujets d'espèces différentes. D'autres *(iso-anticorps),* à la suite de la pénétration d'un antigène provenant d'un individu de même espèce. D'autres *(auto-anticorps)* peuvent apparaître spontanément dans l'organisme sans apport d'antigène étranger. V. *auto-antigène.* Enfin, certains *a.* existent spontanément dans le sérum *(a. naturels)*, p. ex. : les hémo-agglutinines (v. *agglutinine*). V. *sensibilisatrice, complément, hypersensibilité* et *cellule immuno-compétente.*

ANTICORPS (site) [angl. ***antibody site***]. Partie de la molécule d'un anticorps capable de reconnaître l'antigène. Elle est située à la surface de cet anticorps. V. *récepteur de membrane, de reconnaissance ou de surface.*

ANTICORPS ALLERGIQUE. Anticorps dont l'union avec l'antigène s'accompagne de manifestations morbides d'hypersensibilité.

ANTICORPS ANTI-ACIDE DÉSOXYRIBONUCLÉIQUE (anti-ADN) [angl. ***anti-DNA antibody***]. V. *anticorps antinoyaux.*

ANTICORPS ANTI-AU ou **ANTI-AUSTRALIA** [angl. ***anti-Australia antibody***]. Anticorps capable de neutraliser l'antigène Australia ou, plus précisément, l'antigène de surface du virus de l'hépatite B (Ag HBs) : c'est l'anticorps anti-HBs (Ac HBs). V. *antigène Australia.*

ANTICORPS ANTI-CCP. Anticorps anti-protéines cyclisées citrullinées [angl. ***anti-CCP antibodies***]. Leur présence permet spécifiquement le diagnostic de polyarthrite rhumatoïde.

ANTICORPS ANTIDELTA. V. *agent delta.*

ANTICORPS ANTI-DNA. V. *anticorps anti-noyaux.*

ANTICORPS ANTI-DNP. V. *anticorps antinoyaux.*

ANTICORPS ANTI-e. V. *antigène Australia.*

ANTICORPS ANTI-ENDOTOXINE [angl. ***human monoclonal antibody against endotoxin***]. Syn. *HA-1A, Centoxin®*. Anticorps monoclonal humain de la classe des IgM, produit par génie génétique et se liant spécifiquement au *lipide A*, élément de l'endotoxine responsable du choc bactériémique des bacilles Gram négatifs. Les études concernant son utilisation thérapeutique ont été abandonnées.

ANTICORPS ANTI-HA. V. *hépatite A.*

ANTICORPS ANTI-HBc. V. *antigène Australia.*

ANTICORPS ANTI-HBe. V. *antigène Australia.*

ANTICORPS ANTI-HBs. V. *antigène Australia.*

ANTICORPS ANTI-HC. V. *hépatite virale.*

ANTICORPS ANTILEUCOCYTAIRE [angl. ***leuco-antibody***]. Syn. *leuco-anticorps.* Anticorps capable de détruire les leucocytes ; il en existe 3 variétés : les leuco-agglutinines, les leucolysines et les leuco-opsonines (v. ces termes).

ANTICORPS ANTIMITOCHONDRIES [angl. ***antimitochondria antibody***]. Variété d'anticorps anti-tissus (auto-anticorps) réagissant contre les antigènes de la membrane interne des mitochondries. Ils existent dans le sérum au cours de certaines maladies de foie (cirrhose biliaire primitive surtout, hépatite chronique active). V. *anticorps anti-tissus.*

ANTICORPS ANTINOYAUX ou **ANTINUCLÉAIRE** [angl. ***antinuclear antibody***]. Syn. *facteur antinucléaire* (*FAN*), *facteur lupique.* Variété d'anticorps anti-tissus réagissant contre les antigènes situés à la surface des noyaux cellulaires. Le groupe des *a. a.* (qui appartient aux Ig G, aux Ig M et aux Ig A) comprend essentiellement : l'*a. anti-acide désoxyribonucléique* ou *anti-ADN* ou *anti-DNA* (Seligman, 1957 ; Ceppelini, 1957) pratiquement caractéristique du lupus érythémateux aigu disséminé et l'*a. antinucléoprotéines* ou *anti-DNP* (DésoxyriboNucléoProtéine), toujours présent dans cette maladie et parfois dans la polyarthrite rhumatoïde : c'est le facteur de Haserick responsable de la formation des cellules LE. Des *a. a.* existent aussi dans diverses maladies : hépatite chronique active, cirrhose, sclérodermie, mononucléose infectieuse, etc. Les *a. a.* sont très vraisemblablement des auto-anticorps. V. *désoxyribonucléique (acide), désoxyribo-nucléoprotéine, Haserick (test de)* et *anticorps anti-tissus*.

ANTICORPS ANTINUCLÉOPROTÉINES [angl. ***anti-DNP antibody***]. V. *anticorps anti-noyaux*.

ANTICORPS ANTIPHOSPHOLIPIDE. V. *antiphospholipide*.

ANTICORPS ANTIPLAQUETTAIRE [angl. ***antiplatelet antibody***]. V. *thrombo-anticorps*.

ANTICORPS ANTI-THYROÏDE [angl. ***antithyroid antibody***]. Variété d'auto-anticorps recherché dans les maladies thyroïdiennes auto-immunes : il peut s'agir soit d'anticorps antithyroglobuline, soit d'anticorps anti-microsome (ou anti-thyroperoxydase, v. ce terme).

ANTICORPS ANTI-THYROPEROXYDASE [angl. ***antithyroperoxidase antibody***]. Variété d'anticorps antithyroïde (v. ce terme) dirigée contre l'enzyme principale de la synthèse des hormones thyroïdes et dont un taux élevé permet de rattacher un goitre à son origine auto-immune (maladie de Basedow, thyroïdite de Hashimoto, v. ces termes).

ANTICORPS ANTI-TISSUS [angl. ***antitissue antibody***]. Anticorps réagissant contre les antigènes des tissus ; généralement contre ceux du sujet qui a produit ces anticorps (auto-anticorps) ; parfois aussi contre ceux d'autres sujets de même espèce ou d'espèces différentes. Certains ne sont pas spécifiques d'un organe : les anticorps antinucléaires et les anticorps antimitochondries. D'autres, nombreux, n'attaquent qu'un seul type de tissu ou un seul viscère ; parmi ceux-ci : les anticorps antithyroïdiens (v. *Hashimoto, goitre de*), les *a.* antimembranes glomérulaire et alvéolaire (v. *Goodpasture, syndrome de*), les *a.* anticanaux salivaires (v. *Sjögren, syndrome de*), les *a.* anti-estomac, antisurrénales, antimuscles, anti-épiderme, peut-être aussi le *long-acting thyroid stimulator*, les *a.* antifoie, les *a.* antimyéline recherchés dans la sclérose en plaques, etc. Les *a. a.-t.* sont la conséquence (et non la cause) des maladies au cours desquelles leur présence est décelée ; celle-ci constitue alors un élément important de diagnostic. V. *auto-allergie, anticorps anti-thyroïde* et *auto-antigène*.

ANTICORPS AUSTRALIE (ou Au). V. *anticorps anti-Au* ou *anti-Australie*.

ANTICORPS BIVALENT [angl. ***bivalent antibody***]. Anticorps dont la molécule peut fixer à sa surface deux molécules de l'antigène correspondant : il précipite en présence de cet antigène. Presque tous les anticorps sont bivalents : ce sont les *anticorps complets* (v. ce terme).

ANTICORPS BLOQUANT [angl. ***blocking antibody***]. Syn. *anticorps inhibant*. Anticorps qui s'oppose à l'action d'autres anticorps ou à celle des lymphocytes. Les anticorps facilitants et les anticorps incomplets agissent parfois comme anticorps bloquants.

ANTICORPS CHAUD [angl. ***warm antibody***]. Anticorps n'agissant qu'à 37 °C.

ANTICORPS CIRCULANT [angl. ***circulating antibody***]. V. *anticorps*.

ANTICORPS COMPLET [angl. ***complete antibody***]. Anticorps capable d'agglutiner les hématies placées simplement dans la solution salée à 7 ä, à la température du laboratoire ou à une température plus froide. V. *anticorps bivalent*.

ANTICORPS CYTODÉPENDANT. Anticorps (Ig G) qui se fixe sur la cellule étrangère (antigène) et la rend vulnérable aux lymphocytes K en l'absence de complément. V. à *cytotoxicité : cytotoxicité à médiation cellulaire dépendante des anticorps*.

ANTICORPS F [angl. ***Forssman antibody***]. V. *Forssman (phénomène de)*.

ANTICORPS FACILITANT [angl. ***enhancing antibody***]. V. *facilitation immunitaire*.

ANTICORPS FORSSMAN [angl. ***Forssman antibody***]. V. *Forssman (phénomène de)*.

ANTICORPS FROID [angl. ***cold agglutinin***]. Anticorps actif seulement au-dessous de 10 °C : ce peut être une agglutinine froide (v. ce terme) ou une hémolysine froide (v. *hémoglobinurie paroxystique essentielle*).

ANTICORPS DE GREFFE. V. *rejet de greffe (phénomène du)*.

ANTICORPS DE GROUPE [angl. ***cross-matching antibody***]. Anticorps réagissant contre les antigènes de toutes les bactéries ou de tous les virus appartenant à un même groupe.

ANTICORPS HA-1A. V. *anticorps anti-endotoxine*.

ANTICORPS HÉTÉROPHILE [angl. ***heterophile antibody***]. Anticorps réagissant sur tous les individus, et, d'une manière plus générale, sur tous les supports contenant l'antigène hétérophile (v. ce terme) correspondant.

ANTICORPS HUMORAL. V. *anticorps*.

ANTICORPS IMMUN [angl. ***immune antibody***]. Syn. *immun anticorps*. Anticorps apparaissant dans le sang par iso-immunisation à la suite d'une grossesse hétérospécifique ou de transfusions. V. *agglutinine irrégulière* et *donneur dangereux*.

ANTICORPS IMMUNITAIRE. Anticorps neutralisant l'antigène *in vivo* sans produire de réactions nuisibles à l'organisme.

ANTICORPS INCOMPLET [angl. ***incomplete antibody***]. Anticorps qui, mis en présence de son antigène (globule rouge, bactérie), se fixe à la surface de celui-ci et le sensibilise, mais sans l'agglutiner ni l'hémolyser. L'agglutination (ou l'hémolyse) apparaît si l'on use d'artifices : réaction effectuée en milieu albumineux (plasma), avec des hématies préalablement traitées par une enzyme protéolytique (trypsine), acidification, test de Coombs (v. ce terme, *conglutination, test de* ; *hématies trypsinisées, procédé des* ; *hémolyse à l'acide, test d'* ; *anticorps bloquant* et *anticorps monovalent*).

ANTICORPS INHIBANT. V. *anticorps bloquant*.

ANTICORPS IRRÉGULIER. V. *agglutinine irrégulière*.

ANTICORPS MONOCLONAUX (1975) [angl. ***monoclonal antibodies***]. Anticorps issus d'une seule et même souche de lymphocytes (plasmocytes) et ayant tous des caractères rigoureusement identiques, en particulier la même étroite spécificité pour le même antigène. Les *a. m.* produits par les hybridomes (v. ce terme) sont utilisés pour identifier virus (p. ex. : celui de l'herpès), cellules et tumeurs, dont les antigènes réagissent aux *a. m.* correspondants. Certains *a. m.* enfin, sont employés comme immunodépresseurs (v. ce terme et *OKT*). Certains *a. m.* sont chimériques (leur nom se termine alors en « *-ximab* », v. *abciximab*) ; d'autres sont humanisés (« *-zumab* » ; p. ex. : *trastuzumab*) ; d'autres enfin complètement humains (« *-mumab* » ; p. ex. : *adalimumab*).

ANTICORPS MONOVALENT [angl. ***univalent antibody***]. Anticorps dont la molécule ne peut fixer qu'une seule molécule de l'antigène correspondant ; il ne précipite pas en présence de cet antigène. Les *anticorps incomplets* (v. ce terme) sont monovalents.

ANTICORPS NATUREL. V. *anticorps*.

ANTICORPS NEUTRALISANT. V. *anticorps*.

ANTICORPS PRÉCIPITANT. V. *précipitine*.

ANTICORPS RÉAGINIQUE. V. *réagine*.

ANTICORPS RÉGULIER. V. *agglutinine régulière*.

ANTICORPS SÉRIQUE. V. *anticorps*.

ANTICORPS STIMULANT LA THYROÏDE. V. *stimulator (long-acting thyroid)*.

ANTICORPS DE TYPE. Anticorps réagissant seulement avec les antigènes d'un des types ou d'une des variétés, d'une bactérie ou d'un virus (p. ex. : du virus grippal A1 ou A2).

ANTI-COX, *s. m.* [angl. ***COX inhibitor***]. Inhibiteur de la *cyclo-oxygénase*. V. ce terme.

ANTICYTOKINE, *adj.* [angl. ***anticytokine***]. Qui s'oppose aux cytokines. — *s. f.* Substance douée de cette propriété. Il peut s'agir d'une autre cytokine, d'un anticorps anticytokine, d'un anticorps antirécepteur de cytokine ou d'un antagoniste de la synthèse ou de l'action des cytokines.

ANTIDÉPRESSEUR, *adj.* [angl. ***antidepressant***]. Syn. *thymoanaleptique*. Qui s'oppose aux états dépressifs. — *s. m.* Substance douée de cette propriété. Les médicaments *a.* comprennent les dérivés imipraminiques (dont font partie les *a.* tricycliques), les inhibiteurs de la mono-amine-oxydase (v. ce terme et *psychotrope*) et d'autres médicaments (sérotoninergiques : fluoxétine, etc.).

ANTIDIABÉTIQUE, *adj.* et *s. m.* [angl. ***antidiabetic***]. Qui s'oppose au diabète. — Les *médicaments antidiabétiques* sont l'insuline, les sulfamides antidiabétiques et les glinides (qui stimulent l'insulinosécrétion), la metformine (un biguanide) et les glitazones (ou thiazolidinediones) qui réduisent la résistance des tissus à l'insuline et les inhibiteurs des α-glucosidases (qui ralentissent dans l'intestin la dégradation des sucres complexes). V. ces termes et *gliptine.*

ANTIDIARRHÉIQUE, [angl. ***antidiarrhoeal***]. *adj.* Qui s'oppose à la diarrhée. — *s. m.* Médicament doué de cette propriété. P. ex. : opiacés et opioïdes (élixir parégorique, lopéramide), astringents (tanins), mucilages (pectine), antibactériens, adsorbants (charbon).

ANTIDIPHTÉRIQUE, *adj.* [angl. ***antidiphtheritic***]. Qui s'oppose à la diphtérie. V. *vaccin a.*

ANTIDIURÈSE (syndrome d'). V. *antidiurétique (syndrome de sécrétion inappropriée d'hormone).*

ANTIDIURÉTIQUE (hormone). V. *vasopressine.*

ANTIDIURÉTIQUE (syndrome de sécrétion inappropriée d'hormone) [angl. ***inappropriate ADH syndrome***]. Syn. *syndrome d'antidiurèse.* Syndrome caractérisé par une hémodilution avec baisse du taux du sodium et de la pression osmotique du plasma sanguin, tandis que, dans l'urine, le taux du sodium et la pression osmotique sont anormalement élevés. Il est dû à une hypersécrétion pathologique d'hormone antidiurétique (v. *vasopressine*). Sa forme pure est le syndrome de Schwartz-Bartter. On le rencontre également, associé à d'autres éléments, au cours de diverses maladies : nerveuses, pulmonaires, endocriniennes, cardiaques, hépatiques.

ANTIDOPAMINERGIQUE, *adj.* [angl. ***antidopaminergic***]. Qui s'oppose aux effets de la dopamine.

ANTIDOTE, *s. m.* (gr. *anti*, contre ; *dotos*, donné) [angl. ***antidote***]. Contre-poison.

ANTIDROMIQUE, *adj.* (gr. *anti*, contre ; *dromos*, course). — *conduction a.* [angl. ***antidromic conduction***]. Se dit d'une conduction qui se fait, dans une fibre nerveuse, en direction inverse du sens habituel (Langley).

ANTI-ÉMÉTIQUE ou **ANTIÉMÉTISANT, ANTE** *adj.* (gr. *anti*, contre ; *éméô*, je vomis) [angl. ***antiemetic***]. Qui s'oppose aux vomissements. — *s. m.* Substance douée de cette propriété.

ANTI-ENDOGÈNE, *s. m.* Anticorps provenant des endo-antigènes. V. *auto-anticorps.*

ANTI-ENZYME, *s. f.* [angl. ***antienzyme***]. Syn. désuet *antiferment.* Substance (anticorps) capable de neutraliser spécifiquement l'activité d'une enzyme. V. *Kunitz (inhibiteur de).*

ANTI-ÉPILEPTIQUE, *adj.* [angl. ***antiepileptic, anticonvulsive***]. Syn. *anticonvulsivant.* Qui s'oppose à l'épilepsie. — *s. m.* Médicament doué de cette propriété. P. ex. : le phénobarbital, la phénitoïne, les benzodiazépines.

ANTI-ESTROGÈNE, *adj.* V. *anti-œstrogène* et *œstrogène.*

ANTIFERMENT, *s. m.* V. *anti-enzyme.*

ANTIFIBRILLANT, ANTE, *adj.* [angl. ***antifibrillatory***]. Qui s'oppose à la fibrillation (myocardique). — *s. m.* Substance douée de cette propriété. V. *antiarythmique.*

ANTIFIBRINOLYSINE, *s. f.* V. *antiplasmine.*

ANTIFIBRINOLYTIQUE, *adj.* [angl. ***antifibrinolytic***]. Qui s'oppose à la fibrinolyse. — *s. m.* Substance douée de cette propriété. En thérapeutique, ce sont essentiellement l'acide tranexamique qui inhibe l'action du plasminogène, l'aprotinine qui est une antiplasmine et, parmi les antiplasmines tissulaires, les inhibiteurs de Kunitz et de Frey. V. *antiplasmine.*

ANTIFOLIQUE, *adj.* [angl. ***antifolate***]. Dont l'action est opposée à celle de l'acide folique (v. *folique, acide*). — *s. m.* Substance de formule chimique voisine de celle de l'acide folique et qui se comporte comme une antivitamine. Les *a.* sont employés pour traiter des cancers et des leucémies (antimétaboliques : aminoptérine, méthotrexate) ou comme antibactériens ou antipaludéens (triméthoprime). V. *antimétabolique* et *antimitotique.*

ANTIFONGIQUE ou **ANTIFUNGIQUE**, *adj.* et *s. m.* (gr. *anti* ; lat. *fungus*, champignon) [angl. ***antifungal***]. Syn. *antimycotique.* Qui s'oppose au développement des champignons. — Famille d'antibiotiques (v. ce terme) isolés des *Streptomyces*, actifs contre les champignons dont ils attaquent la membrane : ils les détruisent (fongicides) ou ils arrêtent leur croissance (fongistatiques). On les emploie localement (nystatine) ou par voie générale (amphotéricine B, griséofulvine). A côté de ces antibiotiques, il existe d'autres substances antifongiques d'origine chimique, tels les dérivés de l'imidazole et de nombreux topiques.

ANTIGÈNE, *s. m.* (gr. *anti*, contre ; *génnan*, engendrer) [angl. ***antigen***]. Toute substance qui, apparaissant dans un organisme qui ne la possédait pas, provoque chez celui-ci la formation d'un anticorps spécifique avec lequel elle peut se combiner de façon élective (v. *antigénique, site*). Un antigène peut aussi induire une réaction d'hypersensibilité retardée (ou à médiation cellulaire) ou une réaction de tolérance immunitaire (v. *tolérogène* et *antigénicité*). Les antigènes peuvent être des corps figurés vivants ou morts (cellules des tissus, élément d'une cellule, bactéries) ou leurs produits d'élaboration (sécrétions cellulaires, toxines). Les *a.* sont généralement de grosses molécules protéiques, mais aussi glucidiques, nucléiniques, lipidiques associées alors à des protéines. Un *a.* est composé de deux éléments : une substance protéique et un haptène (v. ce terme). — Les *a.* assurent le caractère spécifique, individuel, des cellules qui les portent. V. *anticorps, immunogène, immunité, présentation des antigènes, superantigène, système HLA* et *hypersensibilité.*

ANTIGÈNE Au ou **Au/SH**. V. *antigène Australia.*

ANTIGÈNE D.V. *Rhésus* ou *Rh (antigène ou facteur).*

ANTIGÈNE ANTISULPHOGLUCOPROTÉINE. V. *antigène tumoral.*

ANTIGÈNE AUSTRALIA ou **AUSTRALIE** (découvert en 1964 par B. S. Blumberg chez un aborigène australien) [angl. ***Australia antigen, HBs Ag***]. Syn. *Ag HBs, antigène SH* (Serum Hepatitis) (Price, 1968) ou *H* (Hépatite), *antigène AuSH.* Antigène trouvé dans le sérum de sujets atteints d'hépatite et de certains individus sains, surtout de ceux ayant reçu de nombreuses transfusions sanguines ou soumis à des épurations rénales ou à des traitements immunodépresseurs. Cet antigène correspond au virus à ADN de l'***hépatite B*** (virus B ou HB ou HBV). Vu au microscope électronique, ce virus se présente comme des particules : soit en forme de cocardes : ce sont les *particules de Dane* (v. ce terme) dont chacune est un virus B complet, infectant (virion) ; soit sous des formes sphériques ou tubulaires qui sont des fragments de l'enveloppe virale. — En fait, le virus de l'hépatite B possède 3 antigènes : 1° l'*antigène HBs* (*s* : surface) (*Ag HBs*) (Blumberg, 1967), antigène de surface situé sur l'enveloppe du virus. C'est lui qui a été décrit d'abord sous le nom d'antigène Australia. L'apparition, tardive, de l'anticorps spécifique anti-HBs (Ac-HBs) annonce la guérison de l'hépatite. — 2° l'*antigène HBc* (*c : core*, noyau en angl.) (*Ag HBc*) (Almeida, 1971) qui siège au centre de la particule de Dane, dans la nucléocapside. Il est associé à l'ADN et à une ADN-polymérase ; il commande la replication du virus, dont témoigne la présence de son anticorps, Ac-HBc qui apparaît dans le sérum à la convalescence de l'hépatite aiguë. — 3° l'*antigène « e »* (*Ag e* ou *Ag HBe*) (*e : early*, précoce en angl.) (Magnius, 1975) qui est toujours associé au virus HB complet (particule de Dane) ; il est situé à sa surface et son abondance mesure celle des virus complets et leur pouvoir infectant. L'apparition de l'anticorps anti-Hbe (Ac HBe) marque une évolution favorable de l'hépatite. La recherche de l'antigène Australie (Ag HBs), marqueur du virus, permet d'éliminer les donneurs de sang qui en sont porteurs et qui peuvent transmettre l'hépatite B. Sa découverte est aussi à l'origine de la fabrication d'un vaccin contre cette maladie (Ph. Maupas, de Tours, 1975). — En dehors de l'hépatite B, l'Ag HBs et l'Ag « e » ont été trouvés chez des sujets atteints de diverses affections : périartérite noueuse, glomérulonéphrite, acrodermatite de Gianotti et Crosti et d'autres maladies comportant des anomalies immunologiques. V. *icron, hépatite B, hépatite chronique active* et *agent delta.*

ANTIGÈNE CA [angl. ***carbohydrate antigen***]. Nom générique de divers antigènes utilisés comme *marqueurs tumoraux* (v. ce terme).

ANTIGÈNE CA 15.3 [angl. ***CA 15.3 antigen***]. Antigène glycoprotéique associé aux *cancers du sein*, utilisable pour la surveillance de ces tumeurs. Il n'est pas rigoureusement spécifique. Son taux sanguin normal est inférieur à 30 U/mL. V. *marqueurs tumoraux.*

ANTIGÈNE CA 19.9 [angl. ***CA 19.9 antigen***]. Antigène oncofœtal associé aux *cancers pancréatiques, colorectaux et gastriques*, utilisable pour la surveillance de ces tumeurs dont il n'est pas rigoureusement spécifique. Son taux sanguin normal est inférieur à 40 U/mL. V. *antigène CA 50* et *marqueurs tumoraux.*

ANTIGÈNE CA 50 [angl. ***CA 50 antigen***]. Antigène associé aux *cancers colorectaux et pancréatiques,* utilisable pour la surveillance de ces tumeurs comme l'antigène CA 19.9, mais il est d'une moindre spécificité. Son taux sanguin normal est inférieur à 23 U/mL. V. *marqueurs tumoraux.*

ANTIGÈNE CA 72.4 [angl. ***CA 72.4 antigen***]. Antigène associé aux *cancers digestifs et ovariens* et utilisable pour la surveillance de ces tumeurs dont il est assez spécifique. Son taux sanguin normal est inférieur à 6 U/mL. V. *marqueurs tumoraux.*

ANTIGÈNE CA 125 [angl. ***CA125 antigen***] (Bast, 1981). Antigène glycoprotéique associé aux cancers ovariens, utilisable pour la surveillance de ces tumeurs. Il n'en est pas rigoureusement spécifique. Son taux sanguin normal est inférieur à 35 U/mL. V. *marqueurs tumoraux.*

ANTIGÈNE CARCINO-EMBRYONNAIRE (ACE) (Gold et Freedman, 1965). Glycoprotéine de 200 000 d, marqueur tumoral peu spécifique utile pour la surveillance des *cancers colo-rectaux ;* son taux sanguin normal est inférieur à 2,5 ng/mL. V. *antigènes fœtaux.*

ANTIGÈNE CARCINOFŒTAL GLIAL. V. *antigène tumoral.*

ANTIGÈNE CILIÉ. V. *antigène H.*

ANTIGÈNE COMMUN. V. *antigène hétérophile.*

ANTIGÈNE DELTA. V. *agent delta.*

ANTIGÈNE DE DIFFÉRENCIATION. V. *marqueurs de membrane ou de surface et différenciation (classes d'antigènes de).*

ANTIGÈNE DE LA CLASSE I, II, III. V. *système HLA.*

ANTIGÈNE DR. V. *antigène Ia.*

ANTIGÈNE « e ». V. *antigène Australia.*

ANTIGÈNE E. V. *fragment E.*

ANTIGÈNE ENDOGÈNE. V. *endogène.*

ANTIGÈNE ÉRYTHROCYTAIRE [angl. ***blood-group antigen***]. Antigène présent dans les globules rouges, les leucocytes et les différents tissus de l'organisme. Il existe plus de 130 *a. e.*, mais deux seulement sont importants en pratique : l'*a. A* et l'*a. B,* dont la présence ou l'absence caractérise les groupes sanguins et commande les compatibilités sanguine et tissulaire. V. *groupes sanguins, agglutinogène* et *histocompatibilité.*

ANTIGÈNE EXTERNE. V. *antigène H.*

ANTIGÈNE F. V. *Forssman (phénomène de).*

ANTIGÈNE FLAGELLAIRE. V. *antigène H.*

ANTIGÈNE FŒTOSPÉCIFIQUE. V. *alpha-fœto-protéine.*

ANTIGÈNE FORSSMAN. V. *Forssman (phénomène de).*

ANTIGÈNE DE FREI. V. *Frei (réaction de).*

ANTIGÈNE DE GREFFE. V. *antigène tissulaire.*

ANTIGÈNE H. — 1° (*Hauch,* en allemand : film, les formes ciliées de *proteus* formant une pellicule sur les milieux de culture solide) [angl. ***H antigen***]. Antigène microbien fixé sur les flagelles ou les cils du germe (*a.* flagellaire, cilié ou externe) ; il n'existe que sur les germes mobiles. V. *antigène O.* — 2° V. *antigène Australia.*

ANTIGÈNE HA [angl. ***HA antigen***]. Antigène de l'hépatite virale A. V. *hépatite A.*

ANTIGÈNE HBc. V. *antigène Australia.*

ANTIGÈNE HBe. V. *antigène Australia.*

ANTIGÈNE HBs. V. *antigène Australia.*

ANTIGÈNE HC. V. *hépatite virale.*

ANTIGÈNE HÉTÉROPHILE [angl. ***heterophile antigen***]. Antigène présent dans des organismes vivants d'espèces différentes et provoquant toujours, quelle que soit son origine, la formation d'un anticorps doué des mêmes propriétés (anticorps hétérophile, v. ce terme). C'est un *a. commun* ; l'*a. F.* en est un exemple.

ANTIGÈNE D'HISTOCOMPATIBILITÉ. V. *antigène tissulaire.*

ANTIGÈNE HLA [angl. ***HLA antigen***]. Ces antigènes sont les plus importants des antigènes leuco-plaquettaires ou tissulaires ; ils sont groupés dans le système HLA. V. ce terme et *antigène tissulaire.*

ANTIGÈNE HY (Elchwald et Silmser, 1955 ; S. Wachtel et Ohno, 1975) [angl. ***HY antigen***] (génétique). Syn. *déterminant Y.* Substance (lipoprotéine) dépendant du chromosome Y, présente dans toutes ces cellules des mammifères du sexe masculin et qui, chez le fœtus, oriente la transformation des gonades primitives en testicules. Ceux-ci sécrètent alors une hormone qui empêche ces gonades primitives de poursuivre leur évolution naturelle vers le type ovarien et qui dirige le développement de l'individu vers le type masculin. Sa recherche est la meilleure méthode de diagnostic du sexe génétique. V. *transsexualisme.*

ANTIGÈNE Ia [angl. ***Ia antigen***]. Antigène de groupe tissulaire découvert dans le système H-2 de la souris (homologue du système HLA de l'homme). Il se trouve surtout à la surface des lymphocytes B et intervient dans le déclenchement de l'immunité cellulaire et dans la coopération des deux sortes de lymphocytes, T et B. Peut-être est-il produit par le gène Ir : c'est par son intermédiaire que ce gène réglerait les réponses immunitaires. De tels antigènes existent probablement chez l'homme dans la série HLA-D (antigènes DR : *D-related*). V. *gène Ir, immunogénétique* et *système HLA.*

ANTIGÈNE LEUCOCYTAIRE (Jean Dausset, 1958) [angl. ***leucocyte antigen***]. Antigène présent dans certaines sortes de globules blancs.

ANTIGÈNE LEUCOPLAQUETTAIRE. Antigène présent dans les globules blancs, les plaquettes et dans la plupart des tissus de l'organisme. Ce sont des antigènes tissulaires (v. ce terme).

ANTIGÈNE LW. V. *Rhésus ou Rh (antigène ou facteur).*

ANTIGÈNE O (*ohne Hauch,* en allemand : sans film, les formes non ciliées de *Proteus* ne formant pas de pellicule) [angl. ***O antigen***]. Antigène microbien fixé sur le corps même du germe *(a. somatique).* V. *antigène H* et *antigène Vi.*

ANTIGÈNE p 24 (*p* pour protéine ; *24* car sa masse moléculaire est de 24 000 d) [angl. ***p 24 antigen***]. Antigène produit par la réplication du VIH dans les lymphocytes CD 4. C'est un marqueur *évolutif* du sida ; son taux mesuré par un test ELISA et normalement inférieur à 12 pg/mL de sérum ou de plasma augmente progressivement au cours de la maladie. Actuellement, la *charge virale plasmatique* (v. ce terme) est considérée comme le meilleur marqueur évolutif de l'infection à HIV (v. ce terme).

ANTIGÈNE (présentation de l'). V. *présentation de l'antigène.*

ANTIGÈNE PARTIEL. V. *partigène.*

ANTIGÈNE PLAQUETTAIRE [angl. ***platelet antigen***]. Antigène présent dans les plaquettes sanguines.

ANTIGÈNE PRIVÉ [angl. ***private antigen***]. Antigène rare que l'on trouve seulement chez un petit nombre d'individus. V. *antigène public.*

ANTIGÈNE PROSTATIQUE SPÉCIFIQUE (APS) [angl. ***Prostate-Specific Antigen, PSA***]. Glycoprotéine sécrétée par l'épithélium prostatique et dont l'élévation du taux sanguin est caractéristique des affections prostatiques, plus sensible que la phosphatase acide prostatique, mais comme elle, non spécifique de leur malignité. Son taux normal déterminé par radio-immunologie est de 2,5 ng par mL de plasma et de 4 ng/mL par la méthode immunoenzymatique. Les deux principales formes de PSA sérique sont le *PSA libre*, prédominant en l'absence de cancer, et le *PSA lié à l'alpha-chymotypsine*, augmenté dans le cas inverse. V. *marqueurs tumoraux.*

ANTIGÈNE PUBLIC [angl. ***public antigen***]. Antigène commun à de très nombreux individus. V. *antigène privé.*

ANTIGÈNE Rh, RHÉSUS ou **Rho**. V. *Rhésus ou Rh (antigène ou facteur).*

ANTIGÈNE SH. V. *antigène Australia.*

ANTIGÈNE SOMATIQUE. V. *antigène O.*

ANTIGÈNE DE SURFACE [angl. ***surface antigen***]. Antigène fixé sur la membrane cellulaire. Les *a. de s.* y sont répartis irrégulièrement par plaques, en des sites particuliers. Les antigènes d'histocompatibilité, les antigènes tumoraux sont des *a. de s.* V. *antigène tissulaire* et *glycocalyx.*

ANTIGÈNE SUTTER. V. *groupes sanguins.*

ANTIGÈNE TISSULAIRE [angl. ***tissue antigen***]. Syn. *antigène d'histocompatibilité, de greffe* ou *de transplantation.* Antigène présent sur toutes les cellules de l'organisme. Les *a.t.* marquent le caractère particulier de chaque individu et jouent un rôle essentiel dans sa défense ; p. ex. : en cas de greffe de tissu ou d'organe, les *a. t.* commandent l'acceptation ou le rejet de cette greffe. La greffe sera acceptée si receveur et donneur possèdent les mêmes *a. t.* ; sinon elle sera rejetée. Les *a. t.* présents dans le greffon susciteront alors chez le receveur la formation d'anticorps responsables du rejet de la greffe : ce sont, dans ce cas, des antigènes d'histo-incompatibilité. Les *a. t.,* de nature lipoprotéinique, dépendent des gènes d'histocompatibilité. Ils comprennent, outre les antigènes érythrocytaires du système ABO, les antigènes leucoplaquettaires, (essentiellement ceux du système HLA) et sont localisés à la surface des cellules. V. *groupe tissulaire, histocompatibilité, système HLA* et *rejet de greffe (phénomène du).*

ANTIGÈNE DE TRANSPLANTATION. V. *antigène tissulaire.*

ANTIGÈNE TUMORAL [angl. ***tumour antigen***]. Antigène présent dans les tissus cancéreux : antigène des cellules leucémiques et des cellules sarcomateuses, alpha-fœto-protéine, antigène carcino-embryonnaire, antigène anti-sulfoglucoprotéine, antigène carcino-fœtal glial, etc. Certains de ces antigènes existent normalement chez l'embryon (v. *antigènes fœtaux*). Ils sont proches des antigènes tissulaires par leur siège à la surface de la membrane cellulaire et par les réactions immunitaires qu'ils provoquent. V. *marqueurs tumoraux.*

ANTIGÈNE Vi (facteur de virulence) [angl. ***Vi antigen***]. Variété d'*a.* somatique (capsulaire) présent dans les germes qui viennent d'être extraits de l'organisme et possèdent une virulence maxima. V. *antigène O.*

ANTIGÉNÉMIE, *s. f.* (antigène ; gr. *haïma,* sang) [angl. ***antigenaemia***]. Présence et taux d'antigène dans le sang.

ANTIGÈNES (compétition des). Syn. *compétition antigénique.* Lorsque l'on injecte successivement, à 2 ou 3 jours d'intervalle, à un même sujet, 2 antigènes différents, la réponse immunitaire au deuxième antigène injecté est plus faible que celle provoquée par le premier. C'est un cas particulier d'immunodépression temporaire.

ANTIGÈNES (synergie des) (G. Ramon). Accroissement de la production des anticorps par l'administration simultanée de plusieurs antigènes. P. ex. : l'efficacité des vaccinations associées qui fournissent plus d'anticorps que n'en provoquerait l'ensemble de ces vaccins injectés séparément.

ANTIGÈNES CARCINOFŒTAUX ou **CARCINO-EMBRYONNAIRES**. V. *antigènes fœtaux.*

ANTIGÈNES EMBRYONNAIRES. V. *antigènes fœtaux.*

ANTIGÈNES FŒTAUX [angl. ***fetal antigens***]. Syn. *antigènes carcino-fœtaux, embryonnaires, carcino-embryonnaires* ou *oncofœtaux.* Variétés de glycoprotéines qui, normalement, existent seulement chez l'embryon. Chez l'adulte, on les trouve avant tout dans le sérum des cancéreux, d'où l'intérêt diagnostique et pathogénique de leur recherche. La mieux connue de ces substances antigéniques sécrétée par les cancers est l'***alpha-fœto-protéine*** (v. ce terme). On a décrit également une gamma-fœto-protéine d'abord dans le cancer colique (Gold et Freedman, 1965), puis dans d'autres cancers et même au cours de maladies non cancéreuses : cirrhoses du foie, colites. V. *marqueurs tumoraux.*

ANTIGÈNES ONCOFŒTAUX. V. *antigènes fœtaux.*

ANTIGÉNÉTIQUE (pouvoir). V. *bactériostatique.*

ANTIGÉNICITÉ, *s. f.* **ANTIGÉNIE**, *s. f.* ou **ANTIGÉNIQUE (potentiel)** [angl. ***antigenicity***]. Pouvoir de se comporter comme un antigène, c'est-à-dire de provoquer la formation d'anticorps. — Pour certains, l'antigénicité serait aussi la faculté, pour l'antigène, de modifier le comportement immunologique vis-à-vis de lui-même, de l'organisme dans lequel il est introduit, sans pour cela qu'il y ait forcément production d'anticorps ; p. ex. : en provoquant un état de tolérance immunitaire (v. ce terme). Elle diffère ainsi du pouvoir immunogène (v. *immunogénicité*).

ANTIGÉNIQUE, *adj.* [angl. ***antigenic***]. Qui se rapporte à un antigène.

ANTIGÉNIQUE (compétition). V. *antigènes (compétition des).*

ANTIGÉNIQUE (motif). V. *antigénique (site ou déterminant).*

ANTIGÉNIQUE (site ou déterminant) [angl. ***antigenic determinant***]. Syn. *épitope* (Jerne). Structure située à la surface d'une molécule d'antigène, capable de s'adapter électivement à une partie de l'anticorps correspondant (site anticorps). Un antigène possède généralement plusieurs sites récepteurs, chacun d'eux pouvant s'unir avec un anticorps spécifique différent. L'ensemble de ces structures forme le *motif antigénique.* V. *récepteur de membrane, récepteur de reconnaissance, sensibilisation idiotope* et *fragment F ab.* — ***s. a. Gm ; s. a. Inv.*** V. *immunoglobuline.*

ANTIGLOBULINE, *s. f.* [angl. ***antiglobulin***]. Globuline sérique agissant comme un anticorps vis-à-vis d'autres globulines (parmi celles-ci, des immunoglobulines) porteuses de sites antigéniques et qui se comportent comme des antigènes. V. *groupes sanguins (sériques), immunoglobuline* et *Coombs (test de).*

ANTIGLOBULINE (test à l'). V. *Coombs (test de).*

ANTIGOUTTEUX, EUSE, *adj.* Qui s'oppose à la goutte. — *s. m.* Médicament doué de cette propriété. P. ex. : contre l'accès aigu, la colchicine, divers anti-inflammatoires non stéroïdiens ; en traitement de fond, les hypo-uricémiants [inhibiteurs de la synthèse de l'acide urique (allopurinol)].

ANTI-GP IIb/IIIa. V. *récepteur plaquettaire glycoprotéique GP IIb/IIIa.*

ANTIGRIPPAL, ALE, *adj.* Qui s'oppose à la grippe. V. *vaccin a.*

ANTIHANSÉNIEN, ENNE, *adj.* V. *antilépreux.*

ANTIHELMINTHIQUE, *adj.* et *s. m.* V. *anthelminthique.*

ANTIHÉMOPHILIQUES (facteurs ou **globulines** ou **substances)**. — ***facteur a. A.*** V. *thromboplastinogène.* — ***facteur a. B.*** V. ce terme.

ANTIHISTAMINIQUE, *adj.* [angl. ***antihistaminic***]. Qui s'oppose aux effets de l'histamine. — *s. m.* Médicament doué de cette propriété, utilisé notamment dans les états allergiques (anti-H1) et pour traiter l'ulcère gastrique (anti-H2). V. *récepteur histaminique.*

ANTIHORMONE, *s. f.* (Collip, 1934) [angl. ***antihormone***]. Substance qui s'oppose aux effets d'une hormone en agissant sur l'organe, le tissu ou la cellule électivement sensible à cette hormone (organe, tissu ou cellule-cible ; v. *récepteur*).

ANTIHYPERTENSEUR, SIVE, *adj.* [angl. ***antihypertensive***]. Qui s'oppose à l'hypertension. — *s. m.* Médicament de l'hypertension artérielle. Les nombreux *a.* peuvent être classés en diverses familles : diurétiques ; *a.* centraux (alphaméthyldopa, clonidine, agonistes des récepteurs de l'imidazoline) ; bêtabloquants ; alphabloquants (prazosine) ; divers autres sympatholytiques (réserpine, guanéthidine) ; inhibiteurs calciques (nifédipine et dérivés, diltiazem) ; inhibiteurs de l'enzyme de conversion, inhibiteurs ou antagonistes des récepteurs du type 1 de l'angiotensine II, inhibiteurs des vasopeptidases. V. ces termes.

ANTI-INFLAMMATOIRE, *adj.* et *s. m.* [angl. ***antiinflammatory***]. Qui s'oppose à l'inflammation. Les médicaments anti-inflammatoires sont classés en *stéroïdiens* (cortisone et dérivés) et *non stéroïdiens* (divisés en trois grands groupes : l'aspirine, les AINS classiques non salicylés [dérivés carboxyliques, indoliques, oxycams et pyrazolés] et plus récemment les coxibs). Certaines *anti-cytokines pro-inflammatoires* sont enfin d'un usage exceptionnel. V. *inflammation, AIS, AINS* et *arachidonique (acide).*

ANTILÉPREUX, EUSE, *adj.* [angl. ***antileprotic***]. Syn. *anti-hansénien.* Qui s'oppose à la lèpre. — *s. m.* Médicament doué de cette propriété. P. ex. : *clofazimine, dapsone.*

ANTILEUCÉMIQUE, *adj.* [angl. ***antileukaemic***]. Qui s'oppose aux leucémies. — *s. m.* Médicament doué de cette propriété. V. *antimitotique.*

ANTILYMPHOCYTAIRE ou **ANTILYMPHOCYTE**, *adj.* [angl. ***antilymphocytic***]. Qui s'oppose aux lymphocytes. V. *sérum antilymphocyte.*

ANTILYSINE, *s. f.* [angl. ***antilysin***]. Substance dont l'action s'oppose à celle des lysines.

ANTIMALARIQUE, *adj.* V. *antipaludéen.*

ANTIMÉNINGOCOCCIQUE, *adj.* Qui s'oppose à la méningococcie. V. *vaccin a.*

ANTIMÉTABOLIQUE, *adj.* Qui entrave le métabolisme. V. *antimétabolite.*

ANTIMÉTABOLITE, *s. m.* [angl. ***antimetabolite***]. Syn. *antimétabolique.* Substance entravant le métabolisme. En particulier, médicament (p. ex. : les sulfamides, les antifoliques, v. ces termes) dont la structure chimique ressemble à celle des éléments nécessaires au métabolisme cellulaire et qui, par compétition, se substituent à ces éléments et s'opposent ainsi à la multiplication et à la croissance des bactéries et à la construction et à la croissance des cellules (traitement des infections, des cancers et des leucémies). V. *immuno-dépresseur* et *paramétabolite.*

ANTIMIGRAINEUX, EUSE, *adj.* [angl. ***antimigraine***]. Qui s'oppose à la migraine. — *s. m.* Médicament doué de cette propriété. Le principal *a.* utilisé dans le traitement de la crise migraineuse est le tartrate d'ergotamine.

ANTIMITOTIQUE, *adj.* [angl. ***antimitotic***]. Qui empêche la mitose. — *s. m.* Syn. *chimiothérapie anticancéreuse.* Médicament qui, comme les rayons X et les radiations émises par les corps radio-actifs, empêche la division et donc la prolifération cellulaire ; on utilise ces substances pour traiter les cancers et les leucémies. Ce sont des *enzymes* (asparaginase) ; des *antimétaboliques* (antifoliques [aminoptérine, méthotrexate], antipurines [mercaptopurine], antipyrimidines [fluorouracile]) ; des *alkylants* (moutardes azotées [cyclophosphamide] — on en rapproche le cisplatine) ; certains *antibiotiques* (anthracyclines, actinomycine, mitomycine, bléomycine) ; des substances bloquant la mitose en métaphase (autrefois la colchicine et ses dérivés ; actuellement les dérivés de la pervenche [vincristine, vinblastine]) ou le cycle cellulaire en phase G2-M (taxanes). On utilise également, dans le traitement de certains cancers, diverses *hormones* (androgènes, œstrogènes) et *antihormones* (anti-androgènes, anti-œstrogènes ou anti-glycocorticoïdes, tel l'Op'DDD) ainsi que des anticorps monoclonaux (identifiés par leur suffixe *-ab*, de l'angl. ***antibody***, anticorps) et des protéines inhibitrices (suffixe *-ib*). V. *ribosome, topo-isomérase* et *intercalant.*

ANTIMORBILLEUX, EUSE. *adj.* V. *antirougeoleux.*

ANTIMULLÉRIEN (facteur ou principe). V. *antimullérienne (hormone).*

ANTIMULLÉRIENNE (hormone) (A. Jost 1947) [angl. ***antimullerian hormone***]. Hormone glycoprotéique synthétisée par les cellules de Sertoli (v. ce terme) du testicule fœtal. Elle est responsable de la régression des canaux de Müller (structures embryonnaires qui sont à l'origine de l'utérus et des trompes de Fallope).

ANTIMYCOTIQUE, *adj.* (gr. *anti*, contre ; *mukês*, champignon). V. *antifungique.*

ANTINAUPATHIQUE, *adj.* (gr. *anti*, contre ; *naus*, navire ; *pathê*, affection). Qui s'oppose au mal des transports. — *s. m.* Médicament doué de cette propriété.

ANTINÉOPLASIQUE, *adj.* (gr. *anti*, contre ; *néos*, nouveau ; *plasis*, formation) [angl. ***antineoplastic***]. V. *anticancéreux.*

ANTINÉVROTIQUE, *adj.* V. *tranquillisant.*

ANTINIDATOIRE, *adj.* Qui s'oppose à l'implantation de l'œuf fécondé dans l'utérus. V. *contragestion* et *mifépristone.*

ANTI-ŒSTROGÈNE, *adj.* [angl. ***antioestrogen*** ; amér. ***antiestrogen***]. Qui s'oppose aux effets des œstrogènes. V. ce terme et *antimitotique.*

ANTI-ONCOGÈNE, *s. m.* (Cavenee W. K., 1983) [angl. ***antioncogen***]. Gène suppresseur du cancer. Son action s'oppose à celle des oncogènes (v. ce terme 2°).

ANTI-OURLIEN, ENNE, *adj.* Qui s'oppose aux oreillons. V. *vaccin a.*

ANTI-OXYDANT, ANTE, *adj.* [angl. ***antioxidant***]. Syn. *antioxygène.* Qui s'oppose à l'oxydation. — *s. m.* Médicament doué de cette propriété et qui s'oppose à l'action de certains radicaux libres, p. ex. : les vitamines C et E, la desferoxamine. V. *antiradicalaire.*

ANTI-OXYGÈNE, *adj.* V. *antioxydant.*

ANTIPALUDÉEN, ENNE, ou **ANTIPALUDIQUE**, *adj.* [angl. ***antimalarial***]. Syn. *antimalarique.* Qui s'oppose au paludisme (ou malaria). — *s. m.* Médicament doté de cette propriété. Ce sont essentiellement des schizonticides, quinine et dérivés (chloroquine, amodiaquine, méfloquine). V. *artémisine.*

ANTIPARALLÈLE, *adj.* [angl. ***antiparallel***]. Désigne des molécules disposées l'une à côté de l'autre mais de directions opposées. P. ex. : deux brins d'ADN dont les extrémités 3' et 5' se font face.

ANTIPARASITAIRE, *adj.* [angl. ***antiparasitic***]. Qui s'oppose aux parasites. — *s. m.* Substance douée de cette propriété. — On distingue les antipaludéens, les antiprotozoaires intestinaux, les trypanocides et leishmanicides et enfin les anti-helminthiques.

ANTIPARKINSONIEN, ENNE, *adj.* [angl. ***antiparkinsonian***]. Qui diminue la rigidité ou le tremblement de la maladie de Parkinson. — *s. m.* Médicament possédant ces propriétés. Il en existe deux groupes principaux : les anticholinergiques et les dopaminergiques (et leurs agonistes). V. *amantadine.*

ANTIPELLAGREUSE (vitamine) [angl. ***antipellagra vitamin***]. Syn. *niacine* et désuet, *vitamine* B_3. Vitamine PP (Préventive de la Pellagre) comprenant l'amide nicotinique ou nicotinamide et l'acide nicotique. Elle joue, comme constituant essentiel de la cozymase, un rôle important dans la respiration cellulaire. Présente dans les céréales, le foie et les viandes, sa carence entraîne la pellagre classique ou des formes légères de pellagre, une anorexie, des troubles digestifs (aphtes, glossite), des troubles mentaux, des lésions cutanées, une porphyrinurie. La vitamine PP fait partie du groupe des vitamines B.

ANTIPÉRISTALTIQUE, *adj.* (gr. *anti*, contre ; *péri*, autour ; *stellein*, resserrer) [angl. ***antiperistaltic***]. Se dit des contractions qui se font de bas en haut dans l'intestin et l'estomac.

ANTIPERNICIEUX (principe). V. *Castle (théorie de).*

ANTIPHLOGISTIQUE, *adj.* (gr. *anti*, contre ; *phlos, ogos*, flamme) [angl. ***antiphlogistic***]. Qui combat l'inflammation.

ANTIPHOSPHOLIPIDE, *s. m.* [angl. ***antiphospholipid***]. Anticorps dirigé contre les phospholipides (v. ces termes). Ce sont l'anticardiolipine et l'anticoagulant lupique. — ***syndrome des a. (SAPL)*** [angl. ***antiphospholipid antibody syndrome***]. Syn. *syndrome de l'anticardiolipine.* (G.R. Hugues, 1986). Syndrome reconnu en 1980 par Soulier et Boffa et décrit par R.A. Asherson, défini biologiquement par la positivité de la recherche de l'antiprothrombinase, de la réaction de Wassermann et du VDRL alors que le TPHA est négatif (v. ces termes). Ces anomalies biologiques s'observent isolément (forme primitive) [angl. ***primary antiphospholipid syndrome)*** ou dans le cadre d'un lupus érythémateux disséminé ou d'une maladie analogue, en association avec des thromboses veineuses ou artérielles récidivantes de localisations diverses, des accidents vasculaires cérébraux, des infarctus myocardiques, des avortements répétés, des valvulopathies mitrales et aortiques. V. *Sneddon (syndrome de).*

ANTIPLAQUETTAIRE, *adj.* [angl. ***antiplatelet***]. Qui s'oppose à l'action des plaquettes et en particulier à leur agrégation laquelle provoque la formation d'un thrombus blanc. — *s. m.* [angl. ***antiplatelet agent***]. Substance douée de cette propriété. P. ex. : *aspirine, dipyridamole, ticlopidine, clopidogrel* (deux thiénopyridines antagonistes des récepteurs de l'adénosine diphosphorique ou ADP), *abciximab, eptifibatide, tirofiban.* V. *antiagrégant* et *récepteur plaquettaire glycoprotéique GP IIB/IIIA.*

ANTIPLASMINE, *s. f.* [angl. ***antiplasmin***]. Syn. *antifibrinolysine.* Enzyme sanguine qui, au cours de la coagulation normale, s'oppose à la dissolution du caillot. La fibrine peut gêner cette action. Certaines ***a. tissulaires*** (les inhibiteurs de Künitz, isolé du pancréas et de Frey, isolé des parotides) sont employées en thérapeutique. V. *antifibrinolytique.*

ANTIPNEUMOCOCCIQUE, *adj.* Qui s'oppose à la pneumococcie. V. *vaccin a.*

ANTIPOLYURIQUE (hormone). V. *vasopressine.*

ANTIPROGESTATIF, IVE, *adj.* Qui s'oppose à la gestation. — *s. m.* [angl. ***antiprogesterone compound***]. Substance douée de cette propriété. V. *antiprogestérone* et *mifépristone.*

ANTIPROGESTÉRONE, *adj.* [angl. ***antiprogesterone***]. Qui s'oppose à la progestérone. — *s. m.* Médicament doué de cette propriété. Ce type d'anti-hormone est utilisé dans la contraception post-coïtale et l'interruption de la grossesse. V. *antinidatoire, contragestion, mifépristone* et *progestérone.*

ANTIPROLACTINIQUE, *adj.* Qui s'oppose à l'action de la prolactine.

ANTIPROTÉASE, *s. f.* [angl. ***antiprotease***]. Substance s'opposant à l'action des protéases. Certaines d'entre elles sont prescrites dans le traitement de l'infection par le HIV. V. *antirétroviral.*

ANTIPROTHROMBINASE, *s. f.* [angl. ***antiprothrombinase***]. Anticorps dirigé contre la prothrombinase. V. ce terme, *anticoagulant circulant, anticoagulant lupique* et *antiphospholipide.*

ANTIPRURIGINEUX, EUSE, *adj.* [angl. ***antipruritic***]. Qui s'oppose au prurit. — *s. m.* Médicament doué de cette propriété, utilisé par voie locale ou générale (antihistaminique).

ANTIPSORIQUE, *adj.* (gr. *anti,* contre ; *psôra,* gale). V. *antiscabieux.*

ANTIPSYCHIATRIE, *s. f.* (D. Cooper, 1967) [angl. ***antipsychiatry***]. Doctrine contestataire de la psychiatrie classique, considérant notamment les maladies mentales comme la conséquence de traumas sociaux.

ANTIPSYCHOTIQUE, *adj.* [angl. ***antipsychotic***]. Qui s'oppose aux troubles mentaux. — *s. m.* Médicament qui possède ces propriétés. V. *neuroleptique.*

ANTIPURINE, *s. f.* [angl. ***purine antagonist***]. Substance s'opposant à la synthèse des bases puriques (v. ce terme). Ce sont des antimétaboliques (p. ex. : la mercaptopurine) utilisés comme antimitotiques (v. ce terme).

ANTIPYRÉTIQUE, *adj.* (gr. *anti,* contre ; *puretos,* fièvre) [angl. ***antipyretic***]. Qui combat la fièvre. — *s. m.* Médicament doué de cette propriété. P. ex. : l'aspirine.

ANTIPYRIMIDINE, *s. f.* [angl. ***pyrimidic antagonist***]. Substance s'opposant à la synthèse des bases pyrimidiques (v. ce terme). Ce sont des antimétaboliques (p. ex. : le fluoro-uracile) utilisés comme antimitotiques (v. ce terme).

ANTIRABIQUE, *adj.* (gr. *anti,* contre ; lat. *rabies,* rage) [angl. ***antirabic***]. Qui s'oppose à la rage. V. *sérum a., vaccin a.*

ANTIRACHITIQUE, *adj.* [angl. ***antirachitic***]. Se dit de tout ce qui s'oppose au rachitisme, soit pour le combattre, soit pour le prévenir. V. *vitamine D, calciférol* et *cholécalciférol.*

ANTIRADICALAIRE, *adj.* Qui s'oppose à l'action des radicaux libres. — *s. m.* Substance douée de cette propriété. V. *radical libre* et *antioxydant.*

ANTIRÉNINE, *s. f.* [angl. ***antirenin***]. Anticorps apparaissant, chez l'animal, à la suite d'injections répétées de rénine (v. ce terme) provenant d'un animal d'une autre espèce. Il peut remédier à certaines hypertensions artérielles expérimentales d'origine rénale.

ANTIRÉTROVIRAL, ALE, *adj.* [angl. ***antiretroviral***]. Qui s'oppose aux rétrovirus. — *s. m.* Substance douée de cette propriété. Les *a.* sont prescrits dans l'infection à VIH. Ce sont soit des *inhibiteurs de la transcriptase inverse* nucléosidiques ou non (p. ex. : l'azidothymidine ou zidovudine, la didéoxynosine ou didanosine, la didéoxycytidine ou zalcitabine, la lamivudine, la stavudine, etc.), soit des *inhibiteurs de protéases* ou *antiprotéases* (indinavir, saquinavir, ritonavir, etc.).

ANTIROUGEOLEUX, EUSE, *adj.* Syn. *antimorbilleux.* Qui s'oppose à la rougeole. V. *vaccin a.*

ANTIRUBÉOLEUX, EUSE, *adj.* Qui s'oppose à la rubéole. V. *vaccin a.*

ANTISCABIEUX, EUSE, *adj.* (gr. *anti,* contre ; lat. *scabies,* gale) [angl. ***acaricide***]. Syn. *antipsorique.* Qui s'oppose à la gale. — *s. m.* Médicament doué de cette propriété.

ANTISCORBUTIQUE, *adj.* et *s. m.* [angl. ***antiscorbutic***]. Qui combat le scorbut. — ***vitamine a.*** V. *ascorbique (acide).*

ANTISENS, *s. m.* [angl. ***antisense***]. Syn. *oligonucléotide antisens.* Oligonucléotide complémentaire d'un ARN messager, inhibant l'action de ce dernier et bloquant par conséquent la synthèse protéique. V. *ribonucléique (acide).*

ANTISEPSIE, *s. f.* (gr. *anti,* contre ; *sêptikos,* putréfié) [angl. ***antisepsis***]. Méthode qui consiste à combattre ou prévenir les maladies septiques ou infectieuses, d'ordre médical aussi bien que chirurgical, en détruisant systématiquement les bactéries ou virus qui en sont la cause.

ANTISEPTIQUE, *adj.* (gr. *anti,* contre ; *sêptikos,* putréfié) [angl. ***antiseptic***]. Qui détruit les microbes et empêche leur développement. — *s. m.* Substance jouissant de cette propriété et que l'on utilise au niveau des tissus *vivants.* — ***a. intestinal.*** Antibactérien administré par voie orale, ayant une action locale dans le tube digestif où il n'est pratiquement pas absorbé. V. *désinfectant* et *antibiotique.*

ANTISÉRUM, *s. m.* [angl. ***antiserum***]. Syn. *sérum précipitant.* Sérum d'un animal préparé par l'injection d'antigène étranger (hétéro- ou iso-antigène) et qui a élaboré des anticorps actifs contre cet antigène. V. *précipitine.*

ANTISOMMEILLEUX, EUSE, *adj.* Qui est destiné à lutter contre la maladie du sommeil.

ANTISPASMODIQUE, *adj.* et *s. m.* (gr. *anti,* contre ; *spaô,* je contracte) [angl. ***antispastic, antispasmodic***]. Syn. *antispastique, spasmolytique.* Médicament destiné à combattre l'état spasmodique, c'est-à-dire les contractures, crampes et convulsions.

ANTISPASTIQUE, *adj.* V. *antispasmodique.*

ANTISTREPTOKINASE (ASK), *s. f.* [angl. ***antistreptokinase***]. Substance inhibant l'action de la streptokinase (v. ce terme).

ANTISTREPTOLYSINE O (ASL O), *s. f.* [angl. ***antistreptolysin O***]. Anticorps neutralisant la streptolysine O. Il apparaît dans le sérum au cours des infections à streptocoques hémolytiques A, C ou G et au cours du rhumatisme articulaire aigu ; sa recherche aide au diagnostic des formes atypiques de cette dernière maladie. On ne considère comme pathologiques que des taux d'*a.* excédant 200 unités par mL de sérum.

ANTISUDORAL, ALE, *adj.* et *s. m.* (gr. *anti* ; lat. *sudor,* sueur) [angl. ***antisudoral***]. Qui lutte contre la production de la sueur.

ANTISULFAMIDE, *adj.* et *s. m.* Substance qui s'oppose à l'action bactériostatique des sulfamides. La plus importante serait l'acide para-aminobenzoïque, facteur essentiel du métabolisme bactérien. V. *Woods (phénomène de)* et *para-aminobenzoïque (acide).*

ANTISYPHILITIQUE, *adj.* [angl. ***antisyphilitic***]. Syn. désuet *antiluétique.* Qui s'oppose à la syphilis. — *s. m.* Médicament doué de cette propriété. Il s'agit essentiellement de la pénicilline. Le cyanure de mercure, l'arsenic, le bismuth et la malariathérapie sont abandonnés.

ANTITACHYCARDIQUE, *adj.* Qui s'oppose à la tachycardie. V. *stimulateur cardiaque* et *antiarythmique.*

ANTITÉTANIQUE, *adj.* [angl. ***antitetanic***]. Qui s'oppose à la tétanie ou au tétanos. V. *sérum a.* et *vaccin a.*

ANTITHERMIQUE, *adj.* et *s. m.* (gr. *anti,* contre ; *thermê,* chaleur) [angl. ***antithermic***]. Qui abaisse la température ou s'oppose à la production de chaleur.

ANTITHROMBINE, *s. f.* **(AT)** [angl. ***antithrombin***]. Nom générique des substances s'opposant à la thrombine (v. ce terme). On distingue — 1° les *a.* naturelles dont la mieux étudiée est l'*a. III,* glycoprotéine synthétisée par le foie, migrant avec les α_2 globulines, neutralisant les protéases sériques dont la thrombine et d'autres facteurs de la coagulation (tels les IXa, Xa, XIa, XIIa) et qui présente une forte affinité pour l'héparine, agissant en tant que cofacteur de cet anticoagulant. — L'*a. I* est la fibrine, capable par adsorption de fixer des quantités importantes de thrombine. — L'*a. II.* est une albumine plasmatique agissant en tant que cofacteur de l'héparine. — L'*a. IV* serait voisine de l'*a. III.* — L'*a. V* serait une *a.* pathologique. — L' *a. VI* est un produit des réactions fibrinolytiques qui se développent après la formation de la fibrine. V. *fibrine (produits de dégradation de la)* et *serpine.* — 2° Parmi les *a.* artificielles (médicamenteuses), on distingue les *inhibiteurs indirects* de la thrombine (héparines et héparinoïdes) dont l'action dépend de la présence d'*a. III,* contrairement aux *inhibiteurs directs* de la thrombine tels l'hirudine et ses dérivés.

ANTITHROMBOPLASTINOGÈNE, *s. m.* [angl. ***antithromboplastinogen***]. Anticorps anticoagulant apparaissant exceptionnellement chez un hémophile à la suite de nombreuses transfusions de sang ou de plasma. Il empêche l'action du thromboplastinogène du sang transfusé. V. *anticoagulant circulant.*

ANTITHROMBOTIQUE, *adj.* [angl. ***antithrombotic***]. Qui s'oppose à la thrombose. — *s. m.* Médicament doué de cette propriété, tels les anticoagulants oraux, les antithrombines indirectes et directes ainsi que les antiplaquettaires (v. ce terme). V. *anti Xa.*

ANTITHYROÏDIEN, IENNE, *adj.* [angl. ***antithyroid***]. Syn. *thyréostatique.* Qui s'oppose à l'action du corps thyroïde. — *s. m.* Substance qui empêche la formation des hormones thyroïdiennes.

ANTITOXINE, *s. f.* (von Behring, 1890) (gr. *anti*, contre ; *toxikon*, poison) [angl. ***antitoxin***]. Substance (anticorps) produite par l'organisme pour combattre les effets d'une toxine. Elle devient de plus en plus abondante à mesure que l'immunité devient plus forte ; on la trouve dans le sérum.

ANTITOXIQUE, *adj.* [angl. ***antitoxic***]. Qui agit contre une toxine. — *sérum a.* V. *sérum.* — *unité a.* (Ehrlich) [angl. ***antitoxic unit***]. « Dose de sérum capable de protéger contre 100 doses mortelles de toxine, la dose mortelle étant de 0,1 mL » (Dopter et Sacquépée).

ANTITRAGUS, *s. m.* (gr. *anti*, contre ; *tragos*, bouc) [TA et angl. ***antitragus***]. Saillie de la face latérale de l'auricule, continuant vers le bas l'anthélix, située en face et en arrière du tragus dont elle est séparée par l'incisure intertragique • 👁 **auricule** •.

ANTITUBERCULEUX, EUSE, *adj.* et *s. m.* [angl. ***antituberculous***]. Qui s'oppose au développement de la tuberculose. Vaccination *a.* V. *BCG.* — Famille d'antibiotiques (v. ce terme) ayant en commun leur activité contre le bacille de la tuberculose, mais différents par leur composition et leur mode d'action. Les principaux sont l'isoniazide, la rifampicine, l'éthambutol, le pyrazinamide, l'éthionamide et le premier connu, un aminoside, la streptomycine.

ANTITUMORAL, ALE, *adj.* Qui s'oppose aux tumeurs. — *s. m.* Médicament doué de cette propriété. V. *antimitotique.*

ANTITUSSIF, IVE, *adj.* (gr. *anti*, contre ; lat. *tussis*, toux) [angl. ***antitussive***]. Syn. *béchique.* Qui s'oppose à la toux. — *s. m.* Médicament sédatif de la toux.

ANTITYPHOÏDIQUE, *adj.* [angl. ***antityphoid***]. Qui s'oppose à la fièvre thyphoïde. V. *vaccin a.*

ANTIULCÉREUX, EUSE, *adj.* [angl. ***antiulcerative***]. Qui s'oppose à l'ulcère (en général, sous-entendu gastro-duodénal). — *s. m.* Médicament doué de cette propriété, p. ex. les anti-acides, dont les représentants les plus récents sont les antihistaminiques H2 et les inhibiteurs de la pompe à protons. V. ce terme et *récepteur histaminique.*

ANTIVARICELLEUX, EUSE, *adj.* Qui s'oppose à la varicelle. V. *vaccin a.*

ANTIVENIMEUX (sérum) [angl. ***antivenomous serum***]. Sérum provenant de chevaux hyperimmunisés contre le venin de serpents de certaines régions (en France : vipères), utilisé pour l'immunisation passive spécifique.

ANTIVIRAL, ALE, *adj.* [angl. ***antiviral***]. Qui s'oppose aux virus. — *s. m.* Substance douée de cette propriété. On distingue les agents *virulicides* (antiseptiques et désinfectants : eau de Javel, etc.) et *virustatiques,* inhibant la multiplication virale. P. ex. : l'amantadine, l'acyclovir, l'interféron, le ganciclovir, le foscarnet, la vidarabine et les antirétroviraux (v. ce terme).

ANTIVITAMINE, *s. f.* [angl. ***antivitamin***]. Substance capable d'inhiber des doses proportionnelles de vitamine. V. *antifolique* et *antivitamine K.*

ANTIVITAMINE K (AVK) [angl. ***oral anticoagulant***]. Substance anticoagulante active par voie buccale, antagoniste de la vitamine K. Elle empêche la formation, dans le foie, d'enzymes nécessaires à la coagulation sanguine et dont la synthèse dépend de la vitamine K. Ces enzymes sont les facteurs II (prothrombine), VII (proconvertine), IX (facteur antihémophilique B), X (facteur Stuart) : elles deviennent des protéines inefficaces, les PIVKA (en angl. ***protein induced by vitamin K antagonists***). Les antivitamines K, utilisées en clinique, agissent lentement et de manière prolongée ; leur action est nulle sur les plaquettes et les facteurs plasmatiques de contact. V. *anticoagulant, vitamine K* et *PPSB.*

ANTI-Xa, *adj.* [angl. ***anti Xa***]. Qui s'oppose au facteur de coagulation Xa (v. *facteur Stuart*). — *s. m.* Substance douée de cette activité qui est *antithrombotique* (v. ce terme). Ce sont p. ex. les *héparines fractionnées* (dites aussi de bas poids moléculaire) utilisées en thérapeutique et le peptide anticoagulant de la tique, extrait d'*Ornithodoros moubata* (TAP) ou recombinant (rTAP). — Les héparines fractionnées sont prescrites en *unités internationales (UI) anti-Xa.* — ***activité anti-Xa*** *(dosage de l').* Test biologique permettant de régler un traitement antithrombotique par les héparines fractionnées. Cette activité doit être habituellement comprise entre 0,50 et 1 UI/mL de plasma pour un traitement curatif. (Une telle surveillance est inutile en cas de traitement préventif).

ANTIXÉNIQUE, *adj.* (gr. *anti*, contre ; *xénos*, étranger) [angl. ***antixenic***]. Qui s'oppose à des substances étrangères.

ANTIXÉROPHTALMIQUE, *adj.* (gr. *anti*, contre ; *xéros*, sec ; *ophthalmos*, œil) [angl. ***antixerophthalmic***]. Qui s'oppose à la xérophtalmie. — ***vitamine a.*** V. *axérophtol.*

ANTLEY-BIXLER (syndrome d') (A. Ray, amér. ; B. David, amér., 1975) [angl. ***Antley-Bixler syndrome***]. Ensemble de malformations complexes à transmission autosomique récessive, comprenant notamment des craniosténoses, une hypoplasie de l'étage moyen de la face, des fractures et des déformations multiples des extrémités des membres.

ANTON-BABINSKI (syndrome d') (A. Gabriel, all., 1898 ; B., 1914) [angl. ***Anton's syndrome***]. Perte de la conscience d'une moitié du corps paralysé et insensible ; le malade méconnaît son hémiplégie gauche, qui lui est indifférente. Ce trouble est lié à une lésion corticale du lobe pariétal droit ; il s'accompagne parfois d'une hémianopsie. V. *pariétal (syndrome), anosognosie, anosodiaphorie* et *hémiasomatognosie.*

ANTONOMASIE, *s. f.* (Luys) (gr. *antonomasia*, expression contraire à l'idée). Variété d'aphasie dans laquelle l'oubli des mots porte plus spécialement sur les substantifs.

ANTONYME, *s. m.* (gr. *anti*, contre ; *onoma*, nom) [angl. ***antonym***]. Mot de signification opposée, contraire à celle d'un autre. P. ex. : l'antonyme d'« antonyme » est « synonyme ».

ANTRECTOMIE, *s. f.* (lat. *antrum*, cavité ; gr. *ektomê*, ablation) [angl. ***antrectomy***]. Syn. *antro-pylorectomie.* Résection de l'antre du pylore, c'est-à-dire de la portion horizontale de l'estomac précédant le pylore. V. *Péan (opération de), 1°.*

ANTRITE, *s. f.* [angl. ***antritis***]. Inflammation de l'antre mastoïdien, survenant au cours d'une otite moyenne. — Inflammation de l'antre du pylore.

ANTRO-ATTICOTOMIE, *s. f.* V. *attico-antrotomie.*

ANTRODUODÉNOSTOMIE, *s. f.* [angl. ***antroduodenostomy***]. Opération qui consiste à mettre en communication l'antre pylorique et la 2ᵉ portion du duodénum ; elle a été proposée en cas d'ulcère du bulbe duodénal.

ANTROMASTOÏDITE, *s. f.* [angl. ***antromastoiditis***]. Inflammation de l'antre et de la mastoïde, succédant presque toujours à une otite moyenne.

ANTROPYLORECTOMIE, *s. f.* V. *antrectomie.*

ANTROPYLORITE, *s. f.* Inflammation de l'antre du pylore.

ANTROSALPINGITE, *s. f.* (lat. *antrum*, cavité ; gr. *salpinx*, trompe ; suffixe — *ite* désignant l'inflammation) [angl. ***otitis sclerotica***]. Syn. *otite sèche sclérémateuse* (Duplay). Otite moyenne chronique survenant chez les arthritiques, caractérisée par un processus scléreux qui prend naissance dans la cavité de la caisse, gagne ensuite le labyrinthe et aboutit à la surdité.

ANTROTOMIE, *s. f.* (lat. *antrum*, cavité ; gr. *tomê*, section) [angl. ***antrotomy***]. Trépanation de l'apophyse mastoïde donnant accès à l'*antre mastoïdien* (cavité creusée dans l'épaisseur de l'apophyse et communiquant avec l'oreille moyenne).

ANURIE, *s. f.* (gr. *an-* priv. ; *ouron*, urine) [angl. ***anuria***]. Absence d'urine dans la vessie. Elle est due à l'arrêt de la sécrétion rénale *(anurie vraie* ou *sécrétoire)* ou à un obstacle au cours de l'urine entre le rein et la vessie *(fausse anurie* ou *a. excrétoire).*

ANUS, *s. m.* (du lat. *anus*) [TA et angl. ***anus***]. Orifice terminal du tube digestif • 👁 **génital, périnée** •.

ANUS ARTIFICIEL [angl. ***artificial anus***]. Orifice anormal pratiqué sur l'intestin, généralement sur le gros intestin (v. *colostomie*), au niveau des téguments de l'abdomen, permettant une dérivation totale des matières et intéressant la paroi d'une anse de telle sorte que les deux bouts d'intestin, séparés par une sorte d'éperon, s'ouvrent à la peau.

ANUS CONTRE NATURE [angl. ***preternatural anus***]. Ouverture anormale de l'intestin, siégeant en un point différent de l'anus ordinaire et livrant continuellement passage à la plus grande partie ou à la totalité des matières (ce qui la distingue de la fistule stercorale) ; elle peut être congénitale, spontanée, chirurgicale (c'est un anus artificiel) ou accidentelle.

ANUSCOPE, *s. m.* (lat. *anus* ; gr. *skopein*, voir) [angl. ***proctoscope***]. Petit spéculum tubulaire destiné à l'examen du canal anal et de la partie inférieure du rectum.

ANXIÉTÉ, *s. f.* (gr. *ankhô*, j'étrangle) [angl. ***anxiety***]. Sentiment d'un danger imminent et indéterminé s'accompagnant d'un état de malaise, d'agitation, de désarroi et d'anéantissement devant ce danger. Dans les formes sévères, les réactions neurovégétatives caractéristiques de l'angoisse s'y ajoutent (v. *angoisse*). — L'inquiétude, l'anxiété et l'angoisse sont trois degrés d'un même état (Littré). — ***a. paroxystique pure*** (Brissaud, 1890). Variété d'angoisse essentielle attribuée à un trouble passager de l'irrigation bulbaire. Elle survient à l'improviste, surtout la nuit, s'accompagne de tremblements, de sueurs froides, de pâleur livide et rappelle à la fois l'angine de poitrine et l'asthme. — ***a. vestibulaire.*** *A.* provoquée, chez les malades atteints d'altérations vestibulaires, par l'importance des troubles de leur équilibre.

ANXIEUX, EUSE, *adj.* [angl. ***anxious***]. Qui s'accompagne d'anxiété. P. ex. : *agitation anxieuse, états anxieux.*

ANXIOGÈNE, *adj.* (anxiété ; gr. *gennan*, engendrer). Qui provoque l'anxiété ou l'angoisse.

ANXIOLYTIQUE, *adj.* (anxiété ; gr. *lutikos*, qui dissout) [angl. ***anxiolytic***]. Syn. *tranquillisant.* Qui apaise l'anxiété ou l'angoisse. — *s. m.* Médicament possédant cette propriété, p. ex. : les *benzodiazépines* (v. ce terme), les barbituriques, le méprobamate et certains antihistaminiques. V. *neuroleptique.*

AOO. Code international d'un stimulateur cardiaque monochambre atrial asynchrone. V. *stimulateurs cardiaques (code des).*

AORTE, *s. f.* (gr. *aortê*) [lat., TA et angl. ***aorta***]. Artère principale du corps, issue du ventricule gauche, irriguant la totalité de l'organisme à l'exclusion de la circulation fonctionnelle des poumons. V. *coarctation, crosse aortique (syndrome de la)* et *dissection aortique* • 👁 **artère, cardionecteur, carotide, dissection aortique, rein, surrénale** •.

AORTE À CHEVAL ou **AORTE BIVENTRICULAIRE** [angl. ***overriding aorta***]. V. *dextroposition de l'aorte.*

AORTE À DROITE [angl. ***right aortic arch***]. Malformation de la crosse aortique qui est constituée par le 4e arc aortique droit (elle dérive normalement du 4e arc gauche). La crosse est située à droite de la trachée ; l'aorte descendante se trouve généralement à gauche, après être passée en arrière de l'œsophage.

AORTE PLICATURÉE [angl. ***kinking of the aorta, buckling of the aorta*** (*kink :* coque d'un nœud ; *buckle,* boucle)]. Syn. *pseudo-coarctation.* Anomalie de l'aorte thoracique dont l'isthme est attiré en avant par un ligament artériel court. Au-dessus et en dessous de cette plicature, l'aorte, parfois élargie, décrit une sinuosité à convexité postérieure, une boucle, une « coque » qui donne sur les radiographies une image qui rappelle celle de la coarctation aortique. Cette anomalie n'entraîne aucune perturbation hémodynamique.

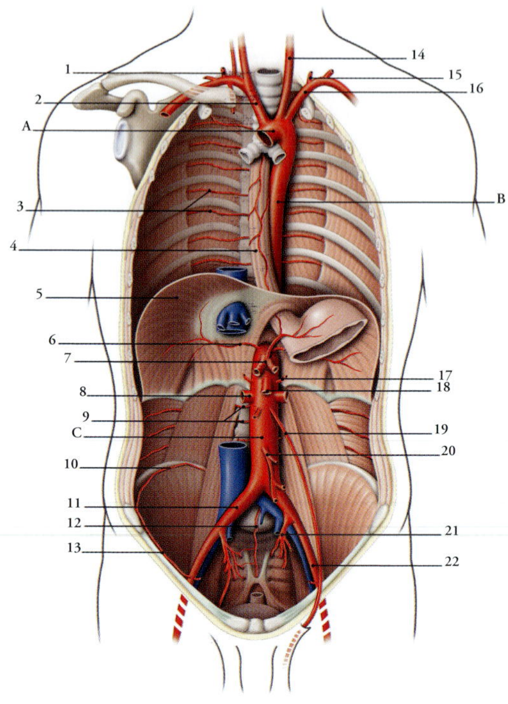

Aorte et ses principales branches.
Vue antérieure

A. arc aortique
B. aorte thoracique
C. aorte abdominale
1. tronc thyro-cervical
2. artère brachio-céphalique
3. artères intercostales
4. œsophage thoracique
5. diaphragme
6. artère phrénique inférieure
7. tronc cœliaque
8. artère rénale droite
9. artères lombaires
10. branche iliaque
11. artère iliaque commune droite
12. artère sacrale médiane
13. artère circonflexe iliaque profonde
14. artère carotide commune gauche
15. artère vertébrale gauche
16. artère subclavière gauche
17. artère surrénale moyenne gauche
18. artère mésentérique supérieure
19. artère testiculaire gauche
20. artère mésentérique inférieure
21. artère iliaque interne gauche
22. artère iliaque externe gauche

AORTECTOMIE, *s. f.* (aorte ; gr. *ektomê*, ablation) [angl. ***aortectomy***]. Ablation d'une partie de l'aorte.

AORTIQUE, *adj.* [angl. ***aortic***]. Qui a rapport à l'aorte ou aux valvules situées à son orifice. — ***insuffisance a., rétrécissement a.*** V. ces termes.

AORTITE, *s. f.* [angl. ***aortitis***]. Inflammation des tuniques de l'aorte.

AORTO-ARTÉRIOGRAPHIE, *s. f.* [angl. ***aorto-arteriography***]. Radiographie de l'aorte et de ses branches après injection, dans l'appareil circulatoire, d'un liquide opaque aux rayons X. V. *aortographie.*

AORTO-ARTÉRITE NON SPÉCIFIQUE. V. *Takayashu (maladie ou syndrome de).*

AORTOGRAPHIE, *s. f.* (Castellanos, Pereiras et Garcia, 1938) (gr. *aortê*, aorte ; *graphê*, écriture) [angl. ***aortography***]. Syn. *aorto-artériographie.* Radiographie de l'aorte après injection dans le vaisseau d'un liquide opaque aux rayons X.

AORTOMYOPLASTIE, *s. f.* (Chachques J. C. et Carpentier A. à Paris, 1992) (aorte ; gr. *mus*, muscle ; *plassein*, former) [angl. ***aortomyoplasty***]. Intervention chirurgicale consistant à enrober l'aorte ascendante ou descendante avec le muscle grand dorsal dont l'électrostimulation permet la contraction en diastole, ce qui réalise une assistance circulatoire par contrepulsion aortique chronique chez les insuffisants cardiaques sévères. V. *cardiomyoplastie.*

AORTOPLASTIE, *s. f.* (aorte ; gr. *plassein*, former) [angl. ***aortoplasty***]. Angioplastie (v. ce terme) aortique. V. *isthmoplastie.*

AORTOTOMIE, *s. f.* (aorte ; gr. *tomê*, section) [angl. ***aortotomy***]. Ouverture chirurgicale de l'aorte.

AOÛTAT, *s. m.* V. *rouget.*

AP. 1° Abréviation d'*Assistance publique* (v. ce terme et *AP-HP*) — 2° V. *P (composant amyloïde).*

APACHE (W. Knauss, 1985). Abréviation de l'angl. ***Acute Physiology And Chronic Health Evaluation.*** Système d'évaluation (dont il existe plusieurs générations, brevetées ou non) de la sévérité du pronostic des malades admis dans les services de réanimation. Il est basé sur des indices de gravité dépendant de l'état de santé antérieur, de l'âge et des constatations actuelles cliniques et biologiques.

APALLIQUE (syndrome) (Kretschmer, 1940) (lat. *a-* priv. ; *pallium*, manteau). Suppression des fonctions du cortex cérébral d'origine traumatique (le plus souvent) ou infectieuse ; elle se traduit par un coma vigil avec hypertonie, réflexes primitifs et absence de mouvements spontanés : c'est la *rigidité de décortication* (v. ce terme).

APAREUNIE, *s. f.* (gr. *a-* priv. ; *pareunos*, compagnon de lit) [angl. ***apareunia***]. Impossibilité totale de copulation par malformation des organes génitaux féminins.

APATHIE, *s. f.* (gr. *a-*, priv. ; *pathos*, affection) [angl. ***apathy***]. Absence ou baisse de l'affectivité avec indifférence, absence de réaction aux stimulations psychiques et inertie physique. Elle peut être constitutionnelle ou acquise et de cause variable : hypothyroïdie, hypertension intracrânienne, démence, p. ex.

APATITE, *s. f.* (gr. *apataô*, je trompe) [angl. ***apatite***]. Phosphate de calcium de formule générale $Ca_5(PO_4)3X$. X peut être — simultanément — le chlore, le fluor et le radical hydroxyle (OH). Lorsque l'un de ces éléments est largement majoritaire, on parle respectivement de chlorapatite, de fluorapatite et d'hydroxyapatite. Largement répandue dans les sols, l'apatite y assure la présence de phosphore. V. *hydroxyapatite.*

APC (virus). V. *adénovirus.*

APECED (syndrome) (angl. *Autoimmune PolyEndocrinopathy Candidiasis Ectodermal Dystrophy*) [angl. ***APECED syndrome***]. Association d'une candidose cutanéo-muqueuse, d'une hypoparathyroïdie et d'une maladie d'Addison accompagnée d'anticorps antisurrénaux. Cette affection génétique rare fait partie des polyendocrinopathies auto-immunes. V. ce terme.

APEPSIE, *s. f.* (Hayem) (gr. *a-* priv. ; *pepsis*, digestion) [angl. ***apepsia***]. Trouble du processus chimique de la digestion, caractérisé par la disparition de la réaction fermentative du suc gastrique.

APÉRISTALTISME, *s. m.* [angl. ***aperistalsis***]. Absence du péristaltisme d'une partie ou de la totalité de l'intestin.

APERT (maladie d') (A. Eugène, fr., 1868-1940) [angl. ***Apert's syndrome***]. V. *acrocéphalo-syndactylie.*

APERT (syndromes d') [angl. ***Apert's syndromes***]. — 1° V. *acrocéphalo-syndactylie.* — 2° Déformation congénitale de la cage thoracique en forme d'entonnoirs situés de chaque côté du sternum, coïncidant avec un souffle systolique au foyer pulmonaire et d'excellent pronostic.

APERT ET CROUZON (syndrome d'). V. *dyscéphalo-syndactylie.*

APERT ET GALLAIS (syndrome d') (A. Eugène, fr., 1910-12). V. *génito-surrénal (syndrome).*

APESANTEUR, *s. f.* V. *agravité.*

APEX, *s. m.* (en lat. sommet) [angl. ***apex***]. Extrémité pointue d'un organe conique ou pyramidal (poumon, cœur, etc.).

APEX ORBITAIRE (syndrome de l') (Rollet, 1927) [angl. ***orbital apex syndrome***]. Syn. *syndrome de Rollet.* Ensemble de symptômes caractérisé par un syndrome de la fente sphénoïdale (v. ce terme) associé à l'atteinte du nerf optique. Il en résulte, outre l'ophtalmoplégie et l'anesthésie dans le domaine du nerf ophtalmique, une atrophie optique aboutissant à la cécité unilatérale complète.

APEXCARDIOGRAMME, *s. m.* V. *apexogramme.*

APEXIEN, ENNE, *adj.* (lat. *apex*, sommet) [angl. ***apical***]. Syn. *apical.* Qui a rapport à l'extrémité d'un organe de forme conique.

APEXITE, *s. f.* (lat. *apex*, sommet ; suffixe *ite* désignant l'inflammation) [angl. ***apicitis***]. Pétrosite limitée à la pointe du rocher. — Ce mot pourrait désigner une inflammation localisée au sommet ou à la pointe d'un organe plus ou moins conique comme le poumon.

APEXO-AXILLAIRE, *adj.* Se dit d'un souffle ou d'un roulement entendu à la pointe du cœur et irradiant vers l'aisselle.

APEXOCARDIOGRAMME, *s. m.* (lat. *apex*, sommet ; gr. *kardia*, cœur ; *gramma*, écrit). V. *apexogramme.*

APEXOGRAMME, *s. m.* (Chauveau et Marey, 1861) (lat. *apex* ; gr. *gramma*, écrit) [angl. ***apexcardiogram***]. Syn. *apexocardiogramme, apexcardiogramme, cardiogramme, cardiogramme apexien.* Courbe obtenue par l'enregistrement graphique du choc de la pointe du cœur à travers la paroi thoracique. L'intérêt clinique de cet examen a disparu depuis l'avènement de l'échocardiographie.

APGAR (indice d') (A. Virginia ; amér., 1953) [angl. ***Apgar's score***]. Chiffre permettant d'apprécier l'état de santé d'un nouveau-né, calculé dans les minutes qui suivent la naissance, en faisant intervenir la fréquence cardiaque, la respiration, la coloration de la peau, le tonus musculaire et la réaction à l'excitation des téguments. Chacun de ces éléments est affecté d'un coefficient de 0 à 2 : un total de 10 indique un état excellent ; un chiffre inférieur à 7, un état anormal.

APHAGIE, *s. f.* (gr. *a* privatif ; *phagein*, manger) [angl. ***aphagia***]. Impossibilité de manger ou d'avaler. Forme extrême de la dysphagie.

APHAKIE, *s. f.* (gr. *a-* priv. ; *phakos*, lentille) [angl. ***aphakia***]. Absence de cristallin, d'origine traumatique ou opératoire.

APHAQUE, *adj.* (gr. *a-* priv. ; *phakos*, lentille) [angl. ***aphakial***]. Se dit de l'œil privé de cristallin. — *s. m.* ou *f.* Sujet dont l'œil est privé de cristallin. V. *phaque.*

APHASIE, *s. f.* (gr. *a-* priv. ; *phasis*, parole) [angl. ***aphasia***]. Pour Trousseau, qui a créé ce terme en 1864, c'était l'impossibilité de traduire la pensée par des mots, malgré l'intégrité fonctionnelle de la langue et du larynx. — Depuis, le sens de ce terme a été étendu ; il signifie maintenant le défaut d'adaptation du mot à l'idée, qu'il s'agisse d'une idée à transmettre *(aphasie motrice)* ou d'une idée à recevoir *(aphasie sensorielle).* D'une façon encore plus générale, l'*aphasie* est la perte de la mémoire des signes au moyen desquels l'homme échange ses idées avec ses semblables.

APHASIE AMNÉSIQUE (Pitres) [angl. ***amnesic aphasia***]. Léger degré de l'aphasie de Wernicke qui se limite à l'oubli plus ou moins marqué des substantifs.

APHASIE DE BROCA [angl. ***Broca's aphasia***]. Variété d'aphasie caractérisée essentiellement par la perte de l'expression motrice du langage (anarthrie, agraphie) avec atteinte modérée de la compréhension de la parole et de la lecture. Elle est souvent associée à des troubles intellectuels et à l'hémiplégie. Elle est due à une lésion siégeant dans les territoires, superficiel et profond, de l'artère sylvienne. Ce terme est pour beaucoup synonyme d'*aphasie motrice.*

APHASIE DE CONDUCTIBILITÉ. V. *aphasie de Wernicke.*

APHASIE DE CONDUCTION [angl. ***conduction aphasia***]. Aphasie caractérisée *anatomiquement* par une lésion des voies de communication entre les aires de Broca et de Wernicke et *cliniquement* par une paraphasie avec impossibilité de répétition des mots. V. *aphasie sous-corticale* et *aphasie transcorticale.*

APHASIE CONGÉNITALE. V. *audimutité.*

APHASIE D'ÉVOLUTION. V. *audimutité.*

APHASIE D'EXPRESSION (Déjerine, 1914). V. *aphasie de Broca.*

APHASIE D'INTÉGRATION. V. *audimutité.*

APHASIE LÉTHOLOGIQUE. V. *léthologique.*

APHASIE MOTRICE (Wernicke, 1874) [angl. ***motor aphasia***]. Impossibilité d'exprimer la pensée par la parole (*aphémie* ou *aphasie motrice vocale*), le chant (*amusie motrice*), l'écriture (*agraphie* ou *aphasie motrice graphique*) ou les gestes (*amimie motrice*) (v. ces termes). L'*a. m.* est rarement pure et se complique le plus souvent de troubles de la compréhension du langage, constituant alors l'aphasie de Broca (v. ce terme). V. *amnésie phonocinétique.* — ***a. m. d'évolution.*** V. *audimutité.* — ***a. m. sous corticale.*** V. *anarthrie.*

APHASIE NOMINALE (Head) [angl. ***nominal aphasia***]. Variété d'aphasie caractérisée par un défaut de compréhension et d'usage des mots (mot employé pour un autre).

APHASIE OPTIQUE (Freund, 1888) [angl. ***optic aphasia***]. Trouble du langage observé chez des aphasiques sensoriels ; le malade ne peut nommer un objet soumis à son seul examen visuel, bien qu'il le reconnaisse ; il prononce immédiatement son nom s'il le palpe, le goûte, le flaire. Elle s'accompagne souvent de *cécité psychique.*

APHASIE PROGRESSIVE PRIMAIRE. V. *Mesulam (syndrome de).*

APHASIE DE RÉCEPTION. V. *audimutité.*

APHASIE SÉMANTIQUE (Head, 1926) [angl. ***semantic aphasia***]. Variété d'aphasie caractérisée par l'impossibilité d'adapter le mot au sens général de la phrase. Certains en font un synonyme d'*anomie.*

APHASIE SENSORIELLE (Wernicke, 1874) [angl. ***sensory aphasia***]. Impossibilité de comprendre les sons émis (*surdité verbale, surdité musicale, amusie réceptive*), les signes écrits (*cécité verbale* et *musicale*) ou les gestes (*amimie réceptive*) (v. ces mots). — L'*a. s.* est rarement pure et se complique le plus souvent de troubles du langage parlé, constituant alors l'aphasie de Wernicke. V. *aphasie de Wernicke.*

APHASIE SOUS-CORTICALE [angl. ***subcortical aphasia***]. Aphasie consécutive à une lésion située au-dessous de l'écorce cérébrale. V. *aphasie de conduction.*

APHASIE SYNTACTIQUE (Head). V. *agrammatisme, 2°.*

APHASIE TOTALE [angl. ***total aphasia***]. Association de l'aphasie de Wernicke avec celle de Broca.

APHASIE TRANSCORTICALE (Wernicke, 1874 ; Lichtheim, 1885) [angl. ***transcortical aphasia***]. Variété d'aphasie caractérisée *anatomiquement* par une lésion des voies de communication entre les aires corticales frontale de Broca et temporale de Wernicke (v. *aphasie de conduction*) mais *cliniquement* par la possibilité de répéter normalement les mots.

APHASIE VERBALE (Head, 1926) [angl. ***verbal aphasia***]. Variété d'aphasie caractérisée par l'impossibilité de formuler les mots, oralement ou par écrit. C'est un synonyme d'*aphasie motrice.*

APHASIE DE WERNICKE [angl. ***Wernicke's aphasia***]. Syn. *aphasie de conductibilité.* Variété d'aphasie caractérisée essentiellement par des troubles sensoriels ou de compréhension du langage (surdité et cécité verbales) entraînant secondairement des troubles de la parole : le malade parle, mais mal (paraphrasie, jargonaphasie). Elle est souvent associée à de gros troubles intellectuels et à une hémianopsie. Elle est due à une lésion de la région temporo-pariétale gauche.

APHÉMIE, *s. f.* (Broca, 1861) (gr. *a-* priv. ; *phêmi*, je parle) [angl. ***aphemia***]. Syn. *alalie, aphasie motrice vocale, aphrasie, logoplégie.* Impossibilité d'exprimer les idées et les sentiments en se servant de la parole.

APHÉRÈSE, *s. f.* (gr. *aphaïrésis*, suppression). Syn. *hémaphérèse.* V. ce terme, *leucaphérèse* et *donneur.*

APHLEGMASIQUE, *adj.* (gr. *a-* priv. ; *phlegmasia* de *phlegô*, je brûle). Non inflammatoire.

APHONIE, *s. f.* (gr. *a-* priv. ; *phônê*, voix) [angl. ***aphonia***]. Perte plus ou moins complète de la voix, causée par une lésion ou une paralysie de l'organe de la phonation.

APHOSPHATASIE, *s. f.* (Rathbun et Sobel) [angl. ***aphosphatasia***]. Affection congénitale très rare caractérisée par une absence de phosphatase alcaline. Elle se traduit par un rachitisme ou une ostéomalacie vitamino-résistants avec insuffisance rénale et néphrocalcinose d'évolution mortelle.

AP-HP. Abréviation d'*Assistance publique — Hôpitaux de Paris.* V. *groupement hospitalier universitaire.*

APHRASIE, *s. f.* (gr. *a-* priv. ; *phrasis*, manière de parler) [angl. ***aphrasia***]. — 1° (Broca). V. *aphémie.* — 2° (A. de Fleury). V. *paraphasie.*

APHRODISIAQUE, *adj.* (gr. *Aphroditê*, Vénus) [angl. ***aphrodisiac***]. Qui excite l'appétit génésique. — *s. m.* Substance possédant cette propriété.

APHRODISIE, *s. f.* (gr. *Aphroditê*, Vénus) [angl. ***aphrodisia***]. Exagération morbide des désirs sexuels. V. *sexuels (comportements) déviants ou variants.*

APHTE, *s. m.* (gr. *aptein*, brûler) [angl. ***aphtha***, *pl.* ***aphthae***]. Petite ulcération superficielle siégeant sur la muqueuse buccale (sillon gingivo-labial, pointe et bords de la langue) et succédant à une vésicule. Son fond est jaunâtre, ses bords sont nets, entourés d'un liséré rouge. Les *a.* sont douloureux, ils évoluent par poussées. Ils peuvent également siéger sur les muqueuses génitales. V. *aphtose.* — ***a. de Bednar*** ou ***a. du palais.*** V. *Bednar (aphte de).*

APHTEUX, EUSE, *adj.* [angl. ***aphthous***]. Qui se rapporte aux aphtes. — ***fièvre a.*** Syn. *syndrome pied-bouche* (traduction du terme anglais : ***foot and mouth disease***). Maladie éruptive épizootique et contagieuse due à un virus, spéciale aux bovidés, caractérisée par le développement d'aphtes sur la muqueuse buccale, l'espace interdigité et les trayons. Des formes malignes s'accompagnent de localisation digestives, respiratoires et nerveuses. Elle peut se transmettre au mouton, au chien, au porc et exceptionnellement à l'homme. Chez ce dernier, elle est bénigne et caractérisée, après un début fébrile, par une éruption de vésicules sur la muqueuse buccale, les mains et les pieds. — ***stomatite a.*** Éruption vésiculeuse siégeant sur la muqueuse buccale et laissant après elle des ulcérations superficielles. Elle s'accompagne parfois de phénomènes généraux (fièvre, céphalée, étourdissements) et de troubles gastro-intestinaux consistant surtout en diarrhée et en hémorragies. Elle a été considérée dans ces cas comme une maladie contagieuse, inoculable, analogue à la fièvre aphteuse des bovidés.

APHTOSE, *s. f.* [angl. ***aphthosis***]. Affection caractérisée par la présence d'aphtes sur les muqueuses buccale et génitale, évoluant par poussées récidivantes. On distingue la ***grande a.*** (A. Touraine, 1941) : v. *Behçet (maladie, syndrome ou trisyndrome de)* et l'***a. vulgaire,*** de pronostic bénin qui atteint aussi bien la femme que l'homme et n'a pas de répartition géographique particulière. L'*a.* vulgaire se différencie surtout de la grande *a.* par l'absence d'hypersensibilité cutanée. Des formes de passage existent cependant entre les deux variétés. V. *aphteux (fièvre aphteuse).*

APHTOVIRUS, *s. m.* [angl. ***Aphtovirus***]. Genre viral, agent de la fièvre aphteuse du bétail. V. *Picornaviridæ.*

APHYLAXIE, *s. f.* (Wright) (gr. *a-* priv. ; *phulaxis*, protection) [angl. ***aphylaxis***]. Absence de phylaxie.

APICAL, ALE, *adj.* (lat. *apex*, sommet). V. *apexien.*

APICO-COSTO-VERTÉBRAL DOULOUREUX (syndrome). V. *Pancoast et Tobias (syndrome de).*

APICOLYSE, *s. f.* (lat. *apex*, sommet ; gr. *luein*, délier) [angl. ***apicolysis***]. Pneumolyse (v. ce terme) localisée à un sommet pulmonaire dont elle permet l'affaissement électif.

APINÉALISME, *s. m.* [angl. ***apinealism***]. Syn. *syndrome de Marburg* (1909). Insuffisance de la sécrétion épiphysaire, à laquelle on attribuait autrefois la macrogénitosomie consécutive à une tumeur de la glande pinéale.

APITUITARISME, *s. m.* [angl. ***apituitarism***]. Suppression du fonctionnement de l'hypophyse. En clinique, elle réalise le syndrome de Sheehan (v. ce terme).

APLASIA OSSEA MICROPLASTICA, A. PERIOSTALIS. V. *dysplasie périostale.*

APLASIE, *s. f.* (gr. *a-* priv. ; *plassein*, façonner) [angl. ***aplasia***]. Arrêt du développement d'un tissu ou d'un organe survenant avant ou après la naissance. P. ex. : *a. artérielle, a. médullaire, a. osseuse.*

APLASIE GERMINALE. V. *Castillo, Trabucco et H. de la Balze (syndrome de Del).*

APLASIE MÉDULLAIRE [angl. ***bone marrow aplasia***]. Appauvrissement plus ou moins considérable de la moelle osseuse en cellules formatrices des 3 lignées myéloïdes normales : érythroblastique, granulocytaire et mégacaryocytaire. C'est une insuffisance médullaire quantitative, qui entrave toute l'hématopoïèse, l'aspect des cellules, dans la moelle, restant normal, ainsi que leurs proportions respectives. Les causes principales des *a. m.* sont les intoxications (chloramphénicol, phénylbutazone, colchique ; benzène, insecticides), les irradiations, les infections (hépatite virale, tuberculose). Il existe aussi des *a. m.* constitutionnelles (maladie de Fanconi, syndrome de Zinsser-Engman-Cole) ; mais le plus souvent la cause reste inconnue : ce sont les *a. m.* idiopathiques. La traduction clinique de l'aplasie médullaire est la panmyélophtisie (v. ce terme).

APLASIE MONILIFORME [angl. ***aplasia pilorum intermittent***]. Dystrophie familiale du système pileux, caractérisée par une alternance régulière de renflements et de rétrécissements des poils.

APLASIE THYMIQUE. V. *Di George (syndrome de).*

APLASIE THYMIQUE HÉRÉDITAIRE. V. *alymphocytose congénitale.*

APLASIE THYMO-LYMPHOCYTAIRE. V. *alymphocytose congénitale.*

APLASIQUE ou **APLASTIQUE (anémie)**. V. *anémie aplastique.*

APLASMOCYTOSE, *s. f.* Absence de plasmocytes dans la moelle osseuse et le tissu lymphoïde. L'*a.* caractérise les états pathologiques liés à une carence de l'immunité humorale (les immunoglobulines étant surtout produites par les plasmocytes), c'est-à-dire les agammaglobulinémies (v. ce terme et *immunité*).

APLEY (signe d') (A. Alan, brit., XXe siècle). Douleur provoquée témoignant d'une rupture méniscale ; elle se recherche en décubitus ventral, genou fléchi à 90°, en comprimant le pied mis en rotation dans le sens opposé au ménisque atteint.

APM. Abréviation d'*Assistance publique de Marseille.*

APNÉE, *s. f.* (gr. *a-* priv. ; *pnein*, respirer) [angl. ***apnoea***]. Arrêt plus ou moins prolongé de la respiration.

APNÉES DU SOMMEIL (syndrome des) (Guilleminault, Tilkian et Dement, 1976) [angl. ***sleep apnoea syndrome***]. Terme sous lequel on groupe différentes affections qui provoquent des troubles ventilatoires au cours du sommeil : respiration périodique et même arrêt respiratoire mortel. Les troubles sont parfois d'origine *nerveuse centrale*, beaucoup plus souvent d'origine ***obstructive***, p. ex. par chute de la langue sur l'orifice laryngé. Ils constituent un élément essentiel du syndrome de Pickwick (v. ce terme) ; ils peuvent compliquer aussi des maladies très diverses : obésité simple, affections de la gorge, respiration de Cheyne-Stokes d'origine cardio-vasculaire, nerveuse ou métabolique, syndrome de Shy et Drager, etc. On a rapproché du syndrome des apnées du sommeil celui de la mort subite du nourrisson et la malédiction d'Ondine. V. *polysomnographie* et *sommeil.*

APNEUSTIQUE (centre) (gr. *a-* privatif ; *pnein*, respirer) [angl. ***apneustic center***]. Groupe de cellules nerveuses situées dans le pont et capables d'inhiber l'expiration. V. *pneumotaxique* et *Hering et Breuer (réflexe de).*

APOCRINE, *adj.* (gr. *apokrinô*, j'exclus) [angl. ***apocrine***]. Se dit d'une glande dont le produit de sécrétion est expulsé avec une partie de la cellule dans laquelle il a été accumulé. Processus intermédiaire entre l'holocrine et le mérocrine (v. ces termes).

APODIE, *s. f.* (gr. *a-* priv. ; *pous, podos*, pied) [angl. ***apodia***]. « Monstruosité caractérisée par l'absence de pieds » (Littré).

APO-ENZYME, *s. f.* [angl. ***apoenzyme***]. Fraction protéique des enzymes hétéroprotéiniques. C'est elle qui donne à l'enzyme sa spécificité et détermine la vitesse de la réaction catalytique. L'autre partie de l'enzyme est la co-enzyme ou groupement prosthétique (v. ces termes et *enzyme*).

APOFERRITINE, *s. f.* [angl. ***apoferritin***]. Protéine formée dans la muqueuse intestinale. Elle capte le fer contenu dans les aliments, ionisé et transformé en sel ferreux dans l'estomac, assure son passage à travers la muqueuse digestive et forme alors la ferritine (v. ce terme).

APOGAMIE, *s. f.* (gr. *apo*, hors de ; *gamos*, mariage) [angl. ***apogamy***]. Syn. *apomixie.* Mode de reproduction sans fécondation, dans lequel le développement part d'une seule cellule végétative. On l'observe chez les protistes (organismes animaux et végétaux unicellulaires). V. *parthénogenèse.*

APO-INDUCTEUR, *s. m.* [angl. ***apoinducer***] (génétique). Protéine élaborée par les gènes régulateurs et nécessaire à la transcription de l'ARN-messager.

APOLAIRE, *adj.* [angl. ***apolar***]. Non polaire. V. *polaire.*

APOLIPOPROTÉINE, *s. f.* V. *apoprotéine.*

APOMIXIE, *s. f.* (gr. *apo*, indiquant le contraire ; *mixis*, mélange). V. *apogamie.*

APOMORPHINE, *s. f.* (gr. *apo*, indiquant le contraire ; morphine) [angl. ***apomorphine***]. Alcaloïde dérivé de la morphine par perte d'une molécule d'eau ; actif par voie sous-cutanée, c'est un agoniste dopaminergique doué de propriétés émétisantes. On l'utilise également pour traiter l'insuffisance érectile.

APONÉVRECTOMIE, *s. f.* [angl. ***aponevrectomy***]. Résection d'une aponévrose. — (Kocher). Opération pratiquée dans les cas de rétraction de l'aponévrose palmaire. Elle comprend l'excision du tissu scléreux et la réparation de la perte de substance. V. *Dupuytren (maladie de).*

APONÉVROSE, *s. f.* (gr. *aponeurôsis*, aponévrose) [TA et angl. ***aponeurosis***]. Membrane fibreuse conjonctive blanchâtre et résistante, liée au muscle squelettique. Les *a. d'insertion* sont les tendons des muscles plats, les *a. de revêtement* enveloppent les muscles ou les groupes musculaires (v. *fascia*). — ***a. épicrânienne.*** V. *galéa.* — ***a. palmaire (rétraction de l').*** V. *Dupuytren (maladie de).*

APONÉVROSITE, *s. f.* [angl. ***aponevrositis***]. Inflammation d'une aponévrose. — ***a. plantaire.*** V. *Ledderhose (maladie de).*

APONÉVROTOMIE, *s. f.* (gr. *aponeurôsis*, aponévrose ; *tomê*, section) [angl. ***aponeurotomy***]. Section chirurgicale d'une aponévrose. P. ex. : ouverture des aponévroses dans les syndromes des loges, pour décompresser. — ***a. plantaire.*** Section de l'aponévrose plantaire pratiquée dans les cas de pied creux.

APOPHYSE, *s. f.* (gr. *apo*, hors de ; *phusis*, croissance) [TA et angl. ***apophysis***]. Syn. *processus.* Partie nettement saillante d'un os, protubérance osseuse.

APOPHYSITE, *s. f.* ou **APOPHYSOSE**, *s. f.* [angl. ***apophysitis***]. Dystrophie de croissance limitée à une apophyse osseuse. C'est une variété d'ostéochondrose. — ***a. calcanéenne postérieure.*** V. *Sever (maladie de).* — ***a. de croissance.*** V. *apophysite tibiale antérieure.*

APOPHYSITE TIBIALE ANTÉRIEURE [angl. ***Schlatter-Osgood disease***]. Syn. *maladie de Lannelongue* (1878), *m. d'Osgood* (1903), *m. de Schlatter* (1908), *apophysite de croissance, ostéite apophysaire de croissance* (Lannelongue). Ostéochondrose de la tubérosité antérieure du tibia, le plus souvent bilatérale, se traduisant par une tuméfaction douloureuse et, sur les radiographies, par une fragmentation du noyau d'ossification. Cette affection, qui s'observe chez les garçons de 10 à 15 ans, guérit sans autre séquelle qu'une saillie osseuse antérieure.

APOPLECTIFORME, *adj.* [angl. ***apoplectiform***]. Qui ressemble à l'apoplexie. — ***attaque a.*** Perte de connaissance subite, rappelant l'attaque d'apoplexie, mais guérissant en quelques heures ou quelques jours et ne laissant pas une hémiplégie permanente. On l'observe dans différentes maladies des centres nerveux (sclérose en plaques, paralysie générale). — ***surdité a.*** V. *Ménière (syndrome de).*

APOPLECTIQUE, *adj.* [angl. ***apoplectic***]. — 1° Qui se rapporte à l'apoplexie ou qui est provoqué par elle. — ***attaque*** ou ***ictus a.*** V. *apoplexie.* — 2° Qui est prédisposé à l'apoplexie.

APOPLEXIE, *s. f.* (gr. *apoplêssô*, je frappe de stupeur) [angl. ***apoplexy***]. Syn. *attaque* ou *ictus apoplectique.* Suspension brusque et plus ou moins complète de toutes les fonctions du cerveau, caractérisée par une perte subite de connaissance et de la motilité volontaire, avec persistance de la circulation et de la respiration. — L'*a.* étant due très souvent à une hémorragie cérébrale, on a pris ce mot comme synonyme d'hémorragie parenchymateuse (Rochoux, 1814), d'où les expressions : *a. de la rétine, a. placentaire, a. pulmonaire, a. rénale, a. splénique.* — ***a. digitale :*** v. *Achenbach (syndrome d').* —Le terme d'*a.* n'est plus guère utilisé que dans le langage populaire (« une attaque d'apoplexie »).

APOPLEXIE SPINALE. V. *ictus médullaire.*

APOPLEXIE UTÉRO-PLACENTAIRE Terme vieilli désignant l'hématome rétroplacentaire. V. ce terme.

APOPROTÉINE, *s. f.* [angl. ***apolipoprotein***]. Syn. *apolipoprotéine.* Fraction protéique des lipoprotéines (v. ce terme) formée surtout dans le foie ; on en distingue (Alaupovic, 1972) 8 variétés ; A I, A II, B, C I, C II, C III, D, E. Il semble y avoir corrélation entre l'*a.* A et l'HDL-cholestérol et entre l'*a.* B et le LDL-cholestérol (v. *cholestérol*) ; le taux des *a.* A et B est abaissé dans l'insuffisance hépatique. V. *amyloïdose familiale primitive.* — L'***a. E4*** favoriserait le développement des cardiopathies ischémiques et de la maladie d'Alzheimer.

APOPTOSE, *s. f.* (John Kerr, australien ; Alastair Currie, brit., 1972) (gr. *apopiptein*, tomber de) [angl. ***apoptosis***]. Processus actif d'autodestruction par fragmentation de certaines cellules (lymphocytes) aboutissant à leur phagocytose. Cette mort cellulaire, contrairement à la *nécrose*, n'est pas consécutive à une aggression mais génétiquement programmée. V. *caspase.*

APOZÈME, *s. m.* (gr. *apozein*, faire bouillir) [angl. ***apozem***]. Syn. *tisane composée.* Décoction ou infusion de plusieurs substances végétales, à laquelle on ajoute divers autres médicaments.

APPAREIL, *s. m.* [angl. ***device***] (orthopédie). Dispositif. V. *aide fonctionnelle, orthèse* et *prothèse.* — ***a. plâtré.*** V. *plâtre.* — ***a. de...*** V. au nom propre.

APPAREIL JUXTA-GLOMÉRULAIRE [angl. ***juxtaglomerular apparatus***]. Formation cellulaire comprenant des éléments entourant l'artère afférente du glomérule rénal (qui sécrètent la *rénine*) et la *macula densa,* épaississement de la paroi du tubule distal dans son segment contigu à l'artère afférente • 👁 **glomérule** •.

APPAREIL DE MARCHE [angl. ***walking splint***]. Appareil destiné au traitement des fractures du membre inférieur et permettant au blessé de marcher en s'appuyant sur la jambe brisée *(méthode ambulatoire)* (Reclus, Pierre Delbet).

APPAREILLAGE, *s. m.* [angl. ***fitting***]. — 1° Application d'un appareil sur une partie du corps. — 2° Terme générique englobant les prothèses, les orthèses et pour certains les aides fonctionnelles.

APPARTEMENT THÉRAPEUTIQUE [angl. ***therapeutic flat***]. Alternative à l'hospitalisation en milieu psychiatrique. C'est une unité de soins insérée dans la ville et dédiée pendant une durée limitée, à la réinsertion sociale.

APPENDICE, *s. m.* (lat. *appendere,* être appendu) [TA et angl. ***appendix***]. — 1° Partie rattachée à un organe principal qu'elle prolonge et dont elle dépend. V. *annexe* et *diverticule.* — 2° Syn. d'*appendice vermiforme,* v. ce terme.

APPENDICE VERMIFORME (lat. *appendere*, être appendu ; *vermiformis*, en forme de ver) (TA *appendix vermiformis*) [angl. ***vermiform appendix***]. Syn. *a. iléocoecal, a. vermiculaire.* Prolongement tubulaire, mince et flexueux du cæcum et dont la situation par rapport à ce dernier peut être très variable • 👁 **côlon** •.

APPENDICE XIPHOÏDE. V. *xiphoïde.*

APPENDICECTOMIE, *s. f.* (lat. *appendix ;* gr. *ektomê*, ablation) [angl. ***appendicectomy***]. Ablation chirurgicale de l'appendice vermiforme.

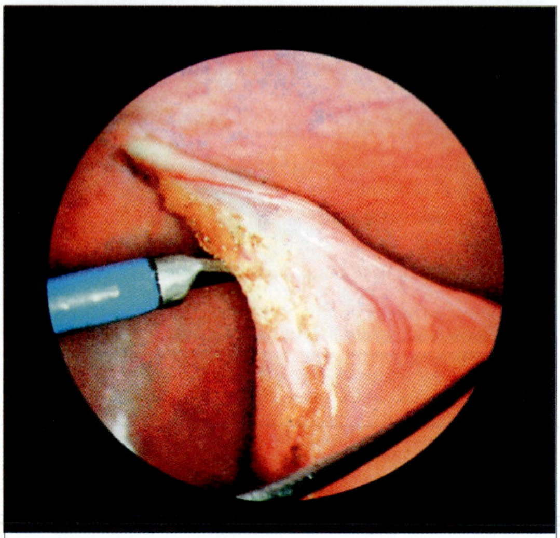

Appendicectomie par cœliochirurgie

APPENDICITE, *s. f.* (Reginald Fitz ; Mac Burney, 1889) [angl. ***appendicitis***]. Inflammation de l'appendice vermiforme du cæcum, tantôt aiguë, tantôt chronique.

APPENDICOCÈLE, *s. f.* (lat. *appendix* ; gr. *kêlê*, hernie, tumeur) [angl. ***appendicocele***]. Hernie de l'appendice.

APPENDICULAIRE, *adj.* [angl. ***appendicular***]. Qui a rapport à l'appendice vermiforme sain ou malade. — ***point a.*** Point de la paroi abdominale correspondant à l'appendice et dont la pression est douloureuse en cas d'appendicite. La situation de ce point varie suivant les auteurs. V. *Clado (point de), Lanz (point de), Lentzmann (point de), Mac Burney (point de), Munro (point de).* — ***colique a.*** Douleur siégeant au niveau de l'appendice.

APPÉTIT, *s. m.* (lat. *appetitus,* désir) [angl. ***appetite***]. Envie, en particulier de manger. V. *faim.*

APPROBATIVITÉ, *s. f.* Tendance à donner son assentiment immédiat aux propos d'un interlocuteur.

APRACTO-AGNOSIE, *s. f.* ou **APRACTOGNOSIE**, *s. f.* [angl. ***apractognosia***]. Apraxie associée à l'agnosie.

APRACTOPHAGIE, *s. f.* (gr. *a-* priv. ; *praxis*, action ; *phagein*, manger) [angl. ***apractophagia***]. Syn. *aphagopraxie.* Apraxie alimentaire. Dysphagie du premier temps de la déglutition malgré l'intégrité des fonctions motrices, de la sensibilité et de la réflectivité.

APRAGMATISME, *s. m.* (gr. *a-* priv. ; *pragma*, activité) [angl. ***apragmatism***]. Absence d'activité efficace.

APRAXIE, *s. f.* (gr. *a-* priv. ; *praxis*, action) [angl. ***apraxia***]. — 1° (phénomène psychosensoriel). Perte de la compréhension de l'usage des objets usuels qui se traduit par des actes plus ou moins absurdes. — 2° (phénomène psychomoteur). Impossibilité de conformer les mouvements au but proposé, le sujet n'étant atteint ni de parésie ni d'ataxie. L'*a.* est toujours provoquée par des lésions du lobe pariétal. V. *pariétal (syndrome).*

APRAXIE D'AIMANTATION (Denny-Brown) [angl. ***magnetic apraxia***]. Syn. *collectionnisme, comportement de préhension manuelle* (F. Lhermitte, 1968). Variété de réflexe de préhension automatique dans laquelle la main du malade est attirée par tout objet effleuré ou aperçu et tente de le saisir, parfois même de l'utiliser *(comportement d'utilisation).* Ce réflexe apparaît en cas de lésions du lobe frontal du cerveau. V. *grasping-reflex.*

APRAXIE CONSTRUCTIVE ou **GÉOMÉTRIQUE** (Kleist) [angl. ***constructional apraxia***]. Variété d'*a.* dans laquelle le malade, tout en reconnaissant la forme des objets, ne peut ni les reproduire, ni faire le moindre assemblage (construction en pièces de bois, puzzle).

APRAXIE CORTICALE. V. *apraxie motrice.*

APRAXIE IDÉATOIRE DE PICK [angl. ***ideational apraxia***]. Variété d'*a.* apparaissant dans les actes compliqués. « C'est essentiellement l'incapacité, consécutive aux altérations psychiques, d'établir un plan adéquat au but à poursuivre » (Déjerine). Elle traduirait un trouble des fonctions psychiques plus profond que l'*a.* idéomotrice.

APRAXIE IDÉOMOTRICE [angl. ***ideomotor apraxia***]. Syn. *a. transcorticale* (Heilbronner). Variété d'*a.* apparaissant dans les actes simples ; le malade ne peut se figurer (*a.* d'évocation) ou exécuter (*a.* d'exécution) le geste à accomplir.

APRAXIE D'INNERVATION. V. *apraxie motrice.*

APRAXIE À LA MARCHE (Gertsmann et Schilder) [angl. ***Liepmann's apraxia***]. Impossibilité d'effectuer les mouvements nécessaires pour marcher, alors qu'il n'existe aucune paralysie ; elle a été observée dans les lésions du lobe frontal.

APRAXIE MOTRICE (Liepmann) [angl. ***motor apraxia***]. Syn. *a. corticale* (Heilbronner), *a. d'innervation* (Kleist). Variété d'*a.* due à une altération du centre de projection.

APRAXIE OCULOMOTRICE DE COGAN et **APRAXIE OCULOMOTRICE CONGÉNITALE.** V. *Cogan (syndromes de) 2°.*

APRAXIE RÉPULSIVE [angl. ***repellent apraxia***]. Variété d'*apraxie* caractérisée par des mouvements de retrait inappropriés déclenchés par le contact.

APRAXIE TRANSCORTICALE. V. *apraxie idéomotrice.*

APROCTIE, *s. f.* (gr. *a-* priv. ; *prôktos*, anus) [angl. ***aproctia***]. Absence congénitale d'anus.

APROSEXIE, *s. f.* (Guye, 1887) (gr. *a-* priv. ; *prosékhein*, être attentif) [angl. ***aprosexia***]. Syndrome caractérisé par la diminution de la mémoire, l'impossibilité de fixer l'attention, l'inaptitude au travail et la paresse intellectuelle.

APROSODIE, *s. f.* (Monrad-Krohn). Monotonie de la parole, observée au cours de la maladie de Parkinson, caractérisée par la disparition de l'accent tonique des syllabes, du changement de rythme des phrases et des modifications de ton.

APROSOPIE, *s. f.* (gr. *a-* priv. ; *prosôpon*, visage) [angl. ***aprosopia***]. Absence congénitale de la face.

APRT. V. *adénine phospho-riboxyl-transférase.*

APS [angl. ***PSA***]. V. *antigène spécifique de prostate.*

APSAC. Abréviation du terme anglais : ***Anisoylated Plasminogen Streptokinase Activator Complex substance.*** Syn. *anistreplase.* Fibrinolytique associant la streptokinase et le plasminogène acylé.

APT. V. *Zuelzer-Apt (syndrome de).*

APTYALISME, *s. m.* (Hutchinson et Hadden, 1889) (gr. *a-* priv. ; *ptualon*, salive) [angl. ***aptyalia***]. Syn. *asialie, xérostomie.* Diminution notable, pouvant aller jusqu'à la suppression, de la salivation. V. *Gougerot-Houwer-Sjögren (syndrome de).*

APUD. V. *cellule APUD.*

APUDAMYLOÏDE, *s. m.* [angl. ***apudamyloid***]. Amyloïde provenant de polypeptides hormonaux sécrétés par des apudomes (v. ces termes).

APUDOMATOSE, *s. f.* [angl. ***apudomatosis***]. Syn. *neuro-apudomatose, adénomatose pluri-endocrinienne.* Affection caractérisée par l'existence de plusieurs apudomes (v. ce terme).

APUDOME, *s. m.* [angl. ***apudoma***]. Syn. *tumeur neuro-endocrine, tumeur endocrine.* Tumeur développée aux dépens des cellules APUD (v. ce terme). La plupart des *a.* sont sécrétants et beaucoup, qui sont d'origine endocrinienne, produisent des polypeptides ou des amines semblables aux hormones auxquelles donnent normalement naissance les cellules dont ils dérivent. C'est le cas des adénomes de l'hypophyse et des cellules de Langerhans du pancréas, des carcinomes thyroïdiens, des phéochromocytomes, des chémodectomes, des carcinoïdes du grêle. D'autres *a.* sécrètent des hormones différentes de celles de leurs glandes d'origine. Certaines tumeurs, de structure non endocrinienne (p. ex. : le cancer broncho-pulmonaire à petites cellules) peuvent également produire des hormones. Le cadre des *a.* groupe donc des tumeurs dissemblables, mais qui ont une origine embryologique commune ; la crête neurale. Il comprend les cas d'adénomes endocriniens multiples (v. *adénomatose pluri-endocrinienne* et *Sipple, syndrome de*) et, pour certains auteurs, les diverses phacomatoses qui peuvent d'ailleurs coexister avec des tumeurs endocriniennes sécrétantes (p. ex. : maladie de Recklinghausen et phéochromocytome). V. *phacomatose, chromogranine* et *Schwartz-Bartter (syndrome de).*

APURINIQUE, *adj.* Dépourvu de purine. — *régime a.* Régime privé de nucléoprotéine, corps dont la dégradation dans l'organisme produit des purines et de l'acide urique ; il est prescrit dans la goutte.

APYRÉTIQUE, *adj.* (gr. *apurétos* ou *apurektos*, sans fièvre) [angl. ***apyretic***]. Qui ne s'accompagne pas de fièvre.

APYRÉTOGÈNE, *adj.* (gr. *a-* priv. ; *purétos*, fièvre ; *génnan*, engendrer) [angl. ***apyrogenic***]. Qui ne provoque pas de fièvre ; dépourvu de substance pyrétogène. On emploie parfois à tort, dans ce sens, le terme *apyrogène.*

APYREXIE, *s. f.* (gr. *apurexia*) [angl. ***apyrexia***]. Absence de fièvre.

APYROGÈNE, *adj.* (gr. *a-* priv. ; *pur*, feu ; *génnan*, engendrer) [angl. ***apyrogenic***]. Terme employé à tort comme syn. d'*apyrétogène* (v. ce mot).

ÂQRS, ÂQRST. V. *axe électrique du cœur.*

AQUAJOGGING, *s. m.* (terme angl.). Course en eau profonde effectuée en piscine avec un gilet spécial permettant de flotter sans toucher le fond.

AQUAPORINE, *s. f.* (lat. *aqua*, eau ; *porus*, passage) [angl. ***aquaporin***]. Canal protéique permettant le passage rapide de l'eau à travers la membrane cellulaire des hématies et des tubules rénaux.

AQUARIUMS ou des **AQUARIOPHILES (maladie des)** (Viaillier et coll., 1972) [angl. ***fish tank granuloma***]. Mycobactériose cutanée voisine du granulome des piscines, et due comme ce dernier à *Mycobacterium marinum.* Elle est habituellement localisée aux mains des sujets entretenant des aquariums contenant des poissons exotiques contaminés.

AQUEDUC CÉRÉBRAL (lat. *aqua*, eau ; *ducere*, conduire) (TA *aqueductus mesencephali*) [angl. ***cerebral aqueduct***]. Syn. *a. du mésencéphale* ; ancien : *a. de Sylvius.* Canal traversant le mésencéphale et reliant en haut le IIIe et en bas le IVe ventricule.

AQUEDUC DE SYLVIUS (syndrome de l') [angl. ***Sylvian aqueduct syndrome***]. Syn. *syndrome péri-aqueducal, syndrome de Kœrber, Salus et Elschnig* (K., 1903 ; E., 1913). Association d'un syndrome de Parinaud, d'une abolition des réflexes photomoteurs et d'un nystagmus retractorius (v. ces termes). Elle est due à une lésion de la calotte pédonculaire autour de l'aqueduc de Sylvius. V. *pédonculaires (syndromes)* et *aqueduc cérébral.*

AQUOCAPSULITE, *s. f.* V. *kératite ponctuée.*

ARA (A. Kiyoshi, jap., XXe siècle). V. *Takata-Ara (réaction de).*

ARA II. Antagoniste des récepteurs de l'angiotensine II. V. *récepteur de l'angiotensine II.*

ARACHIDONIQUE (acide) [angl. ***arachidonic acid***]. Acide gras non saturé, à 20 atomes de carbone, dérivé des phospholipides des membranes cellulaires. Il est dégradé par la *cyclo-oxygénase* en prostaglandines, prostacycline et thromboxane A2 et par la *lipo-oxygénase* en leucotriènes (v. ces termes). — Les *médicaments anti-inflammatoires* stéroïdiens (AIS) inhiberaient la formation d'acide arachidonique et donc de tous ses dérivés, tandis que les anti-inflammatoires non stéroïdiens (AINS) et l'aspirine bloqueraient seulement l'action de la cyclo-oxygénase, n'entravant pas la production des leucotriènes. V. *inflammation.*

ARACHNIDES, *s. m. pl.* (gr. *arachnê*, araignée) [angl. ***Arachnida***]. Classe d'*Arthropodes* dont le corps est composé de deux segments : le céphalothorax et l'abdomen. Les *A.* comprennent les ordres des *Araignées*, des *Scorpions* et des *Acariens* (v. *acare*).

ARACHNIDISME, *s. m.* (E. Bogen, de Los Angeles, 1926) (gr. *arakhnê*, araignée) [angl. ***arachnidism***]. Syn. *aranéisme*. Affection causée par la morsure des araignées appartenant au genre *Latrodectus*. Elle consiste en une douleur très vive au point piqué, se généralisant à tout le corps et s'accompagnant de convulsions, de contractures musculaires, de cyanose, d'ictère, de dyspnée ; elle peut aboutir à la mort. V. *lactrodectisme*.

ARACHNITIS, *s. f.* V. *arachnoïdite*. — ***a. chronique.*** Nom donné par Bayle à la *paralysie générale progressive*.

ARACHNODACTYLIE, *s. f.* (Achard, 1902) (gr. *arakhnê*, araignée ; *daktulos*, doigt) [angl. ***arachnodactyly***]. Syn. *acromacrie*. Longueur exagérée des doigts et des orteils avec gracilité des os, sans trouble nerveux ni rétraction tendineuse et rappelant l'aspect des pattes d'araignée. V. *dolichosténomélie* et *Marfan (syndrome de)*.

ARACHNOÏDE, *s. f.* (gr. *arakhnê*, araignée ; *eidos*, aspect) [TA et angl. ***arachnoidea***]. Membrane molle, avasculaire, intermédiaire entre la dure-mère et la pie-mère. L'espace sous-arachnoïdien, situé entre cette dernière et l'*a.* contient le liquide céphalorachidien. V. *méninges* et *leptoméninges*.

ARACHNOÏDITE, *s. f.* [angl. ***arachnoiditis***]. Syn. *arachnoïdo-piemérite séreuse cérébrale* (H. Claude, 1933). Inflammation subaiguë ou chronique de l'arachnoïde avec formation d'adhérences limitant souvent des kystes où s'accumule le liquide céphalorachidien. V. *méningite séreuse*.

ARACHNOÏDOCÈLE, *s. f.* (gr. *arakhnê*, araignée ; *eidos*, aspect ; *kêlê*, hernie) [angl. ***arachnoidocele***]. Hernie de l'espace sous-arachnoïdien. V. *selle turcique vide (syndrome de la)*.

ARACHNOÏDO-PIEMÉRITE. V. *arachnoïdite*.

ARAN (cancer vert d') (A. François, fr., 1854). V. *chlorome*.

ARAN (lois d') (1844) [angl. ***Aran's laws***]. Lois d'après lesquelles se produisent les fractures de la base du crâne. — 1° La plupart des fractures de la base sont des irradiations de fractures de la voûte. — 2° Le trait de fracture va de la voûte à la base par le plus court chemin. — 3° À une région donnée de la voûte correspond une région conjuguée de la base qui se fracture si on percute la première.

ARAN-DUCHENNE (amyotrophie d'). V. *atrophie musculaire progressive*.

ARAN-DUCHENNE (muscles du groupe). Muscles des éminences thénar et hypothénar, interosseux, fléchisseurs des doigts et cubital antérieur.

ARAN-DUCHENNE (syndrome d') [angl. ***lower brachial plexus paralysis***]. Syn. *paralysie radiculaire inférieure du plexus brachial*. Syndrome provoqué par l'atteinte du tronc primaire inférieur du plexus brachial (8e racine cervicale et 1re racine dorsale). Il est caractérisé par une paralysie flasque avec atrophie des muscles du groupe Aran-Duchenne (v. ce terme), abolition du réflexe cubito-pronateur et troubles des réactions électriques, et par une hypoesthésie en bande le long du bord interne du bras, de l'avant-bras et de la main.

ARAN-DUCHENNE (type). V. *atrophie musculaire progressive*.

ARANÉISME, *s. m.* [angl. ***araneism***]. V. *arachnidisme*.

ARANTIUS (canal d') (Giulio Caesar Arantio *dit* Arantius, ital., XVIe siècle) (TA *ductus venosus*) [angl. ***duct of Arantius***]. Conduit qui chez le fœtus fait communiquer la branche gauche de la veine porte et la veine cave inférieure. Il s'oblitère à la naissance pour devenir le ligament veineux.

ARBOR (virus). V. *arbovirus*.

ARBOVIROSE, *s. f.* (1963) [angl. ***arbovirosis***]. Groupe de maladies dues aux arbovirus. Certaines sont particulières aux animaux vertébrés ; d'autres sont communes à ces derniers et aux hommes (anthropozoonoses). Selon le virus en cause, elles présentent des aspects très divers : affections fébriles avec rashs, arthralgies et adénopathies (p. ex. : dengue, fièvre à pappataci, fièvre de la vallée du Rift), fièvres hémorragiques (p. ex. : fièvre jaune, fièvre de Corée, fièvre de la forêt de Kyasanur) ou encéphalites (p. ex. : encéphalite de St-Louis, encéphalite japonaise, encéphalite verno-estivale russe, louping-ill). Les *a.* sont des maladies tropicales ; elles sont rares en Europe (encéphalite de l'Europe centrale, encéphalite écossaise), exceptionnelles en France (fièvres à virus West-Nile et à virus Tahyna). V. ces différents termes, *arbovirus* et *encéphalite primitive à virus*.

ARBOVIRUS, *s. m.* (*arbor*, abréviation pour l'angl. *arthropod-borne*, transporté par les arthropodes) [angl. ***arbovirus***]. Syn. *virus arbor*. Terme désignant, depuis 1950, un groupe de virus très nombreux transmis par des piqûres d'arthropodes hématophages (moustiques, tiques) dans l'organisme desquels ils se multiplient. Ces virus sont responsables de nombreuses maladies, les *arboviroses* (v. ce terme). Les *a.* isolés chez l'homme ont été classés, pour la plupart, en plusieurs groupes, A, B, C, California, Bunyam-Wera et Guama (Casals, 1961 ; Hannoun, 1964). Depuis que les virus ont été catalogués d'après leurs structures, de nombreux *a.* ont été reclassés dans d'autres familles : *Togaviridæ, Bunyaviridæ, Reoviridæ, Rhabdoviridæ, Arenaviridæ*, p. ex. (v. ces termes).

ARBRE DE DÉCISION. V. *algorithme*.

ARBRE PHYLOGÉNIQUE (ou phylogénétique) UNIVERSEL (Woese C. R. 1987). Système de classification des êtres vivants d'après les séquences nucléotidiques codées par leurs gènes (ARNr 18S). — Ce système distingue, de façon complètement *différente* des classifications traditionnelles, ***trois domaines.*** Le premier est celui des ***Archéobactéries*** (ou ***Archaea,*** considérées par W. comme des bactéries primitives et divisées en *méthanogènes* [productrices de méthane, gaz des marais], *thermophiles extrêmes, halophiles extrêmes*, c'est-à-dire vivant dans des milieux à température ou salinité élevée) ; le deuxième est celui des ***Eubactéries*** (ou ***Bacteria***), comprenant les bactéries Gram+ et les mycoplasmes d'une part et de l'autre dix autres lignées qui sont Gram– (dont les spirochètes, les chlamydias et les bactéroides) — ces deux premiers domaines correspondant aux *Procaryotes*. Le troisième domaine est celui des ***Eucaryotes*** (ou ***Eukaria***), groupant, outre les Animaux et les Plantes, les Champignons, les Ciliés, les Flagellés et les Microsporidies. V. *amplification génique*, *biotaxie* et *bactérie*.

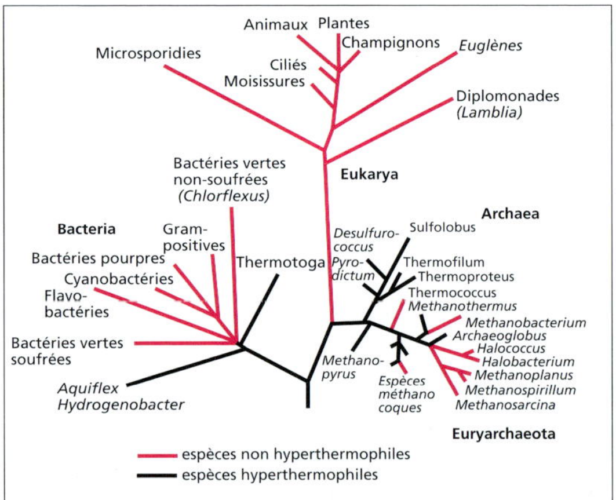

Arbre de Woese

ARBUTHNOT LANE (maladie d') (L., sir William Arbuthnot, brit., 1909) [angl. ***Lane's disease***]. Stase intestinale chronique, déterminée par des troubles fonctionnels qui engendrent secondairement des obstacles mécaniques (coudures).

ARC (initiales de l'anglais *AIDS Related Complex*). V. *para-sida*.

ARC (syndromes du premier) [angl. ***first arch syndrome***]. Ensemble de syndromes dus à un trouble de développement du premier arc branchial (et souvent aussi du 2e arc et des deux premières poches branchiales) : ces syndromes comportent des malformations de la face et de l'oreille. Ce sont les syndromes de Franceschetti, de Goldenhar, de Pierre Robin (v. ces termes) et leurs variantes : syndromes de François (ou de Hallermann-Streiff) ou d'Ullrich et Fremerey-Dohna (v. ce terme), de Weyers et Thier (v. ce terme). V. *arcs branchiaux*.

ARC AORTIQUE (syndrome de l'). V. *crosse aortique (syndrome de la)*.

ARC AORTIQUE DOUBLE [angl. ***double aortic arch***]. Anomalie de développement des arcs aortiques. Elle consiste dans la persistance du 4e arc droit ; celui-ci est symétriquement placé par rapport au 4e arc gauche qui a donné la crosse aortique normale à gauche de la trachée et de l'œsophage ; il forme une 2e crosse aortique, à droite de ces conduits, et ceux-ci se trouvent enserrés dans un anneau vasculaire complet. Chaque crosse donne, de son côté, une artère carotide primitive et une artère subclavière.

ARC HÉMAL (gr. *haïma*, sang) [angl. ***haemal arch***] (embryologie et anatomie comparée). Arc formé par la partie antérieure du corps de la vertèbre et par les côtes, arc entourant les viscères (par opposition à l'*arc neural*).

ARC JUVÉNILE [angl. ***arcus juvenilis***]. Syn. *embryotoxon antérieur de la cornée.* Variété précoce de l'arc lipoïdique (v. ce terme).

ARC LIPOÏDIQUE [angl. ***arcus lipoides***]. Opacité d'un blanc grisâtre formée de substances lipoïdes, disposée en forme de cercle au niveau de la circonférence de la cornée. Elle survient chez les sujets hypercholestérolémiques. Fréquente chez les sujets âgés (arc sénile), elle peut apparaître plus précocement (arc juvénile). V. ces deux termes.

ARC NEURAL (gr. *neuron*, nerf) [angl. ***neural arch***] (embryologie et anatomie comparée). Arc formé par la partie postérieure du corps de la vertèbre et par les lames vertébrales, arc entourant le système nerveux central (par opposition à *arc hémal*).

ARC SÉNILE [angl. ***arcus senilis***]. Syn. *gérontoxon, gérontotoxon, xanthome cornéen.* Variété d'arc lipoïdique (v. ce terme) apparaissant chez le sujet âgé.

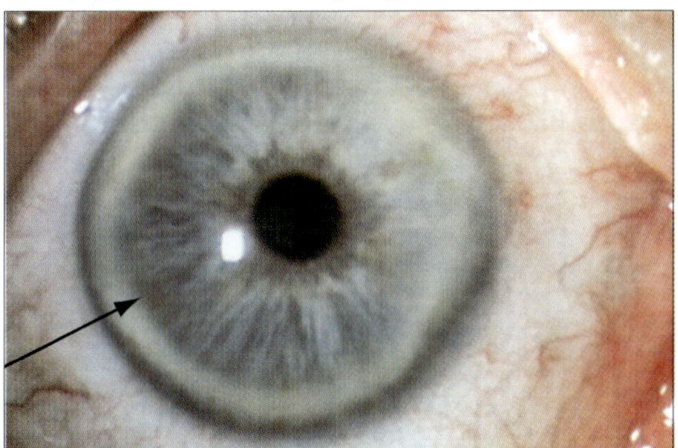

Arc sénile (gérontoxon)

ARCHÆA, *s. f. pl.* V. *Archébactéries.*

ARCHE DE L'AORTE. Dénomination nouvelle de la crosse aortique. V. ce terme • 👁 **aorte** •.

ARCHÉBACTÉRIES ou **ARCHÉOBACTÉRIES**, *s. f. pl.* [angl. ***Archæbacteria, Archæa***]. Groupe de bactéries constituant l'un des trois domaines de l'*arbre phylogénique universel.* V. ce terme.

ARCHÉOCÉRÉBELLUM, *s. m.* (gr. *arkhéos,* ancien ; lat. *cerebellum,* petite cervelle) [TA et angl. ***archaeocerebellum***]. Partie phylogénétiquement la plus ancienne du cervelet (v. ce terme). Elle est en rapport avec les régions vestibulocochléaires et régit essentiellement l'équilibration.

ARCHÉOCORTEX, *s. m.* (gr. *arkhéos,* ancien ; lat. *cortex,* écorce) [TA et angl. ***archicortex***]. Syn. *archicortex, archéopallium, archipallium.* Partie de l'écorce cérébrale phylogénétiquement la plus ancienne. Elle correspond à une région du rhinencéphale (hippocampe et girus dentatus). V. *paléocortex* et *allocortex.*

ARCHÉOPALLIUM, *s. m.* V. *archéocortex.*

ARCHIBALD (signe d'). Brièveté du 4e métacarpien, dont la longueur est inférieure à la somme de celles des 1re et 3e phalanges du même doigt. Anomalie observée dans le syndrome de Turner (v. ce terme).

ARCHICORTEX, *s. m.* V. *archéocortex.*

ARCHIPALLIUM, *s. m.* V. *archéocortex.*

ARCS AORTIQUES (anomalies des). Syn. *anneau vasculaire aortique.* Perturbations dans l'évolution des arcs aortiques au cours de la vie embryonnaire. Elles sont à l'origine des malformations de la crosse aortique (qui dérive normalement du 4e arc gauche) et de ses branches, plus rarement de celles de l'artère pulmonaire ou du canal artériel, formés par le 6e arc. V. *arc aortique double, aorte à droite, arteria lusoria, dysphagia lusoria, Kommerell (diverticule de)* et *Neuhauser (anomalie de).*

ARCS BRANCHIAUX [angl. ***branchial arches***] (embryologie). Ensemble de 5 à 6 crêtes paires et arquées séparées par des sillons ; ce sont chez les vertébrés aquatiques les futures branchies et chez l'homme les futures régions latérales de la tête et du cou. V. *branchiome.*

ARDEN (rapport d') (ophtalmologie). Chiffre obtenu d'après l'électro-oculogramme (v. ce terme) en divisant l'amplitude du potentiel obtenu après éblouissement, par celui obtenu dans l'obscurité. Il est normalement supérieur à 1,6, la valeur moyenne étant de 2,2.

ARDOISIERS (maladie des). V. *schistose.*

AREB. Abréviation d'*anémie réfractaire avec excès de blastes.* V. ce terme et *anémie réfractaire.* La blastose médullaire y est de 6 à 20 %. — ***AREB-t.*** *AREB* en transformation. La blastose médullaire y est de 20 à 30 %.

ARÉFLECTIVITÉ, *s. f.* (mot mal composé) ou **ARÉFLEXIE**, *s. f.* V. *irréflectivité.*

ARÉNATION, *s. f.* (lat. *arena,* sable) [angl. ***arenation***]. Méthode de traitement préconisée dans la cure du rhumatisme et qui consiste à couvrir une partie ou la totalité du corps avec du sable chaud et sec.

ARENAVIRIDÆ, *s. f. pl.* ou **ARÉNAVIRIDÉS**, *s. m. pl.* [angl. ***Arenaviridae***]. Famille de virus à ARN constituée par un seul genre, *Arenavirus,* v. ce terme.

ARENAVIRUS, *s. m.* (lat. *arena,* sable ; virus) [angl. ***Arenavirus***]. Genre de virus à ARN monocaténaire qui a été séparé, en 1970, du groupe des arbovirus. Chaque virion d'*A.* contient un semis de petits granules que l'on a comparés à des grains de sable ; le diamètre du virion est variable, de 150 nm en moyenne. Le genre *A.* comprend le virus Tacaribe, les virus Junin et Machupo (ces derniers responsables des fièvres hémorragiques d'Argentine et de Bolivie), le virus Guanarito, responsable de la fièvre hémorragique du Venezuela, le virus de Lassa et celui de la chorioméningite lymphocytaire.

ARÉOCÈLE, *s. f.* (gr. *araïos*, léger ; *kêlê*, hernie) [angl. ***areocele***]. Tumeur gazeuse du cou, formée par un épanchement limité d'air dans une poche adventice soit naturelle, soit artificielle.

ARÉOLE, *s. f.* [angl. ***areola***]. Zone rougeâtre de forme circulaire qui entoure un point enflammé comme l'aréole entoure le mamelon. — ***phénomène de l'a.*** Mise en évidence d'une couronne périlésionnelle, jusque-là invisible, par badigeonnage de la lésion à l'éosine ou injection intraveineuse de fluorescéine. — ***a. vésiculaire de Chaussier.*** V. *Chaussier (aréole vésiculaire de).*

ARG. Symbole de l'*arginine.*

ARGENTAFFINE, *adj.* (lat. *argentum,* argent ; *affinis,* ami de) [angl. ***argentaffine***] (histologie). Syn. *argyrophile.* Se dit de substances qui se colorent par les sels d'argent.

ARGENTAFFINOME, *s. m.* V. *carcinoïde intestinal.*

ARGININE, *s. f.* Symbole *Arg* ou *R* [angl. ***arginine***]. Acide aminé basique non essentiel, constituant des protéines, jouant un rôle important dans la synthèse hépatique de l'urée et de l'oxyde nitrique.

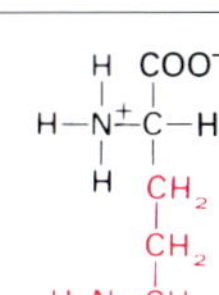

Arginine

ARGININE-VASOPRESSINE, *s. f.* [angl. ***arginine-vasopressine***]. V. *vasopressine.*

ARGONZ-DEL CASTILLO (syndrome d') (A. J., argentin, 1953) [angl. ***Argonz-del Castillo syndrome***]. Syndrome survenant chez une femme jeune, sans rapport avec une grossesse, caractérisé par l'association d'une aménorrhée et d'une galactorrhée et par une faible élimination urinaire des gonadotrophines. Il est souvent lié à un adénome hypophysaire ou à une lésion de la région hypothalamique. — Dans le syndrome analogue décrit par *Forbes* et *Albright* en 1954, la tumeur hypophysaire (constituée de cellules à prolactine), est particulièrement fréquente. V. *aménorrhée-galactorrhée (syndrome), Chiari-Frommel (syndrome de)* et *hyperprolactinémie.*

ARGYLL ROBERTSON (signe d') (R. Argyll, brit., 1868) [angl. ***Argyll Robertson's pupil***]. Abolition du réflexe pupillaire à la lumière et conservation du réflexe à l'accommodation et à la convergence avec myosis permanent ; signe de syphilis nerveuse.

ARGYRIE, *s. f.* ou **ARGYROSE**, *s. f.* (gr. *arguros*, argent) [angl. ***argyria***]. Lésion cutanée, consistant en une coloration anormale des téguments qui deviennent ardoisés ou brunâtres avec des reflets bleus métalliques ; coloration plus marquée sur les parties exposées à la lumière, existant aussi sur les muqueuses et due à l'imprégnation de la peau par l'argent métallique. Elle est consécutive à l'administration prolongée de sels d'argent qui se déposent dans le derme et elle est indélébile.

ARGYRISME, *s. m.* [angl. ***silver poisoning***]. Ensemble des phénomènes toxiques provoqués par l'emploi prolongé professionnel ou thérapeutique des sels d'argent : dyspnée, palpitations, œdèmes et surtout argyrie.

ARGYROPHILE, *adj.* (gr. *arguros* ; *philos*, ami). V. *argentaffine.*

ARH. V. *agence régionale de l'hospitalisation.*

ARHINENCÉPHALIE, *s. f.* (gr. *a-* priv. ; rhinencéphale) [angl. ***arhinencephaly***]. Absence du rhinencéphale (v. ce terme).

ARIAS (maladie d') (A. Irwin, amér., 1962). V. *ictère familial congénital de Crigler et Najjar.*

ARIBOFLAVINOSE, *s. f.* [angl. ***ariboflavinosis***]. Maladie déterminée par la carence en vitamine B_2 (riboflavine, v. ce terme). Elle est rare et généralement associée à d'autres avitaminoses (pellagre). Elle donne lieu à des troubles bénins : vascularisation cornéenne anormale, lésions de la muqueuse des commissures labiales et parfois dermite faciale. V. *Strachan-Scott (syndrome de)* et *Jacobs (syndrome de).*

ARITHMOMANIE, *s. f.* (gr. *arithmos*, nombre ; *mania*, folie) [angl. ***arithmomania***]. Besoin invincible et obsessionnel de procéder à diverses opérations arithmétiques ou d'exécuter un certain nombre de fois, toujours le même, les actes les plus divers.

ARKLESS et GRAHAM (syndrome d') (Arkless R. et Graham B., 1967). V. *acrodysostose.*

ARLEQUIN (syndrome d') [angl. ***Harlequin's colour change***]. Trouble vasomoteur temporaire localisé à une moitié latérale du corps et sans signification pathologique, survenant chez le nouveau-né, auquel il donne un aspect bicolore rouge et blanc.

ARLT (ligne d') (A. Carl von, autr., 1812-1887) [angl. ***Arlt's line***]. Cicatrice de la face interne de la paupière supérieure chez les sujets atteints de trachome. C'est un sillon avasculaire parallèle au bord libre de la paupière et siégeant au tiers moyen de celle-ci.

ARM [angl. ***MRA***]. Angiographie par Résonance Magnétique. V. *angio-RM.*

ARMANNI (lésion d') (A. Luciano, ital., 1839-1903) [angl. ***Armanni-Ehrlich degeneration***]. Lésion de l'épithélium rénal dans le diabète sucré, consistant en une dégénérescence hyaline des cellules.

ARMÉNIENS (maladie des). V. *périodique (maladie).*

ARMOISE, *s. f.* (lat. et gr. *artemisia,* plante d'Artémis — ou Diane) [angl. ***artemisia***]. Genre de plantes aromatiques herbacées de la famille des Composées, comprenant notamment l'absinthe, l'estragon et le génépi. V. *artémisine* et *moxa.*

ARMSTRONG (maladie d') (A. Charles, amér., 1934) [angl. ***lymphocytic choriomeningitis***]. Syn. *chorioméningite lymphocytaire.* Maladie due à un virus neurotrope appartenant au genre *Arenavirus* (v. ce terme), qui, inoculé dans le cerveau de la souris, détermine une méningite aiguë lymphocytaire avec infiltration du plexus choroïde. On a trouvé ce virus chez l'homme dans des cas de méningite lymphocytaire ou plus rarement d'encéphalomyélite. Il provoque parfois des manifestations d'allure grippale ou des infections inapparentes.

ARN. V. *ribonucléique (acide).*

ARNAUD (méthode de Jacques) (fr., 1941-42). Exploration fonctionnelle de l'un des deux poumons, la bronche souche de l'autre étant temporairement obturée à l'aide d'une sonde à ballonnet.

ARNc. Initiales d'*acide ribonucléique complémentaire.* V. *complémentaire.*

ARNETH (formule ou image d') (A. Joseph, all., 1873-1958) [angl. ***Arneth's index***]. Tableau figurant la répartition des polynucléaires en 5 classes selon l'aspect plus ou moins lobulé de leurs noyaux. Dans certains états pathologiques existe une prédominance des formes jeunes (noyaux presque ronds ou à 2 lobes, correspondant aux classes 1 et 2) ; on dit que l'image dévie à gauche. Dans d'autres affections, une plus grande proportion de cellules vieillies à noyaux fragmentés en 4 ou 5 lobes (classes 4 et 5) fait dévier l'image à droite. Les polynucléaires adultes à noyaux trilobés constituent la classe 3. Désuet.

ARNICA MONTANA, *s. f.* Espèce végétale de la famille des Asteracées. La teinture obtenue à partir des fleurs séchées de cette plante vivace est toujours utilisée pour traiter les contusions et les entorses.

ARNm. Abréviation de *ARN messager.* V. *ribonucléique (acide).*

ARNOLD (A. Julius, all., 1835-1915). V. *Friedrich-Erb-Arnold (syndrome de).*

ARNOLD (névralgie d') (A. Friedrich, all. 1803-1890) [angl. ***Arnold's neuralgia***]. Douleur occipitale ressentie sur le trajet du nerf grand occipital (d'Arnold), rameau dorsal du 2e nerf cervical, innervant le muscle oblique de la tête et les téguments de la partie postérieure du crâne.

ARNOLD-CHIARI (syndrome d') (A., 1894 ; Ch., 1895) [angl. ***Arnold-Chiari deformity***]. Malformation rare, observée chez les nouveau-nés, caractérisée par l'association d'un spina bifida, d'une disposition anormale du cerveau postérieur (bulbe et cervelet) engagé dans la portion supérieure du canal rachidien et d'une hydrocéphalie avec importantes lésions cérébrales.

ARN-POLYMÉRASE. V. *ribonucléique (acide).*

ARNr. Abréviation d'*ARN ribosomique.* V. *ribonucléique (acide).*

ARNSTEIN (maladie d'). Forme de la maladie de Vaquez (v. *érythrémie*) dans laquelle manque la splénomégalie.

ARNt. Abréviation d'*ARN de transfert.* V. *ribonucléique (acide).*

ARN-VIH [angl. ***RNA-HIV***]. V. *charge virale plasmatique.*

AROMATHÉRAPIE, *s. f.* (R.M. Gattefossé) (lat. *aroma,* aromate ; gr. *thérapéia*, traitement) [angl. ***aromatherapy***]. Thérapeutique par les huiles essentielles végétales, utilisées par voie interne ou externe, sous forme de teinture, d'extrait aromatique, d'infusion, etc.

AROMATIQUE, *adj.* [angl. ***aromatic***] (chimie). Caractérise les dérivés hydrocarbonés de structure fermée (s'oppose à *aliphatique*). V. *phénol.*

AROMATOGRAMME, *s. m.* Étude (à la manière de l'antibiogramme) de l'action de diverses essences végétales sur des bactéries. V. *aromathérapie.*

AROUSAL, *s. m.* (de l'angl. *to arouse,* éveiller). V. *éveil (réaction d').*

ARP. Abréviation d'*activité rénine plasmatique.* V. *rénine (activité — du plasma).*

ARRÊT (réaction d') [angl. ***arrest reaction***] (électroencéphalographie). V. *rythme alpha* et *rythme bêta.*

ARRÊT CARDIAQUE [angl. ***cardiac arrest ou standstill***]. Cessation des contractions du cœur (essentiellement des contractions ventriculaires) entraînant un arrêt de la circulation et une disparition de la pression artérielle. Elle peut être due à une asystole, à une fibrillation ventriculaire ou à une inefficacité ventriculaire (v. ces termes et *dissociation électro-mécanique*).

ARRÊT CIRCULATOIRE. V. *arrêt cardiaque.*

ARRHÉNOBLASTOME, *s. m.* (Robert Meyer, 1930) (gr. *arrên*, mâle ; *blastos*, germe) [angl. ***arrhenoblastoma***]. Tumeur bénigne masculinisante de l'ovaire, ayant la structure d'un adénome testiculaire et dont le développement provoque un syndrome de virilisme sans hypertension artérielle ni diabète. V. *androblastome.*

ARRIÉRATION AFFECTIVE (syndrome d') (Codet) [angl. ***anaclitic depression***]. Syn. *dépression anaclitique* (R. Spitz et Wolf, 1935). Retard psychomoteur provoqué, chez les petits enfants, par la privation des soins maternels. Cet état de *carence affective* (A. et M. Porot), ressenti dès le début de l'existence, peut retentir de façon durable sur le caractère de l'enfant. V. *hospitalisme.*

ARRIÉRATION DYSMÉTABOLIQUE. Arriération mentale en rapport avec le blocage du métabolisme d'une molécule alimentaire à un niveau intermédiaire, entraînant l'accumulation de produits toxiques pour le cerveau. P. ex. : l'idiotie amaurotique, la maladie de Hurler, l'oligophrénie phénylpyruvique, le syndrome de Lowe. V. *maladie enzymatique.*

ARRIÉRATION INTELLECTUELLE ou **MENTALE** [angl. ***mental deficiency***]. État des sujets dits *arriérés.* Il est caractérisé dès l'enfance par l'arrêt ou l'insuffisance du développement des facultés intellectuelles, l'instabilité psychique et l'inaptitude à réagir normalement aux excitations fournies par le milieu éducatif ordinaire. Classiquement, les états d'arriération intellectuelle comprennent 3 degrés, en allant du moins accentué au plus grave : la débilité mentale, l'imbécillité, l'idiotie. V. *oligophrénie.*

ARRIÉRÉ, RÉE, *adj.* Atteint d'arriération mentale.

ARRIÈRE-FAIX, *s. m.* [angl. ***secundines***]. Syn. *délivre.* Ce qui reste dans l'utérus après l'expulsion du fœtus (placenta et membranes).

ARS. V. *agence régionale de santé.*

ARSAI. Abréviation d'*Anémie Réfractaire Sidéroblastique Acquise Idiopathique.* V. *anémie réfractaire.*

ARSENIC, *s. m.* (gr. *arsèn,* mâle, du fait de la vigueur de ses propriétés, via le lat. *arsenicum*) (Ménagier, 1398) [angl. ***arsenic***]. Élément chimique de numéro atomique 33 (33 électrons gravitent autour du noyau de l'atome). Symbole *As.* L'*a.* est un non-métal dont le comportement est assez proche de celui du phosphore. Oxydable, il perd naturellement 3 électrons et passe à l'état stable d'ion arsénieux As^{3+}. Bien que le corps humain contienne normalement un peu d'*a.*, cet élément est toxique sous presque toutes ses formes, la plus active étant l'oxyde arsénieux As_2O_3. L'*a.* entre dans la composition de dérivés organiques dont certains ont été utilisés comme médicaments (cacodylate de sodium ; salvarsan ou stovarsol, prescrit jadis contre la syphilis). V. *arsénicisme, Mees (lignes, bandes ou stries de)* et *Haff (maladie du).*

ARSÉNICISME, *s. m.* [angl. ***arsenicalism***]. Empoisonnement par les composés de l'arsenic. L'intoxication arsenicale se manifeste par des troubles de l'appareil digestif, marqués surtout dans les formes aiguës où ils peuvent simuler une attaque de choléra et par des accidents nerveux et cutanés rencontrés plus souvent dans les formes chroniques. L'*a.* fait partie des intoxications professionnelles (tableaux n° 20 et 20 bis).

ARTÉFACT, *s. m.* (lat. *ars, artis,* métier ; *factum,* fait) [angl. ***artefact***]. Perturbation apportée, dans les résultats d'un examen de laboratoire, par les procédés techniques utilisés. P. ex. : altérations d'un tissu par les manipulations auxquelles a été soumise sa préparation microscopique ; modification d'un tracé enregistré d'une manière incorrecte, etc.

ARTÉMISINE, *s. f.* (lat. *artemisia,* armoise) [angl. ***artemisin***] (en chinois *qinghaosu*). Substance cristalline (peroxyde de sesquiterpène lactone) extraite d'une variété d'armoise, *Artemisia annua,* dont les propriétés antipaludéennes font l'objet de recherches en Extrême-Orient.

ARTÈRE, *s. f.* (gr. *artêria,* artère) (TA *arteria*) [angl. ***artery***]. Vaisseau conduisant le sang loin du cœur. Les *a.* principales sont l'*a.* pulmonaire et l'aorte, provenant respectivement des ventricules droit et gauche. La paroi artérielle comporte trois tuniques, du dedans au dehors l'intima (ou endartère), la média et l'adventice. L'*a.* est nourrie par les vasa vasorum. V. *hypertension* • 👁 **veine** •.

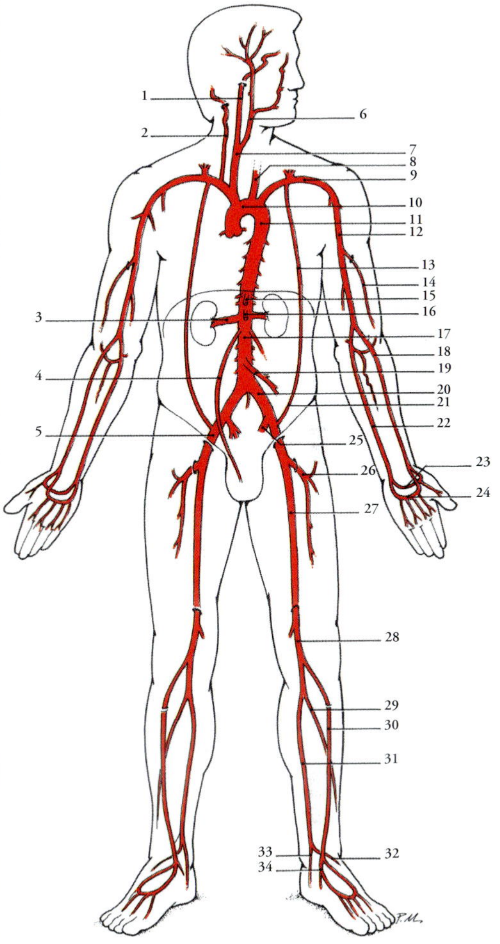

Circulation artérielle

1. artère carotide interne droite
2. artère vertébrale droite
3. artère rénale
4. artère testiculaire (ovarique)
5. artère iliaque externe droite
6. artère carotide externe droite
7. artère carotide commune droite
8. artère carotide commune gauche
9. artère sub-clavière
10. arc aortique
11. aorte thoracique
12. artère brachiale
13. artère thoracique interne
14. artère brachiale profonde
15. tronc cœliaque
16. artère mésentérique supérieure
17. aorte abdominale
18. artère radiale
19. artère mésentérique inférieure
20. artère iliaque commune
21. artère épigastrique inférieure
22. artère ulnaire
23. arcade palmaire profonde
24. arcade palmaire superficielle
25. artère iliaque interne
26. artère fémorale profonde
27. artère fémorale
28. artère poplitée
29. artère fibulaire
30. artère tibiale antérieure
31. artère tibiale postérieure
32. artère plantaire latérale
33. artère plantaire médiale
34. artère dorsale du pied

ARTÈRE EN COLLIER DE PERLES (Ratschow, 1955) [angl. ***corrugated artery***]. Aspect ondulé des parois artérielles observé parfois sur les artériographies. Il correspond, notamment au niveau des artères rénales et carotides, à la *dysplasie fibromusculaire artérielle.* V. ce terme.

ARTÈRE... (syndrome de l') [angl. ***artery syndrome***]. Ensemble de signes témoignant — 1° le plus souvent de la compression ou de l'oblitération totale ou partielle de l'artère considérée, sans préjuger de la cause de cette atteinte (p. ex. : syndrome de l'artère cérébrale antérieure) — 2° plus rarement d'une affection extravasculaire créée par l'artère en question (p. ex. : syndrome de l'artère mésentérique supérieure, v. ce terme 2°). V. au nom de l'artère.

ARTÈRE POPLITÉE PIÉGÉE [angl. ***popliteal artery intrapment***]. Compression de l'artère poplitée par une anomalie soit de son trajet, soit d'une insertion musculaire au niveau des condyles fémoraux • 👁 **poplité** •.

ARTÈRE PULMONAIRE (TA *truncus pulmonalis*) [angl. ***pulmonary artery***]. Artère fonctionnelle des poumons contenant du sang désaturé « veineux ». Son tronc naît du ventricule droit par un orifice garni de 3 valvules sigmoïdes situé en avant de l'orifice aortique, il se dirige en haut et en arrière et se divise rapidement sous la crosse aortique en 2 branches droite et gauche destinées à chaque poumon. • 👁 **circulation (petite)** •.

ARTÈRE SOUS-CLAVIÈRE OU SUBCLAVIÈRE VOLEUSE. V. *sous-clavière ou subclavière voleuse (syndrome de la) ou sous-clavière ou subclavière (syndrome de vol de l'artère)*

ARTÈRES VIDES DE SANG (syndrome des) (Broadbent, 1875 ; R. Fontaine et J. G. Lévy, 1959). Obstruction des grosses branches de la crosse aortique (tronc brachiocéphalique, artères subclavière et carotide gauches) par une sclérose périartérielle ou par une plaque d'athérome qui interrompent le cours du sang, en l'absence de toute thrombose intra-artérielle, ce qui distingue ce syndrome de celui de Takayashu. V. *crosse aortique (syndrome de la).*

ARTERIA LUSORIA (lat. *lusoria,* qui concerne le jeu) [angl. ***arteria lusoria***]. Toute branche anormale de la crosse de l'aorte, due à un vice de développement des arcs aortiques pendant la vie embryonnaire. Il s'agit le plus souvent d'une artère subclavière droite rétro-œsophagienne. V. *dysphagia lusoria.*

ARTÉRIECTASIE, *s. f.* (gr. *artêria,* artère ; *ektasis,* dilatation) [angl. ***arteriectasis***]. V. *anévrisme.*

ARTÉRIECTOMIE, *s. f.* (gr. *artêria,* artère ; *ektomê,* ablation) [angl. ***arteriectomy***]. Résection d'un segment artériel plus ou moins étendu et du plexus sympathique qui l'entoure.

ARTÉRIOGRAMME, *s. m.* (gr. *artêria,* artère ; *gramma,* écriture) [angl. ***arteriogram***]. — 1° Image radiographique d'un territoire artériel rendu opaque aux rayons X. V. *artériographie.* — 2° V. *sphygmogramme.*

ARTÉRIOGRAPHIE, *s. f.* (gr. *artêria,* artère ; *graphê,* écriture) [angl. ***arteriography***]. — 1° Radiographie d'un territoire artériel (membre, crâne, rein, poumon, etc.) après injection dans le tronc principal, directement ou au moyen d'un cathéter, d'un liquide opaque aux rayons X. — 2° Terme employé parfois, à tort, dans le sens de *sphygmographie* (v. ce mot).

ARTÉRIOLE, *s. f.* [angl. ***arteriole***]. Artère de petit calibre.

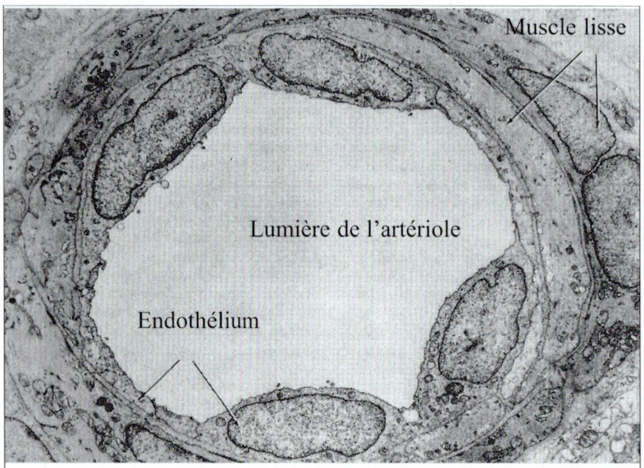

Artériole

ARTÉRIOLITE, *s. f.* (artériole ; suff. *-ite,* désignant l'inflammation) [angl. ***arteriolitis***]. Inflammation d'une artériole. V. *angéite.*

ARTÉRIOLITHE, *s. m.* (gr. *artêria,* artère ; *lithos,* pierre) [angl. ***arteriolith***]. Concrétion calcaire incrustant parfois les artères athéromateuses.

ARTÉRIOLOSCLÉROSE, *s. f.* [angl. ***arteriolosclerosis***]. Dégénérescence hyaline de toute la paroi des artérioles.

ARTÉRIOPATHIE, *s. f.* (gr. *artêria,* artère ; *pathê,* affection) [angl. ***arteriopathy***]. Maladie des artères. — ***a. hémodynamique*** (Palma, 1950). Lésion segmentaire d'une artère battant contre un tissu dur ; p. ex. l'artère subclavière contre une côte cervicale. Les microtraumatismes répétés au point de contact provoquent un épaississement de la paroi, une sténose et même une thrombose — ***a. oblitérante des membres inférieurs.*** Variété d'*athérosclérose* (v. ce terme) localisée à l'aorte abdominale et à ses branches de terminaison, pouvant entraîner par ischémie une insuffisance artérielle des membres inférieurs. Latente au début, elle se manifeste typiquement par une claudication intermittente d'effort ; à un stade évolué, la thrombose entraîne une gangrène, particulièrement grave chez le diabétique. V. *athérome artériel, artérites des membres inférieurs (stades des), diabète sucré, Doppler (examen), angiopathie cérébrale du post-partum* et *indice de pression systolique.*

ARTÉRIOPHLÉBITE, *s. f.* Artérite compliquée de phlébite des veines voisines.

ARTÉRIOPHLÉBOGRAPHIE, *s. f.* (gr. *artêria,* artère ; *phlebs,* veine ; *graphein,* écrire) [angl. ***arteriophlebography***]. Radiographie d'une artère, de ses branches et des veines correspondantes après injection, dans l'artère, d'une substance opaque aux rayons X.

ARTÉRIORRAPHIE, *s. f.* (gr. *artêria,* artère ; *rhaphê,* suture) [angl. ***arteriorrhaphy***]. Suture d'une paroi artérielle.

ARTÉRIOSCLÉREUX, EUSE, *adj.* [angl. ***arteriosclerotic***]. Atteint d'artériosclérose.

ARTÉRIOSCLÉROSE, *s. f.* (Lobstein, 1833) (gr. *artêria,* artère ; *sklêros,* dur) [angl. ***arteriosclerosis***]. Terme employé d'abord dans un sens très général, pour désigner tout épaississement des parois artérielles : il réunissait alors 3 types de maladies artérielles chroniques dégénératives, isolés ensuite : l'athérosclérose, l'artériosclérose au sens restrictif actuel, la médiacalcose. — Aujourd'hui, on le réserve à la variété de sclérose artérielle qui prédomine sur les fibres musculaires de la tunique moyenne (dégénérescence hyaline et épaississement) et s'étend aussi à la tunique interne. Elle siège surtout sur les artères musculaires et les artères rénales (néphro-angiosclérose). — ***a. hyperplasique*** (Moschowitz). Variété d'*a.* caractérisée par l'hypertrophie de l'intima, de la limitante élastique interne et de la média ; l'infiltration lipidique y est inconstante. Cette lésion est observée dans la sénescence artérielle. — ***a. pulmonaire primitive.*** V. *hypertension artérielle pulmonaire primitive.*

ARTÉRIOSPASME, *s. m.* [angl. ***arteriospasm***]. Contraction des parois d'une artère.

ARTÉRIOTOMIE, *s. f.* (gr. *artêria,* artère ; *tomê,* section) [angl. ***arteriotomy***]. Incision d'une artère pratiquée pour soustraire du sang à l'organisme, pour introduire un cathéter dans cette artère ou pour atteindre et supprimer un obstacle à la circulation (thrombose ou embolie). — La section d'une artère entre deux ligatures agit également, comme l'artériectomie, en sectionnant les filets sympathiques qui l'entourent.

ARTÉRITE, *s. f.* [angl. ***arteritis***]. Nom générique des lésions artérielles d'origine inflammatoire ou dégénérative, aboutissant à l'épaississement de ses parois, parfois à la dilatation ou à l'oblitération du vaisseau. V. *artériopathie, artériosclérose* et *athérosclérose.*

ARTÉRITE GIGANTO-CELLULAIRE. V. *artérite temporale.*

ARTÉRITE TEMPORALE (Horton, 1932) [angl. ***temporal arteritis, Horton's disease***]. Syn. *artérite giganto-cellulaire, maladie de Horton, panartérite subaiguë des vieillards* (M. Morin), *péri-artérite segmentaire superficielle* (Louis Mathieu). Affection survenant à partir de la soixantaine et caractérisée par une atteinte profonde de l'état général, une fièvre modérée, une forte accélération de la vitesse de sédimentation globulaire, une céphalée violente prédominant aux tempes, enfin par une inflammation bilatérale des artères temporales qui sont rouges, épaisses, thrombosées et très douloureuses au palper. En l'absence de corticothérapie, l'évolution peut se faire spontanément vers la sédation en quelques mois ; mais elle est souvent aggravée par l'existence d'autres localisations artéritiques et surtout de complications oculaires qui peuvent aller jusqu'à la cécité. Il apparaît aussi parfois des manifestations extravasculaires, articulaires en particulier. Anatomiquement, il s'agit d'une atteinte de toutes les tuniques artérielles (panartérite), avec rupture de la limitante élastique interne infiltrée de cellules géantes multinucléées. Les rapports de l'*a. t.* avec la pseudo-polyarthrite rhizomélique semblent étroits (v. *polymyalgie artéritique*). À l'origine de la maladie on a incriminé une prédisposition génétique et une réaction auto-immune. V. *angéite allergique* et *crosse aortique (syndrome de la).*

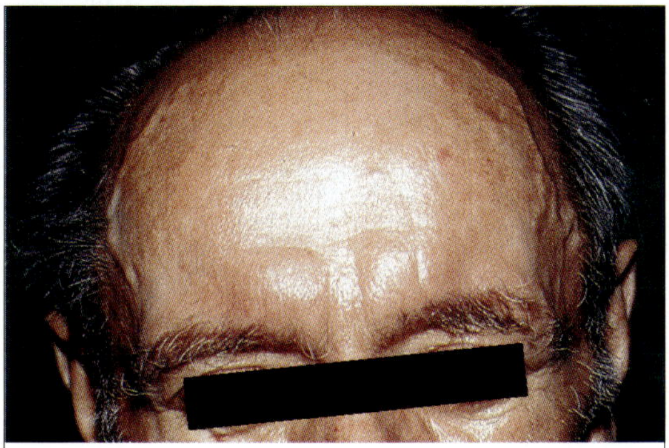

Artères temporales saillantes. Maladie de Horton ou artérite temporale

ARTÉRITES DES MEMBRES INFÉRIEURS (stades des). Étapes dans l'évolution des artérites des membres inférieurs, classées par ordre de gravité croissante des symptômes fonctionnels : *stade I,* de latence clinique ; *stade II,* de claudication intermittente à la marche (*st. II* large ou serré selon la distance pour laquelle la douleur apparaît) ; *stade III,* quand s'ajoutent des douleurs de décubitus ; *stade IV,* de gangrène. V. *athérome artériel, athérosclérose, indice de pression systolique, artériopathie* et *Doppler (examen).*

ARTHRALGIE, *s. f.* (gr. *arthron*, articulation ; *algos*, douleur) [angl. ***arthralgia***]. Douleur articulaire sans lésion appréciable de l'articulation.

ARTHRECTOMIE, *s. f.* (Volkmann) (gr. *arthron*, articulation ; *ektomê*, ablation) [angl. ***arthrectomy***]. V. *synovectomie.*

ARTHRIFLUENT, ENTE, *adj.* (gr. *arthron*, articulation ; lat. *fluere,* couler) [angl. ***arthrifluent***]. Qui s'accompagne de destruction articulaire. — *abcès a.* V. ce terme.

ARTHRITE, *s. f.* (gr. *arthron*, articulation) [angl. ***arthritis***]. Nom générique des affections inflammatoires aiguës ou chroniques qui frappent les articulations. Elles sont caractérisées *anatomiquement* par des lésions synoviales, puis cartilagineuses et osseuses ; *cliniquement* par la douleur, la tuméfaction, parfois la rougeur et la chaleur de l'articulation et par une atteinte plus ou moins marquée de l'état général. Elles *évoluent* vers la guérison totale ou vers l'ankylose et la déformation.

ARTHRITE CHRONIQUE JUVÉNILE. V. *polyarthrite chronique de l'enfant.*

ARTHRITE DÉFORMANTE JUVÉNILE. V. *ostéochondrite déformante juvénile de la hanche.*

ARTHRITE DÉFORMANTE ou **SÈCHE** [angl. ***arthritis deformans***]. Syn. *rhumatisme osseux partiel, rhumatisme articulaire chronique partiel.* Variété d'affection articulaire chronique caractérisée par l'altération des surfaces articulaires, la tendance à la déformation, la localisation à une seule ou à un petit nombre d'articulations et la fréquence chez le vieillard. V. *arthrose.*

ARTHRITE DE LYME [angl. ***Lyme arthritis***]. V. *Lyme (arthrite ou maladie de).*

ARTHRITE RÉACTIONNELLE (Aho, 1973) [angl. ***reactive arthritis***]. Syn. *rhumatisme post-infectieux.* Atteinte articulaire avec épanchement synovial généralement aseptique, survenant une ou plusieurs semaines après une infection banale, digestive, respiratoire ou génito-urinaire. Elle siège souvent symétriquement aux membres inférieurs, aux poignets ou aux doigts et régresse d'habitude en quelques semaines. Il s'agit très vraisemblablement d'une réaction immunologique aux bactéries ou aux virus responsables de l'infection, plus fréquente chez les sujets du groupe tissulaire HLA B27. Le syndrome de Fiessinger-Leroy-Reiter est considéré comme le type de l'*a. r. ;* le syndrome de Whipple, la maladie de Lyme, la maladie de Bouillaud (v. ces termes) comportent de telles arthrites.

ARTHRITE RHUMATOÏDE. V. *polyarthrite rhumatoïde.*

ARTHRITE SÈCHE. V. *arthrite déformante.*

ARTHRITISME, *s. m.* [angl. ***arthritism***]. Syn. *diathèse arthritique* ou *dystrophique.* Terme vieilli désignant une association de diverses affections à tendance héréditaire telles que goutte, rhumatisme chronique, lithiase biliaire ou urinaire, obésité, diabète. V. *diathèse.*

ARTHROCENTÈSE, *s. f.* (gr. *arthron*, articulation ; *kentein*, piquer) [angl. ***arthrocentesis***]. Ponction d'une articulation.

ARTHROCHONDRITE, *s. f.* (gr. *arthron*, articulation ; *khondros*, cartilage) [angl. ***arthrochondritis***]. Inflammation d'un cartilage articulaire.

ARTHROCINÉTIQUE, *adj.* (gr. *arthron*, articulation ; *kinêsis*, mouvement). Qui se rapporte aux mouvements articulaires.

ARTHROCLYSE, *s. f.* (gr. *arthron*, articulation ; *kluzein*, laver). Lavage d'une synoviale articulaire.

ARTHRODÈSE, *s. f.* (gr. *arthron*, articulation ; *désis*, action de lier) [angl. ***arthrodesis***]. Opération qui a pour but de provoquer l'ankylose d'une articulation.

ARTHRODIE, *s. f.* (TA *articulatio plana*) [angl. ***arthrodia***]. Variété de diarthrose (v. ce terme) dont les surfaces articulaires sont planes et ne permettent que les mouvements de glissement (articulations intermétatarsiennes).

ARTHRODYNIE, *s. f.* (gr. *arthron*, articulation ; *odunê*, douleur) [angl. ***arthrodynia***]. Douleur articulaire. — Cullen a désigné sous ce nom le *rhumatisme chronique.* V. *polyarthrite rhumatoïde.*

ARTHROGRAMME, *s. m.* (gr. *arthron*, articulation ; *gramma*, écriture) [angl. ***arthrogram***]. Image obtenue par arthrographie.

ARTHROGRAPHIE, *s. f.* (gr. *arthron*, articulation ; *graphê*, dessin) [angl. ***arthrography***]. Radiographie d'une articulation dans laquelle on a fait pénétrer un gaz ou une substance opaque aux rayons X.

ARTHROGRYPOSE MULTIPLE CONGÉNITALE (Stern, 1923) (gr. *arthron*, articulation ; *grupos*, recourbé) [angl. ***amyoplasia congenita***]. Syn. *myodystrophie fœtale déformante* (Middleton, 1923), *amyoplasie congénitale* (Sheldon, 1932), *syndrome arthro-myo-dysplasique congénital* (Rossi, 1947). Maladie congénitale, peut-être entrevue par Ambroise Paré en 1573, décrite par Otto en 1841, caractérisée par des raideurs articulaires multiples, plus ou moins symétriques, généralement en flexion, évidentes dès la naissance et non progressives, une atrophie musculaire et une infiltration cutanée avec quelques zones d'atrophie dermique et parfois des palmures discrètes (doigts, aisselles, pterygium colli). Des malformations du crâne, de la face et des extrémités (main bote, pied en varus équin, syndactylie) sont fréquemment associées. Ses causes sont obscures et probablement multiples : certains cas semblent relever d'une affection familiale héréditaire à transmission dominante, d'autres d'une embryopathie. V. *cérébro-arthro-digital* et *cérébro-oculo-facio-squelettique (syndromes).*

ARTHROLOGIE, *s. f.* (gr. *arthron*, articulation ; *logos*, discours) [angl. ***arthrology***]. Partie de l'anatomie qui traite des articulations.

ARTHROLYSE, *s. f.* (gr. *arthron*, articulation ; *luein*, délier) [angl. ***arthrolysis***]. Opération destinée à rendre la mobilité à une articulation enraidie et qui consiste principalement dans la section de la capsule et de ses ligaments et des interpositions fibreuses entre les surfaces articulaires.

ARTHROMALACIE, *s. f.* (Ravina et Pecher) (gr. *arthron*, articulation ; *malakos*, mou) [angl. ***arthromalacia***]. Syndrome héréditaire caractérisé par une hyperlaxité ligamentaire avec déformation des corps vertébraux et de certaines épiphyses ; c'est une dysplasie spondylo-épiphysaire qui représenterait une forme mineure de la maladie de Morquio. V. *Morquio (maladies de), 2°.*

ARTHROMYALGIE, *s. f.* (gr. *arthron*, articulation ; *mus*, muscle ; *algos*, douleur) [angl. ***arthromyalgia***]. Douleur articulaire et musculaire.

ARTHRO-MYO-DYSPLASIQUE CONGÉNITAL (syndrome). V. *arthrogrypose multiple congénitale.*

ARTHRO-OCULO-SALIVAIRE (syndrome). V. *Gougerot-Houwer-Sjögren (syndrome de).*

ARTHRO-ONYCHODYSPLASIE, *s. f.* V. *onycho-ostéodysplasie héréditaire.*

ARTHRO-OPHTALMOPATHIE HÉRÉDITAIRE PROGRESSIVE [angl. ***Stickler's syndrome***]. Syn. *syndrome de Stickler* (1965). Ostéochondrodysplasie héréditaire à transmission autosomique dominante dans laquelle des altérations sensorielles (myopie grave avec souvent décollement de la rétine, glaucome et diminution de la vision ; surdité neurosensorielle progressive) sont associées à des malformations squelettiques faciales et articulaires (douleurs, raideur ou hyperlaxité des jointures ; élargissement, à la naissance, des poignets, des genoux et des chevilles). V. *Marshall (syndrome de)* et *Wagner (maladie de).*

ARTHROPATHIE, *s. f.* (gr. *arthron*, articulation ; *pathê*, maladie) [angl. ***arthropathy***]. Nom générique des maladies des articulations. — ***a. nerveuse.*** Troubles trophiques articulaires observés dans les affections des nerfs périphériques ou des centres nerveux.

ARTHROPHYTE, *s. m.* (gr. *arthron*, articulation ; *phuton*, plante) [angl. ***arthrophyte***]. Syn. *corps étranger organique* (Cruveilhier), *corps mobile et flottant* (Nélaton), *cartilage mobile* (Velpeau), *souris articulaire.* Corps étranger articulaire très mobile et fuyant sous les doigts qui cherchent à le palper ; il prend naissance dans l'articulation à la suite d'une lésion traumatique ou pathologique de celle-ci.

ARTHROPLASTIE, *s. f.* (gr. *arthron*, articulation ; *plassein*, former) [angl. ***arthroplasty***]. Réfection opératoire d'une articulation très altérée ou ankylosée, destinée à rendre à celle-ci une mobilité satisfaisante. Deux types : résection arthroplastique simple ou résection suivie d'interposition tissulaire (aponévrose, capsule ou tout autre tissu vivant ou conservé) ou suivie d'interposition de matériel inerte. P. ex. : l'*a.* de la hanche pour traiter la coxarthrose : *a.* partielle ou *a.* totale, cette dernière réalisant une articulation artificielle entre des pièces prothétiques scellées à la place du cotyle et de la tête fémorale.

ARTHRO-PNEUMOGRAPHIE, *s. f.* (gr. *arthron*, articulation ; *pneuma*, air ; *graphein*, écrire) [angl. ***arthropneumography***]. Radiographie d'une articulation dans la cavité de laquelle on a, au préalable, injecté un gaz.

ARTHROPODES, *s. m. pl.* (gr. *arthron,* articulation ; *pous, podos,* pied) [angl. ***Arthropoda***]. Embranchement d'animaux constitués d'un exosquelette et de pattes articulées. Il comprend deux classes qui jouent un rôle pathogène chez l'homme comme parasites ou comme vecteurs : les *Arachnides* et les *Insectes.*

ARTHRORISE, *s. f.* (gr. *arthron,* articulation ; *rhiza,* racine) [angl. ***arthrorisis***]. Opération destinée à limiter les mouvements d'une articulation au moyen d'une butée osseuse et d'un enchevillement (Toupet). On a donné abusivement le nom d'*a.* à des opérations comportant seulement la constitution d'une butée. — ***a. tibio-tarsienne*** ou ***astragalienne.*** L'*a. t.-t. postérieure* remédie à l'équinisme ; l'*a. t.-t. antérieure* corrige le pied talus.

ARTHROSCANNER, *s. m.* [angl. ***arthroscan***]. Examen tomodensimétrique d'une articulation, avec ou sans injection intra-articulaire de produit de contraste.

ARTHRO-SCINTIGRAPHIE, *s. f.* Exploration radio-isotopique d'une articulation.

ARTHROSCOPE, *s. m.* [angl. ***arthroscope***]. V. *arthroscopie.*

ARTHROSCOPIE, *s. f.* (gr. *arthron*, articulation ; *skopein*, examiner) [angl. ***arthroscopy***]. Exploration visuelle de la cavité d'une articulation au moyen d'un arthroscope (instrument comportant un trocart, sa canule et un système optique) introduit dans la synoviale distendue par du soluté physiologique de NaCl. Elle permet de pratiquer, au besoin, une biopsie de la synoviale ou du cartilage articulaire et même certaines manœuvres thérapeutiques. Se pratique sur de grosses articulations : genou, hanche, cheville, épaule, coude, poignet.

ARTHROSE, *s. f.* (Coste et Lacapère, 1931) (gr. *arthron*, articulation ; suffixe *ose* désignant une maladie dégénérative) [angl. ***arthrosis, osteoarthritis***]. Syn. *ostéo-arthrite hypertrophique dégénérative* (F. Bezançon et M. P. Weil), *ostéo-arthropathie dystrophique* ou *dégénérative* ou *déformante, rhumatisme articulaire dégénératif, rhumatisme chronique dégénératif.* Nom générique des affections chroniques dégénératives non inflammatoires des articulations, caractérisées, ***anatomiquement,*** par la lésion puis la destruction du cartilage avec production des lésions cartilagineuses, d'ostéophytes et de chondrophytes et ***cliniquement,*** par des douleurs, des craquements, des déformations et une impotence sans jamais d'ankylose ni d'altération de l'état général mais presque toujours avec raideur. Elles surviennent après la cinquantaine, sont généralement monoarticulaires et frappent surtout le genou (*lipo-arthrite* de Weissenbach et Françon), la hanche *(coxarthrie),* les articulations vertébrales *(rhumatisme ostéophytique lombaire)* et les articulations des doigts *(nodosités d'Heberden).* — ***maladie des a.*** V. *polyarthrose.*

ARTHROSE ANGIONEURALE DE SOLIS-COHEN avec périarthrose et para-arthrose (1911). Variété rare de rhumatisme, évoluant chez l'enfant, caractérisée par des crises polyarticulaires répétées, accompagnées de fièvre et d'éruption cutanée. Sa nature allergique est discutée.

ARTHROSE INTERÉPINEUSE. V. *Baastrup (maladie de).*

ARTHROSE UNCOVERTÉBRALE. V. *uncarthrose.*

ARTHROSTOMIE, *s. f.* (Tixier) (gr. *arthron*, articulation ; *stoma*, bouche) [angl. ***arthrostomy***]. Ouverture chirurgicale d'une articulation, avec abouchement de la synoviale à la peau, pratiquée dans le but de réaliser un drainage permanent, en cas d'arthrite suppurée, par exemple.

ARTHROSYNOVITE, *s. f.* [angl. ***arthrosynovitis***]. Inflammation de la synoviale articulaire.

ARTHROTOMIE, *s. f.* (gr. *arthron*, articulation ; *tomê*, incision) [angl. ***arthrotomy***]. Ouverture chirurgicale d'une articulation.

ARTHUS (phénomène d') (A. Maurice, fr., 1903) [angl. ***Arthus's phenomenon***]. Manifestation locale d'hypersensibilité. Si l'on répète tous les 6 jours, au même endroit, chez le lapin, une injection sous-cutanée de sérum de cheval, on voit apparaître, quelques heures après la 4ᵉ injection, qui joue le rôle d'injection déchaînante, une réaction locale œdémateuse et érythémateuse qui évolue vers la nécrose et l'élimination lors des injections suivantes. C'est un cas particulier d'allergie humorale. Le *ph. d'A.* est lié à la présence d'anticorps précipitants circulants (IgG et IgM) qui forment, au voisinage des parois capillaires, avec les antigènes introduits localement dans l'espace extravasculaire, des complexes immuns. Ceux-ci fixent le complément, ce qui entraîne des altérations vasculaires : vasodilatation, dégénérescence pariétale, thrombose plaquettaire et diapédèse leucocytaire. Chez l'homme, les pneumopathies immunologiques relèvent d'un mécanisme analogue à celui du *ph. d'A.* V. *hypersensibilité (type 3), hypersensibilité immédiate (réaction d'), pneumopathie immunologique* et *complexes immuns.*

ARTICLE, *s. m.* V. *articulation.*

ARTICULAIRE, *adj.* [angl. ***articular***]. Relatif à une articulation.

ARTICULATION, *s. f.* (lat. *articulus*, articulation) (TA *junctura ossium*) [angl. ***joint***]. Syn. *article.* Lieu de réunion deux ou plusieurs os. Ces os peuvent être soudés *(synarthrose),* peu mobiles *(amphiarthrose)* ou très mobiles *(diarthrose).* V. aussi *arthrodie* et *énarthrose.* L'ensemble des os revêtus de cartilage et réunis par les ligaments constitue l'articulation • 👁 **syndesmose** •.

ARTICULÉ DENTAIRE [angl. ***dental articulation***]. Rapports entre les dents antagonistes pendant l'occlusion. V. *allélognathie* et *synaraxie*.

ARTIOPLOÏDE, *adj.* (gr. *artios*, pair ; suffixe *ploïde* tiré par analogie de haploïde, diploïde etc.) [angl. ***artioploid***] (génétique). Se dit de cellules polyploïdes (v. ce terme) possédant un nombre pair de *n* chromosomes (4 *n*, 6 *n*, 8 *n*, *etc.*).

ARV (initiales de l'anglais *AIDS Related Virus* : virus associés au sida). Ce sont le virus HIV et différents autres virus isolés à partir de patients atteints du sida (v. ce terme).

ARYLSULFATASE, *s. f.* [angl. ***arylsulphatase***]. Enzyme agissant par hydrolyse de divers esters-sulfates. Un déficit en *a.* A s'observe dans la *maladie de Scholz-Greenfield*, un déficit en *a.* B dans la *maladie de Maroteaux-Lamy* ou nanisme polydystrophique (v. ce terme).

ARYTÉNOÏDE, *adj.* (gr. *arutaïna*, aiguière ; *eidos*, aspect) [angl. ***arytenoid***]. En forme d'aiguière. — ***cartilage a.*** (TA *cartilago arytenoidea*). Cartilage pair du larynx, de forme pyramidale, situé dans le cartilage thyroïde et au-dessus du cartilage cricoïde avec lequel il s'articule. La partie postérieure des cordes vocales s'y insère. • 👁 **larynx** •.

ARYTÉNOÏDITE, *s. f.* [angl. ***arytenoiditis***]. Inflammation de la région aryténoïdienne qui s'observe surtout dans les laryngites tuberculeuses.

ARYTHMIE, *s. f.* (gr. *a-* priv. ; *rhuthmos*, rythme) [angl. ***arrhythmia***]. Anomalie du rythme. — Employé surtout pour désigner les perturbations du rythme cardiaque, dans sa fréquence, sa régularité et l'égalité des contractions.

ARYTHMIE COMPLÈTE (Josué et Clarac, 1909) [angl. ***continuous arrhythmia***]. Irrégularité du rythme cardiaque telle que les contractions ventriculaires sont séparées les unes des autres par des intervalles toujours inégaux. Le plus souvent accompagnée de tachycardie (*tachyarythmie*), elle est provoquée en général par la fibrillation auriculaire (ou atriale). Elle peut être paroxystique (d'origine catécholergique ou vagotonique — v. ces termes) ou bien permanente. Elle peut survenir en dehors de toute lésion cardiaque apparente (*a. c. idiopathique* ou *primitive*) ou bien au cours de cardiopathies (rétrécissement mitral, communication interauriculaire ou interatriale, myocardiopathies) décompensées ou non, ou encore pendant l'évolution d'une hyperthyroïdie.

ARYTHMIE EXTRASYSTOLIQUE [angl. ***extrasystolic arrhythmia***]. Irrégularité du rythme cardiaque due à l'interposition, au cours d'un rythme normal, d'extrasystoles de nombre et de nature variables. V. *extrasystole*.

ARYTHMIE SINUSALE [angl. ***sinusal arrhythmia***]. Irrégularité du rythme cardiaque due à une perturbation de la cadence des excitations au niveau du sinus lui-même. Généralement, les conductions sino-atriale et atrio-ventriculaire étant normales, l'irrégularité des impulsions sinusales entraîne celle de l'ensemble du cœur (oreillettes ou atriums et ventricules) ; p. ex. : l'arythmie respiratoire. — ***a. s. ventriculophasique*** [angl. ***ventriculophasic sinus arrhythmia***]. Variété d'*a. s.* observée en cas de bloc atrio-ventriculaire (bloc complet ou périodes de Wenckebach) : le rythme des oreillettes (ou atriums) est irrégulier, l'intervalle séparant deux contractions atriales est plus long lorsqu'il ne contient pas de contraction ventriculaire.

ARYTHMIE VENTRICULOPHASIQUE. V. *arythmie sinusale ventriculophasique*.

ARYTHMOGÈNE, *adj.* (gr. *a-* priv., *rhutmos*, rythme ; *génnan*, engendrer) [angl. ***arrhythmogenic***]. Syn. *proarythmique*. Générateur de troubles du rythme (cardiaques).

ASA. Abréviation d'*American Society of Anesthesiologists*. — ***classification ASA.*** Classification (émanant de ladite société) des futurs opérés selon le risque prévisible — ***I*** : patient n'ayant pas d'autre affection que celle nécessitant l'acte chirurgical. — ***II*** : Perturbation modérée d'une grande fonction. — ***III*** : Perturbation grave d'une grande fonction. — ***IV*** : Risque vital imminent. — ***V*** : Patient moribond.

ASAI. Abréviation d'*anémie sidéroblastique acquise idiopathique*. V. ce terme.

ASAT. Abréviation d'*aspartate amino-transférase*. V. *transaminase*.

ASBESTOSE, *s. f.* (gr. *asbestos*, incombustible) [angl. ***asbestosis***]. Variété de pneumoconiose due à l'inhalation de poussière d'asbeste (amiante), minéral composé de silicate de magnésie et d'oxyde de fer, employé dans l'industrie. Ce terme, désignant la fibrose pulmonaire de l'amiante, est parfois utilisé à tort pour nommer également l'ensemble des maladies provoquées par cette substance (plaques pleurales, pleurésies). Un excès de risque de cancer broncho-pulmonaire et de mésothéliome pleural a été mis en évidence chez les sujets exposés à l'amiante. L'*a.* figure sur la liste des maladies professionnelles (tableau n° 30). V. *mésothéliome*.

ASBOE HANSEN (maladie d') (A.H. Gustav, danois, 1953) [angl. ***Asboe Hansen's disease***]. Dermatite bulleuse kératogène et pigmentaire avec éosinophilie sanguine observée chez des nouveau-nés de sexe féminin ; elle est très rare et paraît voisine de l'*incontinentia pigmenti* (v. ce terme).

ASCARIDIASE ou **ASCARIDIOSE**, *s. f.* [angl. ***ascaridiasis***]. Ensemble des troubles dus aux *Ascarides*. Les œufs ingérés vont donner naissance à des larves qui vont migrer depuis l'intestin vers le foie, les bronches, remonter dans la trachée, être dégluties ; l'ascaris devient adulte, s'accouple et pond des œufs dans l'intestin grêle. La phase migratoire s'accompagne d'éosinophilie (v. *Löffler, syndrome de*) et de production d'anticorps décelables par sérodiagnostic.

ASCARIS, *s. m.* (gr. *askarizein*, sautiller) [angl. ***Ascaris***]. Genre de vers, de l'ordre des *Nématodes*, parmi lesquels se trouve l'*Ascaris lumbricoides* : ver cylindrique, grisâtre ou rougeâtre, long de 20 à 40 cm, parasite de l'intestin.

ASCHÉMATIE, *s. f.* (Bonnier, 1905) (gr. *a-* priv. ; *skêma*, attitude). Trouble par lequel certaines parties de nous-même cessent de figurer dans la notion que nous avons de notre corps. V. *asomatognosie* et *pariétal (syndrome)*.

ASCHER (syndrome d') (A. Karl, autr.) [angl. ***Ascher's syndrome***]. Syn. *syndrome de Laffer-Ascher* (L., 1909 ; A., 1919). Association de macrocheilie, d'un double blépharochalasis, d'un goitre simple, parfois d'une hyperplasie de la muqueuse nasale et d'un épaississement des joues. Pour certains, ce syndrome serait dû à une adénomatose des glandes labiales, lacrymales etc. ; pour d'autres, il serait une variété du syndrome de Melkersson-Rosenthal.

ASCHHEIM-ZONDEK (méthode ou réaction d') (A. Selmar, all., 1878-1965). V. *Zondek et Aschheim (méthode de)*.

ASCHNER (signe d') (A. Bernhard, autr., 1908). V. *réflexe oculo-cardiaque*.

ASCHOFF (nodule d') (A. Karl, all., 1904) [angl. ***Aschoff's body***]. Syn. *granulome rhumatismal*. Figure histologique observée au cours du rhumatisme articulaire aigu et de diverses autres affections touchant le tissu conjonctif (polyarthrite rhumatoïde, etc.). Elle est caractérisée par l'œdème de la substance fondamentale du tissu conjonctif, la dégénérescence fibrinoïde du collagène et la prolifération des cellules conjonctives.

ASCHOFF-TAWARA (nœud d') (TA *nodus atrioventricularis*) [angl. ***atrioventricular node***]. Élément du système cardionecteur. V. ce terme, *Koch (triangle de)* et *nodal*.

ASCITE, *s. f.* (gr. *askos*, outre) [angl. ***ascites***]. Accumulation de liquide dans la cavité péritonéale. Ce liquide est ordinairement jaune citrin ; il peut être coloré en vert par la bile, en rouge par le sang *(a. hémorragique)*, prendre un aspect laiteux *(a. laiteuse)* ou gélatineux *(a. gélatineuse* : v. *péritoine, maladie gélatineuse du)* ou contenir de la graisse émulsionnée *(a. chyliforme* ou *chyleuse* : v. *chylopéritoine*). — ***a. essentielle des jeunes filles.*** Péritonite tuberculeuse à forme ascitique.

ASCITIQUE, *adj.* [angl. ***ascitic***]. Qui a rapport à l'ascite.

ASCORBIQUE (acide) (DCI) [angl. ***ascorbic acid***]. Syn. *vitamine C, acide hexuronique*. Important facteur d'oxydo-réduction cellulaire présent dans tous les tissus de l'organisme (foie et glandes surrénales surtout). Il joue un rôle dans le métabolisme du glucose, de certains acides aminés et du fer, dans la synthèse des corticoïdes surrénaux, dans la résistance des parois vasculaires ; il règle la nutrition de tout le tissu conjonctif. Il agit en synergie avec le facteur ou vitamine P (v. *citrine*). Présent dans les légumes frais et les agrumes, sa carence provoque le scorbut.

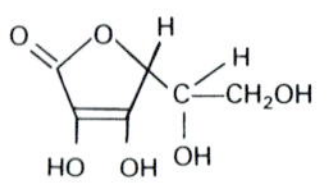

Acide ascorbique

ASÉMIE, *s. f.* (gr. *a-* priv. ; *sêma*, signe) [angl. ***asemia***]. Abolition du langage mimique ; on l'observe chez les mélancoliques, les idiots et les déments.

ASEPSIE, *s. f.* (gr. *a-* priv. ; *sêptikos*, putréfié) [angl. ***asepsis***]. Méthode qui consiste à prévenir les maladies septiques ou infectieuses en empêchant, par des moyens appropriés, l'introduction de microbes dans l'organisme. Elle diffère de l'antisepsie prophylactique en ce qu'elle n'emploie pas d'agents thérapeutiques.

ASEPTIQUE, *adj.* [angl. ***aseptic***]. Qui a rapport à l'asepsie.

ASEXUÉ, ÉE, *adj.* (gr. *a-* priv. ; lat. *sexus*, sexe) [angl. ***asexual***]. Dépourvu de sexe.

ASH. V. *agent des services hospitaliers.*

ASHERMAN (syndrome d') (A. Joseph, israélien, 1948) [angl. ***Asherman's syndrome***]. Aménorrhée due à des adhérences intra-utérines d'origine traumatique (curetage). V. *synéchie utérine.*

ASHMAN (phénomène d') (A.R., amér., 1946) [angl. ***Ashman's phenomenon***] (cardiologie). Conduction aberrante (v. ce terme) survenant lors d'un cycle cardiaque court faisant suite à un cycle de durée normale ou longue ; ce phénomène s'observe en cas de fibrillation atriale ou d'extrasystolie supraventriculaire.

ASHMAN (unité) [angl. ***Ashman unit***] (électrocardiographie). Unité de surface destinée à la mesure des aires des ondes Q R S et T (v. *axe électrique du cœur*) ; elle correspond à 4 microvolts-secondes (mVs).

ASHWORTH (échelle d') (A. Bryan, brit., 1964) [angl. ***Ashworth's scale***]. Cotation de la spasticité musculaire allant de 1 (tonus normal) à 5 (rigidité totale).

ASIALIE, *s. f.* (gr. *a-* priv. ; *sialon*, salive) [angl. ***asialia***]. Absence de salive. V. *aptyalisme.*

ASILE, *s. m.* (lat. *asylum*, du grec *asulon*, temple, refuge) [angl. ***asylum***]. Établissement destiné à héberger des sujets qui ne peuvent être surveillés ou soignés chez eux. — ***a. d'aliénés.*** Terme qui désignait autrefois l'hôpital psychiatrique. — ***a. de convalescents.*** — ***a. de vieillards.*** V. *hospice.*

ASK. Abréviation d'*antistreptokinase* (v. ce terme).

ASKANASY (syndrome d') (A. Max, all.). V. *polychondrite atrophiante chronique.*

ASKIN (tumeur d') (F. B. Askin, amér. XXe siècle) [angl. ***Askin's tumour***]. Variété de tumeur maligne neuro-ectodermique localisée dans la région thoraco-pulmonaire et s'observant surtout chez l'enfant et l'adolescent.

ASK UPMARK (rein d') (A.U. Erik, suéd., 1929). Hypoplasie rénale segmentaire accompagnée d'hypertension artérielle, observée chez l'enfant.

ASL O. V. *antistreptolysine O.*

ASMR. *Amélioration du Service Médical Rendu.* Label décerné par la Commission française de la transparence du médicament selon une échelle décroissante de I à VI. V. *médicament.*

ASN. Symbole de l'*asparagine.*

ASODÉ, ÉE, *adj.* (gr. *a-* priv. ; sodium). V. *désodé.*

ASOMATOGNOSIE, *s. f.* (gr. *a-* priv. ; *sôma*, corps ; *gnôsis*, connaissance) [angl. ***somatagnosia***]. Syn. *somato-agnosie.* Perte de la conscience d'une partie ou de la totalité du corps observée dans les lésions du lobe pariétal. V. *pariétal (syndrome), aschématie* et *hémiasomatognosie.*

ASP. Symbole de l'*acide aspartique.*

ASPALASOME, *s. m.* (gr. *aspalax*, taupe ; *sôma*, corps) [angl. ***aspalosoma***]. Monstre caractérisé par une « éventration médiane ou latérale occupant principalement la portion inférieure de l'abdomen : appareil urinaire, appareil génital et appareil intestinal s'ouvrant au dehors par trois orifices distincts » (I. G. Saint-Hilaire).

ASPARAGINE, *s. f.* Symbole *Asn* ou *N* (lat. *asparagus*, asperge) [angl. ***asparagine***]. Acide aminé non essentiel, constituant des protéines, amide de l'acide aspartique (v. ce terme), présent dans de nombreux végétaux.

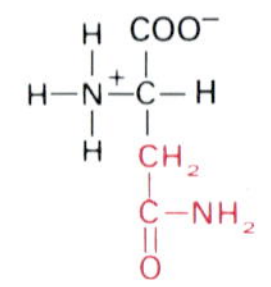

Asparagine

ASPARTAME, *s. m.* (DCI) [angl. ***aspartame***]. Édulcorant de synthèse. C'est un dipeptide dérivé de l'acide aspartique.

ASPARTATE AMINOTRANSFÉRASE, *s. f.* V. *transaminase.*

ASPARTIQUE (acide). Symbole *Asp* ou *D* [angl. ***aspartic acid***]. Acide aminé non essentiel, constituant des protéines, jouant un rôle central dans le métabolisme des autres acides aminés et la synthèse de l'urée.

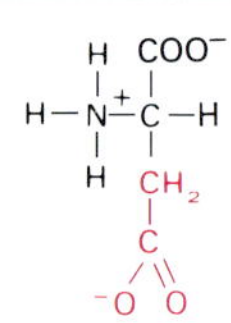

Acide aspartique

ASPARTYL-GLUCOSAMINURIE, *s. f.* (Politt, Jenner et Merskey, 1968) [angl. ***aspartylglycosaminuria***]. Maladie enzymatique caractérisée, du point de vue biologique, par la présence, dans l'urine, de 2-acétamido-1-(β1-L-aspartamido)-1,2-didésoxy-D-glucose ; c'est un résidu des glycoprotéines probablement incomplètement dégradées à cause d'une déficience enzymatique en glucosidases. Elle est caractérisée cliniquement par une débilité mentale associée à des malformations squelettiques.

ASPERGER (syndrome d') (A. Hans, autr., 1944) [angl. ***Asperger's syndrome***]. Variété d'autisme infantile associée à des performances exceptionnelles dans certains domaines tels que la mémoire (« idiots savants »).

ASPERGILLOME, *s. m.* [angl. ***aspergilloma***]. Variété d'aspergillose dans laquelle le champignon forme une masse pseudo-tumorale (mycétome), l'*a.* se développant dans une cavité résiduelle, après guérison bactériologique de la tuberculose.

ASPERGILLOSE, *s. f.* [angl. ***aspergillosis***]. Maladie causée par le développement d'un champignon, *Aspergillus fumigatus*, dans l'organisme de l'homme et des animaux. Elle se présente généralement chez l'homme sous la forme d'une affection pulmonaire avec hémoptysies (pseudo-tuberculose aspergillaire) ou de lésions cutanées (érythème, pustules, ulcérations, tumeurs sous-cutanées fistulisées ; v. aussi *tokélau*) ; les atteintes rénales, oculaires et auriculaires sont beaucoup plus rares. Le *sérodiagnostic* de l'*a.* est possible par immunodiffusion et immuno-électrophorèse.

ASPERMATISME, *s. m.* (gr. *a-* priv. ; *sperma*, semence) [angl. ***aspermatism***]. Impossibilité ou difficulté de l'éjaculation du sperme. — Pris quelquefois dans le sens d'*impuissance.*

ASPERMIE, *s. f.* (gr. *a-* priv. ; *sperma*, semence) [angl. ***aspermia***]. Absence de sperme. V. *azoospermie.*

ASPHYGMIE, *s. f.* (gr. *a-* priv. ; *sphugmos*, pouls) [angl. ***asphygmia***]. Absence de pouls.

ASPHYXIE, *s. f.* (gr. *a-* priv. ; *sphuzô*, je bats) [angl. ***asphyxia***]. Longtemps ce mot a signifié ; mort par cessation des battements du cœur. — Actuellement, on entend par *a.* la difficulté ou l'arrêt de la respiration par obstacle mécanique (submersion, strangulation, gaz irrespirables mais non toxiques, compression du thorax, sténose laryngée, etc.) qui aboutissent à la fois à l'anoxie et à l'hypercapnie. — Par extension, on applique ce nom à tous les états dans lesquels l'hématose est entravée.

ASPHYXIE LOCALE DES EXTRÉMITÉS [angl. ***acroasphyxia***]. Syn. *acro-asphyxie.* Trouble vasomoteur observé dans la *maladie de Maurice Raynaud* ou *gangrène symétrique des extrémités.* Cette asphyxie est caractérisée par la cyanose des téguments avec anesthésie douloureuse.

ASPHYXIE DES NOUVEAU-NÉS [angl. ***asphyxia neonatorum***]. Défaut d'oxygénation du sang fœtal, causé soit par la compression du cordon, soit par la pauvreté en oxygène du sang maternel. C'est la cause la plus fréquente de l'état de mort apparente des nouveau-nés.

ASPIRINE, *s. f.* (F. Hoffmann, all., 1893) (*a* pour acétyl ; *spir* pour *Spiraea ulmaria,* nom latin d'une plante, la spirée des ormeraies ou reine des prés, rosacée dont le suc contient du salicylate de méthyle) [angl. ***aspirin***]. Syn. *acide acétyl-salicylique.* Médicament inhibiteur de la cyclo-oxygénase et largement utilisé comme anti-inflammatoire, antipyrétique, analgésique, antiagrégant plaquettaire et antithrombotique. V. *arachidonique (acide)* et *Widal (syndrome de).*

ASPIRIN-LIKE SYNDROME (Weiss et Rogers, 1972) (angl.). Thrombopathie constitutionnelle (v. ce terme) de transmission probablement autosomique dominante, responsable cliniquement d'hémorragies et dont les signes biologiques sont identiques à ceux qui sont induits par l'aspirine. La cause en est le déficit d'une enzyme, la cyclo-oxygénase (v. *arachidonique, acide*). Le défaut de libération des granules denses, dont le nombre est normal, entraîne un trouble de l'agrégation plaquettaire. V. *pool vide (maladie du).*

ASPLÉNIE, *s. f.* (gr. *a-* priv. ; *splên*, rate) [angl. ***asplenia***]. Absence de rate. Elle peut être congénitale ou consécutive à une splénectomie. V. *Ivemark (syndrome d').*

ASSÉCUROSE, *s. f.* (Laignel-Lavastine, 1938) (lat. *ad,* vers ; *securus,* sans souci). « Tendance plus ou moins consciente à cultiver les maladies pour garder ou obtenir le bénéfice des lois sociales » (P. Sivadon). État d'esprit à rapprocher à la *sinistrose.*

ASSIMILATION, *s. f.* (lat. *assimilare,* rendre semblable) [angl. ***assimilation***]. Phénomène vital en vertu duquel les êtres organisés transforment en leur propre substance les matières qu'ils absorbent.

ASSISTANCE CIRCULATOIRE ou **CARDIO-CIRCULATOIRE** [angl. ***circulatory assistance***]. Technique destinée à pallier temporairement une défaillance cardiaque aiguë. Elle permet d'assurer une perfusion sanguine efficace dans la grande circulation, y compris les artères coronaires. Le massage cardiaque externe (v. *Kouwenhoven, méthode de*) est le procédé le plus simple d'*a. c.* De nombreuses méthodes, nécessitant des appareillages complexes, ont été essayées ; certaines sont entrées en pratique : 1° l'une d'elles, la *dérivation veino-artérielle,* utilise une pompe asservie aux battements cardiaques, qui recueille le sang dans l'oreillette (ou atrium) droite (au moyen d'un cathéter introduit dans la veine fémorale) et le réinjecte, après oxygénation, pendant la diastole, dans l'artère fémorale ; 2° l'*a. c.* par *contrepulsion diastolique intra-aortique* (Moulopoulos, 1962 ; Kantrowitz, 1968) [angl. ***intraaortic balloon pump couterpulsation***] consiste à mettre en place, par voie artérielle fémorale, dans l'aorte descendante thoracique, une sonde à ballonnet ; celui-ci est gonflé pendant la diastole (ce qui accroît la perfusion coronaire) et dégonflé pendant la systole pour ne pas gêner le travail du ventricule gauche. Cette technique est employée dans les cas d'infarctus du myocarde avec choc cardiogénique, pour permettre éventuellement au malade de supporter une coronarographie, une angioplastie, voire même un pontage aortocoronaire d'urgence. V. *hémopompe* et *cœur artificiel.*

ASSISTANCE MÉDICALE À LA PROCRÉATION. V. *procréation médicalement assistée.*

ASSISTANCE PUBLIQUE (AP). Administration municipale chargée de gérer à Paris (AP-HP) et à Marseille (APM) l'aide sociale et les établissements hospitaliers publics. À Lyon, cette administration se nomme les *Hospices Civils de Lyon (HCL).* V. *hospice.*

ASSISTANT(E) SOCIAL(E) [angl. ***social worker***]. Personne qui, munie des diplômes nécessaires, recherche « les causes qui compromettent l'équilibre physique, psychologique, économique ou moral d'un individu, d'une famille ou d'un groupe et mène toute action susceptible d'y remédier » (circulaire du ministère de la Santé, 19 X 1959).

ASSMANN (infiltrat d') (A. Herbert, all., 1882-1950). V. *infiltrat d'Assmann.*

ASSUÉTUDE, *s. f.* (lat. *assuetudo,* habitude). — 1° « Tolérance que manifeste l'économie animale à l'égard des causes perturbatrices. — *a. climatérique.* — *a. médicamenteuse* » (Littré). — 2° [angl. ***addiction***]. Dépendance du toxicomane envers son toxique. Elle le pousse à rechercher celui-ci, à en répéter les prises à doses croissantes pour assurer son bien-être et apaiser l'anxiété qu'il ressent à la pensée d'en être privé. V. *accoutumance toxicomaniaque, addiction* et *pharmacodépendance.*

ASSURANCES SOCIALES. V. *organisme social.*

AST. Abréviation de *aspartate-aminotransférase.* V. *transaminase.*

ASTACOÏDE, *adj.* (Quinquaud) (gr. *astakos,* homard). Se dit d'un rash rouge vif, couvrant les téguments d'une teinte uniforme qui rappelle celle du homard cuit. Ce rash se rencontre dans la variole hémorragique.

ASTASIE, *s. f.* (gr. *a-* priv. ; *stasis,* station) [angl. ***astasia***]. Perte plus ou moins complète de la faculté de garder la station verticale. Elle coïncide presque toujours avec l'abasie.

ASTASIE-ABASIE, *s. f.* (Blocq) [angl. ***astasia-abasia***]. Syn. *ataxie par défaut de coordination automatique* (Jaccoud), *maladie de Blocq.* Impossibilité de garder la station debout *(astasie)* et de marcher *(abasie),* que n'expliquent ni des troubles moteurs, ni des troubles sensitifs, ni des troubles de la coordination des membres inférieurs. Elle peut être due à une apraxie de la marche, à une exagération des réflexes de soutien, à des lésions cérébelleuses ou labyrinthiques.

ASTASO-BASOPHOBIE, *s. f.* (gr. *a-* priv. ; *stasis,* station ; *basis,* marche ; *phobos,* peur). Anxiété éprouvée, en station debout ou pendant la marche, par certains malades atteints de troubles de l'équilibre. Elle est souvent provoquée par des altérations des voies vestibulaires.

ASTER, *s. m.* (gr. *astêr,* étoile) [angl. ***aster***]. V. *centrosome.*

ASTÉRÉOGNOSIE, *s. f.* [angl. ***astereognosis***]. V. *stéréo-agnosie.*

ASTÉRION, *s. m.* (gr. *astêr,* étoile) [angl. ***asterion***]. Point de la surface externe du crâne, où se rencontrent les trois sutures pariéto-mastoïdienne, lambdoïde et occipito-mastoïdienne.

ASTÉRIXIS, *s. m.* (Adams, Foley, 1949) (gr. *a-* priv. ; *stêrizô,* je reste stationnaire) [angl. ***asterixis***]. Syn. angl. *flapping tremor.* Mouvements de flexion et d'extension des poignets, lents, irréguliers et de grande amplitude, comparés à des battements d'ailes de papillon, consécutifs à des interruptions brèves du tonus musculaire ; l'*a.* survient au cours des comas hépatiques, des insuffisances respiratoires et rénales ainsi que des hypokaliémies. V. *myoclonie.*

ASTHÉNIE, *s. f.* (gr. *a-* priv. ; *sthénos,* force) [angl. ***asthenia***]. Dépression de l'état général, entraînant à sa suite des insuffisances fonctionnelles multiples. — Ce terme désigne également l'affaiblissement des fonctions d'un organe ou d'un système. P. ex. : *neurasthénie, myasthénie.* L'*a.* diffère de la fatigue (v. ce terme) car c'est une impression d'épuisement *avant* tout effort. — ***asthénie neurocirculatoire.*** V. *cœur irritable.* — ***asthénie psychique.*** Affaiblissement de la mémoire, difficulté à fixer l'attention, ralentissement conscient du travail intellectuel. V. *psychasthénie.*

ASTHÉNIQUE, *adj.* [angl. ***asthenic***]. Qui s'accompagne d'asthénie. P. ex. : *formes a. des maladies.* — ***constitution a.*** V. *leptoïde* ou *leptosome* (*constitution*).

ASTHÉNOPIE, *s. f.* (gr. *asthénês,* faible ; *ôps,* œil) [angl. ***asthenopia***]. État dans lequel la vue est incapable d'une application soutenue. — ***a. accommodative.*** *A.* qui survient dans l'hypermétropie, à la suite de la fatigue causée par l'accommodation. — ***a. musculaire.*** *A.* qui survient dans la myopie et les névroses, par insuffisance des muscles droits internes et qui s'accompagne souvent de diplopie.

ASTHÉNOSPERMIE, *s. f.* (gr. *asthénês* ; *sperma,* semence) [angl. ***asthenospermia***]. Syn. *asthénozoospermie.* Altération du spermatozoïde, qui est déformé et moins mobile que normalement.

ASTHÉNOZOOSPERMIE, *s. f.* V. *asthénospermie.*

ASTHMATIFORME, *adj.* [angl. ***asthmatiform***]. Qui ressemble à l'asthme.

ASTHMATIQUE, *adj.* [angl. ***asthmatic***]. Qui se rapporte à l'asthme. — *s. m.* ou *f.* Malade atteint d'asthme.

ASTHME, *s. m.* (gr. *asthmaïnein*, être essoufflé) [angl. ***asthma***]. Pris longtemps comme synonyme d'étouffement, ce mot désigne maintenant une forme particulière de dyspnée paroxystique. — 1° ***a. vrai.*** Affection caractérisée par des accès de dyspnée lente, expiratoire, d'abord nocturnes, liés au spasme, à la congestion et à l'hypersécrétion des bronches, se répétant pendant plusieurs jours (attaque d'asthme). Entre ces accès, l'appareil respiratoire est pratiquement normal. Cet *a.* (atopique ou réaginique) évolue sur un terrain neuro-endocrinien mal équilibré ; il est favorisé par les infections des voies respiratoires. Mais c'est l'allergie qui joue le rôle principal dans son déclenchement ; souvent difficile à prouver d'ailleurs, qu'il s'agisse d'une manifestation d'hypersensibilité immédiate, semi-tardive ou retardée (v. *hypersensibilité*). L'évolution de la maladie asthmatique est capricieuse, souvent entrecoupée d'équivalents (coryza ou trachéo-bronchite spasmodiques). À la longue les accès changent de caractère (*a.* humide, *a.* intriqué, *a.* vieilli), avec expectoration et parfois fièvre ; ils peuvent se succéder si rapidement, sur un fond de dyspnée et de toux permanentes, qu'un état de mal asthmatique s'installe, entraînant une défaillance cardiaque droite. — L'*a. du nourrisson et du jeune enfant* est grave, mais disparaît parfois à la puberté. Le *traitement de l'a.* fait appel à la désensibilisation, aux bronchodilatateurs, aux antihistaminiques, aux corticoïdes. V. *Widal (syndrome de)*. — 2° ***a. symptomatique, pseudo-asthme.*** Dyspnée paroxystique, rappelant plus ou moins la crise d'asthme, liée à une lésion viscérale (bronchite, trouble cardiaque, etc.). V. *crachats perlés*, *Curschmann (spirales de)* et *Charcot-Leyden (cristaux de)*.

ASTHME CARDIAQUE [angl. ***cardiac asthma***]. Manifestation de l'insuffisance cardiaque gauche, l'œdème bronchique s'exprimant par une dyspnée avec sifflements expiratoires. V. *asthme 2°*.

ASTHME DES FOINS. V. *coryza spasmodique périodique*.

ASTHME DE MILLAR. V. *laryngite striduleuse*.

ASTHME THYMIQUE ou **DE KOPP**. V. *laryngospasme*.

ASTIGMATISME, *s. m.* (gr. *a-* priv. ; *stigma*, *atos*, marque) ou **ASTIGMIE**, *s. f.* (gr. *a-* priv. ; *stigmê*, point) (peu usité) [angl. ***astigmatism***]. Défaut de courbure des milieux réfringents de l'œil, rendant impossible la convergence en un seul point des rayons homocentriques (partis d'un point).

ASTLER ET COLLER (classification d') (1953). V. *cancer colorectal*.

ASTLEY COOPER (hernie d') (C. Sir Astley, brit., 1827). Syn. *hernie en bissac.* Hernie crurale à sac bilobé, l'un des diverticules étant situé sous le *fascia cribriformis* et l'autre sous la peau au niveau du *fascia superficialis*.

ASTLEY COOPER (signe d'). Dans la hernie crurale, apparition de douleurs assez vives à la racine du membre avec nausées et angoisse stomacale, lorsque le malade étend la cuisse. Une légère flexion calme ces phénomènes.

ASTLEY COOPER (testicule irritable d') [angl. ***testicular neuralgia***]. V. *testicule irritable*.

ASTOMIE, *s. f.* (gr. *a-* priv. ; *stoma*, bouche) [angl. ***astomia***]. Absence congénitale de l'orifice buccal et de la cavité correspondante.

ASTRAGALE, *s. m.* (gr. *astragalos*, osselet) [lat. et angl. ***astragalus***]. V. *talus* • 👁 **tarse** •.

ASTRAGALECTOMIE, *s. f.* (astragale ; gr. *ektomê*, ablation) [angl. ***astragalectomy***]. Extirpation de l'astragale. — ***a. temporaire*** (Lorthioir). Extirpation de l'astragale dont on modifie la forme à volonté et remise en place de cet os (traitement du pied bot).

ASTRAGALIEN, ENNE, *adj.* [angl. ***astragalar***]. Qui a rapport à l'astragale. — ***ballottement a.*** ou ***choc a.*** V. *ballottement*.

ASTRAND (formule d') (A.P. scandinave, 1970) [angl. ***Astrand's formula***]. Équation permettant de calculer la fréquence cardiaque maximale théorique que l'on essaie d'atteindre lors des épreuves d'effort en cardiologie. Elle est de 220 moins l'âge, ± 10 battements.

ASTRAND ET RYHMING (test d') [angl. ***Astrand-Ryhming test***]. Épreuve d'effort pour sportif visant à mesurer la consommation maxima d'oxygène à partir d'un nomogramme tenant compte de la fréquence cardiaque, de l'âge, du sexe et du poids du sujet. On utilise soit un cyclo-ergomètre, soit une épreuve du marchepied.

ASTRINGENT, ENTE, *adj.* et *s. m.* (lat. *astringere*, resserrer) [angl. ***astringent***]. Qui exerce sur les tissus vivants un resserrement fibrillaire plus ou moins visible. — Dont les effets sont utilisés pour réduire les sécrétions d'une plaie ou de la muqueuse intestinale (antidiarrhéique).

ASTROBLASTO-ASTROCYTOME, *s. m.* (Cl. Vincent et Loisel) [angl. ***astroblasto-astrocytoma***]. Astrocytome en voie de transformation maligne.

ASTROBLASTOME, *s. m.* (Bailey et Bucy, 1930) [angl. ***astroblastoma***]. Variété rare de gliome cérébral développée, chez l'adulte, aux dépens des cellules névrogliques dénommées astroblastes. Elle est plus maligne que l'astrocytome, mais moins que le glioblastome multiforme.

ASTROCYTE, *s. m.* (gr. *astêr*, étoile ; *kutos*, cellule) [angl. ***astrocyte***]. Cellule de la macroglie comportant de nombreux prolongements cytoplasmiques qui lui donnent une forme étoilée. Les *a.* du type I forment une barrière entre le système nerveux central et son environnement. Les *a.* du type II pourraient intervenir dans la transmission de l'influx nerveux.

ASTROCYTOME, *s. m.* [angl. ***astrocytoma***]. Variété de gliome bénin du névraxe, solide ou kystique, constituée aux dépens des astrocytes, siégeant dans le cerveau et le cervelet, très rarement dans la moelle. On en distingue deux types histologiques : les *a. protoplasmiques* et les *a. fibrillaires,* selon Bailey et Cushing (ou *a. gémistocytiques* et *a. pilocytiques* selon la nomenclature de Penfield).

ASTROGLIE, *s. f.* (gr. *astêr,* étoile ; *gloïos,* glu) [angl. ***astroglia***]. Tissu composé d'astrocytes. V. ce terme.

ASTROVIRIDÆ, *s. f. pl.* [angl. ***Astroviridae***]. Famille de virus à ARN comprenant le genre *Astrovirus*.

ASTROVIRUS, *s. m.* (Madeley, Cosgrove, 1975) (lat. *aster,* étoile ; virus) [angl. ***Astrovirus***]. Genre viral de la famille des *Astroviridæ*. C'est un petit virus à ARN (30 nm) en étoile, probablement entéropathogène chez l'homme.

ASYLLABIE, *s. f.* (Bertholle) (gr. *a-* priv. ; *sullabê*, syllabe) [angl. ***asyllabia***]. Variété d'aphasie sensorielle dans laquelle le malade atteint de cécité verbale peut reconnaître les lettres, mais est incapable de les rassembler pour constituer des syllabes.

ASYMBOLIE, *s. f.* (Finkelburg) (gr. *a-* priv. ; *sumbolon*, symbole) [angl. ***asymbolia***]. « Nom générique des troubles de l'utilisation des signes, soit pour exprimer, soit pour comprendre les idées et les sentiments » (Blocq et Onanoff). — ***a. à la douleur*** (Schilder et Stengel, 1928). Modification des réactions du sujet devant la douleur et le danger ; elle est due à une lésion du lobe pariétal gauche du cerveau (v. *pariétal, syndrome*). — ***a. tactile.*** V. *agnosie sémantique*.

ASYMPTOMATIQUE, *adj.* [angl. ***asymptomatic***]. Qui manque de symptôme clinique. — *maladie a.*

ASYNCLITISME, *s. m.* (gr. *a-* priv. ; *sun*, avec ; *klitos*, pente) [angl. ***asynclitism***] (obstétrique). Défaut de conjonction entre l'axe pelvien et l'axe de la tête fœtale pendant l'engagement. V. *synclitisme*.

ASYNERGIE, *s. f.* (gr. *a-* priv. ; synergie) [angl. ***asynergia***]. Syn. *dyssynergie.* « Phénomène particulier, qui n'est ni de la paralysie, ni de l'incoordination, mais qui consiste en une perturbation dans la faculté d'association des mouvements élémentaires dans les actes complexes » (Babinski). L'*a.* se rencontre dans certaines affections du cervelet *(a. cérébelleuse)*.

ASYSTOLE, *s. f.* (gr. *a-* priv. ; *sustolê*, systole) [angl. ***asystole***]. Arrêt des contractions cardiaques, surtout des contractions ventriculaires, le cœur restant immobile en diastole ; cette immobilité oppose cette forme d'arrêt cardiaque à celle due à la cessation des battements par fibrillation ventriculaire (v. ce terme et *arrêt cardiaque*). L'*a.* correspond à l'absence de toute activité électrique des oreillettes (ou atriums) et des ventricules.

ASYSTOLIE, *s. f.* (Beau, 1856) (gr. *a-* priv. ; *sustolê*, systole). Syn. *asthénie cardiovasculaire* (Rigal) : terme inusité ;

défaillance ou *insuffisance cardiaque congestive* ou (mieux) *œdémateuse.* Terme peu utilisé actuellement, qui désigne l'ensemble des phénomènes dus à l'insuffisance cardiovasculaire et au trouble profond de la circulation qui en résulte (le terme *dyssystolie* serait plus exact). Il est parfois employé comme synonyme d'asystole. V. *insuffisance cardiaque* et *cardiotonique.* — ***a. fébrile*** (Josué) ou ***a. inflammatoire*** (Bard, 1892). Rhumatisme articulaire aigu avec pancardite (v. ce terme) évoluant vers une insuffisance cardiaque progressive tandis que persiste le syndrome infectieux (v. *rhumatisme cardiaque évolutif*).

ÂT. V. *axe électrique du cœur.*

AT. Abréviation de : 1° *antithrombine.* — 2° *angiotensine* (v. ces termes).

AT10 (épreuve à l') (Funfgeld, 1943). Syn. *épreuve de résistance à l'hypercalcémie provoquée.* Test de spasmophilie. Un sujet atteint de cette maladie garde une calcémie invariable après absorption, pendant 7 jours, d'AT10 (dihydrotachystérol). Chez un sujet normal, cette épreuve élève la calcémie de 10 à 15 mg/L (0,25 à 0,375 mmol/L).

ATARACTIQUE, *adj.* Relatif à l'ataraxie. V. ce terme.

ATARAXIE, *s. f.* (gr. *a-* priv. ; *taraxis*, émotion) [angl. ***ataraxia***]. Tranquillité morale ; paix intérieure. — ***a. digestive*** (Jacquet, 1907). Absence de trouble de l'appareil digestif, état qui devrait être réalisé pour obtenir la guérison de différentes dermatoses.

ATAVISME, *s. m.* (lat. *atavus*, aïeul) [angl. ***atavism***] (désuet). Syn. *hérédité ancestrale* ou *en retour.* — 1° « Ensemble des puissances héréditaires de la race » (Baudement). L'*a.* maintient les caractères fondamentaux d'une race à travers les générations successives et malgré les croisements. — 2° « Réapparition chez un descendant d'un caractère quelconque des ascendants, caractère demeuré latent pendant une ou plusieurs générations intermédiaires » (Le Gendre). L'*a.* est le plus souvent direct, c'est-à-dire du grand-père au petit-fils. V. *réversion, 2°.*

ATAXIE, *s. f.* (gr. *a-* priv. ; *taxis*, ordre) [angl. ***ataxia***]. Incoordination des mouvements volontaires avec conservation de la force musculaire. — ***a. cinétique*** ou ***dynamique.*** *A.* de mouvement par opposition à l'***a. statique*** (Friedreich) qui est l'impossibilité pour le malade au repos de garder l'immobilité (instabilité choréiforme). — ***a. par défaut de coordination automatique.*** V. *astasie-abasie.* — ***a. locomotrice.*** Incoordination des mouvements pendant la marche, rendant celle-ci incertaine.

ATAXIE AIGUË (Leyden, 1862 ; Westphal, 1872) [angl. ***acute ataxia***]. Syn. *ataxie* ou *maladie de Leyden, myélite aiguë disséminée.* Syndrome frappant surtout les jeunes gens, débutant souvent par des convulsions et des syncopes, caractérisé par la coexistence d'ataxie, d'exagération des réflexes tendineux, de parésie de divers groupes musculaires, de phénomènes spasmodiques (nystagmus, clonus du pied) et d'affaiblissement intellectuel. Son évolution est variable. Elle serait apparentée à l'encéphalite épidémique.

ATAXIE CALLEUSE (Zingerle). Trouble de l'équilibration caractérisé par l'association d'ataxie et de phénomènes spasmodiques, observé dans les tumeurs du tronc du corps calleux.

ATAXIE CÉRÉBELLEUSE [angl. ***cerebellar ataxia***]. Syn. *asynergie, hypermétrie, dysmétrie.* V. ces termes et *cérébelleux.*

ATAXIE CÉRÉBELLEUSE HÉRÉDITAIRE. V. *hérédo-ataxie cérébelleuse.*

ATAXIE FRONTALE (Bruns, 1892) [angl. ***frontal ataxia***]. *A.* ayant habituellement les caractères de l'*a. cérébelleuse* et comportant surtout un déséquilibre de la marche et de la station debout. Elle était considérée par Bruns comme un symptôme de tumeur siégeant au niveau de la circonvolution de Broca (circonvolution frontale inférieure).

ATAXIE HÉRÉDITAIRE. V. *Friedreich (maladie de).*

ATAXIE HÉRÉDITAIRE CÉRÉBELLEUSE. V. *hérédo-ataxie cérébelleuse.*

ATAXIE LABYRINTHIQUE [angl. ***labyrinthic ataxia***]. *A.* caractérisée surtout par des troubles d'équilibre de la station *(a. statique)* sans modification des mouvements isolés des membres. Elle est liée à des troubles labyrinthiques.

ATAXIE LOCOMOTRICE PROGRESSIVE (Duchenne, de Boulogne, 1858). V. *tabès.*

ATAXIE PSYCHOMOTRICE (Lunier). V. *paralysie générale.*

ATAXIE-TÉLANGIECTASIES, *s. f. singulier* (E. Boder et R. P. Sedgwick, 1957) [angl. ***Louis-Bar's syndrome***]. Syn. *syndrome de Louis-Bar* (Denise Louis-Bar, 1941). Maladie héréditaire transmise selon le mode récessif autosomique, apparaissant dans la petite enfance, caractérisée par l'association : 1° d'un syndrome cérébelleux avec, en outre, souvent syndrome extrapyramidal, mouvements choréo-athétosiques et troubles de la motilité oculaire ; 2° de télangiectasies de la conjonctive, des oreilles, du voile du palais, du cou ; 3° d'anomalies du développement des glandes sexuelles ; 4° d'infections récidivantes, surtout des voies respiratoires, le plus souvent mortelles. Cette affection, au cours de laquelle peuvent apparaître une maladie de Hodgkin, un lympho- ou un réticulosarcome, est liée à des anomalies chromosomiques et à une carence immunitaire cellulaire et parfois humorale, ajoutant dans ce dernier cas, à une hypoplasie des organes lymphoïdes, une diminution du taux des plasmocytes et des anticorps sériques (immunoglobulines IgA ou IgG). V. *carence immunitaire, alymphocytose, agammaglobulinémie* et *instabilité chromosomique (syndromes d').*

ATAXIQUE, *adj.* [angl. ***ataxic***]. Qui a rapport à l'ataxie. — *s. m.* ou *f.* Malade atteint d'ataxie. — ***démarche a.*** Syn. *démarche tabétique.* Démarche observée chez les tabétiques, à la période de la grande ataxie : le malade lève le pied brusquement, lance la jambe en haut et en dehors, puis frappe le sol du talon ; cette incoordination est accrue par l'occlusion des yeux. — ***phénomènes a.*** Ensemble de phénomènes nerveux que l'on rencontre dans les formes graves des pyrexies et consistant surtout en une agitation extrême et convulsive avec insomnie et irrégularité dans la marche habituelle de la maladie.

ATAXO-ADYNAMIQUE, *adj.* [angl. ***ataxo-adynamic***]. Se dit de la forme d'une maladie aiguë où se combinent l'adynamie et les phénomènes ataxiques.

ATAXOPARAPLÉGIE, *s. f.* ou **ATAXOPARÉTIQUE (syndrome)** (André Thomas) [angl. ***ataxic paraplegia***]. Association de l'incoordination (ataxie) et de la paralysie, résultant de la lésion simultanée des cordons postérieurs et des cordons latéraux de la moelle. V. *scléroses combinées.*

ATÉLECTASIE, *s. f.* (Legendre et Bailly, 1846) (gr. *atélês*, incomplet ; *ektasis*, extension) [angl. ***atelectasis***]. Affaissement des alvéoles pulmonaires dépourvues de leur ventilation tandis que fonctionne leur circulation sanguine. Il intéresse une partie plus ou moins étendue du parenchyme pulmonaire et se traduit radiologiquement par une opacité homogène avec rétraction et immobilité de la zone atteinte. L'*a.* est l'état normal des poumons du fœtus ; après la naissance, elle est la conséquence d'une obstruction bronchique.

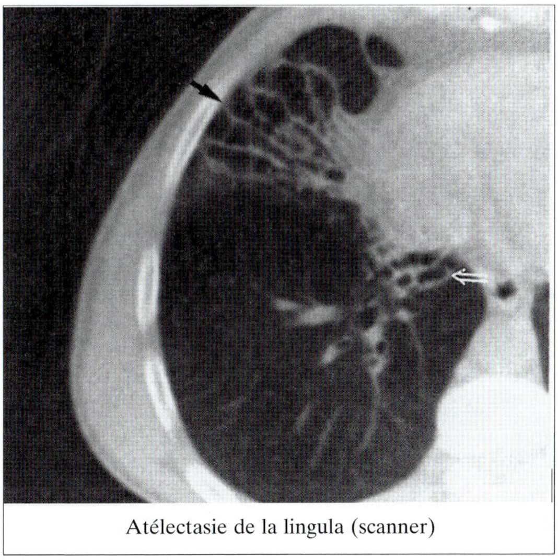

Atélectasie de la lingula (scanner)

ATÉLÉIOSE, *s. f.* [angl. ***ateleiosis***]. V. *atéliose.*

ATÉLENCÉPHALIE, *s. f.* (gr. *atélês*, incomplet ; *enképhalos*, encéphale) [angl. ***atelencephalia***]. Développement incomplet de l'encéphale.

ATELIER PROTÉGÉ [angl. ***protected workshop***]. Institution agréée par le ministère du Travail, destinée aux travailleurs handicapés, pour leur permettre, après décision de la COTOREP, d'exercer un métier salarié adapté, à fins de réinsertion.

ATELIER THÉRAPEUTIQUE [angl. ***therapeutic workshop***]. Activités proposées aux personnes dans le cadre d'un projet de soins. Des objectifs de soins sont fixés, le personnel soignant en précise le cadre ; le but à plus ou moins long terme étant la réinsertion vers le monde professionnel.

ATÉLIOSE, *s. f.* ou **ATÉLÉIOSE**, *s. f.* (Hastings Gilford) (gr. *atéleiôsis*, imperfection) [angl. ***ateliosis***]. Trouble du développement caractérisé par ce fait que l'individu reste imparfait et garde à l'âge adulte tous les caractères de l'enfant ou au moins plusieurs d'entre eux. Dans la variété asexuée, les organes génitaux restent rudimentaires ; cette forme d'*a.* se confond avec l'infantilisme. Dans la variété sexuée, les organes génitaux se développent au moment de la puberté, mais le corps reste fixé à l'état d'homme ou de femme en miniature.

ATÉLOPROSOPIE, *s. f.* (gr. *atélês*, incomplet ; *prosôpon*, visage) [angl. ***ateleprosopia***]. Malformation de la face.

ATÉLOSTÉOGENÈSE, *s. f.* (gr. *atélês*, incomplet ; *ostéon*, os ; *génésis*, formation) [angl. ***atelosteogenesis***]. Ensemble de malformations létales voisines de l'achondrogenèse (v. ce terme) et caractérisé notamment par l'absence d'ossification de certains éléments du squelette.

ATHALAMIE DES APHAQUES (gr. *a-* priv. ; *thalamos*, chambre). Affaissement de la chambre antérieure de l'œil survenant parfois à la suite de l'opération de la cataracte.

ATHÉLIE, *s. f.* (gr. *a-* priv. ; *thêlê*, mamelon) [angl. ***athelia***]. Absence congénitale du mamelon.

ATHÉRECTOMIE, ou **ATHÉROMECTOMIE**, *s. f.* (gr. *athêrê*, bouillie ; *ektomê*, ablation) [angl. ***atherectomy***]. Destruction ou ablation des plaques d'athérome au moyen d'un athérotome. La voie d'abord est chirurgicale ou endoluminale ; la technique utilise un procédé mécanique ou le laser (v. *angioplastie)*.

ATHÉROGÈNE, *adj.* (athérome ; gr. *génnan*, engendrer) [angl. ***atherogenous***]. Qui produit l'athérome.

ATHÉROGENÈSE, *s. f.* [angl. ***atherogenesis***]. Production d'athérome.

ATHÉROLYSE, *s. f.* (gr. *athérê*, bouillie ; *lusis*, destruction). V. *photoathérolyse* et *athérectomie.*

ATHÉROMATOSE, *s. f.* [angl. ***atheromatosis***]. Affection déterminée par l'athérome artériel.

ATHÉROME, *s. m.* (gr. *athérê*, bouillie) [angl. ***atheroma***]. Autrefois, kyste sébacé en raison de la bouillie blanchâtre qu'il renferme. — Actuellement, ce mot est généralement employé dans le sens d'*a. artériel.*

ATHÉROME ARTÉRIEL [angl. ***atheroma***]. Lésion chronique des artères caractérisée par la formation, dans la tunique interne, de plaques jaunâtres constituées de dépôts lipidiques (cholestérol). Ces foyers, qui peuvent s'ulcérer et libérer dans le vaisseau une bouillie semblable à du pus grumeleux, ou se calcifier, constituent la manifestation initiale de l'athérosclérose (v. ce terme).

ATHÉROSCLÉROSE, *s. f.* (Felix Marchand, de Leipzig, 1904) [angl. ***atherosclerosis***]. Variété de sclérose artérielle caractérisée par l'accumulation de lipides amorphes dans la tunique interne du vaisseau (athérome). Elle débute dans la couche profonde de l'intima et se complique de prolifération et d'épaississement des fibres élastiques, d'atrophie des cellules conjonctives, puis de calcifications et s'étend vers la média. Elle atteint surtout les grosses et les moyennes artères (aorte, artères coronaires et cérébrales, artères des membres) dont elle peut provoquer l'oblitération. L'*a.* est actuellement considérée comme une maladie inflammatoire chronique, secondaire à l'action sur l'intima du LDL-cholestérol sous forme oxydée.

ATHÉROTHROMBOSE, *s. f.* (gr. *athêrê*, bouillie ; *thrombos*, caillot) [angl. ***atherothrombosis***]. Association d'athérome artériel et de thrombose.

ATHÉROTOME, *s. m.* (gr. *athêrê*, bouillie ; *tomê*, section) [angl. ***atherotome***]. Appareil destiné à l'ablation des plaques d'athérome. — L'*a. rotatif* [angl. ***rotational atherotome***] *(Rotablator®)* est une fraise tournant à grande vitesse, destinée à supprimer par abrasion des plaques calcifiées résistantes à l'action des sondes à ballonnet. V. *athérectomie.*

ATHÉTOÏDE, *adj.* (athétose ; gr. *eidos*, aspect) [angl. ***athetoid***]. Qui ressemble à l'athétose. — ***mouvements a.*** Mouvements qui rappellent ceux de l'athétose.

ATHÉTOSE, *s. f.* (gr. *a-* priv. ; *tithêmi*, je pose) [angl. ***athetosis***]. Syn. *athésie, maladie de Hammond* (1871). Mouvements involontaires, incoordonnés, de grande amplitude, affectant surtout les extrémités des membres et la face ; leur lenteur et leur caractère ondulant les distinguent des mouvements choréiformes. L'*a.* est accompagnée d'état spasmodique et souvent de débilité intellectuelle. — ***a. pupillaire.*** V. *hippus.*

ATHÉTOSIQUE, *adj.* [angl. ***athetosic***]. Qui a rapport à l'athétose. — ***mouvements a.*** V. *athétose.*

ATHLÈTE (cœur d') [angl. ***athletic heart***]. Modifications apportées au cœur par la pratique intensive des sports d'endurance : le cœur est lent, tonique, modérément dilaté et hypertrophié ; il existe des atypies de la repolarisation électrocardiographique disparaissant souvent à l'effort.

ATHREPSIE, *s. f.* (Parrot, 1877) (gr. *a-* priv. ; *threpsis*, nutrition) [angl. ***athrepsia***]. Syn. *algidité progressive des nouveau-nés* (Hervieux). État de déchéance profonde de l'organisme constituant la phase ultime de la dénutrition chez des enfants privés du sein et âgés de moins de quatre mois. L'*a.* survient à la suite de diverses affections, et notamment de la diarrhée chronique ; elle aboutit à la disparition du pannicule adipeux de tout le corps et à la déshydratation de tous les tissus. Vers la fin, la température et le pouls s'abaissent en dessous de la normale. Parrot en avait fait une maladie spéciale. V. *dénutrition* et *cachexie.*

ATHROCYTOSE, *s. f.* (gr. *athroïzô*, je condense ; *kutos*, cellule) [angl. ***athrocytosis***]. Absorption d'une substance étrangère par le cytoplasme cellulaire, suivie de phénomènes de concentration et de floculation, aboutissant à la constitution de formations granuleuses.

ATHYMHORMIE, *s. f.* (M. Dide et P. Guiraud, fr., 1922) (gr. *a.-* priv ; *thumos*, âme ; *hormaô*, j'excite). Trouble de l'humeur caractérisé par l'absence d'élan vital, accompagné de désintérêt et d'inaffectivité, considéré comme caractéristique de la schizophrénie. — Plus récemment, M. Habib (fr., 1988) a décrit ce syndrome au cours de lésions vasculaires bilatérales des noyaux gris centraux.

ATHYMIE, *s. f.* [angl. ***athymia***]. — 1° (gr. *a-* priv. ; *thumos*, âme). Trouble de l'humeur caractérisé par une indifférence, une inactivité totales. — 2° (gr. *a-* priv. ; *thumos*, thymus). Absence de thymus. Elle provoquerait un retard de la croissance somatique et psychique et du développement génital.

ATHYMOLYMPHOPLASIE, *s. f.* (gr. *a-* priv. ; *thumos*, thymus ; lat. *lympha,* du gr. *numphê*, déesse des eaux ; gr. *plassein*, former). V. *alymphocytose congénitale.*

ATHYRÉOSE, *s. f.* ou **ATHYROÏDIE**, *s. f.* (gr. *a-* priv. ; thyroïde) [angl. ***athyroidism***]. Absence complète de la sécrétion thyroïdienne, déterminant le myxœdème.

ATLAS, *s. m.* (gr. *atlas*) [TA et angl. ***atlas***] (anatomie). Première vertèbre cervicale, qui supporte la tête comme Atlas supportait la voûte céleste dans la mythologie antique. Elle s'articule avec l'axis • 👁 **rachis** •.

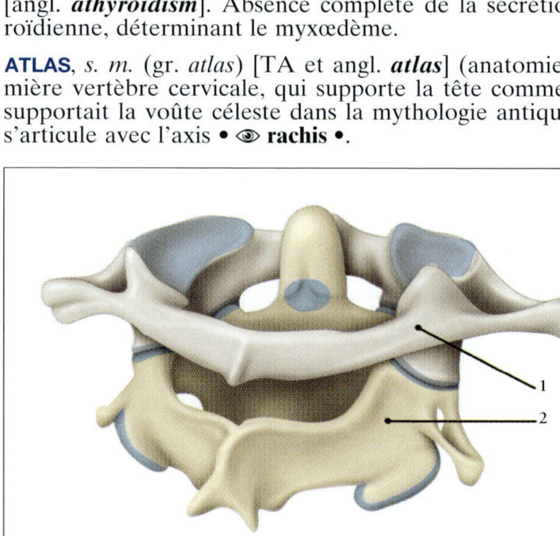

Atlas (1) et axis (2) en position normale

ATLODYME, *s. m.* (I. G. Saint-Hilaire) (gr. *atlas*, atlas ; *didumos*, jumeau) [angl. ***atlodidymus***]. Monstre caractérisé par deux têtes contiguës reposant sur un corps unique.

ATLOÏDO-AXOÏDIENNE (luxation) [angl. ***atlantoaxial dislocation***]. Déplacement anormal de l'atlas par rapport à l'axis ; le glissement en avant de la première vertèbre cervicale étant parfois associé à un mouvement de rotation. La cause en est une fracture de l'odontoïde ou la rupture du ligament transverse de l'atlas. Le risque est la lésion bulbaire. V. *Grisel (syndrome de)*.

ATOME, *s. m.* (gr. *atomos*, indivisible) [angl. ***atom***]. Unité constitutive des molécules. L'*a.* comporte un noyau central très petit, dense, chargé positivement et de petites particules très légères, les *électrons* ou négatons, porteuses d'une charge élémentaire négative. Le noyau est composé de *nucléons* dont les uns, les *protons*, ont une charge positive, tandis que les autres, les *neutrons*, n'ont aucune charge électrique. Les électrons, en nombre variable suivant les corps, sont répartis en couches concentriques et gravitent autour du noyau. Électrons et protons sont égaux en nombre ; leurs charges s'opposent et l'atome est neutre. V. *électron*.

ATONIE, *s. f.* (gr. *a-* priv. ; *tonos*, ressort) [angl. ***atonia***]. Diminution de la tonicité normale d'un organe contractile.

ATONIE-ASTASIE, *s. f.* V. *Förster (maladie ou syndrome de)*.

ATOPIE, *s. f.* (A. F. Coca et R. A. Cooke, 1923) (gr. *atopia*, étrangeté) [angl. ***atopy***]. Aptitude à présenter, isolées ou associées, un certain nombre de manifestations cliniques (rhinite allergique, asthme bronchique, urticaire, eczéma constitutionnel, allergies alimentaires, etc.) au contact d'allergènes banals, inoffensifs pour des sujets normaux (poussières de maison, pollen, poils d'animaux domestiques, p. ex.). Cette tendance constitutionnelle ou héréditaire à la sensibilisation à un et souvent à plusieurs de ces allergènes est liée à une production anormale d'IgE (réagine, v. ce terme) qui déclenche ces manifestations d'hypersensibilité immédiate. V. *cellule T auxiliaire*, *hypersensibilité type 1* et *choc anaphylactique*, manifestation non atopique, mais provoquée par un mécanisme identique.

ATOPOGNOSIE, *s. f.* (Munk) (gr. *a-* priv. ; *topos*, lieu ; *gnôsis*, connaissance) [angl. ***atopognosia***]. Impossibilité de localiser une sensation perçue à la surface du corps.

ATP. V. *acide adénosine triphosphorique*.

ATPASE MEMBRANAIRE Na-K DÉPENDANTE. V. *adénosine triphosphatase* Na^+K^+.

ATPASE Na^+K^+. V. *adénosine triphosphatase* Na^+K^+.

ATPS (conditions ou système) (angl. *Ambiant Temperature Pressure Saturation Water Vapour*). Mode d'expression d'un volume gazeux, dans lequel on considère que la température et la pression sont celles du milieu ambiant et que la tension de vapeur d'eau est à saturation. V. *BTPS (conditions ou système)*.

ATRABILE, *s. m.* (lat. *atra*, noire ; *bilis*, bile) [angl. ***black bile***]. Bouillie noirâtre provenant de la putréfaction *post mortem* de la substance médullaire surrénale. — Les anciens en faisaient une humeur sécrétée par les glandes surrénales et lui attribuaient les accès d'hypochondrie.

ATRANSFERRINÉMIE, *s. f.* (1968) (gr. *a-* priv. ; transferrine ; gr. *haïma*, sang) [angl. ***atransferrinaemia***]. Absence de transferrine (ou sidérophiline) dans le sang. Elle entraîne, par défaut de transfert du fer aux érythroblastes, une variété très rare d'anémie sidéropénique congénitale, transmise probablement selon le mode autosomique récessif. La maladie se manifeste, chez le jeune enfant, par une anémie hypochrome microcytaire, avec abaissement du taux du fer sérique et de la capacité totale de saturation de la sidérophiline et par une hémochromatose secondaire.

ATRÉSIE, *s. f.* (gr. *a-* priv. ; *trêsis*, trou) [angl. ***atresia***]. Occlusion complète ou incomplète, congénitale ou acquise d'un orifice ou d'un conduit naturels. P. ex. : *a. pulmonaire, a. tricuspide.* — ***a. mitrale, a. aortique.*** V. *hypoplasie du cœur gauche*.

ATRIAL, ALE, *adj.* (lat. *atrium*, vestibule) [angl. ***atrial***]. Syn. *auriculaire*. Qui se rapporte à l'oreillette ou atrium du cœur.

ATRICHIE, *s. f.* (gr. *a-* priv. ; *thrix*, *trikhos*, poil) [angl. ***atrichia***]. Absence complète des poils, le plus souvent congénitale.

ATRIOGRAMME, *s. m.* (lat. *atrium*, vestibule ; gr. *gramma*, inscription). Syn. *auriculogramme.* Portion de l'électrocardiogramme correspondant à l'activité de l'oreillette ou atrium (onde P). V. *électrocardiogramme* et *ventriculogramme*.

ATRIOMÉGALIE, *s. f.* (lat. *atrium*, vestibule ; gr. *mégas*, grand) [angl. ***atriomegaly***]. Dilatation d'une oreillette (ou atrium) du cœur.

ATRIONECTEUR (appareil, faisceau ou centre) (lat. *atrium*, vestibule ; *nectere*, unir). V. *cardionecteur (appareil ou système)*.

ATRIOPEPTIDE, *s. m.* ou **ATRIOPEPTINE**, *s. f.* V. *facteur natriurétique auriculaire ou atrial*.

ATRIOSEPTOPEXIE, *s. f.* (Bailey) (lat. *atrium*, vestibule ; *septum*, cloison ; gr. *pêxis*, fixation) [angl. ***atrioseptopexy***]. Intervention chirurgicale pratiquée pour corriger un abouchement anormal des veines pulmonaires dans l'oreillette (ou atrium) droite, associé à une communication interatriale. Elle consiste à cloisonner cet atrium de telle manière que le sang issu des veines pulmonaires se dirige vers l'atrium gauche à travers la communication interatriale.

ATRIOSEPTOSTOMIE, *s. f.* (lat. *atrium*, vestibule ; *septum*, cloison ; gr. *stoma*, bouche) [angl. ***atrioseptostomy***]. V. *auriculotomie ou atriotomie transseptale de Rashkind*.

ATRIOTOMIE, *s. f.* (lat. *atrium*, vestibule ; gr. *tomê*, section). V. *auriculotomie, 1°*.

ATRIOVENTRICULAIRE, *adj.* V. *auriculo-ventriculaire*.

ATRIOVERTEUR, *s. m.* [angl. ***atrial defibrillator***]. Défibrillateur atrial implantable.

ATRIUM *(s. m.)* **DU CŒUR** (lat. *atrium*, vestibule) [TA et angl. ***atrium cordis***]. Syn. *oreillette*. Cavité cardiaque à paroi musculaire mince, interposée entre les veines (caves à droite — pulmonaires à gauche) et le ventricule avec lequel elle communique par l'orifice auriculo- ou atrio-ventriculaire (gauche ou mitral, droit ou tricuspide). Les atriums sont séparés par la cloison (ou septum) interatriale. V. *circulation*, *facteur natriurétique auriculaire ou atrial*, *communication interauriculaire ou interatriale* et *Bachmann (faisceau de)* • 👁 **cardionecteur, cœur** •.

ATROPHIE, *s. f.* (gr. *a-* priv. ; *trophê*, nourriture) [angl. ***atrophy***]. Défaut de nutrition des organes et des tissus, caractérisé par une diminution notable de leur volume et de leur poids. — Par extension, ce mot s'emploie souvent pour désigner la diminution de volume d'un organe, en rapport avec des lésions anatomiques variables. V. *hypertrophie*.

ATROPHIE CÉRÉBELLEUSE [angl. ***cerebellar atrophy***]. Terme désignant toutes les maladies dégénératives du cervelet, qu'elles intéressent le cortex, les couches sous-jacentes ou les faisceaux de fibres nerveuses qui en partent ou y arrivent. Leur *classification* est difficile ; en l'absence de notions précises sur leurs causes, elle repose sur le siège des lésions. On distingue donc : 1° des formes dans lesquelles les lésions sont avant tout *corticales* : soit localisées (atrophie cérébello-olivaire familiale de Holmes, atrophie cérébelleuse corticale tardive de P. Marie, Foix et Alajouanine, atrophie cérébelleuse des alcooliques), soit diffuses (atrophie cérébelleuse paranéoplasique et atrophie congénitale de la couche des grains) ; 2° des formes dans laquelle l'atrophie cérébelleuse est *associée* à une atteinte des structures nerveuses voisines (atrophie oligo-ponto-cérébelleuse, atrophie dento-rubrique). V. ces différents termes et *hérédo-dégénération spino-cérébelleuse*.

ATROPHIE CÉRÉBELLEUSE DES ALCOOLIQUES. Variété d'atrophie de l'écorce du cervelet décrite en 1959, chez de grands alcooliques, par T. Alajouanine et P. Castaigne et par Victor, Adams et Moncell. Les aspects anatomiques et cliniques sont ceux de l'atrophie cérébelleuse corticale tardive de Pierre Marie, Foix et Alajouanine. Après un début assez rapide, l'évolution se stabilise souvent. V. *atrophie cérébelleuse*.

ATROPHIE CÉRÉBELLEUSE CORTICALE TARDIVE DE PIERRE MARIE, FOIX ET ALAJOUANINE (1922) [angl. ***delayed cortical cerebellar atrophy***]. Variété d'atrophie cérébelleuse localisée au cortex qui, par ses caractères anatomiques et cliniques, ressemble à l'atrophie cérébello-olivaire de Holmes. Cette similitude évoque la possibilité d'un facteur génétique à l'origine de cette dégénérescence corticale tardive, dont les formes sporadiques pourraient aussi être influencées par l'alcoolisme. V. *atrophie cérébelleuse.*

ATROPHIE CÉRÉBELLEUSE DENTO-RUBRIQUE. V. *atrophie olivo-rubro-cérébelleuse.*

ATROPHIE CÉRÉBELLEUSE PARANÉOPLASIQUE (Brouwer, 1919-1938) [angl. ***paraneoplastic cerebellar atrophy***]. Variété d'atrophie diffuse du cortex du cervelet survenant pendant l'évolution d'un cancer viscéral. Elle est caractérisée *anatomiquement* par une atteinte massive des cellules de Purkinje et *cliniquement* par un syndrome cérébelleux complet souvent associé à des troubles psychiques (confusion, désorientation, obnubilation). V. *atrophie cérébelleuse* et *neuropathie paranéoplasique.*

ATROPHIE CÉRÉBELLO-OLIVAIRE FAMILIALE DE HOLMES (Gordon Holmes, 1907). [angl. ***familial cerebello-olivary degeneration***]. Maladie héréditaire rare, caractérisée *anatomiquement* par une atrophie prédominant sur le cortex du cervelet (surtout sur sa face supérieure, sur le vermis supérieur) avec disparition des cellules de Purkinje, associée à une atrophie des olives bulbaires ; *cliniquement* par un syndrome cérébelleux débutant tardivement, évoluant très lentement et dans lequel les troubles de l'équilibre sont les principales manifestations. V. *atrophie cérébelleuse* et *hérédo-dégénération spinocérébelleuse.*

ATROPHIE DE CHARCOT-MARIE V. *Charcot-Marie ou Charcot-Marie-Tooth (amyotrophie de, amyotrophie péronière de, atrophie de, syndrome de).*

ATROPHIE CONGÉNITALE DE LA COUCHE DES GRAINS (Norman, 1940). Variété très rare d'atrophie diffuse du cortex du cervelet, dans laquelle les lésions siègent électivement dans la couche profonde de l'écorce cérébelleuse (couche des grains). C'est une maladie familiale transmise selon le mode récessif, apparaissant chez l'enfant et caractérisée par un syndrome cérébelleux discret, non évolutif et une arriération intellectuelle importante. V. *atrophie cérébelleuse.*

ATROPHIE CORTICALE POSTÉRIEURE [angl. ***posterior cortical atrophy***]. V. *Benson (syndrome de).*

ATROPHIE DENTO-RUBRIQUE. V. *atrophie olivo-rubro-cérébelleuse.*

ATROPHIE JAUNE AIGUË DU FOIE. V. *ictère grave.*

ATROPHIE JAUNE SUBAIGUË ou **SUBCHRONIQUE DU FOIE**. V. *cirrhose post-nécrotique.*

ATROPHIE MULTISYSTÉMATISÉE (Graham J.C., Oppenheimer D.R., amér., 1969) [angl. ***multiple system atrophy***]. Association rare et d'évolution défavorable d'un syndrome parkinsonien, d'un syndrome pyramidal, de signes cérébelleux et d'une dysautonomie. L'anatomie pathologique confirme le diagnostic soupçonné cliniquement, par la présence d'inclusions oligodendrogliales contenant de l'alpha-synucléine (protéine présynaptique abondante dans le cerveau).

ATROPHIE MUSCULAIRE JUVÉNILE HÉRÉDO-FAMILIALE SIMULANT UNE DYSTROPHIE MUSCULAIRE. V. *Kugelberg-Welander (syndrome de).*

ATROPHIE MUSCULAIRE PROGRESSIVE (Aran, 1850 ; Duchenne, de Boulogne, 1853) [angl. ***progressive spinal muscular atrophy, Aran-Duchenne disease***]. Syn. *amyotrophie primitive progressive, amyotrophie* ou *type d'Aran-Duchenne, atrophie, maladie* ou *paralysie de Cruveilhier* (1853), *atrophie musculaire primitive spinale type Aran-Duchenne.* Affection due à une dégénérescence des cornes antérieures de la moelle épinière (poliomyélite antérieure chronique), caractérisée par une atrophie musculaire symétrique débutant par les muscles des mains (main de singe, en griffe, de prédicateur) et s'étendant lentement aux deux bras. Une variété plus rare (type Vulpian) débute par le deltoïde ; une forme familiale a été décrite : v. *Kugelberg-Welander (syndrome de).* — ***a. musc. progr. de l'enfance.*** V. *Landouzy-Déjerine (type).* — ***a. musc. progr. type Charcot-Marie.*** V. *Charcot-Marie ou Charcot-Marie-Tooth (amyotrophie de).*

ATROPHIE OLIVO-PONTO-CÉRÉBELLEUSE (Déjerine et André Thomas, 1900) [angl. ***olivopontocerebellar atrophy***]. Atrophie cérébelleuse primitive, parfois héréditaire et familiale, débutant après 50 ans, caractérisée *anatomiquement* par la dégénérescence de l'écorce et surtout de la substance blanche du cervelet, du pédoncule cérébelleux moyen, des noyaux du pont et des olives bulbaires ; *cliniquement* par un syndrome cérébelleux pur et complet qui atteint les membres inférieurs puis les supérieurs et par une *évolution* progressive en 3 à 7 ans, parfois compliquée de troubles sphinctériens d'hypertonie musculaire et d'état démentiel. — ***atrophie o.-p.-c. type Menzel*** (1891). Variété associée à des lésions médullaires analogues à celles de la maladie de Friedreich. V. *atrophie cérébelleuse* et *hérédo-dégénération spino-cérébelleuse.*

ATROPHIE OLIVO-RUBRO-CÉRÉBELLEUSE (P. Lejonne et A. Lhermitte, 1909). Syn. *atrophie dento-rubrique.* Variété d'atrophie cérébelleuse primitive caractérisée par la prédominance des lésions sur l'écorce du cervelet, les noyaux dentelés, les pédoncules cérébelleux supérieurs et, à un moindre degré, sur les noyaux rouges et les olives bulbaires. V. *Hunt (maladies ou syndromes de Ramsay).*

ATROPHIE DE SUDECK. V. *Sudeck (atrophie ou maladie de).*

ATROPHIQUE, *adj.* [angl. ***atrophic***]. Qui s'accompagne de diminution de volume. P. ex. : *cirrhose a., squirrhe a.*

ATROPHODERMA PIGMENTOSUM. V. *xeroderma pigmentosum.*

ATROPHODERMIE, *s. f.* (gr. *a-* priv. ; *trophê,* nourriture ; *derma,* peau) [angl. ***atrophoderma***]. Atrophie de la peau. — ***a. idiopathique.*** V. *Pasini-Pierini (syndrome de).*

ATROPHODERMIE VERMICULÉE [angl. ***atrophoderma vermicularis***]. Syn. *acné vermoulante.* Dermatose observée chez les enfants, caractérisée par une kératose folliculaire et par une atrophie cutanée localisée aux deux joues qui prennent un aspect vermoulu.

ATROPINE, *s. f.* [angl. ***atropine***]. Alcaloïde de la belladone *(Atropa belladona),* plante de la famille des Solanées ; vagolytique (ou parasympathicolytique) de référence. L'*a.* accélère le cœur, dilate la pupille, inhibe les sécrétions et calme les spasmes. V. *panthérinien (syndrome).*

ATROPINE (épreuve de l') (François Franck, 1884) [angl. ***atropine test***]. Accélération passagère du cœur, par paralysie du vague, observée chez le sujet normal, à la suite de l'injection sous-cutanée de 2 mg de sulfate d'atropine.

ATROPISME, *s. m.* [angl. ***atropism***]. Intoxication par la belladone ou l'atropine.

ATS. — 1° Abréviation d'*antithyroïdien* (v. ce terme) *de synthèse.* — 2° V. *valvulaires cardiaques (prothèses).*

ATTAQUE, *s. f.* [angl. ***attack, stroke, fit, crisis***]. Chaque retour d'un état morbide qui apparaît brusquement, est caractérisé par des symptômes aigus, dure un temps variable et laisse parfois, quand les phénomènes sont éteints, des reliquats plus ou moins graves. P. ex. : *a. de goutte, d'apoplexie, d'épilepsie,* etc. V. *accès, ictus.* Dans le langage courant, le mot *a.,* employé seul, désigne une attaque d'apoplexie (v. *apoplexie* et *apoplectiforme*). — ***a. du gyrus uncinatus.*** V. *unciforme (crise).* — ***a. statique.*** V. *akinétique (crise).*

ATTELLE, *s. f.* (lat. *hastella,* petit bâton) [angl. ***splint***]. Syn. *éclisse.* Lame mince et résistante en bois, carton, fer-blanc, plâtre, matière plastique, etc., destinée à maintenir en place un segment de membre en cas de fracture, entorse, luxation.

ATTICITE, *s. f.* [angl. ***atticitis***]. Variété d'otite moyenne dans laquelle l'inflammation prédomine dans la partie de la caisse nommée *attique.*

ATTICO-ANTROTOMIE, *s. f.* [angl. ***attico-antrotomy***]. Large trépanation ouvrant à la fois l'attique et l'antre mastoïdien.

ATTICOTOMIE, *s. f.* [angl. ***atticotomy***]. Trépanation du temporal donnant accès à la partie de l'oreille moyenne nommée *attique* (étage supérieur de la caisse du tympan).

ATTIQUE, *s. f.* (TA *recessus epitympanicus)* [angl. ***attic***]. Syn. *récessus épitympanique.* Partie supérieure de la caisse du tympan située dans l'oreille moyenne au-dessus de la membrane du tympan.

ATTITUDE, *s. f.* [angl. ***attitude***]. Manière de se tenir. V. *position* et *posture.* — ***a. vicieuse.*** Mauvaise *a.*

ATTO... (Symbole : **a**) (danois : *atten,* dix-huit). Préfixe signifiant 10^{-18}.

ATTRITION, *s. f.* (lat. *ad,* à ; *terere,* broyer) [angl. ***attrition***]. Écorchure résultant d'un frottement. Très violente contusion accompagnée de broiement des parties atteintes. — ***chambre d'a.*** V. ce terme.

ATU. Abréviation d'*Autorisation Temporaire d'Utilisation* pour un médicament ou bien un vaccin.

ATYPIQUE, *adj.* [angl. ***atypical***]. Qui diffère du type normal. — ***fièvre a.*** — ***tumeur a.*** Tumeur où l'évolution cellulaire est déviée du type normal. Les cellules y affectent des formes et des dispositions qui sont sans analogues dans l'organisme.

AU. Symbole de l'*or*. V. ce terme.

AUBERGER (antigène ou système) (nom du malade) [angl. ***Auberger's system***]. V. *groupes sanguins.*

AUDIBILITÉ, *s. f.* (lat. *audire,* entendre) [angl. ***audibility***]. Intensité physiologique d'un son. Limites entre lesquelles un son commence à être perçu (seuil d'audibilité) et devient une sensation douloureuse (maximum d'audibilité).

AUDIMUTITÉ, *s. f.* (lat. *audire,* entendre ; *mutus,* muet) [angl. ***audimutism***]. Mutité congénitale ne s'accompagnant pas de surdité, n'étant pas liée à un état mental ni à une anomalie des organes de la phonation et disparaissant avec les années. On en distingue 2 variétés : — 1° l'***a. de compréhension*** (syn. *agnosie auditive verbale congénitale, aphasie congénitale* de Kussmaul, *aphasie d'évolution* [Ley], *d'intégration* ou *de réception, surdité verbale congénitale*) dans laquelle l'enfant ne comprend pas le langage parlé et — 2° l'***a. d'expression*** (syn. *alalie congénitale* ou *idiopathique de Cohen, aphasie motrice d'évolution*) dans laquelle il le comprend.

AUDIOGRAMME, *s. m.* [angl. ***audiogram***]. V. *audiographie.*

AUDIOGRAPHIE, *s. f.* (lat. *audire,* entendre ; gr. *graphê,* écriture) [angl. ***audiography***]. Enregistrement graphique des résultats de l'audiométrie. On obtient une courbe (audiogramme) en réunissant sur un graphique les points qui marquent les différents seuils d'audibilité.

AUDIOLOGIE, *s. f.* (lat. *audire,* entendre ; gr. *logos,* discours) [angl. ***audiology***]. Science de l'audition.

AUDIOMÈTRE, *s. m.* (lat. *audire,* entendre ; gr. *métron,* mesure) [angl. ***audiometer***]. Appareil (hétérodyne harmonique) utilisé pour la mesure de l'acuité auditive.

AUDIOMÉTRIE, *s. f.* [angl. ***audiometry***]. Mesure du seuil d'audibilité pour des hauteurs de son différentes, son provenant d'une même source (audiomètre) et dont on fait varier la hauteur et l'intensité. La hauteur du son est donnée par le nombre des vibrations et son intensité par celle du courant qui produit le son. V. *sonométrie* 2°.

AUDIOPROTHÉSISTE, *s. m.* ou *f.* Personne fabriquant des prothèses (v. ce terme 2°) auditives destinées à traiter les surdités de perception par amplification du signal sonore.

AUDIT, *s. m.* (lat. *audire,* entendre) [angl. ***audit***]. Évaluation critique d'un système, d'une entreprise ou d'une unité de soins, destinée à en déceler et corriger les insuffisances. Elle concerne un sujet limité et procède par comparaison entre les résultats observés et ceux qui sont généralement admis. L'effet des propositions résultant de l'étude initiale est apprécié par un contrôle ultérieur.

AUDITIF (nerf). V. *vestibulochléaire (nerf).*

AUDITION, *s. f.* (lat. *audire,* entendre) [angl. ***audition, hearing***]. Action d'entendre *(a. passive)*, d'écouter *(a. active)*. — ***a. colorée.*** Perception d'une image colorée provoquée par l'audition d'un certain son. L'*a. c.* est la plus fréquente des *pseudesthésies.*

AUER (corps d') (A. John, amér. 1875-1948) [angl. ***Auer's bodies***]. Bâtonnets présents dans le cytoplasme des granulocytes en cas de leucémie aiguë myéloblastique.

AUERBACH (plexus d') (A. Leopold, all., 1828-1897). V. *plexus myentérique.*

AUGNATHE, *s. m.* (G. Saint-Hilaire) (gr. *au,* qui indique le redoublement ; *gnathos,* mâchoire) [angl. ***augnathus***]. Monstre double parasitaire, caractérisé par l'implantation, sur la mandibule de l'autosite, d'une partie fœtale rudimentaire (mâchoire) représentant le parasite.

AUJESKY (maladie d') (A. Aladar, hongrois, 1869-1933) [angl. ***Aujesky's disease***]. Syn. *paralysie bulbaire infectieuse, pseudorage.* Maladie caractérisée par des phénomènes encéphalitiques et méningitiques, accompagnés de prurit violent, aboutissant rapidement à la mort. Due à un herpèsvirus, elle n'atteint pas l'homme mais frappe le chien, le chat, les équidés, les porcins, les ovidés, les bovidés, la souris et le rat. Expérimentalement, elle est transmissible à tous les animaux de laboratoire. Sa prévention est possible par un vaccin.

AURA, *s. f.* (lat. *aura,* souffle) [angl. ***aura***]. Sensation subjective passagère qui précède l'attaque d'épilepsie, la crise d'asthme etc. Cette sensation est très variable suivant les sujets et peut être auditive, visuelle, olfactive, gustative, cutanée, abdominale, céphalique, psychique. V. *prodrome.*

AURICULAIRE, *adj.* (lat. *auricula,* diminutif de *auris,* oreille) [angl. ***auricular***]. Qui se rapporte à l'oreille ou à une oreillette du cœur (dans ce cas, syn. *atrial, ale*) ou bien encore à l'auricule (v. ce terme 2°). — *s. m.* Cinquième doigt de la main.

AURICULAIRE (bruit). V. *B4.*

AURICULAIRE (point) (anthropologie). Centre de l'orifice du conduit auditif externe.

AURICULE, *s. f.* (lat. *auricula,* petite oreille) (TA *auricula*) [angl. ***auricle***]. — 1° Syn. *pavillon de l'oreille.* Partie visible de l'oreille comprenant notamment une charpente cartilagineuse et une face latérale qui comporte une excavation, la conque, bordée en avant par le tragus (v. ce terme), en bas par l'antitragus et le lobule ; en arrière par l'anthélix et en haut par l'hélix. — 2° (TA *auricula atrii*). Diverticule de chaque oreillette du cœur • 👁 **ventricule, cœur** •.

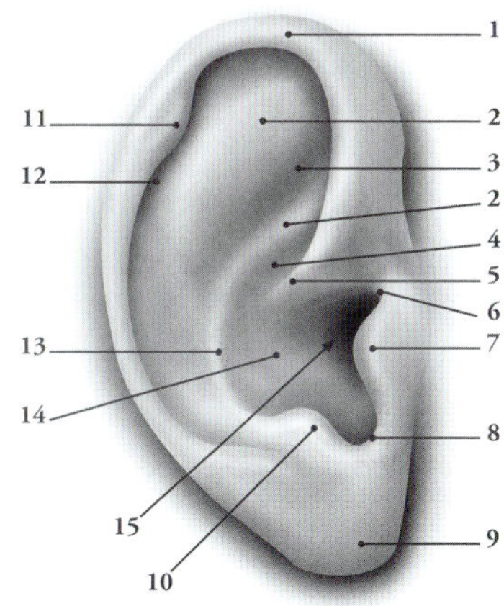

Auricule, face latérale

1. hélix
2. branches de l'anthélix
3. fosse triangulaire
4. cymba de la conque
5. branche de l'hélix
6. incisure antérieure
7. tragus
8. incisure intertragique
9. lobule de l'auricule
10. antitragus
11. tubercule de l'auricule
12. gouttière scaphoïde
13. anthélix
14. conque de l'auricule
15. méat acoustique externe

AURICULECTOMIE, *s. f.* (auricule ; *éktomê,* ablation) [angl. ***auriculectomy***]. Résection d'une auricule (p. ex. : auricule gauche au cours d'une commissurotomie mitrale à cœur fermé).

AURICULES (juxtaposition des) [angl. ***juxtaposition of atrial appendages***] (cardiologie). Malformation très rare où les deux auricules sont contiguës et situées du même côté, le plus souvent à gauche, du pédicule artériel. Il s'y associe presque toujours d'autres malformations complexes et sévères.

AURICULINE, *s. f.* V. *facteur natriurétique auriculaire ou atrial.*

AURICULOGRAMME, *s. m.* (lat. *auricula,* oreillette ; gr. *gramma,* inscription). V. *atriogramme.*

AURICULO-OSTÉODYSPLASIE, *s. f.* (lat. *auricula*, oreille ; gr. *ostéon*, os ; dysplasie). V. *Beals (syndrome de).*

AURICULO-TEMPORAL (syndrome de l') [angl. ***auriculotemporal syndrome***]. Syn. *éphidrose parotidienne, syndrome de Lucie Frey* (1923). Rougeur, chaleur et sudation paroxystiques de la région parotidienne survenant parfois pendant la mastication, en cas de lésion parotidienne et traduisant l'atteinte du nerf auriculo-temporal ; ce syndrome peut apparaître à la suite d'une paralysie faciale lorsque, au cours de leur régénération, les fibres nerveuses suivent une mauvaise voie. V. *larmoiement paroxystique.*

AURICULOTHÉRAPIE, *s. f.* (lat. *auricula,* de *auris,* oreille ; gr. *thérapéia*, traitement). Mode de traitement empirique préconisé par certains dans divers états (douleurs chroniques, tabagisme) et consistant en stimulation de l'oreille par des aiguilles ou la pose transitoire d'un fil.

AURICULOTOMIE, *s. f.* (auricule ; gr. *tomê*, section) [angl. ***auriculotomy***]. — 1° Syn. *atriotomie.* Ouverture chirurgicale d'une oreillette ou atrium du cœur pratiquée dans le but de remédier à une lésion cardiaque congénitale ou acquise. — ***a. transseptale de Rashkind*** (1966). Syn. *atrioseptostomie, septostomie atriale* [angl. **balloon septostomy**]. Création (ou agrandissement) d'une communication interatriale sans thoracotomie au moyen d'une sonde à ballonnet introduite par cathétérisme droit dans l'atrium gauche à travers la communication interatriale, puis retirée brusquement dans l'atrium droit après gonflement du ballonnet. C'est une intervention palliative pratiquée chez le nourrisson bleu porteur d'une transposition complète des gros vaisseaux. Elle permet un shunt croisé capable d'améliorer l'hématose et d'assurer la survie jusqu'à l'âge où une réparation complète sera possible. V. *Blalock-Hanlon (opération de).* — 2° Ouverture chirurgicale limitée d'une auricule cardiaque.

AURICULO-VENTRICULAIRE, *adj.* [angl. ***auriculoventricular***] (cardiologie). Syn. *atrio-ventriculaire.* Qui se rapporte aux oreillettes (ou atriums) et aux ventricules ou bien au nœud atrio -ou auriculo-ventriculaire d'Aschoff-Tawara ; syn. alors de *nodal* (v. ce mot). — ***bloc a. v.*** V. *bloc cardiaque* • 👁 **cardionecteur •**.

AURIDE, *s. f.* (lat. *aurum,* or) [angl. ***auride***]. Accident cutané (éruptions variées, érythèmes avec œdème, exfoliation) observé parfois au cours de la chrysothérapie.

AURISTE, *s. m.* (lat. *auris,* oreille) [angl. ***aurist, otologist***]. Syn. *otologiste.* Médecin qui s'occupe spécialement du traitement des maladies des oreilles.

AUROTHÉRAPIE, *s. f.* (lat. *aurum,* or ; gr. *thérapéia*, traitement). V. *chrysothérapie.*

AUSCULTATION, *s. f.* (Laennec) (lat. *auscultare,* écouter) [angl. ***auscultation***]. Mode d'exploration clinique qui consiste à écouter les bruits provenant de l'intérieur de l'organisme, soit en appliquant directement l'oreille sur la partie à explorer *(a. immédiate),* soit en interposant un stéthoscope entre l'oreille et le malade *(a. médiate).* — V. *inspection, palpation* et *percussion.*

AUSCULTATOIRE (méthode) [angl. ***auscultatory method***]. Procédé de mesure de la pression artérielle. L'emploi du stéthoscope biauriculaire permet de noter l'apparition puis la disparition des battements artériels au-dessous du bracelet pneumatique d'un sphygmomanomètre que l'on dégonfle peu à peu. Le premier battement perçu par l'oreille coïncide avec la pression maxima, le dernier avec la pression minima. V. *Korotkow (phases de).*

AUSCULTATOIRE (trou) (Gallavardin et Tixier) [angl. ***auscultatory gap***]. Phénomène observé chez certains sujets (aortiques et hypertendus) lors de la mesure de la pression artérielle par la méthode auscultatoire. La perception des premiers tons artériels est suivie, à mesure que la décompression progresse, par une période de silence, véritable *trou auscultatoire,* pouvant se prolonger sur 2 ou 3 cm de la pression décroissante, après lesquels les chocs vasculaires s'entendent de nouveau jusqu'à la pression minima.

AUSPITZ (signe d') (A. Heinrich, autr., 1835-1886) [angl. ***Auspitz's sign***]. V. *psoriasis.*

AUSTIN (syndrome ou maladie d') (1964) [angl. ***Austin's syndrome***]. Variété de neurolipidose, voisine de la maladie de Scholtz-Greenfield (v. ce terme), liée à un déficit enzymatique en aryl-sulfatase A et B.

AUSTRALIA ou **AUSTRALIE (antigène, particule, virus et anticorps anti-).** V. *antigène Australia.*

AUSTRALIE. V. *Anderson (maladie d'), antigène Australia, Burnet (intradermo-réaction de), apoptose, encéphalite de la vallée du Murray, fièvre à tiques du Queensland, fièvre Q, fièvre à virus Sindbis, Helicobacter pylori, Reye (syndrome de), Swift, sydnonimine* et *virus Ross river.*

AUTACOÏDE, *s. m.* (Schäfer) (gr. *autos*, lui-même ; *akos*, remède) [angl. ***autacoid***]. Substance spécifique formée par les cellules d'un organe et déversée par lui dans le sang circulant, pour produire sur d'autres organes des effets pharmacodynamiques. Les *a.* agissent soit dans un sens d'excitation et prennent le nom d'*hormones,* soit dans un sens d'inhibition et prennent le nom de *chalones.* Ce terme, actuellement peu usité, est employé par certains dans le sens d'*hormone locale ayant un effet paracrine.* V. *paracrinie.*

AUTISME, *s. m.* (Bleuler) (gr. *autos*, soi-même) [angl. ***autism***]. Degré le plus avancé de la schizophrénie ; développement exagéré de la vie intérieure et perte du contact avec la réalité. L'*a.* est l'un des éléments de la schizophrénie. — ***a. infantile.*** Syn. *syndrome de Kanner.* Syndrome autistique apparaissant avant l'âge de deux ans. V. *Asperger (syndrome d').*

AUTISTE, *adj.* (gr. *autos*, soi-même) [angl. ***autistic***]. Se dit de la notion exagérée que certains individus ont d'eux-mêmes et qui les retranche en quelque sorte de la réalité. — *s. m.* ou *f.* Sujet atteint d'autisme.

AUTO-ACCUSATION, *s. f.* [angl. ***autoaccusation***]. Syn. *autodénonciation.* Variété de délire qui consiste non pas à se croire coupable (délire de la culpabilité), mais à se *dire* coupable et à s'accuser ; on l'observe surtout chez les mélancoliques.

AUTO-AGGLUTINATION, *s. f.* (Hayem, 1889) [angl. ***autoagglutination***]. « Agglutination des globules rouges d'un sujet par son propre sérum, par suite de la présence d'une agglutinine adsorbable dans le sérum et de l'antigène correspondant dans les globules » (Wiener).

AUTO-AGGLUTININE, *s. f.* [angl. ***autoagglutinin***]. Syn. *autohémagglutinine.* Anticorps sérique capable d'agglutiner les hématies du même sujet (auto-agglutination).

AUTO-AGRESSION, *s. f.* V. *auto-immunité.*

AUTO-ALLERGIE, *s. f.* V. *auto-immunité.*

AUTO-ANALYSEUR, *s. m.* [angl. ***autoanalyzer***] (biologie). Appareil dosant automatiquement les constituants des divers liquides de l'organisme.

AUTO-ANTICORPS, *s. m.* [angl. ***autoantibody***]. Anticorps sérique réagissant de façon spécifique avec une partie (tissu ou organe) du sujet qui l'a sécrété, laquelle partie se comporte comme un antigène (auto-antigène ; v. ce terme, *anticorps anti-thyroïdes* et *auto-immunité*). — ***a.-a. froid.*** V. *anticorps froid.*

AUTO-ANTICORPS ANTI-RÉCEPTEUR. Variété d'auto-anticorps actif sur des récepteurs (v. ce terme 2°) cellulaires et responsable de certaines maladies auto-immunes, comme la myasthénie (v. *auto-immunité*).

AUTO-ANTIGÈNE, *s. m.* [angl. ***autoantigen***]. Antigène capable de susciter, dans l'organisme auquel il appartient, la formation d'anticorps réagissant contre lui (auto-anticorps). Cette nouvelle et anormale aptitude antigénique, témoignant d'un dérèglement du système immunologique, apparaît dans plusieurs cas : 1° quand le tissu porteur de l'antigène a été modifié par une infection, une intoxication, une irradiation, une néoplasie *(a.-a. acquis)* ; 2° quand les cellules de ce tissu ont fixé un antigène étranger, un virus p. ex. *(pseudo a.-a.)* ; 3° quand un *a.-a. naturel* est accidentellement mis dans la circulation ; ces *a.-a.* naturels sont des substances qui sont naturellement antigéniques mais qui, normalement, ne provoquent pas la formation d'anticorps (auto-anticorps) dans l'organisme auquel elles appartiennent car elles sont isolées des cellules immunocompétentes génératrices des anticorps (antigènes « séquestrés ») : le cristallin, le tractus uvéal, la thyroïde, les spermatozoïdes, la myéline ; 4° lorsque la tolérance immunitaire a disparu (déficit des cellules T suppressives). Dans ces cas apparaissent des anticorps sériques qui réagissent contre le tissu altéré et le tissu analogue sain et y provoquent lésions et troubles fonctionnels (maladie auto-immune). V. *auto-immunité, auto-immunisation* et *auto-tolérance.*

AUTOCATALYSE, *s. f.* [angl. ***autocatalysis***]. Action catalytique exercée par un des corps résultant d'une catalyse sur cette catalyse elle-même.

AUTOCHTONE, *adj.* (gr. *autokhthôn*, de *autos*, même et *khthôn*, terre) [angl. ***autochtonous***]. Se dit d'une infection contractée sur place, dans la région même où habite le malade.

AUTOCINÉTISME, *s. m.* (gr. *autos*, soi-même ; *kinésis*, mouvement). Ensemble des mouvements fixés par une longue habitude et ne différant des réflexes que parce qu'ils ont été appris. V. *réflexe conditionné.*

AUTOCLAVE, *s. m.* (Le Mare, 1820) (gr. *autos*, de soi-même ; lat. *clavis*, clef) [angl. ***autoclave***]. Appareil, dérivé de la marmite de Papin, servant à la stérilisation par la chaleur des conserves, des milieux de culture, etc., au moyen de la vapeur d'eau sous pression.

AUTOCOPIQUE (trophonévrose) (gr. *autos*, soi-même ; *koptein*, couper). V. *amputation spontanée.*

AUTOCRINIE, *s. f.* (gr. *autos*, lui-même ; *krinô*, je secrète). Variété de sécrétion interne dans laquelle la cellule productrice est sensible à sa propre sécrétion ou à celle d'une cellule voisine de même nature (v. *endocrinie* et *paracrinie*).

AUTOCRITIQUE, *s. f.* [angl. ***self-criticism***]. Faculté d'apprécier son propre état et ses propres actions à leur juste valeur.

AUTOCYTOTOXIQUE, *adj.* (gr. *autos*, soi-même ; *kutos*, cellule ; *toxikon*, poison). Se dit d'une substance qui détruit les cellules du sujet qui l'a produite. P. ex. : *anticorps a.*

AUTODÉNONCIATION, *s. f.* V. *auto-accusation.*

AUTODIALYSE, *s. f.* (gr. *autos*, soi-même ; *dia*, à travers ; *luein*, dissoudre) [angl. ***autodialysis***]. Dialyse (v. ce terme) (hémodialyse ou dialyse péritonéale) réalisée par le patient lui-même dans des locaux spécialisés, distincts des centres d'hémodialyse.

AUTODIGESTION, *s. f.* [angl. ***autodigestion***]. Digestion du tube digestif (estomac) ou de ses annexes (pancréas) par ses propres sécrétions. V. *autolyse 2°.*

AUTO-ÉTIREMENT, *s. m.* V. *étirement.*

AUTOGAMIE, *s. f.* (gr. *autos*, soi-même ; *gamos*, mariage) [angl. ***autogamy***]. Mode de reproduction existant chez les protistes, dans lequel la cellule ne se divise pas entièrement pour donner les gamètes et où les noyaux seuls se différencient.

AUTOGRAPHISME, *s. m.* V. *dermographie.*

AUTOGREFFE, *s. f.* [angl. ***autograft***]. Syn. *autoplastie, greffe autoplastique* ou *autologue.* Greffe dans laquelle le greffon est emprunté au sujet lui-même. V. *greffe.*

AUTO-HÉMAGGLUTININE, *s. f.* V. *auto-agglutinine.*

AUTO-HÉMATOTHÉRAPIE, *s. f.* (P. Ravaut, 1913). V. *autohémothérapie.*

AUTO-HÉMOLYSE, *s. f.* [angl. ***autohaemolysis***]. Destruction des globules rouges dans le propre plasma du sujet. V. *hémolyse à l'étuve (test du temps d')* et *Thompson (maladie de).*

AUTO-HÉMOLYSINE, *s. f.* [angl. ***autohaemolysin***]. V. *autolysine.*

AUTO-HÉMOTHÉRAPIE, *s. f.* (F. Ramond, 1911) [angl. ***autohaemotherapy***]. Syn. *autohématothérapie.* Mode de traitement aujourd'hui abandonné et qui a été utilisé dans les états allergiques. Il consistait à injecter sous la peau ou mieux, dans l'épaisseur des muscles, 20 à 25 mL de sang que l'on venait de recueillir dans une veine du patient, sans lui avoir fait subir aucune préparation.

AUTO-HISTORADIOGRAPHIE, *s. f.* (gr. *autos*, soi-même ; *histion*, tissu ; lat. *radius*, rayon ; gr. *graphein*, inscrire). V. *autoradiographie.*

AUTO-IMMUNE (maladie) [angl. ***autoimmune desease***]. V. *auto-immunité.*

AUTO-IMMUNISATION, *s. f.* [angl. ***autoimmunization***]. Production, par l'organisme, d'anticorps (auto-anticorps) réagissant sur un ou plusieurs de ses constituants habituels qui se comportent comme des antigènes (auto-antigènes). P. ex. : apparition, dans le sérum d'un sujet, d'anticorps capables d'agglutiner les hématies de ce même sujet (auto-agglutination). Certaines anémies hémolytiques acquises seraient dues à l'*a. i.*, les hématies du malade, pour une cause inconnue, se comportant comme un antigène et provoquant la formation d'auto-anticorps sériques hémolytiques. V. *auto-immunité, auto-antigène* et *autotolérance.*

AUTO-IMMUNISATION (maladie par). V. *auto-immunité.*

AUTO-IMMUNITÉ, *s. f.* [angl. ***autoimmunity***]. Syn. *auto-allergie, auto-agression, auto-sensibilisation.* État d'un organisme dans lequel sont mis en évidence des anticorps (auto-anticorps) réagissant avec des antigènes de cet organisme considérés comme étrangers (auto-antigènes). Il en existe deux variétés. L'*a. physiologique* (dont sont responsables des anticorps naturels qui sont surtout des IgM ; elle contribue à maintenir l'équilibre du système immunitaire) et l'*a.* associée à des manifestations *pathologiques* qui dépendent d'anticorps produits après immunisation lesquels sont essentiellement des IgG, des IgA et des IgE. Parfois l'*a.-i.* survient sans être provoquée par des auto-antigènes, due alors à une déviation fonctionnelle des cellules immuno-compétentes. L'*a.-i.* est à l'origine de certaines ***maladies dites auto-immunes, auto-entretenues, par auto-agression ou auto-immunisation.*** On range parmi celles-ci le lupus érythémateux aigu disséminé, l'anémie hémolytique auto-immune, le purpura thrombopénique idiopathique, les leucopénies immunologiques, la thyroïdite d'Hashimoto, l'ophtalmie sympathique, l'endophtalmie phako-anaphylactique, les maladies de Biermer, d'Addison et de Basedow, la myasthénie, le syndrome de Goodpasture, le diabète sucré insulino-dépendant. Pour d'autres maladies, l'origine auto-immune est suspectée : la polyarthrite rhumatoïde, la maladie de Bouillaud, la sclérose en plaques, le syndrome de Guillain-Barré, la maladie de Gougerot-Houwer-Sjögren, la cirrhose biliaire, certaines glomérulonéphrites, la périartérite noueuse. Il est d'ailleurs souvent difficile de dire si les auto-anticorps, détectés au cours de ces maladies, en sont la cause, la conséquence ou simplement les accompagnent. Beaucoup de ces affections entrent dans le cadre des malades des complexes immuns. V. *auto-anticorps, auto-antigène, auto-immunisation* et *complexes immuns.*

AUTO-INFECTION, *s. f.* [angl. ***autoinfection***]. Maladie infectieuse déterminée par des germes existant dans l'organisme, depuis un temps plus ou moins long, sans y provoquer de troubles. Il faut une cause occasionnelle augmentant la virulence du microbe ou diminuant la résistance de l'organisme pour faire éclater l'*a.*

AUTO-INFESTATION, *s. f.* [angl. ***autoinfestation***]. V. *corps en rosace.*

AUTOLOGUE, *adj.* (terme incorrectement formé, sur le modèle d'homologue, avec le préfixe *autos*, soi-même) [angl. ***autologous***] (immunologie). Se dit de tissus, de cellules, de sérum, etc., appartenant au sujet lui-même.

AUTOLYMPHOCYTOTOXINE, *s. f.* V. *lymphocytotoxine.*

AUTOLYSAT, *s. m.* [angl. ***autolysate***]. Produit de l'autolyse.

AUTOLYSE, *s. f.* (gr. *autos*, soi-même ; *luein*, dissoudre). — 1° [angl. ***suicide***]. Suicide. — 2° [angl. ***autolysis***]. Syn. *autophagie, autoprotéolyse.* Autodigestion d'un organe, d'un tissu ou d'une cellule abandonnés à eux-mêmes et aboutissant à leur destruction, sous l'influence d'enzymes protéolytiques propres à cet organe, à ce tissu ou à cette cellule, en dehors de toute intervention extérieure à lui. La libération des enzymes contenues dans les lysosomes (v. ce terme) est un facteur d'autolyse cellulaire.

AUTOLYSINE, *s. f.* [angl. ***autolysin***]. Syn. *autohémolysine.* Hémolysine qui détruit les hématies de l'individu chez qui elle se rencontre.

AUTOMATISME, *s. m.* (gr. *automatos*, spontané) [angl. ***automatism***]. Accomplissement de divers actes sans que la volonté y participe. — ***a. ambulatoire.*** Accès d'une durée plus ou moins longue (quelquefois plusieurs jours) pendant lesquels certains névropathes obéissent à une impulsion irrésistible à voyager et accomplissent une série d'actes sans rapports avec leurs occupations habituelles. Quand l'accès est passé, ils ont oublié toutes les circonstances de leur voyage et sont étonnés de se trouver loin de chez eux. — ***a. cardiaque*** [angl. ***cardiac automatism***]. Propriété que possède le cœur de se contracter selon un rythme régulier en dehors de toute influence extérieure. — ***a. comitial ambulatoire***

(Charcot) ou ***a. épileptique*** [angl. ***epileptic automatism***]. Automatisme ambulatoire survenant comme équivalent de l'épilepsie (petit mal) ou à la suite d'une crise d'épilepsie (temporale ou frontale) ; l'activité motrice coordonnée s'accompagne d'une perte de connaissance totale.

AUTOMATISME MÉDULLAIRE [angl. ***spinal automatism***]. Activité réflexe se manifestant dans le segment inférieur de la moelle épinière, quelque temps après l'interruption complète de celle-ci par un traumatisme. Elle consiste dans le retour et l'exagération du tonus musculaire et des réflexes tendineux ; dans l'apparition de mouvements involontaires, de réflexes de défense et d'un fonctionnement automatique de la vessie et du rectum ; dans l'exagération de la sudation et du réflexe pilomoteur. V. *réflexe de défense.*

AUTOMATISME MENTAL (syndrome d') (G. de Clérambault, 1920-26) [angl. ***mental automatism***]. Syn. *syndrome de de Clérambault.* Syndrome observé au début des psychoses hallucinatoires chroniques, au cours duquel le sujet a l'impression que ses pensées sont répétées et que ses actions sont commentées ou commandées de l'extérieur.

AUTOMATOSE (syndrome d') (Zingerle). Syn. *syndrome de Zingerle.* Syndrome neurologique caractérisé par des mouvements complexes, survenant par crises, d'enroulement du corps autour de son axe longitudinal, d'opisthotonos, d'emprosthotonos, de rotation de la tête ou des globes oculaires. Il serait dû à une lésion de la région temporo-pariétale ; il est fréquemment associé à l'hémiasomatognosie.

AUTOMÉDICATION, *s. f.* (gr. *autos*, soi-même ; lat. *medicatio*, emploi d'un remède) [angl. ***self-treatment***]. — 1° Traitement pharmaceutique dont l'auteur en est aussi le bénéficiaire. — 2° Plus souvent employé dans le sens de : traitement pharmaceutique institué par le patient de sa propre initiative, sans prescription médicale. V. *médicament éthique* et *médicament grand public.*

AUTOMESURE, *s. f.* [angl. ***self-measurement***]. Contrôle par le patient lui-même de différents paramètres concernant sa santé. P. ex. : température, poids, tension artérielle, glycémie, glycosurie... V. *autosurveillance.*

AUTOMIXIE, *s. f.* (gr. *autos*, soi-même ; *mixis*, mélange) [angl. ***automixis***]. Processus suivant lequel la fécondation a lieu par la réunion de deux cellules différenciées *(pédogamie)* ou de deux noyaux différenciés *(autogamie),* ou même de deux cellules non différenciées *(pseudogamie),* provenant d'un même individu.

AUTOMORPHISME, *s. m.* (gr. *autos*, soi-même ; *morphê*, forme). « Tendance à juger les autres d'après soi-même, à projeter ses sentiments sur autrui » (Logre).

AUTOMUTILATION, *s. f.* [angl. ***automutilation***]. Blessure et mutilation, surtout des organes génitaux, que se font à eux-mêmes certains aliénés ou déséquilibrés.

AUTONOME, *adj.* (gr. *autos*, soi-même ; *nomos*, loi) [angl. ***autonomic***]. Qui s'administre lui-même, indépendant. V. *analgésie* et *système nerveux autonome.*

AUTO-OBSERVATION, *s. f.* [angl. ***autoobservation***]. Observation pratiquée sur-soi-même. — Chez certains névropathes (psychasthéniques), tendance morbide à l'analyse exagérée et à l'interprétation des nombreux malaises et des sensations viscérales pénibles qui les tourmentent.

AUTOPASSIVE (mobilisation) [angl. ***autopassive mobilization***]. Syn. *mobilisation activopassive.* Mobilisation (v. ce terme) passive effectuée par le sujet lui-même à l'aide d'un autre segment de membre.

AUTOPHAGIE, *s. f.* (gr. *autos*, soi-même ; *phagein*, manger) [angl. ***autophagia***]. — 1° V. *autolyse, 2°.* — 2° Phénomène physiologique en vertu duquel un individu soumis à l'inanition prolonge son existence en consommant sa propre substance.

AUTOPHAGOCYTOSE, *s. f.* [angl. ***autophagocytosis***]. Absorption et destruction des cellules d'un sujet par ses propres globules blancs (phagocytes).

AUTOPHILIE, *s. f.* (Ball) (gr. *autos*, soi-même ; *philein*, aimer) [angl. ***autophilia***]. Opinion favorable qu'ont d'eux-mêmes un certain nombre de psychopathes et en particulier les persécutés.

AUTOPHONIE, *s. f.* (gr. *autos*, soi-même ; *phônein*, parler) [angl. ***autophonie***]. — 1° Nom donné par Hourmann (1839) à un mode d'auscultation qui consistait, pour le médecin, à écouter le retentissement de sa propre voix pendant qu'il tient l'oreille appliquée contre la paroi thoracique du malade. Procédé abandonné. — 2° Phénomène subjectif consistant en une résonance pénible et obsédante de la voix, qui s'observe dans plusieurs affections de l'oreille moyenne.

AUTOPIQUEUR, *s. m.* Appareil permettant au patient de prélever sur lui-même une goutte de sang capillaire afin de l'analyser (autosurveillance de la glycémie chez les diabétiques).

AUTOPLASTIE, *s. f.* (gr. *autos*, soi-même ; *plassein*, faire) [angl. ***autoplasty***]. V. *autogreffe* et *greffe.* — ***a. péritonéale.*** V. *péritonisation.*

AUTOPOLYPLOÏDIE, *s. f.* (gr. *autos*, soi-même ; polyploïde) [angl. ***autopolyploidy***] (génétique). V. *tétraploïde.*

AUTOPROTÉOLYSE, *s. f.* V. *autolyse.*

AUTOPSIE, *s. f.* (gr. *autos*, soi-même ; *opsis*, vue) [angl. ***autopsy***]. Syn. *nécropsie, nécroscopie.* Inspection et description des parties externes et internes d'un cadavre. L'*a.* peut être ***médicale,*** effectuée à l'hôpital par des médecins spécialisés ou non en anatomie pathologique, dans le but d'expliquer la cause d'une mort naturelle, ou ***médico-légale,*** effectuée par un médecin-légiste pour identifier un cadavre ou rechercher la cause d'une mort suspecte ou d'origine accidentelle ou criminelle. — L'*a.* est distincte de la *dissection* dont le but est d'étudier l'anatomie sur le cadavre. — ***a. psychologique*** [angl. ***psychological autopsy***]. Analyse rétrospective des circonstances psychologiques de certains décès (suicides). V. *institut médico-légal, médecine opératoire 2°, examen de corps* et *obitoire.*

AUTOPUNITION, *s. f.* [angl. ***self-punishment***]. Conduite de certains sujets (anxieux, phobiques, obsédés, mélancoliques) atteints de névroses ou de psychoses, qui éprouvent un sentiment non motivé de faute (sentiment de culpabilité) pour lequel ils s'infligent un traitement pénible allant parfois jusqu'au suicide.

AUTORADIOGRAPHIE, *s. f.* (Lacassagne et Lattès, 1924) [angl. ***autoradiography***]. Syn. *autohistoradiographie.* Image obtenue par l'application, sur un film photographique, d'une coupe de tissu contenant un corps radioactif : celui-ci, par son rayonnement, impressionne le film et précise ainsi sa répartition dans le tissu.

AUTOREPRÉSENTATION, *s. f.* V. *autoscopie interne.*

AUTORISATION DE MISE SUR LE MARCHÉ (AMM) [angl. ***Marketing Authorization Application, MAA***]. Étape administrative permettant de commercialiser un produit pharmaceutique nouveau. Cette décision est délivrée par le directeur général de l'AFSSAPS. V. ce terme, *médicament, ATU* et *ASMR.*

AUTOSCOPIE, *s. f.* (gr. *autos*, soi-même ; *skopein*, examiner) [angl. ***autoscopy***]. Phénomène par lequel un sujet s'aperçoit lui-même soit extérieurement, soit intérieurement. — 1° ***a. externe.*** Syn. *hallucination autoscopique* ou *spéculaire* (Féré). Le malade, parfois un névropathe ou un aliéné, voit sa propre image devant lui. — 2° ***a. interne.*** Syn. *auto-représentation.* Le sujet (hystérique en état d'hypnose) prend conscience de ses organes internes, décrit leur forme, leur situation et leur fonctionnement.

AUTOSENSIBILISATION, *s. f.* V. *auto-immunité.*

AUTOSITAIRE, *adj.* (gr. *autos*, soi-même ; *sitos*, aliment) [angl. ***autositic***]. Qui se procure soi-même sa nourriture. — ***monstre a.*** V. *monstre.*

AUTOSITE, *s. m.* (gr. *autositos*, qui se procure soi-même sa nourriture) [angl. ***autosite***]. Un des trois ordres de classification des monstres d'Isidore Geoffroy Saint-Hilaire. Monstre pouvant vivre de la vie extra-utérine.

AUTOSOMAL, ALE, *adj.* (anglicisme). V. *autosomique.*

AUTOSOME, *s. m.* (Montgomery, 1906) (gr. *autos*, soi-même ; *sôma*, corps) [angl. ***autosome***] (génétique). Syn. *chromosome somatique* ou *autosomique, euchromosome.* Chromosome qui n'a pas d'action sur la détermination du sexe ; il en existe 22 paires chez l'homme répartis en 7 groupes : A (1 à 3), B (4 et 5), C (6 à 12), D (13 à 15), E (16 à 18), F (19 et 20), G (21 et 22). V. *gonosome* • 👁 **chromosome** •.

AUTOSOMIQUE, *adj.* [angl. ***autosomal***]. Qui se rapporte aux chromosomes somatiques ou autosomes.

AUTOSUGGESTION, *s. f.* [angl. ***autosuggestion***]. « Suggestion née spontanément chez une personne, en dehors de toute influence étrangère appréciable » (Bernheim). V. *Coué (méthode)* et *training autogène*.

AUTOSURVEILLANCE, *s. f.* [angl. ***self-monotoring***]. Contrôle par le patient lui-même de l'évolution de différents paramètres concernant sa santé. V. *automesure*.

AUTOTÉTRAPLOÏDE, *adj.* (gr. *autos*, soi-même ; *tétraploos*, quadruple) [angl. ***autotetraploid***]. V. *tétraploïde*.

AUTO-TOLÉRANCE, *s. f.* Absence de réaction immunologique d'un organisme contre ses propres antigènes. Cette situation, normale, peut être perturbée, l'organisme s'immunisant contre un ou plusieurs de ses antigènes. Il s'agit alors d'auto-immunisation. V. ce terme et *auto-antigène*.

AUTO-TOPO-AGNOSIE, *s. f.* (Pick, 1908) (gr. *autos*, soi-même ; *topos*, lieu ; *agnôsía*, ignorance) [angl. ***autotopoagnosia***]. Discordance de l'image corporelle avec l'espace, d'où, pour le malade, perte de l'orientation sur son propre corps. V. *pariétal (syndrome)*.

AUTOTRANSFUSION, *s. f.* [angl. ***autotransfusion***]. — 1° V. *transfusion*. — 2° On applique aussi improprement ce terme à la compression méthodique des quatre membres, de leur extrémité vers leur racine, à l'aide d'une bande de toile. Ce procédé, qui refoule le sang vers les organes vitaux, a été employé en cas d'hémorragie importante, lorsqu'une transfusion est impossible. Une variété de ce procédé utilise la compression pneumatique sous-diaphragmatique à l'aide d'un « pantalon antichoc », dérivé des combinaisons « antigravité » des pilotes d'avion de chasse.

AUTOTRANSPLANTATION, *s. f.* [angl. ***autotransplantation***]. V. *transplantation*.

AUTOTROPHE, *adj.* (gr. *autos*, soi-même ; *trophê*, nourriture) [angl. ***autotrophic***]. Se dit de tous les végétaux à chlorophylle et de certains types de bactéries dont la nutrition est entièrement inorganique ; la seule source de carbone utilisée étant l'acide carbonique de l'air, l'eau fournissant l'hydrogène, les nitrates ou l'ammoniaque l'azote, les sulfates le soufre, les phosphates le phosphore, etc.

AUTOVACCIN, *s. m.* [angl. ***autovaccin***] (désuet). Vaccin préparé avec les cultures du ou des microbes prélevés sur le sujet même, auquel il sera administré dans un but thérapeutique. V. *stock-vaccin*.

AUXILIAIRE DE PUÉRICULTURE [angl. ***auxiliary paediatric nurse***]. Professionnel de santé qui réalise auprès de jeunes enfants des soins de prévention, d'éducation à la santé, de maintien. L'*a. d. p.* travaille en collaboration avec l'infirmière, la puéricultrice (v. ce terme), la sage-femme. Elle est placée sous leur responsabilité. Sa formation, en partie commune avec la formation d'aide-soignant, dure une année.

AUXILIAIRE MÉDICAL (lat. *auxilium*, secours). Membre d'une profession paramédicale. V. *santé (professions de)*.

AUXILIAIRE DE VIE [angl. ***life auxiliary***]. Professionnel de santé aidant, à domicile et pour les actes de la vie courante, les personnes âgées ou handicapées. V. *garde-malade*.

AUXINE, *s. f.* [angl. ***auxin, phytohormone***]. Syn. *phytohormone*. Substance ayant dans le règne végétal un rôle analogue à celui des hormones dans le règne animal. Les *a.* favorisent la croissance de la cellule et déterminent la division cellulaire.

AUXOCYTE, *s. m.* (gr. *auxô*, j'augmente ; *kutos*, cellule) [angl. ***auxocyte***]. Cellule reproductrice à ses premiers stades de développement (p. ex. : *spermatocyte, ovocyte*).

AUXOLOGIE, *s. f.* (gr. *auxô*, j'augmente ; *logos*, discours) [angl. ***auxology***]. Étude scientifique de la croissance.

AUXOTONIQUE, *adj.* (gr. *auxô*, j'augmente ; *tonos*, tension) [angl. ***auxotonic***] (physiologie). Se dit d'un phénomène pendant lequel la tension augmente. — (cardiologie) ***contraction a. des ventricules.*** Contraction du muscle ventriculaire dont la tension augmente pendant l'éjection suivant les conditions de la postcharge (v. ce mot et *isotonique*).

AUXOTROPHE, *adj.* (Ryan et Lederberg, 1946) (gr. *auxô*, j'augmente ; *trophê*, nourriture) [angl. ***auxotrophic***]. Se dit d'une bactérie dont la croissance est tributaire de la présence d'une substance particulière (facteur de croissance) dans le milieu nutritif. V. *prototrophe*.

AVANCEMENT, *s. m.* [angl. ***advancement***]. Opération destinée dans le cas de strabisme à rapprocher du bord de la cornée l'insertion d'un des muscles de l'œil.

AVANT-BRAS, *s. m.* (lat. *brachium*, bras) (TA *antebrachium*) [angl. ***fore arm***]. Segment du membre supérieur compris entre le coude et le poignet. V. *ulna* et *radius* • 👁 **bras, radius** •.

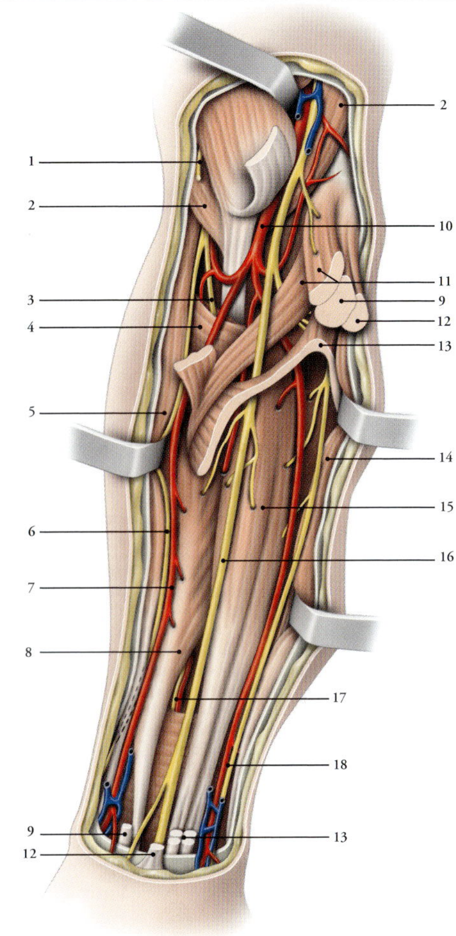

Région antérieure de l'avant-bras *(plan profond)*

1. n. musculo-cutané
2. m. brachial
3. r. profond du n. radial
4. m. supinateur
5. m. brachio-radial
6. r. superficiel du n. radial
7. a. radiale
8. m. long fléchisseur du pouce
9. m. fléchisseur radial du carpe
10. a. brachiale
11. m. rond pronateur
12. m. long palmaire
13. m. fléchisseur superficiel des doigts
14. m. fléchisseur ulnaire du carpe
15. m. fléchisseur profond des doigts
16. n. médian
17. a. et n. interosseux ant.
18. a. et n. ulnaires

AVANT-MUR. V. *claustrum*.

AVANT-PIED, *s. m.* V. *métatarse*.

AVASCULAIRE, *adj.* [angl. ***avascular***]. Dépourvu de vaisseau.

AVC. Abréviations d'*Accident Vasculaire Cérébral* (v. ce terme).

AVELLIS (syndrome d') (A. Georg, all., 1891) [angl. ***Avellis's paralysis***]. Association d'une hémiparalysie du voile du palais et d'une paralysie du nerf récurrent du même côté, que l'on observe dans les lésions du bulbe (noyau ambigu). V. *bulbaires postérieurs (syndromes).*

AVEUGLE, *adj.* [angl. ***blind***]. Privé de vue. — *s. m.* ou *f.* Personne dont l'acuité visuelle est nulle ou inférieure à 1/20 de la normale (définition légale française de l'ordonnance du 3 juillet 1945). — ***tache a.*** [angl. ***blind spot***]. Syn. *tache de Mariotte.* Scotome physiologique correspondant à la papille optique, point de la rétine où convergent les fibres qui vont former le nerf optique et qui ne peut recevoir d'impression lumineuse. V. *amaurose, borgne, cécité, malvoyance, double anonymat* et *Swan (syndrome de).*

aVF, aVL, aVR. Symboles des 3 dérivations unipolaires des membres augmentées (v. *dérivation* et *borne centrale*).

AVI. Abréviation du terme anglais *Air Velocity Index.* V. *index de rapidité de l'air.*

AVIAIRE, *adj.* (lat. *avis,* oiseau) [angl. ***avian***]. Relatif aux oiseaux. *Peste a.*

AVIATEURS (mal des, fatigue des) [angl. ***aeroneurosis***]. Syndrome de dépression générale avec instabilité nerveuse, troubles du caractère, fatigue musculaire, insomnie, tachycardie, troubles digestifs, amaigrissement. Il survient chez des aviateurs surmenés et semble dû à l'action combinée de l'altitude, de l'anoxie, de l'hypocapnie, du froid et aussi de l'accélération, des trépidations et des odeurs de l'avion.

AVIDITÉ CALCIQUE (syndrome d'). V. *hyperostéoïdose.*

AVIRAGNET (signe d'). Collerette blanche, anémique, de quelques millimètres de large, qui entoure souvent les taches éruptives de la rubéole et les fait ressembler à certains érythèmes urticariens.

AVITAMINOSE, *s. f.* (*a.* priv.) [angl. ***avitaminosis***]. Ensemble des manifestations qui suivent la suppression, dans la ration alimentaire, d'une ou de plusieurs des vitamines actuellement connues. On les désigne par la lettre caractéristique de la vitamine qui fait défaut. L'***a. A*** entraîne l'héméralopie, le ralentissement, puis l'arrêt de la croissance et la kératinisation des épithéliums (xérophtalmie, colpokératose, etc.), l'***a.*** B_1 détermine le *béribéri,* l'***a.*** B_2 l'*ariboflavinose,* l'***a. C*** le *scorbut,* l'***a. D*** le *rachitisme,* l'***a. E*** des troubles de la reproduction, l'***a. K*** et l'***a. P*** des hémorragies, l'***a. PP*** la *pellagre.* — ***a. relative.*** V. *hypovitaminose.*

AVIVEMENT, *s. m.* (lat. *ad,* vers ; *vivus,* vif) [angl. ***avivement***]. Mise à nu de la partie saine et vasculaire d'une plaie, d'une cicatrice vicieuse, de la paroi d'une fistule, etc., soit par excision, soit par grattage, pour favoriser la cicatrisation.

AVK. Abréviation d'*antivitamine K* (v. ce terme).

aVL. V. *aVF.*

AVOGADRO (nombre d') (A. Amedeo, physicien ital., 1776-1856) [angl. ***Avogadro's number***]. Symbole N. Nombre ($6{,}023.10^{23}$) de molécules contenues dans une molécule-gramme de matière.

AVORTEMENT, *s. m.* (lat. *aboriri,* avorter) [angl. ***abortion***]. Syn. *fausse couche, blessure.* Expulsion du fœtus avant qu'il soit viable, c'est-à-dire avant la fin du sixième mois de la grossesse. Au point de vue légal, le fœtus n'est viable que 180 jours après la fécondation. — Dans le langage courant, on désigne par *fausse couche* l'***a. spontané*** et par *avortement* l'***a. provoqué.*** Ce dernier peut être *thérapeutique* (c'est l'interruption médicale de grossesse [IMG] presque toujours aujourd'hui pour des causes se rapportant à l'embryon [trisomie 21 par exemple], plus rarement pour éviter à la mère les dangers que lui font courir sa grossesse), sinon il est soit *délictuel,* soit *légal* : dans ce dernier cas, on parle d'***interruption volontaire de grossesse.*** Sa procédure doit suivre les instructions du législateur, elle fait appel à des procédés mécaniques (aspiration-curetage) ou hormonaux (v. *mifépristone*).

AVORTEMENT CHROMOSOMIQUE ou **GÉNÉTIQUE** (J.-G. et A. Boué, 1965-1969). Mort très précoce d'un œuf, pendant les premières semaines après sa fécondation, en rapport avec une aberration chromosomique de l'embryon (trisomie surtout, triploïdie, monosomie, tétraploïdie, anomalie de structure, etc.). Son rejet n'a parfois lieu que quelques semaines plus tard. Cet avortement, souvent méconnu, en éliminant rapidement un embryon non viable, constitue un processus naturel de sélection. Il représenterait, pendant les 10 premières semaines de la grossesse, 60 % des avortements spontanés. V. *trisomie.*

AVORTEMENT TUBAIRE [angl. ***tubal abortion***]. Décollement et expulsion d'un œuf anormalement développé dans la trompe de Fallope (grossesse tubaire) ; il s'ensuit une hémorragie soit dans la cavité utérine *(a. tubo-utérin),* soit dans le péritoine *(a. tubo-abdominal* ou *tubopéritonéal).*

AVORTONS (maladie des). V. *maladie homologue.*

AVP [angl. ***AVP***]. Arginine vasopressine. V. *vasopressine.*

aVR. V. *aVF.*

AVULSION, *s. f.* (lat. *avulsio*) [angl. ***avulsion***]. Arrachement, extraction. P. ex. : *a. dentaire.*

AXE ÉLECTRIQUE DU CŒUR (Waller) [angl. ***electrical axis of the heart***] (électrocardiographie). Ligne droite primitivement définie comme unissant les deux points du cœur entre lesquels la différence de potentiel, constatée par l'électrocardiographe, est la plus forte ; ces deux points sont situés approximativement à la base et à la pointe. En pratique, on détermine cet axe en construisant, dans le triangle d'Einthoven (v. ce terme) le vecteur de l'onde QRS au moment de son amplitude maxima. — On appelle ***axe instantané*** un vecteur, construit dans le triangle d'Einthoven, représentant l'intensité, la direction et le sens des différences de potentiel à un instant donné de la contraction cardiaque. — L'***axe moyen*** est le vecteur, établi de façon semblable, d'après l'importance des surfaces positives et négatives comprises entre le tracé et la ligne isoélectrique pendant un laps de temps donné : pendant l'onde QRS (axe électrique moyen de QRS, ou ÂQRS), pendant l'onde T (axe électrique moyen de T, ou ÂT) ou pendant tout le complexe ventriculaire QRST (gradient ventriculaire ou ÂQRST ou **Ĝ**).

AXE DE FIXATION [angl. ***fixation axis***]. Ligne droite joignant le point fixe et le centre de rotation de l'œil (v. *angle gamma*).

AXE INSTANTANÉ (électrocardiographie). V. *axe électrique du cœur.*

AXE MOYEN (électrocardiographie). V. *axe électrique du cœur.*

AXE OPTIQUE [angl. ***optical axis***]. Ligne droite joignant le pôle postérieur de l'œil au centre géométrique de la cornée. V. *angle alpha 2°.*

AXE PUPILLAIRE [angl. ***pupillary axis***]. Ligne droite perpendiculaire au plan de la pupille et menée par le centre de celle-ci (v. *angle kappa*).

AXE VISUEL [angl. ***visual axis***]. Ligne droite allant de la fovea (v. ce terme) au point fixé par l'œil (v. *angle alpha 2°* et *angle gamma*).

AXENFELD (anomalie d') (A. Karl, all., 1920) [angl. ***Axenfeld's anomaly***]. Brides anormales du ligament pectiné de l'œil constituant des adhérences qui passent en pont devant l'angle irido-cornéen, unissant la partie antérieure de l'iris à un embryotoxon postérieur de la cornée (v. ce terme).

AXENFELD (conjonctivite d') (1897) [angl. ***Axenfeld's conjunctivitis***]. Conjonctivite folliculaire subaiguë ou chronique bénigne, bilatérale, survenant dans des collectivités.

AXENFELD (syndrome d') (1920) [angl. ***Axenfeld's syndrome***]. V. *embryotoxon postérieur de la cornée.*

AXÉNIQUE, *adj.* (gr. *a-* priv. ; *xénos,* étranger) [angl. ***axenic, germ-free***]. Se dit d'animaux de laboratoire élevés en dehors de tout contact microbien et dépourvus de tout germe. V. *gnotobiotique.*

AXÉROPHTOL, *s. m.* [angl. ***axerophtol***]. V. *vitamine A.*

AXES DE ROTATION. Trois lignes droites, verticale, antéro-postérieure et transversale, autour desquelles se font les mouvements du globe oculaire.

AXHAUSEN (signe d') (A. Georg, all., 1877-1960). Signe d'ostéochondrite disséquante (v. ce terme) du genou : le genou étant en flexion forcée, il existe une douleur à la pression entre le bord de la rotule et la face axiale du condyle interne.

AXILLAIRE, *adj.* (lat. *axilla*, aisselle) [angl. ***axillary***]. Relatif à l'aisselle • 👁 **aisselle** •.

AXIS, *s. m.* (en lat. *axe*) [TA et angl. ***axis***]. Deuxième vertèbre cervicale, supportant l'atlas avec lequel il s'articule au moyen de l'apophyse odontoïde ou dent de l'axis • 👁 **atlas, rachis** •.

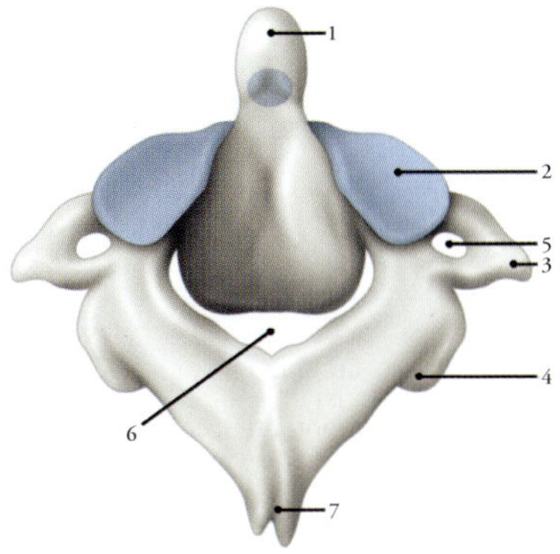

Axis, vue postérieure

1. dent de l'axis
2. processus articulaire supérieur
3. tubercule antérieur
4. processus articulaire inférieur
5. foramen transversaire
6. foramen vertébral
7. processus épineux

AXOFIBROSCOPE, *s. m.* Syn. *axoscope.* V. *fibroscope.*

AXOLEMME, *s. m.* (gr. *axon*, axe ; *lemma*, enveloppe) [angl. ***axolemma***]. Membrane cytoplasmique de l'axone. V. *neurone.*

AXON- ou **AXONE-RÉFLEXE**. V. *réflexe d'axone.*

AXONE, *s. m.* (gr. *axôn*, axe). V. *neurone* • 👁 **nerf** •.

AXONÈME, *s. m.* (gr. *axon*, axe ; *nêma*, fil) [angl. ***axoneme***]. Filament axial d'un cil ou flagelle, constitué de microtubules répartis en une paire centrale et neuf paires périphériques.

AXONGE, *s. f.* (lat. *axium unguen*, graisse pour les essieux) [angl. ***axungia***]. Graisse de porc préparée.

AXONOTMÉSIS, *s. f.* (gr. *axôn*, *onos*, axe ; *tmêsis*, section) [angl. ***axonotmesis***]. Section des axones, avec conservation du névrilème et de la gaine de Schwann, à la suite de la contusion d'un nerf. La guérison survient, lentement, par régénération spontanée de l'axone.

AXOPLASME, *s. m.* [angl. ***axoplasm***]. Cytoplasme de l'axone.

AXOSCOPE, *s. m.* V. *fibroscope.*

AYERZA (syndrome d') (A. Abel, argentin, 1901). V. *cardiaques noirs (syndrome des).*

AZALIDE, *s. m.* [angl. ***azalide***]. Classe d'antibiotiques dérivée des macrolides par adjonction d'un atome d'azote dans leur cycle lactone.

AZIDOTHYMIDINE (AZT), *s. f.* [angl. ***azidothymidine***]. Syn. *zidovudine.* Substance antivirale (v. ce terme) voisine de la thymidine et se substituant à celle-ci lors de la copie de l'ADN par la transcriptase inverse des VIH, qu'elle va alors bloquer. Elle est utilisée depuis 1987 dans le traitement de l'infection par le VIH. V. *didéoxycytidine* et *didéoxyinosine.*

AZOOSPERMIE, *s. f.* (gr. *a-* priv. ; *zoôn*, animal ; *sperma*, semence) [angl. ***azoospermia***]. Absence de spermatozoïdes dans le sperme. V. *aspermie.*

AZOTE, *s. m.* (gr. *a* priv. ; *zôè*, vie) [angl. ***nitrogen***]. — 1° ***Élément chimique*** de numéro atomique 7 (sept électrons gravitent autour du noyau). Symbole *N.* — 2° ***Corps simple,*** gazeux dans les conditions normales, formé de molécules diatomiques N_2. L'*a.* est le principal constituant de l'air (78 % du volume). C'est un des éléments fondamentaux de la matière vivante. Il intervient dans de nombreuses fonctions chimiques. Enzymes, acides nucléiques, protéines contiennent de l'*a.* L'assimilation de l'*a.* par les êtres vivants se fait suivant un schéma complexe dit *cycle de l'azote.* V. *azotémie* et *azoturie.*

AZOTE (dioxyde d') [angl. ***nitrogen dioxide***]. V. *oxyde nitrique.*

AZOTE (monoxyde d') [angl. ***nitric oxide***]. Syn. *oxyde nitreux.* Composé de formule NO doué d'un puissant effet vasodilatateur et qui n'est autre que l'*EDRF 1* ou *Endothelium Derived Relaxing Factor* (v. ce terme). L'action vasodilatatrice des dérivés nitrés s'expliquerait par leur apport exogène en NO lequel possède également *in vitro* des propriétés antiagrégantes plaquettaires. V. *endothélium* et *nitrés (dérivés).*

AZOTE (protoxyde d'). V. *protoxyde d'azote.*

AZOTÉMIE, *s. f.* (azote ; gr. *haïma*, sang) [angl. ***azotaemia***]. Présence dans le sang de produits d'excrétion azotée (urée, urates, etc.). Normalement le sang prélevé à jeun contient de 0,17 à 0,53 g d'urée par litre de plasma ou de sérum (2,9 à 8,9 mmol/L). Quand le taux de l'urée augmente et arrive à dépasser 1 g (16,6 mmol/L), on peut voir apparaître le *syndrome azotémique.* — On donne quelquefois le nom d'*a.* à cette accumulation d'urée dans le sang causée par le défaut de la perméabilité rénale. On devrait la désigner sous le nom d'*hyperazotémie.*

AZOTÉMIQUE (syndrome) (Widal) [angl. ***uraemic syndrome***]. Ensemble de phénomènes provoqués par l'accumulation dans le sang de l'urée et des corps azotés similaires. Ces phénomènes sont surtout d'ordre gastro-intestinal (urémie digestive) et d'ordre cérébral, ils consistent en inappétence, vomissements aqueux, selles liquides et parfois sanglantes, torpeur allant jusqu'au coma ; on peut aussi observer la respiration de Cheyne-Stokes, un prurit, une péricardite et une rétinite. L'intensité de ces symptômes est en rapport avec la teneur du sang en urée. Le *s. a.* est observé dans la période terminale de l'insuffisance rénale. V. *urémie.*

AZOTORRHÉE, *s. f.* (azote ; gr. *rhein*, couler) [angl. ***azotorrhoea***]. Augmentation de la quantité d'azote contenue dans les selles par rapport à l'azote alimentaire. C'est un symptôme important d'insuffisance pancréatique ; il peut parfois être reconnu cliniquement par l'apparition dans les matières fécales de morceaux de viande non digérés. V. *créatorrhée.*

AZOTURIE, *s. f.* (azote ; gr. *ourein*, uriner) [angl. ***azoturia***]. Élimination d'azote par l'urine (urée, urates). — Terme employé parfois dans le sens d'hyperazoturie.

AZT [angl. ***AZT***]. Abréviation d'*azidothymidine.*

AZUROPHILE, *adj.* [angl. ***azurophil***]. Se dit d'éléments figurés se colorant en rouge pourpre par l'éosinate d'azur.

AZYGOGRAPHIE, *s. f.* [angl. ***azygography***]. Phlébographie sélective de la veine azygos.

AZYGOS, *adj.* (gr. *a-* priv. ; *zugon*, paire) [angl. ***azygos, azygous***]. Impair, qui n'existe que d'un seul côté. P. ex. : *lobe a.* (v. ce terme). — ***veine a.*** (TA *vena azygos*). V. ce terme. — ***continuation a.*** V. ce terme • 👁 **veine, veineuse (circulation)** •.

AZYGOS (lobe) [angl. ***azygos*** ou ***azygous lobe***]. Zone du lobe supérieur du poumon droit située parfois à la partie interne de celui-ci. Elle apparaît séparée du reste de ce lobe par une ligne verticale visible sur les radiographies (scissure azygos) : c'est le méso de la crosse de la grande veine azygos. Ce pseudo-lobe azygos est dépourvu de pédicule broncho-vasculaire particulier.

AZYGOS (scissure). V. *azygos (lobe).*

AZYME, *adj.* (gr. *a* privatif ; *zumê*, ferment) [angl. ***azymic***]. Dépourvu de ferment. — *pain a.* Pain fabriqué sans levain ni levure. On en faisait autrefois l'enveloppe des cachets. V. ce terme.

B

B1 [angl. ***S1***]. Premier bruit du cœur, survenant au moment de la fermeture des valves atrio-ventriculaires. La première vibration (ou composante) est due essentiellement à la mise en tension des valves de la mitrale et la deuxième à celle des valves de la tricuspide. Interviennent aussi dans la production de B1 les vibrations du myocarde tout au début de la systole, celles des valves sigmoïdes au moment de leur ouverture, enfin celles du sang éjecté par la contraction ventriculaire. B1 marque le début de la systole ventriculaire. Il est parfois désigné comme le *bruit systolique du cœur.*

B2 [angl. ***S2***]. Deuxième bruit du cœur, dû à la fermeture des valvules sigmoïdes : celles de l'aorte d'abord (premières vibrations), de l'artère pulmonaire ensuite (dernières vibrations, survenant 1 à 3 centièmes de seconde après les premières). Il marque la fin de la systole et le début de la diastole ventriculaire. Il est parfois désigné comme le *bruit diastolique du cœur.*

B2CO. V. *index mitral.*

B3 [angl. ***S3***]. Syn. *bruit de remplissage ventriculaire rapide.* Troisième bruit du cœur, normalement inaudible, se traduisant sur le phonocardiogramme enregistré à la pointe par 2 ou 3 oscillations faibles et lentes. Il apparaît 12 à 16 centièmes de seconde après la fin du 2e bruit. Il est produit par la brusque distension des ventricules au moment de leur phase de remplissage rapide protodiastolique et par la mise en tension de leur appareil valvulaire mitral ou tricuspide. Il correspond à l'onde E de l'apexogramme. *Il est parfois audible* : soit chez le sujet jeune : c'est le 3e bruit physiologique ; soit dans certains cas pathologiques : augmentation du débit d'un ventricule (shunt gauche-droite, insuffisance mitrale importante), défaillance cardiaque : c'est le bruit de galop protodiastolique ou ventriculaire. On l'entend rarement dans la péricardite constrictive (vibrance proto- ou isodiastolique) ou dans le rétrécissement mitral (première saccade du roulement diastolique).

B4 [angl. ***S4***]. Syn. *bruit auriculaire ou atrial.* Quatrième bruit du cœur, normalement inaudible et s'inscrivant, sur le phonocardiogramme enregistré à la pointe, par 2 ou 3 oscillations faibles et lentes. Il dépend de la contraction atriale et apparaît 10 à 16 centièmes de seconde après le début de l'onde P de l'électrocardiogramme ; il est synchrone de l'onde *a* de l'apexogramme. Il est produit, à la fin de la diastole ventriculaire, par la brusque distension des ventricules dont la réplétion s'achève à la suite de la contraction auriculaire. *Il est parfois audible* : c'est le bruit de galop présystolique ou atrial qui survient en cas de gêne au remplissage des ventricules (obstacle à l'éjection systolique, adiastolie, insuffisance cardiaque) et de certains troubles du rythme (flutter atrial, bloc atrio-ventriculaire).

B (agglutinogène ou **antigène)**. V. *agglutinogène* et *groupes sanguins.*

B (composé) DE KENDALL. V. *corticostérone.*

BAADER (syndrome de) (B. Ernst, all., 1925). V. *ectodermose érosive pluri-orificielle.*

BAASTRUP (maladie de) (B. Christian, danois, 1932-34) [angl. ***kissing spine***]. Syn. *arthrose* ou *ostéoarthrose interépineuse.* Variété de rhumatisme dégénératif caractérisée par l'existence d'une articulation anormale entre les apophyses épineuses hypertrophiées de deux vertèbres lombales (le plus souvent la 4e et la 5e), par une raideur rachidienne et par des douleurs lombales accrues par les mouvements dont la ténacité peut nécessiter la résection des apophyses épineuses pathologiques.

BABCOCK (opération de) (B. William, amér., 1872-1963) [angl. ***Babcock's operation***]. Résection du rectum par voie combinée : le temps abdominal permet de libérer et de refouler dans le petit bassin le rectum et le côlon sigmoïde ; le temps par voie endo-anale comprend la résection du rectum et l'abaissement, à travers le sphincter anal conservé, de l'extrémité inférieure du côlon qu'on laisse extériorisée sans suture. Opération pratiquée en cas de cancer du rectum.

BABÉSIOSE, *s. f.* (du nom du médecin roumain Victor Babès, 1854-1926) [angl. ***piroplasmosis***]. V. *piroplasmose.*

BABINSKI (B. Joseph, neurologue français, 1857-1932). V. *Anton-Babinski (syndrome d').*

BABINSKI (épreuve de) [angl. ***Babinski's sign***]. Syn. *épreuve de la flexion combinée de la cuisse et du tronc.* Manœuvre destinée à mettre en évidence une paralysie légère du membre inférieur : lorsque le malade, couché sur le dos, fait effort pour s'asseoir, il soulève la jambe paralysée plus que l'autre.

BABINSKI (signe de) [angl. ***Babinski's toe sign***] (1896). Syn. *phénomène des orteils.* Extension du gros orteil et accessoirement des quatre autres, sous l'influence de l'excitation de la plante du pied, qui normalement provoque leur flexion. Ce signe est en rapport avec une lésion du faisceau pyramidal. V. aussi *peaucier (signe du).*

BABINSKI-FRÖHLICH (syndrome de) (B., 1900 ; F., 1901) [angl. ***Babinski-Fröhlich syndrome***]. Syn. *syndrome adiposo-génital.* (Bartels, 1906), *syndrome hypophysaire adiposo-génital* (Launois et Cléret, 1910). Syndrome constitué par l'association d'une obésité considérable prédominant au tronc et à la racine des membres et d'une dystrophie génitale qui, chez un sujet jeune, se traduit par l'arrêt de développement des organes sexuels et chez l'adulte, par l'aménorrhée chez la femme, l'impuissance chez l'homme, enfin dans les deux sexes, par l'altération ou même l'inversion des caractères sexuels secondaires. Ce syndrome est lié à une lésion de l'hypophyse ou de la région infundibulo-tubérienne (infection neurotrope : méningite, encéphalite ;

tumeur de l'hypophyse : adénome chromophobe, ou de la région suprasellaire : craniopharyngiome, p. ex.). — Ce syndrome, rare, ne doit pas être confondu avec certaines obésités de l'enfance ou de l'adolescence, fréquentes et probablement dues à un dysfonctionnement hypophysaire passager.

BABINSKI-FROMENT (syndrome de) (1917). V. *physiopathiques (troubles).*

BABINSKI-NAGEOTTE (syndrome de) (1902) [angl. ***Babinski-Nageotte syndrome***]. Syn. *syndrome de l'hémibulbe.* Syndrome observé dans certains cas de lésions bulbaires unilatérales, caractérisé par les phénomènes alternes suivants : du côté de la lésion, troubles cérébelleux et sympathiques (asynergie, latéropulsion, syndrome de Claude Bernard-Horner) ; du côté opposé, hémiplégie et hémianesthésie de type syringomyélique.

BABINSKI-VAQUEZ (syndrome de) (1901) [angl. ***Babinski-Vaquez syndrome***]. Association de troubles pupillaires (signe d'Argyll-Robertson), d'abolition des réflexes achilléens et rotuliens, de lymphocytose rachidienne, c'est-à-dire d'un tabès fruste, avec une aortite. Ce syndrome est d'origine syphilitique.

BABINSKI-WEILL (épreuve de). V. *déviation angulaire (épreuve de la).*

BABY BLUES (terme angl.). État dépressif passager survenant chez la mère dans la période qui suit l'accouchement.

BACCELLI (signe de) (B. Guido, ital., 1832-1916). V. *pectoriloquie aphone.*

BACHMANN (faisceau de) (B. G., amér., 1916) [angl. ***Bachmann's bundle***]. Élément des voies de conduction intra-atriales du cœur. Celles-ci comportent trois faisceaux reliant directement le nœud sinusal de Keith et Flack au nœud d'Aschoff-Tawara : ce sont les faisceaux internodaux postérieur, moyen et la branche verticale de bifurcation du faisceau antérieur dont l'autre branche ou *faisceau de Bachmann* est à destination de l'oreillette (ou atrium) gauche. — ***Bloc du f. de B.*** [angl. ***block of Bachmann's bundle***] (Castillo A. ; Vernant P., fr., 1971). Aspect électrocardiographique particulier de l'onde P, allongée, diphasique avec en dérivations D2 D3 VF une positivité initiale (onde atriale droite normale) et une négativité terminale (onde atriale gauche rétrograde). Il correspond au bloc interatrial complet par interruption du *f. de B.* V. *cardionecteur (appareil ou système).*

BACILLACEÆ, *s. f. pl.* [angl. ***Bacillaceae***]. Famille de bacilles Gram+ sporogènes appartenant à l'embranchement des *Firmicutes* et comprenant les genres *Bacillus* et *Clostridium* (v. ces termes).

BACILLAIRE, *adj.* [angl. ***bacillar***]. Qui se rapporte à un bacille et, en particulier, au bacille de Koch. — *s. m.* ou *f.* Terme qui désigne parfois un malade atteint de tuberculose pulmonaire (due au bacille de Koch).

BACILLE, *s. m.* (lat. *bacillus*, petit bâton) [angl. ***bacillus***]. Nom générique des microbes qui revêtent la forme d'un bâtonnet. — ***b. d'Aertrycke, d'Eberth, de Gärtner*** etc. V. au nom propre. — ***b. du charbon.*** V. *Bacillus anthracis.* — ***b. diphtérique.*** V. *Corynebacterium.* — ***b. encapsulé de Friedländer.*** V. *Klebsiella pneumoniae.* — ***b. fusiforme.*** V. *Vincent (angine de).* — ***b. pseudo-diphtérique.*** V. *Corynebacterium.* — ***b. pyocyanique.*** V. *Pseudomonas aeruginosa.* — ***b. du tétanos.*** V. *Clostridium tetani.* — ***b. de la tuberculose.*** V. *Mycobacterium tuberculosis.* — ***b. virgule.*** V. *vibrion cholérique.*

BACILLOSCOPIE, *s. f.* (lat. *bacillus*, petit bâton ; gr. *skopein*, examiner) [angl. ***bacilloscopy***]. Syn. *bactérioscopie.* Recherche des bacilles dans un organe ou dans les excreta d'un malade (crachats, pus, fèces, etc.).

BACILLOSE, *s. f.* (lat. *bacillus*, petit bâton) [angl. ***bacillosis***]. Tuberculose pulmonaire (due au *bacille* de Koch).

BACILLURIE, *s. f.* (lat. *bacillus*, petit bâton ; gr. *ourein*, uriner) [angl. ***bacilluria***]. Présence de bacilles, en particulier du bacille de la tuberculose, dans l'urine.

BACILLUS, *s. m.* [angl. ***Bacillus***]. Genre bactérien de la famille des *Bacillaceæ* comprenant des germes Gram+ aérobies en forme de bâtonnet, sporogènes, généralement mobiles et dont l'espèce-type est *B. subtilis.*

BACILLUS ABORTUS (Bang, 1896). V. *Brucella.*

BACILLUS ANTHRACIS [angl. ***Bacillus anthracis***]. Syn. désuets *bactéridie charbonneuse, bacille de Davaine, bacille du charbon.* Bactérie Gram+ qui provoque chez l'homme le charbon ou pustule maligne. C'est un bacille immobile produisant deux toxines. Ses spores peuvent survivre pendant des années.

BACILLUS BOTULINUS (van Ermengen, 1895). V. *Clostridium botulinum.*

BACILLUS COLI COMMUNIS. V. *Escherichia coli.*

BACILLUS PRODIGIOSUS [angl. ***Serratia marcescens***]. Petit bacille se développant bien sur les milieux de culture habituels, où il donne une belle coloration rouge, pourvu qu'il soit à l'abri de la lumière et à une température de 15 ° à 20 °C. Il se développe quelquefois sur le pain, le lait, les pommes de terre exposés à l'air. C'est son développement qui a donné lieu au phénomène des hosties sanglantes. Ce bacille, autrefois appelé *Erythrobacillus,* appartient au genre *Serratia* : c'est une variété de *Serratia marcescens.*

BACITRACINE, *s. f.* (DCI) (Johnson, Anker et Meleney, 1945) (Margaret Tracey, nom de la malade chez laquelle on a isolé le germe producteur) [angl. ***bacitracin***]. Antibiotique de la famille des polypeptides (v. ce terme) extrait du *Bacillus subtilis,* employé en applications locales contre les germes Gram+ et Gram–.

BACTERIA, *s. f. pl.* V. *Eubactéries.*

BACTÉRICIDE, *adj.* (gr. *baktêria*, bâton ; lat. *caedere,* tuer) [angl. ***bactericidal***]. Qui tue les bactéries. — ***pouvoir b.*** « La plus faible concentration d'une substance capable d'amener la destruction définitive de la vitalité d'un microbe » (J. Lavagne). V. *antibiotique.*

BACTÉRIDE, *s. f.* [angl. ***bacterid***]. Éruption cutanée consécutive à une infection bactérienne située en un autre endroit de l'organisme. Elle serait d'origine allergique. — *b. pustuleuse d'Andrews.* Variété de *b.* formée de pustules stériles palmoplantaires.

BACTÉRIDIE CHARBONNEUSE. V. *Bacillus anthracis.*

BACTÉRIE, *s. f.* (gr. *baktêria*, bâton) [angl. ***bacterium***, *pl.* ***bacteria***]. Être unicellulaire autonome, dépourvu de chlorophylle, visible seulement au microscope. Les *b.* n'appartiennent ni au règne végétal, ni au règne animal : ce sont des Protistes inférieurs ou procaryotes. Leur noyau, dépourvu de membrane, ne comporte qu'un seul chromosome. Elles sont caractérisées par leur reproduction par scission, d'où les noms de *schizophytes* et *schizomycètes* qu'on leur a aussi donnés. Leur *forme* est sphérique (coque ou coccus), cylindrique (bacille) ou spiralée (leptospire, tréponème, spirochète). Il existe différentes ***classifications*** de bactéries dont la plus communément admise est celle du *Bergey's manual* (v. *Bergey [classification de]* et *biotaxie*). Le règne des *Procaryotes* comprend des ordres divisés en familles, elles-mêmes subdivisées en genres puis en espèces. — Parmi les *Gracillicutes* (v. ce terme), bactéries ***Gram–***, on distingue les ordres des *Chlamydiales, Rickettsiales* et *Spirochetales* ; les familles des *Spirillaceæ* (bacilles aérobies), *Pseudomonaceæ, Legionellaceæ, Neisseriaceæ* (coques, aérobies) ; *Bacteroidaceæ* (bacilles anaérobies) ; *Enterobacteriaceæ, Vibrionaceæ* et *Pasteurellaceæ* (bacilles anaérobies facultatifs) ainsi que les genres *Streptobacillus, Veillona* et *Calymmatobacterium.* — Parmi les bactéries ***Gram+*** on classe l'ordre des *Mycoplasmatales* et l'embranchement des *Firmicutes* (v. ce terme) comprenant l'ordre des *Actinomycetales ;* les familles des *Bacillaceæ* (bacilles sporulés), des *Lactobacillaceæ* (bacilles non sporulés) ainsi que le genre *Listeria.* V. tous ces noms, *coccus, bacille, génétique (système) de restriction-modification* et *arbre phylogénique universel.* — ***b. ovoïde.*** V. *coccobacille.*

BACTÉRIE OPPORTUNISTE [angl. ***opportunistic bacterium***]. Bactérie saprophyte devenant pathogène pour le sujet qui l'hébergeait jusque-là sans inconvénient, lorsque les défenses de celui-ci fléchissent. V. *infection opportuniste.*

BACTÉRIÉMIE, *s. f.* (gr. *baktêria*, bâton ; *haïma*, sang) [angl. ***bacteriaemia***]. Présence de bactéries dans le sang circulant. — La plupart des auteurs désignent par ce terme un état transitoire, caractérisé par le passage fugace de germes dans le sang et dépourvu de manifestations cliniques ; d'autres appellent ainsi toute présence de germes dans le sang, qu'elle soit passagère ou durable, muette cliniquement ou accompagnée de phénomènes infectieux généraux (septicémie) ou locaux (pyohémie).

BACTÉRIO-AGGLUTININE, *s. f.* V. *agglutinine.*

BACTÉRIOCINE, *s. f.* (A. Lwoff, 1964) [angl. ***bacteriocin***]. Substance protéique et antigénique élaborée par certaines souches virulentes microbiennes, capables de tuer d'autres souches non virulentes de ces mêmes germes ou des souches d'espèces microbiennes différentes. Les *colicines* ont été les premières *b.* découvertes, par Gratia, en 1925. V. aussi *pyocine.*

BACTÉRIOCYTE, *s. m.* (gr. *baktêria*, bâton ; *kutos*, cellule). Hématie très allongée, prenant la forme d'un bacille ; variété extrême d'elliptocyte.

BACTÉRIOLOGIE, *s. f.* (gr. *baktêria*, bâton ; *logos*, discours) [angl. ***bacteriology***]. Étude des bactéries, de leurs propriétés et de leur action sur l'organisme.

BACTÉRIOLYSE, *s. f.* (gr. *baktêria*, bâton ; *luein*, dissoudre) [angl. ***bacteriolysis***]. Dissolution des microbes. Elle peut être provoquée par certaines substances antibactériennes, certains antibiotiques, par l'action combinée d'un anticorps et du complément, par un bactériophage. V. *bactériolysine* et *polypeptide.*

BACTÉRIOLYSINE, *s. f.* [angl. ***bacteriolysin***]. Anticorps (généralement une immunoglobuline M) capable, avec le complément, de dissoudre et de détruire les bactéries. V. *sensibilisatrice.*

BACTÉRIOLYTIQUE, *adj.* [angl. ***bacteriolytic***]. Qui produit la bactériolyse. P. ex. : *action, propriété, substance b.*

BACTÉRIOPAUSE, *s. f.* (gr. *bactêria*, bâton ; *pausis*, cessation). Disparition du pouvoir pathogène des microbes sous l'influence de certains antibiotiques de la famille des macrolides (v. ce terme) qui ont la particularité de s'accumuler dans les cellules bactériennes et d'y persister longtemps.

BACTÉRIOPEXIQUE, *adj.* (Gilbert) (gr. *baktêria*, bâton ; *pêxis*, fixation) [angl. ***bacteriopexic***]. Se dit de la fonction d'un organe ou d'un tissu qui fixe les bactéries à son niveau (foie).

BACTÉRIOPHAGE, *s. m.* (d'Hérelle, canadien, 1917 ; Twort, angl., 1915) (gr. *baktêria*, bâton ; *phagein*, manger) [angl. ***bacteriophage, phage***]. Syn. *phage.* Virus des bactéries. Le *b.* est formé d'un corps contenant un acide nucléique et d'une queue terminée par une plaque qui lui sert à se fixer sur la bactérie et à l'infecter. Les *b.* ont la propriété de lyser certaines bactéries (colibacille, bacilles typhique et paratyphiques, bacille dysentérique, staphylocoque etc.) dans lesquelles ils pénètrent et se multiplient : ce sont les *b. virulents* qui déclenchent toujours la lyse bactérienne. Les *b. tempérés* peuvent, sous la forme de prophage (v. ce terme) rester longtemps inactifs dans les bactéries qu'ils infectent (bactéries lysogènes, v. ce terme). Les *b.* sont spécifiques d'un groupe, d'une espèce ou même d'une souche bactérienne. V. *lysotypie* et *Hérelle (phénomène de d').* — ***b. défectif.*** V. *prophage défectif.*

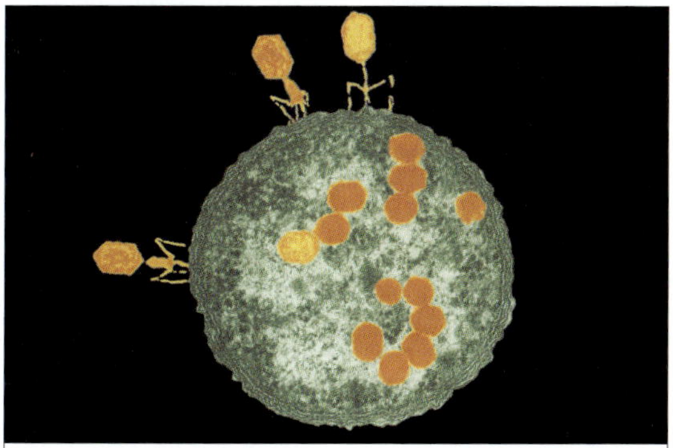

Bactériophages attaquant un colibacille (vus au microscope électronique)

BACTÉRIOPHAGIE, *s. f.* [angl. ***bacteriophagia***]. Dissolution des bactéries par les bactériophages. — D'Hérelle considère la *b.* comme une « maladie infectieuse sévissant sur les bactéries ».

BACTÉRIOSCOPIE, *s. f.* (bactérie ; gr. *skopein*, examiner). V. *bacilloscopie.*

BACTÉRIOSTASE, *s. f.* (bactérie ; gr. *stasis*, arrêt) [angl. ***bacteriostasis***]. Arrêt de la multiplication des germes.

BACTÉRIOSTATIQUE, *adj.* (bactérie ; gr. *stasis*, arrêt) [angl. ***bacteriostatic***]. Se dit de l'action de certaines substances (antiseptiques, antibiotiques), qui suspendent la division bactérienne, entraînent le vieillissement de la bactérie et sa mort si la dose est suffisante. — ***pouvoir b.*** Syn. *pouvoir antigénétique.* « La plus faible concentration d'une substance capable d'amener l'arrêt du développement de la culture d'un microbe, sans tuer ce dernier » (J. Lavagne). V. *antibiotique.*

BACTÉRIOTOXINE, *s. f.* (bactérie ; gr. *toxikon*, poison) [angl. ***bacteriotoxin***]. Toxine d'origine bactérienne. V. *toxine.*

BACTÉRIOTROPE, *adj.* (Ehrlich) (gr. *baktêria*, bâton ; *trépein*, tourner) [angl. ***bacteriotropic***]. Se dit des substances chimiques qui se fixent d'une façon élective sur les bactéries.

BACTÉRIURIE, *s. f.* (gr. *baktêria*, bâton ; *ourein*, uriner) [angl. ***bacteriuria***]. Présence de bactéries en très grande quantité dans l'urine fraîchement émise, coïncidant ou non avec un processus inflammatoire des voies urinaires.

BACTEROIDACEÆ, *s. f. pl.* [angl. ***Bacteroidaceæ***]. Famille de bactéries Gram– anaérobies, comprenant les genres *Bacteroïdes, Leptothrix* et *Fusobacterium.*

BACTEROÏDES, *s. m.* (gr. *baktêria*, bâton ; *eidos*, aspect) [angl. ***Bacteroides***]. Syn. désuet *Ristella.*Genre de bacilles Gram– appartenant à la famille des Bacteroïdaceæ, immobiles, anaérobies stricts, responsables d'infections digestives.

BAERMANN (technique de) [angl. ***Baermann's method***]. Procédé d'examen des selles destiné à mettre en évidence les anguillules (ou larves de *Strongyloïdes stercoralis*). Les selles sont déposées sur un filtre au contact d'un récipient d'eau chaude. L'hydrotropisme et le thermotropisme des anguillules les font migrer dans l'eau, dont le culot de centrifugation est alors examiné au microscope. V. *anguillulose.*

BAGASSOSE, *s. f.* (Jameson et Hopkins, 1941) [angl. ***bagassosis***]. Pneumopathie immunologique (v. ce terme) observée surtout dans les régions des Antilles chez les ouvrières qui manipulent les résidus fibreux moisis de canne à sucre (bagasse).

BAGOLINI (verres striés de) (ital., XXe siècle) [angl. ***Bagolini's lens***]. Instruments d'optique servant à l'examen du strabisme.

BAILEY (B. Percival, amér., né en 1892). V. *Dott et Bailey (syndrome de).*

BAILLARGER (signe de) (B. Jules, fr., 1809-1890) [angl. ***Baillarger's sign***]. Inégalité des deux pupilles, au cours de la paralysie générale.

BÂILLEMENT, *s. m.* (lat. *batare*, avoir la bouche ouverte) [angl. ***yawning***]. Ouverture involontaire de la bouche accompagnée d'une profonde inspiration. Il exprime en général le besoin de sommeil ou l'ennui.

BAILLIART (indice rétino-huméral ou **rapport de)** (B. Paul, amér., 1877). Rapport entre la pression artérielle rétinienne (PAR) et la pression artérielle humérale. Pratiquement, la PAR diastolique (mesurée en grammes) est égale à la moitié de la pression artérielle humérale diastolique (mesurée en mm de Hg).

BAIN, *s. m.* [angl. ***bath***]. Immersion totale ou partielle du corps dans l'eau ou diverses substances. Par extension, exposition du corps à divers rayonnements. V. *balnéothérapie.*

BAINBRIDGE (réflexe de) (B. Francis, brit., 1915) [angl. ***Bainbridge's reflex***]. Une hypertension dans l'oreillette (ou atrium) droite (ou dans les veines caves près de leurs débouchés dans l'atrium) provoque une accélération du rythme cardiaque ; une hypotension produit une bradycardie.

BAIN HYDROGALVANIQUE [angl. ***hydrogalvanic bath***]. Bain dont l'eau est traversée par une courant électrique galvanique (ou continu) de faible intensité.

BAKER (kyste de) (B. William, brit., 1885) [angl. ***Baker's cyst, popliteal bursitis***]. Kyste synovial (v. ce terme) poplité. Communication fréquente de la cavité articulaire du genou avec la bourse synoviale du jumeau interne.

BAKEY (classification de De) V. *dissection aortique.*

BAKEY (signe de De) (B. Michael De, amér. 1908-2008). Signe clinique permettant d'affirmer qu'un anévrisme de l'aorte abdominale siège en dessous de l'origine des artères rénales : le bord de la main peut être glissé entre le pôle supérieur de l'anévrisme et le rebord costal.

BAKWIN-EIGER (syndrome de) (B. Harry, amér., 1956) [angl. ***Bakwin-Eiger syndrome***]. Syn. *hyperostose corticale déformante juvénile.* Ostéopathie généralisée familiale très rare transmise probablement selon le mode autosomique récessif, se traduisant dès la première enfance par des incurvations des membres et de nombreuses fractures. Il s'y associe une ostéoporose, une hyperostose corticale généralisée et un taux élevé de phosphatase alcaline sanguine.

BAL. Initiales du *British-Anti-Lewisite* (2-3 dimercaptopropanol), substance capable de neutraliser un gaz de guerre arsenical, la lewisite. Le BAL est employé dans les intoxications par l'arsenic et par les métaux lourds.

BALANCEMENT RESPIRATOIRE DU MÉDIASTIN [angl. ***mediastinal flutter***]. Syn. *phénomène d'Holzknecht-Jacobson.* Déplacement respiratoire du médiastin qui est attiré du côté malade pendant l'inspiration, refoulé du côté sain pendant l'expiration, signe bien mis en évidence par la respiration profonde ou la toux. On l'observe souvent dans l'obstruction bronchique et dans le pneumothorax.

BALANITE, *s. f.* (gr. *balanos*, gland) [angl. ***balanitis***]. Inflammation de la muqueuse du gland. — ***b. érosive circinée.*** *B.* caractérisée par l'existence d'ulcérations superficielles de forme circulaire. V. *Berdal et Bataille (maladie de).* — ***b. de Zoon.*** *B.* chronique circonscrite du sujet jeune, ayant l'aspect d'une tache ecchymotique, histologiquement infiltrée de plasmocytes.

BALANITIS XEROTICA OBLITERANS. V. *kraurosis penis.*

BALANOPOSTHITE, *s. f.* (gr. *balanos*, gland ; *posthê*, prépuce ; suffixe *-ite* indiquant l'inflammation) [angl. ***balanoposthitis***]. Inflammation du gland et du prépuce.

BALANO-PRÉPUTIAL, *adj.* [angl. ***balanopreputial***]. Qui concerne à la fois le gland et le prépuce.

BALANTIDIASE ou **BALANTIDIOSE,** *s. f.* [angl. ***balantidiasis***]. Maladie causée par le développement dans le canal et les parois de l'intestin d'un infusoire cilié, *Balantidium coli,* se traduisant en clinique par une diarrhée chronique.

BALBISME, *s. m.* (Legris) (lat. *balbus,* bègue) [angl. ***idiopathic stammering***]. Bégaiement idiopathique.

BALBUTIEMENT, *s. m.* (bas-lat. *balbicare*) [angl. ***stammering***]. Vice de prononciation qui consiste en une articulation imparfaite et hésitante des mots.

BALINT (groupe) (B. Michael, brit., 1950). Réunions de plusieurs médecins et d'un psychanalyste au cours desquelles la discussion d'observations médicales tend à améliorer les relations psychologiques liant les malades et les médecins.

BALINT (syndrome de) (B. Rudolf, hongrois, 1909) [angl. ***Balint's syndrome***]. Syn. *syndrome d'errance du regard.* Syndrome dû à des lésions bilatérales pariéto-occipitales. Il est caractérisé par des anomalies des mouvements des yeux : perte des mouvements automatiques d'orientation du regard, alors que la fixation volontaire du regard est conservée, parfois altération du champ visuel et même agnosie visuelle, alexie, incoordination motrice. V. *pariétal (syndrome).*

BALISTIQUE LÉSIONNELLE. Étude du comportement des projectiles et de leurs conséquences traumatiques dans l'organisme.

BALISTOCARDIOGRAMME, BALISTOCARDIOGRAPHE, BALISTOGRAMME, BALISTOGRAPHE, *s. m.* V. *ballistocardiogramme* et *ballistocardiographe.*

BALKANS (néphrite endémique des). V. *néphropathie endémique balkanique.*

BALKANS (syndrome des) (2000) [angl. ***Balkan syndrome***]. Apparition de leucémies aiguës ou de lymphomes de haut degré de malignité chez d'anciens combattants des troupes de l'OTAN engagées lors des opérations de Yougoslavie (1994-1999). Ce syndrome controversé a été attribué tantôt à l'exposition à des émanations provenant d'explosions d'obus antichars durcis à l'uranium appauvri, tantôt à des produits chimiques toxiques (solvants, carburants). V. *Golfe (syndrome de la guerre du).*

BALLANTYNE-RUNGE (syndrome de) (B. John, brit.) (B. 1902 ; R. 1962) [angl. ***Ballantyne-Runge syndrome***]. Syn. *syndrome de Clifford, syndrome de dysfonction placentaire, syndrome de post-maturité.* Grossesse prolongée chez une mère non diabétique aboutissant à la naissance d'un enfant d'un poids supérieur à la normale et s'accompagnant d'un aspect hypotrophique avec peau sèche et souvent de pneumopathie d'inhalation du liquide amniotique dont la quantité est diminuée. Ce syndrome est attribué à une dysfonction placentaire.

BALLER-GEROLD (syndrome de) (Baller F. all., 1950 ; Gerold M., all., 1959) [angl. ***Baller-Gerold syndrome***]. Syndrome malformatif rare associant une craniosynostose à des anomalies du radius et du pouce (absence, hypoplasie).

BALLET (signe de) (B. Gilbert, fr., 1853-1916) [angl. ***Ballet's sign***]. Paralysie des muscles oculomoteurs dans la maladie de Basedow.

BALLISME, *s. m.* (gr. *ballismos,* danse). Mouvements désordonnés consécutifs à une lésion du corps de Luys. V. ce terme, *hémiballisme* et *biballisme.*

BALLISTOCARDIOGRAMME, *s. m.* [angl. ***ballistocardiogram***]. Syn. *ballistogramme.* Courbe enregistrée par le ballistocardiographe.

BALLISTOCARDIOGRAPHE, *s. m.* (gr. *ballizô*, je m'agite ; *kardia*, cœur ; *graphô*, j'inscris) [angl. ***ballistocardiograph***]. Syn. *ballistographe.* Appareil destiné à enregistrer l'impulsion communiquée au corps par la contraction cardiaque. Cette technique est abandonnée.

BALLON (signe du) (Nothnagel) ou **BALLON SYMPTÔME** (Kiwul). Syn. *signe de Nothnagel, signe de Kiwul.* Signe observé au début de l'occlusion intestinale. La percussion, combinée ou non à l'auscultation de l'abdomen au niveau de l'anse dilatée, donne un son tympanique clair.

BALLONISATION APICALE TRANSITOIRE DU VENTRICULE GAUCHE [angl. ***transient left ventricular apical ballooning***]. Syn. *syndrome du tako-tsubo, myocardiopathie ampullaire, myocardiopathie de stress.* Affection rare, décrite par des auteurs japonais (Sato H., Dote K.) en 1990 et mimant à la suite d'un stress chez la femme après 60 ans un syndrome coronaire aigu. L'électrocardiogramme montre de profondes ondes T négatives en l'absence de lésion coronaire à la coronarographie. À la ventriculographie, une akinésie des segments moyens et apicaux (d'où l'étymologie, v. *tako-tsubo*) avec hyperkinésie de la base. Cette sidération myocardique (v. ce terme), attribuée sans certitude à une décharge de catécholamines, est en général réversible et d'évolution favorable.

BALLONNEMENT, *s. m.* V. *météorisme.*

BALLONNEMENT (ou ballonnisation) DE LA VALVE MITRALE [angl. ***balloon mitral valve***]. Syn. *syndrome de Barlow* (1963), *syndrome prolapsus de la valve mitrale-clic, syndrome clic et souffle méso-télésystolique, syndrome du clic mésosystolique, syndrome de la valve flasque* (Read, 1965). Anomalie de fonctionnement de l'appareil valvulaire de l'orifice mitral : une valve (généralement la postérieure) — ou les deux valves — bombent dans l'oreillette (ou atrium) gauche au moment de la systole ventriculaire. Cette anomalie, fréquente, souvent familiale, observée chez la femme jeune, correspond à une dégénérescence myxoïde des valves et à des anomalies des cordages et des piliers. Il existe à l'auscultation de la pointe du cœur, dans la partie moyenne ou terminale de la systole, un claquement bref (clic) généralement suivi d'un bref souffle systolique traduisant une insuffisance mitrale discrète. L'aspect de l'échocardiogramme est caractéristique. Les troubles du rythme sont fréquents (extrasystoles) ainsi que des anomalies de la repolarisation ventriculaire en D2, D3 et aVF. Cette variété d'insuffisance mitrale (dont certains cas ont été décrits au cours du syndrome de Marfan) est généralement bien tolérée. Certains cas de mort subite ont cependant été signalés. V. *triolet (bruit de)*, *prolapsus mitral* et *cri d'oie.*

BALLOTTEMENT, *s. m.* [angl. ***ballottement***]. Mouvement que communique le doigt ou la main à un corps solide flottant dans un liquide (viscère ou néoplasme dans l'ascite, partie fœtale dans les eaux de l'amnios). — Mouvement de va-et-vient imprimé à un organe ou à une tumeur, qu'une main renvoie à l'autre au cours du palper bimanuel *(b. rénal, b. utérin).* — Mouvement anormal de translation latérale que l'on peut imprimer au pied, en cas d'écartement des deux malléoles du fait d'une entorse tibio-péronière inférieure *(b. du pied)*, le choc de l'astragale (ou talus) contre les malléoles étant parfois perceptible *(b.* ou *choc astragalien).*

BALNÉATION, *s. f.* [angl. ***balneation***]. Immersion thérapeutique et séjour plus ou moins prolongé du corps dans un milieu quelconque autre que l'atmosphère.

BALNÉOTHÉRAPIE, *s. f.* (lat. *balneum*, bain ; gr. *thérapéia*, traitement) [angl. ***balneotherapy***]. Emploi thérapeutique des bains généraux ou locaux. P. ex. : *b. thermale, b. marine.* — Ce terme s'étend aujourd'hui aux bains de sable, de boue, d'air, de soleil, de lumière artificielle y compris les applications de rayons infrarouges et ultraviolets.

BALÓ (encéphalite concentrique de) (B. Jozsef, hongrois, 1927). V. *encéphalite, concentrique de Baló.*

BALSAMIQUE, *adj.* (lat. *balsameus*, balsamique) [angl. ***balsamic***]. Qui contient un baume ; aromatique.

BALZE (H. DE LA). V. *Castillo, Trabucco et — (syndrome de).*

BALZER (adénome sébacé de type) (B. Félix, fr., 1849-1929). V. *adénomes sébacés symétriques de la face.*

BAMATTER (syndrome de) (B. Fred, suisse, 1949). V. *géroder-mie ostéodysplasique héréditaire.*

BAMBERGER (B. E., autr., 1858-1921). V. *Marie (P.) — Bamberger (syndrome de).*

BAMBERGER (pouls bulbaire de) [angl. ***Bamberger's bulbar pulse***]. Pulsation du bulbe de la veine jugulaire accompagnée d'un claquement des valvules veineuses que l'on perçoit parfois très nettement derrière la clavicule chez les sujets atteints d'insuffisance tricuspide ; elle est synchrone à la systole ventriculaire. V. *pouls veineux ventriculaire.*

BAMBERGER (signe de) [angl. ***Bamberger's sign***]. Chez les tabétiques, une excitation cutanée limitée provoque une sensation rapportée par le malade au côté opposé du corps. V. *allochirie.*

BANCROFTOSE, *s. f.* (Joseph Bancroft, médecin anglais, 1836-1894) [angl. ***bancroftosis***]. Parasitose provoquée par une filaire, *Wuchereria bancrofti.* V. *filaire* et *filariose.*

BANDAGE, *s. m.* [angl. ***bandage***]. Pièce ou bande de tissu — et par extension tout appareil — appliqué sur le corps pour maintenir un pansement, exercer une compression, immobiliser une fracture ou une luxation. V. *écharpe, fronde, renversé, retourné, suspensoir* ; v. aussi *Esmarch (bande ou appareil d')* et *garrot.*

BANDAGE HERNIAIRE [angl. ***truss***]. Appareil orthopédique destiné à maintenir réduite une hernie. Il peut être *rigide*, la pelote de contention étant immobilisée par un ressort qui embrasse la demi-circonférence du corps (*b.* pour hernie inguinale) ou *mou* (ceintures pour éventration, pour hernie ombilicale de l'enfant).

BANDE, *s. f.* [angl. ***band***] 1° (génétique). V. *chromosome.* V. *marquage en bande des chromosomes.* — 2° V. aussi *myofibrille.*

BANDING, *s. m.* (en angl. : cerclage). V. *Dammann-Muller (opération de).*

BANDL (anneau de) (B. Ludwig, autr., 1842-1892) [angl. ***Bandl's ring***]. Limite supérieure du canal cervico-utérin. Il est marqué vers le septième mois de la grossesse par un rebord circulaire dû à la différence d'épaisseur de la paroi à ce niveau. La contracture de l'*a. de B.* au moment de l'accouchement est une cause de dystocie.

BANG (bacille de) (B. Bernhard, danois, 1848-1932).V. *Brucella.*

BANG (maladie de) [angl. ***Bang's disease***]. Brucellose d'origine bovine se communiquant parfois à l'homme, chez lequel elle se manifeste par des symptômes analogues à ceux de la mélitococcie, mais moins caractéristiques et d'une intensité très variable. V. *mélitococcie.*

BANGERTER (méthode de) [angl. ***Bangerter's method***] (ophtalmologie). Technique destinée à traiter l'amblyopie par la rééducation.

BANKART (procédé de) [angl. ***Bankart's procedure***] Technique de traitement de la luxation récidivante de l'épaule par raccourcissement de la capsule articulaire et fixation de celle-ci à la cavité glénoïde à l'aide de fils ancrés dans l'os.

BANNAYAN-ZONANA (syndrome de) (B. George, amér., 1971 ; Z. Jonathan, amér., 1976) [angl. ***Bannayan-Zonana syndrome***]. Syndrome malformatif rare, transmis selon le mode autosomique dominant, associant une macrocéphalie à des angiomes et lipomes multiples.

BANNWARTH (syndrome de) (B. Alfred, all., 1941) [angl. ***Bannwarth's syndrome***]. Syn. *syndrome de Garin-Bujadoux.* Association de méningite lymphocytaire chronique, de polynévrite et d'arthrite décrite par B. en 1941 et rattachée depuis à la maladie de Lyme.

BANTAM. V. *Seabright-Bantam (syndrome des).*

BANTI (maladie de) (B. Guido, ital., 1894) [angl. ***Banti's disease***]. Affection survenant chez des sujets jeunes, caractérisée par une augmentation du volume de la rate, une anémie progressive offrant cependant des rémissions, puis une cirrhose hépatique avec ascite. Elle a donné lieu à de très nombreuses discussions. Dans la conception de Banti, la splénomégalie, caractérisée par des lésions de fibro-adénie, serait primitive et le foie serait atteint secondairement. Actuellement, on tend à grouper sous le nom de *syndrome de Banti* des affections dues à des causes variées (au premier rang desquelles les lésions de sclérose hépato-portale) et caractérisées par une splénomégalie fibro-congestive avec ou sans hémorragies et atteinte hépatique.

BANTING (Frederick, canadien, 1891-1941, prix Nobel de médecine 1923). V. *insuline.*

BAR, *s. m.* (symbole : **bar**) (gr. *baros*, pression) [angl. ***bar***]. Unité de pression, proche de la pression atmosphérique. 1 atmosphère = 1,01325 bar. Dans le système international (SI) le bar est remplacé par le pascal (v. ce terme).

BAR (syndrome de Louis-) (L.-B. Denise, fr., 1941). V. *ataxie-télangiectasies.*

BARAKAT (syndrome de) (1977) [angl. ***Barakat's syndrome***]. Association d'un hypoparathyroïdisme, d'une surdité nerveuse et d'un syndrome néphrotique ; transmise selon le mode autosomique récessif, elle se révèle dans la seconde enfance et aboutit à la mort par insuffisance rénale.

BARANESTHÉSIE, *s. f.* (Marinesco, 1905) (gr. *baros*, poids ; *a*-priv. ; *aïsthêsis*, sensibilité) [angl. ***baranaesthesia***]. Abolition de la sensibilité des tissus profonds à la pression.

BÁRÁNY (épreuve ou signe de) (B. Robert, autr., 1906 ; prix Nobel de médecine 1914) [angl. ***Bárány's sign***]. Syn. *épreuve calorique, réaction vestibulaire thermique, nystagmus provoqué de Bárány, nystagmus vestibulaire calorique* (Lermoyez). Nystagmus provoqué par l'injection d'eau froide (12 °C), ou d'eau chaude (45 °C), dans le conduit auditif externe. Ce nystagmus est dirigé vers l'oreille non irriguée dans le premier cas, du côté irrigué dans le second cas. Ce réflexe fait défaut quand le labyrinthe statique est détruit ; il manque habituellement dans les cas de cholestéatome, polype, congestion de la muqueuse de l'oreille moyenne et otite suppurée aiguë ; il est rare chez les enfants au-dessous de deux ans. V. *vestibulaires (épreuves).*

BARBEIRO, *s. m.* (en portugais, barbier). Nom brésilien du *Tricatoma megista*, vecteur de la maladie de Chagas (v. ce terme), cet insecte piquant dans la région de la barbe.

BARBER. V. *Charcot-Weiss-Barber (syndrome de).*

BARBITURIQUE, *s. m.* Terme — *Barbitursaüre* — créé par le chimiste allemand Adolf von Baeyer lequel, le 4 décembre 1864, jour de la sainte Barbara (d'où son nom), synthétise l'acide barbiturique à partir de l'urée et de l'acide malonique [angl. ***barbituric acid***]. Les *b.* sont utilisés comme sédatifs, hypnotiques, anticonvulsivants et en anesthésie générale.

BARBITURISME, *s. m.* [angl. ***barbiturism***]. Intoxication par les dérivés de l'acide barbiturique (phénobarbital, etc.). — Le ***b. aigu*** (suicide ou accident) débute par une période ébrieuse, aboutit rapidement à un coma plus ou moins profond avec troubles sphinctériens, respiration lente et stertoreuse, hypothermie et défaillance cardiaque. — Le ***b. subaigu*** (cure médicamenteuse chez les névropathes) détermine des exanthèmes variés avec phénomènes généraux rappelant les fièvres éruptives, des œdèmes localisés, rarement des dermatoses chroniques.

BARB WIRE (en angl. : fil de fer barbelé). Mode de suture libre protégée destiné aux tendons des doigts, utilisant une butée en forme de harpon. V. *Duran (technique de)* et *Kleinert (méthode de).*

BARD ET PIC (loi de) (B. Louis, fr., 1857-1930). V. *Courvoisier et Terrier (loi de).*

BARD ET PIC (syndrome de) (1888) [angl. ***Bard-Pic syndrome***]. Triade symptomatique qui consiste en un ictère chronique et progressif, une dilatation considérable de la vésicule biliaire, un amaigrissement aboutissant à une cachexie rapide. Elle s'observe dans le cancer de la tête du pancréas.

BARDET-BIEDL (syndrome de) (Bardet Georges, fr., né en 1885). V. *Laurence-Biedl ou Laurence-Moon-Bardet (syndrome de).*

BARESTHÉSIE, *s. f.* (Marinesco, 1905) (gr. *baros*, pression ; *aïsthêsis*, sensibilité) [angl. ***baraesthesia***]. Sensibilité à la pression des tissus profonds (os, tendons, aponévroses, muscles etc.).

BARIATRIE, *s. f.* (gr. *baros*, poids) [angl. ***bariatrics***]. Étude du surpoids et de l'obésité.

BARIÉ. V. *Lafitte-Barié (syndrome de).*

BARKAN (opération de) (B. Otto, amér., 1887-1958) [angl. ***Barkan's operation***]. Variété de trabéculotomie (v. ce terme).

BARKER (procédé de) (B. Arthur, brit., 1850-1916) [angl. ***Barker's method***]. Manœuvre préconisée dans la cure radicale des hernies : les extrémités de la ligature du sac sont passées à travers la paroi abdominale et liées en avant d'elle.

BARLOW (maladie de) (B. sir Thomas, brit., 1883) [angl. ***Barlow's disease***]. V. *scorbut infantile.*

BARLOW (syndrome de) (B. J., sud-africain, 1963) [angl. ***Barlow's syndrome***]. V. *ballonnement* (ou *ballonnisation de la valve mitrale.*)

BARNARD ET SCHOLZ (syndrome de) [angl. ***Barnard-Scholz syndrome***] (B. R ; S. R., amér., 1944). V. *Kearns et Sayre (syndrome de).*

BARODONTALGIE, *s. f.* (gr. *baros*, pression ; *odous, odontos*, dent ; *algos*, douleur) [angl. ***barodontalgia***]. Syn. *aérodontalgie.* Douleur dentaire provoquée par une variation de pression atmosphérique.

BAROGNOSIE, *s. f.* (gr. *baros*, poids ; *gnôsis*, connaissance) [angl. ***barognosis***]. Appréciation du poids et de la consistance des objets.

BAROGRAMME, *s. m.* (gr. *baros*, pression ; *gramma*, caractère d'écriture) [angl. ***barogram***]. Courbe représentant les variations d'une pression dans le temps.

BARONARCOSE, *s. f.* (gr. *baros*, pression ; narcose). Narcose obtenue par inhalation d'un mélange anesthésiant dont la pression est supérieure à la pression atmosphérique. Elle est employée dans les opérations pouvant entraîner l'ouverture d'une plèvre.

BARORÉCEPTEUR, *s. m.* [angl. ***baroreceptor***]. Organe ou région du corps sensible à des variations de pression. V. *barosensible (zone).*

BAROSENSIBLE, *adj.* [angl. ***pressoreceptive***]. Se dit des organes sensibles à la pression. — ***zones b.*** Régions aortique et sinucarotidiennes, appareil juxtaglomérulaire du rein qui, par leur sensibilité aux variations de la pression artérielle, sont des organes régulateurs de cette pression.

BAROTHÉRAPIE, *s. f.* (gr. *baros*, pression ; *thérapéia*, traitement) [angl. ***pressure-therapy***]. Traitement mécanique de certains troubles circulatoires des membres (insuffisances artérielles) par des compressions rythmées intermittentes. Ce terme désigne aussi le traitement du lymphœdème par contention élastique.

BAROTRAUMATISME, *s. m.* (gr. *baros*, pression ; traumatisme) [angl. ***barotrauma***]. Lésion provoquée par des variations de pression ; p. ex. : lésions des oreilles et des sinus chez les plongeurs.

BARR. V. *Epstein-Barr (virus).*

BARR (corpuscule de) (B. Murray, canadien, 1949) [angl. ***Barr's body***]. Syn. *chromatine sexuelle, chromatine X.* Masse chromatinienne fortement colorable, accolée à la membrane dans le noyau de la cellule. Chaque individu a, dans ses cellules, autant de ces corpuscules que de chromosomes X, moins un. Les sujets mâles normaux (de type XY) n'en ont donc pas ; les sujets de sexe féminin normaux (de type XX), en ont un. Mais les mâles qui ont un syndrome de Klinefelter (de type XXY) en ont un. Les « super-femelles » (de type XXX, *v. triplo* X) en ont deux. La recherche de ce corpuscule (test de Barr) permet de déterminer le sexe nucléaire (v. ce terme).

BARR (test de) (1949) [angl. ***chromatin test***]. Recherche du corpuscule de Barr (v. ce terme) dans les noyaux des cellules d'un épithélium, généralement celui de la muqueuse jugale, prélevées par frottis. Elle permet de déterminer le sexe nucléaire. La présence du corpuscule dans 10 % des noyaux permet d'affirmer que le sexe nucléaire est féminin (chromatine positive) ; son absence sur au moins 200 noyaux, qu'il est masculin (chromatine négative). V. *sexe nucléaire.*

BARRAGE, *s. m.* (Kraepelin) [angl. ***blocking***] (psychiatrie). « Arrêt brusque, chez le schizophrène négativiste, de l'acte volontaire ou provoqué » (Hesnard).

BARRAQUER-SIMONS (maladie de) (B. Roviralta, de Barcelone, 1906 ; Simons, 1911). V. *lipodystrophie progressive.*

BARRÉ (Jean, fr., 1880-1967). V. *Guillain-Barré (syndrome de).*

BARRÉ (épreuves, manœuvres ou signes de) [angl. ***Barré's sign***]. Série de manœuvres portant sur les membres inférieurs (manœuvre de la jambe), plus rarement sur les membres supérieurs, destinées à déceler les signes d'une paralysie légère. L'ensemble de ces signes constitue le *syndrome pyramidal déficitaire.* V. *jambe (manœuvre de la).*

BARRÉ ET LIÉOU (syndrome de). V. *sympathique cervical postérieur (syndrome).*

BARRES PARALLÈLES [angl. ***parallel bars***]. — 1° Appareil de gymnastique constitué de deux traverses parallèles de hauteur et d'espacement réglables. — 2° Appareil de marche de configuration identique pour la rééducation.

BARRET (syndrome de). Alternance de contractions gastriques violentes et de périodes d'immobilité, observée en radioscopie au cours d'une sténose pylorique spasmodique.

BARRETT (syndrome de) (B. Norman, brit., 1950) [angl. ***Barrett's syndrome***]. Association d'une hernie hiatale et d'un ulcère peptique du bas œsophage (l'*u. de Barrett*) localisé en une zone où l'épithélium œsophagien est remplacé par un épithélium glandulaire de type gastrique. Cette dernière lésion peut dégénérer en adénocarcinome. V. *endobrachyoesophage.*

BARRETT (ulcère de). V. *Barrett (syndrome de).*

BARRIÈRE (B. Henri, fr.). V. *Bureau et Barrière (syndrome de).*

BARRIÈRE ALVÉOLO-CAPILLAIRE. Ensemble des structures qui, dans le poumon, séparent l'air alvéolaire des globules rouges des capillaires ; ce sont : la paroi de l'alvéole, la paroi du capillaire, le tissu interstitiel qui les sépare et le plasma sanguin. V. *bloc alvéolo-capillaire.*

BARSONY-POLGAR (maladie de) (B. Theodor, hongrois, 1928). V. *ostéose condensante iliaque bénigne.*

BART (syndrome de) (Bart B., amér. 1970). V. *épidermolyse bulleuse héréditaire.*

BARTENWERFER (syndrome de) (B. Kurt, all., 1924) [angl. ***Bartenwerfer's syndrome***]. Nanisme dysharmonique voisin de la maladie de Morquio (v. ce terme, 2°) ; les yeux sont bridés, obliques et anormalement écartés, le nez est épaté et le palais ogival.

BARTHEL (indice de) (B. D., 1965) [angl. ***Barthel's index***]. Indice d'évaluation fonctionnelle de l'hémiplégie vasculaire basé sur le degré d'indépendance du sujet dans dix situations différentes.

BARTHÉLEMY (signe de) (B. Toussaint, fr., 1850-1906). Adénite primitive ne suppurant jamais, développée dès le début d'un zona aux dépens d'un ou, rarement, de plusieurs ganglions recevant les lymphatiques de la région où siège l'éruption.

BARTHOLIN (glande de) (Gaspar B., anatomiste danois 1655-1738) (TA *glandula vestibularis major*) [angl. ***Bartholin's gland***]. Glande paire située dans la paroi du vestibule du vagin, qu'elle contribue à lubrifier.

BARTHOLINITE, *s. f.* [angl. ***bartholinitis***]. Inflammation de la glande de Bartholin.

BARTON (Rhea). V. *Rhea Barton (fracture de).*

BARTONELLA, *s. f.* (d'après A. L. Barton, au Pérou, 1909) [angl. ***Bartonella***]. Petit bacille Gram négatif (de l'ordre des Rhizobiales), aérobie intracellulaire facultatif. L'espèce *B. bacilliformis* est responsable de la *bartonellose*. V. ce terme et *Rochalimœa*. — ***B. quintana.*** V. *fièvre des tranchées.*

BARTONELLOSE, *s. f.* [angl. ***bartonellosis***]. Syn. *maladie de Carrion.* Maladie endémique de certaines vallées des Andes, inoculable mais non contagieuse, caractérisée ***soit par des symptômes infectieux graves*** avec fièvre élevée, douleurs généralisées et anémie considérable — 1 million de globules rouges — *(fièvre de la Oroya)* qui peuvent parfois entraîner la mort ; ***soit par une éruption cutanée*** *(verruga du Pérou, bouton d'Amboine, pian hémorragique)* composée d'éléments miliaires ou de saillies mamelonnées ressemblant à des fraises et à des framboises. Cette forme succède parfois à la précédente. L'agent pathogène est un sporozoaire, *Bartonella bacilliformis,* transmis par un insecte, le *Phlebotomus verrucarum.*

BÄRTSCHI-ROCHAIX (syndrome de) (B.-R. Werner, suisse, 1949) [angl. ***Bärtschi-Rochaix's syndrome***]. Syn. *migraine cervicale.* Syndrome sympathique cervical postérieur (v. ce terme) d'origine traumatique, par compression de l'artère vertébrale.

BARTTER (B. Frederic, amér., né en 1914). V. *Schwartz-Bartter.*

BARTTER (pseudo-syndrome de) [angl. ***pseudo-Bartter's syndrome***]. État voisin du syndrome de Bartter (v. ce terme) où manquent le facteur génétique et l'hyperplasie des appareils juxtaglomérulaires. Il est secondaire à des pyélonéphrites, des hémorragies importantes, au diabète insipide et s'observe également dans l'anorexie mentale et en cas d'abus de laxatifs.

BARTTER (syndrome de) (1962) [angl. ***Bartter's syndrome***]. Syndrome d'hyperaldostéronisme secondaire à une sécrétion exagérée d'angiotensine, due à une hyperplasie primitive des appareils juxtaglomérulaires rénaux. Cette affection, probablement héréditaire à transmission autosomique récessive, se manifeste dès l'enfance par une polyurie avec polydipsie et un retard de croissance qui s'accentue avec l'âge. Il existe une alcalose avec tétanie, asthénie et crampes musculaires et une fuite urinaire du potassium avec hypokaliémie mais pas d'hypertension artérielle, le système vasculaire ne paraissant pas sensible à l'angiotensine. La sécrétion rénale de prostaglandine E est accrue. L'évolution est défavorable et la mort peut survenir par déséquilibre hydro-électrolytique aigu ou par insuffisance rénale. V. *angiotensine, aldostérone, Gitelman (syndrome de)* et *hyperaldostéronisme.*

BARYTE, *s. f.* [angl. ***barium sulphate***]. Sulfate de baryum, utilisé comme produit de contraste en radiologie digestive en raison de son opacité aux rayons X.

BARYTOSE, *s. f.* (Arrigoni, 1933) [angl. ***barytosis***]. Pneumopathie professionnelle consécutive à l'inhalation prolongée de poussières de sulfate de baryum (ou baryte).

BAS DÉBIT (syndrome du) [angl. ***low output syndrome***]. Variété de choc cardiogénique (v. ce terme) dans laquelle l'inefficacité des contractions myocardiques et la vasoconstriction consécutive entraînent une baisse du débit cardiaque avec hypotension artérielle modérée et élévation de la pression veineuse centrale. Elle apparaît parfois dans les suites des interventions de chirurgie cardiaque, provoquée par une tamponnade, une correction insuffisante de l'anomalie opérée, des troubles du rythme ou un mauvais état myocardique antérieur à l'intervention ou dû à celle-ci (ischémie, troubles métaboliques).

BASE, *s. f.* [angl. ***base***]. — 1° (chimie) Substance capable de libérer des ions OH^- et de réagir avec les acides pour former des sels. — 2° (anatomie) Partie élargie ou inférieure d'un élément anatomique (cœur, crâne). — 3° (génétique) Espacement des plans des paires de bases azotées puriques (adénine ou guanine) et pyrimidiques (thymine ou cytosine) reliant les deux chaînes spiralées de l'ADN. Il est égal à 0,34 nm. La séquence de 1 000 paires de bases est appelée kilobase (kb) et mesure 340 nm. C'est une unité de longueur pour l'ADN. V. *ribonucléique (acide), code génétique, centimorgan* et *désoxyribonucléique (acide).* — 4° (pharmacie) Médicament (v. ce terme) que l'on désire employer pour l'effet thérapeutique recherché.

BASE EXCESS (en angl. *excès de bases*). Concentration des bases du sang total exprimée en mEq/L et mesurée par titrage avec un acide fort à 37 °C, à un pH de 7.4 et à la pression partielle de CO_2 de 40 mm de Hg. La normale est de 0 + ou — 2 mEq/L ou mmol/L.

BASE PURIQUE [angl. ***purine base***]. Substance azotée qui entre dans la composition des nucléotides (v. ce terme) ; ce sont l'*adénine (A)* et la *guanine (G),* cette dernière étant dégradée en hypoxanthine puis xanthine et finalement en acide urique. V. *base pyrimidique.*

BASE PYRIMIDIQUE [angl. ***pyrimidine base***]. Substance azotée entrant dans la composition des nucléotides. Ce sont la *cytosine (C)*, la *thymine (T)* et l'*uracile (U)*. V. *base purique.*

BASE XANTHIQUE [angl. ***xanthine base***]. Ensemble de substances dérivées de la xanthine (v. ce terme). Elles comprennent notamment la *caféine* (triméthylxanthine) extraite du café, la *théophylline* (1-3 diméthylxanthine) extraite du thé, la *théobromine* (3-7 diméthylxantine) extraite du cacao. V. ces termes.

BASEDOW (maladie de) (B. Karl von, all., 1840) [angl. ***Graves's disease, Basedow's disease***]. Syn. *goitre exophtalmique, maladie de Graves* (1835-43), *de Parry* ou *de Flajani.* Affection plus fréquente chez la femme, caractérisée ***anatomiquement*** par l'hyperplasie diffuse de l'épithélium thyroïdien entraînant une sécrétion excessive d'hormone thyroïdienne ; ***cliniquement,*** par une augmentation de volume de la glande thyroïde, une tachycardie, une exophtalmie bilatérale, un tremblement, un amaigrissement avec nervosité, anxiété, une sudation et une élévation marquée du métabolisme basal ; parfois les muscles de la racine des membres s'atrophient (myopathie thyréotoxique) et la peau s'épaissit (myxœdème cutané circonscrit : v. ce terme). ***Le diagnostic*** de la *m. de B.* est affirmé par le dosage des hormones thyroïdiennes dans le sang et par l'étude de la fixation de l'iode radioactif par la glande thyroïde. — L'hypersécrétion d'hormone thyroïdienne est la cause de nombreux symptômes de la *m. de B.* (v. *thyréotoxicose*). Elle a d'abord été attribuée à un hyperfonctionnement autonome de la thyroïde ; puis à un dérèglement des centres diencéphalo-hypophysaires avec production excessive d'hormone thyréotrope (TSH). Actuellement on insiste sur le rôle d'une protéine sanguine qui paraît particulière aux basedowiens et que l'on trouve chez 60 % d'entre eux : le *long-acting thyroid stimulator* (v. ce terme au mot « *stimulator* ») ; la *m. de B.* est une maladie auto-immune. Certains symptômes de la maladie, tels l'exophtalmie et les manifestations cutanées, restent encore mal expliqués. V. *thyroïdiennes (hormones), adénome thyroïdien toxique, goitre multinodulaire* et *cœur basedowien.*

BASEDOWIEN, ENNE, *adj.* [angl. ***basedowian***]. Qui se rapporte à la maladie de Basedow. — *s. m.* ou *f.* Sujet atteint de maladie de Basedow.

BASEDOWIFORME, *adj.* [angl. ***basedowiform***]. V. *para-basedowien (syndrome).*

BASEDOWISME AIGU [angl. ***thyroid crisis***]. Syn. *crise thyrotoxique, hyperthyroïdisme aigu.* Crise suraiguë très grave survenant parfois au cours de la maladie de Basedow, à l'occasion d'une intervention chirurgicale ou d'une infection ou encore après une thyroïdectomie mal préparée. Elle est caractérisée par une exagération de tous les signes de la thyréotoxicose : anxiété et agitation extrêmes, tachycardie et tremblement, par des vomissements, une fièvre qui s'élève rapidement à 40 °C ou plus, puis une adynamie qui, en l'absence de traitement, aboutit rapidement à la cachexie, au coma et à la mort. Elle est due à une poussée aiguë d'hyperthyroxinémie.

BASIDIOBOLOMYCOSE, *s. f.* [ang. ***basidiobolomycosis***] V. *phycomycose.*

BASILO-VERTÉBRAL (syndrome). V. *insuffisance vertébro-basilaire.*

BASION, *s. m.* (gr. *basis*, base) [angl. ***basion***] (anthropologie). Bord antérieur du trou occipital sur la ligne médiane.

BASIOTRIBE, *s. m.* (Tarnier, 1883) (gr. *basis*, base ; *tribô*, je broie) [angl. ***basiotribe***]. Instrument composé de trois branches qui peuvent s'articuler : une branche médiane (perforateur) destinée à perforer le crâne et deux branches en forme de forceps réunies par une vis et destinées à écraser la voûte et la base du crâne du fœtus.

BASIOTRIPSIE, *s. f.* (gr. *basis*, base ; *tripsis*, broiement) [angl. ***basiotripsy***]. Opération qui consiste à broyer, in utero, au niveau de sa base, la tête d'un fœtus mort, à l'aide du basiotribe.

BASOCELLULAIRE, *adj.* Relatif à la couche profonde ou *basale* de l'épiderme. V. *épiderme, épithélioma* et *spinocellulaire.*

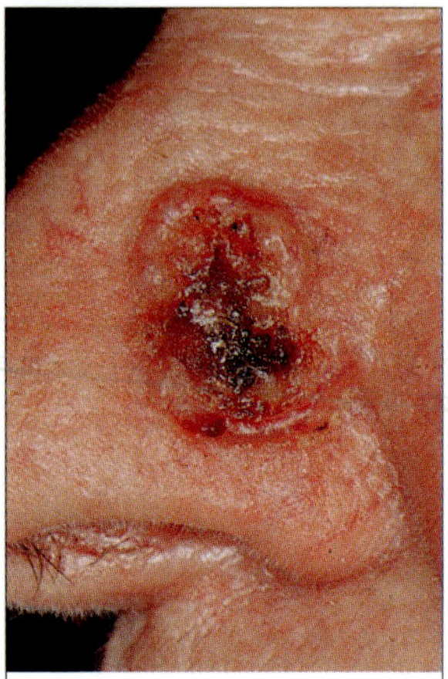

Carcinome basocellulaire

BASOPHILE, *adj.* (gr. *basis*, base ; *philia*, amitié) [angl. ***basophilic***]. Se dit des éléments figurés qui se colorent de préférence par les réactifs dont la base est l'agent colorant. — ***polynucléaire b.*** [angl. ***basophil***]. Polynucléaire dont le noyau est formé de 3 ou 4 segments irréguliers réunis en feuille de trèfle et dont le protoplasme contient des granulations métachromatiques basophiles nombreuses, volumineuses et opaques qui contiennent de l'héparine et de l'histamine (comme celles des mastocytes). V. *dégranulation des b.*

BASOPHILIE, *s. f.* (gr. *basis*, base ; *philia*, amitié) [angl. ***basophilia***]. — 1° Affinité pour les réactifs dont la base est l'agent colorant. — 2° Présence de leucocytes polynucléaires basophiles. On emploie souvent ce terme pour désigner une variété de leucocytose dans laquelle l'augmentation du chiffre des leucocytes porte surtout sur les basophiles (il serait correct de dire *hyperbasophilie*).

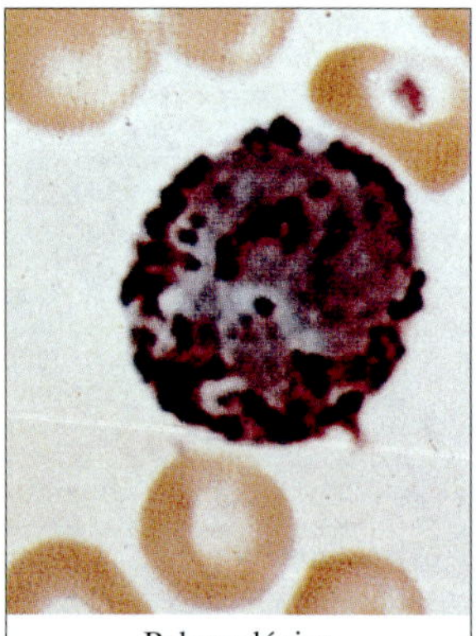

Polynucléaire basophile

BASOPHILISME PITUITAIRE ou **HYPOPHYSAIRE**. V. *Cushing (maladie de).*

BASS (syndrome de) (B. Harold, amér., 1968) [angl. ***Bass's syndrome***]. Ensemble rare de malformations comprenant une brachydactylie par aplasie de la phalange moyenne des doigts et une hypoplasie unguéale.

BASSEN-KORNZWEIG (syndrome de) (B. Frank, all., 1950). V. *a-bêtalipoprotéinémie.*

BASSIN (petit). V. *excavation pelvienne* • 👁 **génital, vessie** •.

BASSIN, *s. m.* [angl. ***bedpan***] (hygiène). Récipient aplati, que l'on glisse sous le siège d'un patient alité, afin d'y recueillir ses excréments.

BASSIN ACHONDROPLASIQUE (obstétrique). Bassin fortement rétréci dans son ensemble, surtout au niveau du détroit supérieur.

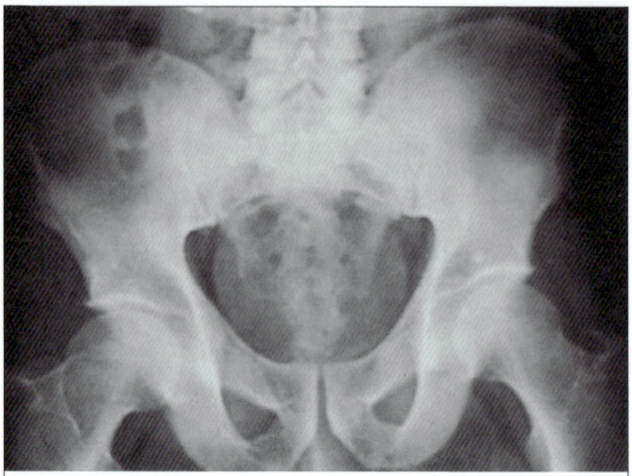

Bassin normal. Radiographie de face

BASSIN ANNELÉ (obstétrique). Bassin rachitique rétréci seulement au niveau du détroit supérieur.

BASSIN APLATI (obstétrique). Bassin anormal, rétréci dans sa dimension antéro-postérieure, le diamètre transverse étant agrandi.

BASSIN CANALICULÉ (obstétrique). Bassin rachitique rétréci au niveau du détroit supérieur et de toute l'excavation pelvienne.

BASSIN DE CHROBAK (obstétrique). V. *protrusion acétabulaire.*

BASSIN COUVERT (obstétrique). V. *pelvis obtecta.*

BASSIN COXALGIQUE [angl. ***coxalgic pelvis***] (obstétrique). Déformation caractérisée par l'aplatissement du côté sain, dû à l'appui plus accentué sur le membre de ce côté.

BASSIN CYPHOTIQUE [angl. ***kiphotic pelvis***] (obstétrique). Bassin rétroversé, basculé en arrière (le plan du détroit supérieur est moins oblique en bas et en avant que normalement) et en entonnoir. Le grand bassin est élargi, le diamètre antéro-postérieur du détroit supérieur est agrandi, le détroit inférieur est rétréci, surtout dans le sens transversal.

BASSIN EN ENTONNOIR (obstétrique). V. *bassin cyphotique.*

BASSIN ÉPINEUX (obstétrique). V. *acanthopelvis.*

BASSIN ÉTAGÉ (obstétrique). Bassin rachitique rétréci au niveau du détroit supérieur et de la partie supérieure de l'excavation pelvienne.

BASSIN EN ÉTEIGNOIR (obstétrique). V. *bassin lordotique.*

BASSIN ILIO-FÉMORAL DOUBLE (obstétrique). V. *bassin lordotique.*

BASSIN ILIO-FÉMORAL SIMPLE (obstétrique). Bassin des femmes atteintes d'une luxation unilatérale de la hanche. Sa déformation est analogue à celle du bassin lordotique (v. ce terme), mais asymétrique. Le détroit supérieur est oblique ovalaire et du côté de la hanche luxée, l'aile iliaque est déjetée en dedans, l'excavation pelvienne est plus haute et l'ischion dévié en dehors.

BASSIN JUSTO-MINOR [angl. ***pelvis justo minor***] (obstétrique). Bassin dont tous les diamètres sont rétrécis dans les mêmes proportions, de telle façon que sa forme reste normale.

BASSIN LORDOTIQUE [angl. ***lordotic pelvis***] (obstétrique). Syn. *bassin ilio-fémoral double.* Bassin des femmes atteintes de luxation bilatérale de la hanche. Il est basculé en avant (antéversé), ses os sont atrophiés. Le grand bassin est rétréci par le rapprochement des ailes iliaques, le détroit supérieur est spacieux, le détroit inférieur évasé : le bassin est élargi vers le bas, en éteignoir.

BASSIN DE NÄGELE. V. *bassin oblique ovalaire vrai.*

BASSIN OBLIQUE OVALAIRE DOUBLE [angl. ***Robert's pelvis***] (obstétrique). Syn. *b. de Robert.* Bassin dans lequel il existe une synostose des deux articulations sacro-iliaques avec rétrécissement transversal très accentué.

BASSIN OBLIQUE OVALAIRE VRAI [angl. ***Nägele's pelvis***] (obstétrique). Syn. *b. de Nägele*. Malformation très rare caractérisée par l'arrêt de développement d'une moitié du bassin, la synostose de l'articulation sacro-iliaque et la déformation par redressement de la courbure antéro-postérieure de l'os coxal de ce côté.

BASSIN OSTÉOMALACIQUE [angl. ***osteomalacic pelvis***] (obstétrique). Bassin très déformé dont les os (comme ceux de tout le squelette) sont déminéralisés et ramollis. Le sacrum est enfoncé entre les ailes iliaques, sa première pièce saillante ; les os iliaques sont plissés d'avant en arrière, les surfaces quadrilatères bombent en dedans ; les ischions sont déplacés en dehors. Le détroit supérieur, très rétréci, a un aspect trilobé avec un étranglement rétropubien en bec de canard.

BASSIN D'OTTO (obstétrique). V. *protrusion acétabulaire.*

BASSIN OVALE [angl. ***anthropoid pelvis***] (obstétrique). Variété peu fréquente de bassin normal dans laquelle le diamètre antéro-postérieur du détroit supérieur est agrandi et le diamètre transverse un peu diminué.

BASSIN PLAT [angl. ***flat pelvis***] (obstétrique). Variété assez fréquente de bassin normal dans laquelle le diamètre transverse maximum du détroit supérieur est agrandi et le diamètre antéro-postérieur diminué.

BASSIN RACHITIQUE [angl. ***rachitic pelvis***] (obstétrique). Bassin atrophié et déformé, rétréci soit dans le sens antéro-postérieur (bassin aplati), soit transversalement, soit dans tous ses diamètres. V. *bassins : annelé, étagé, canaliculé.*

BASSIN DE ROBERT. V. *bassin oblique ovalaire double.*

BASSIN ROND [angl. ***round pelvis***] (obstétrique). Variété rare de bassin normal dans laquelle les diamètres antéro-postérieur et transverse sont égaux.

BASSIN SCOLIOTIQUE [angl. ***scoliotic pelvis***] (obstétrique). Bassin asymétrique, de forme oblique ovalaire ; le détroit supérieur est déformé, le promontoire dévié à gauche, la symphyse pubienne à droite ; le diamètre promonto-sous-pubien est rétréci par la saillie du promontoire. La déformation asymétrique du détroit inférieur est inverse de celle du détroit supérieur. Ces anomalies sont d'ailleurs variables selon l'importance de la cyphose et du rachitisme associés.

BASSIN TRIANGULAIRE [angl. ***triangular pelvis***] (obstétrique). Variété rare de bassin normal dans laquelle l'arc antérieur du détroit supérieur est étroit et forme un angle aigu, tandis que l'arc postérieur est large et plat.

BASSIN VICIÉ [angl. ***abnormal pelvis***] (obstétrique). Terme général désignant tout bassin présentant une anomalie de conformation ou d'inclinaison rendant l'accouchement difficile ou impossible.

BASSIN DE VIE. Zone territoriale intermédiaire entre le département et le secteur sanitaire, dans laquelle la majeure partie des besoins sanitaires de la population est couverte par les établissements de santé qui y sont présents.

BASSINET DU REIN, *s. m.* (TA *pelvis renalis*) [angl. ***pelvis of the ureter***]. Partie dilaté de de la voie excrétrice du rein formée par la réunion des grands calices et se drainant par l'uretère.

BASSINI (opération ou procédé de) (B. Eduardo, ital., 1889) [angl. ***Bassini's operation***]. Méthode de cure radicale de la hernie inguinale. Elle permet, après la résection du sac, une réfection soignée de la paroi abdominale, rétablissant le trajet en chicane du canal inguinal. Le tendon conjoint et le faisceau inguino-pubien sont fixés au bord postérieur de l'arcade crurale, en arrière du cordon inguinal, devant lequel est suturée l'aponévrose du grand oblique. V. *herniorraphie* et *Shouldice (opération de).*

BASTIAN-BRUNS (signe de) (Ba. Henry, brit., 1837-1915) [angl. ***Bastian-Bruns law***]. Abolition définitive des réflexes tendineux dans les sections complètes de la moelle.

BATAILLE. V. *Berdal et Bataille (maladie de).*

BATEMAN (purpura sénile de) (B. Thomas, brit., 1778-1821). V. *purpura sénile de Bateman.*

BATHMOTROPE, *adj.* (gr. *bathmos*, gradin ; *trépein*, tourner) [angl. ***bathmotropic***]. Se dit en physiologie de tout ce qui concerne l'excitabilité de la fibre musculaire (l'excitabilité s'inscrit suivant une ligne ondulée).

BATHROCÉPHALIE, *s. f.* (gr. *bathron*, marche d'escalier ; *képhalê*, tête) [angl. ***bathrocephaly***]. Anomalie mineure du développement des os du crâne, aboutissant à la saillie de l'écaille de l'occipital par rapport aux pariétaux.

BATISTA (opération de) (B. Randas, brésilien, fin du XXe siècle) [angl. ***Batista's operation***]. Résection partielle du ventricule gauche destinée à traiter la myocardiopathie dilatée évoluée.

BATRACHOPLASTIE ou **BATRACHOSIOPLASTIE**, *s. f.* (gr. *batrakhos*, grenouille ; *plassein*, former) [angl. ***batrachoplasty***]. Opération destinée à guérir la grenouillette et à empêcher son renouvellement. Elle consiste à inciser le kyste et à suturer les deux lèvres de l'incision à la muqueuse.

BATTEMENT, *s. m.* [angl. ***beating***]. Type de *massage* exécuté en tapotant avec le poing fermé.

BATTEN (B. Frederic, brit., 1865-1918). V. *Holthouse-Batten (dégénérescence maculaire de).*

BATTEN-MAYOU (idiotie amaurotique de type). V. *Spielmeyer-Vogt (maladie de).*

BATTEURS EN GRANGE (maladie des). V. *poumon de fermier.*

BATY ET VOGT (strie de). Variété localisée d'ostéoporose, formant une bande de siège juxta-épiphysaire, observée dans les paralysies consécutives à un traumatisme médullaire.

BAUER (manœuvre de). Manœuvre de Kleyne (v. ce terme) associée à la compression de la carotide ; elle n'est pas sans danger.

BAUHIN (valvule de) (B. Gaspard, suisse, 1560-1624) (TA *valvula iliocecalis*) [angl. ***ileocaecal valve***]. Syn. *valve iliocaecale.* Valvule située à la partie terminale de l'iléon.

BAUHINITE, *s. f.* Inflammation de la valvule de Bauhin.

BAUME, *s. m.* (lat. *balsamum*, suc d'un arbrisseau, le baumier ; baume) [angl. ***balsam***]. — 1° Plante ou résine végétale liquide odoriférante. — 2° Préparation pharmaceutique aromatique destinée aux onctions. — ***b. du Pérou.*** V. Pérou (baume du). — ***b. de Tolu*** (Tolu, port de Colombie) [angl. ***Tolu balsam***]. Substance expectorante extraite d'un arbre, le *Myroxylon toluiferum.* — V. *embrocation, liniment* et *onguent.*

BAUMGARTEN (B. Paul von, all., 1848-1928). V. *Cruvelhier-Baumgarten (cirrhose de).*

BAV [angl. ***AVB***]. Abréviation de *Bloc Atrio-* (ou *auriculo-*) *Ventriculaire.* V. *bloc cardiaque.*

BAVC [angl. ***CAVB***]. Abréviation de *bloc atrio-* (ou *auriculo-*) *ventriculaire complet.* V. *bloc cardiaque.*

BAYES (théorème de) (Thomas B., mathématicien britannique, 1764) [angl. ***Bayes's theorem***]. Probabilité conditionnelle. La probabilité de réalisation d'un événement A, notée *P(A),* se définit comme le rapport du nombre de cas favorables sur le nombre de cas possibles. (Par exemple, lorsque l'on jette un dé dont les faces sont numérotées de un à six, la probabilité pour que le dé s'arrête sur l'un des numéros est de 1/6). — *A* et *B* étant deux événements, *P(A)* et *P(B)* les probabilités de réalisation de ces événements, le *théorème de B.* donne la probabilité de l'événement *A,* sachant que l'événement *B* est réalisé, notée *P(A/B)* : $P(A/B) = P(B/A) \times P(A)/P(B)$, P(B/A) étant la probabilité de l'événement B, sachant que l'événement A est réalisé. P(A/B) se lit « P de A si B » ou « probabilité de A si B ».

BAYLE (maladie de) (B. Antoine, fr., 1822). V. *paralysie générale.*

BAYLEY (triaxe de) (B. Robert, amér., 1939) (électrocardiographie). Graphique dérivé du triangle d'Einthoven (v. ce terme) permettant de calculer l'axe électrique du cœur dans le plan frontal. Il est obtenu en reportant par translation les côtés obliques (D II et D III) du triangle d'E. Leur intersection ainsi obtenue avec le côté horizontal (D I) sert alors de point de référence, d'où partent les divers axes repères. — Le *double triaxe* comporte en outre les axes des dérivations unipolaires des membres.

BAZETT (formule de) (B. H., amér., 1918) [angl. ***Bazett's formula***] (électrocardiographie). Équation permettant de calculer la durée théorique de l'intervalle QT en fonction de la fréquence du cœur. QT = [racine carrée de la durée d'un cycle cardiaque (ou intervalle RR) × 0,38] ± 0,04. L'indice de B. étant le chiffre 0,38 ± 0,04.

BAZEX (syndrome de) (Bazex A., fr.,1965). V. *acrokératose paranéoplasique.*

BAZIN (type) (B. Antoine, fr., 1852). Variété de *mycosis fongoïde,* présentant, dans son évolution clinique, quatre périodes : eczémateuse, lichénoïde, période de tumeur et période d'ulcération.

BAZY (maladie de P.) (B. Pierre, fr., 1853-1934). Syn. *hydronéphrose congénitale intermittente.* Variété d'hydronéphrose due à une dilatation congénitale, par aplasie de leur musculature lisse, du bassinet et des calices.

BAZY (points de). — 1° ***point pyélo-urétéral, para-ombilical ou urétéral supérieur.*** Point situé à l'intersection d'une ligne horizontale passant par l'ombilic et d'une ligne verticale passant par le point de Mac Burney ; il correspond à l'abouchement pyélo-urétéral. La pression en ce point provoque une vive douleur dans les pyélites, les pyélonéphrites et la lithiase rénale, douleur qui irradie parfois le long de l'uretère et s'accompagne du besoin d'uriner (v. *réflexe pyélovésical*). — 2° ***point urétéral inférieur.*** Syn. *point de Pasteau, point urétéro-vésical.* Point douloureux révélé par le toucher vaginal qui permet de sentir, dans la tuberculose rénale et les pyélo-urétérites, l'uretère épaissi, sous l'apparence d'un cordon dur et douloureux sur la face postérieure de la vessie.

BAZY-MOYRAND (quadrilatère de). Zone de projection radiologique du bassinet. Elle est limitée en dedans par la ligne des apophyses épineuses des vertèbres, en dehors par une ligne parallèle à la précédente et distante de 5 cm, en haut et en bas par deux lignes horizontales passant par le milieu du corps des 1e et 2e vertèbres lombaires.

BBB. Bloc de Branche Bilatéral. V. *bibloc.*

BBB (syndrome) (Opitz, 1965) [angl. ***BBB syndrome***]. Syn. *syndrome hypertélorisme – hypospadias, syndrome d'Opitz.* Association très rare de malformations comportant notamment hypertélorisme, télécanthus, hypospadias, cryptorchidie, fente labiale ou palatine et retard mental. La transmission en est probablement autosomique dominante.

BBD. Bloc de Branche Droit (v. *bloc de branche*).

BBDI. Bloc de Branche Droit Incomplet (v. *bloc de branche*).

BBG. Bloc de Branche Gauche (v. *bloc de branche*).

BBGI. Bloc de Branche Gauche Incomplet (v. *bloc de branche*).

BBS. Abréviation de *Besnier-Bœck-Schaumann (maladie de).* V. ce terme.

BCAF. V. *interleukines.*

BCDF. V. *interleukines.*

BCG [angl. ***BCG***]. — 1° (initiales désignant le bacille *bilié Calmette-Guérin*, 1921). Bacille tuberculeux d'origine bovine rendu inoffensif par des passages très nombreux sur milieu bilié, servant pour la vaccination antituberculeuse (obligatoire en France) des enfants et des adolescents. On l'employait, au début, par voie buccale. Actuellement, on l'introduit, de préférence, par scarifications cutanées ou injections intradermiques. — Le BCG stimule les défenses immunitaires. V. *immunothérapie* et *immunostimulation.* — 2° Abréviation de *ballistocardiographie* et de *ballistocardiogramme.*

BCG-ite. V. *bécégite.*

BCGF. V. *interleukines.*

BCG-TEST, *s. m.* ou **TEST AU BCG** [angl. ***BCG-test***]. Intradermo- ou cuti-réaction pratiquées avec du BCG vivant ou tué. Ce test semble spécifique de l'allergie tuberculeuse ; il est très sensible et se révèle positif chez 20 à 25 % des sujets ne réagissant pas à la tuberculine. Il serait le témoin d'une allergie infra-tuberculinique. Il est surtout employé pour surveiller l'allergie post-vaccinale. Il est également utilisé pour apprécier l'immunité cellulaire. V. *hypersensibilité différée (tests d').*

BCG-THÉRAPIE, *s. f.* [angl. ***BCG-therapy***]. Traitement par le BCG (v. ce terme 1° et *immunologie*).

BCR (gène) (angl. *breakpoint cluster region* : lieu des points de cassure) [angl. ***BCR gene***]. Gène situé sur le bras long du chromosome 22 subissant une translocation dans la leucémie myéloïde chronique. V. ce terme et *BCR-ABL (gène).*

BCR-ABL (gène) [angl. ***BCR-ABL gene***]. Produit de fusion des gènes BCR et ABL observé dans la leucémie myéloïde chronique (translocation 9 ;22). V. ces termes.

BDNF. Initiales du terme angl. *Brain-Derived Neurotrophic Factor.* V. *neurotrophine.*

BÉAL ET MORAX (conjonctivite de) (B. François, fr., 1905) [angl. ***Béal's conjonctivitis***]. Conjonctivite folliculaire aiguë et bénigne dont l'origine virale a été discutée.

BEAL-LONGMIRE (opération de). V. *Mouchet-Camey (opération de).*

BEALS (syndrome) (B. Rodney, amér., 1971) [angl. ***Beals's syndrome***]. Syn. *auriculo-ostéodysplasie.* Ensemble de malformations à transmission autosomique dominante associant notamment une arachnodactylie avec contractures congénitales et des déformations de l'oreille.

BEAN (syndrome de) (B. William, amér., 1958) [angl. ***blue rubber-bleb naevus syndrome***]. Association d'hémangiomes digestifs pouvant entraîner une anémie par saignements récidivants et d'angiomes cutanés caverneux érectiles bleutés.

BEARN-KUNKEL-SLATER (syndrome de) (B. Alexander, amér., 1956). Syn. *hépatite lupoïde.* V. *hépatite auto-immune.*

BEAU (lignes de) (B. Joseph, fr., 1806-1865) [angl. ***Beau's lines***]. Sillons barrant transversalement les ongles et pouvant apparaître après nombre d'affections aiguës.

BEAUVIEUX (maladie ou syndrome de) [angl. ***Beauvieux's disease***]. Retard de la myélinisation des nerfs optiques du nouveau-né, donnant une cécité apparente qui disparaît généralement en quelques mois.

BÉBÉ BRONZÉ (syndrome du) (Kopelman A.E., 1972) [angl. ***bronze baby syndrome***]. Coloration bronzée de la peau, du sérum et des urines des nouveau-nés exposés aux rayons ultraviolets pour hyperbilirubinémie non conjuguée et cessant avec l'arrêt de la photothérapie. V. *ictère à bilirubine libre.*

BÉBÉ-COLLODION. V. *hyperkératose ichtyosiforme.*

BEC ACROMÉGALIQUE. V. *acromégalique.*

BEC-DE-LIÈVRE, *s. m.* [angl. ***harelip, cleft lip***]. Toute malformation de la face provenant d'un défaut de soudure des bourgeons faciaux (ligne de soudure apparente ou persistance d'une fente). Le plus souvent cette difformité se présente sous la forme d'une simple fissure de la lèvre supérieure *(cheilodysraphie)* ; parfois elle intéresse aussi le maxillaire (bord alvéolaire et voûte palatine : *cheilo-palatodysraphie* ou *cheilo-gnatho-palatoschizis*).

BEC-DE-PERROQUET [angl. ***rachidian osteophyte, lipping***]. Ostéophyte en forme de crochet qui apparaît sur les corps vertébraux dans certains cas de rhumatisme chronique (rh. ostéophytique vertébral).

BÉCÉGITE, *s. f.* (L. Tixier, 1930). Syn. *BCG-ite.* Terme mal formé qui désigne les exceptionnels accidents consécutifs à l'inoculation de BCG : nécrose locale avec adénopathie satellite, parfois localisations viscérales et ganglionnaires. L'évolution mortelle est rarissime et ne survient que chez des enfants en état de carence immunitaire (alymphocytose). Plus récemment, on a étendu ce terme aux réactions au BCG employé comme traitement des cancers, notamment lors d'instillations vésicales.

BÉCHIQUE, *adj.* (gr. *bêx*, toux) [angl. ***bechic***]. Syn. *antitussif.* Employé contre la toux.

BECHTEREW (maladie de) [angl. ***Bechterew's disease***]. Syn. *cyphose hérédo-traumatique.* Affection voisine de la pelvispondylite rhumatismale (v. ce terme), survenant après un traumatisme, chez des sujets ayant une prédisposition héréditaire. Elle est caractérisée par une cyphose à marche descendante avec ankylose des vertèbres, mais sans ankylose des articulations de la racine des membres ; elle est accompagnée de phénomènes d'irritation et de compression nerveuses des régions cervicale, dorsale et parfois lombale.

BECHTEREW (signes de) (B. Wladimir, russe, 1857-1927) [angl. ***Bechterew's signs***]. — 1° Flexion réflexe des doigts, y compris le pouce, provoquée par la percussion du carpe au niveau du ligament transverse, de la région voisine du métacarpe palmaire ou des tendons fléchisseurs des doigts au-dessus du canal carpien. Elle traduirait une altération du faisceau pyramidal. — 2° V. *Bechterew-Mendel (réflexe ou signe de).*

BECHTEREW-MENDEL (réflexe ou signe de) (Bechterew, 1901 ; Mendel, 1904). Syn. *réflexe tarsophalangien.* Inversion du réflexe cuboïdien observée en cas de lésion du faisceau pyramidal : la percussion de la face dorsale du tarse et de la base du métatarse provoque la flexion des quatre derniers orteils.

BECK (Beck ou Bek, E., russe, 1861). V. *Kashin-Beck (maladie de).*

BECK (opérations de) (B. Claude, de Cleveland, États-Unis, 1932-43) [angl. ***Beck's operations***]. Opérations (actuellement abandonnées) destinées à améliorer l'irrigation du myocarde en cas d'obstruction coronarienne : — 1° (1932) en greffant sur le myocarde un lambeau pédiculé du grand pectoral *(cardiomyopexie)* ; 2° (1945) en faisant passer le sang artériel dans le réseau veineux coronaire au moyen d'une greffe veineuse dérivant le sang de l'aorte dans le sinus coronaire dont l'abouchement dans l'oreillette (ou atrium) droit est partiellement fermé ; 3° en provoquant des adhérences du myocarde au péricarde pariétal et à la paroi par l'introduction de poudre d'amiante dans la cavité péricardique avec abrasion de la surface épicardique, greffe du péricarde pariétal et d'un lambeau de graisse médiastinale, et occlusion partielle du sinus coronaire *(cardio-péricardopexie).*

BECK (triades de Claude) (B. Claude, de Cleveland, États-Unis) [angl. ***Beck's triad***]. — 1° Ensemble symptomatique observé en cas de compression aiguë du cœur par un épanchement péricardique (*tamponnade,* v. ce terme) : l'hypotension artérielle et l'hypertension veineuse contrastent avec l'allure tranquille du pouls (ce 3e symptôme étant inconstant). — 2° Ensemble de signes observés en cas de compression chronique du cœur (péricardite constrictive, v. ce terme) : ascite, hypertension veineuse et rythme cardiaque normal.

BECK-DOLÉRIS (opération de) [angl. ***Doléris's operation***]. Syn. *ligamentopexie intra-abdominale, opération de Doléris.* Raccourcissement des ligaments ronds, effectué par laparotomie, destiné à corriger la rétroflexion et la rétroversion de l'utérus.

BECKER (myopathie pseudo-hypertrophique de) (B. Peter, all., 1955) [angl. ***Becker's dystrophy***]. Variété bénigne de la paralysie ou myopathie pseudo-hypertrophique type Duchenne (v. ce terme), comme elle à transmission récessive liée au chromosome X, mais d'apparition tardive dans l'adolescence et d'évolution lente. V. *Emery-Dreifuss (maladie d'), dystrophine* et *Thomsen (maladie de).*

BECKER (naevus de) (B. Samuel, amér., 1949) [angl. ***Becker's naevus***]. Syn. *naevus épidermique pigmentaire pileux.* Semis de macules brunes confluant en nappes irrégulières, apparaissant chez l'homme jeune après exposition au soleil, sur le haut du thorax et sur lesquelles se développent secondairement des touffes de poils.

BECKWITH ET WIEDEMANN (syndrome de) (B. John, amér., né en 1933). V. *Wiedemann et Beckwith (syndrome de).*

BÉCLARD (hernie de) (B. Pierre, fr., 1785-1825) [angl. ***Béclard's hernia***]. Hernie à travers l'orifice de la saphène.

BÉCLARD (point de) (B. Pierre) [angl. ***point of Béclard, Béclard's nucleus***]. Point d'ossification de l'épiphyse inférieure du fémur, présent quinze jours avant la naissance.

BECQUEREL, *s. m.* (symbole Bq) [angl. ***becquerel***] (Henri Becquerel, physicien français, 1852-1908, qui découvrit la radioactivité ; prix Nobel de physique 1903).Unité de radioactivité qui, dans le système international (1961-1975), a remplacé le curie. Le *Bq* est égal à une désintégration par seconde d'un quelconque corps radioactif.

BEDNAR (aphtes de) (B. Alois, autr., 1850-53) [angl. ***Bednar's aphtha***]. Syn. *a. du palais.* Taches jaunes situées de chaque côté du raphé médian du palais, pouvant aboutir à une ulcération. On les observe chez les jeunes enfants dans divers états morbides (traumatisme, athrepsie, kystes épidermoïdes, etc.).

BEDSONIA, *s. f.* V. *chlamydia.*

BÉGAIEMENT, *s. m.* [angl. ***stammering***]. Perturbation du débit élocutoire, débutant dans la première enfance, s'accompagnant de troubles respiratoires et parfois de phobies. Le *b.* est intermittent. Le *b. classique* est la répétition saccadée involontaire d'une syllabe (palisyllabie). Le *b. tonique* est l'impossibilité d'émettre certains mots pendant un temps variable. — ***b. urinaire*** [angl. ***stammering bladder***]. Miction hésitante et entrecoupée d'arrêts involontaires.

BEH. Abréviation du *Bulletin Épidémiologique Hebdomadaire* publié en France par la Direction générale de la Santé.

BEHAVIORISME, *s. m.* (J. B. Watson, 1912) (américain *behavior,* comportement) [angl. ***behaviourism***]. Conception particulière de la psychologie fondée sur l'étude du comportement humain d'après les manifestations apparentes, p. ex. : l'étude expérimentale des réflexes conditionnés. La psychologie ainsi entendue devient une science purement objective ne tenant nul compte de l'observation intérieure (introspection).

BEHÇET (maladie, syndrome ou trisyndrome de) (B. Halusi, dermatologue turc, 1937) [angl. ***Behçet's syndrome***]. Syn. *grande aphtose* (A. Touraine, 1941), *syndrome d'Adamantiades* (1931). Syndrome, parfois familial, observé chez l'adulte jeune, de sexe masculin, originaire de la partie orientale du bassin méditerranéen ou du Japon. Il est caractérisé par l'association de trois ordres de symptômes : des aphtes buccaux, des aphtes génitaux et, apparaissant plus tardivement, des lésions oculaires : uvéite à hypopion, la plus fréquente, choriorétinite. Plus rares sont les manifestations cutanées, articulaires, digestives, vasculaires, nerveuses. Toutes ces localisations ont en commun des lésions de vascularite et de périvascularite. L'évolution se fait par poussées récidivantes pendant des années. Le pronostic spontané est grave : fonctionnel, l'uvéite entraînant la cécité et vital en cas de complications nerveuses tardives. La cause est mal connue ; peut-être est-elle virale ou immunologique. V. *angéite, aphtose, muco-cutanéo-oculaire (syndrome), Hughes-Stovin (syndrome de), pathergy-test* et *système HLA.*

BEHR (maladie de) (B. Carl, all., 1920) [angl. ***Behr's disease***]. Dégénérescence de la macula de la rétine : forme tardive de la *maladie de Stargardt* (v. ce terme) ; c'est une maladie héréditaire à transmission dominante.

BEHR (signe de) (1909-1912) [angl. ***Behr's sign***]. L'hémianopsie latérale homonyme s'accompagne de dilatation de la pupille du côté de la lésion, lorsque l'atteinte des voies optiques siège sur la bandelette optique.

BEHR (syndrome de) (1909) [angl. ***Behr's syndrome***]. Variété d'atrophie optique bilatérale infantile et héréditaire ; elle est souvent associée à un syndrome pyramidal, à une ataxie et à de l'arriération mentale.

BEI. Abréviation du terme anglais : ***Butanol Extractible Iodine***. V. ce terme et *iodémie.*

BEIGEL (maladie de) (B. Hermann, all., 1855) [angl. ***Beigel's disease***]. Nodosités que l'on rencontre sur les cheveux artificiels et produites par l'accumulation d'un parasite appelé champignon des chignons. V. *piedra.*

BEJEL, *s. m.* [angl. ***bejel***]. Syn. *syphilis endémique.* Maladie due à un tréponème voisin du *Treponema pallidum,* existant de façon endémique au Moyen-Orient. Elle ressemble à la syphilis, mais la lésion primaire est généralement absente, et il n'y a pas d'atteinte viscérale (nerveuse ni cardiovasculaire en particulier). Elle donne les mêmes réactions sérologiques que la syphilis.

BEKHTEREV. V. *Bechterew.*

BEL, *s. m.* (de Graham Bell, 1847-1922, ingénieur américain, inventeur du téléphone ; congrès électrotechnique de Côme, 1927) [angl. ***bel***]. Unité de sensation auditive (appelée aussi intensité sonore). La loi de Fechner qui s'énonce : « la sensation auditive varie comme le logarithme de l'excitation », conduit à exprimer les sensations auditives dans une échelle logarithmique dont l'unité est le bel. « La différence (exprimée en bels) entre deux sensations auditives I1 et I2 est égale au logarithme décimal du rapport des puissances vibratoires correspondantes W1 et W2 : (I1 — I2) bels = log10 W1/W2 » (Gribenski). Il en résulte que la sensation auditive augmente d'un bel chaque fois que la puissance vibratoire est multipliée par 10. L'audibilité normale qui s'étend du minimum au maximum d'audibilité est divisée en 13 *bels* ou 130 *décibels (v. décibel).*

BELAISCH. V. *Gilbert-Dreyfus, Sebaoun et Belaisch (syndrome de).*

BELHASSEN. V. *tachycardie ventriculaire gauche sensible au vérapamil.*

BELL (J. A.). V. *Martin-Bell (syndrome de).*

BELL (paralysie de) (B. sir Charles, écossais, 1825). Paralysie complète du nerf facial, de type périphérique.

BELL (signe de) (1823) [angl. ***Bell's phenomenon***]. Dans la paralysie faciale de type périphérique, le globe oculaire se porte involontairement en haut et en dehors, quand le malade fait effort pour abaisser sa paupière supérieure paralysée.

BELLADONE, *s. f.* (italien *bella donna*, belle femme. La dilatation des pupilles étant censée donner un attrait particulier au visage féminin) [angl. ***belladonna***]. V. *atropine.*

BELLEVUE (nom d'un hôpital psychiatrique de New York). V. *Wechsler-Bellevue (échelle de).*

BELLINI (tubes de) (B. Lorenzo, ital., 1643-1704) (TA *tubuli renales recti*) [angl. ***Bellini's tubules***]. Tubes drainant les tubes collecteurs, s'ouvrant au sommet de la papille rénale. V. *tubule* et *néphron.*

BELL-MAGENDIE (loi de) [angl. ***Bell-Magendie law***]. La racine antérieure d'un nerf est motrice, la racine postérieure sensitive.

BENCE-JONES (protéine de) (B. J. Henry, brit., 1848) [angl. ***Bence Jones's protein***]. Protéine présente dans le sang et l'urine au cours de la maladie de Kahler (v. ce terme et *albumosurie*) et d'autres affections (macroglobulinémie de Waldenström) ; elle possède la même structure que les chaînes légères des immunoglobulines monoclonales : elles peuvent être du type κ ou du type λ (Gally et Edelman, 1962). V. *Bence Jones (réaction de).*

BENCE JONES (réaction de) (1848) [angl. ***Bence Jones's reaction***]. Réaction d'une variété d'albumose. L'urine albumosurique chauffée après filtration, se trouble vers 60 °C pour s'éclaircir à l'ébullition. Le refroidissement fait de nouveau apparaître le précipité. Cette réaction caractérise un type d'albumose que l'on rencontre dans la maladie de Kahler (v. ce terme) et parfois dans les leucémies, l'ostéomalacie et les cancers secondaires du squelette et que l'on considère comme une chaîne légère d'une immunoglobuline monoclonale (v. ce terme et *Bence Jones, protéine de*).

BENKISER (anomalie de). V. *vélamenteuse du cordon (insertion).*

BENEDIKT (syndrome de) (B. Moritz, autr., 1889) [angl. ***Benedikt's syndrome***]. Paralysie directe de l'oculomoteur (troisième paire des nerfs crâniens), accompagnée, du côté opposé, de tremblement, de mouvements choréo-athétosiques et d'hypertonie. C'est un des types du syndrome inférieur du noyau rouge de Ch. Foix, classé parmi les syndromes alternes du noyau rouge (v. ce terme). Il est dû à une lésion siégeant dans le pédoncule cérébral au niveau du noyau de l'oculomoteur au point d'émergence de ce nerf (calotte pédonculaire).

BÉNIGNITÉ, *s. f.* (lat. *benignitas*, indulgence) [angl. ***benignity***]. — 1° Caractère d'une affection aisément curable. — 2° (anatomie pathologique). Éléments distinctifs d'une tumeur non cancéreuse : circonscrite, voire encapsulée, d'accroissement lent, non envahissante, sans métastase ni récidive après ablation et de structure histologique voisine du ou identique au tissu normal. V. *malignité.*

BÉNIN, IGNE, *adj.* (lat. *benignus*, bienveillant) [angl. ***benign***]. — 1° Sans gravité, d'évolution favorable. — 2° Non cancéreux. V. *bénignité* et *malin.*

BÉNIQUÉ (bougie de) (B. Pierre, fr., 1806-1851) [angl. ***Béniqué's sound***]. Cathéter métallique, présentant une double courbure destinée à s'adapter au trajet de l'urètre et employé dans le traitement des rétrécissements. La différence de diamètre entre deux numéros consécutifs est de 1/6 de millimètre ; c'est la moitié de la filière Charrière et un numéro 30 Béniqué, par exemple, correspond à un 15 Charrière. (On désigne communément ces bougies par le nom de leur inventeur Béniqué).

BENITEZ. V. *Mazza et Benitez (signe de).*

BENJOIN COLLOÏDAL (réaction au) (Guillain, Laroche et Léchelle, 1920) [angl. ***Guillain's reaction***]. Floculation obtenue en mélangeant, dans une série de 15 tubes à hémolyse, 1 mL d'une solution de benjoin colloïdal récemment préparée à 1 mL de liquide céphalorachidien dilué à des taux divers dans une solution au dix-millième de NaCl. Normalement, la floculation est limitée aux tubes du milieu de la série (tubes 6, 7 et 8). Chez les malades présentant une syphilis nerveuse évolutive ou une sclérose en plaques, elle a lieu dans les 5 premiers tubes (zone syphilitique) ; chez ceux atteints de certaines affections méningées (méningite tuberculeuse), de poliomyélite ou de tumeur cérébrale, la floculation se produit dans les tubes 6 à 15. Cette réaction est tombée en désuétude.

BENKISER (hémorragie de) [angl. ***Benkiser's haemorrhage***]. Hémorragie fœtale rare survenant lors de la rupture des membranes par dilacération d'un vaisseau praevia unissant un cotylédon accessoire à la partie principale du placenta. Elle entraîne immédiatement une importante souffrance fœtale et impose la césarienne d'urgence.

BENNETT (fracture de) (B. Edward, irlandais, 1837-1907) [angl. ***Bennett's fracture***]. Fracture longitudinale articulaire de la base du 1er métacarpien. Le fragment interne reste solidaire du trapèze par le ligament trapézo-métacarpien, le reste de la base du premier métacarpien se luxe en dehors et le pouce se met en adduction. La première commissure se ferme. Non traitée, cette fracture aboutit à la perte de la préhension par accollement du pouce à la paume.

BENNETT (maladie de) (B. John, brit.) (Bennett, Hunter et Vaughan, 1932) [angl. ***Bennett's disease***]. Affection survenant chez le nourrisson et caractérisée cliniquement par une splénomégalie avec hépatomégalie, par une ostéoporose, une stéatorrhée et par une anémie avec érythroblastose.

BENNHOLD (épreuve de) (B. Hans, all., né en 1893). V. *rouge Congo (épreuve du).*

BENSAUDE (B. Raoul, fr., 1898). V. *Launois-Bensaude (maladie de).*

BENSAUDE (méthode de). Traitement des hémorroïdes par des injections sclérosantes ; celles-ci sont faites sous la muqueuse, au-dessus des hémorroïdes.

BENSON (maladie de) (B. Alfred, irlandais, 1894) [angl. ***Benson's disease***]. Syn. *hyalite étoilée.* Présence, dans le corps vitré, de nombreux corps flottants apparaissant sous forme de grains brillants ou de flocons neigeux. C'est une forme de *synchisis étincelant* (v. ce terme).

BENSON (syndrome de) (Benson F., 1988) [angl. ***Benson's syndrome***]. Syn. *atrophie corticale postérieure.* Apparition progressive d'agnosie visuelle avec notamment alexie, agraphie spatiale et désorientation topographique chez un patient dont la mémoire reste intacte et qui est conscient de ses symptômes. L'imagerie met en évidence une atrophie corticale bilatérale occipito-temporale et occipito-pariétale.

BENTALL (opération de) (B. H., brit., 1968) [angl. ***Bentall's operation***]. Remplacement de l'aorte ascendante et de l'orifice aortique par un tube de dacron garni d'une prothèse valvulaire mécanique ; cette intervention est indiquée pour traiter certains anévrismes aortiques. V. *annulo-ectasiante de l'aorte (maladie).*

BENTONITE (réaction à la) (Bozicevich et Bunim, 1957). Réaction analogue à celle de *Waaler-Rose* (v. ce terme), dans laquelle les hématies de mouton sont remplacées par une suspension d'une argile, la bentonite.

BENZÉNISME ou **BENZOLISME**, *s. m.* [angl. ***benzolism***]. Intoxication par le benzène et ses homologues : toluène, xylène etc., ensemble d'hydrocarbures désignés sous le nom de benzols ; elle se manifeste par une myélose aplastique partielle ou totale, d'évolution plus ou moins grave et parfois mortelle. Le *b.* est observé chez les ouvriers qui préparent ou utilisent les benzols (tableaux n° 4 et 4 bis des maladies professionnelles).

BENZODIAZÉPINE, *s. f.* **(BZP)** [angl. ***benzodiazepine***]. Nom générique de diverses substances douées de propriétés anxiolytiques, anti-épileptiques et hypnotiques.

BÉQUILLARD, ARDE, *s. m.* ou *f.* [angl. ***person walking with crutches***]. Personne marchant avec des béquilles.

BÉQUILLARDS (syndrome des) [angl. ***crutch paralysis***]. Compression chronique de l'artère axillaire par la traverse d'une béquille axillaire.

BÉQUILLE, *s. f.* [angl. ***crutch***]. Aide fonctionnelle à la marche et à la station debout dont le niveau atteint le bras ou le creux axillaire. — ***b. axillaire.*** *B.* comportant un ou deux montants surmontés d'une traverse placée sous l'aisselle. — ***b. canadienne.*** *B.* d'aluminium s'appuyant à la partie moyenne du bras par une demi-embrasse postérieure. V. *béquillon* et *canne*.

BÉQUILLON, *s. m.* [angl. ***crutch-handled walking stick***]. Petite béquille dont le niveau n'atteint que l'avant-bras.

BERARDINELLI (maladie de) (B. Waldemar, argentin, 1954) [angl. ***Berardinelli's disease***]. V. *Lawrence (syndrome de).*

BERDAL ET BATAILLE (maladie de). Balanite érosive circinée, due au spirochète de Berdal et Bataille associé à des coccus.

BERGADA (syndrome de) (1962) [angl. ***Bergada's syndrome***]. Syn. *syndrome des testicules rudimentaires.* Variante du syndrome de Klinefelter (v. ce terme), associant dysgénésie testiculaire, cryptorchidie et souvent hypospadias ou microphallus.

BERGER (maladie de) (B. Jean, fr., 1968) [angl. ***Berger's disease***]. Glomérulonéphrite chronique à dépôts mésangiaux. V. *glomérulonéphrite chronique.*

BERGER (rythme de) (B. Hans, all.). V. *rythme alpha.*

BERGER (signe de) (B. Paul, fr., 1845-1908). Dans la luxation de l'épaule, l'abduction du bras est irréductible. V. *coude au corps (signe du).*

BERGERON (chorée ou **maladie de)** (B. Étienne, fr., 1880) [angl. ***Bergeron's chorea***]. Syn. *chorée électrique de Henoch-Bergeron.* Forme de chorée électrique frappant surtout les enfants et dans laquelle les secousses, localisées surtout au cou et aux épaules, sont répétées d'une façon rythmique à intervalles plus ou moins rapprochés. Certains la considèrent comme un trouble fonctionnel, d'autres comme une forme d'encéphalite aiguë épidémique. V. *myoclonie.*

BERGEY (classification de) (B. David, amér., 1860-1937) [angl. ***Bergey's classification***]. Classification des bactéries selon leurs affinités tinctoriales (Gram), leur métabolisme (aérobie ou non) et leur forme (coccus ou bacille).

BERGMAN (procédé de von) (B. Ernst von, all., 1836-1907). Résection totale de la vaginale, pratiquée dans la cure radicale de l'hydrocèle.

BERGONIÉ ET TRIBONDEAU (loi de) (B. Jean, fr., 1857-1925) [angl. ***Bergonié-Tribondeau law***]. Loi qui régit les variations de la sensibilité des tissus aux rayons X. « Les rayons agissent avec d'autant plus d'intensité sur les cellules : 1° que l'activité reproductrice de ces cellules est plus grande ; 2° que leur avenir caryocinétique est plus grand ; 3° que leur morphologie et leurs fonctions sont moins définitivement fixées ».

BÉRIBÉRI, *s. m.* (*béri*, mot sri-lankais qui signifie faiblesse) [angl. ***beriberi***]. Syn. *kakke.* Maladie fréquemment observée en Extrême-Orient et due à l'alimentation par le riz décortiqué dépourvu de vitamine B_1. C'est une avitaminose B_1. Elle est caractérisée *cliniquement* par des troubles moteurs, sensitifs, circulatoires et sécrétoires et *anatomiquement* par sa localisation presque exclusive sur les nerfs périphériques. Elle se présente sous deux formes : — 1° ***b. sec, paralytique*** ou ***atrophique,*** caractérisé par une paralysie prédominant aux membres inférieurs. — 2° ***b. humide,*** insuffisance cardiaque congestive à débit élevé, avec œdème et épanchements des séreuses. De telles insuffisances cardiaques par carence en vitamine B_1 ont été décrites également au cours de l'intoxication alcoolique. — Quant au ***shoshin b.*** (*s.* : apoplexie, en japonais) [angl. ***shoshin beriberi***], c'est une forme suraiguë de *b.* cardiovasculaire, accompagnée d'acidose lactique (v. ce terme).

BERLIN (syndrome de C.) (Chaïm B., israélien, 1961) [angl. ***Berlin's syndrome***]. Syndrome familial comportant une leucomélanodermie généralisée avec retard statural et mental, hypoplasie dentaire et hypotrichose. Ce syndrome est voisin de celui de Christ-Siemens. V. *anhidrose avec hypotrichose et anodontie.*

BERLIN (syndrome ou **œdème de)** (B. Rudolph, all., 1873) [angl. ***Berlin's disease***]. Réaction post-traumatique de la rétine caractérisée cliniquement par une baisse rapide et importante de la vue avec scotome central. La région péripapillaire de la rétine est œdématiée et sa couleur blanchâtre contraste avec la tache rouge cerise de la macula. La guérison survient généralement en quelques jours, mais des séquelles graves sont possibles (décollement de la rétine).

BERNARD (Claude)-HORNER (syndrome de) (B. Claude, physiologiste fr., 1813-1878). V. *Claude Bernard-Horner (syndrome de).*

BERNARD (Jean) et **SOULIER (J. P.) (maladie de)** (B. Jean, fr., né en 1907). V. *dystrophie thrombocytaire hémorragipare.*

BERNHARDT (maladie de) (B. Martin, all., 1895). V. *méralgie paresthésique.*

BERNHEIM (syndrome de) (B. P., fr., 1930) [angl. ***Bernheim's syndrome***]. Ensemble de troubles déterminés par la compression et le refoulement du ventricule droit par le ventricule gauche du cœur hypertrophié.

BERNSTEIN (épreuve de) (B. L., amér., 1962) [angl. ***Bernstein's test***]. Épreuve destinée à mettre en évidence (par instillation d'une solution d'acide chlorhydrique dans le bas œsophage), une affection de ce dernier, conséquence d'un reflux gastrique. Elle est préconisée dans certaines douleurs de type angineux qui ne font pas la preuve de leur origine coronarienne.

BERNSTEIN (loi de) (B. Julius, all., 1924) [angl. ***Bernstein's theory***]. Principe régissant la transmission héréditaire des groupes sanguins selon les lois de Mendel : un individu du groupe AB ne peut avoir d'enfant du groupe O et un individu du groupe O ne peut avoir d'enfant du groupe AB.

BERNUTZ (phlegmon de) (B. Gustave, fr., 1819-1897). Phlegmon de la paroi abdominale développé dans le tissu cellulaire sous-péritonéal.

BERT (effet Paul) (physiologiste fr., 1833-1886). Action toxique de l'oxygène sur le tissu nerveux : elle se traduit essentiellement par des crises convulsives.

BERTIN (colonne de) (B. Joseph, fr., 1712-1781) (TA *columnae renales*) [angl. ***column of Bertin***]. Tissu cortical séparant dans le rein les pyramides de Malpighi.

BÉRYLLIOSE, *s. f.* [angl. ***berylliosis***]. Manifestations toxiques provoquées par le béryllium : surtout pulmonaires (aiguës ou subaiguës) par inhalation de vapeurs ou de poussières de sels de béryllium ; accessoirement conjonctivales ou cutanées.

BESNIER (type) (B. Ernest, fr., 1831-1909). V. *kératodermie symétrique des extrémités.*

BESNIER-BŒCK-SCHAUMANN (maladie de) (BBS) (Pautrier, 1934) [angl. ***sarcoidosis, Besnier-Bœck-Schaumann disease***]. Syn. *lymphogranulomatose bénigne* (J. Schaumann, 1916), *sarcoïdose.* Maladie caractérisée par l'association de lésions cutanées décrites par Besnier en 1889 sous le nom de *lupus pernio* et par Bœck en 1899 sous celui de *sarcoïde cutanée,* de lésions ganglionnaires et pulmonaires, celles-ci décelables seulement par la radiographie. Ces lésions ont en commun leur aspect *histologique* de ***granulome*** formé de cellules épithélioïdes et de cellules géantes sans nécrose tissulaire, entouré d'une couronne de lymphocytes. Cette maladie est considérée comme une réticulo-endothéliose pouvant intéresser aussi les os, la rate, le foie, l'œil (iridocyclite) et d'autres viscères. Sa nature n'est pas connue ; les uns en font une forme atypique de la tuberculose, d'autres mettent en cause un virus, certains en font une manifestation allergique (défaut d'immunité cellulaire) ou la rangent parmi les collagénoses. Des cas familiaux ont été observés, permettant de penser à une prédisposition génétique. — Le *diagnostic* repose actuellement sur la biopsie (la réaction de Kveim est abandonnée) ; *biologiquement* on note une lymphopénie avec abaissement du rapport CD4/CD8 et une élévation du taux sérique de l'angioconvertase ; le *pronostic* est le plus souvent favorable, le *traitement* est essentiellement corticoïde. — Selon l'aspect radiographique thoracique, on ***classe*** la maladie en quatre types : *type I :* adénopathies hilaires et/ou latérotrachéales isolées ; *type II :* adénopathies avec atteinte pulmonaire sans fibrose ; *type III :* atteinte pulmonaire sans adénopathie ni fibrose ; *type IV :* fibrose pulmonaire. V. *Heerfordt (syndrome de), Kveim (réaction de), Löfgren (syndrome de), Sjögren (syndrome de),*

Mikulicz (maladies ou syndromes de) n°1, Perthes-Jungling (ostéite cystoïde de) et *carence immunitaire.*

BESOIN, *s. m.* [angl. ***need***]. Exigence, nécessité. — ***b. fondamental*** [angl. ***basic need***]. Nécessité vitale commune à tout être humain.

BESREDKA (méthode de) (B. Alexandre, russe, 1910) [angl. ***Besredka's method***]. Syn. *vaccination anti-anaphylactique.* Méthode indiquée par Besredka pour éviter les accidents anaphylactiques dans la pratique de la sérothérapie. Elle consiste à injecter une très faible quantité de sérum (1/10 à 1/100 de millilitre) deux heures avant de faire l'injection curative. V. *tachyphylaxie.*

BESSEL HAGEN (déformation ou maladie de) (B. H. Fritz, de Kœnigsberg, all., 1856-1922). Malformation osseuse caractérisée par un raccourcissement du cubitus ou ulna, dont l'extrémité inférieure est aplasique et par une incurvation avec parfois luxation du radius. Cette anomalie, rare à l'état isolé, existe presque toujours dans la maladie ostéogénique.

BESSIS (test de réactivation de) (B. Marcel, fr., né en 1917). Procédé destiné à mettre en évidence l'immunisation anti-Rh d' un sujet Rh– chez lequel toutes les réactions d'agglutination restent négatives. On essaie, en lui injectant à 3 reprises et à 3 jours d'intervalle 0,5 mL de sang Rh+, de réactiver les anticorps anti-Rh latents. Si ceux-ci existent (sujet iso-immunisé, v. *iso-immunisation*), ils apparaissent temporairement, dans le sérum après la 2e et surtout après la 3e injection. Ce procédé doit être appliqué avec prudence.

BEST (maladie de) (B. Frantz, all., 1905) [angl. ***Best's disease***]. Forme infantile de la maladie de Stargardt (v. ce terme).

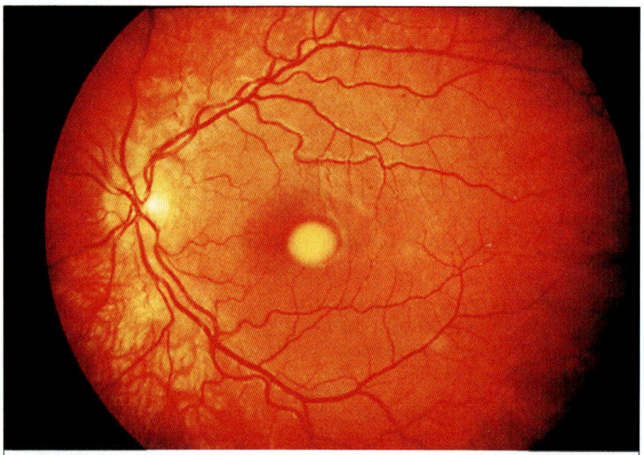

Maladie de Best. Lésion jaune au centre du fond d'œil

BESTIALITÉ, *s. f.* [angl. ***bestiality***] (médecine légale). Syn. *zoophilie érotique.* Acte vénérien pratiqué par un homme ou par une femme avec un animal. V. *paraphilie.*

BÊTA (onde et rythme) (onde et rythme β). V. *rythme bêta.*

BÊTA-ADRÉNERGIQUE, *adj.* V. *bêtastimulant.*

BÊTABLOQUANT, ANTE, *adj.* [angl. ***beta blocker***]. Syn. *bêtabloqueur, bêta-inhibiteur, bêtalytique.* Qui paralyse les récepteurs adrénergiques β (v. ce terme) et les rend insensibles à l'action de l'adrénaline et de l'isoprénaline. — *s. m.* Substance douée de cette propriété. On classe les nombreux *b.* selon qu'ils ont une action bêtabloquante pure (p. ex. : sotalol, timolol) ou qu'ils possèdent en plus un effet stabilisateur de membrane (v. ce terme) comme le propranolol ; une cardiosélectivité (bêta 1 bloquante : aténolol, métoprolol), une activité intrinsèque bêtastimulante (pindolol) ou plusieurs de ces propriétés à la fois (l'acébutolol possède les 3). Le labétalol est doué, enfin, d'une activité à la fois β et α bloquante. Les *b.* sont largement utilisés en thérapeutique, notamment dans l'insuffisance coronaire et dans l'hypertension artérielle.

BETAHERPESVIRINÆ, *s. f. pl.* [angl. ***Betaherpesvirinae***]. Sous-famille de la famille des *Herpesviridœ* (v. ce terme) comprenant les genres *Cytomegalovirus* et *Roseolovirus.*

BÉTAÏNE, *s. f.* (lat. *beta*, bette, betterave) [angl. ***betaine***] (chimie). Substance comportant une fonction acide et une fonction ammonium quaternaire méthylée ; p. ex. : la *carnitine.*

BÊTA-INHIBITEUR, TRICE, *adj.* V. *bêtabloquant.*

BÊTALACTAMASE, *s. f.* [angl. ***betalactamase***]. Enzyme bactérienne neutralisant l'action des bêtalactamines par hydrolyse du noyau bêta-lactame.

BÊTALACTAMINES, *s. f. pl.* [angl. ***betalactam antibiotic***]. Famille d'antibiotiques (v. ce terme) comprenant essentiellement les pénicillines et les céphalosporines, naturelles ou semi-synthétiques. Ces antibiotiques possèdent tous, dans leur formule, le noyau bêta-lactame et agissent en rompant la paroi rigide des bactéries Gram+. Lorsque la rupture est incomplète, les bactéries survivent sous des formes dépourvues de parois : ce sont les protoplastes, les sphéroplastes, les formes L (v. ces termes). Les *b.* sont les moins toxiques des antibiotiques ; ils peuvent toutefois provoquer des accidents allergiques. V. *carbapénème.*

BÊTALIPOPROTÉINE, *s. f.* [angl. ***betalipoprotein***]. V. *lipoprotéine.*

BÊTALYTIQUE, *adj.* V. *bêtabloquant.*

BÊTA-2-MICROGLOBULINE, *s. f.* V. *microglobuline.*

BÊTAMIMÉTIQUE, *adj.* [angl. ***betamimetic***]. Qui imite l'action des récepteurs adrénergiques β (v. ce terme) et, par extension, qui les stimule. V. *bêtastimulant.*

BÊTARÉCEPTEUR, *s. m.* V. *récepteur bêta-adrénergique.*

BÊTASTIMULANT, ANTE, *adj.* [angl. ***betastimulant***]. Syn. *bêta-adrénergique.* Qui excite les récepteurs adrénergiques β (v. ce terme). — *s. m.* Substance douée de cette propriété. L'*isoprénaline* et la *dopamine* possèdent une action β-stimulante sélective qui s'exerce sur l'ensemble des récepteurs β. L'*adrénaline* stimule aussi les récepteurs α ; la *dobutamine* est considérée comme un β1 stimulant, le *salbutamol* et la *ritodrine* comme des β2 stimulants.

BÊTATHÉRAPIE, *s. f.* [angl. ***betatherapy***]. Emploi thérapeutique des rayons β émis par le radium ou des isotopes radioactifs. — Par extension, utilisation pour l'irradiation profonde de certains cancers, de faisceaux d'électrons produits par des accélérateurs de particules tels que les bêtatrons.

BÊTATRON, *s. m.* [angl. ***betatron***]. Source d'électrons de haute énergie (jusqu'à 300 MeV). Ces électrons peuvent être utilisés directement en thérapie ou bien, après collision avec un matériau, servir de source de rayons X ou γ.

BETHESDA (système de) (ville du Maryland, États-Unis) [angl. ***Bethesda system***]. Classification cytologique (1993) des frottis cervico-utérins, ayant supplanté celle de Papanicolaou. V. *vaginal.*

BETH VINCENT (épreuve de) (B. Vincent, amér., né en 1876) [angl. ***Vincent's test***]. V. *Vincent (épreuve de Beth).*

BETZ. V. *Meyer-Betz (maladie de).*

BETZ (cellule de) (B. Vladimir, russe, 1834-1894) [angl. ***Betz's cell***]. Cellule pyramidale géante du cortex de la circonvolution frontale ascendante du cerveau, dont les axones constituent la voie motrice pyramidale. V. *pyramidal.*

BEUREN (syndromes de). — 1° (B. Alois, all., 1960). Cardiopathie congénitale exceptionnelle caractérisée par une transposition incomplète des gros vaisseaux de la base du cœur. L'aorte est seule transposée et part du ventricule droit ; l'artère pulmonaire naît à cheval sur une communication interventriculaire et se trouve en arrière et à droite de l'aorte. V. *transposition artérielle* et *ventricule droit à double issue.* — 2° V. *Williams et Beuren (syndrome de).*

BEURMANN ET GOUGEROT (maladie de de) (B. Charles de, fr., 1851-1923). V. *sporotrichose.*

BÉZOARD, *s. m.* (persan : *pad,* préserver ; *zehr,* poison ; allusion aux prétendues propriétés alexipharmaques de cette substance) [angl. ***bezoar***]. Concrétions calculeuses des voies digestives ou urinaires chez les quadrupèdes. On réserve souvent ce nom aux corps étrangers trouvés dans l'estomac. V. *phytobézoard* et *trichobézoard.*

BEZOLD (mastoïdite de) (B. Friedrich von, all., 1881) [angl. ***Bezold's mastoiditis***]. Mastoïdite dont le pus se fait jour par la paroi inféro-interne de l'apophyse mastoïde au niveau de l'insertion du digastrique et fuse d'abord le long de ce muscle, puis sous le sterno-cléido-mastoïdien.

BEZOLD-BRÜCKE (phénomène de) [angl. ***Bezold-Brücke phenomenon***]. Modification de la perception des couleurs lorsqu'elles sont violemment éclairées : le rouge et le vert jaune jaunissent, le violet, le bleu vert bleuissent.

BEZOLD-JARISCH (réflexe de von). Réflexe à point de départ ventriculaire gauche, empruntant des voies vagales et entraînant bradycardie, hypotension et vasodilatation périphérique.

BFU. V. *progéniteurs.*

BG ou **Bg**. Abréviation de *ballistocardiographie* et de *ballistocardiogramme.*

BGN [angl. ***GNB***]. Abréviation de *Bacille Gram Négatif.* V. *Gram (méthode de), bactérie* et *choc bactériémique.*

BGP. Abréviation de l'angl. ***Bone GLA Protein.*** V. *ostéocalcine.*

BIANCO (B. I., ital., 1948). V. *Silvestroni-Bianco (anémie de).*

BIBALLISME, *s. m.* (lat. *bis,* deux fois ; gr. *ballismos,* danse) [angl. ***biballism***]. Syn. *paraballisme, diballisme.* Syndrome rare caractérisé par l'extension à tout le corps des mouvements involontaires, violents et désordonnés qui, généralement localisés à un seul côté, sont le propre de l'hémiballisme (v. ce terme).

BIBLOC, *s. m.* [angl. ***bilateral bundle branch block***] (cardiologie). Syn. *bloc de branche bilatéral.* Perturbation de la conduction dans les deux branches du faisceau de His, atteintes le plus souvent successivement. Elle peut être *bifasciculaire,* touchant la branche droite et l'un des faisceaux (l'antérieur surtout) de la branche gauche ; *trifasciculaire,* par lésion de la branche droite et des deux faisceaux de la branche gauche ; *tronculaire* si les deux branches (ou troncs) du faisceau de His sont altérées. Sur l'électrocardiogramme, le *b.* se présente soit comme un bloc atrioventriculaire (BAV) complet, soit comme un bloc complet de l'une des deux branches avec un BAV incomplet, soit comme un bloc droit complet associé à un hémibloc gauche, généralement antérieur, avec ou sans BAV incomplet ; soit enfin, plus rarement, comme un BAV incomplet compliqué d'un hémibloc gauche et d'un bloc incomplet droit ou gauche. Ces aspects électriques sont variables chez un même sujet, se succèdent l'un à l'autre, alternent entre eux ; ils aboutissent généralement au BAV complet. V. *bloc cardiaque, bloc de branche* et *hémibloc.*

BICARBONATE, *s. m.* [angl. ***bicarbonate***]. Sel de l'acide carbonique. L'anion *b.* (CO_3H^-) est un des anions essentiels de l'organisme et constitue principalement la réserve alcaline. V. ce terme, *Henderson-Hasselbalch (équation de), tampon* et *concentration ionique du plasma.*

BICATÉNAIRE, *adj.* (lat. *bis,* deux fois ; *catena,* chaîne) [angl. ***double-stranded***]. Qui possède deux chaînes. V. *désoxyribonucléique (acide)* et *brin.*

BICEPS, *adj.* (lat. *bis,* deux fois ; *ceps,* chef) [angl. ***biceps***]. Qui a deux chefs ou deux tendons d'insertion à une extrémité. P. ex. : *muscle b. brachial* • 👁 **chef de muscle, muscle •.**

BICHAT (boule graisseuse de) (B. Xavier, fr., 1771-1802) (TA *corpus adiposum buccae*) [angl. ***Bichat's fat pad***]. Amas de tissu adipeux situé entre les plans musculaires superficiel et profond de la joue, à laquelle il donne sa forme arrondie.

BICKEL (syndrome de) (B. Georges, suisse, né en 1895). V. *hypopituitarisme antérieur.*

BICKERS-ADAMS (syndrome de) (Bickers D.S., amér. ; Adams R.D., amér. ; 1949) [angl. ***Bickers-Adams syndrome***]. Syndrome héréditaire à transmission récessive liée à l'X, comportant principalement une hydrocéphalie par sténose de l'aqueduc de Sylvius, une débilité mentale et une hypertonie spastique des extrémités avec flexion du pouce sur la paume.

BICKERSTAFF. V. *migraine.*

BICKERSTAFF (encéphalite de) (B. E., brit., 1951) [angl. ***Bickerstaff's encephalitis***]. Encéphalite virale touchant essentiellement le tronc cérébral ; elle évolue chez le sujet jeune vers la guérison sans séquelle en une quinzaine de jours. L'agent causal pourrait être un Herpèsvirus.

BICUSPIDE, *adj.* [angl. ***bicuspid***]. Se dit d'un orifice muni de deux valvules ou d'une dent garnie de deux cuspides.

BICUSPIDIE, *s. f.* (lat. *bis,* deux fois ; *cuspis, cuspidis,* pointe) [angl. ***bicuspid valvular anomaly***]. Anomalie d'un orifice cardiaque (aortique, pulmonaire ou tricuspide) qui comporte deux valvules au lieu de trois.

BICYCLETTE, *s. f.* - ***b. de rééducation.*** Appareil stationnaire permettant l'exercice des membres inférieurs d'un sujet assis sur une selle, au moyen d'un pédalier entraînant un mécanisme (ce n'est donc pas à proprement parler une bicyclette). — ***b. ergométrique*** [angl. ***ergometric bicycle***]. Syn. *cyclo-ergomètre. « B ».* munie d'une résistance réglable et d'un instrument de mesure du travail effectué, utilisée notamment en *rééducation* des cardiaques (coronariens ou non, p. ex. : après un infarctus ou un pontage aorto-coronaire), ou bien pour effectuer des épreuves d'effort à titre *diagnostique* chez des sujets suspects d'insuffisance coronaire.

BIEDL (B. Arthur, all., 1869-1933). V. *Laurence-Moon-Biedl-Bardet (syndrome de).*

BIELCHOWSKY (appareil de) (B. Max, all., XIXe siècle). Instrument d'optique utilisant les post-images (v. ce terme), destiné à l'étude de la vision binoculaire.

BIELSCHOWSKY ou **DOLLINGER-BIELSCHOWSKY** ou **JANSKY-BIELSCHOWSKY (idiotie amaurotique de type)** (B., 1914 ; D., 1919) [angl. ***Bielschowsky-Jansky disease***]. Variété infantile tardive d'idiotie amaurotique familiale (v. ce terme), se manifestant vers l'âge de 4 ans, entraînant la mort en 3 ou 4 ans, dans laquelle les symptômes cérébelleux prédominent souvent. V. *gangliosidose.*

BIELSCHOWSKY-LUTZ-COGAN (syndrome de) (B., 1902 ; L., 1924-25 ; C., 1950) [angl. ***Bielschowsky-Lutz-Cogan syndrome***]. Terme sous lequel on groupe les ophtalmoplégies internucléaires antérieure et postérieure.

BIEMOND (myopathia distalis juventis hereditaria de) (B. A., hollandais). V. *Gowers (myopathie distale ou type de).*

BIEMOND (syndrome de) (1934) [angl. ***Biemond's syndrome***]. Syndrome héréditaire à transmission autosomique récessive voisin de celui de Laurence-Moon-Bardet-Biedl comprenant : une taille anormalement grande, une aplasie génitale, une cyphose, un colobome double, une polydactylie et une arriération mentale, souvent associés à des troubles des divers métabolismes.

BIÈRE (épreuve de la). V. *Neisser (épreuve de).*

BIÈRE (syndrome des buveurs de) (Demanet, 1971) [angl. ***beer drinkers syndrome***]. Hyponatrémie de dilution provoquée par l'absorption massive de bière. Elle s'accompagne d'une hyperhydratation cellulaire et de troubles neuropsychiques importants.

BIERMER (anémie ou maladie de) (B. Anton, all., 1868) [angl. ***pernicious anaemia***]. Syn. *anémie d'Addison, a. hyperchrome mégalocytique, a. idiopathique* (Addison, 1865), *a. pernicieuse progressive* (Biermer, 1868). Anémie caractérisée par une diminution considérable du nombre des globules rouges, leur augmentation de volume et leur teneur plus grande en hémoglobine : c'est une anémie hyperchrome mégalocytaire avec leuco- et neutropénie et surtout présence de très nombreux mégaloblastes dans la moelle osseuse. Elle s'accompagne de troubles digestifs (glossite de Hunter, achylie, atrophie des muqueuses digestives) et nerveux (syndrome neuro-anémique). Son évolution, autrefois mortelle en 2 ou 3 ans (*a.* pernicieuse), a été transformée par l'hépatothérapie et surtout par l'usage de la vitamine B_{12} intramusculaire (v. *cobalamine*). Elle est due, en effet, à une carence en vitamine B_{12}, provoquée par un manque de sécrétion du facteur intrinsèque lié à une gastrite atrophique. V. *Castle (théorie de), Schilling (test de)* et *gastrinémie.* — Un facteur génétique intervient peut-être parmi ses causes ; d'autre part, la découverte, chez des malades atteints d'*a. de B.*, d'anticorps dirigés contre les cellules bordantes de la muqueuse gastrique et contre le facteur intrinsèque permet de définir actuellement la maladie de *B.* comme une gastrite atrophique auto-immune entraînant une carence en vitamine B_{12} par malabsorption. Le taux sérique de vitamine B_{12} est abaissé contrairement à celui des folates qui est normal. V. *Hoffbrand (anémie pernicieuse juvénile vraie, type II de).*

BIERMÉRIEN, ENNE, *adj.* Qui se rapporte à la maladie de Biermer ou anémie pernicieuse.

BIERNACKI (signe de) (B. Edmond, polonais, 1866-1911) [angl. ***Biernacki's sign***]. Anesthésie du nerf cubital (ulnaire) dans la gouttière épitrochléenne, signe de tabès.

BIETT (collerette de) (B. Laurent, fr., 1781-1840) [angl. ***Biett's collar***]. Léger soulèvement épidermique qui existe souvent autour des lésions cutanées de la syphilis secondaire et qui se présente sous la forme d'une petite collerette blanche, tranchant sur la coloration rouge ou cuivrée de la lésion.

BIETTI (dystrophie cornéenne de) (B. Giambatista, ital., 1937) [angl. ***Bietti's dystrophy of the cornea***]. Dystrophie cornéenne comportant des opacités nodulaires scintillantes.

BIFIDITÉ, *s. f.* (lat. *bifidus,* partagé en deux). État de ce qui se divise en deux. P. ex. : ***b. urétérale*** [angl. ***bifid ureter***] : uretère dédoublé, mais les deux conduits se rejoignent et s'abouchent dans la vessie par un orifice unique. V. *duplicité.*

BIFIDOBACTERIUM, *s. m.* (lat. *bifidus,* partagé en deux ; gr. *bactêria,* bâton) [angl. ***Bifidobacterium***]. Genre bactérien classé en général dans la famille des *Actinomycetaceæ,* Gram+, immobile, non sporulé, de grande diversité morphologique, normalement présent dans l'intestin humain. Non pathogène, il produit de l'acide lactique.

BIFOCAL, ALE, *adj.* (lat. *bis*, deux fois ; *focus*, foyer) [angl. ***bifocal***]. Qui possède deux foyers.

BIGELOW ou **BIGELOW-CLELAND (myotomie** ou **opération de)** (B., canadien, 1963) [angl. ***Bigelow-Cleland operation***]. Intervention chirurgicale destinée à remédier à la sténose hypertrophique musculaire (ou myocardiopathie obstructive) du ventricule gauche. Elle consiste dans la section, sous circulation extracorporelle et par voie aortique, du bourrelet musculaire sous-valvulaire septal qui bombe dans le ventricule gauche.

BIGÉMINÉ, NÉE, *adj.* (lat. *bigeminus,* redoublé) [angl. ***bigeminal***]. Syn. *géminé.* V. *pouls bigéminé.*

BIGÉMINIE, *s. f.* ou **BIGÉMINISME**, *s. m.* [angl. ***bigeminy***] (cardiologie). Syn. *rythme couplé.* Groupement répété de 2 systoles (doublets) composé le plus souvent de la systole normale suivie d'une extrasystole (prématurée) plus faible que la systole précédente. V. *pouls bigéminé.*

BIGGS ET DOUGLAS (test de) (B. Rosemary, brit., XXe siècle). V. *thromboplastino-formation.*

BIGLIERI (syndrome de) (1966). Variété très rare d'hyperplasie surrénale congénitale (v. ce terme) caractérisée par une hypertension artérielle avec alcalose hypokaliémique et une modification discrète des caractères sexuels chez les garçons et chez les filles.

BIGNAMI (B. Amico, ital., 1903). V. *Marchiafava-Bignami (maladie de).*

BIGONADISME, *s. m.* (lat. *bis*, deux fois ; gr. *gonê*, sexe). Présence, chez un même sujet, de glandes sexuelles (gonades) des deux sexes. On l'a invoquée dans certains états intersexuels.

BIGUANIDE, *s. m.* (qui possède 2 radicaux guanide) [angl. ***biguanide***]. Substance comportant deux radicaux guanide, tels la *paludrine* (un antipaludéen) ou la *metformine* (v. ce terme) utilisée dans le traitement oral du diabète sucré du type 2 et qui agit en diminuant la résistance de l'organisme à l'insuline, économisant ainsi cette hormone. V. *acidose lactique* et *sulfamide hypoglycémiant.*

BILAN ARTICULAIRE [angl. ***articular check-up***]. Appréciation de l'amplitude des mouvements articulaires actifs et passifs au moyen d'un goniomètre.

BILAN MUSCULAIRE [angl. ***muscular check-up***]. Évaluation clinique de la force d'un muscle ou d'un groupe de muscles avec cotation selon une *échelle allant de 0 à 5 :* 0 : contraction nulle ; 1 : contraction perceptible sans aucun mouvement ; 2 : mouvement partiel contre la pesanteur ; 3 : mouvement complet contre la pesanteur ; 4 : mouvement complet contre une résistance modérée ; 5 : mouvement complet contre un forte résistance. D'autres échelles de cotations ont été proposées par divers auteurs. V. *Ashworth (échelle d').*

BILATÉRAL, ALE, *adj.* (lat. *bis*, deux fois ; *latus,* côté). [angl. ***bilateral***]. Qui concerne les deux côtés.

BILE, *s. f.* (lat. *bilis*) [angl. ***bile***] (en gr. *kholê*). Liquide jaune ou verdâtre, visqueux, amer, alcalin, sécrété par le foie, emmagasiné dans la vésicule biliaire et excrété dans le duodénum par le canal ou conduit cholédoque. Il comprend notamment de l'eau et du cholestérol, des *pigments biliaires* produits par l'hémolyse et des *sels biliaires*, qui contribuent à l'émulsification et à la digestion des graisses. V. les termes commençant par *chol...*

BILHARZIA HÆMATOBIA (d'après Theodor Bilharz, all., 1825-1862). V. *Schistosoma haematobium.*

BILHARZIOSE, *s. f.* V. *schistosomiase.*

BILIAIRE, *adj.* [angl. ***biliary***]. Qui a rapport à la bile. V. *pigment biliaire, sel biliaire* et *acide biliaire.* — ***fièvre b.*** intermittente. V. *fièvre bilioseptique* • 👁 **cholangiographie, foie •**.

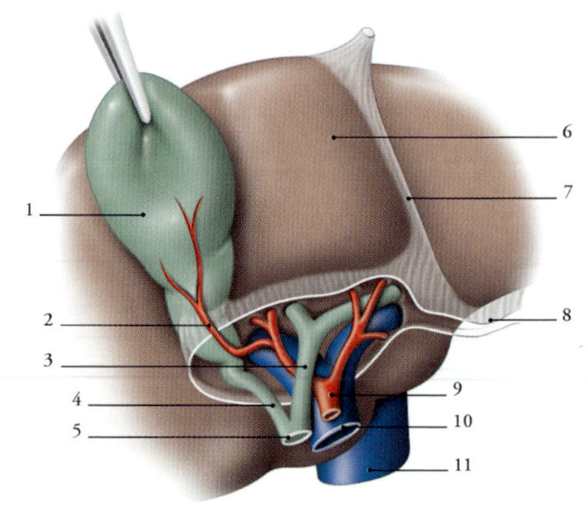

Voies biliaires

1. vésicule biliaire	*7. ligament falciforme du foie*
2. artère cystique	*8. petit omentum*
3. conduit hépatique commun	*9. artère hépatique propre*
4. conduit cystique	*10. veine porte*
5. conduit cholédoque	*11. veine cave*
6. lobe carré	

BILIEUX, EUSE, *adj.* [angl. ***bilious***]. Qui est dû à une hypersécrétion biliaire. — ***crise b.*** ou ***flux b.*** [angl. ***biliousness***]. Syndrome caractérisé par des vomissements bilieux survenant périodiquement et accompagnés souvent de diarrhée bilieuse et de migraine avec troubles généraux. — ***fièvre b. hémoglobinurique.*** V. *fièvre bilieuse hémoglobinurique.*

BILIGENÈSE, BILIGÉNIE, *s. f.* ou **BILIGÉNIQUE (fonction)** [angl. ***biligenesis***]. Élaboration de la bile.

BILIGRAPHIE, *s. f.* V. *cholangiographie.*

BILIOSEPTIQUE (fièvre). V. *fièvre bilioseptique.*

BILIRUBINAMNIE, *s. f.* (bilirubine ; gr. *amnion*, amnios). Présence et taux de bilirubine dans le liquide amniotique.

BILIRUBINE, *s. f.* [angl. ***bilirubin***]. Pigment biliaire jaune-rougeâtre produit par la réduction de la biliverdine (v. ce terme). Il est transporté dans le sang sous forme insoluble dans l'eau, lié à l'albumine (*b. libre, vraie, non conjuguée,* donnant la réaction *indirecte* d'Hymans Van den Bergh) jusqu'au foie qui la conjugue à l'acide glycuronique. La *b. glycuro-conjuguée* (donnant la réaction *directe* d'H. Van den Bergh), hydrosoluble, peut alors être excrétée par la bile. V. *diazoréaction 2°, stercobilinogène, biliverdine, ictère chronique idiopathique, urobilinogène* et *stercobiline.*

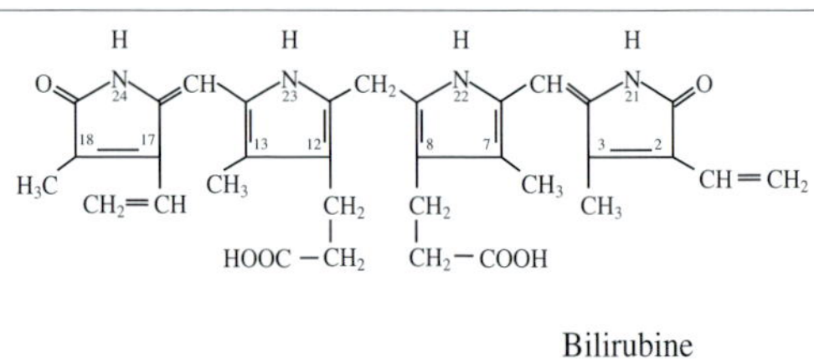

Bilirubine

BILIRUBINÉMIE, *s. f.* [angl. ***bilirubinaemia***]. Présence de bilirubine dans le sang. Normalement, la *b. de type indirect* (ou *b. libre*) est de 3 à 4 mg par litre par la méthode d'Hymans Van den Bergh (v. *diazoréaction, 2°*), de 2 mg par litre par celle de Rivoire, de 5 à 6 mg par litre par celle de Besson et Fauvert ; elle est augmentée dans les ictères par hémolyse et par trouble congénital du métabolisme de la bilirubine (déficit en glycuronyl-transférase). La *b. de type direct* (ou *b. glycuroconjuguée*) est normalement de 3 à 10 mg ou 5,13 à 17,1 mmol par litre de plasma ; elle est accrue dans les ictères des hépatites, des cirrhoses, des malformations des voies biliaires et des troubles excrétoires de la bilirubine. V. *bilirubine* et *ictère chronique idiopathique.*

BILIRUBINOGENÈSE, *s. f.* Formation de la bilirubine.

BILIRUBINURIE, *s. f.* [angl. ***bilirubinuria***]. Présence et taux de la bilirubine dans l'urine. Normalement absente de l'urine, la *b.* y apparaît dans les divers ictères par hépatite et par obturation des voies biliaires.

BILIVERDINE, *s. f.* [angl. ***biliverdin***]. Pigment biliaire vert, produit par le tissu réticulo-endothélial à partir de l'hémoglobine, par perte de la globine, du fer et par ouverture du noyau tétrapyrrolique de l'hème. Sa réduction aboutit à la bilirubine (v. ce terme).

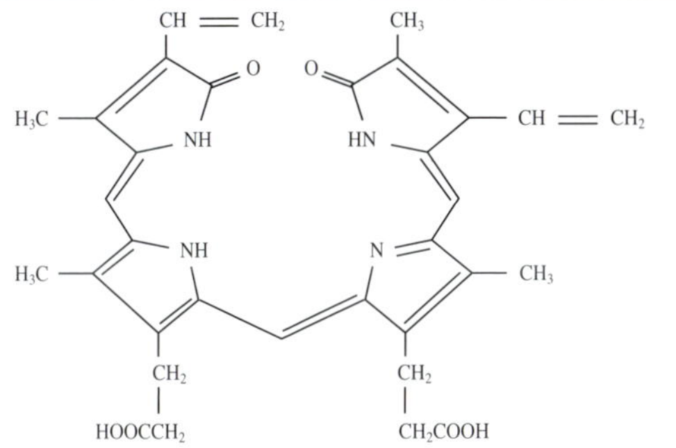

Biliverdine

BILLE (maladie de la). Altération de certains modèles anciens de prothèses valvulaires cardiaques (v. ce terme) dont la bille en matière plastique se déformait ou se fissurait, ce qui aboutissait à son blocage ou son expulsion.

BILLROTH (cordon de) [angl. ***red pulp cord***]. Syn. *cordon splénique.* Cordon cellulaire bordant les sinus spléniques. Les *c. de B.* constituent la *pulpe rouge* de la rate.

BILLROTH (opérations de) (B. Christian, all.). Gastrectomies partielles consistant en résection du pylore avec anastomose duodéno-gastrique (1er procédé, 1880, v. *Péan, opération de*) ou en résection du pylore avec exclusion duodénale et gastro-jéjunostomie postérieure latéro-latérale (2e procédé, 1885).

BILOCULAIRE, *adj.* (lat. *bis,* deux fois ; *loculus,* loge) [angl. ***bilocular***]. Se dit d'une cavité naturelle subdivisée en deux loges. — ***estomac b.*** Syn. *estomac en sablier.* Estomac formé de deux cavités réunies par un étranglement dû soit à un spasme, soit à la cicatrice d'un ulcus (radioscopie).

BILOGIE, *s. f.* (lat. *bis*, deux fois ; suffixe *logie,* tiré par analogie de trilogie, tétralogie, etc.). Malformation cardiaque caractérisée par l'association d'une communication interventriculaire et d'un rétrécissement de l'artère pulmonaire, l'aorte étant à sa place normale, non dextroposée. On en distingue trois variétés : la 1re avec shunt gauche-droite exclusif ; la 2e avec shunt croisé ; la 3e comportant une atrésie de l'artère pulmonaire (pseudo-truncus) avec shunt droite-gauche exclusif.

BIMASTOÏDIEN (diamètre) [angl. ***bimastoid diameter***] (obstétrique). Diamètre de la tête fœtale passant par les deux apophyses mastoïdes.

BINDEGEWEBSMASSAGE, *s. m.* Mot allemand signifiant *massage du tissu conjonctif.* V. *glissé.*

BINDEGEWEBSTHERAPIE, *s. f.* Mot allemand signifiant *traitement du tissu conjonctif.*

BINDER (syndrome de) (B. K., all., 1962) [angl. ***Binder's syndrome***]. Syn. *dysostose maxillo-nasale.* Malformation constituée par une hypoplasie du maxillaire et du nez, réalisant un aplatissement de l'étage moyen de la face, l'arête du nez étant presque verticale.

BINÉPHRECTOMIE, *s. f.* (lat. *bis.* deux fois ; gr. *néphros*, rein ; *ektomê,* ablation) [angl. ***double nephrectomy***]. Ablation des deux reins, pratiquée en cas de lésions rénales bilatérales incurables, la survie étant assurée par une hémodialyse chronique en attendant la transplantation rénale.

BINET-SIMON (tests de) (B. Alfred, fr. 1905) [angl. ***Binet-Simon test***]. Groupes de questions classées de telle sorte que les réponses faites par les enfants qui y sont soumis permettent de situer le niveau mental de ces derniers.

BING (B. Richard, amér., né en 1909). V. *Taussig-Bing (syndrome de).*

BING (syndrome de) (B. Richard, amér., né en 1909). V. *céphalée vasculaire de Horton.*

BING ET NEEL (syndrome de) (B. Jens, danois, 1936) [angl. ***Bing-Neel syndrome***]. Manifestations neurologiques rares (15 % des cas) de la macroglobulinémie de Waldenström. — Ce sont des atteintes, soit du système nerveux central et liées à l'hyperviscosité sanguine : troubles de la vision ou de l'audition, plus rarement paralysies, exceptionnellement coma ; soit du système nerveux périphérique : neuropathie sensitivo-motrice.

BINOCULAIRE, *adj.* (lat. *bis,* deux fois ; *oculus,* œil) [angl. ***binocular***]. Qui résulte de l'emploi simultané des deux yeux. P. ex. : *vision b., champ visuel b.*

BINSWANGER (syndrome, maladie, démence ou encéphalopathie de) (B. Otto, all., 1894) [angl. ***Binswanger's dementia***]. Démence progressive présénile provoquée par une démyélinisation d'origine ischémique de la substance blanche sous-corticale. V. *leuco-araïose.*

BIOARTIFICIEL, ELLE, *adj.* [angl. ***bioartificial***]. Se dit d'un organe prothétique de constitution hybride ; une partie en est *biologique,* utilisant un tissu vivant (îlot de Langerhans d'origine animale pour un pancréas *b.*, par ex.) ; l'autre partie est *artificielle* (p. ex., la membrane qui protège ledit tissu du rejet immunologique et permet un échange métabolique entre l'organe *b.* et l'organisme-hôte).

BIOCHIMIE, *s. f.* [angl. ***biochemistry***]. Application de la chimie à l'étude des phénomènes vitaux. Chimie des êtres vivants.

BIODISPONIBILITÉ, *s. f.* [angl. ***bioavailability***]. V. *disponibilité biologique des médicaments.*

BIOÉNERGÉTIQUE, *s. f.* [angl. ***bioenergetics***]. Partie de la physiologie qui traite de la transformation de l'énergie à travers les corps vivants. V. *thermodynamique.*

BIOÉTHIQUE, *s. f.* (gr. *bios*, vie ; éthique) [angl. ***bioethics***]. Syn. *éthique médicale.* Étude des problèmes moraux posés par les progrès de la médecine (procréation médicalement assistée, « manipulations » génétiques, transplantations d'organes, etc). V. *Huriet-Sérusclat (loi).*

BIOFEEDBACK, *s. m.* (terme angl. signifiant rétrocontrôle biologique). Technique de maîtrise des émotions et de leurs répercussions viscérales et particulièrement cardiovasculaires. Elle fait appel à des signaux visuels et sonores monitorant, p. ex., le pouls et la tension artérielle, de manière à renseigner l'intéressé et à l'aider à se contrôler.

BIOFILM, *s. m.* (gr. *bios,* vie ; angl. *film,* pellicule) [angl. ***biofilm***]. Fine pellicule constituée par des bactéries et le produit de leurs sécrétions, adhérente à des surfaces tissulaires ou bien à des matériels prothétiques incorporés et remarquable par la résistance aux antibiotiques des microbes qu'elle contient, lesquels apparaissent génétiquement modifiés par rapport à ceux qui restent en circulation.

BIOFILTRATION, *s. f.* Variante de l'hémofiltration (v. ce terme) où la quantité de liquide réinjecté est moindre que dans le procédé classique.

BIOGENÈSE, *s. f.* (gr. *bios*, vie ; *génésis*, génération) [angl. ***biogenesis***]. — 1° Théorie opposée à celle de la génération spontanée et d'après laquelle tout être vivant est issu d'un autre être vivant. — 2° Création d'un organisme vivant ou celle d'un produit de cet organisme : *b.* d'une hormone.

BIOGÉNÉTIQUE (loi) (Serres, 1827) [angl. ***biogenetic law***]. « L'ontogenèse est une courte et rapide récapitulation de la phylogenèse » (Haeckel). Les divers stades du développement embryonnaire d'un vertébré supérieur reproduisant, d'après cette loi, les formes successives présentées par les ancêtres de cet organisme (transformisme).

BIOKINERGIE, *s. f.* Technique de manipulation associant ostéopathie et médecine chinoise.

BIOLOGIE, *s. f.* (J. B. Lamarck, 1802 ; Treviranus, 1802) (gr. *bios*, vie ; *logos*, discours) [angl. ***biology***]. Science de la vie ; étude des êtres vivants, appartenant au règne végétal et au règne animal, dans leur ensemble et de chacun d'eux en particulier ; de leur évolution, de la nature et du fonctionnement de leur organisme et de leurs rapports avec le milieu ambiant.

BIOLOGIE MÉDICALE [angl. ***medical biology***]. Partie de la biologie qui contribue au diagnostic des maladies humaines.

BIOLOGIE MOLÉCULAIRE (Weaver W., amér., 1938) [angl. ***molecular biology***]. Partie de la biologie traitant des structures moléculaires (p. ex. celle des acides nucléiques : ARN et surtout ADN). Elle permet, grâce à l'utilisation de sondes génétiques (v. ce terme) d'identifier des microorganismes, des maladies héréditaires ou des tumeurs et par génie génétique, de fabriquer des médicaments (p. ex. : des hormones et des vaccins). V. *génique.*

BIOLOGISTE, *s. m.* ou *f.* [angl. ***biologist***]. — 1° Celui ou celle qui étudie les phénomènes de la vie. — 2° Docteur en médecine ou en pharmacie exerçant la biologie médicale dans un laboratoire d'analyses médicales privé ou public.

BIOMARQUEUR, *s. m.* (gr. *bios*, vie) [angl. ***biomarker***]. Marqueur biologique. V. *marqueur.*

BIOMATÉRIAU, *s. m.* [angl. ***biomaterial***]. Substance utilisée pour fabriquer des prothèses, des organes artificiels implantables ou non, du matériel utilisé en biologie ou en médecine. Il peut s'agir de métaux, de céramique, de polymères, de dérivés du carbone, entrant par exemple dans la composition de vaisseaux, d'articulations, de valves cardiaques, de cristallins artificiels ; de matériel d'hémodynamique, de cathéters ou de supports pour les laboratoires d'analyse.

BIOMÉCANIQUE, *s. f.* [angl. ***biomechanics***]. Domaine de la mécanique (discipline qui relie les forces aux déplacements) s'appliquant aux structures et aux matériaux vivants. P. ex. : mécanique de la mastication, mécanique du genou.

BIOMÉDECINE, *s. f.* (gr. *bios*, vie) [angl. ***biomedicine***]. Partie de la médecine liée à la biologie. V. *Agence de la biomédecine.*

BIOMÉDICAL, ALE, *adj.* [angl. ***biomedical***]. Qui concerne la biologie et la médecine. V. *recherche b.*

BIOMÉTÉOROLOGIE, *s. f.* (gr. *bios*, vie ; *météôrologia*, discours sur les phénomènes célestes) [angl. ***biometeorology***]. Étude de l'influence des facteurs climatiques sur les êtres vivants.

BIOMÉTRIE, *s. f.* (Quételet) (gr. *bios*, vie ; *métron*, mesure) [angl. ***biometry***]. — 1° « Branche de la biologie qui applique à l'étude des êtres vivants les méthodes statistiques, le calcul des probabilités et les grands principes d'analyse mathématique » (Théret). — 2° Mesure d'un organe chez un être vivant. P. ex. : ***b. oculaire*** par échographie. — 3° Identification d'un individu par l'étude de ses particularités morphologiques (empreintes digitales, reconnaissance de l'iris...), comportementales ou par l'analyse de l'ADN.

BIOMICROSCOPE, *s. m.* [angl. ***biomicroscope***]. Association d'un microscope et d'un système particulier d'éclairage dit lampe à fente.

BIOMICROSCOPIE, *s. f.* [angl. ***biomicroscopy***]. Examen au microscope des tissus vivants. — En ophtalmologie, examen au microscope de l'œil (chambre antérieure, cristallin, vitré), avec l'éclairage spécial focalisé de la lampe à fente.

BIONIQUE, *s. f.* (Jack E. Steele, 1958) (gr. *bios*, vie ; électronique) [angl. ***bionics***]. Science qui étudie l'application à la mécanique et à l'électronique des connaissances acquises par l'étude des êtres vivants.

BIOPÉRIODICITÉ, *s. f.* (gr. *bios*, vie ; périodicité). Variations rythmiques des activités des organismes vivants.

BIOPHARMACEUTIQUE, *s. f.* [angl. ***biopharmaceutics***]. Science des relations entre les propriétés physicochimiques des médicaments et leur activité biologique. La *b.* étudie les différents facteurs (forme cristalline, taille des particules, nature de l'excipient, mode de fabrication) qui influent sur la résorption des médicaments dans l'organisme. Son but est d'obtenir, avec un principe actif, le meilleur effet thérapeutique, c'est-à-dire de présenter ce principe sous la forme pharmaceutique la plus efficace. V. *pharmacocinétique* et *disponibilité biologique des médicaments.*

BIOPHYSIQUE MOLÉCULAIRE [angl. ***molecular biophysics***]. Application à l'étude des phénomènes vitaux des méthodes de la physique moléculaire.

BIOPRÉCURSEUR, *s. m.* V. *prodrogue.*

BIOPROTHÈSE, *s. f.* (gr. *bios*, vie ; prothèse) [angl. ***bioprosthesis, xenograft valve***] (cardiologie). Syn. *hétérogreffe valvulaire.* Petit appareil destiné à être fixé dans le cœur pour remplacer les valvules détériorées d'un orifice (aortique ou atrio-ventriculaire) après résection de celles-ci. Il est constitué de valves aortiques de porc (valves de Hancock, de Carpentier-Edwards, 1970-75, de Liotta) ou de valves faites de péricarde bovin (valves d'Ionescu-Shiley, 1971-76) traitées chimiquement pour assurer leur résistance et leur souplesse et pour supprimer leurs caractères antigéniques. Elles sont fixées sur un anneau métallique recouvert de tissu plastique. Ces « prothèses biologiques » ne prédisposent pas aux thromboses mais elles se détériorent après quelques années. Certains chirurgiens utilisent des *b.* d'origine humaine *(homogreffes valvulaires).* V. *valvulaires cardiaques (prothèses).*

BIOPSIE, *s. f.* (Besnier, 1879) (gr. *bios*, vie ; *opsis*, vue) [angl. ***biopsy***]. Opération qui consiste à enlever sur le vivant un fragment d'organe ou de tumeur, dans le but de le soumettre à l'examen microscopique. — ***b. de Daniels.*** V. *Daniels (biopsie de).*

BIOPTOME, *s. m.* (gr. *bios*, vie ; *opsis*, vue ; *tomê*, section) [angl. ***bioptome***]. Syn. *biotome.* Pince à biopsie, utilisée notamment lors des cathétérismes cardiaques ou bien lors des endoscopies.

BIOPUCE, *s. f.* V. *puce ADN.*

BIORÉACTIF, *s. m.* Substance (enzyme, protéine) produite par des organismes vivants, utilisée pour le dosage qualitatif ou quantitatif de diverses substances en biochimie ou biologie moléculaire.

BIORYTHME, *s. m.* [angl. ***biorhythm***]. Syn. *rythme biologique.* Variation périodique des phénomènes biologiques, étudiée par la chronobiologie (v. ce terme).

BIOS I. V. *méso-inositol.*

BIOS II. V. *biotine.*

BIOSMOSE, *s. f.* (Achard, 1907) [angl. ***biosmose***]. Osmose se produisant à travers des membranes vivantes.

BIOSYNTHÈSE, *s. f.* (gr. *bios*, vie ; *sunthésis*, composition) [angl. ***biosynthesis***]. Élaboration d'un produit (cholestérol, hormone, etc.) dans un organisme vivant.

BIOTAXIE, *s. f.* (de Blainville, 1833) (gr. *bios*, vie ; *taxis*, arrangement) [angl. ***biotaxis, taxonomy***]. Syn. *taxinomie,* préférable à *taxonomie.* Science de la classification des êtres vivants. Elle distingue successivement les *taxons* suivants : le règne, l'embranchement (ou phylum, ou division), la classe, l'ordre, la famille, la sous-famille, la tribu, le genre, le sous-genre, l'espèce, la variété et la race. La *b.* phylogénétique se développe actuellement à côté de la *b.* classique, phénotypique. V. *arbre phylogénique universel, domaine* et *chimiotaxinomie.*

BIOTECHNOLOGIE, *s. f.* (1917) [angl. ***biotechnology***]. Discipline qui étudie les applications industrielles des connaissances acquises dans le domaine de la biologie (en bactériologie, génie génétique, enzymologie, immunologie, etc.).

BIOTHÉRAPIE, *s. f.* (gr. *bios*, vie ; *thérapéia*, traitement) [angl. ***biotherapy***]. Méthode de traitement consistant dans l'emploi de cultures vivantes (yoghourt, levure, ferments, etc.) ou de produits organiques (suc gastrique, bile, anticorps monoclonaux, etc.). Plus récemment, la *b.* inclut les immunomodulateurs produits par génie génétique (anticorps monoclonaux).

BIOTINE, *s. f.* (Du Vigneaud, 1942) [angl. ***biotin***]. Syn. *bios II, bios IIB, coenzyme R, vitamine B8, H ou H1* (de *Haut*, en allemand : peau), *vitamine antiséborrhéique.* Substance organosoufrée appartenant au groupe des vitamines B ; elle existe dans le jaune d'œuf, le foie, les reins, les levures ; les bactéries saprophytes de l'intestin la produisent. L'avitine du blanc d'œuf l'inactive. La *b.* est un facteur de croissance ; c'est une co-enzyme des carboxylases transporteuse de radicaux CO_2. Sa carence, chez le rat, provoque des lésions cutanées ; on l'utilise dans le traitement des dermatoses séborrhéiques. V. *abiotinose.*

BIOTIQUE, *s. f.* (Joël de Rosnay, 1981) (biologie et informatique) [angl. ***biotics***]. Application à la biologie de l'informatique, de la micro-électronique et de l'automatique.

BIOTOME, *s. m.* V. *bioptome.*

BIOTRANSFORMATION, *s. f.* [angl. ***biotransformation***]. Modification que subissent, dans l'organisme, les substances étrangères qui y pénètrent, en particulier les médicaments. V. *pharmacocinétique.*

BIOTROPISME, *s. m.* (Milian, 1920) (gr. *bios* ; *trépein*, tourner) [angl. ***biotropism***]. P. Hauduroy (1944) désigne par ce terme une propriété essentielle des virus qui ne peuvent se développer qu'en parasitant une cellule vivante.

BIOTYPE, *s. m.* (gr. *bios*, vie ; *tupos*, forme) [angl. ***biotype***]. — 1° Ensemble de caractères propres à certains êtres vivants et permettant leur classification. — 2° Syn. *biovar.* Catégorie d'individus ayant en commun certains caractères morphologiques, psychologiques ou physiologiques ; p. ex. possédant le même patrimoine héréditaire. Cette catégorie est une subdivision de l'espèce. P. ex. : *Vibrio cholerae* biotype *el Tor.* V. *type, biotaxie* et *sérotype.*

BIOTYPOLOGIE, *s. f.* [angl. ***biotypology***]. « Étude scientifique des individus d'une même espèce, de leurs différences et de la manière dont ces différences permettent de définir des types plus ou moins divers » (Henry Laugier).

BIOVAR, *s. m.* V. *biotype 2°.*

BI-OVULAIRE, *adj.* (lat. *bis*, deux fois ; ovule, de *ovum*, œuf). V. *dizygote.*

BIPARIÉTAL (diamètre) [angl. ***biparietal diameter***] (obstétrique). Diamètre de la tête du fœtus passant par les deux bosses pariétales.

BIPHOSPHONATE, *s. m.* [angl. ***biphosphonate***]. Syn. *diphosphonate.* Sel de l'acide phosphonique [R-PO $(OH)^2$] résultant d'une double salification (R, radical alkyle ou hydrogène). L'action anti-ostéoclastique des *b.* les fait utiliser pour traiter la maladie de Paget et diverses autres hyperostéolyses (cancers).

BIPOLAIRE, *adj.* (lat. *bis*, deux fois ; *polus*, pôle) [angl. ***bipolar***]. Qui comporte deux pôles. P. ex. : *cellule b., dérivation b.*

BIPROALVÉOLIE, *s. f.* Pro-alvéolie (v. ce terme) intéressant le maxillaire et la mandibule.

BIRCHER (opération de) [angl. ***Bircher's operation***]. V. *œsophago-dermato-gastrostomie.*

« *BIRDSHOT* » (choriorétinopathie type) (Ryan S., Maumenee A., 1980) (angl. *birdshot*, cendrée, petits plombs pour la chasse aux oiseaux) [angl. ***birdshot retinochoroidopathy***]. Syn. *choriorétinite vitiligineuse.* Uvéite postérieure chronique de cause inconnue survenant habituellement chez la femme après 50 ans, porteuse du gène HLA-A 29. Elle est caractérisée *cliniquement* par une baisse de l'acuité visuelle et des « mouches volantes » et à *l'examen* par une dissémination de taches de dépigmentation choroïdienne arrondies et jaunâtres. Son *évolution* est lentement progressive.

BIRÉFRINGENCE, *s. f.* (lat. *bis*, deux fois ; *refringere*, briser) [angl. ***double refringency***]. Propriété que possèdent certains cristaux transparents de diviser en deux un rayon lumineux qui les traverse. Le milieu optique est alors défini non par un, mais par deux indices de réfraction, dits ordinaire et extraordinaire. V. *réfringence.*

BIRNAVIRUS, *s. m.* (angl. *bi-segmented RNA virus*) [angl. ***Birnavirus***]. Genre viral de la famille des *Birnaviridæ*, responsable de la bursite infectieuse des poulets ou *maladie de Gumboro* (v. ce terme).

BISACROMIAL (diamètre) [angl. ***bisacromial diameter***] (obstétrique). Diamètre transverse du fœtus s'étendant d'un acromion à l'autre.

BISALBUMINÉMIE, *s. f.* [angl. ***bisalbuminaemia***]. Présence dans le sérum sanguin, de deux sortes d'albumine : l'albumine normale et une autre qui, au cours de l'électrophorèse, migre plus vite que la précédente lorsqu'il s'agit d'une *b. transitoire*, comme celle observée au cours d'un traitement antibiotique intensif par les bêtalactamines ou qui migre plus lentement que l'albumine normale en cas de *b. congénitale*, anomalie probablement d'origine génétique, sans traduction clinique.

BISEXUALITÉ, *s. f.* [angl. ***bisexuality***]. État d'un individu ayant une apparence et des aspirations communes aux deux sexes. V. *hermaphrodisme, 2°.*

BISILIAQUE (diamètre) [angl. ***bisiliac diameter***] (obstétrique). Diamètre transverse du fœtus s'étendant d'une crête iliaque à l'autre.

BISKRA (bouton de) (ville d'Algérie). V. *bouton d'Orient.*

BISMUTH, *s. m.* (lat. d'alchimiste *bisemutum*, d'après le vieux saxon *wis mat*, masse blanche) [angl. ***bismuth***]. Élément chimique de numéro atomique 83 (83 électrons gravitent autour du noyau atomique). Symbole *Bi.* Le *b.* est un métal aisément fusible, appartenant à la famille de l'arsenic et de l'antimoine. Ses sels sont moins toxiques que ceux de ces derniers éléments. On les a utilisés en dermatologie, pour soigner les affections des amygdales et du pharynx, les troubles gastro-intestinaux (sous-nitrate et carbonate) ainsi que la syphilis. V. *encéphalopathie bismuthique.*

BISMUTHÉMIE, *s. f.* [angl. ***bismuthaemia***]. Présence et taux du bismuth dans le sang. Normalement nulle, la *b.* s'élève au cours d'un traitement par ce métal, qu'un taux égal ou supérieur à 100 mg/L doit faire arrêter. V. *encéphalopathie bismuthique.*

BISMUTHISME, *s. m.* [angl. ***bismuthosis***]. Accidents toxiques observés parfois à la suite de l'emploi thérapeutique du bismuth. Ils consistent en stomatite, troubles digestifs intenses et albuminurie avec cylindres dans l'urine. V. *encéphalopathie bismuthique.*

BISTOURI, *s. m.* (lat. *bastoria*, bâton) [angl. ***knife, bistoury***]. Instrument de chirurgie en forme de couteau, dont la lame peut être fixe, amovible ou repliable dans le manche. — ***b. électrique*** ou ***à haute fréquence.*** Instrument utilisant la chaleur dégagée par les courants de haute fréquence pour sectionner les tissus. V. *électrochirurgie, électrocoagulation* et *radiofréquence.*

BISTOURNAGE, *s. m.* (lat. *bis*, particule péjorative ; tourner ; proprement : mal tourner). Procédé de castration consistant à tordre les cordons sans pratiquer d'ouverture aux bourses.

BITACHYCARDIE, *s. f.* (lat. *bis*, deux fois ; gr. *takhus*, rapide ; *kardia*, cœur) [angl. ***double tachycardia***]. Syn. *double tachycardie.* Association d'une tachycardie ou tachyarythmie auriculaire et d'une tachycardie ventriculaire.

BITEMPORAL (diamètre) [angl. ***bitemporal diameter***] (obstétrique). Diamètre de la tête fœtale passant par l'origine des deux sutures fronto-pariétales.

BITHÉRAPIE, *s. f.* Traitement double, p. ex. au moyen de l'association de deux médicaments.

BITONALE (toux). V. *toux bitonale.*

BITONALE (voix). V. *diplophonie.*

BITOT (syndrome de) (B. Pierre, fr., 1863). Xérophtalmie accompagnée d'héméralopie. On en fait actuellement une *avitaminose A.* Ce syndrome a été décrit au Japon sous le nom de *hican* (v. ce terme).

BITOT (tache ou signe de) (1863) [angl. ***Bitot's spot***]. Tache nacrée, triangulaire, à sommet externe et à base interne, siégeant sur la conjonctive bulbaire, au niveau de l'ouverture palpébrale, observée dans la xérophtalmie.

BITROCHANTÉRIEN (diamètre) [angl. ***bitrochanteric diameter***] (obstétrique). Diamètre transverse du fœtus s'étendant d'un grand trochanter à l'autre.

BIURET (réaction du) [angl. ***biuret test***]. Coloration violet-pourpre que l'on obtient en traitant à froid le *biuret* (produit de condensation de 2 molécules d'urée) par une base (lessive de soude ou de potasse) et un peu de sulfate de cuivre. Cette réaction s'obtient non seulement avec le *biuret,* mais encore avec les substances ayant une constitution analogue (certains peptides et toutes les protéines) ; elle est caractéristique de ces substances et permet leur dosage d'après l'intensité de la coloration.

BIVITELLIN, INE, *adj.* (lat. *bis,* deux fois ; *vitellum,* jaune d'œuf). V. *dizygote.*

BIXLER. V. *Antley-Bixler (syndrome de).*

BJ. Initiales de *Bravais Jackson.* — ***crise, épilepsie BJ.*** Crise, épilepsie bravais-jacksonnienne.

BJERRUM (scotome de) (B. Jannik, danois, 1890) [angl. ***Bjerrum's scotoma***]. Scotome arciforme survenant au cours du glaucome, s'étendant de la tache aveugle à la région nasale.

BJÖRK (syndrome de) (1952) [angl. ***flush syndrome***]. Crises répétées de vasodilatation cutanée (flush), siégeant surtout au niveau du visage, évoluant parfois sur un fond de cyanose permanente et quelquefois accompagnées de dyspnée angoissante ; elles surviennent chez des malades atteints de carcinoïdes du grêle (v. ce terme) et seraient en rapport avec une élévation marquée de la bradykinine et de la kallidine dans le sang, due à la sécrétion exagérée de kallicréine (v. ces différents termes) par la tumeur intestinale et ses métastases hépatiques.

BJÖRK-SHILEY (valve de) [angl. ***Björk-Shiley prosthesis***]. V. *valvulaires cardiaques (prothèses).*

BJÖRNSTAD (syndrome de) (B.R., suédois, 1967) [angl. ***Björnstad's syndrome***]. Association rare de surdité et de pili torti (v. ce terme) des cheveux, des cils et des sourcils. La transmission de ces malformations se fait probablement de façon autosomique dominante. V. *Crandall (syndrome de).*

BK. Abréviation de *bacille de Koch.* V. *Mycobacterium tuberculosis* • 👁 **Mycobacterium** •.

BLACKFAN-DIAMOND (anémie de) (B. Kenneth, amér. ; Josephs, 1936 ; D. et B., 1938) [angl. ***Blackfan-Diamond anaemia***]. Syn. *anémie arégénérative chronique et congénitale, a. érythrodysgénésique, a. hypoplastique du petit enfant, a. hypoplastique congénitale* ou *idiopathique* ou *permanente, érythroblastopénie chronique de l'enfant, érythrophtisie, hypoplasie érythrocytaire chronique, erythrogenesis imperfecta.* Anémie survenant dans les premiers mois de la vie, caractérisée uniquement par une diminution du taux des globules rouges du sang (1 à 2 millions) ; il n'y a ni hémorragie ni hémolyse, ni modification des globules blancs ou des plaquettes ; la moelle osseuse est riche en normoblastes jeunes qui n'arrivent pas à maturation. Cette anémie d'origine inconnue, est grave et chronique. Des survies importantes ont pu être obtenues grâce aux transfusions et à la corticothérapie. V. *Aase (syndrome d').*

BLAIR-DONATI (point de) (B. Vilray, amér., né en 1871). Point de suture chirurgical dans lequel l'aiguille, après avoir effectué un point ordinaire, de dehors en dedans sur une lèvre de l'incision, puis de dedans en dehors sur l'autre, pique de nouveau cette dernière lèvre entre son point de sortie et l'incision, fait le même trajet en sens inverse, en ne prenant que le bord de la peau et sort sur la lèvre opposée entre l'incision et son point d'entrée primitif. Point utilisé dans une peau épaisse et rigide (dos) pour obtenir un affrontement parfait.

BLAKEMORE (sonde de) (B. Arthur, amér., né en 1897) [angl. ***Blakemore's tube***]. Sonde destinée à traiter par compression les hémorragies dues aux ruptures de varices œsophagiennes compliquant l'hypertension portale. Elle est pourvue de deux ballonnets gonflables, l'un, sphérique, situé à son extrémité inférieure et qui doit fixer celle-ci dans la grosse tubérosité gastrique, l'autre, cylindrique, destinée à comprimer l'œsophage. V. *Linton-Nachlas (sonde de).*

BLALOCK (opérations de) (B. Alfred, amér., 1899-1964) [angl. ***Blalock's operations***]. — 1° V. *Blalock-Clagett (opération de).* — 2° V. *Blalock-Hanlon (opération de).* — 3° V. *Blalock-Taussig (opération de).* — 4° (Désuète) Création chirurgicale d'une communication entre les deux oreillettes (ou atriums), destinée à supprimer l'hypertension pulmonaire au cours de certains rétrécissements mitraux.

BLALOCK-CLAGETT (opération de) [angl. ***Blalock-Clagett operation***]. Opération pratiquée dans certains cas de rétrécissement congénital de l'isthme aortique, lorsque l'opération de Crafoord est impossible. Elle consiste dans une anastomose de l'artère subclavière gauche avec l'aorte au-dessous de la sténose. Cette anastomose peut être termino-terminale (Clagett) après résection de l'isthme sténosé ou termino-latérale (Blalock) si la résection est impossible.

BLALOCK-HANLON (opération de) (1950) [angl. ***Blalock-Hanlon operation***]. Intervention chirurgicale palliative destinée à améliorer l'état des nourrissons bleus atteints de transposition complète des gros vaisseaux. Elle consiste dans la création ou l'agrandissement d'une communication interatriale (septostomie) ; celle-ci permettra un shunt croisé capable d'assurer la survie jusqu'à l'âge où une réparation complète pourra être envisagée (opération de Mustard 1°, de Senning ou de Rastelli, v. ces termes). V. *auriculotomie ou atriotomie transseptale de Rashkind.*

BLALOCK-TAUSSIG (opération de) (1945) [angl. ***Blalock-Taussig operation***]. Opération pratiquée dans certaines malformations du cœur caractérisées par une cyanose et un rétrécissement de l'artère pulmonaire (tétralogie de Fallot). Elle est destinée à augmenter l'hématose en accroissant le débit sanguin pulmonaire par l'apport, au poumon, de sang aortique partiellement désaturé. Elle consiste dans l'anastomose termino-latérale ou, plus rarement, termino-terminale d'une branche de la crosse aortique (subclavière le plus souvent ou tronc brachio-céphalique) avec une branche (généralement la gauche) de l'artère pulmonaire.

BLANC (vaccin de) (B. Georges, fr., 1884-1963) [angl. ***Blanc's vaccine***]. V. *typhus exanthématique.*

BLANC, CHE, *adj.* [angl. ***blank, resultless***]. Qui n'a pas donné de résultat. P. ex. : *ponction b. ; saignée b.*

BLANCHIR, *v.* Effacer momentanément, par un traitement de courte durée, les symptômes d'une maladie telle que la syphilis.

BLAND, WHITE ET GARLAND (syndrome de) (B. Edward, amér., 1933) [angl. ***Bland, White and Garland syndrome***]. Cardiopathie congénitale caractérisée par l'origine anormale de l'artère coronaire gauche qui naît de l'artère pulmonaire. D'où une anoxie du ventricule gauche aboutissant à une défaillance cardiaque mortelle dans le courant de la première année.

BLANKING, *s. m.* (mot angl.). Intervalle de temps faisant suite à la stimulation atriale, pendant lequel la détection ventriculaire est bloquée. Le *b.* est destiné, dans la stimulation cardiaque double chambre, à éviter l'*écoute croisée* (v. ce terme).

BLASCHKO (lignes de) (B. Alfred, all., 1858-1922) [angl. ***Blaschko's lines***]. Lignes cutanées, distinctes des lignes métamériques, et qui ne deviennent apparentes que si une affection cutanée (hyperkératose, incontinentia pigmenti) se développe selon leur topographie. Elles affectent la forme d'un V au niveau du rachis dorsal, d'un S à grand axe horizontal sur l'abdomen et sont à peu près longitudinales au niveau des membres. Elles matérialiseraient des trajets de migration de cellules embryonnaires à partir de la crête neurale.

BLASTE (gr. *blastos*, germe) [angl. ***blast***] (hématologie). *Suffixe* indiquant une cellule jeune, non arrivée au stade de maturité : *myéloblaste, lymphoblaste, normoblaste, monoblaste.* — Ce mot est parfois employé seul (*s. m.*) pour désigner une telle cellule (v. *cellule indifférenciée*) ou certaines cellules de la lignée lymphocytaire transformées au cours de réactions immunologiques *(cellules lymphoïdes transformées* ou *blastiques).* V. *lymphocyte* et *cellule blastique.*

BLASTÈME, *s. m.* (gr. *blastêma*, germe, bourgeon) [angl. ***blastema***]. — 1° Matière vivante liquide ou semi-liquide, qui, d'après Ch. Robin, s'organiserait en éléments figurés (théorie abandonnée). — 2° Groupe de cellules mésoblastiques dont le développement formera un organe ou une partie de corps.

BLAST-INJURIES (angl.). V. *souffle (accidents du).*

BLASTIQUE, *adj.* [angl. ***blastic***]. V. *blaste.*

BLASTOCÈLE, *s. f.* [angl. ***blastocele***]. V. *blastula.*

BLASTOCYSTE, *s. m.* (gr. *blastos*, germe ; *kustis*, capsule) [angl. ***blastocyst***]. Blastula (v. ce terme) des mammifères. À ce stade, l'œuf présente une cavité centrale.

BLASTODERME, *s. m.* (gr. *blastos*, germe ; *derma*, peau) [angl. ***blastoderm***]. Membrane primitive de l'embryon.

BLASTOME, *s. m.* (gr. *blastos*, germe ; *ôma*, tumeur) [angl. ***blastoma***]. — 1° Tumeur formée à partir d'un blastème (v. ce terme). — 2° Suffixe indiquant l'origine embryonnaire d'une tumeur.

BLASTOMÈRE, *s. m.* (gr. *blastos*, cellule ; *méros*, partie) [angl. ***blastomer***]. Ensemble des cellules nées des premières divisions de l'œuf fécondé. V. *macromère* et *micromère*.

BLASTOMÉRIQUE (théorie) (Wilms). V. *Bonnet (théorie de)*.

BLASTOMYCÈTES, *s. m. pl.* (gr. *blastos*, germe ; *mukês*, champignon) [angl. ***Blastomyces***, *pl.* ***Blastomycetes***]. Classe de champignons se reproduisant par bourgeonnement et se présentant soit sous la forme de levure, soit sous celle de filaments mycéliens, soit sous ces deux formes à la fois. Elle comprend, notamment, la levure de bière et le muguet. V. *blastomycose*.

BLASTOMYCOSE, *s. f.* [angl. ***blastomycosis***]. Nom sous lequel on groupe toutes les infections par les Blastomycètes et qui, pour certains, devrait être réservé aux mycoses provoquées par les champignons blastosporés (pratiquement, les candidoses et la cryptococcose). — ***b. brésilienne*** ou ***sud-américaine.*** Syn. *lymphomycose sud-américaine, paracoccidioïdal granuloma, paracoccidioïdose, maladie d'Almeida* ou *de Lutz-Splendore-Almeida. B.* due à *Paracoccidioïdes* ou *Blastomyces* ou *Zymonema brasiliensis,* débutant par une ulcération buccale qui s'étend à la peau voisine, aux amygdales et qui atteint les ganglions gastro-intestinaux, le foie et la rate. — ***b. chéloïdienne.*** V. *lobomycose.* — ***b. européenne.*** V. *cryptococcose.* — ***b. nord-américaine.*** Syn. *maladie de Gilchrist, maladie de Chicago. B.* chronique qui peut être due à plusieurs champignons (*Blastomyces* ou *Zymonema dermatiditis, Scopulariopsis americana* surtout), se manifestant par des foyers de suppuration cutanée ou par des localisations viscérales diverses (os, poumons, foie, rate, reins). — ***b. sud-américaine.*** V. *b. brésilienne.*

BLASTOSE, *s. f.* (gr. *blastos*, germe). Présence, dans le sang ou les organes hématopoïétiques, de cellules jeunes (blastes ou cellules blastiques) ou transformées. V. *blaste.* — Maladie caractérisée par cette présence (p. ex. : la leucémie aiguë).

BLASTOSPORE, *s. f.* (gr. *blastos,* germe ; *spora,* graine) [angl. ***blastospore***]. Spore fungique naissant par bourgeonnement. Phénomène observé chez les levures.

BLASTULA, *s. f.* (gr. *blastos*, germe) [angl. ***blastula***]. Stade du développement embryonnaire succédant à la morula et précédant la gastrula. Le blastoderme ne présente encore qu'un seul feuillet, limitant une *cavité* centrale ou blastocèle. V. *blastocyste.*

BLEB, *s. m.* (terme anglais). 1° Vésicule, bulle. — 2° Kyste gazeux intrapleural dont la rupture provoque un pneumothorax.

BLEGVAD-HAXTHAUSEN (syndrome de) (B. Olaf, danois, 1921) [angl. ***Blegvad-Haxthausen syndrome***]. Ostéopsathyrose (v. ce terme) avec atrophie cutanée, cataracte zonulaire et augmentation du taux des phosphatases sanguines.

BLENNORRAGIE, *s. f.* (gr. *blenna*, mucus ; *rhêgnumi*, je jaillis) [angl. ***blennorrhagia, gonorrhoea***]. Syn. *gonorrhée* et populaire : *chaudepisse, échauffement.* Maladie infectieuse dont l'agent pathogène est le gonocoque. Elle se manifeste surtout sous forme d'urétrite chez l'homme ; de vulvite, de vaginite, ou de métrite chez la femme. Ces diverses manifestations peuvent d'ailleurs être dues au *Trichomonas,* au *Candida,* au *Chlamydia* transmis également par contacts sexuels.

BLÉOMYCINE, *s. f.* [angl. ***bleomycin***]. V. *antimitotique.*

BLÉPHARITE, *s. f.* (gr. *blépharon*, paupière) [angl. ***blepharitis***]. Inflammation du bord libre des paupières, à laquelle peuvent prendre part tous les éléments qui constituent le rebord palpébral : peau, conjonctive, cils et glandes. Il en résulte un grand nombre de formes, dont la plus commune est la *b. ciliaire.*

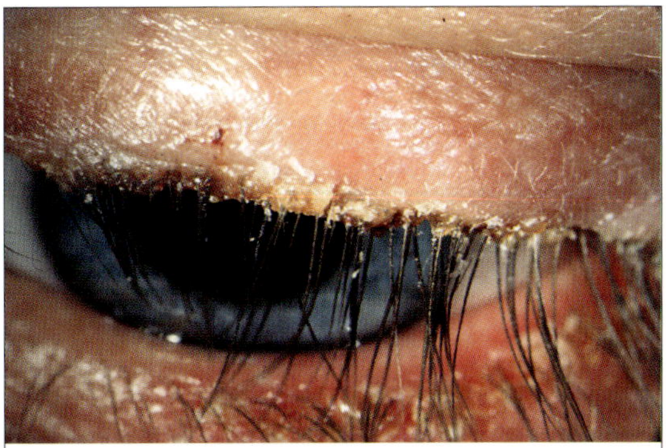

Blépharite séborrhéique

BLÉPHAROCHALASIS, *s. f.* (Fuchs) (gr. *blépharon*, paupière ; *khalasis*, relâchement) [angl. ***blepharochalasis***]. Atrophie du derme des paupières supérieures, accompagnée de relâchement du tissu cellulaire sous-cutané. Il en résulte la formation d'un large repli cutané qui tombe jusqu'au rebord ciliaire et gêne la vision directe en haut.

BLÉPHAROCONJONCTIVITE, *s. f.* (gr. *blépharon*, paupière ; lat. *conjunctus,* réuni) [angl. ***blepharoconjunctivitis***]. Inflammation de la conjonctive et des paupières.

BLÉPHAROPHIMOSIS, *s. m.* (gr. *blépharon*, paupière ; *phimôsis*, ligature) [angl. ***blepharophimosis***]. Insuffisance de la longueur de la fente palpébrale. Elle est congénitale ou due à une inflammation oculo-palpébrale.

BLÉPHAROPHTALMIE, *s. f.* (gr. *blépharon*, paupière ; *ophthalmos*, œil) [angl. ***blepharophtalmia***]. Inflammation simultanée des paupières et de la conjonctive.

BLÉPHAROPLASTIE, *s. f.* (gr. *blépharon*, paupière ; *plassein*, former) [angl. ***blepharoplasty***]. Syn. *blépharopoïèse.* Opération qui a pour but de réparer une paupière détruite ou déformée par une cicatrice.

BLÉPHAROPOÏÈSE, *s. f.* (gr. *blépharon*, paupière ; *poïein*, faire). V. *blépharoplastie.*

BLÉPHAROPTOSE, *s. f.* (gr. *blépharon*, paupière ; *ptôsis*, chute) [angl. ***blepharoptosis***]. Syn. *ptosis.* Chute de la paupière supérieure. Elle est complète ou incomplète suivant qu'elle abolit ou n'abolit pas la vision. Ce symptôme peut être causé par une lésion palpébrale (on emploie alors le terme de *blépharoptose*) ou par une lésion nerveuse de la IIIe paire crânienne ou des centres (on se sert de préférence, dans ce cas, du mot *ptosis*).

BLÉPHARORRAPHIE, *s. f.* (gr. *blépharon*, paupière ; *rhaphê*, suture) [angl. ***blepharorrhaphy***]. Suture des paupières. Opération qui a pour but de rétrécir la fente palpébrale.

BLÉPHAROSPASME, *s. m.* (gr. *blépharon*, paupière ; *spasmos*, spasme) [angl. ***blepharospasm***]. Contraction spasmodique de l'orbiculaire des paupières. — ***b. tonique.*** Spasme permanent symptomatique ou essentiel. — ***b. clonique.*** Clignements des paupières rapides et répétés.

BLÉPHAROSTAT, *s. m.* (gr. *blépharon*, paupière ; *statês*, qui arrête) [angl. ***blepharostat***]. Instrument destiné à maintenir les deux paupières écartées.

BLÉPHAROTIC, *s. m.* (Meige) [angl. ***blepharospasm***]. Tic convulsif des paupières. V. *blépharospasme clonique.*

BLESSIG ou **BLESSIG-IWANOFF (kystes de)** (B. Robert, all., 1885 ; I., 1865) [angl. ***Blessig's cysts***]. Dégénérescence kystique de la rétine, périphérique, localisée au secteur temporal. Elle survient chez les myopes, mais elle est parfois primitive, congénitale et familiale.

BLESSURE, *s. f.* (moyen allemand *bletzen,* rapiécer, blesser). — 1° [angl. ***wound, injury, lesion***]. « Toute espèce de lésion locale, produite instantanément par une violence extérieure » (Littré). — 2° V. *avortement.*

BLEU DE MÉTHYLÈNE [angl. ***methylene blue***]. Substance colorante utilisée en histologie (v. *Masson, coloration tri-*

chrome de), comme désinfectant urinaire et dans le traitement de la methémoglobinémie.

BLEUE (maladie) [angl. ***congenital cyanosis***]. Syn. *cyanose congénitale.* Maladie due à des malformations cardiovasculaires qui entraînent un shunt veino-artériel, c.-à-d. le passage du sang veineux dans le sang artériel. Il s'agit d'anomalies importantes et complexes, qui comportent dans 85 % des cas un rétrécissement de l'artère pulmonaire : la tétralogie de Fallot est à l'origine de 2/3 des cas de *m. b.* Celle-ci est caractérisée cliniquement par une cyanose des téguments et des muqueuses avec hippocratisme digital, polyglobulie, dyspnée, réduction de l'activité physique et souvent troubles nerveux. Tous ces symptômes sont la conséquence de l'anoxémie due au shunt veino-artériel laquelle est responsable de la mort de ces malades en l'absence de cure chirurgicale. V. *cyanose.*

BLIND-TEST, *s. m.* (angl. *blind,* aveugle). V. *placebo.*

BLISTER, *s. m.* (en angl. bulle). Syn. *plaquette thermoformée.* Mode de conditionnement utilisé notamment en pharmacie pour les dragées, comprimés, gélules, etc. lesquels sont présentés alignés entre une feuille d'aluminium et une pellicule de matière plastique transparente et *cloquée,* formant des logettes, sur lesquelles on presse pour libérer le médicament.

BLIZZARD. V. *Johanson-Blizzard (syndrome de).*

BLOC, *s. m.* [angl. ***block***] (cardiologie). V. *bloc cardiaque.*

BLOC ALVÉOLO-CAPILLAIRE (A. Cournand, 1951) [angl. ***alveolar capillary block***]. État pathologique empêchant la diffusion de l'oxygène de l'air des alvéoles pulmonaires vers le sang. Il est dû à une altération (sclérose ou œdème) des parois alvéolaires ou capillaires ou du liquide interstitiel qui les sépare ; interviennent en outre l'état du plasma sanguin et de la membrane des hématies, la restriction du lit capillaire dans lequel le sang circule plus vite et reste moins longtemps en contact avec l'air et le déséquilibre du rapport ventilation/perfusion. Le *bloc a.-c.* est observé dans la fibrose pulmonaire interstitielle diffuse, la sarcoïdose et la bérylliose pulmonaires ; il se traduit par une diminution de la capacité de diffusion pulmonaire (v. ce terme) et par une hypoxie avec hypocapnie.

BLOC D'ARBORISATIONS [angl. ***arborization block***] (cardiologie). Terme créé en 1917 par Oppenheimer et Rothschild pour désigner un trouble de la conduction intraventriculaire dû à des lésions étendues du myocarde intéressant le réseau sous-endocardique de Purkinje (ramifications du faisceau de His) ; l'élargissement, le crochetage et le bas voltage des ondes Q R S de l'électrocardiogramme dans les trois dérivations standard en étaient les caractéristiques. — L'étude ultérieure des dérivations précordiales a montré l'insuffisance de ces critères. Actuellement ce terme est tombé en désuétude du fait de l'imprécision de sa signification ; il s'appliquait probablement à des altérations variées de la conduction intraventriculaire : blocs incomplets, blocs focaux ou pariétaux, bloc péri-infarctus, peut-être blocs bilatéraux. V. ces termes et *bibloc.*

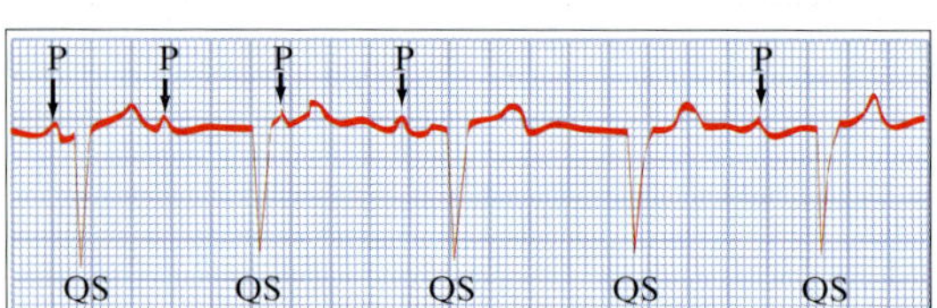

Bloc auriculo-ventriculaire complet

P : ondes atriales
QS : ondes ventriculaires

BLOC ATRIO- ou **AURICULO-VENTRICULAIRE (BAV)** (Adams, 1827 ; Stokes, 1846) [angl. ***atrioventricular heart block***] (cardiologie). Trouble du rythme cardiaque caractérisé par le ralentissement ou l'arrêt de la conduction de l'onde d'excitation entre les oreillettes (ou atriums) et les ventricules. C'est le plus fréquent des blocs cardiaques (v. ce terme). Si le *b.* est *incomplet* ou *partiel,* il peut provoquer un simple ralentissement du passage de l'excitation de l'atrium au ventricule (allongement de l'espace PR) : c'est le ***b. du 1er degré.*** Dans d'autres cas, certaines contractions atriales seulement se transmettent aux ventricules : c'est le ***bloc du 2e degré.*** On en distingue 3 variétés de gravité croissante : — l'allongement progressif de l'espace PR aboutissant à une onde P bloquée, le cycle reprenant ensuite : c'est la *période de Luciani-Wenckebach* ou *bloc de Mobitz type I ;* — le bloc fortuit d'une onde P ou *bloc de Mobitz type II :* l'espace PR est constant (normal ou allongé) et par moments une onde P n'est pas suivie d'un complexe QRST ; — le *bloc d'un haut degré :* le blocage de l'onde P y est cyclique, PR étant constant. On observe plusieurs complexes auriculaires (ou atriaux) pour un complexe ventriculaire, le bloc étant alors dit 2/1, 3/1, etc. La cadence ventriculaire est donc ralentie, de façon fixe ou variable. Si le *b.* est *complet* ou *total,* la contraction ventriculaire est indépendante de celle des oreillettes (ou atriums) et le rythme ventriculaire plus lent que le rythme auriculaire (ou atrial) (v. *pouls lent permanent* et *Adams-Stokes, maladie ou syndrome d'*). C'est le ***bloc du 3e degré.*** V. *H (onde), bloc infra-hissien, bloc intra-hissien, bloc supra-hissien, Lenègre (maladie de), Lev (maladie de), stimulateur cardiaque, Luciani-Wenckebach (bloc, période et phénomène de)* et *Mobitz (bloc de).*

BLOC AVANCÉ (cardiologie). V. *bloc de haut degré.*

BLOC BIDIRECTIONNEL [angl. ***bidirectional block***] (cardiologie). Variété de bloc cardiaque dans laquelle la conduction est arrêtée dans les deux sens, de la région proximale à la région distale et inversement.

BLOC BIFASCICULAIRE (Rosenbaum) [angl. ***bifascicular block***] (cardiologie). Variété de trouble de conduction intraventriculaire comportant une atteinte des deux faisceaux antérieur et postérieur de la branche gauche du faisceau de His ou celle, d'un seul de ces faisceaux associée à un bloc de la branche droite. V. *hémibloc* et *bibloc.*

BLOC BINODAL [angl. ***binodal block***] (cardiologie). Maladie dégénérative des voies de conduction intracardiaques atteignant à la fois le nœud sinusal, les voies de conduction intra-atriales, le nœud atrio-ventriculaire et parfois la partie proximale du faisceau de His. Le *b. b.* est un bloc complet (du 3e degré) ; les blocs congénitaux et familiaux sont souvent de ce type.

BLOC DE BRANCHE (image dite de) [angl. ***bundle-branch block***] (cardiologie). Aspect de l'électrocardiogramme dû habituellement à la lésion (bloc lésionnel) d'une des deux branches du faisceau de His, qui empêche l'excitation motrice d'atteindre normalement le ventricule intéressé : elle lui parvient plus tard qu'à l'autre ventricule. Il est caractérisé essentiellement, sur un tracé montrant l'existence d'une conduction atrio-ventriculaire (rythme sinusal ou arythmie complète par fibrillation atriale) : par l'élargissement, au-delà de 12/100 de s et le crochetage de l'onde QRS (qui survient après un intervalle PR non raccourci en cas de rythme sinusal) et par le retard de la déflexion intrinsécoïde dans les dérivations précordiales enregistrées en face du ventricule dont la branche est bloquée : en dérivations V1 et V2 en cas de *b. de b. droit,* en V5 et V6 en cas de *b. de b. gauche.* Généralement, l'onde T est dirigée dans le sens opposé à celui de QRS : il s'agit d'un bloc *typique* ou *hétérophasique ;* si elle est dirigée dans le même sens, le bloc est *atypique* ou *homophasique.* Le bloc est dit *incomplet* quand l'élargissement de QRS n'atteint pas 12/100 de seconde. Le bloc incomplet de la branche droite peut correspondre à une surcharge diastolique du ventricule droit (v. *hypertrophie ventriculaire de surcharge*). Si les *blocs lésionnels* sont presque toujours permanents, les *blocs fonctionnels* sont intermittents, chronodépendants et déclenchés en général par une tachycardie (la branche considérée, anatomiquement normale, étant en période réfractaire). V. *hémibloc, bloc bifasciculaire, bloc trifasciculaire* et *conduction aberrante.* — ***b. de b. bilatéral.*** V. *bibloc.* — ***b. de b. déguisé*** (Richman et Wolff, 1954) [angl. ***masquerading bundle branch block***]. Aspect de bloc de branche gauche en dérivations standard et de bloc de branche droite en dérivations précordiales ; il correspond à des lésions sévères sur les deux branches. — ***b. de b. de type Wilson.*** V. *Wilson (bloc de branche de type).*

BLOC CARDIAQUE ou **BLOC DU CŒUR** [angl. ***heart block***]. Syn. *blocage du cœur.* Trouble du rythme cardiaque caractérisé par ce fait que l'onde d'excitation ne se propage pas ou se propage difficilement dans le système de conduction cardiaque (nœud sinusal de Keith et Flack, nœud d'Aschoff-Tawara et faisceau de His). Le siège du *b.* est variable : entre le sinus et l'oreillette (ou atrium) *(bloc sino-auriculaire ou sino-atrial)* ou entre les deux oreillettes (ou atriums) *(bloc intra-auriculaire ou intra-atrial)* ou, le plus souvent, entre les oreillettes (ou atriums) et les ventricules *(bloc atrio-* ou *auriculo-ventriculaire)* ou enfin dans les ventricules *(bloc de branche)*. V. ces différents termes.

BLOC COMPLET [angl. ***complete heart block***] (cardiologie). V. *bloc atrio-* ou *auriculo-ventriculaire.*

BLOC DANS LE BLOC (Gallavardin) (cardiologie). Phénomène qui, au cours du pouls lent permanent par bloc atrio-ventriculaire complet, expliquerait les paroxysmes bradycardiques avec pauses ventriculaires prolongées : l'excitation née dans le centre d'automatisme ventriculaire serait bloquée dans les ventricules et inefficace.

BLOC DU DEUXIÈME DEGRÉ [angl. ***second degree heart block***] (cardiologie). V. *bloc atrio-* ou *auriculo-ventriculaire.*

BLOC DISTAL (cardiologie). V. *bloc infra-hissien.*

BLOC EXCITATION-CONTRACTION (cardiologie). V. *dissociation électromécanique.*

BLOC DU FAISCEAU DE BACHMANN. V. *Bachmann (faisceau de).*

BLOC FASCICULAIRE [angl. ***fascicular block***] (cardiologie). Variété de trouble de conduction intraventriculaire comportant l'atteinte d'un des deux faisceaux de division de la branche gauche du faisceau de His ou celle de la branche droite de ce faisceau.

BLOC FOCAL (Weinberg et Katz, 1940) [angl. ***intraventricular block***] (cardiologie). Syn. *bloc intraventriculaire.* Trouble de la conduction intraventriculaire dans lequel les lésions sont limitées à un des rameaux distaux d'une des deux branches du faisceau de His ; elles intéressent une zone restreinte d'une paroi du cœur dont l'activation est retardée. Les plus fréquents sont les *b. f.* du ventricule gauche ; ceux du ventricule droit correspondent souvent à une hypertrophie de ce ventricule. Le *b. f.* ne diffère guère du bloc pariétal ; le bloc péri-infarctus en est la principale variété étiologique. V. *bloc pariétal* et *bloc péri-infarctus.*

BLOC DE HAUT DEGRÉ [angl. ***high-grade heart block***] (cardiologie). Syn. *bloc avancé* (Katz). Variété de bloc atrio-ventriculaire grave du fait de la lenteur extrême du rythme ventriculaire qui entraîne les accidents du syndrome d'Adams-Stokes. Il s'agit d'un bloc partiel (2e degré) dans lequel seulement une contraction atriale sur 3 ou 4 entraîne une systole ventriculaire.

BLOC INCOMPLET [angl. ***incomplete heart block***] (cardiologie). V. *bloc atrio-* ou *auriculo-ventriculaire.*

BLOC INFRA-HISSIEN [angl. ***infra-His bundle block***] (cardiologie). Syn. *bloc distal.* Variété de bloc atrio-ventriculaire dans laquelle la lésion siège au niveau des branches du faisceau de His. Ce siège est précisé par l'enregistrement des potentiels hissiens qui montre un allongement de l'intervalle HV (ou HR) au-delà de 55 millisecondes, ou une absence de liaison entre H et V (ou R) en cas de bloc complet. V. *H (onde)* et *HR (espace).*

BLOC INFRANODAL (cardiologie). Variété de bloc atrio-ventriculaire dans laquelle la lésion siège dans le tronc (bloc tronculaire) ou les branches (bloc distal) du faisceau de His, en dessous du nœud atrio-ventriculaire. V. *H (onde)*, *HR (espace)*, *bloc infra-hissien* et *bloc intra-hissien.*

BLOC INTRA-AURICULAIRE ou **INTRA-ATRIAL** [angl. ***intra-atrial heart block***] (cardiologie). Trouble rare de la conduction intracardiaque situé entre les deux oreillettes (ou atriums). Il peut être partiel : les ondes P de l'électrocardiogramme sont élargies et bifides (le premier sommet correspond à la contraction de l'oreillette droite, le second à celle de la gauche : c'est le cas au cours du rétrécissement mitral) ; ou total : il existe deux séries d'ondes P de forme et de fréquence différentes ou un flutter ou une fibrillation d'une seule oreillette. V. *bloc cardiaque* et *Bachman (faisceau de).*

BLOC INTRA-HISSIEN (Narula, 1970) [angl. ***intra-His bundle block***] (cardiologie). Syn. *bloc tronculaire.* Variété de bloc atrioventriculaire dans laquelle la lésion siège au niveau du tronc commun du faisceau de His. Ce siège est précisé par l'enregistrement des potentiels hissiens qui montre un élargissement de l'onde H. On a décrit trois formes principales de ces blocs : les *b. proximaux, distaux* et *médians ;* dans ces derniers, l'onde H est dédoublée en H_1 et H_2 ; l'étude des rapports de ces 2 ondes permet de distinguer des blocs tronculaires intra-hissiens médians des 1er, 2e et 3e degrés. V. *H. (onde)* et *HR (espace).*

BLOC INTRANODAL (cardiologie). V. *bloc supra-hissien.*

BLOC INTRAVENTRICULAIRE (cardiologie). V. *bloc focal.*

BLOC DE MOBITZ. V. *Mobitz (bloc de).*

BLOC MONOFASCICULAIRE [angl. ***monofascicular block***] (cardiologie). Variété de trouble de conduction intraventriculaire comportant l'atteinte de l'un des deux faisceaux de la branche gauche du faisceau de His. Elle réalise un hémibloc (v. ce terme).

BLOC OPÉRATOIRE [angl. ***operating theaters***]. Partie d'un établissement hospitalier où sont groupées les salles destinées aux interventions chirurgicales.

BLOC PARIÉTAL (Segers, 1948) [angl. ***intraventricular heart block***] (cardiologie). Trouble de la conduction intraventriculaire caractérisé par un léger retard de l'activation de la paroi antéro-latérale du ventricule gauche. Sur l'électrocardiogramme, les derniers vecteurs de QRS sont légèrement retardés et déviés dans leur orientation : celle-ci s'oppose à la direction, normale, des vecteurs initiaux de l'onde ventriculaire rapide, donnant le plus souvent une image R ou qR en D_1, aVR et aVL et un aspect rS en D_2, D_3 et aVF. Le *b. p.* ne diffère guère du bloc focal (v. ce terme).

BLOC PARTIEL (cardiologie). V. *bloc atrio-* ou *auriculo-ventriculaire.*

BLOC PÉRI-INFARCTUS ou **POST-INFARCTUS** (First, Bayley et Bedford, 1950) [angl. ***peri-infarction block***] (cardiologie). Trouble de la conduction intraventriculaire limité à une partie du myocarde atteinte d'infarctus : il s'agit d'un bloc focal et le tracé électrocardiographique ressemble souvent à celui décrit sous le nom de bloc d'arborisations ; il s'en distingue par la présence d'ondes Q de nécrose. V. *bloc focal* et *bloc d'arborisations.*

BLOC DU PREMIER DEGRÉ [angl. ***first degree heart block***] (cardiologie). V. *bloc atrio-* ou *auriculo-ventriculaire.*

BLOC DE PROTECTION [angl. ***protective heart block***] (cardiologie). Mécanisme invoqué, dans la parasystolie (v. ce terme), pour expliquer que les excitations venues du nœud sinusal ne pénètrent pas dans le paracentre et n'y détruisent pas les excitations en voie d'élaboration. Il s'agirait d'un allongement de la période réfractaire des fibres myocardiques entourant le paracentre et provoqué par la décharge de ce paracentre.

BLOC PROXIMAL (cardiologie). V. *bloc supra-hissien.*

BLOC RÉTROGRADE [angl. ***retrograde heart block***] (cardiologie). Impossibilité, pour les excitations nées dans le nœud atrio-ventriculaire, de remonter vers les oreillettes (ou atriums) et de déclencher leurs contractions. Phénomène invoqué pour expliquer que, dans certaines dissociations par interférences, le nœud sinusal n'est pas régulièrement déchargé par les excitations du rythme nodal, de cadence plus rapide et qu'il entraîne les battements des oreillettes (ou atriums) à un rythme normal. V. *interférence (dissociation par), 2°.*

BLOC SEGMENTAIRE (cardiologie). Trouble de la conduction intraventriculaire intéressant une partie du faisceau de His, plus importante que dans le bloc focal mais moins que dans le bloc de branche complet. L'hémibloc est la variété la plus importante de *b. s.* (v. ces différents termes).

BLOC SINO-AURICULAIRE ou **SINO-ATRIAL** [angl. ***sino-auricular heart block***] (cardiologie). Trouble rare du rythme cardiaque dû, théoriquement, au blocage de l'onde d'excitation entre le sinus et les oreillettes (ou atriums) : trouble de conduction ; mais des manifestations analogues peuvent être provoquées par des pauses sinusales : trouble de l'automatisme (v. *sinus, maladie du*). Par analogie avec le bloc atrio-ventriculaire (v. ce terme), on en décrit trois degrés : le 1er (retard de conduction) sans expression clinique ni électrique ; le 2e (bloc partiel) caractérisé sur l'électrocardiogramme par l'absence de tout un groupe PQRST soit épisodique (pause d'une durée double d'une diastole interatriale normale), soit rythmée : bloc 2/1 donnant un aspect de bradycardie sinusale, bloc 3/1 ressemblant à un bigéminisme sinusal (v. *Blumberger, blocs de*) ; dans le bloc du 3e degré (complet) les ventricules battent en rythme jonctionnel à 35 à 40 par minute. V. *bloc cardiaque.*

BLOC DE SORTIE [angl. ***exit block***] (cardiologie). Mécanisme invoqué, dans la parasystolie (v. ce terme), pour expliquer que les ventricules ne suivent pas uniquement le rythme du paracentre. Lorsque celui-ci est plus rapide que le rythme sinusal, le *b. de s.* empêcherait une partie des excitations du paracentre de gagner les ventricules et permettrait au rythme sinusal de se manifester.

BLOC SUPRA-HISSIEN (cardiologie). Syn. *bloc intra-nodal* ou *proximal.* Variété de bloc atrioventriculaire dans laquelle la lésion siège dans le nœud atrio-ventriculaire. Ce siège est précisé par l'enregistrement des potentiels hissiens qui montre un allongement de l'intervalle AH au-delà de 100 millisecondes et parfois une absence de liaison entre A et H (bloc complet). V. *H (onde), AH (espace)* et *PH (espace).*

BLOC TOTAL [angl. ***complete heart block***] (cardiologie). V. *bloc atrio-* ou *auriculo-ventriculaire.*

BLOC TRIFASCICULAIRE (Rosenbaum) [angl. ***trifascicular block***] (cardiologie). Variété de trouble de conduction intraventriculaire associant une atteinte de la branche droite et celle des deux faisceaux, antérieur et postérieur, de la branche gauche du faisceau de His. Elle se traduit par un bloc de branche bilatéral. V. *bibloc* et *hémibloc.*

BLOC DU TROISIÈME DEGRÉ (cardiologie). V. *bloc atrio-* ou *auriculo-ventriculaire.*

BLOC TRONCULAIRE (cardiologie). V. — 1° *bloc intra-hissien.* — 2° *bibloc.*

BLOC UNIDIRECTIONNEL [angl. ***unidirectional block***] (cardiologie). Variété de bloc cardiaque dans laquelle le passage de l'onde d'excitation n'est arrêté que dans un sens (généralement de la région proximale à la région distale), la conduction pouvant s'effectuer dans le sens contraire. V. *bloc bidirectionnel.*

BLOC VERTÉBRAL (Schmorl et Junghanns) [angl. ***intervertebral synostosis***]. Synostose de deux ou quelquefois trois vertèbres entraînant une attitude vicieuse, d'origine congénitale (agénésie du disque vertébral ; G. Mauric), ou consécutive à une spondylite infectieuse, au rhumatisme chronique ou au mal de Pott.

BLOC DE WENCKEBACH (cardiologie). V. *Wenckebach (bloc, période ou phénomène de).*

BLOCAGE ARTICULAIRE [angl. ***blocking of a joint***]. Immobilisation brutale, douloureuse, temporaire mais récidivante d'une articulation, due à la présence d'un corps étranger intra-articulaire ou à la lésion d'un ménisque (genou).

BLOCAGE DU CŒUR. V. *bloc cardiaque.*

BLOCAGE GANGLIONNAIRE [angl. ***ganglionic blockade***]. Interruption de la conduction nerveuse au niveau des synapses des ganglions sympathiques ; cette action paralysante peut être provoquée par certains produits chimiques appelés ganglioplégiques, synaptolytiques ou synaptoplégiques : nicotine (v. *nicotinique, effet*), tétraéthyl-ammonium, dérivés du méthonium, etc.

BLOCAGE MÉNINGÉ [angl. ***spinal block***]. Constitution d'un barrage en un ou plusieurs points de l'espace sous-arachnoïdien, épendymaire et ventriculaire, isolant certaines parties de cet espace (cloisonnement). Ce barrage peut être dû à des adhérences inflammatoires (méningite) ou à une compression (tumeur). Il interdit la circulation du liquide céphalorachidien et peut empêcher les médicaments injectés par ponction lombaire de gagner un foyer infectieux ainsi enkysté, qui doit alors être atteint directement par des ponctions étagées : dorsale, sous-occipitale ou ventriculaire.

BLOCAGE VENTRICULAIRE [angl. ***ventricular block***] (neurologie). Variété de blocage méningé (v. ce terme) isolant des espaces sous-arachnoïdiens périphériques un ou plusieurs des ventricules cérébraux et provoquant une hypertension intracrânienne.

BLOCH-MIESCHER (syndrome de) (M., 1921) [angl. ***Miescher's syndrome***]. Syndrome caractérisé par l'association d'une déficience mentale et staturale, d'une obésité modérée, d'anomalies dentaires, d'hypertrichose, d'acanthosis nigricans et de diabète.

BLOCH-SIEMENS (syndrome de) (B. Bruno, suisse, 1929) [angl. ***Bloch-Siemens syndrome***]. Variété d'*incontinentia pigmenti* (v. ce terme) associée à des malformations multiples : anodontie, syndactylie, troubles oculaires.

BLOCH-SULZBERGER (maladie ou syndrome de). V. *incontinentia pigmenti.*

BLOCPNÉE D'EFFORT, *s. f.* (Gallavardin, 1933) (bloc ; gr. *pnein*, respirer). Crise de suffocation avec impression de « respiration bouchée », équivalent mineur et non douloureux de l'angine de poitrine.

BLOCQ (maladie de) (B. Paul, fr., 1888). V. *astasie-abasie.*

BLODI (B. Frederick, amér., 1950). V. *Reese-Blodi (dysplasie rétinienne de).*

BLONDEAU-HELLER (indice de) (B. Michel, fr., 1959) [angl. ***Blondeau-Heller index***] (électrocardiographie). Somme des amplitudes de l'onde S en dérivation V2 et de l'onde R en dérivation V7 ; une hypertrophie ventriculaire gauche est probable si elle excède 35 mm. Cet indice est voisin de celui de *Sokolow-Lyon* (v. ce terme).

BLOOM (syndrome de David) (amér., 1954) [angl. ***Bloom's syndrome***]. Variété de nanisme congénital avec érythème télangiectasique apparaissant sur la face dès le jeune âge (et dont l'aspect en ailes de papillon évoque celui du lupus érythémateux) et intolérance cutanée à la lumière. Il existe souvent d'autres anomalies morphologiques : visage étroit (faciès d'oiseau), anomalies cutanées, digitales, génito-urinaires, etc. et un déficit immunitaire humoral et cellulaire. Elle évolue parfois vers une leucémie aiguë ou une tumeur maligne. Cette maladie héréditaire à transmission autosomique récessive est liée à des anomalies chromosomiques. V. *instabilité chromosomique (syndromes d').*

BLOQUANT (test) (Wiener) [angl. ***blocking test***]. Épreuve destinée à mettre en évidence, dans un sérum, des anticorps anti-Rh bloquants que la réaction d'agglutination ordinaire ne décèle pas. Des hématies Rh+, mises en présence du sérum suspect (qui ne les agglutine pas), puis lavées, sont soumises à l'action d'un sérum anti-Rh d'efficacité connue. Si elles ne sont pas agglutinées alors, c'est qu'il existait dans le sérum suspect un anticorps incomplet qui s'est fixé sur les hématies et les a « bloquées », empêchant l'action ultérieure de l'agglutinine étalonnée.

BLOT, *s. m.* Terme anglais signifiant *buvardage.* V. ce terme, *dot-blot* et *immunotransfert.*

BLOUNT (maladie de) (B. Walter, 1900) [angl. ***Blount's disease***]. V. *tibia vara.*

« BLOUSE BLANCHE » (effet) (Ayman et Goldshine, 1940) [angl. ***white coat effect, white coat hypertension***]. Syn. *hypertension de consultation.* Dénomination familière de la cause des variations tensionnelles déclenchées par l'examen médical à l'hôpital des sujets particulièrement anxieux (hypertensions artérielles labiles). V. *MAPA.*

BLUEFARB (B. Samuel, amér., 1967). V. *Stewart-Bluefarb (syndrome de).*

BLUMBERG (signe de) (B. Moritz, all., 1907) [angl. ***Blumberg's sign***]. Douleur à la décompression de l'abdomen, témoignant d'une atteinte péritonéale.

BLUMBERGER (blocs de ou **types de)** [angl. ***Blumberger's blocks***] (cardiologie). Variétés de bloc sino-auriculaire ou sino-atrial (v. ce terme) du 2e degré. Le *type II*, le plus fréquent, est caractérisé, sur un électrocardiogramme qui montre un rythme sinusal régulier, par la survenue intermittente, inopinée, de longues diastoles dont la durée est un multiple d'une diastole normale et pendant lesquelles ne s'inscrit aucune activité atrio-ventriculaire ; le *type I* réalise des périodes analogues à celles de Wenckebach du bloc atrio-ventriculaire.

BLUMENTHAL (maladie de) (B. Ferdinand, all., né en 1870) [angl. ***Blumenthal's disease***]. Variété de polyglobulie dans laquelle existe une hyperleucocytose portant sur les éléments granuleux.

BMF. V. *interleukines.*

BMR. Bactérie multirésistante.

BNP (angl. ***Brain Natriuretic Peptide***). V. *peptide cérébral natriurétique.*

BOARI-CASATI (opération de) (B. Achille, ital., XXe siècle). Remplacement des six à huit derniers centimètres de l'uretère par un lambeau vésical tubulisé et pédiculisé.

BOBATH (ballon de) [angl. ***Bobath's balloon***]. V. *Klein (ballon de).*

BOBATH (méthode des) (Karel et Bertha B., all. à Londres, 1948) [angl. ***Bobath's method***]. Technique de rééducation neuro-musculaire des infirmités motrices cérébrales (surtout) et des hémiplégies. Elle *inhibe* les mouvements réflexes et les positions anormales spastiques par la prise de postures qui diminuent l'hypertonie et *facilite* les mouvements coordonnés et volontaires par des exercices progressifs. V. *Brunnström (méthode de), Bugnet-Van der Voort (méthode de), Kabat (méthode de), Klein-Vogelbach (méthode de)* et *PNF.*

« *BOBBING* » OCULAIRE, *s. m.* (Fischer, 1959) [angl. ***ocular bobbing***]. Anglicisme désignant des mouvements verticaux répétés, rythmés et symétriques du globe oculaire observés au cours des comas accompagnés de lésions protubérantielles.

BOBOLOGIE, *s. f.* (*bobo*, mal, dans le langage enfantin). Terme du langage familier (ou populaire) désignant ce qui se rapporte à des affections mineures, bénignes, guérissant spontanément ou bien avec des traitements peu agressifs. P. ex. : poussière dans l'œil, petite écorchure.

BOCAVIRUS, *s. m.* [angl. ***Bocavirus***]. Genre viral de la famille des *Parvoviridæ* (v. ce terme), associé à des infections respiratoires de l'enfant.

BOCHDALEK (hernie [du foramen] de) (B. Vincent, à Prague, 1848) [angl. ***Bochdalek's hernia***]. Hernie diaphragmatique congénitale avec issue de viscères abdominaux dans le thorax par le foramen de *B.* ou hiatus pleuro-péritonéal.

BOCK. V. *White et Bock (indice de).*

BOCKHART (impétigo de) (B. Max, all., 1887). V. *impétigo circumpilaire.*

BODANSKY (unité) (B. Aaron, amér., né en 1887) [angl. ***Bodansky unit***]. « L'un des moyens d'exprimer l'activité phosphatasique alcaline d'un liquide biologique. L'unité B. est égale à 1 mg de phosphore minéral libéré par 100 mL de plasma ou de sérum agissant pendant une heure à 38 °C et à pH = 8 sur un excès de β-glycéro-phosphate de sodium » (Lavagne).

BODY PACK. En angl. : sachet incorporé. Procédé de dissimulation intracorporelle des stupéfiants. V. *passeurs de drogue (syndrome des).*

BODY-SCANNER, *s. m.* (angl.) V. *scanographie.*

BŒCK (B. Cesar, norv., 1845-1917). V. *Besnier-Bœck-Schaumann (maladie de).*

BOERHAAVE (syndrome de) (B. Hermann, holl., 1724) [angl. ***Boerhaave's syndrome***]. Rupture spontanée du bas œsophage survenant généralement au cours de violents efforts de vomissements.

BOFFA (B. M., fr., 1980). V. *Soulier-Boffa (syndrome de).*

BOGOMOLETZ (sérum de) (B. Alexandre, russe, 1881-1946) [angl. ***Bogomolets's serum***]. Syn. *sérum antiréticulaire cytotoxique.* Sérum préparé en injectant au cheval un extrait de rate et de moelle osseuse. Injecté dans le derme, il aurait sur le système réticulo-endothélial un effet stimulant à faibles doses et cytotoxique à fortes doses ; de plus, il retarderait la sénescence. Ce traitement ne semble pas avoir tenu ses promesses.

BOGORAD (syndrome de) (B. F., russe, 1928). V. *larmoiement paroxystique ou larmes de crocodile (syndrome des).*

BÖHLER (angle de) (B. Lorenz, autr., 1885-1973) [angl. ***Böhler's angle***]. Angle ouvert en arrière, formé par le croisement d'une ligne longeant la face supérieure de la grosse tubérosité du calcanéus et d'une autre ligne joignant le point le plus élevé de l'astragale ou talus au point le plus élevé de la grande apophyse du même os. Cet angle est diminué dans les fractures du calcanéus par enfoncement du talus.

BÖHLER (méthode de) [angl. ***Böhler's method***]. Traitement des fractures du rachis par la réduction immédiate en lordose exagérée, le port d'un corset plâtré pendant 3 à 6 mois et la mobilisation active dès que le plâtre est sec.

BOHR (effet) (B. Niels, physicien danois, 1885-1962) [angl. ***Bohr's effect***] (physiologie). La saturation oxyhémoglobinée du sang est modifiée par les variations de pression partielle sanguine du gaz carbonique, la pression partielle de l'oxygène restant fixe. V. *Haldane (effet).*

BOINET (manœuvre de) (B. Édouard, fr., 1859-1939). Procédé permettant l'extraction d'une épingle introduite dans l'urètre : on coude le pénis sur la pointe de l'épingle qui traverse l'urètre et sort, puis on fait basculer l'épingle de façon que sa tête soit tournée vers le méat et puisse être aisément saisie.

BOINET (signes de). — 1° Mouvement de torsion systolique vers la gauche, imprimé à la trachée par un anévrisme de la crosse de l'aorte. V. *trachée (signe de la).* — 2° (1907) Signe d'hypertension veineuse. Lorsque, après avoir comprimé la veine jugulaire externe de haut en bas avec l'index, on soulève celui-ci, la veine se gonfle de bas en haut.

BOITERIE, *s. f.* V. *claudication.*

BOL, *s. m.* (gr. *bôlos*, morceau, bouchée) [angl. ***bolus***]. Portion d'électuaire qui doit être prise en une fois, après avoir été roulée dans une poudre inerte. — ***b. alimentaire.*** Portion d'aliments déglutie en une seule fois.

BOLANDE (tumeur de) (1967) [angl. ***Bolande's tumour***]. V. *néphrome mésoblastique.*

BOLUS, *s. m.* (gr. *bôlos*, motte de terre, boule) [angl. ***bolus***]. — 1° Injection intravasculaire très rapide et brève d'un médicament ou d'un produit de contraste. — 2° Accessoire de radiothérapie interposé entre la peau et la source d'énergie et destiné à aplanir la surface irradiée et à la rendre perpendiculaire au rayonnement.

BOMBAY (phénotype) (ville de l'Inde). V. *phénotype.*

BOMBÉSINE, *s. f.* (Erspamer, 1979) (découverte dans la peau de la grenouille européenne *Bombina bombina*) [angl. ***bombesin***]. Syn. *GRP, Gastrin Releasing Peptide.* Tétradécapeptide stimulant expérimentalement les sécrétions gastrique et pancréatique, provoquant la contraction de la vésicule biliaire, élevant la pression artérielle et relâchant la jonction duodéno-cholédocienne. Présent dans le tube digestif et l'hypothalamus, il jouerait aussi un rôle dans le contrôle de l'hormone de croissance et de la glycorégulation.

BÔME, *s. f.* [angl. ***boom***]. Poutre de bois capitonnée fixée sur deux montants verticaux, servant à la gymnastique en combinaison avec des espaliers. V. *Klapp (barres et bôme de).*

BONFILS (maladie de) (B. Émile, fr., 1856). V. *Hodgkin (maladie de).*

BONGIOVANNI (syndrome de) (B. Alfred, amér., 1962). Variété rare d'hyperplasie surrénale congénitale (v. ce terme) caractérisée par un syndrome de perte de sel et un pseudo-hermaphrodisme : chez le garçon, atténuation des caractères sexuels masculins, qui apparaissent au contraire chez la fille.

BONNET (loi de) (B. Amédée, fr., 1802-1858). Dans le cas d'hydarthrose, le malade place l'articulation atteinte dans la position qui correspond au maximum de la capacité de la cavité articulaire.

BONNET (signe de) (B. Amédée, fr., 1802-1858) [angl. ***Bonnet's sign***]. Syn. *signe du psoas.* Dans la névralgie sciatique d'origine radiculaire, lorsque le sujet est en décubitus dorsal, la cuisse fléchie sur le bassin et la jambe sur la cuisse, l'adduction du membre inférieur est douloureuse, l'abduction ne l'est pas.

BONNET (syndrome de Charles) (fr., 1769) (G. de Morsier, 1967) [angl. ***Bonnet's syndrome***]. Hallucinations visuelles des vieillards indemnes de troubles mentaux.

BONNET (syndrome de P. et Y.) (1953). Syn. *syndrome du trou déchiré antérieur.* Variété postérieure du syndrome de la paroi externe du sinus caverneux (v. ce terme) et dû, le plus souvent, à un anévrisme de la portion intracrânienne de la carotide interne. Il comprend une paralysie totale du trijumeau (anesthésie de la cornée et du territoire des nerfs maxillaires, hypoesthésie du territoire ophtalmique, paralysie des muscles masticateurs), une paralysie de la VIe paire crânienne et parfois de la IIIe et de la IVe, une atteinte du nerf grand pétreux superficiel (larmoiement) et du sympathique péricarotidien (syndrome de Claude Bernard-Horner). V. *Raeder (syndrome de).*

BONNET, DECHAUME ET BLANC (syndrome de) (B. Paul, fr., 1937) [angl. ***Bonnet-Dechaume-Blanc syndrome***]. Syn. *angiomatose neurorétinienne, angiomatose optico-rétino-mésencéphalique.* Ensemble de malformations vasculaires siégeant du même côté du corps et comprenant des anévrismes cirsoïdes de la rétine et du cerveau (dans la région paradiencéphalo-mésencéphalique) et parfois un angiome plan de la face. Il s'agit d'une dysplasie vasculaire neuro-ophtalmique qui entrerait dans le cadre des phacomatoses (v. ce terme et *Wyburn-Mason, syndrome de*).

BONNEVIE-ULLRICH (syndrome de) (B. Kristine, norv., 1934 ; U., 1930) [angl. ***Bonnevie-Ullrich syndrome***]. Ensemble de malformations comprenant, outre le pterygium colli, un nombre variable des anomalies suivantes : cutis laxa, déformations et fentes palatines, malformations des oreilles, anomalies squelettiques, agénésies musculaires, épicanthus, hypertélorisme, atteinte de certains nerfs crâniens, hypoplasie des mamelons, dystrophies unguéales, impressions digitiformes du crâne, nanisme, arriération psychique et parfois œdème fugace lymphangiectasique des mains et des pieds. Ce syndrome héréditaire se transmet selon le mode récessif. Certains le considèrent comme une variété infantile du syndrome de Turner ou Turner-Albright (v. ce terme). V. *Nielsen (syndrome de).*

BONNIER (syndrome de) (B. Pierre, fr., 1861-1918) [angl. ***Bonnier's syndrome***]. V. *Deiters (syndrome du noyau de).*

BÖÖK (ou Booek, syndrome de) (B. Jan, suédois, 1948) [angl. ***Böök's syndrome, PHC syndrome***]. Syn. *syndrome PHC* (aplasie des Prémolaires, Hyperhidrose, Canitie précoce). Association rarissime décrite en Suède des symptômes ci-dessus ; sa transmission est autosomique dominante.

BOOP. Acronyme anglais signifiant ***Bronchiolitis Obliterans with Organizing Pneumonia,*** c'est-à-dire *bronchiolite oblitérante avec organisation pneumonique.* V. *bronchiolite oblitérante.*

BOPPE (attelle de) [angl. ***Boppe's splint***]. Attelle permettant la traction d'un membre inférieur maintenu en bonne position et en situation de détente musculaire (hanche et genou moyennement fléchis).

BOR (syndrome) (Melnick M., 1975) [angl. ***BOR syndrome***]. Syn. *syndrome branchio-oto-rénal.* Ensemble de malformations transmis selon le mode autosomique dominant et comprenant des anomalies des arcs branchiaux, auriculaires (pavillon de l'oreille, surdité) et rénales (dysplasie, agénésie).

BORBORYGME, *s. m.* (gr. *borborugmos*, murmure) [angl. ***borborygmus***]. Gargouillement produit dans l'abdomen par les gaz intestinaux.

BORCHARDT (triade de) (B. Moritz, all., 1808-1948). Groupe de trois symptômes caractéristiques du volvulus aigu de l'estomac : signes d'occlusion avec efforts infructueux de vomissements, météorisme localisé à l'épigastre et à l'hypochondre gauche, impossibilité de cathétériser l'estomac.

BORDET ET GENGOU (réaction de) (B. Jules, belge, 1901 ; prix Nobel de médecine 1919) [angl. ***Bordet-Gengou reaction***]. V. *fixation du complément.*

BORDETELLA, *s. f.* (d'après Jules Bordet qui l'identifia) [angl. ***Bordetella***]. Genre bactérien comprenant 2 espèces pathogènes chez l'homme, *B. pertussis,* agent de la coqueluche (v. ce terme) et *B. parapertussis.* Ce sont des coccobacilles Gram–, immobiles, à coloration bipolaire, parasites stricts de l'homme ou de l'animal et aérobies stricts.

BORDETELLA PERTUSSIS. V. *coqueluche.*

BORDET-WASSERMANN (réaction de). V. *Wassermann (réaction de).*

BORGNE, adj. [angl. ***one-eyed***]. — 1° Qui a perdu un œil ou qui ne voit que d'un œil. V. *monophtalmie* et *aveugle.* — 2° Désigne un conduit ou une cavité ne possédant qu'un orifice et se terminant donc en cul-de-sac.

BORISME, *s. m.* [angl. ***borism***]. Ensemble des troubles toxiques provoqués par l'ingestion d'acide borique ou de borax, mêlés frauduleusement aux aliments ou aux boissons : troubles gastriques, vertiges, érythèmes variés et protéinurie.

BÖRJESON (syndrome de) (B. Mats, suédois, 1961) [angl. ***Börjeson's syndrome***]. Ensemble malformatif rare, à transmission autosomique probablement liée au sexe, caractérisé par une obésité à prédominance tronculaire, une infiltration myxœdémateuse de la peau, un faciès lunaire, un retard de croissance avec hypogonadisme, une arriération mentale et des crises d'épilepsie.

BORNA (maladie de) (observée en 1885 dans cette ville de Saxe) [angl. ***Borna disease***]. Polioencéphaomyélite du cheval et du mouton, non transmissible à l'homme et due à un virus à ARN de la famille des Bornaviridæ, le *Bornavirus.*

BORNE CENTRALE (Wilson) [angl. ***central terminal***] (électrocardiographie). Point relié, directement ou par l'intermédiaire de résistances de 5 000 ohms, aux deux bras et à la jambe gauche du sujet et qui ne subit pas de variations de potentiel. On y place l'électrode indifférente lors de l'enregistrement des dérivations unipolaires (précordiales ou des membres). Pour la prise des dérivations unipolaires des membres, Goldberger relie directement l'électrode indifférente aux deux membres non explorés (dérivations unipolaires augmentées : aVR, aVL, aVF).

BORNHOLM (maladie de) (du nom de l'île danoise où la maladie a été observée par Ejnar Sylvest en 1930). V. *myalgie épidémique.*

BORRELIA, *s. f.* (d'après Amédée Borrel, fr., 1867-1936) [angl. ***Borrelia***]. — 1° Genre bactérien de la famille des *Spirochætaceæ* (v. ce terme) comprenant les parasites spiralés des diverses fièvres récurrentes. V. ce terme et *Lyme (arthrite ou maladie de).* — ***B. recurrentis.*** V. *Obermeier (spirille ou spirochète d').* — 2° V. *Paschen-Borrel (corpuscules élémentaires de).*

BORRÉLIOSE, *s. f.* [angl. ***borreliosis***]. Nom générique des affections provoquées par les diverses variétés de *Borrelia.* V. *Lyme (arthrite ou maladie de).* — ***b. récurrente.*** V. *fièvre récurrente.*

BORSIERI (signe de) (B. Giovanni, ital., 1725-1785) [angl. ***Borsieri's line***]. Dans l'éruption de la scarlatine, le frottement de la peau avec l'ongle efface la rougeur et fait apparaître une raie blanche au milieu de laquelle se détache une mince ligne rouge. Ce signe n'est pas spécifique de la scarlatine.

BORTNER (test de) (XXe siècle) [angl. ***Bortner's test***]. Questionnaire rempli par l'intéressé et destiné à déterminer son type de comportement. V. *comportement (types de).*

BOSSE DE BISON. V. *buffalo neck.*

BOSSE SÉRO-SANGUINE. Épanchement séro-hématique sous-cutané localisé sur la présentation (le crâne, en général), observé parfois chez le nouveau-né. Distinct du *céphalhématome* (v. ce terme), il évolue rapidement vers la résorption.

BOSTOCK (maladie de) (B. John, brit., 1819). V. *coryza spasmodique périodique.*

BOSTON (bras de) [angl. ***Boston brace system***]. Prothèse des amputations au-dessus du coude, mue par les courants électriques amplifiés des muscles du moignon.

BOSTON (exanthème de) (1951) [angl. ***Boston exanthema***]. Maladie infectieuse de l'enfance observée dans cette ville du Massachussets (États-Unis) et caractérisée par une fièvre, un exanthème avec stomatite herpétiforme, une adénopathie cervicale discrète et une brève éruption de petites maculopapules roses siégeant surtout à la face et à la partie supérieure de la poitrine. Elle est due à un ECHOvirus 16.

BOSWORTH (fracture de) (B. D.) [angl. ***Bosworth's fracture***]. Fracture de l'extrémité inférieure du péroné avec déplacement du pied en arrière, associée à une luxation en arrière de l'extrémité supérieure et de la diaphyse du péroné qui se coince derrière le tibia.

BOT, BOTE, *adj.* (en vieux français : émoussé, arrondi). Déformé. V. *main bote* et *pied bot.*

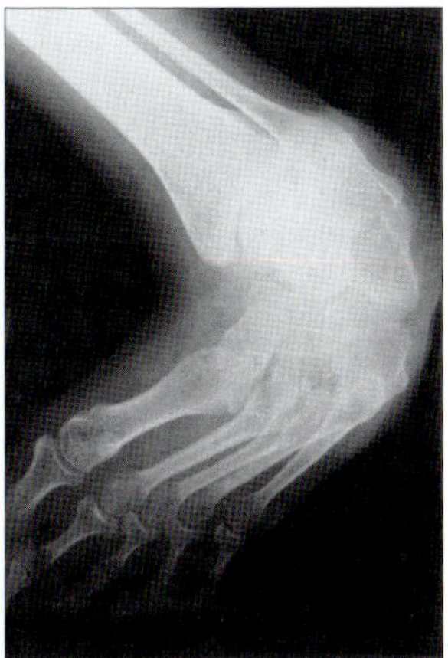

Pied bot. Radiographie

BOTAL (trou de) (Botallo Leonardo, ital., né en 1530). V. *ostium secundum.*

BOTHRIOCÉPHALE, *s. m.* (gr. *bothrion*, fossette ; *képhalê*, tête) [angl. ***bothriocephalus***]. Syn. *Diphyllobothrium latum.* Genre de ver parasite intestinal de l'ordre des Cestodes, caractérisé par une tête sans crochet, pourvue de deux fossettes latérales, un corps long, rubané, avec pore génital situé au milieu de chaque anneau. Cette variété de taenia se communique à l'homme par l'intermédiaire de divers poissons d'eau douce insuffisamment cuits (pays nordiques, lac Léman) chez lesquels il commence son évolution. Le diagnostic repose sur la recherche d'œufs dans les selles.

BOTRYOMYCÈTE, *s. m.* ou **BOTRYOMYCES**, *s. m.* (gr. *botrus*, grappe de raisin ; *mukês*, champignon) [angl. ***botryomyces***]. Nom sous lequel Poncet et Dor désignèrent en 1897, les amas granuleux contenus dans le botryomycome, qu'ils prenaient pour le champignon responsable de cette affection. Il s'agit en réalité de staphylocoques réunis en amas enkystés.

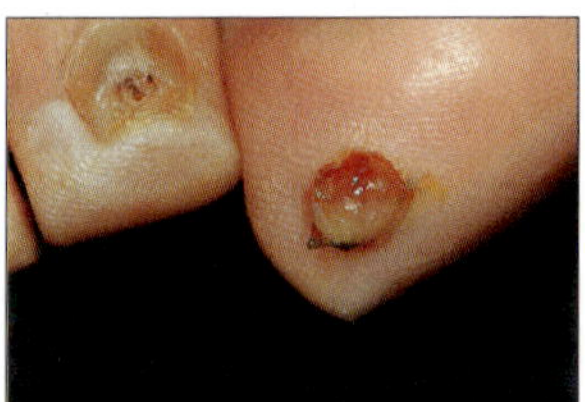

Botryomycome

BOTRYOMYCOME, *s. m.* (gr. *botrus*, grappe de raisin, *mukês*, champignon ; désinence — *ome :* tumeur) [angl. ***botryomycoma***]. Syn. *granulome pyogénique, tumeur framboisiforme, granulome télangiectasique* (Küttner, 1905) (ce dernier terme, pour éviter toute confusion, devrait remplacer celui de *b.* ; Lecène). Petite tumeur bénigne pédiculée, comparée à une framboise, saignant facilement ; le *b.* siège au doigt, à la main, à la face et survient après une plaie légère. V. *botryomycète.*

BOTRYOMYCOSE, *s. f.* (gr. *botrus*, grappe de raisin ; *mukês*, champignon) [angl. ***botryomycosis***]. Affection fréquente chez le cheval *(champignon de castration)*, décrite par Poncet et Dor (1897) chez l'homme. Elle est caractérisée par l'existence de tumeurs inflammatoires appelées improprement botryomycomes (v. ce terme).

BOTTE, *s. f.* [angl. ***boot***]. Orthèse enveloppant la jambe et le pied. — ***b. de marche.*** *B.* plâtrée munie d'un talon. — ***b. plâtrée.*** — ***b. de Unna.*** V. *Unna (botte de).*

BOTULIQUE (toxine) [angl. ***botulinum toxin***]. Neurotoxine produite par *Clostridium botulinum* (v. ces termes et *botulisme*) provoquant une paralysie musculaire par blocage de la libération d'acétylcholine au niveau de la jonction neuromusculaire. On l'utilise en milieu hospitalier, en injections locales, pour traiter le torticolis spasmodique, le blépharospasme et divers troubles de la motilité oculaire. En médecine esthétique, pour effacer des rides.

BOTULISME, *s. m.* (lat. *botulus,* boudin) [angl. ***botulism***]. Syn. *allantiasis.* Intoxication due à l'ingestion de toxine de *Clostridium botulinum* (v. ce terme) contenue le plus souvent dans la charcuterie avariée ou des conserves mal préparées. Après une incubation de un à trois jours, le *b.* débute par des troubles digestifs d'apparence banale : nausées, vomissements, douleurs épigastriques et une constipation qui deviendra de plus en plus opiniâtre. À ces symptômes s'ajoutent une asthénie, une ophtalmoplégie double, une parésie diffuse de la gorge avec sécheresse de la bouche, une dysurie et une rétention d'urine. Le *b.* aboutit très souvent à la mort. Sa déclaration est obligatoire en France. V. *botulique (toxine).*

BOUBAS. V. *pian.*

BOUCHARD (bulle ou **image de)** (B. Charles, fr., 1837-1915). Image radioscopique de la caverne pulmonaire observée et décrite pour la première fois par Bouchard : zone claire circulaire, bordée d'une ligne sombre qui se contracte à la toux.

BOUCHARD (nodosités de) [angl. ***Bouchard's node***]. Épaississement des os des doigts, au niveau de l'articulation de la phalange et de la phalangine, signalé chez les sujets atteints de troubles digestifs et chez les rhumatisants chroniques.

BOUCHARD (rapport de) [angl. ***Bouchard's index***]. Rapport entre le poids et la taille d'un individu.

BOUCHE, *s. f.* (lat. *bucca*, bouche) (gr. *stoma*) (TA *os*) [angl. ***mouth***]. Cavité de la face située sous les fosses nasales, entre les joues, constituant la partie initiale du tube digestif, logeant la langue, les glandes salivaires et garnie de dents. Elle s'ouvre en avant par les lèvres et communique en arrière avec le pharynx. V. *per os*, *manducation* et les mots commençant par *stoma.*

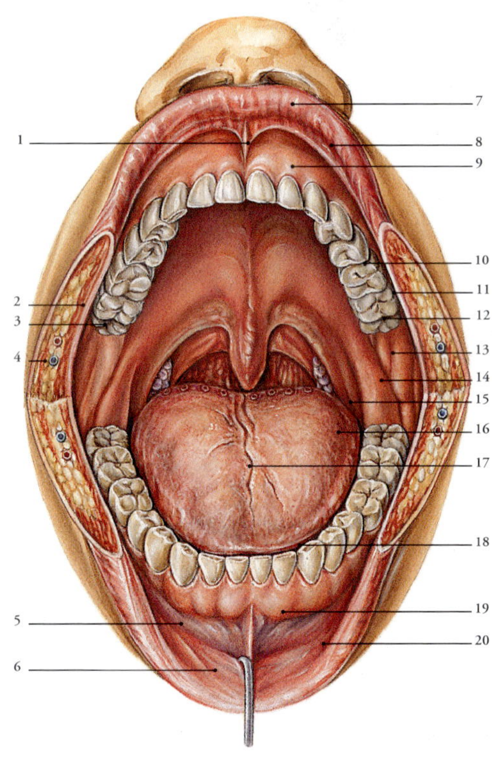

Cavité orale. Bouche ouverte

1. vestibule oral
2. muscle buccinateur
3. isthme du gosier
4. platysma
5. vestibule oral
6. lèvre inférieure
7. lèvre supérieure
8. frein de la lèvre supérieure
9. gencive supérieure
10. raphé du palais dur
11. arc palato-glosse
12. arc palato-pharyngien
13. uvule palatine
14. tonsille palatine
15. papilles circumvallées
16. dos de la langue
17. sillon médian de la langue
18. apex de la langue
19. gencive inférieure
20. frein de la lèvre inférieure

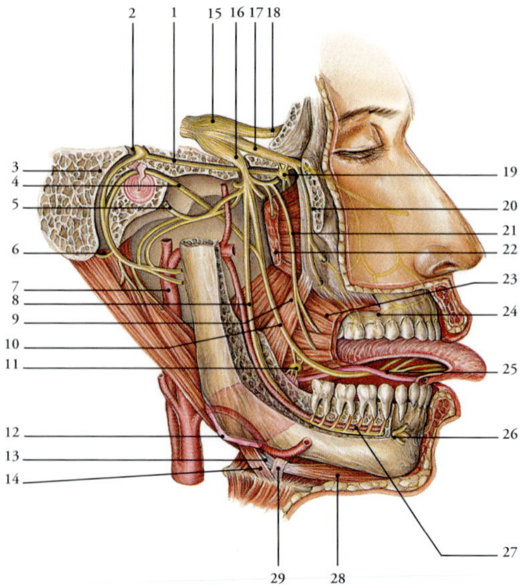

Nerfs de la bouche

1. grand nerf pétreux superficiel
2. ganglion géniculé
3. nerf facial
4. corde du tympan
5. nerf auriculo-temporal
6. rameau auriculaire postérieur
7. artère carotide interne
8. nerf alvéolaire inférieur
9. muscle ptérygoïdien médial
10. nerf lingual
11. ganglion submandibulaire
12. glande submandibulaire
13. artère faciale
14. muscle stylo-hyoïdien
15. ganglion trigéminal
16. nerf mandibulaire
17. nerf maxillaire
18. nerf ophtalmique
19. ganglion ptérygo-palatin
20. nerf alvéolaire supéro-postérieure
21. nerf buccal
22. muscle ptérygoïdien latéral
23. muscle buccinateur
24. plexus dentaire
25. conduit submandibulaire
26. nerf mentonnier
27. rameaux dentaires
28. muscle digastrique
29. arc tendineux du muscle digastrique

BOUCHE-À-BOUCHE (méthode du) [angl. ***mouth-to-mouth respiration***]. Procédé de respiration artificielle dans lequel le sauveteur insuffle l'air de ses propres poumons, au rythme de 15 fois par minute, dans la bouche du malade dont la tête a été rejetée en arrière, le menton soulevé en avant et les narines pincées. Dans les cas d'arrêt cardiaque il est associé au massage cardiaque externe. V. *Kouwenhoven (méthode de).*

BOUCHERS (maladie des). V. *pemphigus aigu fébrile grave de Nodet.*

BOUCHET ou **BOUCHET-GSELL (maladie de)** (B. Henri, fr., né en 1873). V. *pseudotypho-méningite des porchers.*

BOUCHUT (tubercule de) (B. Jean, fr., 1866). Petite tache blanche, à bords flous, peu saillante, siégeant sur la rétine près d'un vaisseau : manifestation rétino-choroïdienne d'essaimage au cours de la méningite tuberculeuse.

BOUE CALCIQUE RÉNALE (syndrome de la) (Fresnais, 1937 ; Howell, 1960). Syndrome rare, caractérisé *anatomiquement* par la présence, dans un kyste pyélogénique du rein ou dans la cavité d'une hydronéphrose, d'une substance liquide amorphe tenant en suspension des cristaux de sels de calcium. Cette anomalie est *cliniquement* latente ; elle est découverte par la *radiographie* (simple ou l'urographie) qui montre une opacité peu dense, arrondie, à contours flous et mobiles avec les changements de position du sujet.

BOUE THERMALE, *s. f.* [angl. ***fango***]. Substance limoneuse d'origine végétale ou minérale, que l'on utilise chaude, en bains, enveloppements ou cataplasmes. V. *fangothérapie.*

BOUGAINVILLE (rhumatisme de). V. *polyarthrite aiguë épidémique tropicale.*

BOUGIE, *s. f.* — 1° [angl. ***bougie***]. Instrument formé par une tige mince et cylindrique, flexible ou rigide, que l'on introduit dans l'urètre ou dans un autre canal naturel, pour l'explorer ou le dilater. V. *Béniqué (bougie de).* — 2° (désuet). Préparation médicamenteuse en forme de mince cylindre, destinée à être introduite dans l'urètre. — 3° [angl. ***candle***]. Autrefois, unité d'intensité lumineuse, qui donnait à peu près le même éclairage qu'une bougie ordinaire du commerce ; elle est remplacée par la candela (v. ce terme) ou *bougie nouvelle.*

BOUGIRAGE, *s. m.* [angl. ***bougienage***]. Cathétérisme pratiqué à l'aide d'une bougie ; se dit surtout en parlant de l'introduction d'une bougie dans la trompe d'Eustache.

BOUILLAUD (maladie de) (B. Jean-Baptiste, fr., 1836) [angl. ***Bouillaud's disease, rheumatic fever***]. Syn. *rhumatisme articulaire aigu, fièvre rhumatismale, polyarthrite aiguë fébrile.* Maladie de l'enfance et de l'adolescence, survenant à la suite d'une angine à streptocoque hémolytique A. Dans sa forme typique, elle se manifeste par une polyarthrite douloureuse et mobile, une fièvre, des sueurs, des nodules cutanés, un érythème marginé, des atteintes viscérales, surtout cardiaques, qui en font toute la gravité et une tendance aux rechutes. La fréquence des formes atypiques et discrètes, dont le seul caractère constant est leur origine bactérienne, a fait proposer, pour désigner cette maladie, le terme de *syndrome post-streptococcique.* Des réactions immunologiques semblent jouer un rôle important dans ses manifestations. Le traitement par les corticoïdes et la pénicilline a transformé le pronostic de la maladie. V. *antistreptolysine O, cardite rhumatismale, Jones (critères de)* et *rhumatisme cardiaque évolutif.*

BOUILLON DE CULTURE [angl. ***culture medium***]. Bouillon préparé avec de la viande, stérilisé et destiné à la culture des bactéries.

BOUILLY (opération de) (B. Vincent, fr., 1848-1903) [angl. ***Bouilly's operation***]. Opération comportant une colpo-périnéorraphie postérieure, une colporraphie antérieure et une amputation haute du col de l'utérus ; elle est pratiquée dans le prolapsus utérin accompagné d'allongement hypertrophique du col.

BOUILLY-VOLKMANN (opération de) [angl. ***Bouilly-Volkmann operation***]. Colectomie gauche segmentaire, avec abouchement à la peau des deux extrémités coliques dans la fosse iliaque gauche.

BOULE HYSTÉRIQUE [angl. ***globus hystericus***]. Syn. *globe hystérique.* Sensation éprouvée très souvent par les hystériques au début de l'attaque ; il leur semble qu'un corps rond remonte de l'épigastre au larynx, s'arrête et les étouffe.

BOULE D'ŒDÈME [angl. ***œdematous papule***]. Infiltration localisée de forme arrondie, succédant à l'injection d'un liquide quelconque dans le derme ou l'hypoderme. La rapidité de sa résorption dépend de l'état de la circulation. V. *Aldrich et Mac Clure (épreuve d').*

BOULEY-CHARCOT (syndrome de) (B. Jean, fr., 1787-1855). V. *claudication intermittente ischémique.*

BOULIMIE, *s. f.* (gr. *bou*, particule augmentative ; *limos*, faim) [angl. ***bulimia***]. Sensation de faim excessive et besoin d'absorber une grande quantité d'aliments ; ce symptôme se rencontre le plus souvent dans les affections du système nerveux. — ***b. nerveuse*** [angl. ***bulimia nervosa***]. Souvent associée à des vomissements provoqués, elle ne s'accompagne pas toujours d'obésité. V. *anorexie* et *hyperphagie.*

BOULLAND. V. *Fernet-Boulland (syndrome de).*

BOURASSA ET JUDKINS (technique de) (B. Jean, canadien, XXe siècle) [angl. ***Bourassa and Judkins technique***]. Procédé de coronarographie sélective (v. ce terme) dans lequel la sonde est introduite par ponction percutanée dans l'artère fémorale.

BOURBILLON, *s. m.* (de *bourbe*, à cause de l'apparence). Masse filamenteuse blanchâtre, formée par les éléments sphacélés du derme, qui s'éliminent après l'ouverture d'un furoncle.

BOURBOUILLE, *s. m.* V. *lichen tropicus.*

BOURDONNET, *s. m.* [angl. ***bolster***]. Autrefois, petit rouleau de charpie, de la taille d'une noix, destiné à absorber le pus dans une plaie profonde. — Aujourd'hui, petit rouleau de compresses stériles placé sur une suture chirurgicale lorsque l'on veut obtenir une hémostase du tissu cellulaire par compression. Il est maintenu en place par une série de points profonds noués sur lui (suture sur bourdonnet).

BOURGUIGNON (loi de) (B. Georges, fr., 1923) [angl. ***Bourguignon's law***] (physiologie). « Tous les muscles synergiques d'un même mouvement forment un groupe homogène caractérisé par la même chronaxie » (A. Strohl et A. Djourno).

BOURNEVILLE (phacomatose de ou **sclérose tubéreuse de)** (B. Désiré, fr., 1880). V. *sclérose tubéreuse du cerveau.*

BOURNEVILLE ET BRISSAUD (maladie de). V. *sclérose tubéreuse du cerveau.*

BOURSE, *s. f.* (lat. *bursa*) [angl. ***bursa***]. Élément anatomique sacculaire. — ***b. de Fabricius.*** V. *cellule bursodépendante* et *Gumboro (maladie de).* — ***b. séreuse.*** *B.* synoviale destinée à faciliter le glissement de tendons ou de muscles. V. *bursite.* — ***b. testiculaire.*** Syn. de *scrotum* • 👁 **épaule** •.

BOUSSAROLE, *s. m.* V. *pinta.*

BOUTON, *s. m.* [angl. ***pimple***]. Terme populaire désignant un élément dermatologique en relief : papule, nodule, vésicule, pustule.

BOUTON D'ALEP (ville de Syrie). V. *bouton d'Orient.*

BOUTON D'AMBOINE (une des îles Moluques, en Indonésie). V. *bartonellose.*

BOUTON DE BAHIA (État du Nord-Est du Brésil). V. *pian-bois.*

BOUTON DE BISKRA (ville d'Algérie), **DE DELHI** (ville de l'Inde), **DE GAFSA** (ville de Tunisie). V. *bouton d'Orient.*

BOUTON DE CHEMISE (abcès en). V. *abcès.*

BOUTON D'HUILE. V. *élaioconiose.*

BOUTON DE MURPHY. V. *Murphy (bouton de).*

BOUTON DU NIL. V. *bouton d'Orient.*

BOUTON D'ORIENT (Villemin, 1854) [angl. ***oriental sore***]. Syn. *b. d'Alep, b. de Biskra, b. d'un an, b. du Nil, b. de Delhi, b. de Gafsa, b. des pays chauds, b. des Ziban, chancre du Sahara, mal des dattes.* Maladie contagieuse, endémique dans les pays dont elle porte les noms, caractérisée par l'apparition, sur les parties découvertes, d'une ou de plusieurs saillies papuleuses, rouges, à base infiltrée, aboutissant à une ulcération qui laisse suinter une sérosité louche. Le *b. d'O.* est déterminé par un protozoaire, *Leishmania tropica,* découvert par J.-H. Wright en 1903 et transmis par *Phlebotomus papatasi.*

BOUTONS DES PAYS CHAUDS, D'UN AN, DES ZIBAN (montagnes algériennes). V. *bouton d'Orient.*

BOUTONNIÈRE (doigt en) [angl. ***buttonhole finger***]. Déformation consécutive à une rupture du tendon extenseur au niveau de la 2ᵉ phalange d'un doigt, réalisant un clivage longitudinal du tendon. Chaque fragment se luxe de part et d'autre de l'articulation interphalangienne proximale : celle-ci se met en hyperflexion tandis que la 3ᵉ phalange se redresse sous l'action de la 2ᵉ partie du tendon restée active.

BOUVERET (maladie de) (B. Léon, fr., 1889) [angl. ***Bouveret's disease***]. V. *tachycardie paroxystique.*

BOUVERET (signes de) [angl. ***Bouveret's signs***]. — 1° V. *tension intermittente de l'épigastre.* — 2° Signe de sténose médiogastrique : brusque rejet de liquide sale, chargé de particules alimentaires, survenant au cours ou après un lavage d'estomac, alors que le liquide revenait clair jusque-là. — 3° Signe d'occlusion du gros intestin : le cæcum est dilaté et la fosse iliaque droite est le siège d'un clapotement à timbre amphorique ; ce signe est absent dans l'occlusion de l'intestin grêle.

BOUVERET (syndrome de) (1883) [angl. ***Bouveret's syndrome***]. Iléus biliaire avec blocage de calcul dans le bulbe duodénal.

BOVARYSME, *s. m.* (*Madame Bovary*, roman de G. Flaubert). « Cas des jeunes femmes insatisfaites, qu'un mélange de vanité, d'imagination et d'ambition portent à des aspirations au-dessus de leur condition, surtout dans le domaine sentimental » (A. Porot).

BOVERI (B. Piero, ital., 1879-1932). V. *Marie (P.)-Boveri (type).*

BOWDITCH (effet) (B. Henry, amér., 1840-1911) [angl. ***Bowditch effect***]. La contractilité du cœur augmente quand le rythme cardiaque s'accélère.

BOWDITCH (loi de) (1871). V. *tout ou rien (loi du), 2°.*

BOWEN (maladie de) (B. John, amér., 1912) [angl. ***Bowen's disease***]. Variété intra-épidermique d'épithélioma évoluant lentement sous forme de plaques arrondies bistres ou roses, parfois recouvertes de squames ou de croûtes, siégeant sur le tronc et les membres et s'étendant plus en surface qu'en profondeur. Au bout de longues années cependant l'évolution maligne se précipite. Bowen l'avait décrite comme une dyskératose précancéreuse. — ***m. de Bowen des muqueuses.*** V. *érythroplasie.*

BOWMAN (capsule de) (B. sir William, brit., 1816-1892). V. *glomérule.*

BOXEURS (fracture des) [angl. ***boxers' fracture***]. Fracture en flexion du col du 5ᵉ métacarpien. Elle est fréquente et sans gravité.

BOYD ET STEARNS (syndrome de) (B. Julian, amér., 1941) [angl. ***Boyd-Stearns syndrome***]. Syndrome rare observé chez l'enfant en bas âge, associant un retard de croissance avec rachitisme, d'une part, une acidose tubulaire hypochlorémique d'autre part, avec polyurie, protéinurie et glycosurie intermittente. V. *acidose rénale.*

BOYDEN (épreuve ou repas de) (B. Edward, amér., né en 1886) [angl. ***Boyden's meal***]. L'ingestion d'un repas composé de 3 jaunes d'œufs et de 3 cuillerées à soupe de crème fraîche provoque la contraction de la vésicule biliaire qui, normalement, se vide de tout son contenu en une heure et quart. L'évacuation de la vésicule, préalablement opacifiée par une substance de contraste, est suivie par des radiographies en série.

BOZZOLO (maladie de) (B. Camillo, ital., 1845-1920). V. *Kahler (maladie de).*

BOZZOLO (signe de) [angl. ***Bozzolo's sign***]. Signe se rencontrant dans certains cas d'anévrisme de l'aorte thoracique et consistant en pulsations visibles au niveau des narines.

BPCO. Abréviation de *bronchopneumopathie chronique obstructive.* V. *bronchopneumopathie obstructive.*

Bq. Symbole de *becquerel.*

BRACHIALGIE ou mieux **BRACHIONALGIE**, *s. f.* (gr. *brakhiôn, onos*, bras ; *algos*, douleur) [angl. ***brachialgia***]. Névralgie du plexus brachial. Comme la sciatique, la *b.* peut être symptomatique ou essentielle avec crises paroxystiques séparées par des intervalles sans douleur.

BRACHIOTOMIE, *s. f.* (gr. *brakhiôn*, bras ; *tomê*, section) [angl. ***brachiotomy***]. Désarticulation de l'épaule, chez le fœtus, dans certains cas de dystocie.

BRACHT-WÄCHTER (nodules de) (B. Erich, all., né en 1882) [angl. ***Bracht-Wächter bodies***]. Amas lymphocytaires siégeant à l'intérieur des piliers myocardiques dans certaines endocardites aiguës.

BRACHYBASIE, *s. m.* (gr. *brakhus*, court ; *basis*, base) [angl. ***brachybasis***]. Démarche à petits pas.

BRACHYCARDIE, *s. f.* (gr. *brakhus*, court ; *kardia*, cœur). V. *bradycardie.*

BRACHYCÉPHALIE, *s. f.* (gr. *brakhus*, court ; *képhalê*, tête) (Retzius) [angl. ***brachycephalia***]. Forme du crâne quand il est tronqué en arrière ; la plus grande longueur ne dépasse pas de plus de 1/8 sa plus grande largeur. Cette forme caractérise certaines races humaines. — Terme désignant également une variété de craniosténose due à la soudure précoce des deux sutures coronales.

BRACHY-CLINO-DACTYLIE, *s. f.* (gr. *brakhus*, court ; *klinô*, j'incline ; *daktulos*, doigt) [angl. ***brachyclinodactyly***]. Malformation associant une brachydactylie et une clinodactylie (v. ce terme), c'est-à-dire un aspect à la fois court et dévié d'un ou plusieurs doigts.

BRACHYDACTYLIE, *s. f.* (gr. *brakhus*, court ; *daktulos*, doigt) [angl. ***brachydactyly***]. Malformation des doigts qui n'ont pas leur longueur normale ; elle est héréditaire, transmise selon le mode dominant.

BRACHYGNATHIE, *s. f.* (gr. *brakhus*, court ; *gnathos*, mâchoire) [angl. ***brachygnathia***]. Brièveté d'une ou des deux mâchoires.

BRACHYMÉLIE, *s. f.* (gr. *brakhus*, court ; *mélos*, membre). V. *micromélie.*

BRACHYMÉSOMÉLIE, *s. f.* (gr. *brakhus*, court ; *mésos*, au milieu ; *mélos*, membre). Brièveté de la partie moyenne d'un ou de plusieurs membres.

BRACHY-MÉSOPHALANGIE, *s. f.* Brièveté de la 2e phalange des doigts.

BRACHYMÉTACARPIE, *s. f.* (gr. *brakhus*, court ; métacarpe) [angl. ***brachymetacarpia***]. Brièveté anormale des métacarpiens.

BRACHYMÉTAPODIE, *s. f.* (gr. *brakhus*, court ; *méta*, indique le changement ; *pous, podos*, pied) [angl. ***brachymetapody***]. Syn. *brachydactylie de type E.* V. *brachymétatarsie.*

BRACHYMÉTATARSIE, *s. f.* [angl. ***brachymetatarsia***]. Syn. *brachymétapodie.* Brièveté anormale des métatarsiens.

BRACHYMÉTROPIE, *s. f.* (gr. *brakhus*, court ; *métron*, mesure ; *ôps*, œil) [angl. ***brachymetropia***]. Nom donné par Donders à l'état de l'œil dans lequel l'image de l'objet supposé à l'infini se forme en avant de la rétine et qui a pour résultat la myopie.

BRACHYMORPHE, *adj.* (gr. *brakhus*, court ; *morphê*, forme) [angl. ***brachymorphic***]. Syn. *brachytypique.* Dont la forme est peu élevée, large et épaisse, trapue, ramassée.

BRACHYMORPHIE AVEC SPHÉROPHAKIE (syndrome de). V. *Weill-Marchesani (syndrome de).*

BRACHYMYOMIE, *s. f.* (Mme Nageotte-Wilbouchewitch, 1930) (gr. *brakhus*, court ; *mus*, muscle). Syn. *raideur juvénile* (Mme N. W., 1905). Syndrome caractérisé par une raideur des 4 membres avec limitation anormale des mouvements due à la brièveté des muscles, se manifestant dès l'âge de 6 ou 7 ans.

BRACHY-ŒSOPHAGE, *s. m.* (M. Lelong, 1939) [angl. ***brachyoesophagus***]. Malformation de l'œsophage caractérisée par sa brièveté anormale et la présence dans le thorax d'une partie de l'estomac qui n'a pu achever sa descente. Elle peut rester latente et n'être révélée que par l'examen radiologique. Elle est parfois la cause de vomissements et de régurgitations et même d'hématémèses. Ces troubles disparaissent avec l'âge. — Il existe des *b. acquis,* l'estomac étant attiré dans le thorax par un œsophage porteur de cicatrices rétractiles ou atteint d'œsophagite peptique due à une hernie hiatale par glissement et des *b. fonctionnels,* l'ascension de l'estomac étant provoquée par un spasme. V. *endobrachyœsophage.*

BRACHYOLMIE, *s. f.* (P. Maroteaux, 1968) (gr. *brakhus*, court ; *holmos*, tronc du corps humain). Variété de platyspondylie (v. ce terme) isolée, à transmission récessive autosomique, se traduisant par une insuffisance staturale limitée au tronc, sans atteinte épiphysaire associée.

BRACHYONYCHIE, *s. f.* (gr. *brakhus*, court ; *onux*, ongle) [angl. ***brachyonychia***]. Aspect particulièrement court de l'ongle.

BRACHYPHALANGIE, *s. f.* (gr. *brakhus*, court ; phalange) [angl. ***brachyphalangia***]. Brièveté anormale des phalanges.

BRACHYPNÉE, *s. f.* (gr. *brakhus*, court ; *pnein*, respirer) [angl. ***brachypnoea***]. Respiration courte.

BRACHYSKÉLIE, *s. f.* (Manouvrier) (gr. *brakhus*, court ; *skélos*, jambe) [angl. ***brachyskelia***]. Syn. *microskélie.* Développement insuffisant des membres inférieurs, coïncidant ordinairement avec un allongement exagéré des membres supérieurs.

BRACHYSOME, *adj.* (gr. *brakhus,* court ; *soma,* corps). V. *bréviligne.*

BRACHYSYNDACTYLIE, *s. f.* (gr. *brakhus*, court ; *sun*, avec ; *daktulos*, doigt). Malformation des doigts anormalement courts et soudés entre eux.

BRACHYTHÉRAPIE, *s. f.* (gr. *brakhus*, court ; *thérapéia*, soin) [angl. ***brachytherapy***]. Syn. *curiethérapie endocoronaire.* Irradiation de contact dans la lumière d'une artère coronaire par des rayonnements gamma ou bêta, destinée à prévenir la réapparition d'une sténose.

BRACHYTYPIQUE, *adj.* (gr. *brakhus*, court ; *tupos*, forme). V. *brachymorphe.*

BRADBURY ET EGGLESTON (syndrome de) (B. Samuel, amér., 1925). V. *hypotension orthostatique.*

BRADYARTHRIE, *s. f.* (gr. *bradus*, lent ; *arthron*, articulation) [angl. ***bradyarthria***]. Syn. *bradylalie.* Parole scandée, monotone et lente.

BRADYARYTHMIE, *s. f.* [angl. ***bradyarrhythmia***]. Arythmie dans laquelle à des séries très lentes de contractions cardiaques succèdent des séries un peu plus rapides, mais d'un rythme toujours ralenti.

BRADYCARDIE, *s. f.* (gr. *bradus*, lent ; *kardia*, cœur) [angl. ***bradycardia***]. Syn. inusité *brachycardie.* Ralentissement des battements du cœur. On admet qu'il y a *b.* quand le nombre des contractions est inférieur à soixante par minute. La *b.* peut être physiologique ou pathologique. Elle peut être totale, sinusale, ou nodale (v. *nodal,* rythme nodal ou jonctionnel) ou due à un bloc atrio-ventriculaire (v. ce terme et *pouls lent permanent*).

BRADYCARDIE-TACHYCARDIE (syndrome). V. *maladie rythmique auriculaire ou atriale.*

BRADYCINÉSIE ou **BRADYKINÉSIE**, *s. f.* (gr. *bradus*, lent ; *kinêsis*, mouvement) [angl. ***bradykinesia***]. — 1° (Cruchet). Lenteur des mouvements volontaires que l'on observe dans certains syndromes post-encéphalitiques. — 2° (P. Marie et G. Lévy). Syn. de *myorythmie* (v. ce terme).

BRADYDIASTOLIE, *s. f.* (gr. *bradus*, lent ; *diastolê*, diastole) [angl. ***bradydiastole***]. Prolongement considérable de la pause diastolique, phénomène opposé à celui de l'*embryocardie.*

BRADYESTHÉSIE, *s. f.* (gr. *bradus*, lent ; *aïsthêsis*, sensibilité) [angl. ***bradyaesthesia***]. Lenteur dans la perception des sensations.

BRADYKINÉSIE, *s. f.* V. *bradycinésie.*

BRADYKININE, *s. f.* (gr. *bradus*, lent ; kinine de *kinein*, mouvoir) [angl. ***bradykinin***]. (La *b.* contracte l'iléon isolé du cobaye, comme l'histamine, mais plus *lentement*) (Rocha e Silva, 1949). Polypeptide composé de 9 acides aminés (nonapeptide), formé dans le plasma sanguin à partir d'un précurseur, le bradykininogène (une des α_2-globulines plasmatiques) sous l'influence de la kallikréine. Ses effets sont analogues à ceux des autres kinines. V. *kinine.*

BRADYLALIE, *s. f.* (gr. *bradus*, lent ; *lalein*, parler). V. *bradyarthrie.*

BRADYLOGIE, *s. f.* (Kussmaul, 1876) (gr. *bradus*, lent ; *logos*, discours) [angl. ***bradylogia***]. Langage coupé de temps d'arrêt.

BRADYPEPSIE, *s. f.* (gr. *bradus*, lent ; *pepsis*, coction, digestion) [angl. ***bradypepsia***]. Digestion lente.

BRADYPHAGIE, *s. f.* (gr. *bradus*, lent ; *phagein*, manger) [angl. ***bradyphagia***]. Action de manger lentement.

BRADYPHASIE, *s. f.* (gr. *bradus*, lent ; *phasis*, parole) [angl. ***bradyphasia***]. Lenteur de la prononciation des mots.

BRADYPHÉMIE, *s. f.* (gr. *bradus*, lent ; *phêmi*, je parle) [angl. ***bradyphemia***]. Lenteur de la parole.

BRADYPNÉE, *s. f.* (gr. *bradus*, lent ; *pnein*, respirer) [angl. ***bradypnoea***]. Respiration lente.

BRADYPSYCHIE, *s. f.* (gr. *bradus*, lent ; *psukhê*, intelligence) [angl. ***bradypsychia***]. Syn. *viscosité psychique.* Ralentissement du processus psychique avec appauvrissement de la parole et inaptitude au travail, se rencontrant dans certaines formes d'encéphalite.

BRADYRYTHMIE VENTRICULAIRE. Ralentissement du rythme ventriculaire (pouls lent permanent).

BRADYSPHYGMIE, *s. f.* (gr. *bradus*, lent ; *sphugmos*, pouls) [angl. ***bradysphygmia***]. Ralentissement du pouls, dû soit au ralentissement des battements du cœur, soit à la production d'extrasystoles qui ne se manifestent pas à la palpation de l'artère radiale.

BRAI (maladie du) [angl. ***tar acne***]. Maladie professionnelle due à la manipulation du brai, résidu solide de la distillation du goudron, employé dans la fabrication de briquettes. Elle se manifeste par des symptômes irritatifs aigus, picotements et brûlures au visage, une acné dite goudronneuse, des accidents cutanés chroniques : troubles pigmentaires, hyperkératose aboutissant parfois au cancer. Les poussières de brai agissent par leur action vulnérante et par leur teneur en arsenic.

BRAILLE, *s. m.* (B. Louis, inventeur fr. aveugle, 1825) [angl. ***braille***]. Syn. *écriture Braille.* Système d'écriture destiné aux aveugles, basé sur la disposition variable de points gravés en relief et perçus par le toucher.

BRAILSFORD (maladie de) (B. James, brit., 1888-1961). V. *Morquio (maladies de) 2°.*

BRAILSFORD (ostéose condensante iliaque bénigne de). V. *ostéose condensante iliaque bénigne.*

BRANCARD, *s. m.* [angl. ***stretcher***]. — 1° Syn. *civière.* Appareil destiné au transport d'un malade ou d'un blessé allongé : c'est une toile tendue entre deux tiges rigides parallèles, dont les extrémités sont saisies par deux porteurs. — 2° Lit supplémentaire d'hôpital.

BRANCHIOME, *s. m.* (branchie) [angl. ***branchioma***]. Tumeur mixte du cou d'évolution très rapidement mortelle (*b. parotidien* et *b. carotidien*), développée, pour les classiques, aux dépens des restes embryonnaires inclus lors de la régression des arcs branchiaux (v. ce terme). La prolifération abondante de leurs éléments épithéliaux permet de ranger les *b.* parmi les tumeurs malignes ; d'où le nom de *b. malin* (Veau, 1900) ou *épithélioma branchial.*

BRANCHIO-OTO-RÉNAL (syndrome) (Melnick M., 1975) [angl. ***branchio-oto-renal syndrome***]. Ensemble de malformations à transmission autosomique dominante associant des anomalies des arcs branchiaux (kystes ou fistules du tiers inférieur du cou), des dysplasies des oreilles (fistules, surdité) et des reins. Le pronostic dépend du degré de l'insuffisance rénale.

BRAND (réaction de) (B. Ernst, all., 1827-1897) [angl. ***Brand's test***]. Réaction permettant de dépister les maladies enzymatiques dues à une perturbation du métabolisme des acides aminés (amino-acidopathies). La présence d'acides aminés soufrés (cystine, homocystine) dans l'urine est décelée par la couleur rouge que prend celle-ci après addition de solution de cyanure de sodium, puis de quelques gouttes d'une solution de nitroprussiate de sodium.

BRANHAM (phénomène de ou **signe de)** (B. Henry, amér., XIXe siècle) [angl. ***Branham's sign***]. L'occlusion d'une fistule artérioveineuse importante élève la pression artérielle, ralentit le cœur et diminue le débit systolique.

BRANHAMELLA, *s. f.* (d'après *Sara Branham,* bactériologiste amér. née en 1888) [angl. ***Branhamella***]. Sous-genre bactérien du genre *Moraxella* de la famille des *Neisseriaceae.* L'espèce *B. catarrhalis* aussi nommée *Moraxella catarrhalis* est responsable d'infections respiratoires.

BRAQUEHAYE (B. Jules, fr., 1865-1922). V. *Fergusson-Braquehaye (procédé de).*

BRAS, *s. m.* (lat. *brachium*, bras) (TA *brachium*) [angl. ***arm***]. Segment du membre supérieur compris entre l'épaule et le coude. V. *humérus* • 👁 **avant-bras •**.

BRAS TENDUS (épreuve des) [angl. ***arm deviation test***]. Manœuvre destinée à mettre en évidence un trouble de l'équilibre ; le malade étant assis, les yeux fermés, les bras étendus en avant avec le pouce en haut, les bras se déplacent horizontalement vers le côté de la lésion vestibulaire.

BRAUER (type) (B. August, all., 1883-1945). V. *kératodermie symétrique des extrémités.*

BRAVAISIENNE ou **BRAVAIS-JACKSONIENNE (épilepsie)** (Louis Bravais, fr., 1827). V. *épilepsie bravaisienne ou bravais-jacksonienne.*

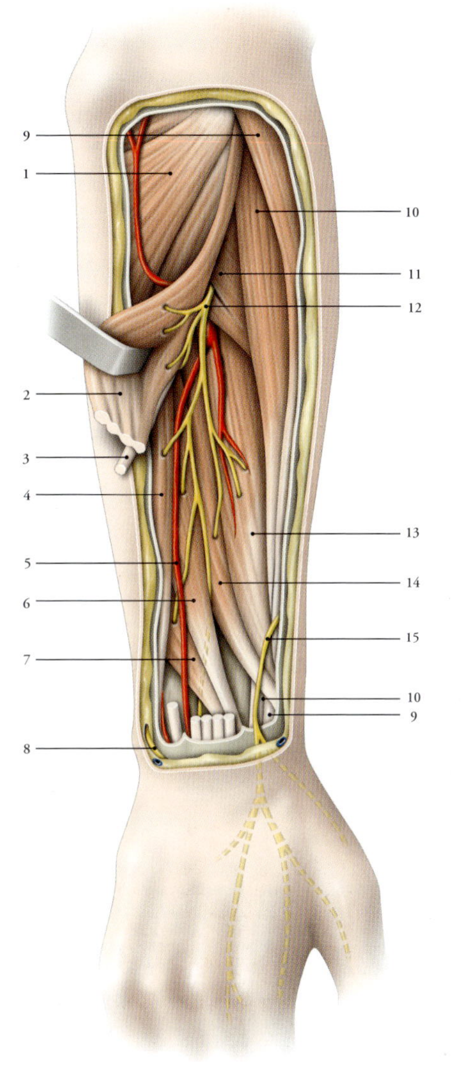

Région antébrachiale postérieure

1. m. anconé
2. m. extenseur des doigts
3. m. extenseur du petit doigt
4. m. extenseur ulnaire du carpe
5. a. interosseuse post.
6. m. long extenseur du pouce
7. m. extenseur de l'index
8. r. dorsal du n. ulnair
9. m. long extenseur radial du carpe
10. m. court extenseur radial du carpe
11. m. supinateur
12. r. profond du n. radial
13. m. long abducteur du pouce
14. m. court extenseur du pouce
15. r. superficiel du n. radial

BRAXTON HICKS (méthode ou manœuvre de) (B. H. John, brit., 1864) [angl. ***Braxton Hicks's method***]. Version bimanuelle ou bipolaire appliquée au traitement des hémorragies par insertion vicieuse du placenta.

BREDOUILLEMENT, *s. m.* (ancien français : *bredir,* hennir) [angl. ***stammering***]. Vice de prononciation qui consiste à précipiter les mots les uns à la suite des autres sans les espacer, de sorte que la dernière syllabe de l'un se confond souvent avec la première du suivant.

BREEN. V. *Cross-McKusick-Breen (syndrome de).*

BREGMA, *s. m.* (gr. *bregma*, sommet de la tête, de *brékhein*, humecter, à cause de la fontanelle : Littré) [angl. ***bregma***]. Région du crâne située au point de rencontre des sutures sagittale et coronale, occupée chez le fœtus et le nouveau-né par la fontanelle antérieure.

BREISKY (maladie de) (B. August, all., 1885). V. *kraurosis vulvae.*

BRESLOW (indice de) [angl. ***Breslow's index***]. Élément d'appréciation pronostique des mélanomes cutanés : c'est la mesure en millimètres lue au microscope sur une coupe histologique de l'*épaisseur* maxima de la tumeur.

BRENNER (tumeur de) (B. Fritz, all., 1907). V. *oophorome.*

BREUER (B. Josef, autr., 1842-1925). V. *Hering et Breuer (réflexe de).*

BRÉVILIGNE, *adj.* (R. Baron) (lat. *brevis*, court ; *linea*, ligne) [angl. ***brevilineal***] (morphologie). Syn. *brachysome.* Se dit d'un type d'individu caractérisé par la brièveté des membres et la longueur du tronc. V. *ongiligne.*1

BRICKER (opération de) (B. Eugène, amér., 1950) [angl. ***Bricker's operation***]. Variété d'iléocystoplastie (v. *entérocystoplastie*).

BRICOLE ANGLAISE [angl. ***English breast-harness***]. Harnais croisé entre les omoplates et permettant la suspension d'une prothèse d'avant-bras.

BRIDE, *s. f.* [angl. ***adhesion***]. Adhérence fibreuse consécutive à une intervention chirurgicale (plèvre, abdomen).

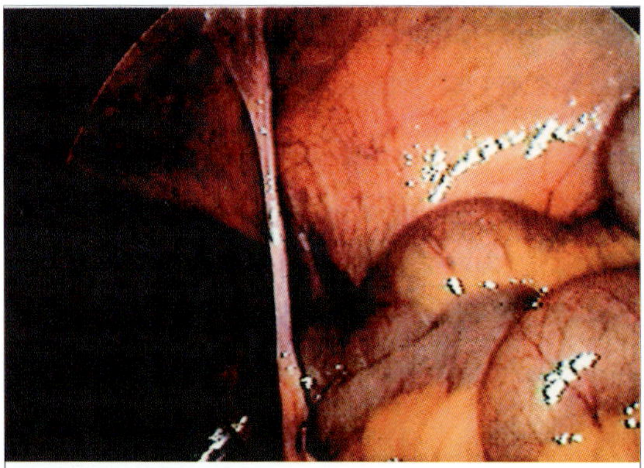

Section de bride par cœliochirurgie

BRIDGE, *s. m.* (en angl., pont). Prothèse destinée à remplacer une ou plusieurs dents voisines et fixée sur les dents encadrant la région considérée.

BRIDGES ET GOOD (syndrome de) (B. Robert, amér., 1959). V. *granulomatose septique progressive.*

BRIÈVETÉ DU PREMIER ORTEIL. V. *Morton (maladies de) 2°.*

BRIGHT (mal de) ou **BRIGHTISME,** *s. m.* (B. Richard, brit.) [angl. ***Bright's disease***]. Maladie décrite par Bright (1827), caractérisée *cliniquement* par des oedèmes multiples et persistants, une albuminurie et *anatomiquement* par une lésion des reins. Depuis, ce terme, vieilli, est devenu synonyme de *glomérulonéphrite chronique* (v. ce terme).

BRILL (anémie de) (B. Nathan, amér., né en 1860). V. *Lederer-Brill (anémie de).*

BRILL (maladie de) (1910). V. *Brill-Zinsser (maladie de).*

BRILLANCE, *s. f.* V. *luminance.*

BRILL-SYMMERS ou **BRILL-PFISTER-SYMMERS (maladie de)** (Brill, 1925 ; Symmers, 1927-48) [angl. ***Brill-Symmers disease***]. Syn. *histiocytose centro-folliculaire, lymphoblastome giganto-folliculaire, lymphome folliculaire* ou *giganto-folliculaire, maladie de Symmers.* Affection caractérisée ***cliniquement*** par une hypertrophie plus ou moins généralisée des ganglions lymphatiques, accompagnée parfois de splénomégalie ; ***anatomiquement,*** par la dissémination dans la corticale et la médullaire des ganglions de follicules lymphoïdes gigantesques à centre germinatif volumineux. Traitée par radio- ou corticothérapie, la maladie régresse rapidement, mais elle garde un pronostic final redoutable. – Le terme de *maladie de B-S* est actuellement tombé en désuétude, du fait des classifications modernes des lymphomes non hodgkiniens dont elle constitue une variété nodulaire d'évolution prolongée.

BRILL-ZINSSER (maladie de) (B., 1898-1910 ; Z., 1935) [angl. ***Brill-Zinsser disease***]. Syn. *typhus résurgent.* Variété sporadique bénigne de typhus exanthématique survenant chez un sujet déjà atteint de cette maladie, parfois très longtemps après cette première atteinte et sans réinfection.

BRIN, *s. m.* [angl. ***strand***] (génétique). Chaîne constitutionnelle des acides nucléiques. V. *désoxyribonucléique (acide), monocaténaire, bicaténaire* et *ribonucléique (acide).*

BRINDEAU ET HINGLAIS (méthode de) (B. Auguste, fr., 1867-1948). Procédé désuet de diagnostic biologique de la grossesse. C'est une variante quantitative de la réaction de Friedmann-Brouha (v. ce terme).

BRINTON (maladie de) (B. William, brit., 1862). V. *linite plastique.*

BRIQUET (syndrome de) (B. Pierre, fr., 1859) [angl. ***Briquet's syndrome***]. Paralysie diaphragmatique d'origine hystérique.

BRISSAUD (B. Édouard, fr., 1852-1909). V. *Bourneville et Brissaud (maladie de).*

BRISSAUD (infantilisme type). V. *infantilisme type Brissaud.*

BRISSAUD (névralgie de). V. *névralgisme facial.*

BRISSAUD ET SICARD (syndrome de) (1908) [angl. ***Brissaud-Sicard syndrome***]. Syn. *hémispasme facial alterne.* Hémispasme facial associé à des troubles de la motilité des membres du côté opposé, dû probablement à une lésion de la partie inférieure de la protubérance du côté du spasme facial. V. *protubérantiels (syndromes).*

BRISSAUD-MARIE (syndrome de) (1887). Syn. *diplégie faciale familiale.* Paralysie faciale congénitale et bilatérale par aplasie du noyau du facial.

BRITISH-ANTI-LEWISITE. V. *BAL.*

BROCA (aphasie de) (B. Pierre, fr., 1824-1880). V. *aphasie de Broca.*

BROCA (formule de) [angl. ***Broca's formula***]. Un adulte normal pèse autant de kilogrammes qu'il mesure de centimètres au-dessus du mètre.

BROCHE, *s. f.* [angl. ***pin***]. Tige métallique destinée aux traitements orthopédiques (traction, ostéosynthèse). V. *Kirschner (méthode de).*

BROCK (opération de) (B. Russel, de Londres, 1948) [angl. ***Brock's operation***]. Syn. *valvulotomie pulmonaire.* Section du rétrécissement en dôme de l'orifice de l'artère pulmonaire, isolé ou associé à d'autres malformations cardiaques (trilogie de Fallot), à l'aide d'un valvulotome lancéolé introduit à travers la paroi du ventricule droit. Cette opération n'est plus pratiquée, la valvulotomie pulmonaire chirurgicale étant actuellement effectuée sous le contrôle de la vue, grâce à la circulation extra-corporelle ou remplacée par une valvuloplastie par sonde à ballonnet.

BROCK (signe de). Raideur de la nuque non accompagnée de signe de Kernig. Signe observé dans les abcès du cervelet.

BROCK (syndrome de) (B. Russel). V. *lobe moyen (syndrome du).*

BROCKS. V. *Townes-Brocks (syndrome de).*

BROCKENBROUGH (phénomène post-extrasystolique de) (B. E., amér., 1961) [angl. ***Brockenbrough's phenomenon***]. Augmentation post-extrasystolique de la différence existant entre la pression de la région apicale (qui s'élève) et celle de la zone sous-aortique (qui s'abaisse) du ventricule gauche, mesurée au cours du cathétérisme des myocardiopathies obstructives (v. *myocardiopathie*).

BROCQ (B. Jean, fr., 1856-1928). V. *Duhring-Brocq (maladie de), Vidal-Brocq (type)* et *Wilson-Brocq (maladie de).*

BROCQ (maladie de). V. *parapsoriasis en plaques.*

BRODIE (abcès de) (B. sir Benjamin, brit., 1832) [angl. ***Brodie's abscess***]. Variété d'ostéite chronique à pyogènes caractérisée par la présence d'un abcès au centre de l'os, limité par de l'os dense et ne contenant que rarement un séquestre.

BRODIE (maladie de). V. *cystosarcome phyllode.*

BRODIE-TRENDELENBURG (épreuve de). V. *Trendelenburg (manœuvre, procédé ou signe de).*

BRODY (maladie ou syndrome de) (B.I., amér., 1969) [angl. ***Brody's disease or syndrome***] Myopathie rare à transmission variable, le plus souvent autosomique dominante ou récessive, consécutive à un déficit en calcium ATPase, lequel entraîne à l'effort une diminution de l'incorporation du calcium par le réticulum sarcoplasmique. Elle est caractérisée cliniquement chez l'homme avant 40 ans par un enraidissement et une faiblesse modérée à l'effort accompagnés d'une difficulté du relâchement musculaire des extrémités et de la face ainsi que de crampes.

BROMATOLOGIE, *s. f.* (gr. *brôma, atos*, aliment ; *logos*, discours) [angl. ***bromatology***]. Traité des aliments. Étude d'une substance considérée au point de vue alimentaire.

BROME, *s. m.* (gr. *brômos*, puanteur) (Balard, 1826) [angl. ***bromine***]. Élément chimique de numéro atomique 35 (35 électrons gravitent autour du noyau de l'atome). Symbole *Br*. Le *b.* est un non-métal appartenant à la famille des *halogènes*. Son comportement chimique ressemble à celui du chlore. À l'état non combiné, le *b.* est un poison violent. Le *b.* est un oxydant qui se combine à presque tous les éléments pour donner des sels, les *bromures*. À l'état solide ou en solution dans un milieu ionisant (eau), ceux-ci sont caractérisés par la présence de *l'ion bromure* Br-. Les bromures de sodium (NaBr) et de potassium (KBr) sont des calmants du système nerveux. Le bromure d'éthyle est un anesthésique. V. *bromide, bromisme* et *bromodermie.*

BROMESULFONEPHTALÉINE (BSP) (test de la) (Rosenthal et White, 1925) [angl. ***sulfobromophtalein test***]. Syn. *épreuve à la sulfobromophtaléine.* Épreuve destinée à explorer la fonction excrétrice du foie. On injecte dans une veine un colorant, la bromesulfonephtaléine, qui est éliminée par la bile et on mesure la vitesse avec laquelle elle disparaît du sang circulant. Classiquement on injecte 150 mg par m^2 de surface corporelle ; normalement, au bout de 15 minutes, le taux sanguin doit être inférieur à 25 % et, après 45 minutes, inférieur à 5 %. — La capacité d'épuration plasmatique (v. *clairance*) du parenchyme hépatique peut être mieux précisée (Lewis, 1948) par l'étude de la clairance relative ou fractionnelle de la BSP, c'est-à-dire du pourcentage du volume plasmatique épuré du colorant en une minute. Cette clairance est calculée après injection intraveineuse de 5 mg de BSP par kg et au moyen de prélèvements sanguins pratiqués toutes les 5 minutes pendant 30 minutes. Chez le sujet normal, elle est de $14,5 \pm 3,5$ % (R. Fauvert, 1958) ; elle est diminuée au cours de l'insuffisance hépatique. Cette épreuve est tombée en désuétude.

BROMHIDROSE ou **BROMIDROSE**, *s. f.* (gr. *brômos*, puanteur ; *hidrôs*, sueur) [angl. ***bromhidrosis***]. Syn. *osmidrose.* Affection caractérisée par la sécrétion en plus ou moins grande abondance d'une sueur d'odeur désagréable. Elle est généralisée ou localisée (aisselle, plante des pieds).

BROMIDE, *s. f.* V. *bromodermie.* — ***b. végétante du nourrisson.*** V. *granulome glutéal infantile.*

BROMISME, *s. m.* [angl. ***bromism***]. Accidents toxiques provoqués par le brome et ses composés, en particulier par le bromure de potassium. Leur administration prolongée peut déterminer le *b. chronique,* caractérisé par une dyspepsie, une bronchite et des éruptions cutanées ; leur ingestion à trop forte dose provoque le *b. aigu,* caractérisé par une céphalalgie, des troubles cérébraux et une hypothermie.

BROMOCRIPTINE, *s. f.* (DCI) [angl. ***bromocriptine***]. Substance dérivée de l'ergot de seigle et dont les effets sont analogues à ceux de la dopamine (v. ce terme). Son effet antiprolactine permet d'arrêter la sécrétion lactée et de traiter le syndrome aménorrhée-galactorrhée et les prolactinomes. Elle est aussi utilisée dans le traitement de l'acromégalie et de la maladie de Parkinson ; elle pourrait remédier à certains cas d'infertilité.

BROMODERMIE, *s. f.* [angl. ***bromoderma***]. Syn. *bromide.* Nom donné à l'ensemble des accidents cutanés (prurit, érythème et inflammations diverses) causés par le brome et ses composés. V. *halogénide.*

BROMURE, *s. m.* [angl. ***bromide***]. Sel de brome. V. ce terme.

BRONCHE, *s. f.* (gr. *bronkhos*, bronche) [TA et angl. ***bronchus***, *pl.* ***bronchi***]. Conduit aérien situé entre la trachée et les alvéoles pulmonaires. V. *cancer bronchopulmonaire.*

BRONCHECTASIE, *s. f.* (gr. *bronkhos*, bronche ; *ektasis*, dilatation) ou **BRONCHIECTASIE**, *s. f.* (gr. *bronkhion*, bronche ; *ektasis*) [angl. ***bronchiectasis***]. Dilatation des bronches. V. ce terme.

BRONCHECTASIE AVEC MALFORMATIONS ŒSOPHAGO-TRACHÉALE ET VERTÉBRO-COSTALE (syndrome de) (R. Turpin, 1949-56) [angl. ***Turpin's syndrome***]. Syndrome associant un méga-œsophage, une fistule trachéo-œsophagienne, un diverticule de la trachée, des bronchectasies, des anomalies vertébro-costales, une situation anormale du canal thoracique et un retard global du développement corporel et mental. Son origine est inconnue ; il semble relever d'un trouble du développement pendant la vie embryonnaire.

BRONCHIO-ALVÉOLITE, *s. f.* [angl. ***vesicular bronchiolitis***]. Inflammation simultanée des dernières ramifications bronchiques et des alvéoles adjacents.

BRONCHIOLE, *s. f.* [angl. ***bronchiole, bronchiolus***]. Dernière ramification bronchique, dépourvue de cartilage et dont le diamètre est inférieur ou égal à 1 mm.

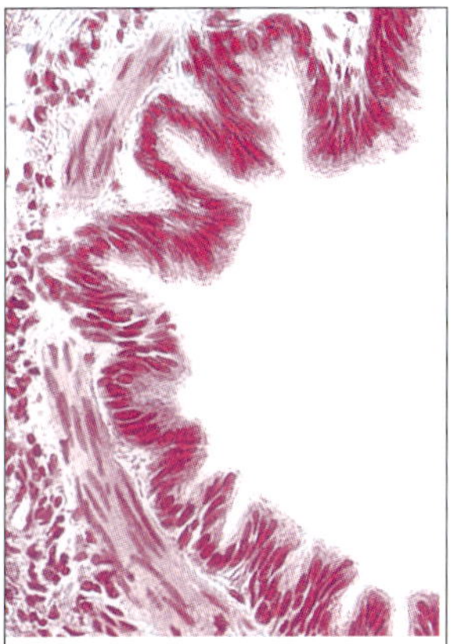
Bronchiole

BRONCHIOLITE, *s. f.* [angl. ***bronchiolitis***]. Inflammation des dernières ramifications bronchiques (bronchioles).

BRONCHIOLITE OBLITÉRANTE (Lange, 1901) [angl. ***bronchiolitis obliterans***]. Affection rare de l'enfant et de l'adulte jeune, caractérisée *anatomiquement* par des lésions distales et irrégulières des bronchioles : un tissu de granulations se développe et comble plus ou moins la lumière bronchiolaire ; il se transforme en fibrose bientôt cicatricielle et oblitérante ; *cliniquement* par une évolution en 3 phases, d'installation fébrile, de rémission, puis d'insuffisance respiratoire chronique entrecoupée de paroxymes obstructifs. Parfois l'*évolution* est celle d'une détresse respiratoire rapidement mortelle. Peut-être existe-t-il des formes atténuées et prolongées, mal identifiées faute de critère anatomique. La *cause* de cette maladie est mal connue : inhalation de toxiques, infection bactérienne ou surtout virale (virus de la rougeole, adénovirus, virus de la grippe...). — ***la b. o. avec organisation pneumonique (BOOP)***, est caractérisée par son origine inconnue, son aspect histologique particulier (les alvéoles et bronchioles sont remplies de bourgeons fibro-inflammatoires) et sa sensibilité aux corticoïdes.

BRONCHIOLYSE, *s. f.* (gr. *bronkhos*, bronche ; *lusis*, destruction). Lésion destructrice des parois des bronches. — ***b. ectasiante.*** Lésions des parois bronchiques à la suite de suppurations prolongées entraînant la dilatation des bronches.

BRONCHIOME POLYMORPHE. V. *épistome bronchique.*

BRONCHIQUE (râle). V. *sonores (râles).* — ***bronchique humide (râle).*** V. *sous-crépitant (râle).*

BRONCHITE, *s. f.* (gr. *bronkhos*, bronche ; suffixe *-ite* indiquant l'inflammation) [angl. ***bronchitis***]. Syn. *trachéobronchite, rhume de poitrine.* Inflammation de la muqueuse des bronches.

BRONCHITE ALLERGIQUE PRINTANIÈRE. V. *œdème printanier pulmonaire anaphylactique.*

BRONCHITE CAPILLAIRE [angl. ***capillary bronchitis***]. Syn. *catarrhe suffocant* (Laennec). Inflammation aiguë de la muqueuse des dernières ramifications bronchiques.

BRONCHITE CHRONIQUE OBSTRUCTIVE [angl. ***chronic obliterative bronchitis***]. Variété de bronchite chronique caractérisée par l'existence de toux et d'expectoration durant plusieurs mois de l'année et évoluant pendant plus de trois ans. La sténose inflammatoire ou fibreuse des bronchioles lobulaires ou terminales provoque une réduction importante de la ventilation pulmonaire, sans atteinte du réseau capillaire. La maladie peut évoluer vers l'emphysème pulmonaire centrolobulaire ou irrégulier et vers l'insuffisance respiratoire (v. ces différents termes).

BRONCHITE SANGLANTE. V. *spirochétose bronchopulmonaire.*

BRONCHO-ASPIRATION, *s. f.* Syn. *drainage bronchoscopique.* Procédé thérapeutique utilisé dans les suppurations bronchiques et pulmonaires et qui consiste, après mise en place d'un bronchoscope, à aspirer les sécrétions bronchiques.

BRONCHOBIOPSIE, *s. f.* Biopsie de la muqueuse bronchique effectuée au cours d'une bronchoscopie.

BRONCHOCÈLE, *s. f.* (gr. *bronkhos*, bronche ; *kêlê*, hernie) [angl. ***bronchocele***]. — 1° Dilatation bronchique localisée, remplie de pus (bronchopyocèle) ou de mucus (bronchomucocèle), située en amont d'une sténose d'origine tuberculeuse ou cancéreuse. — 2° Tumeur gazeuse du cou en connexion avec une bronche.

BRONCHOCONSTRICTIF, IVE, *adj.* ou **BRONCHOCONSTRICTEUR, TRICE**, *adj.* [angl. ***bronchoconstrictor***]. Se dit d'une substance qui a la propriété de contracter les bronches.

BRONCHOCONSTRICTION, *s. f.* [angl. ***bronchoconstriction***]. Contraction des bronches.

BRONCHODILATATEUR, TRICE, *adj.* [angl. ***bronchodilator***]. Se dit d'une substance qui a la propriété de dilater les bronches. P. ex. : la théophylline, les bêtastimulants. Ce sont des traitements de l'asthme.

BRONCHODILATATION, *s. f.* [angl. ***bronchodilatation***]. Dilatation provoquée (thérapeutique) des bronches.

BRONCHO-ÉMOLLIENT, *adj.* et *s. m.* (gr. *bronkhos*, bronche ; lat. *emollire*, ramollir). Qui provoque le relâchement de la musculature des bronches.

BRONCHO-EMPHYSÈME, *s. m.* [angl. ***bronchoemphysema***]. Affection fréquente de l'appareil respiratoire caractérisée au début par une bronchite avec bronchiolite et bronchorrhée. L'obstruction des bronchioles entraîne un emphysème pulmonaire qui se complique de poussées d'alvéolite, d'altération des parois thoraciques et du diaphragme et aboutit à l'insuffisance respiratoire grave avec anoxie et souvent insuffisance cardiaque droite.

BRONCHOGÈNE, *adj.* ou mieux **BRONCHOGÉNIQUE**, *adj.* (gr. *bronkhos*, bronche ; *génês*, qui est engendré) [angl. ***bronchogenic***]. D'origine bronchique. — *kyste b.*

BRONCHOGRAMME, *s. m.* (gr. *bronkhos*, bronche ; *gramma*, écrit) [angl. ***bronchogram***]. Image obtenue par la bronchographie.

BRONCHOGRAPHIE, *s. f.* (gr. *bronkhos*, bronche ; *graphê*, écriture) [angl. ***bronchography***]. Examen radiographique d'une partie de l'arbre bronchique injectée préalablement avec un liquide opaque aux rayons X.

BRONCHOLITHE, *s. m.* (gr. *bronkhos*, bronche ; *lithos*, pierre) [angl. ***broncholithe***]. Calcul des bronches.

BRONCHOLITHIASE ou **BRONCHOLITHIE**, *s. f.* (gr. *bronkhos*, bronche ; *lithos*, pierre) [angl. ***broncholithiasis***]. Syn. *lithiase bronchique.* Production de calculs dans les bronches.

BRONCHOMUCOCÈLE, *s. f.* (gr. *bronkhos*, bronche ; lat. *mucus* ; gr. *kêlê*, hernie). V. *bronchocèle.*

BRONCHOMYCOSE, *s. f.* (gr. *bronkhos*, bronche ; *mukês*, champignon) [angl. ***bronchomycosis***]. Inflammation des bronches provoquée par des champignons.

BRONCHOPATHIE, *s. f.* (gr. *bronkhos*, bronche ; *pathê*, souffrance) [angl. ***bronchopathy***]. Nom générique des affections des bronches.

BRONCHOPHONIE, *s. f.* (gr. *bronkhos*, bronche ; *phônê*, voix) [angl. ***bronchophony***]. Syn. *voix bronchique* ou *tubaire.* Signe fourni par l'auscultation et consistant en une forte résonance de la voix dans l'intérieur de la poitrine.

BRONCHOPLÉGIE, *s. f.* (gr. *bronkhos*, bronche ; *plêssein*, frapper) [angl. ***bronchoplegia***]. Paralysie des bronches.

BRONCHOPNEUMONIE, *s. f.* (Seifert, 1838) (gr. *bronkhos*, bronche ; *pneumôn*, poumon) [angl. ***bronchopneumonia***]. Affection caractérisée anatomiquement par l'inflammation du parenchyme pulmonaire et des bronches. Elle est, en général, secondaire soit à une affection des voies respiratoires, soit à une maladie générale. Sa cause est un micro-organisme de nature variable. — ***b. p. tuberculeuse.*** V. *phtisie galopante.*

BRONCHOPNEUMOPATHIE, *s. f.* (gr. *bronkhos*, bronche ; *pneumôn*, poumon ; *pathê*, souffrance) [angl. ***bronchopneumopathia***]. Nom générique des affections atteignant à la fois les bronches et les poumons.

BRONCHOPNEUMOPATHIE OBSTRUCTIVE [angl. ***obstructive bronchopneumopathy***]. Groupe de maladies des bronches et des poumons caractérisées par une gêne, inspiratoire et plus souvent expiratoire, au passage de l'air dans les voies aériennes. Cette gêne est due à une sténose, permanente ou passagère, des bronchioles. Ce groupe comprend la bronchite chronique obstructive, l'asthme et l'emphysème. V. *insuffisance respiratoire, Campbell (signe de)* et *Hoover (signe de).*

BRONCHOPNEUMOPATHIE DE TYPE VIRAL [angl. ***viral pneumonia***]. Syn. *pneumonie atypique* (Reimann, 1938), *pneumopathie atypique* ou *virale* ou *à virus, virose pulmonaire.* Ensemble de manifestations pulmonaires, survenant en général de façon épidémique, chez l'adulte jeune et dues à des virus, à des mycoplasmes ou à des rickettsies. La *b. « de type viral »* débute, selon le germe en cause, brutalement ou progressivement par un syndrome infectieux plus ou moins grave. Elle est remarquable par la diffusion et la discrétion des râles bronchiques ou sous-crépitants, l'importance et le caractère souvent périhilaire des ombres radiologiques (pneumonie hilifuge de Glanzmann) et une profonde asthénie. Le plus souvent l'évolution se fait vers la guérison, lentement, en 2 ou 3 semaines. Cette *b.* peut être due : — 1° à des *virus à localisation pulmonaire élective* (virus de la grippe ou *Myxovirus influenzæ* type A, B ou C, adénovirus, virus respiratoire syncytial, *Myxovirus para-influenzæ*) ; — 2° à des *virus accessoirement pneumotropes* (de la rougeole, de la varicelle, du zona, de la maladie des inclusions cytomégaliques, des oreillons ; à des *Enterovirus : v.* de la poliomyélite, *v.* Coxsackie, *v.* Écho ; aux *v.* de la variole, de l'hépatite, de la chorioméningite lymphocytaire, de la lymphocytose infectieuse aiguë de Carl Smith) ; — 3° à des *mycoplasmes* (le *Mycoplasma pneumoniae* est l'agent de la plupart des *b. de type viral,* décrites d'abord sous le nom de pneumonie atypique primitive ou maladie d'Eaton : v. ce terme) ; — 4° à des *corpuscules du genre Chlamydia*, germes des pneumopathies d'origine aviaire (ornithose, psittacose) ; — 5° enfin à des *rickettsies* : les formes pulmonaires de la fièvre Q, des divers typhus etc. sont d'ailleurs rares. Il faut noter que la moitié de ces *b.* n'a pas d'étiologie connue : c'est à elles que l'on réserve actuellement le terme de pneumopathie atypique primitive.

BRONCHOPULMONAIRE, *adj.* [angl. ***bronchopulmonary***]. Relatif aux bronches et aux poumons.

BRONCHOPYOCÈLE, *s. f.* (gr. *bronkhos*, bronche ; *puon*, pus ; *kêlê*, hernie). V. *bronchocèle.*

BRONCHORRAGIE, *s. f.* (gr. *bronkhos*, bronche ; *rhêgnumi*, je jaillis) [angl. ***bronchorrhagia***]. Hémorragie des bronches.

BRONCHORRHÉE, *s. f.* (gr. *bronkhos*, bronche ; *rhein*, couler) [angl. ***bronchorrhoea***]. Hypersécrétion pathologique du mucus bronchique, s'observant dans les bronchites chroniques.

BRONCHOSCOPIE, *s. f.* (Killian, 1895) (gr. *bronkhos*, bronche ; *skopein*, examiner) [angl. ***bronchoscopy***]. Examen de la cavité des bronches à l'aide d'un tube (fibroscope, v. ce terme) actuellement remplacé par des fibres de verre (fibroscopie bronchique). La *b.* permet la biopsie de la muqueuse bronchique, l'extraction des corps étrangers des voies aériennes, le drainage et le traitement de certaines suppurations bronchiques ou pulmonaires.

BRONCHOSPASME, *s. m.* [angl. ***bronchospasm***]. Contraction spasmodique des bronches.

BRONCHOSPIROCHÉTOSE, *s. f.* (Castellani, 1905). V. *spirochétose bronchopulmonaire.*

BRONCHOSPIROGRAPHIE, *s. f.* [angl. ***bronchospirography***]. Enregistrement graphique des résultats de la bronchospirométrie.

BRONCHOSPIROMÉTRIE, *s. f.* [angl. ***bronchospirometry***]. Examen fonctionnel simultané de chacun des deux poumons ; l'air du poumon droit et celui du gauche, recueillis séparément par des sondes trachéobronchiques, sont amenés à deux spirographes distincts. Normalement le poumon droit assure 55 % de la ventilation totale et le gauche 45 %. V. *spirographie, spirométrie* et *épreuves fonctionnelles respiratoires.*

BRONCHOSTÉNOSE, *s. f.* (gr. *bronkhos*, bronche ; *sténos*, étroit) [angl. ***bronchostenosis***]. Diminution de diamètre siégeant en un point quelconque de l'arbre bronchique, déterminant une dyspnée plus ou moins accentuée et du stridor.

BRONCHOTOMIE, *s. f.* (gr. *bronkhos*, bronche ; *tomê*, section) [angl. ***bronchotomy***]. Ouverture chirurgicale d'une bronche. — Ce terme a été employé comme synonyme de trachéotomie et de laryngotomie.

BRONZÉE (maladie). V. *Addison (maladie d').* — ***bronzée hématurique du nouveau-né (maladie).*** V. *tubulhématie.* — ***bronzé (syndrome du bébé).*** V. *bébé bronzé (syndrome du).* — ***cirrhose b. ; diabète b.*** V. *hémochromatose.*

BROOKE (tumeurs de ou **épithéliomes cystiques adénoïdes de)** (B. Henry, brit., 1892) [angl. ***Brooke's tumours***]. Petites tumeurs développées aux dépens des follicules pilo-sébacés ou des glandes sudoripares ; elles forment de fines papules blanc-jaunâtre siégeant sur le visage, surtout sur les paupières inférieures. Elles restent longtemps stationnaires mais peuvent se transformer en épithéliomas basocellulaires. V. *dénomes sébacés symétriques de la face.*

BROOKS (syndrome de) (B. S., 1985) [angl. ***Brooks's syndrome***]. Asthme consécutif à une seule inhalation d'un gaz irritant à forte concentration.

BROUHA (B. Adèle, fr., XXe siècle). V. *Friedman-Brouha (réaction de).*

BROWN (B. H., amér.). V. *Denny-Brown (syndrome de)* et *Pearson, Adams et Denny-Brown (syndrome de).*

BROWN (syndrome de) (1950) [angl. ***Brown's syndrome***]. Syn. *syndrome de la gaine du grand oblique.* Rétraction congénitale de la gaine du muscle grand oblique de l'œil ; elle simule une paralysie du petit oblique : les mouvements du regard en haut et en dedans sont limités.

BROWNE (appareil de) [angl. ***Browne's device***]. Orthèse destinée à corriger la luxation congénitale de hanche chez l'enfant. Les membres inférieurs sont maintenus en abduction par des cuissards et une ceinture.

BROWNE (attelle de) [angl. ***Browne's splint***]. Orthèse destinée au pied bot du nourrisson, constituée par une barre métallique solidarisant les chaussures, ce qui permet de maintenir les membres inférieurs en abduction avec le degré de rotation désiré.

BROWNIEN (mouvement) (d'après Brown Robert, brit., 1827) [angl. ***brownian movement***]. Mouvement incessant et désordonné dont sont animées les très petites particules dans les fluides. Il est du au choc des molécules environnantes.

BROWN-SÉQUARD (syndrome de) (B.-S. Charles, fr., 1847) [angl. ***Brown-Séquard's disease***]. Syn. *hémiparaplégie spinale.* Syndrome dû à une lésion d'une moitié de la moelle et caractérisé par une hémiparaplégie avec hémianesthésie profonde du côté de la lésion et une hémianesthésie tactile, douloureuse et thermique du côté opposé. À la limite supérieure de la zone paralysée existe, du côté de la lésion et à son niveau, une bande d'anesthésie tactile surmontée d'une bande d'hyperesthésie.

BRUCE (protocole de) [angl. ***Bruce's protocol***]. Protocole utilisé le plus souvent dans l'épreuve d'effort sur tapis roulant. Il procède par paliers de 3 minutes, utilisant des pentes croissantes de 2 % en allant de 10 à 20 %. V. *effort (épreuve d').*

BRUCELLA, *s. f.* (Sir David Bruce, angl., qui a découvert en 1886 l'agent de la mélitococcie) [angl. ***Brucella***]. Genre bactérien comprenant 3 espèces principales : *B. melitensis, B. abortus bovis* et *suis.* Ce sont des coccobacilles immobiles Gram– poussant lentement sur milieux usuels, parasites stricts de l'homme ou de l'animal. *B. melitensis* est responsable de la mélitococcie ; les autres, d'avortements épizootiques des bovidés et des porcins.

BRUCELLOSE, *s. f.* [angl. ***brucellosis***]. V. *mélitococcie.*

BRUCH (membrane de) (Karl B., anatomiste all., 1819-1884) (TA *lamina basalis choroidae*) [angl. ***Bruch's membrane***]. Syn. *lame basale de la choroïde.* Couche interne de la choroïde, plaquée contre la couche pigmentaire de la rétine.

BRUCH (B. A.). V. *Conor et Bruch (maladie de).*

BRUCK-DE LANGE (maladie de) (B. F.). V. *Lange (maladie de C. de).*

BRÜCKE (B. Ernst von, autr., 1819-1892). V. *Bezold-Brücke (phénomène de).*

BRUDZINSKI (signes de) (B. Joseph, polonais, 1894-1917) [angl. ***Brudzinski's signs***]. — 1° Syn. *réflexe controlatéral.* En fléchissant fortement la jambe et la cuisse d'un côté, le malade étant étendu sur le dos, on provoque un mouvement dans l'autre membre, flexion (réflexe identique) ou extension (réflexe réciproque), quand il existe une méningite spinale. — 2° Syn. *signe de la nuque.* Dans la méningite, la flexion passive de la nuque en avant provoque la flexion des membres inférieurs.

BRUGADA (syndrome des) (les frères P. et J. Brugada, espagnols) [angl. ***Brugada's syndrome***]. Association (décrite en 1992 chez des rescapés de mort subite par fibrillation ventriculaire) d'un bloc incomplet de la branche droite du faisceau de His avec onde T négative, et d'une surélévation particulière d'au moins 2 mm du segment ST dans les dérivations précordiales droites (V1, V2) de l'électrocardiogramme. – On distingue actuellement le *type I*, où cet aspect est permanent, ou bien transitoire ou bien encore n'apparaît qu'après injection intraveineuse d'une substance bloquant les canaux sodiques (ajmaline, flécaïnide) ; le *type II*, où le segment ST revêt un aspect en selle avec sus-décalage de plus de 2 mm ; le *type III*, où ce sus-décalage est inférieur à 1 mm. — ***Les formes familiales*** sont les plus fréquentes (une fois sur deux) et la transmission se fait alors de façon autosomique dominante à pénétration incomplète. Parmi elles s'observe parfois une mutation du gène SCN5A codant les canaux sodiques des cellules cardiaques (c'est une canalopathie). — ***Le traitement*** en est le défibrillateur automatique implantable. V. *dysplasie du ventricule droit, canal sodique* et *canalopathie.*

BRUGIA MALAYI (S. Brug, hollandais, 1927) [angl. ***Brugia malayi***]. Filaire de Malaisie. V. *filaire* et *filariose.*

BRUGIOSE, *s. f.* [angl. ***Malayan filariosis***]. Oedèmes lymphatiques distaux des membres inférieurs provoqués par la filaire de Malaisie ou *Brugia malayi.* V. *filaire.*

BRUGSCH (maladie de) (B. Theodor, all., 1927). V. *acromicrie.*

BRUIT de... V. au second mot. — ***b. du cœur.*** V. *B1, B2, B3, B4, galop (bruit de), claquement valvulaire.* — ***bruit de galop.*** V. *galop (bruit de)*, etc.

BRULÉ. V. *Widal, Abrami et Brulé (ictère de).*

BRÛLURE, *s. f.* [angl. ***burn***]. Lésion provoquée par la chaleur. On distingue selon la profondeur la *b. du premier degré* : simple érythème douloureux ; la *b. du deuxième degré :* phlyctène (2e degré superficiel en profond selon que le corps muqueux de Malpighi n'est pas ou est atteint), la *b. du troisième degré :* carbonisation. Les *b.* électriques toujours profondes sont d'une particulière gravité. V. *épiderme.*

BRÜNAUER-FUHS (type) (B. Stefan, all., 1923) [angl. ***Brünauer's syndrome***]. V. *kératodermie symétrique des extrémités.*

BRUNHES (B. Jacques, fr., 1938). V. *Chavany-Brunhes (syndrome de).*

BRUNINGS (position de). Position inclinée de la tête destinée à mettre dans un plan vertical le canal semi-circulaire dont on veut éprouver l'intégrité par les épreuves de Bárány.

BRUNNER (glandes de) (B. Johann von, suisse, 1653-1727) (TA *glandulae duodenales*) [angl. ***Brunner's glands***]. Glandes muqueuses tubulo-alvéolaires situées dans la sous-muqueuse duodénale.

BRUNNSTROM (méthode de) [angl. ***Brunnstrom's method***]. Technique de rééducation neuro-musculaire pour les hémiplégies spasmodiques faisant appel aux réflexes posturaux et aux syncinésies. V. *Bobath (méthode des).*

BRUNS (B. Ludwig, all.). V. *Bastian-Bruns (signe de).*

BRUNS (ataxie frontale de) (1892). V. *ataxie frontale.*

BRUNS (syndrome de) (1902) [angl. ***Bruns's syndrome***]. Syndrome caractérisé par des maux de tête paroxystiques, des vomissements, des pertes d'équilibre et parfois aussi par des troubles visuels, une tachycardie et des syncopes, survenant aux brusques changements de position de la tête. Il est dû à des tumeurs de la région des ventricules cérébraux qui, lors des mouvements de la tête, bloquent temporairement la circulation du liquide céphalorachidien.

BRUSHFIELD (taches de) (B. Thomas, brit., 1924) [angl. ***Brushfield's spots***]. Petites taches blanches ou jaunâtres disposées régulièrement sur le pourtour de l'iris des enfants atteints de trisomie 21.

BRUTON (maladie de) (B. Ogden, amér., 1952). V. *agammaglobulinémie.*

BRUXISME, *s. m.* (gr. *brukein*, grincer des dents). V. *brycomanie.*

BRUXOMANIE, *s. f.* (Marie et Pietkiewitz fils, 1907) (terme incorrect). V. *brycomanie.*

BRYANT (triangle de) (B. Thomas, brit., 1828-1914). Triangle formé, le sujet étant couché sur le dos, par une ligne verticale abaissée de l'épine iliaque antéro-supérieure au plan du lit, une seconde ligne menée perpendiculairement à celle-ci par le sommet du grand trochanter et une troisième unissant le grand trochanter à l'épine iliaque antéro-supérieure. Il sert à apprécier les déplacements du grand trochanter dans les fractures ou les luxations de la hanche.

BRYCOMANIE, *s. f.* (gr. *brukô*, je grince des dents ; *mania*, folie) [angl. ***brycomania***]. Syn. *bruxisme.* Habitude de grincer des dents. Elle est souvent en rapport avec des troubles de l'occlusion dentaire et une spasmophilie.

BSP (test de la). V. *bromesulfonephtaléine (test de la).*

BTPS (conditions ou **système)** (angl. *body temperature pressure saturated water vapour).* Mode d'expression d'un volume gazeux dans lequel on considère que la température est celle du corps (37 °C), que la pression est de 760 mm de Hg et que la tension de vapeur d'eau est à saturation. V. *ATPS (condition ou système).*

BUBA. V. *pian.*

BUBON, *s. m.* (Hippocrate) (gr. *boubôn*, aine) [angl. ***bubo***]. Mot qui a désigné d'abord l'adénite inguinale, puis toutes les tuméfactions ganglionnaires. — Actuellement, on l'applique plutôt aux adénopathies spécifiques. P. ex. : *b. de la syphilis, de la chancrelle, de la peste.* — ***b. climatique*** (Trousseau, 1865), ***climatérique*** (médecins des pays chauds) ou ***poradénique.*** V. *Nicolas et Favre (maladie de).*

BUBONOCÈLE, *s. f.* (gr. *boubôn*, aine ; *kêlê*, hernie) [angl. ***bubonocele***]. Syn. *hernie inguino-pubienne.* Hernie qui, après avoir parcouru le trajet inguinal, commence à bomber à travers l'anneau inguinal externe.

BUCAILLE (B. Maurice, fr., né en 1920). V. *Soupault-Bucaille (opération de).*

BUCCAL, ALE, *adj.* (lat. *bucca*, bouche) [angl. ***buccal***]. Syn. *oral.* Relatif à la bouche.

BUCCINATEUR (muscle) (lat. *buccinus*, qui joue de la trompette, de *bucca*, joue) (TA *musculus buccinator*) [angl. ***buccinator muscle***]. Muscle peaucier situé à la face profonde de la joue, innervé par le facial. Ses faisceaux convergent du corps de la mandibule vers la bouche. Il attire la commissure labiale en arrière et en dehors • 👁 **bouche, face, salivaire** •.

BÜCKLERS (B. Max, all., 1895-1969). V. *Reis-Bücklers (maladie de).*

BUCKLEY (syndrome de) (B. Rebecca, amér., 1972) [angl. ***Job's syndrome***]. Syndrome caractérisé par des infections

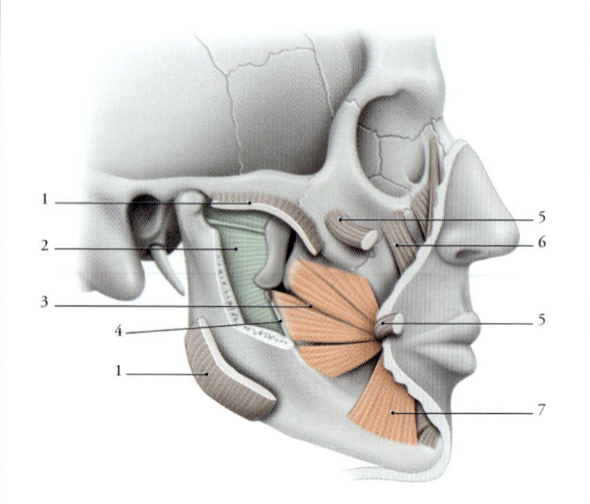

Muscle buccinateur

1. *muscle masséter*
2. *fascia interptérygoïdien*
3. *muscle buccinateur*
4. *raphé ptérygo-mandibulaire*
5. *muscle grand zygomatique*
6. *muscle petit zygomatique*
7. *muscle abaisseur de la lèvre inférieure*

multiples et rédicivantes : cutanées (eczéma atopique infecté, abcès), muqueuses (sinusite), articulaires, pulmonaires, par des troubles de la croissance et des perturbations immunologiques : défaut de chimiotactisme des polynucléaires neutrophiles, production excessive d'histamine, élévation importante et permanente du taux sérique des IgE. L'association à une glomérulonéphrite membrano-proliférative a été signalée. V. *Job (syndromes de), 2°.*

BUCKYTHÉRAPIE, *s. f.* (Bucky Gustav, amér., 1922) [angl. ***Bucky's rays therapy***]. Emploi thérapeutique des rayons X « limite » ; ce sont des rayons mous émis sous un faible voltage (6 à 15 kV) par un tube muni d'une fenêtre en béryllium doublée de mica ; leur longueur d'onde est de 0,1 à 0,3 nm. Ils sont presque totalement absorbés par les 3 premiers millimètres de la peau et sont utilisés en radiothérapie superficielle, en particulier en dermatologie, pour le traitement des eczémas microbiens lichénifiés, des névrodermites, du psoriasis, des angiomes plans, etc.

BUCY (B. Paul, amér., né en 1904). V. *Klüver et Bucy (syndrome de).*

BUDD-CHIARI (syndrome de) (B. George, brit., 1845 ; Ch., 1898) [angl. ***Budd-Chiari syndrome***]. Syn. *syndrome de Chiari.* Affection rare, caractérisée *anatomiquement* par une oblitération des veines sus-hépatiques et dans la moitié des cas, de la veine cave inférieure à leur niveau ; *cliniquement* par des douleurs abdominales, une hépato-splénomégalie, une ascite, une circulation veineuse sous-cutanée thoraco-abdominale, parfois des œdèmes et rarement un ictère. L'*évolution,* quelquefois aiguë, plus souvent chronique, est toujours mortelle. L'oblitération veineuse est *provoquée* par une tumeur, généralement maligne, du foie ou du rein, ou par une thrombose qui peut être due à un syndrome myéloprolifératif, à une maladie de Marchiafava-Micheli ou bien à un syndrome des antiphospholipides. — Dans la ***maladie veino-occlusive du foie*** (Jellife, Bras et Stuart, 1954) l'oblitération par endophlébite siège à l'intérieur du foie, sur les veinules centrolobulaires et les petites veines sus-hépatiques. Fréquente à la Jamaïque, où elle semble secondaire à l'ingestion d'alcaloïdes toxiques, la *m. v.-o.* atteint surtout les jeunes enfants ; son début est aigu et fébrile, son évolution grave vers une cirrhose parfois rapidement mortelle.

BUDIN (signe de) (B. Pierre, fr., 1846-1907). Mélange de pus et de lait obtenu par compression d'un sein atteint de mastite. On met le pus en évidence en recueillant le liquide sur un tampon d'ouate hydrophile qui absorbe le lait, le pus jaunâtre reste à la surface de l'ouate. Ce signe permet d'affirmer l'origine intraglandulaire de la suppuration (galactophoromastite de Budin).

BUERGER (maladie de Leo) (B. Leo, amér., 1879-1943). V. *thrombo-angéite.*

BUFFALO NECK. En amér. : cou de buffle. Syn. *bosse de bison.* Déformation cervicale en bosse observée dans l'hypercorticisme de la *maladie* ou du *syndrome de Cushing.* V. ce terme.

BUGNET-VAN DER VOORT (méthode de) (B. Thea, holl., 1940) [angl. ***Bugnet-Van der Voort's method***]. Technique de rééducation à base de réflexes posturaux utilisant des contractions isométriques provoquées par des résistances extérieures.

BUILDING (SICK) SYNDROME (angl.) V. *climatiseurs (maladies des).*

BUJADOUX. V. *Garin-Bujadoux (syndrome de).*

BULBAIRE ANTÉRIEUR MÉDIAN (syndrome) [angl. ***Déjerine's anterior bulbar syndrome***]. Syn. *syndrome interolivaire de Déjerine, syndrome paramédian de Foix, syndrome de Reynold-Révillod et Déjerine.* Hémiplégie alterne due à une lésion de la partie antérieure du bulbe (faisceau pyramidal, lemniscus médian et racine de l'hypoglosse) par une obstruction de l'artère spinale antérieure ; elle comporte l'hémiparalysie et l'hémiatrophie de la langue du côté de la lésion et, du côté opposé, la paralysie des membres avec anesthésie profonde respectant habituellement les sensibilités thermiques et algésiques.

BULBAIRES DORSAUX (syndromes). V. *bulbaires postérieurs (syndromes).*

BULBAIRES LATÉRAUX (syndromes). Syndromes dûs le plus souvent à un ramollissement latéral du bulbe d'origine artérielle. Ils sont caractérisés par une hémiplégie alterne avec, du côté de la lésion, un hémisyndrome cérébelleux et parfois une paralysie vélopalatine, pharyngée ou laryngée ; du côté opposé, des troubles moteurs ou sensitifs des membres. V. *Wallenberg, Babinski-Nageotte* et *Cestan-Chenais (syndromes de).*

BULBAIRES POSTÉRIEURS ou **DORSAUX (syndromes).** Syndromes dus à une atteinte de la partie postérieure du bulbe, caractérisés par une paralysie des nerfs bulbaires (X^e^, XIe et XIIe nerfs crâniens) du côté de la lésion. V. *Avellis (syndrome d'), Jackson (syndrome de)* et *Schmidt (syndrome de).* L'atteinte dorso-médiane du bulbe provoque des troubles des sensibilités tactile et profonde et souvent une paralysie des membres du côté opposé à la lésion.

BULBE, *s. m.* (lat. *bulbus*, bulbe) (TA *bulbus*) [angl. ***bulb***]. Toute structure anatomique arrondie et renflée. P. ex. *b. aortique, b. duodénal, b. olfactif, b. rachidien* (v. *myélencéphale*). — ***b. de l'œil.*** Globe oculaire. — ***gaine du b.*** (TA *vagina bulbi*). Syn. *capsule de Tenon.* Membrane fibreuse recouvrant la sclère.

BULBITE, *s. f.* [angl. ***bulbitis***]. Suppuration persistante de la muqueuse urétrale au niveau du cul-de-sac bulbaire, dans les blennorragies chroniques.

BULBOPATHIE, *s. f.* Nom générique des affections du bulbe duodénal.

BULBO-URÉTRALE (glande). V. *Cowper (glande de).*

BULGE, *s. m.* (en angl. bosse) (cardiologie). Deuxième sommet systolique du carotidogramme, observé dans la myocardiopathie obstructive. Il est moins élevé et plus arrondi que le premier sommet, protosystolique, dont il est séparé par une dépression ; il précède l'incisure catacrote.

BULLE, *s. f.* (lat. *bulla*) [angl. ***bulla***]. Lésion élémentaire de la peau, qui n'est autre qu'une vésicule de grande dimension, mesurant plusieurs mm de diamètre. V. *phlyctène.*

BULLEUX (râles) [angl. ***bullous rales***]. Syn. *râles humides.* Variétés de râles sous-crépitants et caverneux, par opposition aux *râles secs* ou *sonores.*

BULLOSE, *s. f.* [angl. ***bullosis***]. Dermatose bulleuse.

BUMKE (pupille de) (B. Oswald, all., 1877-1950) [angl. ***Bumke's pupil***]. Syn. *signe de B.* Dilatation pupillaire passagère provoquée par une stimulation d'ordre psychique.

BUNNELL. V. *Paul et Bunnell-Davidsohn (réaction de).*

BUNNELL (attelle de) [angl. ***Bunnell's splint***]. Orthèse à ressorts destinée aux doigts de la main pour corriger des attitudes vicieuses et pour la rééducation.

BUNNEL-LITTLE (épreuve de) [angl. ***Bunnel-Little test***]. Manœuvre destinée à rechercher une rétraction de la capsule articulaire interphalangienne proximale. L'articulation métacarpo-phalangienne est maintenue en légère extension tandis que l'on tente de fléchir l'interphalangienne proximale. L'épreuve est positive si cette tentative est impossible. Si la flexion complète est possible, les muscles intrinsèques sont insuffisants ou rétractés.

BUNYAVIRIDÆ, *s. f. pl.*, ou **BUNYAVIRIDÉS**, *s. m. pl.* (Bunyamwera, localité ougandaise) [angl. ***Bunyaviridae***]. Famille de virus antérieurement classés parmi les arbovirus ; ils possèdent un ARN monocaténaire de polarité négative, une symétrie hélicoïdale, une enveloppe et mesurent 90 à 120 nm. Cette famille comprend 4 genres principaux : *Bunyavirus, Nairovirus, Phlebovirus, Hantavirus.*

BUNYAVIRUS, *s. m.* [angl. ***Bunyavirus***]. Genre de virus appartenant à la famille des *Bunyaviridæ* et comprenant diverses espèces dont les virus de l'encéphalite de Californie et de la fièvre hémorragique de Crimée.

BUPHTALMIE, *s. f.* (gr. *bous*, bœuf ; *ophthalmos*, œil) [angl. ***buphthalmia***]. Augmentation considérable du volume de l'œil. V. *hydrophtalmie.*

BUREAU ET BARRIÈRE (syndrome de) (Bureau Yves, fr., 1959). V. *acropathie ulcéro-mutilante.*

BÜRGER ET GRÜTZ (maladie de) (B. Max, all., 1932). V. *hyperlipémie essentielle.*

BURKHOLDERIA CEPACIA [angl. ***Burkholderia cepacia***]. Espèce bactérienne gram-négative de la famille des Pseudomonacées. Cette bactérie opportuniste infecte volontiers les sujets atteints de mucoviscidose.

BURKHOLDERIA PSEUDOMALLEI [angl. ***Burkholderia pseudomallei***]. Petit bacille très mobile, aérobie, gram négatif. C'est l'agent de la mélioïdose. V. ce terme.

BURKITT (lymphome ou **tumeur de)** (B. Denis, brit., 1958) [angl. ***Burkitt's lymphoma***]. Tumeur ganglionnaire maligne siégeant à la mâchoire, apparaissant de façon endémique chez les enfants en Afrique tropicale. Elle est pratiquement toujours associée au virus EB (v. ce terme) de la famille des *Herpesviridæ*, qui déclenche la prolifération cancéreuse d'un clone de lymphocytes B. Des conditions climatiques particulières et peut-être l'existence d'un facteur associé (anomalie chromosomique, paludisme) semblent indispensables à son apparition. On a signalé, en dehors de l'Afrique, quelques cas isolés de lymphome de Burkitt, presque toujours indépendants du virus EB. V. *sida.*

BURNET (intradermo-réaction de) (B. sir Frank, australien, 1899-1985 ; prix Nobel de médecine 1960). V. *mélitine.*

BURNETT (syndrome de) (B. Charles, amér., 1949). V. *lait et des alcalins (syndrome du).*

BURN OUT SYNDROME (angl.). V. *épuisement professionnel (syndrome d').*

BURSITE, *s. f.* (Lejars) (lat. *bursa*, bourse ; suffixe *-ite* indiquant l'inflammation) [angl. ***bursitis***]. Inflammation d'une bourse séreuse.

BURSODÉPENDANT, ANTE, *adj.* [angl. ***bursa-derived***]. Qui dépend d'une bourse. — ***cellule*** ou ***lymphocyte b.*** V. *cellules bursodépendantes.* — ***immunité b.*** Immunité humorale liée aux cellules (ou lymphocytes) bursodépendants. V. *immunité* et *cellules immunocompétentes.*

BURSOGRAPHIE, *s. f.* (lat. *bursa*, bourse ; gr. *graphein*, écrire) [angl. ***bursography***]. Radiographie avec préparation d'une bourse séreuse.

BURSOPATHIE, *s. f.* (lat. *bursa*, bourse ; gr. *pathê*, maladie) [angl. ***bursopathy***]. Toute affection d'une bourse séreuse.

BURSTEIN (réaction ou **test de)** (1956) [angl. ***Burstein's method***]. Méthode opacimétrique de dosage des β-lipoprotéines du sérum sanguin, fondée sur leur précipitation élective et complète par le sulfate de dextrane de poids moléculaire de 7 à 10 000 d en présence de chlorure de calcium. Dans les cas d'hyperlipémie, cette précipitation entraîne celle des chylomicrons. Le chiffre normal varie de 20 à 40 unités Vernes. Cette réaction est tombée en désuétude.

BURTON (liséré de) (B. Henry, brit.) (Grisolle, 1836 ; Burton, 1840) [angl. ***Burton's line***]. Syn. *liséré plombique* ou *saturnin.* Liséré violacé ou noirâtre situé sur les gencives au niveau du collet des dents. Il indique une intoxication chronique par le plomb et s'observe surtout dans les intoxications professionnelles (peintres, plombiers, etc.). V. *saturnisme.*

BURULI (ulcère de) (B., district de l'Ouganda) [angl. ***Buruli ulcer***]. Affection nécrosante de la peau et du tissu sous-cutané, due à *Mycobacterium ulcerans*, décrite en Afrique, en Australie et au Mexique.

BURWELL (syndrome pickwickien type). V. *Pickwick (syndrome de).*

BUSACCA (nodules de) (B. Archimède, ital., 1932) [angl. ***Busacca's nodules***]. Petits nodules inflammatoires grisâtres siégeant sur le feuillet antérieur mésodermique de l'iris dans les iritis granulomateuses.

BUSCHKE (B. Abraham, all., 1868-1943). V. *Busse-Buschke (maladie de).*

BUSCHKE-FISCHER (type). V. *kératodermie symétrique des extrémités.*

BUSCHKE-LÖWENSTEIN (tumeur de). Condylome acuminé (v. ce terme) géant.

BUSCHKE-OLLENDORF (syndrome de) (1928) [angl. ***Buschke-Ollendorf syndrome***]. Association de dermato-fibrose lenticulaire disséminée et d'ostéopœcilie.

BUSSE-BUSCHKE (maladie de) (Busse Otto, all., 1867-1922). V. *cryptococcose.*

BUTANOL EXTRACTIBLE IODINE. En angl. *iode extractible par le butanol* : c'est l'iode hormonal, fraction de l'iode protéique. V. *iodémie.*

BUTÉE OSSEUSE [angl. ***bolt***]. Saillie osseuse créée chirurgicalement, au moyen d'un greffon, destinée à limiter un mouvement articulaire, à empêcher la luxation récidivante d'une épiphyse (humérale ou fémorale) ou bien augmenter une surface d'appui articulaire (hanche).

BUTLER (lenticône interne de). V. *lenticône.*

BUTLER-ALBRIGHT (syndrome de) (B. Allan, amér., 1936). V. *acidose rénale hyperchlorémique.*

BUTYLOGRAMME, *s. m.* (M. F. Jayle). Tableau de la répartition des différents dérivés urinaires glycuro- ou sulfoconjugués des hormones stéroïdes, extraits par le norbutanol (c'est-à-dire butylosolubles), en fonction de la variation du pH (de 1 à 12). V. *GBS 11* ou *13* et *SBS 11.*

BUVARDAGE, *s. m.* [angl. ***blot***]. Technique de laboratoire utilisée pour l'*immunotranfert* (v. ce terme) des acides nucléiques (révélés par sonde radioactive : *Southern-blot* pour l'ADN, northern-blot pour l'ARN) ou des protéines (reconnues par anticorps : western-blot). V. aussi *dot-blot.*

BUVEURS DE LAIT (syndrome des). V. *lait et des alcalins (syndrome du).*

BUZZI (B. Fausto, all., né en 1899). V. *Schweninger et Buzzi (anétodermie type).*

BW. Abréviation de : *réaction de Bordet-Wassermann.*

BYLER (maladie de) [angl. ***Byler's disease***]. Maladie très rare à transmission autosomique récessive, décrite chez les Amish et constituée par une cholestase récurrente familiale intrahépatique cirrhogène, mortelle en règle avant l'âge de dix ans.

BY-PASS, *s. m.* (angl.) V. *pontage.*

BYRD (méthode de) (B. Harvey, amér., 1820-1884) [angl. ***Byrd-Dew method***]. Méthode de respiration artificielle des nouveau-nés qui consiste à plier et à déplier les membres inférieurs et le tronc autour des articulations des hanches comme on ferme et ouvre un livre.

BYSSINOSE, *s. f.* ou **BYSSINOSIS**, *s. m.* (gr. *bussos*, coton) [angl. ***byssinosis***]. Pneumopathie immunologique (v. ce terme) spéciale aux ouvriers qui travaillent le coton et qui sont exposés à en respirer les poussières (batteurs, cardeurs, débourreurs).

BYWATERS (syndrome de) (B. Eric, brit., 1941) [angl. ***Bywaters's syndrome, crush injury***]. Syn. *syndrome d'écrasement.* Insuffisance rénale aiguë (v. ce terme), souvent mortelle en peu de jours, survenant quelques heures après le choc traumatique, chez les blessés par écrasement, porteurs de contusions musculaires étendues et profondes des membres ; elle s'accompagne souvent de présence, dans l'urine, d'hémoglobine musculaire ou myoglobine. Celle-ci, libérée par l'attrition des muscles, bloquerait les tubes rénaux. V. *rein de choc, néphropathie tubulo-interstitielle aiguë* et *revascularisation des membres ischémiés (syndrome de).*

BZD. Abréviation de *benzodiazépine.* V. ce terme.

C

C. — 1° Symbole chimique du *carbone*. — 2° Symbole de *coulomb*. — 3° Symbole de la *concentration d'un gaz dans le sang*. — 4° Symbole de la *cystéine*. — 5° Symbole de la *cytosine*.

C (protéine-anticoagulante et protéine-réactive). V. à *protéine C*.

c. Symbole de *centi* (v. ce terme).

°C. Symbole de *degré Celsius* (v. ce terme).

C (syndrome) (Opitz, 1969) [angl. ***C syndrome***]. Association de malformations complexes sublétales : trigonocéphalie (v. ce terme), hyperlaxité ligamentaire, parfois hexadactylie, anomalies du système nerveux. La transmission en est probablement récessive et autosomique.

C1... C9 (s'écrivait autrefois C'1... C'9). V. *complément*.

C (facteur). V. *Rhésus (facteur)*.

c (onde). V. *pouls jugulaire*.

Ca. Symbole chimique du *calcium* (v. ce terme).

ÇA, *s. m.* (traduction du pronom allemand *es*) [angl. ***id***]. Terme de psychanalyse employé par Freud pour désigner la source des pulsions (v. ce terme, 2° et *moi*).

CA. Abréviation anglaise pour *carbohydrate antigen, cancer antigen* ou *cancer associated antigen*. P. ex. : CA 125. V. *marqueurs tumoraux* et *antigènes CA...*

CABOT (corps annulaire de) (C. Richard, amér., 1905) [angl. ***Cabot's ring body***]. Anneau plus ou moins régulier que l'on voit dans certaines hématies au cours d'anémies. Il représente le reste de la membrane nucléaire.

CABRERA (signes de) (C. C., mexicain) [angl. ***Cabrera's signs***]. Signes électrocardiographiques d'infarctus du myocarde, de siège antéroseptal, associé à un bloc de branche gauche. — 1° (Cabrera et Friedland, 1953). Présence, sur la branche ascendante de l'onde S en dérivations précordiales V_3 et V_4, d'un crochetage large, d'une durée d'au moins 0,05 sec. — 2° Présence d'une onde *r* en V_1.

CACAO, *s. m.* [angl. ***cocoa***]. Poudre obtenue par broyage des graines torréfiées du cacaoyer *(Theobroma cacao)*. Le *beurre de cacao* est utilisé en pharmacie comme excipient des suppositoires. V. *théobromine*.

CACCHI ET RICCI (maladie de) (C. Roberto, ital., 1948). V. *rein en éponge*.

CACHECTINE, *s. f.* (Cerami, 1985) (gr. *kakos*, mauvais ; *hexis*, disposition) [angl. ***cachectin, tumour necrosis factor α, tumour necrotizing factor α, TNF α***]. Protéine de 17 000 d sécrétée par les macrophages, s'opposant à l'accumulation des lipides d'où son effet amaigrissant ; cette cytokine est identique au facteur nécrosant des cellules malignes (TNF α) ; elle interviendrait également dans la genèse du choc endotoxinique. V. *défaillance multiviscérale (syndrome de)* et *lymphotoxine*.

CACHET, *s. m.* (vieux français *cacher* : presser) [angl. ***cachet***]. Forme ancienne de préparation pharmaceutique, destinée à être avalée et dans laquelle le médicament, pulvérulent, est enfermé entre deux cupules discoïdes de pain azyme soudées par leurs bords. Le *c.* a été remplacé par la *gélule*. V. *produit sous cachet*.

CACHEXIE, *s. f.* (gr. *kakos*, mauvais ; *hexis*, disposition) [angl. ***cachexia***]. Altération profonde de l'état général avec maigreur extrême, telle qu'on l'observe à la phase terminale des affections chroniques. V. *athrepsie*,> *marasme* et *dénutrition*.

CACHEXIE DIENCÉPHALIQUE DE RUSSELL [angl. ***Russell's syndrome***]. Syn. *syndrome de Russell* (1951). Maladie rare caractérisée *anatomiquement* par une tumeur de la partie antérieure de l'hypothalamus et *cliniquement* par un amaigrissement débutant dans les deux premières années de la vie, rapidement progressif, dû à une fonte exclusive du tissu adipeux ; il s'accompagne d'une accélération de la croissance et de la maturation osseuse et contraste avec un état d'euphorie et l'exacerbation de l'appétit et de l'activité motrice.

CACHEXIE FLUORIQUE. V. *fluorose*.

CACHEXIE HYPOPHYSAIRE. V. *Simmonds (maladie de)*.

CACHEXIE MYXŒDÉMATEUSE. Syn. *c. thyréoprive, c. thyroïdienne* (pro parte). Phase terminale du myxœdème non traité ; l'infiltration myxœdémateuse masque longtemps l'amaigrissement.

CACHEXIE SURRÉNALE. V. *Pende (syndrome de)*.

CACHEXIE THYROÏDIENNE [angl. ***thyroid cachexia***]. Cachexie survenant soit à la période ultime ou dans les formes aiguës de la maladie de Basedow, soit à la dernière phase du myxœdème.

$CaCO_2$. Symbole de la concentration en gaz carbonique du sang artériel.

CACOCHYME, *adj.* (gr. *kakos*, mauvais ; *khumos*, humeur, suc) [angl. ***cacochymic***]. Atteint(e) de cacochymie, c'est-à-dire d'une altération profonde des humeurs aboutissant à la cachexie. Vieilli, ce terme n'est plus utilisé dans le langage médical mais plutôt de façon littéraire ou humoristique. P. ex. : *vieillard cacochyme*.

CACOGRAPHIE, *s. f.* (gr. *kakos*, mauvais ; *graphein*, écrire). Écriture incorrecte, avec déformation des mots et fautes de syntaxe, observée chez les déments et les aphasiques.

CACOGUEUSIE, *s. f.* (gr. *kakos*, mauvais ; *geusis*, goût) [angl. ***cacogeusia***]. Perception de goût désagréable en mangeant ou en dehors de tout repas.

CACOLALIE, *s. f.* (gr. *kakos*, mauvais ; *lalein*, parler). V. *jargonaphasie.*

CACOPHASIE, *s. f.* (gr. *kakos*, mauvais ; *phasis*, parole). V. *jargonaphasie.*

CACOSMIE, *s. f.* (gr. *kakos*, mauvais ; *osmê*, odeur) [angl. ***cacosmia***]. — 1° Déviation du sens olfactif qui conduit les malades à aimer certaines odeurs désagréables ou fétides (hystérie, psychose). — 2° Perception habituelle d'une odeur mauvaise ; *c. subjective* ou hallucination de l'odorat ; *c. objective,* due à l'existence d'une affection des voies aériennes ou digestives supérieures déterminant une odeur désagréable qui peut être perçue par d'autres que par le malade. V. *ozène.*

CACOSTOMIE, *s. f.* (gr. *kakos*, mauvais ; *stoma*, bouche) [angl. ***cacostomia***]. Mauvaise odeur de la bouche, quelle qu'en soit la cause : carie dentaire, amygdalite, bronchite, trouble digestif, etc. V. *ozène.*

CADASIL, *s. m.* (acronyme angl. : ***Cerebral Autosomal Dominant Arteriopathy with Subcortical Infarcts and Leukoencephalopathy***) (décrit par Sourander P. en 1977, nommé et rattaché à un gène du chromosome 19 par Élisabeth Tournier-Lasserve, 1991-93). Affection familiale caractérisée *cliniquement* par la survenue, chez l'adulte jeune et dépourvu des facteurs de risque habituels des artériopathies, d'accidents ischémiques sous-corticaux récidivants, aboutissant à une démence ou une paralysie pseudo-bulbaire ; la *scanographie* met en évidence une atteinte diffuse de la substance blanche avec leuco-araïose ; la *transmission* est autosomique dominante.

CADHÉRINE, *s. f.* [angl. ***cadherin***]. Molécule glycoprotéique transmembranaire contribuant à l'adhérence intercellulaire. Les diverses *c.* sont dépendantes du calcium.

CADRE DE MARCHE. V. *ambulateur.*

CADRE DE SANTÉ [angl. ***health manager***]. Personne titulaire d'un diplôme créé par décret le 18 août 1995. « Le cadre de santé assure des fonctions d'animation, de gestion, de formation et de pédagogie. Il intervient dans un service de soins en qualité de surveillant ou dans un institut de formation des professionnels paramédicaux comme formateur ou directeur ». Les professions paramédicales concernées sont celles énumérées à l'article *santé (professions de)* à l'exception des prothésistes dentaires et des psychologues.

CADRE DE SANTÉ FORMATEUR ou **ENSEIGNANT(E)**. Syn. ancien *moniteur(trice)*. Enseignant(e) dans un institut formateur en soins infirmiers.

CADUCÉE, *s. m.* (lat. *caduceus,* insigne de héraut) [angl. ***caduceus***]. — 1° *Emblème des médecins,* constitué d'un serpent s'enroulant autour d'une baguette surmontée d'un miroir. — C'est primitivement l'attribut de Mercure (dieu de la médecine dans l'antiquité), fait de deux serpents entrelacés autour d'un bâton ailé. — 2° *L'emblème des pharmaciens* est constitué d'un serpent et de la coupe d'Hygie (déesse de la santé dans la mythologie grecque, fille d'Asclépios [Esculape] et petite-fille d'Apollon).

CADUQUE, *adj.* (lat. *caducus*, qui est tombé) [angl. ***caduca***]. Qui se détache. P. ex. : arbre à feuilles *c.* — *s. f.* Partie de la muqueuse gravide de l'utérus qui est évacuée avec le placenta. — *c. basale* [angl. ***decidua***]. Partie maternelle du placenta. V. *placenta.*

CÆCO-COLOSTOMIE, *s. f.* [angl. ***caecocolostomy***]. Entéro-anastomose entre le cæcum et le côlon descendant. Opération préconisée en cas d'obstacle infranchissable du gros intestin (cancer).

CÆCO-CYSTOPLASTIE, *s. f.* Variété d'entéro-cystoplastie (v. ce terme) utilisant le caecum pour reconstituer la vessie.

CÆCOFIXATION, *s. f.* ou **CÆCOPEXIE**, *s. f.* (lat. *caecum* ; gr. *pêxis*, fixation). V. *typhlopexie.*

CÆCO-SIGMOÏDOSTOMIE, *s. f.* V. *typhlo-sigmoïdostomie.*

CÆCOSTOMIE, *s. f.* V. *typhlostomie.*

CÆCOTOMIE, *s. f.* (lat. *caecum* : gr. *tomê*, section) [angl. ***caecotomy***]. Ouverture chirurgicale du cæcum.

CÆCUM, *s. m.* (en lat. aveugle) (en gr. *tuphlos*) [TA et angl. ***caecum***]. Cul-de-sac constituant la partie initiale du gros intestin, situé au-dessous de la valvule iléo-caecale. L'appendice vermiforme le prolonge vers le bas. V. mots commençant par *typhl...* • 👁 **côlon, intestin** •.

CÆRULOPLASMINE, *s. f.* V. *céruloplasmine.*

CAFÉINE, *s. f.* [angl. ***caffeine***]. Syn. *théine.* Triméthylxanthine. Alcaloïde extrait principalement du café et du thé, doué de propriétés stimulantes et antimigraineuses. V. *théobromine* et *théophylline.*

CAFÉISME, *s. m.* (Fernet) [angl. ***caffeinism***]. Intoxication par le café.

CAFFEY (C. John, amér.). V. *Kenny-Caffey (syndrome de).*

CAFFEY-SMYTH (maladie ou **syndrome de)** (1948) [angl. ***Caffey-Smyth disease***]. Syn. *hyperostose corticale infantile de Caffey-Silverman* (1945), *syndrome de Roske-De Toni-Caffey* (R., 1930 ; De T., 1943 ; Smyth, 1946). Affection d'origine inconnue, survenant chez le nourrisson vers le 3e ou le 4e mois. Elle est caractérisée par l'apparition d'hyperostoses corticales au niveau de la clavicule, des côtes, de la mandibule, de l'ulna avec tuméfaction douloureuse des aponévroses et des muscles voisins et signes inflammatoires : fièvre, leucocytose, accélération de la vitesse de sédimentation globulaire. L'évolution se fait spontanément vers la guérison en quelques mois.

CAILLAUD (syndrome de) (C., fr.) [angl. ***Corvisart-Fallot syndrome***]. Variété de tétralogie de Fallot avec situation à droite de l'arc aortique, l'aorte descendant tantôt à droite, tantôt à gauche du rachis. Ce syndrome est nommé à tort, à l'étranger, *syndrome de Corvisart* ou *de Corvisart-Fallot.*

CAILLOT, *s. m.* (lat. *coagulare,* cailler) [angl. ***clot***]. Masse spongieuse formée par la fibrine du sang. Cette masse retient dans ses mailles les globules rouges qui lui communiquent leur coloration. — ***c. blanc, c. plaquettaire, c. primitif, c. de battage*** (Hayem). V. *thrombus blanc.* — ***c. rouge, c. cruorique, c. de fibrine, c. secondaire, c. de stase*** (Hayem). V. *thrombus rouge.*

CAÏN (complexe de) [angl. ***Cain's complex***] (C., fils aîné d'Adam et d'Ève, tua son frère Abel, dont il était jaloux) (psychanalyse). Syn. *complexe d'intrusion* (Lacan). Attitude hostile d'un enfant vis-à-vis de ses frères et sœurs qui, à ses yeux, lui disputent l'amour et les soins des parents. V. *complexe.*

CAIRNS (syndrome de) (Sir Hugh C., brit., 1949) [angl. ***Cairns's syndrome***]. Hydrocéphalie consécutive à une méningite tuberculeuse.

CAISSONS (maladie des) [angl. ***caisson disease***]. Syn. *maladie des plongeurs.* Accidents survenant chez les ouvriers travaillant dans l'air comprimé (caissonniers, scaphandriers), soit au moment d'une compression trop rapide (très vives douleurs dans les oreilles : *otite barotraumatique*) ; soit, le plus souvent, au moment de la décompression opérée avec trop de rapidité. Les *accidents de décompression* consistent en douleurs articulaires violentes, vertige, prurit, paralysies, convulsions et même coma, parfois mortel ; ils sont curables par une prompte recompression. Ils sont dus (Paul Bert) à la libération de l'azote dissous dans le sang *(aérémie),* dont les bulles provoquent des embolies gazeuses dans les tissus, le système nerveux surtout *(aéroembolisme).* On les observe aussi chez les plongeurs en eau profonde, en cas de remontée trop rapide et chez les aviateurs qui atteignent trop vite les hautes altitudes.

CAL, *s. m.* (lat. *callus*, callosité) [angl. ***callus***]. Néoformation osseuse qui soude les deux parties d'un os fracturé. — ***c. fibreux.*** Absence de consolidation. — ***c. vicieux.*** *C.* fixant les fragments osseux en mauvaise position.

CAL. Symbole de *calorie,* v. ce terme.

CALABAR (fève de) (localité du Nigeria). V. *ésérine.*

CALABAR (œdème de) (localité du Nigeria). V. *filaire.*

CALAMBRE, *s. m.* (en espagnol, crampe). Convulsions avec crampes douloureuses observées dans l'hydrargyrisme chronique, en particulier chez les mineurs d'Almaden (ville d'Espagne en Nouvelle-Castille).

CALBORG (épreuve de) (C., 1969). Étude de la migration des spermatozoïdes dans un tube capillaire rempli de mucus cervical utérin, destinée à prouver la compatibilité d'un sperme et d'un mucus cervical donnés.

CALCAFFINE, *adj.* Qui présente de l'affinité pour les sels de calcium.

CALCANÉITE, *s. f.* [angl. ***calcaneitis***]. Inflammation du calcanéum (ou calcanéus).

CALCANÉUM, *s. m.* V. *calcanéus.*

CALCANÉUS, *s. m.* (en lat., *talon*) [TA et angl. ***calcaneus***]. Dénomination internationale du calcanéum, os du talon **• 👁 tarse •**.

CALCARINE (scissure) (lat. *calcar, calcaris,* éperon ou *calcar avis,* ergot d'oiseau) (TA *sulcus calcarinus*) (Huxley) [angl. ***calcarine sulcus***]. Syn. *sillon calcarin.* Profond sillon de la face interne de l'hémisphère cérébral, s'étendant horizontalement vers l'avant à partir du pôle occipital et recevant le sillon pariéto-occipital.

CALCÉMIE, *s. f.* (lat. *calx,* chaux ; gr. *haïma,* sang) [angl. ***calcaemia***]. Quantité de calcium contenue dans le sang. Elle est normalement de 5 mEq (2,5 mmol) ou 100 mg par litre de plasma, dont environ 57 mg sont ionisés, 38 mg liés aux protéines et 5 mg combinés à l'acide citrique.

CALCIDIOL, *s. m.* [angl. ***calcidiol***]. V. *cholécalciférol.*

CALCIFÉROL, *s. m.* (Bourdillon et Windhaus, 1932) [angl. ***calciferol***]. Syn. *ergocalciférol.* Vitamine D_2 antirachitique, obtenue par l'irradiation de l'ergostérol (v. ce terme). Elle joue un rôle important dans la fixation du calcium. Sa carence, associée au déséquilibre phosphocalcique, contribue au développement du rachitisme. L'hypervitaminose D provoque une diarrhée, un amaigrissement et un excès d'ossification. V. *cholécalciférol.*

CALCIFICATION, *s. f.* (lat. *calx,* chaux ; *ficare,* fréquentatif de *facere,* faire) [angl. ***calcification***]. Syn. *infiltration ou transformation ou dégénérescence calcaire.* Dépôt de carbonate et de phosphate de calcium dans les tissus et les organes. P. ex. : *c. des cartilages.*

CALCINOSE, *s. f.* [angl. ***calcinosis***]. Production, dans l'organisme, de dépôts de sels de calcium. Elle peut être généralisée (tissu cellulaire sous-cutané, muscles, viscères : cœur, estomac, artères, exceptionnellement poumons) ou localisée (reins : v. *néphrocalcinose*) ; on l'observe en cas d'ostéolyse avec hypercalcémie : métastases osseuses, myélome, ostéite fibrokystique et aussi dans l'hypervitaminose D, dans le syndrome de Burnett et dans certaines insuffisances rénales avec acidose. — ***c. fœtale épiphysaire chondrodystrophiante.*** V. *chondrodysplasie ponctuée.*

CALCINOSE TUMORALE (Inclan, 1943 ; Durat, 1899) [angl. ***tumoral calcinosis***]. Syn. *lipo-calcino-granulomatose symétrique progressive* (Teutschländer, 1935). Affection rare, de pronostic bénin, plus fréquente dans la race noire, caractérisée par l'apparition, dans les tissus péri-articulaires (surtout au niveau des genoux, des hanches et des coudes), de concrétions calcaires enfouies dans des formations lipomateuses. Ces concrétions, symétriques, évoluent d'une manière chronique, avec des poussées inflammatoires récidivantes et douloureuses.

CALCIOSTAT, *s. m.* [angl. ***calciostat***]. Système régulateur du métabolisme du calcium dans l'organisme. Il dépend de deux hormones antagonistes, la *parathormone* (hypercalcémiante) et la *calcitonine* (hypocalcémiante). V. ces termes.

CALCIPEXIE, *s. f.* (lat. *calx,* chaux ; gr. *pêxis,* fixation) [angl. ***calcipexis***]. Fixation de calcium.

CALCIPRIVE, *adj.* [angl. ***calciprivic***]. Qui est provoqué par le manque de calcium.

CALCIRACHIE, *s. f.* (lat. *calx,* chaux ; gr. *rhaxis,* épine dorsale). Présence de calcium dans le liquide céphalorachidien. Son taux normal est de 51,5 mg ou 1,29 mmol (dont 48,1 mg ou 1,20 mmol ionisé) par litre.

CALCISTIE, *s. f.* (lat. *calx,* chaux ; gr. *histos,* tissu). Présence de calcium dans les tissus.

CALCITHÉRAPIE, *s. f.* (lat. *calx,* chaux ; gr. *thérapéia,* traitement) [angl. ***calcitherapy***]. Syn. *chalicothérapie.* Emploi thérapeutique de sels de calcium.

CALCITONINE, *s. f.* ***(CT)*** (Copp, 1967) [angl. ***calcitonin***]. Syn. *thyrocalcitonine* (TCT) (Hirsch, 1964). Hormone hypocalcémiante sécrétée par les cellules parafolliculaires de la glande thyroïde (cellules C de Pearse, 1967) ; c'est un polypeptide composé de 32 acides aminés. La *c.* agit sur l'os dont elle bloque la résorption, sur le rein (augmentation discrète de la calciurie et de la phosphaturie) et sur l'intestin (l'absorption de calcium est accrue et son excrétion diminuée). Calcitonine et parathormone sont antagonistes pour le métabolisme du calcium, mais synergiques pour celui des phosphates. La sécrétion de *c.* par la thyroïde est indépendante de celle des hormones iodées et de l'action de l'hypophyse. La *c.* est un marqueur spécifique du cancer médullaire de la thyroïde. son taux normal est inférieur à 10 pg/mL. Elle est d'autre part prescrite dans la maladie de Paget. V. *parathormone, hypercalcémie provoquée (épreuve de l'), marqueurs tumoraux, cancer de la thyroïde* et *hyperthyrocalcitoninémie (syndrome d').*

CALCITRIOL, *s. m.* [angl. ***calcitriol***]. V. *cholécalciférol.*

CALCIUM, *s. m.* (lat. *calx, calcis,* chaux) [angl. ***calcium***]. Élément chimique de numéro atomique 20 (vingt électrons tournent autour du noyau atomique). Symbole *Ca.* Il est réducteur et bivalent. Abondant dans la nature (roches calcaires), le calcium est un élément important en biochimie. Le phosphate tricalcique constitue la partie minérale du tissu osseux. Le métabolisme du Ca est réglé par les glandes parathyroïdes et thyroïde (v. *calcitonine, parathormone, calcémie, calciurie* et *calmoduline*). Les ions Ca^{++} jouent un rôle dans les phénomènes liés à la coagulation du sang et à l'excitation neuromusculaire (v. *inhibiteur calcique, canal calcique* et *tétanie*).

CALCIUM-BLOQUANT ou **-BLOQUEUR**. V. *inhibiteur calcique.*

CALCIURIE, *s. f.* (lat. *calx,* chaux ; gr. *ouron,* urine) [angl. ***calciuria***]. Présence de calcium dans l'urine. La *c.* normale est de 50 à 300 mg ou 1,25 à 7,4 mmol par 24 heures. — ***épreuve de la c. provoquée.*** V. *hypercalciurie (épreuve de l'h. provoquée).*

CALCUL, *s. m.* (lat. *calculus*) [angl. ***calculus***]. Concrétion pierreuse formée de substances organiques ou inorganiques qui prend parfois naissance dans les réservoirs glandulaires ou dans les canaux excréteurs.

CALCULOCANCER, *s. m.* (Carnot). Cancer se développant sur une vésicule biliaire lithiasique.

CALDWELL-LUC (opération de) (C. George, amér., 1834-1918) [angl. ***Caldwell-Luc operation***]. Trépanation du sinus maxillaire au niveau de la fosse canine, suivie de curettage, avec contre ouverture nasale située aussi bas et en avant que possible. Opération pratiquée en cas de sinusite maxillaire chronique.

CALENDRIER VACCINAL. Programme des vaccinations obligatoires et recommandées. V. p. XIII.

CALICE RÉNAL (gr. *kalux,* enveloppe de fleur) (TA *calices renales majores et minores*) [angl. ***calyx,*** *pl.* ***calyces***]. Partie de la voie excrétrice du rein donnant naissance au bassinet ; les 3 grands *c.* (supérieur, moyen et inférieur) reçoivent les petits *c.* au nombre d'une douzaine qui drainent les papilles rénales. V. *Malpighi (pyramides de).*

CALICECTASIE, *s. f.* (gr. *kalux,* calice ; *ektasis,* dilatation) [angl. ***calicectasis***]. Dilatation d'un calice rénal.

CALICIVIRIDAE, *s. f. pl.*, ou **CALICIVIRIDÉS**, *s. m. pl.* [angl. ***Caliciviridae***]. V. *Calicivirus.*

CALICIVIRUS, *s. m.* [angl. ***Calicivirus***]. Genre de virus à ARN monocaténaire de 35 nm, dépourvu d'enveloppe, ainsi nommé en raison des dépressions en forme de calice situées à sa surface. Les *c.* ont été isolés dans les selles d'enfants atteints de gastro-entérite épidémique. Ils forment une famille particulière, celle des *Caliciviridæ.* V. *virus de Norwalk* et *hépatite E.*

CALIRRAPHIE, *s. f.* (gr. *kalux,* calice ; *rhaphê,* suture) [angl. ***calirrhaphy***]. Syn. *calyrrhaphie.* Réparation chirurgicale d'un calice du rein.

CALLEUX (syndrome) [angl. ***corpus callosum syndrome***]. Syn. *syndrome de déconnexion interhémisphérique.* Ensemble de symptômes observés dans les tumeurs ou les lésions vasculaires du corps calleux (v. ce terme) ; il consiste essentiellement en troubles psychiques (apathie, indifférence émotionnelle, inattention, bizarrerie) avec apraxie, ataxie, parfois parésie et contracture des extrémités. V. *Raymond* *(syndrome de), inaccessibilité* et *Marchiafava-Bignami (maladie ou syndrome de).*

CALLITE, *s. f.* Inflammation d'un cal osseux.

CALLOSITÉ, *s. f.* (lat. *callus,* durillon) [angl. ***callosity***]. Induration du revêtement cutané, siégeant le plus souvent aux mains, aux pieds, quelquefois aux genoux, due à la pression et formée par une accumulation de couches stratifiées d'épiderme corné. Les *c.* sont généralement d'origine professionnelle. V. *durillon.*

CALMETTE (C. Albert, fr., 1863-1933). V. *BCG.*

CALMODULINE, *s. f.* (*cal*cium ; *modul*ation) [angl. ***calmodulin***]. Protéine de poids moléculaire de 17 000 d présente dans le cytoplasme cellulaire ; par sa grande affinité pour le calcium, elle contribue à en régler le métabolisme.

CALORIE, *s. f.* (lat. *calor*, chaleur) [angl. ***calory***]. Unité de mesure de la chaleur. Quantité de chaleur nécessaire pour élever de 1 °C la température de 1 g d'eau pure (ou de 1 kg s'il s'agit d'une grande calorie — terme désuet — ou kilocalorie). Dans le système international d'unités, elle est remplacée par le joule (v. ce mot). 1 calorie = 4,1855 joules.

CALORIMÉTRIE ANIMALE. Mesure de la chaleur dégagée par un animal vivant, en un temps donné.

CALORIQUE (épreuve). V. *Bárány (épreuve de).*

CALOTTE ou **CALOTTE PÉDONCULAIRE (syndromes de la)** [angl. ***tegmental syndromes***]. Syn. *syndromes de la calotte mésencéphalique.* Ensemble de paralysies provoquées par une lésion de la calotte pédonculaire (région dorsale des pédoncules cérébraux ou *tegmentum mesencephali*). Il comprend les *syndromes du noyau rouge* (*s.* controlatéral et *s.* alterne), le *syndrome de la commissure de Wernekink,* différents syndromes traduisant l'atteinte des *centres* et *des voies optiques* (ophtalmoplégies nucléaires, supra- ou internucléaires, syndrome tegmento-thalamique ou pédonculaire médian, *s.* de Parinaud, troubles pupillaires, *nystagmus retractorius*) ou de la *substance réticulée* (troubles de la vigilance, de l'éveil ou du tonus). V. ces termes, *Monakov (syndromes de von) 1°, aqueduc de Sylvius (syndrome de l') et pédonculaires (syndromes).*

CALOTTE MÉSENCÉPHALIQUE (syndromes de la). V. *calotte ou calotte pédonculaire (syndromes de la).*

CALOTTE PROTUBÉRANTIELLE (syndromes de la) [angl. ***pontine tegmentum syndromes***]. Ensemble de manifestations nerveuses dues à une lésion de la région dorsale de la protubérance (calotte). Ce sont des syndromes alternes comportant des troubles *sensitifs* (syndromes de Grenet et de Gasperini), *oculaires* (syndromes protubérantiels supérieur et inférieur de Foville), une atteinte des *noyaux des nerfs crâniens* des Ve, VIe et VIIIe paires, des troubles de la vigilance, du sommeil, de la respiration par lésion de la *substance réticulée*, des *myoclonies* du voile, du larynx, du pharynx et du diaphragme, des *troubles cérébelleux* (syndrome latéral : syndrome protubérantiel supérieur de Raymond et Cestan, hémiplégie cérébelleuse de P. Marie et Ch. Foix). V. ces différents termes, *Gellé (syndrome de), myoclonique vélopalatin (syndrome)* et *protubérantiels (syndromes).*

CALPAÏNE, *s. f.* [angl. ***calpaine***]. Protéase activée par l'ion calcium, présente notamment dans les globules rouges et les myocytes et dont il existe quatorze isozymes. Certaines dystrophies musculaires sont dues à une mutation du gène codant la *c.*

CALVARIA, *s. f.* (en lat. crâne) [TA et angl. ***calvaria***]. Voûte crânienne.

CALVÉ (maladies de) (C. Jacques, fr., 1875-1954). — 1° V. *ostéochondrite déformante juvénile de la hanche.* — 2° V. *vertebra plana.*

CALVITIE, *s. f.* (lat. *calvus,* chauve) [angl. ***baldness***]. Absence plus ou moins complète et définitive des cheveux.

CALYMMATOBACTERIUM, *s. m.* [angl. ***Calymmatobacterium***]. Genre bactérien Gram–, anaérobie facultatif, responsable de la *donovanose* ou granulome ulcéreux des parties génitales (v. ce terme).

CALYRRHAPHIE, *s. f.* V. *calirraphie.*

CAMÉRULAIRE, *adj.* (gr. *kamara*, chambre voûtée). Qui concerne la chambre antérieure de l'œil.

CAMEY (C. Maurice, fr.). V. *Mouchet-Camey (opération de).*

CAMEY (technique de) (C. Maurice, 1984) [angl. ***Camey's procedure***]. Procédé de remplacement de la vessie par un segment d'iléon, après cystectomie totale. V. *entérocystoplastie.*

CAMISOLE DE FORCE [angl. ***strait jacket***]. Sorte de veste en forte toile, à manches fermées, garnie de liens, que l'on utilisait autrefois pour maintenir les aliénés ou les malades atteints de délire furieux.

CAMPBELL (signe de) (C. E., 1969) [angl. ***Campbell's sign***]. Raccourcissement du segment sus-sternal de la trachée (mesurant normalement au moins 3 cm) en raison de la distension thoracique observée dans la bronchopathie chronique obstructive.

CAMPHRE, *s. m.* (lat. *camphora*) [angl. ***camphor***]. Composé terpénique présent naturellement dans un arbre asiatique, le camphrier (*Laurus camphora*). Il se présente sous forme de cristaux blancs d'odeur aromatique et de saveur brûlante et possède des propriétés analeptiques cardio-respiratoires et, en usage externe, des vertus calmantes et antiseptiques.

CAMPIMÈTRE, *s. m.* (lat. *campus,* champ ; gr. *métron*, mesure) [angl. ***campimeter***]. Instrument destiné à mesurer l'étendue du champ visuel (v. ce terme) et composé d'un tableau noir plat sur lequel se déplacent des index blancs. V. *périmètre* et *campimétrie.*

CAMPIMÉTRIE, *s. f.* [angl. ***campimetry***]. Exploration des zones moyenne et centrale du champ visuel grâce au campimètre (v. ce terme). Elle met surtout en évidence les scotomes centraux et paracentraux.

CAMPOMÉLIQUE (syndrome) (P. Maroteaux, 1971) (gr. *kampê*, courbure ; *mélos*, membre) [angl. ***campomelic syndrome***]. Ensemble de malformations caractérisé essentiellement par une incurvation des os des membres inférieurs : cuisses en abduction, tibias convexes en avant, pieds-bots varus équin. La face est aplatie, les oreilles sont implantées bas, le menton est en retrait ; des anomalies cardiaques, rénales et bronchiques sont fréquentes. La mort survient presque toujours dès la naissance ou dans les premières semaines, par accidents respiratoires.

CAMPTOCORMIE, *s. f.* (gr. *kamptos,* courbe ; *kormos,* tronc) (Souques, 1916) [angl. ***camptocormia***]. Syn. *camptorachis.* Syndrome caractérisé par l'incurvation du dos avec flexion plus ou moins accentuée des hanches et limitation des mouvements seulement dans la position debout. Il peut être d'origine traumatique.

CAMPTODACTYLIE, *s. f.* (Landouzy, 1885) (gr. *kamptos*, courbe ; *daktulos*, doigt) [angl. ***camptodactylia***]. Malformation des doigts caractérisée par la flexion permanente d'un (auriculaire) ou de plusieurs doigts de la main, flexion portant particulièrement sur l'articulation de la deuxième avec la première phalange.

CAMPTORACHIS, *s. m.* V. *camptocormie.*

CAMPYLOBACTER, *s. m.* (Marshall B., Warren B., Goodwin S., australiens) (gr. *kampulos*, spiralé ; *baktêria*, bâton) [angl. ***Campylobacter***]. Genre bactérien de la famille des *Spirillaceæ*. Ce sont des bâtonnets Gram–, en forme de virgule, très mobiles, responsables d'infections humaines et animales. L'espèce ***C. fetus*** (syn. désuet *Vibrio fetus*) comprend notamment les sous-espèces *fetus* (responsables d'infections de la femme enceinte et du nouveau-né), *jejuni* (donnant des gastro-entérites) et *pylori.* V. *Helicobacter pylori.*

CAMURATI ou **CAMURATI-ENGELMANN (maladie de)** (C. Mario, ital., 1896-1948). V. *Engelmann (maladie d').*

CANADA (C. Wilma, amér., 1955). V. *Cronkhite-Canada (syndrome de).*

CANAL, *s. m.* [angl. ***duct***]. – 1° Syn. *conduit.* Formation anatomique tubulaire destinée à l'écoulement des fluides. P. ex. : *c. galactophore.* – Les canaux contenant du sang ou de la lymphe sont appelés vaisseaux (sauf exceptions : canal artériel). – 2° V. *canal ionique.* – 3° Défilé anatomique : *c. carpien, c. de Guyon, c. cervical.* V. tous ces termes.

CANAL ARTÉRIEL (persistance du) [angl. ***patent ductus arteriosus***]. Conservation, après la naissance, de la perméabilité du court vaisseau qui relie, pendant la vie intra-utérine, l'aorte au niveau de l'isthme et l'origine de la branche gauche de l'artère pulmonaire. Cette anomalie, qui réalise un shunt gauche-droite, est généralement bien supportée jusqu'à l'âge adulte : elle est caractérisée cliniquement par son souffle tunellaire (v. ce terme). Elle est curable chirurgicalement. Son oblitération peut également s'effectuer, depuis 1987, par la double ombrelle de Rashkind, introduite par cathétérisme veineux. — ***canal systémique*** ou ***à shunt inversé.*** Variété dans laquelle une élévation des résistances artériolaires pulmonaires, entraînant celle de la pression artérielle pulmonaire au-dessus de la pression aortique, provoque un passage du sang non oxygéné dans l'aorte (shunt droite-gauche) et une cyanose de la moitié inférieure du corps. V. *prostaglandine.*

CANAL ATRIO- (ou auriculo-) VENTRICULAIRE COMMUN (persistance du) (CAV) [angl. ***common atrioventricular canal persistent defect***]. Syn. *persistance de l'ostium commune* ou *de l'orifice atrio-ventriculaire commun* (ou *primitif*), *maladie des coussinets endocardiques, communication inter-atrio-ventriculaire (CIAV).* Malformation du cœur due à un trouble du développement des bourrelets endocardiques qui divisent le canal atrio-ventriculaire primitif en orifices mitral et tricuspide. Elle comprend une *forme complète* dans laquelle on trouve : un orifice atrio-ventriculaire commun avec une anomalie des valves atrio-ventriculaires réduites à deux seules valves mitrotricuspides, une communication interatriale basse et une communication interventriculaire haute ; des *formes incomplètes* qui comprennent les malformations suivantes, isolées ou combinées de façon variable : communication interatriale basse, communication interventriculaire haute, anomalie de la valvule mitrale, anomalie de la valvule tricuspide. L'association de beaucoup la plus fréquente est celle qui réunit une communication interatriale basse (ostium primum) et une fente de la valve septale de la mitrale : celle-ci se trouve ainsi séparée en deux hémivalves, antérieure et postérieure, qui s'insèrent chacune sur un des piliers ; c'est le *syndrome de Rokitansky-Maud Abbott.*

CANAL CALCIQUE [angl. ***calcium channel***]. Canal ionique (v. ce terme) permettant l'entrée dans la cellule de l'ion Ca^{++}. On en connaît actuellement deux types : les *c.c. récepteur-dépendants* [en angl. ***ROC, Receptor Operated Channels***] dont l'ouverture se fait grâce à des médiateurs chimiques (catécholamines) et les *c.c. potentiel-dépendants* ou *voltage-dépendants* [en angl. ***VOC, Voltage Operated Channels*** ou ***POC, Potential Operated Channels***], dont l'ouverture dépend des variations des potentiels transmembranaires, dont on décrit 3 variétés, T, N et surtout L, les plus importants et sur lesquels agissent les inhibiteurs calciques (v. ce terme). (T : *transient,* rapide ; L : *long lasting,* lent ; N : *neuronal*). V. *canal potassique* et *canal sodique.*

CANAL CARPIEN (syndrome du) (Pierre Marie et Foix, 1913) [angl. ***carpal tunnel syndrome***]. Syn. *syndrome du tunnel carpien.* Syndrome dû à la compression du nerf médian dans le canal carpien ; il est caractérisé par des fourmillements, un engourdissement souvent nocturnes et une hypoesthésie des trois premiers doigts, par une atrophie des muscles de l'éminence thénar avec gêne aux mouvements d'opposition et d'adduction du pouce. Il est provoqué par tout ce qui rétrécit le diamètre du canal carpien : épaississement et rétraction du ligament antérieur du carpe, lésion osseuse du poignet : fracture, acromégalie, maladie de Paget, par une ténosynovite, l'amyloïdose, etc. V. *Tinel (signe de).*

CANAL CERVICAL ÉTROIT [angl. ***narrowing of the cervical vertebral canal***]. Compression médullaire au niveau du rachis cervical dont le canal est rétréci par des ostéophytes. Elle se traduit par un syndrome pyramidal progressif.

CANAL DE GUYON. V. *Guyon (canal de).*

CANAL DE GUYON (syndrome du) [angl. ***ulnar canal syndrome***]. Compression du paquet vasculo-nerveux cubital (ou ulnaire) dans le canal de Guyon, défilé ostéofibreux situé à la face antérieure du poignet.

CANAL DE HAVERS. V. *Havers (canal de).*

CANAL ÉJACULATEUR. V. *éjaculateur.*

CANAL IONIQUE [angl. ***ion channel***]. Pore localisé dans certaines protéines de la membrane cellulaire, permettant aux ions de traverser cette dernière. Le *c. i.* est tantôt ouvert, tantôt fermé ; son activité (ouverture) dépendant — soit de la polarité de la membrane (au repos, négative au-dedans, positive au-dehors : *canal voltage-dépendant*) — soit de la liaison d'un ligand à son récepteur *(canal récepteur-dépendant).* Un *c. i.* est en général spécifique d'un seul ion (Na^+, K^+, Ca^{++}, Cl^-). Les mouvements ioniques s'accompagnent de création de courant électrique. Des agonistes et antagonistes artificiels de ces canaux sont utilisés en thérapeutique. V. *canal calcique, canal potassique, canal sodique, canalopathie, récepteur 2°, porine, messager (second), aquaporine, mucoviscidose* et *Thomsen (maladie de).*

CANAL LOMBAIRE ou **LOMBAL ÉTROIT** ou **RÉTRÉCI** [angl. ***narrowing of the lumbar vertebral canal***]. Syn. *sténose du canal lombaire ou lombal.* Syndrome provoqué par le rétrécissement congénital ou acquis du canal lombaire ou lombal (où cheminent normalement à l'étroit les racines nerveuses), secondaire alors à des protrusions discales ou ostéophytiques. Il se traduit le plus souvent par une claudication intermittente polyradiculaire avec lombosciatique.

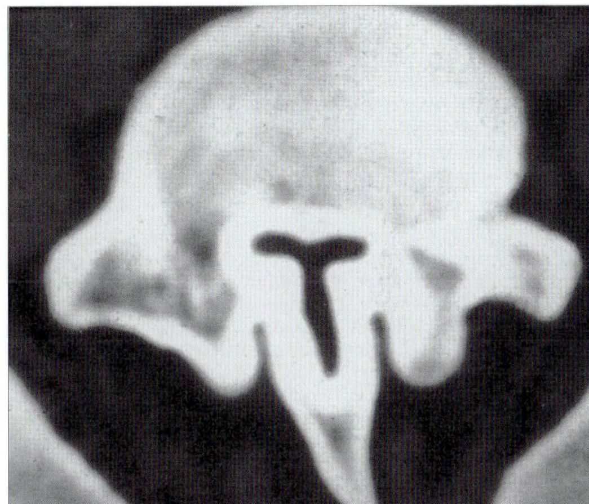

Canal lombaire étroit. Scanner

CANAL POTASSIQUE [angl. ***potassium channel***]. Canal ionique (v. ce terme) permettant la sortie de la cellule de l'ion K^+. — Les variétés de *c. p.* sont nombreuses et leur fonctionnement complexe. Leur ouverture et leur fermeture dépendent pour certains du voltage, pour d'autres (canaux récepteur-dépendants), de ligands tels l'ion Ca^{++}, l'acétylcholine, l'ATP. Les canaux dépendants de l'ATP sont inhibés par les sulfamides antidiabétiques. Les *antagonistes* (ou inhibiteurs des *c. p.* voltage-dépendants) sont des antiarythmiques (v. ce terme) de la classe III de Vaughan-Williams, mais aussi des classes IA et IC ; ceux des *c. p.* récepteur-dépendants sont des anti-ischémiques. Les *agonistes* (ou activateurs) de ces canaux sont des vasodilatateurs (par relaxation du muscle lisse) et donc utilisables pour traiter l'HTA et l'insuffisance coronaire. V. *Andersen (syndrome d'), adynamie épisodique héréditaire, canal calcique* et *canal sodique.*

CANAL SODIQUE [angl. ***sodium channel***]. Canal ionique (v. ce terme) permettant l'entrée dans la cellule de l'ion Na^+. Leurs *antagonistes* sont des anesthésiques locaux (lidocaïne), des antiarythmiques de la classe IA de Vaughan-Williams (quinidine), des anticonvulsivants (carbamazépine) et des diurétiques (amiloride). V. *canal calcique, canal potassique, paramyotonie congénitale, myotonia fluctuans, pompe à sodium, pompe à protons, Brugada (syndrome des)* et *adynamie épisodique héréditaire.*

CANAL SYSTÉMIQUE. V. *canal artériel (persistance du).*

CANAL TARSIEN (syndrome du) [angl. ***tarsal tunnel syndrome***]. Syn. *syndrome du tunnel tarsien* (Keck, 1962). Paresthésies et douleurs de la plante du pied, dues à la compression des nerfs plantaires interne et externe dans le tunnel tarsien correspondant à la gouttière rétromalléolaire interne. Ce syndrome, qui s'accompagne parfois de phénomènes vasomoteurs, apparaît plus ou moins longtemps après une entorse ou une fracture du cou de pied.

CANALICULITE, *s. f.* Inflammation des conduits glandulaires. — ***c. tarsienne.*** [angl. ***acne tarsi***]. Syn. *acné meibomienne* (Panas), *tarsite périglandulaire* (Horner). Inflammation des canalicules excréteurs des glandes de Meibomius, survenant chez les sujets atteints de blépharite et se traduisant par une petite élevure conique d'un rouge vif, sur le bord interne ou tranchant de la paupière.

CANALOGRAPHIE, *s. f.* V. *épidurographie.*

CANALOPATHIE, *s. f.* (canal ; gr. *pathê*, maladie) [angl. ***channelopathy***]. Terme mal formé (on devrait dire : *taphropathie*, du gr. *taphros*, canal) désignant une affection touchant le fonctionnement d'un canal ionique (v. ce terme). Souvent héréditaires, les *c.* peuvent agir sur l'effet de certains médicaments. V. *mucoviscidose, porphyrie, Thomsen (maladie de), Brugada (syndrome des)* et *isoniazide.*

CANAVAN (maladie de) (C. Myrtelle, amér., 1931) [angl. ***Canavan's disease***]. Syn. *sclérose cérébrale spongieuse de Canavan.* Maladie héréditaire à transmission récessive voisine de l'idiotie amaurotique familiale infantile. Elle est caractérisée ***cliniquement*** par un retard du développement psychomoteur avec hydrocéphalie, atonie des muscles du cou, contracture des membres, troubles de la déglutition et de l'audition et par une évolution mortelle avant l'âge de 18 mois ; ***anatomiquement*** par une dégénérescence spongieuse et vacuolaire de la substance blanche du cerveau ; ***biologiquement*** par un déficit en une enzyme, l'asparto-acylase.

CANCER, *s. m.* (lat. *cancer*, crabe) [angl. ***cancer***]. Nom générique des tumeurs malignes qui s'étendent rapidement et ont tendance à se généraliser. On admet que le cancer se développe quand l'équilibre est rompu entre les mécanismes de défense de l'organisme et les forces qui provoquent l'anarchie cellulaire. Ces dernières sont multiples et encore imparfaitement connues : terrain héréditaire prédisposant au cancer, facteurs d'environnement très divers : produits chimiques (p. ex. : tabac, goudron), radiations, virus, climat, habitudes alimentaires, etc., qui peuvent libérer le pouvoir cancérogène que certaines cellules gardent à l'état latent. — On ***divise*** les *c.* selon leur type histologique en *carcinomes* ou cancers épithéliaux ou épithéliomas (v. ce terme) et en *sarcomes* (v. ce terme) lesquels sont d'origine conjonctive. Leur ***traitement*** fait appel à la chirurgie, à la radiothérapie, à la chimiothérapie et à l'hormonothérapie. V. *dysplasie* et *marqueurs tumoraux.* — ***c. du goudron*** [angl. ***tar cancer***]. Cancer expérimental provoqué chez la souris en badigeonnant de goudron, à plusieurs reprises, une surface cutanée dont on a rasé les poils. Il expliquerait pour certains auteurs les dermatoses observées chez les travailleurs qui sont en contact avec des substances contenant du goudron (brai, suie, etc.). V. *brai (maladie du).* — ***c. in situ*** ou ***intra-épithélial.*** V. *in situ.* — ***c. des ramoneurs*** (Percival Pott, 1775) [angl. ***soot cancer***]. Épithélioma du scrotum dû au contact prolongé avec la suie. — ***c. secondaire.*** Localisation à distance (métastase) d'un cancer dit *primitif,* développé dans un organe différent. P. ex. : *c.* secondaire du foie, d'origine colique. V. *actinocancer, adénocancer, adénocarcinome, antimitotique* et *néoplasie.*

CANCER ALVÉOLAIRE DU POUMON [angl. ***alveolar cell carcinoma***]. Syn. *adénomatose alvéolaire* ou *pulmonaire* (Swan, 1949), *cancer encéphaloïde du poumon* (Malassez, 1876), *épithéliomatose alvéolaire.* Variété rare de cancer pulmonaire caractérisée *histologiquement* par la prolifération régulière, formant parfois des papilles le long des parois alvéolaires, de cellules cylindriques mucipares d'aspect bénin ; *cliniquement* par une toux, des douleurs thoraciques, parfois une expectoration muqueuse très abondante et surtout par une dyspnée qui évolue rapidement vers l'insuffisance respiratoire mortelle.

CANCER BRONCHOPULMONAIRE [angl. ***bronchogenic cancer***]. Tumeur maligne développée au niveau des bronches et du poumon. On distingue les ***c. secondaires,*** métastases des cancers rénaux, prostatiques, digestifs... et les ***c. primitifs,*** (fréquents chez l'homme et le fumeur), divisés en *c. bronchiques,* eux-mêmes classés (OMS 1999) par ordre de fréquence décroissante en carcinomes épidermoïdes, adénocarcinomes, carcinomes anaplasiques à grandes et petites cellules (ces derniers justiciables de la seule chimiothérapie), tumeurs carcinoïdes, etc., et *c. pulmonaires vrais* ou *alvéolaires,* beaucoup plus rares. V. *adénocarcinome, cancer alvéolaire du poumon, anaplasie, marqueurs tumoraux, Pancoast et Tobias (syndrome de), lymphangite carcinomateuse, paranéoplasiques (manifestations ou syndromes)* et *épistome bronchique* **• 👁 incidentalome •**.

CANCER COLORECTAL [angl. ***colorectal cancer***]. *Adénocarcinome* de traitement en règle chirurgical, dont on décrit des variétés nodulaires, squirreuses, papillaires et mucoïdes. Diverses ***classifications*** de l'extension de ce cancer ont été proposées successivement par *Dukes* en 1932 (*A* : limité à la muqueuse ; *B* : atteinte de la musculeuse ; *C* : extension ganglionnaire loco-régionale ; *D* : métastases) et *Astler et Coller* en 1953 (*A :* limité à la muqueuse ; *B1 :* infiltrant la musculeuse ; *B2 :* traversant la musculeuse ; *C1 :* B1 avec envahissement ganglionnaire ; *C2 :* B2 avec envahissement ganglionnaire ; *D :* métastases). V. enfin la classification *TNM, polyadénome du gros intestin, Cowden (maladie de), marqueurs tumoraux, Hemoccult* et *Lynch (syndromes de).*

CANCER CUTANÉ [angl. ***skin cancer***]. Tumeur maligne primitive de la peau. Ce sont des ***carcinomes*** (ou épithéliomas). Ces derniers sont *basocellulaires* dans 75 % des cas, (localisés exclusivement à la peau, évoluant localement, sans métastases) ; *spinocellulaires* (ou *malpighiens* ou *épidermoïdes*) dans 20 % des cas (localisés à la peau et aux muqueuses et lymphophiles) ; rarement *intermédiaires* ou *mixtes.* Ils peuvent se développer sur des lésions *précancéreuses* : kératoses, maladies de Bowen (carcinomes intra-épidermiques) ou de Paget. V. *merkelome, cancer des ramoneurs* à *cancer* et *cancroïde.*

CANCER DE L'ESTOMAC [angl. ***gastric cancer***]. *Adénocarcinome* de traitement le plus souvent chirurgical. Il peut être polypoïde, squirreux et très souvent ulcéré. V. *linite.*

CANCER DU FOIE [angl. ***hepatic cancer***]. Tumeur maligne développée dans le foie. On distingue les ***c. secondaires,*** métastases des *c.* digestifs, bronchiques ou mammaires et les ***c. primitifs*** qui sont des tumeurs épithéliales : presque toujours des *hépatocarcinomes* (compliquant souvent une cirrhose), rarement des *cholangiocarcinomes* et chez l'enfant des *hépatoblastomes.* V. ces termes, *hépatome, adénocancer, marqueurs tumoraux* et *Nadler, Wolfer et Elliot (syndrome de).*

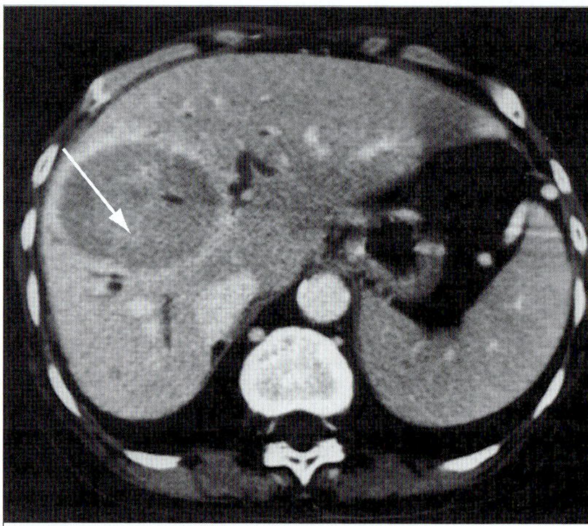

Cancer du foie. Scanner

CANCER DE L'ŒSOPHAGE [angl. ***oesophageal cancer***]. *Carcinome épidermoïde* de traitement difficile et de pronostic réservé. Les adénocarcinomes sont rares et localisés au bas œsophage. V. *Barrett (syndrome de).*

CANCER DES OS [angl. ***bone cancer***]. V. *ostéosarcome,* ***chondrosarcome***, Ewing (sarcome d'), fibrosarcome et *Kahler (maladie de).*

CANCER DE L'OVAIRE [angl. ***ovarian cancer***]. Tumeur maligne développée dans 90 % des cas aux dépens de l'épithélium germinatif ; elle comprend (OMS, 1973) les carcinomes séreux (les plus fréquents), mucineux, endométroïdes, à cellules claires et indifférenciés. Les autres variétés histologiques (principalement des tumeurs germinales : séminome, choriocarcinome) sont rares. V. *marqueurs tumoraux.*

CANCER DU PANCRÉAS [angl. ***pancreatic cancer***]. Tumeur maligne développée aux dépens : soit (le plus souvent) du pancréas ***exocrine*** : il s'agit essentiellement d'*adénocarci-*

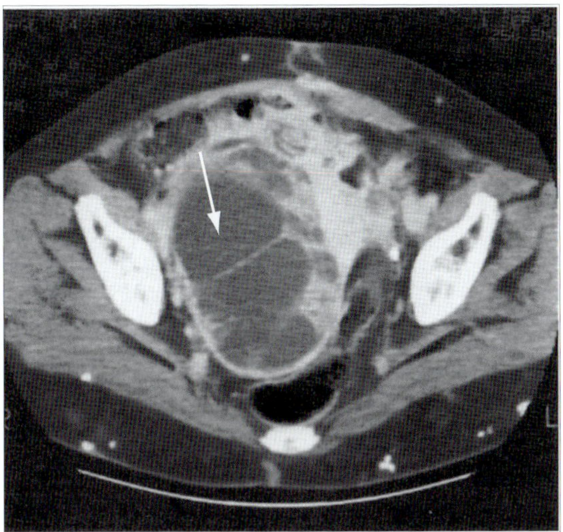

Volumineux cancer ovarien. Scanner

nome (à cellules canaliculaires, beaucoup plus rarement acineuses ou anaplasiques) — soit (rarement) du pancréas ***endocrine*** : insulinome, glucagonome, gastrinome ou vipome. V. ces termes, *apudome* et *marqueurs tumoraux*.

CANCER DE LA PROSTATE [angl. ***prostate cancer***]. *Adénocarcinome* dans plus de 90 % des cas, c'est la deuxième cause de mortalité par cancer chez l'homme. V. *marqueurs tumoraux, Gleason (grade et score de)* et *Whitmore (classification de)*.

CANCER DU RECTUM [angl. ***rectal cancer***]. V. *cancer colorectal*.

CANCER DU REIN [angl. ***renal cell carcinoma***]. Tumeur maligne développée primitivement dans le rein et de traitement en règle chirurgical. Chez l'adulte, c'est le *néphrocarcinome* (v. ce terme) ou tumeur de Grawitz. Chez l'enfant, le *néphroblastome* (v. ce terme) ou tumeur de Wilms, observée surtout avant 4 ans.

CANCER DU SEIN [angl. ***breast cancer***]. Cancer le plus fréquent de la femme. C'est presque toujours un *adénocarcinome* : le plus souvent canalaire, rarement lobulaire, médullaire, colloïde ou bien une maladie de Paget du mamelon. V. ce terme à *Paget (maladie de)* ainsi que *Halsted (opération de), tumorectomie, phyllode, mastite carcinomateuse* et *marqueurs tumoraux*.

CANCER DU SYSTÈME NERVEUX [angl. ***nervous system cancer***]. Tumeur maligne développée aux dépens du tissu nerveux. Il en existe de nombreuses variétés histologiques. Ce sont, par ordre de fréquence décroissante, les *glioblastomes, astroblastomes, épendymomes, médulloblastomes* ou *neurospongiomes ;* rarement les *oligodendrogliomes, pinéaloblastomes, ganglioneuromes, neurinomes* et *méningiomes malins ;* chez l'enfant, *le neuroblastome* et *le rétinoblastome*. V. tous ces termes.

CANCER DU TESTICULE [angl. ***testicular cancer***]. Observé surtout entre 20 et 35 ans, c'est presque toujours une tumeur germinale, c'est-à-dire un *séminome*. V. ce terme et *marqueurs tumoraux*.

CANCER DE LA THYROÏDE [angl. ***cancer of the thyroid***]. Tumeur maligne développée aux dépens du tissu épithélial thyroïdien. On distingue (OMS, 1988) les ***carcinomes différenciés*** (sécrétant de la *thyroglobuline*) papillaires (75 %), vésiculaires ou folliculaires (10 %) ou plus rarement trabéculaires, les ***carcinomes médullaires*** (à cellules C, sécrétant de la *calcitonine*, souvent héréditaires) et les rares carcinomes indifférenciés ou ***anaplasiques.*** V. *marqueurs tumoraux* et *Hürthle (tumeur à cellules de)*.

CANCER DE L'UTÉRUS [angl. ***cancer of the uterus, uterine cancer***]. Terme désignant : — 1° le ***cancer de l'endomètre,*** *adénocarcinome* de traitement essentiellement chirurgical et d'origine essentiellement hormonale ; — 2° le ***cancer du col utérin*** (*carcinome épidermoïde* dans 90 % des cas, adénocarcinome dans 10 %) de cause essentiellement virale, lié aux virus du papillome humain, dépisté par frottis cervicovaginal et test de Schiller. V. ces termes, *vaginal, conisation, hystérectomie* et *Wertheim (opération de)*.

CANCER VERT D'ARAN. V. *chlorome*.

CANCER DE LA VESSIE [angl. ***cancer of the bladder***]. Tumeur maligne d'origine épithéliale (épithélium vésical ou urothélium) dont les formes papillaires sont de beaucoup les plus fréquentes. V. *cystectomie* et *cystoplastie*.

CANCÉRIGÈNE, *adj.* V. *cancérogène*.

CANCÉRISATION, *s. f.* [angl. ***canceration***]. Transformation des cellules d'un tissu sain en cellules néoplasiques de type semblable.

CANCÉROGÈNE, *adj.* (lat. *cancer,* crabe ; gr. *génnan,* engendrer) [angl. ***cancerogenic***]. Syn. *cancérigène, carcinogène.* Se dit de tout ce qui peut provoquer le développement d'un cancer ou d'une lésion qui peut être le point de départ d'un cancer.

CANCÉROLOGIE, *s. f.* (J. Ducuing). V. *carcinologie*.

CANCÉROPHOBIE, *s. f.* (cancer ; gr. *phobos*, peur) [angl. ***cancerophobia***]. Crainte angoissante et injustifiée qu'éprouvent certains sujets d'être atteints de cancer.

CANCROÏDE, *s. m.* (cancer ; gr. *eidos*, aspect) [angl. ***cancroid***]. Nom donné par Alibert, en 1806, à la tumeur cutanée qu'il désigna en 1817 par le nom de *chéloïde* (v. ce mot). — Épithéliome de la peau ayant une allure moins rapide que les autres variétés de cancer. Il siège surtout à la face et plus particulièrement aux lèvres.

CANDELA, *s. f.* **(cd)** (en lat., *chandelle*) [angl. ***candela***]. Syn. *bougie nouvelle.* Unité d'intensité lumineuse : 1 cm^2 de surface d'un corps noir (p. ex. : surface d'oxyde de thorium), porté à la température de fusion du platine, émet, perpendiculairement à cette surface, une intensité de 60 candelas.

CANDIDA, *s. f.* [angl. ***Candida***]. Syn. ancien *Monilia.* Genre de levure (champignon blastosporé) dont quelques espèces sont pathogènes pour l'homme ; la plus importante est ***Candida albicans*** (syn. *Monilia albicans ; Oïdium albicans,* Ch. Robin ; *Saccharomyces albicans ; Endomyces albicans,* Wuillemin), agent des candidoses (v. ce terme).

CANDIDACIDE, *adj.* (lat. *candida ; cædere,* tuer). Qui tue les levures du type *Candida*.

CANDIDINE, *s. f.* [angl. ***candidin***]. Substance extraite des cultures de *Candida albicans*, employée dans certains tests d'hypersensibilité différée ou retardée (v. ce terme).

CANDIDOSE, *s. f.* [angl. ***candidiasis***]. Syn. *moniliase* ou *moniliose, endomycose, oïdiomycose.* Nom générique des maladies provoquées par des champignons blastosporés du genre *Candida* : affections locales, muguet ou autres manifestations muqueuses, cutanées, digestives ou pulmonaires ; ou affections générales, septicémie à *Candida albicans* et certaines blastomycoses. Le diagnostic se fait par prélèvement, culture ou sérodiagnostic. — ***c. nodulaire de la région inguino-génitale et des fesses.*** V. *granulome glutéal infantile* et *Whitaker (syndrome de)*.

CANDIDURIE, *s. f.* [angl. ***candiduria***]. Présence, dans l'urine, d'un champignon blastosporé du genre *Candida*.

CANDO (Classification Alpha-Numérique de la DOcumentation ; J. Chevallier, fr., 1965). Code de classement des termes médicaux.

CANINE, *s. f.* (lat. *canis*, chien) (TA *dens caninus*) [angl. ***canine tooth***]. Syn. *dent canine.* Dent souvent pointue, munie d'une seule racine et située entre les incisives et les prémolaires. V. *dent*.

CANITIE, *s. f.* (lat. *canus,* qui a les cheveux blancs) [angl. ***canities***]. Décoloration généralisée ou partielle, congénitale ou acquise, du système pileux. V. *leucotrichie*.

CANNABINOÏDE, *s. m.* [angl. ***cannabinoid***]. Substance psychodysleptique contenue dans le chanvre indien. V. *cannabisme* et *tétrahydrocannabinol*.

CANNABIOSE, *s. f.* (lat. *cannabis*, chanvre). Syndrome allergique respiratoire consécutif à l'inhalation de poussières de chanvre roui contenant des moisissures.

CANNABISME, *s. m.* [angl. ***cannabism***]. Syn. *haschichisme.* Intoxication par le chanvre indien (*Cannabis sativa,* haschich, kif, marijuana, etc.) mâché ou fumé. La forme *aiguë* ressemble à l'ivresse alcoolique avec phase d'excitation, troubles sensoriels et affectifs puis phase dépressive. La forme *chronique* aboutit à des psychoses variées : manie, délire aigu, confusion mentale, démence précoce et cachexie. V. *cannabinoïde, amotivationnel (syndrome)* et *tétrahydrocannabinol.*

CANNE, *s. f.* [angl. ***walking-stick***]. Aide fonctionnelle destinée à la marche et à la station debout et constituée d'une tige avec poignée. — ***c.-accoudoir, c. anglaise, c.-béquille.*** Béquille d'avant-bras, béquillon (v. ces termes). — ***c. blanche.*** *C.* d'aveugle. — ***c. tripode.*** *C.* métallique à trois pieds donnant une bonne stabilité d'appui.

CANNES DE PROVENCE (maladie des) [angl. ***cane dermatitis***]. Syn. *eczéma des roseaux, maladie des cannisiers.* Ensemble d'accidents morbides survenant chez les ouvriers qui manipulent ce roseau utilisé pour la fabrication du papier : érythème avec œdème et fines vésicules siégeant sur la racine des cuisses, le scrotum, les mains, les bras et le visage ; coryza, larmoiement, chémosis, toux, expectoration sanglante, douleurs thoraciques, dyspnée et fièvre. Il est probablement dû à un champignon.

CANNISIERS (maladie des). V. *cannes de Provence (maladie de).*

CANON (bruit de) (Strazhesko, 1908) [angl. ***cannon sound***]. Intensité particulière du premier bruit du cœur, survenant par intermittence au cours du bloc atrio-ventriculaire complet. Elle apparaît lorsque la contraction atriale a lieu fortuitement très peu de temps avant la contraction ventriculaire.

CANTHARIDE, *s. f.* (gr. *kantharos,* scarabée) [angl. ***cantharides***]. Insecte coléoptère (*Lytta vesicatoria,* ou mouche d'Espagne) dont le corps, séché et réduit en poudre, contenant un composé terpénique (la cantharidine), était employé autrefois comme vésicatoire et comme aphrodisiaque.

CANTHOPEXIE, *s. f.* (gr. *kanthos,* coin de l'œil ; *pexis,* fixation) [angl. ***canthopexy***]. Fixation chirurgicale de l'extrémité de la fente palpébrale, remettant en tension l'angle externe des paupières.

CANTHOPLASTIE, *s. f.* (gr. *kanthos*, angle de l'œil ; *plassein,* former) [angl. ***canthoplasty***]. Opération qui consiste à prolonger en dehors la fente palpérale en incisant la commissure externe de l'œil. Elle est indiquée chaque fois que l'orifice palpébral est insuffisamment fendu.

CANTHOTOMIE, *s. f.* (gr. *kanthos*, angle de l'œil ; *tomê*, section) [angl. ***cantothomy***]. Incision de la commissure externe des paupières.

CANTHUS, *s. m.* (gr. *kanthos*, coin de l'œil) [angl. ***canthus***]. Angle externe ou interne de l'œil ; extrémité de la fente palpébrale. V. *épicanthus.*

CANTRELL ET CRITTENDEN (syndrome de) (Cantrell James, amér.) (Ca. 1958 ; Cr. 1959) Syn. *syndrome de la ligne médiane, syndrome du septum transversum.* Ensemble malformatif rare associant une brèche diaphragmatique antérieure, une fente sternale inférieure, un diastasis des muscles droits de l'abdomen, une hernie ombilicale, un anévrisme cardiaque apical et parfois d'autres anomalies cardiaques ou péricardiques. Il est dû à une anomalie du développement des zones dérivant du *septum transversum*, ébauche primitive du diaphragme.

CANULE, *s. f.* [angl. ***cannula***]. Tube servant au cathétérisme ou bien à le faciliter.

CaO_2. Symbole de la *concentration en oxygène du sang artériel.*

CAPACITANCE, *s. f.* Anglicisme, synonyme de *capacité* en électricité.

CAPACITATION, *s. f.* [angl. ***capacitation***]. Modification survenant chez le spermatozoïde, au moment où il parvient dans la trompe utérine et qui le rend apte à la fécondation.

CAPACITÉ, COEFFICIENT ou **CONSTANTE DE DIFFUSION PULMONAIRE** (symbole : **DL**) (M. Krogh, 1915) [angl. ***pulmonary diffusing capacity***]. Syn. *capacité de transfert pulmonaire.* Pour un gaz donné, volume de ce gaz qui traverse la membrane alvéolo-capillaire pendant une minute, pour une différence de pression partielle alvéolo-capillaire de 1 mm de Hg. Pour l'oxygène, ce volume (DLO_2) est, au repos, normalement de 15 à 20 mL ; le volume du CO_2 est vingt fois supérieur à celui de l'oxygène. V. *DLO_2* et *$DLCO_2$*.

CAPACITÉ DE FIXATION EN FER DU SÉRUM (épreuve de) [angl. ***iron binding capacity test***]. La totalité de la transferrine (v. ce terme) du plasma sanguin n'étant pas, normalement, combinée au fer, on mesure *in vitro* la quantité de fer que peut fixer en supplément la transferrine avant d'en être saturée. Cette quantité *(capacité latente)*, ajoutée au taux de la sidérémie, donne la *capacité totale* de fixation du fer par le sérum.

CAPACITÉ INSPIRATOIRE (CI) [angl. ***inspiratory capacity***]. Volume d'air maximum qui peut être inspiré à partir de la position de repos expiratoire ; il comprend le volume courant + le volume de réserve inspiratoire. Il est, en moyenne, de 2,4 L chez la femme et de 3 L chez l'homme.

CAPACITÉ PULMONAIRE de Gréhant, **CAPACITÉ PULMONAIRE FONCTIONNELLE AU REPOS**. V. *capacité résiduelle fonctionnelle.*

CAPACITÉ PULMONAIRE TOTALE. V. *capacité totale.*

CAPACITÉ PULMONAIRE UTILISABLE À L'EFFORT (Tiffeneau et Pinelli). V. *volume expiratoire maximum-seconde.*

CAPACITÉ PULMONAIRE VITALE. V. *capacité vitale.*

CAPACITÉ RÉSIDUELLE FONCTIONNELLE (CRF) [angl. ***functional residual capacity***]. Syn. (inusités) *air résiduel fonctionnel, capacité pulmonaire* de Gréhant, *capacité pulmonaire fonctionnelle au repos.* Volume de gaz contenu dans les voies aériennes après une expiration spontanée, au repos. C'est la somme du volume de réserve expiratoire et du volume résiduel. Il est en moyenne de 2,1 L chez la femme, et de 2,75 L chez l'homme.

CAPACITÉ DU SANG EN GAZ CARBONIQUE. V. *gaz carbonique (capacité du sang en).*

CAPACITÉ DU SANG EN OXYGÈNE. V. *oxygène (capacité du sang en).*

CAPACITÉ TOTALE ou **CAPACITÉ PULMONAIRE TOTALE (CPT)** (terme remplaçant celui de *volume pulmonaire total*) [angl. ***total lung capacity***]. Volume de gaz maximum contenu dans les poumons et les voies aériennes à la suite d'une inspiration forcée. Il correspond à la somme de la capacité vitale et du volume résiduel. Il est, en moyenne, de 4,5 L chez la femme et de 5,75 L chez l'homme.

CAPACITÉ DE TRANSFERT PULMONAIRE. V. *capacité, coefficient ou constante de diffusion pulmonaire.*

CAPACITÉ TUBULAIRE MAXIMA D'EXCRÉTION ou **DE RÉABSORPTION** (Symbole **Tm**) [angl. ***maximal tubular excretory capacity***]. Quantité maximale d'une substance que les tubes rénaux peuvent excréter (p. ex. : l'acide para-amino-hippurique ou PAH) ou réabsorber (p. ex. : glucose) en une minute. On ajoute, au symbole Tm, des lettres indiquant la substance dont l'excrétion ou la réabsorption est étudiée. P. ex. : TmPAH (v. ce terme), TmG.

CAPACITÉ VITALE (CV) ou **CAPACITÉ PULMONAIRE VITALE** [angl. ***vital capacity***]. Volume de gaz recueilli lors d'une expiration forcée faite après une inspiration forcée ; il comprend la somme : volume courant + volume de réserve inspiratoire + volume de réserve expiratoire. Il est, en moyenne, de 3,15 L chez la femme, de 4,30 L chez l'homme. V. *coefficient d'utilisation de la capacité vitale.*

CAPDEPONT (dysplasie ou **maladie de)** (C. Charles, fr., 1905). V. *dentinogenesis imperfecta.*

CAPE CERVICALE. Préservatif féminin inséré sur le col utérin.

CAPGRAS. V. *Sérieux et Capgras.*

CAPGRAS (syndrome de) (C. Joseph, fr., 1873-1950). V. *illusion des Sosies.*

CAPILLAIRE (lat. *capillaris,* qui ressemble à un cheveu) [angl. ***capillary***]. — 1° *adj.* Fin comme un cheveu. — 2° *s. m.* (TA *vas capillare*). Très fin vaisseau dépourvu de fibres musculaires, assurant en périphérie un réseau de transition entre les circulations artérielle et veineuse. Il existe également des *c.* lymphatiques.

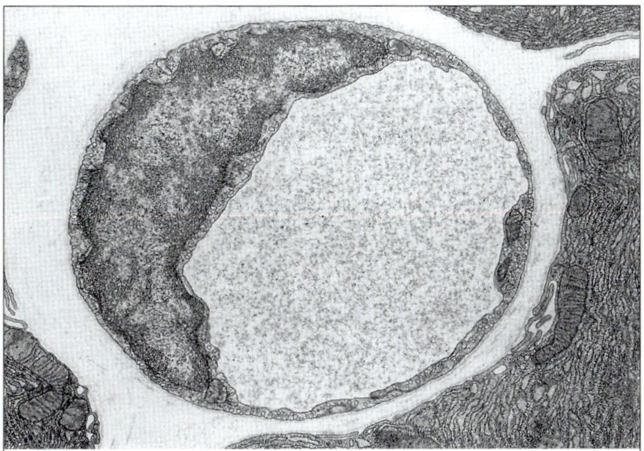

Vaisseau capillaire

CAPILLARIOSE, *s. f.* (lat. *capillaris,* qui ressemble à un cheveu) [angl. ***capillariasis***]. Affection causée par l'ingestion d'un Nématode du genre *Capillaria,* en général *C. philippinensis.* Ce ver, qui parasite certains poissons, peut entraîner chez l'homme de sévères dysenteries.

CAPILLARITE, *s. f.* (Gougerot, 1932) [angl. ***capillaritis***]. Lésions aiguës ou chroniques des petits vaisseaux cutanés comprenant avec les capillaires, les artérioles, les veinules et le plexus veineux superficiel *(vasi minuti).* — On range parmi les *c.* un grand nombre d'affections cutanées : érythèmes, purpuras, gangrène superficielle, etc.

CAPILLARO-DYNAMOMÈTRE DE LAVOLLAY (capillaire ; gr. *dunamis,* force ; *métron,* mesure). Appareil destiné à rechercher une fragilité capillaire par la provocation d'un purpura supérieur à 5 pétéchies, au moyen d'une ventouse où l'on crée une dépression de — 300 mmHg.

CAPILLAROPATHIE, *s. f.* [angl. ***capillaropathy***]. Maladie des vaisseaux capillaires.

CAPILLAROSCOPIE, *s. f.* (Lombard, 1912) [angl. ***capillaroscopy***]. Syn. *microangioscopie.* Examen au microscope des capillaires du derme ou de la muqueuse conjonctivale sur le sujet vivant.

CAPITATION, *s. f.* (lat. *caput,* tête) [angl. ***capitation***]. Somme forfaitaire réglée (mensuellement p. ex.) au médecin pour chacun des clients inscrits sur sa liste, dans certains systèmes de soins. La *c.* s'oppose au système du paiement à l'acte.

CAPITATUM, *s. m.* (en lat. qui a une grosse tête) [TA et angl. ***os capitatum***]. Désignation internationale du grand os du carpe • 👁 **carpe** •.

CAPITONNAGE, *s. m.* [angl. ***capitonnage***]. Procédé opératoire destiné à effacer une cavité (anévrisme, poche intra-parenchymateuse persistant après l'ablation d'un kyste) ; il consiste à rapprocher, par des fils les prenant en masse, les parois opposées de la cavité.

CAPLAN ou **CAPLAN-COLINET (syndrome de)** (Caplan Anthony, brit.) (Colinet, 1950-53 ; Caplan, 1953) [angl. ***Caplan-Colinet syndrome***]. Association d'une polyarthrite rhumatoïde sévère et d'une silicose pulmonaire d'un type spécial caractérisée par l'existence, sur un fond de pneumoconiose discrète, de nodules denses et bien limités situés dans les régions périphériques des poumons. Certains auteurs pensent qu'il s'agit d'une variété de silico-tuberculose.

CAPNIE, *s. f.* (gr. *kapnos*, vapeur). Présence et taux du CO_2 dans le plasma sanguin.

CAPNIGRAMME, *s. m.* (gr. *kapnos*, vapeur ; *gramma*, caractère d'écriture) [angl. ***capnogram***]. Syn. *capnogramme.* Courbe indiquant les variations de la concentration d'un gaz en CO_2 (p. ex. de l'air expiré) en fonction du temps.

CAPNIMÉTRIE, *s. f.* (gr. *kapnos,* vapeur ; *métron,* mesure) [angl. ***capnimetry***]. Mesure de la concentration en CO_2 dans un fluide. V. *capnigramme* et *oxymétrie.*

CAPNOCYTOPHAGA SPUTIGENA [angl. ***Capnocytophaga sputigena***]. Espèce bactérienne filamenteuse Gram–, anaérobie facultative, hôte habituel du nez et du pharynx et pouvant provoquer des endocardites. V. *HACCEK (groupe).*

CAPNOGRAMME, *s. m.* V. *capnigramme.*

CAPPING, *s. m.* (mot anglais signifiant : chape) (immunologie). Déplacement des sites récepteurs d'antigènes (immunoglobulines) sur la membrane des lymphocytes B, sous l'influence d'anticorps spécifiques.

CAPSIDE, *s. f.* (Lwoff, Anderson et Jacob, 1959). V. *virus.*

CAPSOMÈRE, *s. m.* V. *virus.*

CAPSULE, *s. f.* (lat. *capsula*, petite boîte) [angl. ***capsule***]. — 1° (anatomie). Élément d'enveloppe (p. ex. : *c. articulaire*) ; neuroanatomie : *c. externe, c. extrême, c. interne*, lames de substance blanche séparant divers noyaux gris du cerveau (v. ces termes). — 2° (pharmacie). Préparation médicamenteuse en forme de coque, destinée à se dissoudre dans le tube digestif, y libérant ainsi le principe actif qu'elle contient. — 3° *c. bactérienne* [angl. ***bacterial capsule***]. Enveloppe enrobant certaines bactéries, douées de propriétés protectrices et antigéniques. Pour les virus, on parle de *capside* (v. ce terme à *virus*).

CAPSULE ARTICULAIRE (lat. *capsula*, petite boite) (TA *capsula articularis*) [angl. ***articular capsula***]. Enveloppe fibreuse des diarthroses, contribuant avec les ligaments, à maintenir au contact les surfaces articulaires des os et à la face profonde de laquelle se trouve la synoviale.

CAPSULE ENDOSCOPIQUE. V. *vidéocapsule.*

CAPSULE EXTERNE (TA *capsula externa*) [angl. ***external capsule***]. Lame de substance blanche séparant le noyau lenticulaire en dedans et le claustrum en dehors.

CAPSULE EXTRÊME [TA et angl. ***capsula extrema***]. Lame de substance blanche séparant en dedans le claustrum, en dehors le cortex de l'insula.

CAPSULE INTERNE (TA *capsula interna)* [angl. ***internal capsule***]. Lame épaisse de substance blanche séparant le thalamus et le noyau caudé en dedans, du noyau lenticulaire en dehors. Elle comporte 2 bras, antérieur et postérieur, reliés par un genou. V. *pyramidal (faisceau).*

CAPSULE INTERNE (syndrome de la) [angl. ***capsular hemiplegia***]. Ensemble de symptômes dus à une lésion (généralement vasculaire : hémorragie ou ramollissement) du faisceau pyramidal au niveau de la capsule interne : hémiplégie pure et proportionnelle, flasque, puis spasmodique, siégeant du côté opposé à la lésion. V. *hémiplégie capsulaire.*

CAPSULE PROLIGÈRE [angl. ***broad capsule***]. V. *hydatique (sable).*

CAPSULÉ, ÉE, *adj.* [angl. ***encapsulated***]. Syn. *encapsulé.* Se dit d'une tumeur circonscrite, entourée d'une enveloppe fibreuse. P. ex. : *angiome c.*

CAPSULECTOMIE, *s. f.* (lat. *capsula,* petite boîte ; gr. *ektomê,* ablation) [angl. ***capsulectomy***]. Résection partielle d'une capsule articulaire.

CAPSULITE, *s. f.* [angl. ***capsulitis***]. — 1° Syn. *périophtalmite, tenonite.* Inflammation de la capsule de Tenon, n'aboutissant presque jamais à la suppuration, caractérisée par une douleur péri-orbitaire, une diplopie, un chémosis et se terminant par la guérison. — 2° Ce nom a été quelquefois donné à une altération de la capsule du cristallin. — 3° Inflammation d'une capsule articulaire. — ***c. périhépatique.*** V. *périhépatite.*

CAPSULORRAPHIE, *s. f.* (Ricard, 1894) (lat. *capsula*, petite boîte ; gr. *rhaphê,* suture) [angl. ***capsulorrhaphy***]. Suture d'un pli vertical de la capsule articulaire de l'épaule, destinée à rétrécir cette capsule, pratiquée avec ou sans ouverture de celle-ci, dans les cas de luxation récidivante.

CAPSULORRHEXIS, *s. f.* (lat. *capsula,* petite boîte ; gr. *rhexis,* déchirure) [angl. ***capsulorrhexis***]. Découpe chirurgicale de la capsule antérieure du cristallin, précédant l'extraction de ce dernier.

CAPSULOTOMIE, *s. f.* (lat. *capsula*, petite boîte ; gr. *tomê,* section) [angl. ***capsulotomy***]. Incision d'une capsule. P. ex. : ***c. articulaire ; c. du cristallin*** (syn. *discision*) au cours de l'opération de la cataracte.

CAPTATIF, IVE, *adj.* (lat. *captator*, qui recherche) (psychanalyse). Se dit de sentiments qui portent le sujet à se faire aimer plutôt qu'à aimer activement.

CAPTOPRIL (épreuve au) [angl. ***captopril test***]. Épreuve destinée à mettre en évidence l'origine rénovasculaire d'une hypertension artérielle. Elle mesure la baisse tensionnelle et l'élévation de l'activité rénine plasmatique à la suite de l'administration d'un inhibiteur de l'enzyme de conversion. V. ce terme et *Goldblatt (hypertension artérielle de type ou syndrome de).*

CAPTURE, *s. f.* [angl. ***ventricular capture***] (cardiologie). Phénomène survenant parfois au cours d'une dissociation atrioventriculaire et consistant dans la survenue anticipée d'une contraction ventriculaire entraînée par une systole atriale (*capture ventriculaire* par conduction antérograde) ou d'une contraction atriale déclenchée par une systole ventriculaire (*capture atriale* par conduction rétrograde). V. *interférence (dissociation par)* et *tachycardie ventriculaire.*

CAPUT DISTORTUM, CAPUT OBSTIPUM (lat.) (lat. *obstipum*, penché). V. *torticolis.*

CAPUT MEMBRANACEUM (lat.) [angl. ***caput membranaceum***]. Absence d'ossification de la boîte crânienne.

CAPUT OBLIQUUM (lat.). Syn. *scoliose capitis.* Aplatissement du crâne et atrophie de la face du côté malade, observés dans certains cas de torticolis.

CAPUT PLANUM (lat.) (Savariaud). V. *coxa plana.*

CAR (syndrome) (de l'angl. *Cancer Associated Retinopathy*). Rétinopathie paranéoplasique d'origine probablement auto-immune, s'observant surtout au cours des cancers pulmonaires anaplasiques. V. *neuropathie paranéoplasique.*

CARABELLI (tubercule de) (C. Georg, autr. 1787-1842) [angl. ***Carabelli's tubercle ou cusp***]. Cuspide supplémentaire observée parfois sur la face linguale de la première molaire.

CARACTÈRE, *s. m.* [angl. ***character, trait***] (psychologie). Manière habituelle de sentir, de penser et de réagir qui fait l'originalité du comportement de l'individu. « C'est l'émanation dans la vie relationnelle, de la structure de la personnalité » (A. Gutmann).

CARACTÈRE DOMINANT (génétique). V. *dominant.*

CARACTÈRE RÉCESSIF (génétique). V. *récessif.*

CARACTÈRE SEXUEL. Particularité liée au sexe. On distingue les *c. s. primaires* [angl. ***primary sex character***] qui sont pour certains les seules gonades et pour d'autres l'ensemble des organes de la reproduction — et les *c. s. secondaires* [angl. ***secondary s. c.***] qui sont d'ordre morphologique (pilosité), physiologique (sécrétion lactée) ou psychologique.

CARACTÉRIEL, ELLE, *adj.* [angl. ***characterial***]. Qui se rapporte au caractère. — *s. m.* Malade atteint de trouble du caractère.

CARACTÉROLOGIE, *s. f.* (caractère ; gr. *logos*, discours). Étude des caractères.

CARATÉ, *s. f.* (Alibert, 1820). V. *pinta.*

CARBAPÉNÈME, *s. m.* (DCI) [angl. ***carbapenem***]. Groupe d'antibiotiques de la famille des bêtalactamines.

CARBOGÈNE, *s. m.* V. *carbogénothérapie.*

CARBOGÉNOTHÉRAPIE, *s. f.* (Yandell Henderson, 1910). Emploi thérapeutique d'un mélange d'oxygène et d'acide carbonique, dit *carbogène,* que l'on fait inhaler, à l'aide d'un masque spécial, en cas d'asphyxie ou d'intoxication par gaz toxiques (chloroforme, oxyde de carbone, gaz de combat, etc.), l'acide carbonique excitant le centre bulbaire respiratoire.

CARBOHYDRATE, *s. m.* [angl. ***carbohydrate***]. Hydrate de carbone. V. *glucide.*

CARBONARCOSE, *s. f.* (lat. *carbo,* charbon ; gr. *narkôsis*, assoupissement) [angl. ***Co_2 narcosis***]. Somnolence, puis coma provoqués par l'hypercapnie (V. ce terme).

CARBONE, *s. m.* (lat. *carbo, onis,* charbon) (Guyton de Morveau, 1787) [angl. ***carbon***]. Élément chimique de numéro atomique 6 (6 électrons gravitent autour du noyau de l'atome). Symbole *C.* Les propriétés chimiques du *c.* le situent exactement à mi-chemin des éléments oxydants et réducteurs. Il est tétravalent, c-à-d capable d'établir des liaisons avec quatre atomes. Il peut même former des chaînes plus ou moins ramifiées en nombre quasi-illimité. C'est pourquoi le *c.* joue un rôle particulier en chimie. La chimie de ses composés est dite *organique.* — Le *c.* est le constituant fondamental de la matière vivante dont la formation, l'évolution et la disparition composent le *cycle du c.* V. *monoxyde de carbone, dioxyde de carbone.* — ***hydrate de c.*** [angl. ***carbohydrate***]. V. *glucide.*

CARBOTHÉRAPIE, *s. f.* [angl. ***carbonic therapy***]. Emploi thérapeutique du gaz carbonique soit en inhalation, soit en injection sous-cutanée ou même intraveineuse.

CARBOXYHÉMOGLOBINE, *s. f.* [angl. ***carboxyhaemoglobin***]. Syn. *hémoglobine oxycarbonée.* Combinaison de l'hémoglobine et du monoxyde de carbone (v. ce terme), plus stable que l'oxyhémoglobine.

CARBOXYLASE, *s. f.* [angl. ***carboxylase***]. Enzyme indispensable au catabolisme cellulaire des glucides. Elle est formée de deux fractions : l'apo-enzyme, de nature protéique et la co-enzyme ou co-carboxylase (v. ce terme).

CARBOXYPEPTIDASE, *s. f.* [angl. ***carboxypeptidase***]. V. *exopeptidase.*

CARBOXY-POLYPEPTIDASE, *s. f.* [angl. ***carboxypeptidase***]. Enzyme sécrétée par le pancréas, transformant les polypeptides complexes ayant un carboxyle libre en peptides simples et en acides aminés.

CARCINO-EMBRYONNAIRE, *adj.* V. *antigène carcino-embryonnaire* et *antigènes fœtaux.*

CARCINOGÈNE, *adj.* (gr. *karkinos*, cancer ; *génnan*, engendrer). V. *cancérogène.*

CARCINOGENÈSE, *s. f.* (gr. *karkinos*, cancer ; *génésis*, production) [angl. ***carcinogenesis***]. Production de cancer.

CARCINOÏDE (tumeur) [angl. ***carcinoid***]. Tumeur rare, siégeant le plus souvent à l'extrémité de l'appendice, parfois dans le jéjunum ou l'iléon *(v. carcinoïde intestinal).* Des localisations bronchiques (ne contenant pas de granulations argentaffines : v. *épistome bronchique*), ovariennes et rectales ont été décrites.

CARCINOÏDE INTESTINAL ou **C. DU GRÊLE** (Lubarsh, 1888 ; Oberndorfer, 1907). Syn. *argentaffinome, carcinoïdose.* Petite tumeur jaune, unique ou multiple, développée dans la muqueuse de l'intestin grêle, surtout du segment terminal de l'iléon, aux dépens des cellules argentaffines de Kulchitsky-Masson. Elle est d'évolution maligne, mais lente (10 à 15 ans), malgré la précocité et la multiplicité des métastases (foie, péritoine). Elle se manifeste par des accidents mécaniques d'obstruction intestinale récidivants (syndrome de König, v. ce terme) et par des troubles métaboliques *(carcinoïdose)*, fréquents surtout en cas de métastases hépatiques. Ces derniers sont paroxystiques : bouffées de vasodilatation cutanée avec parfois cyanose et choc (v. *Björk, syndrome de*), crises d'asthme ; ou permanents : diarrhée, rhumatisme, couperose du visage, quelquefois lésions des valvules cardiaques tricuspide et pulmonaire (v. *cardiopathie carcinoïde*). Cette carcinoïdose est attribuée à une sécrétion abondante, par la tumeur et ses métastases, de sérotonine et de kallicréine. V. *sérotonine, sérotoninémie, kallicréine* et *apudome.*

CARCINOÏDOSE, *s. f.* [angl. ***carcinoid syndrome***]. V. *carcinoïde intestinal.*

CARCINOLOGIE, *s. f.* (G. Roussy, 1933) (gr. *karkinos*, cancer ; *logos*, discours) [angl. ***carcinology***]. Syn. *cancérologie, oncologie.* Étude du cancer.

CARCINOLYTIQUE, *adj.* (gr. *karkinos*, cancer ; *luein*, détruire) [angl. ***carcinolytic***]. Qui détruit le cancer. — *s. m.* Substance capable de lyser des cellules cancéreuses.

CARCINOMATOSE, *s. f.* V. *carcinose.*

CARCINOMATOSE BASOCELLULAIRE. V. *nævomatose basocellulaire.*

CARCINOME, *s. m.* (gr. *karkinos*, crabe) [angl. ***carcinoma***]. Tumeur épithéliale maligne. Ce terme est souvent employé comme syn. d'*épithélioma.* — ***c. érectile*** ou ***hématode.*** Carcinome dont les vaisseaux présentent de petits anévrismes moniliformes qui, en se rompant, provoquent des hémorragies. — ***c. neuro-endocrine.*** V. *merkelome.* — ***c. du rein.*** V. *néphrocarcinome.*

CARCINOSARCOME, *s. m.* [angl. ***carcinosarcoma***]. Syn. *épithéliosarcome.* Tumeur maligne comportant des éléments épithéliaux et mésenchymateux. V. *carcinome* et *sarcome.*

CARCINOSE, *s. f.* [angl. ***carcinosis***]. Syn. *carcinomatose.* Maladie caractérisée par le carcinome. — ***c. miliaire aiguë.*** Généralisation du carcinome qui envahit rapidement la plupart des viscères sous forme d'un semis de granulations.

CARDARELLI (maladie de) (C. Antonio, ital., 1831-1926). V. *subglossite diphtéroïde.*

CARDARELLI (signe de) [angl. ***Cardarelli's sign***]. Battements latéraux imprimés à la trachée par un anévrisme de la crosse de l'aorte.

CARDIA, *s. m.* (gr. *kardia*) (TA *ostium cardiacum*) [angl. ***cardia***]. Orifice inférieur de l'œsophage faisant communiquer celui-ci avec l'estomac • 👁 **estomac, œsophage** •.

CARDIAL, ALE, *adj.* (gr. *kardia*, cardia, estomac) [angl. ***cardial***]. Qui se rapporte au cardia.

CARDIALGIE, *s. f.* (gr. *kardia*, cardia, cœur ; *algos*, douleur) [angl. ***cardialgia***]. — 1° Douleur au niveau du cardia. V. *gastralgie.* — 2° Douleur dans la région précordiale. V. *angor.*

CARDIAQUE (gr. *kardia*, cœur) [angl. ***cardiac***]. — 1° *adj.* Qui a rapport au cœur. — ***défaillance*** ou ***insuffisance c. congestive.*** V. ce dernier terme. — 2° *s. m.* et *f.* Malade atteint d'une affection du cœur.

CARDIAQUES NOIRS (syndrome des) (Ayerza, 1901) [angl. ***Ayerza's disease***] (désuet). Syn. *syndrome d'Ayerza, cardiopathie noire.* Syndrome caractérisé par une cyanose très foncée, par une dyspnée intense avec hémoptysies, hippocratisme digital et polyglobulie, par une évolution rapide vers une insuffisance ventriculaire droite irréductible. C'est une variété de cœur pulmonaire chronique.

CARDIATOMIE, *s. f.* V. *cardiotomie, 2°.*

CARDIECTASIE, *s. f.* (gr. *kardia*, cœur ; *ektasis*, dilatation) [angl. ***cardiectasis***]. Dilatation partielle ou totale du cœur.

CARDIECTOMIE, *s. f.* (gr. *kardia,* cœur, estomac ; *ektomê*, ablation) [angl. ***cardiectomy***]. 1° Ablation de la portion cardiale de l'estomac. — 2° Ablation du cœur.

CARDINAL, ALE, *adj.* (lat. *cardo,* charnière, pivot) [angl. ***cardinal***]. Principal. — ***signe c.*** Signe principal d'une maladie. — ***veines c.*** [angl. ***cardinal veins***]. Les quatre veines principales de l'embryon.

CARDIO-AUDITIF (syndrome). V. *Jervell et Lange-Nielsen (syndrome de).*

CARDIOBACTERIUM HOMINIS [angl. ***Cardiobacterium hominis***]. Espèce bactérienne Gram–, anaérobie facultative, hôte habituel du nez et du pharynx et pouvant provoquer des endocardites. V. *HACCEK (groupe).*

CARDIOBULBAIRE (syndrome) (G. Guillain et P. Mollaret, 1932). Association d'une respiration de Cheyne-Stokes d'origine bulbaire et de troubles du rythme cardiaque avec modification de l'électrocardiogramme ; cause fréquente de la mort dans la maladie de Friedreich.

CARDIOCUTANÉS (syndromes). Ensemble de syndromes héréditaires génétiques comportant, parmi d'autres, des anomalies cardio-vasculaires et cutanées. Certains font partie de cadres plus vastes : dystrophie du tissu élastique (tel le syndrome de Marfan), enzymopathies (telles certaines mucopolysaccharidoses), phacomatoses. Dans d'autres, l'atteinte cardiaque, associée à des taches cutanées pigmentaires, occupe une place plus importante : le syndrome LEOPARD (v. ce terme) et d'autres syndromes voisins : syndrome « taches café au lait et sténose pulmonaire » (Watson, 1967), syndrome « lentiginose profuse et troubles de conduction » (Walther, 1966), synd. « lentiginose profuse et myocardiopathie obstructive » (Kraunz, 1968 ; Moynahan, 1970 ; C. Pernot, 1972).

CARDIOCYTE, *s. m.* (gr. *kardia*, cœur ; *kutos*, cellule) [angl. ***cardiocyte***]. Cellule cardiaque.

CARDIODILATINE, *s. f.* [angl. ***cardiodilatin***]. V. *facteur natriurétique auriculaire.*

CARDIOFACIAL (syndrome) (1969) [angl. ***cardiofacial syndrome***]. Syn. *syndrome de Cayler.* Ensemble malformatif rare associant une agénésie du muscle triangulaire des lèvres (donnant, à la mimique, l'impression d'une paralysie faciale) et d'une cardiopathie souvent sévère (communication interventriculaire ou tétralogie de Fallot).

CARDIOFRÉQUENCEMÈTRE, *s. m.* V. *cardiotachymètre.*

CARDIOGÉNIQUE, *adj.* (gr. *kardia*, cœur ; *génês*, qui est engendré) [angl. ***cardiogenic***]. D'origine cardiaque. — ***choc c.*** V. à *choc.*

CARDIOGRAMME, *s. m.* (gr. *kardia*, cœur ; *gramma*, écrit) [angl. ***cardiogram***]. V. *apexogramme.*

CARDIOGRAPHE, *s. m.* (gr. *kardia*, cœur ; *graphein*, écrire) [angl. ***cardiograph***]. Appareil destiné à enregistrer les pulsations de la pointe du cœur. V. *apexogramme.*

CARDIOLIPINE, *s. f.* [angl. ***cardiolipin***]. Phospholipide (ester diphosphatidique du glycérol) extrait du cœur de bœuf. V. *Wassermann (réaction de).*

CARDIOLITE®. V. *MIBI.*

CARDIOLOGIE, *s. f.* (gr. *kardia*, cœur ; *logos*, discours) [angl. ***cardiology***]. Étude du cœur et de ses maladies. — ***c. interventionnelle*** [angl. ***interventional cardiology***]. Branche de la *c.* médicale concernant les angioplasties artérielles (coronaires ou autres).

CARDIOMÉGALIE, *s. f.* (gr. *kardia*, cœur ; *mégas*, grand) [angl. ***cardiomegalia***]. Cœur volumineux. — ***c. familiale*** (W. Evans, 1949). Syn *cardiomyopathie familiale* (Battersby et Glenner, 1961). Affection de cause inconnue, familiale, observée chez des sujets jeunes ; elle est caractérisée par une hypertrophie cardiaque globale, prédominant sur les cavités gauches, des signes électrocardiographiques de surcharge ventriculaire gauche ou de bloc de branche gauche avec parfois troubles de la conduction atrio-ventriculaire et une évolution plus ou moins rapide vers une défaillance cardiaque irréductible. — ***c. glycogénique.*** V. *Pompe (syndrome de).*

CARDIOMÉLIQUE (syndrome) (gr. *kardia*, cœur ; *mélos*, membre). V. *Holt-Oram (syndrome de).*

CARDIOMYOCYTE, *s. m.* (gr. *kardia*, cœur ; *mus*, muscle ; *kuton*, cellule) [angl. ***cardiomyocyte***]. Cellule musculaire cardiaque.

CARDIOMYOPATHIE, *s. f.* [angl. ***cardiomyopathy***]. V. *myocardiopathie.* — ***c. familiale.*** V. *cardiomégalie familiale.*

CARDIOMYOPEXIE, *s. f.* (Cl. Beck, de Cleveland, 1932-35) (gr. *kardia*, cœur ; *mus*, muscle ; *pêxis*, fixation) [angl. ***cardiomyopexy***]. V. *Beck (opérations de), 1°.*

CARDIOMYOPLASTIE, *s. f.* (A. Carpentier, J. C. Chachques, 1985) (gr. *kardia*, cœur ; *mus*, muscle ; *plassein*, modeler) [angl. ***cardiomyoplasty***]. Intervention chirurgicale reconstitutrice du myocarde, utilisant un muscle squelettique du patient (p. ex. : le grand dorsal) lequel est transplanté pour fournir une couverture plastique et dynamique au ventricule gauche et électrostimulé de façon synchrone au cœur grâce à un dispositif électronique adéquat. V. *aortomyoplastie.* — ***c. cellulaire.*** Procédé expérimental consistant à implanter de myocytes cardiaques fœtaux en culture dans un cœur en insuffisance terminale.

CARDIONATRINE, *s. f.* V. *facteur natriurétique auriculaire.*

CARDIONECTEUR (appareil ou **système)** (gr. *kardia*, cœur ; lat. *nectere,* unir) [angl. ***cardionector system***]. Système nerveux spécifique du cœur ; il produit et conduit dans tout le muscle cardiaque l'excitation qui déclenche la contraction du cœur. C'est l'appareil de commande. Il est formé de deux éléments : *l'appareil* (ou *centre*) *atrionecteur,* représenté par le nœud sinusal ou de Keith et Flack, situé dans l'oreillette (ou atrium) droite près de l'embouchure de la veine cave supérieure ; *l'appareil ventriculonecteur* qui comprend le nœud d'Aschoff-Tawara, placé sur le plancher de l'oreillette (ou atrium) droite près du septum et le faisceau de His dont le tronc, qui chemine dans le septum, se divise rapidement en deux branches, droite et gauche, destinées à chacun des ventricules. V. *bloc atrio-ventriculaire, bloc de branche, bloc cardiaque, His (faisceau de), H (onde), Purkinje (réseau de)* et *Bachman (faisceau de)* • 👁 **cœur** •.

CARDIOPATHIE, *s. f.* (gr. *kardia*, cœur ; *pathê*, maladie) [angl. ***cardiopathy***]. Nom générique des affections du cœur.

CARDIOPATHIE CARCINOÏDE [angl. ***carcinoid heart disease***]. Atteinte cardiaque caractérisée par un épaississement, riche en fibres collagènes, des couches superficielles de l'endo-

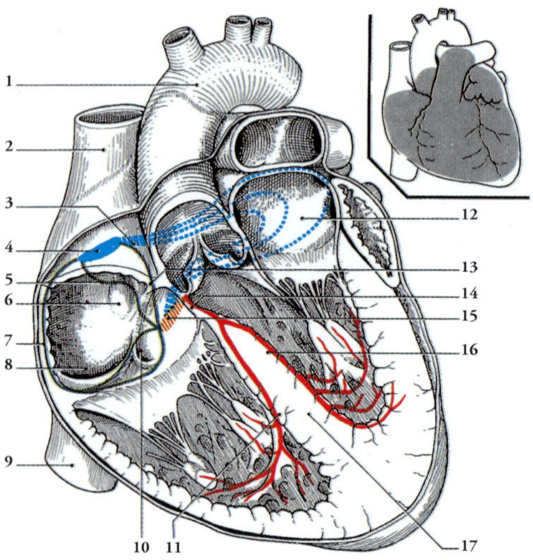

Système cardionecteur, ou innervation intrinsèque du cœur *(atrium droit, ventricules droit et gauche ouverts)*

1. aorte
2. veine cave supérieure
3. tractus internodal antérieur accessoire
4. nœud sinu-atrial
5. tractus internodal intermédiaire
6. fosse ovale
7. tractus internodal postérieur
8. ostium de la veine cave inférieure
9. veine cave inférieure
10. ostium du sinus coronaire
11. branche droite
12. atrium gauche
13. tractus internodal antérieur
14. faisceau atrio-ventriculaire
15. nœud atrio-ventriculaire
16. branche gauche
17. septum interventriculaire1.

carde, presque toujours localisé aux cavités droites, avec atteinte des valvules tricuspide et pulmonaire, survenant au cours de l'évolution du carcinoïde du grêle (v. ce terme).

CARDIOPATHIE ISCHÉMIQUE [angl. ***ischaemic heart disease***]. Affection cardiaque due à un arrêt ou à une réduction de l'irrigation d'une partie du myocarde à la suite de lésions (le plus souvent athéromateuses) ou de malformations des artères coronaires.

CARDIOPATHIE NOIRE. V. *cardiaques noirs (syndrome des).*

CARDIOPATHIE RADIQUE [angl. ***radiation induced heart disease, cardiac radiation injury***]. Retentissement cardiaque des radiothérapies thoraciques. Il s'agit essentiellement de péricardite chronique avec épaississement fibreux, plus rarement de plaques fibreuses endocardiques ou myocardiques, ou bien encore de l'aggravation d'une insuffisance coronaire préexistante ou d'une atteinte myocardique provoquée par l'adriamycine.

CARDIOPATHIE RYTHMIQUE. V. *tachycardiomyopathie.*

CARDIOPLASTIE, *s. f.* (gr. *kardia*, cardia ; *plassein*, former) [angl. ***cardioplasty***]. Opération plastique portant sur la partie terminale de l'œsophage et sur le cardia et destinée à remédier au spasme ou au rétrécissement de cette partie du tube digestif : elle consiste dans la suture transversale d'une incision pratiquée verticalement.

CARDIOPLÉGIE, *s. f.* (gr. *kardia*, cœur ; *plêssein*, frapper) [angl. ***cardioplegia***]. Paralysie du cœur qui s'arrête en diastole. V. *asystole.* Elle peut être naturelle ou provoquée au cours de la chirurgie à cœur ouvert.

CARDIORRAPHIE, *s. f.* (gr. *kardia*, cœur ; *rhaphê*, suture) [angl. ***cardiorrhaphy***]. Suture des plaies du cœur.

CARDIORRHEXIE, *s. f.* (gr. *kardia*, cœur ; *rhêxis*, rupture) [angl. ***cardiorrhexis***]. Rupture du cœur.

CARDIOSCOPE, *s. m.* (gr. *kardia*, cœur ; *skopein*, examiner) [angl. ***cardioscope***]. — 1° Instrument permettant d'éclairer et d'inspecter les cavités cardiaques dans lesquelles on l'introduit. — 2° Abréviation d'électrocardioscope, v. ce terme.

CARDIOSÉLECTIF, IVE, *adj.* (gr. *kardia*, cœur ; lat. *selectio*, choix) [angl. ***cardioselective***]. Qui agit seulement sur le cœur. P. ex. *bêtabloquant c.* : bêtabloquant agissant uniquement sur les récepteurs β1.

CARDIOSPASME, *s. m.* (von Mikulicz, 1904) (gr. *kardia*, cardia ; *spasmos*, spasme) [angl. ***cardiospasm***]. Syn. *phrénospasme, phrénocardiospasme, rétrécissement essentiel cardio-œsophagien.* Contraction spasmodique du cardia s'opposant au passage des aliments de l'œsophage dans l'estomac et pouvant entraîner, à la longue, une œsophagite, une dilatation de l'œsophage et la dénutrition générale.

CARDIOSTIMULATEUR, *s. m.* V. *stimulateur cardiaque.*

CARDIOTACHYMÈTRE, *s. m.* [angl. ***cardiotachometer***]. Syn. à éviter : *cardiofréquencemètre.* Appareil de mesure de la fréquence cardiaque.

CARDIOTHORACIQUE (index ou **rapport)** [angl. ***cardiothoracic ratio***]. Rapport entre le diamètre du cœur et celui du thorax, mesuré sur une téléradiographie de face. Il ne doit pas dépasser normalement 0,50 chez l'adulte et 0,55 chez le nourrisson.

CARDIOTHYRÉOSE, *s. f.* (L. Bérard, 1934) [angl. ***cardiothyreotoxicosis***]. Affection cardiaque provoquée par une perturbation du fonctionnement du corps thyroïde (hyperthyroïdie : cœur basedowien ; hypothyroïdie : cœur myxœdémateux, v. ces termes). Le terme de *c.* est généralement réservé aux complications cardiaques de l'hyperthyroïdie.

CARDIOTHYRÉOTOXICOSE, *s. f.* V. *cœur basedowien.*

CARDIOTOCOGRAPHIE, *s. f.* (gr. *kardia*, cœur ; *tokos*, accouchement ; *graphein*, inscrire) [angl. ***cardiotocography***]. Enregistrement continu et simultané du rythme cardiaque du fœtus (électrocardiogramme) et des contractions utérines au cours de l'accouchement. Il vise à dépister précocement les signes de souffrance fœtale.

CARDIOTOMIE, *s. f.* (gr. *kardia*, cœur, cardia ; *tomê*, incision) [angl. ***cardiotomy***]. — 1° Incision chirurgicale du cœur. — 2° Syn. *cardiatomie.* Incision du cardia. V. *cardioplastie.* — ***c. extramuqueuse,*** V. *Heller (opération de).*

CARDIOTONIQUE, *adj.* (gr. *kardia*, cœur ; *tonos*, pression) [angl. ***cardiotonic***]. Syn. *tonicardiaque.* Qui augmente la tonicité du muscle cardiaque. — *s. m.* Médicament jouissant de cette propriété. — Les *c.* employés en thérapeutique sont classiquement des dérivés de la ***digitale*** qui renforcent la contractilité (action inotrope +) du muscle cardiaque, ralentissent son rythme (effet chronotrope –) et la vitesse de conduction de l'influx nerveux intracardiaque (effet dromotrope –), ils augmentent enfin l'excitabilité du myocarde (effet bathmotrope+). Le dosage radio-immunologique des taux sériques de *digitoxine* (Digitaline®) et de *digoxine* (excessifs si > 40 ng/mL pour la 1re, > 3 ng/mL pour la seconde) peut dans certains cas difficiles, aider à la prescription de ces médicaments ou bien au diagnostic de surdosage ou d'intoxication. L'*ouabaïne* (intraveineuse) n'est plus utilisée. Les glucosides digitaliques inhibent l'adénosine triphosphatase Na^+K^+ (v. ce terme). — Les ***c. sympathicomimétiques*** bêtastimulants tels que l'*adrénaline,* l'*isoprénaline,* la *dopamine* et la *dobutamine,* administrés à la pompe électrique par voie veineuse, sont réservés aux soins intensifs des insuffisances cardiaques aiguës ; leur action, immédiate et éphémère, est inotrope et chronotrope positive. — ***Les autres traitements*** de l'insuffisance cardiaque sont soit *étiologiques* (cure chirurgicale d'une valvulopathie, traitement anti-arythmique, anti-hypertenseur, ou d'une insuffisance coronaire...), soit *symptomatiques :* diurétiques, inhibiteurs de l'enzyme de conversion de l'angiotensine, dérivés nitrés et dans certains cas, bêtabloquants. V. ces termes, *assistance circulatoire* et *facteur digitalique endogène.*

CARDIOTOXIQUE, *adj.* [angl. ***cardiotoxic***]. Nocif pour le cœur.

CARDIOVALVULOTOME, *s. m.* (Cutler) (gr. *kardia*, cœur ; lat. *valvula*, dim. de *valva*, porte double ; gr. *tomê*, incision) [angl. ***cardiovalvulotome***]. Instrument permettant de couper ou de réséquer une valvule cardiaque rétrécie.

CARDIOVASCULAIRE, *adj.* [angl. ***cardiovascular***]. Se dit de tout ce qui concerne à la fois le cœur et les vaisseaux. P. ex. : *médication c.*

CARDIOVERSION, *s. f.* (terme emprunté à l'anglais) [angl. ***cardioversion***]. Rétablissement d'un rythme cardiaque normal au moyen d'un choc électrique. V. *défibrillateur* et *défibrillation.*

CARDIOVERTEUR, *adj.* (de l'angl. ***cardioverter***). V. *défibrillateur cardiaque.*

CARDIOVIRUS, *s. m.* [angl. ***Cardiovirus***]. Genre viral responsable de l'encéphalo-myocardite des rongeurs. V. *Picornaviridae.*

CARDITE, *s. f.* [angl. ***carditis***]. Nom donné par les anciens auteurs à l'inflammation des parois du cœur. — ***c. récurrente de Henoch.*** Nouvelle atteinte cardiaque rhumatismale, frappant un cœur antérieurement touché par la maladie de Bouillaud et dont la lésion semblait cicatricielle. — ***c. rhumatismale*** (Gavarret 1828). Syn. *rhumatisme cardiaque.* Atteinte du cœur au cours du rhumatisme articulaire aigu ; elle peut donner lieu à des troubles de la conduction, prédominer sur l'endocarde, sur le péricarde, ou frapper les 3 tuniques (formes graves ou malignes du rhumatisme cardiaque, pancardite rhumatismale, rhumatisme cardiaque évolutif). V. *Bouillaud (maladie de), endocardite, myocardite* et *péricardite.*

CARDUCCI (maladie de) (C. Agostino, ital., né en 1873). V. *fièvre boutonneuse méditerranéenne.*

CARENCE, *s. f.* (lat. *carere*, manquer de) [angl. ***deficiency***]. Absence ou insuffisance, dans l'organisme, d'un ou de plusieurs éléments indispensables à son équilibre ou à son développement. Elle peut être due à un défaut d'apport *(c. alimentaire, c. solaire)* ou d'utilisation *(c. digestive, c. nutritive).* Elle peut être globale ou élective et porter sur des substances agissant parfois à très petite dose : sels minéraux *(c. saline)*, acides aminés *(c. protéique)* et surtout vitamines. Elle provoque dans l'organisme des désordres variés, réunis sous le terme de *maladies par carence,* terme que certains emploient dans le sens restrictif d'avitaminoses.

CARENCE AFFECTIVE. V. *arriération affective (syndrome d')* et *hospitalisme.*

CARENCE ou **DÉFICIT IMMUNITAIRE** [angl. ***immunodeficiency***]. Insuffisance des moyens de défense naturels de l'organisme : soit des moyens non spécifiques (déficience de la phagocytose), soit des réactions spécifiques d'immunité humorale ou cellulaire. Le déficit des réactions spécifiques met le sujet qui en est atteint dans l'impossibilité d'avoir une réponse immunologique normale à la stimulation de n'importe quel antigène, soit par la production d'anticorps sériques (immunoglobulines), soit par une réaction d'hypersensibilité retardée. Par ailleurs, la production insuffisante d'anticorps, en favorisant la persistance, dans le sang circulant, d'un excès d'antigène, pourrait provoquer la formation de complexes immuns nuisibles (v. ce terme). Certaines maladies rares et graves ***(maladies par carence immunitaire),*** caractérisées essentiellement par une sensibilité anormale aux infections, sont dues à une *c. i.* primitive, congénitale : soit *par déficience de la phagocytose* : maladies avec neutropénie, granulomatose septique progressive ; soit *par déficience de l'immunité humorale* ou *cellulaire* ou des deux immunités *(carence immunitaire combinée ou mixte)* : dysgénésie réticulaire, agammaglobulinémie, alymphocytose, syndromes de Di George, de Wiskott-Aldrich, ataxie-télangiectasies, amnésie immunitaire. La *c. i.* peut être secondaire à certaines affections du tissu lymphoïde, au sida ou à un traitement immunodépresseur. V. *immunité, cellule immunocompétente, dysglobulinémie, dysgammaglobulinémie, sida* et *tolérance immunitaire.*

CARENCE IMMUNITAIRE T ÉPIDÉMIQUE (CITE). V. *sida.*

CARÈNE (front en) [angl. ***carinate forehead***]. Front présentant sur la ligne médiane une saillie qui suit le trajet de la suture médiofrontale (syphilis congénitale).

CARÈNE (thorax en). V. *thorax en carène.*

CARENTIEL, ELLE, *adj.* Qui se rapporte à une carence. — *polynévrite c.*

CARIE, *s. f.* (lat. *caries*, pourriture, carie) [angl. ***caries***]. Ostéite chronique de nature tuberculeuse, caractérisée par la formation de séquestres et la destruction progressive du tissu osseux. — ***c. dentaire.*** Affection qui consiste dans la formation de cavités dans une ou plusieurs dents et la destruction progressive de ces organes. — ***c. sèche*** (Volkmann) [angl. ***dry caries***]. Syn. *caries sicca.* Variété d'ostéoarthrite tuberculeuse, autrefois fréquente à l'épaule, caractérisée par une évolution torpide, sans suppuration, avec résorption graduelle de l'os, sclérose et atrophie des ligaments.

CARIES CARNOSA (lat.) (Koenig) [angl. ***caries fungosa***]. Syn. *tuberculose charnue* (Mauclaire). Variété de carie osseuse caractérisée par la présence de fongosités vasculaires et exubérantes.

CARIES SICCA (lat.). V. *carie sèche.*

CARL SMITH (maladie de). V. *lymphocytose infectieuse aiguë.*

CARLENS (sonde de) [angl. ***Carlens's tube***]. Sonde endotrachéale à double canal, permettant de séparer la ventilation de chaque poumon. Elle est utilisée en exploration fonctionnelle pulmonaire et en chirurgie thoracique.

CARMF. Abréviation de *Caisse Autonome de Retraite des Médecins Français.*

CARMINATIF, IVE, *adj.* et *s. m.* (lat. *carminare,* nettoyer) [angl. ***carminative***]. Qui provoque l'expulsion des gaz intestinaux.

CARNEY (complexe de) (C. J., amér., 1985) (Atherton 1980 : *naevi, atrial myxoma, myxoid fibromata, ephelida*) [angl. ***Carney's complex***]. Syn. abandonnés : *syndrome NAME, syndrome LAMB* (Rhodes 1984 : *lentigines, atrial myxoma, mucocutaneous myxoma, blue naevi*). Association très rare de myxomes cardiaques et cutanés, de lésions cutanées pigmentées (lentiginose faciale) et de syndrome de Cushing. Sa transmission est autosomique dominante.

CARNEY (triade de) (1977) [angl. ***Carney's triad***]. Syndrome caractérisé par l'association d'une tumeur gastrique (leiomyoblastome), d'un paragangliome extra-surrénalien et d'un chondrome pulmonaire. Il survient chez des femmes jeunes, de groupe sanguin A. Son évolution est lente (de 7 à 35 ans) ; le début en est souvent marqué par des hémorragies gastriques et la fin par des complications du paragangliome (accidents d'hypertension artérielle, évolution de la tumeur, métastases). Sa pathogénie est mal connue, il s'agit peut-être d'une évolution anormale de la crête neurale.

CARNITINE, *s. f.* [angl. ***carnitine***]. Bétaïne triméthylique de l'acide β-hydroxy-β-aminobutyrique. Elle intervient dans le métabolisme des acides gras. — Son ***déficit*** est une affection héréditaire transmise selon le mode autosomique récessif. Il entraîne une surcharge lipidique de divers tissus. On en a décrit une *forme musculaire squelettique*, d'abord localisée aux ceintures et une *forme systémique*, avec atteinte musculaire et viscérale, notamment hépatique. La myocardiopathie est fréquente dans les deux variétés de cette affection qui fait partie des maladies mitochondriales (v. ce terme). V. *Reye ou Reye-Johnson (syndrome de).*

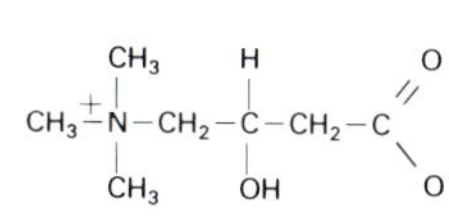

Carnitine

CAROLI (maladie de) (C. Jacques, fr., 1958) [angl. ***Caroli's disease***]. Dilatation segmentaire des gros canaux biliaires intra-hépatiques, qui restent en communication avec l'arbre biliaire. C'est une malformation rare, se manifestant parfois seulement à l'âge adulte, par des douleurs, une fièvre, un subictère ; il n'y a ni gros foie, ni cirrhose. Elle se complique souvent d'une lithiase intra-hépatique. Elle peut être associée à une malformation rénale (rein en éponge) ou bien à une fibrose hépatique congénitale dans 25 à 50 % des cas : son pronostic est alors beaucoup plus grave.

CAROLI (test de). V. *hémolyse à l'étuve (test du temps d').*

CAROLI (triade de). Association de douleurs articulaires multiples, d'urticaire (ou d'autres manifestations cutanées) et de maux de tête, au stade pré-ictérique de l'hépatite à virus.

CARONCULE, *s. f.* (lat. *caruncula*, diminutif de *caro*, petit morceau de chair) [angl. ***caruncle***] (anatomie). Petite excroissance de chair. P. ex. : *c. de l'hymen* ou *c. myrtiformes.* Vestiges de l'hymen déchiré.

CAROTÈNE, *s. m.* ou **CAROTINE**, *s. f.* (gr. *karôton*, carotte) [angl. ***carotene***]. Pigment orangé très répandu dans la nature et particulièrement abondant dans certains aliments d'origine végétale (carottes, oranges, potirons, courges, etc.) ou d'origine animale (jaune d'œuf, beurre). — On en fait actuellement une provitamine A, difficilement transformable dans l'organisme en vitamine A et par conséquent d'une utilité thérapeutique douteuse.

CAROTÉNÉMIE ou **CAROTINÉMIE**, *s. f.* (gr. *karôton*, carotte ; *haïma*, sang) [angl. ***carotenaemia***]. Présence dans le sang de carotène entraînant, lorsqu'elle est abondante *(hypercarotinémie)*, la *caroténodermie.*

CAROTÉNODERMIE ou **CAROTINODERMIE**, *s. f.* [angl. ***carotinoid pigmentation***]. Coloration jaune des téguments, observée dans l'hypercarotinémie.

CAROTÉNOÏDE ou **CAROTINOÏDE**, *adj.* [angl. ***carotenoid***]. Se dit des substances contenant du carotène.

CAROTIDE (artère) (gr. *karos*, sommeil profond — la compression des *a. c.* entraîne une perte de connaissance) (TA *arteria carotis, communa, externa, interna*) [angl. ***common, external, internal, carotid artery***]. Artère de la tête et du cou. L'*a. c.* commune ou primitive naît à droite, du tronc brachiocéphalique et à gauche, directement de la crosse aortique ; elle se divise en *a. c. interne* destinée à l'encéphale et en *a. c. externe* à destination faciale. V. *jugulaire (veine)* • 👁 **vestibule, parathyroïde** •.

CAROTIDE (syndrome de coudure de la). Syndrome survenant chez les sujets dont la carotide interne, normale par ailleurs, présente une sinuosité plus ou moins accentuée, allant parfois jusqu'à dessiner un angle aigu. Lors des mouvements de rotation de la tête, la coudure artérielle peut s'accentuer au point d'interrompre le flux sanguin et de provoquer une ischémie cérébrale transitoire ou même parfois durable.

CAROTIDIEN, ENNE, *adj.* [angl. ***carotid***]. Syn. *carotide.* Relatif à l'artère carotide. V. *glomus carotidien.*

CAROTIDOGRAMME, *s. m.* (Marey, 1881 ; Hurtle, 1893) [angl. ***carotidogram***]. Courbe obtenue par l'enregistrement, à travers les téguments, des pulsations (sphygmogramme) ou des variations de pression (piézogramme) de l'artère carotide. Le *c.* normal comporte d'abord une *phase systolique* qui commence par une ascension rapide (AB) de 0,06 à 0,12 s, correspondant à l'ondée systolique. Elle débute à l'ouverture des valvules sigmoïdes aortiques, 0,11 s après le départ de l'onde QRS de l'électrocardiogramme, 0,05 à 0,06 s après les premières vibrations de B_1. La courbe descend ensuite, lentement d'abord, puis plus vite jusqu'à l'incisure catacrote qui marque la fermeture des sigmoïdes et la fin de l'éjection ventriculaire. La *phase diastolique* commence alors, la courbe dessinant au début un soulèvement arrondi, l'onde dicrote, puis descendant lentement jusqu'au point A, début de la systole suivante. V. *catacrote (incisure)* et *dicrote (onde).*

CAROTIDYNIE, *s. f.* (carotide ; gr. *odunê*, douleur) [angl. ***carotidynia***]. Douleur cervicale latérale d'origine carotide. Elle s'observe notamment dans les dissections de cette artère.

CAROTINE, *s. f.* V. *carotène.*

CARPE, *s. m.* (gr. *karpos*, jointure, carpe) [TA et angl. ***carpus***]. Ensemble des os du poignet ; ils sont disposés sur deux rangées : *proximale* (de dehors en dedans), os scaphoïde, *lunatum* (semi-lunaire), *triquetum* (pyramidal), os piriforme ; *distale* : trapèze, trapézoïde, *capitatum* (grand os) et *hamatum* (os crochu) • 👁 **main, radius** •.

CARPECTOMIE, *s. f.* (gr. *karpos*, poignet ; *ektomê*, ablation) [angl. ***carpectomy***]. Résection totale ou partielle des os du carpe.

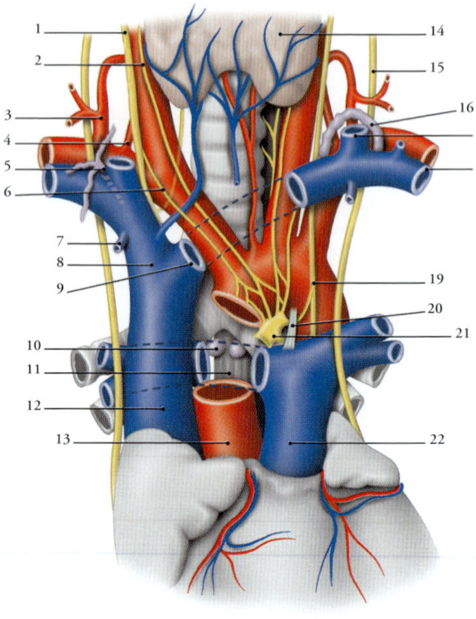

Artères carotides communes dans le thorax.
Vue antérieure

1. nerf vague droit
2. nerf cardiaque cervical supérieur
3. tronc thyro-cervical
4. artère vertébrale
5. conduit lymphatique droit
6. nerf cardiaque cervical moyen
7. veine thoracique interne droite
8. veine brachio-céphalique droite
9. veine brachio-céphalique gauche
10. lymphonœuds trachéo-bronchiques
11. œsophage
12. veine cave supérieure
13. aorte
14. glande thyroïde
15. nerf phrénique gauche
16. conduit thoracique
17. veine jugulaire interne
18. artère et veine subclavières
19. nerf vague et laryngé récurrent gauche
20. ligament artériel
21. ganglion cardiaque
22. tronc pulmonaire

CARPENTER (syndrome de) (C. George, brit., 1901) [angl. ***Carpenter's syndrome***]. V. *acrocéphalo-polysyndactylie.*

CARPENTIER (anneau de) (C. Alain, chirurgien cardiaque fr., XXe siècle) [angl. ***Carpentier's ring***]. Anneau prothétique servant à réduire le calibre orificiel au cours de l'annuloplastie (v. ce terme) mitrale ou tricuspide.

CARPENTIER-EDWARDS (valve de) (C. Alain, fr., XXe siècle). V. *valvulaires cardiaques (prothèses).*

CARPHOLOGIE, *s. f.* (gr. *karphos*, flocon ; *légein*, ramasser) [angl. ***carphology***]. Mouvements continuels et automatiques des mains qui semblent chercher à saisir des flocons voltigeant dans l'air ou qui se promènent machinalement sur le lit, tirent ou repoussent les couvertures, etc. — Ce symptôme très grave accompagne souvent le délire calme de certaines pyrexies ; on l'observe aussi dans les méningites, le *delirium tremens*, etc.

CARPITE, *s. f.* [angl. ***carpitis***]. Inflammation des os du carpe.

CARPOCYPHOSE, *s. f.* (Robinson) (gr. *karpos*, poignet ; *kuphos*, courbé) [angl. ***Madelung's disease***]. Syn. *carpus curvus* (Delbet, 1897), *dyschondroplasie de l'épiphyse radiale inférieure, maladie de Madelung* (1879), *radius curvus* (Deslot, 1923), *subluxation spontanée de la main.* Déformation, généralement bilatérale, du poignet, due à une irrégularité

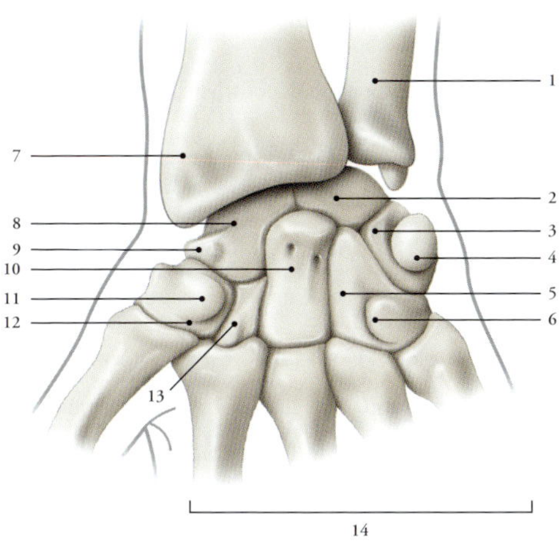

Carpe

1. ulna
2. os lunatum
3. os triquétrum
4. os pisiforme
5. os hamatum
6. hamulus de l'os hamatum
7. radius
8. os scaphoïde
9. tubercule du scaphoïd
10. os capitatum
11. tubercule du trapèze
12. os trapèze
13. os trapézoïde
14. os métacarpiens II à V

de croissance de l'extrémité inférieure du radius : la partie postérieure se développant plus vite que l'antérieure, il en résulte une flexion en avant du carpe qui semble luxé. C'est une malformation héréditaire à transmission autosomique dominante.

CARPUS CURVUS (lat.). V. *carpocyphose.*

CARRÉ (maladie de) (1905) [angl. ***canine distemper***]. Maladie du jeune chien, caractérisée par un catarrhe des muqueuses, une éruption cutanée, des symptômes pulmonaires, digestifs ou nerveux. Elle est due à un morbillivirus, le virus de Carré et peut être transmise de l'homme, chez qui elle existe sous forme inapparente (Charles Nicolle), au chien, au chat et aux espèces voisines. Elle se prévient par la vaccination.

CARREFOUR CONDYLO-DÉCHIRÉ POSTÉRIEUR (syndrome du). V. *Collet (syndrome de).*

CARREFOUR HYPOTHALAMIQUE (syndrome du) (Guillain, Alajouanine et Mathieu, 1924) [angl. ***cerebellothalamic syndrome***]. Syn. *syndrome cérébello-thalamique* de P. Marie et Foix, *syndrome des pédicules thalamo-genouillé et thalamo-perforé.* Syndrome pédonculaire dû à une lésion située dans la zone du noyau rouge. Il réalise, du côté opposé, des troubles cérébelleux atteignant surtout la synergie et le tonus, des mouvements à type choréo-athétosique, une hémianopsie latérale homonyme, une hémiplégie légère et quelques troubles sensitifs uniquement objectifs, portant surtout sur la sensibilité profonde (de type thalamique). V. *noyau rouge (syndrome contro-latéral du).*

CARREFOUR PÉTRO-SPHÉNOÏDAL (syndrome du) (Jacod, 1921) [angl. ***Jacod's syndrome***]. Syn. *syndrome de Jacod.* Syndrome caractérisé par une cécité et une ophtalmoplégie totale unilatérales et par une céphalée frontale permanente avec exacerbations névralgiques dans l'hémiface correspondante, surtout dans le territoire de l'ophtalmique. Il est dû à une compression des IIe, IIIe, IVe, V^e^ et VIe nerfs crâniens par un sarcome de la trompe d'Eustache ou par une tumeur hypophysaire ou orbitaire. V. *Garcin (syndrome de).*

CARRINGTON (maladie de) (1969) [angl. ***Carrington's disease***]. Pneumonie chronique à éosinophiles se traduisant cliniquement par un asthme fébrile accompagné d'amaigrissement et sensible à la corticothérapie. V. *Löffler (syndrome de).*

CARRION (maladie de) (C. Daniel, péruvien, né en 1850). V. *bartonellose.*

CARTE SANITAIRE. Système de planification créé en France en 1970 et destiné à harmoniser la politique des équipements hospitaliers. La *c. s.* a été supprimée en 2003. V. *SROS.*

CARTEAUD (C. Alexandre, fr., né en 1897). V. *Gougerot et Carteaud (papillomatose de).*

CARTER ET ROBINS (test de) (C. Anne, amér., 1947). Syn. *épreuve de Hickey-Hare.* Épreuve destinée à contrôler la sécrétion d'hormone post-hypophysaire (hormone antidiurétique), utilisée pour le diagnostic du diabète insipide. Chez le sujet normal, la perfusion intraveineuse, en 45 minutes, de 600 à 800 mL de sérum salé hypertonique à 25 ‰ provoque une libération d'hormone antidiurétique et réduit de 70 à 90 % le débit urinaire. Elle reste sans action en cas de diabète insipide vrai.

CARTILAGE, *s. m.* (lat. et TA *cartilago*) (gr. *khondros*) [angl. ***cartilage***]. Variété de tissu conjonctif dont les éléments cellulaires et fibreux sont contenus dans une substance fondamentale compacte et avasculaire. — ***c. articulaire.*** Tissu nacré et lisse recouvrant les surfaces osseuses des articulations mobiles. — ***c. de conjugaison.*** *C.* séparant chez l'enfant la diaphyse et l'épiphyse des os longs, dont il permet la croissance longitudinale. — ***c. fibreux.*** V. *fibrocartilage.* Le *c.* constitue la charpente de divers organes (oreille, larynx, trachée, p. ex.). V. les mots commençant par *chondr...*

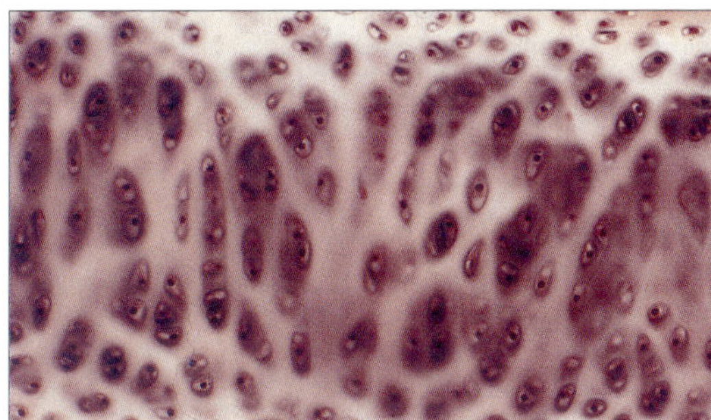

Cartilage

CARTOGRAPHIE, *s. f.* [angl. ***mapping***]. Établissement d'une carte. Il peut s'agir par exemple d'une image radio-isotopique (v. *scintigraphie*) ou d'un graphique de l'activité électrique du cœur, dont l'utilité apparaît principalement dans certaines formes graves de préexcitation ventriculaire. V. *Wolff-Parkinson-White (syndrome de).*

CARUS, *s. m.* (gr. *karos*, assoupissement profond) [angl. ***complete coma***]. Coma profond *(coma stade III, coma aréactif)* caractérisé par l'abolition complète des réflexes, l'absence de toutes réactions aux stimulations sensorielles et la coexistence de troubles respiratoires et circulatoires prononcés.

CARVALLO (signe de). V. *Rivero Carvallo (signe de).*

CARYOCINÈSE, *s. f.* (Schleicher, 1878) (gr. *karuon*, noyau ; *kinêsis*, mouvement). V. *mitose.*

CARYOCLASIQUE, *adj.* (gr. *karuon*, noyau ; *klasis*, rupture) [angl. ***karyoklastic***]. Se dit d'un poison qui frappe la cellule en division ou en imminence de division, en altérant son noyau (pycnose) et en s'opposant à la caryocinèse.

CARYOLYSE, *s. f.* (gr. *karuon*, noyau ; *luein*, dissoudre) [angl. ***karyolysis***]. Stade de mort du noyau de la cellule, au cours duquel il ne fixe plus les colorants, la chromatine diffusant dans le protoplasma.

CARYOLYTIQUE, *adj.* (gr. *karuon*, noyau ; *lutikos*, qui dissout) [angl. ***karyolytic***]. Qui provoque la caryolyse.

CARYOREXIE ou **CARYORRHEXIE**, *s. f.* (gr. *karuon*, noyau ; *rhêxis*, éclatement) [angl. ***karyorrhexis***]. Éclatement du noyau de la cellule en débris basophiles ; stade de mort du noyau succédant à la pycnose.

CARYOTYPE, *s. m.* (Levitsky, 1924) (gr. *karuon*, noyau ; *tupos*, empreinte) [angl. ***karyotype***] (génétique). Équipement chromosomique caractéristique d'une espèce donnée. Il est mis en évidence par la microphotographie de cellules (lymphocytes ou fibroblastes) cultivées et en état de mitose : les chromosomes, alors en forme de X, isolés, sont rangés selon la classification de Denver (v. ce terme). Chez l'homme, le *c.* comporte 46 chromosomes (Tjio et Levan, 1956) qui se répartissent ainsi : pour les cellules du *soma*, 44 A (autosomes ou chromosomes somatiques : ***formule autosomique***)+ 2 chromosomes sexuels ou gonosomes qui sont X et Y chez l'homme, 2 X chez la femme ***(formule gonosomique)*** ; — pour les cellules du *germen* (cellules sexuelles), après la méiose : 22 A+ X pour l'ovule, 22 A+ X ou 22 A+ Y pour le spermatozoïde. L'ensemble des formules autosomique et gonosomique constitue la ***formule chromosomique,*** désignée par le chiffre total des chromosomes, suivi du détail des gonosomes ; par exemple 46XX (caryotype normal de la femme) ; 46XY (caryotype normal de l'homme), 47XXY (caryotype de la forme commune du syndrome de Klinefelter) ; 47XX+ 21 (trisomie 21 chez une fille) ; 45XO (syndrome de Turner). Enfin, on décrit à chaque chromosome, de part et d'autre du centromère, deux *bras,* court (symbole : p) et long (symbole : q) sur lesquels on distingue des *bandes,* elles-mêmes groupées en régions, les unes et les autres numérotées à partir du centromère. Les sites chromosomiques sont donc repérés selon une nomenclature précise. P. ex. : 11 p 1-3 signifie 3e bande de la 1re région du bras court du chromosome 11. V. *maladie par aberration chromosomique.*

CAS, *s. m.* (lat. *casus,* événement) [angl. ***case***]. Observation médicale ; exemple, situation, variété, manifestation individuelle ou collective de maladie. Par extension, le malade lui-même. P. ex. : *un cas désespéré, un cas exceptionnel, un cas de pleurésie tuberculeuse ; six cents cas de diphtérie.*

CASAL (collier de) (C. Gaspar, espagnol, 1679-1759). V. *collier de Casal.*

CASATI. V. *Boari-Casati (opération de).*

CASÉEUX, EUSE, ou **CASÉIFORME**, *adj.* [angl. ***caseous***]. Qui a l'apparence du fromage. V. *caséum.*

CASÉIFICATION, *s. f.* ou **CASÉEUSE (dégénérescence)** (Vetter, 1803) (lat. *caseus,* fromage) [angl. ***caseification***]. Mode de nécrose qui frappe le centre des tubercules, caractérisé par la formation d'une matière d'un gris jaunâtre, compacte, granuleuse et offrant à la coupe l'aspect d'un morceau de fromage de Roquefort.

CASÉINE, *s. f.* (Mulder, 1838) (lat. *caseus* ou *caseum,* fromage) [angl. ***casein***]. Protéine extraite du fromage ; elle contient du phosphore (c'est une phosphoprotéine) et des acides aminés essentiels. V. *hétéroprotéine.*

CASÉUM, *s. m.* (lat. *caseum,* fromage) [angl. ***caseum***]. Substance blanchâtre et pâteuse formant le centre nécrosé des lésions tuberculeuses.

CASONI (épreuve de) (C. Tomaso, ital., 1912) [angl. ***Casoni's reaction***]. Intradermo-réaction pratiquée avec le liquide du kyste hydatique. La réaction est positive non seulement chez les malades atteints d'échinococcose, mais aussi chez les porteurs d'helminthes et en particulier de tænia.

CASPASE, *s. f.* [angl. ***caspase***]. Cystine protéase contribuant au processus d'apoptose.

CASSAVISME, *s. m.* (*cassave,* farine de manioc ou tapioca) [angl. ***cassava intoxication***]. Intoxication par le manioc amer. *Aiguë,* elle entraine des troubles digestifs, un état de choc et parfois la mort. *Chronique,* elle se manifeste par des troubles neurologiques : neuropathies périphériques, myélites associées à une atteinte du nerf optique. V. *konzo.*

CASSIRER (C. Richard, all., 1902). V. *Crocq et Cassirer (syndrome de).*

CASTELLANI (maladie de) (C. Aldo, ital., 1905). V. *spirochétose broncho-pulmonaire.*

CASTELLO (maladie de Del). Maladie de Vaquez accompagnée d'hypertension artérielle (v. *érythrémie*).

CASTELMAN. V. *Castleman.*

CASTILLO (DEL). V. *Argonz del Castillo (syndrome d').*

CASTILLO, TRABUCCO ET H. DE LA BALZE (syndrome de Del) (1947) [angl. ***germinal aplasia***]. Syn. *aplasie germinale.* Syndrome d'azoospermie primitive voisin du syndrome de Klinefelter, dont il se distingue par l'absence de gynécomastie et d'aspect eunuchoïde et par le taux urinaire normal de l'hormone folliculostimulante. Il est lié à l'atteinte élective des cellules séminifères, qui contraste avec l'intégrité des cellules de Sertoli (cellules nourricières) et des cellules interstitielles. Le sexe nucléaire de ces malades est masculin. Certains auteurs en font une variété du syndrome de Klinefelter.

CASTLE (méthode de) (C. William, amér., 1930) [angl. ***Castle's method***] (historique). Traitement de l'anémie pernicieuse par des extraits gastriques, cette maladie étant due, selon Castle, à la carence d'un principe antianémique fourni normalement par l'estomac.

CASTLE (théorie de) (1936) [angl. ***Castle's theory***]. Le *principe antianémique* ou *antipernicieux,* substance capable de stimuler la formation des globules rouges normaux, existant dans l'estomac et stocké dans le foie, provient de l'action l'un sur l'autre d'un *facteur intrinsèque* thermolabile, mucoprotéine sécrétée par les glandes du fundus gastrique et d'un *facteur extrinsèque* thermostable, apporté par l'alimentation (protéine des viandes ingérées) et qui est la vitamine B_{12} (v. *cyanocobalamine*). Dans l'anémie de Biermer, l'absence de facteur intrinsèque empêche l'utilisation de la vitamine B_{12}.

CASTLEMAN (maladie, lymphome ou tumeur de) (C. Benjamin, amér., 1954) [angl. ***Castleman's lymphoma***]. Association de proliférations lymphoïdes pseudo-tumorales ayant histologiquement un aspect d'hyperplasie angiofolliculaire et d'un syndrome inflammatoire. On en décrit une forme localisée bénigne, le plus souvent médiastinale, guérissant après exérèse et une forme multicentrique voisine des lymphomes malins.

CASTRAT, *s. m.* (lat. *castratus*) [angl. ***castrate***]. Qui a subi la castration.

CASTRATION, *s. f.* [angl. ***castration***]. Opération ayant pour but de priver un individu de la faculté de se reproduire. Ce terme est souvent employé dans le sens plus restreint d'ablation des deux testicules ou des deux ovaires, ou même d'un seul de ces organes *(c. incomplète).*

CASTRATION (angoisse de) [angl. ***castration anxiety***] (psychanalyse). Terreur consciente résultant, chez le petit garçon, de menaces maladroites faites par les parents et aussi crainte inconsciente et permanente qui apparaît chez l'enfant lorsqu'il découvre la différence des sexes : chez le garçon qui redoute l'ablation du pénis et chez la fille révoltée à l'idée qu'elle a été privée de cet organe.

CASTRATION (complexe de) [angl. ***castration complex***] (psychanalyse). Crainte interdisant, chez l'adulte, la recherche du partenaire et l'accomplissement de l'acte sexuel. Elle résulte de la persistance de l'angoisse de castration chez des sujets névrosés n'ayant pas surmonté leur complexe d'Œdipe (v. ce terme et *complexe*).

CAT. V. *centre d'aide par le travail.*

CATABOLISME, *s. m.* (Duncan Bulkley) (gr. *kata,* indiquant l'idée de descendre ; *ballein,* lancer) [angl. ***catabolism***]. Tranformation en énergie des matériaux assimilés par les tissus. C'est une des phases du métabolisme.

CATABOLITE, *s. m.* (gr. *kata,* de haut en bas, *ballein,* lancer) [angl. ***catabolite***]. Substance provenant de la transformation d'un précurseur, au cours du catabolisme.

CATACROTE (incisure) (gr. *kata,* en bas ; *krotos,* battement) [angl. ***dicrotic notch***]. Dépression rapide qui, sur le carotidogramme (v. ce terme), apparaît après le sommet systolique au début de la ligne de descente ; elle correspond à la fermeture des valvules sigmoïdes aortiques ; elle est suivie de l'onde dicrote.

CATAGÈNE, *adj.* (gr. *kata,* vers le bas ; *gennan,* produire) [angl. ***catagen***]. V. *trichogramme.*

CATAIRE, *adj.* (bas-lat. *catus,* chat) [angl. ***purring***]. Qui ressemble au ronron du chat. — ***frémissement c.*** (décrit par Corvisart, baptisé par Laennec). Frémissement vibratoire perceptible à la main appliquée sur la poitrine ; il « peut être comparé assez exactement au frémissement qui accompagne le murmure de satisfaction que font entendre les chats quand on les flatte de la main » (Laennec). Il est la traduc-

tion tactile d'un souffle vibrant, généralement dû au rétrécissement d'un orifice intracardiaque (mitral, aortique, pulmonaire) ou à l'existence d'un orifice anormal (communication interventriculaire). Dans certains cas, le frémissement est perçu sur les grosses artères. V. *frémissement vibratoire.*

CATALASE, *s. f.* [angl. ***catalase***]. Enzyme oxydante capable de décomposer l'eau oxygénée avec dégagement d'oxygène ordinaire, c.-à-d. qui ne peut être fixé que par un corps spontanément oxydable. La *c.* est très proche de la peroxydase, composée du même groupement prosthétique, mais différente par la structure de sa partie protéinique (apoenzyme). — ***c. négatif.*** Dépourvu de *c.* — ***c. positif.*** Possédant une *c.*

CATALEPSIE, *s. f.* (gr. *katalambanein*, suspendre) [angl. ***catalepsy***]. Perte momentanée de la contractilité volontaire des muscles de la vie animale avec hypertonie s'opposant à tout essai de mobilisation et aptitude des membres et du tronc à conserver les attitudes qu'on leur donne. C'est la *flexibilitas cerea* (v. ce terme) ces anciens auteurs. — La *c.* s'observe dans la schizophrénie, l'hystérie, le sommeil hypnotique, au cours des différentes psychoses et aussi dans les syndromes parkinsoniens et post-encéphalitiques.

CATALEPTIFORME, *adj.* [angl. ***cataleptiform***]. Qui rappelle la catalepsie. — ***attitude c.*** (Bernheim). V. *catalepto-catatonie.*

CATALEPTIQUE, *adj.* [angl. ***cataleptic***]. Qui a rapport à la catalepsie. — *s. m.* et *f.* Sujet atteint de catalepsie.

CATALEPTO-CATATONIE, *s. f.* (Dufour). Syndrome cérébral qu'on observe dans les pyrexies et notamment dans la fièvre typhoïde et qui est caractérisé par un état stuporeux avec catalepsie.

CATALYSE, *s. f.* (Berzélius, 1835) (gr. *kataluein*, dissoudre) [angl. ***catalysis***]. Syn. *action catalytique.* Action physico-chimique par laquelle certains corps dits *catalyseurs,* même en très faible quantité, accélèrent les réactions chimiques, voire en favorisent une au détriment d'autres. Si la réaction a lieu en milieu liquide et si le catalyseur y est dissous, la *c.* est dite *homogène.* Si le catalyseur forme une phase distincte du milieu réactionnel (poudre, parois), la *c.* est dite *hétérogène.*

CATAMÉNIAL, ALE, *adj.* (gr. *katamênia*, menstrues ; de *kata*, par ; *mên*, mois) [angl. ***catamenial***]. Qui a rapport aux règles.

CATAMNÈSE, *s. f.* (gr. *kata*, en suivant ; *mnasthaï*, se souvenir) [angl. ***catamnesis***]. Renseignements obtenus sur un malade, après son hospitalisation, permettant d'étudier l'évolution de sa maladie et d'en établir le pronostic.

CATAPHASIE, *s. f.* (Enrico de Renzi, 1879) (gr. *kata*, en suivant ; *phasis*, parole) [angl. ***cataphasia***]. Trouble de la parole caractérisé par ce fait que le malade répond à la question posée, puis répète sa réponse un nombre indéterminé de fois.

CATAPHORÈSE, *s. f.* [angl. ***cataphoresis***]. V. *électrophorèse.*

CATAPLASIE, *s. f.* (gr. *kata*, en bas ; *plassein*, former) [angl. ***cataplasia***]. V. *anaplasie.*

CATAPLASME, *s. m.* (gr. *kataplassein*, enduire) [angl. ***cataplasm***]. Topique de la consistance d'une bouillie épaisse, formé le plus souvent de farine de graine de lin ou de fécule de pomme de terre. V. *sinapisme.*

CATAPLEXIE, *s. f.* (gr. *kata*, sur ; *plêssein*, frapper) [angl. ***cataplexy***]. — 1° État cataleptique des animaux (Preyer). — 2° Apoplexie foudroyante (Littré). — 3° (Henneberg). Affection caractérisée par la perte soudaine plus ou moins complète du tonus, sous l'influence d'une émotion. Tantôt généralisée, tantôt ne portant que sur les membres supérieurs ou les membres inférieurs, la *c.* est de courte durée, sans abolition de la conscience ; elle coïncide presque toujours avec la narcolepsie dont elle serait une complication pour certains auteurs.

CATARACTE, *s. f.* (gr. *katarraktês*, chute d'eau ; on croyait que la cataracte était due à la chute d'une humeur sur les yeux) [angl. ***cataract***]. Affection oculaire aboutissant à l'opacité du cristallin ou à celle de sa capsule ; d'où la division en *c. lenticulaire, c. capsulo-lenticulaire* et *c. capsulaire.* La *c.* peut être congénitale, traumatique ou spontanée. — On distingue la *c. sénile* qui débute par le noyau du cristallin et la *c. endocrinienne, c.* corticale, localisée aux couches périphériques. — ***c. floriforme de Koby.*** V. *Koby (cataracte floriforme de).* — ***c. de Morgagni.*** V. *Morgagni (cataracte de).* — ***c. zonulaire.*** Variété de cataracte incomplète présentant une zone d'opacité autour du noyau du cristallin (toujours d'origine congénitale). V. *kystitome.*

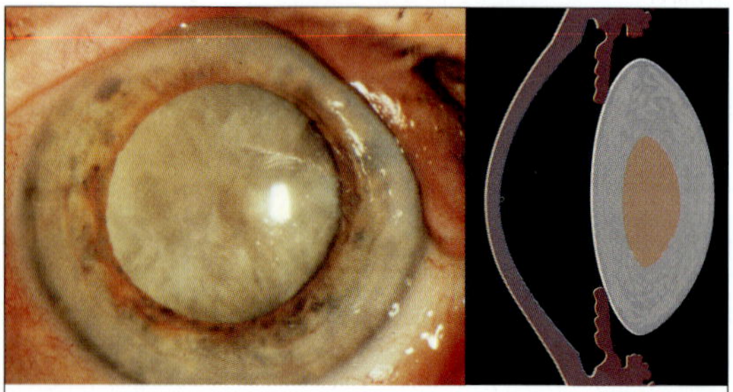

Cataracte

CATARRHE, *s. m.* (gr. *kata*, en bas ; *rhéô*, je coule) [angl. ***catarrh***]. Nom donné par les anciens à toutes les inflammations aiguës ou chroniques des muqueuses avec hypersécrétion des glandes de la région enflammée. V. *rhume.* — ***c. suffocant*** (Laennec). V. *bronchite capillaire.*

CATATHYMIE, *s. f.* (gr. *kata*, de haut en bas ; *thumos*, âme) [angl. ***catathymia***]. Perturbation paroxystique de l'humeur.

CATATONIE, *s. f.* (Kahlbaum, 1866) (gr. *kata*, vers le bas ; *tonos*, tension) [angl. ***catatonia***]. Attitude psychomotrice constituée essentiellement par l'inertie et le négativisme vis-à-vis du milieu extérieur et, accessoirement, par des actes paradoxaux, des attitudes, des gestes, des paroles bizarres et stéréotypées. Elle est généralement rattachée à la schizophrénie ; pour certains auteurs la *c.* est un syndrome qui peut relever de causes variées, infectieuses, toxiques ou mentales.

CATÉCHOLAMINE, *s. f.* (*Acacia catechu,* cachou, arbre exotique) [angl. ***catecholamine***]. Nom générique des amines vasopressives sympathicomimétiques (adrénaline, noradrénaline), ainsi que leurs précurseurs (dopamine) et les produits qui en dérivent (métanéphrines, acide vanylmandélique), qu'ils soient actifs ou non. Elles sont élaborées dans la médullo-surrénale et les autres éléments du système chromaffine. Elles sont constituées par un noyau pyrocatéchol et une courte chaîne latérale située en position para et portant une fonction amine. L'homme élimine normalement par l'urine, en 24 h, moins de 200 µg de *c.* selon le procédé de dosage fluorimétrique, ou de 300 à 700 selon d'autres procédés de dosage chimique ; l'excrétion urinaire des *c.* est augmentée dans le phéochromocytome (supérieure à 1 500 µg) et parfois aussi dans l'hypertension artérielle ordinaire (1 000 µg). V. *dopamine, monoamine* et *récepteur adrénergique ou sympathique.*

CATÉCHOLERGIQUE, *adj.* (catéchol ; gr. *ergon*, travail). Qui se rapporte à la production de catécholamines ; qui est déclenché par les catécholamines ; qui agit par leur intermédiaire.

CATÉGORIE MAJEURE DE DIAGNOSTIC (CMD). Terme de gestion hospitalière. Les *CMD* « recouvrent chacune la totalité des affections relatives à un système fonctionnel [p. ex. *affections du système nerveux*]. Les séjours [hospitaliers] d'au moins 24 heures sont classés dans l'une des 23 *CMD* en fonction du diagnostic principal (DP) contenu dans le résumé de sortie standardisé » (ministère de la Santé). — La ***CM 24*** « regroupe les séances et séjours de moins de 24 heures », soit la majeure partie de l'activité hospitalière ambulatoire. — La ***CM 90*** regroupe les RSS erronés et autres séjours inclassables. V. *RSS, RUM, ISA, GHM* et *PMSI.*

CATÉLECTROTONUS, *s. m.* [angl. ***catelectrotonus***]. V. *cathélectrotonus.*

CATEL-HEMPEL (syndrome de) (C. Werner, all., né en 1894) [angl. ***Catel-Hempel syndrome***]. Syn. *dysostosis enchondralis epiphysaria.* V. *polyostéochondrite.*

CATEL-MANZKE (syndrome de) (Catel W., all., 1961 ; Manzke H., all., 1966) [angl. ***Catel-Manzke syndrome***]. Syn. *syndrome palato-digital.*. Association rare d'un syndrome de

Pierre Robin (v. ce terme) et d'anomalies digitales (déviation en dehors de la première phalange des index).

CATÉNAIRE, *adj.* (lat. *catena,* chaîne) [angl. ***catenary***]. Qui se rapporte à une *chaîne,* de ganglions sympathiques p. ex., ou moléculaire (v. *mono-, bicaténaire*).

CATGUT, *s. m.* (de l'anglais *cat,* chat ; *gut,* boyau) [angl. ***catgut***]. Lien employé en chirurgie pour la réunion des plaies. Il présente l'avantage de pouvoir être facilement résorbé, étant formé uniquement de substances organiques.

CATHARSIS, *s. f.* (gr. *katharsis,* purgation) [angl. ***catharsis***]. — 1° Purgation. — 2° (psychanalyse) Libération de pensées longtemps réprimées.

CATHARTIQUE, *adj.* et *s. m.* (gr. *katharsis,* purgation) [angl. ***cathartic***]. Qui purge légèrement.

CATHÉLECTROTONUS, *s. m.* (Emil Dubois-Reymond, all., 1843) [angl. ***catelectrotonus***]. Syn. *catélectrotonus.* État électrique, à la cathode ou pôle négatif, d'un nerf soumis au passage d'un courant continu : son excitabilité est augmentée à la fermeture et pendant le passage du courant ; elle est diminuée à l'ouverture du courant (*c.* de rupture). V. *anélectrotonus* et *électrotonus.*

CATHELIN (méthode de) (C. Fernand, fr., 1873-1942). V. *épidurale (méthode).*

CATHEPSINE, *s. f.* [angl. ***cathepsin***]. Protéinase intracellulaire, située dans les lysosomes (v. ce terme et *protéase*).

CATHÉTER, *s. m.* (gr. *kathiénaï,* plonger) [angl. ***catheter***]. Tube long et mince (sonde), flexible ou rigide, en métal, verre, gomme, caoutchouc ou matière plastique, etc., destiné à être introduit dans un canal, un conduit, un vaisseau ou un organe creux pour l'explorer, injecter un liquide ou vider une cavité. — ***c. à chambre implantable*** [angl. ***implantable venous access device***]. V. *chambre de perfusion.*

CATHÉTER FLOTTÉ. V. *Swan-Ganz (sonde de).*

CATHÉTÉRISME, *s. m.* [angl. ***catheterization***]. Introduction d'une bougie ou d'une sonde dans un canal, un conduit, un vaisseau ou un organe creux (œsophage, trompe d'Eustache, urètre, artère, veine, cœur, etc.). — ***c. vélocimétrique.*** Méthode permettant, grâce à l'introduction dans les vaisseaux et dans le cœur d'une sonde ultrasonique miniaturisée et à l'emploi de l'effet Doppler sur les hématies, d'enregistrer des courbes traduisant la vitesse instantanée du courant sanguin et ses variations au cours de la révolution cardiaque. V. *fluxmètre* et *Doppler (effet).*

CATHODE, *s. f.* (gr. *kata,* en bas ; *hodos,* voie) [angl. ***cathode***]. Électrode négative.

CATION, *s. m.* (gr. *kata,* en bas ; ion) [angl. ***cation***]. Ion positif. V. *ion.*

CATIOPEXIQUE, *adj.* Qui fixe les cations.

CATTP. V. *centre d'accueil thérapeutique à temps partiel.*

CAUCASIEN, ENNE, *adj.* [angl. ***caucasian***]. Originaire du Caucase. Dans les textes anglo-américains : de race blanche.

CAUCHOIS-EPPINGER-FRUGONI (syndrome de). V. *Frugoni (syndrome de).*

CAUDAL, ALE, *adj.* (lat. *cauda,* queue) [angl. ***caudal***]. Qui se rapporte à la queue ou bien à la partie inférieure du corps.

CAUSALGIE, *s. f.* (Weir Mitchell, 1864) (gr. *kausis,* chaleur brûlante ; *algos,* douleur) ou **CAUSALGIQUE (syndrome)** [angl. ***causalgia***]. Syn. *syndrome de Weir Mitchell, thermalgie.* Syndrome caractérisé par une sensation de brûlure cuisante avec hyperesthésie cutanée et par une altération spéciale de la peau qui devient rouge et luisante et qui est le siège de transpiration locale. La *c.* est due ordinairement à une plaie nerveuse. — On attribue aussi à la *c.* certaines douleurs à type de brûlure des muqueuses œsophagienne et gastrique. — ***c. faciale.*** V. *névralgisme facial.*

CAUSTIQUE, *adj.* et *s. m.* (gr. *kaiô,* je brûle) [angl. ***caustic***]. Se dit de toute substance chimique qui détruit les tissus.

CAUTÈRE, *s. m.* (gr. *kaiô,* je brûle) [angl. ***cautery***]. — 1° Employé quelquefois à tort comme synonyme de *caustique.* — 2° *s. m.* Instrument destiné à brûler les tissus : *c. actuel* (désuet : tige métallique rougie au feu), *thermocautère, galvanocautère.* — 3° Petite ulcération artificielle établie à l'aide d'un caustique.

CAUTÉRISATION, *s. f.* [angl. ***cauterization***]. Destruction d'un tissu vivant à l'aide d'un caustique ou d'un cautère.

CAV [angl. ***AVSD***]. V. *canal atrio-ventriculaire commun (persistance du).*

CAVE INFÉRIEUR (syndrome) (W. Osler, 1879). V. *veine cave inférieure (syndrome de la).*

CAVE SUPÉRIEUR (syndrome). V. *veine cave supérieure (syndrome de la).*

CAVERNE, *s. f.* [angl. ***cavern, cavity***]. Syn. désuet *spélonque.* Excavation située dans l'épaisseur d'un parenchyme et en particulier dans un poumon, succédant à l'évacuation d'un abcès, d'un tubercule ramolli, d'une escarre de gangrène etc.

CAVERNEUX, EUSE, *adj.* [angl. ***cavernous***]. — 1° Qui présente une structure analogue à celle des organes érectiles. — ***angiome c.*** V. *angiome.* — ***corps c.*** V. ce terme. — 2° Qui se rapporte aux cavernes d'origine pathologique, en particulier aux cavernes pulmonaires • 👁 **vessie, génital** •.

CAVERNITE, *s. f.* [angl. ***cavernitis***]. Induration de la gaine des corps caverneux.

CAVERNOGRAPHIE, *s. f.* Radiographie des corps caverneux après injection de produit de contraste.

CAVERNOME, *s. m.* V. *angiome caverneux.*

CAVIN (syndrome de) (1949) [angl. ***Cavin's syndrome***]. Hydrocéphalie consécutive à une méningite tuberculeuse.

CAVITAIRE, *adj.* [angl. ***cavitary***]. Qui a rapport à une caverne.

CAVITRON® *s. m.* Bistouri ultrasonique destiné à fragmenter et réduire le volume de certaines tumeurs (neurinome de l'acoustique, tumeurs intra-médullaires et hépatiques).

CAVOGRAPHIE, *s. f.* [angl. ***phlebography of the vena cava***]. Syn. *phlébocavographie.* Radiographie d'une veine cave rendue visible par l'injection préalable d'un liquide opaque aux rayons X.

CAVOMANOMÉTRIE, *s. f.* Étude de la pression à l'intérieur d'une veine cave.

CAVOPULMONAIRE (anastomose) (Bakuliew et Glenn) [angl. ***Glenn's operation***]. Syn. *opération de Glenn.* Anastomose termino-terminale de l'extrémité distale de la veine cave supérieure à celle de la branche droite de l'artère pulmonaire. Opération palliative pratiquée dans certains cas de maladie bleue et destinée à envoyer dans le poumon droit du sang veineux pour qu'il y soit oxygéné et à soulager le ventricule droit.

CAVUM, *s. m.* (en lat. trou) [angl. et TA ***cavum***]. V. *nasopharynx* • 👁 **nasopharynx** •.

CAYLER (syndrome de) (C. Glen, amér., 1969). V. *cardiofacial (syndrome).*

CAZENAVE (lupus de) (C. Pierre, fr., 1795-1877). V. *lupus érythémateux chronique.*

CAZENAVE (maladies de). — 1° V. *lupus érythémateux chronique.* — 2° V. *pemphigus foliacé.*

CAZIN (signe de) (C. Henri, fr., de Berck). Signe inconstant de coxalgie, à la période d'état : le toucher rectal provoque une douleur vive sur la face pelvienne de l'acétabulum, atteint par la destruction osseuse.

CBG. Abrévation de l'angl. *Corticosteroid Binding Globulin* ou *Cortisol Binding Globulin.*

CCA. Abréviation de *Chef de Clinique Assistant.*

CCAM. *Classification Commune des Actes Médicaux,* établie en 2001.

CCK [angl. ***CCK***]. V. *cholécystokinine.*

CCMH. V. *hémoglobine (concentration corpusculaire — ou globulaire — moyenne en).*

CCNE. Comité Consultatif National d'Éthique.

cd. Abréviation de *candela* (v. ce terme).

CD. V. *différenciation (classes d'antigènes de).*

CDAPH. Commission pour les Droits et l'Autonomie des Personnes Handicapées. V. *maison départementale des personnes handicapées.*

CDC. Abréviation du terme anglais : ***Centers for Disease Control,*** organismes situés à Atlanta (États-Unis) et spécialisés essentiellement dans la prévention des maladies, l'épidémiologie et la santé publique.

cDNA. Terme anglais pour *ADNc.* V. *complémentaire.*

CDT. Abréviation de l'angl. ***Carbohydrate Deficient Transferrin.*** V. *transferrine.*

CE. V. *conseil exécutif.*

CÉBOCÉPHALE, *s. m.* (I.-G. St-Hilaire) (gr. *kêbos*, singe ; *képhalê*, tête) [angl. ***cebocephalus***]. Monstre cyclocéphalien chez lequel l'appareil nasal atrophié est réduit à une narine simple et dont les deux cavités orbitaires sont très rapprochées, ce qui lui donne une certaine ressemblance avec le singe.

CEC. V. *circulation extracorporelle.*

CÉCILE ET OSCAR VOGT (syndrome de). V. *Vogt (syndrome de Cécile et Oscar).*

CÉCITÉ, *s. f.* (lat. *cæcitas*) [angl. ***blindness***]. Privation de la vue quel que soit le siège de la lésion causale (cortex occipital, voies optiques ou globe oculaire). Dans la classification de l'OMS, la *c.* correspond à une acuité visuelle du meilleur œil avec correction au maximum inférieure à 1/20e (0,05), ou à un champ visuel inférieur à 10°, quelle que soit l'acuité visuelle. — ***La malvoyance ou basse vision*** correspond à une acuité visuelle inférieure à 3/10e (0,03), mais égale ou supérieure à 1/20e (0,05) du meilleur œil avec correction. — ***c. économique ou professionnelle.*** Baisse de l'acivité visuelle visuelle inférieure à 1/20e, empêchant l'activité professionnelle. V. *amaurose, aveugle* et *malvoyance.*

CÉCITÉ CORTICALE [angl. ***cortical blindness***]. Cécité due à une lésion des lobes occipitaux sans altération de l'œil.

CÉCITÉ LITTÉRALE [angl. ***letter blindness***]. Variété de cécité verbale caractérisée par l'abolition de la faculté de lire les lettres alphabétiques tandis que, dans la cécité verbale, le malade continue le plus souvent à pouvoir épeler les mots qu'il ne peut lire.

CÉCITÉ MUSICALE [angl. ***music blindness***]. Syn. *alexie musicale.* Variété de cécité verbale dans laquelle le malade ne comprend plus la notation musicale.

CÉCITÉ DES NEIGES. V. *ophtalmie des neiges.*

CÉCITÉ NOCTURNE. V. *héméralopie.*

CÉCITÉ PSYCHIQUE (Freud, 1888) [angl. ***psychic blindness***]. Trouble psychique consistant en ce fait que les malades qui en sont atteints ne reconnaissent plus la nature ni l'usage des objets qu'ils voient. Ce trouble a été observé chez des aphasiques sensoriels (type Wernicke).

CÉCITÉ DES RIVIÈRES. V. *onchocercose.*

CÉCITÉ VERBALE (Kussmaul, 1876) [angl. ***alexia***]. Syn. *alexie.* Impossibilité de comprendre les idées exprimées par l'écriture. V. *amnésie logosémiotique.*

CECOS. Initiales de *Centre d'étude et de conservation du sperme.*

CEELEN (maladie de) (C. Wilhelm, all., 1931). V. *hémosidérose pulmonaire idiopathique.*

CEINTURE, *s. f.* 1° [angl. ***girdle***] (anatomie). Partie plus ou moins fixe du squelette attachée au tronc et supportant l'articulation avec le membre. — *c.* du membre supérieur, *c.* du membre inférieur (TA *cingulum membri superioris, cingulum membri inferioris*) [angl. ***shoulder girdle, pelvic girdle***]. — 2° [angl. ***belt***]. Support abdominal. P. ex. : *c. de grossesse, c. médicale* • 👁 **squelette** •.

CEINTURE SCAPULAIRE (névrite ou syndrome de la). V. *Parsonage et Turner (syndrome de).*

CELLANO (antigène, facteur ou système) [angl. ***Cellano factor***]. V. *groupes sanguins.*

CELLULAIRE (tissu). V. *conjonctif (tissu).*

CELLULALGIE, *s. f.* Douleur provoquée par la cellulite. — Paviot, de Lyon (1929), désigne par ce mot une névralgie ayant la plus grande analogie avec la névralgie sciatique. Elle est due à des nodules douloureux disséminés dans le tissu cellulaire des muscles de la fesse au voisinage du nerf sciatique. La *c.* diffère de la névralgie sciatique vraie par la disparition de la douleur au repos, l'absence de troubles sensitifs et trophiques.

CELLULE, *s. f.* (Hooke, 1665) (lat. *cellula*) (en gr. *kutos*) [angl. ***cell***]. Unité structurale et fonctionnelle des êtres vivants. C'est une petite masse de protoplasma individualisée par un noyau et entourée d'une membrane. Les tissus sont formés de *c.* identiques juxtaposées. V. mots commençant par *cyt., centrosome, cycle cellulaire, membrane cellulaire, mitose* et *noyau 3°.*

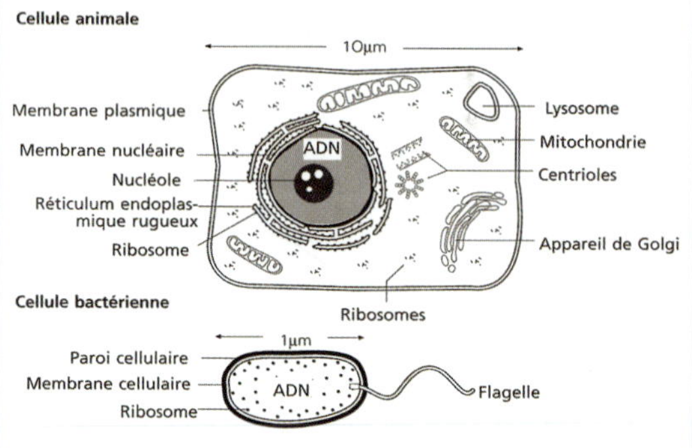

Cellules

CELLULE AMACRINE (gr. *a*, privatif ; *makros*, grand, long ; *is, inos*, fibre) [angl. ***amacrine cell***]. Syn. *spongioblaste.* Cellule nerveuse (p. ex. : rétinienne) dépourvue d'axone.

CELLULE APUD (Pearse, 1966-1980) (initiales de l'angl. ***Amine Precursor Uptake Decarboxylation***) [angl. ***APUD cell***]. Nom de certaines cellules réparties dans de nombreux organes : encéphale (neurones sécréteurs de l'hypothalamus, lobe antérieur de l'hypophyse), glandes endocrines (îlots de Langerhans du pancréas, thyroïde, organes chromaffines), cellules endocriniennes du tube digestif et que certains caractères communs permettent de réunir en un véritable système, le *système APUD.* Ces caractères sont : le pouvoir de capter et de stocker des amines et leurs précurseurs, la présence, en leur sein, d'amino-acide-décarboxylase, leur origine embryologique dans la crête neurale. Ces cellules sécrètent, pour la plupart, des hormones, amines ou polypeptides (ACTH, calcitonine, glucagon, gastrine et peut-être certaines catécholamines). Les cellules APUD situées en dehors des glandes endocrines forment le *système endocrinien diffus* (SED) à cellules claires de Feyrter (1938-1954). Certaines tumeurs sont formées de cellules APUD : les *apudomes* (v. ce terme).

CELLULE B. V. *cellule bursodépendante.*

CELLULE B DE HELLER. V. *Heller et Zimmerman (cellule B de).*

CELLULE B DE HELLER ET ZIMMERMAN. V. *Heller et Zimmerman (cellule B de).*

CELLULE DE BETZ. V. *Betz (cellule de).*

CELLULE BLASTIQUE (gr. *blastos*, germe) [angl. ***blast cell***]. Cellule jeune ; p. ex. le lymphoblaste, le myéloblaste du système hématopoïétique. — ***c. b. lymphoïde.*** Syn. *immunoblaste, lymphoblaste.* Cellule issue d'un petit lymphocyte transformé, dans les follicules lymphoïdes, sous l'influence d'une stimulation par un antigène, spécifique ou non. Elle est de grande taille (20 à 30 µm de diamètre), possède un noyau volumineux, un cytoplasme avec un important chondriome et présente d'intenses réactions chimiques et de fréquentes mitoses. V. *lymphocyte* et *lymphoïde (système ou tissu).*

CELLULE BURSODÉPENDANTE (par référence à la *bourse de Fabricius*) **(immunologie).** Syn. *lymphocyte B* ou *bursodépendant, cellule B.* Petit lymphocyte, agent de l'immunité humorale, sécréteur des immunoglobulines. Les lymphocytes B ont acquis leur immunocompétence particulière chez

les oiseaux, dans la bourse de Fabricius, annexe de leur cloaque (R. A. Good, vers 1960). Chez les mammifères, dépourvus de cet organe, on sait mal où ces lymphocytes acquièrent cette spécialisation : peut-être dans la moelle osseuse ou dans les formations lymphoïdes du tube digestif. On les identifie grâce à l'immunofluorescence directe sur cellules vivantes qui montre, à leur surface, des molécules d'immunoglobuline et par la technique des rosettes. Ils représentent, normalement, 20 % des lymphocytes du sang.

CELLULE C. V. *calcitonine* et *cancer de la thyroïde*.

CELLULE-CIBLE, *s. f.* — 1° [angl. ***target-cell***]. Globule rouge dans lequel l'hémoglobine, inégalement répartie, forme des anneaux concentriques. On observe ces hématies dans le sang des sujets atteints de certaines formes d'anémie, thalassémie et hémoglobinose C en particulier (v. ces termes et *annulocyte*). — 2° V. *récepteur*.

CELLULE DE CLARA. V. *Clara (cellule de)*.

CELLULE DE CROOKE. V. *Crooke (cellule de)*.

CELLULE EMBRYONNAIRE. V. *cellule souche*.

CELLULE GÉANTE [angl. ***giant cell***]. Syn. *cellule de Langhans*. Masse protoplasmique de forme irrégulière, contenant un grand nombre de noyaux, que l'on rencontre dans différentes lésions, en particulier dans le follicule tuberculeux dont elle forme le centre ; elle contient souvent alors de nombreux bacilles de la tuberculose. On voit aussi des cellules géantes dans les lésions de la lèpre, de la brucellose chronique, de l'histiocytose X, de la maladie de Crohn, de la sarcoïdose, de certaines artérites (artérite temporale). La *c. g.* naît de la fusion de plusieurs cellules épithélioïdes qui sont des macrophages transformés du fait d'un déficit d'immunité cellulaire (lymphocytes T). — ***cellule géante de la moelle des os.*** Nom donné parfois aux *myéloplaxes* et aux *mégacaryocytes*.

CELLULE DE HARGRAVES. V. *Hargraves (cellule de)*.

CELLULE IMMUNOCOMPÉTENTE (Dameshek) [angl. ***immunocyte***] (immunologie). Syn. *immunocyte, cellule immunologiquement compétente, cellule immuno-effectrice*. Cellule du tissu lymphoréticulaire qui joue un rôle essentiel dans les réactions d'immunité. Les *c. i.* sont : — 1° les *cellules* ou *lymphocytes bursodépendants* ou *lymphocytes B*, les *plasmocytes* et leurs précurseurs qui sécrètent les immunoglobulines : ils sont responsables de l'immunité humorale et des phénomènes d'hypersensibilité immédiate ; — 2° les *cellules* ou *lymphocytes thymodépendants* ou *lymphocytes T* et leurs précurseurs : ce sont les agents de l'immunité à médiation cellulaire qui déclenchent les accidents d'hypersensibilité différée ou retardée (v. ce terme) ; ils peuvent aussi se transformer en plasmocytes. Les deux variétés d'immunité, humorale et tissulaire, sont parfois associées dans la réponse à certains antigènes. V. *immunité, lymphocyte, rejet de greffe (phénomène du), phytohémagglutinine, lymphostimulation 2°, sensibilisation, cellule bursodépendante, cellule thymodépendante, cellule K* et *système HLA*.

CELLULE IMMUNO-EFFECTRICE. V. *cellule immuno-compétente*.

CELLULE INDIFFÉRENCIÉE. V. *cellule souche*.

CELLULE D'IRRITATION. V. *Türk (cellules de) 1°*.

CELLULE K (K, initiale du mot anglais ***killer***, tueur) [angl. ***killer cell, K cell***] (immunologie). Syn. *lymphocyte K, lymphocyte cytotoxique (pro parte)*. Cellule lymphoïde distincte des lymphocytes B et T, dépourvue de compétence immunitaire. Elle est capable, en l'absence de complément, d'activer les anticorps (Ig G) présents en faible quantité (mais jusque là inactifs) à la surface de cellules cibles et correspondant aux antigènes de ces dernières et de détruire ainsi directement ces cellules cibles par cytotoxicité. C'est la cytotoxicité à médiation cellulaire. V. *cytotoxicité, cellule « nulle »* et *cellule tueuse naturelle*.

CELLULE DE KUPFFER. V. *Kupffer (cellule de)*.

CELLULE DE LANGERHANS. V. *Langerhans (cellule de)*.

CELLULE LE. V. *Hargraves (cellule de)*.

CELLULE DE LUTZNER ET FLANDRIN. V. *cellules circulantes (syndrome des petites)*.

CELLULE M [angl. ***M cell***]. Cellule épithéliale particulière recouvrant les plaques de Peyer et dont la fonction est de transporter les antigènes vers les lymphocytes sous-jacents.

CELLULE-MÉMOIRE [angl. ***memory cell***]. Lymphocyte ayant gardé le souvenir d'un contact antigénique antérieur. V. *mémoire immunologique*.

CELLULE MIGRATRICE. V. *migratrices (cellules)*.

CELLULE MULTIPOTENTE (lat. *multum*, beaucoup ; *potens*, capable) [angl. ***pluripotent cell***]. Syn. *cellule pluripotente*. Cellule embryonnaire indifférenciée pouvant donner naissance à un nombre restreint de lignées distinctes. V. *cellule totipotente* et *cellule unipotente*.

CELLULE MURIFORME DE MOTT. V. *Mott (cellule muriforme de)*.

CELLULE NK. V. *cellule tueuse naturelle*.

CELLULE « NULLE » [angl. ***null cell***] (immunologie). Cellule ainsi nommée car considérée initialement comme n'étant ni une cellule B, ni une cellule T ; ce terme est employé par certains comme synonyme de cellule K ou NK. V. *cellule tueuse naturelle*.

CELLULE PHAGOCYTAIRE. V. *phagocyte*.

CELLULE PLURIPOTENTE (lat. *plures*, plus nombreux ; *potens*, capable). V. *cellule multipotente*.

CELLULE PRIMORDIALE. V. *cellule souche*.

CELLULE DE RIEDER. V. *Rieder (cellule de)*.

CELLULE DE SÉZARY. V. *Sézary (syndrome de)*.

CELLULE SOUCHE [angl. ***stem cell***]. Syn. *cellule embryonnaire, indifférenciée, primordiale* ou *souche, leucoblaste de Türk*. Cellule de 10 à 20 μm de diamètre à protoplasma basophile, étroit, en couronne, à gros noyau peu dense, se colorant intensément avec des nucléoles presque noirs. Ces éléments sont les plus jeunes des lignées formatrices des cellules du sang. Ils se trouvent normalement dans les organes hématopoïétiques où ils se renouvellent et se différencient : dans le tissu myéloïde (moelle osseuse) pour ceux qui vont évoluer vers les lignées des globules rouges, des leucocytes granuleux, des monocytes et des plaquettes ; dans les organes lymphoïdes pour ceux qui vont donner les lymphocytes. Au cours des leucémies aiguës, de semblables cellules envahissent le sang et la moelle osseuse. V. *progéniteur*.

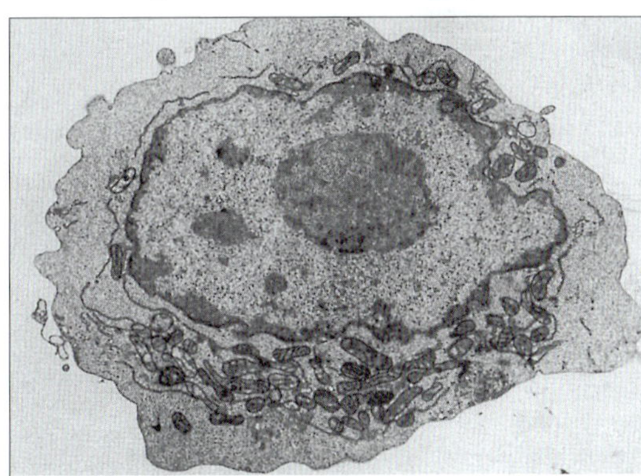

Cellule souche

CELLULE DE STERNBERG. V. *Sternberg (cellule de)*.

CELLULE SUPPRESSIVE (Gershon, 1974) [angl. ***suppressive cell***] (immunologie). Syn. *lymphocyte T8* ou *T-CD8+, cellule T effectrice* ou *T-CD8+*. Variété de lymphocyte T (lymphocyte suppresseur) inhibant la réponse immunitaire (humorale et à médiation cellulaire) de l'organisme vis-à-vis d'une substance étrangère (antigène). Les *c. s.* jouent un rôle dans la tolérance immunitaire (v. ce terme). Un déficit en *c. s.* permettrait la formation d'auto-anticorps et serait à l'origine des maladies auto-immunes. V. *cellule T auxiliaire, OKT* et *système HLA*.

CELLULE T. V. *cellule thymodépendante*.

CELLULE T ACTIVATRICE. V. *cellule T auxiliaire.*

CELLULE T AMPLIFICATRICE. V. *cellule T auxiliaire.*

CELLULE T AUXILIAIRE [angl. ***helper T-cell***]. Syn. *cellule T activatrice, cellule T amplificatrice, cellule Ta, cellule T-CD4+, cellule T inductrice, lymphocyte T « helper », cellule T « helper », lymphocyte T4+, lymphocyte T-CD4+.* Variété de lymphocytes T qui collaborent avec les lymphocytes B dans la production d'anticorps et avec d'autres lymphocytes T dans l'immunité à médiation cellulaire. Normalement, le rapport des lymphocytes T4+/T8+ est de 1,6 ± 0,5. Il est diminué dans diverses situations de dépression immunitaire, par exemple le sida ou sous l'effet d'un traitement par la ciclosporine. On distingue ***deux sous-populations*** de lymphocytes T auxiliaires : TH1 et TH2, distinctes par les cytokines qu'elles sécrètent : les cellules ***TH1*** produisent essentiellement une interleukine, l'IL-2 et l'interféron γ ; elles sont responsables de l'immunité à médiation cellulaire, des réactions d'hypersensibilité retardée ; les ***TH2*** sécrètent les IL-4, 6 et 10 ; elles activent les lymphocytes B, la différenciation des éosinophiles, produisent des anticorps (IgE) et sont responsables des manifestations de type allergique. Il existe un certain antagonisme entre les cellules TH1 et TH2. V. *sida, cellule suppressive, OKT* et *système HLA.*

CELLULE T EFFECTRICE. V. *cellule suppressive.*

CELLULE T « HELPER » (Claman, 1966) (angl. ***helper***, auxiliaire) (immunologie). V. *cellule T auxiliaire.*

CELLULE T INDUCTRICE. V. *cellule T auxiliaire.*

CELLULE Ta. V. *cellule T auxiliaire.*

CELLULE DE TART. V. *Tart-cell.*

CELLULE T-CD4. V. *cellule T auxiliaire.*

CELLULE T-CD8. V. *cellule suppressive.*

CELLULE THYMODÉPENDANTE [angl. ***T lymphocyte***] (immunologie). Syn. *cellule T, lymphocyte T* ou *thymodépendant, thymocyte* (pro parte). Petit lymphocyte qui, grâce à l'action cellulaire et humorale du thymus (James Miller, 1961) a acquis une immunocompétence particulière. Ces éléments sont en effet les agents de l'immunité cellulaire. Ils détectent l'antigène auquel ils ont été sensibilisés, réagissent à son contact, le détruisant par cytotoxicité (lymphocytes T cytotoxiques) ou bien en libérant des médiateurs solubles (v. *lymphokine, facteurs mitogène* et *de transfert*) et déclenchent l'action des macrophages. Ils interviennent aussi pour régler la sécrétion des anticorps humoraux par les cellules bursodépendantes (lymphocytes B). Cette collaboration entre les lymphocytes B et T est due à la fonction stimulante de certains de ces derniers (lymphocytes T auxiliaires). Il existe en effet des variétés de lymphocytes T spécialisés : *cellules T auxiliaires, cellules suppressives.* Les lymphocytes T représentent 60 à 75 % des lymphocytes du sang ; on les identifie par la technique des rosettes (v. ces différents termes, *lymphocyte, thymosine* et *système HLA).*

CELLULE TOTIPOTENTE (lat. *toties*, tout entier ; *potens*, capable) [angl. ***totipotential cell***]. Cellule embryonnaire indifférenciée, capable de donner naissance à toutes les lignées cellulaires. V. *cellule multipotente* et *cellule unipotente.*

CELLULE TUEUSE NATURELLE (immunologie). Syn. *cellule NK* (initiales du terme anglais : ***Natural Killer, NK cell***), *lymphocyte NK, lymphocyte tueur naturel.* Cellule lymphoïde distincte des monocytes, des macrophages, des cellules K, des lymphocytes B et très probablement aussi des lymphocytes T, dépourvue de compétence immunitaire. Ces cellules sont capables de lyser, en l'absence d'anticorps, certaines lignées de cellules lymphoblastiques induites par un virus ; elles joueraient peut-être un rôle dans la défense antitumorale. V. *cellule K* et *cellule « nulle ».*

CELLULE DE TÜRK. V. *Türk (cellules de).*

CELLULE UNIPOTENTE [angl. ***unipotent cell***]. Cellule embryonnaire indifférenciée ne pouvant donner naissance qu'à une seule lignée cellulaire. V. *cellule multipotente* et *cellule totipotente.*

CELLULES CIRCULANTES (syndrome des petites). Affection cutanée voisine du syndrome de Sézary (v. ce terme). Elle s'en distingue par sa fréquence plus grande chez la femme, autour de 70 ans, par le caractère plus localisé des lésions cutanées érythémato-squameuses, infiltrées et sèches, par l'existence, dans le derme et dans le sang, de petites cellules mononucléées dont le noyau ressemble à celui des cellules de Sézary et qui sont également des variétés de lymphocytes T (cellules de Lutzner et Flandrin, 1972). L'évolution, marquée par un prurit intense et permanent, est mortelle en 5 à 10 ans.

CELLULES À INCLUSIONS (maladie des) (Leroy et de Mars, 1967) [angl. ***I-cell disease***]. Syn. *mucolipidose type II.* Variété de mucolipidose (v. ce terme) se manifestant dès la naissance par un ensemble de malformations et un retard psychomoteur très importants, semblables à ceux de la maladie de Hurler et par une hépatosplénomégalie. La mucopolysaccharidurie est normale ; les fibroblastes cutanés, en culture, contiennent de nombreuses inclusions sombres. L'évolution est mortelle en quelques mois.

CELLULIFUGE, *adj.* (lat. *cellula*, cellule ; *fugere*, fuir) [angl. ***cellulifugal***]. Qui s'éloigne de la cellule. — ***conduction c.*** Conduction qui porte l'excitation depuis la cellule nerveuse par un prolongement central.

CELLULIPÈTE, *adj.* (lat. *cellula*, cellule ; *petere*, s'approcher) [angl. ***cellulipetal***]. Qui se dirige vers la cellule. — ***conduction c.*** Conduction qui porte l'excitation vers la cellule nerveuse par un prolongement périphérique.

CELLULITE, *s. f.* [angl. ***cellulitis***]. — 1° Inflammation du tissu cellulaire pouvant se rencontrer partout où existe ce tissu, mais surtout sous la peau. Ces *c. superficielles* peuvent être généralisées ou localisées (hypodermites chroniques circonscrites). La *c.* se manifeste par des névralgies rebelles et par des indurations plus ou moins limitées et douloureuses à l'examen (v. *adiposalgie*). Ce terme est souvent employé à tort dans le langage courant pour désigner la *stéatomérie.* V. ce terme. — ***c. diffuse.*** V. *phlegmon diffus.* — ***c. pelvienne diffuse*** (Bouilly). V. *périproctite septique diffuse.* — 2° Inflammation des cellules mastoïdiennes *(c. postérieure).*

CELLULITE À ÉOSINOPHILES [angl. ***eosinophilic cellulitis***]. V. *Wells (syndrome de).*

CELLULITE FULMINANTE. V. *fasciite nécrosante.*

CELLULITE NÉCROSANTE SYNERGISTIQUE [angl. ***synergistic necrotizing cellulitis***]. Variété très grave de *fasciite nécrosante* (v. ce terme) avec infection des muscles sous-jacents par une association de germes aéro-anaérobies.

CELLULITE STREPTOCOCCIQUE MALIGNE. V. *fasciite nécrosante.*

CELLULITE SYNERGISTIQUE. V. *cellulite nécrosante synergistique.*

CELLULOSE, *s. f.* (cellule ; *-ose*, sucre) (Payen, 1838) [angl. ***cellulose***]. Polymère du glucose (polysaccharide) formé de quelques milliers de molécules de sucres en C6 mises bout à bout. Avec la lignine, la *c.* est le principal constituant du squelette des parois des cellules végétales. Très proche par sa structure de l'amidon, la *c.* n'est pas digérée par l'homme qui est démuni des enzymes nécessaires. Elle n'est cependant pas dépourvue d'utilité pour l'alimentation humaine puisqu'elle leste le bol alimentaire.

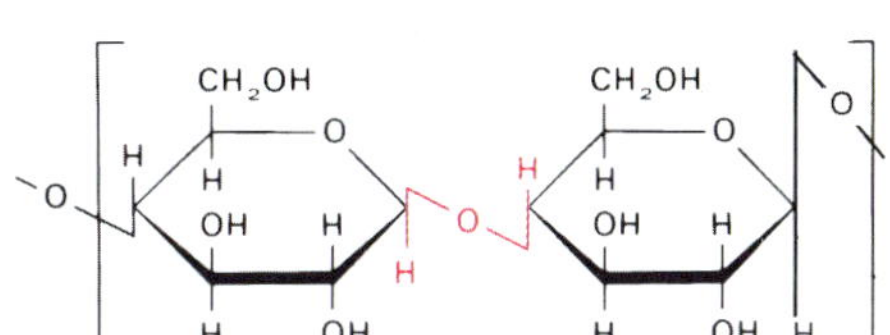

Cellulose

CÉLOSOME, *s. m.* (I. G. Saint-Hilaire) (gr. *kêlê*, hernie ; *sôma*, corps) [angl. ***celosomus***]. Monstre présentant une « éventration latérale ou médiane, avec fissure, atrophie ou même manque total du sternum et déplacement herniaire du cœur ».

CELSE (kérion de) (Celsus Aulus, médecin romain, né en 53 avant J.-C.). V. *kérion.*

CELSIUS (C. Anders, physicien suédois, 1701-1744). V. *degré Celsius.*

CÉMENT, *s. m.* (lat. *cementum*, moellon) [angl. ***cementum***]. Tissu mésodermique calcifié qui revêt la dentine de la racine des dents.

CÉMENTOBLASTE, *s. m.* (lat. *cementum*, moellon ; gr. *ôma*, tumeur) [angl. ***cementoblast***]. Cellule mère du cémentocyte, située en bordure du cément.

CÉMENTOBLASTOME, *s. m.* (lat. *cementum*, moellon ; gr. *blastos*, germe ; *ôma*, tumeur) [angl. ***cementoblastoma***]. Tumeur odontogène localisée au voisinage d'une racine dentaire et formée de cémentoblastes et de tissu cémentaire plus ou moins calcifié.

CÉMENTOCYTE, *s. m.* (lat. *cementum*, moellon ; gr. *kutos*, cellule) [angl. ***cementocyte***]. Cellule dérivant du cémentoblaste et incluse dans le cément.

CÉMENTOME, *s. m.* (lat. *cementum*, moellon ; gr. *ôma*, tumeur) [angl. ***cementoma***]. Tumeur du cément considérée par certains comme une forme adulte du cémentoblastome.

CÉNAPSE, *s. f.* V. *synapse 2°.*

CÉNESTHÉSIE, *s. f.* (gr. *koïnos*, commun ; *aïsthêsis*, sensibilité) [angl. ***cenaesthesia***]. Sentiment vague que nous avons de notre être indépendamment du concours des sens ; ou même (Deny et Camus) sentiment que nous avons de notre existence, grâce à la sensibilité organique vague et faiblement consciente à l'état normal, qui dérive de tous nos organes et tissus, y compris les organes des sens.

CÉNESTOPATHIE, *s. f.* (Ernest Dupré, fr., 1907) (gr. *koïnotês, têtos*, caractère général ; *pathê*, maladie) [angl. ***cenaesthopathy***]. Trouble de la sensibilité interne ou commune consistant en une sensation corporelle anormale plus gênante que douloureuse, ne s'accompagnant ni de dépression, ni de délire et résistant à toute thérapeutique psychique. C'est une hallucination de la sensibilité commune analogue aux hallucinations sensorielles.

CENTI... (symbole c) (lat. *centum*, cent). Préfixe signifiant 10^{-2}.

CENTIMORGAN, *s. m.* [angl. ***centimorgan***]. Syn. *unité de recombinaison.* V. *morgan.*

CENTRE ANTIPOISON. Unité chargée, au sein d'un centre hospitalier régional, « de donner avis et conseils spécialisés en matière de diagnostic, pronostic, traitement et éventuellement prévention des intoxications humaines » (Code de la santé publique, art. L. 6141-4).

CENTRE D'ACCUEIL THÉRAPEUTIQUE À TEMPS PARTIEL (CATTP). Unité de consultations et de soins ambulatoires dépendant de la sectorisation psychiatrique.

CENTRE D'AIDE PAR LE TRAVAIL (CAT). Structure de jour qui accueille des personnes handicapées et leur fournit un travail adapté, sur décision de la COTOREP. Le CAT a pour finalité la réinsertion sociale des personnes handicapées. V. *atelier protégé.*

CENTRE DE CRISE [angl. ***crisis center***]. Unité ouverte en permanence, dépendant de la sectorisation psychiatrique, disposant de quelques lits et destinée à l'accueil des sujets dont l'état aigu nécessite des soins de courte durée.

CENTRE DE SANTÉ. V. *dispensaire.*

CENTRE HOSPITALIER [angl. ***general hospital***]. Établissement public de santé (v. ce terme) destiné, avec ou sans hébergement, aux soins de courte durée. On distingue suivant leur importance croissante : le ***c.h.*** qui comporte au minimum des services (départements ou unités fonctionnelles, v. ces termes) de médecine et chirurgie générales, urgences, anesthésie-réanimation, gynécologie obstétrique, imagerie médicale et un laboratoire de biologie médicale (v. *MCO*) ; parfois aussi certains services (ou départements) *spécialisés* ; — le ***centre hospitalier régional*** (CHR) [angl. ***regional hospital***] : centre hospitalier situé dans une ville importante et comportant certains services (ou départements) hautement spécialisés (par exemple neurochirurgie, chirurgie cardiaque ; centre anti-poisons). — ***Centre hospitalier universitaire*** (CHU) [angl. ***university hospital center***]. Structure associant un CHR et des unités d'enseignement et de recherche (UER, maintenant UFR, unités de formation et de recherche). — On l'appelle également *Centre hospitalier régional et universitaire* (CHRU). — ***C. h. spécialisé*** (CHS). Établissement consacré à une discipline particulière (cancer, psychiatrie). V. *hôpital, groupement hospitalo-universitaire* et *PMSI.*

CENTRE MÉDICO-PSYCHOLOGIQUE (CMP) [angl. ***center for ambulatory psychiatric and psychologic care***]. Unité de coordination et d'accueil en milieu ouvert, organisant des actions de prévention, de diagnostic, de soins ambulatoires et d'interventions à domicile. Le travail infirmier y assure la permanence, l'accueil des personnes (patients et famille). Il participe à des thérapies individuelles ou de groupe, au dépistage des troubles précoces du comportement, anime des activités socio-thérapeutiques. Il assure un suivi médical et un soutien psychologique.

CENTRE ou **FOYER DE POST-CURE**. Établissement de moyen séjour dépendant de la sectorisation psychiatrique.

CENTRIFUGEUR, *s. m.* [angl. ***centrifugal machine***]. Instrument de laboratoire appliquant la force centrifuge à la séparation des particules solides tenues en suspension dans un liquide (éléments cellulaires ou figurés, bactéries).

CENTRIOLE, *s. m.* (Boveri, 1895) [angl. ***centriole***]. Organite unique ou double (diplosome) situé à l'intérieur du centrosome.

CENTROMÈRE, *s. m.* (Waldeyer, 1903) [angl. ***centromere***]. Portion du chromosome qui, au moment de la division cellulaire (mitose ou méiose), unit les deux chromatides, c.-à-d. les deux éléments issus de la division longitudinale de ce chromosome et qui formeront les deux chromosomes-fils. V. *acentrique, dicentrique, chromosome, caryotype* et *Denver (classification de).*

CENTROSOME, *s. m.* [angl. ***centrosome***]. Nodule existant parfois dans le cytoplasme de la cellule, à côté du noyau ; il contient un ou deux centrioles et il est entouré d'une masse de protoplasma *(sphère attractive)* d'où partent des filaments disposés en rayons, l'*aster*. Cet ensemble, ou *centre cellulaire,* joue un rôle dans la division de la cellule.

CÉNUROSE, *s. f.* ou **CŒNUROSE**, *s. f.* [angl. ***cenurosis***]. Infestation par les larves (ou ***cénures***) d'un cestode, le *Tænia multiceps,* qui vit à l'état adulte chez le chien. Celles de la variété *multiceps* ou *cœnurus* parasitent habituellement le système nerveux central du mouton, chez qui elles provoquent le tournis. On connaît quelques cas humains de cénurose cérébrale, caractérisés par des lésions multivésiculaires mortelles ou, plus rarement, par un kyste isolé curable chirurgicalement. Les larves de la variété *serialis* parasitent le tissu cellulaire sous-cutané des lapins et des lièvres et, tout à fait exceptionnellement, de l'homme.

CÉPHALALGIE, *s. f.* (gr. *kêphalê*, tête ; *algos*, douleur) [angl. ***cephalagia***]. Toute douleur de tête, quelle que soit la nature. V. *migraine.*

CÉPHALÉE, *s. f.* (gr. *kêphalê,* tête) [angl. ***cephalalgia, headache***]. Souvent pris comme synonyme de céphalalgie, ce mot désigne une douleur violente et tenace. — ***c. histaminique, c. par hyperhémie.*** V. *céphalée vasculaire de Horton.*

CÉPHALÉE DURALE (Penfield, 1932) [angl. ***dural headache***]. Céphalée frontale irradiant vers la parotide et l'épaule, accompagnée de pâleur du visage, d'obstruction nasale et de larmoiement. Elle guérit par la section de la racine ophtalmique du trijumeau.

CÉPHALÉE VASCULAIRE DE HORTON (1939) [angl. ***Horton's syndrome***]. Syn. *céphalée histaminique* (Horton), *céphalée par hyperhémie* (Alajouanine et Thurel), *érythromélalgie céphalique, syndrome de Bing, syndrome paramigraineux, syndrome de vasodilatation hémicéphalique* (Pasteur Vallery-Radot et Blamoutier, 1925). Variété de névralgisme facial (v. ce terme) caractérisée par une douleur paroxystique à type de brûlure, localisée à une moitié du crâne, accompagnée de sensation très pénible de battements intracrâniens, de troubles vasomoteurs de la moitié de la face et parfois du membre supérieur correspondant et d'hyperesthésie à la pression des branches de la carotide externe. Ces crises se répètent en accès, durant 24 heures ou même plusieurs semaines. Horton les attribuait à une libération d'histamine.

CÉPHALHÉMATOME, *s. m.* (gr. *kêphalê*, tête ; *haïmatoma*, tumeur sanguine) [angl. ***cephalhaematoma***]. Tumeur formée par un épanchement sanguin entre les os du crâne et leur périoste. On ne l'observe guère que chez le nouveau-né, à la suite d'un trauma accidentel ou opératoire. Il est distinct de la basse sérosanguine (v. ce terme).

CÉPHALHYDROCÈLE TRAUMATIQUE (gr. *kêphalê*, tête ; *hudôr*, eau ; *kêlê*, tumeur) [angl. ***traumatic cephalhydrocele***]. Tumeur siégeant sous le cuir chevelu et renfermant du liquide céphalorachidien ; elle se développe parfois chez l'enfant à la suite d'un trauma du crâne ayant entraîné une solution de continuité de l'enveloppe osseuse (fracture, disjonction des sutures, etc.).

CÉPHALINE (temps de) [angl. ***partial thromboplastin time***]. Temps de recalcification (v. *Howell, temps de*) d'un plasma totalement dépourvu de plaquettes, en présence de céphaline (variété de phospholipides). Il est normalement de 65 à 85 secondes. Le plus souvent on ajoute au mélange un activateur (*temps de céphaline activé* ou *TCA*), une poudre inerte : kaolin *(temps de céphaline-kaolin)*, célite ou diatomite, de la silice colloïdale, de l'acide ellagique ; la coagulation est alors plus rapide. Le *t. de c.* est un test global de la coagulation dont il explore tous les facteurs plasmatiques (le facteur VII ou proconvertine excepté) ; il permet la surveillance d'un traitement anticoagulant par les antivitamines K ou par l'héparine.

CÉPHALINE (test à la) [angl. ***cephalin cholesterol test***]. V. *Hanger (réaction de)*.

CÉPHALINE KAOLIN (temps de). V. *céphaline (temps de)*.

CÉPHALIQUE, *adj.* [angl. ***cephalic***]. Qui a rapport à la tête. — ***souffle c.*** Souffle bref, doux que l'on perçoit au niveau de la fontanelle antérieure chez le nouveau-né.

CÉPHALOCÈLE, *s. f.* (gr. *képhalê*, tête ; *kêlê*, tumeur) [angl. ***cephalocele***]. Ensemble des méningocèles et des encéphalocèles.

CÉPHALOGYRE, *adj.* et *s. m.* (gr. *képhalê*, tête ; lat. *gyro*, je tourne) [angl. ***cephalogyric***]. Qui fait tourner la tête. Nom sous lequel Grasset désigne les centres, les nerfs et les muscles rotateurs de la tête.

CÉPHALOME, *s. m.* Cancer encéphaloïde (v. cet adjectif).

CÉPHALOMÈLE, *s. m.* (I. G. Saint-Hilaire) (gr. *képhalê*, tête ; *mélos*, membre) [angl. ***cephalomelus***]. Monstre présentant un membre supplémentaire s'insérant sur la tête.

CÉPHALOMÉTRIE, *s. f.* (gr. *képhalê*, tête ; *métron*, mesure) [angl. ***cephalometry***]. Mensuration méthodique de la tête.

CÉPHALOPAGE, *s. m.* (I. G. Saint-Hilaire) (gr. *képhalê*, tête ; *pageis*, unis) [angl. ***cephalopagus***]. Monstre formé par deux individus à ombilics distincts réunis par leur extrémité céphalique, la face ventrale de l'un faisant suite à la face dorsale de l'autre.

CÉPHALORACHIDIEN, ENNE, *adj.* (gr. *képhalê*, tête ; *rakhis*, rachis) [angl. ***cephalorachidian***]. Qui se rapporte à la tête et au rachis. P. ex. : *liquide c.* [angl. ***spinal fluid***]. V. *cérébrospinal*.

CÉPHALOSPORINE, *s. f.* [angl. ***cephalosporin***]. Groupe d'antibiotiques de la famille des bêtalactamines (v. ce terme) ; la variété naturelle est extraite d'un champignon voisin du *Penicillium*, le *Cephalosporium*. Les *c.* ont un spectre plus étendu que celui des pénicillines semisynthétiques et résistent mieux aux pénicillinases ; mais elles sont plus toxiques pour les reins. Selon leur date d'apparition, on les classe en 3 générations. V. *antibiotique*, à l'index pharmaceutique.

CÉPHALOSPORIOSE, *s. f.* [angl. ***cephalosporisis***]. Affection, généralement cutanéo-muqueuse, due à un champignon du genre *Cephalosporium*.

CÉPHALO-THORACOPAGE, *s. m.* (gr. *képhalê*, tête ; *thôrax*, poitrine ; *pageis*, unis) [angl. ***cephalothoracopagus***]. Monstre double caractérisé par deux têtes fusionnées en une seule, deux troncs soudés par le thorax et indépendants au-dessous de l'ombilic et présentant quatre bras et quatre jambes (sycéphaliens, janiceps).

CÉRAT, *s. m.* (gr. *kêros*, cire) [angl. ***cerate***]. Médicament externe ayant pour bases la cire et l'huile.

CERCAIRE, *s. f.* (gr. *kerkos*, queue) [angl. ***cercaria***]. Stade larvaire final des *Trématodes* (v. ce terme). Libre et mobile, grâce à sa queue, la *c.* quitte son hôte intermédiaire, un mollusque et s'enkyste à la surface d'un végétal aquatique ; de là, elle pénètre soit dans un 2e hôte intermédiaire, poisson ou crustacé, soit directement dans l'hôte définitif. La forme enkystée est une métacercaire. V. *distome, miracidium* et *schistosome 2°*.

CERCEAU DE LIT, *s. m* [angl. ***cradle***]. Support demi-cylindrique destiné à soustraire les membres inférieurs du poids du drap du dessus et des couvertures.

CERCLAGE, *s. m.* [angl. ***banding, cerclage***]. Contention d'un os fracturé à l'aide de fils ou de lames métalliques qui encerclent les fragments. — Procédé de rétrécissement d'un orifice trop large (anus, col utérin) au moyen d'un fil qui l'entoure et le resserre. — ***c. de l'artère pulmonaire.*** V. *Dammann-Muller (opération de)*.

CERCLE DE KAYSER-FLEISCHER. V. *Kayser-Fleischer (cercle de)*.

CERCLE PÉRICORNÉAL, CERCLE PÉRIKÉRATIQUE. V. *périkératique (cercle)*.

CÉRÉBELLEUSE POSTÉRO-INFÉRIEURE (syndrome de l'artère). V. *Wallenberg (syndrome de)*.

CÉRÉBELLEUSE SUPÉRIEURE (syndrome de l'artère). Syndrome alterne caractérisé par l'existence, *du côté de la lésion*, d'un hémisyndrome cérébelleux avec mouvements involontaires et tremblement et d'un syndrome de Claude Bernard-Horner ; *du côté opposé* s'observent une hémi-anesthésie thermo-algésique, des myoclonies du voile et une atteinte du nerf trochléaire. Il est dû à un ramollissement étendu du pédoncule cérébelleux supérieur par oblitération de l'artère cérébelleuse supérieure.

CÉRÉBELLEUX, EUSE, *adj.* [angl. ***cerebellar***]. Qui a rapport au cervelet. — ***ataxie*** ou ***démarche c.*** (v. *asynergie, dysmétrie, hypermétrie*). Instabilité en station debout immobile et pendant la marche *(démarche cérébelleuse)* qui s'accompagne d'une titubation analogue à celle de l'ivresse, observée chez les sujets atteints d'une lésion du cervelet (et en particulier du vermis). — ***atrophie c.*** V. ce terme. — ***syndrome c.*** [angl. ***cerebellar syndrome***]. Ensemble des troubles nerveux déterminés par les lésions du cervelet et traduisant le défaut de coordination des mouvements : troubles de la statique et de la marche (vertiges, ataxie, démarche ébrieuse), dysmétrie, asynergie, adiadococinésie, tremblement, nystagmus, parole scandée, troubles du tonus musculaire. — ***hémiplégie c.*** V. ce terme. — ***hémisyndrome c.*** V. *hémiplégie cérébelleuse*.

CÉRÉBELLITE, *s. f.* [angl. ***cerebellitis***]. Variété d'encéphalite localisée au cervelet, se manifestant par le syndrome cérébelleux.

CÉRÉBELLO-SPASMODIQUE (démarche). Démarche caractérisée à la fois par la titubation (cérébelleuse), l'exagération des réflexes et la raideur des jambes (spasmodique). Elle se rencontre surtout dans la sclérose en plaques.

CÉRÉBELLO-STRIÉ (syndrome). V. *Westphal-Strümpell (syndrome de)*.

CÉRÉBELLO-SYMPATHIQUE (syndrome) (Lhermitte). Association d'un hémisyndrome cérébelleux et d'un syndrome de Claude Bernard-Horner, siégeant tous les deux du côté de la lésion. Elle est provoquée par l'atteinte, dans le bulbe, du pédoncule cérébelleux inférieur et du centre oculosympathique placé dans la substance réticulée.

CÉRÉBELLO-THALAMIQUES (syndromes). — 1° (P. Marie et Foix). V. *carrefour hypothalamique (syndrome du)*. — 2° (Cl. Vincent). Syndrome thalamique associé à un syndrome cérébelleux (v. ces termes) par atteinte des radiations de la calotte du côté opposé.

CÉRÉBRAL, ALE, *adj.* [angl. ***cerebral***]. Qui a rapport au cerveau, à l'encéphale. — ***accident vasculaire c., ramollissement c.*** V. ces termes.

CÉRÉBRALE ANTÉRIEURE (syndrome de l'artère). Variété rare de ramollissement cérébral, due à l'oblitération de l'artère cérébrale antérieure. Elle est caractérisée le plus souvent par une monoplégie crurale associée à des troubles psychiques variables.

CÉRÉBRALE POSTÉRIEURE (syndrome de l'artère). Variété peu fréquente de ramollissement cérébral, due à l'oblitération de l'artère cérébrale postérieure. Elle est caractérisée essentiellement par une hémianopsie homonyme, avec, parfois, cécité verbale, syndrome thalamique, paralysie de la IIIe paire crânienne ou syndrome cérébello-pyramidal du côté opposé à la lésion. V. *Dide et Botcazo (syndrome de).*

CÉRÉBRO-ANGIOSCLÉROSE, *s. f.* (lat. *cerebrum,* cerveau ; gr. *angéion*, vaisseau ; *sklêros*, dur) [angl. ***cerebral atherosclerosis***]. Sclérose des vaisseaux cérébraux.

CÉRÉBRO-ARTHRO-DIGITAL (syndrome) (Spranger) [angl. ***cerebroarthrodigital syndrome***]. Ensemble souvent létal de malformations complexes comprenant une arthrogrypose (v. ce terme), une micro- ou hydrocéphalie, une agénésie sacro-coccygienne et une hypoplasie des doigts et des orteils.

CÉRÉBRO-COSTO-MANDIBULAIRE (syndrome) (Smith, 1966) [angl. ***cerebrocostomandibulary syndrome***]. Ensemble de malformations à transmission probablement autosomique récessive, associant un syndrome de Pierre Robin (v. ce terme), un retard psychomoteur et des interruptions des parties postérieures des côtes. Il est souvent rapidement mortel par troubles respiratoires.

CÉRÉBROMALACIE, *s. f.* (Grasset) (lat. *cerebrum,* cerveau ; gr. *malakia*, mollesse) [angl. ***cerebromalacia***]. V. *ramollissement cérébral.*

CÉRÉBROME, *s. m.* (Hayem) [angl. ***cerebroma***]. Tumeur dont tous les éléments appartiennent au type nerveux ; le stroma est formé par la névroglie, dans les mailles de laquelle sont contenus des neuroblastes embryonnaires, de grandes cellules multipolaires ou plus rarement des tubes nerveux.

CÉRÉBRO-OCULO-FACIO-SQUELETTIQUE (syndrome) (Pena, 1974) [angl. ***cerebrooculofacioskeletal syndrome***]. Association complexe de malformations comprenant une arthrogrypose (v. ce terme), une microcéphalie et une cataracte. Sa transmission est autosomique et récessive.

CÉRÉBROSCLÉROSE, *s. f.* (Grasset, 1904) (lat. *cerebrum,* cerveau ; gr. *sklêros*, dur) [angl. ***cerebrosclerosis***]. Lésion du cerveau déterminée par l'athérosclérose, caractérisée par des foyers lacunaires et se manifestant par la paralysie pseudobulbaire (v. ce terme et *lacunes*).

CÉRÉBROSIDOSE, *s. f.* [angl. ***cerebrosidosis***]. Variété de lipoïdose due à une surcharge de l'organisme en cérébrosides (céramido-glucose) et dont le type est la maladie de Gaucher. La *c.* est une des sphingolipidoses (v. ces termes).

CÉRÉBROSPINAL, ALE, *adj.* (lat. *cerebrum*, cerveau ; *spina*, épine) [angl. ***cerebrospinal***]. Qui se rapporte au cerveau et à la moelle épinière. P. ex. : *liquide cérébrospinal.* V. *céphalorachidien.*

CERISE-THUREL (syndrome de). V. *ganglion ciliaire (syndrome du).*

CÉROÏDO-LIPOFUCHSINOSE, *s. f.* [angl. ***ceroidolipo-fuchsinosis***]. Maladie de surcharge lipidique par un pigment rappelant la lipofuchsine. Sa transmission est autosomique récessive.

CERTIFICATION, *s. f.* V. *accréditation.*

CERTIFICAT MÉDICAL [angl. ***medical certificate***]. Acte officieux rédigé par un médecin sur la demande de l'intéressé et destiné à constater un fait d'ordre médical ainsi qu'éventuellement ses conséquences.

CERTIFICAT PRÉNUPTIAL [angl. ***premarital certificate***]. Certificat médical nécessaire aux formalités du mariage, valable 2 mois et attestant d'un examen clinique (le dépistage de la syphilis n'est plus obligatoire depuis le 14-2-1992 mais un dépistage du VIH peut être proposé) en outre chez une femme de moins de 50 ans du dépistage sérologique de la rubéole, de la toxoplasmose et de la détermination des groupes sanguins ABO et Rhésus, les résultats de tous ces examens ayant été portés à la connaissance de l'intéressé(e). Instauré en 1942, ce certificat a été supprimé en 2007.

CERTONCINY (C. A., fr., 1953). V. *Forestier-Certonciny (syndrome).*

CÉRULOPLASMINE, *s. f.* (Holmberg et Laurell, 1948) (lat. *caeruleus,* bleu) [angl. ***caeruloplasmin***]. Glycoprotéine d'origine hépatique du groupe des α-2-globulines, présente dans le plasma sanguin (taux normal : 27 à 37 mg/100 mL ou 1,8 à 2,5 µmol/L). Elle contient 0,34 % de cuivre (90 % du cuivre plasmatique). Elle transporte avec l'albumine le cuivre jusqu'au foie. Son taux est diminué dans la dégénérescence hépato-lenticulaire et effondré dans la maladie de Menkès. La *c.* possède également une activité ferroxydase (v. ce terme). V. *glucidogramme.*

CÉRUMEN, *s. m.* (lat. *cera*, cire) [angl. ***cerumen***]. Sécrétion grasse, jaunâtre, des glandes sébacées du conduit auditif externe.

CERVEAU, *s. m.* (lat. *cerebrum*, cerveau) [TA et angl. ***cerebrum***]. Partie la plus volumineuse de l'encéphale, située au-dessus de la tente du cervelet, comprenant deux hémisphères, droit et gauche, réunis par le corps calleux. V. *hémisphère.*

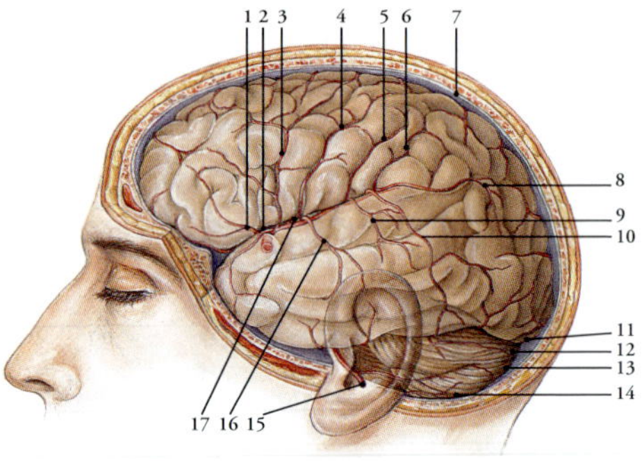

Cerveau *in situ*. Vue latérale

1. artère fronto-basale latérale
2. sillon latéral
3. artère du sillon précentral
4. artère du sillon central
5. artère du sillon postcentral
6. artère pariétale antéro-postérieure
7. dure-mère
8. artère du gyrus angulaire
9. artère temporale intermédiaire
10. artère temporale postérieure
11. artère cérébelleuse supérieure
12. cervelet
13. artère cérébelleuse antéro-inférieure
14. artère cérébelleuse postéro-inférieure
15. artère vertébrale
16. artère temporale antérieure
17. artère cérébrale moyenne

CERVELET, *s. m.* (lat. *cerebellum*, petit cerveau) [TA et angl. ***cerebellum***]. Partie de l'encéphale située sous la tente du cervelet et en arrière du tronc cérébral. Il comporte une région médiane, le vermis et 2 hémisphères situés latéralement. Le *c.* contrôle l'équilibre et la coordination des mouvements. V. *hémisphère*, *archéocérébellum, néocérébellum* et *paléocérébellum* • 👁 **cerveau** •.

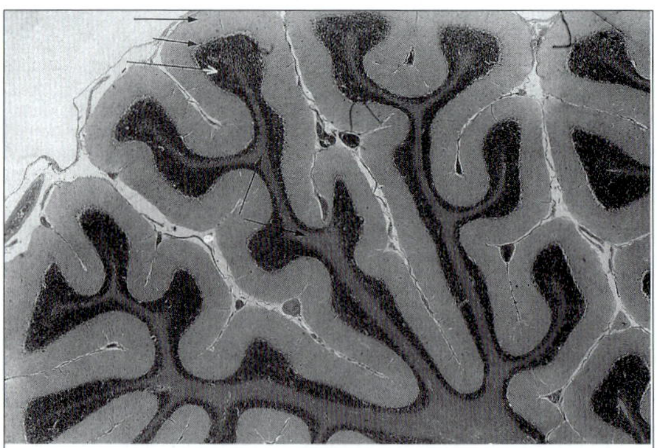

Cervelet

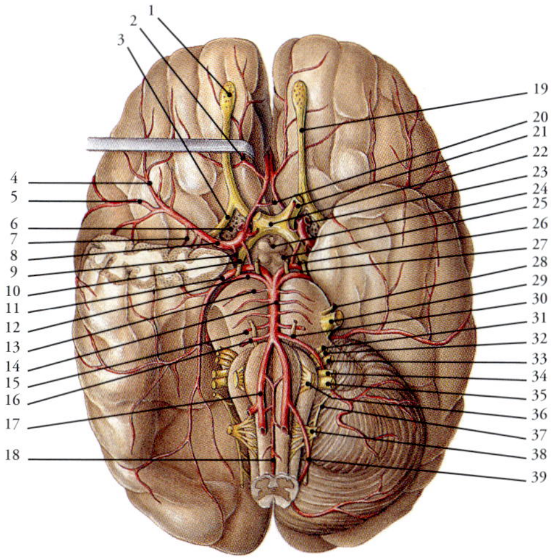

Artères de l'encéphale et origine des nerfs crâniens. Vue inférieure

1. bulbe olfactif
2. artère cérébrale antérieure
3. stries olfactives médiale et latérale
4. artère orbito-frontale latérale
5. artère temporale antérieure
6. substance perforée antérieure
7. artères striées
8. artère cérébrale moyenne
9. artère communicante postérieure
10. artère choroïdienne antérieure
11. artère cérébrale postérieure
12. artère cérébelleuse supérieure
13. artères pontiques
14. artère basilaire
15. artère labyrinthique
16. artère cérébelleuse inféro-antérieure
17. artère vertébrale
18. artère spinale antérieure
19. tractus olfactif (I)
20. artère communicante antérieure
21. nerf optique (II) et artère opthalmique
22. chiasma optique
23. carotide interne
24. hypophyse
25. corps mamillaire
26. nerf oculo-moteur (III)
27. nerf trochléaire (IV)
28. nerf trijumeau (V) (racine motrice)

CERVICAL, ALE, *adj.* (lat. *cervix,* cou, col) [angl. ***cervical***]. Qui a rapport à la région du cou, ou bien au col utérin et à sa cavité, ou bien encore au col vésical, fémoral, etc.

CERVICALGIE, *s. f.* [angl. ***cervicodynia***]. Douleur ayant son siège au niveau du rachis cervical.

CERVICARTHROSE, *s. f.* [angl. ***osteoarthrosis of the cervical spine***]. Rhumatisme chronique dégénératif (arthrose) localisé à la colonne cervicale ; il provoque des névralgies du plexus cervicobrachial.

CERVICITE, *s. f.* (lat. *cervix*, col). — 1° [angl. ***cervicitis***]. Inflammation du col utérin ; métrite localisée au col. — 2° [angl. ***cystitis colli***]. Inflammation du col de la vessie ; cystite localisée à la région du col.

CERVICOBRACHIAL, ALE, *adj.* (lat. *cervix*, cou ; gr. *brakhion*, bras) [angl. ***cervicobrachial***]. Relatif au cou et au bras. P. ex. : *névralgie c.*

CERVICOBRACHIAL (syndrome douloureux) (Aynesworth) [angl. ***cervicobrachial syndrome***]. Douleurs du membre supérieur, à type radiculaire (C7-D1), parfois associées à une parésie et à une atrophie musculaire, quelquefois aussi à des fourmillements, des brûlures et des phénomènes vasomoteurs (vasoconstriction, syndrome de Raynaud) pouvant

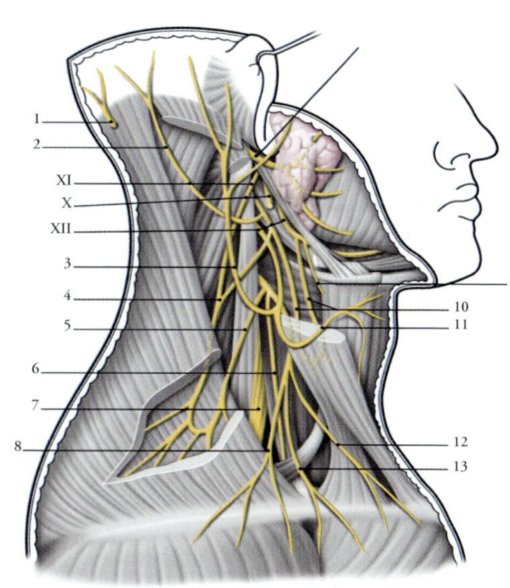

Plexus cervical. Vue latérale, sans les vaisseaux

1. nerf grand occipital
2. nerf petit occipital
3. nerf grand auriculaire
4. rameau externe du XI
5. rameau interne du XI
6. nerf phrénique
7. plexus brachial
8. nerf supra claviculaire latéral
9. nerf du muscle thyro-hyoïdien
10. anse cervicale
11. nerf transverse du cou
12. nerf supra claviculaire médial
13. nerf supra claviculaire intermédiaire

aboutir à une thrombose artérielle. Cet ensemble de symptômes, strictement unilatéral, est dû à la compression ou à l'irritation des racines nerveuses, du sympathique et de l'artère subclavière par une côte cervicale, une hypertrophie de l'apophyse transverse de la 7e cervicale, une anomalie de la 1re côte ou des scalènes. V. *scalène antérieur (syndrome du)* et *acroparesthésie.*

CERVICOBRACHIALGIE, *s. f.* [angl. ***cervicobrachial neuralgia***]. Névralgie à topographie cervicobrachiale. V. *cervicobrachialite.*

CERVICOBRACHIALITE, *s. f.* Radiculite du plexus brachial caractérisée par des douleurs vives et tenaces siégeant à la face postéro-externe du membre supérieur, au moignon de l'épaule, à la face externe du cou et à la nuque ; parfois par des troubles sensitifs, vasomoteurs et réflexes et par des paralysies qui prennent, suivant les racines atteintes, le type Duchenne-Erb, le type Aran-Duchenne ou le type Déjerine-Klumpke.

CERVICOCYSTOPEXIE, *s. f.* [angl. ***cervicocystopexy***]. Syn. *opération de Perrin.* Opération destinée à combattre l'incontinence orthostatique d'urine chez la femme et consistant dans l'amarrage du col vésical à la symphyse pubienne. V. *Gœbell-Stœckel (opération de).*

CERVICO-OCULO-ACOUSTIQUE (syndrome) [angl. ***cervicooculoacoustic syndrome***]. Syn. *syndrome oculo-cervico-facial, syndrome de Wildervanck* (1960). Ensemble de manifestations associant les syndromes de Klippel-Feil et de Türk-Stilling-Duane (v. ces termes) et une surdimutité. C'est une affection héréditaire, probablement liée au sexe et à transmission dominante ; elle atteint uniquement les femmes.

CERVICOPEXIE, *s. f.* (lat. *cervix,* col ; gr. *pêxis*, fixation) [angl. ***cervicopexy***]. Fixation d'un col (utérin, vésical).

CERVICOTOMIE, *s. f.* (lat. *cervix*, col ; gr. *tomê*, incision) [angl. ***cervicotomy***]. Incision chirurgicale pratiquée au niveau du cou ou d'un col (vésical).

CERVICOVAGINITE, *s. f.* [angl. ***cervicovaginitis***]. Inflammation du col utérin et de la région voisine de la muqueuse vaginale.

CES. Certificat d'Études Spéciales.

CÉSARIENNE (opération) (lat. *caedere*, couper ; *caesa*, coup de tranchant) [angl. ***caesarean operation***]. Syn. *hystérotomie abdominale*. Opération qui consiste à pratiquer l'ouverture de la paroi abdominale et de l'utérus gravide dans le but d'en extraire le fœtus vivant. Jules César doit son nom au fait qu'il avait été ainsi sorti du ventre de sa mère, morte en couches.

CESTAN (C. Étienne, fr., 1872-1933). V. *Dupuy-Dutemps et Cestan (signe de)* et *Raymond-Cestan (syndrome de)*.

CESTAN-CHENAIS (syndrome de) (1903) [angl. ***Cestan-Chenais paralysis***]. Hémiplégie alterne, due à une lésion du bulbe, caractérisée par l'association d'un syndrome de Babinski-Nageotte à un syndrome d'Avellis (v. ces termes).

CESTAN ET LEJONNE (type). V. *myopathie primitive progressive*.

CESTODE, *s. m.* (gr. *kestos*, festonné) [angl. ***Cestode***]. Ordre de vers de la classe des Plathelminthes qui comprend les genres *Taenia* et *Bothriocéphale*.

CESTODOSE, *s. f.* [angl. ***cestodiasis***]. Affection créée par les Cestodes.

CÉTO-ACIDOSE, *s. f.* V. *acidocétose*.

CÉTO-ACIDURIE À CHAÎNES RAMIFIÉES. V. *leucinose*.

CÉTOGÈNE, *adj.* et *s. m.* [angl. ***ketogenic***]. Qui se rapporte à la formation des corps cétoniques. P. ex. : *fonction c.* du foie.

CÉTOGENÈSE, *s. f.* [angl. ***ketogenesis***]. Formation des corps cétoniques.

CÉTOLYSE, *s. f.* [angl. ***ketolysis***]. Destruction des corps cétoniques ; elle s'effectue dans les tissus par oxydation, avec formation d'eau et de gaz carbonique et dégagement important d'énergie.

CÉTONÉMIE, *s. f.* [angl. ***ketonaemia***]. Présence normale des corps cétoniques dans le sang.

CÉTONIQUES (corps) [angl. ***ketone bodies***]. Syn. *corps acétoniques*. Substances (acétone, acide diacétique et acide β-oxybutyrique) provenant de la dégradation des albumines et des graisses. Détruits chez le sujet sain, ces corps, presque tous acides, apparaissent dans l'organisme du diabétique, provoquent les accidents d'acidocétose et sont éliminés par l'urine.

CÉTONURIE, *s. f.* [angl. ***ketonuria***]. Présence pathologique de corps cétoniques dans l'urine.

CÉTOSE, *s. f.* V. *acidocétose*.

17-CÉTOSTÉROÏDES [angl. ***17-ketosteroids***]. Syn. *17-CS*. Groupe d'hormones dérivées des stérols et caractérisées par la présence en 17 d'un radical cétone. Elles ont toutes une action androgène (hormones androgènes — v. ce terme — et leurs métabolites) ; elles interviennent aussi dans les métabolismes des protides, du Cl, du Na et du K. Elles sont sécrétées par la corticosurrénale et le testicule et sont éliminées par l'urine, où leur dosage (taux normal : 8 à 26 mg ou 28 à 90 μmol par 24 heures chez l'homme, 4 à 14 mg ou 14 à 49 μmol chez la femme) permet d'étudier les fonctionnements testiculaire, corticosurrénal et hypophysaire.

CF (*Chest Foot* : en angl. poitrine, pied) (électrocardiographie). Symbole des dérivations précordiales dans lesquelles l'électrode indifférente est fixée à la jambe gauche.

CFTR [angl. ***CFTR***]. Abréviation de l'angl. *Cystic Fibrosis Transmembrane Conductance Regulator*. V. *mucoviscidose*.

CFU. 1° V. *progéniteur*. — 2° En *microbiologie*, estimation sur milieu solide du nombre des bactéries par comptage de leurs colonies.

CGMH. V. *hémoglobine (concentration corpusculaire ou globulaire moyenne en)*.

CH (dans les prescriptions homéopathiques). Abréviation de (dilution) *centésimale hahnemannienne*, précédée d'un chiffre. P. ex. : la 1re dilution *c. h.* (1 CH) est préparée avec 1 partie du remède à diluer, additionnée de 99 parties du solvant ; 2 CH est préparée avec 1 partie du mélange ainsi obtenu avec 99 parties du solvant et ainsi de suite.

CH50 (immunologie). Complément hémolytique, dont la quantité est exprimée en « unités hémolytiques (UH)50 » par mL de sérum. C'est le complément total, réunissant l'ensemble de ses fractions. Son dosage, complexe, utilise des réactions d'hémolyse.

CHAGAS (maladie de) (C. Carlos, brésilien, 1909) [angl. ***Chagas's disease***]. Syn. *thyroïdite parasitaire, trypanosomose américaine, fièvre barbeiro*. Maladie infectieuse, observée d'abord au Brésil mais répandue dans l'Amérique du Sud et l'Amérique centrale, due à l'inoculation au niveau de la muqueuse conjonctivale du *Trypanosoma cruzi* contenu dans les déjections d'un insecte Réduviidé hématophage du genre *Triatoma* (Brumpt, 1912). Elle atteint surtout les enfants, et se manifeste par un œdème de la face débutant au niveau de l'une des paupières (signe de Romaña), par une conjonctivite intense, mais jamais purulente, avec dacryoadénite (signe de Mazza et Benitez) et légère adénite. Elle s'accompagne d'une fièvre rémittente, d'une hypertrophie thyroïdienne, hépatique et splénique et d'une myocardite. Son évolution est souvent mortelle. À côté de cette forme aiguë existent de nombreuses formes chroniques : myxœdémateuse, myocardique, paraplégique, psychique, etc.

CHAGOME, *s. m.* [angl. ***chagoma***]. Chancre d'inoculation de la maladie de Chagas.

CHAÎNE RESPIRATOIRE [angl. ***respiratory chain***]. Séquence enzymatique effectuant dans les mitochondries le transport des atomes d'hydrogène et des électrons au cours des réactions d'oxydo-réduction de la respiration cellulaire. V. *ubiquinone* et *cytochrome*.

CHAÎNES LÉGÈRES (maladie des) [angl. ***light chain deposition disease***] (Antonovych, 1973). Variété très rare de dysglobulinémie monoclonale, se manifestant habituellement dans le cadre d'un myélome multiple ou d'une affection analogue, par des dépôts observés dans différents organes, mais surtout les reins, d'une substance amorphe fixant en immunofluorescence un sérum anti-chaînes légères, le plus souvent kappa. Elle se présente comme une néphropathie glomérulaire ou interstitielle, traduite cliniquement par une protéinurie, parfois accompagnée d'un syndrome néphrotique ou d'hypertension artérielle et peut évoluer vers l'insuffisance rénale. Elle se distingue de l'amylose AL (v. *amyloïde*) par le caractère granuleux des dépôts et leurs affinités tinctoriales différentes.

CHAÎNES LOURDES ALPHA (maladie des) (M. Seligmann, 1968) (lettre grecque α : a) [angl. ***alpha heavy-chain disease***]. Variété rare de dysglobulinémie monoclonale se manifestant par un syndrome de malabsorption intestinale grave ; les formes respiratoires de la maladie sont exceptionnelles. Il existe dans le chorion de l'intestin grêle et dans les ganglions lymphatiques du mésentère une prolifération tumorale plasmocytaire, cause probable de la présence, dans le sang et dans l'urine, d'une protéine particulière, qui est un fragment d'une chaîne lourde d'immunoglobuline A. On observe cette maladie chez des jeunes Arabes et des jeunes Israélites Séphardim ; elle semble en rapports étroits avec le lymphome méditerranéen : v. ce terme, *immunoglobuline* et *dysglobulinémie monoclonale*.

CHAÎNES LOURDES GAMMA (maladie des) (E. C. Franklin, 1964) (lettre grecque γ : g) [angl. ***gamma heavy chain disease***]. Syn. *maladie de Franklin*. Variété rare de dysglobulinémie monoclonale proche de la maladie de Kahler ; elle est caractérisée par une hépato-splénomégalie avec tuméfaction des ganglions lymphatiques, fièvre, anémie, plasmocytose et prolifération de la lignée lymphocytaire ; il existe souvent un œdème du voile du palais et de la luette. Les infections, surtout pulmonaires, sont fréquentes. Son évolution est plus ou moins rapidement mortelle. Dans le sang, les protéines sont diminuées et le taux des gammaglobulines est normal. Par contre, on y décèle une protéine particulière qui est un fragment d'une chaîne lourde d'immunoglobuline G. L'urine contient une protéine qui est également une partie de cette chaîne lourde. V. *immunoglobuline* et *dysglobulinémie monoclonale*.

CHAÎNES LOURDES MU (maladie des) (lettre grecque µ = m) [angl. ***mu heavy-chain disease***]. Variété très rare de dysglobulinémie monoclonale. Elle se présente généralement avec l'aspect d'une leucémie lymphoïde chronique ; le sérum contient une protéine particulière qui est un fragment des chaînes lourdes d'une immunoglobuline M. V. *immunoglobuline* et *dysglobulinémie monoclonale.*

CHAÎNES MUSCULAIRES (méthodes des). Méthodes de rééducation proprioceptive basées sur le principe de l'organisation en chaîne des muscles et des articulations.

CHAÎNON (bruit de) (Dupuytren). Bruit particulier perçu dans certains cas de kyste hydatique du foie à plusieurs loges réunies par des espaces rétrécis. Ce bruit, provoqué par des pressions alternatives des deux mains, est dû au passage de vésicules filles par un espace rétréci. — On désigne également ainsi la crépitation perçue à la palpation d'une synovite à grains riziformes : les grains, franchissant une partie rétrécie de la gaine produisent une vibration caractéristique.

CHAIR DE POULE [angl. ***cutis anserina***]. Syn. *réaction ansérine.* « État particulier et transitoire de la peau consistant dans l'érection des follicules pileux sous la forme de petites éminences coniques ; il est dû à la contraction des fibres lisses des follicules et survient sous l'impression du froid, d'une frayeur, etc. » (Brocq).

CHALAROSE, *s. f.* (Roger, Sartory et Ménard, 1914) [angl. ***chalarosis***]. Mycose déterminée par le développement dans l'organisme d'un champignon du genre *Chalara, Chalara pyogenes.* Elle se traduit par des abcès sous-cutanés multiples.

CHALASIE, *s. f.* (gr. *khalasis*, relâchement) [angl. ***chalasia***]. Relâchement musculaire en particulier sphinctérien et spécialement du cardia et du bas œsophage. V. *achalasie.*

CHALAZION, *s. m.* (gr. *khalaza*, grêle) [angl. ***chalazion***]. Petite tumeur palpébrale provenant de l'inflammation chronique d'une glande de Meibomius, adhérente au cartilage tarse et sans connexion avec la peau.

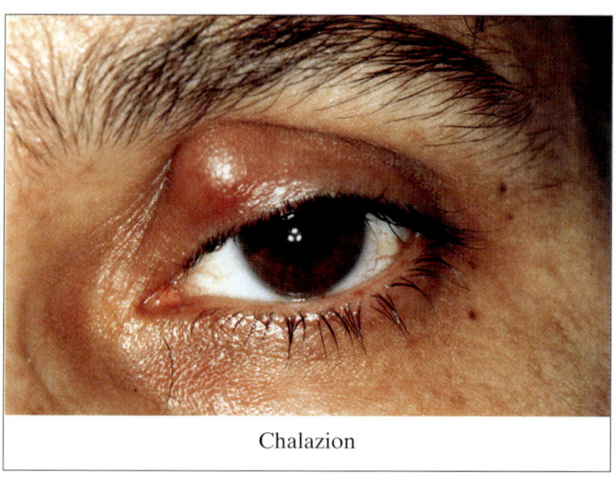

Chalazion

CHALAZODERMIE, *s. f.* (gr. *khalasis*, relâchement ; *derma*, peau). V. *dermatolysie.*

CHALCOSE, *s. f.* (gr. *khalkos*, cuivre) [angl. ***chalcosis***]. Dépôt de cuivre dans les tissus ; en particulier au niveau de l'œil. V. *Kayser-Fleischer (cercle de).*

CHALODERMIE, *s. f.* (von Kely) (gr. *khalaô*, je détends ; *derma*, peau). V. *dermatolysie.*

CHALONE, *s. f.* (Schäfer) (gr. *khalaô*, je ralentis) [angl. ***chalone***]. Produit endocrinien qui a pour effet d'inhiber un autre organe ou de diminuer son activité.

CHAMBARDEL. V. *Dubreuil-Chambardel (syndrome de).*

CHAMBERLAIN (ligne de) (C. Edward, amér., 1892-1947) [angl. ***Chamberlain's line***]. Repère radiologique. Ligne unissant, sur une radiographie du crâne de profil, le bord postérieur du trou occipital au bord postérieur du palais osseux.

CHAMBRE D'ATTRITION MUSCULAIRE. Dans les blessures des masses musculaires, zone où les fibres broyées par le projectile (éclat d'obus), infiltrées de sang, mêlées à des débris osseux et vestimentaires, forment un milieu favorable à l'infection.

CHAMBRE DE PERFUSION [angl. ***implantable drug delivrey system***]. Syn. *chambre à cathéter implantable.* Petit boîtier cylindrique et plat le plus souvent implanté sous les téguments thoraciques et relié à une veine par un cathéter. Il est destiné à recevoir les transfusions ou perfusions de substances thérapeutiques chez des patients dont le capital veineux est épuisé ou qui sont promis à des traitements intraveineux de longue durée (chimiothérapies).

CHAMP OPÉRATOIRE [angl. ***operation area***]. Zone cutanée au niveau de laquelle on pratique une opération chirurgicale et, par extension, les linges stériles (champs) qui servent à limiter et à protéger cette zone.

CHAMP VISUEL [angl. ***field of vision***]. Étendue de l'espace qu'embrasse le regard, l'œil étant immobile. Son étude, qui permet d'explorer la valeur fonctionnelle de la rétine, comprend la campimétrie et la périmétrie (v. ces termes).

CHAMPIGNON, *s. m.* (lat. *fungus campagnolus,* champignon des champs) [angl. ***fungus***, *pl.* ***fungi***]. Syn. *mycète.* Thallophyte (v. *thalle*), dépourvu de chlorophylle et de fleur (cryptogames) et vivant en parasite ou saprophyte. Autrefois rattachés au règne végétal, les *c.* qui sont des eucaryotes pluri- ou parfois unicellulaires (levures), forment depuis 1969 (Whittaker) un règne à part, celui des *Fungi.* On distingue les ***micromycètes*** ou moisissures (anciennement appelés *ch.* inférieurs) dont l'appareil reproducteur est peu apparent, qui se présentent sous une forme ronde (levures) ou filamenteuse (mycélium) et qui peuvent provoquer des mycoses (p. ex. dans la classe des Ascomycètes, les genres *Aspergillus, Penicillium, Sporothrix, Trichophyton* ; parmi les Basidiomycètes : *Trichosporon* ; parmi les Blastomycètes ou levures, *Candida* ; parmi les Zygomycètes, *Basidiobolus*). — Les ***macromycètes***, (doués d'un appareil reproducteur apparent [« chapeau »] et anciennement appelés *ch.* supérieurs), comprennent des espèces vénéneuses dont l'ingestion peut entraîner des intoxications. V. ces termes, *amanite, blastomycose, ergot de seigle, levure, mycose, phalloïdien, coprinien (syndrome), gyromitrien (syndrome), muscarinien (syndrome), narcotinien (syndrome), orellanien (syndrome), panthérinien (syndrome), résinoïdien (syndrome), mycélium, Penicillium* et *spore.*

CHAMPIGNONNISTES (maladie ou poumon des) [angl. ***mushroom-workers' disease***]. V. *pneumopathie immunologique.*

CHANCRE, *s. m.* (lat. *cancer*) [angl. ***chancre***]. Nom donné autrefois à de petits ulcères ayant tendance à s'étendre ; aujourd'hui ce terme désigne non seulement les ulcérations vénériennes de différentes natures, mais aussi, par analogie, les ulcérations qui servent de porte d'entrée à certaines maladies infectieuses. — ***ch. blennorragique*** [angl. ***gonorrhoeal chancre***]. Ulcérations petites, multiples, irrégulières, siégeant au niveau des organes génitaux, observées parfois au cours d'une balanoposthite ou d'une vulvo-vaginite gonococcique. — ***ch. huntérien.*** V. *ch. induré.* — ***ch. induré, ch. infectant, ch. huntérien, ch. syphilitique*** [angl. ***syphilitic chancre***]. Accident primitif de la syphilis, survenant au point où s'est faite l'inoculation. Il consiste en une ulcération superficielle, indolore, reposant sur une base indurée. — ***ch. lépreux.*** Lésion unique, cutanée ou muqueuse, siégeant au point d'inoculation de la lèpre et pouvant constituer pendant de longues années la seule manifestation de la maladie. — ***ch. lymphogranulomateux.*** V. *Nicolas et Favre (maladie de).* — ***ch. mixte*** (Laroyenne). Ulcération provenant de la double infection syphilitique et chancrelleuse. — ***ch. mou*** ou ***simple.*** Syn. *chancrelle, chancroïde.* Maladie spécifique locale,

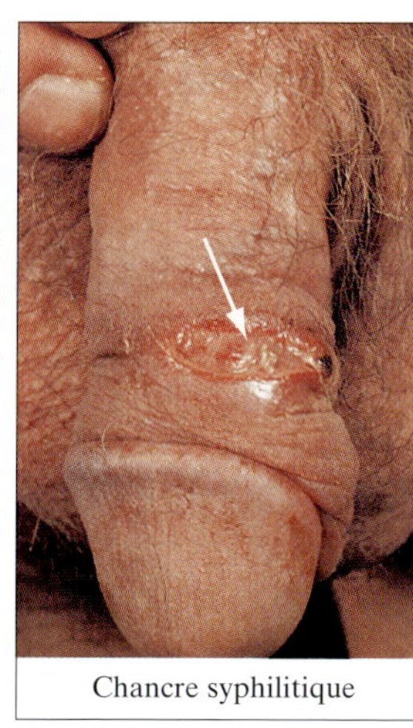

Chancre syphilitique

due au bacille de Ducrey, consistant en un ulcère spécial sécrétant un pus inoculable. — ***ch. poradénique.*** V. *Nicolas et Favre (maladie de).* — ***ch. redux.*** V. *redux.* — ***ch. du Sahara.*** V. *bouton d'Orient.* — ***ch. syphilitique.*** V. *ch. induré.*

CHANCRELLE, *s. f.* ou **CHANCROÏDE**, *s. m.* V. *chancre mou.*

CHANT DU COQ [angl. ***whoop***]. V. *coqueluche.*

CHANTEMESSE ET WIDAL (bacille de) (C. André, fr., 1888). V. *Shiga (bacille de).*

CHAOS (syndrome). Acronyme anglais pour ***Coronary heart disease, Hypertension, hyperlipidaemia, Adult onset diabetes, Obesity, Stroke.*** (Cardiopathie coronaire, hypertension, hyperlipidémie, diabète de la maturité, obésité et accident vasculaire cérébral). V. *X (syndrome) 2°.*

CHAOUL (méthode de) (C. Henry, amér. ; Chaoul et Adam, 1933) [angl. ***Chaoul-therapy***]. Syn. *contacthérapie, contactothérapie, plésiothérapie* . Radiothérapie à courte distance dite *de contact,* utilisée pour le traitement des tumeurs cutanées ou des tumeurs situées dans une cavité naturelle (rectum).

CHAPELET COSTAL, RACHITIQUE ou **THORACIQUE** [angl. ***rachitic rosary***]. Série de nodosités saillantes observées chez les rachitiques à l'union des côtes et des cartilages costaux. Elles forment une double rangée moniliforme en dehors du sternum.

CHAPELET SCORBUTIQUE. Série de nodosités saillantes observées chez les enfants scorbutiques à l'union des côtes et des cartilages costaux ; elles sont dues à des hémorragies des articulations chondrocostales.

CHAPERON, *s. m.* (Ellis J., Hemmingsen S., 1989) [angl. ***chaperone, molecular chaperone, chaperone protein***]. Syn. *chaperon moléculaire, protéine chaperon.* Protéine veillant au repliement correct d'autres protéines (v. ce terme) sans toutefois participer à leur composition finale. P. ex. : les *chaperonines,* qui interviennent dans le repliement des protéines du choc thermique.

CHAPERONINE, *s. f.* [angl. ***chaperonine***]. Une des variétés de protéines chaperon. V. *chaperon.*

CHAPPLE (syndrome de) (C. Charles, amér., 1956) [angl. ***Chapple's syndrome***]. Association chez le nouveau-né d'une paralysie faciale et d'une paralysie controlatérale de la corde vocale et de la déglution par compression du nerf récurrent. Elle est due à la flexion latérale de la tête de l'enfant dans l'utérus.

CHAR (syndrome de) (Char F., 1978) [angl. ***Char's syndrome***]. Ensemble de malformations à transmission autosomique dominante, comprenant un faciès particulier (hypertélorisme, ptosis, strabisme, nez et philtrum courts, lèvres épaisses, implantation basse des oreilles), des anomalies des doigts et des orteils ainsi qu'une persistance du canal artériel. Il existe une mutation située sur le bras court du chromosome 6 en p12-p21.

CHARBON, *s. m.* ou **CHARBONNEUSE (fièvre)** (lat. *carbo*) [angl. ***anthrax, charbon***] (ainsi nommée en raison de l'aspect noirâtre de l'escarre de la pustule maligne). Maladie infectieuse commune à l'homme et aux animaux, provoquée par l'introduction dans l'organisme d'un microbe spécial, la *bactéridie charbonneuse (Bacillus anthracis).* Elle débute soit par la pustule maligne (v. *pustule*), soit par l'œdème malin, plus rarement par des localisations intestinales ou pulmonaires (maladie des trieurs de laine) ; exceptionnellement, sans lésion appréciable *(septicémie charbonneuse).* C'est parfois une maladie professionnelle (tableau n° 18). Son traitement est antibiotique.

CHARBON ACTIVÉ [angl. ***activated charcoal***]. Charbon végétal préparé de telle sorte qu'il puisse fixer par adsorption (v. ce terme) diverses substances liquides ou gazeuses. Il est notamment utilisé pour traiter certaines intoxications.

CHARCOT (C. Jean-Martin, neurologue français, 1825-1893). V. *Bouley-Charcot (syndrome de), hystérie* et *Souques et Charcot (syndrome de).*

CHARCOT (maladies de). V. *sclérose latérale amyotrophique.* — Nom donné aussi par les auteurs de langue anglaise aux *arthropathies des tabétiques* et par quelques Français à la *polyarthrite rhumatoïde.*

CHARCOT (pied de). V. *pied tabétique.*

CHARCOT (triade de) [angl. ***Charcot's triad***]. Groupe de trois symptômes évocateur du diagnostic de sclérose en plaques : nystagmus, tremblement intentionnel, parole scandée.

CHARCOT-LEYDEN (cristaux de) [angl. ***Charcot-Leyden crystals***]. Syn. *cristaux asthmatiques* (Leyden). Cristaux octaédriques trouvés par Leyden dans l'expectoration des asthmatiques et par Charcot dans la rate et la moelle des os des leucémiques. Observés également dans les helminthiases, ils sont actuellement considérés comme provenant de la destruction des polynucléaires éosinophiles.

CHARCOT-MARIE (signe de) [angl. ***Marie's sign***]. Tremblement menu et rapide qui constitue un des signes cardinaux du goitre exophtalmique.

CHARCOT-MARIE ou **CHARCOT-MARIE-TOOTH (amyotrophie de, amyotrophie péronière de, atrophie de** ou **syndrome de)** (1886) [angl. ***Charcot-Marie-Tooth disease***]. Affection héréditaire à transmission autosomique dominante, débutant dans l'adolescence, caractérisée par une paralysie avec atrophie des muscles innervés par les péroniers ; elle évolue très lentement et s'étend aux muscles des mains et des bras. Elle est due à la dégénérescence des cordons postérieurs et des cellules des cornes antérieures de la moelle. Elle possède de nombreux points communs avec la névrite hypertrophique progressive familiale. V. ce terme, *Lemieux-Neemeh (syndrome de), acropathie amyotrophiante* et *hérédo-dégénération spino-cérébelleuse.* Cette affection a été récemment démembrée (Dyck, 1975) en trois types : une ***forme hypertrophique,*** la plus fréquente, dont les lésions histologiques sont celles de la *névrite hypertrophique progressive familiale* (v. ce terme) et dont on peut rapprocher le syndrome de Roussy-Lévy ou *dystasie aréflexique héréditaire* (v. ce terme) et le syndrome de Davidenkow ; — une ***forme neuronale,*** prédominant sur les membres inférieurs, sans aspect histologique de bulbe d'oignon et d'évolution moins grave que la forme précédente ; — une ***forme spinale*** enfin, dépourvue de trouble sensitif.

CHARCOT-MOEBIUS (syndrome de). V. *migraine ophtalmoplégique.*

CHARCOT-WEISS-BARBER (syndrome de). V. *sinucarotidien (syndrome).*

CHARGE (prendre en, prise en). V. *prendre en charge.*

CHARGE (syndrome) (Pagon, 1981) [angl. ***CHARGE association***]. Acronyme anglais désignant l'association rare de diverses malformations : Colobome, cardiopathie (*Heart disease*), Atrésie des choanes, Retard mental, anomalies Génitales et auditives (*Ear*). Pratiquement toutes les variétés de cardiopathies congénitales peuvent s'y observer.

CHARGE TENSIONNELLE AMBULATOIRE [angl. ***pressure load***]. Moyenne des valeurs de la pression artérielle enregistrées de façon ambulatoire. Elle refléterait les contraintes réellement imposées au système cardiovasculaire. V. *MAPA.*

CHARGE VIRALE (plasmatique) [angl. ***viral load***]. Expression quantitative des unités virales présentes dans le plasma, obtenue grâce à diverses techniques d'amplification. Elle concerne, p. ex., l'ADN du virus de l'hépatite B et l'ARN du VIH-1 (ARN-VIH). — Dans ce dernier cas, elle est estimée faible si inférieure à 5 000 copies/mL, élevée si supérieure à 30 000. C'est le meilleur critère actuel pour évaluer la réplication de ce virus dans l'organisme et par conséquent l'évolutivité de l'affection. V. *antigène p 24, sida* et *HIV.*

CHARLATAN, *s. m.* (italien *ciarlatano*) [angl. ***quack***]. Personne exerçant la médecine illégalement ou l'exerçant légalement, mais au moyen de remèdes secrets ou d'annonces mensongères.

CHARLEVOIX-SAGUENAY (syndrome ou ataxie spasmodique de) [angl. ***Charlevoix-Saguenay ataxia***]. Syn. *syndrome d'Andermann.* Neuropathie axonale avec agénésie du corps calleux. Cette hérédo-dégénérescence rare a été décrite au Québec en 1972 dans des familles originaires de Charlevoix et de Saguenay.

CHARLIN (syndrome de) (C. Carlos, chilien, 1931) [angl. ***Charlin's syndrome***]. Syn. *syndrome du nerf nasal* (Carlos Charlin). Variété de névralgisme facial (v. ce terme) caractérisée par le siège oculonasal des douleurs qui irradient vers la mâchoire et les tempes et s'accompagnent de larmoiement et de rhinorrhée. Il existe un point douloureux à l'émergence du nerf nasal ; l'irritation de ce nerf serait la cause du syndrome.

CHARMOT (maladie de) (C. Guy, fr., 1957). Variété de macroglobulinémie observée en Afrique Noire ; elle diffère de la macroglobulinémie essentielle de Waldenström par certains caractères, dont la rareté des tuméfactions ganglionnaires et des hémorragies, et par une évolution moins grave. V. *macroglobulinémie.*

CHARRIÈRE (filière) (C. Joseph, fabricant fr. d'instruments de chirurgie, 1803-1876). V. *filière.*

CHARRIÈRE-ROY (méthode de) [angl. ***Charrière-Roy method***]. Technique de rééducation vertébrale utilisant assouplissement et rééducation.

CHARTE DU MALADE HOSPITALISÉ (1995). Document annexé au livret d'accueil remis à l'admission dans un établissement de santé. Son objet « est de faire connaître concrètement les droits essentiels des malades accueillis dans les établissements de santé, tels qu'ils sont affirmés par les lois, décrets et circulaires ».

CHASSE (syndrome de) [angl. ***dumping syndrome :*** syndrome de décharge]. Complication de la gastrectomie avec anastomose gastrojéjunale, liée à l'évacuation trop rapide du moignon gastrique dans la première anse jéjunale. Elle est caractérisée cliniquement par l'apparition, en position debout ou assise, au cours du repas, d'un malaise avec lipothymies, sensation de chaleur, sueurs, nausées, palpitations, vertiges, parfois obnubilation cérébrale ou collapsus. Ces troubles disparaissent en décubitus dorsal.

CHAT. V. *cri du chat (maladie du), griffes — ou — griffures de chat (maladie des), œil de chat amaurotique* et *yeux de chat (syndrome des).*

CHATTERJEE (syndrome de) (C. Kanu, amér., 1969) [angl. ***Chatterjee's syndrome***] (cardiologie). Anomalie de l'électrocardiogramme observée chez des sujets soumis à un entraînement électrique ventriculaire par stimulateur cardiaque. C'est une inversion de l'onde T des complexes spontanés ; elle n'est pas liée à une perturbation ionique ou coronaire mais à une aberration de la dépolarisation provoquée par la cardiostimulation.

CHAUD, CHAUDE, *adj.* [angl. ***hot***]. Se dit d'une tumeur, d'un tissu, d'une cellule ou d'un de ses éléments fixant avec une forte intensité les substances marquées par un isotope radioactif administrées dans un but diagnostique. P. ex. : *nodule thyroïdien c., chromosome c.*

CHAUDEPISSE, *s. f.* V. *blennorragie.*

CHAUDHRY (C. Anand, amér., 1960). V. *Gorlin, Chaudhry et Moss (syndrome de).*

CHAUFFARD (C. Anatole, fr., 1855-1932). V. *Minkowski-Chauffard (maladie de).*

CHAUFFARD-STILL (maladie ou **syndrome de)** (Chauffard, 1896 ; Still, 1897) [angl. ***Chauffard-Still syndrome***]. V. *polyarthrite chronique de l'enfant.*

CHAUSSIER (aréole vésiculaire de) (C. François, fr., 1746-1828) [angl. ***Chaussier's areole***]. Cercle de petites vésicules entourant l'escarre centrale de la pustule maligne.

CHAUSSURE ORTHOPÉDIQUE [angl. ***orthopaedic shoe***]. Chaussure fabriquée sur mesures pour pallier diverses anomalies du pied en s'y adaptant. V. *podo-orthésiste.*

CHAVANY-BRUNHES (syndrome de) (C. Jean, fr., 1938). Association d'accès répétés de céphalée et de calcification de la faux du cerveau.

CHEADLE-MŒLLER-BARLOW (maladie de) (C. Walter, brit., 1836-1910). V. *scorbut infantile.*

CHECK-UP, *s. m.* (terme anglais). Inventaire, bilan, examen de santé. V. *santé (examen de).*

CHEDIAK-STEINBRINCK-HIGASHI (maladie de) (C. Moïses, cubain, 1948-54) [angl. ***Chediak-Higashi syndrome***]. Affection héréditaire très rare, transmise vraisemblablement selon le mode récessif autosomique, observée chez des jeunes enfants. Elle est caractérisée par un albinisme, une augmentation de volume des ganglions lymphatiques, du foie et de la rate, parfois des éruptions cutanées et une évolution mortelle, entrecoupée d'infections récidivantes, d'œdèmes, d'accidents nerveux et d'hémorragies. L'examen du sang montre une neutropénie et l'existence, dans les leucocytes, de granulations de très grande taille qui sont des lysosomes anormaux. Cette maladie est vraisemblablement due à une déficience de la phagocytose. V. *carence immunitaire, Griscelli (syndrome de)* et *pool vide (maladie du).*

CHEF DE CLINIQUE-ASSISTANT (CCA). Docteur en médecine venant de terminer son internat et exerçant, à titre temporaire (de 2 à 4 ans) et à plein temps dans un centre hospitalo-universitaire, des fonctions d'enseignement (chef de clinique) et de soins. V. *clinique, s. f. 1°.*

CHEF DE MUSCLE (TA *caput musculi*) [angl. ***head of muscle***]. Extrémité proximale d'un muscle, l'extrémité distale étant constituée par un tendon vers lequel convergent les différentes fibres musculaires. Dans l'organisme, un muscle peut avoir de 1 à 4 chefs (quadriceps). V. *biceps, triceps* et *quadriceps.*

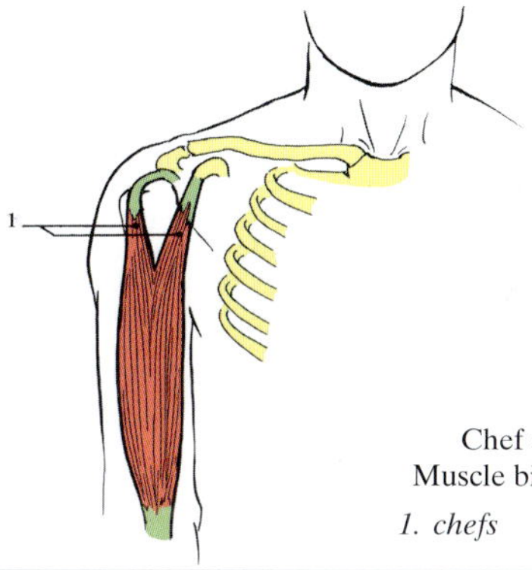

Chef de muscle.
Muscle biceps brachial
1. chefs

CHEILITE, *s. f.* (gr. *kheilos*, lèvre) [angl. ***cheilitis***]. Inflammation des lèvres. — ***ch. chronique hyperkératosique ponctuée*** (Gougerot, 1930). *Ch.* de la lèvre supérieure qui présente une infiltration au pourtour des glandes sébacées. — ***ch. exfoliative*** (Crocker). Variété de *ch.* avec formation de croûtes épaisses et noirâtres. — ***ch. glandulaire*** (R. Volkmann, 1870). Affection chronique de la lèvre inférieure, caractérisée par une hyperplasie des glandes muqueuses. — ***ch. glandulaire apostémateuse*** (Brocq, 1907). Variété de *ch. glandulaire* caractérisée par l'apparition de fissures, de croûtelles et d'abcès sur la lèvre inférieure. Cette forme aboutit souvent au cancer. — ***ch. granulomateuse*** de Miescher. V. *macrocheilie granulomateuse.* — ***ch. du rouge*** (Audry et Valdiguié, 1928). Eczéma artificiel localisé aux lèvres et s'étendant parfois aux régions voisines, dû à l'intolérance pour un des éléments qui entrent dans la composition des bâtons de rouge pour les lèvres.

CHEILO... V. aussi *chilo...*

CHEILOCHALASIS, *s. f.* (gr. *kheilos*, lèvre ; *khalasis*, relâchement). Relâchement avec atrophie du tégument des lèvres.

CHEILODYSRAPHIE, *s. f.* (gr. *kheilos*, lèvre ; dysraphie). V. *bec de lièvre.*

CHEILO-GNATHO-PALATOSCHISIS, *s. f.* (gr. *kheilos*, lèvre ; *gnathos*, mâchoire ; lat. *palatum*, palais ; gr. *skhizein*, diviser) [angl. ***cheilognathopalatoschisis***]. V. *bec de lièvre.*

CHEILO-PALATO-DYSRAPHIE, *s. f.* (gr. *kheilos*, lèvre ; lat. *palatum*, palais ; dysraphie). V. *bec de lièvre.*

CHEILOPHAGIE ou **CHILOPHAGIE,** *s. f.* (H. Meige) (gr. *kheilos*, lèvre ; *phagein*, manger) [angl. ***cheilophagia***]. Tic des lèvres qui consiste à les mordre constamment.

CHEILOPLASTIE ou **CHILOPLASTIE,** *s. f.* (gr. *kheilos*, lèvre ; *plassein*, former) [angl. ***cheiloplasty***]. Opération qui consiste à restaurer plus ou moins complètement l'une ou l'autre lèvre.

CHEILORRAPHIE, *s. f.* (gr. *kheilos*, lèvre ; *rhaphê*, suture) [angl. ***cheilorrhaphy***]. Suture d'une lèvre.

CHEILOSCOPIE, *s. f.* (gr. *kheilos*, lèvre ; *skopein*, examiner) [angl. ***cheiloscopy***] (médecine légale). Étude des empreintes labiales.

CHEIRO... V. aussi *chiro...*

CHEIROMÉGALIE, *s. f.* V. *chiromégalie.*

CHEIRO-ORALE (hémiparesthésie) (Lhermitte) (gr. *kheir*, main ; lat. *os, oris,* bouche). Troubles unilatéraux de la sensibilité limités à une main et à un côté de la bouche. Ils peuvent être dus à un spasme de la branche postérieure de l'artère sylvienne ; ils sont alors transitoires et associés à une hémianopsie passagère.

CHEIROPLASTIE, *s. f.* (gr. *kheir*, main ; *plassein*, former) [angl. ***cheiroplasty***]. Chirurgie réparatrice de la main.

CHEIROPODAL, *adj.* (gr. *kheir*, main ; *pous*, *podos*, pied). Syn. *chiropodal.* Qui se rapporte à la fois à la main et au pied.

CHEIROPOMPHOLYX, *s. m.* (Hutchinson) (gr. *kheir*, main ; *pompholux*, vésicule) [angl. ***cheiropompholyx***]. Variété de dyshidrose siégeant aux mains. V. *dyshidrose.*

CHÉLATE, *s. m.* [angl. ***chelate***]. V. *chélation.*

CHÉLATEUR, TRICE, *adj.* [angl. ***chelating agent***]. V. *chélation.*

CHÉLATION, *s. f.* (G. T. Morgan et H. D. Drew, 1920) (gr. *khêlê*, pince) [angl. ***chelation***]. Processus physico-chimique de complexation d'ions positifs multivalents (calcium, cuivre, plomb, mercure, fer, chrome) par certains corps : agents chélateurs ou complexons, tels les dérivés de l'acide éthylène-diamine-tétra-acétique (EDTA) pour le plomb et le calcium, la D-pénicillamine pour le cuivre, l'acide diéthylène-tria-mine-penta-acétique (DTPA) et la desferrioxamine pour le fer. La *ch.* a été employée pour traiter certaines intoxications (par le plomb surtout, le chrome, le mercure, le cobalt), certains états d'hypercalcémie, l'hémochromatose, la maladie de Wilson. L'agent chélateur forme, avec le métal dont on veut débarrasser l'organisme, un complexe (le chélate) soluble, stable, non ionisé, non toxique et rapidement éliminé par le rein.

CHÉLOÏDE, *s. f.* (Alibert, 1817 ; v. *cancroïde*) (gr. *khêlê*, pince d'écrevisse ; *eidos*, aspect) [angl. ***cheloid***]. Tumeur cutanée bénigne se présentant ordinairement sous forme d'un bourrelet allongé, muni de prolongements ou digitations radiculaires (comparées aux pinces de l'écrevisse), ressemblant plus ou moins à une cicatrice hypertrophique. Elle peut être primitive (*ch. spontanée* ou *vraie* de certains auteurs) ou secondaire à une lésion antérieure, en particulier à une cicatrice opératoire (*ch. secondaire* ou *fausse*). Elle est encore caractérisée par sa tendance marquée à la récidive après ablation.

CHEMO... V. aussi *chimio...*

CHÉMODECTOME, *s. m.* (gr. *khêméia*, chimie ; *dektês*, qui reçoit ; *oma*, tumeur) [angl. ***chemodectoma***]. Syn. *paragangliome non chromaffine, chémoréceptome.* Tumeur rare et généralement bénigne développée aux dépens des organes chémorécepteurs, du glomus carotidien en particulier. Leur structure est analogue à celle des paragangliomes, mais elle ne contient pas de cellules chromaffines. V. *apudome.*

CHÉMOKINE, *s. f.* V. *chimiokine.*

CHÉMONUCLÉOLYSE, *s. f.* V. *nucléolyse.*

CHÉMORÉCEPTEUR, TRICE, *adj.* [angl. ***chemoreceptor***]. V. *chémosensible.* — *s. m.* Organe ou région du corps sensible aux excitants chimiques (p. ex. : crosse de l'aorte et glomus carotidien qui règlent le fonctionnement des centres vasomoteurs et respiratoires d'après la composition chimique du sang ; cellules olfactives et gustatives).

CHÉMORÉCEPTOME, *s. m.* V. *chémodectome.*

CHÉMOSENSIBILITÉ, *s. f.* Sensibilité aux excitants chimiques.

CHÉMOSENSIBLE, *adj.* [angl. ***chemosensitive***]. Syn. *chémorécepteur.* Qui est sensible aux excitants chimiques. — ***zone ch.*** V. *chémorécepteur.*

CHÉMOSIS, *s. m.* (gr. *khêmê*, trou) [angl. ***chemosis***]. Infiltration œdémateuse de la conjonctive qui forme un bourrelet circulaire autour de la cornée. Cet œdème est presque toujours d'origine inflammatoire.

CHÉMOTACTIQUE, *adj.* V. *chimiotactique.*

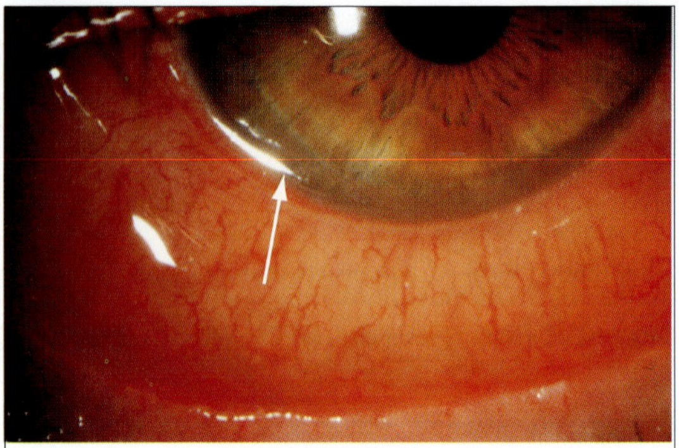

Chémosis

CHÉMOTIQUE, *adj.* [angl. ***chemotic***]. Qui est dû au chémosis.

CHENAIS (C. Louis, fr., né en 1872). V. *Cestan-Chenais (syndrome de).*

CHENEY. V. *Hajdu-Cheney (syndrome de).*

CHÉRUBINISME ou **CHÉRUBISME**, *s. m.* (Jones, 1933) [angl. ***cherubism***]. Dysplasie fibreuse familiale de la mandibule donnant au visage de l'enfant un aspect joufflu de chérubin, d'où son nom. Elle se traduit cliniquement par une tuméfaction palpable de la branche montante et de l'angle de la mâchoire, radiologiquement par une image claire multiloculaire. C'est une lésion bénigne qui régresse, en règle, à la puberté.

CHESTER-ERDHEIM (syndrome de) (C. W., brit., 1985) [angl. ***Chester-Erdheim syndrome***]. Maladie caractérisée par l'association de xanthomes cutanés et d'un épaississement parfois douloureux de la corticale des os des jambes. Cette corticale contient, dans les espaces élargis, des histiocytes spumeux. La maladie, qui apparaît généralement après 45 ans, évolue de façon chronique et bénigne, quelquefois compliquée de localisations cardiaques, pulmonaires ou d'un diabète insipide.

CHÉTIVISME, *s. m.* Nom proposé par Bauer (1909), pour désigner l'*infantilisme du type Lorain.*

CHEVALET (fracture de). Fracture verticale du cartilage du nez.

CHEVASSU (opération de) (C. Maurice, fr., 1877-1905). Ablation du testicule avec la totalité de son pédicule vasculaire et lympho-ganglionnaire (cancer du testicule).

CHEVASSU (signes de). — 1° Immobilité de la coupole diaphragmatique du côté malade, observée à l'écran radioscopique, en position debout, en cas de phlegmon périnéphrétique. — 2° Syn. *signe du pincement de l'épididyme.* Signe permettant de préciser la nature d'une tumeur des bourses : le pincement de la tête de l'épididyme est possible dans le cancer du testicule et ne l'est pas dans l'hématocèle.

CHEVAUCHEMENT, *s. m.* [angl. ***overriding***]. — 1° (orthopédie). Déplacement des fragments d'un os fracturé qui se superposent sur une étendue variable. — 2° (cardiologie). ***c. aortique.*** V. *dextroposition de l'aorte.* — ***ch. des valves atrio-ventriculaires.*** [angl. *c.* de l'anneau : ***overriding*** ; *c.* des cordages : ***straddling***]. Malformation cardiaque comportant un débordement de l'anneau valvulaire considéré au-delà du septum interventriculaire. Ce chevauchement peut être isolé, purement annulaire ou bien associé à un vice d'insertion des piliers, qui se fait de part et d'autre du septum. Le tableau clinique est celui d'une cardiopathie complexe, cyanogène ou non, comportant une communication interventriculaire.

CHEVEU, *s. m.* (TA et lat. *capillus*) [angl. ***hair***]. Long poil (v. ce terme) implanté sur la peau du crâne (ou cuir chevelu).

CHEVEU EN BAMBOU [angl. ***bamboo hair***]. V. *trichorrhexie noueuse.*

CHEVEUX INCOIFFABLES ou **EN VERRE FILÉ** (Dupré, 1973 ; Stroud, 1973) [angl. ***spunglass hair***]. Syn. *pili trianguli et* *canaliculi*. Aspect rare et anormal des cheveux, ébouriffés et d'un blond argenté, chez un sujet indemne d'autre malformation. Au microscope, le cheveu n'a pas sa forme cylindrique normale mais il est triangulaire à la coupe, creusé de cannelures longitudinales et tordu sur son axe. Il semble s'agir d'une affection transmise sur le mode autosomique dominant. Elle est distincte du syndrome de Menkès (v. ce terme).

CHEVILLE, *s. f.* [angl. ***ankle***]. Articulation du membre inférieur située entre la jambe et le pied. Elle comporte deux saillies, la malléole interne, médiale ou tibiale et la malléole externe, latérale, péronière ou fibulaire et la surface articulaire inférieure ou pilon tibial en continuité avec la malléole interne qui s'articule avec la poulie astragalienne • 👁 **tibia** •.

CHEVILLÈRE, *s. f.* [angl. ***ankle support***]. Orthèse destinée à la contention de la cheville.

CHEVROTEMENT, *s. m.* [angl. ***quavering***]. Tremblotement de la voix qui rappelle plus ou moins le cri de la chèvre.

CHEYNE-STOKES (respiration de) (C. John, 1818 ; S. Sir William, 1854 ; tous deux irlandais) [angl. ***Cheyne-Stokes breathing***]. Variété spéciale de rythme respiratoire, caractérisée par une période d'apnée plus ou moins longue, à laquelle succède une série de respirations d'amplitude croissante, suivie d'une autre série d'amplitude décroissante, aboutissant à une nouvelle pause. Ce type s'observe surtout dans l'insuffisance rénale terminale. Il semble dû à une irrigation défectueuse du centre respiratoire.

CHI. Centre Hospitalier Intercommunal.

CHIARI (maladie ou syndrome de) (C. Hans von, autr.). V. *Budd-Chiari (syndrome de)* et *Arnold-Chiari (syndrome de)*.

CHIARI (réseau de) (C. Hans, autr., 1851-1916) [angl. ***Chiari's reticulum, net*** ou ***network***]. Reliquat embryologique inconstant formant dans l'oreillette droite un fin réseau fibro-musculaire. V. *cœur triatrial*.

CHIARI-FROMMEL (syndrome de) (Ch. J. B., autr., 1855 ; F., 1882) [angl. ***Chiari-Frommel syndrome***]. Syndrome survenant après un accouchement hémorragique, caractérisé par une galactorrhée persistante, une aménorrhée et souvent une atrophie utéro-ovarienne avec faible sécrétion d'hormone folliculostimulante. V. *aménorrhée-galactorrhée (syndrome)* et *Argonz-del Castillo (syndrome d')*.

CHIASMA *s. m.* **OPTIQUE** (gr. *khiasmos*, disposé en croix) (TA ***chiasma opticum***) [angl. ***optic chiasm***]. Lame quadrilatère transversale de substance blanche formée par le croisement des fibres provenant des nerfs optiques et se rendant par les tractus optiques au cortex occipital. V. *hémianopsie* et *Traquair (syndrome de la jonction de)*.

CHIASMATIQUE (syndrome) [angl. ***chiasma syndrome***]. Syndrome constitué par le rétrécissement bitemporal du champ visuel, la diminution de l'acuité visuelle et l'atrophie des nerfs optiques. Il témoigne de la compression du chiasma par une tumeur de la région hypophysaire.

CHICAGO (maladie de) (ville des États-Unis) [angl. ***Chicago disease***]. Blastomycose nord-américaine. V. *blastomycose*.

CHIEN DE FUSIL (attitude ou **position en)** [angl. ***coiled position***]. Attitude provoquée par l'irritation des méninges (méningite, hémorragie méningée), caractérisée par la contracture en extension de la tête et du tronc et en flexion des membres supérieurs et inférieurs.

CHIKUNGUNYA, *s. f.* ou *m.* (ce qui fait plier, en dialecte Swahili) [angl. ***chikungunya***]. Variété de dengue (v. ce terme) observée en 1952 au Tanganyika et due à un *Alphavirus* de la famille des *Togaviridæ* (virus chikungunya) transmis par des moustiques du genre *Ædes*. Une épidémie de *c.* transmise par *Ædes albopictus* sévit à la Réunion depuis 2005. Sa déclaration est obligatoire (2006).

CHILAÏDITI (syndrome de) (C. Demetrios, autr., 1910) [angl. ***Chilaiditi's syndrome***]. Interposition du côlon entre la face supérieure du foie et la coupole diaphragmatique droite. Elle se traduit, sur les clichés radiographiques de l'abdomen, par une clarté inter-hépato-diaphragmatique ; elle peut provoquer des douleurs abdominales plus ou moins aiguës.

CHILBLAIN LUPUS. V. *lupus (chilblain)*.

CHILD (classification de) [angl. ***Child's classification***]. Mode de répartition des ***cirrhoses*** en trois classes de gravité croissante (A, B et C) selon un score obtenu d'après l'état nutritionnel, l'existence ou non d'une encéphalopathie et d'une ascite ainsi que les taux sanguins de bilirubine et d'albumine. — *La classification de Child modifiée par Pugh* tient compte en plus du taux de prothrombine.

CHILD (syndrome) (Happle, 1980). Acronyme anglais signifiant : *Congenital Hemiplasia (with) Ichtiosiform (erythroderma and) Limb Defects*. Ensemble très rare de malformations unilatérales comprenant une érythrodermie ichtyosiforme et l'absence d'une main et d'un pied.

CHILO... V. *cheilo...*

CHIMBÉRÉ, *s. m.* Épidermomycose achromique observée en Amérique du Sud chez les Indiens du Matto-Grosso et due au *Trichophyton roquettei*.

CHIMÈRE, *s. f.* (Winkler, 1907) [angl. ***chimera***] (génétique). « Individu qui porte en mosaïque des caractères propres à deux génotypes différents. Les *ch.* sont connues chez les plantes, beaucoup plus rares chez les animaux. Elles résultent le plus souvent de mutations somatiques. On peut également rencontrer des *ch.* dans les cas d'hybridation vraie (croisements interspécifiques) » (Théret). — Individu possédant des cellules dont les caractères génétiques sont différents des siens. Il tolère ces éléments étrangers parce qu'ils ont pénétré dans son organisme très tôt, avant que l'élaboration des anticorps ait commencé. V. *tolérance immunitaire*.

CHIMIO... V. aussi *chémo...*

CHIMIO-EMBOLISATION, *s. f.* [angl. ***chemoembolization***]. Mode de traitement associant l'embolisation et la chimiothérapie (v. ces termes), préconisée dans certaines tumeurs malignes et consistant à déposer localement par voie artérielle des microcapsules qui contiennent le médicament anticancéreux.

CHIMIOKINE, *s. f.* (Paolo Lusso et Robert Gallo, 1995) (mot formé de *chimiotactique* et *cytokine*) [angl. ***chimiokine***]. Syn. *chémokine*. Cytokine (RANTES [*regulation upon activation, normal T expressed and secreted*], MIP-1a et MIP-1b [*Macrophage Inflammatory Protein*]) produite lors d'une réaction inflammatoire et jouant notamment un rôle chimiotactique.

CHIMIONUCLÉOLYSE, *s. f.* Syn. *chémionucléolyse*. V. *nucléolyse*.

CHIMIOPALLIDECTOMIE, *s. f.* (I. S. Cooper, 1955) (gr. *khêméia*, chimie ; lat. *pallidum* ; gr. *ektomê*, ablation) [angl. ***chemopallidectomy***]. Destruction chimique du pallidum (partie interne du noyau lenticulaire du cerveau) au moyen d'une injection d'alcool ; opération proposée comme traitement de la maladie de Parkinson.

CHIMIOPRÉVENTION, *s. f.* V. *chimioprophylaxie*.

CHIMIOPROPHYLAXIE, *s. f.* [angl. ***chemoprophylaxis***]. Syn. *chimioprévention*. Emploi préventif de certaines substances chimiques dans le but d'empêcher l'apparition d'une maladie (prophylaxie étiologique ou causale vraie) ou de ses manifestations cliniques (prophylaxie clinique ou médicamenteuse). P. ex. : *ch.* du paludisme.

CHIMIORÉSISTANCE, *s. f.* [angl. ***drug-resistance***]. Inefficacité de la chimiothérapie. P. ex. dans le paludisme.

CHIMIOTACTIQUE, *adj.* [angl. ***chemotactic***]. Syn. *chémotactique*. Qui concerne le chimiotactisme.

CHIMIOTACTISME, *s. m.*, **CHIMIOTAXIE**, *s. f.*, (gr. *khêméia*, chimie ; *taktos*, réglé ; *taxis*, arrangement ; *trépein*, tourner) [angl. ***chemotaxis***]. Syn. *chimiotropisme*. Propriété que possède le protoplasma d'être attiré *(ch. positif)*, ou repoussé *(ch. négatif)*, par certaines substances chimiques, en particulier par les toxines microbiennes. L'accoutumance peut produire l'inversion des propriétés chimiotactiques. *Chimiotactisme* et *chimiotaxie* indiquent une attirance ou une répulsion avec déplacement des organismes ou des cellules (leucocytes) mobiles vers la substance chimique ou en direction opposée ; *chimiotropisme* (syn. *trophotropisme*) se rapporte à une simple orientation (sans mouvement) dans l'une ou l'autre de ces directions. Le *ch. positif des leucocytes* leur permet de lutter contre les agents infectieux ; il est favorisé par l'action du complément. V. *immunophagocytose, chimiokine* et *cytotaxigène*.

CHIMIOTAXINOMIE ou **CHIMIOTAXONOMIE**, *s. f.* [angl. ***chemotaxonomy***]. Classification des bactéries selon l'analyse des composants chimiques de leur paroi ou de la cellule toute entière. V. *biotaxie.*

CHIMIOTHÉRAPIE, *s. f.* (gr. *khêméia*, chimie ; *thérapéia*, traitement) [angl. ***chemotherapy***]. Thérapeutique par les substances chimiques, en particulier au cours des maladies infectieuses et des cancers. — ***c. anticancéreuse.*** V. *antimitotique.* — ***c. adjuvante*** [angl. ***adjuvant c.***]. *C.* mise en œuvre en complément de (c'est-à-dire *après*) la chirurgie ou la radiothérapie des cancers. — ***c. néoadjuvante*** [angl. ***neoadjuvant c.***]. *C.* administrée *préalablement* à ces thérapeutiques.

CHIMIOTROPISME, *s. m.* [angl. ***chimiotropism***]. V. *chimiotactisme.*

CHIMISME STOMACAL [angl. ***gastric chemistry***]. État du suc gastrique considéré au point de vue de sa composition chimique.

CHIMISORPTION, *s. f.* V. *adsorption.*

CHIPAULT (schéma de) (C. A., fr., XIXe siècle). Règle donnant la correspondance entre les apophyses épineuses des vertèbres et les racines des nerfs rachidiens. Chez l'adulte, pour savoir le numéro des racines naissant au niveau d'une apophyse épineuse vertébrale, il suffit, au numéro de l'apophyse, d'ajouter les chiffres : 1 à la région cervicale, 2 à la région thoracique supérieure, 3 de la 6e à la 11e apophyse thoracique ; la partie inférieure de la 11e apophyse thoracique et l'espace interépineux sous-jacent correspondent aux points d'origine des trois dernières paires lombales ; la 12e apophyse épineuse thoracique et l'espace sous-jacent, à ceux des paires sacrées.

CHIQUE, *s. f.* [angl. ***chigo***]. Variété de puce (*Dermatophilus, Pulex, Tunga* ou *Sarcopsylla penetrans*) commune en Amérique du Sud et en Afrique. La femelle pénètre dans la peau des pieds (sous l'ongle des orteils) où elle détermine des abcès et des plaies profondes (tungose).

CHIRALGIE, *s. f.* (gr. *kheir*, main ; *algos*, douleur) [angl. ***chiralgia***]. Douleur localisée à la main.

CHIRALGIE PARESTHÉSIQUE (Bivona, 1902) (gr. *kheir*, main ; *algos*, douleur) [angl. ***chiralgia paraesthetica***]. Syndrome offrant une grande analogie avec la *méralgie paresthésique* et se manifestant par une sensibilité douloureuse à la pression au niveau de la main.

CHIRALITÉ, *s. f.* (gr. *kheir,* main) [angl. ***chirality***] (chimie). Propriété d'un objet (ou d'une molécule) qui est *chiral,* c'est-à-dire non superposable à son image en miroir (comme la main). V. *isomérie.*

CHIRAY (signe de) (C. Maurice, fr., XXe siècle). Douleur provoquée par la palpation profonde de la région vésiculaire, en position assise ; signe de lithiase vésiculaire.

CHIRAY, FOIX ET NICOLESCO (syndrome de). V. *noyau rouge (syndrome controlatéral du).*

CHIRAY ET PAVEL (maladie de). V. *cholécystatonie.*

CHIRO... V. aussi *cheiro...*

CHIROBRACHIALGIE PARESTHÉSIQUE NOCTURNE (Froment) (gr. *kheir*, main ; *brakhiôn*, bras ; *algos*, douleur). V. *acroparesthésie.*

CHIROMÉGALIE, *s. f.* (gr. *kheir*, main ; *mégas*, grand) [angl. ***cheromegaly***]. Hypertrophie des doigts et des mains analogue à celle que l'on observe dans l'acromégalie, signalée par Charcot et Brissaud dans la syringomyélie.

CHIROPODAL, ALE, *adj.* V. *cheiropodal.*

CHIROPRAXIE, *s. f.* (Palmer, amér., fin du XIXe siècle) (gr. *kheir*, main ; *praxis*, action) [angl. ***chiropractic***]. Méthode empirique de traitement de nombreuses affections (et en particulier des algies d'origine rachidienne) par des manipulations diverses. V. *ostéopathie, vertébrothérapie* et *médecine manuelle.*

CHIRURGIE, *s. f.* (gr. *kheir*, main ; *ergon*, œuvre) [angl. ***surgery***]. Partie de la thérapeutique qui consiste à pratiquer certaines manœuvres externes ou opérations sanglantes. — ***c. ambulatoire.*** Acte chirurgical suivi du retour au domicile dans la même journée, sans que l'opéré passe la nuit dans l'établissement hospitalier. — ***c. cardiaque.*** « Elle comprend toutes les interventions chirurgicales intra-thoraciques portant sur l'appareil cardio-vasculaire : le cœur lui-même, son enveloppe péricardique, ses vaisseaux nourriciers, ses veines afférentes, les gros vaisseaux efférents de la base et de façon générale toutes les interventions nécessitant une circulation extra-corporelle » (décret du 16 janvier 1991). — ***c. esthétique*** [angl. ***cosmetic surgery***]. Partie de la chirurgie plastique destinée à améliorer l'aspect de certaines parties du corps. — ***c. générale.*** C'est principalement la chirurgie digestive, car en sont exclues la *c.* thoracique et cardiaque, la neurochirurgie, l'orthopédie, l'urologie et l'obstétrique. — ***c. réfractive.*** V. *réfractive (chirurgie).* — ***c. plastique*** [angl. ***plastic surgery***]. Chirurgie destinée à corriger les déformations congénitales ou acquises. — ***c. radicale.*** V. *cure.*

CHIRURGIEN, *s. m.* [angl. ***surgeon***]. Médecin spécialisé en chirurgie. V. ce terme. — ***c.-dentiste.*** V. *dentiste.*

CHIVA (C. Franceschi, fr., 1986). Initiales de *Cure conservatrice et Hémodynamique de l'Insuffisance Veineuse en Ambulatoire.* Méthode de traitement des varices par correction du reflux sanguin du réseau profond vers la superficie, au moyen de sections-ligatures des crosses et des perforantes incontinentes selon les indications du doppler, ce qui permet la conservation du réseau veineux superficiel.

CHLAMYDIA, *s. f.* (gr. *khlamus*, chlamyde, casaque de cavalerie macédonienne) [angl. ***chlamydia***]. Syn. désuets *Rickettsia psittaci* (Lillie, 1930), *Rickettsia trachomatis* (Foley et Parrot, 1937), *Miyagawanella* (E. Brumpt, 1938), *Bedsonia* (Meyer, 1952), *néorickettsie* (P. Giroud, 1955). Petit organisme qui présente à la fois les caractères des bactéries et ceux des virus, et qui fut considéré comme une variété de rickettsie. Comme les bactéries, les *c.* synthétisent à la fois l'ADN et l'ARN, elles sont pourvues de parois cellulaires et de ribosomes, elles se reproduisent par scission et sont sensibles aux antibiotiques (cyclines) ; mais, comme les virus, elles ne peuvent vivre qu'en parasitant des cellules auxquelles elles empruntent l'énergie nécessaire à leur métabolisme. On les considère comme des petites bactéries spéciales Gram négatives. — Le genre bactérien ***Chlamydia*** [angl. ***Chlamydia***] comprend 3 espèces : *Chlamydia trachomatis* (groupe A, v. aussi *TRIC, agent*) qui est la cause du trachome et de la conjonctivite à inclusions, celle d'un certain nombre de maladies sexuellement transmissibles : maladie de Nicolas-Favre, urétrites, cervicites, salpingites à inclusions ; la cause aussi d'infections pulmonaires du nouveau-né et du sujet en état d'immunodépression ; *Chlamydia psittaci* (groupe B), responsable de la psittacose, de l'ornithose et de nombreuses maladies animales. *C. pneumoniae,* de découverte récente, est responsable d'infections respiratoires. Les affections dues aux *c.* sont souvent latentes et récidivantes. Le diagnostic peut être confirmé par la sérologie. V. *rickettsie.*

CHLAMYDIACEÆ, *s. f. pl.* [angl. ***Chlamydiaceae***]. Famille bactérienne comprenant un seul genre, *Chlamydia* (v. ce terme) et trois espèces : *Chlamydia psittaci, Chlamydia pneumoniæ* et *Chlamydia trachomatis.*

CHLAMYDIALES, *s. f.* **pl.** [angl. ***Chlamydiales***]. Ordre bactérien comprenant la famille des *Chlamydiaceæ.*

CHLAMYDIOSE, *s. f.* [angl. ***chlamydiosis***]. Maladie infectieuse provoquée par une *Chlamydia* (v. ce terme).

CHLAMYDOSPORE, *s. f.* (gr. *khlamus*, casaque de cavalerie ; *spora*, graine) [angl. ***chlamydospore***]. Forme de résistance des spores de certaines variétés de champignons.

CHLOASMA, *s. m.* (gr. *khloazein*, germer, verdir) [angl. ***chloasma***]. Lésion de la peau consistant en taches pigmentaires de forme irrégulière, de grandeur variable, à contours géographiques, siégeant habituellement à la face. Elle se développe dans des états morbides très divers (affections utérines, anémie grave, etc.), mais elle est surtout symptomatique de la grossesse (masque des femmes enceintes).

CHLORACNÉ, *s. f.* [angl. ***chloracne, chlorine acne.***]. Acné du chlore, *a.* secondaire à l'exposition à des composés chlorés.

CHLORAMPHÉNICOL, *s. m.* (DCI) (Burkholder, 1947 ; Gottlieb, 1948) [angl. ***chloramphenicol***]. Antibiotique de la famille des phénicoles (v. ce terme) élaboré par un champignon, le *Streptomyces venezuelæ* et doué d'une grande activité dans la fièvre typhoïde et les salmonelloses, dans certaines affections à bacilles Gram– (entérocoque, colibacille, bacilles de Friedlaender et de Pfeiffer) ou Gram+

(strepto-, pneumo- et gonocoque). Il agit par voie buccale et a pu être reproduit par synthèse. Le risque d'aplasie médullaire qu'il fait courir en a beaucoup restreint la prescription. V. *gris (syndrome).*

CHLORATION, *s. f.* [angl. ***chlorination***]. Procédé de purification des eaux destinées à la consommation, au moyen de chlore liquide mélangé à l'eau en quantité telle qu'il n'en modifie pas les qualités organoleptiques.

CHLORE, *s. m.* (Davy, 1810) (gr. *khloros,* vert) [angl. ***chlorine***]. — 1° ***Élément chimique*** de numéro atomique 17 (dix-sept électrons gravitent autour du noyau atomique). Symbole *Cl.* — 2° ***Corps simple,*** gazeux dans les conditions normales, formé de molécules diatomiques Cl_2. Le chlore appartient à la famille des *halogènes.* C'est un *oxydant* très actif qui se combine à presque tous les éléments pour donner des chlorures. À l'état solide ou en solution dans un milieu ionisant (eau), ceux-ci sont caractérisés par la présence de l'ion chlorure Cl^-. Les ***chlorures*** sont très abondants dans la nature, en particulier le chlorure de sodium (environ 30 g/L dans l'eau de mer). Le caractère oxydant des composés oxygénés du chlore et leur coût modique les font utiliser pour *décolorer* ou *stériliser* (eau de Javel, contenant de l'hypochlorite de sodium NaClO). V. *chlorémie, chlorurie, sueur (test de la)* et *estomac.*

CHLORÉMIE, *s. f.* [angl. ***chloraemia***]. Teneur en chlore du sang. — On distingue la *c. plasmatique,* qui est de 100 à 106 mEq/L ou mmol/L à l'état normal, et la *c. globulaire,* qui est de 52 mEq ou mmol par litre de globules rouges.

CHLORHYDRIE, *s. f.* (Hayem) [angl. ***chlorhydria***]. Somme de l'acide chlorhydrique libre et du chlore combiné aux matières organiques, lorsqu'on fait l'examen du suc gastrique après un repas d'épreuve.

CHLOROFORMISATION, *s. f.* [angl. ***chloroformization***]. Procédé d'anesthésie générale tombé en désuétude, qui consiste à faire respirer au sujet un mélange d'air et de vapeur de chloroforme. — ***c. à la reine*** (obstétrique). Administration du chloroforme à faibles doses au moment des douleurs de l'accouchement, sans chercher à obtenir le sommeil complet. Une des premières applications de cette méthode fut faite par Simpson en Angleterre pour l'accouchement de la reine Victoria.

CHLOROME, *s. m.* (gr. *khlôros,* vert) [angl. ***chloroma***]. Syn. *cancer vert d'Aran* (Ménétrier). Affection propre aux enfants et caractérisée par le développement de nodules lymphatiques verdâtres siégeant ordinairement à la surface des os plats, sur le crâne en particulier, provoquant une exophtalmie, une compression des nerfs crâniens et l'apparition de bosses temporo-occipitales, mais pouvant aussi se développer dans les viscères et à la surface des téguments et des muqueuses. Il existe une anémie. La présence dans le sang d'une notable proportion de cellules anormales (myéloblastes, leucoblastes), avec ou sans hyperleucocytose et l'évolution vers la mort en quelques mois font du *chlorome* une maladie intermédiaire entre les tumeurs malignes et la leucémie aiguë.

CHLORONYCHIE, *s. f.* (gr. *khlôros,* vert ; *onux,* ongle). Coloration verte d'un ongle.

CHLOROPÉNIE, *s. f.* (chlore ; gr. *pénia,* pauvreté) [angl. ***chloropenia***]. Diminution des chlorures ou du chlore (essentiellement du chlorure de sodium) des liquides de l'organisme et en particulier du sérum sanguin et du liquide céphalorachidien.

CHLOROPEXIE, *s. f.* (chlore ; gr. *pêxis,* fixation) [angl. ***chloropexia***]. Fixation des chlorures ou du chlore dans les tissus de l'organisme.

CHLOROPSIE, *s. f.* (gr. *khlôros,* vert ; *opsis,* vision) [angl. ***chloropsia***]. Trouble de la perception des couleurs, où les objets apparaissent de teinte verdâtre. V. *chomatopsie.*

CHLOROSE, *s. f.* (Varandal, 1615) (gr. *khlôros,* vert) [angl. ***chlorosis***]. Syn. *anémie essentielle des jeunes filles.* Terme désuet et imprécis désignant une variété d'anémie ferriprive des jeunes filles. — ***ch. tardive de Hayem.*** V. *anémie hypochrome.*

CHLOROTIQUE, *adj et s. m. et f.* Qui a rapport à la chlorose. Malade atteint de chlorose.

CHLORPROMAZINE, *s. f.* (DCI) [angl. ***chlorpromazine***]. V. *neuroleptique* et *Kulenkampff-Tornow (syndrome de).*

CHLORTÉTRACYCLINE, *s. f.* (DCI) (Duggar, 1948) [angl. ***chlortetracycline***]. Antibiotique de la famille des tétracyclines (v. ce terme) élaboré par un champignon, le *Streptomyces aureofaciens.* Il est doué d'une grande activité contre de nombreux germes : streptocoque, staphylocoque, pneumocoque, méningocoque, gonocoque, tréponème pâle, germe de la tularémie et amibe dysentérique. Il est, en outre, efficace dans certaines maladies provoquées par d'autres micro-organismes tels que les chlamydias et les mycoplasmes (maladie de Nicolas-Favre, kératite herpétique, pneumonies atypiques) ou par des rickettsies (typhus). Il est actif par voie buccale.

CHLORURACHIE, *s. f.* Présence de chlore ou de chlorures, dans le liquide céphalorachidien. Le taux normal est de 120 à 130 mEq/L ou mmol/L.

CHLORURE DE SODIUM (NaCl) [angl. ***sodium chloride***]. Sel, sel marin, sel gemme, sel de cuisine. Il entre dans la composition de très nombreux aliments et conserves. Sa suppression (régime désodé) est prescrite dans l'insuffisance cardiaque, les œdèmes et l'hypertension artérielle ; son élimination est également obtenue par les diurétiques salins ou *salidiurétiques.*

CHLORURÉMIE, *s. f.* (chlorure ; gr. *haïma,* sang) [angl. ***chloruraemia***]. Présence normale de chlorures (essentiellement de chlorure de sodium) dans le sang.

CHLORURIE, *s. f.* (chlorure ; gr. *ouron,* urine) [angl. ***chloruria***]. Présence normale de chlorures dans l'urine ; elle est proportionnelle à la quantité de sel ingérée et varie ordinairement de 120 à 150 mEq ou mmol par 24 heures.

CHOANES, *s. f. pl.* (gr. *khoanôs,* entonnoir) [TA et angl. ***choanae***]. Orifice postérieur des fosses nasales (ou cavité nasale) qu'il fait communiquer avec le nasopharynx • 👁 **nasopharynx** •.

CHOC, *s. m.* [angl. ***shock***]. Sidération brusque du système nerveux caractérisée par une stupeur, une hypothermie, un collapsus cardiovasculaire (v. ce terme), parfois même par des convulsions avec perte de connaissance, aboutissant soit à la mort, soit à la guérison rapide. Il résulte toujours « d'une diminution du volume du sang circulant par rapport à la capacité fonctionnellement active du lit vasculaire » (Jean Hamburger). Cette diminution entraîne une insuffisance brutale de l'irrigation d'organes d'importance vitale, privés d'oxygène et encombrés de déchets métaboliques acides qui ne sont plus évacués. Le *c.* peut relever de deux mécanismes : — 1° *une brusque réduction du retour du sang veineux au cœur :* par effondrement de la masse sanguine à la suite de pertes de sang ou de plasma (*c.* hémorragique, *c.* des brûlés, *c.* traumatique, *c.* postopératoire) ; par déshydratation aiguë ou perte de sodium à la suite de diarrhée ou de vomissements abondants, au cours de la maladie d'Addison ou de l'acidose diabétique ; par vasodilatation généralisée avec stockage du sang dans les artérioles et les capillaires (*c.* anaphylactique, *c.* réflexe, *c.* toxique, *c.* infectieux ou bactériémique) ; dans tous ces cas il s'agit de ***c. hypovolémique*** (v. ce terme). — 2° *un fonctionnement cardiaque défectueux.* C'est alors le ***c. cardiogénique*** (v. ce terme) dû à un remplissage cardiaque insuffisant, gêné par une tamponnade ou provoqué par une tachycardie extrême, ou bien dû à une insuffisance cardiaque aiguë au cours de l'infarctus du myocarde, des myocardites, de l'embolie pulmonaire massive, des sténoses aortiques et mitrales très serrées. V. *poumon de choc.*

CHOC (onde de). V. *vent du boulet.*

CHOC (poumon de). V. *poumon de choc.*

CHOC AÉRIEN [angl. ***aerial shock***]. V. *vent du boulet.*

CHOC ALLERGÉNIQUE [angl. ***allergenic shock***]. Choc anaphylactique provoqué, chez un sujet allergique, par l'injection sous-cutanée ou intradermique de l'antigène (allergène) spécifique, p. ex. au cours d'un test diagnostique ou d'un traitement de désensibilisation.

CHOC ANAPHYLACTIQUE [angl. ***anaphylactic shock***]. Choc qui suit l'injection déchaînante (v. ce terme) intraveineuse d'une substance (antigène) généralement protéique, chez un sujet sensibilisé, en état d'anaphylaxie (v. ce terme). Son début est particulièrement brutal ; mais, même dans les formes dramatiques, exceptionnelles, avec prurit généralisé, pâleur, angoisse, refroidissement et coma, la guérison est possible ; elle est de règle dans les formes plus légères au cours desquelles apparaissent des œdèmes cutanéomuqueux (urticaire, toux, dyspnée asthmatiforme). Le *c. a.* peut survenir aussi à la suite de l'introduction de l'antigène par voie sous-cutanée, intramusculaire, intradermique ou digestive. Il est dû à une réaction immunologique de l'antigène avec l'anticorps sérique spécifique (v. *réagine*) fixé sur les cellules basophiles qui, à ce moment, libèrent les médiateurs chimiques dilatateurs des artérioles, dont le principal est l'histamine. V. *choc.*

CHOC ANAPHYLATOXINIQUE [angl. ***anaphylatoxinic shock***]. V. *anaphylatoxine.*

CHOC ASTRAGALIEN. V. *astragalien.*

CHOC BACTÉRIÉMIQUE [angl. ***bacteriaemic shock***]. Syn. *choc infectieux, choc septique.* Insuffisance circulatoire aiguë (v. *choc*) succédant immédiatement à un frisson avec élévation thermique en clocher, déclenchée par une infection bactérienne, surtout à germes Gram–. V. *sepsis* et *anticorps anti-endotoxine.*

CHOC CARDIOGÉNIQUE [angl. ***cardiogenic shock***]. Choc dans lequel le collapsus est dû à une brusque défaillance du cœur (collapsus cardiogénique), incapable de maintenir un débit sanguin suffisant et au cours duquel la pression veineuse centrale est normale ou élevée. Il survient au cours de l'infarctus du myocarde, de l'embolie pulmonaire massive, de l'insuffisance cardiaque terminale, des tamponnades, des accès de tachycardie extrême. V. *choc* et *collapsus cardiaque ou cardiovasculaire.*

CHOC COMPENSÉ [angl. ***compensated shock***]. Choc dans lequel la pression artérielle et l'irrigation sanguine périphérique sont maintenues, de façon à peu près normale, par l'accélération du rythme cardiaque et la vasoconstriction périphérique.

CHOC EN DÔME (Bard) [angl. ***choc en dôme***]. Sensation particulière éprouvée par la main qui palpe la région précordiale d'un sujet atteint d'insuffisance aortique avec hypertrophie du cœur. Le choc « s'arrondit, s'étale, prend contact sur une plus grande surface, tout en restant bien circonscrit ; la sensation est celle d'une boule ou d'un globe qui se durcit sous la main ».

CHOC ÉLECTRIQUE [angl. ***counter-shock, cardioversion***] (cardiologie). Application, sur le cœur, d'un courant électrique pendant une fraction de seconde. Selon ses caractéristiques, le choc peut, soit provoquer la fibrillation et l'arrêt du cœur : c'est un procédé utilisé en chirurgie cardiaque pour immobiliser le cœur pendant l'intervention, soit rétablir un rythme normal en cas de fibrillation cardiaque. V. *défibrillateur, défibrillation* et *cardioversion.* — (neuropsychiatrie). V. *électrochoc.*

CHOC HYPOVOLÉMIQUE [angl. ***hypovolaemic shock***]. Choc dans lequel le collapsus est dû à une brusque et importante diminution de la masse sanguine : *c.* hémorragique, compliqué d'anémie ; *c.* par déshydratation extracellulaire avec perte d'eau et des électrolytes par voie digestive ou rénale, chez l'adulte et surtout chez le nourrisson (toxicose). Il s'accompagne d'un abaissement de la pression veineuse centrale.

CHOC INFECTIEUX. V. *choc bactériémique.*

CHOC INSULINIQUE [angl. ***insuline shock***]. V. *insulinique (choc).*

CHOC IRRÉVERSIBLE [angl. ***irreversible shock***]. Choc dans lequel la chute progressive de la pression sanguine et l'évolution vers la mort se poursuivent malgré le rétablissement de la masse sanguine, probablement à la suite d'une vasodilatation paralytique tardive et de troubles myocardiques.

CHOC OPÉRATOIRE [angl. ***surgical shock***]. Choc (v. ce terme) survenant au cours d'une intervention chirurgicale ou aussitôt après. Il a des causes multiples : longueur d'une intervention ayant entraîné des délabrements importants, perte de sang, déséquilibre humoral, etc.

CHOC D'ORIGINE VASCULAIRE [angl. ***circulatory shock***]. Choc dans lequel le collapsus est provoqué par une brusque et très importante vasodilatation : après un traumatisme, au cours de certaines maladies infectieuses (fièvre typhoïde), du choc anaphylactique, etc. V. *collapsus cardiaque ou cardiovasculaire.*

CHOC DE POINTE. Impulsion rythmée perçue à la palpation de la région précordiale, lors de la contraction de la pointe du cœur. Elle peut être modifiée (v. *choc en dôme*) dans certaines cardiopathies.

CHOC RÉVERSIBLE [angl. ***reversible shock***]. Choc dans lequel le fonctionnement normal de l'appareil circulatoire peut être rétabli. Le choc est réversible à sa phase initiale.

CHOC ROTULIEN. V. *rotulien.*

CHOC SEPTIQUE. V. *choc bactériémique.*

CHOC SPINAL [angl. ***spinal shock***]. V. *spinal.*

CHOC TIBIAL. V. *tibial.*

CHOC TOXIQUE, ou **CHOC TOXIQUE STAPHYLOCOCCIQUE** (Todd, 1978) [angl. ***toxic shock syndrome***]. État de choc fébrile associé à une érythrodermie scarlatiniforme et à une atteinte multiviscérale sévère, provoqué par une toxine staphylococcique. Les hémocultures sont négatives. Le germe est identifié localement, le plus souvent au niveau d'une vaginite provoquée par l'usage de certains tampons périodiques. L'évolution traitée en est en règle favorable. V. *scarlatine staphylococcique* et *superantigène.*

CHOLAGOGUE, *adj.* et *s. m.* (gr. *kholê*, bile ; *agôgos*, qui amène) [angl. ***cholagogue***]. Se dit des substances qui facilitent l'évacuation de la bile renfermée dans les voies biliaires extra-hépatiques et surtout dans la vésicule.

CHOLALÉMIE, *s. f.* (Chauffard, 1913) (gr. *kholê*, bile ; *haïma*, sang). Présence des sels biliaires dans le sang.

CHOLALURIE, *s. f.* (gr. *kholê*, bile ; *ouron*, urine). Présence des sels biliaires dans l'urine.

CHOLANGIECTASIE, *s. f.* (gr. *kholê*, bile ; *angéion*, vaisseau ; *ektasis*, dilatation) [angl. ***cholangiectasy***]. Dilatation des voies biliaires.

CHOLANGIOCARCINOME, *s. m.* [angl. ***cholangiocarcinoma***]. Tumeur maligne développée aux dépens de l'épithélium des voies biliaires intrahépatiques. V. *cancer du foie* et *Klatskin (tumeur de).*

CHOLANGIO-CHOLÉCYSTOGRAPHIE, *s. f.* V. *cholangiographie.*

CHOLANGIO-CYSTOSTOMIE, *s. f.* (gr. *kholê*, bile ; *angéion*, vaisseau ; *kustis*, vessie ; *stoma*, bouche) [angl. ***cholangiocystostomy***]. Syn. *hépato-cystostomie.*Abouchement de conduits biliaires dans la vésicule à travers sa paroi supérieure ; opération pratiquée dans les cas d'obstruction du canal hépatique.

CHOLANGIO-ENTÉROSTOMIE, *s. f.* (Marcel Baudouin) (gr. *kholê*, bile ; *angéion*, vaisseau ; *entéron*, intestin ; *stoma*, bouche) [angl. ***cholangioenterostomy***]. Abouchement chirurgical des conduits biliaires dans l'intestin.

CHOLANGIOGRAPHIE, *s. f.* (gr. *kholê*, bile ; *angéion*, vaisseau ; *graphein*, écrire) [angl. ***cholangiography***]. Syn. *angiocholécystographie, angiocholégraphie, biligraphie, cholangiocholécystographie, cholégraphie.* Radiographie de la vésicule et des voies biliaires préalablement opacifiées par un produit iodé. Celui-ci est soit ingéré, soit injecté dans les veines, soit directement introduit dans les voies biliaires pendant ou après une opération ou bien au cours d'une duodénoscopie (v. ce terme) • 👁 **biliaires (voies)** •.

CHOLANGIO-HAMARTOME, *s. m.* V. *hamartome.*

CHOLANGIO-JÉJUNOSTOMIE INTRA-HÉPATIQUE (gr. *kholê*, bile ; *angéion*, vaisseau ; lat. *jejunum* ; gr. *stoma*, bouche) [angl. ***intrahepatic cholangiojejunostomy***]. Abouchement d'un conduit biliaire intrahépatique dans le jéjunum. Opération pratiquée lorsque les canaux cholédoque et hépatique sont obstrués.

CHOLANGIOLITE, *s. f.* (gr. *kholê*, bile ; *angéion*, vaisseau ; suffixe *-ite* indiquant l'inflammation) [angl. ***cholangiolitis***]. Inflammation des cholangioles ou canaux biliaires interlobulaires.

CHOLANGIOME, *s. m.* (gr. *kholê*, bile ; *angéion*, vaisseau ; suffixe *-ome* indiquant une tumeur) [angl. ***cholangioma***]. Variété de tumeur du foie développée aux dépens des cellules des canalicules biliaires intra-hépatiques. Elle peut être

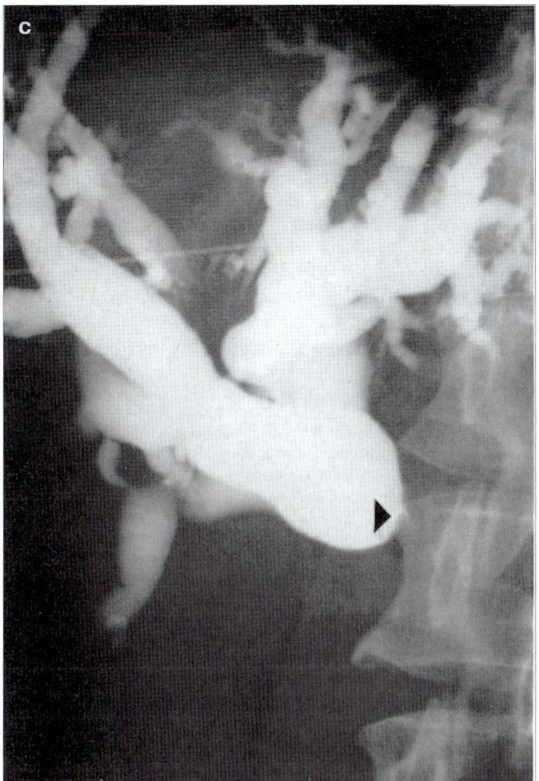

Cholangiographie. Obstacle par cancer (flèche)

de nature bénigne (il s'agit souvent de petits nodules multiples) ou maligne (épithélioma cholangiocellulaire).

CHOLANGIOMÉTRIE, *s. f.* (L. Léger et Ph. Détrie) (gr. *kholê*, bile ; *angéion*, vaisseau ; *métron*, mesure). Étude radiographique de l'aspect et du fonctionnement des voies biliaires après injection dans le canal cholédoque, au cours d'une intervention chirurgicale, d'un volume donné (5 mL) d'un produit opaque aux rayons X, dont on suit, dans le temps, sur des clichés successifs, l'évacuation par l'hépatocholédoque et la progression dans le duodénum. Normalement le produit est totalement évacué des voies biliaires au bout de 15 minutes.

CHOLANGIO-RM [angl. ***magnetic resonance cholangiography***]. Application de l'imagerie par résonance magnétique à l'exploration non effractive des voies biliaires. Elle est effectuée avec, ou le plus souvent sans agent de contraste paramagnétique.

CHOLANGIOSCOPIE, *s. f.* [angl. ***cholangioscopy***]. Visualisation directe des voies biliaires au moyen d'un endoscope spécial, le cholédoscope, introduit par voie rétrograde transpapillaire, transhépatique ou par cholédocotomie per-opératoire.

CHOLANGIOSTOMIE, *s. f.* (gr. *kholê*, bile ; *angéion*, vaisseau ; *stoma*, bouche) [angl. ***cholangiostomy***]. Abouchement à la peau d'un conduit biliaire. Opération pratiquée quand les canaux cholédoque et hépatique sont oblitérés d'une façon irrémédiable.

CHOLANGIOTOMIE, *s. f.* (gr. *kholê*, bile ; *angéion*, vaisseau ; *tomê*, section) [angl. ***cholangiotomy***]. Ouverture chirurgicale d'un conduit biliaire.

CHOLANGITE, *s. f.* (gr. *kholê*, bile ; *angéion*, vaisseau ; suffixe *-ite* indiquant l'inflammation) [angl. ***cholangitis***]. Syn. *angiocholite*. Inflammation des voies biliaires.

CHOLANGITE DESTRUCTIVE CHRONIQUE NON SUPPURATIVE [angl. ***chronic nonsuppurative destructive cholangitis***]. V. *cirrhose biliaire primitive*.

CHOLANGITE DIFFUSE NON OBLITÉRANTE DE RÖSSLE. Syn. *maladie de Rössle* ou *de Hanot-Rössle* (G. Albot et Kapandji, 1962). Inflammation diffuse, sans obstruction, des voies biliaires extra-hépatiques. Elle survient au cours d'une infection intestinale ou de l'évolution d'un ulcère digestif avec dyskinésie duodénale. Elle peut s'accompagner de l'inflammation et de l'obstruction des voies biliaires intra-hépatiques, provoquant alors un tableau semblable à celui de la cirrhose biliaire primitive (v. ce terme), mais au cours duquel on ne trouve jamais d'anticorps antimitochondries.

CHOLANGITE AVEC PÉRICHOLANGITE DE HANOT-MAC MAHON. V. *cirrhose biliaire primitive*.

CHOLANGITE SCLÉROSANTE PRIMITIVE [angl. ***primary sclerosing cholangitis***]. Variété rare de cholestase chronique observée chez l'homme après 30 ans, consistant en une inflammation avec fibrose progressivement oblitérante des canaux biliaires. Sa cause est inconnue. Elle est souvent associée à une colite ulcéreuse ou une maladie de Crohn et au cholangiocarcinome.

CHOLÉ... V. aussi *cholo...*

CHOLÉCALCIFÉROL, *s. m.* [angl. ***cholecalciferol***]. Vitamine D_3 antirachitique synthétisée dans le derme sous l'action du rayonnement ultraviolet B. Elle subit une première hydroxylation dans le foie, devenant la 25-hydroxyvitamine D ou *calcidiol*, puis une seconde dans le rein, devenant la 1-25-dihydroxyvitamine D ou *calcitriol*, métabolite actif facilitant l'absorption digestive du calcium et inhibant la synthèse de la parathormone. V. *calciférol*.

CHOLÉCYSTALGIE, *s. f.* (gr. *kholê*, bile ; *kustis*, vessie ; *algos*, douleur) [angl. ***cholecystalgia***]. Douleur au niveau de la vésicule biliaire.

CHOLÉCYSTATONIE, *s. f.* (Chiray et Pavel) (gr. *kholê*, bile ; *kustis*, vessie ; *a-* priv. ; *tonos*, tension) [angl. ***cholecystatony***]. Syn. *maladie de Chiray et Pavel*. Atonie de la vésicule biliaire entraînant sa distension et se manifestant par une sensibilité locale, des troubles dyseptiques, des migraines et un amaigrissement.

CHOLÉCYSTECTASIE, *s. f.* (gr. *kholê*, bile ; *kustis*, vessie ; *ektasis*, dilatation) [angl. ***cholecystectasia***]. Distension de la vésicule biliaire.

CHOLÉCYSTECTOMIE, *s. f.* (gr. *kholê*, bile ; *kustis*, vessie ; *ektomê*, ablation) [angl. ***cholecystectomy***]. Ablation chirurgicale de la vésicule biliaire.

CHOLÉCYSTITE, *s. f.* (gr. *kholê*, bile ; *kustis*, vessie ; suffixe -*ite* indiquant l'inflammation) [angl. ***cholecystitis***]. Inflammation de la vésicule biliaire.

CHOLÉCYSTOCINÉTIQUE, *adj.* (gr. *kholê*, bile ; *kustis*, vessie ; *kinêsis*, mouvement) [angl. ***cholecystokinetic***]. Se dit des substances qui favorisent l'excrétion de la bile contenue dans la vésicule.

CHOLÉCYSTO-COLOSTOMIE, *s. f.* (Mayo) (gr. *kholê*, bile ; *kustis*, vessie ; *kôlon*, côlon ; *stoma*, bouche) [angl. ***cholecystocolostomy***]. Opération qui consiste à aboucher directement la vésicule biliaire dans le côlon.

CHOLÉCYSTO-DOCHOSTOMIE, *s. f.* (F. Franke, 1910) (gr. *kholê*, bile ; *kustis*, vessie ; *dokhos*, qui peut contenir ; *stoma*, bouche). Opération qui consiste, après avoir ouvert la vésicule et débridé le canal cystique, à faire passer par ce canal un gros drain jusque dans le cholédoque. Ce drain reste en place 2 ou 3 semaines et, lorsqu'on le retire, le canal cystique est assez dilaté pour que la stase vésiculaire soit impossible.

CHOLÉCYSTO-DUODÉNOSTOMIE, *s. f.* (gr. *kholê*, bile ; *kustis*, vessie ; lat. *duodenum* ; gr. *stoma*, bouche) [angl. ***cholecystoduodenostomy***]. Opération qui consiste à aboucher directement la vésicule biliaire dans le duodénum.

CHOLÉCYSTO-GASTROSTOMIE, *s. f.* (Giordani) (gr. *kholê*, bile ; *kustis*, vessie ; *gastêr*, estomac ; *stoma*, bouche) [angl. ***cholecystogastrotomy***]. Opération qui consiste à aboucher directement la vésicule biliaire dans l'estomac.

CHOLÉCYSTOGRAPHIE, *s. f.* (gr. *kholê*, bile ; *kustis*, vessie ; *graphein*, écrire) [angl. ***cholecystography***]. Examen radiologique de la vésicule biliaire après ingestion ou injection intraveineuse d'un produit de contraste iodé. Celui-ci est éliminé par la bile et rend la vésicule apparente quelques heures après son absorption. Cet examen est pratiquement abandonné depuis l'avènement de l'échographie.

CHOLÉCYSTO-JÉJUNOSTOMIE, *s. f.* (gr. *kholê*, bile ; *kustis*, vessie ; lat. *jejunum* ; gr. *stoma*, bouche) [angl. ***cholecystojejunostomy***]. Opération qui consiste à aboucher directement la vésicule biliaire dans la première anse jéjunale.

CHOLÉCYSTOKININE, *s. f.* **(CCK)** (Ivy et Oldberg, 1928) (gr. *kholê*, bile ; *kustis*, vessie ; *kinein*, mouvoir) [angl. ***cholecystokinin***]. Hormone sécrétée par la muqueuse duodénale, sous l'influence du passage dans le duodénum d'acides ou de graisses et provoquant par voie humorale la contraction de la vésicule biliaire.

CHOLÉCYSTOPATHIE, *s. f.* (gr. *kholê*, bile ; *kustis*, vessie ; *pathê*, maladie) [angl. ***cholecystopathy***]. Nom générique des affections de la vésicule biliaire.

CHOLÉCYSTOPEXIE, *s. f.* (gr. *kholê*, bile ; *kustis*, vessie ; *pêxis*, fixation) [angl. ***cholecystopexy***]. Syn. *opération de Czerny* . Opération qui consiste à fixer la vésicule biliaire à la paroi abdominale.

CHOLÉCYSTORRAPHIE, *s. f.* (gr. *kholê*, bile ; *kustis*, vessie ; *rhaphê*, couture) [angl. ***cholecystorrhaphy***]. Suture d'une plaie (opératoire ou non), de la vésicule biliaire.

CHOLÉCYSTOSTOMIE, *s. f.* (gr. *kholê*, bile ; *kustis*, vessie ; *stoma*, bouche) [angl. ***cholecystostomy***]. Syn. *opération de Lawson Tait*. Ouverture de la vésicule biliaire avec suture des lèvres de l'incision vésiculaire aux lèvres de l'incision cutanée.

CHOLÉCYSTOTOMIE, *s. f.* (gr. *kholê*, bile ; *kustis*, vessie ; *tomê*, section) [angl. ***cholecystotomy***]. Incision de la vésicule biliaire dans le but d'évacuer du pus ou des calculs.

CHOLÉDOCHO-DUODÉNOSTOMIE, *s. f.* (gr. *kholêdokhos*, cholédoque ; lat. *duodenum* ; gr. *stoma*, bouche) [angl. ***cholecystoduodenostomy***]. Opération qui consiste à anastomoser le canal cholédoque avec le duodénum.

CHOLÉDOCHO-DUODÉNOTOMIE INTERNE (gr. *kholêdokhos*, cholédoque ; lat. *duodenum ;* gr. *tomê*, section) [angl. ***transduodenal choledochotomy***]. Syn. *duodéno-cholédochotomie, cholédochotomie transduodénale*. Opération pratiquée dans les cas d'enclavement d'un calcul dans la portion terminale du cholédoque. Elle consiste à ouvrir le duodénum au niveau de l'ampoule de Vater, à chercher le relief du calcul et à inciser à ce niveau pour extraire le corps étranger.

CHOLÉDOCHO-ENTÉROSTOMIE, *s. f.* (Terrier) (gr. *kholêdokhos*, cholédoque ; *entéron*, intestin ; *stoma*, bouche) [angl. ***choledochoenterostomy***]. Abouchement du canal cholédoque dans l'intestin. — ***c.-e. latérale.*** Syn. *opération de Riedel.* Abouchement latéral du cholédoque dans l'intestin.

CHOLÉDOCHO-FIBROSCOPIE, *s. f.* Méthode d'exploration visuelle préopératoire du canal cholédoque au moyen d'un fibroscope (v. ce terme).

CHOLÉDOCHOGRAPHIE, *s. f.* (gr. *kholêdokhos*, cholédoque ; *graphein*, écrire) [angl. ***choledochography***]. Radiographie du cholédoque rendu visible grâce à un produit de contraste iodé injecté par voie veineuse.

CHOLÉDOCHOLITHIASE, *s. f.* (gr. *kholêdokhos*, cholédoque ; *lithos*, pierre) [angl. ***choledocholithiasis***]. Présence de calculs dans le canal cholédoque.

CHOLÉDOCHOPLASTIE, *s. f.* (gr. *kholêdokhos*, cholédoque ; *plassein*, former) [angl. ***choledochoplasty***]. Opération destinée à rétablir l'écoulement de la bile dans l'intestin, dans les cas de rétrécissement du canal cholédoque. La réfection de ce canal se fait soit avec des lambeaux épiploïques, soit avec des lambeaux stomacaux ou duodénaux, soit avec un lambeau vésiculaire.

CHOLÉDOCHOSTOMIE, *s. f.* (cholédoque ; gr. *stoma*, bouche) [angl. ***choledochostomy***]. Dérivation externe temporaire de la bile par un drain de Kehr placé dans le cholédoque.

CHOLÉDOCHOTOMIE, *s. f.* (gr. *kholêdokhos*, cholédoque ; *tomê*, section) [angl. ***choledochotomy***]. Incision du cholédoque dans le but d'extraire de ce canal des corps étrangers qui l'obstruent. — ***ch. transduodénale.*** V. *cholédocho-duodénotomie interne.*

CHOLÉDOCITE, *s. f.* (Kleb). Inflammation du canal cholédoque.

CHOLÉDOCO... V. *cholédocho...*

CHOLÉDOQUE (conduit ou **canal)** (gr. *kholê*, bile ; *dokhos*, qui peut contenir) (TA ***ductus choledochus***) [angl. ***bile duct***]. Segment terminal de la voie d'excrétion de la bile, né du confluent des conduits hépatique commun et cystique ; il s'abouche dans la deuxième partie du duodénum directement, ou par l'intermédiaire de l'ampoule de Vater.

CHOLÉLITHE, *s. m.* (gr. *kholê*, bile ; *lithos*, pierre) [angl. ***cholelith***]. Calcul biliaire.

CHOLÉLITHIASE, *s. f.* (gr. *kholê*, bile ; *lithos*, pierre) [angl. ***cholelithiasis***]. Présence de calcul dans la vésicule ou dans les voies biliaires ; lithiase biliaire.

CHOLÉLITHOLYTIQUE, *adj.* (gr. *kholê*, bile ; *lithos*, pierre ; *luein*, détruire) [angl. ***cholelitholytic***]. Qui détruit la lithiase biliaire. — *s. m.* Médicament capable de dissoudre certains calculs biliaires.

CHOLÉLITHOTRIPSIE, *s. f.* (gr. *kholê*, bile ; *lithos*, pierre ; *tripsis*, broiement) ou **CHOLÉLITHOTRITIE**, *s. f.* (lat. *terere*, broyer) [angl. ***cholelithotripsy***]. Action de broyer un calcul dans les voies biliaires. Aujourd'hui, la chirurgie à cédé la place à la voie externe et à l'endoscopie. V. *lithotripsie.*

CHOLÉMÈSE, *s. f.* (gr. *kholê*, bile ; *émein*, vomir) [angl. ***cholemesis***]. Vomissement de bile.

CHOLÉMIE, *s. f.* (gr. *kholê*, bile ; *haïma*, sang) [angl. ***cholaemia***]. Existence des éléments de la bile dans le sang. La *ch.* est constituée par la réunion de la bilirubinémie *(ch. pigmentaire)*, de la cholestérolémie et de la cholalémie *(ch. saline)*. — Le terme de *ch.* est souvent employé seul pour désigner la *ch. pigmentaire*.

CHOLÉMIE FAMILIALE (A. Gilbert et P. Lereboullet, 1900) [angl. ***familial cholaemia, Gilbert's disease***]. Syn. *maladie de Gilbert*. Anomalie du métabolisme des pigments biliaires, se transmettant probablement selon le mode autosomique dominant et se traduisant par une hyperbilirubinémie de type indirect (ou libre). Elle apparaît cliniquement comme un subictère chronique le plus souvent isolé, évoluant par poussées et de pronostic bénin. Un trouble de la glycuroconjugaison de la bilirubine (v. ce terme) par défaut de certaines enzymes hépatiques en est la cause ; la *ch. f.* est due à une forme atténuée de ce trouble (déficit partiel en glycuronyltranférase) et l'ictère familial congénital de Crigler et Najjar (v. *ictère familial congénital de Crigler et Najjar*) à une forme grave. V. *ictère chronique idiopathique.*

CHOLÉMOGRAMME, *s. m.* (gr. *kholê*, bile ; *haïma*, sang ; *gramma*, écriture). Résultat du dosage, dans le sang, des pigments, des sels biliaires et du cholestérol.

CHOLÉPATHIE, *s. f.* (gr. *kholê*, bile ; *pathê*, souffrance) [angl. ***cholepathia***]. Maladie des voies biliaires.

CHOLÉPÉRITOINE, *s. m.* [angl. ***choleperitoneum***]. Épanchement de bile dans le péritoine (traumatisme, rupture de kyste hydatique du foie, etc.).

CHOLÉRA, *s. m.* (étymologie discutée. — 1° gr. *kholê*, bile ; *rhéô*, je coule, à rejeter ; — 2° gr. *kholéra*, gouttière, allusion à l'écoulement incessant des évacuations, Littré ; 3° hébreu *choli-ra,* mauvaise maladie, Desnos) [angl. ***cholera***]. Syn. *choléra asiatique* ou *indien* . Infection intestinale aiguë, très contagieuse, existant à l'état endémique en Asie (Inde), d'où elle se répand parfois en épidémies mondiales. Elle est due au vibrion découvert en 1883 par Koch (*Vibrio choleræ* — et depuis 1937, à sa variété *El Tor*) transmis par l'eau ou par contact interhumain. Le *ch.* est caractérisé par une diarrhée profuse et des vomissements qui entraînent rapidement des pertes hydro-électrolytiques importantes, des crampes musculaires, une hypothermie, un collapsus et une anurie ; dans ces formes sévères, l'évolution spontanée est mortelle en 12 à 36 heures. La déclaration en est obligatoire en France. V. *vibrion cholérique* et *vaccin anticholérique.*

CHOLÉRA ANGLAIS. V. *choléra nostras.*

CHOLÉRA ASIATIQUE. V. *choléra.*

CHOLÉRA DES DOIGTS. Ecchymoses suivies d'ulcérations très douloureuses qui surviennent chez les tanneurs et les mégissiers. V. *rossignol des tanneurs.*

CHOLÉRA DES POULES. V. *pasteurellose.*

CHOLÉRA ENDOCRINE. V. *Verner et Morrison (syndrome de).*

CHOLÉRA EUROPÉEN. V. *choléra nostras.*

CHOLÉRA INDIEN. V. *choléra.*

CHOLÉRA INFANTILE [angl. ***cholera infantum***]. Syn. *entérite cholériforme.* Maladie spéciale aux enfants du premier âge, provoquée par une infection digestive, caractérisée par des vomissements, une diarrhée, une déshydratation rapide et se terminant spontanément par la mort.

CHOLÉRA MORBUS. V. *choléra nostras.*

CHOLÉRA NOSTRAS (lat. *noster,* nôtre) [angl. ***cholera nostras***]. Syn. *choléra anglais* (Graves), *choléra européen, choléra morbus* (Sydenham). Maladie en général sporadique qui survient dans *nos* contrées vers la fin de l'été. Elle se rapproche beaucoup du choléra asiatique par sa symptomatologie, mais elle n'est pas transmissible et les selles ne contiennent pas le vibrion de Koch. Le germe responsable en est en règle générale une *Salmonella.*

CHOLÉRA DU PORC. V. *peste porcine.*

CHOLÉRA SEC [angl. ***dry cholera***]. Variété de choléra dans laquelle la mort survient très rapidement par collapsus avant l'apparition de la diarrhée.

CHOLÉRÈSE, *s. f.* (gr. *kholê,* bile ; *rhéô,* je coule) [angl. ***choleresis***]. Sécrétion de la bile.

CHOLÉRÉTIQUE, *adj.* et *s. m.* (gr. *kholê,* bile ; *éréthizô,* j'excite) [angl. ***choleretic***]. Se dit des substances qui augmentent la sécrétion de la bile.

CHOLÉRIFORME, *adj.* [angl. ***choleriform***]. Se dit des diarrhées ou des entérites dans lesquelles le flux intestinal ressemble à celui qu'on observe dans le choléra.

CHOLÉRIQUE, *adj.* [angl. ***choleraic***]. Qui a rapport au choléra. — *s. m.* et *f.* Malade atteint du choléra.

CHOLÉRRAGIE, *s. f.* (gr. *kholê,* bile ; *rhêgnumi,* je jaillis) [angl. ***cholerrhagia***]. Écoulement abondant de bile qui se produit parfois au niveau des incisions d'abcès du foie, de kystes du foie et en général de toute plaie hépatique.

CHOLESTASE, *s. f.* (gr. *kholê,* bile ; *stasis,* action de s'arrêter) [angl. ***cholestasis***]. Syn. *cholostase.* Diminution ou arrêt de l'écoulement de la bile dont les éléments refluent dans le sang. V. *ictère cholestatique.*

CHOLESTASE FAMILIALE INTRAHÉPATIQUE PROGRESSIVE ou **CIRRHOGÈNE.** V. *Byler (maladie de).*

CHOLESTASE INTRA-HÉPATIQUE RÉCIDIVANTE BÉNIGNE. V. *cholostase récurrente bénigne.*

CHOLESTATIQUE, *adj.* [angl. ***cholestatic***]. Syn. *cholostatique.* Qui se rapporte à la stase biliaire ou qui est déterminé par elle. — ***cirrhose ch.*** V. ce terme. — ***ictère ch.*** V. *ictère par rétention.*

CHOLESTÉATOME, *s. m.* (gr. *kholê,* bile ; *stéar, stéatos,* suif) (Müller) [angl. ***cholesteatoma***]. — 1° On désigne sous ce nom deux variétés de néoplasme : I. ***ch. perlé.*** Syn. *épithélioma pavimenteux perlé* (Cornil et Ranvier). Petites tumeurs épithéliales bénignes, lobulées et enkystées, caractérisées par la présence de petits grains formés de lamelles épidermiques, rondes et desséchées ; la coupe de cette tumeur est brillante comme du cholestérol, d'où le nom proposé par Müller. — II. ***ch. massif.*** Tumeur exceptionnelle chez l'homme mais fréquente chez le cheval. Elle résulte de la prolifération des cellules endothéliales qui tapissent les espaces sous-arachnoidiens. Ce sont des endothéliomes qui s'infiltrent de cholestérol. — 2° (otologie). Masse non néoplasique formée de cellules épithéliales pavimenteuses, infiltrées de cholestérol, se développant le plus souvent dans l'oreille moyenne et consécutives à une inflammation de la caisse.

CHOLESTÉROL, *s. m.* (découvert par Conradi en 1775, nommé « cholestérine » par Chevreul en 1815, puis « cholestérol » par Berthelot en 1859) (gr. *kholê,* bile ; *stéréos,* solide) [angl. ***cholesterol***]. Variété de stérol (alcool secondaire solide possédant un noyau polycyclique dérivé du phénantrène) présent dans les tissus et les liquides de l'organisme ; son origine est mixte : exogène (alimentaire) et endogène (synthèse dans le foie). Il intervient dans la formation des hormones sexuelles, des corticostéroïdes, des acides biliaires. Le *ch.* sanguin se trouve dans les molécules complexes des lipoprotéines (v. ce terme), surtout dans les β-lipoprotéines (70 %) et dans les α-lipoprotéines (25 %). — ***HDL cholestérol.*** Cholestérol contenu dans les lipoprotéines lourdes (*High Density Lipoproteins*), surtout dans les α-lipoprotéines. Son taux plasmatique normal est de 0,35 à 0,80 g/L ; il est abaissé chez le sujet menacé ou atteint d'athérosclérose. Le plasma de ce dernier est au contraire riche en ***LDL cholestérol*** (*Low Density Lipoprotein*), cholestérol des protéines de basse densité ou β-lipoprotéines. Le rapport normal cholestérol total/HDL cholestérol est de 4,5. Un chiffre supérieur indiquerait un risque athérogène. Le taux du LDL-cholestérol (normalement < 1,60 g/L) est calculé à partir des dosages du cholestérol total et du HDL-cholestérol selon la formule de Friedewald. V. ce terme et *orteils bleus ou pourpres (syndrome des).*

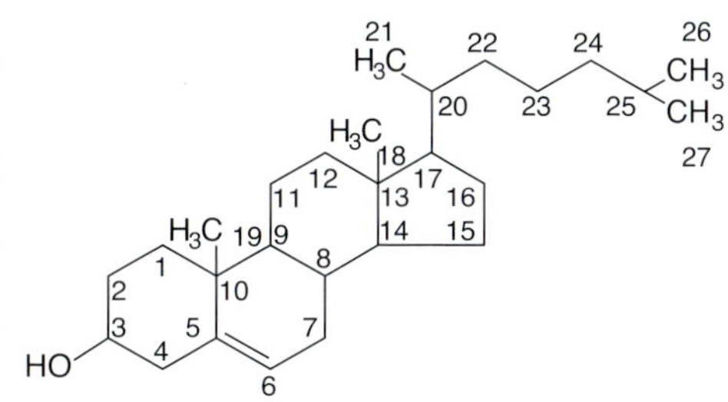

Cholestérol

CHOLESTÉROLÉMIE, *s. f.* (cholestérol ; gr. *haïma,* sang) [angl. ***cholesterolaemia***]. Présence de cholestérol dans le sang. Le taux normal, par litre, est de 1,50 g à 2,50 g (3,10 à 6 mmol) de cholestérol total. V. *cholestérol* et *hypercholestérolémie.*

CHOLESTÉROL-ESTÉRASE, *s. f.* [angl. ***cholesterol-esterase***]. Enzyme du suc pancréatique et du foie qui catalyse l'estérification du cholestérol par les acides gras.

CHOLESTÉROLOSE, *s. f.* [angl. ***cholesterolosis***]. Toute affection caractérisée par un dépôt cholestérol dans les différents tissus.

CHOLESTÉROLOSE HÉPATIQUE (Fredrickson, 1963). Syn. *polycorie cholestérolique. CESD* (initiales du terme anglais : ***Cholesteryl Ester Stockage Disease***). Maladie héréditaire rare caractérisée anatomiquement par une surcharge lipoïdique du foie et, accessoirement, de la rate, de la moelle osseuse, des ganglions lymphatiques et de la muqueuse intestinale. Dans le foie, les hépatocytes et les macrophages sont infiltrés d'esters de cholestérol et de triglycérides localisés dans les lysosomes. Le foie est très gros et cette hépatomégalie isolée est découverte dans l'enfance ou l'adolescence ; parfois elle s'accompagne d'une splénomégalie modérée et de xanthomes. L'évolution est chronique. Dans le sang, le taux du cholestérol lié aux lipoprotéines légères est augmenté, ainsi que celui des triglycérides. La maladie est due à un déficit en lipase acide lysosomiale (Sloan ; Barke ; 1972) comme la maladie de Wolman (v. ce terme), dont la *ch. h.* serait une forme mineure.

CHOLESTÉROLOSE VÉSICULAIRE [angl. ***cholesterolosis of the gallbladder***]. Affection caractérisée *anatomiquement* par la présence, au niveau de la paroi interne de la vésicule biliaire, de dépôts lipidiques (formés surtout d'esters du cholestérol) sous-endothéliaux. Ces dépôts peuvent former de petits grains (v. *vésicule fraise*) ou de petits polypes, sessiles ou pédiculés. Cette affection *se manifeste* par des douleurs de l'hypochondre droit, des migraines, des accidents allergiques ; elle peut se compliquer de lithiase. Sa pathogénie n'est pas éclaircie ; on a invoqué un trouble de la réabsorption du cholestérol de la bile vésiculaire.

CHOLESTÉROPEXIE, *s. f.* (cholestérol ; gr. *pêxis,* fixation) [angl. ***cholesteropexy***]. Précipitation et fixation du cholestérol soit dans les tissus (xanthome, arc cornéen, athérome), soit dans le foie sous forme de calculs (lithiase biliaire).

CHOLESTÉROSE DE LA VÉSICULE. V. *vésicule fraise.*

CHOLÉTHORAX, *s. m.* (gr. *kholê,* bile ; *thôrax,* poitrine) [angl. ***cholethorax***]. Épanchement de bile dans la plèvre (traumatisme, rupture de kyste hydatique du foie).

CHOLINE, *s. f.* (Strecker, 1849) [angl. ***choline***]. Alcool azoté classé parmi les vitamines du groupe B. Il s'oppose à la surcharge graisseuse du foie chez les animaux soumis à un régime très riche en lipides (action lipotropique). V. *acétylcholine.*

CHOLINERGIE, *s. f.* (choline ; gr. *ergon*, travail) [angl. ***cholinergy***]. Libération d'acétylcholine, médiateur chimique transmettant l'influx nerveux au niveau des synapses : — 1° de tout le système parasympathique, depuis les centres nerveux jusqu'aux viscères ; — 2° du système préganglionnaire orthosympathique (des centres aux ganglions) et de certaines fibres post-ganglionnaires orthosympathiques ; — 3° de la médullo-surrénale ; — 4° des plaques motrices des muscles. La *ch.* paraît être un processus très étendu réglant la transmission synaptique du système nerveux central. V. *cholinergique* et *récepteur cholinergique.* — Terme parfois employé comme synonyme de vagotonie.

CHOLINERGIQUE, *adj.* (H.H. Dale) [angl. ***cholinergic***]. Qui se rapporte à la libération d'acétylcholine ou qui agit par son intermédiaire. — ***nerfs c.*** Nom donné aux fibres post-ganglionnaires parasympathiques, à quelques fibres ganglionnaires sympathiques (innervant les glandes sudoripares et certains vaisseaux), à toutes les fibres préganglionnaires sympathiques ou parasympathiques, aux fibres splanchniques de la médullo-surrénale, aux nerfs moteurs des muscles striés ; ils libèrent de l'acétylcholine sous l'effet de l'excitation. — ***récepteur c.*** V. ce terme.

CHOLINESTÉRASE, *s. f.* [angl. ***cholinesterase***]. Enzyme hydrolysant l'acétylcholine dans le sang et les tissus et la rendant inactive.

CHOLINOMIMÉTIQUE, *adj.* (choline ; gr. *miméomaï*, j'imite) [angl. ***cholinomimetic***]. Se dit d'une substance dont l'action imite celle de l'acétylcholine. V. *vagomimétique.*

CHOLOSTASE, *s. f.* (gr. *kholê*, bile ; *stasis*, action de s'arrêter). V. *cholestase.*

CHOLOSTASE RÉCURRENTE BÉNIGNE (Summerskill, 1959 ; Tygstrup, 1960) [angl. ***benign recurrent cholestasis***]. Syn. *cholestase intrahépatique récidivante bénigne, ictère cholestatique récidivant.* Affection rare caractérisée par la survenue, dès l'enfance, d'épisodes ictériques récidivant à intervalles variables. Ce sont des poussées d'ictère par rétention avec élévation, dans le sang, du taux de la bilirubine conjuguée et de celui des phosphatases alcalines. Ces poussées, d'une durée moyenne de trois mois, régressent spontanément. Dans leur intervalle, tout est normal et l'évolution est toujours bénigne. Les voies biliaires extra-hépatiques sont libres ; la cholestase est intra-hépatique, à prédominance centrolobaire ; les canalicules biliaires sont encombrés de pigments biliaires formant parfois des thrombus ; le tout disparaissant après chaque poussée ictérique. La cause de cette affection, à prédominance masculine, reste obscure ; il pourrait s'agir d'une maladie héréditaire récessive liée au sexe.

CHOLOSTATIQUE, *adj.* V. *cholestatique.*

CHOLOTHROMBOSE, *s. f.* (N. Fiessinger et C. M. Laur, 1933) (gr. *kholê*, bile ; *thrombos*, caillot). Distension des canalicules biliaires par une bile compacte et solide qui se moule dans leur lumière.

CHOLURIE, *s. f.* (gr. *kholê*, bile ; *ouron*, urine) [angl. ***choluria***]. Présence dans l'urine des éléments de la bile ; la *ch.* accompagne en général l'ictère, mais peut exister en dehors de toute coloration ictérique des téguments (*ch.* sans ictère). — Ce terme est souvent employé pour désigner seulement la présence des pigments biliaires dans l'urine.

CHOMPRET ET LHIRONDEL (abcès migrateur de) (1925). Abcès provenant de la dent de sagesse inférieure et fusant en avant de la mandibule pour former une tuméfaction de la région prémolaire.

CHONDRAL, ALE, *adj.* (gr. *khondros*, cartilage) [angl. ***chondral***]. Relatif au cartilage.

CHONDRECTOMIE, *s. f.* (gr. *khondros*, cartilage ; *ektomê*, ablation) [angl. ***chondrectomy***]. Résection de cartilage, en particulier des cartilages costaux, pour rendre leur mobilité à certains thorax rigides (opération de Freund) ou des cartilages de conjugaison, opération proposée par Ollier pour ralentir certaines croissances.

CHONDRIOCONTE, *s. m.* [angl. ***chondrioconte***]. V. *chondriome.*

CHONDRIOLYSE, *s. f.* (gr. *khondros*, grain ; *lusis*, destruction). Destruction du chondriome.

CHONDRIOME, *s. m.* (Meves, 1907) (gr. *khondros*, grain) [angl. ***chondriome***]. Ensemble des formations *(organites)* qui parsèment le protoplasma des cellules ; le *ch.* se présente sous forme de grains isolés ovoïdes (*mitochondries* ou *chondriosomes*) ou groupés en chapelet *(chondriomites)* ou de bâtonnets *(chondriocontes)* et joue un rôle très important dans l'activité cellulaire : il est le siège de réactions chimiques (phosphorylation oxydative) capables de libérer de l'énergie et d'effectuer la synthèse de certaines protéines. Les mitochondries possèdent en effet une petite partie de l'ADN dont la grande majorité est localisée dans le noyau. V. *mitochondriales (maladies).*

CHONDRIOMITE, *s. m.* (gr. *khondros*, grain ; *mitos*, fil) [angl. ***chondriomite***]. V. *chondriome.*

CHONDRIOSOME, *s. m.* (gr. *khondros*, grain ; *soma*, corps). V. *chondriome.*

CHONDRITE, *s. f.* (gr. *khondros*, cartilage) [angl. ***chondritis***]. Inflammation d'un cartilage.

CHONDROBLASTE, *s. m.* (gr. *khondros*, cartilage ; *blastos*, germe) [angl. ***chondroblast***]. Cellule du cartilage, stade précurseur du chondrocyte.

CHONDROBLASTOME BÉNIN (Jaffe et Lichtenstein) (gr. *khondros*, cartilage ; *blastos*, germe) [angl. ***chondroblastoma***]. Syn. *tumeur de Codman.* Tumeur bénigne siégeant électivement dans les épiphyses des os longs, chez les adolescents. Simulant cliniquement une arthropathie, elle apparaît sur les radiographies comme une zone transparente assez petite, arrondie et bien limitée, multiloculée ou mouchetée. Le curetage de la tumeur suffit à en assurer la guérison.

CHONDROCALCINOSE ARTICULAIRE (Wermath, 1928 ; Zitnan et Sitaj, 1957 ; Ravault, 1959 ; Mac Carty, 1962) (gr. *khondros*, cartilage ; lat. *calx*, chaux) [angl. ***articular chondrocalcinosis***]. Maladie caractérisée par l'imprégnation calcaire des cartilages articulaires qui apparaissent, sur les radiographies, comme de fins lisérés opaques cernant à faible distance les contours osseux articulaires. Elle atteint aussi les fibrocartilages (ménisques) et les ligaments articulaires. Elle se traduit par des manifestations arthritiques aiguës, semblables à celles de la goutte, ou chroniques. Elle touche surtout les genoux, plus rarement les hanches, la symphyse pubienne, les épaules, les coudes, les os du carpe et souvent de façon symétrique. Le liquide synovial contient des cristaux de pyrophosphate de calcium. La cause de cette maladie est inconnue. Elle survient le plus souvent à l'âge moyen de la vie. Il existe des formes secondaires (ou associées) à l'hyperparathyroïdie, la goutte, le diabète, l'hémochromatose primitive et des formes idiopathiques dont certaines semblent avoir une origine génétique.

CHONDROCALCOSE, *s. f.* (gr. *khondros*, cartilage ; lat. *calx*, chaux). Épaississement de la couche chondrocalcaire de Parrot (située chez l'enfant entre le cartilage d'accroissement et la région juxta-épiphysaire), que l'on observe chez les nouveau-nés atteints de syphilis congénitale.

CHONDROCYTE, *s. m.* (gr. *khondros*, cartilage ; *kutos*, cellule) [angl. ***chondrocyte***]. Cellule cartilagineuse ayant atteint sa maturité. V. *chondroblaste.*

CHONDRODYSPLASIE, *s. f.* (Mauclair, 1926) (gr. *khondros*, cartilage ; *dus*, racine indiquant la difficulté ; *plassein*, façonner). V. *chondrodystrophie.*

CHONDRODYSPLASIE CALCIFIANTE CONGÉNITALE. V. *chondrodysplasie ponctuée.*

CHONDRODYSPLASIE DÉFORMANTE HÉRÉDITAIRE. V. *exostoses multiples (maladie des).*

CHONDRODYSPLASIE LÉTHALE AVEC BRIÈVETÉ DES CÔTES [angl. ***short rib-polydactyly syndrome***]. Ensemble d'anomalies à transmission récessive et entraînant la mort *in utero* ou peu après la naissance. On en distingue deux types : *le type I (Saldino-Noonan)* caractérisé par l'étroitesse du thorax, la brièveté des côtes, une polydactylie, des membres courts avec aspect effilé des métaphyses, une atrésie anale, une transposition des gros vaisseaux ou une agénésie pulmonaire. — *Le type II (Majewski)* comporte une division palatine et une hypoplasie ovoïde du tibia, sans aspect effilé des métaphyses. V. *nanisme thanatophore.*

CHONDRODYSPLASIE MÉTAPHYSAIRE (nomenclature internationale, 1970) [angl. ***metaphyseal chondrodysplasia***]. Syn. *dysostose métaphysaire* (Murk Jansen). Anomalie de développement du système osseux portant uniquement sur les métaphyses des os longs qui sont élargies, de structure irrégulière et spongieuse, tandis que les noyaux épiphysaires se développent normalement. Elle perturbe la croissance de l'os et provoque un nanisme avec incurvation des membres inférieurs. À côté de cette forme sévère (*type Jansen,* 1934), qui paraît sporadique, il existe une variété (*type Schmid,* 1949) dans laquelle les lésions sont moins accentuées et localisées aux segments proximaux des membres : elle laisse peu de séquelles chez l'adulte (coxa vara, os courts et trapus). Cette variété se transmet héréditairement selon le mode autosomique dominant. — Il existe aussi des formes partielles distales (Maroteaux, 1963), des formes associées à des altérations des phanères (« cartilage hair hypoplasia » de *McKusick,* 1964 : *hypoplasie des cartilages et des cheveux* décrite dans un groupe ethnique de l'Amérique du Nord, les Amish) — ces variétés sont à transmission récessive autosomique ; des formes associées à une anémie, à un syndrome de malabsorption et à une neutropénie, des formes avec lymphopénie et aplasie du thymus (Burke, 1967).

CHONDRODYSPLASIE PONCTUÉE [angl. ***chondrodysplasia punctata***]. Syn. *calcinose fœtale épiphysaire chondro-dystrophiante, chondrodysplasie calcifiante congénitale, dysplasie épiphysaire ponctuée, dystrophie chondrocalcinosique ectodermique, maladie congénitale des épiphyses pointillées ou ponctuées* (J. Jeune, 1953), *maladie de Conradi-Hünermann* (C., 1914 ; H., 1931). Variété de chondrodystrophie génotypique (v. ce terme) rare, transmise selon le mode récessif autosomique, se manifestant dans les premières années de la vie et ressemblant à l'achondroplasie. Elle est caractérisée cliniquement par un nanisme portant sur les segments proximaux des membres avec flexion et raideur des articulations, auquel s'ajoutent une cataracte congénitale, une ichtyose ou une hyperkératose et radiologiquement par la présence de multiples calcifications épiphysaires de la taille d'une grosse tête d'épingle. Le pronostic chez ces enfants débiles et souvent atteints d'autres malformations (cardiaques ou osseuses) est très grave. — À côté de cette forme *(type rhizomélique),* on décrit le *type Conradi-Hünermann,* à transmission autosomique dominante, dans lequel les malformations sont plus légères et le pronostic moins sévère.

CHONDRODYSPLASIE SPONDYLO-ÉPIPHYSAIRE CONGÉNITALE. V. *dysplasie spondylo-épiphysaire génotypique.*

CHONDRODYSPLASIE UNILATÉRALE. V. *enchondromatose.*

CHONDRODYSTROPHIE, *s. f.* (gr. *khondros,* cartilage ; *dus,* indiquant la difficulté ; *trophê,* nourriture) [angl. ***chondrodystrophia***]. Syn. *chondrodysplasie, chondropolydystrophie, dysplasie méta-épiphysaire* ou *métaphyso-épiphysaire* ou *épiphyso-métaphysaire, ostéochondrodystrophie, ostéochondrodysplasie.* Terme générique des troubles de l'ossification enchondrale et des perturbations de la chondrogenèse ; ces troubles peuvent être d'origine endocrinienne, vasculaire, mécanique, métabolique ou héréditaire (*c.* génotypique, v. plus bas). — ***c. déformante héréditaire.*** V. *exostoses multiples (maladie des).* — ***c. fœtale*** (Kaufmann) [angl. ***chondrodystrophia fetalis***]. Nom donné par les auteurs allemands à l'achondroplasie. — ***c. génotypique*** [angl. ***genotypic chondrodystrophia***]. *C.* « constitutionnelle, secondaire à l'action d'un gène jouant un rôle électif et spécifique sur l'ossification enchondrale » (M. Lamy, 1958). On groupe sous ce terme l'achondroplasie, la pseudo-achondroplasie, la dyschondrostéose, la chondrodysplasie métaphysaire, les dysplasies spondylo-épiphysaires, l'ostéodystrophie héréditaire d'Albright, la chondrodysplasie ponctuée, les nanismes diastrophique, métatropique et thanatophore, la dyschondroplasie d'Ollier, la chondromatose, la maladie des exostoses multiples. — ***chondrodystrophie métaphysaire.*** V. *c. métaphysaire.* — ***c. spondylo-épiphysaire.*** V. *dysplasie spondylo-épiphysaire génotypique.*

CHONDRO-ÉPIPHYSOSE, *s. f.* V. *ostéochondrite ou ostéochondrose.*

CHONDROFIBROME, *s. f.* V. *fibrochondrome.*

CHONDROGENÈSE, *s. f.* (gr. *khondros,* cartilage ; *génésis,* formation) [angl. ***chondrogenesis***]. Formation de tissu cartilagineux.

CHONDROÏDE, *adj.* (gr. *khondros,* cartilage ; *eidos,* aspect) [angl. ***chondroid***]. Qui a l'aspect du cartilage. — ***dégénérescence*** c. V. *amyloïde.*

CHONDROÏTINE SULFATE, *s. m.* (Krukenberg, 1884) [angl. ***chondroitin sulphate***]. Mucopolysaccharide acide, élément constitutif de la substance fondamentale du cartilage, de l'os et de divers autres tissus conjonctifs. V. *nanisme polydystrophique.*

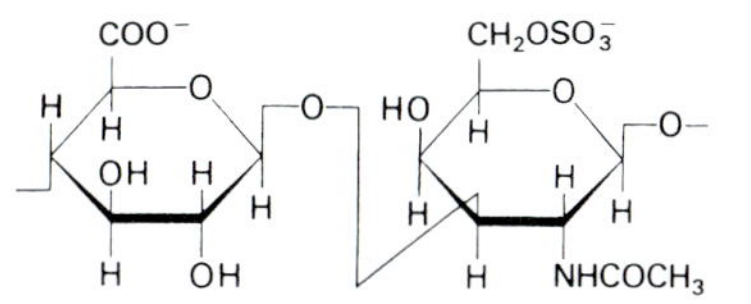

Chondroïtine sulfate

CHONDROLYSE, *s. f.* (gr. *khondros,* cartilage ; *luein,* dissoudre) [angl. ***chondrolysis***]. Destruction du cartilage.

CHONDROMALACIE, *s. f.* (gr. *khondros,* cartilage ; *malakos,* mou) [angl. ***chondromalacia***]. Ramollissement des cartilages. Elle survient dans les arthroses ou bien à la suite d'un trauma, après un stade de chondrite œdémateuse. — ***c. généralisée*** ou ***systématisée.*** V. *polychondrite atrophiante chronique.*

CHONDROMATOSE, *s. f.* (gr. *khondros,* cartilage ; suffixe *-ome* désignant une tumeur) [angl. ***chondromatosis***]. Chondrodystrophie génotypique caractérisée par l'existence d'îlots chondromateux à topographie bilatérale plus ou moins symétrique, prédominant aux extrémités, tout particulièrement à la main. Elle s'accompagne de raccourcissement des os longs. Les chondromes des gros os peuvent se transformer en chondrosarcomes. V. *enchondromatose.* — ***c. articulaire*** ou ***synoviale*** (Reichel, 1900). V. *ostéochondromatose articulaire.* — ***c. enchondrale multiple.*** V. *enchondromatose.*

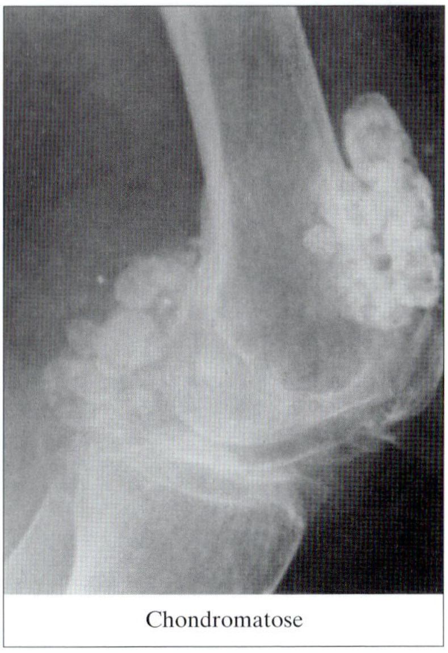

Chondromatose

CHONDROME, *s. m.* (gr. *khondros,* cartilage ; suffixe *-ome* désignant une tumeur) [angl. ***chondroma***]. Tumeur bénigne formée de tissu cartilagineux. Le *c.* ne se développe jamais aux dépens des cartilages préexistants. — ***c. externe*** (Virchow). V. *périchondrome.* — ***c. interne.*** V. *enchondrome.* — ***c. ossifiant*** ou ***ostéogénique.*** Syn. *ostéochondrome.* Tumeurs cartilagineuses toujours multiples, donnant naissance à du tissu osseux, siégeant surtout aux doigts, apparaissant dans l'enfance et s'accroissant lentement. C'est une forme de la *maladie des exostoses multiples* (v. ce terme).

CHONDROMYXOME, *s. m.* V. *myxochondrome.*

CHONDROPATHIE, *s. f.* (gr. *khondros,* cartilage ; *pathê,* maladie) [angl. ***chondropathy***]. Maladie du cartilage.

CHONDROPHYTE, *s. m.* (gr. *khondros,* cartilage ; *phuton,* végétal) [angl. ***chondrophyte***]. Excroissance cartilagineuse intra-articulaire.

CHONDROPOLYDYSTROPHIE, *s. f.* (gr. *khondros*, cartilage ; *polus*, beaucoup ; *dus*, indiquant la difficulté ; *trophê*, nourriture). V. *chondrodystrophie.*

CHONDROSARCOME, *s. m.* (gr. *khondros*, cartilage ; *sarx*, chair ; suffixe *-ome* indiquant une tumeur) [angl. ***chondrosarcoma***]. Tumeur maligne mixte présentant, avec du tissu cartilagineux, des éléments embryonnaires. Les chondromes (sauf ceux des petits os) peuvent se transformer en chondrosarcomes.

CHONDROTOMIE, *s. f.* (Siedel, 1908) (gr. *khondros*, cartilage ; *tomê*, section) [angl. ***chondrotomy***]. Section d'un cartilage costal.

CHOP. Association de chimiothérapies antimitotiques : cyclophosphamide, vincristine, doxorubicine, prednisone.

CHOPART (articulation de) [angl. ***Chopart's articulation***]. Ensemble de deux articulations médiotarsiennes, situées entre talus et scaphoïde d'une part, calcanéus et cuboïde d'autre part. V. *Lisfranc (articulation de).*

CHORDE, *s. f.* (gr. *khordê*, corde) [angl. ***notochord***] **(anatomie)**. Syn. *corde dorsale, notocorde.* Cordon cellulaire mésodermique déterminant l'axe primitif de l'embryon et dont les vestiges chez l'adulte sont représentés par le *nucleus pulposus* du disque intervertébral.

CHORDITE, *s. f.* (gr. *khordê*, corde) [angl. ***chorditis***]. Syn. *cordite*. Inflammation des cordes vocales. — ***c. tubéreuse.*** Syn. *laryngite granuleuse.* Affection laryngée caractérisée par la présence de petites saillies roses, lisses ou veloutées sur la face supérieure des cordes vocales. Elle se manifeste par des troubles variés de la phonation.

CHORDOME, *s. m.* (gr. *khordê*, corde ; suffixe *-ome* indiquant une tumeur) [angl. ***chordoma***]. Tumeur le plus souvent maligne développée aux dépens des restes de la chorde (v. ce terme) dorsale. Sa symptomatologie varie avec son point de développement, crânien, vertébral ou sacro-coccygien.

CHORDOPEXIE ou **CORDOPEXIE**, *s. f.* (gr. *khordê*, cordon ; *pêxis*, fixation) [angl. ***chordopexy, cordopexy***]. Fixation chirurgicale d'une corde vocale en abduction destinée à remédier à l'obstruction laryngée provoquée par une paralysie bilatérale des adducteurs.

CHORDOTOMIE ou **CORDOTOMIE**, *s. f.* (gr. *khordê*, cordon ; *tomê*, section) [angl. ***chordotomy***]. Syn. *myélotomie transversale* (Spiller, 1910). Section d'un cordon médullaire dans un but thérapeutique. On emploie généralement ce terme pour désigner la section des faisceaux spino-thalamiques dans le cordon antérolatéral pour supprimer la sensibilité dans la zone sous-jacente, en particulier dans les cas de douleurs intolérables, rebelles à tout traitement (cancer, radiculite, névrite, tabès, etc.).

CHOREA MAJOR. V. *chorée hystérique.*

CHOREA MINOR. V. *chorée.*

CHORÉE, *s. f.* (gr. *khoréia*, danse) [angl. ***chorea***]. Manifestations nerveuses caractérisées essentiellement par des contractions cloniques des muscles, tantôt lentes *(c. gesticulatoire)*, tantôt brusques (*c. électrique* ou *myoclonie*) (v. ce terme). — Quand il est employé seul, ce mot désigne une maladie spéciale, dite encore ***chorée rhumatismale, chorée de Sydenham*** (1686), ***chorea minor, danse de Saint-Guy,*** caractérisée par des contractions musculaires involontaires persistant pendant le repos et provoquant une succession de mouvements désordonnés, amples et rapides, par de l'incoordination dans les mouvements voulus, par des douleurs articulaires vagues et fugaces et parfois par un syndrome inflammatoire très discret. C'est une maladie de la deuxième enfance, très proche du rhumatisme articulaire aigu par ses récidives, ses manifestations cardiaques et le rôle du streptocoque dans sa pathogénie. V. *Bouillaud (maladie de).*

CHORÉE DE BERGERON. V. *Bergeron (chorée de).*

CHORÉE DE DUBINI. V. *Dubini (chorée de).*

CHORÉE ÉLECTRIQUE. V. *myoclonie.*

CHORÉE ÉLECTRIQUE DE HENOCH-BERGERON. V. *Bergeron (chorée de).*

CHORÉE FIBRILLAIRE (Morvan, 1890) [angl. ***fibrillary chorea, Morvan's chorea***]. Syn. *chorée de Morvan.* Variété rare de chorée électrique « caractérisée par des contractions fibrillaires apparaissant tout d'abord dans les muscles du mollet et de la partie postérieure des cuisses, pouvant s'étendre aux muscles du tronc et même à l'un des membres supérieurs, mais respectant toujours les muscles du cou et de la face » (Morvan). Ces secousses musculaires sont associées à de vives douleurs dans les membres, à des acroparesthésies, à des crises sudorales, à des éruptions cutanées, à des troubles psychiques (anxiété, délire). La maladie évolue lentement vers la guérison ; elle semble être provoquée par un virus neurotrope.

CHORÉE (grande). V. *chorée hystérique.*

CHORÉE HÉRÉDITAIRE ou **CH. DE HUNTINGTON** (H., 1872) [angl. ***Huntington's chorea***]. Affection rare, héréditaire, transmise selon le mode dominant autosomique (le gène étant situé sur le chromosome 4), *se manifestant* chez l'adulte par l'association de troubles mentaux (altération du caractère : impulsivité, agressivité ou dépression ; déficit intellectuel), de mouvements choréiques lents, débutant à la face et prédominant aux mains, de rigidité, d'acinésie et parfois d'épilepsie. Son *évolution* se fait en 20 ou 30 ans vers la mort dans la cachexie et la démence. Elle est caractérisée *anatomiquement* par une atrophie du noyau caudé, du putamen et du cortex cérébral où le fonctionnement de certains médiateurs chimiques serait perturbé.

CHORÉE HYSTÉRIQUE [angl. ***hysterical chorea***]. Syn. *grande chorée, chorea major, chorée rythmée.* Manifestation particulière de l'hystérie, se présentant sous forme d'accès pendant lesquels le malade exécute une série de mouvements rappelant assez bien des gestes professionnels. — On a décrit plusieurs variétés : ***c. malléatoire.*** Le sujet semble frapper comme le forgeron avec son marteau. — ***c. rotatoire.*** Le sujet porte constamment la tête à droite et à gauche. — ***c. saltatoire.*** Le sujet saute constamment dès qu'il est debout etc.

CHORÉE MALLÉATOIRE (lat. *malleus,* marteau) [angl. ***malleatory chorea***]. V. *chorée hystérique.*

CHORÉE MENTALE [angl. ***mental instabilitis***]. Maladie de l'enfance caractérisée par une grande instabilité mentale et l'impossibilité de fixer l'attention qui fait du jeune enfant un être exclusivement réflexe, variable, inconstant et inconscient. Elle s'accompagne souvent de débilité mentale et de retard dans le développement physique.

CHORÉE MOLLE [angl. ***chorea mollis***]. Syn. *ch. paralytique.* Chorée se compliquant de phénomènes paralytiques, soit que la paralysie soit généralisée dès le début *(véritable c. molle)*, soit qu'il s'agisse simplement de paralysie survenant chez un choréique.

CHORÉE DE MORVAN. V. *chorée fibrillaire.*

CHORÉE PARALYTIQUE. V. *chorée molle.*

CHORÉE RHUMATISMALE. V. *chorée.*

CHORÉE ROTATOIRE. V. *chorée hystérique.*

CHORÉE RYTHMÉE. V. *chorée hystérique.*

CHORÉE SALTATOIRE. V. *chorée hystérique.*

CHORÉE DE SYDENHAM. V. *chorée.*

CHORÉE VARIABLE DES DÉGÉNÉRÉS (Brissaud, 1896) [angl. ***Brissaud's disease***]. Affection que l'on a rapprochée de la maladie des tics convulsifs, mais qui en diffère par le caractère choréiforme des mouvements et leur modification sous l'influence de la volonté et sous celle du temps.

CHORÉIFORME, *adj.* [angl. ***choreiform***]. Qui ressemble à la chorée. — ***instabilité c.*** dans l'ataxie statique (v. *ataxie*). — ***mouvements c.*** Mouvements rappelant ceux de la chorée.

CHORÉIQUE, *adj.* [angl. ***choreal, choreic***]. Qui a rapport à la chorée.

CHORÉO-ATHÉTOSE FAMILIALE PAROXYSTIQUE (Mount, Lester, amér. ; Reback, S. amér., 1940) [angl. ***familial paroxysmal choreoathetosis***]. Syn. *syndrome de Mount et Reback* . Affection rare et héréditaire à transmission autosomique dominante, associant des accès de choréoathétose sans perte de conscience et un anneau de Kayser-Fleischer sans anomalie du métabolisme du cuivre.

CHORÉO-ATHÉTOSE PAROXYSTIQUE KINÉSOGÈNE [angl. ***paroxysmal kinesogenic choreoathetosis***]. Syndrome d'origine inconnue consistant en des accès paroxystiques de mouvements choréo-athétosiques déclenchés par les mouvements volontaires.

CHORÉO-ATHÉTOSIQUE, *adj.* Qui participe à la fois de la chorée et de l'athétose. — *mouvements c.-a.*

CHORIO-ADÉNOME ou **CHORIO-ADÉNOME DESTRUENS** (gr. *khorion,* membrane ; *adên,* glande ; désinence *-ome :* tumeur ; lat. *destruens,* destructeur) [angl. ***chorioadenoma destruens***]. Syn. *môle maligne, môle dissécante.* Variété de môle hydatiforme (v. ce terme) envahissant la paroi utérine et pouvant donner des métastases.

CHORIO-ANGIOME, *s. m.* (gr. *khorion*, membrane ; *angéion*, vaisseau ; suffixe *-ome* désignant une tumeur) [angl. ***chorioangioma***]. Tumeur angiomateuse du chorion. Certains *c.-a.* du placenta entraînent une insuffisance cardiaque fœtale de par l'importance du court-circuit artérioveineux qu'ils renferment.

CHORIOCARCINOME, *s. m.* ou **CHORIO-ÉPITHÉLIOME**, *s. m.* (gr. *chorion*, membrane ; *karkinos*, crabe) [angl. ***chorioma***]. Syn. *déciduome malin, placentome* . Épithéliome développé aux dépens de la partie fœtale du placenta, apparaissant le plus souvent à la suite d'une gestation pathologique (môle hydatiforme) et aboutissant spontanément et rapidement à la mort par hémorragie, infection ou généralisation métastatique. Le traitement (chimiothérapie) en a transformé le pronostic. — ***ch.-épithéliome du testicule.*** Tumeur épithéliale du testicule d'une grande malignité dont la structure histologique rappelle celle des villosités choriales. V. *embryome.* Les chorio-épithéliomes sécrètent des gonadostimulines. V. *marqueurs tumoraux.*

CHORIOGONADOTROPHINE HUMAINE. Syn. *choriogonadotropine humaine.* V. *gonadostimuline.*

CHORIOMÉNINGITE LYMPHOCYTAIRE. V. *Armstrong (maladie d').*

CHORION, *s. m.* (en gr. membrane) [angl. ***chorion***] (embryologie). Membrane externe de l'œuf. La partie du *c.* correspondant à la caduque basale est le *c. frondosum,* riche en villosités. V. *placenta.*

CHORIONICITÉ, *s. f.* Nombre de chorions (déterminé par l'échographie du premier trimestre au cours des grossesses gémellaires, alors classées en monochoriales [un seul chorion] et bichoriales).

CHORIONIQUE (gonadostimuline ou **hormone).** V. *gonadostimuline.*

CHORIOPLAXE, *s. m.* [angl. ***chorioplaque***]. Cellule conjonctive hypertrophiée munie de plusieurs noyaux, que l'on a signalée dans certaines lésions cutanées de la lèpre.

CHORIORÉTINITE, *s. f.* [angl. ***chorioretinitis***]. Inflammation de la choroïde et de la rétine.

CHORIORÉTINITE DE RIDLEY. V. *Ridley (choriorétinite de).*

CHORIORÉTINITE (ou rétinopathie) SÉREUSE CENTRALE [angl. ***Kitahara's disease***]. Syn. *maladie de Kitahara* (1936), *rétinopathie* ou *rétinite séreuse centrale, choroïdite séreuse centrale, rétinite centrale angiospastique.* Œdème localisé de la région maculaire, d'aspect pseudokystique, aboutissant à un décollement séreux de la rétine.

CHORIORÉTINITE VITILIGINEUSE (lat. *vitiligo,* tache blanche). V. *« birdshot » (choriorétinopathie type).*

CHORIORÉTINOPATHIE, *s. f.* [angl. ***chorioretinopathy***]. Maladie de la choroïde et de la rétine. V. *« birdshot » (choriorétinopathie type).*

CHORISTOBLASTOME, *s. m.* [angl. ***choristoblastoma***]. Tumeur provenant du développement du choristome ; tumeur hétérotopique.

CHORISTOME, *s. m.* (Albrecht, 1902) (gr. *khôristos*, séparé) [angl. ***choristoma***]. Nom donné en Allemagne à des malformations d'aspect tumoral pouvant être considérées comme des parties d'organe ayant un siège anormal. Il s'agit de l'*hétérotopie* des auteurs français.

CHOROÏDE, *s. f.* (gr. *khorion*, membrane ; *eidos*, aspect) (TA *choroidea*) [angl. ***choroid***]. Portion postérieure de la tunique vasculaire du globe oculaire, comportant des cellules pigmentaires, se prolongeant en avant par le corps ciliaire. Elle est située entre en dedans la rétine et en dehors la sclérotique. V. *Bruch (membrane de)* • 👁 **œil** •.

CHOROÏDÉRÉMIE, *s. f.* (choroïde ; gr. *érêmia*, dévastation) [angl. ***choroideremia***]. Dégénérescence progressive de la choroïde et de la rétine, entraînant une baisse de la vision de plus en plus accentuée.

CHOROÏDIEN, ENNE, *adj.* [angl. ***choroidal***]. Qui se rapporte à la choroïde.

CHOROÏDIENNE ANTÉRIEURE (syndrome de l'artère) (Foix, 1925) [angl. ***anterior choroidal artery syndrome***]. Ensemble de symptômes provoqués par l'oblitération de l'artère considérée : hémiplégie, hémianesthésie, hémianopsie latérale homonyme, en l'absence de troubles des fonctions supérieures.

CHOROÏDITE, *s. f.* [angl. ***choroiditis***]. Inflammation de la choroïde oculaire. Elle retentit souvent sur l'iris *(iridochoroïdite).* — ***c. de Hutchinson-Tay.*** V. *Hutchinson-Tay (choroïdite de).* — ***c. séreuse centrale.*** V. *choriorétinite séreuse centrale.*

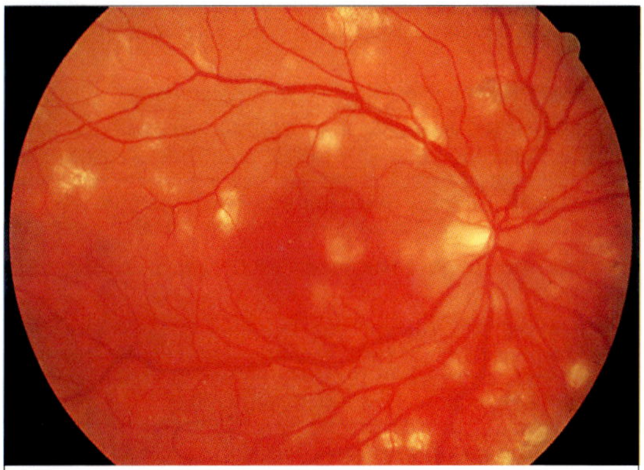

Choroïdite

CHOROIDITIS GUTTATA. V. *Hutchinson-Tay (choroïdite de).*

CHOROÏDOSE, *s. f.* [angl. ***choroidosis***]. Dégénérescence de la choroïde.

CHOTZEN (syndrome de) (C. F., all., 1933) [angl. ***Chotzen's syndrome***]. Syn. *acrocéphalosyndactylie de type III, syndrome de Saethre* (1931). Variété d'acrocéphalo-syndactylie (v. ce terme) héréditaire à transmission autosomique dominante dans laquelle existent une microcéphalie et une déviation latérale des doigts, dont la soudure est discrète.

CHOU-FLEUR, *s. m.* [angl. ***figwart***]. Végétation (papillome) à bourgeonnements multiples, d'origine vénérienne, siégeant sur une muqueuse. V. *condylome.*

CHR. Abréviation de *Centre Hospitalier Régional.* V. *centre hospitalier.*

CHRIST-SIEMENS (syndrome de) (C. Joseph, all., 1913). V. *anhidrose avec hypotrichose et anodontie.*

CHRISTIAN (C. Henry, amér., 1876-1951). V. *Weber-Christian (maladie de).*

CHRISTIAN (syndrome de) (1919). V. *Schüller-Christian (maladie de).*

CHRISTIAN-ANDREWS-CONNEALLY-MULLER (syndrome de) (Ch. Joe ; An. PA ; Co. PM ; Mu. Jans ; tous amér., 1971) [angl. ***Christian-Andrews-Conneally-Muller syndrome***]. Syndrome transmis selon le mode autosomique récessif et comportant de nombreuses malformations, essentiellement une craniosténose avec microcéphalie, une arthrogrypose, une fente palatine, des pouces en adduction et divers signes neurologiques.

CHRISTIANSEN (syndrome de) (C. Johanne, danois, né en 1882). V. *macrosomie adiposo-génitale.*

CHRISTIANSEN-SILVERSTEIN (syndrome de). Monoplégie brachiale due à une atteinte très localisée de l'écorce cérébrale ; elle est parcellaire, caractérisée par une paralysie dont la topographie semble radiculaire, de type Aran-Duchenne et par d'autres troubles corticaux : sensitifs, analogues à ceux du syndrome sensitif cortical de Déjerine, et trophiques. V. *pariétal (syndrome).*

CHRISTMAS (facteur) (du nom du malade chez lequel ce facteur a été découvert par Biggs). V. *facteur anti-hémophilique B.*

CHRISTMAS (maladie de). Hémophilie B (v. *hémophilie*).

CHROBAK (bassin de) (C. Rudolf, autr., 1843-1910). V. *protrusion acétabulaire.*

CHROMAFFINE, *adj.* (gr. *khrôma*, couleur ; lat. *affinis*, ami de) [angl. ***chromaffin***]. Se dit des cellules qui se colorent en brun par les sels de chrome (cellules de la portion médullaire de la glande surrénale). Elles contiennent des catécholamines (v. ce terme). — ***système c.*** (Kohn). Ensemble formé par la partie médullaire des glandes surrénales et par des amas, plus ou moins considérables, de cellules chromaffines, disséminés le long du système sympathique ganglionnaire (quelques-uns de ces amas sont de véritables petites glandes accessoires) : c'est le *système c.* qui sécrète l'adrénaline. V. *catécholamine.*

CHROMAFFINOME, *s. m.* V. *phéochromocytome.*

CHROMAGOGUE (fonction) (gr. *khrôma*, couleur ; *agô*, je chasse). Fonction du foie « qui a pour but d'extraire de l'organisme et d'excréter par les voies biliaires certaines substances colorantes introduites artificiellement dans le milieu sanguin » (N. Fiessinger).

CHROMATIDE, *s. f.* (McClung, 1900) [angl. ***chromatid***]. V. *centromère.*

CHROMATINE, *s. f.* (décrite par Miescher en 1869, nommée par Flemming en 1882) (gr. *khrôma*, couleur) [angl. ***chromatin***]. Substance basophile disposée en réseau dans le noyau cellulaire et composée essentiellement d'acide désoxyribonucléique mais aussi de diverses protéines (histones). La *c.* se transforme en *chromosomes* lors de la division cellulaire et constitue donc le support de l'hérédité. V. *euchromatine* et *hétérochromatine.* — ***c. sexuelle, c. X*** [angl. ***sex c., X c.***]. V. *Barr (corpuscule de).*

CHROMATINE NÉGATIVE, CH. POSITIVE. V. *Barr (test de).*

CHROMATO-ÉLECTROPHORÈSE, *s. f.* (gr. *khrôma*, couleur ; électrophorèse) [angl. ***colorimetric electrophoresis***]. V. *électrophorèse.*

CHROMATOGRAPHIE, *s. f.* (Schœnbein, 1891) (gr. *khrôma*, couleur ; *graphein*, inscrire) [angl. ***chromatography***]. Procédé de séparation des constituants d'un mélange (gaz ou liquide). Pour un liquide *(chromatographie en phase liquide)* une bande verticale de papier filtre trempe par son extrémité dans le liquide à analyser, dont les constituants sont entraînés par capillarité sur le papier, d'autant plus haut qu'ils sont moins adsorbés par celui-ci. Cette méthode, d'abord employée pour l'étude des pigments des solutions colorées (d'où son nom), est utilisée pour la séparation et l'identification de corps incolores (protéines, glucides du plasma, enzymes, hormones, etc.), qui forment sur le papier une série de taches que l'on révèle par un réactif coloré et dans lesquelles on dose la substance isolée *(chromatogramme).* La *c. de partage* (Consden, Gordon et Martin, 1944) utilise, pour séparer les constituants du liquide, en plus des différences d'adsorbabilité, les différences de solubilité de ces constituants dans des solvants imbibant le papier. Cette *c.* de partage peut être à deux dimensions *(c. bidimensionnelle)* : une feuille de papier filtre carrée, dans un angle de laquelle est déposé le liquide à analyser, est parcourue d'abord par un premier solvant qui entraîne et étale parallèlement à un côté les substances contenues dans le liquide ; puis par un deuxième solvant qui sépare, perpendiculairement aux premières traînées, les éléments, parfois complexes, du premier chromatogramme. — *c. en phase gazeuse.* Dans cette technique, les substances à analyser sont poussées par un gaz vecteur sur une colonne de séparation, puis traversent l'une après l'autre un détecteur. V. *ions (échanges d').*

CHROMATOLYSE, *s. f.* (Flemming, 1885) (gr. *khrôma*, couleur ; *luein*, dissoudre) [angl. ***chromatolysis***]. Modification, dégénérescence et disparition de la chromatine dans le noyau de la cellule. La *c.* caractérise l'une des dernières phases de l'évolution cellulaire. — Ce mot est souvent employé à tort pour désigner la *chromophillyse* (v. ce mot).

CHROMATOMÈTRE, *s. m.* (gr. *khrôma*, couleur ; *métron*, mesure). V. *chromoptomètre.*

CHROMATOPHORE, *s. m.* (Schmitz, 1882) (gr. *khrôma*, couleur ; *phoros*, qui porte). V. *mélanocyte.*

CHROMATOPHOROME, *s. m.* — 1° (Ribbert). Tumeur formée aux dépens des chromatophores, cellules conjonctives du derme ou de la choroïde, qui normalement produisent du pigment. V. *mélanosarcome.* — 2° (Riecke, 1903). V. *nævus bleu de Max Tièche.*

CHROMATOPSIE, *s. f.* (gr. *khrôma*, couleur ; *opsis*, vision) [angl. ***chromatopsia***]. — 1° Vision des couleurs. — 2° Perturbation acquise de la vision des couleurs, où les objets apparaissent teintés en vert (chloropsie), bleu (cyanopsie), rouge (érythropsie) ou jaune (xanthopsie), sous l'influence de divers facteurs, toxiques ou non. Elle se différencie de la dyschromatopsie qui est un défaut inné de la perception de l'une ou de plusieurs des couleurs fondamentales.

CHROME, *s. m.* (gr. *khrôma*, couleur) (Vauquelin, 1797) [angl. ***chromium***]. Élément chimique de numéro atomique 24 (24 électrons gravitent autour du noyau de l'atome). Symbole *Cr*. Le *c.* est un métal. Très oxydable, il perd naturellement 2, 3 ou 6 électrons et passe à l'état stable d'ion chromeux Cr^{2+}, chromique Cr^{3+} ou chromate Cr^{6+}. — En tant qu'oligo-élément, il jouerait un rôle dans le métabolisme des glucides. — Le *^{51}Cr radioactif* sert à marquer les hématies pour mesurer leur durée de vie. — Certaines maladies professionnelles (n° 10, 10 bis, 10 ter) sont provoquées par des composés du *c.*

CHROMHIDROSE ou **CHROMIDROSE**, *s. f.* (gr. *khrôma*, couleur ; *hidrôs*, sueur) [angl. ***chromhidrosis***]. Trouble fonctionnel des glandes sudoripares, surtout des glandes de l'aisselle, caractérisé par la sécrétion de sueur colorée le plus souvent en noir ou en brun-noir, mais quelquefois en bleu, vert, jaune ou rouge.

CHROMOBLASTOMYCOSE, *s. f.* (O. da Fonseca, 1930) (gr. *khrôma*, couleur ; blastomycose) [angl. ***chromoblastomycosis***]. Syn. *chromomycose.* Dermatite mycosique à répartition surtout tropicale dont le parasite a une couleur brune ou noirâtre et qui se présente sous la forme d'une éruption de papules, de nodules ou de verrues aboutissant parfois à l'ulcération. V. *phæohyphomycose.*

CHROMODIAGNOSTIC, *s. m.* [angl. ***chromodiagnosis***]. Étude, dans un but diagnostique, de la couleur des organes ou des humeurs.

CHROMO-ENDOSCOPIE, *s. f.* (gr. *khroma*, couleur ; *endon*, dedans ; *skopein*, voir) [angl. ***chromoendoscopy***]. Mise en évidence de lésions au cours d'endoscopies digestives (œsophage, estomac, côlon) grâce à des colorants vitaux, fluorescents ou non.

CHROMOGÈNE, *adj.* (gr. *khrôma*, couleur ; *génnan*, engendrer) [angl. ***chromogen***]. Qui produit de la couleur. P. ex. : *bactérie ch.* — *s. m.* Substance incolore par elle-même, mais capable sous diverses influences (oxydation) de donner naissance à un produit coloré. P. ex. : *ch. de l'urobiline.*

CHROMOGRANINE, *s. f.* (gr. *khrôma*, couleur ; lat. *granum*, grain) [angl. ***chromogranin***]. Nom générique de certains polypeptides acides extraits des granulations des cellules chromaffines de la médullosurrénale et présents également dans diverses glandes endocrines (îlots de Langerhans). La *c.* A est un marqueur des tumeurs neuroendocrines (v. *apudome*). Son taux normal est inférieur à 100 μg/L.

CHROMOHÉMO-DROMOGRAPHIE, *s. f.* (Condorelli, 1960) (gr. *khrôma*, couleur ; *haïma*, sang ; *dromos*, course ; *graphein*, écrire) [angl. ***chromohaemodromography***]. Étude de la courbe de dilution (v. ce terme) d'une substance colorante injectée dans l'appareil cardiovasculaire.

CHROMOLYSE, *s. f.* (gr. *khrôma*, couleur ; *luein*, dissoudre) [angl. ***chromolysis***]. Terme employé par les ophtalmologistes pour désigner la décoloration de la rétine (névrite optique).

CHROMOMÈRE, *s. m.* (Wilson, 1896) (gr. *khrôma*, couleur ; *méros*, part) [angl. ***chromomere***]. Disque colorable qui, dans le chromosome, contient un plus ou moins grand nombre de gènes. Les *ch.* alternent avec des zones qui ne fixent pas les colorants.

CHROMOMYCOSE, *s. f.* V. *chromoblastomycose.*

CHROMONE, *s. f.* Syn. *cromone.* Dérivé de l'acide cromoglycique (cromoglycate disodique — angl. ***disodium cromoglycate***), doué d'une action anti-allergique et prescrit dans le traitement préventif de l'asthme. V. *khelline.*

CHROMOPHILE, *adj.* (gr. *khrôma,* couleur ; *philia,* amitié) [angl. ***chromophil***]. Qui possède une affinité pour les colorants.

CHROMOPHILLYSE, *s. f.* (Retterer) (gr. *khrôma*, couleur ; *philos*, ami ; *luein*, dissoudre) [angl. ***chromatolysis***]. Mot mal formé : il faut dire : *chromophilolyse.* Modification, dégénérescence et disparition des corpuscules de substance chromophile qui se trouvent dans le corps des cellules nerveuses.

CHROMOPHOBE, *adj.* (gr. *khrôma*, couleur ; *phobos*, crainte) [angl. ***chromophobe***]. Se dit des éléments figurés qui prennent difficilement les colorants.

CHROMOPHORE, *s. m.* (gr. *khrôma,* couleur ; *phérein,* porter) [angl. ***chromophore***]. Groupement chimique conférant une couleur à un composé organique par modification de son spectre d'absorption.

CHROMOPROTÉINE, *s. f.* [angl. ***chromoprotein***]. Variété de protéine complexe (hétéroprotéine) résultant de la combinaison d'une protéine et d'un composé coloré métallifère (fer ou cuivre). L'hémoglobine est une *c.*

CHROMOPTOMÈTRE, *s. m.* (gr. *khrôma*, couleur ; *ôps*, œil ; *métron*, mesure) [angl. ***chromoptometer***]. Syn. *chromatomètre.* Instrument destiné à reconnaître et à mesurer la dyschromatopsie et l'achromatopsie partielle (daltonisme).

CHROMOSCOPIE, *s. f.* (gr. *khrôma*, couleur ; *skopein*, examiner) [angl. ***chromoscopy***]. Étude de la couleur d'un liquide organique (urine, suc gastrique, liquide céphalorachidien, etc.), couleur qui peut être modifiée par une circonstance pathologique ou l'élimination d'un colorant introduit dans l'organisme.

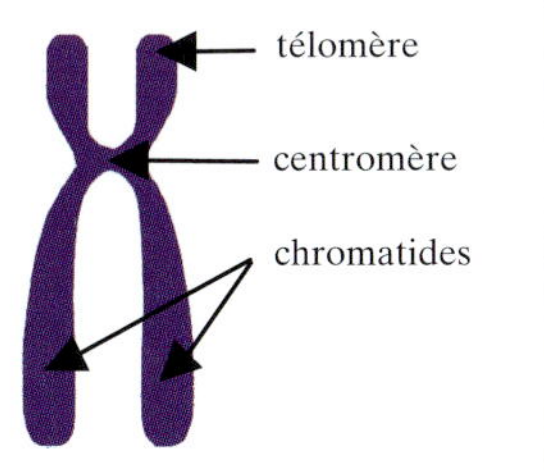

Chromosomes

CHROMOSOME, *s. m.* (Waldeyer, 1888) (gr. *khrôma*, couleur ; *sôma*, corps) [angl. ***chromosome***]. Bâtonnet apparaissant dans le noyau de la cellule en voie de division et résultant de la segmentation du réseau sur lequel s'était concentrée la chromatine. La forme des *c.* varie selon le stade de la mitose : à la prométaphase (stade fixé pour l'étude du caryotype, v. ce terme), ils sont presque tous en forme d'X et ont généralement 2 bras courts et 2 longs. Les colorations modernes ont permis de diviser chaque bras en régions, subdivisées elles-mêmes en bandes et en sous-bandes (convention de Paris, 1971). Chaque bande est caractérisée par un *numéro* (ou une lettre) qui correspond à la paire chromosomique et qui est suivi d'une *lettre = p* qui désigne un bras court ou *q* un bras long, puis de 2 *chiffres* : le premier indique la région et le second la bande, séparé par un point de celui de la sous-bande (p. ex. : 16p13.3 = sur le bras court du chromosome 16, région 1, bande 3, sous-bande 3). En outre, les signes + ou — placés avant ou après le numéro de la paire chromosomique signalent un gain ou une perte de chromosome ; un + ou un — situés après la lettre *p* ou *q* signifie que le bras est allongé ou raccourci. Enfin la présence de la lettre *t* révèle l'existence d'une translocation. Un *c. acrocentrique* possède un centromère très proche de l'une de ses extrémités, le bras court y est d'une brièveté extrême ; un *c. métacentrique* au contraire, a des bras de longueur presque égale, son centromère étant quasiment médian. Le nombre des *c.* est fixe dans chaque espèce animale. Les *c.,* constitués par une double chaîne d'acide désoxyribonucléique (v. ce terme), sont les supports des gènes. Il existe deux sortes de *c.* : les *c. somatiques* (ou autosomiques, v. *autosome*) et les *c. sexuels* (ou gonosomiques, v. *gonosome*). V. *caryotype, Denver (classification de), hérédité* et *diploïde.* — ***« c. du crime ».*** V. *triplet XYY.* — ***c. Philadelphie 1*** ou ***Ph 1*** (du nom de la ville où il a été découvert par Nowell et Hungerford en 1960) [angl. ***Philadelphia chromosome***]. Petit chromosome de la paire 22 ayant perdu la moitié de sa substance (délétion de son bras long) ou, le plus souvent, ayant échangé ce segment contre un autre appartenant au chromosome de la paire 9 (translocation entre les bras longs des chromosomes des paires 22 et 9). On l'observe dans les cellules de la lignée myéloïde de la moelle osseuse, au cours de la leucémie myéloïde ; il est caractéristique de cette maladie. Il a été trouvé aussi dans certaines formes de leucémie aiguë. V. *délétion, centromère, télomère, translocation, BCR, BCR-ABL (gène)* et *marquage en bande des chromosomes.*

CHROMOSOME EN ANNEAU [angl. ***ring chromosome***]. Chromosome ayant subi une perte de substance (délétion) à ses deux extrémités, qui se sont fusionnées, conférant au *c.* une forme annulaire. Cet état entraîne diverses malformations, selon le *c.* atteint. Le caryotype s'écrit, par exemple, pour une fille ayant un *c.* 11 en anneau : 46 XX r 11 (r. pour l'anglais *ring*, anneau).

CHROMOSOME X FRAGILE (syndrome du), fra (X) (Turner, 1978) [angl. ***fragile chromosome syndrome***]. Syn. *syndrome de Martin-Bell, syndrome de Renpenning.* Maladie par aberration chromosomique (par mutation instable au cours des générations) associant une débilité mentale, une macro-orchidie, une dysmorphie faciale et une fragilité (amincissement et élongation) de l'extrémité distale du bras long [site X (fra) q 27.3] du chromosome X.

CHROMOSOMIQUE, *adj.* [angl. ***chromosomal***]. Qui concerne le chromosome. — ***aberration c.*** V. ce terme et *maladie par aberration chromosomique.* — ***garniture c.*** Ensemble des chromosomes. — ***instabilité c. (syndrome d').*** V. *instabilité chromosomique.*

CHROMOTHÉRAPIE, *s. f.* (gr. *khrôma*, couleur ; *thérapeuein*, soigner) [angl. ***chromotherapy***]. — 1° Application thérapeutique de la lumière colorée. — 2° (Ehrlich). Emploi thérapeutique des matières colorantes.

CHROMOTROPISME, *s. m.* (gr. *khrôma*, couleur ; *trépein*, tourner) [angl. ***chromotropism***]. — 1° Propriété que possède le protoplasme (ou certains êtres vivants), d'être attiré ou repoussé par telle ou telle couleur. — 2° Attirance de certains psychopathes vers une couleur déterminée, au cours du test de Rorschach.

CHRONAXIE, *s. f.* (Louis Lapicque, fr., 1909) (gr. *khronos*, temps ; *axia*, valeur) [angl. ***chronaxia***]. « La *c.* est le temps de passage du courant nécessaire pour obtenir le seuil de la contraction avec une intensité double de la rhéobase » (Lapicque). — ***c. de constitution*** (L. et M. Lapicque). *C.* propre à chaque nerf, dépendant de sa constitution ; chez l'animal vivant et intact, elle est rarement atteinte, car elle est modifiée sans cesse par l'influence des centres nerveux supérieurs : c'est la *c. de subordination* (v. *métachronose*). — ***c. vestibulaire.*** *C.* des fibres vestibulaires du nerf auditif ; on la mesure par l'étude du vertige voltaïque.

CHRONICITÉ, *s. f.* (gr. *khronos,* temps) [angl. ***chronicity***]. Le fait de durer.

CHRONIQUE, *adj.* (gr. *khronos*, temps) [angl. ***chronic***]. Qui dure, qui évolue longtemps. P. ex. : *maladie c.* V. *aigu, subaigu, suraigu.*

CHRONOBIOLOGIE, *s. f.* (A. Reinberg) (gr. *khronos*, temps ; biologie) [angl. ***chronobiology***]. Branche de la biologie qui étudie les variations des phénomènes vitaux en fonction du temps. Ces variations se présentent souvent sous forme d'oscillations rythmiques (v. *circadien, circannien, infradien, ultradien* et *synchroniseur*). V. aussi *biopériodicité, chronodiététique, chronopathologie, chronopharmacologie* et *chronothérapie.*

CHRONODÉPENDANT, ANTE, *adj.* (gr. *khronos*, temps). Qui dépend du temps, de la durée. V. *bloc de branche (image dite de).*

CHRONODIÉTÉTIQUE, *s. f.* (gr. *khronos*, temps ; diététique). Branche de la médecine qui étudie l'adaptation de l'hygiène et de la thérapeutique alimentaire au rythme biologique de l'individu. V. *chronobiologie.*

CHRONOGRAPHE, *s. m.* (Marey) (gr. *khronos*, temps ; *graphein*, inscrire) [angl. ***chronograph***]. Instrument destiné à inscrire les unités de temps (fractions de seconde, p. ex.) sur un papier enregistreur mobile. Il permet d'apprécier la durée exacte des phases d'un mouvement inscrit en même temps sur le même papier.

CHRONOPATHOLOGIE, *s. f.* (gr. *khronos*, temps ; *pathos*, maladie ; *logos*, discours) [angl. ***chronopathology***]. Branche de la médecine qui étudie les maladies, leur apparition, leur évolution en fonction du rythme biologique de l'individu. V. *chronobiologie.*

CHRONOPHARMACOLOGIE, *s. f.* (gr. *khronos*, temps ; *pharmakon*, médicament ; *logos*, discours) [angl. ***chronopharmacology***]. Étude des variations de l'action d'un agent thérapeutique en fonction du moment du cycle biologique de l'individu auquel on applique. V. *chronobiologie.*

CHRONOSUSCEPTIBILITÉ, *s. f.* Sensibilité de l'organisme variable suivant les oscillations cycliques des rythmes biologiques. V. *chronobiologie.*

CHRONOTHÉRAPEUTIQUE, *s. f.* ou **CHRONOTHÉRAPIE**, *s. f.* (gr. *khronos*, temps ; *thérapeuô*, je soigne) [angl. ***chronotherapy***]. Application d'un traitement à l'heure où il doit être le plus efficace, selon les indications fournies par la chronopharmacologie (v. ce terme).

CHRONOTROPE, *adj.* (gr. *khronos*, temps ; *trépein*, tourner) [angl. ***chronotropic***]. Se dit, en physiologie, de tout ce qui concerne la régularité et la fréquence d'un rythme. — ***c. positif.*** Se dit des influences qui accélèrent un rythme. — ***c. négatif.*** Se dit des influences qui ralentissent un rythme. — ***fonction c.*** Fonction qui règle le rythme cardiaque. V. *insuffisance chronotrope auriculaire.* — ***insuffisance c.*** (atriale). V. ce terme.

CHRU. Centre Hospitalier Régional Universitaire. V. *centre hospitalier.*

CHRYSÉOSE, *s. f.* (gr. *khrusos*, or) [angl. ***chrysiasis***]. Dépôts d'or dans les tissus, d'origine thérapeutique.

CHRYSOPEXIE, *s. f.* (gr. *khrusos*, or ; *pêxis*, fixation) [angl. ***chrysiasis***]. Fixation de l'or dans les tissus, en particulier dans les éléments phagocytaires, au cours d'un traitement aurique prolongé.

CHRYSOTHÉRAPIE, *s. f.* (Mollgaard, 1924) (gr. *khrusos*, or ; *thérapéia*, traitement) [angl. ***chrysotherapy***]. Syn. *aurothérapie.* Emploi thérapeutique des sels d'or.

CHS. Abréviation de *Centre Hospitalier Spécialisé.* V. *centre hospitalier.*

CHSCT. Abréviation de *Comité d'Hygiène, de Sécurité et des Conditions de Travail.*

CHU. Abréviation de *Centre Hospitalier Universitaire* [angl. ***university hospital center***]. V. *centre hospitalier.*

CHUINTEMENT, *s. m.* [angl. ***hissing***]. Vice de prononciation consistant dans la substitution du son *ch.* à l'*s.*

CHURG ET STRAUSS (maladie ou **syndrome de)** (C. Jacob, amér., 1951). V. *angéite granulomateuse allergique.*

CHURILOV (maladie de). Variété de fièvre hémorragique épidémique. V. *fièvre de Corée.*

CHVOSTEK (signe de) (C. Frantisek, autr., 1876) [angl. ***Chvostek's sign***]. Hyperexcitabilité mécanique des nerfs et des muscles dans la tétanie, en dehors des accès. Actuellement employé comme synonyme de *signe du facial* (v. ce terme).

CHYLANGIOME, *s. m.* (Knapper) (gr. *khulos*, suc ; *angéion*, vaisseau) [angl. ***chylangioma***]. Dilatation variqueuse des vaisseaux lymphatiques de l'abdomen.

CHYLE, *s. m. (gr. khulos*, suc) [angl. ***chyle***]. Liquide laiteux constitué de lymphe et de graisses, présent dans les canaux lymphatiques de l'intestin grêle (chylifères) pendant la digestion.

CHYLEUX, EUSE, *adj.* [angl. ***chylous***]. Qui appartient au chyle. Qui contient du chyle. — ***épanchement ch.*** — ***pleurésie ch.*** V. *chylothorax.* — ***hydrocèle ch.*** V. *hydrocèle.*

CHYLIFORME, *adj.* [angl. ***chyliform***]. Se dit d'un liquide d'apparence laiteuse et sans odeur qui ressemble à du chyle et qui constitue certains épanchements. P. ex. : *ascite c., péricardite c., pleurésie c.*

CHYLOMICRON, *s. m.* [angl. ***chylomicron***]. Une des variétés de lipoprotéines sanguines : celle dont les molécules sont les plus légères et les plus volumineuses. Elles sont constituées presque uniquement de triglycérides exogènes : elles en contiennent 80 à 90 % et apparaissent dans le sang après un repas riche en graisses ; ce sont les *c. vrais* ou *primaires.* — Les *c. secondaires* (ou *lipomicrons* ou *pré-β — lipoprotéines*) sont un peu moins légers et volumineux : ils contiennent 60 % de triglycérides endogène et 15 % de cholestérol. V. *lipémie, lipidémie, lipoprotéine* et *triglycéride.*

CHYLOPÉRICARDE, *s. m.* [angl. ***chylopericardium***]. Épanchement de chyle dans la séreuse péricardique.

CHYLOPÉRITOINE, *s. m.* [angl. ***chyloperitoneum***]. Syn. *ascite chyleuse.* Épanchement de chyle dans le péritoine.

CHYLORRHÉE, *s. f.* (chyle ; gr. *rhein*, couler) [angl. ***chylorrhoea***]. Écoulement de chyle par rupture du canal thoracique.

CHYLOTHORAX, *s. m.* [angl. ***chylothorax***]. Syn. *pleurésie chyleuse.* Épanchement de chyle dans la plèvre à la suite de la rupture du canal thoracique.

CHYLURIE, *s. f.* (gr. *khulos*, chyle ; *ouron*, urine) [angl. ***chyluria***]. Présence de chyle dans l'urine, qui prend un aspect laiteux. Elle s'accompagne souvent d'hématurie *(hématochylurie).* — La *c.* est le plus souvent parasitaire, dans les pays chauds, due à une filaire, *Wuchereria bancrofti,* qui bloque les vaisseaux lymphatiques (v. *filariose*) ; elle peut aussi compliquer l'évolution de certaines tumeurs rétropéritonéales.

CHYME, *s. m.* (gr. *khumos*, suc) [angl. ***chyme***]. Produit de la digestion gastrique lorsqu'il pénètre dans le duodénum.

α-CHYMOTRYPSINE *s. f.* V. *alphachymotrypsine.*

CHYMOTRYPSINOGÈNE, *s. m.* [angl. ***chymotrypsinogen***]. Précurseur enzymatique inactif sécrété par le pancréas et que la trypsine transforme en alphachymotrypsine active.

CI. Capacité inspiratoire (v. ce terme).

Ci. Symbole de *curie* (v. ce terme).

CIA [angl. ***ASD***]. Communication interauriculaire (ou interatriale, v. ce terme).

CIAV. Communication interatrio-ventriculaire. V. *canal atrioventriculaire commun (persistance du).*

CIBLE, *s. f.* [angl. ***target***]. V. *puce ADN* et *sonde génétique.*

CIC. Abréviation de *Complexes Immuns Circulants.*

CICATRICE, *s. f.* (lat. *cicatrix*) [angl. ***scar***]. Tissu fibreux de nouvelle formation qui réunit les parties divisées et remplace, s'il y a lieu, les pertes de substance ; il est le résultat de la cicatrisation.

CICATRICULE, *s. f.* (en lat. petite cicatrice) [angl. ***cicatricula***]. — 1° Petite cicatrice. — 2° *Vitellus formatif* des œufs à segmentation partielle. La *c.* se présente sous forme d'une petite tache blanchâtre à la surface du jaune des œufs d'oiseaux.

CICATRISATION, *s. f.* [angl. ***healing***]. Guérison d'une plaie. — 1° *c.* ou *réunion* ***par première intention*** ou ***immédiate.*** *C.* obtenue rapidement lorsque les lèvres de la plaie sont accolées spontanément ou par suture et qu'il n'y a pas d'infection. — 2° *c.* ou *réunion* ***par deuxième intention*** ou ***secondaire.*** Guérison plus lente, obtenue quand les lèvres de la plaie sont écartées, lorsqu'il y a perte de substance et surtout infection ; la plaie est comblée par des bourgeons charnus (granulations) qui s'épidermisent. Quelques auteurs dénomment cette variété *c.* ***médiate*** ou par ***troisième intention*** et réservent le terme de *c. immédiate par deuxième intention,* ou *secondaire* aux cas où la cicatrisation est obtenue par la mise en contact secondaire des bords d'une plaie déjà bourgeonnante. — 3° ***c. sous-crustacée*** (sous une croûte) (Richet). Réparation des plaies superficielles de la peau avec perte de substance, mais sans infection. Le derme se recouvre d'un nouvel épiderme à l'abri de la croûte (sang et lymphe coagulés) qui tombe quand la réparation est terminée.

CICLOSPORINE, *s. f.* V. *cyclosporine.*

CIGUATERA, *s. f.* (espagnol) [angl. ***ciguatera***]. Intoxication observée dans les régions tropicales (Antilles, Nouvelle-Calédonie, Pacifique sud) et due à l'ingestion de la chair de certains poissons (Carangue, Barracuda, Congre) contenant une toxine produite par un micro-organisme flagellé, *Gambierdiscus toxicus.* Elle se traduit souvent brutalement, par des accidents nerveux (paresthésies des extrémités), digestifs (coliques, diarrhée), douloureux (arthralgies, myalgies, prurit), une altération de l'état général et parfois une photophobie, un larmoiement et des troubles vasomoteurs. La guérison survient au bout de 3 semaines, laissant souvent des séquelles douloureuses. V. *scombroïdose, ichtyosisme, phycotoxine* et *mytilisme.*

CIL, *s. m.* (lat. *cilium*, paupière). — 1° (TA *cilium* ; *pl. cilia*) [angl. ***eyelash***]. Poil implanté sur le bord libre des paupières. — 2° Fin filament vibratile prolongeant certaines cellules épithéliales des muqueuses bronchiques et intestinales ou bien certains organismes unicellulaires. — 3° V. *stéréocil.*

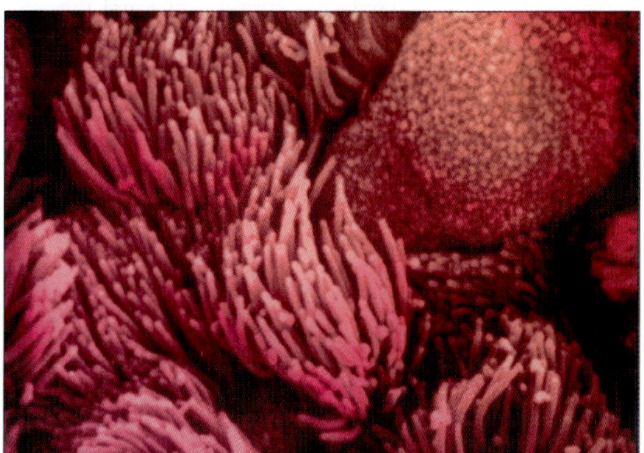

Cellules ciliées (poumon)

CILIAIRE, *adj.* [angl. ***ciliary***]. Relatif au cil ou lui ressemblant. — ***corps c.*** (TA *corpus ciliare*) [angl. ***ciliary body***]. Partie épaissie de la membrane vasculaire de l'œil, intermédiaire à la choroïde et à l'iris, en forme d'anneau triangulaire à la coupe, à sommet postérieur. Il comprend les *procès c.* dont les franges sécrètent l'humeur aqueuse et le *muscle c.* qui intervient dans l'accommodation. Il s'y insère le ligament suspenseur du cristallin • 👁 **œil** •.

CILLOPASTEURELLA, *s. f.* [angl. ***Yersinia***]. Dans l'ancienne nomenclature, genre de la tribu des *Pasteurellæ.* V. *Yersinia.*

CILS IMMOBILES (syndrome des) (Afzelius, 1976) [angl. ***immotile cilia syndrome***]. Syn. *syndrome d'Afzelius, dyskinésie ciliaire primitive.* Affection héréditaire à transmission autosomique récessive, caractérisée par une absence de mobilité des cils vibratiles épithéliaux. Cette immobilité entraîne, dès le jeune âge des rhinites à répétition compliquées de sinusite, de bronchite, de dilatation des bronches. Les spermatozoïdes sont immobiles. C'est une maladie du cytosquelette (v. ce terme) dont les microtubules sont altérés. Un situs inversus est présent dans un cas sur deux. V. *Kartagener (syndrome de)* et *dynéine.*

CIM [angl. ***ICD, International Classification of Diseases***]. Abréviation de *Classification Internationale des Maladies.* (OMS). Elle est utilisée notamment pour le codage des diagnostics dans les résumés d'unités médicales. V. *RUM* et *PMSI.*

CIMENT (gale du). V. *gale du ciment.*

CIMENTOPLASTIE, *s. f.* (ciment ; gr. *Plassein*, modeler) [angl. (pro parte) ***vertebroplasty***]. Injection percutanée d'un polymère acrylique dans une métastase osseuse (p. ex., vertébrale) dans un but antalgique et de consolidation.

CIMETERRE (syndrome du) (décrit par Halasz en 1956 ; nommé par Neill, 1960) [angl. ***scimitar syndrome***]. Syn. *syndrome de Halasz.* Ensemble de malformations du poumon droit, des bronches et des vaisseaux correspondants. Il est caractérisé essentiellement par le drainage anormal des veines du poumon droit (ou seulement de ses lobes moyen et inférieur) dans la veine cave inférieure par un tronc commun qui donne, sur les radiographies de face, une image latéro-cardiaque droite verticale, concave en dedans, en forme de cimeterre. Ce retour veineux anormal est souvent associé à une hypoplasie d'un lobe du poumon droit et des bronches correspondantes, à l'irrigation de ce lobe par une artère anormale venue de l'aorte et à une dextroposition ou à une dextrorotation du cœur. Des malformations cardiaques coexistent parfois. V. *retours veineux anormaux.*

CIMEX LECTULARIUS (lat. *cimex*, punaise ; *lectulus*, lit) [angl. ***Cimex lectularius***]. Nom latin de la *punaise des lits*, insecte hémiptère vecteur de la fièvre récurrente cosmopolite et de diverses rickettsioses.

CINCA (syndrome) (Prieur A. M., 1987). Acronyme anglais désignant le ***Chronic Inflammatory, Neurological, Cutaneous and Articular syndrome.*** Affection néonatale rare et d'origine inconnue comprenant poussées de fièvre, éruptions maculopapuleuses, arthrites, hépatosplénomégalie et une méningite chronique parfois associée à des crises convulsives. V. *hyperimmunoglobulinémie D avec fièvre périodique (syndrome d').*

CINÉ... (gr. *kinésis*, mouvement). V. aussi *kiné...*

CINÉ-ANGIOCARDIOGRAPHIE, *s. f.* [angl. ***cineangiocardiography***]. Syn. *cinécardio-angiographie, ciné-angioventriculographie.* Enregistrement cinématographique des images radiologiques des cavités cardiaques (ou d'un ventricule : *cinéventriculographie*) et des gros vaisseaux de la base du cœur opacifiés par une substance de contraste. V. *radiocinématographie* et *angiocardiographie.*

CINÉ-ANGIOGRAPHIE, *s. f.* [angl. ***cineangiography***]. Enregistrement cinématographique des images radiologiques des vaisseaux opacifiés par une substance de contraste. V. *radiocinématographie* et *angiographie.* — ***c. isotopique.*** V. *ciné-angioscintigraphie.*

CINÉ-ANGIOSCINTIGRAPHIE, *s. f.* [angl. ***radionuclide cineangiography***]. Syn. *ciné-angiographie isotopique.* Cinéscintigraphie (v. ce terme) des vaisseaux.

CINÉ-ANGIOVENTRICULOGRAPHIE, *s. f.* V. *ciné-angiocardiographie.*

CINÉCARDIOANGIOGRAPHIE, *s. f.* V. *ciné-angiocardiographie.*

CINÉCORONAROGRAPHIE, *s. f.* [angl. ***cinecoronaro arteriography***]. Enregistrement cinématographique des images radiologiques des artères coronaires opacifiées par une substance de contraste.

CINÉDENSIGRAPHIE, *s. f.* (Maurice Marchal, 1946) (gr. *kinêsis*, mouvement ; densité ; gr. *graphein*, écrire) [angl. ***electrokymography***]. Enregistrement, au moyen d'une cellule photoélectrique et d'un oscillographe, des pulsations de l'ombre radiologique du cœur, de celle des gros vaisseaux, des artères et des capillaires pulmonaires. Procédé abandonné.

CINÉGAMMAGRAPHIE, *s. f.* Enregistrement cinématographique, grâce à une caméra à scintillations, du cheminement dans l'organisme d'un isotope radioactif introduit par voie vasculaire. V. *cinéscintigraphie.*

CINÉMATIQUE, *s. f.* [angl. ***kinematics***]. Étude des mouvements.

CINÉ-ŒSOPHAGO-GASTRO-SCINTIGRAPHIE, *s. f.* [angl. ***cineœsophagogastroscintigraphy***]. Étude du transit d'un repas marqué par un traceur radio-isotopique. Cette investigation est préconisée chez le jeune enfant pour étudier en particulier le reflux gastro-œsophagien et la pathologie de la vidange gastrique.

CINÉPATHIE, *s. f.* (gr. *kinêsis*, mouvement ; *pathê*, souffrance). V. *transports (mal des).*

CINÉPLASTIE, *s. f.* (gr. *kinêsis*, mouvement ; *plassein*, former) [angl. ***cineplastics***]. Syn. *amputation orthopédique.* Opération chirurgicale réparatrice pratiquée chez les amputés pour leur permettre de mouvoir leur appareil de prothèse au moyen des muscles et des tendons qui s'inséraient sur la partie amputée. V. *amputation cinématique*.

CINÉRADIOGRAPHIE, *s. f.* V. *radiocinématographie*.

CINÉSCINTIGRAPHIE, *s. f.* Enregistrement cinématographique de la succession d'images (scintigrammes) obtenues au cours de l'exploration, à l'aide d'un isotope radioactif, d'un viscère ou d'une région de l'organisme (p. ex. : cœur et poumons, région hépato-biliaire) dont le fonctionnement, comme l'aspect, peuvent ainsi être appréciés. V. *scintigraphie*.

CINÈSE, *s. f.* V. *mitose*.

CINÉSIALGIE, *s. f.* (Gubler) (gr. *kinêsis*, mouvement ; *algos*, douleur) [angl. ***kinesialgia***]. Douleur provoquée par la rupture des fibres musculaires profondes d'un muscle épais.

CINÉSIE, *s. f.* (gr. *kinêsis*, mouvement) [angl. ***kinesis***]. Aptitude aux mouvements. Terme surtout employé dans des mots composés (p. ex. : bradycinésie) où il apporte la notion de mouvement. — ***c. paradoxale*** (Souques). Rapidité surprenante de mouvements que présentent, dans certaines circonstances (stimulation psychique), des malades ordinairement figés (maladie de Parkinson).

CINÉSIOLOGIE, *s. f.* (Nicolas Dailly, fr. 1857) [angl. ***kinesiology***]. « Science du mouvement dans ses rapports avec l'éducation, l'hygiène et la thérapeutique ».

CINÉSITHÉRAPIE, *s. f.* V. *kinésithérapie*.

CINÉTIQUE, *adj.* [angl. ***kinetic***]. Qui a rapport au mouvement.

CINÉTIQUE (division). V. *mitose*.

CINÉTOSE, *s. f.* (gr. *kinésis*, mouvement) [angl. ***motion sickness***]. V. *transports (mal des)*.

CINÉVENTRICULOGRAPHIE, *s. f.* V. *ciné-angiocardiographie*.

CINGULECTOMIE, *s. f.* (lat. *cingulum ;* gr. *éktomê*, ablation) [angl. ***cingulectomy***]. Résection chirurgicale du *cingulum* (v. *cingulotomie*) préconisée comme traitement de certaines psychoses graves.

CINGULOTOMIE, *s. f.* (lat. *cingulum ;* gr. *tomê*, section) [angl. ***cingulotomy***]. Destruction, par électrocoagulation, du *cingulum*, faisceau situé à la face interne des hémisphères cérébraux et qui paraît jouer un rôle important dans la genèse des émotions. Elle a été préconisée comme traitement des douleurs chroniques rebelles avec composante émotionnelle importante.

CINGULUM, *s. m.* (en lat. *ceinture*) [TA et angl. ***cingulum***]. Faisceau incurvé de substance blanche unissant les lobes frontal et temporal du cerveau. V. aussi *ceinture*.

CINQUIÈME MALADIE. V. *mégalérythème épidémique*.

CIONOTOME, *s. m.* (gr. *kiôn*, luette ; *tomê*, section) [angl. ***cionotome***]. Ciseaux qui servent à couper la luette.

CIRCADIEN, ENNE, *adj.* (F. Halberg, 1959) (lat. *circa,* environ ; *dies,* jour) [angl. ***circadian***]. Qui se rapporte à une durée d'environ 24 heures. V. *nycthéméral*. — ***domaine c.*** Ensemble des rythmes dont la période varie entre 20 et 28 heures. — ***rythme c.*** Rythme dont la période est d'environ 24 heures. — ***système c.*** Ensemble de rythmes *c.* qui paraissent liés les uns aux autres, soit par une relation de cause à effet, soit parce qu'ils dépendent tous d'un même synchroniseur (v. ce terme) appartenant à l'organisme ou extérieur à lui. V. *chronobiologie, infradien* et *ultradien*.

CIRCANNIEN, ENNE, ou **CIRCANNUEL, ELLE**, *adj.* (lat. *circa,* environ ; *annus,* année) [angl. ***circannual***]. Qui se rapporte à une durée d'environ un an. — ***rythme c.*** Rythme dont la période est d'environ un an. V. *circadien*.

CIRCASEPTIDIEN, ENNE, *adj.* (lat. *circa,* environ ; *septem,* sept ; *dies,* jour). Qui se rapporte à une durée de sept jours environ. — ***rythme c.*** Rythme dont la période est d'environ sept jours. V. *circadien*.

CIRCATRIGINTIDIEN, ENNE, *adj.* (lat. *circa,* environ ; *triginta,* trente ; *dies,* jour). Qui se rapporte à une durée de trente jours environ. — ***rythme c.*** Rythme dont la période est d'environ trente jours. V. *circadien*.

CIRCAVIGINTIDIEN, ENNE, *adj.* (lat. *circa,* environ ; *viginti,* vingt ; *dies,* jour). Qui se rapporte à une durée de vingt jours environ. — ***rythme c.*** Rythme dont la période est d'environ vingt jours. V. *circadien*.

CIRCINÉ, ÉE, *adj.* (lat. *circinus,* cercle) [angl. ***circinate***]. Se dit des lésions élémentaires de la peau, quand elles sont groupées de telle sorte qu'elles dessinent des fragments de cercle dont le centre est relativement indemne.

CIRCONCISION, *s. f.* (lat. *circum,* autour ; *caedere,* couper) [angl. ***circoncision***]. Syn. *péritomie, posthectomie, posthéotomie*. Excision du prépuce en totalité ou en partie.

CIRCONFLEXE, *adj.* (lat. *circumflexus*, qui décrit un arc de cercle) [angl. ***circumflex***]. Arciforme, incurvé. P. ex. : *rameau c. de l'artère coronaire gauche.* Branche de division du tronc de cette artère • 👁 **coronaire** •.

CIRCONVOLUTIONS CÉRÉBRALES (lat. *circumvolutus*, enroulé autour). Replis arrondis et saillants situés à la surface du cerveau. V. *gyrus*. • 👁 **cerveau** •

CIRCULAIRE (folie). V. *folie intermittente ou périodique*.

CIRCULAIRES DU CORDON. Enroulement du cordon ombilical autour du cou du fœtus pendant l'accouchement.

CIRCULATION, *s. f.* (lat. *circulatio*, de *circulum*, cercle) [angl. ***circulation***]. Littéralement, mouvement décrivant une boucle, un cercle. — ***c. sanguine.*** Transport du sang, du cœur gauche au cœur droit suivant la *grande c.* ou *c. systémique* [angl. ***systemic c.***], puis du cœur droit au cœur gauche suivant la *petite c.* ou *c. pulmonaire* [angl. ***pulmonary c.***]. À chaque fois, le sang passe dans les artères, puis les capillaires et enfin les veines. — ***c. lymphatique.*** Parcours suivi par la lymphe, de la périphérie vers le canal ou conduit thoracique, qui se jette dans la veine sous-clavière ou subclavière gauche • 👁 **artériel, veineux** •.

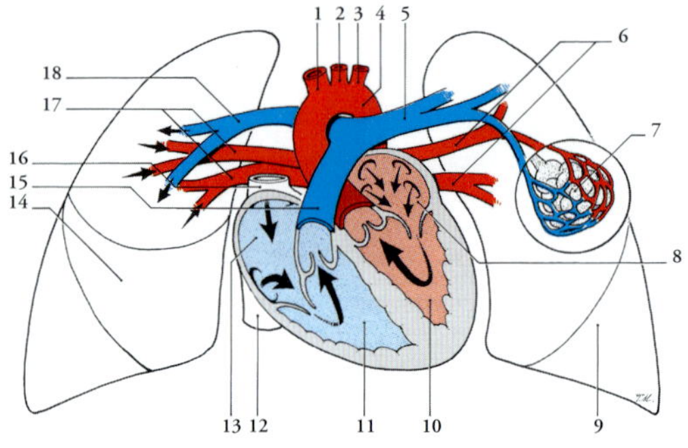

Petite circulation

1. tronc brachio-céphalique
2. artère carotide commune
3. artère sub-clavière gauche
4. aorte
5. artère pulmonaire gauche
6. veines pulmonaires gauches
7. circulation alvéolaire
8. atrium gauche
9. poumon gauche
10. ventricule gauche
11. ventricule droit
12. veine cave inférieure
13. atrium droit
14. poumon droit
15. tronc pulmonaire
16. veine cave supérieure
17. veines pulmonaires droites
18. artère pulmonaire droite 1. tronc

CIRCULATION ASSISTÉE. V. *assistance circulatoire*.

CIRCULATION EXTRACORPORELLE (CEC) [angl. ***extracorporeal circulation***]. Dérivation, en dehors du corps humain, d'une partie ou de la totalité de la circulation sanguine sur une plus ou moins grande étendue de son cours. Technique employée en chirurgie cardiaque, depuis 1956 (W. Lillehei ; J.W. Kirklin, amér.), pour assécher le cœur et rendre possible son ouverture ; dans ce cas elle consiste, grâce à un appareil, le *cœur-poumon artificiel*, à dériver la totalité du sang veineux avant son arrivée dans le cœur droit, à l'oxygéner et à le refouler dans l'aorte en aval du cœur gauche. Elle est aussi utilisée dans l'épuration extrarénale au moyen du *rein artificiel,* traversé par le sang du malade détourné entre une artère et une veine (v. *hémodialyse*).

CIRCULATOIRE, *adj.* [angl. ***circulatory***]. Relatif à la circulation sanguine.

CIRCULUS VICIOSUS [angl. ***vicious circle***]. Terme latin qui sert à désigner le reflux du contenu gastrique par le bout supérieur de l'anastomose intestinale dans le cas de gastro-entérostomie, les aliments retournant dans l'estomac au lieu de suivre le trajet intestinal.

CIRCUMDUCTION, *s. f.* (lat. *circumducere,* conduire autour) [angl. ***circumduction***]. Mouvement faisant décrire à un membre ou à un segment de membre un cône dont l'articulation de la racine forme le sommet.

CIRCUMPILAIRE, *adj.* (lat. *circum,* auteur ; *pilus,* poil). Syn. *péripilaire.* Autour du poil.

CIREUX, EUSE, *adj.* [angl. ***waxy***]. Qui a la consistance ou l'aspect de la cire. — ***dégénérescence c.*** (Christensen, 1844). V. *amyloïde.*

CIRRHOGÈNE, *adj.* (cirrhose ; gr. *gennan,* engendrer) [angl. ***cirrhogenous***]. Qui détermine un processus de cirrhose hépatique. — *splénomégalie c.*

CIRRHOSE, *s. f.* (gr. *kirros,* roux ; terme créé en 1819 par Laennec qui avait remarqué la couleur rousse d'un foie atrophié) [angl. ***cirrhosis***]. Groupe d'affections hépatiques ayant pour caractères *anatomiques* communs une sclérose annulaire et mutilante à tendance extensive et généralisée, des nodules parenchymateux « de régénération » et une nécrose cellulaire (congrès de La Havane, 1956). La *c.* a pour conséquence l'insuffisance hépatocellulaire chronique, l'hypertension portale (qui se complique d'ascite et d'hémorragies digestives) et dans 10 à 20 % des cas, le carcinome hépatocellulaire. En France, la *cause* la plus fréquente des cirrhoses est l'alcoolisme (80 %). Les autres *c.* sont post-hépatitiques, biliaires, vasculaires (v. *Budd-Chiari, syndrome de*) ou métaboliques (hémochromatose, maladie de Wilson, protoporphyrie érythropoïétique). V. ces termes, *Child (classification de)* et *épreuves fonctionnelles hépatiques.*

CIRRHOSE AIGUË. V. *cirrhose post-hépatitique.*

CIRRHOSE ALCOOLIQUE [angl. ***alcoholic cirrhosis***]. Variété la plus fréquente en France (80 %) de cirrhose (v. ce terme). Elle peut être du type atrophique (v. *c. atrophique*) ou *hypertrophique.* Elle est l'aboutissant de la stéatose et de l'hépatite alcoolique qui, souvent intriquées, constituent le foie alcoolique (v. ce terme).

CIRRHOSE ALCOOLO-TUBERCULEUSE. V. *cirrhose hypertrophique graisseuse.*

CIRRHOSE ATROPHIQUE [angl. ***atrophic cirrhosis***]. Sclérose du foie s'accompagnant de diminution du volume de l'organe ; elle peut être la phase terminale des autres variétés de cirrhose. — ***c. a. alcoolique,*** ou ***c. de Laennec.*** Variété la plus fréquente et la première décrite ; elle est caractérisée *anatomiquement* par la présence dans le foie de granulations d'un jaune roux et *cliniquement* par une ascite abondante et une déchéance rapide. — ***c. a. subaiguë.*** V. *cirrhose post-nécrotique.*

CIRRHOSE BILIAIRE. V. *cirrhose cholestatique ou cholostatique.*

CIRRHOSE BILIAIRE HYPERSPLÉNOMÉGALIQUE (Gilbert et Fournier). Forme anatomo-clinique de cirrhose biliaire, essentiellement caractérisée par un ictère chronique et une hypertrophie splénique considérable, le foie n'étant lui-même que peu, parfois même très peu développé.

CIRRHOSE BILIAIRE PRIMITIVE [angl. ***primary biliary cirrhosis***]. Syn. *cirrhose hypertrophique avec ictère chronique* (Hanot, 1875), *cirrhose hypertrophique biliaire avec splénomégalie, cirrhose* ou *maladie* ou *syndrome de Hanot, cholangite destructive chronique non suppurative* (Rubin, 1965), *maladie* ou *syndrome de Mac Mahon* (1948) ou de *Hanot-Mac Mahon, cholangite avec péricholangite de Hanot-Mac Mahon* (Guy Albot, 1964), *ictère cholestatique chronique par cholangiolite et péricholangiolite.* Maladie de foie rare, survenant presque toujours chez la femme, débutant insidieusement vers la cinquantaine par un prurit qui précède un ictère chronique variable, avec poussées fébriles, cholurie et coloration normale des selles. Le foie est gros et dur, la rate souvent augmentée de volume. Les taux sanguins de la bilirubine, du cholestérol, des lipides totaux, des phosphatases alcalines sont élevés. L'évolution dure des années (5 ans en moyenne), au cours desquelles peuvent apparaître des xanthomes cutanés, un syndrome de malabsorption avec décalcification, des manifestations articulaires, une hypertension portale. Son évolution spontanée est toujours mortelle par hémorragies digestives ou grande insuffisance hépatique. Son traitement fait appel à l'acide ursodésoxycholique et à la transplantation hépatique. L'importance des xanthomes cutanés justifie parfois les noms de *cirrhose xanthomateuse* ou *ictéro-xanthomateuse* (Thannhauser et Magendantz, 1938 ; Mac Mahon et Thannhauser, 1949) ou *cirrhose biliaire xanthomateuse* ou *syndrome de Thannhauser.* Les ***lésions hépatiques*** montrent que la *c.b.p.* correspond à une cholestase intra-hépatique : les petits canaux biliaires interlobulaires (cholangioles) sont altérés, puis détruits, au milieu d'une réaction inflammatoire lymphoplasmocytaire intense, parfois granulomateuse, qui évolue vers une fibrose périlobulaire puis une infiltration du parenchyme hépatique. ***Trois types*** anatomiques ont été isolés : la *maladie de Hanot,* ci-dessus décrite, la *maladie de Hanot-Kiener* (v. *Kiener, maladie de*) et la *maladie de Hanot-Rössle :* cette dernière est actuellement considérée comme une affection distincte (v. *cholangite diffuse non oblitérante*). L'existence d'anomalies immunologiques (augmentation du taux des IgM, présence constante d'anticorps antimitochondries), l'association fréquente à d'autres maladies à auto-anticorps font ranger la *c.b.p.* parmi les hépatites auto-immunes (v. ce terme). Sa cause reste obscure : une origine virale a été discutée. Il existe une forme congénitale par atrésie ou malformation des voies biliaires intra-hépatiques ; elle s'accompagne d'un retard staturopondéral et psychomoteur et de malformations multiples. V. *Reynolds (syndrome de).*

CIRRHOSE BILIAIRE XANTHOMATEUSE. V. *cirrhose biliaire primitive.*

CIRRHOSE BRONZÉE [angl. ***pigmentary cirrhosis***]. Syn. *cirrhose pigmentaire* (Letulle, 1897). Variété de cirrhose hypertrophique accompagnée d'infiltration du foie et des autres viscères par des pigments ferrugineux et de mélanodermie généralisée ; le plus souvent existe, en outre, un diabète sucré (*c. hypertrophique pigmentaire dans le diabète sucré,* Hanot et Chauffard, 1882 ; v. *diabète bronzé*). La cirrhose bronzée est la localisation hépatique de l'hémochromatose primitive. V. ce terme et *sidérose hépatique.*

CIRRHOSE CARENTIELLE [angl. ***nutritional deficiency cirrhosis***]. Affection apparaissant généralement au moment du sevrage, chez des nourrissons soumis à un régime trop pauvre en protéines animales. Elle se manifeste par des troubles digestifs, un défaut de développement avec souvent déficit psychomoteur, des œdèmes, un gros foie d'abord graisseux puis scléreux et une évolution très grave. Très rare en France, elle est fréquente en Asie (cirrhose des Indes) et en Afrique (kwashiorkor, v. ce terme).

CIRRHOSE CHOLESTATIQUE ou **CHOLOSTATIQUE** [angl. ***biliary cirrhosis***]. Syn. *cirrhose biliaire.* Variété de cirrhose du foie dans laquelle la prolifération du tissu conjonctif hépatique est consécutive à une oblitération chronique des voies biliaires. Le plus souvent l'obstacle siège sur les voies *extra-hépatiques* (lithiase surtout, cancer, pancréatite ou cholédocite chroniques). Plus rarement il s'agit d'une obstruction des voies biliaires *intra-hépatiques,* réalisant le tableau clinique de la cirrhose de Hanot (v. *cirrhose biliaire primitive*). Chez le nouveau-né, la *c. ch.* est due à une malformation ou à l'absence des voies biliaires. Elle se manifeste par une augmentation du volume du foie et de la rate, très souvent par un ictère et de la fièvre, parfois par des signes d'hypertension portale.

CIRRHOSE CICATRICIELLE AIGUË. V. *cirrhose post-nécrotique.*

CIRRHOSE DE CRUVEILHIER-BAUMGARTEN. V. *Cruveilhier-Baumgarten (cirrhose de).*

CIRRHOSE DE LA FEMME JEUNE. V. *hépatite chronique active.*

CIRRHOSE DE HANOT. V. *cirrhose biliaire primitive.*

CIRRHOSE HYPERTROPHIQUE BILIAIRE [angl. ***hypertrophic biliary cirrhosis***]. Affection caractérisée par la sclérose du foie, avec augmentation du volume de l'organe, l'hypertrophie de la rate et des poussées d'ictère. Elle retentit moins sur l'état général que les autres variétés de cirrhose.

CIRRHOSE HYPERTROPHIQUE BILIAIRE AVEC SPLÉNOMÉGALIE. V. *cirrhose biliaire primitive.*

CIRRHOSE HYPERTROPHIQUE DIFFUSE (Gilbert et Garnier) [angl. ***hypertrophic cirrhosis***]. Variété de cirrhose hypertrophique caractérisée *anatomiquement* par la diffusion du tissu conjonctif dans l'intérieur du lobule et *cliniquement* par une évolution subaiguë, peu ou pas d'ictère et une ascite peu considérable. Elle est d'origine alcoolique ou tuberculeuse.

CIRRHOSE HYPERTROPHIQUE GRAISSEUSE (Hutinel et Sabourin) [angl. ***fatty cirrhosis***]. Syn. *cirrhose alcoolo-tuberculeuse de Hutinel-Sabourin.* Cirrhose avec hypertrophie et sensibilité du foie, sans splénomégalie ni ascite, mais remarquable par son évolution rapide, avec fièvre, amaigrissement, insuffisance hépatique et mort en 2 ou 3 mois. Elle est d'origine à la fois alcoolique et tuberculeuse.

CIRRHOSE HYPERTROPHIQUE AVEC ICTÈRE CHRONIQUE. V. *cirrhose biliaire primitive.*

CIRRHOSE HYPERTROPHIQUE PIGMENTAIRE DANS LE DIABÈTE SUCRÉ (Hanot et Chauffard, 1882). V. *diabète bronzé.*

CIRRHOSE HYPERTROPHIQUE SPLÉNOGÈNE (Abrami et Frumusan, 1936) [angl. ***hypertrophic cirrhosis of splenic origin***]. Affection caractérisée par une cirrhose hépatique à gros foie, avec hypertrophie importante de la rate qui présente des lésions de fibro-adénie. Cette cirrhose, qui ne s'accompagne ni d'ictère ni d'ascite, se complique souvent d'hémorragies digestives et de crises douloureuses hépato-vésiculaires ; elle peut être très améliorée par la splénectomie. Son origine est inconnue ; certains auteurs la rapprochent des ictères hémolytiques.

CIRRHOSE HYPERTROPHIQUE VEINEUSE (Hanot et Gilbert) [angl. ***portal hypertrophic cirrhosis***]. Cirrhose présentant avec moins de gravité les symptômes de la cirrhose de Laennec et s'accompagnant d'hypertrophie du foie.

CIRRHOSE ICTÉRO-PIGMENTAIRE SIDÉRO-LIPIDIQUE (Gilbert Dreyfus, 1954). Affection rare, caractérisée par un ictère chronique avec hépato- et splénomégalie, une mélanodermie et des xanthomes. Elle associe les signes de la cirrhose pigmentaire (augmentation du fer sérique avec infiltration du foie par les pigments ferriques, troubles de la régulation glucidique) à ceux de la cirrhose xanthomateuse (hyperlipidémie globale).

CIRRHOSE ICTÉRO-XANTHOMATEUSE. V. *cirrhose biliaire primitive.*

CIRRHOSE DES INDES. V. *cirrhose carentielle.*

CIRRHOSE DE LAENNEC [angl. ***Laennec's cirrhosis***]. V. *cirrhose atrophique alcoolique.*

CIRRHOSE LUPOÏDE. V. *hépatite auto-immune.*

CIRRHOSE MÉTA-ICTÉRIQUE. V. *cirrhose post-nécrotique.*

CIRRHOSE DE MOSSÉ-MARCHAND-MALLORY. V. *cirrhose post-hépatitique.*

CIRRHOSE PIGMENTAIRE. V. *cirrhose bronzée.*

CIRRHOSE POST-HÉPATITIQUE [angl. ***post hepatitis cirrhosis***]. Syn. *atrophie jaune subaiguë ou subchronique du foie* (Bergstrand, 1927 ; Lepehne, 1928), *cirrhose aiguë* (Reiche), *cirrhose atrophique subaiguë* (Villaret et Justin-Besançon ; Delort), *cirrhose cicatricielle aiguë* (N. Fiessinger), *cirrhose méta-ictérique* (Chabrol, 1949), *cirrhose de Mossé-Marchand-Mallory* (N. Fiessinger et Bastin, 1944), *cirrhose post-nécrotique, cirrhose subaiguë fébrile* (Justin-Besançon), *ictère cirrhogène, ictère grave prolongé cirrhogène* (Chiray, Albot et Thiébaut, 1937) *hépatite maligne cirrhogène.* Cirrhose du foie, plus fréquente chez la femme, succédant immédiatement ou après un délai variable, allant jusqu'à 5 ou 10 ans, à une hépatite virale (surtout à une hépatite chronique active). Elle est caractérisée ***anatomiquement*** par l'atrophie et la pâleur du foie, la coexistence de lésions de nécrose et de nodules de régénérescence cellulaire et le développement d'une sclérose jeune ; ***cliniquement*** par un ictère, des douleurs abdominales, des hémorragies (purpura), une ascite tardive et une ***évolution*** spontanée, en quelques semaines ou quelques années, vers une insuffisance hépatique mortelle. Les traitements dont on dispose sont l'interféron α et la transplantation hépatique. V. *hépatite chronique active.*

CIRRHOSE POST-NÉCROTIQUE [angl. ***postnecrotic cirrhosis***]. V. *cirrhose post-hépatitique.*

CIRRHOSE SPLÉNOGÈNE AVEC LITHIASE PIGMENTAIRE (Cattan, Carasso, Frumusan, Mlle Teisseyre, 1954). Syndrome caractérisé par une cirrhose avec gros foie et grosse rate, une lithiase vésiculaire pigmentaire et la présence dans le sang d'agglutinines irrégulières. Il entrerait dans le cadre de la cirrhose hypertrophique splénogène (v. ce terme).

CIRRHOSE SUBAIGUË FÉBRILE. V. *cirrhose post-hépatitique.*

CIRRHOSE XANTHOMATEUSE. V. *cirrhose biliaire primitive.*

CIRRHOTIQUE, *adj.* [angl. ***cirrhotic***]. Qui se rapporte à la cirrhose. — *s. m.* et *f.* Malade atteint de cirrhose du foie.

CIRSOCÈLE, *s. f.* (gr. *kirsos*, varice ; *kêlê*, tumeur) [angl. ***cirsocele***]. Dilatation variqueuse des veines cutanées du scrotum.

CIRSOÏDE, *adj.* (gr. *kirsos*, varice ; *eidos*, aspect). — Qui ressemble aux varices. — ***anévrisme, tumeur c.*** V. *anévrisme c.*

CISTERNAL, ALE, *adj.* (lat. *cisterna*, citerne) [angl. ***cisternal***]. Qui se rapporte à une citerne, région élargie des espaces sous-arachnoïdiens.

CISTERNITE, *s. f.* Méningite localisée aux citernes, régions élargies des espaces sous-arachnoïdiens de la base du crâne.

CISTERNOGRAPHIE, *s. f.* (G. B. Belloni, 1940) (lat. *cisterna*, citerne ; gr. *graphein*, écrire) [angl. ***cisternography***]. Radiographie des citernes de la base du crâne. De l'air (20 à 40 mL ; *pneumocisternographie*), ou un liquide opaque aux rayons X, est injecté par ponction lombaire et son cheminement intracrânien est suivi par des radiographies en série ; on le voit remplir progressivement les citernes en même temps que les ventricules et les espaces sous-arachnoïdiens. Cette méthode a permis de préciser les lésions de la région hypophyso-chiasmatique et les anomalies de circulation du liquide céphalorachidien. On a utilisé plus récemment la *c. isotopique,* où l'on injecte par voie sous-occipitale le traceur radioactif. Techniques abandonnées.

CISTERNOTOMIE, *s. f.* (lat. *cisterna*, citerne ; gr. *tomê*, section) [angl. ***cisternotomy***]. Ouverture chirurgicale des citernes de la base du crâne et des kystes arachnoïdiens qu'elles peuvent contenir.

CISTRON, *s. m.* [angl. ***cistron***] (génétique). Groupement de plusieurs codons qui tient sous sa dépendance la synthèse d'une protéine : chacun des codons déterminant l'élaboration d'un des acides aminés constituant cette protéine. Le *c.* est l'unité fonctionnelle la plus petite du chromosome, autrement appelée gène. V. ce terme, *code génétique* et *codon.*

CITE. Initiales de *Carence Immunitaire T Épidémique.* V. *sida.*

CITERNE, *s. f.* (lat. *cisterna*, citerne) (TA *cisterna cerebri*) [angl. ***cerebral cistern***] (anatomie). — 1° *c. cérébrale.* Région élargie des espaces sous-arachnoïdiens contenant du liquide céphalorachidien. — 2° *c. du chyle* ou *c. de Pecquet.* Dilatation sacculaire située à l'origine du conduit thoracique. V. *cistern...*

CITRATÉMIE, *s. f.* Présence de citrates dans le sang.

CITRATURIE, *s. f.* Présence de citrates dans l'urine.

CITRÉMIE, *s. f.* Présence d'acide citrique dans le sang.

CITRINE, *s. f.* [angl. ***citrin***]. Produit extrait du citron par Szent-Györgyi, constitué par un mélange de flavones et dont la substance active paraît être l'hespéridine. Il a une action vitaminique P (ou C_2 : Bezssonof, Randoin et Lecoq) et règle la perméabilité et la croissance capillaire ; il complète l'action de l'acide ascorbique (Parrot et Cottereau, 1945). D'autres composés différents polyphénoliques (coumarine, catéchine, rutine) ont une action analogue. La carence de vitamine (ou de facteur) P (ou C_2) jouerait un rôle dans certains purpuras.

CITROBACTER, *s. m.* (Werkan et Gillen 1932) [angl. ***Citrobacter***]. Genre bactérien de la famille des *Enterobacteriaceæ* ; hôte normal du tube digestif humain, il n'est pas en général pathogène. *C. diversus* a pu provoquer des méningites néonatales.

CITRULLINÉMIE, *s. f.* [angl. ***citrullinaemia***]. Présence d'un acide aminé, la citrulline, dans le sang. L'élévation anormale du taux de la *c.* est observée au cours d'une maladie enzymatique due à une perturbation du mécanisme formateur de l'urée. La citrulline ne peut, par suite du défaut de l'enzyme nécessaire, être transformée en acide arginique-succinique. La maladie se manifeste par des troubles digestifs et nerveux avec hyperammoniémie.

CITTOSIS, *s. f.* (gr. *kittêsis*, envie de femme enceinte). V. *pica.*

CIV [angl. ***VSD***]. Communication interventriculaire (v. ce terme).

CIVATTE (maladie de) (C. Achille, fr., 1922) [angl. ***Civatte's disease***]. V. *poïkilodermie.*

CIVD. Abréviation de *coagulation intravasculaire disséminée* (v. ce terme).

CIVETE. Abréviation de *culture in vitro et transport embryonnaire*. V. *fécondation in vitro.*

CK, CK-MB [angl. ***CK, CK-MB***]. V. *créatine-kinase.*

CL *(Chest Left,* en angl. poitrine, [bras] gauche) (électrocardiographie). Symbole des dérivations précordiales dans lesquelles l'électrode indifférente est fixée au bras gauche.

CL (L : *lung,* poumon en angl.). Symbole de la *compliance pulmonaire* (v. ce terme).

CL. Symbole chimique du *chlore* (v. ce terme).

CLADO (point de) (C. Spiro, fr., 1856-1905) [angl. ***Clado's point***]. Point situé à l'intersection du bord externe du muscle droit de l'abdomen et de la ligne qui joint les deux épines iliaques antéro-supérieures ; c'est un des points appendiculaires.

CLADOSPORIOSE, *s. f.* (gr. *klados*, branche ; *spora*, graine) [angl. ***cladosporiosis***]. Mycose due au *Cladosporium.* V. *tinea nigra.*

CLADOTHRIX, *s. m.* (gr. *klados*, branche ; *thrix*, cheveu) [angl. ***Cladothrix***]. Genre bactérien dont les éléments se présentent sous forme de longs filaments plus ou moins ramifiés. On les classe maintenant parmi les Actinomycetales. V. ce terme.

CLAGETT (opération de) (C. O., amér. XXe siècle). V. *Blalock-Clagett (opération de).*

CLAIRANCE, *s. f.* (terme désigné par le ministère de la Santé en 1975 pour remplacer le mot anglais ***clearance,*** — enlèvement, débarras — utilisé en médecine par Möller, Mac Intosh et Van Slyke en 1928 et introduit par Jean Hamburger et Ryckewaert en France, où il est couramment employé depuis 1936). Coefficient d'épuration plasmatique. Il a été étudié d'abord à propos du fonctionnement du *rein :* c'est le rapport entre le débit urinaire, par minute, d'un corps et sa concentration dans le plasma. La *c.* rénale d'un corps est représentée par le nombre de mL de plasma que le rein peut débarrasser totalement en une minute de ce corps. L'épreuve de Van Slyke (v. *Van Slyke, coefficient de*) étudie la *c.* de l'urée. Le calcul de la *c.* de certaines substances éliminées par le *glomérule rénal (c. glomérulaire)* et non réabsorbées ni excrétées par les tubules (inuline, hyposulfite de Na, mannitol, injectés dans les veines ou ***créatinine*** (v. *Cockroft et Gault, formule de*) présente normalement dans le sang) et le calcul de la *c.* d'autres substances excrétées presque uniquement par les *tubules* (acide para-amino-hippurique) permettent d'apprécier séparément le fonctionnement des glomérules (v. *filtrat glomérulaire*) et le flux plasmatique rénal (v. ce terme et *Rehberg, épreuve et théorie de*). — La notion de *c.* est aussi appliquée à l'exploration fonctionnelle d'autres organes et l'on a étudié l'épuration plasmatique de certains corps par le *foie* (v. *bromesulfonephtaléine, test de la*), la *glande thyroïde* (iode), la *moelle osseuse* (fer), etc.

CLAMP, *s. m.* (en anglais *to clamp,* fixer) [angl. ***clamp***]. Variété de pince à mors très longs et munie d'un cran d'arrêt.

CLAMPAGE, *s. m.* [angl. ***clamping***]. Pose d'un clamp sur un vaisseau ou sur un segment du tube digestif, pour en oblitérer temporairement la lumière.

CLANGOR, *s. m.* ou **CLANGOREUX (bruit)** (Guéneau de Mussy) (lat. *clangor,* du gr. *klangô*, je crie). Se dit du deuxième bruit du cœur quand il prend une résonance métallique.

CLAPIER, *s. m.* (bas-lat. *claperius,* trou à lapin). Foyer purulent, souvent à multiples orifices, d'où le pus s'écoule avec peine.

CLAPOTAGE, *s. m.* (allemand *klappen,* faire du bruit) [angl. ***clapotage***]. Bruit obtenu en imprimant du bout des doigts de petites secousses brusques et répétées à la paroi abdominale relâchée, lorsque l'estomac ou l'intestin dilatés renferment une certaine quantité de liquide et de gaz. La recherche de ce signe permet d'apprécier le degré de dilatation de ces organes.

CLAPPING, *s. m.* (en angl., claquement). V. *claquade.*

CLAQUADE, *s. f.* [angl. ***clapping***]. Technique de kinésithérapie respiratoire visant à mobiliser les sécrétions bronchiques par des percussions du tronc avec la paume de la main.

CLAQUAGE MUSCULAIRE [angl. ***strain of a muscle***]. Distension des fibres musculaires entraînant ou non leur rupture.

CLAQUEMENT, *s. m.* — 1° [angl. ***clapping***]. Technique de massage consistant en tapotements exécutés avec le plat de la main. — 2° [angl. ***snap, click***]. Type particulièrement sec, intense et éclatant de bruit, cardiaque ou artériel par exemple.

CLAQUEMENT ARTÉRIEL PROTOSYSTOLIQUE (Lian). Syn. *bruit d'éjection, clic d'éjection.* Claquement protosystolique audible au 2e espace intercostal gauche et survenant 5 à 7/100e de seconde après le début du 1er bruit. On le perçoit dans les dilatations de l'aorte et de l'artère pulmonaire, que celles-ci fassent suite à un rétrécissement, qu'elles soient dues à un accroissement de débit (shunt gauche-droite, insuffisance aortique), à l'hypertension pulmonaire ou à l'athérome. Il est dû à l'ouverture brusque de valves sigmoïdes dans des conditions anormales ou à la distension soudaine de la racine de l'aorte ou de l'artère pulmonaire.

CLAQUEMENT DE FERMETURE DE LA MITRALE [angl. ***snapping first sound***]. Dureté anormale du 1er bruit, perçue à la pointe du cœur, dans presque tous les cas de rétrécissement mitral, due au choc, au moment de leur fermeture, des valvules mitrales indurées ; on l'entend également au cours des insuffisances mitrales importantes.

CLAQUEMENT D'OUVERTURE DE LA MITRALE (CO ou **COM)** (Samsom, 1880 ; Potain, 1881) [angl. ***opening snap***]. Bruit sec, suivant de près le 2e bruit du cœur (5 à 12/100e de s. après sa composante aortique), synchrone du point O de l'apexogramme, perçu au 4e espace intercostal gauche dans presque tous les cas de rétrécissement mitral et dans les insuffisances mitrales importantes ; il est dû à la vibration, au moment de leur ouverture, des valvules mitrales indurées et à la modification de certains facteurs hémodynamiques. V. *rappel (bruit de).*

CLAQUEMENT PLEURO-PÉRICARDIQUE V. *triolet (bruit de).*

CLAQUEMENT VALVULAIRE. Bruit sec, bref, produit par le choc des valvules cardiaques (atrio-ventriculaires ou sigmoïdes aortiques et pulmonaires) au moment de leur fermeture ou de leur ouverture. — Ce terme (ou celui de *clic*) est surtout employé pour désigner une accentuation, un éclat spécial des bruits du cœur, observé en cas d'éréthisme ou d'extrasystoles ou dû à l'induration des valvules.

CLAR (miroir de) [angl. ***frontal mirror***]. Miroir concave, percé de deux orifices et portant à son foyer une petite ampoule électrique. Un ressort fronto-occipital le maintient devant les yeux de l'opérateur qui, à la fois, éclaire et regarde, à travers les deux trous, la cavité qu'il veut examiner. Cet instrument est surtout utilisé en oto-rhino-laryngologie.

CLARA (cellule de) (C. Max, autr. 1899-1966). Pneumocyte (v. ce terme) de type II.

CLARKE (langue de) (C. Sir Charles, brit., 1782-1857) [angl. ***Clarke's tongue***]. Syn. *cirrhose linguale, glossite scléreuse profonde, langue parquettée* . Aspect particulier de la langue qui est tuméfiée, d'une dureté ligneuse et dont la surface présente des sillons plus ou moins profonds circonscrivant des mamelons irréguliers. Ces lésions sont caractéristiques de la glossite profonde tertiaire syphilitique.

CLARKE-HADFIELD (syndrome de) (C. Cecil) (1923-1924) [angl. ***Clarke-Hadfield syndrome***]. Affection congénitale caractérisée *anatomiquement* par une atrophie progressive du pancréas et *cliniquement* par la maigreur et la petitesse de l'enfant, l'augmentation de volume du foie, des selles graisseuses et volumineuses. C'est la forme pancréatique de la mucoviscidose (v. ce terme).

CLARKSON (syndrome de) (C. B., 1960) [angl. ***Clarkson's syndrome***]. Syn. *syndrome de fuite capillaire idiopathique.* Association rare et de cause inconnue d'œdème de la face et des membres inférieurs, d'hypotension avec oligurie, d'hypoalbuminémie et de gammapathie monoclonale.

CLASMATOSE, *s. f.* (Ranvier, 1890) (gr. *klasma, atos*, fragment) [angl. ***clasmatosis***] (hématologie). Phénomène propre au plasmocyte : un bourgeon cytoplasmique se forme, grossit, s'isole et se détache de la cellule ; il est mobile et paraît déverser son contenu dans le milieu extérieur.

CLASSE, *s. f.* [angl. ***class***]. Unité de classification en biologie *(taxon)* située entre l'*embranchement* (au-dessus) et l'*ordre* (au-dessous). V. ces termes et *biotaxie.*

CLASSE ÉCONOMIQUE (syndrome de la) [angl. ***economy class syndrome***] (Cruickshank, 1988). Syn. *syndrome de la station assise prolongée, phlébite du transport.* Complications des longs voyages aériens (vols longs courriers) où le manque de place impose aux passagers de la classe économique une station assise prolongée nuisant à la circulation de retour. Elles vont de l'œdème des pieds à la thrombose veineuse des membres inférieurs compliquée exceptionnellement d'embolie pulmonaire.

CLASSIFICATION DES ÊTRES VIVANTS. V. *biotaxie.*

CLASSIFICATIONS UTILISÉES EN MÉDECINE. Elles sont innombrables. — ***Les plus générales*** sont la *classification générale des êtres vivants* (v. *biotaxie*) qui répertorie notamment les bactéries, champignons, virus et parasites, causes de diverses affections humaines et celle *(internationale) des maladies* (v. *CIM*). — ***Les autres*** portent le nom de leur auteur, d'une ville ou du pays où elles ont été élaborées, d'association médicales promotrices, ou bien sont désignées par diverses initiales. — Certaines ont trait, p. ex., au risque opératoire *(ASA),* à l'extension des cancers en général *(TNM),* d'autres répertorient les lymphosarcomes *(Kiel),* les leucémies *(FAB),* les antigènes de différenciation des leucocytes *(CD),* les anti-arythmiques *(Vaughan-Williams),* le retentissement fonctionnel des cardiopathies *(NYHA),* les stades évolutifs du fond d'œil dans l'hypertension artérielle *(Wegener),* ceux du cancer de la prostate *(Whitmore),* les formes anatomiques des dissections aortiques *(De Bakey ; Stanford),* les maladies mentales *(DSM),* les diverses glycogénoses *(Cori),* les groupes antigéniques de streptocoques *(Lancefield),* etc. On en trouvera un grand nombre dans cet ouvrage sans qu'il soit possible de toutes les citer.

CLASTOGÈNE, *adj.* (gr. *klastos*, fragment ; *génnan*, engendrer) [angl. ***clastogenic***]. Qui provoque des cassures.

CLASTOMANIE, *s. f.* (gr. *klastos*, brisé ; *mania*, folie). Impulsion qui pousse certains malades mentaux à briser tous les objets.

CLATHRINE, *s. f.* (lat. *clatare,* fermer avec des barreaux) [angl. ***clathrin***]. Protéine tapissant la face interne des domaines membranaires invaginés [angl. ***coated pits***] et jouant un rôle dans l'*endocytose* liée à un récepteur (p. ex. pour les LDL).

CLAUDE (signes de) (C. Henri, fr., 1869-1945). — 1° V. *hyperkinésie réflexe.* — 2° V. *poing fermé (signe du).*

CLAUDE (syndrome de). — 1° V. *schizophrénie.* — 2° (1912) [angl. ***Claude's syndrome***]. Syndrome alterne dû à une lésion d'un pédoncule cérébral et caractérisé par de la dysarthrie avec une paralysie du moteur oculaire commun du côté de la lésion et, du côté opposé, par un hémisyndrome cérébelleux. V. *noyau rouge (syndrome alterne du).*

CLAUDE BERNARD (syndrome de) (1862) ou **CLAUDE BERNARD-HORNER (syndrome de)** [angl. ***Bernard-Horner syndrome***]. Syn. *synd. de Horner* (1869), *synd. d'Hutchinson, synd. oculaire-sympathique, synd. oculo-sympathique paralytique.* Association de myosis, de rétrécissement de la fente palpébrale et d'énophtalmie avec, presque toujours, élévation de la température de la joue et sudation d'un seul côté. Ce syndrome, dû à la paralysie du sympathique cervical du même côté, se rencontre également dans certaines lésions des hémisphères cérébraux et du bulbe (tronc cérébral).

CLAUDICATION, *s. f.* (lat. *claudicatio,* action de boiter) [angl. ***claudication***]. Syn. *boiterie.* Démarche avec inclinaison asymétrique du corps.

CLAUDICATION INTERMITTENTE [angl. ***intermittent claudication***]. Boiterie douloureuse survenant après quelques instants de marche et due à des causes variables. — ***cl. int. ischémique*** ou ***syndrome de Bouley-Charcot*** (*B.*, 1831 ; *Ch.*, 1858) [angl. ***Charcot's syndrome***]. *Cl.* se rencontrant dans l'athérosclérose et due à l'oblitération des artères du membre inférieur. Après quelques instants de marche, le malade éprouve un engourdissement douloureux et une raideur du membre qui le forcent à s'arrêter et qui disparaissent avec le repos. — ***cl. int. médullaire*** (Déjerine, 1900) [angl. ***intermittent spinal claudication***]. Sensation de poids et de raideur non douloureuse, survenant dans un membre inférieur ou dans les deux, après quelques instants de marche et disparaissant par le repos, s'accompagnant d'exagération des réflexes et aboutissant, après un temps plus ou moins long, à la paraplégie spasmodique. C'est une manifestation de début de la paraplégie, en particulier de la paraplégie d'Erb. Elle s'observe aussi dans les compressions radiculaires du canal lombaire ou lombal étroit (queue de cheval). — ***cl. int. de Roth.*** Nom donné parfois à certains cas de *méralgie paresthésique,* procédant par crises déterminées par la marche. Il s'agit probablement d'un angiospasme prédominant dans le domaine du nerf fémoro-cutané. Cette forme est à classer dans la *cl. int. ischémique* de Charcot.

CLAUDICATION VEINEUSE INTERMITTENTE DE LÖHR. V. *Paget-von Schroetter (syndrome de).*

CLAUMATOGRAPHIE, *s. f.* (gr. *klauma, atos*, pleurs ; *graphein*, écrire). Enregistrement graphique des cris du nourrisson.

CLAUSTROPHOBIE, *s. f.* (Ball, 1879) (lat. *claustra,* endroit clos ; gr. *phobos*, peur) [angl. ***claustrophobia***]. Angoisse particulière que certains névropathes (psychasthéniques, anxieux) éprouvent dans les lieux clos.

CLAUSTRUM, *s. m.* (en lat. barrière) [TA et angl. ***claustrum***]. Syn. *avant-mur.* V. *noyaux basaux* et *capsule extrême.*

CLAVELÉE, *s. f.* (lat. *clavus,* clou) [angl. ***sheeppox***]. Syn. *variole du mouton, variole ovine.* Maladie à poxvirus, très contagieuse, associant une fièvre et une éruption pustuleuse aux endroits glabres.

CLAVICEPS PURPUREA. V. *ergot de seigle.*

CLAVICULE, *s. f.* (lat. *clavicula*, petite clef) (TA *clavicula*) [angl. ***clavicle***]. Os en forme de S italique, articulé avec l'omoplate (ou scapula) en dehors et le sternum en dedans et situé transversalement à la partie antérieure de la ceinture scapulaire. V. *cleid...*

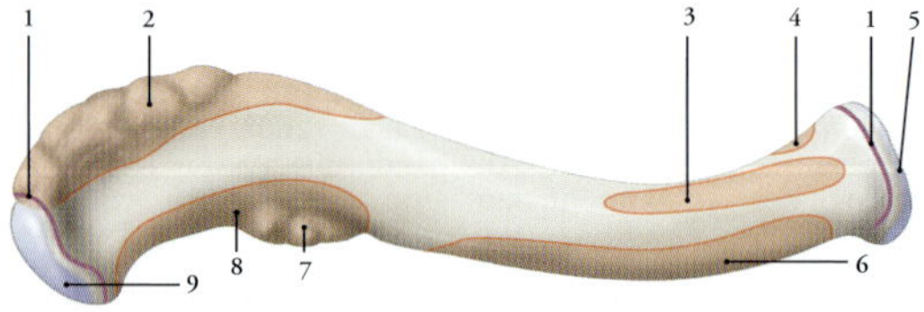

Clavicule. Face supérieure

1. *insertion de la capsule articulaire*
2. *m. trapèze*
3. *m. sterno-cléido-mastoïdien*
4. *m. sterno-cléido-hyoïdien*
5. *surface articulaire sternale*
6. *m. grand pectoral*
7. *tubercule deltoïdien*
8. *m. deltoïde*
9. *surface articulaire acromiale*

CLC. Abréviation de *Centre de Lutte contre le Cancer.*

CLEARANCE, *s. f.* (angl.) V. *clairance.*

CLEF (signe de la). V. *Kérandel (signe de).*

CLÉIDECTOMIE, *s. f.* (gr. *kleidion*, clavicule ; *ektomê*, ablation) [angl. ***cleidectomy***]. Ablation chirurgicale de la clavicule (tumeur osseuse, collapsothérapie, etc.).

CLÉJAT (C. Charles, fr., né en 1880). V. *Petges-Cléjat (maladie de).*

CLELAND. V. *Bigelow-Cleland (myotomie de).*

CLÉMENT (maladie de) (C. Robert, fr., 1891-1970). V. *polyostéochondrite.*

CLEMENTS (test de) (1972) [angl. ***Clements's test***]. Étude du surfactant (v. ce terme) fœtal recueilli par ponction amniotique, ou du suc gastrique du nouveau-né, destinée au diagnostic de la maladie des membranes hyalines (v. ce terme).

CLEPTOMANIE, *s. f.* V. *kleptomanie.*

CLEPTOPHOBIE, *s. f.* V. *kleptophobie.*

CLÉRAMBAULT (syndrome de de) (C. Gaëtan de, fr., 1872-1934). V. *automatisme mental (syndrome d').*

CLERC, ROBERT-LÉVY ET CRISTESCO (syndrome de) (C. Antonin, fr., 1938) [angl. ***Lown-Ganong-Levine syndrome***] (cardiologie). Aspect de l'électrocardiogramme caractérisé par un raccourcissement durable de l'espace PQ, isolé, les complexes ventriculaires étant normaux, leur seule déformation, rarement constatée, se réduisant à l'inversion de T. Ce syndrome est lié à l'existence d'un faisceau anormal de tissu nodal, le faisceau de James, qui court-circuite le nœud atrio-ventriculaire en réunissant directement le nœud sinusal au tronc commun du faisceau de His : les ventricules sont ainsi excités prématurément. C'est une variété de syndrome de pré-excitation (v. ce terme) qui prédispose aux crises de tachycardie paroxystique. Il a été décrit à nouveau en 1952 par Lown, Ganong et Levine, auteurs dont il porte les noms dans les pays de langue anglaise. V. *Wolff-Parkinson-White (syndrome de).*

CLIC, *s. m.* [angl. ***click***]. V. *claquement valvulaire.*

CLIC D'ÉJECTION SYSTOLIQUE. V. *claquement valvulaire* et *claquement artériel protosystolique.*

CLIC MÉSO- ou **TÉLÉSYSTOLIQUE**. V. *triolet (bruit de).*

CLIC MÉSOSYSTOLIQUE (syndrome de). V. *ballonnement (ou ballonnisation) de la valve mitrale.*

CLIC ET SOUFFLE MÉSO-TÉLÉSYSTOLIQUE (syndrome). V. *ballonnement (ou ballonnisation) de la valve mitrale.*

CLICHEMENT, *s. m.* Vice de prononciation consistant dans l'addition du son *ll* mouillé après certaines consonnes. P. ex. : *chillanter* pour chanter.

CLICK (angl.). V. *claquement valvulaire.*

CLIFFORD (syndrome de) (C. Stewart, amér., 1957) [angl. ***Clifford's syndrome***]. V. *Ballantyne-Runge (syndrome de).*

CLIGNEMENT, *s. m.* Contraction rapide, involontaire [angl. ***blinking***] ou non [angl. ***winking***] du muscle orbiculaire des paupières, entraînant l'occlusion de ces dernières. V. *blépharospasme.*

CLIMAT, *s. m.* (gr. *klima*, climat) [angl. ***climate***]. Ensemble des conditions météorologiques d'une contrée, envisagées dans leurs rapports avec la vie des êtres organisés qui y habitent et en particulier de l'homme.

CLIMATÈRE, *s. m.* (gr. *klimaktêr*, échelon, étape de la vie difficile à franchir) [angl. ***climacteric***]. Âge critique, correspondant à la ménopause.

CLIMATÉRIQUE, *adj.* [angl. ***climacteric***]. Qui se rapporte au climatère.

CLIMATISEURS (maladie des). Syn. *maladie des humidificateurs.* Variété de ***pneumopathie immunologique*** (v. ce terme) observée chez des sujets travaillant dans des locaux dont l'air est conditionné et due aux poussières introduites par les bouches de distribution d'air humide et climatisé. — Le conditionnement de l'air favorise par ailleurs la diffusion de germes divers pouvant provoquer en série des ***maladies infectieuses*** (v. *légionnaires, maladie des*). — Enfin, le syndrome des bâtiments insalubres ou ***sick building syndrome*** (angl.) décrit dans les immeubles climatisés, associe variablement sécheresse des muqueuses buccale, nasale et conjonctivale et céphalées.

CLIMATISME, *s. m.* Terme qui s'applique à tout ce qui concerne les stations climatiques : organisation, aménagements, hygiène, urbanisme, considérés aussi bien au point de vue administratif et social qu'au point de vue thérapeutique.

CLIMATOLOGIE, *s. f.* (gr. *klima, atos*, climat ; *logos*, discours) [angl. ***climatology***]. Étude des différents climats et de leurs actions sur l'organisme sain ou malade.

CLIMATOPATHOLOGIE, *s. f.* [angl. ***climatopathology***]. Partie de la climatologie traitant de l'action pathogène des climats sur l'organisme. La *c.* comprend la météoropathologie, la cosmopathologie, la telluropathologie et les climatopathologies spéciales (tropicale, polaire, désertique, des hauts plateaux etc.).

CLIN. Acronyme désignant le *Comité de Lutte contre les Infections Nosocomiales.* V. ce terme.

CLINDAMYCINE, *s. f.* (DCI) (1966) [angl. ***clindamycin***]. Antibiotique dérivé de la lincomycine. V. ce terme.

CLINICIEN, ENNE, *s. m.* ou *f.* (gr. *klinê*, lit) [angl. ***clinician***]. Médecin exerçant son art au chevet de ses patients. V. *clinique, adj. 2°.*

CLINIQUE, *adj.* (gr. *klinê*, lit) [angl. ***clinic***]. — 1° Qui concerne l'enseignement de l'art médical donné auprès du lit du malade. V. *clinique (examen).* — 2° Qui peut être effectué, ou constaté par le médecin, au lit du malade, sans le secours d'appareils ou de méthodes de laboratoire *(examen c. ; signe c.).* — *s. f.* — 1° Enseignement de l'art médical donné auprès du lit du malade et ensemble des connaissances acquises de cette manière. — 2° Service hospitalier où se dispense cet enseignement et local spécialement affecté à cet usage. — 3° Établissement privé destiné aux soins des malades, hospitalisés ou non.

CLINIQUE (examen) [angl. ***clinical examination***]. Premier temps de l'examen médical : il comprend l'***interrogatoire*** (antécédents personnels et familiaux, symptômes ou signes fonctionnels), la recherche de ***signes généraux*** (fièvre, variation du poids, asthénie) et l'***examen physique*** (inspection, palpation, percussion, auscultation). Au terme de cet examen sont éventuellement prescrits des *examens complémentaires* (biochimie, hématologie, imagerie médicale, tracés électriques, etc.).

CLINOCÉPHALIE, *s. f.* (gr. *klinê*, lit, selle ; *képhalê*, tête) [angl. ***clinocephalism***] (anthropologie). Déformation du crâne qui présente un aplatissement ou même une incurvation de la voûte, comparée à la forme d'une selle.

CLINODACTYLIE, *s. f.* (gr. *klinô*, j'incline ; *daktulos*, doigt) [angl. ***clinodactylism***]. Déviation des doigts ou des orteils vers la face dorsale, la face palmaire ou plantaire ou latéralement. Elle est due généralement à des rétractions cicatricielles ou ligamentaires ; elle est parfois congénitale.

CLINOÏDE, *adj.* (gr. *klinê*, lit ; *eidos*, aspect) [angl. ***clinoid***]. En forme de lit. P. ex. : *processus c.*

CLINOMANIE, *s. f.* (gr. *klinê*, lit ; *mania*, folie) [angl. ***clinomania***]. Syn. *clinophilie.* Tendance exagérée à garder le lit ou le décubitus horizontal (chaise longue), que l'on observe chez certains neurasthéniques.

CLINOPHILIE, *s. f.* (gr. *klinê*, lit ; *philia*, amitié). V. *clinomanie.*

CLINOSTATIQUE, *adj.* (gr. *klinê*, lit ; *statein*, se tenir) [angl. ***clinostatic***]. Se dit des phénomènes provoqués par la position couchée. — *bradycardie c.* — V. *orthostatique.*

CLINOSTATISME, *s. m.* (gr. *klinê*, lit ; *statein*, se tenir) [angl. ***clinostatism***]. Position couchée et phénomènes qui en résultent.

CLIP, *s. m.* (en angl. : agrafe). Variété d'agrafe utilisée en chirurgie pour oblitérer totalement ou partiellement un vaisseau.

CLITORIDECTOMIE, *s. f.* (gr. *kleitoris*, clitoris ; *ektomê*, ablation) [angl. ***clitoridectomy***]. Ablation du clitoris.

CLITORIS, *s. m.* (du gr. *kleitoris*, sorte de pierre) [TA et angl. ***clitoris***]. Organe érectile féminin, situé sur la ligne médiane à la partie antérieure de la vulve • 👁 **génital** •.

CLIVAGE, *s. m.* (néerlandais *klieven*, fendre) [angl. ***cleavage***]. Séparation, segmentation, fractionnement.

CLIVUS, *s. m.* (en lat. pente) [TA et angl. ***clivus***]. Surface osseuse inclinée en haut et en avant, formée de la lame quadrilatère du sphénoïde et de la partie basilaire de l'occipital. Elle supporte le tronc cérébral et le pont.

CLOAQUE, *s. m.* (lat. *cloaca*, égout) [angl. ***cloaca***] (embryologie). Conduit endoblastique dont le cloisonnement par la membrane cloacale donnera en arrière le rectum et en avant le sinus urogénital (v. ce terme).

CLOMIFÈNE (test au) [angl. ***clomifene test***]. Épreuve destinée à explorer la capacité des centres hypothalamiques à déclencher la sécrétion, par l'hypophyse, des gonadostimulines. On l'emploie, dans les cas où ovaires et endomètre sont normaux, pour savoir si l'absence d'activité de l'antéhypophyse est due à une altération de cette glande ou à un défaut de stimulation hypothalamique. Le clomifène est un produit de synthèse à action anti-œstrogénique complexe. V. *facteurs de déclenchement*.

CLONAGE, *s. m.* (gr. *klôn*, rejeton) [angl. ***cloning***] (génétique). Opération de génie génétique consistant en la production d'un *clone,* c'est-à-dire à partir d'un modèle unique, d'un ensemble de nombreuses *copies identiques* possédant le même capital génétique. Il peut s'agir de ***cellules :*** le *c.* permet, p. ex., d'obtenir une reproduction asexuée ; celle-ci est effectuée en greffant un noyau diploïde prélevé sur un embryon très jeune, au stade blastula, dans un œuf qui vient d'être fécondé et dont on a enlevé le noyau. Les cellules filles et les individus qui dériveront de cet œuf auront tous le même patrimoine génétique, celui du noyau implanté. — P. ex. : le *c.* du virus de l'hépatite B dans une bactérie *(Escherichia coli),* ou dans des cellules en culture, est pratiqué dans le but de produire d'importantes quantités d'antigène HB destinées à la fabrication du vaccin contre l'hépatite B. — ***c. d'un gène.*** Multiplication des copies d'un fragment d'ADN. V. *génétique (système) de restriction-modification* et *amplification génique*.

CLONAL, ALE, *adj.* [angl. ***clonal***]. Qui se rapporte à un clone.

CLONE, *s. m.* (Weber, 1903) (gr. *klôn*, rejeton) [angl. ***clone***] (génétique). Groupe d'individus ou de cellules de même constitution génétique, issus, par reproduction asexuée, d'un seul individu ou d'une seule cellule.

CLONIE, *s. f.*, **CLONISME**, *s. m.* ou **CLONIQUE (convulsion)** (gr. *klonos*, agitation) [angl. ***clonism***]. Convulsion caractérisée par une série de rapides contractions musculaires, plus ou moins régulières, produisant de grands mouvements. V. *myoclonie*.

CLONOGÉNIQUE, *adj.* (clone ; gr. *génnan*, engendrer) [angl. ***clonogenic***]. Qui engendre des clones (v. ce terme).

CLONORCHIASE, *s. f.* (gr. *klôn*, rejeton ; *orkhis*, testicule) [angl. ***clonorchiasis***]. Maladie parasitaire due à la douve de Chine *(Clonorchis sinensis).* V. *distomatose* et *opisthorchiase*.

CLONUS, *s. m.* (gr. *klonos*, agitation) [angl. ***clonus***]. Série de contractions rapides et réflexes obtenues par étirement brusque de certains muscles et dont le caractère inépuisable témoigne d'une lésion du faisceau pyramidal.

CLONUS DU PIED (Charcot et Vulpian, 1862) [angl. ***ankle clonus***]. Syn. *trépidation épileptoïde* ou *spinale, phénomène du pied*. Phénomène que l'on peut provoquer lorsque les réflexes sont exagérés ; en fléchissant rapidement le pied sur la jambe, les contractions successives des extenseurs et des fléchisseurs provoquent une trépidation rapide du pied. On observe également ce phénomène à la *main* et au niveau de la *rotule*. V. *rotule (phénomène de la)*. Ces divers symptômes sont des réflexes polycinétiques en rapport avec une lésion du faisceau pyramidal.

CLOQUET (hernie de) (C. Jules, fr., 1817). Syn. *h. pectinéale*. Variété très rare de hernie crurale causée par la présence de l'intestin dans la gaine du muscle pectiné.

CLOQUET ET DEMEAUX (hernie de). Hernie crurale à travers deux orifices du *fascia cribriformis*.

CLOSS (C. Karl, norv., 1942). V. *Danbolt et Closs (syndrome de)*.

CLOSTRIDIUM, *s. m.* [angl. ***Clostridium***]. Genre bactérien de la famille des *Bacillaceæ*, comprenant des germes Gram+, sporogènes, anaérobies stricts et généralement mobiles. V. *Erysipelothrix*.

CLOSTRIDIUM BOTULINUM [angl. ***Clostridium botulinum***]. Syn. *Bacillus botulinus*. Bacille anaérobie Gram+ et dont les spores sont particulièrement résistantes à la chaleur. Cette espèce bactérienne se trouve dans la charcuterie avariée et dans les conserves mal préparées. La toxine qu'il sécrète détermine le *botulisme*. On en a isolé 7 types immunologiques répertoriés de A à G. V. *botulique (toxine)*.

CLOSTRIDIUM DIFFICILE [angl. ***Clostridium difficile***]. Bacille Gram+, anaérobie, sporulé. La toxine de cette espèce bactérienne est probablement la cause de la colite pseudo-membraneuse déclenchée par les antibiotiques.

CLOSTRIDIUM PERFRINGENS (lat. *perfringere,* détruire) [angl. ***Clostridium perfringens***]. Syn. désuets : *Clostridium welchii, Bacillus perfringens* (Veillon et Zuber, 1898), *Welchia perfringens, Bacillus welchii, bacille de Welch, Bacillus aerogenes capsulatus* (Welch et Nuttal), *Bacillus phlegmonis emphysematose* (E. Fraenkel). Bacille anaérobie, Gram+, un des agents les plus fréquents de la gangrène gazeuse, responsable également d'intoxications alimentaires. Six types immunologiques de cette espèce bactérienne (répertoriés de A à F) en ont été décrits.

CLOSTRIDIUM SEPTICUM [angl. ***Clostridium septicum***]. Syn. désuets *vibrion septique* (Pasteur, 1875), *Cornilia pasteuri.* Long bâtonnet (3 à 15 mm), droit ou flexueux, souvent groupé en longues chaînettes. Cette espèce bactérienne, mobile, pourvue de très nombreux cils, est un germe anaérobie. Elle détermine chez l'homme une variété de gangrène gazeuse.

CLOSTRIDIUM TETANI [angl. ***Clostridium tetani***]. Syn. désuets : *bacille de Nicolaïer* (1885), *bacille tétanique.* Agent spécifique du tétanos ; bacille anaérobie, Gram faiblement + caractérisé par sa forme renflée à une extrémité. Cet aspect est dû à la présence d'une spore. Ces spores, très résistantes et qui persistent longtemps dans le sol, sont les agents de l'infection. Cette espèce bactérienne agit sur l'organisme par la toxine qu'il sécrète.

CLOSTRIDIUM WELCHII. V. *Clostridium perfringens*.

CLOU, *s. m.* — 1° V. *furoncle.* — 2° [angl. ***nail***]. Tige métallique que l'on introduit dans le canal médullaire d'un os fracturé pour assurer, après réduction, l'immobilisation rigoureuse des fragments (ostéosynthèse par enclouage ou enchevillement, v. ces termes). — ***c. de Küntscher.*** V. *Küntscher (méthode de)*.

CLOU HÉMOSTATIQUE [angl. ***haemostatic white thrombus***]. Thrombus blanc dont la formation, au cours d'une hémorragie, concourt à l'arrêt de l'écoulement sanguin.

CLOU PLAQUETTAIRE (Hayem). V. *thrombus blanc*.

CLOUGH-RICHTER (syndrome de) (C. Mildred, amér., 1918) [angl. ***Clough-Richter syndrome***]. Anémie familiale avec forte autoagglutination des hématies.

CLOUSTON (syndrome de) (Cl. H. canadien, 1929) [angl. ***Clouston's syndrome***]. Dysplasie ectodermique rare, transmise selon le mode autosomique dominant, associant une dyskératose palmo-plantaire, une hypoplasie des ongles et une hyperpigmentation cutanée à un retard staturo-pondéral accompagné de cataracte et de débilité mentale.

CLOWNISME *s. m.* [angl. ***clownism***]. Gesticulation désordonnée et grotesque des hystériques pendant leurs crises. — ***c. congénital.*** Laxité articulaire excessive, congénitale, généralisée, permettant des subluxations et des contorsions multiples.

CLUBBING, *s. m.* (angl.) Déformation des épiphyses osseuses en canne de golf (club). V. aussi *hippocratique (doigt)*.

CLUD. V. *Comité de Lutte contre la Douleur*.

CLYSTÈRE, *s. m.* (gr. *kluzein*, laver) [angl. ***enema***]. V. *lavement*.

CM. Abréviation par laquelle on désigne la *concentration maxima* d'urée. V. ce terme.

CMC. Abréviation de *Commission Médicale Consultative* (v. ce terme).

CMD. Abréviation de *Catégorie Majeure de Diagnostic.* V. ce terme.

CME. Abréviation de 1° *Conférence Médicale d'Établissement* (pour les établissements de soins privés non PSPH) et

— 2° pour les établissements publics et privés PSPH : *Commission Médicale d'Établissement* (v. ce terme).

CMH. Abréviation de *Complexe Majeur d'Histocompatibilité*. V. *système HLA*.

CMI. V. *Concentration Minimale Inhibitrice*.

CMO. Abréviation de *cardiomyopathie obstructive*. V. *myocardiopathie*.

CMP. V. *Centre Médico-Psychologique*.

CMU. Couverture Maladie Universelle. V. ce terme. On distingue la CMU de base et la CMU complémentaire.

CMV [angl. ***CMV***]. V. *cytomégalovirus*.

CNAM. Abréviation de *Caisse Nationale d'Assurance-Maladie*. V. *CPAM* et *CRAM*.

CNP. Abréviation de l'angl. ***C type Natriuretic Peptide***. V. *peptide natriurétique de type C*.

CNR. Centre National de Référence.

CNRS. Abréviation de *Centre National de la Recherche Scientifique*, l'un des organismes publics français de recherche scientifique (et médicale). Créé en 1939, il est consacré plus particulièrement à la recherche fondamentale. V. *INSERM*.

CO. — 1° V. *claquement valvulaire (c. d'ouverture de la mitrale)*. — 2° V. *monoxyde de carbone*.

Co. Symbole chimique du *cobalt*. V. ce terme.

CoA [angl. ***CoA***]. Abréviation de *coenzyme A*. V. *acétylcoenzyme A* et *coenzyme*.

CO_2 (capacité du sang en). V. *gaz carbonique (capacité du sang en)*.

CO_2 (contenance du sang en). V. *gaz carbonique (contenance ou teneur du sang en)*.

CO_2 (pression partielle en). V. pCO_2.

CO_2 (teneur du sang en). V. *gaz carbonique (contenance ou teneur du sang en)*.

CO_2 TOTAL PLASMATIQUE. V. *réserve alcaline*.

COAGGLUTINATION, *s. f.* [angl. ***coagglutination***]. Syn. *agglutination de groupe*. Propriété que possède le sérum de certains malades d'agglutiner, non seulement le microbe causal de la maladie, mais certains microbes voisins. Ainsi dans les fièvres paratyphoïdes, le sérum agglutine les différents bacilles paratyphiques et même le bacille d'Eberth, mais à des taux généralement moins élevés que le bacille paratyphique causal. V. *agglutinine de groupe*.

COAGGLUTININE, *s. f.* [angl. ***coagglutinin***]. V. *agglutinine de groupe*.

COAGULABILITÉ, *s. f.* [angl. ***coagulability***]. Propriété que possèdent certains liquides biologiques de coaguler. — ***indice de c.*** V. *indice de coagulabilité*.

COAGULANT, *s. m.* [angl. ***coagulant***]. Substance capable de provoquer la coagulation. V. ce terme et *hémostatique*.

COAGULASE, *s. f.* [angl. ***coagulase***]. Enzyme sécrétée par certaines bactéries et en particulier par la plupart des staphylocoques pathogènes (staphylocoagulase). Elle coagule le sang (même oxalaté) en présence d'un facteur d'activation, le *coagulase reacting factor,* normalement présent dans le sang de l'homme et de quelques animaux. La *c.* provoque des thromboses dans les foyers de suppuration et la formation d'un revêtement protecteur de fibrine autour des germes. — ***c. négatif.*** Dépourvu de *c.* — ***c. positif.*** Possédant une *c.*

COAGULASE REACTING FACTOR (angl.). V. *coagulase*.

COAGULATION, *s. f.* (lat. *coagulatio*) [angl. ***coagulation***]. Transformation d'une substance organique liquide en une masse solide ou demi-solide, de consistance plus ou moins molle et gélatineuse. La ***c. du sang*** s'effectue en plusieurs stades grâce à l'action simultanée ou successive de nombreuses enzymes : le 1er stade est celui de la thromboplastinoformation, le 2e celui de la thrombinoformation, le 3e celui de la fibrinoformation. V. ces termes et *hémostase*. — Les *anomalies de la c. du sang* sont dépistées par un allongement du temps de céphaline activée et du temps de Quick. — ***temps de c.*** Durée nécessaire à la coagulation du sang *in vitro* ; elle comprend les durées d'activation des facteurs de contact, de thromboplastino-, de thrombino- et de fibrino-formation (v. ces termes). On la mesure en recueillant le sang, prélevé par ponction veineuse, dans de petits tubes ou sur une lame de verre. Suivant le procédé employé, le *t. de c.* est normalement de 5 à 10 minutes. Dans un tube de verre, il est de 7 minutes à 37 °C. V. *électrocoagulation* et *thermocoagulation*.

COAGULATION INTRAVASCULAIRE DISSÉMINÉE (syndrome de) (CIVD) (Hardaway et Mac Kay, 1961) [angl. ***disseminated intravascular coagulation syndrome***]. Syn. *syndrome de défibrination* (Sherry), *coagulopathie de consommation* (Lasch, 1961). Syndrome hémorragique particulier caractérisé par la disparition du fibrinogène du sang circulant. Celle-ci fait suite à une soudaine apparition de facteurs d'activation de la thrombine qui provoque des dépôts de fibrine dans les petits vaisseaux et l'oblitération de ces derniers par des thromboses plus ou moins durables. Ces coagulations multiples ayant consommé le fibrinogène ainsi que les facteurs V et VIII et les plaquettes, le sang devient incoagulable et des hémorragies surviennent. Dans une phase réactionnelle apparaît une héparinémie d'origine endogène et une fibrinolyse. Ce syndrome peut être provoqué par un accouchement, une intervention de chirurgie thoracique (cardiaque avec circulation extra-corporelle) ou prostatique, une septicémie, un choc, certaines maladies du sang, un cancer généralisé, une cirrhose, une intoxication, etc. Sa gravité dépend de l'importance des hémorragies et de celle des thromboses responsables de l'ischémie de certains organes, les reins en particulier. Typiquement, on observe un déficit en facteurs de coagulation (fibrinogène, facteurs II, V et VIII), une thrombocytopénie et un taux élevé de D-dimères. Le traitement de ce syndrome acquis et de pronostic réservé est d'abord étiologique ; il fait appel par ailleurs aux concentrés plaquettaires, au plasma frais congelé, à l'héparine et aux antifibrinolytiques. V. *fibrinolyse, Merskey (test de), hypercoagulation, fibrine (produits de dégradation de la), éthanol (test à l'), purpura fulminans* et *protamine (test au sulfate de)*.

COAGULATION PLASMATIQUE (A. Gilbert et P. E.-Weil). Coagulation anormale du sang, observée quand elle est retardée. Les hématies ayant le temps de se déposer, le caillot présente une partie supérieure blanchâtre, translucide, qui contient des plaquettes et des leucocytes et qui se rétracte davantage et une partie inférieure, rouge, opaque, formée par les hématies. La *c. p.* s'observe dans les anémies graves et l'hémophilie.

COAGULOPATHIE, *s. f.* [angl. ***coagulopathy***]. Maladie due à un trouble de la coagulation sanguine. — ***c. de consommation.*** V. *coagulation intravasculaire disséminée (syndrome de)*.

COAGULUM, *s. m.* (lat. *coagulum,* présure). Mot devenu en français synonyme de *caillot*.

COALESCENCE, *s. f.* (lat. *cum,* avec ; *alere,* nourrir) [angl. ***coalescence***]. Adhérence de deux surfaces en contact (cicatrisation, adhérences vicieuses, etc.).

COALLERGIE, *s. f.* V. *parallergie*.

COAPTATION, *s. f.* (lat. *cum,* avec ; *aptare,* ajuster) [angl. ***coaptation***]. Réduction d'une fracture ou d'une luxation.

COARCTATION, *s. f.* (lat. *coarctare,* rétrécir) [angl. ***coarctation***]. Rétrécissement d'un conduit naturel. — ***c. aortique*** (Mercier, 1838) [angl. ***coarctation of the aorta***]. Rétrécissement congénital de l'isthme de l'aorte. Malgré le développement d'une importante circulation collatérale, il provoque une hypertension artérielle aux membres supérieurs qui contraste avec l'hypotension des membres inférieurs. Son évolution spontanée est généralement mortelle avant l'âge de 30 ans par greffe bactérienne, complication vasculaire cérébrale, rupture de l'aorte ou insuffisance ventriculaire gauche ; elle est curable chirurgicalement (opération de Crafoord). V. ce terme et *Roesler (signe de)*. Certaines variétés de *c.* sont également curables par angioplastie.

COARCTOTOMIE, *s. f.* (lat. *coarctare,* rétrécir ; gr. *tomê,* section) [angl. ***coarctotomy***]. Section d'un rétrécissement.

COATS (anneau cornéen de) (C. George, brit., 1912) [angl. ***Coats's ring***]. Dystrophie des couches superficielles de la cornée, constituée de minuscules points brillants disposés en anneaux plus ou moins réguliers à la périphérie cornéenne. On peut l'observer sur un œil par ailleurs normal ; sa cause est inconnue.

COATS (maladie ou rétinite de) (1908) [angl. ***exsudative retinitis, Coats's disease***]. Rétinite exsudative d'origine mal connue, survenant électivement chez les jeunes garçons. Elle provoque une baisse, puis une disparition de la vision, généralement unilatérale. À l'ophtalmoscope, on constate la présence d'un exsudat jaunâtre formant un cercle autour du pôle postérieur de l'œil et de télangiectasies.

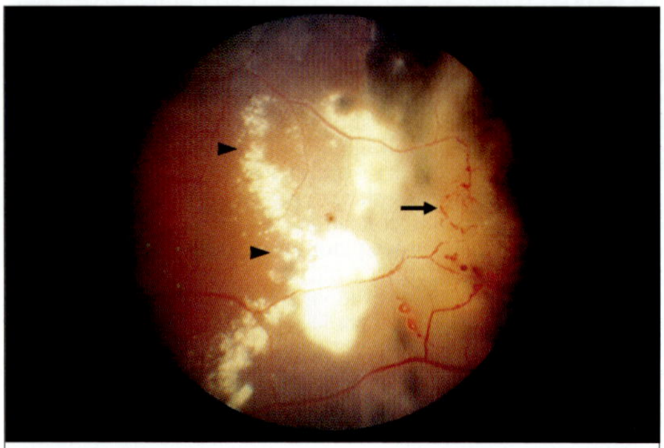

Rétinite de Coats. Télangiectasies, dépôts lipidiques

COBALAMINE, *s. f.* (Hodgkin, 1965) [angl. ***cobalamine***]. Terme générique désignant les diverses variétés de vitamine B_{12} (comportant un noyau tétrapyrrolique fixant un atome de cobalt) ; la *cyanocobalamine* possède une liaison CN et l'*hydroxocobalamine* une liaison OH. V. ces termes et *Biermer (anémie ou maladie de).*

COBALT, *s. m.* (all. *Kobold*, lutin malfaisant) [angl. ***cobalt***]. — 1° ***Élément chimique*** de numéro atomique 27 (vingt-sept électrons gravitent autour du noyau atomique). Symbole *Co*. — 2° ***Corps simple :*** métal aux propriétés proches de celles du fer et du nickel. Le *c.* entre dans la composition d'aciers à outils et d'aimants puissants. L'isotope de masse 60, radioactif, a longtemps servi de source ionisante (bombe au cobalt — v. *cobalthérapie*). Le *c.* fait partie des oligoéléments ; il entre dans la composition de la vitamine B_{12} (v. *cobalamine*).

COBALTHÉRAPIE, *s. f.* ou **COBALTOTHÉRAPIE**, *s. f.* Emploi, dans le traitement du cancer, des rayonnements émis par le cobalt 60, isotope radioactif du cobalt. V. *télécobalthérapie*.

COBAYE, *s. m.* (mot d'origine portugaise) [angl. ***guinea pig***]. Syn. *cochon d'Inde.* Petit rongeur (*Cavia cobaya*) originaire d'Amérique du Sud utilisé en expérimentation.

COBB (syndrome de) (C. Stanley, amér., 1915) [angl. ***Cobb's syndrome***]. Angiomatose cutanée et de la moelle épinière. V. *Sturge-Weber-Krabbe (maladie de).*

COCAÏNE, *s. f.* [angl. ***cocaine***]. Alcaloïde extrait des feuilles d'une plante sud-américaine, *Erythroxylon coca*, doué de propriétés anesthésiques locales et sympathicomimétiques. La *c.*, qui est un stupéfiant, n'est plus guère utilisée en médecine. V. *crack*.

COCAÏNISATION, *s. f.* [angl. ***cocainization***]. Emploi thérapeutique d'une solution de chlorhydrate de cocaïne.

COCAÏNISME, *s. m.* [angl. ***cocainism***]. Intoxication par la cocaïne.

COCAÏNOMANIE, *s. f.* (cocaïne ; gr. *mania*, folie) [angl. ***cocainomania***]. Habitude morbide de la cocaïne, le besoin de ce médicament s'étant transformé en une impulsion d'autant plus impérieuse que l'intoxication est plus forte.

COCARBOXYLASE, *s. f.* (Lohmann) [angl. ***cocarboxylase***]. Ester pyrophosphorique de l'aneurine (vitamine B_1). Il joue un rôle essentiel dans le métabolisme des glucides en assurant la décarboxylation de l'acide pyruvique.

COCCI, *s. m. pl.* [angl. ***cocci***]. Pluriel latin de *coccus*.

COCCIDIE, *s. f.* (gr. *kokkos*, grain ; *eidos*, aspect) [angl. ***coccidium***]. Parasite unicellulaire de la classe des sporozoaires, observé surtout dans le foie du lapin où il détermine des lésions tantôt kystiques, tantôt d'apparence néoplasique. V. *coccidiose du foie, isosporidiose* et *cryptosporidiose.*

COCCIDIOÏDINE, *s. f.* [angl. ***coccidioidin***]. Substance extraite des cultures de *Coccidioides immitis ;* son injection intradermique, chez les sujets atteints ou guéris de coccidioïdomycose, provoque une réaction locale analogue à celle donnée par la tuberculine chez les individus infectés par le bacille de Koch.

COCCIDIOÏDOMYCOSE, *s. f.* [angl. ***coccidioidomycosis***]. Syn. *maladie de Posadas-Wernicke* ou *de Posadas-Rixford, fièvre du désert.* Affection observée en Californie, dans la vallée de San Joaquin, caractérisée le plus souvent par un simple épisode fébrile de quelques jours *(fièvre de San Joaquin)*, parfois accompagné d'une légère atteinte pulmonaire. Mais, dans certains cas, cette phase primaire est suivie d'une période secondaire, dont les manifestations ressemblent beaucoup à celles de la tuberculose (érythème noueux, suppurations ostéo-articulaires, pleurésies, cavernes pulmonaires et méningites, ces deux dernières localisations étant généralement mortelles). Cette affection est provoquée par un champignon, *Coccidioides immitis,* dont les spores sont inhalées avec la poussière et dont la culture est particulièrement dangereuse.

COCCIDIOSE DU FOIE [angl. ***liver coccidiosis***]. Affection hépatique déterminée par les coccidies et pouvant rappeler au point de vue clinique le kyste hydatique. Très rare dans l'espèce humaine, elle a été surtout étudiée chez le lapin. V. *coccidie.*

COCCOBACILLE, *s. m.* (gr. *kokkos*, grain ; lat. *bacillus,* petit bâton) [angl. ***coccobacillus***]. Syn. *bactérie ovoïde.* Petit bacille très court et de forme ovalaire.

COCCUS, *s. m. ; pl.* **coccus** (gr. *kokkos*, grain) [angl. ***coccus, pl. cocci***]. Syn. *micrococcus, coque, microcoque.* Bactérie de forme arrondie.

COCCYCÉPHALE, *s. m.* (I.-G. Saint-Hilaire) (gr. *kokkux*, coccyx ; *képhalê*, tête) [angl. ***coccycephalus***]. Monstre acéphale chez qui les os de la sommité du corps ont la forme d'un coccyx.

COCCYDYNIE ou **COCCYGODYNIE**, *s. f.* (Simpson) (gr. *kokkux*, *ugos* ; *odunê*, douleur) [angl. ***coccydynia***]. Douleur localisée au coccyx et due soit à une névralgie des branches postérieures des nerfs sacrés, soit à une lésion du coccyx. On l'observe surtout dans les métrites avec rétroversion et dans les affections des annexes.

COCCYPUBIEN (diamètre) [angl. ***coccygeopubic diameter***] (obstétrique). Diamètre du bassin allant du coccyx à la symphyse pubienne. Au cours de l'accouchement, il peut être légèrement agrandi par refoulement du coccyx.

COCCYX, *s. m.* (gr. *kokkux*, coucou, coccyx) [TA et angl. ***coccyx***]. Petit os terminal de la colonne vertébrale, triangulaire, situé sous le sacrum et constitué de 4 ou 5 os soudés. V. *vertèbre* • 👁 **rachis** •.

COCHIN (pied de) (ville de l'Inde). V. *Madura (pied de).*

COCHLÉAIRE, *adj.* (lat. *cochlea*, limaçon) [angl. ***cochlear***]. Qui se rapporte à la cochlée et, par extension, à l'audition. — ***examen c.*** Examen de l'audition.

COCHLÉE, *s. f.* (lat. *cochlea*, limaçon) [TA et angl. ***cochlea***]. Partie antérieure du labyrinthe osseux • 👁 **vestibule** •.

COCHLÉO-VESTIBULAIRE, *adj.* [angl. ***cochleovestibular***]. Qui se rapporte à la fois à la cochlée et au vestibule, ou à leurs deux nerfs (cochléaire et vestibulaire) ou à l'audition et à l'équilibration.

COCKAYNE (syndrome de) (C. Edward, brit., 1936) [angl. ***Cockayne's syndrome***]. Syn. *nanisme progéroïde.* Dystrophie voisine de la progeria, héréditaire, à transmission récessive autosomique, caractérisée par un nanisme, une atrophie de la face avec enfoncement des yeux et prognatisme (aspect vieillot), une cyphose, des extrémités larges, froides et cyanosées, des mouvements articulaires limités, une peau mince, eczémateuse et sensible à la lumière, une rétinite pigmentaire avec atrophie optique et cataracte, une surdimutité et une importante déficience intellectuelle. V. *progeria, Neill-Dingwall (syndrome de), Hallgren (syndrome de)* et *Usher (syndrome de).*

COCKETT (syndrome de) (C. Frank, brit., 1965) [angl. ***Cockett's syndrome***]. Compression de la terminaison de la veine iliaque commune gauche par l'artère iliaque commune droite, au niveau du promontoire. Elle peut être à l'origine de douleurs, d'œdème et même de thromboses veineuses du membre inférieur gauche.

COCKROFT ET GAULT (formule de) [angl. ***Cockroft's formula***] (C. D. et Gault M., 1976). Formule permettant de calculer la clairance de la créatinine d'après la créatininémie. Clairance de la créatinine (mL/min) = (140 – âge en années) × (poids en kg)/ créatininémie (µmol/L). Chiffre à multiplier par 1,04 chez la femme et 1,25 chez l'homme.

COCONSCIENT, *s. m.* [angl. ***coconscious***]. Automatisme de la pensée développé à côté et en dehors de l'activité consciente.

CODE DE DÉONTOLOGIE. Le code de déontologie (v. ce terme) médicale figure dans le Code de la santé publique sous les numéros R. 4127-1 à R. 4127-112.

CODE DE LA SANTÉ PUBLIQUE. Recueil officiel de textes législatifs et réglementaires ainsi que de décrets régissant en France le monde de la santé.

CODE GÉNÉTIQUE (Nirenberg, Holley et Khorana, 1961) [angl. ***genetic code***]. Ensemble des informations héréditaires inscrites, comme un plan détaillé, dans les longues chaînes d'ADN chromosomique ; informations qui sont nécessaires pour réaliser, pendant la vie entière de l'individu, dans un ordre immuable et pré-réglé, la synthèse des protéines cellulaires. Le choix et l'agencement des acides aminés qui constituent celles-ci sont déterminés par l'enchaînement rigoureux des paires de bases azotées de l'ADN. Ce programme, transcrit sur l'ARN-messager, est exécuté grâce à lui et aux ribosomes dans le protoplasme cellulaire. On dit ainsi que tel gène code la synthèse de telle protéine. Le code génétique est *universel* c'est-à-dire identique pour tous les organismes. V. *désoxyribonucléique (acide)*, *ribonucléique (acide)*, *ribosome*, *gène*, *codon*, *cistron*, *opéron* et *hérédité*.

Première base du codon	Seconde base du codon: U		C		A		G		Troisième base du codon
U	UUU	Phe	UCU	Ser	UAU	Tyr	UGU	Cys	U
	UUC		UCC		UAC		UGC		C
	UUA	Leu	UCA		UAA	Term*	UGA	Term*	A
	UUG		UCG		UAG		UGG	Trp	G
C	CUU	Leu	CUU	Pro	CAU	His	CGU	Arg	U
	CUC		CCC		CAC		CGC		C
	CUA		CCA		CAA	Gln	CGA		A
	CUG		CCG		CAG		CAG		G
A	AUU	Ile	ACU	Thr	AAU	Asn	AGU	Ser	U
	AUC		AAC		AAC		AGC		C
	AUA		ACA		AAA	Lys	AGA	Arg	A
	AUG	Met+Init.†	ACG		AAG		AGG		G
G	GUU	Val	GCU	Ala	GAU	Asp	GGU	Gly	U
	GUC		GCC		GAC		GGC		C
	GUA		GCA		GAA	Glu	GGA		A
	GUG	Val+Init.†	GCG		GAG		GGG		G

Code génétique

CODÉINE, *s. f.* (gr. *kôdéia*, tête de pavot) [angl. ***codeine***]. Syn. *méthyl-morphine*. Alcaloïde extrait du pavot, doué d'une action sédative et utilisé surtout, *per os*, pour ses propriétés antitussives.

CODÉINOMANIE, *s. f.* [angl. ***codeinomania***]. Habitude morbide de la codéine.

CODÉLIRANT, ANTE, *adj.* Qui participe à un délire collectif.

CODÉSHYDRASE, *s. f.*, **CODÉSHYDROGÉNASE**, *s. f.* [angl. ***codehydrase***]. V. *co-enzyme*.

CODEX, *s. m. invariable* (en latin, recueil de lois) [angl. ***pharmacopeia, codex***]. Syn. *codex medicamentarius*. Formulaire officiel contenant toutes les préparations qui doivent être délivrées par le pharmacien. Ce terme est actuellement remplacé par celui de *pharmacopée*.

CODMAN (tumeur de) (C. Ernest, amér., 1931) [angl. ***Codman's tumour***]. V. *chondroblastome bénin*.

CODOMINANCE, *s. f.* [angl. ***codominance***] (génétique). Propriété de deux caractères différents, portés par deux gènes allélomorphes chez un sujet hétérozygote, qui s'expriment simultanément.

CODON, *s. m.* (Crick, 1963) [angl. ***codon***] (génétique). Unité du code génétique de l'ADN (acide désoxyribonucléique) chromosomique tenant sous sa dépendance la synthèse d'un seul acide aminé ; il est constitué par un groupe de 3 paires de nucléotides de l'ADN. Les molécules d'ARN (acide ribonucléique) comprennent, elles, des *c.* formés chacun de 3 nucléotides. Un ensemble de plusieurs codons (cistron) est nécessaire pour l'élaboration des nombreux acides aminés formant une protéine. — Le *c. initiateur* [angl. ***primer***] est situé sur l'ARN messager à l'emplacement où l'ARN de transfert doit se fixer pour apporter le premier acide aminé de la chaîne synthétisée par le ribosome. — Le *c. de terminaison*, *codon stop* ou *c. non-sens* [angl. ***nonsense codon***] marque, sur l'ARN messager, l'emplacement où se termine la chaîne d'acides aminés qui a formé la protéine synthétisée par le ribosome d'après le code génétique et d'où cette chaîne va se détacher. V. *code génétique*, *désoxyribonucléique (acide)*, *cistron*, *ribonucléique (acide)*, *nucléotide*, *ribosome* et *anticodon*.

CODOUNIS (maladie de) (C. Antoine, d'Athènes, 1946). Cyanose méthémoglobinémique héréditaire.

COEFFICIENT D'ACIDOSE. V. *Lantzenberg (coefficient de)*.

COEFFICIENT AMMONIACAL D'HASSELBALCH. V. *Hasselbalch (coefficient d')*.

COEFFICIENT DE DIFFUSION PULMONAIRE. V. *capacité de diffusion pulmonaire*.

COEFFICIENT D'ÉPURATION. V. *clairance*. — ***c. d'épuration uréique***. V. *Van Slyke (coefficient ou épreuve de)*.

COEFFICIENT LIPOCYTIQUE. V. *lipocytique (coefficient ou indice)*.

COEFFICIENT DE MASTICATION. Chiffre indiquant, en pourcentage de la normale, la qualité d'une denture en fonction de l'antagonisme de ses éléments.

COEFFICIENT PONDÉRAL (Pende). Chiffre obtenu en divisant la taille d'un sujet par son poids ; il est en moyenne de 2,71 pour les adultes masculins ; il est d'autant meilleur qu'il est plus bas.

COEFFICIENT DE ROBUSTICITÉ. V. *robusticité (coefficient ou indice de)*.

COEFFICIENT THÉRAPEUTIQUE [angl. ***curative ratio***]. Syn. *index* ou *indice thérapeutique*. Rapport (C/T) entre la dose curative (C) et la dose toxique (T) d'un médicament.

COEFFICIENT URÉO-SÉCRÉTOIRE. V. *Ambard (constante uréo-sécrétoire d')*.

COEFFICIENT D'UTILISATION DE LA CAPACITÉ VITALE (ou de la CV) (Tiffeneau). Syn. *fréquence optima*, *rapport de Tiffeneau*. Rapport du volume expiratoire maximum-seconde, multiplié par 100, à la capacité vitale observée (VEMS × 100/CV) ; il est utilisé pour l'évaluation de la fonction pulmonaire. Sa valeur normale est comprise entre 70 et 85. Sa diminution indique une perte d'élasticité pulmonaire ou de la perméabilité bronchique. V. *volume expiratoire maximum-seconde* et *capacité vitale*.

COEFFICIENT D'UTILISATION DE L'OXYGÈNE. V. *oxygène (coefficient d'utilisation de l')*.

COEFFICIENT DE VAN SLYKE. V. *Van Slyke (coefficient ou épreuve de)*.

COEFFICIENT DE LA VENTILATION PULMONAIRE (Gréhant). Rapport entre le volume d'air venant d'être inspiré et restant dans les poumons après une expiration normale et la capacité résiduelle fonctionnelle ; il est de 1/10e.

CŒLIAKIE, *s. f.* V. *Gee (maladie de)*.

CŒLIALGIE, *s. f.* (Loeper et Esmonet) (gr. *koïlia*, ventre ; *algos*, douleur) [angl. ***coelialgia***]. Nom générique des différentes variétés d'algies abdominales profondes sympathiques, quelle que soit leur origine, névropathique, névralgique ou névritique.

CŒLIAQUE, *adj.* (gr. *koïlia*, ventre, intestin) [angl. ***coeliac*** ; amér. ***celiac***]. Qui a rapport au ventre et aux intestins. — ***maladie c.*** V. *Gee (maladie de)*. — ***réflexe c.*** (A. Thomas et J.-Ch. Roux, 1913). Syn. *réflexe solaire*. Affaiblissement et même disparition ou ralentissement du pouls radial enregistrés au sphygmomanomètre, lorsque la main déprime la paroi abdominale au niveau du creux épigastrique sans brusquerie et profondément. — ***point c.*** droit. V. *Morris (point de)*. — ***tronc c.*** [angl. ***coeliac trunk***] (TA *truncus coeliacus*). Artère nourricière de l'œsophage, de l'estomac, du duodénum, du foie, de la rate et du pancréas, branche collatérale antérieure de l'aorte abdominale.

CŒLIOCHIRURGIE, *s. f.* [angl. ***coeliosurgery*** ; amér. ***celiosurgery***]. Chirurgie effectuée sous cœlioscopie (p. ex. : cholécystectomie, appendicectomie).

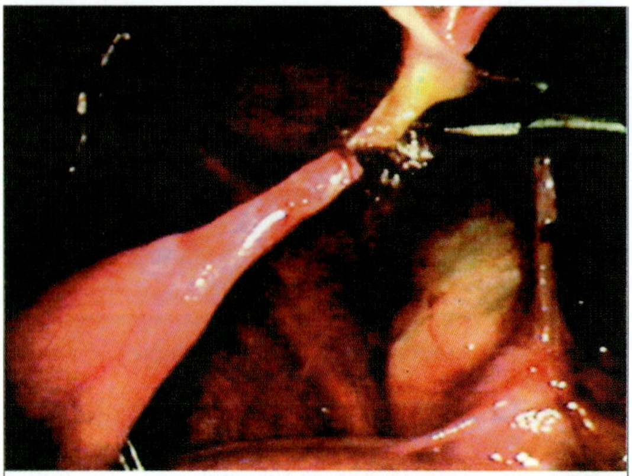

Cœliochirurgie : section de bride

CŒLIOSCOPIE, *s. f.* (Jayle, 1910) (gr. *koïlia*, ventre ; *skopein*, examiner) [angl. ***coelioscopy*** ; amér. ***celioscopy***]. Examen visuel direct de la cavité abdominale préalablement distendue par un pneumopéritoine, au moyen d'un endoscope introduit à travers la paroi abdominale (*c. transpariétale, péritonéoscopie* ou *laparoscopie*) ou à travers le cul-de-sac de Douglas *(c. transvaginale)*.

CŒLOME, *s. m.* (gr. *koïlôma*, cavité) [angl. ***coeloma*** ; amér. ***celoma***]. Syn. *cavité coelomique* ou *pleuro-péritonéale*. Cavité comprise entre les deux feuillets du mésoderme chez l'embryon.

CŒLONYCHIE, *s. f.*, (gr. *koïlôs*, creux ; *onux*, ongle) [angl. ***koilonychia***]. Syn. *coïlonychie, koïlonychie*. Altération des ongles caractérisée par le relèvement de leurs bords latéraux si bien que la partie médiane est déprimée et devient concave.

CŒLOSOMIE, *s. f.* (gr. *koïlia*, ventre ; *soma*, corps) [angl. ***coelosomy*** ; amér. ***celosomy***]. Malformation comportant une éviscération thoraco-abdominale avec hernie de divers organes.

CŒNESTHÉSIE, *s. f.* V. *cénesthésie*.

CŒNUROSE, *s. f.* V. *cénurose*.

COENZYME, *s. f.* [angl. ***coenzyme***]. Syn. désuet *coferment* (Warburg). Groupement prosthétique (v. ce terme) des enzymes hétéroprotéiniques ; c'est la partie dépourvue de spécificité de l'enzyme : elle participe à la réaction catalysée par cette enzyme et se retrouve telle quelle à la fin de la réaction. Suivant les cas, on désigne la *c.* sous le nom de cocarboxylase, codéshydrase ou codéshydrogénase, cozymase (von Euler), coenzyme I, II, A. L'autre partie de l'enzyme est l'apo-enzyme. V. ce terme et *enzyme*. — ***c. Q.*** V. *ubiquinone*. — ***c. R.*** V. *biotine*.

CŒUR, *s. m.* (lat. *cor*) (TA *cor*) (en grec *kardia*) [angl. ***heart***]. Organe musculaire creux dont les contractions permettent la circulation du sang. Situé dans le médiastin, il est formé de trois tuniques : interne, l'*endocarde* ; intermédiaire, le *myocarde* ; externe, le *péricarde*. Il comporte deux *oreillettes* (ou *atriums*) et deux *ventricules*, droits et gauches séparés par une cloison ou *septum* ; chaque ventricule communique avec l'atrium correspondant et l'artère dans laquelle il s'évacue par un *orifice* valvulé. Voir tous ces termes, *insuffisance cardiaque, diastole, systole, coronaire, cardionecteur (système), aorte, veine cave, artère pulmonaire* et *veines pulmonaires* • 👁 **cardionecteur, coronaire** •.

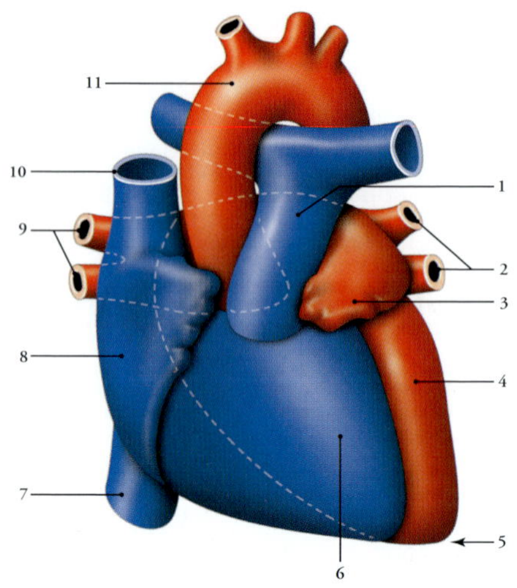

Cœur : constitution schématique. Vue antérieure

En bleu : cœur droit	*5. apex du cœur*
En rouge : cœur gauche	*6. ventricule droit*
	7. v. cave inf.
1. tronc pulmonaire	*8. atrium droit*
2. vv. pulmonaires gauches	*9. vv. pulmonaires droites*
3. auricule gauche	*10. v. cave sup.*
4. ventricule gauche	*11. aorte*

CŒUR ARACHNODACTYLIQUE (Van Buchem, 1959) [angl. ***arachnodactyly heart***]. Cardiomégalie familiale en rapport avec le syndrome de Marfan.

CŒUR ARTIFICIEL [angl. ***artificial heart***]. Syn. *prothèse cardiaque*. Appareil implantable destiné à remplacer le cœur défaillant, soit temporairement (dans l'attente d'une prochaine transplantation), soit définitivement.

CŒUR D'ATHLÈTE [angl. ***athletic heart***]. Modifications observées inconstamment au niveau du cœur des sujets sains soumis à un entraînement sportif intensif et prolongé. Il s'agit essentiellement de bradycardie sinusale, parfois de bloc atrio-ventriculaire du 1er degré et d'hypertrophie ventriculaire.

CŒUR BASEDOWIEN. Syn. *cardiothyréose, cardiothyréotoxicose*. Ensemble des complications cardiaques de la maladie de Basedow (thyréotoxicose) : dyspnée, palpitations, extrasystoles, crises tachycardiques, arythmie complète, qui peuvent aboutir à l'insuffisance cardiaque (insuffisance cardiaque à débit élevé). Elles sont surtout fréquentes dans les adénomes toxiques et dans les goitres multinodulaires toxiques.

CŒUR DE BATRACIEN [angl. ***batracian heart***]. Malformation cardiaque comportant l'association d'un ventricule unique avec deux oreillettes (cœur triloculaire), d'une transposition complète des gros vaisseaux et d'une sténose pulmonaire.

CŒUR BILOCULAIRE [angl. ***bilocular heart***]. Syn. *hémicardie*. Cardiopathie congénitale caractérisée par l'existence d'une cavité atriale unique et d'une cavité ventriculaire unique. Elle est toujours associée à d'autres malformations du cœur.

CŒUR DE BŒUF [angl. ***cor bovinum***]. Syn. *cor bovinum* (désuet). Nom donné au cœur présentant une hypertrophie totale considérable, sans que sa forme générale soit modifiée.

CŒUR (bruits du). V. *B1, B2, B3, B4, galop (bruit de), claquement valvulaire*.

CŒUR (loi du). V. *Starling (loi de)*.

CŒUR CROISÉ (Anderson, 1974) [angl. ***crisscross heart***]. Syn. *ventricules entrecroisés*. Malformation très rare, caractérisée par la communication de l'oreillette (ou atrium) droite avec le ventricule situé à gauche et de l'oreillette (ou atrium) gauche avec le ventricule situé à droite. Les ventricules sont souvent superposés, le droit, hypoplasique, étant situé au-dessus du gauche. La variabilité des connexions ventriculo-artérielles, ainsi que des malformations associées, explique la diversité des signes observés.

CŒUR FORCÉ (Beau) [angl. ***strained heart***]. Défaillance cardiaque survenant brusquement à la suite d'un effort violent ou d'une fatigue prolongée.

CŒUR DES GIBBEUX [angl. ***kiphotic heart***]. Insuffisance cardiaque droite associée à une insuffisance pulmonaire, chez des sujets porteurs de déformations thoraciques importantes (cyphose, scoliose).

CŒUR IRRITABLE (Lewis) [angl. ***cardiac nevrosis***]. Syn. *asthénie neurocirculatoire, névrose cardiaque, névrose tachycardique* (Gallavardin), *syndrome de Da Costa* (1871). Tachycardie sinusale constitutionnelle, permanente ou variable avec les efforts, les émotions, l'orthostatisme. Elle s'accompagne de palpitations, d'angoisse et de troubles vasomoteurs. Elle est conditionnée par l'instabilité ou l'irritabilité du système végétatif avec prédominance d'hypersympathicotonie.

CŒUR ET DE LA MAIN (syndrome du). V. *Holt-Oram (syndrome de).*

CŒUR MYXŒDÉMATEUX (Zondek, 1918) [angl. ***myxoedema heart***]. Ensemble des manifestations cardiaques d'origine hypothyroïdienne : bradycardie, forte augmentation des dimensions du cœur (due à une infiltration myxœdémateuse du myocarde et surtout à un épanchement péricardique), bas voltage de l'électrocardiogramme. Elles cèdent à l'administration d'extrait thyroïdien.

CŒUR (période vulnérable du). V. *vulnérable du cœur (période).*

CŒUR-POUMON ARTIFICIEL [angl. ***heart-lung machine***]. V. *circulation extracorporelle.*

CŒUR PSEUDO-BILOCULAIRE [angl. ***pseudobilocular heart***]. Cardiopathie congénitale caractérisée par l'existence d'une oreillette (ou atrium) unique et de deux ventricules, dont un seul fonctionne, l'autre étant hypoplasique.

CŒUR PSEUDO-TRILOCULAIRE BI-AURICULAIRE ou **BI-ATRIAL** [angl. ***pseudotrilocular heart***]. Cardiopathie congénitale caractérisée par l'existence de deux oreillettes ou atriums et de deux ventricules, dont un seul fonctionne, l'autre étant hypoplasique.

CŒUR PULMONAIRE [angl. ***pulmonary heart, cor pulmonale***]. Accidents cardiaques, chroniques *(c. p. chronique)* ou aigus *(c. p. aigu)*, provoqués par une affection pulmonaire.

CŒUR PULMONAIRE AIGU (CPA) [angl. ***acute pulmonary heart***]. Insuffisance cardiaque (v. ce terme) droite brutale, consécutive à la soudaine élévation de la pression artérielle pulmonaire, telle qu'on peut l'observer dans les embolies pulmonaires massives ou certains pneumothorax. L'électrocardiogramme peut montrer un aspect caractéristique (déviation de $\hat{A}$QRS vers la droite, aspect S1 Q3, ischémie antérieure).

CŒUR PULMONAIRE CHRONIQUE (CPC) [angl. ***chronic pulmonary heart***]. Hypertrophie ventriculaire droite associée ou non à une insuffisance ventriculaire droite (v. *insuffisance cardiaque congestive*), consécutive à une hypertension artérielle pulmonaire provoquée par une affection respiratoire lentement progressive (emphysème, sclérose pulmonaire, asthme, grandes déformations du squelette thoracique, embolies pulmonaires).

CŒUR EN SABOT (Vaquez et Bordet) [angl. ***cœur en sabot***]. Image radiologique du cœur traduisant l'hypertrophie du ventricule droit, caractérisée par une augmentation transversale de l'ombre cardiaque qui fait saillie dans le champ pulmonaire droit, bombe sous le diaphragme et provoque un relèvement de la pointe du cœur.

CŒUR SYSTÉMIQUE [angl. ***systemic heart***]. V. *systémique, 2°.*

CŒUR DE TRAUBE [angl. ***Traube's heart***]. V. *Traube (cœur de).*

CŒUR TRIATRIAL (décrit par Church en 1868 ; nommé par Borst en 1905) [angl. ***triatrial heart, cor triatriatum***]. Malformation cardiaque rare caractérisée par le cloisonnement de l'oreillette ou atrium gauche par une membrane. Celle-ci divise l'atrium en deux chambres communiquant par un petit orifice : la supérieure qui reçoit le sang des veines pulmonaires ; l'inférieure qui, par l'orifice mitral, s'ouvre dans le ventricule gauche. Cette malformation entraîne généralement la mort avant l'âge de 5 ans ; elle est curable chirurgicalement. — Des observations exceptionnelles de ***c. t. droit*** [angl. ***cor triatriatum dexter***] ont été décrites (Chiari 1897, Looser 1902) ; l'atrium droit est cloisonné par une membrane fenêtrée ou non, vestige des valves du sinus veineux : la cavité dorsale et proximale reçoit les veines caves et en général le sinus coronaire, la cavité ventrale communique avec l'auricule et la valve tricuspide. V. *Chiari (réseau de).*

CŒUR TRILOCULAIRE [angl. ***cor triloculare***]. Cardiopathie congénitale caractérisée par l'existence de trois cavités cardiaques : soit une oreillette (ou un atrium) et deux ventricules (*c. t.* uniatrial biventriculaire ou *oreillette — ou atrium — unique* par absence de septum interatrial) soit deux oreillettes (ou atriums) et un ventricule (*c. t.* biatrial, v. *ventricule unique*). Elle est toujours associée à d'autres malformations cardiaques. V. *cœur de batracien.*

COFACTEUR, *s. m.* [angl. ***cofactor***]. Substance dont l'action renforce celle d'un autre principe actif. P. ex. : facteurs cothromboplastiques.

COFACTEUR DE LA RISTOCÉTINE. V. *Willebrand (facteur de von).*

COFFEY (technique de) (C. Robert, amér., 1924) [angl. ***Coffey's operation***]. Procédé d'implantation des uretères dans le rectum.

COFFIN ET SIRIS (syndromes de) (C. Grange, amér.) [angl. ***Coffin-Siris syndromes***]. — 1° (1966). Syn. *syndrome de Coffin-Lowry.* Variété de nanisme essentiel, observée dans le sexe masculin, accompagnée de retard mental important et d'aspect grotesque de la face rappelant le gargoylisme (v. ce terme). Sa transmission est liée au sexe, probablement dominante. — 2° (1970) Nanisme essentiel, intra-utérin, à transmission probablement récessive autosomique, accompagné notamment de retard mental profond, de microcéphalie ; le faciès comporte des lèvres épaisses, un nez petit, un épicanthus ; il s'y associe une aplasie ou hypoplasie des phalanges distales des 4 derniers doigts et des ongles correspondants, avec aplasie de la phalange moyenne du 5e doigt.

COFFIN-LOWRY (syndrome de) (Coffin et Siris, 1966 ; L., Brian, canadien, 1971) [angl. ***Coffin-Lowry syndrome***]. V. *Coffin et Siris (syndromes de) 1°.*

COGAN (C. David, amér., né en 1908). V. *Bielschowsky-Lutz-Cogan (syndrome de).*

COGAN (apraxie oculo-motrice de). V. *Cogan (syndromes de), 2°.*

COGAN (syndromes de) [angl. ***Cogan's syndromes***]. — 1° (1945). Syndrome d'origine inconnue, caractérisé par l'association d'une kératite interstitielle profonde non syphilitique et d'un trouble de la fonction vestibulo-auditive (accès de vertige et surdité). Quelquefois existent en outre des lésions cardiaques et vasculaires diffuses, ce qui apparente ce syndrome aux angéites nécrosantes. — 2° (1953) Syn. *apraxie oculomotrice congénitale.* Perturbation congénitale des mouvements latéraux volontaires du regard avec conservation des mouvements verticaux, la fixation du regard s'effectuant au prix de mouvements de rotation réflexe de la tête.

COGNITION, *s. f.* (lat. *cognitio,* action de connaître) [angl. ***cognition***]. — 1° Ensemble des processus psychiques aboutissant à la connaissance (p. ex. la perception, la pensée). — 2° Acte de connaître. — 3° Connaissance. V. *conation.*

COHEN (C. Michael, amér.). V. *Keining-Cohen (maladie de)* et *Solis-Cohen (arthrose de).*

COHEN (syndrome de) (1973) [angl. ***Cohen's syndrome***]. Ensemble malformatif rare, familial à transmission autosomique récessive, caractérisé par des anomalies de la face (hypoplasie maxillaire, rétrognathisme, palais creux et étroit, strabisme, forte myopie) et des extrémités (mains et pieds étroits), par une hypotonie avec hyperlaxité ligamentaire, par un retard mental et par une obésité apparaissant vers la cinquième année.

COHÉRENT, ENTE, *adj.* (lat. *cum,* avec ; *haerere,* attacher) [angl. ***cohesive***]. Se dit d'une éruption dont les éléments primitivement distincts arrivent secondairement au contact les uns des autres *(variole cohérente)*.

COHORTE, *s. f.* (lat. *cohors, tis*, troupe) [angl. ***cohort***]. Groupe de sujets ayant en commun une particularité statistique se prêtant à une étude épidémiologique longitudinale, c'est-à-dire suivie au cours du temps (l'enquête transversale étudiant une population à un moment déterminé).

COIFFE, *s. f.* [angl. ***caul***] (obstétrique). Fragment plus ou moins circulaire des membranes de l'œuf qui recouvre la tête du fœtus au moment de l'expulsion *(enfant né coiffé)*. Cette disposition est très rare, les membranes se déchirant ordinairement pour laisser passer le fœtus.

COIFFE DES ROTATEURS DE L'ÉPAULE [angl. ***musculotendinous*** ou ***rotator cuff***]. Renforcement de la capsule articulaire par les fibres tendineuses terminales des 4 muscles rotateurs de l'épaule qui y adhèrent : sus et sous-épineux, sus-scapulaire et petit rond. V. *périarthrite scapulo-humérale, Hawkins (test de), Neer (test de), Yocum (test de)* et **• 👁 épaule •**.

COIL, *s. m.* (terme angl. désignant une spirale). Spire métallique utilisée en radiologie interventionnelle pour occlure des vaisseaux. V. *stent* et *embolisation*.

COÏLONYCHIE, *s. f.* V. *cœlonychie*.

CO-INFECTION, *s. f.* [angl. ***coinfection***]. Infection simultanée d'un même organisme par des germes différents. V. *virus défectif*.

COÏT, *s. m.* (lat. *coïtus*, de *cum*, avec ; *ire*, aller) [angl. ***coitus***]. « Union des sexes pour la génération » (Littré). Rapport sexuel.

COL, *s. m.* (lat. *collum*, col) (anatomie). Partie étroite d'un organe. P. ex. : *c. utérin* [TA et angl. ***cervix uteri***] ; *c. fémoral* (TA *collum ossis femoris*) [angl. ***neck of femur***]. V. *cou* et *cervical*.

COL DE CYGNE. V. *doigt en col de cygne*.

COL EN JOINT UNIVERSEL (syndrome du). V. *Allen et Masters (syndrome de)*.

COL VÉSICAL (maladie du) (G. Marion, 1912) [angl. ***vesical prostatism***]. Syn. *maladie de Marion, prostatisme vésical* (Guyon), *sclérose cervico-prostatique*. Affection vésicale observée surtout chez le nourrisson et le jeune enfant, mais apparaissant quelquefois chez l'adulte. Elle se manifeste cliniquement par une dysurie, puis une rétention d'urine avec pollakiurie et même incontinence par regorgement. Elle est due à l'hyperplasie ou à la contracture du sphincter vésical ou à une malformation de l'urètre postérieur. Chez l'adulte elle succède à une prostatite ou à une urétrite chroniques qui a provoqué, autour du col vésical, soit une fibrose sous-muqueuse intra-sphinctérienne, soit une sclérose prostatique extra-sphinctérienne. V. *dysectasie du col vésical* et *prostatique sans prostate*.

COL VÉSICAL (maladie néoformante du – chez la femme) (Heitz-Boyer) [angl. ***polyposis of the neck of the bladder***]. Syn. *urétrite végétante, urétro-cervico-trigonite, néoformation inflammatoire du col vésical.* Affection caractérisée par la présence, sur le col de la vessie, de petits polypes, de kystes, de bulles d'œdème, de petits angiomes ou de petits abcès, qui provoquent une pollakiurie et des douleurs pendant la miction.

COLCHICINE, *s. f.* [angl. ***colchicine***] (isolée en 1820 par Pelletier et Caventou, nommée en 1833 par Geiger et Hesse, cristallisée par Houdé en 1884). Alcaloïde d'une liliacée, le *Colchicum autumnale* ou crocus d'automne, utilisé depuis les Byzantins dans le traitement de l'accès aigu de goutte et plus récemment dans celui de la maladie périodique et de diverses affections du tissu conjonctif. Sa toxicité notamment digestive en limite l'emploi. Elle bloque les mitoses en métaphase, ce qui permet l'étude du caryotype. Elle favorise également l'obtention de races végétales polyploïdes.

COLD PRESSOR TEST (angl.). V. *froid (épreuve au)*.

COLD-CREAM, *s. m.* (angl. *cold*, froid ; *cream*, crème). Cérat au blanc de baleine et à la cire blanche, utilisé en parfumerie et en dermatologie comme excipient.

COLE, RAUSCHKOLB ET TOOMEY (syndrome de) (C. Harold, amér., 1884-1966). V. *Zinsser, Engman et Cole (syndrome de)*.

COLECTASIE, *s. f.* (gr. *kôlon, ou*, côlon ; *ektasis*, dilatation) [angl. ***colectasia***]. Dilatation du côlon.

COLECTOMIE, *s. f.* (gr. *kôlon*, côlon ; *éktomê*, ablation) [angl. ***colectomy***]. Résection de la totalité ou d'une partie du côlon. — ***c. idéale*** (Reybard). *C.* totale en un temps. — ***c. splénique.*** Résection de l'angle gauche (ou splénique) du côlon.

COLIBACILLE, *s. m.* (Escherich, 1885). V. *Escherichia coli.*

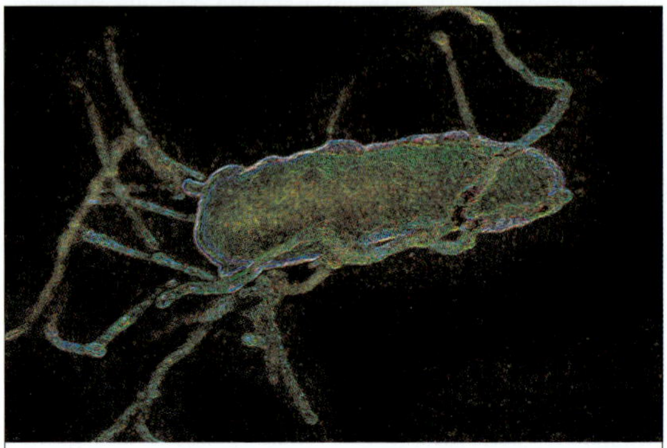

Colibacille vu au microscope électronique

COLIBACILLÉMIE, *s. f.* [angl. ***colibacillaemia***]. Présence du colibacille dans le sang.

COLIBACILLOSE, *s. f.* [angl. ***colibacillosis***]. Syn. *eschérichiose.* Ensemble des accidents morbides causés par le colibacille.

COLIBACILLURIE, *s. f.* [angl. ***colibacilluria***]. Présence du colibacille dans l'urine.

COLICINE, *s. f.* [angl. ***colicin***]. Bactériocine (v. ce terme) du colibacille.

COLIFORME, *adj.* [angl. ***coliform***]. Qui a l'aspect d'un colibacille (v. *Escherichia coli*). — *s. m.* Bacille Gram– d'origine fécale pouvant souiller l'eau de boisson.

COLINET (C. E., belge, 1950). V. *Caplan-Colinet (syndrome de)*.

COLIQUE, *s. f.* (bas-lat. *colica,* du gr. *kôlon*, côlon) [angl. ***colic***]. Ce mot, qui désignait primitivement une affection douloureuse du côlon, s'applique actuellement aux douleurs qui siègent dans la plupart des viscères abdominaux. — ***c. appendiculaire.*** V. *appendiculaire.*

COLIQUE HÉPATIQUE [angl. ***hepatic colic, biliary colic***]. Syndrome comprenant une douleur au niveau de l'hypocondre droit, irradiant vers l'épaule, accompagnée de constipation et de vomissements, parfois suivie d'ictère. Il est dû à la contraction de la vésicule biliaire sur un calcul ou un corps étranger dont elle détermine la migration à travers les voies biliaires.

COLIQUE NÉPHRÉTIQUE [angl. ***nephretic colic***]. Syndrome comprenant une violente douleur de la région lombale irradiant vers la vessie et la cuisse, accompagnée de constipation, de vomissements et souvent de ténesme vésical. Il est dû à la migration d'un calcul ou d'un corps étranger, du rein vers la vessie, à travers les uretères.

COLIQUE DE PLOMB ou **SATURNINE** [angl. ***saturnine colic***]. Syndrome caractérisé par une douleur abdominale très vive irradiant de l'ombilic vers les lombes, les cuisses et les bourses, par une constipation opiniâtre et des vomissements : il existe souvent, en même temps, une rétraction de l'abdomen (ventre en bateau) ainsi que des modifications du pouls (dicrotisme). C'est un des symptômes les plus fréquents du saturnisme.

COLIQUE SALIVAIRE [angl. ***salivary colic***]. Crise douloureuse, accompagnée d'une sécrétion abondante, siégeant dans une glande salivaire et due à la présence d'un calcul dans le canal excréteur. V. *grenouillette aiguë.*

COLIQUE SALPINGIENNE [angl. ***tubal colic***]. Crise douloureuse aiguë, courte et sujette à répétition, siégeant dans la région ovarienne, survenant parfois au cours des salpingoovarites chroniques et se terminant par l'expulsion brusque d'un liquide séreux ou purulent. Des douleurs analogues peuvent apparaître au cours d'une grossesse tubaire, provoquant un écoulement sanglant.

COLIQUE SÈCHE. Colique avec constipation, observée dans l'intoxication saturnine.

COLIQUE SPERMATIQUE (Reliquet). Crampe survenant parfois à la fin du coït chez les malades atteints d'inflammation des vésicules séminales.

COLIQUE TESTICULAIRE. Crise douloureuse aiguë survenant, à partir de l'adolescence, au niveau d'un testicule ectopique et provoquée par l'étranglement, dans le canal inguinal, de la glande augmentée de volume depuis la puberté.

COLIQUE UTÉRINE [angl. ***uterine colic***]. Crise douloureuse aiguë pelvienne, à tendances expulsives, survenant chez les femmes porteuses de polypes intra-utérins.

COLIQUE VÉSICULAIRE (Gilbert) [angl. ***hepatic colic***]. Variété de colique hépatique accompagnée de distension de la vésicule biliaire et due à la contraction de cette vésicule sur un calcul qui cherche à s'engager dans le canal cystique sans y parvenir.

COLIQUES ÉTAGÉES (Kœberlé). Syn. *syndrome de Kœberlé.* Succession de crises douloureuses avec gargouillements et ondulations péristaltiques survenant pendant la digestion chez des sujets atteints de rétrécissements multiples de l'intestin grêle.

COLITE, *s. f.* (gr. *kôlon*, côlon) [angl. ***colitis***]. Inflammation du côlon. — ***c. cryptogénétique suppurante*** ou ***ulcéreuse.*** V. *rectocolite hémorragique.* — ***c. mucomembraneuse*** ou ***pseudomembraneuse.*** V. *entérocolite mucomembraneuse.*

COLLABER, *v.* (lat. *collabi,* tomber) [angl. ***to collapse***]. Provoquer l'affaissement d'un organe ; p. ex. : du poumon à l'aide d'un pneumothorax artificiel *(collapsothérapie).*

COLLAGÉNASE, *s. f.* (Maschmann) [angl. ***collagenase***]. Enzyme capable de lyser le tissu collagène.

COLLAGÈNE, *s. m.* (gr. *kolla,* colle ; *génnan,* engendrer) [angl. ***collagen***]. Une des scléroprotéines (v. ce terme) du tissu conjonctif. Elle se présente sous forme de *fibres* et se transforme en gélatine par émulsion. V. *réticuline.*

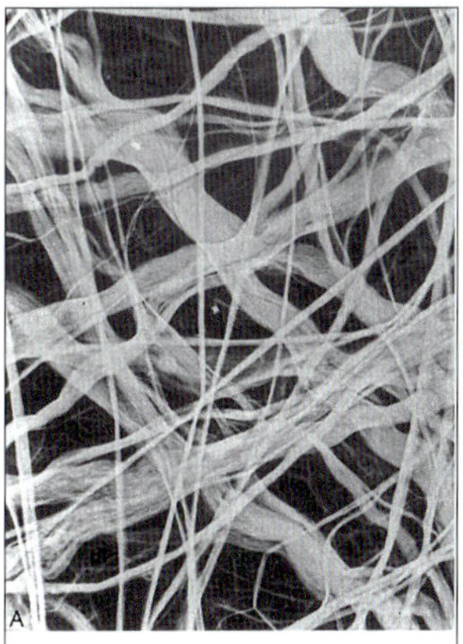

Fibre de collagène

COLLAGÈNE (maladie du) (Klemperer, Pollack et Baehr, 1942) [angl. ***collagen disease***]. Syn. *collagénose, connectivite.* Terme discutable sous lequel on groupe un certain nombre de maladies d'apparences dissemblables : essentiellement le lupus érythémateux aigu disséminé, la dermatomyosite, la sclérodermie et la périartérite noueuse ; d'autres auteurs font entrer dans ce cadre le rhumatisme articulaire aigu, la polyarthrite rhumatoïde, le purpura thrombocytopénique thrombotique, la thromboangéite, la néphro-angiosclérose, l'endocardite abactérienne, la maladie périodique, etc. Elles sont toutes unies par un caractère commun : l'atteinte diffuse du collagène (ce terme, désignant une scléroprotéine qui constitue les fibres collagènes de la trame conjonctive, est pris dans le sens plus large de tissu conjonctif) qui subit une dégénérescence mucoïde, puis fibrinoïde à la suite de réactions allergiques, par un mécanisme qui mettrait en jeu les hormones corticosurrénales. Elles entreraient dans le cadre des maladies par autoagression ou dans celui des maladies des complexes immuns (v. ce terme). V. *auto-immunité, maladie systémique* et *mésenchyme (maladie du).*

COLLAGÉNOME, *s. m.* [angl. ***collagenoma***]. Tumeur cutanée bénigne constituée de fibres de collagène.

COLLAGÉNOSE, *s. f.* V. *collagène (maladie du).*

COLLAPSOTHÉRAPIE, *s. f.* [angl. ***collapsotherapy***]. Méthode de traitement de la tuberculose pulmonaire employée avant l'ère des antibiotiques. Elle avait pour but de réaliser mécaniquement l'affaissement du poumon et sa mise au repos et, par suite, d'accoler les parois des cavernes, d'évacuer leur contenu et de permettre leur cicatrisation (pneumothorax artificiel, pneumothorax extra-pleural, pneumolyse, thoracoplastie, phrénicectomie).

COLLAPSUS, *s. m.* (Cullen) (lat. *cum,* avec ; *lapsus,* chute) [angl. ***collapse***]. — 1° « Chute rapide des forces, par suite de laquelle les mouvements deviennent pénibles, la parole faible, le pouls dépressible ; c'est une sorte d'intermédiaire entre la syncope et l'adynamie » (Dechambre). Aujourd'hui pris souvent dans le sens de *collapsus cardiaque.* V. ce terme. — 2° Affaissement d'un organe (*c.* pulmonaire).

COLLAPSUS ALGIDE. Forme de *c. cardiaque* où prédomine le refroidissement.

COLLAPSUS CARDIAQUE ou **CARDIOVASCULAIRE** [angl. ***cardiac shock***]. Syndrome, d'apparition brutale, caractérisé par un refroidissement des extrémités avec prostration considérable, sueurs profuses, cyanose, pouls rapide et imperceptible, chute de la tension artérielle systolique à 80 mm de mercure ou au-dessous, oligurie ou anurie. Il peut être dû à l'effondrement subit de l'énergie cardiaque ou à une hypotonie vasculaire primitive. On réserve souvent le nom de *c.* à un accident de courte durée, au cours duquel prédominent les réactions vagales et guérissant sans séquelle. V. *choc, choc cardiogénique* et *choc d'origine vasculaire.*

COLLAPSUS-FLUSH (syndrome) [angl. ***flush,*** rougeur subite]. Association d'un état de choc avec cyanose et de bouffées de vasodilatation survenant parfois au cours de l'évolution des carcinoïdes du grêle (v. ce terme).

COLLAPSUS PULMONAIRE [angl. ***pulmonary collapse***]. Ischémie et pâleur du poumon dont le parenchyme est affaissé, refoulé par un épanchement pleural, un pneumothorax ou une tumeur de la région.

COLLAPSUS VENTRICULAIRE. Aplatissement des ventricules cérébraux dû à une hypotension du liquide céphalorachidien. V. *hypotension intracrânienne (syndrome de l').*

COLLATÉRAL, ALE, *adj.* (lat. *co,* avec ; *latus, lateris,* côté) [angl. ***collateral***]. — 1° Situé à côté de, naissant sur le flanc de (branche *c.* d'une artère : s'oppose à *terminale*). — 2° Situé du même côté (syn. *homolatéral.* — hémiplégie *c.* ; s'oppose à *alterne*).

COLLATÉRALE (hémiplégie). V. *hémiplégie collatérale.*

COLLATÉRALITÉ, *s. f.* V. *hérédité collatérale.*

COLLE BIOLOGIQUE [angl. ***biological glue***]. Colle utilisée pour traiter par exemple les dissections aortiques, les varices œsophagiennes rompues et les déchirures myocardiques. Elle peut être à base de fibrine (Tissucol®), de gélatine (colle GRF® : gélatine-résorcine-formol, 1977) ou de cyanoacrylate.

COLLECTIONNISME, *s. m.* V. *apraxie d'aimantation.*

COLLER. V. *Astler et Coller (classification d')* et *cancer colorectal.*

COLLES (fracture de) (C. Abraham, irlandais, 1814) [angl. ***Colles's fracture***]. Syn. *fracture de Pouteau.* Nom donné au Royaume-Uni aux fractures de l'extrémité inférieure du radius.

COLLET (syndrome de) (C. Frédéric, fr., 1915) [angl. ***Collet's syndrome***]. Syn. *syndrome du carrefour condylo-déchiré postérieur de Sicard* (1917). Paralysie unilatérale des quatre derniers nerfs crâniens : glossopharyngien, vague, spinal et hypoglosse. Syndrome analogue à celui de Vernet avec, en plus, paralysie de la moitié de la langue. V. *Garcin (syndrome de).*

COLLICULUS, *s. m.* (en lat. monticule). V. *tubercules quadrijumeaux.* — ***c. séminal.*** V. *verumontanum.*

COLLIER, *s. m.* [angl. ***collar***]. Appareil servant à immobiliser partiellement la colonne vertébrale cervicale. V. *minerve.* — ***c. de Sayre.*** Sangle occipito-mentonnière destinée aux tractions cervicales.

COLLIER DE CASAL (C. Gaspar, espagnol, 1762) [angl. ***Casal's necklace***]. Manifestation cutanée de la pellagre, siégeant autour du cou. Elle est formée de placards rouges œdémateux, qui deviennent rouge foncé, puis pigmentés et desquament ensuite en larges lambeaux, laissant un épiderme mince, luisant et rosé.

COLLIER DE VÉNUS [angl. ***Venus's collar***]. Syphilide pigmentaire siégeant au niveau du cou surtout chez la femme.

COLLIN (épreuve de). Épreuve destinée à mettre en évidence l'existence de syncinésies. On demande au sujet, assis, de serrer fortement un objet dans la main ; la main de l'autre côté se ferme, tandis que les orteils se fléchissent d'un côté et s'étendent de l'autre.

COLLINS (syndrome de Treacher) (C. Edward Treacher, brit., 1862-1919). V. *Franceschetti (syndrome de).*

COLLIP (unité) (C. James, canadien, 1892-1965) [angl. ***Collip unit***]. Unité servant à exprimer l'activité de l'hormone parathyroïdienne. Une unité *C.* est « la centième partie de la quantité nécessaire pour élever de 5 mg le calcium sérique des chiens normaux de 20 kg, 16 à 18 h après l'injection » (H. Mamou).

COLLODION, *s. m.* (gr. *kollaô*, souder) [angl. ***collodion***]. Solution de coton-poudre (ou nitrocellulose) dans un mélange d'alcool et d'éther. Ce liquide incolore laisse en s'évaporant sur la peau une pellicule protectrice.

COLLODION (bébé). V. *desquamation collodionnée ou lamelleuse du nouveau-né.*

COLLOÏD MILIUM (Wagner). Syn. *colloïdome miliaire* (Besnier), *hyalome* (Leloir-Vidal). Dégénérescence colloïde du derme. Affection très rare de la peau, caractérisée par la formation de petites élevures brillantes, translucides, de la grosseur d'une tête d'épingle, produites par la dégénérescence colloïde des couches superficielles du derme.

COLLOÏDAL, ALE, *adj.* [angl. ***colloidal***]. Qui se rapporte à une substance colloïde. — ***état c.*** [angl. ***colloid state***]. « Système se composant de deux phases dont l'une est continue et l'autre est dispersée en particules de un millionième à un dixmillionième de millimètre de diamètre » (A. Strohl et A. Djourno). Milieu dispersé et milieu de dispersion peuvent se rencontrer dans les trois états : solide, liquide et gazeux. V. *micelle.* — ***solution c.*** [angl. ***emulsion colloid***]. Terme servant à désigner non une solution, mais un système hétérogène dans lequel la substance introduite dans l'excipient reste à l'état non dissous, sous forme de fines particules *(micelles)*, en suspension dans le milieu (ou phase) liquide. On attribue cet état de suspension à la force répulsive des charges électriques de même signe que possèdent les micelles. Si cet état d'équilibre est rompu, les micelles s'agglomèrent et forment des amas ou flocons qui sédimentent *(floculation).*

COLLOÏDE, *adj.* (Graham, 1861) (gr. *kolla*, colle ; *eidos*, aspect) [angl. ***colloid***]. — Qui ressemble à de la gelée. — ***dégénérescence c.*** Transformation des cellules de certaines tumeurs malignes en une sorte de gelée. P. ex. : *cancer c.* — ***substance c.*** Matière gélatineuse analogue à la mucine, mais plus consistante et ne précipitant pas comme elle par l'acide acétique. C'est tantôt un produit de sécrétion cellulaire comme dans la glande thyroïde, tantôt le résultat de la dégénérescence des cellules. — *s. m.* Corps à l'état colloïdal (v. *colloïdal*). — ***c. micellaire*** et ***c. moléculaire.*** V. *micelle.*

COLLOÏDOME MILIAIRE. V. *colloïd milium.*

COLLUTOIRE, *s. m.* (lat. *colluere*, laver) [angl. ***collutory***]. Médicament destiné à agir sur les gencives et les parois de la cavité buccale.

COLLYRE, *s. m.* (gr. *kollura*, pâte non levée ; les collyres étaient primitivement des médicaments solides) [angl. ***collyrium***]. Médicament généralement liquide destiné à être appliqué sur la conjonctive.

COLOBOME, *s. m.* (gr. *koloboô*, je mutile) [angl. ***coloboma***]. Syn. *coloboma.* — 1° Malformation consistant en une fissure siégeant au niveau des paupières, de l'iris, de la choroïde ou de la rétine. Elle peut intéresser la face et s'étendre verticalement de la lèvre supérieure à la paupière inférieure. — 2° Malformation du cristallin consistant en encoche périphérique, unique ou multiple.

COLO-COLOSTOMIE, *s. f.* (gr. *kôlon*, côlon ; *stoma*, bouche) [angl. ***colocolostomy***]. Opération qui consiste à aboucher, entre eux, deux segments du gros intestin ; p. ex. : le côlon transverse et le sigmoïde *(c.-c. transverso-sigmoïdienne).*

COLOCYSTOPLASTIE, *s. f.* (gr. *kôlon*, côlon ; *kustis*, vessie ; *plassein*, former) [angl. ***colocystoplasty***]. Variété d'entérocystoplastie (v. ce terme) utilisant un segment de côlon pour reconstituer la vessie.

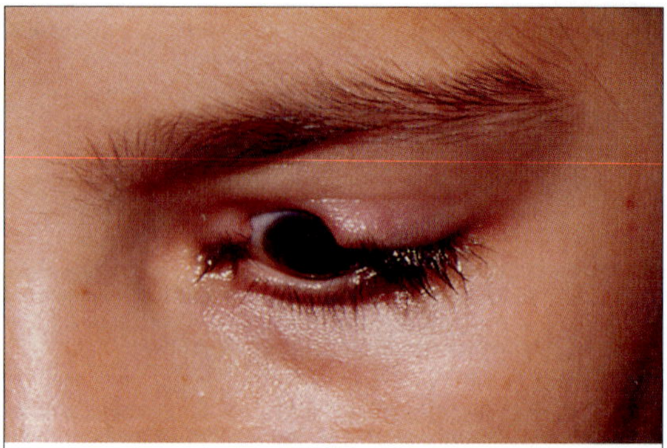

Colobome

COLOFIBROSCOPE, *s. m.* (gr. *kôlon*, côlon ; lat. *fibra*, filament ; gr. *skopein*, voir). Syn. *coloscope, fibrocoloscope* [angl. ***fibrocolonoscope***]. Fibroscope (v. ce terme) à vision axiale destiné à l'examen du côlon.

COLOFIBROSCOPIE, *s. f.* (gr. *kôlon*, côlon ; lat. *fibra*, filament ; gr. *skopein*, voir). Syn. *coloscopie, fibrocoloscopie* [angl. ***fibrocolonoscopy***]. Méthode d'exploration visuelle du côlon au moyen du colofibroscope introduit par voie rectale.— ***c. virtuelle.*** Examen de la lumière colique par le moyen du scanner.

COLOLYSE, *s. f.* (gr. *kôlon*, côlon ; *luein*, délier) [angl. ***colo-lysis***]. Libération des adhérences du côlon.

COLOMB (maladie de) (1967). Syn. *pseudo-cicatrices stellaires spontanées.* Petites taches cutanées blanchâtres en étoile siégeant parfois sur les avant-bras et le dos des mains des vieillards.

COLOMNISATION. V. *columnisation.*

CÔLON, *s. m.* (gr. *kôlon*, gros intestin) [TA et angl. ***colon***]. Gros intestin. Il débute à la valvule iléo-caecale, comporte 4 parties, le *c.* droit ou ascendant, le *c.* transverse, le *c.* gauche ou descendant et le *c.* sigmoïde. Il se continue par le rectum. V. *cancer colorectal* • 👁 **abdomen** •.

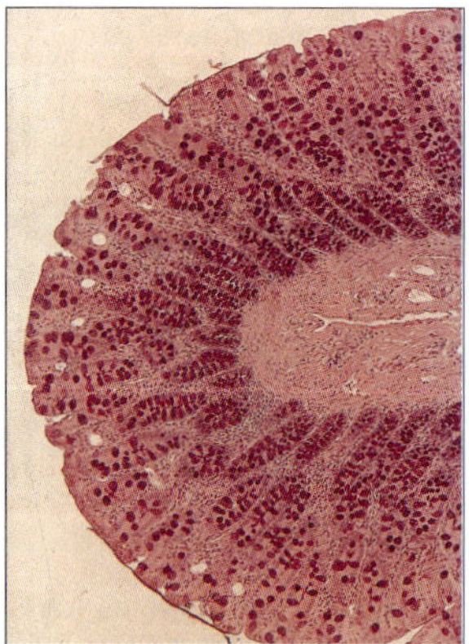

Glandes coliques

COLONIES CELLULAIRES OU DE FIBROBLASTES (test d'inhibition des). — 1° (Hellström, 1967). Méthode d'appréciation de la compatibilité cellulaire entre donneur et receveur de greffe. Une culture de fibroblastes du donneur est mise en contact avec les lymphocytes du receveur. Au bout de 48 heures, la numération des fibroblastes renseigne sur l'existence et l'importance d'une cytotoxicité des lymphocytes du receveur vis-à-vis des fibroblastes du donneur : celle-ci est d'autant plus grande qu'il reste moins de fibroblastes, par comparaison avec une réaction témoin (épreuve d'immunité à médiation cellulaire). — 2° (Jean Hamburger, 1972). L'addition, à la culture de fibroblastes du donneur, de sérum du receveur et de complément permet de rechercher, dans ce sérum, la présence d'anticorps circulants dirigés contre les cellules du donneur (épreuve d'immunité à médiation humorale).

COLOPATHIE, *s. f.* (gr. *kôlon*, côlon ; *pathê*, maladie) [angl. ***colopathy***]. Toute affection du côlon ; terme ne préjugeant

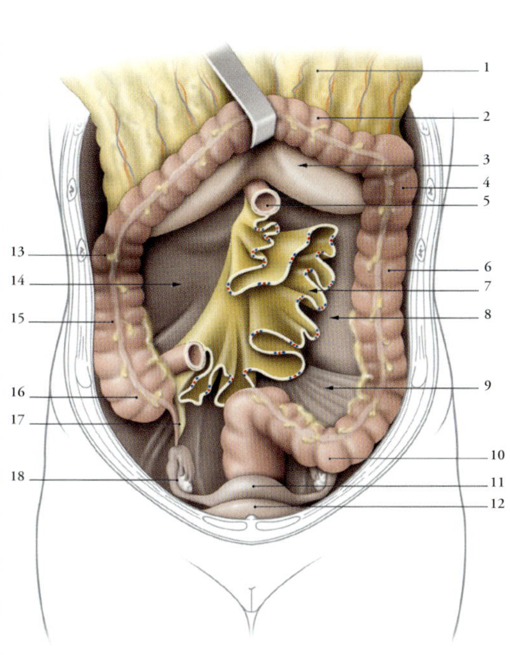

Côlon et mésentère
(résection du jéjunum et de l'iléum)

1. grand omentum relevé
2. côlon transverse soulevé
3. mésocôlon transverse
4. angle colique gauche
5. jéjunum
6. côlon descendant
7. mésentère
8. mésocôlon descendant
9. mésosigmoïde
10. côlon sigmoïde
11. utérus
12. vessie
13. angle colique droit
14. mésocôlon ascendant
15. côlon ascendant
16. cæcum
17. appendice vermiforme
18. trompe utérine et ovaires droits

pas la nature inflammatoire de la maladie. — ***c. fonctionnelle.*** V. *intestin irritable (syndrome de l').*

COLOPEXIE, *s. f.* (Jeannel, 1889) (gr. *kôlon*, côlon ; *pêxis*, fixation) [angl. ***colopexy***]. Fixation du côlon.

COLOPTOSE, *s. f.* [angl. ***coloptosis***]. Ptose du côlon transverse.

COLORECTORRAPHIE, *s. f.* (gr. *kôlon*, côlon ; lat. *rectum* ; gr. *rhaphê*, suture) [angl. ***colorectorrhaphy***]. Suture de l'extrémité inférieure du côlon sigmoïde à l'extrémité supérieure du moignon rectal, destinée à rétablir la continuité de l'intestin après résection d'un cancer rectosigmoïdien.

COLORECTOSTOMIE, *s. f.* (gr. *kôlon*, côlon ; lat. *rectum* ; gr. *stoma*, bouche) [angl. ***colorectostomy***]. Opération qui consiste à aboucher une anse du gros intestin (généralement l'S iliaque) au rectum.

COLORIMÉTRIE, *s. f.* (lat. *color*, couleur ; gr. *métron*, mesure) [angl. ***colorimetry***]. Mesure de la couleur. La couleur peut être caractérisée par trois paramètres : la *teinte* (ou longueur d'onde) qui différencie un rouge d'un jaune [angl. ***hue***], la *saturation* qui différencie un rouge d'un rose [angl. ***chroma***] et la clarté qui différencie un rouge clair d'un rouge foncé [angl. ***value***]. Un colorimètre mesure la lumière absorbée ou transmise par un solide ou un liquide coloré. La mesure peut être instantanée et globale : on éclaire le matériau par l'éclair blanc d'une lampe étalon. La lumière non absorbée est analysée à travers trois filtres bleu, rouge et vert. Un calculateur affiche les trois coordonnées de la couleur dans les divers espaces des couleurs couramment utilisées. La mesure de l'absorption peut aussi être faite pour chaque longueur d'onde. Les spectres d'absorption de la lumière obtenus, plus complets que la mesure globale, sont directement en rapport avec la structure des molécules responsables de la couleur. — La colorimétrie peut être utilisée de façon comparative. Ainsi sert-elle *au dosage de l'hémoglobine dans le sang*, une courbe étalon permettant de passer de sa couleur à une valeur hémoglobinique appréciée en globules normaux.

COLORRAPHIE, *s. f.* (gr. *kôlon*, côlon ; *rhaphê*, suture) [angl. ***colorrhaphy***]. — 1° Suture du côlon. — 2° Plicature du côlon (v. *coloplication*).

COLOR KINESIS (en angl. : [étude des] mouvements en couleurs). Technique d'échocardiographie (v. ce terme) basée sur la détection automatique de la cinétique pariétale segmentaire et le codage en couleurs appliqués aux mouvements de l'endocarde du ventricule gauche.

COLOSCOPE, *s. m.* V. *colofibroscope.*

COLOSCOPIE, *s. f.* V. *colofibroscopie.*

COLO-SIGMOÏDOSTOMIE, *s. f.* (gr. *kôlon*, côlon ; *sigma*, lettre s ; *eidos*, aspect ; *stoma*, bouche) [angl. ***colosigmoidostomy***]. Entéro-anastomose entre le côlon ascendant ou transverse et l'anse sigmoïde du gros intestin.

COLOSTOMIE, *s. f.* (gr. *kôlon*, côlon ; *stoma*, bouche) [angl. ***colostomy***]. Création d'un anus artificiel en abouchant à l'extérieur le côlon descendant *(c. lombaire)* ou l'S iliaque *(c. iliaque)*.

COLOSTRUM, *s. m.* (terme latin) [angl. ***colostrum***]. Sécrétion mammaire observée en fin de grossesse et peu après l'accouchement. C'est un liquide jaune, alcalin, riche en albumine, coagulant à la chaleur, moins riche en graisse que le lait, lequel va le remplacer progressivement.

COLOTOMIE, *s. f.* (gr. *kôlon*, côlon ; *tomê*, section) [angl. ***colotomy***]. Ouverture chirurgicale du côlon.

COLPECTOMIE, *s. f.* (gr. *kolpos*, vagin ; *éktomê*, ablation) [angl. ***colpectomy***]. Ablation du vagin. Elle est parfois pratiquée pour remédier au prolapsus utérin et consiste dans la suture entre elles des parois vaginales après ablation préalable de leur muqueuse. La *c.* peut être totale ou, plus souvent, subtotale (v. *Le Fort, opération de*).

COLPOCÈLE, *s. f.* (gr. *kolpos*, vagin ; *kêlê*, hernie) [angl. ***colpocele***]. Saillie faite dans le vagin soit par le rectum qui repousse la paroi vaginale postérieure (*c. postérieure* ou *rectocèle*), soit par la vessie qui repousse la paroi vaginale antérieure (*c. antérieure* ou *cystocèle*). Dans la *c.*, il n'y a pas de sac péritonéal interposé, tandis qu'il y en a un dans l'*élytrocèle.*

COLPOCLÉISIS, *s. m.* (gr. *kolpos*, vagin ; *kleisis*, fermeture) [angl. ***colpocleisis***]. Opération qui consiste à oblitérer le vagin par avivement et suture de ses parois et qui se pratique dans certains cas de fistules vésico-vaginale, urétro-vaginale ou entéro-vaginale.

COLPOCYSTOPEXIE, *s. f.* (Perrin, 1944 ; L. Léger, 1946) (gr. *kolpos*, vagin ; *kustis*, vessie ; *pêxis*, fixation). Remise en place du col vésical par fixation chirurgicale du vagin à la paroi abdominale antérieure. Cette intervention était destinée à traiter l'incontinence urinaire d'effort.

COLPOCYSTOSTOMIE, *s. f.* (gr. *kolpos*, vagin ; *kustis*, vessie ; *stoma*, bouche) [angl. ***colpocystotomy***]. Taille vésicale pratiquée à travers la cloison vésico-vaginale.

COLPOCYTOGRAMME, *s. m.* (gr. *kolpos*, vagin ; *kutos*, cellule ; *gramma*, écriture). Syn. *colpogramme.* Résultat de l'étude cytologique du frottis vaginal (v. *vaginal).*

COLPOCYTOLOGIE, *s. f.* (gr. *kolpos*, vagin ; *kutos*, cellule ; *logos*, discours) [angl. ***Papanicolaou's method***]. Étude des cellules épithéliales du vagin recueillies par frottis. V. *vaginal, (étude des frottis vaginaux).*

COLPOGRAMME, *s. m.* V. *colpocytogramme.*

COLPO-HYSTÉRECTOMIE, *s. f.* (gr. *kolpos*, vagin ; *hustéra*, matrice ; *éktomê*, ablation) [angl. ***colpohysterectomy***]. Extirpation de l'utérus et d'une partie plus ou moins étendue du vagin par voie abdominale ou vaginale.

COLPO-HYSTÉROPEXIE, *s. f.* (gr. *kolpos*, vagin ; *hustéra*, utérus ; *pêxis*, fixation). V. *hystéropexie vaginale.*

COLPO-PÉRINÉOPLASTIE, *s. f.* (gr. *kolpos*, vagin ; *périnéos*, périnée ; *plassein*, former) [angl. ***colpoperineoplasty***]. Opération destinée à augmenter l'épaisseur du périnée en diminuant l'orifice vulvaire. Elle a pour but de remédier au prolapsus vaginal.

COLPO-PÉRINÉORRAPHIE, *s. f.* (Hegar) (gr. *kolpos*, vagin ; *périnéos*, périnée ; *rhaphê*, suture) [angl. ***colpoperineorrhaphy***]. Opération destinée à refaire le périnée en totalité ou en partie, en reconstituant le plan musculo-aponévrotique profond et en suturant avec elle-même la paroi vaginale partiellement avivée au préalable. Elle a pour but de remédier au prolapsus des organes génitaux.

COLPOPEXIE, *s. f.* (gr. *kolpos*, vagin ; *pêxis*, fixation) [angl. ***colpopexy***]. Fixation du vagin. Opération pratiquée pour remédier à un prolapsus vaginal survenant après une hystérectomie subtotale : le vagin est suspendu à une bandelette aponévrotique isolée de la gaine du grand droit (Auclair).

COLPOPLASTIE, *s. f.* (gr. *kolpos*, vagin ; *plassein*, former) [angl. ***colpoplasty***]. Syn. *élytroplastie, vaginoplastie.* Réfection du vagin au moyen d'une greffe. — Création d'un vagin artificiel pour remédier à l'absence congénitale de ce conduit.

COLPOPTOSE, *s. f.* (gr. *kolpos*, vagin ; *ptôsis*, chute) [angl. ***colpoptosis***]. Syn. *coléoptose, élytroptose.* Prolapsus du vagin.

COLPORRAPHIE, *s. f.* (gr. *kolpos*, vagin ; *rhaphê*, suture). V. *élytrorraphie.*

COLPOSCOPIE, *s. f.* (Hinselmann, 1925) (gr. *kolpos*, vagin ; *skopein*, examiner) [angl. ***colposcopy***]. Inspection du vagin et du col de l'utérus au moyen du colposcope à loupe binoculaire. Elle permet de dépister des lésions virales, avec ou sans dysplasie, celles-ci pouvant être légères, moyennes ou sévères, ces dernières pouvant évoluer en l'absence de traitement vers le cancer du col.

COLPOSTÉNOSE, *s. f.* (gr. *kolpos*, vagin ; *sténos*, étroit) [angl. ***colpostenosis***]. Rétrécissement du vagin.

COLPOTOMIE, *s. f.* (gr. *kolpos*, vagin ; *tomê*, section) [angl. ***colpotomy***]. Syn. *élytrotomie.* Incision du vagin, pratiquée le plus souvent pour évacuer une collection purulente du petit bassin.

COLPOTROPE, *adj.* (gr. *kolpos*, vagin ; *trépein*, tourner). Syn. *vaginotrope.* Qui agit sur le vagin. — *hormone c.*

COLSON (banc de) [angl. ***Colson's bench***]. Banc surplombé de poulies et de cordes, destiné aux exercices du genou.

COLTIVIRUS, *s. m.* (Colorado ; tique) [angl. ***Coltivirus***]. Syn. *Orbivirus.* Genre de virus à ARN de la famille des *Reoviridæ* comprenant le virus responsable de la fièvre à tiques du Colorado.

COLUMNISATION DU VAGIN (Bozeman) (lat. *columna*, colonne) [angl. ***columnization of the vagina***]. Tamponnement complet du vagin.

COM. Claquement d'Ouverture de la Mitrale. V. *claquement valvulaire.*

COMA, *s. m.* (gr. *kôma*, assoupissement) [angl. ***coma***]. État morbide caractérisé par un assoupissement profond avec perte totale ou partielle de la conscience et de la vigilance, de la sensibilité et de la motilité, avec, sauf dans les formes les plus graves, conservation des fonctions respiratoire et circulatoire. Selon l'état de profondeur croissante du *c.*, on distingue (Fischgold et Mathis) : le *c. vigil* (v. ce terme) ou stade I ; le *c. d'intensité moyenne* ou stade II dans lequel le malade ne réagit que confusément aux excitations ; le *c.* profond, *c. carus* (v. ce terme) ou stade III, enfin le *c.* du stade IV ou *c. dépassé* (v. ce terme et *Glasgow, échelle de*). V. aussi *mutisme akinétique* et *verrouillage (syndrome de).*

COMA ACIDO-CÉTOSIQUE. V. *coma diabétique.*

COMA ARÉACTIF. V. *carus.*

COMA AZOTÉMIQUE [angl. ***uraemic coma***]. Phase terminale de l'insuffisance rénale, réalisant un coma vigil avec douleurs diffuses, anxiété, pâleur, hypothermie, myosis, dyspnée de Cheyne-Stokes, vomissement, diarrhée, crises nerveuses et taux d'urée et de créatinine sanguines très élevés.

COMA CARUS. V. *carus.*

COMA DÉPASSÉ (P. Mollaret et M. Goulon, 1959) [angl. ***irreversible coma***]. Syn. *mort cérébrale* et actuellement, *mort encéphalique.* « Coma dans lequel se surajoute, à l'abolition totale des fonctions de la vie de relation (conscience, motilité, sensibilité, réflexes), non pas des perturbations, mais une abolition également totale des fonctions de la vie végétative » (M. et G.). La survie n'est assurée que par l'emploi permanent d'un appareil respirateur et de perfusions de vasopresseurs. Il apparaît à la suite de syncope cardiorespiratoire prolongée ou après des lésions destructrices des centres nerveux. Persistant pendant 24 heures, il traduit une perte totale et irréversible des fonctions du système nerveux (mort encéphalique). V. *mort.*

COMA DIABÉTIQUE [angl. ***diabetic coma***]. « Complication du diabète insulinoprive. Outre des désordres métaboliques nombreux portant en particulier sur la kaliémie ou l'ammoniémie, il est lié à l'accumulation dans le sang de corps cétoniques entraînant une acidose métabolique, d'où effondrement de la réserve alcaline et, à la phase terminale, du pH sanguin. Annoncé par une fatigue, un amaigrissement et l'apparition dans les urines de corps cétoniques, il se manifeste ensuite par une perte de conscience avec déshydratation et respiration de Kussmaul. Autrefois cause de mort habituelle du diabète, il est actuellement presque toujours curable par le traitement insulinique » (Jean Sterne). V. *acidose* et *acidocétose.* — Il existe d'autres variétés beaucoup plus rares de *c. d.,* le coma par acidose lactique et le coma hyperosmolaire.

COMA DIABÉTIQUE HYPEROSMOLAIRE ou **PAR HYPEROSMOLARITÉ** (Frerichs, 1883 ; Sament et Schwartz, 1957) [angl. ***hyperosmolar nonketotic coma***]. Variété rare de coma provoqué par le diabète sucré et caractérisé par une perte de connaissance plus ou moins complète et des signes de déshydratation intense (peau sèche, langue rôtie) avec hypotension artérielle et fièvre. Il n'y a pas d'acidocétose : la réserve alcaline et le pH du sang sont presque normaux. L'hyperglycémie est massive (égale ou supérieure à 6 g/L ou 33 mmol/L) avec hémoconcentration, hypernatrémie et hyperazotémie. Ce coma résulte d'une forte déperdition aqueuse par diurèse osmotique (v. ce terme) sans élimination correspondante d'électrolytes, aboutissant à un syndrome d'hypertonie osmotique du plasma (hyperosmolarité). Son pronostic est réservé : malgré le traitement insulinique et hydrique, la mort survient dans près de la moitié des cas.

COMA HÉPATIQUE [angl. ***hepatic coma***]. Ensemble de manifestations neuropsychiques observées au cours des ictères graves et des cirrhoses ; il associe des signes neurologiques (astérixis — v. ce terme — phénomène de la roue dentée ou rigidité en « tuyau de plomb » et parfois un signe de Babinski bilatéral) à des troubles du comportement. Tous ces symptômes, caractérisant la phase de *précoma,* vont s'effacer devant l'aggravation des troubles de la conscience qui aboutit à un *coma* calme sans signe de localisation neurologique, avec une fétidité spéciale de l'haleine dite « fœtor hepaticus », des ondes en pointes triphasiques à l'électroencéphalogramme et une hyperammoniémie. Mortel dans l'ictère grave, ce coma peut guérir dans les cirrhoses, au cours desquelles il est souvent déclenché par une hémorragie digestive ou un traitement intempestif. De nombreux auteurs attribuent le *c. h.* aux effets toxiques de l'ammoniaque sur l'encéphale. V. *encéphalopathie hépatique.*

COMA HYPEROSMOLAIRE [angl. ***hyperosmolar coma***]. V. *hypertonie osmotique du plasma* et *coma diabétique hyperosmolaire.*

COMA HYPOGLYCÉMIQUE [angl. ***hypoglycaemic coma***]. V. *hypoglycémique (coma).*

COMA HYPOPITUITAIRE ou **HYPOPITUITARIEN** [angl. ***coma in hypopituitarism***]. Coma survenant au cours de la grande insuffisance antéhypophysaire (maladies de Sheehan, de Simmonds), parfois déclenché par une infection minime ou une opération chirurgicale. Il est caractérisé par un collapsus cardiovasculaire avec hypothermie, hypoglycémie et rigidité des membres. Il semble surtout en rapport avec une insuffisance surrénale aiguë.

COMA MYXŒDÉMATEUX [angl. ***myxoedema coma***]. Coma d'apparition progressive, hypotonique, sans signe de localisation, accompagné d'hypothermie et d'hypotension ; survenant parfois au cours de la grande insuffisance thyroïdienne non traitée ; son pronostic est des plus graves.

COMA RÉACTIF. V. *coma vigil.*

COMA URÉMIQUE [angl. ***uraemic coma***]. Terme qui désignait autrefois, outre le coma azotémique (v. ce terme), certains accidents cérébraux secondaires à l'hypertension artérielle ou à une rétention hydrosodée.

COMA VIGIL (gr. *kôma*, coma ; lat. *vigil,* éveillé) [angl. ***light coma***]. Syn. *coma réactif, coma stade I.* Variété de coma accompagnée de délire ; le malade s'agite et parle en dormant, mais il ouvre les yeux au moindre appel.

COMBY (signe de) (C. Jules, fr., 1853-1947) [angl. ***Comby's sign***]. Stomatite érythémato-pultacée observée dans plusieurs maladies aiguës et en particulier pendant la période prodromique de la rougeole. Les gencives sont rouges, gonflées, recouvertes d'un enduit blanchâtre dû à la desquamation épithéliale.

COMÉDOCARCINOME, *s. m.* (lat. *comedere,* manger ; gr. *karkinos,* cancer) [angl. ***comedocarcinoma***]. Cancer mammaire se développant dans les canaux galactophores qu'il va obstruer et nécroser, donnant à la coupe un aspect rappelant celui des comédons.

COMÉDON, *s. m.* (lat. *comedere,* manger) [angl. ***comedo***]. Syn. *acné ponctuée.* Lésion des glandes sébacées, caractérisée par une petite saillie blanchâtre marquée, au centre, d'un point noir. Elle siège de préférence à la face et spécialement sur le nez. Elle coexiste ordinairement avec les autres variétés d'acné et avec la séborrhée.

COMITÉ DE LUTTE CONTRE LA DOULEUR (CLUD). Instance hospitalière pluridisciplinaire comportant notamment des médecins, des membres du personnel infirmier et le pharmacien. Ses missions sont de coordonner les connaissances et les actions en matière de douleur, de manière à en améliorer le traitement chez les patients de l'établissement.

COMITÉ DE LUTTE CONTRE LES INFECTIONS NOSOCOMIALES (CLIN). Instance consultative pluridisciplinaire qui définit et évalue dans chaque établissement de santé la politique de prévention et de traitement des infections qui y sont contractées.

COMITIAL, ALE, *adj.* (Les comices se séparaient quand il y survenait une attaque d'épilepsie) [angl. ***epileptic***]. Qui a rapport à l'épilepsie. — ***morbus comitialis, mal comitial.*** V. *épilepsie.* — *s. m.* et *f.* Malade atteint d'épilepsie.

COMITIALITÉ, *s. f.* V. *mal (grand ou haut).*

COMMANDE INSTABLE [angl. ***wandering pacemaker***] (cardiologie). Trouble du rythme caractérisé par le déplacement continuel, entre le nœud sinusal et celui d'Aschoff-Tawara, du centre où naissent les excitations rythmiques qui commandent la contraction cardiaque ; il se traduit, sur l'électrocardiogramme, par des modifications dans l'aspect de l'onde auriculaire P et des variations dans la durée de PR entre le chiffre normal et zéro.

COMMENSAL, ALE, *adj.* (lat. *cum,* avec ; *mensa,* table) [angl. ***commensal***]. Qui partage le repas. — *s. m.* Organisme se nourrissant aux dépens d'un autre sans lui causer de dommage. V. *parasite* et *symbiose.*

COMMINUTIF, IVE, *adj.* (lat. *comminuere,* briser) [angl. ***comminuted***]. Réduit en petits fragments. — ***fracture c.*** V. *fracture.*

COMMISSION DU SERVICE DE SOINS. Instance consultative composée de représentants des différentes catégories de personnels du service de soins infirmiers d'un établissement de santé réunis sous la présidence du directeur de ce service. Elle traite de l'organisation, de la politique, de la recherche et de la qualité des soins.

COMMISSION MÉDICALE CONSULTATIVE (CMC). Ancienne désinence de la *commission médicale d'établissement.*

COMMISSION MÉDICALE D'ÉTABLISSEMENT (CME). Assemblée constituée, pour la plupart, de praticiens d'un centre hospitalier (v. ce terme) dont certains sont membres de droit (les chefs de service ou de département) et d'autres élus par leurs pairs (assistants, attachés). Elle a pour vocation de conseiller l'administration hospitalière dans le recrutement du personnel médical et la gestion de l'établissement.

COMMISSURE, *s. f.* (lat. *commissura,* assemblage, joint) (TA *commissura*) [angl. ***commissure***]. — 1° Point de jonction de deux éléments anatomiques analogues (lèvres, paupières, valvules cardiaques). — 2° Entrecroisement de fibres nerveuses situé sur la ligne médiane (p. ex. : *c.* de Wernekink). V. *calleux (corps).*

COMMISSURE DE WERNEKINK (syndrome de la) (neurologie). Syndrome pédonculaire dû à la destruction de la partie médiane de cette commissure, où s'entrecroisent les fibres blanches cérébello-rubriques. Il est caractérisé par des symptômes cérébelleux bilatéraux, puis par des myoclonies vélopharyngées.

COMMISSUROPLASTIE, *s. f.* (lat. *commissura,* joint ; gr. *plassein,* former) [angl. ***commissuroplasty***]. Réparation chirurgicale de la commissure d'un orifice cardiaque.

COMMISSUROTOME, *s. m.* (lat. *commissura,* joint ; gr. *tomê,* section). Instrument de chirurgie cardiaque constitué par une lame fixée à l'index de l'opérateur et portant un éperon qui permet de sectionner les commissures valvulaires anormales (v. *commissurotomie*).

COMMISSUROTOMIE, *s. f.* [angl. ***commissurotomy***]. Section chirurgicale des commissures. — 1° Il s'agit en général de la *c.* d'un orifice cardiaque (mitral [Bailey, 1948], aortique ou pulmonaire) rétréci. Elle est effectuée aux ciseaux ou par dilatation digitale ou instrumentale de l'orifice. Plus récemment, des techniques utilisant des cathéters à ballonnet (Inoue, 1984) ont permis de réaliser des *c.* percutanées non chirurgicales. — 2° (neurologie) Syn. de myélotomie commissurale. V. *myélotomie.* Ce terme peut également s'appliquer aux commissures cérébrales.

COMMOTION, *s. f.* (lat. *commovere,* émouvoir) [angl. ***concussion***]. Ébranlement d'un organe par un choc ou une violence portant sur une partie éloignée ou rapprochée. Elle abolit les fonctions de l'organe d'une façon temporaire ou permanente sans détruire son tissu. P. ex. : *c. cérébrale.*

COMMUNAUTAIRE, *adj.* [angl. ***community acquired***]. Acquis(e) en dehors de tout séjour hospitalier. S'oppose à *nosocomial.* P. ex. : pneumonie *c.*, péritonite *c.*

COMMUNICATION INTER-AORTO-PULMONAIRE. V. *fistule aorto-pulmonaire.*

COMMUNICATION INTERAURICULAIRE ou **INTERATRIALE (CIA)** [angl. ***interatrial septal defect***]. Malformation du cœur caractérisée par l'existence d'un orifice anormal entre les deux oreillettes (ou atriums), due à un arrêt ou à un trouble du développement de la cloison interauriculaire (ou interatriale). Selon leur emplacement sur cette cloison, on distingue : l'*ostium secundum* ou type central, le *type cave supérieur* et le *type cave inférieur* siégeant près de l'embouchure des veines du même nom, l'*ostium primum* rarement isolé, faisant habituellement partie du canal atrio-ventriculaire. La CIA est souvent associée à un retour veineux anormal (v. ce terme). C'est la plus fréquente des malformations cardiaques ; elle réalise un shunt gauche-droite avec une augmentation du volume du cœur (surtout des cavités droites) et du système artériel pulmonaire ; elle est généralement bien tolérée jusque vers l'âge de 30 ou 40 ans, mais aboutit alors à une insuffisance cardiaque irréductible. La CIA peut être isolée, mais elle est souvent associée à d'autres malformations cardiaques (sténose pulmonaire, atrésie tricuspide etc.). V. *ostium primum, ostium secundum, sinus venosus, oreillette unique* et *ombrelle.*

COMMUNICATION INTERATRIO-VENTRICULAIRE. V. *canal atrio-ventriculaire commun (persistance du).*

COMMUNICATION INTERVENTRICULAIRE (CIV) [angl. ***ventricular septal defect***]. Malformation du cœur caractérisée par l'existence d'un orifice dans la cloison interventriculaire, due à un défaut partiel du développement du septum fibreux ou musculaire ; elle réalise à l'état pur un shunt gauche-droite. Elle peut être *isolée,* comportant des aspects divers suivant le calibre de l'orifice et selon qu'elle s'accompagne ou non d'hypertension artérielle pulmonaire. On réserve actuellement le nom de maladie de Roger (v. ce terme), aux formes à petit shunt et à pressions pulmonaires normales (groupe I de la classification de Nadas), les formes à gros shunt et résistances pulmonaires basses sont classées dans le groupe II, le groupe III étant celui des petits shunts avec forte hypertension pulmonaire. Elle peut être *associée* à des anomalies simples (sténose pulmonaire [groupe IV], communication interatriale, persistance du canal artériel) ou à des anomalies complexes, faisant alors partie intégrante de nombreuses cardiopathies cyanogènes (tétralogie de Fallot, com-

COMPULSION (lat. *compulsio,* exigence) [angl. ***compulsion***] ou **COMPULSION OBSESSIONNELLE** [angl. ***obsessive compulsive reaction*** ou ***disorder***]. Syn. *trouble obsessionnel compulsif, TOC.* « Besoin irrésistible ressenti par certains névropathes d'accomplir des actions, des rites déterminés, pour échapper à la crainte angoissante de ce qui pourrait arriver, s'ils ne les accomplissaient pas » (P. Sivadon). V. *impulsion, obsession.*

CONATION, *s. f.* (lat. *conatio,* effort) [angl. ***conation***]. — 1° Ensemble des processus psychiques aboutissant à l'action (p. ex. : l'attention, la volonté). — 2° Par extension, effort. V. *cognition.*

C-ONC. Abréviation de *proto-oncogène cellulaire.* V. *proto-oncogène.*

CONC. A. Abréviation de *concanavaline A.* V. *lectine.*

CONCANAVALINE, *s. f.* [angl. ***concanavalin***]. Phytoagglutinine extraite d'une légumineuse tropicale, *Canavalia ensiformis.* La *c. A* est une lectine (v. ce terme).

CONCENTRATION (épreuve de la). V. *Volhard (épreuves de).*

CONCENTRATION GALACTOSURIQUE PROVOQUÉE (épreuve de la). V. *galactosurie fractionnée (épreuve de la).*

CONCENTRATION GLOBULAIRE EN HÉMOGLOBINE. V. *hémoglobine.*

CONCENTRATION IONIQUE DU PLASMA [angl. ***ionic concentration of the plasma***]. Taux, dans le plasma sanguin, des différents ions ; il règle la pression osmotique et l'équilibre acidobasique du plasma ; on le représente par un ionogramme (v. ce terme). Normalement, la concentration ionique du plasma est de 300 à 310 milliéquivalents par litre (*cations* 153,5 milliéquivalents, dont Na^+ : 142 mEq ; K^+ : 5 ; Ca^{++} : 5 ; Mg^{++} : 1,5 ; *anions* 153,5 mEq, dont Cl^- : 103 ; $HCO3^-$: 27 ; $HPO4^-$: 2 ; $HSO4^-$: 1 ; acides organiques : 4,5 ; protéines : 16). Un chiffre supérieur traduit une hypertonie plasmatique ; un chiffre inférieur, une hypotonie.

CONCENTRATION MAXIMALE DES URINES (Ambard et Papin). Taux le plus élevé auquel le rein peut éliminer une substance dissoute (urée, p. ex.) dans un volume déterminé d'urine (1 000 mL). La *c. m.* de l'urée éliminée par le rein est d'environ 50 ä. V. *Volhard (épreuves de).*

CONCENTRATION MINIMALE INHIBITRICE (CMI) [angl. ***minimum inhibitory concentration***]. Concentration (en µg/mL) d'antibiotique la plus faible nécessaire pour empêcher *in vitro* la croissance d'une souche bactérienne.

CONCENTRATION DU SANG EN GAZ CARBONIQUE. V. *gaz carbonique (concentration, contenance ou teneur du sang en).*

CONCENTRATION DU SANG EN OXYGÈNE. V. *oxygène (concentration, contenance ou teneur du sang en).*

CONCEPTION, *s. f.* (lat. *conceptio,* conception) [angl. ***conception***]. Ensemble des phénomènes aboutissant à la formation de l'œuf (copulation, fécondation). V. *contraception.*

CONCEPTUS, *s. m.* (en lat. fruit de la conception) [angl. ***conceptus***]. Terme général englobant le produit de la conception, quelque soit son stade évolutif (embryon ou fœtus, v. ces termes) ainsi que les membranes, c'est-à-dire *le contenu de l'utérus gravide.*

CONCHOTOMIE, *s. f.* (gr. *konkhê,* coquillage ; *tomê,* section), ou mieux **CONCHECTOMIE**, *s. f.* (gr. *konkhé* ; *éktomê,* ablation). V. *turbinectomie.*

CONCOMITANCE, *s. f.* (lat. *concomitatus,* accompagné) [angl. ***concomitance***]. Absence de modification d'un strabisme lors du changement de direction du regard. V. *incomitance.*

CONCRÉTION, *s. f.* (lat. *concrescere,* se condenser) [angl. ***concretion***]. Corps étranger solide qui se forme parfois dans les tissus ou les organes au cours de différentes affections. Ce mot a une plus vaste signification que calcul. — ***c. calcaire.*** — ***c. tophacée.*** V. *tophus.*

CONDENSANTE (ostéite). V. *ostéite productive.*

CONDENSATION, *s. f.* (lat. *condensatio*) [angl. ***condensation***] (chimie). Union de deux molécules, avec perte d'eau ou d'une autre molécule simple. V. *ester.*

CONDITIONNÉ, ÉE, *adj.* [angl. ***conditioned***] (physiologie). — ***réflexe c.*** V. *réflexe (acte ou phénomène).* — Se dit aussi d'un sujet chez lequel a été développé un réflexe conditionné ou même, d'une façon plus générale, d'un sujet qui a subi une préparation particulière en vue d'un examen ou d'une intervention chirurgicale ou d'un objet modifié à des fins déterminées (p. ex. : *air conditionné*).

CONDITIONNEMENT, *s. m.* [angl. ***conditioning***]. Développement d'un réflexe conditionné. — D'une façon plus générale, préparation particulière d'un objet (*c.* de l'air) ou d'un sujet à des fins déterminées.

CONDOM, *s. m.* (du nom de son inventeur présumé, étymologie controversée) [angl. ***condom, french letter***]. Syn. *préservatif masculin* ; populaire *capote anglaise.* Fin manchon de latex par lequel on recouvre le phallus, destiné à éviter la conception ainsi que la transmission des maladies vénériennes. V. *contraceptif.*

CONDORELLI (encéphalite de) (C. Luigi, ital., 1945) [angl. ***Condorelli's syndrome ou encephalitis***]. Encéphalite voisine de celle de St-Louis (v. ce terme), observée en Sicile.

CONDUCTANCE, *s. f.* [angl. ***conductance***] (physique). Perméabilité d'un corps au courant électrique. C'est le contraire de la résistance. Elle se mesure en *siemens* dans le système international d'unités.

CONDUCTEUR, TRICE, *adj.* [angl. ***conductor, carrier***] (génétique). Se dit d'un sujet, sain en apparence, mais porteur, sur l'un des chromosomes d'une paire, d'un gène anormal récessif et capable de transmettre à ses enfants le trait correspondant. P. ex., l'hémophilie est transmise aux enfants de sexe masculin par leur mère indemne de la maladie, mais conductrice (transmission *diagynique,* v. ce mot).

CONDUCTIBILITÉ, *s. f.* Propriété de certains tissus de propager une excitation reçue. — ***c. nerveuse.*** — ***c. cardiaque,*** particulièrement marquée au niveau du faisceau de His.

CONDUCTIBILITÉ (aphasie de) (Wernicke, 1874). V. *aphasie de Wernicke.*

CONDUCTION (trouble de la) [angl. ***conduction disturbance***] (cardiologie). Anomalie du rythme cardiaque due à une perturbation des voies intramyocardiques par lesquelles l'onde d'excitation, née dans le nœud sinusal, se propage à l'ensemble du cœur. Elle se traduit, de façon intermittente ou permanente, par un ralentissement ou un arrêt de cette propagation, parfois décelable seulement sur l'électrocardiogramme mais qui provoque souvent des arythmies perceptibles cliniquement : soit à type de bradycardie (v. *bloc cardiaque*), soit à type d'extrasystole ou de tachycardie par le mécanisme de la ré-entrée (v. ce terme).

CONDUCTION ABERRANTE [angl. ***aberrant conduction***] (cardiologie). Syn. *aberration ventriculaire, bloc de branche fonctionnel.* Cheminement anormal de l'onde d'excitation dans le muscle cardiaque (essentiellement ventriculaire), entraînant une modification de l'électrocardiogramme. Terme employé surtout quand il s'agit d'un phénomène passager survenant à l'occasion d'un trouble du rythme. V. *Ashman (phénomène d').*

CONDUCTION ANTÉROGRADE [angl. ***anterograd conduction***] (cardiologie). Cheminement normal, des oreillettes (ou atriums) aux ventricules, de l'onde d'excitation née dans le nœud sinusal. V. *conduction rétrograde.*

CONDUCTION ANTIDROMIQUE (neurologie). V. *antidromique.*

CONDUCTION RÉTROGRADE [angl. ***retrograd conduction***] (cardiologie). Cheminement de l'onde d'excitation en direction inverse de la normale, c.-à-d. des ventricules vers les oreillettes (ou atriums). V. *conduction antérograde.*

CONDUIT, *s. m.* (lat. *conduco,* je conduis) [angl. ***duct***]. Syn. *canal.* Organe tubulaire destiné à l'écoulement des fluides. — ***c. artériel*** (*ductus arteriosus*). V. *canal artériel (persistance du).* — ***c. cholédoque, c. déférent, c. éjaculateur.*** V. à l'adjectif.

CONDUIT AUDITIF INTERNE (syndrome du) (Jacod) [angl. ***internal auditory meatus syndrome***]. Syndrome caractérisé cliniquement par une surdité progressive parfois accompagnée de bourdonnements d'oreille, par des vertiges avec troubles labyrinthiques et nystagmus, par une paralysie faciale périphérique et fréquemment, par une névralgie faciale. Il est dû à l'atteinte dans le conduit auditif interne (ou méat acoustique interne) des nerfs vestibulo-cochléaire (auditif), facial, intermédiaire et parfois du trijumeau, par une tumeur du nerf vestibulo-cochléaire (neurinome) à son début • 👁 **vestibule** •.

CONDUITE, *s. f.* [angl. ***behaviour***]. Manière, pour un être humain, de se comporter (v. *comportement*), de réagir dans certaines circonstances. P. ex. : *c.* addictive ; ***c. alimentaire*** dont les perturbations [angl. ***eating disorders***] mènent à l'anorexie mentale ou à la boulimie nerveuse (v. ces termes).

CONDYLE, *s. m.* (gr. *kondulos*, articulation) (TA *condylus*) [angl. ***condyle***]. Surface articulaire arrondie et saillante, s'adaptant en général à une cavité glénoïde. P. ex. : *c. fémoral, c. huméral, c. phalangien.*

CONDYLO-DÉCHIRÉ POSTÉRIEUR DE SICARD (syndrome). V. *Collet (syndrome de).*

CONDYLOME, *s. m.* (gr. *kondulôma*) [angl. ***condyloma***]. Petite tumeur cutanée siégeant au niveau de l'anus ou des organes génitaux. — Les ***c. acuminés*** [angl. ***condyloma acuminatum***] (végétations vénériennes, choux-fleurs, crêtes de coq, verrue-figue) sont des excroissances papilliformes contagieuses humides et molles, parfois pédiculées et auto-inoculables qui constituent parfois des masses importantes ; elles sont favorisées par l'irritation locale et sont dues au même virus (papillomavirus) que les verrues. V. *Buschke-Löwenstein (tumeur de).* — Le ***c. chancrelleux*** de l'anus est une tuméfaction qui résulte de l'adossement des deux bords de l'ulcération du chancre mou pliée en feuillets de livre. — ***c. plat*** [angl. ***flat condyloma***]. Plaque muqueuse syphilitique hypertrophique.

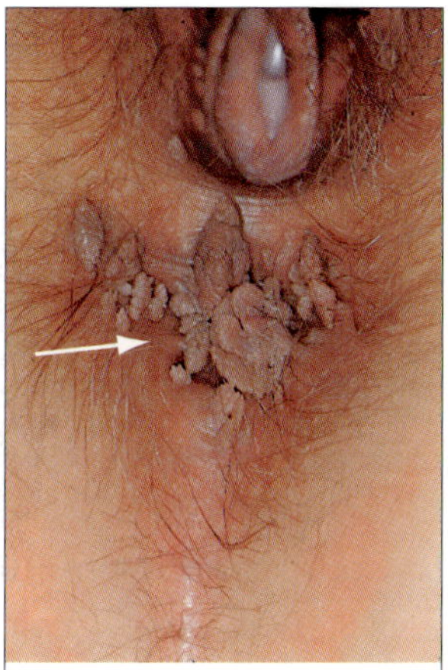

Condylomes périanaux

CÔNE ARTÉRIEL [TA et angl. ***conus arteriosus***]. Syn. *infundibulum de l'artère pulmonaire.* Partie de la chambre de chasse du ventricule droit, située immédiatement sous les valves de l'orifice pulmonaire.

CÔNE TERMINAL (syndrome du) [angl. ***terminal cone syndrome***]. Ensemble des phénomènes paralytiques que l'on observe dans les cas de lésions du cône terminal de la moelle épinière : troubles sphinctériens, troubles de l'éjaculation, anesthésie des muqueuses urétrale et rectale, anesthésie cutanée des régions périnéale et rectale.

CONFABULATION, *s. f.* (lat. *confabulatio,* entretien) [angl. ***confabulation***]. Fabulation (v. ce terme) délirante.

CONFUSION MENTALE (Delasiauve) [angl. ***confusion***]. Syndrome psychique caractérisé par une dissolution plus ou moins complète de la conscience avec état stuporeux, idéation difficile et obnubilation intellectuelle. Elle est en règle passagère et suivie d'une amnésie lacunaire (v. ce terme). La *c. m.* est le plus souvent d'origine toxique ou infectieuse.

CONGÉNIQUE, *adj.* (génétique). Qui possède le même ensemble de gènes, le même génome.

CONGÉNITAL, ALE, *adj.* (lat. *cum,* avec ; *genitus,* engendré) [angl. ***congenital***]. Syn. (désuet) *conné.* Qui dépend de l'organisation de l'individu telle qu'elle est au moment de sa naissance. P. ex. : *hernie inguinale c.* — ***maladie c.*** V. ce terme. — V. *innéité.*

CONGESTION, *s. f.* (lat. *congerere,* accumuler) [angl. ***congestion***]. Syn. *hyperémie.* Excès de sang dans les vaisseaux d'un organe ou d'une partie d'organe. — ***c. active.*** Syn. *fluxion.* Congestion due à une inflammation ou à une irritation locale. — ***c. cérébrale.*** Terme imprécis désignant toute perturbation subite de la circulation cérébrale. — ***c. passive.*** Syn. *stase sanguine.* Congestion due à une gêne ou à un obstacle de la circulation, d'origine centrale (cœur) ou périphérique. — ***abcès par c.*** V. *abcès.*

CONGLUTINATION, *s. f.* (Bordet et Gay, 1906) [angl. ***conglutination***]. Formation d'amas volumineux constitués par des globules rouges sensibilisés par l'action d'un anticorps spécifique en présence de complément, sous l'influence d'une substance existant dans le sérum normal des ruminants, la conglutinine.

CONGLUTINATION (test de) (Diamond et Wiener) [angl. ***conglutination test***]. Épreuve destinée à mettre en évidence, dans le sérum, certains anticorps anti-Rh spéciaux (incomplets) que la réaction d'agglutination ordinaire ne décèle pas. Elle consiste à diluer le sérum suspect, non dans l'eau salée physiologique, mais dans le plasma humain ou dans une solution d'albumine humaine ou bovine. Si l'anticorps est présent, l'agglutination apparaît. Pour Wiener, ce plasma apporte une substance complémentaire ou *conglutinine* indispensable pour compléter l'action de l'anticorps anti-Rh *(glutinine)* univalent qui se fixe sur les hématies sans les agglutiner.

CONGLUTININE, *s. f.* [angl. ***conglutinin***]. Protéine (euglobuline) du sérum sanguin normal des ruminants, résistant à la température de 55 °C et qui adhère à certains éléments de la fraction C3 du complément lorsqu'elle s'est fixée sur les complexes immuns. V. *conglutination* et *conglutination (test de).*

CONGOPHILE, *adj.* (gr. *philos*, ami) [angl. ***congophilic***]. Qui fixe le rouge Congo. V. *rouge Congo (épreuve au)* et *angiopathie amyloïde cérébrale.*

CONIDIOBOLOMYCOSE, *s. f.* [angl. ***conidiobolomycosis***] V. *phycomycose.*

CONIOSE, *s. f.* (gr. *konis*, poussière) [angl. ***coniosis***]. Maladie produite par les poussières. P. ex. : *pneumoconiose.*

CONIOSPORIOSE, *s. f.* (Towey, 1932 ; Emmanuel, 1962) [angl. ***coniosporiosis***]. Pneumopathie immunologique (v. ce terme) observée chez les ouvriers qui écorcent les troncs d'érable. Elle est due à l'inhalation de spores de *Coniosporium corticale,* moisissure développée entre le bois et l'écorce des arbres abattus.

CONIOTOMIE, *s. f.* (gr. *tomê*, section) [angl. ***coniotomy***]. Incision du cône laryngé entre les cartilages cricoïde et thyroïde. Cette intervention peut, dans certains cas, remplacer la trachéotomie.

CONISATION, *s. f.* [angl. ***conization***]. Ablation d'une partie du col utérin, taillée en forme de cône.

CONJONCTIF (tissu) (lat. *conjunctivus*, qui sert à lier) (TA ***textus connectus***) [angl. ***connective tissue***] Syn. *tissu connectif.* Tissu de connexion dérivé du mésenchyme. Il comprend une substance fondamentale, des fibres et des cellules. V. *épithélium* et *collagène.*

CONJONCTIVE, *s. f.* (lat. *conjunctus,* réuni) (TA ***tunica conjunctiva***) [angl. ***conjunctiva***]. Muqueuse mince, transparente, recouvrant la face postérieure des paupières *(c. palpébrale)* et la face antérieure du bulbe ou globe oculaire *(c. bulbaire).*

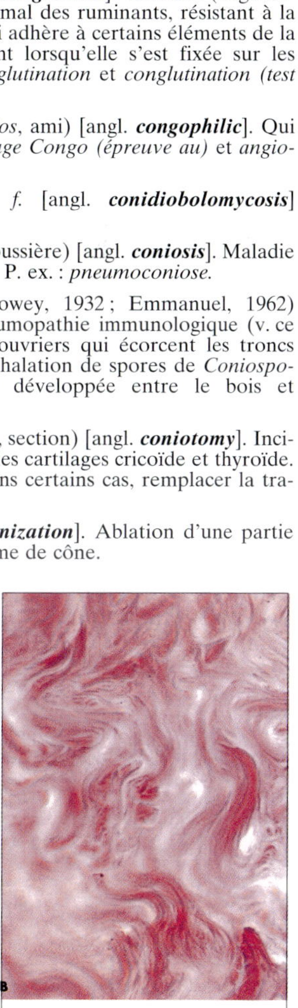

Tissu conjonctif

CONJONCTIVITE, *s. f.* [angl. ***conjunctivitis***]. Inflammation de la conjonctive quelle qu'en soit la cause : irritation par un corps étranger ou par la grande lumière, infection microbienne. — ***c. de Béal et Morax.*** V. *Béal et Morax (conjonctivite de).* — ***c. granuleuse.*** V. *trachome.* — ***c. impétigineuse.*** V. *kérato-conjonctivite phlycténulaire.* — ***c. de Morax.*** V. *Morax (maladie de).* — ***c. de Parinaud.*** V. *Parinaud (c. de).* — ***c. phlycténulaire.*** V. *kérato-conjonctivite phlycténulaire.*

CONJONCTIVITE À INCLUSIONS [angl. ***inclusion conjunctivitis***]. Conjonctivite avec formation de follicules, pouvant provoquer une perte transitoire de la vue. Elle survient chez les nageurs, surtout en piscine. Elle est voisine du trachome,

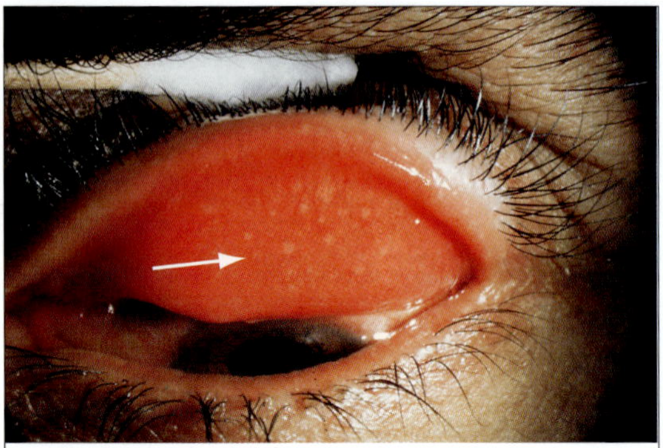

Conjonctivite

provoquée par le même agent infectieux, *Chlamydia trachomatis.* V. *Chlamydia* et *TRIC (agent).*

CONJONCTIVOME, *s. m.* (Letulle, 1908) [angl. ***conjunctivoma***]. Type rare de tumeur congénitale d'origine branchiale formée uniquement de cellules appartenant à la série conjonctive. Les cellules de la partie centrale peuvent subir une désagrégation liquéfiante et donner lieu à la formation d'un kyste séro-albumineux. Le *c.* est d'un pronostic favorable.

CONJONCTIVOPATHIE, *s. f.* (conjonctif ; gr. *pathê*, maladie). Affection en rapport avec une atteinte du tissu conjonctif. V. *collagène (maladie du).*

CONJONCTIVO-URÉTRO-SYNOVIAL (syndrome). V. *Fiessinger et Leroy (syndrome de).*

CONJUGAISON BACTÉRIENNE (Lederberg et Tatum, 1946) [angl. ***bacterial conjugation***]. Transfert de caractères génétiques d'une bactérie à une autre, d'une bactérie « donneuse » ou « mâle » à une bactérie « acceptrice » ou « femelle » (Hayes, 1952). La présence, dans une bactérie, d'une variété de plasmide, le facteur *F,* affirme le caractère « mâle » de cette bactérie. V. *plasmide, facteur F* et *facteur R.*

CONJUNCTIVITIS SICCA. V. *Gougerot-Houwer-Sjögren (syndrome de).*

CONN (syndrome de) (C. Jerome, amér., 1955) [angl. ***Conn's syndrome***]. Syn. *aldostéronisme primaire, hyperaldostéronisme primaire* (Conn). Affection caractérisée *cliniquement* par une hypertension artérielle permanente, une polydipsie avec polyurie et faible densité urinaire, une asthénie permanente avec poussées paroxystiques et parfois des crises de tétanie ; du point de vue *biologique* par l'abaissement, dans le sang, du taux de potassium qui est éliminé en excès par le rein, par l'élévation du taux du sodium sanguin, par une alcalose et par la présence, dans l'urine, d'une quantité excessive d'aldostérone et de son dérivé, la tétrahydroaldostérone ; *anatomiquement* par un adénome développé dans la zone glomérulée de la corticosurrénale, riche en aldostérone. L'ablation de cet adénome amène la disparition rapide de tous les signes cliniques et biologiques. Très rarement, le syndrome de Conn est dû à un carcinome ou à une hyperplasie diffuse des zones glomérulées corticosurrénales. V. *hyperaldostéronisme.*

CONNÉ, ÉE, *adj.* (lat. *cum,* avec ; *natus,* né) [angl. ***connatal***]. V. *congénital.*

CONNEALLY. V. *Christian-Andrews-Conneally-Muller (syndrome de).*

CONNECTIF, IVE, *adj.* [angl. ***connective***]. Qui relie. — ***tissu c.*** V. *conjonctif (tissu).*

CONNECTINE, *s. f.* [angl. ***connectin***]. V. *titine.*

CONNECTIVITE, *s. f.* V. *collagène (maladie du).*

CONNECTIVITE MIXTE. V. *Sharp (syndrome de).*

CONOR ET BRUCH (maladie de) (C. Alfred, fr., 1870-1914). V. *fièvre boutonneuse méditerranéenne.*

CONORÉNAL (syndrome) (Gieidon, 1979) [angl. ***conorenal syndrome***]. Ensemble de malformations associant une dysostose périphérique avec épiphyses phalangiennes coniques et une atteinte rénale chronique.

CONQUASSANT, ANTE, *adj.* (lat. *conquassare,* briser). Qui brise. — ***douleurs c.*** V. *douleurs.*

CONQUE *s. f.*, **DE L'AURICULE** (lat. *concha,* coquille) [TA et angl. ***concha auriculae***]. Dépression de la partie centrale du pavillon de l'oreille (ou auricule, v. ce terme) dont le fond se continue en dedans par le méat acoustique externe.

CONRADI-HÜNERMANN (maladie de) (C. Erich, all., 1882-1914). V. *chondrodysplasie ponctuée.*

CONSANGUIN, INE, *adj.* (lat. *consanguineus,* de *cum,* avec ; *sanguis,* sang) [angl. ***consanguineous***]. Né du même père. — ***parenté c.*** Parenté venant du père. — Par extension : ***union c.*** Mariage entre individus plus ou moins étroitement apparentés, soit du côté du père, soit du côté de la mère. V. *endogamie.*

CONSANGUINITÉ, *s. f.* [angl. ***consanguinity***]. Parenté du côté du père. — Par extension, lien de parenté qui existe entre deux sujets avant un procréateur commun, père ou mère. La *c.* est d'autant plus forte que les êtres considérés sont moins éloignés de cet ancêtre commun.

CONSCIENCE, *s. f.* (lat. *conscientia,* connaissance) [angl. ***consciousness***]. Perception immédiate des événements et de sa propre activité psychique.

CONSCIENT, *s. m.* [angl. ***consciousness***] (psychanalyse). Ensemble des informations immédiatement accessibles à la connaissance.

CONSEIL EXÉCUTIF. Instance hospitalière créée en 2005, composée à parité de médecins et de responsables administratifs et dont les missions sont notamment de préparer le projet d'établissement, le projet médical et les plans de formation.

CONSEIL SUPÉRIEUR DES PROFESSIONS PARAMÉDICALES. Instance consultative réunie par le ministre de la Santé à propos de questions relatives à l'exercice des professions paramédicales.

CONSEILLER, CONSEILLÈRE PÉDAGOGIQUE. Directeur de soins de 1re classe, exerçant auprès d'une direction régionale des affaires sanitaires et sociales (DRASS), dans le champ de la formation initiale des professions paramédicales. La fonction de conseiller(ière) pédagogique s'exerce pour une ou plusieurs régions; elle a été définie par le décret n° 2002-550 du 19 avril 2002, article 8 portant statut particulier du corps de directeur de soins de la fonction publique hospitalière et comporte des activités d'animation, de conseil et d'expertise.

CONSEILLER, CONSEILLÈRE TECHNIQUE EN SOINS. Directeur de soins exerçant des fonctions de coordination générale des activités en soins infirmiers. Le corps des directeurs techniques a le grade de directeur en soins infirmiers de 1re classe. Cette fonction a été définie par le décret n° 2002-550 du 19 avril 2002, article 7 portant statut particulier du corps de directeur de soins de la fonction publique hospitalière.

CONSENSUEL (réflexe) [angl. ***consensual***]. V. *réflexe consensuel.*

CONSENSUS, *s. m.* (en lat. accord) [angl. ***consensus***]. Accord. — ***conférence de c.*** [angl. ***consensus conference***]. Réunion destinée à clarifier et unifier la conduite à tenir vis-à-vis de l'exploration ou du traitement d'une affection déterminée. Menée selon une méthode précise (comité d'organisation, jury, questions posées aux experts, réponses de ceux-ci, intervention du public) elle aboutit à des recommandations dont la publication est destinée à faire autorité.

CONSENTEMENT ÉCLAIRÉ [angl. ***informed consent***]. Approbation par le patient des prescriptions que lui propose le médecin après que celui-ci en ait expliqué de façon simple, compréhensible et loyale les motifs, les risques éventuels et les modalités. Le *c. e.* est notamment obligatoire lors des essais thérapeutiques ou des recherches biomédicales. V. *Huriet-Sérusclat (loi).*

CONSERVE, *s. f.* — 1° [angl. ***conserve***]. « Préparation pharmaceutique de consistance molle formée par un mélange de sucre et d'une seule substance végétale » (Littré). Électuaire simple. P. ex. : *c. de rose.* — 2° [angl. ***preserve, canned food***]. Terme générique servant à désigner toutes les substances alimentaires qui, par des préparations spéciales, ont été soustraites aux différentes causes d'altération, de façon à les garder de façon plus ou moins prolongée. — On donne parfois à ce mot un sens plus restreint en l'appliquant seulement aux aliments stérilisés par la chaleur (v. *préserve*).

CONSERVÉ, ÉE, *adj.* [angl. ***preserved***] (génétique). Désigne les séquences génétiques n'ayant pas subi de mutation tout au long de l'évolution du temps. P. ex. : *homéobox.*

CONSOLIDATION, *s. f.* [angl. ***healing***]. Raffermissement. — ***c. osseuse.*** Constitution d'un cal résistant au niveau d'un foyer de fracture. — ***c. médicolégale.*** Moment faisant suite à la période de soins, où la lésion s'est fixée et prend un caractère *permanent.* La stabilisation des séquelles permet l'appréciation du degré de l'incapacité permanente. V. *guérison, aggravation* et *incapacité de travail.*

CONSOMMATION (syndrome de) (hématologie). Terme qui désigne parfois l'hypercoagulation (v. ce terme) à cause de la consommation des facteurs de coagulation qui l'accompagne.

CONSOMMATION DE LUXE (Liebig ; Ch. Richet) [angl. ***luxus consumption***]. Combustion, dans l'organisme, des aliments ingérés en sus des besoins réels.

CONSOMMATION D'OXYGÈNE. V. *oxygène (consommation d').*

CONSOMPTION, *s. f.* (lat. *consumere,* consumer) [angl. ***consumption***] (désuet). Amaigrissement et perte de force qui s'observent dans toutes les maladies graves et prolongées.

CONSONANT, *adj.* [angl. ***consonating***]. Se dit d'un râle qui prend un timbre particulier parce qu'il se produit dans un bloc de condensation pulmonaire (râle sec) ou dans une excavation formant caisse de résonance (râle caverneux).

CONSTANTE DE DIFFUSION PULMONAIRE. V. *capacité de diffusion pulmonaire.*

CONSTANTE LIPÉMIQUE. V. *lipémique (constante ou indice).*

CONSTANTE URÉO-SÉCRÉTOIRE. V. *Ambard (constante uréo-sécrétoire d').*

CONSTIPATION, *s. f.* (lat. *constipatio,* concentration, resserrement) [angl. ***constipation***]. Ralentissement du transit intestinal entraînant un retard et une raréfaction de l'émission de selles déshydratées. V. *coprolithe, fécalome, scybales* et *stercorémie.*

CONSTITUTION, *s. f.* (lat. *constitutio*) [angl. ***constitution***]. Ensemble des caractères morphologiques, physiologiques et psychologiques qu'un individu possède en propre.

CONSTITUTION PSYCHOPATHIQUE (Dupré, Delmas) [angl. ***psychopathic personality***]. Ensemble des tendances psychiques faisant partie de la personnalité innée du sujet, durant toute l'existence et pouvant aboutir à diverses psychoses : ***c. cyclothymique.*** V. *cyclothymie.* — ***c. émotive*** (Dupré, 1911). V. *émotif.* — ***c. hyperémotive.*** V. *hyperémotivité.* — ***c. mythomaniaque.*** V. *mythomanie.* — ***c. paranoïaque.*** V. *paranoïaque (constitution).* — ***c. schizoïde.*** V. *schizoïdie, 1°.*

CONSULTANT, *s. m.* — 1° [angl. ***outpatient***]. Patient venant demander conseil à son médecin. — 2° [angl. ***consultant***]. Praticien ayant acquis une certaine notoriété (spécialiste, interniste) et dont l'avis est requis à la demande de ses confrères. V. *sapiteur.* — 3° Qualité d'un professeur des universités-praticien hospitalier bénéficiant d'une prolongation d'activité au-delà de l'âge de 65 ans et qui poursuit pendant un an renouvelable des *fonctions hospitalières* à l'exclusion de celles de chef de service.

CONSULTATION, *s. f.* (lat. *consultatio*). — 1° [angl. ***visit, consultation***]. Examen d'un patient ambulatoire au cabinet médical. — 2° [angl. ***consultation***]. Délibération entre plusieurs médecins au sujet d'un cas difficile. — 3° [angl. ***surgery, out-patient department***]. Local ou service hospitalier destiné à recevoir les patients venant de l'extérieur.

CONTACT LOMBAIRE. Perception large et immédiate d'un rein ptosé ou hypertrophié pesant sur la main glissée sous la région lombaire.

CONTACTHÉRAPIE ou CONTACTOTHÉRAPIE, *s. f.* V. *Chaoul (méthode de).*

CONTACTOLOGISTE, *s. m.* ou *f.* [angl. ***contactologist***]. Spécialiste des lentilles de contact.

CONTAGE, *s. m.* (lat. *cum,* avec ; *tangere,* toucher) [angl. ***contagium***]. Cause matérielle de la contagion : substances organiques telles que squames, exsudats, servant de vecteurs aux microbes.

CONTAGIEUX, EUSE, *adj.* [angl. ***contagious***]. Transmissible par un contage. P. ex. : *maladie c.* — *s. m.* ou *f.* Sujet atteint d'une maladie contagieuse.

CONTAGION, *s. f.* [angl. ***contagion***]. Transmission d'une maladie, d'un malade à une personne bien portante. La *c.* est tantôt *directe* quand il y a contact entre les deux sujets, tantôt *indirecte* quand il existe un intermédiaire qui transporte le contage (visiteur, animaux domestiques, insectes, vêtements, aliments, boissons). V. *éviction.* — ***c. mentale.*** Propagation de symptômes d'ordre psychiatrique par imitation ou suggestibilité. P. ex. : *la folie à deux.*

CONTAMINATION, *s. f.* (lat. *cum,* avec ; *taminare,* souiller) [angl. ***contamination***]. Infection par des germes pathogènes, des virus ou des contages quelconques. Ce terme s'applique aux choses et aux êtres animés. P. ex. : *c. d'une rivière, d'une localité.*

CONTENANCE DU SANG EN GAZ CARBONIQUE. V. *gaz carbonique (concentration, contenance ou teneur du sang en).*

CONTENANCE DU SANG EN OXYGÈNE. V. *oxygène (concentration, contenance ou teneur du sang en).*

CONTENTION, *s. f.* (lat. *contendere,* lutter) [angl. ***retention, restraint***]. Immobilisation forcée (patient agité, foyer de fracture).

CONTINENCE, *s. f.* (lat. *continere,* contenir) — 1° [angl. ***continence***]. Abstention de relations sexuelles. — 2° [angl. ***competence***]. Occlusion parfaite d'un orifice (appareil valvulaire, sphincter).

CONTINUATION AZYGOS [angl. ***azygos continuation of the inferior vena cava***]. Anomalie de la veine cave inférieure qui, au lieu de s'aboucher dans l'oreillette (ou atrium) droite, se jette dans la veine azygos et, par l'intermédiaire de celle-ci, dans la veine cave supérieure.

CONTINUE (fièvre). V. *fièvre continue.*

CONTONDANT, ANTE, *adj.* (lat. *contundere,* écraser) [angl. ***contunding***]. Qui provoque des contusions.

CONTRACEPTIF, IVE, *adj.* [angl. ***contraceptive***]. Syn. *anticonceptionnel.* Qui empêche la fécondation ou, d'une façon plus générale, la grossesse. — *s. m.* Substance ou dispositif doué de cette propriété. — Les ***c. oraux*** (« pilules ») sont composés de stéroïdes de synthèse : d'une part *un seul œstrogène,* l'éthynil-œstradiol, et de l'autre *différents progestatifs,* pratiquement tous dérivés de la 19-nortestostérone. — On utilise soit un progestatif à dose faible et de façon continue, soit une *association œstroprogestative* dont il existe plusieurs modalités : combinée [minidosée (monophasique, biphasique ou triphasique), normodosée] ou séquentielle. Il existe également des patches transdermiques et des anneaux vaginaux œstroprogestatifs ainsi que des implants contraceptifs sous-cutanés à l'étonogestrel. — Les ***c. locaux*** comprennent les *préservatifs* masculins (condoms) et féminins ; les crèmes, ovules et éponges vaginales *spermicides* ainsi que les *stérilets* au cuivre ou au lévonorgestrel. V. ces termes.

CONTRACEPTION, *s. f.* [angl. ***contraception***]. Prévention de la fécondation ou, de manière plus générale, de la grossesse. En sus des moyens contraceptifs (v. ce terme), on dispose également de la chirurgie : ligature et section des trompes de Fallope, vasectomie. V. *contraceptif, mifépristone, contragestion* et *antinidatoire.*

CONTRACEPTION POST-COÏTALE. Elle utilise les progestatifs fortement dosés (Lévonorgestrel), la mifépristone ou le stérilet dit du lendemain. V. *antiprogestérone.*

CONTRACEPTION DU *POST-PARTUM* [angl ***postpartum contraception***]. Elle fait appel aux œstro-progestatifs à partir du 12e jour suivant l'accouchement et au stérilet à partir du 3e mois.

CONTRACTILITÉ, *s. f.* [angl. ***contractility***]. Propriété vitale que possèdent certaines cellules et surtout la fibre musculaire, de réduire une ou plusieurs de leurs dimensions en effectuant un travail actif. — La ***c. du myocarde*** « régit, avec les conditions de travail du cœur que sont la précharge et la postcharge, la performance ventriculaire. » (J. F. Landau).

CONTRACTION, *s. f.* [angl. ***contraction***]. Modification dans la forme de certains tissus sous l'influence d'excitations diverses. — ***c. fibrillaire*** ou ***vermiculaire*** [angl. ***fibrillary contraction***]. Petites secousses irrégulières et involontaires qui agitent le muscle fibre par fibre, donnant sous la peau une impression de reptation analogue à celle des vers ; elles sont surtout fréquentes dans la sclérose latérale amyotrophique. — ***c. isométrique des ventricules.*** V. *isovolumétrique.* — ***c. isotonique des ventricules.*** V. *isotonique.* — ***c. isovolumétrique des ventricules.*** V. *isovolumétrique.* — ***c. musculaire.*** Raccourcissement avec augmentation de l'épaisseur de tout ou partie des fibres constituant un muscle. — ***c. paradoxale de Westphal.*** V. *réflexe de posture locale.*

CONTRACTURE, *s. f.* (lat. *contrahere,* resserrer) [angl. ***contracture***]. Contraction prolongée et involontaire d'un ou de plusieurs muscles sans lésion de la fibre musculaire. — ***c. extrapyramidale.*** V. *extrapyramidale (contracture ou hypertonie).* — ***c. ischémique de Volkmann.*** V. *Volkmann (maladie de).* — ***c. pyramidale.*** V. *pyramidale (contracture).* — ***c. réflexe*** (Babinski et Froment). V. *physiopathique (trouble)* et *main figée.*

CONTRAGESTION, *s. f.* (contre-gestation) [angl. ***contragestion***]. Terme proposé par E. Baulieu pour désigner toute méthode de contrôle de la fertilité empêchant l'implantation de l'œuf fécondé, comme les stérilets ou les antiprogestérones. V. *contraception* et *antinidatoire.*

CONTRALATÉRAL, ALE, *adj.* V. *controlatéral.*

CONTRASTE SPONTANÉ [angl. ***spontaneous echocardiographic contrast***]. Aspect de volutes mobiles observé en échocardiographie transoesophagienne dans l'oreillette (ou atrium) gauche, traduisant la stase sanguine et pouvant correspondre à un état préthrombotique.

CONTRE-CHOC, *s. m.* V. *adaptation (syndrome d').*

CONTRE-EXTENSION, *s. f.* (lat. *contra extendere,* étendre en sens contraire) [angl. ***counterextension***]. Immobilisation de la partie proximale par traction de la partie distale d'un membre pendant la réduction d'une fracture ou d'une luxation.

CONTRE-IMMUNO-ÉLECTROPHORÈSE, *s. f.* V. *électrosynérèse.*

CONTRE-INCISION, *s. f.* [angl. ***counter opening***]. Seconde incision effectuée à distance de l'ouverture principale, pour faciliter, p. ex., le drainage d'un abcès.

CONTRE-INDICATION, *s. f.* [angl. ***contraindication***]. Circonstance qui empêche d'appliquer le traitement qui semblerait d'abord approprié à la maladie.

CONTRE-IRRITATION, *s. f.* [angl. ***counterirritation***]. Syn. *contre-stimulation.* Méthode de traitement antalgique consistant à masquer une douleur préexistante par la provocation d'une irritation ou d'une douleur différente (ventouses scarifiées, moxibustion).

CONTREPULSATION, *s. f.* ou (mieux) **CONTREPULSION**, *s. f.* **DIASTOLIQUE** [angl. ***counterpulsation***]. V. *assistance circulatoire.*

CONTRERÉGULATION, *s. f.* V. *rétrocontrôle.*

CONTRESTIMULATION, *s. f.* V. *contre-irritation.*

CONTRETRANSFERT, *s. m.* [angl. ***countertransference***] (psychanalyse). Ensemble des réactions inconscientes du psychanalyste vis-à-vis de son patient, provoquées par le transfert (v. ce terme) de ce dernier.

CONTROLATÉRAL, ALE, *adj.* [angl. ***controlateral***]. Du côté opposé. — ***douleur provoquée c.*** Syn. *signe de Moutard-Martin.* Douleur provoquée du côté malade, dans les cas de sciatique, au niveau d'un des points de Valleix, quand on fléchit fortement la jambe saine ou qu'on lui imprime un mouvement d'adduction. — ***hémiplégie c.*** V. *hémiplégie.* — ***réflexe c.*** V. *Brudzinski (signes de), 1°.*

CONTUSION, *s. f.* (lat. *contusio*) [angl. ***contusion***]. Lésion produite par la pression ou le choc d'un corps mousse avec ou sans déchirure des téguments (plaie contuse ou contusion simple).

CONUS ARTERIOSUS (lat.). V. *cône artériel.*

CONUS MYOPIQUE. V. *myopie.*

CONVALESCENCE, *s. f.* (lat. *cum,* avec ; *valere,* avoir de la force) [angl. ***convalescence***]. Période plus ou moins longue qui succède à la fin de la maladie et pendant laquelle se rétablit progressivement le fonctionnement normal des divers organes et appareils. La *c.* n'est terminée qu'après le retour complet à la santé.

CONVERSION, *s. f.* (S. Freud, 1895) (lat. *conversio,* action de se tourner vers) [angl. ***conversion***] (psychanalyse). — 1° Transformation. V. *enzyme de c.* — 2° Transformation d'un conflit psychique en symptômes somatiques moteurs ou sensitifs durables. Ce phénomène est caractéristique de la névrose hystérique (v. *névrose* et *hystérie*).

CONVERSION LYSOGÉNIQUE. Syn. *lysogénie.* Modification d'une bactérie dont le chromosome a fixé un prophage (v. ce terme). La bactérie acquiert de nouvelles propriétés antigéniques et métaboliques et peut — elle, ou une de ses descendantes — être brusquement lysée si le prophage se transforme en bactériophage virulent.

CONVERTINE, *s. f.* (Owren, 1951) [angl. ***convertin***]. Pseudoglobuline intervenant dans le mécanisme de la coagulation du sang. Elle permet la transformation de la prothrombine en thrombine. Elle résulte de la réaction sur la thromboplastine, en présence de calcium ionisé, de la *proconvertine* d'Owren (syn. *facteur VII* de Koller, *SPCA* ou *Serum Prothrombin Conversion Accelerator* de De Vries et Alexander, *co-thromboplastine* de Mann et Hurn, *cothrombin conversion factor* d'Owren et Bollmann). Cette proconvertine, d'origine hépatique, existe à l'état inactif dans le plasma et le sérum sanguin ; elle est activée, dès le début de la coagulation, par le contact avec des surfaces étrangères au système vasculosanguin normal.

CONVEXOBASIE, *s. f.* (Léri) [angl. ***convexobasia***]. Déformation de la base du crâne observée dans la maladie osseuse de Paget : autour de la saillie centrale, plus résistante, la base du crâne s'affaisse et, de concave en haut, devient plane, puis convexe.

CONVULSION, *s. f.* (lat. *convulsio,* de *convellere,* secouer) [angl. ***convulsion***]. Contractions involontaires et instantanées, déterminant des mouvements localisés à un ou plusieurs groupes musculaires ou généralisés à tout le corps. Elles peuvent être d'origine cérébrale ou médullaire, anoxique (au cours d'une syncope), toxique (p. ex. : strychnine) ou psychique (hystérie). Suivant la durée des contractions, on en distingue deux variétés : les *c. toniques* et les *c. cloniques* (v. *tonisme* et *clonisme*). — Chez les jeunes enfants, les *c.*, appelées improprement autrefois *éclampsie infantile,* sont toujours généralisées et constituent, surtout chez les sujets nerveux, une réaction fréquente de l'organisme à des excitations diverses : émotion, corps étranger d'une cavité naturelle, trouble digestif, début d'une maladie aiguë fébrile, quinte de coqueluche, etc. Elles peuvent être dues à une ischémie cérébrale passagère, à un réflexe vagal plus ou moins cardio-inhibiteur : elles peuvent être de nature épileptique *(épilepsie infantile)* dues à une exacerbation soudaine, sous l'influence de la fièvre ou de facteurs extrinsèques, de la prédisposition convulsive constitutionnelle, importante dans l'enfance. — ***c. internes.*** Spasme de la glotte avec menace d'asphyxie survenant chez les jeunes enfants sous l'influence d'excitations variées.

CONVULSIVANT, ANTE, *adj.* (lat. *convellere,* arracher) [angl. ***convulsant***]. Qui provoque des convulsions. — *s. m.* Substance douée de cette propriété.

COOLEY (anémie, maladie ou syndrome de) (C. Thomas, amér., 1925) [angl. ***Cooley's anaemia***]. Syn. *anémie méditerranéenne.* Variété majeure de la β-*thalassémie* (v. ce terme). Anémie grave infantile, héréditaire et familiale, décrite aux États-Unis chez des enfants d'origine méditerranéenne. Elle est caractérisée par une pâleur, des troubles morphologiques et osseux (aspect chétif, maigre, faciès mongolien), une forte splénomégalie, une augmentation modérée du volume du foie, des poussées fébriles. L'anémie est importante, hypochrome, hypersidérémique avec hémolyse. Les hématies sont petites, minces, déformées ; leur résistance aux solutions salées hypotoniques est augmentée ; il existe une érythroblastose sanguine et médullaire. L'évolution, plus ou moins rapide, est toujours mortelle, au plus tard dans l'adolescence. L'anémie de Cooley doit être rapprochée de l'ictère hémolytique congénital et de l'anémie à hématies falciformes. L'anémie de *C.* est une hémoglobinopathie quantitative ; elle est caractérisée par la présence, dans les hématies, d'une hémoglobine du type fœtal (F). C'est la forme homozygote de la thalassémie, les deux parents étant porteurs du gène thalassémique. V. *crâne en brosse.*

COOLEY (opérations de) (C. Denton, amér., XXe siècle) [angl. ***Cooley's operations***]. — 1° Cure chirurgicale du retour veineux pulmonaire anormal total par voie transatriale droite. À travers la communication interatriale, l'atrium gauche est anastomosé à la veine cave supérieure gauche ; celle-ci est ensuite liée et la communication interatriale fermée. V. *retours veineux anormaux.* — 2° Intervention chirurgicale destinée au traitement de la myocardiopathie obstructive du ventricule gauche avec insuffisance mitrale. Elle consiste dans la résection de l'appareil valvulaire mitral et son remplacement par une prothèse (valve artificielle).

COOMBS (C. Robin, brit., 1921-2006). V. *Gell et Coombs (classification de).*

COOMBS (test de) (Coombs, Mourant et Race, 1945) [angl. ***Coombs's test***]. Syn. *test à l'antiglobuline.* Épreuve destinée à mettre en évidence, dans le sérum, certains anticorps spéciaux (anticorps incomplets, v. ce terme) que la réaction d'agglutination ordinaire ne décèle pas. Par exemple, pour rechercher, dans un sérum, un anticorps anti-Rh incomplet, on met en contact ce sérum avec des hématies Rh+. Si l'anticorps (qui est une gammaglobuline) existe dans le sérum, il se fixe sur les hématies sans les agglutiner et celles-ci, lavées — mais toujours porteuses de l'anticorps incomplet — seront ensuite agglutinées par un sérum antiglobuline, sérum de lapin préparé au moyen d'injections de globulines de sérum humain (***test indirect***). Ce test peut servir également à déceler, chez le nouveau-né, la sensibilisation des hématies par un anticorps anti-Rh. Ces hématies, sur lesquelles on a fixé cet anticorps, sont alors agglutinées par le sérum de lapin antiglobuline (test direct). V. *cryptagglutinoïde.*

COONS (méthode de) (C. Albert, amér., né en 1912). V. *immunofluorescence (méthode d').*

COOPER (hernie, signe, testicule irritable d'Astley) (C. sir Astley, brit., 1768-1841). V. *Astley Cooper.*

COOPER (test de) (1968) [angl. ***Cooper's test***]. Épreuve d'effort pour sportif consistant à parcourir à pied la plus grande distance possible en 12 minutes (course, marche ou les deux). La consommation d'oxygène maxima est calculée par la formule suivante : VO_2 max (mL/kg/min) = 0,022 × distance (en mètres) — 10,39.

COOPERNAIL (signe de) (C. George, amér., né en 1876) [angl. ***Coopernail's sign***]. Ecchymose périnéale, du scrotum ou des grandes lèvres, témoignant d'une fracture du bassin.

COORDINATION, *s. f.* [angl. ***coordination***]. — ***c. des mouvements.*** Combinaison des contractions des muscles dans un ordre rigoureux nécessaire pour atteindre le but recherché. Elle est réglée par des centres nerveux situés dans le cerveau et le cervelet.

COPE (syndrome de) (C. sir Vincent, angl., 1936). V. *lait et des alcalins (syndrome du).*

COPEAU (signe du). Syn. *signe du coup d'ongle* (Besnier). Dans le pityriasis versicolor, le grattage appuyé des taches avec une curette mousse ou avec l'ongle décolle une squame épaisse et molle, cohérente, sous laquelle l'épiderme apparait lisse et rosé.

COPHÉMIE, *s. f.* (gr. *kôphos*, sourd ; *phêmi*, je parle). V. *surdité verbale.*

COPHOCHIRURGIE, *s. f.* (gr. *kôphos*, sourd ; chirurgie). « Chirurgie de la surdité par otospongiose. Elle comprend : — 1° la fenestration (v. ce mot) ; — 2° la mobilisation de l'étrier : rupture de l'ankylose osseuse de la platine de l'étrier dans la fenêtre ovale (opération de Rosen, 1951) » (J.-J. Debain). — Ces deux interventions sont, depuis 1959, supplantées par la *platinectomie,* ou ablation de la platine de l'étrier, enlevée avec l'hypertrophie osseuse voisine et remplacée par un greffon veineux qui va fermer la fenêtre ovale et sur lequel vient parfois s'articuler un étrier artificiel en téflon. V. *otospongiose.*

COPHOSE, *s. f.* (gr. *kôphos*, sourd) [angl. ***total deafness***] (désuet). Abolition complète du sens de l'ouïe. V. *surdité.*

COPPEZ ET DANIS (dégénérescence maculaire de) Syn. *dégénérescence maculaire liée à l'âge (DMLA)* (1923) [angl. ***Kuhnt-Junius disease***]. Syn. *syndrome de Junius et Kuhnt.* Lésion dégénérative de la macula de la rétine observée après soixante ans, souvent bilatérale et entraînant la perte de la vision centrale. Elle se présente sous forme de petites taches blanc-jaunâtre (drusen, v. ce terme) parfois pseudo-tumorales, avec atrophie et prolifération de l'épithélium pigmentaire de la rétine. Principale cause de cécité chez le sujet âgé, elle se manifeste par une baisse progressive de l'acuité visuelle. Certaines formes dites humides, caractérisées par le développement de vaisseaux anormaux, peuvent bénéficier d'un traitement par le laser ou même plus récemment d'injections médicamenteuses intra-oculaires.

COPRINIEN (syndrome) (coprin, variété de champignon : *Coprinus atramentarius*) [angl. ***coprine syndrome***]. Ensemble de troubles précoces liés à l'intoxication par une variété de champignons, les coprins, et qui évoquent l'effet du *disulfirame* en cas d'absorption associée d'alcool (effet Antabuse, v. ce terme) : bouffées vasomotrices du visage, céphalées, vomissements, douleurs thoraciques. Il cède à un traitement bêtabloquant.

COPROCULTURE, *s. f.* (gr. *kopros*, excrément ; lat. *cultura*, culture). Ensemencement d'un milieu de culture avec une petite quantité de matière fécale, pour déceler dans celle-ci la présence de germes (bacille typhique, p. ex.).

COPROLALIE, *s. f.* (gr. *kopros*, excrément ; *lalein*, parler) [angl. ***coprolalia***]. Syn. *manie blasphématoire* (Verga). Impulsion morbide à pousser des interjections ordurières.

COPROLITHE, *s. m.* (gr. *kopros*, excrément ; *lithos*, pierre) [angl. ***coprolith***]. Syn. *stercolithe.* Concrétions formées de matières fécales durcies se rencontrant dans les selles. V. *fécalome* et *scybales.*

COPROLOGIE, *s. f.* (gr. *kopros*, excrément ; *logos*, discours) [angl. ***coprology***]. Étude des matières fécales. V. *fécalogramme.*

COPROMANIE, *s. f.* (gr. *kopros*, excrément ; *mania*, folie) [angl. ***copromania***]. Tendance à se souiller d'excréments, fréquente chez les aliénés.

COPROPHAGIE, *s. f.* (gr. *kopros*, excrément ; *phagein*, manger) [angl. ***coprophagia***]. Action de manger des excréments.

COPROPHILIE, *s. f.* (gr. *kopros*, excrément ; *philia*, amitié) [angl. ***coprophilia***]. Tendance de certains malades mentaux (grands arriérés, déments, schizophrènes, maniaques) à se complaire au contact des excréments.

COPROPORPHYRIE HÉRÉDITAIRE [angl. ***hereditary coproporphyria***]. V. *porphyrie.*

COPROPORPHYRINE, *s. f.* [angl. ***coproporphyrin***]. V. *porphyrine.*

COPROPORPHYRINOGÈNE, *s. m.* [angl. ***coproporphyrinogen***]. V. *porphyrine.*

COPROPORPHYRINURIE, *s. f.* [angl. ***coproporphyrinuria***]. Présence de coproporphyrine dans l'urine ; les chiffres normaux sont de 50 à 250 μg/j ou 80 à 380 nmol/j.

COPROSTASE, *s. f.* (gr. *kopros*, excrément ; *stasis*, rétention) [angl. ***coprostasis***]. Accumulation de matières fécales dans le gros intestin.

COPULATION, *s. f.* (lat. *copulare,* assembler) [angl. ***copulation***]. Accouplement et plus particulièrement processus par lequel les éléments sexuels mâles sont mis en contact avec les éléments sexuels femelles dans l'intérieur des organes génitaux correspondants. V. *conception.*

COQUE, *s. m.* V. *coccus.*

COQUELUCHE, *s. f.* (vient du *coqueluchon* dont les malades se couvraient la tête) [angl. ***whooping cough***]. Maladie infectieuse épidémique et contagieuse due au bacille de Bordet et Gengou (1906) : *Bordetella pertussis,* ou anciennement *Haemophilus pertussis* ou *Bacillus pertussis.* Elle est caractérisée, à la période d'état, par des accès de toux spasmodique, revêtant la forme de quintes, les quintes étant séparées par une inspiration longue et sifflante appelée *reprise (chant du coq).* Elle atteint surtout les enfants ; son pronostic est grave chez le nourrisson. V. *vaccin anticoquelucheux.*

COQUELUCHOÏDE, *adj.* [angl. ***pertussoid***]. Qui ressemble à la coqueluche. — ***toux c.*** Toux quinteuse analogue à celle de la coqueluche que l'on observe dans les cas de compression du nerf pneumogastrique (adénopathie trachéobronchique).

COQUILLE, *s. f.* [angl. ***shell***]. Moule de la partie postérieure du tronc, réalisé en plâtre [angl. ***plaster shell***] ou en matière plastique, destiné à la contention de patients alités.

COR, *s. m.* (lat. *cornu*, corne) [angl. ***clavus***]. Syn. désuet *tylosis gompheux*. Petite tumeur dure, très douloureuse, siégeant à la face dorsale des articulations des phalanges du pied et parfois à la plante, due à la compression des téguments serrés entre une chaussure étroite et l'os sous-jacent (durillon). Elle est formée par un épaississement des couches cornées de l'épiderme qui s'enfonce dans le derme en formant la racine ou clou, caractéristique du cor. V. *durillon* et *œil-de-perdrix*.

COR BOVINUM (en lat. cœur de bœuf). V. *cœur de bœuf.*

CORACOÏDE, *adj.* (gr. *kôrax, kôrakos*, corbeau ; *eidos*, aspect) [angl. ***coracoid***]. Qui ressemble à un bec de corbeau. — ***processus*** ou ***apophyse c.*** (TA *processus coracoideus*) [angl. ***coracoid process***]. Excroissance en forme de doigt demi-fléchi, implantée sur la face supérieure du col de l'omoplate (ou scapula) • 👁 **scapula** •.

CORACOÏDITE, *s. f.* [angl. ***coracoiditis***]. Ostéite de l'apophyse coracoïde.

CORDA (C. L., ital.). V. *Silvestrini-Corda (syndrome de).*

CORDAGES TENDINEUX (TA *chordae tendineae cordis*) [angl. ***tendinous cords***]. Fins cordons fibreux reliant le bord libre des feuillets des valves atrio-ventriculaires aux muscles papillaires des ventricules avec lesquels ils constituent l'appareil sous-valvulaire de ces orifices.

CORDE DES RADIAUX (signe de la) (Velpeau). Dans la fracture de l'extrémité inférieure du radius (v. *Pouteau, fracture de*), les tendons des radiaux, soulevés par le fragment osseux inférieur déplacé en arrière et en dehors, sont tendus comme les cordes d'un violon sur son chevalet.

CORDE DORSALE. V. *chorde.*

CORDE DU TYMPAN [TA et angl. ***chorda tympani***]. Branche collatérale sensitivo-sensorielle du nerf facial, rejoignant le nerf lingual (lequel provient du nerf trijumeau) en passant notamment dans la membrane tympanique. Il comporte des filets parasympathiques destinés aux glandes sublinguale et submandibulaire et innerve également les 2/3 antérieurs de la langue. V. *tympan.*

CORDE VOCALE (TA *plica vocalis*) [angl. ***true vocal cord***]. Repli muqueux laryngé de 2 cm de long, pair, tendu horizontalement d'avant en arrière et de dedans en dehors à la partie inférieure du vestibule laryngé. Ses vibrations produisent la voix. V. *larynx, glotte* et *phonation* • 👁 **larynx** •.

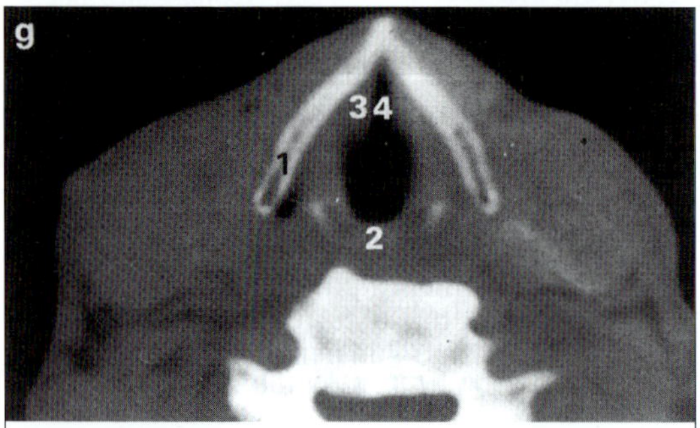

Scanner des cordes vocales (en phonation)

1. cartilage thyroïde *3. cordes vocales*
2. cartilage cricoïde *4. filière glottique*

CORDITE, *s. f.* V. *chordite.*

CORDOCENTÈSE, *s. f.* (cordon [ombilical] ; gr. *kentein*, piquer) [angl. ***cordocentesis***]. Ponction vasculaire du cordon ombilical.

CORDON, *s. m.* (petite corde) (en lat. *funiculus*) (anatomie). Formation cylindrique et pleine. — ***cordons de la moelle spinale*** (TA *funiculi medullæ spinalis*) [angl. ***funiculi of spinal cord***]. Bandes longitudinales de substance blanche (réparties en 3 paires, dorsale, latérale et ventrale). — ***c. spermatique*** (TA *funiculus spermaticus*) [angl. ***spermatic cord***]. Pédicule épididymo-testiculaire comprenant le conduit déférent et des éléments vasculonerveux. — ***c. splénique.*** V. *Billroth (cordon de).* — ***c. ombilical*** [angl. ***umbilical cord***]. Conduit reliant le placenta au fœtus. Il est constitué de la veine ombilicale et des deux artères ombilicales entourées d'un tissu conjonctif, la gelée de Wharton. — ***insertion vélamenteuse du c.*** V. ce terme. — ***ponction du c. o.*** V. *sang fœtal (prélèvement du).*

CORDON SANITAIRE [angl. ***sanitary cordon***]. Ligne de surveillance établie à la limite d'un pays ou d'une région où règne une maladie quarantenaire (v. ce terme). Elle ne peut être franchie que sous certaines conditions déterminées par les règlements sanitaires.

CORDONAL, ALE, *adj.* [angl. ***funicular***]. Qui se rapporte aux cordons de la moelle épinière. — ***douleurs c.*** Douleurs violentes, en éclair, plus rarement continues, dues à l'irritation du faisceau spinothalamique ; elles surviennent dans les compressions ou les tumeurs de la moelle. — ***syndrome c. moteur.*** Ensemble de symptômes dus à l'altération du faisceau pyramidal croisé (voie motrice principale) dans le cordon latéral de la moelle et siégeant du côté de la lésion : paralysie plus ou moins accentuée, avec contracture, exagération des réflexes tendineux, signe de Babinski. — ***syndrome c. postérieur.*** Ensemble de symptômes dus à l'altération des cordons postérieurs de la moelle et siégeant du côté de la lésion : ataxie, abolition des réflexes tendineux, douleurs fulgurantes, hypotonie et troubles de la sensibilité profonde. — ***syndrome c. sensitif.*** Ensemble de symptômes dus à l'altération des voies sensitives dans les cordons médullaires : voies de la sensibilité profonde dans les cordons postérieurs (v. *syndr. c. postérieur*) ; voies des sensibilités thermique et douloureuse dans le cordon antérolatéral ; voies de la sensibilité tactile dans le cordon antérieur. Ils consistent en anesthésies aux différents modes de sensibilité, siégeant du côté opposé à la lésion pour les sensibilités thermique, douloureuse et tactile.

CORDOPEXIE, *s. f.* V. *chordopexie.*

CORDOTOMIE, *s. f.* V. *chordotomie.*

CORE, *s. m.* Terme anglais pour *nucléocapside.* V. ce mot.

CORECTOPIE, *s. f.* (gr. *korê*, pupille ; ectopie) [angl. ***corectopia***]. Anomalie congénitale ou acquise de la pupille qui se trouve placée en dehors du centre de l'iris.

CORÉOPLASTIE, *s. f.* (gr. *korê*, pupille ; *plassein*, former) [angl. ***coreoplasty***]. Opération chirurgicale réparatrice de la pupille.

CORÉPRAXIE, *s. f.* (gr. *korê*, pupille ; *praxis*, action) [angl. ***coreopraxy***]. Intervention chirurgicale destinée à recentrer la pupille, déplacée à la suite d'une intervention pour cataracte.

CORESCOPE, *s. m.* (gr. *korê*, pupille ; *skopein*, examiner) [angl. ***coreoscope***]. Instrument destiné à l'examen de la pupille.

CORI (classification des) (C. Carl et Theresa, amér., 1958 ; prix Nobel de médecine 1947) [angl. ***Coris' classification***]. Classification des glycogénoses (v. *glycogénique, maladie*) en 7 types : *type I :* maladie de von Gierke ; *type II ou IIa :* maladie de Pompe ; *type IIb* ou maladie de Danon ou pseudo-maladie de Pompe ; *type III :* maladie de Forbes ; *type IV :* maladie d'Andersen ; *type V :* maladie de Mac Ardle-Schmid-Pearson ; *type VI :* maladie de Hers ; *type VII :* maladie de Tarui. V. ces différents termes et *Lewis (maladie de).*

CORI (maladie de). V. *Forbes (maladie de).*

CORINO ANDRADE (maladie de). V. *neuropathie amyloïde.*

CORNAGE, *s. m.* [angl. ***cornage, roaring***]. Terme emprunté à la médecine vétérinaire pour désigner un sifflement laryngotrachéal assez prononcé pour être entendu à distance. Il traduit une gêne, d'abord inspiratoire, au passage de l'air dans les voies respiratoires hautes. V. *serratique (bruit).*

CORNE ANTÉRIEURE (syndrome de la) [angl. ***anterior cornual syndrome***]. Ensemble de symptômes dus à l'altération de la corne antérieure de la moelle (poliomyélite antérieure) : paralysie flasque avec abolition des réflexes, atrophie musculaire avec contractions fibrillaires, troubles trophiques et électriques, sans signe d'atteinte du faisceau pyramidal.

CORNE CUTANÉE [angl. ***cutaneous horn***]. Lésion rare de la peau, formée par un épaississement circonscrit des couches cornées de l'épiderme reposant sur des papilles hypertrophiées et formant des saillies dures, droites ou enroulées sur elles-mêmes. Elles peuvent parfois se développer sur des muqueuses (gland, prépuce).

CORNEA FARINATA (Vogt) (en lat. : cornée enfarinée) [angl. ***cornea farinata***]. Dystrophie cornéenne, transmise sur le mode autosomique dominant, constituée d'un semis blanchâtre de petites opacités parenchymateuses.

CORNEA GUTTATA (Vogt) (en lat. : cornée mouchetée) [angl. ***cornea guttata***]. Dystrophie héréditaire de l'endothélium cornéen, donnant à ce dernier un aspect grenu.

CORNEA PLANA (en lat. : cornée plate) [angl. ***cornea plana***]. Aspect congénitalement aplati de la cornée : c'est une affection héréditaire.

CORNEA VERTICILLATA (Gruber) (en lat. cornée fusiforme) [angl. ***cornea verticillata***]. Opacités tourbillonnantes de la cornée, observées dans l'angiokératose de Fabry. V. *angiokeratoma corporis diffusum de Fabry*.

CORNÉE, *s. f.* (lat. *corneus,* corné) (en gr. *kéras*, corne) [TA et angl. ***cornea***]. Partie antérieure, transparente, de la membrane fibreuse externe du bulbe de l'œil (dont la partie postérieure est la sclère). V. termes commençant par *kéra...* **• 👁 œil, kératite •**.

CORNÉE CONIQUE. V. *kératocone.*

CORNÉE GLOBULEUSE. V. *kératocone.*

CORNÉEN, ÉENNE, *adj.* Qui se rapporte à la cornée.

CORNELIA DE LANGE (maladies ou **syndromes de).** V. *Lange (maladies ou syndromes de Cornelia de).*

CORNICULÉ, ÉE, *adj.* (lat. *corniculatus,* en croissant). Qui ressemble à une corne. P. ex. : *cartilage c. du larynx* (TA *cartilago corniculata*).

CORNIL (C. Lucien, fr., 1888-1952). V. *Lhermitte-Cornil-Quesnel (syndrome de).*

CORONA RADIATA (en lat. couronne radiée) [TA et angl. ***corona radiata***]. Ensemble de cellules folliculaires disposées comme des rayons autour de l'ovocyte.

CORONA SEBORRHOÏCA (Unna) (lat.) [angl. ***corona seborrhœica***]. Couronne séborrhéique. Aspect particulier que prennent certaines formes de séborrhées (croûtes graisseuses du cuir chevelu), quand la lésion, partie du cuir chevelu, gagne le front, où elle s'arrête par un bord net, recouvert de squames jaunâtres formant une espèce de couronne de 1 à 2 cm de largeur.

CORONA VENERIS (lat.). V. *couronne de Vénus.*

CORONAIRE, *adj.* (lat. *corona*, couronne). Qui se rapporte aux vaisseaux coronaires (cardiologie : v. *coronarien*) [angl. ***coronary***] ou à la couronne dentaire [angl. ***coronal***].

CORONAL, ALE, *adj.* (lat. *corona,* couronne) [angl. ***coronal***]. Relatif à la couronne. — ***suture c.*** Articulation de l'os frontal et des pariétaux. V. *suture crânienne.* — ***coupe c.*** Coupe frontale située dans le plan de la suture *c.*

CORONARIEN, ENNE. — 1° *adj.* (lat. *corona,* couronne) [angl. ***coronary***]. Syn. préférable : *coronaire.* Qui se rapporte aux vaisseaux coronaires. — ***insuffisance c.*** Irrigation imparfaite du myocarde due à une diminution de calibre des artères coronaires ; cette ischémie se traduit en clinique par l'angine de poitrine. — ***insuffisance c. aiguë.*** V. *état de mal angineux.* — ***onde c.*** V. *Pardee (onde de) 1°.* — ***syndrome coronaire*** ou ***coronarien.*** Ensemble de symptômes provoqués par une perturbation brusque ou progressive dans la circulation artérielle coronaire : infarctus du myocarde, angor (v. ces termes). — On distingue actuellement parmi les ***s. c. aigus*** [angl. ***acute coronary syndromes***] : d'une part, les angors prolongés avec sus-décalage du segment ST à l'électrocardiogramme, lesquels évoluent spontanément vers l'infarctus du myocarde classique avec onde Q ; et, d'autre part, ceux

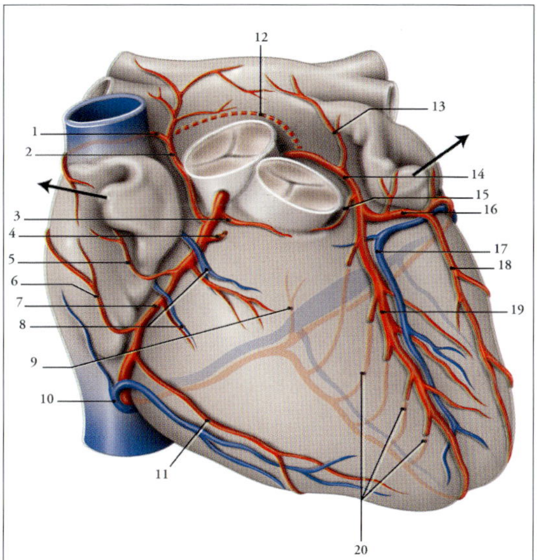

Artères coronaires

1. *artère du nœud sinuatrial*
2. *branche atriale droite antérieure*
3. *branche droite du cône artériel*
4. *artère graisseuse*
5. *branche auriculaire droite*
6. *branche atriale droite antérieure*
7. *artère coronaire droite*
8. *artères ventriculaires antérieures droites et veines cardiaques antérieures*
9. *artère du nœud atrio-ventriculaire*
10. *petite veine cardiaque*
11. *artère marginale droite*
12. *artère du nœud sinu-atrial (inconstante)*
13. *branche atriale gauche antérieure*
14. *artère coronaire gauche*
15. *branche gauche du cône artériel*
16. *artère circonflexe*
17. *grande veine du cœur*
18. *artère marginale gauche*
19. *artère interventriculaire antérieure*
20. *branches septales interventriculaires*

qui s'accompagnent d'un segment ST normal, étiquetés angor instable si les marqueurs enzymatiques de nécrose sont normaux, et infarctus sans onde Q dans le cas inverse. — 2° *s. m.* ou *f.* Personne atteinte d'une insuffisance coronaire. V. *Frank (signe de).*

CORONARITE, *s. f.* (lat. *corona,* couronne) [angl. ***coronaritis***]. Littéralement : inflammation des artères coronaires. En fait, ce terme désigne plutôt la dégénérescence athéromateuse de ces vaisseaux. C'est un synonyme à éviter d'insuffisance coronaire.

CORONAROGRAPHIE, *s. f.* (lat. *corona,* couronne ; gr. *graphein*, écrire) [angl. ***coronarography***]. Radiographie des artères coronaires injectées d'un liquide opaque aux rayons X. Elle peut être *globale,* lorsque le produit de contraste est injecté au-dessus des valvules aortiques ou *sélective,* quand il est envoyé directement dans chacune des artères coronaires dont l'orifice a été cathétérisé. V. *Sones (technique de)* et *Bourassa et Judkins (technique de).*

CORONAROPATHIE, *s. f.* (lat. *corona,* couronne ; gr. *pathê*, maladie) [angl. ***coronaropathy***]. Maladie des artères coronaires.

CORONAVIRIDAE, *s. f. pl.* ou **CORONAVIRIDÉS**, *s. m. pl.* [angl. ***Coronaviridae***]. V. *Coronavirus.*

CORONAVIRUS, *s. m.* (lat. *corona,* couronne) [angl. ***Coronavirus***]. Genre de virus à ARN monocaténaire, de 70 à 120 nm de diamètre, à symétrie hélicoïdale, dont l'enveloppe porte une couronne rappelant les pétales d'une fleur. Les *C.* sont, comme les *Rhinovirus*, les agents des rhinites et des rhino-pharyngites des jeunes adultes. Ils forment la famille des *Coronaviridæ*. V. *entérocolite nécrosante du nouveau-né* et *SRAS*.

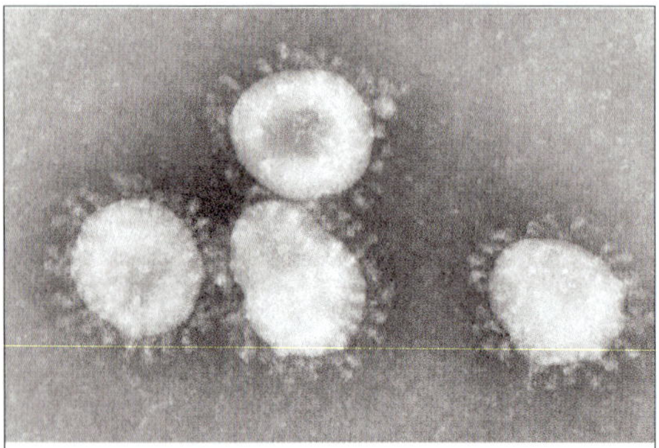

Coronavirus vus au microscope électronique

CORONOPLASTIE, *s. f.* (lat. *corona*, couronne ; gr. *plassein*, former). Modelage d'une couronne dentaire par le meulage de celle-ci.

CORPS, *s. m.*[angl. ***body***] — 1° Partie matérielle d'un être humain ou animal vivant ou mort. — 2° (anatomie). Partie ou ensemble d'un organe : *c. calleux*, *c. caverneux*. — 3° ***Don du c. à la Science.*** Disposition par laquelle une personne lègue volontairement son corps à une faculté de médecine par l'intermédiaire d'une université, afin de servir par exemple à l'enseignement de l'anatomie ou des techniques chirurgicales. Cette procédure est distincte du *don d'organes* qui en autorise le prélèvement à des fins thérapeutiques. — 4° (médecine légale). V. *examen de corps organe*, *organisme* et *levée de corps*.

CORPS CILIAIRE. V. *ciliaire* • 👁 **œil** •.

CORPS DE... [angl. ***body***]. V. au nom propre. P. ex. : corps de Jolly. V. *Jolly (corps de)* ; corps annulaire de Cabot. V. *Cabot (corps annulaire de)*.

CORPS CALLEUX (lat. *callosus*, calleux) [TA et angl. ***corpus callosum***]. Importante commissure transversale unissant les 2 hémisphères cérébraux. Elle est située au fond de la scissure interhémisphérique, au-dessus des ventricules latéraux et comporte une extrémité antérieure incurvée ou genou, un tronc et une extrémité postérieure renflée, le splénium ou bourrelet. V. *limbique* et *tapetum*.

CORPS CALLEUX (nécrose du). V. *Marchiafava-Bignami (maladie ou syndrome de)*.

CORPS CALLEUX (syndrome du). V. *calleux (syndrome)*.

CORPS CAVERNEUX [angl. ***cavernous body***]. Formation érectile du pénis et du clitoris. Organes pairs et symétriques ; ils se rejoignent et s'adossent sur la ligne médiane. Le *c.c.* du clitoris (TA *corpus cavernosum clitoridis*) en constitue le gland. Celui du pénis (TA *c.c. penis*) comporte une gouttière inférieure qui loge le *c. spongieux* et l'urètre. V. *La Peyronie (maladie de)* • 👁 **génital** •.

CORPS CÉTONIQUES. V. *cétoniques (corps)*.

CORPS ÉTRANGER [angl. ***foreign body***]. Corps inanimé se trouvant dans un point de l'organisme (conduit ou cavité naturelle, viscère, organe), soit qu'il ait été apporté du dehors (projectile, objet dégluti ou passé dans la trachée ou les bronches), soit qu'il se soit formé sur place (calcul, fragment d'os ou de cartilage) mais de toute façon ne faisant pas ou ne faisant plus partie de l'organisme et ne participant pas à sa vie. V. *textilome*. — ***c. e. articulaire organique.*** V. *arthrophyte*.

CORPS FIBREUX DE DUPUYTREN. Variété d'adamantinome solide simple, d'aspect fibreux.

CORPS FLOTTANT ARTICULAIRE. V. *arthrophyte*.

CORPS FLOTTANTS [angl. ***vitreous floaters***]. Corps étrangers mobiles observés dans le corps vitré par le médecin et perçus par le malade lui-même ; ils sont formés, le plus souvent, par des cellules ou par un exsudat inflammatoire ou hémorragique. Ils sont responsables de *myodésopsies*. V. *mouches volantes*.

CORPS JAUNE (TA *corpus luteum*) [angl. ***yellow body***]. Vestige du follicule ovarique mûr après sa rupture et la mise en liberté de l'ovule. Cette glande endocrine formée de cellules jaunes se développe et secrète alors de la progestérone [ou lutéine (lat. *luteus*, jaune)]. Quand l'ovulation a été suivie de fécondation, le corps jaune est beaucoup plus volumineux et plus persistant *(c. jaune de la grossesse)* que dans le cas où il n'y a pas eu fécondation *(c. jaune de la menstruation)* ; il va alors s'atrophier (corps *albicans*). V. *lutéinisation*.

CORPS DE LUYS (syndrome du). Hémiballisme (v. ce mot).

CORPS MAMILLAIRES (en forme de mamelons) (TA *corpora mamillaria*) [angl. ***mamillary bodies***]. Paire de reliefs arrondis situés dans l'hypothalamus près de la ligne médiane, en avant des pédoncules cérébraux et en arrière de la tige de l'hypophyse.V. *Korsakoff (psychose ou syndrome de)*.

CORPS MOBILE ARTICULAIRE. V. *arthrophyte*.

CORPS EN ROSACE [angl. ***malarial rosette***]. Aspect figuré, parfois en « pétales de marguerite » que présentent, dans le globule rouge parasité par un *Plasmodium*, les nombreux mérozoïtes issus de la fragmentation du schizonte. L'hématie éclate alors, terminant ce cycle schizogonique asexué endoérythrocytaire du parasite. Elle libère dans ce sang les mérozoïtes dont elle était pleine et qui vont infester de nouvelles hématies ; un nouveau cycle semblable au précédent commence : c'est l'auto-infestation du malade. La brusque apparition dans le sang, simultanément, de tous les mérozoïtes d'une même génération déclenche l'accès fébrile du paludisme ; la cadence avec laquelle elle se répète règle le rythme des accès palustres. V. *Plasmodium*, *schizonte*, *mérozoïte* et *gamonte*.

CORPS SPONGIEUX (TA *corpus spongiosum penis*) [angl. ***spongy body***]. Formation érectile et médiane du pénis engainant l'urètre, logée dans la gouttière inférieure des corps caverneux et dont les extrémités renflées forment en avant le gland et en arrière le bulbe du pénis • 👁 **génital** •.

CORPS STRIÉ. V. *noyaux basaux* et *striatum*.

CORPS STRIÉ (syndrome du). V. *striés (syndromes)*.

CORPS THYROÏDE. V. *thyroïde*.

CORPS VITRÉ (TA *corpus vitreum*) [angl. ***vitreous body***]. Syn. désuets *vitré*, *humeur vitrée*. Masse gélatineuse blanchâtre remplissant le bulbe de l'œil, en arrière du cristallin et en avant de la rétine. V. *hyaloïde*.

CORPUSCULE CAROTIDIEN. V. *glomus carotidien*.

CORRADI (épreuve de) (C. Giuseppe, ital., 1830-1907). Si on enlève le diapason placé sur le processus mastoïde au moment où le malade cesse de l'entendre et si on l'y replace, il y a une nouvelle perception sonore, dite secondaire. L'absence de perception secondaire indique une affection du labyrinthe.

CORRECTIF, *adj.* et *s. m.* [angl. ***corrective***]. Substance que l'on ajoute à un médicament pour en adoucir ou en modifier l'action.

CORRESPONDANCE RÉTINIENNE [angl. ***retinal correspondence***]. Corrélation existant entre les points de chaque rétine qui, stimulés par la même image, permettent la vision binoculaire. Normalement, leur repérage est identique. Anormalement, cette correspondance est décalée. V. *angle d'anomalie* et *synoptophore*.

CORRIGAN (maladie de) (C. sir Dominic, irlandais, 1832) [angl. ***Corrigan's disease***]. Insuffisance aortique et plus spécialement insuffisance d'origine endocarditique.

CORRIGAN (pouls de) [angl. ***Corrigan's pulse***]. Pouls fort, bondissant, rappelant la détente subite d'un ressort, aussitôt suivie d'une dépression marquée. Le tracé sphygmographique présente une ascension brusque et de grande amplitude, suivie d'un plateau court, parfois bifide *(pulsus bisferiens)* et d'une descente rapide avec une onde dicrote parfois très importante. L'incisure catacrote est peu marquée, ou même absente. Ce pouls appartient à l'insuffisance aortique.

Δ CORRIGÉ, Δ CRYOSCOPIQUE DU PLASMA, Δ PLASMATIQUE. V. *delta cryoscopique du plasma.*

CORRUGATION, *s. f.* (lat. *cum*, avec ; *ruga*, ride) [angl. ***corrugation***]. Froncement de la peau par suite de la contraction du peaucier sous-jacent (se dit surtout du scrotum).

CORSET, *s. m.* [angl. ***jacket, corset***]. Appareil de contention ou de support d'une partie du tronc. — ***c. médical.*** *C.* de coutil renforcé. — ***c. de Milwaukee.*** V. *Milwaukee (corset de).* — ***c. orthopédique.*** *C.* armé utilisant divers matériaux.

CORTECTOMIE, *s. f.* (lat. *cortex*, enveloppe ; gr. *ektomê*, ablation) [angl. ***cortectomy***]. Résection d'une partie de l'écorce cérébrale.

CORTEX, *s. m.* (en lat. écorce) [TA et angl. ***cortex***]. Partie superficielle de certains organes (cerveau, glande surrénale, rein) • 👁 **cervelet** •.

CORTI (organe de) (Alfonso C., italien, 1822-1888) (TA *organum spirale*) [angl. ***organ of Corti***]. Syn. *organe spiral.* Organe de l'audition, situé dans le conduit cochléaire.

CORTICAL, ALE, *adj.* (lat. *cortex, corticis*, écorce) [angl. ***cortical***]. Relatif au cortex. — ***corticale***, *s. f.* Région corticale, cortex.

CORTICODÉPENDANT, ANTE, *adj.* [angl. ***corticodependant***]. Qui ne peut se passer d'hormones corticosurrénales. — Se dit d'une maladie qui ne peut être soignée qu'à l'aide de ces hormones, ou d'un sujet atteint d'une telle maladie.

CORTICOÏDE, *s. m.* [angl. ***corticosteroid***]. Syn. *corticostéroïde.* Hormone corticosurrénale (v. ce terme) et produit de synthèse ayant les mêmes propriétés que ces hormones.

CORTICOLIBÉRINE, *s. f.* V. *corticostimuline (substance libératrice de la).*

CORTICOMIMÉTIQUE, *adj.* [angl. ***cortisone-like***]. Dont l'action est semblable à celle de la cortisone.

CORTICOMINÉRALOTROPE (hormone). V. *minéralocorticoïdes.*

CORTICOPRIVE, *adj.* (lat. *cortex*, enveloppe ; *privare*, priver) [angl. ***corticoprival***]. Qui se rapporte à l'insuffisance de la cortico-surrénale.

CORTICORÉSISTANCE, *s. f.* État de certains malades chez lesquels les hormones corticosurrénales sont inefficaces.

CORTICOSPINAL, ALE, *adj.* (lat. *cortex, corticis*, écorce ; *spina*, épine) [angl. ***corticospinal***]. Relatif au cortex et à la moelle épinière. — ***faisceau c.*** Faisceau pyramidal. V. *pyramidal.*

CORTICOSTÉROÏDES, *s. m. pl.* V. *corticoïdes.*

11-CORTICOSTÉROÏDES. V. *11-oxycorticostéroïdes.*

CORTICOSTÉROÏDOGENÈSE, *s. f.* V. *corticogenèse.*

CORTICOSTÉRONE, *s. f.* (Kendall et Reichstein, 1933) [angl. ***corticosterone***]. Syn. *composé H de Reichstein, composé B de Kendall.* Un des 11-oxycorticostéroïdes (v. ce terme) sécrétés par la corticosurrénale.

CORTICOSURRÉNAL, ALE, *adj.* [angl. ***adrenocortical***]. Qui a rapport au tissu cortical de la glande surrénale.

CORTICOSURRÉNALE (tumeur) [angl. ***corticosurprarenoma***]. Syn. *corticosurrénalome.* Tumeur histologiquement bénigne (adénome) ou maligne (carcinome), sécrétante ou non (v. *incidentalome*). Si elle est sécrétante, elle peut entraîner selon le cas un syndrome de Cushing, un hyperaldostéronisme primaire ou un syndrome de virilisation. V. ces termes, *hypercorticisme et génitosurrénal (syndrome).*

CORTICOSURRÉNALES (hormones) [angl. ***adrenocortical hormone***]. Hormones sécrétées par le cortex surrénal : les hormones minéralotropes (avant tout l'aldostérone) qui proviennent de la zone glomérulée, les glucocorticoïdes (cortisol) produits par la zone fasciculée, les androgènes venues de la zone réticulée. La sécrétion des *h. c.* est réglée par le lobe antérieur de l'hypophyse et l'hypothalamus. V. *corticotrope (hormone).*

CORTICOSURRÉNALOME, *s. m.* V. *corticosurrénale (tumeur).*

CORTICOTHÉRAPIE, *s. f.* [angl. ***corticotherapy***]. Emploi thérapeutique des corticoïdes et de l'ACTH.

CORTICOTROPE, *adj.* [angl. ***corticotrophic***]. Qui a des affinités pour la substance corticale de la glande surrénale.

CORTICOTROPE (hormone) [angl. ***adrenocorticotropic hormone***]. Syn. *ACTH* (adreno-cortico-tropic hormone), *adrénocorticotrophine, adrénotrophine* (Houssay), *corticotrophine, hormone corticotrope* ou *adrénocorticotrope.* Hormone d'origine anté-hypophysaire formée d'une chaîne de 39 acides aminés, excitant la sécrétion de la substance corticale de la glande surrénale. Elle stimule surtout la production des 11-oxycorticostéroïdes (cortisol) et des 17-cétostéroïdes (androgènes), un peu aussi celle de l'aldostérone. Elle joue également un rôle dans la mélanogenèse (v. *β-lipotrope, hormone*). Elle a sur les phénomènes inflammatoires et allergiques la même action sédative que la cortisone (v. ce terme). La sécrétion de la *c.* est sous la dépendance d'un centre nerveux situé dans l'hypothalamus. Son taux normal, dans le sang, variable selon le nycthémère, est de 15 à 70 ng/L ou 3,3 à 15,4 pmol/L. V. *corticotrope (substance libératrice de l'hormone* et *pro-opiomélanocortine).* — ***épreuve à la c.*** V. *Thorn (test de)* et *Métopirone (test à la).*

CORTICOTROPE (substance libératrice de l'hormone) (Guillemin et Rosenberg, 1955 ; Saffran et Schally, 1955) [angl. ***Corticotropin Releasing Factor*** ou ***Hormone (CRF ou CRH)***]. Syn. *corticolibérine.* Polypeptide sécrété par un centre nerveux situé dans l'hypothalamus, qui gagne le lobe antérieur de l'hypophyse par le système porte hypophysaire et règle la sécrétion d'hormone corticotrope (v. ce terme). — ***test au CRH.*** Épreuve de stimulation consistant en l'injection intraveineuse de 100 µg de CRH ovin synthétique. Normalement, les taux plasmatiques s'élèvent d'au moins 50 % pour l'ACTH et 20 % pour le cortisol.

CORTICOTROPHINE, *s. f.* V. *corticotrope (hormone).*

CORTICOTROPIN RELEASING FACTOR ou ***HORMONE*** **(CRF ou CRH).** V. *corticotrope (substance libératrice de l'hormone).*

CORTINE, *s. f.* (Swingle et Pfiffner, 1930) [angl. ***cortin***]. Extrait corticosurrénal total naturel, obtenu à partir des glandes surrénales de bœuf et contenant toutes les hormones corticosurrénales.

CORTISOL, *s. m.* [angl. ***cortisol***]. Syn. *17-hydroxycorticostérone, hydrocortisone* (Reichstein, 1937 ; Kendall, 1938), *composé F* de Kendall. Un des 11-oxycorticostéroïdes (v. ce terme), très proche de la cortisone et beaucoup plus actif qu'elle. On le considère comme la véritable hormone protidoglucidique sécrétée par la corticosurrénale.

CORTISOLÉMIE, *s. f.* (cortisol ; gr. *haïma*, sang) [angl. ***cortisolaemia***]. Présence et taux, du cortisol (ou hydrocortisone) dans le sang. La *c.* plasmatique totale (libre + liée pour 90 % à la transcortine) est à 08 heures de 70 à 230 µg/L ou 190 à 630 nmol/L et à 16 heures à la moitié ou bien au tiers des taux précédents.

CORTISOLURIE, *s. f.* [angl. ***cortisoluria***]. Taux urinaire du cortisol, normalement inférieur à 100 µg ou 276 mmol par 24 heures.

CORTISONE, *s. f.* (lat. *cortex*, écorce) [angl. ***cortisone***]. Syn. *composé E* de Kendall (1935), *17-hydroxy-11-déhydrocorticostérone.* Un des 11-oxycorticostéroïdes (v. ce terme) sécrétés par la corticosurrénale. Il semble régir toute la vie du tissu collagène et inhibe les réactions inflammatoires et allergiques ; il calme rapidement les phénomènes inflammatoires des polyarthrites chroniques (Hench et Kendall, 1949) et de la goutte : il agit également dans le rhumatisme articulaire aigu, l'état de mal asthmatique, le lupus érythémateux aigu disséminé, la sclérodermie et les hémopathies malignes ; il est employé aussi comme immunodépresseur. Mais son action disparaît dès l'arrêt du traitement et son emploi prolongé n'est pas sans inconvénients (œdèmes, diabète, décalcifications, syndrome de Cushing).

Δ-CORTISONE, *s. f.* V. *deltacortisone.*

CORTISONE-GLUCOSE (épreuve de) (Conn) [angl. ***cortisone glucose test***]. Méthode destinée au dépistage des états prédiabétiques. C'est une épreuve d'hyperglycémie provoquée sensibilisée par l'ingestion, quelques heures auparavant, de 100 à 125 mg de cortisone. Celle-ci prolonge l'hyperglycémie qui, 2 heures après l'ingestion de glucose est encore, chez le sujet normal, de 1,40 g ‰. La durée de cette hyperglycémie est encore plus grande chez le sujet prédisposé au diabète.

CORTISONURIE, *s. f.* [angl. ***cortisonuria***]. Présence de la cortisone dans l'urine (taux normal : 160 µg par 24 heures).

CORVISART ou **CORVISART-FALLOT (syndrome de)** (C. Jean de, fr., 1814). V. *Caillaud (syndrome de).*

CORYMBIFORME, *adj.* (Jaccoud) (gr. *korumbos*, sommet, grappe de fruits ou de fleurs en forme de pyramide) [angl. ***corymbiform***]. Se dit d'une éruption quand les éléments en sont réunis par groupes séparés par des intervalles de peau saine.

CORYNÉBACTÉRIOSE, *s. f.* Terme générique des affections dues aux germes du genre *Corynebacterium.* En dehors de la diphtérie, ces microbes peuvent provoquer des septicémies et des suppurations localisées (ganglionnaires, articulaires, etc.).

CORYNEBACTERIUM, *s. m.* (Lehmann et Neumann, 1896) (gr. *korunê*, massue) [angl. ***Corynebacterium***]. Genre de bactéries Gram+, à extrémités renflées, classées tantôt dans la famille des *Actinomycetaceæ*, tantôt dans une autre famille de l'ordre des *Actinomycetales*, celle des *Corynebacteriaceæ* et comprenant des variétés anaérobies (saprophytes) et aérobies ; parmi ces dernières, la plus importante est le *C. diphtheriae,* agent de la diphtérie (v. *Klebs-Löffler, bacille de*). Le *C. pseudodiphthericum* ou bacille d'Hoffmann est un des plus fréquents bacilles pseudodiphtériques ressemblant au bacille de Klebs-Löffler mais non pathogène. Le *C. parvum,* expérimentalement, possède des propriétés immunostimulantes. Le *C. minutissimum* est responsable de l'érythrasma (v. ce terme). — ***C. acnes, C. parvum.*** V. *Propionibacterium acnes.*

CORYZA, *s. m.* (gr. *koruza*) [angl. ***coryza, common cold***]. Syn. *rhume de cerveau.* Rhinite à virus. Affection caractérisée par une obstruction nasale avec écoulement, éternuements et léger mal de gorge. Elle est provoquée par un virus (*Rhinovirus,* virus respiratoire syncytial ou *Coronavirus*). — ***c. spasmodique périodique*** [angl. ***hay fever***]. Syn. *asthme des foins, maladie de Bostock, rhume des foins.* « Catarrhe aigu des muqueuses nasales et oculaires survenant périodiquement chez certains malades à l'époque de la floraison des graminées » (Bezançon et de Jong). Le *c. s. p.* est considéré comme un équivalent de l'asthme avec lequel il peut alterner.

COSMÉTOLOGIE, *s. f.* (gr. *kosmêtês*, de *kosméô*, je pare, j'orne ; *logos*, discours) [angl. ***cosmetology***]. Étude des soins du corps et des techniques destinées à l'embellir.

COSMIDE, *s. m.* (contraction de l'angl. *cos-site*, site adhérent et de *plasmide*) [angl. ***cosmid***] (génétique). Variété artificielle de *vecteur* (v. ce terme) constituée d'un plasmide dans lequel a été incorporé un *cos-site.* V. *bactériophage* et *cos-site.*

COSMOBIOLOGIE, *s. f.* (gr. *kosmos*, ornement, parure) [angl. ***cosmobiology***]. Étude de l'action des milieux cosmiques sur les êtres vivants, en particulier sur l'homme.

COSMOPATHOLOGIE, *s. f.* [angl. ***cosmopathology***]. Partie de la climatologie qui étudie l'action nocive sur l'organisme des facteurs cosmiques (soleil, lune, rayons cosmiques, etc.).

COS-SITE (angl. : contraction de *cohesive-site*, site adhérent) [angl. ***cos-site***] (génétique). Extrémité monocaténaire de l'ADN du bactériophage lambda, capable d'adhérer à son homologue pour donner à cet ADN une forme annulaire. V. *bactériophage* et *cosmide.*

COSTECTOMIE, *s. f.* (lat. *costa,* côte ; gr. *éktomê*, ablation) [angl. ***costectomy***]. Résection costale.

COSTELLO-DENT (syndrome de) (C. J., brit., 1963) [angl. ***Costello-Dent syndrome***]. Syn. *hypo-hyperparathyroïdisme.* Syndrome très rare, d'origine inconnue, mêlant des signes d'hypo et d'hyperparathyroïdie : *cliniquement,* tétanie et ostéite fibreuse diffuse ; *biologiquement,* hypocalcémie et hypocalciurie, hyperphosphatémie, élévation des phosphatases alcalines.

COSTEN (syndrome de) (C. James, amér., né en 1895) [angl. ***Costen's syndrome***]. Arthralgie temporo-maxillaire associée à des troubles fonctionnels de l'oreille : hypoacousie, bourdonnements, vertiges. Elle est parfois due à un mauvais articulé dentaire.

COSTO-MUSCULAIRE (point) [angl. ***costomuscular point***]. Point situé au sommet de l'angle formé par la dernière côte et le bord externe de la masse sacro-lombaire ; il est douloureux à la pression dans les pyélonéphrites et la lithiase rénale.

COSTO-TRANSVERSECTOMIE, *s. f.* (Ménard) [angl. ***costotransversectomy***]. Opération qui consiste à réséquer des apophyses transverses et les têtes des côtes correspondantes pour obtenir une voie d'accès sur l'espace extradural antérieur (mal de Pott, ostéomyélite, etc.).

COSTO-VERTÉBRAL (point) [angl. ***costovertebral point***]. Point situé au sommet de l'angle formé par la 12e côte et le rachis ; il est douloureux à la pression dans les pyélonéphrites et la lithiase rénale.

COTARD (syndrome de) (C. Jules, fr., 1882) [angl. ***Cotard's syndrome***]. V. *délire de négation.*

COTATION MUSCULAIRE [angl. ***muscular quotation***]. Indice chiffré attribué à un muscle ou groupe de muscle d'après le bilan musculaire (v. ce terme).

CÔTE, *s. f.* (lat. *costa,* côte) (TA ***costa***) [angl. ***rib***]. Os plat, allongé et arqué, formant latéralement le squelette thoracique. Les douze paires de côtes s'articulent en arrière avec les vertèbres thoraciques. Les 7 premières sont les *vraies c.* s'articulant en avant avec le sternum par un cartilage propre. Les 3 suivantes sont les *fausses c.* qui ont un cartilage costal commun. Les 2 dernières, libres, sont les *c. flottantes.* V. *costo...* • 👁 **squelette, dos, scapula** •.

CÔTE CERVICALE [angl. ***cervical rib***]. V. *dorsalisation.* — ***syndrome de la c. c.*** V. *scalène antérieur (syndrome du).*

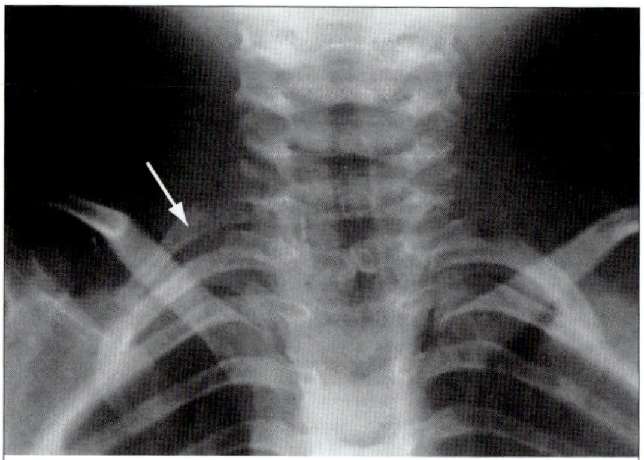

Côte cervicale droite

CÔTES GLISSANTES (syndrome des). V. *Cyriax (syndrome de).*

CO-THROMBOPLASTINE, *s. f.* V. *convertine.*

COTON, *s. m.* (mot arabe) [angl. ***cotton***]. Substance composée de cellulose et de lipides, provenant de graines du cotonnier, utilisé comme matière première dans l'industrie textile. — ***c. hydrophile.*** Fibres de *c.* à fort pouvoir d'absorption d'eau, utilisées pour les pansements. V. *byssinose* et *gossypol.*

COTOREP. Sigle désignant la *COmmission Technique d'Orientation et de REclassement Professionnel,* organisme créé en 1975 et chargé dans chaque département de mettre en œuvre et de coordonner l'ensemble des mesures en faveur des personnes handicapées adultes. Depuis 2006, la COTOREP a été intégrée à la *Maison Départementale des Personnes Handicapées (MDPH).* V. ce terme.

COTREL (plâtre de) [angl. ***Cotrel's plaster***]. Syn. *plâtre EDF.* Corset plâtré pour scoliotique destiné à obtenir élongation, dérotation et flexion. V. *EDF.*

COTREL et DUBOUSSET (technique de) [angl. ***Cotrel-Dubousset procedure***]. Traitement chirurgical des scolioses utilisant le montage de deux tiges à ancrage vertébral.

COTTALORDA (fracture en étoile à trois branches de). Fracture du bassin dans laquelle les traits, irradiant du cotyle, séparent l'ilium, l'ischium et le pubis.

COTYLE, *s. m.* (gr. *kotulê*, écuelle). V. *acétabulum.*

COTYLÉDON, *s. m.* (gr. *kotulêdon,* cavité) [angl. ***cotyledon***] (anatomie). Élément constitutif de la face maternelle (ou utérine) d'un placenta discoïde.

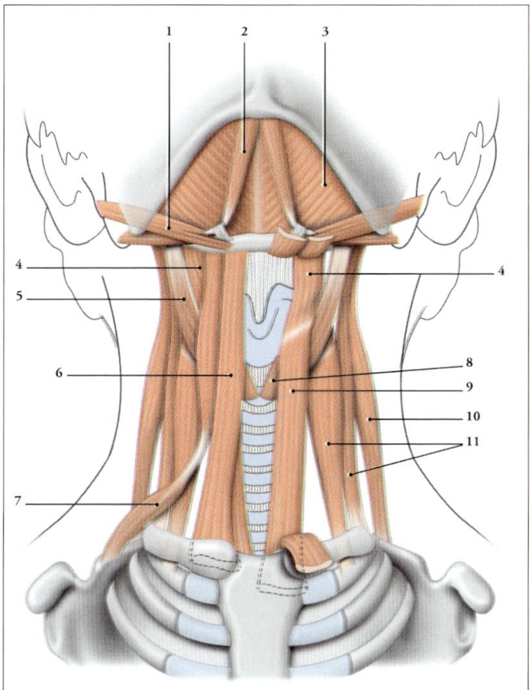

Muscles du cou. Vue antérieure

1. muscle stylo-hyoïdien
2. muscle digastrique
3. muscle mylo-hyoïdien
4. muscle thyro-hyoïdien
5. muscle long du cou
6. muscle sterno-hyoïdien
7. muscle omo-hyoïdien
8. muscle crico-thyroïdien
9. muscle sterno-thyroïdien
10. muscle élévateur de la scapula
11. muscles scalènes antérieur et moyen.

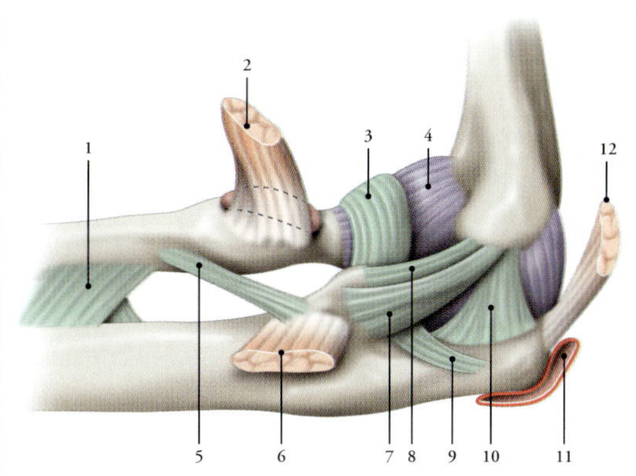

Articulation du coude. Vue médiale

1. membrane interosseuse antébrachiale
2. tendon du m. biceps brachial
3. lig. annulaire du radius
4. capsule articulaire
5. corde oblique
6. tendon du m. brachial
7. lig. collatéral ulnaire (faisceau moyen)
8. lig. collatéral ulnaire (faisceau ant.)
9. lig. collatéral ulnaire (faisceau arciforme)
10. lig. collatéral ulnaire (faisceau post.)
11. bourse olécranienne sous-cutanée
12. tendon du m. triceps brachia

COU, *s. m.* (lat. *collum*) (TA ***collum***) [angl. ***neck***]. Portion étroite du corps supportant la tête et surplombant le thorax. V. *col* et *cervical* • 👁 **jugulaire, carotide •**.

COU DE PIED [angl. ***instep***]. Partie du membre inférieur correspondant à l'articulation de la cheville et du tarse postérieur.

COUCHE OPTIQUE. V. *thalamus.*

COUCHES (retour de) [angl. ***postpartum return of menses***]. Premières règles survenant après un accouchement. Le délai habituel de 1 à 6 mois est d'autant plus long que la mère allaite son enfant.

COUDE, *s. m.* (lat. *cubitus,* coude) (TA ***cubitus***) [angl. ***elbow***]. Partie du membre supérieur reliant le bras et l'avant-bras. Elle comprend deux régions, antérieure, le pli du *c.* et postérieure convexe, olécrânienne. — ***articulation du c.*** (TA *articulatio cubiti*) [angl. ***elbow joint***]. Ensemble des articulations huméro-radiale, huméro-ulnaire et radio-ulnaire.

COUDE AU CORPS (signe du). Dans la luxation de l'épaule compliquée de fracture du col anatomique de l'humérus, l'abduction du bras est très facilement corrigée par la simple pression d'un doigt sur l'épicondyle. V. *Berger (signe de).*

COUÉ (méthode) (C. Émile, pharmacien à Nancy, 1857-1926) [angl. ***coueism***]. Méthode thérapeutique utilisant l'autosuggestion.

COULOMB, *s. m.* (symbole C) (Charles Augustin de Coulomb, 1736-1806, physicien français) [angl. ***coulomb***]. Unité du système international. C'est la *quantité d'électricité* transportée en une seconde par un courant d'une intensité d'un ampère.

COUMARINE, *s. f.* (*coumarou,* nom vernaculaire de la *fève tonka* en Guyane) [angl. ***coumarin***]. Composé aromatique bicyclique présent dans divers végétaux, utilisé en parfumerie et en pharmacie. Certains de ses dérivés (dicoumarol) sont des *anticoagulants*. V. ce terme.

COUNCILMAN (corps de) (C. William, amér., 1854-1933) [angl. ***Councilman's body***]. Corpuscules intracellulaires observés à l'examen histologique du foie des sujets atteints de fièvre jaune.

COUP DE CHALEUR [angl. ***heat stroke***]. Ensemble d'accidents, souvent mortels, causés tantôt par l'irradiation solaire *(insolation)*, tantôt par une chaleur excessive qui provoque une déshydratation (climat chaud et humide, foyer des chaudières à vapeur, etc.). Il se manifeste par une céphalalgie intense, une tendance au sommeil, l'arrêt des sécrétions, des vomissements, des hallucinations, un délire et une perte de connaissance. V. *neuroleptiques (syndrome malin des).*

COUP DE FOUET (douleur en) [angl. ***coup de fouet***]. Douleur brutale, cinglante, correspondant le plus souvent à une rupture tendineuse d'un muscle contracté. La rétraction brutale de l'extrémité proximale du tendon provoque cette douleur (rupture du tendon d'Achille ou calcanéen, du tendon supérieur du long biceps). Parfois, la déchirure concerne les fibres du muscle lui-même (rupture d'un des jumeaux, p. ex.). — ***c. de f. du cordon.*** Hsématome funiculaire par rupture d'une veine du cordon chez un sujet atteint de varicocèle.

COUP DE HACHE. V. *Dupuytren (fracture de).*

COUP DE HACHE SOUS-MAMMAIRE [angl. ***Harrisson's groove***]. Dépression angulaire qui existe au niveau des fausses côtes chez les rachitiques, par suite de la diminution du diamètre vertical du thorax et de la déviation en dehors des fausses côtes.

COUP DU LAPIN [angl. ***whiplash injury***]. Mouvement brutal de flexion du rachis cervical à la suite d'un choc violent à distance, entraînant le tête et le rachis (accident de voiture). Le risque est l'écrasement du corps vertébral et le cisaillement médullaire.

COUP D'ONGLE (signe du). V. *copeau (signe du).*

COUP DE POIGNARD ABDOMINAL [angl. ***abdominal stabling pain***]. Douleur vive et soudaine, en un point de l'abdomen, au début de la péritonite par perforation.

COUPEROSE, *s. f.* [angl. ***acne rosacea***]. Syn. *acné rosacée, rosée* ou *érythémateuse, rosacée, rosacée papulo-pustuleuse.* Lésion cutanée localisée au visage, caractérisée par une congestion avec dilatation vasculaire, se compliquant presque toujours d'une altération des glandes sébacées (séborrhée simple, papulo-pustules d'acné ou même rhinophyma).

COURANT D'ACTION [angl. ***action current***]. Courant électrique produit par un muscle ou un nerf en activité : il résulte des différences de potentiel existant entre les parties au repos et les parties excitées.

COURANT ÉLECTRIQUE [angl. ***electric current***]. Circulation d'électrons dans un conducteur. — ***c. alternatif.*** *C.* périodique dont l'intensité change de sens au cours d'une période. — On distingue les *c. de basse fréquence,* dont la fréquence est inférieure à 3 000 hertz, les *c. de moyenne fréquence,* entre 3 000 et 20 000 hertz et les *c. de haute fréquence,* au-dessus de 20 000 hertz. V. *c. faradique* et *diathermie.* — ***c. continu.*** Syn. *c. direct. C.* d'intensité constante. V. *c. galvanique, ionophorèse.* — ***c. direct.*** V. *c. continu.* — ***c. faradique.*** Syn. *c. induit. C.* alternatif discontinu produit par une bobine d'induction. — ***c. galvanique.*** *C.* continu de basse tension. — ***c. induit.*** V. *c. faradique.* — ***c. périodique.*** *C.* dont les variations d'intensité se reproduisent à intervalles réguliers. V. *c. alternatif.* — ***c. sinusoïdal.*** *C.* alternatif dont l'intensité est une fonction sinusoïdale du temps. — ***c. variable.*** *C.* d'intensité changeante. P. ex. : *c. périodique.*

COURANT DE LÉSION [angl. ***injury potential***]. Courant électrique produit, au repos, par un muscle lésé ; il résulte de la différence de potentiel pathologique existant entre la partie saine et la partie altérée du muscle. On le représente par un vecteur, le vecteur I (I, initiale du mot anglais « injury » : lésion) de Bayley. Il existe à la phase aiguë de l'infarctus du myocarde ; on observe ses conséquences indirectes pendant la systole sous forme d'un décalage du segment ST (onde en dôme) de l'électrocardiogramme. Ce décalage a comme symbole un vecteur égal au vecteur I et dirigé en sens inverse, le vecteur — I de Bayley.

COURBATURE, *s. f.* [angl. ***stiffness***]. Sensation de douleur et fatigue musculaire ressentie après un effort physique important ou lors d'états fébriles.

COURNAND (André, fr. à New York). Prix Nobel de médecine 1956 pour ses travaux sur le cathétérisme cardiaque.

COUROLOGIE, *s. f.* (gr. *kouros*, jeune garçon ; *logos*, discours). Médecine de l'adolescent.

COURONNE DENTAIRE (TA *corona dentis*) [angl. ***anatomical crown***]. V. *dent.* • 👁 **molaire, gomphose** •.

COURONNE SÉBORRHÉIQUE. V. *corona seborrhoica.*

COURONNE DE VÉNUS (lat. *corona Veneris*) [angl. ***corona Veneris***]. Cercle formé autour du front par des syphilides secondaires, circinées et séborrhéiques.

COURROIE DE RAPPEL [angl. ***strap***]. Courroie destinée à corriger une attitude vicieuse d'un segment de membre : pied, doigt.

COURSE, *s. f.* [angl. ***running, racing***]. Mode de locomotion pédestre plus rapide que la marche et pendant lequel le sujet ne garde pas en permanence le contact avec le sol.

COURVOISIER ET TERRIER (loi de) (C. Ludwig, suisse, 1843-1918) [angl. ***Courvoisier's law***]. Syn. *loi de Bard et Pic.* La vésicule biliaire est atrophiée dans le cas d'obstruction du cholédoque par un calcul ; elle est dilatée dans les obstructions dues à toute autre cause (cancer).

COUSSINETS ENDOCARDIQUES (maladie des). V. *canal atrio-ventriculaire commun (persistance du).*

COUVADE, *s. f.* [angl. ***couvade***]. Comportement tribal ou pathologique du père pendant le péripartum, consistant en une attitude maternelle vis-à-vis du nouveau-né.

COUVELAIRE (syndrome de) (C. Alexandre, fr., 1873-1948). V. *apoplexie utéro-placentaire.*

COUVERTURE MALADIE UNIVERSELLE (CMU). Prestation de solidarité nationale française financée par l'État. La *CMU de base* s'adresse aux personnes dépourvues de régime d'assurance maladie ; la *CMU complémentaire* remplace depuis 2000 l'ancienne Assistance Médicale Gratuite (AMG), réalisant alors une dispense complète d'avance de frais.

COUVEUSE, *s. f.* [angl. ***incubator***]. Appareil destiné à maintenir à une température constante les enfants nés avant terme ou en état de débilité congénitale.

COVALENCE, *s. f.* (lat. *cum,* avec ; *valere,* valoir) [angl. ***covalence***]. Liaison chimique forte résultant de la mise en commun d'électrons.

COVESDEM (syndrome) (acronyme angl. : *Costovertebral Segmentation Defect with Mesomelia :* anomalie de segmentation rachidienne avec atteinte mésomélique) (Wadia R., 1978) [angl. ***COVESDEM syndrome***]. Ensemble de malformations rares considéré par P. Maroteaux comme une variante du syndrome de Robinow. V. *nanisme acromésomélique.*

COWDEN (maladie de) (du nom de la malade dont Lloyd et Dennis ont publié l'observation en 1963) [angl. ***Cowden's disease***]. Syn. *syndrome des hamartomes multiples* (Weary et coll., 1972). Maladie rare, héréditaire, transmise selon le mode autosomique dominant, caractérisée par des manifestations cutanéo-muqueuses apparaissant après la 20e année sur le visage, autour des orifices (papules lichénoïdes, parfois lésions verruqueuses ou papillomateuses, aspect « caillouteux » des gencives, langue plicaturée ou papuleuse), sur les mains et les pieds, rarement sur le tronc. Sont généralement associées des tumeurs multiples (thyroïde, seins, côlon, ovaires, nerfs, os), formées d'éléments constitutifs de ces organes (hamartomes), le plus souvent bénignes, et de fréquentes anomalies morphologiques.

COWPER (glande de) (C. William, chirurgien londonien, 1666-1709). Syn. *glande de Méry*. Dénomination ancienne de la glande bulbo-urétrale. Petite glande paire située chez l'homme près de la partie membraneuse de l'urètre, canal dans la partie spongieuse duquel elle déverse sa sécrétion qui contribue à former le sperme.

COWPÉRITE, *s. f.* [angl. ***cowperitis***]. Inflammation des glandes de Cowper (ou de Méry ou bulbo-urétrales), presque toujours d'origine blennorragique.

COWPOX, *s. m.* (angl. *cow,* vache ; *pox,* éruption pustuleuse) [angl. ***cowpox***]. Maladie des pis et des mamelles de la vache due à un *Poxvirus.* Elle peut se transmettre à ceux qui traient les vaches et à leur entourage. Elle est caractérisée, chez l'homme, par une fièvre modérée et une éruption, sur les mains, de petites papules qui se transforment en vésicules et en pustules analogues à celles de la *vaccine* (v. ce terme et *tubercules des trayeurs*).

COX. Abrévation de *cyclo-oxygénase.* V. ce terme.

COX (vaccin de) (C. Herald, amér., né en 1907) [angl. ***Cox's vaccine***]. V. *typhus exanthématique.*

COXA ADDUCTA, *s. f.* (Kocher) ou ***COXA FLEXA***, *s. f.* (Gangolphe) (lat.). V. *coxa vara.*

COXA ANTETORSA [angl. ***coxa antetorsa***]. Dysplasie de la hanche comportant une antétorsion excessive du col du fémur.

COXA MAGNA (en lat. grosse hanche). V. *coxite transitoire.*

COXA PLANA, *s. f.* (Waldenström) (en lat. hanche aplatie) [angl. ***coxa plana***]. Syn. *caput planum.* Déformation de la hanche consécutive à une ostéochondrite juvénile. La tête fémorale est aplatie et élargie en champignon ou en béret basque, le col est raccourci et épaissi ; il existe une subluxation plus ou moins importante. Cette déformation provoque une boiterie et des douleurs ; elle peut évoluer rapidement vers une coxarthrose. V. *ostéochondrite déformante juvénile de la hanche.*

COXA RETRORSA (lat. *retrorsa,* en arrière). V. *coxa vara.*

COXA VALGA, *s. f.* (en lat. hanche tournée en dehors) [angl. ***coxa valga***]. Se dit d'une hanche où l'angle céphalo-cervico-diaphysaire est plus important que normalement (N : 130-135°). Il en résulte un allongement du membre inférieur.

COXA VARA, *s. f.* (en lat. hanche tournée en dedans) [angl. ***coxa vara***]. Syn. *coxa adducta, coxa flexa, coxa retrorsa, hanche bote.* Déviation du membre inférieur en adduction et rotation interne, par suite de la flexion du col fémoral dont l'angle avec la diaphyse diminue, se rapproche de l'angle droit et parfois même devient aigu. On distingue des *c. v. essentielles* (*c. v.* congénitale de l'enfance et *c. v. e.* de l'adolescence ou épiphyséolyse, v. ce mot) et des *c. v. symptomatiques* (rachitique et traumatique).

COXAL (os) (lat. *coxa,* hanche) [angl. ***coxa***]. Nouvelle dénomination de l'os iliaque. Os pair formant avec le sacrum le squelette du bassin, composé de 3 parties : l'ilium, l'ischium et le pubis.

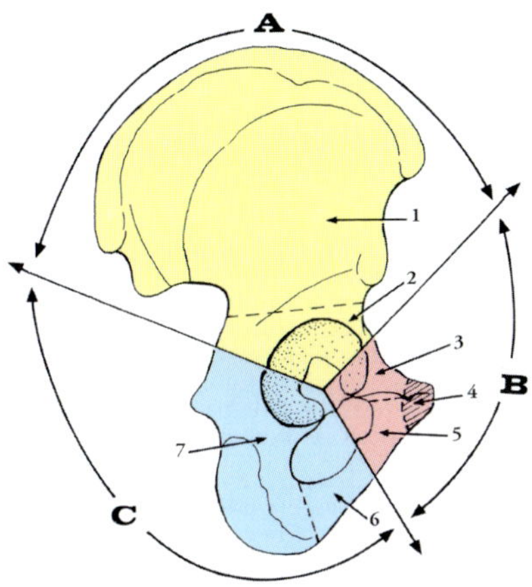

Os coxal

A. Ilium	*3. branche supérieure*
B. Pubis	*4. corps*
C. Ischium	*5. branche inférieure*
1. aile	*6. branche*
2. corps	*7. corps*

COXALGIE, *s. f.* (lat. *coxa,* hanche ; gr. *algos*, douleur) [angl. ***coxalgia***]. — 1° Nom donné par quelques auteurs à toutes les douleurs et arthrites de la hanche. — 2° Syn. *coxotuberculose.* Actuellement on réserve ce nom à la tuberculose de l'articulation coxofémorale.

COXARTHRIE (André Léri) ou **COXARTHROSE,** *s. f.* [angl. ***coxarthrosis***]. *C. primitive :* rhumatisme chronique non inflammatoire (arthrose) de la hanche, survenant après la cinquantaine et se manifestant par une douleur, une impotence fonctionnelle et une évolution lente sans tendance à l'ankylose. — La *c. secondaire* à une lésion congénitale ou acquise est souvent plus précoce que la *c.* primitive.

COXIB, *s. m.* (de *COX,* abréviation de *cyclo-oxygénase*) [angl. ***coxib***]. Syn. *anti-COX 2.* Inhibiteur spécifique de la cyclo-oxygénase 2. Les *c.* sont des anti-inflammatoires non-stéroïdiens. V. *cyclo-oxygénase.*

COXIELLA, *s. f.* [angl. ***Coxiella***]. Genre bactérien classé autrefois, comme les *Ricksettsia*, dans la famille des *Rickettsiaceæ* ; il ne comporte qu'une seule espèce, *C. burnetii*, agent de la fièvre Q (v. ce terme).

COXITE, *s. f.* (lat. *coxa,* hanche) [angl. ***coxitis***]. Arthrite inflammatoire coxofémorale. P. ex. : *c. gonococcique.*

COXITE LAMINAIRE. Ostéochondrite laminaire (v. ce terme) de la hanche.

COXITE TRANSITOIRE [angl. ***observation hip***] (Butler, 1933 ; Valderrama, 1963). Syn. *synovite aiguë transitoire de la hanche, épiphysite aiguë de la hanche, hanche irritable, « rhume de hanche ».* Affection de cause inconnue, particulière à l'enfance, caractérisée par une douleur de la hanche entraînant une impotence notable avec parfois une fièvre légère et guérissant toujours complètement en une dizaine de jours. Une radiographie de contrôle, faite au bout d'un mois, montre dans certains cas une légère augmentation de volume de la tête fémorale (*coxa magna*).

COXOPATHIE, *s. f.* (lat. *coxa,* hanche ; gr. *pathê*, affection). Nom générique des maladies de la hanche.

COXSACKIE* (virus)** ou ***COXSACKIEVIRUS. V. *virus Coxsackie.*

COZYMASE, *s. f.* [angl. ***cozymase***]. V. *co-enzyme.*

CPA. Cœur Pulmonaire Aigu. (v. ce terme).

CPAM. Abréviation de *Caisse Primaire d'Assurance-Maladie.* V. *CNAM* et *CRAM.*

CPC. Cœur Pulmonaire Chronique (v. ce terme).

CPG-SM. Chromatographie en Phase Gazeuse — Spectrographie de Masse. V. ces termes.

C- PEPTIDE, *s. m.* V. *insuline.*

CPK [angl. ***CPK***]. V. *créatine-kinase.*

CPS. Abréviation de *Carte de Professionnel de Santé.* V. *SESAM.*

CPT. V. *Capacité Pulmonaire Totale.*

CPUE. Capacité Pulmonaire Utilisable à l'Effort. V. *volume expiratoire maximum-seconde.*

CR (*Chest Right,* en angl., poitrine ; droit) (électrocardiographie). Symbole des dérivations précordiales dans lesquelles l'électrode indifférente est fixée au bras droit.

Cr. Symbole chimique du *chrome.*

CRACHAT NUMMULAIRE [angl. ***nummular sputum***]. Crachat étalé et arrondi qui se rencontre très souvent dans la tuberculose pulmonaire. V. *nummulaire.*

CRACHAT PERLÉ (Laennec) [angl. ***Laennec's pearl***]. Crachats spumeux renfermant des petits bouchons secs, élastiques, opalescents, facilement visibles à la loupe ; ils caractérisent l'expectoration qui termine la crise d'asthme.

CRACHAT ROUILLÉ [angl. ***rusty sputum***]. Crachat de couleur jaune (due aux pigments sanguins), visqueux, caractéristique de la pneumonie.

CRACK, *s. m.* (terme angl. signifiant craquement ; le *c.* émet un petit craquement quand il est chauffé avant d'être consommé). Nom commun d'un dérivé de l'hydrochlorure de *cocaïne*, la cocaïne-base, que fument certains intoxiqués.

CRAFOORD (opération de) (C. Clarence, suédois, 1944) [angl. ***Crafoord's operation***]. Opération ayant pour but le traitement radical du rétrécissement congénital de l'isthme aortique ; elle consiste dans la résection de la portion sténosée de l'aorte, suivie de suture bout à bout des deux segments sus- et sous-jacents.

CRAIB (théorie de). V. *doublets (théorie des).*

CRAM. Abréviation de *Caisse Régionale d'Assurance-Maladie.* V. *CNAM, CPAM* et *SESAM.*

CRAMER-SCHILLING (lésion de). Plaque d'athérome siégeant à la naissance de la veine cave inférieure.

CRAMPE, *s. f.* (allemand : *krämpen,* retrousser) [angl. ***cramp***]. Contraction involontaire, douloureuse et transitoire d'un muscle ou d'un groupe musculaire. — ***c. fonctionnelles*** ou ***professionnelles.*** V. *spasmes fonctionnels.* — ***c. passagère du diaphragme.*** V. *myalgie épidémique.*

CRANDALL (syndrome de) (C. Barbara, amér. 1973) [angl. ***Crandall's syndrome***]. Association rare, transmise selon le mode autosomique récessif, d'un syndrome de Björnstad (v. ce terme) et d'un hypogonadisme avec déficit en LH et GH.

CRÂNE, *s. m.* (gr. *kranion*, crâne) (TA *cranium*) [angl. ***skull***]. Partie postéro-supérieure de la tête, surplombant la face. Sa cavité contient l'encéphale et ses enveloppes. Ses parois osseuses comprennent une voûte (supérieure et convexe, recouverte de la galéa et du cuir chevelu) et une base. Les ***os du crâne*** sont le frontal en avant, les 2 pariétaux et temporaux latéralement, en arrière l'occipital et en bas l'ethmoïde et le sphénoïde • 👁 **frontal, temporal, ethmoïde, sphénoïde, tête, sinus •**.

CRÂNE (syndrome subjectif des blessés du) (Pierre Marie, Mairet et Pierron) [angl. ***traumatic neurasthenia***]. Syn. *syndrome post-commotionnel, syndr. subjectif post-commotionnel, syndr. subjectif des traumatisés du crâne.* Ensemble de symptômes tenaces, fréquent après les traumatismes crâniens : céphalée à forme névralgique avec hypersensibilité locale, éblouissements, vertiges, troubles visuels et vasomoteurs, éréthisme cardiaque, oppression, altération de la mémoire, de l'attention et du caractère. Leur importance est fréquemment hors de proportion avec celle du trauma et ils dépendent souvent d'un état névrotique dépressif. V. *névrose traumatique.*

CRÂNE EN BESACE. V. *cymbocéphalie.*

CRÂNE EN BROSSE. Aspect radiologique du crâne dont la table externe est amincie et dont le diploé, élargi, est traversé de spicules parallèles rayonnant à partir de la table interne. Il est observé dans l'anémie de Cooley.

CRÂNE NATIFORME. V. *natiforme.*

CRÂNE OLYMPIEN. V. *olympien (crâne ou front).*

CRÂNE EN PAIN DE SUCRE. V. *acrocéphalie.*

CRÂNE PLATYBASIQUE. V. *platybasique (crâne).*

CRÂNE À REBORD (Apert). Déformation du crâne observée tardivement dans l'ostéopsathyrose : elle est caractérisée par l'affaissement de la voûte, l'élargissement des diamètres bipariétal et bitemporal, la saillie de la tubérosité occipitale et des régions temporo-pariétales, qui rabattent vers le bas le pavillon de l'oreille.

CRÂNE À LA THERSITE. V. *acrocéphalie.*

CRÂNE EN TOUR. V. *acrocéphalie.*

CRÂNE EN TRÈFLE. V. *trigonocéphalie.*

CRANIECTOMIE, *s. f.* (gr. *kranion*, crâne ; *ektomê*, résection) [angl. ***craniectomy***]. — 1° Opération proposée autrefois par Lannelongue pour permettre le développement du cerveau dans les cas d'ossification prématurée des sutures crâniennes (craniosténose). Elle consistait à enlever des bandelettes osseuses au niveau des régions fronto-pariétales ou même, pour certains, une grande partie de la calotte crânienne, celle-ci se régénérant sous la protection temporaire d'un casque. — 2° Actuellement, ce terme désigne le détachement complet d'un volet osseux qui peut être remis en place sans modification ou plus ou moins remanié *(cranioplastie).*

CRANIOCLASIE, *s. f.* (gr. *kranion*, crâne ; *klaô*, je brise) [angl. ***cranioclasis***]. Extraction de la tête d'un fœtus mort, à l'aide du cranioclaste.

CRANIOCLASTE, *s. m.* [angl. ***cranioclast***]. Instrument destiné à extraire la tête d'un fœtus mort après en avoir réduit le volume sans la broyer complètement.

CRANIOGRAPHIE, *s. f.* (gr. *kranion*, crâne ; *graphein*, inscrire) [angl. ***craniography***]. Radiographie du crâne.

CRANIO-HYDRORRHÉE, *s. f.* V. *hydrorrhée nasale.*

CRANIOLOGIE, *s. f.* (gr. *kranion*, crâne ; *logos*, discours). — 1° V. *phrénologie.* — 2° Partie de l'anthropologie qui concerne l'étude du crâne.

CRANIOMALACIE, *s. f.* (Lasègue, 1850) (gr. *kranion*, crâne ; *malakos*, mou). V. *craniotabès.*

CRANIOMÉTRIE, *s. f.* (gr. *kranion*, crâne ; *métron*, mesure) [angl. ***craniometry***]. Branche de l'anthropométrie qui a pour objet la mensuration des os du crâne soit sur le squelette, soit sur le vivant.

CRANIOPAGE, *s. m.* (gr. *kranion*, crâne ; *pageis*, unis) [angl. ***craniopagus***]. Nom des monstres doubles unis par l'extrémité céphalique.

CRANIOPATHIE MÉTABOLIQUE. V. *Morgagni ou Morgagni-Morel (syndrome de).*

CRANIOPHARYNGIOME, *s. m.* (Cushing et Bailey) [angl. ***craniopharyngioma***]. Syn. *adamantinome* (Onanoff), *tumeur de la poche de Rathke.* Tumeur cérébrale mi-kystique, mi-charnue, souvent calcifiée, se développant chez l'enfant ou l'adolescent, au-dessus de la selle turcique, aux dépens du canal craniopharyngé (partie supérieure de la tige pituitaire et poche de Rathke). Elle provoque une hémianopsie bitemporale avec atrophie optique primitive, une hypertension intracrânienne, des signes d'insuffisance hypophysaire (infantilisme, syndrome adiposo-génital) et des troubles tubériens. La radiographie du crâne peut montrer une selle turcique aplatie, surmontée de concrétions calcaires.

CRANIOPLASTIE, *s. f.* (gr. *kranion*, crâne ; *plassein*, former) [angl. ***cranioplasty***]. Transport et greffe d'un lambeau ostéopériostique au niveau d'une brèche faite au crâne, dans le but de faciliter la formation de tissu osseux nouveau. V. *craniectomie, 2°.*

CRANIORRHÉE, *s. f.* (Freudenthal) (gr. *kranion*, crâne ; *rhein*, couler). Affection caractérisée *cliniquement* par l'écoulement du liquide céphalorachidien par le nez et par des signes de compression cérébrale ; *anatomiquement* par une communication spontanée ou traumatique entre le crâne et le rhinopharynx et par un processus d'irritation des espaces arachnoïdiens de la fosse cérébrale moyenne.

CRANIOSCHISIS, *s. m.* (gr. *kranion*, crâne ; *schizein*, diviser) [angl. ***cranioschisis***]. Malformation du crâne due à un défaut d'ossification sur la ligne médiane.

CRANIOSPONGIOSE, *s. f.* (gr. *kranion*, crâne ; *spongos*, éponge). Affection douloureuse des os du crâne, caractérisée anatomiquement et radiologiquement par la formation, dans le diploé, de nombreuses excavations.

CRANIOSTÉNOSE, *s. f.* (gr. *kranion*, crâne ; *sténos*, étroit). V. *craniosynostose.*

CRANIOSYNOSTOSE, *s. f.* (gr. *kranion*, crâne ; *sun*, avec ; *ostéon*, os) [angl. ***craniosynostosis***]. Syn. *craniosténose* (Virchow, 1851). Soudure prématurée d'une ou de plusieurs sutures crâniennes (v. ce terme) provoquant un arrêt de développement et des déformations variées du crâne : acrocéphalie, scaphocéphalie, trigonocéphalie, plagiocéphalie (v. ces différents termes). Elle peut entraîner des troubles cérébraux (hypertension intracrânienne) et oculaires.

CRANIOTABÈS, *s. m.* (Elsasser, 1843) (gr. *kranion*, crâne ; lat. *tabes,* ramollissement) [angl. ***craniotabes***]. Syn. *craniomalacie, occiput mou.* Ramollissement des os du crâne, appréciable à la palpation, chez les enfants du premier âge. Il s'accompagne d'un amincissement qui peut aller jusqu'à la résorption complète de la substance osseuse. Cette lésion s'observe surtout au niveau de l'occipital, des pariétaux et de l'écaille des temporaux. Elle est d'origine rachitique.

CRANIOTOMIE, *s. f.* (gr. *kranion*, crâne ; *tomê*, section) [angl. ***craniotomy***]. Opération consistant à sectionner les os du crâne ; chez l'adulte blessé à la tête ou atteint de tumeur cérébrale ; chez le fœtus dans certains cas de dystocie.

CRAQUEMENT PULMONAIRE [angl. ***cliking rale***]. Bruit consistant en une série de petites crépitations, plus grosses que le râle crépitant, survenant à l'inspiration ; on l'entend à l'auscultation des sommets des poumons en cas de tuberculose.

CRASE, *s. f.* (gr. *krasis*, mélange) [angl. ***crasis***] (désuet). Constitution. — ***c. sanguine.*** Constitution du sang ; terme employé surtout pour désigner les propriétés du sang qui ont trait à la coagulation (temps de coagulation, de saignement, signe du lacet). V. *galénisme.*

CRASSE DES VIEILLARDS. V. *kératose sénile.*

CRATÆGUS OXYACANTHA [angl. ***Crataegus oxyacantha***]. Nom latin de l'aubépine, arbuste dont les fruits sont astringents et les fleurs utilisées en pharmacie pour leurs vertus légèrement sédatives.

CRATÉRIFORME, *adj.* (lat. *crater,* coupe ; *forma,* forme) [angl. ***crateriform***]. En forme de coupe.

CRAW-CRAW, *s. m.* [angl. ***craw-craw***]. Lésion cutanée due à une filiaire *(Filaria perstans)* caractérisée par des taches rouges qui se recouvrent de vésicules, puis de pustules contenant le parasite et se terminant par des croûtes. Cette maladie, décrite par O'Neil (1875) chez les Noirs africains, est sans doute la *gale filarienne* (v. ce terme).

CRAYON, *s. m.* Préparation pharmaceutique solide de forme cylindrique, obtenue par fusion et coulage dans une lingotière. P. ex. : nitrate d'argent.

CRÉATINE, *s. f.* (gr. *kréas*, chair) [angl. ***creatine***]. Substance azotée présente en particulier dans les muscles, où sa combinaison avec le phosphore constitue une importante réserve d'énergie. V. *créatine-kinase, créatininémie, créatinine* et *créatinurie.*

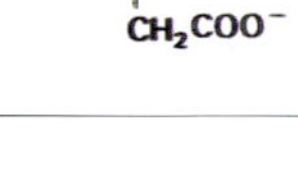

Créatine

CRÉATINE PHOSPHORIQUE (acide). V. *phosphagène.*

CRÉATINE-KINASE, *s. f.* **(CK)** (Banga, 1943) [angl. ***creatine-kinase***]. Syn. *créatine-phospho-kinase (CPK).* Enzyme catalysant la réaction : adénosine-triphosphate + créatine = adénosine-diphosphate + créatine phosphate (phosphagène). Elle existe uniquement dans les cellules des muscles. Son taux dans le sérum sanguin, normalement de 5 à 130 UI/L, s'élève dans tous les cas d'atteinte musculaire : myopathies, ischémies aiguës des membres, infarctus du myocarde ; dans ce dernier cas, (Dreyfus et Schapira, 1960), l'élévation du taux sérique de la CK atteint son maximum vers la 20e heure. Une variété de cette enzyme (isozyme), la ***créatine-kinase MB*** (CK-MB : en angl. M : *muscle* ; B : *brain*, cerveau) n'apparaît dans le sérum qu'en cas de lésion du myocarde (Jackson, Roberts, 1975).

CRÉATINÉMIE, *s. f.* (Jaccoud) [angl. ***creatinaemia***]. Présence de créatine dans le sang : son taux normal moyen est de 27 mg par litre de sang total (206 µmol/L) et de 3 à 4 mg par litre de sérum ou de plasma (23-30 µmol/L).

CRÉATININE, *s. f.* (gr. *kréas*, chair) [angl. ***creatinine***]. Base forte, dérivé cyclisé (lactame) de la créatine. La clairance de la *c.* endogène sert à mesurer le taux de filtration glomérulaire. V. *clairance* et *Cockroft et Gault (formule de).*

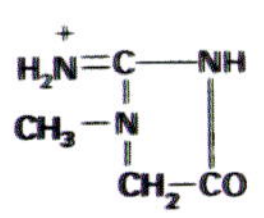

Créatinine

CRÉATININE (épreuve à la) [angl. ***creatinine clearance test***]. V. *clairance.*

CRÉATININÉMIE, *s. f.* [angl. ***creatinaemia***]. Présence de créatinine dans le sang : son taux normal est de 6 à 15 mg par litre de sérum (60 à 130 µmol/L).

CRÉATININURIE, *s. f.* [angl. ***creatininuria***]. Présence de créatine dans l'urine. L'élimination normale moyenne est, par 24 h et par kg de poids corporel, de 15 à 25 mg ou de 0,13 à 0,22 mmol.

CRÉATINURIE, *s. f.* [angl. ***creatinuria***]. Présence de créatine dans l'urine ; normalement, en 24 h, l'élimination est inférieure à 100 mg ou à 0,75 µmol/j.

CRÉATORRHÉE, *s. f.* (gr. *kréas*, chair ; *rhein*, couler) [angl. ***creatorrhoea***]. Élimination exagérée de protides dans les selles. V. *azotorrhée.*

CRÈCHE, *s. f.* (du germanique *Krippe,* mangeoire) [angl. ***day nursery***]. Établissement destiné à accueillir seulement pendant la journée des nourrissons en bonne santé.

CREDÉ (méthodes de) (C. Karl, all.) [angl. ***Credé's methods***]. — 1° (obstétrique) (1854). Syn. *méthode d'expression placentaire.* Manœuvre destinée à hâter l'expulsion : elle consiste en pression exercée sur le fond et les parois de l'utérus par la main de l'accoucheur, qui saisit l'organe à travers l'abdomen. Ces pressions doivent coïncider avec les contractions utérines. — 2° (ophtalmologie) (1884). Ensemble des moyens proposés pour la prophylaxie de la conjonctivite purulente des nouveau-nés.

CRÉMASTER (muscle) (gr. *kremastêr*, suspenseur) (TA *musculus cremaster*) [angl. ***cremaster muscle***]. Muscle élévateur du testicule, situé le long du cordon spermatique.

CRÉMATION, *s. f.* (lat. *cremare,* brûler) [angl. ***cremation***]. Combustion et réduction en cendres des cadavres.

CRÉMATORIUM, *s. m.* [angl. ***crematorium***]. Partie du *funérarium* destiné à l'incinération des corps ou *crémation* (v. ces termes).

CRÈME, *s. f.* [angl. ***cream***] (pharmacie). Préparation onctueuse destinée à l'usage externe, comportant une proportion d'eau plus importante que celle de la pommade et dont la consistance est moins grasse que celle-ci.

CREMNOPHOBIE, *s. f.* (gr. *kremnaô*, je pends ; *phobos,* crainte) [angl. ***cremnophobia***]. Appréhension angoissante à la vue d'un précipice ; vertige des hauteurs ; peur du vide.

CRÉNEAU (signe du) [angl. ***crenated outline***] (pneumologie). Anomalie de la courbe d'enregistrement spirographique, au cours d'une épreuve de ventilation maxima, témoignant d'une obstruction bronchique ou bronchiolaire. Les oscillations respiratoires du tracé, d'amplitude limitée, sont toutes situées dans la zone d'inspiration forcée (zone du volume de réserve inspiratoire). Le décalage brusque vers le haut de ce segment de tracé, par rapport à ceux enregistrés avant et après l'épreuve, dessine un créneau grossièrement carré.

CRÉNOTHÉRAPIE, *s. f.* (Landouzy, 1908) (gr. *krênê*, source ; *thérapéia*, traitement) [angl. ***crenotherapy***]. Application thérapeutique des eaux thermales. V. *hydrothérapie* et *thalassothérapie.*

CRÉPITANT (râle) [angl. ***crepitation***]. Syn. *crépitation, râle vésiculaire.* Râle pulmonaire qui ressemble, d'après Laennec, au bruit que produit du sel que l'on fait décrépiter à une chaleur douce dans une bassine. Les *r. c.* sont des bruits fins, rapides, régulièrement espacés, éclatant en bouffées à la fin de l'inspiration ; ils se rencontrent surtout au début de la pneumonie. — ***r. c. de retour*** (Laennec). Râle plus gros et plus humide que le *r. c.* ; on l'entend à la troisième période de la pneumonie. C'est plutôt un râle sous-crépitant.

CRÉPITATION, *s. f.* [angl. ***crepitation***]. Bruit spécial, produit par le frottement des deux fragments d'un os fracturé *(c. osseuse)* ; par le broiement des caillots sanguins dans un hématome *(c. sanguine)* ; par la pression sur un emphysème sous-cutané *(c. neigeuse)* ; par le frottement d'un tendon enflammé contre la paroi rugueuse de la synoviale ; par la pression sur certains ostéosarcomes pourvus d'une mince coque osseuse *(c. parcheminée).* — ***c. pulmonaire.*** V. *crépitant (râle).* Des *c.* fines et sèches peuvent être entendues à l'auscultation de poumons atélectasiés ou même normaux. — ***c. sous-pleurale.*** Syn. *frottement-râle* (Damoiseau). Bruit sec et fin perçu aux deux temps de la respiration.

CRÉPUSCULAIRE (état) [angl. ***crepuscular state***]. Altération transitoire de la conscience avec, en règle, persistance d'une activité relativement coordonnée. Cet état est voisin de la confusion mentale.

CREST (syndrome) [angl. ***CREST syndrome***]. Variété de sclérodermie généralisée qui comporte les éléments désignés par les initiales américaines : calcinose sous-cutanée (C), syndrome de Raynaud (R), Dysfonction de l'œsophage (E), sclérodactylie (S) et Télangiectasies (T). L'évolution en est très lente, et les manifestations viscérales y sont exceptionnelles. C'est une variante du syndrome CRST : v. *Thibierge et Weissenbach (syndrome de).*

CRÊTE AMPULLAIRE (TA *crista ampullaris*) [angl. ***ampullary crest***]. Épaississement triangulaire de la membrane de l'ampoule des canaux semi-circulaires de l'oreille interne. V. *cupule.*

CRÊTE NEURALE [angl. ***neural crest***] (embryologie). Cordon cellulaire d'origine ectodermique, issu d'un des bords de la gouttière neurale au moment où celle-ci se ferme pour constituer un tube, le tube ou canal neural, ébauche du système nerveux central. Il existe deux cordons, allongés de part et d'autre de ce canal, situés entre lui et les téguments. Ils se divisent en groupes cellulaires qui forment les ganglions spinaux.

CRÊTE SUPRAVENTRICULAIRE. V. *Wolff (éperon de).*

CRÊTES DE COQ. Végétations (papillomes), d'origine vénérienne, situées dans le sillon balano-préputial. V. *condylome.*

CRÉTIN, *s. m.* (lat. *creta,* craie, à cause du teint blanchâtre) [angl. ***cretin***]. Individu affecté de crétinisme.

CRÉTINISME, *s. m.* [angl. ***cretinism***]. État de l'organisme caractérisé par l'absence à peu près complète des facultés intellectuelles (idiotie), l'arrêt de développement du corps (nanisme) et en particulier des organes génitaux et le ralentissement des diverses fonctions. Il est analogue au myxœdème congénital, mais s'en différencie par l'absence à peu près constante de l'infiltration myxœdémateuse des téguments. Il apparaît dans les pays où existe le goître endémique, se rencontre chez les goitreux ou leurs descendants ; parfois le goitre manque et le corps thyroïde est atrophié. — ***c. hypoparathyroïdien*** (Schüpbach et Courvoisier, 1949). V. *ostéodystrophie héréditaire d'Albright.*

CRÉTINOÏDE, *adj.* (crétin ; gr. *eidos*, aspect) [angl. ***cretinoid***]. Qui ressemble au crétin. — ***état c.*** État se rapprochant du crétinisme, mais dans lequel la déchéance physique et intellectuelle est moins marquée. Il se rencontre souvent chez les goitreux dans les pays où le goitre est endémique.

CREUTZFELDT-JAKOB (maladie de) (MCJ) (C. Hans, all., 1920 ; J., 1921) [angl. ***Jakob-Creutzfeldt disease***]. Syn. *pseudosclérose spastique de Jakob*. Affection survenant vers la cinquantaine, caractérisée ***cliniquement*** par l'association de troubles psychiques à type de démence, de signes cérébelleux, d'un syndrome extrapyramidal, de signes pyramidaux, de myoclonies permanentes ; les ***examens complémentaires*** sont évocateurs si *l'EEG* montre les activités périodiques d'éléments bi- ou triphasiques, *l'IRM* un hypersignal du striatum ; *biologiquement,* l'absence de signe inflammatoire et la présence au western-blot de la protéine 14-3-3 dans le *liquide céphalorachidien*. Le diagnostic de certitude n'est en fait apporté que par ***l'examen anatomique :*** spongiose, destruction des neurones, gliose astrocytaire au niveau du cortex, des corps striés et du thalamus. ***L'évolution*** se fait spontanément vers la mort en quelques mois. L'agent responsable de la maladie, transmissible expérimentalement au chimpanzé (1968), est un prion (v. ce terme). On *classe* cette affection parmi les encéphalopathies subaiguës spongiformes transmissibles. Sa déclaration est obligatoire en France depuis le 19 septembre 1996 ou plus précisément « la suspicion de la maladie de C-J et autres encéphalopathies subaiguës spongiformes transmissibles humaines ». On en décrit actuellement ***quatre variétés :*** 1. *sporadiques* (de loin les plus fréquentes) ; 2. *familiales* (par mutations du gène de la protéine-prion) ; 3. *iatrogéniques* (consécutives à l'emploi d'extraits humains ou de matériels contaminés) ; 4. liées à l'encéphalopathie spongiforme *bovine* ou syndrome de Will-Ironside (nvMCJ). V. *Heidenhain (syndrome d').*

CREVASSE, *s. f.* (populaire). V. *gerçure.*

CREVÉE, *s. f.* (au temps de la Renaissance, ce terme, au masculin, désignait une fente aux manches d'un pourpoint laissant apparaître la doublure). Incision musculaire longitudinale effectuée au cours d'une autopsie médico-légale, et destinée à mettre en évidence un hématome.

CREYX ET LÉVY (syndrome de) (C. Maurice, fr., 1948). V. *ophtalmo-rhino-stomato-hygrose (syndrome d').*

CRF. V. — 1° *corticotrope (substance libératrice de l'hormone).* — 2° *Capacité Résiduelle Fonctionnelle.*

CRH. 1° V. *corticotrope (substance libératrice de l'hormone).* — 2° Abréviation de *Compte Rendu d'Hospitalisation.* Terme de gestion hospitalière : c'est la « lettre de sortie » adressée au médecin traitant du malade. On en extrait le résumé médical de séjour ou RMS. V. ce terme et *PMSI.*

CRI DU CHAT (maladie du) (J. Lejeune, Lafourcade et Turpin, 1963) [angl. ***cat cry syndrome, Lejeune's syndrome***]. Syn. *syndrome de Lejeune.* Ensemble de malformations associant : des anomalies craniofaciales (microcéphalie, faciès lunaire, écartement excessif des yeux, aplatissement de la racine du nez, épicanthus, obliquité en bas et en dehors des fentes palpébrales, implantation basse des oreilles, micro- et rétrograthie) ; une débilité mentale profonde ; une consonnance particulière du cri, plaintif et aigu, simulant le miaulement du chat ; un retard staturopondéral ; des anomalies des dermatoglyphes (triradius axial en position haute, pli palmaire transverse unique) ; parfois des malformations cardiaques. Il est dû à une aberration chromosomique : la perte de la moitié de la longueur (délétion) du bras court d'un des chromosomes 5 (5 p). V. *monosomie, délétion* et *haploïde.*

CRI D'OIE [angl. ***honk***]. Bruit systolique intense, rauque, intermittent, perçu à l'auscultation cardiaque de certains patients atteints de ballonnement de la valve mitrale (v. ce terme).

CRIBLAGE, *s. m.* [angl. ***screening***] (génétique). Recherche d'un clone particulier au sein d'une banque d'ADN.

CRICK (Francis, angl., 1916-2004, prix Nobel de médecine 1962). V. *hélice (double) de Watson et Crick* et *désoxyribonucléique (acide).*

CRICOÏDE, *adj.* (gr. *krikos*, anneau ; *eidos*, aspect) [angl. ***cricoid***]. En forme d'anneau, annulaire. — ***cartilage c.*** (TA *cartilago cricoidea*) [angl. ***cricoid cartilage***]. Cartilage impair et annulaire du larynx, situé sous le cartilage thyroïde • ◉ **larynx** •.

CRIGLER ET NAJJAR (maladie ou syndrome de) (C. John, amér., 1952). V. *ictère familial congénital de Crigler et Najjar.*

CRILE (méthode de) (C. George, amér., 1804-1943). V. *anocie-association.*

CRIMINALISTIQUE, *s. f.* [angl. ***criminalistics***]. Ensemble des techniques provenant de sciences diverses, destinées à rechercher des preuves d'infractions (p. ex. des indices matériels de scène de crime) et identifier leurs auteurs comme leurs victimes. P. ex. : autopsie médico-légale, toxicologie, balistique, anthropométrie, étude d'empreintes digitales ou génétiques etc.— Le terme de *sciences forensiques* a été proposé pour désigner l'ensemble de la *c.* et de la criminologie.

CRIMINOLOGIE, *s. f.* (crime ; gr. *logos*, science) [angl. ***criminology***] (médecine légale). Étude scientifique des crimes et des criminels. V. *criminalistique* et *victimologie.*

CRISE, *s. f.* (gr. *krisis*, de *krinein*, juger) [angl. ***crisis***]. — 1 °Changement rapide qui se produit dans l'état d'un malade et qui annonce presque toujours la guérison. La *c.* se manifeste par des phénomènes particuliers : chute brusque de la température, diurèse et sueurs abondantes. — 2° Accident subit survenant en bonne santé apparente *(c. d'appendicite)* ou aggravation brusque au cours d'un état chronique *(c. d'asthme).* — ***c. akinétique.*** V. *akinétique.* — ***c. bilieuse.*** V. *bilieux.* — ***c. épileptique.*** V. *épilepsie.* — ***c. focale.*** V. *focal.* — ***c. gastrique.*** V. *gastrique.* — ***c. hématique*** ou ***hématoblastique.*** V. *hématique.* — ***c. intermenstruelle.*** V. *quatorzième ou quinzième jour (syndrome du).* — ***c. intestinale.*** V. *intestinale.* — ***c. laryngée.*** V. *laryngée.* — ***c. myoclonique.*** V. *myoclonique (crise).* — ***c. de niveau supérieur.*** V. *niveau supérieur.* — ***c. oculogyre.*** V. *oculogyre.* — ***c. de plafonnement.*** V. *postérieure.* — ***c. postérieure.*** V. *postérieure.* — ***c. psychomotrice.*** V. *temporale (crise ou épilepsie).* — ***c. du rejet.*** V. *rejet de greffe (phénomène du).* — ***c. statique.*** V. *akinétique.* — ***c. temporale.*** V. *temporale (crise ou épilepsie).* — ***c. thyrotoxique.*** V. *basedowisme aigu.* — ***c. tonique.*** V. *postérieure.* — ***c. du transplant.*** V. *rejet de greffe (phénomène du).* — ***c. unciforme.*** V. *unciforme.* — ***c. urinaire.*** V. *urinaire.* — ***c. viscérale.*** V. *viscérale.*

CRISTA GALLI (en lat : crête de coq) [angl. et TA : ***crista galli***]. Syn. ancien *apophyse crista galli.* Processus impair et médian de l'os ethmoïde sur lequel s'insère la faux du cerveau • ◉ **ethmoïde, vomer** •.

CRISTALLIN, *s. m.* (lat. *cristallinus*, en cristal) [TA et angl. ***lens***]. Lentille biconvexe transparente située dans le bulbe oculaire entre, en arrière le corps vitré et en avant l'iris. Ses variations de courbure permettent l'accommodation. V. *cataracte, presbytie, cristalloïde* et *phako...* • ◉ **œil** •.

CRISTALLOÏDE, *s. f.* (TA *capsula lentis*) [angl. ***lens capsule***]. Syn. *capsule du cristallin.* Fine membrane enveloppant le cristallin. Elle comporte deux parties, antérieure et postérieure. V. *kystitome* • ◉ **œil** •.

CRISTAUX ASTHMATIQUES, C. DE CHARCOT-LEYDEN. V. *Charcot-Leyden (cristaux de).*

CRISTESCO (C. C., fr., 1938). V. *Clerc, Robert-Lévy et Cristesco (syndrome de).*

CRITHIDIA, *s. f.* (gr. *krithidion*, petit grain d'orge) [angl. ***Crithidia***]. Genre de protozoaire de la famille des *Trypanosomatidæ.* V. *épimastigote (forme).*

CRITIQUE, *adj.* [angl. ***critical***]. Qui a rapport à la crise d'une maladie. — ***âge c.*** Époque de la ménopause.

CRITTENDEN (C. I., amér., 1959). V. *Cantrell et Crittenden (syndrome de).*

cRNA. Terme anglais pour *ARNc.* V. *complémentaire.*

CROCHET ou **CROCHET-PINCE**, *s. m.* [angl. ***grip***]. Syn. *pince.* Pièce terminale de prothèse de membre supérieur constituée de deux pièces métalliques recourbées dont l'une est mobile et permet la préhension.

CROCQ ET CASSIRER (syndrome de) (Crocq Jean, belge, 1896 ; Cassirer, 1902). V. *acrocyanose.*

CROHN (maladie de) (C. Burill, amér., 1932). V. *iléite régionale.*

CROISEMENT (signe du) (Gunn, 1893) [angl. ***Gunn's crossing sign***]. Syn. *signe de Gunn.* Disparition apparente des veines de la rétine au point où elles sont croisées par des artères.

Cet aspect est un indice d'artériosclérose rétinienne ; normalement la transparence des artères permet d'apercevoir les veines sous-jacentes. V. *Keith-Wagener (stades du fond d'œil selon).*

CROISSANCE (hormone de). V. *somatotrope (hormone).*

CROMONE, *s. f.* V. *chromone.*

CRONKHITE-CANADA (syndrome de) (Cr. Leonard, amér., 1955) [angl. ***Cronkhite-Canada syndrome***]. Association de polypose gastro-intestinale généralisée, d'alopécie diffuse, de dystrophie unguéale et de pigmentation cutanée.

CROOKE (cellule de) (C. Arthur, brit., né en 1905) [angl. ***Crooke's cell***]. Cellule anormale découverte par C. en 1935 dans le lobe antérieur de l'hypophyse de sujets atteints de maladie de Cushing. Elle résulte de la dégénérescence hyaline d'une cellule basophile. Son rôle dans la pathogénie de la maladie est discuté.

CROOKSHANCK (ligne de). Pli transversal unique au niveau de la paume de la main : pli palmaire médian.

CROSBY (test de) (C. William, amér. ; Crosby et Dameshek, 1950) [angl. ***Crosby's test***]. Syn. *épreuve à la thrombine.* Les hématies des sujets atteints de maladie de Marchiafava-Micheli sont hémolysées par un sérum normal additionné de thrombine acide.

CROSS-MCKUSICK-BREEN (syndrome de) (C. H., McK. V., B. W., 1967) [angl. ***Cross-Breen-McKusick syndrome***]. Association d'un albinisme oculo-cutané, d'une microphtalmie, d'opacités cornéennes, d'une oligophrénie et d'une hypertrophie gingivale. Transmission autosomique récessive.

CROSS MATCHING, *s. m.* (angl.). Épreuve de compatibilité croisée. Elle concerne les groupes tisssulaires et les groupes sanguins. V. *compatibilité sanguine* et *histocompatibilité.*

CROSSE AORTIQUE (syndrome de la) (Ross et Mac Kusick, 1953) [angl. ***aortic arch syndrome***]. Syn. *syndrome de l'arc aortique, syndrome des troncs supra-aortiques.* Syndrome décrit dès 1944 par Martorell (syndrome d'occlusion des troncs aortiques) et caractérisé ***anatomiquement*** par l'oblitération des grosses branches de la crosse aortique (carotides et subclavières) et ***cliniquement*** par : — 1° des signes d'*ischémie musculaire* des membres supérieurs et de la face ; — 2° des signes d'*ischémie encéphalique* transitoires dans le territoire vertébro-basilaire (vertiges, diplopie, céphalée ; v. *subclavière voleuse, syndrome de la* et *insuffisance vertébro-basilaire*) ou dans le territoire carotidien (hémi- ou monoparésie, aphasie), ou durables (ramollissement cérébral) ; — 3° des *signes oculaires* (baisse de la vision, hémianopsie) par ischémie encéphalique ou rétinienne. Il existe souvent, en outre, une atteinte artérielle athéromateuse diffuse. Ce syndrome peut être ***réalisé*** par des maladies inflammatoires (maladie de Takayashu, artérite temporale, panaortite idiopathique ; v. ces termes) ou non inflammatoires (anévrisme ou dissection aortique, affections congénitales telles que l'élastorrhexie systématisée) et enfin par l'athérome. V. *artères vides de sang (syndrome des).*

CROSSECTOMIE, *s. f.* (bas lat. *crossa,* crosse ; gr. *éktomê,* ablation) [angl. ***crossectomy***]. Résection de la crosse de la veine grande saphène et de ses affluents, préconisée comme traitement des varices des membres inférieurs.

CROSSING-OVER, *s. m.* (Morgan et Cattell, 1912) (en angl. enjambement, entrecroisement) (génétique). V. *enjambement.*

CROSTI (C. Agostino, ital., né en 1896). V. *Gianotti et Crosti (syndrome de).*

CROTAPHITE, *adj.* (gr. *krotaphos*, tempe) (désuet). Temporal. V. ce terme • 👁 **tête** •.

CROUP, *s. m.* (expression d'origine écossaise) (Home, 1765) [angl. ***laryngeal diphtheria***]. Terme qui, jadis, désignait toute laryngite suffocante. Actuellement il s'applique à la *diphtérie laryngée* dans laquelle les fausses membranes obstruent la voie aérienne, provoquant l'asphyxie. — ***faux c.*** V. *laryngite striduleuse.* — ***c. intestinal.*** V. *entérite couenneuse.*

CROUPAL, ALE, *adj.* [angl. ***croupous***]. — 1° Qui dépend du croup. — ***toux*** et ***voix c.*** Toux et voix des enfants atteints de croup ; on a comparé la *t. c.* au chant d'un jeune coq. — 2° Qui rappelle le croup par l'existence de fausses membranes. — ***entérite c.*** V. *entérite pseudo-membraneuse.* — ***pneumonie c.*** Nom donné parfois à la *pneumonie franche* en raison de l'exsudat fibrineux qui remplit les alvéoles pulmonaires.

CROÛTES DE LAIT [angl. ***crusta lactea***]. V. *dermite séborrhéique du nourrisson.*

CROUZON (maladie de) (C. Octave, fr., 1912). V. *dysostose craniofaciale héréditaire.*

CROW-FUKASE (syndrome de) (Crow, R., brit., 1956). V. *POEMS (syndrome).*

CROWE (signe de) (C. Samuel, amér., 1883-1955) [angl. ***Crowe's sign***]. Syn. *signe de Fleischmann.* En cas de thrombose du sinus caverneux, la compression de la veine jugulaire interne du côté atteint n'entraîne pas de dilatation des veines de la rétine, comme elle le fait du côté sain.

CRP. Abréviation du terme anglais : ***C Reactive Protein.*** V. *protéine C réactive.*

CRST (syndrome) [angl. ***CRST syndrome***]. V. *Thibierge-Weissenbach (syndrome de).*

CRUCHET (maladie de) (C. Jean, fr., 1917). V. *encéphalite épidémique d'Economo-Cruchet.*

CRUENTÉ, ÉE, *adj.* (lat. *cruentus,* sanglant) [angl. ***bleeding***]. Saignant. — ***surface c.*** Surface dépouillée de son revêtement qui laisse et laissant écouler le sang.

CRUOR, *s. m.* (lat. *cruor,* sang) [angl. ***cruor***] (désuet). Partie solide du sang (globules) à l'état physiologique (d'après M. Duval). — On désigne aussi sous ce nom le liquide rouge très riche en globules obtenu en exprimant le caillot (Frédéricq). — On a quelquefois ainsi nommé le caillot lui-même. — L'*adj.* ***cruorique*** est utilisé dans l'expression *caillot fibrino-cruorique.*

CRURAL, ALE, *adj.* (lat. *crus, cruris,* jambe) [angl. ***crural***]. Relatif à la cuisse. V. *fémoral* • 👁 **cuisse** •.

CRURALGIE, *s. f.* (lat. *crus, cruris,* jambe ; gr. *algos*, douleur). Douleur siégeant à la cuisse ; névralgie crurale.

CRURO-PELVIMÈTRE, *s. m.* Instrument destiné à fixer mathématiquement les rapports du bassin et des membres inférieurs.

CRUVEILHIER (atrophie, maladie ou paralysie de) (C. Jean, fr., 1791-1873). V. *atrophie musculaire progressive.*

CRUVEILHIER (nodosités de) (1849) [angl. ***Cruveilhier's nodules***]. Syn. *nodosités d'Albini* (1859). Nodosités siégeant sur le bord libre des valvules cardiaques chez les nourrissons et disparaissant à mesure que l'enfant avance en âge.

CRUVEILHIER (signe de). Durcissement intermittent et douloureux de l'estomac, dû à la contraction de la musculature gastrique dans les cas de sténose du pylore.

CRUVEILHIER-BAUMGARTEN (cirrhose de) (C., 1835 ; B., 1908) [angl. ***Cruveilhier-Baumgarten cirrhosis***]. Variété de cirrhose du foie caractérisée par une disposition particulière de la circulation collatérale abdominale, due à la persistance de la veine ombilicale et se manifestant par une énorme dilatation du réseau veineux ombilical au niveau duquel on perçoit un souffle continu et un frémissement. — Certains auteurs isolent la *maladie de Cruveilhier-Baumgarten,* caractérisée par la perméabilité anormale de la veine ombilicale avec hypertension portale sans cirrhose, et qui serait un cas particulier d'hypertension portale essentielle.

CRYANESTHÉSIE, *s. f.* (gr. *kruos*, froid ; anesthésie) [angl. ***cryanaesthesia***]. Anesthésie au froid.

CRYO-AGGLUTININE, *s. f.* V. *agglutinine froide.*

CRYOBIOLOGIE, *s. f.* [angl. ***cryobiology***]. Étude de l'effet des basses températures sur les êtres vivants.

CRYOCAUTÈRE, *s. m.* (gr. *kruos*, froid ; *kaiô*, je brûle). Appareil en forme de cautère, utilisant, dans un but thérapeutique, le froid obtenu par l'évaporation de CO_2 solide.

CRYOCHIRURGIE, *s. f.* [angl. ***cryosurgery***]. Utilisation du froid (et même des grands froids) au cours d'une intervention chirurgicale, en particulier en urologie et en ophtalmologie.

CRYOCONSERVATION, *s. f.* Conservation à basse température.

CRYODESSICCATION, *s. f.* V. *lyophilisation.*

CRYOGLOBULINE, *s. f.* (Wintrobe et Buell, 1933 ; Lerner et Watson, 1947) [angl. ***cryoglobulin***]. La ***classification de Brouet*** (J. C., fr., 1974) distingue : — *le type I* composé d'Ig monoclonale (en règle IgM), observé au cours des hémopathies malignes ; — *le type II*, composé d'IgM kappa monoclonale et d'IgG polyclonales, observé lors des infections par le virus de l'hépatite C ; — *le type III* qui comporte une ou plusieurs classes d'Ig polyclonales et s'observe dans de très nombreuses circonstances. V. *cryoglobulinémie.*

CRYOGLOBULINÉMIE, *s. f.* (Lerner et Watson, 1947) [angl. ***cryoglobulinaemia***]. Syn. *cryoprotéinémie.* Présence dans le plasma sanguin d'une *(c. monoclonale)* ou de plusieurs *(c. mixte)* variétés de gammaglobulines (cryoglobuline, cryoprotéine), appartenant presque toujours au groupe des IgG ou des IgM, qui précipitent ou se solidifient par refroidissement et qui se dissolvent par réchauffement. Leur précipitation provoque soit l'obstruction de la lumière des vaisseaux, soit des lésions de leurs parois due à la formation de complexes immuns. Il en résulte un purpura dont les éléments, souvent infiltrés, siègent aux jambes, un syndrome de Raynaud, des hémorragies muqueuses, une thrombose rétinienne, des arthrites. La survenue, fréquente, d'une glomérulonéphrite est d'un pronostic grave comme celle, plus rare, d'une neuropathie sensitivo-motrice. La *c.* est souvent *associée* à un myélome plasmocytaire, à la macroglobulinémie de Waldenström, à une leucémie lymphoïde chronique, à une maladie auto-immune, à une infection, une hépatite chronique etc. Les formes *idiopathiques* sont rares. La *c.* est une variété d'angéite allergique (v. ce terme) cutanée.

CRYOMASSAGE, *s. m.* [angl. ***cryomassage***]. Friction (v. ce terme) effectuée avec de la glace.

CRYOPATHIE, *s. f.* (Telford) (gr. *kruos*, froid ; *pathê*, souffrance) [angl. ***cryopathy***]. Terme désignant l'ensemble des affections provoquées par le froid : gelure, pied de tranchée, pied d'immersion etc.

CRYOPRÉCIPITÉ, *s. m.* [angl. ***cryoprecipitate***]. Complexe insoluble de protéines formé sous l'influence du refroidissement ; p. ex. : précipitation de la cryoglobuline du sérum sanguin.

CRYOPRÉSERVATION, *s. f.* [angl. ***cryopreservation***]. Conservation par le froid (de tissus ou d'organes vivants).

CRYOPROTÉINE, *s. f.* V. *cryoglobulinémie.*

CRYORÉTINOPEXIE, *s. f.* (gr. *kruos*, froid ; rétine ; gr. *pexis*, fixation) [angl. ***cryoretinopexy***]. Fixation de la rétine à la choroïde par cryothérapie (v. ce terme et *décollement de la rétine*).

CRYOSCOPIE, *s. f.* (Raoult) (gr. *kruos*, froid ; *skopein*, examiner) [angl. ***cryoscopy***]. Méthode utilisée en chimie biologique pour déterminer le poids moléculaire des substances dissoutes. Elle est fondée sur la mesure du point de congélation d'une dissolution et la comparaison de ce point avec le point de congélation du liquide dissolvant. Raoult a démontré que l'abaissement du point (ou température) de congélation est proportionnel directement à la quantité de substance dissoute et inversement au poids moléculaire de cette substance. V. *delta cryoscopique du plasma.*

CRYOTHÉRAPIE, *s. f.* (gr. *kruos*, froid ; *thérapéia*, thérapie) [angl. ***cryotherapy***]. Syn. *frigothérapie, psychrothérapie* (inusité). Application thérapeutique du froid obtenu soit au moyen de douche froide, d'enveloppement humide, de bain refroidi, de vessie de glace etc., soit au moyen du chlorure de méthyle, de l'acide carbonique neigeux, etc. Le froid entraîne un effet anesthésique local, évite l'œdème et diminue les hématomes. V. aussi *cryochirurgie.*

CRYPTE, *s. f.* (gr. *kruptos*, caché) [angl. ***crypt***]. Petit diverticule tubulaire. - *c. amygdaliennes.* — ***c. de Lieberkühn.*** V. *Lieberkühn (glandes de).*

CRYPTITE, *s. f.* (gr. *kruptos*, caché ; suffixe *-ite* indiquant l'inflammation) [angl. ***cryptitis***]. Inflammation d'une crypte et plus particulièrement d'une des *c. de Morgagni*, appelées désormais sinus anaux, sillons verticaux séparant les colonnes anales.

CRYPTOCÉPHALE, *s. m.* (I.-G. Saint-Hilaire) (gr. *kruptos*, caché ; *képhalê*, tête) [angl. ***cryptocephalus***]. Monstre dont la tête est représentée par quelques pièces non apparentes au dehors.

CRYPTOCOCCOSE, *s. f.* [angl. ***cryptococcosis***]. Syn. *blastomycose européenne, maladie de Busse-Buschke* (1895), *torulose, torulopsidose.* Affection opportuniste grave provoquée par le développement d'une levure, *Torula histolytica, Torulopsis* ou *Cryptococcus neoformans,* dans la peau, les poumons, les os et l'axe cérébrospinal (méningo-encéphalite).

CRYPTOGÉNÉTIQUE ou **CRYPTOGÉNIQUE,** *adj.* (gr. *kruptos*, caché ; *génésis*, génération) [angl. ***cryptogenetic***]. Se dit d'une affection dont la nature ou la cause échappe à nos moyens d'investigation. — ***anémie c.*** Anémie dont la cause est inconnue, par opposition aux anémies symptomatiques.

CRYPTOPHTALMIE, *s. f.* (gr. *kruptos*, caché ; *ophthalmos*, œil) [angl. ***cryptophthalmia***]. Malformation des globes oculaires, qui sont réduits à une petite vésicule sur laquelle s'insèrent les muscles et qui se dissimule sous les téguments.

CRYPTOPHTALMIE-SYNDACTYLIE (syndrome). V. *Fraser (syndrome de).*

CRYPTORCHIDIE, *s. f.* (gr. *kruptos*, caché ; *orkhis*, testicule). Absence uni ou bilatérale de testicule dans les bourses, par suite d'un arrêt de migration dans l'abdomen. V. *ectopie.*

CRYPTOSPORIDIOSE, *s. f.* (gr. *kruptos*, caché ; *spora*, graine) [angl. ***cryptosporidiosis***]. Maladie infectieuse, provoquée par un protozoaire, le *Cryptosporidium.* Ce genre de parasite, responsable d'entérites observées d'abord chez les ovins et caprins, a été identifié chez l'homme, notamment au cours du syndrome d'immunodéficience acquise, où il est à l'origine d'infections graves de même que d'autres coccidies (v. ce terme), *Isospora belli* et *Sarcocystis hominis.* V. *microsporidiose.*

CRYPTOSPORIDIUM, *s. m.* [angl. ***Cryptosporidium***]. Genre de coccidie (parasite intestinal appartenant au règne des protozoaires) responsable d'entérites décrites d'abord chez le veau puis plus récemment chez l'homme au cours du sida. *C. parvum et C. hominis* sont pathogènes chez l'homme.

CRYPTOZOÏTE, *s. m.* (gr. *kruptos*, caché ; *zôon*, animal) [angl. ***cryptozoite***]. Parasite du paludisme *(Plasmodium)* à la phase initiale de son cycle asexué ou schizogonique, lorsqu'il se développe dans les cellules du foie avant d'aller infester les hématies. V. *schizogonie.*

17-CS. Abréviation de *17-cétostéroïdes.*

Cs. Symbole chimique du *césium.*

Cs A [angl. ***Cs A***]. Abréviation de *cyclosporine A.* V. *cyclosporine.*

CSF. Abréviation du terme anglais ***Colony Stimulating Factor,*** ou facteur stimulant le développement de cellules souches hématopoïétiques *in vitro.* V. *interleukine G-CSF, GM-CSF, M-CSF, érythropoïétine* et *progéniteur.*

CT. V. *capacité totale* et *calcitonine.*

CTE. Comité Technique d'Établissement.

CTL. Abréviation du terme anglais : ***Cytotoxic T Lymphocyte.*** Lymphocyte T cytotoxique (v. ce terme).

Cu. Symbole chimique du *cuivre.* V. ce terme.

CUBITUS, *s. m.* V. *ulna* • 👁 **radius, avant-bras, carpe, coude •.**

CUBITUS VALGUS, *s. m.* (en lat., coude tourné en dehors) [angl. ***cubitus valgus***]. Exagération de la légère abduction que présente normalement l'avant-bras. Elle se rencontre surtout chez les femmes. Le *c. v.* peut être également dû à une fracture du coude vicieusement consolidée, un trouble de croissance par atteinte du cartilage de croissance.

CUBITUS VARUS, *s. m.* (en lat., coude tourné en dedans) [angl. ***cubitus varus***]. Déformation de la région du coude qui a pour résultat de porter l'avant-bras en adduction. Elle s'observe parfois dans la fracture de la trochlée.

CUBOÏDE, *adj.* (gr. *kubos*, cube ; *eidos*, aspect) [angl. ***cuboid***]. En forme de cube. — *s. m.* Os du tarse antérieur • 👁 **tarse •.**

CUIGNET (méthode de) (C. Ferdinand, fr., né en 1823). V. *skiascopie.*

CUILLER ou **CUILLÈRE**, *s. f.* Par analogie avec l'ustensile de table, instrument ou partie d'instrument en ayant la forme. — *c. du forceps.*

CUIR CHEVELU [angl. ***scalp***]. Peau du crâne.

CUIR NEUF (bruit de). Bruit particulier, mentionné par Hippocrate, observé dans la pleurésie sèche et dans la péricardite sèche (Collin, 1824) et dû à des frottements pleuraux ou péricardiques. Il est comparé par Laennec au « *cri du cuir* d'une selle neuve sous le cavalier ».

CUISSARD, *s. m.* [angl. ***socket***]. Dispositif s'adaptant à la cuisse, destiné à la protéger ou bien à fixer une orthèse ou une prothèse.

CUISSE, *s. f.* (lat. *coxa,* hanche) (TA *femur*) [angl. ***thigh***]. Segment proximal du membre inférieur s'étendant de la hanche au genou.

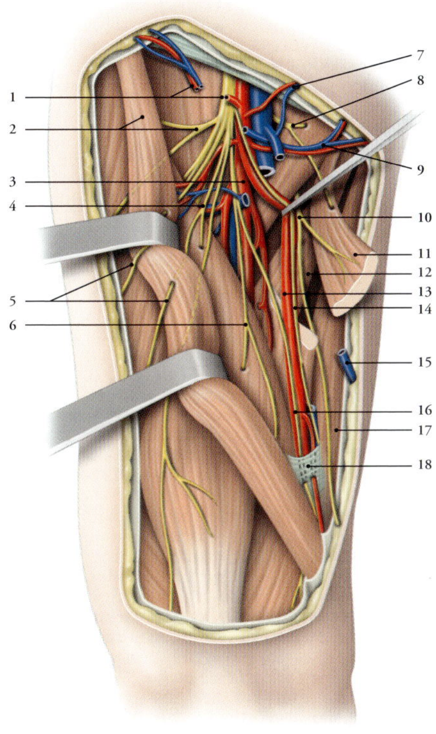

Région antérieure de la cuisse : le trigone fémoral

1. a. et vv. circonflexes iliaques superficielles
2. m. sartorius et son nerf
3. a. fémorale profonde
4. nn. cutané ant. de la cuisse et du vaste intermédiaire de la cuisse
5. a. cutané ant. de la cuisse
6. n. du vaste médial
7. a. et v. épigastriques superficielles
8. m. pectiné et r. musculaire médial
9. a. et vv. pudendales ext.
10. n. obturateur
11. m. long abducteur
12. m. court abducteur
13. a. fémorale
14. n. saphène accessoire (r. profond)
15. grande v. saphène
16. n. saphène
17. m. grand adducteur
18. fascia vasto-adducteur

CUIVRE, *s. m.* (lat. *aes cyprium,* bronze de Chypre). — 1° ***Élément chimique*** de numéro atomique 29 (vingt-neuf électrons gravitent autour du noyau atomique). Symbole *Cu*. — 2° ***Corps simple*** : métal rouge, mou et ductile, ayant de très bonnes conductivités thermique et électrique. — ***En médecine***, le *c.* fait partie des oligoéléments. V. ce terme, *céruloplasmine*, *Menkès (syndrome de) 1°*, *dégénérescence hépatolenticulaire* et les mots commençant par *cupr...*

CULDOCENTÈSE, *s. f.* (cul-de-sac ; gr. *kentein,* piquer) [angl. ***culdocentesis***]. Ponction du cul-de-sac de Douglas.

CULDOSCOPIE, *s. f.* (cul-de-sac ; gr. *skopein,* examiner) [angl. ***culdoscopy***]. V. *pélycoscopie.*

CULEX, *s. m.* (lat. *culex*, cousin, moustique) [angl. ***Culex***]. Genre de moustique de la famille des *Culicidés* (v. ce terme).

CULICIDÉS, *s. m. pl.* (lat. *culex*, moustique) [angl. ***Culicidae***]. Famille d'insectes diptères comprenant trois sous-familles principales : les *Anophélinés*, les *Culicinés*, les *Ædinés*. Ces moustiques dont la femelle est hématophage, peuvent transmettre à l'homme de nombreuses maladies : le paludisme, mais aussi des arboviroses (fièvre jaune) et la filariose à *Wuchereria bancrofti*. V. *Anopheles, Culex, Simulidæ, Insectes, Mansonia* et *Ædes*.

CULICIDISME, *s. m.* (lat. *culex,* moucheron). V. *anophélisme.* — ***c. résiduel.*** V. *anophélisme résiduel.*

CULLEN ou **CULLEN-HELLENDALL (signe de)** (C. Thomas, de Baltimore, États-Unis, 1919) [angl. ***Cullen's sign***]. Coloration ecchymotique bleuâtre ou jaune de l'ombilic due à un épanchement sanguin intrapéritonéal, visible seulement chez les sujets maigres ou atteints de hernie ombilicale. V. *Turner (signe de).*

CULMEN, *s. m.* (en lat, sommet) [TA et angl. ***culmen***]. — 1° V. *culminectomie.* — 2° Lobule supérieur du vermis (v. ce terme).

CULMINECTOMIE, *s. f.* (lat. *culmen,* sommet ; gr. *ektomê,* ablation). Ablation chirurgicale du culmen du lobe supérieur du poumon gauche, c.-à-d. des trois segments : apical, dorsal et ventral de ce lobe.

CULOT URINAIRE [angl. ***urinary sediment***]. V. *urocytogramme.*

CULOTTE DE CHEVAL. V. *stéatomérie.*

CULPABILITÉ (sentiment de). V. *autopunition.*

CUNÉIFORME, *adj.* (lat. *cuneus*, coin) [angl. ***cuneiform***]. En forme de coin. P. ex. : *cartilage c. du larynx.* — *s. m.* Nom des trois os du tarse antérieur. — Les adjectifs *cunéiforme* et *sphénoïde* sont synonymes, mais ces termes désignent des structures anatomiques tout à fait différentes • 👁 **tarse** •.

CUNÉO (opérations de) (C. Bernard, fr., 1873-1944). — 1° (1911). Opération pratiquée dans l'exstrophie de la vessie. Elle consiste à fabriquer une vessie avec une anse d'intestin grêle exclue et à y implanter les uretères *(iléocystoplastie)*. Le nouveau réservoir est abouché au périnée entre le rectum et sa gaine. — 2° Résection du rectum par voie combinée, abdominale et périnéale, avec conservation du sphincter. Le temps périnéal, par une longue incision sur un des côtés de l'anus, permet l'ablation et l'anastomose colorectale. Opération pratiquée en cas de cancer du rectum.

CÜPPERS (méthodes de) [angl. ***Cüppers's methods***]. Technique de traitement de l'amblyopie fonctionnelle. V. *euthyscopie.*

CUPRÉMIE, *s. f.* (lat. *cuprum*, cuivre ; gr. *haïma*, sang) [angl. ***cupraemia***]. Présence de cuivre dans le sang (taux normal : 100 à 200 µg/100 mL ou 16 à 31 µmol/L de plasma). V. *cæruloplasmine.*

CUPROPROTÉINE, *s. f.* [angl. ***cuproprotein***]. Protéine contenant du cuivre. Certaines d'entre elles possèdent une activité de superoxyde-dismutase. V. ce terme.

CUPRORRACHIE, *s. f.* [angl. ***cuprorrhachia***]. Présence de cuivre dans le liquide céphalorachidien (taux normal : 10 à 15 µg/100 mL ou 1,57 à 2,35 µmol/L).

CUPROTHÉRAPIE, *s. f.* (lat. *cuprum,* cuivre ; gr. *thérapéia,* traitement) [angl. ***cuprotherapy***]. Emploi thérapeutique du cuivre ou de ses composés.

CUPRURIE, *s. f.* (lat. *cuprum,* cuivre ; gr. *ouron,* urine) [angl. ***cupruria***]. Présence de cuivre dans l'urine (taux normal : 0 à 100 µg/j ou 0 à 1,6 µmol/j).

CUPULE, *s. f.* (lat. *cupula,* petite cuve) (TA *cupula cristae ampullaris*) [angl. ***cupula of the ampullary crest***]. Masse gélatineuse baignant les stéréocils des cellules sensorielles des crêtes ampullaires. Analogue à la membrane statoconique, elle est toutefois dépourvue d'otolithe (v. ce terme).

CUPULE DIGITALIQUE (électrocardiographie). Déformation curviligne à concavité supérieure de l'espace ST, qui est en outre raccourci, signe fréquent d'imprégnation (et non de surdosage) digitalique. V. *cardiotonique*.

CUPULOGRAMME, *s. m.* [angl. ***cupulogram***]. Tracé obtenu par cupulométrie.

CUPULOMÉTRIE, *s. f.* (lat. *cupula*, petite cuve ; gr. *métron*, mesure) [angl. ***cupulometry***]. Méthode d'exploration fonctionnelle des canaux semi-circulaires de l'oreille. Après l'arrêt rapide des épreuves rotatoires, on mesure la durée de la persistance du nystagmus et de la sensation de rotation. Lors de cet arrêt rapide, le liquide endolymphatique des canaux, mû par la force d'inertie, déplace et excite la cupule, masse gélatineuse qui surmonte les cellules sensorielles des canaux et qui contient les cils de ces cellules.

CURAGE, *s. m.* [angl. ***curage***]. V. *curetage*.

CURARE, *s. m.* (terme d'origine sud-américaine) [angl. ***curare***]. Mélange d'alcaloïdes extraits de diverses plantes, dont *Strychnos toxifera*, utilisées par les chasseurs primitifs sud-américains qui en enduisent leurs pointes de flèches pour paralyser leurs proies. Le principe actif, la *D-tubocurarine*, est un myorésolutif (v. ce terme) non dépolarisant. V. *curarisation*.

CURARISANT, ANTE, *adj.* [angl. ***curarising***]. Se dit des substances qui, agissant comme le curare, abolisent l'action des nerfs moteurs sur les muscles.

CURARISATION, *s. f.* [angl. ***curarization***]. Empoisonnement par le curare. Actuellement, on applique ce mot à d'autres poisons qui arrêtent également la transmission entre le nerf et le muscle. Leur action serait due à la modification de la chronaxie d'un des éléments du complexe neuro-musculaire (L. Lapicque) (v. *hétérochronisme*). — Emploi thérapeutique des médicaments curarisants pour obtenir le relâchement des muscles striés, p. ex. au cours d'une anesthésie en chirurgie abdominale ou thoracique ou au cours du tétanos. V. *myorésolutif*.

CURATELLE, *s. f.* Régime de protection des incapables majeurs où le sujet est assisté d'un *curateur* dont l'adhésion est nécessaire aux initiatives comportant un acte « de disposition » tel que les transactions immobilières et les emprunts. V. *incapable majeur, sauvegarde de justice* et *tutelle*.

CURE, *s. f.* (lat. *curare*, soigner) [angl. ***cure***]. Traitement et plus particulièrement, traitement heureux. — ***c. radicale.*** Opération destinée à remédier d'une façon complète et définitive à une déformation (hernie) ou à une lésion (hydrocèle, tumeur). — ***c. thermale.*** Emploi thérapeutique des eaux chaudes. Par extension, des eaux minérales. V. *thermalisme*.

CURETAGE ou **CURETTAGE**, *s. m.* [angl. ***curettage***]. Syn. *curage*. Opération qui consiste à dépouiller, avec le doigt *(curage)* ou avec un instrument *(curetage)*, une cavité naturelle (utérus, articulation, etc.) ou non (foyer d'un abcès) des produits morbides qu'elle peut contenir et de sa muqueuse malade, s'il y a lieu.

CURIE, *s. m.* (symbole **Ci**) (Pierre et Marie Curie, fr. qui, en 1898, découvrirent le radium ; prix Nobel de physique 1903) [angl. ***curie***]. Unité de radioactivité définie comme la quantité de tout radio-élément dans lequel le nombre de désintégrations par seconde est de $3{,}700 \times 10^{10}$. Dans le système international, il est remplacé par le becquerel (v. ce terme). $1\ Ci = 3{,}7 \times 10^{10}\ Bq$.

CURIEPUNCTURE, *s. f.* [angl. ***interstitial irradiation***]. Syn. *radiumpuncture*. Traitement de certains cancers par l'introduction, dans la tumeur, d'aiguilles contenant du radium.

CURIETHÉRAPIE, *s. f.* [angl. ***brachytherapy***]. Implantation d'une source radio-active au voisinage immédiat d'une tumeur que l'on veut détruire. Le radium 226 utilisé primitivement (radiumthérapie) a été remplacé par le Césium 137 et l'Iridium 192. La *c.* est *interstitielle*, directement placée dans le tissu tumoral (langue) ou bien à son contact, *intracavitaire* (utérus) : c'est la *plésiothérapie*. — ***c. endocoronaire.*** V. *brachythérapie*.

CURLING (ulcère de) (C. Thomas, brit., 1842) [angl. ***Curling's ulcer***]. Ulcère gastrique ou duodénal, souvent hémorragique et perforant, survenant chez les grands brûlés.

CURRARINO (syndrome de) (C. Guido, amér. 1961) [angl. ***Currarino's syndrome***]. Variété très rare et familiale d'ostéo-arthropathie hypertrophiante pneumique observée chez l'enfant, d'origine indéterminée et d'évolution spontanément favorable.

CURRARINO (triade de) (C. Guido, amér., 1981) [angl. ***Currarino's triad***]. Ensemble de malformations rares à caractère familial, associant des anomalies anales (sténose, imperforation), sacrées et présacrées (méningocèle).

CURSCHMANN (spirales de) (C. Heinrich, all., 1846-1910) [angl. ***Curschmann's spirals***]. Syn. *exsudat spiroïde*. Pelotons de filaments muqueux enroulés en spirale et parcourus par une cavité centrale remplie d'air, que l'on observe dans l'expectoration des asthmatiques.

CURTIUS (syndrome de) (C. Friedrich, all., 1925) [angl. ***Curtius's syndrome***]. Association d'hypertrophie d'une hémiface, d'anomalies cutanées (nævus, atrophie, dystrophie unguéale) d'hypodontie, d'amblyopie, de troubles psychiques et endocriniens (hypogénitalisme, hypotrophie mammaire).

CURTIUS-KRUGER (syndrome de) (1952) [angl. ***Curtius-Kruger syndrome***]. Syndrome végétatif endocrinien décrit chez la femme et associant acrocyanose, acroparesthésie, cutis marmorata, hyperhidrose, insuffisance ovarienne et constipation.

CUSHING (maladie et syndrome de) (C. Harvey, amér.) [angl. ***Cushing's disease ou syndrome***]. Syn. *hypercorticisme glycocorticoïde* ou *métabolique, obésité ostéoporotique* (Askanazy, 1900). Affection survenant surtout chez la femme jeune, caractérisée par une obésité localisée à la face, au cou (*buffalo neck* : cou de buffle) et au tronc, une hypertension artérielle, une amyotrophie avec asthénie, une ostéoporose, une insuffisance génitale, des vergetures pourpres, une hypertrichose faciale, parfois une hyperglycémie et une polyglobulie discrètes. Son évolution est spontanément mortelle en 2 à 10 ans. Elle est dûe à l'hypersécrétion des hormones glycocorticoïdes du cortex surrénal (cortisol). Celle-ci provient — 1° soit d'un excès d'ACTH, lié à une *affection neuro-hypophysaire* (adénome basophile de l'hypophyse : Cushing, 1932 ; basophilisme hypophysaire ; adénome hypophysaire non basophile ; lésion hypothalamique) et généralement accompagné d'hyperplasie surrénale bilatérale : c'est la ***maladie de Cushing*** — celle-ci peut être due aussi à une protéine analogue à l'ACTH sécrétée par une tumeur extrahypophysaire : c'est une variété de syndrome paranéoplasique (v. ce terme) ; — 2° soit d'une *tumeur corticosurrénale* bénigne ou maligne (v. *virilisme* et *hirsutisme*) : c'est le ***syndrome de Cushing*** qui peut être aussi la conséquence d'un long traitement par les corticoïdes. Le *diagnostic biologique* repose sur l'élévation du cortisol urinaire, la rupture du cycle du cortisol plasmatique avec élévation de son taux à 20 heures ; le taux normal ou élevé d'ACTH étant en faveur de l'origine hypophysaire de l'hypercorticisme. V. *hypercorticisme, Meador (syndrome de), Carney (complexe de)* et *McCune-Albright-Sternberg (syndrome de)*.

CUSHING (ulcères de) [angl. ***Rokitanski-Cushing ulcers***]. Ulcères œso-gastro-duodénaux observés au cours de lésions graves du système nerveux central. Ils se distinguent des ulcères de stress (v. ce terme) car ils sont plus profonds, et seraient associés à une hypergastrinémie.

CUSHINGOÏDE, *adj.* (gr. *eidos*, aspect) [angl. ***Cushing-like***]. Qui ressemble à la maladie de Cushing. — *syndrome, état c.*

CUSPIDE, *s. f.* (lat. *cuspis, cuspidis*, pointe) [angl. ***cusp***]. Pointe aiguë et allongée. P. ex. : *c. dentaire, c. des valves cardiaques* • 👁 **molaire** •.

CUTANÉO-INTESTINAL MORTEL (syndrome). V. *papulose atrophiante maligne*.

CUTANÉOLIPECTOMIE, *s. f.* Syn. *dermolipectomie*. Résection chirurgicale d'un secteur de peau et du tissu graisseux sous-jacent ; opération pratiquée dans un but esthétique, p. ex. au niveau des fesses et des hanches pour corriger les déformations dites en « culotte de cheval ». V. *stéatomérie* et *liposuccion*.

CUTIRÉACTION, *s. f.* [angl. ***cutireaction***]. Réaction cutanée inflammatoire survenant au point où l'on a déposé, après une légère scarification, une très petite quantité de certaines substances (produit microbien, protéine animale ou végétale, etc.), quand le sujet étudié est sensibilisé ou allergique par rapport à cette substance (antigène). — La *c.* pratiquée avec la *tuberculine* (von Pirquet, 1907) révèle l'existence d'un foyer tuberculeux éteint ou en activité. — La *c.* peut être obtenue dans un certain nombre d'affections anaphylactisantes (asthme, coryza spasmodique, rhume des foins, migraine, urticaire, eczéma) et peut servir à établir leur diagnostic. V. *intradermo-réaction* et *hypersensibilité.*

CUTIS ANSERINA (lat.) V. *ansérine (peau).*

CUTIS HYPERELASTICA (Unna) (lat. *cutis,* peau) [angl. ***cutis hyperelastica***]. Hyperélasticité de la peau, extraordinairement extensible et qui revient sur elle-même dès que cesse la traction. V. *Danlos (syndrome de).*

CUTIS LAXA (lat.) [angl. ***cutis laxa***]. Syn. *dermatochalasis.* État de relâchement passif de la peau qui retombe spontanément en plis flasques. V. *dermatolysie.*

CUTIS MARMORATA TELANGIECTICA CONGENITA (Van Lohuizen, 1922) (lat. *marmorata,* marbrée) [angl. ***cutis marmorata telangiectica congenita***]. Dystrophie cutanée congénitale rare constituée par une érythrocyanose réticulée avec télangiectasies. Son évolution est en règle spontanément régressive dans les premières années de la vie.

CUTIS VERTICIS GYRATA (lat.). V. *pachydermie vorticellée du cuir chevelu.*

CUTIS VERTICIS PLANA (Gasne, 1932) (lat. *vertex, verticis,* sommet de la tête) [angl. ***cutis verticis plana***]. Variété de pachydermie régionale d'origine nævique.

CUTISATION, *s. f.* (lat. *cutis,* peau) [angl. ***cutization***]. Induration et sécheresse de certaines muqueuses qui les rendent semblables à la peau lorsqu'elles font saillie en dehors d'une façon permanente (vagin, lèvres, etc.).

CUVETTE STERNALE. V. *thorax en entonnoir.*

CV. — 1° (pneumologie). V. *capacité vitale.* — 2° (ophtalmologie). Champ visuel.

$C\bar{v}CO_2$. Symbole de la *concentration en gaz carbonique du sang veineux mêlé.*

$C\bar{v}O_2$. Symbole de la *concentration en oxygène du sang veineux mêlé.*

CYANOCOBALAMINE, *s. f.* (gr. *kuanos,* bleu ; cobalt ; vitamine) [angl. ***cyanocobalamin***]. Syn. *vitamine B*12. Complexe cobaltique, comportant une liaison — CN, facteur extrinsèque de maturation des hématies. Il est présent dans le foie et le rein, accessoirement la viande et le lait. V. *Castle (théorie de), transcobalamine, folique (acide)* et *cobalamine.*

CYANOGÈNE, *adj.* (gr. *kuanos,* bleu ; *génnan,* engendrer). Qui produit la cyanose.

CYANOPSIE, *s. f.* (gr. *kuanos,* bleu ; *opsis,* vision) [angl. ***cyanopsia***]. Trouble de la perception des couleurs, où les objets apparaissent de teinte bleutée. V. *chromatopsie.*

CYANOSE, *s. f.* (gr. *kuanos,* bleu) [angl. ***cyanosis***]. Coloration bleue des téguments due à l'augmentation dans le sang capillaire, de l'hémoglobine réduite dont le taux dépasse 5 g par 100 mL. Elle peut être localisée ou généralisée. Dans ce dernier cas, elle est soit *d'origine périphérique,* par désaturation veineuse excessive, un ralentissement circulatoire (par insuffisance cardiaque, p. ex.) provoquant une extraction plus importante, par les tissus, de l'oxygène du sang ; ou *d'origine centrale,* par désaturation artérielle due à une gêne de l'hématose (*c.* acquise des affections bronchopulmonaires) ou à une anomalie circulatoire (*c.* congénitale : v. *bleue, maladie*) permettant le mélange du sang veineux au sang artériel. Parfois elle est provoquée par la présence, dans le sang, d'une hémoglobine pathologique (v. *méthémoglobinémie, sulfhémoglobinémie*) : pour certains ce seraient des *fausses cyanoses.* — Employé seul, ce terme est quelquefois pris comme synonyme de *maladie bleue.*

CYANOSE CONGÉNITALE. V. *bleue (maladie).*

CYANOSÉ, ÉE *adj.* [angl. ***cyanosed***]. Se dit de la couleur bleu violacé présentée par la face, les lèvres etc., en cas de grande gêne de l'hématose. — *s. m.* ou *f.* Malade atteint de cyanose.

CYANURIE, *s. f.* (gr. *kuanos,* bleu ; *ouron,* urine) [angl. ***cyanuria***]. Émission d'urines bleues. V. *glaucurie.*

CYBERNÉTIQUE, *s. f.* (gr. *kubernêtikê,* art de gouverner) [angl. ***cybernetics***]. « Nom donné par Ampère à la partie de la politique qui s'occupe des moyens de gouverner » (Littré). — (Norbert Wiener, 1947). « Science des appareils de gouverne ou de commande, dont le système nerveux n'est, en somme, qu'un cas particulier » (Alfred Fessard). Elle étudie la distribution des ordres, le fonctionnement des communications et des contrôles chez les êtres vivants, dans les communautés animales et les machines automatiques. V. *rétrocontrôle.*

CYBERNINE, *s. f.* (gr. *kubernaô,* je dirige) [angl. ***cybernin***]. « Substance produite par une glande endocrine et modulant, par une action purement locale, l'effet des stimulines commandant cet organe » (Guillemin). On connaît plusieurs *c.* sécrétées par l'ovaire et qui empêchent la maturation des ovocytes, la lutéinisation et l'effet des gonadostimulines sur leurs récepteurs ovariens. La gonadocrinine (v. ce terme) est aussi une *c.* Les *c.* agissent par rétrocontrôle. V. *inhibine.*

CYCLE DE L'ACIDE CITRIQUE. V. *Krebs (cycle de).*

CYCLE CELLULAIRE [angl. ***cell cycle***]. Suite des phases évolutives de la cellule en division. Après une phase de préparation dite G1 (angl. *gap1*), vient la phase S (*synthèse* des histones, synthèse et réplication de l'ADN) puis la phase préparatoire G2 *(gap 2)* suivie de la phase M (*mitose,* v. ce terme) suivie d'une nouvelle phase G1.

CYCLE DE KREBS. V. *Krebs (cycle de).*

CYCLE MENSTRUEL. V. *menstruel (cycle).*

CYCLE ŒSTRAL. V. *œstral (cycle).*

CYCLE TRICARBOXYLIQUE. V. *Krebs (cycle de).*

CYCLERGOMÈTRE, *s. m.* V. *cyclo-ergomètre.*

CYCLINE, *s. f.* (gr. *kuklos,* cercle) [angl. ***cyclin***]. — 1° *(biochimie)* (Tim Hunt, brit., prix Nobel de médecine 2001). « Terme générique pour une famille de protéines jouant un rôle clef dans le *cycle* cellulaire. La *c.* A est un marqueur de la prolifération cellulaire. La *c.* S stimule la réplication de l'ADN (biosynthèse en phase S), la *c.* M stimule la vitesse de la mitose (phase M). Leur action est transitoire, les *c.* étant détruites, après leur intervention, par une protéase intracellulaire » (P. Delaveau). — 2° (*chimie thérapeutique).* Famille d'antibiotiques à quatre noyaux accolés suivant un axe rectiligne et qui comprend deux grands groupes, les *c.* stricto sensu ou tétracyclines et les anthracyclines (v. ces termes).

CYCLIQUE, *adj.* (gr. *kuklos,* cercle) [angl. ***cyclic***]. Se dit d'une maladie dont l'évolution passe par des étapes successives, que l'on peut prédire, du moment qu'elle se traduit par sa symptomatologie habituelle. — ***vomissements c.*** V. *vomissements acétonémiques.*

CYCLITE, *s. f.* (gr. *kuklos,* cercle) [angl. ***cyclitis***]. Inflammation du corps ciliaire de l'œil, associée le plus souvent à celle de l'iris (iridocyclite ; v. ce terme). V. *kératite ponctuée.*

CYCLOCÉPHALE, *s. m.* (I. G. Saint-Hilaire) (gr. *kuklos,* globe de l'œil ; *képhalê,* tête) [angl. ***cyclitis***]. Monstre dont les deux yeux sont confondus en un seul et dont l'appareil nasal est complètement atrophié.

CYCLOCÉPHALIEN, *s. m.* Groupe des monstres par arrêt de développement, ayant pour caractère commun la fusion des deux yeux en un œil médian ou la réunion des deux yeux dans une orbite unique et médiane, ou le rapprochement exagéré des deux orbites. Ce groupe renferme les rhinencéphales, les cyclocéphales, les ethmocéphales et les cébocéphales.

CYCLODIATHERMIE, *s. f.* [angl. ***cyclodiathermy***]. Destruction par diathermie (v. ce terme) d'une partie du corps ciliaire, dans le but de traiter le glaucome.

CYCLODIALYSE, *s. f.* (Heine, 1905) (gr. *kuklos,* cercle ; *dia,* à travers ; *luein,* dissoudre) [angl. ***cyclodialysis***]. Intervention chirurgicale proposée dans le glaucome et visant à faire communiquer la chambre antérieure de l'œil et l'espace sous-choroïdien. V. *Krasnov (intervention de).*

CYCLODUCTION, *s. f.* (gr. *kuklos,* cercle ; lat. *ductio,* de *ducere,* conduire) [angl. ***cycloduction***]. Mouvement rotatoire de l'œil autour de l'axe antéro-postérieur, produit par les muscles obliques.

CYCLO-ERGOMÈTRE, *s. m.* [angl. ***ergometric bicycle***]. Syn. *cyclergomètre.* V. *bicyclette.*

CYCLO-OXYGÉNASE, *s. f.* **(COX)** [angl. ***cyclooxygenase***]. Syn. *prostaglandine synthétase.* Enzyme de dégradation de l'acide arachidonique dont l'action est bloquée par l'aspirine et les Anti-Inflammatoires Non Stéroïdiens. (AINS). — Par rapport aux AINS classiques qui inhibent à la fois la *COX-1* (intervenant dans l'agrégation des plaquettes, la protection de la muqueuse gastrique et la régulation du débit sanguin rénal) et la *COX-2* (intervenant dans l'inflammation), les ***inhibiteurs spécifiques de la c. de type 2*** ou ***anti-COX-2*** [angl. ***specific COX-2 inhibitor***] (dont le nom se termine par le suffixe *-coxib* et dont le chef de file est le rofécoxib) paraissent jouir d'une meilleure tolérance digestive. V. *arachidonique (acide).*

CYCLOPEXIE, *s. f.* (gr. *kuklos*, cercle ; *pexis*, fixation) [angl. ***cyclopexy***] (ophtalmologie). Intervention chirurgicale destinée à fixer le corps ciliaire.

CYCLOPHORIE, *s. f.* (gr. *kuklos*, cercle ; *phoros*, qui porte) [angl. ***cyclophoria***]. Strabisme rotatoire latent (v. *strabisme latent*).

CYCLOPIE, *s. f.* (gr. *kuklos*, cercle ; *ôps*, œil) [angl. ***cyclopia***]. Syn. *monopsie, synophtalmie.* Malformation caractérisée par la fusion des deux orbites et l'existence d'un seul œil.

CYCLOPLÉGIE, *s. f.* (gr. *kuklos*, cercle ; *plêssein*, frapper) [angl. ***cycloplegia***]. Ophtalmoplégie totale atteignant à la fois les musculatures interne et externe de l'œil ; les yeux sont immobilisés en position moyenne, les pupilles fixes, dilatées.

CYCLOPS, *s. m.* [angl. ***Cyclops***]. Genre de petit crustacé d'eau douce, hôte intermédiaire de la *filaire de Médine* dont il héberge les larves. Leur ingestion par l'homme entraîne sa contamination et le développement de la dracunculose. V. ce terme.

CYCLORADIOTHÉRAPIE, *s. f.* V. *cyclothérapie.*

CYCLOSÉRINE, *s. f.* (DCI) [angl. ***cycloserine***]. Antibiotique extrait des cultures de *Streptomyces orchidaceus,* actif, *in vitro,* contre de multiples germes ; *in vivo,* il est efficace contre les infections urinaires et la tuberculose.

CYCLOSPASME, *s. m.* [angl. ***cyclospasm***]. Spasme de l'accommodation résultant de la contraction permanente du muscle ciliaire.

CYCLOSPORIASE, *s. f.* (gr ; *kuklos*, cercle ; *spora*, graine) [angl. ***cyclosporiasis***]. Syn. *cyclosporose.* Infection par un protozaire du genre *Cyclospora (C. cayetanensis).* Elle provoque chez les immunodéprimés une gastro-entérite entraînant une diarrhée aqueuse.

CYCLOSPORINE, *s. f.* ou **CICLOSPORINE**, *s. f.* (Cs) (découverte en 1970, sa structure a été élucidée en 1975 et sa synthèse effectuée en 1980) [angl. ***cyclosporin***]. Polypeptide produit par un champignon isolé d'un échantillon de sol en Norvège, *Tolypocladium inflatum* ; le principe actif ou *Cs A* inhibe de façon spécifique et réversible la production d'interleukine 2 par les lymphocytes T auxiliaires, agents de l'immunité cellulaire (Jean-François Borel), tout en respectant les défenses de l'organisme contre les infections microbiennes et virales. Son utilisation comme immunosuppresseur, dans les transplantations d'organes, a permis d'obtenir un pourcentage considérable de succès en évitant les phénomènes de rejet. La *Cs A* (qui est néphrotoxique et peut entraîner une hypertension artérielle) paraît, en outre, capable de s'opposer aux réactions auto-immunes et de tuer, *in vitro,* certains parasites dont le *Plasmodium* et les schistosomes.

CYCLOSPOROSE, V. *cyclosporiase.*

CYCLOSTHÉNIE, *s. f.* (gr. *kuklos*, cercle ; *sthénos*, force) [angl. ***slight cyclothymia***]. Forme atténuée de la psychose maniaque dépressive, caractérisée par de petits états d'asthénie et d'hypomanie périodiques, se produisant sans cause connue.

CYCLOTHÉRAPIE, *s. f.* [angl. ***rotation therapy***]. Syn. *cycloradiothérapie.* Variété de radiothérapie pénétrante dans laquelle, pour éviter les accidents cutanés, on multiplie les champs d'application des rayons en faisant tourner, l'un par rapport à l'autre, le tube à rayons X et le malade.

CYCLOTHYMIE, *s. f.* (Kahlbaum, 1882) (gr. *kuklos*, cercle ; *thumos*, état d'esprit) [angl. ***cyclothymia***]. Anomalie psychique caractérisée par des alternances de périodes d'excitation avec euphorie et instabilité motrice et de périodes de dépression mélancolique. Quelques auteurs font de la *c.* une forme atténuée de la folie circulaire ou psychose maniaque dépressive ; d'autres (Kahlbaum, Deny) en font une constitution psychique spéciale sur laquelle peuvent se greffer les accidents de la folie circulaire. V. *syntonie, thymorégulateur* et *lithium.*

CYCLOTOCÉPHALE, *s. m.* [angl. ***cyclotocephalus***]. Monstre à la fois cyclocéphale et otocéphale (v. ces termes).

CYCLOTRON, *s. m.* [angl. ***cyclotron***]. Accélérateur circulaire de particules lourdes (protons, particules α). Les *c.* de la 3e génération dits « isochrones » fournissent un faisceau continu et focalisé de particules dont l'énergie dépasse la centaine de MeV. Applications médicales : traitement des tumeurs, production de traceurs radio-actifs.

CYCLOTROPIE, *s. f.* (gr. *kuklos*, cercle ; *tropê*, changement de direction) [angl. ***cyclotropia***]. V. *strabisme rotatoire.*

CYLINDRAXE, *s. m.* V. *neurone.*

CYLINDRES URINAIRES [angl. ***urinary casts***]. Petits cylindres microscopiques de substance protéique, qui se produisent dans les tubes urinifères et en prennent la forme. On les trouve dans le dépôt des urines, pendant la vie et sur les coupes des reins à l'examen anatomo-pathologique. Leur composition est variable ; on décrit : — 1° des *cylindres amorphes,* hyalins, colloïdaux ou cireux, muqueux ; — 2° des *cylindres* constitués par des *éléments figurés,* épithéliaux, hématiques, leucocytaires, granuleux, graisseux. Les cylindres du second groupe ont seuls une importance pathologique.

CYLINDROCÉPHALIE, *s. f.* (gr. *kulindros*, cylindre ; *képhalê*, tête) (anthropologie). V. *acrocéphalie.*

CYLINDROME, *s. m.* [angl. ***cylindroid***]. Syn. *épithéliome à corps oviformes* (Billroth), *myxosarcome.* Tumeur à tissus multiples, siégeant généralement à la face, presque toujours encapsulée et caractérisée par la formation de cylindres épithéliaux contenant des corps réfringents oviformes. Entre ces cylindres se développent des bourgeons de tissu conjonctif translucide qui les refoulent et les atrophient. — On donne également ce nom aux *craniopharyngiomes* (v. ce terme) lorsque les axes conjonctifs des travées épithéliales ont subi la dégénérescence kystique et à certaines formes d'*épistome bronchique* (v. ce terme). V. aussi *Poncet-Spiegler (tumeurs de).*

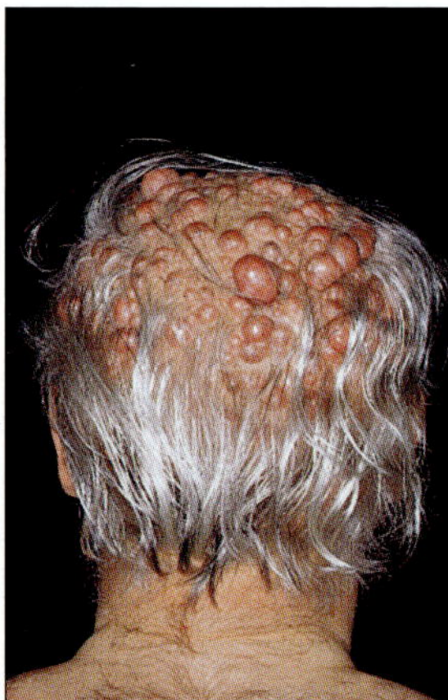

Cylindromes multiples

CYLINDRURIE, *s. f.* [angl. ***cylindruria***]. Présence dans les urines de cylindres d'origine rénale.

CYLLOSOME, *s. m.* (gr. *kullos*, boiteux, manchot ; *sôma*, corps) [angl. ***cyllosome***]. Monstre caractérisé par une « éventration latérale occupant principalement la région inférieure de l'abdomen et par l'absence ou le développement très imparfait du membre pelvien du côté occupé par l'éventration » (I. G. Saint-Hilaire).

CYMBOCÉPHALIE, *s. f.* (gr. *kumbos*, besace ; *képhalê*, tête) [angl. ***cymbocephaly***] (anthropologie). Syn. *crâne en besace.* Déformation du crâne présentant une profonde dépression en arrière du bregma (déformation artificielle).

CYNIQUE, *adj.* (gr. *kuôn*, chien) [angl. ***cynic***]. Qui concerne les muscles canins. — ***rire ou spasme c.*** V. *sardonique (rire).*

CYPHOSCOLIOSE, *s. f.* [angl. ***kyphoscoliosis***]. Double déviation de la colonne vertébrale dans le plan frontal et sagittal.

CYPHOSE, *s. f.* (gr. *kuphos*, courbé) [angl. ***kyphosis***]. Angulation de la colonne vertébrale à convexité postérieure. — ***c. douloureuse des adolescents.*** V. *épiphysite vertébrale douloureuse de l'adolescence.* — ***c. hérédo-traumatique.*** V. *Bechterew (maladie de).*

CYRIAX (massage de) (C. J., angl., 1977). V. *massage transversal.*

CYRIAX (syndrome de) (C. Edward, brit., 1919) [angl. ***Cyriax's syndrome***]. Syn. *syndrome des côtes glissantes.* Subluxation des cartilages situés à l'extrémité antérieure des 8e, 9e ou 10e côtes, entraînant des vives douleurs locales accentuées par la palpation.

CYRIL OGLE (signes de). — 1° Gonflement des veines jugulaires avec disparition du pouls veineux dû à la compression des oreillettes (ou atriums, la droite surtout) par un épanchement péricardique abondant. — 2° (1858). Au cours du syndrome de Claude Bernard-Horner, la paupière inférieure est discrètement surélevée, son bord recouvrant légèrement la cornée qu'il laisse normalement découverte.

CYS. Symbole de la *cystéine.*

CYSTADÉNOCARCINOME, *s. m.* (gr. *kustis,* vessie ; *adên,* glande ; *karkinos,* cancer) [angl. ***cystadenocarcinoma***]. Tumeur maligne développée aux dépens d'un parenchyme glandulaire et creusée de cavités kystiques. — *c. pancréatique.*

CYSTADÉNOFIBROME, *s. m.* [angl. ***cystadenofibroma***]. Variété d'adénofibrome comportant des éléments kystiques. V. ce terme.

CYSTADÉNO-LYMPHOME, *s. m.* (gr. *kustis*, vessie ; *adên*, glande ; lat. *lympha*, eau). Syn. *adénome kystique, cystadénome papillaire, adénolymphome papillaire.* Tumeur polykystique encapsulée formée d'éléments épithéliaux et lymphoïdes associés. — ***c. de la parotide.*** Syn. *tumeur de Warthin* [angl. ***Warthin's tumour***].

CYSTADÉNOME, *s. m.* [angl. ***cystadenoma***]. Syn. *adénocystome, adénokyste, adénokystome.* Tumeur bénigne développée aux dépens d'un parenchyme glandulaire et creusée de cavités kystiques. — Nom donné parfois aux adénomes polykystiques *(maladie kystique de la mamelle, du rein, du testicule, du foie).* — ***c. papillaire.*** V. *cystadéno-lymphome.*

CYSTALGIE, *s. f.* (gr. *kustis*, vessie ; *algos*, douleur) [angl. ***cystalgia***]. Syn. *cystodynie.* Névralgie de la vessie.

CYSTATHIONINURIE, *s. f.* (Harris, 1959) [angl. ***cystathioninuria***]. Présence d'un acide aminé soufré, la cystathionine, dans l'urine. Elle est le signe biologique essentiel d'une maladie enzymatique héréditaire rare due à une perturbation du métabolisme de la méthionine, voisine de l'homocystinurie (v. ce terme) et caractérisée essentiellement par une débilité mentale.

CYSTECTASIE, *s. f.* (gr. *kustis*, vessie ; *ektasis*, extension) [angl. ***cystectasia***]. Dilatation de la vessie normale ou pathologique.

CYSTECTOMIE, *s. f.* (gr. *kustis*, vessie ; *ektomê*, ablation) [angl. ***cystectomy***]. Résection totale ou partielle de la vessie.

CYSTÉINE, *s. f.* (Symbole **Cys** ou **C**) (gr. *kustis*, vessie) [angl. ***cysteine***]. Acide aminé aliphatique soufré non essentiel, constituant des protéines. V. *cystine.*

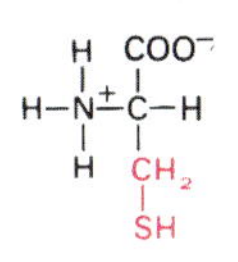

Cystéine

CYSTENCÉPHALOCÈLE, *s. f.* (Guibert). Encéphalocèle congénitale avec dégénérescence kystique de la partie centrale.

CYSTICERCOÏDE, *adj.* et *s. m.* [angl. ***cysticercoid***]. Nom donné par Leuckart aux tænias caractérisés par l'absence de vésicule caudale lorsqu'ils sont à l'état larvaire.

CYSTICERCOSE, *s. f.* [angl. ***cysticercosis***]. Maladie causée par le développement de cysticerques dans l'organisme, et en particulier de *Cysticercus cellulosæ*, larve de *Tænia solium ;* cette *c.* porte aussi chez l'animal le nom de *ladrerie.* Les *anneaux de Tænia* expulsés dans les selles de l'homme souillent les aliments du porc dans la chair duquel va se fixer l'*embryon hexacanthe* (v. ce terme). Celui-ci est ingéré avec de la viande insuffisamment cuite par l'homme chez lequel les cysticerques issus de l'embryon hexacanthe vont se localiser et se calcifier dans le système nerveux central, l'œil, les muscles et le tissu sous-cutané. Le diagnostic sérologique de la cysticercose peut se faire par la méthode ELISA.

CYSTICERQUE, *s. m.* (gr. *kustis*, vessie ; *kerkos*, queue) [angl. ***cysticercus***]. Tænia vésiculaire pendant le stade de son évolution qui succède à l'état larvaire. Cette période est caractérisée par la formation d'une vésicule caudale qui peut dans certains cas prendre un développement considérable. Les *c.* de certaines espèces ne sont autres que les kystes hydatiques.

CYSTICITE, *s. f.* Inflammation du canal cystique.

CYSTICOTOMIE, *s. f.* (cystique ; gr. *tomê*, section) [angl. ***cysticotomy***]. Incision du canal cystique.

CYSTINE, *s. f.* (Wollaston, 1810) (gr. *kustis*, vessie) [angl. ***cystine***]. Acide aminé soufré formé par 2 molécules de cystéine : il entre dans la composition de nombreux protides (sérum-albumine, fibrine, insuline). V. *cystinurie.*

CYSTINOSE, *s. f.* (Abderhalden, 1903 ; Lignac, 1924 ; Fanconi, 1936) [angl. ***cystinosis***]. Syn. *maladie de Lignac-Fanconi.* Maladie héréditaire transmise selon le mode autosomique récessif, caractérisée par un trouble général du métabolisme de la cystine qui se dépose dans les tissus (système réticulo-endothélial du foie, de la rate, des poumons, des ganglions lymphatiques) ; c'est une thésaurismose. Elle se manifeste chez le très jeune enfant par une néphropathie tubulaire chronique (v. ce terme) avec syndrome voisin de celui de De Toni-Debré-Fanconi (v. ce terme) : arrêt de la croissance avec rachitisme, mauvais état général, fièvre avec, en outre, augmentation de volume du foie, de la rate et des ganglions. L'évolution spontanée est mortelle, très rapidement par déshydratation et collapsus ou vers l'âge de 5 à 10 ans par insuffisance rénale avec nanisme.

CYSTINURIE, *s. f.* (Wollaston, 1810) [angl. ***cystinuria***]. Élimination de cystine par l'urine. Elle s'accompagne souvent d'élimination de graviers cystiniques avec coliques néphrétiques et peut donner lieu à la formation de calculs dans la vessie. La *c.* s'observe chez les sujets à nutrition ralentie. — ***c.-lysinurie familiale.*** Syn. *diabète aminé* [angl. ***aminodiabetes***]. Affection héréditaire transmise selon le type autosomique récessif, observée chez l'enfant, due à un trouble du métabolisme de la cystéine, de son dérivé la cystine et de trois autres acides aminés : la lysine, l'arginine et l'ornithine, au niveau des cellules de l'intestin grêle et de celles des tubes contournés rénaux ; c'est une tubulopathie. Elle est caractérisée par une élimination urinaire exagérée de la cystine et des autres amino-acides, qui peut entraîner une lithiase rénale. V. *néphropathie tubulaire chronique* et *glycinurie.*

CYSTIQUE, *adj.* (gr. *kustis*, vessie) [angl. ***cystic***]. Qui appartient à la vessie ou à la vésicule biliaire. — ***point c.*** Point situé à la rencontre du rebord costal droit et du bord externe du muscle droit ; il correspond à la vésicule biliaire. — ***conduit c.*** Segment de la voie biliaire accessoire reliant la vésicule à la voie biliaire principale • 👁 **biliaire** •.

CYSTITE, *s. f.* (gr. *kustis*, vessie) [angl. ***cystitis***]. Inflammation aiguë ou chronique de la vessie. — ***c. disséquante.*** Gangrène partielle de la muqueuse et de la musculeuse vésicale. — ***c. framboisée.*** Forme de *c.* tuberculeuse caractérisée par l'existence, autour du méat urétéral, de petits papillomes grenus. — ***c. incrustée.*** *C.* caractérisée par l'existence de concrétions calcaires adhérant à la muqueuse vésicale. — ***c. interstitielle*** (Hunner, 1915) [angl. ***interstitial cystitis***]. Douleurs survenant au remplissage vésical, observées surtout chez la femme, de cause inconnue et de traitement difficile. V. *ulcère vésical de Hunner.* — ***c. en plaques.*** V. *malacoplasie.* — V.*nitriturie.*

CYSTOCÈLE, *s. f.* (gr. *kustis*, vessie ; *kêlê*, hernie) [angl. ***cystocele***]. Hernie de la vessie. Ce mot ne s'applique pas seulement aux cas où une partie de la vessie s'est engagée dans un trajet herniaire, mais il désigne encore ceux où la vessie fait plus ou moins saillie dans le vagin : *colpocèle antérieure* (début de prolapsus génital).

CYSTOCHONDROME, *s. m.* (Virchow) [angl. ***cystic myxochondroma***]. Variété de myxochondrome dans laquelle le tissu muqueux ramolli donne naissance à un kyste.

CYSTODYNIE, *s. f.* (gr. *kustis*, vessie ; *odunê*, douleur). V. *cystalgie.*

CYSTO-ÉPITHÉLIOME DE L'OVAIRE (Quénu) [angl. ***ovarian cysto-epithelioma***]. Syn. *cystome de l'ovaire, épithélioma mucoïde* (Malassez), *kyste prolifère* (Cornil et Ranvier), *kyste proligère* (Pozzi). Nom donné à une variété de kystes de l'ovaire (kystes mucoïdes, multiloculaires), de nature épithéliale, formés très probablement par la prolifération de l'épithélium germinatif. V. *kystome.*

CYSTOFIBROME DE L'UTÉRUS [angl. ***cystofibroma of the uterus***]. Fibrome utérin creusé de cavités kystiques.

CYSTOGRAPHIE, *s. f.* (Legueu et Papin, 1912) [angl. ***cystography***]. Radiographie de la vessie remplie d'une substance opaque aux rayons X soit à la suite d'une urographie, soit après injection de ce produit par l'urètre *(c. rétrograde).*

CYSTOÏDE, *adj.* (gr. *kustis,* vessie ; *eidos,* aspect) [angl. ***cystoid***]. Ressemblant à un kyste.

CYSTO-HYSTÉROPEXIE, *s. f.* (G. Marion et K. Jonard) (gr. *kustis*, vessie ; *hustéra*, utérus ; *pêxis*, fixation) [angl. ***cystohysteropexy***]. Opération pratiquée, par voie abdominale, en cas de prolapsus utérin avec cystocèle importante : elle consiste à suturer le bas-fond vésical, préalablement décollé, à la face antérieure de l'isthme de l'utérus et à fixer la matrice à la paroi abdominale. V. *Halban (opération d').*

CYSTOLITHOTOMIE, *s. f.* (gr. *kustis*, vessie ; *lithos*, pierre ; *tomê*, section) [angl. ***cystolithotomy***]. Ouverture chirurgicale de la vessie pour en extraire des calculs.

CYSTOMANOMÉTRIE, *s. f.* V. *cystométrie.*

CYSTOME DE L'OVAIRE. V. *cysto-épithéliome.*

CYSTOMÉTRIE, *s. f.* (gr. *kustis*, vessie ; *métron*, mesure) [angl. ***cystometry***]. Syn. *cystomanométrie.* Mesure de la capacité vésicale et de la pression pour lesquelles sont ressentis le premier besoin et les besoins pénibles et impérieux d'uriner, lorsque l'on remplit progressivement la vessie avec de l'eau ou du gaz carbonique ; on peut représenter ces résultats par une *courbe cystométrique* ou *cystométrogramme.*

CYSTOMÉTROGRAMME, *s. m.* V. *cystométrie.*

CYSTOPEXIE, *s. f.* (gr. *kustis*, vessie ; *pexis*, fixation) [angl. ***cystopexy***]. Fixation de la paroi antérieure de la vessie à la paroi abdominale au-dessus de la symphyse pubienne.

CYSTOPLASTIE, *s. f.* (gr. *kustis*, vessie ; *plassein*, former) [angl. ***cystoplasty***]. Opération ayant pour but de réparer la vessie. V. *entérocystoplastie.*

CYSTOPLÉGIE, *s. f.* (gr. *kustis*, vessie ; *plêssein*, frapper) [angl. ***cystoplegia***]. Paralysie de la vessie.

CYSTORRAGIE, *s. f.* (gr. *kustis*, vessie ; *rhêgnumi*, je jaillis) [angl. ***cystorrhagia***]. Hémorragie vésicale.

CYSTORRAPHIE, *s. f.* (gr. *kustis*, vessie ; *rhaphê*, suture) [angl. ***cystorrhaphy***]. Suture de la vessie.

CYSTOSARCOME, *s. m.* (gr. *kustis*, vessie ; *sarx*, chair ; suffixe *-ome* désignant une tumeur) [angl. ***cystosarcoma***]. Tumeur complexe où peuvent se rencontrer la plupart des tissus (carcinome, sarcome, enchondrome, etc.) avec des cavités kystiques. Ces tumeurs sont presque toujours congénitales. — ***c. phyllode*** [angl. ***cystosarcoma phyllodes***]. Syn. *maladie de Brodie* (1847), *tumeur phyllode. C.* se développant ordinairement sur un adénofibrome intracanaliculaire du sein, ressemblant cliniquement à un cancer, mais d'évolution en règle bénigne et ne donnant pas de métastases.

CYSTOSCOPE, *s. m.* (gr. *kustis*, vessie ; *skopein*, examiner) [angl. ***cystoscope***]. Instrument qui permet, après cathétérisme de l'urètre, de regarder dans la vessie en éclairant sa cavité.

CYSTOSCOPIE, *s. f.* [angl. ***cystoscopy***]. Examen de la vessie à l'aide du cystoscope.

CYSTOSIGMOÏDOPLASTIE, *s. f.* (gr. *kustis*, vessie ; *sigma*, lettre S ; *eidos*, aspect ; *plassein*, modeler). Opération plastique destinée à augmenter la capacité d'une vessie atrophiée en l'abouchant avec une partie de l'anse sigmoïde isolée de l'intestin.

CYSTOSTOMIE, *s. f.* (gr. *kustis*, vessie ; *stoma*, bouche) [angl. ***cystostomy***]. Opération qui consiste à aboucher la vessie à la paroi abdominale. Cette ouverture ordinairement transitoire peut devenir définitive et constituer un urètre hypogastrique.

CYSTOTOMIE, *s. f.* (gr. *kustis*, vessie ; *tomê*, incision) [angl. ***cystotomy***]. V. *taille.*

CYSTO-URÉTROSCOPIE, *s. f.* [angl. ***cystourethroscopy***]. Examen endoscopique de la vessie et de l'urètre.

CYT. Abréviation de *cytosine.*

CYTAPHÉRÈSE, *s. f.* (gr. *kutos*, cellule ; *aphaïrésis*, enlèvement) [angl. ***cytapheresis***]. Syn. (incorrect) *cytophérèse.* Extraction des cellules (hématies, leucocytes, plaquettes) du sang total. V. *aphérèse, érythraphérèse, leucaphérèse, plasmaphérèse.*

CYTASE, *s. f.* (Metchnikoff) (gr. *kutos*, cellule). V. *complément.*

CYTO-ADHÉRENCE, *s. f.* [angl. ***cytoadherence***]. Adhérence d'une cellule à une paroi (endothélium).

CYTO-ARCHITECTONIE, *s. f.* (gr. *kutos*, cellule ; *arkhitektôn*, architecte) [angl. ***cytoarchitecture***]. Structure cellulaire.

CYTOCHIMIE, *s. f.* (gr. *kutos*, cellule ; *khêméia*, chimie) [angl. ***cytochemistry***]. Réactions chimiques intracellulaires.

CYTOCHROME, *s. m.* (Keilin, 1925) (gr. *kutos*, cellule ; *krôma*, couleur) [angl. ***cytochrome***]. Syn. *histo-hématine, myohématine* (Mac Munn, 1866). Pigment protéique contenant du fer et jouant un rôle enzymatique essentiel dans la respiration cellulaire (théorie de Keilin). C'est un transporteur d'électrons. Il existe différentes variétés de *cytochromes* désignées par les lettres *a, b, c* et *d.* V. *chaîne respiratoire.* — *les* ***c. P450*** sont des enzymes ubiquitaires intervenant dans l'oxygénation moléculaire et notamment dans le métabolisme de certains médicaments. — ***c.-oxydase.*** V. *ferment respiratoire.*

CYTOCINÈSE ou **CYTOKINÈSE**, *s. f.* (gr. *kutos*, cellule ; *kinêsis*, mouvement) [angl. ***cytokenesis***]. Modifications cytoplasmiques survenant pendant la mitose ou la méiose (v. ces termes).

CYTOCOLPOSCOPIE, *s. f.* (gr. *kutos*, cellule ; *kolpos*, vagin ; *skopein*, voir). Examen au microscope d'un frottis prélevé sur le col de l'utérus au cours d'une colposcopie : il est orienté vers la recherche des cellules cancéreuses.

CYTODIAGNOSTIC, *s. m.* (Widal et P. Ravaut, 1900) (gr. *kutos*, cellule) [angl. ***cytodiagnosis***]. Méthode de diagnostic basée sur la recherche des diverses formes cellulaires normales ou pathologiques trouvées dans les liquides organiques ou recueillies par raclage d'une lésion et colorées à l'état frais (*c. immédiat,* Tzanck, 1948).

CYTODYSTROPHIE RÉNALE FAMILIALE (Jean Hamburger, 1964) (gr. *kutos*, cellule ; dystrophie) [angl. ***familial renal cytodystrophy***]. Néphropathie familiale très rare, se manifestant entre 20 et 30 ans par une protéinurie et des hématuries microscopiques ; elle évolue lentement vers l'insuffisance rénale. Les cellules épithéliales des capillaires glomérulaires et celles de nombreux tubes contournés contiennent des vacuoles claires remplies d'inclusions lipidiques très denses et lamellaires. Ces lésions ressemblent à celles des reins de l'*angiokeratoma corporis diffusum de Fabry* ; peut-être la *c. r. f.* n'est-elle qu'une forme rénale de la maladie de Fabry.

CYTO-ENZYMOLOGIE, *s. f.* (gr. *kutos*, cellule ; enzymologie). Étude des enzymes contenues dans la cellule, de leurs anomalies et des conséquences de ces dernières en pathologie (génétique métabolique).

CYTOFLUOROMÈTRE, *s. m.* V. *cytofluorométrie.*

CYTOFLUOROMÉTRIE, *s. f.* (gr. *kutos*, cellule ; lat. *fluor,* écoulement ; gr. *métron*, mesure). Technique de triage et d'analyse rapides des cellules, en particulier des cellules sanguines et surtout des divers leucocytes qui interviennent dans les réactions immunitaires. Elle utilise le *cytofluoromètre*, appareil où un rayon laser provoque l'émission de lumière (fluorescence) par les cellules qui défilent devant lui à une cadence de plusieurs milliers par seconde. Les signaux fournis par cette lumière diffusée varient avec les caractères de chaque cellule, son taux d'ARN ou d'ADN et surtout avec ses antigènes membranaires ; ils sont traités électroniquement. Cette technique est utilisée en cancérologie, en génétique, en biologie cellulaire et surtout en immunologie où elle est combinée avec celle qui fait appel, dans un but semblable, aux anticorps monoclonaux (v. ce terme et *cytométrie*).

CYTOGÉNÉTIQUE, *s. f.* [angl. ***cytogenetics***]. Branche de la génétique qui étudie les rapports entre la transmission des caractères héréditaires des individus et les aspects des cellules particulières à l'hérédité, essentiellement ceux des chromosomes et des gènes. Elle permet l'établissement du caryotype et la classification des aberrations chromosomiques (v. ces termes et *FISH*).

CYTO-HORMONAL (examen). V. *vaginal.*

CYTOKÉRATINE, *s. f.* (gr. *kutos*, cellule ; *kéras*, corne) [angl. ***cytokeratin***]. Kératine cytoplasmique présente dans les *tonofilaments*. V. ce terme, *cytosquelette* et *kératine*.

CYTOKINE, *s. f.* (gr. *kutos*, cellule ; *kinêsis*, mouvement) [angl. ***cytokine***]. Médiateur de nature glycoprotéique, permettant à certaines cellules de communiquer entre elles. Contrairement aux *hormones* (sécrétées par des cellules groupées en organes — les glandes endocrines — et agissant toujours à distance), les *c.*, émises par des cellules *isolées* (lymphocytes : ***lymphokines ;*** monocytes et macrophages : ***monokines***) ont une action essentiellement *locale* de type autocrine ou paracrine (v. ces termes). Certaines *c.* interviennent dans ***l'inflammation et l'immunité*** (les 18 interleukines, les 3 interférons, les 2 TNF) ; d'autres sont des ***facteurs de croissance hématopoïétique*** (elles jouent donc un rôle dans la division et la différenciation cellulaire : interleukines 1, 3, 6 ; érythropoïétine, GM-CSF, G-CSF, M-CSF) ; d'autres enfin possèdent des propriétés antivirales. Les *c.* sont essayées dans le traitement de cancers, infections, maladies auto-immunes et du sida. V. les termes cités, *facteurs de croissance, monokine, lymphokine, cachectine, cellule T auxiliaire, superantigène, fièvre* et *anticytokine.*

CYTOLOGIE, *s. f.* (gr. *kutos*, cellule ; *logos*, discours) [angl. ***cytology***]. Étude de la cellule considérée au point de vue de sa constitution intime, de sa forme et de son évolution.

CYTOLYSE, *s. f.* (gr. *kutos*, cellule ; *luein*, dissoudre) [angl. ***cytolysis***]. Dissolution ou destruction des cellules. V. *cytotoxicité.*

CYTOLYSINE, *s. f.* [angl. ***cytolysin***]. Substance ayant la propriété de détruire les cellules ; elle se rencontre dans certains liquides organiques (venin de serpent, etc.).

CYTOLYTIQUE, *adj.* [angl. ***cytolytic***]. Qui se rapporte à la destruction des cellules, ou qui la produit.

CYTOMÉGALOVIRUS, *s. m.* (CMV) (isolé en 1956 par Margaret Smith et par Rowe, en 1957 par Weller qui le nomme en 1960) (gr. *kutos*, cellule ; *mégas*, grand ; virus) [angl. ***cytomegalovirus***]. Syn. *Herpesvirus hominis 5, HHV 5.* Virus de la famille des *Herpesviridæ* (v. ce mot), agent de la maladie des inclusions cytomégaliques. Il persiste très longtemps dans l'organisme (glandes salivaires, lymphocytes B surtout). On l'a trouvé chez des sujets atteints de tumeurs bénignes ou malignes, en particulier de sarcome de Kaposi et du sida. La recherche d'anticorps spécifiques est le moyen le plus accessible pour effectuer le diagnostic des infections à *CMV*.

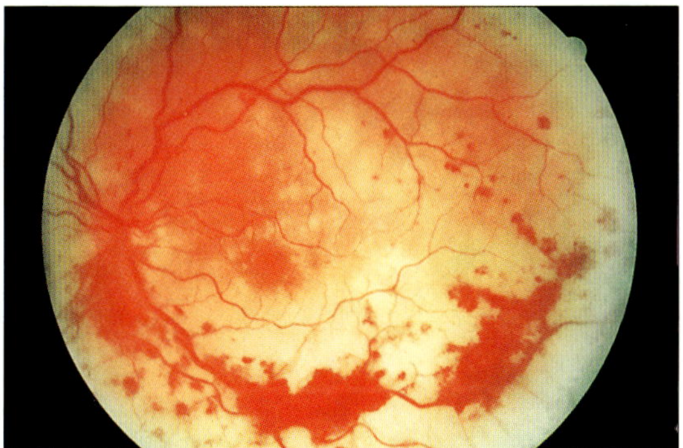

Rétinite à CMV : nécrose et hémorragies

CYTOMÉTRIE, *s. f.* (gr. *kutos*, cellule ; *métron*, mesure) [angl. ***cytometry***]. Comptage et mensuration des cellules. — ***c. en*** ou ***de flux*** [angl. ***flow cytometry***]. Technique informatisée de comptage et d'identification de cellules (lymphocytes...) que l'on fait défiler une à une et à grande vitesse dans un courant liquide et devant un rayon laser. L'appareil les reconnaît grâce à leurs propriétés d'absorption lumineuse ou leur fluorescence. V. *cytofluorométrie.*

CYTOPATHIE, *s. f.* (gr. *kutos*, cellule ; *pathê*, affection) [angl. ***cytopathy***]. Maladie de la cellule ou de ses constituants.

CYTOPATHOGÈNE, *adj.* (gr. *kutos*, cellule ; *pathos*, maladie ; *génnan*, engendrer) [angl. ***cytopathogenetic***]. Qui provoque un état pathologique de la cellule.

CYTOPATHOLOGIE, *s. f.* (gr. *kutos*, cellule ; *pathos*, maladie ; *logos*, discours) [angl. ***cytopathology***]. Étude des maladies de la cellule.

CYTOPÉNIE, *s. f.* (gr. *kutos*, cellule ; *pénia*, pauvreté) [angl. ***cytopenia***]. Diminution du nombre des cellules.

CYTOPEXIQUE, *adj.* (gr. *kutos*, cellule ; *pêxis*, fixation). Qui fixe les cellules.

CYTOPHÉRÈSE, *s. f.* Terme incorrect. V. *cytaphérèse.*

CYTOPLASME, *s. m.* V. *protoplasma.*

CYTOPONCTION, *s. f.* (gr. *kutos*, cellule ; lat. *pungere*, piquer) [angl. ***fine needle (aspiration) biopsy***]. Prélèvement effectué à la seringue et avec une aiguille fine, au niveau d'un tissu ou d'un organe. Le produit en est projeté sur une lame de verre, afin que les cellules recueillies soient colorées et examinées au microscope.

CYTOSIDÉROSE, *s. f.* (gr. *kutos*, cellule ; *sidêros*, fer) [angl. ***cytosiderosis***]. Présence de pigments ferrugineux à l'intérieur d'une cellule. V. *hémochromatose.*

CYTOSINE, *s. f.* (symbole C, abréviation Cyt) [angl. ***cytosine***]. V. *base pyrimidique.*

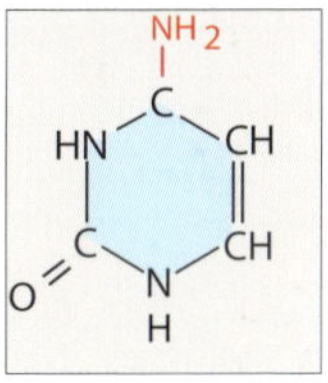

Cytosine

CYTOSOL, *s. m.* [angl. ***cytosol***]. Composante liquidienne du cytoplasme cellulaire.

CYTOSQUELETTE, *s. m.* [angl. ***cytoskeleton***]. Ensemble de filaments groupés en gerbes ou en réseaux qui forme l'armature de la cellule et lui donne sa forme, sa plasticité et sa mobilité. On distingue les *microfilaments* (les plus minces, essentiellement formés d'une protéine, l'actine), les *microtubules* (les plus gros, faits de tubuline) et les filaments intermédiaires ou *tonofilaments*. V. ces termes, *adducine, desmosome, spectrine* et *tonofibrille.*

CYTOSQUELETTE (maladies du). Affections dues à des anomalies des protéines du cytosquelette ou de leur assemblage. Parmi celles-ci, la mieux connue est le syndrome des cils vibratiles (v. ce terme).

CYTOSTATIQUE, *adj.* (gr. *kutos*, cellule ; *stasis*, arrêt) [angl. ***cytostatic***]. Qui arrête la multiplication des cellules.

CYTOSTÉATONÉCROSE, *s. f.* Nom sous lequel Dieulafoy désignait la stéatonécrose du pancréas. V. *stéatonécrose.*

CYTOTACTIQUE, *adj.* (gr. *kutos*, cellule ; *taktos*, réglé) [angl. ***cytotactic***]. Qui se rapporte au chimiotactisme des polynucléaires.

CYTOTAXIE, *s. f.* (gr. *kutos*, cellule ; *taxis*, arrangement) [angl. ***cytotaxis***]. Propriété que possèdent certaines cellules mobiles (polynucléaires) d'être attirées ou repoussées par une source de stimulation. V. *chimiotactisme.*

CYTOTAXIGÈNE, *adj.* (gr. *kutos*, cellule ; *taxis*, arrangement ; *génnan*, engendrer) [angl. ***cytotaxigen***]. Qui provoque la

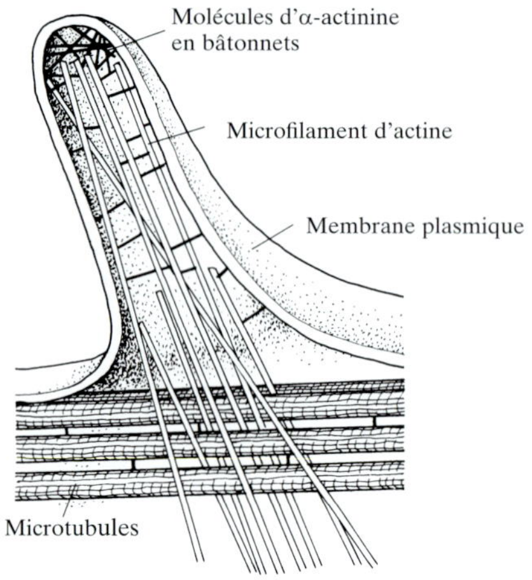

Constituants du cytosquelette

cytotaxie (v. ce terme). — *s. m.* Variété de complexe immun spécifique (dans laquelle l'anticorps est une IgM) qui active le complément de telle façon que celui-ci, par certains de ses composants, favorisme le chimiotactisme des polynucléaires (cytotaxie) et, par conséquent, la phagocytose.

CYTOTOXICITÉ, *s. f.* (gr. *kutos*, cellule ; toxicité) [angl. ***cytotoxicity***] (immunologie). Pouvoir destructeur envers les cellules. La destruction de celles-ci peut être provoquée par le complément, en présence d'anticorps dirigés contre elles ; c'est la fraction C5 du complément qui, après son activation, entraîne les fractions suivantes et attaque les membranes cellulaires. Certains lymphocytes agressifs (lymphocytes K) ou certains macrophages peuvent aussi détruire les cellules visées, directement, en l'absence de complément, c'est la *cytotoxicité à médiation cellulaire,* dont l'action s'effectue grâce à la présence, sur les cellules-cibles, d'anticorps cytodépendants (*cytotoxicité à médiation cellulaire dépendante des anticorps* ou *ADCC* abréviation du terme anglais *Antibody Dependent Cell-mediated Cytotoxicity*). V. *lymphocytotoxicité 2°, cellule K, cellule NK* et *complément.*

CYTOTOXIQUE, *adj.* [angl. ***cytotoxic***]. Toxique à l'égard des cellules (v. *antimitotique*).

CYTOTROPE, *adj.* (gr. *kutos*, cellule ; *trépein*, tourner) [angl. ***cytotropic***]. Qui a de l'affinité pour les cellules.

CYTOTROPE (virus) (Philibert) (gr. *kutos*, cellule ; *trépô*, je tourne). V. *virus.*

CYTOTROPHOBLASTE, *s. m.* [angl. ***cytotrophoblast***]. V. *Langhans (couche de).*

CYTOTROPISME, *s. m.* [angl. ***cytotropism***]. État de certains germes ou virus qui ne peuvent vivre et se développer qu'à l'intérieur de cellules vivantes (virus de la rage, de l'herpès, agent du trachome, de la variole, etc.). V. *virus.*

CYTOZYME, *s. f.* (gr. *kutos*, cellule ; *zumê*, levain). V. *thromboplastine.*

CZERMAK (épreuve ou manœuvre de) [angl. ***Czermak's vagus pressure***]. Compression digitale de la carotide au niveau du cartilage cricoïde ; elle provoque normalement une bradycardie par excitation du vague. V. *réflexe sinucarotidien.*

CZERNY (opération de) (C. Vincenz, all. 1842-1916). V. *cholécystopexie.*

D

3D. En trois dimensions (imagerie).

D. — 1° Symbole de la *capacité de diffusion* d'une membrane, d'un tissu, d'un milieu quelconque, pour un gaz (oxygène, p. ex.). V. *DL*, DLO_2, $DLCO_2$. — 2° Symbole de l'*acide aspartique.* — 3° Symbole de l'isomère droit — ou dextrogyre — (lat. *dexter,* à droite) ; p. ex. : D-galactose. V. *L*.

d. — 1° Symbole de *dalton* (v. ce terme). — 2° Symbole de *déci* (v. ce terme).

D_1, D_2, D_3 (électrocardiographie). V. *dérivation*.

D (facteur). V. *Rhésus, facteur.*

DA. Abréviation de *Diagnostic Associé.* Terme de gestion hospitalière. « Dans le cas d'un séjour multi-unité, il correspond aux diagnostics principaux des résumés d'unités médicales (RUM) non retenus comme diagnostics principaux (DP) ou aux diagnostics associés enregistrés sur les différents RUM décrivant le séjour » (ministère de la Santé). Depuis 2000, on distingue parmi eux : un seul ***DR*** (v. ce terme) ou *Diagnostic Relié*, ayant obligatoirement un lien de causalité avec le DP ; les ***DS,*** *diagnostics associés significatifs* : ce sont les affections ayant donné lieu à une prise en charge diagnostique ou thérapeutique au cours du séjour, contrairement aux ***DA*** proprement dits ou *diagnostics associés documentaires*. P. ex., DP : insuffisance cardiaque ; DR : myocardiopathie dilatée ; DS : fibrillation atriale ; DA : varices. V. *DP 2°, RUM, PMSI* et *DR*.

da. Symbole de *déca* (v. ce terme).

DABNEY (grippe de) (D. William, amér., 1888). V. *myalgie épidémique.*

DACIE (D. Sir John, brit., XXe siècle). V. *Ham et Dacie (test de).*

DACIE (classification de). V. *Thompson (maladie de).*

DA COSTA (érythrokératodermie variable de Mendes) (Mendes da Costa, Samuel, holl., 1862). V. *érythrokératodermie variable de Mendes Da Costa.*

DA COSTA (syndrome de) (D. C. Jacob Mendez, amér., 1871). V. *cœur irritable.*

DACRYADÉNITE ou **DACRYOADÉNITE**, *s. f.* (gr. *dakru* ou *dakruon*, larme ; *adên*, glande) [angl. ***dacryadenitis***]. Inflammation de la glande lacrymale.

DACRYOCYSTECTOMIE, *s. f.* (gr. *dakruon*, larme ; *kustis*, vessie ; *ektomê*, ablation) [angl. ***dacryocystectomy***]. Ablation du sac lacrymal dans la dacryocystite.

DACRYOCYSTITE, *s. f.* (gr. *dakruon*, larme ; *kustis*, vessie) [angl. ***dacryocystitis***]. Inflammation du sac lacrymal. Elle s'accompagne presque toujours d'inflammation du canal nasal.

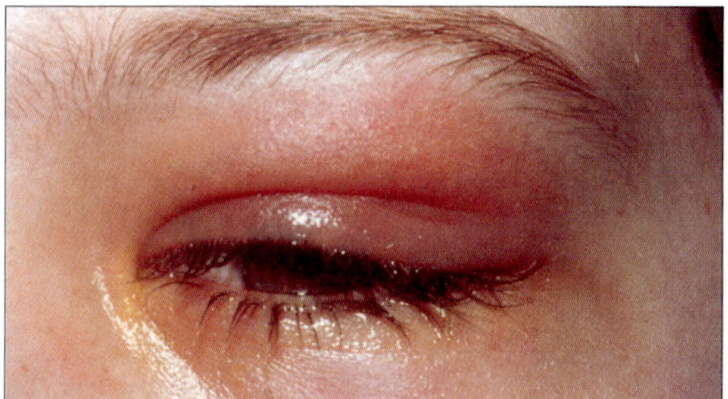

Dacryadénite aiguë

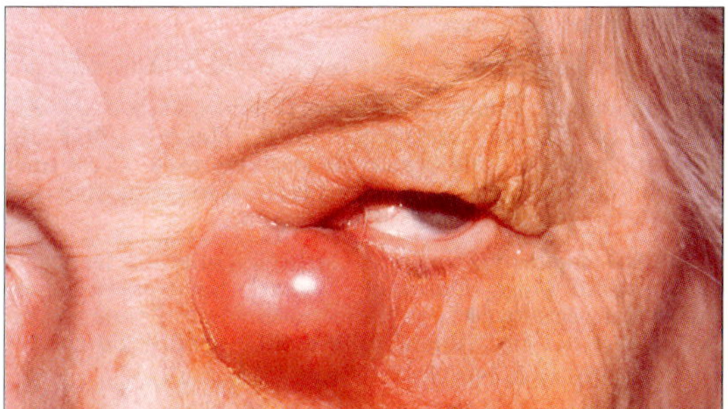

Dacryocystite aiguë

DACRYOCYSTO-RHINOSTOMIE, *s. f.* (Toti, 1904) (gr. *dakruon*, larme ; *kustis*, vessie ; *rhis*, nez ; *stoma*, bouche) ou **DACRYORHINOSTOMIE PLASTIQUE** (Dupuy-Dutemps, 1922) [angl. ***dacryocystorhinostomy***]. Syn. *opération de Dupuy-Dutemps.* Opération pratiquée dans certains cas de dacryocystite et destinée à rétablir le cours des larmes et à drainer le sac lacrymal quand le canal nasal est obstrué ou insuffisant. Elle consiste à aboucher, par un orifice pratiqué dans la cloison lacrymonasale, le sac lacrymal au méat moyen des fosses nasales et à suturer les muqueuses nasale et lacrymale.

DACRYOGÈNE, *adj.* (gr. *dakruon*, larme ; *génnan*, engendrer) [angl. ***dacryogenic***]. Préférable à *lacrymogène ;* v. ce terme.

DACRYOLITHE, *s. m.* (gr. *dakruon*, larme ; *lithos*, pierre) [angl. ***dacryolith***]. Calcul formé dans les conduits lacrymaux (le plus souvent dans le conduit inférieur).

DACRYON, *s. m.* (gr. *dakruon*, larme) [angl. ***dacryon***] (anthropologie). Point situé sur le côté de la racine du nez où se rencontrent le frontal, l'unguis et l'apophyse montante du maxillaire supérieur.

DACRYORHINOSTOMIE PLASTIQUE. V. *dacryocysto-rhinostomie.*

DACRYSTIQUE, *adj.* (gr. *dakruon*, larme). V. *lacrymal.*

DACTYLITE, *s. f.* (gr. *daktulos*, doigt) [angl. ***dactylitis***] (désuet). Panaris. Inflammation d'un doigt.

DACTYLODIASTROPHIE, *s. f.* (Robert Clément, 1937) (gr. *daktulos*, doigt ; *diastrophê*, contorsion). Malformation familiale des doigts due à une grande laxité des ligaments articulaires, permettant l'hyperextension des deuxièmes phalanges sur les premières.

DACTYLOGRAMME, *s. m.* (gr. *daktulos,* doigt ; *gramma,* écrit) [angl. ***dactylogram***]. Empreinte digitale. V. *dactyloscopie.*

DACTYLOLYSIS SPONTANEA (gr. *daktulos*, doigt ; *lusis*, rupture). Amputation spontanée d'un doigt ou d'un orteil, observée dans l'aïnhum ou la lèpre (v. ces termes).

DACTYLOMÉGALIE, *s. f.* (F. Ramond) (gr. *daktulos*, doigt ; *mégas*, grand) [angl. ***dactylomegaly***]. Hypertrophie des doigts ou des orteils quelle qu'en soit la cause (acromégalie, ostéopathie hypertrophiante pneumique, etc.).

DACTYLOPHASIE, *s. f.* (Pitres, 1899) (gr. *daktulos*, doigt ; *phasis*, parole) [angl. ***dactylophasia***]. Procédé employé par les sourds-muets pour communiquer entre eux et dans lequel les sons se trouvent remplacés par les mouvements des doigts.

DACTYLOSCOPIE, *s. f.* (gr. *daktulos*, doigt ; *skopein*, examiner) [angl. ***dactyloscopy***]. Étude des empreintes digitales destinée à l'identification des individus. Elle est utilisée surtout en anthropométrie judiciaire et en génétique. V. *dermatoglyphes.*

DAENTL (syndrome de) (D. Donna, amér., 1975) [angl. ***Daentl's syndrome***]. Syn. *syndrome fémorofacial.* Ensemble rare de malformations d'origine inconnue comprenant essentiellement une hypoplasie fémorale (et parfois humérale) et des anomalies de la face (micrognathie, fente palatine, hypoplasie des ailes du nez).

DAI. Défibrillateur Automatique Implantable. V. *défribillateur.*

DAKIN (liqueur ou soluté de) (D. Henry, pharmacien d'origine anglaise, New York, 1880-1952) [angl. ***Dakin's fluid*** ou ***solution***]. Liquide antiseptique de couleur rosée. C'est une solution tamponnée d'eau de Javel, d'hypochlorite de sodium et de permanganate de potassium.

DALIBOUR (eau de) (D. Jacques, chirurgien militaire français, XVIIIe siècle) [angl. ***Dalibour's water***]. Solution aqueuse antiseptique employée pour traiter notamment l'impétigo et dont la formule est : sulfate de zinc 70 g, sulfate de cuivre 20 g, camphre 10 g, safran 4 g, eau 1 000 g.

DALRYMPLE (signe de) (D. John, brit., 1852) [angl. ***Dalrymple's sign***]. Chez les sujets atteints de maladie de Basedow, on voit, sans exophtalmie marquée, la sclérotique apparaître au-dessus et au-dessous de la cornée dans la position moyenne de regard en avant.

DALTON, *s. m.* (symbole : **d**) (D. John, physicien anglais, 1766-1844) [angl. ***dalton***]. Unité de masse moléculaire égale à celle d'un atome d'hydrogène, soit $1{,}66 \times 10^{-24}$ gramme.

DALTON (anomalie de). V. *anérythropsie.*

DALTONIEN, IENNE, *adj.* et *s.* Se dit d'une personne atteinte de *daltonisme.*

DALTONISME, *s. m.* [angl. ***daltonism***]. Trouble de la vue qui consiste dans l'abolition de la perception de certaines couleurs, généralement le rouge et le vert. Il a été décrit en 1798 par J. Dalton, physicien anglais, atteint lui-même de cette affection. Cette anomalie est héréditaire, récessive et liée au sexe. V. *anérythropsie, achloroblepsie* et *dyschromatopsie.*

DALY (Daly D.). V. *Markand-Daly (maladie de).*

DAMESHEK (D. William, amér., 1947). V. *Estreb-Dameshek (anémie de).*

DAMMANN-MULLER (opération de) (D.J., 1961) [angl. ***pulmonary artery banding***]. Cerclage constrictif de l'artère pulmonaire pratiqué chez le nourrisson porteur d'une cardiopathie congénitale avec shunt gauche-droite à gros débit à l'étage ventriculaire et forte hypertension artérielle pulmonaire, cardiopathie qui entraîne une insuffisance cardiorespiratoire rapide. Cette opération palliative équivaut à une sténose pulmonaire modérée ; elle diminue le shunt et le débit pulmonaire ; elle évite l'altération du réseau artériel pulmonaire et permet d'attendre le moment propice pour effectuer une correction chirurgicale complète.

DAMOCLÈS (syndrome de) (D., IVe siècle av. J.-C., courtisan de Denys, tyran de Syracuse ; celui-ci, pour lui faire comprendre la fragilité du bonheur, fit au cours d'un banquet suspendre au-dessus de sa tête une épée au moyen d'un crin de cheval) (Koucher GP, 1981) [angl. ***Damocles's syndrome***]. Conséquences psycho-sociologiques de la survie chez des patients atteints d'un cancer dans l'enfance.

DAMOISEAU (courbe de) (D. Louis, fr., 1842) [angl. ***Damoiseau's curve***]. Courbe parabolique à convexité supérieure et à sommet axillaire qui forme la limite supérieure de la matité décelée par la percussion dans les épanchements abondants de la plèvre. V. *Garland (angle de).*

DANBOLT ET CLOSS (syndrome de) (D. Niels, norv., 1942). V. *acrodermatite entéropathique.*

DANDY-WALKER (syndrome de) (Dandy Walter, amér., 1921) [angl. ***Dandy-Walker syndrome***]. Hydrocéphalie congénitale par atrésie des trous de Magendie et de Luschka.

DANE (particule de) (D. David, brit., 1970) [angl. ***Dane's particle***]. Virus de l'hépatite B (HB virus). C'est un virus à ADN, en forme de cocarde, de symétrie cubique et pourvu d'une enveloppe. À sa surface se trouvent l'antigène HBs, appelé d'abord antigène Australia et l'antigène « e » ; dans sa partie centrale, l'antigène HBc nucléocapsidique. V. *antigène Australia.*

DANELLUS (signe de). Signe radiologique d'agénésie unilatérale de l'artère pulmonaire : le hile, de ce côté, ne montre pas d'ombre vasculaire. V. *Janus (syndrome de).*

DANIELS (biopsie de) (1949). Recherche, par prélèvement de tissu rétroscalénique, d'éléments permettant le diagnostic d'une néoplasie intrathoracique, en l'absence d'adénopathie périphérique cliniquement décelable.

DANIS (D. P., suisse, 1923). V. *Coppez et Danis (dégénérescence maculaire de).*

DANLOS (syndrome de) (D. Henri, fr.) [angl. ***Ehlers-Danlos syndrome***]. Syn. *maladie* ou *syndrome d'Ehlers-Danlos.* (E., 1899 ; D., 1908). Dystrophie héréditaire du mésenchyme transmise selon des modes variables, autosomique dominant ou non ; elle est caractérisée *anatomiquement* par une altération des fibres collagènes et *cliniquement* par l'association d'une hyperlaxité articulaire, d'une hyperélasticité de la peau *(cutis hyperelastica)* et d'une fragilité cutanée qui est à l'origine de cicatrices atrophiques planes multiples et de pseudo-tumeurs molluscoïdes. Le cœur, les artères, l'intestin, la vessie, les yeux peuvent être atteints. On distingue actuellement 10 types différents de ce syndrome.

DANON (maladie de) [angl. ***Danon's disease***]. Syn. *pseudomaladie de Pompe, glycogénose type IIb.* Affection très rare, voisine de la maladie de Pompe (v. ce terme), transmise selon le mode lié à l'X, due à un déficit en une protéine nommée en anglais *lysosomal associated membrane protein.* Elle s'accompagne d'une activité maltase acide normale ou augmentée et se traduit cliniquement par une myocardopathie sévère accompagnée de retard mental.

DANSE DES HILES (Pezzi) [angl. ***hilar dance***]. Pulsatilité exagérée, avec expansion systolique, des branches de l'artère pulmonaire au niveau des hiles du poumon. On l'observe à l'examen radioscopique des sujets porteurs de cardiopathies congénitales avec augmentation du débit sanguin dans la petite circulation par shunt gauche-droite (v. ce terme), essentiellement dans les communications interatriales.

DANSE DE SAINT-GUY. V. *chorée.*

DANTROLÈNE, *s. m.* (DCI). Myorésolutif actif dans le syndrome malin des neuroleptiques (v. ces termes).

DARIER (D. Jean, fr., 1856-1938). V. *Hallopeau-Leredde-Darier (adénomes sébacés symétriques de la face de).*

DARIER (maladie de) [angl. ***Darier's disease***]. Syn. *psorospermose folliculaire végétante* (Darier, 1889), *dyskératose folliculaire*(Darier), *ichtyose folliculaire*(White, Lesser), *ichtyose sébacée* (Lebert, Wilson, Eliott), *acné sébacée cornée hypertrophique* (Lutz), *acné sébacée concrète avec hypertrophie* (Hallopeau). Dermatose héréditaire, transmise selon le mode dominant, caractérisée par une éruption de papulocroûtes cornées brunes ou grisâtres, siégeant surtout à la face et aussi sur le cou et la poitrine. L'éruption persiste longtemps puis disparaît en laissant des taches pigmentaires. On l'avait attribuée à tort à une psorospermie.

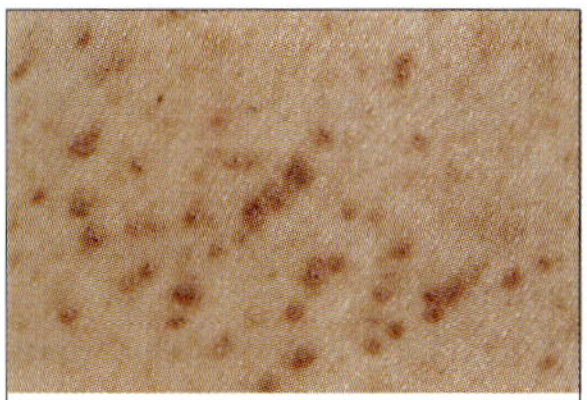
Maladie de Darier

DARIER (signe de) (D. Jean, fr., 1856-1938) [angl. ***Darier's sign***] V. *urticaire pigmentaire.*

DARIER-FERRAND (dermato-fibrome progressif et récidivant de ou **fibrome de** ou **maladie de).** V. *fibrosarcome 1°: fibrosarcome de la peau.*

DARLING (maladie de) (D. Samuel, amér., 1872-1925). V. *histoplasmose.*

DARMOUS, *s. m.* [angl. ***darmous***]. Syn. *maladie de Velu-Speder* (1932). Nom donné au Maroc à l'intoxication chronique par le fluor. Elle se traduit, chez l'homme, par une dystrophie dentaire frappant les dents permanentes qui naissent ternes, jaunâtres et dépolies et qui sont de dimensions irrégulières (naines ou géantes) ; souvent aussi par des ossifications squelettiques anormales. Cette fluorose provient de l'ingestion de végétaux trop riches en fluor. V. *ostéopathie fluorée.*

DARROW ou **DARROW-ELIEL (syndrome de)** (D. Daniel, amér., 1895-1965) [angl. ***Darrow's syndrome***]. Insuffisance rénale aiguë secondaire à une perte excessive d'eau et d'électrolytes (par diarrhée ou vomissements abondants) qui entraîne une hypokaliémie sévère avec alcalose et presque toujours déshydratation extracellulaire, prostration et asthénie musculaire.

DARSONVALISATION, *s. f.* (Arsène d'Arsonval, physicien fr., 1851-1940) [angl. ***arsonvalism***]. Nom proposé par Benedikt de Vienne, en 1899, pour désigner toutes les applications thérapeutiques ou expérimentales des courants de haute fréquence découverts par d'Arsonval en 1890. V. *ablatives en cardiologie (méthodes), diathermie* et *électrochirurgie.*

DARTOS, *s. m.* (gr. *écorché*) (TA *musculus dartos*) [angl. ***dartos muscle***]. V. *scrotum.*

DARTRE FURFURACÉE ou **VOLANTE**. V. *pityriasis simplex circonscrit.*

DARWIN (lois de) (D. Charles, naturaliste anglais, 1809-1882) [angl. ***Darwin's laws***]. Ensemble de règles dans lesquelles Darwin avait résumé ses conceptions de l'hérédité : — 1° *loi de l'hérédité directe.* Les parents ont tendance à transmettre à leurs enfants leurs caractères généraux et individuels anciennement ou récemment acquis. — 2° *loi de prépondérance.* Un des parents a parfois une influence plus marquée que l'autre. — 3° *loi de l'atavisme.* V. *atavisme, 2°.* — 4° *loi de l'hérédité homochrone* (v. ce terme).

DARWINISME, *s. m.* (Darwin, 1859) [angl. ***darwinism***]. Théorie qui explique le *transformisme* par la sélection naturelle due à la lutte pour l'existence. V. *mutation* et *néodarwinisme.*

DASS. Abréviation de *Direction des Affaires Sanitaires et Sociales.*

DATTES (mal des). V. *bouton d'Orient.*

DAUSSET (Jean, fr. ; né en 1916, prix Nobel de médecine 1980). V. *système HLA.*

DAV. Abréviation de *Différence Artério-Veineuse.* V. *oxygène (différence artério-veineuse en).*

DAVAINE (bacille de) (D. Casimir, fr., 1812-1882). V. *Bacillus anthracis.*

DAVENPORT (diagramme de) (1958). Graphique montrant, selon l'équation de Henderson-Hasselbalch (v. ce terme) les 4 zones d'acidose et d'alcalose métabolique et respiratoire, en fonction du pH, du taux des bicarbonates et de la pression partielle du CO_2 sanguin.

DAVID (opération de) (David T., amér, 1992) [angl. ***David's procedure***]. Intervention chirurgicale destinée à remédier à un anévrisme de l'aorte ascendante comportant une dilatation de l'anneau valvulaire, tout en conservant la valve naturelle du patient laquelle est incluse dans un tube de Dacron. V. *Yacoub (opération de).*

DAVIDENKOW (syndrome de) (1927) [angl. ***Davidenkow's syndrome***]. Syn. *amyotrophie scapulo-péronière neurogène.* V. *névrite hypertrophique progressive familiale* et *Charcot-Marie (amyotrophie de).*

DAVIDSOHN (D. Israel, amér., né en 1902). V. *Paul, Bunnel, Davidsohn (réaction de).*

DAVIER, *s. m.* [angl. ***dental forceps***]. Pince très solide ayant de longs bras de levier et des mors très courts, servant en chirurgie osseuse et dans la pratique de l'art dentaire.

DAVIES (fibrose endomyocardique de) (D. J., amér., né en 1915). V. *Löffler (endocardite de).*

DAVIES (thorax de). Déformation thoracique caractérisée par la projection en avant de la partie haute du plastron sternocostal surplombant une dépression sous-mammaire bilatérale. On l'observe chez l'enfant atteint de communication interventriculaire ou de canal artériel persistant, à gros débit.

DAY (D. Richard, amér., né en 1905). V. *Riley-Day (syndrome de).*

DC. Abréviation de *Dénomination Commune.* Ce peut être une DC internationale (DCI, v. ce terme) ou une DCF (DC française publiée à la Pharmacopée française).

DCF. Abréviation de *Dénomination Commune Française.* V. *DC.*

DCEM. Abréviation de *Deuxième Cycle d'Études Médicales.* Il dure quatre ans et fait suite au PCEM.

DCI [angl. ***INN: International Nonproprietary Name***]. Abréviation de *Dénomination Commune Internationale* (v. ce terme).

DCP. Abréviation de la *Dé-gamma-Carboxy-Prothrombine.*

DCSSA. Abréviation de *Direction Centrale du Service de Santé des Armées.*

DDASS. Abréviation de *Direction Départementale des Affaires Sanitaires et Sociales.* V. *action sanitaire et sociale.*

dDAVP. 1-désamino-8-D-arginine vasopressine. V. *desmopressine.*

DDB. Abréviation de *Dilatation Des Bronches* (v. ce terme).

DDC. V. *didéoxycytidine.*

DDD. Code international d'un stimulateur cardiaque double chambre fonctionnant de façon totalement automatique. V. *stimulateurs cardiaques (code des).*

DDDR. Code international d'un stimulateur cardiaque double chambre fonctionnant de façon totalement automatique et à fréquence asservie. V. *stimulateurs cardiaques (code des).*

DDI. — 1° Code international d'un stimulateur cardiaque double chambre entraînant une stimulation séquentielle inhibée par les ondes P et R. V. *stimulateurs cardiaques (code des).* — 2° V. *didéoxyinosine.*

DDT [angl. ***DDT***]. V. *Dichloro-Diphényl-Trichloréthane.*

DEA. Abréviation de *Diplôme d'Études Approfondies.*

DÉAFFÉRENTATION. *s. f.* [angl. ***deafferentation***]. V. *désafférentation* et *déefférentation.*

DÉAMBULATEUR, *s. m.* V. *ambulateur.*

DÉAMBULATION, *s. f.* [angl. ***deambulation***]. Action de se promener. Marche sans but défini. V. *démarche, marche, ambulation.*

DEAVER (méthode de) [angl. ***Deaver's method***]. Technique de rééducation des sujets atteints de troubles locomoteurs d'origine cérébrale.

DE BARSY (syndrome de) (De B. A., belge, 1968) [angl. ***De Barsy's syndrome***]. Syndrome malformatif très rare, à transmission autosomique récessive, associant retard mental et statural, *cutis laxa*, microcéphalie, hypertélorisme et cataracte.

DÉBILE, *adj.* [angl. ***weak***]. Qui est atteint d'une des formes de débilité.

DÉBILITÉ, *s. f.* (lat. *debilis,* faible) [angl. ***debility***]. Manque de force. — ***d. congénitale.*** Faiblesse extrême de certains nouveau-nés, ordinairement prématurés, ayant souffert avant la naissance d'une maladie aiguë ou chronique de la mère. — ***d. constitutionnelle.*** État de déficience chronique de l'organisme remontant à l'enfance. — ***d. intellectuelle*** (Simon). Degré le moins accentué d'arriération intellectuelle (ou mentale). Il comporte un retard intellectuel moins profond que l'idiotie et l'imbécillité. Au bout de son évolution, le débile ne dépasse pas le niveau mental d'un enfant de 9 à 10 ans. — ***d. mentale*** (Chaslin). Nom donné à « un certain genre de fausseté de jugement s'exerçant quel que soit le degré des acquisitions intellectuelles ». La *d. m.* correspond à ce qu'on appelle dans le langage courant la *sottise.* Ce terme est parfois utilisé pour désigner la débilité intellectuelle. — ***d. motrice*** (E. Dupré). Ensemble de troubles moteurs comprenant l'exagération des réflexes tendineux, la perturbation de la réflectivité plantaire (signe de Babinski, signe de l'éventail, absence de réflexe), les syncinésies, la paratonie et la maladresse constitutionnelle. On l'observe fréquemment chez les sujets atteints de débilité intellectuelle, imbécillité ou idiotie.

DÉBIT CARDIAQUE (symbole Qring ou Qringc) [angl. ***cardiac output***]. Quantité de sang propulsée par chaque ventricule du cœur en une minute (5,5 L en moyenne). Il peut se mesurer par le principe de Fick ou par dilution (v. ces termes) d'un indicateur coloré (vert d'indocyanine) ou thermique (v. *thermodilution*). V. *index cardiaque.*

DÉBIT EXPIRATOIRE MAXIMUM SECONDE (DEMS). V. *volume expiratoire maximum seconde.*

DÉBIT DU GAZ CARBONIQUE ÉLIMINÉ. V. *gaz carbonique éliminé (débit du).*

DÉBIT D'OXYGÈNE. V. *oxygène (consommation d') et oxygène (différence artério-veineuse en).*

DÉBIT SYSTOLIQUE [angl. ***systolic output***]. Syn. *volume systolique.* Quantité de sang expulsée par la contraction d'un ventricule cardiaque ; à chaque systole, chaque ventricule éjecte en moyenne de 70 à 80 mL.

DÉBIT VENTILATOIRE MAXIMA MINUTE (DVMM). V. *ventilation maxima.*

DÉBITMÈTRE, *s. m.* Syn. *fluxmètre* (v. ce terme). Appareil mesurant l'écoulement d'un fluide. — ***d. de pointe*** [angl. ***peak flowmeter***]. Petit appareil destiné à mesurer le *débit expiratoire de pointe* utilisé dans l'asthme et l'insuffisance respiratoire. En soufflant dans l'embout, le sujet déplace un curseur le long d'une échelle graduée. — ***d. urinaire.*** Dispositif destiné à mesurer le débit urinaire (normalement supérieur à 15 mL/sec) ; il comporte un disque tournant et l'inscription d'une courbe mictionnelle.

DÉBIT-MINUTE, *s. m.* V. *Addis-Hamburger (technique d').*

DEBLER (anémie hémolytique familiale de) (D.K., all., 1939). Anémie hémolytique hypochrome familiale très rare, avec hépatosplénomégalie et troubles de la croissance. Probablement liée à un hypersplénisme constitutionnel primitif, elle ne guérit que par la splénectomie.

DEBRAY (D. Charles, fr., né en 1907). V. *Looser-Debray-Milkman (syndrome de).*

DEBRÉ (D. Robert, fr., 1882-1978). V. *De Toni-Debré-Fanconi (syndrome de).*

DEBRÉ-FIBIGER (syndrome de) (F., 1905 ; D., 1925) [angl. ***Debré-Fibiger syndrome***]. Variété d'hyperplasie surrénale congénitale (v. ce terme) dans laquelle l'hypersécrétion d'hormones androgènes est associée à un déficit d'aldostérone. En dehors de toute corticothérapie, l'évolution, dans les formes aiguës, se fait généralement vers la mort avant l'âge de 6 mois au cours d'un accès de déshydratation avec perte de sel et collapsus, par insuffisance surrénale aiguë.

DEBRÉ-MARIE (syndrome de) (Robert D. et Julien M.) [angl. ***Debré-Marie syndrome***]. — 1° V. *neuro-œdémateux (syndrome).* — 2° (1938) Nanisme hypophysaire avec anomalies dentaires et troubles du métabolisme hydrique (oligodipsie, oligurie et opsiurie) disparaissant par administration de cortisone.

DEBRÉ-MOLLARET (maladie de). V. *griffes de chat (maladie des).*

DEBRÉ-SEMELAIGNE (syndrome de) (1934) [angl. ***Debré-Semelaigne syndrome***]. Hypertrophie musculaire congénitale avec rigidité, observée chez le nouveau-né, intéressant les membres, la face, le diaphragme, l'estomac et le cœur avec retard intellectuel, nanisme et syndrome myxœdémateux.

DÉBRIDEMENT, *s. m.* [angl. ***debridement***]. Opération ayant pour but de faire disparaître l'étranglement d'un organe en sectionnant la bride qui le comprime. P. ex. : *débridement des hernies.* — On donne aussi ce nom aux larges ouvertures pratiquées dans les foyers purulents. — ***d. enzymatique.*** V. *streptokinase.*

DÉCALAGE HORAIRE (EFFETS DU). V. *jet lag.*

DÉCALCIFICATION, *s. f.* [angl. ***decalcification***]. Diminution de la quantité de calcium contenue dans l'organisme, essentiellement dans le squelette (déminéralisation squelettique). Elle peut être localisée ou diffuse. Dans ce dernier cas, on distingue les *d.* par insuffisance de l'ostéogenèse : ostéomalacie, ostéoporose et les *d.* par ostéolyse exagérée : hyperparathyroïdie, maladie de Paget, myélomes et cancers osseux.

DÉCALVANT, ANTE, *adj.* [angl. ***decalvant***]. Qui provoque la chute des cheveux. V. *teigne, trichophytie* et *microsporie.*

DÉCALVATION, *s. f.* (lat. *decalvatio,* action de se raser la tête) [angl. ***decalvation***]. Chute des cheveux.

DÉCANULATION, *s. f.* [angl. ***decanulation***]. Enlèvement d'une canule, p. ex. : d'une canule de trachéotomie.

DÉCAPSIDATION, *s. f.* Disparition de la coque (capside) d'un virus.

DÉCARBOXYLATION, *s. f.* [angl. ***decarboxilation***]. Isolement et élimination d'une molécule globale de CO_2 au cours de la dégradation que subissent, pendant leur combustion dans l'organisme, les substances alimentaires.

DÉCARBOXY-PROTHROMBINE, *s. f.* [angl. ***decarboxy-prothrombin***]. Syn. *prothrombine décarboxylée.* Stade précurseur de la synthèse hépatique de la prothrombine. Son taux s'élève dans les carences en vitamine K, au cours des traitements anticoagulants par les antivitamines K et dans le carcinome primitif du foie.

DÉCÉRÉBRATION, *s. f.* [angl. ***decerebration***]. — 1° Ablation du cerveau. — 2° Section du mésencéphale. V. *rigidité décérébrée.*

DÉCÈS, *s. m.* [angl. ***death***]. Mort.

DÉCHARGE ÉPILEPTIQUE. V. *épilepsie.*

DÉCHARGE MYOTONIQUE. V. *myotonie.*

DÉCHARGE NEURONIQUE. V. *neuronique.*

DECHAUME (D. Jean, fr., 1896-1968). V. *Bonnet, Dechaume et Blanc (syndrome de).*

DÉCHETS D'ACTIVITÉS DE SOINS [angl. ***care rubbish***]. Résidus de matériels souillés, infectés, toxiques, périmés, radioactifs, piquants ou tranchants, provenant des diverses variétés de soins et dont l'élimination doit se faire selon des règles de sécurité et d'hygiène précises. On y intègre « les déchets anatomiques humains, correspondant à des fragments humains non aisément identifiables » (décret du 8 juin 2006).

DÉCHLORURÉ, ÉE, *adj.* Débarrassé, épuré de ses chlorures. Ce terme désignait autrefois le régime sans chlorure de sodium. C'est maintenant le régime *désodé.*

DÉCHOQUAGE, *s. m.* Traitement du choc.

DÉCIBEL, *s. m.* (db) [angl. ***decibel***]. Sous-multiple du *bel*, employé plus couramment que le *bel*. Unité logarithmique d'intensité sonore. C'est la plus petite différence d'intensité perceptible à l'oreille pour un son de 1 000 fréquences par seconde. V. *bel*.

DÉCIDUAL, ALE, *adj.* (lat. *decidua*, caduque) [angl. ***decidual***]. — 1° Qui concerne la caduque, c'est-à-dire la portion de la muqueuse utérine qui, après l'accouchement, sera expulsée avec le placenta. — 2° ***dents d.*** Les dents de lait.

DÉCIDUOME MALIN (lat. *decidua*, caduque). V. *chorio-épithéliome*.

DÉCLAMPAGE, *s. m.* Ablation d'un clamp (v. *clampage*).

DÉCLARATION D'HELSINKI (1964). Recommandation publiée par l'Association Médicale Mondiale, complétée à Tokyo en 1975 et destinée à guider les médecins dans leur attitude vis-à-vis de l'expérimentation humaine au cours de la recherche biomédicale. V. *déclaration de Tokyo* et *loi Huriet-Sérusclat*.

DÉCLARATION OBLIGATOIRE (maladies à). Ce sont en France, selon le décret du 10-6-1986 et des textes ultérieurs : — 1° *des affections justiciables de mesures exceptionnelles au niveau national ou international :* choléra (n° 8), peste (9), variole (3), fièvre jaune (10), rage (29), typhus exanthématique (21), fièvres hémorragiques africaines ; — 2° *d'autres affections relevant de mesures à l'échelon local :* rougeole, fièvres typhoïde et paratyphoïdes (1), tuberculose (27), tétanos (20), poliomyélite antérieure aiguë (14), diphtérie (6), méningite cérébrospinale à méningocoques et méningococcémies (13), toxi-infections alimentaires collectives (12), botulisme, paludisme autochtone et d'importation dans les départements d'outre-mer (24), légionelloses, sida, séropositivité au VIH, infections aiguës symptomatiques par le virus de l'hépatite B, brucellose (16), suspicion de maladie de Creutzfeldt-Jakob et autres encéphalopathies subaiguës spongiformes transmissibles humaines, listériose, charbon, tularémie, saturnisme chez les enfants mineurs, dengue et chikungunya. V. ces termes et *quarantenaires (maladies)*. Quatre maladies sexuellement transmissibles sont également à déclaration obligatoire : la maladie de Nicolas-Favre, la syphilis, la gonococcie et le chancre mou.

DÉCLARATION DE TOKYO (1975). Recommandation publiée par l'Association Médicale Mondiale et destinée à guider les médecins dans leur attitude vis-à-vis des tortures et traitements inhumains subis par les détenus. V. *déclaration d'Helsinki*.

DÉCLENCHEMENT (rythme de). V. *rythme de déclenchement*.

DÉCLIVE, *adj.* (lat. *de ; clivus*, pente) [angl. ***declive***]. Se dit du point le plus bas d'une plaie, d'un épanchement ou d'une partie quelconque du corps.

DÉCOCTÉ, *s. m.* Produit d'une décoction.

DÉCOCTION, *s. f.* (lat. *decoquere*, cuire) [angl. ***decoction***]. — 1° Ébullition dans un liquide, de substances médicamenteuses dont on veut extraire les principes actifs. — 2° Syn. *décocté*. Liquide résultant de cette opération.

DÉCOLLATION, *s. f.* (lat. *de*, indiquant la séparation ; *collum*, cou) [angl. ***decollation***]. Opération qui consiste à sectionner le cou d'un fœtus mort, lorsque son extraction est impossible autrement.

DÉCOLLEMENT ÉPIPHYSAIRE [angl. ***epiphyseal separation***]. V. *disjonction épiphysaire*.

DÉCOLLEMENT DES OMOPLATES. V. *scapulae alatae*.

DÉCOLLEMENT DE LA RÉTINE (ou d. rétinien) [angl. ***retinal detachment***]. Affection grave, due au clivage des deux feuillets de la rétine, l'externe (pigmenté) et l'interne (neuroépithélium) avec interposition de liquide sous-rétinien. Elle est parfois secondaire à une tumeur, une maladie vasculaire, une inflammation ou un trauma local. Elle est le plus souvent « idiopathique » ou rhegmatogène (v. ce terme), consécutive à une déchirure du feuillet rétinien interne. Celle-ci est favorisée par des lésions dégénératives de la rétine au cours de la sénescence, par une forte myopie ou par l'aphakie. Le décollement rétinien se manifeste par la brusque apparition de corps flottants ou de phosphènes dans le champ visuel et par l'amputation de celui-ci ; le décollement évolue spontanément vers la cécité. Pour le prévenir, le traitement d'urgence provoquera l'occlusion de la déchirure en fixant ses bords à la choroïde par cryothérapie ou photocoagulation au laser à globe fermé ; pour ramener au contact les 2 feuillets rétiniens, divers procédés chirurgicaux ont été proposés. V. *rétinopexie*.

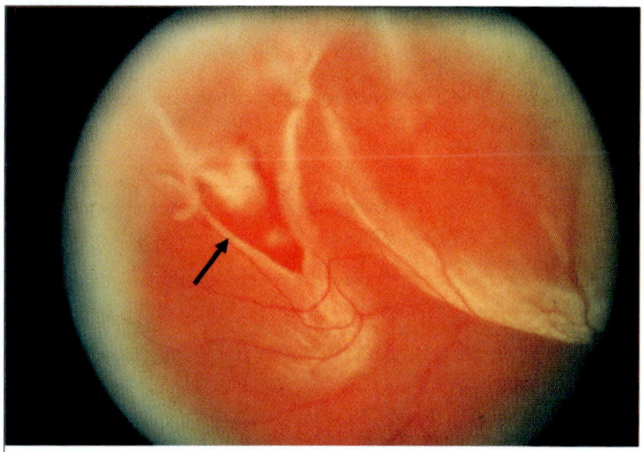

Déchirure de la rétine (flèche) avec décollement

DÉCOLLEMENT DU SOMMET (signe du) (Belot et Peuteuil). V. *double contour (signe du)*.

DÉCOMPENSATION, *s. f.* [angl. ***decompensation***]. Rupture de l'équilibre réalisé par la compensation (v. ce terme).

DÉCOMPENSÉ, ÉE, *adj.* [angl. ***decompensated***]. Se dit d'une lésion dont les effets nuisibles se manifestent à la suite de la rupture de l'équilibre réalisé jusque-là par la compensation (v. ce terme). — *cardiopathie décompensée*.

DÉCOMPLÉMENTATION, *s. f.* Suppression de l'activité du complément du sérum sanguin par chauffage à 56 °C pendant une demi-heure.

DÉCOMPLÉMENTÉ, ÉE, *adj.* [angl. ***decomplementized***]. Dont le complément a été inactivé.

DÉCOMPRESSION (mal de). V. *caissons (maladie des)*.

DÉCONDITIONNÉ, ÉE, *adj.* [angl. ***deconditioned***] (physiologie). Se dit d'un sujet chez lequel a été aboli un réflexe conditionné.

DÉCONDITIONNEMENT CARDIOVASCULAIRE À L'EFFORT. V. *désadaptation cardiovasculaire à l'effort*.

DÉCONNEXION INTERHÉMISPHÉRIQUE (syndrome de) [angl. ***hemisphere*** ou ***callosal disconnection***]. Syn. *syndrome de Geschwind*. V. *calleux (syndrome)*.

DÉCONNEXION NEUROVÉGÉTATIVE. Suppression des réactions neurovégétatives de l'organisme au moyen de médicaments qui paralysent les centres encéphaliques, les synapses ganglionnaires et les effecteurs du système végétatif. Elle est employée dans l'hibernation artificielle.

DÉCONTAMINATION, *s. f.* [angl. ***decontamination***]. Action de débarrasser un objet, une personne ou un local de souillures infectantes, toxiques ou radio-actives.

DÉCONTRACTION, *s. f.* [angl. ***relaxation***]. Relâchement du muscle succédant à la contraction.

DÉCORTICATION, *s. f.* [angl. ***decortication***]. — 1° Séparation chirurgicale d'un organe et de son enveloppe fibreuse normale ou pathologique. — ***d. du cœur.*** V. *péricardectomie*. — ***d. pleuro-pulmonaire.*** — ***d. du testicule,*** dans les hydrocèles ou hématocèles chroniques. — 2° Ablation des couches superficielles d'un organe. — ***d. cérébrale.*** Résection du cortex cérébral. V. *rigidité de décortication*.

DÉCOURS, *s. m.* (lat. *decursus*, descente rapide) [angl. ***decrement***]. Période de déclin d'une maladie.

DÉCRÉMENT, *s. m.* [angl. ***decrement***]. Diminution, raccourcissement. V. *incrément*.

DÉCRÉMENTIEL, ELLE, *adj.* [angl. ***decremental***]. Décroissant.

DÉCUBITUS, *s. m.* (lat. *de ; cubare*, être couché) [angl. ***decubitus***]. Attitude du corps reposant sur un plan horizontal. Le *d.* est spontané et implique le repos, ce qui le distingue de la *position* (v. ce mot). Il varie avec l'état du sujet : *dorsal* le plus souvent ; *ventral,* chez les enfants ; *latéral,* dans la pleurésie ; *en chien de fusil,* dans la méningite, etc. — ***d. aigu*** ou ***d. acutus*** ou ***d. ominosus*** (en lat. : de mauvais augure) (Charcot) [angl. ***decubitus***]. Nom donné autrefois aux escarres à marche rapide *(escarres de décubitus)* que l'on observe chez les sujets grabataires, surtout chez les hémiplégiques : la lésion nerveuse favorise leur apparition. Elles siègent aux points de pression, région sacrée, talon surtout. — ***d. ulcéreux*** (Volkmann). V. *ulcération compressive.*

DÉCUSSATION, *s. f.* (lat. *decussatio*) [angl. ***decussation***]. Croisement en X. — (neurologie). Franchissement de la ligne médiane par certains faisceaux nerveux, au niveau des pédoncules cérébraux, de la protubérance annulaire, de bulbe ou de la moelle : ils s'entrecroisent alors avec leurs homologues du côté opposé et deviennent ainsi controlatéraux par rapport à leur zone d'origine. — ***d. pyramidale.*** *D.* du faisceau pyramidal dans le bulbe (dans la pyramide, renflement de la face antérieure du bulbe).

DÉDIFFÉRENCIATION, *s. f.* [angl. ***dedifferentiation***]. Modifications de forme et de fonction des cellules de différents tissus cultivés dans des milieux naturels ou artificiels. Les cellules reviennent à l'état embryonnaire et perdent ainsi leurs caractères différentiels.

DÉDOUBLEMENT DE LA PERSONNALITÉ. Coexistence, chez un même sujet, de deux types de comportement, l'un normal fondé sur des raisons conscientes et bien adapté au milieu, l'autre anormal, répondant à des motivations inconscientes et paraissant automatique, illogique et inadapté.

DÉEFFÉRENCIATION MOTRICE (syndrome de). V. *verrouillage (syndrome de).*

DÉFAILLANCE, *s. f.* (lat. *de,* hors de ; *fallere,* tromper). — 1° Anciennement, premier degré de la syncope. — 2° Plus généralement : insuffisance. — ***d. cardiaque.*** V. *insuffisance cardiaque.*

DÉFAILLANCE MULTIVISCÉRALE (syndrome de) [angl. ***multiple organ failure syndrome***]. Syn. *syndrome septique.* Apparition consécutive à un syndrome de détresse respiratoire (v. ce terme) d'une insuffisance subaiguë des divers organes et systèmes (foie, reins, appareils cardiovasculaire et digestif, système nerveux) en présence d'un état hémodynamique hyperkinétique (c'est-à-dire avec augmentation du débit cardiaque) et d'un hypermétabolisme entraînant un catabolisme intense ; divers médiateurs (interleukines, cachectine) seraient responsables de ce syndrome observé dans les états de choc (septique, polytraumatique, choc des brûlés) et qui évolue en règle en 2 mois vers la mort. V. *cachectine* et *inflammatoire généralisée (syndrome de réaction).*

DÉFÉCATION, *s. f.* (lat. *de,* hors de ; *faex, faecis,* lie) [angl. ***defecation***]. — 1° Expulsion des fèces par l'anus. — 2° Séparation des sédiments qui se forment dans un liquide et décoloration de ce liquide à l'aide du noir animal, du sous-acétate de plomb ou d'une autre substance.

DÉFÉCOGRAPHIE, *s. f.* Étude radiologique dynamique de la défécation (v. ce terme 1°), utilisée dans l'exploration de l'incontinence anale.

DÉFÉMINISATION, *s. f.* [angl. ***defemination***]. Disparition, chez la femme pubère, des caractères sexuels qui lui sont particuliers.

DÉFENSE MUSCULAIRE [angl. ***muscular defence***]. Contraction passagère et douloureuse des muscles de la paroi abdominale déclenchée par la palpation et témoignant d'une atteinte péritonéale localisée. V. *contracture.*

DÉFÉRENT, *adj.* (lat. *defero,* je porte). — *conduit d.* [TA et angl. ***ductus deferens***] Syn. *canal déférent.* Portion des voies spermatiques comprise entre l'épididyme et la vésicule séminale • 👁 **testicule, vessie** •.

DÉFÉRENTITE, *s. f.* [angl. ***deferentitis***]. Inflammation des canaux déférents.

DÉFÉRENTOGRAPHIE, *s. f.* [angl. ***deferentography***]. Radiographie avec injection d'un produit opaque dans le canal déférent.

DÉFERVESCENCE, *s. f.* (lat. *defervescere,* se refroidir) [angl. ***defervescence***]. Diminution ou disparition complète de la fièvre.

DÉFIBRILLATEUR, *adj.* [angl. ***defibrillator***]. Qui supprime la fibrillation. — *s. m.* Syn. *cardioverteur.* Appareil employé pour arrêter la fibrillation cardiaque (v. ce terme) au moyen d'un *choc électrique* produit par la décharge d'un condensateur. Le choc est utilisé en chirurgie cardiaque pour faire cesser la fibrillation ventriculaire, en mettant les électrodes directement au contact du cœur. Il est aussi appliqué par voie externe, en plaçant les deux électrodes sur le thorax : c'est le traitement d'urgence des fibrillations ventriculaires. Certains défibrillateurs, dits semi-automatiques (DSA), peuvent être mis à la disposition de personnes entraînées, dans divers lieux publics (avions, p. ex). Le *d.* est également employé, par voie externe et au cours d'une brève anesthésie, pour réduire d'autres troubles du rythme : tachycardies ventriculaire et atriale, fibrillation et flutter atriaux. Enfin les *d. implantables* (Mirowski, à Baltimore, 1980) [angl. ***implantable cardioverter defibrillator***] sont actuellement capables de réduire automatiquement certaines arythmies ventriculaires particulièrement graves et rebelles. Le choc électrique agit en dépolarisant simultanément toutes les cellules du myocarde, le rythme sinusal se rétablissant ensuite. Les effets réanimateurs de l'électricité ont été signalés, dès 1775, par Abildgaard. Les *défibrillateurs atriaux implantables* [angl. ***implantable atrial defibrillator***] sont encore du domaine de l'expérimentation. V. *défibrillation, choc électrique, stimulateur cardiaque* et *cardioversion.*

DÉFIBRILLATION, *s. f.* [angl. ***defibrillation***]. Suppression d'une fibrillation musculaire. — (cardiologie). La *d. des ventricules* est obtenue, en extrême urgence (la fibrillation ventriculaire entraîne l'arrêt cardiaque), par un choc électrique externe ; ou bien au cours de la chirurgie cardiaque, en mettant les électrodes au contact du cœur. La *d. atriale* s'effectue le plus souvent de la même manière ; mais la fibrillation atriale (cause de l'arythmie complète) peut également être réduite par certains médicaments (quinidine...) : le terme de défibrillation n'est pas employé dans ce cas. V. *défibrillateur, fibrillation cardiaque* et *arrêt cardiaque.*

DÉFIBRINATION, *s. f.* [angl. ***defibrination***]. Disparition de la fibrine du sang, qui devient incoagulable. Elle peut être provoquée, *in vitro,* par battage. Elle peut survenir au cours de certaines maladies soit par destruction (fibrinolyse ou protéolyse), soit par excessive consommation (syndrome de coagulation intravasculaire disséminée, v. ce terme, dont celui de *syndrome de défibrination* est parfois synonyme).

DÉFICIENCE, *s. f.* (lat. *deficientia,* épuisement) [angl. ***deficiency***]. Insuffisance, faiblesse, organique ou mentale. V. *débilité, incapacité* et *handicap.*

DÉFICIT ENZYMATIQUE CORTICOSURRÉNAL. V. *hyperplasie surrénale congénitale.*

DÉFICIT IMMUNITAIRE. V. *carence immunitaire.*

DÉFICIT IMMUNITAIRE ACQUIS (syndrome de). V. *sida.*

DÉFILÉ COSTO-CLAVICULAIRE (syndrome du) (Leriche) ou **DÉFILÉ DES SCALÈNES (syndrome du).** V. *scalène antérieur (syndrome du).*

DÉFLEXION, *s. f.* (lat. *deflectare,* fléchir). — 1° [angl. ***extension***]. Extension de la tête du fœtus pendant l'accouchement. — 2° (électrocardiographie) [angl. ***deflection***]. Déviation du tracé au-dessus ou au-dessous de la ligne isoélectrique, pendant le passage du courant cardiaque. — ***d. intrinsécoïde*** [angl. ***intrinsicoid deflection***]. En dérivations précordiales, *d.* apparaissant au moment où la portion du myocarde sous-jacente à l'électrode thoracique exploratrice devient négative, c.-à-d. au moment où débute son activité électrique ; c'est la partie descendante RS de l'onde ventriculaire rapide. La *d. intrinsèque* (Lewis) est celle que l'on recueille directement sur l'épicarde ventriculaire. — ***d. extrinsèque*** (Lewis) [angl. ***extrinsic deflection***]. En dérivations précordiales, *d.* correspondant à l'activation des parties du cœur éloignées de l'électrode exploratrice.

DÉFLORATION, *s. f.* (lat. *defloratio*) [angl. ***defloration***]. Action d'enlever à une fille sa virginité. V. *hymen.*

DÉFORMATION, *s. f.* [angl. ***deformity***]. Anomalie acquise d'une partie du corps. V. *malformation.*

DÉFOULEMENT, *s. m.* Retour dans le conscient de souvenir, d'idée ou d'émotion jusque-là refoulés dans le subconscient (v. *refoulement*).

DÉFRÉNATION, *s. f.* (lat. *de* priv. ; *frenare,* retenir). Section des nerfs dépresseurs de la tension artérielle (nerfs de Cyon et de Hering) ou énervation des zones vaso-sensibles aortiques et sinucarotidiennes qui déclenchent chez l'animal une hypertension artérielle forte et durable avec tachycardie.

DÉGAGEMENT, *s. m.* [angl. ***disengagement***] **(obstétrique).** Ensemble des évolutions qui permettent à la présentation fœtale de franchir le détroit inférieur et l'orifice vulvaire. — ***d. des membres.*** Aide portée par l'accoucheur à la sortie des membres retenus dans le petit bassin.

DÉGAMMA-CARBOXY-PROTHROMBINE (DCP) *s. f.*, [angl. ***descarboxyprothrombin***]. Précurseur décarboxylé de la prothrombine, apparaissant dans le sérum en cas de traitement par les antivitamines K et de carcinome hépatocellulaire (Liebman, 1984) dont il est un marqueur.

DÉGASTRO-GASTRECTOMIE, *s. f.* Opération pratiquée en cas d'ulcère gastrique évolutif ou d'ulcère peptique chez un malade ayant subi une gastro-entérostomie. Elle consiste à supprimer la gastro-entérostomie en rétablissant la continuité de l'anse intestinale et à pratiquer une gastrectomie type Péan ou Polya.

DÉGÉNÉRATION, *s. f.* V. *dégénérescence.*

DÉGÉNÉRÉ, *s. m.* (Magnan, 1895) [angl. ***degenerate***]. « Être qui, comparativement à ses générateurs les plus immédiats, est constitutionnellement amoindri dans sa résistance psycho-physique » (Magnan). Le terme de *d.* est de moins en moins employé. — On divisait les *dégénérés* en *d. supérieurs* qui présentent des lacunes dans le caractère, le jugement et le sens moral, masquées par certaines qualités brillantes et *d. inférieurs* dont les troubles psychiques peuvent aller jusqu'à la complète idiotie.

DÉGÉNÉRESCENCE, *s. f.* (lat. *degenerare,* dégénérer) [angl. ***degeneration***]. Syn. *dégénération.* Dégradation totale ou partielle d'un organisme. En anatomie pathologique, modification d'un tissu ou d'un organe dont les cellules se transforment en une substance inerte et perdent toute activité fonctionnelle ; parfois il s'agit d'une infiltration des cellules par cette substance, p. ex. : *d. amyloïde.*

DÉGÉNÉRESCENCE (réaction de) [angl. ***reaction of degeneration***]. Syn. *réaction de ralentissement.* Ensemble de phénomènes qui traduisent l'interruption de la conductibilité nerveuse au niveau du neurone moteur périphérique : inexcitabilité du nerf aux courants galvanique et faradique ; inexcitabilité du muscle au courant faradique ; réponse lente à l'excitation galvanique du muscle avec contraction de fermeture plus forte au pôle positif qu'au pôle négatif (inversion de la formule normale) et réaction longitudinale (v. ce terme).

DÉGÉNÉRESCENCE (stigmates de). Anomalies de développement corporel, remarquables surtout au niveau de la tête : microcéphalie, asymétries crânio-faciales, implantation défectueuse des dents, malformation des oreilles, forme ogivale de la voûte palatine, strabisme. Elles vont souvent de pair avec la dégénérescence mentale.

DÉGÉNÉRESCENCE AMYLOÏDE. V. *amyloïde.*

DÉGÉNÉRESCENCE CALCAIRE. V. *calcification.*

DÉGÉNÉRESCENCE CASÉEUSE. V. *caséification.*

DÉGÉNÉRESCENCE CHONDROÏDE. V. *amyloïde.*

DÉGÉNÉRESCENCE CIREUSE. V. *amyloïde* et *dégénérescence zenkérienne.*

DÉGÉNÉRESCENCE COLLOÏDE. V. *colloïde.*

DÉGÉNÉRESCENCE COMBINÉE SUBAIGUË DE LA MOELLE. V. *scléroses combinées.*

DÉGÉNÉRESCENCE CORTICO-BASALE (Rebeiz J.J., amér. ; 1967) [angl. ***corticobasal degeneration***]. Variété rare de syndrome parkinsonien asymétrique comportant apraxie idéomotrice, myoclonies focales, dystonie d'un membre et insensibilité à la dopa.

DÉGÉNÉRESCENCE GRAISSEUSE [angl. ***fatty degeneration***]. Présence de granulations graisseuses dans une cellule dont le noyau et le protoplasma sont altérés.

DÉGÉNÉRESCENCE GRISE DES CORDONS POSTÉRIEURS. V. *tabès.*

DÉGÉNÉRESCENCE HÉPATO-LENTICULAIRE (Hall, 1921) [angl. ***hepatolenticular degeneration***]. Syn. *syndrome hépatostrié.* Affection héréditaire transmise selon le mode autosomique récessif, apparaissant chez des adolescents ou des adultes jeunes. Elle est caractérisée : — 1° par des manifestations ***cérébrales :*** syndrome strié (dans la variété appelée *maladie de Wilson*, v. ce terme, ou hépatite familiale juvénile avec dégénérescence des corps striés) ou syndrome cérébellostrié (dans la variété nommée *pseudo-sclérose en plaques de Westphal-Strümpell*, v. ce terme), due à la dégénérescence des noyaux gris centraux ; — 2° par une atteinte ***hépatique,*** la première en date, le plus souvent latente, évoluant parfois vers la cirrhose ; — 3° par des troubles ***pigmentaires*** dont le principal est le cercle cornéen de Kayser-Fleischer ; — 4° ***accessoirement*** par des troubles psychiques, sanguins, osseux, endocriniens ou de la glycorégulation. — Du point de vue ***biologique,*** elle est caractérisée par une augmentation de l'élimination urinaire des acides aminés et par des troubles importants du métabolisme du cuivre d'origine génétique : impossibilité de synthétiser la céruloplasmine (v. ce terme), absence d'excrétion biliaire du cuivre qui est retenu en excès dans les tissus (surtout dans le foie, le cerveau et le cercle cornéen) et dans le sang ; il est éliminé en abondance dans l'urine. V. *Menkes (syndrome de)* et *chélation.*

DÉGÉNÉRESCENCE HYALOÏDO-RÉTINIENNE DE WAGNER. V. *Wagner (maladie de).*

DÉGÉNÉRESCENCE LARDACÉE. V. *amyloïde.*

DÉGÉNÉRESCENCE LENTICULAIRE PROGRESSIVE (Wilson). V. *hépatite familiale juvénile avec dégénérescence du corps strié.*

DÉGÉNÉRESCENCE MACULAIRE DE COPPEZ ET DANIS. V. *Coppez et Danis (dégénérescence maculaire de).*

DÉGÉNÉRESCENCE MACULAIRE DE DOYNE. V. *Doyne (dégénérescence maculaire de).*

DÉGÉNÉRESCENCE MACULAIRE DE HAAB. V. *Haab (dégénérescence maculaire de).*

DÉGÉNÉRESCENCE MACULAIRE DE HOLTHOUSE-BATTEN. V. *Holthouse-Batten (dégénérescence maculaire de).*

DÉGÉNÉRESCENCE MACULAIRE LIÉE À L'ÂGE (DMLA) [angl. ***senile exsudative macular degeneration***]. V. *Coppez et Danis (dégénérescence maculaire de).*

DÉGÉNÉRESCENCE MACULAIRE PSEUDO-INFLAMMATOIRE DE SORSBY. V. *Sorsby (dégénérescence maculaire pseudo-inflammatoire de).*

DÉGÉNÉRESCENCE NERVEUSE DESCENDANTE. V. *wallérienne (dégénérescence).*

DÉGÉNÉRESCENCE OPTICO-COCHLÉO-DENTELÉE (Nyssen et Van Bogaert, 1937). Forme d'atrophie cérébelleuse associée à d'autres manifestations neurologiques : à la dégénérescence des noyaux dentelés du cervelet et des pédoncules cérébelleux supérieurs s'ajoute celle des voies optiques et acoustiques. Une cécité progressive par atrophie optique et une surdité progressive de type cortical compliquent une ataxie avec incoordination de la marche. V. *atrophie cérébelleuse* et *hérédo-dégénération spino-cérébelleuse.*

DÉGÉNÉRESCENCE PALISSADIQUE. Plaques atrophiques intéressant les couches internes de la rétine dans sa partie périphérique. Elles comportent un réseau de lignes blanches radiaires continuant des vaisseaux rétiniens obturés, entrecroisées avec des stries parallèles au limbe, l'ensemble présentant un aspect grillagé. Les adhérences vitréorétiniennes sont fréquentes. Le risque de décollement rétinien, diversement apprécié, justifie en général un traitement préventif par photocoagulation au laser.

DÉGÉNÉRESCENCE PROGRESSIVE PYRAMIDO-PALLIDALE. Syn. *syndrome de Lhermitte (J.), Cornil et Quesnel* (1920). Association chez un sujet athéroscléreux, d'un syndrome pyramidal et d'un syndrome parkinsonien.

DÉGÉNÉRESCENCE SEGMENTAIRE PÉRIAXILE. Syn. *névrite segmentaire périaxile.* Lésion caractéristique des névrites infectieuses ou toxiques ; elle est localisée à certains segments interannulaires et consiste en altérations de la myéline qui se met en grains et en boules et en multiplication des noyaux de la gaine de Schwann ; le cylindraxe est longtemps respecté.

DÉGÉNÉRESCENCE TAPÉTO-RÉTINIENNE [angl. ***tapetoretinal degeneration***]. Altération héréditaire de la couche pigmentaire de la rétine (*tapetum nigrum*). Elle intéresse souvent aussi la choroïde. V. *hérédo-dégénérescence chiorétinienne Goldman et Favre (maladie de), Amalric (syndrome d') et Senior-Loken (syndrome de).*

DÉGÉNÉRESCENCE TUBULAIRE PROGRESSIVE FAMILIALE. V. *néphronophtise héréditaire de l'enfant ou n. de Fanconi.*

DÉGÉNÉRESCENCE WALLÉRIENNE. V. *wallérienne (dégénérescence).*

DÉGÉNÉRESCENCE ZENKÉRIENNE [angl. ***hyaline necrosis***]. Syn. *dégénérescence cireuse.* Altération de la fibre musculaire qui se transforme en une masse homogène et fortement éosinophile.

DÉGLOBULISATION, *s. f.* Diminution du nombre des globules rouges du sang.

DÉGLUTITION, *s. f.* (lat. *deglutio*, j'avale) [angl. ***swallowing***]. Action de faire passer le contenu de la bouche dans le pharynx puis dans l'œsophage. Action d'avaler.

DEGOS. V. *Dowling-Degos (syndrome de).*

DEGOS (syndromes de) (D. Robert, fr., né en 1904). — 1° V. *papulose atrophiante maligne.* — 2° V. *génodermatose en cocarde.*

DÉGRANULATION, *s. f.* [angl. ***degranulation***]. Disparition des granulations contenues dans le protoplasme de certaines cellules (polynucléaires, mastocytes, etc.), p. ex. : lorsque ces granulations (ou lysosomes) déversent leur contenu enzymatique dans les vacuoles intracellulaires (ou phagocytomes) où s'effectuera la phagocytose.

DÉGRANULATION DES BASOPHILES (J. Benveniste, 1980). Libération, par les polynucléaires basophiles recouverts d'IgE, de leurs granulations contenant l'histamine, lorsqu'ils sont en contact avec l'antigène auquel l'IgE est sensibilisée. Cette *d.* est à l'origine des accidents d'hypersensibilité immédiate. V. *réagine, hypersensibilité immédiate (médiateurs de l'), TDBH* et *Shelley (test de).*

DEGRÉ CELSIUS (symbole °C) (Anders Celsius, physicien suédois, 1701-1744) [angl. ***Celsius degree***]. Syn. désuet : *degré centigrade.* Unité de mesure de température égale au centième de la différence entre la température de l'eau bouillante (100 °C) et celle de la glace fondante (0 °C).

DEGRÉ CENTIGRADE. V. *degré Celsius.*

DEGRÉ FAHRENHEIT (symbole °F) (Daniel Fahrenheit, physicien allemand, 1686-1736) [angl. ***Fahrenheit degree***]. Unité britannique de mesure de la température. Dans l'échelle F., la glace fond à 32° et l'eau bout à 212°. Le degré F. vaut 5/9 Kelvin ou degré Celsius (v. ces termes) et le degré Celsius vaut 1,8 degré F.

DÉHYDRASE, *s. f.* V. *déshydrase.*

DÉHYDROANDROSTÉRONE, *s. f.* [angl. ***dehydroandrosterone***]. Hormone mâle extraite de l'urine et voisine de l'androstérone. V. *androgènes (hormones).*

11-DÉHYDROCORTICOSTÉRONE, *s. f.* [angl. ***dehydrocorticosterone***]. Syn. *composé A de Kendall.* Un des 11-oxycorticostéroïdes (v. ce terme) sécrétés par la corticosurrénale.

Δ-1-DÉHYDROCORTISONE, *s. f.* V. *deltacortisone.*

DÉHYDRO-ÉPIANDROSTÉRONE, *s. f.* **(DHEA, DHA).** Syn. *prastérone.* V. *androgènes (hormones).*

DÉHYDROGÉNASE, *s. f.* V. *déshydrase.*

DÉHYDRO-ISOANDROSTÉRONE, *s. f.* [angl. ***dehydroisoandrosterone***]. Hormone mâle extraite de l'urine et voisine de l'isoandrostérone. Elle possède également une action œstrogène (hormone ambosexuelle). V. *androgènes (hormones).*

DÉHYDRORÉTINOL, *s. m.* Vitamine A_2. V. *axérophtol.*

DEI. Diplôme d'État d'infirmier(ère). V. *IDE.*

DÉITÉRO-SPINAL (syndrome). Syn. *syndrome de déséquilibration.* Variété de syndrome vestibulaire (v. ce terme) caractérisée par l'impossibilité de maintenir l'équilibre du corps, le nystagmus et les vertiges étant inconstants. Elle est due à l'altération simultanée des deux faisceaux déitéro- (ou vestibulo-) spinaux.

DEITERS (syndrome du noyau de) (D. Otto, all., 1834-1863 ; Pierre Bonnier, 1903) [angl. ***Bonnier's syndrome***]. Syn. *syndrome de Bonnier.* Syndrome attribué à une lésion du noyau de Deiters (ou noyau vestibulaire latéral du bulbe), caractérisé par des vertiges avec dérobement partiel ou total de l'appareil de sustentation, des troubles oculomoteurs réflexes, un état nauséeux et anxieux, des phénomènes auditifs passagers et des manifestations douloureuses dans certains domaines du trijumeau.

DÉJÀ VÉCU ou **DÉJÀ VU** [angl. ***déjà vécu ; déjà vu***]. Phénomène de *paramnésie* (v. ce terme 2°) consistant en l'impression d'avoir vécu ou vu précédemment un phénomène alors qu'en réalité il n'en est rien. V. *temporal (syndrome).*

DEJEAN (syndrome de) (D.M., fr., 1935) [angl. ***Dejean's syndrome***]. Syn. *syndrome du plancher de l'orbite.* Syndrome dû à la compression, par une tumeur orbitaire, du nerf maxillaire dans son trajet au niveau du plancher de l'orbite. Il est caractérisé par une névralgie de ce nerf et une anesthésie dans son territoire cutané associées à de l'exophtalmie.

DÉJERINE (D. Joseph, fr., 1849-1917). V. *Gombault-Déjerine (type).*

DÉJERINE (syndrome des fibres radiculaires longues des cordons postérieurs de). V. *fibres longues (syndrome des).*

DÉJERINE (syndrome interolivaire de). V. *bulbaire antérieur (syndrome).*

DÉJERINE (syndrome sensitif cortical de) (Déjerine et Verger, 1900) [angl. ***Déjerine's parietal lobe syndrome***]. Syn. *syndrome pariétal de Ch. Foix, Chavany et Lévy.* Syndrome sensitif comprenant les erreurs de localisation, l'affaiblissement de la discrimination tactile, l'altération du sens des attitudes et de la perception stéréognostique avec conservation des autres modes de la sensibilité (douleur, froid, diapason), que l'on observe, du côté opposé, dans les lésions de la circonvolution pariétale ascendante (ramollissement, traumatisme, tumeur). V. *pariétal (syndrome).*

DÉJERINE-KLUMPKE (syndrome de) (D.-K. Augusta, fr. d'origine américaine, 1885) [angl. ***Déjerine-Klumpke's paralysis***]. Syn. *paralysie de Klumpke.* Association d'un syndrome d'Aran-Duchenne (paralysie radiculaire inférieure du plexus brachial) et d'un syndrome de Claude Bernard-Horner du même côté (v. ces termes).

DÉJERINE-MOUZON (syndrome de) [angl. ***Déjerine-Mouzon syndrome***]. Syndrome rare, parfois observé, du côté opposé, en cas de lésion de la circonvolution pariétale ascendante. À l'inverse du syndrome sensitif cortical de Déjerine, il comprend des troubles des sensibilités douloureuse, thermique et osseuse et une atteinte discrète de la stéréognosie, du sens des attitudes et de l'aptitude à la localisation et à la discrimination tactile. V. *pariétal (syndrome).*

DÉJERINE-ROUSSY (syndrome de) (1906) [angl. ***Déjerine-Roussy syndrome***]. Syn. *syndrome thalamique, syndrome de l'artère* ou *du territoire thalamo-genouillé.* Syndrome comprenant, du côté opposé à la lésion, une hémiplégie légère régressive, sans contracture, une hémianesthésie superficielle et surtout profonde, une hémi-ataxie, une astéréognosie, des mouvements choréo-athétosiques et surtout des douleurs vives, tenaces et souvent intolérables qui sont au premier plan du tableau. Une hémianopsie latérale homonyme est fréquemment associée. Ce syndrome est sous la dépendance d'une lésion de la couche optique ou thalamus.

DÉJERINE-SOTTAS (maladie de ou **type)** [angl. ***Déjerine-Sottas syndrome***]. Syn. *type Gombault-Déjerine* (Gombault et Mallet, 1889 ; Déjerine et Sottas, 1893). L'une des deux formes connues de la *névrite hypertrophique progressive familiale* (v. ce terme). Elle a comme caractères distinctifs les signes de Romberg et d'Argyll-Robertson, des douleurs fulgurantes, une ataxie (signes qui la font confondre avec le tabès) et parfois un nystagmus. V. *acropathie amyotrophiante.*

DE LA CHAPELLE (syndrome de) (1964) [angl. ***De la Chapelle's syndrome***]. Variante rare du syndrome de Klinefelter associant à un phénotype masculin un caryotype féminin 46XX. V. *XX (syndrome des hommes).*

DEL CASTELLO (maladie de). V. *Castello (maladie de Del).*

DEL CASTILLO, TRABUCCO ET H. DE LA BALZE (syndrome de) (Del C. E., argentin, 1947). V. *Castillo, Trabucco et H. de* *la Balze (syndrome de Del)* et *Argonz-del Castillo (syndrome de)*.

DE LANGE (maladies ou syndromes de C.). V. *Lange (maladies ou syndromes de Cornelia de)*.

DELBANCO. V. *précancérose condylomatoïde de Unna-Delbanco*.

DELBET (appareil de marche de) [angl. ***Delbet's device***]. Appareil de marche pour fracture de jambe comportant deux attelles latérales réunies par deux colliers plâtrés.

DELBET ET MOCQUOT (épreuve de) (D. Pierre, fr., 1861-1957). V. *Perthes (épreuve de)*.

DÉLÉTÈRE, *adj.* (gr. *dêlêtérios*, nuisible) [angl. ***deleterious***]. Dangereux, nuisible, toxique.

DÉLÉTION, *s. f.* (lat. *deletio*, destruction) (Painter et Muller, 1929) [angl. ***deletion***]. Amputation, perte, disparition. — ***1° (biologie moléculaire)***. Absence d'un fragment moléculaire dans une chaîne. — ***2° (génétique)***. Aberration chromosomique (v. ce terme) consistant dans la perte d'un segment de chromosome (v. *mutation* et *monosomie*). Elle peut entraîner des malformations : — ***d. du bras court du chromosome 4*** *(4 p -)* [angl. ***Wolf's syndrome***]Syn. *syndrome de Wolf-Hirschhorn*. Elle est liée à un ensemble de malformations associant, à un retard mental et staturo-pondéral, une microcéphalie avec hypertélorisme et épicanthus et des anomalies de fusion de la ligne médiane : défaut du scalp, fente palatine, bec-de-lièvre, anomalies du nez, colobome des iris, hypospadias. Des crises convulsives, une communication interatriale sont fréquentes. — ***d. du bras court du chromosome 5*** *(5 p -)*. V. *cri du chat (maladie du)*. — ***d. du bras court du chromosome 9*** *(9 p -)* ou *chromosome 9 en anneau* (Jacobsen, 1973 ; Fraysse, 1974) [angl. ***ring chromosome 9***]. Elle est liée à un ensemble de malformations comportant : un retard psychomoteur et statural, une microcéphalie avec trigonocéphalie, une hypertrichose, une exophtalmie, un nez court et retroussé et souvent des malformations cardiaques. — ***d. du bras court du chromosome 18*** (de Grouchy). Elle est liée à un ensemble de malformations associant une arriération mentale, un retard staturo-pondéral et des anomalies oculaires (ptosis). — ***d. du bras long du chromosome 11*** V. *Jacobsen (syndrome de)*. ***d. du bras long du chromosome 13*** (Colette Laurent, 1966). Elle est liée à un ensemble de malformations comportant, entre autres, une microcéphalie avec faciès arrondi, bosse métopique et hypertélorisme, une microphtalmie avec obliquité mongoloïde des fentes palpébrales et anomalies oculaires, un rétrognathisme, une bifidité de la 1re côte gauche, une hypoplasie des ischiums, une petitesse des extrémités avec atrophie du pouce, extension des 2e et 5e doigts et flexion des 3e et 4e. — ***d. du bras long du chromosome 18*** (de Grouchy). Elle est liée à un ensemble de malformations associant un retard mental, une microcéphalie et des anomalies morphologiques (rétraction de l'étage moyen de la face avec hypertélorisme et bouche en chapeau de gendarme, implantation basse des oreilles avec anomalies du pavillon, fossettes sus-acromiales, doigts fuselés, atypies des dermatoglyphes) et viscérales touchant le cœur, les reins et les os. — ***d. du bras long du chromosome 22.*** V. *chromosome Philadelphie 1*.

DÉLEUCOCYTATION, *s. f.* [angl. ***leucodepletion***]. Procédé destiné à débarrasser de ses leucocytes par filtration le sang prélevé, afin de prévenir l'iso-immunisation (v. ce terme) anti-HLA et ses réactions frissons-hyperthermie chez des patients susceptibles de recevoir des transfusions itératives.

DELHI (bouton de) (ville de l'Inde). V. *bouton d'Orient*.

DÉLIRE, *s. m.* (lat. *delirare*, s'écarter du sillon ; *de*, hors de ; *lira*, sillon) [angl. ***delirium***]. Désordre des facultés intellectuelles caractérisé par une suite d'idées erronées, choquant l'évidence, inaccessibles à la critique. Le *d.* s'accompagne parfois de troubles de la conscience. Il peut être *polymorphe* ou au contraire *systématisé*. On le classe encore selon son *thème* : persécution, grandeur, mélancolie, passion, mysticisme ; son *mécanisme* : hallucination, intuition, interprétation, fabulation, onirisme ; sa *structure* : paranoïaque, paranoïde, paraphrénique (v. ces termes) ; son degré de conviction, de richesse. Les idées délirantes manquent de vraisemblance ou de cohérence en cas d'état démentiel associé.

DÉLIRE AIGU (Calmeil, 1859) [angl. ***acute delirium***]. Variété de folie à évolution rapide, s'accompagnant de fièvre et de symptômes généraux. Elle est caractérisée par une agitation extrême, des hallucinations, de la sitiophobie et se termine le plus souvent par le collapsus et la mort. On admet que cette maladie est de nature toxi-infectieuse et peut être provoquée par différents germes pathogènes.

DÉLIRE CHRONIQUE À ÉVOLUTION SYSTÉMATIQUE. V. *psychose hallucinatoire chronique*.

DÉLIRE COHÉRENT. V. *délire systématisé*.

DÉLIRE CRISTALLISÉ. V. *délire systématisé*.

DÉLIRE ECMNÉSIQUE. V. *ecmnésique*.

DÉLIRE ÉGOCENTRIQUE [angl. ***delusion of reference***]. Délire dans lequel le malade se considère comme un centre d'attraction vers lequel converge l'attention générale, qu'il croît le plus souvent lui être hostile (persécutés).

DÉLIRE À FORMES ALTERNES. V. *folie périodique*.

DÉLIRE DE GRANDEUR. V. *délire systématisé* et *psychose hallucinatoire chronique*.

DÉLIRE HALLUCINATOIRE. V. *hallucinose*.

DÉLIRE D'INTERPRÉTATION. V. *folie raisonnante*.

DÉLIRE MÉTABOLIQUE ou DE TRANSFORMATION [angl. ***metabolic delirium***]. Délire provenant de perversions de la cénesthésie ou sens de l'existence. Les malades qui en sont atteints croient certains de leurs organes transformés ou se croient transformés en d'autres personnes, en animaux, en objets et présentent également des troubles de la notion du temps et de l'espace.

DÉLIRE DE NÉGATION (J. Cotard, 1882) [angl. ***Cotard's syndrome***]. Syn. *syndrome de Cotard* (Régis). Syndrome délirant caractérisé par un état mélancolique anxieux, avec idées de négation, de non existence (des objets, des organes, de Dieu, etc.), d'immortalité, d'énormité et d'immensité, de culpabilité, d'indignité, idées accompagnées d'analgésie, de tendance aux mutilations volontaires et au suicide. On l'observe dans les différents états de mélancolie, dans la démence sénile, la paralysie générale, la folie circulaire, etc.

DÉLIRE ONIRIQUE. V. *onirisme*.

DÉLIRE PALINGNOSTIQUE (gr. *palin*, de nouveau ; *gignôskô*, je reconnais) [angl. ***palingnostic delirium***]. Délire caractérisé par de continuelles illusions de fausse reconnaissance.

DÉLIRE PARANOÏAQUE [angl. ***paranoiac delusion***]. V. *paranoïaque (structure)*.

DÉLIRE PARANOÏDE [angl. ***paranoid delusion***]. V. *paranoïde (structure)*.

DÉLIRE PARTIEL. V. *monomanie*.

DÉLIRE DE PERSÉCUTION. V. *psychose hallucinatoire chronique* et *délire systématisé*.

DÉLIRE RÉTROSPECTIF [angl. ***retrospective delirium***]. État mental caractérisé par les interprétations délirantes données à des événements anciens survenus avant l'éclosion de la maladie actuelle (persécutés).

DÉLIRE STÉRÉOTYPÉ. V. *délire systématisé*.

DÉLIRE SYSTÉMATIQUE PROGRESSIF. V. *psychose hallucinatoire chronique*.

DÉLIRE SYSTÉMATISÉ [angl. ***systematized delusion***]. Syn. *délire cohérent*. Variété de délire dans laquelle un lien logique semble exister entre les conceptions du malade, chez lequel prédominent des idées de persécution *(d. de persécution)*, de grandeur *(d. de grandeur)* ou des idées mystiques. Le *délire systématisé* aboutit quelquefois à une formule invariable *(d. cristallisé* ou *stéréotypé)*. V. *paranoïaque (psychose)*. — ***d. s. progressif.*** V. *psychose hallucinatoire chronique*.

DÉLIRE DU TOUCHER. Crainte morbide et insurmontable du contact de certains objets ou de certains individus.

DÉLIRE DE TRANSFORMATION. V. *délire métabolique*.

DELIRIUM TREMENS [angl. ***delirium tremens***]. Syn. *œnomanie* (Rayer). Délire alcoolique aigu accompagné d'agitation et de tremblement, compliquant l'éthylisme chronique. Il évolue de façon paroxystique, en quelques jours et s'accompagne de fièvre, de sueurs et de déshydratation.

DÉLITESCENCE, *s. f.* (lat. *delitescere*, se cacher) [angl. ***delitescence***]. Disparition d'un phénomène morbide (tumeur, éruption, etc.) sans qu'il en résulte d'accident ni que la maladie se manifeste en une autre région.

DÉLIVRANCE, *s. f.* (lat. *de*, hors de ; *liber*, libre) [angl. ***placental stage***]. Expulsion naturelle ou extraction des annexes du fœtus (cordon, placenta, membranes). V. *hémorragie de la délivrance.*

DÉLIVRE, *s. m.* V. *arrière-faix*.

DELORME ET WATKINS (méthode de) [angl. ***Delorme-Watkins method***]. Méthode de musculation utilisant des contractions isotoniques (ou dynamiques) progressivement croissantes. V. *Dotte (méthode de).*

DELPECH (loi de) [angl. ***Wolff's law***]. Syn. *loi de Wolff.* Loi exprimant une relation inversement proportionnelle entre la pression d'un os et sa croissance.

DELTA (agent, antigène, infection, particule, virus). V. *agent delta.*

DELTA (ou Δ) **CORRIGÉ**. V. *delta cryoscopique du plasma.*

DELTA (ou Δ) **CRYOSCOPIQUE DU PLASMA** ou **DELTA PLASMATIQUE**. Abaissement du point cryoscopique (température de congélation) du plasma sanguin par rapport à celui de l'eau. Il est normalement de – 0,56 °C à – 0,57 °C. Il correspond à une pression osmotique de 308 milliosmoles (mOsm) par litre. V. *cryoscopie, osmotique (pression)* et *milliosmole.* — ***delta*** (ou Δ) ***corrigé.*** Chiffre trouvé lorsque, du Δ plamastique obtenu par cryoscopie, on a soustrait la fraction de l'abaissement de la température de congélation due aux taux de l'urée et du glucose sanguin (1 g d'urée par litre abaisse le point cryoscopique de 0,03 °C, ce qui correspond à 16,6 milliosmoles ; 1 g de glucose l'abaisse de 0,01 °C, ce qui correspond à 5 mOsm). Le Δ corrigé permet de calculer la pression osmotique efficace du plasma (v. ce terme). Le plasma sanguin normal a un Δ corrigé de – 0,55 °C et une pression osmotique efficace de 302 mOsm/L. V. *osmotique (pression o. efficace du plasma).*

DELTA (ou Δ) **PLASMATIQUE**. V. *delta cryoscopique du plasma.*

DELTA (onde) (onde Δ ou δ). — 1° (cardiologie). V. *Wolff-Parkinson-White (syndrome de).* — 2° (électroencéphalographie). *a*) Oscillation régulière du rythme delta (v. ce terme). *b*) Oscillation de l'électroencéphalogramme, lente, de même fréquence, de même forme et de même amplitude que celle du rythme delta, mais apparaissant de manière isolée, non rythmée. On voit ces oscillations au cours du sommeil profond ou dans certains cas pathologiques.

DELTA-1-DÉHYDROCORTISONE, *s. f.* V. *deltacortisone.*

DELTA-1-DÉHYDRO-HYDROCORTISONE, *s. f.* V. *delta-hydrocortisone.*

DELTA-1-4-PRÉGNADIÈNE-17α-21DIOL-3-11-20-TRIONE. V. *deltacortisone.*

DELTA-1-4-PRÉGNADIÈNE-11-bêta-17-alpha-21-triol-3-20-dione, *s. f.* , V. *delta-hydrocortisone.*

DELTACISME, *s. m.* (Δ). Vice de prononciation consistant dans l'articulation vicieuse des *d* et des *t*.

DELTACORTISONE, *s. f.* [angl. ***prednisone***]. Syn. *delta-1-déhydrocortisone, delta-1-4-prégnadiène-17-alpha-21 diol-3-11-20-trione, métacortandracine, métacortène, prednisone.* Composé stéroïde de synthèse, obtenu par déshydrogénation en positions 1 et 2 de la cortisone. Son activité anti-inflammatoire, plus grande que celle de la cortisone, permet de la prescrire à des doses faibles qui provoquent moins de rétention d'eau et de sodium.

DELTA-HYDROCORTISONE, *s. f.* [angl. ***prednisolone***]. Syn. *delta-1-déhydro-hydrocortisone, delta-1-4-prégnadiène 11 bêta- 17 alpha-21 triol 3-20 dione, métacortandralone, prednisolone.* Composé stéroïde de synthèse, obtenu par déshydrogénation, en positions 1 et 2, de l'hydrocortisone. Il possède les mêmes propriétés que la deltacortisone.

DELTAVIRUS, *s. m.* [angl. ***Deltavirus***]. Genre (actuellement non classé) de virus à ARN comprenant l'espèce du virus de l'hépatite D ou *agent delta* (v. ces termes).

DELTOÏDE, *adj.* (gr. *delta*, lettre D ; *eidos*, aspect). En forme de delta, triangulaire. — ***muscle d.*** (TA *musculus deltoidus*) [angl. ***deltoid muscle***]. Muscle formant l'arrondi de l'épaule, puissant abducteur du bras. • 👁 **Muscles** •.

DÉMARCHE, *s. f.* [angl. ***gait***]. Manière de marcher. — ***d. ataxique.*** V. *ataxique.* — ***d. de canard*** [angl. ***duck gait***]. *D.* des myopathiques, caractérisée par un balancement des hanches dû à l'atteinte des muscles de la racine des membres inférieurs. — ***d. cérébelleuse.*** V. *cérébelleux.* — ***d. cérébello-spasmodique.*** V. *cérébello-spasmodique.* — ***d. en ciseaux*** [angl. ***scissor gait***]. *D.* des malades atteints de paraplégie spasmodique dans laquelle, à chaque pas, l'adduction des cuisses s'accentue au point que les genoux se croisent. — ***d. en draguant*** (Charcot) ou ***d. helcopode*** ou ***d. de Todd*** [angl. ***paralytic gait***]. Démarche dans laquelle le membre inférieur paralysé est traîné comme un corps étranger qui serait attaché au malade sans qu'il en ait connaissance. Elle est observée dans l'hémiplégie flasque (hystérie). — ***d. ébrieuse.*** *D.* de l'ivresse. Titubation. — ***d. en fauchant*** ou ***d. hélicopode*** [angl. ***helicopod gait***]. *D.* dans laquelle la jambe contracturée en extension est obligée de décrire une courbe à concavité interne pour se porter en avant. Elle est observée dans l'hémiplégie organique avec contracture. — ***d. de gallinacé*** (Charcot). V. *spasmodique.* — ***d. pendulaire*** [angl. ***pendular gait***]. Mode de progression de certains malades atteints de paraplégie avec contracture extrême des membres inférieurs. La marche a lieu à l'aide de béquilles ; les pieds ne se posent sur le sol que pour permettre aux béquilles d'être ramenées en avant, puis le corps oscille d'arrière en avant comme un pendule. — ***d. à petits pas*** [angl. ***paretic gait***]. *D.* dans laquelle le malade avance lentement, en hésitant, détachant difficilement ses pieds du sol et ne les faisant passer l'un devant l'autre que très péniblement. Elle est caractéristique de la paralysie pseudobulbaire. — ***d. spasmodique*** ou ***spastique.*** V. *spasmodique.* — ***d. en steppant.*** V. *steppage.* — ***d. tabétique.*** V. *ataxique.* — ***d. tabéto-cérébelleuse.*** V. *tabéto-cérébelleuse.* — ***d. tabéto-spasmodique.*** V. *tabéto-spasmodique.* — ***d. de Todd.*** V. *d. en draguant.*

DÉMARCHE DE SOINS INFIRMIERS [angl. ***care process***]. Processus d'analyse de situation ou de résolution de problèmes adapté aux soins. La spécificité de la démarche de soins tient au fait qu'elle s'inscrit dans une dimension relationnelle. Le but étant de dispenser des soins adaptés à une personne et à ses besoins.

DÉMARCHE EN SANTÉ COMMUNAUTAIRE [angl. ***community health process***]. Processus concernant une population donnée associée à l'opération et destiné à tenter de résoudre un problème sanitaire relatif à cette population.

DÉMARCHE EN SANTÉ PUBLIQUE [angl. ***public health process***]. Processus concernant la population en général et destiné à tenter de résoudre un problème sanitaire relatif à cette population.

DEMARQUAY-RICHET (syndrome de) (D. Jean, fr., 1845 ; R. 1862) [angl. ***Demarquay's*** ou ***Richet's syndrome***]. Syn. *syndrome de Van der Woude.* Ensemble de malformations transmises selon le mode dominant et comportant notamment un bec-de-lièvre avec ou sans fente palatine et une fistule de la lèvre inférieure.

DÉMASCULINISATION, *s. f.* V. *dévirilisation.*

DEMEAUX. V. *Cloquet et Demeaux (hernie de).*

DÉMÉCHAGE, *s. m.* Ablation d'une mèche.

DÉMENCE, *s. f.* (lat. *de*, hors de ; *mens*, esprit) [angl. ***dementia***]. yn. *détérioration mentale.* S Diminution irréversible des facultés intellectuelles (Esquirol). C'est une altération de la mémoire, de la pensée abstraite, du jugement et de la personnalité. La *d.* est une régression alors que l'idiotie est un arrêt du développement. — Parmi les *d.* séniles et préséniles, on distingue les *d.* dégénératives (maladies d'Alzheimer et de Pick, *d.* avec corps de Lewy) et les *d. vasculaires* ou *artériopathiques.*

DÉMENCE ARTÉRIOPATHIQUE [angl. ***multidefect dementia, vascular dementia***]. Démence consécutive à de multiples lésions ischémiques cérébrales. V. *lacunes* et *Alvarez (maladie d').*

DÉMENCE AVEC CORPS DE LEWY (Kosaka K., jap., 1984) [angl. ***dementia with Lewy's bodies***]. Variété de *d.* dégénérative associant une perte des fonctions cognitives, des hallucinations visuelles récidivantes et un syndrome parkinsonien.

DÉMENCE DÉGÉNÉRATIVE [angl. ***degenerative dementia***]. V. *démence.*

DÉMENCE DE HELLER. V. *Heller (démence de).*

DÉMENCE FRONTO-TEMPORALE [angl. ***frontotemporal dementia***]. Groupe de démences dégénératives caractérisées *anatomiquement* par la prédominance de l'atrophie cérébrale aux lobes frontaux et pariétaux et *cliniquement* par un début marqué par des troubles du comportement (négligence physique, troubles de l'humeur, baisse d'intérêt) prédominant sur les troubles cognitifs. Ce type de démence s'observe notamment dans la maladie de Pick et au cours de la sclérose latérale amyotrophique.

DÉMENCE PARALYTIQUE (Baillarger)V. *paralysie générale.*

DÉMENCE PARANOÏDE [angl. ***dementia paranoides***]. Ensemble d'idées délirantes chroniques, hallucinatoires, mal systématisées, avec dissociation de la personnalité. — Nom parfois donné à la *psychose hallucinatoire chronique* (v. ce terme).

DÉMENCE PRÉCOCE ou **JUVÉNILE** (Morel, 1853 ; Kræpelin, 1893) [angl. ***dementia praecox***]. « État mental de jeunes sujets dont les facultés intellectuelles subissent un temps d'arrêt et sombrent ensuite plus ou moins rapidement dans l'idiotisme le plus irrémédiable » (Morel). Cet état mental entre actuellement dans le cadre de la schizophrénie (v. ce terme, qui a remplacé celui de démence précoce). — V. aussi *hébéphréno-catatonie* et *folie discordante.*

DÉMENCE PRÉSÉNILE [angl. ***presenile dementia***]. V. *Alzheimer (maladie d')* et *Pick (maladie de).*

DÉMENCE SÉNILE [angl. ***senile dementia***]. Démence survenant chez le vieillard, due à des lésions vasculaires ou dégénératives du cerveau, isolées ou associées.

DÉMENCE TRANSMISSIBLE. V. *encéphalopathies spongiformes subaiguës à virus.*

DÉMENCE TRAUMATIQUE. V. *encéphalite traumatique.*

DEMENTIA PUGILISTICA (en lat. démence des boxeurs) [angl. ***punch drunk***]. V. *encéphalite traumatique.*

DÉMÉTHYLATION, *s. f.* [angl. ***demethylation***]. Réaction chimique par laquelle une substance perd un radical méthyle (CH_3).

DÉMINÉRALISATION, *s. f.* [angl. ***demineralization***]. Élimination par les excreta d'une quantité exagérée de substances minérales (phosphore, potassium, calcium, sodium, etc.). Actuellement ce terme n'est plus guère employé que pour désigner la perte, par le squelette, de ses éléments minéraux : phosphore et calcium.

DEMI-VIE, *s. f.* [angl. ***half-life***]. Syn. *période.* Temps nécessaire pour que la moitié de la quantité d'une substance (médicament, radio-isotope) introduite dans l'organisme en soit éliminée.

DÉMODÉCIE, *s. f.* [angl. ***demodicidosis***]. Infestation par le Demodex.

DEMODEX FOLLICULORUM [angl. ***Demodex folliculorum***]. Parasite vermiforme de l'ordre des *Acariens* que l'on trouve dans les glandes sébacées et les follicules pileux.

DÉMOGRAPHIE, *s. f.* (gr. *dêmos*, peuple ; *graphein*, écrire) [angl. ***demography***]. Application des statistiques à l'étude collective de l'homme. Elle étudie l'état et les mouvements de la population.

DÉMONOLÂTRIE, *s. f.* (gr. *daïmôn*, démon ; *iatréia*, culte) [angl. ***demonolatry***]. V. *démonomanie.*

DÉMONOMANIE, *s. f.* (gr. *daïmôn*, démon ; *mania*, folie) [angl. ***demonomania***]. Délire systématique d'ordre religieux ayant surtout pour objet la crainte de l'enfer et du démon. — La *d.* comprend comme variétés : la *démonopathie*, caractérisée par la conviction d'être possédé du diable et la *démonolâtrie*, dans laquelle le malade se croit voué au culte du diable.

DÉMONOPATHIE, *s. f.* (gr. *daïmôn*, démon ; *pathê*, souffrance) [angl. ***demonopathy***]. V. *démonomanie.*

DEMONS-MEIGS (syndrome de) (D. Albert, fr., 1842-1920). V. *Meigs (syndrome de).*

DEMS. Débit Expiratoire Maximum Seconde. V. *volume expiratoire maximum seconde.*

DÉMYÉLINISANT, ANTE, *adj.* [angl. ***demyelinating***]. Qui détruit la myéline.

DÉMYÉLINISATION, *s. f.* [angl. ***demyelination***]. Disparition de la gaine de myéline qui entoure le cylindraxe d'une fibre nerveuse. On l'observe dans certaines maladies telles que la sclérose en plaques et les *polyradiculonévrites.*

DÉNATURATION, *s. f.* [angl. ***denaturation***]. Altération d'une substance par des moyens chimiques ou physiques. P. ex., ***alcool dénaturé :*** alcool éthylique modifié pour le rendre impropre à la consommation. — ***ADN dénaturé.*** ADN monocaténaire. V. *désoxyribonucléique (acide).* — ***d. des protéines***. V. *renaturation.*

DENDRITE, *s. m.* (gr. *dendron*, arbre). V. *neurone.*

DENDRONE, *s. m.* (Golgi, 1870) (gr. *dendron*, arbre). V. *neurone.*

DÉNERVATION, *s. f.* [angl. ***denervation***]. 1° Ablation des nerfs. — 2° Perte de l'innervation physiologique.

DÉNERVATION (troubles de la) (Lhermitte et Hécaen). Contracture massive et simultanée des muscles agonistes et antagonistes rendant pénibles, lents et incomplets les mouvements passifs : on l'observe d'une façon passagère chez les vieillards où elle précède souvent la rigidité artérioscléreuse.

DENGUE, *s. f.* (en espagnol : manières affectées, minauderies à cause de la démarche raide et affectée des personnes atteintes de cette maladie) [angl. ***dengue***]. Terme adopté en 1869 par le Collège Royal de médecine de Londres. Syn. *fièvre rouge.* Maladie endémo-épidémique en pleine expansion. Elle est répandue en Asie du Sud-Est, dans les îles du Pacifique et dans la région des Caraïbes ; elle est rare en Afrique et a pratiquement disparu du Bassin méditerranéen. Elle est provoquée par un arbovirus appartenant au genre *Flavivirus* (ex-groupe B des arbovirus), de la famille des *Togaviridæ* et dont on connaît 4 variétés, inoculé par un *Stegomyia (Aedes aegypti).* Elle est caractérisée, après une incubation de 3 à 8 jours, par un début brutal, des douleurs musculaires et articulaires, la congestion de la face avec catarrhe oculonasal, des adénopathies généralisées, une température oscillant autour de 38 °C avec rémission vers le 4e jour. Une recrudescence fébrile, avec une éruption morbilliforme ou scarlatiniforme, survient 48 h après et se termine brusquement au bout de 2 à 4 jours. La guérison est de règle, laissant persister douleurs et asthénie profonde. La première atteinte est souvent suivie d'une rechute. La *d.* peut être aussi due à d'autres arbovirus : A. chikungunya et A. o'nyong-nyong (du groupe A des arbovirus, ou *Togavirus* du genre *Alphavirus*), A. West-Nile. Tous ces virus de la *d.* peuvent provoquer les *fièvres hémorragiques (dengue hémorragique)* observées depuis 1953 dans le Sud-Est asiatique surtout chez les enfants et qui évoluent souvent, après un début fébrile, vers la mort dans un tableau de choc avec manifestations cérébrales et troubles de l'hémostase. Sa déclaration est obligatoire depuis 2006. V. *arbovirose.* — ***d. méditerranéenne*** ou ***d'Orient.*** V. *fièvre à pappataci.* — ***d. des tommiers.*** V. *pseudo-typho-méningite des porchers.*

DENKER (opération de) (D. Alfred, all., 1863-1941) [angl. ***Denker's operation***]. Trépanation du sinus maxillaire au niveau de la branche montante de l'os, suivie de curettage ; opération pratiquée en cas de sinusite maxillaire chronique.

DENNIE-MORGAN (signe de) (D. Charles, amér., né en 1884) [angl. ***Dennie's sign***]. Repli sous-palpébral inférieur, décrit dans l'eczéma atopique (v. ce terme).

DENNY-BROWN (syndromes de) (D. B. Derek, brit.) [angl. ***Denny-Brown's syndrome***]. — 1° V. *acropathie ulcéromutilante.* — 2° (1948). Neuropathie sensitive à forme pseudotabétique, s'accompagnant de dégénérescence musculaire, survenant au cours d'un cancer bronchique. C'est une neuropathie paranéoplasique (v. ce terme). — 3° Syndrome neurologique alterne comportant : du côté de la lésion, une perte de la vision, transitoire puis parfois définitive avec atrophie optique plus ou moins totale et spasmes rétiniens ; du côté opposé, une hémiplégie. Il est caractéristique d'une thrombose de la carotide interne.

DÉNOMINATION COMMUNE INTERNATIONALE (DCI) [angl. ***International Nonproprietary Name, INN***]. Terme désignant une préparation pharmaceutique précise et homologuée à partir de 1953 par l'Organisation Mondiale de la Santé. La DCI est parfois différente du nom chimique du médicament et en général distincte de son nom commercial lequel peut varier suivant les pays où celui-ci est employé. V. *DC.*

DÉNOMINATION DES MÉDICAMENTS. Un médicament est désigné soit par son ***nom chimique*** (p. ex. : *phényl-éthyl-malonyl-urée*), soit par ***sa dénomination commune en général internationale*** (v. ce terme – p. ex. : *phénobarbital*), soit par un nom de fantaisie, nom commercial ou ***nom de marque*** (p. ex. : *Gardénal*®).

DE NOVO. Locution latine signifiant : d'apparition récente.

DENS IN DENTE (lat.) [angl. ***dens in dente***]. Dentome intradentaire.

DENSAPLASIE, *s. f.* (lat. *dens,* dent ; aplasie). V. *odontaplasie.*

DENSIMÉTRIE, *s. f.* [angl. ***densimetry***]. Étude de la densité d'un liquide. – On applique également ce terme à l'étude de la transparence (densité optique) de certains organes (os) examinés aux rayons X. V. *densitométrie* et *ostéodensimétrie.*

DENSITÉ PARASITAIRE [angl. ***parasite density***]. Chiffre indiquant le nombre moyen de parasites par millimètre cube de sang pour tous les sujets d'une collectivité donnée *(moyenne d'infection)* ou seulement pour tous les sujets parasités de cette collectivité *(moyenne d'infection des parasités).* Ce chiffre mesure l'intensité moyenne de l'infection dans la collectivité. La *d. p.* est surtout utilisée dans l'étude du paludisme.

DENSITOMÉTRIE, *s. f.* [angl. ***densitometry***]. Mesure de la densité, optique en particulier. V. *densimétrie.*

DENT, *s. f.* (lat. *dens, dentis,* dent) (TA *dens, pl. dentes*) (en gr. *odous, odontos*) [angl. ***tooth**, pl.* ***teeth***]. Petit organe dur et blanchâtre destiné à broyer les aliments. Les *d.* sont implantées sur le rebord alvéolaire du maxillaire et de la mandibule. La *d.* comporte une racine implantée dans l'os et une couronne qui en émerge et qui en est séparée par le collet, lequel est recouvert par la gencive. – ***dents déciduales*** ou ***dents de lait*** (TA *dentes decidui*) [angl. ***deciduous teeth***]. 20 dents temporaires de l'enfant qui tomberont et seront remplacées à partir de 7 ans par des ***d. permanentes*** : il en existe 32 (2 incisives, 1 canine, 2 prémolaires et 3 molaires par demi-mâchoire). V. *dentaire (formule).* – ***d. de sagesse*** (TA *dens serotinus*) [angl. ***wisdom tooth***]. 3e molaire d'apparition tardive. – ***d. de l'axis.*** V. *axis.* Voir aussi *cément, denture, dentition, dentine, pulpe dentaire* et *odont...* • 👁 **molaire, mandibule, tête, gomphose, bouche** •.

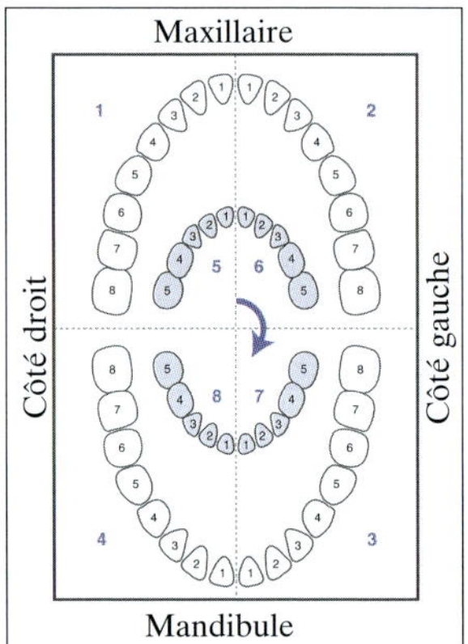

Nomenclature internationale des dents déciduales (en bleu) et permanentes (en blanc)

DENT (D. Charles, brit., XXe siècle). V. *Costello-Dent (syndrome de).*

DENT (maladie de) (D. Charles, brit., XXe siècle) [angl. ***Dent's disease***]. Néphropathie chronique congénitale se traduisant par une hypercalciurie, une hypokaliémie, une hypophosphatémie, une protéinurie de faible poids moléculaire, une néphrocalcinose, un rachitisme et une insuffisance rénale progressive. Elle est due à une mutation inactivant le canal chlore des cellules du tubule rénal proximal.

DENTAIRE (art). Odontologie. V. *dentiste, endodontie, implantologie* et *parodontie.*

DENTAIRE (formule). Numérotation des dents. Selon l'OMS, elle se fait selon 4 quadrants comprenant chacun 2 incisives, une canine, 2 prémolaires et 3 molaires (dont une dent de sagesse) et qui sont décrits en rotation horaire de la façon suivante :

Pour les dents permanentes :

m. supérieure.	18 17 16 15 14 13 12 11	21 22 23 24 25 26 27 28
m. inférieure.	48 47 46 45 44 43 42 41	31 32 33 34 35 36 37 38
	droite	gauche

Pour les dents temporaires ou dents de lait :

55 54 53 52 51	61 62 63 64 65
85 84 83 82 81	71 72 73 74 75

DENTAIRE (syndrome) (Jacquet). Groupe de phénomènes qui accompagnent l'évolution dentaire ou l'arthrite alvéolo-dentaire : hyperesthésie, érythrose, hyperthermie, adénopathie, lymphite, œdème, etc. et que l'on observe également dans la pelade d'origine dentaire.

DENTINAIRES (grains). Petites concrétions calcaires dont sont infiltrés certains odontomes odontoplastiques non identifiés et qui donnent à ces tumeurs une dureté osseuse.

DENTINE, *s. f.* (TA *dentinum*) [angl. ***dentin***] Syn. *ivoire.* Tissu blanchâtre constituant la dent. Il est recouvert par l'émail au niveau de la couronne et de cément au niveau de la racine. Sa cavité contient la pulpe dentaire.

DENTINOBLASTE, *s. m.* [angl. ***dentinoblast***]. V. *odontoblaste.*

DENTINOGENÈSE, *s. f.* (lat. *dens,* dent ; gr. *gennan,* engendrer) [angl. ***dentinogenesis***]. Formation de la dentine (ou ivoire), tissu principal de la dent.

DENTINOGENESIS IMPERFECTA [angl. ***dentinogenesis imperfecta***]. Syn. *maladie ou dysplasie de Capdepont, syndrome de Stainton.* Malformation de la dentine, d'origine inconnue, transmise selon le mode autosomique dominant, donnant à la dent un aspect opalescent, brunâtre ou bleuâtre.

DENTINOME, *s. m.* (lat. *dens,* dent ; racine *-ome* désignant une tumeur) [angl. ***dentinoma***]. Tumeur dentaire constituée par de la dentine.

DENTISTE, *s. m.* ou *f.* [angl. ***dentist***]. Syn. *chirurgien-dentiste, odontologiste.* Personne diplômée pratiquant l'art dentaire, c'est-à-dire soignant les dents et les structures anatomiques voisines. V. *odontologie* et *stomatologie.*

DENTITION, *s. f.* (lat. *dentitio*) [angl. ***teething***]. Formation des dents. V. *denture.*

DENTOME, *s. m.* (Pol. Coryllos, 1912) [angl. ***dentoma***]. Syn. *odontome, paradentome.* Tumeur bénigne de la dent adulte, dont elle reproduit la structure histologique.

DENTURE, *s. f.* [angl. ***dentition***]. Ensemble des dents naturelles, considéré à un moment déterminé. – ***d. lactéale.*** Ensemble des dents de lait. V. *dentition.*

DÉNUDATION, *s. f.* [angl. ***denudation***]. Action de mettre à nu, d'exposer (p. ex. : une veine).

DÉNUTRITION, *s. f.* [angl. ***denutrition***]. Trouble de la nutrition caractérisé par l'excès de la désassimilation sur l'assimilation. V. *inanition* et *cachexie.*

DENVER (classification de) (ville du Colorado, États-Unis) (1960) [angl. ***Denver nomenclature***]. Classification des 23 paires de chromosomes humains d'après leur taille, la position de leur centromère (v. ce terme) et l'existence éventuelle de satellites. Les chromosomes sont isolés sur des cellules en culture, au stade de prométaphase de leur mitose et microphotographiés. Les chromosomes somatiques sont classés, du plus grand au plus petit, de 1 à 22, les chromosomes sexuels gardant leurs dénominations X et Y. La correspondance entre les nomenclatures littérale (Patau) et numérale (Denver) est la suivante : groupes A : 1 à 3 ; B : 4 et 5 ; C : 6 à 12 et X ; D : 13 à 15 ; E : 16 à 18 ; F : 19 et 20 ; G : 21, 22 et Y. V. *caryotype.*

DÉONTOLOGIE, *s. f.* (gr. *déon,* devoir ; *logos,* discours) [angl. ***deontology***]. « Partie de la médecine qui traite des devoirs des médecins » (Littré). – ***Le code de déontologie*** figure dans celui de la Santé publique sous les numéros R. 4127-1 à R. 4127-112. V. *Ordre des médecins*

DEORSUMVERGENCE, *s. f.* (lat. *deorsum,* vers le bas ; *vergere,* être tourné vers) [angl. ***deorsumvergence***]. Syn. *hypotropie.* (v. ce terme) et *strabisme.*

DÉPARTEMENT, *s. m.* [angl. ***department***]. Structure hospitalière constituée d'au moins trois unités fonctionnelles (v. ce terme).

DÉPENDANCE, *s. f.* [angl. ***dependency***]. V. *pharmacodépendance.*

DÉPERSONNALISATION, *s. f.* Syn. *sentiment d'étrangeté.* Impression de ne plus être soi-même.

DÉPIGMENTATION, *s. f.* [angl. ***depigmentation***]. Perte de coloration.

DÉPILATION, *s. f.* (lat. *de* priv. ; *pilus,* poil) [angl. ***depilation***]. — 1° Chute des poils. — 2° Syn. d'*épilation.*

DÉPISTAGE, *s. m.* [angl. ***detection, screening***]. Recherche de certaines affections inapparentes, par des examens effectués systématiquement dans des collectivités. P. ex. : radiographies thoraciques de médecine scolaire, tests de l'hépatite B et du sida chez les donneurs de sang. V. *prévention.*

DÉPLÉTIF, IVE, *adj.* (lat. *deplere,* vider). Qui diminue la masse de liquide contenue dans l'organisme.

DÉPLÉTION, *s. f.* (lat. *depletio*) [angl. ***depletion***]. Diminution de la quantité de liquide et en particulier de sang, contenu dans l'organisme ou accumulé dans un viscère.

DÉPLÉTION SODIQUE (syndrome de) [angl. ***salt loosing syndrome***]. Syn. *syndrome de perte de sel.* Syndrome provoqué par une déperdition excessive de sodium. Il est caractérisé cliniquement par une fatigue, des myalgies, des nausées et des vomissements, une oligurie ; du point de vue biologique, par un abaissement du taux du sodium et du chlore dans le sérum sanguin, une acidose métabolique et une élévation du taux sérique de l'urée et du potassium. Il peut suivre l'emploi exagéré de diurétiques, de résines échangeuses d'ions ou une déshydratation par voie digestive. Il est aussi provoqué par certaines formes de déficit enzymatique corticosurrénal (v. *hyperplasie surrénale congénitale*). Il accompagne très fréquemment les néphrites interstitielles chroniques consécutives à une infection ascendante des voies urinaires ou à une intoxication, néphrites au cours desquelles une insuffisance de réabsorption tubulaire du sodium contraste avec la persistance de fonctions glomérulaires normales *(néphrites avec perte de sel).* Il cède rapidement à l'administration de sel, sauf dans une forme très grave, le *diabète sodé* survenant très rarement au cours de néphrites interstitielles chroniques (J. Traeger, 1964).

DÉPLISSEMENT ALVÉOLAIRE (râle de). Bruit adventice physiologique identique au râle crépitant (v. ce terme) ; perçu aux bases pulmonaires chez le sujet qui vient de passer de la position couchée sur le dos à la position assise ; il s'en distingue par sa disparition à la toux et sa signification ; il témoigne en effet du déplissement des alvéoles situées au déclive et non pas d'une affection de celles-ci.

DÉPLOMBISME, *s. m.* Une des phases du traitement de l'intoxication saturnine : mobilisation du plomb fixé sur le squelette, afin de l'éliminer de l'organisme.

DÉPOLARISATION, *s. f.* [angl. ***depolarization***]. Pertes de charges électriques positives. La *d.* de la surface de la fibre musculaire est la conséquence de son activation (v. ce terme et *doublets, théorie des*) ; sur l'électrocardiogramme elle correspond à l'onde QRS.

DÉPOSSESSION (syndrome de) (Lévy-Valensi). Impression de ne plus s'appartenir ; elle fait partie du syndrome d'automatisme mental (v. ce terme).

DÉPRAVATION, *s. f.* (lat. *depravatio*) [angl. ***depravation***]. État dans lequel les désirs sensoriels sont pervertis. P. ex. : *d. du goût, de l'odorat,* etc.

DÉPRESSION, *s. f.* [angl. ***depression***]. Syn. *état ou syndrome dépressif.* Baisse du tonus neuropsychique associée à un sentiment de tristesse et à une inhibition psychomotrice avec ralentissement. Sa forme extrême est la mélancolie. V. ce terme et *maniaco-dépressive (psychose ou maladie).* — ***d. anaclitique.*** V. *arriération affective (syndrome d').*

DÉPRESSOTHÉRAPIE, *s. f.* (lat. *depressus,* abaissé ; gr. *thérapéia,* traitement) [angl. ***depressotherapy***]. Utilisation d'un caisson hypobare (v. ce terme) pour traiter des sinusites chroniques et obtenir une repneumatisation de ces cavités aériennes ; le but est d'obtenir, grâce à la simulation d'une cure progressive d'altitude (6 000 mètres) que les sinus soient remis en communication avec l'extérieur et évacués de leur contenu pathologique.

DÉPURATIF, IVE, *adj.* (lat. *depurare,* nettoyer) [angl. ***depurant***]. Qui purifie l'organisme ; qui élimine les toxines ou les poisons. — *s. m.* Médicament qui passait autrefois pour avoir la propriété de débarrasser les humeurs de leurs principes nuisibles.

DÉRADELPHE, *s. m.* (I. G. Saint-Hilaire) (gr. *dérê,* cou ; *adelphos,* frère) [angl. ***deradelphus***]. Monstre double monocéphalien présentant les caractères suivants : troncs séparés au-dessous de l'ombilic, réunis au-dessus, trois ou quatre membres thoraciques, une seule tête sans partie surnuméraire à l'extérieur.

DÉRATISATION, *s. f.* [angl. ***deratization***]. Destruction systématique des rats dans les navires, les docks, les magasins, etc. Mesure prophylactique prise en vue d'empêcher la propagation de la peste et autres maladies dont les rats sont les agents ordinaires de transmission directement ou par l'intermédiaire de leurs parasites.

DERCUM (maladie de) (D. Francis, amér., 1888) [angl. ***Dercum's disease***]. Syn. *adipose douloureuse, neurolipomatose douloureuse, obésité douloureuse.* Affection caractérisée par la présence de masses adipeuses douloureuses, disposées sur le tronc et les membres, par une obésité, par des troubles sensitifs et psychiques, une asthénie musculaire et une terminaison fatale. Elle coexiste parfois avec des lésions des glandes endocrines (thyroïde, hypophyse).

DÉRENCÉPHALE, *s. m.* (I. G. St-Hilaire) (gr. *dérê,* cou ; *enképhalos,* encéphale) [angl. ***derencephalus***]. Monstre chez lequel le crâne est largement ouvert en haut et en arrière. L'arrêt de développement peut s'étendre jusqu'aux vertèbres cervicales. Il n'existe ni cerveau, ni moelle au niveau de la malformation.

DÉRÉPRESSION, *s. f.* [angl. ***derepression***] (génétique). Inhibition des gènes qui empêchent (« répriment ») normalement la synthèse d'une substance (certaines protéines par exemple) dans l'organisme. La présence anormale d'une telle substance a été notée au cours de certaines maladies ; p. ex. : l'alpha-fœtoprotéine (v. ce terme) dans le cancer primitif du foie. V. *répresseur* et *répression.*

DÉRIVATION, *s. f.* — 1° **(chirurgie)** [angl. ***derivation***]. Intervention destinée à rétablir la circulation d'aval dans un conduit dont un segment est oblitéré, en abouchant ensemble les portions sus et sous-jacentes à l'obstacle. En chirurgie digestive, on réalise ainsi un court-circuit excluant un segment malade du tractus digestif : p. ex. iléotransversostomie. En chirurgie vasculaire, v. *pontage* et *shunt.* — 2° **(cardiologie)** [angl. ***lead***]. Mode de connexion des deux électrodes de l'électrocardiographe avec le sujet. Les *d. directes,* dans lesquelles les électrodes sont directement placées sur le cœur, ne sont utilisées qu'en expérimentation. En clinique, on emploie les *d.* périphériques (*d.* standard et *d.* unipolaires des membres) et les *d.* précordiales. Il existe 3 *d. standard* : D1 : une électrode est fixée au bras droit, l'autre au bras gauche ; D2 : électrodes au bras droit et à la jambe gauche ; D3 : bras gauche, jambe gauche. Les *d. thoraciques* ou *précordiales* comportent une électrode indifférente placée à la borne centrale (v. ce terme : elles sont désignées par V) et une électrode exploratrice appliquée sur la région précordiale en différents points repérés et numérotés de 1 à 6 (V1 à V6). Dans les *d. œsophagiennes,* l'électrode exploratrice est placée dans l'œsophage. Les *d. unipolaires des membres* sont enregistrées avec une électrode indifférente reliée à la borne centrale et une électrode exploratrice placée successivement sur le bras droit (VR) le bras gauche (VL) et la jambe (VF). — ***d. endocavitaire*** [angl. ***intracardiac lead***]. *D.* dans laquelle l'électrode exploratrice, fixée en bout de sonde est, au cours du cathétérisme cardiaque, introduite dans les différentes cavités du cœur. Lorsqu'elle est placée dans l'oreillette (ou atrium) droite, au contact du septum, au niveau du plancher atrio-ventriculaire, elle recueille les potentiels du faisceau de His *(d. atrio-ventriculaire)* (v. *H, onde*). — ***d. de Pescador*** (P. et Martin de Prados, 1950) [angl. ***Pescador's lead***]. Syn. *3ᵉ précordiale, 3 PR.* Dérivation précordiale bipolaire réalisée en plaçant une électrode en V1 et l'autre en V6 (Sainz). Dans certains cas d'insuffisance coronaire, elle peut montrer des modifications de l'électrocardiogramme inapparentes dans les *d.* usuelles. — 3° **(électroencéphalographie).** Mode de connexion des différentes électrodes exploratrices.

DÉRIVATION DU LIQUIDE CÉPHALORACHIDIEN (LCR) DANS L'HYDROCÉPHALIE. Technique chirurgicale permettant l'évacuation permanente du liquide céphalorachidien retenu dans les ventricules du cerveau par l'obstruction de ses voies d'évacuation physiologiques : c'est un traitement de l'hydrocéphalie. Le drainage est pratiqué soit vers les voies de résorption naturelle du LCR (citernes des espaces sous-arachnoïdiens) : c'est la *ventriculo-cisternostomie* (v. ce terme), soit vers des zones de résorption extracrâniennes (Nulsen et Spitz, 1952), au moyen d'un cathéter valvulé, dans le cœur : c'est la dérivation ventriculo-atriale (v. *ventriculo-atriostomie*), ou dans la cavité péritonéale : c'est la dérivation ventriculo-péritonéale (Kaush, 1908 ; Cone, 1948) ou *ventriculo-péritonéostomie.*

DÉRIVATION VENTRICULO-AMNIOTIQUE (neurologie). Communication pratiquée entre un ventricule cérébral latéral d'un fœtus et la cavité amniotique. Cette intervention est parfois effectuée par ponction amniotique à la 30e semaine de la grossesse, dans un but de drainage lorsque l'échographie a découvert une hydrocéphalie chez le fœtus.

DÉRIVATION VENTRICULO-AURICULAIRE ou **ATRIALE** (neurologie). V. *ventriculo-atriostomie.*

DÉRIVATION VENTRICULO-PÉRITONÉALE (neurologie) V. *ventriculo-péritonéostomie.*

DERMABRASION, *s. f.* [angl. ***dermabrasion***]. Usure mécanique de la peau dans un but thérapeutique.

DERMACENTOR, *s. m.* [angl. ***Dermacentor***]. Genre de tique (v. ce terme) pouvant transmettre à l'homme la tularémie et des rickettsioses.

DERMALGIE ou **DERMATALGIE**, *s. f.* (gr. *derma, atos*, peau ; *algos*, douleur) [angl. ***dermalgia***]. Douleur spontanée, ressentie dans la peau, en dehors de toute lésion appréciable du tégument ou du système nerveux. Certains auteurs étendent ce nom à toutes les douleurs cutanées sans lésion dans la peau et décrivent ainsi une *dermalgie* symptomatique des affections nerveuses (tabès).

DERMATITE, *s. f.* (gr. *derma*, peau) [angl. ***dermatitis***]. Syn. *dermite.* Inflammation de la peau.

DERMATITE ATOPIQUE. V. *eczéma atopique.*

DERMATITE ATROPHIANTE LIPOÏDIQUE (Oppenheim, 1928) [angl. ***Oppenheim's disease***]. Syn. *nécrobiose lipoïdique des diabétiques* (Urbach, 1932), *maladie d'Oppenheim-Urbach..* Affection cutanée rare, observée le plus souvent chez les diabétiques, caractérisée ***anatomiquement*** par des dépôts lipoïdiques (formés de phospholipides et de cholestérol) extracellulaires situés au centre de plages de dégénérescence fibrinoïde dans les couches sous-papillaires du derme. ***Cliniquement*** elle se présente, au niveau des jambes, sous forme de nappes ou de bandes infiltrées, recouvertes d'un épiderme atrophié ; le centre est jaunâtre et déprimé, les bords polycycliques sont rouge violacé, légèrement surélevés *(dermite atrophiante sclérodermiforme)* ou bien indurés et ulcérés *(placards syphiloïdes)* ; parfois la *d. a. l.* prend l'aspect d'un bourrelet annulaire *(granulome annulaire)* ou plus rarement d'un placard parakératosique, d'une pigmentation *(dermite ocre)*, d'ulcérations, etc. L'***évolution*** se fait lentement, en plusieurs années, vers la guérison.

DERMATITE ATROPHIANTE MACULEUSE. V. *anétodermie érythémateuse.*

DERMATITE BLASTOMYCOSIQUE CHÉLOÏDIENNE. V. *lobomycose.*

DERMATITE CÉPHALIQUE. V. *dermatite séborrhoïde du nourrisson.*

DERMATITE CHRONIQUE ATROPHIANTE ou **ATROPHIQUE** (Pautrier) [angl. ***dermatitis atrophicans***]. Syn. *acrodermatite chronique atrophiante* (Herxheimer, 1902), *érythromélie* (Pick, 1894), *maladie de Pick-Herxheimer.* Dermatose d'évolution très lente, plus fréquente en Europe centrale et en Alsace, caractérisée par l'apparition de placards érythémateux sur la face dorsale des membres, respectant les doigts et les orteils et gagnant peu à peu vers la racine. Cet érythème est accompagné d'abord d'infiltration, puis d'atrophie de la peau qui, en gardant une coloration dont la diversité passe par toute la gamme des rouges, devient mince, plissée, transparente, laissant apparaître le réseau veineux superficiel. Certains auteurs classent cette affection parmi les maladies du collagène. On la rattache maintenant à la *maladie de Lyme.*

DERMATITE COLLODIONNÉE. V. *desquamation collodionnée.*

DERMATITE CONTUSIFORME. V. *érythème noueux.*

DERMATITE EXFOLIATIVE GÉNÉRALISÉE SUBAIGUË ou **CHRONIQUE, TYPE WILSON-BROCQ** [angl. ***dermatitis exfoliativa***]. Variété d'érythrodermie (v. ce terme).

DERMATITE EXFOLIATRICE DES NOUVEAU-NÉS (Ritter, 1879) [angl. ***Ritter's disease***]. Syn. *maladie de Ritter von Rittershain.* Variété d'érythrodermie débutant dans les premières semaines de la vie par des bulles localisées à la face, autour de la bouche ; puis apparaissent un érythème qui se généralise, une desquamation sèche et de la fièvre. L'évolution est mortelle dans la moitié des cas.

DERMATITE EXSUDATIVE DISCOÏDE ET LICHÉNOÏDE CHRONIQUE DE SULZBERGER ET GARBE (1937) [angl. ***Sulzberger-Garbe disease***]. Dermatose très rare, encore mal classée, caractérisée par une éruption extrêmement prurigineuse, atteignant surtout la face, le tronc, le scrotum et la verge et passant par 4 phases : exsudative et discoïde, lichénoïde, infiltrante, urticarienne. Elle évolue pendant des années, par poussées au cours desquelles coexistent des éléments éruptifs de stades différents. Elle a été observée presque toujours chez des hommes de 30 à 60 ans.

DERMATITE FESSIÈRE. V. *dermatite séborrhoïde du nourrisson.*

DERMATITE HERPÉTIFORME (Duhring, 1884) [angl. ***Duhring's disease***]. Syn. *arthritide bulleuse, maladie de Duhring-Brocq.* Variété de *dermatite polymorphe douloureuse,* caractérisée par la petitesse des bulles qui ressemblent aux vésicules de l'herpès. Elle est souvent associée à une *intolérance au gluten.* V. *Gee (maladie de)* et *système HLA.*

DERMATITE LICHÉNOÏDE PURPURIQUE ET PIGMENTÉE DE GOUGEROT ET BLUM [angl. ***Gougerot-Blum disease***]. Variété de capillarite cutanée caractérisée par une éruption chronique de points rouges lichénoïdes, saillants et parfois finement squameux, disposés symétriquement sur les membres inférieurs. Contrairement à l'angiodermite pigmentée et purpurique (v. ce terme) elle survient sur des jambes non variqueuses.

DERMATITE POLYMORPHE DOULOUREUSE CHRONIQUE À POUSSÉES SUCCESSIVES (Brocq, 1888-98). Affection cutanée caractérisée par une éruption polymorphe généralisée symétrique, plus accentuée sur les membres, dont l'élément le plus important est la bulle, par des phénomènes douloureux et un prurit intense, par une durée très longue entrecoupée de poussées et de rémissions, par la conservation d'un bon état général et une évolution favorable, sauf chez le vieillard. Elle entre dans le groupe des affections bulleuses ou pemphigoïdes. — ***d. polym. doul. récidivante de la grossesse.*** V. *herpes gestationis.* — On tend actuellement à réunir toutes ces variétés, ainsi que la dermatite herpétiforme, sous le nom de *dermatite* ou de *maladie de Duhring-Brocq* (Hallopeau, 1907).

DERMATITE DES PRÉS. V. *Oppenheim (maladie d').*

DERMATITE PRIMULAIRE (lat. *primula,* primevère) [angl. ***primrose dermatitis***]. Dermatite provoquée par le contact des primevères.

DERMATITE PUSTULEUSE CHRONIQUE CENTRIFUGE D'HALLOPEAU. V. *pyodermite végétante généralisée.*

DERMATITE PUSTULEUSE CONTAGIEUSE OVINE [angl. ***contagious ecthyma***]. Syn. *orf* (terme par lequel les bergers irlandais désignent la maladie chez le mouton). Affection cutanée rare, due à un *Poxvirus* (v. ce terme), le virus de l'ecthyma contagieux du mouton, que peuvent contracter les bergers, les éleveurs, les vétérinaires, les employés des laboratoires au contact des moutons infectés. Elle est caractérisée par l'apparition, sur les doigts, de lésions ovalaires surélevées, rouges, bourgeonnantes, à centre ombiliqué, séropurulentes à la périphérie ; elles sont indolores et ne s'accompagnent ni d'adénopathie ni de fièvre. Elles guérissent spontanément en quelques semaines. Les lésions ressemblent aux tubercules des trayeurs (v. ce terme), dus à un virus voisin.

DERMATITE SÉBORRHOÏDE DU NOURRISSON (Moro, 1928) [angl. ***dermatitis seborrhœica neonatorum***]. Variété d'eczématide (v. ce terme) du nourrisson, généralement de type psoriasiforme, dont on décrit plusieurs variétés : la *dermatite fessière*, érythémateuse, puis recouverte de squames lamellaires, qui gagne les plis voisins ; la *dermatite céphalique*, débutant à la face, puis gagnant le cuir chevelu qui est rapidement tapissé de croûtes grasses sur un fond rouge infiltré (croûtes de lait). L'extension de la maladie à tout le corps réalise l'*érythrodermie de Leiner-Moussous* (v. ce terme).

DERMATITE SERPIGINEUSE (R. Croker, 1888) [angl. ***dermatitis repens***]. Syn. *dermatitis repens.* Affection cutanée de nature inconnue, siégeant généralement au membre supérieur, débutant au niveau d'une plaie ou de sa cicatrice et caractérisée par une plaque rouge violacé, le plus souvent recouverte de croûtes épaisses et sur laquelle apparaissent par poussées des pustules jaunâtres isolées ou confluentes. Cette plaque a des bords polycycliques constitués par une collerette d'épiderme décollé par une sérosité louche ; ils progressent de telle sorte que la plaque change continuellement de forme et d'étendue au cours d'une évolution qui dure de très nombreuses années. Pour les auteurs anglo-américains, cette affection est identique à l'acrodermatite continue d'Hallopeau.

DERMATITE VACCINIFORME INFANTILE (Hallopeau). Variété d'*impétigo.*

DERMATITE VERMINEUSE RAMPANTE. V. *myiase cutanée* et *larva migrans.*

DERMATITIS EXFOLIATIVA. V. *dermatite serpigineuse.*

DERMATITIS LINEARIS MIGRANS. V. *myiase cutanée* et *larva migrans.*

DERMATITIS REPENS. V. *dermatite serpigineuse.*

DERMATO-ARTHRITE LIPOÏDE. V. *réticulo-histiocytose multicentrique.*

DERMATOCHALASIS, *s. f.* (gr. *derma*, peau ; *khalasis*, relâchement) [angl. ***dermatochalasis***]. V. *cutis laxa.*

DERMATOFIBROME, *s. m.* (Ranvier) [angl. ***dermatofibroma***]. Tumeur fibreuse de la peau. V. *molluscum.* — ***d. progressif et récidivant de Darier-Ferrand.*** V. *fibrosarcome de la peau.*

DERMATOFIBROSE LENTICULAIRE DISSÉMINÉE. Affection cutanée héréditaire voisine du *nævus elasticus* en tumeurs disséminées. V. *Buschke-Ollendorff (syndrome de).*

DERMATOGLYPHE, *s. m.* (Cummins, 1936) (gr. *derma, atos*, peau ; *gluphê*, gravure) [angl. ***dermatoglyphe***]. Dessins formés sur les paumes des mains, les plantes des pieds et la pulpe des doigts, par les plis cutanés, les crêtes et les sillons dermiques et leur organisation en lignes, boucles et tourbillons. Leur étude est très importante dans les maladies par aberration chromosomique. V. *dactyloscopie.*

DERMATOLOGIE, *s. f.* (gr. *derma*, peau ; *logos*, discours) [angl. ***dermatology***]. Partie de la médecine qui s'occupe des maladies de la peau, des muqueuses voisines et des phanères.

DERMATOLYSIE, *s. f.* (Alibert) (gr. *derma*, peau ; *luein*, relâcher) [angl. ***dermatolysis***]. Syn. *chalazodermie, chalodermie, pachydermatocèle, pachydermocèle, pachydermocèle.* Malformation donnant lieu, dans certaines régions (paupières, joues, abdomen, organes génitaux, etc.), soit à des allongements avec relâchement de la peau qui retombe en plis *(dermatolysie, cutis laxa),* soit à des tumeurs lobulées et conglomérées *(naevus pachydermiques).*

DERMATOME, *s. m.* [angl. ***dermatome***]. — 1° (Besnier) (gr. *derma*, peau ; suff. *oma* désignant une tumeur). Nom donné par quelques auteurs aux néoplasmes cutanés. — 2° (gr. *derma*, peau ; *temnein*, couper). Syn. *zone radiculaire.* Bande de territoire cutané innervée par les fibres sensitives provenant d'une racine postérieure. — 3° Sorte de rasoir destiné à prélever des fragments de peau, plus ou moins épais, en vue de greffes cutanées.

DERMATOMYCOSE, *s. f.* (gr. *derma*, peau ; *mukês*, champignon) [angl. ***dermatomycosis***]. Syn. *dermatophytie, dermatophytose.* Nom générique des maladies de peau causées par des champignons parasites (dermatophytes) : teignes, épidermophyties, onychomycoses, trichophytie.

DERMATOMYOME, *s. m.* (gr. *derma*, peau ; *mus*, muscle) [angl. ***dermatomyoma***]. Myome de la peau, développé aux dépens des fibres musculaires lisses et par conséquent se montrant surtout aux points où celles-ci sont les plus abondantes (seins, parties génitales).

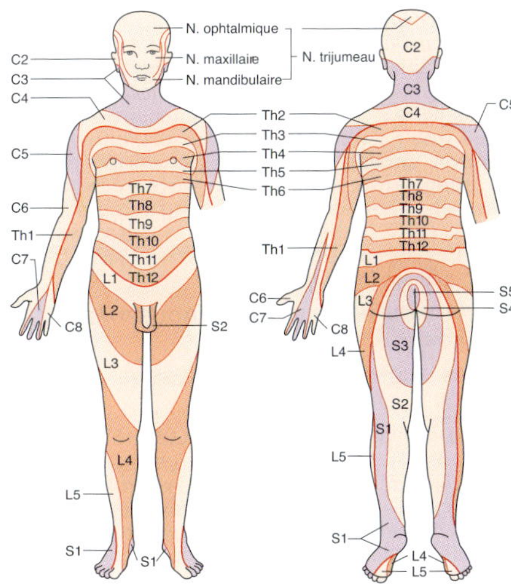

Dermatomes

DERMATOMYOSITE, *s. f.* (Unverricht, 1887) (gr. *derma*, peau ; *mus*, muscle) [angl. ***dermatomyositis***]. Syn. *érythrœdème myasthénique de Milian, polymyosite aiguë progressive.* (Wagner, 1863-1887), *polymyosite œdémateuse de Wagner-Unverricht.* Affection de cause inconnue, caractérisée par un érythème accompagné d'œdème, débutant à la face, puis gagnant le cou et les mains ; par un affaiblissement, une atrophie et des douleurs frappant irrégulièrement, mais avec symétrie, les muscles du tronc et des membres ; enfin par une fièvre et une atteinte sévère de l'état général. L'évolution, par poussées, aboutit à la mort dans plus de la moitié des cas ou à de graves séquelles : atrophie cutanée, atrophie musculaire avec contracture. — À côté de cette affection *(d. de Wagner-Unverricht)*, on place dans le groupe des *d.* la maladie de Petges-Cléjat (v. ce terme) ou poïkilodermatomyosite. — On considère actuellement ces *d.* comme des variétés de la maladie du collagène, voisines de la sclérodermie et du lupus érythémateux aigu disséminé. Certains auteurs en font une manifestation d'hypersensibilité retardée excessive. V. *polymyosite.*

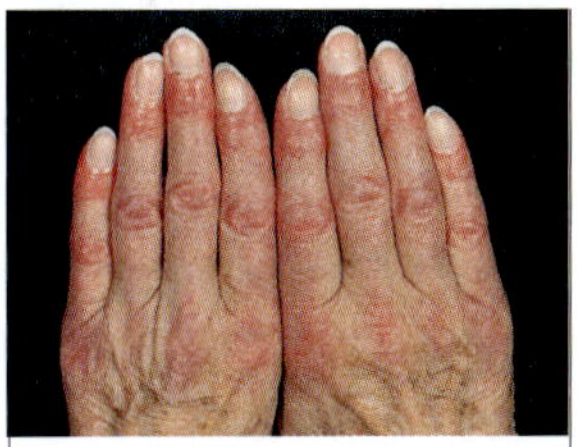

Dermatomyosite

DERMATOPHILUS PENETRANS. V. *chique.*

DERMATOPHYTIE, *s. f.* ou **DERMATOPHYTOSE**, *s. f.* (gr. *derma*, peau ; *phuton*, plante). V. *dermatomycose.* — ***d. circinée.*** V. *herpès circiné.* — ***d. des grands plis.*** V. *eczéma marginé de Hébra.*

DERMATO-POLYNEURITIS, *s. f.* (Thursfield, Patterson). V. *acrodynie.*

DERMATORRAGIE, *s. f.* (gr. *derma*, peau ; *rhêgnumi*, je jaillis) [angl. ***dermatorrhagia***]. Hémorragie cutanée.

DERMATOSCLÉROSE, *s. f.* V. *sclérodermie.*

DERMATOSCOPIE, *s. f.* (gr. *derma*, peau ; *skopein*, examiner) [angl. ***dermatoscopy***]. Examen microscopique de la surface de la peau chez le sujet vivant, utilisé surtout pour l'étude des capillaires (v. *capillaroscopie*).

DERMATOSE, *s. f.* (gr. *derma*, peau) [angl. ***dermatosis***]. Syn. *dermopathie.*. Nom générique des affections de la peau.

DERMATOSE AIGUË FÉBRILE NEUTROPHILIQUE. V. *Sweet (syndrome de).*

DERMATOSE BULLEUSE [angl. ***bullous dermatosis***]. V. *pemphigus* et *pemphigoïdes.*

DERMATOSE FIGURÉE MÉDIOTHORACIQUE (Brocq) [angl. ***seborrhoea corporis***]. Syn. *eczéma acnéique* (Bazin et Lailler) ou *flanellaire, eczématide figurée stéatoïde, pityriasis stéatoïde* de Sabouraud, *seborrhoea corporis* de Dühring. Variété d'eczématide (v. ce terme) caractérisée par une éruption de petites papules peu saillantes, roses, s'élargissant peu à peu jusqu'à 2 cm de diamètre maximum et prenant alors l'aspect circiné, centre affaissé, périphérie saillante, souvent prurigineuse, se recouvrant parfois de squames et de croûtelles séborrhéiques. Elle siège surtout sur la poitrine, dans le dos, entre les épaules et sur le cuir chevelu où elle réalise un des aspects de la *corona seborrhoica.* Son évolution spontanée est indéfinie.

DERMATOSE PIGMENTAIRE EN ÉCLABOUSSURES. V. *incontinentia pigmenti.*

DERMATOSE PIGMENTAIRE PROGRESSIVE. V. *Schamberg (maladie de).*

DERMATOSE PIGMENTAIRE RÉTICULÉE (Franceschetti et Jadassohn, 1954) [angl. ***reticular pigmented dermatosis***]. Syn. *syndrome de Naegeli* (1927), *syndrome de Franceschetti-Jadassohn.* Affection très voisine de l'*incontinentia pigmenti* (v. ce terme). Elle s'en distingue par un début plus tardif, vers l'âge de 2 ans, l'absence de phénomènes inflammatoires, une disposition en réseau de la pigmentation, l'existence d'une kératose palmo-plantaire et d'une diminution de la sudation. Cette maladie héréditaire, à transmission dominante autosomique, atteint également les deux sexes.

DERMATOSE STÉRÉOGRAPHIQUE. V. *dermographie.*

DERMATOSTOMATITE, *s. f.* (Baader, 1925). V. *ectodermose érosive pluriorificielle.*

DERMATOZOONOSE, *s. f.* (gr. *derma*, peau ; *zôon*, animal) [angl. ***dermatozoonosis***]. Maladie de la peau provoquée par des animaux parasites.

DERME, *s. m.* (gr. *derma*, peau) (TA *corium*) [angl. ***corium, dermis***]. Partie profonde, conjonctive, nourricière de la peau, située entre l'épiderme et l'hypoderme (v. ces termes) • 👁 **peau** •.

DERMITE, *s. f.* V. *dermatite.*

DERMITE ARTIFICIELLE. V. *eczéma aigu ou de Willan.*

DERMITE ATOPIQUE. V. *eczéma atopique.*

DERMITE ATROPHIANTE SCLÉRODERMIFORME, V. *dermatite atrophiante lipoïdique.*

DERMITE LICHÉNOÏDE PURPURIQUE ET PIGMENTÉE (Gougerot et Blum). V. *dermatite lichénoïde purpurique et pigmentée de Gougerot et Blum.*

DERMITE LIVÉDOÏDE ET GANGRÉNEUSE DE LA FESSE. V. *Nicolau (syndrome de).*

DERMITE OCRE. V. *angiodermite pigmentée et purpurique* et *dermatite atrophiante lipoïdique.*

DERMITE SÉBORRHÉIQUE. V. *eczématide.*

DERMOCORTICOÏDE, *s. m.* [angl. ***topical corticosteroid***]. Préparation à base de corticoïde destinée à l'usage dermatologique (pommade, crème).

DERMO-ÉPIDERMITE, *s. f.* [angl. ***dermatitis with epidermitis***]. Inflammation du derme et de l'épiderme.

DERMOGRAMME, *s. m.* Formule quantitative et qualitative des cellules recueillies sur une lame de verre par application d'une tranche fraîche de biopsie de peau.

DERMOGRAPHIE, *s. f.* ou **DERMOGRAPHISME**, *s. m.* (gr. *derma*, peau ; *graphê*, écriture) [angl. ***dermographism***]. Syn. *autographisme, dermatose stéréographique.* Propriété que possède la peau de certains individus de se tuméfier quand on promène sur le tégument la pointe d'un instrument mousse ; on voit apparaître, aux points touchés, une rougeur vive, puis une saillie d'un blanc rosé, urticarienne, suivant exactement la ligne tracée par l'instrument ; d'où la possibilité de faire sur la peau des inscriptions plus ou moins durables. — ***dermographisme douloureux.*** Syn. *réflexe de Müller.* Rubéfaction de la peau obtenue en traçant à sa surface une raie avec la pointe d'une aiguille. La bande rouge ainsi obtenue est douloureuse et dépasse plus ou moins largement la ligne faite par l'aiguille. Cette forme de *d.* est due à un trouble de l'innervation.

DERMOÏDE, *adj.* (gr. *derma*, peau ; *eidos*, aspect) [angl. ***dermoid***]. Dont la structure rappelle celle de la peau. — ***kyste d.*** Kyste dont la paroi a une structure dermoïde et qui contient les produits de la sécrétion des glandes pilosébacées et sudoripares. On rencontre ces kystes surtout au niveau de la face et du cou et ils proviennent d'un enclavement de l'ectoderme embryonnaire (Verneuil, Lannelongue). — ***kystes d. de l'ovaire et du testicule.*** V. *embryome kystique.* — ***tumeur d.*** Production congénitale non kystique à structure dermoïde, siégeant sur une muqueuse, le plus souvent sur la conjonctive *(t. d. oculaire)*, quelquefois sur la muqueuse buccale ou la muqueuse des voies urinaires.

DERMOLIPECTOMIE, *s. f.* V. *cutanéolipectomie.*

DERMOPATHIE, *s. f.* (gr. *derma*, peau ; *pathê*, maladie). V. *dermatose.*

DERMOTROPE, *adj.* (gr. *derma*, peau ; *trépein*, tourner) [angl. ***dermotropic***]. Se dit des substances chimiques, des microbes, des virus, etc., qui se fixent d'une façon élective sur la peau et les muqueuses.

DERMOTROPISME, *s. m.* (gr. *derma*, peau ; *trépein*, se tourner vers) [angl. ***dermotropism***]. Aptitude à se fixer sur les téguments cutanés ou muqueux.

DERMOVACCIN, *s. m.* [angl. ***dermovaccine***]. Vaccin obtenu en inoculant le virus vaccinal dans l'épaisseur de la peau.

DÉRODYME, *s. m.* (I. G. Saint-Hilaire) (gr. *dérê*, nuque ; *didumos*, double) [angl. ***derodymus***]. Monstre double n'ayant qu'un seul corps surmonté de deux têtes. Il possède deux colonnes vertébrales voisines qui s'écartent seulement à la région cervicale.

DÉROTATION, *s. f.* (Ombrédanne) (lat. *de*, hors de ; *rotatio*, rotation) [angl. ***derotation***]. Opération destinée à remédier à l'attitude d'un membre en rotation interne irréductible (bras, à la suite de la paralysie obstétricale du plexus brachial ; jambe, à la suite d'une luxation congénitale de la hanche). Elle consiste en la section de la diaphyse de l'humérus ou du fémur à la partie inférieure de laquelle on imprime une rotation en dehors (dérotation) et que l'on immobilise, après ostéosynthèse, en donnant au membre une attitude correcte (chirurgie infantile).

DÉROULEMENT AORTIQUE (Chaperon). Aspect radiologique anormal de la crosse de l'aorte vue en position oblique antérieure gauche : elle redresse sa courbure, élargit son cercle et barre transversalement l'ombre rachidienne. Cette image est celle de l'athérosclérose.

DERRICK-BURNET (maladie de) (D. Edouard, australien, né en 1898). V. *fièvre Q.*

DERRY (maladie ou syndrome de) (D. David, canadien, 1968) [angl. ***Derry's syndrome***]. Variété infantile à transmission autosomique récessive de gangliosidose à GM 1 (GM 1 type 2) où les symptômes n'apparaissent qu'après la 1re année (ataxie, strabisme, retard mental, rigidité de décérébration) et dont l'évolution est mortelle avant l'âge de 10 ans.

DERSZY (maladie de) [angl. ***Derszy's disease***]. Maladie contagieuse de l'oison, due à un parvovirus, réalisant une hépatite avec myocardite mortelle. On la prévient par la vaccination.

DES. — 1° Abréviation de *Diplôme d'Études Spéciales.* Diplôme validant les études effectuées en France par les internes nommés au concours et permettant exclusivement l'accès aux spécialités médicales. — 2° *Diéthylstilbœstrol.* V. ce terme et *œstrogène de synthèse.*

DÉSADAPTATION CARDIOVASCULAIRE À L'EFFORT (syndrome de) [angl. ***loss of cardiovascular exercise adaptability***]. Effet du décubitus prolongé et de l'immobilité aboutissant lors du lever à une tachycardie avec dyspnée et hypotension orthostatique.

DÉSAFFÉRENTATION, *s. f.* (lat. *dis*, priv. ; *afferens*, qui apporte) [angl. ***deafferentation***]. Interruption des sensations provenant des voies afférentes.

DÉSAFFÉRENTATION (douleur de) [angl. ***deafferentation pain***]. Douleur liée à une lésion du système nerveux périphérique et perçue en dehors de toute stimulation nociceptive. Elle peut affecter plusieurs types cliniques (anesthésie douloureuse, hyperpathie, décharges fulgurantes) et survenir après amputation (douleur du moignon, membre fantôme), zona, ou dans les polynévrites. Le traitement, difficile, est essentiellement médical. V. *électroanalgésie.*

DÉSAMINASE, *s. f.* [angl. ***desaminase***]. Enzyme sous l'action de laquelle, dans l'organisme, s'effectue la désamination.

DÉSAMINATION, *s. f.* Dégradation d'un acide aminé, caractérisée par la perte du radical amine (NH_2) avec formation d'un acide cétonique et d'ammoniaque. C'est un des stades de la digestion des protides. — ***indice de d.*** V. *indice d'insuffisance de clivage.*

DE SANCTIS (syndrome de) (D. S. Carlo, ital., 1932). V. *idiotie xérodermique.*

DÉSARTHRODÈSE, *s. f.* (lat. *dis,* priv. ; gr. *arthron*, articulation ; *désis*, action de lier) [angl. ***desarthrodesis***]. Suppression d'une arthrodèse.

DÉSARTICULATION, *s. f.* [angl. ***disarticulation***]. Amputation au niveau d'une articulation.

DÉSASSIMILATION, *s. f.* (lat. *des,* privatif ; *assimilare,* rendre semblable). Phénomène selon lequel certaines substances entrant dans la composition du corps se séparent de celui-ci et sont éliminées de l'organisme. V. *assimilation* et *dénutrition.*

DESBUQUOIS (nanisme type) (D. Georges, fr., 1966) [angl. ***Desbuquois's syndrome***]. Ensemble de malformations proche du *syndrome de Larsen* (v. ce terme), à transmission autosomique récessive, comportant notamment un nanisme très sévère, chondrodystrophique, accompagné d'ossifications anarchiques.

DESC. Abréviation de *Diplôme d'Études Spécialisées Complémentaires.*

DESCEMET (membrane de) (D. Jean, anatomiste parisien, 1732-1810) (TA *lamina limitans posterior corneae*) [angl. ***Descemet's membrane***]. Syn. *lame limitante postérieure.* Membrane située à la face profonde de la cornée, en arrière de sa substance propre.

DESCEMÉTITE, *s. f.* V. *kératite ponctuée.*

DESCEMETOCÈLE, *s. f.* (Descemet ; gr. *kêlê*, tumeur) [angl. ***descemetocele***] (ophtalmologie). Hernie de la membrane de Descemet (située à la face profonde de la cornée).

DÉSEFFÉRENTATION (syndrome de), *s. f.* (lat. *dis,* privatif ; *efferens,* qui emporte) [angl. ***deefferentation***]. Interruption des voies motrices. V. *désafférentation* et *verrouillage (syndrome de).*

DÉSENSIBILISATION, *s. f.* [angl. ***desensitization***]. Procédé par lequel on arrive à faire disparaître la sensibilité anormale ou l'intolérance de certains sujets à des agents peu ou pas nuisibles pour le plus grand nombre des individus (traitement de l'eczéma, de l'asthme, des chocs aux venins d'hyménoptères, etc.).

DÉSÉPIPHYSIODÈSE, *s. f.* [angl. ***deepiphysiodesis***]. Intervention chirurgicale visant à supprimer une épiphysiodèse (v. ce terme 1°) par abord de la zone cartilagineuse lésée.

DÉSÉQUILIBRATION, *s. f.* [angl. ***disequilibration***]. Perte de la possibilité, pour l'organisme, de maintenir l'équilibre du corps. — ***syndrome de d.*** V. *déitéro-spinal (syndrome).*

DÉSÉQUILIBRE, *s. m.* [angl. ***disequilibrium***]. — ***d. alimentaire.*** Modification dans la proportion des divers éléments de la ration alimentaire ou suppression d'un de ces éléments remplacé ou non par une autre substance. Le *d. a.* est souvent accompagné d'avitaminose. — ***syndrome du d. alimentaire*** (L. Rimbaud et H. Serre, de Montpellier, 1943) [angl. ***food imbalance***]. Groupe de quatre symptômes ; polyurie, œdème, bradycardie et sclérose artérielle (facteur favorisant), observé chez certains sujets dont l'alimentation a été longtemps insuffisante et déséquilibrée. V. *œdème par carence.*

DESFÉRAL® (test au) ou **DESFERRIOXAMINE (test à la)** [angl. ***desferoxamine test***]. Méthode de dépistage des surcharges en fer de l'organisme. Elle repose sur le dosage du fer dans l'urine après perfusion de desferrioxamine. Celle-ci, par chélation, mobilise le fer qui s'élimine par le rein. Chez le sujet normal, la sidérurie ne dépasse pas, alors, par 24 h, 2 300 mg chez l'homme et 1 400 mg chez la femme. En cas de stockage excessif de fer — dans l'hémochromatose idiopathique — l'épreuve provoque une sidérurie beaucoup plus importante, pouvant excéder 10 000 mg par 24 h. Cette méthode permet de déceler les formes frustes de la maladie. V. *chélation* et *hémochromatose.*

DÉSHYDRASE, DÉHYDRASE ou **DÉSHYDROGÉNASE**, *s. f.* [angl. ***dehydrogenase, dehydrase***]. Enzyme capable de libérer par déshydrogénation et d'activer l'hydrogène des molécules organiques lors de leur combustion *in vivo.* V. *déshydrogénation, activation* et *transporteur d'hydrogène.* — ***d. lactique (LDH), d. malique, sorbitol-d., glucose-6-phosphate d.*** Groupe d'enzymes dont le taux sanguin s'élève pendant certaines maladies s'accompagnant de nécrose cellulaire (infarctus du myocarde — Wroblewski et Karmen, 1955 —, hépatite). La *sorbitol-d.* est particulièrement abondante dans le sang au cours des lésions hépatiques. Le taux sérique normal de la LDH est < 300 UI/L.

DÉSHYDRATATION, *s. f.* [angl. ***dehydration***]. Perte d'eau.

DÉSHYDRATATION CELLULAIRE (syndrome de) [angl. ***syndrome of cellular dehydration***]. Syn. *syndrome de déshydratation intracellulaire.* Ensemble de symptômes secondaires à une hypertonie osmotique extracellulaire. V. *hypertonie osmotique du plasma (syndrome d').*

DÉSHYDRATATION EXTRACELLULAIRE (syndrome de) [angl. ***syndrome of extracellular dehydration***]. Syndrome caractérisé, du point de vue biologique, par une diminution de la quantité totale du sodium extracellulaire avec déperdition d'eau proportionnelle : il y a hémoconcentration, mais la natrémie et la pression osmotique du plasma demeurent normales. Il est caractérisé cliniquement par une asthénie, une sécheresse des téguments, une tachycardie avec hypotension artérielle, une oligurie avec azotémie élevée. Il peut être provoqué par des pertes d'eau et de sel par voie digestive (vomissements, diarrhée, fistules digestives), cutanée ou rénale (insuffisance surrénale chronique, coma diabétique, néphrite). Le traitement de ce syndrome consiste en l'administration d'eau et de sel. V. *Darrow (syndrome de).*

DÉSHYDRATATION EXTRACELLULAIRE AVEC HYPERHYDRATATION CELLULAIRE (syndrome de) [angl. ***syndrome of extracellular dehydration with cellular hyperhydration***]. Syndrome associant une hémoconcentration et une intoxication par l'eau avec abaissement de la natrémie et de la pression osmotique plasmatique. Il se manifeste par une sécheresse des téguments, une hypotension artérielle, une langue humide, un dégoût de l'eau, des nausées, des vomissements, une céphalée, une oligurie avec azotémie. Ce syndrome est provoqué par une déperdition hydrosodée compensée par de seuls apports aqueux (insuffisance surrénale chronique, insuffisance rénale chronique avec régime sans sel, vomissements, diarrhée, etc.). Il cède à l'administration de sel.

DÉSHYDRATATION GLOBALE (syndrome de) [angl. ***syndrome of total dehydration***]. Syndrome associant les signes de la déshydratation extracellulaire à ceux de la déshydratation intracellulaire. Il existe une hémoconcentration et une augmentation du sodium plasmatique. Ce syndrome est provoqué par un déficit simultané d'eau et de sel consécutif à des pertes hydrosalines abondantes (digestives et sudorales surtout) non compensées chez des vieillards, des nourrissons, des sujets comateux. Il se traduit par une soif, une hypotension, une sécheresse de la peau et de la muqueuse buccale, une agitation et des troubles psychiques. Il nécessite l'administration simultanée d'eau et de sel.

DÉSHYDRATATION INTRACELLULAIRE (syndrome de). V. *déshydratation cellulaire (syndrome de).*

DÉSHYDROGÉNASE, *s. f.* V. *déshydrase.*

DÉSHYDROGÉNATION, *s. f.* Oxydation d'une substance par départ d'hydrogène.

DESILET-HOFFMANN (aiguille de) (D. T., 1965). Matériel destiné à l'abord transcutané des vaisseaux pour le cathétérisme cardiaque selon la méthode de Seldinger (v. ce terme). L'aiguille de ponction livre passage à un mandrin ; guidé par ce dernier, un tube remplace l'aiguille ; après avoir retiré le mandrin, l'introduction des diverses sondes nécessaires au cathétérisme se fait de façon atraumatique à travers le tube.

DÉSINFECTANT, ANTE, *adj.* [angl. ***disinfectant***]. Se dit de substances à l'aide desquelles on pratique la désinfection. — *s. m.* Substance qui neutralise ou détruit les matières organiques dont la décomposition est une cause d'infection, en agissant sur elles chimiquement ou mécaniquement au niveau des milieux *inertes.* V. *antiseptique.*

DÉSINFECTION, *s. f.* [angl. ***disinfection***]. Opération qui a pour but de débarrasser les mains, le champ opératoire, les parois d'une pièce (salle d'hôpital, salle d'opération, appartement), l'épaisseur des vêtements, tapis, tentures, matelas, etc., des germes qui s'y trouvent. On a recours, pour la pratiquer, à des moyens mécaniques (lavage et brossage au savon), à des moyens physiques (chaleur sèche ou humide) ou à des moyens chimiques (antiseptiques).

DÉSINHIBITION, *s. f.* (Robert Bing) [angl. ***disinhibition***] (neurologie). Syn. *dissociation neurale* (Van Bogaert). Libération des centres psychiques et moteurs inférieurs, sous-corticaux et automatiques, du contrôle des centres psychiques supérieurs corticaux. Elle provoque les mouvements anormaux et les troubles du tonus du syndrome extrapyramidal.

DÉSINSERTION, *s. f.* [angl. ***disinsertion***]. Arrachement, de son point d'attache, d'un muscle, d'un tendon ou d'une membrane (épiploon).

DÉSINTOXICATION, *s. f.* [angl. ***disintoxication***]. Action par laquelle l'organisme se débarrasse ou est débarrassé des poisons ou des toxines qui l'imprègnent. — *cure de désintoxication.*

DÉSINVAGINATION, *s. f.* [angl. ***disinvagination***]. Réduction d'une invagination.

DESMINE, *s. f.* (gr. *desmos*, lien) [angl. ***desmin***]. Protéine des *tonofilaments* des fibres musculaires.

DESMIOGNATHE, *s. m.* (gr. *desmios*, lié ; *gnathos*, mâchoire) [angl. ***desmiognathus***] (I. G. St-Hilaire). Monstre double parasitaire, caractérisé par une tête surnuméraire et imparfaite, unie au sujet principal par des attaches musculaires et cutanées, non osseuses, sous le cou.

DESMODONTE, *s. m.* (gr. *desmos*, ligament ; *odous*, dent) (TA *desmodontium*) [angl. ***periodontial ligament***] Syn. *périodonte*. Ligament alvéolodentaire • 👁 **gomphose** •.

DESMODONTITE, *s. f.* (gr. *desmos*, ligament ; *odous, odontos*, dent ; suffixe *-ite* indiquant l'inflammation). Inflammation du desmodonte. V. ce terme et *parodondite.*

DESMODONTOSE, *s. f.* (gr. *desmos*, ligament ; *odous, odontos*, dent ; suffixe *-ose*, indiquant la dégénérescence) [angl. ***periodontosis***]. Dégénérescence du desmodonte, ou ligament alvéolo-dentaire. V. *parodontose* et *parodontite.*

DESMOÏDE (tumeur) (gr. *desmos*, lien) [angl. ***desmoma***]. Syn. *desmome, fibrome desmoïde, fibrome récidivant.* Tumeur formée de tissus dérivés du mésenchyme, siégeant au niveau de la peau ou des muscles de la paroi abdominale. On la considère comme une variété de sarcome de malignité atténuée et uniquement locale. Le dermatofibrome progressif récidivant de Darier-Ferrand (v. *fibrosarcome 1°; f. de la peau*) est une *t. d.* de la peau. Certains auteurs classent les *t. d.* dans le cadre de la fibromatose (v. ce terme).

DESMOLASE, *s. f.* (gr. *desmos*, chaîne) [angl. ***desmolase***]. Enzyme capable de disloquer les chaînes carbonées des molécules en libérant de grandes quantités d'énergie. P. ex. : *oxydase, déshydrase,* etc.

DESMOME, *s. m.* (Müller 1838) (gr. *desmos*, lien) [angl. ***desmoma***]. V. *desmoïde (tumeur).*

DESMOPATHIE, *s. f.* (gr. *desmos*, lien ; *pathê*, affection) [angl. ***desmopathy***]. Affection des ligaments.

DESMOPLASTIQUE, *adj.* (gr. *desmos*, lien, ligament ; *plassein*, former) [angl. ***desmoplastic***]. Générateur de fibrose ou d'adhérences.

DESMOPRESSINE, *s. f.* (DCI) [angl. ***desmopressin***]. Syn. *dDAVP (1 désamino-8D-arginine vasopressine), Minirin®.* Dérivé synthétique de l'hormone antidiurétique ou vasopressine, utilisé dans le traitement du diabète insipide et de l'énurésie par pulvérisation endonasale, et par voie parentérale comme hémostatique, notamment dans de certaines formes de maladie de Willebrand.

DESMORRHEXIE, *s. f.* (gr. *desmos*, lien ; *rhêxis*, rupture) [angl. ***desmorrhexis***]. Rupture des ligaments.

DESMOSOME, *s. m.* (gr. *desmos*, lien ; *sôma*, corps) [angl. ***desmosome***] (histologie). Plaque discoïde de liaison intercellulaire, observée surtout au niveau des tissus épithéliaux et comprenant une condensation de filaments cytoplasmiques (tonofibrilles, etc.) visibles au microscope optique ou seulement électronique. V. *cytosquelette.*

DÉSOBLITÉRATION ou **DÉSOBSTRUCTION ARTÉRIELLE** [angl. ***arterial thrombectomy***]. Ablation d'un corps étranger (thrombus le plus souvent) bouchant une artère ; opération employée d'abord dans les cas d'embolie (Severeanu, 1884), puis dans les thromboses artérielles anciennes (Jean Cid dos Santos, de Lisbonne, 1946). V. *Fogarty (méthode de)* et *endartériectomie.*

DÉSODÉ, DÉE, *adj.* [angl. ***sodium free***]. Syn. *asodé.* Débarrassé, épuré de son sodium. — ***régime d.*** V. *Kempner (régime de).*

DÉSORIENTATION, *s. f.* [angl. ***disorientation***] **(psychiatrie)**. Perte de la notion de l'espace et du temps et parfois aussi de celle du schéma corporel.

DÉSORPTION, *s. f.* (lat *de*, indiquant la séparation ; *sorbere*, boire) [angl. ***desorption***]. Départ d'une molécule, d'un ion ou d'un atome d'une surface solide ou liquide où il était adsorbé. V. *adsorption* et *élution.*

DÉSOXYCORTICOSTÉRONE, *s. f.* [angl. ***desoxycorticosterone***]. yn. *DOCA, composé Q* de Reichstein, *désoxycortone, DOC.*S Substance produite synthétiquement, en 1937, par Reichstein et Steiger et qui favorise, dans l'organisme, la fixation du sodium et de l'eau et l'excrétion du potassium ; elle entretient l'activité musculaire. Elle agit comme les hormones minéralotropes mais n'est pas sécrétée par la surrénale. Elle est 30 fois moins active que l'aldostérone (v. ce terme).

11-DÉSOXY-CORTISOL, *s. m.* V. *S (composé — de Reichstein).*

DÉSOXYGÉNATION, *s. f.* [angl. ***deoxygenation***]. Réduction d'une substance par départ d'oxygène.

DÉSOXYHÉMOGLOBINE, *s. f.* [angl. ***deoxyhaemoglobin***]. Hémoglobine réduite.

DÉSOXYMYOGLOBINE, *s. f.* [angl. ***deoxymyoglobin***]. Myoglobine réduite.

DÉSOXYRIBONUCLÉIQUE (acide) (ADN ou **DNA)** (Friedrich Miescher, 1869) [angl. ***deoxyribonucleic acid, DNA***] (génétique). Syn. *ADN natif, ADN bicaténaire, ADN double brin.* Molécule géante (macromolécule, polymère) se présentant (Jim D. Watson et Francis H. C. Crick, 1953) sous forme d'une double chaîne spiralée formée de groupements sucre (désoxyribose) et phosphate alternés, les spirales des deux chaînes, enroulées en double hélice droite, étant réunies de place en place par des groupements de bases azotées, puriques (adénine et guanine) ou pyrimidiques (cytosine et thymine). Le groupe de ces trois constituants (sucre, phosphate et base azotée) forme un *nucléotide,* qui est l'unité primaire de l'ADN. Ces macromolécules constituent les chromosomes et leurs différents segments forment les gènes ou cistrons, supports des caractères héréditaires (Avery O. T., 1944). L'ensemble des informations génétiques conservées ainsi constitue le code génétique (v. ce terme, *base 3°, chromosome ; ribonucléique, acide ; complémentaire, génétique, hétéroduplex, système de restriction-modification*). — ***ADN dénaturé.*** Syn. *ADN monocaténaire, ADN simple brin.* ADN modifié par des agents physiques (chauffage) ou chimiques (soude) qui ont séparé les deux chaînes de sa double hélice. — ***ADN mitochondrial.*** Partie de l'ADN située dans les mitochondries (v. *chondrioconte*). La grande majorité de l'ADN est localisée dans le noyau cellulaire. V. *puce ADN.*

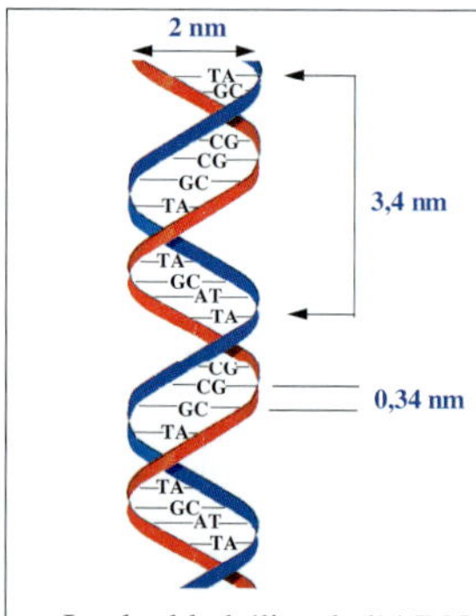

La double hélice de l'ADN

DÉSOXYRIBONUCLÉOPROTÉINE, *s. f.* (DNP) [angl. ***deoxyribonucleoprotein, DNP***]. Molécule constituée d'acide désoxyribonucléique et de protéine (histone, v. ce terme), présente dans le noyau cellulaire.

DÉSOXYRIBOSE, *s. m.* [angl. ***deoxyribose***]. Pentose dérivé par réduction du ribose ; il entre dans la composition de divers nucléosides et de l'acide désoxyribonucléique. V. ces termes.

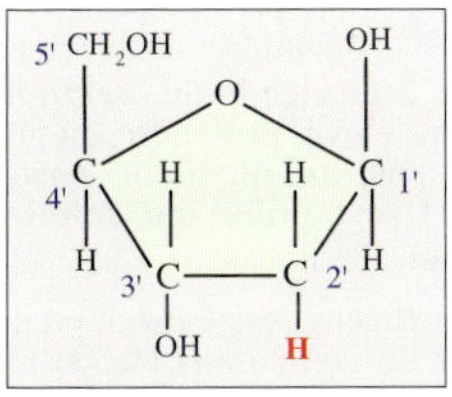

Désoxyribose

DESPICIENS, *adj.* (lat. *despicere,* regarder d'en haut). Qui fait tourner l'œil vers le bas ; se dit des fibres des nerfs oculomoteurs qui commandent l'abaissement du globe oculaire.

DESQUAMATION, *s. f.* (lat. *de* priv. ; *squama,* écaille) [angl. ***desquamation, peeling***]. Exfoliation de l'épiderme sous forme de squames pulvérulentes ou de plaques plus ou moins étendues. — ***d. épithéliale de la langue*** (Gautier). V. *glossite exfoliatrice marginée.* — ***d. marginale aberrante de la langue.*** V. *glossite exfoliatrice marginée.*

DESQUAMATION COLLODIONNÉE ou **LAMELLEUSE DU NOUVEAU-NÉ** [angl. ***lamellar exfoliation of the newborn***]. Syn. *dermatite* ou *maladie collodionnée, exfoliation lamelleuse du nouveau-né, bébé-collodion.* Sorte de desquamation, observée très rarement chez le nouveau-né, caractérisée par l'étendue et la finesse des squames rappelant une lame de collodion sec ; les squames tombent au bout de quelques jours. Cette dermatose entre dans le cadre des états ichtyosiformes congénitaux. V. *hyperkératose ichtyosiforme.*

DESTOMBES, ROSAI ET DORFMAN (syndrome de). V. *Rosai et Dorfman (maladie ou syndrome de).*

DÉTECTION, *s. f.* (lat. *detectio,* révélation) [angl. ***detection***]. Recherche. — ***électrodiagnostic de d.*** V. *électrodiagnostic.*

DÉTERGER, *v.* (lat. *de* ; *tegere,* essuyer) [angl. ***to deterge***]. Nettoyer une plaie.

DÉTÉRIORATION MENTALE. V. *démence.*

DÉTERMINANT ANTIGÉNIQUE. V. *antigénique (site ou déterminant).*

DÉTERMINANT HY. V. *antigène HY.*

DÉTERMINATION, *s. f.* [angl. ***determination***] **(hématologie)**. V. *différenciation.*

DÉTERMINISME, *s. m.* [angl. ***determinism***]. Théorie admettant la liaison inflexible des phénomènes naturels et permettant, par la définition exacte des conditions dans lesquelles ils s'enchaînent et apparaissent, de prévoir rigoureusement les phénomènes futurs à partir des phénomènes actuels.

DÉTERSIF, IVE, *adj.* et *s. m.* [angl. ***detergent***]. Se dit de substances qui avivent les plaies torpides et en favorisent la cicatrisation.

DE TONI (D. T. Giovanni, ital., 1890-1973). V. *Röske-De Toni-Caffey (syndrome de).*

DE TONI-DEBRÉ-FANCONI (syndrome de) (De T., 1933 ; D., 1934 ; F., 1939) [angl. ***Fanconi's syndrome***]. Syn. *diabète rénal glucophospho-aminé, diabète phospho-gluco-aminé, syndrome de Fanconi.*. Affection héréditaire à caractère récessif autosomique, due à une lésion spéciale de la portion proximale des tubes contournés des reins qui ne réabsorbent pas le glucose, les phosphates, ni l'ensemble des acides aminés : d'où l'élimination anormale de ces éléments par l'urine, avec fuite des bicarbonates ; les taux sanguins du glucose, du calcium restant normaux et celui des phosphates et des bicarbonates étant abaissé. Elle se manifeste chez l'enfant par un rachitisme précoce avec fièvre irrégulière, asthénie, polyurie et soif vive ; elle peut guérir, laissant persister un nanisme. Chez l'adulte elle réalise une ostéomalacie douloureuse avec syndrome de Milkman et parfois pseudo-paralysies par déficit de potassium ; elle peut évoluer vers la néphrocalcinose et l'insuffisance rénale. Le syndrome de De Toni-Debré-Fanconi peut apparaître au cours de certaines maladies héréditaires du métabolisme, avant tout la cystinose, mais aussi la tyrosinose, la glycogénose hépatorénale, la galactosémie congénitale, l'intolérance au fructose ; il peut être secondaire à diverses maladies, à des intoxications, à des affections malignes, du système hématopoïétique en particulier. V. *néphropathie tubulaire chronique, cystinose, Lowe (syndrome de)* et *Luder-Sheldon (syndrome de).*

DÉTOXICATION, *s. f.* ou **DÉTOXIFICATION**, *s. f.* [angl. ***detoxication***]. Neutralisation du pouvoir toxique de certains corps par leur combinaison avec d'autres substances : la *d.* peut être réalisée *in vitro* ou *in vivo* par l'action de certains organes (foie).

DÉTRANSPOSITION, *s. f.* [angl. ***switch***]. Intervention chirurgicale destinée à corriger à l'étage artériel une transposition des gros vaisseaux. V. ce terme.

DÉTRESSE NÉO-NATALE [angl. ***neonatal distress syndrome***]. État d'une très haute gravité traduisant la difficulté, pour le nouveau-né (surtout le prématuré), de rétablir un équilibre interne perturbé par la naissance. Il résulte d'un ensemble de désordres, dont les plus importants sont respiratoires, cérébraux, acidobasiques et métaboliques. V. *détresse respiratoire (ou inspiratoire) du nouveau-né.*

DÉTRESSE RESPIRATOIRE (ou inspiratoire) DU NOUVEAU-NÉ [angl. ***neonatal respiratory distress syndrome***]. Syndrome survenant chez le nouveau-né, caractérisé par une dyspnée croissante avec polypnée et cyanose. En dehors des causes chirurgicales, cardiaques, neurologiques et malformatives, il a surtout trois origines : l'inhalation de liquide amniotique, la maladie des membranes hyalines (v. ce terme) et l'infection broncho-pulmonaire. À côté de ces formes très graves, on a décrit une *détresse respiratoire transitoire* (syn. *tachypnée transitoire du nouveau-né :* Avery, 1966) observée surtout après une naissance par césarienne, due à un retard de résorption du liquide pulmonaire fœtal et qui guérit en quelques heures ou en quelques jours.

DÉTRESSE RESPIRATOIRE DE L'ADULTE (syndrome de) (SDRA) (D. G. Ashbaugh, 1967) [angl. ***adult respiratory distress syndrome***]. Insuffisance respiratoire aiguë avec *œdème pulmonaire lésionnel,* consécutive à une agression septique, toxique, à une aspiration de liquide gastrique, p. ex. L'altération de la membrane alvéolo-capillaire entraîne le passage du plasma dans les alvéoles (bientôt tapissées de membranes hyalines), un collapsus alvéolaire, la constitution d'une fibrose interstitielle extensive, l'ensemble de ces lésions diminuant la compliance pulmonaire et entraînant une hypoxémie sévère. Malgré la ventilation artificielle en pression expiratoire positive, le pronostic en est réservé. V. *membranes hyalines (maladie des), œdème pulmonaire, poumon de choc* et *défaillance multiviscérale (syndrome de).*

DÉTROIT, *s. m.* [angl. ***strait***] (obstétrique). Rétrécissement du bassin osseux. — 1° ***détroit inférieur.*** Orifice inférieur du petit bassin. Il est limité en avant par le bord inférieur de la symphyse pubienne ; en arrière par le coccyx ; latéralement, d'avant en arrière, par les bords inférieurs des branches ischio-pubiennes, de la tubérosité ischiatique et des ligaments sacro-sciatiques. C'est le lieu de dégagement de la présentation. — 2° ***d. moyen.*** Léger rétrécissement, divisant le petit bassin en 2 étages ; il est limité en arrière par l'union des 4e et 5e pièces sacrées ; latéralement par le bord supérieur du petit ligament sacro-sciatique et l'épine sciatique ; en avant, par une ligne courbe qui va de cette épine au 1/3 inférieur de la symphyse pubienne. — 3° ***d. supérieur.*** Rétrécissement qui sépare le grand bassin du pelvis ou petit bassin. Il est limité en avant par le bord supérieur de la symphyse pubienne et des corps des pubis, les crêtes pectinéales et les éminences ilio-pectinées ; latéralement par la ligne innominée et le bord antérieur des ailerons sacrés ; en arrière, par le bord antérieur, saillant, de l'articulation lombo-sacrée (le promontoire). C'est le lieu de l'engagement (v. ce terme) de la présentation. V. *excavation pelvienne.*

DETROIT. V. *François et Detroit (syndrome de).*

DÉTRUSOR, *s. m.* (lat. *detrudere,* pousser violemment) [angl. ***detrusor***]. Muscle vésical • ◉ **vessie** •.

DETTE D'OXYGÈNE. V. *oxygène (dette d').*

DÉTUBAGE, *s. m.* [angl. ***extubation***]. Enlèvement d'un tube ; p. ex. : d'un tube placé dans le larynx, v. *tubage du larynx.*

DÉTUMESCENCE, *s. f.* (lat. *de ; tumor,* tumeur) [angl. ***detumescence***]. Dégonflement du corps ou d'une de ses parties.

DEUTÉRANOMALIE, *s. f.* (gr. *deutéros,* second ; *anômalia,* irrégularité) [angl. ***deuteranomaly***]. Syn. *anomalie de Ray-*

leigh. Légère anomalie (affaiblissement) de la vision du vert ; faible degré de deutéranopie. C'est une trichromasie congénitale anormale. V. *trichromate anormal* et *achloroblepsie.*

DEUTÉRANOPE, *adj.* (gr. *deutéros*, second ; *a.* priv. ; *ôps*, vue) [angl. ***deuteranope***]. Se dit de l'œil incapable de voir le vert (le vert étant la deuxième des trois couleurs fondamentales : rouge, vert et bleu). V. *achloroblepsie.*

DEUTÉROPORPHYRINE, *s. f.* [angl. ***deuteropophyrin***]. Variété de porphyrine provenant de l'hémoglobine et rejetée dans les selles.

DEUTMAN ET FRANÇOIS (dystrophie rétinienne de). Affection congénitale de la rétine, transmise selon le mode autosomique dominant, comportant une hyperpigmentation en ailes de papillon au niveau de la macula.

DEUTSCHLANDER (maladie de) (D. Carl, all., 1921). V. *pied forcé.*

DEVERGIE (puits de)(D. Marie Guillaume, fr., 1798-1879) [angl. ***puits de Devergie***]. Érosions épidermiques punctiformes observées dans l'eczéma et par lesquelles suinte la sérosité des vésicules.

DÉVIATION ANGULAIRE (épreuve de la) [angl. ***Babinski-Weil test***]. Syn. *épreuve de Babinski-Weil, épreuve de la marche en étoile* (Babinski et Weil). Manœuvre destinée à mettre en évidence un trouble de l'équilibre (lésion du cervelet ou de l'appareil vestibulaire) : le malade, prié de faire, les yeux fermés, alternativement 10 pas en avant et 10 pas en arrière, en ligne droite, plusieurs fois de suite, dévie à chaque trajet un peu plus et finit par suivre une direction perpendiculaire à celle primitivement tracée.

DÉVIATION DES BRAS TENDUS. V. *bras tendus (épreuve des).*

DÉVIATION DE C1q (Sobel, Bokisch et Muller-Eberhard, 1975) [angl. ***C1q deviation test***]. Application de la réaction de déviation (ou de fixation) du complément (v. ce terme) à la recherche des complexes immuns circulants ; on utilise dans cette réaction, la fraction C1q du complément, marquée à l'Iode 125.

DÉVIATION DU COMPLÉMENT. V. *fixation du complément.*

DÉVIATION CONJUGUÉE DES YEUX [angl. ***conjugate deviation of the eyes***]. Déviation des deux yeux dans le même sens. Elle s'observe surtout dans le coma hémiplégique par lésion vasculaire étendue (vaste ramollissement cérébral, hémorragie cérébrale, inondation ventriculaire) ; elle s'accompagne alors de déviation de la tête du même côté *(d. conjuguée de la tête et des yeux).* V. *Prévost (phénomène de)* et *Vulpian et Prévost (loi de).*

DEVIC (maladie de) (D. Eugène, fr., 1869-1930). V. *neuromyélite optique aiguë.*

DEVIC (syndrome de) (D. et Bussy, 1912). Syndrome analogue à celui de *Gardner* (v. ce terme) mais dans lequel la polypose intestinale est disséminée sur le grêle, le côlon et le rectum.

DEVIC (ulcérations de) [angl. ***Devic's ulcerations***]. Ulcérations superficielles et indolores apparaissant sur la muqueuse buccale du 15e au 30e jour de la fièvre typhoïde.

DÉVIRILISATION, *s. f.* (lat. *de* préfixe indiquant la séparation ; *vir*, homme) [angl. ***demasculinization***]. Syn. *démasculinisation.* Disparition, chez l'homme, des caractères sexuels qui lui sont particuliers.

DÉVITALISATION, *s. f.* [angl. ***devitalization***] (art dentaire). Destruction de la pulpe dentaire (qui contient les éléments vasculo-nerveux de la dent). V. *pulpectomie 1°.*

DEXAMÉTHASONE (épreuve ou test de la) [angl. ***dexamethasone test***]. Épreuve biologique destinée à contrôler la dépendance de la corticosurrénale par rapport à l'hypophyse. Elle consiste à freiner la sécrétion hypophysaire d'hormone corticotrope (ACTH) par l'administration de 3 mg de dexaméthasone (corticostéroïde dérivé de la deltacortisone) pendant 5 jours consécutifs. Un dosage, dans l'urine, des 17-CS et des 17-OH est pratiqué la veille et le lendemain de l'épreuve. Normalement et en cas de syndrome d'hypercorticisme par hyperplasie surrénale, le 2e dosage montre une diminution importante du taux des stéroïdes urinaires. Par contre, si le syndrome d'hypercorticisme est dû à une tumeur surrénale, le blocage de l'ACTH est inefficace et le taux des stéroïdes urinaires ne change pas. Ce test, proposé par Liddle en 1960, a été simplifié par Nugent en 1965, par James la même année et par Croughs en 1972.

DEXTRAN, *s. m.* (DCI) (lat. *dexter*, à droite) [angl. ***dextran***]. Polysaccharide de poids moléculaire élevé, polymère du glucose (ou *dextrose*), obtenu par l'action du *Leuconostoc mesenteroides* sur le saccharose. Il est utilisé en solution aqueuse comme substitut du plasma.

DEXTROCARDIE, *s. f.* (lat. *dexter,* à droite ; gr. *kardia*, cœur) [angl. ***dextrocardia***]. Déplacement du cœur dans l'hémithorax droit. Il existe des ***d. acquises,*** le cœur étant refoulé par une tumeur intrathoracique ou un épanchement pleural gauches, ou bien attiré et maintenu à droite par des adhérences pleurales, une sclérose ou une atélectasie pulmonaire *(dextroposition* ou *dextroversion)* ; des ***d. congénitales*** dans lesquelles la pointe est tournée vers la droite et dont on décrit 3 variétés : — 1° les *d.* isolées sans inversion des cavités cardiaques *(dextrorotation),* les cavités droites (veineuses) restant à droite, mais se plaçant en arrière des cavités gauches (artérielles) ; — 2° les *d.* isolées avec inversion des cavités selon une image en miroir (*situs inversus isolé*), les cavités « droites » ou veineuses étant situées à gauche et en avant des cavités « gauches » ou artérielles ; — 3° les *d.* avec inversion des cavités cardiaques associée à une inversion de tous les viscères *(situs inversus totalis).* Les *d.* congénitales s'accompagnent généralement d'autres malformations cardiaques, le plus souvent cyanogènes et aussi de malformations diverses, squelettiques, etc.

DEXTROCARDIOGRAMME, *s. m.* (lat. *dexter,* à droite ; cardiogramme) [angl. ***dextrocardiogram***]. Partie de l'électrocardiogramme correspondant théoriquement à l'activité du ventricule droit.

DEXTROGRAMME, *s. m.* (lat. *dexter*, à droite ; gr. *gramma*, tracé) [angl. ***dextrogram***]. — 1° Syn. de dextrocardiogramme. — 2° Électrocardiogramme traduisant la prépondérance du ventricule droit. — 3° Cliché enregistré au cours de l'angiocardiographie, au moment où les cavités droites du cœur sont opacifiées *(dextro-angiocardiogramme).*

DEXTROGYRE, *adj.* (lat. *dexter,* à droite ; *gyro,* je tourne) [angl. ***dextrogyral***]. Qui fait tourner à droite. P. ex. : fibres de l'oculomoteur qui déterminent la rotation des yeux à droite ; dextrose ou glucose, sucre qui dévie le plan de polarisation à droite (D-glucose). V. *lévogyre 2°.*

DEXTRO-ISOMÉRISME, *s. m.* (lat. *dexter,* à droite ; *isos*, égal ; *méros*, partie). Variété de situs incertus dans laquelle chacun des deux poumons a trois lobes, comme le poumon droit normal. Cette malformation fait partie du *syndrome d'Ivemark* (v. ce terme et *isomérisme).*

DEXTROPOSITION DE L'AORTE [angl. ***overriding aorta***]. Syn. *aorte à cheval, aorte biventriculaire, chevauchement aortique.* Déviation vers la droite de l'origine de l'aorte, qui naît à cheval sur le septum, au niveau d'une communication interventriculaire et reçoit le sang des deux ventricules (tétralogie de Fallot, complexe d'Eisenmenger).

DEXTROPOSITION DU CŒUR. V. *dextrocardie.*

DEXTROROTATION DU CŒUR [angl. ***false dextrocardia***]. Rotation du cœur vers la droite, autour d'un de ses axes ; c'est la rotation dans le sens des aiguilles d'une montre, encore appelée horaire ou dextrogyre. Ce terme désigne surtout la rotation autour de l'axe longitudinal, le cœur étant vu par sa pointe : le ventricule droit est ainsi amené en avant et le gauche en arrière. V. *rotation du cœur, position électrique du cœur* et *dextrocardie.*

DEXTROSE, *s. m.* (lat. *dexter,* à droite) [angl. ***dextrose***]. V. *glucose.*

DEXTROVERSION, *s. f.* (lat. *dexter,* à droite ; *vertere,* tourner) [angl. ***dextroversion***] **(ophtalmologie)**. Mouvement conjugué des deux yeux (dont les axes restent parallèles) dirigé vers la droite.

DEXTROVERSION DU CŒUR. V. *dextrocardie.*

DF2. Abréviation de l'angl. *Dysgonic Fermenter type II.* V. ce terme.

DGS. Abréviation de *Direction Générale de la Santé.*

DHA. — 1° Abréviation de l'angl. *docosahexanoid acid :* acide docosahexanoïde. V. *acide gras*. — 2° Abréviation de *déhydroépiandrostérone*. V. ce terme.

DHE. Abréviation de la *dihydroergotamine*. V. ce terme.

DHEA. V. *DHA* 2° et *androgènes (hormones)*.

DI (anatomie). Abréviation de *Détroit Inférieur*.

DIABÈTE, *s. m.* (gr. *diabaïnein*, passer à travers) [angl. ***diabetes***]. « Terme désignant plusieurs maladies distinctes qui ont en commun un trouble métabolique d'origine génétique ou hormonale, dont la nature est définie par l'épithète qui suit le mot diabète. Employé tout court, il désigne le diabète sucré » (Jean Sterne).

DIABÈTE AMINÉ. V. *cystinurie-lysinurie familiale* et *Hartnup (maladie de)*.

DIABÈTE BRONZÉ (P. Marie, 1895) [angl. ***bronzed diabetes***]. Syn. *cirrhose hypertrophique pigmentaire dans le diabète sucré* (Hanot et Chauffard, 1882). Affection caractérisée par la coexistence d'une mélanodermie généralisée, d'une cirrhose hypertrophique avec sidérose et d'un diabète sucré grave avec acidose ; il existe souvent, en outre, une insuffisance endocrinienne (infantilisme réversif), des altérations ostéo-articulaires et des troubles cardiaques. Ces derniers et la transformation maligne possible de la cirrhose, assombrissent le pronostic vital de la maladie. Le *d. b.* est la forme complète de l'hémochromatose primitive. V. *hémochromatose, cirrhose bronzée* et *sidérose hépatique*.

DIABÈTE CALCIQUE. V. *hypercalciurie idiopathique*.

DIABÈTE CONSOMPTIF. V. *diabète sucré*.

DIABÈTE CORTISONIQUE. V. *diabète stéroïde*.

DIABÈTE DES FEMMES À BARBE (Achard et Thiers, 1921) [angl. ***Achard-Thiers syndrome***]. Syn. *syndrome d'Achard-Thiers*. Syndrome caractérisé par l'association, chez la femme, d'un diabète sucré et d'une hypertrichose à topographie masculine. C'est une forme fruste de virilisme, d'origine corticosurrénale.

DIABÈTE FRUSTE. Forme asymptomatique de diabète sucré, révélée seulement par les résultats anormaux de l'épreuve de l'hyperglycémie provoquée ou de l'épreuve de cortisone-glucose (v. ces termes). On désigne maintenant cet état sous le nom d'*intolérance au glucose*. V. ce terme.

DIABÈTE GALACTOSIQUE. V. *galactosémie congénitale*.

DIABÈTE GESTATIONNEL [angl. ***gestational diabetes mellitus***]. Diabète sucré se manifestant uniquement pendant la grossesse. On le dépiste par le test d'O'Sullivan.

DIABÈTE GRAS. V. *diabète sucré*.

DIABÈTE HYPOPHYSAIRE [angl. ***pituitary glycosuria***]. « Trouble du métabolisme hydrocarboné dû à l'action hyperglycémiante d'une sécrétion excessive d'hormone de croissance » (Jean Sterne).

DIABÈTE INSIPIDE [angl. ***diabetes insipidus***]. Affection caractérisée par une polydipsie et une polyurie intenses, sans modification de l'urine autre que sa faible densité. Ce trouble du métabolisme de l'eau est dû à un déficit en hormone antidiurétique (*pitressine* ou *vasopressine* : v. ce terme) consécutif à une atteinte de la région diencéphalo-hypophysaire (tumeur, infection, traumatisme). L'administration de vasopressine le fait disparaître *(diabète pitresso-sensible)*. — ***d. i. néphrogène héréditaire*** ou ***pitresso-résistant*** (Waring et Kadji, 1945). Maladie héréditaire rare à transmission parfois récessive liée au sexe et parfois dominante autosomique, évoluant comme un *d. i.* précoce ; sa gravité tient aux accidents de déshydratation aiguë et aux troubles de la croissance qu'elle entraîne. Elle est due à la non-réabsorption de l'eau par les tubes contournés des reins, insensibles à l'hormone antidiurétique hypophysaire. V. *néphropathie tubulaire chronique*.

DIABÈTE INSULINO-DÉPENDANT (DID) [angl. ***Insulin-Dependent Diabetes Mellitus, IDDM***]. Diabète sucré (v. ce terme) qui ne peut être traité que par l'insuline. Il s'agit en général du diabète de type 1, les autres variétés étant beaucoup plus rares. V. *MODY (syndrome)* et *diabète insulino-requérant*.

DIABÈTE INSULINO-REQUÉRANT. Diabète habituellement non insulino-dépendant qu'il est devenu, à l'occasion d'un événement intercurrent (infection), *provisoirement* nécessaire de traiter par l'insuline, ce qui le distingue du diabète insulino-dépendant, état permanent et définitif.

DIABÈTE JUVÉNILE [angl. ***juvenile diabetes***]. V. *diabète sucré, type 1*.

DIABÈTE LIPOATROPHIQUE. V. *Lawrence (syndrome de)*.

DIABÈTE MAIGRE. V. *diabète sucré*.

DIABÈTE MASON. V. *MODY (syndrome)*.

DIABÈTE NON INSULINO-DÉPENDANT (DNID). Diabète sucré (v. ce terme) dont le traitement comporte régime et antidiabétique par voie orale. Il s'agit en général d'un diabète du type 2.

DIABÈTE PHOSPHATÉ FAMILIAL CHRONIQUE. V. *rachitisme hypophosphatémique familial*.

DIABÈTE PHOSPHO-GLUCO-AMINÉ. V. *De Toni-Debré-Fanconi (syndrome de)*.

DIABÈTE PITRESSO-SENSIBLE. V. *diabète insipide*.

DIABÈTE RÉNAL (Klemperer) [angl. ***renal glycosuria***]. Affection caractérisée par une glycosurie permanente coexistant avec une glycémie normale. Elle est due à une anomalie de la portion proximale du tube rénal qui ne réabsorbe pas le glucose. C'est une anomalie héréditaire transmise selon le type dominant avec pénétrance incomplète. — ***d. r. glucophospho-aminé***. V. *De Toni-Debré-Fanconi (syndrome de)*. — ***d. r. phosphoglucidique*** (Lièvre et Bloch-Michel, 1948). Syn. *ostéoporose avec diabète rénal*. Affection observée chez l'adulte et caractérisée par une ostéoporose avec douleurs et fractures, une faiblesse musculaire, une glycosurie sans hyperglycémie, un abaissement de la phosphorémie et une élévation de la phosphatase sanguine. Elle serait due à la non-réabsorption des phosphates et du glucose par le tube rénal. — V. *néphropathie tubulaire chronique*.

DIABÈTE SODÉ. V. *déplétion sodique (syndrome de)*.

DIABÈTE STÉROÏDE [angl. ***steroid diabetes***]. Syn. *diabète cortisonique*. Diabète sucré provoqué par la présence en excès, dans l'organisme, de certaines hormones corticosurrénales (11-oxycorticostéroïdes). Il est généralement léger, mais résiste à l'insuline. Il peut être dû à un hyperfonctionnement surrénal primitif ou secondaire à un trouble hypophysaire (syndrome de Cushing) ou être déclenché par l'administration de cortisone ou d'ACTH.

DIABÈTE SUCRÉ [angl. ***diabetes mellitus***]. « Trouble du métabolisme hydrocarboné lié soit à un déficit d'insuline, soit à une résistance anormale à cette hormone, d'où une accumulation de glucose dans les tissus. Des troubles du métabolisme protidique et surtout lipidique sont souvent associés. La nomenclature internationale actuelle distingue le diabète de ***type 1*** en général insulinoprive ou insulinodépendant (DID) et le diabète de *type 2* en général non insulinoprive ou non insulinodépendant (DNID) ». (Jean Sterne). Le premier type requiert impérativement pour son traitement l'administration d'insuline ; on l'observe le plus souvent chez des sujets jeunes (*d.* juvénile, *d.* maigre, *d.* consomptif). Il est dû à l'absence d'insuline, les cellules β des îlots de Langerhans du pancréas ayant été détruites par des auto-anticorps. Cette variété de diabète apparaît en effet comme une maladie auto-immune, survenue à la suite d'une infection virale, sur un terrain favorable (transmission héréditaire de certains antigènes HL-A). — Le ***type 2***, le plus fréquent, est habituellement celui de la maturité (*d.* gras) ; l'insuline, normalement sécrétée, est mal utilisée par les récepteurs cellulaires de cette hormone. — Certains classent dans un ***type 3*** les diabètes secondaires (à une pancréatite, un Cushing, une hémochromatose, un traitement corticoïde, etc.) et des syndromes génétiques rares (v. *MODY, syndrome* et *MIDD)*. Le *d. s.* s'accompagne d'une glycémie élevée [à jeun, en période post-prandiale ou dans ces deux circonstances : respectivement et selon les critères de l'OMS, supérieure ou égale à 7 mmol/L (1,26 g/L) et 11,1 mmol/L (2 g/L)]. — V. *acidocétose, glycémie, glucosurie, incrétine, gliptine, insuline, antidiabétique, biguanide, sulfamide antidiabétique ou hypoglycémiant, athérosclérose, rétinopathie diabétique, coma diabétique, néphropathie diabétique, neuropathie diabétique, autopiqueur, α-glucosidase, diabète insulino-requérant, hémoglobine glycosylée, hyperglycémie, intolérance au glucose, Lawrence (syndrome de), récepteur insulinique, Wolfram (syndrome de), X (syndrome, 2°)*

• 👁 **Langerhans** •.

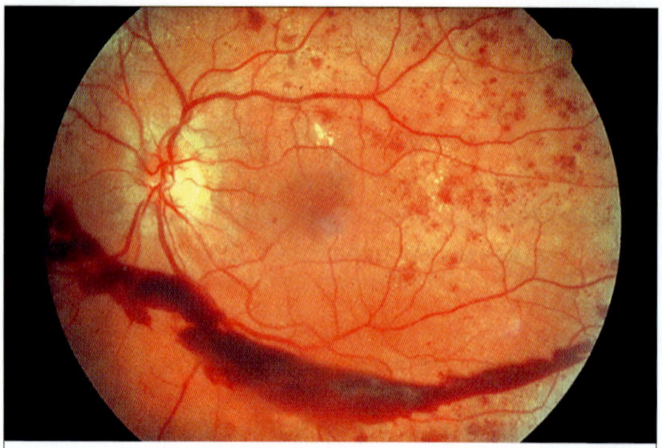
Rétinopathie diabétique évoluée

DIABÈTE TOXIQUE [angl. ***toxic diabetes***]. Diabète provoqué par des substances qui agissent soit sur le bulbe, soit sur le rein (phloridzine).

DIABÈTE DE TYPE 1, DIABÈTE DE TYPE 2. V. *diabète sucré*.

DIABÈTE DE TYPE J (J pour *Jamaïque*) [angl. ***Jamaican diabetes mellitus***]. Variété de diabète sucré observée aux Antilles, chez les personnes à peau noire, jeunes et maigres, et consécutive à une pancréatite d'origine nutritionnelle.

DIABÉTIDE, *s. f.* (Fournier) [angl. ***diabetid***]. Nom générique des accidents cutanés se rencontrant au cours du diabète et dont les uns sont en rapport avec l'altération générale de l'organisme (anthrax, gangrènes, etc.) et les autres sont dus à l'action irritante locale des sécrétions chargées de sucre (éruptions eczématiformes des organes génitaux en rapport avec la glycosurie).

DIABÉTIQUE, *adj.* [angl. ***diabetic***]. Qui concerne le diabète. — *s. m.* ou *f.* Sujet atteint de diabète. — ***états diabétiques*** (Rathery). Manifestations pathologiques proches du diabète, dépourvues d'expression clinique et caractérisées uniquement par une hyperglycémie modérée (accentuée par l'épreuve d'hyperglycémie provoquée), avec ou sans glycosurie. On les rencontre dans les mêmes circonstances que les états paradiabétiques (v. ce terme). — ***coma diabétique.*** V. *coma*.

DIABÉTOGÈNE, *adj.* [angl. ***diabetogenic***]. Qui détermine le diabète. — ***hormone d.*** (Young). Syn. *hormone contra-insuline* (Lucke), *h. glycogénolytique* (Anselmino et Hoffman), *h. glycorégulatrice, h. glycostatique* (Russel), *h. glycotrope* ou *h. hyperglycémiante.* Hormone hypophysaire antérieure, que l'on n'a pas encore réussi à isoler et qui serait douée d'une action hyperglycémiante s'opposant à celle de l'insuline. Une hormone pancréatique, le glucagon (v. ce terme) a les mêmes propriétés.

DIABÉTOLOGIE, *s. f.* [angl. ***diabetology***]. Étude du diabète.

DIACÉTYLMORPHINE, *s. f.* [angl. ***diacetylmorphine***]. Syn. *héroïne®*. Dérivé de la *morphine* qui n'est plus utilisé en thérapeutique en raison des risques de dépendance qu'elle entraîne. V. *héroïnomanie*.

DIACINÈSE, *s. f.* (Haecker, 1897) (gr. *dia*, à travers ; *kinêsis*, mouvement) [angl. ***diakinesis***]. Syn. *diakinèse*. Cinquième et dernier stade de la première prophase (v. ce terme) de la méiose pendant lequel les chromosomes sont fortement teintés et spiralés.

DIACODE, *adj.* (gr. *kodéia*, tête de pavot). — ***sirop d.*** Sirop faiblement opiacé, sédatif de la toux.

DIACONDYLIEN, ENNE, *adj.* (gr. *dia*, à travers ; *kondulos*, renflement articulaire) [angl. ***transcondylar***]. Qui traverse le condyle. — ***fracture d. de Kocher.*** Fracture de l'extrémité inférieure de l'humérus dont le trait, transversal, isole les surfaces articulaires en passant au-dessous des saillies épicondylienne et épitrochléenne.

DIACRITIQUE, *adj.* (gr. *dia*, à travers ; *krinein*, distinguer). V. *pathognomonique*.

DIADOCOCINÉSIE, *s. f.* (Babinski, 1902) (gr. *diadokhos*, qui succède ; *kinêsis*, mouvement) [angl. ***diadochokinesia***]. Faculté de faire se succéder rapidement certains mouvements, comme la pronation et la supination alternatives du poignet. Cette fonction est troublée chez les cérébelleux et dans la sclérose en plaques.

DIAFILTRATION, *s. f.* (Henderson, 1967) [angl. ***diafiltration***]. Procédé d'épuration extrarénale utilisant l'hémofiltration (v. ce terme) précédée d'une dilution du sang par du soluté salé physiologique.

DIAGNOSE, *s. f.* (gr. *diagnôsis*, discernement) [angl. ***diagnosis***]. « Connaissance qui s'acquiert par l'observation des signes diagnostiques » (Littré).

DIAGNOSTIC, *s. m.* (gr. *dia*, à travers ; *gnônaï*, connaître) [angl. ***diagnosis***]. Acte par lequel le médecin, groupant les symptômes morbides qu'offre son patient, les rattache à une maladie ayant sa place dans le cadre nosologique.

DIAGNOSTIC ANTÉNATAL ou **PRÉNATAL** [angl. ***prenatal diagnosis***]. Recherche chez l'embryon ou le fœtus, par des moyens échographiques, histologiques (amniocentèse, prélèvement trophoblastique), cytogénétiques, ou biologiques, de malformations particulièrement graves dont la constatation peut entraîner la décision d'une interruption de grossesse. V. *caryotype*.

DIAGNOSTIC ASSOCIÉ. V. *DA*.

DIAGNOSTIC DIFFÉRENTIEL [angl. ***differential diagnosis***]. Élimination par le raisonnement des affections voisines de celle que cherche à identifier le médecin.

DIAGNOSTIC ÉTIOLOGIQUE [angl. ***aetiologic diagnosis***]. Recherche de la cause des affections. V. *étiologie*.

DIAGNOSTIC PRINCIPAL. V. *DP 2°*.

DIAGNOSTIC RELIÉ. V. *DR*.

DIAGRAPHIE, *s. f.* (Donzelot et Milovanovich, 1948) (gr. *dia*, à travers ; *graphein*, inscrire) [angl. ***diagraphy***]. Enregistrement graphique des variations d'impédance (ou de résistance) liées aux changements de volume d'un organe pulsatile traversé par des rayons à haute fréquence (rayons X ; cinédensigraphie, radio-électrokymographie ; ou ondes hertziennes : rhéocardiographie ; v. ces termes). Les courbes obtenues permettent d'apprécier les modifications volumétriques d'organes profonds (cœur, artères) *(pléthysmodiagraphie)*. Cette méthode est tombée en désuétude. V. *rhéographie*.

DIAGYNIQUE, *adj.* (gr. *dia*, à travers ; *gunê*, femme) [angl. ***diagynic***] (génétique). Se dit de la transmission héréditaire d'une tare ou d'une maladie ne pouvant se faire que par la mère, indemne elle-même et dite *conductrice*. Elle est liée à des gènes situés sur le segment non homologue du chromosome sexuel X (variété d'hérédité liée au sexe, v. ce terme). P. ex. : l'hémophilie. V. *diandrique*.

DIAKINÈSE, *s. f.* V. *diacinèse*..

DIALYSE, *s. f.* (gr. *dia*, à travers ; *luein*, dissoudre) [angl. ***dialysis***]. Procédé permettant de changer la répartition des molécules dissoutes dans 2 liquides différents séparés par une membrane semi-perméable. Celle-ci retient les colloïdes et laisse diffuser les molécules de cristalloïdes de la solution où elles sont le plus concentrées vers celle où elles le sont moins ; dans la mesure où ces molécules ne sont pas de fortes dimensions. Cette méthode de séparation des substances dissoutes est utilisée dans les divers procédés d'épuration extrarénale (v. ce terme). — ***d. intestinale*** [angl. ***intestinal dialysis***]. Syn. *perfusion intestinale* (J. Hamburger, G. Mathé et J. Crosnier, 1950). Procédé d'épuration extrarénale (v. ce terme) permettant d'extraire les déchets toxiques accumulés dans le sang et l'eau en excès par diffusion à travers la muqueuse intestinale : l'intestin est irrigué pendant plusieurs heures par un liquide légèrement hypertonique introduit par une sonde duodénale et évacué par une sonde rectale et dans lequel diffusent les déchets azotés. Ce procédé est abandonné. — ***d. péritonéale*** (préconisée par Putnam et Gantner en 1923 ; utilisée par M. Dérot, P. Tanret et J. L. Reymond en 1947) [angl. ***peritoneal dialysis***]. Syn. *hémodialyse intra-péritonéale, péritonéo-dialyse.* Procédé d'épuration extrarénale (v. ce terme) permettant d'extraire les déchets toxiques accumulés dans le sang et l'eau en excès par diffusion à travers le péritoine ; la cavité péritonéale étant irriguée par une solution légèrement hypertonique dans laquelle diffusent les déchets azotés. V. *hémodialyse* et *autodialyse*.

DIALYSÉS (encéphalopathie des). V. *encéphalopathie des dialysés*.

DIAMÉATIQUE, *adj.* Qui se produit à travers un méat. P. ex. : (ORL) *ponction d.* du sinus maxillaire.

DIAMNIOTIQUE, *adj.* [angl. ***diamniotic***] (embryologie). Caractérisé par l'existence de deux amnios.

DIAMOND (D. Louis, amér., né en 1902). V. *Blackfan-Diamond (anémie de), Gardner et Diamond (maladie de)* et *Shwachman-Diamond (syndrome de).*

DIAMOND (syndrome de). Association d'un myxœdème circonscrit prétibial à une exophtalmie et à un hippocratisme digital. V. *myxœdème circonscrit cutané*.

DIANDRIE, *s. f.* (gr. *dis*, deux fois ; *anêr, andros*, homme) [angl. ***diandry***] (génétique). Variété de triploïdie dans laquelle le chromosome supplémentaire est d'origine paternelle. V. *triploïde*.

DIANDRIQUE, *adj.* (gr. *dia*, à travers ; *anêr, andros*, homme) [angl. ***diandric***] **(génétique)**. Syn. *androphore*. Se dit d'une variété d'hérédité liée au sexe, dans les espèces animales où les femelles sont hétérogamétiques (oiseaux, lépidoptères, certains poissons). Les caractères héréditaires récessifs sont transmis par les mâles, indemnes et n'apparaissent que chez les femelles. V. *diagynique*.

DIAPÉDÈSE, *s. f.* (Cohnheim, 1867) (gr. *diapêdan*, traverser) [angl. ***diapedesis***]. Migration des leucocytes hors des capillaires. Grâce à leurs mouvements amiboïdes, les globules blancs traversent les parois vasculaires par des orifices presque imperceptibles et deviennent les cellules migratrices.

DIAPHANOSCOPIE, *s. f.* (gr. *dia*, à travers ; *phaïnein*, briller ; *skopein*, examiner). V. *transillumination*.

DIAPHORÈSE, *s. f.* (gr. *diaphoréô*, je répands). Transpiration. Sueurs abondantes.

DIAPHRAGMATITE, *s. f.* [angl. ***diaphragmatitis***]. Inflammation du diaphragme. V. *phrénite* et *phrenitis, 2°*.

DIAPHRAGMATOCÈLE, *s. f.* (gr. *diaphragma*, diaphragme ; *kêlê*, hernie) [angl. ***diaphragmatic hernia***]. Syn. *hernie diaphragmatique*. Hernie des viscères abdominaux à travers un orifice du diaphragme.

DIAPHRAGME, *s. m.* (gr. *diaphragma*, barrière) — 1° (TA *diaphragma*) [angl. ***diaphragm***] (anatomie). Cloison musculo-tendineuse séparant les cavités thoracique et abdominale. En forme de voûte à concavité inférieure comportant 2 coupoles droite et gauche, il présente divers orifices laissant passer notamment l'aorte, la veine cave inférieure et l'œsophage. Le *d.* est le principal muscle respiratoire. — 2° Préservatif féminin • 👁 **aorte** •.

DIAPHYSE, *s. f.* (gr. *diaphusis*, point d'attache) [angl. ***diaphysis***]. Corps d'un os long situé entre les deux épiphyses • 👁 **humérus** •.

DIAPHYSECTOMIE, *s. f.* [angl. ***diaphysectomy***]. Résection d'une partie de la diaphyse d'un os long.

DIAPNEUSIE, *s. f.* (gr. *dia*, à travers ; *pnéô*, je souffle). Petit nodule conjonctif, recouvert d'une muqueuse normale, développé sur le bord de la langue, en face d'un hiatus de l'arcade dentaire dans lequel il se loge. La lésion peut également se présenter en creux, vis-à-vis d'une saillie dentaire anormale.

DIARRHÉE, *s. f.* (gr. *diarrhein*, couler de toutes parts) [angl. ***diarrhoea***]. Fréquence et liquidité des selles. — ***d. de Cochinchine.*** V. *sprue*. — ***d. glutineuse.*** V. *entérite couenneuse*. — ***d. prandiale.*** V. *prandiale*. — ***d. tropicale.*** V. *sprue*. — ***d. du voyageur.*** V. *turista*. — V. *antidiarrhéique*.

DIARTHROSE, *s. f.* (gr. *di*, deux ; *arthron*, articulation)(TA *junctura synovialis*) [angl. ***diarthrosis***]. Articulation mobile dont la cavité est limitée par une synoviale, les extrémités osseuses étant recouvertes de cartilage et réunies par une capsule articulaire et des ligaments. P. ex. : *genou*.

DIASCHISIS, *s. m.* (von Monakow) (gr. *diaskhisis*, action de déchirer) [angl. ***diaschisis***]. Phénomène d'inhibition consistant en l'interruption d'une fonction nerveuse par suppression du courant nerveux assurant cette fonction.

DIASCOPIE, *s. f.* (gr. *dia*, à travers ; *skopein*, examiner). V. *transillumination*.

DIASTASE, *s. f.* (Payen et Persoz, 1833) (gr. *diastasis*, séparation) [angl. ***diastase***]. Terme qui a servi à désigner le premier ferment connu, celui qui se trouve dans l'orge germée et qui saccharifie l'amidon. On en fait actuellement un syn. désuet d'*enzyme*.

DIASTASIS, *s. m.* (gr. *diastasis*, séparation) [angl. ***diastasis***]. — 1° Écartement permanent de deux surfaces articulaires appartenant à deux os parallèles, comme le tibia et le péroné ou fibula, le radius et le cubitus ou ulna, les deux pubis, etc. — ***d. spatulo-columnaire.*** Écartement entre le 1er métatarsien (colonne interne) et les 4 derniers (la spatule) dans la luxation divergente tarso-métatarsienne. — 2° ***d. des muscles grands droits de l'abdomen.*** Écartement permanent des muscles considérés, créant une déhiscence verticale antérieure de la paroi abdominale. — 3° V. *pouls jugulaire*.

DIASTÉMATOMYÉLIE, *s. f.* (gr. *diastêma*, intervalle ; *muélos*, moelle) [angl. ***diastematomyelia***]. Syn. *diplomyélie*. Dédoublement de la moelle épinière au-dessous de la 5e vertèbre dorsale, en rapport avec une anomalie vertébrale : spicule osseux développé sur le corps ou l'arc postérieur de la vertèbre. Cette malformation, qui coexiste généralement avec un spina bifida, se traduit dès les premières années de la vie par une atteinte neurologique des membres inférieurs et par des troubles intestinaux et vésicaux.

DIASTÈME, *s. m.* (gr. *diastêma*, interstice) [angl. ***diastema***]. Écartement anormal de deux dents, en général les incisives médianes supérieures.

DIASTOLE, *s. f.* (gr. *diastellô*, je dilate) [angl. ***diastole***]. Relâchement du cœur ou des artères au moment de l'afflux sanguin. Au niveau du cœur, la *d.* atriale précède celle des ventricules. La *d.* des ventricules succède à leur systole au moment de la fermeture des valvules sigmoïdes aortiques et pulmonaires, elle débute par la relaxation isovolumétrique, se continue par les temps de remplissage rapide puis lent et se termine par la période correspondant à la systole atriale ; elle dure jusqu'au début de la systole suivante, marquée par la fermeture des valvules atrio-ventriculaires. Elle correspond au grand silence. V. *systole, lusitrope* et *insuffisance cardiaque*.

DIASTOLIQUE, *adj.* [angl. ***diastolic***]. Qui se rapporte à la diastole. — ***souffle, roulement d.*** Souffle, roulement survenant pendant la diastole, après le 2e bruit du cœur. V. *roulement diastolique*. — ***bruit d. du cœur.*** V. *B2*.

DIATHERMIE, *s. f.* (gr. *dia*, à travers ; *thermê*, chaleur) [angl. ***diathermy***]. Variété de darsonvalisation utilisant des courants de haute fréquence à forte intensité pour obtenir le développement d'effets thermiques dans l'intimité des tissus. V. *électrocoagulation*.

DIATHERMO-COAGULATION, *s. f.* (Doyen, 1910) [angl. ***diathermocoagulation***]. Application de la diathermie à la destruction des tissus.

DIATHÈSE, *s. f.* (gr. *diatithêmi*, je dispose) [angl. ***diathesis***]. Nom sous lequel on désignait un ensemble d'affections atteignant simultanément ou successivement un même sujet, affections différant par leur siège anatomique et leurs symptômes cliniques, mais supposées de nature identique. Ce mot est tombé en désuétude depuis qu'on a identifié ces grands processus morbides (tuberculose, syphilis).

DIATOMÉE, *s. f.* (gr. *diatomos*, séparé par le milieu) [angl. ***diatom***]. Algue brune unicellulaire. Sa membrane est entourée d'une coque de silice qui lui permet de résister à la putréfaction. — ***En médecine légale,*** la présence de *d.* en nombre suffisant dans les tissus (pulmonaire, hépatique, rénal, cérébral, voire dans la moelle osseuse) d'un corps immergé — et en qualité similaire dans l'eau d'immersion — témoigne de l'inhalation d'eau par le sujet et prouve donc sa noyade. Diagnostic que n'exclut pas cependant une recherche négative de *d.*

DIAZORÉACTION, *s. f.* [angl. ***diazoreaction***]. — 1° (Ehrlich, 1882). Réaction présentée par certaines urines pathologiques qui se colorent en rouge par addition d'une quantité égale de réactif d'Ehrlich et de quelques gouttes d'ammoniaque. Après 24 heures de repos, elles laissent un dépôt vert.

— On avait d'abord cru que la *d.* était particulière à la fièvre typhoïde, mais on peut la rencontrer dans toutes les affections fébriles (rougeole, variole, scarlatine etc.), ce qui lui retire tout intérêt. — 2° (Hymans Van den Bergh). Procédé de dosage des pigments biliaires dans le sérum sanguin. Il consiste à comparer, avec celle d'un étalon colorimétrique au cobalt, la teinte violette obtenue par l'addition au sérum, en proportions variables (réaction directe ou indirecte), de diazoréactif d'Ehrlich, d'alcool et d'ammoniaque. Normalement le chiffre obtenu est égal ou inférieur à 0,6 unité (10 mg/L ou 17 mmol/L) ; l'ictère apparaît aux environs de 1,6 unité. — ***d. limite*** (E. Chabrol, R. Charonnat et A. Busson, 1932). Simplification de la méthode précédente : le réactif est mis en contact avec des échantillons de sérum de plus en plus dilués et l'on note la dilution pour laquelle la réaction est la plus faible (anneau-limite) : les chiffres normaux sont de 7 à 12 mg par litre.

DIBALLISME, *s. m.* V. *biballisme.*

DIBENZOTHIAZINE, *s. f.* [angl. ***dibenzothiazine***]. V. *phénothiazine.*

DICENTRIQUE, *adj.* [angl. ***dicentric***]. Se dit d'un chromosome possédant deux centromères.

DICÉPHALIE, *s. f.* (gr. *dis*, deux ; *képhalê*, tête) [angl. ***dicephalism***]. Monstruosité caractérisée par l'existence de deux têtes.

DICHLORO-DIPHÉNYL-TRICHLORÉTHANE, *s. m.* **(DDT)** [angl. ***dichlorodiphenyltrichlorethane***]. Insecticide organochloré qui a été très largement employé à partir de 1940. Sa persistance et sa toxicité pour l'homme en ont, vingt ans après, beaucoup diminué l'utilisation. V. *Op'DDD.*

DICHORIONIQUE, *adj.* [angl. ***dichorionic***] (embryologie). Caractérisé par l'existence de deux chorions.

DICHOTOMIE, *s. f.* (gr. *dikhotomia*, division en deux parties égales) [angl. ***dichotomy***]. — 1° (anatomie, botanique). Mode de division d'un organe qui se ramifie. — 2° Mode de raisonnement binaire (utilisé, p. ex., dans les algorithmes ou « arbres de décision »). — 3° Partage illicite d'honoraires entre médecins.

DICHROÏQUE, *adj.* (gr. *dikhroos*, de deux couleurs) [angl. ***dichroic***]. Caractérise une substance apparaissant diversement colorée selon les circonstances d'observation. P. ex. : la substance amyloïde (v. *amyloïde*).

DICHROMASIE, *s. f.* (gr. *dikhrômos*, de deux couleurs) [angl. ***dichromasy***]. État d'un sujet dichromate (v. ce terme).

DICHROMATE, *adj.* (gr. *dikhrômos*) [angl. ***dichromatic***]. Se dit de l'œil qui ne voit que 2 des 3 couleurs fondamentales (rouge, vert, bleu — ou violet pour certains auteurs). — *s. m.* ou *f.* [angl. ***dicromat***]. Sujet atteint de *dichromasie*. V. *anérythropsie, achloroblepsie, acyanoblepsie* et *dyschromatopsie.*

DICK (réaction des) (D. George et Gladys, amér., 1924) [angl. ***Dick's test***]. Intradermo-réaction pratiquée avec une toxine extraite d'un streptocoque hémolytique isolé de préférence chez un scarlatineux. Si l'intradermo-réaction est positive, le sujet est considéré comme sensible à la scarlatine. Il est en état d'immunité dans le cas contraire.

DICKE (méthode de) [angl. ***Dicke's method***]. Variété de massage conjonctif. V. *glissé.*

DICLONIE, *s. f.* (gr. *dis*, deux ; *klonos*, agitation). Myoclonie ne portant que sur les deux membres supérieurs ou inférieurs.

DICOUMAROL, *s. m.* [angl. ***dicoumarol***]. Dérivé de la coumarine possédant une action anticoagulante (v. ces termes).

DICROCOELIOSE, *s. f.* [angl. ***dicroceliasis***]. Affection exceptionnelle déterminée par une variété de douve, *Dicrocoelium lanceolatum* ; elle est caractérisée par des troubles digestifs, une hépatomégalie, une anémie ou des accidents cérébraux.

DICROTE (onde) (gr. *dis*, deux fois ; *krotos*, battement) [angl. ***dicrotic wave***]. Syn. *onde de réflexion.* Soulèvement que l'on observe sur la ligne de descente dans un tracé sphygmographique ou piézographique artériel. Normalement il n'est pas senti par le doigt qui tâte le pouls, mais, dans certains états pathologiques (affections fébriles), il s'exagère et le doigt sent les deux pulsations ; le pouls est dit alors *dicrote.* L'existence de ce soulèvement caractérise le *dicrotisme.* L'onde dicrote provient de la réflexion de l'onde systolique à la périphérie du système artériel. Le pouls dicrote ne doit pas être confondu avec le *pulsus bisferiens.* V. *carotidogramme.*

DICTYOME, *s. m.* V. *diktyome.*

DICTYOSOME, *s. m.* (gr. *diktuon,* filet ; *sôma,* corps) [angl. ***dictyosome***]. Syn. *corps de Golgi.* Organite formé par l'empilement des saccules (ou citernes) constituant l'appareil de Golgi. V. *Golgi (appareil de).*

DICTYOTÈNE, *adj.* (gr. *diktuon,* filet ; *teinein,* tendre vers) [angl. ***dictyotene***]. Se dit de la dernière phase du stade *diplotène* de la première prophase de la méiose. Ce stade de repos dure de la période fœtale à la puberté.

DID [angl. ***IDDM : Insulin Dependent Diabetes Mellitus***]. Abréviation de *Diabète Insulino-Dépendant.* V. *diabète sucré* et *DNID.*

DIDANOSINE, *s. f.* V. *didéoxyinosine.*

DIDE ET BOTCAZO (syndrome de) [angl. ***Dide-Botcazo syndrome***]. Syndrome dû au ramollissement dans le territoire des deux artères cérébrales postérieures (lobes occipitaux). Il associe : une atteinte de la vue (cécité corticale complète ou hémianopsie double avec hallucinations visuelles et anosognosie), une agnosie spatiale et des troubles de la mémoire du type syndrome de Korsakoff.

DIDÉOXYCYTIDINE, *s. f.* **(DDC)**. Molécule de synthèse possédant des propriétés antirétrovirales et utilisée dans le traitement de l'infection par le VIH. Elle inhibe la transcriptase inverse. V. ce terme, *didéoxyinosine* et *azidothymidine.*

DIDÉOXYINOSINE, *s. f.* **(DDI)** (DCI) [angl. ***dideoxyinosin, DDI***]. Syn. *didanosine.* Molécule de synthèse possédant des propriétés antirétrovirales et proposée dans le traitement de l'infection par le VIH. Elle inhibe la transcriptase inverse. V. ce terme, *didéoxycytidine* et *azidothymidine.*

DIDUCTION, *s. f.* (lat. *diductio*) [angl. ***diduction***]. Mouvements latéraux de la mandibule.

DIEGO (antigène, facteur ou **système)** (nom du malade). [angl. ***Diego blood group***]. V. groupes sanguins.

DIEKER. V. *Miller-Dieker (syndrome).*

DIÉLECTROLYSE, *s. f.* (Bourguignon) (gr. *dia*, à travers ; électrolyse) [angl. ***dielectrolysis***]. Ensemble des phénomènes électrolytiques produits par le courant galvanique à travers les tissus après introduction ionique. — ***d. médicamenteuse.*** V. *ionisation.*

DIENCÉPHALE, *s. m.* (gr. *dia*, à travers ; *enképhalon*, encéphale) [TA et angl. ***diencephalon***]. Syn. ancien *cerveau intermédiaire.* Partie postérieure du prosencéphale unissant le mésencéphale et les hémisphères cérébraux. Creusé du 3e ventricule, il comprend le thalamus, l'hypothalamus et l'épithalamus.

DIENCÉPHALITE, *s. f.* [angl. ***diencephalitis***]. Inflammation du diencéphale.

DIENCÉPHALO-HYPOPHYSAIRE, *adj.* [angl. ***diencephalo-hypophyseal***]. Qui se rapporte au diencéphale (ou cerveau intermédiaire, comprenant les centres nerveux végétatifs groupés autour du 3e ventricule) et à l'hypophyse.

DIENCÉPHALOPATHIE, *s. f.* [angl. ***diencephalopathy***]. Affection du diencéphale.

DIENŒSTROL, *s. m.* V. *œstrogènes de synthèse.*

DIESTRUS, *s. m.* V. *œstral (cycle).*

DIÈTE, *s. f.* (gr. *diaïta*, régime) [angl. ***diet***]. — 1° Régime. Emploi raisonné de nourriture. — ***d. hydrique.*** Usage exclusif de l'eau comme aliment et comme boisson. — ***d. lactée.*** — ***d. végétale.*** — 2° Abstinence (sens ordinaire, qui s'éloigne de l'étymologie). P. ex. : *d. absolue.*

DIÉTÉTICIEN, *s. m.* ; **DIÉTÉTICIENNE**, *s. f.* [angl. ***dietician***]. Personne consacrant son activité professionnelle à la diététique (v. ce terme).

DIÉTÉTIQUE, *adj.* (gr. *diaïta*, régime) [angl. ***dietetic***]. Qui a rapport au régime. — *s. f.* [angl. ***dietetics***]. Étude de l'hygiène et de la thérapeutique alimentaire.

DIÉTHYLSTILBŒSTROL, *s. m.* **(DES)** (Distilbène®) [angl. ***diethylstilbœstrol***]. V. *œstrogène.* — syndrome du d.

(Fetherston W.C., 1973) [angl. ***DES syndrome***]. Adénose ou adénocarcinome vaginal observé chez les filles exposées au DES pendant la grossesse de leur mère.

DIEUAIDE (schéma ou **table de)** [angl. ***Dieuaide's schema***] (électrocardiographie). Figure permettant de calculer l'axe électrique du cœur d'après le sens et l'importance de la déflexion de l'onde rapide en première et en troisième dérivations.

DIEULAFOY (drame pancréatique de). V. *drame pancréatique de Dieulafoy.*

DIEULAFOY (maladie de) (D. Georges, fr., 1839-1911) [angl. ***Dieulafoy's disease***]. V. *exulceratio simplex.*

DIEULAFOY (syndrome de). V. *pathomimie.*

DIFFÉRENCE ARTÉRIO-VEINEUSE EN OXYGÈNE (DAV). V. *oxygène (différence artério-veineuse en).*

DIFFÉRENCIATION, *s. f.* [angl. ***differentiation***] (hématologie). Évolution aboutissant à la cellule mature, à partir de la cellule-souche. Elle comporte un 1er stade, la *détermination,* menant à un précurseur spécifique d'une seule lignée, puis un 2e stade, la *maturation,* au cours duquel apparaissent les protéines spécifiques de la lignée considérée.

DIFFÉRENCIATION (classes d'antigènes de) **(CD)** [angl. ***cluster of differentiation, CD***]. Nomenclature internationale (Paris, 1982 ; Boston, 1984) des antigènes de différenciation ou marqueurs (v. ce terme) de surface. Ceux-ci permettent l'identification de différentes variétés d'éléments figurés du sang à la superficie desquels ils sont fixés, grâce à des anticorps monoclonaux de provenance diverse et dont la correspondance a été de la sorte établie. C'est ainsi que les classes CD 1 à CD 8 concernent les lymphocytes T (et plus particulièrement CD 3 l'ensemble des lymphocytes T matures ; CD 4 les lymphocytes T auxiliaires ; CD 8 les lymphocytes T cytotoxiques et suppresseurs) ; CD 19 à CD 24 les lymphocytes B ; CD 14 les monocytes ; CD 15 les granulocytes ; CD 11 à CD 13 les monocytes et les granulocytes. V. *OKT.*

DIFFLUENT, ENTE, *adj.* (lat. *dis,* préfixe indiquant l'éloignement ; *fluere,* couler) [angl. ***diffluent***]. Se dit des tissus ramollis ayant une consistance presque liquide.

DIFFUSION (facteurs de) (Duran-Reynals, 1928) [angl. ***spreading factor, diffusion factor***]. Syn. *facteurs de Duran-Reynals.* Substances découvertes d'abord dans le testicule de certains animaux, puis dans d'autres organes, dans de nombreux microbes et dans divers produits biologiques (venins) ; elles accroissent la diffusion des virus, des toxines et des colorants dans les tissus : l'hyaluronidase est un des facteurs de diffusion.

DIFFUSION ALVÉOLO-CAPILLAIRE [angl. ***alveolar capillary diffusion***]. Passage des gaz respiratoires de l'alvéole au capillaire pulmonaire. V. *capacité de diffusion pulmonaire.*

DIFFUSION PULMONAIRE (capacité, coefficient ou **constante de).** V. *capacité de diffusion pulmonaire.*

DIGASTRIQUE, *adj.* (gr. *dis* deux ; *gaster,* ventre) [angl. ***digastric***]. Qui possède deux ventres. — *muscle d.* muscle possédant un tendon intermédiaire, p. ex. au cou, le *m. d.* [TA et angl. ***musculus digastricus***] et le *m. omohyoïdien.*

DI GEORGE (syndrome de) (Angelo D.G., amér., 1965) [angl. ***Di George's syndrome***]. Syndrome caractérisé par une absence congénitale du thymus et des glandes parathyroïdes associée à des malformations faciales (hypertélorisme, implantation basse des oreilles, micrognathie), par des troubles du développement des premiers arcs branchiaux et des premières poches branchiales. Il entraîne une carence en immunité cellulaire (absence de lymphocytes T) et un tableau analogue à celui de l'alymphocytose (v. ce terme) avec, en outre, des crises de tétanie et souvent des malformations cardiovasculaires (interruption de l'arc aortique, tronc artériel commun, tétralogie de Fallot).

DIGESTION, *s. f.* [angl. ***digestion***]. Transformation (sous l'effet de divers phénomènes physiques et chimiques) que subissent les aliments ingérés, pour les rendre assimilables par l'organisme • 👁 **abdomen, estomac, côlon, intestin, pancréas, foie, œsophage, dent, bouche •**.

DIGHTON (maladie de) (D. Adair, brit., né en 1885). V. *ostéopsathyrose.*

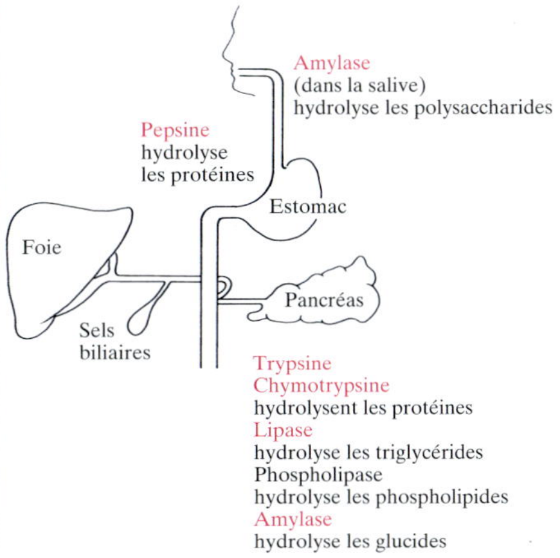

Les enzymes de la digestion

DIGITAL, ALE, *adj.* (lat. *digitus,* doigt) [angl. ***digital***]. Qui concerne le doigt.

DIGITALE, *s. f.* (lat. *digitus*, doigt, en raison de la forme des fleurs, en doigt de gant) [angl. ***digitalis, foxglove***]. Nom commun d'un genre de plantes répandues en Europe dont on extrait divers cardiotoniques, les glucosides digitaliques. De la *digitale pourprée (Digitalis purpurea)* provient la digitoxine (Digitaline®), de la *digitale laineuse (Digitalis lanata)* sont issus la digoxine et d'autres lanatosides. V. *cardiotonique* et *facteur digitalique endogène.*

DIGITALINE®, *s. f.* (Claude-Adolphe Nativelle, fr., 1868). V. *digitale* et *cardiotonique.*

DIGITALIQUE ENDOGÈNE (facteur). V. *facteur digitalique endogène.*

DIGITALISATION, *s. f.* (lat. *digitus*, doigt). — 1° [angl. ***digitalization***]. Traitement par la digitale ou ses dérivés. — 2° [angl. ***digital computerization***]. Syn. *numérisation.* Traitement numérique d'un signal, aboutissant à une variété d'imagerie dite numérisée. V. *imagerie médicale 4°.*

DIGITATION, *s. f.* (lat. *digitus*et doigt) [angl. ***digitation***]. — 1° Élément anatomique ayant l'aspect d'un doigt ; ce terme s'applique notamment à des insertions musculaires telles que celles du dentelé antérieur (TA *musculus serratus anterior,* ex-grand dentelé). — 2° Intervention chirurgicale sur moignon aboutissant à la création d'une sorte de pince.

DIGITIFORMES (impressions ou **empreintes)** [angl. ***digital impression***]. « Zones multiples d'amincissement de la table interne de la voûte du crâne en forme d'empreintes qu'on observe dans les affections où le contenant crânien est disproportionné par rapport au contenu, comme les craniosténoses et l'hydrocéphalie » (Trial).

DIGITOXINE, *s. f.* [angl. ***digitoxin***]. V. *digitale* et *cardiotonique.*

DIGLYCÉRIDE, *s. m.* [angl. ***diglyceride***]. V. *glycéride.*

DIGOXINE, *s. f.* [angl. ***digoxin***]. V. *digitale* et *cardiotonique.*

DI GUGLIELMO (maladie ou syndrome de) (D.G. Giovanni, ital., 1886-1961). V. *myélose érythrémique* et *myélose érythroleucémique.*

DIGYNIE, *s. f.* (gr. *dis*, deux fois ; *gunê,* femme) [angl. ***digyny***]. Variété de triploïdie dans laquelle le chromosome supplémentaire est d'origine maternelle. V. *triploïde.*

DIHOLOSIDE, *s. m.* Syn. *disaccharide.* V. ce terme *holoside.*

DIHYDROERGOTAMINE, *s. f.* **(DHE)** (DCI) [angl. ***dihydroergotamine***]. Substance alphasympathicolytique dérivée de l'ergot de seigle, employée notamment dans le traitement de la migraine.

DIHYDROFOLLICULINE, *s. f.* V. *œstradiol.*

DIHYDROXYPHÉNÉTHYLAMINE. V. *dopamine*.

DIIODO-3,3'THYRONINE, *s. f.* [angl. ***3,3-diiodothyronine***]. Syn. *T'2*. Hormone thyroïdienne accessoire. V. *thyroïdiennes (hormones)*.

DIIODO-3,5, TYROSINE, *s. f.* (Harrington et Kendall, 1929). V. *iodotyrosine*.

DIKTYOME, *s. m.* (gr. *diktuon*, filet ; *oma*, tumeur) [angl. ***diktyome***]. Syn. *dictyome*. Variété rare de neuro-épithéliome (v. ce terme) ciliaire, observée chez l'enfant.

DILACÉRATION, *s. f.* (lat. *dilacerare*, déchirer) [angl. ***dilaceration***]. Déchirement fait avec violence.

DILATATION DES BRONCHES (DDB) [angl. ***bronchiectasis***]. Syn. *bronchectasie, bronchiectasie*. Augmentation du calibre des bronches, tantôt régulière *(d. cylindrique)*, tantôt sous forme d'une série de renflements *(d. moniliforme)*, tantôt ne siégeant qu'à l'extrémité bronchique *(d. ampullaire ou sacciforme)*. Elle s'accompagne de destruction de la charpente musculaire et élastique de la bronche et provoque une bronchorrhée chronique.

DILATATION DE L'ESTOMAC [angl. ***dilatation of the stomach***]. Syn. *gastrectasie*. Augmentation de la capacité de l'estomac due soit à la sténose du pylore, soit au relâchement de la musculature gastrique. — ***d. aiguë de l'estomac.*** Distension considérable de l'estomac, avec phénomènes d'occlusion intestinale, survenant parfois après les opérations sur l'abdomen et attribuée à la compression du duodénum par la racine du mésentère.

DILATATION THÉRAPEUTIQUE [angl. ***dilatation***]. Mode de traitement appliqué aux canaux ou aux cavités dont on veut rétablir ou augmenter le calibre. — ***d. du canal lacrymal, de l'urètre,*** dans les cas de rétrécissement. — ***d. du col de l'utérus,*** pour provoquer l'accouchement ou l'avortement. — ***d. artérielle.*** V. *angioplastie transluminale percutanée*. — ***d. orificielle cardiaque.*** V. *commissurotomie*.

DILUTION (courbe de) (Stewart, 1894 ; Hamilton, 1932 ; Swan et Wood, 1950-1958) [angl. ***indicator dilution curve***] (cardiologie). Syn. *méthode de Stewart et Hamilton*. Tracé représentant, en fonction du temps, les variations de concentration, en un point donné de l'appareil circulatoire (artère périphérique, cavité cardiaque), d'une substance injectée dans une veine ou dans une cavité cardiaque (colorant, radio-isotope, acide ascorbique, indicateur thermique) ou inhalée (hydrogène). L'aspect de la courbe renseigne sur le débit cardiaque, le volume sanguin, la vitesse circulatoire, l'existence de shunt et d'insuffisance valvulaire. V. *chromohémo-dromographie*.

DILUTION (épreuve de). V. *Volhard (épreuves de)*.

DIM. Département de l'Information Médicale. Structure créée en 1989 dans les établissements hospitaliers publics français afin d'y assurer le traitement de l'information médicale dans le cadre du PMSI (v. ce terme).

DIMÈRE, *s. m.* (gr. *dis*, deux ; *méros*, partie) [angl. ***dimer***]. Polymère (v. ce terme) composé de deux éléments (ou monomères). C'est un *homodimère* si ces éléments sont identiques, un *hétérodimère* dans le cas inverse.

D-DIMÈRE, *s. m.* [angl. ***D-dimer***]. L'un des produits de dégradation spécifiques de la fibrine. Sa présence dans le plasma témoigne de l'existence d'un thrombus en voie de fibrinolyse. Son taux normal est < 400 mg/mL par méthode ELISA. Si le dosage des *D.* est d'une grande sensibilité, sa spécificité est très faible en sorte que seule sa valeur prédictive négative est bonne. V. *fibrine (produits de dégradation de)* et *dimère*.

DIMÉRIE, *s. f.* (gr. *dis*, deux fois ; *méros*, fonction) (génétique). Syn. *hérédité bifactorielle* ou *digénique* ou *dimérique*. Hérédité dont chacun des caractères normaux ou pathologiques est déterminé par l'action concordante de deux gènes dominants ou de deux paires de gènes récessifs. V. *polymérie*.

DIMIDIÉ, IÉE, *adj.* (lat. *dimidium*, la moitié). Qui a rapport seulement à une moitié droite ou gauche du corps. P. ex. : *anesthésie d.*

DIMMER (dystrophie cornéenne de) (D. Friedrich, autr., 1885-1926). V. *Haab-Dimmer (dystrophie cornéenne de)*.

DIMMER (kératite nummulaire de) (1905) [angl. ***Dimmer's keratitis***]. Kératite superficielle probablement d'origine virale. Elle est caractérisée *anatomiquement* par des infiltrations discoïdes et bilatérales de la cornée, ne s'accompagnant pas de conjonctivite et régressant lentement ; *cliniquement* par une douleur, une photophobie et un larmoiement. Son *pronostic* est bénin.

DIMORPHISME, *s. m.* (gr. *dis*, deux fois ; *morphê*, forme) [angl. ***dimorphism***]. Propriété de se présenter sous deux aspects. — ***d. sexuel.*** Différence d'aspect selon le sexe, observée dans certaines espèces biologiques.

DINGWALL (D. Mary, brit., 1950). V. *Neill-Dingwall (syndrome de)*.

DIOCTOPHYMA RENALE [angl. ***Dioctophyma renale***]. V. *strongle géant*.

DIODONCÉPHALE, *s. m.* (I. G. St-Hilaire) (gr. *dis*, deux ; *odous*, dent ; *képhalê*, tête). Monstre dont la tête porte une double rangée d'os dentaires.

DIŒSTRUS, *s. m.* V. *œstral (cycle)*.

DIOPTRIE, *s. f.* (gr. *dia*, à travers ; *optomaï*, je regarde) [angl. ***diopter***]. Unité employée dans la mesure de la réfraction des lentilles et de l'œil considéré comme système optique. — Une lentille d'une *d.* est une lentille à distance focale de 1 m. Si elle est divergente, elle corrige une myopie d'une *dioptrie* ; si elle est convergente, elle corrige une hypermétropie d'une *dioptrie*. — Une lentille de 2 *dioptries* a une distance focale d'un demi-mètre.

DIOPTRIQUE, *s. f.* [angl. ***dioptrics***]. Étude des rayons lumineux déviés par une ou plusieurs réfractions. — ***d. de l'œil.*** V. *optométrie, 2°*.

DIOXYDE DE CARBONE [angl. ***carbon dioxide***]. Syn. ancien *gaz carbonique*. Oxyde de carbone de formule CO_2, gazeux dans les conditions ordinaires et inodore. Contrairement au monoxyde, le *d. de c.* n'est pas toxique et constitue le gaz des boissons dites « gazeuses » (eaux minérales, limonades, bières). Le *d. de c.* se forme lors de l'oxydation des composés organiques. C'est dire qu'il joue un rôle important dans de nombreuses réactions biologiques (respiration, synthèse chlorophyllienne, fermentation alcoolique, etc.). V. *monoxyde de carbone, gaz carbonique* et *réserve alcaline*.

DIOXYGÈNE, *s. m.* [angl. ***dioxygen***]. Autre nom du corps pur *oxygène*. V. ce terme.

DIP, *s. m.* (Bloomfield, 1946) (en angl., dépression). Brève dépression protodiastolique inscrite sur les courbes de pression atriale et ventriculaire obtenues par cathétérisme cardiaque ; elle est suivie d'une remontée brusque de la courbe, puis d'un plateau télédiastolique (aspect de *dip-plateau*) précédant l'ascension systolique. Cet aspect, qui dessine le symbole de la racine carrée ($\sqrt{}$) traduit la rapide élévation des pressions diastoliques intracardiaques. On l'observe dans les états d'adiastolie (v. ce terme) et en particulier dans la péricardite chronique constrictive (Hansen, 1951 ; MacKusick, 1952).

DIPEPTIDASE, *s. f.* [angl. ***dipeptidase***]. Enzyme sécrétée par la muqueuse intestinale et qui a pour effet de décomposer les dipeptides ; c'est un des constituants de l'érepsine.

DIPEPTIDE, *s. m.* (gr. *dis*, deux ; *peptos*, digéré) [angl. ***dipeptide***]. Peptide (v. ce terme) formé de deux acides aminés.

DIPETALONEMA PERSTANS. V. *filaire*.

DIPHASIQUE, *adj.* (gr. *dis*, deux ; *phasis*, période) [angl. ***diphasic***]. Se dit de tout ce qui présente dans son existence ou dans son évolution deux périodes alternantes, qu'il s'agisse de phénomènes, d'objets inanimés ou d'êtres vivants. En biologie, on applique ce terme aux animaux migrateurs dont l'existence est partagée en une période génésique ou de reproduction et une période trophique consacrée à la nutrition.

DIPHÉNYLHYDANTOÏNE, *s. f.* [angl. ***diphenylhydantoine***]. V. *phénytoïne*.

DIPHOSPHO-GLYCÉROMUTASE, *s. f.* V. *anémie hémolytique enzymoprive*.

DIPHOSPHONATE, *s. m.* [angl. ***diphosphonate***]. V. *biphosphonate*.

DIPHTÉRIE, *s. f.* (gr. *diphthéra*, membrane) (Bretonnneau, fr., 1855, qui avait d'abord nommé cette affection *diphtérite* en 1817) [angl. ***diphtheria***]. Maladie microbienne, contagieuse, caractérisée par la production, au niveau de certaines muqueuses (pharynx et larynx principalement), de pseudo-membranes fibrineuses où l'on trouve en grande abondance le microbe spécifique de la maladie (*Corynebacterium diphteriae* ou bacille de Loeffler) et par des phénomènes d'intoxication générale (paralysies, néphrite, myocardite) dus aux toxines sécrétées par cette bactérie. Sa prophylaxie est réalisée par la vaccination obligatoire. La déclaration en est également obligatoire en France. V. *vaccin antidiphtérique, Marfan (syndrome malin secondaire de)* et *Grenet et Mézard (syndrome malin tardif de)*. — ***d. laryngée.*** V. *croup.*

DIPHTÉRIQUE, *adj.* [angl. ***diphtheritic***]. Qui a rapport à la diphtérie.

DIPHYLLOBOTRIUM LATUM. V. *bothriocéphale.*

DIPLACOUSIE, *s. f.* (gr. *diploos*, double ; *akouein*, entendre) [angl. ***diplacusis***]. Syn. *paracousie double.* Perception simultanée par une ou par les deux oreilles, de deux sons qui diffèrent d'une tierce, d'une quarte, d'une octave (*d. dysharmonique,* Kayser) ou qui sont séparés par un court laps de temps (*d. en écho,* Kayser).

DIPLÉGIE, *s. f.* (gr. *dis*, deux ; *plêssein*, frapper) [angl. ***diplegia***]. Paralysie bilatérale, atteignant symétriquement des régions du corps plus ou moins étendues. Ce terme désigne parfois une hémiplégie double, survenue en deux temps. — ***d. cérébrale familiale*** (Higier). Affection familiale caractérisée cliniquement par une paraplégie spasmodique, un nystagmus et des troubles du langage. — ***d. cérébrale infantile.*** Affection apparaissant dans l'enfance, caractérisée par une double hémiplégie en contracture ou par une paraplégie spasmodique (maladie de Little), due à une encéphalopathie infantile (v. ce terme). — ***d. crurale.*** V. *Little (maladie ou syndrome de)*. — ***d. faciale congénitale.*** V. *Mœbius (syndromes de), 2°* — ***d. faciale familiale.*** V. *Brissaud-Marie (syndrome de)*.

DIPLO X [angl. ***diplo X***] (génétique). Caryotype (v. ce terme) féminin normal caractérisé par l'existence de deux chromosomes sexuels (gonosomes) X normaux.

DIPLOBACILLE, *s. m.* (gr. *diploos*, double ; lat. *bacillus*, petit bâton) [angl. ***diplobacillus***]. Microorganisme ayant la forme de deux bâtonnets accolés. V., p. ex., *Morax (diplobacille de)*.

DIPLOCÉPHALIE, *s. f.* (gr. *diploos*, double ; *képhalê*, tête) [angl. ***diplocephaly***]. Monstruosité caractérisée par l'existence de deux têtes implantées sur le même corps.

DIPLOCOCCUS PNEUMONIÆ. V. *Streptococcus pneumoniae.*

DIPLOCOQUE, *s. m.* (gr. *diploos*, double ; *kokkos*, graine) [angl. ***diplococcus***]. Microcoque formé de deux éléments associés. P. ex. : *pneumocoque, gonocoque.*

DIPLOCORIE, *s. f.* (gr. *diploos*, double ; *korê*, pupille) [angl. ***diplocoria***]. Double orifice pupillaire. Variété de polycorie (v. ce terme 1°).

DIPLOÉ, *s. m.* (gr. *diploos*, double) [TA et angl. ***diploe***]. V. *diploïque.*

DIPLOGENÈSE, *s. f.* (gr. *diploos*, double ; *génésis*, génération) [angl. ***diplogenesis***]. Nom générique des monstruosités doubles résultant soit de la fusion de deux fœtus plus ou moins développés, soit de la fécondation d'un seul œuf par deux spermatozoïdes et la formation de deux centres embryonnaires.

DIPLOÏDE ou **DIPLO**, *adj.* (gr. *diploos*) [angl. ***diploid***] (génétique). Se dit de la constitution des cellules du *soma*, qui possèdent le nombre normal de chromosomes : 2 *n* (23 paires chez l'homme, comprenant 22 paires de chromosomes somatiques et 2 chromosomes sexuels).

DIPLOÏDIE, *s. f.* (Strasburger, 1905) [angl. ***diploidy***]. État d'une cellule ou d'un individu diploïde (v. ce terme).

DIPLOÏQUE, *adj.* [angl. ***diploic***]. Qui se rapporte au *diploé* (tissu spongieux des os du crâne séparant les deux tables compactes, externe et interne).

DIPLÔME DE CADRE DE SANTÉ [angl. ***health manager diploma***]. Document officiel attestant de la formation de cadre de santé et conférant à son possesseur le droit d'exercer cette profession. Il porte mention de la profession considérée. V. *institut de formation de cadres de santé.*

DIPLÔME D'ÉTAT D'INFIRMIÈRE (DEI) [angl. ***registered nurse diploma***]. Document officiel qui, au terme de trente-six mois d'études dans un IFSI (v. *institut de formation en soins infirmiers*) et après avoir satisfait aux épreuves de fin de parcours, confère le titre et le grade d'infirmier(ère) et atteste le droit d'exercer la profession infirmière. V. *infirmier(ère) diplômé(e) d'État.*

DIPLOMYÉLIE, *s. f.* V. *diastématomyélie.*

DIPLOPHONIE, *s. f.* (gr. *diploos*, double ; *phônê*, voix) [angl. ***diplophonia***]. Syn. *voix bitonale.* Trouble de la phonation caractérisé par la formation simultanée de deux sons dans le larynx. On l'observe : — 1° dans le cas de paralysie unilatérale, les deux cordes vocales étant inégalement tendues produisent deux sons distincts ; — 2° lorsqu'un petit polype ou un nodule partage la fente vocale en deux glottes donnant des sons de hauteurs différentes.

DIPLOPIE, *s. f.* (gr. *diploos*, double ; *ôps*, vue) [angl. ***diplopia***]. Perception de deux images pour un seul objet. — ***d. binoculaire.*** Défaut de fusion des images fournies par chacun des deux yeux. — ***d. monoculaire.*** Perception de deux images par un seul œil (subluxation du cristallin).

DIPLOSOME, *s. m.* (gr. *diploos,* double ; *soma*, corps) [angl. ***diplosome***]. Double centriole. V. ce terme.

DIPLOSOMIE, *s. f.* (gr. *diploos*, double ; *sôma*, corps). V. *disomie.*

DIPLOTÈNE, *adj.* (gr. *diploos,* double ; *teinein,* tendre vers) [angl. ***diplotene***]. Caractérise le 4e stade de la 1re prophase (v. ce terme) de la méiose marqué par la séparation des chromosomes. V. *dictyotène.*

DIPÔLES (théorie des). V. *doublets (théorie des).*

DIPPER, *adj.* (en angl. : plongeur). Qualificatif anglais désignant les sujets dont la pression artérielle, observée à l'aide d'une MAPA (v. ce terme), baisse la nuit. Les autres sont qualifiés de « *non-dippers* ».

DIPROSOPE, *s. m.* (gr. *dis*, deux ; *prosôpon*, visage) [angl. ***diprosopus***]. Groupe de monstres doubles caractérisés par un seul tronc surmonté de deux têtes fusionnées présentant deux faces plus ou moins distinctes *(iniodyme, opodyme).*

DIPSOGÈNE, *adj.* (gr. *dipsa,* soif ; *gennan,* engendrer) [angl. ***dipsogenic***]. Qui provoque la soif. — *s. m.* [angl. ***dipsogen***]. Substance douée de cette propriété.

DIPSOMANIE, *s. f.* (gr. *dipsa*, soif ; *mania*, folie) [angl. ***dipsomania***]. Impulsion qui force certains malades mentaux à boire avec excès des liquides toxiques, généralement alcooliques. « Les ivrognes sont des gens qui s'enivrent lorsqu'ils trouvent l'occasion de boire ; les dipsomanes sont des malades qui s'enivrent toutes les fois que leur accès les prend » (Trélat).

DIPYGE, *s. m.* (gr. *dis*, deux ; *pugê*, fesse) [angl. ***dipigus***]. Groupe des monstres doubles qui ont une tête et un thorax unique ; ils se dédoublent au-dessous de l'ombilic en présentant deux sièges et quatre membres inférieurs.

DIPYLIDIASE, *s. f.* Infection due au *Dipylidium*. V. ce terme.

DIPYLIDIUM, *s. m.* (gr. *dis*, deux ; *pulê*, porte) [angl. ***Dipylidium***]. Genre de tænia du chien et du chat, dont la larve peut être transmise à l'homme par les puces.

DIRECTEUR(TRICE) DES SOINS INFIRMIERS. Cadre de santé (avant 2002, infirmier(ère) général(e)) chargé dans un hôpital « de coordonner l'organisation et la mise en œuvre des soins infirmiers, d'assurer l'animation, l'encadrement et la gestion du service des soins infirmiers et de développer la recherche infirmière ».

DIROFILARIOSE, *s. f.* [angl. ***dirofilariosis***]. Affection rare et bénigne, propre au littoral méditerranéen, due à l'inoculation à l'homme, probablement par un moustique, d'un nématode *Dirofilaria* (sous-genre *Nochtiella*) *repens,* hôte fréquent du chien. Le parasite est localisé au niveau des régions découvertes des téguments : face surtout (paupière, conjonctive, résion orbitaire), bras, tronc. Il se manifeste par un œdème fugace, itinérant, douloureux (v. *œdème de Calabar*), dû à la progression du ver qui s'enkyste, soit dans la conjonctive, soit sous la peau où il forme un nodule prurigineux dont l'incision ou l'extraction amène la guérison.

DIS. Abréviation de *Diplôme Interuniversitaire de Spécialité.* Diplôme validant les études effectuées en France par des médecins étrangers ressortissants d'un État n'appartenant pas à l'Union européenne et déjà pourvus du diplôme permettant l'exercice de la médecine dans leur pays, en vue d'exercer une spécialité médicale dans leur pays d'origine.

DISACCHARIDE, *s. m.* [angl. ***disaccharide***]. Syn. *diholoside.* Oligosaccharide formé de deux oses. P. ex. : *saccharose, lactose.* V. ces termes.

DISCAL, ALE, *adj.* [angl. ***discal***]. Qui se rapporte à un disque intervertébral. — ***hernie d.*** V. *disque intervertébral (hernie du).*

DISCARTHROSE, *s. f.* Variété de rhumatisme chronique dégénératif vertébral caractérisé, sur les radiographies de profil, par un pincement de l'interligne discal avec condensation des plateaux vertébraux adjacents et production d'ostéophytes.

DISCECTOMIE, *s. f.* (gr. *diskos*, disque ; *ektomê*, ablation) [angl. ***diskectomy***]. Ablation d'un disque intervertébral.

DISCISION, *s. f.* (lat. *discissio*, division, séparation) [angl. ***discission***]. V. *capsulotomie.*

DISCITE, *s. f.* [angl. ***discitis***]. Inflammation d'un disque intervertébral.

DISCOGRAPHIE, *s. f.* (Lindblom, 1950) (gr. *diskos*, disque ; *graphein*, inscrire) [angl. ***discography***]. Radiographie du *nucleus* du disque intervertébral, dans lequel un liquide opaque aux rayons X a été injecté.

DISCOMYCOSE, *s. f.* [angl. ***discomycosis***]. Maladie causée par un champignon appartenant au genre des *Discomyces* et caractérisée par la production de nombreux abcès à évolution chronique ; elle est voisine de l'actinomycose.

DISCOPATHIE, *s. f.* (gr. *diskos*, disque ; *pathê*, souffrance) [angl. ***discopathy***]. Syn. *nucléopathie.* Maladie du disque intervertébral.

DISCORADICULOGRAPHIE, *s. f.* [angl. ***discoradiculography***]. Épreuve de Sicard (v. ce terme) appliquée à la recherche des hernies du disque intervertébral.

DISCORDANCE, *s. f.* (lat. *discordia*, désaccord) [angl. ***dissociation***] (psychiatrie). Syn. *dissociation.* « Rupture de l'unité psychique » (Kammerer). Symptôme essentiel de la schizophrénie (v. ce terme).

DISCORDANCE VENTRICULO-ARTÉRIELLE. V. *transposition artérielle ou des gros vaisseaux.*

DISCORDANTE (folie). V. *folie discordante.*

DISCRET, ÈTE, *adj.* (lat. *discretio*, séparation) [angl. ***discrete***]. Se dit d'une éruption dont les éléments sont espacés. — *variole d., aphte d.*

DISCRIMINATIF (système) (Head) [angl. ***gnostic sensibility***]. Syn. *néosensibilité* Ensemble des sensibilités épicritiques intégrées au niveau du cortex cérébral et qui nous informent d'une manière précise des modifications de l'environnement, p. ex. : l'ouïe, la vue.

DISJONCTION, *s. f.* (lat. *disjungere*, écarter) [angl. ***disjonction***]. Séparation de deux os ou de deux organes, normalement accolés.

DISJONCTION CRANIOFACIALE [angl. ***craniofacial disjonction fracture***]. V. *Le Fort (fractures de).*

DISJONCTION ÉPIPHYSAIRE [angl. ***separation of the epiphysis***]. Syn *décollement épiphysaire.* Lésion traumatique des os longs observée chez les enfants créant chez les tout-petits un décollement du bloc cartilagineux épiphysaire, chez les plus grands, une solution de continuité entre la diaphyse et le cartilage de conjugaison.

DISOMIE, *s. f.* (gr. *dis*, deux ; *sôma*, corps) — 1° [angl. ***diplosomia***]. Syn. *diplosomie.* Monstruosité caractérisée par l'existence de deux corps complets réunis par une ou plusieurs parties. — 2° (génétique) [angl. ***disomy***]. Présence (normale) de paires de chromosomes. — ***d. uniparentale.*** Présence d'une paire de chromosomes ou de segments de chromosomes provenant du même parent. V. *monosomie, polysomie* et *trisomie.*

DISPENSAIRE, *s. m.* (lat. *dispensare*, distribuer) [angl. ***dispensary***]. Établissement public ou privé, ne comportant pas de lits d'hospitalisation, où l'on prodigue des soins ou des conseils de médecine préventive au cours de consultations. — ***d. municipal.*** V. *policlinique.*

DISPERMIE, *s. f.* (gr. *dis*, deux fois ; *sperma*, semence) [angl. ***dispermy***]. Pénétration de deux spermatozoïdes dans le même ovule. V. *polyspermie.*

DISPONIBILITÉ BIOLOGIQUE DES MÉDICAMENTS [angl. ***bioavailability***]. Syn. *biodisponibilité.* Possibilité pour le principe actif d'un médicament, d'être résorbé en quantité suffisante et assez rapidement pour être efficace. C'est la quantité de principe actif qui atteint les récepteurs et la vitesse à laquelle ce phénomène survient. Elle dépend de différents facteurs : solubilité, vitesse de dissolution de la substance active, composition, état physique des excipients, forme pharmaceutique du médicament. V. *biopharmaceutique* et *pharmacocinétique.*

DISPOSITIF INTRA-UTÉRIN (DIU). V. *stérilet.*

DISQUE A et **DISQUE I**. V. *myofibrille.*

DISQUE INTERVERTÉBRAL (hernie du) [angl. ***intervertebral disk hernia***]. Syn. *hernie discale, h. méniscale.* Saillie anormale du disque intervertébral dans le canal rachidien, due à l'expulsion, en arrière, à la suite d'un trauma, du *nucleus pulposus.* Cette hernie siège le plus souvent sur le disque L4-L5, plus rarement sur le disque L5-S1 ; elle provoque la compression des racines du sciatique (ou nerf ischiatique) et une névralgie tenace de ce nerf, curable par l'ablation du nucleus hernié. V. *nucléolyse.*

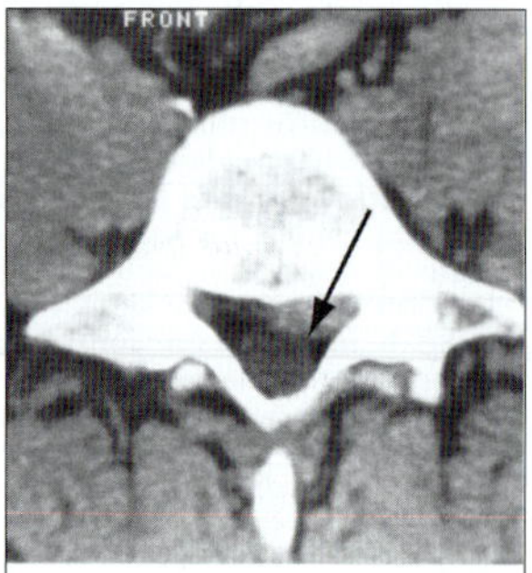

Prolapsus du disque intervertébral

DISSE (espace de) (D. Joseph, all. 1852-1912) [angl. ***Disse's space***]. Syn. *espace périsinusoïdal.* Espace contenant du plasma et situé entre les hépatocytes et les vaisseaux capillaires sinusoïdes du foie.

DISSECTION, *s. f.* (lat. *dis*, préfixe disjonctif ; *secare*, couper) [angl. ***dissection***]. Opération qui consiste à séparer méthodiquement les différents organes, à en étudier les rapports et l'aspect macroscopique. V. *autopsie.*

DISSECTION AORTIQUE (Burchell, 1955) [angl. ***aortic dissection***]. Syn. *anévrisme disséquant de l'aorte* (Laennec, 1819), *hématome disséquant de l'aorte* (Gonin, Perrin, Pellet et Froment, 1958), *hématome primitif de la paroi aortique* (Bouchut, Guichard et Bourret, 1938), *médianécrose disséquante de l'aorte* (Poumailloux, 1948). Clivage de la tunique moyenne de l'aorte, s'étendant parfois sur toute sa circonférence et souvent sur toute sa longueur. La cavité ainsi formée est infiltrée et distendue par du sang entré par un orifice de rupture situé au-dessus des valvules sigmoïdes aortiques ; il retourne parfois dans l'aorte par un deuxième orifice de rupture siégeant au point distal du clivage. On en distingue ***topographiquement,*** avec *De Bakey,* 3 types : I : dissection totale de l'aorte ; II : de la seule aorte ascendante ; III : de la seule aorte descendante à partir de l'isthme. La *classification de Shumway et Daily (université Stanford, Californie)* distingue le type A qui intéresse seulement l'aorte ascendante contrairement au type B qui ne la concerne pas. Cette dissection résulte de lésions dégénératives de la média : destruction des fibres élastiques et musculaires, zones lacunaires circonscrites plus ou moins régulières à contenu mucoïde (*médianécrose aortique idiopathique* de Gsell, 1928 ; *médianécrose kystique de l'aorte* d'Erdheim, 1929). ***Cliniquement,*** la *d. a.* se manifeste brutalement par une douleur interscapulo-vertébrale, à irradiations descendantes et un tableau voisin, par ailleurs, de celui de l'infarctus du myocarde. C'est une affection d'une exceptionnelle gravité, habituellement mortelle en quelques jours (si elle n'est pas opérée), dans 80 % des cas par rupture dans le péricarde, plus rarement dans le médiastin, la plèvre ou l'abdomen. V. *colle biologique* et *Marfan (syndrome de)* • 👁 **angioscanner** •.

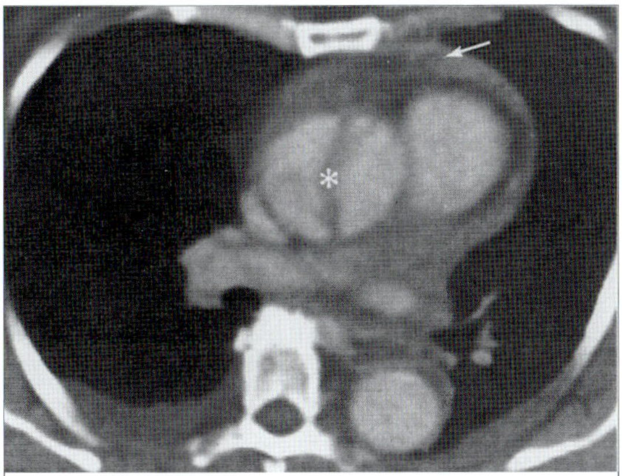

Dissection aortique. *membrane flottante

DISSOCIATION, *s. f.* (psychiatrie). V. *discordance.*

DISSOCIATION (maladie de) (Hering). V. *dissociation atrio-ventriculaire* et *pouls lent permanent.*

DISSOCIATION ALBUMINO-CYTOLOGIQUE DU LIQUIDE CÉPHALORACHIDIEN (Sicard, Foix et Salin) [angl. ***albuminocytologic dissociation of the spinal fluid***]. Élévation importante du taux de l'albumine dans le liquide céphalorachidien, alors que la réaction cellulaire reste nulle ou très discrète. Cette dissociation est observée au cours de l'encéphalite épidémique, des tumeurs cérébrales, des compressions médullaires, de la polyradiculonévrite, de la myélite nécrotique subaiguë et des manifestations nerveuses de la mélitococcie.

DISSOCIATION ATRIO ou **AURICULO-VENTRICULAIRE** (Chauveau, 1883) [angl. ***atrioventricular dissociation***]. Activité indépendante des oreillettes ou atriums et des ventricules cardiaques. Elle peut être due à un trouble de l'excitation (*d.* par interférence, parasystolie, *d.* isorythmique et tachycardie ventriculaire ; v. ces termes) ou, le plus souvent, à un trouble de la conduction : c'est le pouls lent permanent (v. ce terme) ou maladie de dissociation (Hering) par bloc atrio-ventriculaire complet. V. *bloc cardiaque.* — On réserve généralement ce terme aux rythmes dissociés dans lesquels les ventricules battent plus vite que les oreillettes.

DISSOCIATION ÉLECTROMÉCANIQUE [angl. ***electromechanical dissociation***] (cardiologie). Absence de contraction cardiaque malgré l'existence d'une activité électrique normale du myocarde (électrocardiogramme normal). Elle est parfois observée après défibrillation par choc électrique externe. Sans conséquences hémodynamiques graves quand elle est localisée aux *oreillettes* (ou *atriums*), après réduction d'une arythmie complète, elle entraîne au contraire une inefficacité cardiaque avec persistance de l'arrêt cardiocirculatoire si elle touche les *ventricules* après réduction d'une fibrillation ventriculaire. Elle serait la conséquence d'un « bloc excitation-contraction » par trouble du transfert des ions calcium dans la cellule myocardique. On l'observe surtout au cours de la rupture ventriculaire compliquant l'infarctus du myocarde.

DISSOCIATION PAR INTERFÉRENCE [angl. ***dissociation by interference***]. V. *interférence.*

DISSOCIATION ISORYTHMIQUE [angl. ***isorrhythmic dissociation***]. V. *isorythmique.*

DISSOCIATION NEURONALE (Van Bogaert). V. *désinhibition.*

DISSOCIATION PLANTAIRE (L. Rimbaud). Signe de sciatique ; la réponse du réflexe médioplantaire est dissociée : le réflexe, tendineux, d'extension du pied est aboli, alors que celui, idiomusculaire, de flexion des orteils est conservé.

DISSOCIATION SYRINGOMYÉLIQUE [angl. ***syringomyelic dissociation***]. V. *syringomyélique.*

DISSOCIATION TABÉTIQUE [angl. ***tabetic dissociation***]. V. *tabétique.*

DISSOCIATION THERMO-ALGÉSIQUE. V. *syringomyélique.*

DISTAL, ALE, *adj.* (lat. *distare*, être éloigné) [angl. ***distal***]. Éloigné, terminal. V. *proximal.*

DISTENSION DE L'AINE (Paul Berger). Association d'une hernie crurale et d'une hernie inguinale.

DISTICHIASE, *s. f.* ou **DISTICHIASIS**, *s. m.* (gr. *dis*, deux fois ; *stikhos*, rang) [angl. ***distichiasis***]. Déviation en arrière de la rangée postérieure des cils, la rangée antérieure gardant sa situation normale. Cette anomalie entraîne les mêmes accidents que le trichiasis : conjonctivite, kératite, entropion, parfois ulcération et opacité de la cornée.

DISTOMA HEPATICUM. V. *Fasciola hepatica.*

DISTOMATOSE, *s. f.* [angl. ***distomatosis***]. Syn. *distomiase.* Nom générique des maladies déterminées par les distomes ou douves. La *d. hépatique* frappe les ovidés chez lesquels elle détermine une variété d'anémie nommée *cachexie aqueuse* des moutons. — Elle a été rarement signalée chez l'homme dans nos pays et se manifeste alors sous la forme d'une cirrhose biliaire hypertrophique due à l'envahissement des canaux biliaires par les douves. On rencontre la *d.* plus souvent dans les contrées tropicales où elle serait due à *Distomum conjunctum* et à *D. sinense,* appelée maintenant *Clonorchis sinensis.* — ***d. pulmonaire.*** V. *paragonimiase.* — Les divers distomes sont absorbés avec l'eau de boisson. Le diagnostic de la *d.* à *Fasciola hepatica* est possible grâce à la sérologie. V. *clonorchiase, hétérophyiase, métagonimase* et *opisthorchiase.*

DISTOME, *s. m.* (gr. *dis*, deux ; *stoma*, bouche) [angl. ***distoma***]. Syn. *douve.* Ver plat de l'ordre des Trématodes, parasite de nombreux mammifères et de l'homme, agent des distomatoses. V. *Fasciola hepatica* et *Bilharzia hæmatobia.*

DISTOMIASE, *s. f.* V. *distomatose.*

DISTOMUM HÆMATOBIUM. V. *Bilharzia haematobia.*

DISTORSION, *s. f.* (lat. *distorsio*) [angl. ***distorsion***]. — 1° État d'une partie du corps qui se tourne d'un côté par relâchement des muscles du côté opposé ou par contraction des muscles correspondants. — 2° Déformation inconsciente que certains font subir à une idée, à un souvenir, pour le rendre conforme à leurs désirs.

DISTRICHIASE, ou **DISTRICHIASIS**, *s. f.* (gr. *dis*, deux ; *trix*, cheveu, poil) [angl. ***districhiasis***]. Présence de deux poils dans le même follicule.

DISULFIRAME, *s. m.* (DCI) [angl. ***disulfiram***]. V. *Antabuse.*

DIT. Abréviation de *diiodotyrosine.* V. *iodotyrosine.*

DITTEL ET FORGUE (opération de) (D. Leopold von, autr., 1893). Suppression d'une fistule vésico-vaginale par voie haute, transpéritonéale.

DIU. Abréviation de 1° *dispositif intra-utérin.* V. *stérilet.* — 2° *Diplôme interuniversitaire.*

DIURÈSE, *s. f.* (gr. *dia*, à travers ; *ouron*, urine) [angl. ***diuresis***]. Élimination urinaire dans son ensemble, qu'il s'agisse de la quantité des urines ou de leur composition.

DIURÈSE OSMOTIQUE [angl. ***osmotic diuresis***]. Augmentation du volume urinaire consécutive à l'élévation de la pression osmotique du plasma sanguin. L'hypertonie osmotique de l'urine qui en résulte, dans la lumière du tube proximal du rein, s'oppose à la réabsorption de l'eau et entraîne son élimination proportionnelle : le débit urinaire croît comme le débit osmotique et l'urine devient progressivement isotonique au plasma. La *d. o.* est une diurèse aqueuse, pauvre en Na et en Cl. Elle survient au cours de certaines maladies qui s'accompagnent d'hypertonie osmotique du plasma ; p. ex. : diabète avec glycémie et glycosurie élevées, surcharge azotée du sang, etc. Elle peut être provoquée par l'administration de glucose, d'urée, de mannitol. V. *diurétique osmotique* et *coma diabétique hyperosmolaire.* — ***épreuve de la d. o.*** Épreuve étudiant l'excrétion de l'eau sous l'influence des diurétiques osmotiques.

DIURÉTIQUE, *adj.* [angl. ***diuretic***]. Qui augmente la sécrétion urinaire. — *s. m.* Substance pharmaceutique destinée à accroître la sécrétion rénale de l'eau et des électrolytes, essentiellement du sodium (salidiurétiques). Selon le site d'action, on peut distinguer : les *d. osmotiques* dont la concentration dans le tube proximal entraîne une diurèse aqueuse (mannitol, soluté glucosé hypertonique) utilisés surtout dans l'œdème cérébral ; les *d. de l'anse de Henlé* [angl.

loop diuretic] (furosémide), salidiurétiques d'action puissante et brève ; les *d. thiazidiques* ou apparentés (*d.* sulfamidés), salidiurétiques de puissance moyenne, agissant au niveau du segment cortical de dilution du néphron (tube contourné distal) : ces deux types de *d.* entraînent une élimination potassique ; les *d. distaux* d'activité directe (triamtérène, amiloride) ou indirecte par antagonisme de l'aldostérone (spironolactone) provoquent une diurèse modérée avec rétention du potassium. — Les *d. inhibiteurs de l'anhydrase carbonique* ne sont plus guère utilisés que dans le traitement du glaucome. Comme les *d. xanthiques,* les *d. mercuriels* ont été abandonnés. Les salidiurétiques sont destinés au traitement de l'hypertension artérielle, de l'insuffisance cardiaque et des états œdémateux.

DIVA. Abréviation du terme anglais ***Digital Intravenous Arteriography*** : artériographie numérisée par voie intraveineuse. V. *angiographie numérique.*

DIVERTICULE, *s. m.* [angl. ***diverticulum****, pl.* ***diverticula***]. Cavité pathologique ou tératologique terminée en cul-de-sac et communiquant avec un conduit naturel (p. ex. : tube digestif). — ***d. du côlon*** [angl. ***colonic diverticulum***]. Petite hernie de la muqueuse à travers la musculeuse, se présentant sous forme de saillie arrondie dont la grosseur varie de celle d'un pois à celle d'une noisette. — ***d. épiphrénique*** [angl. ***supradiaphragmatic diverticulum***]. *D.* de la partie inférieure de l'œsophage. — ***d. de Meckel*** (1812) [angl. ***Meckel's diverticulum***] sur l'intestin grêle à 80 cm environ de la valvule iléocæcale ; c'est un vestige du canal vitellin (ou ombilical). — ***d. de l'œsophage*** [angl. ***oesophageal diverticulum***] : *d. de pulsion. D.* de la partie cervicale de l'œsophage, dont le développement serait provoqué par l'effort de déglutition et d'expulsion du bol alimentaire (v. *Zenker, diverticule de*) ; *d. de traction. D.* de la partie thoracique de l'œsophage, attiré par l'adhérence de cet organe à un ganglion chroniquement enflammé.

DIVERTICULECTOMIE, *s. f.* [angl. ***diverticulectomy***]. Ablation chirurgicale d'un diverticule du tube digestif (côlon ou œsophage).

DIVERTICULITE, *s. f.* [angl. ***diverticulitis***]. Inflammation d'un diverticule. Celle du ***diverticule de Meckel*** est une affection très rare dont les symptômes rappellent ceux de l'appendicite. — ***d. du côlon.*** Inflammation d'un diverticule du côlon pouvant donner lieu à un abcès ou bien une péritonite.

DIVERTICULOSE, *s. f.* [angl. ***diverticulosis***]. Existence de diverticules en un point quelconque du tube digestif : œsophage, intestin grêle (duodénum) ou côlon, entraînant des troubles ou des accidents variables selon leur siège et leur étendue. — Il existe également une *d.* de la trompe de Fallope pouvant déterminer une grossesse tubaire (v. *endosalpingiose*).

DIVRY ET VAN BOGAERT (syndrome de) (D. Paul, belge, né en 1889). V. *Van Bogaert et Divry (syndrome de).*

DIVULSION, *s. f.* (lat. *dis,* préfixe séparatif ; *vellere,* arracher) [angl. ***divulsion***]. — 1° Dilatation forcée (pylore, rectum, col utérin). — 2° Arrachement (fracture par divulsion).

DIZYGOTE, *adj.* (gr. *dis,* deux fois ; *zugoô,* j'unis) [angl. ***dizygotic***]. Syn. *bi-ovulaire, bivitellin.* Se dit des jumeaux à placentas séparés, provenant de deux œufs différents ; ils sont dichorioniques et diamniotiques, ayant chacun un chorion et un amnios particulier. V. *jumeaux.*

DL (L : *lung,* poumon en anglais). Symbole de la *capacité de diffusion pulmonaire* (v. ce terme).

DL 50. Abréviation de *Dose Létale 50* (v. ce terme).

DLCO. Symbole de la *capacité de diffusion pulmonaire pour le monoxyde de carbone.*

DLCO$_2$. Symbole de la *capacité de diffusion pulmonaire* (v. ce terme) *pour le gaz carbonique.*

DLM [angl. ***LDM***]. V. *Dose Létale Minima.*

DLO$_2$. Symbole de la *capacité de diffusion pulmonaire* (v. ce terme) *pour l'oxygène.*

DM1, DM2. Abréviation de *Dystrophie Myotonique de type 1, 2.* V. *myotonie* atrophique.

DMLA. Dégénérescence Maculaire Liée à l'Âge. V. *Coppez et Danis (dégénérescence maculaire de).*

DMP. Abréviation de *Dossier Médical Personnel.* Il a été institué en 2005 à l'occasion de la réforme de l'Assurance maladie.

DNA. Abréviation du terme anglais signifiant *acide désoxyribonucléique.* V. *désoxyribonucléique (acide).*

DNID [angl. ***NIDDM : Non-Insulin-Dependent Diabetes Mellitus***]. Abréviation de *Diabète Non Insulino-Dépendant.* V. *diabète sucré* et *DID.*

DNP. Abréviation de *désoxyribonucléoprotéine* (v. ce terme).

DOAN ET WRIGHT (syndrome de) (D. Charles, amér., 1946). Pancytopénie splénique. V. *pancytopénie.*

DOBRIN (syndrome de) (D. Robert, amér., 1975) [angl. ***Dobrin's syndrome***]. Association d'une néphrite interstitielle éosinophilique aiguë, d'une insuffisance rénale, d'une uvéite aiguë et de granulome médullaire et ganglionnaire lymphatique.

DOBUTAMINE, *s. f.* (DCI) [angl. ***dobutamine***]. Bêtastimulant employé comme la dopamine (v. ces termes) dans le traitement du choc.

DOC. Initiales de *désoxycorticostérone* (v. ce terme).

DOCA. Initiales de *désoxycorticostérone acétate* (v. *désoxycorticostérone*).

DOCIMASIE, *s. f.* (gr. *dokimazein,* éprouver) [angl. ***docimasia***] (médecine légale). Terme qui désigne les diverses épreuves auxquelles on soumet les organes d'un cadavre pour déterminer les circonstances de la mort.

DOCIMOLOGIE, *s. f.* (H. Piéron, fr., XXe siècle) (gr. *dokimê,* épreuve ; *logos,* étude). Étude des examens scolaires ou universitaires.

DÖDERLEIN (bacille de) (D. Albert, all., 1860-1941) [angl. ***Döderlein's bacillus***]. Syn. *Lactobacillus acidophilus.* Bacille Gram+, faisant partie de la flore habituelle du vagin. V. *Lactobacillus.*

DOEGE ET POTTER (syndrome de) (D. Karl, amér., 1930) [angl. ***Doege-Potter syndrome***]. Variété de tumeur extra-pancréatique avec hypoglycémie, survenant chez l'homme de plus de 40 ans. La tumeur est d'origine mésodermique, généralement à cellules fusiformes ; elle siège soit dans le thorax, soit en arrière du péritoine, soit dans la cavité abdominale. L'hypoglycémie donne lieu à des accidents nerveux : crises comitiales, paralysies, troubles psychiques ; parfois existent des manifestations endocriniennes associées : acromégalie, goitre, hypercorticisme surrénal, etc., des ulcères digestifs, un syndrome paranéoplasique. Le pronostic dépend du degré de malignité de la tumeur. Les rapports entre cette dernière et l'hypoglycémie sont mal connus. V. *Nadler, Wolfer et Elliot (syndrome de)* et *Anderson (syndrome d').*

DÖHLE (corps de) (D. Karl, amér., 1855-1928). V. *May-Hegglin (syndrome de).*

DOIGT EN BAGUETTE DE TAMBOUR, EN BATTANT DE CLOCHE. V. *hippocratiques (doigts).*

DOIGT EN BAÏONNETTE. Déformation observée chez des hémiplégiques atteints de contracture avec flexion du membre supérieur ; les troisièmes phalanges de l'index et du médius sont en flexion palmaire, les deuxièmes en hyperextension avec subluxation et les premières en flexion.

DOIGT EN BOUTONNIÈRE. V. *boutonnière.*

DOIGT EN COL DE CYGNE [angl. ***swan neck finger***]. Déformation du doigt observée dans la polyarthrite rhumatoïde. Elle associe une hyperextension de l'articulation interphalangienne proximale à une flexion de la métacarpo-phalangienne et de l'interphalangienne distale.

DOIGT EN CROCHET. Doigt dont la flexion est irréductible (arthrite, ténosynovite suppurée).

DOIGT EN MAILLET [angl. ***mallet finger***]. Déformation du doigt consécutive à la rupture du tendon extenseur au niveau de l'articulation interphalangienne distale : il y a perte de l'extension active de la phalange distale.

DOIGT MORT [angl. ***dead finger***]. Engourdissement douloureux avec fourmillements et crampes, s'accompagnant souvent de pâleur et d'insensibilité de l'extrémité des doigts. Ce trouble vasomoteur a été signalé dans un certain nombre d'affections générales ou locales (maladie de Raynaud, néphrite chronique, etc.).

DOIGT À RESSORT [angl. ***trigger finger***]. Arrêt brusque dans le mouvement de flexion ou d'extension d'un doigt, suivi d'une sorte de déclenchement qui termine le mouvement tout d'un coup, comme si le doigt était mû par un ressort. Il est dû au blocage, contre sa poulie fibreuse, du tendon du long fléchisseur porteur d'un nodule anormal. Les doigts les plus souvent atteints de cette affection sont le pouce et l'annulaire.

DOIGT DE TELFORD-SMITH. V. *Telford-Smith (doigt de)*.

DOIGT DE ZINC [angl. ***zinc finger***] **(biologie moléculaire)**. Séquence d'une vingtaine d'acides aminés disposés dans l'espace comme des doigts de gant et liés à un atome de zinc. Elle donne à la protéine la faculté d'interagir avec l'ADN.

DOIGTS (phénomène des) (Souques, 1907) [angl. ***Souques's phenomenon***]. Syn. *phénomène des interosseux, signe de Souques.* Quand on ordonne à un hémiplégique organique de lever le bras paralysé, au moment où s'exécute le mouvement commandé, on voit les doigts de la main paralysée s'étendre et s'écarter en éventail (contraction des muscles interosseux dorsaux). Ce phénomène est très fréquent dans les hémiplégies flasques incomplètes par altération organique.

DOIGTS EN COUP DE VENT [angl. ***seal fin deformity***]. Déformation de la main dont les doigts, en demi-flexion sur les métacarpiens, sont déviés en masse sur le bord cubital, les 3 phalanges étant placées dans le prolongement les unes des autres. Elle survient au cours de la polyarthrite rhumatoïde. V. *Vidal (type)*.

DOIGTS HIPPOCRATIQUES. V. *hippocratiques (doigts)*.

DOISY (D. Edouard, amér., 1893-1986 ; prix Nobel de médecine 1943). V. *Allen et Doisy (test d')*.

DOLÉRIS (opération de) (D. Jacques, fr., 1852-1938).V. *Beck-Doléris (opération de)*.

DOLICHO ET MÉGA-ARTÈRE, *s. f.* (R. Leriche, 1943) (gr. *dolikhos*, allongé ; *mégas*, grand ; *artêria*, artère) [angl. ***megadolichoartery***]. Syn. *mégadolicho-artère, maladie de Fontaine et Leriche.* Allongement et dilatation d'une artère sur un point de son trajet sans qu'il y ait anévrisme. L'association de telles lésions avec des anévrismes multiples constitue la *médiadystrophie ectasiante* ou *dystrophie polyanévrismale.*

DOLICHO ET MÉGAVEINE, *s. f.* (R. Leriche, 1943). Allongement et dilatation de la veine satellite d'un tronc artériel lui-même atteint d'allongement et de dilatation ; ces malformations artérielles et veineuses étant concomitantes et parallèles.

DOLICHOCÉPHALIE, *s. f.* (Retzius) (gr. *dolikhos*, allongé ; *képhalê*, tête) [angl. ***dolichocephalia***]. Forme du crâne quand il est allongé d'avant en arrière ; la plus grande longueur l'emporte environ d'un quart sur la plus grande largeur. Cette forme caractérise certaines races humaines.

DOLICHOCOLIE, *s. f.* ou **DOLICHOCÔLON**, *s. m.* (Lardennois et Aubourg, 1914) (gr. *dolikhos*, allongé ; *kôlon*, côlon) [angl. ***dolichocolon***]. Allongement d'un segment de côlon pouvant être accompagné d'une augmentation de son calibre (mégacôlon).

DOLICHOMÉGALIE, *s. f.* (gr. *dolikhos*, allongé ; *mégas*, grand) [angl. ***dolichomegaly***]. Allongement et dilatation d'un vaisseau ou d'une partie du tube digestif.

DOLICHO-MÉGAŒSOPHAGE, *s. m.* [angl. ***megadolichooesophagus***]. Allongement et dilatation de l'œsophage qui se coude à sa partie inférieure.

DOLICHOMORPHE, *adj.* (gr. *dolikhos*, allongé ; *morphê*, forme) [angl. ***dolichomorphic***]. Dont la forme est mince et élevée, svelte, élancée.

DOLICHOSIGMOÏDE, *s. m.* [angl. ***dolichosigmoid***]. Allongement anormal de l'anse sigmoïde du côlon.

DOLICHOSTÉNOMÉLIE, *s. f.* (Marfan, 1896) (gr. *dolikhos*, long ; *sténos*, étroit ; *mélos*, membre) [angl. ***dolichostenomely***]. Déformation congénitale des quatre membres, plus prononcée aux extrémités *(arachnodactylie)*, caractérisée par l'allongement et l'amincissement des os donnant aux membres un aspect grêle et étiré. Elle est souvent associée à d'autres malformations et constitue alors le syndrome de Marfan (v. ce terme).

DOLLINGER-BIELSCHOWSKY (idiotie amaurotique type) (D. A., all., 1919). V. *Bielschowsky (idiotie amaurotique type)*.

DOMAINE, *s. m.* (lat. *dominium,* propriété) [angl. ***domain***]. — 1° (biotaxie). Dans le système de classification utilisant l'*arbre phylogénique universel* (Woese, 1990), taxon supérieur au règne (v. ce terme et *biotaxie*). — 2° (biologie moléculaire). Élément constitutif d'une protéine [qu'il s'agisse d'une protéine complexe (immunoglobuline, p. ex.) ou d'une sous-unité protéique (chaîne polypeptidique, séquence d'acide nucléique)] possédant une structure ou une fonction particulière. V. *kringle.*

DÔME (onde en). Syn. *onde monophasique.* (Smith ; Pardee). Aspect de l'électrocardiogramme au début de l'infarctus du myocarde. Cette onde prend naissance sur la branche descendante de R, près de son sommet, décrit une courbe à convexité supérieure, en dôme et rejoint la ligne iso-électrique (v. ce terme) à l'endroit où devrait se trouver la fin de l'onde T, qui est absorbée par l'onde monophasique. Elle ne dure que quelques heures, puis s'efface et fait place à l'onde coronaire. V. *Pardee (ondes de), 1°* et *courant de lésion.*

DOMINANCE, *s. f.* [angl. ***dominance***] (génétique). Propriété d'un gène — ou d'un caractère — de se manifester dans tous les cas, chez le sujet homozygote comme chez l'hétérozygote, masquant chez ce dernier les effets du gène allélomorphe récessif. Dans une expérience d'hybridation, tous les individus de la 1re génération (hétérozygotes) ressemblent à un seul des parents. V. *dominant* et *récessivité.* — ***Loi de d.*** V. *Mendel (lois de)*.

DOMINANT, ANTE, *adj.* (Mendel, 1865) [angl. ***dominant***] (génétique). Se dit d'un gène qui manifeste son effet qu'il soit présent sur les deux chromosomes de la paire, ou sur un seul (c.-à-d. à l'état homozygote ou à l'état hétérozygote). Le *caractère dominant* est le caractère transmis par ce gène ; il apparaît dans tous les cas : chez l'homozygote et chez l'hétérozygote ; chez ce dernier, en effet, il masque le caractère correspondant (récessif) porté par le gène allélomorphe. Le *mode d.* est le mode de transmission des maladies héréditaires liées à des gènes *d.* V. *récessif.*

DOMISME, *s. m.* (lat. *domus,* maison). Science qui règle la construction et l'aménagement de chaque demeure en tenant compte, non seulement de l'esthétique et du confort, mais aussi de l'hygiène.

DOMMAGE CORPOREL [angl. ***bodily damage***]. Altération des capacités physiques et psychiques survenant au décours d'un accident ou d'une maladie. Son évaluation par un médecin-expert sert de base à l'indemnisation du *préjudice.* V. ce terme et *aléa thérapeutique.*

DONATH ET LANDSTEINER (épreuve de) (D. Julius, all., 1904) [angl. ***Donath-Landsteiner test***]. Épreuve destinée à mettre en évidence, *in vitro,* le pouvoir hémolysant du plasma sur ses propres hématies, au cours de l'hémoglobinurie paroxystique *a frigore.* Le sang du malade, rendu incoagulable, est refroidi à 0 °C pendant 2 heures. On dit que l'épreuve est positive si l'hémolyse se produit. Celle-ci est due à la présence dans le plasma, d'hémolysine biphasique (v. ce terme).

DONATI (D. Mario, ital., 1879-1946). V. *Blair-Donati (point de)*.

DONNAN (équilibre de) (D. Frederic, chimiste brit., 1911) [angl. ***Donnan's equilibrium***]. Loi qui explique la régulation des échanges d'ions entre une cellule et le liquide qui la baigne. Soit une membrane semi-perméable séparant deux solutions d'électrolytes contenant, l'une, des espèces capables de diffuser à travers la membrane (Na^+, Cl^-) et l'autre une espèce trop grosse pour passer à travers la membrane (protéines). Un tel système tend de lui-même vers un équilibre tel que le produit des concentrations des espèces diffusibles soit le même des deux côtés de la membrane.

DONNEUR DANGEREUX [angl. ***dangerous donor***]. Sujet appartenant généralement au groupe sanguin O, dont le plasma contient un anticorps anti-A de type immun (v. *agglutinine irrégulière*) surajouté à l'anticorps naturel. Cet anticorps est apparu à la suite d'une grossesse hétérospécifique, de transfusions, d'infections, de la prise de certains médicaments ou après une injection de vaccin ou de sérum. Lorsque le sujet qui le possède est donneur de sang, cet anticorps sérique peut, au cours d'une transfusion, hémolyser les globules rouges d'un receveur des groupes A ou AB. V. *incompatibilité sanguine, agglutinine irrégulière* et *groupes sanguins.*

DONNEUR UNIVERSEL [angl. ***universal donor***]. Individu appartenant au groupe sanguin (v. ce terme) O. Ses hématies, privées d'agglutinogène, ne sont agglutinables par aucun sérum. Il peut donc donner son sang pour la transfusion à tous les sujets, quel que soit le groupe sanguin de ceux-ci, sauf dans certains cas : v. *donneur dangereux.*

DONOHUE (syndrome de) (D. William, canadien, 1954). V. *lepréchaunisme.*

DONOVAN (D. Charles, irlandais, 1863-1951). V. *Mac Leod-Donovan (phagédénisme de).*

DONOVANOSE, *s. f.* V. *granulome ulcéreux des parties génitales.*

DOO. Code international d'un stimulateur cardiaque double chambre entraînant une stimulation séquentielle atrio-ventriculaire asynchrone. V. *stimulateurs cardiaques (code des).*

DOOR (syndrome) *(Deafness Onycho-Osteodystrophy, mental Retardation)* [angl. ***DOOR syndrome***]. Acronyme anglais signifiant l'association de surdité, de retard mental et d'une onycho-ostéodystrophie. Ces malformations décrites par Walbaum en 1970, ont été ainsi nommées ultérieurement par des auteurs anglo-américains. V. *Walbaum (syndrome de).*

DOOSE (syndrome de) [angl. ***Doose's syndrome***]. Variété d'épilepsie infantile touchant les garçons, accompagnée de crises myoclono-astatiques et de myoclonies négatives, proche du syndrome de Lennox-Gastaut.

DOPA ou **DOPA,** *s. f.* [angl. ***dopa***]. Dihydroxyphénylalanine. Un des éléments de la chaîne qui aboutit à la synthèse des catécholamines ; il dérive de la tyrosine et il est le précurseur de la dopamine. V. *lévodopa.*

DOPAGE, *s. m.* (de *doper*) [angl. ***doping***]. Procédé destiné à améliorer artificiellement le rendement physique ou mental d'un individu, en particulier les performances sportives des athlètes. Il repose sur l'emploi de médicaments qui doivent éviter la fatigue et accroître les possibilités d'efforts (amphétamines, anorexigènes, éphédrine, anabolisants, hormones corticoïdes et androgènes, etc.). Le *d.* porte atteinte à l'éthique du sport ; il est dangereux pour celui qui l'utilise. Il est prohibé dans les compétitions.

DOPAMINE, *s. f.* [angl. ***dopamine***]. Syn. *dihydroxyphénéthylamine.* Acide aminé qui, au cours de la synthèse des catécholamines (v. ce terme), est formé aux dépens de la dopa (v. ce terme) et précède immédiatement la formation de noradrénaline. La *d.* est un médiateur chimique dont la synthèse est faite dans certains groupes de neurones ; elle est présente dans diverses régions du système nerveux central et périphérique. Contrairement aux autres catécholamines, la *d.* est vasodilatatrice au niveau des reins, de l'intestin et des coronaires. Sa disparition de certaines régions du cerveau (corps striés, locus niger) est en rapport avec la maladie de Parkinson et son précurseur, la L-dopa, est utilisé dans le traitement de cette affection ; d'autre part, des anomalies de la *d.* intra-cérébrale semblent liées au développement de la schizophrénie. On emploie la *d.* dans le traitement du choc : elle augmente le débit urinaire, le débit et la force de contraction du cœur sans modifier le rythme de celui-ci. Elle inhibe l'action de la prolactine. V. *médiateur chimique, récepteur dopaminergique, système dopaminergique, bromocriptine* et *prolactine.*

DOPAMINERGIE, *s. f.* Libération de dopamine.

DOPAMINERGIQUE, *adj.* [angl. ***dopaminergic***]. Qui se rapporte à la libération de dopamine. — ***nerf d.*** Nerf dont les terminaisons libèrent la dopamine (v. *médiateur chimique*). — ***récepteur d.*** V. ce terme. — ***système d.*** V. ce terme. — ***médicament d.*** Ce sont la L-dopa, l'amantadine et les agonistes dopaminergiques (bromocryptine, piribédil).

DOPAMINOMIMÉTIQUE, *adj.* Se dit d'une substance dont l'action est semblable à celle de la dopamine.

DOPPLER ou **DOPPLER-FIZEAU (effet)** (D. Christian, autr., 1843) [angl. ***Doppler effect***] (physique). « Modification de la fréquence perçue par suite du déplacement relatif de la source de vibrations et du récepteur » (G. Laitier). — En particulier, si l'on dirige un faisceau d'ultrasons de fréquence donnée sur un corps en mouvement, ce faisceau est réfléchi avec une fréquence différente de celle d'arrivée et la différence entre ces 2 fréquences est directement proportionnelle à la vitesse du corps étudié. V. *fluxmètre* et *Doppler (examen).*

DOPPLER (examen) [angl. ***Doppler velocimetry***]. Syn. *doppler.* Étude de la *circulation sanguine* au moyen d'une sonde émettrice d'ultrasons. Selon l'effet Doppler, la réflexion des ultrasons sur les globules rouges en mouvement permet de connaître la direction, la vitesse et le régime du courant sanguin. — Cette technique a été utilisée primitivement pour explorer *les artères et les veines superficielles* grâce à l'émission ***en continu*** (vélocimètre ultrasonique directionnel, McLeod, 1967). — le ***d. pulsé*** utilise une sonde émettant des ultrasons de manière *discontinue.* Une brève impulsion est suivie d'une période d'« écoute » pendant laquelle la sonde recueille des échos qui lui parviennent, avant l'envoi d'une nouvelle impulsion. Cette technique permet d'examiner des *structures profondes (vaisseaux et orifices cardiaques),* mais pas les flux de haute vélocité (ce que peut faire le *d.* continu). — ***échographie-doppler.*** Combinaison de l'examen *D.* et de l'échographie (bidimensionnelle ou TM selon le cas), ajoutant aux précisions hémodynamiques du *d.* des éléments anatomiques relatifs aux vaisseaux ou bien au cœur. — ***d. couleur.*** Procédé de codage du *d.* pulsé où les flux se rapprochant du capteur figurent en rouge, les flux s'en éloignant en bleu, la couleur étant d'autant plus claire que la vitesse est grande ; aux vitesses élevées apparait un repliement spectral [angl. ***aliasing***] générateur d'une mosaïque de couleurs. — ***d. « énergie »*** ou ***d. de puissance*** [angl. ***power doppler sonography***]. Variété de tomographie *D.* codée en couleurs n'utilisant que la puissance du signal *D.* (liée au nombre de globules rouges se déplaçant à l'intérieur du vaisseau, quelles qu'en soient la vitesse et la direction). Utilisée en complément du *d.* couleurs conventionnel, cette technique (où le signal est indépendant de l'angle et la sensibilité multipliée par 3 ou 5) permet une meilleure définition de la paroi vasculaire ainsi que l'étude des vaisseaux de petit diamètre et des parenchymes. — ***d. intracoronaire.*** V. *réserve coronaire.* — ***d. tissulaire.*** V. *échocardiographie.* — ***d. transcrânien*** [angl. ***transcranial doppler ultrasonography***]. Étude des vitesses circulatoires de artères intracrâniennes grâce au *d.* pulsé (et codé éventuellement en couleurs). L'application de la sonde en certains endroits (« fenêtres » orbitaires, temporales et sous-occipitales) permet d'examiner respectivement le siphon carotidien et l'artère ophtalmique ; la sylvienne et les cérébrales antérieures et postérieures ; les artères vertébrales et le tronc basilaire. Cet examen est complémentaire de l'étude ultrasonore des artères cervicales par doppler continu et échotomographie. V. *échocardiographie Doppler* à l'article *échocardiographie, ultrason, cathétérisme, HITS* et *fluxmètre.*

DORFMAN (D. Ronald, 1969). V. *Rosai et Dorfman (maladie de).*

DÖRING (D. Gehrard, all., 1939). V. *Pette-Döring (encéphalite de)*

DORSAL, ALE, *adj.* (lat. *dorsalis*) [angl. ***dorsal***]. Relatif au dos, face postérieure du tronc. — *vertèbres d.* Dénomination ancienne des vertèbres thoraciques.

DORSALGIE, *s. f.* [angl. ***dorsalgia***]. Douleur ayant son siège au niveau du rachis dorsal.

DORSALISATION, *s. f.* [angl. ***dorsalization***]. Anomalie de développement de la 7e vertèbre cervicale dont l'apophyse costiforme s'est transformée en une côte plus ou moins évoluée *(côte cervicale).* Cette anomalie peut déterminer des troubles dus à la compression des nerfs ou des vaisseaux ; c'est le *syndrome de la côte cervicale.* V. *scalène antérieur (syndrome du).*

DORSARTHROSE, *s. f.* [angl. ***rachidian arthrosis***]. Rhumatisme chronique dégénératif (arthrose) vertébral localisé à la colonne dorsale.

DORSIFLEXION, *s. f.* [angl. ***dorsiflexion***]. Inclinaison antérieure des vertèbres dorsales.

DORSOLOMBAIRE, *adj.* [angl. ***dorsolumbar***]. Qui concerne le dos et les lombes.

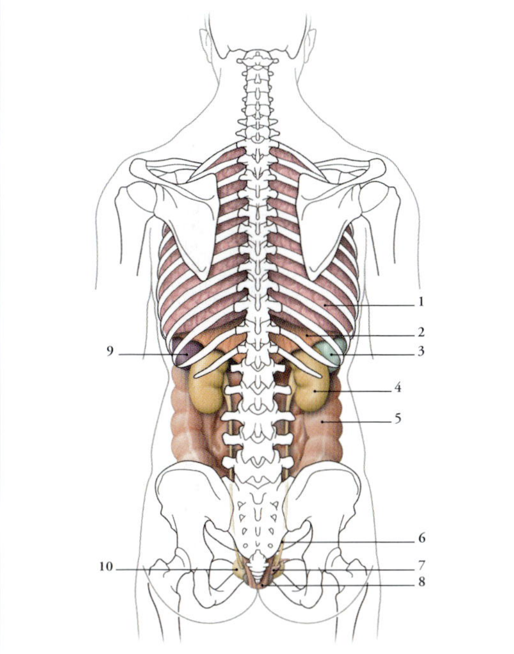

Dos, viscères en place. Vue postérieure

1. poumon *6. uretère*
2. diaphragme *7. vésicule séminale*
3. foie *8. rectum*
4. rein *9. rate*
5. côlon *10. vessie*

DOS, *s. m.* [angl. ***back***]. Partie postérieure du tronc.

DOS DROIT (syndrome du) [angl. ***straight back syndrome***]. Absence de cyphose vertébrale dorsale, entraînant une diminution du diamètre thoracique antéro-postérieur et une compression du cœur entre sternum et rachis.

DOS DE FOURCHETTE (Velpeau) [angl. ***silver-fork deformity***]. Déformation du poignet, dont la face dorsale forme une saillie convexe, caractéristique de la fracture de l'extrémité inférieure du radius (v. *Pouteau, fracture de*). Elle est due à la bascule postérieure du fragment distal engrené dans la zone métaphysaire.

DOSE ABSORBÉE [angl. ***absorbed dose***] (radiologie). Quantité d'énergie délivrée par des particules ionisantes à l'unité de masse de la substance irradiée, au point considéré, quelle que soit la nature du rayonnement ionisant utilisé. L'unité, le *rad,* vaut 100 ergs par gramme. C'est la *d. a.* qui mesure la quantité d'énergie reçue par les tissus, à laquelle sont liés les effets biologiques des radiations. Dans le Système International, le rad est remplacé par le *gray* et le *rem* par le *sievert* (v. ces termes).

DOSE INTÉGRALE [angl. ***integral dose***] (radiologie). Quantité totale d'énergie absorbée dans toute une région irradiée. C'est donc le produit de la dose absorbée par la masse de la région irradiée (en grammes). L'unité vaut donc 100 ergs.

DOSE LÉTALE 50 (DL 50) [angl. ***letal dose median***]. Quantité d'une substance chimique, d'une toxine, d'une culture microbienne ou d'un rayonnement ionisant, nécessaire pour tuer 50 % des animaux soumis à l'expérimentation.

DOSE LÉTALE MINIMA (DLM) [angl. ***Letal Dose Minimum, LDM***]. Quantité la plus petite d'une substance ou d'un rayonnement qui provoque la mort de l'animal d'expérience.

DOSE MAXIMA ADMISSIBLE [angl. ***maximal permissible dose***] (radiologie). Dose totale de rayonnements ionisants qu'un individu peut recevoir sans danger au cours de sa vie.

DOSE VOLUME ou **DOSE TUMORALE** [angl. ***tumour dose***] (radiologie). Quantité totale d'énergie absorbée par une tumeur irradiée. C'est le produit de la dose absorbée par la masse de la tumeur (en grammes) calculée d'après le volume géométrique qui la délimite approximativement.

DOSSIER MÉDICAL [angl. ***medical file***]. Ensemble d'informations (observation médicale — v. ce terme — comportant par écrit les antécédents personnels et familiaux, la description des symptômes et de l'examen physique, le résultat des examens complémentaires [biologie, imagerie médicale, tracés électriques], les comptes rendus de consultations spécialisées, les comptes rendus opératoires, les discussions diagnostiques et thérapeutiques, les feuilles de surveillance, le suivi de l'évolution) relatives à un cas observé en milieu hospitalier ou en pratique de ville. Certains de ses éléments, en général regroupés dans la lettre de sortie adressée au médecin traitant dans le cas d'une hospitalisation, sont communicables au patient (loi du 4 mars 2002), à l'exception toutefois des notes personnelles du médecin. V. *DMP.*

DOSSIER DE SOINS INFIRMIERS [angl. ***nursing file***]. Ensemble d'informations, incluses dans le dossier d'un patient hospitalisé, ayant trait au volet infirmier des soins dont il bénéficie.

DOT-BLOT (en angl. buvardage en tache). Hybridation sur tache. Méthode d'analyse de l'ARN voisine du *northern-blot* mais effectuée sans séparation électrophorétique préalable.

DOTHIÉNENTÉRIE, *s. f.* (Trousseau), **DOTHIÉNENTÉRITE**, *s. f.* (Bretonneau) (gr. *dothiên*, bouton ; *entéron*, intestin). V. *typhoïde (fièvre).*

DOTT ET BAILEY (syndrome de) (D. Norman, brit., 1925). Syndrome caractérisé par la coexistence de signes d'hyper- et d'hypofonctionnement de l'hypophyse, p. ex. : acromégalie et aspect eunuchoïde.

DOTTE (méthode de) [angl. ***Dotte's method***]. Variante de la méthode de Delorme et Watkins. V. ce terme.

DOUBLE ANONYMAT ou **DOUBLE AVEUGLE (épreuve en)** [angl. ***double-blind test***]. Syn. *épreuve en double insu.* Méthode employée lors des essais cliniques d'un médicament et destinée à éliminer tout élément subjectif dans l'appréciation des résultats obtenus. Elle consiste à donner le médicament au sujet en le faisant alterner avec un placebo à l'insu du sujet et aussi à l'insu du médecin ; le véritable contenu du produit administré n'étant connu, au moment de l'essai, que d'une tierce personne.

DOUBLE CONTOUR (image ou signe du) [angl. ***double contour sign***]. Image radiologique d'une ligne anormale située à côté d'une ligne limitant une structure normale. P. ex. : le bord droit de l'oreillette (ou atrium) gauche du cœur qui, dilatée dans le rétrécissement mitral, s'inscrit, sur le cliché de face, en dedans et près du bord de l'arc inférieur droit du cœur ; également, l'aspect de kyste hydatique du poumon altéré et décollé de la paroi et qui forme une image en croissant, avec 2 courbes voisines, concaves en bas, coiffant le pôle supérieur du kyste (signe du décollement du sommet : Brun et Jaubert de Beaujeu).

DOUBLE INSU (épreuve en). V. *double anonymat ou double aveugle (épreuve en).*

DOUBLE QUARTE (fièvre) [angl. ***double quartan fever***]. Fièvre intermittente dans laquelle l'accès se répète deux jours de suite, le troisième étant marqué par l'apyrexie ; puis le quatrième et le cinquième jour surviennent de nouveaux accès, suivis d'apyrexie le sixième, etc. V. *paludisme.*

DOUBLE QUOTIDIENNE (fièvre) [angl. ***double quotidian fever***]. Fièvre intermittente avec deux accès par jour. V. *paludisme.*

DOUBLE SOUFFLE INTERMITTENT CRURAL DE DUROZIEZ. V. *Duroziez (signe de).*

DOUBLE TIERCE (fièvre) [angl. ***tertian fever***]. Forme de fièvre intermittente caractérisée par des accès survenant tous les jours comme dans la fièvre quotidienne ; mais les accès n'apparaissent pas aux mêmes heures ; ils se correspondent en tierce, c.-à-d. que les accès des 1er, 3e et 5e jours se ressemblent, ils débutent à la même heure et ont la même intensité, tandis que les accès des 2e, 4e et 6e jours sont semblables entre eux, mais différents des précédents. V. *paludisme.*

DOUBLE TON (en allemand, *Doppelton*) (Traube). V. *Traube (double ton de).*

DOUBLET (signe du) (R. Turpin, J. Lefebvre et J. Lerique, 1943). Apparition, sur l'électromyogramme, d'ondes doubles formées par la répétition, à bref intervalle, d'ondes simples normales (pointes triphasiques élémentaires). Elle est observée au cours de la crise de tétanie (spontanée ou provoquée par hyperpnée) et même au repos dans les cas de tétanie latente.

DOUBLETS, *s. m. pl.* (cardiologie). V. *bigéminisme.*

DOUBLETS (théorie des) (Craib) [angl. ***dipoles theory***] (cardiologie). Syn. *théorie des dipoles.* Théorie destinée à expliquer les phénomènes électriques observés dans le muscle cardiaque pendant son excitation. Le passage de la région excitée de la positivité à la négativité (dépolarisation) peut être figuré par le cheminement, le long de l'onde d'excitation, d'un train de « doublets » ou de « dipoles » électriques, groupes de deux charges opposées, dont le pôle + est situé en avant et le pôle – en arrière. Le retrait de l'onde d'excitation (repolarisation) serait représenté par un autre train de doublets progressant dans le même sens, mais le pôle – en avant et le pôle + en arrière, rétablissant, dans la région abandonnée par l'excitation, la positivité initiale, caractéristique de la période de repos.

DOUCHE, *s. f.* [angl. ***shower***]. — 1° Application d'eau en pluie ou en jet sur tout le corps ou l'une de ses parties. V. *affusion.* — 2° Dispositif muni d'une pomme d'arrosoir servant à cette application.

DOUGLAS. V. *Biggs et Douglas (test de).*

DOUGLAS (cri ou **signe du)** (Proust, 1914) [angl. ***Douglas's cry***]. Douleur extrêmement vive, arrachant un cri à la malade, déterminée par la palpation profonde du cul-de-sac de Douglas, chez la femme atteinte de rupture de grossesse extra-utérine.

DOUGLAS (cul-de-sac de)(D. James, brit., 1675-1742) (TA *excavatio recto-uterina*) [angl. ***Douglas's pouch***]. Syn. *cul-de-sac recto-vésical ou recto-utérin.* Cul-de-sac péritonéal situé en avant du rectum et en arrière du fornix vaginal et de la vessie. V. *Douglas (cri ou signe du).*

DOUGLASSECTOMIE, *s. f.* (cul-de-sac de Douglas ; gr. *ektomê*, ablation). Résection chirurgicale du péritoine pelvien du cul-de-sac de Douglas, avec accolement du vagin et du rectum et suture bord à bord des 2 feuillets péritonéaux restants et des ligaments utérosacrés. C'est le traitement des rétroversions utérines des femmes jeunes, des prolapsus ovariens et du syndrome d'Allen et Masters.

DOUGLASSITE, *s. f.* [angl. ***douglasitis***]. Péritonite chronique localisée au cul-de-sac de Douglas.

DOULEUR, *s. f.* [angl. ***pain***]. « Impression anormale et pénible reçue par une partie vivante et perçue par le cerveau » (Littré). — ***d. cordonale.*** V. *cordonal.* — ***d. erratique*** [angl. ***wandering pain***]. *D.* qui change fréquemment de place (rhumatisme). — ***d. exquise*** [angl. ***exquisite pain***]. *D.* vive et nettement localisée en un point très limité (goutte, appendicite). — ***d. fulgurante*** [angl. ***fulgurant pain***]. *D.* très vive survenant spontanément (période initiale du tabès) et dont la durée très courte a été comparée à celle de l'éclair. — ***d. gravative*** [angl. ***heavy pain***]. *D.* accompagnée d'une sensation de pesanteur. — ***d. lancinante*** [angl. ***lancinatory pain***]. *D.* comportant des élancements paroxystiques. — ***d. morale*** [angl. ***mind pain***] (psychiatrie). Inquiétude pénible et indéfinissable accaparant l'affectivité. Symptôme essentiel de la mélancolie (v. ce terme). — ***d. neuropathique*** [angl. ***neuropathic pain***]. *D.* en relation avec une lésion du système nerveux, central ou périphérique. V. *névralgie* — ***d. ostéocope*** [angl. ***osteoscope pain***]. Syn. *ostéodynie. D.* osseuse profonde, aiguë, ne coïncidant avec aucun signe extérieur. — ***d. pongitive*** [angl. ***boring pain***]. *D.* analogue à celle que fait une pointe en pénétrant profondément (pleurésie). — ***d. pulsative*** [angl. ***throbbing pain***]. Battements douloureux perçus dans les parties enflammées, en rapport avec les pulsations artérielles. — ***d. tensive.*** Douleur accompagnée d'une impression de distension (formation d'un abcès, inflammation d'une muqueuse). — ***d. térébrante*** [angl. ***terebrant pain***]. *D.* profonde qui semble produite par la pénétration d'un corps vulnérant. — ***d. tormineuse*** [angl. ***torminal pain***]. Coliques violentes revenant par accès. V. *analgésie, anesthésie, algologie* et *CLUD.*

DOULEURS, *s. f. pl.* Sensations pénibles qui accompagnent les contractions utérines pendant le travail de l'accouchement. — ***d. conquassantes.*** *D.* très violentes ressenties par la parturiente quand la tête franchit la vulve. — ***d. expultrices*** ou ***expulsives.*** *D.* ressenties par la parturiente, lorsque la dilatation du col est complète et que la partie engagée commence à franchir la filière pelvienne. — ***d. préparantes.*** *D.* ressenties par la parturiente pendant la période de dilatation de l'orifice du col.

DOUVE, *s. f.* V. *distome.*

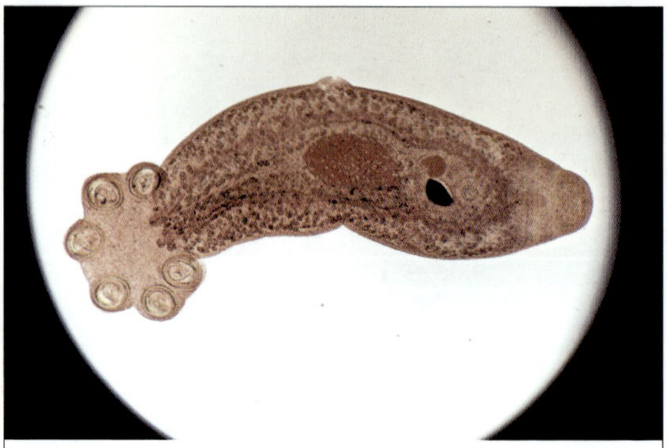

Douve

DOWLING-DEGOS (syndrome de) (Dowling G.B., brit. 1938 ; Degos Robert, fr. 1954) [angl. ***Dowling-Degos syndrome***]. Dermatose pigmentaire réticulée des plis ; affection familiale voisine de l'*acanthosis nigricans.* V. ce terme.

DOWN (maladie ou **syndrome de)** (D. John Langdon, brit., 1828-1891). V. *trisomie 21.*

DOYNE (dégénérescence maculaire de) (D. Robert, brit., 1889) [angl. ***Doyne's honeycomb choroidopathy***]. Dégénérescence colloïde familiale et héréditaire de la partie centrale de la rétine. De nombreuses taches jaunes saillantes sont disposées en mosaïque (aspect en rayons de miel) autour de la macula. Des hémorragies et l'atrophie de la rétine peuvent survenir à la longue entraînant une diminution de la vision.

DP. Abréviation de 1° *droit permanent à dépassement* (sous-entendu : du tarif conventionnel de la Sécurité sociale). — 2° *diagnostic principal.* Terme de gestion hospitalière. Ce *DP* est considéré « comme ayant mobilisé l'essentiel de l'effort médical et soignant » (ministère de la Santé). Sa mention dans le Résumé d'Unité Fonctionnelle (RUM) permet de classer le séjour considéré dans la Catégorie Majeure de Diagnostic (CMD) adéquate et d'établir correctement le PMSI. V. ce terme et *DA.* — 3° *dossier pharmaceutique.* Expérimenté en 2007, il indique l'ensemble des médicaments (prescrits ou non) dispensés à chaque patient au cours des quatre derniers mois. Seuls les pharmaciens ont accès à ce document dont les données sont centralisées et qui est destiné à sécuriser la dispensation des médicaments.

DPP 4. Dipeptidyl-peptidase. V. *gliptine, incrétine* et *antidiabétique.*

DR. Abréviation de *Diagnostic Relié.* Terme de gestion hospitalière introduit en 2000. Variété de diagnostic associé permettant d'éclairer, de préciser le contexte pathologique exprimé en diagnostic principal (DP). P. ex., DP : ascite ; DR : cirrhose. V. *DA, DP, DS, PMSI, RUM.*

DRACONTIASE, *s. f.* (gr. *drakôn,* dragon) [angl. ***dracontiasis***]. V. *draconculose.*

DRACUNCULOSE, *s. f.* [angl. ***dracunculosis***]. Syn. *dracontiase.* Infestation de l'organisme par la filaire de Médine femelle (ou ver de Guinée) : *Dracunculus medinensis.* Elle se manifeste par une ou plusieurs tumeurs sous-cutanées qui ne tardent pas à s'abcéder et d'où l'on peut extraire les parasites. V. *Cyclops.*

DRACUNCULUS LOA ; DRACUNCULUS MEDINENSIS. V. *filaire.*

DRAGÉE, *s. f.* [angl. ***sugar-coated tablet***] (pharmacie). Comprimé non sécable enrobé de sucre.

DRAGER (D. Glenn, amér., 1960). V. *Shy et Drager (syndrome de).*

DRAGONNEAU, *s. m.* V. *filaire de Médine.*

DRAGSTEDT (iléostomie à la). V. *iléostomie.*

DRAGSTEDT (opération de) (D. Lester, de Chicago, 1943) [angl. ***Dragstedt's operation***]. Syn. *vagotomie bilatérale.* Section des deux nerfs pneumogastriques, au niveau de la portion inférieure de l'œsophage. Opération destinée à supprimer la sécrétion gastrique, pratiquée en cas d'ulcère de l'estomac et surtout en cas d'ulcère du duodénum et d'ulcère peptique.

DRAIN, *s. m.* (angl. *to drain*, faire écouler) [angl. ***drain***]. Tube de caoutchouc, de verre, de matière plastique ou de toute autre substance, percé de trous le long de sa paroi et destiné à assurer le drainage. V. *Kehr, Redon* et *sonde.* — ***d. transtympanique.*** V. *aérateur transtympanique.*

DRAINAGE, *s. m.* [angl. ***drainage***]. Traitement des collections liquides septiques ou aseptiques, qui consiste à favoriser leur écoulement continu en maintenant la béance de leur orifice par un tube (drain) permettant l'aspiration, par une lame de caoutchouc ou par une mèche. — ***d. d'attitude.*** V. *postural.* — ***d. bronchoscopique.*** V. *broncho-aspiration.* — ***d. endocavitaire.*** V. *Monaldi (méthode de).* — ***d. hépatique.*** V. *hepaticus drainage.* — ***d. lymphatique manuel.*** Technique destinée à évacuer les œdèmes par les voies lymphatiques, au moyen de massages doux, rythmés et lents. V. *pressothérapie.* — ***d. de Mikulicz.*** V. *Mikulicz (drainage et pansement de).* — ***d. de posture*** ou ***postural.*** V. *postural.* — ***tidal d.*** (angl. *tide*, marée). Terme anglais désignant le siphonage intermittent employé pour drainer la vessie.

DRAME PANCRÉATIQUE DE DIEULAFOY. Apparition brutale de symptômes d'emblée très alarmants (douleur épigastrique atroce, vomissements répétés, météorisme abdominal, état de choc intense) au début d'une pancréatite aiguë hémorragique.

DRAPÉ (signe du) (Gutmann) [angl. ***incisure defect***]. Aspect radiologique des plis de la muqueuse gastrique observé au cours du cancer de l'estomac : sur la courbure opposée à la lésion existe une rétraction fixe comparable au fronçage d'une étoffe épinglée ; elle traduit le plus souvent une traînée néoplasique.

DRASH (syndrome de) (D. Allan, amér., 1970) [angl. ***Drash's syndrome***]. Association familiale d'un pseudo-hermaphrodisme mâle, d'une tumeur de Wilms, d'une hypertension artérielle et d'une néphropathie glomérulaire.

DRASS. Abréviation de *Direction Régionale des Affaires Sanitaires et Sociales.* V. *action sanitaire et sociale.*

DRASTIQUE, *adj.* et *s. m.* (gr. *draô*, j'agis) [angl. ***drastic***]. Purgatif énergique.

DREANO (méthode de) [angl. ***Dreano's method***]. Technique de rééducation psychomotrice.

DREIFUSS (D. F., 1966). V. *Emery-Dreifuss (maladie d').*

DRÉPANOCYTE, *s. m.* (gr. *drépanon*, faux, faucille ; *kutos*, cellule). Syn. *hématie falciforme* [angl. ***sickle-cell***]. Hématie déformée, en faucille ou en fuseau. V. *drépanocytose.*

DRÉPANOCYTOSE, *s. f.* (gr. *drépanon*, faux, faucille ; *kutos*, cellule) [angl. ***drepanocytic anaemia, sickle-cell disease***]. Présence, dans le sang de certains anémiques, d'hématies en forme de croissant. V. *anémie à hématies falciformes* et *hémoglobinose.*

DRESBACH (anémie, maladie ou syndrome de) (D. Melvin, amér., 1904). V. *ovalocytose* et *anémie à hématies falciformes.*

DRESS (syndrome) (acronyme angl. : *Drug Rash with Eosinophilia and Systemic Symptoms*) (1993-1998) [angl. ***DRESS syndrome***]. Syndrome d'hypersensibilté médicamenteuse associant éruption cutanée, signes généraux et hépatiques, hyperéosinophilie et syndrome inflammatoire. Il s'observe en particulier au cours de traitement par les antiviraux tels que la névirapine.

DRESSLER (syndrome de) (D. William, amér., 1955) [angl. ***Dressler's syndrome***]. Syn. *syndrome post-infarctus du myocarde.* Syndrome survenant parfois dans les jours ou les semaines qui suivent l'apparition d'un infarctus du myocarde. Il est caractérisé par une fièvre, des douleurs thoraciques, une péricardite, une pleurésie, parfois une congestion pulmonaire ; il existe une accélération de la vitesse de sédimentation des hématies, une légère hyperleucocytose avec polynucléose neutrophile. Après plusieurs rechutes, la guérison survient, hâtée par la thérapeutique anti-inflammatoire. Ce syndrome, que l'on doit rapprocher du syndrome post-commissurotomie (v. ce terme), peut également succéder à une simple poussée d'insuffisance coronaire (*syndrome post-coronarite de Dressler,* 1959). Son origine auto-allergique et le rôle des complexes immuns ont été discutés.

DRINKWATER (syndrome de) (D. Harry, brit., 1917). V. *symphalangie.*

DROGUE, *s. f.* (étymologie incertaine : pour Littré, le terme anglo-saxon *dryge* ou le hollandais *trook,* tous deux signifiant : sec ; pour Robert, le néerlandais *droog,* chose sèche) [angl. ***drug***]. « Matière première des médicaments officinaux et magistraux [...]. Par extension, vulgairement, toute substance médicamenteuse » (Littré). — Actuellement on tend à réserver ce terme aux médicaments dont l'abus peut entraîner une pharmacodépendance (v. ce terme et *psychotrope*). V. *passeurs de drogue (syndrome des), crack* et *ecstasy.*

DROITIER, IÈRE, *adj.* ou *s.* [angl. ***right-handed***]. Celui ou celle qui a une « tendance innée et irréversible à se servir de sa main et de son pied droits pour tous les mouvements volontaires ou spontanés » (V. Kovarsky). V. *ambidextre* et *gaucher.*

DROITS DES MALADES [angl. ***patients' rights***]. Règles juridiques relatives aux personnes hospitalisées, garantissant la protection de leur santé. V. *charte du patient hospitalisé, livret d'accueil, dossier médical* et *information du malade.*

DROMOTHÉRAPIE, *s. f.* [angl. ***dromotherapy***]. Emploi thérapeutique de la course à pied.

DROMOTROPE, *adj.* (Engelmann) (gr. *dromos*, course ; *trépein*, tourner) [angl. ***dromotropic***] (physiologie). Se dit de tout ce qui concerne le pouvoir de conductibilité de la fibre musculaire et surtout de ce qui intéresse la conduction intracardiaque de l'excitation.

DROP-ATTACK (terme angl. : *to drop,* tomber, s'affaisser). Brusque suspension du tonus postural entraînant la chute par dérobement des jambes, sans perte de connaissance. Ce phénomène est attribué à une ischémie paroxystique du tronc cérébral, consécutive à l'insuffisance vertébro-basilaire. V. *cataplexie 3°.*

DROSOPHILE, *s. f.* (gr. *drosos,* rosée, liquide ; *philos,* ami). Mouche du vinaigre dont l'espèce *Drosophila melanogaster* est utilisée pour des études génétiques. V. *homéotique.*

DRUMSTICK, *s. m.* (Davidson et Smith 1954) (en angl. baguette de tambour). Expansion pédiculée et renflée à son extrémité libre, du noyau des polynucléaires neutrophiles, observée parfois dans le sexe féminin.

DRUSE, *s. f.*, ou **DRUSEN** *s. f. pl.* (allemand *Druse, pl. Drusen*, nodule minéral). Petite excroissance blanchâtre siégeant dans la région maculaire de la rétine, au cours de la dégénérescence sénile de la macula.

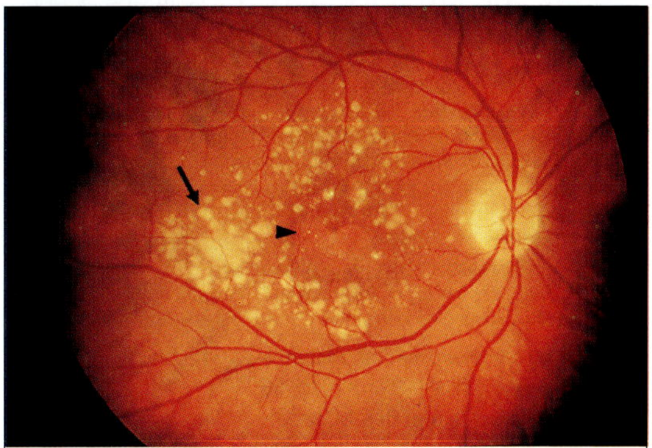

Druses (flèches)

DS. Abréviation de — 1° *diagnostic associé significatif.* V. *DA.* — 2° (anatomie). Abréviation de *détroit supérieur.*

DSA. V. *Défibrillateur Semi-Automatique* à l'article *défibrillateur*.

DSM. Abréviation du terme anglais : ***Diagnostic and Statistical Manual of Mental Disorders.*** Manuel diagnostique et statistique des maladies mentales, édité par l'Association Américaine de Psychiatrie à Washington.

DSSI. Abréviation de *Direction du Service des Soins Infirmiers.*

Dt. Symbole de la *capacité de diffusion d'un tissu pour un gaz.*

DT. Abréviation de — 1° *delirium tremens.* — 2° *(vaccin) antidiphtérique et antitétanique.* V. ces termes, *diphtérie* et *tétanos.*

DTC. Abréviation de *vaccin anti-diphtérique, antitétanique et anticoquelucheux.* V. à ces *vaccins.*

Dt_{CO_2}. Symbole de la *capacité de diffusion d'un tissu pour le gaz carbonique.*

DTCP. Abréviation de *vaccin antidiphtérique, antitétanique, anticoquelucheux et antipoliomyélitique.* V. à ces *vaccins.*

Dt_{O_2}. Symbole de la *capacité de diffusion d'un tissu pour l'oxygène.*

DTPA. Abréviation anglaise d'*acide diéthylène triamine penta-acétique.* V. *gadolinium.*

DT-TAB. Abréviation de *(vaccination) antidiphtérique, antitétanique, antityphique et paratyphique A et B.* V. *vaccins, diphtérie, tétanos* et *fièvre typhoïde.*

DU. Abréviation de *Diplôme Universitaire.* V. *DIU.*

DUANE (syndrome de) (D. Alexander, amér., 1905). V. *Türk-Stilling-Duane (syndrome de).*

DUBINI (chorée de) (D. Angelo, ital., 1845) [angl. ***Dubini's chorea***]. Variété de chorée électrique caractérisée par des attaques convulsives suivies souvent de paralysie et se terminant par le coma et la mort. Ce type clinique, observé en Italie, paraît être très rare en France. On tend aujourd'hui à le faire entrer dans le cadre des encéphalites aiguës épidémiques (forme myoclonique de Sicard).

DUBIN-JOHNSON (ictère, maladie ou syndrome de) (D. Isidore, amér., 1954) [angl. ***Dubin-Johnson disease***]. Affection rare, familiale, à transmission autosomique récessive, caractérisée par un ictère débutant dans l'enfance et persistant ensuite, peu intense et variable, sans altération de l'état général. La bilirubinémie directe est élevée ; il n'y a pas d'hémolyse ni d'atteinte des fonctions hépatiques ni d'obstacle sur les voies biliaires. Le foie est gros, vert-noir et les cellules centrolobulaires contiennent en abondance un pigment brun appartenant au groupe des mélanines. Cette maladie est due à une mauvaise excrétion de la bilirubine directe (ou conjuguée), provoquée par l'absence d'une enzyme hépatique. V. *ictère chronique idiopathique.*

DU BOIS-REYMOND (loi de) (D.R. Emil, all., 1818-1896) [angl. ***Du Bois-Reymond's law***]. « Ce sont les périodes d'état variable du courant continu qui provoquent l'excitation des nerfs et des muscles » (A. Strohl et A. Djourno).

DUBOWITZ (syndrome de) (D. Victor, brit., 1965) [angl. ***Dubowitz's syndrome***]. Ensemble de malformations comportant un nanisme à début intra-utérin, une dysmorphie craniofaciale avec microcéphalie, rétrognatisme, faciès aplati et hypertélorisme, un eczéma chronique et une débilité mentale légère, avec instabilité et agitation. La transmission est autosomique et récessive.

DUBREUIL-CHAMBARDEL (syndrome de) (D. Georges, fr., 1911) [angl. ***Dubreuil-Chambardel syndrome***]. Carie des incisives supérieures survenant chez l'adolescent.

DUBREUILH (mélanome ou mélanose de) (D. William, fr., 1894). V. *mélanose circonscrite précancéreuse de Dubreuilh.*

DUCCI (réaction ou test de). V. *rouge colloïdal (réaction au).*

DUCHENNE. V. *Aran-Duchenne : amyotrophie d', muscles du groupe, syndrome d'* et *type.*

DUCHENNE (dystrophie musculaire de). V. *paralysie (ou myopathie) pseudo-hypertrophique type Duchenne.*

DUCHENNE (maladie de) (D. Guillaume, fr.) [angl. ***Duchenne's disease***]. Nom donné au *tabes dorsalis,* décrit pour la première fois d'une façon complète en 1858 par Duchenne (de Boulogne), quelquefois aussi à la *paralysie labio-glosso-laryngée* découverte en 1860 par le même auteur et à la *paralysie pseudo-hypertrophique type Duchenne* (1849-61), variété la plus fréquente de myopathie primitive progressive (v. ces différents termes).

DUCHENNE (signes de) (D., de Boulogne). — 1° Signe de pied plat valgus douloureux : l'enfant, couché sur le dos, ne s'oppose que faiblement aux tentatives de flexion dorsale du pied malade, faites en appuyant sous la tête du 1er métatarsien. — 2° Signe observé au cours de la paralysie radiale saturnine. Le long supinateur (ou brachio-radial), dont la motilité est conservée, fait saillie lorsqu'on s'oppose à la flexion de l'avant-bras sur le bras.

DUCHENNE (syndrome de). V. *paralysie labio-glosso-laryngée.*

DUCHENNE (type pseudo-hypertrophique de). V. *paralysie pseudo-hypertrophique de Duchenne.*

DUCHENNE-ERB (muscles du groupe). Deltoïde, biceps, brachial antérieur et long supinateur.

DUCHENNE-ERB (syndrome ou paralysie type) [angl. ***Erb-Duchenne paralysis***]. Syn. *paralysie* ou *syndrome radiculaire supérieur du plexus brachial.* Syndrome provoqué par l'atteinte du tronc primaire supérieur du plexus brachial (5e et 6e racines cervicales). Il est caractérisé par une paralysie flasque frappant les muscles du groupe Duchenne-Erb (v. ce terme) avec abolition des réflexes tendineux, atrophie, troubles des réactions électriques et par une hypoesthésie en bande le long du bord externe de l'épaule, de l'avant-bras et du bras.

DUCLOS (D. P., fr., 1920). V. *Lhermitte et Duclos (maladie de).*

DUCREY (bacille de) (D. Augusto, ital., 1860-1940). Syn. *Hæmophilus ducreyi.* Bactérie spécifique du chancre mou. V. ce terme et *Hæmophilus.*

DUCTANCE, *s. f.* (J. Lacoste, 1905) (lat. *ducere*, conduire). Terme créé pour traduire de l'angl. le ***fractional uptake coefficient*** de Bates (1952) et exprimer la notion d'efficacité globale des échanges gazeux pulmonaires. En pratique, ce coefficient se mesure pour le monoxyde de carbone selon la formule suivante : Du CO = (PICO — PECO)/PICO, où PICO et PECO désignent respectivement la pression partielle du monoxyde de carbone dans l'air inspiré et expiré. Ces résultats sont exprimés en pourcentage de la valeur normale.

DUCTION, *s. f.* (lat. *ducere,* conduire) [angl. ***duction***]. Mouvement d'un seul œil (adduction, circumduction, etc.).

DUCTODÉPENDANT, ANTE, *adj.* (lat. *ductus*, canal — sous-entendu *arteriosus*, artériel ; dépendant). Se dit des malformations cardiovasculaires graves qui dépendent pour la survie immédiate du nouveau-né, de la perméabilité du canal artériel (v. ce terme et *prostaglandine*).

DUCTOPÉNIE, *s. f.* (lat. *ductus,* canal ; gr. *pénia,* pauvreté) [angl. ***ductopenia***]. Insuffisance du nombre des canalicules biliaires ; elle se manifeste par une cholestase chronique. Elle peut être d'origine congénitale (syndrome d'Alagille) ou plus souvent acquise (hépatite toxique).

DUDLEY MORTON (maladie ou syndrome de). V. *Morton (maladies de), 2°.*

DUFFY (antigène, facteur ou système) (nom du malade). V. *groupes sanguins.*

DUGUET (signe de) (D. Jean-Baptiste, fr., 1837-1914) [angl. ***Bouveret's ulcer***]. Ulcération des piliers antérieurs du voile du palais dans la fièvre typhoïde.

DUHAMEL (opération de). Opération pratiquée en cas de mégacôlon congénital. Elle consiste dans une résection rectosigmoïdienne avec fermeture de l'extrémité supérieure de l'ampoule rectale suivie d'un abaissement du côlon sigmoïde en arrière du rectum et de son abouchement à la peau à travers le sphincter anal.

DUHAMEL (schizomélie de). V. *schizomélie.*

DUHRING ou DUHRING-BROCQ (maladie de) (D. Louis, amér., 1884). V. *dermatite herpétiforme* et *dermatite polymorphe douloureuse chronique à poussées successives.*

DUJARIER (bandage de) (D. Charles, fr., 1879-1931). Appareil destiné à immobiliser le bras et le coude au corps et que l'on utilise dans la contention des fractures de l'extrémité supérieure de l'humérus et l'immobilisation des épaules après réduction des luxations.

DUKE (épreuve de) (D. William, amér., 1883-1949) [angl. ***Duke's test***]. Recherche du *temps de saignement* (v. ce terme). Une piqûre du lobule de l'oreille donne chez un sujet sain un écoulement de quelques gouttes de sang qui s'arrête spontanément en 3 ou 4 minutes. Sa prolongation indique un état pathologique. — Avec la *technique d'Ivy* (v. ce terme) plus sensible mais plus complexe, le temps de saignement normal est inférieur à 10 minutes.

DUKES (classification de) (D. Cuthbert, angl., 1932). V. *cancer colorectal.*

DUKES-FILATOV (maladie de) (D. Clement, brit., 1904) [angl. ***fourth disease***]. Syn. *quatrième maladie, rubéole scarlatiniforme.* Fièvre éruptive dont les caractères se rapprochent de ceux de la rubéole et de la scarlatine : exanthème léger, angine, adénopathies et symptômes généraux peu marqués. Elle n'est pas admise comme une entité morbide distincte par tous les auteurs et beaucoup la considèrent identique à la *sixième maladie* (v. ce terme).

DUMPING SYNDROME (angl.) V. *chasse (syndrome de).*

DUNCAN (syndrome de) (nom de malade). V. *syndrome de Purtilo.*

DUNGERN ET HIRSZFELD (loi de von) (D. Emil, all., 1910) [angl. ***von Dungern's test***]. Principe régissant la transmission héréditaire des groupes sanguins selon les lois de Mendel : les agglutinogènes A et B existant chez les parents peuvent se retrouver chez leurs enfants ou disparaître (suivant que les parents sont homo- ou hétérozygotes) ; ils ne peuvent pas apparaître chez les enfants s'ils n'existent pas chez leurs parents.

DUNNIGAN (syndrome de). V. *Köbberling-Dunnigan (syndrome de).*

DUODÉNECTOMIE, *s. f.* (duodénum ; gr. *ektomê*, ablation) [angl. ***duodenectomy***]. Résection du duodénum ; elle est presque toujours partielle.

DUODÉNITE, *s. f.* [angl. ***duodenitis***]. Inflammation du duodénum. Elle se confond ordinairement avec la gastrite ou l'entérite.

DUODÉNO-CHOLÉDOCHOTOMIE, *s. f.* V. *cholédocho-duodénotomie interne.*

DUODÉNO-GASTRECTOMIE, *s. f.* V. *gastro-duodénectomie.*

DUODÉNO-GASTROSCOPIE, *s. f.* (lat. *duodenum* ; gr. *gaster*, estomac ; *skopein*, voir). Syn. *fibroduodéno-gastroscopie.* Méthode d'exploration visuelle du duodénum et de l'estomac au moyen d'un fibroscope (v. ce terme) introduit dans l'œsophage.

DUODÉNO-JÉJUNOSTOMIE, *s. f.* (lat. *duodenum ; jejunum ; gr. stoma*, bouche) [angl. ***duodenojejunostomy***]. Opération qui consiste à mettre en communication le duodénum et le jéjunum.

DUODÉNO-PANCRÉATECTOMIE, *s. f.* (lat. *duodenum* ; pancréas ; gr. *ektomê*, ablation) [angl. ***duodenopancreatectomy***]. Syn. *pancréato-duodénectomie.* Ablation chirurgicale du pancréas et du duodénum, préconisée en cas de cancer du pancréas et en cas de cancer du cholédoque ou de l'estomac propagé au pancréas. — ***d. p. céphalique.*** Ablation du duodénum et de la tête du pancréas.

DUODÉNOPLASTIE, *s. f.* (lat. *duodenum* ; gr. *plassein*, façonner) [angl. ***duodenoplasty***]. Opération de reconstitution duodénale, proposée dans certaines sténoses de cet organe (par pancréas annulaire notamment).

DUODÉNO-PYLORECTOMIE ANTÉRIEURE ou **DUODÉNO-SPHINCTÉRECTOMIE ANTÉRIEURE** (Judd) [angl. ***anterior duodenopylorectomy***]. Résection d'une partie du duodénum et du pylore.

DUODÉNOSCOPE, *s. m.* (lat. *duodenum* ; gr. *skopein*, voir) [angl. ***duodenofibrescope***]. Syn. *fibro-duodénoscope.* Fibroscope (v. ce terme) destiné à l'exploration visuelle du duodénum.

DUODÉNOSCOPIE, *s. f.* (1967) [angl. ***duodenofibrescopy***]. Syn. *fibro-duodénoscopie.* Méthode d'exploration visuelle directe de la lumière du duodénum, au moyen d'une variété de fibroscope, le duodénoscope (v. ces termes). Elle permet aussi d'injecter un liquide opaque aux rayons X dans le canal de Wirsung et la voie biliaire principale. V. *pancréato-cholangiographie.*

DUODÉNOSTOMIE, *s. f.* (duodénum ; gr. *stoma*, bouche) [angl. ***duodenostomy***]. Création d'une bouche sur le duodénum ; opération pratiquée dans des cas de sténose pylorique, lorsqu'on ne peut faire la gastro-entérostomie.

DUODÉNOTOMIE, *s. f.* (duodénum ; gr. *tomê*, section) [angl. ***duodenotomy***]. Incision du duodénum.

DUODÉNUM, *s. m.* (lat. *duodenum digitorum*, douze [travers] de doigts [de long]) [TA et angl. ***duodenum***]. Portion initiale, fixe, de l'intestin grêle, faisant suite au pylore et se continuant par le jéjunum. Il comporte 4 parties, dessinant un anneau incomplet ouvert en haut et à gauche. Il reçoit les canaux au conduits cholédoque et du pancréas, glande avec lequel il a des rapports étroits • 👁 **rate, pancréas** •.

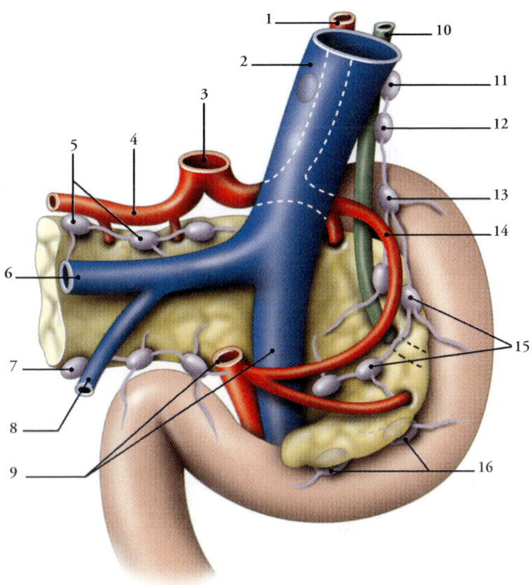

Lymphatiques du duodénum et du pancréas
Vue dorsale.

1. artère hépatique propre
2. veine porte
3. tronc cœliaque
4. artère splénique (liénale)
5. lymphonœuds pancréatiques supérieurs
6. veine splénique (liénale)
7. lymphonœuds pancréatiques inférieurs
8. veine mésentérique inférieure
9. artère et veine mésentériques supérieures
10. conduit cholédoque
11. lymphonœud du foramen
12. lymphonœud suprapylorique
13. lymphonœuds rétropyloriques
14. artère pancréatico-duodénale supéro-postérieure
15. lymphonœuds pancréatico-duodénaux supérieurs
16. lymphonœuds pancréatico-duodénaux inférieurs

DUPLAY ou **DUPLAY-MARION (opération de)** [angl. ***Duplay's operation***]. Opération plastique destinée à la cure de l'épispadias et de l'hypospadias. Elle consiste dans la reconstitution de l'urètre au moyen de deux lambeaux cutanés péniens latéraux adossés par leurs faces avivées ; le méat anormal est fermé dans un second temps (Duplay). Marion dérive l'urine par une cystostomie préalable et suture les lambeaux cutanés sur une sonde.

DUPLAY (maladie de) (D. Emmanuel, fr., 1872) [angl. ***Duplay's disease***]. Périarthrite scapulo-humérale s'accompagnant de calcification de la bourse séreuse sous-acromiale. V. *périarthrite.*

DUPLICATION, *s. f.* (Bridges, 1919) [angl. ***duplication***] (génétique). Aberration chromosomique (v. ce terme) consistant dans la présence d'un segment chromosomique surnuméraire fixé sur un chromosome : sur le chromosome homologue de celui dont ce segment a été détaché par délétion, ou sur un chromosome d'une autre paire.

DUPLICITÉ, *s. f.* (lat. *duplex*, double) [angl. ***duplication***]. État de ce qui est double. P. ex., *d. urétérale* : uretère double, s'abouchant dans la vessie par deux orifices distincts. V. *bifidité.*

DUPONT ET LACHAPELLE (maladie de) (1964). Affection caractérisée par l'existence de papules ou d'une infiltration de la peau au niveau de la face et du thorax, apparaissant chez des sujets ayant reçu de longues séries d'un médicament contenant de la polyvinyl-pyrrolidone comme véhicule-retard (extraits post-hypophysaires). Il s'agit d'une thésaurismose (v. ce terme), les plus grosses molécules de la polyvinyl-pyrrolidone (au-dessus d'un poids moléculaire de 40 000 d) n'étant pas éliminées par le rein et restant stockées dans les cellules du système réticulo-endothélial.

DUPRÉ (syndrome de) (D. Ernest, fr. 1862-1921). V. *méningisme.*

DUPREZ. V. *Le Brigand-Duprez (type).*

DUPUY-DUTEMPS (opération de) (D.-D. Louis, fr., 1871-1946). V. *dacryocystorhinostomie.*

DUPUY-DUTEMPS ET CESTAN (signe de). V. *relèvement paradoxal de la paupière (signe du).*

DUPUYTREN (cordon mésentérique de) (D. Guillaume, chirurgien fr., 1777-1835). Rétraction spontanée du mésentère de l'éperon dans l'anus artificiel, en cas de guérison spontanée.

DUPUYTREN (éperon de) [angl. ***spur***]. V. *éperon.*

DUPUYTREN (fractures de) [angl. ***Dupuytren's fracture***]. — 1° *Fracture bimalléolaire* comportant un fragment malléolaire interne déterminé par un trait de fracture horizontal (fracture par abduction) ou vertical (fracture par adduction) et une fracture du péroné (ou fibula) plus ou moins haut située sur la malléole externe (*D.* haute, *D.* basse). — 2° ***fr. de D. du membre supérieur.*** Fracture de l'extrémité inférieure du radius avec translation externe de la main, dépression en coup de hache sur le bord externe de l'avant-bras et forte saillie mobile de la tête cubitale (ou ulnaire).

DUPUYTREN (maladie de) (1831) [angl. ***palmar fibromatosis***]. Syn. *rétraction de l'aponévrose palmaire.* Affection caractérisée par l'épaississement et le raccourcissement de l'aponévrose palmaire qui entraînent la formation de nodules fibreux et la flexion progressive des doigts (4e et 5e surtout). Elle est plus fréquente chez l'homme et doit être rapprochée d'autres affections du tissu conjonctif ; la maladie de Ledderhose et la maladie de La Peyronie (v. ces termes).

DUPUYTREN (signe de) [angl. ***Dupuytren's sign***]. Signe traduisant l'anormale laxité de la capsule articulaire chez les nourrissons prédisposés à la luxation de la hanche : l'enfant étant couché sur le dos, le refoulement du membre inférieur de bas en haut provoque une ascension de la tête fémorale avec raccourcissement du membre et parfois sensation de ressaut ; la traction rend à la jambe sa longueur apparente primitive.

DURAL, ALE, *adj.* [angl. ***dural***]. Syn. *dure-mérien, enne.* Qui se rapporte à la dure-mère. — ***hématome dural.*** Hémorragie siégeant dans l'épaisseur de la dure-mère. V. *pachyméningite interne* ou *hémorragique.* — ***hématome extradural*** ou ***sus-dure-mérien.*** Épanchement sanguin traumatique collecté entre la dure-mère et les os du crâne : il siège le plus souvent dans la région sphéno-temporo-pariétale (zone décollable de Gérard-Marchant). — ***épanchement sous-dural*** ou ***sous-dure-mérien.*** Hémorragie d'origine traumatique, diffuse ou circonscrite, siégeant entre la dure-mère et l'écorce cérébrale.

DURAN (technique de) [angl. ***Duran's technique***]. Technique de microsuture tendineuse des doigts. V. *Kleinert (méthode de)* et *barb wire.*

DURAN-REYNALS (facteurs de) (D. R. Francisco, amér., né en 1899). V. *diffusion (facteurs de).*

DURAND (D. Joseph, fr. 1930). V. *Nicolas-Favre (maladie de).*

DURAND ET GIROUD (vaccin de) (D. Paul, fr., né en 1895) [angl. ***Castañeda's vaccine***]. V. *typhus exanthématique.*

DURANTE (maladie de) (D. Gustave, fr., 1905). V. *dysplasie périostale.*

DURE-MÈRE, *s. f.* (lat. *dura mater*) [TA et angl. ***dura mater***]. Syn. *pachyméninge.* Membrane fibreuse et résistante constituant la méninge externe. Elle adhère fortement à la boîte crânienne et contient des vaisseaux. V. *dural, faux, méninges* et *tente.*

DURE-MÉRIEN, ENNE, *adj.* [angl. ***dural***]. V. *dural.*

DURILLON, *s. m.* [angl. ***callosity***]. Épaississement corné de l'épiderme de la paume de la main et de la plante du pied présentant parfois, comme le cor, un prolongement dans le derme. Une bourse séreuse se développe sous l'épiderme épaissi, parfois même l'os sous-jacent s'altère. V. *callosité.* — ***d. enflammé*** ou ***forcé.*** Inflammation et suppuration de la bourse séreuse sous-jacente au durillon.

DUROZIEZ (double souffle de) (D. Paul, fr., 1826-1897). V. *Duroziez (signe de).*

DUROZIEZ (maladie de) [angl. ***Duroziez's disease***]. Rétrécissement mitral pur.

DUROZIEZ (onomatopée de) (1862). *Ffoutt-tata-rrou ;* terme créé par D., imitant les signes d'auscultation du rétrécissement mitral : le souffle présystolique (ou plus exactement le renforcement présystolique du roulement diastolique) suivi d'un 1er bruit éclatant, du dédoublement du 2e bruit (v. *claquement d'ouverture de la mitrale*) et du roulement diastolique.

DUROZIEZ (signe de) (1861) [angl. ***Duroziez's murmur***]. Syn. *double souffle intermittent crural.* Double souffle que l'on entend dans l'insuffisance aortique en appuyant assez fortement le stéthoscope sur l'artère fémorale au triangle de Scarpa.

DU VERNEY (fracture de) (D. V. Joseph, fr., 1751) [angl. ***Du Verney's fracture***]. Fracture transversale de l'os iliaque.

DVI. Code international d'un stimulateur cardiaque double chambre entraînant une stimulation séquentielle inhibée par l'onde R. V. *stimulateurs cardiaques (code des).*

DVIR. Code international d'un stimulateur cardiaque double chambre provoquant une stimulation séquentielle inhibée par l'onde R et dont la fréquence est asservie. V. *stimulateurs cardiaques (code des).*

DVMM. Débit Ventilatoire Maximum Minute. V. *ventilation maxima.*

DWYER (opération de) [angl. ***Dwyer's operation***]. Technique d'arthrodèse vertébrale intersomatique par voie antérieure utilisant un système de fixation compressif par câbles et crochets et corrigeant les courbures de la scoliose.

DWYER (ostéotomie de) [angl. ***Dwyer's osteotomy***]. Ostéotomie du calcanéum pour corriger le pied creux.

DYE-TEST* DE SABIN ET FELDMAN** (1948) (angl. *dye,* teinture) [angl. ***Sabin-Feldman dye test]. Procédé de diagnostic sérologique de la toxoplasmose. Des anticorps spécifiques (Ig G) apparaissent précocement dans le sérum du malade et le sérum, mis en présence de toxoplasmes, les altère et modifie leurs réactions aux colorants.

DYGGVE (syndrome de) (D. H., danois ; Dyggve, Melchior et Clausen, 1962) [angl. ***mucopolysaccharidosis VII***]. Syn. *mucopolysaccharidose de type VII, syndrome de Sly.* Syndrome présentant, atténuées, les mêmes caractéristiques que celui de Hurler : la taille est petite, le thorax est en bréchet, le retard mental est modéré. C'est une mucopolysaccharidose due à un déficit en bêta-glycuronidase ; elle est transmise héréditairement selon le mode autosomique récessif.

DYKE-YOUNG (syndrome de) (D. Sidney, brit., 1938) [angl. ***Dyke-Young anaemia*** ou ***syndrome***]. Anémie hémolytique avec macrocytose, d'origine inconnue.

DYNAMOGÈNE, *adj.* [angl. ***dynamogenic***]. Qui crée ou augmente la force, l'énergie ; qui surexcite la fonction d'un organe. P. ex. : *aliment d.*

DYNAMOGÉNIE, *s. f.* (Brown-Séquard) (gr. *dunamis*, force ; *génnan*, engendrer) [angl. ***dynamogenesis***] (physiologie). Exaltation de la fonction d'un organe sous l'influence d'une excitation quelconque ; contraire d'inhibition. V. *facilitation.*

DYNAMOGRAPHE, *s. m.* (gr. *dunamis*, force ; *graphein*, tracer) [angl. ***dynamograph***]. Instrument destiné à enregistrer la force musculaire (dynamomètre enregistreur).

DYNAMOMÈTRE, *s. m.* (gr. *dunamis*, force ; *métron*, mesure) [angl. ***dynamometer***]. Instrument destiné à mesurer la force musculaire.

DYNE, *s. f.* (symbole dyn) [angl. ***dyne***]. Unité de force dans le système CGS. Force qui donne à une masse de 1 g une accélération de 1 cm/s. Elle est remplacée dans le système international d'unités par le newton. 10^5 dynes = 1 newton.

DYNÉINE, *s. f.* (gr. *dunamis*, force) [angl. ***dynein***]. Protéine jouant conjointement avec la tubuline un rôle dans le mouvement des cils des cellules épithéliales, flagelles et microtubules. Son déficit entraîne le *syndrome des cils immobiles.* V. ce terme.

DYNORPHINE, *s. f.* [angl. ***dynorphin***]. Protéine synthétisée dans certains neurones du système nerveux central. On en connaît deux variétés, A et B. Les *d.* forment avec les enképhalines et les endorphines les trois classes de morphines endogènes (v. ces termes).

DYSACROMÉLIE, *s. f.* (M. Bariéty, 1946) (gr. *dus*, indiquant la difficulté ; *akros*, extrémité ; *mélos*, membre). Terme proposé pour désigner un groupe de manifestations morbides caractérisées par l'hypertrophie des extrémités des membres et souvent des anomalies de leur périoste, survenant presque toujours au cours d'affections thoraciques (doigts hippocratiques, ostéo-arthropathie hypertrophiante pneumique et pachydermopériostose).

DYSALLÉLOGNATHIE, *s. f.* (gr. *dus*, difficulté ; *allêlôn*, l'un l'autre ; *gnathos*, mâchoire) [angl. ***dysallelognathia***]. Manque d'équilibre dans les proportions des deux mâchoires que l'on observe dans les types tératologiques.

DYSANKIE, *s. f.* (A. Léri, 1926) (gr. *dus*, difficulté ; *ankos*, coude). Défaut d'extension du coude considéré comme une anomalie réversible et dû à un arrêt de développement de l'extrémité supérieure du cubitus. La *d.* est tantôt isolée, tantôt associée à d'autres anomalies de développement.

DYSARAXIE, *s. f.* (gr. *dus*, difficulté ; *arassein*, frapper). Affrontement irrégulier des dents antagonistes (tératologie).

DYSARTHRIE, *s. f.* (gr. *dus*, difficulté ; *arthron*, articulation) [angl. ***dysarthria***]. Difficulté de la parole due à une paralysie ou à un spasme des organes de la phonation : langue, lèvres, voile du palais, etc.

DYSARTHROSE, *s. f.* (gr. *dus*, difficulté ; *arthron*) [angl. ***dysarthrosis***]. Articulation défectueuse. Ce terme s'applique surtout aux synarthroses. — ***d. craniofaciale.*** V. *dysostose cranio-faciale.*

DYSAUTONOMIE, *s. f.* (*dys*fonctionnement du système nerveux *autonome*) [angl. ***dysautonomia***]. Fonctionnement anormal du système nerveux autonome.

DYSAUTONOMIE FAMILIALE [angl. ***Riley-Day syndrome***]. Syn. *syndrome de Riley-Day* (1949). Affection héréditaire autosomique récessive très rare, observée chez l'enfant surtout israélite et caractérisée par différentes manifestations neurologiques : — 1° ***du système autonome :*** absence totale de larmes, troubles de la vasomotricité, des régulations tensionnelles et thermiques (hypotension orthostatique, poussées d'hypertension artérielle, de fièvre), des fonctions digestives (vomissements, atonie gastro-intestinale) ; — 2° ***du système de la vie de relation,*** surtout une insensibilité généralisée à la douleur, parfois des troubles de la vue, de l'odorat, de la coordination. Il existe une hypotrophie staturo-pondérale et une instabilité émotionnelle. Son pronostic est très réservé. Sa pathogénie est inconnue. V. *analgésie, polynévrite* et *neuropathie périphérique.*

DYSBASIE, *s. f.* (gr. *dus*, difficulté ; *basis*, marche) [angl. ***dysbasia***]. Difficulté de la marche. — ***d. lordotique progressive*** (Oppenheim). V. *Ziehen-Oppenheim (maladie de)* et *spasme de torsion.*

DYSCÉPHALIE, *s. f.* (gr. *dus*, difficulté ; *képhalê*, tête) [angl. ***dyscephaly***]. Malformation du crâne et de la face. — ***d. à tête d'oiseau.*** V. *François (syndrome de).* — ***d. splanchnocystique.*** V. *Gruber (syndrome de).*

DYSCÉPHALIQUE À TÊTE D'OISEAU (syndrome). V. *François (syndrome de).*

DYSCÉPHALO-SYNDACTYLIE, *s. f.* (A. Vogt, 1933) (gr. *dus*, difficulté ; *képhalê*, tête ; syndactylie) [angl. ***Vogt's cephalodactyly***]. Syn. *syndrome d'Apert-Crouzon, synd. de Vogt, acrocéphalosyndactylie de type II.* Ensemble de malformations associant celles de l'acro-céphalo-syndactylie et celles de la dysostose craniofaciale héréditaire (v. ces termes). Il peut exister en outre une obliquité en bas et en dehors des fentes palpébrales, une division palatine, des anomalies auriculaires, claviculaires, cardiaques, un pseudohermaphrodisme, une ankylose des coudes et des genoux.

DYSCHÉSIE ou **DYSCHÉZIE**, *s. f.* (gr. *dus*, difficulté ; *khézein*, déféquer) [angl. ***dyschesia***]. Défécation difficile, quelle qu'en soit la cause.

DYSCHONDROPLASIE, *s. f.* (Ollier, 1899) (gr. *dus*, difficulté ; *khondros*, cartilage ; *plassein*, former). V. *enchondromatose.*

DYSCHONDROPLASIE DE L'ÉPIPHYSE RADIALE INFÉRIEURE. V. *carpocyphose.*

DYSCHONDROSTÉOSE, *s. f.* (A. Léri et J. Weill, 1929) (gr. *dus*, difficulté ; *khondros*, cartilage ; *ostéon*, os) [angl. ***dyschondrosteosis***]. Chondrodystrophie génotypique autosomique à transmission dominante se traduisant par un nanisme dû au développement insuffisant des segments moyens des membres (avant-bras et jambes) et par des déformations de l'avant-bras rappelant celles de la maladie de Madelung. La *d.* serait une forme fruste de la maladie ostéogénique.

DYSCHROMATOPSIE, *s. f.* (gr. *dus*, difficulté ; *khrôma*, couleur ; *opsis*, vue) [angl. ***dyschromatopsia***]. Nom générique des troubles de la perception des couleurs, particulièrement la difficulté à reconnaître les nuances. V. *protanopie, deutéranopie, tritanopie, monochromate, dichromate* et *trichromate.*

DYSCHROMIE, *s. f.* (gr. *dus*, difficulté ; *khrôma*, couleur) [angl. ***dyschromia***]. Nom générique des troubles de la pigmentation de la peau (achromie, hyperchromie, vitiligo).

DYSCHRONOMÉTRIE, *s. f.* (A. Thomas, 1937) (gr. *dus*, difficulté ; *khronos*, temps ; *métron*, mesure). Trouble de la motilité portant sur la vitesse et la durée des mouvements, sur leur mise en marche et leur arrêt.

DYSCINÉSIE, *s. f.* V. *dyskinésie.*

DYSCRANIO-PYGO-PHALANGIE, *s. f.* (gr. *dus*, difficulté de ; *kranion*, crâne ; *pugê*, fesse ; *phalanx*, phalange). V. *Ullrich-Feichtiger (syndrome d').*

DYSCRASIE, *s. f.* (gr. *dus*, difficulté ; *krasis*, tempérament) [angl. ***dyscrasia***] (désuet). Mauvaise constitution.

DYSECTASIE, *s. f.* (F. Legueu et Dossot, 1931) (gr. *dus*, difficulté ; *ektasis*, extension) [angl. ***dysectasia***]. — ***d. cervicale*** ou ***d. du col de la vessie*** [angl. ***dysectasia of bladder***]. Difficulté d'ouverture du col de la vessie, cause la plus fréquente de la rétention d'urine. Elle est due à une lésion organique du col (hypertrophie de la prostate, tumeur, sclérose du col) ou à des troubles nerveux (hypertonie du sphincter). V. *col vésical (maladie du).*

DYSÉLASTOSE, *s. f.* (gr. *dus*, difficulté ; *élastês*, qui pousse) [angl. ***elastosis***]. Altération dégénérative des fibres élastiques des différents tissus. V. *élastose.*

DYSEMBRYOME, *s. m.* (gr. *dus*, difficulté ; *embryon*, embryon ; *oma*, tumeur) [angl. ***dysembryoma***]. Tumeur développée aux dépens de débris embryonnaires restés inclus dans l'organisme ; le *d.* peut être bénin ou malin, kystique ou solide, simple (formé d'un seul tissu) ou complexe (tumeur mixte) ; le ***d. tératoïde*** (syn. *embryome*), qui contient des ébauches d'organes, est une forme de transition avec le tératome (v. ce mot).

DYSEMBRYOPLASIE, *s. f.* (Letulle, 1911) [angl. ***dysembryoplasia***]. Malformation d'un organe, d'origine embryonnaire. V. *hamartome* et *dysplasie 1°.*

DYSENCÉPHALIE SPLANCHNOKYSTIQUE (Gruber, 1934). V. *Gruber (syndrome de).*

DYSENTERIE, *s. f.* (gr. *dus*, difficulté ; *entéron*, intestin) [angl. ***dysentery***]. Maladie infectieuse endémo-épidémique et contagieuse, caractérisée par une inflammation ulcéreuse du gros intestin donnant lieu à des évacuations fréquentes de glaires sanguinolentes accompagnées de coliques violentes. — On distingue actuellement deux variétés de *d.* : — 1° La ***d. amibienne*** due à un parasite intestinal, appartenant à l'ordre des Amibiens (*Amoeba dysenteriae* ou *Entamoeba histolytica* ; Schaudinn), observée dans les pays chauds, sujette aux récidives et donnant lieu souvent aux abcès du foie. — 2° La ***d. bacillaire*** due à une bactérie intestinale (*Shigella dysenteriae* ou bacille de Chantemesse et Widal ou de Shiga et aux autres types de *Shigella,* v. ce terme), observée sous toutes les latitudes et ne récidivant pas (v. *shigellose*). — Le terme de *d.* est parfois employé à la place de celui du syndrome dysentérique (v. *dysentérique, syndrome*).

DYSENTÉRIQUE, *adj.* [angl. ***dysenteric***]. Qui a rapport à la dysenterie.

DYSENTÉRIQUE (syndrome). Syndrome caractérisé par des évacuations fréquentes de glaires sanglantes, des faux besoins, des épreintes, un ténesme traduisant une irritation au rectum de nature infectieuse, parasitaire, inflammatoire ou tumorale.

DYSÉRECTION, *s. f.* (gr. *dus*, difficulté ; lat. *erigere*, relever). V. *dysfonction érectile.*

DYSÉRYTHROPOÏÈSE, *s. f.* (gr. *dus*, difficulté ; *éruthros*, rouge ; *poïein*, faire) [angl. ***dyserythropoietic anaemia***]. Anomalie de production des globules rouges. Elle peut être *congénitale* ou *acquise* (v. *anémie réfractaire*). V. *dysgranulopoïèse, anémie dysérythropoïétique congénitale* et *dysmégacaryocytopoïèse.*

DYSESTHÉSIE, *s. f.* (gr. *dus*, difficulté ; *aïsthêsis*, sensibilité) [angl. ***dysaesthesia***]. Diminution ou exagération de la sensibilité. Employé aussi dans le sens de paresthésie.

DYSFIBRINOGÉNÉMIE, *s. f.* (gr. *dus*, difficulté ; fibrinogène ; *haïma*, sang) [angl. ***dysfibrinogenaemia***]. Anomalie qualitative du fibrinogène du plasma sanguin. — La ***d. congénitale*** (Imperato et Dettori, 1958 ; Menache, 1963) est une affection rare, héréditaire, à transmission autosomique dominante, qui reste souvent latente ou peut se manifester par des hémorragies, des thromboses et des embolies. Contrairement à celui de l'a- et de l'hypofibrinogénémie, son pronostic est bénin. Cette maladie est caractérisée par des anomalies, variables, de la conversion de la molécule de fibrinogène en fibrine ; le temps de thrombine est allongé. Il existe plusieurs variétés de cette anomalie du fibrinogène ; elles sont désignées par le nom de la ville où l'observation a été recueillie (Baltimore, Detroit, Paris, etc.). — On a décrit des ***d. acquises*** (Seria, 1967) au cours de maladies de foie graves (hépatites, cirrhoses, hépatome). V. *afibrinogénémie.*

DYSFONCTION ÉRECTILE [angl. ***erectile dysfunction***]. Syn. *impuissance masculine, dysérection.* Incapacité à obtenir et maintenir une rigidité suffisante de la verge pour un rapport sexuel satisfaisant.

DYSFONCTION PLACENTAIRE (syndrome de) [angl. ***placental dysfunction syndrome***]. V. *Ballantyne-Runge (syndrome de).*

DYSFONCTIONNEMENT, *s. m.* [angl. ***dysfunction***]. Syn. *dysfonction.* Fonctionnement défectueux.

DYSGAMMAGLOBULINÉMIE, *s. f.* (gr. *dus*, difficulté ; gammaglobuline ; *haïma*, sang) [angl. ***dysgammaglobulinaemia***]. Anomalie des gammaglobulines sanguines. Terme employé souvent comme syn. de *dysglobulinémie* (v. ce terme). — On désigne parfois aussi par ce nom des *maladies par carence immunitaire* (v. ce terme) congénitales ou acquises, qui présentent une symptomatologie analogue à celle des agammaglobulinémies, mais atténuée. Elles sont caractérisées par un déficit de certaines immunoglobulines sériques (p. ex. : Ig G et Ig A, ou Ig A et Ig M), le taux des autres Ig étant normal ou augmenté. V. *agammaglobulinémie, immunoglobuline* et *gammapathie.*

DYSGÉNÉSIE, *s. f.* (gr. *dus*, difficulté ; *génésis*, génération) [angl. ***dysgenesia***]. — 1° Développement imparfait d'une partie du corps pendant la vie intra-utérine, entraînant des malformations. — 2° Syn. *homogénésie dysgénésique.* Nom donné par Broca aux croisements dont les produits sont stériles entre eux, mais féconds avec des individus de l'une ou l'autre race mère ; les produits ainsi obtenus (métis de second rang) restant toujours stériles.

DYSGÉNÉSIE ÉPIPHYSAIRE [angl. ***epyphyseal dysgenesis***]. Anomalie de développement des noyaux d'ossification épiphysaire survenant dans le myxœdème précoce de l'enfant. Le noyau apparaît tardivement et fragmenté en de multiples petits îlots irréguliers.

DYSGÉNÉSIE GONADIQUE [angl. ***gonadal dysgenesis***]. Anomalie de développement des gonades : elle aboutit à un état intersexué. V. *dysgonosomie.*

DYSGÉNÉSIE GONADOSOMATIQUE XXXXY (R. Turpin et coll., 1962) [angl. ***XXXXY sex chromosome abnormality***]. Syn. *syndrome de Fraccaro.* Ensemble de malformations décrit en 1960 par Fraccaro, comportant, chez un enfant de sexe masculin, une débilité mentale, des anomalies somatiques (tête petite avec aspect mongoloïde, déviation des doigts, soudure du radius et du cubitus [ulna] à leurs extrémités supérieures) et génitales, (verge courte, testicules petits et ectopiques dont les tubes séminifères sont atrophiés et les cellules de Leydig absentes, ce dernier point distinguant ce syndrome de celui de Klinefelter, v. ce terme). L'étude du caryotype montre l'existence de 49 chromosomes, l'anomalie portant sur les chromosomes sexuels ou gonosomes : la formule chromosomique est de 49 XXXXY. C'est une variété de *polygonosomie.* V. ce terme.

DYSGÉNÉSIE RÉTICULAIRE (de Vaal et Seynhaeve, 1959) [angl. ***reticular dysgenesia***]. Syn. *aleucie congénitale, syndrome de de Vaal.* Maladie réalisant un tableau de déficit immunitaire très précoce et rapidement mortel, très voisin de celui de l'alymphocytose. Il existe en outre une agranulocytose, alors que les lignées des hématies et des plaquettes sont normales. Le thymus est hypoplasique. Cette maladie serait due à une atteinte de la cellule souche réticulaire. V. *carence immunitaire.*

DYSGÉNÉSIE DES TUBES SÉMINIFÈRES. V. *Klinefelter (syndrome de).*

DYSGÉNÉSIQUE, *adj.* [angl. ***dysgenic***]. Qui rend la reproduction difficile.

DYSGERMINOME, *s. m.* (gr. *dus*, indiquant les déviations ; lat. *germen,* germe) [angl. ***dysgerminoma***]. Tumeur de l'ovaire ayant le même aspect histologique que le séminome. Sa malignité est discutée. — Pour certains auteurs, *d.* est synonyme de séminome ; pour d'autres, il désigne aussi, outre les séminomes, des tumeurs germinales des gonades d'une malignité plus grande, telles que les chorio-épithéliomes.

DYSGLOBULINÉMIE, *s. f.* [angl. ***dysglobulinaemia***]. Syn. (à rejeter) *paraprotéinémie.* Anomalie quantitative ou qualitative des globulines (surtout des gammaglobulines : on parle alors de *dysgammaglobulinémie*) du plasma sanguin. Ces globulines peuvent être *trop abondantes* : *d.* hyperplasique ou hyperglobulinémie ou encore hypergammaglobulinémie ; ou bien être *en quantité insuffisante* : hypo- ou agammaglobulinémie. — Par extension, on l'utilise aussi pour désigner des *maladies* dont l'anomalie des globulines sériques constitue le caractère essentiel. V. ces termes.

DYSGLOBULINÉMIE BICLONALE [angl. ***biclonal gammapathy***]. Syn. *hyperglobulinémie biclonale, hypergammaglobulinémie biclonale, gammapathie biclonale* et *paraprotéinémie biclonale* (à rejeter). Variété de dysglobulinémie caractérisée par la présence, dans le sérum, de 2 immunoglobulines (Ig) monoclonales (p. ex. : Ig A et Ig M) s'inscrivant, sur le diagramme de l'électrophorèse, sous forme de 2 pics étroits.

DYSGLOBULINÉMIE MONOCLONALE [angl. ***monoclonal gammapathy***]. Syn. *hyperglobulinémie monoclonale, hypergammaglobulinémie monoclonale, gammapathie monoclonale* et *paraprotéinémie monoclonale* (à rejeter. Dysglobulinémie caractérisée par la présence, dans le sérum, d'une immunoglobuline (Ig) monoclonale (v. ce terme), le plus souvent une Ig G. Elle est identifiée, sur le diagramme de l'électrophorèse, par son aspect de pic étroit. Cette anomalie sérique est propre à un groupe de maladies, souvent malignes, qui comprend la maladie de Kahler, la macroglobulinémie essentielle de Waldenström, la dysglobulinémie ou gammapathie monoclonale bénigne, les maladies des chaînes lourdes ; on la rencontre aussi dans d'autres affections : cancer (paraprotéinémie néoplasique), hémopathies malignes, polyarthrite, amylose. V. *paraprotéinémie* et *immunoglobuline*. — ***d. m. bénigne*** ou ***asymptomatique.*** V. *POEMS (syndrome)* et *gammapathie monoclonale bénigne.*

DYSGLOBULINÉMIE POLYCLONALE [angl. ***polyclonal gammapathy***]. Syn. *hyperglobulinémie polyclonale, hypergammaglobulinémie polyclonale, gammapathie polyclonale* et *paraprotéinémie polyclonale* (à rejeter). Variété de dysglobulinémie caractérisée par l'augmentation de toutes les immunoglobulines sériques, issues de très nombreuses familles cellulaires ou clones. On l'observe dans les hépatites aiguës, les cirrhoses et les maladies auto-immunes.

DYSGNOSIE, *s. f.* (gr. *dus*, difficulté ; *gnôsis*, connaissance) [angl. ***dysgnosia***]. Agnosie atténuée ou temporaire.

DYSGONIC FERMENTER TYPE II (angl. *fermenter*, qui fait fermenter ; *dysgonic*, poussant mal) [angl. ***DF2***]. Bacille Gram– fermentant le glucose avec difficulté (d'où son nom), isolé de la salive du chien et responsable de rares cas d'infections humaines.

DYSGONOSOMIE, *s. f.* (gr. *dus*, difficulté ; gonosome) [angl. ***gonadal dysgenesis***]. Syn. *dysgénésie gonadique.* Variété de maladie par aberration chromosomique (v. ce terme) dans laquelle l'anomalie porte sur les chromosomes sexuels ou gonosomes. P. ex. : *syndromes de Klinefelter* et *de Turner.*

DYSGRANULOPOÏÈSE, *s. f.* (gr ; *dus,* difficulté ; lat. *granulum,* petit grain ; gr. *poïein,* faire) [angl. ***dysgranulopoiesis***]. Anomalie de production des polynucléaires. V. *dysérythropoïèse* et *dysmégacaryocytopoïèse.*

DYSGRAPHIE, *s. f.* (gr. *dus*, difficulté ; *graphein*, décrire, écrire) [angl. ***dysgraphia***]. Trouble de l'écriture.

DYSGRAVIDIE, *s. f.* (gr. *dus*, difficulté ; lat. *gravis,* lourd). Grossesse anormale. Désigne souvent la *toxémie gravidique* (v. ce terme).

DYSGRAVIDIQUE, *adj.* Qui se rapporte à une grossesse anormale.

DYSGUEUSIE, *s. f.* (gr. *dus*, difficulté ; *geusis*, goût) [angl. ***dysgeusia***]. Anomalie du goût. V. *Henkin (syndrome de), hypogueusie, pseudogueusie* et *hétérogueusie.*

DYSHÉMATOPOÏÈSE, *s. f.* (gr. *dus*, difficulté ; *haïma*, sang ; *poïein*, faire) [angl. ***dyshaematopoiesis***]. Trouble dans la formation des globules du sang. V. *anémie réfractaire.*

DYSHÉMOGLOBINOSE, *s. f.* V. *hémoglobinose.*

DYSHÉPATIE LIPIDOGÈNE. V. *Woringer (syndrome de).*

DYSHÉPATOME, *s. m.* (Lecène). Kyste hépatique épithélial, variété de dysembryome.

DYSHIDROSE ou **DYSIDROSE**, *s. f.* (Tilbury Fox, 1873) (gr. *dus*, difficulté ; *hidrôs*, sueur) [angl. ***dyshidrosis***]. Syn. *eczéma dysidrosique.* Variété d'eczéma dans laquelle les vésicules ressemblent à des grains de sagou cuits, siègent aux mains et aux pieds sur les faces latérales des doigts et dans les espaces interdigitaux, s'accompagnent de sensation de brûlure, durent en moyenne de 10 à 15 jours et sont très sujettes à récidiver.

DYSIMMUNITAIRE, *adj.* (gr. *dus*, difficulté ; immunité). Qui est en rapport avec une anomalie des moyens de défense de l'organisme (système immunitaire : v. ce terme et *maladie immunitaire*).

DYSIMMUNITAIRE ACQUIS (syndrome). V. *sida.*

DYSKALIÉMIE, *s. f.* (gr. *dus*, difficulté ; arabe *kali*, potasse ; gr. *haïma*, sang) [angl. ***dyskaliaemia***]. Perturbation du taux du potassium sanguin. V. *kaliémie.*

DYSKÉRATOSE, *s. f.* (gr. *dus*, difficulté ; *kéras*, corne) [angl. ***dyskeratosis***]. Trouble de la kératinisation des téguments cutanés ou muqueux, dont l'évolution peut aboutir à un carcinome (maladie de Paget, maladie de Bowen, etc.). — ***d. congénitale avec dystrophie unguéale et leucoplasie buccale.*** V. *Zinsser-Engman-Cole (syndrome de).* — ***d. folliculaire.*** V. *Darier (maladie de).* — ***d. intra-épithéliale héréditaire bénigne.*** V. *Witkop-von Sallmann (maladie ou syndrome de).*

DYSKINÉSIE, *s. f.* (gr. *dus*, difficulté ; *kinêsis*, mouvement) [angl. ***dyskinesia***]. Difficulté des mouvements quelle qu'en soit la cause (incoordination, spasme, parésie, etc.). — ***d. biliaire*** [angl. ***biliary dyskinesia***]. Syn. *dystonie biliaire.* Ensemble des troubles fonctionnels, moteurs et sensitifs, affectant un appareil biliaire exempt de lithiase et de toute altération inflammatoire, dégénérative ou néoplasique. Son diagnostic repose essentiellement sur l'étude de la radiomanométrie des voies biliaires. — ***d. cardiaque*** [angl. ***cardiac dyskinesia***]. Aspect anormal des mouvements du ventricule gauche, caractérisant l'anévrisme pariétal et consistant en une dilatation systolique paradoxale du segment lésé (échographie, ventriculographie) — ***d. ciliaire primitive*** [angl. ***primary ciliary dyskinesia***]. V. *cils immobiles (syndrome des).* — ***d. oddienne.*** *D.* de la voie biliaire principale, qui apparaît dilatée sur les cholangiographies. Elle est due à un mauvais fonctionnement du sphincter d'Oddi. — ***d. professionnelle*** (Jaccoud). V. *spasmes fonctionnels.*

DYSKINÉSIE TARDIVE [angl. ***tardive dyskinesia***]. Syndrome survenant chez des sujets qui absorbent depuis des années des médicaments neuroleptiques, parfois au moment de l'arrêt du traitement. Il consiste en mouvements choréo-athétosiques des lèvres, de la langue, des muscles de la face, parfois de ceux des membres et du tronc. Il peut persister des années après le sevrage thérapeutique. Il serait dû à une répartition anormale de certains médiateurs chimiques dans le *locus niger* et les corps striés (excès de dopamine par rapport à l'acétylcholine).

DYSLALIE, *s. f.* (gr. *dus*, difficulté ; *lalein*, parler) [angl. ***dyslalia***]. Difficulté de la prononciation des mots due à une malformation ou à une lésion de l'appareil extérieur de la parole (langue, lèvres, dents, larynx).

DYSLEXIE, *s. f.* (Bruns, 1887) (gr. *dus*, difficulté ; *lexis*, mot) [angl. ***dyslexia***]. — 1° Difficulté de la lecture caractérisée par ce fait que le malade, après avoir lu facilement quelques mots, est incapable de comprendre ce qui suit, s'arrête et ne peut reprendre qu'après quelques secondes de repos. C'est une alexie transitoire, sorte de claudication intermittente du pli courbe (Déjerine). — 2° D'une manière plus générale, « difficulté particulière à identifier, comprendre et reproduire les symboles écrits » (Mme Roudinesco). — 3° Difficulté dans l'apprentissage de la lecture, en dehors de toute anomalie visuelle ou auditive, de tout retard intellectuel ou de scolarisation.

DYSLIPÉMIE, *s. f.* (gr. *dus*, difficulté ; *lipos*, graisse ; *haïma*, sang) [angl. ***dyslipaemia***]. Modification du taux des triglycérides contenus dans le sang. V. *dyslipidémie* (que certains emploient comme syn. de dyslipémie) et *lipémie.*

DYSLIPIDÉMIE, *s. f.* (gr. *dus*, difficulté ; *lipos*, graisse ; *haïma*, sang) [angl. ***dyslipaemia***]. Modification du taux des lipides sanguins totaux. Souvent pris dans le sens plus général de trouble du métabolisme des lipides. V. *dyslipémie* (que certains emploient comme syn. de dyslipidémie) et *lipidémie.*

DYSLIPIDOSE ou **DYSLIPOÏDOSE**, *s. f.* (Van Bogaert) [angl. ***dyslipidosis***]. Nom donné par V. B. à certaines lipoïdoses (v. ce terme) : *maladies de Gaucher, de Niemann-Pick* et *de Schüller-Christian,* qui constituent un groupe nosologique voisin des polycories et présentent, comme caractère commun, l'accumulation de certaines substances lipidiques dans le système réticulo-endothélial de quelques organes (d'où le nom de *réticulose* également proposé). Dans la polycorie, l'accumulation des substances se fait dans la cellule noble, hépatique, rénale, musculaire ou nerveuse (v. *réticulo-endothéliose* et *lipoïdose*).

DYSLIPOPROTÉINÉMIE, *s. f.* [angl. ***dyslipoproteinaemia***]. Perturbation du taux des diverses lipoprotéines dans le sang.

DYSLOGIE, *s. f.* (Séglas) (gr. *dus*, difficulté ; *logos*, discours) [angl. ***dyslogia***]. Nom générique des troubles du langage causés par la défectuosité de l'intelligence (logorrhée, verbigération, irrégularité dans le débit, écholalie, incorrection, stéréotypie, néologismes, mutisme, etc.).

DYSMATURE, *adj.* [angl. ***dysmature***]. Non parvenu à un stade de développement normal (maturité). En particulier, se dit d'un nouveau-né de taille normale, né à terme, mais de poids insuffisant. V. *hypotrophie des nourrissons.*

DYSMÉGACARYOCYTOPOÏÈSE, *s. f.* (gr. *dus*, difficulté ; mégacaryocyte ; gr. *poïein*, faire) [angl. ***dysmegacaryocytopoiesis***].

Anomalie de production des mégacaryocytes. V. *dysérythropoïèse* et *dysgranulopoïèse*.

DYSMÉGALOPSIE, *s. f.* (gr. *dus*, difficulté ; *mégas*, grand ; *opsis*, vue) [angl. ***dysmegalopsia***]. Incapacité d'apprécier la distance ou la taille des objets, qui paraissent plus grands qu'ils ne sont en réalité. V. *dysmétropsie*.

DYSMÉLIE, *s. f.* (gr. *dus*, difficulté ; *mélos*, membre) [angl. ***dysmelia***]. Anomalie de développement d'un ou de plusieurs membres, résultant d'un trouble de l'embryogenèse.

DYSMÉNORRHÉE, *s. f.* (gr. *dus*, difficulté ; *mên*, mois ; *rhein*, couler) [angl. ***dysmenorrhoea***]. Syn. *algoménorrhée*. Menstruation douloureuse. Les règles peuvent s'accompagner de l'expulsion d'une partie de la muqueuse utérine *(d. membraneuse)*.

DYSMÉTABOLIE, *s. f.* [angl. ***metabolic disease***]. Toute affection caractérisée par une perturbation du métabolisme ; p. ex. : la maladie glycogénique (métabolisme des glucides), la cystinose (métabolisme de la cystine).

DYSMÉTRIE, *s. f.* (André Thomas) (gr. *dus*, difficulté ; *métron*, mesure) [angl. ***dysmetria***]. Exécution des mouvements, sans mesure dans le temps ni dans l'espace (avec trop de brusquerie, de rapidité ou d'amplitude, etc.). Elle serait due à une lésion du cervelet ou des voies cérébelleuses.

DYSMÉTROPSIE, *s. f.* (gr. *dus*, difficulté ; *métron*, mesure ; *opsis*, vue) [angl. ***dysmetropsia***]. Incapacité d'apprécier la distance ou la taille des objets. V. *dysmégalopsie*.

DYSMIMIE, *s. f.* (Kussmaul, 1876) (gr. *dus*, difficulté ; *mimos*, mime) [angl. ***dysmimia***]. Difficulté de l'utilisation des gestes.

DYSMNÉSIE, *s. f.* (gr. *dus*, difficulté ; *mnêsis*, mémoire) [angl. ***dysmnesia***]. Affaiblissement de la mémoire.

DYSMORPHIE, *s. f.* ou **DYSMORPHOSE**, *s. f.* (gr. *dusmorphos*, difforme) [angl. ***dysmorphosis***]. Difformité, anomalie morphologique. — ***d. des freins buccaux.*** V. *dysmorphie orodactyle*. — ***d. jambière de Weismann-Netter.*** V. *toxopachyostéose diaphysaire tibio-péronière*. — ***d. mandibulo-faciale type François.*** V. *François (syndrome de)*.

DYSMORPHIE ORODACTYLE (R. Clément) (lat. *os, oris*, bouche ; gr. *daktulos*, doigt) [angl. ***orofaciodigital syndrome***]. Syn. *dysmorphie des freins buccaux*. (Mme Papillon-Léage et J. Psaume, 1954), , *syndrome oro-digito-facial, syndrome de Gorlin*. Syndrome caractérisé par un ensemble de malformations affectant spécialement la bouche et les mains : la langue est divisée en plusieurs lobes par l'hypertrophie des freins buccaux, le palais et souvent la lèvre supérieure sont fendus et des anomalies dentaires multiples sont fréquentes ; d'autre part, les doigts sont courts, déviés, fléchis ou soudés. Parfois existent une polydactylie, des anomalies faciales (hypoplasie des os malaires, des cartilages du nez ; bosses frontales ; micrognathie ; hypertélorisme), un retard pondéral et psychomoteur. Il s'agit d'une maladie héréditaire, atteignant presque exclusivement le sexe féminin, dont on distingue 2 formes : le ***type I*** à transmission gonosomique dominante *(synd. de Papillon-Léage et Psaume)* et le ***type II*** à transmission autosomique récessive (*synd. de Mohr,* 1941).

DYSMORPHOGENÈSE, *s. f.* (gr. *dusmorphos* ; *génnan*, engendrer) [angl. ***dysmorphogenesis***]. Perturbation du développement prénatal aboutissant aux malformations.

DYSMORPHOPHOBIE, *s. f.* (Morselli, 1886) [angl. ***dysmorphophobia***]. Syndrome psychiatrique dans lequel le malade est convaincu qu'une partie de son corps est déformée et craint d'impressionner ainsi défavorablement autrui. C'est un trouble de l'image corporelle situé aux confins de la névrose et de la psychose.

DYSMORPHOSE, *s. f.* V. *dysmorphie*.

DYSMYÉLOPOIÈSE, *s. f.* V. *myélodysplasie 2°* et *anémie réfractaire*.

DYSMYÉLOPOÏÈSE ACQUISE IDIOPATHIQUE (gr. *dus*, difficulté ; *muelos*, moelle ; *poïein*, faire). V. *anémie réfractaire*.

DYSOCCLUSION, *s. f.* (gr. *dus*, difficulté ; lat. *occludere*, fermer). V. *malocclusion*.

DYSONTOGENÈSE, *s. f.* (gr. *dus*, difficulté ; ontogenèse) [angl. ***dysontogenesis***]. Développement défectueux de l'individu.

DYSORIQUE, *adj.* (gr. *dus*, difficulté ; *oros*, petit lait, sérum) [angl. ***dysoric***]. — 1° Qui est lié à une anomalie du sérum. — 2° En rapport avec une anomalie de la perméabilité vasculaire. — ***nodule d.*** (Schurmann et Mac Mahon, 1931). Syn. *exsudat cotonneux*. Tache blanchâtre le plus souvent multiple découverte à l'examen du fond d'œil, témoignant de l'occlusion d'une artériole rétinienne et s'observant dans de nombreux états pathologiques.

DYSORTHOGRAPHIE, *s. f.* [angl. ***dysorthography***]. Difficulté de l'apprentissage de l'orthographe.

DYSOSMIE, *s. f.* (gr. *dus*, difficulté ; *osmê*, odorat) [angl. ***dysosmia***]. Nom générique des divers troubles de l'olfaction. V. *hypo-osmie, pseudosmie, Henkin (syndrome de)* et *hétéroosmie*.

DYSOSTOSE, *s. f.* (gr. *dus*, difficulté ; *ostéon*, os) [angl. ***dysostosis***]. Trouble du développement osseux.

DYSOSTOSE ou **DYSARTHROSE CRANIOFACIALE** (Léri et Lebourg, 1931) [angl. ***craniofacial dysostosis***]. Mobilité indolore craniofaciale manifeste surtout dans le sens frontal, due à un retard de l'ossification des synarthroses craniofaciales et pouvant entraîner un certain nombre de difformités.

DYSOSTOSE ACROFACIALE [angl. ***acrofacial dysostosis***]. Ensemble malformatif exceptionnel associant à la dysostose mandibulo-faciale (v. *Franceschetti, syndrome de*) des anomalies osseuses des parties distales des membres et aussi un déficit statural et une légère débilité mentale. Deux variétés ont été décrites : — 1° la *d. a.* de Nager et de Reynier (1948) dans laquelle les malformations osseuses sont localisées aux membres supérieurs (aplasie du radius, synostose radio-cubitale [ou ulnaire], aplasie du pouce) ; — 2° *la d. a. postaxiale* de Miller, Fineman et Smith (1979) dans laquelle les quatre membres sont atteints ; les mains n'ont que quatre doigts.

DYSOSTOSE CLÉIDO-CRÂNIENNE HÉRÉDITAIRE (Pierre Marie et Sainton, 1897) [angl. ***cleidocranial dysostosis***]. Syn. *dysplasie cléido-crânienne, hydrocéphalie héréditaire, maladie de P. Marie et Sainton, syndrome de Scheuthauer* (1871). « Affection osseuse héréditaire, transmise selon le mode dominant autosomique, caractérisée par l'aplasie ou l'hypoplasie des clavicules, par le retard ou l'absence de soudure des os du crâne et des malformations dentaires. À cette triade s'associent fréquemment des hypoplasies du rachis, du bassin ou des phalanges » (Trial). Le crâne est augmenté de volume, avec des bosses frontales, pariétales et occipitales.

DYSOSTOSE CRANIO-FACIALE HÉRÉDITAIRE (O. Crouzon, 1912) [angl. ***Crouzon's disease***]. Syn. *maladie de Crouzon*. Maladie héréditaire à transmission dominante autosomique ; elle est caractérisée par des malformations du crâne (résultant de craniosténose complexe) et de la face avec bosse frontale, hypoplasie du maxillaire inférieur ; le nez est en bec de perroquet, les yeux écartés et saillants avec strabisme divergent, la lèvre inférieure épaisse. Il existe en outre des troubles visuels, auditifs et olfactifs ainsi qu'un déficit intellectuel. V. *dyscéphalo-syndactylie*.

DYSOSTOSE CRANIO-HYPOPHYSAIRE. V. *Schüller-Christian (maladie de)*.

DYSOSTOSE CRANIO-MÉTAPHYSAIRE. V. *dysplasie craniométaphysaire*.

DYSOSTOSE AVEC ÉLIMINATION URINAIRE EXCLUSIVE DE CHONDROÏTINE SULFATE B. V. *nanisme polydystrophique*.

DYSOSTOSE ENCHONDRALE ÉPIPHYSAIRE. V. *polyostéochondrite*.

DYSOSTOSE ENCHONDRALE HÉRÉDITAIRE. V. *polyostéochondrite*.

DYSOSTOSE MANDIBULAIRE AVEC PÉROMÉLIE. V. *Hanhart (syndrome d')*.

DYSOSTOSE MANDIBULO-FACIALE. V. *Franceschetti (syndrome de)*.

DYSOSTOSE MAXILLO-NASALE. V. *Binder (syndrome de)*.

DYSOSTOSE MÉTAPHYSAIRE (Murk Jansen, 1934). V. *chondrodysplasie métaphysaire*.

DYSOSTOSE OTO-MANDIBULAIRE. V. *François et Haustrate (syndrome de)*.

DYSOSTOSE SPONDYLO-COSTALE. V. *Jarcho-Levin (syndrome de)*.

DYSOSTOSIS ENCHONDRALIS (Jansen, 1934) et ***D. E. EPIPHYSARIA*** (Catel, 1944). V. *polyostéochondrite.*

DYSOSTOSIS ENCHONDRALIS METAEPIPHYSARIA (Catel, 1944). V. *Morquio (maladie de), 2°.*

DYSOSTOSIS MULTIPLEX. V. *Hurler (maladie, polydystrophie ou syndrome de).*

DYSPAREUNIE, *s. f.* (gr. *dus*, difficulté ; *pareunos*, compagnon de lit) [angl. ***dyspareunia***]. Syn. *algopareunie.* Douleur pendant le coït chez la femme sans contracture de la vulve.

DYSPEPSIE, *s. f.* (Jean de Borris, ou Vogel, au XVIe siècle) (gr. *dus*, difficulté ; *pepsis*, digestion) [angl. ***dyspepsia***]. Digestion difficile, quelle qu'en soit la cause. Actuellement on réserve ce terme aux troubles fonctionnels survenant en l'absence de lésion organique décelable ; c'est un diagnostic d'élimination. — ***d. acide*** dans l'hyperchlorhydrie. — ***d. flatulente*** due à l'aérophagie ou à des putréfactions intestinales avec production de gaz.

DYSPHAGIA LUSORIA (lat. *lusoria,* qui concerne le jeu. Bayford, qui a décrit cette dysphagie en 1789, l'attribuait à un jeu de la nature) [angl. ***dysphagia lusoria***]. Dysphagie provoquée par une malformation de la crosse aortique (crosse aortique double, complète ou incomplète) ou d'une de ses branches, encerclant et comprimant l'œsophage et parfois la trachée *(arteria lusoria)*. Il s'agit le plus souvent d'une artère subclavière droite anormale qui, née de l'aorte en aval de la subclavière gauche, croise transversalement l'œsophage de gauche à droite, en arrière de lui. La *d. l.* apparaît généralement vers l'âge moyen de la vie et reste peu accentuée.

DYSPHAGIE, *s. f.* (gr. *dus*, difficulté ; *phagein*, manger) [angl. ***dysphagia***]. Difficulté d'accomplir l'action de manger. Ce terme est souvent pris dans le sens restreint de *difficulté d'avaler.*

DYSPHASIE, *s. f.* (gr. *dus*, difficulté ; *phasis*, parole) [angl. ***dysphasia***]. Difficulté de la fonction du langage provoquée par des lésions des centres cérébraux.

DYSPHÉMIE, *s. f.* (gr. *dus*, difficulté ; *phêmi*, je parle) [angl. ***dysphemia***]. Difficulté de la prononciation des mots indépendamment de la paralysie des organes de la phonation.

DYSPHONIE, *s. f.* (gr. *dus*, difficulté ; *phônê*, voix) [angl. ***dysphonia***]. Difficulté de la phonation, quelle que soit son origine : centrale *(dysarthrie)* ou périphérique *(dyslalie).*

DYSPHORIE, *s. f.* (gr. *dus*, difficulté ; *phoros*, de *phérein*, porter) [angl. ***dysphoria***]. Instabilité de l'humeur, avec malaises, anxiété et souvent réactions coléreuses.

DYSPHRASIE, *s. f.* (Armand de Fleury, 1864) (gr. *dus*, difficulté ; *phrasis*, élocution) [angl. ***dysphrasia***]. Vice de construction du langage par dyslogie.

DYSPHRÉNIE, *s. f.* (gr. *dus,* indiquant la difficulté ; *phren,* diaphragme) (Gallavardin, fr., 1933) [angl. ***dysphrenia***]. Sensation d'étouffement sans accélération de la respiration ; l'examen radiologique constate une limitation par parésie ou spasme des mouvements diaphragmatiques.

DYSPLASIA EPIPHYSIALIS MULTIPLEX (Fairbanks, 1947). V. *polyostéochondrite.*

DYSPLASIA EPIPHYSIALIS PUNCTATA. V. *chondrodysplasie ponctuée.*

DYSPLASIE, *s. f.* (gr. *dus*, difficulté ; *plassein*, façonner) [angl. ***dysplasia***]. — 1° Anomalie de développement de tissus, d'organes ou de parties anatomiques survenant ***avant la naissance*** et entraînant des malformations ou des déformations ou même des monstruosités compatibles ou non avec l'existence. V. *dysgénésie, dysembryoplasie* et *nanisme.* — 2° Trouble acquis survenant ***après la naissance*** de la maturation d'un tissu à renouvellement rapide et pouvant constituer un état précancéreux.

DYSPLASIE ACROMÉSOMÉLIQUE. V. *nanisme acromésomélique.*

DYSPLASIE ARYTHMOGÈNE DU VENTRICULE DROIT. V. *dysplasie du ventricule droit.*

DYSPLASIE ATRIODIGITALE. V. *Holt-Oram (syndrome de).*

DYSPLASIE BRONCHOPULMONAIRE (Northway, Rosan et Porter, 1967) [angl. ***bronchopulmonary dysplasia***]. Anomalie du développement de l'ensemble des tissus bronchopulmonaires survenant chez des prématurés traités pour une détresse respiratoire par une ventilation à pression positive, intermittente et par une oxygénothérapie intense. Les lésions apparaissent très rapidement : nécrose bronchiolaire, métaplasie des muqueuses, œdème, emphysème, atélectasie et fibrose interstitielle. Elles régressent pourtant chez 60 % de ces enfants qui guérissent, gardant une discrète perturbation de leurs épreuves fonctionnelles respiratoires et parfois du rachitisme. Les autres meurent d'infection bronchopulmonaire, d'insuffisance respiratoire aiguë ou de défaillance cardiaque droite.

DYSPLASIE CHONDRO-ECTODERMIQUE. V. *Ellis-Van Creveld (syndrome d').*

DYSPLASIE CLEIDO-CRÂNIENNE. V. *dysostose cleido-crânienne.*

DYSPLASIE CRANIO-CARPO-TARSIENNE. V. *Freeman-Sheldon (syndrome de).*

DYSPLASIE CRANIO-DIAPHYSAIRE (R. Joseph, 1927) [angl. ***craniodiaphyseal dysplasia***]. Association d'une dysplasie diaphysaire (v. *Engelman, maladie d'*) et d'une hypertrophie des os du crâne et de la face pouvant entraîner la compression des nerfs crâniens. V. *Lenz-Majewski (syndrome de).*

DYSPLASIE CRANIO-MÉTAPHYSAIRE (Jackson, 1954) [angl. ***craniometaphyseal dysplasia***]. Syn. *dysostose cranio-métaphysaire.* Maladie osseuse associant à la dysplasie métaphysaire (v. *Pyle, maladie de*) une hypertrophie des os du crâne et de la face donnant l'aspect du *leontiasis ossea* avec compression des nerfs crâniens et hypertélorisme.

DYSPLASIE DIAPHYSAIRE PROGRESSIVE. V. *Engelmann (maladie d').*

DYSPLASIE DIASTROPHIQUE. V. *nanisme diastrophique.*

DYSPLASIE ECTODERMIQUE ANIDROTIQUE [angl. ***hypohidrotic ectodermal dysplasia***]. Affection « caractérisée par une absence congénitale des glandes sudoripares qui entraîne parfois de graves troubles de la régulation thermique et aussi par une anodontie totale ou partielle » (M. Lamy). V. *anhidrose avec hypotrichose et anodontie.*

DYSPLASIE ENCÉPHALO-OPHTALMIQUE. V. *Krause (syndrome d'Arlington).*

DYSPLASIE DE L'ENDOCARDE. V. *fibroélastose endocardique.*

DYSPLASIE ÉPIPHYSAIRE HÉMIMÉLIQUE (Fairbanks, 1956) [angl. ***dysplasia epiphysialis***]. Syn. (impropres) *aclasie tarsoépiphysaire* (Trevor, 1950), *tarsomégalie* (A. Mouchet et J. Belot, 1926). Ostéochondrodysplasie rare caractérisée par une croissance anormale et asymétrique du cartilage d'une épiphyse, localisée à un seul côté, interne ou externe et provoquant une déviation de l'axe du segment du membre, le plus souvent un membre inférieur. Elle évolue lentement et peut laisser des déformations importantes.

DYSPLASIE ÉPIPHYSAIRE MULTIPLE. V. *polyostéochondrite.*

DYSPLASIE ÉPIPHYSAIRE PONCTUÉE. V. *chondrodysplasie ponctuée.*

DYSPLASIE ÉPIPHYSO-MÉTAPHYSAIRE. V. *chondrodystrophie.*

DYSPLASIE FIBREUSE DES OS [angl. ***fibrous dysplasia of bone***]. Syn. *fibroblastose médullaire.* Affection osseuse congénitale caractérisée par la dégénérescence fibreuse de la moelle (fibroblastose médullaire) avec formation d'îlots cartilagineux et osseux atypiques. Elle semble provenir d'un trouble du développement de la moelle osseuse au cours de la vie embryonnaire ; on en décrit 2 variétés : la maladie de Jaffe-Lichtenstein (v. ce terme) et celle d'Albright (v. *Albright, maladies et syndromes d', 1°, Mazabraud (syndrome de)* et *ostéopathie fibreuse*).

DYSPLASIE FIBRO-MUSCULAIRE ARTÉRIELLE (1938) [angl. ***arterial fibromuscular dysplasia***]. Variété de *fibrodysplasie artérielle.* Cette affection touche les artères de moyen calibre (rénales et carotides surtout). Selon la tunique atteinte, on en distingue 3 types : *intimal, périadventitiel* et *médial.* Ce dernier type (ou ***d. fibromusculaire***), de beaucoup le plus fréquent, réalise à l'artériographie un aspect en collier de perles en raison de la succession de dilatations et de rétrécissements consécutifs à l'épaississement de tissu fibromusculaire. Elle est observée surtout chez la femme et sa cause est inconnue.

DYSPLASIE FRONTO-MÉTAPHYSAIRE (Gorlin, 1969) [angl. ***frontometaphyseal dysplasia***]. Maladie osseuse associant à une dysplasie métaphysaire (v. *Pyle, maladie de*) une hypoplasie des maxillaires et une agénésie des sinus frontaux avec saillie exagérée de la crête sus-orbitaire.

DYSPLASIE MÉDULLAIRE. V. *anémie réfractaire.*

DYSPLASIE MÉSOMÉLIQUE. V. *nanisme mésomélique.*

DYSPLASIE MÉTA-ÉPIPHYSAIRE ou **MÉTAPHYSO-ÉPIPHYSAIRE.** V. *chondrodystrophie.*

DYSPLASIE MÉTAPHYSAIRE FAMILIALE. V. *Pyle (maladie de).*

DYSPLASIE MÉTATROPIQUE (P. Maroteaux, 1966). V. *nanisme métatropique.*

DYSPLASIE NEURO-ECTODERMIQUE CONGÉNITALE. V. *phacomatose.*

DYSPLASIE OCCIPITO-FACIO-CERVICO-ABDOMINO-DIGITALE. V. *Jarcho-Levin (syndrome de).*

DYSPLASIE OCULO-AURICULO-VERTÉBRALE. V. *Goldenhar (syndrome de).*

DYSPLASIE OCULO-DENTO-DIGITALE ou **OCULO-DENTO-OSSEUSE.** V. *Meyer-Schwickerath (syndrome de).*

DYSPLASIE OCULO-VERTÉBRALE. V. *Wegers et Thier (syndrome de).*

DYSPLASIE OLFACTO-GÉNITALE [angl. ***olfacto genital dysplasia***]. Syn. *syndrome olfacto-génital, syndrome de Kallmann* (1944), *syndrome de De Morsier-Kallmann, syndrome de Georges de Morsier* (1955). Syndrome observé presque uniquement dans le sexe féminin, caractérisé par l'association d'une hypotrophie des glandes génitales avec infantilisme pur et chez la fille, aménorrhée primaire, et par une anosmie globale liée à une lésion des centres olfactifs et de l'hypothalamus. Ce syndrome est lié à une insuffisance de sécrétion de gonadostimuline hypophysaire ; il s'accompagne souvent d'un retard mental et de troubles visuels et moteurs (syncinésies). Sa cause est inconnue, le caryotype est normal, la transmission est variable, tantôt liée au chromosome X, tantôt autosomique dominante ou récessive.

DYSPLASIE OPHTALMO-MANDIBULO-MÉLIQUE [angl. ***ophthalmomandibulomelic dysplasia***]. V. *Pillay (syndrome de).*

DYSPLASIE PÉRIOSTALE (Porak et Durante, 1905) [angl. ***osteogenesis imperfecta congenita***]. Syn. *fragilité osseuse héréditaire congénitale,* (R. Clément), *osteogenesis imperfecta* (Vrölik, 1845), *osteogenesis imperfecta congenita* (Looser), *maladie de Vrölik, maladie de Porak et Durante, osteopsathyrosis congenita.* (Kleps), *osteopsathyrosis fœtalis* (Hochsinger), *aplasia periostalis* (Müller), *aplasia ossea microplastica*(Kardamatis), *malacia microplastica* (von Recklinghausen). Dystrophie osseuse congénitale, caractérisée par la friabilité et la fragilité des os des membres qui présentent de multiples fractures dès la naissance ou au cours de la vie intra-utérine. Chez les enfants atteints de cette affection, le rachis est déformé, les membres sont courts et boudinés, la voûte crânienne, mal ossifiée, a une consistance de parchemin, mais la face reste normale. Cette maladie, rapidement mortelle, est une forme (type II, à transmission autosomique récessive) de la fragilité osseuse héréditaire (v. ce terme).

DYSPLASIE PIGMENTAIRE NEURO-ECTODERMIQUE. V. *mélanoblastome neurocutanée.*

DYSPLASIE POLYÉPIPHYSAIRE DOMINANTE. V. *polyostéochondrite.*

DYSPLASIE PSEUDO-ACHONDROPLASIQUE (Maroteaux et Lamy, 1959) [angl. ***pseudo-achondroplasic dysplasia***]. Syn. *pseudo-achondroplasie.* Variété rare de nanisme micromélique respectant le massif craniofacial ; les membres, surtout leurs segments proximaux, sont courts et grêles, les jambes sont arquées, les mains et les pieds sont courts et trapus. C'est une malformation héréditaire à transmission autosomique dominante ou récessive. Elle fait partie des dysplasies spondylo-épiphysaires génotypiques.

DYSPLASIE RÉTINIENNE DE REESE-BLODI. V. *Reese-Blodi (dysplasie rétinienne de).*

DYSPLASIE SEPTO-OPTIQUE [angl. ***septo-optic dysplasia***]. Ensemble de malformations comportant une atrophie du nerf optique, une agénésie du septum lucidum (v. ce terme) et souvent aussi un nanisme hypophysaire sévère et un diabète insipide.

DYSPLASIE SPONDYLO-ÉPIPHYSAIRE GÉNOTYPIQUE [angl. ***dysplasia congenita***]. Syn. *chondrodysplasie spondylo-épiphysaire congénitale* (F. Layani et L. Durupt, 1948) *chondrodystrophie spondylo-épiphysaire* (Worms et Gougeon, 1947). Terme groupant des « affections osseuses constitutionnelles se traduisant par des modifications plus ou moins généralisées des noyaux osseux des vertèbres, du carpe, du tarse, des épiphyses des os longs, ainsi que de la métaphyse adjacente, sans aucun trouble métabolique ou endocrinien décelable par nos méthodes actuelles d'investigation » (P. Maroteaux et M. Lamy, 1958). Le groupe comprend la *dysplasie pseudo-achondroplasique,* la *dysplasie polyépiphysaire dominante* ou polyostéochondrite, la *d. s.-é. g. récessive* qui groupe les mucopolysaccharidoses et certaines gangliosidoses généralisées et une *d. s.-é. g. tardive* (Maroteaux, Lamy et Bernard, 1957), forme récessive liée au sexe, caractérisée par un aplatissement de toutes les vertèbres, se manifestant vers la puberté par une cyphose dorsale avec saillie du sternum. Il fait partie des chondrodystrophies génotypiques.

DYSPLASIE SPONDYLO-MÉTAPHYSAIRE (Kozlowski, Maroteaux et Spranger, 1967) [angl. ***spondylometaphyseal dysplasia***]. Affection voisine de la *maladie de Morquio* (v. ce terme, 2°), mais qui s'en distingue par la moindre importance du nanisme et des déformations rachidiennes, et par des modifications plus accentuées du bassin (ailes iliaques de faible hauteur et élargies, anomalies du col fémoral et du trochanter). C'est une maladie héréditaire transmise, probablement, selon le mode autosomique dominant.

DYSPLASIE SPONDYLO-THORACIQUE. V. *Jarcho-Levin (syndrome de).*

DYSPLASIE THORACIQUE ASPHYXIANTE. V. *dystrophie thoracique asphyxiante.*

DYSPLASIE DU VENTRICULE DROIT [angl. ***right ventricule dysplasia***]. Malformation rare, constituée anatomiquement par un aspect fibreux ou graisseux plus ou moins étendu de la paroi du ventricule droit, dont l'amincissement et la distension peuvent entraîner l'insuffisance. La *maladie d'Uhl* (v. ce terme) correspond à la variété la plus précoce et la plus grave de ces *d.* dont il existe des formes tardives, localisées, génératrices ou non d'arythmie : c'est la ***d. arythmogène du v. d.*** (Franck et Fontaine, 1978) caractérisée par des accès récidivants d'extrasystoles ou de tachycardie ventriculaires accompagnés de potentiels tardifs (v. ce terme). Pour certains, la *d. a. du v. d.* serait une affection acquise (et non congénitale). Certaines classifications incluent la *d. du ventricule droit* dans les myocardiopathies. V. ce terme, *Brugada (syndrome des)* et *Naxos (maladie de).*

DYSPLASIE VERRUCIFORME DE LUTZ-LEWANDOWSKI. V. *Lutz-Lewandowski (dysplasie verruciforme de).*

DYSPNÉE, *s. f.* (gr. *dus*, difficulté ; *pnein*, respirer) [angl. ***dyspnoea*** ; amér. ***dyspnea***]. Respiration difficile et pénible. Elle peut s'accompagner de modification de la fréquence respiratoire (normalement de 16/minute chez l'adulte) : *polypnée, tachypnée, bradypnée* (v. ces termes) et ne porter que sur un des temps de la respiration (*d.* inspiratoire, *d.* expiratoire). Elle est en général d'origine cardiaque ou respiratoire. V. *Cheyne-Stokes (respiration de), Kussmaul et Kien (respiration de), orthopnée* et *platypnée.*

DYSPRAXIE, *s. f.* (gr. *dus*, difficulté ; *praxis*, action) [angl. ***dyspraxia***]. Terme servant à désigner l'ensemble des diverses formes d'*apraxie.*

DYSPROSODIE, *s. f.* (gr. *dus ; prosodos,* procession avec chants) [angl. ***dysprosody***]. Trouble du rythme et de l'accentuation du langage.

DYSPROTÉINÉMIE, *s. f.* V. *dysprotidémie.*

DYSPROTÉINOSE, *s. f.* Toute affection caractérisée par une anomalie quantitative ou qualitative des protides humoraux. V. *dysprotidémie.*

DYSPROTHROMBIE, *s. f.* (P. Chevallier et A. Fiehrer, 1949). Syndrome hémorragique caractérisé par l'allongement permanent du temps de Quick. Il peut être primitif ou secondaire ; il peut se présenter sous des formes plus ou moins graves ou rester latent. V. *prothrombinémie.*

DYSPROTIDÉMIE, *s. f.* (gr. *dus*, difficulté ; protidémie) [angl. ***dysproteinaemia***]. Syn. *dysprotéinémie*. Anomalie quantitative ou qualitative des protides du plasma sanguin (albumines, globulines, fibrinogène). Ce terme est souvent employé dans le sens plus restrictif d'anomalie des globulines (v. *dysglobulinémie*).

DYSPYRIDOXINOSE CÉRÉBRALE. V. *pyridoxino-dépendance*.

DYSRAPHIE, *s. f.* (gr. *dus*, difficulté ; *rhaphê*, suture) [angl. ***dysraphia***]. Syn. *status dysraphicus* (Bremer, 1926). Trouble dans le coalescence des raphés médians ou latéraux entraînant des malformations telles que : bec-de-lièvre, luette bifide, voûte palatine ogivale, hernie ombilicale, naevus lombaire ou lombal, *spina bifida*, syringomyélie, hétérochromie irienne type Fuchs ; certains cas de syndrome de Claude Bernard-Horner, hémiatrophie faciale, progressive, etc. V. *Passow (syndrome de)*.

DYSRYTHMIE, *s. f.* [angl. ***dysrhythmia***]. Trouble du rythme. — ***d. majeure*** (Gastaut). V. *hypsarythmie*.

DYSSOMNIE, *s. f.* (gr. *dus*, difficulté ; lat. *somnus*, sommeil) [angl. ***dyssomnia***]. Trouble du sommeil. V. ce terme.

DYSSYNERGIE, *s. f.* V. *asynergie*.

DYSSYNERGIE CÉRÉBELLEUSE MYOCLONIQUE ; DYSSYNERGIE CÉRÉBELLEUSE PROGRESSIVE. V. *Hunt (maladies ou syndromes de Ramsay)*.

DYSSYNERGIE RECTO-SPHINCTÉRIENNE. V. *anisme*.

DYSSYNTAXIE, *s. f.* (gr. *dus* ; *suntaxis*, syntaxe). Trouble du langage caractérisé par l'emploi défectueux des règles syntaxiques.

DYSTASIE, *s. f.* (gr. *dus*, difficulté ; *stasis*, action de se lever) [angl. ***dystasia***]. Difficulté de la station debout. — ***d. aréflexique héréditaire*** (G. Roussy et G. Lévy, 1926) [angl. ***Lévy-Roussy syndrome***]. « Maladie familiale caractérisée par des troubles de la station debout et de la marche, l'existence d'un pied creux bilatéral et une abolition ou une diminution très marquée des réflexes tendineux ». C'est une affection héréditaire à transmission autosomique dominante, dans laquelle l'amyotrophie, les troubles moteurs et sensitifs prédominent aux extrémités. Elle entrerait dans le cadre de l'*hérédo-dégénération spino-cérébelleuse* ou dans celui des *névrites hypertrophiques primitives*.

DYSTHANASIE, *s. f.* (gr. *dus*, difficulté ; *thanatos*, mort). V. *acharnement thérapeutique*.

DYSTHYMIE, *s. f.* (gr. *dus*, difficulté ; *thumos*, âme) [angl. ***dysthymia***]. Ensemble des perturbations de l'humeur (dépression, excitation, anxiété).

DYSTHYROÏDIE, *s. f.* (Hertoghe) [angl. ***dysthyreosis***]. Anomalie de la sécrétion thyroïdienne quantitative (hyper- ou hypothyroïdie) ou qualitative.

DYSTOCIE, *s. f.* (gr. *dus*, difficulté ; *tokos*, accouchement) [angl. ***dystocia***]. Accouchement difficile, quelle que soit l'origine de la difficulté.

DYSTONIE, *s. f.* (gr. *dus*, difficulté ; *tonos*, ressort) [angl. ***dystonia***]. Trouble de la tension, de la tonicité ou du tonus aboutissant à des contractions musculaires involontaires et durables provoquant des attitudes anormales. Elles peuvent être ***généralisées*** (*d.* idiopathique généralisée) ou ***localisées*** (torticolis spasmodique, crampe des écrivains), ***primitives*** ou ***secondaires*** (*toxiques :* oxyde de carbone ; *métaboliques :* maladie de Wilson). — ***d. d'attitude*** (Ch. Foix et A. Thévenard). Modification pathologique des actions musculaires qui maintiennent l'homme en équilibre dans la station debout. — ***d. biliaire.*** V. *dyskinésie biliaire*. — ***d. lordotique progressive*** et ***d. musculaire déformante*** (Oppenheim). V. *maladie de Ziehen-Oppenheim* et *spasme de torsion*. — ***d. neuro-végétative*** ou ***vagosympathique.*** Trouble de l'excitabilité des nerfs vague et sympathique pouvant revêtir quatre modalités : — 1° hypertonie des deux systèmes antagonistes réalisant l'*amphotonie* (v. ce mot) ; — 2° hypotonie de ces deux systèmes appelée aussi *hypoamphotonie* ; — 3° et 4° hypertonie d'un système avec ou sans hypotonie de l'autre correspondant soit à la *sympathicotonie,* soit à la *vagotonie* selon l'hypertonie prédominante (v. ces termes).

DYSTOPIE, *s. f.* (gr. *dus*, difficulté ; *topos*, lieu) [angl. ***dystopia***]. Anomalie dans la situation d'un organe. — ***d. rénale.*** Rein déplacé congénitalement, reins soudés, etc.

DYSTROPHIE, *s. f.* (gr. *dus*, difficulté ; *trophê*, nourriture) [angl. ***dystrophia***]. Trouble de la nutrition d'un organe ou d'une partie anatomique avec les lésions qui en sont la conséquence.

DYSTROPHIE ADIPOSO-GÉNITALE. V. *adiposo-génitale (dystrophie)*.

DYSTROPHIE D'ALBRIGHT. V. *ostéo-dystrophie héréditaire d'Albright*.

DYSTROPHIE CHONDROCALCINOSIQUE ECTODERMIQUE. V. *chondrodysplasie ponctuée*.

DYSTROPHIE CORNÉENNE DE FEHR. V. *Fehr (dystrophie cornéenne de)*.

DYSTROPHIE CORNÉENNE GRILLAGÉE DE HAAB-DIMMER. V. *Haab-Dimmer (dystrophie cornéenne de)*.

DYSTROPHIE CORNÉENNE MOUCHETÉE DE FRANÇOIS. V. *François et Neetens (dystrophie cornéenne mouchetée de)*.

DYSTROPHIE CORNÉENNE NUAGEUSE CENTRALE DE FRANÇOIS. V. *François (dystrophie cornéenne nuageuse centrale de)*.

DYSTROPHIE CORNÉENNE DE REIS-BÜCKLERS. V. *Reis-Bücklers (dystrophie cornéenne de)*.

DYSTROPHIE CORNÉENNE DE WAARDENBURG-JONKERS. V. *Waardenburg-Jonkers (dystrophie cornéenne de)*.

DYSTROPHIE CRANIO-CARPO-TARSIENNE. V. *Freeman-Sheldon (syndrome de)*.

DYSTROPHIE CRISTALLINE DE LA CORNÉE DE SCHNYDER. V. *Schnyder (dystrophie cristalline de la cornée de)*.

DYSTROPHIE CRURO-VÉSICO-FESSIÈRE (Foix et Hillemand). V. *Achard, Foix et Mouzon (syndrome d')*.

DYSTROPHIE DERMO-CHONDRO-CORNÉENNE FAMILIALE. V. *François et Détroit (maladie de)*.

DYSTROPHIE DE FLEICHER. V. *Fehr (dystrophie cornéenne de)*.

DYSTROPHIE GRANULEUSE DE GROENOUW, TYPE I. V. *Grœnouw (dystrophie granuleuse de -, type I)*.

DYSTROPHIE DE GROENOUW, TYPE II. V. *Fehr (dystrophie cornéenne de)*.

DYSTROPHIE DE HURLER-ELLIS. V. *Hurler (maladie, polydystrophie ou syndrome de)*.

DYSTROPHIE MÉTAPHYSO-ÉPIPHYSAIRE. V. *polyostéochondrite*.

DYSTROPHIE MUSCULAIRE CONGÉNITALE PROGRESSIVE TYPE FUKUYAMA. V. *Fukuyama (dystrophie musculaire congénitale type)*.

DYSTROPHIE MUSCULAIRE DE DUCHENNE. V. *paralysie (ou myopathie) pseudo-hypertrophique type Duchenne*.

DYSTROPHIE MUSCULAIRE PROGRESSIVE (Erb). V. *myopathie primitive progressive*.

DYSTROPHIE MUSCULAIRE TUNISIENNE. V. *adhaline*.

DYSTROPHIE MYOPATHIQUE MYOTONIQUE DE STEINERT. V. *myotonie atrophique*.

DYSTROPHIE MYOTONIQUE. V. *myotonie atrophique*.

DYSTROPHIE NEURO-AXONALE INFANTILE DE SEITELBERGER. V. *Seitelberger (maladies de), 1°*.

DYSTROPHIE ŒDÉMATEUSE. V. *trophœdème*.

DYSTROPHIE OSTÉOCHONDRALE POLYÉPIPHYSAIRE. V. *polyostéochondrite*.

DYSTROPHIE OSTÉO-CHONDRO-MUSCULAIRE. Syn. *syndrome de Catel-Hempel, syndrome de Schwartz-Jampel*. V. *polyostéochondrite*.

DYSTROPHIE PAPILLAIRE ET PIGMENTAIRE (Darier). V. *acanthosis nigricans*.

DYSTROPHIE POLYANÉVRISMALE [angl. ***ectasic medial dystrophy***]. V. *dolicho et méga-artère*.

DYSTROPHIE PULMONAIRE PROGRESSIVE (Heilmeyer et Schmid, 1956). V. *poumon évanescent*.

DYSTROPHIE RÉTICULAIRE PIGMENTAIRE DE SJÖGREN. V. *Sjögren (dystrophie réticulaire pigmentaire de).*

DYSTROPHIE THORACIQUE ASPHYXIANTE (M. Jeune, 1955) [angl. ***thoracic asphyxiant dystrophy***]. Syn. *maladie* ou *syndrome de Jeune.* Variété de chondrodystrophie génotypique (v. ce terme) à transmission récessive autosomique, voisine de l'achondroplasie et du syndrome d'Ellis-Van Creveld. Elle est caractérisée avant tout par des malformations du thorax, qui est étroit, immobile avec des côtes et des clavicules en position haute ; la dystrophie osseuse atteint aussi les ceintures scapulaire et pelvienne et les os longs. Elle entraîne la mort du nouveau-né ou du très jeune enfant par asphyxie ou infection broncho-pulmonaire. Parfois cependant l'évolution est favorable. Il existe enfin des formes avec insuffisance rénale.

DYSTROPHIE THROMBOCYTAIRE HÉMORRAGIPARE (J. Bernard et J.-P. Soulier, 1948) [angl. ***Bernard-Soulier syndrome***]. Syn. *maladie de Jean Bernard et J.-P. Soulier, syndrome des plaquettes géantes.* Maladie hémorragique rare, congénitale et familiale, à transmission vraisemblablement autosomique récessive, apparaissant dès le très jeune âge. Elle est caractérisée par des hémorragies cutanées et muqueuses et par un aspect particulier des plaquettes sanguines qui sont de grande taille, par l'allongement de temps de saignement et une diminution de la consommation de la prothrombine (absence de thromboplastinogénase). Cette maladie est très souvent bien tolérée. Elle est en rapport avec les anomalies de la membrane des plaquettes intéressant le récepteur du facteur Willebrand qui fait défaut (glycoprotéine Ibα). V. ce terme et *thrombopathies constitutionnelles.*

DYSTROPHIES CORNÉENNES HÉRÉDITAIRES ET FAMILIALES. Ces malformations peuvent toucher ***la cornée superficielle*** : *d.* de Cogan, Fleischer, Gruber, Grayson-Willebrandt, Meesmann, Reis-Bücklers, *d.* en mosaïque de Vogt ; ***le stroma*** : *d.* de Groenouw ou Bücklers, ou *d.* grillagée de Biber-Haab-Demmer ; *d.* cristalline de Schnyder ; *d.* mouchetée de François et Neetens ; ***la cornée postérieure*** : *cornea farinata, cornea guttata.* V. tous ces termes.

DYSTROPHINE, *s. f.* (dystrophie) (1987) [angl. ***dystrophin***]. Protéine musculaire de 427 kd située sous le sarcolemme, entre les stries I et M du sarcomère (v. *myofibrille*). Son déficit est à l'origine de la paralysie pseudo-hypertrophique type *Duchenne* (v. ce terme). Une anomalie de sa structure s'observe dans la myopathie de *Becker.*

DYSURIE, *s. f.* (gr. *dus*, difficulté ; *ouron*, urine) [angl. ***dysuria***]. Difficulté à la miction.

E

E. Symbole — 1° de l'*acide glutamique.* — 2° du préfixe *exa,* signifiant 10^{18}.

e- [angl. ***e-***]. Préfixe (angl.) pour électronique. P. ex. *e-mail* : courrier électronique ; *e-médecine :* télémédecine (*pro parte*) : transmission de données médicales par le réseau Internet.

E (composé) DE KENDALL. V. *cortisone.*

E (facteur). V. *Rhésus (facteur).*

EAC. Symbole de la *réaction d'immuno-hémolyse* (v. ce terme).

EAGLE (syndrome d') (E. Watt, amér., 1937) [angl. ***Eagle's syndrome***]. Syn. *syndrome stylo-carotidien.* Ensemble de symptômes dus à la présence d'une apophyse styloïde anormalement longue et qui irrite les filets sympathiques de la carotide externe (douleurs temporales et rétro-auriculaires) ou ceux de la carotide interne (douleurs pariétales et orbitaires). Ces douleurs migraineuses unilatérales s'accompagnent de sifflements auriculaires. Ce syndrome apparaît souvent après un trauma ou une intervention chirurgicale effectuée dans le voisinage (amygdalectomie, avulsion dentaire, etc.). V. *stylalgie.*

EALES (syndrome d') (E. Henry, brit., 1880) [angl. ***Eales's disease***]. Syndrome caractérisé par des hémorragies récidivantes de la rétine et du corps vitré observées surtout chez l'homme jeune et dues à des lésions de périphlébite rétinienne. Elles se manifestent par l'apparition soudaine d'une sensation de brouillard devant un œil.

EATON (agent d') (E. Monroe, amér.) [angl. ***Eaton's agent***]. V. *Mycoplasma.*

EATON (maladie d') [angl. ***Eaton's pneumonia***]. Syn. *pneumonie à agglutinines froides.* La plus fréquente des bronchopneumopathies de type viral, décrite aux États-Unis en 1942-1943 sous le nom de pneumonie atypique primitive. Elle a été considérée d'abord comme d'origine virale (Eaton, 1944) ; elle est due en réalité à *Mycoplasma pneumoniae,* germe qui occupe une place croissante dans la pathologie pulmonaire. Le sérum de ces malades contient souvent une agglutinine froide d'où la possibilité d'un sérodiagnostic. V. *bronchopneumopathie de type viral* et *Mycoplasma.*

EATON-LAMBERT (syndrome d') (E. Lealdes, amér., 1956). V. *Lambert-Eaton (syndrome de).*

EAU (syndrome d'intoxication par l'). V. *hypotonie osmotique du plasma (syndrome d').*

EAU (test à l') ou **(test de surcharge en)** [angl. ***water loading test***]. V. *Robinson, Power, Kepler (test de).*

EAU DE JAVEL. V. *Javel (eau de).*

EAU LIBRE [angl. ***free water***]. Fraction de l'eau contenue dans l'organisme qui n'est pas liée aux diverses molécules ou substances hydrosolubles. Sa clairance est fonction de l'hormone antidiurétique et du rein. V. *eau liée.*

EAU LIÉE [angl. ***bound water***]. Fraction de l'eau contenue dans l'organisme qui est associée à diverses substances ou molécules hydrosolubles. V. *eau libre.*

EAU OXYGÉNÉE (L. J. Thénard, fr., 1818) [angl. ***hydrogen peroxide***]. Composé de formule H_2O_2 utilisé en solution aqueuse comme antiseptique.

EAUX MINÉRALES [angl. ***mineral waters***]. Eaux de source utilisées en médecine « en raison des vertus thérapeutiques qu'on leur attribue, ces vertus paraissant tenir soit à des qualités physiques (température de la source, etc.), soit à la richesse ou à la nature spéciale de la minéralisation » (Ch. Moureu). — Beaucoup sont douées de radioactivité, d'où leur plus grande efficacité quand elles sont employées à la sortie même du griffon.

EAUX VANNES [angl. ***sewage***]. Eaux provenant des fosses d'aisances, des égouts, etc.

EBERTH (bacille d') (E. Carl, all., 1881). V. *Salmonella typhi.*

ÉBERTHIEN, ENNE, *adj.* [angl. ***eberthian***]. Qui a rapport au bacille d'Eberth. — ***infection é.*** Fièvre typhoïde.

EBM. Abréviation de l'angl. ***Evidence Based Medicine***. V. *médecine factuelle.*

EBOLA (maladie à virus). V. *virus Ebola (maladie à).*

ÉBRANLEMENT, *s. m.* [angl. ***shaking***]. Technique de massage consistant en une succession de secousses communiquées au membre ou segment de membre que l'on étire par ailleurs.

EBSTEIN (maladie d') (E. Wilhelm, all., 1866) [angl. ***Ebstein's anomaly***]. Malformation cardiaque exceptionnelle, caractérisée par une anomalie des valves de la tricuspide qui, étirées, restent accolées aux parois du ventricule droit sur les 2/3 supérieurs de leur longueur. L'orifice tricuspide, déplacé vers la pointe du ventricule, est déformé et constitue un barrage ; en amont, l'oreillette (ou atrium) droite est dilatée et son volume est augmenté de la partie adjacente, hypoplasiée, du ventricule droit ; en aval, le reste du ventricule droit a un volume réduit. Il résulte de ces malformations une diminution du débit pulmonaire. Dans les 2/3 des cas existe une communication interatriale cyanogène. Cette affection se manifeste cliniquement par une dyspnée et des troubles du rythme. L'augmentation du volume de l'oreillette (ou atrium) droite donne au cœur un aspect spécial : il est énorme, sphérique ou ovoïde avec un pédicule étroit au milieu de champs pulmonaires anormalement transparents. L'électrocardiogramme montre une hypertrophie atriale et une image très particulière de bloc de branche droit. L'évolution spontanée, d'une durée variable, se termine fréquemment par la mort subite.

ÉBURNATION, *s. f.* (lat. *ebur*, ivoire) [angl. ***eburnation***]. Augmentation considérable de la densité d'un os dont une partie plus ou moins étendue devient compacte comme de l'ivoire.

EBV. V. *virus EB* ou *Epstein-Barr virus.*

EC. V. *enzymes (code des).*

ECBU. Abréviation d'*Examen Cyto-Bactériologique des Urines.*

ECCHONDROME, *s. m.* ou **ECCHONDROSE**, *s. f.* (gr. *ek*, hors de ; *khondros*, cartilage) [angl. ***ecchondroma***]. Saillie formée au niveau des articulations, des côtes, du larynx, etc., par la prolifération du tissu cartilagineux. Elle se rencontre le plus souvent dans les arthrites chroniques dont elle contribue à former les nodosités.

ECCHYMOSE, *s. f.* (gr. *ek*, hors de ; *khumos*, suc) [angl. ***ecchymosis***]. Tache tantôt violette ou noire, tantôt brune ou jaunâtre, qui résulte de l'infiltration du tissu cellulaire par une quantité variable de sang. Elle peut apparaître sur la peau, les muqueuses ou les séreuses. V. *purpura.*

ECCHYMOTIQUE, *adj.* [angl. ***ecchymotic***]. De la nature de l'ecchymose. — *tache é.*

ECCRINE, *adj.* (gr. *ek-krinô*, je sécrète) [angl. ***eccrine***]. Se dit d'une glande mérocrine (v. ce terme) dont le canal excréteur débouche directement à la surface de la peau. P. ex. : les petites glandes sudoripares disséminées sur tout le tégument.

ECF-A (abréviation de l'anglais ***Eosinophil Chemotactic Factor of Anaphylaxis***). Un des médiateurs de l'hypersensibilité immédiate (v. ce terme). C'est un petit peptide qui interviendrait dans la réaction allergique en attirant localement les éosinophiles.

ECG. Électrocardiogramme (v. ce terme).

ÉCHANGE PLASMATIQUE. V. *plasmaphérèse.*

ÉCHAPPÉE, *s. f.* [angl. ***escape***]. Étirement progressif puis relâchement d'une masse de tissu de la paroi abdominale.

ÉCHAPPEMENT NODAL (ou jonctionnel) et **É. VENTRICULAIRE** [angl. ***nodal escape***] (cardiologie). Contraction des ventricules déclenchée par le nœud d'Aschoff-Tawara (*é.* nodal ou jonctionnel) ou née dans une des branches du faisceau de His ou dans la paroi ventriculaire (*é.* ventriculaire), en cas de défaillance momentanée du centre d'automatisme cardiaque normal : le nœud sinusal (ralentissement excessif du rythme sinusal).

ÉCHAPPEMENT THÉRAPEUTIQUE. Diminution de l'effet d'un médicament après quelques prises. V. *tachyphylaxie 2°.*

ÉCHARPE, *s. f.* [angl. ***sling***]. Pièce de toile triangulaire utilisée pour l'immobilisation temporaire, en flexion, du membre supérieur.

ÉCHAUFFEMENT, *s. m.* V. *blennorragie.*

ÉCHINOCOCCOSE, *s. f.* [angl. ***echinococcosis***]. Maladie due au développement dans l'organisme de la larve d'un *Taenia echinococcus.* Elle se traduit soit par un *kyste hydatique — é. kystique* (*forme kystique :* v. *hydatidose*) dû à l'*Echinococcus granulosus,* soit par de nombreuses petites alvéoles *(forme alvéolaire)* parsemant le tissu hépatique. Cette ***é. alvéolaire*** [angl. ***alveolar echinococcosis***], due à l'*Echinococcus multilocularis,* souvent méconnue, s'accompagne d'ictère et fait penser presque toujours à une tumeur maligne du foie. — ***é. secondaire*** (Dévé). *É.* déterminée par la greffe des scolex mis en liberté par la rupture d'un kyste hydatique primitif. — Le diagnostic sérologique de l'*é.* fait appel à l'électrosynérèse, à l'hémagglutination passive, à l'ELISA et à l'immunofluorescence (v. ces termes). Les réactions de Casoni et de Weinberg sont maintenant abandonnées.

ÉCHINOCOQUE, *s. m.* (gr. *ékhinos*, hérisson ; *kokkos*, grain) [angl. ***Echinococcus multilocularis***]. Syn. *Echinococcus multilocularis.* Tænia qui vit dans l'intestin du chien et dont l'œuf, ingéré par l'homme avec ses aliments, donne naissance à un embryon hexacanthe. Ce dernier, après avoir traversé les parois de l'intestin, se fixe dans un organe, généralement le foie, où il produit, en se développant, le kyste hydatique.

ECHINOCYTE, *s. m.* (gr. *ekhinos,* hérisson ; *kutos,* cellule) [angl. ***echinocyte***]. Hématie déformée, ayant un aspect régulièrement épineux, observée notamment dans l'urémie. V. *acanthocytose.*

ÉCHO (phénomène de l') [angl. ***echo, return extrasystole***] (cardiologie). V. *rythme réciproque.*

ECHO (virus) ou **ECHOVIRUS** (initiales de l'angl. ***Enteric Cytopathogenic Human Orphan***) [angl. ***echovirus***]. Virus appartenant au genre *Enterovirus*, famille des *Picornaviridae* auquel, lors de sa découverte, on ne pouvait attribuer aucune maladie humaine (angl. ***orphan*** : orphelin). En fait, certains des virus *ECHO* donnent des affections analogues à celles provoquées par les virus *Coxsackie* : méningites, gastro-entérites, affections grippales, exanthèmes, maladies des voies respiratoires des nourrissons et des jeunes enfants. V. *exanthème de Boston.* — ***ECHO 1.*** V. *réovirus.* — ***echovirus 22 :*** v. *Parechovirus.*

ÉCHO 2D, 3D. V. *échographie (é. bidimensionnelle, tridimensionnelle).*

ÉCHO DE LA PENSÉE. Hallucination auditive faisant croire au malade « qu'on répète ses propres pensées, qu'on lui énonce ses intentions et ses actes » (A. Porot). Signe de début d'*automatisme mental* (v. ce terme).

ÉCHOCARDIOGRAPHIE, *s. f.* (Dussik, 1942 ; Keidel, 1950) (gr. *êkhô*, écho ; *kardia*, cœur ; *graphein*, écrire) [angl. ***echocardiography***]. Exploration du cœur par les ultrasons (v. *échographie*). L'*é.* permet l'étude des différentes structures de l'organe : dimensions et mouvements des parois ventriculaires, du septum et des valves (naturelles ou artificielles) ; examen des cavités, malformations et déformations pariétales et valvulaires, recherche de tumeurs, de thrombus, de végétations intracavitaires ou d'épanchement péricardique. L'échographie de type *TM* et l'*é. bidimensionnelle* sont les plus employées. L'***é. transœsophagienne*** [angl. ***transoesophageal echocardiography***] permet d'étudier mieux que l'***é. transthoracique*** [angl. ***transthoracic e.***] la partie postérieure du cœur (oreillettes ou atriums, valves). — L'***é. de contraste*** (Gramiak R., 1968) [angl. ***contrast echocardiography***] utilise les échos artificiels fugaces (microbulles) provoqués par une injection liquidienne intraveineuse rapide (par exemple soluté glucosé isotonique), lesquels normalement restent dans les cavités droites, pour rechercher un défaut septal, par lequel lesdits échos se propageraient aux cavités gauches (contraste positif) dans les shunts droite-gauche ; alors que dans les shunts gauche-droite, on recherche un contraste négatif (« lavage » des échos). — Une technique particulière d'*é. de c.*, l'*é. de c. myocardique* [angl. ***myocardial contrast echocardiography***] est à l'étude pour évaluer la *perfusion du myocarde.* Elle utilise des microbulles gazeuses enveloppées d'albumine, de glucide ou de lipide qui sont injectées par voie intraveineuse et, franchissant le filtre pulmonaire, vont injecter les cavités gauches puis se répartir dans le muscle cardiaque. Leur étude peut être sensibilisée par un appareillage spécial (imagerie de seconde harmonique). — ***é. doppler*** [angl. ***Doppler echocardiography***]. Combinaison d'un examen Doppler et d'un échocardiogramme, donnant l'enregistrement simultané, par la même sonde, d'un échocardiogramme de type TM ou bidimensionnel et d'un tracé caractéristique du flux sanguin (sens de l'écoulement, vitesse, régime) intracardiaque, en un point repéré grâce à l'échocardiogramme, p. ex. au niveau d'un orifice valvulaire. L'*é.* Doppler ajoute aux précisions anatomiques fournies par l'*é.* des données hémodynamiques sur le fonctionnement du cœur. — L'*é.* bidimensionnelle couplée au doppler pulsé codé en ***couleurs*** (1984) fait apparaître une cartographie où les flux se rapprochant du capteur figurent en couleurs chaudes (rouge), les flux s'éloignant du capteur en couleurs froides (bleu), la couleur étant d'autant plus claire que la vitesse est grande ; aux vitesses élevées apparait un *repliement spectral* [angl. ***aliasing***] générateur d'une mosaïque de couleurs. — Le ***doppler tissulaire*** (Mac Dicken W. et Sutherland G., 1992) [angl. ***tissue doppler imaging***], couplé à l'*é.* de mode TM mesure directement la vélocité des contractions du myocarde qui apparait en bleu quand il s'éloigne du transducteur et en rouge lorsqu'il s'en rapproche. — ***é. de stress*** [angl. ***stress echocardiography***]. É. couplée à l'effort ou à l'administration d'agents pharmacologiques (dobutamine, dipyridamole) dans le but de mettre en évidence une anomalie segmentaire de la contraction du myocarde d'origine ischémique. V. *color kinesis.*

ÉCHOCINÉSIE, *s. f.* (gr. *êkhô*, écho ; *kinêsis*, mouvement) [angl. ***echokinesis, echopraxia***]. V. *échopraxie.*

ÉCHO-ENCÉPHALOGRAPHIE, *s. f.* (L. Leksell, 1955) [angl. ***echoencephalography***]. Exploration de l'encéphale par les ultrasons. Un faisceau d'ultrasons est envoyé dans le crâne, dirigé selon le diamètre bitemporal ; on recueille les échos provenant des surfaces réfléchissantes : échos des parois osseuses à l'entrée et à la sortie entre lesquels est situé exactement au milieu, l'écho normal des structures médianes de l'encéphale (région du 3e ventricule) dont les déplacements pathologiques peuvent être ainsi décelés. D'autres échos intermédiaires peuvent être enregistrés (parois des ventricules, tumeurs, etc.).

ÉCHO-ENDOSCOPIE, *s. f.* Variété d'endoscopie (v. ce terme) où les ultrasons remplacent le système optique habituel. Elle permet d'explorer le tube digestif et les vaisseaux.

ÉCHOGÈNE, *adj.* [angl. ***echogenic***]. Qui produit des échos.

ÉCHOGRAMME, *s. m.* [angl. ***echogram***]. Tracé recueilli par l'échographie (v. *échographie, 2°*).

ÉCHOGRAPHIE, *s. f.* (gr. *êkhô*, écho ; *graphein*, écrire). — 1° (Pick) [angl. ***echographia***]. Impulsion morbide qui pousse certains malades mentaux à répéter plusieurs fois de suite les mots écrits. V. *stéréotypie.* — 2° [angl. ***echography, ultrasonography***]. Exploration d'un organe ou d'une région du corps, au moyen des ultrasons. Un faisceau d'ultrasons est dirigé sur la zone à étudier, en brèves impulsions successives et les échos renvoyés par les différentes structures de cette zone sont recueillis entre les impulsions et visualisés sur un écran. — Dans l'***é. de mode A*** (Amplitude), les échos s'inscrivent comme des traits dont l'espacement mesure les distances qui séparent les diverses structures du ou des organes. — Dans l'***é. de mode B*** (Brillance), l'intensité plus ou moins grande de la réflexion des ultrasons se traduit, sur l'écran, par un aspect plus ou moins brillant de l'écho. — Dans l'***é. de mode M ou TM*** (Temps Mouvement) on enregistre les variations, dans le temps, des échos ponctuels brillants d'une ou de plusieurs structures mobiles, ce qui permet, sur des courbes dont le déroulement est observé sur l'écran cathodique ou fixé sur un papier photographique, d'étudier les mouvements de ces structures, la sonde étant immobile ou pivotant autour d'un point fixe, de façon que le déplacement angulaire du faisceau d'ultrasons explore successivement les diverses zones de l'organe examiné. Il s'agit, dans ces 3 cas, d'*é. uni-* ou *monodimensionnelle.* — L'***é. bidimensionnelle*** (ou *écho 2D*, ou *échotomographie*, ou *tomographie par ultrasons*) [angl. ***two dimensional echography***] est pratiquée avec une sonde rectangulaire à éléments multiples (multiscan) ou avec une sonde à un seul élément qui, en pivotant, permet un balayage angulaire ou sectoriel (sectorscan — mécanique ou électronique). Cette *é.* bidimensionnelle donne une image en coupe, statique et dynamique, de l'organe exploré. Elle permet d'en faire l'étude dans l'espace quand ces coupes sont répétées suivant plusieurs plans parallèles longitudinaux, puis transversaux. Ces coupes peuvent être étudiées sur l'écran. — L'***é.*** peut être aussi ***endocavitaire,*** si la sonde est placée dans le tube digestif, le vagin ou le péritoine par exemple (échoendoscopie, écholaparoscopie) ou bien ***endovasculaire*** (intra-artérielle, intracoronaire). L'***é. en trois dimensions*** [angl. ***three-dimensional echography***] est utilisée surtout en obstétrique et en cardiologie. V. *échocardiographie, écho-encéphalographie, écho-ophtalmographie, Doppler (examen), fluxmètre ultrasonique directionnel* et *cathétérisme vélocimétrique.*

ÉCHOGRAPHISTE, *s. f.* ou *m.* (gr. *êkho*, écho ; *graphein*, écrire) [angl. ***sonographer*** *(manipulateur)*, ***sonographist*** *(médecin)*]. Personne pratiquant l'échographie.

ÉCHOKINÉSIE, *s. f.* (gr. *ékho*, écho ; *kinêsis*, mouvement) [angl. ***echokinesis***]. V. *échopraxie.*

ÉCHOLALIE, *s. f.* (gr. *êkhô*, écho ; *lalein*, parler) [angl. ***echolalia***]. Impulsion morbide qui pousse certains malades mentaux à répéter comme un écho les paroles prononcées devant eux. V. *stéréotypie.*

ÉCHOMIMIE, *s. f.* (gr. *êkhô*, écho ; *mimos*, mime) [angl. ***echomimia***]. Impulsion morbide qui pousse certains malades mentaux à répéter les jeux de physionomie de leur entourage. V. *stéréotypie.*

ÉCHO-OPHTALMOGRAPHIE, *s. f.* Exploration oculaire par les ultrasons, dont un faisceau est envoyé dans l'œil. Les échos produits par sa réflexion sur les interfaces des milieux transparents et des parois du globe renseignent sur ces différentes structures, en particulier sur l'état du segment postérieur : décollement de la rétine, tumeur ou corps étranger intraoculaire, etc.

ÉCHOPLANAR, *s. m.* [angl. ***echoplanar imaging***]. V. *paramètres d'acquisition en IRM.*

ÉCHOPRAXIE, *s. f.* (gr. *ékho*, écho ; *praxis*, action) [angl. ***echopraxia***]. Syn. *échocinésie, échokinésie.* Reproduction automatique des mouvements exécutés par une autre personne. V. *stéréotypie.*

ÉCHOTOMOGRAPHIE, *s. f.* V. *échographie (é. bidimensionnelle).*

ECHOVIRUS, *s. m.* V. *ECHO (virus).*

ECK (opération ou **fistule de von)** (1877) (E. Nikolaï, russe, 1849-1917) [angl. ***Eck's fistula***]. Anastomose chirurgicale de la veine porte dans la veine cave inférieure, destinée à remédier à l'hypertension portale. Elle peut être termino-latérale ou latéro-latérale.

ECKLIN (anémie ou **maladie d')** (E. Théophil, suisse, 1918). V. *anémie grave érythroblastique du nouveau-né.*

ÉCLAIREMENT, *s. m.* [angl. ***illuminance***]. Quotient du flux lumineux que reçoit une surface par l'aire de cette surface. Il s'exprime en lux et en phots. V. *radiance.*

ÉCLAMPSIE, *s. f.* (gr. *eklampein*, faire explosion). Syn. *accès éclamptiques* [angl. ***eclampsia***]. Terme par lequel on désignait l'épilepsie dont les crises (le plus souvent généralisées) étaient la conséquence de troubles métaboliques ; p. ex. : au cours de l'insuffisance rénale *(é. urémique)*. Il n'est plus utilisé que sous la forme *é. gravidique* ou *é. puerpérale* pour nommer un état caractérisé par une série d'accès consistant en convulsions toniques, puis cloniques avec suspension de la conscience et offrant la plus grande analogie avec l'épilepsie. Elle peut survenir dans les trois derniers mois de la grossesse, au moment de l'accouchement ou dans les suites de couches. V. *toxémie gravidique* et *HELLP (syndrome).* — ***é. infantile.*** V. *convulsion.*

ÉCLAMPTIQUE, *adj.* [angl. ***eclamptic***]. Qui a rapport à l'éclampsie. — *s. f.* Malade atteinte d'éclampsie.

ÉCLAT, *s. m.* V. *brillance 2°.*

ÉCLIPSE CÉRÉBRALE (Donzelot). Paralysie brusque et passagère (hémi- ou monoplégie, aphasie, hémianopsie, etc.) survenant chez un malade atteint d'hypertension artérielle. Elle est attribuée à un spasme d'une artère cérébrale ou bien à une hypotension paroxystique.

ÉCLISSE, *s. f.* V. *attelle.*

ECMNÉSIE, *s. f.* (gr. *ek*, de, à partir de ; *mnasthaï*, se souvenir) [angl. ***ecmnesia***]. V. *amnésie antérograde.*

ECMNÉSIQUE ou **ECMNÉTIQUE**, *adj.* [angl. ***ecmnesic***]. — ***délire e.*** Délire dans lequel le malade atteint d'*ecmnésie* se croit ramené à une époque antérieure de son existence.

ECN. Abréviation d'*Examen Classant National,* épreuve ayant remplacé le concours de l'Internat en 2004.

ÉCOLE DES CADRES INFIRMIERS. Dénomination ancienne abandonnée en 1995. V. *institut de formation de cadres de santé.*

ÉCOLE D'INFIRMIERS(IÈRES) [angl. ***nursing school***]. Dénomination ancienne abandonnée en 1992. V. *institut de formation en soins infirmiers.*

ÉCOLOGIE, *s. f.* (gr. *oïkos*, demeure ; *logos*, discours) [angl. ***ecology***]. Syn. désuet *œcologie.* — 1° Étude de l'habitat d'une espèce animale ou végétale et de l'influence qu'il exerce sur celle-ci. — 2° Étude des êtres vivants (particulièrement des microbes) dans leur milieu habituel ou dans des conditions qui se rapprochent autant que possible de celles de leur existence naturelle.

ÉCONOMIE, *s. f.* Synonyme désuet d'*organisme humain.*

ECONOMO ou **ECONOMO-CRUCHET (maladie de von)** (E. Constantin von, autr., 1917). V. *encéphalite épidémique d'Economo-Cruchet.*

ÉCORCEURS DE TRONCS D'ÉRABLE (maladie des) [angl. ***maple bark disease***]. V. *coniosporiose.*

ÉCOTAXIS, *s. f.* (de Sousa, 1971). V. *homing (phénomène du).*

ÉCOUTE CROISÉE [angl. ***cross-talk,*** littéralement : conversation croisée]. Dysfonction d'un stimulateur cardiaque double chambre consistant en la détection par le ventricule du stimulus atrial, ce qui a pour effet défavorable d'inhiber la stimulation ventriculaire. L'*é. c.* est évitée par le *blanking* (v. ce terme).

ÉCOUVILLONNAGE, *s. m.* [angl. ***ecouvillonnage***]. Nettoyage et brossage d'une cavité.

ECP (syndrome) (Opitz, 1980) [angl. ***ECP syndrome***]. Variété à transmission dominante du syndrome *EEC* (v. ce terme), associant une *ectrodactylie* (v. ce terme) et une division palatine (*cleft palate* en anglais).

ÉCRASEMENT, *s. m.* [angl. ***crushing***]. Technique de massage combinant friction et compression d'une petite étendue de tissu.

ÉCRASEMENT (syndrome d'). V. *Bywaters (syndrome de).*

ÉCRITURE EN MIROIR ou **SPÉCULAIRE** [angl. ***mirror writing***]. Variété d'écriture dans laquelle les lettres et les mots se suivent de droite à gauche comme s'ils étaient vus dans un miroir. Certains aphasiques écrivent ainsi en se servant de la main gauche ; mais cette *écriture spéculaire* ne constitue pas une variété spéciale d'aphasie, comme on l'a cru ; elle représente l'écriture instinctive normale de la main gauche.

ÉCROUELLES, *s. f. pl.* (bas-latin *scrofellae* de *scrofulae,* scrofules) [angl. ***scrofula, king's evil***]. Syn. *mal du roi* (v. ce terme). Adénopathie cervicale tuberculeuse chronique. V. *scrofuloderme.*

ECSTASY, *s.* (en angl. extase). Terme populaire désignant une amphétamine (v. ce terme), la *3,4 méthylène-dioxyméthamphétamine* (MDMA), drogue hallucinogène et hépatotoxique.

ECTASIE, *s. f.* (gr. *ektasis*, dilatation) [angl. ***ectasia***]. Dilatation d'un organe creux ou d'un vaisseau. V. *anévrisme.*

ECTASIE CANALICULAIRE PRÉCALICIELLE DIFFUSE. V. *rein en éponge.*

ECTASIE PRÉCALICIELLE DES TUBES RÉNAUX. V. *rein en éponge.*

ECTASIE VASCULAIRE ANTRALE (Jabbari M., 1984) [angl. ***gastric antral vascular ectasia***]. Syn. *estomac pastèque.* Affection rare observée surtout chez la femme après 70 ans, caractérisée par un aspect *fibroscopique* surélevé et érythémateux des plis de l'antre gastrique convergent vers le pylore ; *histologiquement,* les capillaires de la muqueuse et de la sous-muqueuse sont dilatés et parfois thrombosés ; *cliniquement,* une anémie ferriprive chronique témoigne de saignements répétés. Il s'y associe souvent une maladie systémique (sclérodermie).

ECTASIES TUBULAIRES PRÉCALICIELLES. V. *rein en éponge.*

ECTHYMA, *s. m.* (gr. *ek*, hors de ; *thuein*, faire éruption) [angl. ***ecthyma***]. Affection cutanée microbienne caractérisée par des pustules nummulaires ayant tendance à s'étendre par leurs bords, tandis que le centre se recouvre d'une croûte brunâtre masquant une ulcération qui laisse toujours une cicatrice. Elle est inoculable et auto-inoculable. C'est un impétigo ulcéreux. — ***e. contagieux*** ou ***infectieux du mouton.*** V. *dermatite pustuleuse contagieuse ovine.*

ECTOANTIGÈNE, *s. m.* (gr. *ektos*, au dehors ; antigène) [angl. ***ectoantigen***]. Syn. *exoantigène.* Antigène situé à l'extérieur de la bactérie et peu adhérent à celle-ci.

ECTOBLASTE, *s. m.* (gr. *ektos,* au-dehors ; *blastos,* germe) [angl. ***ectoblast***]. V. *ectoderme.*

ECTOCARDIE, *s. f.* (gr. *ektos*, en dehors ; *kardia*, cœur) [angl. ***ectocardia***]. Anomalie de situation du cœur. Il peut : — 1° faire hernie à travers le diaphragme : *e. sous-diaphragmatique* ; — 2° faire saillie hors de la poitrine par suite de la bifidité ou de l'absence du sternum : *ectocardie pré-thoracique.* V. *Cantrell et Crittenden (syndrome de).*

ECTODERME, *s. m.* (Remak, 1845) (gr. *ektos*, en dehors ; *derma*, peau) [angl. ***ectoderm***]. Syn. *ectoblaste.* Feuillet externe du blastoderme qui formera le revêtement cutané et les organes des sens d'une part, le système nerveux central et les nerfs périphériques, d'autre part. V. *épiblaste*, *endoderme*, *mésoderme* et *neuroblaste.*

ECTODERMOSE ÉROSIVE PLURI-ORIFICIELLE (N. Fiessinger et R. Rendu, 1916-1917) [angl. ***ectodermosis erosiva pluriorificialis, Stevens-Johnson syndrome***]. Syn. *syndrome de Baader, syndrome de Fiessinger-Rendu, syndrome de Stevens-Johnson* (1922), *dermatostomatite* (Baader, 1925). Affection frappant les sujets jeunes, caractérisée par un début brutal, une atteinte diffuse des *muqueuses*, surtout de la bouche (stomatite bulleuse) et de la conjonctive, parfois de muqueuses génitales avec urétrite, par des lésions *cutanées* plus discrètes et variables, parfois à type d'érythème polymorphe, par une altération sévère de l'*état général* et souvent par des manifestations *pulmonaires*. L'évolution se fait vers la *guérison* en quelques semaines ; des *récidives* peuvent survenir. Cette affection, d'origine inconnue, peut-être allergique, ne serait pas sans rapport avec l'érythème polymorphe et l'érythrodermie bulleuse avec épidermolyse. V. ces termes et *muco-cutanéo-oculaire (syndrome).*

ECTOENZYME, *s. f.* (gr. *ektos,* en dehors ; enzyme) [angl. ***ectoenzyme***]. Enzyme intramembranaire agissant à l'extérieur de la cellule. V. *endoenzyme.*

ECTOPAGE, *s. m.* (I. G. St-Hilaire) (gr. *ektos*, en dehors ; *pageis*, unis) [angl. ***ectopagus***]. Monstre double caractérisé par la fusion des parois costo-sternales d'un côté, l'autre paroi étant normalement développée. Les bras qui correspondent au côté atrophié et soudé sont souvent fusionnés.

ECTOPARASITE, *s. m.* (gr. *ektos*, en dehors ; *parasitos*, qui mange à côté) [angl. ***ectoparasite***]. Parasite végétal ou animal vivant à la surface du corps. P. ex. : sarcopte, pou. V. ces termes et *endoparasite.*

ECTOPARASITOSE, *s. f.* [angl. ***ectoparasitosis***]. Affection créée par un ectoparasite. V. ce terme et *endoparasitose.*

ECTOPIE, *s. f.* (gr. *ek*, hors ; *topos*, lieu) [angl. ***ectopia***]. Anomalie de situation d'un organe. P. ex. : *e. du cœur, e. du rein.* — ***e. testiculaire.*** Testicule en situation aberrante, en dehors de son trajet normal de migration (cet état est donc distinct de la cryptorchidie).

ECTOPIQUE, *adj.* [angl. ***ectopic***]. Qui n'est pas à sa place habituelle. — *grossesse e.* ou *extra-utérine.*

ECTOPLACENTA, *s. m.* (gr. *ektos*, en dehors ; placenta) [angl. ***ectoplacenta***]. Revêtement endothélial incomplet des lacunes placentaires.

ECTOPLASMIQUES (productions). Diverses substances extracellulaires élaborées par la cellule.

ECTOTHRIX, *adj.* (gr. *ektos*, en dehors ; *thrix*, cheveu) [angl. ***ectothrix***]. Qui se trouve à l'extérieur du poil. — *champignon e.*

ECTOZOAIRE, *s. m.* (Rudolfi) (gr. *ektos*, en dehors ; *zôon*, animal) [angl. ***ectozoon***]. Syn. *épizoaire.* Animal parasite vivant à la surface du corps (acare, puce, pou, etc.).

ECTROCHÉIRIE, *s. f.* (gr. *ektrôô*, je fais avorter ; *cheir*, main) [angl. ***acheiria***]. Absence congénitale d'une main, en totalité ou en partie.

ECTRODACTYLIE, *s. f.* (gr. *ektrôô*, je fais avorter ; *daktulos*, doigt) [angl. ***ectrodactylia***]. Syn. *oligodactylie.* Absence congénitale d'un ou de plusieurs doigts.

ECTROGÉNIE, *s. f.* (gr. *ektrôô*, je fais avorter ; *génnan*, engendrer) [angl. ***agenesis***]. Absence congénitale d'un organe ou d'une partie du corps.

ECTROMÈLE, *s. m.* (I. G. St-Hilaire) (gr. *ektrôô*, je fais avorter ; *mélos*, membre) [angl. ***ectromelus***]. Monstre caractérisé par l'arrêt de développement d'un ou de plusieurs membres. Cet arrêt peut porter également sur un seul segment de membre. V. *monomèle.*

ECTROMÉLIE, *s. f.* [angl. ***ectromelia***]. — 1° Malformation embryonnaire ou fœtale. V. *ectromèle.* — 2° ***e. infectieuse*** (J. Marchal, 1930). Maladie épidémique et contagieuse de la souris, due à un virus, caractérisée par la gangrène d'une patte ou des troubles de l'état général aboutissant à la mort.

ECTROPION, *s. m.* (gr. *ektrépô*, je renverse) [angl. ***ectropion***]. Renversement en dehors des paupières. — On emploie également ce terme pour désigner l'éversion de la muqueuse du col utérin.

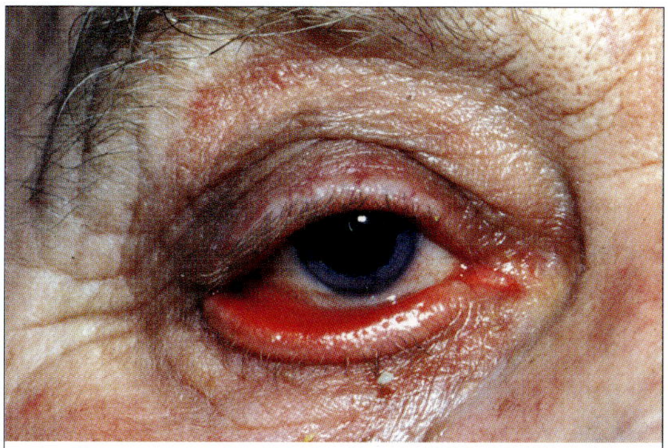

Ectropion

ECTROPODIE, *s. f.* (gr. *ektrôô*, je fais avorter ; *pous, podos*, pied) [angl. ***ectropodism***]. Absence congénitale d'un pied en totalité ou en partie.

ECTRO-URIE, *s. f.* (gr. *ektrôô*, je fais avorter ; *oura*, queue) [angl. ***ectrouria***]. Monstruosité caractérisée par une absence de développement de l'extrémité caudale de l'embryon, portant sur le sacrum, le rectum, l'anus, les organes génito-urinaires qui sont rudimentaires ou absents. L'aplasie touche également les deux membres inférieurs (ectromélie) ; les deux membres sont parfois soudés entre eux (sirénomélie).

ECZÉMA, *s. m.* (gr. *ek*, hors de ; *zein*, bouillonner) [angl. ***eczema***]. Lésion cutanée caractérisée par un placard rouge vif, prurigineux, légèrement surélevé, sur lequel apparaissent rapidement des groupes de petites vésicules transparentes qui crèvent vite, laissant suinter une sérosité qui empèse le linge. Cet écoulement, issu des puits de Devergie (v. ce terme), dure plus ou moins longtemps, pendant qu'apparaissent de nouvelles poussées de vésicules. Il aboutit à la formation de croûtes, qui précède la réparation des lésions. L'*e.* « est ordinairement l'effet d'une irritation interne [*e.* atopique] ou externe [*e.* de contact] et, chez les sujets dont le tégument est constitutionnellement irritable, il trouve des causes occasionnelles dans les agents irritants les plus variés » (Bateman). V. *spongoïde (état)*. — ***e. acnéique*** (Bazin et Lailler). V. *dermatose figurée médiothoracique*. — ***e. aigu*** ou ***de Willan.*** Syn. *dermite artificielle*. *E.* presque toujours vésiculeux et dû à une irritation externe. — ***e. aigu disséminé.*** V. *lichen tropicus*. — ***e. en aires*** ou ***marginé desquamatif de la langue*** (Besnier). V. *glossite exfoliatrice marginée*. — ***e.-asthme.*** V. *eczéma atopique*. — ***e. bulleux*** ou ***pemphigoïde.*** *E.* dont les vésicules sont de grande taille et qui peut simuler la maladie de Dühring-Brocq. — ***e. chronique, vulgaire*** ou ***de Rayer-Devergie.*** *E.* presque toujours dû à une cause interne dyscrasique ou diathésique. — ***e. circiné.*** V. *eczématide*. — ***e. constitutionnel.*** V. *eczéma atopique*. — ***e. de contact.*** Variété souvent professionnelle d'*é.* provoquée par la mise en présence directe de la peau et de substances telles que médicaments divers, nickel et autres métaux, substances protéiques, latex, etc. — ***e. corné de Wilson*** ou ***e. kératosique.*** Kératose palmaire ou plantaire symétrique, épaisse, fissurée, douloureuse, recouvrant des lésions d'eczéma. — ***e. diathésique.*** V. *eczématose*. — ***e. dysidrosique.*** V. *dyshidrose*. — ***e. érythrodermique.*** Forme ordinairement généralisée de l'*e. vulgaire* chez l'enfant. — ***e. exsudatif.*** V. *eczéma atopique*. — ***e. figuré.*** V. *eczématide*. — ***e. flanellaire.*** V. *dermatose figurée médiothoracique*. — ***e. herpétiforme.*** V. *pustulose vacciniforme*. — ***e. kératosique.*** V. *e. corné de Wilson*. — ***e. neuropathique.*** V. *eczéma atopique*. — ***e. pemphigoïde.*** V. *e. bulleux*. — ***e. prurigo.*** V. *eczéma atopique*. — ***e. récidivant de la lèvre supérieure.*** V. *sycosis*. — ***e. des roseaux.*** V. *cannes de Provence (maladie des)*. — ***e. séborrhéique*** (Unna). V. *eczématide*. — ***e. tylosique.*** V. *e. corné de Wilson*.

ECZÉMA ATOPIQUE [angl. ***atopic dermatitis***]. Syn. *dermatite atopique, dermite atopique* (Sulzberger, 1935) et, désuets : *eczéma constitutionnel* (Koch), *prurigo diathésique* de Besnier (1892), *prurit à forme eczémato-lichénienne* (Brocq), *eczéma-asthme* (Jadassohn), *eczéma prurigo* (Sabouraud), *eczéma exsudatif* (Schreus), *eczéma neuropathique* (Brill). Eczéma du nourrisson, suintant, croûteux et très prurigineux ; il siège aux joues, évolue par poussées qui peuvent s'étendre au tronc et aux membres. Il guérit généralement avant l'âge de 2 ans. Parfois il persiste jusqu'à l'âge adulte et prend alors l'aspect de placards lichénifiés très prurigineux, pigmentés, situés aux plis de flexion des membres, quelquefois à la face, au tronc et aux mains. Ces placards subissent des poussées avec éléments vésiculo-pustuleux ou de pyodermite, alternant chez certains malades avec des crises d'asthme, de rhinite, de colite ou de conjonctivite allergique, de migraine, d'urticaire, etc. C'est une manifestation d'atopie (v. ce terme) avec anomalies de l'immunité humorale (augmentation des IgE sériques : v. *réagine*) et déficit de l'immunité cellulaire. V. *atopie*.

ECZÉMA MARGINÉ DE HEBRA [angl. ***tinea cruris***]. Dermatose prurigineuse caractérisée par des taches arrondies qui, en s'accroissant, forment des plaques circinées dont le lieu d'élection est la face interne des cuisses. L'*é. m.* est dû à un champignon, l'*Epidermophyton inguinale* (Sabouraud, 1907).

ECZÉMA VARIQUEUX [angl. ***varicose eczema***]. Placard érythémateux à bords émiettés, criblé de points suintants, qui complique parfois les dermo-épidermites et les capillarites autour des ulcères de jambes des variqueux.

ECZÉMATIDE, *s. f.* (Darier) [angl. ***seborrhœic eczema***]. Syn. *dermite séborrhéique, eczéma figuré, circiné* ou *séborrhéique* (Unna). Affection cutanée voisine de l'eczéma, apparaissant dans les mêmes conditions, mais s'en distinguant par l'absence de vésicules. Elle est caractérisée par une éruption de taches rouges circonscrites siégeant sur le tronc et parfois les membres inférieurs, recouverte de squames. Selon l'aspect et le siège des lésions, on distingue les *e. figurées stéatoïdes* (ou dermatose figurée médiothoracique, v. ce terme), les *e. psoriasiformes* (ou parakératose psoriasiforme, v. ce terme), les *e. pityriasiformes* (ou parakératose pityriasiforme, v. ce terme), les *e. folliculaires* (ou séborrhéides péripilaires), dans lesquelles les squames recouvrent un follicule pileux enflammé et les *e. à type de pityriasis rosé de Gibert*.

ECZÉMATISATION, *s. f.* [angl. ***eczematization***]. Transformation eczémateuse, survenant souvent au cours de certaines dermatoses (prurigo, ichtyose, etc.).

ECZÉMATOSE, *s. f.* (Darier) [angl. ***eczematosis***]. État morbide chronique de la peau que les auteurs ont appelé *eczéma diathésique, e. maladie* ou *e. vrai*. V. *eczéma atopique*.

EDCF. Abréviation de l'angl. ***Endothelium Derived Contraction Factor.*** V. *EDRF, endothéline* et *neuropeptide*.

EDDOWES (syndrome d') (E. Alfred, brit., 1900). V. *ostéopsathyrose*.

EDF (plâtre). Plâtre d'élongation-dérotation-flexion. V. *Cotrel (plâtre de)*.

EDHF. Initiales de l'angl. ***Endothelium Derived Hyperpolarizing Factor.*** V. ce terme.

ÉDOCÉPHALE, *s. m.* (I. G. St-Hilaire) (gr. *aïdoïon*, parties sexuelles ; *képhalê*, tête) [angl. ***edocephalus***]. Monstre caractérisé par une seule orbite contenant un œil ou deux yeux, surmontée d'une trompe en forme de pénis, par la réunion des deux oreilles sous la tête et par l'absence de bouche.

EDRF. Abréviation du terme anglais ***Endothelium Derived Relaxation Factor*** (v. ce terme et *EDCF*).

EDTA [angl. ***EDTA***]. Abréviation d'*Éthylène-Diamine-Tétra-Acétique*, acide utilisé comme chélateur (v. *chélation* et *gadolinium*). — ***test à l'EDTA.*** V. *hypocalcémie provoquée (épreuve de l')*.

ÉDULCORATION, *s. f.* (lat. *edulcare*, rendre doux) [angl. ***edulcoration***]. Adjonction d'une substance sucrée à un médicament dont on veut masquer la saveur.

EDWARDS. V. *Carpentier-Edwards (valve de)*.

EDWARDS (syndrome d') (E. J., brit., 1959) [angl. ***Edwards's syndrome, trisomy 18***]. Syn. *trisomie* 18 et anciennement : *trisomie* 17, *trisomie* 17-18, *trisomie E* ou *E1*. Maladie par aberration chromosomique en rapport avec la présence d'un 3e chromosome sur la 18e paire d'autosomes (v. *trisomie*). Elle est caractérisée par un ensemble de malformations : retard staturo-pondéral, micro- et dolicho-céphalie avec menton fuyant et oreilles de faune, thorax étroit avec voussure précordiale, bassin étroit, doigts fléchis (l'index, très long, chevauchant les 3e et 4e), anomalies cardiaques, souvent rein en fer à cheval. Les dermatoglyphes présentent des anomalies caractéristiques. La survie ne dépasse pas 2 mois.

EDWIN BEER (signe d') (B. Edwin, de New York) [angl. ***Edwin Beer's sign***]. Signes radiologiques du phlegmon périnéphrétique : — 1° scoliose vertébrale, concave du côté malade ; — 2° obscurcissement du bord externe du psoas du même côté.

EEC (syndrome) (décrit par Walker et Clodius en 1963, nommé par Rüdiger en 1970) [angl. ***EEC syndrome***]. Ensemble complexe de malformations associant une *ectrodactylie* (v. ce terme), *une dysplasie ectodermique de type variable* (anodontie partielle, hypoplasie des ongles, finesse des cheveux) et *une division palatine* (*cleft palate* en anglais). V. *ECP (syndrome).*

EEG. Électroencéphalogramme (v. ce terme).

EER. Épuration extrarénale (v. ce terme).

EFFECTEUR, *s. m.* (lat. *effector*, celui qui fait) [angl. ***effector***]. — 1° (R. Collip). V. *récepteur*. — 2° Toute substance autre que l'enzyme et le substrat, capable d'influencer la vitesse d'une réaction enzymatique (activateur, inhibiteur, etc.). — ***e. allostérique.*** V. *allostérie.*

EFFÉRENT, ENTE, *adj.* (lat. *ex*, hors de ; *ferre*, porter) [angl. ***efferent***]. Qui s'éloigne de ; qui est issu d'un organe, centrifuge. V. *afférent.*

EFFLEURAGE, *s. m.* [angl. ***effleurage***]. Mode de massage qui consiste à passer légèrement la main entière ou l'extrémité des doigts ou bien la face dorsale des phalanges, poing fermé, sur la partie à masser.

EFFLUVIUM, *s. m.* (en lat., écoulement) [angl. ***effluvium***]. Chute des cheveux excessive. — Selon le stade, l'*e.* peut être anagène ou télogène. V. *trichogramme.*

EFFONDREMENT ÉPILEPTIQUE. V. *épilepsie atonique.*

EFFORT, *s. m.* [angl. ***effort***]. Contraction musculaire intense destinée à vaincre une résistance extérieure ou non. — ***e. dynamique.*** *E.* effectué sans suspendre la respiration. — ***e. statique.*** *E.* effectué en bloquant le respiration par fermeture de la glotte après une inspiration profonde. V. *Valsalva (manœuvre de).*

EFFORT (épreuve d') [angl. ***exercise test***]. Épreuve destinée à apprécier la valeur fonctionnelle des poumons et du cœur ; elle consiste à faire effectuer à un sujet un effort donné pendant et après lequel on étudie son comportement respiratoire (spirogramme) ou cardiovasculaire (rythme du cœur, pression artérielle, électrocardiogramme [angl. ***exercise ECG testing***]). P. ex. en cas d'*insuffisance coronaire,* cette épreuve, en provoquant une ischémie passagère du myocarde, peut faire apparaître temporairement des anomalies de l'électrocardiogramme qui n'existent pas au repos (sous-décalage du segment ST de plus de 1 mm, horizontal ou descendant). L'épreuve d'effort peut être associée à une *scintigraphie myocardique au thallium 201* (201 Tl) ou au MIBI, substances radioactives qui se fixent sur la cellule myocardique. Le déclenchement, par l'exercice, d'une ischémie relative entraîne l'hypofixation de l'isotope, d'où une image lacunaire dans la région considérée appréciée par rapport à une seconde scintigraphie enregistrée 3 à 4 h après l'effort. — De nombreuses variétés d'épreuves d'effort ont été proposées. L'épreuve de Martinet, le test de Flack, l'épreuve de Master (v. ces termes), etc., sont actuellement remplacés par les épreuves d'effort sur tapis roulant et sur cyclo-ergomètre qui permettent de mesurer l'effort du malade et la valeur fonctionnelle de son cœur ou de ses poumons. La mesure de la *consommation maximale d'oxygène* (VO_2 *max)* à l'effort peut contribuer à l'évaluation des sportifs comme à celle des insuffisants cardiaques. V. *thallium*, *Bruce (protocole de)*, *bicyclette* et *MIBI.*

EFFRACTIF, IVE, *adj.* (lat. *effringere,* rompre) [angl. ***invasive***]. Syn. *vulnérant.* Se dit d'un acte médical qui comporte un passage à travers le revêtement cutané ou muqueux. V. *non effractif.*

EFG. V. *Établissement Français des Greffes.*

EFR. Abréviation d'*Épreuves Fonctionnelles Respiratoires* (v. ce terme).

EFS. V. *Établissement Français du Sang.*

EGEG. Abréviation d'*électro-gastro-entérographie* (v. ce terme).

EGESTA, *s. m. pl.* (en lat. choses évacuées). V. *excreta.*

EGF (Cohen 1972). Abréviation du terme anglais ***Epidermal Growth Factor.*** Facteur de croissance épidermique. V. *facteurs de croissance* et *urogastrone.*

EGGER (signe d') (E. Fritz, suisse, 1863-1938). Signe observé au cours de l'hémiplégie flasque. Pendant l'inspiration forcée, l'hémithorax du côté paralysé se soulève moins que celui du côté sain.

EGGLESTON (E. Cary, amér., 1925). V. *Bradbury et Eggleston (syndrome de).*

EGIL. Abréviation de *European Group for the Immunological Characterization of Leukemias.* V. *leucémie aiguë.*

ÉGOCENTRIQUE (délire). V. *délire égocentrique.*

ÉGOPHONIE, *s. f.* (gr. *aïx*, chèvre ; *phônê*, voix). Syn. *voix chevrotante* ou *de polichinelle* [angl. ***egophony***]. Résonance particulière de la voix que l'on entend à l'auscultation de la poitrine dans les cas de pleurésie ou plus rarement, dans certaines formes de congestion pulmonaire. La voix est tremblotante, nasillarde et ressemble au bêlement de la chèvre.

EHESP. École des Hautes Études en Santé Publique. Créée en 2006, elle doit intégrer l'École Nationale de Santé Publique (ENSP). V. *Santé publique.*

EHLERS (1899)-**DANLOS** (1908) **(maladie d')** (E. Edward, danois). V. *Danlos (syndrome de).*

EHPAD. Abréviation d'*Établissement d'Hébergement pour Personnes Âgées Dépendantes.*

EHRLICH (cellules d') (E. Paul, all., 1854-1915 ; prix Nobel de médecine 1908). V. *éosinophile.*

EHRLICH (épreuve d'). Épreuve destinée à montrer *in vivo* le pouvoir hémolysant du plasma pour ses propres hématies, au cours de l'hémoglobinurie paroxystique *a frigore.* Un doigt, où la circulation est arrêtée par un lien, est refroidi dans l'eau glacée, pendant un quart d'heure, puis réchauffé pendant un quart d'heure dans l'eau tiède ; le sang obtenu par la piqûre de ce doigt est en partie laqué et le sérum teinté en rose.

EHRLICH (réaction d'). V. *diazoréaction.*

EHRLICHIA, *s. f.* [angl. ***Ehrlichia***]. Genre bactérien de la famille des *Anaplasmataceæ*. C'est une petite bactérie Gram négatif intracellulaire stricte parasitant les cellules sanguines et voisine des *rickettsies*. Elle infecte surtout les animaux mammifères mais peut être transmise à l'homme par l'intermédiaire des tiques.

EHRLICHIOSE, *s. f.* (Ehrlich) [angl. ***ehrlichiosis***]. Maladie fébrile due à une *Ehrlichia* (voir ce terme), transmise par les tiques et observée au Japon, en Europe et surtout aux États-Unis. depuis 1986. La variété transmise à l'homme est appelée *ehrlichiose monocytique humaine (EMH)* [angl. ***human monocytotropic ehrlichiosis***]. V. *anaplasmose.*

EIA. Abréviation du terme anglais ***enzymo immunoassay.*** V. *immuno-enzymologie.*

EIAS [angl. ***ASIS***]. Épine Iliaque Antéro-Supérieure. V. ce terme.

EICHHORST (myopathie ou **type fémoro-tibial d')** (E. Hermann, suisse, 1873) [angl. ***Eichhorst's type***]. Variété de *myopathie primitive progressive* (v. ce terme), débutant par les membres inférieurs et envahissant le tronc et les membres supérieurs. Elle s'accompagne souvent de griffes des orteils. V. *Gowers (myopathie distale ou type de).*

EICONOMÈTRE, *s. m.* (gr. *eikon*, image ; *métron*, mesure) [angl. ***eiconometer***]. Instrument de mesure destiné à étudier l'aniseiconie (v. ce terme).

EICOSANOÏDES, *s. m. pl.* [angl. ***eicosanoids***]. V. *icosanoïdes.*

EIDÉTISME, *s. m.* (gr. *eidô*, je vois) [angl. ***eidetism***]. Phénomène voisin de l'hallucination, observé parfois chez l'enfant : un objet, aperçu un certain temps auparavant, est vu à nouveau lorsque le sujet fixe une surface unie.

EIGER (E. Marvin, amér., 1956). V. *Bakwin-Eiger (syndrome de).*

EIKENELLA CORRODENS (d'après Eiken M.) [angl. ***Eikenella corrodens***]. Espèce bactérienne Gram–, voisine des *Neisseria,* faisant partie de la flore habituelle de la cavité buccale et pouvant provoquer notamment des endocardites. V. *HACCEK (groupe).*

EINHORN (sonde d') (E. Max, amér., 1862-1953). Sonde souple munie de points de repère, terminée par une ampoule percée de trous ; elle sert au tubage duodénal.

EINTHOVEN (équation ou **règle d')** (E. Willem, holl., 1860-1927 ; prix Nobel de médecine 1924) [angl. ***Einthoven's formula***] (cardiologie). L'amplitude d'une onde de l'électrocardiogramme enregistrée en 2e dérivation est égale à la somme algébrique des amplitudes des ondes enregistrées au même instant dans les 1re et 3e dérivations ($D_2 = D_1 + D_3$).

EINTHOVEN (triangle d') [angl. ***Einthoven's triangle***] (électrocardiographie). Triangle équilatéral à sommet inférieur dont les 3 sommets représentent schématiquement la position des électrodes des dérivations périphériques (bras droit, bras gauche, jambe gauche). Lorsqu'on reporte, sur ses côtés supérieur et gauche, des longueurs correspondant au voltage des deux premières dérivations considérées au même instant, ce triangle permet de construire, à l'aide de ces deux vecteurs, un vecteur commun donnant la direction de l'axe électrique du cœur (v. ce terme) et la valeur de sa force électromotrice apparente à l'instant considéré.

EIPS. Épine Iliaque Postéro-Supérieure. V. ce terme.

EISENMENGER (complexe d') (E. Victor, autr., 1897) [angl. ***Eisenmenger's complex***]. Cardiopathie congénitale rare, caractérisée par l'existence d'une communication interventriculaire haute, d'une dextroposition de l'aorte, par l'absence de sténose pulmonaire et par une hypertrophie du ventricule droit, dont le sang est éjecté en partie dans l'aorte. Les artères pulmonaires sont altérées : dilatation, hypertrophie de la média, épaississement de l'intima. L'évolution, marquée par une hypertension pulmonaire, une cyanose tardive et modérée et par des hémoptysies, entraîne généralement la mort avant la trentième année.

EISENMENGER (syndrome d') [angl. ***Eisenmenger's syndrome***]. Cardiopathie congénitale cyanogène avec hypertension artérielle pulmonaire par augmentation des résistances artérielles pulmonaires, le shunt droite-gauche ayant lieu au niveau des oreillettes (ou atriums), des ventricules ou d'un canal artériel persistant.

ÉJACULAT, *s. m.* [angl. ***ejaculum***]. Quantité de sperme expulsée au cours d'une éjaculation.

ÉJACULATEUR, TRICE, *adj.* (lat. *ejicio*, j'expulse) — ***conduit*** ou ***canal e.*** (TA *ductus ejaculatorius*) [angl. ***ejaculatory duct***]. Portion terminale des voies spermatiques reliant le confluent du conduit déférent et du conduit excréteur de la vésicule séminale à la partie prostatique de l'urètre **• 👁 génital •**.

ÉJACULATION, *s. f.* (lat. *ejicio,* j'expulse) [angl. ***ejaculation***]. Expulsion du sperme sous l'effet de la contraction des vésicules séminales.

ÉJACULATORITE, *s. f.* Inflammation des canaux éjaculateurs.

ÉJECTION VENTRICULAIRE (fraction d') [angl. ***ventricular ejection fraction***] (cardiologie). Part, éjectée pendant la systole, du volume sanguin ventriculaire télédiastolique. Le rapport entre ces 2 quantités est un des indices permettant d'apprécier la performance ventriculaire : sa valeur normale est voisine de 0,60.

EKBOM (syndrome d') (E. Karl, suédois, 1945). — 1° V. *jambes sans repos (syndrome des).* — 2° (1938) Délire d'infestation parasitaire.

EKIRI, *s. m.* [angl. ***ekiri***]. Maladie épidémique, dysentériforme, très aiguë, qui sévit presque exclusivement sur les enfants de deux à six ans au Japon. Elle serait due à un bacille voisin du colibacille.

EKTACYTOMÈTRE, *s. m.* (Bessis et Mohandas, 1974) (gr. *ektémô*, j'étends ; *kutos*, cellule ; *métron*, mesure) [angl. ***ektacytometer***]. Appareil mesurant la déformabilité des globules rouges par diffractométrie.

EL (L : *lung,* poumon, en anglais). Symbole de l'*élastance pulmonaire* (v. ce terme).

ÉLAÏOCONIOSE, *s. f.* (P. Blum, 1919) (gr. *élaïon*, huile ; *konis*, poussière). Variété de folliculite acnéiforme professionnelle, observée chez les ouvriers métallurgistes et due à l'action des poussières et de l'huile. On l'appelle vulgairement *bouton d'huile.*

ÉLASTANCE, *s. f.* [angl. ***elastance***]. Rapport entre la pression d'un fluide et le volume du réservoir élastique qui le contient (DP/DV). C'est l'inverse de la *compliance* (v. ce terme).

ÉLASTANCE PULMONAIRE (E_L) (Bayliss et Robertson, 1939) [angl. ***pulmonary elastance,*** E_L]. Variation de pression nécessaire pour produire une variation du volume pulmonaire d'une unité. L'*é. p.* renseigne sur la résistance à l'expansion du tissu élastique pulmonaire. Elle est d'autant plus élevée que la résistance est grande. Elle est de 4 à 5 cm d'eau par litre, en position assise. C'est l'inverse de la *compliance pulmonaire* (v. ce terme). L'***é. totale du thorax*** (E_T) est la somme de l'*é.* pulmonaire et de l'*é.* de la paroi thoracique (E_W) ; elle est de l'ordre de 10 cm d'eau par litre.

ÉLASTÉÏDOSE CUTANÉE NODULAIRE À KYSTES ET À COMÉDONS [angl. ***nodular cutaneous elastidosis***]. Syn. *maladie de Favre et Racouchot* (1937). Affection cutanée caractérisée par la présence, sur les tempes et les régions périorbitaires, de nombreux comédons et de petits nodules ; ceux-ci peuvent atteindre 2 à 4 mm de diamètre et comporter un ou plusieurs comédons. Cette maladie atteint surtout les hommes après la cinquantaine.

ÉLASTINE, *s. f.* [angl. ***elastin***]. Une des scléroprotéines (v. ce terme) du tissu conjonctif constituant ses fibres élastiques. V. *fibrilline* et *Williams et Beuren (syndrome de).*

ÉLASTOME, *s. m.* [angl. ***elastoma***]. Tumeur cutanée formée d'accumulation d'élastine, protéine du tissu élastique. V. *naevus elasticus.*

ÉLASTOME DIFFUS (Dubreuilh, 1913) [angl. ***diffuse elastoma***]. Bande feutrée sous-épidermique, formée de fibres élastiques altérées et gonflées, recouvertes d'un épiderme aminci et pigmenté ; c'est la lésion caractéristique de la dégénérescence colloïde sénile de la peau.

ÉLASTOME INTRAPAPILLAIRE PERFORANT VERRUCIFORME DE MIESCHER. V. *élastome perforant verruciforme.*

ÉLASTOME JUVÉNILE. V. *naevus elasticus 2° : n. e. en tumeurs disséminées.*

ÉLASTOME PERFORANT VERRUCIFORME [angl. ***perforating elastosis***]. Syn. *élastome intrapapillaire perforant verruciforme de Miescher, kératose serpigineuse de Lutz.* Affection cutanée caractérisée par la présence d'élastomes dans les papilles du derme et de bouchons cornés qui perforent l'épiderme. Les papules ainsi formées sont surtout groupées sur les côtés du cou.

ÉLASTOPATHIE, *s. f.* (Paul Godin, 1928) (gr. *élastês*, qui meut ; *pathê*, affection) [angl. ***elastopathy***]. Déficience du tissu élastique que l'on observe à tous les âges de la vie. Elle peut être congénitale ou acquise.

ÉLASTORRHEXIE, *s. f.* (gr. *élastês*, qui meut ; *rhêxis*, déchirure) [angl. ***elastorrhexis***]. Rupture des fibres élastiques des tissus survenant à la suite de leur dégénérescence. — ***é. systématisée*** [angl. ***systemic elastorrhexia***] (Touraine, 1940). Affection congénitale héréditaire et familiale due à la dégénérescence systématisée des fibres élastiques de tout l'organisme, en particulier du derme (donnant naissance à de petites élevures jaunes linéaires : c'est le *pseudo-xanthome élastique* de Darier, v. ce terme), de la vitrée choroïdienne (formant un anneau pigmentaire péripapillaire d'où partent des stries grisâtres radiées), du système vasculaire (endocarde, artères) ; elle est parfois accompagnée d'hémorragies digestives. V. *Grönblad-Strandberg (syndrome de)* et *élastorrhexis.*

ÉLASTORRHEXIS, *s. f.* (Darier, 1896) [angl. ***elastorrhexis***]. « Dégénérescence du réseau élastique des parties profondes du chorion » dont les « fibres se gonflent, bourgeonnent, se fondent et se fragmentent » (Darier). Cette lésion est caractéristique du *pseudo-xanthome élastique* (v. ce terme).

ÉLASTOSE, *s. f.* [angl. ***elastosis***]. — 1° Dégénérescence du tissu élastique. — 2° Dégénérescence du tissu conjonctif du derme avec apport d'élastine (protéine du tissu élastique).

ÉLASTOSE ENDOCARDIQUE. V. *fibro-élastose endocardique.*

ÉLECTIVE (propriété) ou **ÉLECTIVITÉ**, *s. f.* [angl. ***affinity***]. Propriété de certaines substances de se fixer à des liquides biologiques ou à des éléments anatomiques déterminés, à l'exclusion des autres.

ÉLECTRICITÉ, *s. f.* [angl. ***electricity***]. Variété d'énergie associée à des charges électriques.

ÉLECTRISATION, *s. f.* [angl. ***electrical injury, electrification***]. Effet du passage d'un courant électrique à travers l'organisme. V. *électrocution.*

ÉLECTRO-ABSENCE, *s. f.* Électrochoc léger, provoquant une perte de connaissance passagère, sans convulsion.

ÉLECTRO-ACUPUNCTURE, *s. f.* [angl. ***electroacupuncture***]. V. *électropuncture.*

ÉLECTRO-ANALGÉSIE, *s. f.* [angl. ***electroanalgesia***]. Traitement visant à la suppression de la douleur par stimulation électrique transcutanée ; il est proposé dans certaines algies d'origine neurologique. V. *désafférentation (douleurs de).*

ÉLECTRO-ANESTHÉSIE, *s. f.* [angl. ***electroanaesthesia***]. Anesthésie générale provoquée par des courants de haute fréquence, rythmés et polarisés.

ÉLECTROBIOLOGIE, *s. f.* [angl. ***electrobiology***]. Application de l'électricité aux études biologiques.

ÉLECTROCARDIOGRAMME, *s. m.* **(ECG)** (Waller, angl., 1887 ; Einthoven, hollandais, 1903) [angl. ***electrocardiogram, ECG, EKG***] (cardiologie). Courbe obtenue avec l'électrocardiographe. Dans toutes les dérivations (v. ce terme), elle comprend normalement : — 1° *une onde P,* auriculaire ou atriogramme, liée à la contraction des oreillettes (ou atriums) ; — 2° une série d'ondes correspondant à la contraction des ventricules : *le complexe ventriculaire* ou ventriculogramme. Ce complexe est formé d'une *onde rapide QRS* de forte amplitude, suivie d'une *onde T* lente et moins élevée et parfois d'une *onde U.* Entre ces ondes, le tracé revient à la ligne iso-électrique (v. ce terme) : *espace PR* correspondant au temps que met l'excitation à se propager de l'oreillette au ventricule et *segment ST.* — ***é. hissien.*** *É.* enregistré par la dérivation endocavitaire atrio-ventriculaire et permettant d'étudier les potentiels du faisceau de His. V. *dérivation 2°* et *H (onde).* — ***é. de longue durée.*** V. *Holter (système).* — ***é. vectoriel.*** V. *électrocardiovectogramme.* — V. aussi *effort (épreuve d'), J (onde), J (point)* et *epsilon (onde).*

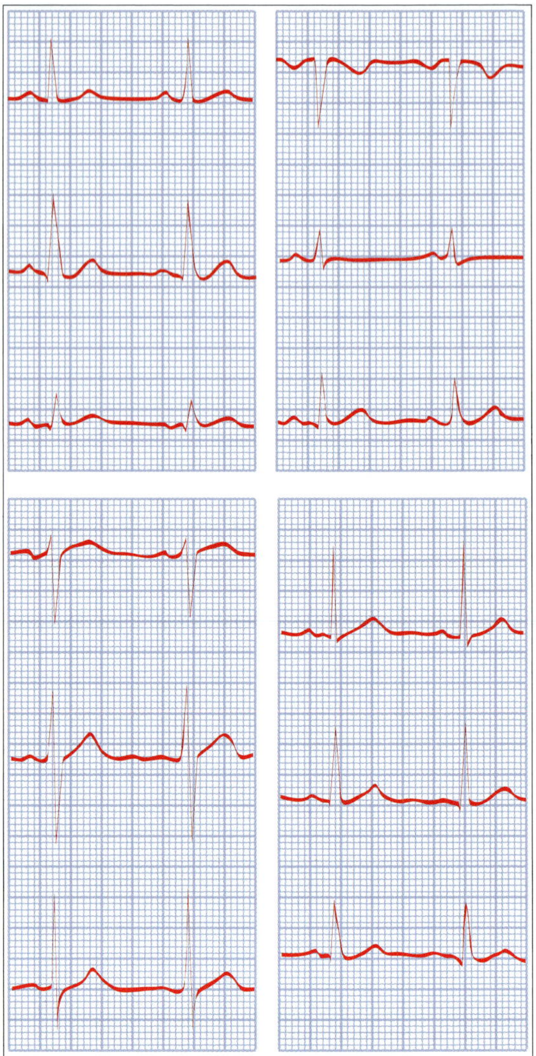

Électrocardiogramme normal

De haut en bas, colonne de gauche : I, II, III, V_1, V_2, V_3 — Colonne de droite : AV_R, AV_L, AV_F, V_4, V_5, V_6

ÉLECTROCARDIOGRAPHE, *s. m.* [angl. ***electrocardiograph***]. Appareil enregistreur des courants électriques qui accompagnent les contractions cardiaques. Ces courants, très faibles, étaient rendus appréciables par un galvanomètre à corde très sensible remplacé actuellement par un système d'amplification électronique.

ÉLECTROCARDIOGRAPHIE, *s. f.* (Waller) [angl. ***electrocardiography***]. Application de la méthode graphique à l'étude des courants électriques accompagnant les contractions cardiaques. V. *électrocardiogramme* et *cartographie.*

ÉLECTROCARDIOGRAPHIE À HAUTE AMPLIFICATION [angl. ***signal-averaged electrocardiography***]. Méthode destinée à enregistrer par voie externe les micropotentiels électrocardiographiques habituellement recueillis par voie endocavitaire. V. *potentiels tardifs.*

ÉLECTROCARDIOLOGIE, *s. f.* [angl. ***electrocardiology***]. Étude de l'activité électrique du cœur, comprenant l'électrocardiographie et la vectocardiographie.

ÉLECTROCARDIOSCOPE, *s. m.* [angl. ***electrocardioscope***]. Appareil dérivé de l'électrocardiographe, projetant sur un écran la courbe que l'électrocardiographe inscrit sur une bande de papier.

ÉLECTROCARDIOSCOPIE, *s. f.* [angl. ***electrocardioscopy***]. Examen sur un écran des courbes électriques du cœur projetées par l'électrocardioscope.

ÉLECTROCARDIOVECTOGRAMME, *s. m.* (Milovanovich). Syn. *électrocardiogramme vectoriel.* Vectogramme enregistré sur un film se déroulant devant l'écran ; on obtient ainsi un tracé présentant une succession de boucles : P, QRS et T, permettant d'apprécier le sens de rotation des vecteurs et la vitesse des différents segments du vectogramme (v. ce terme).

ÉLECTROCHIRURGIE, *s. f.* [angl. ***electrosurgery***]. Application à la chirurgie des courants de haute fréquence : bistouri électrique et électrocoagulation. V. ces termes.

ÉLECTROCHOC, *s. m.* (Ugo Cerletti et Lucio Bini, Rome, 1938) [angl. ***electroshock***]. Syn. désuet *électroconvulsion.* Crise convulsive provoquée par le passage d'un courant alternatif entre deux électrodes placées de part et d'autre du crâne et agissant sur les centres épileptogènes. On obtient cette crise avec 300 à 600 milliampères, sous 60 à 90 volts, appliqués pendant un ou deux dixièmes de seconde. L'*é.* est employé dans le traitement de certaines affections mentales telles que la dépression mélancolique (surtout) et certains états délirants aigus. V. *électronarcose, sismothère* et *sismothérapie.* — Ce terme n'est guère employé en ***cardiologie,*** où l'on parle plutôt de choc électrique (v. ce terme).

ÉLECTROCOAGULATION, *s. f.* (1922) [angl. ***electrocoagulation***]. Méthode d'électrothérapie qui utilise la forte chaleur développée dans un tissu au voisinage d'un électrode punctiforme, lorsqu'on y fait passer un courant alternatif de haute fréquence, l'autre électrode étant très large. Les modifications dans le tissu au contact de l'électrode punctiforme vont de la volatilisation, en passant par la carbonisation, à la coagulation du protoplasma cellulaire. Ces propriétés, connues depuis d'Arsonval (1890), sont mises à contribution en thérapeutique (électrochirurgie) pour séparer les tissus (bistouri électrique) ou détruire ponctuellement des lésions. V. *radiofréquence, thermocoagulation* et *ablatives en cardiologie (méthodes).*

ÉLECTROCOCHLÉOGRAMME, *s. m.* [angl. ***electrocochleogram***]. Courbe enregistrée lors de l'étude des phénomènes électriques apparaissant dans la cochlée au moment d'une stimulation sonore (électrocochléographie) ; les potentiels ainsi recueillis au moyen d'une aiguille-électrode traversant le tympan témoignent du fonctionnement des cellules de Corti et de celui du nerf auditif. C'est un moyen d'explorer les fonctions auditives. V. *potentiel évoqué.*

ÉLECTROCOCHLÉOGRAPHIE, *s. f.* V. *électrocochléogramme.*

ÉLECTROCONVULSION, *s. f.* V. *électrochoc.*

ÉLECTROCORTICOGRAMME, *s. m.* [angl. ***electrocorticogram***]. Courbe obtenue par l'électrocorticographie.

ÉLECTROCORTICOGRAPHIE, *s. f.* (électro ; lat. *cortex,* écorce ; gr. *graphein,* inscrire) [angl. ***electrocorticography***]. Électroencéphalographie pratiquée en plaçant les électrodes au contact même de l'écorce cérébrale, en expérimentation ou bien au cours d'une intervention de neurochirurgie.

ÉLECTROCUTION, *s. f.* [angl. ***electrocution***]. Effet *mortel* du passage d'un courant électrique à travers l'organisme. V. *électrisation.*

ÉLECTRODE, *s. f.* [angl. ***electrode***]. Extrémité d'entrée ou de sortie d'un conducteur électrique. — ***é. active.*** *É.* appliquée sur le site du traitement. Sa faible section est traversée par un courant de forte intensité, contrairement à l'***é. passive*** ou ***indifférente.*** — ***é. négative.*** V. *cathode.* — ***é. positive.*** V. *anode.* — ***é. de surface.*** *É.* appliquée sur la peau, contrairement à l'***é.-aiguille,*** enfoncée dans les tissus.

ÉLECTRODIAGNOSTIC, *s. m.* [angl. ***electrodiagnosis***]. Application de l'électricité à l'examen des malades. Terme généralement réservé à l'étude des réponses musculaires à l'excitation électrique ***(é. de stimulation).*** L'*é. qualitatif* apprécie la qualité de la réaction à l'excitation faradique ou galvanique ; l'*é. quantitatif* (étude des chronaxies) mesure cette excitabilité. — ***é. de détection.*** Méthode d'exploration qui utilise l'enregistrement des potentiels d'action nerveux ou musculaire (électromyographie, électroneurographie). V. ce terme et *électrophysiologie.*

ÉLECTROENCÉPHALOGRAMME, *s. m.* **(EEG)** [angl. ***electroencephalogram, EEG***]. Courbe obtenue par l'électroencéphalographie. Les ondes sont caractérisées notamment par leur fréquence (rythme $\delta < 3{,}5$ Hz, θ entre 4 et 7,5, α entre 8 et 13, $\beta > 13$). Les voltages sont compris entre 20 et 100 mV. À l'état de veille normal sont surtout enregistrés des rythmes α et β. On observe des *pointes-ondes* dans l'épilepsie.

ÉLECTROENCÉPHALOGRAPHIE, *s. f.* (électro ; gr. *enképhalos,* cerveau ; *graphein,* inscrire) (Hans Berger, all., 1924-1929) [angl. ***electroencephalography***]. Enregistrement graphique des variations de potentiel électrique qui se produisent de façon continue au niveau de l'écorce cérébrale et qui constituent les manifestations électriques de son activité ainsi que des modifications que leur font subir les diverses excitations sensorielles, l'activité mentale ou certaines affections cérébrales. Depuis l'avènement des techniques modernes d'imagerie médicale (scanographie et imagerie par résonance magnétique), les indications de l'EEG sont surtout centrées sur l'étude du sommeil, de l'épilepsie, des maladies infectieuses et inflammatoires de l'encéphale (encéphalites, maladie de Creutzfeldt-Jakob) et le diagnostic de la mort encéphalique. V. *pointe, pointe-onde, électrocorticographie, potentiel évoqué* et *polypointe.*

ÉLECTRO-GASTRO-ENTÉROGRAPHIE, *s. f.* **(EGEG)** (A. Martin et J. L. Thillier, 1971) [angl. ***electrogastroenterography***]. Enregistrement graphique des variations lentes des potentiels électriques reflétant l'activité de l'estomac et de l'intestin, au moyen de 4 électrodes placées sur les bras et sur les jambes. V. *électrosplanchnographie.*

ÉLECTROGASTROGRAPHIE, *s. f.* [angl. ***electrogastrography***]. Enregistrement des courants d'action émis par l'estomac et traduisant son travail sécrétoire et sa motricité.

ÉLECTROGENÈSE ou **ÉLECTROGÉNIE**, *s. f.* (Ch. Robin et Béraud) [angl. ***electrogenesis***]. « Production d'électricité par les tissus vivants comme résultat de leur activité spéciale ou de leur activité nutritive » (Littré).

ÉLECTROGONIOMÈTRE, *s. m.* [angl. ***electrogoniometer***]. Goniomètre (v. ce terme) électronique.

ÉLECTROGRAMME, *s. m.* [angl. ***electrogram***]. Tracé représentant l'activité électrique d'une cellule, d'un tissu ou d'un organe. — ***é. cardiaque.*** Électrocardiogramme enregistré avec des électrodes placées au contact même du cœur soit sur l'épicarde (électrocardiogramme épicardique ou direct), soit dans une cavité (électrocardiogramme endocavitaire). V. *dérivation 2° (d. endocavitaire)* et *électrocardiogramme (é. hissien).*

ÉLECTROGUSTOMÉTRIE, *s. f.* [angl. ***electrogustometry***]. Procédé d'exploration quantitative du goût (v. *gustométrie*). Un très faible courant galvanique appliqué sur la langue provoque une sensation acide métallique ; le seuil de sa perception est recherché en modifiant l'intensité du courant. L'*é.* est employée pour l'étude fonctionnelle du nerf facial.

ÉLECTRO-IMMUNODIFFUSION, *s. f.* (Culliford, 1964) [angl. ***electroimmunodiffusion***]. Immunodiffusion (v. ce terme) effectuée dans un champ électrique. L'*é. i.* est plus simple, plus rapide et plus sensible que l'immunodiffusion. V. *électrophorèse* et *immuno-électrophorèse.*

ÉLECTROKYMOGRAPHIE, *s. f.* [angl. ***electrokymography***] (cardiologie). Kymographie (v. ce terme) enregistrée en même temps que l'électrocardiogramme, la simultanéité des courbes permettant de préciser la chronologie des mouvements cardiaques (p. ex. : l'expansion systolique d'un anévrisme ventriculaire). Cette technique n'est plus utilisée.

ÉLECTROLOGIE MÉDICALE [angl. ***medical electrology***]. Partie de la physique concernant les applications médicales (diagnostiques et thérapeutiques) de l'électricité.

ÉLECTROLYSE, *s. f.* (gr. *êlektron,* ambre ; *lusis,* destruction) [angl. ***electrolysis***]. Décomposition électrochimique d'un corps.

ÉLECTROLYTE, *s. m.* [angl. ***electrolyte***]. Corps capable de se dissocier en ions lorsqu'il est mis en solution. Un *é.* peut être constitué d'ions (cristaux ioniques : chlorure de sodium) ou de molécules. Un *é.* est dit *fort* si tous ses constituants, mis en solution, s'ionisent ; c'est le cas de tous les sels, des acides dits forts et des bases dites fortes. Un *é.* est dit *faible* si une partie seulement de ses constituants se dissocie en solution. V. *ionisation 2°.*

ÉLECTROLYTÉMIE, *s. f.* Présence et taux des électrolytes dans le plasma sanguin. V. *concentration ionique du plasma.*

ÉLECTROMOTEUR (centre). V. *localisation cérébrale.*

ÉLECTROMYOGRAMME, *s. m.* **(EMG)** [angl. ***electromyogram, EMG***]. Courbe obtenue par l'enregistrement graphique des courants électriques liés aux contractions musculaires.

ÉLECTROMYOGRAPHIE, *s. f.* (électro ; gr. *mus,* muscle ; *graphein,* inscrire) [angl. ***electromyography***]. Enregistrement des courants électriques qui accompagnent l'activité musculaire. — Il s'effectue à l'aide d'électrodes (de surface, ou le plus souvent constituées par de fines aiguilles coaxiales enfoncées dans le muscle étudié) et permet par *détection* au repos ou bien lors de l'activité musculaire spontanée, ou encore lors d'une épreuve de *stimulation électrique* galvanique musculaire ou nerveuse, d'affirmer l'organicité de l'affection considérée, de la localiser au niveau du muscle ou bien du système nerveux central ou périphérique (lésion prédominant sur l'axone ou la myéline) ou bien encore de rechercher un bloc neuro-musculaire (myasthénie). Il permet enfin de formuler un pronostic. Normalement, les potentiels sont mono- ou diphasiques, leur durée varie de 7 à 10 ms et leur amplitude de 0,5 à 2 mV. — L'électromyogramme est normal en cas de lésion centrale, perturbé en cas de maladie musculaire ou d'atteinte du *nerf périphérique* (en stimulation, lenteur au seuil ; en détection, sommation temporelle : accélération des battements des unités disponibles faute de pouvoir en recruter de nouvelles ; ralentissement des vitesses de conduction nerveuses). V. *électrodiagnostic* et *électroneurographie*.

ÉLECTRON, *s. m.* (George Stoney, irlandais, 1891) (gr. *êlectron*, ambre jaune, corps qui s'électrise par frottement) [angl. ***electron***]. « Particule fondamentale constitutive de la matière, dont la masse est extrêmement faible, porteuse d'une charge électrique négative et en mouvement autour du noyau de l'atome » (G. Laitier). Les *é.* de la périphérie des atomes permettent l'accrochage avec les atomes voisins *(é. de valence)*. Certains *(é. libres)* peuvent circuler dans la matière sous l'influence d'un champ électrique, en dehors de l'édifice atomique : ils constituent le courant électrique ; ils permettent aussi le fonctionnement des corps semi-conducteurs. Les *é.* libres peuvent sortir de la matière et, sollicités par un champ électrique, former dans le vide les faisceaux de *rayons cathodiques*. Enfin les *é.* émis par les corps radioactifs constituent le *rayonnement* β. — ***é. positif.*** V. *positon*. — V. *atome*.

ÉLECTRONARCOSE, *s. f.* (1949) [angl. ***electronarcosis***]. Électrochoc (v. ce terme) réalisé sous anesthésie générale et curarisation.

ÉLECTRONEUROGRAPHIE, *s. f.* (électro ; gr. *neuron*, nerf ; *graphein*, inscrire) [angl. ***electroneurography***]. Enregistrement graphique des potentiels électriques recueillis au niveau des fibres constituant les nerfs périphériques. V. *électrodiagnostic* et *électromyographie*.

ÉLECTRONEUROMYOGRAMME (ENMG), *s. m.* [angl. ***electroneuromyogram***]. Combinaison de l'électroneurogramme et de l'électromyogramme. V. ces termes.

ÉLECTRON-VOLT, *s. m.* (Symbole **eV**) [angl. ***electron-volt***]. Unité d'énergie. L'*é.-v.* est l'énergie d'un électron accéléré par une différence de potentiel de 1 volt. Un *é.-v.* vaut $1{,}6.\ 10^{-19}$ joule.

ÉLECTRO-NYSTAGMOGRAMME, *s. m.* **(ENG)** [angl. ***electronystagmogram, ENG***]. Tracé obtenu par l'électro-nystagmographie (v. ce terme). V. *électro-oculographie*.

ÉLECTRO-NYSTAGMOGRAPHIE, *s. f.* [angl. ***electronystagmography***]. Enregistrement graphique du nystagmus, qu'il soit spontané ou provoqué (épreuves caloriques ou giratoires). Il consiste dans l'inscription et la mesure des variations du potentiel cornéo-rétinien qui accompagnent les mouvements du globe oculaire, au moyen d'électrodes péri-orbitaires. La *n.* fournit un document objectif du comportement du labyrinthe.

ÉLECTRO-OCULOGRAMME, *s. m.* **(EOG)** [angl. ***electrooculogram***]. Courbe obtenue par l'électro-oculographie (v. ce terme).

ÉLECTRO-OCULOGRAPHIE, *s. f.* (gr. *êlektron*, ambre ; lat. *oculus*, œil ; gr. *graphein*, écrire). (*électro-ophtalmographie* est le terme correct) [angl. ***electrooculography***]. Enregistrement graphique des courants électriques produits par *l'épithélium pigmentaire de la rétine,* au moyen d'électrodes placées sur le rebord orbitaire. Les mesures sont faites lors des mouvements oculaires et selon divers degrés d'éclairement. V. *Arden (rapport d'), électronystagmographie* et *électrorétinographie*.

ÉLECTRO-OPHTALMOGRAPHIE, *s. f.* (gr. *êlektron*, ambre ; *ophthalmos*, œil ; *graphein*, écrire) [angl. ***electroophthalmography***]. Terme correct pour électro-oculographie. V. ce terme.

ÉLECTROPHORÉGRAMME, *s. m.* [angl. ***electrophoresis***]. Représentation graphique des résultats de l'électrophorèse.

ÉLECTROPHORÈSE, *s. f.* (électron ; gr. *phorein*, emporter) [angl. ***electrophoresis***]. Syn. *cataphorèse.* Transport vers les électrodes, sous l'influence d'un champ électrique, des particules chargées électriquement en solution ou en suspension dans un liquide. Ce terme est appliqué aux ions formés de grosses molécules tels que les colloïdes, celui d'électrolyse étant réservé aux ions de petite taille. — L'*é.* est employée pour séparer en plusieurs fractions les protéines des liquides de l'organisme et surtout du *sérum sanguin* (albumine et globulines α, β et γ) ; celles-ci, en présence d'une solution-tampon d'un pH déterminé, s'ionisent et se déplacent dans le champ électrique à des vitesses différentes suivant la taille, la forme et la charge électrique de leurs molécules. Elle est effectuée en cuve (*é.* libre ou de frontière : méthode de Tiselius, 1937) ou sur différents supports : papier (*é.* de zone : méthode de Grassman), ce dernier procédé permettant de doser également, à l'aide de colorants appropriés, les différentes glucoprotéines et lipoprotéines *(chromato-électrophorèse)* ; d'autres techniques utilisent enfin l'acétate de cellulose et des gels. — ***é. en champ pulsé*** (Schwartz et Cantor) [angl. ***pulse field e.***]. Technique d'*é.* sur gel permettant de fragmenter l'ADN en soumettant celui-ci à un courant alternatif et donc, p. ex., de différencier certaines souches bactériennes (staphylocoques coagulase négatifs) par l'identification de leur génotype.

ÉLECTROPHYSIOLOGIE, *s. f.* [angl. ***electrophysiology***]. Étude des courants électriques émis par l'organisme. — L'***é. fondamentale*** concerne les *potentiels de repos et d'action* (ces derniers caractérisant les cellules excitables : nerveuses et musculaires) explorés en physiologie *cellulaire* (v. *chronaxie* et *électrodiagnostic*). — L'***é. clinique*** étudie les potentiels provenant des différents *organes.* P. ex. : électro-encéphalographie, électrorétinographie, électrocardiographie. — Toutefois *en cardiologie,* le terme d'*é.* s'applique exclusivement aux enregistrements des *électrogrammes* recueillis au contact direct du cœur, la plupart du temps dans une cavité au cours d'un cathétérisme : c'est l'*exploration électrophysiologique endocavitaire du cœur,* conduite à l'état basal puis de façon dynamique (stimulations atriales, épreuves pharmacologiques). V. *ajmaline (épreuve à l'), H (onde), dérivation endocavitaire* à *(dérivation)* et *Wenckebach (point de).*

ÉLECTROPROTÉINOGRAMME, *s. m.* Graphique (ou formule) représentant le taux des différentes fractions des protéines présentes dans les liquides de l'organisme et, en particulier, du sérum sanguin (albumine ; globulines α_1 et α_2, β et γ) séparées par électrophorèse.

ÉLECTROPUNCTURE, *s. f.* (J. B. Sarlandière, fr., 1825) [angl. ***electropuncture***]. Syn. *électro-acupuncture.* Introduction thérapeutique dans les tissus d'un courant électrique au moyen d'aiguilles. Dans cette variété d'acupuncture (v. ce terme), les aiguilles sont reliées à un générateur de courant d'intensité élevée et de fréquence basse (2 à 5 Hz). V. *galvanopuncture.*

ÉLECTRORADIOLOGIE, *s. f.* [angl. ***electroradiology***]. Syn. de *radiologie*. V. ce terme.

ÉLECTRO-RÉTINO-ENCÉPHALOGRAPHIE, *s. f.* [angl. ***electroretinoencephalography***]. Étude des courants électriques apparaissant dans la rétine et le centre visuel cortical à la suite d'une stimulation lumineuse oculaire.

ÉLECTRORÉTINOGRAMME, *s. m.* **(ERG)** [angl. ***electroretinogram, ERG***]. Courbe obtenue par l'électrorétinographie. Elle comprend normalement 2 ondes : l'onde *a* négative, rapide et de faible amplitude, suivie d'une onde *b,* positive, beaucoup plus ample et longue.

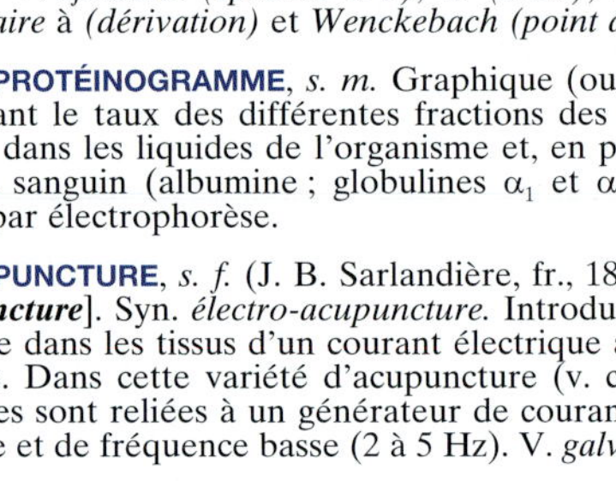

Électrorétinogramme normal

ÉLECTRORÉTINOGRAPHIE, *s. f.* [angl. ***electroretinography***]. Enregistrement graphique des divers courants électriques produits par *le neuroépithélium de la rétine* sous l'influence de la stimulation lumineuse au moyen d'électrodes placées sur la cornée et sur le rebord orbitaire. Il s'effectue en vision scotopique (dans l'obscurité) ou photopique (en pleine lumière). Ses perturbations s'observent dans diverses atteintes (toxiques, dégénératives...) de la rétine. V. *électro-oculographie* et *potentiel évoqué.*

ÉLECTRORHÉOPHORÈSE, *s. f.* (Durrum et Machebœuf) (électro ; gr. *rhein*, couler ; *phorein*, porter). Variété d'électrophorèse de zone dans laquelle la bande de papier repose en son milieu sur un chevalet et retombe de chaque côté dans des cuves remplies de liquide tampon. Le déplacement des diverses fractions des protéines dépend de la migration des anions vers l'anode et aussi de l'ascension du liquide des cuves. V. *électrophorèse.*

ÉLECTROSPLANCHNOGRAPHIE, *s. f.* **(ESG)** (J. Thouvenot et A. Martin, 1967). Enregistrement graphique des variations lentes des potentiels électriques reflétant l'activité des viscères digestifs, au moyen d'un jeu d'électrodes placé sur l'abdomen. V. *électro-gastroentérographie.*

ÉLECTROSTIMULATION, *s. f.* [angl. ***electrostimulation***]. Stimulation (musculaire, cardiaque) au moyen d'un courant électrique. V. *électrodiagnostic.*

ÉLECTROSTIMULUS, *s. m.* [angl. ***spike***] (électrocardiographie). Pic (v. ce terme) traduisant, sur l'électrocardiogramme des sujets reliés à un stimulateur cardiaque, l'activité électrique propre de ce dernier.

ÉLECTROSYNÉRÈSE, *s. f.* (Bussard, 1959) (électro ; gr. *sunéreisis*, rapprochement) [angl. ***electrosyneresis***]. Syn. *contre-immuno-électrophorèse, immuno-électro-diffusion.* Variété d'immuno-électrophorèse sur plaque de gélose, provoquant la migration des gammaglobulines (anticorps) vers la cathode et celle de l'antigène en sens contraire, de telle sorte que le précipité se forme rapidement si l'antigène rencontre l'anticorps correspondant. Antigène et anticorps sont placés dans des rangées parallèles de cupules, l'un ou l'autre avec des concentrations variées, cupules creusées dans la plaque de gélose. La cupule devant laquelle se forme le précipité le plus important est celle qui contient l'antigène (ou l'anticorps) à la concentration optima.

ÉLECTROSYSTOLE, *s. f.* Battement cardiaque déclenché par une impulsion électrique extérieure. V. *électrosystolie.*

ÉLECTROSYSTOLIE, *s. f.* (Duchenne, de Boulogne, 1872 ; Zoll, 1952). Déclenchement artificiel des contractions cardiaques au moyen d'impulsions électriques rythmées. Il est employé comme traitement de la bradycardie du bloc atrio-ventriculaire et de ses accidents (syndrome d'Adams-Stokes) : en cas d'urgence, au moyen d'une source d'énergie (stimulateur ou pacemaker) externe et d'électrodes appliquées sur la peau du thorax (exceptionnellement) ou introduites dans le ventricule droit par cathétérisme ; comme traitement permanent, au moyen d'un petit stimulateur implanté à demeure dans la paroi de l'abdomen ou du thorax et d'électrodes fixées à la surface du cœur *(entraînement épicardique)* ou situées dans une sonde placée dans les cavités droites *(entraînement endocavitaire)* le plus souvent. V. *stimulateur cardiaque.*

ÉLECTROTHÉRAPIE, *s. f.* (électricité ; gr. *thérapéia*, thérapie) [angl. ***electrotherapy***]. Emploi thérapeutique de l'électricité. On utilise habituellement ce terme dans le sens restrictif d'effets de courants continus (de basse tension : galvanique) ou alternatifs (de fréquence basse, moyenne ou élevée — diathermie, radiofréquence, ondes courtes). Les indications de l'*é.* sont essentiellement les douleurs musculaires et ostéo-articulaires. V. *cardioversion, courant électrique, électrochirurgie, électrochoc, électropuncture, ionisation 1°, rayonnement infrarouge, rayonnement ultraviolet, stimulateur cardiaque* et *stimulateur neurologique.*

ÉLECTROTHERMIE, *s. f.* (électricité ; gr. *thermê*, chaleur) [angl. ***electrothermy***]. Production de chaleur au moyen de l'électricité. L'*é.* est utilisée en thérapeutique pour obtenir des destructions tissulaires grâce à une électrode plus ou moins chauffée.

ÉLECTROTONUS, *s. m.* (Emil Dubois-Reymond, all., 1843) [angl. ***electrotonus***]. « État électrique d'un nerf parcouru dans une partie de sa longueur par un courant constant ». Lorsqu'on applique sur le nerf deux électrodes amenant un courant continu, l'*é.* se manifeste par l'apparition de courant en dehors de la zone comprise entre les électrodes, courant s'éloignant de l'anode et se rapprochant de la cathode et par une modification de l'excitabilité et de la conductibilité au voisinage des électrodes (v. *anélectrotonus* et *cathélectrotonus*).

ÉLECTROTROPISME, *s. m.* (électricité ; gr. *trépein*, tourner) [angl. ***electrotropism***]. Propriété que possède le protoplasma d'être attiré ou repoussé par l'électricité.

ÉLECTUAIRE, *s. m.* (lat. *eligere,* choisir) [angl. ***electuary***]. Préparation pharmaceutique de consistance molle, formée de poudres mélangées à du sirop, à du miel ou encore à des pulpes végétales additionnées de sucre. V. *opiat* et *thériaque.*

ÉLÉIDOME, *s. m.* (gr. *élaïon*, huile) [angl. ***eleoma***]. Tuméfaction ayant tendance à s'étendre, due à des injections d'huile végétale.

ÉLÉOLAT, *s. m.* (gr. *élaïon*, huile). Médicament à base d'huile volatile.

ÉLÉOLÉ, *s. m.* (gr. *élaïon*, huile). Médicament à base d'huile fixe.

ÉLÉPHANTIASIS, *s. m.* (gr. *éléphas*, éléphant) [angl. ***elephantiasis***]. Augmentation considérable du volume d'un membre ou d'une partie du corps, causée par un œdème dur et chronique des téguments. C'est un symptôme que l'on observe dans un certain nombre de maladies. — ***é. des Arabes*** ou ***des pays chauds.*** Œdème énorme du derme et du tissu cellulaire sous-cutané accompagné de sclérose, siégeant aux membres inférieurs et aux organes génitaux, observé dans toute la zone tropicale. Il est dû (Manson) à la pénétration, dans les vaisseaux lymphatiques, de la filaire du sang *(Wuchereria bancrofti, Onchocerca volvulus, Filaria malayi).* V. *filariose.* — ***é. familial de Milroy.*** V. *trophœdème.* — ***é. génito-ano-rectal*** (Jersild). V. *Jersild (syndrome de).* — ***é. des Grecs.*** V. *lèpre.* — ***é. nostras.*** *É.* observé en Europe, dû à des érysipèles à répétition (infection par le streptocoque).

ÉLÉVATION CONGÉNITALE DE L'OMOPLATE (Willett et Walsham, 1880) ou de la **SCAPULA.** [angl. ***congenital elevation of the scapula***]. Syn. *maladie* ou *déformation de Sprengel* (1891), *scapula elevata.* Déplacement en haut et en dedans d'une ou des deux omoplates ou scapulas avec déformation et parfois fixation au rachis de l'os déplacé.

ÉLEVEURS D'OISEAUX (maladie, poumon ou **pneumopathie des)** (Pepys, 1966) [angl. ***bird breeders' lung***]. Syn. *poumon des éleveurs de pigeons* (Reed, Sosman et Barbec, 1965). Pneumopathie immunologique (v. ce terme) d'évolution généralement aiguë, parfois subaiguë, rarement chronique. Elle est due à l'inhalation d'un antigène contenu dans les déjections desséchées de certains oiseaux (pigeons, perruches, gallinacés) et atteint les préposés au nettoyage des cages et des volières.

ÉLEVEURS DE PIGEONS (maladie ou **poumon des).** V. *éleveurs d'oiseaux (maladie des).*

ELIEL. V. *Darrow-Eliel (syndrome de).*

ÉLIMINATION, *s. f.* V. *éradication.*

ÉLIMINATION ACIDE PROVOQUÉE (épreuve de l') (Jeanbrau, Cristol et Bonnet). Épreuve destinée à explorer le pouvoir rénal d'élimination des acides : l'ingestion d'acide phosphorique augmente normalement la concentration des urines en ions H^+.

ELISA [angl. ***ELISA***]. V. *immuno-enzymatique* ou *enzymologique (méthode).*

ÉLIXIR, *s. m.* (lat. *elicere,* extraire) [angl. ***elixir***]. Préparation pharmaceutique consistant dans le mélange de certains sirops avec des alcoolats.

ÉLIXIR PARÉGORIQUE (gr. *parêgorikos*, propre à adoucir) [angl. ***paregoric***]. Élixir comportant opium, acide benzoïque, camphre et anis ; ses propriétés antidiarrhéiques sont puissantes.

ELLIOT. V. *Nadler-Wolfer-Elliot (syndrome de).*

ELLIPTOCYTE, *s. m.* (gr. *elleipsis*, ellipse ; *kutos*, cellule) [angl. ***elliptocyte***]. Hématie de forme elliptique présentant deux extrémités arrondies et des parois latérales peu bombées.

ELLIPTOCYTOSE, *s. f.* Présence d'elliptocytes dans le sang. V. *ovalocytose.*

ELLIS (E. Richard, brit., 1902-1966). V. *Hurler-Ellis (maladie de).*

ELLIS-VAN CREVELD (syndrome d') (1940) [angl. ***Ellis-Van Creveld syndrome***]. Syn. *dysplasie chondro-ectodermique.* Dysplasie héréditaire, classée parmi les mucopolysaccharidoses (v. ce terme), transmise selon le mode récessif autosomique, caractérisée par un *nanisme* avec raccourcissement des segments moyen et distal des membres, malformations *squelettiques* diverses, polydactylie, syndactylie, altérations *cutanées* avec dystrophies unguéales et anodontie et souvent anomalies *cardiovasculaires* (communication interatriale : ostium primum ou oreillette ou atrium unique). L'*urine* contient un excès de mucopolysaccharides acides (chondroïtine-sulfates A et C).

ELLISON (E. Edwin, amér., 1918-1970). V. *Zollinger-Ellison (syndrome de).*

ELLSWORTH-HOWARD (épreuve d') (E. Read, amér., 1934) [angl. ***Ellsworth-Howard test***]. Syn. *épreuve à la parathormone.* Épreuve destinée à apprécier la sensibilité du rein, en tant qu'organe « récepteur », à l'hormone parathyroïdienne. Lorsque cette sensibilité est normale, chez le sujet sain ou hypoparathyroïdien, l'injection intraveineuse de 200 unités de parathormone provoque une diurèse phosphatée par arrêt de la réabsorption tubulaire du phosphore ; chez le sujet atteint de pseudo-hypoparathyroïdisme par inhibition du « récepteur » rénal, ou chez l'hyperparathyroïdien, l'élimination phosphatée ne subit aucune modification. L'interprétation de ce test est souvent difficile et sa valeur contestée. V. *Seabright-Bantam (syndrome des)* et *ostéodystrophie héréditaire d'Albright.*

ÉLONGATION, *s. f.* (lat. *elongo*, j'allonge) [angl. ***elongation***]. — 1° Allongement traumatique d'un organe (ligament). — 2° Étirement thérapeutique par traction (*é.* vertébrale).

ELPÉNOR (syndrome d') (Logre) (Elpénor, jeune marin d'Ulysse, s'était endormi sur la terrasse du temple de Circé après avoir trop bu ; mal réveillé au moment du départ de l'équipage, il tomba de la terrasse et se tua. — Homère, Odyssée, chant X, vers 552-561) [angl. ***Elpenor's syndrome***]. État de demi-inconscience avec désorientation dans l'espace et agissements semi-automatiques survenant, au réveil, chez des sujets qui, peu de temps auparavant se sont endormis dans un lieu inhabituel après des excès de boisson ou d'absorption de somnifères. Cet état peut aboutir à une chute dans le vide ou à des actes délictueux.

ELSBERG (tumeur géante d') (E. Charles, amér., né en 1871). Variété de tumeur intrarachidienne développée au-dessous de la première vertèbre lombaire et qui, emplissant tout le cul-de-sac terminal, atteint des dimensions considérables.

ÉLUAT, *s. m.* [angl. ***eluate***]. Substance remise en solution après *élution.* V. ce terme et *ions (échange d').*

ÉLUTION, *s. f.* (lat. *e*, hors de ; *luere*, laver) [angl. ***elution***]. Désorption au cours de laquelle la substance fixée sur le support est remise en solution. V. *éluat* et *ions (échange d').*

ÉLYTROCÈLE, *s. f.* (gr. *élutron*, étui, fourreau ; *kêlê*, hernie) [angl. ***elytrocele***]. Syn. *entérocèle vaginale.* Hernie de l'intestin descendu dans le cul-de-sac de Douglas et refoulant la paroi vaginale postérieure à travers la vulve.

ÉLYTROPLASTIE, *s. f.* (gr. *élutron*, étui, fourreau ; *plassein*, faire). V. *colpoplastie.*

ÉLYTROPTOSE, *s. f.* (gr. *élutron*, étui, fourreau ; *ptôsis*, chute). V. *colpoptose.*

ÉLYTRORRAGIE, *s. f.* (gr. *élutron*, étui, fourreau ; *rhêgnumi*, je jaillis) [angl. ***colporrhagia***]. Hémorragie vaginale.

ÉLYTRORRAPHIE, *s. f.* (gr. *élutron*, étui, fourreau ; *rhaphê*, suture) [angl. ***colporrhaphy***]. Syn. *colporraphie.* Opération qui consiste à suturer avec elle-même une portion de la muqueuse vaginale préalablement avivée, dans le but de renforcer le périnée et de remédier au prolapsus des organes génitaux.

ÉLYTROTOMIE, *s. f.* (gr. *élutron*, étui, fourreau ; *tomê*, section). V. *colpotomie.*

ÉMACIATION, *s. f.* (lat. *emaciare*, maigrir) [angl. ***emaciation***]. Amaigrissement pathologique.

ÉMAIL *(s. m.)* **DENTAIRE** (TA *enamelum*) [angl. ***enamel***]. Tissu brillant et très dur recouvrant la dentine au niveau de la couronne dentaire. V. *adamantinome* et *dent.*

ÉMANATION, *s. f.* [angl. ***emanation***]. En radiologie, nom donné par Rutherford à un gaz radioactif très instable produit par la décomposition spontanée du radium et des substances radio-actives.

ÉMANOTHÉRAPIE, *s. f.* [angl. ***emanotherapy***]. Emploi thérapeutique des émanations des corps radioactifs : radon (émanation du radium) et thoron (émanation du thorium).

ÉMASCULATION, *s. f.* (lat. *e-* priv. ; *masculus*, mâle) [angl. ***emasculation***]. Castration chez l'homme. — ***é. totale.*** Amputation de la verge et ablation des testicules.

EMBARRAS GASTRIQUE [angl. ***acute gastric attack***]. Ensemble symptomatique caractérisé par des troubles gastro-intestinaux de durée variable accompagnés ou non de fièvre et pouvant s'observer sous l'influence d'infections ou d'intoxications diverses.

EMBARRURE, *s. f.* [angl. ***dish-pan fracture***]. Nom donné par les anciens à la variété de fracture complète de la voûte du crâne par enfoncement, caractérisée par l'existence d'un fragment complètement détaché et déplacé en bloc parallèlement à la surface du crâne.

EMBDEN-MEYERHOF (voie d') (E. Gustav, all., 1874-1933) [angl. ***Meyerhof's cycle***]. Chaîne des réactions métaboliques qui, dans l'organisme, transforment le glucose en acide pyruvique.

EMBOÎTAGE, *s. m.* [angl. ***casing***]. Application d'une emboîture.

EMBOÎTURE, *s. f.* [angl. ***socket***]. Extrémité proximale d'une prothèse, appliquée sur le moignon.

EMBOLE, *s. m.* (gr. *embolon*, éperon de navire, coin) [angl. ***embolus***]. Syn. *embolus.* Corps étranger qui détermine l'embolie.

EMBOLECTOMIE, *s. f.* (gr. *embolon*, coin ; *ektomê*, ablation) [angl. ***embolectomy***]. Ablation chirurgicale ou aspirative du thrombus qui a provoqué l'embolie. — ***e. rétrograde par cathéter de Fogarty*** (1963). V. *Fogarty (méthode de).*

EMBOLIE, *s. f.* (gr. *embolê*, action de jeter dans). — 1° (Virchow, 1845-56) [angl. ***embolism***]. Syn. *embolisme.* Oblitération brusque d'un vaisseau sanguin ou lymphatique par un corps étranger entraîné par la circulation (thrombus, cristaux de cholestérol, liquide amniotique, gaz, gouttelettes graisseuses, fragments tissulaires valvulaires calcaires ou non, infectés ou non, fragments de néoplasme, etc.). — Par extension : arrêt brusque d'un corps étranger dans un vaisseau sans que l'oblitération en soit complète, du moins immédiatement (bactéries). V. articles suivants et *orteils bleus ou pourpres (syndrome des).* — 2° [angl. ***embole***]. Syn. *invagination.* Processus caractérisé par ce fait que la paroi d'une cavité s'enfonce, s'excave et va s'appliquer sur la paroi opposée en déterminant la formation d'une nouvelle cavité qui ne communique pas avec l'ancienne *(gastrulation).*

EMBOLIE AMNIOTIQUE (J. R. Meyer, 1926) [angl. ***amniotic fluid embolism***]. Accident dramatique et rare survenant au cours d'un accouchement anormal ayant nécessité des manœuvres obstétricales. Il est dû au passage, dans la circulation maternelle, de liquide amniotique charriant des particules de méconium et de kératine qui vont obstruer de très nombreuses artérioles pulmonaires. Après quelques prodromes (malaise avec angoisse, agitation, frissons, essoufflement) survient brutalement un collapsus avec cyanose, dyspnée et arrêt cardiaque mortel. Parfois l'évolution, plus longue, réalise un tableau de cœur pulmonaire aigu compliqué d'hémorragies par coagulation intravasculaire disséminée et d'insuffisance rénale aiguë.

EMBOLIE CROISÉE [angl. ***crossed embolism***]. Syn. *embolie paradoxale.* Oblitération d'une artère périphérique par un thrombus parti d'une veine périphérique et envoyé dans l'aorte à travers un orifice anormal du septum cardiaque, le plus souvent une communication interatriale.

EMBOLIE GAZEUSE [angl. ***air embolism***]. Obstruction vasculaire par des bulles gazeuses (ordinairement de l'air) introduites accidentellement à la suite d'un trauma ou bien d'une intervention thérapeutique (chirurgie, perfusion, injection intravasculaire). L'aéroembolisme (v. *caissons, maladie des*) est consécutif à des *e. g.*

EMBOLIE GRAISSEUSE [angl. ***fat embolism***]. Embolie observée au cours des fractures, surtout de la diaphyse fémorale chez les polytraumatisés. Souvent multiples, elles provoquent des accidents graves, différents suivant leurs sièges : dans les poumons (insuffisance respiratoire aiguë) ou dans la grande circulation : purpura, accidents neurologiques (hémiplégie, coma), oculaires (exsudats du pôle postérieur de l'œil, hémorragies) ou rénaux (lipurie). Elles sont formées de gouttelettes graisseuses qui proviennent classiquement de la moelle osseuse et franchissent parfois le filtre capillaire pulmonaire (embolie artérielle) ; pour certains auteurs, elles seraient formées *in situ* par la coalescence des chylomicrons due aux modifications physico-chimiques du sang provoquées par le traumatisme. L'importance des accidents serait liée à l'action toxique, sur les membranes cellulaires, des produits de dégradation des graisses de la moelle osseuse.

EMBOLIE PARADOXALE [angl. ***paradoxical embolism***]. V. *embolie croisée.*

EMBOLIE PULMONAIRE [angl. ***pulmonary embolism***]. Oblitération d'une ou plusieurs branches de l'artère pulmonaire par des corps étrangers, le plus souvent des thrombus provenant du territoire de la veine cave inférieure. Si elle peut provoquer un infarctus pulmonaire (v. ce terme) évident, les signes en sont très souvent dissociés, incomplets : malaise, tachycardie, point de côté ; une phlébite, une bande d'atélectasie à la radiographie thoracique sans préparation doivent faire suspecter le diagnostic que la scintigraphie, le scanner hélicoïdal ou l'angiographie pulmonaire pourront confirmer. L'héparine en est le traitement initial habituel. V. *fibrinolytique, cœur pulmonaire aigu, filtre intraveineux cave thrombo-embolique (maladie), phlébite, D-dimère* et *Fleischner (lignes de).*

EMBOLIGÈNE, *adj.* (gr. *embolê*, action de jeter dans ; *gennan*, engendrer). Qui produit des embolies.

EMBOLISATION, *s. f.* (Brooks, 1930) [angl. ***embolization***]. Obstruction thérapeutique du pédicule artériel d'une malformation (angiome), d'une tumeur ou d'une lésion hémorragique qui est, en règle, chirurgicalement inaccessible. Elle est obtenue par la mise en place, dans l'artère nourricière de la lésion cathétérisée de manière sélective, d'un fragment de muscle ou de substance synthétique qui permet à une thrombose de s'organiser et d'oblitérer le vaisseau. — L'*e. veineuse* a été proposée pour traiter certaines varices œsophagiennes hémorragiques. V. *coil.*

EMBOLISME, *s. m.* V. *embolie.*

EMBOLOLALIE, *s. f.* (Merkel) (gr. *embolê*, action de jeter dans ; *lalein*, parler) ou **EMBOLOPHASIE**, *s. f.* (Küssmaul, 1876) (gr. *embolê* ; *phasis*, parole) [angl. ***embolalia***]. Trouble du langage caractérisé par l'interpolation, entre les termes de la conversation, de mots, d'expressions ou de sons explétifs inutiles, n'ajoutant rien au sens de la phrase.

EMBOLUS, *s. m. V. embole.*

EMBRANCHEMENT, *s. m.* [angl. ***phylum***]. Unité de classification en biologie (taxon) située entre le *règne* (au-dessus) et la *classe* (au-dessous). V. ces termes et *biotaxie.*

EMBRASSE, *s. f.* [angl. ***embracing***]. Bande semi-circulaire rigide reliant en arrière les montants d'une orthèse de membre.

EMBROCATION, *s. f.* (gr. *embrokhê*, lotion) [angl. ***embrocation***]. — 1° Action d'appliquer lentement un liquide sur une partie malade. — 2° Ce liquide lui-même. V. *baume, liniment* et *onguent.*

EMBROCHAGE, *s. m.* [angl. ***pinning***]. Perforation d'un os au moyen d'une broche, destinée à l'ostéosynthèse ou à l'extension continue.

EMBRYOCARDIE, *s. f.* (gr. *embruon*, embryon ; *kardia*, cœur) [angl. ***embryocardia***]. Syn. *rythme fœtal.* Accélération du cœur et modification de son rythme qui font ressembler ses battements à ceux du cœur fœtal. Les deux silences deviennent égaux et les deux bruits semblables. — ***e. dissociée*** (Grasset). V. *rythme pendulaire.*

EMBRYOGENÈSE, *s. f.* ou **EMBRYOGÉNIE**, *s. f.* (gr. *embruon*, embryon ; *gennan*, engendrer) [angl. ***embryogenesis***]. Développement de l'embryon.

EMBRYOGÉNIQUE, *adj.* [angl. ***embryogenic***]. Se dit des tumeurs et productions qui sont liées à des vices de développement de l'être : greffe parasitaire, hétérotopie, persistance d'un organe transitoire, kyste dermoïde, môle, déciduome.

EMBRYOÏDE, *adj.* [angl. ***embryoid***]. Qui rappelle l'embryon par sa structure et son développement. — ***tumeur e.*** V. *embryome.*

EMBRYOLOGIE, *s. f.* (gr. *embruon*, embryon ; *logos*, discours) [angl. ***embryology***]. Étude de l'embryon et de ses organes.

EMBRYOME, *s. m.* (Wilms, 1896) (gr. *embruon*, embryon ; suffixe *-ome* désignant une tumeur) [angl. ***embryoma***]. Syn. *dysembryome tératoïde, tumeur embryoïde, embryonnée* ou *tridermique.* Tumeur maligne solide, kystique ou microkystique siégeant surtout au niveau de l'ovaire ou du testicule, mais quelquefois dans la région sacro-coccygienne, dans le médiastin, etc. Elle contient des tissus dérivés des trois feuillets du blastoderme, avec prédominance du tissu ectodermique, parfois disposés en ébauche d'organe. — Le nom de *tumeur embryoïde* est donné aux formes où prédomine le tissu mésodermique et celui d'*embryome kystique* aux formes où l'élément kystique domine, formes appelées autrefois *kyste dermoïde de l'ovaire* ou *du testicule.* V. *tératome.*

EMBRYON, *s. m.* (gr. *embruon*, embryon ; de *en*, dans ; *bruein*, croître) [angl. ***embryo***]. Dans l'espèce humaine, produit de la conception pendant les trois premiers mois ; à partir du quatrième mois, l'*embryon* devient *fœtus.* V. *morula, blastula, conceptus* et *morula.*

EMBRYONNAIRE, *adj.* [angl. ***embryonal***]. Qui a rapport à l'embryon.

EMBRYONNÉE (tumeur). V. *embryome.*

EMBRYOPATHIE, *s. f.* (gr. *embruon*, embryon ; *pathê*, souffrance) [angl. ***embryopathia***]. Terme groupant les malformations dues à certaines actions (radiations ionisantes, produits chimiques, maladies infectieuses) exercées sur le produit de la conception pendant la période embryonnaire (les 3 premiers mois) de la vie intra-utérine. V. *fœtopathie* et *maladie congénitale.* — L'***e. rubéoleuse*** est la mieux connue ; elle provoque des malformations oculaires (cataracte), crâniennes, cardiaques et une hypotrophie. V. *Gregg (syndrome de).*

EMBRYOPHORE, *s. m.* (embryon ; gr. *phérein,* porter) [angl. ***embryophore***]. Œuf de taenia.

EMBRYOPLASTIQUE, *adj.* (Robin) [angl. ***embryoplastic***]. Se dit des tumeurs dont les éléments revêtent le type embryonnaire. V. *sarcome.*

EMBRYOSCOPIE, *s. f.* (gr. *embruon*, embryon ; *skopein*, examiner) [angl. ***embryoscopy***]. Examen visuel de l'embryon *in utero* au moyen d'un hystéroscope de contact introduit par le col utérin au contact des membranes ovulaires. Cet examen, pratiqué avant le 3e mois de la grossesse, sous contrôle de l'échographie, permet, lorsque l'on craint des malformations de l'embryon, de préciser l'aspect de ses extrémités.

EMBRYOSPÉCIFIQUE, *adj.* Qui est particulier à l'embryon et à lui seul.

EMBRYOTOMIE, *s. f.* (gr. *embruon*, embryon ; *tomê*, section) [angl. ***embryotomy***]. Nom générique des opérations qui consistent à écraser ou morceler la tête du fœtus mort, à l'aide d'instruments nommés *embryotomes,* pour faciliter son extraction. — ***e. rachidienne.*** V. *rachitomie.*

EMBRYOTOXON ANTÉRIEUR DE LA CORNÉE (gr. *embruon*, embryon ; *toxon*, arc). V. *arc juvénile.*

EMBRYOTOXON POSTÉRIEUR DE LA CORNÉE (Axenfeld, 1920) (gr. *embruon*, embryon ; *toxon*, arc) [angl. ***posterior embryotoxon***]. Malformation héréditaire bilatérale caractérisée par la présence d'un anneau blanchâtre à la périphérie de la cornée, faisant saillie sur sa face postérieure à laquelle il adhère. Elle est souvent associée *(syndrome d'Axenfeld)* à d'autres malformations oculaires, anomalies de la chambre antérieure surtout et en particulier de l'angle irido-cornéen (v. *Axenfeld, anomalie d'*), glaucome et à diverses malformations d'autres organes (cœur : communication interatriale). V. aussi *Rieger (syndrome de).*

EMBRYOTROPHE, *adj.* et *s. m.* (gr. *embruon*, embryon ; *trophê*, nourriture) [angl. ***embryotroph***]. Produit de désintégration des tissus maternels qui est utilisé directement et sur place par l'œuf pour sa nutrition propre.

EMEA. Abrévation de l'angl. *European Medicines Evaluation Agency ou Agence européenne des médicaments*, l'équivalent en Europe de la FDA. V. ce terme.

EMERY. V. *Guthrie et Emery (syndrome de).*

EMERY-DREIFUSS (maladie d') (E. Alan, brit., 1966). Variété de dystrophie musculaire progressive à transmission liée au chromosome X, particulière par le caractère précoce et l'importance des rétractions musculaires. V. *Becker (myopathie pseudo-hypertrophique de), laminopathie* et *paralysie ou myopathie pseudo-hypertrophique type Duchenne.*

ÉMÉTINE, *s. f.* (gr. *éméô*, je vomis) [angl. ***emetine***]. Alcaloïde extrait de l'ipéca, doué de propriétés émétisantes et amoebicides.

ÉMÉTIQUE, *adj.* (gr. *éméô*, je vomis) [angl. ***emetic***]. Syn. *vomitif.* Se dit de toute substance qui provoque le vomissement.

ÉMÉTISANT, ANTE, *adj.* [angl. ***emetic***]. Qui détermine le vomissement. — ***toux é.*** Syn. *toux de Morton.* Accès de toux provoqué par le repas et suivi de vomissements alimentaires, observé naguère dans la tuberculose pulmonaire.

ÉMÉTO-CATHARTIQUE, *adj.* et *s. m.* (gr. *émétos*, vomissement : *kathaïrein*, purger) (désuet). Médicament qui agit comme vomitif et comme purgatif.

ÉMÉTOCYTOSE, *s. f.* (Lacy, 1961) (gr. *éméô*, je vomis) [angl. ***emetocytosis***] (histologie). Procédé d'excrétion de grains contenus dans le cytoplasme : la membrane bordante de ces grains fusionne avec celle du cytoplasme ; le contenu des grains est ainsi déversé dans l'espace extracellulaire. P. ex. : l'insuline formée dans les cellules β des îlots de Langerhans du pancréas.

EMG. Électromyogramme (v. ce terme).

EMG (syndrome) (angl. *Exophtalmos, Macroglossia, Gigantism*) [angl. ***EMG syndrome***]. V. *Wiedemann et Beckwith (syndrome de).*

EMH. V. *Ehrlichiose Monocytique Humaine* à *ehrlichiose.*

EMI-SCANNER, *s. m.* V. *scanographie.*

ÉMISSION, *s. f.* (lat. *emittere,* émettre) [angl. ***emission***]. Se dit de l'écoulement sous pression de certains liquides. P. ex. : *é. d'urine.*

EMMEL (test d') [angl. ***Emmel's test***]. Épreuve consistant à exposer des globules rouges à l'hypoxie. Leur falciformation met en évidence la drépanocytose. V. *anémie à hématies falciformes.*

EMMÉNAGOGUE, *adj.* et *s. m.* (gr. *emmênos*, menstrues ; *agôgos*, qui amène) [angl. ***emmenagogue***]. Syn. *ménagogue.* Qui provoque ou régularise le flux menstruel.

EMMÉTROPIE, *s. f.* (gr. *en*, dans ; *métron*, mesure ; *ôps*, œil) [angl. ***emmetropia***]. Vision normale, c'est-à-dire état de l'œil dans lequel les rayons partis de l'infini viennent former une image exactement sur la rétine. — Contraire de l'*amétropie.*

ÉMOLLIENT, ENTE, *adj.* et *s. m.* (lat. *emollire,* amollir) [angl. ***emollient***]. Qui relâche et ramollit les tissus enflammés.

ÉMONCTOIRE, *s. m.* (lat. *emungere,* tirer dehors) [angl. ***emunctory***]. Organe destiné à éliminer les déchets de la nutrition.

ÉMOTIF, IVE, *adj.* et *s.* [angl. ***emotive***]. Sujet réagissant vivement aux émotions. — ***constitution é.*** (Dupré, Claude). Disposition congénitale à l'hyperémotivité (v. ce terme).

ÉMOTIVITÉ, *s. f.* [angl. ***emotivity***]. Aptitude de chaque individu à réagir plus ou moins vivement (réactions psychiques et somatiques) aux impressions perçues. C'est l'aspect le plus élémentaire de l'affectivité.

EMPÂTÉ, ÉE, *adj.* [angl. ***choked***]. De consistance pâteuse, molle et non élastique.

EMPATHIE, *s. f.* (gr. *en*, dans ; *pathê*, affection) [angl. ***empathy***]. Identification aux pensées ou à l'action d'une autre personne, allant jusqu'à ressentir les sentiments de cette dernière.

EMPÉRIPOLÈSE ou **EMPÉRIPOLESIS**, *s. f.* (Humble, 1957 ; Pulvertaft, 1959) (gr. *en*, dans ; *péripolêsis*, action de tourner autour) [angl. ***emperipolesis***]. Pénétration d'une cellule à l'intérieur d'une autre, sans qu'elle soit phagocytée ni privée de ses activités normales. — P. ex. : migration des lymphocytes hors des veinules à travers les cellules de leurs parois (et non entre les cellules) ou dans les cellules du foie, de la thyroïde, du rein, etc. V. *péripolésis.*

EMPHYSÈME, *s. m.* (gr. *en*, dans ; *phusa*, souffle) [angl. ***emphysema***]. Infiltration gazeuse diffuse du tissu cellulaire. P. ex. : *e. sous-cutané* [angl. ***subcutaneous e.***].

EMPHYSÈME PSEUDO-KYSTIQUE BILATÉRAL DU PRÉMATURÉ. V. *Wilson et Mikity (maladie ou syndrome de).*

EMPHYSÈME PULMONAIRE [angl. ***pulmonary emphysema***]. État pathologique du poumon caractérisé par la dilatation et la destruction des bronchioles respiratoires et des éléments conjonctivo-élastiques de la paroi des alvéoles. — Dans l'***e. panlobulaire*** ou ***panacinaire,*** les lésions, localisées à la moitié inférieure des poumons, portent, de façon diffuse, sur toutes les structures des acinus pulmonaires (bronchioles respiratoires, canaux et sacs alvéolaires), le réseau capillaire étant également détruit. — Dans l'***e. centrolobulaire*** ou ***centro-acinaire,*** les lésions, situées dans la moitié supérieure des poumons, sont localisées aux bronchioles respiratoires (souvent sténosées) au centre de l'acinus, la région périphérique de ce dernier, c.-à-d. les canaux et les sacs alvéolaires, restant indemnes, ainsi que les capillaires ; la persistance de la circulation, dans ces derniers, produit un effet shunt important. — Enfin, dans l'***e. irrégulier, paracicatriciel*** ou ***paralésionnel,*** les lésions sont limitées autour d'un ancien foyer pulmonaire sclérosé. L'*e.* se traduit, en clinique, par une dyspnée et finit par entraîner la mort en 10 à 20 ans par insuffisance respiratoire, hâtée souvent par des poussées d'infection bronchique et dans l'*e.* centrolobulaire, par l'insuffisance cardiaque droite (v. *shunt, effet*). — Au cours des formes généralisées ou localisées peuvent se développer des ***bulles d'emphysème (e. bulleux),*** épanchements aériens intra-pulmonaires arrondis, de taille et de nombre variables, qui peuvent se rompre dans la plèvre. Certains *e. p.* sont associés à un déficit en *α1-antitrypsine* (v. ce terme). Il s'agit d'une affection génétique à transmission autosomique récessive.

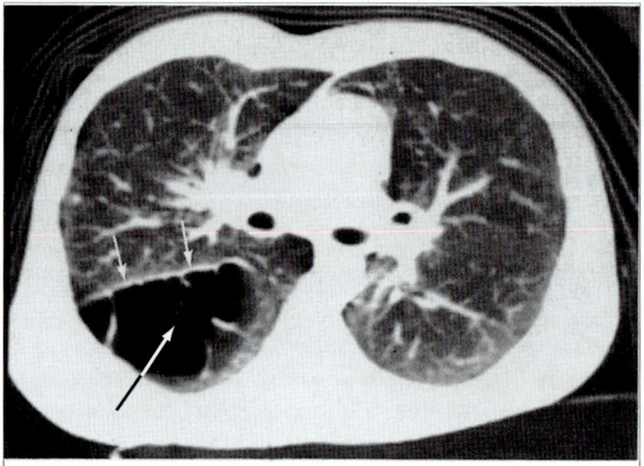

Volumineuse bulle d'emphysème pulmonaire

EMPIRISME, *s. m.* (gr. *en*, en ; *peira*, expérience) [angl. ***empirism***]. Médecine fondée sur l'expérience.

EMPIS (maladie d') (E. Georges, fr., 1824-1913). V. *granulie.*

EMPLÂTRE, *s. m.* (gr. *emplattô*, j'enduis) [angl. ***emplastrum***]. Médicament externe se ramollissant légèrement à une chaleur douce et devenant alors adhérent.

EMPORIATRIE, *s. f.* (gr. *emporos,* voyageur ; *iatréia,* traitement) [angl. ***emporiatrics***]. Branche de la médecine consacrée aux voyages internationaux.

EMPROSTHOTONOS, *s. m.* (gr. *emprosthen*, devant ; *tonos*, tension) [angl. ***emprosthotonos***]. Variété de contracture généralisée prédominant sur les muscles fléchisseurs, observée dans certains cas de tétanos *(tétanos en boule).* Le blessé est replié sur lui-même comme le fœtus dans la matrice.

EMPYÈME, *s. m.* (gr. *en*, dans ; *puon*, pus) [angl. ***empyema***]. Terme vieilli. Collection purulente située dans une cavité naturelle. P. ex. : *e. du sinus maxillaire.* — Ce terme employé seul signifie presque toujours pleurésie purulente. — ***e. de nécessité*** [angl. ***empyema of necessity***]. Pleurésie purulente qui vient se faire jour à la paroi. Il se produit un abcès qui communique avec l'abcès pleural. — ***e. pulsatile*** [angl. ***pulsatile empyema***]. Pleurésie purulente gauche animée de mouvements synchrones aux battements du cœur. — On donne aussi parfois le nom d'*e.* à l'opération destinée à évacuer le liquide de la pleurésie purulente *(opération de l'empyème).*

EMSP. Abrévation d'*Équipe Mobile de Soins Palliatifs.*

ÉMULSION, *s. f.* (lat. *emulgere,* traire) [angl. ***emulsion***]. Liquide d'apparence laiteuse tenant en suspension un corps gras finement divisé.

ÉMULSOÏDE, *s. m.* [angl. ***emulsoid***]. V. *micelle.*

ÉNANTHÈME, *s. m.* (gr. *en*, dedans ; *anthein*, fleurir) [angl. ***enanthem***]. Taches rouges plus ou moins étendues, que l'on observe sur les muqueuses, dans un grand nombre de maladies et qui correspondent à l'exanthème cutané.

ÉNANTIOMÈRE, *s. m.* (gr. *énantios*, opposé ; *méros*, partie) [angl. ***enantiomer***]. Variété de stéréo-isomère ayant une disposition en miroir. V. *isomérie.*

ÉNARTHROSE, *s. f.* (gr. *en*, dans ; *arthron*, articulation) (TA *articulatio spheroidea*) [angl. ***enarthrosis***]. Articulation dont une surface articulaire est sphérique. P. ex. : la hanche.

ENCAPSULÉ, ÉE, *adj.* V. *capsulé.*

ENCÉPHALE, *s. m.* (gr. *en*, dedans ; *képhalê*, tête) (TA *encephalon*) [angl. ***brain, encephalon***]. Partie du système nerveux central contenue dans la boîte crânienne, comprenant le cerveau, le cervelet et le tronc cérébral. V. *rhombencéphalite, diencéphale, mésencéphale, prosencéphale, télencéphale* et *myélencéphale.*

ENCÉPHALITE, *s. f.* (Bouillaud, 1823) (gr. *enképhalos*) [angl. ***encephalitis***]. Inflammation, sans suppuration, d'une partie plus ou moins étendue de l'encéphale. Elle peut être d'origine bactérienne, parasitaire, mycosique, virale ou allergique ; primitive ou secondaire à une affection générale ; isolée ou associée à une atteinte des méninges. V. *encéphalite virale* et *encéphalopathie.*

ENCÉPHALITE AIGUË POST-INFECTIEUSE DE L'ENFANCE [angl. ***post-infection encephalitis***]. *E.* aiguë non suppurée pouvant survenir au cours ou au décours de toutes les maladies infectieuses de l'enfance ; surtout après la vaccine, mais aussi après la diphtérie, la rougeole, la coqueluche, etc. Elle revêt des formes diverses, convulsive, paralytique, sensorielle ou psychique, guérit parfois complètement, mais laisse souvent des séquelles définitives telles que l'épilepsie, l'idiotie, l'hémiplégie spasmodique (mais jamais la maladie de Parkinson).

ENCÉPHALITE AMÉRICAINE DE ST-LOUIS [angl. ***St-Louis encephalitis***]. Encéphalite survenant de manière endémique et épidémique aux États-Unis (dans l'Est et le Middle-West) où elle a été décrite en 1932 et en 1933 (à St-Louis, Illinois). Elle est due à un arbovirus du groupe B (maintenant classé dans les *Flavivirus*), isolé en 1933 par Muckenfuss et par Webster et Fite, le virus SLE. Il est transmis par un moustique, les oiseaux étant réservoirs de virus. Elle débute brusquement par une fièvre, des douleurs musculaires ; puis, après une brève rémission, survient une reprise brutale de la fièvre, accompagnée de violents maux de tête, d'agitation, de torpeur, de contractures, de tremblement. L'évolution est parfois mortelle, mais le plus souvent, elle se fait lentement vers la guérison. À la différence de l'encéphalite d'Economo-Cruchet, elle ne se complique pas de troubles oculaires et ne laisse pas de séquelles. V. *encéphalite primitive à virus* et *arbovirose.*

ENCÉPHALITE BASSE. Syn. *encéphalite périphérique.* Variété de névraxite localisée à la moelle, à la racine antérieure et au nerf, se manifestant par des symptômes semblables à ceux de la maladie de Heine-Medin.

ENCÉPHALITE DE CALIFORNIE [angl. ***California encephalitis***]. Encéphalite due à un arbovirus connu depuis 1943 (virus *California*) maintenant classé dans la famille des *Bunyaviridae* et dont la première épidémie a été observée en 1964 aux États-Unis (État de Wisconsin). Elle est rarement mortelle. V. *encéphalite primitive à virus* et *arbovirose.*

ENCÉPHALITE DE CONDORELLI. V. *Condorelli (encéphalite de).*

ENCÉPHALITE CENTRO-EUROPÉENNE [angl. ***central european encephalitis***]. V. *encéphalite primitive à virus.*

ENCÉPHALITE CHRONIQUE INFANTILE. V. *encéphalopathie infantile.*

ENCÉPHALITE CHRONIQUE INTERSTITIELLE DIFFUSE (Magnan). V. *paralysie générale.*

ENCÉPHALITE CONCENTRIQUE DE BALÓ (Joseph B., médecin hongrois, 1928) [angl. ***Baló's disease***]. Variété de *leuco-encéphalite* (v. ce terme) de l'adulte jeune évoluant *anatomiquement* par foyers concentriques et caractérisée *cliniquement* par des contractures, un aspect pseudobulbaire avec troubles démentiels, un syndrome d'hypertension intracrânienne et une évolution rapidement mortelle. Des formes rémittentes ont été récemment décrites. L'*e. c. de B.* serait une variété particulière de sclérose en plaques.

ENCÉPHALITE À CORPS D'INCLUSION. V. *leuco-encéphalite sclérosante subaiguë.*

ENCÉPHALITE À TIQUES [angl. ***tick-borne encephalitis***]. V. *encéphalites primitives à virus* et *vaccin anti-encéphalite à tiques.*

ENCÉPHALITE ÉCOSSAISE. V. *louping-ill.*

ENCÉPHALITE ÉPIDÉMIQUE D'ECONOMO-CRUCHET ou **LÉTHARGIQUE** (von Economo, 1917) [angl. ***lethargic encephalitis***]. Syn. *encéphalomyélite diffuse* (Cruchet, 1917), *maladie de Cruchet, maladie de von Economo, encéphalite* ou *maladie d'Economo-Cruchet, névraxite épidémique* (Sicard, 1920). Maladie infectieuse, épidémique (en 1917-18 ; 1920 ; 1924) ou sporadique, frappant surtout le mésencéphale, mais pouvant atteindre la moelle et les nerfs périphériques. Elle est caractérisée cliniquement par une fièvre, une somnolence, des paralysies de certains nerfs crâniens surtout les nerfs moteurs de l'œil (forme oculo-léthargique), par des myoclonies souvent précédées de douleurs lancinantes (forme algo-myoclonique), parfois par des troubles psychiques. Le taux de mortalité (en moyenne de 30 à 40 %) varie selon les épidémies. L'*e. e. d'E.-C.* peut guérir complètement ou aboutir, après une rémission plus ou moins longue, à la *maladie de Parkinson* (v. ce terme et *oculogyre, crise*). L'agent pathogène est un virus neurotrope dont Harvier, Levaditi (1920) et Blanc ont étudié les rapports avec le virus herpétique ; sa nature reste inconnue, la maladie ayant disparu vers 1925.

ENCÉPHALITE ÉQUINE AMÉRICAINE [angl. ***American equine encephalitis***]. Terme générique désignant un groupe d'encéphalites responsables de graves épidémies chez le cheval, en Amérique. On en connaît 3 variétés, dues à 3 sortes d'*Alphavirus* : *l'e. équine du type Ouest,* dont la principale épidémie humaine a été observée en 1941 dans le Dakota du Nord. Elle est grave par l'importance de la fièvre et des signes nerveux (coma) et par les séquelles motrices et psychiques ; il en existe cependant de nombreuses formes inapparentes. Les rongeurs et les oiseaux migrateurs sont les réservoirs du virus qui est transmis par les moustiques ; l'*e. équine du type Est* et l'*e. équine vénézuélienne* atteignent rarement l'homme. V. *encéphalite primitive à virus* et *arbovirus.*

ENCÉPHALITE DE L'EUROPE CENTRALE. V. *encéphalites primitives à virus.*

ENCÉPHALITE HÉMORRAGIQUE (Hurst). V. *leuco-encéphalite hémorragique.*

ENCÉPHALITE HERPÉTIQUE. V. *herpès* et *encéphalite virale.*

ENCÉPHALITE À INCLUSIONS DE DAWSON. V. *leuco-encéphalite sclérosante subaiguë.*

ENCÉPHALITE JAPONAISE [angl. ***Japanese encephalitis***]. Variété d'encéphalite épidémique observée dans l'Asie orientale, due à un arbovirus du groupe B, maintenant classé dans les *Flavivirus*, isolé en 1936. Elle est d'allure très polymorphe et évolue classiquement, comme l'encéphalite américaine de St-Louis (v. ce terme) en deux phases, infectieuse puis méningo-encéphalique. Elle est remarquable par l'importance des troubles psychiques et des contractures, par sa gravité et la fréquence des séquelles psychiques et motrices (syndrome parkinsonien). V. *encéphalite primitive à virus* et *arbovirus.*

ENCÉPHALITE LÉTHARGIQUE. V. *encéphalite épidémique d'Economo-Cruchet.*

ENCÉPHALITE MORBILLEUSE. Encéphalite de la rougeole. V. *encéphalite aiguë post-infectieuse de l'enfance* et *leuco-encéphalite sclérosante subaiguë.*

ENCÉPHALITE MYOCLONIQUE. V. *spasmes en flexions (syndrome des).*

ENCÉPHALITE NÉCROSANTE AIGUË [angl. ***herpetic encephalitis***]. Nom sous lequel Van Bogaert a décrit en 1955 une variété d'encéphalite qui a ensuite été indentifiée à l'encéphalite herpétique.

ENCÉPHALITE NODULAIRE DE PETTE-DÖRING. V. *panencéphalite de Pette-Döring.*

ENCÉPHALITE PÉRIAXIALE DIFFUSE. V. *sclérose cérébrale de Schilder.*

ENCÉPHALITE PÉRIPHÉRIQUE. V. *encéphalite basse.*

ENCÉPHALITE POST-VACCINALE ou **VACCINALE.** V. *encéphalite aiguë post-infectieuse de l'enfance.*

ENCÉPHALITE PRIMITIVE À VIRUS [angl. ***primary viral encephalitis***]. Terme sous lequel on groupe les encéphalites apparaissant comme une maladie indépendante et dues à des virus identifiés : l'encéphalite de la rage, celles dues aux *entérovirus* (virus de la maladie de Heine-Medin, virus Coxsackie et ECHO) et aux arbovirus. Parmi les arbovirus, ceux du groupe A (maintenant classés dans le genre *Alphavirus*), sont à l'origine des *e.* équines américaines et ceux du groupe B (maintenant classés dans le genre *Flavivirus*), de l'*e.* japonaise, de l'*e.* américaine de St-Louis, de l'*e.* de la vallée du Murray, de l'*e.* de Californie (v. ces différents termes) : toutes ces maladies sont transmises par les moustiques. Les arbovirus du groupe B sont aussi la cause de l'*e.* russe (ou verno-estivale ou *e.* de la taïga), de l'*e.* d'Europe centrale et de l'*e.* écossaise (*louping ill*), transmises par les tiques. Dans l'*e.* russe (de la Sibérie extrême-orientale) et dans celle de l'Europe centrale, la contamination peut aussi s'effectuer par voie digestive et l'atteinte nerveuse prédomine sur les paires crâniennes, le cou, les épaules et même les bras, territoires où pourront apparaître des séquelles (atrophie) dans les formes non mortelles. V. *encéphalite virale*, *arbovirose* et au nom des différents virus.

ENCÉPHALITE PSEUDO-TUMORALE. Variété d'*e.* se manifestant par des symptômes analogues à ceux d'une tumeur cérébrale : crises épileptiques, céphalées, vomissements, troubles oculaires, psychiques, sphinctériens et cérébelleux.

ENCÉPHALITE PSYCHOGÈNE ou **PSYCHOSIQUE.** Variété d'*e.* souvent mortelle, caractérisée essentiellement par des troubles psychiques (état anxieux, délire) et une catatonie.

ENCÉPHALITE RUSSE [angl. ***Russian tick-borne encephalitis***]. V. *encéphalite primitive à virus.*

ENCÉPHALITE DE ST-LOUIS. V. *encéphalite américaine de St-Louis.*

ENCÉPHALITE DE LA TAÏGA ou **DE LA TOUNDRA.** V. *encéphalites primitives à virus.*

ENCÉPHALITE TRAUMATIQUE [angl. ***punch drunk***]. Syn. *dementia pugilistica, syndrome de Homen, démence traumatique.* Ensemble de phénomènes nerveux observés chez certains boxeurs professionnels, consistant en maladresse progressive avec incoordination des mouvements, tremblement, parfois rigidité, dysarthrie et déficit intellectuel plus ou moins prononcé. L'évolution en est lente et progressive. V. *angiopathie amyloïde cérébrale.*

ENCÉPHALITE DE LA VALLÉE DU MURRAY [angl. ***Murray Valley encephalitis***]. Variété d'encéphalite particulière à l'Australie et à la Nouvelle-Guinée. V. *encéphalite primitive à virus*, *Flavivirus* et *arbovirose.*

ENCÉPHALITE DE VAN BOGAERT. V. *leuco-encéphalite sclérosante subaiguë.*

ENCÉPHALITE VERNO-ESTIVALE. V. *encéphalites primitives à virus.*

ENCÉPHALITE VIRALE [angl. ***viral encephalitis***]. Encéphalite due à un virus. Elle peut être *secondaire* à une affection virale étrangère au système nerveux : oreillons, grippe *(Myxovirus)*, herpès, (l'*Herpesvirus* est le principal responsable des *e. v.* en Europe), zona, varicelle, rougeole, rubéole, etc. ; ou *primitive : e.* de la rage, *e.* dues aux entérovirus, aux arbovirus (v. *encéphalite primitive à virus*). Certains virus (l'*Herpesvirus*, p. ex.) attaquent directement les cellules cérébrales ; d'autres agissent par un mécanisme immunologique du type hypersensibilité retardée (p. ex. : dans l'encéphalomyélite aiguë disséminée). À côté de ces *e.* dues à des virus identifiés, on en place d'autres dont le virus n'est pas encore connu (p. ex. : l'*e.* épidémique d'Economo-Cruchet) ou dont la nature virale est seulement suspectée (leuco-encéphalite sclérosante subaiguë, panencéphalite de Pette-Döring).

ENCEPHALITOZOON, *s. m.* [angl. ***Encephalitozoon***]. Genre de *microsporidie* (v. ce terme) responsable (telle l'espèce *E. hellem*) de parasitoses opportunistes de l'intestin et des voies biliaires et respiratoires.

ENCÉPHALO-ARAPHIE, *s. f.* (gr. *enképhalos* ; *a-* priv. ; *rhaphê*, suture) [angl. ***anencephaly***]. Malformation caractérisée par un défaut de fermeture de la partie du tube neural correspondant à l'encéphale. V. *crête neurale.*

ENCÉPHALOCÈLE, *s. f.* (gr. *enképhalos*, cerveau ; *kêlê*, hernie) [angl. ***encephalocele***]. Ectopie, à la face externe du crâne, d'une partie du cerveau ou de ses enveloppes. Elle est presque toujours congénitale, mais peut cependant succéder à un traumatisme et se produire à la façon des hernies.

ENCÉPHALO-CYSTOCÈLE, *s. f.* (gr. *enképhalos*, cerveau ; *kustis*, vessie ; *kêlê*, hernie) [angl. ***encephalocystocele***]. V. *hydrencéphalocèle.*

ENCÉPHALO-CYSTO-MÉNINGOCÈLE, *s. f.* (gr. *enképhalos*, cerveau ; *kustis*, vessie ; *mêninx*, membrane ; *kêlê*, hernie). Ectopie cérébrale, solide ou liquide, associée à un kyste méningé.

ENCÉPHALOGRAPHIE, *s. f.* (gr. *enképhalos*, cerveau ; *graphein*, écrire) [angl. ***encephalography***]. Nom de différents procédés d'exploration radiographique de l'encéphale. — 1° ***e. gazeuse*** ou ***pneumo-encéphalographie*** par insufflation d'air ou de gaz stérilisés, soit directement dans les ventricules, après trépanation (*ventriculographie* de Dandy) : soit par ponction sous-occipitale ou lombaire (*pneumorachie* de Bickel) ; procédés abandonnés depuis l'avènement de la scanographie et de l'IRM. — 2° ***e. artérielle*** d'Egas Moniz. V. *artériographie.* — 3° ***e. liquidienne*** par injection dans le liquide céphalorachidien d'une substance opaque aux rayons X. Procédé abandonné.

γ-ENCÉPHALOGRAPHIE, *s. f.* V. *gamma-encéphalographie.*

ENCÉPHALOÏDE, *s. f.* (gr. *enképhalos*, cerveau ; *eidos*, aspect) [angl. ***encephaloid***]. Se dit des tumeurs ayant l'aspect et la consistance du cerveau. P. ex. : *sarcome e., cancer e.* — ***cancer e. du poumon.*** V. *cancer alvéolaire poumon.*

ENCÉPHALOMALACIE, *s. f.* (gr. *enképhalos*, cerveau ; *malakos*, mou). V. *ramollissement cérébral.*

ENCÉPHALOME, *s. m.* (Berger) [angl. ***encephaloma***]. Encéphalocèle constitué par du tissu nerveux compact.

ENCÉPHALOMÉGALIE, *s. f.* [angl. ***megalencephalon***]. Syn. *mégalencéphalie.* Hypertrophie massive d'une région étendue de l'encéphale, due à une glioblastose ou à une gliomatose diffuses.

ENCÉPHALOMÉTRIE ISOTOPIQUE. V. *gamma-encéphalographie.*

ENCÉPHALOMYÉLITE, *s. f.* (gr. *enképhalos*, cerveau ; *muélos*, moelle) [angl. ***encephalomyelitis***]. Inflammation du névraxe se manifestant par une céphalée, une raideur de la nuque et des troubles visuels, psychiques et moteurs, observés parfois au décours de certaines fièvres éruptives et se terminant presque toujours par la guérison avec ou sans séquelles. Certaines formes sont dues au virus de la maladie de Heine-Medin. — ***e. diffuse.*** Nom sous lequel Cruchet avait décrit ce que l'on appelle actuellement *encéphalite épidémique d'Economo-Cruchet.* — ***e. enzootique des porcs.*** V. *Teschen (maladie de).*

ENCÉPHALOMYÉLITE AIGUË DISSÉMINÉE (Muller, 1904) [angl. ***acute disseminated encephalomyelitis***]. Syn. *encéphalomyélite périveineuse* ou *post-infectieuse.* Maladie du système nerveux central d'évolution aiguë, débutant brutalement après un épisode d'allure infectieuse et caractérisée cliniquement par une obnubilation et des crises épileptiques auxquelles s'ajoute une symptomatologie très variée en rapport avec la diffusion des lésions à tout le névraxe, aussi bien à la moelle qu'au cerveau (atteinte des nerfs crâniens, troubles bulbaires et mésencéphaliques). C'est une affection grave des points de vue vital et fonctionnel. Elle semble liée à des désordres immunologiques : un processus d'hypersensibilité retardée où les lymphocytes T réagissent contre la myéline. La maladie peut être déclenchée par une affection virale (rougeole, rubéole, varicelle, zona, oreillons, mononucléose infectieuse), une vaccination, une maladie allergique ou la prise de certains médicaments. Elle a de nombreux points communs avec la leuco-encéphalite aiguë hémorragique et la myélite transverse (v. ces termes).

ENCÉPHALOMYÉLITE PÉRIVEINEUSE. V. *encéphalomyélite aiguë disséminée.*

ENCÉPHALOMYÉLITE POST-INFECTIEUSE. V. *encéphalomyélite aiguë disséminée.*

ENCÉPHALOMYÉLODYSRAPHIE, *s. f.* (gr. *enképhalos*, cerveau ; *muélos*, moelle ; *dus*, indiquant la difficulté ; *rhaphê*, suture) [angl. ***encephalomyelodysraphia***]. Malformation caractérisée par un défaut de fermeture du tube neural : on comprend sous ce terme, l'encéphalocèle, l'encéphalo-araphie, la myélocèle, la myéloméningocèle, le spina bifida. V. *crête neurale*.

ENCÉPHALOMYÉLOPATHIE NÉCROSANTE SUBAIGUË. V. *Leigh (syndrome de)*.

ENCÉPHALOMYOCARDITE, *s. f.* (gr. *enképhalos*, cerveau ; *muos*, muscle ; *kardia*, cœur) [angl. ***encephalomyocarditis***]. Affection des animaux due à un groupe de petits virus à ADN (variétés Columbia, SK, MM, Mengo, EMC) transmissibles à l'homme ; les rongeurs sont les réservoirs de virus. L'infection primaire, observée en Asie du Sud-Est se manifeste par des symptômes méningés ou encéphalo-myélitiques plus ou moins graves avec défaillance cardiaque. V. *Cardiovirus* et *Picornaviridae*.

ENCÉPHALOPATHIE, *s. f.* (gr. *enképhalos*, cerveau ; *pathê*, maladie) [angl. ***encephalopathy***]. Ensemble de troubles cérébraux qui compliquent parfois certaines infections, certaines altérations de l'état général (métaboliques, ioniques, p. ex.) ou certaines intoxications (saturnisme) et correspondant à des altérations anatomiques sévères et variées, toxiques, anoxiques ou vasomotrices dans lesquelles l'élément inflammatoire ne prédomine pas. V. *encéphalite*.

ENCÉPHALOPATHIE ALCOOLIQUE [angl. ***alcoholic encephalopathy***]. Syn. *encéphalopathie éthylique*. Terme réunissant plusieurs syndromes cérébraux dus à une carence en vitamine B1 d'origine alcoolique ; il comprend l'encéphalopathie de Gayet-Wernicke ou polio-encéphalite supérieure hémorragique, le syndrome de Korsakoff, la maladie de Marchiafava-Bignami (v. ces termes).

ENCÉPHALOPATHIE BILIRUBINÉMIQUE. V. *ictère nucléaire du nouveau-né*.

ENCÉPHALOPATHIE BISMUTHIQUE [angl. ***bismuth encephalopathy***]. Encéphalopathie myoclonique dont de nombreux cas ont été publiés depuis 1974, à la suite d'ingestion de sels de bismuth dont l'innocuité (due à leur insolubilité et à leur absence de passage dans le sang) semblait bien établie depuis longtemps. Elle survient chez des sujets qui pour une affection colitique ancienne avec constipation tenace, ingèrent des sels de Bi (surtout le sous-nitrate) chaque jour depuis plusieurs mois ou plusieurs années. Le début de l'intoxication est insidieux et progressif, marqué pendant 2 à 6 semaines par l'accentuation des troubles digestifs, par une céphalée, des vertiges, des tremblements et des manifestations psychiques. Puis, en 24 ou 48 heures, l'état s'aggrave rapidement ; les myoclonies — signe essentiel — apparaissent, surtout aux membres supérieurs, permanentes avec des paroxysmes souvent déclenchés par des mouvements volontaires ; elles sont accompagnées d'un syndrome confusionnel, de dysarthrie et de troubles de la statique. Cette encéphalopathie guérit complètement lorsque le traitement bismuthique est arrêté définitivement. Le diagnostic est assuré par le dosage du Bi dans le sang (v. *bismuthémie*) et dans l'urine. — Actuellement les sels de bismuth sont inscrits sur la liste I et la vente des spécialités contenant du bismuth et destinées à l'administration orale est interdite.

ENCÉPHALOPATHIE ÉPILEPTIQUE DE L'ENFANT AVEC POINTES-ONDES LENTES DIFFUSES. V. *Lennox (syndrome de)*.

ENCÉPHALOPATHIE ÉTHYLIQUE. V. *encéphalopathie alcoolique*.

ENCÉPHALOPATHIE DE GAYET-WERNICKE. V. *Gayet-Wernicke (encéphalopathie ou maladie de)*.

ENCÉPHALOPATHIE DES (hémo) DIALYSÉS (Alfrey, 1972) [angl. ***dialysis dementia***]. Démence progressive, précédée de dysarthrie, de myoclonies, de crises comitiales, évoluant vers la mort en 3 à 12 mois, observée de façon exceptionnelle au bout de 3 à 4 ans chez les hémodialysés. La cause probable en est une intoxication par l'aluminium de l'eau du dialysat ou par les sels d'aluminium utilisés contre l'hyperphosphorémie.

ENCÉPHALOPATHIE HÉPATIQUE [angl. ***hepatic encephalopathy***]. Syn. *encéphalopathie porto-cave*. Variété de précoma et de coma hépatique (v. ce terme) observée au cours des cirrhoses du foie, souvent régressive et récidivante et qui serait due à l'action, sur le cerveau, de l'ammoniaque déversée dans la veine cave inférieure, soit par un shunt porto-cave, soit par un foie fonctionnellement insuffisant.

ENCÉPHALOPATHIE HYPERTENSIVE [angl. ***hypertensive encephalopathy***]. Manifestation cérébrale, souvent brutale et dramatique, de l'hypertension artérielle maligne : céphalée violente, diffuse, irradiant à partir de la région occipitale, accompagnée parfois de vomissements et de crises épileptiques généralisées, et pouvant évoluer vers un coma mortel. L'*e. h.* est due à l'hypertension intracrânienne et à l'œdème cérébral compliqué souvent d'hémorragies pétéchiales ; elle prend parfois l'aspect clinique d'une tumeur cérébrale. V. *hypertension artérielle maligne* et *néphro-angiosclérose maligne*.

ENCÉPHALOPATHIE HYPERURICÉMIQUE. V. *Lesch et Nyhan (syndrome de)*.

ENCÉPHALOPATHIE INFANTILE (Brissaud et Souques, 1904) [angl. ***infantile encephalopathy***]. Cadre groupant des syndromes neurologiques survenant précocement et d'évolution chronique, dus à des agressions frappant le cerveau pendant la vie intra-utérine, au moment de la naissance ou dans les premiers mois de la vie. Ces agressions sont avant tout l'anoxie et l'hémorragie ; elles sont aussi le fait de virus (rubéole), de parasites (toxoplasmes), d'une incompatibilité fœtomaternelle (Rhésus), d'un diabète maternel. Elles provoquent des lésions cicatricielles définitives se traduisant cliniquement par des troubles neurologiques ou psychiques, souvent intriqués et dont les types les mieux individualisés sont l'hémiplégie cérébrale infantile et la maladie de Little ; les contractures extrapyramidales, l'athétose, l'épilepsie, des altérations du langage, de la vue et de l'ouïe peuvent s'y ajouter ; des troubles intellectuels et affectifs également, surtout dans la maladie de Little.

ENCÉPHALOPATHIE MYOCLONIQUE INFANTILE AVEC HYPSARYTHMIE. V. *spasmes en flexion (syndrome des)*.

ENCÉPHALOPATHIE PORTO-CAVE. V. *encéphalopathie hépatique*.

ENCÉPHALOPATHIE AVEC PROLINÉMIE (ou PROLINURIE). V. *hyperprolinémie*.

ENCÉPHALOPATHIE RESPIRATOIRE. Ensemble des troubles neuropsychiques provoqués par l'hypoxie cérébrale au cours de l'insuffisance respiratoire aiguë : céphalée pulsatile, altération de la conscience allant de la somnolence à l'état confusionnel et au coma avec mouvements anormaux (astérixis). Elles surviennent quand une insuffisance respiratoire chronique est décompensée brusquement par une infection bronchopulmonaire, un pneumothorax spontané, des embolies pulmonaires ou une erreur thérapeutique (oxygénothérapie excessive, administration de dépresseurs du système nerveux central ou de certains diurétiques).

ENCÉPHALOPATHIE DE REYE. V. *Reye ou Reye-Johnson (syndrome de)*.

ENCÉPHALOPATHIE SPONGIFORME BOVINE (ESB). V. *vache folle (maladie de la)*.

ENCÉPHALOPATHIE SUBAIGUË SPONGIFORME À VIRUS (Daniel Gajdusek, 1968-1972) [angl. ***subacute viral spongiform encephalopathy***]. V. le terme préférable : *encéphalopathie subaiguë spongiforme transmissible*.

ENCÉPHALOPATHIE SUBAIGUË SPONGIFORME TRANSMISSIBLE [angl. ***subacute transmissible spongiform encephalopathy***]. Dénomination sous laquelle on groupe un certain nombre d'affections du système nerveux central caractérisées *anatomiquement* par une atteinte prédominante et dégénérative de la substance grise avec raréfaction des neurones, gliose, astrocytose et spongiose due à une vacuolisation des cytoplasmes des neurones et des cellules de la névroglie. Il n'y a pas de réaction inflammatoire ni d'altération des vaisseaux ; l'atteinte de la substance blanche est modérée et secondaire à celle de la substance grise. *Ce groupe comprend* : la tremblante du mouton ou scrapie (XVIIIe siècle), l'encéphalopathie du vison (Hartsough et Burger, 1965), l'encéphalopathie spongiforme bovine (ESB ; Wells, 1986), l'encéphalopathie spongiforme féline — et chez l'homme le kuru, la maladie de Creutzfeldt-Jakob, le syndrome de Gerstmann-Sträussler-Scheinker et l'insomnie fatale familiale (v. ces derniers termes), toutes affections caractérisées *cliniquement* par des manifestations nerveuses et une lente et mortelle évolution. Ces maladies ne s'accompagnent d'aucune réaction immunitaire, mais le cerveau infecté contient une quantité anormalement élevée d'une protéine amyloïde, la PrP-Sc qui diffère légèrement de la PrP (v. ce terme) normale ou PrP-c. Leur agent pathogène n'est pas, comme on l'avait primitivement supposé, un virus dit lent, mais une protéine nommée prion (v. ce terme).

ENCÉPHALO-VENTRICULOGRAPHIE, *s. f.* V. *ventriculographie 1°.*

ENCHATONNEMENT DU PLACENTA. Rétention d'une partie du placenta, maintenue par une contraction irrégulière et spasmodique d'une région limitée de l'utérus.

ENCHEVILLEMENT, *s. m.* [angl. ***pegging***]. Immobilisation des deux fragments d'un os fracturé au moyen d'une forte cheville d'acier ou d'un greffon osseux introduit dans la cavité médullaire de l'os brisé (fémur). — Immobilisation d'une articulation au moyen d'un greffon traversant la jointure loin du centre de ses mouvements.

ENCHONDRAL, ALE, *adj.* (gr. *en*, dans ; *khondros*, cartilage) [angl. ***enchondral***]. Syn. *endochondral.* Qui se trouve ou se produit à l'intérieur du cartilage. — ***ossification e.*** V. *ossification.*

ENCHONDROMATOSE, *s. f.* [angl. ***enchondromatosis***]. Syn. *chondrodysplasie unilatérale, chondromatose enchondrale multiple, dyschondroplasie* (Ollier, 1899), *hémichondrodysplasie, hémichondrodystrophie type Ollier, maladie d'Ollier.* Chondrodystrophie génotypique (v. ce terme) caractérisée par la présence d'îlots chondromateux dans les métaphyses des os, à topographie ou à prédominance unilatérale, entraînant des inflexions ou des raccourcissements des os longs.

ENCHONDROMATOSE AVEC HÉMANGIOME. V. *Maffuci (syndrome de).*

ENCHONDROME, *s. m.* (gr. *en*, dans ; *khondros*, cartilage) [angl. ***enchondroma***]. Syn. *chondrome interne* (Virchow). Chondrome développé aux dépens de la substance médullaire des os et quelquefois aux dépens du tissu compact lui-même. Il finit par refouler et user la coque osseuse qui l'entoure. — Parfois employé comme synonyme de *chondrome.*

ENCLAVEMENT, *s. m.* (lat. *in*, dans ; *clavus*, clou) [angl. ***impaction, incarceration***]. Rétention dans un organe ou un tissu. — 1° (embryologie). Processus par lequel, pendant le développement de l'embryon, un bourgeon va se fixer dans une partie voisine de celle dont il provient et devient l'origine d'un kyste dermoïde ou d'une tumeur (théorie de Verneuil). — 2° (obstétrique) ***e. de la tête.*** Immobilisation de la tête engagée au cours de l'accouchement et tellement serrée qu'elle ne peut ni descendre, ni être refoulée. — 3° (obstétrique) ***e. de l'utérus.*** Immobilisation de l'utérus gravide, en rétroversion, dans le petit bassin auquel il s'adapte exactement, d'où compression des organes de la région et trouble dans leur fonctionnement.

ENCLOUAGE, *s. m.* [angl. ***pegging***]. Emploi de clous pour maintenir les fragments osseux en bonne position, dans certains cas de fracture.

ENCLUME, *s. f.* [lat. TA et angl. ***incus***] (anatomie) V. *osselet.*

ENCOPRÉSIE, *s. f.* (gr. *en*, dans ; *koprein*, jeter des ordures) [angl. ***encopresis***]. Incontinence des matières fécales, d'origine fonctionnelle. V. *énurésie.*

ENDAPEXIEN, IENNE, *adj.* (gr. *endon*, au dedans ; lat. *apex*, pointe) (cardiologie). Qui siège en dedans de la pointe du cœur.

ENDARTÈRE, *s. f.* (gr. *endon*, au-dedans ; *artêria*, artère) [angl. ***endarterium***]. Tunique interne (ou intima) d'une artère.

ENDARTÉR(I)ECTOMIE, *s. f.* ou **E. DÉSOBLITÉRANTE** (Cid dos Santos, 1946) (endartère ; gr. *ektomê*, ablation) [angl. ***endarter(i)ectomy***]. Syn. *thrombo-endartériectomie* (R. Leriche). Opération pratiquée, dans les cas d'artérite oblitérante, pour rétablir la perméabilité du vaisseau. Elle consiste dans l'ouverture de l'artère sur toute la longueur du segment obstrué, dans la résection du thrombus avec la totalité des parties dégénérées et nécrosées des tuniques artérielles qui adhèrent au caillot (c.-à-d. l'intima et une partie de la média, parfois jusqu'à la limitante élastique externe), en laissant une surface endartérielle parfaitement lisse, dans la désobstruction de l'origine des collatérales et dans la reconstitution par une suture du tube artériel, redevenu perméable (Bazy et H. Reboul, 1947). V. *neuro-endartériectomie.*

ENDARTÉRITE, ENDARTÉRIOLITE, *s. f.* (gr. *endon*, au-dedans ; *artêria*, artère) [angl. ***endarteritis***]. Inflammation de la tunique interne des artères. Elle coexiste généralement avec l'inflammation des autres tuniques ; l'artérite est alors totale avec maximum des lésions sur l'endartère. C'est surtout au niveau des petites artères qu'on observe l'épaississement considérable de la tunique interne avec tendance à l'oblitération *(endartérite oblitérante).* — ***e. oblitérante primitive de l'artère pulmonaire.*** V. *hypertension artérielle pulmonaire primitive.*

ENDAZOLINE, *s. f.* (P. Bousquet, 1986) [angl. ***endazoline***]. Ligand endogène des récepteurs aux imidazolines. V. ce dernier terme.

ENDÉMICITÉ, *s. f.* [angl. ***endemicity***]. — 1° Qualité des maladies endémiques. — 2° Prévalence d'une affection dans une population où elle s'observe en permanence.

ENDÉMIE, *s. f.* (gr. *endêmos*, qui reste dans son pays) [angl. ***endemia***]. Persistance, dans une région, d'une maladie particulière, soit qu'elle y règne constamment, soit qu'elle revienne à des époques déterminées. V. *épidémie.*

ENDÉMIQUE, *adj.* [angl. ***endemic***]. Qui a le caractère de l'endémie. P. ex. : *maladie e.*

ENDÉMO-ÉPIDÉMIQUE, *adj.* [angl. ***endemoepidemic***]. Qui est à la fois endémique et épidémique.

ENDER (enclouage fasciculé d') [angl. ***Ender's procedure***]. Traitement des fractures du massif trochantérien par plusieurs clous introduits dans le canal médullaire à partir du condyle interne. Cette méthode peut également s'appliquer aux fractures de l'extrémité supérieure de l'humérus.

ENDERMOLOGIE, *s. f.* (gr. *endon*, dedans ; *derma*, peau ; *logos*, discours). Technique de massage de type palper-rouler utilisant un appareil spécial constitué de deux rouleaux et d'un système aspiratif.

ENDOAMNIOSCOPIE, *s. f.* (Carlo Valensi). Syn. *amnio-endoscopie.* Examen visuel du fœtus in utero que l'on a proposé d'effectuer au moyen d'un fibroscope introduit dans l'utérus après laparotomie ou plutôt laparoscopie. L'*e.* pourrait permettre une biopsie des cellules cutanées du fœtus et renseigner sur l'existence d'anomalies fœtales chez celui-ci. V. *amniocentèse* et *amnioscopie.*

ENDO-ANÉVRISMORRAPHIE, *s. f.* (gr. *endon*, au dedans ; *aneurusma*, anévrisme ; *rhaphê*, suture). V. *anévrismorraphie.*

ENDO-ANTIGÈNE. V. *endogène 2°.*

ENDOBLASTE, *s. m.* [angl. ***endoblast***]. V. *endoderme.*

ENDOBRACHYŒSOPHAGE, *s. m.* [angl. ***Barrett's oesophagus***]. Anomalie du revêtement muqueux du bas-oesophage où l'épithélium malpighien est remplacé par un épithélium glandulaire de type gastrique. Cette métaplasie peut dégénérer en adénocarcinome. V. *Barrett (syndrome de)* et *brachyœsophage.*

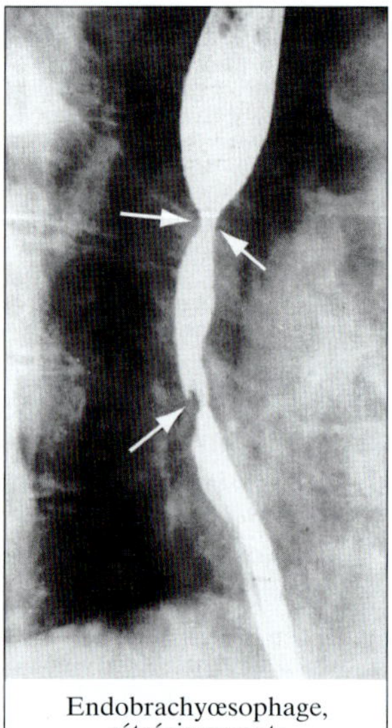

Endobrachyœsophage, rétrécissements

ENDOCARDE, *s. m.* (gr. *endon*, dedans ; *kardia*, cœur) [TA et angl. ***endocardium***]. Tunique interne du cœur ; elle en tapisse les cavités et en constitue les valvules ; elle se continue avec l'endothélium des gros vaisseaux.

ENDOCARDECTOMIE, *s. f.* (Ch. Dubost, 1971) [angl. ***endocardectomy***]. Résection de l'endocarde. Traitement chirurgical des endocardites fibroplastiques.

ENDOCARDIAQUE, *adj.* [angl. ***endocardiac, endocardial***]. « Se dit des bruits et autres phénomènes qui se passent dans les cavités du cœur » (Littré).

ENDOCARDIQUE, *adj.* [angl. ***endocardiac, endocardial***]. Qui se rapporte à l'endocarde, tunique interne du cœur.

ENDOCARDITE, *s. f.* (Bouillaud, 1840) (gr. *endon*, dedans ; *kardia*, cœur) [angl. ***endocarditis***]. Inflammation de l'endocarde. Elle peut être localisée au niveau des différentes valvules du cœur *(e. valvulaire* ou *cardivalvulite)* ou, au contraire, siéger sur les parois des cavités cardiaques *(e. pariétale)*. — ***e. abactérienne*** [angl. ***abacterial endocarditis***]. Endocardite d'allure infectieuse dans laquelle les hémocultures sont négatives (v. *HACCEK, groupe*). — ***e. bactérienne.*** V. *endocardite infectieuse.* — ***e. fibroplastique, e. fœtale.*** V. *fibroélastose endocardique.* — ***e. infectieuse, e. bactérienne, e. infectante, e. ulcéreuse, e. végétante*** [angl. ***infectious endocarditis, infective endocarditis***]. Maladie infectieuse provoquée par le passage dans le sang de différentes sortes de bactéries (streptocoque, staphylocoque, etc.), plus rarement de champignons ou levures, qui se localisent spécialement au niveau de l'endocarde valvulaire où elles provoquent des lésions ulcéreuses ou végétantes pouvant se compliquer d'insuffisance cardiaque et de diverses embolies. L'*e. i.* sur valve prothétique revêt une particulière gravité. V. *Senhouse-Kirkes (maladie de)*. — ***e. infectieuse maligne à évolution lente.*** V. *Jaccoud-Osler (maladie de)*. — ***e. de Löffler.*** V. *Löffler (endocardite de)*. — ***e. marastique*** [angl. ***marastic endocarditis***]. Syn *e. paranéoplasique, e. thrombosante non bactérienne, e. terminale, e. cachectique, thrombo-endocardite* et, *pro parte*, *e. dégénérative verruqueuse* et *e. verruqueuse.* Endocardite végétante valvulaire abactérienne, observée chez les sujets cachectiques souvent cancéreux ; elle se traduit par une fièvre, des phlébites et des embolies pulmonaires et de la grande circulation. V. *marasme.* — ***e. pariétale fibroplastique avec éosinophilie sanguine.*** V. *Löffler (endocardite de)*.

ENDOCAVITAIRE, *adj.* Situé à l'intérieur d'une cavité.

ENDOCERVICAL, ALE, *adj.* [angl. ***endocervical***]. Qui est situé dans le canal cervical utérin.

ENDOCERVICITE, *s. f.* (gr. *endon*, au dedans ; lat. *cervix*, col) [angl. ***endocervitis***]. Inflammation de la muqueuse du canal cervical utérin.

ENDOCHONDRAL, ALE, *adj.* (gr. *endon*, au dedans ; *khondros*, cartilage). V. *enchondral.*

ENDOCRANIOSE HYPEROSTOSIQUE. V. *Morgagni ou Morgagni-Morel (syndrome de)*.

ENDOCRINE, *adj.* (gr. *endon*, dedans ; *krinô*, je sécrète) [angl. ***endocrine***]. Se dit d'une glande dont la sécrétion est directement déversée dans le sang (glande à sécrétion interne). V. *exocrine, glande, hormone* et *sécrétion.*

ENDOCRINIE, *s. f.* [angl. ***internal secretion***]. Sécrétion interne, le produit de sécrétion étant déversé dans le sang. V. *autocrinie, apudome* et *paracrinie.*

ENDOCRINIEN, ENNE, *adj.* [angl. ***endocrinous***]. Syn. *endocrine.* Qui se rapporte à une glande endocrine. — ***syndromes endocriniens communs*** (Sézary). Ensembles de symptômes qui ne sont pas caractéristiques de l'atteinte d'une seule glande endocrine, mais qui peuvent apparaître lors de l'altération de glandes différentes ; p. ex. : infantilisme, états intersexuels, macrogénitosomie précoce, mélanodermie, certaines obésités et cachexies, etc.

ENDOCRINOLOGIE, *s. f.* [angl. ***endocrinology***]. Étude des glandes à sécrétion interne ou endocrines.

ENDOCRINO-MUSCULAIRE (syndrome). Syndrome caractérisé par une dystrophie musculaire (hypertrophie et myotonie, associées ou isolées) et une insuffisance thyroïdienne plus ou moins accentuée ; il régresse sous l'influence de l'opothérapie thyroïdienne.

ENDOCRINOPATHIE, *s. f.* (endocrine ; gr. *pathê*, souffrance) [angl. ***endocrinopathy***]. Maladie des glandes endocrines.

ENDOCRINOTROPES (hormones). V. *stimulines 2°.*

ENDOCYME, *s. m.* (I. G. St-Hilaire) (gr. *endon*, dedans ; *kuma*, fœtus) [angl. ***endocyma***]. Tumeur située assez profondément, formée par une masse où l'on retrouve des vestiges de fœtus, considérée par I. G. Saint-Hilaire comme une monstruosité. Actuellement, on tend à en faire, le plus souvent, un kyste dermoïde.

ENDOCYTOSE, *s. f.* (Novikoff, 1961) (gr. *endon*, dedans ; *kutos*, cellule) [angl. ***endocytosis***]. Pénétration, à l'intérieur du phagocyte, de particules étrangères : débris cellulaires, hématies altérées, bactéries, particules inertes, etc. C'est l'inverse de l'exocytose. V. ce terme, *clathrine* et *phagocytose.*

ENDODERME, *s. m.* (Remak, 1845) (gr. *endon*, au dedans ; *derma*, peau) [angl. ***endoderm***]. Syn. *endoblaste, entoblaste, entoderme.* Feuillet interne du blastoderme qui formera la muqueuse intestinale et les glandes annexes. V. *ectoderme* et *mésoderme.*

ENDODONTE, *s. m.* (gr. *endon*, à l'intérieur ; *odous, odontos*, dent) [angl. ***endodentrium***]. Pulpe dentaire.

ENDODONTIE, *s. f.* [angl. ***endodontia***]. Partie de l'art dentaire traitant des maladies de la pulpe et des cavités dentaires.

ENDOENZYME, *s. f.* (gr. *endon*, à l'intérieur ; enzyme) [angl. ***endoenzyme***]. Enzyme dont l'activité s'exerce à l'intérieur de la cellule. V. *ectoenzyme.*

ENDOFIBROSE ARTÉRIELLE [angl. ***arterial endofibrosis***]. Affection de l'homme jeune, cycliste de compétition. Elle est caractérisée par *histologiquement* un épaississement fibreux, circonférentiel ou non, de l'intima ; *anatomiquement* la localisation sur l'iliaque externe, artère mobile dont l'allongement est favorisé par la position du cycliste et qui décrit des sinuosités pendant le pédalage ; *cliniquement* par une douleur paralysante de la cuisse au cours de ces mouvements. L'examen clinique est normal au repos ; l'artériographie met en évidence une sténose longue. Le traitement consiste à raccourcir le vaisseau par artériectomie.

ENDOGAMIE, *s. f.* (gr. *endon*, dedans ; *gamos*, mariage) [angl. ***endogamy***]. Union entre sujets consanguins.

ENDOGASTRIQUE, *adj.* (gr. *endon*, au-dedans ; *gaster*, estomac) [angl. ***endogastric***]. Situé dans l'estomac.

ENDOGÉE, *adj.* (gr. *endon*, dans ; *gê*, terre) [angl. ***soil-dwelling***]. Qui vit dans la terre. — *peste e.*

ENDOGÈNE (gr. *endon*, dedans ; *genês*, engendré). — 1° *adj.* [angl. ***endogenous, endogenic***]. Qui est produit dans l'organisme. — ***intoxication e.*** V. *intoxication.* — 2° *s. m.* Syn. *antigène endogène* ou *endo-antigène.* Substances ayant les propriétés des antigènes et produites dans l'organisme à la faveur de divers processus infectieux. Les *e.* donnent naissance à des anticorps, *les anti-endogènes.* V. *auto-antigène.*

ENDOGNATHIE, *s. f.* (gr. *endon*, dedans ; *gnathos*, mâchoire) [angl. ***contraction***]. Déformation de la mâchoire dans le sens transversal par étroitesse du maxillaire.

ENDOLIMAX, *s. f.* (gr. *endon*, au-dedans ; *leimax*, prairie) [angl. ***Endolimax***]. Genre de petites amibes non pathogènes vivant dans le gros intestin. L'espèce la plus connue est *E. nana* (en lat. naine). V. *Entamoeba* et *amibiase.*

ENDOLUMINAL, ALE, *adj.* (gr. *endon*, dedans ; lat. *lumen*, lumière). Syn. (*pro parte*) *intravasculaire.* Qui concerne l'intérieur d'un vaisseau ou d'un canal.

ENDOLYMPHE, *s. f.* (gr. *endon*, dedans ; *numphê*, déesse des eaux) (TA *endolympha*) [angl. ***endolymph***]. Liquide situé dans le labyrinthe membraneux. V. *périlymphe.*

ENDOLYMPHITE, *s. f.* [angl. ***endolymphangitis***]. Inflammation de l'endothélium des vaisseaux lymphatiques, observée dans la filariose.

ENDOMÈTRE, *s. m.* (gr. *endon*, dedans ; *mêtra*, utérus) [TA et angl. ***endometrium***]. Muqueuse utérine.

ENDOMÉTRIAL, ALE, *adj.* [angl. ***endometrial***]. Qui se rapporte à la muqueuse utérine (endomètre).

ENDOMÉTRIOÏDE (gr. *endon*, dedans ; *mêtra*, utérus ; *eidos*, aspect) [angl. ***endometrioid***]. — 1° *adj.* Se dit de la muqueuse tubaire devenue identique à la muqueuse utérine. — 2° *s. m.* V. *endométriome.*

ENDOMÉTRIOME, *s. m.* (Sampson) [angl. ***endometrioma***]. Syn. *endométrioïde, solénome* (Jayle), *adénomyome utérin.* Variété nodulaire circonscrite d'endométriose (v. ce terme) pouvant être incluse dans le myomètre ou constituer un polype situé dans la cavité utérine. Tumeur bénigne se développant presque toujours au niveau du tractus génital chez la femme non ménopausée et formée d'éléments normaux aberrants de la muqueuse utérine (v. *endométriose*). Suivant la prédominance de l'épithélium cylindrique, du stroma ou des fibres musculaires lisses, on décrit des *solénomes kystiques*, des *fibrosolénomes*, des *myosolénomes*. Comme l'endomètre normal, ces tumeurs subissent les modifications cycliques imposées par l'activité de l'ovaire. Elles sont capables de s'accroître en surface et en profondeur. On a pensé qu'elles se développaient aux dépens de débris embryonnaires mullériens, wolfiens ou cœlomiques. On croit qu'elles résultent plutôt de l'essaimage, par voie tubaire ou sanguine, de fragments d'endomètre. — ***e. erratique*** (Letulle). Variété rare d'*e.* développée sur l'intestin ou, exceptionnellement la vessie, l'ombilic, une cicatrice, etc.

ENDOMÉTRIOSE, *s. f.* [angl. ***endometriosis***]. Développement, hors de son emplacement habituel, de tissu endométrial normal, c.-à-d. de muqueuse utérine avec son chorion, ses glandes et parfois des fibres musculaires lisses. L'*e.* siège le plus souvent au niveau du corps utérin, soit près de la cavité (*e.* interne ou *adénomyose*), enfonçant de petits diverticules dans le muscle utérin, soit dans l'épaisseur de celui-ci (*e.* diffus), soit sous le péritoine (*e.* externe). L'*e.* externe peut siéger aussi en dehors de l'utérus, l'ovaire le plus souvent (endométriome ovarien), dans la trompe (et alors favoriser une grossesse tubaire), dans le ligament large, le rectum et même en dehors du petit bassin (tube digestif, peau, etc.). Cette muqueuse utérine ectopique réagit aux incitations hormonales. Parfois l'*e.* se présente sous une forme circonscrite, nodulaire ou tumorale : c'est l'adénomyome utérin ou endométriome. V. *endométriome*. — ***e. cytogène ou stromale*** [angl. ***stromal endometriosis***]. Syn. *myose stromale (endolymphatique)*. Variété d'*e.* formée de cordons de chorion cytogène, considérée par certains comme une variété de sarcome de l'endomètre à évolution lente.

ENDOMÉTRITE, *s. f.* [angl. ***endometritis***]. Inflammation de la muqueuse utérine.

ENDOMÉTRITE HÉMORRAGIQUE. Affection caractérisée par un dérèglement du cycle menstruel : les hémorragies utérines sont trop fréquentes, trop prolongées, non périodiques ; elles alternent parfois avec des périodes d'aménorrhée. Elle est due à l'hyperœstrogénie qui provoque une hyperplasie glandulokystique de l'endomètre.

ENDOMITOSE, *s. f.* (Geitler, 1939) (gr. *endon*, au-dedans ; *mitos*, fil, peloton) [angl. ***endomitosis***]. Mode de reproduction de certaines cellules dont la chromatine nucléaire se multiplie, sans qu'il y ait formation de fuseaux, de plaque équatoriale ni de division cytoplasmique ; il aboutit à la formation de cellules à plusieurs noyaux.

ENDOMORPHINE, *s. f.* V. *endorphine*.

ENDOMYCES ALBICANS. V. *Candida*.

ENDOMYCOSE, *s. f.* (gr. *endon*, dedans ; *mukês*, champignon). V. *candidose*.

ENDOMYOCARDIOPATHIE À ÉOSINOPHILES. V. *Löffler (endocardite de)*.

ENDOMYOCARDITE, *s. f.* [angl. ***endomyocarditis***]. Inflammation simultanée de l'endocarde et du myocarde, de nature le plus souvent rhumatismale. — ***e. fibreuse du nourrisson.*** V. *fibro-élastose endocardiaque*.

ENDOMYOPÉRICARDITE, *s. f.* V. *pancardite*.

ENDOMYSIUM, *s. m.* (gr. *endon*, dedans ; *mus*, muscle) [angl. ***endomysium***]. Membrane conjonctive enveloppant chaque fibre musculaire striée. V. *épimysium* et *périmysium* • 👁 **muscle** •.

ENDONÈVRE, *s. m.* (gr. *endon*, dedans ; *neuron*, nerf) [angl. ***endoneurium***]. Syn. *gaine de Henle*. Gaine conjonctive entourant chaque axone à l'intérieur d'un faisceau nerveux. Elle est située à l'extérieur du neurolemme. V. ce terme et *périnèvre*. • 👁 **nerf** •.

ENDONUCLÉASE, *s. f.* [angl. ***endonuclease***]. Enzyme (hydrolase) exerçant son activité d'hydrolyse à l'intérieur d'une chaine de nucléotides. V. *exonucléase*. Certaines *e.* sont des enzymes de restriction. V. *génétique (système de restriction-modification)*.

ENDOPARASITE, *s. m.* (gr. *endon*, dedans ; *parasitos*, parasite) [angl. ***endoparasite***]. Parasite végétal ou animal vivant dans l'intérieur de l'organisme (tube digestif ou ses annexes, appareil circulatoire, tissu musculaire, etc.). P. ex. : taenia, filaire, plasmodium. V. *ectoparasite*.

ENDOPARASITOSE, *s. f.* [angl. ***endoparasitosis***]. Affection créée par un endoparasite. V. ce terme.

ENDOPÉLYCOSCOPIE, *s. f.* V. *pélycoscopie*.

ENDOPEPTIDASE, *s. f.* [angl. ***endopeptidase***]. Syn. *protéase*. Enzyme protéolytique (hydrolase) agissant au milieu des chaînes peptidiques. — ***l'e. neutre*** [angl. ***neutral endopeptidase, NEP***] dégrade les peptides natriurétiques (ANP, BNP, CNP). V. *exopeptidase*, *peptidase* et *peptides vasoactifs et natriurétiques*.

ENDOPÉRICARDITE, *s. f.* [angl. ***endopericarditis***]. Inflammation du péricarde et de l'endocarde.

ENDOPEROXYDE, *s. m.* (Piper et Vane ; Corey ; Hamberg et Samuelson) [angl. ***endoperoxide***]. Substance dérivée de l'acide arachidonique, très instable (sa demi-vie est inférieure à 5 mn). Les *e.* donnent naissance à toutes les prostaglandines, à la prostacycline et au thromboxane (v. ces termes).

ENDOPHASIE, *s. f.* (gr. *endon*, en dedans ; *phasis*, parole) [angl. ***endophasia***]. Le fait de se parler à soi-même, de concrétiser silencieusement sa pensée en phrases non exprimées à l'extérieur et que l'on est seul à percevoir.

ENDOPHLÉBITE, *s. f.* (Epstein) (gr. *endon*, dedans ; *phleps*, veine) [angl. ***endophlebitis***]. Inflammation de la tunique interne de la veine.

ENDOPHTALMIE, *s. f.* (gr. *endon*, dedans ; *ophthalmos*, œil) [angl. ***endophthalmitis***]. Inflammation du contenu oculaire.

ENDOPHTALMIE PHAKO-ANAPHYLACTIQUE (gr. *endon*, dedans ; *ophthalmos*, œil ; *phakos*, lentille, cristallin ; anaphylaxie) [angl. ***endophthalmitis phaco-allergica***]. Inflammation aseptique de la chambre antérieure de l'œil, consécutive à une blessure du cristallin. Il s'agirait d'une maladie auto-immune avec réaction d'hypersensibilité retardée, provoquée par la persistance, dans la chambre antérieure de l'œil, de quelques fibres lenticulaires. V. *autoantigène* et *auto-allergie*.

ENDOPHYTIQUE DU PIED (maladie). V. *Madura (pied de)*.

ENDOPLASMIQUE, *adj.* (gr. *endon*, dedans ; plasma) [angl. ***endoplasmic***]. Se dit des différents éléments intracellulaires élaborés par la cellule. Ils peuvent être unis d'une façon intime au protoplasma ou contenus dans les loges circonscrites par ce dernier. V. *réticulum endoplasmique*.

ENDOPROTHÈSE, *s. f.* [angl. ***endoprosthesis***]. — 1° Inclusion, à l'intérieur de l'organisme, d'une pièce étrangère, en métal ou en matière plastique, destinée à remplacer de façon permanente un os, une articulation ou un appareil valvulaire cardiaque, p. ex. — 2° La pièce elle-même. Certaines *e.* sont insérées par cathétérisme à l'intérieur de divers conduits (artères, voies biliaires, digestives, respiratoires ou urinaires) afin de leur conserver un calibre suffisant. Certaines ***e.*** dites ***couvertes*** [angl. ***stent-graft***], constituées d'un endosquelette métallique recouvert d'une enveloppe de tissu prothétique, sont utilisées pour traiter des anévrismes artériels iliaques ou de l'aorte abdominale sous-rénale. — ***e. active*** [angl. ***active stent***]. Variété d'*e.* (coronaire) recouverte d'une substance médicamenteuse progressivement libérée *in situ* [angl. ***drug-eluting stent***] (p. ex. : de sirolimus, substance anti-inflammatoire et immunodépressive [angl. ***sirolimus coated stent***] ou de paclitaxel), ceci afin d'éviter une reténose dans le stent. V. *angioplastie*, *stent* et *coil*.

ENDORADIOTHÉRAPIE, *s. f.* [angl. ***endoradiotherapy***]. Syn. *endoröntgenthérapie*. Application de la radiothérapie aux organes profonds à l'aide d'appareils spéciaux introduits dans les cavités naturelles (larynx, vagin, rectum, etc.).

ENDOREDUPLICATION, *s. f.* [angl. ***endoreduplication***]. Réplication chromosomique lors de l'endomitose (v. ce terme).

ENDORÖNTGENTHÉRAPIE, *s. f.* V. *endoradiothérapie*.

ENDORPHINE, *s. f.* (John Hughes et Hans Kosterlintz, 1975 ; Goldstein, 1975-76 ; Ling ; Guillemin ; Bradbury ; Chrétien, 1976) (morphine interne) [angl. ***endorphine***]. Syn. *endomorphine*. Une des morphines endogènes formée de grandes chaînes protidiques. On en connaît 3 variétés : l'*α-e.* la *β-e.* et la *γ-e.* Leur action antalgique, de longue durée, est due à leur fixation sur les récepteurs morphiniques des centres de la douleur (thalamus). V. *enképhaline*, *morphines endogènes*, *neuropeptide*, *pro-opiomélanocortine* et *récepteur morphinique*.

ENDOSACCULAIRE, *adj.* (gr. *endon*, au dedans ; lat. *sacculus*, petit sac). V. *intrasacculaire*.

ENDOSALPINGIOSE, *s. f.* (gr. *endon*, dedans ; *salpinx*, trompe) [angl. ***endosalpingiosis***]. Anomalie congénitale ou acquise de la trompe utérine (diverticule), entraînant l'arrêt de l'œuf fécondé et son implantation précaire sur une muqueuse tubaire anormale non faite pour la nidation, d'où rupture et avortement tubaires survenant rapidement. Certains auteurs identifient *endosalpingiose* (diverticulose inflammatoire ou congénitale) et *endométriose*.

ENDOSCOPE, *s. m.* (gr. *endon*, dedans ; *skopein*, examiner) [angl. ***endoscope***]. Instrument destiné à permettre l'examen visuel direct des cavités profondes du corps et à les éclairer à l'aide d'une lumière extérieure dont les rayons étaient autrefois réfléchis par les parois de l'appareil (*e. à lumière externe de Désormaux*, 1853) ou bien actuellement, à l'aide d'une lampe électrique portée dans la cavité même de l'organe. — ***e. à fibres.*** V. *fibroscope*.

ENDOSCOPIE, *s. f.* [angl. ***endoscopy***]. Méthode d'exploration visuelle des conduits (tube digestif) et des cavités à orifice étroit (vessie) à l'aide de l'endoscope. L'*e.* a été appliquée également aux cavités closes (péritoine, plèvre). V. *chrono-endoscopie*, *entéroscopie*, *fibroscopie*, *cœlioscopie* et *pleuroscopie*.

ENDOSMOSE, *s. f.* (gr. *endon*, dedans ; *ôsmos*, action de pousser) [angl. ***endosmosis***]. Courant osmotique qui, à travers une membrane semi-perméable, pénètre dans un système clos (une cellule, p. ex.) dont le contenu est hypertonique par rapport au milieu ambiant. V. *exosmose* et *osmotique (pression)*.

ENDOSTOSE, *s. f.* V. *énostose*.

ENDOTHÉLIITE, *s. f.* [angl. ***endotheliitis***]. Inflammation de l'endothélium *(e. artério-capillaire)*.

ENDOTHÉLINE, *s. f.* **(ET)** (Masashi Yanagisawa, 1988) [angl. ***endothelin***]. Peptide fortement vasoconstricteur et bronchoconstricteur, composé de 21 acides aminés et produit par les cellules endothéliales à partir de 2 précurseurs successifs inactifs, la *pro-endothéline* puis la *« big-endothéline »*. Il en existe 3 formes : l'ET-1 (découverte en premier) et les ET-2 et 3. Son action est contrecarrée par un inhibiteur calcique, la nicardipine. Il est donc possible que l'*e.* agisse en agoniste endogène des canaux calciques voltage-dépendants de type L. Son action pourrait expliquer certaines hypertensions artérielles et spasmes artériels. V. *neuropeptide Y* et *endothelium derived contraction factor*.

ENDOTHÉLIOME, *s. m.* [angl. ***endothelioma***]. Tumeur développée aux dépens des cellules endothéliales. — ***e. intravasculaire.*** Tumeur très rare, développée aux dépens de l'endothélium des capillaires sanguins, formée par un système de cavités tubulées communiquant entre elles, contenant du sang et tapissées de cellules volumineuses, cubiques ou cylindro-coniques (v. *angio-endothéliome* et *hémangio-endothéliome*). — ***e. méningé.*** Syn. *leptoméningiome* (Learmonth), *psammome* (Virchow), *sarcome angiolithique* (Cornil et Ranvier), *tumeur sableuse de Virchow* (v. ces termes). Tumeur énucléable, siégeant au niveau du cerveau ou de la moelle, développée aux dépens de l'arachnoïde et contenant de petits nodules calcaires. Cette tumeur, appelée maintenant *méningiome* (v. ce terme) est considérée, depuis les travaux de Cushing, comme de nature épithéliale. — ***e. osseux.*** V. *Ewing (sarcome d')*. — ***e. pleural.*** V. *mésothéliome pleural*. — La classification des *e.* est très discutée et certains auteurs réservent le terme d'*e.* aux néoplasmes de la plèvre, du péritoine, du péricarde et des séreuses articulaires.

ENDOTHÉLIUM, *s. m.* (His, 1862) (gr. *endon*, dedans ; *thêlê*, mamelon) [TA et angl. ***endothelium***]. Tissu pavimenteux formant le revêtement interne des vaisseaux. Il sécrète des substances vaso-actives : *prostacycline (PGI2)*, *EDHF* et *oxyde nitrique* vasodilatateurs (ou EDRF : v. *endothelium derived relaxation factor*) ; *endothéline*, *EDCF*, *prostacycline 1* vasoconstrictrices ; *tPA* ; *thromboxane A2*, peut-être *angiotensine II*, et *bradykinine*. V. ces termes, *mésothélium*, *microcirculation*, *sélectine*, *lymphangioendothéliome*, *activateur tissulaire du plasminogène*, *peptide natriurétique de type C* et *angioblaste* • ◉ **artériole** •.

ENDOTHELIUM DERIVED CONTRACTION FACTOR **(EDCF).** En angl. *facteur de vasoconstriction provenant de l'endothélium*. Substance encore mal connue sécrétée par l'endothélium artériel sous l'effet d'agents variés (noradrénaline, thrombine...). Elle entraîne une vasoconstriction par action directe sur les fibres lisses de la paroi artérielle. L'*endothéline* (v. ce terme) est un EDCF.

ENDOTHELIUM DERIVED HYPERPOLARIZING FACTOR **(EDHF)** (T. Nagao, 1993). Terme anglais signifiant *facteur hyperpolarisant provenant de l'endothélium*. Substance hypothétique d'origine endothéliale dont l'action vasodilatatrice, distincte de celle de l'EDRF et de la prostacycline, serait consécutive à l'ouverture de canaux potassiques dépendants de l'ATP, entrainant une hyperpolarisation de la cellule.

ENDOTHELIUM DERIVED RELAXATION FACTOR **(EDRF)** (R. Furchgott, 1980). Terme anglais signifiant : *facteur de dilatation provenant de l'endothélium*. Substance sécrétée par l'endothélium artériel sous l'action d'agents variés (histamine, sérotonine, acétylcholine...). Elle entraîne une vasodilatation par action directe sur les fibres lisses de la paroi artérielle. Sa durée de vie est très brève. Son inhibition joue peut-être un rôle dans la genèse des spasmes artériels cérébraux ou coronaires. On en décrit 2 variétés : l'EDRF 1 identifié au monoxyde d'azote (NO) (R. Palmer et A. Moncada, 1987) (v. ce terme) et l'EDRF 2 de nature chimique, encore inconnue et qui est inhibé par l'ouabaïne.

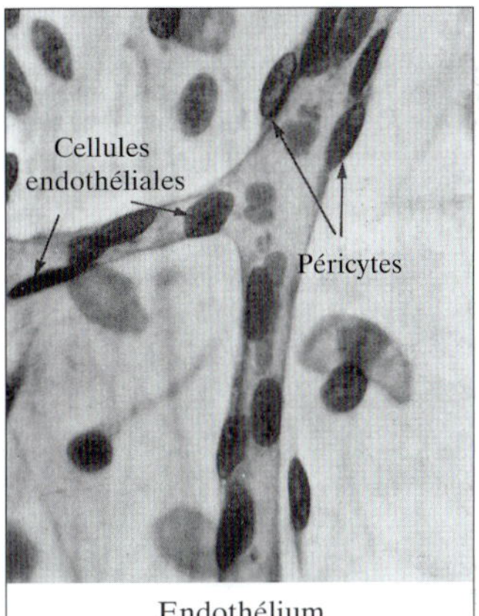

Endothélium

ENDOTHRIX, *adj.* (gr. *endon*, dedans ; *thrix*, cheveu) [angl. ***endothrix***]. Qui se trouve à l'intérieur du poil. — *champignon e.*

ENDOTOXINE, *s. f.* [angl. ***endotoxin***]. Toxine contenue dans l'intérieur du corps des bactéries Gram– et ne diffusant pas dans les milieux de culture. V. *anticorps anti-endotoxine* et *exotoxine*.

ENDO-URÉTRAL, ALE, *adj.* [angl. ***endo-urethral***]. Syn. *transurétral*. — ***résection e. de l'adénome prostatique.*** Opération pratiquée par voie endoscopique.

ENDO-UROLOGIE, *s. f.* (gr. *endon*, dedans ; urologie) [angl. ***endourology***]. Application à l'urologie des techniques endoscopiques (p. ex. : extraction des calculs par les voies naturelles, endo-urétéroscopie).

ENDOVEINE, *s. f.* (gr. *endon*, au-dedans ; lat. *vena*, veine). Tunique interne (ou intima) d'une veine.

ENDOVIRUS, *s. m.* [angl. ***endovirus***]. « Rétrovirus dont le génome présente une homologie très grande ou complète avec certaines portions du génome de la cellule non infectée, hôte naturel de ce virus. Un *e.* propre à une espèce peut se comporter comme un exovirus dans les cellules d'une autre espèce » (Y. Pérol). V. *rétrovirus*, *exovirus* et *provirus*.

ENDURANCE, *s. f.* [angl. ***endurance***]. Résistance à la fatigue ou à la souffrance.

ÉNERGAMÉTRIE, *s. f.* (G. Bidou) (gr. *énergéia*, force en action ; *métron*, mesure). Méthode fondée sur les lois de la physique, permettant d'évaluer en chiffres le degré d'impotence fonctionnelle d'un membre. Elle est utilisée dans les cas de séquelles de blessures pour déterminer le degré d'incapacité de travail.

ÉNERGIE, *s. f.* [angl. ***energy***] (physique). Capacité à fournir du travail. V. *thermodynamique.*

ÉNERVATION, *s. f.* [angl. ***enervation***]. Ablation ou section d'un nerf ou d'un groupe de nerfs innervant une région du corps.

ENFANCE, *s. f.* [angl. ***childhood***]. Période prépubertaire de l'existence. La ***première e.*** fait suite à l'état de nourrisson et va de 2 à 6 ans ; la ***seconde e.*** va de 6 à 12 ans ; elle précède l'adolescence. V. *âge.*

ENFANCE (état d'). Démence sénile.

ENFANT HERCULE. V. *macrogénitosomie.*

ENFANT NÉ SANS VIE. V. *mort-né.*

ENFANTS BATTUS (syndrome des) (Kempe C., 1962) [angl. ***battered child syndrome***]. V. *Silverman (syndrome de)* et *enfants secoués (syndrome des).*

ENFANTS ÉBOUILLANTÉS (syndrome des) [angl. ***scalded skin syndrome***]. Éruption érythémateuse et exfoliante due à une toxine sécrétée par certains staphylocoques dorés. Elle peut s'observer au cours d'un syndrome de Lyell (v. *érythrodermie bulleuse avec épidermolyse*), d'un syndrome de Ritter von Rittershain (v. *dermatite exfoliatrice des nouveau-nés*) ou d'une scarlatine staphylococcique (v. ce terme).

ENFANTS SECOUÉS (syndrome des) (Caffey J., amér., 1972) [angl. ***shaken-baby syndrome***]. Lésions encéphaliques (hématomes sous-duraux, hémorragies méningées) et souvent oculaires, observées avant l'âge de deux ans à la suite de mauvais traitements (oscillations de la tête autour de l'axe du rachis cervical avec brusques accélérations et décélérations). Elles peuvent entraîner la mort ou laisser d'importantes séquelles. V. *Silverman (syndrome de).*

ENFLAMMÉ, MÉE, *adj.* [angl. ***inflamed***]. Atteint d'inflammation.

ENFOUISSEMENT, *s. m.* Temps opératoire consistant à recouvrir par une suture séro-séreuse, pour l'isoler de la cavité abdominale, la tranche de section dépéritonisée d'un organe abdominal.

ENG. Abréviation d'*électro-nystagmogramme* (v. ce terme).

ENGAGEMENT, *s. m.* — 1° [angl. ***engagement***] (obstétrique). Franchissement du détroit supérieur du bassin par la partie du fœtus qui s'y présente (la « présentation ») pour descendre dans l'excavation pelvienne. — 2° [angl. ***herniation***] (neurologie). V. *engagement cérébral.*

ENGAGEMENT AMYGDALIEN. V. *engagement cérébral.*

ENGAGEMENT CÉRÉBELLEUX. V. *engagement cérébral.*

ENGAGEMENT CÉRÉBRAL [angl. ***cerebral herniation***]. Syn. *hernie cérébrale.* Refoulement de certaines parties du cerveau à travers les orifices intracrâniens de la dure-mère. C'est une complication mécanique de l'hypertension intracrânienne due à des causes locales (hémorragie, tumeur à croissance rapide, hématome sous-dural traumatique). Le siège de la cause détermine la partie du cerveau engagée et l'orifice de passage : — 1° l'***e. sous la faux du cerveau,*** très fréquente dans l'œdème cérébral, intéresse surtout la partie antérieure des hémisphères, elle n'a pas, généralement, de conséquences graves. — 2° l'***e. temporal,*** dans lequel la partie inférieure du lobe temporal, glissant par l'orifice du toit de la tente cérébelleuse, comprime les pédoncules cérébraux, est infiniment plus grave ; il entraîne un coma avec mydriase du côté de la lésion, rigidité de décérébration, tachycardie, polypnée avec encombrement respiratoire et souvent la mort par hémorragie du tronc cérébral. — 3° l'***e. cérébelleux*** ou ***amygdalien*** est aussi grave. Les amygdales cérébelleuses, s'insinuant par le trou occipital, bloquent l'orifice du IVe ventricule et étranglent le bulbe. V. *hypertension intracrânienne.*

ENGAGEMENT SOUS LA FAUX DU CERVEAU [angl. ***subfalcial herniation***]. V. *engagement cérébral.*

ENGAGEMENT TEMPORAL [angl. ***temporal herniation***]. V. *engagement cérébral.*

ENGEL (syndrome d') (E. Gehrard, all. XIXe siècle) [angl. ***Engel's syndrome***]. Affection décrite à Shanghaï, survenant en mai et en juin, caractérisé par une toux, une expectoration séreuse jaune clair, des ombres pulmonaires fugaces révélées par la radiographie et une éosinophilie sanguine élevée. Il s'agit d'un infiltrat labile du poumon, voisin du syndrome de Löffler, dû à la sensibilisation du poumon au pollen de troènes.

ENGELMANN (maladie d') (E. Guido, all., 1929) [angl. ***Engelmann's disease***]. Syn. *maladie de Camurati* (1922), ou de *Camurati-Engelmann, ostéopathie hyperostosante et sclérosante multiple infantile, dysplasie diaphysaire progressive.* Dystrophie osseuse congénitale exceptionnelle, d'origine génétique, à transmission autosomique dominante, apparaissant dans l'enfance, caractérisée par une asthénie, des troubles de la marche, un retard de la croissance, un épaississement bilatéral et symétrique des diaphyses des os longs (fémur, humérus) et du crâne avec condensation osseuse et ostéosclérose. Il existe parfois des troubles psychiques. C'est une variété d'ostéochondrodysplasie.

ENGELURE, *s. f.* [angl. ***chilblain***]. Syn. *érythème pernio, pernion.* Lésion due au froid, siégeant surtout au niveau des doigts et des orteils, caractérisée par une enflure limitée, dure, rouge et douloureuse, compliquée parfois de phlyctènes et de crevasses. Elle apparaît surtout chez les individus atteints d'acrocyanose. V. *gelure.*

ENGMAN (E. Martin, amér., 1926). V. *Zinsser-Engman-Cole (syndrome de).*

ENGORGEMENT, *s. m.* [angl. ***engorgement***]. Augmentation de volume et de consistance d'un organe, provoquée par une accumulation de sang, de sérosité ou du liquide qu'il sécrète (glande).

ENGOUEMENT, *s. m.* [angl. ***obstruction***]. Obstruction d'un conduit ou d'une cavité. — ***e. herniaire.*** Arrêt des matières dans une anse intestinale herniée ; c'est le premier degré de l'étranglement herniaire.

ENGRAMME, *s. m.* (Simon) (gr. *en*, dans ; *gramma*, écriture) [angl. ***engram***]. Traces laissées dans les centres nerveux par diverses stimulations antérieures ou bien (psychologie) par les activités passées : acquisitions didactiques, réflexes conditionnés, p. ex.

ENGSTRÖM (appareil d') (E. C., suédois, XXe siècle) [angl. ***Engström's respirator***]. V. *respirateur.*

ENHANCEMENT, *s. m.* (angl.). V. *facilitation* et *amplification génique* à *(amplificateur).*

ENHANCER, *s. m.* (angl.). V. *amplificateur.*

ENJAMBEMENT, *s. m.* [angl. ***crossing over***] (génétique). Syn. *entrecroisement.* Échange de segments entre chromosomes homologues au moment de la méiose et parfois aussi au cours d'une mitose. V. *remplacement.*

ENKÉPHALINE, *s. f. (gr. enképhalos*, cerveau) (1974) [angl. ***enkephalin***]. Protéine de faible poids moléculaire qui forme, avec les endorphines, le groupe des morphines endogènes (v. ces termes). On en connaît 2 variétés : la *met* (méthionine)-*enképhaline* et la *leu* (leucine)-*enképhaline.* Elles ont une action antalgique de courte durée (quelques minutes) car elles sont rapidement inactivées par les enképhalinases. Cette action s'exerce sur les voies et les centres de la douleur (thalamus). Les *e.* sont également présentes dans le système limbique, d'où leurs effets sur le comportement. V. *récepteur morphinique* et *neuropeptide.*

ENKYSTEMENT, *s. m.* (gr. *en*, dans ; *kustis*, vessie) [angl. ***encystment***]. Formation d'une couche de tissu conjonctif dense autour d'un corps étranger ou d'une production pathologique qui se trouve ainsi isolée du tissu environnant.

ENMG. V. *électroneuromyogramme.*

ÉNOLASE NEUROSPÉCIFIQUE (NSE) [angl. ***Neuron Specific Enolase***]. Enzyme glycolytique, marqueur du *cancer pulmonaire à petites cellules* et du *neuroblastome.* Son taux sanguin normal est inférieur à 12,5 U/mL ou 12,5 mg/L. V. *marqueurs tumoraux.*

ÉNOPHTALMIE, *s. f.* (gr. *en*, au dedans ; *ophthalmos*, œil) [angl. ***enophthalmus***]. Position anormale du globe oculaire qui se trouve situé dans l'orbite plus profondément qu'il ne l'est à l'état normal. C'est un symptôme qui peut se rencontrer dans diverses affections (paralysie du sympathique cervical, fièvres graves) ; il est permanent ou transitoire ou bien il alterne avec l'exophtalmie. — ***é. et exophtalmie alternantes*** (Terson). Affection rare, spontanée ou d'origine traumatique dans laquelle l'*énophtalmie* est habituelle, mais fait place à l'*exophtalmie* sous l'influence d'un effort ou de la compression des jugulaires.

ÉNOSTOSE, *s. f.* (gr. *en*, dans ; *ostéon*, os) [angl. ***enostosis***]. Syn. *endostose*. Production osseuse, généralement formée de tissu compact qui comble en partie le canal médullaire d'un os. — ***é. ostéogénique.*** Hyperactivité du cartilage conjugal, en certains points, chez l'enfant, expliquant diverses déformations des membres (*coxa vara*, etc.).

ENROTH (signe d') [angl. ***Enroth's sign***]. Comblement œdémateux des sillons orbito-palpébraux supérieur, puis inférieur, observé dans l'hyperthyroïdie.

ENSEIGNEMENT CLINIQUE [angl. ***clinical teaching***]. Transmission de savoir effectuée au lit du malade, pendant un stage hospitalier.

ENSELLURE LOMBAIRE. Terme emprunté à la médecine vétérinaire et servant à désigner la courbure à concavité postérieure que présente le rachis au niveau des lombes, courbure qui s'exagère dans la grossesse et dans certains états pathologiques (tumeurs abdominales, coxalgie, etc.).

ENSLIN (syndrome ou triade d') (all., 1904) [angl. ***Enslin's syndrome*** ou ***triad***]. Association à l'hyperplasie des végétations adénoïdes, d'oxycéphalie et d'exophtalmie.

ENSP. Abréviation de l'*École Nationale de la Santé Publique.*

ENTAMŒBA, *s. f.* [angl. ***Entamoeba***]. Genre d'amibes parasitant l'intestin. Certaines espèces ne sont pas pathogènes. (*E. coli, E. hartmanni*). Seule ***E. histolytica*** (syn. *E. dysenteriae*) peut être à l'origine de dysenterie ou d'abcès. — ***E. minuta.*** (lat. *minuta*, petite). Variété végétative, kystique, non pathogène, d'*E. histolytica*. V. *amibiase* et *Endolimax*.

ENTÉRAL, ALE, *adj.* (gr. *entéron*, intestin) [angl. ***enteral, enteric***]. Qui concerne l'intestin. P. ex. : *alimentation entérale*. V. *parentéral*.

ENTÉRALGIE, *s. f.* (gr. *entéron*, intestin ; *algos*, douleur) [angl. ***enteralgia***]. Douleur intestinale.

ENTÉRAMINE, *s. f.* V. *sérotonine.*

ENTÉRECTOMIE, *s. f.* (gr. *entéron*, intestin ; *ektomê*, ablation) [angl. ***enterectomy***]. Résection d'une partie du tube intestinal.

ENTÉRITE, *s. f.* (gr. *entéron*, intestin) [angl. ***enteritis***]. Inflammation de la muqueuse intestinale. — ***e. cholériforme.*** V. *choléra infantile.* — ***e. folliculaire.*** Variété d'entérite particulière à la première enfance, caractérisée *anatomiquement* par une hypertrophie des follicules clos de l'intestin et *cliniquement* par des selles muqueuses souvent striées de sang. — ***e. folliculaire et segmentaire.*** V. *iléite régionale.* — ***e. couenneuse, e. glaireuse, e. muco-membraneuse*** ou ***pseudo-membraneuse.*** Syn. *diarrhée glutineuse* (Van Swieten), *croup intestinal* (Clemens). V. *entérocolite muco-membraneuse.* — ***e. interstitielle chronique*** (Dalziel, 1913), ***e. phlegmoneuse*** (Helström, 1919), ***e. régionale*** ou ***e. ulcéreuse*** (Lecène et Moulonguet). V. *iléite régionale.*

ENTÉRITE AIGUË NÉCROSANTE. V. *Hambourg (maladie de).*

ENTÉRO-ANASTOMOSE, *s. f.* [angl. ***entero-anastomosis***]. Syn. *opération de Maisonneuve.* Opération qui consiste à mettre en communication latéralement deux anses intestinales sans pratiquer de résection préalable.

ENTEROBACTER, *s. m.* [angl. ***Enterobacter***]. Syn. désuet *Aerobacter*. Genre bactérien appartenant à la famille des *Enterobacteriaceæ* et au groupe *Klebsiella-Enterobacter-Serratia.* Il comprend diverses espèces, dont *E. aerogenes.* V. *Hafnia.*

ENTEROBACTERIACEAE, *s. f. pl.* (gr. *entéron*, intestin ; *baktéria*, bâton) [angl. ***Enterobacteriaceae***]. Famille de bacilles Gram–, anaérobies facultatifs, hôtes habituels de l'intestin de l'homme et des animaux. Elle comprend notamment les genres suivants : *Citrobacter, Enterobacter, Erwinia, Ewingella, Escherichia, Hafnia, Klebsiella, Proteus, Providencia, Salmonella, Serratia, Shigella, Yersinia.*

ENTÉROBIASE, *s. f.* V. *oxyurose.*

ENTEROBIUS VERMICULARIS. V. *oxyure.*

ENTÉROCÈLE, *s. f.* (gr. *entéron*, intestin ; *kêlê*, hernie) [angl. ***enterocele***]. Hernie ne comprenant que des anses intestinales. — ***e. vaginale.*** V. *élytrocèle.*

ENTÉROCLYSE, *s. f.* (gr. *entéron*, intestin ; *kluzein*, laver) [angl. ***enteroclysis***]. — 1° Lavage de l'intestin à l'aide d'une sonde introduite profondément dans le rectum et d'un réservoir dont la hauteur varie avec la pression que l'on veut obtenir. — 2° Opacification radiologique de l'intestin grêle au moyen d'une sonde placée dans le duodénum.

ENTÉROCOCCIE, *s. f.* État morbide dû à l'infection par l'entérocoque.

ENTEROCOCCUS, *s. m.* [angl. ***Enterococcus***]. Genre bactérien de la famille des *Streptococcaceæ.* V. *entérocoque* et *Streptococcus.*

ENTÉROCOLITE, *s. f.* (gr. *entéron*, intestin ; *kôlon*, côlon) [angl. ***enterocolitis***]. Inflammation simultanée des muqueuses de l'intestin grêle et du côlon. — ***e. muco-membraneuse.*** Syn. (désuets) *colite muco-* ou *pseudo-membraneuse, hypersthénie intestinale* (Blondel), *entéronévrose muco-membraneuse* (Lyon), *entéropathie mucino-membraneuse* (Legendre), *entéromucose* (Gallois), *entérite couenneuse* [angl. ***muco-membranous enterocolitis***]. Affection chronique du gros intestin caractérisée par la triade symptomatique : expulsion de fausses-membranes (lambeaux de muqueuse intestinale) ou de glaires, constipation habituelle et douleurs abdominales ; il existe en outre souvent des phénomènes d'intoxication. Ce syndrome a des causes diverses : altération des artères mésentériques, infections, en particulier par le *Clostridium difficile* dont la toxine est probablement la cause de la diarrhée des traitements antibiotiques.

ENTÉROCOLITE NÉCROSANTE DU NOUVEAU-NÉ [angl. ***necrotizing enterocolitis of the newborn***]. Syn. *e. ulcéronécrosante.* Maladie grave, de fréquence croissante et de cause inconnue, atteignant surtout les prématurés et les débiles. Elle se manifeste dès les premiers jours par une distension abdominale, des vomissements bilieux, une fièvre, des hémorragies digestives. L'examen radiologique montre une pneumatose intestinale. La mortalité varie de 10 à 40 %. Dans 1/4 des cas, la survenue d'une perforation impose une résection intestinale : la mortalité atteint alors 30 à 50 %. L'origine virale (*Coronavirus*) a été suspectée (1980).

ENTÉROCOQUE, *s. m.* (Thiercelin) (gr. *entéron*, intestin ; lat. *coccus*) [angl. ***Enterococcus***]. Syn. *Streptococcus faecalis.* Bactérie ovoïde non hémolytique, trouvée dans l'intestin de l'homme sain, responsable d'infections urinaires et d'endocardites subaiguës. Elle est classée parmi les streptocoques du groupe D. — Une classification nouvelle sépare du genre *Streptococcus* les entérocoques, qui forment un genre à part, *Enterococcus,* dont l'espèce principale est *E. faecalis.*

ENTÉROCYSTOCÈLE, *s. f.* (gr. *entéron*, intestin ; *kustis*, vessie ; *kêlê*, hernie) [angl. ***enterocystocele***]. Hernie dont le sac contient de l'intestin et une partie de la vessie.

ENTÉROCYSTOPLASTIE, *s. f.* (gr. *entéron*, intestin ; *kustis*, vessie ; *plassein*, former) [angl. ***enterocystoplasty***]. Opération consistant dans la reconstruction, partielle ou totale, d'une vessie à l'aide d'une anse intestinale grêle (iléocystoplastie, v. *Cunéo, opération de, 1°* et *Camey, technique de*) ou d'une partie du côlon (colocystoplastie, caecocystoplastie).

ENTÉROCYTE, *s. m.* (gr. *entéron,* intestin ; *kutos,* cellule) [angl. ***enterocyte***]. Cellule épithéliale de l'intestin.

ENTEROCYTOZOON BIENEUSI. V. *microsporidie.*

ENTÉRO-ÉPIPLOCÈLE, *s. f.* (gr. *entéron*, intestin ; *épiploos*, épiploon ; *kêlê*, hernie) [angl. ***enteroepiplocele***]. Hernie contenant de l'intestin et de l'épiploon.

ENTÉROGASTRONE, *s. f.* (R. A. Gregory et H. J. Tracy, 1959) [angl. ***enterogastrone***]. Substance qui serait capable d'inhiber la sécrétion gastrique.

ENTÉROGLUCAGON, *s. m.* (Sutherland et De Duve, 1948) (gr. *entéron*, intestin ; glucagon) [angl. ***enteroglucagon***]. Substance polypeptidique isolée du plasma humain, d'action et de composition immunologique analogues à celles du glucagon (v. ce terme) et dont la sécrétion par la muqueuse intestinale est déclenchée par l'ingestion de glucose.

ENTÉRO-HÉPATIQUE (syndrome) (Desgeorges). Ensemble de troubles observés chez les sujets atteints d'entérocolite chronique soit généralisée à tout le gros intestin soit localisée à l'un de ses segments, avec retentissement sur le fonctionnement du foie.

ENTÉRO-HÉPATOCÈLE, *s. f.* (gr. *entéron*, intestin ; *hêpar*, foie ; *kêlê*, hernie) [angl. ***enterohepatocele***]. Hernie ombilicale embryonnaire contenant le foie avec des anses intestinales.

ENTÉRO-HYDROCÈLE, *s. f.* (gr. *entéron*, intestin ; *hudôr*, eau ; *kêlê*, hernie) [angl. ***enterohydrocele***]. « Hernie intestinale compliquée d'hydrocèle » (Littré).

ENTÉROÏDE, *adj.* (gr. *entéron*, intestin ; *eidos*, aspect). Dont la structure rappelle celle de l'intestin. — ***kyste e.*** Kystes congénitaux, juxta-intestinaux, dont la structure est analogue à celle de la paroi intestinale ; ils sont le plus souvent sous-séreux et siègent surtout dans la région iléocæcale.

ENTÉROKINASE, *s. f.* (Pavlov) [angl. ***enterokinase***]. Enzyme contenue dans le suc duodénal et dont l'action est nécessaire pour activer la trypsine ou protéolytique du pancréas. La trypsine ne dégrade les protéines qu'en présence de l'*entérokinase,* quelque faible d'ailleurs que soit la proportion de cette substance.

ENTÉROKYSTOME, *s. m.* [angl. ***enterocystoma***]. Petit kyste provenant d'une évolution imparfaite du canal omphalo-mésentérique. Il se développe parfois au niveau de l'ombilic dans l'épaisseur de la paroi abdominale, plus souvent dans la paroi de l'intestin grêle, près de la valvule iléo-cæcale. L'*e.* se rencontre surtout chez les jeunes enfants et peut donner lieu à une occlusion intestinale.

ENTÉROLITHE, *s. m.* (gr. *entéron*, intestin ; *lithos*, pierre) [angl. ***enterolith***]. Concrétion intestinale. Les calculs de l'intestin se présentent souvent sous forme de sable et sont composés surtout de phosphates ammoniaco-magnésiens.

ENTÉRO-MÉNORRAGIQUE (fièvre) (Dalché). V. *fièvre ménorragique.*

ENTÉROMYXORRHÉE, *s. f.* (gr. *entéron*, intestin ; *muxa*, mucus ; *rhein*, couler) [angl. ***myxorrhoea intestinalis***]. Hypersécrétion de mucus intestinal observée surtout chez les névropathes et les constipés. Elle se manifeste par des accès précédés ou non de douleurs paroxystiques et entraîne des évacuations, parfois abondantes, de mucus pur, survenant d'une façon soudaine et impérieuse à des intervalles irréguliers.

ENTÉROPATHIE, *s. f.* (gr. *entéron*, intestin ; *pathê*, souffrance) [angl. ***enteropathy***]. Terme générique désignant les affections de l'intestin. — ***e. allergique.*** V. *iléopathie segmentaire œdémateuse.* — ***e. mucino-membraneuse*** (Le Gendre). V. *entérocolite.*

ENTÉROPATHIE EXSUDATIVE (Gordon, 1959 ; Waldman, 1961 ; Jarnum, 1963) [angl. ***protein-loosing enteropathy***]. Syn. *lymphangiectasie intestinale, maladie de Waldmann.* Maladie présentant parfois un caractère familial, caractérisée *anatomiquement* par une dilatation des vaisseaux lymphatiques sous-muqueux et sous-séreux de l'intestin, *cliniquement* par des œdèmes, parfois une diarrhée et des douleurs abdominales. Du fait d'une importante déperdition protidique par voie digestive, le taux des protéines sanguines est abaissé, surtout celui des albumines, de l'immunoglobuline G et de la transferrine. L'*origine* de la maladie est mal connue ; peut-être s'agit-il d'une malformation lymphatique. — L'*e.e.* peut être due également à des lésions de l'épithélium digestif ou être secondaire à des affections cardiaques, hépatiques, rénales, etc.

ENTÉROPATHOGÈNE, *adj.* (gr. *entéron*, intestin ; *pathos*, maladie ; *génnan*, engendrer) [angl. ***enteropathogenic***]. Responsable d'une maladie intestinale.

ENTÉROPEXIE, *s. f.* (gr. *entéron*, intestin ; *pêxis*, fixation) [angl. ***enteropexy***]. Fixation de l'intestin à la paroi abdominale.

ENTÉROPLASTIE, *s. f.* (gr. *entéron*, intestin ; *plassein*, former) [angl. ***enteroplasty***]. Opération qui a pour but le rétablissement du diamètre normal de l'intestin dans le cas de sténose de cet organe.

ENTÉRORECTOSTOMIE, *s. f.* (gr. *entéron*, intestin ; lat. *rectum* ; gr. *stoma*, bouche). Syn. *anastomose entéro-rectale.* Opération qui consiste à anastomoser l'intestin avec le rectum. On pratique cet abouchement quand l'obstacle au cours des matières siège trop bas (anse sigmoïde) pour l'établissement d'une entéro-anastomose.

ENTÉRORÉNAL (syndrome) (Heitz-Boyer, 1919). Syn. *syndrome d'Heitz-Boyer.* Ensemble des accidents infectieux de l'appareil urinaire (pyélite, pyélo-néphrite, cystite), d'origine intestinale, survenant au cours d'une crise d'entérocolite avec constipation.

ENTÉRORRAGIE, *s. f.* (gr. *entéron*, intestin ; *rhêgnumi*, je jaillis) [angl. ***enterorrhagia***]. Hémorragie intestinale.

ENTÉRORRAPHIE, *s. f.* (gr. *entéron*, intestin ; *rhaphê*, suture) [angl. ***enterorrhaphy***]. Suture d'une plaie intestinale. — Réunion des deux extrémités sectionnées de l'intestin *(e. termino-terminale)* ou anastomose d'une extrémité et d'une anse *(e. termino-latérale)* ou de deux anses *(e. latéro-latérale).*

ENTÉROSCOPIE, *s. f.* (gr. *entéron,* intestin ; *skopein,* voir) [angl. ***small intestinal endoscopy, small bowel enteroscopy***]. Examen de l'intestin grêle réalisé au moyen d'endoscopies poussées par voie haute et par voie basse. V. *vidéocapsule.*

ENTÉROSPASME, *s. m.* [angl. ***enterospasm***]. Contraction spasmodique, douloureuse, d'une portion plus ou moins étendue de l'intestin, observée souvent chez les neurasthéniques. Lorsque l'*e.* siège du côté droit, il peut faire croire à l'existence d'une appendicite.

ENTÉROSTOMIE, *s. f.* (gr. *entéron*, intestin ; *stoma*, bouche) [angl. ***enterostomy***]. Établissement d'une ouverture temporaire ou permanente entre une anse intestinale et la paroi abdominale.

ENTÉROTOME, *s. m.* (gr. *entéron*, intestin ; *tomê*, section) [angl. ***enterotome***]. — 1° Ciseaux à extrémités arrondies servant, au cours de l'autopsie, à ouvrir rapidement le tube digestif dans toute sa longueur. — 2° [angl. ***Dupuytren's enterotome***]. Pince inventée par Dupuytren, destinée à sectionner lentement, par une pression continue, l'éperon qui, dans l'anus artificiel, s'oppose au rétablissement du cours des matières.

ENTÉROTOMIE, *s. f.* [angl. ***enterotomy***]. — 1° Incision d'une anse intestinale. — 2° Section de l'éperon d'un anus artificiel à l'aide de l'entérotome.

ENTÉROTOXINE, *s. f.* [angl. ***enterotoxin***]. — 1° Toxine d'origine intestinale. — 2° Toxine active sur l'intestin, sécrétée par diverses bactéries, telles que certains colibacilles, staphylocoques dorés ou le vibrion cholérique. V. *superantigène.*

ENTÉROTROPE, *adj.* (gr. *entéron*, intestin ; *trépein*, tourner) [angl. ***enterotropic***]. Qui présente de l'affinité pour l'intestin : *toxine e.*

ENTÉROVIRUS, *s. m.* [angl. ***enterovirus***]. Nom générique de nombreux virus à ARN découverts dans le tube digestif humain. Le genre *Enterovirus* fait partie de la famille des *Picornaviridae* (v. ce terme) et comprend cinq espèces (les poliovirus et les entérovirus humains A à D) regroupant actuellement 64 sérotypes dont les virus *Coxsackie* et les *ECHOvirus.* Les ECHOvirus 22 et 23 sont désormais regroupés dans les *Parechovirus.*

ENTHALPIE, *s. f.* (gr. *en*, dedans ; *thalpein*, chauffer) [angl. ***enthalpy***]. Somme de l'énergie interne et du produit de la pression par le volume. V. *thermodynamique.*

ENTHÈSE, *s. f.* (gr. *enthésis,* insertion) [angl. ***enthesis***]. Lieu d'insertion sur l'os des tendons, ligaments et muscles.

ENTHÉSITE, *s. f.* (La Cava, 1958) (gr. *enthésis*, introduction, pris à tort dans le sens d'insertion musculaire) [angl. ***enthesitis***]. V. *insertions (mal des).*

ENTHÉSOPATHIE, *s. f.* (gr. *enthésis* ; *pathê*, maladie). V. *insertions (mal des).*

ENTOBLASTE, *s. m.* (gr. *entos,* dedans ; *blastos,* germe) [angl. ***entoblast***]. V. ***endoderme.***

ENTODERME, *s. m.* (gr. *entos,* dedans ; *derma,* peau). V. *endoderme.*

ENTOMOPHTOROMYCOSE, *s. f.* [angl. ***entomophtoromycosis***]. V. *phycomycose.*

ENTOPTIQUE, *adj.* (gr. *entos*, en dedans ; *ôps*, *optos*, œil) [angl. ***entoptic***]. Qui est situé dans le globe oculaire. — ***image e.*** Vision de sa propre rétine avec ses vaisseaux et de certains éléments intra-oculaires obtenue parfois par auto-observation. — ***phénomène e.*** V. *phosphène.*

ENTORSE, *s. f.* (lat. *in*, dans ; *torquere*, tordre) [angl. ***sprain***]. Lésion traumatique d'une articulation résultant de sa distorsion brusque avec élongation ou arrachement des ligaments, sans déplacement permanent des surfaces articulaires. V. *foulure.*

ENTOSCOPIE, *s. f.* (Fortin, Scheerer) (gr. *entos*, au dedans ; *skopein*, examiner) [angl. ***autofundoscopy***]. Examen des capillaires de notre propre rétine. Il consiste à regarder une forte source lumineuse à travers un condensateur et un verre uviol donnant une lumière monochromatique. On voit passer les globules sanguins dans les capillaires voisins de la macula.

ENTOTIQUE, *adj.* (gr. *entos*, en dedans ; *ous*, *ôtos*, oreille) [angl. ***entotic***]. Se dit d'un bruit ayant son point de départ dans l'oreille moyenne ou dans les vaisseaux de la caisse.

ENTOZOAIRE, *s. m.* (Rudolphi) (gr. *entos*, en dedans ; *zôon*, animal) [angl. ***entozoon***]. Parasite animal vivant à l'intérieur du corps de l'homme ou des animaux et appartenant en général à l'embranchement des Vers.

ENTRAÎNEMENT, *s. m.* [angl. ***training***]. Préparation à une épreuve. — ***e. autogène.*** V. *training autogène.*

ENTRECROISEMENT, *s. m.* (génétique). V. *enjambement.*

ENTROPIE, *s. f.* (gr. *en*, dedans ; *trépein*, tourner) [angl. ***entropy***]. Grandeur évaluant la dégradation de l'énergie d'un système et son degré de désordre. V. *thermodynamique.*

ENTROPION, *s. m.* (gr. *en*, au dedans ; *trépô*, je tourne) [angl. ***entropion***]. Renversement des paupières en dedans.

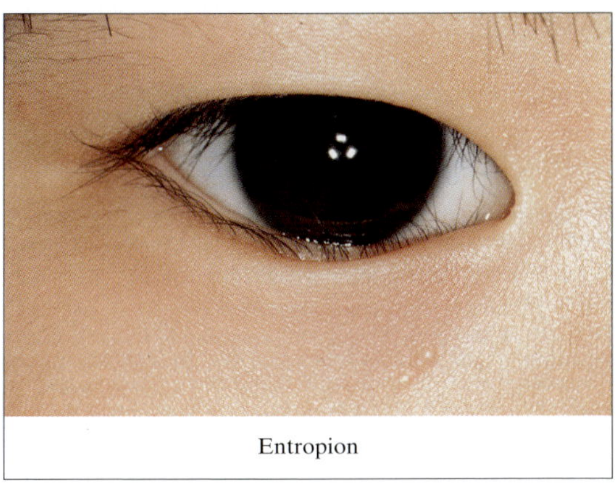

Entropion

ÉNUCLÉATION, *s. f.* (lat. *e*, hors ; *nucleus*, noyau) [angl. ***enucleation***]. Mode particulier d'extirpation d'une tumeur encapsulée à travers les deux lèvres d'une incision (comme un noyau qu'on chasse en pressant un fruit). — Se dit aussi de l'extirpation de l'œil à travers la conjonctive incisée.

ÉNURÉSIE, *s. f.* (gr. *en*, dans ; *ourein*, uriner) [angl. ***enuresis***]. Émission involontaire et inconsciente d'urines, survenant en l'absence de lésion de l'appareil urinaire, en général la nuit, chez un enfant de plus de cinq ans. V. *encoprésie.*

ENVENIMATION, *s. f.* ou mieux **ENVENIMEMENT**, *s. m.* [angl. ***envenomization***]. Empoisonnement général consécutif à la morsure d'un serpent, à la piqûre d'un scorpion, d'une guêpe, etc.

ENVIE, *s. f.* V. *angiome plan.*

ENZOOTIE, *s. f.* (gr. *en*, en ; *zôon*, animal) [angl. ***enzootic***]. Maladie qui frappe une ou plusieurs espèces animales dans une région, soit d'une façon constante, soit à certaines époques déterminées.

ENZYMATIQUE (système) [angl. ***enzymatic system***]. Ensemble de plusieurs enzymes dont les activités catalytiques sont coordonnées, p. ex. pour agir successivement sur les différents maillons d'une chaîne de dégradation ou de synthèse métabolique.

ENZYMATIQUE (unité internationale) [angl. ***international enzyme unit***]. Unité mesurant l'activité catalytique des enzymes. C'est la quantité d'enzyme nécessaire pour transformer 1 micromole de substrat par minute à 30 °C et au pH optimal. Cette unité est remplacée dans le nouveau système d'unités SI par le *katal* (v. ce terme). 1 UI = 16,67 nanokatal ou $16{,}67 \times 10^{-9}$ katal.

ENZYME, *s. f.* (W. Kühne, 1877) (gr. *en*, dedans ; *zumê*, levain) [angl. ***enzyme***]. Syn. désuets *diastase, ferment soluble.* Substance de nature protéinique, élaborée par un être vivant et capable, par ses propriétés catalytiques, d'activer une réaction chimique définie. L'*e.* est soit une holoprotéine, ne renfermant que des acides aminés, soit une hétéroprotéine contenant, outre les acides aminés, un groupement prosthétique : la partie protéique est *l'apo-enzyme* et le groupement prosthétique, la *co-enzyme.* V. ces termes et *katal.* — ***e. branchante.*** V. *Andersen (maladie d').* — ***e. débranchante.*** V. *Forbes (maladie de).*

ENZYME DE CONVERSION DE L'ANGIOTENSINE [angl. ***converting enzyme***]. Syn. *kininase II, angioconvertase.* Enzyme d'origine hépatique (dipeptidylcarboxypeptidase) qui transforme dans les poumons l'angiotensine I en angiotensine II (vasoconstricteur énergique) et qui inactive la bradykinine (vasodilatateur). Les ***inhibiteurs*** de cette enzyme, qui empêchent la formation d'angiotensine II et la dégradation de la bradykinine, abaissent la pression artérielle : ils sont utilisés dans le traitement de l'hypertension et de l'insuffisance cardiaque. V. *angiotensine, Besnier-Boeck-Schaumann (maladie de), kinine, récepteur de l'angiotensine II, captopril (test au), vasopeptidase, inhibiteur des vasopeptidases* et *kallicréine-kinine (système).*

ENZYME PLAQUETTAIRE. V. *thromboplastinogénase.*

ENZYME DE RESTRICTION. V. *génétique (système) de restriction-modification.*

ENZYMES (code des) [angl. ***enzyme code***]. Nomenclature officielle et internationale des enzymes, qui sont répertoriées selon un numéro à 4 groupes de chiffres séparés par des points et précédés des lettres EC, signifiant « enzyme commission ». Le 1er chiffre désigne le *groupe* (1. oxydo-réductase ; 2. transférase ; 3. hydrolase ; 4. lyase ; 5. isomérase ; 6. synthétase ou ligase) ; le 2e chiffre le sous-groupe ; le 3e la subdivision du précédent, enfin vient un nombre qui est le numéro d'ordre au sein de cette dernière. P. ex. : EC 3.1.3.1 désigne la phosphatase alcaline et EC 1.1.1.27 la lacticodéshydrogénase.

ENZYMOLOGIE, *s. f.* (gr. *zumê*, ferment ; *logos*, discours) [angl. ***enzymology***]. Syn. *zymologie.* Étude des enzymes.

ENZYMOPATHIE, *s. f.* (enzyme ; gr. *pathê*, maladie) [angl. ***enzymopathy***]. Syn. *maladie enzymatique.* Maladie héréditaire due à l'absence, à l'insuffisance ou à l'altération d'un système enzymatique, d'une enzyme ou d'un groupe d'enzymes. P. ex. : les glycogénoses, les mucopolysaccharidoses, la galactosémie et la fructosurie du nourrisson, l'oligophrénie phénylpyruvique, les anémies hémolytiques enzymoprives, le syndrome de Lesch et Nyhan, etc. V. *maladie moléculaire.*

ENZYMOPRIVE, *adj.* [angl. ***enzymoprival***]. Qui est en rapport avec un manque d'enzyme. — ***anémie e.*** V. *anémie hémolytique enzymoprive.*

ENZYMOTHÉRAPIE, *s. f.* [angl. ***enzymotherapy***]. Emploi thérapeutique des enzymes.

EOG. Abréviation d'*électro-oculographie.* V. ce terme.

ÉONISME, *s. m.* (chevalier d'Éon) [angl. ***eonism***]. Désir et besoin que ressentent certains hommes de se vêtir de costumes féminins. V. *travestisme.*

ÉOSINE, *s. f.* (gr. *éôs*, aurore) [angl. ***eosin***]. Colorant acide dérivé de la fluorescéine et de couleur rose, utilisé en hématologie et histologie ainsi qu'en dermatologie comme désinfectant. V. *éosinophile.*

ÉOSINOCYTE, *s. m.* (éosine ; gr. *kutos*, cellule) [angl. ***eosinocyte***]. — 1° Cellule dont certains éléments se colorent par l'éosine. — 2° V. *éosinophile.*

ÉOSINOPÉNIE, *s. f.* (éosine ; gr. *pénia*, pauvreté) [angl. ***eosinopenia***]. Diminution du nombre des polynucléaires éosinophiles.

ÉOSINOPHILE, *adj.* (éosine ; gr. *philein*, aimer) [angl. ***eosinophil***]. Syn. *oxyphile.* Qui présente une grande affinité pour l'éosine. – ***cellules ou polynucléaires éosinophiles*** ou ***cellules α d'Ehrlich.*** Syn. *éosinocytes* (peu employé). Variété de leucocytes remarquables par leur gros noyau polylobé et leurs grosses granulations faciles à colorer avec l'éosine. On les rencontre dans le sang, dans l'expectoration des asthmatiques et dans différentes sécrétions pathologiques. V. *éosinophilie*, *Ofugi (maladie d')* et *Wells (syndrome de).*

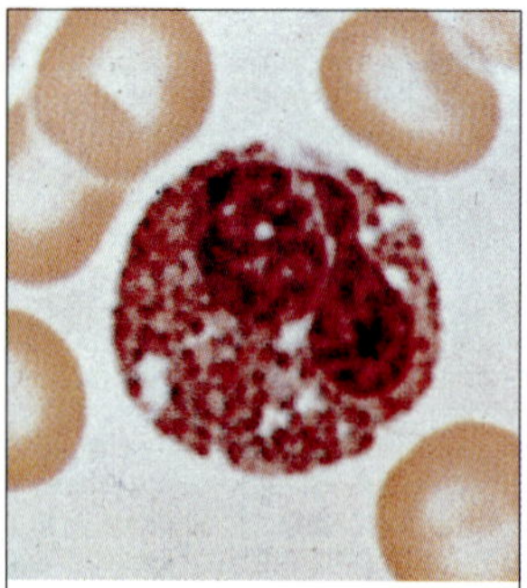

Polynucléaire éosinophile

ÉOSINOPHILIE, *s. f.* [angl. ***eosinophilia***]. – 1° Affinité pour les réactifs dont l'acide est l'agent colorant et en particulier pour l'éosine. V. *acidophile.* – 2° Présence de leucocytes polynucléaires *éosinophiles* dépassant 500 par mm³ ; on emploie souvent ce terme pour désigner une variété de leucocytose dans laquelle l'augmentation du chiffre des leucocytes porte exclusivement sur les éosinophiles (il serait plus correct de dire : *hyperéosinophilie*). V. *hyperéosinophilique (syndrome).* L'*é.* s'observe, p. ex., dans les états allergiques, certains cancers, certaines helminthiases, hémopathies et maladies systémiques. V. *Charcot-Leyden (cristaux de).*

ÉOSINOPHILIE-MYALGIES (syndrome) [angl. ***eosinophilia-myalgia syndrome***]. Association de myalgies généralisées, de rash cutané et d'éosinophilie supérieure à 2 000/mL observée aux États-Unis en 1989 et attribuée à une action toxique du L-tryptophane contenu dans certains produits pharmaceutiques désormais interdits. Ce syndrome présente certains points communs avec le syndrome de l'huile toxique espagnole et le syndrome de Shulman.

ÉOSINOPHILIE TROPICALE (Weingarten, 1943) [angl. ***tropical eosinophilia***]. Syn. *poumon tropical éosinophilique, syndrome de Weingarten, syndrome de Frimodt-Möller (1940), syndrome de Meyers-Kouwenaar.* Affection observée d'abord dans le Sud-Est asiatique, puis dans les autres régions tropicales, caractérisée par une atteinte sévère de l'état général (fièvre, amaigrissement) et un syndrome bronchique avec toux rebelle et dyspnée. La radiographie montre un semis de petites taches arrondies dans les deux poumons, variable selon les jours. Il existe une forte hyperleucocytose sanguine (30 à 50 000 leucocytes) avec 80 à 90 % d'éosinophiles. La chimiothérapie provoque une guérison rapide ; spontanément la maladie évolue vers la chronicité. Ce syndrome est généralement dû à une parasitose, le plus souvent une filariose lymphatique à *Wuchereria bancrofti,* parfois des larves d'acariens. Il est voisin du syndrome de Löffler.

EPA. Abréviation de l'angl. *eicosapentanoic acid :* acide eicosapentanoïque. V. *acide gras.*

ÉPANALEPSIE MÉDITERRANÉENNE (H. Mamou, 1954) (gr. *épanalêpsis*, répétition). V. *périodique (maladie).*

ÉPANCHEMENT, *s. m.* [angl. ***effusion***]. Présence de liquide (sérosité, sang, bile, etc.) ou de gaz dans une partie du corps qui n'en renferme pas normalement.

ÉPAULE, *s. f.* (lat. *spatula*, spatule) [angl. ***shoulder***]. Jonction du tronc et du bras, ceinture scapulaire. – ***articulation de l'é.*** Articulation scapulo-humérale. V. *aisselle, deltoïde* et *scapula.*

ÉPAULE BALLANTE ou **FLOTTANTE** [angl. ***loose shoulder***]. Affection caractérisée par une atrophie de l'épaule, un allongement extrême de la capsule articulaire et une impotence absolue du membre qui se balance passivement en tous sens. Elle est due à une paralysie de tous les muscles de l'épaule, généralement d'origine myélitique (paralysie infantile), ou bien à une destruction étendue des surfaces articulaires.

ÉPAULE GELÉE [angl. ***frozen shoulder***]. Raideur de l'articulation scapulo-humérale au stade chronique de la périarthrite scapulo-humérale : les mouvements de l'épaule se font dans l'articulation scapulo-thoracique.

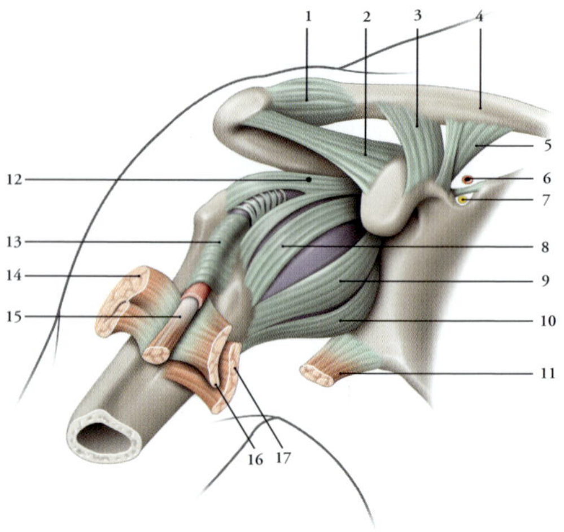

Bourses de l'épaule. Vue antérieure

1. lig. acromio-claviculaire
2. lig. coraco-acromial
3. lig. trapézoïde
4. clavicule
5. lig. conoïde
6. a. supra-scapulaire
7. n. supra-scapulaire
8. lig. gléno-huméral sup.
9. lig. gléno-huméral moyen
10. lig. gléno-huméral inf.
11. m. triceps brachial (long chef)
12. lig. coraco-huméral
13. lig. huméral transverse
14. m. grand pectoral
15. tendon du long chef du biceps entouré de sa gaine synoviale
16. m. grand dorsal
17. m. grand rond

ÉPAULE-MAIN (syndrome). V. *rhumatisme neurotrophique du membre supérieur.*

ÉPAULE NÉGLIGÉE ou **MÉCONNUE** (obstétrique). V. *présentation transverse.*

ÉPAULETTE (déformation en). Déformation de l'épaule caractéristique d'une luxation antéro-interne : le deltoïde tombe verticalement au-dessous de la saillie de l'acromion, au lieu de former l'arrondi habituel.

ÉPAULIÈRE, *s. f.* [angl. ***shoulder strap***]. Orthèse couvrant l'épaule.

ÉPENDYME, *s. m.* (gr. *épenduma*, vêtement de dessus) [TA et angl. ***ependyma***]. Membrane composée d'un épithélium cylindrique, tapissant la surface du canal central de la moelle épinière et des ventricules cérébraux. Les cellules épendymaires font partie de la névroglie. – ***canal de l'é.*** [TA et angl. ***canalis centralis spinalis***]. Canal central de la moelle spinale ou épinière, communiquant avec le quatrième ventricule.

ÉPENDYMITE, *s. f.* [angl. ***ependymitis***]. Inflammation du canal de l'épendyme.

ÉPENDYMOBLASTE, *s. m.* (épendyme ; gr. *blastos,* germe) [angl. ***ependymoblast***]. Cellule embryonnaire qui se transformera en épendymocyte.

ÉPENDYMOBLASTOME, ÉPENDYMOCYTOME, ÉPENDYMO-ÉPITHÉLIOME, ÉPENDYMOGLIOME, *s. m.* [angl. ***ependymoblastome, ependymocytoma, ependymoepitheliomia, ependymoglioma***]. Variétés d'épendymomes.

ÉPENDYMOCYTE, *s. m.* (épendyme ; gr. *kutos,* cellule) [angl. ***ependymocyte***]. Cellule épendymaire. V. *épendyme.*

ÉPENDYMOME, *s. m.* (Bailey, 1924) [angl. ***ependymoma***]. Syn. *glio-épithéliome.* Tumeur en règle histologiquement bénigne (gliome) observée surtout chez l'enfant, siégeant dans les ventricules cérébraux ou à l'intérieur de la moelle et développée aux dépens des cellules de l'épendyme. Elle est grave car souvent inaccessible chirurgicalement. V. *subépendymome.*

ÉPERON, *s. m.* (Dupuytren) [angl. ***spur***]. Syn. *promontoire* (Scarpa). Cloison qui sépare les deux orifices intestinaux dans l'anus contre nature ; elle est formée par une saillie de la paroi profonde de l'anse intestinale ouverte à la peau et coudée à angle aigu ; elle est indispensable pour assurer une dérivation complète des matières. — ***é. de Pelkan.*** V. *Pelkan (éperon de).* — ***é. de Sussman.*** V. *Sussman (éperon de).*

ÉPHAPSE, *s. f.* (gr. *éphapsis*, action de toucher) [angl. ***ephapsis***]. Contact anormal et latéral entre deux axones. V. *synapse 1°.*

ÉPHÉDRINE, *s. f.* [angl. ***ephedrine***]. Alcaloïde extrait à l'origine d'arbustes du genre *Ephedra*, obtenu également par synthèse ; sympathicomimétique et stimulant du système nerveux central, on l'utilise surtout actuellement comme décongestionnant nasal.

ÉPHÉLIDE, *s. f.* (gr. *épi*, à cause ; *hêlios*, soleil) [angl. ***ephelis***]. Petite tache brune observée sur les parties découvertes de la peau et due à l'action du soleil et de l'air. — ***é. mélanique.*** V. *mélanose circonscrite précancéreuse de Dubreuilh.*

ÉPHIDROSE, *s. f.* (gr. *épi*, sur ; *hidroô*, je sue) [angl. ***ephidrosis***]. Syn. *hyperhidrose localisée.* Trouble de la sécrétion sudorale, caractérisé par une augmentation de cette sécrétion dans un point localisé du corps. P. ex. : *é.* frontale et crânienne des arthritiques. — ***é. parotidienne.*** V. *auriculotemporal (syndrome de l').*

ÉPIBLASTE, *s. m.* (gr. *épi,* dessus ; *blastos,* germe) [angl. ***epiblast***]. Partie de l'ectoblaste (v. *ectoderme*) qui se différencie en tissu cutané. V. *neuroblaste 1°.*

ÉPIBLÉPHARON, *s. m.* (gr. *épi*, dessus ; *blépharon*, paupière) [angl. ***epiblepharon***]. Malformation comportant un repli cutané situé le long d'une paupière et qui applique les cils contre la cornée.

ÉPICANTHIS, *s. m.* ou **ÉPICANTHUS**, *s. m.* (gr. *épi*, dessus ; *kanthos*, angle de l'œil) [angl. ***epicanthus***]. Repli semilunaire que forme parfois la peau au-devant de l'angle interne de l'œil.

ÉPICARDE, *s. m.* (gr. *épi*, dessus ; *kardia*, cœur) [angl. ***epicardium***]. Feuillet viscéral du péricarde séreux.

ÉPICARDIQUE, *adj.* (gr. *épi*, sur ; *kardia*, cœur) [angl. ***epicardial***]. Qui se rapporte au feuillet viscéral de la séreuse péricardique.

ÉPICARDITE, *s. f.* [angl. ***epicarditis***]. Inflammation de l'épicarde, feuillet viscéral de la séreuse péricardique.

ÉPICARDO-PÉRICARDITE, *s. f.* [angl. ***epicardopericarditis***]. Variété de péricardite dans laquelle l'inflammation porte plus spécialement sur le feuillet viscéral de la séreuse péricardique. — ***é.-p. tuberculeuse à évolution constrictive subaiguë*** (Gonin, Froment et Gravier, 1951). Forme grave de péricardite tuberculeuse, évoluant en quelques mois vers la péricardite constrictive, curable par la résection chirurgicale précoce de l'épaisse gangue péricardique et épicardique qui enserre le cœur et envahit les couches sous-épicardiques du myocarde.

ÉPICOME, *s. m.* (I. G. Saint-Hilaire) (gr. *épi*, sur ; *komê*, chevelure) [angl. ***epicomus***]. Monstre caractérisé par une tête accessoire insérée par son sommet sur le sommet de la tête principale.

ÉPICONDYLALGIE, *s. f.* (Ferré, 1897) (épicondyle ; gr. *algos*, douleur) [angl. ***epicondylalgia***]. Douleur d'épicondylite.

ÉPICONDYLE, *s. m.* (gr. *épi*, sur ; *kondulos*, renflement articulaire) (TA *epicondylus*) [angl. ***epicondyle***]. Saillie osseuse située au-dessus et au voisinage d'un condyle. P. ex. : *é. latéral de l'humérus* (épicondyle), *é. médial* de l'humérus (épitrochlée) ; *é. m. de fémur* : tubercule condylien interne ; *é. latéral* du fémur ou de l'humérus.

ÉPICONDYLITE, *s. f.* (Vulliet) ou **ÉPICONDYLOSE**, *s. f.* [angl. ***epicondylitis***]. Inflammation de l'épicondyle. — ***é. humérale*** [angl. ***tennis elbow, tennis arm***]. Douleur siégeant sur l'épicondyle, survenant à la suite du surmenage de l'avant-bras ou d'un léger traumatisme provoquant une irritation périostée de cette région.

ÉPICRÂNE, *s. m.* (gr. *épi*, sur ; *cranion*, crâne). V. *galéa aponévrotique.*

ÉPICRISE, *s. f.* (gr. *épi*, sur ; *krisis*, crise) [angl. ***epicrisis***]. — 1° Enseignement qui se dégage de l'observation complète d'une maladie suivie de son origine à son issue (examen critique). — 2° Ensemble des phénomènes qui surviennent après la crise et qui ont la même signification.

ÉPICRITIQUE, *adj.* [angl. ***epicritic***]. — 1° Qui survient après une crise. — 2° (H. Head) (neurologie) ***sensibilité é.*** Sensibilité tactile et thermique fine et discriminative.

ÉPICUTANÉ, NÉE, *adj.* [angl. ***epicutaneous***]. Qui est sur la peau. — ***test é.*** Épreuve destinée à rechercher la sensibilité de la peau à une substance et consistant à déposer une petite quantité de celle-ci sur l'épiderme.

ÉPIDÉMICITÉ, *s. f.* [angl. ***epidemicity***]. Qualité des maladies épidémiques.

ÉPIDÉMIE, *s. f.* (gr. *épidêmia*, propagation [d'une maladie contagieuse dans un pays]) [angl. ***epidemia***]. Développement d'une maladie ou d'un phénomène pathologique qui atteint simultanément de nombreux individus répartis dans un territoire plus ou moins étendu et soumis à des influences identiques et inhabituelles. P. ex. : *é.* de scorbut, de toxicomanies, de suicides. — On emploie souvent ce terme pour désigner simplement l'apparition intermittente et la diffusion rapide d'une maladie infectieuse contagieuse. P. ex. : *é.* de peste, de variole, de grippe. V. *endémie* et *pandémie.*

ÉPIDÉMIOLOGIE, *s. f.* (épidémie ; gr. *logos*, discours) [angl. ***epidemiology***]. — 1° Primitivement, étude des épidémies. — 2° Plus généralement maintenant, branche de la médecine qui étudie les différents facteurs intervenant dans l'apparition et l'évolution des maladies, que ces facteurs dépendent de l'individu ou du milieu qui l'entoure. P. ex. : *é.* de la variole, de l'athérosclérose, du cancer. V. *cohorte.*

ÉPIDÉMIQUE, *adj.* [angl. ***epidemic***]. Qui a le caractère de l'épidémie.

ÉPIDERME, *s. m.* (gr. *épi*, dessus ; *derma*, peau) [TA et angl. ***epidermis***]. Partie superficielle de la peau, faite d'un épithélium malpighien stratifié kératinisé comprenant une ***couche profonde (le corps muqueux de Malpighi)*** constituée de la profondeur vers la superficie par la *couche basale* (ou *stratum germinativum),* séparée du derme par la *membrane basale* et composée d'une assise de cellules qui en se multipliant, refoulent vers la surface le *stratum spinosum* composé de cellules à épines ; puis le *stratum granulosum (couche granuleuse)* de cellules en voie de dégénérescence ; une ***couche superficielle (stratum corneum : couche cornée)*** formée du *stratum lucidum* et d'une couche desquamante, le *stratum disjunctum*. V. *derme*, *hypoderme*, *baso-* et *spinocellulaire.*

ÉPIDERMIQUE, *adj.* [angl. ***epidermic***]. Qui concerne l'épiderme ou qui en dérive. — ***globes é.*** (Lebert). Petites masses globulaires formées par des cellules cornées imbriquées en couches concentriques qui se rencontrent dans les *épithéliomes pavimenteux lobulés.*

ÉPIDERMODYSPLASIE VERRUCIFORME DE LEWANDOWSKY-LUTZ. V. *Lutz-Lewandowsky (dysplasie verruciforme de).*

ÉPIDERMOÏDE, *adj.* (épiderme ; gr. *eidos*, aspect) [angl. ***epidermoid***]. Dont la nature rappelle celle de l'épiderme. — ***kyste é.*** Kyste sous-cutané provenant de l'enclavement d'un fragment d'épiderme. — ***carcinome é.*** V. *cancer cutané.*

ÉPIDERMOLYSE BULLEUSE HÉRÉDITAIRE (épiderme ; gr. *luein*, détacher) (Köbner, 1884) [angl. ***epidermolysis bullosa hereditaria***]. Syn. *pemphigus congénital* (Legg), *héréditaire* ou *traumatique* (Brocq), *syndrome de Bart.* Dermatose héréditaire rare, le plus souvent congénitale, « caractérisée par une fragilité de l'épiderme telle que les pressions extérieures en déterminent avec la plus grande facilité le décollement et le soulèvement en forme de bulles » (Thibierge) (v. *Nikolsky, signe de*). Suivant le mode de transmission et les lésions associées, on distingue : la *forme simple,* dominante ; la *f. dystrophique dominante* ou *é. b. hyperplasique* de Touraine (1942) avec kystes épidermiques et hyperkératose palmo-plantaire ; la *f. dystrophique récessive* ou *é. b. polydysplasique de* Touraine, avec atteinte des muqueuses, des phanères, amincissement de la peau, parfois atrophie des extrémités des doigts et même troubles endocriniens, neuropsychiques et de la croissance. C'est la forme la plus grave, mutilante et parfois mortelle.

ÉPIDERMOLYSE BULLEUSE LÉTALE [angl. ***epidermolysis bullosa letalis***]. Syn. *syndrome d'Herlitz*. Forme gravissime d'*e. b.* héréditaire (v. ce terme).

ÉPIDERMOLYSE NÉCROSANTE SURAIGUË. V. *érythrodermie bulleuse avec épidermolyse.*

ÉPIDERMOMYCOSE, *s. f.* (épiderme ; gr. *mukês*, champignon) [angl. ***epidermomycosis***]. Nom générique des dermatomycoses dans lesquelles les parasites restent dans l'épiderme.

ÉPIDERMOPHYTIE ou **ÉPIDERMOPHYTOSE**, *s. f.* (épiderme ; *phuton*, plante) [angl. ***epidermophytosis***]. Dermatose érythémateuse et légèrement squameuse, due à la présence d'un champignon, *Epidermophyton inguinale*. V. *eczéma marginé de Hebra*. — Elle siège parfois entre les orteils *(é. interdigitale)* (v. *dyshidrose*) et donne lieu alors à de véritables épidémies observées chez les sportifs (*é. plantaire* ou *pied d'athlète*, v. ce terme).

ÉPIDERMO-RÉACTION, *s. f.* [angl. ***epidermoreaction***]. Procédé destiné à rechercher l'intolérance de l'épiderme pour une substance donnée ; il consiste dans l'application de celle-ci sur une surface très limitée de la peau : si l'épiderme est sensible, une réaction érythémato-vésiculeuse apparaît au bout de 24 heures.

ÉPIDIDYME, *s. m.* (gr. *épi*, sur ; *diduma*, jumeau, testicule) [TA et angl. ***epididymis***]. Organe allongé sur le bord postérieur du testicule, dont il constitue le début de la voie excrétrice ; il comporte une tête antérieure renflée, un corps puis une queue, laquelle se continue par le conduit (ou canal) déférent • 👁 **testicule** •.

ÉPIDIDYMECTOMIE, *s. f.* (épididyme ; gr. *ektomê*, ablation) [angl. ***epididymectomy***]. Ablation chirurgicale de l'épididyme.

ÉPIDIDYMITE, *s. f.* (gr. *épi*, sur ; *diduma*, testicules) [angl. ***epididymitis***]. Inflammation de l'épididyme. Elle s'accompagne très souvent d'orchite.

ÉPIDIDYMOGRAPHIE, *s. f.* [angl. ***epididymography***]. Radiographie de l'épididyme après injection, dans le canal déférent, d'un produit opaque aux rayons X.

ÉPIDIDYMOTOMIE, *s. f.* (épididyme ; gr. *tomê*, section) [angl. ***epididymotomy***]. Incision de l'épididyme.

ÉPIDURALE (méthode) [angl. ***epidural method***]. Syn. *méthode de Cathelin* ou *de Sicard, méthode péridurale*. Introduction d'une substance médicamenteuse dans l'espace épidural, c.-à-d. dans le canal sacré, en dehors des méninges. On y pénètre par l'extrémité inférieure du canal sacré au niveau de l'articulation sacro-coccygienne.

ÉPIDURITE, *s. f.* [angl. ***epiduritis***]. Inflammation localisée à l'espace épidural, c.-à-d. à l'espace en forme de gouttière à concavité antérieure compris entre la dure-mère en avant et le canal rachidien en arrière.

ÉPIDUROGRAPHIE, *s. f.* (gr. *épi*, sur ; lat. *dura [mater]* dure-mère ; gr. *graphein*, écrire) [angl. ***epidurography***]. Syn. *péridurographie, canalographie*. Radiographie avec opacification de l'espace épidural (situé entre le canal rachidien et la dure-mère).

ÉPIGASTRALGIE, *s. f.* (épigastre ; gr. *algos*, douleur) [angl. ***epigastralgia***]. Douleur à l'épigastre.

ÉPIGASTRE, *s. m.* (gr. *épi*, dessus ; *gaster*, estomac) (TA *regio epigastrica*) [angl. ***epigastrium***]. Syn. *région épigastrique*. Région supérieure et médiane de l'abdomen présentant une légère dépression (creux épigastrique) encadrée latéralement par les hypocondres et correspondant à l'estomac et au lobe gauche du foie.

ÉPIGASTROCÈLE, *s. f.* (épigastre ; gr. *kêlê*, hernie) [angl. ***epigastrocele***]. Hernie de la ligne blanche au niveau de l'épigastre.

ÉPIGENÈSE, *s. f.* (gr. *épi*, sur : *génésis*, génération) [angl. ***epigenesis***]. Tout ce qui au cours du « développement d'un être organisé par une succession de divisions cellulaires au cours desquelles s'établit progressivement la différenciation en tissus et organes » (Caullery), va moduler l'expression du génotype.

ÉPIGLOTTE, *s. f.* (gr. *épi*, dessus ; *glôssa*, langue) [TA et angl. ***epiglottis***]. Pièce cartilagineuse médiane, aplatie, mobile, surplombant la glotte et située derrière la racine de la langue. Elle protège le larynx en basculant en arrière lors de la déglutition.

ÉPIGLOTTITE, *s. f.* (gr. *épi*, dessus ; *glôssa*, langue) [angl. ***epiglottitis***]. Inflammation aiguë du larynx et du pharynx, ayant son maximum au niveau de l'épiglotte ; la sévérité particulière de certaines formes de l'enfant, dues à *Hæmophilus influenzæ*, en fait une urgence thérapeutique pour éviter l'asphyxie.

ÉPIGNATHE, *s. m.* (I. G. Saint-Hilaire) (gr. *épi*, dessus ; *gnathos*, mâchoire) [angl. ***epignathus***]. Monstre double caractérisé par l'insertion du parasite sur le maxillaire (apophyse palatine).

ÉPIKÉRATOMILEUSIS, *s. m.* (gr. *épi*, sur ; *kéras*, cornée ; *mileuô*, j'entaille) [angl. ***epikeratomileusis***]. V. *épikératoplastie.*

ÉPIKÉRATOPHAKIE, *s. f.* (gr. *épi*, sur ; *kéras*, cornée ; *phakos*, lentille). V. *épikératoplastie.*

ÉPIKÉRATOPLASTIE, *s. f.* (Werblin, Kaufman) (gr. *épi*, sur ; *kéras*, cornée ; *plassein*, modeler) [angl. ***epikeratoplasty***]. Syn. *épikératomileusis, épikératophakie*. Intervention de chirurgie oculaire visant à corriger un trouble de réfraction (hypermétropie forte, aphakie) en suturant à la cornée une lentille prélevée sur la cornée d'un donneur. V. *réfractive (chirurgie).*

ÉPILEPSIE, *s. f.* (gr. *êpilambanein*, saisir) [angl. ***epilepsy***]. Affection chronique caractérisée par la *répétition* de paroxysmes dus à des « décharges épileptiques », c.-à-d. à l'activation subite, simultanée et anormalement intense d'un grand nombre de neurones cérébraux. Ces paroxysmes se traduisent ***cliniquement*** par des *crises épileptiques* : celles-ci, toujours soudaines, ont des aspects cliniques variables allant des crises généralisées aux crises partielles et aux absences (v. ces termes). Elles s'accompagnent de manifestations ***électroencéphalographiques*** à début et à fin brusques : ce sont des pointes brèves et amples, associées souvent à des ondes plus lentes (complexe pointe-onde : v. ce terme) ; leur répartition, à la surface du crâne, est plus ou moins diffuse selon le type de crise. V. *Landau-Kleffner (syndrome de).*

ÉPILEPSIE ADVERSIVE [angl. ***adversive epilepsy***]. V. *épilepsie versive.*

ÉPILEPSIE AFFECTIVE [angl. ***affect epilepsy***]. — 1° Épilepsie dont les crises débutent par une modification de l'état affectif du sujet : peur, accès de rire, etc. — 2° Épilepsie dont les crises sont provoquées par une émotion.

ÉPILEPSIE AKINÉTIQUE [angl. ***akinetic epilepsy***]. Variété d'épilepsie généralisée dont les crises consistent en une chute avec une immobilité persistant pendant quelques minutes, accompagnée d'obnubilation ou de perte de connaissance mais avec conservation du tonus musculaire. Elle est plus fréquente chez les enfants. V. *akinétique (crise)* et *épilepsie atonique.*

ÉPILEPSIE AMBULATOIRE. V. *épilepsie procursive.*

ÉPILEPSIE ATONIQUE [angl. ***atonic epilepsy***]. Variété d'épilepsie généralisée dont les crises s'accompagnent d'un affaiblissement ou d'une perte du tonus musculaire de posture entraînant une chute. Celle-ci peut être très brève *(effondrement épileptique)*, un peu plus durable, de 1 à 3 s. *(absence atonique)* ou plus longue : c'est la crise épileptique atonique vraie, dans laquelle le sujet reste étendu inerte et inconscient pendant une ou plusieurs minutes. V. *épilepsie akinétique.*

ÉPILEPSIE AUTOMATIQUE [angl. ***automatic epilepsy***]. Variété d'épilepsie généralisée à type d'absence ou d'épilepsie partielle dont les crises se manifestent par une activité motrice involontaire et inconsciente plus ou moins coordonnée. P. ex. : *épilepsie procursive.*

ÉPILEPSIE BRAVAISIENNE ou **BRAVAIS-JACKSONIENNE** (Bravais, 1827 ; Hughlings Jackson, 1863) [angl. ***Jacksonian epilepsy***]. Syn. *épilepsie jacksonienne* (Charcot) ou *corticale partielle*. Épilepsie partielle motrice, à début conscient, caractérisée par des secousses localisées à un groupe musculaire brachial, facial ou crural et qui peuvent s'étendre à toute la moitié du corps ; une généralisation et une perte de connaissance peuvent survenir, mais toujours secondairement. Cette *é.* est due à l'irritation d'une zone corticale située dans la circonvolution frontale ascendante du côté opposé à l'épilepsie.

ÉPILEPSIE CENTRENCÉPHALIQUE. V. *niveau supérieur (crise de).*

ÉPILEPSIE CONTRAVERSIVE. V. *épilepsie versive.*

ÉPILEPSIE CORTICALE. Épilepsie provoquée par une lésion, généralement localisée, de l'écorce cérébrale. V. *épilepsie partielle.* — ***e. c. partielle.*** V. *épilepsie bravais-jacksonienne.*

ÉPILEPSIE ESSENTIELLE [angl. ***essential epilepsy***]. Syn. *épilepsie idiopathique.* Terme périmé qui désignait toute épilepsie que l'on ne pouvait rattacher à une lésion cérébrale ou à un trouble métabolique. Ces *é.* de cause inconnue sont actuellement classées parmi les *é.* généralisées primaires.

ÉPILEPSIE FAMILIALE [angl. ***familial epilepsy***]. Épilepsie généralisée ou partielle survenant chez les membres d'une même famille à l'occasion de troubles métaboliques ou de lésions cérébrales acquises qui viennent extérioriser la prédisposition épileptique constitutionnelle (v. ce terme). V. *épilepsie héréditaire.*

ÉPILEPSIE EN FLEXION GÉNÉRALISÉE. V. *spasmes en flexion (syndrome des).*

ÉPILEPSIE FOCALE. V. *épilepsie partielle.*

ÉPILEPSIE GÉNÉRALISÉE [angl. ***generalized epilepsy***]. Variété d'épilepsie caractérisée par des crises dont les manifestations frappent d'emblée tout le corps, avec perte de connaissance, chute et troubles moteurs : le plus souvent contracture et secousses rythmées qui surviennent isolément ou se succèdent (crise tonico-clonique ou grand mal, v. ce terme) ; elles s'accompagnent de perturbations neurovégétatives (tachycardie, hypertension artérielle, mydriase, etc.), d'apnée et de miction. Certaines crises ne comportent pas de convulsions : *épilepsie atonique, épilepsie akinétique, absence.* Ces différents types d'*é. g.* peuvent exister isolément ou s'intriquer. Au cours des crises, l'électroencéphalogramme est toujours altéré de façon bilatérale et symétrique. Certaines crises généralisées succèdent à une crise d'épilepsie partielle dont les manifestations constituent l'« aura » de la crise généralisée. — ***é. g. primaire.*** *É. g.* débutant souvent dans l'enfance et dont la cause est inconnue ; elle survient chez un sujet paraissant indemne de toute affection neurologique ou psychique. Les altérations paroxystiques de l'électroencéphalogramme, pendant ou entre les crises, ont un rythme rapide. — ***é. g. secondaire.*** *É. g.* fréquente dans l'enfance, entre les crises desquelles on trouve les symptômes neurologiques ou psychiques de l'affection cérébrale diffuse causale. Les altérations de l'électroencéphalogramme ont un rythme plus lent que dans la forme précédente. Le *syndrome des spasmes en flexion,* ceux de *Lennox-Gastaut* et d'*Unverricht-Lundborg* appartiennent à cette forme. V. *mal (grand)* et *mal (petit).*

ÉPILEPSIE GIRATOIRE [angl. ***epilepsia rotatoria***]. Forme d'épilepsie versive (v. ce terme) caractérisée par des crises de rotation du corps autour de son axe vertical.

ÉPILEPSIE HÉRÉDITAIRE. Variété exceptionnelle d'épilepsie généralisée dépendant d'une forte accentuation de la prédisposition épileptique constitutionnelle héréditaire (v. ce terme) ; les crises d'épilepsie surviennent sans cause déclenchante ou pour des causes provocatrices minimes. V. *épilepsie familiale.*

ÉPILEPSIE IDIOPATHIQUE. V. *épilepsie essentielle.*

ÉPILEPSIE INFANTILE. V. *convulsion.*

ÉPILEPSIE INSULAIRE. Syn. *épilepsie masticatoire.* Variété d'épilepsie partielle dont les crises comportent des mouvements de mastication et de déglutition accompagnés de salivation, de douleurs épigastriques, d'angoisse, et suivis fréquemment d'automatisme post-critique. Elle est dûe à une lésion du cortex de l'insula.

ÉPILEPSIE INTERMITTENTE MYOCLONIQUE DE RABOT (1899). Myoclonies survenant entre les crises épileptiques au cours de l'*é.* essentielle.

ÉPILEPSIE IPSIVERSIVE. V. *épilepsie versive.*

ÉPILEPSIE JACKSONIENNE. V. *épilepsie bravaisienne ou bravais-jacksonienne.*

ÉPILEPSIE LOCALE. V. *épilepsie partielle.*

ÉPILEPSIE MARMOTTANTE [angl. ***epilepsia marmotante***]. Variété d'épilepsie partielle consistant en répétition paroxystique du même mot.

ÉPILEPSIE MASTICATOIRE. V. *épilepsie insulaire.*

ÉPILEPSIE MÉTABOLIQUE. Épilepsie observée surtout chez le jeune enfant et provoquée par une anomalie métabolique, p. ex. : de la pyridoxine (pyridoxino-dépendance), des acides aminés (oligophrénie phénylpyruvique), des électrolytes et de l'eau (déshydratation aiguë), du glucose (hypoglycémie), des lipides (lipoïdose), du calcium (hypocalcémie), etc.

ÉPILEPSIE MNÉSIQUE. Accès légers de mal comitial avec conservation plus ou moins complète de la conscience.

ÉPILEPSIE-MYOCLONIE PROGRESSIVE. V. *Unverricht-Lundborg (maladie ou syndrome d').*

ÉPILEPSIE MYOCLONIQUE [angl. ***myoclonus epilepsy***]. Terme qui désigne toutes les épilepsies accompagnées de myoclonies, que ces dernières surviennent au cours des crises d'épilepsie généralisée ou dans leur intervalle. V. *myoclonies épileptiques.*

ÉPILEPSIE MYOKINÉTIQUE GRAVE DE LA PREMIÈRE ENFANCE AVEC POINTES-ONDES LENTES. V. *Lennox-Gastaut (syndrome de).*

ÉPILEPSIE ORGANIQUE. Épilepsie symptomatique due à une lésion cérébrale.

ÉPILEPSIE PARTIELLE (Pritchard, 1822 ; J. Voisin) [angl. ***focal epilepsy***]. Syn. *épilepsie corticale, é. focale, é. locale.* Épilepsie dont le foyer d'excitation est une lésion localisée à une partie du cerveau, presque toujours dans l'écorce cérébrale. Elle est caractérisée par des crises n'intéressant qu'une région du corps, qu'il s'agisse de manifestations motrices (crises somato-motrices ou jacksoniennes), sensorielles (crises somato-sensitives) ou végétatives (crises abdominales). Ces crises ont parfois une symptomatologie complexe (psychique, psycho-sensorielle ou psychomotrice). Une crise d'*é.* partielle peut se transformer en crise généralisée (crise épileptique à début local).

ÉPILEPSIE PARTIELLE CONTINUE (Kojewnikoff, 1894) [angl. ***continuous epilepsy***]. Syn. *syndrome* ou *polyclonie de Kojewnikoff.* Syndrome caractérisé par la coexistence, chez le même sujet, de grandes attaques épileptiques et de secousses cloniques localisées, se reproduisant sans perte de connaissance, à des intervalles variables, mais presque constamment.

ÉPILEPSIE PLEURALE [angl. ***pleural epilepsy***]. Convulsions survenant au cours d'une affection ou d'une ponction pleurale ; on les considérait autrefois comme des crises d'épilepsie réflexe ; en fait, ce sont des crises convulsives provoquées par une ischémie cérébrale due à une syncope ou à une embolie gazeuse.

ÉPILEPSIE PROCURSIVE (lat. *procursus,* course) [angl. ***procursive epilepsy***]. Syn. *épilepsie ambulatoire.* Variété d'épilepsie automatique dont les crises consistent en une marche ou une course soudaine.

ÉPILEPSIE PSYCHOMOTRICE. V. *temporale (crise ou épilepsie).*

ÉPILEPSIE RÉFLEXE [angl. ***reflex epilepsy***]. Variété d'épilepsie généralisée dont les crises sont déclenchées par une stimulation sensorielle (auditive ou visuelle).

ÉPILEPSIE SOUS-CORTICALE [angl. ***subcortical epilepsy***]. Épilepsie provoquée par une lésion de la substance grise du cerveau autre que l'écorce. V. *niveau supérieur (crise de).*

ÉPILEPSIE SPINALE (Brown-Séquard) [angl. ***Brown-Séquard's epilepsy***]. Terme impropre qui désigne des contractions involontaires observées dans certaines affections médullaires spontanées ou expérimentales et assimilées par Charcot et Vulpian au clonus du pied (l'épilepsie est, par définition, d'origine cérébrale).

ÉPILEPSIE SYMPTOMATIQUE [angl. ***symptomatic epilepsy***]. Épilepsie survenant au cours d'une maladie connue.

ÉPILEPSIE TEMPORALE [angl. ***temporal lobe epilepsy***]. V. *temporale (crise ou épilepsie).*

ÉPILEPSIE VERSIVE (lat. *verso,* je tourne souvent). Variété d'épilepsie partielle dont les crises comportent un déplacement conjugué des yeux et de la tête ou des yeux, de la tête et du tronc (*é. adversive,* dans laquelle le sujet se tourne de côté). La rotation s'effectue le plus souvent vers le côté opposé à l'hémisphère cérébral d'où part l'excitation *(é. contraversive)*, très rarement vers le même côté *(é. ipsiversive)*. V. *épilepsie giratoire.*

ÉPILEPTIFORME, *adj.* [angl. ***epileptiform***]. Qui ressemble à l'épilepsie ; qui en présente les caractères. — ***névralgie é.*** (Trousseau). V. *tic douloureux de la face.* — ***attaque é.*** dans l'hystérie, la paralysie générale.

ÉPILEPTIQUE, *adj.* [angl. ***epileptic***]. Qui a rapport à l'épilepsie. — *s. m.* et *f.* Malade atteint d'épilepsie.

ÉPILEPTIQUE (décharge). V. *épilepsie.*

ÉPILEPTIQUE (effondrement). V. *épilepsie atonique.*

ÉPILEPTIQUE (myoclonie). V. *myoclonie épileptique.*

ÉPILEPTOGÈNE, *adj.* [angl. ***epileptogenic***]. Qui détermine la crise d'épilepsie. — ***aptitude é.*** Possibilité, pour le cerveau, de réagir par des manifestations épileptiques à certaines excitations (toxiques, p. ex.). — ***centre, foyer*** ou ***zone é.*** Partie plus ou moins circonscrite des centres nerveux où naissent les excitations provocatrices des crises épileptiques. On donne aussi le nom de *zone é.* à une région plus ou moins limitée du revêtement cutané dont l'excitation provoque la crise épileptique.

ÉPILEPTOÏDE, *adj.* [angl. ***epileptoid***]. Qui rappelle l'épilepsie. — ***trépidation é.*** V. *clonus.*

ÉPILOÏA, *s. f.* V. *sclérose tubéreuse du cerveau.*

ÉPIMASTIGOTE, *adj.* (gr. *épi*, sur ; *mastix, mastigos*, fouet) [angl. ***epimastigote***]. — ***forme é.*** Syn. *forme crithidia.* Stade évolutif des trypanosomes (v. ce terme) lors de leur rejet dans les excréments des insectes Réduvivés. V. *amastigote, promastigote, trypomastigote* et *Chagas (maladie de).*

ÉPIMÈRE, *s. m.* (gr. *épi ; méros,* partie) [angl. ***epimer***]. Des oses isomères sont dits *é.* lorsque leurs radicaux hydroxyles sont orientés différemment. P. ex. : le mannose et le glucose.

ÉPIMYSIUM, *s. m.* (gr. *épi,* dessus ; *mus,* muscle) [angl. ***epimysium***]. Gaine conjonctive entourant un muscle strié. V. *endomysium* et *périmysium* • 👁 **muscle** •.

ÉPINE CALCANÉENNE [angl. ***calcaneal spur***]. Excroissance osseuse située à la face inférieure du calcanéus, témoin radiologique ou séquelle d'une aponévrosite plantaire qui est la cause des douleurs.

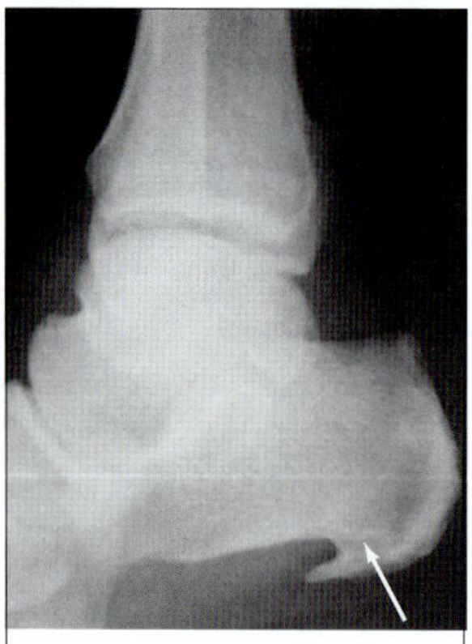

Épine calcanéenne
Radiographie

ÉPINE ILIAQUE ANTÉRO-SUPÉRIEURE (TA *spina iliaca anterior superior*) [angl. ***iliac spine, anterior superior***]. Tubérosité située à l'extrémité antérieure de la crête iliaque (bord supérieur de l'os iliaque) et sur laquelle s'insèrent les muscles couturier et tenseur du fascia lata ainsi que le ligament inguinal.

ÉPINE ILIAQUE POSTÉRO-SUPÉRIEURE (TA *spina iliaca posterior superior*) [angl. ***iliac spine, posterior superior***]. Tubérosité située à l'extrémité postérieure de la crête iliaque.

ÉPINÉPHRINE, *s. f.* V. *adrénaline.*

ÉPINÉPHROME, *s. m.* (gr. *épi*, sur ; *néphros*, rein). Tumeur de la glande surrénale. V. *surrénalome.*

ÉPINEURECTOMIE, *s. f.* (épinèvre ; gr. *ectomie,* ablation). Ablation de l'enveloppe d'un nerf.

ÉPINEUROLYSE, *s. f.* (épinèvre ; gr. *lusis,* destruction). Libération d'un nerf par résection de son enveloppe.

ÉPINÈVRE, *s. m.* (gr. *épi*, sur ; *neuron*, nerf) [angl. ***epineurium***]. Enveloppe conjonctive du nerf. V. *périnèvre* • 👁 **nerf** •.

ÉPIONYCHIUM, *s. m.* V. *éponychium.*

ÉPIPHÉNOMÈNE, *s. m.* (gr. *épi*, sur ; *phaïnoménon*, phénomène) [angl. ***epiphenomenon***]. Symptôme accessoire.

ÉPIPHORA, *s. m.* (gr. *épi*, sur ; *phérô*, je porte) [angl. ***epiphora***]. Écoulement de larmes sur les joues, dans les cas où elles ne peuvent passer par les points lacrymaux (paralysie faciale, dacryocystite).

ÉPIPHYSAIRE, *adj.* [angl. ***epiphyseal***]. Qui se rapporte à l'épiphyse des os ou bien au corps pinéal (épiphyse).

ÉPIPHYSAIRES (syndromes). — 1° V. *pinéal (syndrome).* — 2° V. *Thiemann (maladie de).*

ÉPIPHYSE, *s. f.* (gr. *épi*, sur ; *phusis,* nature, formation) (anatomie). — 1° [angl. ***epiphysis***]. Extrémité parfois renflée des os longs. — 2° ***é. cérébrale*** [angl. ***pineal gland***]. Syn. de *glande pinéale,* maintenant *corps pinéal* (v. ce terme) • 👁 **humérus** •.

ÉPIPHYSECTOMIE, *s. f.* (épiphyse ; gr. *éktomê*, ablation) [angl. ***pinealectomy***]. Ablation de l'épiphyse ou glande pinéale.

ÉPIPHYSÉOLYSE ou **ÉPIPHYSIOLYSE**, *s. f.* (gr. *épiphusis*, épiphyse ; *lusis*, solution) [angl. ***epiphysiolysis***]. — 1° Destruction de l'extrémité d'un os. — 2° Syn. *coxa vara essentielle de l'adolescence* ou *coxa flexa.* Terme souvent réservé à une variété de *coxa vara* survenant exclusivement pendant l'adolescence et consistant en une bascule progressive du noyau épiphysaire de la tête fémorale en bas et en arrière, du fait d'une maladie du cartilage de croissance. Elle aboutit à un raccourcissement du membre inférieur avec attitude vicieuse en rotation externe et ultérieurement à une coxarthrose.

ÉPIPHYSES POINTILLÉES OU PONCTUÉES (maladie congénitale des) (J. Jeune, 1953). V. *chondrodysplasie ponctuée.*

ÉPIPHYSIODÈSE, *s. f.* (gr. *épiphusis*, épiphyse ; *désis*, action de lier) [angl. ***epiphysiodesis***]. Fusion totale ou partielle d'un cartilage de conjugaison provoquant l'arrêt de la croissance d'un os. — 1° L'*é.* résulte parfois d'un trauma du cartilage de conjugaison et aboutit à la brièveté ou à la désaxation de l'os. — 2° L'*é.* désigne aussi une opération destinée à freiner la croissance osseuse et consistant dans le verrouillage, par greffon, des cartilages de conjugaison.

ÉPIPHYSIOLYSE, *s. f.* V. *épiphyséolyse.*

ÉPIPHYSITE ou **ÉPIPHYSOSE**, *s. f.* [angl. ***epiphysitis***]. Trouble de croissance au niveau du cartilage fertile. Elle peut être unique ou multiple et constituer alors une dysplasie polyépiphysaire ou spondylo-épiphysaire.

ÉPIPHYSITE AIGUË DE LA HANCHE. V. *coxite transitoire.*

ÉPIPHYSITE FÉMORALE SUPÉRIEURE. V. *ostéochondrite déformante juvénile de la hanche.*

ÉPIPHYSITE MÉTATARSIENNE DE KÖHLER [angl. ***Freiberg's disease***]. V. *Freiberg (maladie de).*

ÉPIPHYSITE VERTÉBRALE DOULOUREUSE DE L'ADOLESCENCE (Sorrel, 1920) [angl. ***Scheuermann's disease***]. Syn. *cyphose douloureuse des adolescents, maladie de Scheuermann* (1920). Ostéochondrose vertébrale parfois familiale, frappant les adolescents, associant douleur, légère raideur et cyphose dorsale à grand rayon. La radiographie montre l'aplatissement cunéiforme des corps de plusieurs vertèbres dont les plateaux sont irréguliers, feuilletés, avec des encoches semi-circulaires correspondant à des hernies discales intraspongieuses. Elle peut laisser comme séquelle une déformation cunéiforme des corps vertébraux et une légère cyphose.

ÉPIPHYSO-MÉTAPHYSAIRE (syndrome) (Brailsford, 1948) [angl. ***epiphysometaphyseal syndrome***]. Affection voisine de la maladie de Thiemann (v. ce terme) dans laquelle les épiphyses et les métaphyses des phalanges sont déformées en cône.

ÉPIPLOCÈLE, *s. f.* (gr. *épiploos*, épiploon ; *kêlê*, hernie) [angl. ***epiplocele***]. Hernie de l'épiploon.

ÉPIPLOÏTE, *s. f.* (gr. *épiploos*, épiploon) [angl. ***epiploitis***]. Inflammation aiguë ou chronique d'une portion herniée d'épiploon (épiplocèle) ou de l'épiploon dans sa totalité.

ÉPIPLOON, *s. m.* (gr. *épiploos*). V. *omentum.*

ÉPIPLOOPEXIE ou **ÉPIPLOPEXIE**, *s. f.* (gr. *épiploos*, épiploon ; *pêxis*, fixation). V. *omentofixation*.

ÉPIPLOOPLASTIE ou **ÉPIPLOPLASTIE**, *s. f.* (gr. *épiploos*, épiploon ; *plassein*, former) [angl. ***epiploplasty***]. Variété de péritonisation pratiquée à la suite des opérations sur l'estomac, l'intestin ou les voies biliaires, dans laquelle on utilise l'épiploon pour recouvrir les surfaces cruentées.

ÉPISCLÉRITE, *s. f.* [angl. ***episcleritis***]. Inflammation du tissu cellulaire qui entoure la sclérotique ; elle est plus fréquente que la *sclérite* et présente les mêmes caractères.

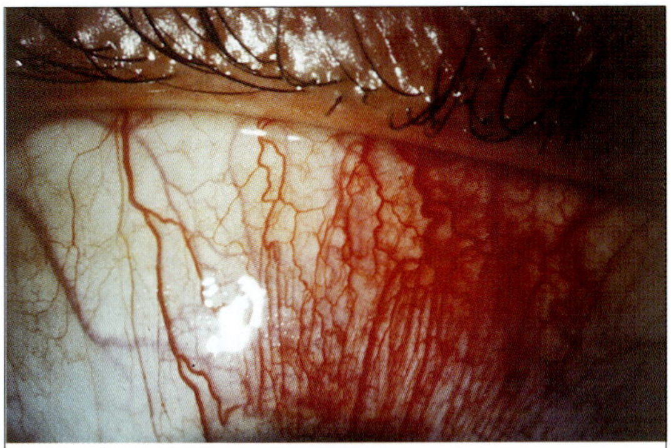

Épisclérite

ÉPISIORRAPHIE, *s. f.* (gr. *épiséion*, pubis ; *rhaphê*, suture) [angl. ***episiorrhaphy***]. Opération qui consiste à oblitérer le vagin en avivant et en suturant les faces internes des grandes lèvres.

ÉPISIOTOMIE, *s. f.* (gr. *épiséion*, pubis ; *tomê*, section) [angl. ***episiotomy***]. Opération qui consiste à pratiquer une incision au niveau de la vulve, de manière à en agrandir l'orifice ; elle a pour but d'empêcher la rupture traumatique du périnée au cours de l'accouchement et la lésion du sphincter anal.

ÉPISOME, *s. m.* (Jacob et Wollmann, 1958) (gr. *épi*, sur ; *sôma*, corps) [angl. ***episome***]. Variété de plasmide (v. ce terme) parfois intégré aux chromosomes ; p. ex. : le facteur F (v. ce terme).

ÉPISPADIAS, *s. m.* (gr. *épi*, au-dessus ; *spaô*, je divise) [angl. ***epispadias***]. Malformation de l'urètre de l'homme, caractérisée par la situation anormale de son orifice sur la face dorsale de la verge.

ÉPISSAGE, *s. m.* [angl. ***splicing***]. Opération de génie génétique faisant suite à l'excision des *introns* d'un segment de chromosome et consistant à rétablir la continuité entre les *exons* restants, lesquels sont la seule partie codante du gène. V. *exon*.

ÉPISTASIE, *s. f.* (Bateson, 1907) (gr. *épistasis*, action de se placer au-dessus) [angl. ***epistasis***] (génétique). Interaction entre deux gènes non allèles telle que l'un empêche l'autre de s'exprimer. C'est un phénomène analogue à la dominance qui, elle, s'exerce entre deux gènes allèles.

ÉPISTASIS, *s. m.* (Gadow, 1933) (gr. *épistasis*, action de se placer au-dessus) [angl. ***epistasis***]. Malformation caractérisée par une augmentation du nombre des vertèbres : les vertèbres surnuméraires sont placées au-dessous du segment thoracique et au-dessus du segment lombaire du rachis. Cette anomalie est souvent associée à des malformations anorectales. V. *ectrourie*.

ÉPISTAXIS, *s. f.* (Vogel et Pinel, 1808) (gr. *épi*, sur ; *stazein*, couler goutte à goutte) [angl. ***epistaxis***]. Saignement de nez. — ***é. essentielle des jeunes gens.*** V. *hémorragiose constitutionnelle anhémopathique*.

ÉPISTOME BRONCHIQUE (Pruvost ; Delarue et Depierre, 1941) (gr. *épistomizô*, j'obstrue) [angl. ***bronchial adenoma***]. Syn. *adénome bronchique* (Chevalier-Jackson, 1917), *bronchiome polymorphe* (Rolland, 1943), *hamartome* (pour certains auteurs et à tort). Tumeur bronchique, de malignité variable, analogue à certaines tumeurs mixtes des glandes salivaires, développée aux dépens des glandes de la paroi des grosses bronches. Elle forme des bourgeons qui obturent la lumière bronchique (tumeur carcinoïde : adénome bronchique) et infiltrent parfois la paroi sur une étendue plus ou moins grande (cylindromes). L'évolution, marquée par des hémoptysies et des phénomènes d'obstruction bronchique, aboutit à la mort en 10 à 20 ans par suppuration bronchopulmonaire. Les formes infiltrantes (cylindromes) sont plus graves ; elles métastasent et récidivent après ablation chirurgicale. V. *cancer bronchopulmonaire*.

ÉPITHALAMUS, *s. m.* (gr. *épi*, sur ; *thalamos*, chambre) [TA et angl. ***epithalamus***]. Région dorsale du diencéphale comprenant notamment le corps pinéal et l'habenula. V. *thalamus*.

ÉPITHÉLIITE, *s. f.* [angl. ***epithelitis***]. Inflammation de l'épithélium. — Elle a été décrite comme premier stade de la radiodermite (érythème suivi d'une chute de l'épiderme).

ÉPITHÉLIOÏDE, *adj.* [angl. ***epithelioid***]. Qui ressemble à l'épithélium. — ***cellules é.*** Cellules que l'on rencontre dans certaines productions pathologiques (zone moyenne des tubercules). Elles se rapprochent, par leur aspect, des cellules épithéliales, mais on les considère actuellement comme des leucocytes modifiés.

ÉPITHÉLIOMA, *s. m.* ou **ÉPITHÉLIOME**, *s. m.* [angl. ***epithelioma***]. Syn. moderne *carcinome*. V. ce terme. Tumeur maligne formée par la prolifération désordonnée d'un épithélium, le tissu néoformé n'ayant pas tendance à reproduire un organe défini (glande). V. *adénocarcinome*. Cette tumeur présente de nombreuses variétés, suivant le type d'épithélium reproduit (*é. spinocellulaire, basocellulaire, cylindrique* ou *glandulaire*, — v. *cancer cutané*) et suivant la disposition des cellules (*é. lobulé, é. tubulé, é. perlé*). — ***é. acnéiforme*** (Hallopeau et Leredde). V. *kératose sénile*. — ***é. adamantin.*** V. *adamantinome*. — ***é. adénoïde cystique*** (Brooke, 1892). V. *adénomes sébacés symétriques de la face*. — ***é. bénin syphiloïde.*** V. *érythroplasie*. — ***é. branchial.*** V. *branchiome*. — ***é. calcifié de Malherbe.*** V. *Malherbe (épithélioma calcifié de)*. — ***é. contagiosum.*** V. *molluscum contagiosum*. — ***é. à corps oviformes.*** V. *cylindrome*. — ***é. dendritique.*** Tumeur kystique du sein, bénigne, développée dans les canaux galactophores. — ***é. momifié.*** V. *Malherbe (épithélioma calcifié de)*. — ***é. mucoïde.*** V. *cysto-épithéliome*. — ***é. multiple bénin cystique*** (Fordyce et White). V. *adénomes sébacés symétriques de la face*. — ***é. pagétoïde*** (Darier). *É.* cutané basocellulaire superficiel ressemblant à la *maladie de Paget*. — ***é. papillaire.*** V. *érythroplasie*. — ***é. pavimenteux perlé.*** V. *cholestéatome 1°*. — ***é. du rein à cellules claires.*** V. *néphrocarcinome*. — ***é. tubulé.*** V. *tubulé (épithéliome)*.

ÉPITHÉLIOSARCOME, *s. m.* V. *carcinosarcome*.

ÉPITHÉLIUM, *s. m.* (Henle, 1843) (gr. *épi*, dessus ; *thêlê*, mamelon) [TA et angl. ***epithelium***]. Tissu de recouvrement de la surface et des cavités internes de l'organisme. L'*é.* peut être *simple ou stratifié* d'une part, *pavimenteux, cuboïde* ou *cylindrique* d'autre part. V. *endothélium* et *conjonctif (tissu)*.

ÉPITHÈME, *s. m.* (gr. *épi*, sur ; *théma*, action de poser) [angl. ***epithem***]. Nom donné aux topiques qui ne sont ni des onguents ni des emplâtres (cataplasme, poudre, etc.).

ÉPITHÈSE, *s. f.* (gr. *épi*, dessus ; *tithêmi*, je place) [angl. ***epithesis***]. — 1° Correction chirurgicale d'un membre difforme. — 2° Orthèse (v. ce terme) employée dans ce but. V. aussi *prothèse*.

ÉPITOPE, *s. m.* V. *antigénique (site et déterminant)*.

ÉPITROCHLÉALGIE, *s. f.* ou **ÉPITROCHLÉITE**, *s. f.* Douleur siégeant sur l'*épitrochlée*, survenant à la suite du surmenage de l'avant-bras ou d'un léger traumatisme provoquant une irritation périostée de cette région.

ÉPITROCHLÉE, *s. f.* (gr. *épi*, dessus ; *trochléa*, poulie). V. *épicondyle médial*.

ÉPITROCHLÉITE, *s. f.* [angl. ***epitrochleitis***]. Inflammation de l'épitrochlée.

ÉPIZOAIRE, *s. m.* (gr. *épi* ; *zôon*, animal). V. *ectozoaire*.

ÉPIZOOTIE, *s. f.* (gr. *épi* ; *zôon*, animal) [angl. ***epizootic***]. Maladie qui frappe simultanément un grand nombre d'animaux de même espèce ou d'espèces différentes.

ÉPLUCHAGE, *s. m.* V. *excision d'une plaie*.

EPO. V. *érythropoïétine*.

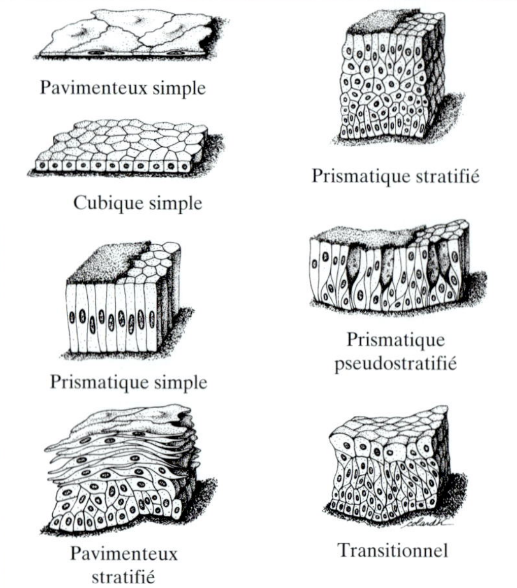

Types d'épithélium

ÉPONYCHIUM, *s. m.* (gr. *épi,* dessus ; *onux,* ongle) [TA et angl. ***eponychium***]. Syn. *épionychium.* Repli cutané recouvrant la base de l'ongle.

ÉPONYME, *s. m.* (gr. *éponomazô*, je nomme d'après) [angl. ***eponym***]. Terme comportant un nom de personne. P. ex. : *maladie d'Addison, signe de Babinski, eau de Dalibour, cycle de Krebs.*

EPP. Évaluation des Pratiques Professionnelles. Elle est obligatoire en France pour tous les médecins à partir du 1er juillet 2005. Sa mise en œuvre est confiée à la Haute Autorité de Santé. V. ce terme.

EPPINGER (E. Hans, autr., 1879-1946). V. *Frugoni-Eppinger (syndrome de).*

ÉPREINTES, *s. f. pl.* (lat. *exprimere,* faire sortir en pressant). Coliques violentes qui précèdent les évacuations dans les inflammations du gros intestin.

ÉPREUVE, *s. f.* [angl. ***test***]. Recherche des caractères spécifiques d'une chose, d'une maladie. — ***é. d'effort.*** V. *effort (épreuve d').* — ***signe de l'é.*** (Lannelongue). Signe de la coxalgie au début, révélé de la façon suivante : le malade placé debout, le poids du corps portant également sur les deux jambes, ne tarde pas à s'incliner sur le côté sain de façon à soulager l'articulation malade. — ***traitement d'é.*** [angl. ***diagnosis ex juvantibus***]. Traitement spécifique pour une maladie déterminée (syphilis, mycose, etc.) appliqué dans les cas douteux et dont l'efficacité prouve la nature de la maladie.

ÉPREUVES FONCTIONNELLES HÉPATIQUES [angl. ***hepatic function tests***]. Ensemble de dosages biologiques destinés à renseigner sur l'état du foie. Ce sont principalement : la bilirubinémie, le taux des phosphatases alcalines, des aminotransférases ALAT et ASAT, de la gamma-glutamyl-transférase, l'électrophorèse des protides sériques, le temps de Quick ; à ces réactions peuvent s'ajouter la recherche de l'antigène HBs, des anticorps HBc ou HBs (v. *antigène Australia*).

ÉPREUVES FONCTIONNELLES RESPIRATOIRES. Ensemble des examens étudiant la ventilation pulmonaire (spirographie, v. ce terme) et les échanges gazeux au niveau des poumons. V. *bronchospirométrie* et *volumes pulmonaires.*

ÉPREUVES FONCTIONNELLES SURRÉNALES. Ensemble de dosages destinés à renseigner sur le fonctionnement des glandes surrénales.Ce sont les ***dosages*** de l'ACTH plasmatique, les dosages sanguins et urinaires du cortisol, de l'aldostérone, des catécholamines et de leurs dérivés, ainsi que les ***tests*** *de stimulation* au Synactène®, à la métopirone, au CRH, et de *freination* à la dexaméthasone. V. tous ces termes.

EPSILON (onde) (lettre grecque e) (G. Fontaine, fr. 1977) [angl. ***epsilon wave***]. Manifestation, exceptionnelle sur l'électrocardiogramme de surface, des potentiels tardifs (v. ce terme) : c'est une déformation discrète de la partie initiale du segment ST.

EPSILON-AMINOCAPROÏQUE (acide) ou **ε-aminocaproïque (acide)** [angl. ***epsilon aminocaproic acid***]. V. *antifibrinolytique.*

EPSTEIN. V. *pseudo-diphtérie d'Epstein.*

EPSTEIN (maladie d') (E. Albert, amér., né en 1880) [angl. ***Epstein's nephrosis***]. Néphrose lipoïdique (v. ce terme).

EPSTEIN-BARR (virus d') (E. Michael, brit., né en 1921). V. *virus EB.*

EPU. Abréviation d'*Enseignement Post-Universitaire.*

ÉPUISEMENT (réaction d') (Jolly, 1895). V. *myasthénique (réaction).*

ÉPUISEMENT (stade d'). V. *adaptation (syndrome d').*

EPUISEMENT PROFESSIONNEL (syndrome d') [angl. ***burn out syndrome***]. État dépressif dû au surmenage, observé notamment dans les professions de santé.

ÉPULIDE, ÉPULIE ou **ÉPULIS**, *s. f.* (gr. *épi*, dessus ; *oulon*, gencive) [angl. ***epulis***]. Petite tumeur bénigne, rouge violacé, développée au niveau du rebord alvéolaire des gencives, aux dépens de l'os ou des parties molles. Elle peut revêtir le type inflammatoire, vasculaire ou fibreux, contenir des myéloplaxes et s'ossifier secondairement.

ÉPURATION EXTRARÉNALE (EER). Suppléance thérapeutique de la fonction excrétrice des reins défaillants et de leur fonction régulatrice de l'équilibre électrolytique. On emploie, dans ce but, la dialyse péritonéale et surtout le rein artificiel. L'exsanguino-transfusion a des indications plus limitées ; la perfusion intestinale et la lymphodialyse ont été abandonnées. L'*é. e.* permet au malade, dans certains cas d'insuffisance rénale aiguë, de vivre jusqu'au moment où les lésions du rein seront réparées ; on l'emploie aussi, de façon répétée, dans l'insuffisance rénale chronique. V. *hémodialyse.*

ÉPURATION URÉIQUE (épreuve de l'). V. *Van Slyke (coefficient de).*

ÉPURATION URÉIQUE MAXIMA ET STANDARD. V. *Van Slyke (coefficient de).*

Eq. Symbole d'*équivalent ;* v. ce terme 2°.

ÉQUILIBRATION, *s. f.* [angl. ***equilibration***]. Mise en œuvre des différents moyens employés par l'organisme pour maintenir l'équilibre. V. *vestibulaires (épreuves).*

ÉQUIMOLÉCULARITÉ, *s. f.* État des solutions qui contiennent pour un volume donné une même quantité de molécules.

ÉQUIN, INE, *adj.* (lat. *equus,* cheval) [angl. ***equinus***]. Relatif au cheval. — Se dit aussi du pied en flexion plantaire. V. *encéphalites équines américaines.*

ÉQUINISME, *s. m.* (lat. *equus,* cheval) [angl. ***equinism***]. Hyperextension plantaire de tout le pied sur la jambe ; déformation congénitale ou acquise ; elle siège en grande partie dans la cheville.

ÉQUITATION THÉRAPEUTIQUE. V. *hippothérapie.*

ÉQUIVALENT, *s. m.* [angl. ***equivalent***]. — 1° ***Manifestation pathologique*** survenant dans l'intervalle des accès de certaines affections paroxystiques et considérée comme une expression différente de la même maladie ; elle se présente souvent sous la forme de crise paroxystique moins violente que celles de l'affection principale. P. ex. : le rhume des foins, les trachéites et bronchites spasmodiques sont considérées comme des *é.* de l'asthme. — ***é. épileptique.*** Terme par lequel on désignait des manifestations paroxystiques d'aspect différent de celui de la grande crise d'épilepsie généralisée convulsive et alternant parfois avec cette dernière, p. ex. : myoclonies, crises akinétiques, fugues, absences, etc. Ce sont en réalité des formes variées d'épilepsie véritable comme le prouve l'aspect des électroencéphalogrammes. Les crises qui ne s'accompagnent pas d'altérations typiques du tracé électrique doivent être rejetées du cadre de l'épilepsie. — 2° (Eq) Syn. *équivalent gramme, valence gramme (val)* ***(chimie)***. Quantité d'un anion ou d'un cation correspondant à une fonction monoacide ou à une fonction monobasique. Lorsque l'ion est monovalent, p. ex. : Cl^- (dans HCl) ou Na^+ (dans NaOH), l'équivalent est égal au poids atomique ; si l'ion est bivalent, comme Ca^{++} [dans Ca $(OH)_2$], l'équivalent est égal à la moitié du poids atomique ; il est égal au tiers si l'ion est trivalent, etc. L'équivalent est donc le poids atomique en grammes divisé par la valence. V. *milliéquivalent.*

ÉQUIVALENT GRAMME, *s. m.* V. *équivalent 2°.*

ÉQUIVALENT RESPIRATOIRE ou **VENTILATOIRE POUR L'OXYGÈNE (ERO_2)** [angl. ***ventilatory equivalent***]. Nombre de litres d'air que le sujet doit respirer pour consommer effectivement un litre d'O_2. Chez l'adulte, il est compris entre 20 et 26. Son élévation au-delà de 28 ou 30 traduit une gêne à l'hématose consécutive à des troubles de distribution (relations entre la ventilation et l'irrigation pulmonaire défectueuses) ou de diffusion (diminution de la perméabilité de la membrane alvéolaire).

ÉQUIVALENT VENTILATOIRE. V. *équivalent respiratoire pour l'oxygène.*

ÉRABLE (maladie du sirop d'). V. *leucinose.*

ÉRABLES (maladie des écorceurs de troncs d'). V. *coniosporiose.*

ÉRADICATION, *s. f.* (lat. *eradicare,* déraciner) [angl. ***eradication***]. Arrachement ; p. ex. : *é. de l'amygdale.* — (au figuré). Suppression totale ; p. ex. : *é.* d'un foyer endémique (paludisme, trypanosomiase africaine) — L'*é.* se distingue de l'*élimination* en ce sens que cette dernière indique seulement la disparition de la maladie concernée dans une zone géographique déterminée et non pas à l'échelle mondiale.

ERASMUS (syndrome d') (E. L., sud-africain, 1957) [angl. ***Erasmus's syndrome***]. Association de silicose et d'une sclérodermie apparue secondairement. Elle est fréquente chez les mineurs et grave ; son évolution est rapide vers l'insuffisance respiratoire avec cœur pulmonaire chronique.

ERB (E. Wilhelm, all., 1840-1921). V. *Duchenne-Erb (muscle du groupe* et *syndrome de), Friedrich-Erb-Arnold (syndrome)* et *Nievergelt-Erb (syndrome).*

ERB (myopathie ou **type scapulo-huméral** ou **forme juvénile d')** (1882-84) [angl. ***Erb's dystrophy***]. Variété de myopathie primitive progressive (v. ce terme) débutant dans l'adolescence par les épaules et les bras et dans laquelle l'atrophie musculaire s'accompagne parfois d'hypertrophie vraie transitoire ou de pseudo-hypertrophie de certains muscles (deltoïde). Les muscles de la ceinture pelvienne et des membres inférieurs restent longtemps indemnes ; ceux de la face sont rarement et tardivement touchés. L'évolution est extrêmement lente.

ERB (paraplégie d') (1892) [angl. ***Erb's palsy***]. Type de myélite dorsale longtemps considérée comme d'origine syphilitique, débutant par la claudication intermittente médullaire, se traduisant par une rigidité spasmodique des membres inférieurs, des troubles génito-urinaires et une évolution très lente. Sa cause reste indéterminée. V. *tabès dorsal spasmodique.*

ERB (réaction d'). Syn. *inversion de la formule polaire.* Inversion de la formule normale de la loi des secousses musculaires, lors de l'excitation du muscle par le courant galvanique : la contraction de fermeture est plus forte au pôle positif qu'au pôle négatif (PF > NF), alors que normalement NF > PF.

ERB (signes d') [angl. ***Erb's signs***]. — 1° Abaissement du seuil d'excitation électrique du nerf au courant de fermeture, au pôle négatif ; il est surtout net au nerf cubital ou ulnaire. La contraction apparaît avec un courant inférieur à 1 milliampère, alors qu'il faut normalement au moins 2,5 milliampères. C'est un signe d'hyperexcitabilité électrique neuromusculaire observé dans la tétanie. — 2° Disparition du réflexe pupillaire à la douleur (tabès).

ERB (syndrome d') (1878). V. *myasthénie.*

ERB (type scapulo-huméral ou forme juvénile d'). V. *Erb (myopathie d').*

ERB-GOLDFLAM (syndrome d'). V. *myasthénie.*

ERDHEIM (E. Jakob, autr., 1874-1937). V. *Chester-Erdheim (syndrome de).*

ERDHEIM (syndrome d') (1931) [angl. ***Erdheim's syndrome***]. Variété de rhumatisme survenant au cours de l'acromégalie et caractérisée par l'atteinte élective de la colonne vertébrale et des articulations chondro-costales.

ÉRECTEUR, TRICE, *adj.* (lat. *erigere,* relever) [angl. ***erector***]. Qui provoque l'érection.

ÉRECTILE, *adj.* [angl. ***erectile***]. Qui peut se gonfler et durcir par afflux de sang dans ses vaisseaux ; p. ex. : *tissu é.* — Par analogie, qui présente une structure voisine de celle du tissu érectile. — ***carcinome é.*** V. *carcinome.* — ***tumeur é.*** V. *angiome caverneux.* — ***tumeur é. pulsatile.*** V. *anévrisme cirsoïde.* — ***dysfonction é.*** V. ce terme.

ÉRECTION, *s. f.* (lat. *erectio*) [angl. ***erection***]. « État d'une partie qui, de molle qu'elle était, devient raide, dure et gonflée par afflux de sang dans ses vaisseaux » (Littré).

ÉREPSINE, *s. f.* (gr. *éreipô*, je démolis) (O. Cohnheim, 1901) [angl. ***erepsin***]. Enzyme se rencontrant surtout dans le suc intestinal et ayant pour effet de transformer les polypeptides en acides aminés. On la trouve aussi dans différents organes : rein, foie, poumon, rate.

ÉRÉSIPÈLE, *s. m.* V. *érysipèle.*

ÉRÉTHISME, *s. m.* (gr. *éréthizô*, j'irrite) [angl. ***erethism***]. État d'excitation d'un organe. P. ex. : *é. cardiaque.*

ÉREUTHOPHOBIE, *s. f.* (Pitres et Régis, 1896) (gr. *éreuthos*, rougeur ; *phobos*, crainte). Syn. *érythrophobie.* Crainte angoissante et morbide (phobie) de rougir, accompagnée d'une rougeur effective.

ERG, *s. m.* (gr. *ergon*, travail) [angl. ***erg***]. Unité de travail ou d'énergie dans le système CGS (centimètre, gramme, seconde). C'est le travail produit par une force constante de 1 dyne qui déplace son point d'application de 1 cm dans sa propre direction. L'*e.* est remplacé dans le système international d'unités, par le *joule* (v. ce mot). 1 erg = 10^{-7} joule.

ERG. Électrorétinogramme (v. ce terme).

ERGASTOPLASME, *s. m.* (Garnier, 1897) (gr. *ergazomai,* je travaille ; *plasma,* de *plassein,* former) [angl. ***ergastoplasm***]. Réticulum endoplasmique granuleux (lié aux ribosomes). V. *réticulum endoplasmique.*

...ERGIQUE (gr. *ergon,* travail) [angl. ***-ergic***]. Suffixe signifiant « dépendant de l'action de ». P. ex. : adrénergique, GABA-ergique.

ERGOCALCIFÉROL, *s. m.* V. *calciférol.*

ERGOGRAPHE, *s. m.* (gr. *ergon*, travail ; *graphein*, écrire) [angl. ***ergograph***]. Appareil destiné à enregistrer le travail d'un muscle ou d'un groupe musculaire et à mettre en évidence les modifications dues à la fatigue ou à la maladie.

ERGOMÈTRE, *s. m.* (gr. *ergon*, travail ; *métron*, mesure) [angl. ***ergometer***]. Instrument destiné à mesurer le travail exécuté par un muscle ou par un groupe musculaire.

ERGONOMIE, *s. f.* (gr. *ergon,* travail ; *nomos,* loi) [angl. ***ergonomics***]. Étude anatomique, physiologique et psychologique de l'être humain au travail.

ERGOSOME, *s. m.* (gr. *ergon*, travail ; *soma*, corps) [angl. ***ergosome***]. V. *polysome.*

ERGOSTÉROL, *s. m.* (Tanret, 1908) [angl. ***ergosterol***]. Stérol contenu dans l'ergot de seigle et la levure de bière. Il constitue une provitamine qui, sous l'action des rayons ultraviolets, se transforme en vitamine D_2 (calciférol).

ERGOT DE SEIGLE [angl. ***ergot***]. Syn. *Claviceps purpurea.* Champignon parasite du seigle, responsable de mycotoxicoses (ergotisme, v. ce terme) ; l'étude de ses dérivés est à l'origine de divers médicaments (ergotamine, bromocriptine, méthylergométrine, etc.). V. *lysergide.*

ERGOTHÉRAPEUTE, *s. m.* ou *f.* [angl. ***ergotherapist***]. Personne pratiquant l'ergothérapie.

ERGOTHÉRAPIE, *s. f.* (gr. *ergon*, travail ; *thérapéia*, traitement) [angl. ***ergotherapy***]. Méthode de rééducation active des infirmes qui consiste à leur faire exécuter un *travail manuel* destiné à améliorer leur état physique et psychique et à préparer la reprise de leur vie professionnelle.

ERGOTISME, *s. m.* [angl. ***ergotism***]. Ensemble des accidents provoqués par l'usage alimentaire répété de seigle ergoté.

Ces accidents sont tantôt convulsifs *(e. convulsif)*, tantôt gangréneux *(e. gangréneux)*. L'*e.* peut être aussi d'origine thérapeutique. V. *raphanie.*

ERICHSEN (signe d') (E. sir John, brit., 1818-1896) [angl. ***Erichsen's sign***]. Douleur déterminée au niveau de l'interligne sacro-iliaque dans la sacro-coxalgie par le rapprochement des os iliaques, en appuyant brusquement sur les deux épines iliaques antérieures et supérieures.

ERIKSSON (E. Alder, finlandais, 1964). V. *Forsius-Eriksson (syndrome de).*

ÉRISIPHAQUE, *s. m.* [angl. ***erysiphake***]. V. *phacoérisis.*

ERNST ET HALLE (méthode de). Procédé opératoire destiné à remédier à la division du voile du palais.

ERO_2. V. *équivalent respiratoire pour l'oxygène.*

ÉROSION, *s. f.* (lat. *erosio*) [angl. ***erosion***]. Syn. *exulcération.* Perte de substance superficielle au niveau de la peau ou d'une muqueuse.

ÉROTISATION, *s. f.* (gr. *érôs*, amour) [angl. ***erotization***]. Apparition chez les deux sexes, au moment de la maturité sexuelle, de réflexes innés, restés latents jusqu'alors, tendant au rapprochement et à la fécondation.

ÉROTOMANIE, *s. f.* (gr. *érôs*, amour ; *mania*, folie) [angl. ***erotomania***]. « Illusion délirante d'être aimé » (G. de Clérambault). V. *sexuels (comportements) déviants ou variants.*

ERRANCE DU REGARD (syndrome d'). V. *Balint (syndrome de).*

ERRATIQUE, *adj.* (lat. *errare*, errer) [angl. ***erratic***]. — 1° Irrégulier. P. ex. : *fièvre e.* — ***douleur e.*** V. *douleur.* — 2° Éloigné. P. ex. : *noyaux cancéreux e.* — ***érysipèle e.*** V. *érysipèle.*

ÉRUCTATION, *s. f.* (lat. *eructare*, roter) [angl. ***eructation***]. Émission bruyante par la bouche de gaz venant de l'estomac.

ÉRUPTION, *s. f.* (lat. *erumpere*, sortir) [angl. ***eruption, ragh***]. — 1° Apparition sur la peau soit de taches (rougeurs, purpura), soit d'éléments figurés (vésicules, phlyctènes, etc.), avec ou sans fièvre. — 2° ***é. dentaire.*** Apparition des dents.

ERWINIA, *s. f.* (d'après Erwin F., bactériologiste amér., 1854-1927) [angl. ***Erwinia***]. Genre bactérien non pathogène de la famille des *Enterobacteriaceæ.*

ERYSIPELAS PERSTANS FACIEI (Kaposi). V. *erythema perstans.*

ÉRYSIPÉLATEUX, EUSE, *adj.* [angl. ***erysipelatous***]. Qui tient de l'érysipèle ou en présente les caractères. P. ex. : *inflammation é.*

ÉRYSIPÉLATOÏDE, *s. f.* (George et Giroire, 1926). Dermite infectieuse caractérisée par un placard simulant l'érysipèle, violacé, souvent froid et sans bourrelet. Elle est due au staphylocoque et non au streptocoque comme l'érysipèle. Elle s'accompagne d'une septicémie à staphylocoque de pronostic sévère.

ÉRYSIPÈLE ou **ÉRÉSIPÈLE**, *s. m.* (gr. *éruein*, attirer ; *pélas*, proche ; ou gr. *éruthros*, rouge ; *pella*, peau) [angl. ***erysipelas***]. Dermo-hypodermite infectieuse aiguë streptococcique, l'*é.* se présente comme une inflammation aiguë des téguments caractérisée par un placard (la plaque érysipélateuse) rouge, surélevée, siégeant à la face (où elle est limitée par un bourrelet) ou le plus souvent sur une jambe ; elle s'accompagne de signes généraux sévères. Elle traduit une réaction de l'organisme au streptocoque. L'espèce *Streptococcus pyogenes* du groupe A est le germe le plus fréquemment rencontré. L'*é.* est curable par la pénicilline. — ***é. bronzé.*** Complication des plaies, caractérisée par une inflammation à marche rapidement extensive, avec teinte livide de la peau et habituellement production de gaz ; c'est une variété de gangrène gazeuse. — ***é. ambulant*** ou ***erratique.*** Érysipèle formé par des placards successifs qui restent séparés par des intervalles de peau saine. — ***é. phlegmoneux.*** V. *phlegmon diffus.* — ***é. serpigineux.*** V. *serpigineux.*

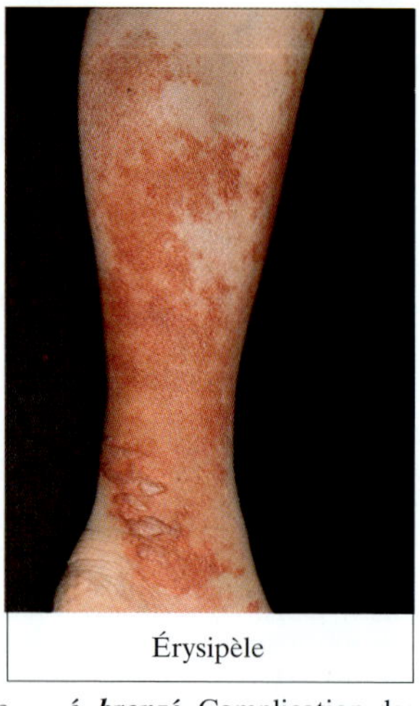

Érysipèle

ÉRYSIPÈLE DU LITTORAL ou **DE LA CÔTE**. Variété d'onchocercose (v. ce terme 2°) cutanée.

ÉRYSIPÈLE NÉCROTIQUE. V. *fasciite nécrosante.*

ÉRYSIPÉLOÏDE, *s. f.* [angl. ***erysipeloid***]. Syn. *maladie de Rosenbach (A.J.F.)* Maladie infectieuse due à l'inoculation, sur la face dorsale de la main, le plus souvent, du bacille du rouget du porc (*Erysipelothrix rhusiopathiae, Bacillus rhusiopathiae suis*, autrefois *B. erysipelatus suis*). Elle consiste en une plaque rouge lie de vin, légèrement infiltrée, prurigineuse, dont les bords sont nettement arrêtés mais ne forment pas de bourrelet. Il existe souvent une arthrite des doigts et des adénites épitrochléennes et axillaires. L'état général reste bon et le plus souvent, la guérison survient spontanément.

ERYSIPELOTHRIX, *s. m.* [angl. ***Erysipelothrix***]. Genre bactérien comportant une seule espèce : *E. rhusiopathiæ.* Il est actuellement apparenté au genre *Clostridium.*

ERYSIPELOTHRIX RHUSIOPATHIÆ (Pasteur et Thuillier, 1882) [angl. ***Erysipelothrix rhusiopathiae***]. Cette espèce bactérienne, ou *bacille du rouget*, est un bacille immobile Gram+ pouvant former des filaments. V. *érysipéloïde.*

ERYTHEMA ARTHRITICUM. Maladie caractérisée par une éruption cutanée à type d'érythème polymorphe due au *Streptobacillus moniliformis* (Levaditi, Nicolau et Poincloux, 1925). V. *fièvre de Haverhill.*

ERYTHEMA ELEVATUM DIUTINUM (Radcliffe Crocker et Campbell Williams, 1894) [angl. ***erythema elevatum diutinum***]. Dermatose chronique exceptionnelle apparaissant au décours d'une crise rhumatismale ou d'un épisode infectieux pharyngé ; elle est caractérisée par une éruption de nodules aplatis, durs, brun violacé, prédominant sur les faces d'extension des articulations des extrémités.

ERYTHEMA GYRATUM REPENS (Gammel, 1952) [angl. ***erythema gyratum repens***]. Syn. *syndrome de Gammel.* Dermatose érythémato-squameuse généralisée très rare, dessinant des bandes et des arabesques migratrices, précédant ou accompagnant l'évolution d'un cancer viscéral et régressant après traitement de celui-ci. C'est une manifestation paranéoplasique (v. ce terme).

ERYTHEMA PERSTANS (Jadassohn) [angl. ***erythema perstans***]. Syn. *erysipelas perstans faciei* (Kaposi). Variété de lupus érythémateux symétrique aberrant dans laquelle les plaques, rouges et œdémateuses, présentent peu de tendance à la migration.

ÉRYTHÉMATEUX, EUSE, *adj.* [angl. ***erythematous***]. Qui présente les caractères de l'érythème. P. ex. : *lupus érythémateux.*

ÉRYTHÈME, *s. m.* (gr. *éruthêma*, rougeur de la peau) [angl. ***erythema***]. Série d'affections cutanées qui ont pour caractère clinique commun une rougeur plus ou moins intense des téguments disparaissant par la pression.

ÉRYTHÈME ANNULAIRE RHUMATISMAL. V. *érythème marginé discoïde de Besnier.*

ÉRYTHÈME AUTOMNAL (Carle). *É.* accompagné de prurit intolérable provoqué par la morsure et la salive irritante de la larve de *Thrombidium holosericeum*, appelée vulgairement rouget ou aoûtat.

ÉRYTHÈME CENTRIFUGE SYMÉTRIQUE ou **DE BIETT.** V. *lupus érythémateux* et *vespertilio.*

ÉRYTHÈME CHRONIQUE MIGRATEUR [angl. ***erythema chronicum migrans***] (Afzelius, 1909). Syn. *érythème de Lipschütz*. Éruption annulaire évoluant vers la guérison en quelques semaines, après s'être étendue de façon concentrique et faisant partie du stade précoce de la maladie ou

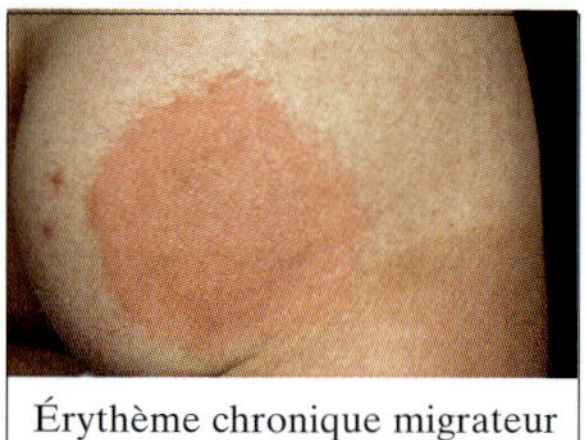

Érythème chronique migrateur

arthrite de Lyme (v. ce terme). Elle est localisée à l'endroit de la morsure de la tique, le plus souvent, aux membres inférieurs.

ÉRYTHÈME EXSUDATIF MULTIFORME (Hebra). V. *érythème polymorphe.*

ÉRYTHÈME INDURÉ DE BAZIN (B., 1885) [angl. ***Bazin's disease***]. Dermatose caractérisée par un placard violacé, infiltré, froid, parsemé de nodules fermes, siégeant sur les jambes et frappant surtout les jeunes filles. Leur évolution, subaiguë, aboutit fréquemment à des ulcères torpides et rebelles *(type Hutchinson* de *l'é.).* C'est une variété de tuberculide dermo-hypodermique.

ÉRYTHÈME INFECTIEUX AIGU. V. *mégalérythème épidémique.*

ÉRYTHÈME INTERTRIGO. V. *intertrigo.*

ÉRYTHÈME LENTICULAIRE (Sevestre) ou **PAPULEUX POST-ÉROSIF**. V. *syphiloïde post-érosive.*

ÉRYTHÈME DE LIPSCHÜTZ (L. Benjamin, autr., 1914). V. *é. chronique migrateur.*

ÉRYTHÈME MARGINÉ DISCOÏDE DE BESNIER (Rayer, 1835 ; Besnier, 1862) [angl. ***erythema annulare rheumaticum***]. Syn. *érythème annulaire rhumatismal* (Lehndorff et Leiner, 1922), *érythème rhumatismal.* Éruption cutanée siégeant sur le tronc, formée de plaques arrondies ou ovalaires, rosées ou cuivrées, plus colorées à la périphérie, s'étendant de manière centrifuge. Elles apparaissent assez rarement et d'une façon fugace au cours de certaines crises graves de rhumatisme articulaire aigu.

ÉRYTHÈME NÉCROSANT MIGRATEUR. V. *glucagonome.*

ÉRYTHÈME DU 9e JOUR (Milian, 1932) [angl. ***Milian's erythema***]. Érythème morbilliforme, scarlatiniforme ou rubéoliforme survenant 9 jours environ après le début d'une chimiothérapie (barbiturique, sulfamidée ou autre) et disparaissant rapidement. Pour Milian, il s'agissait d'une éruption infectieuse de nature biotropique ; une intolérance ou allergie médicamenteuse l'explique plus vraisemblablement.

ÉRYTHÈME MYCOTIQUE INFANTILE (Beck, 1910). Éruption généralisée, formée de nappes érythémato-squameuses cernées d'une collerette épidermique. Elle est due à un champignon du genre *Candida.*

ÉRYTHÈME NOUEUX [angl. ***erythema nodosum***]. Syn. *dermatite contusiforme, maladie de Trousseau, urticaire tubéreuse.* Maladie caractérisée par une éruption de nodosités érythémateuses dermo-épidermiques localisées aux jambes et aux pieds, plus rarement aux avant-bras, des symptômes généraux plus ou moins marqués et souvent des arthropathies d'intensité variable. Elle survient surtout chez l'enfant et l'adulte jeune, parfois de façon épidémique. La tuberculose était, de toutes ses causes, de beaucoup la plus fréquente, l'*é. n.* étant généralement contemporain de la primo-infection, mais il peut survenir au cours d'autres infections, de mycoses, d'intoxications et de nombreux auteurs le considèrent comme un syndrome d'origine allergique qui peut être déclenché par des antigènes variés, toxiques ou infectieux.

ÉRYTHÈME PALMAIRE HÉRÉDITAIRE ou **PALMO-PLANTAIRE SYMÉTRIQUE HÉRÉDITAIRE**. V. *Lane (maladie de John).*

ÉRYTHÈME PAPULEUX POST-ÉROSIF. V. *syrphiloïde post-érosive.*

ÉRYTHÈME PERNIO. V. *engelure.*

ÉRYTHÈME POLYMORPHE [angl. ***erythema multiforme, Hebra's disease***]. Syn. *érythème exsudatif multiforme* (Hebra, 1866). Syndrome de cause inconnue, caractérisé par une éruption de papules rouges qui s'étendent et peuvent confluer, dont le centre s'affaisse, se plisse et parfois se couvre d'une bulle (*hydroa bulleux* ou *vésiculeux* de Bazin). — Dans certains cas apparaît, autour de cet élément en cocarde, une couronne de bulles périphériques entourée d'une aréole rouge (*herpes iris* de Bateman). L'éruption siège sur les faces d'extension des membres et autour du cuir chevelu, quelquefois sur les muqueuses. Elle survient au printemps et à l'automne, chez les adultes jeunes et guérit après quelques poussées successives. Certaines formes, où l'éruption est intense, s'accompagnent de fièvre élevée ; on a rapproché de celles-ci l'ectodermose érosive pluri-orificielle (v. ce terme).

ÉRYTHÈME PUDIQUE. Éruption maculeuse et fugace localisée au décolleté, survenant lors des émotions chez des femmes particulièrement sensibles.

ÉRYTHÈME RHUMATISMAL. V. *érythème marginé discoïde de Besnier.*

ÉRYTHÈME VACCINIFORME SYPHILOÏDE (Besnier). V. *syphiloïde postérosive.*

ÉRYTHÉMOGÈNE, *adj.* (érythème ; gr. *génnan,* engendrer) [angl. ***erythemogenic***]. Qui provoque un érythème.

ÉRYTHERMALGIE, *s. f.* V. *érythromélalgie.*

ÉRYTHRAPHÉRÈSE, *s. f.* (gr. *éruthros,* rouge ; *aphaïrésis,* enlèvement) [angl. ***erythrapheresis***]. Extraction des hématies du sang total. V. *cytaphérèse.*

ÉRYTHRASMA, *s. m.* (Boerensprung) [angl. ***erythrasma***]. Maladie de la peau se présentant sous forme d'une plaque jaune brunâtre sèche, desquamant peu, non prurigineuse, située dans la région inguino-scrotale, parfois aussi dans les aisselles. Longtemps considérée comme une mycose à *Nocardia minutissima,* elle est actuellement attribuée à *Corynebacterium minutissimum.*

ÉRYTHRÉMIE, *s. f.* (Vaquez, 1892) (gr. *éruthros,* rouge ; *haïma,* sang) [angl. ***polycythaemia vera***]. Syn. *maladie* ou *syndrome de Vaquez, polycythémie vraie, polyglobulie vraie* ou *primitive essentielle.* Maladie de cause inconnue, caractérisée cliniquement par une coloration rouge des téguments avec prédominance à la face, par la dilatation des veines sous-cutanées et des veines du fond de l'œil, par une splénomégalie, par des maux de tête, des vertiges et par des douleurs dans les membres inférieurs. Il existe une importante polyglobulie (7 à 9 millions de globules rouges au mm^3) avec élévation parallèle du taux de l'hémoglobine. Les hématies sont d'aspect normal. Cette polyglobulie va de pair avec une augmentation considérable du volume globulaire total (supérieur à 36 mL/kg chez l'homme, 32 mL/kg chez la femme). Elle s'accompagne d'un accroissement du nombre des globules blancs et des plaquettes. Malgré le traitement par saignées, phosphore radio-actif ou chimiothérapie, l'évolution est toujours mortelle en 10 ou 15 ans par thrombose vasculaire ou transformation maligne : en leucémie aiguë, pancytopénie ou myélofibrose avec splénomégalie. L'*é.* est liée à une activité excessive de la moelle osseuse portant essentiellement sur la formation des globules rouges normaux (*myélomatose érythrémique de* Ménétrier et Aubertin, *polyglobulie myélogène* de Vaquez, *myélose hyperplasique érythrocytaire simple* de Di Guglielmo) ; elle rentre dans le cadre des syndromes myéloprolifératifs (v. ce terme et *polyglobulie*). — ***é. aiguë.*** V. *myélose érythrémique aiguë.* — ***é. hyperchylique.*** V. *polyglobulie gastrogène.* — ***é. subleucémique*** (Aubertin). *É.* s'accompagnant d'une hyperleucocytose avec myélémie très intense.

ÉRYTHROBLASTE, *s. m.* (gr. *éruthros,* rouge ; *blastos,* germe) [angl. ***erythroblast***]. Cellule nucléée de la lignée des globules rouges présente dans la moelle osseuse, intermédiaire entre le proérythroblaste et le réticulocyte (hématie granuleuse). D'abord *basophile* (de 16 à 18 µm de diamètre) l'*é.* devient ensuite *polychromatophile* (9 à 12 µm) puis *acidophile* (8 à 9 µm) au fur et à mesure que son protoplasma se charge en hémoglobine. Son noyau se réduit alors, se fragmente et disparaît. En dehors de l'*é.* de taille normale (ou normoblaste) il existe des *é.* de grande taille (mégaloblaste) et d'autres de petites dimensions (microblaste). V. ces termes, *progéniteur* et *érythroblastique (lignée)* • 👁 **hématie, pro-érythroblaste** •.

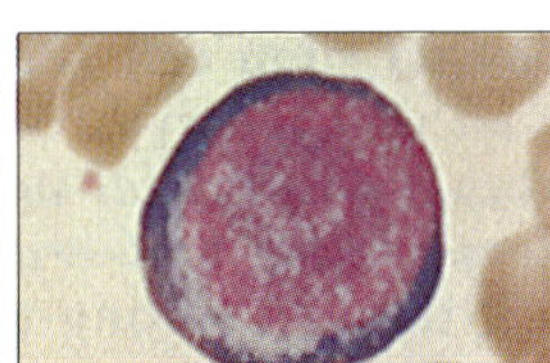

Érythroblaste basophile

ÉRYTHROBLASTÉMIE, *s. f.* (érythroblaste ; gr. *haïma,* sang) [angl. ***erythroblastaemia***]. Présence d'érythroblastes dans le sang.

ÉRYTHROBLASTIQUE, *adj.* [angl. ***erythroblastic***]. Qui concerne la formation des globules rouges. — ***maladie é. de l'adulte*** (P. E.-Weil et Mme S. Perlès, 1938). V. *splénomégalie myéloïde.*

ÉRYTHROBLASTIQUE ou **ÉRYTHROCYTAIRE (lignée** ou **série)** [angl. ***erythrocyte series***]. Série de cellules jeunes qui, après multiplication et maturation dans la moelle osseuse, aboutissent au globule rouge adulte ou érythrocyte. Elle comprend, à partir de la cellule souche, le pro-érythroblaste, les érythroblastes basophiles (I et II), polychromatophiles et acidophiles, les réticulocytes et les érythrocytes. La *série normocytaire* est celle des érythrocytes de taille normale. V. *myéloïdes (lignées).*

ÉRYTHROBLASTOLYSE, *s. f.* (érythroblaste ; gr. *lusis*, destruction) [angl. ***erythroblastolysis***]. Destruction des érythroblastes.

ÉRYTHROBLASTOME, *s. m.* (Ribbert, 1904 ; L. Berger, 1923) [angl. ***erythroblastoma***]. Myélome développé aux dépens des cellules de la lignée des hématies.

ÉRYTHROBLASTOPÉNIE, *s. f.* ou (désuet) **ÉRYTHROBLASTOPHTISIE**, *s. f.* (érythroblaste ; gr. *pénia*, pauvreté) [angl. ***erythroblastopenia***]. Ralentissement ou arrêt de la formation des globules rouges, dû à une myélose aplastique (v. ce terme) partielle. — ***é. chronique de l'enfant.*** V. *Blackfan-Diamond (anémie type).* — Les ***é. chroniques de l'adulte*** sont dues dans 50 % des cas à une tumeur du thymus qui détruit les érythroblastes dans la moelle osseuse par un mécanisme auto-immun (action des lymphocytes T et des immunoglobulines) ; d'autres sont primitives (syndrome de Kaznelson) ; d'autres enfin représentent le stade initial d'hémopathies malignes. — les ***é. aiguës*** sont d'origine virale (Parvovirus, HPV B19) chez les sujets atteints d'une anémie hémolytique constitutionnelle ou *médicamenteuse* (chloramphénicol, érythropoïétine recombinante).

ÉRYTHROBLASTOSE, *s. f.* [angl. ***erythroblastosis***]. Augmentation du nombre des globules rouges nucléés (érythroblastes) dans les organes hématopoïétiques et, éventuellement, dans le sang circulant. — (Rautmann, 1912). Groupe d'affections présentant les caractères hématologiques précédents. Il existe des *é. familiales* dues à une maladie génotypique du globule rouge (anémies de l'enfance : anémie de Cooley, anémie à hématies falciformes, maladie hémolytique) ou secondaires à une iso-immunisation maternelle (*é.* du fœtus ou du nouveau-né, ou maladie hémolytique du nouveau-né, qui comprend l'anasarque fœto-placentaire de Schridde, l'ictère grave familial et l'ictère nucléaire du nouveau-né, l'anémie grave érythroblastique du nouveau-né. V. *Rhésus, facteur*) ; des *é. secondaires* post-hémorragiques, infectieuses, toxiques, cancéreuses ; des *é. primitives* : érythromyéloses (ou myéloses érythrémiques aiguës ou chroniques), anémie infantile pseudo-leucémique, maladie érythroblastique de l'adulte. — ***é. chronique de l'adulte.*** V. *splénomégalie myéloïde.* — ***é. aiguë.*** V. *myélose érythrémique.*

ÉRYTHROCYANOSE, *(s. f.)* **DES JAMBES** (gr. *éruthros*, rouge ; *kuanos*, bleu). Syn. *adipocyanose susmalléolaire.* Affection caractérisée par une cyanose symétrique avec infiltration de la peau des jambes au tiers inférieur, un refroidissement très marqué et une hyperkératose rouge ponctuée. Ce syndrome s'observe surtout chez les jeunes filles. Le froid joue un rôle important dans son apparition. V. *acrocyanose.*

ÉRYTHROCYTAIRE (lignée ou **série).** V. *érythroblastique (lignée ou série).*

ÉRYTHROCYTE, *s. m.* (gr. *éruthros*, rouge ; *kutos*, cellule). V. *hématie.*

ÉRYTHROCYTOME, *s. m.* Variété de myélome développée aux dépens des éléments médullaires formateurs des globules rouges.

ÉRYTHROCYTOSE, *s. f.* [angl. ***erythrocytosis***]. Augmentation du nombre des globules rouges. — Aubertin a proposé de réserver ce terme pour désigner les polyglobulies réactionnelles symptomatiques ou secondaires par opposition à l'érythrémie de cause inconnue.

ÉRYTHRODERMIE, *s. f.* (gr. *éruthros*, rouge ; *derma*, peau) [angl. ***erythroderma***]. Syn. *dermatitis exfoliativa* (Wilson, 1867), *herpétides exfoliatrices* (Bazin), *pityriasis rubra* (Willan, Bateman). « Syndrome caractérisé par une rougeur inflammatoire de la peau généralisée ou très étendue, accompagnée de desquamation contemporaine de l'érythème » (de Graciansky et Boulle). Il en existe plusieurs variétés : l'*érythème scarlatiniforme,* évoluant comme une maladie infectieuse aiguë et guérissant en 15 ou 20 jours ; la *dermatite exfoliative généralisée subaiguë ou chronique type Wilson-Brocq,* caractérisée par l'importance de la desquamation, l'altération de l'état général et sa longue évolution, parfois mortelle ; le *pityriasis rubra de Hebra,* rare, évoluant lentement vers la cachexie et vers un épaississement de la peau qui se rétracte ensuite, s'atrophie, se fissure ; l'*érythrodermie vésiculo-œdémateuse* (Milian, 1919) fébrile, prurigineuse, dans laquelle la peau, infiltrée de sérosité et couverte de petites et très nombreuses vésicules, risque de s'infecter. L'*é.* peut être secondaire à une dermatose préexistante (psoriasis, eczéma, pemphigus) ou apparaître sur des téguments sains : *é.* des hématodermies, *é.* médicamenteuses (sels d'or, antibiotiques), *é.* infectieuses (streptocoque).

ÉRYTHRODERMIE BULLEUSE AVEC ÉPIDERMOLYSE (R. Debré, M. Lamy, M. Lamotte, 1939-42) [angl. ***toxic epidermal necrolysis***]. Syn. *nécrose toxique de l'épiderme* (Lyell, 1956), *maladie* ou *syndrome de Lyell* (1956), *nécrolyse épidermique aiguë* ou *toxique, épidermolyse nécrosante suraiguë, nécroépidermolyse aiguë.* Dermatose débutant brusquement par une éruption généralisée de placards érythémateux infiltrés et douloureux sur lesquels apparaissent rapidement des bulles dont le décollement donne au malade l'aspect d'un grand brûlé ; l'éruption s'étend aux muqueuses : à la conjonctive elle peut entraîner des ulcérations de la cornée. L'état général est sévèrement atteint du fait des troubles hydroélectrolytiques et de surinfections ; l'évolution est souvent mortelle chez l'adulte, moins grave chez l'enfant. Cette dermatose est presque toujours consécutive à l'absorption de médicaments (sulfamides, anti-inflammatoires non stéroïdiens, etc.) ; l'intolérance de l'organisme pour ceux-ci semble due à une cause génétique. La maladie peut être aussi d'origine infectieuse (surtout chez l'enfant), due au staphylocoque doré ou à certains virus. V. *ectodermose érosive pluri-orificielle* et *Nikolsky, signe de.*

ÉRYTHRODERMIE DESQUAMATIVE DES NOURRISSONS [angl. ***Leiner's disease***]. Syn. *maladie de Leiner-Moussous.* Érythrodermie généralisée avec desquamation lamelleuse survenant dans les deux premiers mois de l'existence et s'accompagnant de troubles digestifs et d'altération plus ou moins profonde de l'état général. Elle est probablement liée à une maladie héréditaire du système du complément.

ÉRYTHRODERMIE ICHTYOSIFORME. V. *hyperkératose ichtyosiforme.*

ÉRYTHRODERMIE PITYRIASIQUE EN PLAQUES DISSÉMINÉES. V. *parapsoriasis en plaques.*

ÉRYTHRODERMIE PRÉMYCOSIQUE. Érythrodermie avec œdème cutané, prurit intense et adénopathies généralisées, marquant le début du *mycosis fongoïde.*

ÉRYTHRODERMIE VÉSICULO-ŒDÉMATEUSE. V. *érythrodermie.*

ÉRYTHRODIAPÉDÈSE, *s. f.* Diapédèse des globules rouges.

ÉRYTHRODONTIE, *s. f.* (gr. *éruthros*, rouge ; *odous*, *odontos*, dent) [angl. ***erythrodontia***]. Coloration rose des dents. L'*é.* est parfois observée dans la porphyrie familiale (v. ce terme).

ÉRYTHRŒDÈME ÉPIDÉMIQUE (Swift, 1914). V. *acrodynie.*

ÉRYTHRŒDÈME MYASTHÉNIQUE DE MILIAN. V. *dermatomyosite.*

ÉRYTHRO-ENZYMOPATHIE, *s. f.* V. *anémie hémolytique enzymoprive ou par enzymopathie.*

ÉRYTHROGÈNE, *adj.* (gr. *éruthros,* rouge ; *génnan,* produire) [angl. ***erythrogenic***]. — 1° Qui fait rougir la peau, qui provoque un érythème (toxine *é.*). — 2° Qui produit des globules rouges.

ERYTHROGENESIS IMPERFECTA. V. *Blackfan-Diamond (anémie type).*

ÉRYTHROKÉRATODERMIE, *s. f.* (gr. *éruthros*, rouge ; *kéras*, corne ; *derma*, peau) [angl. ***erythrokeratoderma***]. Dermatose caractérisée par l'existence de placards rouges et squameux.

ÉRYTHROKÉRATODERMIE VARIABLE DE MENDES DA COSTA (1925) [angl. ***Mendes da Costa's syndrome***]. Forme rare d'*é.* héréditaire et familiale, transmise selon le mode dominant, débutant dès la première enfance et caractérisée par la grande variabilité de siège, de taille, de forme et d'évolution des zones hyperkératosiques.

ÉRYTHROLEUCÉMIE, *s. f.* ou **ÉRYTHROLEUCOSE**, *s. f.* ou **ÉRYTHROLEUCOMYÉLOSE**, *s. f.* [angl. ***erythroleukaemia***]. — 1° Association de polyglobulie et de leucémie évoluant parallèlement. — 2° Poussée polyglobulique spontanée qui survient exceptionnellement à la phase ultime de certaines leucémies. V. *panmyélose hyperplasique chronique, leucémie aiguë, myélose hyperplasique* et *myélose érythrémique.*

ÉRYTHROMÉLALGIE, *s. f.* (Weir Mitchell, 1878) (gr. *éruthros*, rouge ; *mélos*, membre ; *algos*, douleur) [angl. ***erythromelalgia***]. Syn. *maladie de Weir Mitchell, érythermalgie.* Affection caractérisée par des accès de douleurs accompagnées de gonflement et de rougeurs des téguments, siégeant aux extrémités et en particulier aux pieds. Elle est classée parmi les troubles vasomoteurs fonctionnels à côté de la maladie de Raynaud. — ***é. céphalique.*** V. *céphalée vasculaire de Horton.*

ÉRYTHROMÉLIE, *s. f.* (gr. *éruthros*, rouge ; *mélos*, membre). V. *dermatite chronique atrophiante.*

ÉRYTHROMYCINE, *s. f.* (DCI) (Waksman) [angl. ***erythromycin***]. Antibiotique de la famille des macrolides (v. ce terme) extrait du *Streptomyces erythreus,* actif contre la plupart des germes Gram+ et contre un certain nombre de germes Gram–, de rickettsies, de parasites et de virus ; il est efficace par voie buccale et très peu toxique.

ÉRYTHROMYÉLOBLASTOME, *s. m.* (Schridde). Myélome développé aux dépens des érythroblastes et des myélocytes.

ÉRYTHROMYÉLOÏDE, *adj.* Qui se rapporte aux globules rouges et aux leucocytes granuleux.

ÉRYTHROMYÉLOSE *s. f.* (Paul Chevallier et Mlle Z. Ely). V. *myélose érythrémique aiguë.*

ÉRYTHRON, *s. m.* (gr. *éruthros*, rouge) [angl. ***erythron***]. Ensemble des cellules de la lignée rouge (érythrocytes et précurseurs).

ÉRYTHROPATHIE, *s. f.* (gr. *éruthros*, rouge ; *pathê*, maladie) [angl. ***erythropathy***]. Maladie des globules rouges.

ÉRYTHROPÉNIE, *s. f.* (gr. *éruthros*, rouge ; *pénia*, pauvreté). Diminution considérable du nombre des globules rouges.

ÉRYTHROPHAGIE, *s. f.* ou **ÉRYTHROPHAGOCYTOSE**. *s. f.* (gr. *éruthros*, rouge ; *phagein*, manger) [angl. ***erythrophagia***]. Syn. *hémophagocytose.* Phagocytose des globules rouges par des macrophages, monocytes, histiocytes. Elle peut être physiologique ou pathologique. V. *hématophagie* et *histiocytose maligne.*

ÉRYTHROPHOBIE, *s. f.* (gr. *éruthros*, rouge ; *phobos*, crainte) [angl. ***erythrophobia***]. — 1° Crainte angoissante de la couleur rouge. — 2° V. *éreuthophobie.*

ÉRYTHROPHTISIE, *s. f.* (gr. *éruthros*, rouge ; *phtisis*, consomption) (désuet). V. *Blackfan-Diamond (anémie type).*

ÉRYTHROPLASIE, *s. f.* (Queyrat, 1911) (gr. *éruthros*, rouge ; *plassein*, former) [angl. ***erythroplasia***]. Syn. *maladie de Queyrat, maladie de Bowen des muqueuses* (Hudelo et Cailliau, 1924), *épithélioma bénin syphiloïde* (Fournier et Darier), *épithélioma papillaire* (Darier). Affection précancéreuse des muqueuses (bouche, langue, lèvres, gland, prépuce, vulve), se présentant sous forme d'une surface rouge velvétique et brillante, bien limitée, s'étendant lentement, résistant à tous les topiques et évoluant vers un épithélioma spinocellulaire avec adénopathie précoce.

ÉRYTHROPOÏÈSE, *s. f.* (gr. *éruthros*, rouge ; *poïein*, faire) [angl. ***erythropoiesis***]. Formation des globules rouges dans la moelle osseuse. V. *érythroblastique ou érythrocytaire (lignée), érythroblaste, proérythroblaste, anémie réfractaire* et *érythropoïétine.*

ÉRYTHROPOÏÉTINE, *s. f.* **(EPO)** (Bonsdorf, 1949) (gr. *éruthros*, rouge ; *poïein*, faire) [angl. ***erythropoietin***]. Syn. *hémopoïétine* (Carnot et Mlle Deflandre, 1906). Glycoprotéine sécrétée principalement par le rein et qui stimule la production des globules rouges. Elle apparaît dans le sérum après des saignées copieuses ; sa sécrétion est freinée par un excès d'oxygène dans les tissus et accrue par l'hypoxie. Son hypersécrétion est à l'origine des polyglobulies secondaires (à l'hypoxie, aux tumeurs du rein). L'*é.* de synthèse, obtenue par génie génétique (1986) sert à traiter l'anémie des dialysés. V. *érythrogénine, CSF* et *polyglobulie.*

ÉRYTHROPROSOPALGIE, *s. f.* (gr. *éruthros*, rouge ; *prosopon*, visage ; *algos*, douleur) [angl. ***erythroprosopalgia***]. V. *névralgisme facial.*

ÉRYTHROPSIE, *s. f.* (gr. *éruthros*, rouge ; *opsis*, vue) [angl. ***erythropsia***]. Trouble de la vision au cours duquel une teinte rouge uniforme semble colorer tous les objets. V. *chromatopsie.*

ÉRYTHROPSINE, *s. f.* (gr. *éruthros*, rouge ; *opsis*, vue) [angl. ***erythropsin***]. Syn. *rhodopsine, pourpre rétinien.* Pigment rouge des cellules à bâtonnets de la rétine, permettant la vision crépusculaire. C'est une chromoprotéine constituée d'un pigment dérivé de la vitamine A, le *rétinène* et d'une protéine, l'*opsine.*

ÉRYTHRORRHEXIS, *s. f.* (gr. *éruthros*, rouge ; *rhêxis*, rupture, écoulement brusque et violent). — 1° Hémorragie. — 2° [angl. ***erythrorrhexis***]. Fragmentation des globules rouges.

ÉRYTHROSE, *s. f.* (gr. *éruthros*, rouge). — 1° [angl. ***erythrosis***]. Coloration rouge des téguments observée dans la polyglobulie. — 2° [angl. ***erythromania***]. Grande facilité à rougir. — ***é. de déclivité*** (Parkes-Weber). V. *chaussette (signe de la).*

ÉRYTHRURIE, *s. f.* (gr. *éruthros*, rouge ; *ouron*, urine) [angl. ***erythruria***]. Coloration en rouge de l'urine par l'hémoglobine ou un pigment coloré introduit dans l'organisme.

ESB. V. *Encéphalopathie Spongiforme Bovine.*

ESBACH (tube d') (E. Georges, fr., 1843-1890). V. *albuminimètre.*

ESCALIER (signe de l') (Fournier) [angl. ***stairs sign***]. Hésitation et gêne à descendre un escalier éprouvées par les tabétiques avant l'apparition de l'incoordination des mouvements. Il permet un diagnostic précoce du tabès.

ESCAMILLA-LISSER-SHEPARDSON (syndrome d') (E. Roberto, amér. d'origine mexicaine, 1935) [angl. ***Escamilla-Lisser-Shepardson syndrome***]. Syn. *myxoedème interne.* Variété rare d'hypothyroïdie de l'adulte, dépourvue de myxoedème cutané, mais accompagnée d'ascite et d'épanchement péricardique, d'atonie musculaire, cardiaque, vésicale et intestinale, de ménorragies, d'anémie et d'hypercarotinémie.

ESCARRE, *s. f.* (gr. *eschara*, croûte) [angl. ***slough, eschar***]. Syn. désuet *escharre.* Nécrose tissulaire d'origine ischémique formant une croûte noirâtre plus ou moins épaisse tendant à s'éliminer et surtout à s'infecter. — ***é. de décubitus.*** [angl. ***bedsore, pressure ulcer***]. V. *décubitus aigu.*

ESCARRIFICATION, *s. f.* ou **ESCHARRIFICATION**, *s. f.* Formation d'une escarre.

ESCHARRE, ESCHARRIFICATION, *s. f.* V. *escarre, escarrification.*

ESCHERICH (signes d') (E. Theodor, all., 1857-1911) [angl. ***Escherich's signs***]. Signes de spasmophilie. — 1° Contraction en museau des lèvres, provoquée par la percussion de la commissure labiale. — 2° Hyperexcitabilité galvanique des nerfs périphériques, plus accentuée à l'ouverture qu'à la fermeture du courant, et à l'ouverture du pôle + qu'à l'ouverture du pôle –.

ESCHERICHIA COLI [angl. ***Escherichia coli***]. Syn. *colibacille, Bacillus coli communis, Bacterium coli commune.* Espèce bactérienne de la famille des *Enterobacteriaceæ*, que l'on rencontre normalement dans l'intestin de l'homme et des animaux, où il vit en parasite. Ses caractères principaux sont la mobilité et l'absence de coloration par la méthode de Gram. Non pathogène à l'état normal, il peut acquérir, dans certains cas, une virulence très grande ; il engendre alors des affections variées : diarrhée infantile, choléra nostras, infections urinaires, etc. Il est utilisé en *génie génétique* (v. ce terme) • 👁 **colibacille •**.

ESCUDERO (maladie d') (E. Pedro, argentin, 1926). V. *érythrocytose primitive.*

ÉSÉRINE, *s. f.* (*ésére*, mot du Nigéria) [angl. ***eserine***]. Syn. *physostigmine.* Alcaloïde de la fève de Calabar (graine d'une liane africaine, *Physostigma venenosum*), inhibiteur de la cholinestérase, doué d'une action vagomimétique, stimulant de la motricité intestinale et urinaire ; en collyre, myotique, actif dans le glaucome. V. *génésérine* et *néostigmine.*

ESF. Abréviation du terme anglais *Erythropoiesis Stimulating Factor*. V. *érythropoïétine.*

ESG. Abréviation d'*électrosplanchnographie* (v. ce terme).

ESMARCH (bande ou appareil d') (E. Johan von, all., 1823-1908) [angl. ***Esmarch's bandage***]. Appareil composé d'une bande élastique que l'on enroule autour d'un membre pour en chasser le sang vers la racine et d'un lien circulaire, également élastique, qui empêche le retour du sang dans le membre rendu exsangue.

ÉSOPHORIE, *s. f.* (gr. *ésô*, en dedans ; *phoros*, qui porte) [angl. ***esophoria***]. Strabisme convergent latent (v. *strabisme latent*).

ÉSOTROPIE, *s. f.* (gr. *ésô*, en dedans ; *tropê*, changement de direction). V. *strabisme convergent.*

ESPACE MORT RESPIRATOIRE [angl. ***respiratory dead space***]. — 1° ***e. m. anatomique.*** Segment des voies aériennes compris depuis le nez et la bouche jusqu'aux alvéoles pulmonaires exclues et au niveau duquel il n'y a aucun échange entre l'air et le sang. Son volume (symbole Vd) est normalement de 100 à 200 mL.— 2° ***e. m. physiologique.*** Son volume comprend l'*e. m. anatomique* auquel s'ajoute, dans les cas pathologiques, le volume gazeux *a*) ventilant les alvéoles non irrigués ou *b*) inspiré en excès de celui nécessaire à l'oxygénation du flux capillaire autour de l'alvéole. Ce volume gazeux ajouté porte le nom d'*e. m. parallèle* ou *alvéolaire* ; il est mesuré par la différence entre l'*e. m.* physiologique et l'*e. m.* anatomique.

ESPAGNOL, LE, *adj.* [angl. ***Spanish***]. V. *grippe* et *huile toxique espagnole (syndrome de l').*

ESPÈCE, *s. f.* (lat. *species*, espèce) [angl. ***species***]. En sciences naturelles, une espèce est un groupe de populations interfécondes. Unité de classification en biologie *(taxon)* située au-dessous du *genre* et pouvant se diviser en *variétés* puis en *races*. P. ex. : *Treponema pallidum, Hœmophilus ducreyi.* V. *biotaxie, sérotype, lysotype, sp, spp* et *biotype.*

ESPILDORA-LUQUE (syndrome d') (E.-L. Cristobal, chilien, 1934) [angl. ***Espildora-Luque's syndrome***]. Syndrome dû à une embolie de l'artère ophtalmique qui provoque un spasme réflexe de l'artère sylvienne du même côté. Il est caractérisé par la cécité de l'œil du côté de la lésion et une hémiplégie du côté opposé.

ESPUNDIA, *s. f.* (espagnol, portugais : *esponja,* éponge) [angl. ***espundia***]. Variété de leishmaniose cutanéo-muqueuse observée en Amérique latine, localisée à la face et dont les lésions ulcérantes évoluent à distance de la lésion initiale. V. *uta du Pérou.*

ESQUILLE, *s. f.* (gr. *skhizein*, fendre) [angl. ***splinter of bone***]. Fragment d'os brisé dans les fractures comminutives.

ESQUILLEUX, EUSE, *adj.* [angl. ***splintery***]. Qui présente des esquilles. — ***fracture e.*** (Malgaigne). Fracture dans laquelle un fragment est détaché d'un os sans en interrompre la continuité.

ESSAI CLINIQUE D'UN MÉDICAMENT [angl. ***clinical trial of a drug***]. V. à *médicament : étapes du développement d'un médicament* et *essai thérapeutique.*

ESSAI THÉRAPEUTIQUE [angl. ***therapeutic trial***]. Étude chez l'homme de la tolérance et de l'efficacité d'un nouveau médicament. Elle est étroitement réglementée. Dans ***l'essai ouvert***, le médecin et le malade connaissent la nature du médicament étudié, sans comparaison avec un autre médicament ou un placebo, contrairement à ***l'essai en double insu*** ou ***en double aveugle*** ou encore ***en double anonymat*** (v. ce terme à *double*). — ***Essai croisé*** [angl. ***cross over test***]. Variété de l'essai précédent où le malade reçoit alternativement le médicament essayé puis le produit de comparaison. V. à *médicament : étapes du développement d'un médicament* et *recherche biomédicale.*

ESSENCE, *s. f.* (lat. *essentia,* essence) [angl. ***essence***] (pharmacie). — 1° Syn. moderne *huile essentielle.* Nom générique de substances huileuses, volatiles et aromatiques obtenues par distillation de divers végétaux, solubles dans l'alcool et possédant des propriétés antiseptiques. V. *aromathérapie.* — 2° Partie odorante d'une plante.

ESSENCISME, *s. m.* Intoxication par les boissons à essence, telles que l'absinthe.

ESSENTIEL, ELLE, *adj.* [angl. ***essential***]. Se dit des affections, des syndromes ou des symptômes qui ne se rattachent à aucun état morbide défini, par opposition à *symptomatique.* P. ex. : *tachycardie e.* — V. *idiopathique* et *primitif.*

ESST. Abréviation d'*Encéphalopathie Subaiguë Spongiforme Transmissible.* V. *Creutzfeldt-Jakob (maladie de), Gertsmann-Sträussler-Scheinker (syndrome de), insomnie fatale familiale* et *encéphalopathies subaiguës spongiformes transmissibles.*

ESTER, *s. m.* [angl. ***ester***]. Composé organique, produit de la réaction d'un acide sur un alcool. V. *estérification.*

ESTÉRASE, *s. f.* [angl. ***esterase***]. Enzyme hydrolysant les fonctions ester. P. ex. : *lipase, cholinestérase.*

ESTÉRIFICATION, *s. f.* [angl. ***esterification***]. Réaction chimique d'un acide sur un alcool, conduisant à l'obtention d'un ester et d'eau : $R - COOH + R' - OH \rightleftarrows R - COOR' + H_2O$. La réaction est en général incomplète et réversible.

ESTHÉSIE, *s. f.* (gr. *aïsthêsis*, sensibilité) [angl. ***aesthesia ;*** amér. ***esthesia***]. Sensibilité.

ESTHÉSIOGÈNE, *adj.* (gr. *aïsthêsis*, sensibilité ; *génnan*, engendrer) [angl. ***aesthesiogenic***]. Syn. *aesthésiogène.* Qui modifie la sensibilité, presque toujours en l'exagérant. — ***point, zone e.*** Région hyperesthésiée dont la pression provoque une sensation douloureuse.

ESTHÉSIOMÈTRE, *s. m.* (gr. *aïsthêsis*, sensibilité ; *métron*, mesure) [angl. ***aesthesiometer***]. Syn. *aesthésiomètre.* Instrument destiné à mesurer la sensibilité tactile à l'état normal et à l'état pathologique (compas de Weber).

ESTHÉSIO-NEURO-ÉPITHÉLIOME OLFACTIF, ESTHÉSIO-NEUROCYTOME, *s. m.* (L. Berger, 1924 et 1926), **ESTHÉSIO-NEUROBLASTOME**, *s. m.* [angl. ***aesthesioneuroblastoma, -cytoma, -epithelioma***]. Tumeur maligne très rare, observée chez l'enfant ou l'adulte jeune, développée aux dépens des éléments nerveux olfactifs de la muqueuse nasale restée ou redevenue à l'état embryonnaire (placode olfactive). Elle siège dans une fosse nasale, à sa partie supérieure et peut envahir la base du crâne. Selon leurs caractères histologiques, on distingue l'esthésioneuro-épithéliome et l'esthésioneurocytome, ces deux variétés étant groupées par certains sous le terme d'esthésio-neuroblastome.

ESTHIOMÈNE DE LA VULVE (Huguier, 1848) (gr. *esthiein*, ronger) [angl. ***esthiomene***]. Ulcère de la vulve avec sclérose et hypertrophie granulomateuse des téguments. — L'***e. éléphantiasique*** est de nature diverse : tuberculeuse (lupus), chancrelleuse, syphilitique, poradénique (maladie de Nicolas et Favre). V. *Jersid (syndrome de).*

ESTLANDER-VERNEUIL (signe d') (E. Jakob, finlandais, 1831-1881). Élévation de la température cutanée au niveau d'un ostéosarcome.

ESTOMAC, *s. m.* (gr. *stomakhos*) (TA *gaster*) [angl. ***stomach***]. Partie dilatée du tube digestif faisant suite à l'œsophage (par l'intermédiaire du cardia) et se continuant par le duodénum (à travers l'orifice pylorique). On lui décrit une partie supérieure gauche volumineuse, le fundus ou grosse tubérosité, à laquelle fait suite le corps, puis la partie pylorique qui se termine par l'antre pylorique. Cet organe réservoir est doté d'une puissante musculature et de glandes secrétant l'acide chlorhydrique et la pepsine. V. *cancer de l'estomac* et les mots commençant par *gastr...* • 👁 **abdomen** •.

ESTOMAC (petit — de Pavlov). V. *Pavlov.*

ESTOMAC BILOCULAIRE [angl. ***bilocular stomach***]. V. *biloculaire.*

ESTOMAC EN SABLIER. V. *biloculaire.*

ESTOMAC PASTÈQUE [angl. ***watermelon stomach***]. V. *ectasie vasculaire antrale.*

ESTRA..., ESTRO... (orthographe américaine). V. *œstra..., œstro...* P. ex. : estral, v. *œstral* ; estrogène, v. *œstrogène.*

ESTREN-DAMESHEK (anémie aplastique de) (E. Salomon, amér., 1947) [angl. ***Estren-Dameshek syndrome***]. Pancytopénie très proche de l'anémie de Fanconi (les anomalies chromosomiques sont identiques), mais qui ne comporte pas de malformation osseuse ni viscérale.

ESV. Abréviation d'*extrasystole* (v. ce terme) *ventriculaire.*

ET. 1° Abréviation d'*endothéline.* V. ce terme. — 2° Symbole de l'élastance thoracique totale. V. *élastance.*

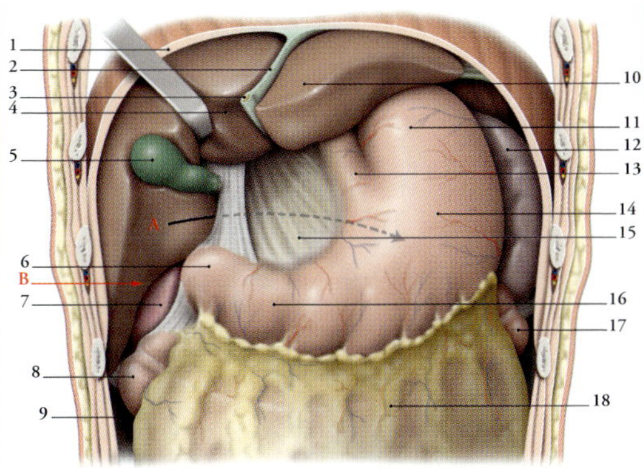

Estomac. Région supra-mésocolique

A. vers la bourse omentale
B. récessus hépato-rénal
1. diaphragme
2. ligament falciforme
3. ligament rond du foie
4. lobe droit du foie
5. vésicule biliaire
6. angle duodénal supérieur
7. rein droit
8. angle colique droit
9. gouttière paracolique droite
10. lobe gauche du foie
11. fundus de l'estomac
12. rate
13. œsophage abdominal
14. corps de l'estomac
15. petit omentum
16. partie pylorique de l'estomac
17. angle colique gauche
18. côlon transverse recouvert par le grand omentum

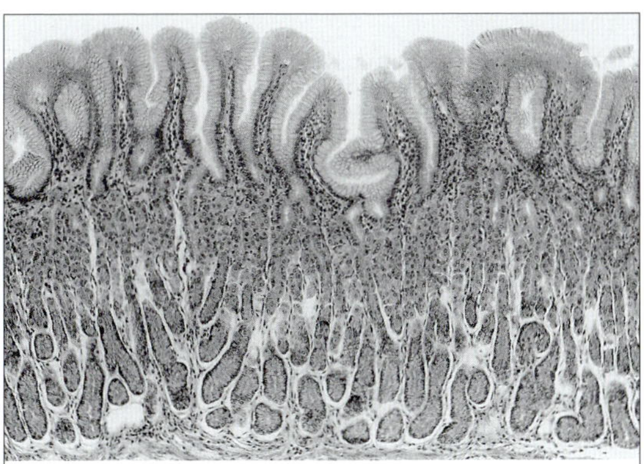

Muqueuse gastrique

ET AL (lat. *et alii*, et les autres). Locution utilisée dans les références bibliographiques des textes anglo-américains et signifiant : *et coll.* (et collaborateurs).

ÉTABLISSEMENT DE SANTÉ. V. *hôpital* et *hospitalier (service public)*.

ÉTABLISSEMENT FRANÇAIS DES GREFFES. Établissement public national créé en 1994, chargé notamment de gérer l'inscription des malades en attente de greffe et la répartition des greffons d'organes, de moelle osseuse, de cornée et autres tissus, ainsi que d'établir les règles de bonne pratique en matière de transplantation. Ses activités ont été reprises le 10 mai 2005 par l'Agence de la biomédecine.

ÉTABLISSEMENT FRANÇAIS DU SANG. Établissement public créé en 1998, chargé notamment de gérer le service public de la transfusion sanguine (approvisionnement, qualité, bonnes pratiques).

ÉTAT (période d'). V. *acmé*.

ÉTAT D'ABSENCE. V. *absence (état d')*.

ÉTAT CRÉPUSCULAIRE. V. *crépusculaire (état)*.

ÉTAT LACUNAIRE. V. *paralysie pseudobulbaire*.

ÉTAT DE MAL [angl. ***subintrant crisis***]. Série de paroxysmes, survenant immédiatement les uns après les autres, entre lesquels le malade ne revient pas à son état normal. P. ex. : *état de mal asthmatique, épileptique, hystérique, éclamptique*, etc.

ÉTAT DE MAL ANGINEUX [angl. ***unstable angina***] (cardiologie). Syn. *syndrome prémonitoire* ou *de menace d'infarctus, insuffisance coronaire aiguë, angine* ou *angor instable*. Syndrome faisant craindre l'oblitération prochaine d'une artère coronaire. Il est caractérisé par l'apparition récente et l'aggravation rapide de crises d'angine de poitrine de plus en plus fréquentes, longues et spontanées ; par des signes électrocardiographiques d'ischémie, un taux élevé de troponine et sur les coronarographies, par une sténose importante, proximale, d'une ou de plusieurs artères coronaires (l'interventriculaire antérieure le plus fréquemment). L'évolution spontanée est grave et la menace d'infarctus et de mort subite peut indiquer un pontage coronaire ou bien une angioplastie en urgence pour revasculariser le myocarde. V. *angor type Prinzmetal*.

ÉTAT DE MAL ASTHMATIQUE. V. *asthme*.

ÉTAT DE MANQUE. V. *sevrage (syndrome de)*.

ÉTAT DE PETIT MAL. V. *absence (état d')*.

ÉTAT DE PRIVATION. V. *sevrage (syndrome de)*.

ÉTAT DE RÊVE. V. *unciforme ou uncinée (crise)*.

ÉTERNUEMENT, *s. m.* (lat. *sternuere*, éternuer) [angl. ***sneeze***]. Expulsion violente et bruyante d'air par le nez et la bouche, d'origine réflexe. Elle s'accompagne d'occlusion réflexe des paupières.

ÉTHANOL (test à l') (Breen et Tullis, 1968) [angl. ***ethanol gelation time***]. Épreuve destinée à mettre en évidence, dans le plasma sanguin, des substances solubles produites par la formation de thrombine. L'apparition d'un gel, lorsqu'on ajoute un peu d'alcool éthylique au plasma additionné de soude, indique la présence de ces substances. Ce test est habituellement positif dans les syndromes de coagulation intravasculaire disséminée (v. ce terme).

ÉTHER, *s. m.* (gr. *aithêr*, voûte céleste) [angl. ***ether***]. Composé organique dont la chaîne carbonée est interrompue par un atome d'oxygène. Les *é.* sont d'excellents solvants des substances organiques non miscibles à l'eau. — ***é. éthylique.*** Syn. *diéthyl-éther* $(C_2H_5 - O - C_2H_5)$. Liquide très inflammable et très volatil qui a été utilisé dès 1850 en anesthésie par inhalation.

ÉTHÉRISME, *s. m.* [angl. ***etherism***]. Ensemble des phénomènes provoqués par l'éther absorbé sous forme de vapeur (éthérisation) ou en boisson.

ÉTHÉROLAT, *s. m.* Médicament qui résulte de la distillation d'éther sur des substances aromatiques.

ÉTHÉROLATURE, *s. f.* ou **ÉTHÉROLÉ**, *s. m.* Médicament formé d'éther et de principes médicamenteux solubles dans ce liquide.

ÉTHÉROMANIE, *s. f.* [angl. ***etheromania***]. Habitude morbide de l'éther ; le besoin de ce médicament s'étant transformé peu à peu en une impulsion d'autant plus impérieuse que l'intoxication est plus forte.

ÉTHINYL-TESTOSTÉRONE, *s. f.* V. *prégnéninolone*.

ÉTHIQUE, *s. f.* (gr. *êthos*, coutume) [angl. ***ethics***]. Science de la morale, celle-ci étant considérée comme un ensemble de règles de bonne conduite. – ***é. biomédicale***. V. *bioéthique*.

ETHMOCÉPHALE, *s. m.* (I. G. St-Hilaire) (gr. *ethmos*, racine du nez ; *képhalê*, tête) [angl. ***ethmocephalus***]. Monstre cyclocéphalien dont les deux orbites sont très rapprochées, sans être confondues et dont l'appareil nasal est réduit à une petite trompe se terminant par une ou deux narines.

ETHMOÏDE, *adj.* (gr. *êthmos*, passoire, tamis ; *eidos*, aspect) [angl. ***ethmoid***]. — Criblé ; en forme de tamis. — ***os e.*** (TA *os ethmoidale*) [angl. ***ethmoid bone***]. L'un des os de la base du crâne ; il forme le toit des fosses nasales • 👁 **tête, vomer** •.

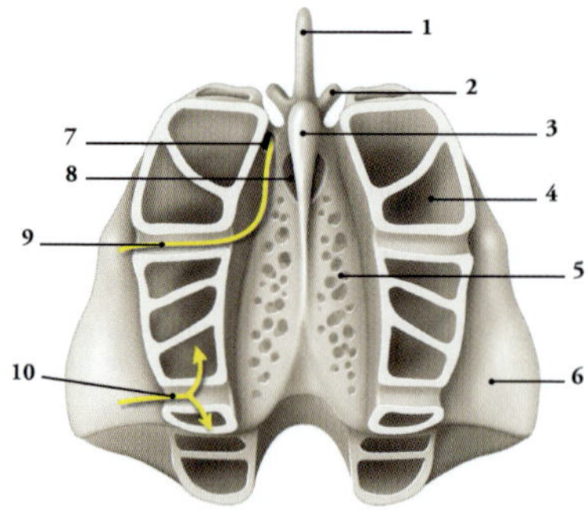

Ethmoïde. Vue supérieure

1. lame perpendiculaire
2. aile de la crista galli
3. crista galli
4. cellule ethmoïdale
5. lame criblée
6. lame orbitaire
7. foramen ethmoïdal
8. fente ethmoïdale
9. sillon et nerf ethmoïdaux antérieurs
10. sillon et nerf ethmoïdaux

ETHMOÏDITE, *s. f.* [angl. ***ethmoiditis***]. Inflammation de la muqueuse qui recouvre l'os ethmoïde et de cet os lui-même.

ETHMOÏDO-SPHÉNOÏDOTOMIE, *s. f.* [angl. ***ethmoidosphenoidotomy***]. Exérèse du cornet moyen entraînant l'effraction des cellules ethmoïdales postérieures et suivie de l'ouverture du sinus sphénoïdal par effondrement de sa paroi antérieure.

ETHNIQUE, *adj.* (gr. *ethnos*, peuple) [angl. ***ethnic***] (anthropologie). Qui concerne la race ou en dépend.

ETHNOGRAPHIE, *s. f.* (gr. *ethnos*, peuple ; *graphein*, décrire) [angl. ***ethnography***] (anthropologie). Description des coutumes et usages de divers groupes humains. V. *ethnologie*.

ETHNOLOGIE, *s. f.* (gr. *ethnos*, peuple ; *logos*, traité) [angl. ***ethnology***] (anthropologie). Anthropologie culturelle et sociale basée sur les documents recueillis par les ethnographes. V. *hématologie ethnologique*.

ÉTHOLOGIE, *s. f.* (Stuart-Mill, 1843) (gr. *êthos*, caractère ; *logos*, discours) [angl. ***ethology***]. — 1° Science des caractères. — 2° (Geoffroy St Hilaire). Étude du comportement des animaux.

ÉTHOPHARMACOLOGIE, *s. f.* (gr. *êthos*, caractère ; pharmacologie). Étude des effets des médicaments sur le comportement des individus.

ÉTHYLISME, *s. m.* V. *alcoolisme*.

ÉTHYLOMÈTRE, *s. m.* Appareil de mesure de l'alcool éthylique dans l'air expiré, délivrant un document imprimé. Il serait plus précis que l'éthylotest (v. ce terme) mais il n'est pas transportable.

ÉTHYLOTEST, *s. m.* Appareil transportable de dépistage de l'alcool éthylique dans l'air expiré. Il en existe deux types : le ***type B*** qui donne une lecture à l'affichage *électronique*, réputé plus précis que le ***type A***, chimique (syn. *alcootest*, v. ce terme). V. *éthylomètre*.

ÉTHYNIL-ŒSTRADIOL, *s. m.* Œstrogène (v. ce terme) de synthèse utilisé comme contraceptif (v. ce terme). V. *œstrogènes de synthèse*.

ÉTINCELAGE, *s. m.* V. *fulguration 2°*.

ÉTIOLOGIE, *s. f.* (gr. *aïtia*, cause ; *logos*, discours) [angl. ***aetiology***, amér. ***etiology***]. Étude des causes des maladies. Celles-ci peuvent être d'origine traumatique, infectieuse, parasitaire, mycotique, inflammatoire, immunologique, allergique, toxique, iatrogénique, carentielle, métabolique, génétique, tumorale, dégénérative, vasculaire... ou inconnue. — Ce terme est souvent employé à tort comme synonyme de *cause*.

ÉTIREMENT, *s. m.* [angl. ***stretching***]. Action d'allonger. L'*é.* peut être *passif*, (réalisé par traction, manuelle ou non) ou bien le fait d'une action interne, c'est l'*é. actif*. ou *auto-étirement*.

ETO. Abréviation d'*échocardiographie transœsophagienne*. V. *échocardiographie* et *ETT*.

ÉTOILE VASCULAIRE (Gilbert et Hanot). Petit angiome cutané formé d'un point rouge central saillant, de la taille d'une grosse tête d'épingle ou d'une lentille, entouré d'un chevelu de télangiectasies. Peu nombreux, ils siègent sur le visage, les poignets et le dos des mains, surtout chez les hépatiques. V. *angiome stellaire* et *tache rubis* • 👁 **angiome** •.

ÉTRANGETÉ (sentiment d') (psychiatrie). Impression de modification du monde extérieur et de soi-même (v. *dépersonnalisation*) observée dans l'hystérie, la schizophrénie, l'épilepsie temporale ou dans certaines intoxications.

ÉTRANGLEMENT *s. m.* (lat. *strangulare*, étrangler) [angl. ***stricture***]. Constriction manuelle du cou d'origine criminelle par une tierce personne. V. *strangulation*. — ***é. d'un organe***. Constriction d'un organe avec arrêt de la circulation, entraînant un ensemble de symptômes (douleurs, vomissements, angoisse, etc.), qui sont presque toujours les mêmes, quel que soit le viscère étranglé. P. ex. : *e. herniaire, e. du testicule*.

ÉTRIER, *s. m.* — 1° [angl. ***stirrup***]. Pièce métallique en forme d'U. — 2° [TA et angl. ***stapes***] (anatomie). V. *osselet*.

ETS. Abréviation d'*Établissement de Transfusion Sanguine*.

ETT. Abréviation d'*échocardiographie transthoracique*. V. *échocardiographie* et *ETO*.

ÉTUVE, *s. f.* (bas-lat, *stuba*) [angl. ***drying stove***]. — 1° Endroit clos dont on élève la température pour provoquer la sudation. — *é. sèche*. — *é. humide* ou *bain de vapeur*. — 2° Appareil destiné à obtenir une température déterminée. De ces *é.* les unes produisent une température supérieure à 100 °C et sont destinées à la désinfection ou à la stérilisation ; les autres maintiennent une température constante ; (*é. à incubation*, 33 °C à 38 °C, pour faciliter les cultures microbiennes en laboratoire).

EUBACTÉRIES, *s. f. pl.* [angl. ***Eubacteria, Bacteria***]. Groupe de bactéries constituant l'un des trois domaines de l'*arbre phylogénique universel*. V. ce terme.

EUBACTERIUM, *s. m.* [angl. ***Eubacterium***]. Genre de bacilles Gram– anaérobies stricts dont le caractère pathogène n'est pas établi.

EUCARYOTE, *adj.* (Chatton, 1925) [angl. ***eucaryote***]. Se dit des organismes cellulaires dont les noyaux sont entourés de membrane et dont le protoplasme contient des mitochondries et des ribosomes.

EUCARYOTES, *s. m. pl.* [angl. ***Eucaryotes, Eukaryotes, Eukaria***]. L'un des trois domaines de l'*arbre phylogénique universel* comprenant les organismes formé de cellules *eucaryotes* (v. ce terme et *Procaryote*). Les *E.* comprennent les champignons, la plupart des algues unicellulaires, les protozoaires ainsi que les plantes et les animaux.

EUCHROMATINE, *s. f.* (Heitz, 1928) [angl. ***euchromatin***]. Partie de la chromatine ne se colorant guère pendant l'interphase et qui, contrairement à l'hétérochromatine (v. ce terme), serait porteuse des gènes.

EUCHROMOSOME, *s. m.* V. *autosome*.

EUCORTICISME, *s. m.* (gr. *eu*, bien ; lat. *cortex*, écorce) [angl. ***eucorticism***]. État d'équilibre de l'organisme dû à la sécrétion suffisante de la corticosurrénale.

EUGÉNÉSIE, *s. f.* (gr. *eu*, bien ; *génésis*, génération) [angl. ***eugenesia***]. Syn. *homogénésie eugénésique, hybridité directe* (anthropologie). Nom donné par Broca aux croisements dont les produits ou métis sont indéfiniment féconds aussi bien entre eux qu'avec les individus des deux races mères. Il y a ainsi production d'une race nouvelle.

EUGÉNIE, EUGÉNIQUE, *s. f.* ou **EUGÉNISME**, *s. m.* (E. Galton, 1883) (gr. *eu*, bien ; *génnan*, engendrer) [angl. ***eugenics***]. Syn. *orthogénie*. Science qui se propose d'étudier les conditions les plus favorables au relèvement qualitatif de la race humaine et de fixer les règles d'une bonne reproduction. Elle vise essentiellement à éviter la naissance d'enfants atteints de maladies héréditaires.

EUGLOBULINE, *s. f.* [angl. ***euglobulin***]. V. *globuline*. — ***mesure du temps de lyse des e.*** V. *Kaulla (test de von)*.

EUGONADOTROPHIQUE, *adj.* Qui se rapporte au fonctionnement normal des gonadostimulines (v. ce terme).

EUKARIA, *s. f. pl.* V. *Eucaryotes*.

EULENBURG (maladie d') (E. Albert, all., 1886). V. *paramyotonie congénitale.*

EUMYCETE, *s. m.* (gr. *eu*, bien ; *mukès*, champignon) [angl. ***eumycete***]. Champignon vrai, véritable, voisin mais distinct des protistes fongoïdes.

EUMYCÉTOME, *s. m.* (gr. *eu*, bien ; mycétome) [angl. ***eumycetoma***]. Mycétome fongique. V. *mycétome.*

EUNUCHISME, *s. m.* [angl. ***eunuchism***]. État des individus de l'un et de l'autre sexe, privés depuis l'enfance de la sécrétion interne de leurs glandes génitales (eunuques) soit par ablation de ces glandes pour des raisons sociales (en Orient), soit par un processus pathologique (oreillons). Il est caractérisé par un ensemble de troubles qui apparaissent à la période pubertaire ou plus tard : taille anormalement élevée, persistance de l'aspect infantile, absence des caractères sexuels secondaires, du développement des organes génitaux et des fonctions sexuelles.

EUNUCHOÏDE, *adj.* [angl. ***eunuchoid***]. Qui ressemble à l'eunuque. — *aspect e.* — ***voix eunuchoïde*** (Krishaber). Voix d'une grande hauteur, mais d'une faible intensité, conservant chez l'homme adulte son caractère infantile. Elle est due soit à l'arrêt de développement du larynx, soit à des troubles de coordination des muscles vocaux. C'est la voix de l'eunuque.

EUNUCHOÏDISME, *s. m.* [angl. ***eunuchoidism***]. Variété atténuée d'eunuchisme dû à une insuffisance de la sécrétion des testicules ou des ovaires survenant avant la puberté.

EUNUQUE, *s. m.* (gr. *eunê*, lit ; *échein*, garder) [angl. ***eunuch***]. Individu à qui l'on a enlevé les organes génitaux.

EUPAREUNIE, *s. f.* (gr. *eu*, bien ; *pareunos*, compagnon de lit) [angl. ***eupareunia***]. Accomplissement de l'acte sexuel normal, également satisfaisant pour les deux partenaires.

EUPEPSIE, *s. f.* (gr. *eu*, bien ; *pepsis*, digestion) [angl. ***eupepsia***]. Digestion normale.

EUPEPTIQUE, *adj.* (gr. *eu*, bien ; *peptos*, digéré) [angl. ***eupeptic***]. Qui facilite la digestion.

EUPHORIE, *s. f.* (gr. *eu*, bien ; *phoros*, de *phérein*, porter) [angl. ***euphoria***]. État de confiance, de satisfaction, de bien-être.

EUPLOÏDE, *adj.* (gr. *eu*, bien ; *ploos*, traversée, trajet) [angl. ***euploid***] (génétique). Se dit de cellules dont les mitoses se sont effectuées de manière typique et qui comportent des chromosomes normaux en nombre et en qualité. V. *aneuploïde*, *hétéroploïde* et *polyploïde.*

EUPLOÏDIE, *s. f.* (Täckholm, 1922) [angl. ***euploidy***] (génétique). État de cellules euploïdes.

EUPNÉE, *s. f.* (gr. *eu*, bien ; *pnein*, respirer) [angl. ***eupnoea***]. Respiration facile.

EUPRAXIE, *s. f.* (gr. *eu*, bien ; *praxis*, action) [angl. ***eupraxia***]. Faculté de conformer les mouvements au but proposé.

EUROPEAN MEDICINES EVALUATION AGENCY (angl.). V. *EMEA.*

EURYTHMIE, *s. f.* (gr. *eu*, bien ; *rhuthmos*, rythme) [angl. ***eurythmia***]. Régularité d'un rythme (cardiaque ou autre).

EUSOMPHALIEN, *s. m.* (I. G. St-Hilaire) (gr. *eus*, bien conformé ; *omphalos*, ombilic) [angl. ***eusomphalus monster***]. Famille de monstres caractérisés par la réunion de deux sujets à peu près complets, pouvant accomplir indépendamment l'un de l'autre la presque totalité des fonctions vitales et possédant chacun un ombilic distinct.

EUSTACHE (trompe d') (Bartolomeo Eustachi, anatomiste italien, 1520-1574). V. *trompe.*

EUSTRONGYLOSE, *s. f.* (gr. *strongylos*, rond) [angl. ***strongylosis***]. Maladie très rare chez l'homme, plus fréquente chez le chien, caractérisée par de vives douleurs lombaires et des hématuries abondantes, entraînant souvent la mort. Elle est due à la présence d'*Eustrongylus* dans l'appareil urinaire.

EUSTRONGYLUS GIGAS. V. *strongle géant.*

EUTHANASIE, *s. f.* (gr. *eu*, bien ; *thanatos*, mort) [angl. ***euthanasia***]. Mort paisible et exempte de souffrances, naturellement ou grâce à l'emploi de substances calmantes. — Ce terme désigne actuellement une pratique consistant à précipiter la mort d'un malade incurable pour lui éviter de souffrir.

EUTHYMIE, *s. f.* (gr. *eu*, bien ; *thumos*, âme) [angl. ***euthymism***]. Comportement extérieur joyeux, humeur gaie.

EUTHYRÉOSE, *s. f.*, **EUTHYROÏDIE**, *s. f.* ou **EUTHYROÏDISME**, *s. m.* [angl. ***euthyroidism***]. Syn. *normothyroïdie.* Fonctionnement normal et régulier d'une glande thyroïde quel qu'en soit le volume.

EUTHYSCOPE, *s. m.* (gr. *euthus*, direct ; *skopein*, examiner) [angl. ***euthyscope***] (ophtalmologie). Ophtalmoscope spécial produisant une image ronde centrée sur la macula. Il est utilisé dans le traitement des amblyopies fonctionnelles (méthode de Cuppers).

EUTHYSCOPIE, *s. f.* [angl. ***euthyscopia***] (ophtalmologie). Méthode de traitement de l'amblyopie fonctionnelle, utilisant un euthyscope (v. ce terme).

EUTOCIE, *s. f.* (gr. *eu*, bien ; *tokos*, accouchement) [angl. ***eutocia***]. Accouchement normal.

EUTOCIQUE, *adj.* Qui facilite l'accouchement. — ***ceinture e.*** Ceinture destinée à maintenir le fœtus en bonne position à la fin de la grossesse.

EUTONIE, *s. f.* [angl. ***eutonia***]. Qualité d'un tonus satisfaisant. V. *Alexander (méthode de Gerda).*

EUTONOLOGIE, *s. f.* (Canguilhem, Laborit) (gr. *eu*, bien ; *tonos*, tension ; *logos*, discours). Étude des moyens qui maintiennent ou rétablissent l'équilibre biologique normal de l'organisme.

EUTROPHIE, *s. f.* (gr. *eu*, bien ; *trophê*, nourriture) [angl. ***eutrophia***]. Nutrition et développement parfaits et réguliers de toutes les parties de l'organisme.

eV. Abréviation *d'électron-volt.*

ÉVAGINATION, *s. f.* (lat. *ex*, hors de ; *vagina,* gaine) [angl. ***evagination***]. Saillie pathologique d'un organe. V. *éventration*, *hernie* et *prolapsus.*

ÉVALUATION, *s. f.* [angl. ***testing***]. Mesure de la valeur. — ***é. articulaire.*** V. *bilan articulaire.* — ***é. musculaire.*** V. *bilan musculaire.* — ***é. des pratiques professionnelles.*** V. *EPP.*

EVANS (syndrome d') (E. Robert, amér., 1951) [angl. ***Evans's syndrome***]. Syn. *syndrome de Fisher-Evans.* Association d'une anémie hémolytique auto-immune et d'un purpura thrombopénique. Ce syndrome est rare mais d'un pronostic grave.

EVANS (test d') [angl. ***Evans's test***]. Méthode destinée à apprécier le taux sanguin de l'homone somatotrope hypophysaire. On injecte du plasma de malade à un rat femelle privé de son hypophyse et on mesure les modifications du cartilage épiphysaire du tibia.

ÉVEIL (réaction d') (Gangloff et Monnier) [angl. ***arousal***]. Modifications de l'électroencéphalogramme observées au moment de l'éveil.

ÉVEINAGE, *s. m.* (Babcock) [angl. ***stripping***]. Syn. *tringlage* (Fredet). Procédé de cure chirurgicale des varices du membre inférieur, appliqué surtout au segment crural de la saphène. Il consiste dans l'arrachement de la veine avec ses perforantes au moyen d'une tige introduite dans la crosse de la saphène interne. Les deux extrémités de la veine sont liées par deux petites incisions à l'aine et à la face interne du genou.

ÉVENTAIL (signe de l') (Babinski, 1903) [angl. ***fan sign***]. Signe consistant en mouvement d'abduction des orteils qui s'écartent les uns des autres, en *éventail,* quand on fait exécuter à certains hémiplégiques (hémiplégie infantile) des mouvements alternatifs de flexion et d'extension du tronc sur le bassin. Il peut être associé au *phénomène des orteils* et possède la même valeur sémiologique.

ÉVENTRATION, *s. f.* (lat. *e*, hors de ; *venter,* ventre) [angl. ***eventration***]. Hernie ventrale, c.-à-d. se formant dans les régions antérieures et latérales de l'abdomen. L'*é.* est *spontanée*, due à une déficience de la paroi (aplasie, rachitisme, paralysie, vieillesse, nombreux accouchements qui écartent les deux muscles droits et distendent l'aponévrose) ; ou *traumatique*, due à une plaie ou à un relâchement d'une cicatrice de laparotomie. — ***é. diaphragmatique.*** Surélévation permanente d'une coupole du diaphragme, sans qu'il y ait solution de continuité dans le muscle (différence avec la hernie diaphragmatique).

ÉVERSION, *s. f.* (lat. *evertere,* renverser) [angl. ***eversion***]. Bourrelet formé au niveau d'un orifice naturel par la muqueuse plus ou moins herniée. P. ex. : *é. des points lacrymaux.*

ÉVICTION, *s. f.* (lat. *evincere,* déposséder) [angl. ***eviction***]. Le fait d'être évincé, mis de côté, tenu à l'écart. – ***é. scolaire*** [angl. ***exclusion from school***]. Interdiction faite à l'écolier atteint d'une affection contagieuse de fréquenter la classe pendant une période déterminée afin de lutter contre la propagation de la maladie.

ÉVIDEMENT PÉTRO-MASTOÏDIEN. Trépanation de l'apophyse mastoïde avec ouverture de l'antre mastoïdien, de l'aditus et de l'oreille moyenne. Opération pratiquée en cas de mastoïdite chronique ou d'otorrhée chronique avec menace de complications intra-crâniennes.

ÉVISCÉRATION, *s. f.* (lat. *e,* hors ; *viscera,* viscère) [angl. ***evisceration***]. Syn. *exentération.* – 1° Opération qui consiste à extraire la masse intestinale par une incision allant de l'appendice xiphoïde au pubis (recherche d'une lésion intestinale). – 2° Issue au dehors des organes abdominaux provoquée par la désunion d'une plaie opératoire. – 3° L'*é.* se dit aussi de l'évidement de la cavité orbitaire ou du globe oculaire seul.

ÉVOCATEUR, *s. m.* [angl. ***evocator***] (biologie). Substance issue de la zone organisatrice de l'embryon et provoquant le développement et la différenciation des divers tissus de l'organisme. V. *inducteur, 2°.*

ÉVOLUTIF, IVE, *adj.* [angl. ***evolutive***]. Se dit d'une affection ou d'une lésion qui se modifie incessamment, ce qui entraîne le plus souvent son aggravation. P. ex. : *tuberculose é., rhumatisme cardiaque é.*

ÉVOLUTION, *s. f.* [angl. ***evolution***]. Développement d'un organe, d'un être ou d'un groupement d'être organisés. – L'*é.* des êtres vivants ou *é. biologique* est la transformation de ces êtres qui dériveraient les uns des autres. – ***é. aberrante.*** Développement d'un tissu ou d'un organe en dehors de la règle normale, qu'il s'agisse de leur aspect, de leur structure ou de leur siège. – ***é. d'une maladie.*** Différentes phases par lesquelles elle passe. – ***é. onychogène.*** V. *onychogène (évolution).* – ***é. spontanée du fœtus.*** Terminaison exceptionnelle de l'accouchement dans la présentation de l'épaule lorsque le fœtus est petit ou macéré ; l'expulsion se fait par le tronc, les hanches, les fesses, et la tête se dégage en dernier.

ÉVOLUTIONNISME, *s. m.* [angl. ***evolutionism***]. Théorie philosophique à laquelle aboutit l'application de l'idée d'évolution à la nature entière.

Ew (w : *wall,* paroi en angl.). Symbole de l'élastance de la paroi thoracique. V. *élastance.*

EWALD (repas d') (E. Carl, all., 1845-1915) [angl. ***Ewald's meal test***]. Repas d'épreuve (v. ce terme) composé de 60 g de pain et de 250 g de thé léger sucré.

EWING (sarcome d') (E. James, amér., 1921) [angl. ***Ewing's sarcoma***]. Syn. *endothéliome osseux, myéloendothéliome.* Tumeur maligne de la moelle osseuse d'origine réticulo-endothéliale (réticulo-sarcome ou réticulo-endothéliome) siégeant surtout sur la diaphyse, survenant vers l'âge de 10 à 14 ans, caractérisée par un début insidieux, une évolution par poussées et une tendance aux métastases. Des cas de sarcomes d'*E.* extra-osseux ont été décrits chez des adultes jeunes (Angerwall et Enzinger, 1975).

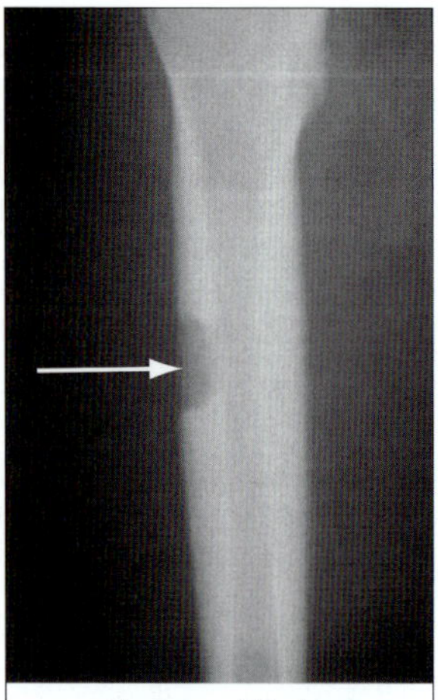

Sarcome d'Ewing.
Lacune radiologique

EWINGELLA, *s. f.* (Grimont, 1983) [angl. ***Ewingella***]. Genre bactérien de la famille des *Enterobacteriaceæ* dont l'unique espèce, *E. americana,* est exceptionnellement pathogène (bactérie opportuniste).

EX VIVO (en lat. hors du vivant). Se dit de phénomènes observés sur un tissu ou un organe sortis du corps, puis réincorporés. V. *in vivo.*

EXACERBATION, *s. f.* (lat. *ex,* hors ; *acerbus,* fâcheux) [angl. ***exacerbation***]. Exagération transitoire des symptômes d'une maladie.

EXAMEN CLASSANT NATIONAL (ECN). V. *interne.*

EXAMEN DE CORPS [angl. ***external examination***]. Inspection et description des lésions externes d'un cadavre. L'absence d'incision le distingue de l'*autopsie.* V. ce terme et *levée de corps.*

EXANIE, *s. f.* (lat. *ex,* hors ; *anus*) [angl. ***exania***]. Prolapsus du rectum.

EXANTHÈME, *s. m.* (gr. *exanthein,* fleurir) [angl. ***exanthem***]. Rougeur cutanée plus ou moins vive, ne s'accompagnant ni de papule, ni de vésicule, que l'on rencontre dans un grand nombre de maladies.

EXANTHÈME DE BOSTON. V. *Boston (exanthème de).*

EXANTHÈME CRITIQUE (Glanzmann). V. *maladie (sixième).*

EXANTHÈME SUBIT (Veeder et Hempelmann, 1921). V. *maladie (sixième).*

EXARTHROSE, *s. f.* (gr. *ex,* hors de ; *arthron,* articulation). Luxation.

EXARTICULATION, *s. f.* [angl. ***exarticulation***]. Désarticulation.

EXCAVATION PELVIENNE (obstétrique) [angl. ***pelvis***]. Syn. *petit bassin, pelvis.* Canal osseux limité en avant par le pubis, en arrière par le sacrum et le coccyx et latéralement par la surface quadrilatère de l'os coxal, l'épine sciatique et le corps de l'ischion qui encadrent le foramen obturé et les échancrures sciatiques. Le détroit supérieur le sépare, en haut, du grand bassin ; en bas, son orifice est le détroit inférieur ; le détroit moyen le divise en 2 étages. C'est dans l'*e. p.* que la présentation effectue sa descente et sa rotation. V. *détroit* et *engagement.*

EXCIMÈRE, *s. m.* (à excitation de dimère) [angl. ***excimer***]. Contraction de l'angl. *excited dimer,* désignant des mélanges gazeux ***(XeCl, XeF)*** utilisés comme source dans la construction des lasers pulsés émettant dans l'ultraviolet. – Dans la série des lasers Excimer, le plus utilisé dans l'angioplastie est le chlorure de Xénon, émettant à la longueur d'onde de 308 nm. Ces lasers sont préférentiellement absorbés par les protéines.

EXCIPIENT, *s. m.* (lat. *excipere,* recevoir) [angl. ***excipient***]. Véhicule d'un médicament ; substance à laquelle on incorpore les principes actifs pour les rendre plus facilement absorbables.

EXCISION, *s. f.* (lat. *excidere,* couper) [angl. ***excision***]. Amputation d'une partie peu volumineuse. P. ex. : *e. du prépuce.* – ***e. d'une plaie.*** Syn. *épluchage, parage.* Ablation à l'aide de la pince, du bistouri et des ciseaux des corps étrangers et de tous les tissus déchirés ou contusionnés voués à la nécrose. V. *épissage.*

EXCITABILITÉ, *s. f.* [angl. ***excitability***]. « Faculté des muscles et des nerfs d'entrer en action sous l'influence d'un excitant artificiel ou physiologique » (Littré). – Certains auteurs donnent à ce terme le sens plus étendu d'*irritabilité* (v. ce terme).

EXCITATION, *s. f.* [angl. ***excitation***]. – 1° Déclenchement d'une réaction au niveau d'une cellule, d'un tissu, d'un viscère ou de l'organisme entier, que la cause provocatrice soit extérieure à l'élément qui réagit ou née en son sein. – 2° Accélération du fonctionnement d'un ou de plusieurs organes. – 3° État d'activité d'un élément nerveux ou musculaire ; il s'accompagne de phénomènes électriques (apparition d'un potentiel d'action caractérisé par l'inscription d'une onde ample et brusque, en « pointe » sur les tracés) et physico-chimiques (modifications de la perméabilité de la membrane cellulaire). – 4° Ce terme est parfois employé comme synonyme de stimulation. – 5° Agitation psychique ou physique.

EXCITO-MOTEURS (centres). V. *localisations cérébrales.*

EXCLUSION D'UN SEGMENT DU TUBE DIGESTIF. Opération qui consiste à éliminer un segment du tube digestif du trajet que doivent suivre les matériaux de la digestion. P. ex. : *e. du pylore.*

EXCORIATION, *s. f.* (lat. *ex,* hors ; *corium,* peau) [angl. ***excoriation***]. Écorchure légère.

EXCRÉMENTIEL ou **EXCRÉMENTITIEL, ELLE**, *adj.* [angl. ***excrementitious***]. Se dit de ce qui est rejeté normalement hors de l'organisme.

EXCRETA, *s. m. pl.* (en lat. criblures) [angl. ***excreta***]. Syn. *egesta.* Ensemble des déchets de la nutrition rejetés hors de l'organisme (fèces, urine, sueur, bile, etc.).

EXCRÉTION, *s. f.* (lat. *excernere,* séparer) [angl. ***excretion***]. Acte physiologique en vertu duquel le produit des sécrétions d'une glande est versé hors de cette glande par des conduits spéciaux, dits *conduits excréteurs.* — Pris au pluriel dans le sens d'*excreta.*

EXENCÉPHALE, *s. m.* (I. G. Saint-Hilaire) (gr. *ex,* hors ; *enképhalos,* encéphale) [angl. ***exencephalus***]. Monstre caractérisé par la situation de l'encéphale qui est placé en arrière du crâne, la paroi supérieure de celui-ci faisant défaut, ainsi que la paroi postérieure du canal vertébral.

EXENTÉRATION, *s. f.* (gr. *ex,* hors ; *entéron,* intestin). V. *éviscération.*

EXERCICE, *s. m.* [angl. ***exercise***]. Activité, entraînement. V. *effort.*

EXERCISEUR, *s. m.* V. *extenseur.*

EXÉRÈSE, *s. f.* (gr. *ex,* hors ; *aïrein,* enlever) [angl. ***exeresis***]. Ablation chirurgicale d'une partie inutile ou nuisible à l'organisme, ou d'un corps étranger. V. *amputation, excision* et *résection.*

EXFOLIATION, *s. f.* (lat. *ex,* de ; *folium,* feuille) [angl. ***exfoliation***]. — 1° Élimination, sous forme de lamelles, de certaines parties nécrosées (os, tendons). — 2° Ce terme est employé également en dermatologie pour désigner la destruction des couches superficielles de l'épiderme. — ***e. en aires de la langue*** (Unna). V. *glossite exfoliatrice marginée.* — ***e. lamelleuse du nouveau-né.*** V. *desquamation collodionnée.* — V. *enfants ébouillantés (syndrome des).* — *3° Syn. angl.* ***peeling*** (*to peel,* peler, écorcer). Application, sur la peau, de produits destinés à faire peler l'épiderme ; utilisée dans le traitement de l'acné.

EXHÉMIE, *s. f.* (gr. *ex,* hors ; *haïma,* sang) [angl. ***exsiccosis, plasma lost***]. Syn. *exsiccose.* Diminution de la masse de sang circulant, due, pour les uns, à la rétention d'une certaine quantité d'eau dans les tissus, pour d'autres, à la fuite de l'eau hors des capillaires devenus perméables et incapables de retenir et d'absorber.

EXHIBITIONNISME, *s. m.* (Lasègue, 1887) [angl. ***exhibitionism***]. Obsession morbide avec ou sans angoisse qui pousse certains malades mentaux à montrer leurs organes génitaux. V. *paraphilie.*

EXO-ANTIGÈNE, *s. m.* (gr. *exô,* au dehors ; antigène). V. *ectoantigène.*

EXOCARDIE, *s. f.* [angl. ***exocardia***]. Ectopie cardiaque extra-thoracique.

EXOCERVICAL, ALE, *adj.* [angl. ***exocervical***]. Qui est situé à la surface du col de l'utérus.

EXOCERVICITE, *s. f.* [angl. ***exocervicitis***]. Ensemble de lésions observées à la surface du col utérin : ectropion, granulations, œufs de Naboth, érosions, ulcérations, adénomes.

EXOCOL, *s. m.* (gr. *exô,* au-dehors ; col). Syn. *museau de tanche.* Partie vaginale du col utérin • 👁 **génital** •.

EXOCRINE, *adj.* (gr. *exô,* au dehors ; *krinô,* je sécrète) [angl. ***exocrine***]. Qui a rapport à la sécrétion de produits éliminés directement, soit au niveau des téguments externes, soit au niveau d'une muqueuse. V. *endocrine, glande* et *sécrétion.*

EXOCRINOPATHIE, *s. f.* Maladie des glandes à sécrétion externe.

EXOCRINOSE, *s. f.* (Justin Besançon et Leheuzey, 1955) Affection non inflammatoire des glandes à sécrétion externe. P. ex. : *maladie de Sjögren.*

EXOCYTOSE, *s. f.* (gr. *exô,* au dehors ; *kutos,* cellule) [angl. ***exocytosis***]. — 1° Présence, dans les lésions épidermiques de

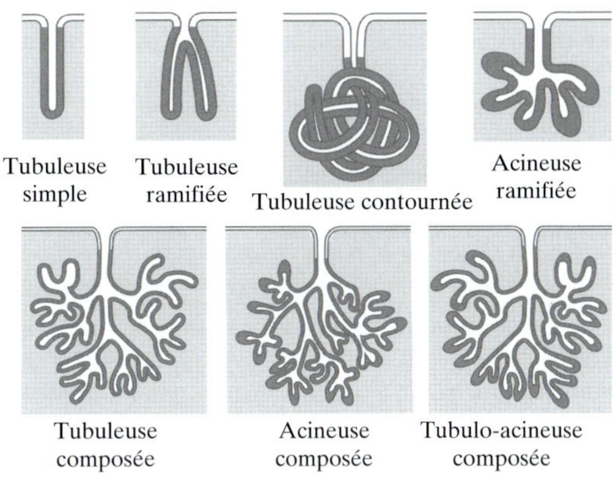

Glandes exocrines

l'eczéma (spongiose et vésicules), de cellules mononucléées, lymphocytes et histiocytes, issues du derme ; elle accompagne l'exosérose (v. ce terme). — 2° Expulsion hors d'une cellule du contenu de granules entourés d'une membrane ; celle-ci fusionne avec la membrane de la cellule, permettant l'ouverture du granule à l'extérieur. C'est l'inverse de l'endocytose (v. ce terme).

EXODONTIE, *s. f.* (gr. *ex,* hors de ; *odous, odontos,* dent) [angl. ***exodontics***]. Art des extractions dentaires.

EXOGAMIE, *s. f.* (gr. *exô,* en dehors ; *gamos,* mariage) [angl. ***exogamy***]. Union entre sujets non consanguins.

EXOGÈNE, *adj.* (gr. *exô,* dehors ; *genês,* engendré) [angl. ***exogenic***]. Qui est produit hors de l'organisme. — ***intoxication e.*** V. *intoxication.*

EXOGNATHIE, *s. f.* (gr. *exô,* dehors ; *gnathos,* mâchoire) [angl. ***exognathia***]. Déformation de la mâchoire dans le sens transversal, élargissement du maxillaire.

EXOMPHALE ou **EXOMPHALOCÈLE**, *s. f.* (gr. *exô,* dehors ; *omphalos,* ombilic ; *kêlê,* tumeur) [angl. ***exomphalos***]. Hernie ombilicale.

EXON, *s. m.* (Gilbert, 1977) (gr. *exô,* dehors) [angl. ***exon***] (génétique). Partie de l'ADN d'un gène qui, lors du décalque de cet ADN par l'ARN de transfert, porte l'information du code génétique pour la synthèse des protéines ; l'autre partie de ce gène, l'*intron,* ne semble avoir aucun rôle. V. *épissage.*

EXONÉRATION, *s. f.* (lat. *exonerare,* décharger) [angl. ***exoneration***]. Défécation, vidange intestinale.

EXONUCLÉASE, *s. f.* [angl. ***exonuclease***]. Enzyme (hydrolase) exerçant son activité hydrolytique à l'extrémité des chaines de polynucléotides. V. *endonucléase.*

EXOPEPTIDASE, *s. f.* (gr. *exo,* au dehors ; peptide ; désinence *-ase* pour diastase, enzyme) [angl. ***exopeptidase***]. Enzyme (peptidase) détachant un acide aminé en bout de chaîne d'un peptide, soit à son extrémité amine (aminopeptidase), soit à son extrémité carboxyle (carboxypeptidase). V. *endopeptidase* et *peptidase.*

EXOPHORIE, *s. f.* (gr. *exô,* au dehors ; *phoros,* qui porte) [angl. ***exophoria***]. Strabisme divergent latent (v. *strabisme latent*).

EXOPHTALMIE, *s. f.* (gr. *exô,* hors de ; *ophthalmos,* œil) [angl. ***exophthalmia***]. Saillie ou protrusion du globe oculaire hors de l'orbite. — ***e. et énophtalmie alternantes.*** V. *énophtalmie.* — ***e. maligne.*** V. *exophtalmos malin.* — ***e. pulsatile.*** *E.* s'accompagnant de pulsations visibles et perceptibles au toucher, de frémissement et de bruit de souffle ; elle est due à la rupture de la carotide interne dans le sinus caverneux et à la formation d'un anévrisme artérioveineux (Nélaton).

EXOPHTALMOMÉTRIE, *s. f.* (exophtalmie ; gr. *métron,* mesure) [angl. ***exophthalmometry***]. Mesure du degré de protrusion du globe oculaire, au moyen de l'exophtalmomètre.

EXOPHTALMOS MALIN [angl. ***malignant exophthalmos***]. Exophtalmie d'évolution aiguë et douloureuse survenant parfois au cours de la maladie de Basedow ou après certaines thyroïdectomies.

EXOPHTALMOS PULSATILE. V. *exophtalmie pulsatile.*

EXOPLASMIQUE, *adj.* (gr. *exô*, hors de ; *plasma*). Se dit des différentes productions cellulaires situées à l'extérieur de la cellule (substance intercellulaire).

EXORBITIS, *s. f.* ou **EXORBITISME**, *s. m.* (lat. *ex,* hors de ; *orbita,* trace d'une roue) [angl. ***exorbitism***]. Pris quelquefois comme synonyme d'*exophtalmie.* Ce terme, en réalité, signifie protrusion hors de la cavité orbitaire de tout son contenu : globe oculaire, muscles, glande lacrymale, tissu cellulo-adipeux.

EXOSÉROSE, *s. f.* (gr. *exô*, hors de ; lat. *serum,* petit lait) [angl. ***exoserosis***]. — 1° Passage du plasma sanguin hors des capillaires lorsque leur perméabilité est augmentée dans certains états pathologiques (choc anaphylactique). — 2° (Sabouraud). Processus de réaction cutanée observé dans l'eczéma quelle qu'en soit la nature. Il est caractérisé par la production de liquide qui dissocie d'abord les cellules de l'épiderme (spongiose), puis forme des vésicules et s'écoule au dehors par rupture de celles-ci. V. *exocytose.*

EXOSMOSE, *s. f.* (gr. *ex*, hors ; *ôsmos*, action de pousser) [angl. ***exosmose***]. Courant osmotique qui, à travers une membrane semi-perméable, sort d'un système clos (une cellule par exemple) dont le contenu est hypotonique par rapport au milieu ambiant. V. *endosmose* et *osmotique (pression).*

EXOSQUELETTE, *s. m.* [angl. ***exoskeleton***]. Chez les animaux supérieurs, ensemble des productions épidermiques telles que poils, plumes, ongles, sabots, etc.

EXOSTOSANTE (maladie) (Léri). V. *exostoses multiples (maladie de).*

EXOSTOSE, *s. f.* (gr. *ex*, dehors ; *ostéon*, os) [angl. ***exostosis***]. Tumeur bénigne formée de tissus osseux qui se développe à la surface d'un os. — ***e. ostéogénique.*** « Ostéochondrome se développant au cours de la croissance, affectant électivement les métaphyses fertiles, en particulier la partie interne de la métaphyse inférieure du fémur. L'*e.* est solitaire ou multiple. Elle correspond, dans ce dernier cas, à une maladie ostéogénique » (Trial).

EXOSTOSES MULTIPLES (maladie des) [angl. ***multiple cartilaginosis exostoses***]. Syn. *maladie ostéogénique* (Ombrédanne), *exostosante* (Léri, 1925) ou *exostosique, chondrodysplasie déformante héréditaire, hyperostose ostéogénique.* Chondrodysplasie génotypique à hérédité autosomique dominante caractérisée par le développement, au cours de la croissance, d'exostoses osseuses et ostéo-cartilagineuses multiples affectant essentiellement les métaphyses et s'accompagnant de déformations métaphysaires et de raccourcissements osseux ; le cubitus ou ulna est presque toujours atteint, ce qui entraîne une incurvation et une luxation du radius constituant la malformation de Bessel-Hagen. Certaines exostoses peuvent dégénérer en chondrosarcomes.

EXOSTOSIQUE (maladie). V. *exostoses multiples (maladie des).*

EXOTOXINE, *s. f.* [angl. ***exotoxin***]. Toxine formée soit dans des bactéries (Gram+ ou –) elles-mêmes, soit en dehors d'elles par l'action d'une enzyme qu'elles ont sécrétée, et diffusant dans le milieu ambiant. P. ex. : *e.* botulique, *e.* diphtérique, *e.* tétanique. V. *endotoxine, entérotoxine* et *neurotoxine.*

EXOTROPIE, *s. f.* (gr. *exô*, au dehors ; *tropê*, changement de direction). V. *strabisme divergent.*

EXOVIRUS, *s. m.* [angl. ***exovirus***]. « Rétrovirus dont le génome a moins de 10 % d'homologie avec le génome de la cellule non infectée, hôte naturel de ce virus » (Y. Pérol). V. *rétrovirus* et *endovirus.*

EXPANSIF, IVE, *adj.* (lat. *expansio,* action d'étendre) [angl. ***expansive***]. Qui augmente de volume, qui tend à se développer, exubérant. P. ex. : tumeur *e* ; caractère *e.*

EXPECTANT, ANTE, *adj.* (lat. *expectare,* attendre) [angl. ***expectant***]. Qui observe sans intervenir, attentiste. — ***médecine e., méthode e.*** Attitude thérapeutique consistant à s'abstenir de toute prescription agressive. S'oppose à *interventionniste* ou *agissant.*

EXPECTORANT, ANTE, *adj.* et *s. m.* [angl. ***expectorant***]. Se dit des médicaments qui facilitent l'expectoration.

EXPECTORATION, *s. f.* (lat. *ex*, hors ; *pectus,* poitrine) [angl. ***expectoration***]. — 1° Phénomène par lequel les produits formés dans les voies respiratoires sont rejetés hors de la poitrine. — 2° Crachat.

EXPÉRIENCE, *s. f.* (lat. *experiri,* éprouver). — 1° [angl. ***experiment***]. Épreuve destinée à étudier certains phénomènes. — ***e. cruciale.*** Expérience dont on a fait la contre-épreuve et qui ne laisse place à aucun doute. — 2° [angl. ***experience***]. Ensemble des connaissances acquises par une plus ou moins longue fréquentation des gens et des choses.

EXPÉRIMENTAL, ALE, *adj.* [angl. ***experimental***]. Qui est fondé sur l'expérience. — *méthode e., médecine e., pathologie e., physiologie e., thérapeutique e.,* etc.

EXPERT MÉDICAL [angl. ***medical expert***]. Syn. *médecin expert.* Médecin désigné ou choisi pour donner un avis technique destiné à résoudre un litige à propos d'une maladie ou d'un accident. Une liste officielle d'experts judiciaires est élaborée dans chaque cour d'appel et à Paris par la Cour de Cassation pour les experts nationaux. V. *expertise médicale, médecin conseil* et *sapiteur.*

EXPERTISE MÉDICALE [angl. ***medical appraisal***]. Avis technique donné par un médecin (expert) à la demande d'un juge, d'une administration ou dans un cadre privé (compagnie d'assurances). L'*e. m.* peut être officieuse, amiable ou judiciaire. — L'***e. m. simple, privée*** ou ***officieuse*** est une mesure d'information exécutée *à la demande d'une personne* en dehors ou au cours d'une procédure. Le choix de l'expert est libre. — L'***expertise amiable*** ou ***conjointe*** est demandée par les parties en présence afin de trouver une solution à un litige *avant d'avoir recours aux instances judiciaires.* L'expert est choisi en toute liberté par un accord des parties. — L'***e. judiciaire*** est ordonnée par un juge en matière administrative, civile ou pénale. Dans le *cadre administratif,* elle est toujours contradictoire. L'expert n'est pas obligatoirement choisi sur la liste officielle des experts judiciaires. Dans le *cadre civil,* le juge est libre du choix de l'expert ; en principe, celui-ci est inscrit sur la liste officielle. Dans le *cadre pénal,* l'expertise n'est pas contradictoire ; l'expert est obligatoirement choisi sur la liste officielle. — L'***e. nouvelle*** ou complément d'expertise est une mesure d'instruction supplémentaire. V. *consolidation, expert médical, guérison, incapacité* et *sapiteur.*

EXPIRATION, *s. f.* (lat. *exspirare*, souffler) [angl. ***expiration***]. Expulsion de l'air hors des poumons.

EXPIRATION FORCÉE (épreuve de l'). V. *volume expiratoire maximum-seconde.*

EXPLANT, *s. m.* [angl. ***explant***]. Petit fragment tissulaire prélevé pour être mis en culture.

EXPLORATEUR, *s. m.* [angl. ***urethral sound***]. Instrument formé d'une tige mince et cylindrique, que l'on introduit dans le canal urétral pour vérifier sa perméabilité. — ***e. à boule olivaire.*** Bougie terminée par un renflement en forme d'olive. — ***e. métallique.*** Tige en métal, droite avec une extrémité courbe, montée sur un manche creux destiné à amplifier le contact sonore donné par les calculs vésicaux.

EXPLOSIVE (onde). V. *vent du boulet.*

EXPRESSION GÉNIQUE [angl. ***gene expression***]. — 1° Synthèse d'une protéine à partir du gène correspondant. Suivant l'intensité de la réaction, on dit que le gène s'exprime plus ou moins. La mesure quantitative de *l'e.g.* utilise les puces ADN (v. ce terme). — 2° Manifestation des effets d'un gène aboutissant au phénotype.

EXPRESSION PLACENTAIRE (méthode de l'). V. *Credé (méthodes de) 1°.*

EXPRESSIVITÉ, *s. f.* (Vogt, 1926) [angl. ***expressivity***] (génétique). Variabilité en intensité de l'expression génique. V. ce terme et *pénétrance.*

EXPULTRICE, *adj. f.* (lat. *expultrix,* celle qui chasse) [angl. ***expulsive***]. Qui rejette. — ***douleurs expultrices ou expulsives.*** V. *douleurs.*

EXQUIS, ISE, *adj.* (lat. *exquisitus,* raffiné) [angl. ***exquisite***]. — ***douleur e.*** V. *douleur.*

EXSANGUINATION, *s. f.* (lat. *ex,* hors ; *sanguinare,* saigner) [angl. ***exsanguination***]. Soustraction de la totalité du sang d'un sujet ; on l'associe à une transfusion massive (v. *exsanguino-transfusion*).

EXSANGUINO-TRANSFUSION, *s. f.* [angl. ***exchange transfusion***]. Remplacement total du sang d'un malade obtenu par une transfusion massive (pouvant atteindre 2 à 3 fois le volume sanguin entier) faite en même temps que la soustraction d'une quantité de sang équivalente. Méthode préconisée dans certaines maladies du sang (maladie hémolytique du nouveau-né, leucémie aiguë) et dans certaines intoxications (néphrites aiguës avec anurie).

EXSORPTION, *s. f.* (lat. *ex,* hors de ; *sorbere,* absorber) [angl. ***exsorption***]. Sortie de substances venant du sang, vers la lumière intestinale. V. *insorption.*

EXSTROPHIE, *s. f.* (gr. *ex,* hors ; *strophê,* renversement) [angl. ***exstrophy***]. Syn. *extroversion.* Vice de conformation d'un organe membraneux dont la muqueuse se trouve mise à nu. — ***e. de la vessie.*** Malformation de la vessie, dont la muqueuse vient faire saillie à l'hypogastre par suite de l'absence de la paroi antérieure de l'abdomen et de celle du réservoir urinaire.

EXSUDAT, *s. m.* (lat. *ex,* hors ; *sudare,* suer) [angl. ***exudate***]. Liquide organique tantôt séreux, tantôt fibrineux ou muqueux, riche en protéines, qui suinte au niveau d'une surface *enflammée.* V. *transsudat.*

EXSUDATION, *s. f.* [angl. ***exudation***]. Suintement d'un liquide organique à travers les parois de son réservoir naturel.

EXSUFFLATION, *s. f.* (lat. *ex,* en dehors ; *sufflare,* souffler) [angl. ***exsufflation***]. Soustraction d'une certaine quantité de gaz d'une cavité. P. ex. : *e.* thérapeutique dans le cas de pneumothorax suffocant.

EXTASE, *s. f.* (gr. *ex,* hors ; *stasis,* station) [angl. ***ecstasy***]. État mental caractérisé par une contemplation profonde avec abolition de la sensibilité et de la motricité.

EXTEMPORANÉ, NÉE, *adj.* (lat. *extemporalis,* improvisé) [angl. ***extemporaneous***]. Qui se fait sur-le-champ.

EXTENSEUR, *s. m.* [angl. ***exerciser***]. — 1° Syn. *exerciseur.* Appareil de musculation comportant deux poignées qu'il faut écarter en luttant contre la résistance des ressorts qui les relient. — 2° Muscle ou tendon permettant l'extension active.

EXTENSION, *s. f.* (lat. *extendere,* allonger) [angl. ***extension***]. Action d'ouvrir l'angle que font deux segments de membres articulés en les écartant pour les aligner. V. *flexion.*

EXTENSION CONTINUE [angl. ***continuous extension***]. Méthode générale d'immobilisation des fractures. Elle assure le maintien de leur réduction et leur contention au moyen d'une force (poids, ressort) qui, s'opposant à la contraction musculaire, tire constamment le fragment osseux inférieur vers l'extrémité distale du membre ; elle peut être *indirecte,* s'exerçant à travers les téguments ou *directe,* transosseuse (v. *Kirschner, méthode de*). Elle est compensée par une *contre-extension,* réalisée par le poids du corps ou l'action du ressort sur son autre point d'appui.

EXTENSITÉ, *s. f.* (neurologie). Situation dans l'espace d'une sensation (p. ex. : localisation d'une excitation en un point des téguments, perception de l'amplitude ou de la direction des mouvements, de l'attitude d'un segment de membre). Elle s'oppose à l'appréciation de l'intensité de la sensation. La perception de l'extensité et de l'intensité s'effectue dans le cortex du lobe pariétal du cerveau.

EXTÉRIORATION, *s. f.* Action de rapporter à sa terminaison toute excitation portant sur un nerf, même quand cette terminaison n'existe plus (illusion des amputés).

EXTÉRIORISATION, *s. f.* [angl. ***exteriorization***]. — 1° Action de placer hors de soi la cause des sensations. — 2° Opération consistant à sortir un viscère hors de la cavité qui le contient.

EXTERNE, *adj.* (lat. *externus,* qui est à l'extérieur) [angl. ***external***] Situé à l'extérieur. — 1° (anatomie) *adj.* V. *latéral.* — 2° *s. m.* ou *f.* Syn. *élève externe des hôpitaux.* Étudiant(e) en médecine nommé(e) au concours, exerçant sous la responsabilité de l'interne et qui, contrairement à ce dernier, n'est pas logé(e) à l'hôpital. Le concours de l'externat, qui a été supprimé par le décret de 7 janvier 1969, donnait accès par la voie d'un deuxième concours, à l'internat. V. *interne.*

EXTÉROCEPTEUR, *s. m.* (Sherrington) (lat. *exterus,* extérieur ; *capere,* prendre) [angl. ***exteroceptor***]. Terminaison nerveuse sensitive (récepteur sensitif) recueillant les excitations venues du milieu extérieur.

EXTÉROCEPTIF (réflexe) [angl. ***exteroceptive reflex***]. V. *réflexe extéroceptif.*

EXTÉROCEPTIVE (sensibilité). V. *sensibilité.*

EXTINCTION SENSITIVE [angl. ***extinction***]. Absence de perception d'une stimulation cutanée, si celle-ci est provoquée en même temps qu'une autre stimulation, homo- ou controlatérale. L'*e. s.* s'observe notamment dans les syndromes pariétaux.

EXTIRPATION, *s. f.* [angl. ***extirpation***]. Action d'arracher, de retirer en totalité.

EXTORSION, *s. f.* (lat. *ex,* vers le dehors ; *torquere,* tourner) [angl. ***extorsion***] (ophtalmologie). Rotation du globe oculaire autour de son axe antéro-postérieur, amenant sa partie supérieure en dehors.

EXTRACARDIAQUE, *adj.* [angl. ***extracardial***]. Qui a son origine en dehors du cœur. P. ex. : *souffle extracardiaque.*

EXTRACHALEUR, *s. f.* V. *action dynamique spécifique des aliments.*

EXTRACORPOREL, ELLE, *adj.* [angl. ***extracorporeal***]. En dehors du corps. — ***circulation e.*** V. *circulation.*

EXTRACTIONS INSTRUMENTALES DU FŒTUS. Elles font appel aux différents types de forceps [angl. ***forceps***], à la ventouse obstétricale [angl. ***vacuum extractor***], instruments de traction, et aux spatules (instruments de propulsion de la tête).

EXTRAIT, *s. m.* (lat. *extrahere,* retirer) [angl. ***extract***]. Préparation pharmaceutique obtenue en traitant une substance animale ou végétale par un liquide (eau, alcool, éther) et en évaporant ce véhicule jusqu'à consistance voulue. V. *intrait.*

EXTRAMÉLIQUE, *adj.* (lat. *extra,* hors de ; gr. *mélos,* membre). En dehors des membres.

EXTRAPÉRITONISATION, *s. f.* Exclusion d'un organe de la cavité péritonéale en raison du risque que celui-là fait courir à celle-ci.

EXTRAPYRAMIDAL (syndrome) [angl. ***extrapyramidal syndrome***]. Ensemble de troubles provoqués par l'altération du système extrapyramidal : ce sont essentiellement des modifications de la tonicité musculaire et de la régulation des mouvements involontaires et automatiques ; elles se groupent en différents types : syndrome parkinsonien (le plus fréquent), chorées, athétose, maladie de Wilson, spasmes de torsion, hémiballisme, certaines myoclonies, etc.

EXTRAPYRAMIDAL (système) [angl. ***extrapyramidal tract***]. Ensemble des noyaux gris moteurs et des fibres afférentes et efférentes situées dans les régions sous-corticales et sous-thalamiques, à l'exclusion de la voie pyramidale et du cervelet. Certains auteurs modernes préfèrent l'expression de *système sous-cortical.*

EXTRAPYRAMIDALE (contracture ou hypertonie) [angl. ***extrapyramidal rigidity***]. Hypertonie musculaire permanente généralisée due à l'atteinte de la voie motrice extrapyramidale. Elle ne s'accompagne pas de paralysie ni de modifications des réflexes tendineux ou cutanés ; par contre les réflexes de posture sont exagérés. On la rencontre dans la maladie de Parkinson, la maladie de Wilson, la rigidité décérébrée.

EXTRASYSTOLE, *s. f.* (Marey, 1857 ; Dastre, 1882) [angl. ***premature beat***]. Contraction prématurée du cœur d'origine ectopique, suivie en règle d'une pause plus longue que la pause normale, « le repos compensateur » de Marey et Gley (v. *compensateur, repos*) ; mais parfois l'*e.* se glisse entre les pulsations normales, sans altérer leur succession régulière *(e. interpolée)* ou bien elle est séparée de la pulsation suivante par la distance normale antérieure *(e. décalante)*. Suivant son point d'origine, la contraction extrasystolique peut porter sur le cœur en entier (*e. supraventriculaires* : *auriculaires* [*atriales*] ou *nodales* [*jonctionnelles*]) ou seulement sur les ventricules *(e. ventriculaires)*. Elles sont dues à une exagération de l'automatisme ou à un phénomène de réentrée (v. ce terme) et s'observent très fréquemment chez des sujets au cœur indemne comme au cours de nombreuses cardiopathies et de l'intoxication digitalique. Cliniquement l'*e.* peut s'accompagner d'une sensation spéciale de choc ou de spasme avec angoisse. — ***e. couplées.*** *E.* devenant régulièrement après chaque contraction d'origine sinusale (bigéminisme). — ***e. sommées.*** *E.* se succédant sans interruption, les contractions normales disparaissant passagèrement pendant un temps très bref (salves d'*e.*) ou plus long *(e. massées)*. V. *tachycardie ventriculaire* et *Lown et Wolff (classification de).*

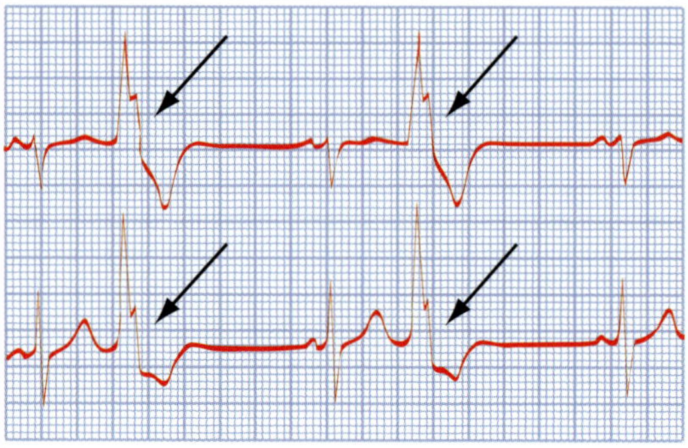

Extrasystoles ventriculaires

EXTRA-UTÉRIN, INE, *adj.* [angl. ***extra-uterine***]. Situé hors de la cavité utérine. — ***grossesse e.-u.*** Fixation et développement de l'œuf fécondé en dehors de la cavité utérine (trompe, péritoine).

EXTRAVERSION, *s. f.* (lat. *extra*, hors de ; *vertere*, tourner) [angl. ***extraversion***]. Tendance à se tourner vers le monde extérieur.

EXTRAVERTI, TIE, *adj.* (lat. *extra*, hors de ; *vertere*, tourner) [angl. ***extravert, extrovert***]. Tourné vers le dehors, l'extérieur. V. *introversion.*

EXTRINSÈQUE, *adj.* [angl. ***extrinsic***]. D'origine extérieure. V. *facteur e.* à *Castle (théorie de)*. Antonyme : *intrinsèque.*

EXTRINSÈQUE (facteur). V. Castle (théorie de).

EXTROVERSION, *s. f.* V. *extrophie.*

EXULCERATIO SIMPLEX (Dieulafoy, 1848) (lat.) [angl. ***exulceratio simplex, Dieulafoy's ulcer***]. Syn. *maladie, syndrome* ou *ulcère de Dieulafoy*. Ulcération de la muqueuse gastrique, n'intéressant que la muqueuse et la sous-muqueuse, au fond de laquelle se trouve une artériole anormalement large et tortueuse qui est érodée. Elle siège le plus souvent sur la partie haute de l'estomac et donne lieu à des hématémèses abondantes et récidivantes.

EXULCÉRATION, *s. f.* [angl. ***exulceration***]. Syn. *érosion.* Ulcération légère et superficielle.

F

°F. Symbole de *degré Fahrenheit* (v. ce terme).

F. — 1° Symbole de la concentration d'un gaz dans un mélange gazeux. — 2° Symbole de *farad* (v. ce terme). — 3° Abréviation du terme anglais : ***French*** (française). Désigne la filière Charrière. P. ex. : *cathéter 5F.* V. *filière.* — 4° Symbole de la *phénylalanine.*

f. — 1° Symbole de la *fréquence ventilatoire par minute.* — 2° Symbole de *femto* (v. ce terme).

F (composé) DE KENDALL. V. *cortisol.*

Fab. V. *fragment Fab.*

FAB (classification) [angl. ***French-American-British classification***]. Abréviation de classification *franco-américano-britannique* des leucémies aiguës (v. ce terme) et des syndromes myélodysplasiques (v. *myélodysplasie* et *anémie réfractaire*).

FABELLA, *s. f.* (en lat. petite fève) [angl. ***fabella***]. Os sésamoïde du genou, situé en arrière des condyles fémoraux.

FABER (syndrome de) (F. Knud, danois, 1909). V. *anémie hypochrome.*

FABISME, *s. m.* (lat. *faba,* fève). V. *favisme.*

FABRE-TERSOL (F.-T. J., espagnol, 1944). V. *Martorell et Fabre-Tersol (syndrome de).*

FABRICIUS (bourse de) (Girolamo Fabrizi d'Aquapendente, anatomiste italien, 1533-1619). V. *cellule bursodépendante.*

FABRY (angiokératose ou maladie de) (F. Johannes, all., 1898). V. *angiokeratoma corporis diffusum de Fabry.*

FABULATION, *s. f.* (lat. *fabula,* fable) [angl. ***fabulation***]. Habitude prise par certains sujets de faire des récits fantaisistes tirés de leur imagination.

FACE, *s. f.* (lat. *facies*) (TA *facies*) [angl. ***face***]. — 1° Partie antérieure et inférieure de la tête, située au-dessous de la ligne des sourcils. — 2° Surface d'un organe • 👁 **tête, masséter, nasopharynx** •.

FACIAL (signe du) (Chvostek, 1876 ; Weiss, 1881) [angl. ***facial sign, Chvostek's sign***]. Syn. *signe de Chvostek.* Contraction des muscles de la face (et surtout de la partie médiane de la lèvre supérieure) observée dans la tétanie, lorsque l'on percute doucement la branche temporo-faciale du nerf facial au milieu de la ligne joignant le lobule de l'oreille à la commissure labiale. Ce signe peut aussi être obtenu en dehors de la tétanie.

FACIAL, ALE, *adj.* (lat. *facies,* face) [angl. ***facial***]. Relatif à la face. — ***nerf f.*** (TA *nervus facialis*) [angl. ***facial nerve***]. Septième paire crânienne, nerf moteur des muscles peauciers de la face et du cou • 👁 **nerf** •.

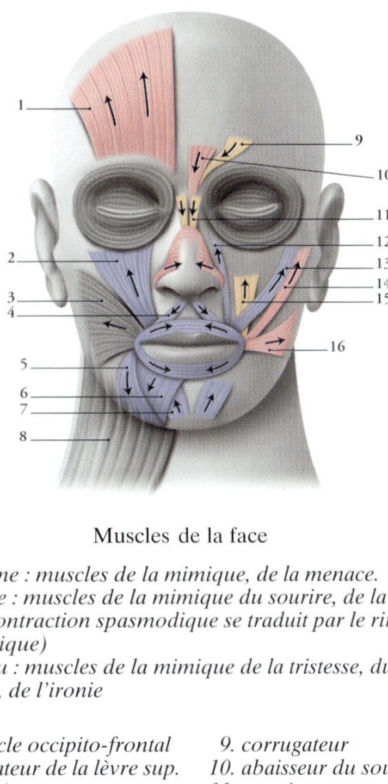

Muscles de la face

En jaune : muscles de la mimique, de la menace.
En rose : muscles de la mimique du sourire, de la joie (leur contraction spasmodique se traduit par le rire sardonique)
En bleu : muscles de la mimique de la tristesse, du mépris, de l'ironie

1. muscle occipito-frontal
2. élévateur de la lèvre sup.
3. buccinateur
4. abaisseur du septum nasal
5. abaisseur de l'angle de la bouche
6. abaisseur de la lèvre inf.
7. mentonnier
8. platyma
9. corrugateur
10. abaisseur du sourcil
11. procérus
12. élévateur naso-labial
13. petit zygomatique
14. grand zygomatique
15. élévateur de l'angle de la bouche
16. risorius

FACIES ou FACIÈS, *s. m.* (en lat. face) [angl. ***facies, face***]. Expression de la face dans les maladies.

FACIÈS ACROMÉGALIQUE [angl. ***acromegalic facies***]. V. *acromégalique.*

FACIÈS ADÉNOÏDIEN. V. *adénoïdien.*

FACIÈS AORTIQUE [angl. ***aortic facies***]. Pâleur un peu jaunâtre du visage, avec parfois bouffées de rougeur, que présentent certains malades atteints d'insuffisance aortique.

FACIÈS D'ELFE. V. *Williams et Beuren (syndrome de).*

FACIÈS GRIPPÉ [angl. ***facies abdominalis***]. Syn. *faciès péritonéal.* Altération du faciès au cours de la péritonite aiguë diffuse ou sous l'influence d'une vive douleur (appendicite, colite, etc.) ; le teint est livide, le visage paraît aminci, les saillies osseuses sont accentuées, l'œil est terne, enfoncé dans l'orbite, le regard anxieux, le nez effilé avec les ailes pincées, les lèvres sèches.

FACIÈS HIPPOCRATIQUE [angl. ***hippocratic face***]. V. *hippocratique (faciès).*

FACIÈS D'HUTCHINSON [angl. ***Hutchinson's facies***]. V. *Hutchinson (faciès d').*

FACIÈS LÉONIN. V. *léontiasis.*

FACIÈS MITRAL [angl. ***mitral facies***]. V. *mitral.*

FACIÈS MONGOLIQUE [angl. ***mongolian facies***]. V. *trisomie 21.*

FACIÈS MYASTHÉNIQUE [angl. ***myasthenic facies***]. V. *myasthénique (faciès).*

FACIÈS MYOPATHIQUE [angl. ***myopathic facies***]. V. *myopathique.*

FACIÈS PARKINSONIEN [angl. ***Parkinson's facies***]. V. *Parkinson (maladie de).*

FACIÈS PÉRITONÉAL. V. *faciès grippé.*

FACIÈS SCARLATIN. Aspect particulier du visage pendant l'éruption de la scarlatine. V. *Filatov (signe de)* et *faciès souffleté de Trousseau.*

FACIÈS SOUFFLETÉ DE TROUSSEAU. Aspect du visage dans l'éruption de la scarlatine, des raies rouge vif alternant avec des raies blanches. V. *faciès scarlatin.*

FACILITATION, *s. f.* (lat. *facilitas,* facilité) [angl. ***facilitation, enhancement***]. — 1° Processus en vertu duquel un réflexe s'établit d'autant plus volontiers que les excitations provocatrices de ce réflexe ont été répétées plus fréquemment. Pour certains auteurs, la *f.* serait analogue à la sommation (v. ce terme). V. *dynamogénie.* — 2° Renforcement d'une activité motrice par une autre. Certaines méthodes de rééducation motrice l'utilisent pour créer des syncinésies. V. *Bobath, Fay, Kabat, Knott* et *Rood.*

FACILITATION IMMUNITAIRE ou **IMMUNOLOGIQUE** (Kaliss, 1957) [angl. ***immunological enhancement***]. Protection d'un antigène par un anticorps spécifique. Ce phénomène paradoxal préserve électivement le tissu qui porte l'antigène, des anticorps chargés de le reconnaître et de le supprimer. En particulier, il protège le tissu ou l'organe greffé contre les réactions de défense de l'organisme du receveur qui, normalement, devraient le détruire. Il facilite la prise du greffon. Il est dû à la fixation, sur des cellules de ce dernier, de certains anticorps incomplets (*anticorps facilitants* — G. Voisin, 1958 — issus des lymphocytes B), qui, agissant comme anticorps bloquants, n'attirent pas le complément et protègent ces cellules contre l'attaque des lymphocytes T. Ces anticorps facilitant exerceraient par ailleurs, sur les lymphocytes, une action immunodépressive. Ce phénomène expliquerait, dans certains cas, l'absence de rejet d'un greffon malgré l'incomptabilité tissulaire. Pour certains, les anticorps facilitants existeraient en plus ou moins grande quantité chez tous les porteurs d'homogreffe ; ils peuvent être apparus à l'occasion d'un contact antérieur avec les antigènes du greffon. L'injection de sérum d'un porteur d'homogreffe (contenant ces anticorps) à un sujet devant recevoir une homogreffe de même origine a pu transmettre à ce dernier la tolérance immunitaire (v. ce terme). Le même phénomène assure la protection immunologique de certaines tumeurs.

FACIO-DIGITO-GÉNITAL (syndrome). V. *Aarskog (syndrome d').*

FACIO-SCAPULO-HUMÉRAL (type). V. *Landouzy-Déjerine (type).*

FACTEUR, *s. m.* [angl. ***factor***]. Substance, élément jouant un rôle dans le déclenchement ou l'évolution d'une réaction, d'une maladie ou d'un phénomène quelconque. P. ex. : *f.* de coagulation, *f.*de gravité d'une maladie.

FACTEUR (de coagulation) a. Abréviation de *facteur (de coagulation) activé.* P. ex. : *facteur Va :* facteur V activé.

FACTEUR I. V. *fibrinogène.*

FACTEUR II. V. *prothrombine.*

FACTEUR II a. V. *thrombine.*

FACTEUR III. Thromboplastine tissulaire, v. *thromboplastine.*

FACTEUR IV. Calcium, en tant qu'élément nécessaire à la coagulation du sang.

FACTEUR V. Pro-accélérine. V. *accélérine.*

FACTEUR V LEIDEN. V. *protéine C.*

FACTEUR VI. V. *accélérine.*

FACTEUR VII. Proconvertine. V. *convertine.*

FACTEUR VII bis. V. *facteur Stuart.*

FACTEUR VIII. V. *thromboplastinogène.*

FACTEUR IX. V. *facteur antihémophilique B.*

FACTEUR X. V. *facteur Stuart.*

FACTEUR Xa [angl. ***factor Xa***]. Facteur X activé. V. *anti-Xa.*

FACTEUR Xg^a^. V. *groupes sanguins.*

FACTEUR XI. Syn. *facteur prothomboplastique C,* et (anglais) *plasma thromboplastin antecedent (PTA)* (Rosenthal, 1953), *facteur Rosenthal.* Une des protéines plasmatiques de coagulation dites facteurs de contact (v. ce terme) dont le déficit produit une affection hémorragique, la maladie de Rosenthal ou hémophilie C. V. *facteurs prothromboplastiques.*

FACTEUR XII. V. *facteur Hageman.*

FACTEUR XIII [angl. ***Fibrin Stabilizing Factor (FSF)***]. Syn. *fibrinase, fibrine-polymérase, facteur de stabilisation de la fibrine.* Élément qui, au cours de la coagulation sanguine et en présence de calcium, stabilise la fibrine ; il est activé par la thrombine. V. *fibrinoformation.*

FACTEUR D'ACTIVATION DES LYMPHOCYTES. V. *interleukines.*

FACTEUR D'ACTIVATION DES MACROPHAGES [angl. ***Macrophage Activating Factor (MAF)***]. Lymphokine voisine du MIF et de l'interféron (v. ces termes) qui, entre autres effets, provoquerait chez les macrophages l'apparition d'un effet cytotoxique.

FACTEUR D'ACTIVATION DES PLAQUETTES (Benveniste, 1972). Syn. *PAF* (abréviation de terme anglais *Platelet Activating Factor*) (désuet), *PAF-acéther* (acétyl-glycéryl éther de la phosphatidine choline) *paf-acéther.* Un des médiateurs de l'hypersensibilité immédiate (v. ce terme). C'est un phospholipide qui, sous l'influence de l'IgE, est libéré par les basophiles et les mastocytes. Facteur très énergique d'agrégation plaquettaire, il contracte les bronches (rôle dans l'asthme), abaisse la pression artérielle et favorise l'apparition d'œdèmes.

FACTEUR ANTI-ANÉMIQUE [angl. ***antianaemic factor***]. V. *Castle (théorie de).*

FACTEUR ANTIHÉMOPHILIQUE A. V. *thromboplastinogène.*

FACTEUR ANTIHÉMOPHILIQUE B (J.-P. Soulier, 1953). Syn. *facteur IX, facteur Christmas* (Biggs, 1952), *plasma thromboplastin component, P, T, C* (Aggeler, 1952), *plasma thromboplastin factor B (PTFB), beta prothromboplastin.* Globuline présente, sous une forme inactive, dans le plasma et le sérum sanguins. Elle est activée par le contact avec des surfaces étrangères au système vasculosanguin normal et, avec le thromboplastinogène (v. ce mot), elle concourt à la formation de la thromboplastine ; elle fait défaut chez l'hémophile de type B. — V. *facteurs prothromboplastiques.*

FACTEUR ANTINUCLÉAIRE. V. *anticorps antinoyaux.*

FACTEUR ANTIPERNICIEUX. V. *Castle (théorie de).*

FACTEUR ATRIAL NATRIURÉTIQUE [angl. ***Atrial Natriuretic Factor (ANF)***]. V. *facteur natriurétique auriculaire.*

FACTEUR B [angl. ***factor B***]. Bêtaglobuline présente dans le sérum sanguin et qui intervient dans l'activation du complément par voie alterne. V. *complément.*

FACTEUR BLASTOGÉNIQUE. V. *facteur mitogène.*

FACTEUR C. — 1° V. *plasma thromboplastin antecedent.* — 2° [angl. ***C. factor***]. V. *Rhésus (facteur).*

FACTEUR C_2. V. *citrine.*

FACTEUR CELLANO. V. *groupes sanguins.*

FACTEUR CHRISTMAS. V. *facteur antihémophilique B* et *Christmas (facteur).*

FACTEUR CLARIFIANT [angl. ***clearing factor***]. V. *lipoprotéine-lipase.*

FACTEUR DE CROISSANCE DES LYMPHOCYTES T. V. *interleukines.*

FACTEUR DE CROISSANCE DES PLAQUETTES SANGUINES. Syn. *PDGF* (initiales du terme anglais *Platelet Derived Growth Factor*) (Antoniadès, 1979), *facteur de croissance dérivé des plaquettes sanguines.* Protéine contenue dans les granules des plaquettes. Libérée dans le plasma sanguin, elle facilite la coagulation ; elle accélère aussi la cicatrisation en favorisant la multiplication cellulaire. Elle semble identique à la protéine responsable de la prolifération incontrôlée des cellules cancéreuses (Russell Doolittle, 1883 ; D. Waterfield, 1883).

FACTEUR CYTOTOXIQUE. V. *lymphotoxine.*

FACTEUR DÉCLENCHANT LA SÉCRÉTION DE CORTICOSTIMULINE. V. *corticostimuline (substance libératrice de la).*

FACTEUR DÉCLENCHANT LA SÉCRÉTION DE GONADOSTIMULINE. V. *gonadolibérine.*

FACTEUR DÉCLENCHANT LA SÉCRÉTION D'HORMONE MÉLANOTROPE. Syn. *MSH-RF* (initiales du terme anglais *Melanocyte Stimulating Hormone Releasing Factor*). Hormone polypeptidique d'origine hypothalamique stimulant la sécrétion d'hormone mélanotrope par le lobe antérieur de l'hypophyse.

FACTEUR DÉCLENCHANT LA SÉCRÉTION DE L'HORMONE SOMATOTROPE (suspecté par Franz et coll., 1962 et par Deuben et Meites, 1964 ; isolé identifié et synthétisé par R. Guillemin, 1981). Syn. *somatocrinine, GH-RF* ou *GH-RH* (initiale des termes anglais *Growth Hormone — Releasing Factor* et *Growth Hormone — Releasing Hormone*), *GRF (Growth Releasing Factor).* Hormone polypeptidique d'origine hypothalamique (neuro-hormone) qui gagne l'hypophyse par la tige hypophysaire (liaison neurovasculaire) et stimule la sécrétion d'hormone somatotrope par le lobe antérieur de l'hypophyse. Elle serait proche des prostaglandines E.

FACTEUR DÉCLENCHANT LA SÉCRÉTION DE PROLACTINE (Kragt et Meites, 1965 ; Nicoll, 1965). Syn. *PRF* (initiales du terme anglais *Prolactin Releasing Factor*), *PRH* (initiales du terme anglais *Prolactin Releasing Hormone*). Polypeptide élaboré par l'hypothalamus et qui gagne le lobe antérieur de l'hypophyse par la tige pituitaire (jonction neurovasculaire) pour stimuler la sécrétion de prolactine.

FACTEUR DÉCLENCHANT LA SÉCRÉTION DE THYRÉOSTIMULINE (Shibusawa, 1956, Guillemin, 1958). Syn. *TRF* ou *TRH* (initiales des termes anglais *Thyrotropin Releasing Factor or Hormone*), *thyréolibérine.* Substance polypeptidique (tripeptide) élaborée dans la région antérieure de l'hypothalamus et qui, par la tige pituitaire, gagne le lobe antérieur de l'hypophyse et stimule la sécrétion de l'hormone thyréotrope. V. *protiréline.*

FACTEUR DIEGO [angl. ***Diego factor***]. V. *groupes sanguins.*

FACTEUR DIGITALIQUE ENDOGÈNE [angl. ***digitalis-like compound***]. Syn. *substance ou facteur digitalomimétique endogène, facteur natriurétique ouabaïno-mimétique endogène, facteur ouabaïne-like* ou *digitaline-like endogène.* Substance (ou groupe de substances) de nature peut-être stéroïdienne et de lieu de sécrétion inconnu, peut-être hypothalamique ou surrénal, capable d'entraîner une natriurèse par inhibition de la réabsorption tubulaire du sodium par le rein. Elle agirait en bloquant la « pompe à sodium » comme le font les médicaments digitaliques, c'est-à-dire en inhibant l'action d'une enzyme protéique située dans la membrane cellulaire, l'ATPase Na^+ K^+. V. *facteur natriurétique auriculaire* et *cardiotonique.*

FACTEUR DUFFY [angl. ***Duffy factor***]. V. *groupes sanguins.*

FACTEUR DE DURAN-REYNALS. V. *diffusion (facteurs de).*

FACTEUR E [angl. ***factor E***]. V. *Rhésus (facteur).*

FACTEUR D'ÉCLAIRCISSEMENT. V. *lipoprotéine-lipase.*

FACTEUR ENDOTHÉLIAL DE CROISSANCE VASCULAIRE [angl. ***Vascular Endothelial Growth Factor, VEGF***]. Un des facteurs de développement vasculaire (ou d'angiogenèse).

FACTEUR EXTRINSÈQUE. V. *Castle (théorie de).*

FACTEUR F [angl. ***F agent***]. Syn. *facteur sexuel des bactéries.* Plasmide (v. ce terme) transmettant le caractère génétique « mâle » ou « donneur » d'une bactérie. V. *conjugaison bactérienne* et *épisome.*

FACTEUR FF, FACTEUR DE FILTRAT, FACTEUR FILTRANT. V. *pantothénique (acide).*

FACTEUR FITZGERALD (Saïto, 1975) [angl. ***Fitzgerald trait***]. Syn. *HMWK.* Facteur de contact (v. ce terme) intervenant dans la coagulation. On l'a identifié au *kininogène* de haut poids moléculaire.

FACTEUR FLETCHER (Hathaway, 1965) [angl. ***Fletcher factor***]. Facteur de contact (v. ce terme) intervenant dans la coagulation. On l'a identifié au *kallicréinogène* (v. ce terme).

FACTEUR HAGEMAN (du nom du malade chez lequel il a été découvert) [angl. ***Hageman factor***]. Syn. *facteur XII.* Une des protéines plasmatiques de coagulation dites facteurs de contact (v. ce terme) très voisin du facteur C ; son absence provoque seulement un allongement du temps de coagulation sans autre trouble de la crase sanguine et sans manifestation clinique. V. *facteurs prothromboplastiques.*

FACTEUR HUMORAL THYMIQUE. V. *thymiques (hormones).*

FACTEUR INDUCTEUR ou **FACTEUR D'INDUCTION.** V. *inducteur.*

FACTEUR INHIBANT LA SÉCRÉTION D'HORMONE MÉLANOTROPE. Syn. *MSH-IF* (initiales du terme anglais *Melanocyte Stimulating Hormone-Inhibiting Factor*). Hormone polypeptidique d'origine hypothalamique freinant la sécrétion d'hormone mélanotrope par le lobe antérieur de l'hypophyse.

FACTEUR INHIBANT LA SÉCRÉTION D'HORMONE SOMATOTROPE. V. *somatostatine.*

FACTEUR INHIBANT LA SÉCRÉTION DE PROLACTINE (Meites, 1961 ; Pasteels, 1961 ; Talwaker, 1963). Syn. *PIF* (initiales du terme anglais *Prolactin-Inhibiting Factor*), *PIH* (initiales de l'angl. *Prolactin Inhibiting Hormone*). Polypeptide élaboré par l'hypothalamus et qui gagne le lobe antérieur de l'hypophyse par la tige pituitaire (jonction neurovasculaire) pour freiner la sécrétion de prolactine.

FACTEUR INHIBANT LA SYNTHÈSE DE L'ADN (Smith, 1970) [angl. ***Inhibitor of DNA Synthesis – IDS***]. Un des médiateurs humoraux de l'immunité cellulaire sécrétés par les lymphocytes thymodépendants (v. *lymphokine*). Il freine la fabrication de l'ADN et empêche la prolifération de toute cellule, mais sans gêner la transformation blastique des lymphocytes.

FACTEUR INHIBITEUR DE MIGRATION (des leucocytes ou des macrophages) (Bloom et Jimenez, 1970) [angl. ***Migration Inhibitory Factor – MIF***]. Un des médiateurs solubles de l'immunité cellulaire sécrétés par les lymphocytes thymodépendants (v. *lymphokine*). Ce facteur, thermostable, est libéré par les lymphocytes mis au contact de l'antigène auquel ils sont sensibilisés (1re étape, spécifique) ; il agit ensuite sur les cellules possédant ou non cet antigène : c'est la 2e étape, non spécifique, au cours de laquelle il agglutinerait sur place les cellules mononucléées intravasculaires et celles ayant franchi la paroi vasculaire. V. *leucocytes (test de migration des)* et *MAF.*

FACTEUR INTRINSÈQUE. V. *Castle (théorie de).*

FACTEUR KELL [angl. ***Kell factor***]. V. *groupes sanguins.*

FACTEUR KIDD [angl. ***Kidd factor***]. V. *groupes sanguins.*

FACTEUR LE [angl. ***LE factor***]. V. *Haserick (test de).*

FACTEUR LÉTAL ou **LÉTHAL.** V. *létal ou léthal (facteur ou gène).*

FACTEUR LEWIS [angl. ***Lewis factor***]. V. *Lewis (facteur, substance et système).*

FACTEUR LUPIQUE. V. *anticorps antinoyaux.*

FACTEUR LUTHERAN [angl. ***Lutheran factor***]. V. *groupes sanguins.*

FACTEUR MITOGÈNE ou **MITOGÉNIQUE** (Ling ; Smith, 1970) [angl. ***mitogenic factor***]. Syn. *facteur blastogénique.* Un des médiateurs solubles de l'immunité cellulaire sécrétés par les lymphocytes thymodépendants (v. *lymphokine*). Il provoque la multiplication des lymphocytes en présence de l'antigène spécifique. Le test de transformation des lymphocytes *in vitro* le met en évidence. Il serait proche du facteur de transformation lymphocytaire et du facteur inhibiteur de migration.

FACTEUR NATRIURÉTIQUE AURICULAIRE (De Bold, 1981) ou **ATRIAL** [angl. ***Atriopeptin, ou Atrial Natriuretic Factor (ANF)***]. Syn. *atriopeptide, atriopeptine, auriculine, cardionatrine, cardiodilatine, facteur atrial natriurétique, peptide auriculaire natriurétique, ANP.* Substance polypeptidique sécrétée par les cellules cardiaques des oreillettes (ou atriums) et douée d'un pouvoir natriurétique, diurétique et vasodilatateur. Elle diminue la sécrétion de rénine et d'aldostérone. V. *facteur digitalique endogène, peptide natriurétique de type C, urodilatine* et *peptide cérébral natriurétique.*

FACTEUR NATRIURÉTIQUE OUABAÏNO-MIMÉTIQUE ENDOGÈNE. V. *facteur digitalique endogène.*

FACTEUR DE NÉCROSE TUMORALE [angl. ***Tumour*** ou ***Tumoral Necrosis Factor (TNF)***]. Syn. *facteur nécrosant des tumeurs.* V. *TNF.*

FACTEUR P. V. *citrine* et *P (substance).*

FACTEUR DE PERMÉABILITÉ (Willoughby). Syn. *LNPF* (initiales du terme anglais *Lymph Node Permeability Factor*). Un des médiateurs solubles de l'immunité cellulaire sécrétés par les lymphocytes thymodépendants (v. *lymphokine*). Il modifie la perméabilité capillaire et favorise le passage des leucocytes et du plasma vers les espaces extravasculaires.

FACTEUR PF/dil [angl. ***Permeability Factor/dilute***]. Protéine augmentant la perméabilité vasculaire dans le sérum de cobaye dilué. C'est un activateur du kallicréinogène. V. *kallicréine.*

FACTEUR PLAQUETTAIRE. V. *thromboplastinogénase.*

FACTEUR PLASMATIQUE D'HASERICK. V. *Haserick (test ou plasma test d').*

FACTEUR PROWER. V. *facteur Stuart.*

FACTEUR R [angl. ***R factor***]. Syn. *facteur de résistance, plasmide de résistance.* Plasmide (v. ce terme) capable de transférer d'une bactérie à une autre la variété actuellement la plus fréquente de résistance bactérienne aux antibiotiques, la résistance plasmidique.

FACTEUR RÉNAL DE L'ÉRYTHROPOÏÈSE. V. *érythrogénine.*

FACTEUR DE RÉSISTANCE. V. *facteur R.*

FACTEUR RHÉSUS [angl. ***Rhesus factor***]. V. *Rhésus (facteur).*

FACTEUR RHUMATOÏDE (Waaler, 1940) [angl. ***rheumatoid factor***]. Euglobuline anormale de poids moléculaire très élevé (19S), appartenant à la catégorie des immunoglobulines IgM, présente dans le plasma sanguin de la plupart des malades atteints de polyarthrite rhumatoïde. Il s'agit d'un auto-anticorps réagissant contre les gammaglobulines (IgG) du même sujet, que l'on peut mettre en évidence par le test d'hémoagglutination de Waaler-Rose, la réaction au latex, le test des rosettes rhumatoïdes et l'immunofluorescence (v. ces termes). C'est le *f. r. lourd* dont la présence caractérise les formes séropositives de la polyarthrite rhumatoïde (70 % des cas). Mais parfois dans ces formes et aussi dans celles dépourvues de *f. r. lourd* (dans les formes séronégatives), on a pu isoler, grâce à des réactions immunologiques très délicates des *f. r. légers* (Kunkel, 1961 ; Torrigiani et Roitt, 1967) formés d'immunoglobulines d'un poids moléculaire moins élevé (7S) : IgG, IgM, souvent IgA. (19S, 7S : v. *Svedberg, unité*). V. *ragocyte.*

FACTEUR DE RISQUE D'UNE MALADIE [angl. ***risk factor***] (épidémiologie). Élément associé à une incidence accrue de la maladie considérée. Il peut s'agir d'une habitude de vie, d'un état physiologique ou pathologique (p. ex. pour l'athérosclérose : le tabac, le sexe masculin, le diabète sucré). Le *f. de r.* est distinct de la cause de la maladie.

FACTEUR ROSENTHAL. V. *facteur XI.*

FACTEUR Se. V. *facteur sécréteur.*

FACTEUR SÉCRÉTEUR [angl. ***secretor factor***]. Substance liée à la paire de gènes (allèles) *Se* (ou *se, Se* dominant *se*), présente dans la salive et les autres humeurs. Chez les sujets qui possèdent *Se* dominant (type *SeSe* ou *Sese*), la substance Lewis se transforme en substance H nécessaire à la synthèse des antigènes érythrocytaires A et B (des groupes sanguins du système ABO) : ce sont les sujets dits *« sécréteurs ».* Chez ceux qui n'ont que le gène *se* récessif (type *sese*) — sujets *« non sécréteurs »* — la transformation de substance Lewis en substance H est impossible : les individus sont dépourvus des antigènes A et B. V. *Lewis (facteur, substance ou système), ABH (antigènes), H (substance)* et *groupes sanguins.*

FACTEUR SEMI-LÉTHAL. V. *semi-léthal (facteur ou gène).*

FACTEUR SEXUEL DES BACTÉRIES. V. *facteur F.*

FACTEUR DE STABILISATION DE LA FIBRINE. V. *facteur XIII.*

FACTEUR STEEL (du nom d'une variété de souris ayant une anémie congénitale avec déficit en mastocytes non corrigé par greffe de moelle) [angl. ***Steel factor, mast cell growth factor, Stem Cell Factor (SCF), Kit Ligand (KL)***]. Facteur de croissance agissant (de concert avec les autres facteurs de croissance) sur toutes les lignées hématopoïétiques, la mélanogenèse et la gamétogenèse.

FACTEUR STIMULANT DE L'ÉRYTHROPOÏÈSE. V. *érythropoïétine.*

FACTEUR STUART (nom de malade) (1956) [angl. ***Stuart factor***]. Syn. *facteurs VII bis* et *X, facteur Stuart-Prower, facteur Prower.* Élément qui, dans la coagulation sanguine, accélère la transformation de la prothrombine en thrombine ; il semble très proche de la proconvertine. V. *anti-Xa, convertine* et *thromboplastine.*

FACTEUR SUBLÉTHAL. V. *semi-léthal (facteur ou gène).*

FACTEUR DE SULFATATION. V. *somatomédine.*

FACTEUR SUTTER [angl. ***Sutter factor***]. V. *groupes sanguins.*

FACTEUR THROMBOPOÏÉTIQUE. V. *thrombopoïétine.*

FACTEUR THYMIDINE. V. *somatomédine.*

FACTEUR THYMIQUE SÉRIQUE (FTS). V. *thymiques (hormones).*

FACTEUR DE TRANSFERT (Lawrence, 1949-1965) [angl. ***Transfer Factor (TF)***]. Facteur dialysable spécifique de l'immunité cellulaire sécrété par les lymphocytes thymodépendants sensibilisés à un antigène (v. *lymphokine*). Il est capable de transférer la mémoire immunitaire de ces lymphocytes vis-à-vis de cet antigène et de celui-là seul, à d'autres lymphocytes non sensibilisés du même sujet et aux lymphocytes d'un autre sujet non sensibilisé auquel il est injecté. Cette transmission à un sujet neuf, par un facteur soluble, de l'immunité cellulaire spécifique, peut se répéter en série. L'emploi thérapeutique du facteur de transfert, dans les maladies comportant un déficit de l'immunité cellulaire (anergie), est à l'étude : c'est une variété d'immunothérapie adoptive. Le facteur de transfert est probablement un polynucléoprotéide à double chaîne ou un polypeptide. Sa nature et même son existence sont controversées.

FACTEUR DE TRANSFORMATION LYMPHOCYTAIRE (Lawrence et Valentine, 1970) [angl. ***Lymphocyte Transforming Factor (LTF)***]. Un des médiateurs solubles de l'immunité cellulaire sécrétés par les lymphocytes thymodépendants (v. *lymphokine*). En présence de l'antigène auquel ces lymphocytes ont été sensibilisés, il peut déclencher la transformation blastique des lymphocytes non sensibilisés. Il est voisin du facteur inhibiteur de migration des leucocytes, mais il est thermolabile, contrairement à ce dernier facteur. V. *lymphocytes (transformation des — in vitro).*

FACTEUR DE VON WILLEBRAND. V. *Willebrand (facteur de von).*

FACTEURS D. — 1° V. *Rhésus (facteur).* — 2° Globuline présente dans le sérum sanguin et qui intervient, avec le facteur B, dans l'activation du complément par voie alterne. V. *complément.*

FACTEURS DE COAGULATION [angl. ***coagulation factors***]. Éléments intervenant dans la coagulation sanguine. Ce sont, pour la plupart, des protéines plasmatiques. Ils ont été désignés par un comité international de nomenclature (1954), par des chiffres romains allant de I à XIII (v. ci-dessus) ;

leurs *formes activées* douées de propriétés catalytiques ou de co-facteurs sont désignées par le suffixe a. P. ex. : facteur Xa.

FACTEURS DE CONTACT [angl. ***contact factors***]. Protéines intervenant dans la coagulation sanguine, présentes dans le plasma sous une forme inactive ; elles sont activées, en 5 minutes environ, par leur contact avec une surface mouillable étrangère au milieu vasculosanguin normal. Ce sont le *facteur Hageman (facteur XII),* le *f. Fletcher,* le *f. Fitzgerald* et le *facteur XI.* Ce sont des facteurs prothromboplastiques (v. ce terme et *thromboplastine*).

FACTEURS CO-THROMBOPLASTIQUES. Terme désignant l'accélérine, la convertine et le facteur Stuart, qui renforcent l'action de la prothrombine dans la formation de thrombine. V. *prothrombique (complexe).*

FACTEURS DE CROISSANCE [angl. ***growth factors***]. Substances polypeptidiques encore mal connues, distinctes des somatomédines (v. ce terme) car ne dépendant pas directement de l'hormone somatotrope. Elles se fixent sur des récepteurs membranaires et stimulent alors la prolifération cellulaire. Un certain nombre d'entre eux ont été identifiés : les EGF, FGF, LGF, NGF, PDGF, TGF, l'urogastrone (v. ces termes et aussi *NSILA*). Beaucoup de *f. de c.* sont des *cytokines* (v. ce terme).

FACTEURS DE CROISSANCE DES LYMPHOCYTES B. V. *interleukines.*

FACTEURS DE DÉCLENCHEMENT. Syn. *hormones hypothalamiques ;* [angl. ***Releasing Factor (RF), Releasing Hormone (RH)***]. *-libérines, -rélines, facteurs de libération.* Substances polypeptidiques produites par l'hypothalamus et qui stimulent la sécrétion des hormones hypophysaires.

FACTEURS DE DIFFÉRENCIATION DES LYMPHOCYTES B. V. *interleukines.*

FACTEURS DE DIFFUSION. V. *diffusion (facteurs de).*

FACTEURS IDIOCINÉTIQUES. V. *idiocinétiques (facteurs).*

FACTEURS DE LIBÉRATION. V. *facteurs de déclenchement.*

FACTEURS PLASMATIQUES. V. *facteur antihémophilique B, facteurs prothromboplastiques, hémophilie* et *thromboplastinogène.*

FACTEURS PROTHROMBOPLASTIQUES (ou thromboplastiques). Terme désignant les éléments formateurs de la thromboplastine. L'un est libéré par les *plaquettes,* la thromboplastinogénase. Les autres sont d'origine *plasmatique : f. p.* plasmatique A ou thromboplastinogène et *f. p.* plasmatique B qui manquent dans l'une ou l'autre des formes communes d'hémophilie (d'où leur appellation de facteurs antihémophiliques), *f. p.* plasmatique C (facteur XI), *f. p.* Hageman et *f. p.* D encore mal connus (v. ces différents termes), *facteurs de contact* et *thromboplastine.*

FACTEURS THROMBOPLASTIQUES. V. *facteurs prothromboplastiques.*

FACTICE, *adj.* (lat. *facticius,* artificiel) [angl. ***facticious***]. Faux, artificiel, trompeur, truqué. P. ex. : *fièvre, dermatose f.* V. *pathomimie* et *simulation.*

FACTOR (corticotrophin releasing) (angl.). V. *corticostimuline (substance libératrice de la).*

FACTOR (osteoclast activating) **(OAF)** (angl.). Facteur d'activation des ostéoclastes. Monokine (ou lymphokine) stimulant la résorption osseuse.

FACTOR (relaxing) (angl.) (Szent-Gyorgyi, 1953). Substance constituée de créatine-phosphate et d'une protéine, présente dans le muscle, dont elle conditionne l'élasticité.

FACTOR (releasing) (angl.). V. *facteur de déclenchement.*

FACTOR (thyreotropin releasing) (angl.). V. *facteur déclenchant la sécrétion de la thyréostimuline.*

FACTOR (vascular endothelial growth) **(VEGF).** Terme angl. pour *facteur endothélial de croissance vasculaire.* V. ce mot.

FACTORIEL, ELLE, *adj.* [angl. ***factorial***]. Qui se rapporte à, ou dépend d'un facteur (v. ce terme).

FAGERSTRÖM (test de) (F. K. O., 1978) [angl. ***Fagerström's test***]. Questionnaire destiné à mesurer la dépendance à la nicotine. Celle-ci est d'autant plus forte que le score est plus élevé.

FAGET (signe de) (F. Jean, fr., 1853) [angl. ***Faget's sign***]. Discordance entre la courbe du pouls et celle de la température dans la fièvre jaune.

FAHR (maladie de) (F. Theodor, all., 1930) [angl. ***Fahr's disease***]. Affection caractérisée *anatomiquement* par des dépôts calcaires infiltrant, des 2 côtés, les noyaux gris centraux du cerveau et les noyaux dentelés du cervelet et visibles sur les radiographies du crâne ; *cliniquement* par son apparition chez des hommes à l'âge moyen de la vie qui présentent des troubles nerveux (épilepsie, atteinte des voies pyramidales, syndrome parkinsonien, syndrome cérébelleux), une altération du caractère, un affaiblissement intellectuel progressif et quelquefois des signes d'insuffisance parathyroïdienne. L'*évolution* progressive aboutit à la mort en quelques années. Les *causes* et la pathogénie de cette affection sont mal connues : on discute son origine parathyroïdienne, nerveuse ou métabolique. Certains distinguent *syndrome de F.* et *maladie de F.* selon qu'il existe ou non des troubles du métabolisme calcique.

FAHRENHEIT (F. Gabriel, all., 1686-1736). V. *degré Fahrenheit.*

FAIM, *s. f.* (lat. *fames,* faim) [angl. ***hunger***]. Sensation provenant du besoin de manger. V. *appétit.*

FAIM DOULOUREUSE [angl. ***hunger pain***] (Moynihan). Douleur épigastrique tardive, survenant lorsque l'estomac est vide et la faim réveillée ; elle est calmée par l'ingestion d'aliments. On l'observe dans l'ulcère du duodénum.

FAIRBANK (maladie de) (F. sir Thomas, brit., 1935). V. *polyostéochondrite.*

FAISCEAU, *s. m.* (lat. *fascis,* faisceau) [angl. ***bundle***]. Groupement de fibres (nerveuses, p. ex.) dont le trajet est commun. V. *fascicule.*

FAISCEAU DE HIS (enregistrement de l'activité électrique du). V. *H (onde).*

FAISCEAU DE KENT (syndrome du). V. *Wolff-Parkinson-White (syndrome de).*

FAISCEAU PYRAMIDAL. V. *pyramidal.*

FALCIFORME, *adj.* (lat. *falx,* faux) [angl. ***falciform***]. En forme de faux. V. *anémie à hématies falciformes.*

FALK (méthode de) [angl. ***Falk's method***]. Variété de gymnastique suédoise rythmée.

FALLOPE (trompe de) (Gabriele F., 1523-1562, anatomiste italien). V. *trompe.*

FALLOT. V. *Corvisart-Fallot (syndrome de).*

FALLOT (tétralogie ou tétrade de) (Arthur F., fr., 1888) (terme créé par Charles Laubry) [angl. ***tetralogy of Fallot***]. Malformation cardiaque caractérisée *anatomiquement* par l'association d'une sténose pulmonaire (en général infundibulaire et valvulaire), d'une dextroposition de l'orifice aortique (aorte à cheval sur le septum interventriculaire), d'une communication interventriculaire haute et d'une hypertrophie ventriculaire droite. Elle représente la variété la plus fréquente des *cyanoses congénitales* (2/3 des cas environ) ; son tableau clinique est celui de la maladie bleue (v. ce terme). Elle permet une survie variant, selon la gravité de la malformation, entre quelques mois et 50 ans, en moyenne 5 à 15 ans, la mort étant due aux progrès de l'anoxie. Elle est *opérable,* soit que le chirurgien effectue une anatomose aorto-pulmonaire (v. *Blalock-Taussig, opération de* ; *Potts, Gibson et Smith, opération de ; Waterston, opération de*), soit plutôt qu'il réalise une réparation complète. — ***tétralogie de Fallot extrême.*** Variété comportant l'oblitération totale de l'orifice pulmonaire et la persistance du canal artériel : celle-ci assure un débit pulmonaire efficace et une bonne tolérance de la maladie. — ***tétralogie type trilogie.*** Tétralogie dans laquelle la dextroposition peu accentuée de l'aorte gêne l'évacuation du ventricule droit : les conditions circulatoires se rapprochent de celles d'une trilogie de Fallot. V. *pentalogie.*

FALLOT (trilogie ou triade de) (1888) [angl. ***trilogy of Fallot***]. Malformation cardiaque caractérisée *anatomiquement* par un rétrécissement en diaphragme de l'orifice de l'artère pulmonaire, l'intégrité de la cloison interventriculaire et une communication interatriale ; *cliniquement* par une dyspnée, parfois une cyanose et par une hypertrophie puis une insuffisance ventriculaire droite, parfois tardive, mais rapidement progressive. Cette malformation est *curable* chirurgicalement sous circulation extracorporelle (valvulotomie pulmonaire et fermeture de la communication interatriale).

FALLS (F. Harold, amér., 1946). V. *Rundles et Falls (syndrome de).*

FAMILIAL, ALE, *adj.* Relatif à la famille. — ***maladie f.*** V. ce terme. — ***planification f.*** [angl. ***family planning***]. Syn. *contrôle des naissances* [angl. ***birth control***]. Ensemble des mesures destinées à permettre aux parents de maîtriser le nombre et le moment des naissances. — ***maladie familiale.*** V. ce terme.

FAMILLE, *s. f.* [angl. ***family***] (biotaxie). Unité de classification en biologie (taxon) située entre l'*ordre* (au-dessus) et le *genre* (au-dessous). V. ces termes et *superfamille.* P. ex. : *Enterobacteriaceæ* ou *Entérobactériacées.*

FAN. Abréviation de *facteur antinucléaire.* V. *anticorps antinoyaux.*

FANCONI (F. Guido, suisse, 1892-1979). V. *Lignac-Fanconi (maladie de), Prader-Labhart-Willi-Fanconi (syndrome de)* et *Wissler-Fanconi (syndrome de).*

FANCONI (anémie ou **maladie de)** (1927) [angl. ***Fanconi's disease, congenital aplastic anaemia***]. Syn. *anémie familiale perniciosiforme, myélose aplasique infantile familiale avec malformations et troubles endocriniens, myélose aplasique avec infantilisme et malformations, syndrome de pancytopénie-dysmélie.* Anémie aplastique isochrome familiale, héréditaire, à transmission récessive autosomique, accompagnée d'une forte diminution du nombre des leucocytes — surtout granuleux — et des plaquettes. Elle est due à une aplasie congénitale de la moelle osseuse. Elle se manifeste vers l'âge de 6 ans et s'associe à des malformations diverses : pigmentation cutanée, retard de la croissance, aplasie des os de la main (pouce raccourci ou absent), parfois malformations cardiaques, rénales, ou oculaires, retard de la puberté. Il existe souvent des anomalies chromosomiques. La mort survient avant l'âge de 15 ou 20 ans par infection ou hémorragie, parfois même par transformation en leucémie aiguë. V. *instabilité chromosomique* et *Zinsser-Engman-Cole (syndrome de).*

FANCONI (néphronophthise de). V. *néphronophthise héréditaire de l'enfant.*

FANCONI (rachitisme vitamino-résistant familial hypophosphatémique de). V. *diabète phosphaté familial chronique.*

FANCONI (syndrome de). V. *De Toni-Debré-Fanconi (syndrome de).*

FANCONI-HEGGLIN (syndrome de) (F., 1936 ; H., 1940-41) [angl. ***Fanconi-Hegglin syndrome***]. Syn. *syndrome de Hegglin.* Variété de pneumonie atypique avec réaction de Bordet-Wassermann temporairement positive dans le sang.

FANCONI-SCHLESINGER (syndrome de) (F., 1952 ; S., 1952) [angl. ***Fanconi-Schlesinger syndrome***]. Syn. *hypercalcémie chronique idiopathique avec ostéosclérose.* Syndrome caractérisé par un retard du développement somatique et intellectuel, un trouble du métabolisme calcique (hypercalcémie, hypercalciurie, hyperphosphaturie, ostéosclérose) et une atteinte rénale (protéinurie massive et hyperazotémie). Un strabisme convergent et une cardiopathie congénitale sont souvent associés.

FANGO, *s. m.* [angl. ***fango***]. Boue volcanique utilisée en thérapeutique. V. *fangothérapie* et *parafango.*

FANGOTHÉRAPIE, *s. f.* (italien : *fango,* boue ; gr. *thérapéia,* traitement) [angl. ***fangotherapy***]. Utilisation thérapeutique de boues volcaniques dans le but de soulager la douleur. V. *pélose* et *parafango.*

FANON (drap) (bas-lat. *fano,* bande). Drap dont on entoure les attelles avant de les appliquer contre le membre fracturé.

FANTASME, *s. m. V. phantasme.*

FAPA. Acronyme anglais signifiant *periodic Fever, Adenopathies, Pharyngitis, Aphtous stomatitis.* (Marshall S., 1987). Association d'accès de fièvre, d'aphtose, de pharyngite et d'adénopathies observée chez le grand enfant. V. *hyperimmunoglobulinémie avec fièvre périodique (syndrome d').*

FARABEUF (signe de) (F. Louis, fr., 1841-1910) [angl. ***Farabeuf's sign***] (obstétrique). Signe d'engagement (v. ce terme) de la présentation ; celle-ci empêche les 2 doigts introduits par toucher vaginal d'atteindre la face antérieure du sacrum.

FARAD, *s. m.* (symbole : **F**) (Michael Faraday, physicien anglais, 1791-1867) [angl. ***farad***]. Unité du système international (v. ce terme) pour la *capacité électrique.* C'est celle d'un condensateur qui se charge d'une quantité de 1 coulomb pour une différence de potentiel de 1 volt.

FARADIQUE, *adj.* [angl. ***faradic***]. Relatif au *courant faradique.* V. *courant.*

FARADISATION, *s. f.* (d'après Michael Faraday, physicien anglais, 1791-1867) (Guillaume Duchenne, de Boulogne, 1858) [angl. ***faradization***]. Emploi thérapeutique ou expérimental des courants électriques alternatifs discontinus obtenus par induction.

FARBER (maladie de) (F. Sidney, amér., 1952-1957) [angl. ***Farber's disease***]. Syn. *lipogranulomatose disséminée* (Farber). Maladie rare due à un trouble du métabolisme des cellules mésenchymateuses aboutissant à la surcharge des histiocytes par un polypeptide-mucopolysaccharide auquel s'ajoute plus tard un lipide. Ces lésions, granulomateuses, sont situées sur le larynx, les valves mitrales, les séreuses articulaires pleurales et péricardique, les ligaments, les tendons, le derme. La maladie se manifeste cliniquement chez le nourrisson par une dysphonie, un stridor, des troubles digestifs, une augmentation de volume et une déformation des articulations et par l'infiltration et des nodosités de la peau et du tissu sous-cutané. Il existe une atteinte polyviscérale (des centres nerveux en particulier) et un retard psychomoteur. En général, la maladie est rapidement mortelle. Elle aurait des points communs avec la maladie de Hurler. Elle semble due à un déficit en céramidase acide, transmis selon le mode autosomique récessif. V. *mucopolysaccharidose* et *gangliosidose.*

FARCIN, *s. m.* (lat. *farcire,* farcir, parce que le *farcin* gonfle et farcit pour ainsi dire les membres qu'il affecte, Littré) [angl. ***farcy***]. Nom donné à la morve envisagée seulement dans ses manifestations cutanées. V. *morve.*

FARNSWORTH (test de) (F. Dean, amér., 1902-1959) [angl. ***Farnsworth's test***]. Épreuve destinée à l'étude des troubles de la vision des couleurs, utilisant le classement de pastilles diversement teintées. V. *Ishihara (test d').*

FARQUHAR (maladie de W.). V. *lympho-histiocytose familiale.*

FARR (test de) (1958) [angl. ***Farr's assay***]. Procédé de dosage des antigènes ou des anticorps dans un liquide biologique, utilisant un antigène marqué par un isotope radioactif.

FASCIA, *s. m.* (*pl.* **fascias**) (en lat. bande) (TA *fascia*) [angl. ***fascia, pl. fasciae***]. Membrane fibreuse résistante située à la face profonde de la peau ou limitant des loges musculaires ou des régions anatomiques. V. *aponévrose.*

FASCIATHÉRAPIE, *s. f.* [angl. ***fasciatherapy***]. Méthode voisine de l'ostéopathie basée sur la mobilisation des fascias. V. *Rabe (méthode de).*

FASCIA LATA (en lat. bande large) [TA et angl. ***fascia lata femoris***]. Renforcement de l'aponévrose fémorale situé à la face externe de la cuisse.

FASCICULATION, *s. f.* (lat. *fasciculus,* petit faisceau) [angl. ***fasciculation***]. Contraction involontaire de faisceaux musculaires isolés, d'autres, voisins, restant au repos.

FASCICULE, *s. m.* (lat. *fasciculus,* petit faisceau) [angl. ***fascicle***]. Groupement d'un petit nombre de fibres (conjonctives, nerveuses, musculaires). Diminutif de *faisceau.*

FASCICULÉ, ÉE, *adj.* (lat. *fasciculus,* diminutif de *fascis,* faisceau) [angl. ***fasciculated***]. Qui est disposé en faisceaux. — ***tumeur f.*** Tumeur où dominent les faisceaux de fibres conjonctives ou nerveuses. P. ex. : *sarcome f., fibrome f., névrome f.*

FASCIITE, *s. f.* [angl. ***fasciitis***]. Inflammation d'un fascia. — ***f. à éosinophiles, f. diffuse avec éosinophilie.*** V. *Shulman (syndrome de).*

FASCIITE NÉCROSANTE (Meleney, 1924) [angl. ***necrotizing fasciitis***]. Syn. *érysipèle nécrotique, gangrène hospitalière, gangrène dermique aiguë, cellulite streptococcique maligne, cellulite fulminante.* Infection, due en général à une association bactérienne streptocoque-anaérobies, des fascias hypodermiques. Elle entraîne une nécrose avec œdème d'évolution très rapide, aboutissant à de vastes placards hémorragiques et bulleux et s'accompagne d'un état de choc. Son pronostic est sévère. *V. gangrène foudroyante* et *cellulite nécrosante synergistique.*

FASCIITE NODULAIRE (B.E. Konwaler, 1955) [angl. ***nodular fasciitis***]. Syn. *pseudosarcome fibromateux.* Tumeur rare développée dans un fascia superficiel, le plus souvent au niveau d'un membre supérieur. Histologiquement bénigne et constituée de myofibroblastes, elle grossit rapidement et guérit par exérèse.

FASCIOLA HEPATICA (Linné, 1758) [angl. ***Fasciola hepatica***]. Syn. *Distoma hepaticum* (Retzius, 1786), *grande douve.* Espèce parasitaire de l'ordre des Trématodes que l'on trouve dans les canaux biliaires du mouton. On l'a quelquefois observée chez l'homme. V. *distomatose.*

FASCIOLASE, *s. f.* ou **FASCIOLOSE,** *s. f.* [angl. ***fasciolasis***]. Distomatose hépatique dont l'agent est la douve du foie ou *Fasciola hepatica* (v. *distomatose*).

FAST. Abréviation du terme anglais ***Fluoro Allergo Sorbent Test.*** Technique de dosage immunologique par fluorescéine des IgE sériques totales. V. *RAST* et *RIST.*

FATIGUE, *s. f.* [angl. ***fatigue***]. État résultant de l'activité prolongée d'un organe ou d'un appareil doués de sensibilité, se traduisant par une diminution du fonctionnement et une sensation particulière (sentiment de fatigue) propre à chaque organe. L'entraînement a pour but de retarder l'apparition de la fatigue. V. *fracture* et *asthénie.*

FATIGUE CHRONIQUE (syndrome de) (1988) [angl. ***chronic fatigue syndrome***]. Syn. *maladie des yuppies.* Syndrome décrit aux États-Unis, associant la survenue d'une asthénie importante inexpliquée et persistant au moins 6 mois, à des signes mineurs (fébricule, adénopathies, arthropathies...). L'autonomie de ce syndrome a été discutée et la responsabilité du virus EB, avec ou sans mononucléose infectieuse associée évoquée, ainsi que celle d'autres virus (cytomégalovirus, herpèsvirus). V. *neurasthénie.*

FAUCHARD (maladie de) (F. Pierre, fr., 1720). V. *pyorrhée alvéolodentaire.*

FAUCHER (tube de) (F., fr., XIXe siècle). Tube de caoutchouc destiné au cathétérisme de l'estomac.

FAUSSE COUCHE. V. *avortement.*

FAUSSE-MEMBRANE [angl. ***false membrane***]. V. *pseudomembrane.*

FAUSSE ROUTE [angl. ***false passage***]. — 1° Accident du cathétérisme ; la sonde, ayant perforé la paroi du conduit, s'enfonce dans les tissus environnants. — 2° Inhalation d'aliments ou de vomissements. V. *Mendelson (syndrome de).*

FAUX, *s. f.* (lat. *falx*, faux) (anatomie). Partie de la dure-mère formant une cloison médiane entre deux hémisphères : *f. du cerveau* [TA et angl. ***falx cerebri***], *f. du cervelet* [TA et angl. ***falx cerebelli***].

FAUX TRONC ARTÉRIEL. V. *truncus aorticus.*

FAVALORO (opération de) (F. R., argentin aux États-Unis, 1967) [angl. ***Favaloro's operation, coronary by-pass***]. Pontage aorto-coronaire. Opération destinée à rétablir le flux sanguin dans une artère coronaire en aval d'une sténose ou d'une oblitération. V. *pontage.*

FAVEUX, EUSE, *adj.* Qui dépend du favus. — ***teigne f.*** Favus du cuir chevelu.

FAVISME, *s. m.* ou **FABISME**, *s. m.* (Montano, 1894) (lat. *faba*, fève) [angl. ***favism***]. Maladie caractérisée par un ictère hémolytique avec anémie et hémoglobinurie, une asthénie, des troubles digestifs et une fièvre et pouvant entraîner la mort par anémie ou insuffisance rénale. Elle est due à une substance nuisible contenue dans les fleurs et les fruits de la fève et s'observe, chez certains individus prédisposés par un déficit enzymatique héréditaire du globule rouge, après l'ingestion de cette légumineuse. V. *anémie hémolytique enzymoprive.*

FAVRE (F. Maurice, fr., 1876-1954). V. *Goldman et Favre (maladie de)* et *Nicolas et Favre (maladie de).*

FAVRE ET RACOUCHOT (maladie de). V. *élastéidose cutanée nodulaire à kystes et à comédons.*

FAVUS, *s. m.* (lat. *favus,* gâteau de miel) [angl. ***favus***]. Dermatose parasitaire contagieuse, siégeant surtout au cuir chevelu, caractérisée par la formation de croûtes jaunâtres, formant des godets au niveau desquels les cheveux tombent. Elle est due à un champignon parasite de l'homme et des animaux, *Trichophyton* (ou *Achorion*) *schönleinii.* — ***f. squarreux*** ou ***en galette.*** V. *squarreux.* — ***f. urcéolaire*** (lat. *urceolus,* diminutif de *urceus,* tasse). *F.* à godets isolés et réguliers.

FAY (méthode de) [angl. ***Fay's method***]. Méthode de rééducation des infirmes moteurs cérébraux utilisant des réflexes physiologiques ou non et la progression des mouvements à travers l'évolution (phylogénique) des espèces.

FAZIO-LONDE (atrophie ou **syndrome de)** (F. M., ital., XIXe siècle) [angl. ***infantile progressive bulbar palsy, Fazio-Londe syndrome***]. Syn. *paralysie bulbaire progressive infantile.* Variété très rare de paralysie labio-glosso-laryngée (v. ce terme) observée chez l'enfant. V. *Werdnig-Hoffmann (amyotrophie, forme ou maladie de), Markland-Daly (maladie de), Van Laere (maladie de).*

Fc. V. *fragment Fc.*

FDA. Abréviation de l'américain *Food and Drug Administration.*V. ce terme, *EMEA* et *AFSSAPS.*

FEARNLEY (test de) [angl. ***Fearnley's test***]. Temps de lyse d'un caillot obtenu à partir du sang total dilué, normalement supérieur à 3 heures.

FÉBRICULE, *s. f.* (lat. *febricula,* diminutif de *febris,* fièvre) [angl. ***febricula***]. Petite fièvre.

FÉBRIFUGE, *adj.* (lat. *febris* ; fugare, chasser) [angl. ***febrifuge***]. Qui combat la fièvre. — *s. m.* Médicament ayant cette propriété.

FÉBRILE, *adj.* [angl. ***febrile, pyretic***]. Syn. *pyrétique.* Qui se rapporte à la fièvre.

FEBRIS UVEO-PAROTIDEA SUBCHRONICA (Heerfordt) (lat.). V. *Heerfordt (syndrome d').*

FÉCAL, ALE, *adj.* (lat. *faex*, lie) [angl. ***faecal,*** amér. ***fecal***]. Qui concerne les excréments.

FÉCALOGRAMME, *s. m.* (lat. *faex,* lie ; gr. *gramma,* écriture). Expression de l'analyse qualitative et quantitative des selles (poids, composition chimique). V. *coprologie.*

FÉCALOÏDE, *adj.* (lat. *faex,* lie ; gr. *eidos*, aspect) [angl. ***faecaloid***]. Qui a l'odeur et l'aspect des matières fécales. — ***vomissements f.*** Vomissements formés de matières foncées ayant l'odeur des matières fécales, observés dans l'occlusion intestinale évoluée.

FÉCALOME, *s. m.* (lat. *faex*) [angl. ***faecaloma***]. Syn. *scatome.* Accumulation considérable de matières fécales, qui simule une tumeur intestinale. V. *coprolithe* et *scybales.*

FÉCALURIE, *s. f.* [angl. ***faecaluria***]. Émission, par l'urètre, de matières fécales mélangées à l'urine, due à l'existence d'une fistule entérovésicale.

FÈCES, *s. f. pl.* (lat. *faeces, pl.* de *faex,* lie) [angl. ***stools, faeces***]. Excréments.

FECHNER (loi de) (F. Gustav, all., 1801-1887) [angl. ***Fechner's law***] (physiologie). La sensation varie comme le logarithme de l'excitation. P. ex. des excitations dont les intensités varient comme 10, 100, 1 000, 10 000, etc., provoquent les sensations qui varient comme 1, 2, 3, 4, etc.

$FECO_2$. Symbole de la fraction de gaz carbonique contenue dans l'air expiré.

FÉCONDABILITÉ, *s. f.* [angl. ***fecundability***]. Probabilité de conception au cours d'un cycle menstruel.

FÉCONDANCE, *s. f.* Pouvoir de fécondation du sperme.

FÉCONDATION, *s. f.* [angl. ***fecundation***]. Union d'un gamète mâle (spermatozoïde) et d'un gamète femelle (ovule) avec formation d'un zygote (œuf). V. *conception.*

FÉCONDATION *IN VITRO* (FIV), **FÉCONDATION *IN VITRO* ET TRANSFERT D'EMBRYON (FIVETE)** (1978) [angl. ***In Vitro Fertilization-IVF, and Embryo Transfer-IVFET***]. Méthode de traitement de certaines stérilités féminines (essentiellement tubaires) mais aussi masculines, consistant à prélever les gamètes, puis à les mettre en présence au laboratoire, enfin à transplanter l'embryon dans l'utérus de la patiente. V. *CIVETE, GIFT, ICSI* et *ZIFT*.

FÉCONDITÉ, *s. f.* [angl. ***fecundity***]. Le fait d'avoir déjà eu un enfant. V. *infécondité* et *fertilité*.

FEDE (maladie de) (F. Francisco, ital., 1832-1913). V. *subglossite diphtéroïde*.

FEDERMAN. V. *Moore-Federman (syndrome de)*.

FEEDBACK, *s. m.* (angl.) (Warburton, 1955). V. *rétrocontrôle*.

FEER (maladies de). — 1° (F. Emil, suisse, 1864-1955). V. *acrodynie*. — 2° (1915). Pachyméningite hémorragique du nourrisson, caractérisée par des signes méningés, des convulsions, une distension progressive de la fontanelle antérieure et la disjonction des sutures du crâne. Elle serait d'origine syphilitique.

FEER (signe de). Sillon transversal apparaissant pendant la scarlatine près de la base de l'ongle, surtout au pouce.

FEHR (dystrophie cornéenne de) (1904) [angl. ***Fehr's dystrophy***]. Syn. *dystrophie de Fleischer, dystrophie de Groenouw type II* (1890). Dystrophie cornéenne héréditaire à transmission récessive autosomique caractérisée par l'existence de fines opacités grisâtres disséminées dans toute la cornée. Elle se manifeste, dès l'enfance, par une baisse de la vision, puis par une photophobie et des douleurs. Elle serait due à un trouble du métabolisme des mucopolysaccharides.

FEICHTIGER (F. H., all., 1943). V. *Ullrich-Feichtiger (syndrome d')*.

FEIL (F. André, fr., 1911). V. *Klippel-Feil (syndrome de)*.

FELDENKRAIS (méthode de) [angl. ***Feldenkrais's method***]. Technique de *relaxation* utilisant la prise de conscience des mouvements du corps.

FELDMAN (F. Samuel, amér., 1948). V. *Sabin et Feldman (dye test de)*.

FELIX (sérodiagnostic qualitatif de) (F. Arthur, né à Prague, 1887-1956). Variété de sérodiagnostic permettant, grâce à l'emploi d'émulsions microbiennes contenant isolément les antigènes H et O, d'arriver à une grande précision dans le diagnostic bactériologique des salmonelloses (affections typhiques et paratyphiques surtout). Examen tombé en désuétude.

FELS (réaction de). V. *Brouha-Hinglais-Simonnet (réaction de)*.

FELTY (syndrome de) (F. Augustus, amér., 1924) [angl. ***Felty's syndrome***]. Nom donné par les auteurs nord-américains à la maladie de Chauffard-Still, variété de polyarthrite chronique de l'enfant (v. ce terme) observée chez l'adulte. Ce syndrome est caractérisé par la coexistence d'une polyarthrite rhumatoïde, de splénomégalie, de leucopénie avec neutropénie et anémie modérée. L'atteinte de l'état général, la présence de manifestations viscérales (pleurales et péricardique) et souvent celle d'anticorps antinucléaires sériques rapprochent cette maladie du lupus érythémateux aigu disséminé. L'évolution est dominée par de fréquentes complications infectieuses.

FÉMINISANT, TE, *adj.* Qui provoque l'apparition de caractères sexuels secondaires féminins. — *hormone f.* — *tumeur f.*

FÉMINISATION, *s. f.* (lat. *femina*, femme) [angl. ***feminization***]. Apparition, chez l'homme, des caractères sexuels secondaires appartenant au sexe féminin ; féminisme évoluant après une période de dévirilisation. On l'observe en cas de castration, d'insuffisance testiculaire, de tumeur féminisante du testicule (chorio-épithéliome), de corticosurrénalome ou de traitement par les œstrogènes.

FÉMINISATION TESTICULAIRE (syndrome de). V. *testicule féminisant (syndrome du)*.

FÉMINISME, *s. m.* (Lorain) [angl. ***feminism***]. Aspect de certains individus dont les testicules ne se sont pas développés et qui présentent quelques caractères du sexe féminin, tels que développement des seins, absence de barbe, élargissement des hanches, finesse de la peau et des cheveux.

FEMMES SANS POULS (maladie des). V. *Takayashu (maladie ou syndrome de)*.

FÉMORAL, ALE, *adj.* [angl. ***femoral***]. — 1° Relatif au fémur, os de la cuisse. — 2° Syn. *crural*. Relatif à la cuisse.

FÉMORO-FACIAL (syndrome) [angl. ***femorofacial syndrome***]. V. *Daentl (syndrome de)*.

FÉMORO-PATELLAIRE (syndrome) [angl. ***patellofemoral syndrome***]. Syn. *syndrome rotulien*. Association de douleur de la face antérieure du genou se manifestant à la montée ou descente des escaliers, lors des positions assises ou accroupies prolongées et retrouvée à la pression ou percussion de la rotule ; de faux blocages ; plus rarement de dérobements, d'hydarthrose et de limitation de la mobilité rotulienne. — Ce syndrome est dû soit aux luxations ou subluxations récidivantes, soit à des phénomènes dégénératifs d'origine traumatique ou dysplasique.

FEMTO... (symbole : **f**) (danois : *femten*, quinze) [angl. ***femto***]. Préfixe signifiant 10^{-15}.

FÉMUR, *s. m.* (lat. *femur*, cuisse) [TA et angl. ***femur***]. Os de la cuisse, le plus long des os ; son extrémité supérieure comporte le col et la tête, articulée avec le cotyle de l'os coxal et 2 tubérosités, les grand et petit trochanters (v. ce terme) ; l'extrémité inférieure est renflée par les 2 condyles latéral et médial (externe et interne) articulés avec les plateaux tibiaux.

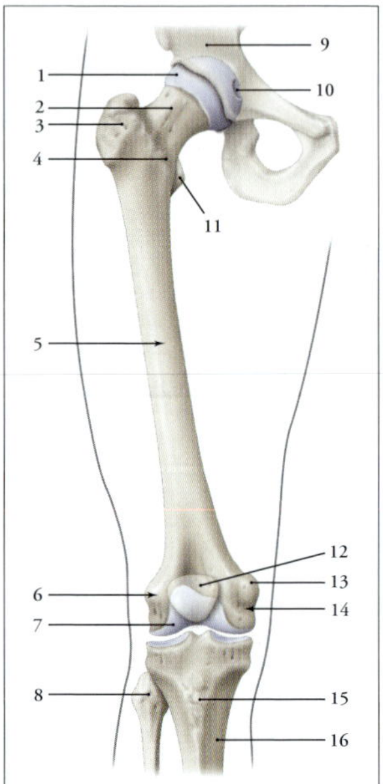

Fémur *in situ*. Vue antérieure

1. tête fémorale
2. col
3. grand trochanter
4. ligne intertrochantérique
5. corps du fémur
6. condyle latéral du fémur
7. surface patellaire
8. fibula
9. os coxal
10. fovéa capitis
11. petit trochanter
12. patella
13. tubercule de l'adducteur
14. condyle médial
15. tubérosité du tibia
16. tibia

FENDT (F. Heinrich, all., XXe siècle). V. *Spiegler-Fendt (sarcoïde de)*.

FENESTRATION, *s. f.* (lat. *fenestra*, fenêtre) [angl. ***fenestration***]. Syn. *opération de Sourdille* ou *de Lempert, tympano-labyrinthopexie*. Intervention chirurgicale destinée à rendre l'audition aux sujets atteints d'otospongiose, en ouvrant, sur le canal semi-circulaire externe, une fenêtre que l'on recouvre d'une mince greffe cutanée en continuité avec la membrane du tympan. V. *cophochirurgie*.

FENESTRATION THORACIQUE. V. *Létiévant (opération de)*.

FENÊTRE (signe de la) [angl. ***aortic window***]. Espace anormalement clair, situé en arrière de l'aorte ascendante et en dessous de la bifurcation trachéale, observé, sur les radiographies tirées en position oblique antérieure gauche, dans les cardiopathies congénitales avec atrophie ou absence du tronc de l'artère pulmonaire (tétralogie de Fallot, truncus aorticus).

FENÊTRÉ, ÉE, *adj.* [angl. ***fenestrated***]. « Se dit des compresses, des emplâtres où l'on a pratiqué des ouvertures » (Littré).

FENÊTRE THÉRAPEUTIQUE. Interruption provisoire d'un traitement, décidée soit en raison de l'insuccès de celui-ci, afin d'essayer de mettre en évidence de nouveaux signes de la maladie, soit en raison de l'apparition de signes d'intolérance, pour faire la preuve de leur lien avec le traitement considéré.

FENTE LABIOPALATINE. V. *bec-de-lièvre*.

FENTE SPHÉNOÏDALE (syndrome de la) (Casteran, 1926) [angl. ***sphenoidal fissure syndrome***]. Paralysie unilatérale des IIIe, IVe et VIe nerfs crâniens et de la branche ophtalmique du Ve, provoquée par une périostite de la fente sphénoïdale ou par une tumeur, une fracture, un anévrisme, une arachnoïdite du voisinage. Elle est caractérisée cliniquement par une ophtalmoplégie complète avec ptosis, légère exophtalmie, mydriase, abolition des réflexes pupillaires et cornéens et par une anesthésie du globe oculaire, de la paupière supérieure, de la racine du nez et du front. Rochon-Duvigneaud, qui décrivit ce syndrome en 1896 sous le nom d'*ophtalmoplégie sensitivo-sensorio-motrice,* y associait l'atteinte du nerf optique (v. *apex orbitaire, syndrome de l'*). V. *sinus caverneux (syndrome de la paroi externe du).*

FENTON (syndrome de) [angl. ***Fenton's syndrome***]. Association de fractures du grand os ou capitatum et de l'os scaphoïde.

FEO_2. Symbole de la fraction d'oxygène contenue dans l'air expiré.

FER, *s. m.* (lat. *ferrum*) (en gr. *sidêros*) [angl. ***iron***]. — 1° *Élément chimique* de numéro atomique 26 (26 électrons gravitent autour du noyau de l'atome). Symbole *Fe.* Très abondant dans la nature. — 2° *Métal* utilisé industriellement sous forme de fonte et d'acier. — L'atome de fer peut perdre 2 ou 3 électrons, conduisant à l'ion bivalent (ferreux Fe^{++}) ou trivalent (ferrique Fe^{+++}). Le corps humain contient 4 à 5 g. de fer. Sous sa forme bivalente, il est au cœur de la molécule d'*hémoglobine* (v. ce terme) et des molécules dérivées. Il joue donc un rôle important dans le transport de l'oxygène dans le corps. V. *anémie ferriprive, ferritine, hémoglobine, martial, porphyrine, hémochromatose, transferrine, hémosidérine, pica, hepcidine, céruloplasmine, ferroxydase, ferroportine, hémojuvéline, héphaestine* et les mots commençant par *sider...*

FERGUSON SMITH (maladie de) (Smith, J. Ferguson, brit., 1934) [angl. ***Ferguson Smith's epithelioma***] (dermatologie). Maladie héréditaire à transmission dominante autosomique, caractérisée par des lésions cutanées apparaissent chez l'adulte jeune, sur les régions découvertes. Elles sont d'aspects divers, évoquant soit des papules d'acné centrées par un bouchon kératosique noirâtre, soit un épithélioma spino- ou basocellulaire, soit un kérato-acanthome. Tous ces éléments finissent par disparaître spontanément vers la cinquantaine.

FERGUSSON-BRAQUEHAYE (procédé de) (F. sir William, brit., 1893) [angl. ***Braquehaye's operation***]. Opération destinée à supprimer une fistule vésico-vaginale par voie vaginale ; elle consiste à dédoubler la cloison vésico-vaginale et à suturer en deux plans les lambeaux avivés de la vessie d'une part et du vagin de l'autre.

FÉRIN, INE, *adj.* (lat. *fera,* bête sauvage). — ***toux f.*** Toux sèche et opiniâtre, parfois un peu rauque.

FERMENT, *s. m.* (lat. *fermentum,* levain de *fervere,* être chaud) [angl. ***ferment***]. Substance provoquant la fermentation par son simple contact. À quelques exceptions près (ferments chimiques), les ferments sont des ***enzymes.*** Certaines d'entre elles sont produites par des micro-organismes (levures). V. *fermentation.*

FERMENT JAUNE DE WARBURG [angl. ***yellow enzyme***]. Enzyme résultant d'une combinaison de l'ester phosphorique de la flavine (vitamine B_2) et d'une protéine. Elle joue, comme transporteur d'hydrogène, un rôle important dans le métabolisme cellulaire des glucides.

FERMENT LAB. V. *lab ou lab-ferment.*

FERMENT PROTÉOLYTIQUE. V. *trypsine.*

FERMENT RESPIRATOIRE (Warburg) ou **F. TRANSPORTEUR D'OXYGÈNE** [angl. ***Warburg's ferment***]. Syn. *cytochrome-oxydase, indophénol-oxydase* (Keilin). Oxydase contenant du fer dont le rôle serait, dans la respiration cellulaire, d'activer l'oxygène et de le transférer au cytochrome.

FERMENTATION, *s. f.* [angl. ***fermentation***]. Réaction biochimique anaérobie provoquée par l'action catalytique de ferments ou d'enzymes. La *f.* alcoolique consiste à transformer des composés glucidiques en alcool éthylique.

FERMETURE, *s. f.* [angl. ***closing***]. Action de rapprocher, de réunir. — ***f. active.*** Caractéristique d'un crochet ou d'une main artificielle dont la *f.* se fait sous le contrôle volontaire de l'amputé, l'ouverture étant passive. — ***f. passive.*** Caractéristique d'un crochet ou d'une main artificielle dont la *f.* se fait par un mécanisme tel qu'un ressort, l'ouverture étant active.

FERNANDEZ (réaction de) [angl. ***Fernandez's reaction***]. L'injection intradermique de lépromine (v. ce terme) provoque, chez le lépreux, au bout de 48 h, une réaction maculo-papuleuse.

FERNET-BOULLAND (syndrome de) [angl. ***pleuroperitoneal tuberculosis***]. V. *péritonéo-pleural (syndrome).*

FERRAND (F. Marcel, fr., 1924). V. *Darier-Ferrand (dermatofibrome de).*

FERRANINI (F. A., ital., 1897). V. *Rummo-Ferranini (maladie de).*

FERRARO (maladie de ou type) (1927). Variété de leucodystrophie (v. ce terme) débutant entre 20 et 30 ans, caractérisée cliniquement par une atrophie optique, un tremblement de la face et de la langue, une parole scandée, un rire spasmodique, une raideur pyramidale, parfois des hallucinations. Elle évolue vers la mort en une dizaine d'années.

FERRATA (cellule de) (F. Adolfo, ital., 1880-1945). V. *hémohistioblaste.*

FERRATON (maladie de) (F. Louis, fr., 1905). V. *Perrin-Ferraton (maladie de).*

FERRIPORPHYRINE, *s. f.* V. *hématine.*

FERRIPRIVE, *adj.* (lat. *ferrum,* fer ; *privere,* priver) [angl. ***sideropenic***]. Syn. *sidéropénique.* Qui est provoqué par le manque de fer. — ***anémie f.*** V. ce terme.

FERRITINE, *s. f.* [angl. ***ferritin***]. Macromolécule hydrosoluble formé d'une coque protéique (apoferritine, v. ce terme) entourant un noyau d'hydroxyde de fer. Il assure le stockage de ce métal dans le foie et aussi dans la rate et la moelle osseuse. Ses valeurs normales sont comprises chez l'homme entre 23 et 233 ng/mL et chez la femme en période d'activité génitale entre 10 et 107 ng/mL. V. *anémie hyposidérémique.*

FERROPORTINE, *s. f.* [angl. ***ferroportin***]. Protéine transmembranaire présente notamment dans les cellules intestinales où elle contribue à l'absorption du fer ferreux (Fe ++). Celui-ci est ensuite oxydé grâce à l'héphaestine (v. ce terme) en fer ferrique (Fe +++) que peut alors transporter dans le sang la transferrine.

FERROXYDASE, [angl. ***ferroxidase***]. Enzyme favorisant l'oxydation du fer ferreux Fe ++ en fer ferrique Fe +++. V. *céruloplasmine et héphaestine.*

FERTILITÉ, *s. f.* [angl. ***fertility***]. Aptitude à concevoir un enfant.

FESSE, *s. f.* (lat. *fissus,* fendu) (TA *nates*) (en gr. *gloutoï*) [angl. ***buttock***]. Syn. *région fessière* ou *glutéale.* Région postérieure saillante et arrondie de la hanche, essentiellement composée des muscles fessiers • 👁 **glutéal** •.

FESTINATION, *s. f.* (lat. *festinare,* se hâter) [angl. ***festination***]. Tendance à accélérer la marche pour éviter la chute en avant éprouvée par certains malades (maladie de Parkinson). Premier degré de la *propulsion.*

FÉTICHISME, *s. m.* [angl. ***fetichism***]. Perversion sexuelle obsédante et impulsive conférant à un objet ou à une partie du corps le pouvoir exclusif de produire l'orgasme. V. *paraphilie.*

FÉTUINE, *s. f.* V. *alpha-fœtoprotéine.*

FEUILLÉES, *s. f. pl.* [angl. ***latrines***]. Latrines d'un camp.

FÈVRE-LANGUEPIN (syndrome de) (F. Marcel, fr., 1962) [angl. ***Fèvre-Languepin syndrome***]. Syn. *syndrome de Trélat.* Association de malformations transmises selon un mode autosomique variable et comportant notamment une bride poplitée unilatérale englobant le nerf sciatique, une fissure palatine et labiale, une fistule de la lèvre inférieure, une syndactylie avec onychodysplasie, des pieds en varus équin et des nævus.

FG (syndrome) (initiales des noms des patients) (Opitz John, amér., 1974) [angl. ***FG syndrome***]. Syndrome polymalformatif très rare, à transmission récessive liée au chromosome X, comportant notamment un retard mental, un faciès particulier (dolichocéphalie, strabisme, palais ogival), une surdité, une hypertonie, des pouces larges et une imperforation anale.

FGF (Gospodarowicz, 1974). Abréviation du terme anglais ***Fibroblast Growth Factor.*** Facteur de croissance des fibroblastes. V. *facteurs de croissance.*

FIA. Abréviation du terme anglais ***fluoroimmunoassay.*** V. *immunofluorescence (méthode d').*

FIBIGER (F. Johannes, danois, 1867-1928 ; prix Nobel de médecine 1926). V. *Debré-Fibiger (syndrome de).*

FIBRATE, *s. m.* [angl. ***fibrate***]. Classe de médicaments (dont le premier fut le clofibrate) prescrits dans les hyperlipidémies. V. *statine.*

FIBRE, *s. f.* (lat. *fibra*) (TA *fibra*) [angl. ***fibre*** ; amér. ***fiber***]. Élément filamenteux constituant les tissus végétaux et animaux. Chez l'homme, on distingue les ***f. conjonctives*** (*f.* collagènes et *f.* élastiques), les ***f. musculaires*** et les ***f. nerveuses.*** V. *collagène, conjonctif (tissu), élastine, fibrille, muscle, nerf, cellulose* et *réticuline* • ◉ **muscle, nerf** •.

FIBRES ALIMENTAIRES [angl. ***dietary fibres***]. Portion fibreuse de certains aliments végétaux.

FIBRES LONGUES (syndromes des). Syn. *syndrome de Lichtheim* (1887), *syndrome des fibres radiculaires longues des cordons postérieurs de Déjerine.* Forme pseudo-tabétique du syndrome neuro-anémique (v. ce terme). Elle est caractérisée ***anatomiquement*** par une lésion des cordons postérieurs avec intégrité des racines correspondantes. ***Cliniquement*** il existe une ataxie avec abolition des réflexes, signe de Romberg, incoordination, troubles de la sensibilité profonde ; l'absence de signe d'Argyll Robertson, d'anesthésie radiculaire, de symptômes de syphilis et son évolution plus rapide distinguent ce syndrome du tabès.

FIBREUX (corps). V. *fibromyome.*

FIBRILLATION, *s. f.* (lat. *fibrilla*, fibrille) [angl. ***fibrillation***]. — 1 °Contraction isolée d'une fibre musculaire. — 2° Faibles contractions dues à l'activation désordonnée des différentes fibres composant le muscle considéré.

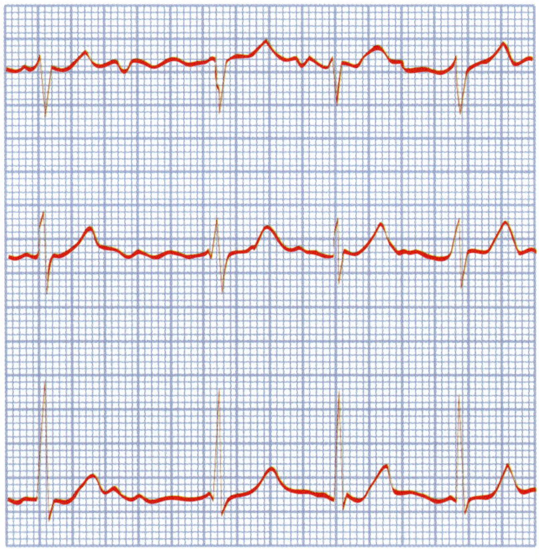

Fibrillation atriale

FIBRILLATION AURICULAIRE ou **ATRIALE** [angl. ***atrial fibrillation***]. V. *fibrillation cardiaque.*

FIBRILLATION CARDIAQUE [angl. ***cardiac fibrillation***]. Trémulation désordonnée des fibres musculaires cardiaques, donnant à la paroi du cœur l'apparence du grouillement d'un paquet de vers. Cette désynchronisation entraîne la paralysie des cavités cardiaques intéressées, incapables de contractions coordonnées. La f. est limitée ordinairement aux oreillettes ou atriums (***f. auriculaire ou atriale***) ; elle provoque l'arythmie des ventricules (*arythmie complète*). Si la *f.* touche les ventricules (***f. ventriculaire*** : Hoffa et Ludwig, 1850), elle entraîne très rapidement la mort par arrêt cardiaque (v. ce terme). V. *défibrillation, arythmie complète, antifibrillant, antiarythmique* et *réentrée.*

FIBRILLATION VENTRICULAIRE [angl. ***ventricular fibrillation***]. V. *fibrillation cardiaque.*

FIBRILLE, *s. f.* [angl. ***fibril***]. Petite fibre. V. *myofibrille.*

FIBRILLINE, *s. f.* [angl. ***fibrillin***]. Glycoprotéine de 350 kd. Principal composant avec l'élastine des microfibrilles du tissu élastique, elle est présente dans les parois vasculaires. Diverses mutations du gène FBN1 codant la *f.* ont été observées au cours du syndrome de Marfan.

FIBRILLO-FLUTTER, *s. m.* (Yacoël) [angl. ***impure flutter***] (cardiologie). État de l'oreillette (ou atrium) qui présente des alternatives de fibrillation et de flutter.

FIBRIN STABILIZING FACTOR (angl.). V. *facteur XIII.*

FIBRINASE, *s. f.* V. *facteur XIII.*

FIBRINE, *s. f.* (lat. *fibra*, filament) [angl. ***fibrin***]. Globuline filamenteuse insoluble, blanchâtre et élastique, qui se dépose par coagulation spontanée du sang, de la lymphe et de certains exsudats. Les filaments forment un réseau dont les nœuds sont constitués par des agrégats de plaquettes : la thrombosthénine de celles-ci provoque la rétraction du caillot. La fibrine est formée aux dépens du fibrinogène grâce à l'action de la thrombine. V. *fibrinoformation.* — ***f. musculaire.*** V. *myosine.*

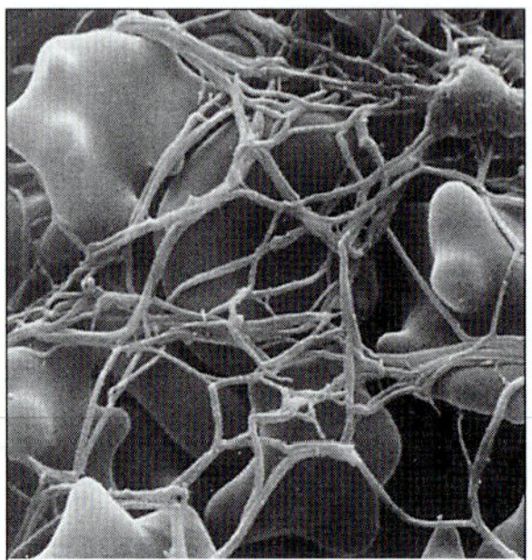

Fibrine

FIBRINE (produits de dégradation de la) (PDF) [angl. ***fibrin degradation products***]. Éléments issus de la fluidification d'un caillot sanguin de fibrine par la fibrinolysine (ou plasmine). Ils ont une action anticoagulante, inhibant la thrombine (antithrombine IV), gênant la formation de la fibrine et l'activité des plaquettes, augmentant la perméabilité capillaire. Parmi ces éléments, on distingue les fragments X encore coagulables par la thrombine et dont la digestion par la fibrinolysine donne naissance à des fragments Y et à des fragments D, les fragments Y donnant eux-mêmes issue à des fragments E et à des fragments D (les fragments du fibrinogène sont appelés X' et Y' et ceux nés de la fibrine X" et Y"). Lorsqu'ils sont dus à une fibrinolyse apparue au cours d'une coagulopathie de consommation, les produits de dégradation forment avec les monomères de la fibrine et du fibrinogène les « soluble fibrine monomere complexes » ou SFMC. V. *fibrinoformation, Merskey (test de)* et *D-dimère.*

FIBRINÉMIE, *s. f.* [angl. ***fibrinaemia***]. Taux de la fibrine obtenue après coagulation du sang extravasé ; il est normalement de 4 à 5 g par litre de plasma (Forster et Whipple) ; il est abaissé dans l'insuffisance hépatique, élevé dans certaines affections inflammatoires (pneumonie, rhumatisme articulaire aigu, etc.).

FIBRINE-POLYMÉRASE, *s. f.* V. *facteur XIII.*

FIBRIN-FERMENT, *s. m.* (angl.) (A. Schmidt, 1876). V. *thrombine.*

FIBRINOFORMATION, *s. f.* [angl. ***fibrin formation***]. Transformation du fibrinogène en fibrine sous l'action de la thrombine : c'est le 3e stade de la coagulation qui s'effectue normalement en 3 secondes. L'apparition de la fibrine se fait en 3 étapes successives : formation de monomères, puis de polymères de la fibrine, d'abord solubles (fibrine S) puis insolubles (fibrine I) dans l'urée : cette dernière étape dépend du facteur stabilisant de la fibrine ou facteur XIII. Des coagulases microbiennes (staphylocoagulases), des venins de serpents, de scorpions, d'araignées peuvent aussi déclencher la formation de la fibrine.

FIBRINOGÈNE, *s. m.* (Alexander Schmidt) (lat. *fibra,* filament ; gr. *gennan*, engendrer) [angl. ***fibrinogen***]. Syn. *facteur I.* Globuline soluble à grosses molécules allongées, contenue dans le plasma sanguin (1,5 à 3,5 g/L ou 4 à 10 mmol/L) et dans certaines exsudations séreuses. Sous l'action de la thrombine, elle se transforme en fibrine. V. *fibrinoformation.*

FIBRINOGÈNE MARQUÉ (test au) (Atkins, 1968) [angl. ***125I fibrinogen test***]. Épreuve destinée à mettre en évidence la constitution et l'évolution d'une thrombose veineuse au niveau des jambes. Le fibrinogène marqué par un isotope radioactif (^{125}I), injecté par voie intraveineuse générale, va se concentrer au niveau du caillot en formation. Le comptage externe des radiations γ, effectué le long du membre inférieur montre un pic d'activité en regard de la zone thrombosée qui va s'accentuer avec le temps. La fiabilité de cette épreuve n'est pas absolue et le risque de transmission virale réel.

FIBRINOGÉNÉMIE, *s. f.* (fibrinogène ; gr. *haïma*, sang) [angl. ***fibrinogenaemia***]. Présence et taux du fibrinogène dans le sang.

FIBRINOGÉNÉRATEUR, TRICE, *adj.* Qui provoque la formation de fibrine et celle d'un caillot. V. *fibrinoformation.*

FIBRINOGÉNOLYSE, *s. f.* (fibrinogène ; gr. *luein*, dissoudre) [angl. ***fibrinogenolysis***]. Disparition du fibrinogène dans le plasma sanguin.

FIBRINOGÉNOPÉNIE, *s. f.* V. *hypofibrinogénémie.*

FIBRINOKINASE, *s. f.* [angl. ***fibrinokinase***]. Syn. *plasmokinase.* Enzyme existant à l'état normal dans le plasma, sous une forme inactive. Elle peut être activée par des extraits tissulaires et provoque alors la transformation de la profibrinolysine en fibrinolysine. V. *profibrinolysine.*

FIBRINOLYSE, *s. f.* (fibrine ; gr. *luein*, dissoudre) [angl. ***fibrinolysis***]. Dissolution de la fibrine et par extension, dissolution d'un caillot sanguin *(thrombolyse)*. C'est un phénomène qui survient normalement quelques jours ou quelques semaines après la formation du caillot. Lorsqu'elle se produit trop rapidement, la *f.* peut provoquer des hémorragies dramatiques *(f. hémorragique)* per- ou postopératoires (surtout en chirurgie thoracique) ou après un accouchement, un avortement ou un choc traumatique ; ou bien des hémorragies moins importantes (ecchymoses, hématuries) au cours de certains cancers (prostate, pancréas, estomac), des cirrhoses et des leucémies. Elle est due soit à la libération d'activateurs de la profibrinolysine, soit à la production d'une enzyme protéolytique par les tissus malades. Elle est parfois primitive, mais le plus souvent elle est secondaire, réactionnelle, au cours d'un syndrome de coagulation intravasculaire disséminée (v. ce terme). Elle peut être enfin thérapeutique (v. *fibrinolytique*). V. aussi *D-dimère* et *Kaulla (test de von).*

FIBRINOLYSINE, *s. f.* [angl. ***fibrinolysin***]. Syn. *plasmine, thrombolysine, tryptase.* Enzyme protéolytique plasmatique formée par l'activation de la profibrinolysine (v. ce terme). Elle dissout la fibrine et attaque aussi le fibrinogène, la proaccélérine, le facteur anti-hémophilique A et le complément.

FIBRINOLYTIQUE, *adj.* [angl. ***fibrinolytic***]. Qui dissout la fibrine et les caillots sanguins. — *s. m.* Médicament doué de cette propriété. Les *f.* sont surtout prescrits dans l'infarctus du myocarde aigu. P. ex. : *streptokinase, urokinase, rt-PA, pro-urokinase* ou *scu-PA, r scu-PA, APSAC.* V. aussi *fibrinolyse* et *staphylokinase.*

FIBRINOPÉNIE, *s. f.* (fibrine ; gr. *pénia*, pauvreté). V. *hypofibrinogénémie.*

FIBRINOPLASTIQUE, *adj.* (fibrine ; gr. *plassein*, former) [angl. ***fibrinoplastic***]. Qui provoque la formation de fibrine.

FIBRINURIE, *s. f.* [angl. ***fibrinuria***]. Élimination par l'urine de fibrine ou de fibrinogène en dehors de toute hématurie. Les urines se coagulent spontanément soit dans le rein, ce qui paraît rare, soit dans la vessie et le malade élimine des caillots fibrineux, soit dans le vase immédiatement après la miction.

FIBRO-ADÉNOMATOSE KYSTIQUE DES SEINS. V. *kystique de la mamelle (maladie).*

FIBROADÉNOME, *s. m.* V. *adénofibrome.*

FIBRO-ANGIO-ADÉNOMATOSE DES VOIES BILIAIRES. Malformation des voies biliaires intra-hépatiques, probablement familiale, caractérisée *anatomiquement* par une prolifération considérable avec aspect microkystique des canaux biliaires et par une sclérose localisée aux espaces portes ; *cliniquement* par l'apparition, chez un enfant ou un adulte jeune, d'une hépatomégalie, parfois accompagnée de splénomégalie et d'une hypertension portale révélée par des hématémèses. Elle peut coexister avec d'autres malformations (rein polykystique). V. *Caroli (maladie de).*

FIBRO-ANGIOMATOSE BILIAIRE. V. *fibrose hépatique congénitale.*

FIBROBLASTE, *s. m.* [angl. ***fibroblast***]. Cellules fusiformes provenant des cellules conjonctives en voie de prolifération. V. *fibrocyte.* — ***test d'inhibition des colonies de fibroblastes.*** V. *colonies cellulaires ou de fibroblastes (test d'inhibition des)* et *intégrine.*

FIBROBLASTOME, *s. m.* (Mallory, 1931) [angl. ***fibroblastome***]. Tumeur observée dans la maladie de Recklinghausen et qui prendrait naissance aux dépens des fibroblastes de la gaine des nerfs.

FIBROBLASTOSE, *s. f.* Affection caractérisée par la prolifération des fibroblastes. — ***f. médullaire.*** V. *dysplasie fibreuse des os.*

FIBROBRONCHOSCOPIE, *s. f.* Bronchoscopie pratiquée au moyen d'un fibroscope.

FIBROCARTILAGE, *s. m.* [angl. ***fibrocartilago***]. Syn. *cartilage fibreux.* Cartilage dont la substance fondamentale est particulièrement riche en tissu fibreux. P. ex. : les disques intervertébraux.

FIBROCHONDROGENÈSE, *s. f.* (P. Maroteaux, 1978) (lat. *fibra*, filament ; gr. *khondros*, cartilage ; *génésis*, formation) [angl. ***fibrochondrogenesis***]. Ensemble de malformations, voisin du nanisme thanatophore (v. ce terme) caractérisé notamment par l'aspect trapu des os des mains, élargi des métaphyses, piriforme des corps vertébraux et la fibrose particulière du cartilage de croissance et des épiphyses.

FIBROCHONDROME, *s. m.* [angl. ***fibrochondroma***]. Syn. *chondrofibrome.* Variété de chondrome dans laquelle les lobules cartilagineux de la tumeur sont séparés par un abondant tissu fibreux.

FIBRO-CHONDRO-OSTÉOSARCOME, *s. m.* Variété de sarcome dans laquelle la prolifération des fibroblastes aboutit à la formation d'éléments de tissus cartilagineux et osseux.

FIBROCOLOSCOPE, *s. m.* V. *colofibroscope.*

FIBROCOLOSCOPIE, *s. f.* V. *colofibroscopie.*

FIBROCYTE, *s. m.* [angl. ***fibrocyte***]. Cellule conjonctive arrivée à maturité. V. *fibroblaste.*

FIBRODUODÉNOGASTROSCOPIE, *s. f.* V. *duodénogastroscopie.*

FIBRODUODÉNOSCOPE, *s. m.* V. *duodénoscope.*

FIBRODUODÉNOSCOPIE, *s. f.* V. *duodénoscopie.*

FIBRODYSPLASIE, *s. f.* [angl. ***fibrodysplasia***]. Displasie fibreuse. V. *dysplasie* et *fibre.*

FIBRODYSPLASIE ARTÉRIELLE. V. *dysplasie fibromusculaire artérielle.*

FIBRODYSPLASIE OSSIFIANTE PROGRESSIVE [angl. ***myositis ossificans progressiva***]. V. *myosite ossifiante progressive* à *myosite.*

FIBRO-ÉLASTOME, *s. m.* [angl. ***fibroelastoma***]. Tumeur composée d'éléments fibro-élastiques. — ***f. papillaire*** [angl. ***papillary f.***]. Tumeur bénigne implantée sur le bord des valves cardiaques, de même nature mais plus volumineuse que les excroissances de Lambl (v. ce terme) ; habituellement latente (découverte d'échographie ou d'autopsie), elle se complique exceptionnellement d'embolie.

FIBRO-ÉLASTOSE, *s. f.* [angl. ***fibroelastosis***]. Remplacement d'un tissu normal par du tissu fibreux et élastique.

FIBRO-ÉLASTOSE ENDOCARDIQUE (Weinberg, 1943) [angl. ***endocardial fibroelastosis***]. Syn. *dysplasie de l'endocarde* (Prior et Wyatt, 1950), *élastose endocardique, endocardite fibroplastique, endocardite fœtale, endomyocardite fibreuse du nourrisson, fibrose cardiaque du nourrisson.* Affection d'origine inconnue, survenant chez le nourrisson ou le jeune enfant, caractérisée *anatomiquement* par un épaississement massif de l'endocarde qui prend un aspect laiteux et porcelainé avec une considérable prolifération de fibres conjonctives et surtout élastiques de la zone sous-endothéliale. *Cliniquement*, elle débute par des troubles digestifs et de la croissance ; une insuffisance cardiaque apparaît rapidement avec dyspnée et œdème pulmonaire. Classiquement, elle est toujours mortelle. Le cœur est très volumineux, le ventricule gauche dilaté et hypertrophié. – Il existe une *f.-é.* secondaire à des cardiopathies congénitales (sténose aortique orificielle, coarctation aortique) et une *f.-é.* de l'adolescent et de l'adulte, qui est probablement une variété de l'endocardite pariétale fibroplastique (v. *Löffler, endocardite de*).

FIBROGASTROSCOPE, *s. m.* V. *gastrofibroscope.*

FIBROGASTROSCOPIE, *s. f.* V. *gastrofibroscopie.*

FIBROGLIOME, *s. m.* [angl. ***fibroglioma***]. Gliome dans lequel le tissu conjonctif participe à l'hyperplasie tumorale.

FIBROGRANULOXANTHOME, *s. m.* [angl. ***fibrous xanthogranuloma***]. V. *xanthogranulome rétropéritonéal.*

FIBROKYSTIQUE (tumeur) [angl. ***fibrocyst***]. Tumeur fibreuse contenant des kystes, telles que les tumeurs kystiques de la mâchoire et de la mamelle. V. *kystique de la mâchoire (maladie)* et *kystique de la mamelle (maladie).*

FIBROKYSTIQUE DU PANCRÉAS (maladie). V. *mucoviscidose.*

FIBROLIPOME, *s. m.* [angl. ***fibrolipoma***]. Lipome contenant une grande quantité de tissu conjonctif.

FIBROMATOSE, *s. f.* [angl. ***fibromatosis***]. Développement de tumeurs fibreuses en certains points de l'organisme. Elles sont généralement situées dans le tissu cellulaire sous-cutané. Elles ont parfois tendance à la récidive locale après ablation, mais en règle générale elles ne métastasent pas. Certaines formes sont congénitales. – ***f. diffuse.*** Infiltration pseudotumorale des aponévroses, observées le plus souvent chez l'enfant. V. *desmoïde (tumeur)* et *fibrosarcome de la peau.*

FIBROME, *s. m.* (Verneuil) [angl. ***fibroma***]. Tumeur bénigne formée uniquement par du tissu fibreux, c'est-à-dire par des faisceaux du tissu conjonctif au milieu desquels on observe des cellules également de nature conjonctive. – ***f. desmoïde, f. récidivant.*** V. *desmoïde (tumeur).*

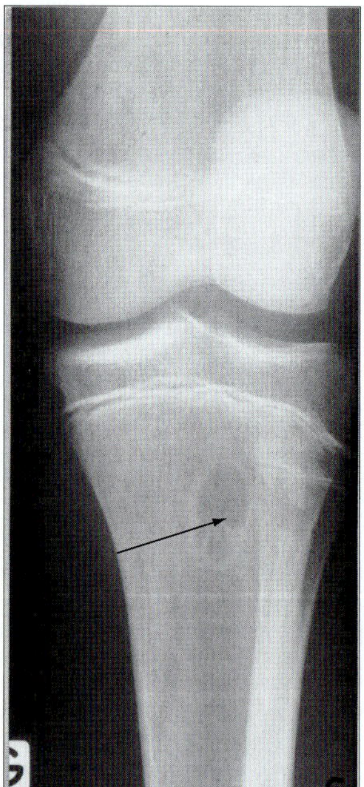

Fibrome non ossifiant

FIBROME CHONDROMYXOÏDE [angl. ***chondromyxoid fibroma***]. Tumeur bénigne de la métaphyse des os longs, survenant chez l'adulte jeune et caractérisée histologiquement par des plages muqueuses, fibreuses et cartilagineuses.

FIBROME DE DARIER ET FERRAND. V. *fibrosarcome 1°: fibrosarcome de la peau.*

FIBROME MOLLUSCUM. V. *molluscum.*

FIBROME NON OSTÉOGÉNIQUE [angl. ***nonossifying fibroma***]. Tumeur bénigne de la métaphyse des os longs de l'enfant, constituée histologiquement d'un tissu simplement fibreux.

FIBROMYALGIE, *s. f.* [angl. ***fibromyalgia***]. V. *polyalgique idiopathique diffus (syndrome).*

FIBROMYOME, *s. m.* [angl. ***fibromyoma***]. Tumeur utérine formée de tissu conjonctif et de tissu musculaire lisse. Au point de vue histologique, les *f.* sont des *myomes.* On les désigne aussi souvent par les noms de *fibromes.*

FIBROMYOPATHIE OSSIFIANTE NEUROGÈNE. V. *para-ostéoarthropathie.*

FIBROMYXOME, *s. m.* [angl. ***fibromyxoma***]. Tumeur complexe formée de tissu fibreux et de tissu muqueux et pouvant présenter la malignité cancéreuse.

FIBRONECTINE, *s. f.* (lat. *fibra,* filament ; *nectere,* unir) [angl. ***fibronectin***]. Glycoprotéine de haut poids moléculaire dont une forme présente dans le plasma, s'y comporte en opsonine non spécifique et l'autre est située à la surface de nombreuses cellules, dont les plaquettes et aussi dans le tissu conjonctif, dont les parois vasculaires. Elle intervient dans l'adhésion des cellules entre elles, la cicatrisation, dans l'organisation de la topographie interstitielle des tissus et dans la stabilisation du caillot lors de la coagulation. V. *intégrine* et *vitronectine.*

FIBROPLASIE RÉTRO-CRISTALLINIENNE ou **RÉTRO-LENTALE** [angl. ***retrolentale fibroplasia, Terry's syndrome***]. Syn. *maladie de Terry* (1942). Affection oculaire survenant chez des prématurés quelques mois après la naissance, aboutissant généralement à la cécité. Elle débute par un aspect angiomateux, œdémateux et hémorragique de la rétine qui, ultérieurement, va se décoller, se plisser et se fixer derrière le cristallin, formant une membrane fibreuse, opaque et nacrée. Cette maladie paraît favorisée par une oxygénation trop importante du prématuré.

FIBROPLASTIQUE (tumeur) (Lebert). V. *sarcome.*

FIBRORÉTICULOSE, *s. f.* Syn. *réticulofibrose.* Prolifération du système réticulo-endothélial accompagnée de sclérose.

FIBROSARCOME, *s. m.* [angl. ***fibrosarcoma***]. – 1° ***f. de la peau*** [angl. ***Darier-Ferrand dermatofibrosarcoma***]. Syn. *dermato-fibrome progressif et récidivant de Darier-Ferrand* (1924), *maladie de Darier-Ferrand.* Maladie de peau rare, caractérisée par une masse saillante ou bien un placard bosselé d'une dureté ligneuse, indolore, recouvert d'une peau d'aspect variable (normal, ivoire ou pigmenté), siégeant sur la face antérieure du thorax ou de l'abdomen, ou à la racine des membres. Cette tumeur grossit avec une extrême lenteur. Elle récidive généralement après ablation, mais ne donne pas de métastase viscérale. V. *fibromatose* et *desmoïde (tumeur).* – 2° Syn. *sarcome fibroblastique.* Tumeur maligne développée aux dépens des fibroblastes. – 3° Variété rare de tumeur maligne primitive des os, développée le plus souvent aux dépens du périoste, d'évolution plus lente que l'ostéosarcome.

FIBROSCOPE, *s. m.* (lat. *fibra,* filament ; gr. *skopein,* examiner) [angl. ***fibrescope***]. Variété d'endoscope (v. ce terme) conduisant les rayons lumineux par un faisceau de fibres de verre souples. Le *f.* permet d'explorer, de façon très complète, par vision directe, photographie, cinématographie, télévision et prélèvement biopsique, la muqueuse des bronches et de zones étendues du tube digestif (estomac, duodénum, canal cholédoque, côlon...). – ***f. à vision axiale ou terminale.*** Syn. *axofibroscope, axoscope. F.* dans lequel l'objectif est placé au bout de l'extrémité distale, dans l'axe de l'appareil. Il est employé pour examiner l'œsophage et l'estomac (œsofibroscope). – ***f. à vision latérale.*** Syn. *latérofibroscope, latéroscope. F.* dans lequel l'objectif est placé sur le côté de l'extrémité distale de l'appareil. Il est employé pour examiner l'estomac (fibrogastroscope).

FIBROSCOPIE, *s. f.* [angl. ***fibrescopy***]. Méthode d'exploration visuelle de l'intérieur des conduits (bronches, tube digestif, p. ex.) ou des cavités de l'organisme au moyen du fibroscope (v. ce terme).

FIBROSE, *s. f.* [angl. ***fibrosis***]. Transformation fibreuse de certaines formations tissulaires. P. ex. : *f.* cicatricielle.

FIBROSE CARDIAQUE DU NOURRISSON. V. *fibro-élastose endocardique.*

FIBROSE ENDOMYOCARDIQUE (Davies, 1948). V. *Löffler (endocardite de).*

FIBROSE HÉPATIQUE CONGÉNITALE (René Fauvert, 1964) [angl. ***congenital hepatic fibrosis***]. Syn. *fibro-angiomatose biliaire* (Grumbach, Bourrillon et Auvert, 1954). Maladie probablement héréditaire transmise selon le mode autosomique récessif. Elle débute souvent vers la quinzième année par des accidents d'hypertension portale, des hémorragies digestives qui font découvrir l'hépato-splénomégalie ou plus rarement, par des poussées d'angiocholite. L'atteinte du rein est constante : longtemps latente, elle peut entraîner la mort par insuffisance rénale. Les lésions hépatiques consistent en une fibrose annulaire périportale avec intense prolifération des canalicules biliaires. Les reins sont le siège tantôt d'une dilatation des tubes collecteurs analogue à celle des reins en éponge, tantôt de kystes multiples. La *f. h. c.* est classée parmi les cholangio-hamartomes (v. *hamartome*).

FIBROSE KYSTIQUE DU PANCRÉAS. V. *mucoviscidose*.

FIBROSE PULMONAIRE [angl. ***pulmonary fibrosis***]. Syn. *sclérose pulmonaire.* Développement de tissu conjonctif (fibroblastes et collagène) dans le parenchyme pulmonaire. Il peut être localisé ou généralisé, anarchique et mutilant ou systématisé ; la fibrose peut être cicatricielle et fixe ou bien évolutive et extensive ; elle peut être secondaire à une maladie connue ou apparaître comme primitive. On distingue : — 1° les *fibroses focales,* séquelles dues à l'organisation d'un foyer pulmonaire inflammatoire (tuberculeux ou silicotique), qui se traduisent sur les radiographies pulmonaires par des aspects trabéculaires, réticulaires ou nodulaires étoilés, denses, plus ou moins étendus, parfois à topographie segmentaire, souvent accompagnés de rétraction du médiastin, des côtes et du diaphragme ou de pachypleurite (v. *fibrothorax*). — 2° les *fibroses systématisées* localisées aux cloisons interalvéolaires : v. *fibrose pulmonaire interstitielle diffuse.*

FIBROSE PULMONAIRE INTERSTITIELLE DIFFUSE [angl. ***diffuse interstitial pulmonary fibrosis***]. Syn. *sclérose pulmonaire idiopathique.* Affection rare, d'origine inconnue, caractérisée *anatomiquement* par une fibrose extensive, avec infiltration de cellules rondes et de plasmocytes, de tout le tissu interstitiel du poumon et particulièrement de la paroi alvéolo-capillaire qui, épaissie, empêche la diffusion de l'oxygène. La maladie se manifeste *cliniquement* par une dyspnée progressive avec cyanose et toux ; elle évolue vers la mort en quelques mois ou quelques années, souvent par insuffisance du cœur droit. Les radiographies pulmonaires montrent des images diffuses et bilatérales, granitées, réticulées ou micronodulaires. On en décrit plusieurs *formes*, différentes par la rapidité de leur évolution : le syndrome d'Hamman-Rich, aigu ; le syndrome de Scadding, subaigu ; le syndrome de Kaplan ou Walford-Kaplan, chronique. — À côté de cette forme primitive existent des *f.p.i.d.* secondaires : infectieuses, cancéreuses, au cours des pneumoconioses, des collagénoses, des réticulo-endothélioses, des phacomatoses, des chocs, de l'oxygénothérapie, des réactions d'hypersensibilité, (pneumopathies immunologiques), de la sténose mitrale, après radiothérapie, inhalation de vapeurs toxiques ou de poussières. V. *bloc alvéolo-capillaire, poumon en rayons de miel* et *pneumonie réticulée hypertrophique.*

FIBROSE RÉTROPÉRITONÉALE IDIOPATHIQUE. V. *Ormond (maladie d').*

FIBROSIGMOÏDOSCOPIE, *s. f.* V. *sigmoïdo-fibroscopie.*

FIBROSITE, *s. f.* [angl. ***fibrositis***]. Syn. *polyenthésopathie, syndrome polyalgique idiopathique diffus.* Inflammation d'origine souvent rhumatismale du tissu fibreux articulaire et périarticulaire ; elle provoque des douleurs et parfois une rétraction de ce tissu (maladie de Dupuytren, v. ce terme).

FIBROTHORAX, *s. m.* (Vincenti, 1932) [angl. ***fibrothorax***]. Envahissement d'un poumon par un tissu fibreux dense, souvent rétractile. — On donne communément ce nom à un aspect radiologique d'hémithorax sombre et rétracté, séquelle tardive d'inflammations pleuro-pulmonaires diverses (sclérose pulmonaire rétractile, épanchements de pneumothorax abandonnés, pleurésies sérofibrineuses ou purulentes).

FIBROWIRSUNGOGRAPHIE, *s. f.* Radiographie du canal de Wirsung du pancréas opacifié au cours d'une fibroduodénoscopie. V. *duodénoscopie.*

FIBROXANTHOME, *s. m.* V. *xanthofibrome.*

FIBULA, *s. f.* (en lat. agrafe) [TA et angl. ***fibula***]. Dénomination internationale du péroné, le plus externe et le plus grêle des deux os de la jambe • 👁 **squelette, jambe, syndesmose** •.

FICHE RÉTICULO-ENDOTHÉLIALE (Sandor, 1952). Courbe de précipitation des différentes euglobulines du sérum sanguin en fonction des variations du pH du sérum. Les modifications du taux de ces euglobulines renseigneraient sur les altérations fonctionnelles des tissus dérivés du mésenchyme.

FICK (principe ou **théorie de)** (F. Adolf, all., 1870) [angl. ***Fick's principle***]. « Le débit cardiaque est égal à la consommation d'oxygène du sujet, divisée par la différence de la teneur en oxygène du sang artériel (prélevé par ponction d'une artère périphérique) et du sang veineux mêlé (prélevé dans l'oreillette ou le ventricule droit) » (B. Coblence).

FI$_{CO_2}$. Concentration du gaz carbonique dans l'air inspiré.

FID. Abréviation de *Fosse Iliaque Droite.*

FIEDLER (myocardite interstitielle de) (F. Karl, all., 1901). V. *myocardite interstitielle de Fiedler.*

FIESCHI (syndrome de). Compression du rein gauche par une rate leucémique augmentée de volume.

FIESSINGER (syndrome de) (F. Noël, fr., 1881-1946). Terme proposé par A. Lemaire (1952) pour désigner le syndrome d'auto-agression (v. *auto-allergie*).

FIESSINGER ET LEROY ou **FIESSINGER-LEROY-REITER (syndrome de Noël)** (1916) [angl. ***Reiter's disease***]. Syn. *pseudogonococcie entéritique* (Touraine et Ruel), *syndrome conjonctivo-* ou *oculo-urétro-synovial, oculo-urétro-synovite, syndrome de Reiter* (1916). Affection débutant par une atteinte intestinale fugace, avec douleur et diarrhée (souvent dysenterie bacillaire), suivie au bout de 2 à 3 semaines par une urétrite subaiguë non gonococcique, une conjonctivite légère et surtout une polyarthrite douloureuse et fébrile avec amyotrophie immobilisant successivement les grosses articulations ; il existe parfois des lésions cutanées (v. *Vidal-Jacquet, syndrome de*). Après quelques poussées, la guérison survient en 2 à 4 mois ; cependant le passage à la chronicité n'est pas exceptionnel. Le diagnostic est confirmé par la constatation, dans les cellules urétrales, conjonctivales et cutanées, d'inclusions virales caractéristiques. Ce syndrome, qui survient de façon épidémique ou par contamination vénérienne, est attribué à un micro-organisme du genre *Chlamydia* ; il surviendrait chez des sujets porteurs de l'antigène HLA B_{27}, comme la pelvispondylite rhumatismale, qui peut d'ailleurs succéder au syndrome de F.-L.-R. — V. *pararickettsiose* et *muco-cutanéo-oculaire (syndrome).*

FIESSINGER-RENDU (syndrome de). V. *ectodermose érosive pluri-orificielle.*

FIÈVRE, *s. f.* (lat. *febris,* du gr. *phébomaï,* je tremble) [angl. ***fever***]. — 1° Syndrome caractérisé par l'élévation de la température centrale du corps au repos au-dessus de 37,5 °C le matin et 37,8 °C le soir avec accélération du pouls et de la respiration, oligurie, sécheresse de la langue et parfois délire. — 2° Syn. *pyrexie.* Toute maladie dont l'élévation thermique est le signe principal. — Les mots *fièvre* et *hyperthermie* sont souvent considérés comme synonymes. Pour les physiologistes, ils désignent deux entités différentes. « Dans la fièvre, la température corporelle est élevée sous l'effet d'un décalage à la hausse du thermostat hypothalamique. L'organisme met en jeu des moyens de lutte contre le froid, frisson et comportement pour maintenir sa température à sa valeur fébrile » (M. Cabanac, 1983). Dans le mécanisme de la *f.* intervient la libération de cytokines (v. ce terme) pyrétogènes, telles que les interleukines 1a, 1b, 6 et les interférons. V. *hyperthermie.*

FIÈVRE D'ADEN (port du Yémen). V. *dengue.*

FIÈVRE ALGIQUE. V. *algique.*

FIÈVRE AMARILE. V. *fièvre jaune.*

FIÈVRE APHTEUSE [angl. ***foot and mouth disease***]. V. *aphteux.*

FIÈVRE ARTHROMYALGIQUE. V. *fièvre boutonneuse méditerranéenne.*

FIÈVRE ASEPTIQUE [angl. ***aseptic fever***]. Fièvre se produisant en dehors de toute infection microbienne.

FIÈVRE D'AUCKLAND [angl. ***Auckland fever***]. Infection respiratoire à adénovirus, survenant chez l'enfant, décrite dans cette ville de la Nouvelle-Zélande en 1965 et 1977, évoluant sur le mode épidémique et pouvant engendrer des dilatations des bronches séquellaires.

FIÈVRE AUTOMNALE. V. *fièvre de sept jours.*

FIÈVRE BARBEIRO. V. *barbeiro* et *maladie de Chagas.*

FIÈVRE BILIAIRE INTERMITTENTE. V. *fièvre bilioseptique.*

FIÈVRE BILIEUSE HÉMOGLOBINURIQUE [angl. ***melanuric fever***]. Manifestation grave du paludisme à *Plasmodium falciparum,* survenant dans les pays de forte endémie, chez des sujets antérieurement impaludés et affaiblis. Elle est due à une brutale hémolyse intravasculaire et se manifeste par des frissons, une fièvre élevée avec prostration, des vomissements, un ictère, une anémie et une hémoglobinurie qui peut entraîner une anurie et une insuffisance rénale mortelles. Le rôle favorisant de la quinine a été établi.

FIÈVRE BILIOSEPTIQUE (Chauffard) [angl. ***bilious fever***]. Syn. *f. intermittente biliaire, f. hépatique.* Fièvre due à l'infection des voies biliaires et affectant le type intermittent ou le type rémittent.

FIÈVRE DES BOUES [angl. ***mud fever***]. V. *fièvre des marais, 2°.*

FIÈVRE BOUTONNEUSE ARTHROMYALGIQUE. V. *fièvre boutonneuse méditerranéenne.*

FIÈVRE BOUTONNEUSE D'ISRAËL [angl. ***Israeli spotted fever***]. Variété de rickettsiose à *Rickettsia conori,* décrite en Israël vers 1947 et voisine de la fièvre boutonneuse méditerranéenne.

FIÈVRE BOUTONNEUSE MÉDITERRANÉENNE (Conor et Bruch, de Tunis, 1910) [angl. ***Mediterranean fever***]. Syn. *f. arthromyalgique, f. boutonneuse arthromyalgique* (Raybaud), *f. escarro-nodulaire, f. exanthématique du littoral méditerranéen, f. de Marseille, maladie de Carducci, maladie de Conor et Bruch, maladie d'Olmer, typhus méditerranéen, typhus des vendanges.* Maladie infectieuse bénigne, survenant en été, durant une quinzaine de jours, caractérisée au début par une petite tache noire, escarre superficielle, qui semble le point d'inoculation, par des signes généraux, température élevée, arthralgies, troubles gastro-intestinaux et enfin par une éruption papulo-nodulaire (Carducci) de coloration rose vif ou violacée, siégeant sur différentes parties du corps. Elle est due à *Rickettsia conorii* transmise par la puce du chien ou une tique, le chien servant de réservoir de virus. Elle est à rapprocher de la fièvre à tiques sibérienne et de la fièvre à tiques du Queensland. V. aussi *fièvre boutonneuse d'Israël.*

FIÈVRE DES BROUSSAILLES. V. *fièvre fluviale du Japon* et *typhus des broussailles.*

FIÈVRE DE BULLIS [angl. ***Bullis fever***]. Rickettsiose observée en 1942 chez les soldats du camp de Bullis (Texas). Elle est caractérisée par un début brutal, une fièvre, une éruption maculo-papuleuse généralisée et guérit en 48 heures.

FIÈVRE DE LA CANNE À SUCRE. *Syn. fièvre de Mossman* (district d'Australie). Leptospirose à *Leptospira australis* transmise par les rats et qui atteint, en Extrême-Orient, les cultivateurs des plantations humides. Elle est caractérisée par un syndrome infectieux grave avec signes méningés et souvent ictère.

FIÈVRE DE CARÉLIE (république autonome de Russie du Nord). V. *fièvre à virus Sindbis.*

FIÈVRE DES CHAMPS. V. *fièvre des marais 2°.*

FIÈVRE CHARBONNEUSE. V. *charbon.*

FIÈVRE DE CHITRAL (état du Pakistan). V. *fièvre à pappataci.*

FIÈVRE DE CINQ JOURS. V. *fièvre des tranchées.*

FIÈVRE CLIMATIQUE. — 1° Syn. *fièvre à pappataci.* — 2° Syn. *fièvre* ou *maladie du Gulf-Stream.* Affection de courte durée observée à bord des navires qui traversent la mer des Caraïbes ou la mer Rouge. Elle se manifeste par des signes d'embarras gastrique fébrile et elle est vraisemblablement sous la dépendance de conditions climatiques et météorologiques particulières.

FIÈVRE DU CONGO [angl. ***Congo fever***]. Affection due à un *Nairovirus* (famille des *Bunyaviridae*) transmis par les tiques et dont le tableau est voisin de celui de la fièvre hémorragique de Crimée.

FIÈVRE CONTINUE [angl. ***continued fever***]. Se dit d'un état fébrile dans lequel la température reste constamment audessus de la normale et ne présente que des variations légères. — Cette expression a parfois servi à désigner la *fièvre typhoïde.*

FIÈVRE DE CORÉE (guerre de Corée, 1952) [angl. ***Korean fever***]. Fièvre hémorragique avec syndrome rénal, dont le tableau est voisin de la fièvre hémorragique d'Omsk (v. ce terme). Elle est due au virus Hantaan (v. ce terme) appartenant à la famille des *Bunyaviridæ.*

FIÈVRE DE CROISSANCE (Bouilly, 1879) [angl. ***febrile growing pains***]. Mouvement fébrile, s'accompagnant parfois de symptômes généraux et de douleurs au niveau des épiphyses, coïncidant avec la croissance rapide ou exagérée des jeunes gens et due à des lésions osseuses au voisinage des cartilages juxta-épiphysaires. Ce terme désuet désignait, croyait-on, une forme légère d'*ostéomyélite.*

FIÈVRE DE DALMATIE. V. *fièvre à pappataci.*

FIÈVRE DU DÉSERT. V. *coccidioïdomycose.*

FIÈVRE DE DÉSHYDRATATION [angl. ***deshydration fever***]. V. *fièvre de soif.*

FIÈVRE DE DIX JOURS DE PRÉTORIA. V. *fièvre exanthématique sud-africaine à tiques.*

FIÈVRE DOUBLE QUARTE ; F. DOUBLE QUOTIDIENNE ; F. DOUBLE TIERCE. V. *double quarte, double quotidienne, double tierce (fièvre).*

FIÈVRE DOUM-DOUM. V. *kala-azar.*

FIÈVRE DES EAUX. V. *fièvre des marais 2°.*

FIÈVRE ENTÉRIQUE [angl. ***enteric fever***]. Nom sous lequel on désigne parfois la *fièvre typhoïde* en Australie et dans l'Afrique du Sud.

FIÈVRE ENTÉRO-MÉSENTÉRIQUE (Petit, 1813). V. *fièvre typhoïde.*

FIÈVRE ÉPIDÉMIQUE D'ASSAM (état de l'Inde). V. *kala-azar.*

FIÈVRE ÉRUPTIVE [angl. ***eruptive fever***]. Groupe de maladies générales, contagieuses, épidémiques, de nature spécifique et infectieuse, qui présentent comme caractères *cliniques* communs : des éruptions cutanées et muqueuses et une *évolution* cyclique. Ce groupe comprend notamment : la rougeole, la rubéole, la scarlatine, la vaccine, la variole et la varicelle.

FIÈVRE ESCARRO-NODULAIRE. V. *fièvre boutonneuse méditerranéenne.*

FIÈVRE ESTIVALE DE TROIS JOURS ou **FIÈVRE D'ÉTÉ.** V. *fièvre à pappataci.*

FIÈVRE ESTIVO-AUTOMNALE [angl. ***aestivo-autumnal fever***]. Variété de paludisme due à *Plasmodium falciparum.*

FIÈVRE EXANTHÉMATIQUE [angl. ***exanthematous fever***]. Nom générique d'un certain nombre d'affections ayant des caractères communs : symptômes cliniques : exanthème et tuphos ; agent pathogène : *Rickettsia* ou *Coxiella* transmise par un arthropode hématophage (pou, puce, tique) ; parenté immunologique variable. Cette famille infectieuse comprend essentiellement le typhus exanthématique, le typhus murin, la fièvre pourprée des montagnes Rocheuses, la fièvre maculeuse brésilienne, la fièvre boutonneuse, la fièvre fluviale du Japon, la fièvre Q et la fièvre exanthématique sud-africaine à tiques.

FIÈVRE EXANTHÉMATIQUE DU LITTORAL MÉDITERRANÉEN. V. *fièvre boutonneuse méditerranéenne.*

FIÈVRE EXANTHÉMATIQUE SUD-AFRICAINE À TIQUES [angl. ***tick-bite fever***]. Syn. *fièvre de dix jours de Pretoria, fièvre du Natal.* Maladie infectieuse typhique analogue à la fièvre boutonneuse, observée en Afrique du Sud. La fièvre dure environ 10 jours, souvent accompagnée de troubles nerveux. La maladie, qui guérit toujours, est due à *Rickettsia pyjperii,* transmise par une tique, *Amblyomma hoebraeum.*

FIÈVRE FAMILIALE HIBERNIENNE (lat. *Hibernia,* Irlande — le cas princeps a été décrit en 1982 par L. M. Williamson et coll. dans une famille irlandaise) [angl. ***familial Hibernian fever***]. Syn. *TRAPS* (ou *TNF Receptor superfamily 1A Associated Periodic Syndrome*), *fièvre intermittente liée au récepteur de type 1A du Tumor Necrosis Factor.* Affection très rare, familiale, à transmission autosomique dominante, débutant dans l'enfance, caractérisée par des accès fébriles intermittents accompagnés de douleurs abdominales et musculaires, d'un œdème périorbitaire unilatéral, de manifestations cutanées variables et de signes biologiques d'inflammation non spécifiques. À long terme peut apparaître une amylose secondaire de type AA. Elle est due à une mutation du gène TNFRSF1A, situé sur le bras long du 12e chromosome (12q24). V. *TNF, périodique (maladie), Muckle et Wells (syndrome de), hyperimmunoglobulinémie D avec fièvre périodique (syndrome d'), CINCA (syndrome)* et *FAPA*.

FIÈVRE FLUVIALE DU JAPON [angl. ***tsutsugamushi disease, scrub typhus***]. Syn. *maladie de kedani, rickettsiose à Trombididæ, tsutsugamushi, typhus rural* ou *tropical de Malaisie, fièvre de brousse* ou *des broussailles.* Affection sévère observée au Japon, à Taïwan et en Indonésie, due à la morsure de *Trombicula akamushi* qui inocule une rickettsie, *Rickettsia orientalis* (ou *R. tsutsugamushi* ou maintenant *Orientia tsutsugamushi*). Elle se manifeste par une lésion nécrotique au point d'inoculation, une adénopathie correspondante, des exanthèmes, une courbe fébrile d'allure typhoïde et une leucopénie. Le campagnol commun japonais serait le réservoir du virus.

FIÈVRE DES FONDEURS (Blandet, 1846) [angl. ***foundryman's fever***]. Syn. *fièvre des métaux, fièvre d'inhalation, fièvre des zingueurs, fièvre du lundi.* Accès fébriles observés chez les fondeurs de laiton, survenant à des dates plus ou moins espacées et attribuées, par les uns, à l'intoxication par les vapeurs de zinc et par les autres à la grande chaleur et à la fatigue.

FIÈVRE DE LA FORÊT DE KYASANUR. V. *Kyasanur (maladie de la forêt de).*

FIÈVRE DE FORT-BRAGG [angl. ***Fort Bragg fever***] (Localité de la Caroline du Nord, États-Unis). V. *fièvre prétibiale.*

FIÈVRE GANGLIONNAIRE [angl. ***ganglionic fever***]. **Nom donné par E. Pfeiffer** (*f. glandulaire,* 1889) et J. Comby (1928) à une affection de la première enfance, caractérisée par une poussée fébrile accompagnant une tuméfaction des ganglions cervicaux. Pour de nombreux auteurs, la *f. g.* n'est pas une affection spécifique, comme on l'avait d'abord cru ; elle est due à la réaction ganglionnaire, fréquente dans l'enfance, à la suite d'infections buccales, nasales ou pharyngées de nature diverse. — D'autres la rattachent à la *mononucléose infectieuse.* V. ce terme.

FIÈVRE DE GIBRALTAR [angl. ***Gibraltar fever***]. V. *mélitococcie.*

FIÈVRE DE GUAITARA (Colombie). V. *fièvre de la Oroya.*

FIÈVRE DU GULF-STREAM. V. *Gulf-Stream (fièvre ou maladie du).*

FIÈVRE DE HAVERHILL [angl. ***Haverhill fever***]. Affection épidémique observée en 1926 à Haverhill (Massachusetts, États-Unis), caractérisée par une fièvre (parfois récurrente) accompagnée de polyarthrite et d'érythème papuleux. Elle est due à un germe (*Haverhillis multiformis* ou *Streptobacillus moniliformis*) transmis par le rat. V. *erythema arthriticum.*

FIÈVRE HECTIQUE (gr. *hektikos*, continu) [angl. ***hectic fever***]. État fébrile caractérisé par de grandes oscillations de température, un amaigrissement et une cachexie à marche rapide, qui peut compliquer les maladies les plus diverses.

FIÈVRE HÉMORRAGIQUE AFRICAINE [angl. ***African haemorragic fever***]. Terme générique désignant la maladie à virus Ebola, la maladie à virus Marburg et la fièvre de Lassa, (v. ces termes, à *virus* et *fièvre*). La forte contagiosité et la gravité de ces affections justifient leur inscription sur la liste française des maladies à déclaration obligatoire (décret du 10-6-1986).

FIÈVRE HÉMORRAGIQUE D'AMÉRIQUE DU SUD. Maladie analogue à la fièvre d'Omsk (v. ce terme) et due à un arénavirus du groupe Tacaribe : le *virus Junin* pour la fièvre d'Argentine, le *virus Machupo* pour celle de Bolivie, le *virus Guanarito* pour celle du Venezuela.

FIÈVRE HÉMORRAGIQUE D'ARGENTINE [angl. ***Argentinian haemorrhagic fever***]. V. *fièvre hémorragique d'Amérique du Sud.*

FIÈVRE HÉMORRAGIQUE DE L'ASIE DU SUD-EST. V. *dengue.*

FIÈVRE HÉMORRAGIQUE DE BOLIVIE [angl. ***Bolivian haemorrhagic fever***]. V. *fièvre hémorragique d'Amérique du Sud.*

FIÈVRE HÉMORRAGIQUE DE CRIMÉE (1943-44) [angl. ***Crimean haemorrhagic fever***]. Maladie analogue à la fièvre hémorragique d'Omsk (v. ce terme), due à un arbovirus transmis par les tiques, maintenant classé parmi le genre *Bunyavirus.* V. *fièvre du Congo.*

FIÈVRE HÉMORRAGIQUE ÉPIDÉMIQUE [angl. ***epidemic haemorrhagic fever***]. Nom générique des maladies épidémiques d'origine virale (*Arenavirus, Filovirus, Flavivirus, Bunyaviridæ*) qui présentent, entre autres symptômes, des hémorragies. V. *fièvre jaune, Marburg (fièvre à virus), Lassa (fièvre de), Ebola (maladie à virus), fièvre de Corée, fièvre hémorragique d'Omsk, dengue, fièvre hémorragique d'Amérique du Sud, fièvre hémorragique de Crimée, fièvre du Congo, fièvre de la vallée du Rift* et *Kyasanur (maladie de la forêt de).*

FIÈVRE HÉMORRAGIQUE D'OMSK [angl. ***Omsk haemorragic fever***]. Maladie infectieuse sévère due à un arbovirus du groupe B (maintenant classé dans les *Flavivirus*), transmis par les tiques. Après une incubation de 10 à 25 jours elle évolue en 4 phases : phase d'invasion fébrile à début brutal avec céphalée, myalgies, érythème de la face et du cou, pétéchies et troubles digestifs ; phase avec hypotension artérielle et quelquefois état de choc au 5e jour de la maladie ; phase oligurique qui commence vers le 8e jour avec élévation de l'azotémie et hémorragies ; enfin du 7e au 11e jour la diurèse reparaît, abondante, précédant une convalescence marquée par une asthénie importante. L'évolution est parfois mortelle. V. *arbovirose* et *Togaviridae.*

FIÈVRE HÉMORRAGIQUE AVEC SYNDROME RÉNAL. Variété de fièvre hémorragique épidémique (v. ce terme) d'origine virale accompagnée de néphropathie aiguë dont il existe deux formes : bénigne due au virus Puumala, maligne due au virus de Hantaan.

FIÈVRE HÉMORRAGIQUE DU VENEZUELA [angl. ***Venezuelan haemorragic fever***]. V. *fièvre hémorragique d'Amérique du Sud.*

FIÈVRE HÉMORRAGIQUE VIRALE. V. *fièvre hémorragique épidémique.*

FIÈVRE HÉPATIQUE. V. *fièvre bilioseptique.*

FIÈVRE HIBERNIENNE. V. *fièvre familiale hibernienne.*

FIÈVRE D'IKAWA. V. *fièvre des tranchées.*

FIÈVRE D'INHALATION [angl. ***inhalation fever***]. V. *fièvre des fondeurs.*

FIÈVRE D'INONDATION. V. *fièvre des marais 2°.*

FIÈVRE INTERMITTENTE [angl. ***intermittent fever***]. Forme de fièvre caractérisée par des accès régulièrement espacés et séparés par des intervalles d'apyrexie complète. Elle est quelquefois symptomatique d'une suppuration profonde (hépatite suppurée, infection urinaire, endocardite ulcéreuse, infection purulente) ; mais presque toujours elle est due à l'infection palustre et le terme de *f. i.* est souvent pris comme synonyme de *paludisme.* — ***f. i. biliaire.*** V. *fièvre bilioseptique.* V. également *périodique (maladie).*

FIÈVRE JAUNE [angl. ***yellow fever***]. Syn. *fièvre amarile, typhus amaril, vomito negro.* Maladie infectieuse, endémo-épidémique, ayant pour origine les rives du golfe du Mexique ; il en existe deux foyers : dans la zone tropicale en Amérique du Sud et en Afrique. Elle est caractérisée par un début brutal, avec fièvre à 40 °C, violentes douleurs (céphalée et « coup de barre » lombaire), vomissements, congestion de la face et rash thoracique. En 3 ou 4 jours la fièvre tombe et, après une légère reprise, la guérison survient dans les formes légères. Dans les formes graves, la fièvre monte à nouveau, les vomissements sanglants *(vomito negro)*, l'ictère et la protéinurie apparaissent. Cette fièvre hémorragique dont l'atteinte hépatique (responsable des hémorragies) et rénale (qui peut évoluer vers l'anurie) entraîne la mort dans nombre de cas est due à un virus, le *virus amaril* (Stokes, 1928 ; Mathis, 1928), du genre *Flavivirus* de la famille des *Togaviridæ* (ex-groupe B des arbovirus), transmis par un moustique (Carlos Finlay, 1881) du genre *Stegomya (Aedes aegypti)* pour la *f. j. épidémique urbaine* et, pour la *f. j. de brousse* ou *selvatique* par un moustique du genre *Haemagogus* en Amérique du Sud et par *Aedes Africanus* ou *Aedes simpsoni* en Afrique. On peut la prévenir par la vaccination au moyen d'un virus vivant atténué. Sa déclaration est obligatoire en France. V. *arbovirose.* — ***f. j. nostras.*** V. *ictère grave.*

FIÈVRE DE LAIT CONDENSÉ ou **DE LAIT SEC** [angl. ***dry milk fever***]. Hyperthermie observée chez quelques nourrissons élevés au lait condensé ou au lait sec. Son origine n'est ni infectieuse, ni toxique ; elle semble due à l'insuffisance de la quantité d'eau servant à diluer la poudre de lait ou le lait condensé.

FIÈVRE LARVÉE [angl. ***larvate fever***]. V. *larvé.*

FIÈVRE DE LASSA (1969) (Lassa, ville du Nord-Est du Nigéria) [angl. ***Lassa fever***]. Maladie infectieuse endémo-épidémique en Afrique occidentale. Elle est due à un virus à ARN, sphérique, le virus de Lassa, du genre *Arenavirus.* Elle est très contagieuse, se transmettant d'un sujet à un autre, particulièrement au personnel de santé très exposé. Un rat, *Mastomys natalensis,* dont l'habitat s'étend à toute l'Afrique, au sud du Sahara, serait le réservoir de virus. Après une incubation de 3 à 16 jours la maladie se manifeste par un syndrome infectieux sévère avec pharyngite, œdème de la face et du cou, atteinte des différents appareils, respiratoire, cardiaque, digestif, etc. et parfois hémorragies et éruptions cutanées. La période fébrile dure 1 à 3 semaines, avec leucopénie. La mort survient dans la moitié des cas. Le diagnostic peut être affirmé par la recherche du virus et celle des anticorps. V. *fièvres hémorragiques africaines.*

FIÈVRE LIMNÉMIQUE (gr. *limnê,* étang). V. *paludisme.*

FIÈVRE DU LUNDI (ainsi nommée en raison de sa réapparition lors de la reprise du travail, après le repos hebdomadaire) [angl. ***monday fever***]. V. *fièvre des fondeurs.*

FIÈVRE MACULEUSE BRÉSILIENNE (S. Libanio, de Minas Geraes, 1937) [angl. ***Brazilian fever***]. Syn. *typhus de Sao Paulo.* Variété de fièvre pourprée des montagnes Rocheuses (v. ce terme), observée au Brésil dans les États de Minas Geraes et de Sao Paulo, provoquée par *Rickettsia rickettsii,* variété *brasiliensis,* transmise du chien, du lièvre ou de l'agouti à l'homme par une tique *(Amblyomma cayennense).* V. *fièvre tachetée américaine.*

FIÈVRE DE MALTE. V. *mélitococcie.*

FIÈVRE DES MARAIS. — 1° V. *paludisme.* — 2° Syn. *f. des boues, des champs, des eaux, d'inondation, des moissons, de vase.* Leptospirose à *Leptospira grippo-typhosa.* Elle est caractérisée par un début brutal, une fièvre intense avec asthénie, céphalée et myalgie, inconstamment par une injection des conjonctives, un subictère et une protéinurie. La guérison se produit en quelques jours, parfois suivie d'une légère rechute. Cette affection saisonnière est généralement d'origine hydrique. V. *leptospire.*

FIÈVRE MAREMMATIQUE. V. *paludisme.*

FIÈVRE DE MARSEILLE. V. *fièvre boutonneuse méditerranéenne.*

FIÈVRE MÉDITERRANÉENNE. V. *mélitococcie.*

FIÈVRE MÉDITERRANÉENNE FAMILIALE PÉRIODIQUE. V. *périodique (maladie).*

FIÈVRE DES MÉTAUX. V. *fièvre des fondeurs.*

FIÈVRE DE MEUSE. V. *fièvre des tranchées.*

FIÈVRE MILIAIRE [angl. ***miliary fever***]. V. *suette miliaire.*

FIÈVRE DES MOISSONS. V. *fièvre des marais 2°.*

FIÈVRE PAR MORSURE DE RAT. V. *sodoku.*

FIÈVRE PAR MORSURE DE TIQUES [angl. ***tick bite fever***]. Syn. *fièvre à tiques.* Terme général désignant toutes les maladies infectieuses transmises par les tiques, que le germe inoculé soit une *Rickettsia* (p. ex. : fièvre pourprée des montagnes Rocheuses), une *Borrelia* (certaines fièvres récurrentes, sporadiques), une *Babesia* (piroplasmoses animales) ou un *virus* (fièvre à tique du Colorado).

FIÈVRE DE MOSSMAN [angl. ***Mossman fever***]. V. *fièvre de la canne à sucre.*

FIÈVRE DU NATAL. V. *fièvre exanthématique sud-africaine à tiques.*

FIÈVRE DU NIL OCCIDENTAL. V. *fièvre à virus West-Nile.*

FIÈVRE NONANE [angl. ***nonan fever***]. V. *nonane (fièvre).*

FIÈVRE OCTANE [angl. ***octan fever***]. V. *octane (fièvre).*

FIÈVRE ONDULANTE. V. *mélitococcie.*

FIÈVRE O'NYONG-NYONG [angl. ***O'Nyong-Nyong fever***]. Variété de dengue (v. ce terme) décrite en 1959 dans le nord de l'Ouganda, due à un *Alphavirus* (ex-arbovirus du groupe A).

FIÈVRE DE LA OROYA (ville du Pérou) [angl. ***Oroya fever***]. V. *bartonellose.*

FIÈVRE ORTIÉE [angl. ***urticarial fever***]. V. *urticaire.*

FIÈVRE PALUDÉENNE, PALUDIQUE ou **PALUSTRE.** V. *paludisme.*

FIÈVRE À PAPPATACI (*pappataci,* petit moucheron, en italien) [angl. ***pappataci fever***]. Syn. *dengue méditerranéenne* ou *d'Orient, f. de Chitral, f. climatique, f. de Dalmatie, f. estivale de trois jours* (Trabaud), *f. d'été, f. à phlébotome* (Newstead, 1911), *f. de Pick, f. de Pym.* Maladie infectieuse caractérisée par un violent accès de fièvre, survenant brusquement et durant trois jours ; cet accès est précédé de céphalée et de courbatures et souvent accompagné de bradycardie, de troubles digestifs et d'un érythème scarlatiniforme ; la guérison est de règle. La *f. à p.* règne aux Indes, en Italie, en Bosnie, en Dalmatie et en Syrie et sur tout le littoral de la Méditerranée pendant l'été ; elle est due à un arbovirus, maintenant classé dans la famille des *Bunyaviridæ* genre *Phlebovirus,* transmis par la piqûre d'un petit diptère, *Phlebotomus papatasii.* V. *arbovirose* et *Pick (signe de).*

FIÈVRE PARATYPHOÏDE [angl. ***paratyphoid fever***]. Syn. (inusité) *paratyphus.* Maladie ayant les allures cliniques et les lésions de la fièvre typhoïde ; elle s'en différencie bactériologiquement par la présence d'une bactérie voisine du bacille d'Eberth, mais distincte de lui : *Salmonella paratyphi.*

FIÈVRE PÉRIODIQUE HOLLANDAISE [angl. ***periodic fever, Dutch type***]. V. *hyperimmunoglobulinémie D avec fièvre périodique (syndrome d').*

FIÈVRE PERNICIEUSE [angl. ***pernicious malaria, severe malaria***]. Syn. *accès pernicieux, neuropaludisme.* Forme grave et parfois rapidement mortelle de paludisme, due le plus souvent à *Plasmodium falciparum,* survenant en région d'endémie palustre chez des sujets débilités. Elle est caractérisée par un syndrome malin à début fréquemment brutal, avec adynamie, prostration, collapsus cardiovasculaire, sueurs froides, cyanose et refroidissement périphérique *(forme algique)* malgré l'hyperthermie centrale, anémie, vomissements et diarrhée qui entraînent déshydratation, anurie et hyperazotémie. Une *forme cérébrale* [angl. ***cerebral malaria***], caractérisée par un coma tranquille précédé d'une phase de tremblement, de délire et par une fièvre très élevée, est d'un pronostic tout aussi grave.

FIÈVRE PÉTÉCHIALE DES MONTAGNES ROCHEUSES. V. *fièvre pourprée des montagnes Rocheuses.*

FIÈVRE À PHLÉBOTOME. V. *fièvre à pappataci.*

FIÈVRE DE PICK. V. *fièvre à pappataci.*

FIÈVRE PNEUMOTYPHOÏDE. V. *pneumotyphoïde (fièvre).*

FIÈVRE DE PONTIAC [angl. ***Pontiac fever***]. Maladie fébrile bénigne, observée en 1968 dans cette localité du Michigan (États-Unis), comportant des douleurs musculaires et qui est considérée comme une forme légère de la maladie des légionnaires (v. ce terme).

FIÈVRE PORCINE [angl. ***swine fever***]. V. *peste porcine.*

FIÈVRE POURPRÉE DES MONTAGNES ROCHEUSES (Gwinn et Mac Cullough, 1902) [angl. ***Rocky mountains spotted fever***]. Syn. *fièvre pétéchiale* ou *tachetée des montagnes Rocheuses, fièvre à tique, fièvre du Texas, spotted fever.* Maladie saisonnière (printemps, été) observée dans la région des montagnes Rocheuses et dans l'Inde, due à *Rickettsia rickettsii,* transmise par une tique *(Dermacentor andersoni).* Elle est caractérisée par un début brusque (frissons violents), une température très élevée dès les premiers jours, un état typhique grave et une éruption pétéchiale abondante survenant du deuxième au cinquième jour. La mortalité est très élevée, mais varie selon les régions. V. *fièvre maculeuse brésilienne* et *fièvre tachetée américaine.*

FIÈVRE PRÉTIBIALE. Syn. *fièvre de Fort-Bragg.* Leptospirose à *Leptospira autumnalis,* ainsi nommée parce qu'elle s'accompagne d'une éruption prétibiale. Pour certains, cette affection serait en réalité une variété de légionellose (v. ce terme).

FIÈVRE PUERPÉRALE [angl. ***puerperal fever***]. V. *puerpérale.*

FIÈVRE DE PYM. V. *fièvre à pappataci.*

FIÈVRE Q [angl. ***Q fever***]. Syn. *Q fever* [angl. ***query fever,*** fièvre indéterminée], *fièvre du Queensland, maladie de Derrick-Burnet* (1937). Maladie identifiée chez les travailleurs des plantations de canne à sucre (1910) et décrite à Brisbane (Queensland, Australie) depuis 1933 chez des employés des abattoirs. Elle est actuellement répandue en Amérique et dans le Bassin méditerranéen. Il en existe une forme fébrile rappelant par ses phénomènes généraux le typhus exanthématique mais se terminant presque toujours par la guérison, une forme évoluant comme une pneumonie atypique, une forme pseudo-grippale et une forme méningée. Cette maladie est due à *Coxiella burnetii,* qui aurait comme réservoir de nombreux rongeurs sauvages et le bétail domestique, transmettant la maladie à l'homme directement (ingestion de lait, inhalation de poussières virulentes) ou par l'intermédiaire du pou ou de tiques.

FIÈVRE QUARTE [angl. ***quartan fever***]. V. *quarte (fièvre).*

FIÈVRE DU QUEENSLAND [angl. ***Queensland fever***]. V. *fièvre Q.*

FIÈVRE QUINTANE [angl. ***quintan fever***]. V. *quintane (fièvre).*

FIÈVRE QUOTIDIENNE [angl. ***quotidian fever***]. V. *quotidienne (fièvre).*

FIÈVRE RÉCURRENTE (lat. *recurrere,* courir en arrière) [angl. ***relapsing fever, recurrent fever***]. Syn. *spirochétose récurrente, borréliose récurrente.* Groupe de maladies caractérisées par des accès de fièvre à répétition et provoquées par des spirochètes *(Borrelia)* transmis par des arthropodes : poux ou tiques. — ***f. r. cosmopolite*** ou ***à poux*** [angl. ***European relapsing fever***]. Syn. *typhus récurrent, t. à rechute.* Maladie infectieuse et épidémique, se rencontrant en Europe orientale et dans les régions tropicales de l'Afrique, de l'Asie et de l'Amérique, due à *Borrelia recurrentis* (spirochète d'Obermeier), qui est transmis à l'homme par les déjections des poux et accessoirement des punaises. Elle est caractérisée cliniquement par un type fébrile spécial : la fièvre débute brusquement, atteint d'emblée son maximum, se maintient très élevée pendant 5 à 7 jours, puis la température redescend d'un seul coup à la normale ; après une période d'apyrexie égale à la période fébrile, apparaît une deuxième poussée de fièvre analogue à la première et suivie ordinairement de guérison ; il y a quelquefois un troisième accès. — Les autres ***f. r., sporadiques*** [angl. ***endemic relapsing fever***], sont *transmises par des tiques : f. r. espagnole* ou *hispano-africaine.* Variété de *f. r.* observée en Espagne en 1926 (Sadi de Buen) et en Afrique du Nord en 1928-33, due à *Borrelia hispanica* inoculé par une tique *(Ornithodoros erraticus)* contaminée elle-même par certains rongeurs (rat, hérisson) qui seraient les réservoirs de virus. La *f. r. hisp.-afr.* se distingue par la moindre durée de chaque accès (2 ou 3 jours) et leur plus grand nombre (de 4 à 5), l'intervalle d'apyrexie étant de 7 à 20 jours. — ***f. r. sporadique des États-Unis*** ou ***f. r. du Texas.*** Variété bénigne de *f. r.* due à *Borrelia turicatae,* transmis par une tique, *Ornithodoros turicata* et *O. hermsi.* — ***f. r. d'Amérique du Sud*** due à *Borrelia venezuelensis* et à *Borrelia neotropicalis* transmis par *Ornithodoros venezuelensis* et *O. talaje.* — ***f. r. asiatique*** ou ***de Perse,*** variété grave due à *Borrelia persica,* transmis par *Ornithodoros papillipes.* — ***f. r. à tiques africaine.*** V. *fièvre à tiques africaine.*

FIÈVRE RÉMITTENTE [angl. ***remittent fever***]. V. *rémittent.*

FIÈVRE RHUMATISMALE. V. *Bouillaud (maladie de).*

FIÈVRE ROUGE. V. *dengue.*

FIÈVRE DE SAFARI [angl. ***safari fever***]. Fièvre de primo-invasion bilharzienne par *Schistosoma mansoni.* Elle peut s'accompagner de diverses éruptions, manifestations respiratoires, digestives ou nerveuses. V. *schistosomiase.*

FIÈVRE DE SAN JOAQUIN (fleuve de Californie). V. *coccidioïdomycose.*

FIÈVRE DE SEL [angl. ***salt fever***]. Élévation thermique provoquée, chez un nourrisson, par l'apport alimentaire et la rétention d'un excès de NaCl. Ce sel immobilise une certaine quantité d'eau qui ne peut plus être utilisée pour la régulation thermique.

FIÈVRE DE SEPT JOURS [angl. ***seven day fever***]. Syn. *fièvre automnale.* Maladie infectieuse fébrile, observée aux Indes et au Japon, présentant des analogies avec la fièvre des tranchées mais caractérisée par des accès de fièvre, en général au nombre de deux. La température redevient normale 7 jours après le 2e accès. Les rechutes sont très rares. Elle est due à un spirochète, *Leptospira hebdomadis.*

FIÈVRE SEPTANE [angl. ***septan fever***]. V. *septane (fièvre).*

FIÈVRE SEXTANE [angl. ***sextan fever***]. V. *sextane (fièvre).*

FIÈVRE DE SOIF [angl. ***dehydratation fever***]. Syn. *fièvre de déshydratation.* Ascension thermique brutale et transitoire survenant chez un nouveau-né de 3 à 4 jours, le plus souvent pendant la saison chaude. Elle est due à l'absorption d'une quantité insuffisante de liquide. On l'a observée chez des adultes soumis à une évaporation intense et chez qui la perte d'eau n'est pas compensée par un apport hydrique suffisant.

FIÈVRE SONGO. Variété de fièvre hémorragique épidémique. V. *fièvre de Corée.*

FIÈVRE SUDORALE ou **SUDORO-ALGIQUE**. V. *mélitococcie.*

FIÈVRE SYNOQUE. V. *synoque.*

FIÈVRE TACHETÉE AMÉRICAINE. Terme sous lequel on réunit certaines fièvres exanthématiques dues à des rickettsies transmises par des tiques et dont la répartition géographique est purement américaine. Ce groupe comprend les *f. t. nord-américaines* (fièvre pourprée des montagnes Rocheuses et *f.* pourprée des États de l'Est) et les *f. t. sud-américaines* (fièvre maculeuse brésilienne).

FIÈVRE TACHETÉE DES MONTAGNES ROCHEUSES. V. *fièvre pourprée des montagnes Rocheuses.*

FIÈVRE TELLURIQUE. V. *paludisme.*

FIÈVRE DU TEXAS. V. *fièvre pourprée des montagnes Rocheuses.*

FIÈVRE TIBIALE DE VOLHYNIE (Pologne). V. *fièvre des tranchées.*

FIÈVRE TIBIALGIQUE. V. *fièvre des tranchées.*

FIÈVRE TIERCE [angl. ***tertian fever***]. V. *tierce (fièvre).*

FIÈVRE À TIQUES. V. *fièvre par morsure de tique.*

FIÈVRE À TIQUES AFRICAINE. Syn. angl. *tick fever.* — 1° [angl. ***African tick bite fever***]. Terme général désignant les diverses maladies infectieuses transmises par les tiques et sévissant en Afrique et dans les régions voisines (Bassin méditerranéen, Indes), depuis la fièvre boutonneuse méditerranéenne jusqu'à la fièvre exanthématique sud-africaine à tiques. — 2° [angl. ***African tick-borne relapsing fever***]. Syn. *fièvre récurrente à tiques africaine.* Variété de fièvre récurrente remarquable par ses troubles digestifs, la brièveté et l'irrégularité des accès, la variabilité de la durée des rémissions et du nombre des rechutes. Elle est due à *Borrelia* (ou *Spirochæta*) *duttoni,* transmis à l'homme par une tique, *Ornithodoros moubata* et sévit en Afrique tropicale.

FIÈVRE À TIQUES AUSTRALIENNE. V. *fièvre à tiques du Queensland.*

FIÈVRE À TIQUES DU COLORADO [angl. ***Colorado tick fever***]. Maladie infectieuse due à un *coltivirus* de la famille des *Reoviridæ* transmis par une tique *(Dermacentor andersoni).* Elle a été distinguée des formes bénignes de la fièvre pourprée des montagnes Rocheuses par Becker en 1930. Elle débute brutalement par une céphalée, des myalgies, des frissons, une fièvre à 40 °C ; celle-ci tombe au bout de 2 jours et, 2 jours après, reprend pour 2 à 3 jours. Une profonde asthénie persiste pendant plusieurs semaines.

FIÈVRE À TIQUES DU QUEENSLAND [angl. ***Australian tick typhus***]. Syn. *fièvre à tiques australienne.* Rickettsiose de symptomatologie analogue à celle de la fièvre boutonneuse et due à une rickettsie voisine de *Rickettsia rickettsii, Rickettsia australis,* transmise par les tiques.

FIÈVRE À TIQUES SIBÉRIENNE [angl. ***Siberian tick typhus***]. Rickettsiose de symptomatologie analogue à celle de la fièvre boutonneuse due à une rickettsie voisine de *Rickettsia ricketsii, Rickettsia siberica,* transmise par les tiques.

FIÈVRE DES TRANCHÉES (His et Werner, 1915) [angl. ***trench fever***]. Syn. *fièvre de cinq jours, f. de Meuse, f. d'Ikawa, f. quintane, f. tibiale de Volhynie, f. tibialgique, f. de Volhynie, rickettsiose à pou non épidémique, tibia des tranchées.* Maladie infectieuse bénigne due à *Rickettsia, Rochalimaea* ou *Bartonella quintana,* hébergée par le pou du corps et transmissible d'homme à homme. Elle est caractérisée par de violents et courts accès fébriles débutant brusquement avec céphalée, vertige et douleurs dans les jambes, se répétant tous les 5 jours, par une éruption érythémateuse, papuleuse ou maculeuse, l'hypertrophie de la rate et la fréquence des rechutes. Observée pendant la guerre de 1914 à 1918, elle a fait sa réapparition en Russie au début de 1942 sous des aspects souvent atypiques, traînants ou ondulants.

FIÈVRE TRIPLE QUOTIDIENNE. V. *quotidienne (fièvre).*

FIÈVRE DE TROIS JOURS. V. *fièvre à pappataci.* — ***f. de t. j. des jeunes enfants*** ou ***avec exanthème critique.*** V. *sixième maladie.*

FIÈVRE TROPICALE. Variété de paludisme due à *Plasmodium falciparum.*

FIÈVRE TYPHOÏDE (Louis, 1829 ; Chomel, 1834) [angl. ***typhoid fever***]. Syn. (inusités) *dothiénentérie* (Trousseau, 1826), *dothiénentérite* (Bretonneau, 1822), *fièvre continue, fièvre entérique* (en Australie et dans l'Afrique du Sud), *fièvre entéromésentérique* (Petit et Serre, 1814), *typhus abdominalis* (en Allemagne). Toxi-infection généralisée (Reilly, 1930), contagieuse, due à *Salmonella typhi* ou *Salmonella enterica* sérotype *typhi* (bacille d'Eberth, 1880), caractérisée, au point de vue ***anatomique,*** par des lésions des plaques de Peyer et des follicules clos de l'intestin. L'évolution ***clinique,*** classiquement, est cyclique, divisée en septénaires : le 1er de fièvre croissante ; le 2e de fièvre en plateau, avec tuphos (v. ce terme), diarrhée et discrètes taches rosées lenticulaires ; le 3e précédé du stade amphibole (v. ce terme), de fièvre décroissante. Cette ***évolution spontanée,*** qui pouvait comporter de redoutables complications (hémorragies et perforations intestinales, myocardite, encéphalite) a été heureusement transformée par les antibiotiques depuis 1948. Son diagnostic se fait par hémoculture. Grâce à l'hygiène et la vaccination préventive (H. Vincent, 1914), la *f. t.* est devenue rare. Sa déclaration est obligatoire en France, de même que celle des fièvres paratyphoïdes. V. *Duguet (signe de), salmonellose, sérodiagnostic de Widal* et *vaccin antityphoïdique.*

FIÈVRE TYPHO-MALARIENNE [angl. ***typhomalarian fever***]. V. *typho-malarienne (fièvre).*

FIÈVRE D'UKRAINE (Westphal, 1943). Maladie voisine de la fièvre de Volhynie, caractérisée par un début brusque, une fièvre élevée avec rémissions matinales, tombant au bout de 7 à 10 jours, accompagnée de céphalée, de splénomégalie et d'exanthème.

FIÈVRE URINEUSE [angl. ***urinary fever***]. Fièvre due à l'infection urinaire. Elle se présente, soit sous la forme d'un accès isolé, violent, à évolution rapide, soit sous forme d'accès prolongés et répétés souvent intenses, soit sous forme de fièvre continue, plus ou moins élevée et tendant à la chronicité.

FIÈVRE DE LA VALLÉE DE PAHVANT. V. *tularémie.*

FIÈVRE DE LA VALLÉE DU RIFT (1930) [angl. ***Rift Valley fever***]. Syn. *hépatite enzootique.* Maladie due à un arbovirus (maintenant classé dans les phlébovirus), qui ravage le bétail d'une région limitée du Kenya (Afrique orientale). Elle se communique à l'homme chez qui elle se manifeste par des poussées fébriles violentes de 3 à 5 jours, séparées par 2 ou 3 jours d'apyrexie et accompagnées de courbatures intenses et de congestion de la face. Elle est toujours bénigne, mais entraîne une longue convalescence. V. *arbovirose.*

FIÈVRE DE LA VALLÉE DE SAN JOAQUIN. V. *coccidioïdomycose.*

FIÈVRE VARICELLEUSE. V. *rickettsiose varicelliforme ou vésiculeuse.*

FIÈVRE DE VASE. V. *fièvre des marais 2°.*

FIÈVRE VÉSICULEUSE. V. *rickettsiose varicelliforme ou vésiculeuse.*

FIÈVRE À VIRUS CHIKUNGUNYA. Variété de dengue, v. ce terme et *chikungunya.*

FIÈVRE À VIRUS DE LA FORÊT SEMLIKI [angl. ***Semliki Forest virus fever***]. Affection fébrile analogue à la fièvre à virus Mayaro et due aussi à un arbovirus du groupe A.

FIÈVRE À VIRUS DE LASSA. V. *fièvre de Lassa.*

FIÈVRE À VIRUS DE MARBURG. V. *virus de Marburg (maladie à).*

FIÈVRE À VIRUS MAYARO [angl. ***Mayaro virus fever***]. Affection fébrile, observée en Amérique du Sud, accompagnée de céphalée, de courbatures, de vomissements. Elle est due à un arbovirus de groupe A, isolé en 1954 à Trinidad et transmis par un moustique.

FIÈVRE À VIRUS SINDBIS [angl. ***Sindbis fever***]. Syn. *fièvre de Carélie, maladie d'Ockelbo.* Maladie infectieuse observée en Afrique, en Australie, dans le nord de la Russie et en Scandinavie. Provoquée par un alphavirus, le virus Sindbis, transmis par les moustiques du genre *Culex,* elle associe une fièvre peu élevée, des myalgies et des arthralgies souvent intenses ainsi qu'une éruption maculo-papuleuse du tronc et des extrémités. Son pronostic est favorable.

FIÈVRE À VIRUS TAHYNA [angl. ***Tahyna virus fever***]. Arbovirose (v. ce terme) dont le virus a été isolé en 1965 en Tchécoslovaquie. Il appartient au groupe *California* ; il est voisin du virus de l'encéphalite de Californie et serait parfois même la cause, aux États-Unis, de cette maladie. En France, dans le Languedoc, on a trouvé dans le sérum de sujets bien portants des anticorps actifs contre ce virus.

FIÈVRE À VIRUS WEST-NILE [angl. ***West-Nile fever***]. Syn. *fièvre du Nil occidental.* Arbovirose dont le virus, appartenant au groupe B (classé maintenant parmi les *Flavivirus*) a été isolé en 1937 dans l'Ouganda. On observe cette maladie en Afrique du Sud, en Égypte, en Israël, aux Indes. Des cas ont été notés en France de 1962 à 1965 (Camargue, Languedoc) et aux États-Unis de 1999 à 2002. Elle se présente le plus souvent en clinique comme une affection fébrile, simulant parfois la dengue et rarement compliquée d'encéphalite. V. *arbovirose.*

FIÈVRE DE VOLHYNIE (Pologne). V. *fièvre des tranchées.*

FIÈVRE DU YANG-TSÉ (fleuve chinois) [angl. ***Yangtze Valley fever***]. Période d'invasion de la schistosomiase (v. ce terme) à *S. japonicum.*

FIÈVRE DES ZINGUEURS [angl. ***zinc-fume fever***]. V. *fièvre des fondeurs.*

FIG. Abréviation de *Fosse Iliaque Gauche.*

FIGLU (test au) (1959) [angl. ***FIGLU test***]. Dosage, dans l'urine, de l'acide formimino-glutamique (FIGLU) après absorption orale de 15 g de chlorhydrate d'histidine. Son excrétion est presque toujours accrue dans les carences en folates, mais aussi dans celles en vitamine B_{12} et dans les cirrhoses et les hépatites toxiques et infectieuses. C'est une méthode indirecte, d'un moindre intérêt actuel, d'investigation du métabolisme de l'acide folique (v. ce terme), facteur d'érythropoïèse.

FIGO. Abréviation de *Fédération Internationale de Gynécologie-Obstétrique.* Elle est à l'origine de classifications des cancers féminins (col utérin).

FIL (épreuve du) [angl. ***string-test***]. Procédé destiné à faciliter l'isolement de certains germes à élimination biliaire, comme *Salmonella typhi,* lorsqu'il est rendu difficile par la prescription d'un traitement antibiotique à l'aveugle. Il consiste en l'ingestion d'une capsule contenant un fil enroulé et dont une extrémité est fixée à la joue du patient. Quatre heures après le fil est retiré et son segment coloré par la bile est mis en culture.

FILAIRE, *s. f.* [angl. ***filaria***]. Parasite de l'ordre des *Nématodes* que sa longueur a fait comparer à un fil. — ***Filaria loa*** (Guyot) ou ***loa-loa*** [angl. ***Filaria loa***]. Syn. *Strongylus loa, Filaria oculi humani, Dracunculus loa.* Parasite transmis par des taons et produisant en se déplaçant sous les téguments des œdèmes fugaces dits : *œdèmes de Calabar* ; on les rencontre dans l'Afrique tropicale. — ***Filaria medinensis.*** Syn. *Dracunculus medinensis, filaire de Médine, dragonneau, ver de Guinée. F.* longue de plusieurs décimètres, dont la présence sous la peau provoque des collections suppurées. V. *dracunculose.* — ***Filaria perstans.*** Syn. *Acanthocheilonema* (ou *Dipetalonema — ou depuis 1982 Mansonella*) *perstans, Filaria sanguinis homini. F.* qui ne détermine aucun trouble. — ***Filaria bancrofti.*** Syn. *Wuchereria bancrofti, filaria nocturna, filaire de Bancroft* ; comme la *filaire de Malaisie* (syn. *Brugia malayi, Wuchereria malayi, Filaria malayi*) elle parasite les vaisseaux sanguins et lymphatiques, provoquant la filariose (v. ce terme et *brugiose*). — ***Filaria ozzardi.*** Syn.

Mansonella ozzardi. F. pouvant se localiser dans le péritoine. — ***Filaria volvulus.*** Syn. *Onchocerca volvulus.* V. *onchocercose.*

FILARIOSE, *s. f.* [angl. ***filariasis***]. Syn. *wuchériose.* Nom réservé à la maladie déterminée par la filaire du sang *(Wuchereria bancrofti).* Elle se manifeste par des accidents variés : accès fébriles avec névralgie, hématurie, chylurie, adénolymphocèle et éléphantiasis. La contamination se fait par l'intermédiaire d'un moustique (culex, anophèle) *Ædes, Mansonia* qui inocule l'embryon de la filaire au moment de la piqûre (Manson). Le diagnostic repose sur la mise en évidence de la filaire dans le sang et sur la sérologie. V. *dirofilariose.*

FILATOV (maladie de) (F. Nil, russe, 1847-1902). V. *Dukes-Filatov ou Filatov (maladie de).*

FILATOV (méthode de) (1913) [angl. ***Filatov's method***]. Syn. *histothérapie, thérapie tissulaire.* Méthode destinée à exalter les réactions vitales de l'organisme par l'injection d'extraits de tissus ou par la greffe de tissus (p. ex. : placenta).

FILATOV (signe de) [angl. ***Filatov's sign***]. Contraste entre la pâleur des ailes du nez, des lèvres et du menton et la rougeur intense des joues, dans l'éruption de la scarlatine. V. *faciès scarlatin.*

FILIÈRE, *s. f.* [angl. ***scale***]. Instrument destiné à déterminer le diamètre des sondes et bougies dont on se sert pour pratiquer le cathétérisme. — Les unes sont graduées en 1/3 de millimètre (filière Charrière — en angl. : ***French scale ;*** *abréviation :* F), les autres en 1/6 de millimètre (filière Béniqué).

FILIFORME (pouls). V. *pouls filiforme.*

FILIPPI (syndrome de) (F. G. ital., 1985) [angl. ***Filippi's syndrome***]. Syndrome malformatif très rare, transmis selon le mode autosomique récessif, associant retard mental et statural, syndactylie, microcéphalie et faciès particulier.

FILOVIRIDAE, *s. f. pl.* ou **FILOVIRIDÉS**, *s. m. pl.* (lat. *filum,* fil) [angl. ***Filoviridae***]. Famille de virus comprenant le virus de la maladie de Marbourg et le virus Ebola (v. ces termes). Ce sont des virus à ARN monocaténaire, à symétrie hélicoïdale, possédant une enveloppe.

FILTRAT GLOMÉRULAIRE [angl. ***glomerular filtrate***]. Syn. *flux glomérulaire.* Liquide provenant de l'ultrafiltration du plasma sanguin dans la capsule de Bowmann à travers les parois des capillaires des glomérules rénaux. Il représente 20 % du plasma qui traverse les glomérules (120 à 130 mL par minute pour les deux reins, chez un adulte normal) et contient, à la même concentration que le plasma sanguin, du glucose, du chlore, du sodium, de l'urée, des phosphates, de la créatinine, de l'acide urique et aussi des traces de protéines de faible poids moléculaire. On le mesure par la clairance à la créatinine, à l'inuline, à l'hyposulfite de Na et surtout au mannitol. Cette clairance (v. ce terme) est normalement de 120 à 130 mL par minute.

FILTRATION-RÉABSORPTION (théorie de la) [angl. ***Ludwig's theory***]. Théorie de la sécrétion rénale suivant laquelle tous les éléments du plasma sanguin, à l'exception des protéines et des graisses, filtrent, par un processus physique, à travers les glomérules, les tubes contournés réabsorbant ensuite certains de ces éléments, en totalité ou en partie.

FILTRE INTRAVEINEUX CAVE [angl. ***endovenous filter***]. Syn. *filtre ombrelle, filtre parapluie, filtre de Greenfield, filtre de Mobin-Uddin.* Dispositif introduit dans une veine cave par cathétérisme, destiné à bloquer la migration de caillots en provenance des veines des membres, afin d'éviter la constitution ou la récidive d'embolies pulmonaires ; ces filtres sont dans la grande majorité des cas placés dans la veine cave inférieure.

FIMBRIAE, *s. f. pl.* (en lat. brins, franges) [angl. ***fimbriae***]. V. *pili.*

FINALISME, *s. m.* Doctrine suivant laquelle les transformations successives et en particulier les mutations de la matière vivante se font selon le « plan préconçu d'une finalité dirigée ».

FINALITÉ, *s. f.* [angl. ***finality***]. Hypothèse d'après laquelle on suppose que toute chose et tout être ont été créés en vue d'une fin.

FINKELSTEIN (épreuve de) (F. H., 1930) [angl. ***Finkelstein's test***]. Manœuvre destinée à mettre en évidence une ténosynovite du pouce. Le poing étant serré sur le pouce, l'épreuve est positive si l'inclinaison forcée du poignet du côté cubital entraine une douleur des tendons du long abducteur et du court extenseur du pouce.

FINSTERER (opération de) (F. Hans, autr., 1877-1955) [angl. ***Hofmeister-Finsterer operation***]. Gastrectomie partielle (pylorectomie) avec implantation termino-latérale de la tranche gastrique dans le jéjunum et fermeture d'une partie de cette tranche gastrique (procédé de Polya modifié).

FINSTERER (signe de). Ralentissement paradoxal du pouls observé parfois dans certaines hémorragies intrapéritonéales graves.

FIO_2. Concentration de l'oxygène dans l'air inspiré.

FIRMICUTES, *s. m. pl.* (lat. *firmus,* fort ; *cutis,* peau) [angl. ***Firmicutes***]. Embranchement du règne des Procaryotes comprenant des bactéries Gram+ ayant une paroi épaisse. Il englobe notamment l'ordre des *Actinomycetales* et les familles suivantes : *Micrococcacœ, Streptococcaceœ, Peptococcaceœ, Bacillaceœ* et *Lactobacillaceœ.* V. *bactérie* et *biotaxie.*

FISCHGOLD (ligne digastrique de) (F. Hermann, fr., né en 1899) [angl. ***digastric line of Fischgold***]. Repère radiologique ; ligne unissant sur une radiographie du crâne de face les 2 apophyses mastoïdes.

FISH. Abréviation de l'angl. *Fluorescence In Situ Hybridization.* Hybridation in situ en fluorescence. Technique d'imagerie utilisée en cytogénétique, faisant appel à des sondes froides (c'est-à-dire non radioactives) détectées par fluorescence. V. *sonde génétique* et *PRINS.*

FISHER (F. Heinrich, all., XIXe siècle). V. *Buschke-Fisher (type).*

FISHER (syndrome de) (F. Miller, amér., 1956) [angl. ***Fisher's syndrome***]. Syn. *syndrome de Miller-Fisher.* Syndrome associant des paresthésies, une aréflexie généralisée, une ataxie cérébelleuse et une ophtalmoplégie externe. L'examen du liquide céphalorachidien montre une dissociation albuminocytologique. Ce syndrome, d'apparition brutale et de régression lente, est considéré comme une variété de polyradiculonévrite (v. ce terme).

FISHER-EVANS (syndrome de) (F. J., all., 1951). V. *Evans (syndrome d').*

FISSIPARITÉ, *s. f.* (lat. *fissum,* fente ; *parere,* engendrer). Syn. *scissiparité.* Mode de reproduction, par segmentation, de certains organismes monocellulaires (protozoaires, bactéries).

FISSURAIRE, *adj.* [angl. ***fissural***]. Qui se rapporte à une fissure. — ***syndrome f.*** ou ***crise f.*** Vives douleurs qui, chez un malade atteint de fissure anale, surviennent pendant et surtout après la défécation.

FISSURE, *s. f.* (lat. *fissura,* fente, crevasse) [angl. ***fissure***]. — ***f. anale.*** Ulcération allongée et superficielle, généralement très douloureuse, siégeant dans les plis radiés de l'anus. — ***f. faciale*** [angl. ***facial cleft***]. Malformation de la face due à un arrêt de développement et à un défaut de coalescence des bourgeons faciaux (bec-de-lièvre, coloboma, macrostomie). — ***f. spinale*** ou du ***rachis.*** V. *spina bifida.*

FISTULAIRE (bruit) (Chaussier). Gargouillement intense donnant à l'auscultation l'impression d'un robinet subitement ouvert dans la cavité pleurale. Ce signe stéthoscopique s'observe dans les cas d'hydro- ou de pyopneumothorax communiquant largement avec une bronche.

FISTULE, *s. f.* (lat. *fistula,* canal) [angl. ***fistula***]. Trajet, congénital ou accidentel, livrant passage à un liquide physiologique ou pathologique et entretenu par l'écoulement même de ce liquide. — ***f. anale*** [angl. ***anal fistula***]. Trajet irrégulier allant de la muqueuse rectale à la marge de l'anus et faisant communiquer l'une de ces surfaces, ou toutes les deux, avec la cavité d'un abcès péri-anal. — ***f. artério-veineuse.*** V. *anévrisme artério-veineux.* — ***f. borgne externe.*** F. anale s'ouvrant à la marge de l'anus. — ***f. borgne interne*** [angl. ***external blind fistula***]. *F.* s'ouvrant dans le rectum. — ***f. branchiale*** [angl. ***branchial fistula***]. *F.* par arrêt de développement de l'appareil branchial ; elle siège à la face ou au cou et peut être complète, borgne interne ou borgne externe. — ***f. congénitale du cou.*** V. *f. branchiale.* — ***f. d'Eck.*** V. *Eck* *(opération ou fistule d').* — ***f. extra-sphinctérienne*** [angl. ***extrasphincteric fistula***]. *F.* anale dont le trajet est situé en dehors du sphincter. — ***f. gastrique*** [angl. ***gastric fistula***]. Trajet étroit faisant communiquer la cavité gastrique avec celle d'un viscère voisin ou avec la peau ; elle peut être spontanée, traumatique ou chirurgicale (v. *gastrostomie*). — ***f. intra-sphinctérienne*** (ou *sous-muqueuse*) [angl. ***intrasphincteric fistula***]. *F.* anale dont le trajet est situé en dedans du sphincter. — ***f. jéjuno-colique.*** Ouverture par perforation, dans le côlon transverse, d'un ulcère du jéjunum ou d'un ulcère peptique évoluant sur l'anse jéjunale efférente après gastro-entérostomie *(f. gastro-jéjunocolique).* — ***f. lacrymale*** [angl. ***lacrimal fistula***]. *F.* d'origine traumatique intéressant la glande ou les conduits lacrymaux. — ***f. pilonidale.*** V. *sinus pilonidal.* — ***f. pyostercorale.*** *F.* stercorale communiquant avec un abcès. — ***f. sacrocccygienne.*** V. *sinus pilonidal.* — ***f. sous-muqueuse.*** V. *fistule intra-sphinctérienne.* — ***f. stercorale*** [angl. ***stercoral fistula***]. *F.* mettant en communication la lumière intestinale avec une cavité naturelle ou avec la peau et ne laissant passer qu'une faible partie des matières ; elle peut être traumatique, spontanée ou chirurgicale *(iléostomie, caecostomie).* V. *anus artificiel.* — ***f. transsphinctérienne*** [angl. ***transsphincteric fistula***]. *F.* anale dont le trajet passe à travers le sphincter.

FISTULE AORTO-PULMONAIRE [angl. ***aorto-pulmonary fenestration***]. Syn. *communication inter-aorto-pulmonaire.* Orifice qui met en communication l'aorte et l'artère pulmonaire, tout près de leurs origines, sans canal intermédiaire ; il est dû à un arrêt de développement du septum aortique pendant la vie fœtale. Le tableau clinique ressemble à celui de la persistance du canal artériel, mais l'évolution, en l'absence de traitement chirurgical, est rapidement mortelle par insuffisance cardiaque.

FISTULO-DUODÉNOSTOMIE, *s. f.* [angl. ***fistuloduodenostomy***]. Opération qui consiste à aboucher une fistule biliaire ou pancréatique dans le duodénum.

FISTULO-GASTROSTOMIE, *s. f.* [angl. ***fistulogastrostomy***]. Opération qui consiste à aboucher une fistule biliaire ou pancréatique dans l'estomac.

FISTULOGRAPHIE, *s. f.* [angl. ***fistulography***]. Radiographie d'un trajet fistuleux avec injection dans celui-ci d'un produit de contraste.

FISTULOTOMIE INTERNE [angl. ***internal fistulotomy***]. Opération qui consiste à traiter une fistule anale comme un urètre rétréci, en sectionnant sa paroi, en la dilatant et en instillant dans le trajet des antiseptiques.

FITZGERALD (facteur). V. *facteur Fitzgerald.*

FITZGERALD (méthode de) (F. H., amér., 1917) [angl. ***Fitzgerald's method***]. Technique thérapeutique dérivée de l'acupuncture, utilisant le massage réflexe plantaire.

FITZ-HUGH ET CURTIS (syndrome de) (C., 1930 ; F.-H. Thomas, amér., 1934) [angl. ***Fitz-Hugh and Curtis syndrome***]. Syn. *périhépatite d'origine génitale, péritonite gonococcique.* Douleur vive de l'hypochondre droit, irradiée dans les régions voisines, accompagnée de contracture des muscles abdominaux et d'une fièvre légère. Elle est due à une péritonite localisée autour du foie et de la vésicule et s'observe chez des sujets atteints d'affection génitale due au gonocoque ou à *Chlamydia trachomatis.* Ce syndrome guérit par le traitement antibiotique. V. *urétrite à inclusions.*

FIV. Abréviation de *Fécondation In Vitro*. V. ce terme.

FIVETE. Abréviation de *Fécondation In Vitro et Transfert d'Embryon.* V. ce terme.

FIXATEUR EXTERNE [angl. ***external fixation***]. Tiges métalliques placées à distance du foyer de fracture pour maintenir et immobiliser les fragments osseux.

FIXATION, *s. f.* [angl. ***fixation***] (psychanalyse). — 1° Immobilisation à un stade infantile des pulsions d'arrêt, voire régression de la personnalité, s'observant au cours de certaines névroses, psychoses et perversions. — 2° Attachement excessif et anormal à un objet ou bien à une personne.

FIXATION (abcès de). V. *abcès.*

FIXATION (réaction de). V. *fixation du complément.*

FIXATION DU COMPLÉMENT (J. Bordet, 1900) [angl. ***fixation of the complement***]. Syn. *déviation du complément.* Quand, dans un mélange contenant un antigène et une sensibilisatrice (anticorps), on ajoute du sérum frais, c'est-à-dire du complément, celui-ci disparaît du mélange et se fixe sur l'antigène, à condition que la sensibilisatrice soit bien celle qui correspond à l'antigène apporté. Pour reconnaître que le complément est fixé, on ajoute à ce premier mélange une émulsion de globules rouges de mouton et un sérum anti-mouton précédemment chauffé à 56 °C et ne contenant plus, par conséquent, que la sensibilisatrice sans complément ; si le complément apporté par le sérum frais a bien été fixé par le premier mélange, il n'est plus libre pour dissoudre les globules rouges du mouton, l'hémolyse ne se produit pas, le milieu ne devient pas rouge ; on dit alors que le complément a été dévié : la réaction est positive. Elle est négative lorsque le mélange ne contient pas d'antigène et que le complément, libre, provoque l'hémolyse ; d'où le nom de *réaction d'hémolyse* parfois donné à cette réaction. La connaissance de ce phénomène permet de résoudre les deux problèmes suivants : — 1° un antigène étant donné, reconnaître si un liquide renferme la sensibilisatrice qui y correspond (réaction de Bordet et Gengou, 1901) ; — 2° une sensibilisatrice étant donnée, reconnaître la présence de l'antigène dans un milieu, ou reconnaître si ce que l'on considère comme l'antigène l'est bien en réalité. V. *complément* et *sensibilisatrice.*

FIXATION D'IODE RADIOACTIF (épreuve de). V. *iode radioactif (test à l').*

FIXATION OCULAIRE. Action sensorielle et motrice grâce à laquelle l'œil s'aligne sur l'objet observé. L'image se forme normalement sur la fovea (v. ce terme) et dans la *f.* excentrique, à distance de celle-ci.

FIZEAU (F. Hippolyte, physicien fr., 1819-1896). V. *Doppler-Fizeau (effet).*

FLACCIDITÉ, *s. f.* (lat. *flaccidus,* flasque) [angl. ***flaccidity***]. Absence de toute tonicité, mollesse. V. *érection.*

FLACK (F. Martin, physicien brit., 1882-1931). V. *Hill et Flack (phénomène de)* et *Keith et Flack (nœud sinusal de).*

FLACK (test de) (F. Martin, 1919) [angl. ***Flack's test***]. Syn. angl. *endurance test, 40 mmHg-apnee-test.* Épreuve utilisée pour étudier les qualités cardiopulmonaires des aviateurs et des sportifs. Le sujet, après une inspiration forcée, doit souffler dans un manomètre et maintenir une dénivellation de 40 mm de la colonne de mercure le plus longtemps possible. Le pouls est compté de 5 en 5 secondes. Un abandon de l'épreuve avant 50 secondes, une tachycardie importante, surtout si elle est rapidement suivie de bradycardie, indiquent l'inaptitude. Ce test explore la réaction du cœur à une élévation des pressions thoracique et intraventriculaire droite.

FLAGELLATION, *s. f.* [angl. ***flagellation***] (kinésithérapie). Variété de tapotement qui consiste à frapper successivement avec les doigts la partie que l'on veut masser.

FLAGELLÉS, *s. m. pl.* (lat. *flagellum,* fouet) [angl. ***flagellata***]. « Protozoaires pourvus d'un ou de plusieurs flagelles, et parfois d'une membrane ondulante, qui leur servent d'organes locomoteurs » (E. Brumpt). Un certain nombre de *f.* sont parasites de l'homme : *Leishmania, Trypanosoma, Trichomonas, Giardia,* etc.

FLAIR. V. *paramètres d'acquisition en IRM.*

FLAJANI-BASEDOW (maladie de) (F. Giuseppe, ital., 1741-1808) (auteurs italiens). V. *Basedow (maladie de).*

FLANDRIN. V. *Lutzner et Flandrin (cellules de).*

FLAPPING TREMOR (angl.). V. *astérixis.*

FLASCO-SPASMODIQUE, *adj.* [angl. ***flasco-spastic***]. V. *paralysie flasco-spasmodique.*

FLASQUE, *adj.* [angl. ***flaccid***]. Mou ; qui s'accompagne d'hypotonie musculaire. — *paralysie f.* V. *spasmodique.*

FLATAU (signe de) (F. Edward, polonais, 1922). Syn. *phénomène nuquo-mydriatique.* Dilatation des pupilles sous l'influence d'une flexion de la tête en avant ; ce signe serait caractéristique de méningite.

FLATULENCE, *s. f.* (lat. *flatus,* souffle, de *flare,* souffler) [angl. ***flatulence***]. Production de gaz gastro-intestinaux donnant lieu à un ballonnement plus ou moins considérable de l'estomac ou de l'intestin, s'accompagnant souvent d'émission de gaz par la bouche et quelquefois aussi par l'anus.

FLATULENT, ENTE, *adj.* [angl. ***flatulent***]. Qui s'accompagne de gaz. — ***dyspepsie f.*** Dyspepsie avec présence de gaz dans le tube digestif par aérophagie ou fermentation, putréfaction et défaut de résorption.

FLAVIVIRIDÆ, *s. f. pl.* (lat. *flavus,* jaune) [angl. ***Flaviviridae***]. Famille de virus à ARN comprenant les genres *Flavivirus* et *Pestivirus* ainsi que le virus de l'hépatite C pour lequel le nom d'*Hepacavirus* a été proposé.

FLAVIVIRUS, *s. m.* (lat. *flavus,* jaune) [angl. ***Flavivirus***]. Genre de virus de la famille des *Togaviridæ* (v. ce terme), autrefois classé dans les arbovirus du groupe B puis les *Togaviridæ*. Le type en est le virus de la fièvre jaune ou virus amaril. Mais ce genre comprend aussi les virus des encéphalites japonaise, américaine de St Louis, de la vallée du Murray, le virus West-Nile, le virus Powassan, les 4 virus de la dengue, les virus des encéphalites à tiques (e. verno-estivale, d'Europe centrale, écossaise ou louping-ill ; fièvre hémorragique d'Omsk, de la forêt de Kyasanur, notamment). Le virus de l'hépatite C est apparenté aux *f.* V. ces termes.

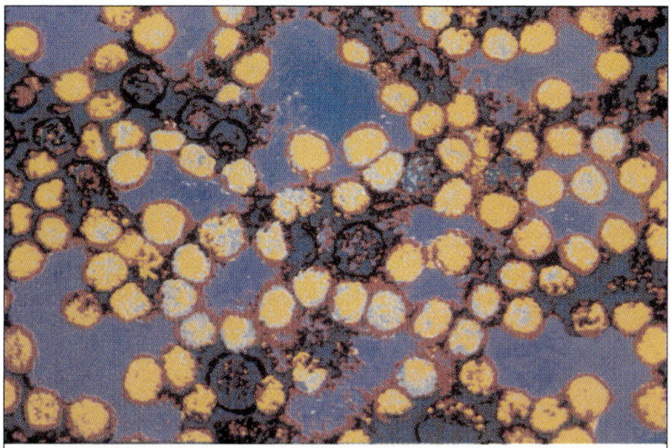

Flavivirus : virus amaril

FLEGEL (maladie de) (F. H., all., 1958) [angl. ***Flegel's disease***]. Syn. *hyperkeratosis lenticularis perstans.* Variété familiale d'hyperkératose localisée au tronc et aux membres, apparaissant après 30 ans et dont la transmission est autosomique dominante.

FLEISCHER (cercle de) (F. Bruno, all., 1848-1904). V. *Kayser-Fleicher (cercle de).*

FLEISCHER (dystrophie de). V. *Fehr (dystrophie cornéenne de).*

FLEISCHMANN (signe de). V. *Crowe (signe de).*

FLEISCHNER (lignes de) (F. Felix, all., 1936) [angl. ***Fleischner's lines***]. Images linéaires ou discoïdes denses observées sur les radiographies des poumons au cours de l'embolie pulmonaire. Elles sont dues à des atélectasies focales, produites par l'hypersécrétion bronchique consécutive à l'embolie.

FLEMING (sir Alexander). Bactériologiste écossais (1881-1955, prix Nobel de médecine 1945). V. *pénicilline.*

FLESSUM, *s. m.* (lat. *flectere,* courber). Syn. *flexum.* Flexion articulaire irréductible. P. ex. : *genu flessum.*

FLETCHER (facteur). V. *facteur Fletcher.*

FLEXIBILITAS CEREA (en lat. souplesse cireuse) [angl. ***waxy rigidity***]. Impression de cire molle donnée par les segments de membres de certains malades quand on les mobilise et aptitude particulière que possèdent ces malades à conserver l'attitude qu'on leur donne. V. *catalepsie.*

FLEXION, *s. f.* (lat. *flexio*, action de courber) [angl. ***flexion, bending***]. Action de fermer l'angle que font 2 segments de membre, en les rapprochant. V. *extension.*

FLEXION COMBINÉE DE LA CUISSE ET DU TRONC (épreuve de la). V. *Babinski (épreuve de).*

FLEXNER (bacille de) (F. Simon, amér., 1900). Syn. *Shigella flexneri.* Un des agents de la dysenterie bacillaire. V. *Shigella* et *shigellose.*

FLEXUM, *s. m.* V. *flessum.*

FLINT (roulement ou signe de) (F. Austin, amér., 1862) [angl. ***Flint's murmur***]. Roulement présystolique qu'on entend parfois à la pointe du cœur, dans l'insuffisance aortique non compliquée de rétrécissement mitral. V. *fluttering.*

FLOATING HARBOR (syndrome de) (nom d'un hôpital de Boston, États-Unis) (Leisti J., 1975) [angl. ***Floating Harbor syndrome***]. Association très rare de malformations à transmission probablement autosomique dominante, comprenant retard de croissance intra-utérin et du langage, cou court, faciès triangulaire, nez proéminent, lèvres fines et micrognathie.

FLOCCULUS, *s. m.* (en lat. flocon) [TA et angl. ***flocculus***]. Lobule situé à la partie antéro-inférieure de chaque hémisphère cérébelleux.

FLOCULATION, *s. f.* [angl. ***floculation***]. — 1° (biophysique). Coagulation d'une solution colloïdale diluée, sous forme de flocons qui se déposent au fond du vase (v. *colloïdal*). — ***réaction de floculation*** (syphilis). Syn. *r. d'opacification.* Apparition de la floculation dans une solution colloïdale titrée à laquelle on ajoute une quantité déterminée de sérum syphilitique. Elle est due à la précipitation de certaines protéines sériques. Les principales *r. de f.* sont les réactions de Kahn, de Kline, de Meinicke, de Vernes, VDRL (v. ces termes) pratiquées dans le sang ; du benjoin colloïdal et de Targowla, dans le liquide céphalorachidien. — On a préconisé d'autres *r. de f.* pour le diagnostic du paludisme (*r.* de Henry), de la tuberculose (*r.* de Vernes-résorcine), du cancer, des hépatites (*r.* de Mac Lagan, de Gros, de Kunkel, de Hanger, de Takata-Ara, de Ducci), des anomalies des globulines plasmatiques en général (*r.* de Burstein, de Sia, de Wunderly, de Popper-La Huerga). Bon nombre de ces *r.* sont tombées en désuétude. — 2° (immunologie). Formation d'agrégats insolubles (variété d'immunoprécipitation, v. ce terme) lors de certaines réactions antigène-anticorps, en fonction de la concentration respective de ces 2 éléments. Cette réaction a été utilisée par Ramon (1922) pour doser les antitoxines.

FLOCULUS, *s. m.* **GLOMÉRULAIRE** (lat. *flocculus,* flocon). Peloton vasculaire du glomérule rénal.

FLORE, *s. f.* [angl. ***flora***]. — 1° Ensemble des espèces végétales d'une région. — 2° Étude et description de ces dernières. — 3° Ensemble des bactéries peuplant une zone localisée de l'organisme à l'état normal ou pathologique. P. ex. : *fl.* intestinale, vaginale.

FLORENCE (réaction de) (F. Albert, fr., 1851-1927) [angl. ***Florence's reaction***]. Réaction colorée donnée par la choline présente dans le sperme. Elle est utilisée en médecine légale.

FLOSDORF (test de) (F. Earl, amér., 1946) [angl. ***Flosdorf's test***]. L'injection intradermique de 0,1 mL d'agglutinogène extrait du bacille de Bordet et Gengou détermine, au bout de 24 heures, une papule large de 1 cm chez les sujets ayant eu la coqueluche ou ayant été vaccinés efficacement. L'épreuve est négative chez les sujets réceptifs à la maladie.

FLOT, *s. m.* (Tripier et Mouisset). Signe de pleurésie que l'on recherche avec les deux mains. L'une, inférieure, fait corps avec la partie postéro-externe de la cage thoracique ; l'autre pratique de haut en bas une percussion brève par les quatre derniers doigts allongés frappant à plat ; à partir d'un certain point qui correspond au niveau supérieur du liquide elle produit le flot perçu par l'autre main.

FLOT (bruit de) [angl. ***succussion sound***]. Clapotement particulier que l'on produit en imprimant des secousses à une cavité contenant un liquide et un gaz (hydropneumothorax, dilatation d'estomac). V. *succussion hippocratique.* — ***b. de f. ascitique.*** V. *ascitique (bruit de flot).*

FLOT (phénomène du). V. *Schwartz (signe de).*

FLOT (sensation de) [angl. ***fluid thrill***]. Symptôme d'ascite : une main posée à plat sur un flanc perçoit le choc provoqué par la percussion du flanc opposé. — ***f. lombo-abdominal*** (Bard). Sensation de flot recherchée d'avant en arrière, sur le sujet assis.

FLOT (signe du). V. *Schwartz (signe de).*

FLOT TRANSTHORACIQUE (Chauffard, 1909). Signe observé chez les malades atteints de kyste hydatique ascendant de la convexité du foie. On l'obtient « en plaçant la main gauche, en travers, en dessous de la pointe de l'omoplate droite, tandis que la main droite percute légèrement et au même niveau la paroi thoracique antérieure. On sent ainsi une ondulation vibratoire très nette ».

FLUCTUATION, *s. f.* (lat. *fluctuare,* flotter) [angl. ***fluctuation***]. Mouvement ondulatoire que l'on communique à un liquide contenu dans une cavité de l'organisme, en déprimant ou en percutant la paroi de celle-ci avec une main tandis que l'autre est placée de façon à percevoir ce mouvement.

FLÜGGE (gouttelettes de) (F. Karl, all., 1847-1923) [angl. ***Flügge's droplets***]. Gouttelettes expulsées par les secousses de toux des tuberculeux, pouvant disséminer la maladie.

FLUOR, *s. m.* (lat. *fluor,* écoulement, car il fut extrait du *spath-fluor* qui servait de fondant pour les minerais) (Moissan, 1886) [angl. ***fluorine***]. Élément chimique de numéro atomique 9 (9 électrons gravitent autour du noyau de l'atome). Symbole *F.* Le *f.* appartient à la famille des halogènes. Extrêmement oxydant, il gagne naturellement un électron et passe à l'état très stable d'ion fluorure F–. *F.* et fluorures attaquent la peau, causant de sévères brûlures. La grande affinité du *f.* pour les tissus osseux est utilisée en art dentaire : l'ajout d'additifs fluorés aux pâtes dentifrices prévient les caries. On utilise aussi le *f.* pour l'étude clinique des os en employant son isotope de masse 18, qui est radio-actif avec demi-vie courte (110 minutes). Diffusant plus rapidement dans les tissus osseux que le Sr (strontium) 85, il permet des concentrations plus fortes en élément traceur tout en diminuant la dose de radiations reçues par le sujet lors de la scintigraphie. V. les articles suivants, *darmous* et *ostéopathie fluorée.*

FLUORESCÉINE (épreuve à la). V. *angiofluoroscopie.*

FLUORESCENCE, *s. f.* (Stokes, 1852) **(du spath fluor, sur lequel on a d'abord observé ce phénomène)** [angl. ***fluorescence***]. Émission lumineuse secondaire due à la désexcitation spontanée d'atomes ou de molécules excitées par un rayonnement incident, soit électromagnétique (rayons X, rayons ultra-violets ou visibles) ou corpusculaires ionisants (électrons, protons, etc.)

FLUORIDE, *s. f.* Accident cutané provoqué par le fluor ou ses composés. V. *halogénide.* — ***fluorides végétantes de contact.*** V. *granulome glutéal infantile.*

FLUORIMÉTRIE, *s. f.* [angl. ***fluorometry***]. Procédé de dosage de minimes quantités de substances fondé sur la mesure de la longueur d'onde de la lumière qu'ils émettent lorsqu'ils sont rendus fluorescents.

FLUOROCARBONE, *s. m.* [angl. ***fluorocarbon***]. Transporteur d'oxygène synthétique dérivé des hydrocarbures, employé à titre expérimental comme substitut de l'hémoglobine. Cette substance liquide, à forte capacité de dissolution, inerte chimiquement et biologiquement, d'élimination lente, est d'efficacité brève.

FLUOROCHROME, *s. m.* [angl. ***fluorochrome***]. Substance ayant la propriété de rendre fluorescents les objets qu'elle imprègne (technique de la microscopie en fluorescence).

FLUOROMÉTRIE, *s. f.* ou **FLUOROSCOPIE**, *s. f.* [angl. ***fluorometry***]. Utilisation du phénomène de fluorescence (v. ce terme) pour l'étude de certains tissus, organes ou fonctions. P. ex. : examen des téguments rendus fluorescents par l'action des rayons ultraviolets. Des altérations épidermiques sont décelées par ce procédé avant qu'elles soient apparentes à la lumière blanche, La *f.* après injection de fluorescéine dans une veine ou dans une artère, permet l'étude du réseau vasculaire en lumière ultraviolette. — ***f. artérielle.*** V. *angiofluoroscopie.*

FLUOROPHOTOMÉTRIE, *s. f.* (fluor ; gr. *phôs, phôtos,* lumière ; *métron,* mesure) [angl. ***fluorophotometry***]. Méthode quantitative d'étude de la fluorescence des différents tissus oculaires. V. *fluorescence* et *fluorométrie.*

FLUOROQUINOLONE, *s. f.* [angl. ***fluoroquinolone***]. Dérivé fluoré des quinolones. V. ce terme.

FLUOROSCOPIE, *s. f.* V. *radioscopie.*

FLUOROSE, *s. f.* (H. Christiani ; Moller et Gudjonsson, 1932) [angl. ***fluoric cachexia, fluorosis***]. Syn. *cachexie fluorique.* Maladie toxique (tableau n° 32 des maladies professionnelles), d'origine industrielle et alimentaire, frappant le bétail et les populations voisins des usines émettant des émanations fluorées (usines d'aluminium). Elle se manifeste sous forme de raideur musculaire, de fragilité des os et de paralysie aboutissant à la mort. V. *ostéopathie fluorée.*

FLUSH, *s. m.* (en angl., bouffée, rougeur). Accès de rougeur cutanée siégeant surtout au visage, observé dans certaines maladies (carcinoïde du grêle) et après absorption de diverses substances : trinitrine, association d'alcool et de chlorpropamide (Diabinèse®) ou de disulfirame (Espéral®). Le mécanisme en serait une libération vasodilatatrice de prostaglandines. V. ce terme et *Björk (syndrome de).*

FLUTTER, *s. m.* (Mac William, 1887 ; Jolly et Ritchie, 1910) (en angl. : mouvement rapide, battements d'aile) (cardiologie). Trouble du rythme cardiaque caractérisé par une suite de contractions se succédant régulièrement et rapidement sans pause aucune. Le *f.* est ordinairement localisé aux oreillettes ou atriums (***f. auriculaire ou atrial ;*** syn. *tachycardie permanente par flutter*) qui battent à 300 par minute environ ; le rythme ventriculaire est généralement rapide et régulier, à 150, rarement plus lent ou irrégulier. Le ***f. ventriculaire,*** caractérisé par une succession, à plus de 200 par minute, de contractions ventriculaires dont les complexes électriques sont très déformés, est un état pré-agonique. V. *ré-entrée.*

FLUTTERING, *s. m.* (terme anglais). Vibration. Terme appliqué en particulier aux vibrations diastoliques de la grande valve mitrale au cours de l'insuffisance aortique, que l'échocardiographie met en évidence. Il correspond au roulement de Flint (v. ce terme).

FLUX, *s. m.* (lat. *fluere,* couler) [angl. ***flow***]. Écoulement d'un liquide. — ***f. bilieux.*** V. *bilieux.* — ***f. hémorroïdal.*** Écoulement sanguin au niveau des hémorroïdes. — ***f. menstruel*** ou ***cataménial.*** Règles. — ***f. salivaire.*** V. *ptyalisme.*

FLUX GLOMÉRULAIRE. V. *filtrat glomérulaire.*

FLUX LUMINEUX [angl. ***luminous flux***]. Énergie lumineuse qui traverse, en une seconde, une surface donnée.

FLUX PLASMATIQUE RÉNAL [angl. ***renal plasma flow***]. Quantité de plasma sanguin qui traverse les deux reins en une minute. Elle est de 600 mL chez un adulte normal ; elle est mesurée par la clairance maximale à l'acide para-amino-hippurique ou à l'hippuran. V. *clairance.* Seuls les chiffres inférieurs à 400 mL seront retenus comme franchement anormaux : la diminution de la clairance à l'acide para-amino-hippurique étant difficile à interpréter, car elle peut être due à une ischémie rénale comme à une insuffisance des tubes rénaux.

FLUX SANGUIN RÉNAL [angl. ***renal blood flow***]. Quantité de sang qui traverse les deux reins en une minute. Elle est, chez un adulte normal, de 1 000 à 1 200 mL, soit 20 % du débit cardiaque. On calcule le *f. s. r.* à partir du flux plasmatique rénal et du taux de l'hématocrite (v. ce terme).

FLUXION, *s. f.* (lat. *fluxio,* de *fluere,* couler). V. *congestion active.* — Pris souvent dans le sens de *fluxion dentaire* : tuméfaction inflammatoire du tissu cellulaire des joues et des gencives, provoquée par une infection dentaire.

FLUXMÈTRE, *s. m.* [angl. ***flowmeter***]. Syn. *débitmètre.* Appareil permettant de mesurer l'écoulement d'un fluide dans un conduit, ou simplement la vitesse d'écoulement ou vélocité (vélocimètre). — ***f. ultrasonique directionnel*** (Satomura, 1959 ; D. L. Franklin, 1961). Appareil utilisant les ultrasons et l'effet Doppler sur les hématies pour mesurer, par voie transcutanée ou intravasculaire, la vitesse de l'écoulement sanguin dans un vaisseau (*vélocimétrie* : v. *cathétérisme vélocimétrique*). V. *Doppler (examen).*

FMC. Abréviation de *Formation Médicale Continue.*

FMT. Abréviation de *Fréquence Maxima Théorique.* Terme utilisé dans les épreuves d'effort.

FO [angl. ***eye-ground***]. Fond d'œil. V. *Keith-Wagener (stade du fond d'œil selon).*

FOCALE (crise) (W. Penfield) [angl. ***focal epilepsy***]. Crise d'épilepsie localisée, au moins au début (v. *bravaisienne,* épilepsie) ; la décharge épileptogène naît dans un foyer cortical.

FOEHN (maladie du) (en all. : *Föhnkrankheit)* [angl. ***foehn ill***]. Ensemble de troubles observés au Tyrol et en Suisse quand souffle le *foehn,* vent du midi sec et chaud : nervosité, insomnie, fatigue avec dépression psychique, palpitations angoissantes, troubles digestifs variés, déshydratation chez le nourrisson. V. *météoropathologiques (syndromes).*

FOERSTER. V. *Förster.*

FŒTAL, ALE, *adj.* [angl. ***fetal***]. Qui a rapport au fœtus. Par extension, qui ressemble aux organes du fœtus ou aux phénomènes observés chez lui. — ***état f. du poumon.*** V. *atélectasie.* — ***rythme f.*** (Stokes). V. *embryocardie.*

FŒTICIDE, *s. m.* (lat. *fœtus* ; *caedere,* tuer) [angl. ***feticide***]. Acte par lequel on provoque la mort du fœtus à une époque quelconque de la gestation.

FŒTOGRAPHIE, *s. f.* (lat. *fœtus* ; gr. *graphein*, inscrire) [angl. ***fetography***]. Radiographie du fœtus *in utero.* — Kraubig (1957) et Lennon (1967) avaient proposé la radiographie des contours du fœtus *in utero*, rendus visibles par injection intra-amniotique d'un liquide de contraste. V. *amniofœtographie.*

FŒTOLOGIE, *s. f.* (lat. *fœtus* ; gr. *logos*, discours) [angl. ***fetology***]. Étude du développement fœtal.

FŒTOPATHIE, *s. f.* (lat. *fœtus* ; gr. *pathê*, souffrance) [angl. ***fetopathy***]. Terme groupant les malformations (ou plutôt les anomalies morphologiques et les altérations viscérales) dues à certaines actions (toxiques, infectieuses ou carentielles) exercées sur le produit de la conception pendant la période fœtale (à partir du 4e mois) de la vie intra-utérine. V. *embryopathie.* — ***f. alcoolique.*** Variété de nanisme ressemblant à une forme atténuée de syndrome de Smith, Lemli et Opitz observée chez les enfants nés d'une mère éthylique chronique.

FŒTOR EX ORE (lat.) [angl. ***fetor ex ore***]. Mauvaise haleine d'origine buccale. V. *halitose.*

FŒTOR HEPATICUS (lat.) [angl. ***fetor hepaticus***]. Odeur désagréable de l'haleine, observée dans le coma hépatique.

FŒTOSCOPIE, *s. f.* (lat. fœtus ; gr. *skopein*, examiner) [angl. ***fetoscopy***]. Examen visuel du fœtus *in utero* pratiqué vers le 3e mois de la grossesse, au moyen d'un endoscope introduit dans la cavité ovulaire par voie abdominale. Il permet certains prélèvements trophoblastiques ou bien fœtaux (sanguins ou cutanés).

FŒTUS, *s. m.* (lat. *fetare,* produire, engendrer) [angl. ***fetus***]. Produit de la conception après le troisième mois de la vie utérine, c'est-à-dire vers l'époque où il commence à présenter les caractères distinctifs de l'espèce humaine. V. *embryon* et *conceptus.*

FŒTUS ARLEQUIN. V. *kératome malin diffus congénital.*

FŒTUS IN FŒTU (en lat., *fœtus* dans le fœtus) [angl. ***foetus in foetu*** ; amér. ***fetus in fetu***]. Monstruosité observée au cours des grossesses gémellaires et consistant en l'inclusion d'un fœtus dans l'autre.

FŒTUS MACÉRÉ [angl. ***fetus sanguinolentis***]. Aspect, lors de son expulsion, d'un fœtus mort *in utero* après le 5e mois de la grossesse.

FŒTUS PAIN D'ÉPICE ou ***PAPYRACEUS*** (en lat. : f. papyracé) [angl. ***fetus papyraceus***] (obstétrique). Nom donné à celui des deux jumeaux monozygotes qui, défavorisé par la circulation inter-fœto-placentaire, a transfusé son sang à l'autre fœtus, a succombé et prend un aspect parcheminé et brunâtre.

FŒTUS VOPISCUS (en lat. : né viable, en parlant d'un jumeau) (obstétrique). Nom donné à celui des deux jumeaux monozygotes qui s'est développé au détriment de l'autre ; ce dernier meurt et prend l'aspect parcheminé. V. *transfuseur-transfusé (syndrome).*

FOGARTY (méthode de) (F. Thomas, amér., 1963) [angl. ***Fogarty's balloon method***]. Syn. *embolectomie rétrograde.* Procédé de désobstruction artérielle consistant à introduire dans l'artère, en amont de la zone oblitérée, une sonde spéciale (sonde ou cathéter de Fogarty) munie d'un ballonnet à son extrémité. La sonde est poussée le plus loin possible en aval de l'obstruction, ballonnet plat, puis retirée, ballonnet gonflé, de façon à ramener les thrombus mobilisables. V. *embolectomie.*

FOIE, *s. m.* (lat. *ficatum*, [foie d'oie engraissée] avec des *figues*) (en gr. *hêpar*) (TA *hepar*) [angl. ***liver***]. La plus volumineuse des glandes de l'organisme, située dans l'hypocondre droit, annexée au tube digestif. À la fois exocrine et endocrine, elle secrète la bile et intervient dans de nombreux métabolismes. V. *épreuves fonctionnelles hépatiques,* , *cancer du foie* et les mots commençant par *hépa...* • 👁 **abdomen, abcès, biliaires (voies), cancer du foie, hydatidose •**.

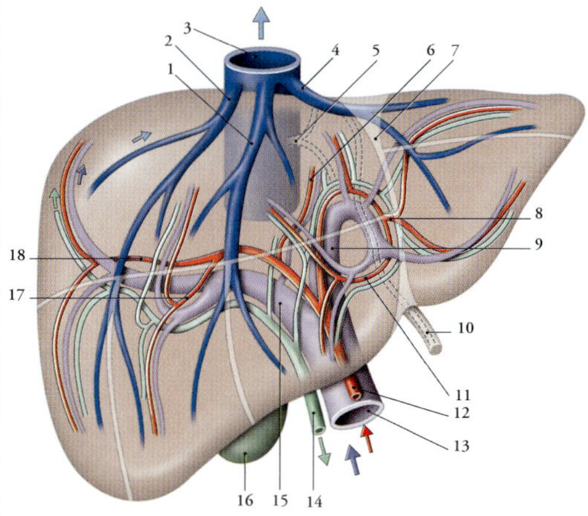

Foie. Vaisseaux intra-hépatiques

1. veine hépatique moyenne
2. veine hépatique droite
3. veine cave inférieure
4. veine hépatique gauche
5. veine hépatique accessoire
6. pédicule du lobe caudé
7. fissure hépatique gauche
8. artère du segment latéral
9. branche portale gauche
10. ligament rond du foie
11. pédicule du segment médial
12. artère hépatique propre
13. veine porte
14. conduit hépatique
15. branche portale droite
16. vésicule biliaire
17. pédicule du segment antérieur
18. pédicule du segment postérieur

FOIE ACCORDÉON (Hanot). Foie cardiaque dont le volume augmente ou diminue, souvent très rapidement, selon que la défaillance du cœur s'aggrave ou régresse.

FOIE ALCOOLIQUE [angl. ***alcoholic liver***]. Résultat de l'association des trois types de lésions hépatiques provoquées par l'alcoolisme chronique. Ce sont la ***stéatose*** ou infiltration graisseuse du parenchyme, précoce et réversible ; puis l'***hépatite alcoolique***, qui associe histologiquement une infiltration à cellules polynucléées et une nécrose avec ballonisation des hépatocytes qui contiennent de volumineuses inclusions acidophiles, les corps de Mallory. Cette *h. a.* est tardive, inconstante, évolue par poussées et laisse des séquelles fibreuses ; enfin la ***cirrhose*** (v. ce terme) qui s'observe après 10 ans d'intoxication et d'hépatites alcooliques répétées.

FOIE CARDIAQUE [angl. ***cardiac liver***]. Foie congestionné par rétrostase au cours de l'insuffisance cardiaque.

FOIE FICELÉ [angl. ***packed liver***]. Foie sclérogommeux de la syphilis tertiaire dont la surface est parcourue de profonds sillons correspondant aux régions scléreuses.

FOIE GLACÉ (Curshmann, 1884) [angl. ***frosted liver***]. — 1° Foie entouré d'une capsule de Glisson épaissie et nacrée, due à une périhépatite adhésive. Il se traduit cliniquement par une ascite libre et récidivante et des signes d'hypertension portale. Le parenchyme hépatique peut être lésé : le foie glacé est, en effet, souvent cirrhotique. Dans d'autres cas, il est associé à une péritonite encapsulante due à la tuberculose, à une cholécystite chronique, etc. — 2° Foie amyloïde.

FOIE MUSCADE [angl. ***nutmeg liver***]. Aspect macroscopique que présente à la coupe le gros foie congestif de l'insuffisance cardiaque : des taches rouge sombre entourées de zones jaunâtres le font ressembler à la coupe d'une noix muscade.

FOIE SAGOU [angl. ***sago liver***]. Foie infiltré de substance amyloïde qui apparaît sous forme de petits grains grisâtres, brillants, du volume d'une tête d'épingle, ressemblant à des grains de sagou cuits.

FOIE SYSTOLIQUE [angl. ***pulsating liver***]. Foie cardiaque présentant des mouvements d'expansion rythmés par chaque contraction du cœur : signe d'insuffisance tricuspide. V. *pouls hépatique*.

FOINS (asthme, fièvre ou **rhume des).** V. *coryza spasmodique périodique*.

FOIX (F. Charles, fr., 1882-1927). V. *Achard, Foix et Mouzon (syndrome de)* ; *Chiray, Foix et Nicolesco (syndrome de)* ; *Marie (P.), Foix et Alajouanine (atrophie cérébelleuse de)* ; *Marie (P.) et Foix (manœuvre de)* ; *Marie (P.) et Foix (syndrome de)* et *Schilder-Foix (maladie de)*.

FOIX ET HILLEMAND (syndrome de Ch.). Syndrome semblable à celui de Wallenberg (v. ce terme) attribué à l'oblitération de l'artère de la fossette latérale du bulbe, branche du tronc basilaire.

FOIX (syndrome de). V. *sinus caverneux (syndrome de la paroi externe du)*.

FOIX (syndrome paramédian de). V. *bulbaire antérieur (syndrome)*.

FOIX-JULIEN MARIE (type ou **maladie de).** V. *sclérose cérébrale centro-lobaire*.

FOLATE, *s. m.* [angl. ***folate***]. Sel dérivé de l'acide folique (v. ce terme). Les *f.* sont indispensables à la synthèse de l'ADN.

FOLIE, *s. f.* (lat. *follis*, soufflet, ballon plein de vent, pris dans le sens figuré de tête vide) [angl. ***insanity***]. V. *psychose*.

FOLIE ALTERNE [angl. ***alternating insanity***]. V. *folie périodique*.

FOLIE CIRCULAIRE. V. *folie périodique*.

FOLIE COMMUNIQUÉE (Legrand du Saulle, 1871 ; Lasègue et Falret, 1873) [angl. ***communicated insanity***]. « Délire à deux ou à plusieurs (délire collectif) dans lequel un des sujets, habituellement plus intelligent et pourvu d'une certaine autorité sur les autres, joue un rôle actif tandis que ces derniers participent passivement au délire » (P. Sivadon). V. *folie à deux*.

FOLIE À DEUX [angl. ***double insanity***]. Délire de même espèce, coexistant chez deux individus vivant ensemble. Il s'agit ordinairement de délire systématisé qui tantôt apparaît au bout d'un certain temps chez un sujet prédisposé (parent) vivant constamment avec un délirant *(folie à deux communiquée)*, tantôt éclate simultanément chez deux individus dont la vie est étroitement unie *(f. à deux simultanée par contagion réciproque)*. V. *folie communiquée*.

FOLIE DISCORDANTE (Chaslin, 1912). Maladie mentale caractérisée par le manque d'harmonie entre les différentes fonctions psychiques. Les malades expriment en même temps des idées de mort et d'immortalité, de richesse et de pauvreté ou ils tiennent des propos incohérents tout en écrivant des lettres sensées, etc. Elle paraît entrer dans le cadre de la *schizophrénie* (v. ce terme).

FOLIE À DOUBLE FORME, FOLIE À DOUBLE PHASE. V. *folie périodique*.

FOLIE DU DOUTE [angl. ***doubting insanity***]. Obsession éprouvée par certains malades, dont l'esprit est tourmenté par des questions incessantes, auxquelles ils ne trouvent jamais de réponse satisfaisante.

FOLIE À FORMES ALTERNES. V. *folie périodique*.

FOLIE INTERMITTENTE (Magnan). Terme employé souvent comme syn. de *folie périodique*. — Actuellement on considère que l'intermittence ou intervalle de lucidité, ainsi que la rémission ou le paroxysme, peuvent être observés dans toutes les formes de folie, aussi bien dans la psychose maniaque dépressive que dans la démence.

FOLIE MANIACO-DÉPRESSIVE. V. *folie périodique*.

FOLIE PÉRIODIQUE [angl. ***manic-depressive psychosis***]. Syn. *folie à double phase* (Billod), *folie intermittente* (Magnan, 1890), *folie maniaco-dépressive, manie intermittente ou périodique, mélancolie intermittente ou périodique, psychose cyclothymique* (Deny et Camus), *psychose maniaque dépressive (Kraepelin, 1899)*, *psychose périodique* (Gilbert Ballet). Maladie mentale caractérisée par la succession, à des intervalles variables, d'accès de manie ou de mélancolie, tantôt isolés, tantôt conjugués. — On en a décrit plusieurs formes selon la périodicité des accès : — ***f. alterne, folie à formes alternes*** (Delaye), ***délire à formes alternes*** (Legrand du Saulle). Forme caractérisée par l'alternance régulière des accès maniaques et mélancoliques, chacun d'eux étant séparé du suivant par une période où le psychisme est normal ; — ***f. circulaire*** (J. P. Falret, 1851), ***psychose circulaire.*** Forme où l'accès se compose d'une phase maniaque et d'une phase mélancolique se succédant sans intervalle lucide intercalaire ; — ***f. à double forme*** (Baillarger, 1854), caractérisé par l'évolution successive et régulière de l'état maniaque, de l'état mélancolique et d'un intervalle lucide plus ou moins prolongé. — On réserve plutôt le nom de ***f. intermittente*** ou ***périodique*** aux formes caractérisées par le retour des accès de manie et de mélancolie chaque année à la même époque *(manie interm.* ou *pér., mélancolie interm.* ou *pér.)*.

FOLIE RAISONNANTE (Sérieux et Capgras, 1909). Syn. *délire d'interprétation de Sérieux et Capgras*. Délire dans lequel des perceptions exactes servent de base à des interprétations pathologiques qui constituent un système logiquement ordonné. V. *paranoïa*.

FOLIQUE (acide) (ainsi nommé en raison de son abondance dans les *feuilles* d'épinard ; Mitchell, 1941) [angl. ***folic acid***]. Syn. *vitamine B_9, Bc, M, acide ptéroyl-glutamique*. Substance complexe appartenant au groupe des vitamines B (vit. B_9), douée d'un important pouvoir anti-anémique ; elle existe dans les extraits de foie, les levures, les polissures de riz et les épinards. V. *folate, FIGLU (test au)* et *antifolique*.

FOLLICLIS, *s. m.* (Barthélemy, 1891) [angl. ***folliclis***]. Syn. *acne cachecticorum* (Hebra, Kaposi), *folliculites disséminées symétriques des parties glabres à tendances cicatricielles* (Brocq), *folliculites miliaires* ou *disséminées* (Thibierge), *psoriasis scrofuleux* (Hutchinson), *tuberculide papulo-nécrotique*, (Darier, 1896), *tuberculose atypique à petits nodules* (Pautrier). Variété de tuberculose cutanée (tuberculide, v. ce terme), caractérisée par une éruption de papules infiltrées, dures, rouges surmontées d'une petite vésicule percée d'un orifice. Cette éruption, qui siège surtout sur la face d'extension des membres, évolue lentement vers la guérison, laissant après elle une cicatrice déprimée semblable à celle de la variole. V. *acnitis*.

FOLLICULE, *s. m.* (lat. *folliculus*, petit sac) [angl. ***follicle***]. Petit élément anatomique en forme de sac. P. ex. : *f. lymphatique ; f. pileux ; f. de De Graaf*. V. *f. ovarique mûr* ; *f. tuberculeux*, v. ce terme.

FOLLICULE OVARIQUE MÛR. Syn. ancien *f. de De Graaf*. Follicule saillant à la surface de l'ovaire, arrivé au terme de son évolution et comprenant de dehors en dedans une double enveloppe conjonctive (*thèque* externe et thèque interne) accolée à une membrane basale, en dedans de laquelle se trouve la couche granuleuse ou *granulosa,* laquelle entoure la cavité liquidienne du follicule ou *antrum* et l'œuf ou *ovule,* qui sera expulsé au 14e jour du cycle (ovulation). V. *ovogenèse* et *corps jaune*.

FOLLICULE PERSISTANT (syndrome du). V. *ovulation sidérée (syndrome de l')*.

FOLLICULE TUBERCULEUX (Charcot) [angl. ***tubercle***]. Syn. *tubercule élémentaire*. Lésion élémentaire de la tuberculose que l'on a considérée, avant la découverte du bacille de Koch, comme la véritable caractéristique de la maladie. Elle est formée, au centre, d'une cellule géante entourée d'une zone de cellules volumineuses dites épithélioïdes, autour desquelles est une troisième zone formée de cellules embryonnaires.

FOLLICULINE, *s. f.* V. *œstrone*.

FOLLICULINÉMIE, *s. f.* [angl. ***folliculinaemia***]. Présence de folliculine dans le sang.

FOLLICULINURIE, *s. f.* [angl. ***folliculinuria***]. Présence de folliculine dans l'urine.

FOLLICULITE, *s. f.* [angl. ***folliculitis***]. Syn. *adénotrichie.* Terme générique désignant toutes les inflammations des follicules et en particulier des follicules pileux. — ***f. abdominale*** (P. Descomps). Inflammation des follicules intestinaux qui pourrait être le point de départ de l'appendicite. — ***f. décalvante.*** Syn. *acné décalvante, maladie de Quinquaud.* Folliculite du cuir chevelu, provoquant une alopécie en plaques. — ***f. disséminées*** et ***f. disséminées symétriques des parties glabres à tendances cicatricielles.*** V. *folliclis.* — ***f. miliaires.*** V. *folliclis.* — ***f. urétrale.*** Inflammation des foramina de la muqueuse urétrale, consécutive à une blennorragie.

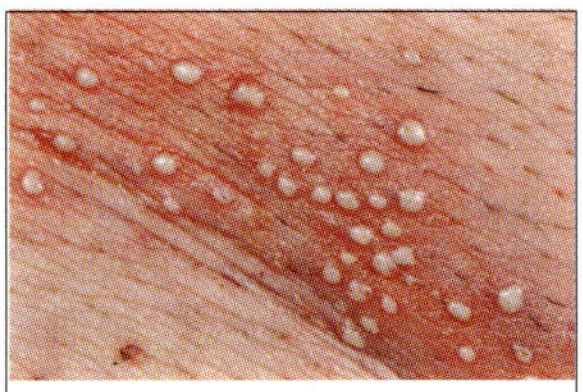
Folliculite

FOLLICULOME, *s. m.* [angl. ***folliculoma***]. « Néoformation dont l'aspect général et les éléments cellulaires rappellent ceux du follicule de De Graaf à un stade quelconque de son évolution et qui détermine d'autre part des modifications somatiques consécutives à une hypersécrétion d'hormones sexuelles féminines » (P. Moulonguet et J. Varangot).

FOLLICULO-STIMULANTE (hormone) ou **FOLLICULO-STIMULINE**, *s. f.* V. *gonadostimuline A.*

FÖLLING (maladie de). V. *oligophrénie phénylpyruvique.*

FOLLMANN (balanite de) (1931) [angl. ***syphilitic balanitis***]. Balanite syphilitique caractérisée par des érosions souples, fourmillant de tréponèmes pâles et précédant le chancre induré. — Certains auteurs la considèrent comme une balanite non syphilitique coexistant avec une infection tréponémique à la période préchancreuse.

FONCTION VENTRICULAIRE [angl. ***ventricular fonction***] (cardiologie). Action particulière du myocarde des ventricules : elle assure la propulsion du sang dans les vaisseaux. Les qualités dynamiques de ce muscle lui permettent de s'adapter aux besoins de la circulation sanguine. La *f. v.* est composée de 2 éléments interdépendants : la fonction muscle, exprimée en termes de force et de vitesse de contraction et la fonction « pompe » définie par des chiffres de pression, de débit et de travail. V. *performance ventriculaire.*

FONCTIONNEL, ELLE, *adj.* [angl. ***functional***]. Qui se rapporte à une fonction. — ***souffle f.*** V. *organique.* — ***trouble f.*** Manifestation morbide, généralement bénigne et réversible, qui semble due à une simple perturbation de l'activité d'un organe sans qu'il y ait de lésion actuellement décelable de celui-ci.

FOND D'ŒIL [angl. ***optic fundus***]. Aspect de la rétine examiné à l'ophtalmoscope • 👁 **œil** •.

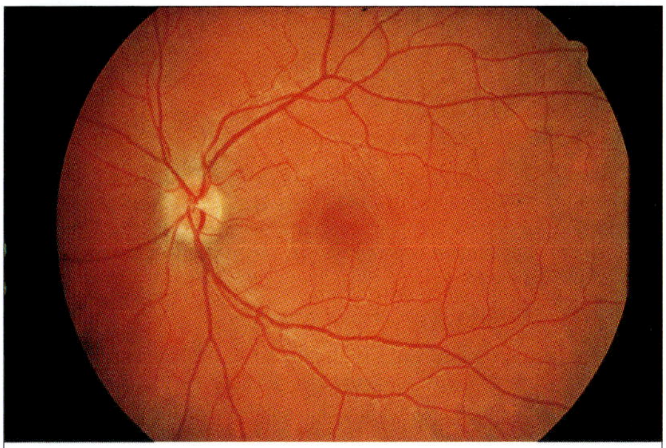
Fond d'œil normal

FOND D'ŒIL (stades du). V. *Keith et Wagener (stades du fond d'œil selon).*

FONG (syndrome de). V. *onycho-ostéo-dysplasie héréditaire.*

FONGÉMIE, *s. f.*, (lat. *fungus*, champignon ; gr. *haïma*, sang) [angl. ***fungaemia***]. Présence de champignons dans le sang. V. *bactériémie, parasitémie* et *virémie.*

FONGICIDE, *adj.* (lat. *fungus,* champignon ; *caedere,* tuer) [angl. ***fungicidal***]. Qui tue les champignons.

FONGIFORME, *adj.* (lat. *fungus,* champignon ; *forma,* forme) [angl. ***fungiform***]. En forme de champignon.

FONGIQUE, *adj.* (lat. *fungus*) [angl. ***fungal***]. Qui a rapport aux champignons. — ***intoxication f.*** Empoisonnement par les champignons.

FONGISTATIQUE, *adj.* (lat. *fungus* ; gr. *stasis*, action de s'arrêter) [angl. ***fungistatic***]. Qui suspend la croissance et le développement des champignons (propriété de certains antibiotiques).

FONGOÏDE, *adj.* [angl. ***fungoid***]. Qui ressemble aux champignons. — ***mycosis f.*** V. *mycosis.*

FONGOSITÉ, *s. f.* (lat. *fungus,* champignon) [angl. ***fungosity***]. Végétation qui se produit à la surface d'une plaie, d'une muqueuse ou dans une cavité naturelle et qui se présente sous l'aspect d'une masse molle, friable et très vasculaire. Les *f.* peuvent être de natures diverses, mais sont souvent tuberculeuses ou cancéreuses.

FONGUEUX, EUSE, *adj.* [angl. ***fungous***]. Qui présente l'aspect d'une éponge ou d'un champignon. — *arthrite f.*

FONGUS, *s. m.* (lat. *fungus*) [angl. ***fungus***]. Tumeur qui offre l'aspect macroscopique d'une éponge ou d'un champignon. — ***f. hématode.*** V. *angiome caverneux.* — ***f. ombilical*** *des nouveau-nés.* Tumeur plus ou moins complexe dérivée des débris du canal omphalo-mésentérique. — ***f. du pied.*** V. *Madura (pied de).* — ***f. du testicule.*** Tumeur granuleuse constituée tantôt par le testicule hernié couvert de bourgeons charnus, tantôt par des fongosités issues d'un tubercule, d'une gomme ou d'un cancer *(f. malin)* et qui font saillie à la surface des bourses.

FONTAINE ET LERICHE (maladie de) (F. René, fr., 1899-1979). V. *dolicho- et méga-artère.*

FONTAN (opération de) (F. François, fr., 1971) [angl. ***Fontan's procedure***]. Intervention chirurgicale visant à corriger l'atrésie tricuspide. Elle consiste dans la fermeture de la communication interatriale coexistante et l'anastomose de l'oreillette (ou atrium) droite avec la voie pulmonaire au moyen d'un tube valvulé.

FONTAN (triade de) (F. Antoine, fr. 1849-1931). Association de fièvre, de douleur de l'hypocondre droit et d'hépatomégalie, décrite dans l'amibiase hépatique.

FONTANA-TRIBONDEAU (coloration de) (F. Arturo, ital. né en 1880 ; T. Louis, médecin de marine fr., 1872-1918) [angl. ***Fontana's stain***]. Coloration au nitrate d'argent ammoniacal utilisée pour mettre en évidence les spirochètes.

FONTANELLE, *s. f.* (lat. *fons, fontis,* source) [angl. ***fontanelle***]. Espace membraneux compris entre les os du crâne chez les nouveau-nés. V. *suture crânienne.*

FONTOYNONT (maladie de) (F. Antoine, fr., 1911). V. *mangy.*

FOOD AND DRUG ADMINISTRATION* (FDA)** (angl. ***food : nourriture ; ***drug*** : médicament). Organisme officiel chargé aux États-Unis, de l'autorisation de mise sur le marché de produits alimentaires, médicamenteux, prothésiques et de leur contrôle. V. *EMEA.*

FORAMEN, *s. m.* *(pl.* **foramens**) [angl. ***foramen***]. Orifice. P. ex. : *f. ovale.* V. *ostium secundum.*

FORAMEN OBTURÉ (TA *foramen obturatum*) [angl. ***obturator foramen***]. Syn. ancien : *trou obturateur.* Vaste orifice de l'os coxal situé entre le pubis et l'ischium • 👁 **coxal** •.

FORAMEN OVALE (lat. *foramen,* ouverture) [angl. ***foramen ovale***]. V. *ostium secundum.*

FORBES (maladie de) (F. Gilbert, amér., 1953) [angl. ***Forbes's disease***]. Syn. *maladie de Cori* (1958), *glycogénose type III.* Variété de maladie glycogénique (v. ce terme) avec parfois faiblesse et hypotonie musculaire et plus rarement défaillance cardiaque grave ; elle est caractérisée par l'accumulation d'un glycogène anormal au niveau du foie, du cœur et des muscles. Elle est due à l'absence d'une enzyme glycogénolytique, l'amylo-1-6-glucosidase (enzyme débranchante qui sépare les chaînes latérales du glycogène à leur bifurcation). C'est une maladie héréditaire, transmise selon le mode autosomique récessif.

FORBES-ALBRIGHT (syndrome de) (F. Anne, amér., 1954). V. *Argonz-del Castillo (syndrome d').*

FORCEPS, *s. m.* (P. Chamberlen, XVIe siècle) (lat. *forceps*, tenaille) [angl. ***obstetrical forceps***]. Instrument obstétrical disposé en forme de pince à branches séparables *(cuillers)*. Il est destiné à saisir la tête du fœtus et à l'extraire rapidement, quand la lenteur de l'accouchement met en péril la mère ou l'enfant. Il en existe deux types : articulés (Tarnier) ou non (Pajot, Suzor).

FORCIPRESSURE, *s. f.* [angl. ***forcipressure***]. Méthode d'hémostase provisoire consistant à saisir un vaisseau sectionné dans les mors d'une pince hémostatique.

FORDYCE (F. John, amér., 1858-1925). V. *Fox et Fordyce (maladie de).*

FORDYCE (maladie de) (1896) [angl. ***Fordyce's disease***]. Altération de la muqueuse buccale caractérisée par un semis de petits points jaunes sur la face interne des joues et sur les lèvres et due à l'hypertrophie des glandes de la muqueuse (naevus sébacés). — Cette anomalie a été observée aussi, mais très rarement, sur les muqueuses génitales.

FORENSIQUES (sciences) (lat. *forum*, place publique) [angl. ***forensic sciences***]. V. *criminalistique* et *médecine légale.*

FORESTIER ET CERTONCINY (syndrome de) (F. Jacques, fr., 1953). V. *pseudopolyarthrite rhizomélique.*

FORESTIER ET ROTES-QUEROL (syndrome de). V. *mélorhéostose vertébrale.*

FORGUE (F. Émile, fr., XIXe siècle). V. *Dittel et Forgue (opération de).*

FORGUE (signes de). — 1° Signe permettant de distinguer une ascite enkystée dans la partie antérieure de l'abdomen d'un kyste de l'ovaire : en position assise apparaît une saillie oblongue entre les deux muscles droits, en cas d'ascite ; le kyste ne provoque pas de semblable déformation. — 2° Ascension du mamelon, signe de cancer du sein.

FORMALDÉHYDE, *s. m.* V. *formol.*

FORMICATION, *s. f.* (lat. *formica*, fourmi) [angl. ***formication***]. Syn. *fourmillement.* Sensation particulière d'engourdissement comparée à celle que produirait le passage de fourmis sur les téguments.

FORMOL, *s. m.* [angl. ***formaldehyde***]. Syn. *formaldéhyde.* Aldéhyde formique, antiseptique utilisé comme désinfectant et pour fixer les pièces anatomiques.

FORMOL-GÉLIFICATION ou **FORMOL-LEUCOGEL-RÉACTION**, *s. f.* [angl. ***formol-gel test***]. Syn. *réaction de Fox et Mackie.* Réaction de Gaté et Papacostas (v. ce terme) appliquée au kala-azar.

FORMULAIRE, *s. m.* [angl. ***formulary***]. Nomenclature des médicaments simples et recueil de formules comprenant les préparations officinales et un nombre plus ou moins considérable de préparations magistrales.

FORMULE AUTOSOMIQUE. V. *caryotype.*

FORMULE CELLULAIRE ou **CYTOLOGIQUE** d'un liquide organique physiologique ou pathologique. Proportions respectives des différents éléments cellulaires contenus dans ce liquide.

FORMULE CHROMOSOMIQUE. V. *caryotype.*

FORMULE DENTAIRE. V. *dentaire (formule).*

FORMULE GONOSOMIQUE. V. *caryotype.*

FORMULE LEUCOCYTAIRE DU SANG [angl. ***haemogram***]. Syn. *leucogramme.* Nombre des leucocytes contenus dans 1 mm^3 de sang d'un sujet, et proportion respective de leurs différentes variétés. — ***inversion de la formule leucocytaire.*** Augmentation des lymphocytes et des mononucléaires dont les pourcentage dépasse 40 %, et diminution des polynucléaires du sang.

FORMULE POLAIRE. (inversion de la)V. *Erb (réaction d').*

FORNEY ou **FORNEY-ROBINSON-PASCOE (syndrome de)** (F. William, amér., 1966) [angl. ***Forney-Robinson-Pascoe syndrome***]. Ensemble malformatif associant une surdité, une cardiopathie (insuffisance mitrale), ainsi que des anomalies oculaires et osseuses touchant en particulier le carpe et le tarse.

FORNIX, *s. m.* (en lat. voûte, cintre, arche) [TA et angl. ***fornix***]. Structure arciforme ou voûtée, c'est-à-dire souvent en cul-de-sac. — ***fornix*** (TA *f. cerebri*). Commissure cérébrale unissant l'hippocampe et les corps mamillaires. — ***f. de l'estomac*** (TA *f. ventriculi*). Fundus gastrique. — ***f. du vagin*** (TA *f. vaginae*). Cul-de-sac du vagin.

FORSIUS-ERIKSSON (syndrome de) (F. Henrik, finlandais, 1964) [angl. ***Forsius-Eriksson syndrome***]. Ensemble d'anomalies oculaires héréditaires, transmises selon le mode récessif, lié au chromosome X et comportant un albinisme du fond d'œil, une aplasie de la *fovea centralis*, un nystagmus horizontal, une myopie et une protanomalie.

FORSSMAN (phénomène de) (F. John, suédois, 1911) [angl. ***Forssman's phenomenon***]. Il est possible de préparer un sérum hémolytique pour les globules rouges de mouton en injectant à des lapins, non seulement des globules rouges de mouton, mais aussi (au lieu de ces derniers) des extraits de viscères de cobaye (et même d'autres organismes animaux, bactériens ou végétaux). Un même *antigène commun, l'antigène Forssman* ou *F*, capable de susciter la formation d'anticorps Forssman ou F, se trouve donc dans les produits injectés provenant d'espèces différentes. C'est un antigène érythrocytaire hétérophile (v. ce mot), polysaccharidique, dont la structure est proche de celle de l'antigène A des hématies humaines. Forssman a constaté que les hommes et les animaux peuvent être classés en deux catégories : la 1re possédant l'antigène F, la 2e l'anticorps F. Chez l'homme les groupes sanguins A et AB ont l'antigène F ; les groupes B et O, l'anticorps F. Le sang d'un donneur de la 2e catégorie peut provoquer un choc chez un receveur de la 1re catégorie si le taux de l'hémolysine F est élevé.

FÖRSTER (maladie ou **syndrome de)** (F. Otfried, all., 1929) [angl. ***Forster's syndrome***]. Syn. *amyotonie généralisée, atonie-astasie.* Affection débutant chez le nouveau-né par un accès convulsif et caractérisée par une atonie musculaire considérable avec hyperlaxité ligamentaire, permettant des mouvements passifs d'une amplitude extraordinaire et provoquant de gros troubles statiques et de l'ataxie. Il n'y a ni paralysie, ni modification des réactions électriques ; mais très souvent des troubles intellectuels importants. Cette maladie est fréquemment congénitale ; elle peut être due aussi à un trauma obstétrical.

FÖRSTER (syndrome de) (1921). Syn. *rigidité des artérioscléreux.* Rigidité observée chez les sujets âgés artérioscléreux, due à l'exagération du tonus musculaire et à la persévération tonique des réflexes. Elle s'accompagne de lenteur des mouvements, d'amimie et de tremblement des extrémités et frappe d'abord, parfois uniquement, les membres inférieurs. La *rigidité artérioscléreuse* est due à l'atteinte du système extrapyramidal. Marinesco l'identifie à la *myosclérose rétractile des vieillards.*

FORSTER KENNEDY (syndrome de). V. *Kennedy (syndrome de Forster).*

FORTUITISME, *s. m.* Habitude qu'ont certains enfants de répondre n'importe quoi aux questions de l'adulte.

FORTUITOME, *s. m.* V. *incidentalome.*

FOSSE OVALE (TA *fossa ovalis cordis*) [angl. ***oval fossa of heart***]. Dépression située sur la face droite du septum interatrial, à l'endroit où se trouvait le *foramen ovale.* V. *ostium secundum.* — ***limbe de la f. o.*** V. *anneau de Vieussens* • 👁 **cardionecteur** •.

FOSSETTE CENTRALE. V. *fovea centralis.*

FOTHERGILL (maladie de) (F. John, brit., 1712-1780). Névralgie faciale essentielle. V. *névralgie faciale.*

FOTOPOULOS (syndrome de) (F. D, 1966) [angl. ***Fotopoulos's syndrome***]. Amyotrophie spinale rare localisée à la ceinture scapulaire, associée à une chorée de Huntington et décrite en Allemagne.

FOUETTEMENT, *s. m.* V. *flagellation.*

FOUINEAU (signe de). Chatouillement laryngé annonciateur d'une crise d'œdème aigu pulmonaire.

FOULAGE, *s. m.* [angl. ***crushing***]. Type de massage utilisant un pétrissage alternatif de vastes masses musculaires.

FOULURE, *s. f.* [angl. ***sprain***]. Entorse légère sans arrachement ligamentaire.

FOURNIER (exercice à la) (F. Alfred, fr., 1832-1914) [angl. ***Fournier's test***]. Série de mouvements, exécutés au commandement, destinés à révéler une ataxie au début (hésitations, maladresses, incoordination).

FOURNIER (syndrome de) (F. Jean-Alfred, fr., 1883). Gangrène gazeuse foudroyante des organes génitaux externes mâles.

FOVEA, *s. f.* (en lat. fossette) [angl. ***fovea***]. Dépression en cupule. — ***f. centralis*** [angl. ***fovea***]. Syn. *fossette centrale.* Dépression suturée au centre de la macula, au pôle postérieur de la rétine.

FOVILLE (syndrome inférieur ou **type III de** ou **syndrome protubérantiel inférieur de)** (F. Achille, fr., 1858). Variété de paralysie alterne motrice, d'origine protubérantielle, caractérisée par la paralysie du facial et de l'oculomoteur rotateur des yeux du côté de la lésion et par la paralysie des membres du côté opposé. V. *protubérantiels (syndromes).*

FOVILLE (syndrome moyen ou type II de ou **syndrome protubérantiel supérieur de)** (1858). Hémiplégie alterne, due à une lésion de la protubérance et caractérisée par une paralysie de l'oculomoteur du côté de la lésion et par une paralysie de la face et des membres du côté opposé. V. *protubérantiels (syndromes).*

FOVILLE (syndrome supérieur ou **type I de** ou **syndrome pédonculaire de)** (1858). Syndrome dû à une lésion du pied (ou partie ventrale) d'un pédoncule cérébral et caractérisé par l'existence, du côté opposé, d'une paralysie de la face, des membres et des muscles oculogyres.

FOWLER (phénomène de). V. *recruitment.*

FOX ET FORDYCE (maladie de) (Fox, George, amér., 1902) [angl. ***Fox-Fordyce disease***]. Dermatose bénigne observée presque uniquement chez la femme, caractérisée par un semis de petites papules rondes translucides, siégeant dans les régions sudoripares : les aisselles et aussi autour des mamelons et parfois dans la région pubienne ; elle s'accompagne de prurit et souvent de lésions eczémateuses. V. *hidrosadénome.*

FOX ET MACKIE (réaction de). V. *formol gélification.*

FOYER, *s. m.* [angl. ***focus***]. — 1° Siège principal d'une maladie ; endroit exact d'une lésion ; localisation d'un symptôme (souffle). — 2° Lieu d'où rayonne une maladie.

FOYER INVÉTÉRÉ (épidémiologie). Région bio-géographique limitée contenant un certain nombre de lieux où se perpétue une maladie endémo-épidémique, p. ex. : les terriers de rongeurs où, dans le sol, se conserve le bacille de Yersin (v. *peste endogée*).

FRACAS, *s. m.* [angl. ***comminuted fracture***]. Fracture comminutive, parfois ouverte, avec dilacération des parties molles voisines car résultant d'un trauma important.

FRACCARO (syndromes de M.) (ital.) V. *achondrogenèse* et *XXXXY (syndrome).*

FRACTURE, *s. f.* (lat. *frangere,* rompre) [angl. ***fracture***]. Lésion osseuse consistant en une solution de continuité complète ou incomplète avec ou sans déplacement des fragments. — ***f. en bois vert*** [angl. ***greenstick fracture***]. Terme de radiologie désignant chez l'enfant une fracture sans déplacement, où la corticale n'est pas rompue sur toute sa circonférence. — ***f. comminutive*** [angl. ***comminuted fracture***]. Fracture comportant de nombreux fragments. — ***f. de contrainte.*** V. *f. de fatigue.* — ***f. engrenée*** [angl. ***impacted fracture***]. *F.* avec interpénétration et immobilisation des deux fragments. — ***f. exposée.*** V. *f. ouverte.* — ***f. de fatigue*** [angl. ***fatigue fracture, stress fracture***]. *F.* survenant à la suite d'une activité physique intense chez un sujet normal. V. *pied forcé* et *shin splint.* — ***f. fermée*** [angl. ***closed ou simple fracture***]. *F.* dans laquelle le foyer ne communique pas avec l'extérieur. — ***f. du maxillaire supérieur.*** V. *Le Fort (fractures de)* et *Guérin (fracture de).* — ***f. ouverte*** ou ***exposée*** [angl. ***open fracture***]. *F.* dans laquelle le foyer communique avec l'extérieur par une plaie des parties molles. — ***f. pathologique*** [angl. ***pathologic f., spontaneous f.***]. Syn. *f. spontanée. F.* consécutive à un trauma léger et survenant sur un os fragilisé par une affection préexistante. — ***f. sous-périostée*** [angl. ***intraperiosteal fracture***]. *F.* sans rupture de périoste. — ***f. spiroïde*** ou ***en V*** ou ***hélicoïdale.*** — ***f. spontanée.*** V. *f. pathologique.* V. *Gerdy (fracture de).*

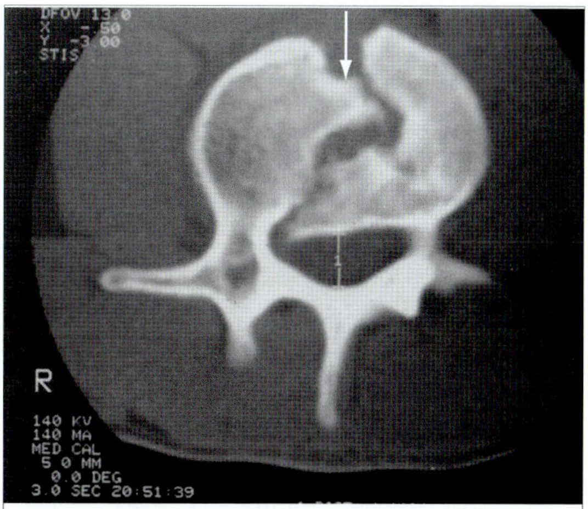

Fracture corporéale de la 3e vertèbre lombale

FRAENKEL (bande opaque de). Symptôme radiologique du scorbut infantile : ombre transversale bordant l'extrémité de la diaphyse des os longs et la séparant du cartilage épiphysaire.

FRAGILITÉ CAPILLAIRE. V. *capillarodynamomètre de Lavollay.*

FRAGILITÉ GLOBULAIRE [angl. ***erythrocyte fragility***]. V. *résistance globulaire.*

FRAGILITÉ OSSEUSE HÉRÉDITAIRE (R. Clément, 1959) [angl. ***osteogenesis imperfecta***]. Syn. *ostéogenèse imparfaite, osteogenesis imperfecta.* Trouble héréditaire de l'ostéogenèse portant sur la formation de la matrice protidique de l'os. On distingue quatre types : le *type I* (90 % des cas) qui se manifeste dans l'enfance et se transmet selon le type autosomique dominant : c'est la maladie de Lobstein ou ostéopsathyrose (v. ce terme). Le *type II*, congénital, se transmet selon le type autosomique, tantôt dominant tantôt récessif : c'est la maladie de Vrölik ou dysplasie périostale (v. ce terme). Les *types III* (autosomique récessif) et *IV* (autosomique dominant) sont cliniquement proches du type *I* mais dépourvus de sclérotiques bleutées.

FRAGMENT D. V. *fibrine (produits de dégradation de la).*

FRAGMENT E. Syn. *antigène E.* V. *fibrine (produits de dégradation de la).*

FRAGMENT F ab (Porter, 1959 ; Edelman, 1959) (*antigen binding fragment :* en angl., fragment qui attache l'antigène) [angl. ***F ab fragment***]. Morceau d'une molécule d'immunoglobuline G dont les liaisons peptidiques ont été rompues par des enzymes protéolytiques. Cette rupture provoque la formation de 3 fragments : un fragment Fc (v. ce terme) et 2 fragments Fab. Chacun de ces derniers comporte une moitié de chaîne lourde attachée à une chaîne légère et un site de combinaison avec l'antigène (chaque molécule d'anticorps pouvant fixer 2 molécules d'antigène). V. *antigénique (site).*

FRAGMENT Fc (angl. *crystallisable fragment*) [angl. ***Fc fragment***]. Un des 3 morceaux de la molécule d'immunoglobuline G rompue par les enzymes protéolytiques (v. *fragment Fab*). Il comprend la moitié des 2 chaînes lourdes et ne possède pas de site de fixation d'antigène : il n'a donc pas d'activité anticorps. Il fixe le complément et s'attache aux cellules.

FRAGMENT Fd [angl. ***Fd fragment***]. Partie terminale, comportant le groupement NH_2, de la chaîne lourde du fragment Fab (v. ce terme).

FRAGMENT X. V. *fibrine (produits de dégradation de la).*

FRAGMENT Y. V. *fibrine (produits de dégradation de la).*

FRALEY (syndrome de) (F. Elwin, de Boston, 1966) [angl. ***Fraley's syndrome***]. Sténose d'origine vasculaire du calice supérieur du rein. Il se traduit cliniquement par des douleurs rénales unilatérales plus nettes en position debout et à l'urographie intraveineuse par la distension du calice supérieur, en amont de la compression. L'évolution se fait spontanément vers une pyélonéphrite chronique polaire supérieure.

FRAMBŒSIA, *s. f.* V. *pian.*

FRAMBŒSIDE, *s. f.* ou **FRAMBŒSOME**, *s. m.* V. *pianome.*

FRAMINGHAM. Localité du Massachussetts (États-Unis) dont la population est depuis 1949 l'objet d'enquêtes prospectives sur l'épidémiologie (v. ce terme) des maladies cardiovasculaires par athérosclérose et en particulier de l'insuffisance coronaire.

FRANCESCHETTI (dystrophie cornéenne de) (F. Adolphe, suisse, 1896-1968) [angl. ***Franceschetti's dystrophy of the cornea***]. Variété rare de dystrophie cornéenne familiale comportant des érosions cornéennes et une kératite ponctuée.

FRANCESCHETTI (érosion cornéenne récidivante de). Variété rare de dystrophie héréditaire superficielle de la cornée, entraînant des érosions récidivantes guérissant sans séquelle.

FRANCESCHETTI (signe de). Syn. *réflexe digito-oculaire.* Mouvements digitaux de compression des globes oculaires observés parfois chez les jeunes enfants atteints de cécité.

FRANCESCHETTI (syndrome de) (F. et Zwahlen, 1944) [angl. ***Franceschetti's syndrome***]. Syn. *dysostose mandibulo-faciale, syndrome de Treacher Collins* (1900) . Ensemble de malformations familiales, transmises très probablement selon le mode dominant et réunissant : l'obliquité en bas et en dehors des fentes palpébrales, l'atrophie de la mandibule et de l'os malaire, une malformation de l'oreille externe et parfois de l'oreille interne, l'endognathie, la suppression de l'angle naso-frontal avec profil de poisson, la macrostomie, un palais fortement ogival, un vice de l'implantation dentaire, des mèches de cheveux pré-auriculaires et une oligophrénie. L'association avec des malformations cardiaques est rare. C'est un des syndromes du premier arc (v. ce terme). V. *Genée-Wiedemann (syndrome de).*

FRANCESCHETTI-JADASSOHN (syndrome de). V. *dermatose pigmentaire réticulée.*

FRANCIS (maladie de) (F. Edward, amér., 1921). V. *tularémie.*

FRANCISELLA, *s. f.* (1974, d'après Edward Francis, amér., 1872-1957) [angl. ***Francisella***]. Genre bactérien où l'on classe des germes autrefois dénommés *Pasteurella.* Petit bacille court, immobile, Gram–, parasite strict de l'homme ou de l'animal, il s'agit essentiellement de l'espèce *Francisella tularensis* (auparavant *Pasteurella tularensis),* agent de la tularémie.

FRANÇOIS (F. Jules, belge, 1907-1984). V. *Deutman et François (dystrophie rétinienne de).*

FRANÇOIS (dystrophie cornéenne nuageuse centrale de) (1956). Dystrophie héréditaire bilatérale du tiers *central* de la cornée, constituée par un semis de petites taches grisâtres localisées surtout dans les couches profondes et peu évolutives.

FRANÇOIS (syndrome de ou **syndrome dyscéphalique de)** (1957) [angl. ***François's syndrome n° 1, Hallermann-Streiff syndrome***]. Syn. *syndrome de Hallermann-Streiff* (H., 1948 ; S., 1950), *syndrome d'Ullrich et Fremerey-Dohna* (1953), *syndrome oculo-mandibulo-facial, dysmorphie mandibulo-faciale type François, syndrome dyscéphalique* ou *dyscéphalie à tête d'oiseau.* Variété rare de syndrome du premier arc (v. ce terme) caractérisé par des malformations céphaliques : aspect de tête d'oiseau typique (nez mince, effilé, pointu, recourbé en bec de perroquet, hypoplasie de la mandibule, scapho- ou brachycéphalie), microphtalmie, cataracte congénitale, sclérotiques bleues, fentes palpébrales obliques en dehors et en bas, strabisme et nystagmus. Les dents sont anormales, l'hypotrichose et l'atrophie cutanée sont de règle, le nanisme très fréquent. Il n'y a pas d'anomalie de l'oreille externe ni des extrémités, ni d'arriération mentale importante. Il s'agit probablement d'une maladie héréditaire et familiale. Le caryotype est normal. V. *nanisme à tête d'oiseau.*

FRANÇOIS ET EVENS (syndrome de) (Evens A.) (1960). Syn. *hérédodystrophie annulaire de l'endothélium cornéen.* Dystrophie héréditaire transmise selon le mode autosomique dominant, constituée de petites opacités annulaires peu évolutives et situées dans la *périphérie* de l'endothélium cornéen.

FRANÇOIS ET HAUSTRATE (syndrome de) (1953-54) [angl. ***otomandibular dysostosis***]. Syn. *dysostose otomandibulaire.* Variété de syndrome du premier arc (v. ce terme) caractérisé essentiellement par une agénésie uni- ou bilatérale de la mandibule avec déviation latérale de la bouche et macrostomie, des malformations de l'articulation temporo-mandibulaire et de l'oreille externe.

FRANÇOIS ET DETROIT (maladie de) (1949) [angl. ***François's syndrome n° 2***]. Syn. *dystrophie cornéenne dermo-chondro-cornéenne familiale.* Affection familiale, héréditaire à transmission récessive autosomique, caractérisée par l'association : de dystrophie ostéochondrale des extrémités entraînant subluxations, rétractions et déformations des mains et des pieds ; de xanthomes cutanés du nez, de l'oreille et de la face d'extension des articulations (doigts, coudes) ; d'opacités irrégulières, centrales et superficielles de la cornée. Il s'agit d'une thésaurismose avec dépôts de cholestérol.

FRANÇOIS ET NEETENS (dystrophie cornéenne mouchetée de) (1957). Dystrophie cornéenne héréditaire et familiale transmise selon le mode autosomique dominant et constituée de dépôts blanchâtres lipidiques très fins.

FRANGENHEIM (hyperostose familiale de) (F. Paul, all., 1941). Hyperostose symétrique des maxillaires donnant un aspect analogue à celui du chérubinisme.

FRANK (signe de) (Frank S.T., amér., 1973) [angl. ***Frank's sign, ear crease sign***]. Sillon du lobe de l'oreille, oblique en bas et en arrière, souvent observé chez les sujets atteints d'insuffisance coronaire.

FRÄNKEL (signe de) (F. Bernhard, all., 1836-1911) [angl. ***Fränkel's test***]. Signe qui permet de faire le diagnostic d'une *sinusite maxillaire* chez les malades atteints d'un écoulement nasal purulent. En faisant pencher fortement la tête en avant, on voit le pus apparaître en quantité notable dans le méat moyen préalablement nettoyé.

FRANKLIN (maladie de) (F. Edward, amér., 1964). V. *chaînes lourdes gamma (maladie des).*

FRANKLINISATION, *s. f.* ou **FRANKLINISME**, *s. m.* (d'après l'américain Benjamin Franklin, 1706-1790) [angl. ***franklinization***]. Utilisation thérapeutique (désuète) de l'électricité statique (bains). V. *électrothérapie.*

FRANK-STARLING (loi de) (Frank, Otto, all. 1865-1944). V. *Starling (loi de).*

FRASER (syndrome de) (F. G., angl., 1962) [angl. ***Fraser's syndrome***]. Syn. *syndrome cryptophtalmie-syndactylie.* Syndrome malformatif très rare, souvent létal, associant une cryptophtalmie, des syndactylies des doigts et des orteils, une surdité, une agénésie rénale et des malformations génitales.

FRATRIE, *s. f.* (lat. *fratria,* fratrie, tribu chez les Grecs) [angl. ***sibship***] (génétique). Groupe d'individus d'une même génération appartenant à la même famille, comprenant frères, sœurs et cousins.

FRAUMENI (F. Joseph). V. *Li-Fraumeni (syndrome de).*

FRAZIER (opération de) (F. Charles, amér. 1870-1936). V. *névrotomie rétrogassérienne* à *névrotomie.*

FRÉDÉRIC VON MÜLLER (signe de). V. *Müller (signe de Friedrich von).*

FREDERICKSON (classification de) [angl. ***Frederickson's classification***]. V. *hyperlipidémie.*

FREDET (opération de) (F. Pierre, fr., 1907). V. *pylorotomie.*

FREEMAN (botte de) [angl. ***Freeman's device***]. Technique d'immobilisation par bande élastique adhésive des entorses du cou-de-pied.

FREEMAN (plateau de) [angl. ***Freeman's plate***]. Plateau instable sur lequel le sujet doit se tenir debout ; il est destiné à la rééducation proprioceptive (entorses du genou et du pied, traumatismes rachidiens p. ex.).

FREEMAN-SHELDON (syndrome de) (F. E., brit., 1938) [angl. ***Freeman-Sheldon syndrome***]. Syn. *dystrophie ou dysplasie cranio-carpo-tarsienne* (dystrophie : Freeman et Sheldon ; dysplasie : Cervenka), *syndrome du siffleur* (Burian, 1962-63). Ensemble de malformations intéressant la face (yeux écartés et enfoncés, oreilles déformées, bouche petite avec lèvres éversées, palais ogival), les extrémités (mains et pieds bots) et les téguments (peau épaisse au niveau de la face palmaire des doigts). Ce syndrome paraît héréditaire à transmission autosomique dominante.

FREE-MARTIN, *s. m.* (Lillie, 1917) (anglicisme : *ferry*, stérile, en écossais ; *martin*, vache ou bœuf) . En médecine vétérinaire, nom donné à un fœtus femelle ayant subi, *in utero*, l'influence d'un fœtus mâle jumeau avec lequel il présentait une circulation commune. Son aspect est modifié (caractères sexuels secondaires atténués, ovaire et utérus peu développés) et il est toujours stérile. Ce phénomène est parfois observé chez les vaches, les brebis, les chèvres et les truies ; il est du à l'action de l'hormone antimullérienne (v. ce terme).

FREI (réaction de) (F. Wilhelm, all., 1925) [angl. ***Frei's test***]. Intradermo-réaction pratiquée avec un antigène poradénique (antigène de Frei : pus tyndallisé). Cette réaction est spécifique de la maladie de Nicolas et Favre ; elle n'est positive que chez les sujets qui en sont atteints.

FREIBERG (maladie de) (F. Albert, amér., 1914) [angl. ***Freiberg's disease***]. Syn. *maladie de Köhler, épiphysite métatarsienne de Köhler.* Ostéochondrose de la tête du 2e métatarsien, survenant chez les adolescentes et évoluant lentement vers la guérison.

FREIN, *s. m.* (lat. *frenum*, frein, mors) [TA et angl. ***frenum***] (anatomie). Repli en général muqueux limitant la mobilité d'un organe. P. ex. : *f. de la langue, f. du prépuce.*

FREINAGE (symptôme du) (Söderberg, 1909). Ralentissement brusque d'un mouvement volontaire comme si ce mouvement était enrayé par un frein. Ce symptôme est observé dans la sclérose en plaques et dans les syndromes cérébelleux.

FREMEREY-DOHNA (F.-D. H., all., 1953). V. *Ullrich et Fremerey-Dohna (syndrome d').*

FRÉMISSEMENT, *s. m.* [angl. ***thrill***]. Tremblement léger localisé ou généralisé. — ***f. cataire*** (Laennec). V. *cataire.* — ***f. vibratoire.*** Syn. *thrill.* Sensation particulière perçue par la main appliquée sur un anévrisme artérioveineux ; elle a été comparée au frémissement des vitres d'une maison ébranlée par le passage d'un lourd véhicule (Delbet). On désigne également ainsi la traduction tactile de certains souffles cardiaques rudes.

FRENCH, *adj.* (en angl. : français). V. *filière.*

FRÉNÉSIE, *s. f.* ou **PHRÉNÉSIE**, *s. f.* (gr. *phrên*, pensée et diaphragme, parce qu'on localisait jadis la pensée dans la région du diaphragme) [angl. ***frenzy***]. Nom donné autrefois au délire violent provoqué par une affection cérébrale aiguë (méningite, manie, delirium tremens).

FRENKEL (méthode de) [angl. ***Frenkel's method***]. Technique de kinésithérapie des syndromes cérébelleux.

FRENKEL (syndrome de) (F. Henri, fr., 1931) [angl. ***Frenkel's syndrome***]. Syndrome traumatique du segment antérieur de l'œil, observé après contusion oculaire et associant notamment une mydriase, une déchirure de l'iris et une subluxation du cristallin.

FRÉQUENCE, *s. f.* (lat. *frequentia*, répétition) [angl. ***frequency***]. Paramètre caractérisant un phénomène périodique. C'est le nombre de fois qu'il se répète dans l'unité de temps, en général une seconde. Unité : le *hertz* (v. ce terme) et ses multiples : kilohertz (kHz) et mégaHerz (MHz). V. *courant* et *radiofréquence.*

FRÉQUENCE DES CAS NOUVEAUX (épidémiologie). V. *incidence.*

FRÉQUENCE GLOBALE (épidémiologie). V. *prévalence.*

FRÉQUENCE OPTIMA. V. *coefficient d'utilisation de la capacité vitale.*

FRERICHS (F. Friedrich von, all., 1842). V. *Rokitansky-Frerichs (maladie de).*

FRETZIN (F. D., 1967). V. *Solomon-Fretzin (syndrome de).*

FREUDENTHAL. V. *Guttmann-Freudenthal (amyloïdose de).*

FREUDIEN, IENNE, *adj.* (Freud Sigmund, psychiatre autrichien, 1856-1939) [angl. ***freudian***]. Qui se rapporte à Freud ou à ses concepts. V. *psychanalyse.*

FREUND (adjuvant de) (F. Jules, amér., 1947) [angl. ***Freund's adjuvant***]. Émulsion d'eau et d'huile, parfois additionné de bacilles de Koch tués ; il est employé pour renforcer le pouvoir antigénique de certains antigènes, p. ex. pour faciliter une réaction d'hypersensibilité retardée (type 4).

FREY (inhibiteur de). Antiplasmine tissulaire isolée des parotides. V. *antifibrinolytique.*

FREY (syndrome de Lucie) (F. Lucie, d'origine polonaise, 1923). V. *auriculo-temporal (syndrome de l').*

FREYER (opération de) (F. sir Peter, brit., 1851-1921) [angl. ***Freyer's operation***]. Syn. *prostatectomie sus-pubienne* ou *hypogastrique, adénomectomie transvésicale.* Énucléation de la prostate hypertrophiée (adénome périurétral) par voie sus-pubienne transvésicale.

FRICTION, *s. f.* [angl. ***friction***]. Mode de massage consistant dans des mouvements de va-et-vient de la main assez appuyés pour entraîner les téguments et les déplacer sur les plans profonds.

FRIDERICHSEN (F. Carl, danois, 1916). V. *Waterhouse-Friderichsen (syndrome de).*

FRIEDEWALD (formule de) [angl. ***Friedewald's formula***]. Formule permettant le calcul indirect du LDL-cholestérol (LDL-C) à partir du dosage du cholestérol total (CT) des triglycérides (TG) et du HDL-cholestérol (HDL-C), l'ensemble étant exprimé en g/L. LDL-C = CT – (HDL-C) – TG/5. Cette formule est applicable seulement si le taux des TG est < 4 g/L. V. *cholestérol.*

FRIEDLÄNDER (bacille de) (F. Carl, all., 1882). V. *Klebsiella pneumoniæ.*

FRIEDMAN-BROUHA (réaction de) (F. Maurice, amér., né en 1903) [angl. ***Friedman's test***]. Méthode de diagnostic biologique désuète de la grossesse analogue à celle de Zondek et Aschheim (v. ce terme).

FRIEDREICH (maladie de) (F. Nikolaus, all., 1861) [angl. ***Friedreich's ataxia***]. Syn. *ataxie* ou *tabès héréditaire.* Affection chronique de la moelle, n'ayant aucun lien avec l'ataxie locomotrice, ***caractérisée*** principalement par des troubles de la coordination motrice (ataxie statique, démarche tabéto-cérébelleuse), par une dysarthrie, un tremblement intentionnel, une diminution de la sensibilité profonde, une abolition des réflexes tendineux, un signe de Babinski bilatéral, des déformations des pieds et du rachis et un nystagmus ; l'atteinte myocardique est très fréquente. L'évolution est lente, indéfinie, depuis la puberté jusqu'à un stade d'infirmité totale. Du point de vue ***anatomique,*** la maladie est caractérisée par une dégénérescence dans la moelle des cordons et des racines postérieures, des voies spino-cérébelleuses et à un moindre degré, des voies pyramidales ; les cellules de la substance grise sont atrophiées et la substance blanche est démyélinisée. L'atrophie peut toucher également les cornes antérieures de la moelle, le tronc cérébral, le cervelet et les noyaux extrapyramidaux. La *m. de F.* est familiale, héréditaire à transmission autosomique presque toujours récessive. Elle entre dans le cadre de l'*hérédo-dégénérescence spino-cérébelleuse* : elle en est la forme la plus complète.

FRIEDREICH (pied bot de) [angl. ***Friedreich's foot***]. Déformation du pied, creux, en varus équin, avec léger tassement antéro-postérieur, saillie du dos et du talon antérieur, extension des premières phalanges et flexion en griffe des autres phalanges des orteils, observée dans la maladie de Friedreich.

FRIEDRICH-ERB-ARNOLD (syndrome de). V. *pachydermie plicaturée avec pachypériostose de la face et des extrémités.*

FRIGIDITÉ, *s. f.* (lat. *frigidus*, froid) [angl. ***frigidity***]. Inertie des fonctions génitales ; en particulier chez la femme, absence de désir et de plaisir au cours de l'acte sexuel, surtout impossibilité d'obtenir l'orgasme par coït vaginal.

FRIGOTHÉRAPIE, *s. f.* (lat. *frigor*, froid ; gr. *thérapéia*, traitement). Mot mal formé. V. *cryothérapie.*

FRIMODT-MÖLLER (syndrome de) (F.-M. C., danois, 1940). V. *éosinophilie tropicale.*

FRISCH (bacille de) (F. Anton von, autr., 1849-1917) [angl. ***Frisch's bacillus***]. Bacille encapsulé, très voisin du pneumobacille de Friedländer et qui est l'agent pathogène du rhinosclérome.

FRISSON, *s. m.* (bas-lat. *frictio*) [angl. ***chill***]. Tremblement inégal et irrégulier accompagné d'une sensation de froid ; il marque le début de la fièvre.

FRITZ (indice de) (F., de Bruxelles). Chiffre traduisant la pression qu'il faut exercer sur l'œil, en partant de la pression diastolique oculaire, pour obtenir l'écrasement complet de l'artère rétinienne. Cet « indice de souplesse vasculaire » est normalement de 10 mm de Hg. Son élévation est en rapport avec la rigidité de l'artère.

FRÖHLICH (syndrome de) (F. Alfred, autr., 1901). V. *Babinski-Fröhlich (syndrome de).*

FROID (épreuve au) (Hines, 1940) [angl. ***cold pressor (ou pressure) test***]. Recherche des modifications du pouls et de la tension artérielle, étudiées d'une façon rigoureusement codifiée chez un sujet couché, puis debout, avant, pendant et après l'immersion d'une main pendant une minute dans de l'eau froide à 4 ou 5 °C. Cette épreuve renseignerait sur le rôle joué par le système nerveux chez certains hypertendus : une élévation de la pression artérielle supérieure à 2 cm pour la maxima et à 1,5 cm pour la minima indiquerait une importante hyperexcitabilité sympathique. Cette épreuve est tombée en désuétude.

FROIDURE, *s. f.* [angl. ***frigorism, cold injury***]. Terme général désignant les différentes lésions provoquées par le froid sur les tissus (gelure, pied de tranchée, pied d'immersion).

FROIN (syndrome de) (F. Georges, fr., 1903) [angl. ***Froin's syndrome***]. Syn. *syndrome de Lépine-Froin.* Xanthochromie et hyperalbuminose avec parfois coagulation massive spontanée du liquide céphalorachidien retiré par ponction lombaire. Ce syndrome est observé dans certains cas de compression médullaire.

FROMAGE (maladie du) [angl. ***cheese syndrome***]. Accès hypertensif (avec céphalée, parfois pâleur, vomissement, constriction thoracique) survenant chez des malades en cours de traitement par des médicaments inhibiteurs de la monoamine-oxydase (IMAO), lorsqu'ils absorbent du fromage fort : celui-ci contiendrait en effet des amines sympathicomimétiques vasopressives en forte quantité qui, du fait de la présence des IMAO, persisteraient trop longtemps dans l'organisme.

FROME (maladie de) (1919). Tuméfaction douloureuse du genou avec décalcification de l'épiphyse tibiale supérieure, observée chez les adolescents soumis à un régime de famine. Il s'agit probablement d'une variété d'ostéomalacie.

FROMENT. V. *Babinski-Froment (syndrome de).*

FROMENT (signes de) (F. Jules, fr., 1878-1946). — 1° Signes de paralysie du nerf sciatique poplité interne : *a*) aspect ballant du pied lorsque le sujet, à plat ventre, fléchit énergiquement la jambe malade sur la cuisse ; *b*) flaccidité des jumeaux et du tendon d'Achille, dans la station à cloche-pied, sur la jambe malade. — 2° V. *journal (signe du).*

FROMMEL (F. Richard, all., 1882). V. *Chiari-Frommel (syndrome de).*

FRONDE, *s. f.* Moyen de contention constitué d'un bandage de toile, rectangulaire, muni de quatre lacs, destiné à fixer les pansements du menton ou du nez.

FRONT, *s. m.* (lat. *frons*) (TA *frons*) [angl. ***forehead***]. Partie supérieure de la face et région antérieure du crâne limitée en bas par les arcades sourcillières, en haut et latéralement par l'implantation des cheveux et dont le squelette est formé par l'os frontal.

FRONT EN CARÈNE. V. *carène (front en).*

FRONT OLYMPIEN. V. *olympien (crâne ou front).*

FRONTAL (syndrome) [angl. ***frontal syndrome***]. Ensemble de symptômes provoqués par une lésion du lobe frontal du cerveau. Si elle siège au niveau de la frontale ascendante (zone motrice), elle détermine des troubles moteurs (épilepsie, paralysie) dans toute la moitié du corps opposée à la lésion ou seulement dans la jambe, le bras ou la face *(s. frontal juxta-rolandique)*. Si la lésion siège à la partie antérieure du lobe frontal *(s. préfrontal)*, elle se manifeste par d'importants troubles psychiques (indifférence, inattention, inactivité, euphorie, désorientation), par une anosmie, des troubles de l'équilibre (ataxie frontale de Bruns), quelquefois par une légère paralysie faciale et une anarthrie.

FRONTAL, ALE, *adj.* (lat. *frons, frontis,* front) [angl. ***frontal***]. Relatif au front. — ***os f.*** (TA *os frontale*) [angl. ***frontal bone***]. Os impair et médian situé à la partie antérieure du crâne. — ***coupe f.*** Syn. (*pro parte*) *coupe coronale.* Coupe selon le plan *f.* c'est-à-dire en plan vertical perpendiculaire au plan sagittal • 👁 **tête, vomer** •.

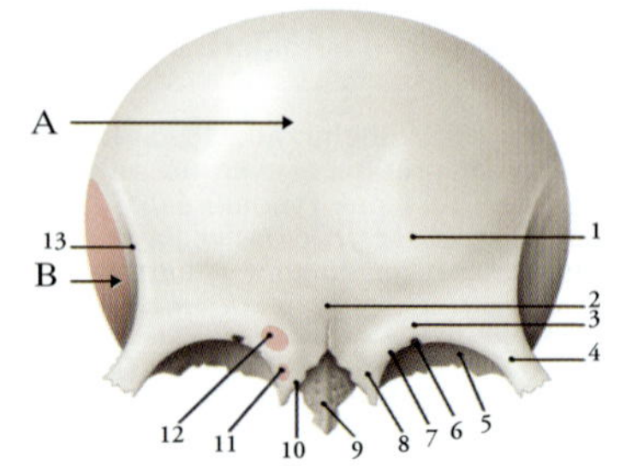

Os frontal. Vue antérieure

A. surface antérieure	*7. incisure frontale*
B. surface temporale (muscle temporal)	*8. suture frontale*
	9. épine nasale
1. tubérosité frontale	*10. bord nasal*
2. glabelle	*11. muscle abaisseur du sourcil*
3. arcade sourcilière	
4. processus zygomatique	*12. muscle corrugateur du sourcil*
5. partie orbitaire	
6. incisure supra-orbitaire	*13. ligne temporale*

FRONTOFOCOMÈTRE, *s. m.* (lat. *frons,* front ; *focus,* foyer ; gr. *métron,* mesure) [angl. ***lensometer***]. Appareil d'optique destiné à mesurer la puissance de verres correcteurs.

FROTTEMENT, *s. m.* [angl. ***friction rub***]. Bruit qui donne à l'oreille et parfois à la main, l'impression de deux surfaces qui glissent rudement l'une sur l'autre. On le perçoit en cas d'inflammation des séreuses pleurales ou péricardique (*f.* pleural, *f.* péricardique). V. *cuir neuf (bruit de)* et *va-et-vient (bruit de).*

FROTTEMENT-RÂLE, *s. m.* V. *crépitation sous-pleurale.*

FROTTEURISME, *s. m.* [angl. ***frotteurism***]. Paraphilie (v. ce terme) consistant en la recherche du plaisir sexuel par des frôlements contre une personne à l' insu de cette dernière, p. ex. dans une foule.

FROTTIS, *s. m.* [angl. ***smear***]. Étalement sur une lame de verre d'un liquide biologique (sécrétion vaginale, sang) afin de l'examiner au microscope. V. *goutte épaisse.*

FROTTIS VAGINAUX (étude des). V. *vaginal.*

FRUCTOSE, *s. m.* (lat. *fructus,* fruit) [angl. ***levulose, fructose***]. Syn. *lévulose.* Sucre simple à six atomes de carbone (hexose) entrant dans la composition du saccharose. Il se trouve à l'état naturel dans divers fruits et dans le miel.

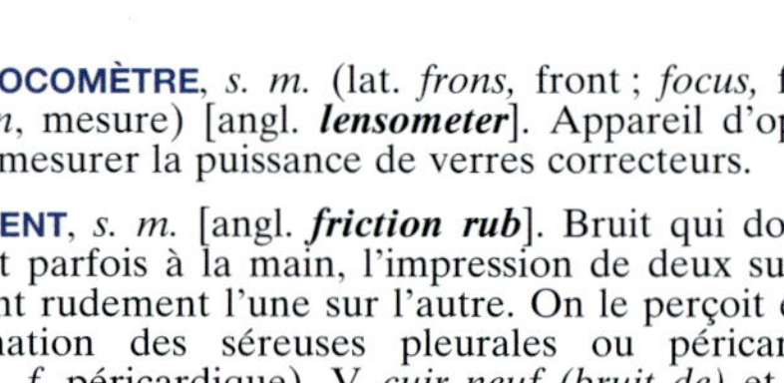

Fructose

FRUCTOSE (idiosyncrasie ou intolérance héréditaire au) (Chambers et Pratt, 1956) [angl. ***hereditary fructose intolerance***]. Syn. *fructosémie congénitale.* Affection héréditaire, transmise selon le mode récessif autosomique, se manifestant dès le premier âge ou plus tardivement, caractérisée cliniquement par une anorexie et des vomissements déclenchés par l'ingestion de fructose, accompagnés d'accidents d'hypoglycémie : sueurs, pâleur, convulsions et même collapsus. Il existe un retard de croissance, une hépatomégalie parfois cirrhotique et des troubles rénaux : protéinurie, cylindrurie, hyper-amino-acidurie, rarement acidose hyperchlorémique. Après ingestion de fructose, celui-ci apparaît dans le sang et dans l'urine. La guérison survient lorsqu'on supprime dans l'alimentation tout apport de fructose et de ses précurseurs (saccharose, sorbitol et peut-être inuline). Cette maladie est due à l'absence d'une aldolase hépatique (ou aldolase B), la fructo-1-phosphate aldolase ; cette carence d'une enzyme nécessaire à la dégradation du fructose entraîne l'accumulation d'un corps intermédiaire toxique, le fructose-1-phosphate. V. *aldolase.*

FRUCTOSÉMIE, *s. f.* [angl. ***fructosaemia***]. Présence de fructose (ou lévulose) dans le sang. V. *lévulosémie.* — ***f. congénitale.*** V. *fructose (idiosyncrasie ou intolérance héréditaire au).*

FRUCTOSURIE, *s. f.* [angl. ***fructosuria***]. Présence de fructose (ou lévulose) dans l'urine. — ***f. essentielle*** ou ***héréditaire bénigne.*** Affection héréditaire bénigne à transmission autosomique récessive, caractérisée par la présence de fructose dans l'urine. Elle n'a pas d'expression clinique. Elle est due à l'absence d'une enzyme, la fructokinase hépatique, nécessaire au métabolisme du fructose. V. *méliturie.*

FRUGONI (F. Cesare, ital., né en 1881). V. *Grocco-Frugoni (signe de).*

FRUGONI (syndrome de) [angl. ***Frugoni's syndrome***]. Syn. *syndrome de Cauchois-Eppinger-Frugoni.* Syndrome d'hypertension portale (v. ce terme) observé chez l'adulte, et consécutif à la thrombose de la veine porte.

FRUITIÈRES (maladies des). V. *pseudo-typho-méningite des porchers.*

FRYNS (syndrome de) (F. J. P., belge, 1979) [angl. ***Fryns's syndrome***]. Association rare et transmise selon le mode autosomique récessif de malformations en général léthales associant principalement des opacités cornéennes, une hernie diaphragmatique, un faciès particulier, une hypoplasie pulmonaire et des extrémités des membres.

FSE. *Feuille de Soins Électronique.* Elle doit remplacer son équivalent-papier dans le nouveau système d'informatisation des soins mis en place en France courant 1998. V. *SESAM.*

FSF. V. *facteur XIII.*

FSH. V. *gonadotrophine.*

FSH-RF ou **-RH** (initiales du terme angl. *FSH-Releasing Factor or Hormone*). Substance polypeptidique élaborée dans l'hypothalamus et stimulant la sécrétion hypophysaire de folliculostimuline. V. *gonadolibérine.*

FTA-abs TEST (abréviation du terme angl. *Fluorescent Treponema Antibody absorption test*). Réaction sérologique de la syphilis, sensible et spécifique, utilisant le tréponème pâle tué et l'immunofluorescence indirecte.

FTS. Abréviation de *Facteur Thymique Sérique.* V. *thymiques (hormones).*

FUCHS (signe de) (F. Ernst, all., 1895). Syncinésie paradoxale oculo-palpébrale : le fait de diriger le regard vers le bas entraîne, avec un très léger retard, l'élévation de la paupière supérieure. Cette syncinésie apparaît après une ancienne paralysie de la IIIe paire crânienne et semble due à une régénération aberrante des fibres nerveuses de la musculature oculaire externe.

FUCHS (syndromes de). — 1° [angl. ***heterochromia***] (1906). Syndrome oculaire caractérisé par une hétérochromie irienne, des précipités sur la face postérieure de la cornée et une cataracte capsulaire. — 2° V. *sympathique cervical postérieur (syndrome).* — 3° V. *muco-cutanéo-oculaire (syndrome).*

FUCHS (tache noire de) (1901) [angl. ***Fuchs's spot***]. « Tache ronde d'un noir de charbon » due à une hémorragie choroïdienne, centrée sur la macula. On l'observe au cours de la myopie maligne (v. ce terme).

FUCHSINE, *s. f.* (d'après Leonhard Fuchs, botaniste all. 1501-1566) [angl. ***fuchsine***]. Colorant pourpre dérivé de l'aniline, utilisé en histologie et bactériologie. Il sert notamment à colorer le bacille de Koch.

FUCOSIDOSE, *s. f.* [angl. ***fucosidosis***]. Maladie métabolique héréditaire, du groupe des mucolipidoses (v. ce terme) due à l'absence d'une enzyme, l'α-fucosidase. Elle est caractérisée essentiellement par une profonde arriération mentale et une évolution rapidement mortelle.

FUGUE, *s. f.* (lat. *fuga,* fuite) [angl. ***fugue***]. Abandon subit du domicile suivi presque toujours de déambulation plus ou moins prolongée, sous l'influence d'une impulsion morbide. La *f.* est un accès de durée généralement courte, tandis que le vagabondage est un état chronique. — Quelquefois la *f.* peut survenir au cours de certaines crises d'épilepsie à type d'absence (épilepsie automatique ambulatoire). V. *état d'absence.* — ***f. psychogène.*** V. *hystérie.*

FUHRMANN (nanisme type). V. *nanisme type Fuhrmann.*

FUHS. V. *Brünauer-Fuhs (type).*

FUITE (syndrome de) (cardiologie). — 1° *syndrome de fuite aortique* [angl. ***aortic regurgitation syndrome***]. Ensemble des signes périphériques de l'*insuffisance aortique* : battements aortiques et artériels d'une amplitude excessive, augmentation de la pression artérielle différentielle et de l'indice oscillométrique, pouls capillaire, etc. On l'observe également dans les shunts gauche-droite (canal artériel persistant, fistule aorto-pulmonaire). — 2° (électrosystolie). Variation brutale de l'axe du pic de stimulation, décelée par comparaison des électrocardiogrammes successifs enregistrés au cours de la surveillance périodique des porteurs de *stimulateurs cardiaques.* Ce changement traduit la rupture d'un fil ou un défaut d'isolement dans le circuit électrique. Il impose la réintervention.

FUITE CAPILLAIRE IDIOPATHIQUE (syndrome de). V. *Clarkson (syndrome de).*

FUKASE (F. Masaichi, jap., 1968). V. *Crow-Fukase (syndrome de)* à *POEMS (syndrome).*

FUKUHARA (syndrome de). V. *MERRF (syndrome).*

FUKUYAMA (dystrophie musculaire progressive congénitale type) (F. Yukio, jap. 1960) [angl. ***Fukayama type congenital muscular dystrophy***]. Syn. *syndrome de Fukuyama.* Variété rare et grave de dystrophie dont l'atteinte musculaire est voisine de celle du type Duchenne et qui s'associe à un retard mental et à une microgyrie. V. *myopathie primitive progressive.*

FULGURANT, ANTE, *adj.* (lat. *fulgur,* foudre) [angl. ***fulgurating***]. Rapide comme l'éclair. — ***douleur f.*** V. *douleur.*

FULGURATION, *s. f.* (lat. *fulgur,* foudre). — 1° [angl. ***lightning stroke***]. Action de la foudre sur le corps de l'homme et celui des animaux et, par extension, ensemble des accidents causés par l'électricité. V. *électrisation* et *électrocution.* — 2° [angl. ***fulguration***]. Syn. *étincelage.* Emploi thérapeutique des étincelles de haute fréquence et de haute tension, notamment dans le traitement des tumeurs malignes *(f. de Keating Hart)* ou, exceptionnellement, de certains troubles du rythme cardiaque (*f.* cardiaque endocavitaire). V. *ablatives (méthodes).*

FULIGINOSITÉ, *s. f.* (lat. *fuligo, inis,* suie) [angl. ***sordes***]. Dépôt noirâtre qui recouvre les dents, les gencives et les lèvres dans certaines maladies (fièvre typhoïde).

FUMER LA PIPE. Terme qui exprime la façon de respirer du comateux atteint d'hémiplégie. Du côté paralysé, la joue est flasque et se gonfle à chaque expiration.

FUMIGATION, *s. f.* (lat. *fumigare,* enfumer) [angl. ***fumigation***]. Production, en espace clos et aux dépens de substances médicamenteuses, de fumées ou de vapeurs dont on cherche à utiliser les propriétés thérapeutiques.

FUNDOPLICATION, *s. f.* ou **FUNDOPLICATURE**, *s. f.* (Nissen) (lat. *fundus,* fond ; *plicare,* plier) [angl. ***fundoplication***]. Opération pratiquée dans la cure de la hernie hiatale. Elle consiste dans l'enroulement du fundus (partie haute et gauche de l'estomac) autour du segment inférieur de l'œsophage pour prévenir le reflux œsophagien.

FUNDUS, *s. m.* (en lat. fond). Partie d'un organe opposée à son orifice. — 1° ***fundus de l'estoma***c (TA *fundus gastricus*) [angl. ***fundus of stomach***]. Pôle supérieur ou grosse tubérosité de l'estomac. V. *fundoplication* et *fundusectomie.* — 2° ***fundus oculi*** [angl. ***eyeground***]. Fond d'œil. V. ce terme, *fundus albipunctatus* et *fundus flavimaculatus.*

FUNDUS ALBIPUNCTATUS (en lat. fond [d'œil] ponctué de blanc) [angl. ***Lauber's disease***]. Syn. *maladie de Lauber.* Dégénérescence de l'épithélium rétinien, entraînant une héméralopie et donnant un aspect ponctué blanchâtre du fond d'œil.

FUNDUS FLAVIMACULATUS (en lat. fond [d'œil] taché de jaune) (Franceschetti et François, 1965) [angl. ***fundus flavimaculatus***]. Aspect tacheté et jaunâtre de la rétine témoignant de zones d'atrophie périmaculaire. Cet état est parfois associé à la maladie de Stargardt (v. ce terme).

FUNDUSECTOMIE, *s. f.* (lat. *fundus,* fond ; gr. *ektomê,* ablation) [angl. ***fondusectomy***]. Résection du *fundus* de l'estomac, c'est-à-dire de la portion gauche de l'organe comprenant la grosse tubérosité et qui est la zone de sécrétion acide. Opération pratiquée en cas d'ulcère gastrique.

FUNÉRARIUM, *s. m.* [angl. ***funerarium***]. Syn. *chambre funéraire.* Local de présentation aux familles des corps dont le permis d'inhumer a été délivré. V. *morgue* et *crématorium.*

FUNG... (dérivé du lat. *fungus,* champignon). V. *fong...*

FUNGI (en lat. : les champignons) [angl. ***Fungi***]. Régne des champignons. V. ce terme.

FUNICULAIRE, *adj.* (lat. *funiculus,* cordon) [angl. ***funicular***]. — 1° Qui se rapporte au cordon spermatique. — *hernie f.* ou *péritonéo-f.* Hernie inguinale congénitale dont le sac, formé par le canal péritonéo-vaginal, descend dans les bourses mais ne communique pas avec la vaginale. — 2° Qui se rapporte au cordon ombilical. — 3° Qui se rapporte au *funiculus,* c'est-à-dire à la portion de la racine nerveuse qui chemine dans le trou de conjugaison, entre le ganglion rachidien et le plexus.

FUNICULALGIE, *s. f.* (lat. *funiculus,* cordon ; gr. *algos,* douleur) [angl. ***funiculalgia***]. — 1° Névralgie du cordon spermatique. — 2° Douleur due à l'atteinte de la racine nerveuse dans son trajet intra-rachidien (v. *funiculite vertébrale*).

FUNICULITE, *s. f.* (lat. *funiculus,* cordon) [angl. ***funiculitis***]. — 1° Inflammation du cordon spermatique. — ***f. endémique*** (Castellani, 1908) [angl. ***endemic funiculitis***]. Maladie endémo-épidémique dans le sud de l'Inde et à Ceylan, caractérisée par une inflammation du cordon spermatique avec fièvre et état général grave ; elle paraît due à un diplo-streptocoque non capsulé ; elle aboutit à une septicémie mortelle, si on n'intervient pas. — 2° V. *funiculite vertébrale.*

FUNICULITE VERTÉBRALE (A.-J. Sicard, 1918) [angl. ***funiculitis***]. Irritation d'une racine nerveuse comprimée dans son trajet intra-rachidien (trou de conjugaison) depuis le ganglion jusqu'à l'origine du plexus. Elle est provoquée par des altérations traumatiques ou rhumatismales des vertèbres et se manifeste par des douleurs unilatérales avec contracture et inflexion rachidiennes. C'est une variété de radiculite (v. ce terme).

FURCHGOTT (R., amér.). Prix Nobel de médecine 1998, pour ses travaux sur l'oxyde nitrique. V. ce terme.

FURFUR, *s. m.* (*pl.* ***furfurs***) (lat. *furfur,* son, pellicule) [angl. ***furfur***, *pl.* ***furfures***]. Écaille épidermique de la peau.

FURFURACÉ, CÉE, *adj.* [angl. ***furfuraceous***]. Qui ressemble à du son. P. ex. : *desquamation de la rougeole.*

FURONCLE, *s. m.* (lat. *furunculus,* petit larron) [angl. ***furuncle***]. Inflammation circonscrite de la peau dont le siège est l'appareil pilosébacé ; elle est caractérisée par une tuméfaction acuminée (clou) et la formation d'une petite escarre (bourbillon). L'agent habituel des *f.* est le *staphylocoque pyogène doré.*

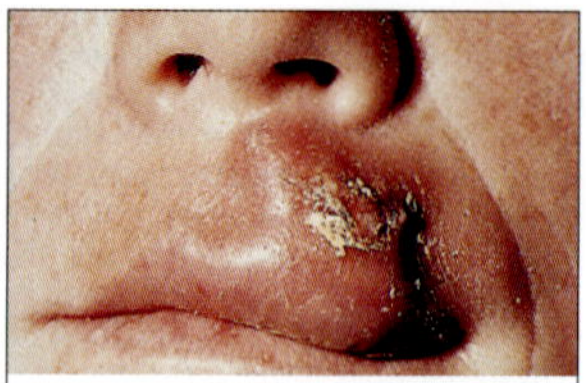
Furoncle

FURONCULOSE, *s. f.* [angl. ***furunculosis***]. Éruption d'une série de furoncles.

FUSARIOSE, *s. f.* (ainsi nommée en raison de l'aspect en fuseau des spores du champignon responsable de cette maladie) [angl. ***fusariosis***]. Infection par un champignon du genre *Fusarium.* Elle peut être localisée (kératite, onyxis) ou généralisée, réalisant alors sur un terrain immunodéprimé une affection opportuniste redoutable.

FUSEAU MITOTIQUE (Flemming, 1879) [angl. ***mitotic spindle***]. Élément bipolaire du cytosquelette apparaissant pendant la prophase (v. ce terme) ; elle est constituée de *microtubules* allongés entre les asters et qui jouent un rôle dans le déplacement des chromosomes vers les pôles cellulaires. V. *centrosome, mitose* et *tubuline.*

FUSÉE, *s. f.* Trajet long et sinueux (comme celui d'une fusée d'artifice) parcouru par le pus entre le foyer de l'abcès et le point d'émergence. — ***vomissement en f.*** Vomissement subit sans effort des malades atteints de méningite.

FUSION, *s. f.* (lat. *fusio*) [angl. ***fusion***] (ophtalmologie). Phénomène cérébral d'unification de deux images rétiniennes.

FUSION (complexe ou onde de) [angl. ***fusion beat***] (électrocardiographie). Aspect des ondes atriales ou ventriculaires intermédiaire entre le profil normal et celui d'une extrasystole, apparaissant lorsque les oreillettes (ou atriums) et les ventricules sont entraînés simultanément (ou presque) par deux foyers d'excitation ; on l'observe dans la dissociation par interférence (v. *interférence*) ou chez un porteur de stimulation cardiaque asynchrone. V. *tachycardie ventriculaire.*

FUSOBACTERIUM NECROPHORUM [angl. ***Fusobacterium necrophorum***]. Syn. *Bacillus funduliformis* (Hallé, 1898), *Spherophorus funduliformis, Bacillus thetoides.* Espèce bactérienne anaérobie, agent d'une septicopyohémie dont le point de départ est, en règle, une infection rhinopharyngée (abcès amygdalien) compliquée de thrombophlébite. Cette maladie est caractérisée par de grands accès fébriles et des embolies microbiennes nécrosantes qui donnent lieu, selon le siège du foyer initial, à des infarctus pulmonaires avec pleurésie purulente, à des arthrites suppurées, à des abcès du foie avec ictère. Une forme atténuée de cette septicémie est le syndrome angine-infarctus pulmonaire (v. ce terme). V. *Bacteroïdaceæ.*

FUSOCELLULAIRE (sarcome) [angl. ***fusocellular sarcoma***]. Syn. *sarcome fasciculé.* Sarcome à cellules fusiformes.

G

G. — 1° Symbole de *giga.* — 2° Symbole du *glycocolle.* — 3° Symbole de la *guanine.*

G1, G2 (phases). V. *cycle cellulaire.*

g. Symbole de *gramme.*

Ĝ ou **Ḡ.** V. *gradient ventriculaire.*

G-6-PD. V. *anémie hémolytique enzymoprive.*

G (corps ou composé) DE REICHSTEIN. V. *adrénostérone.*

G (syndrome) (Initiale de la famille chez laquelle il a été décrit par Opitz en 1969) [angl. ***G syndrome***]. Ensemble malformatif associant notamment un hypertélorisme, des anomalies pulmonaires et de l'œsophage accompagnées de troubles de déglutition, un hypospadias et une cryptorchidie. Ce syndrome est héréditaire, à transmission autosomique dominante.

GABA. Abréviation de *gamma-amino-butyrique (acide).* V. ce terme.

GABA-ERGIQUE, *adj.* ou **GABAMINERGIQUE,** *adj.* Qui agit par l'intermédiaire de l'acide gamma-amino-butyrique (GABA). — ***système g.*** V. ce terme.

GABON (ulcère du). V. *ulcère phagédénique des pays chauds.*

GADOLINIUM, *s. m.* (symbole Gd) (Johan Gadolin, chimiste finlandais, XVIIIe siècle) [angl. ***gadolinium***]. Élément métallique classé dans les terres rares, utilisé comme produit de contraste en imagerie par résonance magnétique (v. ce terme) en raison de ses propriétés paramagnétiques. La chélation de l'ion Gd par le DTPA (*Diethylene Triamine Pentaacetic Acid* : Gd-DTPA), voisin de l'EDTA, réduit sa toxicité.

GAFSA (bouton de) (ville de Tunisie). V. *bouton d'Orient.*

GAINE, *s. f.* — 1° (lat. *vagina*) (TA *vagina*) [angl. ***sheath***] (anatomie). Lame conjonctive plus ou moins fibreuse enveloppant divers organes (muscles, tendons, nerfs, œil, vaisseaux). — ***g. synoviale*** (TA *vagina synovialis)* [angl. ***synovial sheath***]. *G.* contenant du liquide synovial et destinée à faciliter les glissements tendineux. V. *Schwann (gaine de).* — 2° (orthopédie). Orthèse moulée sur une partie du corps • 👁 **synoviale** •.

GAINE DU GRAND OBLIQUE (syndrome de la). V. *Brown (syndrome de H. W.).*

GAISBÖCK (maladie de) (G. Félix, autr., 1905) [angl. ***Gaisböck's disease***]. Syn. *polycythémie hypertonique, polyglobulie des artériopathiques, pléthore* (P. Chevallier et Orinstein). Affection survenant généralement chez des hommes sédentaires et gros mangeurs, caractérisée par une forte hypertension artérielle, une polyglobulie importante, une congestion de la muqueuse gastrique avec hyperchlorhydrie, une augmentation dans le sang du taux du glucose, du cholestérol, des protides, de l'acide urique. Il n'y a pas de splénomégalie. La maladie aboutit, en quelques années, à la mort par insuffisance cardiaque ou accident vasculaire cérébral. C'est une fausse polyglobulie par hémoconcentration.

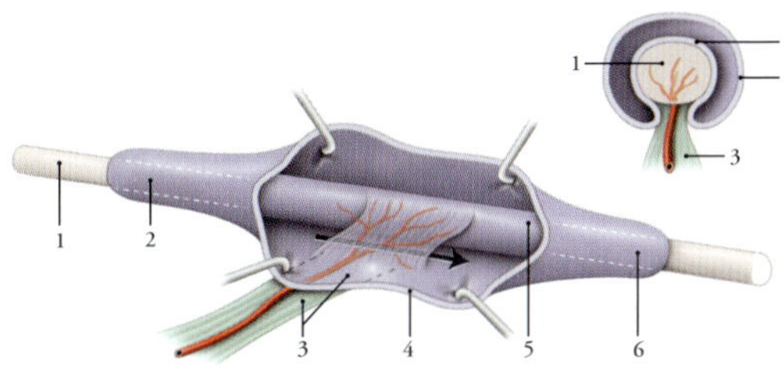

Gaine synoviale ouverte d'un tendon

1. tendon
2. cul-de-sac proximal
3. méso-tendon
4. lame séreuse ext.
5. lame séreuse int.
6. cul-de-sac distal

GAJDUSEK (D. Carleton, amér., né en 1923, prix Nobel de médecine 1976). V. *encéphalopathies subaiguës spongiformes transmissibles.*

GAL. Globuline Anti-Lymphocyte. V. *sérum anti-lymphocyte.*

GALACTAGOGUE, *adj.* et *s. m.* (gr. *gala, aktos,* lait ; *agôgos,* qui amène) [angl. ***galactagogue***]. Substance médicamenteuse ou alimentaire qui favorise la sécrétion lactée.

GALACTOCÈLE, *s. f.* (gr. *gala,* lait ; *kêlê,* tumeur) [angl. ***galactocele***]. Kyste contenant du lait plus ou moins modifié, se formant au cours de la lactation.

GALACTOGÈNE, *adj.* (gr. *gala,* lait ; *gennan,* engendrer) [angl. ***lactogenic, galactogenous***]. Qui détermine la sécrétion lactée. — ***hormone g.*** V. *prolactine.*

GALACTOGENÈSE, *s. f.* (gr. *gala,* lait ; *génésis,* production). V. *galactopoïèse.*

GALACTOGRAPHIE, *s. f.* (gr. *gala,* lait ; *graphein,* inscrire) [angl. ***galactography***]. Radiographie du sein après injection de substance opaque aux rayons X dans les conduits galactophores. V. *mastographie.*

GALACTOMÈTRE, *s. m.* (gr. *gala,* lait ; *métron,* mesure) [angl. ***galactometer***]. Instrument destiné à mesurer la densité du lait.

GALACTOPEXIE, *s. f.* (gr. *gala,* lait ; *pêxis,* fixation) [angl. ***galactopexy***]. Fixation du galactose dans les tissus.

GALACTOPHORE, *adj.* (gr. *gala*, lait ; *phérein*, porter) [angl. ***galactophore***]. V. *galactophorite.*

GALACTOPHORITE, *s. f.* [angl. ***galactophoritis***]. Inflammation des conduits galactophores, qui sont les canaux excréteurs de la glande mammaire.

GALACTOPHOROMASTITE, *s. f.* (gr. *gala,* lait ; *phérein,* porter ; *mastos,* mamelle ; suff. *-ite* indiquant l'inflammation) (Budin) [angl. ***galactophoritis with mastitis***]. Inflammation de la mamelle ayant pour point de départ une galactophorite.

GALACTOPOÏÈSE, *s. f.* (gr. *gala*, lait ; *poïein*, faire) [angl. ***galactopoiesis***]. Syn. *galactogenèse.* Sécrétion lactée.

GALACTORRHÉE, *s. f.* (gr. *gala*, lait ; *rhéô*, je coule) [angl. ***galactorrhoea***]. — 1° Écoulement surabondant de lait chez une nourrice. — 2° Écoulement de lait en dehors des conditions ordinaires de la lactation.

GALACTOSE, *s. m.* (gr. *gala, galaktos*, lait) [angl. ***galactose***]. Sucre simple à six atomes de carbone (hexose). La variété droite *(D-galactose)* s'obtient par hydrolyse du lactose (sucre du lait).

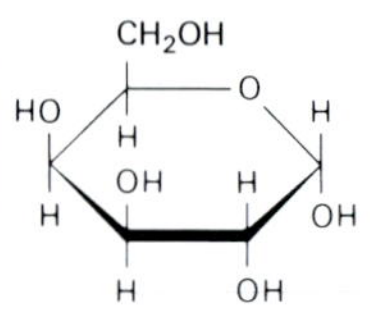

Galactose

GALACTOSE (maladie du). V. *galactosémie congénitale.*

GALACTOSÉMIE, *s. f.* [angl. ***galactosaemia***]. Présence de galactose dans le sang. — ***g. congénitale*** (von Reuss, 1908) [angl. ***congenital galactosaemia***]. Syn. *diabète galactosique, maladie du galactose, galactosémie* ou *galactosurie du nourrisson.* Affection héréditaire transmise selon le mode autosomique récessif, très rare, apparaissant chez le nouveau-né, caractérisée cliniquement par une cirrhose ascitique grave hépato-splénomégalique, avec ictère prolongé, dénutrition rapide, cataracte bilatérale, troubles psychomoteurs et une évolution possible vers la guérison par le régime sans lait. Après ingestion de galactose, celui-ci apparaît dans le sang et dans l'urine, qui contient aussi des protéines et un excès d'amino-acides. La maladie est due à une perturbation du métabolisme du galactose : l'absence d'une enzyme, la galactose-1-phosphate-uridyl-transférase, empêche la transformation du galactose en glucose et provoque l'accumulation de galactose-1-phosphate, toxique pour le système nerveux, le foie, le cristallin. Une autre variété, rare, de *g. c.* est due à un défaut en galactokinase, autre enzyme nécessaire à la transformation de galactose. Elle se traduit essentiellement par une cataracte (Gitzelman, 1965). — ***g. du nourrisson.*** V. *g. congénitale.*

GALACTOSURIE, *s. f.* [angl. ***galactosuria***]. Présence de galactose dans l'urine. — ***g. du nourrisson.*** V. *galactosémie congénitale.*

GALASSI (réflexe de) (ital., 1887) [angl. ***Westphal-Piltz reflex***]. Syn. *réflexe de Piltz-Westphal* (1899) ou *de Westphal-Piltz, réflexe palpébral de la pupille.* Rétrécissement de la pupille pendant l'occlusion des paupières (phénomène physiologique).

GALATA (signe de). Occlusion incomplète des paupières pendant le sommeil au cours de la maladie de Basedow.

GALE, *s. f.* (lat. *galla,* galle des arbres) [angl. ***scabies, itch***]. Syn. *scabies, psore, scabiose.* Maladie cutanée produite par un parasite animal (*Sarcoptes*) et caractérisée par des démangeaisons et une lésion spécifique (sillon). V. *sillon de la gale.*

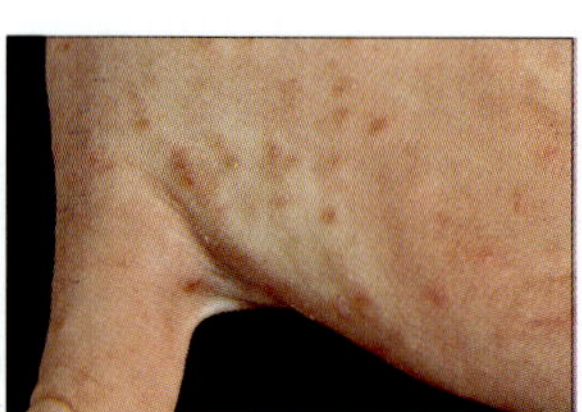
Gale

GALE BÉDOUINE. V. *lichen tropicus.*

GALE DU CIMENT [angl. ***bricklayer's itch***]. Dermatose professionnelle (tableau n° 8) frappant les ouvriers cimentiers et caractérisée par un prurit intense et une éruption de papules qui s'excorient par le grattage. Les lésions siègent aux mains, en particulier dans les espaces interdigitaux, aux poignets, aux coudes et dans toutes les parties qui sont en contact avec le ciment. Elles peuvent aboutir à la lichénification et à l'eczématisation.

GALE FILARIENNE (Montpellier et Lacroix, 1920) [angl. ***filarial itch***]. Éruption cutanée prurigineuse et papulo-pustuleuse, rappelant grossièrement la gale, observée sur les Noirs de l'Afrique occidentale et équatoriale et due à l'envahissement du derme par les embryons d'*Onchocerca volvulus* (filaridé). Cette maladie semble avoir été entrevue par O'Neil sous le nom de craw-craw. V. *onchocercose.*

GALE NORVÉGIENNE [angl. ***Norwegian itch ou scabies***]. Forme particulière de la gale caractérisée par une éruption érythémato-squameuse généralisée atteignant même la face et le cuir chevelu. Sa gravité coïncide avec l'abondance des sarcoptes trouvés dans les squames, d'où sa grande contagiosité.

GALÉA APONÉVROTIQUE (lat. *galea,* casque en peau) [TA et angl. ***galea aponevrotica***]. Syn. *aponévrose épicrânienne, épicrâne.* Lame fibreuse en casque moulant la voûte crânienne. Elle est recouverte par le cuir chevelu et réunit les parties antérieure et postérieure du muscle fronto-occipital.

GALEAZZI (fracture de) [angl. ***Galeazzi's fracture***]. Fracture diaphysaire des deux os de l'avant-bras : le trait radial siège au 1/3 moyen ou distal et la tête cubitale (ulnaire) est luxée en arrière.

GALÉNIQUE, *adj.* [angl. ***galenic***]. Qui a rapport à la doctrine de Galien. — ***remèdes g.*** [angl. ***galenicals, galenics***]. Remèdes d'origine organique, essentiellement végétale par opposition aux substances chimiques pures. — ***forme g.*** Aspect sous lequel se présentent les médicaments. — *s. f.* [angl. ***galenicals***]. Syn. *pharmacie galénique.* Branche de la pharmacie consacrée à l'étude de la préparation, de la conservation et de la présentation des médicaments sous une forme pharmaceutique définie.

GALÉNISME, *s. m.* (gr. *Galênos*, Galien) [angl. ***galenism, galenic medecine***]. Doctrine historique de Galien (médecin grec de la Rome antique, 130-200) qui attribuait une action prépondérante sur la santé aux quatre humeurs cardinales : sang, pituite, atrabile (qui venait des glandes surrénales) et bile jaune. De leur mélange ou *crase,* en proportion variable, dépendait le tempérament bon ou mauvais, la santé ou la maladie.

GALLAVARDIN (signe de) (G. Louis, fr., 1875-1957). Dissociation entre la fréquence du pouls radial (rapide) et celle des battements jugulaires (plus lents) : signe observé au cours des tachycardies ventriculaires (v. ce terme).

GALLAVARDIN (syndrome de). Hypertension paroxystique survenant chez des sujets jeunes, émotifs et sympathicotoniques, généralement de bon pronostic et n'évoluant que rarement vers l'hypertension artérielle permanente. V. *« blouse blanche » (effet).*

GALLI MAININI (réaction de) (G.-M. Carlos, argentin, XXe siècle). Syn. *réaction de Hogben.* Méthode historique de diagnostic biologique de la grossesse.

GALLINACÉ (démarche de) (Charcot). V. *spasmodique.*

GALLOWAY (syndrome de) (Galloway W. H., 1968) [angl. ***Galloway's syndrome***]. Association rare de syndrome néphrotique sévère, de hernie hiatale, de microcéphalie et de retard mental.

GALOP (bruit et rythme de) (découvert par Charcellay, de Tours, 1838 ; nommé par Bouillaud, 1847) [angl. ***gallop rhythm***]. « Triple bruit du cœur constitué par l'addition aux deux temps normaux d'un troisième temps étranger à ceux-ci, qui n'est ni un souffle, ni un frottement, mais un bruit frappé, interposé entre les bruits normaux dans l'un ou l'autre silence » (Potain). — En fait le *b. de g.* est situé dans la ***diastole*** et il est provoqué par le brutal remplissage du ventricule anormal ; il est sourd et correspond souvent à un choc perceptible à la palpation. C'est un signe d'insuffisance ventriculaire. On en décrit plusieurs variétés : le *b. de g.* ***présystolique*** (ou *atrial*) précède le 1er bruit du cœur (v. *B4*) ; le *b. de g.* protodiastolique (ou *ventriculaire*) succède immédiatement au second (v. *B3*) ; parfois ces deux variétés se confondent en un *galop* ***mésodiastolique*** ou *g. de sommation* (Wolferth et Margolies, 1933), ou *b. de g. atrio-ventriculaire* de Laubry et Pezzi (v. *sommation, bruit de ou galop de*). — ***g. du bloc*** (Gallavardin, 1915). Terme proposé pour désigner les systoles en écho (v. ce terme). Ces bruits seraient dus, selon G., à la brusque distension des ventricules par l'ondée sanguine chassée par la contraction des oreillettes (ou atriums) (pathogénie semblable à celle du galop présystolique). — ***b. de g. post-systolique.*** V. *vibrance péricardique protodiastolique.* — ***g. systolique.*** Nom parfois donné à tort à certains bruits surajoutés produits pendant la systole, différant par leur mécanisme et leur signification du *b. de g.* : bruit de triolet (*g. mésosystolique* de Cuffer et Barbillon, 1887), dédoublement du premier bruit à la pointe ou au foyer aortique (claquement aortique protosystolique de Lian).

GALVANIQUE, *adj.* [angl. ***galvanic***]. Relatif au courant électrique continu. V. *courant.*

GALVANIQUE (épreuve) (d'après Galvani, Luigi, ital., 1737-1798) (Babinski). V. *voltaïque (épreuve).*

GALVANISATION, *s. f.* [angl. ***galvanization***]. Application des courants continus de basse tension, à visée antalgique.

GALVANISME, *s. m.* (Galvani) (1797) [angl. ***galvanism***]. Action des courants électriques continus de basse fréquence sur l'organisme. V. *galvanisation.* — ***g. buccal*** [angl. ***dental galvanism***]. Production dans la cavité buccale, perçue de façon plus ou moins douloureuse, d'un courant galvanique établi entre deux restaurations dentaires faites de métaux ou d'alliages différents et baignées de salive.

GALVANOCAUTÈRE, *s. m.* (Galvani ; gr. *kaiö*, je brûle) [angl. ***galvanocautery***]. Cautère dont l'incandescence est obtenue par le passage d'un courant électrique continu de basse tension et de forte intensité. V. *thermocautère.*

GALVANO-FARADISATION, *s. f.* [angl. ***galvanofaradization***]. Application simultanée de courants continus et de courants d'induction.

GALVANOPUNCTURE, *s. f.* (Galvani ; lat. *punctura,* piqûre) [angl. ***galvanopuncture***]. Syn. *électropuncture.* Opération qui consiste à implanter dans un tissu des aiguilles par lesquelles on fait passer un courant électrique continu de basse tension.

GALVANOTHÉRAPIE, *s. f.* (Galvani, gr. *thérapéia,* traitement) (1860) [angl. ***galvanotherapy***]. Emploi thérapeutique des courants continus de basse tension. V. *galvanisation, galvanocautère* et *galvanopuncture.*

GALVANOTONIQUE (réaction) ou **GALVANOTONUS**, *s.m.* [angl. ***galvanotonus***]. Persistance de la contraction musculaire provoquée par le courant continu, pendant tout le temps de passage du courant, cessant avec la fin de ce passage. V. *électrotonus.*

GAMÈTE, *s. m.* (Strasburger, 1877) (gr. *gamétês*, époux) [angl. ***gamete***]. Cellule spéciale sexuée, différenciée chez les métazoaires en *g.* mâle et en *g.* femelle, dont l'union formera l'œuf. P. ex. : l'*ovule* et le *spermatozoïde.*

GAMÉTICIDE, *adj.* (gamète ; lat. *caedere,* tuer) [angl. ***gametocide***]. Qui détruit les gamètes. Se dit de certains médicaments antipaludiques utilisés en prophylaxie collective.

GAMÉTOCYTE, *s. m.* (gamète ; gr. *kutos*, cellule). V. *gamonte.*

GAMMA, *s. m.* (γ). V. *microgramme* et *rayonnement.*

GAMMA A, **GAMMA D**, **GAMMA E**, **GAMMA G**, **GAMMA M**. V. *immunoglobuline.*

GAMMA AMINO-BUTYRIQUE (acide) (GABA) [angl. ***gammaaminobutyric acid, GABA***]. Substance dérivée de l'acide glutamique, médiateur chimique des neurones de la substance grise du cerveau. V. *gamma-hydroxybutyrate de sodium.*

GAMMA GT, *s. f.* V. *gammaglutamyl-transpeptidase.*

GAMMA-ANGIOCARDIOGRAPHIE ou **γ-ANGIOCARDIOGRAPHIE**, *s. f.* (J. Kriss, 1971) [angl. ***radioisotope angiocardiography***]. Étude de la forme et du fonctionnement du cœur et des gros vaisseaux (veines caves, aorte, artère pulmonaire) au moyen d'un radio-isotope émetteur de rayons γ (Technétium 99 m) injecté par voie veineuse et dont le cheminement dans les cavités cardiaques et les gros vaisseaux est photographié en série sur l'écran d'une caméra à scintillations et enregistré sur bande magnétique. V. *scintigraphie.*

GAMMA-ANGIO-ENCÉPHALOGRAPHIE, *s. f.* (Thérèse Planiol, fr., 1959) [angl. ***radioisotope cerebral angiography***]. V. *gamma-encéphalographie.*

GAMMA-ANGIOGRAPHIE, *s. f.* [angl. ***radioisotope angiography***]. Syn. *angioscintigraphie.* Étude de la circulation artérielle, puis veineuse, dans un territoire vasculaire donné, au moyen d'un isotope radioactif émetteur de rayons γ, injecté dans une veine et dont le cheminement est enregistré par une caméra à scintillations. V. *gamma-angiocardiographie* et *gamma-encéphalographie.*

GAMMA-CARDIOGRAMME, *s. m.* V. *radiocardiogramme.*

GAMMA-CARDIOGRAPHIE ou γ **CARDIOGRAPHIE**, *s. f.* V. *radiocardiographie.*

GAMMA-CINÉ-ANGIOGRAPHIE, *s. f.*, **GAMMA-CINÉ-CARDIOANGIOGRAPHIE**, *s. f.* [angl. ***radioisotope cineangiocardiography***]. Enregistrement cinématographique du passage dans les cavités cardiaques et les gros vaisseaux d'une substance marquée par un radio-isotope émetteur de rayons γ. Cette méthode a les mêmes indications que la gamma-angiocardiographie (v. ce terme), mais elle permet une étude plus précise de la dynamique cardiaque.

GAMMACISME, *s. m.* (gamma, lettre g en grec) [angl. ***gammacism***]. Vice de prononciation caractérisé par la difficulté ou l'impossibilité de prononcer la lettre *g.*

GAMMA-ENCÉPHALOGRAMME, *s. m.* Graphique résumant les résultats de la gamma-encéphalographie.

GAMMA-ENCÉPHALOGRAPHIE ou **γ-ENCÉPHALOGRAPHIE**, *s. f.* (Thérèse Planiol, fr., 1959) [angl. ***gammagraphy of the brain***]. Syn. *encéphalométrie isotopique, gammagraphie cérébrale.* Exploration de l'encéphale par les radio-isotopes. Elle permet de diagnostiquer et de localiser certaines lésions intracrâniennes très vascularisées : surtout les tumeurs, mais aussi les collections liquidiennes, sanguines et les cicatrices, toutes fortement irriguées à la périphérie. Ces lésions, en effet, fixent électivement et rapidement l'isotope radioactif (sérum-albumine marquée à l'iode, Technétium 99m) injecté par voie veineuse ; le rayonnement γ émis par celui-ci est détecté par un compteur de Geiger (ou un compteur à scintillations) explorant la surface crânienne. Cette exploration peut être faite point par point par un détecteur de petite taille déplacé autour du crâne ou par un détecteur balayant automatiquement des surfaces parallèles aux plans sagittal et frontal du crâne. Le rayonnement émis par le cerveau s'inscrit alors sur une feuille de papier par une série de traits dont la densité est proportionnelle à l'importance de cette radio-activité (*scintigraphie,* v. ce terme). Cette « carte du cerveau » peut aussi être recueillie et photographiée sur l'écran d'un oscilloscope *(scintiphotographie).* Enfin l'isotope peut être injecté par voie veineuse pour étudier par *angioscintigraphie* (v. ce terme) la circulation carotide et le réseau vasculaire du cerveau *(gamma-angio-encéphalographie).* V. *tomographie d'émission gamma.*

GAMMA-FŒTO-PROTÉINE, *s. f.* [angl. ***gammafetoprotein***]. V. *antigènes fœtaux.*

GAMMAGLOBULINE ou **γ-GLOBULINE**, *s. f.* (Cohn, de Boston, 1944) [angl. ***gammaglobulin***]. Fraction des protéines sériques qui, au cours de l'électrophorèse, se déplace le plus lentement. Cette portion des globulines comprend les immunoglobulines (v. ce terme), supports des anticorps sériques. — ***g. anti D ou anti Rh*** [angl. ***D-immuno human globulin***]. V. *incompatibilité fœto-maternelle.*

GAMMAGLOBULINO-PROPHYLAXIE, *s. f.* [angl. ***prophylactic therapy by gammaglobulin***]. Emploi dans un but prophylactique des gammaglobulines, parties des protéines sériques sur lesquelles sont fixés les anticorps.

GAMMAGLUTAMYL-TRANSPEPTIDASE, ou **GAMMAGLUTAMYL-TRANSFÉRASE**, *s. f.* **(GAMMA GT** ou γ **GT)** [angl. ***gammaglutamyltranspeptidase, γ GT***]. Enzyme intervenant dans le métabolisme du glutathion. Son taux sanguin augmente généralement au cours de l'alcoolisme chronique, également dans d'autres maladies du foie, dans le diabète, la mononucléose infectieuse, l'infarctus du myocarde, les pneumopathies, etc. Sa valeur normale est inférieure à 40 UI/L. V. *transferrine.*

GAMMAGRAPHIE, *s. f.* V. *scintigraphie.* — ***g. cardiaque.*** V. *radiocardiographie* et *gamma-angiocardiographie.* — ***g. cérébrale.*** V. *gamma-encéphalographie.* — ***g. hépatique***

[angl. ***radioisotope scanning of the liver***]. Syn. *hépatographie isotopique.* Exploration du foie au moyen d'isotope radioactif : rose Bengale marqué à l'iode pour l'étude du parenchyme hépatique, or radioactif pour celle du mésenchyme ; le rayonnement γ dessine la silhouette du foie. — ***g. rénale*** [angl. ***radioisotope scanning of the kidney***]. Exploration du rein au moyen d'un isotope radioactif ($^{197}HgCl_2$) injecté par voie veineuse. Il se fixe sur les reins, dont les silhouettes sont dessinées, renseignant sur leur position et leur forme. V. *néphrogramme isotopique.*

GAMMAHERPESVIRINÆ, *s. f. pl.* [angl. ***Gammaherpesvirinae***]. Sous-famille de la famille des *Herpesviridæ* comprenant le genre *Lymphocryptovirus* (virus d'Epstein-Barr).

GAMMA HYDROXYBUTYRATE DE SODIUM (GHB) [angl. ***sodium gamma hydroxybutyrate***]. Analogue structural du GABA (ou acide gamma amino-butyrique — voir ce terme), utilisé (Laborit, 1960) en anesthésiologie pour ses propriétés sédatives (Gamma OH®). Son usage a été détourné à partir de 1990 pour obtenir une *soumission chimique* (v. ce terme) : son absorption à l'insu de la victime permettant des agressions sexuelles en raison de la passivité et de l'amnésie que ce produit entraîne, ce qui complique de surcroît l'enquête médico-légale.

GAMMAPATHIE, *s. f.* (gr. *gamma* ; *pathê*, maladie) [angl. ***gammapathy***]. Maladie caractérisée par une anomalie des gammaglobulines sériques. V. *dysgammaglobulinémie, dysglobulinémie* et *immunoglobulinopathie.* — ***g. biclonale, g. monoclonale, g. polyclonale.*** V. *dysglobulinémie biclonale, d. monoclonale, d. polyclonale.*

GAMMAPATHIE MONOCLONALE BÉNIGNE (Waldenström, 1944) [angl. ***benign monoclonal gammapathy***]. Syn. *paraprotéinémie essentielle bénigne* (terme à rejeter),*dysglobulinémie monoclonale bénigne* ou *asymptomatique.* Affection rare, dépistée parfois chez le sujet âgé, ou survenant au cours d'une maladie du système lymphoïde, d'une maladie auto-immune ou d'une cirrhose hépatique. Elle est latente cliniquement et caractérisée essentiellement par une anomalie particulière des protéines sanguines : la présence d'une immunoglobuline monoclonale (v. ce terme). La vitesse de sédimentation globulaire est très élevée et il existe une légère plasmocytose médullaire. Ces anomalies biologiques restent stables pendant de longues années ; parfois cependant la maladie finit par prendre une évolution maligne. C'est une dysglobulinémie monoclonale moins grave que la maladie de Kahler (v. ces termes).

GAMMAPHLÉBOGRAPHIE, *s. f.* (L. Rosenthal, 1966) [angl. ***gammavenography***]. Étude morphologique et fonctionnelle des troncs veineux au moyen d'un isotope radioactif (Technétium 99 m) injecté dans une veine en amont de la région à examiner et dont le cheminement est photographié en série sur l'écran d'une caméra à scintillations et enregistré sur bande magnétique.

GAMMATHÉRAPIE, *s. f.* (gr. *gamma* ; *thérapéia*, traitement). Variété de radiothérapie utilisant les rayons γ émis par le radium ou les radio-isotopes artificiels comme le cobalt 60.

GAMMATOMOGRAPHIE, *s. f.* [angl. ***gammatomography***]. Syn. *tomographie d'émission de photons uniques.* Enregistrement, grâce à une caméra à scintillations, d'images « en coupe » d'un organe ayant fixé un traceur radioactif (généralement de la sérum-albumine marquée au Technétium 99 m). La rotation de la caméra autour du sujet permet de recueillir des informations sur des plans variés ; un ordinateur reconstitue les coupes dans les 3 plans, frontal, horizontal et sagittal et les images sont projetées sur un écran de télévision. Pour l'exploration du cœur, un dispositif de synchronisation avec l'électrocardiogramme permet d'obtenir séparément des images en systole et en diastole et d'étudier ainsi la cinétique des parois, le volume des cavités, l'éjection et le débit cardiaque.

GAMMEL (syndrome de) (G. John, amér., 1952). V. *erythema gyratum repens.*

GAMNA (G. Carlo, ital., 1866-1950). V. *Gandy-Gamna (maladie et nodule de).*

GAMONTE, *s. m.* (Hartman, 1904) (gr. *gamos*, union) [angl. ***gamont***]. Syn. *gamétocyte.* Élément provenant de certains des mérozoïtes de *Plasmodium* répandus dans le sang du paludéen par l'éclatement des hématies infestées (v. *corps en rosace*). Non pathogènes pour le malade, ces éléments, divisés en gamontes mâles (microgamétocytes) et gamontes femelles (macrogamétocytes), sont absorbés par l'anophèle lorsqu'il pique le paludéen ; ils vont effectuer, dans le tube digestif du moustique, le *cycle sexué* ou *sporogonique* du *Plasmodium.* Les gamétocytes se transforment en gamètes mâles ou microgamètes et gamètes femelles ou macrogamètes. Leur union formera un œuf mobile (zygote) qui va s'enkyster dans la paroi gastrique en un oocyste dans lequel se développeront d'innombrables sporozoïtes qui, libérés, seront transmis à l'homme par la piqûre de l'anophèle. Ce cycle, d'une durée de 15 à 18 jours, aboutit à la transmission du paludisme à un nouveau sujet sain. C'est l'*hétéro-infestation.* V. *Plasmodium, mérozoïte* et *sporozoïte.*

GAMOPHOBIE, *s. f.* (gr. *gamos*, union ; *phobos*, peur) [angl. ***gamophobia***]. Crainte morbide du mariage.

GAMPSODACTYLIE, *s. f.* (Chevrier, 1907) (gr. *gampsos*, crochu ; *daktulos*, doigt) [angl. ***gampsodactylia***]. Déviation des orteils caractérisée par l'hyperextension de la première phalange sur le métatarsien et la flexion des deux autres phalanges.

GAMSTORP (adynamie épisodique héréditaire ou maladie de) (G. Ingrid, suédoise, 1956). V. *adynamie épisodique héréditaire.*

GANDY (infantilisme type) (G. Charles, fr., 1872-1943). V. *infantilisme type Gandy.*

GANDY-GAMNA (maladie de) [angl. ***Gandy-Gamna disease***]. Syn. *splénogranulomatose sidérosique.* Splénomégalie fibreuse comportant des nodules de G.-G. (v. ce terme), observée dans l'hémochromatose et la drépanocytose.

GANDY-GAMNA (nodule de) [angl. ***Gandy-Gamna nodule***]. Nodule de la taille d'une tête d'épingle, jaune chamois, observé sur la tranche de section de la rate au cours de certaines splénomégalies. Ils sont formés d'une zone périphérique hémorragique, d'une zone intermédiaire scléreuse et fibreuse, d'une zone centrale infiltrée de pigments ferriques.

GANGLIECTOMIE, *s. f.* (gr. *ganglion, gangliou*, glande ; *ektomê*, ablation) [angl. ***gangliectomy***]. Syn. mal formé et à rejeter : *ganglionectomie.* Ablation d'un ganglion. — Ce terme désigne plus spécialement l'ablation d'un ganglion de la chaîne sympathique lombaire ou cervico-dorsale.

GANGLIOGLIOME, *s. m.*, **GANGLIOGLIONEUROME**, *s. m.*, **GANGLIOME**, *s. m.* V. *ganglioneurome.*

GANGLION, *s. m.* (en gr. glande). Amas cellulaire formant renflement situé sur le trajet soit d'un vaisseau ***lymphatique*** *(g. lymphatique* maintenant appelé *nœud lymphatique)* (TA *nodus lymphaticus*) [angl. ***lymphatic node***], soit d'un nerf *(g. nerveux)* [TA et angl. ***ganglion***], qu'il s'agisse d'un *g. cérébrospinal* ou d'un *g. sympathique* • 👁 **nœud lymphatique •**.

GANGLION ANATOMIQUE (Ricord). Le plus volumineux des ganglions qui accompagnent le chancre syphilitique : c'est celui qui reçoit directement les lymphatiques de la région où siège la lésion.

GANGLION CILIAIRE (syndrome du) [angl. ***ciliary ganglion syndrome***]. Syn. *syndrome de Cerise-Thurel.* Variété de névralgisme facial (v. ce terme) due à l'irritation du ganglion ciliaire ; elle est caractérisée par le siège oculonasal des douleurs et l'existence de congestion conjonctivale avec larmoiement, hydrorrhée nasale, parfois œdème des paupières, hyperesthésie cornéenne et même ulcère de la cornée.

GANGLION GÉNICULÉ (névralgie du). V. *névralgie du ganglion géniculé.*

GANGLION SENTINELLE [angl. ***sentinel node***]. Premier ganglion (ou nœud) lymphatique drainant un cancer (mélanome, sein, etc). Son repérage par un traceur coloré ou radioactif injecté au contact de la tumeur en permet la biopsie dont le résultat indiquera ou non un curage des autres ganglions lymphatiques intéressés.

GANGLION SPHÉNO-PALATIN (névralgie ou **syndrome du).** V. *Sluder (névralgie de).*

GANGLION SYNOVIAL. V. *kyste synovial.*

GANGLIONECTOMIE, *s. f.* (terme incorrect). V. *gangliectomie.*

GANGLIONEUROBLASTOME, *s. m.* [angl. ***ganglioneuroblastome***]. V. *neuroblastome.*

GANGLIONEUROME, *s. m.* (Loretz, 1870) [angl. ***ganglioneuroma***]. Syn. *ganglioneurome sympathique,* (Wright, 1910), *gangliogliome* (Perkins, 1926), *ganglioglioneurome* (Bielchowsky, 1928), *gangliome, neurogliome, neuroganglione, sympathocytome.* Tumeur relativement bénigne, formée de cellules nerveuses adultes et différenciées (grandes cellules ganglionnaires et cellules gliales), développée le plus souvent au niveau de la chaîne sympathique ou de la médullosurrénale, beaucoup plus rarement dans le système nerveux central (plancher du 3e ventricule).

GANGLIONITE, *s. f.* [angl. ***ganglionitis***]. Inflammation d'un ganglion nerveux.

GANGLIONNAIRE (fièvre). V. *fièvre ganglionnaire.*

GANGLIOPLÉGIQUE, *adj.* (gr. *ganglion,* glande ; *plêssein,* frapper) [angl. ***ganglioblocking***]. Syn. *synaptolytique, synaptoplégique.* Qui paralyse les ganglions nerveux. V. *blocage ganglionnaire.*

GANGLIOSIDE, *s. m.* [angl. ***ganglioside***]. V. *gangliosidose.*

GANGLIOSIDOSE, *s. f.* (E. Klenk, 1942) [angl. ***gangliosidosis***]. Maladie enzymatique appartenant au groupe des lipoïdoses, caractérisée par la surcharge de l'organisme en gangliosides. Cette surcharge peut être généralisée ou localisée et, dans ce cas, surtout au système nerveux central. Les *g.* comprennent les formes congénitale et infantile (maladies de Norman-Wood et de Tay-Sachs) de l'idiotie amaurotique familiale et les *g.* généralisées. On distingue 3 variétés de gangliosides (mucolipides du groupe des glycosphingoïdes) ; les mono-, di- et tri-sialo-gangliosides désignées respectivement par les symboles GM, GD et GT. Le cerveau normal contient les GD1 et 2 aussi le GM1. — ***g. à GM1 type 1.*** V. *gangliosidose généralisée.* — ***g. à GM1 type 2.*** V. *Derry (maladie de).* — ***g. à GM2 type 1.*** V. *Tay-Sachs (maladie de).* — ***g. à GM2 type 2.*** V. *Sandhoff (maladie de).* — ***g. à GM2 type 3.*** V. *Bielchowsky (idiotie amaurotique type)* et *Seitelberger (maladies de) 1°* — ***g. à GM3.*** Elles sont rarissimes. V. *sphingolipidose, thésaurismose, gangliosidose généralisée* et *mucolipidose.*

GANGLIOSIDOSE GÉNÉRALISÉE (O'Brien, 1965) [angl. ***generalized gangliosidosis***]. Syn. *gangliosidose à GM1, lipidose neuroviscérale familiale* (Landing, 1964), *lipidose infantile tardive généralisée* (Gonatas, 1965), *maladie de Norman-Landing*(N., 1959-1964 ; L., 1964). Maladie familiale rare qui apparaît peu après la naissance. Elle est caractérisée par un œdème, des malformations somatiques, surtout du crâne, de la face et du thorax, des manifestations neurologiques importantes (retard psychique considérable, hypo- puis hypertonie musculaire, cécité progressive) et pluriviscérales : gros foie, souvent grosse rate et atteinte pulmonaire. L'évolution est mortelle en quelques mois. Le cerveau est surchargé d'un ganglioside (variété de lipide), le mono-sialoganglioside normal ou GM1. Tous les viscères en renferment, ainsi que des mucopolysaccharides. Il s'agit d'une maladie enzymatique, héréditaire à transmission autosomique récessive, due à l'absence de β-galactosidase ; elle appartient au groupe des lipoïdoses, variété de thésaurismose (v. ce terme) et s'apparente aux mucopolysaccharidoses (la maladie semble avoir été décrite sous le nom de *pseudo-Hurler* ou de *variant de Hurler* : Craig, Norman, 1959), aux maladies de Niemann-Pick et de Tay-Sachs. V. ces termes, *gangliosidose, mucolipidose* et *sphingolipidose.*

GANGOLPHE (signes de) (G. Louis, fr., XIXe siècle) [angl. ***Gangolphe's signs***]. — 1° Dans les luxations de l'épaule compliquées de fracture du col anatomique de l'humérus, les mouvements de rotation externe du bras sont douloureux. — 2° Signe d'occlusion de l'intestin grêle : matité mobile située dans les parties déclives de l'abdomen, due à la présence d'un épanchement séro-hématique dans la cavité péritonéale.

GANGOSA, *s. f.* [angl. ***gangosa***]. Rhinopharyngite mutilante, accident tertiaire du pian.

GANGRÈNE, *s. f.* (gr. *gangraïna,* gangrène) [angl. ***gangrene***]. Mortification des tissus suivie ou non d'infection. — ***g. blanche*** (Quesnay) [angl. ***white gangrene***]. *G.* dans laquelle la plaque mortifiée est d'un blanc laiteux. — ***g. humide.*** *G.* dans laquelle les phénomènes de putréfaction dominent. — ***g. sèche.*** Syn. *sphacèle. G.* avec faible putréfaction, dans laquelle les tissus sont noirs, desséchés ; elle est causée ordinairement par une oblitération artérielle. V. *nécrose* et *escarre.*

GANGRÈNE CURABLE DU POUMON. V. *Lasègue (gangrène de).*

GANGRÈNE DERMIQUE AIGUË. V. *fasciite nécrosante.*

GANGRÈNE FOUDROYANTE, GAZEUSE ou **GAZOGÈNE** [angl. ***gas gangrene***]. Complication des plaies anfractueuses, due au développement d'une bactérie anaérobie *(Clostridium perfringens, Clostridium septicum)* et caractérisée par la mortification des tissus, la production de gaz, une marche rapidement envahissante et une atteinte profonde de l'état général qui aboutit le plus souvent à la mort. V. *Fournier (syndrome de).*

GANGRÈNE HOSPITALIÈRE. V. *fasciite nécrosante.*

GANGRÈNE SYMÉTRIQUE DES EXTRÉMITÉS. V. *Raynaud (maladie de).*

GANONG (G. William, amér., 1952). V. *Lown, Ganong, Levine (syndrome de).*

GANSER (syndrome de) (G. Sigbert, all., 1896) [angl. ***Ganser's syndrome***]. Syndrome caractérisé par des réponses à côté, de tour souvent enfantin et ironique, observé dans certains troubles mentaux tels que le pithiatisme, le puérilisme, la schizoïdie, l'hébéphrénie, etc.

GÄNSSLEN (neutropénie familiale de) (G. Max, all., 1941). V. *neutropénie familiale de Gänsslen.*

GÄNSSLEN (syndrome de) (1927) [angl. ***Gänsslen's syndrome***]. Ictère hémolytique associé à une déformation crânienne (crâne en tour), syndrome familial et héréditaire.

GANZ (G. Willy, 1970). V. *Swan-Ganz (sonde de).*

GAPO (syndrome) (acronyme angl. : *Growth retardation, Alopecia, Pseudo-anodontia, progressive Optic atrophy*) (Tipton et Gorlin, 1984) [angl. ***GAPO syndrome***]. Syndrome malformatif rare transmis selon le mode autosomique récessif, associant un retard mental et de croissance, une alopécie, une pseudo-anodontie, une atrophie optique et un aspect sénile du visage.

GARCIN (G. Raymond, fr., 1875-1971). V. *Rademaker et Garcin (épreuve de).*

GARCIN (syndrome de) (1927) [angl. ***Garcin's syndrome***]. Syn. *syndrome paralytique unilatéral global des nerfs crâniens.* Syndrome comprenant : — 1° des paralysies multiples unilatérales, progressivement extensives des nerfs crâniens, pouvant frapper les 12 nerfs, sans paralysie des membres ni signe d'hypertension intracrânienne ; — 2° des lésions du plancher de la base du crâne révélées par l'examen radiologique. Il est en rapport avec une tumeur de la base du crâne (sarcome) ou une tumeur rhinopharyngée envahissant secondairement la cavité crânienne. V. *carrefour pétro-sphénoïdal (syndrome du), Collet (syndrome de)* et *Vernet (syndrome de).*

GARDE-MALADE, *s. f.* ou *m.* [angl. ***home nurse***]. Personnel de santé surveillant à domicile un malade. V. *auxiliaire de vie.*

GARDNER ET DIAMOND (maladie de) (G. Frank, amér., 1955) [angl. ***Gardner-Diamond syndrome***]. Purpura par autosensibilisation aux hématies. Il apparaît chez des femmes souvent névrosées, précédé de sensations de brûlure, puis d'un œdème sous-cutané avec érythème bientôt entouré d'une ecchymose. L'évolution se fait vers la résorption en 10 à 20 jours, mais des récidives surviennent à plus ou moins longue échéance. Le diagnostic est affirmé par la positivité d'une intradermo-réaction faite avec les globules rouges de la malade ou d'un sujet du groupe O Rh —, qui reproduit les caractères de l'ecchymose spontanée.

GARDNER ou **GARDNER ET RICHARDS (syndrome de)** (1953) [angl. ***Gardner's syndrome***]. Maladie héréditaire à transmission dominante autosomique rare, survenant chez l'adulte jeune, caractérisée par l'association : d'une polypose rectocolique disséminée évoluant généralement vers la dégénérescence maligne ; de kystes sébacés multiples ; d'ostéomes bénins localisés le plus souvent au crâne et aux maxillaires ; de lipomes sous-cutanés ; de tumeurs fibreuses ou musculaires rétropéritonéales ou intramésentériques, histologiquement bénignes, mais dont les dernières localisations peuvent, par leur volume, entraîner de graves complications mécaniques. Cette affection, comme les syndromes de Devic et de

Cronkhite-Canada et la lentiginose périorificielle avec polypose viscérale (v. ces termes), atteint des organes dérivés des trois feuillets embryonnaires : endoderme, ectoderme et mésoderme.

GARDNERELLA VAGINALIS (d'après H. Gardner, amér., XXe siècle) [angl. ***Gardnerella vaginalis***]. Genre bactérien présent dans les sécrétions des vaginites non spécifiques ou *vaginoses bactériennes* (v. ce terme) : c'est un petit bacille Gram– autrefois nommé *Hæmophilus vaginalis* puis *Corynebacterium vaginalis.*

GARENGEOT (signe de)(G. René, fr., 1688-1759). Épanchement sanguin localisé à l'hypogastre, observé dans les plaies de l'épiploon.

GARGARISME, *s. m.* (gr. *gargarizein*, se gargariser). — 1° [angl. ***gargle***]. Médicament liquide destiné à être agité dans l'arrière-bouche et la gorge. Son action est à la fois topique et mécanique. — 2° [angl. ***gargarism***]. Action de se gargariser.

GARGOYLISME, *s. m.* (Ellis). V. *Hurler (maladie, polydystrophie ou syndrome de).*

GARIN-BUJADOUX (syndrome de). V. *Bannwarth (syndrome de).*

GARLAND (angle de) (G. Georges, amér., 1848-1926) [angl. ***Garland's triangle***]. Angle aigu, sonore à la percussion, compris entre la colonne vertébrale et la limite supérieure d'un épanchement pleural (extrémité postérieure de la courbe de Damoiseau).

GARROT, *s. m.* [angl. ***garrot, tourniquet***]. Lien élastique disposé autour d'un membre, de manière à en interrompre la circulation veineuse ou artérielle.

GÄRTNER (bacille de) (G. August, all., 1888). V. *Salmonella enteritidis.*

GARY. V. *Schatzki et Gary (syndrome de).*

GASP, *s. m.* (angl.). Respiration soudaine, ample et bruyante observée à la fin de l'agonie.

GASPERINI (syndrome de). Syndrome protubérantiel (v. ce terme) caractérisé cliniquement par l'existence, du côté de la lésion, d'une paralysie du facial et de l'abducens associées à une atteinte du trijumeau et du côté opposé, d'une hémianesthésie le plus souvent de type thermo-algésique.

GASSER (ganglion de)(G. Johann, autr., 1723-1765). Nom ancien du ganglion trigéminal (TA *ganglion trigeminale*) [angl. ***trigeminal ganglion***]. V. *trijumeau (nerf)* • 👁 **nerfs crâniens •**.

GASSER (syndrome de) (G. Conrad, suisse, 1955) [angl. ***Gasser's syndrome***]. Variété de syndrome hémolytique et urémique associant une nécrose du cortex rénal, une anémie hémolytique et un purpura thrombopénique. V. *néphro-anémiques (syndromes), purpura thrombocytopénique thrombotique* et *anémie hémolytique micro-angiopathique.*

GASSÉRECTOMIE, *s. f.* [angl. ***gasserectomy***]. Ablation du ganglion de Gasser ; opération pratiquée chez les malades atteints de névralgie faciale. Elle peut entraîner la kératite neuroparalytique (v. ce terme).

GASTAUT (G. Henri, fr., 1915-1995). V. *Lennox-Gastaut (syndrome de).*

GASTRALGIE, *s. f.* (gr. *gastêr*, estomac ; *algos*, douleur) [angl. ***gastralgia***]. Syn. *cardialgie.* Douleur provenant de l'estomac et localisée par le malade à l'épigastre.

GASTRECTASIE, *s. f.* (gr. *gastêr*, estomac ; *ektasis*, dilatation). Dilatation de l'estomac (v. ce terme).

GASTRECTOMIE, *s. f.* (gr. *gastêr*, estomac ; *ektomê*, ablation) [angl. ***gastrectomy***]. Résection totale ou partielle de l'estomac. — ***g. totale*** [angl. ***total gastrectomy***] avec anastomose directe du cardia au jéjunum, qui se fait parfois pour les cancers étendus et haut situés. — ***g. totale élargie*** avec, en outre, ablation de l'artère coronaire stomachique et de ses ganglions, du grand épiploon, de la rate, de la queue du pancréas et parfois d'un segment du côlon. — ***g. partielle,*** [angl. ***partial g., subtotal g.***], plus fréquente, rarement médiogastrique annulaire, consistant généralement en une pylorectomie plus ou moins étendue. On distingue, selon la méthode utilisée pour rétablir la continuité du tube digestif, les procédés de Péan, de Billroth (1re et 2e manières), de Polya et de Finsterer (v. chacun de ces noms).

GASTRECTOMIE POUR EXCLUSION. Variété de gastrectomie parfois pratiquée en cas d'ulcère inextirpable de la face postérieure du duodénum. On résèque les 2/3 inférieurs de l'estomac, le duodénum étant sectionné au ras du pylore et laissé en place. Cette technique a pour but de supprimer la sécrétion acide réflexe du fundus gastrique.

GASTRECTOMIE POUR RÉDUCTION D'ACIDITÉ. Il en existe deux variétés : la *g.* pour exclusion et la *g.* type Kelling Madlener. V. ces termes.

GASTRECTOMIE TYPE KELLING MADLENER. Résection chirurgicale du pylore et des 2/3 inférieurs de l'estomac, en cas d'ulcère du cardia inextirpable ; celui-ci est laissé en place. Cette technique a pour but de supprimer la sécrétion acide réflexe du fundus gastrique.

***GASTRIN RELEASING PEPTIDE* (GRP)** (angl.). V. *bombésine.*

GASTRINE, *s. f.* (John Sydney Edkins, 1905) [angl. ***gastrin***]. Hormone sécrétée par les cellules de l'antre pylorique lorsqu'elles sont stimulées par la présence, dans l'estomac, de certains aliments (extraits de viande, alcalins, alcool), par la distension de l'antre ou, pour certains, par l'excitation du nerf vague. Elle passe dans la circulation et provoque la sécrétion gastrique de pepsine et surtout d'HCl, celle des enzymes pancréatiques et les contractions de l'estomac, de l'intestin et de la vésicule biliaire. La *g.* est un polypeptide formé d'une chaîne de 17 acides aminés ; on en distingue 2 variétés (I et II). V. *motiline.*

GASTRINÉMIE, *s. f.* [angl. ***gastrinaemia***]. Présence de gastrine (v. ce terme) dans le sang. Son taux est anormalement et considérablement élevé dans le syndrome de Zollinger et Ellison et dans l'anémie de Biermer.

GASTRINOME, *s. m.* [angl. ***gastrinoma***]. Tumeur sécrétant la gastrine. Les *g.* dont 60 % sont malins, sont généralement de petite taille (micro-gastrinomes) et siègent dans les îlots de Langerhans du pancréas ou dans la sous-muqueuse de l'antre pylorique. V. *Zollinger et Ellison (syndrome de)* et *gastrine.*

GASTRINOSE, *s. f.* [angl. ***gastrinosis***]. Ensemble de gastrinomes de petite taille.

GASTRIQUE, *adj.* [angl. ***gastric, stomachal, stomachic***]. Syn. *stomacal.* Qui a rapport à l'estomac. — ***crise g.*** Accès de douleurs épigastriques très violentes, accompagnées de vomissements incessants, durant quelques jours, débutant et se terminant brutalement ; ces crises, entre lesquelles l'estomac est indolore, sont observées au cours du tabès. — ***embarras g.*** V. ce terme.

GASTRITE, *s. f.* [angl. ***gastritis***]. Inflammation aiguë ou chronique de la muqueuse de l'estomac. — ***g. atrophique.*** *G.* avec atrophie de la muqueuse et diminution de sa sécrétion. La plus fréquente est celle de l'anémie de Biermer ; elle peut évoluer vers la cancérisation. — ***g. hypertrophique géante.*** V. *polyadénome gastrique diffus.* — ***g. phlegmoneuse*** [angl. ***phlegmonous gastritis***]. Affection caractérisée par une inflammation diffuse ou localisée des parois gastriques ; elle évolue en quelques jours vers la mort par péritonite au milieu d'un tableau de septicémie avec douleurs épigastriques et vomissements. — ***g. ulcéreuse.*** V. *ulcère simple.*

GASTROBACTÉRIOSCOPIE, *s. f.* V. *Meunier (procédé ou méthode de H.).*

GASTROBIOPSIE, *s. f.* [angl. ***gastric biopsy***]. Biopsie de la muqueuse gastrique, pratiquée au cours de la gastroscopie.

GASTROCÈLE, *s. f.* (gr. *gastêr*, estomac ; *kêlê*, hernie) [angl. ***gastrocele***]. Hernie de l'estomac.

GASTROCOLITE, *s. f.* [angl. ***gastrocolitis***]. Inflammation simultanée de l'estomac et du côlon.

GASTROCOLOPTOSE, *s. f.* [angl. ***gastrocoloptose***]. Ptose simultanée de l'estomac et du côlon transverse.

GASTRODUODÉNECTOMIE, *s. f.* [angl. ***gastroduodenectomy, duodenogastrectomy***]. Syn. *duodénogastrectomie.* Résection des deux tiers inférieurs de l'estomac et de la première portion du duodénum.

GASTRODUODÉNITE, *s. f.* [angl. ***gastroduodenitis***]. Inflammation simultanée de l'estomac et du duodénum.

GASTRODUODÉNOSTOMIE, *s. f.* (Doyen) [angl. ***gastroduodenostomy***]. Opération qui consiste à anastomoser l'estomac au duodénum en sectionnant le pylore ; préconisée dans les ulcères gastriques éloignés du pylore.

GASTRO-ENTÉRITE, *s. f.* (gr. *gastêr*, estomac ; *entéron*, intestin) [angl. ***gastroenteritis***]. Inflammation des muqueuses gastrique et intestinale. D'origine le plus souvent bactérienne ou virale, les *g.* provoquent des nausées ou des vomissements et de la diarrhée.

GASTRO-ENTÉROLOGIE, *s. f.* [angl. ***gastroenterology***]. Étude de la physiologie et de la pathologie de l'estomac et de l'intestin.

GASTRO-ENTÉROSTOMIE, *s. f.* (gr. *gastêr*, estomac ; *entéron*, intestin ; *stôma*, bouche) [angl. ***gastroenterostomy***]. Opération qui consiste à mettre en communication l'estomac, au niveau de la face postérieure de l'antre, près de la grande courbure, et une anse intestinale (le jéjunum). — ***g.-e. transpylorique*** (R. A. Gutmann, 1949). *G.-e.* dans laquelle la bouche nouvelle est placée sur le bord inférieur du pylore, débordant de 2 cm sur le bulbe et de 4 à 5 cm sur l'estomac. Ce procédé supprime l'action du sphincter pylorique et force le contenu duodénal à baigner la région ulcérée sans séjourner dans l'estomac.

GASTROFIBROSCOPE, *s. m.* Syn. *fibrogastroscope* [angl. ***gastrofibrescope***]. Fibroscope (v. ce terme) destiné à l'exploration de l'estomac.

GASTROFIBROSCOPIE, *s. f.* Syn. *fibrogastroscopie.* [angl. ***gastrofibrescopy***]. Méthode d'exploration visuelle de la cavité gastrique au moyen d'un fibroscope (gastrofibroscope) introduit par l'œsophage. V. *fibroscope.*

GASTRO-GASTROSTOMIE, *s. f.* [angl. ***gastrogastrostomy***]. Opération qui consiste à aboucher l'une à l'autre les deux poches d'un estomac rendu biloculaire par sténose médiogastrique.

GASTRO-ILÉOSTOMIE, *s. f.* [angl. ***gastroileostomy***]. Abouchement de l'iléon dans l'estomac ; il peut être la conséquence d'une erreur opératoire au cours d'une gastrectomie ou d'une gastro-entérostomie. Il provoque des troubles métaboliques rapidement mortels s'il n'est pas corrigé chirurgicalement.

GASTROJÉJUNOSTOMIE, *s. f.* [angl. ***gastrojejunostomy***]. Opération qui consiste à mettre en communication l'estomac et le jéjunum.

GASTROLYSE, *s. f.* ou **GASTROLYSIS**, *s. f.* (gr. *gastêr*, estomac ; *luein*, dissoudre) [angl. ***gastrolysis***]. Opération qui consiste à libérer l'estomac de brides et d'adhérences avec les organes voisins.

GASTROMÈLE, *s. m.* (gr. *gastêr*, estomac ; *mélos*, membre) [angl. ***gastromelus***]. Monstre « caractérisé par l'existence d'un ou de deux membres accessoires insérés entre les membres pelviens et les membres thoraciques » (I. G. St-Hilaire).

GASTROMYXORRHÉE, *s. f.* (Kuttner, 1905) [angl. ***gastromyxorrhœa***]. Syn. *gastrosuccorrhée muqueuse.* Exagération de la sécrétion du mucus gastrique survenant d'une façon continue ou paroxystique et déterminant alors des vomissements muqueux et bilieux, abondants et incoercibles.

GASTRO-ŒSOPHAGECTOMIE, *s. f.* (Phemister et Humphreys, 1947) (gr. *gastêr*, estomac ; *oïsophagos*, œsophage ; *ektomê*, ablation) [angl. ***gastroesophagectomy***]. Résection du tiers inférieur de l'œsophage et de la moitié supérieure de l'estomac, suivie d'anastomose gastro-œsophagienne intra-thoracique. Opération destinée à supprimer les hémorragies provenant des varices œsophagiennes, dans l'hypertension portale.

GASTROPARÉSIE, *s. f.* (gr. *gastêr*, estomac ; *parésis*, faiblesse) [angl. ***gastroparesis***]. Diminution d'amplitude et ralentissement des mouvements de l'estomac.

GASTROPATHIE, *s. f.* (gr. *gastêr*, estomac ; *pathê*, souffrance) [angl. ***gastropathy***]. Nom générique des affections de l'estomac. — ***g. exsudative.*** V. *polyadénome gastrique diffus.*

GASTROPLASTIE, *s. f.* (gr. *gastêr*, estomac ; *plassein*, former) [angl. ***gastroplasty***]. Opération plastique portant sur l'estomac ; oblitération d'un ulcère perforé, cure d'une sténose médiogastrique, etc.

GASTROPLÉGIE, *s. f.* (gr. *gastêr*, estomac ; *plessein*, frapper) [angl. ***gastroplegia***]. Paralysie de l'estomac.

GASTROPRIVE, *adj.* Qui est en rapport avec la suppression de l'estomac ; *anémie g., ostéomalacie g.*

GASTROPYLORECTOMIE, *s. f.* [angl. ***gastropylorectomy***]. Syn. *pylorogastrectomie.* Résection d'une partie de l'estomac et du pylore. V. *gastrectomie.*

GASTROPYLOROSPASME, *s. m.* [angl. ***pyloric spasm of the newborn***]. Syn. *maladie des vomissements habituels* (Marfan). Contracture spasmodique de l'estomac et du pylore, survenant chez certains nourrissons, de 15 à 20 minutes après la tétée et déterminant des vomissements en fusée. Le plus souvent une quantité importante de lait est gardée et digérée ; il n'y a pas de stase à jeun et la courbe de poids ne fléchit que peu à peu.

GASTRORRAGIE, *s. f.* (gr. *gastêr*, estomac ; *rhêgnumi*, je jaillis) [angl. ***gastrorrhagia***]. Hémorragie de la face interne de l'estomac, se traduisant souvent par une hématémèse ou par du melæna.

GASTRORRAPHIE, *s. f.* (gr. *gastêr*, estomac ; *rhaphê*, suture) [angl. ***gastrorrhaphy***]. Suture de l'estomac.

GASTRORRHÉE, *s. f.* (gr. *gastêr*, estomac ; *rhein*, couler) [angl. ***gastrorrhoea***]. — 1° Vomissement ou régurgitation d'un liquide aqueux provenant de l'estomac malade. — 2° Hypersécrétion continue du suc gastrique.

GASTROSCOPIE, *s. f.* (gr. *gastêr*, estomac ; *skopein*, examiner) [angl. ***gastroscopy***]. Examen direct de la cavité gastrique à l'aide d'un instrument spécial *(gastroscope)* introduit par l'œsophage. V. *gastrofibroscopie.*

GASTROSTOMIE, *s. f.* (gr. *gastêr*, estomac ; *stoma*, bouche) [angl. ***gastrostomy***]. Opération consistant à établir une ouverture permanente qui fait communiquer l'estomac et la paroi abdominale *(fistule gastrique)* et qui permet de faire absorber, au moyen d'une sonde, des aliments quand la partie supérieure du tube digestif est obstruée. Cette sonde est parfois glissée jusqu'au duodénum à travers le pylore *(g. transpylorique).*

GASTROSUCCORRHÉE, *s. f.* (gr. *gastêr*, estomac ; lat. *sucus*, suc ; gr. *rhein*, couler) [angl. ***gastrosuccorrhoea***]. Syn. *syndrome de Reichmann* (1882). Syndrome caractérisé par la présence, dans l'estomac à jeun, d'une quantité plus ou moins considérable de suc gastrique pur ou renfermant une faible quantité de matières alimentaires et généralement très riche en acide chlorhydrique libre. Il est presque toujours en rapport avec un ulcère gastrique.

GASTROTOMIE, *s. f.* (gr. *gastêr*, estomac ; *tomê*, section) [angl. ***gastrotomy***]. Opération qui consiste à ouvrir l'estomac après laparotomie.

GASTRULA, *s. f.* (Haeckel, 1874) (gr. *gastêr*, estomac) [angl. ***gastrula***]. Stade embryonnaire faisant suite à la blastula. À la fin de la gastrulation, l'embryon humain est constitué de ses trois feuillets primitifs : endoderme, mésoderme et ectoderme. V. tous ces termes.

GASTRULATION, *s. f.* (gr. *gaster*, estomac) [angl. ***gastrulation***] (embryologie). Invagination de la blastula aboutissant au stade de gastrula. V. ce terme.

GATÉ ET PAPACOSTAS (réaction de) (G. Jean, fr., né en 1887) [angl. ***formol-gel test, Gaté and Papacostas test***]. Gélification, au bout de 24 ou 36 heures, de sérum de syphilitique auquel on a ajouté quelques gouttes de formol ; cette réaction, abandonnée, n'est pas spécifique. Elle peut se produire, avec des sérums non syphilitiques (kala-azar, trypanosomiase, maladie de Kahler). Elle est en rapport avec le taux de γ-globulines du sérum. V. *formol gélification.*

GÂTEUX, EUSE, *adj.* et *s.* [angl. ***suffering from gatism***]. Nom donné aux paralytiques, aux infirmes et aux malades mentaux qui émettent involontairement les urines et les selles. V. *incontinence.*

GÂTISME, *s. m.* [angl. ***gatism***]. « État de celui qui est gâteux » (Littré).

GAUCHER (maladie de) (G. Philippe, fr., 1882) [angl. ***Gaucher's disease***]. Maladie héréditaire lysosomiale, à transmission récessive autosomique, frappant surtout les femmes juives, débutant souvent dans l'enfance et évoluant très lentement. Elle est caractérisée cliniquement par une splénomégalie considérable, une pigmentation ocre brun des téguments, une leucopénie avec thrombopénie et légère anémie, une hyperplasie des ganglions lymphatiques et du foie et souvent des hémorragies ; il existe aussi des localisations pulmonaires et osseuses. La rate et les os contiennent des *cellules de Gaucher*, grandes cellules réticulo-histocytaires au cytoplasme quadrillé de logettes remplies de cérébrosides. Tel est le ***type I*** de la maladie de *G.*, dépourvu de signes neurologiques. Chez le petit enfant (***type II***), l'évolution est maligne, au milieu de troubles neurologiques : arrêt de développement psychomoteur, hypertonie, convulsions. On a décrit un ***type III***, intermédiaire entre les précédents, réalisant une forme neurologique d'évolution subaiguë. Gaucher considérait cette maladie comme un épithélioma primitif de la rate. C'est une cérébrosidose, variété de sphingolipidose à cérébrosides avec accumulation, dans la rate, d'un de ceux-ci, le céramidoglucose. Ce trouble du métabolisme des graisses est dû à l'absence d'une enzyme, la glucocérébrosidase. Le traitement utilise l'enzymothérapie supplétive par glucocérébrosidase placentaire ou la greffe de moelle osseuse. V. *lipoïdose hépato-splénique, sphingolipidose* et *réticulo-endothéliose.*

GAUCHER, ÈRE, *adj.* ou *s.* [angl. ***left handed***]. Celui ou celle qui a une « tendance innée et réversible à se servir de sa main et de son pied gauches, pour tous les mouvements volontaires ou spontanés » (V. Kovarsky). — ***g. contrarié.*** *G.* obligé de travailler uniquement de sa main droite. V. *ambidextre* et *droitier.*

GAUCKLER (sclérose hypertrophiante pulpaire de). Organisation scléreuse hypertrophique de la rate, débutant par une congestion des cordons des sinus et, plus tard, aboutissant à la prolifération du réticulum conjonctif des cordons.

GAULT. V. *Cockroft et Gault (formule de).*

GAUSS, *s. m.* (Carl G., mathématicien all. 1777-1855) [angl. ***gauss***]. Unité du système CGS pour l'induction magnétique. 1 gauss = 10^{-4} tesla (v. ce terme).

GAVAGE, *s. m.* [angl. ***gavage***]. Introduction d'aliments dans l'estomac à l'aide d'un tube. Le *g.* est employé pour nourrir certains malades chez qui l'alimentation normale est impossible (paralysie du pharynx empêchant la déglutition).

GAVEURS DE PIGEONS (maladie des). Aspergillose (v. ce terme). La contamination est due à des grains de vesce ou de maïs contenant l'aspergillus que le gaveur insuffle de sa bouche dans le bec du pigeon.

GAYET-WERNICKE (encéphalopathie ou **maladie de)** (G. Charles, fr., 1875 ; W., 1881) [angl. ***Wernicke's encephalitis, superior haemorrhagic polioencephalitis***]. Syn. *maladie de Wernicke, polioencéphalite supérieure hémorragique.* Affection caractérisée cliniquement par un mélange de signes psychiques à type de confusion mentale avec désorientation dans le temps et dans l'espace et de manifestations neurologiques à type de troubles de l'équilibre, puis de contracture extrapyramidale avec, parfois, mouvements anormaux ; une ophtalmoplégie peut s'y ajouter ; ***anatomiquement,*** par des lésions (de la névroglie, des vaisseaux et des cellules nerveuses), parfois hémorragiques, situées autour de l'épendyme entre les 3ᵉ et 4ᵉ ventricules. À défaut d'un traitement par la vitamine B_1 à fortes doses, ***l'évolution*** est rapidement mortelle. Cette maladie résulte, en effet, d'une carence en vitamine B_1 généralement due à l'alcoolisme, plus rarement à d'autres causes capables d'entraîner une grave dénutrition. On a souligné sa parenté avec le syndrome de Korsakoff (les lésions anatomiques sont les mêmes). V. *encéphalopathie alcoolique.*

GAZ CARBONIQUE. V. *dioxyde de carbone.*

GAZ CARBONIQUE (capacité du sang en) [angl. ***CO_2 combining power***]. Quantité maxima de gaz carbonique que peut fixer le sang sous une pression de ce gaz égale à sa pression partielle dans les alvéoles pulmonaires, c'est-à-dire 40 mm de mercure.

GAZ CARBONIQUE (concentration, contenance ou teneur du sang en) [angl. ***plasma carbon dioxide content***]. Quantité de gaz carbonique (CO_2) fixée par le sang. Elle est normalement de 60 à 68 mL (ou de 60 à 68 volumes, selon l'expression courante) par 100 mL de sang veineux mêlé (CV-CO_2) et de 50 à 55 mL (ou volumes) par 100 mL de sang artériel ($CaCO_2$). Sur cette quantité totale, une très petite fraction (3 volumes) est dissoute dans le plasma (v. *PCO_2*) ; une égale partie est liée aux protéines des globules ; la presque totalité est combinée aux bases dans le plasma à l'état de bicarbonates et forme la réserve alcaline (v. ce terme).

GAZ CARBONIQUE (pression partielle en) [angl. ***partial CO_2 tension***]. V. *PCO_2*.

GAZ CARBONIQUE ÉLIMINÉ (débit du) (symbole **$\dot{V}CO_2$**) [angl. ***carbon dioxide elimination***]. Volume de CO_2, exprimé en mL par minute, produit, rejeté dans les alvéoles par la circulation sanguine capillaire pulmonaire et exhalé par la respiration. Il est normalement de 200.

GAZ SARIN. Gaz de combat organophosphoré. V. *Golfe (syndrome de la guerre du)* et *anticholinestérasique.*

GAZOMÉTRIE, *s. f.* (gaz ; gr. *métron*, mesure) [angl. ***gasometry***]. Terme employé parfois pour désigner le dosage des gaz du sang (O_2 et CO_2). V. *PCO_2, PO_2, gaz carbonique (concentration en)* et *oxygène (concentration en).*

GBS 11 ou 13 (M. F. Jayle). Syn. *glycuronidates butylosolubles, glycuronides de 3 α-stéroïdes neutres.* Fraction glycuro-conjuguée, extraite par le norbutanol (c'est-à-dire butylosoluble) en milieu alcalin (pH 11 à 13), des produits d'élimination urinaire des hormones stéroïdes. Elle comprend une substance d'action analogue à celle du prégnandiol (PLG, v. ce terme) et certains 17 cétostéroïdes dérivés de la testostérone. L'élimination urinaire des GBS 11 ou 13 est de 19 mg par 24 h chez l'homme et de 9 mg par 24 h chez la femme (M. F. Jayle).

GB-VIRUS [angl. ***GB virus***]. V. *hépatite virale.*

GC (antigène ou système). V. *groupes sanguins.*

GC 6 (M. F. Jayle). Fraction des GBS 13 extraite par le butanol en milieu neutre ; elle est constituée de métabolites de nature indéterminée.

G-CSF. Abréviation de l'angl. ***Granulocyte Colony Stimulating Factor***. Facteur stimulant le développement des granulocytes. V. *CSF.*

GD. Symbole du *disialo-ganglioside*. V. *gangliosidose.*

Gd. Symbole du *gadolinium*, v. ce terme.

GDP. Abréviation de 2 corps chimiques, l'acide guanosine-diphosphorique et le guanosine-diphosphate qui, grâce à leurs réactions réversibles avec le GTP, jouent un rôle important dans le métabolisme cellulaire. V. *GTP, GMP* et *protéine G.*

GÉ. Suffixe indiquant après un nom de fantaisie qu'il s'agit là d'un *médicament générique*. V. ce terme.

GEE (maladie de) (G. Samuel, brit., 1888) [angl. ***coeliac disease, Gee's disease***]. Syn. *cœliakie, maladie cœliaque* (Gee) ou *de Herter, infantilisme intestinal* (Herter, 1908). Affection du nourrisson et du jeune enfant caractérisée *cliniquement* par une diarrhée à début brusque avec stéatorrhée, un météorisme considérable, un mauvais état général avec amaigrissement, anémie, hypotonie musculaire, tétanie, un retard de croissance avec rachitisme et ostéomalacie ; *anatomiquement* par une atrophie des villosité s intestinales décelée par biopsie duodénale. L'*évolution* est chronique, avec des poussées ; la guérison est possible vers l'âge de 7 à 8 ans, laissant un infantilisme. Elle est due à une ***intolérance au gluten*** et surtout à un de ses constituants, la gliadine. Le rôle de phénomènes immunologiques et celui d'un terrain génétique prédisposé (v. *système HLA*) sont discutés. V. *stéatorrhée idiopathique* et *dermatite herpétiforme.*

GEIGER-MÜLLER (compteur de) (G. Hans, physicien all., 1882-1945) [angl. ***Geiger-Müller counter***]. V. *compteur de particules.*

GEL, *s. m.* [angl. ***gel***]. Solide résultant de la coagulation d'une solution colloïdale ou *sol.* Ce terme est souvent employé comme suffixe : *hydrogel, organogel* (provenant d'hydrosol ou d'organosol).

GÉLATINEUSE (maladie — du péritoine). V. *péritoine (maladie gélatineuse du).*

GÉLIFICATION, *s. f.* [angl. ***gelation***]. Formation d'un gel.

GÉLINEAU (maladie de) (G. Jean-Baptiste, fr., 1880) [angl. ***Gélineau's disease***]. V. *narcolepsie.*

GELL ET COOMBS (classification de) [angl. ***Gell and Coombs classification***]. V. *hypersensibilité.*

GELLÉ (épreuve de) (G. Marie-Ernest, fr., 1834-1923) [angl. ***Gellé's test***]. Épreuve destinée à déceler l'ankylose plus ou moins complète de la platine de l'étrier. On place un diapason en vibration sur la mastoïde et on comprime l'air dans le conduit auditif externe à l'aide d'un ballon. Le son du diapason devient plus faible quand l'appareil de transmission et le labyrinthe sont normaux, et reste sans changement quand cette pression ne peut se transmettre au labyrinthe.

GELLÉ (syndrome de) [angl. ***Gellé's syndrome***]. Hémiplégie alterne due à une lésion protubérantielle caractérisée, du côté de la lésion, par des troubles auditifs et, du côté opposé, par une hémiparésie et parfois une paralysie faciale.

GÉLOSE, *s. f.* [angl. ***gelose***] (Payen). Substance de nature cellulosique contenue dans une algue nommée agar, substance liquide à chaud et ayant la propriété de se prendre en gelée en se refroidissant. L'agar sert à préparer des milieux de culture solides, auxquels on donne indifféremment le nom d'*agar* ou de *gélose.*

GELSOLINE, *s. f.* [angl. ***gelsolin***]. Protéine présente dans le sérum et le cytosquelette où elle règle l'équilibre *gel-sol* de l'actine (d'où son nom). Elle constitue sous une forme génétiquement modifiée les dépôts *amyloïdes* d'une variété très rare d'amyloïdose familiale primitive (v. ce terme) observée en Finlande (Meretoja J., 1969) associant une neuropathie des nerfs crâniens et une dystrophie cornéenne grillagée.

GÉLULE, *s. f.* [angl. ***capsule***]. Capsule gélatineuse servant à contenir les médicaments et remplaçant les cachets.

GELURE, *s. f.* [angl. ***frostbite***]. Lésion due au froid, siégeant aux extrémités des membres, parfois à la face, et dont la gravité, l'étendue et la profondeur sont variables selon l'intensité du refroidissement. Au début l'extrémité est blanche, insensible, enraidie : c'est la période de vaso-constriction à laquelle fait suite une phase de réchauffement, douloureuse, où la peau reprend sa couleur normale. Dans les cas graves, des thromboses artérielles localisées provoquent l'apparition de phlyctènes et de gangrène. V. *engelure.*

GÉMELLAIRE, *adj.* (lat. *gemellus,* jumeau) [angl. ***gemellary***]. Qui est relatif aux jumeaux. P. ex. : *grossesse g.*

GÉMELLIPARE, *adj.* et *s. f.* (lat. *gemellus*, jumeau ; *parere*, enfanter) [angl. ***gemellipara***]. Mère de jumeaux.

GÉMELLITÉ, *s. f.* (lat. *gemellus*, jumeau) Grossesse gémellaire ou naissance de jumeaux.

GÉMELLOLOGIE, *s. f.* (lat. *gemellus*, jumeau ; gr. *logos*, discours) [angl. ***gemellology***]. Étude scientifique des jumeaux.

GÉMINÉ, NÉE, *adj.* (lat. *geminus,* double) [angl. ***geminate, geminous***]. Se dit de la disposition d'une série d'objets placés deux par deux. P. ex. : *noyaux g.*, noyaux de deux cellules situés près de la ligne intercellulaire. V. *bigéminé.*

GEMMOTHÉRAPIE, *s. f.* (lat ; *gemma*, bourgeon ; gr. *thérapéia*, traitement). Utilisation thérapeutique des bourgeons végétaux frais.

GEMZELL (G. Carl, danois, 1960). V. *Wide et Gemzell (réaction de).*

GÉNALCALOÏDE, *s. m.* Dérivé oxygéné d'un alcaloïde aussi actif pharmacologiquement, mais moins toxique que l'alcaloïde correspondant.

GENCIVE *s. f.* (lat. *gingiva*) (TA *gingiva*) [angl. ***gum***]. Partie de la muqueuse buccale recouvrant le bord alvéolaire des maxillaires. V. *gingiv...* • 👁 **gomphose** •.

GÈNE, *s. m.* (Johannsen, danois, 1909) (gr. *génos*, origine, descendance) [angl. ***gene***]. Particule située en un point défini d'un chromosome *(locus)* et dont dépend la transmission et le développement des caractères héréditaires de l'individu. Un *g.* est un segment d'ADN responsable de la formation d'un polypeptide. Les *g.* sont capables de donner naissance à des gènes identiques par replication ; ils peuvent aussi subir des mutations. Le gène peut être morcelé ; mutation et recombinaison peuvent ne porter que sur certains de ses fragments. Le terme de *cistron* est souvent employé comme synonyme de gène, lorsque l'on envisage ses fonctions et celles de chacun de ses constituants, les *codons.* V. ces termes, *hérédité, désoxyribonucléique (acide), opéron, répresseur, muton, exon* et *recon.*

GÈNE ALLÉLOMORPHIQUE. V. *allèle.*

GÈNE DU CANCER. V. *oncogène, 2°.*

GÈNE CANDIDAT [angl. ***candidate gene***]. Gène soupçonné d'être à l'origine d'une maladie héréditaire.

GÈNE DE CONTRÔLE. V. *gène régulateur.*

GÈNE DOMINANT [angl. ***dominant gene***]. V. *dominant.*

GÈNE ENV. V. *HIV.*

GÈNE GAG. V. *HIV.*

GÈNE D'HISTOCOMPATIBILITÉ [angl. ***histocompatibility gene***]. Gène dont la présence simultanée chez deux individus conditionne le succès de la greffe d'un organe de l'un à l'autre. V. *histocompatibilité* et *antigène tissulaire.*

GÈNE HFE (Feder J. N., amér., 1996) [angl. ***HFE gene***]. Gène codant la protéine du même nom, régulatrice de l'absorption duodénale du fer et dont la mutation entraîne la plupart des hémochromatoses (v. ce terme) primitives. C'est un gène HLA apparenté aux gènes de la classe I. V. *système HLA* et *hepcidine.*

GÈNE HLA [angl. ***HLA gene***]. V. *système HLA.*

GÈNE HOMÉOTIQUE [angl. ***homoeotic gene***]. V. *homéotique.*

GÈNE Ir [angl. ***Ir gene***]. Syn. *gène de réponse immunitaire.* Gène transmis de manière autosomique dominante, qui règle la réponse immunitaire de l'organisme à un antigène par la production d'anticorps ou le développement d'une hypersensibilité retardée (immunité cellulaire). V. *antigène Ia* et *immunogénétique.*

GÈNE LÉTHAL (ou létal) [angl. ***lethal gene, lethal factor***]. V. *létal* ou *léthal (facteur ou gène).*

GÈNE MUTANT [angl. ***mutant gene***]. Gène qui a subi une mutation (mutation génétique). V. *mutation.*

GÈNE POL. V. *HIV.*

GÈNE RÉCESSIF [angl. ***recessive gene***]. V. *récessif.*

GÈNE RÉGULATEUR ou **DE RÉGULATION** [angl. ***control gene***]. Syn. *gène de contrôle.* Gène contrôlant le fonctionnement des gènes de structure ; il élabore, selon le cas, un répresseur ou un apo-inducteur pour freiner ou au contraire déclencher la transcription de l'ARN-messager. V. *opéron* et *régulon.*

GÈNE DE RÉPONSE IMMUNITAIRE. V. *gène Ir.*

GÈNE SE [angl. ***Se gene***]. V. *facteur sécréteur.*

GÈNE SEMI-LÉTHAL ou **SUB-LÉTHAL** [angl. ***semilethal ou sublethal gene***]. V. *semi-léthal (facteur ou gène).*

GÈNE DE STRUCTURE [angl. ***structural gene***]. Gène réglant l'ordre dans lequel les divers acides aminés vont se combiner pour constituer les protéines cellulaires.

GÈNE SUICIDE [angl. ***suicide gene***]. Gène qui, introduit dans certaines cellules, leur confère une sensibilité particulière à un médicament qui va les détruire. P. ex. : le *g.* de la thymidine kinase du virus herpès simplex de type 1 (HSV1-TK) rend particulièrement sensible au ganciclovir les cellules transfectées. Cette technique est actuellement à l'étude dans le but de traiter certaines proliférations cellulaires (tumeurs, resténose après angioplastie).

GÈNE SUPPRESSEUR DE CANCER. V. *anti-oncogène.*

GENÉE-WIEDEMANN (syndrome de) (G. E., suisse, 1969 ; W. Hans, all., 1973) [angl. ***Genée-Wiedemann syndrome***]. Association d'une dysostose mandibulofaciale (v. *Franceschetti, syndrome de*) et d'une hypoplasie du rayon cubital de la main.

GÉNÉRALISTE, *s. m.* ou *f.* [angl. ***general practitioner***]. Syn. *omnipraticien.* Praticien consacrant son activité à la médecine générale. C'est souvent le médecin de famille, le médecin de premier recours. V. *médecin généraliste, interniste, spécialiste, consultant 2°, médecine générale* et *interne.*

GÉNÉRATION, *s. f.* [angl. ***generation***]. Production d'un nouvel être à partir d'êtres antérieurs plus ou moins semblables. — ***g. alterne*** ou ***alternante.*** V. *digenèse.* — ***g. directe.*** V. *monogenèse.*

GÉNÉRIQUE, *adj.* et *s. m.* (lat. *genus, generis,* genre). V. *médicament générique.*

GÉNÉSÉRINE, *s. f.* Génalcaloïde dérivé de l'ésérine, dont il partage les actions et les indications. V. *ésérine.*

GÉNÉTIQUE, *adj.* [angl. ***genetic***]. Qui a rapport aux fonctions de génération ou aux gènes. — ***hybridation g.*** V. *hybridation.* — ***maladie g.*** V. ce terme. — ***manipulation g.***, ***recombinaison g.*** V. *hybridation* et *génétique (manipulation).* — ***code g.*** V. *code génétique.*

GÉNÉTIQUE, *s. f.* (W. Bateson, 1906) [angl. ***genetics***]. Science de l'hérédité. — ***g. biochimique*** [angl. ***biochemical genetics***]. Étude des phénomènes chimiques liés au mécanisme de l'information dont les chromosomes sont les supports. — ***g. formelle*** ou ***mendélienne.*** Étude des caractères héréditaires et de leur transmission. — ***g. inverse*** [angl. ***reverse genetics***]. Exploration d'une maladie génétique par isolement du gène dont on déduira la structure de la protéine qui en dépend, alors que dans la *g. classique* on aboutit au gène en partant de sa protéine. P. ex. : c'est par *g. i.* qu'ont été explorés la paralysie pseudo-hypertrophique de Duchenne, le rétinoblastome et la mucoviscidose. — ***g. métabolique.*** V. *cytoenzymologie.* — ***g. moléculaire*** [angl. ***molecular genetics***]. Branche de la génétique qui étudie, au niveau des molécules, le matériel de transmission des caractères héréditaires, sa structure et son fonctionnement : la replication des informations de l'ADN, leur transcription sur l'ARN et le rôle de celui-ci dans la synthèse des protéines. — ***g. physiologique.*** Étude de la formation des gènes et du mécanisme de leur action. V. *code génétique* et *sonde génétique.* V. aussi *génomique.*

GÉNÉTIQUE (conseil) [angl. ***genetic counseling***]. Avis donné sur les risques de maladie héréditaire d'un enfant à naître lorsqu'une affection génétique a été observée dans la famille, ou bien lorsque l'on recherche une trisomie 21 quand l'âge de la mère atteint 38 ans. V. *médecine prédictive.*

GÉNÉTIQUE (génie) [angl. ***genetic engeneering***]. Partie de la génétique moléculaire consacrée à la manipulation des gènes : certains segments de chromosomes peuvent être isolés et détachés pour être greffés sur d'autres ; d'où la formation de chromosomes (chaînes d'ADN) hybrides. Le *g.g.* permet d'obtenir la synthèse et la fabrication industrielle de substances d'origine bactérienne (hormones, vaccins, etc.). V. *hybridation, génétique (manipulation), biologie moléculaire* et *génétique (système) de restriction-modification.*

GÉNÉTIQUE (manipulation) [angl. ***gene manipulation***]. Transport d'un segment de chromosome (ADN) avec ses gènes, du noyau d'une cellule dans le noyau cellulaire d'un autre individu. Cette intervention permet de transférer au receveur des caractères ou des fonctions qu'il n'avait pas et que possède le donneur. V. *hybridation, génétique (génie), recombinaison génétique* et *génétique (système de restriction-modification).*

GÉNÉTIQUE (système de restriction-modification) (Werner Arber, 1960-1965). Ensemble d'enzymes possédé par les bactéries et qui empêche l'invasion de leurs chromosomes par les acides désoxyribonucléiques (ADN) étrangers dont ces enzymes provoquent la destruction. — Le pouvoir de certaines de celles-ci : *enzymes de restriction* (*endonuclé ases* de restriction) de couper les chaînes d'ADN en des sites très précis a permis d'isoler et de détacher des fragments d'ADN (avec leurs gènes) et de les implanter, *in vitro,* sur des chaînes d'ADN appartenant à des espèces différentes. Les *ligases* permettent de souder deux fragments d'ADN, etc. Ces *manipulations génétiques* (Merril, 1971) ont permis de greffer sur certaines bactéries (colibacilles) des gènes qui leur ont fait produire des hormones (somatostatine, insuline, somathormone) ou des protéines de poids moléculaire très élevé (ovalbumine). V. *génétique (génie)* et *génétique (manipulation).*

GÉNÉTIQUES (empreintes) (1985) [angl. ***DNA « fingerprinting »***]. Méthode d'identification médicolégale utilisant l'analyse de séquences non codantes de l' ADN provenant, p. ex., de leucocytes ou de spermatozoïdes. V. *génétiques (tests).*

GÉNÉTIQUES (tests). Analyse des séquences codantes de l'ADN renseignant sur les caractéristiques biologiques de l'individu. V. *génétiques (empreintes).*

GENGOU (G. Octave, belge, 1901). V. *Bordet-Gengou (réaction de)* et *coqueluche.*

GÉNICULÉ, LÉE, *adj.* (lat. *geniculus*, objet coudé) [angl. ***geniculate***]. Syn. *genouillé.* Incurvé comme un genou. P. ex. : *ganglion g.*, ganglion nerveux situé sur le trajet du nerf intermédiaire (VII bis).

GÉNICULÉE (névralgie). V. *névralgie du ganglion géniculé.*

GÉNIE BIOMÉDICAL. V. *ingénierie médicale.*

GÉNIE GÉNÉTIQUE. V. *génétique (génie).*

GÉNIE MÉDICAL ET BIOLOGIQUE. V. *ingénierie médicale.*

GÉNIEN, IENNE, *adj.* (gr. *généion*, menton) [angl. ***genial***]. Mentonnier.

GÉNINE, *s. f.* [angl. ***genin***]. Syn. *aglycone.* V. *hétéroside.*

GÉNIOPLASTIE, *s. f.* (gr. *généion*, menton ; *plassein*, former) [angl. ***genioplasty***]. Opération qui consiste à réparer, par l'autoplastie, les pertes de substance du menton.

GÉNITAL, ALE, *adj.* (lat. *genitus*, engendré) [angl. ***genital***]. Qui concerne la reproduction. • ◉ **vessie, périnée** •.

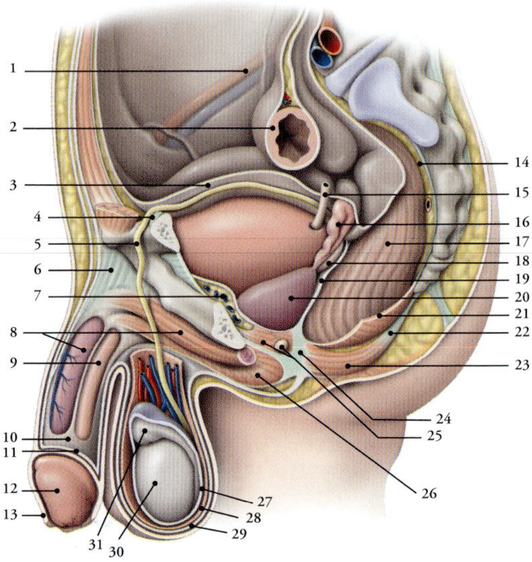

Petit bassin et organes uro-génitaux chez l'homme.
Coupe para-sagittale, vue latérale du testicule gauche

1. a. v. iliaques externes
2. côlon sigmoïde
3. péritoine vésical relevé
4. lig. inguinal
5. conduit déférent
6. lig. suspenseur du pénis
7. espace rétro-pubien
8. corps caverneux, m. ischio caverneux
9. corps spongieux
10. fascia pénien profond
11. fascia pénien superficiel
12. gland
13. prépuce
14. espace rétro-rectal
15. uretère
16. glande séminale
17. rectum
18. ampoule du conduit déférent
19. septum recto-vésical
20. prostate
21. m. élévateur de l'anus
22. lig. ano-coccygien
23. sphincter externe de l'anus
24. centre tendineux du périnée
25. m. tranverse profond, glande bulbo-urétrale
26. m. bulbospongieux
27. vaginale
28. fascia spermatique interne
29. fascia spermatique superficiel
30. testicule
31. épididyme

GÉNIQUE, *adj.* [angl. ***genic***]. Qui se rapporte à un gène. — ***maladie ou pathologie g.*** V. *maladie héréditaire.* — ***thérapie g.*** [angl. ***genotherapy***]. Syn. *génothérapie.* Application encore expérimentale des techniques de génie génétique *(transfert de gènes)* au traitement de certaines maladies. Le but en est de modifier pour le normaliser le capital génétique altéré du

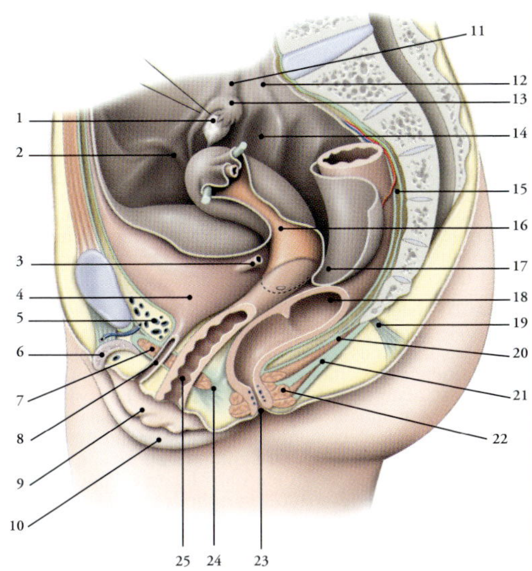

Pelvis et périnée féminins.
Coupe parasagittale gauche

1. ovaire récliné
2. pli du ligament rond
3. uretère
4. vessie
5. espace rétropubien
6. clitoris
7. sphincter de l'urètre
8. urètre
9. petite lèvre
10. grande lèvre
11. pli du lig. suspenseur de l'ovaire
12. pli de l'uretère
13. trompe utérine (infundibulum)
14. fossette ovarique
15. espace rétro-rectal
16. corps de l'utérus
17. cul-de-sac recto-utérin
18. rectum
19. rétinaculum caudal
20. m. élévateur de l'anus (faisceau pubo-rectal)
21. lig. et m. ano-coccygiens
22. m. sphincter ext. de l'anus
23. anus
24. centre tendineux du périnée
25. vagin

patient. Elle peut être *germinale* (chez l'animal) ou *somatique*. — ***amplification génique.*** V. ce terme.

GÉNITOGRAPHIE, *s. f.* (lat. *genitus*, engendré ; gr. *graphein*, écrire) [angl. ***genitography***]. Radiographie après injection de produit de contraste dans le sinus urogénital (v. ce terme), effectuée dans le but de préciser le sexe anatomique.

GÉNITOSURRÉNAL (syndrome) (Apert et Gallais, 1910-12) [angl. ***adrenogenital syndrome***]. Syn. *syndrome adrénogénital, syndrome d'Apert et Gallais, syndrome surréno-* ou *surrénalogénital.* Syndrome provoqué par un fonctionnement exagéré de la corticosurrénale, d'origine tumorale (v. *corticosurrénale, tumeur*), observé presque toujours chez la femme. On en distingue deux formes : le *pseudo-hermaphrodisme,* survenant à la puberté, dû à un corticosurrénalome bénin, caractérisé par des troubles morphologiques compatibles avec une longue existence : ce sont des femmes ayant des caractères sexuels primaires et secondaires rappelant le type masculin (v. *gynandrie*) ; le *virilisme surrénal* (v. *virilisme*), survenant après la puberté, rapidement mortel, dû à un corticosurrénalome malin. — Il existe des formes congénitales provoquées par un déficit enzymatique corticosurrénal. V. *hyperplasie surrénale congénitale* et *hypercorticisme.*

GENNES (classification de De) (G. Jean-Luc de, fr., XXᵉ siècle) [angl. ***J.-L. de Gennes's classification***]. V. *hyperlipidémie.*

GÉNODERMATOLOGIE, *s. f.* (Touraine) [angl. ***genodermatology***]. Étude de l'influence de l'hérédité sur les affections cutanées.

GÉNODERMATOSE, *s. f.* (Touraine) [angl. ***genodermatosis***]. Maladie cutanée héréditaire. P. ex. : *xeroderma pigmentosum, syndromes de Bazex et de Muir-Torre, maladies de Bowen et de Ferguson-Smith.* V. ces termes.

GÉNODERMATOSE EN COCARDES [angl. ***Degos's syndrome***]. Syn. *syndrome de Degos.* Grandes plaques arrondies d'érythème, squameuses en leur centre, évoluant par poussées, accompagnées de plaques d'hyperkératose permanentes aux genoux.

GÉNODERMATOSE SCLÉRO-ATROPHIANTE ET KÉRATODERMIQUE DES EXTRÉMITÉS (Cl. Huriez, Deminatti, Agache et Mennecier, 1963) [angl. ***genodermatosis with scleroatrophy and keratosis of the extremities***]. Affection familiale, héréditaire, dominante et autosomique, caractérisée par l'association d'une scléro-atrophie cutanée diffuse et symétrique des mains et d'une kératodermie discrète plus palmaire que plantaire. La dégénérescence fréquente des lésions cutanées en épithélioma spinocellulaire et la mortalité élevée par cancers viscéraux dans les familles atteintes rendent le pronostic sévère. Le gène responsable de la maladie est situé sur le même chromosome que celui du système sanguin MNS.

GÉNODYSPLASIE, *s. f.* (gr. *génos*, descendance ; *dus*, indiquant la difficulté ; *plassein*, façonner) [angl. ***hereditary dysplasia***]. Dysplasie héréditaire génotypique.

GÉNODYSTROPHIE, *s. f.* (gr. *génos*, origine, descendance ; *dus* indiquant la difficulté ; *trophê*, nourriture) [angl. ***hereditary dystrophy***]. Dystrophie héréditaire génotypique.

GÉNO-ECTODERMOSE, *s. f.* (Touraine). V. *géno-neuro-dermatose.*

GÉNOME, *s. m.* (Winkler, 1920) [angl. ***genome***] (génétique). Ensemble des gènes des chromosomes. Ce terme désigne — 1° tantôt le lot de *n* chromosomes (23 dans la race humaine) des gamètes — 2° tantôt les *2n* chromosomes des cellules diploïdes somatiques. V. *haploïde.*

GÉNOMIQUE, *s. f.* (McKusic A., amér., 1987) [angl. ***genomics***]. Étude des génomes, c'est-à-dire de l'ensemble des gènes, de leur disposition sur les chromosomes, de leur rôle et de leur fonctionnement.

GÉNONEURODERMATOSE, *s. f.* (Kissel et Beurey) [angl. ***genoneurodermatosis***]. Syn. *géno-ectodermose* (Touraine). Affection héréditaire caractérisée par des manifestations à la fois nerveuses et cutanées (p. ex. *phacomatose*).

GÉNOPATHIE, *s. f.* (gr. *génos*, descendance ; *pathê*, maladie). V. *maladie héréditaire.*

GÉNOPLASTIE, *s. f.* (gr. *génus*, joue ; *plassein*, former) [angl. ***genoplasty***]. Opération par laquelle on répare les pertes de substance des joues ou leurs difformités.

GÉNOTHÉRAPIE, *s. f.* (gr. *génos*, origine ; *thérapéia*, traitement) [angl. ***genotherapy***]. Syn. *thérapie génique.* V. *génique.*

GÉNOTOXIQUE, *adj.* [angl. ***genotoxic***]. Qui altère l'acide désoxyribonucléique, constituant des gènes et support des caractères héréditaires. V. *Ames (test d').*

GÉNOTYPE, *s. m.* (Johannsen, 1909) (gr. *génos*, descendance ; *tupos*, empreinte) [angl. ***genotype***] (génétique). Patrimoine héréditaire de l'individu, dépendant de l'ensemble des gènes des cellules reproductrices dont il est issu, que ce patrimoine soit apparent ou non. V. *phénotype.*

GÉNOTYPIQUE, *adj.* [angl. ***genotypic***]. Qui se rapporte au génotype. — ***maladie g.*** V. *maladie héréditaire.*

GENOU, *s. m.* (lat. *genu*, genou) (TA *genus*) [angl. ***knee***]. Partie du membre inférieur située entre la cuisse et la jambe. — ***articulation du g.*** (TA *articulatio genus*) [angl. ***articulation of knee***]. Articulation unissant le fémur, le tibia et la rotule (ou patella). V. *condyle* et *ménisque* • 👁 **fibrome** •.

GENOU ANGULAIRE COMPLEXE. V. *Volkmann (difformité ou déformation de).*

GENOU (pseudo-phénomène du) (Westphal). Dans certains cas d'abolition des réflexes tendineux, notamment chez des paraplégiques, la percussion du tendon rotulien, en excitant la peau de la région, provoque un mouvement réflexe dit *réflexe de défense*, plus lent et d'une durée plus longue que le réflexe tendineux et qui en outre envahit plusieurs groupes musculaires.

GENOUILLÈRE, *s. f.* [angl. ***knee support, kneecap***]. Orthèse destinée à la contention du genou.

GENRE, *s. m.* [angl. ***genus***] (biotaxie). Unité de classification en biologie (taxon) située entre la *famille* (au-dessus) et l'*espèce*. V. ces termes. P. ex. : *Aeromonas, Legionella, Streptococcus, Vibrio.*

GENSOUL (maladie de) (médecin français qui a décrit le premier cette affection en 1830). V. *Ludwig (angine de).*

GENTAMYCINE, *s. f.* (Marvin et J. Weinstein, 1963) [angl. ***gentamycin***]. Antibiotique de la famille des aminosides (v. ce terme) issu de la fermentation de deux espèces d'actinomycètes : *Micromonospora purpurea* et *Micromonospora echinospora.* La *g.* est active sur les germes Gram+ (staphylocoque) et Gram–.

GENU-CUBITALE (position) [angl. ***genucubital position***]. Attitude dans laquelle le tronc repose en arrière sur les genoux et en avant sur les coudes appuyés sur un même plan (sol, lit).

GENU-PECTORALE (position) [angl. ***genupectoral position***] (gynécologie). Attitude dans laquelle le tronc repose sur les genoux et la poitrine, appuyés sur le plan du lit ; l'axe du tronc est ainsi fortement incliné d'arrière en avant et de haut en bas.

GENU RECURVATUM [angl. ***genu recurvatum***]. Déformation du genou dans laquelle cuisse et jambe forment un angle obtus ouvert en avant. L'origine en est une déformation osseuse ou bien une laxité ligamentaire.

GENU VALGUM [angl. ***genu valgum***]. Syn. *genou cagneux.* Déformation du membre inférieur caractérisée par l'obliquité de la jambe, qui forme avec la cuisse un angle ouvert en dehors.

GENU VARUM [angl. ***genu varum***]. Syn. *jambes arquées.* Déformation du membre inférieur caractérisée par ce fait que la cuisse et la jambe forment un arc à concavité interne.

GÉOCANCÉROLOGIE, *s. f.*, ou **GÉOCARCINOLOGIE**, *s. f.* (gr. *gê*, terre ; cancéro- ou carcinologie) [angl. ***geocarcinology***]. Étude de la répartition géographique des cancers.

GÉODE, *s. f.* (gr. *géodês*, terreux) [angl. ***geode***]. Cavité pathologique creusée dans divers tissus (os, poumon) (par analogie avec les cavités trouvées dans certaines pierres).

GÉOPHAGIE, *s. f.* ou **GÉOPHAGISME**, *s. m.* (gr. *gê*, terre ; *phagein*, manger) [angl. ***geophagy***]. Perversion du goût, qui pousse à manger de la terre, présente chez certains malades mentaux. La *g.* a été, en outre, observée chez des enfants et des adultes vivant au Proche-Orient ou en Afrique dans des groupes socio-économiques déshérités. Au bout de quelques années, elle aboutit à un *syndrome* comportant une anémie microcytaire avec hyposidérémie, une hépato-splénomégalie et, chez l'enfant, un retard statural et pubertaire. V. *pica.*

GÉOTAXIE, *s. f.* (gr. *gê*, terre ; *taxis*, arrangement), **GÉOTACTIQUES (propriétés)**, **GÉOTACTISME**, *s. m.* [angl. ***geotaxis***]. Syn. *géotropisme.* Sensibilité du protoplasme à la pesanteur (étudiée sur le plasmode). Si la masse protoplasmique tend à s'élever le long des parois du vase où elle est contenue, la géotaxie est *négative.* Elle est *positive* dans le cas contraire.

GÉOTRICHOSE, *s. f.* [angl. ***geotrichosis***]. Maladie rare causée par le développement d'un champignon saprophyte du genre *Geotrichum*, qui peut devenir pathogène et envahir les voies aériennes et digestives surtout en cas d'immunodépression (sida).

GÉOTROPISME, *s. m.* (gr. *gê*, terre ; *trépein*, tourner). V. *géotaxie.*

GÉRARD MARCHANT (fracture de) (M. Gérard, fr., 1850-1903). Fracture de l'extrémité inférieure du radius dans laquelle le fragment inférieur bascule en dehors, entraînant la main en valgus, provoquant une dépression « en coup de hache » à 3 ou 4 cm au-dessus de la styloïde radiale et arrachant parfois la styloïde cubitale ou ulnaire.

GÉRARD MARCHANT (zone décollable de) [angl. ***Gérard Marchant's detachable zone***]. Région bien limitée, située sur la face interne de la boîte crânienne, au niveau de laquelle la dure-mère est facilement séparable de l'os ; elle est le siège habituel des hématomes extraduraux. Elle s'étend, en longueur, sur 13 cm, des petites ailes du sphénoïde à 3 cm en avant de la protubérance occipitale interne : en hauteur, sur 12 cm, du voisinage de la faux du cerveau à une ligne croisant les bords supérieurs du rocher et de la gouttière latérale de l'occipital.

GERÇURE, *s. f.* (bas-lat. *garsa*, scarification) [angl. ***fissure***]. Syn. *crevasse.* Petite fissure intéressant l'épiderme et une partie du derme, qui s'observe surtout au niveau des mains, des lèvres, des mamelons.

GERDY (fracture spiroïde de) (G. Pierre, fr., 1797-1856) [angl. ***Gosselin's fracture***]. Syn. *fr. hélicoïdale de Gosselin, fr. en V.* Fracture par torsion de la diaphyse du tibia. La forme du trait est en bec de flûte dirigé en bas, en avant et en dedans. Du sommet du V part, sur le fragment inférieur, une fissure qui contourne la face interne, puis la face postérieure du tibia et descend jusqu'à l'interligne tibio-tarsien.

GERHARDT (signes de) (G. Carl, all., 1833-1902) [angl. ***Gerhardt's signs***]. — 1° Modification du son tympanique obtenu par la percussion de certaines cavernes pulmonaires, sous l'influence des changements de position du malade. La sonorité est généralement plus grave dans la position couchée. Elle peut même disparaître dans certaines positions, par suite du déplacement du liquide contenu dans la caverne. — 2° Bruit vasculaire entendu au niveau de l'occiput et de l'apophyse mastoïde dans les cas d'anévrisme de l'artère basilaire et des artères vertébrales.

GERHARDT (syndrome de) [angl. ***Gerhardt's syndrome***]. Dyspnée laryngée consécutive à la paralysie des abducteurs des cordes vocales. V. *Riegel (syndrome de)* et *Ziemssen (syndrome de).*

GÉRIATRIE, *s. f.* (gr. *gêras*, vieillesse ; *iatréia*, traitement) [angl. ***geriatrics***]. Branche de la médecine qui s'occupe des maladies des personnes âgées. V. *gérontologie.*

GERLIER (maladie de) (G. Félix, suisse, 1884). V. *vertige paralysant.*

GERM-FREE, *adj.* (angl.). V. *axénique.*

GERMAIN, AINE, *s. m.* et *f.* et *adj.* (lat. *germanus*, frère) [angl. ***sib, sibling***]. Frère et sœur nés du même père et de la même mère (par opposition à *consanguin* et *utérin*). — ***cousins g.*** Enfants issus de deux frères, de deux sœurs ou du frère et de la sœur.

GERME, *s. m.* [angl. ***germ***]. — 1° Ébauche embryonnaire d'un organe ; p. ex. : germe dentaire. — 2° V. *microbe.*

GERME OPPORTUNISTE. V. *bactérie opportuniste.*

GERME DE SORTIE (Maurice Nicolle). Bactérie apparaissant épisodiquement dans le sang (d'où on l'isole par hémoculture) au cours d'une maladie infectieuse provoquée par un autre germe et ne jouant aucun rôle dans l'évolution de cette maladie.

GERMEN, *s. m.* (en lat. germe) [angl. ***germ cells***]. Terme employé en anatomie comparée et en biologie pour désigner le tissu génital par opposition au reste de l'organisme ou *soma.*

GERMINAL, *adj.* (lat. *germen*, germe) [angl. ***germinal***] (histologie). Qui concerne les lignées reproductrices. V. *génique (thérapie).*

GERMINOME, *s. m.* V. *séminome.*

GÉRODERMIE, *s. f.* (gr. *gérôn*, vieillard ; *derma*, peau) [angl. ***geroderma***]. Aspect sénile de la peau. V. *géromorphisme cutané* et *progeria.*

GÉRODERMIE GÉNITO-DYSTROPHIQUE [angl. ***geroderma***]. Syn. *maladie de Rummo et Ferranini* (1897). Affection souvent familiale, observée surtout chez le jeune garçon, caractérisée par un sénilisme précoce (peau sèche et flasque, calvitie), par l'absence de développement des organes génitaux et des caractères sexuels secondaires et par une cyphose avec hypertrophie des extrémités rappelant l'acromégalie.

GÉRODERMIE OSTÉODYSPLASIQUE HÉRÉDITAIRE [angl. ***geroderma osteodysplastica hereditaria***]. Syn. *syndrome de Bamatter* (1949). Affection héréditaire à transmission liée au sexe, caractérisée par un nanisme, un aspect sénile du visage (qui rappelle celui des nains de Walt Disney) et de la peau qui est sèche, atrophiée, ridée, une ostéoporose généralisée avec fragilité osseuse et déformation de la colonne vertébrale, une hyperlaxité ligamentaire et une hypotonie musculaire. Elle est voisine mais différente de la progéria.

GEROLD. V. *Baller-Gerold (syndrome de).*

GÉROMORPHISME CUTANÉ (Souques et J. M. Charcot) (gr. *gérôn*, vieillard ; *morphê*, forme) [angl. ***cutaneous geromorphism***]. Syn. *gérodermie* (Apert),*syndrome de Souques et J. M. Charcot.* Trouble trophique de la peau qui devient semblable à celle des vieillards, c'est-à-dire sèche, ridée, paraissant trop large pour les parties qu'elle recouvre ; il se manifeste à la puberté et s'accompagne d'aspect eunuchoïde et de déficit intellectuel ; il est particulier au sexe masculin. V. *progeria.*

GÉRONTISME, *s. m.* (gr. *gérôn*, vieillard). V. *sénilisme.*

GÉRONTOLOGIE, *s. f.* (gr. *gérôn*, *gérontos*, vieillard ; *logos*, discours) [angl. ***gerontology***]. Étude des personnes âgées, de leurs conditions de vie normales et pathologiques (*g.* biologique, *g.* sociale, *g.* médicale ou gériatrie).

GÉRONTOPHILIE, *s. f.* (Feré, 1905) (gr. *gérôn*, *gérontos*, vieillard ; *philia*, amitié) [angl. ***gerontophilia***]. Anomalie de l'instinct sexuel caractérisée par la recherche des individus âgés.

GÉRONTOPSYCHIATRIE, *s. f.* (gr. *gérôn*, *gérontos*, vieillard ; *psukhê*, âme ; *iatréia*, traitement) [angl. ***geropsychiatry***]. Psychiatrie du vieillard.

GÉRONTOXON ou **GÉRONTOTOXON**, *s. m.* (gr. *gérôn*, vieillard ; *toxon*, arc). V. *arc sénile.*

GERSTMANN-STRÄUSSLER-SCHEINKER (syndrome de) (G. Joseph, autr., 1887-1969). Encéphalopathie subaiguë spongiforme voisine du kuru. V. ces termes.

GERSTMANN (syndrome de) (1924) [angl. ***Gerstmann's syndrome***]. Syn. *syndrome de Gerstmann-Badal.* Syndrome neurologique caractérisé *anatomiquement* par une lésion corticale du lobe pariétal gauche et *cliniquement* par une agnosie digitale, une acalculie, une agraphie pure et des troubles du schéma corporel (confusion du côté droit avec le gauche) ; parfois aussi par une aphasie et une hémianopsie homonyme. V. *pariétal (syndrome).*

GESCHWIND (syndrome de) (Geschwind N., 1970) [angl. ***Geschwind's syndrome***] V. *déconnection interhémisphérique (syndrome de).*

GESELL (tests de) (G. Arnold, amér., 1880-1961) [angl. ***Gesell's tests***]. Série d'épreuves destinées à explorer le développement psychomoteur chez les nourrissons et les jeunes enfants.

GESTAGÈNE, *adj.* [angl. ***gestagenic***]. Qui favorise l'évolution de la grossesse.

GESTALTISME, *s. m.* (allemand *Gestalt*, forme) [angl. ***gestaltism***] (psychologie). Théorie selon laquelle la représentation immédiate du monde extérieur se ferait comme un ensemble (structure ou forme) impossible à décomposer.

GESTATION, *s. f.* (lat. *gestare*, porter). [angl. ***gestation***]. V. *grossesse.* — Temps pendant lequel les femelles portent leurs petits. — ***g. pour autrui.*** V. *maternité de substitution.*

... GESTE [angl. ***-gravida***]. Suffixe signifiant le numéro de la grossesse considérée. P. ex. : *primigeste* [angl. ***primigravida***]. Femme enceinte pour la première fois. V.... *pare.*

GESTOSE, *s. f.* V. *toxémie gravidique.*

GEU. Abréviation de *Grossesse Extra-Utérine.* V. *grossesse.*

GH. V. *somatotrope (hormone).*

GHB. Gamma-Hydroxybutyrate de Sodium. V. ce terme.

GH-IF. V. *somatostatine.*

GH-RF et **GH-RH**. V. *facteur déclenchant la sécrétion de l'hormone somatotrope.*

GH-RIH. V. *somatostatine.*

GHM. Abréviation de *Groupe Homogène de Malades.* Terme administratif utilisé pour la gestion hospitalière. « La classification en GHM repose sur le classement de la totalité des séjours produits dans le champ décrit par le PMSI (v. ce terme) en un nombre limité de groupes de séjour présentant une similitude médicale et un coût voisin. Elle permet un classement exhaustif et unique : tout séjour aboutit dans l'un des 512 groupes de la classification, selon un algorithme de décision qui se fonde sur les informations médico-administratives contenues dans le résumé de sortie standardisé (RSS) » (ministère de la Santé). P. ex. : dans la CMD (catégorie majeure de diagnostic) n° 5 (affections de l'appareil circulatoire), le *GHM 151* désigne la transplantation cardiaque, le *GHM 191* l'hypertension artérielle. V. *RSS, CMD* et *ISA.*

GHRÉLINE, *s. f.* (sanscrit : *ghr,* croissance) [angl. ***ghrelin***]. Peptide isolé des cellules endocrines de l'estomac, stimulant l'appétit et la sécrétion de l'hormone de croissance. C'est en effet le ligand naturel du récepteur des sécrétagogues de cette hormone.

GHU. V. *Groupement Hospitalier Universitaire.*

GIANOTTI ET CROSTI (syndrome de) (G. Ferdinando, ital., 1955) [angl. ***Gianotti-Crosti syndrome***]. Syn. *acrodermatite érythémato-papuleuse de Gianotti et Crosti, acrodermatite papuleuse infantile.* Syndrome survenant chez le jeune enfant et caractérisé par une éruption, d'apparition brutale, de petites papules rouges très nombreuses, parfois confluentes, prédominant sur les membres et la face, accompagnée d'adénopathies discrètes, d'une hépato-splénomégalie modérée et d'une atteinte légère de l'état général ; il guérit spontanément en quelques semaines. L'antigène de l'hépatite B (antigène HBs ou Australia) est présent dans le plasma.

GIARDIASE ou **GIARDIOSE**, *s. f.* (d'après Giard, Alfred, fr., 1846-1908). Syn. *lambliase.* Maladie causée par un protozoaire parasitant l'intestin grêle de l'homme, *Giardia* (ou *Lamblia*) *intestinalis* maintenant : *Giardia duodenalis.* Elle se manifeste par une diarrhée avec selles pâteuses, une asthénie, un amaigrissement et parfois une cholécystite. Le diagnostic se fait sur l'examen parasitologique des selles, à la recherche des kystes. Le traitement utilise les nitro-imidazolés.

GIBBOSITÉ, *s. f.* (lat. *gibbus,* bossu) [angl. ***gibbosity***]. Courbure anormale du rachis, se manifestant par une saillie de la cage thoracique. — ***g. pottique.*** *G.* observée dans le mal de Pott ; elle est postérieure et presque toujours médiane et angulaire.

GIBERT (pityriasis rosé de)(G. Camille, fr., 1797-1866). V. *pityriasis rosé.*

GIBSON. V. *Potts, Gibson et Smith (opération de).*

GIBSON (signe de). V. *souffle tunnellaire.*

GIEDION (G. Andreas, suisse, 1966). V. *Langer-Giedion (syndrome de)* et *Schinzel-Giedion (syndrome de).*

GIEDION ET SCHEIDEGGER (syndrome de) (1957). Maladie par carence de l'immunité humorale se traduisant en clinique par une grande sensibilité aux infections de l'appareil respiratoire et surtout des voies digestives. Le taux sanguin des IgA et des IgM est abaissé, tandis que celui des IgG est normal ou élevé et que l'immunité cellulaire est normale ou peu diminuée.

GIEMSA (G. Gustav, all., 1867-1948). V. *May-Grünwald Giemsa (coloration de).*

GIERKE (maladie de von) (G. Edgar von, all., 1928) [angl. ***Von Gierke's disease***]. V. *glycogénique (maladie).*

GIFFORD (signe de) (G. Harold, amér., 1858-1929) [angl. ***Gifford's sign***]. Rétraction spasmodique des paupières, surtout de la supérieure, qui oppose une résistance considérable quand on veut la retourner. Ce signe se rencontre dans le goitre exophtalmique et chez certains sujets nerveux.

GIFT. Acronyme anglais *(Gamete Intra-Fallopian Transfer).* Variété de procréation médicalement assistée consistant à implanter des gamètes dans une trompe de Fallope perméable et saine. V. *ZIFT* et *fécondation in vitro.*

GIGA... (symbole G) (gr. *gigas*, géant) [angl. ***giga***]. Préfixe signifiant 10^9.

GIGANTISME, *s. m.* (gr. *gigas*, géant) [angl. ***gigantism***]. Affection apparaissant à la puberté et caractérisée par un accroissement exagéré de la taille. Il peut être simple, harmonieux ou être accompagné de troubles morphologiques : infantilisme ou acromégalie *(acromégalo-gigantisme). G.* et acromégalie sont en effet une seule et même affection, due à l'adénome éosinophile du lobe antérieur de l'hypophyse : elle donne naissance au type gigantesque lorsqu'elle se développe avant la soudure des épiphyses ; elle évolue au contraire vers le type acromégalique quand elle apparaît plus tard.

GIGANTISME CÉRÉBRAL (Sotos, 1964) [angl. ***cerebral gigantism***]. Syn. *syndrome de Sotos.* Syndrome rare, observé chez l'enfant, caractérisé par une taille et un poids supérieurs à la normale, dès la naissance et une croissance staturo-pondérale trop rapide, sans trouble endocrinien ; par des malformations craniofaciales (crâne volumineux et bombé, front large et proéminent, arcades sourcilières saillantes, dilatation des ventricules cérébraux) ; par une débilité mentale et parfois des convulsions.

GIGANTOBLASTE, *s. m.* (gr. *gigas*, géant ; *blastos*, germe) [angl. ***gigantoblast***]. Érythroblaste de taille supérieure à 10 µm.

GILBERT (iritis de) (G. William, all., 1921) [angl. ***Gilbert's syndrome***]. Iritis récidivante à hypopion, coïncidant avec des poussées d'aphtose cutanéo-muqueuse. V. *Behçet (syndrome ou trisyndrome de).*

GILBERT (maladie de) (G. Nicolas, fr., 1900). V. *cholémie familiale.*

GILBERT-DREYFUS, SEBAOUN ET BELAISCH (syndrome de) [angl. ***Gilbert-Dreyfus's syndrome***] (G.-D. Savoie, fr., 1957). Variété rare de pseudohermaphrodisme masculin par insensibilité partielle aux androgènes avec gynécomastie et hypospadias.

GILCHRIST (maladie de) (G. Thomas, amér., 1862-1927). V. *blastomycose.*

GILFORD (progeria ou **syndrome de).** V. *progérie.*

GILLES DE LA TOURETTE (maladie de) (G. de la T. Georges, fr., 1885). V. *tics (maladie des).*

GINDLER (méthode de) [angl. ***Gindler's method***]. Technique de gymnastique et de prise de conscience des attitudes et des mouvements du corps.

GINGIVAL, ALE, *adj.* (lat. *gingiva*, gencive) [angl. ***gingival***]. Relatif à la gencive.

GINGIVECTOMIE, *s. f.* (lat. *gingiva*, gencive ; gr. *ektomê*, ablation) [angl. ***gingivectomy***]. Syn. *ulectomie.* Ablation de tissu gingival.

GINGIVITE, *s. f.* (lat. *gingiva*, gencive) [angl. ***gingivitis, ulitis***]. Syn. *ulite.* Inflammation des gencives, isolée ou associée à la stomatite. — ***g. expulsive.*** V. *pyorrhée alvéolo-dentaire.*

GINGIVOPLASTIE, *s. f.* (lat. *gingiva*, gencive ; gr. *plassein*, former) [angl. ***gingivoplasty***]. Modelage chirurgical de la gencive.

GINGIVORRAGIE, *s. f.* (lat. *gingiva*, gencive ; gr. *rhêgnumi*, je jaillis) [angl. ***ulorrhagia***]. Hémorragie survenant au niveau des gencives.

GINGIVOSTOMATITE, *s. f.* (lat. *gingiva*, gencive ; gr. *stoma*, bouche) [angl. ***gingivostomatitis***]. Inflammation des gencives et des muqueuses buccales.

GINKGO *s. m.* (mot chinois) ***BILOBA*** [angl. ***Ginkgo biloba***]. Syn. populaire *arbre aux quarante écus.* Grand conifère sexué ovipare originaire d'Extrême-Orient. De ses feuilles caduques et *bilobées* on extrait un principe protecteur des vaisseaux et anti-ischémique.

GINSENG, *s. m.* (mot chinois) [angl. ***ginseng***]. Plante d'Extrême-Orient *(Panax ginseng)* dont la racine est utilisée pour ses propriétés stimulantes.

GIOCOMINI (maladie de). V. *microcéphalie.*

GIORDANO (signe de)(G. David, ital., 1864-1954). Douleur provoquée, dans la pyélonéphrite, par le choc du bord cubital ou ulnaire de la main contre la région lombale du patient, assis et penché en avant.

GIP (Brown, Mutt et Pederson, 1970) (abréviation du terme anglais *Gastric Inhibitory Peptide* : peptide inhibiteur gastrique). Peptide présent dans les cellules glandulaires du duodénum et du jéjunum. Il inhibe les sécrétions gastriques (acide et peptique) et la motilité de l'estomac ; il stimule les sécrétions intestinales et celles de l'insuline et du glucagon. V. *incrétine.*

GIRATOIRE (épreuve). V. *rotatoire (épreuve).*

GIRAUD (G. Gaston, fr., né en 1888). V. *Rimbaud-Giraud (type).*

GIROUD (G. Paul, fr., né en 1898). V. *Durand et Giroud (vaccin de).*

GIROUD (test de P.). V. *séroprotection (test cutané de).*

GITELMAN (syndrome de) (1992) [angl. ***Gitelman's syndrome***]. Affection voisine du syndrome de Bartter (v. ce terme) dont elle se distingue par son apparition plus tardive, l'hypomagnésémie et l'hypocalciurie.

GITLIN (syndrome de) (G. David, amér., 1966). V. *alymphocytose congénitale.*

GLABELLE, *s. f.* (lat. *glabellus*, dim. de *glaber*, glabre) [angl. ***glabella***] (anthropologie). Saillie située sur le squelette entre les deux crêtes sourcilières. V. *ophryon.*

GLAÇON (signe du) (Létienne). Choc en retour du foie, de la rate ou d'une tumeur mobile intrapéritonéale, que l'on obtient dans les cas d'ascite, par une palpation brusque et saccadée de l'abdomen.

GLAIRE, *s. f.* (bas-lat. *clara ovi*, blanc d'œuf) [angl. ***glairy mucus***]. Liquide incolore, filant comme du blanc d'œuf, plus consistant que le mucus, parfois sécrété par les muqueuses.

GLAND, *s. m.* (lat. *glans*, gland) (en gr. *balanos*) (anatomie). Extrémité libre, arrondie et renflée du clitoris ou du pénis. — ***gl. du clitoris*** [TA et angl. ***glans clitoridis***] ; ***gl. du pénis*** (TA *glans penis*). V. *caverneux* et *spongieux (corps).* V. termes commençant par *balan...* • 👁 **génital** •.

GLANDE, *s. f.* (lat. *glans*, gland) (TA *glandula*) [angl. ***gland***]. Organe constitué de cellules épithéliales dont la fonction est de produire des sécrétions. On distingue les *g.* à sécrétion externe ou ***exocrines*** dont le produit est rejeté à l'extérieur ou dans le tube digestif *(g. sudoripares, g. salivaires)* et les *g.* à sécrétion interne ou ***endocrines,*** dont les sécrétions sont déversées dans le sang *(g. thyroïde, g. surrénales).* Certaines *g.* sont mixtes *(foie, gonades, pancréas).* V. *holocrine* et *hormone.*

GLANZMANN (maladies de)(G. Edward, suisse, 1887-1959). — 1° V. *thrombasthénie héréditaire.* — 2° Maladie de Glanzmann ou de Glanzmann-Riniker. V. *alymphocytose congénitale.*

GLANZMANN-NAEGELI (maladie de). V. *thrombasthénie héréditaire.*

GLA-PROTÉINE OSSEUSE. V. *ostéocalcine.*

GLASGOW (échelle de) (Teasdale G., Jennett B., brit., 1974) [angl. ***Glasgow coma scale***]. Méthode d'appréciation de la profondeur d'un coma selon différents critères cliniques précis (ouverture des yeux, réponses verbales et motrices), mis au point à l'Institut de neurologie de Glasgow (Écosse). Le résultat le plus bas indique l'état le plus grave.

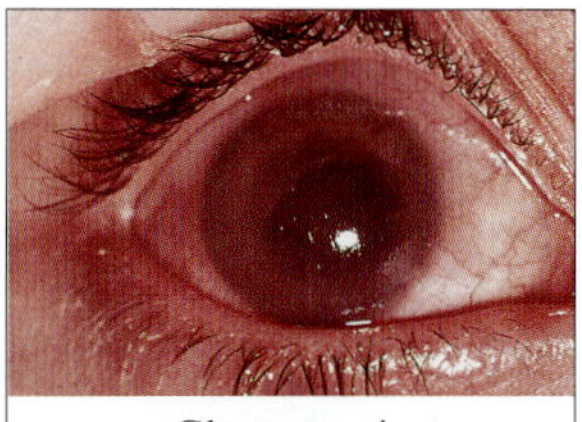
Glaucome aigu

GLAUCOME, *s. m.* (gr. *glaukos*, verdâtre) [angl. ***glaucoma***]. Affection de l'œil caractérisée par une élévation de la pression oculaire au dessus de 20 mm de Hg. Elle entraîne une neuropathie optique (v. ce terme) localisée au niveau de la papille, lieu de rassemblement des fibres visuelles rétiniennes. Le *g.* est consécutif à une gêne à l'écoulement normal de l'humeur aqueuse à travers le réseau trabéculaire situé dans l'angle iridocornéen. Suivant l'état de celui-ci (précisé par gonioscopie) on distingue : — 1° le ***g. à angle ouvert*** (comme il l'est normalement) [angl. ***open-angle glaucoma***] ou ***g. chronique simple***, dans lequel l'écoulement de l'humeur aqueuse est freiné. C'est une affection fréquente, héréditaire, d'évolution insidieuse et lente, caractérisée par (outre l'élévation de la tension intra-oculaire) la pâleur et l'excavation de la papille et le rétrécissement du champ visuel ; non traitée, elle évolue vers la cécité. — 2° le ***g. à angle fermé*** [angl. ***angle-closure glaucoma***] par accolement de l'iris à la cornée, dans lequel la résorption de l'humeur aqueuse est impossible ; il est caractérisé par des accès aigus de violentes douleurs oculaires avec nausées, vomissements, vision trouble, photophobie, mydriase, rougeur et dureté « en bille de verre » du globe de l'œil. Un traitement d'urgence de ce *g. aigu* est indispensable pour éviter la perte de la vision. — Le ***g. congénital***, généralement bilatéral, par malformation de la zone de résorption de l'humeur aqueuse, est habituellement reconnu au cours de la première année de la vie : il est souvent associé à d'autres anomalies ; son traitement est chirurgical (v. *buphtalmie* et *hydrophtalmie*). V. *trabéculectomie* et *Posner-Schlossmann (syndrome de).*

GLAUCOME MALIN [angl. ***malignant glaucoma***]. Complication grave de la cure chirurgicale du glaucome : l'humeur aqueuse se collecte, non pas dans la chambre antérieure de l'œil, mais derrière le cristallin ou même derrière un décollement postérieur du vitré.

GLAUCOME SANS TENSION OCULAIRE. V. *Graefe (maladie de von).*

GLAUCURIE, *s. f.* (gr. *glaukos*, verdâtre ; *ouron*, urine) [angl. ***glaucosuria***]. Coloration bleue des urines à la suite, par exemple, de l'ingestion ou de l'injection de bleu de méthylène. V. *langes bleus (maladie des)* et *cyanurie.*

GLEASON (grade et score de) [angl. ***Gleason's score***]. Classification des stades évolutifs des cancers de la prostate. Le *s. de G.* (coté de 2 à 10) additionne les grades de deux zones représentatives de la tumeur. Les *g. de G.* apprécient la malignité selon la différenciation cellulaire croissante et cotée de 1 à 5.

GLÈNE, *s. f.* (gr. *glênê*, cavité) [angl. ***glenoid cavity***] (anatomie). Dépression osseuse peu profonde.

GLENN (opération de) (G. W., amér., 1965). V. *cavo-pulmonaire (anastomose).*

GLÉNOÏDE ou **GLÉNOÏDAL, ALE**, *adj.* (gr. *glênê*, cavité ; *eidos*, aspect) [angl. ***glenoid***]. En forme de glène (dépression osseuse peu profonde), cupuliforme. — ***cavité g.*** cavité articulaire s'adaptant à un condyle. P. ex. : *c.g. de la scapula, du plateau tibial.*

GLÉNOÏDITE, *s. f.* [angl. ***osteitis of the glenoid cavity***]. Ostéite de la cavité glénoïde de l'omoplate.

GLIE, *s. f.* V. *névroglie.*

GLINIDE, *s. m.* [angl. ***glinide***]. Famille de médicaments oraux du diabète sucré du type 2, entraînant une stimulation d'insuline rapide et brève et dont le chef de file est le répaglinide. Leur action s'apparente donc à celle des sulfamides hypoglycémiants.

GLIOBLASTOME, *s. m.* [angl. ***glioblastoma***]. Variété de gliome formée de tissu nerveux à l'état embryonnaire et d'évolution maligne. À côté du *g. multiforme* (Bailey et Cushing) ou *hétéromorphe* (Del Rio Hortega) ou *spongioblastome multiforme* (Globus et Strauss) à cellules monstrueuses et polymorphes, on décrit le *g. isomorphe* (Del Rio Hortega) formé de cellules indifférenciées (v. *neuro-spongiome*).

GLIOBLASTOSE CÉRÉBRALE DIFFUSE (Scheinher, 1936) [angl. ***glioblastosis cerebri***]. Prolifération très étendue du tissu glial dont les cellules présentent une métaplasie blastomateuse généralement bénigne.

GLIO-ÉPITHÉLIOME, *s. m.* V. *épendymome.*

GLIOFIBROMATOSE, *s. f.* (gr. *glia*, glu ; fibromatose). V. *Recklinghausen (maladie ou neurofibromatose de).*

GLIOMA DURUM (lat.). Astrocytome de consistance solide.

GLIOMATOSE CÉRÉBRALE DIFFUSE [angl. ***gliomatosis cerebri***]. Gliome mal limité, d'évolution maligne, infiltrant la totalité d'un hémisphère cérébral et pouvant se propager du côté opposé.

GLIOMATOSE MÉDULLAIRE. V. *syringomyélie.*

GLIOME, *s. m.* (Virchow, 1869) (gr. *glia*, glu) [angl. ***glioma***]. Tumeur primitive du système nerveux central développée aux dépens des divers éléments cellulaires de la névroglie (tissu interstitiel). Certains *g.* sont bénins (astrocytome, oligodendrocytome, épendymome, papillome choroïdien) mais peuvent dégénérer en tumeurs malignes ; d'autres *g.* sont malins d'emblée (glioblastome). L'OMS (2000) distingue les g. de grade I, en général bénins ; de grade II, tumeurs précancéreuses ; de grades III et IV, tumeurs malignes. — ***g. périphérique.*** V. *neurinome.* — ***g. télangiectasique*** [angl. ***telangiectatic glioma***]. Gliome dans lequel prédomine l'élément vasculaire.

GLIOSARCOME, *s. m.* (Strœbe) [angl. ***gliosarcoma***]. Syn. *sarcome névroglique.* — 1° Gliome dans lequel prédomine l'élément cellulaire, dépourvu de fibrille et longtemps confondu avec le sarcome. — 2° Sarcome développé aux dépens du tissu nerveux : v. *glioblastome.*

GLIOSE, *s. f.* [angl. ***gliosis***]. Prolifération du réseau névroglique.

GLIPTINE, *s. f.* [angl. ***gliptine***]. Famille d'antidiabétiques prescrits en association avec la metformine en cas d'insuffisance d'action de cette dernière dans le diabète du type 2. Ils inhibent l'hydrolyse des incrétines (v. ce terme) par la dipeptidyl-peptidase 4 (DPP-4).

GLISSÉ, *s. m.* [angl. ***glide***]. Syn. allemand : *Bindegewebsmassage.* Technique de *massage du tissu conjonctif* consistant en frictions lentes exécutées avec l'extrémité du médius. V. *segment-massage.*

GLISSEMENT (syndrome de) (Graux P., fr., 1967) [angl. ***going off syndrome, failure-to-thrive syndrome***]. Modification du comportement de certaines personnes très âgées, faite de détérioration des fonctions intellectuelles, de désintérêt, de refus de mobilisation et d'alimentation. Ce syndrome, souvent consécutif à une maladie ou un accident, est de très mauvais pronostic.

GLISSON (capsule de) (G. Francis, brit. 1597-1677) (TA *tunica hepatis*) [angl. ***Glisson's capsule***]. Syn. *capsule fibreuse du foie.* Enveloppe conjonctive superficielle du foie. — ***c. de G. réfléchie*** (TA *capsula fibrosa perivascularis*) [angl. ***perivascular fibrous capsule***]. Syn. *capsule fibreuse périvasculaire.* Enveloppe conjonctive des vaisseaux et canaux hépatiques. Elle se ramifie comme eux à l'intérieur du foie.

GLISSON (maladie de) (G. Francis, brit., 1597-1677). V. *rachitisme.*

GLITAZONE, *s. m.* [angl. ***glitazone***]. Syn. *thiazolidinedione.* Famille de médicaments oraux du diabète sucré du type 2, réduisant l'insulinorésistance, et prescrits uniquement en association avec la metformine ou un sulfamide antidiabétique en cas d'action insuffisante de ceux-ci.

GLN. Symbole de la *glutamine.*

GLOBE CORNÉ [angl. ***epithelial pearl***]. Zone centrale arrondie et fortement kératinisée des épithéliomas épidermoïdes spinocellulaires (v. *cancer cutané*).

GLOBE HYSTÉRIQUE. V. *boule hystérique.*

GLOBE OCULAIRE. Syn. *bulbe de l'œil.* V. *œil.*

GLOBE DE SÛRETÉ (obstétrique). Masse dure, globuleuse, facilement révélée par la palpation de l'abdomen, formée par le corps de l'utérus contracté et revenu sur lui-même après l'expulsion du délivre. La parturiente est considérée comme à l'abri des hémorragies *post-partum* par inertie utérine, quand on a constaté l'existence de ce globe (d'où son nom). V. *hémorragie de la délivrance.*

GLOBE VÉSICAL [angl. ***bladder distension***]. Masse arrondie perçue à la palpation de la région hypogastrique et correspondant à la vessie en état de distension.

GLOBIE, *s. f.* Agglomération de bacilles, de forme arrondie (p. ex. : dans les lésions lépreuses).

GLOBINE, *s. f.* [angl. ***globin***]. Un des deux constituants de l'hémoglobine (v. ce terme). C'est une protéine incolore, formée de 4 chaînes d'acides aminés : 2 chaînes α (chacune formée de 141 acides aminés) et 2 chaînes β (comportant chacune 146 éléments), doublement enroulées en hélices et liées à l'hème, l'autre constituant de l'hémoglobine. Elle peut présenter des variations de structure portant sur un plus ou moins grand nombre d'acides aminés, variations transmissibles héréditairement et qui sont à l'origine des différentes espèces d'hémoglobine. V. *hémoglobinose.*

GLOBOCELLULAIRE (sarcome). Syn. *sarcome encéphaloïde.* Sarcome à cellules rondes.

GLOBULE, *s. m.* (lat. *globulus,* petite boule). Formation arrondie et de petite taille. — ***g. blanc.*** V. *leucocyte.* — ***g. rouge.*** V. *hématie.* — ***g. polaire*** (Robin, 1862) [angl. ***polar body***]. Petite cellule haploïde formée lors de la division des ovocytes au cours de l'ovogenèse (v. ce terme) et qui va dégénérer.

GLOBULIN, *s. m.* V. *plaquette.*

GLOBULINE, *s. f.* [angl. ***globulin***]. Groupe des holoprotéines dont le poids moléculaire est le plus élevé. Il comprend les *euglobulines,* insolubles dans l'eau pure, solubles seulement en présence d'électrolytes et les *pseudoglobulines,* solubles dans l'eau pure. D'autre part, l'électrophorèse permet de séparer, selon leur vitesse de déplacement décroissante, les *g.* en plusieurs fractions : $\alpha1$ et $\alpha2$, β (avec les fractions $\beta1$ et $\beta2$) et γ. Les euglobulines contiennent surtout des β- et des γ-globulines ; elles comprennent les activateurs de la fibrinolyse (plasminogène), le facteur V, le facteur anti-hémophilique A et, à des taux plus faibles, le fibrinogène, le facteur VII et des traces de facteur anti-hémophilique B. Les pseudoglobulines comportent une très forte majorité d'α-globulines et un peu de γ-globulines. — Chez l'homme, les principales *g.* sont : le fibrinogène du plasma, les sérumglobulines (le terme de *g.* est souvent employé pour désigner ces dernières), l'ovoglobuline, la lactoglobuline, la myosine, la thyréoglobuline. — V. *sérum-globuline.*

GLOBULINE anti-D ou **anti-Rh**. V. *incompatibilité fœto-maternelle.*

GLOBULINE ANTI-HÉMOPHILIQUE A. V. *thromboplastinogène.*

GLOBULINE ANTI-LYMPHOCYTE [angl. ***antilymphocyte globulin***]. V. *sérum anti-lymphocyte.*

GLOBULINE IMMUNE, GLOBULINE DU SYSTÈME γ. V. *immunoglobuline.*

GLOBULINÉMIE, *s. f.* (globuline ; gr. *haïma*, sang) [angl. ***globulinaemia***]. Présence normale de globuline dans le sérum sanguin. V. *sérumglobuline.*

GLOBULINE-SUBSTANCE, *s. f.* V. *thromboplastinogène.*

GLOBULINURIE, *s. f.* (globuline : gr. *ourein*, uriner) [angl. ***globulinuria***]. Variété de protéinurie, caractérisée par la présence de globuline seule dans l'urine.

GLOBUS PALLIDUS (en lat. globe pâle) [TA et angl. ***globus pallidus***]. Syn. ancien *pallidum.* Partie interne du noyau lenticulaire situé en dedans du putamen.

GLOMECTOMIE, *s. f.* (lat. *glomus* ; gr. *ektomê*, ablation) [angl. ***glomectomy***]. Ablation du glomus carotidien.

GLOMÉRULE, *s. m.* (lat. *glomus*, pelote) [TA et angl. ***glomerulus***]. Peloton vasculaire ou nerveux. — ***g. du rein.*** Syn. ancien *corpuscule* ou *g. de Malpighi* (1687). Peloton de capillaires artériels entouré d'une capsule, la *c. de Bowman* (1842) ; élément initial du néphron (v. ce terme), siège de la filtration glomérulaire, il se continue par le tubule rénal. V. *podocyte, appareil juxta-glomérulaire* et *mésangium* • 👁 **rein** •.

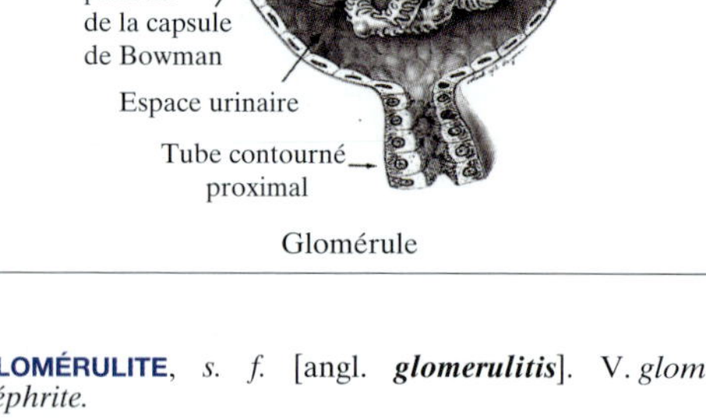

Glomérule

GLOMÉRULITE, *s. f.* [angl. ***glomerulitis***]. V. *glomérulonéphrite.*

GLOMÉRULITE LOBULAIRE. V. *glomérulonéphrite lobulaire.*

GLOMÉRULITE SEGMENTAIRE NÉCROSANTE. V. *Goodpasture (syndrome de).*

GLOMÉRULOGRAPHIE, *s. f.* (Takaro, 1967) [angl. ***glomerulography***]. Radiographie des glomérules du rein au cours d'une artériographie rénale de haute définition, éliminant les diverses causes de flou.

GLOMÉRULOHYALINOSE, *s. f.* V. *Kimmelstiel et Wilson (syndrome de).*

GLOMÉRULONÉPHRITE, *s. f.* [angl. ***glomerulonephritis***]. Syn. *glomérulite.* Terme qui désignait initialement les maladies des reins caractérisées par une atteinte inflammatoire des glomérules, généralement secondaire à une infection, évoluant de manière aiguë, subaiguë ou chronique. — Actuellement, syn. de *glomérulopathie* (v. ce terme).

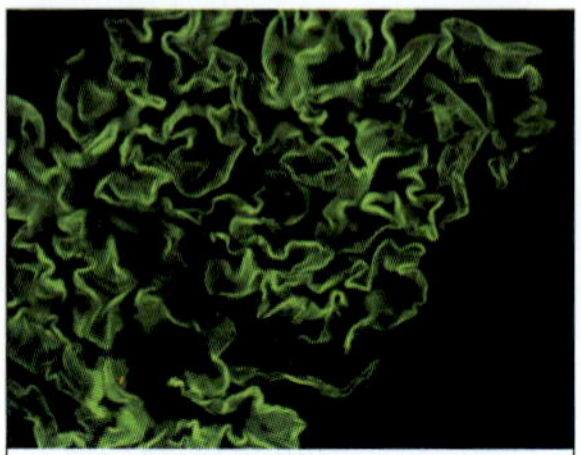

Glomérulonéphrite aiguë, dépôts d'anticorps fluorescents sur la membrane basale

GLOMÉRULONÉPHRITE AIGUË [angl. ***acute glomerulonephritis***]. Glomérulonéphrite succédant à une infection, généralement rhinopharyngée et classiquement de nature streptococcique (mais de nombreux virus, bactéries, champignons et parasites peuvent être en cause), caractérisée par l'émission d'urines rares, troubles, foncées, contenant protéines, hématies et cylindres ; par une fatigue, une pâleur, des œdèmes, une hypertension, une défaillance cardiaque et une hyperazotémie légère. L'évolution se fait le plus souvent vers la guérison, mais parfois lentement, en quelques mois. Anatomiquement, les lésions glomérulaires comportent essentiellement une ***prolifération cellulaire endocapillaire.*** La présence, sur le versant externe de la membrane basale glomérulaire, de dépôts riches en immunoglobulines et en complément, l'abaissement temporaire du taux de ce dernier dans le sérum qui contient, le plus souvent, des complexes immuns circulants, rendent probable le rôle de ces complexes dans la pathogénie de la *g. a.* Cette *g. a.* est rarement mortelle ; dans ces rares cas (*g. maligne*, J. Hamburger, 1956) une anurie s'installe, irréversible, aboutissant en quelques semaines à l'insuffisance rénale. Il s'agit alors de lésions glomérulaires avec ***prolifération extracapillaire*** de cellules endothéliales aboutissant à la dégénérescence fibrohyaline. V. *complexes immuns, glomérulonéphrite extracapillaire* et *complément.*

GLOMÉRULONÉPHRITE AIGUË ANURIQUE. V. *glomérulonéphrite extracapillaire.*

GLOMÉRULONÉPHRITE AIGUË À CROISSANTS. V. *glomérulonéphrite extracapillaire.*

GLOMÉRULONÉPHRITE AIGUË NÉCROSANTE. V. *glomérulonéphrite extracapillaire.*

GLOMÉRULONÉPHRITE CHRONIQUE [angl. ***chronic glomerulonephritis***]. Nom générique des affections rénales ayant en commun le siège glomérulaire des lésions et leur évolution fréquente, lente et irrégulière, vers une insuffisance rénale mortelle. De plus, presque toujours (sauf peut-être pour la « néphrose lipoïdique ») un mécanisme immunitaire semble bien intervenir : le plus souvent par dépôt de complexes immuns circulants. Plus rarement par action cytotoxique d'anticorps anti-membranaires. La *g. chr.* succède rarement à une *g.* aiguë ; elle est le plus souvent primitive. Jean Hamburger (1976) classe les *g. chr.* en : — 1° ***glomérulonéphrites extra-membraneuses*** (ou *g.* membraneuses des anglo-américains) [angl. ***membranous glomerulonephritis***] caractérisées *cliniquement* par un syndrome néphrotique plus ou moins marqué, des hématuries microscopiques et une évolution spontanée, lente, vers l'amélioration ; *anatomiquement* par des dépôts diffus, riches en immunoglobuline G et en complément, le long du versant externe de la membrane basale du capillaire glomérulaire, qui évoquent le rôle des complexes immuns. — 2° « ***néphrose lipoïdique*** », avec un syndrome néphrotique typique, des lésions glomérulaires minimes et une évolution favorable assez fréquente grâce à la corticothérapie ; — 3° ***néphrites prolifératives chroniques*** dont le type est la *g. membrano-proliférative* [angl. ***membranoproliferative glomerulonephritis***] : son évolution, avec protéinurie, hématuries, œdèmes, se fait presque toujours vers l'insuffisance rénale et l'hypertension artérielle. Elle associe une prolifération des cellules glomérulaires endocapillaires et des dépôts endomembraneux épaississant la paroi des capillaires. Il en existe deux formes : une forme lobulaire

(v. *glomérulonéphrite lobulaire*) ou *type I* ou *glomérulonéphrite membrano-proliférative à dépôts sous-endothéliaux,* la plus fréquente et une autre ou *type II*, caractérisée par l'existence de *dépôts denses* dans les membranes basales glomérulaires, tubulaires et capsulaires. Dans ces formes, l'existence presque constante, dans le glomérule, de dépôts d'immunoglobulines et de complément a fait discuter le rôle des complexes immuns. Un *type III* a été décrit en 1977 par D. Anders et C. F. Strife, se différenciant du type I par la présence en microscopie électronique de zones de rupture de la membrane basale. — 4° ***formes mésangiales,*** c'est-à-dire *avec dépôts, dans tout le mésangium* (tissu intercapillaire de l'ensemble des glomérules), d'*IgA* (et parfois d'IgG en faible quantité), décrites par Jean Berger et P. Galle (1962) [angl. ***mesangioproliferative glomerulonephritis***] : de beaucoup les plus fréquentes des *g. chr.,* ce sont des formes des sujets jeunes, caractérisées par des hématuries microscopiques récidivantes, longtemps bénignes, mais qui peuvent évoluer vers l'hypertension artérielle ou l'insuffisance rénale *(maladie de Berger).* — Au stade terminal de toutes ces variétés de *g. chr.,* l'aspect histologique peut devenir uniforme, réalisant l'aspect de glomérule en pain à cacheter. — Les *g. chr. secondaires* à certaines maladies générales (lupus, amylose, diabète surtout, syndrome de Goodpasture, purpura rhumatoïde) doivent être classées à part, de même que les *g. héréditaires :* cytodystrophie rénale familiale et maladie de Fabry, hypoplasie rénale oligonéphronique, syndrome d'Alport, etc. V. *Bright (mal de), complément* et *complexe immun.*

GLOMÉRULONÉPHRITE À DÉPÔTS DENSES. V. *glomérulonéphrite chronique.*

GLOMÉRULONÉPHRITE EXTRACAPILLAIRE (décrite par Volhard en 1914) [angl. ***extracapillary glomerulonephritis***]. Syn. *glomérulonéphrite à croissants, glomérulonéphrite maligne, glomérulonéphrite aiguë anurique, glomérulonéphrite aiguë nécrosante.* Variété rare et grave de glomérulonéphrite (v. *g. aiguë*) caractérisée ***cliniquement*** par son évolution en quelques jours vers l'insuffisance rénale anurique ; ***histologiquement,*** la biopsie rénale montre la prolifération en croissant de cellules d'origine immunitaire entourant le floculus et évoluant vers la sclérose ; les ***causes*** sont diverses : *anticorps antimembrane basale* (syndrome de Goodpasture), *angéites* (granulomatose de Wegener, micropolyangéite microscopique), dépôts d'*immunoglobulines* (lupus, endocardite d'Osler), présence d'anticorps anticytoplasme des polynucléaires (ANCA). Le pronostic en a été amélioré par les corticostéroïdes, les alkylants et les échanges plasmatiques.

GLOMÉRULONÉPHRITE EXTRAMEMBRANEUSE [angl. ***membranous glomerulonephritis***]. V. *glomérulonéphrite chronique.*

GLOMÉRULONÉPHRITE FOCALE (M. Löhlein, 1910) [angl. ***focal glomerulonephritis***]. Syn. *glomérulonéphrite segmentaire* (Vernier, 1958). Variété de glomérulonéphrite chronique (v. ce terme) dans laquelle les lésions sont localisées à certains secteurs du peloton capillaire du glomérule rénal et à certains glomérules. Elles sont généralement associées à des lésions banales des tubes et des espaces interstitiels du rein. Parmi leurs formes cliniques très variées, celles avec hématuries isolées et récidivantes sont fréquentes. On rencontre souvent ces lésions dans les manifestations rénales des endocardites infectieuses subaiguës, des collagénoses, du purpura rhumatoïde, dans le syndrome de Goodpasture.

GLOMÉRULONÉPHRITE LOBULAIRE ou **NODULAIRE** ou **LOBULO-NODULAIRE** (Allen, 1951) [angl. ***lobular glomerulonephritis***]. Syn. *glomérulonéphrite membrano-proliférative de type I (à dépôts mésangiaux et sous-endothéliaux).* Variété de glomérulonéphrite proliférative chronique, caractérisée anatomiquement par l'atteinte de tous les glomérules rénaux dont le peloton capillaire est augmenté de volume et lobulé, avec prolifération cellulaire endocapillaire ; chaque lobule contient un nodule hyalin dont les prolongements s'accolent à la paroi des capillaires et finissent par envahir tout le lobule.

GLOMÉRULONÉPHRITE MALIGNE [angl. ***malignant glomerulonephritis***]. V. *glomérulonéphrite aiguë* et *glomérulonéphrite extracapillaire.*

GLOMÉRULONÉPHRITE MEMBRANEUSE, G. MEMBRANO-PROLIFÉRATIVE. V. *glomérulonéphrite chronique.*

GLOMÉRULONÉPHRITE MÉSANGIALE. V. *glomérulonéphrite chronique.*

GLOMÉRULONÉPHRITE NODULAIRE. V. *glomérulonéphrite lobulaire.*

GLOMÉRULONÉPHRITE SEGMENTAIRE. V. *glomérulonéphrite focale.*

GLOMÉRULOPATHIE, *s. f.* (glomérule ; gr. *pathê,* maladie) [angl. ***glomerulopathy***]. Syn. *néphropathie glomérulaire, glomérulonéphrite, glomérulite.* Toute maladie des reins (néphropathie) atteignant électivement les glomérules. La *g.* peut être aiguë ou chronique, diffuse ou segmentaire, secondaire ou primitive. Elle comprend les lésions glomérulaires inflammatoires, celles de l'amylose, de la néphrose lipoïdique et de certaines maladies générales : collagénoses, diabète, etc. — ***g. extramembraneuse.*** Glomérulonéphrite extramembraneuse. — ***g. proliférative.*** Glomérulonéphrite proliférative. V. *glomérulonéphrite chronique.*

GLOMÉRULOPATHIE FIBRILLAIRE [angl. ***fibrillary glomerulopathy***]. Néphropathie glomérulaire chronique comportant dans le mésangium et la membrane basale glomérulaire des dépôts d'une substance dont l'étude au microscope électronique montre la structure fibrillaire. Les fibrilles peuvent être constituées de collagène ou bien d'une protéine circulante : amylose ou immunoglobuline (gammapathie monoclonale, lupus érythémateux disséminé, maladies des dépôts de chaînes légères, glomérulopathie immunotactoïde). V. ces termes.

GLOMÉRULOPATHIE IMMUNOTACTOÏDE (Schwartz M. M., amér. ; Lewis E. J., amér., 1980) [angl. ***immunotactoid glomerulopathy***]. Variété rare de *glomérulopathie fibrillaire* (v. ce terme), observée à l'âge moyen de la vie, se présentant cliniquement comme une néphropathie glomérulaire chronique non associée à une maladie systémique avec protéinurie et évoluant progressivement vers l'insuffisance rénale. Histologiquement elle comporte en microscopie *optique* un aspect évocateur de dépôt amyloïde, mais sans affinité pour le rouge Congo ; en microscopie *électronique* des dépôts d'immunoglobulines de structure fibrillaire.

GLOMÉRULOSCLÉROSE, *s. f.* [angl. ***glomerulosclerosis***]. Variété de néphrite caractérisée par la sclérose des glomérules.

GLOMÉRULOSCLÉROSE INTERCAPILLAIRE ou **NODULAIRE**. V. *Kimmelstiel et Wilson (syndrome de).*

GLOMÉRULOSE, *s. f.* Forme de néphrose dans laquelle les lésions dégénératives prédominent sur les glomérules.

GLOMIQUE (tumeur) (Masson, 1924) (lat. *glomus,* petite boule, pelote) [angl. ***glomus tumour***]. Syn. *angio-myo-neurome artériel* (Masson). Petit angiome nodulaire intradermique ou sous-cutané, siégeant surtout dans les régions tactiles, riches en glomus. Il est généralement provoqué par une piqûre et il est le siège de douleurs paroxystiques, irradiées, à type de causalgie.

GLOMUS, *s. m.* (en lat. pelote) [TA et angl. ***glomus***]. Corpuscule arrondi composé de vaisseaux et richement innervé.

GLOMUS CAROTIDIEN [TA et angl. ***glomus caroticum***]. Syn. *corpuscule carotidien.* Petit corpuscule richement vascularisé situé dans la bifurcation carotidienne. Il contient des chémorécepteurs (v. ce terme). V. *chémodectome.*

GLOMUS JUGULAIRE [angl. ***glomus jugulare***]. Petite formation vasculo-nerveuse située entre le golfe de la jugulaire et la paroi osseuse de la fosse jugulaire. Elle contient des chémorécepteurs.

GLOMUS NEUROVASCULAIRE (Masson) [angl. ***glomus body***]. Anastomose artério-veineuse microscopique riche en fibres musculaires lisses et en éléments nerveux, siégeant surtout dans la peau des doigts et des orteils.

GLOSSALGIE, *s. f.* (gr. *glôssa,* langue ; *algos,* douleur) [angl. ***glossalgia***]. Syn. *glossodynie.* Névralgie linguale.

GLOSSETTE, *s. f.* (gr. *glôssa,* langue) [angl. ***glossette***]. Comprimé destiné à fondre sous la langue. V. *tablette.*

GLOSSINE, *s. f.* (gr. *glôssa,* langue) [angl. ***glossina***]. Genre de mouches piqueuses d'Afrique transmettant les trypanosomes. — ***Glossina palpalis.*** Syn. *mouche tsé-tsé.* V. *sommeil (maladie du)* et *Insectes.*

GLOSSITE, *s. f.* [angl. ***glossitis***]. Nom générique des lésions inflammatoires de la langue, superficielles ou profondes, aiguës ou chroniques.

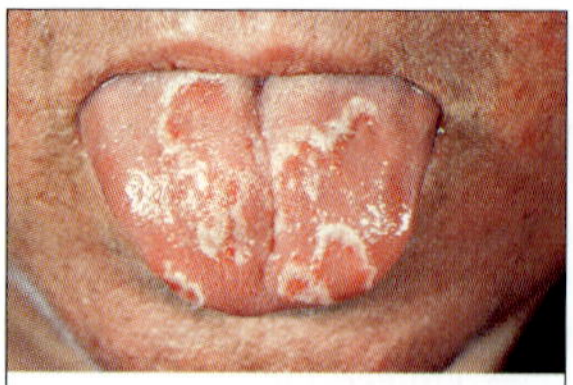
Glossite exfoliatrice marginée

GLOSSITE DÉPAPILLANTE. Glossite de la période secondaire de la syphilis que l'on observe chez les fumeurs et qui est due à la desquamation épithéliale des papilles de la langue. Elle se présente sous forme de plaques bien circonscrites, rouges et lisses, sur la face dorsale de la langue.

GLOSSITE EXFOLIATRICE MARGINÉE (A. Fournier) [angl. ***geographic tongue***]. Syn. *pityriasis lingual* (Rayer, 1831), *langue géographique* (Bergeron), *eczéma en aires* ou *marginé desquamatif de la langue* (Besnier), *syphilis desquamative de la langue* (Parrot), *état tigré de la langue* (Bridou, 1872), *desquamation épithéliale de la langue* (Gautier), *desquamation marginée aberrante de la langue* (L. Brocq), *exfoliation en aire de la langue* (Unna). Affection de la muqueuse linguale, de nature non syphilitique, caractérisée par une desquamation se faisant sous forme de plaques aberrantes, limitées du côté où elles s'étendent par un bourrelet blanc circiné. La *g. e. m.* précède souvent la *langue plicaturée* ou lui est associée. Ces deux dystrophies peuvent se rencontrer chez les membres d'une même famille.

GLOSSITE PHLEGMONEUSE [angl. ***phlegmonous glossitis***]. Phlegmon de la langue pouvant entraîner la suffocation ou se terminer par un abcès.

GLOSSOCÈLE, *s. f.* (gr. *glôssa*, langue ; *kêlê*, hernie) [angl. ***glossecele***]. Saillie de la langue hors de la bouche, quelle qu'en soit la cause (inflammation, tumeur, hypertrophie simple).

GLOSSODYNIE, *s. f.* (Verneuil) (gr. *glôssa*, langue ; *odunê*, douleur). V. *glossalgie.* — On réserve souvent le nom de *glossodynie* à une névralgie spéciale de la langue, remarquable par la fixité du point douloureux et se rencontrant en particulier chez certains névropathes *(topoalgie)*.

GLOSSOLALIE, *s. f.* (gr. *glôssa*, langue ; *lalein*, parler) [angl. ***glossolalia***]. Trouble du langage observé chez certains malades mentaux (délirants, paranoïdes mégalomaniaques) qui croient inventer un langage nouveau.

GLOSSOMANIE, *s. f.* (Linossier, 1920) (gr. *glôssa*, langue ; *mania*, folie) [angl. ***glossomania***]. Préoccupation hypochondriaque, que présentent certains sujets, de l'état de leur langue qu'ils examinent à tout instant.

GLOSSOPHARYNGIEN (nerf) (gr. *glôssa*, langue ; *pharunx*, pharynx) (TA *nervus glossopharyngeus*) [angl. ***glossopharyngeal nerve***]. Neuvième paire crânienne ; nerf mixte à destination linguale et pharyngée • 👁 **nerfs crâniens** •.

GLOSSOPHYTIE, *s. f.* (Dessois) (gr. *glôssa*, langue ; *phuton*, végétal) [angl. ***black tongue***]. Syn. *langue noire pileuse* ou *villeuse* (Rayer, 1835 ; Wallerand, 1890), *mélanotrichie linguale* (H. Surmont). Affection rare, de nature inconnue, caractérisée par l'existence d'une coloration plus ou moins foncée de la face dorsale de la langue et par une hypertrophie considérable des papilles filiformes.

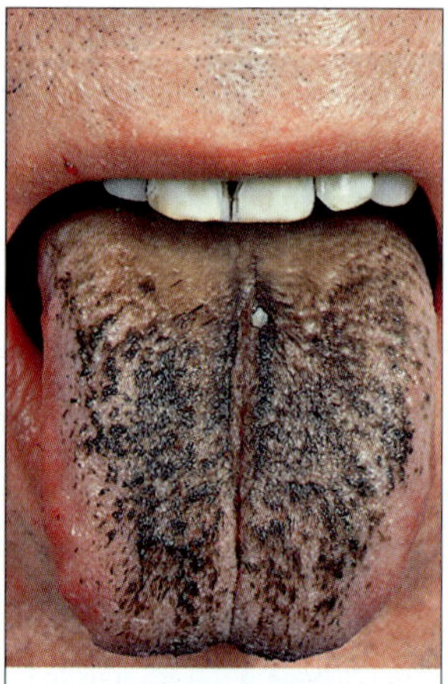
Glossophytie

GLOSSOPTOSE, *s. f.* (P. Robin) (gr. *glôssa*, langue ; *ptôsis*, chute) [angl. ***glossoptosis***]. Refoulement en arrière de la langue dont la base fait basculer l'épiglotte et rétrécit le pharynx, gênant l'alimentation du nourrisson et entraînant des troubles du développement. Cette situation de la langue serait en rapport avec un rapprochement anormal des deux branches de la mandibule et avec une attitude défectueuse de l'enfant pendant la tétée.

GLOSSOTOMIE, *s. f.* (gr. *glôssa*, langue ; *tomê*, section) [angl. ***glossotomy***]. Amputation de la langue.

GLOSSY-SKIN (anglicisme) (Weir Mitchell) (angl. *glossy*, luisant ; *skin*, peau). Trouble trophique de la peau consistant en un aspect lisse et luisant, avec disparition presque complète des plis de flexion. Cette lésion s'observe surtout au niveau des doigts et des orteils, à la suite des plaies des nerfs et fait partie du syndrome *causalgie*.

GLOTTE, *s. f.* (gr. *glôssa*, langue) [TA et angl. ***glottis***]. Segment moyen rétréci de la cavité laryngée, siège de la phonation, situé sous le vestibule au-dessus du cavum infraglottique. Il comprend notamment les cartilages aryténoïdes et les cordes vocales. V. *larynx* et *épiglotte*.

GLP 1. V. *incrétine*.

GLU. Symbole de l'*acide glutamique*.

GLUCAGON, *s. m.* (Murlin et Kimball, 1923) [angl. ***glucagon***]. Hormone polypeptidique sécrétée par les cellules α_2 des îlots de Langerhans du pancréas ; elle est hyperglycémiante, antagoniste de l'insuline (dont elle stimule cependant la production) et contribue à la régulation permanente de la glycémie. Elle est captée par le foie où elle active la glycogénolyse ; elle est aussi lipolytique. Sa sécrétion est augmentée quand le taux du glucose baisse dans le sang. Elle est employée dans les accidents d'hypoglycémie par voie intramusculaire, à la dose de 1 mg et avait été préconisée à des doses plus fortes et répétées, en perfusions intraveineuses, dans les états de choc cardiogénique. V. *entéroglucagon*.

GLUCAGONOME, *s. m.* (Becker, 1942 ; Mac Gavran, 1966 ; Mallinson, 1974) [angl. ***glucagonoma***]. Tumeur très rare développée aux dépens des cellules α_2 des îlots de Langerhans du pancréas, et sécrétrices de glucagon. Elle se manifeste cliniquement par une dermatose polymorphe, érythémato-bulleuse, migratrice, siégeant surtout aux extrémités et autour des orifices naturels et aussi par un diabète sucré avec anémie et souvent dénutrition. Les métastases hépatiques sont fréquentes et l'évolution généralement fatale. V. *somatostatinome* et *insulinome*.

GLUCIDE, *s. m.* [angl. ***glucide***]. Terme sous lequel on désigne les hydrates de carbone *oses* (ou sucres simples) et *osides* : holosides, polyholosides et hétérosides (décision de l'Union Internationale de la Chimie, Cambridge, 1923). Les *g.* constituent une source et une réserve d'énergie ; ils entrent dans la composition des acides nucléiques et des parois des cellules végétales et bactériennes. Ils se lient volontiers aux lipides et aux protéines.

GLUCIDOGRAMME, *s. m.* [angl. ***glucoproteinogram***]. Syn. *glucoprotéinogramme.* Graphique ou formule indiquant les proportions des différentes fractions de glucoprotéines contenues dans un liquide organique, séparées par électrophorèse sur papier et révélées par des colorants spéciaux. Les glucoprotéines du sérum sanguin forment un groupe complexe et migrent avec les globulines, surtout avec les α et les β. Ce groupe comprend essentiellement : l'orosomucoïde, l'α-macroglobuline, l'haptoglobine et aussi la transferrine, la céruloplasmine, les immunoglobulines, etc. (la plupart des protéines sériques renferment des glucides).

GLUCIDO-PROTIDIQUES (hormones). V. *11-oxycorticostéroïdes*.

GLUCO... (gr. *glukus*, doux, sucré). Préfixe signifiant sucre ou glucose. V. aussi *glyco...*

GLUCOCORTICOÏDE, *s. m.* V. *11-oxycorticostéroïdes*.

GLUCOCORTICOSTÉROÏDE, *s. m.* V. *11-oxycorticostéroïdes*.

GLUCOFORMATEUR, TRICE, *adj.* V. *glycogénique*.

GLUCOGENÈSE, *s. f.* (gr. *glukus*, doux ; *génésis*, formation) [angl. ***glucogenesis***]. V. *glycogénie ou glycogénèse*.

GLUCOKINASE, *s. f.* [angl. ***glucokinase***]. Enzyme catalysant la réaction glucose + ATP = glucose-6-phosphate + ADP. V. *MODY (syndrome)*.

GLUCONÉOGENÈSE, *s. f.* V. *néoglucogenèse*.

GLUCOPROTÉINE, *s. f.* V. *glycoprotéine*.

GLUCOPROTÉINOGRAMME, *s. m.* V. *glucidogramme*.

GLUCOSE, *s. m.* (Dumas, 1838) (gr. *glukus*, doux, sucré) [angl. ***glucose***]. Sucre simple à six atomes de carbone (hexose). Le D-glucose ou *dextrose* est présent à l'état naturel dans les fruits et dans le sang. C'est la source principale d'énergie de l'organisme. V. *intolérance au glucose.*

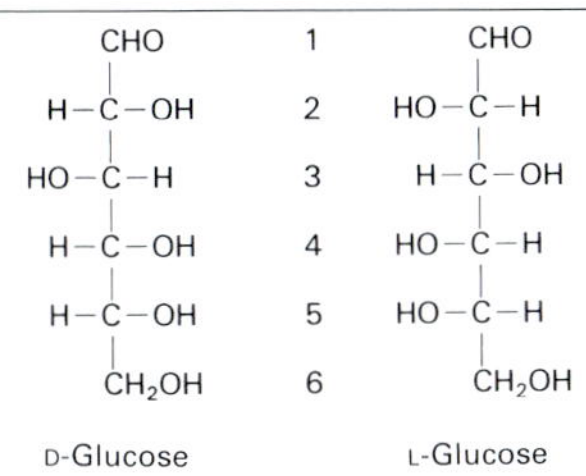

Il existe deux isomères optiques du glucose.
Le D-Glucose est parfois appelé dextrose.

GLUCOSÉ, ÉE, *adj.* [angl. ***glucosed***]. Contenant du glucose. P. ex. : *soluté g.*

GLUCOSE-6-PHOSPHATE-DÉSHYDROGÉNASE [angl. ***glucose-6-phosphate dehydrogenase***]. V. *anémie hémolytique enzymoprive.*

α-GLUCOSIDASE, *s. f.* [angl. ***α-glucosidase***]. V. *maltase* et *inhibiteur de l'α-glucosidase.*

GLUCOSIDE, *s. m.* [angl. ***glucoside***]. Variété de glycoside (ou hétéroside : v. ce terme) dont le sucre est le glucose.

L-GLUTAMATE MONOSODIQUE. V. *restaurants chinois (syndrome des).*

GLUTAMINE, *s. f.* (Symbole *Gln* ou *Q*) (gluten) [angl. ***glutamine***]. Acide aminé non essentiel, constituant des protéines, monoamide de l'acide glutamique et transporteur d'ammoniaque.

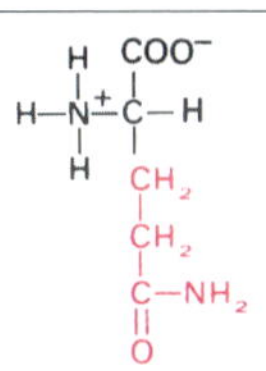

Glutamine

GLUTAMIQUE (acide) (Symbole *Glu* ou *E*) (gluten) [angl. ***glutamic acid***]. Acide aminé non essentiel constituant des protéines, précurseur de la glutamine. V. *transaminase.*

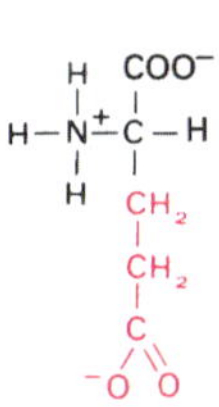

Acide glutamique

GLUTATHIÉMIE ou **GLUTATHIONÉMIE**, *s. f.* [angl. ***glutathionaemia***]. Présence (normale) de glutathion dans le sang.

GLUTATHION, *s. m.* (F. G. Hopkins, 1921) [angl. ***glutathione***]. Tripeptide composé de cystéine, d'acide glutamique et de glycine. Il passe facilement, et de façon réversible, de sa forme oxydée à sa forme réduite et joue ainsi dans l'organisme un rôle important comme transporteur d'hydrogène.

GLUTATHION-PEROXYDASE, GLUTATHION-RÉDUCTASE, GLUTATHION-SYNTHÉTASE, *s. f.* V. *anémie hémolytique enzymoprive.*

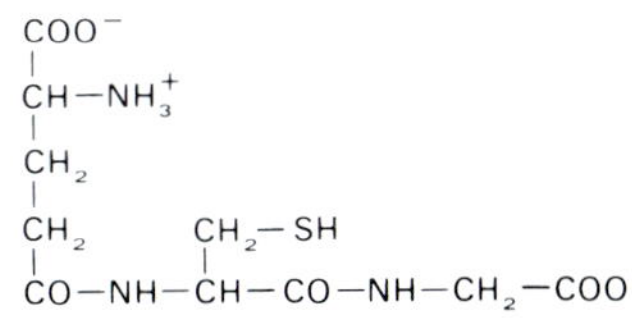

Glutathion

GLUTÉAL, ALE, *adj.* (gr. *gloutia*, fesses) [angl. ***gluteal***]. Fessier.

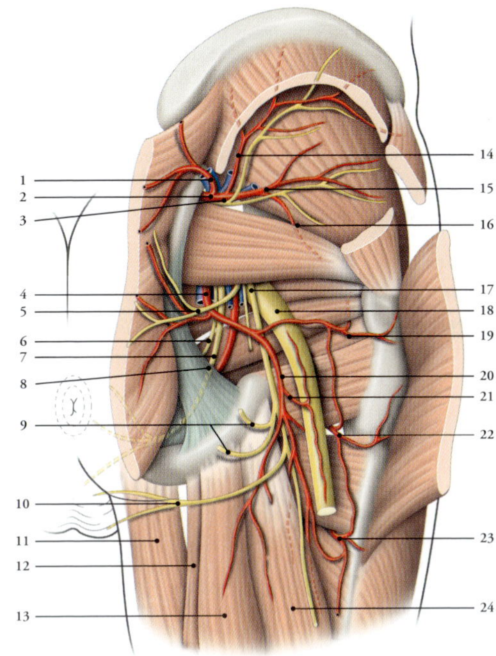

Région glutéale profonde

1. branche superficielle
2. a. glutéale sup.
3. branche profonde et n. glutéal sup.
4. a. glutéale inf.
5. n. glutéal inf.
6. n. rectal sup.
7. n. pudendal
8. a. pudendale int.
9. n. clunial inf.
10. r. périnéal
11. m. gracile
12. m. semi-membraneux
13. m. semi-tendineux
14. branche sup.
15. branche inf.
16. r. articulaire
17. n. cutané post. de la cuisse
18. n. sciatique (ou ischiatique)
19. branche glutéale
20. branche fémorale
21. a. du n. sciatique
22. a. circonflexe médiale de la cuisse
23. a. perforante de la cuisse
24. m. biceps fémoral

GLUTEN, *s. m.* (en lat. colle, glu) [angl. ***gluten***]. Substance protidique collante contenue dans les graines de céréales. – ***intolérance au g.*** V. *Gee (maladie de).*

GLUTINEUX, EUSE, *adj.* [angl. ***glutinous***]. Qui est collant et visqueux comme le gluten.

GLUTININE, *s. f.* V. *conglutination (test de).*

GLY. Symbole du *glycocolle.*

GLYCATION, *s. f.* V. *glycosylation.*

GLYCÉMIE, *s. f.* (gr. *glukus*, doux, sucré ; *haïma*, sang) [angl. ***glycaemia***](Claude Bernard). Présence (normale) de glucose dans le sang. À jeun, la *g.*, chez les sujets sains, peut varier de 0,50 à 1,10 g/L (3,9 à 5,6 mmol/L). Au-dessous de 0,70 il y a *hypoglycémie* ; au-dessus de 1,10 il y a *hyperglycémie.* L'hyperglycémie à jeun s'observe dans le diabète sucré. Les diabétiques peuvent actuellement contrôler leur propre glycémie grâce à des autopiqueurs et des lecteurs électroniques de *g.*

GLYCÉRALDÉHYDE-3-PHOSPHATE-DÉSHYDROGÉNASE, *s. f.* V. *anémie hémolytique enzymoprive.*

GLYCÉRÉ, *s. m.* [angl. ***glycerite***]. Syn. *glycérolé.* Préparation pharmaceutique dans laquelle l'excipient est formé par la glycérine ou le glycérolé d'amidon.

GLYCÉRIDE, *s. m.* [angl. ***glyceride***]. Syn. *graisse neutre.* Variété de lipide résultant de l'estérification du glycérol par des acides gras. Le plus souvent les 3 fonctions alcool du glycérol sont estérifiées par 3 molécules d'acides gras : il s'agit alors d'un *triglycéride* (v. ce terme). Parfois 2 fonctions alcool seulement sont estérifiées *(diglycéride)* ; ou même une seule *(monoglycéride).* — Le terme de *g.* est parfois employé comme synonyme de triglycéride. V. *lipide.*

GLYCÉRIDÉMIE, *s. f.* [angl. ***glyceridaemia***]. Présence de glycérides dans le sang. V. *triglycéridémie.*

GLYCÉRINE, *s. f.* (gr. *glukus*, chose douce) [angl. ***glycerin***]. Syn. *glycérol.* Trialcool de formule $CH_2OH\text{-}CHOH\text{-}CH_2OH$, obtenu par hydrolyse des graisses neutres. La *g.* et l'eau sont miscibles : on utilise la *g.* comme lubrifiant, émollient et comme laxatif. V. *nitroglycérine.*

GLYCÉROL, *s. m.* V. *glycérine.*

GLYCÉROLÉ, *s. m.* V. *glycéré.*

GLYCINE, *s. f.* Synonyme anglais de *glycocolle.* V. ce terme.

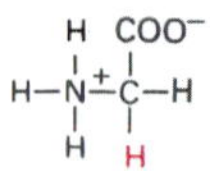

Glycine

GLYCINOSE, *s. f.* V. *hyperglycinurie.*

GLYCINURIE, *s. f.* (de Vries, 1957) [angl. ***glycinuria***]. Présence de glycine dans l'urine. Elle est le signe *biologique* essentiel d'une maladie héréditaire, transmise selon le mode dominant, caractérisée par une diminution de la réabsorption tubulaire d'un acide aminé, la glycine ou glycocolle. Celle-ci est éliminée dans l'urine (hyperglycinurie sans hyperglycinémie) avec formation de calculs. *Cliniquement* cette maladie se manifeste par une lithiase rénale récidivante débutant dès l'enfance. C'est une variété de diabète aminé différente de l'hyperglycinurie. V. *néphropathie tubulaire chronique.*

GLYCO... V. aussi *gluco...*

GLYCOCALYX, *s. m.* (gr. *glukus*, sucré ; *kalux*, enveloppe de fleur) [angl. ***glycocalyx***]. Revêtement fibreux protecteur situé à la surface extérieure de la membrane cellulaire (v. ce terme), constitué par des glycolipides et porteur des antigènes de surface.

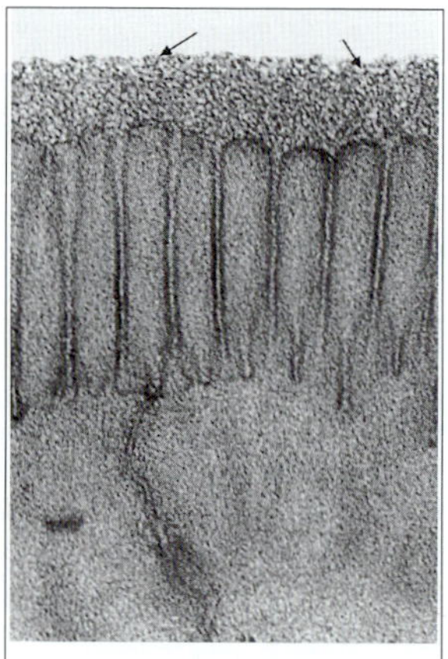

Glycocalyx (flèches)

GLYCOCOLLE, *s. m.* (autrefois *f*) (Symbole *Gly* ou *G*) (gr. *glukus* ; colle, en raison de son extraction de la gélatine) [angl. ***glycine***]. Syn. *glycine.* Acide aminé aliphatique non essentiel, constituant des protéines, précurseur des porphyrines et des sels biliaires. V. *hyperglycinurie* et *glycinurie.*

GLYCOCORTICOÏDE, *s. m.* V. *11-oxycorticostéroïdes.*

GLYCOCORTICOSTÉROÏDE, *s. m.* V. *11-oxycorticostéroïdes.*

GLYCOGÉNASE, *s. f.* [angl. ***glycogenase***]. Enzyme contenue dans la cellule hépatique et capable de transformer le glycogène en glucose lorsqu'il est activé par un facteur nerveux ou hormonal.

GLYCOGÈNE, *s. m.* (gr. *glukus*, chose douce ; *génnan*, engendrer) [angl. ***glycogen***]. Glucide découvert par Cl. Bernard en 1856 dans le foie, où il forme une réserve destinée à se transformer en glucose suivant les besoins de l'organisme. Le *g.* se rencontre aussi dans d'autres organes (placenta, muscles, etc.). Le *g.* est un polysaccharide composé de molécules de glucose reliées par des liaisons α1-4 ; de nombreuses ramifications branchées par des liaisons α1-6 lui confèrent une structure arborescente.

GLYCOGÉNÉSIE, *s. f.* (Cl. Bernard) [angl. ***glycogenesis***]. Formation de glycogène. V. *glycogénie 2°.*

GLYCOGÉNIE ou GLYCOGENÈSE, *s. f.* (Wilson, 1925) (gr. *glukus*, doux ; *génésis*, formation) [angl. ***glucogenesis***]. — 1° Syn. *glycogénolyse.* Formation du glucose dans l'organisme ; elle se fait surtout dans le foie, aux dépens du glycogène contenu dans cet organe. — 2° Syn. *glycogénésie.* Formation du glycogène à partir des sucres simples (oses) ; elle se fait essentiellement dans le foie.

GLYCOGÉNIQUE, *adj.* [angl. ***glycogenic***]. Syn. *glucoformateur.* Qui donne naissance au glucose.

GLYCOGÉNIQUE (maladie) [angl. ***glycogenosis***]. Syn. *glycogénose, polycorie glycogénique.* Terme désignant actuellement un ensemble de maladies héréditaires dues à l'absence ou à l'anomalie d'une des enzymes intervenant dans le métabolisme du glycogène ; ce métabolisme est perturbé et le glycogène (normal ou non) se dépose en excès dans certains organes. V. *Cori (classification des)* et *thésaurismose.* — Ce terme a d'abord désigné la maladie de von Gierke (Snapper et Van Creveld, 1928 ; von Gierke et Schönheimer, 1929). Syn. *maladie de Van Creveld et von Gierke, hépato-néphromégalie glycogénique, glycogénose type I.* Maladie héréditaire transmise selon le mode récessif, apparaissant dès les premières années de la vie, caractérisée cliniquement par un nanisme, une obésité de la face et du tronc, une hépatomégalie considérable et un appétit excessif. Il existe une hypoglycémie sans hyperglycémie adrénalinique, une acidose, une hyperlipidémie. Cette maladie est due à un trouble du métabolisme glucidique : l'absence d'une enzyme, la glucose-6-phosphatase, empêche la transformation en glucose du glycogène, qui s'accumule dans le foie, les reins, le cœur et les centres nerveux.

GLYCOGÉNOLYSE, *s. f.* (glycogène ; gr. *lusis*, destruction) [angl. ***glycogenolysis***]. Destruction du glycogène. V. *glycogenèse, 1°.*

GLYCOGÉNOLYTIQUE, *adj.* [angl. ***glycogenolytic***]. Qui a la propriété de diminuer la teneur en glycogène du foie. P. ex. : *l'hormone g. de l'hypophyse* (Anselmino et Hoffmann, 1934) ; v. *diabétogène (hormone).*

GLYCOGÉNOPEXIE, *s. f.* (glycogène ; gr. *pêxis*, fixation) [angl. ***glycogenopexy***]. Fixation du glycogène dans le foie.

GLYCOGÉNOSE, *s. f.* V. *glycogénique (maladie).*

GLYCOLIPIDE, *s. m.* [angl. ***glycolipid***]. Lipide contenant du glucose dans sa molécule.

GLYCOLYSE, *s. f.* (gr. *glukus*, doux ; *luein*, dissoudre) [angl. ***glycolysis***]. Diminution ou disparition du glucose contenu dans les tissus ou liquides de l'organisme.

GLYCONÉOGENÈSE, *s. f.* V. *néoglycogenèse.*

GLYCOPÉNIQUE (complexe). V. *hypoglycémique (état).*

GLYCOPEPTIDES, *s. m. pl.* [angl. ***glycopeptides***]. Famille d'antibiotiques comprenant la vancomycine et la teichoplanine.

GLYCOPEXIE, *s. f.* (gr. *glukus*, doux ; *pêxis*, fixation) [angl. ***glycopexis***]. Fixation du glucose dans les tissus.

GLYCOPROTÉINE, *s. f.* [angl. ***glycoprotein***]. Syn. *glucoprotéine.* Protéine complexe résultant de la liaison entre une protéine et un oside. Certaines se rapprochent, par leur constitution, des glucides : ce sont les *mucopolysaccharides* ; d'autres, des protéines : ce sont les *mucoprotéines* qui comprennent les *g.* du plasma sanguin. V. *glucidogramme.* — ***g. IIB/IIIA.*** V. *récepteur glycoprotéique GP IIB/IIIA* et *thrombasthénie héréditaire.*

GLYCORACHIE, *s. f.* [angl. ***glycorrhachia***]. Présence (normale) de glucose dans le liquide céphalorachidien ; elle varie de 50 à 75 mg/100 mL (2,8 à 4,2 mmol/L).

GLYCORÉGULATION, *s. f.* [angl. ***glycoregulation***]. Régulation du métabolisme des hydrates de carbone ; son mécanisme, complexe, est dû à l'intervention du foie, du pancréas, des autres glandes endocrines, des muscles et du système nerveux.

GLYCORÉGULATRICE (hormone). V. *diabétogène (hormone).*

GLYCOSAMINOGLYCANE [angl. ***glycosaminoglycan***]. V. *mucopolysaccharide.*

GLYCOSIDE, *s. m.* [angl. ***glycoside***]. V. *hétéroside.*

GLYCOSTASE, *s. f.* (gr. *glukus*, chose douce ; *stasis*, arrêt). Maintien, à leur valeur normale, des réserves en glycogène du foie et des muscles.

GLYCOSTATIQUE (hormone) (Russel). V. *diabétogène (hormone).*

GLYCOSURIE, *s. f.* (gr. *glukus*, doux ; *ourein*, uriner) [angl. ***glycosuria***]. Présence d'un sucre, le glucose, dans l'urine. La *g.* s'observe dans le diabète sucré. V. *méliturie* et *diabète sucré.*

GLYCOSYLATION, *s. f.* (gr. *glukus,* chose douce ; *sulê*, saisie, dépouille) [angl. ***glycosylation***]. Syn. *glycation.* Fixation non enzymatique et irréversible du glucose sur l'azote terminal d'une protéine. V. *hémoglobine glycosylée* et *nitrosylation.*

GLYCOTROPE (hormone) (gr. *glukus*, doux ; *trépein*, tourner). V. *diabétogène (hormone).*

GLYCURONIDATES BUTYLSOLUBLES. V. *GBS 11 ou 13.*

GLYCURONIQUE (acide) [angl. ***glycuronic acid***]. Composé dérivé du glucose, conjugué dans le foie par une enzyme, la glycuronyl-transférase à diverses substances dont il permet alors l'élimination. V. *bilirubine.*

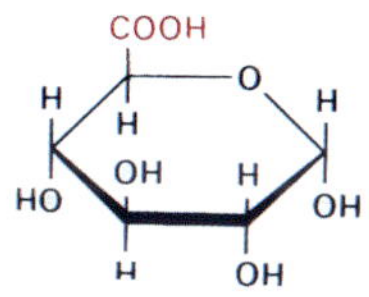

Acide glycuronique

GLYQUÉ, ÉE, *adj.* [angl. ***glycosylated***]. Glycosylé. V. *hémoglobine glycosylée.*

GM. Symbole du *monosialo-ganglioside.* V. *gangliosidose.*

Gm (antigène, facteur, gène, groupe, site antigénique ou **système)**. V. *immunoglobuline* et *groupes sanguins.*

GM-CSF. Abréviation de l'angl. *Granulocyte Macrophage Colony Stimulating Factor.* Facteur stimulant le développement des séries monocytaires et myéloïdes. V. *CSF* et *interleukines.*

GMP. Abréviation de 2 nucléotides, l'*acide guanosine monophosphorique* et le *guanosine monophosphate* qui jouent un rôle important dans le métabolisme cellulaire. — GMP cyclique (GMPc) [angl. ***cGMP***]. Molécule analogue à l'AMP cyclique et jouant comme lui le rôle de second messager. V. ces termes, *GTP, GDP* et *nucléotide.*

GNATHION, *s. m.* (gr. *gnathos,* mâchoire) [angl. ***gnathion***]. Point craniométrique médian et saillant situé au bord inférieur de la symphyse mentonnière.

GNATHOLOGIE, *s. f.* (gr. *gnathos*, mâchoire ; *logos*, discours) [angl. ***gnathology***]. Syn. *occlusodontie.* Partie de l'art dentaire qui traite de l'appareil masticateur.

GNATHOSTOMOSE, *s. f.* [angl. ***gnathostomiasis***]. Affection observée en Extrême-Orient, caractérisée par des œdèmes et des douleurs locaux ; elle est due à un ver, *Gnathostoma hispidum,* parasite habituel de l'intestin du porc, parfois trouvé chez l'homme où il affecte une localisation erratique (poumon, vessie).

GNOSIE, *s. f.* (gr. *gnôsis*, connaissance) [angl. ***gnosia, gnosis***]. Faculté permettant de reconnaître par l'un des sens (toucher, vue, etc.) la forme d'un objet, de se le représenter et d'en saisir la signification.

GNOTOBIOTIQUE, *adj.* (gr. *gnôtos*, connu ; *bios*, vie) [angl. ***gnotobiotic***]. Syn. *gnotoxénique.* Se dit d'animaux en laboratoire dont la flore bactérienne est identifiée. V. *axénique.* — *s. f.* Science de l'élevage de tels animaux.

GNOTOXÉNIQUE, *adj.* (gr. *gnôtos*, connu ; *xénos*, étranger). V. *gnotobiotique.*

GnRH ou **Gn-RF**. Abréviation de l'angl. ***Gonadotropin Releasing Hormone*** ou ***Releasing Factor*** : hormone libératrice de gonadotrophine. V. *gonadolibérine.*

GOBIET (signe de). Ballonnement abdominal localisé au côlon transverse, observé au cours de la pancréatite aiguë hémorragique.

GODELIER (signe de) (G. Charles, fr., 1813-1877). Mouvements fibrillaires de la langue, à la période d'état du typhus exanthématique.

GODET, *s. m.* [angl. ***pitting***]. Empreinte que laisse la pression du doigt sur un tégument cutané ou muqueux infiltré par de l'œdème (v. *œdème*).

GODFREY (signe de) [angl. ***Godfrey's sign***]. Mise en évidence d'un mouvement anormal de tiroir postérieur au niveau du genou. Le sujet est couché sur le dos, les genoux à angle droit, les pieds reposant sur un tabouret. Le poids de la jambe déplace le tibia en arrière ; le mouvement passif de tiroir antérieur remettre seulement le tibia à sa place normale.

GODTFREDSEN (syndrome de) (G. Erik, danois, 1947) [angl. ***Godtfredsen's syndrome***]. Syndrome caractérisé par une ophtalmoplégie, une paralysie de l'hypoglosse, une atteinte du trijumeau et parfois du glossopharyngien. Il a été observé au cours des tumeurs malignes du rhinopharynx avec métastases.

GŒBELL-STŒCKEL (opération de) (G. Rudolf, all., né en 1873). Opération destinée à combattre l'incontinence d'urine, surtout chez la femme. Elle consiste à suspendre le col vésical en enroulant autour de lui un fragment musculaire ou un lambeau d'aponévrose prélevés sur la paroi abdominale antérieure (v. *cervico-cystopexie*).

GOITRE, *s. m.* (lat. *guttur*, gorge) [angl. ***goitre, struma ;*** amér. ***goiter***]. Syn. *strume, thyréocèle* (inusité). Hypertrophie thyroïdienne diffuse et bénigne. — On donne quelquefois ce nom à toutes les tuméfactions de la glande thyroïde, quelle que soit leur nature ; d'où les *g. cancéreux, fibreux, kystiques, nodulaires, parenchymateux, tuberculeux*, etc.

GOITRE ABERRANT [angl. ***aberrant goitre***]. Goitre développé aux dépens d'une glande thyroïde accessoire : il peut siéger dans le médiastin, sur les côtés du cou ou à la base de la langue.

GOITRE AIGU ou **ÉPIDÉMIQUE** [angl. ***acute goitre***]. Tuméfaction de la glande thyroïde survenant sous forme de petites épidémies dans les régions où existe le goitre endémique. Le *g. aigu* disparaît presque toujours très rapidement quand les malades quittent la région contaminée.

GOITRE BASEDOWIFIANT ou **BASEDOWIFIÉ.** V. *basedowifiant.*

GOITRE BÉNIN MÉTASTATIQUE [angl. ***benign metastasizing goitre***]. Nom générique de certaines tumeurs thyroïdiennes d'évolution lente, semblables à des adénomes bénins, mais qui engendrent des tumeurs secondaires presque toujours osseuses. Ce sont, en réalité, des tumeurs malignes (adénocarcinomes ou adénomes malins).

GOITRE ENDÉMIQUE [angl. ***endemic goitre***]. Syn. *goitre myxœdémateux.* Maladie endémique dans certaines régions montagneuses (Alpes, Pyrénées, etc.), caractérisée par le développement d'une tuméfaction thyroïdienne (goitre) et par des troubles somatiques et intellectuels plus ou moins marqués. Quand la maladie apparaît chez l'enfant, la fonction thyroïdienne est supprimée et on voit le crétinisme se développer. Cette maladie était essentiellement liée à une carence en iode.

GOITRE ENDOTHORACIQUE [angl. ***thoracic goitre***]. Goitre situé derrière le sternum ou la clavicule ; il est développé aux dépens d'une glande thyroïde en situation normale, à laquelle il est relié par un pédicule.

GOITRE ÉPIDÉMIQUE. V. *goitre aigu.*

GOITRE EXOPHTALMIQUE. V. *Basedow (maladie de).*

GOITRE INFLAMMATOIRE. V. *thyroïdite.*

GOITRE LYMPHOMATEUX. V. *Hashimoto (goitre lymphomateux de).*

GOITRE MULTINODULAIRE [angl. ***multinodular goitre***]. Goitre simple renfermant plusieurs nodules. Au bout d'une longue évolution, il peut se transformer en *g. m. toxique.* Des signes de thyréotoxicose apparaissent, mais le tableau de maladie de Basedow est discret et comporte surtout des manifestations cardiovasculaires (fibrillation atriale, défaillance cardiaque). V. *cœur basedowien* et *Marine-Lenhart (syndrome de).*

GOITRE MYXŒDÉMATEUX [angl. ***goitre with hypothyroidism***]. V. *goitre endémique.*

GOITRE PENDULAIRE ou **EN SONNAILLE** [angl. ***pendulous goitre***]. Goitre très volumineux, pendant au-devant du cou et même parfois de la poitrine.

GOITRE PLONGEANT [angl. ***diving goitre***]. Goitre qui, entraîné par les efforts d'inspiration, s'engage dans l'orifice supérieur du thorax ; on l'observe surtout chez les vieillards et les emphysémateux.

GOITRE TOXIQUE. V. *adénome thyroïdien toxique.*

GOITREUX, EUSE, *adj.* et *s.* [angl. ***goitrous***]. Qui est atteint d'un goitre. Ce terme s'applique surtout aux sujets atteints du goitre endémique.

GOITRIGÈNE, *adj.* [angl. ***goitrogenic***]. Qui provoque le goitre.

GOLABI-ROSEN (syndrome de) (G. Mahin, amér. ; R. Linda, amér., 1984) [angl. ***Golabi-Rosen syndrome***]. Syndrome malformatif très rare à transmission récessive liée au sexe, associant macrosomie, dysmorphie faciale, syndactylie, retard mental, kystes rénaux, souvent mortel au cours des premiers mois.

GOLDBLATT (hypertension artérielle de type ou **syndrome de)** (G. Harry, amér., 1891-1937 [angl. ***Goldblatt's hypertension***]. Syn. *hypertension rénovasculaire, hypertension par ischémie rénale.* Variété rare d'hypertension artérielle, d'évolution maligne, provoquée, chez l'homme, par l'oblitération ou le rétrécissement d'une ou des deux artères rénales (embolie, thrombose, compression, lésion de la paroi artérielle). Elle s'accompagne d'un hyperaldostéronisme secondaire. Elle rappelle l'hypertension réalisée expérimentalement par Goldblatt (v. *Goldblatt, méthode de*). Si la sténose artérielle est unilatérale, la néphrectomie ou le rétablissement d'une circulation artérielle rénale normale fait généralement disparaître l'hypertension. V. *hyperaldostéronisme* et *captopril (test au).*

GOLDBLATT (méthode de) (1932) [angl. ***Goldblatt's method***]. Reproduction expérimentale de l'hypertension artérielle chez le chien par striction partielle permanente des artères rénales.

GOLDBLATT (unité). Quantité d'angiotensine qui, injectée dans les veines d'un chien, élève sa pression artérielle moyenne fémorale de 30 mmHg.

GOLDBLOOM (syndrome de) (G. Richard, amér., 1966) [angl. ***Goldbloom's syndrome***]. Affection rare, d'origine inconnue, observée au cours de la seconde enfance, associant une hyperostose périostée des os longs, surtout aux membres inférieurs, un syndrome inflammatoire et une dysprotéinémie. Son évolution se fait par poussées et son pronostic est favorable.

GOLDENHAR (syndrome de) (G. Maurice, suisse, 1952) [angl. ***Goldenhar's syndrome***]. Syn. *dysplasie oculo-auriculo-vertébrale.* Ensemble de malformations caractérisé essentiellement par l'association d'anomalies oculaires (petites tumeurs de structure dermoïde ou lipodermoïde situées sur le limbe cornéen, souvent colobome palpébral), auriculaires (appendices préauriculaires, parfois hypoplasie de l'oreille, hypo-acousie) et vertébrales (fusion, vertèbres surnuméraires) ; il existe parfois d'autres anomalies : faciales, squelettiques, urinaires, une débilité mentale, rarement des malformations cardiaques. C'est un des syndromes du premier arc (v. ce terme).

GOLDFLAM (G. Samuel, polonais, 1893). V. *Erb-Goldflam (syndrome de).*

GOLDMANN (appareil de) (G. Hans, suisse, né en 1899). V. *périmètre.*

GOLDMANN ET FAVRE (maladie de) (1957) [angl. ***Goldmann-Favre disease***]. Affection héréditaire rare, transmise selon le mode autosomique récessif, associant une dégénérescence tapéto-rétinienne, un rétinoschisis central, une cataracte et des modifications vitréennes identiques à celles de la maladie de Wagner (v. ces termes).

GOLÉ (G. Laurent, fr., né en 1903). V. *Touraine, Solente et Golé (syndrome de).*

GOLFE (syndrome de la guerre du) [angl. ***Gulf war syndrome***]. Syndrome d'existence controversée et de cause indéterminée, décrit chez des anciens combattants essentiellement américains et britanniques de la *guerre du golfe Persique* (août 1990-juin 1991). Il associe de façon variable : état dépressif, asthénie, troubles de la mémoire et du sommeil, diarrhée et douleurs diverses (articulaires, abdominales, crampes musculaires, céphalées), ces symptômes étant apparus 2 à 3 mois après le départ de la zone des combats et ayant duré au moins 6 mois. Aucune anomalie objective n'a été décelée à l'examen physique ni par les examens complémentaires. Certains ont attribué sans certitude ce syndrome à une exposition à des gaz toxiques (gaz sarin, gaz moutarde ou autres) ou bien à des traitements préventifs (vaccins, médicaments anti-myasthéniques tels que le bromure de pyridostigmine). V. *Balkans (syndrome des).*

GOLGI (appareil de) (G. Camillo, ital., 1843-1926 ; prix Nobel de médecine) [angl. ***Golgi's complex ou apparatus***] (histologie). Organite (v. ce terme) composé de *saccules* cupuliformes (dont l'empilement constitue le *dictyosome*), de *tubules* et de *vésicules* reliés au réticulum endoplasmique. Il est notamment le siège de la synthèse de polyolosides et de glycoprotéines.

GOLGI (corps de) [angl. ***Golgi's body***]. V. *dictyosome* et *Golgi (appareil de).*

GOLTZ (réflexe de) (G. Friedrich, all., 1834-1902) [angl. ***Goltz's experiment***]. Arrêt du cœur provoqué, sur une grenouille laparotomisée, par un choc appliqué sur le mésentère. Ce réflexe explique la possibilité de syncope mortelle à la suite d'un choc abdominal.

GOLTZ ou **GOLTZ-GORLIN (syndrome de)** (Goltz Robert, amér., 1962-63) [angl. ***Goltz-Gorlin syndrome***]. Syn. *hypoplasie dermique en aires.* Ensemble de malformations héréditaires transmis probablement selon le mode dominant, particulier au sexe féminin. Il associe des lésions cutanées atrophiques et pigmentaires, linéaires, localisées au tronc et aux membres, une papillomatose des muqueuses avec leucokératose buccale, des altérations des phanères et des dents et, très souvent, des malformations multiples de la face, des doigts, des orteils et aussi un retard mental.

GOMBAULT-DÉJERINE (type) (G. François, fr., 1844-1904). V. *Déjerine-Sottas (type).*

GOMME, *s. f.* [angl. ***gomma***] (anatomie pathologique). Production pathologique, apparaissant sous la forme d'une tuméfaction limitée et devant son nom soit à sa consistance, soit au liquide qui s'en écoule parfois et qui ressemble à une solution de gomme. La *g.* passe par les 4 phases de crudité, d'ulcération, d'évacuation, puis de réparation. — g. syphilitique [angl. ***syphilitic gomma***]. Accident de la période tertiaire pouvant se développer dans tous les tissus. — Le mot de *g.*, employé d'abord uniquement pour désigner certaines productions syphilitiques, a été appliqué par la suite à des lésions de nature différente, mais présentant une plus ou moins grande analogie avec les *g.* syphilitiques. — C'est en dermatologie surtout que le sens du mot *g.* a été ainsi étendu ; il désigne une nodosité siégeant dans l'hypoderme, d'évolution subaiguë, qui, après ouverture, donne lieu à un ulcère profond. Il s'agit le plus souvent de *g. syphilitique,* mais il existe aussi des g. tuberculeuses [angl. ***tuberculous gomma***] ou scrofulo-tuberculeuses et des *g.* mycosiques.

GOMPHOSE, *s. f.* (gr. *gomphos,* cheville, articulation) [TA et angl. ***gomphosis***]. Type d'articulation fibreuse où l'une des pièces pénètre l'autre comme le ferait un coin (p. ex. : l'articulation alvéolo-dentaire).

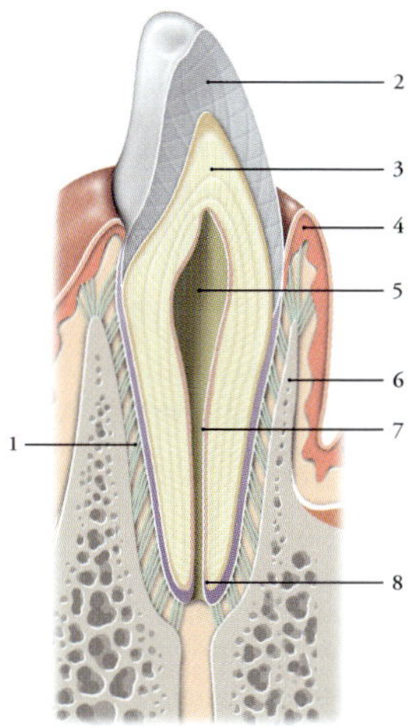

Gomphose.
Coupe vestibulo-linguale schématique d'une incisive

1. périodonte et lig. périodontal
2. émail
3. dentine
4. gencive
5. cavité coronale
6. os alvéolaire
7. canal dentaire
8. apex dentaire

GONADE, *s. f.* (gr. *gonê*, génération) [angl. ***gonad***]. Glande génitale (testicule et ovaire).

GONADOBLASTOME, *s. m.* [angl. ***gonadoblastoma***]. Tumeur gonadique rare, de malignité purement locale, résultant très probablement du développement anormal d'un testicule. Le caryotype du sujet est masculin (XY), mais son aspect est féminin avec signes de virilisation, aménorrhée primaire et taux élevé d'hormone folliculo-stimulante.

GONADOCRININE, *s. f.* (Ying et Guillemin, 1980) (gr. *gonê* ; *krinô*, je sécrète, je décide) [angl. ***gonadocrinin***]. Peptide produit par la granulosa de l'ovaire et qui stimule et module la sécrétion des gonadostimulines. La *g.* est une cybernine (v. ce terme).

GONADOLIBÉRINE, *s. f.* Syn. [angl.] ***Gn-RH (ou -RF) ; Gonadotropin-Releasing Hormone (ou Factor), LH-RH (ou RF) : Luteinizing Hormone-Releasing Hormone (ou Factor)*** (Schally ; Burgus ; Guillemin, 1971), *gonadoréline, lulibérine, lutéolibérine.* Substance polypeptidique sécrétée de façon pulsatile dans l'hypothalamus, gagnant le lobe antérieur de l'hypophyse par la tige pituitaire (liaison neurovasculaire) et contrôlant la sécrétion, par l'antéhypophyse, des 2 gonadotrophines. V. *FSH-RF* (ou *-RH*).

GONADORÉLINE, *s. f.* V. *gonadolibérine.*

GONADOSTIMULINE ou **GONADOTROPHINE**, *s. f.* [angl. ***gonadotropin***]. Syn. *hormone gonadotrope, prolan.* Hormone agissant sur les glandes sexuelles, mâles et femelles et stimulant leur activité fonctionnelle. On distingue : — 1° les ***g. hypophysaires*** [angl. ***pituitary gonadotropic hormone***], sécrétées par le lobe antérieur de l'hypophyse et qui sont : la *g. s. A* (hormone folliculostimulante, FSH des auteurs anglo-américains) qui, chez la femme, active la maturation du follicule ovarien et, associée à la *g. s. B,* déclenche la sécrétion de l'œstrone et qui, chez l'homme, agit sur la lignée séminale ; la *g. s. B* (hormone lutéostimulante, hormone lutéinisante, ***LH*** ou ***ICSH*** des Anglo-Américains — ***Interstitial Cell Stimulating Hormone***, en raison de son action sur les cellules interstitielles du testicule) qui provoque la ponte ovulaire, transforme en corps jaunes les follicules ovariens mûrs et, en synergie avec la prolactine, commande la sécrétion de progestérone ; elle stimule la production des androgènes testiculaires et corticosurrénaux (17-cétostéroïdes). V. *gonadolibérine.* — 2° les ***g. chorioniques*** ou *chorio-gonadotrophine humaine* ***(hCG : human Chorionic Gonadotrophin)*** sécrétées par les villosités placentaires, trouvées en abondance dans le sang et l'urine des femmes enceintes et appelées prolans. Leur présence dans le sang et dans l'urine permet le *diagnostic précoce de la grossesse*. Comme pour les *g.* hypophysaires, on en distingue deux fractions ou sous-unités, α et β ; seule cette dernière comporte des éléments spécifiques de hCG ; le dosage de la β-hCG évite donc les réactions croisées avec la FSH, la TSH et surtout la LH au stade précoce de la gestation. La β-hCG est aussi un marqueur biologique des tumeurs placentaires et testiculaires. V. *marqueurs tumoraux* et *grossesse (diagnostic biologique de la).*

GONADOTROPE, *adj.* (gr. *gonê*, génération, sexe ; *trépein*, tourner) [angl. ***gonadotrope***]. Qui agit sur les glandes sexuelles. P. ex. : *hormone g.* (v. *gonadostimuline*), *activité g.*

GONADOTROPHINE, *s. f.* V. *gonadostimuline.*

GONALGIE, *s. f.* (gr. *gonu*, genou ; *algos*, douleur) [angl. ***gonalgia***]. Douleur du genou.

GONARTHRIE, *s. f.* V. *gonarthrose.*

GONARTHRITE, *s. f.* [angl. ***gonarthritis***]. Inflammation de l'articulation du genou.

GONARTHROSE, *s. f.* (gr. *gonu* ; *arthron*, articulation) [angl. ***gonarthrosis, osteoarthritis of the knee***]. Syn. *gonarthrie.* Rhumatisme chronique non inflammatoire du genou. Une des formes de *g.* les plus fréquentes est la *lipoarthrite sèche des genoux* (v. ce terme).

GONDA (signe de) [angl. ***Gonda's reflex***]. Extension du gros orteil provoquée par la torsion brusquement interrompue d'un autre orteil du même pied (le 4e surtout) en cas d'atteinte du faisceau pyramidal. Ce signe, analogue au signe de Babinski, serait plus précoce et plus persistant que lui.

GONGYLONÉMIASE ou **GONGYLONÉMOSE**, *s. f.* (gr. *gongulos*, rond ; *nêma*, fil) [angl. ***gongylonemiasis***]. Maladie exceptionnelle chez l'homme due à l'infestation par un ver parasite du porc et des ruminants d'Europe et d'Amérique, *Gongylonema pulchrum* et se traduisant par une éruption papuleuse ou serpigineuse de la muqueuse buccale.

GONIN-VOGT (réseau de)(G. Jules, suisse, 1870-1935). Lésion rétinienne congénitale se présentant sous forme d'un réseau de stries filiformes blanchâtres, et prédisposant aux déchirures et au décollement de la rétine.

GONIOME, *s. m.* [angl. ***gonioma***]. Nom proposé par Masson pour désigner le séminome ordinaire et le distinguer du séminome spermatocytique.

GONIOMÈTRE, *s. m.* (gr. *gônia*, angle ; *métron*, mesure) [angl. ***goniometer***]. Instrument destiné à mesurer les angles. Il est utilisé en anthropologie pour mesurer les angles de la face et du crâne, et en physiologie pour mesurer l'amplitude des mouvements de certaines articulations. L'appareillage va du simple *g.* en matière plastique transparente au *g.* électronique ou électrogoniomètre.

GONION, *s. m.* (gr. *gônia*, angle) [angl. ***gonion***] (anthropologie). Région de l'angle de la mandibule.

GONIOSCOPIE, *s. f.* (gr. *gônia*, angle ; *skopein*, examiner) [angl. ***gonioscopy***]. Étude visuelle d'un angle. — (ophtalmologie). Étude de l'angle irido-cornéen. V. *glaucome.*

GONIOSYNÉCHIE, *s. f.* (gr. *gônia*, angle ; *sun*, avec ; *ekhein*, tenir) [angl. ***goniosynechy***]. Adhérence de l'iris et de la cornée au niveau de l'angle de la chambre antérieure de l'œil.

GONIOTOMIE, *s. f.* (gr. *gônia*, angle ; *tomê*, section) [angl. ***goniotomy***]. Intervention de chirurgie ophtalmique voisine de la trabéculotomie (v. ce terme) et consistant à ouvrir le canal de Schlemm.

GONOCOCCÉMIE, *s. f.* [angl. ***gonococcaemia***]. — 1° Présence de gonocoques dans le sang. — 2° Septicémie à gonocoques.

GONOCOCCIE, *s. f.* [angl. ***gonorrhoea***]. Maladie due à l'infection de l'organisme par le gonocoque.

GONOCOQUE, *s. m.* (gr. *gonos*, semence ; *kokkos*, grain). [angl. ***gonococcus***]. Syn. *Neisseria gonorrhoeae* et, désuet, *Micrococcus gonorrhoeae* (Neisser). Espèce bactérienne du genre *Neisseria,* spécifique de la blennorragie. Les *g.* sont des microcoques Gram– en forme de rein accolés généralement deux à deux par leur face concave.

GONOCYTOME, *s. m.* (gr. *gonos*, semence ; *kutos*, cellule ; désinence *ôma*, tumeur) [angl. ***gonocytoma***]. V. *séminome.*

GONORÉACTION, *s. f.* [angl. ***gonoreaction***]. Réaction de fixation permettant, selon le principe de la réaction de Bordet et Gengou (v. ce terme), de déceler, dans le sérum d'un malade, la présence de sensibilisatrice pour le gonocoque. Cette réaction n'a pas une valeur absolue pour le diagnostic de gonococcie.

GONORRHÉE, *s. f.* (gr. *gonos*, semence ; *rhein*, couler) [angl. ***gonorrhoea***]. Écoulement urétral observé dans la blennoragie. Les Anciens la confondaient avec un écoulement de semence.

GONOSOME, *s. m.* (Plate, 1913) (gr. *gonos*, sexe ; *sôma*, corps) [angl. ***gonosome, sex chromosome***]. Syn. *allosome* (désuet), *chromosome sexuel* (Wilson, 1906), *chromosome X, hétérochromosome* (Montgomery, 1904), *hétérosome, idiochromosome.* L'un des chromosomes d'une même paire dont l'une des fonctions est la détermination du sexe. Chez la femme, cette paire est composée de deux éléments égaux, les chromosomes X. Chez l'homme, ces deux éléments sont inégaux : l'un est identique aux chromosomes X de la femme et l'autre, de dimensions beaucoup plus faibles, est désigné sous le nom de chromosome Y. V. *autosome.*

GONOSOMIQUE, *adj.* [angl. ***gonosomal***]. Qui se rapporte aux chromosomes sexuels ou gonosomes (v. ce terme).

GOOD (G. Robert, amér., 1922-2003). V. *Hong et Good (syndrome de)* et *granulomatose septique progressive.*

GOODMAN. V. *Ketron-Goodman (maladie de).*

GOODPASTURE (syndrome de) (G. Ernest, amér., 1919 ; Stanton et Tange, 1958) [angl. ***Goodpasture's syndrome***]. Syn. *hémosidérose pulmonaire avec glomérulonéphrite segmentaire nécrosante* (Marcel Morin, 1965). Association d'une *pneumopathie interstitielle* caractérisée par des hémoptysies répétées avec anémie et des lésions d'alvéolite hémorragique et macrophagique avec hémosidérose et d'une *glomérulonéphrite* avec protéinurie, hématuries microscopiques et insuffisance rénale progressive, classiquement mortelle en quelques mois ; elle est due à une glomérulite segmentaire nécrotique avec transformation hyaline d'une partie du peloton glomérulaire. Ce syndrome est rare et frappe électivement les hommes jeunes. Il s'agit d'une maladie autoimmune (v. *auto-immunité*) avec présence, dans le sérum, d'auto-anticorps anti-membrane alvéolaire et glomérulaire détectés par immunofluorescence (1975). Depuis 1970, environ, le pronostic a été considérablement amélioré par l'emploi des corticoïdes, de la plasmaphérèse et de l'hémodialyse. V. *anticorps antitissus, glomérulonéphrite extracapillaire* et *hémosidérose pulmonaire idiopathique.*

GOPALAN (syndrome de) (G. C., 1946) [angl. ***Gopalan's syndrome***]. Syn. *syndrome des pieds brûlants.* Syndrome décrit aux Indes, caractérisé par une sensation douloureuse de brûlure localisée aux extrémités (surtout aux pieds), une hyperesthésie et des troubles vasomoteurs ; des manifestations oculaires (scotome, amblyopie) sont parfois associées. Il est probablement dû à une carence en vitamines B et en protéines.

GORDAN-OVERSTREET (syndrome de) (G. Gilbert, amér., né en 1916) [angl. ***Gordan-Overstreet syndrome***]. Variété de syndrome de Turner (v. ce terme) caractérisé par la discrétion des signes de virilisation.

GORDON (signes de) (G. Alfred, amér., 1874-1953) [angl. ***Gordon's reflex***]. — 1° Signe précurseur de la chorée, fondé sur la recherche du réflexe rotulien lorsque le malade est en décubitus dorsal. Le pied reste quelques instants comme suspendu, puis s'abaisse lentement. Dans d'autres cas, s'observe un arrêt dans la chute et une seconde secousse. Parfois la recherche du réflexe provoque une extension plus ou moins permanente du membre. — 2° Extension du gros orteil déterminée par la compression des muscles du mollet ; ce signe révèle une lésion du faisceau pyramidal.

GORDON (syndrome de) (G. Richard, australien, 1970) [angl. ***Gordon's syndrome***]. Syn. *syndrome d'hyperkaliémie familiale.* Syndrome familial très rare à transmission autosomique dominante, associant une hyperkaliémie chronique avec acidose métabolique hyperchlorémique sans altération de la fonction rénale, une hypertension artérielle, des malformations faciales et dentaires.

GORE TEX®. V. *PTFE.*

GORHAM (maladie de) (G. Lemuel, amér., 1954) [angl. ***Gorham's disease***]. Syn. *ostéolyse massive idiopathique.* Affection rare frappant les enfants et les adolescents, caractérisée par une destruction progressive du tissu osseux qui atteint surtout la clavicule, le sternum, les côtes, l'humérus : l'os est mou, spongieux, transparent aux rayons X, puis réduit à une simple lame fibreuse ; il n'y a pas de recalcification. La maladie progresse insidieusement pendant des années, jalonnée de douleurs, d'impotence fonctionnelle et de fractures provoquées par de minimes traumatismes. Son extension, accompagnée d'atteintes viscérales, peut aboutir à la mort. Il s'agirait d'une angiomatose osseuse.

GORLIN (formule des) (G. Richard et son père G. S.) [angl. ***Gorlin's formula***]. Formule permettant de calculer la surface de l'orifice mitral, en fonction du débit cardiaque et de la pression capillaire pulmonaire ; elle est utilisée lors de la discussion du traitement chirurgical du rétrécissement mitral. La surface mitrale est normalement de 4 à 6 cm^2 chez l'homme adulte.

GORLIN ou **GORLIN-GOLTZ (syndrome de)** (G. Robert, amér., 1960) [angl. ***Gorlin-Goltz syndrome***]. V. *naevomatose baso-cellulaire.*

GORLIN (syndrome de)(G. Robert, amér.) — 1° V. *dysmorphie orodactyle.* — 2° V. *adénomatose pluriendocrinienne type III ou IIb* et *LEOPARD (syndrome).*

GORLIN, CHAUDHRY ET MOSS (syndrome de) (G. Robert, amér., 1960) [angl. ***Gorlin-Chaudhry-Moss syndrome***]. Syndrome très rare, d'origine inconnue, associant une dysostose cranio-faciale, une hypertrichose, des anomalies oculaires (microphtalmie, ulcère de la cornée), une hypoplasie des grandes lèvres et la persistance du canal artériel.

GORNALL ET MAC DONALD (méthode de) [angl. ***Gornall and Mac Donald method***]. V. *11-oxycorticostéroïdes.*

GOSIER, *s. m.* [angl. ***fauces***]. Espace situé entre la cavité buccale (ou orale) et le pharynx. • 👁 **palais** •.

GOSSELIN (fracture hélicoïdale de) (G. Léon, fr., 1815-1887) [angl. ***Gosselin's fracture***]. V. *Gerdy (fracture spiroïde de).*

GOSSELIN (signes de). — 1° *Signe permettant de distinguer un lipome d'un abcès froid.* Un sac de glace ou une pulvérisation d'éther qui refroidit la tumeur durcit le lipome et ne change pas la consistance de l'abcès. — 2° *Signe indirect de fracture du bassin.* L'abduction forcée de la cuisse, du côté atteint, provoque, en mobilisant le fragment coxofémoral, une vive douleur au niveau du trait de fracture. — 3° *Signe de pied plat valgus douloureux.* Le pied, immobilisé par la contracture musculaire, ne ballotte pas lorsqu'on imprime à la jambe des mouvements saccadés. — 4° *Signe de cancer du testicule.* Il existe parfois, au-devant de la tumeur, une lame d'hydrocèle sous laquelle on perçoit la dureté du néoplasme.

GOSSYPOL, *s. m.* (lat. *gossypium*, cotonnier) [angl. ***gossypol***]. Pigment jaune phénolique présent dans la graine de coton et dont les propriétés toxiques (sur la fertilité masculine notamment) sont supprimées par la chaleur.

GOT. Glutamique-Oxalacétique Transaminase. V. *transaminase.*

GOUDRON (cancer du). V. *cancer.*

GOUGE, *s. f.* [angl. ***gouge***]. Instrument de chirurgie osseuse semi-cylindrique et tranchant à son extrémité.

GOUGEROT (G. Henri, fr., 1881-1955). V. *Beurmann et Gougerot (maladie de).*

GOUGEROT (trisymptôme de). V. *trisymptôme de Gougerot.*

GOUGEROT ET CARTEAUD (papillomatose confluente et réticulée de). V. *papillomatose confluente et réticulée de Gougerot et Carteaud.*

GOUGEROT-HOUWER-SJÖGREN ou **GOUGEROT-SJÖGREN (syndrome de)** (G. : 1925 ; H. : 1927 ; S. : 1933) [angl. ***Gougerot-Houwer-Sjögren syndrome***]. Syn. *syndrome de Sjögren, syndrome arthro-oculo-salivaire, syndrome d'ophtalmo-rhino-stomato-xérose* (Creyx et Lévy, 1948), *xérodermostéose* (A. Touraine, 1950), *syndrome sec, syndrome de l'œil sec, conjunctivis sicca* (Gougerot), *kérato-conjonctivite sèche.* Syndrome plus fréquent chez la femme après 40 ans, caractérisé par la diminution puis l'arrêt de la sécrétion des glandes lacrymales, salivaires, trachéales, digestives et vaginales. Il en résulte une sécheresse généralisée des muqueuses avec kératite, conjonctivite, rhinite, pharyngite sèches, une hypertrophie, puis une atrophie des glandes salivaires. L'évolution est chronique, parfois modérément fébrile. Ce syndrome rappelle celui de Mikulicz (n° 1). On le classe parmi les maladies autoimmunes (il est parfois associé à certaines d'entre elles) et parmi les maladies des complexes immuns. Le sérum de ces malades contient parfois un anticorps anti-tissu. On distingue des formes primitives et des formes secondaires à une polyarthrite rhumatoïde ou à une collagénose. V. ces différents termes, *auto-immunité* et *Schirmer (épreuve de).*

GOUNDOU, *s. m.* (A. Macalister, 1882) [angl. ***goundou***]. Syn. *anakhré.* Ostéite hypertrophiante de la face frappant surtout les maxillaires, observée chez les Noirs de l'Afrique occidentale. Pour certains auteurs, le *g.* devrait être rattaché au *pian.*

GOURDON (signe de). Signe traduisant l'anormale laxité de la capsule articulaire chez les nourrissons prédisposés à la luxation de la hanche : l'enfant étant couché sur le dos, les cuisses fléchies à angle droit sur le bassin et les jambes fléchies à angle droit sur les cuisses, le pied du côté malade peut être porté en dehors beaucoup plus loin que du côté sain, le genou restant toujours élevé à la verticale.

GOURME, *s. f.* — 1° Nom vulgaire donné à l'impétigo de la face ainsi qu'à d'autres dermatoses du visage (eczéma impétigineux, croûtes séborrhéiques, etc.), que l'on rencontre chez les enfants mal soignés. — 2° [angl. ***strangles***]. En médecine vétérinaire, on donne ce nom à une maladie virulente, contagieuse, propre aux solipèdes, due au développement dans l'organisme du *Streptococcus equi* de Schütz.

GOURME DES MINEURS [angl. ***ground itch***]. Érythème prurigineux dû à la pénétration de divers parasites : V. *ankylostomiase, anguillulose* et *strongyloïdes.*

GOUTIÈRES. V. *Aicardi et Goutières (syndrome d').*

GOUTTE, *s. f.* (*gutta,* syn. dans le latin du Moyen Âge de *humor*) [angl. ***gout***]. La *goutte,* jusqu'au XIIIe siècle, désignait, en langue vulgaire, une diathèse se manifestant fréquemment par des localisations articulaires (podagre) et correspondant à l'*arthritisme.* — Aujourd'hui on désigne sous ce nom une maladie due à une perturbation du métabolisme des purines qui provoque une surcharge de l'organisme en acide urique ; celui-ci est en excès dans le sang (hyperuricémie). La goutte se manifeste par des crises fluxionnaires articulaires d'allure inflammatoire, extrêmement douloureuses, localisées d'abord au gros orteil ; elles disparaissent rapidement sous l'action de la colchicine ; spontanément elles durent de 4 à 10 jours et sont fébriles. Elles tendent à se répéter et à gagner d'autres articulations. Au bout d'une dizaine d'années, la goutte est devenue chronique, avec des dépôts d'acide urique ou d'urates sous la peau (v. *tophus*), dans les articulations (arthropathies goutteuses), les tendons et les viscères : le rein (lithiase urique et néphrite interstitielle), le système nerveux (névralgies) et l'appareil cardiovasculaire (insuffisance coronaire). À côté de cette *g. primitive,* constitutionnelle, héréditaire, apanage de l'homme adulte, existent des *g. secondaires* à des hémopathies (par destruction exagérée des cellules sanguines), à l'insuffisance rénale, à la prise de certains médicaments. — ***g. abarticulaire*** ou ***viscérale*** [angl. ***abarticular gout***]. Ensemble de manifestations rénales, cardiovasculaires, digestives ou nerveuses survenant chez les goutteux et groupées autrefois sous les noms de *g.* métastatique ou remontée et de *g.* larvée (v. ces termes). — ***g. aiguë*** [angl. ***acute gout***]. *G.* évoluant sous forme d'accès paroxystiques douloureux nocturnes, siégeant presque toujours au gros orteil et se répétant plusieurs nuits de suite (attaque de goutte) ; entre les attaques, la guérison paraît complète. — ***g. asthénique***. *G.* articulaire à accès subaigus. — ***g. asthénique primitive***. V. *polyarthrite rhumatoïde.* — ***g. chronique*** ou ***tophacée***. *G.* caractérisée par une douleur, une déformation, un enraidissement permanent des articulations et par l'existence de tophus. — ***g. larvée*** [angl. ***latent gout***]. Ensemble d'accidents viscéraux (surtout rénaux) de nature arthritique, qui peuvent évoluer chez les goutteux. — ***g. métastatique***, ***remontée*** ou ***rétrocédée*** [angl. ***retrocedent gout***]. Phénomènes nerveux, cardiaques, respiratoires ou digestifs qui peuvent, à la suite d'une médication intempestive, remplacer, chez un goutteux, les phénomènes articulaires. — ***g. oxalique***. V. *Bird (maladie de).* — ***g. saturnienne*** [angl. ***saturnine gout***]. Manifestations articulaires du saturnisme, rappelant celles de la goutte, mais s'en différenciant par l'évolution torpide et l'absence de rémission complète entre les attaques. — ***g. sthénique*** [angl. ***regular gout***]. *G.* articulaire aiguë typique. — ***g. tophacée*** [angl. ***tophaceous gout***]. V. *g. chronique.* — ***g. viscérale***. V. *g. abarticulaire* et aussi *Lesch et Nyhan (syndrome de).*

GOUTTE ÉPAISSE [angl. ***thick blood smear***]. Technique destinée à mettre en évidence le parasite du paludisme. Une grosse goutte de sang est étalée d'un mouvement circulaire sur une lame de verre jusqu'à couvrir environ 1 cm^2, puis longuement séchée, enfin deshémoglobinisée et colorée au May-Grunwald-Giemsa et examinée au microscope. Plus lente que la technique du *frottis* ou étalement mince (qui permet une meilleure identification de la variété de *Plasmodium*) cette méthode est précieuse lorsque la parasitémie est faible. Quant à la technique plus moderne des *anticorps monoclonaux,* elle est applicable au diagnostic rapide du seul *Plasmodium falciparum.*

GOUTTE-À-GOUTTE ALIMENTAIRE [angl. ***drip feeding***]. Alimentation goutte-à-goutte au moyen d'une fine sonde introduite par le nez jusque dans l'estomac ou le duodénum. Cette sonde, qui peut être maintenue en place pendant des jours et des semaines, permet d'administrer une solution nutritive de protéines, de glucose et de sels chez certains malades cachectiques, comateux ou incapables de déglutir. V. *nutripompe* et *instillation.*

GOUTTE MILITAIRE. Blennorragie chronique.

GOUTTIÈRE, *s. f.* [angl. ***cradle-like splint***]. Appareil non circonférentiel moulé sur une partie du corps pour l'immobiliser dans un position déterminée. V. *attelle* et *orthèse.*

GOVAERTS (théorie de) (G. Paul, belge, 1889-1960). Théorie d'après laquelle les œdèmes seraient dus à la diminution de la pression osmotique des protides sanguins. Cette pression ne suffit plus à équilibrer la pression sanguine sous l'influence de laquelle l'eau filtre à travers les capillaires dans les espaces interstitiels.

GOWERS (myopathie distale ou type de) (G. sir William, brit., 1902) [angl. ***Gowers's distal myopathy***]. Forme rare de myopathie primitive progressive (v. ce terme) débutant vers l'âge de 40 ans par l'atrophie des petits muscles des extrémités et s'étendant parfois vers les racines des membres et la face. On lui rattache la *myopathia distalis tarda hereditaria de Welander* (1951) débutant, après la 3e année, par les extrémités des membres supérieurs, d'évolution bénigne et très lente, et la *myopathia distalis juvenilis hereditaria de Biemond* (1953-55) dans laquelle l'atrophie débute par les mains et les pieds et dont l'évolution est également très lente. L'on rapproche des myopathies distales celle d'Eichhorst (v. ce terme) et la myopathie type Mellori avec atrophie des muscles des mains et des mollets.

GOWERS (signes de) (G. sir William, brit., 1845-1915) [angl. ***Gowers's signs***]. — 1° Contractions saccadées de la pupille sous l'effet d'une simulation lumineuse. On l'observe dans le tabès. — 2° Passage difficile de la position assise à la station debout observée dans les atteintes musculaires proximales des membres inférieurs : pour se lever, le malade prend appui avec les mains sur ses genoux et sur ses cuisses.

GOYRAND (fracture de) (G. Jean, fr., 1803-1866). V. *Pouteau (fr. de — renversée).*

GOYRAND (hernie de) [angl. ***Goyrand's hernia***]. Hernie inguino-interstitielle ; l'intestin est situé dans l'épaisseur du canal inguinal.

GP IIb/IIIa. V. *récepteur plaquettaire glycoprotéique GP IIb/IIIa.*

GPI. Glycosyl-Phosphatidyl-Inositol. V. *Marchiafava-Micheli (maladie de).*

GPT. Glutamique-Pyruvique Transaminase. V. *transaminase.*

GRAAF (follicule de De) (D.-G. Regnier, holl., 1641-1673). Nom ancien du *f. ovarique mûr.* V. ce terme.

GRABATAIRE, *adj.* (lat. *grabatus,* lit misérable) [angl. ***bedridden, bedfast***]. Confiné au lit par sa maladie.

GRACILLICUTES, *s. m. pl.* (lat. *gracilis,* fin ; *cutis,* peau) [angl. ***Gracillicutes***]. Embranchement appartenant au règne des Procaryotes, comprenant de nombreux ordres et familles de bactéries (v. ce terme) Gram– dont la paroi est mince.

GRADENIGO (syndrome de) (G. Giuseppe, ital., 1904) [angl. ***Gradenigo's syndrome***]. Syn. *syndrome de la pointe du rocher.* Association de douleurs faciales paroxystiques unilatérales, d'écoulement auriculaire purulent abondant et irrégulier et de paralysie du moteur oculaire externe, observée dans les mastoïdites trépanées compliquées de pétrosite.

GRADIENT DE PRESSION [angl. ***pressure gradient***] (hémodynamique). Différence de pression.

GRADIENT VENTRICULAIRE (Ĝ ou **ÂQRST)** (Wilson) [angl. ***ventricular gradient***] (électrocardiographie). Axe moyen (v. *axe électrique du cœur*) de tout le complexe ventriculaire ; c'est un vecteur représentant la somme algébrique des 2 axes moyens QRS et T.

GRAEFE (maladie de von) (G. Albrecht von, all., 1828-1870) [angl. ***Graefe's disease***]. Syn. *amaurose avec excavation.* Atrophie optique considérée comme un glaucome sans hypertension oculaire.

GRAEFE (signe de von) (1864) [angl. ***Graefe's sign***]. Défaut de synchronisme entre les mouvements d'élévation et d'abaissement de la paupière supérieure et les mouvements semblables du globe oculaire. Il se rencontre dans le goitre exophtalmique.

GRAEFE-LINDENOV (syndrome de von). Syndrome caractérisé par l'association de surdimutité congénitale et de vertiges labyrinthiques ; accessoirement de rétinite pigmentaire, de cataracte congénitale, de retard psychomoteur, de nanisme, de malformations squelettiques, etc.

GRAEFE-SJÖGREN (syndrome de von). V. *Hallgren (syndrome de).*

GRAFFIN (plâtre de) [angl. ***Graffin's plaster***]. Botte plâtrée fenêtrée sous le talon, reportant l'appui sur la deuxième rangée du tarse, permettant l'appui précoce dans les fractures du calcanéus.

***GRAFT-VERSUS-HOST REACTION* (GVHR)** (angl.). V. *maladie homologue.*

GRAFT VERSUS LEUKAEMIA REACTION (terme angl.). Action antileucémique de la greffe. Effet cytotoxique vis-à-vis des blastes qui auraient échappé au conditionnement, produit chez le sujet leucémique par les cellules étrangères immunocompétentes apportées par une allogreffe de moelle.

GRAHAM (méthode de) [angl. ***Graham's operation***]. Exérèse pulmonaire pratiquée de proche en proche, en plèvre cloisonnée.

GRAHAM LITTLE-LASSUEUR (syndrome de) (Little, sir Graham, brit., 1915). V. *Lassueur et Graham Little (syndrome de).*

GRAHAM STEELL (souffle de) (S. Graham, brit., 1886) [angl. ***Graham Steell's murmur***]. Souffle diastolique d'insuffisance fonctionnelle de l'artère pulmonaire, provoquée par l'hypertension de la petite circulation (rétrécissement mitral).

GRAIN DE BEAUTÉ. V. *lentigo.*

GRAIN HORDÉIFORME. V. *riziforme (grain).*

GRAIN DE PALADE. V. *ribosome.*

GRAIN RIZIFORME [angl. ***melon seed body***]. V. *riziforme (grain).*

GRAINS DENTINAIRES. V. *dentinaires (grains).*

GRAINS JAUNES [angl. ***sulfur granules***]. Grains jaunes ayant le volume d'une tête d'épingle que l'on trouve dans le pus et les cultures de prélèvements au cours de l'*actinomycose.* V. ce terme et *Actinomycète.*

GRAINS DE PORTA. V. *Porta (grains de).*

GRAISSE BRUNE [angl. ***brown fat***]. V. *adipocyte* et *hibernome.*

GRAISSE NEUTRE. V. *glycéride* et *triglycéride.*

GRAM (méthode de) (Hans G., danois, 1853-1938) [angl. ***Gram's method***]. Méthode de coloration des bactéries, qui consiste à faire agir une solution iodo-iodurée (liqueur de Gram) sur une préparation déjà colorée par une couleur d'aniline (violet de gentiane). Si on lave ensuite cette préparation à l'alcool, certaines bactéries se décolorent et sont ensuite teintées en rouge par la solution de fuchsine phéniquée de Ziehl (*ne prennent pas le Gram* et sont dites : *Gram négatives* ou Gram–), tandis que d'autres restent plus ou moins fortement colorées en violet (*prennent le Gram : Gram positives* ou Gram+).

GRAMICIDINE, *s. f.* [angl. ***gramicidin***]. V. *tyrothricine.*

GRAMME, *s. m.* (symbole g) (gr. *gramma*, 24e partie de l'once) [angl. ***gram***]. Unité de masse valant la millième partie du kilogramme et représentant la masse d'un centimètre cube d'eau pure à 4 °C.

GRAM-RÖNTGEN, *s. m.* Un *g.-r.* est l'énergie perdue dans 1 g d'air par 1 rep, soit 83,8 ergs. V. *rep.*

GRANDIDIER (loi de) [angl. ***Nasse's law***]. Caractère héréditaire de l'hémophilie.

GRANULATION EXSUDATIVE. V. *exsudatif (nodule ou tubercule).*

GRANULATION PRIMAIRE DE GRALL. Petit nodule centré par une veinule porte thrombosée, entourée d'une plage de cellules hépatiques dégénérées, puis d'une zone congestionnée et infiltrée de leucocytes. Il constitue la lésion initiale de l'abcès amibien du foie.

GRANULATIONS GRISES ou **TUBERCULEUSES** (Laennec) [angl. ***phtisis nodes***]. Syn. *granulations* ou *tubercules miliaires.* Petites nodosités de volume variable (de 1 vingtième de millimètre, jusqu'à 2 et 3 mm), dures, d'abord transparentes, puis opaques ; elles sont tantôt isolées, tantôt confluentes et se transforment en nodules caséeux.

GRANULE, *s. m.* (lat. *granulum*, petit grain) [angl. ***granule***] (pharmacie). Pilule de petites dimensions.

GRANULÉ, *s. m.* [angl. ***granule***]. Préparation pharmaceutique solide, de forme vermiculaire, contenant en général une forte proportion de sucre.

GRANULEUSE (série ou lignée). V. *granulocytaire (série ou lignée).*

GRANULIE, *s. f.* (Laennec, 1819 ; Empis, 1865) [angl. ***acute miliary tuberculosis***]. Syn. *maladie d'Empis, miliaire, tuberculose miliaire* ou *micronodulaire.* Forme ***aiguë*** et généralisée de la tuberculose caractérisée du point de vue anatomique par la présence, dans le poumon et dans presque tous les organes, de granulations grises miliaires, le bacille ayant envahi l'organisme par la voie sanguine. — À côté de cette forme aiguë (ou *phtisie aiguë granulique*) fébrile, souvent asphyxique, évoluant spontanément toujours vers la mort, existent des formes ***subaiguës*** et des formes ***chroniques*** ; ces dernières, les *g. froides* (Burnand et Sayé, 1924) sont cliniquement muettes et se manifestent uniquement par la présence, sur les radiographies pulmonaires, de l'image typique de toute granulie : l'image miliaire (v. *miliaire*). Elles sont rares et souvent difficiles à distinguer des manifestations pulmonaires des sarcoïdoses.

GRANULOBLASTOME, *s. m.* V. *neurospongiome.*

GRANULOCYTAIRE (lignée ou série) [angl. ***granulocytic series***]. Syn. *lignée granuleuse, lignée* ou *série myélocytaire.* Série de cellules jeunes, qui après multiplication et maturation dans la moelle osseuse, aboutissent au leucocyte polynucléaire adulte ou granulocyte. À partir de la cellule souche, cette série comprend successivement l'hémocytoblaste, le myéloblaste, le promyélocyte, le myélocyte, le métamyélocyte et le polynucléaire. V. *myéloïdes (lignées).*

GRANULOCYTE, *s. m.* (lat. *granulum*, petit grain ; gr. *kutos*, cellule) [angl. ***granulocyte***]. V. *polynucléaire.*

GRANULOCYTOCLASIE, *s. f.* (granulocyte ; gr. *klaein*, briser). Rupture de la membrane des leucocytes granuleux.

GRANULOCYTOPÉNIE, *s. f.* (granulocyte ; gr. *pénia*, pauvreté) [angl. ***granulocytopenia***]. V. *granulopénie.* — ***g. maligne*** (A. Lichtenstein, de Stockholm, 1932). V. *agranulocytose.*

GRANULOCYTOPOÏÈSE, *s. f.* (lat. *granulum* ; gr. *kutos*, cellule ; *poïein*, faire) [angl. ***granulocytopoiesis***]. Syn. *granulopoïèse.* Formation des leucocytes granuleux ou polynucléaires.

GRANULOGRAMME, *s. m.* Résultat de l'étude des granulations des polynucléaires neutrophiles. V. *granulo-diagnostic.*

GRANULOMA (paracoccidïoidal) (angl.). V. *blastomycose brésilienne.*

GRANULOMATEUSE CHRONIQUE ou **SEPTIQUE DE L'ENFANT (maladie).** V. *granulomatose septique progressive.*

GRANULOMATOSE, *s. f.* [angl. ***granulomatosis***]. Affection caractérisée par de multiples granulomes (v. ce terme).

GRANULOMATOSE À CELLULES DE LANGERHANS. V. *histiocytose X.*

GRANULOMATOSE CHRONIQUE FAMILIALE. V. *granulomatose septique progressive.*

GRANULOMATOSE LIPOÏDIQUE [angl. ***lipoid granulomatosis***]. Maladie très grave, frappant les enfants et les adolescents, caractérisée par l'apparition de nodules granulomateux multiples formés de cellules du tissu réticulo-endothélial et secondairement infiltrés de lipides. Ces nodules siègent sur les os (surtout ceux du crâne, donnant un tableau analogue à celui de la maladie de Schüller-Christian), la peau, les ganglions lymphatiques, le foie, la rate, les autres viscères. L'évolution, souvent fébrile, est rapidement mortelle. — ***g. l. des os.*** (Snapper). V. *Schüller-Christian (maladie de).*

GRANULOMATOSE LYMPHOÏDE (Liebow et Carrington, 1972) [angl. ***lymphomatoid granulomatosis***]. Maladie caractérisée par l'apparition de multiples nodules de structure lymphoproliférative et granulomateuse, angiocentrique et angiodestructrice. Ses localisations sont essentiellement pulmonaires, cutanées, rénales et nerveuses, alors que la rate, la moelle osseuse et les ganglions lymphatiques sont en règle épargnés. L'évolution en est très grave.

GRANULOMATOSE MALIGNE (Ménétrier). V. *Hodgkin (maladie de).*

GRANULOMATOSE SEPTIQUE PROGRESSIVE, CHRONIQUE ou **FAMILIALE** (Berendes, Bridges et Good, 1959 ; Landing et Shirkey, 1957) [angl. ***progressive septic granulomatosis, chronic granulomatous disease***]. Syn. *maladie granulomateuse chronique* ou *septique de l'enfant, syndrome de Bridges et Good, granulomatose chronique familiale.* Affection héréditaire récessive liée au sexe, atteignant les garçons, caractérisée par la survenue, dès la première année de la vie, d'infections et de suppurations ganglionnaires, cutanées et viscérales (surtout pulmonaires) multiples, récidivantes et graves, plus ou moins rapidement mortelles. Le foie et la rate sont augmentés de volume. Des granulomes inflammatoires sont trouvés dans presque tous les organes. Il existe une hyperleucocytose avec polynucléose neutrophile ; les polynucléaires phagocytent normalement les microbes, mais sont incapables de les détruire (v. *Holmes, test de* et *nitrobleu de tétrazolium, épreuve du*). Il existe une hypergammaglobulinémie ; les immunoglobulines, les anticorps circulants, les réactions d'hypersensibilité retardée sont normaux. C'est une maladie par déficit d'une enzyme (la *NADPH oxydase*) entraînant celui de l'activité phagocytaire. Des formes atypiques, à transmission autosomique récessive, ont été décrites ches les filles. V. *carence immunitaire, Job (syndrome de) 2°* et *histiocytose lipochromique familiale.*

GRANULOMATOSE DE WEGENER. V. *Wegener (granulomatose* ou *syndrome de).*

GRANULOME, *s. m.* [angl. ***granuloma***]. Syn. *plasmome.* Tumeur de nature inflammatoire, formée de tissu conjonctif très vasculaire et infiltrée de cellules polymorphes : histiocytes, leucocytes, plasmocytes, etc. Les *g.* peuvent être spécifiques et dus à la tuberculose, à la lèpre, à la syphilis, à l'*Achorion schœnleinii (g. favique)* ou au trichophyton.

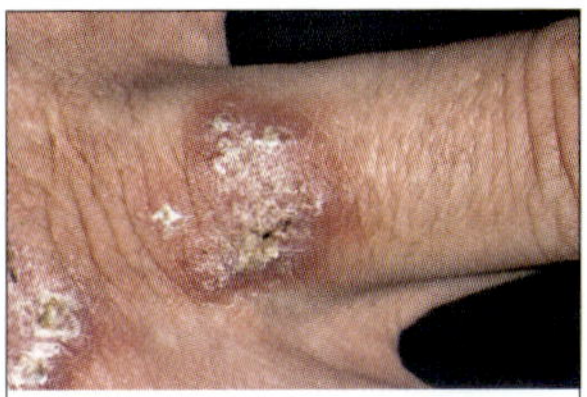
Granulome des piscines

GRANULOME ANNULAIRE (Radcliffe Crocker, 1902) [angl. ***granuloma annulare***]. Dermatose bénigne caractérisée par des élevures ou tubercules rose pâle, indolores, groupés en anneaux. Considérée autrefois comme une tuberculide, cette maladie paraît être d'origine allergique. V. *dermatite atrophiante lipoïdique.*

GRANULOME APICAL ou **DENTAIRE** [angl. ***dental or apical granuloma***]. Granulome formé à la pointe d'une racine dentaire dont la pulpe est nécrosée.

GRANULOME ÉOSINOPHILIQUE DES OS (Lichtenstein et Jaffe, 1940) [angl. ***eosinophilic granuloma***]. Syn. *granulome solitaire de l'os* (Otani, 1940), *histiocytome éosinophilique* (Layani, 1948), *myélome à éosinophiles* (Finzi, 1929), *ostéomyélite à éosinophiles* (Mignon, 1930). Affection osseuse rare, frappant le grand enfant et l'adulte jeune, caractérisée par l'existence d'une lacune, généralement unique, siégeant le plus souvent sur un os plat (crâne) et accompagnée de tuméfaction des parties molles. Elle est due à une hyperplasie localisée de la trame de l'os, de type histiocytaire et éosinophilique. D'évolution bénigne, elle représente la forme localisée de l'*histiocytose X* (v. ce terme). Il existe également des formes atteignant électivement d'autres organes (formes ganglionnaires, hépatiques, cutanées — maladie de Nanta et Gadrat —, pulmonaires).

GRANULOME GLUTÉAL INFANTILE (J. Tappeiner et L. Pfleger, 1971) [angl. ***granuloma gluteale infantum***]. Syn. *toxidermie bromo-potassique végétante* (H. Feulard, 1891), *bromides végétantes du nourrisson* (M. Kaplan *et coll.*, 1962), *candidose nodulaire de la région inguino-génitale et des fesses* (J. Delacrétaz *et coll.*, 1971), *fluorides végétantes de contact* (A. Bazex *et coll.*, 1972). Dermatose du nourrisson caractérisée par la présence, sur les fesses et la partie supéro-interne des cuisses, de nodules symétriques arrondis, violacés, de la taille d'une cerise ou d'une prune. Histologiquement, il existe une hyperkératose avec hyperacanthose de l'épiderme et des foyers d'infiltration dermique riches en plasmocytes et en polynucléaires neutro- et éosinophiles formant parfois des micro-abcès. Cette dermatose guérit spontanément en quelques mois. Pour les uns, il s'agit d'une candidose ; pour d'autres, elle est due à l'application, à l'occasion d'une dermite fessière, sur une peau macérée, d'une pommade bromurée ou contenant un corticoïde bromuré ou fluoré. A. Bazeix (1972) regroupe ces bromides et ces fluorides fessières sous le nom d'*halogénides végétantes infantiles.*

GRANULOME HISTIOCYTAIRE. V. *histiocytose X.*

GRANULOME DE HODGKIN. (1947) Selon Jackson et Parker, une des trois formes anatomiques de la lymphogranulomatose maligne. Elle correspond au type classiquement décrit. V. *Hodgkin (maladie de).*

GRANULOME INGUINAL. V. *granulome ulcéreux des parties génitales.*

GRANULOME LIPOÏDIQUE DES OS. V. *Schüller-Christian (maladie de).*

GRANULOME LIPOPHAGIQUE. Nom parfois donné à la *stéatonécrose,* à cause de la réaction inflammatoire provoquée par la masse graisseuse nécrosée agissant comme corps étranger.

GRANULOME MALIN CENTRO-FACIAL (Mac Bride, 1897 ; J.P. Stewart, 1933) [angl. ***malignant granuloma of the face***]. Affection débutant par une rhinorrhée et provoquant une nécrose ulcéreuse des os et des cartilages du nez, des sinus, de la voûte palatine et de l'orbite. Elle évolue en quelque mois vers la mort par hémorragies et infection. Sa nature est inconnue. Les lésions histologiques de granulome sont banales. Cette maladie est voisine, mais différente, de la granulomatose de Wegener (v. ce terme). Pour certains auteurs, il s'agit d'un syndrome secondaire à divers cancers ou infections.

GRANULOME MONILIASIQUE. Forme grave et rebelle au traitement de la candidose, réalisant une lésion végétante localisée.

GRANULOME DES PISCINES [angl. ***swimming-pool granuloma***]. Granulome cutané, d'aspect verruqueux, d'évolution chronique, siégeant surtout aux genoux, provoqué par *Mycobacterium marinum* (ex-*balnei*) qui pénètre par des érosions dues au contact avec les parois des piscines. V. *aquariums (maladie des).*

GRANULOME PYOGÉNIQUE. V. *botryomycome.*

GRANULOME RHINOGÈNE. V. *Wegener (granulomatose ou syndrome de).*

GRANULOME RHUMATISMAL. V. *Aschoff (nodule d'.)*

GRANULOME SOLITAIRE DES OS. V. *granulome éosinophilique des os.*

GRANULOME TÉLANGIECTASIQUE (Bennecke et Küttner). Maladie caractérisée cliniquement par des ulcérations des doigts et du cuir chevelu, du fond desquelles émergent des proliférations en forme de champignon. C'est une forme de botryomycome (v. ce terme).

GRANULOME ULCÉREUX DES PARTIES GÉNITALES (Mac Leod, 1882 ; Burton Cleland, de Sydney, 1911) [angl. ***granuloma inguinale***]. Syn. *donovanose, granulome inguinal, g. vénérien, phagédénisme* ou *ulcère serpigineux de Mac Leod-Donovan.* Maladie vénérienne des pays chauds caractérisée par des nodules ayant tendance à s'ulcérer, siégeant surtout au niveau des organes génitaux (gland, vulve). Elle affecte la forme chronique et peut aboutir, au bout de plusieurs années, à de vastes pertes de substance de la région inguinale et entraîner la mort par septicémie ou hémorragie. Elle est due à un diplobacille encapsulé : *Calymmatobacterium* (ou *Donovania* ou *Klebsiella) granulomatis* ou corps de Donovan (1905). Il existe de rares formes généralisées de la maladie.

GRANULOME VÉNÉRIEN. V. *granulome ulcéreux des parties génitales.*

GRANULOPÉNIE, *s. f.* (lat. *granulum,* granule ; gr. *pénia,* pauvreté) [angl. ***granulopenia***]. Syn. *granulocytopénie.* Diminution des leucocytes granuleux dans le sang ; elle se rencontre dans l'*agranulocytose* (v. ce mot).

GRANULOPEXIQUE, *adj.* (Gilbert) (lat. *granulum,* petit grain ; gr. *pêxis,* fixation) [angl. ***granulopectic***]. Se dit de la fonction d'un organe (foie) ou de cellules (système réticulo-endothélial) qui fixent dans leurs éléments les particules solides circulant dans le sang (poudres inertes, pigments mélanique et ocre).

GRANULOPOÏÈSE, *s. f.* (lat. granulum ; gr. *poïein*, faire). V. *granulocytopoïèse.*

GRANULOSA, *s. f.* (TA *stratum granulosum*) [angl. ***granular layer of the follicle of the ovary***]. Syn. *épithélium folliculaire.* Couche de cellules granuleuses entourant l'œuf et la cavité liquidienne du follicule ovarien ou antrum. V. *Slavjansky (membrane de).*

GRANULOSARCOMATOSE, *s. f.* (Pappenheim). Forme de la *lymphogranulomatose maligne* caractérisée par l'absence d'adénopathie superficielle et par l'hypertrophie de la rate et des ganglions profonds qui prennent l'aspect néoplasique.

GRANULOSIS RUBRA NASI (Jadassohn) [angl. ***granulosis rubra nasi***]. Affection du nez apparaissant chez les enfants et caractérisée par une hyperhidrose persistante de la peau qui recouvre la partie cartilagineuse avec de petites papules miliaires rouges au niveau des orifices sudoripares sur un fond lilacé et froid.

GRAPHITOSE, *s. f.* [angl. ***graphitosis***]. Pneumopathie professionnelle consécutive à l'inhalation prolongée de poussières de graphite.

GRAPHOCINÉTIQUE (amnésie) (gr. *graphein*, écrire ; *kinêsis*, mouvement). V. *amnésie.*

GRAPHOMANIE, *s. f.* (gr. *graphein*, écrire ; *mania*, folie) [angl. ***graphomania***]. Syn. *scribomanie.* Besoin irrésistible d'écrire, se rencontrant dans certaines formes d'aliénation mentale ; les mots se succèdent sans suite logique.

GRAPHOPHOBIE, *s. f.* (gr. *graphein*, écrire ; *phobos*, peur) [angl. ***graphophobia***]. Crainte morbide d'écrire.

GRAS DE CADAVRE. V. *adipocire.*

GRÄSBECK (G. Ralph, finlandais, 1959). V. *Imerslund-Najman-Gräsbeck (anémie ou maladie d').*

GRASPING-REFLEX (angl. : *to grasp*, saisir, serrer). Trouble de la préhension, caractérisé par la tendance de la main du malade à saisir celle de l'observateur lorsque celle-ci passe à sa portée (*réflexe de préhension automatique,* ou *grasping-movement*) et par la contraction tonique en flexion des doigts du malade lorsque la paume de sa main est excitée (*réflexe de préhension forcée,* ou *tonic-grasping reflex).* V. *réflexe de préhension.*

GRASSMAN (méthode de) (G. Wolfgang, all., né en 1898). V. *électrophorèse.*

GRAVATIF, TIVE, *adj.* (lat. *gravis,* lourd). Qui consiste en une sensation de pesanteur. — ***douleur g.*** V. *douleur.*

GRAVELLE, *s. f.* (bas-latin *graveira*, sable) [angl. ***gravel***]. (désuet). — 1° Concrétions rénales ordinairement de la grosseur d'une tête d'épingle ; les concrétions plus petites forment le sable urinaire ; celles qui sont plus grosses sont désignées sous le nom de graviers, calculs ou pierres suivant leur dimensions. — 2° Par extension, synonyme de *lithiase urinaire.*

GRAVES (maladie de) (G. Robert, irlandais, 1835) [angl. ***Graves's disease***]. V. *Basedow (maladie de).*

GRAVIDIQUE, *adj.* [angl. ***gravidic***]. Qui dépend de la grossesse. P. ex. : *accidents g.*

GRAVIDISME, *s. m.* [angl. ***gravidism***]. État physiologique de la femme enceinte.

GRAVIDOCARDIAQUE, *adj.* [angl. ***gravidocardiac***]. Se dit des troubles cardiaques survenant pendant la grossesse.

GRAWITZ (tumeur de) (G. Paul, all., 1883). V. *néphrocarcinome.*

GRAY, *s. m.* (symbole Gy)(Louis Harold Gray, physicien britannique qui a étudié au XXe siècle les radiations ionisantes) [angl. ***gray***] (radiologie). Unité de dose de radiations ionisantes absorbée ; un gray est égal à 1 joule par kilo ou à 100 rads. Dans le système international il a remplacé le rad. V. *dose absorbée.*

GREBE (syndrome de) (G. Hans, all., 1955) [angl. ***Grebe's syndrome***]. Syn. incorrect *achondrogenèse type II.* Ensemble de malformations osseuses à transmission autosomique récessive, comportant une absence de péroné (ou fibula) et une hypoplasie du tibia, du cubitus (ou ulna), des doigts et des orteils.

GREEG. V. *Morgagni-Stewart-Greeg-Morel (syndrome de).*

GREENFIELD (filtre de). V. *filtre intraveineux.*

GREENFIELD (maladie de) (G. Joseph, brit., 1933). V. *Scholz-Greenfield (maladie de).*

GREFFE, *s. f.* (gr. *graphis*, poinçon pour écrire, greffoir) [angl. ***graft***]. — 1° Implantation sur un individu d'une portion de tissu ou d'organe, empruntée soit à lui-même, soit à un autre individu. Actuellement le mot greffe est employé comme syn. de *transplantation* (v. ce terme). — 2° Parfois employé dans le sens de *greffon* (v. ce terme). — P. ex. : *g. cutanée, g. osseuse, g. nerveuse, g. de rein.* — On distingue les *fausses greffes* de tissus peu vascularisés (cornée, cartilages, os, vaisseaux) et les *vraies greffes* de cellules hématopoïétiques ou d'organes qui, pour continuer à vivre et rester fonctionnels, doivent être irrigués par l'hôte et être tolérés du point de vue immunologique (v. *histocompatibilité*). — ***g. allogénique***. V. *homéogreffe.* — ***g. apposée ou en onlay*** [angl. ***onlay graft***]. *G.* osseuse dans laquelle le greffon est fixé sur la surface osseuse avivée.— g. ***autologue ou autoplastique***. V. *autogreffe.* — ***g. cornéenne***. V. *kératoplastie.*— ***g. encastrée*** ou ***en inlay*** [angl. ***inlay graft***]. *G.* osseuse dans laquelle le greffon est placé dans un lit creusé à sa taille.— ***g. hétérologue***. V. *hétérogreffe.*— ***g. hétéroplastique***. V. *hétérogreffe.* — ***g. hétérospécifique***. V. *hétérogreffe.* — ***g. hétérotopique*** [angl. ***heterotopic graft***]. *G.* effectuée à un emplacement anatomiquement différent.— ***g. hindoue ou indienne*** [angl. ***jump graft***]. Procédé de greffe cutanée autoplastique consistant à fixer sur la perte de substance un lambeau emprunté aux téguments voisins, que l'on fait basculer autour de son pédicule. — ***g. homéoplastique***. V. *homéogreffe.* — ***g. homologue.*** V. *homéogreffe.* — ***g. en inlay***. V. *g. encastrée.* — ***g. isogénique*** ou ***isologue***. V. *isogreffe.*— ***g. à l'italienne*** [angl. ***italian flap***]. Procédé de greffe cutanée autoplastique dans lequel le greffon pédiculé, pris sur une partie du corps éloignée de la brèche à combler est appliqué sur celle-ci grâce à un rapprochement temporaire des deux régions maintenu jusqu'à la section du pédicule. — ***g. de Mowlen-Jackson***. V. *Mowlen-Jackson (greffe de).* — ***g. en onlay***. V. *g. apposée.* — ***g. orthotopique***. *G.* effectuée à un emplacement anatomiquement correspondant. — ***g. de Reverdin***. V. *Reverdin (greffe de).* — ***g. siamoise***. V. *parabiose 2°.* — ***g. syngénique***. V. *isogreffe.*— ***g. de Thiersch***. V. *Thiersch (greffe de).*— ***g. en timbre-poste***. Procédé de *g.* dans lequel la surface à épidermiser est parsemée de petits greffons de la taille d'un timbre. — ***g. xénogénique***. V. *hétérogreffe.* — V. *Établissement français des greffes.*

GREFFE (rejet de). V. *rejet de greffe (phénomène du).*

GREFFOGRAPHIE, *s. f.* (gr. *graphis*, greffoir ; *graphein*, écrire). Radiographie par injection d'un greffon ; par exemple opacification au cours d'une coronarographie de pontages aorto-coronaires antérieurement effectués.

GREFFON, *s. m.* [angl. ***graft***]. Partie de tissu ou d'un organe transplanté dans l'opération de la greffe. V. *transplant* (à « transplantation »).

GREFFON CONTRE L'HÔTE (réaction du). V. *maladie homologue.*

GREGG (syndrome de) (G. Norman, australien, 1941) [angl. ***Gregg's syndrome***]. Ensemble de malformations parfois constaté dès la naissance chez un enfant dont la mère a été atteinte de rubéole de primo-infection (forme reconnaissable à la présence d'immuno-globulines M dans le sérum) dans les 3 premiers mois de sa grossesse : cataracte centrale, presque toujours bilatérale et entraînant la cécité, parfois associée à une microphtalmie et à une pseudo-rétinite pigmentaire ; surdité entraînant une pseudo-mutité ; lésions cardiaques : persistance du canal artériel, communication interventriculaire ou interatriale. À cette triade s'ajoutent parfois des anomalies dentaires et des troubles mentaux. Cette embryopathie comporte rarement une longue survie.

GRÉGOIRE. V. *phlegmatia coerulea dolens.*

GREIG (syndrome de) (G. David, écossais, 1924). V. *hypertélorisme.*

GREITHER (type) (G. Aloys, all., 1952). V. *Meleda (maladie de).*

GRENET (syndrome de) (G., fr., XIXe siècle) [angl. ***Grenet's syndrome***]. Syndrome protubérantiel (v. ce terme) caractérisé cliniquement par l'existence, du côté de la lésion, d'une anesthésie faciale, d'une paralysie des masticateurs et d'un syndrome cérébelleux ; du côté opposé, d'une anesthésie dissociée thermo-algésique et parfois d'une hémiparésie.

GRENET ET MÉZARD (syndrome malin tardif de). Syndrome malin apparaissant tardivement au cours de la diphtérie (du 35e au 90e jour de la maladie). V. *Marfan (syndrome malin secondaire de).*

GRENOUILLETTE, *s. f.* [angl. ***ranula***]. Syn. *ranule.* Tumeur enkystée liquide, d'origine salivaire, siégeant à la face inférieure de la langue et dans l'épaisseur du plancher buccal ; les sujets qui en sont atteints ont la voie altérée et « coassent comme une grenouille » (Ambroise Paré). — g. aiguë. Gonflement brusque et douloureux d'une glande salivaire dont le canal excréteur est obstrué par un calcul.

GREPPI (G. Enrico, ital., 1924). V. *Rietti-Greppi-Micheli (maladie de).*

GREY TURNER (signe de). V. *Turner (signe de).*

GRF. 1° Abréviation du terme anglais ***Growth Releasing Factor***. V. *facteur déclenchant la sécrétion de l'hormone somatotrope.* — 2° V. *colle biologique.*

GRIESINGER (signes de) (G. Wilhelm, all., 1817-1868) [angl. ***Griesinger's sign***]. — 1° Dilatation de la pupille du côté atteint, observée dans les cas d'épanchement intracrânien. — 2° Disparition de la matité hépatique au cours d'une perforation intestinale de la fièvre typhoïde ; elle est due à la formation d'un pneumopéritoine.

GRIESINGER-KUSSMAUL (signe de). V. *pouls paradoxal.*

GRIFFE CUBITALE [angl. ***ulnar hand***]. Position spéciale que prend la main dans la paralysie du nerf cubital ou ulnaire : hyperextension de la 1re phalange et flexion des deux dernières phalanges de l'annulaire et du petit doigt, seuls innervés par le nerf cubital. V. *main cubitale.*

GRIFFES ou **GRIFFURES DE CHAT (maladie des)** (R. Debré et M. Lamy, 1950) [angl. ***cat scratch fever***]. Syn. *adénopathie régionale subaiguë* (P. Mollaret, 1950), *lymphoréticulose bénigne d'inoculation* (P. Mollaret, 1950), *maladie de Debré-Mollaret.* Affection caractérisée par une adénopathie subaiguë, indolore et apyrétique, frappant un ou plusieurs ganglions d'un groupe superficiel quelconque, évoluant le plus souvent vers la suppuration. Il existe une leucocytose légère. La guérison survient spontanément en quelques semaines. Cette maladie, une réticulose infectieuse aiguë bénigne est attribuée à un petit bacille Gram négatif pénétrant par une excoriation cutanée (souvent une griffure de chat) ou à travers une muqueuse. La nature du germe en cause est controversée (v. *Rothia*) : dans un petit nombre de cas, il s'agirait d'*Afipia felis* et dans la plupart des observations, de *Rochalimæa* (ou *Bartonella*) *henselæ.*

GRIFFON, *s. m.* [angl. ***origin of a mineral spring***]. Point d'émergence d'une source d'eau minérale.

GRINSPAN (syndrome de) (G. D., argentin, 1966). Syndrome caractérisé par l'association d'un lichen plan de la bouche, érosif, d'un diabète et souvent d'une hypertension artérielle.

GRIPPE, *s. f.* (gothique : *gripan* ; allemand : *greifen,* saisir) [angl. ***influenza***]. Syn. *influenza.* Maladie infectieuse, épidémique, contagieuse, due à un virus à ARN de la famille des *Orthomyxoviridae*, *Myxovirus influenzae* nommé maintenant *Influenzavirus,* dont il existe plusieurs types : A (le plus fréquemment en cause), B et C, avec de nombreux sous-types et variants (Souches H_1N_1, grippe espagnole ; H_2N_2, grippe asiatique ; H_3N_2, grippe de Hong-Kong ; H_5N_1, en Asie depuis 1997 — H pour hémagglutinine, N pour neuraminidase, deux glycoprotéines de l'enveloppe virale). Elle est caractérisée par un début ordinairement brusque avec fièvre à 40 °C, courbatures, maux de tête violents, un abattement général et une symptomatologie très variable, revêtant le plus souvent la *forme thoracique* (catarrhe et congestion bronchopulmonaire), parfois la *forme nerveuse* (névralgies variées) ; l'existence de troubles digestifs fait parfois parler, à tort, de grippe intestinale (le virus grippal ne touche pas l'intestin). La grippe évolue le plus souvent vers la guérison en quelques jours ; parfois après une défervescence thermique passagère (la courbe de température dessine le « V grippal »). Les formes graves sont dues à une virulence particulière du germe ou à l'association à des bactéries (*Haemophilus influenzae* surtout) responsables des complications bronchopulmonaires. Les dernières grandes épidémies sont celles de 1918 (*grippe espagnole* : 20 à 40 millions de morts, due à un virus proche de celui du hog-flu), de 1957 *(grippe asiatique)*, de 1968 *(grippe de Hong-Kong)* dues au virus A. Le diagnostic biologique de cette anthropozoonose se fait actuellement par immunofluor escence et ELISA. Son traitement fait appel à la vaccination et aux inhibiteurs de la neuraminidase (oseltamivir, zanamivir). V. *Myxovirus, Orthomyxoviridae, vaccination antigrippale, amantadine, encéphalite virale, broncho-pneumopathie de type viral, peste aviaire, grippe aviaire, virus* H_5N_1, *Hirst (réaction de)* et *hog-flu.*

GRIPPE AVIAIRE, (lat : *avis*, oiseau) [angl. ***avian influenza, fowl plague, avian flu***]. Syn. *peste aviaire.* Maladie extrêmement contagieuse et souvent fatale, provoquée par un *Influenzavirus*, touchant les oiseaux sauvages comme les volailles d'élevage (v. *peste aviaire*). Elle est devenue récemment transmissible à l'homme et source d'épidémies observées à partir de 1997 en Extrême-Orient (Chine, Viêt-Nam...) ainsi qu'aux Pays-Bas (virus H_5N_1). Elle associe chez l'homme fièvre, myalgies et conjonctivite. V. *grippe.*

GRIPPE DU DIABLE. V. *myalgie épidémique.*

GRIPPE D'ÉTÉ. V. *myalgie épidémique.*

GRIPPE DES LAITERIES. V. *pseudo-typhoméningite des porchers.*

GRIPPE PORCINE. V. *hog-flu.*

GRIPPÉ, ÉE, *adj.* Atteint de la grippe. — ***faciès g.*** V. ce terme.

GRIS (syndrome) [angl. ***grey syndrome***]. Aspect grisâtre du nouveau-né, accompagné de cyanose et de collapsus, observé dans les intoxications par le chloramphénicol. Son pronostic est très réservé.

GRISCELLI (syndrome de) (G. Claude, fr., 1978) [angl. ***Griscelli's syndrome***]. Association transmise selon le mode autosomique récessif, d'un albinisme et d'un déficit immunitaire ; ce syndrome est voisin de celui de Chediak-Higashi.

GRISEL (maladie de) (G. Pierre, fr., 1930) [angl. ***Grisel's disease***]. Syn. *torticolis naso-pharyngien.* « Torticolis à début brusque caractérisé cliniquement et radiologiquement par une énucléation de l'atlas en position de luxation-rotation, due à une contracture inflammatoire des muscles prévertébraux, dont l'origine ne peut être qu'une infection spontanée ou postopératoire du naso-pharynx et de l'espace rétro-pharyngien » (Grisel) ou même du voisinage. Ce syndrome évolue en 2 phases d'infection rhino-pharyngée, puis de torticolis brusquement apparu qui peut être fixé ensuite par la rétraction fibreuse définitive des muscles et des ligaments et qui donne lieu à des accidents de compression bulbo-médullaire. En dehors du déplacement, il n'y a pas de lésion osseuse.

GRITTI (opération de) (R. Rocco, ital., 1828-1920) [angl. ***Gritti's amputation***]. Procédé d'amputation de la cuisse dans lequel on enlève par un trait de scie les surfaces articulaires du fémur et de la rotule (ou patella). Les surfaces osseuses ainsi avivées sont maintenues en contact jusqu'à consolidation.

GROCCO-FRUGONI (signe de) (G. Pietro, ital., 1856-1916). V. *lacet (signe du).*

GRŒNOUW (dystrophie granuleuse de —, type I) (G. Arthur, all., 1889) [angl. ***Groenouw's dystrophy I***]. Dystrophie cornéenne héréditaire à transmission dominante autosomique, caractérisée par l'existence de nodules d'un blanc laiteux groupés au centre de la cornée, près de sa paroi antérieure ; leur extension provoque des ulcérations douloureuses de la cornée et son opacification progressive centrifuge aboutissant à la cécité.

GRŒNOUW type II (dystrophie de). V. *Fehr (dystrophie cornéenne de).*

GRÖNBLAD-STRANDBERG (syndrome de) (G. Esther, suédoise, 1929) [angl. ***Grönblad-Strandberg syndrome***]. Syndrome réunissant le *pseudoxanthome élastique* (Darier, 1896) et les *stries angioïdes* du fond de l'œil (Plange, 1891). Il fait partie de l'*élastorrhexie systématisée* (v. ce terme).

GROS (réaction de) (G. Walter, all., né en 1879) [angl. ***Gros's test***]. Floculation du sérum sanguin en présence d'une solution contenant du sublimé, du sulfate et du chlorure de sodium. Elle serait particulièrement rapide en cas d'atteinte hépatique, mais elle manque de spécificité. En rapport avec l'équilibre entre la sérum-albumine et les euglobulines du sérum, elle est tombée en désuétude. V. *floculation (réaction de).*

GROSS (corps basophiles de) (1932). Petites masses homogènes, provenant de débris de noyaux cellulaires variés, colorables en violet par l'hématoxyline, siégeant dans les végétations endocardiques et dans le myocarde des sujets atteints de lupus érythémateux aigu disséminé.

GROSS (opération de) (G. Robert, de Boston, né en 1905) [angl. ***Gross's operation***]. Opération pratiquée dans certains cas de rétrécissement congénital de l'isthme de l'aorte, lorsque celui-ci est anormalement long : une greffe d'aorte conservée est interposée entre les deux tranches de section trop éloignées pour être suturées l'une à l'autre.

GROSSE PULMONAIRE-PETITE AORTE (Laubry, Routier et Heim de Balsac, 1940). Cardiopathie congénitale caractérisée par une dilatation du tronc et des branches de l'artère pulmonaire et une réduction du calibre de l'aorte. Il s'agit presque toujours d'une malformation accompagnant une communication interatriale.

GROSSESSE, *s. f.* [angl. ***pregnancy***]. Syn. *gestation.* État de la femme enceinte commençant avec la fécondation et se terminant avec l'accouchement. — g. ectopique ou extra-utérine (GEU) [angl. ***extrauterine pregnancy***]. Développement de l'ovule hors de la cavité utérine soit dans une des trompes de Fallope *(g. tubaire)*, soit dans l'ovaire *(g. ovarienne)*, soit dans la cavité péritonéale *(g. abdominale)*. La *g. tubaire* peut être, suivant le siège de l'œuf : *interstitielle,* dans la paroi utérine ; *isthmique,* dans la portion rétrécie de la trompe ; *ampullaire,* dans sa portion évasée ; *infundibulaire* ou *tubo-abdominale,* sur le pavillon. Elle évolue spontanément vers la rupture. — g. gémellaire [angl. ***twin pregnancy***]. Développement simultané de deux fœtus dans la même cavité utérine ; la *g. g.* peut être bi- ou univitelline (v. *jumeau*). — ***g. hétérospécifique*** [angl. ***heterospecific pregnancy***]. V. *hétérospécifique.* — g. môlaire [angl. ***molar pregnancy***]. *G.* évoluant vers la dégénérescence kystique des villosités choriales (môle hydatiforme). — g. nerveuse ou fausse g. [angl. ***false pregnancy***]. État morbide présentant quelques-uns des signes de la grossesse, sans qu'il y ait développement d'un produit de la conception. V. aussi *terme de la grossesse.*

GROSSESSE (diagnostic biologique de la) [angl. ***biological diagnosis of pregnancy***]. Diagnostic de la grossesse fondé sur la recherche de l'hormone chorionique gonadotrophique (hCG) — surabondante au cours de la grossesse — dans l'urine ou le sérum de la femme présumée enceinte. On a d'abord cherché à révéler l'hCG par ses effets sur le tractus génital de certains animaux de laboratoire auxquels on injecte urine ou sérum à tester (réactions de *Zondek et Aschheim, Brouha-Hinglais-Simonnet, Friedman, Brindeau et Hinglais, Reiprich, Galli-Mainini et Hogben,* toutes abandonnées). — Actuellement on se sert de méthodes immunologiques, plus rapides et plus précises. Elles utilisent des anticorps anti-hCG classiques ou pour des diagnostics très précoces, un ou 2 anticorps monoclonaux spécifiques de la fraction β de l'hCG (pour éviter des réactions croisées avec la LH). Ce sont, pour les prélèvements urinaires, des réactions d'inhibition de l'hémagglutination (v. *Wide et Gemzell, réaction ou test de*) sur lame ou en tube ou des méthodes immunoenzymatiques type ELISA. Les prélèvements sanguins permettent des diagnostics d'une grande précocité, quantitatifs ou semi-quantitatifs, grâce à des techniques radio-immunologiques, immunoenzymatiques ou d'immunofluorescence en temps résolu.

GROSSESSE (interruption volontaire de) (IVG). Pratiquée avant la fin de la douzième semaine de grossesse, elle peut être ou non d'indication médicale. — 1° ***L'interruption médicale de grossesse*** est envisagée lorsque celle-ci est de nature à faire courir un risque majeur à la *femme*, du fait de son état de santé ; ou bien lorsque l'*enfant* présente des malformations d'une particulière gravité. — 2° Autrement, ***l'interruption volontaire de grossesse*** est effectuée à la demande de la femme. Dans les deux cas, la loi précise les modalités de ces interruptions. Elle fait appel à divers procédés : V. *avortement, Karman (méthode de)* et *mifépristone.*

GROSSESSE À RISQUE ÉLEVÉ [angl. ***high risk pregnancy***]. Grossesse qui a de fortes probabilités de se compliquer ou de se terminer par la naissance d'un enfant anormal ; c'est-à-dire lorsqu'elle survient chez une femme : ayant déjà eu un enfant atteint d'une maladie métabolique héréditaire ou porteur d'une aberration chromosomique ; ayant eu des métrorragies au début de sa grossesse ; ayant subi une irradiation ou une agression virale ou médicamenteuse ; âgée de plus de 40 ans ou hypertendue ou encore lorsque les parents sont porteurs d'anomalies de structure chromosomique ou de maladie métabolique héréditaire. Dans ces cas, l'étude hormonale, cytogénétique et cytologique du liquide amniotique recueilli par amniocentèse (v. ce terme) peut renseigner sur l'existence d'une maladie héréditaire chez le fœtus.

GROSSESSE NORMALE (surveillance d'une) [angl. ***supervision of a normal pregnancy***]. ***La première consultation*** correspond à la déclaration de la grossesse ; réalisée avant la fin du 3ᵉ mois, elle comprend un entretien et un examen clinique, une première échographie, des examens biologiques obligatoires : groupes sanguins ABO, Rhésus et Kell, recherche de glycosurie et de protéinurie, d'agglutinines irrégulières, sérodiagnostics de syphilis, rubéole et toxoplasmose ; un dépistage VIH doit être proposé. — ***Les consultations ultérieures*** comprennent un examen clinique mensuel, une échographie aux 5ᵉ et 8ᵉ mois ; une recherche de glycosurie et de protéinurie mensuelle, un sérodiagnostic de toxoplasmose et une recherche d'agglutines irrégulières à répéter tous les mois si négatifs ; une recherche de l'antigène HBs ; une numération formule et un test d'O'Sullivan au 6ᵉ mois.

GROSSI (méthode de) (G. L., 1952) [angl. ***Grossi's method***]. Technique de *massage* par effleurage de zones réflexogènes, utilisée dans les troubles fonctionnels gastriques et coliques.

GROUCHY (syndrome de De) (G. Jean de, fr., 1963, 1964). V. *délétion ; d. du bras court du chromosome 18 ; d. du bras long du chromosome 18.*

GROUPAGE LEUCOCYTAIRE ou **TISSULAIRE** [angl. ***leucocyte typing, leucocyte grouping tissue typing***]. Détermination du groupe tissulaire.

GROUPAGE SANGUIN [angl. ***blood typing***]. Détermination du groupe sanguin.

GROUPAGE TISSULAIRE. V. *groupage leucocytaire.*

GROUPE HOMOGÈNE DE MALADES. V. *GHM.*

GROUPEMENT HOSPITALIER UNIVERSITAIRE (GHU). Rassemblement créé en 2003 des différents établissements de l'Assistance Publique-Hôpitaux de Paris (AP-HP) en quatre pôles nommés selon les points cardinaux; ces groupements réalisant des « ensembles géographiques homogènes » destinés à rapprocher la direction générale des hôpitaux dans les différents processus administratifs. V. *CHU* et *centre hospitalier.*

GROUPES LEUCOCYTAIRES. V. *groupes tissulaires.*

GROUPES SANGUINS [angl. ***blood types***]. Catégories où, depuis les travaux de Landsteiner (1900) l'on classe tous les individus selon la variété d'*agglutinogènes* (antigènes érythrocytaires) et d' *agglutinines* (anticorps sériques : hémoagglutinines) possédée par leurs hématies et leurs sérums. Leur connaissance est indispensable pour la pratique de la transfusion sanguine et celle des greffes d'organe (v. *histocompatibilité*). Dans le système ABO, le plus anciennement connu (1900) et le plus important pour les transfusions, il existe 4 groupes sanguins principaux : le *groupe AB*, dans lequel les hématies possèdent les agglutinogènes A et B et dont le sérum ne renferme pas d'agglutinine (receveurs universels) ; le *groupe A*, dont les hématies ont l'agglutinogène A et le sérum l'agglutinine β ; le *groupe B*, caractérisé par l'existence, dans les globules rouges, de l'agglutinogène B et, dans le sérum, de l'agglutinine α ; enfin le *groupe O* (donneurs universels) dont les hématies sont dépourvues d'agglutinogène, mais dont le sérum contient des agglutinines α et β. Cette classification internationale, due à Landsteiner, a remplacé celle de Moss, dans laquelle le groupe 1 correspondait au groupe AB de la précédente, le groupe 2 au groupe A, le groupe 3 au groupe B, le groupe 4 au groupe O. Ces 4 groupes sanguins constituent le système ABO dans lequel on a décrit des sous-groupes : A_1, A_2, A_3, A_H ou x, et Am (selon la variété d'agglutinogène A). Dans la race blanche, 44 % des individus appartiennent au groupe A, 44 % au groupe O, 9 % au groupe B et 3 % au groupe AB. La présence, dans les hématies, d'autres agglutinogènes a permis d'identifier d'autres systèmes, indépendants du système ABO : le système MN (Landsteiner et Levine, 1927), jadis appelé type sanguin, ou MNS ; les systèmes P, Lutheran, Kidd, Duffy, Kell (et son allélomorphe le facteur Cellano), Auberger, Diego (d'intérêt anthropologique), Sutter, Xg, etc. : il est rare que le plasma sanguin contienne des anticorps correspondant à ces antigènes (agglutinines irrégulières) ; le système Rhésus (v. *Rhésus, antigène ou facteur*). À côté de ces systèmes de groupes sanguins concernant les hématies, il faut citer le système HL-A (v. ce terme) dont de très nombreux antigènes, absents des globules rouges adultes mais présents sur les globules blancs (comme dans les tissus), caractérisent les innombrables groupes leucocytaires (ou tissulaires). – Chacun de ces systèmes est défini par la présence, chez tout sujet, de 2 antigènes, identiques chez l'homozygote, différents chez l'hétérozygote, produits par 2 gènes allèles du système considéré et qui se transmettent héréditairement. Le groupe sanguin est fixe et immuable chez tout individu. – On a décrit aussi des groupes sanguins sériques caractérisés par l'existence d'antigènes en solution dans le plasma et appartenant aux diverses globulines. Il en existe plusieurs systèmes : le groupe des haptoglobines (Hp) et celui des α2-macroglobulines (Gc) dans les α2-globulines ; le groupe des transferrines (Tf) et celui des β-lipoprotéines (Ag et Lp) dans les β-globulines et surtout les groupes Gm, Inv, ISf et Am dans les immunoglobulines (v. ce terme). V. *ABH (antigènes), H (substance), Lewis (facteur, substance ou système), P (système), antigène leucoplaquettaire* et *groupes tissulaires.*

GROUPES TISSULAIRES. Syn. *groupes leucocytaires* (J. Dausset, 1958). Catégories où l'on classe tous les individus selon les variétés d'antigènes leucoplaquettaires et tissulaires (v. ces termes) qu'ils possèdent. Ces antigènes appartiennent pour la plupart à un seul système principal de groupe, le système HL-A (v. ce terme). La connaissance de ces groupes est indispensable pour la pratique des greffes et des transplantations d'organes (v. *histocompatibilité*). Une incompatibilité des *g. t.* peut expliquer certaines réactions post-transfusionnelles et certains accidents d'iso-immunisation.

GRP. Initiales de l'angl. ***Gastrin Releasing Peptide***. V. *bombésine.*

GRUBER (maladie de). V. *patella bipartita.*

GRUBER (syndrome de) (G. George, all., 1934) [angl. ***dysencephalia splanchnocystica***]. Syn. *dyscéphalie splanchnocystique, dysencéphalie splanchnokystique, syndrome de Meckel.* Ensemble de malformations héréditaires à transmission autosomique récessive atteignant le crâne (encéphalocèle occipitale, microcéphalie avec exophtalmie et hypertélorisme), les doigts (polydactylie et syndactylie), les viscères (maladie polykystique des reins, des ovaires, du foie et du pancréas) et les raphés dont la coalescence anormale provoque des malformations palatines, uro-génitales et vertébrales.

GRUBY-SABOURAUD (maladie de) (G. David, fr., 1843). V. *trichophytie.*

GRÜNWALD (G. Ludwig, all., né en 1863). V. *May-Grünwald-Giemsa (coloration de).*

GRUTUM, *s. m.* [angl. ***grutum***]. Syn. *acné miliaire, milium.* Lésion cutanée bénigne consistant en granulations arrondies de la grosseur d'une tête d'épingle, de couleur blanche ou jaunâtre, répandues sur le front et sur le visage et constituées par de petits kystes épidermiques de kératine.

GRÜTZ (G. Otto, all., 1932). V. *Bürger et Grütz (maladie de).*

GSELL (G. Otto, suisse, né en 1902). V. *Bouchet-Gsell (maladie de).*

GT. Symbole du *trisialo-ganglioside.* V. *gangliosidose.*

γGT. Abréviation de *gamma-glutamyl-transpeptidase* (v. ce terme).

GTP. Abréviation de 2 corps chimiques qui, par leurs liaisons riches en énergie, jouent chacun de leur côté, un rôle important dans le métabolisme cellulaire : *l'acide guanosine-triphosphorique,* indispensable à la synthèse intracellulaire des protéines et des acides ribonucléiques, et le *guanosine-triphosphate,* composé d'un glucide (D-ribose), d'une base purique (guanine) et de 43 molécules d'acide phosphorique, qui intervient dans la synthèse des acides nucléiques. V. *GDP, GMP* et *protéine G.*

GUA. Abréviation de *guanine.*

GUAM (syndrome de) (Kiloh L.G. 1980 ; Cawte J. 1984) [angl. ***Guam syndrome***]. Association de sclérose latérale amyotrophique, de maladie de Parkinson et de démence observée chez les aborigènes de Guam, Nouvelle-Guinée et diverses autres îles de l'océan Pacifique. Son origine est inconnue.

GUANIDINE, *s. f.* [angl. ***guanidine***]. Base forte (imino-urée) très toxique et dont certains dérivés sont des constituants du muscle.

GUANIDINÉMIE, *s. f.* [angl. ***guanidinaemia***]. Présence dans le sang de guanidine (poison musculaire très toxique, de composition proche de celle de l'urée), dont le taux normal est de 7 mg par litre et ne doit pas dépasser 20 mg. Des chiffres supérieurs sont observés dans l'hypertension artérielle, l'insuffisance rénale et l'éclampsie.

GUANINE, *s. f.* (symbole **G**, abréviation **Gua**) (guano) [angl. ***guanine***]. V. *base purique.*

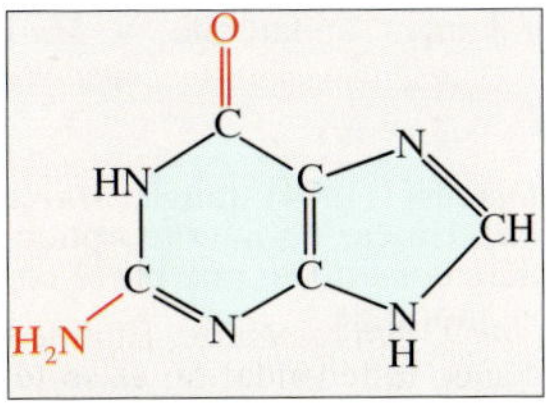

Guanine

GUANOSINE, *s. f.* [angl. ***guanosine***]. Nucléoside formé de guanine et de ribose.

GUANOSINE DIPHOSPHORIQUE (acide). V. *GDP.*

GUANOSINE DIPHOSPHATE, *s. m.* V. *GDP.*

GUANOSINE MONOPHOSPHATE, *s. m.* V. *GMP.*

GUANOSINE MONOPHOSPHORIQUE (acide). V. *GMP.*

GUANOSINE TRIPHOSPHATE, *s. m.* V. *GTP.*

GUANOSINE TRIPHOSPHORIQUE (acide). V. *GTP.*

GUBLER (G. Adolphe, fr., 1821-1879). V. *Millard-Gubler (syndrome de).*

GUBLER (taches de). Petites taches ardoisées situées autour de l'orifice du canal de Sténon ou conduit parotidien, témoignant d'une intoxication par le plomb.

GUBLER (tumeur de) [angl. ***Gubler's tumour***]. Tumeur dorsale du carpe dans la paralysie saturnine.

GUÉRIN (G. Camille, fr., né en 1872). V. *BCG.*

GUÉRIN (fracture de) (G. Alphonse, fr., 1816-1895) [angl. ***Guérin's fracture, Le Fort's fracture***]. Fracture horizontale de la mâchoire supérieure, intéressant également la lame verticale du palatin. V. *Lefort (fractures de).*

GUÉRIN (loi de) (G. Jules, fr., né en 1801). Loi d'après laquelle le rachitisme procède, dans la déformation du squelette, de bas en haut ; le degré des déformations successives est en rapport avec leur ordre de manifestation.

GUÉRIN-KERGUISTEL (signe de) (G. Jules). Élargissement du grand trochanter observé dans la fracture cervico-trochantérienne engrenée et la fracture trans-trochantérienne. Cet élargissement est dû à la pénétration des fragments dans le grand trochanter qui paraît comme éclaté.

GUÉRISON, *s. f.* [angl. ***recovery, cure,*** et pour une plaie, ***healing***]. Terminaison heureuse d'un processus pathologique ; retour à l'état antérieur à la maladie ou à l'accident. Du point de vue médicolégal, la guérison s'oppose à la *consolidation* (v. ce terme) car elle ne comporte pas de séquelle.

GUERRE DU GOLFE (syndrome de la) [angl. ***Gulf war syndrome***]. V. *Golfe (syndrome de la guerre du).*

GUILLAIN (G. Georges, fr., 1876-1961). V. *Raymond et Guillain (type).*

GUILLAIN (réflexe de). V. *réflexe naso-palpébral.*

GUILLAIN ET BARRÉ (syndrome de). V. *polyradiculonévrite.*

GUILLAIN, GUY LAROCHE ET LÉCHELLE (réaction de). V. *benjoin colloïdal (réaction au).*

GUILLAIN-THAON (syndrome de) [angl. ***Guillain-Thaon syndrome***]. Syndrome rare dû à la syphilis diffuse du névraxe et réunissant des signes empruntés à la paralysie générale, à la myélite syphilitique et au tabès.

GULF-STREAM (fièvre ou **maladie du)** (Bohec, 1935). V. *fièvre climatique 2°.*

GUMBORO (maladie de) (localité de l'état de Delaware, États-Unis, où elle a été découverte) [angl. ***Gumboro disease***]. Maladie extrêmement contagieuse du poulet due à un birnavirus, entraînant une inflammation et une hypertrophie de la bourse de Fabricius (bursite infectieuse). Elle est caractérisée par une diarrhée, des hémorragies musculaires, une néphrite, une immunodépression sévère et une évolution mortelle. On la prévient par la vaccination.

GUNN (phénomène de) (G. Robert Marcus, brit., 1883) [angl. ***Gunn's syndrome, jaw winking***]. Syn. *mâchoire à clignotement.* Synergie fonctionnelle consistant, chez un sujet atteint de ptosis congénital, dans l'élévation de la paupière supérieure provoquée par la succion, l'acte de tirer la langue ou le bâillement. Elle est généralement unilatérale. V. *Marin Amat (phénomène de).*

GUNN (signe de). V. *croisement (signe du).*

GUNN (signe pupillaire de Marcus) (1904) [angl. ***Marcus Gunn's pupillary phenomenon***]. En cas de névrite optique, la réaction pupillaire à la lumière consiste en une brève contraction suivie d'une dilatation anormale.

GÜNTHER (maladie de) (G. Hans, all., 1911). V. *porphyrie congénitale.*

GUNTHER (syndrome de) (1931). Syndrome voisin de celui de Laurence-Biedl, associant une oxycéphalie, une rétinite pigmentaire, des troubles mentaux et un syndrome adiposogénital.

GURTNER (G. H., suisse, 1955). V. *Prader et Gurtner (syndrome de).*

GUSTATION, *s. f.* (lat. *gustatio*) [angl. ***gustation***]. Exercice du goût.

GUSTOMÉTRIE, *s. f.* (lat. *gustus,* goût ; gr. *métron*, mesure) [angl. ***gustometry***]. Exploration du goût ; en particulier, mesure de l'intensité de la sensation gustative.

GUT. Abréviation de *Gonadotrophines Urinaires Totales.*

GUTHRIE (test de) (G. Robert, amér., 1916-1995) [angl. ***Guthrie's test***]. Méthode de diagnostic précoce (dès le 4e jour de la vie) de l'oligophrénie phénylpyruvique (v. ce terme). Elle est fondée sur l'antagonisme de la phénylalanine et de la thiénylalanine. Cette dernière, mélangée à un milieu de culture, empêche le développement du *Bacillus subtilis.* Si, à la surface d'un milieu ainsi inhibé, on dépose un fragment de papier filtre imbibé du sang d'un enfant atteint d'oligophrénie phénylpyruvique — sang qui contient de la phénylalanine — l'action empêchante de la thiénylalanine est annulée et le *Bacillus subtilis* pousse.

GUTHRIE ET EMERY (syndrome de). Macrogénitosomie précoce (v. ce terme) avec hirsutisme, due à une tumeur cortico-surrénale.

GUTTMANN-FREUDENTHAL (amyloïdose cutanée type). V. *amyloïdose cutanée type Guttmann-Freudenthal.*

GUYON (canal de)(G. Félix, fr., 1831-1920) [angl. ***Guyon's canal***]. Syn. *canal ulnaire.* Canal ostéofibreux de la face antérieure du poignet traversé par le nerf et les vaisseaux cubitaux ou ulnaires.

GUYON (épreuve des trois verres de) (G. Félix) [angl. ***three glass test***]. Méthode employée pour déterminer le point de départ d'une hématurie. On fait uriner le malade dans trois verres : — 1° si la coloration est la même dans chacun d'eux, l'hématurie est d'origine rénale ; — 2° si l'urine du 3e verre est plus colorée, le sang vient de la vessie ; — 3° si le sang colore surtout le 1er verre, il vient de l'urètre postérieur. — L'épreuve des trois verres peut également servir en cas de pyurie.

GUYON (procédé de) [angl. ***Guyon's sign***]. Recherche du ballottement rénal par le palper bimanuel. V. *Israël (procédé d').*

GVH. Sigle anglais signifiant ***Graft Versus Host.*** V. *maladie homologue.*

GVHD. Sigle anglais signifiant ***Graft Versus Host Disease*** (réaction — ou maladie — du greffon contre l'hôte). V. *maladie homologue.*

Gy. Symbole de *gray* (v. ce terme).

GYMNASTIQUE, *s. f.* [angl. ***gymnastics***]. Pratique des exercices destinés à assouplir le corps et à développer ses muscles. — ***g. médicale.*** Utilisation thérapeutique de la *g.* — Selon la définition officielle du décret du 26 août 1985 relatif à la profession de masseur-kinésithérapeute, c'est la « mise en œuvre et la surveillance dans un but thérapeutique des actes à visée de rééducation neuro-musculaire, corrective ou compensatrice. Le masseur-kinésithérapeute utilise à cette fin les postures et les actes de mobilisation articulaire passive, aidée, active ou contre résistance, à l'exception des techniques ergothérapiques ».

GYMNIQUE, *adj.* [angl. ***gymnic***]. Relatif à la gymnastique, aux exercices du corps. — *s. f.* Science de ces exercices.

GYNANDRE, *adj.* et *s. f.* [angl. ***gynander***]. V. *gynandroïde.*

GYNANDRIE, *s. f.* ou **GYNANTHROPIE**, *s. f.* (gr. *gunê*, femme ; *anêr* ou *anthrôpos*, homme) [angl. ***gynandrism***]. Pseudo-hermaphrodisme partiel chez la femme qui présente certains caractères sexuels secondaires masculins. En outre, une hypertrophie du clitoris et une soudure des grandes lèvres simulent grossièrement le pénis et le scrotum. Mais les glandes génitales sont des ovaires et le caryotype est féminin, XX.

GYNANDROÏDE, *adj.* et *s. f.* (gr. *gunê*, femme ; *anêr*, homme ; *eidos*, aspect) [angl. ***gynandroid***]. Nom donné parfois aux sujets atteints de *gynandrie.*

GYNANDROMORPHISME, *s. m.* (gr. *gunê*, femme ; *anêr, andros*, homme ; *morphê*, forme) [angl. ***gynandromorphism***]. Pseudo-hermaphrodisme. V. *hermaphrodisme.*

GYNATRÉSIE, *s. f.* (gr. *gunê ; a*-priv. ; *trêsis*, trou) [angl. ***gynatresia***]. Atrésie d'une partie du canal génital chez la femme (vagin, col de l'utérus).

GYNÉCOLOGIE, *s. f.* (gr. *gunê, gunaïkos*, femme ; *logos*, discours) [angl. ***gynaecology***]. Étude de l'organisme de la femme et de son appareil génital considéré du point de vue morphologique, physiologique et pathologique.

GYNÉCOMASTIE, *s. f.* (gr. *gunê*, femme ; *mastos*, mamelle) [angl. ***gynaecomastia***]. Hypertrophie des mamelles chez l'homme.

GYNÉPHOBIE ou mieux **GYNÉCOPHOBIE**, *s. f.* (gr. *gunê*, femme ; *phobos*, crainte) [angl. ***gynaephobia***]. Appréhension angoissante que certains névropathes éprouvent en présence d'une femme.

GYNOGENÈSE, *s. f.* (gr. *gunê*, femme ; *génnan*, engendrer) [angl. ***gynogenesis***]. Développement d'un embryon à partir d'un ovule normal fécondé par un spermatozoïde dont les chromosomes ne se sont pas joints à ceux de la cellule femelle. Le spermatozoïde ne joue alors qu'un rôle de stimulation dans le développement de l'œuf qui se fera sous l'influence des seuls chromosomes maternels, sans apport d'hérédité paternelle. Ce phénomène peut être provoqué expérimentalement en utilisant du sperme irradié (radium — V. *Hertwig, phénomène d' —*, rayons X, etc.), en refroidissant l'œuf immédiatement après la fécondation ou bien en croisant deux espèces très différentes. V. *gynomérogonie.*

GYNOÏDE, *adj.* (gr. *gunê*, femme ; *eidos*, aspect) [angl. ***gynoid***]. Qui présente des caractères féminins. — ***obésité g.*** V. *obésité.*

GYNOMÉROGONIE, *s. f.* (gr. *gunê*, femme ; *méros*, partie ; *gonê*, génération) [angl. ***gynomerogony***]. Développement d'un œuf fécondé contenant seulement le pronucléus femelle, le pronucléus mâle ayant été éliminé avant sa fusion avec le pronucléus femelle et après que le spermatozoïde ait stimulé l'ovule. L'œuf se développe sous l'influence exclusive des chromosomes maternels. V. *mérogonie* et *gynogenèse.*

GYPSOTHÉRAPIE, *s. f.* (gr. *gupsos,* plâtre ; *thérapeuo,* je soigne). Art de confectionner les appareils plâtrés et assimilés.

GYPSOTOMIE, *s. f.* (gr. *gupsos*, plâtre ; *tomê*, section). Section d'un appareil plâtré.

GYRASE, *s. f.* [angl. ***gyrase***]. Variété de *topo-isomérase* (v. ce terme) capable de modifier l'enroulement de l'ADN.

GYROMITRIEN (syndrome). Syndrome toxique tardif et grave consécutif à l'ingestion de champignons vénéneux (gyromitres) associant une cytolyse hépatique, une insuffisance rénale et souvent une anémie hémolytique, un coma et des convulsions.

GYRUS, *s. m.* (en lat. cercle) [angl. ***gyrus***]. Circonvolution cérébrale.

GYRUS UNCINATUS (attaque du). V. *unciforme ou uncinée (crise).*

H

h, *préfixe.* Abréviation du terme anglais ***human*** : humain(e). S'applique à certaines hormones ; p. ex. : *hAFP* (alpha fœtoprotéine humaine) ; *hTSH* (thyréostimuline humaine) ; *hCG* : gonadotrophine chorionique humaine.

h. — 1° Symbole de *hecto*, v. ce terme. — 2° Symbole de *heure.*

H. — 1° Symbole de *henry* (v. ce terme). — 2° Symbole chimique de l'*hydrogène* (v. ce terme). — 3° Symbole de l'*histidine.*

H (composé) DE REICHSTEIN. V. *corticostérone.*

H (onde) [angl. ***H deflexion***] (cardiologie). Déflexion de l'électrocardiogramme correspondant à l'activité électrique du faisceau de His. Elle est enregistrée par une électrode endocavitaire placée dans le cœur droit au contact du septum, au niveau du plancher atrio-ventriculaire, contre la partie supérieure de la valve tricuspide (dérivation atrioventriculaire). V. *AH (espace), PA (espace), PH (espace), HR (espace), RBH (onde), bloc infra-hissien, bloc intra-hissien, cardionecteur (appareil ou système), électrophysiologie* et *bloc supra-hissien.*

H (substance) (ainsi nommée à cause de son caractère *hétérogène*) [angl. ***H substance***]. Mucopolysaccharide qui constitue la dernière étape de la synthèse des antigènes érythrocytaires A et B, spécifiques des groupes sanguins A, B et AB. On le trouve en abondance dans les hématies des sujets du groupe O, dépourvues d'antigène A et B et aussi, mais en petites quantités, dans les globules rouges des sujets A, B et AB. V. *groupes sanguins, ABH (antigènes), Lewis (facteur, substance ou système), facteur sécréteur* et *phénotype Bombay.*

H (strie). V. *myofibrille.*

HA. Initiales de *hépatite A.*

HAAB (dégénérescence maculaire de) (1885). Lésion dégénérative de la macula de la rétine observée chez le vieillard, souvent bilatérale et entraînant la perte de la vision centrale. Elle se présente sous la forme d'un dépôt pigmentaire de la macula, constitué d'abord de quelques grains, puis d'une zone atrophique aréolaire.

HAAB (réflexe de) (H. Otto, suisse, 1850-1931) [angl. ***Haab's reflex***]. Syn. *réflexe idéo-moteur* ou *à l'attention, réflexe pupillaire cortico-visuel.* Myosis survenant quand l'attention est attirée sur une source lumineuse faible et éloignée ou quand le sujet pense à la lumière.

HAAB (stries de) (1889). Fines stries curvilignes et horizontales de la face postérieure de la cornée : ce sont de minces déchirures de la membrane de Descemet qui se produisent au cours du glaucome congénital.

HAAB-DIMMER (dystrophie cornéenne de) (1889) [angl. ***Haab-Dimmer degeneration, lattice dystrophy of cornea***]. Dystrophie de la cornée, héréditaire à transmission dominante autosomique. Elle est caractérisée par un réseau de filaments réfringents grillagés situés dans la région centrale de la cornée et se manifeste dès l'âge de 20 ans par une baisse de la vision dont l'évolution progressive sera entrecoupée d'ulcérations récidivantes et douloureuses.

HABENULA, *s. f.* (en lat. petite courroie, bande de chair) [TA et angl. ***habenula***]. Syn. ancien *pédoncule antérieur de l'épiphyse cérébrale.* Petite saillie paire, faisant partie de l'épithalamus, située à la partie dorsale et médiane du thalamus, rejoignant l'épiphyse.

HABER (syndrome de) (H. Henry, brit., 1965) [angl. ***Haber's syndrome***]. Association héréditaire de carcinome in situ intra-épidermique et d'éruption à type d'acné rosacée. Elle se transmet selon le mode autosomique dominant.

HABERMANN (H. Rudolf, all., 1884-1941). V. *Hoffmann et Habermann (maladie de)* et *Mucha-Habermann (maladie de).*

HABITUS, *s. m.* (lat. *habitus,* manière d'être) [angl. ***habitus, habit***]. Apparence générale du corps, considérée comme expression extérieure de l'état de santé ou de maladie du sujet. — D'où un *habitus physiologique* et de nombreux *habitus morbides.*

HABRONÉMOSE, *s. f.* [angl. ***habronemiasis***]. Maladie causée par un parasite du genre *Habronema.* — On connaît l'*h.* cutanée et celle de la conjonctive, maladie observée chez le cheval aux États-Unis, en Inde, au Brésil, aux Philippines et en Australie.

HACCEK (groupe). Acronyme désignant six espèces de bactéries Gram– à culture lente, pouvant provoquer les endocardites bactériennes dites « à hémocultures négatives ». Ce sont : *Hæmophilus aphrophilus, Actinobacillus actinomycemcomitans, Cardiobacterium hominis, Capnocytophaga sputigena, Eikenella corrodens* et *Kingella kingæ.*

HACHEMENT, *s. m.* V. *hachure.*

HACHETTE (déformation en) (L. Bazy). Déformation de la tête humérale favorisant la luxation de l'épaule ; la surface articulaire est aplatie, réduite et bordée en haut et en bas par des angles ; le col huméral est allongé et coudé sur une diaphyse infléchie.

HACHISCHISME, *s. m.* V. *cannabisme.*

HACHURE, *s. f.* [angl. ***hacking***]. Syn. *hachement.* Mode de massage qui consiste à percuter une partie du corps avec le bord cubital ou ulnaire de la main.

HACKETAL (technique de) [angl. ***Hacketal's method***]. Traitement des fractures de la diaphyse ou de l'extrémité supérieure humérale par embrochage fasciculé à foyer fermé. V. *Ender (enclouage de).*

HAD. — 1° Hormone antidiurétique. V. *vasopressine*. — 2° Hospitalisation à domicile.

HADFIELD (H. Geoffrey, brit., 1923). V. *Clarke-Hadfield (syndrome de)*.

HAECKEL (loi de) (H. Ernst, all., 1868) [angl. ***Haeckel's law***] (biogénétique ; loi fondamentale). « L'histoire du développement individuel ou *ontogénie* n'est qu'une brève récapitulation de la longue histoire paléontologique ou *phylogénie*. » Cette loi est aujourd'hui très discutée.

HÆMOPHILUS, *s. m.* (gr. *haïma*, sang ; *philos*, ami) [angl. ***Haemophilus***]. Genre bactérien appartenant à la famille des *Pasteurellaceæ*, dont l'espèce-type est *H. influenzæ* (v. ce terme) et dont la culture nécessite des milieux enrichis au sang (d'où leur nom). Ce sont des bacilles immobiles Gram–, aérobies et anaérobies facultatifs, possédant une nitrate-réductase. Il en existe de nombreuses espèces dont *H. parainfluenzæ* et *H. ducreyi*, agent du chancre mou.

HÆMOPHILUS ÆGYPTIUS. V. *Hæmophilus conjunctivitidis*.

HÆMOPHILUS APHROPHILUS (gr. *aphros*, écume ; *philos*, ami) [angl. ***Haemophilus aphrophilus***]. Espèce bactérienne située dans la plaque dentaire et pouvant provoquer des endocardites. V. *HACCEK (groupe)*.

HÆMOPHILUS CONJUNCTIVITIDIS [angl. ***Weeks's bacillus***]. Syn. *Hæmophilus ægyptius, bacille de Weeks* (1886), *bacille de Koch-Weeks*. Bacille Gram–, court, se colorant à ses 2 extrémités, se présentant en courtes chaînettes ou bien en filaments. Cette espèce bactérienne provoque les conjonctivites aiguës ou subaiguës, contagieuses et épidémiques des pays chauds.

HÆMOPHILUS DUCREYI. V. *Ducrey (bacille de)*.

HÆMOPHILUS INFLUENZÆ [angl. ***Haemophilus influenzae***]. Syn. *Hemophilus influenzæ, Bacillus* ou *Bacterium influenzæ, bacille de Pfeiffer* (1890). Petit bacille (coccobacille) Gram–, trouvé dans les sécrétions naso-pharyngées des malades atteints de grippe, mais aussi, fréquemment, dans le nez et la gorge des sujets sains en temps d'épidémie grippale. Cette espèce bactérienne est l'agent, non pas de la grippe comme l'avait cru Pfeiffer, mais de méningites, d'infections diverses ; elle est aussi à l'origine des complications de la grippe. Il existe un vaccin contre *Hæmophilus influenzæ b.*, qui est une fraction antigénique de nature polysaccharidique. V. *vaccin antihæmophilus*.

HÆMOPHILUS PERTUSSIS. Désignation ancienne de *Bordetella pertussis*, agent de la coqueluche. V. ces termes.

HAFF (maladie du) (1924) [angl. ***Haff disease***]. Syn. *myoglobinurie épidémique*. Maladie des pêcheurs d'une lagune de la Baltique, le Kœnigsberg Haff (actuellement Kaliningrad). Elle se traduisait par une asthénie, de vives douleurs musculaires et une myoglobinurie. La cause en était une intoxication arsenicale par des déchets industriels.

HAFNIA ALVEI, *s. f.* (Hafnia : ancien nom latin de Copenhague). Syn. *Enterobacter hafniæ*. Espèce d'entérobactérie opportuniste. V. *Enterobacteriaceæ*.

HAGBERG. V. *Santavuori-Hagberg (maladie de)*.

HAGEMAN (facteur). V. *facteur Hageman*.

HAGLUND (maladie ou syndrome de) (H. Sims, suédois, 1927) [angl. ***Haglund's disease***]. Inflammation douloureuse du talon, due à la présence de saillies anormales sur la tubérosité postérieure du calcanéus frottant contre la chaussure. On l'observe surtout chez les jeunes filles, en hiver. V. *tatalgie*.

HAHNEMANN (doctrine ou méthode de) (H. Samuel, all., 1755-1843). Homéopathie. V. ce terme et *CH*.

HAHN-HUNTINGTON (opération de) (Hahn Eugène, all., 1841-1902). Opération destinée à remédier à une pseudarthrose du tibia avec perte de substance étendue. C'est l'implantation, dans le segment périphérique du tibia, du fragment central du péroné accompagné de la membrane interosseuse, d'une partie des fibres du jambier postérieur et de l'artère nourricière du péroné (ou fibula).

HAIDINGER (houppes de) (H. Wilhelm von, autr., 1795-1871) [angl. ***Haidinger's brushes***] (ophtalmologie). Appareil utilisé dans le traitement des amblyopies.

HAILEY-HAILEY (maladie de) (H. Hugh né en 1909 et H. Howard 1898-1967, amér.). V. *pemphigus chronique bénin familial*.

HAIRAN (syndrome) (*Hyper-Androgenism — Insulin Resistance — Acanthosis Nigricans*) (Barbieri R., amér., 1985) [angl. ***HAIRAN syndrome***]. Syndrome de causes diverses, observé dans le sexe féminin et associant hirsutisme, acné, obésité, diabète sucré et acanthosis nigricans.

HAJDU-CHENEY (syndrome de) (H. Nicolas 1948 ; C. 1965) [angl. ***Hajdu-Cheney syndrome***]. V. *acro-ostéolyse, forme phalangienne*.

HAKIM (syndrome de) (H. S., 1965) [angl. ***Hakim's syndrome***]. Hydrocéphalie à pression normale, se traduisant par une démence progressive accompagnée de troubles de la marche. Elle est justiciable d'une dérivation externe du liquide céphalorachidien.

HALASZ (syndrome de) (H. Nicholas, amér., 1956). V. *cimeterre (syndrome du)*.

HALBAN (opération d') (H. Joseph, autr., 1870-1937) [angl. ***Halban's operation***]. Variété de cysto-hystéropexie (v. ce terme) effectuée par voie vaginale, et comportant la suture de la séreuse vésicale et du fascia vaginal au fond et à la face antérieure de l'utérus.

HALBAN (syndrome d') (1911) [angl. ***Halban's disease***]. Syndrome observé chez la femme jeune, caractérisé par une tumeur ovarienne bénigne, formée d'un corps jaune anormalement persistant et par des symptômes évoquant une grossesse : aménorrhée et troubles subjectifs, l'utérus restant cependant normal.

HALBEISEN. V. *Stryker-Halbeisen (syndrome de)*.

HALBERSTMA (H. Nicolaes, holl., né en 1889). V. *Van der Hoeve-Halberstma-Waardenburg (syndrome de)*.

HALDANE (effet) (H. John, physiologiste écossais, 1860-1936) [angl. ***Haldane's effect***] (physiologie). La quantité de gaz carbonique combiné dans le sang est modifiée par les variations de la saturation oxyhémoglobinée, la pression partielle sanguine de gaz carbonique restant fixe. V. *Bohr (effet)*.

HALISTÉRÈSE, *s. f.* (gr. *hals*, sel ; *stéréô*, je prive) [angl. ***halisteresis***]. Appauvrissement du tissu osseux en sels minéraux.

HALISTÉRIQUE (fonte) [angl. ***halisteresis cerea***] (Volkmann). Syn. *ramollissement graisseux*. Variété de dégénérescence graisseuse du tissu osseux que l'on observe sur les os atteints de lésions tuberculeuses, à une certaine distance de ces lésions.

HALITOSE, *s. f.* (lat. *halitus*, vapeur) [angl. ***halitosis***]. Mauvaise haleine. V. *fœtor ex ore*.

HALL (signe de) (H. Josiah, amér., 1858-1939) [angl. ***Hall's sign***]. Choc trachéal diastolique faisant suite au choc systolique (signe de la trachée) que l'on observe dans l'anévrisme de l'aorte. Il est attribué soit à l'occlusion des sigmoïdes aortiques, soit au retour du larynx à sa place normale par suite de son élasticité.

HALLE. V. *Ernst et Halle (méthode de)*.

HALLÉ. V. *Roederer-Hallé (syndrome de)*.

HALLER (réseau de) (H., Albrecht von, suisse, 1708-1777). V. *rete testis*.

HALLERMANN-STREIFF (syndrome de) (H. Wilhelm, all., 1948). V. *François (syndrome de)*.

HALLERVORDEN-SPATZ (maladie ou syndrome de) (H. Julius, all., 1922) [angl. ***Hallervorden-Spatz syndrome***]. Affection familiale rare, débutant dans l'enfance par des troubles de la marche dus à une hypertonie qui s'étend des membres inférieurs à tout le corps, rendant la parole et la déglutition très difficiles ; des mouvements involontaires et une agitation psychiques s'y ajoutent. Cette maladie est en rapport avec une lésion dégénérative du globus pallidus et du locus niger envahis par des pigments ferriques.

HALLGREN (syndrome d') (H. Bertil, suédois, 1958) [angl. ***Hallgren's syndrome***]. Syn. *syndrome de von Graefe-Sjögren* (von G. : 1848, S. : 1950). Syndrome héréditaire à transmission autosomique récessive associant une rétinite pigmentaire aboutissant souvent à la cécité, une surdité congénitale, une ataxie vestibulo-cérébelleuse et une déficience mentale ;

parfois aussi une cataracte avec nystagmus. V. *Cockayne (syndrome de)* et *Usher (syndrome d').*

HALLOMÉGALIE, *s. f.* (lat. *hallus,* orteil ; gr. *mégas*, grand). Hypertrophie du gros orteil.

HALLOPEAU (maladie de) (H. François, fr., 1889). V. *pyodermite végétante généralisée.*

HALLOPEAU-LEREDDE-DARIER (adénomes sébacés de type). V. *adénomes sébacés symétriques de la face.*

HALLPIKE (manœuvre d'). Épreuve destinée à distinguer les deux variétés (centrale et périphérique) de *vertige de position*. V. ce terme.

HALLUCINATION, *s. f.* (lat. *hallucinare*, se tromper) [angl. ***hallucination***]. « Conviction intime d'une sensation actuellement perçue, alors que nul objet extérieur propre à exciter cette sensation n'est à portée des sens » (Esquirol). — ***h. autoscopique ou spéculaire.*** V. *autoscopie, 1°* — ***h. haptique*** (gr. *haptein*, s'attacher). *H.* tactile. — ***h. hypnagogique*** (gr. *hupnos*, sommeil ; *agôgos*, qui amène) (Baillarger) [angl. ***hypnagogic hallucination***]. Visions fugitives qui précèdent parfois immédiatement le sommeil. V. *illusion.*

HALLUCINOGÈNE, *adj.* [angl. ***hallucinogenic***]. Syn. *neurodysleptique* (Delay). Qui provoque des hallucinations, p. ex. : la mescaline. — *s. m.* [angl. ***hallucinogen***]. Médicament qui possède cette propriété. V. *psychodysleptique.*

HALLUCINOLYTIQUE, *adj.* Qui s'oppose aux hallucinations. — *s. m.* Médicament possédant cette propriété (p. ex. : chlorpromazine).

HALLUCINOSE, *s. f.* (Dupré et Gelma, 1911) [angl. ***hallucinosis***]. — 1° Syn. *délire hallucinatoire* (Séglas). État caractérisé par des hallucinations multiples, tantôt demi-conscientes, tantôt inconscientes, n'entraînant ni système, ni explications délirantes et évoluant sans démence. — 2° Phénomène sensoriel analogue à l'hallucination, mais dont le malade admet l'irréalité et qui ne bouleverse pas la personnalité du sujet. — L'***h. pédonculaire*** (Jean Lhermitte, 1922), de type visuel, est due à une lésion de la calotte pédonculaire.

HALLUS ou ***HALLUX ABDUCTUS***. V. *hallus* ou *hallux valgus.*

HALLUS ou ***HALLUX FLEXUS*** (Longuet, 1904) (lat. *hallus* ou *hallux,* gros orteil) [angl. ***hallux flexus***]. Syn. *hallus* ou *hallux malleus*. Orteil en marteau (mauvaise dénomination, car cette déformation ne se voit jamais au gros orteil).

HALLUS ou ***HALLUX MALLEUS*** (lat. *malleus,* marteau). V. *hallus* ou *hallux flexus.*

HALLUS ou ***HALLUX RIGIDUS*** [angl. ***hallux rigidus***]. Arthrose ankylosante de l'articulation métatarso-phalangienne du gros orteil.

HALLUS ou ***HALLUX VALGUS*** [angl. ***hallux valgus***]. Syn. *hallus* ou *hallux abductus.* Déviation en dehors du gros orteil, souvent avec subluxation de l'articulation métatarso-phalangienne. V. *oignon.*

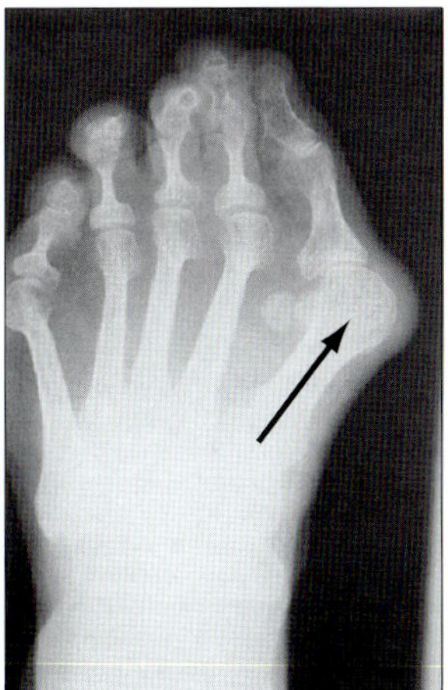

Hallus valgus. Radiographie.

HALLUS ou ***HALLUX VARUS*** [angl. ***hallux varus***]. Déviation en dedans du gros orteil.

HALO GLAUCOMATEUX (gr. *halôs*, aire) [angl. ***halo glaucomatosus***]. Cercle brillant qui entoure la pupille de l'œil glaucomateux.

HALOGÉNIDE, *s. f.* (gr. *hals, halos,* sel ; *gennan,* engendrer ; suffixe *-ide*) [angl. ***halodermia***]. Accident cutané provoqué par un des halogènes (brome, chlore, fluor, iode) ou par un de leurs composés. — ***h. végétantes infantiles.*** V. *granulome glutéal infantile.*

HALOPHILE, *adj.* (gr. *halos,* sel ; *philia,* amitié) [angl. ***halophile***]. Se dit des organismes (bactéries, etc.) qui vivent et se développent dans des milieux riches en sodium.

HALOTHANE, *s. m.* (DCI) [angl. ***halothane***]. Anesthésique par inhalation. C'est le 2-bromo-2 chloro-1, 1, 1 trifluoroéthane.

HALSTEAD (signe de) (H. Albert, amér., 1858-1926). Taches cyanotiques sur l'abdomen observées à une phase avancée de la nécrose aiguë du pancréas.

HALSTED (opération de) (H. William, amér., 1894) [angl. ***Halsted's operation***]. Large amputation du sein avec ablation des muscles pectoraux et curage ganglionnaire de l'aisselle pratiquée en cas de tumeur maligne du sein.

HALTÈRE, *s. f.* [angl. ***dumb-bell***]. Appareil de gymnastique formé de deux sphères ou disques de fonte réunis par une tige saisie manuellement ou manœuvrée avec le pied.

HALZOUM, ou **HALZOUN**, *s. m.* (en arabe, escargot) [angl. ***halzoum***]. Syn. *linguatulose nymphale humaine.* Irritation nasopharyngée due à la migration de nymphes d'une linguatule (v. ce terme) *Linguatula serrata,* dont la larve est ingérée avec du foie cru d'ovin ou de caprin. Il s'agit d'une affection du Proche-Orient ou d'Afrique du Nord ; son pronostic est en règle bénin.

HAM. *Hors Assurance Maladie.* Désigne des actes médicaux hors nomenclature générale des actes professionnels ou non remboursables par la Sécurité sociale tels que les examens effectués dans le cadre de la médecine d'assurance.

HAM ET DACIE (test de) (H. Thomas, amér., né en 1905). V. *hémolyse à l'acide (test d').*

HAMARTOBLASTOME, *s. m.* (Albrecht, 1907) [angl. ***hamartoblastoma***]. Tumeur maligne développée au niveau d'un hamartome.

HAMARTOCHONDROME, *s. m.* [angl. ***hamartochondroma***]. Hamartome contenant du tissu cartilagineux. — ***syndrome des h. multiples.*** V. *Cowden (maladie de).*

HAMARTOME, *s. m.* (Albrecht, 1902) (gr. *hamartanô*, je manque le but) [angl. ***hamartoma***]. Nom donné en Allemagne à une malformation, d'aspect tumoral, due à un mélange anormal des éléments constitutifs normaux ; c'est la *dysembryoplasie* des auteurs français. Il existe des ***h. du foie,*** terme qui désigne selon les auteurs des lésions très différentes. Suivant que la prolifération cellulaire prédomine sur les vaisseaux, les voies biliaires ou les cellules du parenchyme hépatique (hépatocytes), on distingue (Popper et Shaffner, 1953 ; Pagès et Marty, 1967) : des *h. vasculaires* ou angio-*h.* ou angiomes caverneux, des *h. biliaires* ou cholangio-*h.*, des *h.* composés d'hépatocytes, *h. hépatocytaires,* adéno- ou hépatocyto-*h.* (appelés parfois hépatomes bénins) et des *h. composites,* massifs ou mixtes (parmi lesquels les hépato-cholangiomes bénins) formés du mélange des précédents additionné parfois de tissu fibreux. Les ***h. d'origine bronchique ou trachéale*** évoluent comme des tumeurs bénignes développées soit à l'intérieur des bronches, soit dans le médiastin (kyste bronchogénique, cilié ou respiratoire). — Certains donnent, à tort, ce nom à l'épistome bronchique. — Les *h.* coexistent parfois avec d'autres malformations, angiomes ou kystes multiples. V. *hépatome.* — ***h. rénal fœtal.*** V. *néphrome mésoblastique.* — Le terme d'***h. cutané*** désigne (Société française de dermatologie, 1994) une tumeur bénigne non mélanocytaire, celui de *nævus* étant désormais réservé aux tumeurs cutanées bénignes mélanocytaires.

HAMATUM, *s. m.* (en lat. crochu) [TA et angl. ***os hamatum***]. Désignation internationale de l'*os crochu* du carpe **• 👁 carpe •**.

HAMBOURG (maladie de) (décrite à H. en 1946-1947 par Beckermann et Laas) [angl. ***enteritis necroticans***]. Syn. *entérite aiguë nécrosante.* Affection rare, débutant brutalement par des douleurs abdominales violentes accompagnées de vomissements et de météorisme abdominal, par une fièvre élevée avec hyperleucocytose et polynucléose sanguines et par une atteinte sévère de l'état général avec asthénie et collapsus circulatoire. L'évolution est presque toujours mortelle par péritonite évoluant à bas bruit et par défaillance hépatorénale. De très nombreuses taches de nécrose nummulaire siègent sur tout l'intestin grêle et parfois le côlon ; les artères du tube digestif sont normales. La maladie est due à un germe anaérobie, *Clostridium perfringens* de type C.

HAMBURGER (effet ou **phénomène de H. J.)** (H. Hartog Jakob, all., 1892) [angl. ***Hamburger's interchange***]. Échange, à travers la membrane des hématies, d'ions Cl^- qui passent du plasma aux globules, et d'ions CO_3H^- qui vont des globules vers le plasma. Il fait partie du fonctionnement du système tampon de l'hémoglobine qui concourt au maintien de l'équilibre acido-basique du milieu intérieur.

HAMILTON. V. *Stewart et Hamilton (méthode de).*

HAMMAN (signe d') (H. Louis, amér., 1877-1946) [angl. ***Hamman's sign ou murmur***]. Claquements rythmés par les battements cardiaques, perçus à l'auscultation thoracique dans l'emphysème médiastinal.

HAMMAN ET RICH (syndrome d') (1935-1944) [angl. ***Hamman-Rich syndrome***]. Forme de fibrose pulmonaire interstitielle diffuse (v. ce terme) dont l'évolution, aiguë, est spontanément mortelle en quelques mois.

HAMMOND (maladie de) (H. William, amér., 1828-1900). Nom donné quelquefois à l'*athétose*.

HAMOLSKY (test de) (1966). Syn. *T3 test.* Procédé d'exploration fonctionnelle du corps thyroïde. Il consiste dans l'étude de la saturation en hormone thyroïdienne (thyroxine ou T4) des protéines transporteuses de cette hormone (thyroid binding globulin ou TBG). Une certaine quantité d'une hormone thyroïdienne, la triiodothyronine (T3), marquée par l'iode radioactif, est mélangée in vitro au sang du sujet. Sa fixation sur les protéines transporteuses, dont les capacités d'absorption sont limitées, sera d'autant plus importante que celles-ci seront moins saturées en thyroxine. La quantité de traceur (T3 radioactif) non captée par les protéines transporteuses va se fixer sur les globules rouges : elle est d'autant plus importante que les protéines ont été plus complètement saturées par la thyroxine : elle est donc anormalement élevée chez l'hyperthyroïdien et basse, au contraire, chez l'hypothyroïdien. V. *thyroïdiennes (hormones).*

HAMSTER IRRADIÉ (test du) [angl. ***irradiated hamster test***]. Méthode préconisée pour apprécier, avant une transplantation d'organe, la compatibilité tissulaire entre donneur et receveur. Elle consiste à injecter, dans la peau d'un hamster albinos irradié mortellement, un mélange des lymphocytes du donneur et du receveur. L'intensité de la réaction locale, au bout de 24 heures (qui peut aller de l'érythème à la nécrose) renseigne sur la plus ou moins grande compatibilité tissulaire. V. *histocompatibilité.*

HANCHE, *s. f.* (du germain *hanka*) (en lat. *coxa*) (TA *coxa*) [angl. ***hip***]. Segment proximal du membre inférieur centré sur l'articulation coxo-fémorale, dont la fesse constitue la région postérieure. V. *labrum* et *acétabulum.*

HANCHE IRRITABLE. V. *coxite transitoire.*

HANCHE LUXABLE (Le Damany). V. *malformation luxante de la hanche.*

HANCHE À RESSORT. V. *Perrin-Ferraton (maladie de).*

HANCHE BOTE. Nom donné parfois à la *coxa vara.*

HANCOCK (valve de) (H. E., brit., XXe siècle) [angl. ***Hancock's valvular prosthesis***]. V. *valvulaires cardiaques (prothèses).*

HANDICAP, *s. m.* [angl. ***handicap***]. Conséquence socio-professionnelle d'une incapacité. V. ce terme, *COTOREP, déficience, incapacité de travail* et *handicapé.*

HANDICAPÉ, ÉE, *adj.* et *s. m.* ou *f.* (de l'angl. *hand in cap*, main dans le bonnet, terme de jeu. Mot emprunté au langage des courses de chevaux ; le handicap étant une pénalisation imposée à un concurrent pour égaliser les chances de réussite) [angl. ***handicapped (person)***]. Diminué dans ses fonctions physiques ou mentales. V. *infirme.*

HAND-SCHÜLLER-CHRISTIAN (syndrome de) (H. Alfred, amér., 1893). V. *Schüller-Christian (maladie de).*

HANGER (réaction de) (H. Franklin, amér., 1938) [angl. ***cephalin cholesterol floculation test***]. Une émulsion d'un antigène, la céphaline-cholestérol, extrait d'un cerveau de brebis, flocule lorsqu'on lui ajoute le sérum d'un malade atteint d'une inflammation ou d'une dégénérescence du parenchyme hépatique. Cette réaction est positive dans les ictères par hépatite, au cours des poussées évolutives des cirrhoses ; elle est négative dans les ictères par rétention. En rapport avec le taux des gammaglobulines du sérum, elle est tombée en désuétude.

HANHART (H. Ernst, suisse, 1938). V. *Richner-Hanhart (maladie de).*

HANHART (syndrome d') (1950) [angl. ***Hanhart's syndrome***]. Syn. *dysostose mandibulaire avec paramélie.* Malformation héréditaire à transmission autosomique récessive caractérisée par l'association d'anomalies des membres supérieurs ou des 4 membres qui manquent en totalité ou en partie, et d'une insuffisance de développement de la mandibule avec petitesse de la bouche. V. *aglossie-adactylie (syndrome).*

HANLON-BLALOCK (opération de) (H. C. amér., né en 1915). V. *Blalock-Hanlon (opération de).*

HANOT (cirrhose, maladie ou **syndrome de)** (H. Victor, fr., 1844-1896). V. *cirrhose biliaire primitive.*

HANOT-KIENER (maladie de). V. *Kiener (maladie de).*

HANOT-MAC MAHON (maladie ou **syndrome de).** V. *cirrhose biliaire primitive.*

HANOT-RÖSSLE (maladie de). V. *cholangite diffuse non oblitérante de Rössle.*

HANSEN (H. Gerhard, norv., 1841-1912). V. *Asboe-Hansen (maladie d').*

HANSEN (bacille de). V. *Mycobacterium leprae.*

HANSEN (maladie de). V. *lèpre.*

HANSEN (méthode de). Manœuvre consistant, au cours du cathétérisme cardiaque, à obturer temporairement, à l'aide d'une sonde à ballonnet, une des 2 branches de l'artère pulmonaire. Elle a pour but d'apprécier la résistance vasculaire dans l'autre poumon : si celle-ci est anormalement élevée, la pression pulmonaire s'élève rapidement et de manière durable.

HANSÉNIASE, *s. f.* V. *lèpre.*

HANTAVIRUS, *s. m.* [angl. ***Hantavirus***]. Genre viral comprenant le virus de Hantaan (v. ce terme, *fièvre de Corée* et *virus Puumala*).

HAPLO X [angl. ***haplo X***] (génétique). Caryotype (v. ce terme) caractérisé par l'existence, à la place de la paire de chromosomes sexuels, d'un seul chromosome X. Ce caryotype, encore appelé XO, est celui de presque tous les syndromes de Turner (v. ce terme). V. *sexe nucléaire.*

HAPLOÏDE ou **HAPLO**, *adj.* (gr. *haploos*, simple) [angl. ***haploid***] (génétique). — 1° Se dit de la constitution des cellules du *germen,* des gamètes, qui, après la méiose, ne possèdent que *n* chromosomes (23 chromosomes simples chez l'homme) ; « chaque chromosome du spermatozoïde trouve dans l'ovule le chromosome qui lui correspond et reconstitue une paire avec lui » (M. Lamy). Il en résulte que l'ovule fécondé possède 2n chromosomes (23 paires chez l'homme), chaque sexe ayant fourni la moitié des chromosomes. — 2° Se dit également d'un sujet atteint de monosomie (v. ce terme) chez lequel manque, totalement ou en partie (v. *délétion*), l'un des chromosomes d'une paire. On fait suivre le terme haploïde du numéro de la paire pathologique : il s'agit soit de chromosomes sexuels (haplo X ou syndrome de Turner), soit de chromosomes somatiques (haploïde 21, haploïde 5 ou maladie du cri du chat).

HAPLOÏDIE, *s. f.* (Strasburger) [angl. ***haploidy***]. État d'une cellule ou d'un individu haploïde (v. ce terme).

HAPLOTYPE, *s. m.* (Ceppellini, 1967) (gr. *haploos*, simple ; *tupos*, empreinte) [angl. ***haplotype***]. — 1° La moitié du génotype, c'est-à-dire de l'ensemble des gènes, qu'il s'agisse du lot de chromosomes provenant du père ou de celui venant de la mère. — 2° Le plus souvent ce terme s'applique aux gènes portés par un seul des chromosomes d'une paire : soit l'ensemble de ces gènes, soit à un groupe de quelques-uns d'entre eux seulement. Il est généralement employé en immunologie pour désigner un ou plusieurs gènes précis commandant un antigène sanguin ou tissulaire, situé sur ce seul chromosome.

HAPTÈNE, *s. m.* ou (désuet) **HAPTINE**, *s. f.* (Landsteiner, 1921) (gr. *haptein*, s'attacher) [angl. ***hapten***] (immunologie). Un des deux éléments constitutifs d'un antigène : c'est une substance de faible poids moléculaire (généralement un polysaccharide) dont la structure varie avec chaque antigène et dont dépend sa spécificité. C'est elle qui réagira avec l'anticorps correspondant, mais ne peut à elle seule en provoquer la formation. Cette dernière se produit seulement après association à l'haptène d'une substance protidique ou polysaccharidique : le *porteur ;* cette association est indispensable pour conférer à l'haptène un pouvoir antigénique. V. *antigène.*

HAPTOGLOBINE, *s. f.* (M. Polonovski et M. F. Jayle, 1939) (gr. *haptein*, s'attacher) [angl. ***haptoglobin***]. Syn. *séromucoïde* α2. Mucoprotéine existant dans le plasma sanguin, appartenant au groupe des globulines α2 et capable de se combiner avec l'hémoglobine. Son taux est anormalement élevé au cours des infections, des maladies du collagène et de toutes les agressions subies par l'organisme ; abaissé au contraire au cours des hémolyses. V. *glucidogramme.* — On exprime son abondance par l'*indice d'haptoglobine* (HI), qui est normalement compris entre 0,3 et 1,2 et dont les chiffres pathologiques vont de 1,5 à 8,5. — ***groupe ou système des h.*** V. *groupes sanguins.*

HAPTOGLOBINÉMIE, *s. f.* [angl. ***haptoglobinaemia***]. Présence d'haptoglobine (v. ce terme) dans le plasma sanguin.

HARADA (maladie de) (H. Y., jap., 1926) [angl. ***Harada's disease***]. Syn. *uvéo-encéphalite.* Affection observée en Extrême-Orient, débutant brusquement par des phénomènes méningés et caractérisée par une diminution de l'acuité visuelle pouvant aller jusqu'à la cécité (uvéite bilatérale, puis décollement de la rétine), une surdité plus ou moins accentuée et la chute ou la décoloration des cheveux et des poils. Sa durée est de deux à huit mois ; les séquelles en sont une baisse d'activité visuelle et auditive. Il semble bien s'agir d'une infection à virus ; certains, cependant, lui attribuent une origine allergique ou immunologique. V. *Vogt-Koyanagi (syndrome de).*

HARARA, *s. m.* [angl. ***harara***]. Nom populaire donné en Palestine aux accidents cutanés (papules urticariennes et parfois pustules) occasionnés par les insectes piqueurs, notamment les phlébotomes.

HARDY (H. K., 1964). V. *Lillehei-Hardy (opération de).*

HARDY-RAND-RITTER (test de). Épreuve permettant de déceler la tritanopie (v. ce terme).

HARGRAVES (cellule de) (H. M., amér., 1948) [angl. ***LE cell***]. Syn. *cellule LE.* Polynucléaire neutrophile contenant une grosse inclusion basophile arrondie, homogène, pâle, refoulant le noyau à la périphérie, constituée par des débris de noyaux de leucocytes phagocytés et lysés. On le trouve dans la moelle osseuse et le sang des sujets atteints de lupus érythémateux (LE) aigu disséminé. Il est presque pathognomonique de cette maladie. Sa recherche est tombée en désuétude. V. *Haserick (test de).*

HARGRAVES (phénomène de) [angl. ***Hargraves's phenomenon***]. L'injection au cobaye de sérum d'un sujet atteint de lupus érythémateux aigu disséminé provoque, chez cet animal, l'apparition de cellules de Hargraves dans la moelle osseuse et dans le sang. V. *Haserick (test de).*

HARICOCÈLE, *s. f.* (Ricord) (haricot ; gr. *kêlê*, tumeur) [angl. ***atrophic testis***]. Nom donné parfois au testicule atrophié (syphilis congénitale, orchite de l'enfance).

HARLEY (maladie de) (H. George, brit., 1829-1896). V. *hémoglobinurie paroxystique essentielle ou a frigore.*

HARMONICITÉ (loi d') (Raoul Baron) (lat. *harmonia,* accord entre les parties d'un tout). Loi précisant les relations qui existent entre les caractères des phanères et des téguments et le type morphologique de l'individu.

HARNAIS, *s. m.* [angl. ***harness***]. Assemblage de sangles prenant appui sur le thorax pour suspendre, contenir ou fixer sur lui un appareillage.

HARRINGTON (tiges de) [angl. ***Harrington's device***]. Moyen de fixation des vertèbres thoraciques et lombaires par des crochets réunis par des tiges métalliques rigides. Traitement opératoire des scolioses.

HARRIS (syndrome de) (H. Seale, brit., 1924) [angl. ***Harris's syndrome***]. Syn. *hyperinsulinisme organique.* Syndrome hypoglycémique (v. ce terme) consécutif à des lésions organiques du pancréas, responsables d'une hypersécrétion d'insuline (insulinome, hyperplasie des îlots de Langerhans).

HARRISON (réflexe de) (H. W.) [angl. ***Harrison's reflex***]. Augmentation de la ventilation pulmonaire en réponse à des mouvements volontaires (p. ex. : mouvements d'ouverture et de fermeture de la main).

HART (anomalie de). V. *protanomalie.*

HARTMANN (opération de) (H. Henri, fr., 1860-1952). Extirpation, par voie abdominale, du côlon pelvien et de la partie haute du rectum avec abouchement à la peau du côlon gauche par un anus définitif. Opération pratiquée en cas de cancer du rectum.

HARTNUP (maladie de) (nom de la famille anglaise atteinte de cette affection, décrite par Baron et Dent en 1956) [angl. ***Hartnup's disease***]. Affection caractérisée cliniquement par un érythème pellagroïde, des accès répétés d'ataxie cérébelleuse et parfois un retard mental. L'examen de l'urine montre de l'hyperamino-acidurie et une excrétion accrue d'indican, de tryptophane et surtout d'acide indol-3-acétique et d'indol-3-acétyl-glutamique. Il s'agit d'une maladie héréditaire : variété de néphropathie tubulaire chronique par défaut de réabsorption des acides aminés pour les uns ou anomalie du métabolisme du tryptophane pour les autres.

HARVEY (William, 1578-1657). Médecin anglais qui décrivit le premier la circulation du sang.

HARZER (signe de) (H. Friedrich, all., 1920). Perception, à l'épigastre, des battements cardiaques : signe d'hypertrophie du ventricule droit.

HAS. Abréviation de *Haute Autorité de Santé.* V. ce terme.

HASCHICHISME, *s. m.* V. *cannabisme.*

HASCHICH, *s. m.* (en arabe : herbe) [angl. ***hashish***]. Préparation à base de feuilles séchées de chanvre indien. V. *cannabisme* et *kif.*

HASERICK (facteur plasmatique de) (H. John, amér.). V. *Haserick (test ou plasma-test de).*

HASERICK (rosette de) (1949) [angl. ***rosette of leucocytes***]. Petite masse arrondie, basophile, extracellulaire et étroitement entourée d'une rangée de polynucléaires, que l'on observe dans le sang et la moelle osseuse des sujets atteints de lupus érythémateux disséminé. Elle est analogue à l'inclusion qui caractérise les cellules de Hargraves et elle a la même valeur diagnostique que ces dernières.

HASERICK (test ou plasma-test de) (1949) [angl. ***LE cell phenomenon***]. Syn. *test LE* ou *phénomène LE.* Le plasma ou le sérum d'un sujet atteint de lupus érythémateux aigu disséminé, mis en présence de moelle osseuse ou de leucocytes d'un sujet normal, y fait apparaître des cellules de Hargraves. Il contient en effet un anticorps antileucocytaire (leuco-opsonine), lié aux γ-globulines, le *facteur LE* ou *facteur plasmatique d'Haserick* qui est un anticorps antinucléaire (v. ce terme) et qui s'attaque aux noyaux des globules blancs dont les débris constituent les inclusions caractéristiques des cellules de Hargraves. V. ce terme et *Hargraves (phénomène de).*

HASHIMOTO (goitre lymphomateux de, thyroïdite ou thyroïdose chronique de) (H. Hakaru, jap.) [angl. ***Hashimoto's disease***]. Syn. *struma lymphomatosa* (Hashimoto, 1912), *thyréose involutive* (Bastenié, 1959), *thyroïdose involutive* (Klotz, 1961). Affection parfois familiale, caractérisée *anatomiquement* par une infiltration lymphocytaire et une sclérose discrète du corps thyroïde et *cliniquement* par un goitre diffus et dur associé à des signes frustes de myxœdème. On l'observe chez les femmes à la période pré-ménopausique. Elle est due à un phénomène d'auto-immunisation, l'altération du corps thyroïde étant provoquée par des auto-anticorps antithyroïdiens apparus à la suite d'une extravasation initiale de thyroglobuline. *Biologiquement,* le taux sérique de TSH est augmenté et les anticorps anti-thyroglobuline et anti-thyroperoxydase sont présents à un titre élevé. Une pathogénie analogue a été invoquée, à tort semble-t-il, pour la thyroïdite ligneuse de Riedel et la thyroïdite subaiguë de De Quervain. L'évolution se fait vers l'hypothyroïdie. V. *anticorps anti-tissus, auto-immunité* et *auto-antigène.*

HASSELBALCH (H. Karl, danois, 1874-1962). V. *Henderson-Hasselbalch (équation de).*

HASSELBALCH (coefficient ammoniacal d'). Relation constante entre l'index ammoniacal (rapport de l'azote ammoniacal et de l'azote total) et le pH dans l'urine ; à pH élevé correspond un chiffre faible d'ammoniaque et vice versa. – ***coefficient ammoniacal réduit.*** Valeur de l'index ammoniacal pour pH = 5,8. Cette valeur est normalement de 4. Elle augmente dans l'acidose et diminue dans l'alcalose.

HAUDEK (niche de) (H. Martin, autr., 1880-1931) [angl. ***Haudek's niche***]. Image radiologique d'un ulcère de l'estomac généralement perforé bouché : c'est une image arrondie extérieure à l'image gastrique à laquelle elle est rattachée par une pédicule (niche pédiculée) ; le fond est rempli de substance opaque et le sommet renferme une bulle d'air.

HAUSER (H. G., 1958). V. *Mayer-Rokitansky-Kuster-Hauser (syndrome de).*

HAUSTRAL, ALE, *adj.* [angl. ***haustral***]. Qui se rapporte à l'haustration.

HAUSTRATE. V. *François et Haustrate (syndrome de).*

HAUSTRATION, *s. f.* (lat. *haustrum*, godet d'un drague) [angl. ***haustration***]. Aspect radiologique du côlon qui apparaît segmenté par la présence, sur ses deux bords, d'incisures profondes, fixes, symétriques, rapprochées, au niveau de ses portions mobiles et flexueuses, chez les sujets longilignes.

HAUT CONSEIL DES PROFESSIONS PARAMÉDICALES (HCPP). Instance consultative créée en 2007, ayant un rôle de réflexion et de proposition auprès du ministre de la Santé pour tout sujet intéressant les professions paramédicales.

HAUTE AUTORITÉ DE SANTÉ (HAS) [angl. ***French national authority for health***]. Organisme public indépendant à caractère scientifique, institué en France en 2005 à l'occasion de la réforme de l'Assurance maladie. Il se substitue à l'ANAES (v. ce terme) ainsi qu'aux commissions de la transparence et d'évaluation des produits et prestations, commissions qui étaient auparavant du ressort de l'AFSSAPS (v. ce terme et *EPP*). V. aussi *EMEA*.

HAV. Initiales du terme anglais ***Hepatitis A Virus,*** virus de l'hépatite A (v. ce terme).

HAVERHILL. V. *fièvre de Haverhill.*

HAVERHILLOSE, *s. f.* V. *fièvre de Haverhill.*

HAVERS (canal de) (H. Clopton, angl., 1650-1702) (TA canalis nutricius ossis) [angl. ***haversian canal, nutrient canal***]. Canal nourricier de l'os, contenant ses nerfs et ses vaisseaux et situé au centre de l'ostéon (v. ce terme).

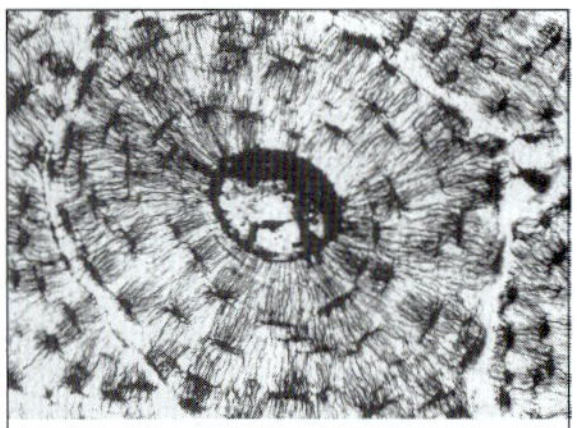

Système de Havers

HAVERSITE, *s. f.* Inflammation des canaux de Havers de l'os.

HAVRESAC (syndrome du) (Bourrel, 1970). Paralysie du plexus brachial consécutive à sa compression par les bretelles d'un sac à dos.

HAWES-PALLISTER-LANDOR (syndrome de). V. *Strachan-Scott (syndrome de).*

HAWKINS (test de) (H., R. J. 1983) [angl. ***Hawkins's test***]. Manœuvre destinée à mettre en évidence une souffrance sous-acromiale. Le bras est étendu à l'horizontale et en avant, le coude fléchi à angle droit. La rotation interne forcée de l'épaule entraîne une douleur de sa face externe. V. *périarthrite, Neer (test de)* et *Yocum (test de).*

HAXTHAUSEN (H. Holger, danois, 1921). V. *Blegvad-Haxthausen (syndrome de).*

HAYEM (chlorose tardive de) ou **HAYEM-FABER (anémie de)** (H. Georges, fr., 1841-1933). V. *anémie hypochrome.*

HAYEM (ictère infectieux splénomégalique de). V. *ictère infectieux chronique splénomégalique.*

HAYEM-VON JAKSCH-LUZET (maladie de). V. *anémie infantile pseudo-leucémique.*

HAYWARD. V. *Juberg-Hayward (syndrome de).*

HB. Initiales d'*hépatite B* (v. ce terme).

Hb. V. *hémoglobine.*

HbA$_{1c}$. V. *hémoglobine glycosylée.*

HBPM. Héparine de Bas Poids Moléculaire. V. *héparine.*

HBV. Abréviation du terme anglais ***Hepatitis B Virus,*** virus de l'hépatite B, v. ce terme.

HC. Initiales d'*hépatite C* (v. ce terme).

hCG. Initiales ou terme angl. ***Human Chorionic Gonadotropin.*** V. *gonadotrophine.*

HCL. Abréviation des *Hospices Civils de Lyon.* V. *Assistance publique.*

hCS. Abréviation de *hormone Chorionique Somatotrope,* en angl. ***Human Chorionic Somatotropin***. V. *HPL.*

HCT. – 1° Abréviation de *hématocrite* (v. ce terme). – 2° (hCT) Abréviation du terme anglais ***Human Chorionic Thyrotropin :*** hormone thyréotrope placentaire.

HCV. Abréviation du terme anglais ***Hepatitis C Virus,*** virus de l'hépatite C.

HDA. V. *vasopressine.*

HDL. Initiales du terme angl. ***Hight Density Lipoprotein :*** lipoprotéine (v. ce terme) de haute densité, ou lipoprotéines lourdes, ou α-lipoprotéines. – ***HDL-cholestérol.*** V. *cholestérol.*

HDV. Abréviation du terme angl. ***Hepatitis D virus :*** virus de l'hépatite D. V. *agent delta.*

HEAD (zones de) (H. Henry, brit., 1861-1940) [angl. ***Head's lines***]. Zones cutanées dont l'innervation provient de segments médullaires qui innervent également des viscères abdominaux ou thoraciques. Les troubles de ces viscères déterminent des hyperesthésies cutanées au niveau des zones correspondantes.

HÉBÉFRÉNIE ou **HÉBÉPHRÉNIE**, *s. f.* (Kahlbaum, 1863 ; Hecker, 1871) (gr. *hêbê*, puberté ; *phrên*, intelligence) [angl. ***hebephrenia***]. Troubles mentaux survenant au moment de la puberté, débutant par une tendance à la mélancolie, de vagues idées ambitieuses ou de persécution, des mouvements de colère ou de violence et aboutissant rapidement à la démence. L'*h.* est généralement considérée comme une forme clinique de la schizophrénie.

HÉBÉPHRÉNO-CATATONIE, *s. f.* (Kraepelin, 1893) [angl. ***hebephreno-catatonia***]. Forme de la schizophénie caractérisée par un syndrome psychomoteur fait de la perte de l'initiative, avec inertie, tension musculaire, parfois mouvement paradoxaux et de troubles mentaux (stupeur et négativisme).

HEBERDEN (maladie d') (H. William, brit., 1710-1801). V. *angine de poitrine.*

HEBERDEN (nodosités d') [angl. ***Heberden's nodes***]. Épaississement des os des doigts au niveau de l'articulation de la phalangine avec la phalangette, que l'on observe dans le rhumatisme chronique. V. *Heberden (rhumatisme d').*

HEBERDEN (rhumatisme d') [angl. ***Heberden's disease***]. Rhumatisme chronique localisé aux articulations interphalangiennes distales des doigts ; il est caractérisé par des douleurs, un enraidissement variable et des déformations osseuses (nodosités d'Heberden). Pour certains auteurs, il est toujours arthrosique ; pour d'autres, il peut s'observer dans la polyarthrite rhumatoïde et dans la goutte.

HÉBERTISME, *s. m.* (Georges Hébert, officier de marine fr., 1875-1957) Système d'éducation physique comprenant divers exercices pratiqués en plein air.

HÉBÉTUDE, *s. f.* (lat. *hebes*, émoussé) [angl. ***hebetude***]. État morbide particulier caractérisé par la suppression des facultés intellectuelles avec conservation de l'usage des sens. Premier degré de la stupeur.

HEBRA (eczéma marginé de) (H. Ferdinand von, autr., 1816-1880). V. *eczéma marginé de Hebra.*

HEBRA (érythème exsudatif multiforme de). V. *érythème polymorphe.*

HEBRA (prurigo de). V. *prurigo de Hebra.*

HEBRA (purpura papuleux de). V. *purpura papuleux de Hebra.*

HECK (maladie de) (H. W., amér., 1965) [angl. ***Heck's disease***]. Hyperplasie épithéliale focale se traduisant par de multiples papules situées au niveau de la muqueuse buccale. D'évolution bénigne, elle a été décrite chez les enfants des Indiens d'Amérique et des Inuits.

HECTO... (symbole h) (gr. *hékaton*, cent). Préfixe signifiant 10^2.

HEDBLOM (syndrome de) (H. Carl, amér., 1879-1934) [angl. ***Hedblom's syndrome***]. Nom donné en Amérique au groupe de symptômes caractérisant l'inflammation du diaphragme : respiration et toux douloureuses, respiration costale et immobilité du diaphragme à l'examen radioscopique.

HÉDONISME, *s. m.* (gr. *hêdonê*, plaisir) [angl. ***hedonism***]. Recherche du plaisir.

HÉDROCÈLE, *s. f.* (gr. *hédra*, anus ; *kêlê*, hernie) [angl. ***hedrocele***]. Hernie des anses intestinales faisant saillie par l'anus en repoussant le rectum prolabé.

HEERFORDT (syndrome de) (H. Christian, danois) [angl. ***Heerfordt's disease***]. Syn. *febris uveo-parotidea subchronica* (Heerfordt, 1909). Affection ordinairement fébrile caractérisée par l'association de lésions inflammatoires du tractus uvéal (iris, corps ciliaires et choroïde) et des glandes parotides et lacrymales rappelant la maladie de Mikulicz, avec des manifestations nerveuses : paralysie faciale ou, plus rarement, d'autres nerfs crâniens (III et VI), légère réaction méningée. Il persiste presque toujours des lésions oculaires (synéchies postérieures, descemétite, iritis, etc.), avec troubles de la vision. Cette uvéo-parotidite entre dans le cadre de la maladie de Besnier-Boeck-Schaumann.

HEGAR (bougies de) (H. Alfred, all., 1830-1914) [angl. ***Hegar's dilators***]. Série de bougies cylindriques rigides dont le diamètre augmente de 1 mm par bougie, servant à obtenir une dilatation extemporanée du col de l'utérus.

HEGAR (signe de) [angl. ***Hegar's sign***]. Ramollissement du segment inférieur de l'utérus perçu au toucher vaginal au début de la grossesse.

HEGGLIN (H. Robert, suisse, né en 1907). V. *May-Hegglin (syndrome de).*

HEGGLIN (syndromes de). — 1° (Hegglin et Grumbach, 1941). V. *Fanconi-Hegglin (syndrome de).* — 2° (Hegglin, 1947) [angl. ***Hegglin's syndrome***]. Trouble de la contraction myocardique d'origine métabolique, observé dans l'hypokaliémie et dans diverses maladies graves : il est caractérisé par la rapidité de l'expulsion du sang par les ventricules, lors de la systole, rapidité dont témoigne la précocité anormale du 2e bruit du cœur, très rapproché du 1er, alors que, sur l'électrocardiogramme, l'espace QT est normal.

HEIDENHAIN (syndrome d') (H. Adolf, all., 1929) [angl. ***Heidenhain's syndrome***]. Syndrome dû à une dégénérescence cérébrale sénile, à prédominance pariéto-occipitale et comportant des troubles psychiques, allant de la confusion à la démence, une rigidité extrapyramidale avec mouvements anormaux (spasmes, myoclonies) et des troubles visuels (hémianopsie, cécité corticale). Ce syndrome est probablement une variété de la maladie de Creutzfeldt-Jakob (v. ce terme).

HEIMLICH (manœuvre ou **méthode de)** (H. Henry, amér., 1974) [angl. ***Heimlich's maneuver***]. Manœuvre destinée à éviter la mort par asphyxie lors de l'obstruction du larynx par des fragments alimentaires inhalés accidentellement. Elle consiste à refouler d'urgence et brusquement le diaphragme vers le haut par une compression violente de l'épigastre. Celle-ci provoque le rejet du corps étranger laryngé par l'air brutalement chassé des poumons.

HEIMLICH (signe de). Attitude d'un sujet qui suffoque brusquement par blocage d'un corps étranger intralaryngé : il porte la main à son cou, qu'il semble vouloir dégager entre le pouce et l'index largement écartés.

HEINEKE-MIKULICZ (opération de) (H. Walter, all., 1886-87). V. *pyloroplastie.*

HEINE-MEDIN (maladie de) (H. Jacob von, all.) [angl. ***acute anterior poliomyelitis, Heine-Medin disease***]. Dénomination historique donnée à la maladie infectieuse, épidémique et contagieuse due au virus (de l'espèce *Poliovirus*) découvert en 1909 par Landsteiner et Popper et dont les formes sporadiques, les plus anciennement connues, sont désignées par le terme clinique de *paralysie spinale infantile* et le terme anatomique de ***poliomyélite antérieure aiguë***. Elle atteint surtout les jeunes enfants. On distingue : — 1° la ***paralysie spinale infantile*** (Heine, 1840), sporadique, caractérisée *anatomiquement* par l'atteinte des cornes antérieures de la moelle sur une étendue limitée et *cliniquement*, par l'apparition brusque, après quelques jours de fièvre et de céphalée, de paralysies flasques d'étendue variable ; ces paralysies sont précédées de douleurs dans les muscles qui seront atteints ; elles se localisent ensuite à un ou plusieurs groupes musculaires qui s'atrophient ; le squelette subit également un arrêt de développement, d'où des déformations définitives dans les territoires qui correspondent aux cellules des cornes antérieures détruites. — 2° Les ***formes épidémiques de la poliomyélite*** (Cordier, 1887 ; Medin, 1890), remarquables par la diffusion du virus aux méninges, à toute la moelle, au bulbe même et parfois au cerveau (v. *polioencéphalite*), ce qui explique le polymorphisme clinique et la gravité de ces formes, à la suite desquelles les séquelles sont moins importantes que dans les formes infantiles. — 3° Des formes ***nerveuses non paralytiques,*** méningées, bénignes ; des formes ***mineures,*** à symptomatologie pseudo-grippale, gastro-intestinale ou rhino-pharyngée ; des formes ***inapparentes*** qui représentent 95 % des infections par les poliovirus. La vaccination préventive protège contre les différentes formes de cette maladie dont la déclaration en France, est obligatoire. V. *poliovirus* et *vaccin antipoliomyélitique.*

HEINZ (corps de) (H. Robert, all., 1865-1924) [angl. ***Heinz's bodies***]. Particules présentes dans les hématies au cours de certaines anémies hémolytiques congénitales ou toxiques ; au cours des hémoglobinoses on les constate également : elles sont dues à la précipitation d'une hémoglobine instable (v. ce terme).

HEITZ-BOYER (maladies d') (H.-B. Maurice, fr., 1876-1950). V. *col vésical (maladie néoformante du — chez la femme)* et *prostate (maladie diverticulaire de la).*

HEITZ-BOYER (syndrome d'). V. *entéro-rénal (syndrome).*

HELCOPODE (démarche) (Charcot) (gr. *helkô*, je traîne ; *pous, podos*, pied). V. *démarche en draguant.*

HÉLICASE, *s. f.* [angl. ***helicase***]. Enzyme catalysant la séparation des deux brins d'ADN de la double *hélice* en rompant les liaisons hydrogène qui relient deux bases complémentaires. V. *topo-isomérase.*

HÉLICE (double) DE WATSON ET CRICK. V. *désoxyribonucléique (acide).*

HELICOBACTER PYLORI, *s. m.* (Marshall B. ; Goodwin C., australiens, 1987) (gr. *hélix*, spirale ; *baktêria*, bâton) [angl. ***Helicobacter pylori***]. Appellation nouvelle de *Campylobacter pylori* dont le rôle pathogène dans les gastrites et les ulcères gastroduodénaux a été mis en évidence par deux médecins australiens, Robin Warren et Barry Marshall (prix Nobel 2005) en 1984. Il favoriserait également le développement de lymphomes gastriques du type MALT. V. ce terme, *Campylobacter* et *uréase.*

HÉLICOPODE (démarche) (Charcot) (gr. *hélix*, mouvement circulaire ; *pous, podos*, pied). V. *démarche en fauchant.*

HÉLIODERMITE, *s. f.* (gr. *hêlios*, soleil ; *derma*, peau) [angl. ***dermatitis solaris***]. Nom générique des affections cutanées dues aux rayons solaires. — ***h. aiguë.*** Coup de soleil. — ***h. chronique.*** Dermite des parties découvertes leur donnant un aspect sénile. V. *actinite* et *photosensibilisation.*

HÉLIOPATHIE, *s. f.* (gr. *hêlios*, soleil ; *pathê*, affection) [angl. ***heliopathia***]. Accidents causés par les rayons solaires.

HÉLIOPHOBIE, *s. f.* (gr. *hêlios*, soleil ; *phobos*, crainte) [angl. ***heliophobia***]. Crainte morbide de la lumière solaire.

HÉLIOTHÉRAPIE, *s. f.* (gr. *hêlios*, soleil ; *thérapéia*, traitement) [angl. ***heliotherapy***]. Application thérapeutique des rayons solaires. L'*h.* peut être totale ou limitée aux parties malades. V. *solarium.*

HÉLIOTROPISME, *s. m.* (gr. *hêlios*, soleil ; *trépein*, tourner) [angl. ***heliotropism***]. Propriété que possède le protoplasma d'être attiré ou repoussé par la lumière solaire. V. *taxie.*

HÉLIX, *s. m.* (gr. *helix*, spirale) [TA et angl. ***helix***]. Saillie du bord du pavillon de l'oreille dessinant un arc de cercle à concavité antéro-inférieure, partant de la conque et se terminant au-dessus du lobule. V. *auricule* • 👁 **auricule** •.

HELLENDALL (H. Hugo, all., né en 1872). V. *Cullen-Hellendall (signe de).*

HELLER (H., fr., XXe siècle). V. *Blondeau-Heller (indice de).*

HELLER (démence de) (H. Theodor, autr., 1909) [angl. ***Heller's dementia***]. Affection rare, apparaissant vers l'âge de 3 ans, caractérisée par une angoisse, une agitation, des troubles du langage et une démence affective et intellectuelle.

HELLER (opération de) [angl. ***Heller's operation***]. Syn. *œsophago-cardiotomie extra-muqueuse, myotomie* ou *cardiotomie extra-muqueuse.* Incision longitudinale extra-muqueuse de la tunique musculaire du cardia et de la partie adjacente de l'œsophage sur une longueur de 8 à 10 cm, pratiquée dans les cas de méga-œsophage et parfois de rétrécissement de la partie inférieure de l'œsophage.

HELLER ET ZIMMERMAN (cellule B de). Cellule analogue à celle de Hargraves (v. ce terme) et possédant la même valeur diagnostique.

HELLP (syndrome) (acronyme angl. : *Haemolysis, Elevated Liver enzyme, Low Platelet count*)(décrit par Pritchard en 1954, nommé par Weinstein en 1981) [angl. ***HELLP syndrome***]. Complication de l'hypertension ou de la toxémie gravidique associant une hémolyse de type microangiopathique, une thrombocytopénie et surtout une cytolyse hépatique. En raison de sa gravité, elle impose d'urgence l'interruption de la grossesse. Sa pathogénie est mal connue. V. *Sheehan (syndrome de) 2°.*

HELMINTHE, *s. m.* (gr. *helmins*, ver) [angl. ***Helminth***]. Nom générique des vers parasites de l'homme et des animaux ; ils comprennent les *Plathelminthes* ou vers plats et les *Némathelminthes* ou vers ronds.

HELMINTHIASE, *s. f.* [angl. ***helminthiasis***]. Maladie causée par les vers intestinaux.

HELMINTHIDE, *s. f.* Éruption cutanée due aux toxines sécrétées par les vers intestinaux.

HELMINTHOLOGIE, *s. f.* (gr. *helmins*, ver ; *logos*, traité) [angl. ***helminthology***]. Étude des vers intestinaux et des troubles qu'ils provoquent.

HÉLODERMIE, *s. f.* (gr. *hêlos*, excroissance en forme de clou ; *derma*, peau) [angl. ***helosis***]. Nodosités calleuses, généralement indolores, se développant sur la face dorsale des articulations phalangiennes et métacarpo-phalangiennes. Elles sont parfois associées à une rétraction des aponévroses palmaires ou plantaires.

HELPER (cellules T) ; HELPER (effet) (angl. *helper*, auxiliaire). V. *cellule T auxiliaire.*

HÉMAGGLUTINATION, *s. f.* (gr. *haïma*, sang ; agglutination) [angl. ***haemagglutination***]. Agglutination des hématies par des agglutinines spécifiques (anticorps réagissant avec l'antigène correspondant porté par l'hématie) ou non spécifiques (agglutinines produites par des bactéries ou des virus — Myxovirus surtout) ou par certains produits végétaux, la phytohémagglutinine p. ex., capables de provoquer des phénomènes d'allure immunologique.

HÉMAGGLUTINATION (réaction d'inhibition de l') [angl. ***haemagglutination inhibition test***]. L'hémagglutination passive (v. ce terme) provoquée par un immun-sérum spécifique de l'antigène soluble fixé sur les hématies est empêchée lorsque cet immun-sérum a été préalablement mélangé à un produit (sérum, urine) contenant cet antigène. Ce produit a ainsi neutralisé l'anticorps de l'immun-sérum qui ne sera plus disponible pour agglutiner les hématies porteuses de l'antigène (réaction positive). Cette réaction sert surtout à rechercher et à doser les *hormones plasmatiques* ou *urinaires,* p. ex. : les gonadotrophines dans le diagnostic biologique de la grossesse. V. *Wide et Gemzell (réaction de).* — Elle est aussi utilisée pour le diagnostic sérologique des maladies virales. Certains virus, mis en présence d'hématies d'espèces animales particulières, agglutinent ces hématies (p. ex. : virus de la rougeole pour les hématies de singe, virus de la rubéole pour celles d'oie ou de poulet d'un jour). Ce phénomène ne se produit pas si on ajoute au mélange précédent du sérum contenant l'anticorps spécifique du virus : cet anticorps capte les particules virales et les empêche de se fixer sur les hématies et de les agglutiner. V. *Hirst (réaction de).*

HÉMAGGLUTINATION DE MIDDLEBROOK ET DUBOS. V. *Middlebrook et Dubos (réaction de).*

HÉMAGGLUTINATION PASSIVE [angl. ***passive haemagglutination***]. Hémagglutination (v. ce terme) dans laquelle les hématies servent seulement de support à des antigènes solubles fixés artificiellement sur elles ; elles sont agglutinées (servant ainsi d'« indicateurs », de « témoins ») lorsqu'elles sont en présence des anticorps correspondant à ces antigènes. V. *agglutination passive* et *immuno-adhérence.*

HÉMAGGLUTINATION PASSIVE DES GLOBULES ROUGES TANNÉS ET SENSIBILISÉS PAR DU FIBRINOGÈNE (test d'inhibition de l'). V. *Merskey (test de).*

HÉMAGGLUTININE, *s. f.* [angl. ***haemagglutinin***]. V. *agglutinine.*

HÉMAGGLUTINOGÈNE, *s. m.* [angl. ***haemagglutinogen***]. V. *agglutinogène.*

HÉMANGIECTASIE, *s. f.* (gr. *haïma*, sang ; *angéion*, vaisseau ; *ektasis*, dilatation) [angl. ***haemangiectasia***]. Dilatation d'un vaisseau sanguin.

HÉMANGIECTASIE HYPERTROPHIQUE (gr. *haïma*, sang ; *angéion*, vaisseau ; *ektasis*, dilatation). Nom sous lequel Parkes Weber décrivit, en 1918, l'hypertrophie d'un membre associée à des varices, à des angiomes, ou à des anévrismes cirsoïdes ou artérioveineux. V. *Klippel-Trenaunay (syndrome de).*

HÉMANGIOBLASTOME, *s. m.* V. *angioblastome.* — ***h. multiple.*** V. *Lindau (maladie de).*

HÉMANGIO-ENDOTHÉLIOMATOSE, *s. f.* V. *hémangio-endothéliome.*

HÉMANGIO-ENDOTHÉLIOME, *s. m.* [angl. ***haemangioendothelioma***]. Tumeur, parfois maligne, développée aux dépens de l'endothélium des capillaires. C'est une variété d'angiohamartome, c'est-à-dire d'harmartome (v. ce terme) dans lequel l'élément vasculaire prédomine. Elle peut siéger dans différents organes, être unique ou multiple (*h.* multinodulaire, hémangio-endothéliomatose), être associée à d'autres angiomes (angiomatose cutanée). Les *h.* nodulaires du foie, chez le jeune enfant, provoquent souvent une insuffisance cardiaque par shunt artérioveineux, rapidement mortelle. V. *endothéliome intravasculaire.*

HÉMANGIOFIBROSARCOME, *s. m.* [angl. ***haemangiofibrosarcoma***]. Tumeur maligne développée aux dépens des cellules périthéliales des vaisseaux capillaires.

HÉMANGIOMATOSE FAMILIALE. V. *angiomatose hémorragique familiale.*

HÉMANGIOMATOSE HÉPATIQUE CONGÉNITALE (Chervinsky, 1885). Malformation hépatique rare, décrite chez des nouveau-nés ou des nourrissons de sexe masculin. Elle se manifeste très tôt par une hépatomégalie et une insuffisance cardiaque qui entraîne presque toujours la mort avant l'âge de 6 mois. La présence d'angiomes cutanés peut orienter le diagnostic. Le foie ressemble à une éponge gorgée de sang ; de nombreux nodules sont entourés d'un vaste réseau de capillaires dilatés et de vaisseaux anastomosés qui créent de nombreuses fistules artérioveineuses responsables de l'insuffisance cardiaque. C'est une variété d'angio-hamartome du foie. V. *hamartome.*

HÉMANGIOME, *s. m.* [angl. ***haemangioma***]. Angiome développé aux dépens des vaisseaux sanguins. — ***h. du poumon.*** V. *anévrisme artérioveineux pulmonaire.*

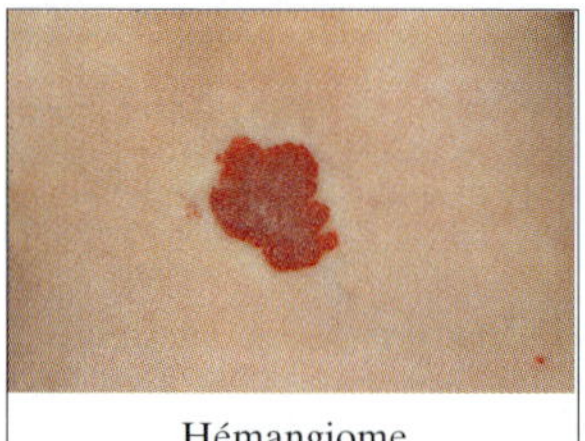

Hémangiome

HÉMANGIOPÉRICYTOME, *s. m.* (Murray et Stout, 1942) [angl. ***haemangiopericytoma***]. Variété rare d'angiome formant des tumeurs cutanées fermes, brunâtres, siégeant surtout aux jambes, au tronc, à la nuque ; plus rarement il s'agit de tumeurs viscérales. Son évolution n'a pas toujours la bénignité qu'il est classique de lui attribuer. L'*h.* est formé de cordons endothéliaux entourés de très nombreux *péricytes,* cellules contractiles analogues aux cellules musculaires lisses et qui bordent les parois des capillaires.

HÉMANGIOSARCOME, *s. m.* V. *hématangio-sarcome.*

HÉMAPHÉRÈSE, *s. f.* (gr. *haïma*, sang ; *aphairésis*, suppression) [angl. ***haemapheresis***]. Syn. *aphérèse*. Séparation et prélèvement d'une partie (élément figuré ou plasma : plasmaphérèse, v. ce terme) du sang soustrait, dont le reste est ensuite réinjecté au patient.

HÉMARTHROSE, *s. f.* (gr. *haïma*, sang ; *arthron*, articulation) [angl. ***haemarthrosis***]. Épanchement de sang dans une cavité articulaire.

HÉMATANGIO-SARCOME, *s. m.* (Waldstein) (gr. *haïma*, sang ; *angéion*, vaisseau ; sarcome) [angl. ***haemangiosarcoma***]. Syn. *hémangiosarcome, sarcome angioplastique.* Tumeur d'origine conjonctive (sarcome), se développant aux dépens de la tunique la plus externe des vaisseaux sanguins. V. *hémangio-endothéliome.*

HÉMATÉMÈSE, *s. f.* (gr. *haïma*, sang ; *émein*, vomir) [angl. ***haematemesis***]. Vomissement de sang, quelle que soit son origine (estomac, œsophage, sang dégluti, etc.).

HÉMATHIDROSE ou **HÉMATIDROSE**, *s. f.* (gr. *haïma*, sang ; *hidrôs*, sueur) [angl. ***haematidrosis***]. Syn. *sueur de sang.* Trouble de la sécrétion sudorale, caractérisé par la coloration rouge de la sueur.

HÉMATIE, *s. f.* (Charles Robin, XIXe siècle) (gr. *haïma*, sang) [angl. ***erythrocyte, red blood cell***]. Syn. *globule rouge.* Cellule ayant la forme d'une lentille biconcave de 7,2 à 8,3 µm de diamètre. L'*h.* adulte *(érythrocyte)* est acidophile, d'aspect homogène et dépourvue de noyau ; elle contient l'hémoglobine (v. ce terme). Sa fonction est de véhiculer cette hémoglobine, de manière à transférer aux différents tissus l'oxygène provenant des poumons. — ***h. falciforme, h. en faucille.*** V. *drépanocyte.* — ***h. granuleuse ou granulo-réticulo-filamenteuse*** [angl. ***reticulocyte***]. Syn. *réticulocyte. H.* dans laquelle la coloration par le bleu de Sabrazès appliquée sur du sang frais non fixé montre un réseau irrégulier de très fines granulations ; c'est une *h.* jeune, sans noyau, au stade intermédiaire entre l'érythroblaste et le globule rouge adulte. — ***h. nucléée*** [angl. ***nucleated erythrocyte***]. *H.* jeune (*érythroblaste* et ses cellules originelles) qui se trouve normalement dans les organes hématopoïétiques. — ***h. ponctuée*** [angl. ***stippled red cell***]. *H.* où les colorations habituelles font apparaître des granulations basophiles ; ces *h.* apparaissent dans le sang au cours d'anémies graves et d'intoxications (saturnisme). V. *anémie* • 👁 **érythroblaste, pro-érythroblaste** •.

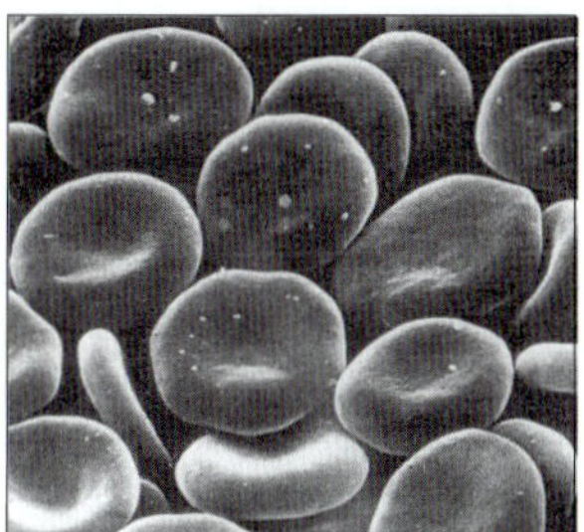

Hématies

HÉMATIES TRYPSINISÉES (procédé des). Méthode destinée à mettre en évidence, dans le sérum, certains anticorps incomplets (v. ce terme) qui agissent sur les hématies seulement lorsque l'enveloppe de celles-ci a été attaquée par la trypsine.

HÉMATIMÈTRE, *s. m.* (hématie ; gr. *métron*, mesure) [angl. ***haemacytometer***]. Appareil permettant de compter les globules du sang.

HÉMATIMÉTRIE, *s. f.* V. *numération globulaire.*

HÉMATINE, *s. f.* (Scherer, 1841). [angl. ***haematin***]. Syn. *ferriporphyrine.* Hème (v. ce terme) dont le fer ferreux, bivalent, a été transformé en fer ferrique, trivalent et qui est impropre au transport d'oxygène.

HÉMATIQUE, *adj.* [angl. ***haematic***]. Qui est d'origine sanguine. — ***crise hématique.*** Augmentation du nombre des érythroblastes suivie d'une augmentation du nombre des hématies observée après les hémorragies et les maladies aiguës. — ***kyste h.*** Kyste contenant une sérosité plus ou moins colorée, succédant à un hématome.

HÉMATO... V. aussi *hémo...*

HÉMATOBLASTE, *s. m.* (gr. *haïma*, sang ; *blastos*, germe) (Hayem, 1877). V. *hémocytoblaste.*

HÉMATOBULBIE, *s. f.* [angl. ***bulbar apoplexy***]. Hémorragie siégeant dans le bulbe et provoquant des symptômes variables selon les centres lésés.

HÉMATOCÈLE, *s. f.* (gr. *haïma*, sang ; *kêlê*, tumeur) [angl. ***haematocele***]. Ce mot, dont le sens propre est *tumeur sanguine,* n'est généralement employé que pour désigner certaines hémorragies enkystées (hématomes) des organes génitaux ; chez l'homme : *h. scrotale, h. vaginale* (v. *pachyvaginalite*), *h. funiculaire, h. intra-testiculaire ;* chez la femme : *h. péri-* ou *rétro-utérine* siégeant dans le pelvis et en particulier dans le cul-de-sac de Douglas et provoquée soit par une pachy-pelvipéritonite, soit par la rupture d'une grossesse extra-utérine. — ***h. du cou.*** Kyste sanguin de la région cervicale.

HÉMATO-CHROMOMÉTRIE, *s. f.* (Hayem). V. *chromométrie du sang.*

HÉMATOCHYLURIE, *s. f.* [angl. ***haematochyluria***]. Présence dans les urines des principaux éléments du sang, qui lui donnent une apparence à la fois laiteuse et rosée. L'*h.* est un des principaux symptômes de la filariose.

HÉMATOCOLPOS, *s. m.* (gr. *haïma*, sang ; *kolpos*, vagin) [angl. ***haematocolpos***]. Masse ayant l'apparence d'une tumeur, formée par la rétention du sang menstruel dans le vagin, par imperforation de l'hymen ou atrésie de l'orifice vulvaire.

HÉMATOCONIE, *s. f.* V. *hémoconie.*

HÉMATOCRITE, *s. m.* (Symbole Ht) (Wintrobe) (gr. *haïma*, sang ; *kritos*, séparé) [angl. ***haematocrit***]. — 1° Appareil destiné à mesurer le volume des globules par rapport à celui du sang. C'est un tube de verre de 11 cm de long, dans lequel on sépare, par centrifugation, les globules rouges du plasma. Le volume des globules rouges est normalement de 40 à 45 mL pour 100 mL de sang chez l'homme et de 38 à 42 mL chez la femme. — 2° Par extension, résultat de l'examen fait avec cet appareil, c'est-à-dire pourcentage du volume globulaire par rapport au volume sanguin total.

HÉMATOCRITIE, *s. f.* Étude du volume occupé par les hématies dans le sang total au moyen de l'hématocrite.

HÉMATODE (carcinome) (gr. *haïmatôdês*, qui a l'aspect du sang ; de *haïma* et *ozô*, sentir). V. *carcinome.*

HÉMATODERMIE, *s. f.* (gr. *haïma*, sang ; *derma*, peau) [angl. ***cutaneous lymphoma***]. Ensemble des manifestations cutanées et muqueuses survenant au cours des maladies du sang et des organes hématopoïétiques (leucémies, réticuloses, réticulosarcomes, maladie de Hodgkin, mycosis fongoïde, maladie de Kaposi, urticaire pigmentaire, syndrome de Sézary, etc.). — Il est parfois réservé aux symptômes cutanés ou muqueux des affections du système leucopoïétique.

HÉMATODONTIE, *s. f.* (gr. *haïma,* sang ; *odous, odontos,* dent) [angl. ***pink teeth***]. Coloration rosée des dents apparaissant après la mort, consécutive au passage de l'hémoglobine ou de ses dérivés à travers la dentine. C'est un phénomène normal de dégradation des cadavres, dépourvu de signification particulière.

HÉMATOGÈNE, *adj.* (gr. *haïma*, sang ; *génês*, qui est engendré) [angl. ***haematogenous***]. Qui dépend du sang. Qui est dû à la circulation sanguine. P. ex. dissémination *h.* des microbes.

HÉMATOGONIE, *s. f.* (Sabrazès). V. *hémocytoblaste.*

HÉMATOGRAMME, *s. m.* V. *hémogramme.*

HÉMATOÏDINE, *s. f.* (gr. *haïmatœidês*, semblable au sang) [angl. ***haematoidin***]. Corps dérivé de l'hémoglobine, que l'on trouve dans les foyers hémorragiques anciens sous forme de cristaux microscopiques, rhomboïdaux, d'une belle couleur rouge.

HÉMATOLOGIE, *s. f.* (gr. *haïma*, sang ; *logos*, discours) [angl. ***haematology***]. Étude du sang au point de vue anatomique, physiologique et pathologique.

HÉMATOLOGIE ETHNOLOGIQUE. V. *hématologie géographique.*

HÉMATOLOGIE GÉOGRAPHIQUE (Jean Bernard, fr. 1963) [angl. ***geographic haematology***]. Étude des variations des différents caractères sanguins selon les pays. Elle peut aider à résoudre certains problèmes anthropologiques, p. ex. : des migrations de populations ont pu être reconstituées grâce à l'*h. g. héréditaire* (ou *génotypique*) qui précise les caractères propres à certaines races transmis dans le patrimoine chromosomique (hémoglobines anormales, groupes sanguins et tissulaires). Ces caractères hérités subissent d'ailleurs l'influence de l'environnement (fréquence plus grande de certaines leucémies et de certains cancers selon les contrées) : c'est le domaine de l'*h.g. écologique* (ou *péristatique*). Ces mêmes caractères sont souvent aussi en étroites relations avec les facteurs culturels : il y en a de particuliers à des types ethniques bien définis par leurs coutumes et leurs langues ; certaines altérations sanguines sont liées au type de société (parasitoses dans les sociétés primitives, maladies carentielles dans celles adonnées à la monoculture, intoxications dans celles arrivées au stade industriel) : leur étude est le but de l'*hématologie ethnologique*.

HÉMATOLOGIE HISTORIQUE (Jean Bernard, fr.) [angl. ***historic haematology***]. Branche de l'hématologie qui, par l'analyse des caractères du sang, contribue à éclairer l'évolution de l'humanité en général et aussi certains événements marquants de l'histoire. Le caractère permanent et immuable de nombreux traits héréditaires (groupes sanguins et tissulaires, hémoglobines, enzymes) permet, par l'étude de la répartition ethnique et géographique de ces traits, de suivre les populations dans leurs migrations, leurs groupements, leurs mélanges à travers les âges. D'autres caractères du sang, sensibles aux influences extérieures, (nombre des globules et des plaquettes, composants du plasma), permettent de comprendre l'évolution des sociétés humaines.

HÉMATOME, *s. m.* (gr. *haïma*, sang ; préfixe *-ôma* signifiant tumeur) [angl. ***haematoma***]. Collection sanguine enkystée. — ***h. anévrismal diffus ou h. pulsatile*** (appelé faussement *anévrisme diffus*) [angl. ***false aneurysm***]. *H.* formé par le sang épanché en dehors d'une artère et restant en communication avec celle-ci. Recevant constamment un nouvel apport sanguin, l'*h.* augmente progressivement et peut atteindre des proportions considérables. — ***h. disséquant de l'aorte.*** V. *dissection aortique.* — ***h. dural et h. extradural.*** V. *dural.* — ***h. intracérébral.*** Hémorragie intracérébrale progressive, évoluant parfois en deux temps et dont le foyer, expansif, se manifeste par des signes de compression et nécessite une thérapeutique chirurgicale. — ***h. primitif de la paroi aortique.*** V. *dissection aortique.* — ***h. rétroplacentaire.*** Syndrome survenant brutalement chez la femme enceinte au cours des derniers mois de la grossesse ou pendant le travail. Il est caractérisé *anatomiquement* par l'apparition d'un hématome décollant le placenta de la paroi utérine qui est infiltrée de sang ; cliniquement par une douleur abdominale, une métrorragie, une élévation tensionnelle transitoire précédant un état de choc avec protéinurie massive. Le *pronostic* est très grave pour le fœtus, sérieux pour la mère, menacée d'hémorragie par afibrinogénémie et de nécrose corticale des reins. — ***h. sous-dural.*** V. *dural.*

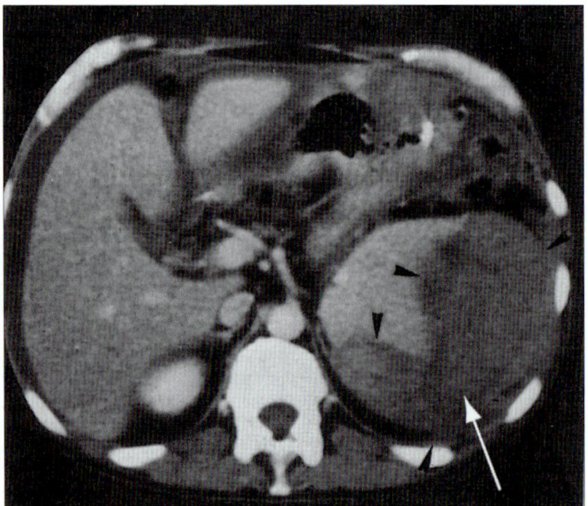

Hématome de la rate. Scanner

HÉMATOME PÉRIRÉNAL [angl. ***perirenal haematoma***]. Syn. *maladie de Wunderlich* (1858). Collection sanguine siégeant en dessous, en dedans ou en dehors de la capsule rénale, due à une lésion du rein, d'un organe voisin, ou à une maladie vasculo-sanguine. Elle se manifeste brutalement par une douleur rénale violente, des signes de choc et d'hémorragie interne, une réaction péritonéale, une fièvre, une tuméfaction lombaire, une hématurie discrète avec azotémie. L'évolution spontanée est très grave, mortelle en quelques heures par anémie, ou plus lentement par atrophie rénale.

HÉMATOMÉTRIE, *s. f.* (gr. *haïma*, sang ; gr. *mêtra*, utérus) [angl. ***haematometra***]. Rétention du sang menstruel dans l'utérus, par atrésie du col utérin ou aplasie totale du vagin.

HÉMATOMYÉLIE, *s. f.* (gr. *haïma*, sang ; *muélos*, moelle) [angl. ***haematomyelia***]. Hémorragie de la moelle épinière. Elle siège généralement dans la substance grise.

HÉMATOPELVIS, *s. m.* (gr. *haïma*, sang ; lat. *pelvis*, bassin). Collection de sang dans le bassin.

HÉMATOPHAGIE, *s. f.* (gr. *haïma*, sang ; *phagein*, manger) [angl. ***haematophagia***]. — 1° Syn. *érythrophagie.* Phagocytose des hématies. — 2° Le fait de se nourrir du sang d'un autre animal.

HÉMATOPHOBIE, *s. f.* (gr. *haïma*, sang ; *phobos*, crainte) [angl. ***haematophobia***]. Syn. *hémophobie.* Crainte morbide du sang.

HÉMATOPOÏÈSE, *s. f.* (gr. *haïma*, sang ; *poïein*, faire) [angl. ***haematopoiesis***]. Formation des globules sanguins.

HÉMATOPOÏÉTINE, *s. f.* V. *érythropoïétine.*

HÉMATOPOÏÉTIQUE, *adj.* [angl. ***haematopoietic***]. Qui concerne l'hématopoïèse. — ***organes h.*** Organes où se forment les globules sanguins : moelle osseuse, tissu lymphoïde.

HÉMATOPORPHYRINE, *s. f.* [angl. ***haematoporphyrin***]. Matière colorante violet foncé, non ferrugineuse, obtenue lorsque l'on fait agir sur l'hématine de l'acide chlorhydrique ou de l'acide sulfurique concentré.

HÉMATOPORPHYRINURIE, *s. f.* [angl. ***haematoporphyrinuria***]. V. *porphyrinurie.*

HÉMATORRACHIS, *s. m.* (gr. *haïma*, sang ; *rhakis*, rachis) [angl. ***haematorrhachis***]. Hémorragie intra-rachidienne provenant soit des sinus du rachis, soit des méninges.

HÉMATOSALPINX, *s. m.* (gr. *haïma*, sang ; *salpinx*, trompe) [angl. ***haematosalpinx***]. Hématome de la trompe utérine, dû le plus souvent à une grossesse extra-utérine et plus rarement à la rétention du sang menstruel par atrésie de l'*ostium uterinum* (orifice de la trompe dans l'utérus).

HÉMATOSARCOME, *s. m.* V. *lymphome malin.*

HÉMATOSE, *s. f.* [angl. ***haematosis***]. Transformation du sang veineux en sang artériel au niveau des poumons (fixation d'oxygène et élimination du CO_2).

HÉMATOSPECTROSCOPIE, *s. f.* [angl. ***haematospectroscopy***]. Application du spectroscope à l'étude du sang.

HÉMATOSPERMIE, *s. f.* (gr. *haïma*, sang ; *sperma*, sperme) [angl. ***haematospermia***]. Syn. *hémospermie.* Présence d'une quantité plus ou moins grande de sang dans le liquide émis au moment de l'éjaculation.

HÉMATOTHÉRAPIE, *s. f.* V. *hémothérapie.*

HÉMATOTYMPAN, *s. m.* [angl. ***haematotympanum***]. Syn. *hémotympan.* Épanchement de sang dans la caisse du tympan, parfois observé dans la fracture du rocher.

HÉMATOXYLINE, *s. f.* (gr. *haïma, atos,* sang ; *xylos*, bois) [angl. ***haematoxylin***]. Colorant de la chromatine extrait d'un arbre, l'*Haematoxylon campecheanum* ou bois de campêche.

HÉMATOZOAIRE, *s. m.* (gr. *haïma*, sang ; *zôarion*, petit animal) [angl. ***haematozoon***]. Parasite animal vivant dans le sang. — ***h. de Laveran.*** Parasite du paludisme. V. *Plasmodium.*

HÉMATURIE, *s. f.* (gr. *haïma*, sang ; *ourein*, uriner) [angl. ***haematuria***]. Émission par l'urètre de sang mélangé intimement à une plus ou moins grande proportion d'urine. L'urine contient plus de 10 000 hématies/minute au test d'Addis-Hamburger. — ***h. endémique, h. d'Égypte, du Cap, h. bilharzienne.*** V. *schistosomiase.* — ***h. familiale bénigne.*** V. *Alport (syndrome d').*

HÈME, *s. m.* [angl. ***haem*** ; amér. ***heme***]. Dérivé ferreux (bivalent) de la protoporphyrine (v. *porphyrine*). C'est un des éléments constitutifs de l'hémoglobine (v. ce terme, *globine* et *oxyhémoglobine*), celui qui se combine, de manière réversible, à l'oxygène. C'est aussi l'élément essentiel d'autres pigments respiratoires (myoglobine, cytochrome) et d'enzymes d'oxydo-réduction (catalase, peroxydase).

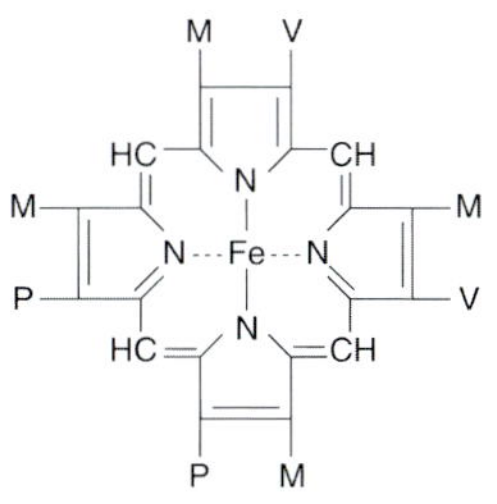

Hème

HÉMÉRALOPIE, *s. f.* (gr. *hêméra*, jour ; *optomaï*, je vois) [angl. ***nyctalopia***]. Syn. *amblyopie crépusculaire, cécité nocturne, hespéranopie.* Terme mal formé et qui prête à confusion. Étymologiquement, il signifie : aptitude à voir en plein jour. Il est inutilisé dans ce sens. — Il est employé pour désigner l'affaiblissement considérable de la vision dès que la lumière diminue ; il serait préférable de le remplacer, dans ce sens, par le terme d'*hespéranopie* (A. Terson, 1918) ou par celui d'*hypo-adaptation rétinienne* (Terrien). — ***h. épidémique.*** On a signalé jadis des épidémies d'*h.* dans des collectivités soumises à une alimentation déficiente, telles que des troupes en campagne ; elles seraient dues à l'avitaminose A.

HÉMÉRALOPIE DE NOUGARET. V. *Nougaret (héméralopie de).*

HÉMIACÉPHALE, *s. m.* (I. G. Saint-Hilaire) (gr. *hêmisus*, demi ; *a-* priv. ; *képhalê*, tête) [angl. ***hemiacephalus***]. Monstre chez lequel la tête est représentée par une masse arrondie recouverte de quelques replis cutanés ; les viscères manquent en partie et les membres sont atrophiés.

HÉMIACHROMATOPSIE, *s. f.* (gr. *hêmisus*, demi ; *a-* priv. ; *khrôma*, couleur ; *opsis*, vue) [angl. ***hemiachromatopsia***]. Hémianopsie portant sur les couleurs.

HÉMIAGÉNÉSIE, *s. f.* (gr. *hêmisus*, demi ; *a*, privatif ; *génésis*, génération) [angl. ***hemiagenesia***]. Absence de développement de la moitié d'un organe.

HÉMIAGNOSIE, *s. f.* (gr. *hêmisus*, demi ; *agnôsia*, ignorance) [angl. ***hemiagnosia***]. Agnosie limitée à une moitié du corps. — ***h. douloureuse*** (P. Marie et Faure-Beaulieu, 1924). Impossibilité de préciser et de localiser la douleur, observée chez des hémiplégiques semi-comateux, lors du pincement de la peau du côté paralysé ; on l'observe du côté gauche du corps, en cas de lésion pariétale droite. V. *analgognosie* et *pariétal (syndrome).*

HÉMIAGUEUSIE, *s. f.* (gr. *hêmisus*, demi ; *a-* priv. ; *geusis*, goût) [angl. ***hemiageusia***]. Abolition du goût sur une moitié de la langue.

HÉMIALGIE, *s. f.* (gr. *hêmisus*, demi ; *algos*, douleur) [angl. ***hemialgia***]. Migraine.

HÉMIANESTHÉSIE, *s. f.* (gr. *hêmisus*, demi ; *a-* priv. ; *aïsthêsis*, sensibilité) [angl. ***hemianaesthesia***]. Anesthésie d'une moitié du corps.

HÉMIANOPIE, *s. f.* (gr. *hêmisus*, demi ; *a-* priv. ; *optomaï*, je vois), ou **HÉMIANOPSIE**, *s. f.* (gr. *hêmisus*, demi ; *a-* priv. ; *opsis*, vue) [angl. ***hemianopsia***]. Affaiblissement ou perte de la vue dans une moitié du champ visuel de l'un ou plus souvent, des deux yeux. L'*h.* est due à une lésion des voies optiques. Elle est dite *altitudinale* lorsque la limite entre les zones voyante et aveugle (généralement la partie inférieure) du champ visuel est horizontale. Mais, le plus fréquemment, cette limite est verticale et l'*h.* est latérale. L'*h. latérale* est *homonyme* si elle frappe les 2 côtés du même nom (droit ou gauche) de chaque rétine, c.à.d. le côté nasal d'un œil et le côté temporal de l'autre ; il en résulte la perte du côté droit ou du côté gauche du champ de la vision ; la cause en est une lésion des voies optiques rétro-chiasmatiques. L'*h. latérale* est *hétéronyme* si elle atteint les côtés de noms différents des 2 rétines. Le côté droit de l'une et le côté gauche de l'autre, c.à.d. les 2 zones nasales (*h. binasale* avec perte de la vision des 2 côtés internes du champ visuel) ou des 2 zones temporales (*h. bitemporale,* plus fréquente, avec cécité des 2 côtés externes). Elle est due à une atteinte du chiasma optique. — ***h. congruente.*** *H.* latérale homonyme dans laquelle le déficit visuel est, pour les 2 yeux, de formes et d'étendues identiques. — ***h. double.*** *H.* frappant successivement les 2 côtés de chaque rétine et entraînant la cécité. — ***h. incongruente.*** *H.* latérale homonyme dans laquelle les formes et les étendues du déficit visuel ne sont pas les mêmes pour les 2 yeux. — ***h. en quadrant.*** Syn. *quadranopsie. H.* d'un quart du champ visuel. — V. *hémiopie.*

HÉMIANOPSIQUE, *adj.* [angl. ***hemianoptic***]. Qui se rapporte à l'hémianopsie.

HÉMIANOSMIE, *s. f.* (gr. *hêmisus*, demi ; *a-* priv. ; *osmê*, odorat) [angl. ***hemianosmia***]. Perte unilatérale de l'odorat.

HÉMIASOMATOGNOSIE, *s. f.* (gr. *hêmisus*, demi ; *a-* priv. ; *sôma*, corps ; *gnôsis*, connaissance) [angl. ***hemiasomatognosia***]. Perte de la conscience d'une moitié du corps (généralement le côté gauche). V. *pariétal (syndrome), négligence motrice* et *Anton-Babinski (syndrome d').*

HÉMIASYNERGIE, *s. f.* (gr. *hêmisus*, demi ; *a-* priv. ; synergie) [angl. ***hemiasynergia***]. Asynergie observée d'un seul côté du corps dans les lésions unilatérales du cervelet ou des faisceaux cérébelleux.

HÉMIATAXIE, *s. f.* (gr. *hêmisus*, demi ; ataxie) [angl. ***hemiataxia***]. Défaut de coordination des mouvements volontaires que l'on observe parfois du côté paralysé dans les hémiplégies incomplètes.

HÉMIATHÉTOSE, *s. f.* (gr. *hêmisus*, demi ; *a-* priv. ; *tithêmi*, je pose) [angl. ***hemiathetosis***]. Athétose ne portant que sur un côté du corps.

HÉMIATROPHIE, *s. f.* (gr. *hêmisus*, demi ; *a-* priv. ; *trophê*, nourriture) [angl. ***hemiatrophy***]. Atrophie unilatérale. — ***h. faciale progressive.*** V. *Romberg (maladie de).*

HÉMIBALLISME, *s. m.* (gr. *hêmisus*, demi ; *ballismos*, danse) [angl. ***hemiballism***]. Syn. *syndrome du corps de Luys.* (Noyau gris situé dans le cerveau sous le thalamus et au dessus du locus niger). Syndrome constitué par des mouvements involontaires, violents, désordonnés, de grande amplitude, limités à une moitié du corps, associés parfois à des troubles mentaux et végétatifs. Il débute brusquement et évolue rapidement vers la mort. L'*h.* est dû à une lésion (généralement hémorragique) de la région du corps de Luys presque toujours controlatéral. V. *biballisme* et *ballisme.*

HÉMIBLOC, *s. m.* (Rosenbaum, 1968) [angl. ***hemiblock***] (cardiologie). Variété de trouble de conduction intraventriculaire dû à l'interruption d'un des 2 faisceaux de division de la branche gauche du faisceau de His. L'*h. gauche antérieur,* le plus fréquent, est caractérisé, sur l'électrocardiogramme, par des ondes QRS modérément élargies, dont l'axe électrique est dévié à gauche (– 60°) et des ondes S en D1 et Q en D3. — Ces deux *h.* peuvent s'associer entre eux *(bloc bifasciculaire)* réalisant un bloc de branche gauche complet, ou à un bloc complet de la branche droite *(bloc bi- ou trifasciculaire)*, formant un bloc de branche bilatéral qui peut évoluer vers le bloc atrio-ventriculaire. V. *bloc bifasciculaire, bloc trifasciculaire, bibloc* et *Lenègre (maladie de).*

HÉMIBULBE (syndrome de l'). V. *Babinski-Nageotte (syndrome de).*

HÉMICARDIE, *s. f.* [angl. ***hemicardia***]. V. *cœur biloculaire.*

HÉMICERCLAGE DE LA ROTULE (Quénu). Opération pratiquée dans les fractures de la rotule ; elle consiste à passer un fil métallique à travers le fragment supérieur et autour du fragment inférieur.

HÉMICHONDRODYSPLASIE, *s. f.* ; **HÉMICHONDRODYSTROPHIE** *(s. f.)* **TYPE OLLIER** (gr. *hêmisus*, demi ; *khondros,* cartilage ; *dus*, indiquant la difficulté ; *plassein*, façonner ; ou *trophê*, nourriture). V. *enchondromatose.*

HÉMICHORÉE, *s. f.* (gr. *hêmisus*, demi ; *khoréia*, danse) [angl. ***hemichorea***]. Mouvements choréiformes ne se manifestant que dans une moitié du corps.

HÉMICLONIE, *s. f.* (gr. *hêmisus*, demi ; *klonos*, agitation). Myoclonie ne portant que sur une moitié du corps.

HÉMICOLECTOMIE, *s. f.* (gr. *hêmisus*, demi ; *kôlon*, côlon ; *ektomê*, ablation) [angl. ***hemicolectomy***]. Résection de la moitié du côlon (côlon droit le plus souvent).

HÉMICORPORECTOMIE, *s. f.* (gr. *hêmisus*, demi ; lat. *corpus*, corps ; gr. *ektomê*, ablation). V. *hémisomatectomie.*

HÉMICRANIE, *s. f.* (gr. *hêmisus*, demi ; *kranion*, crâne) [angl. ***hemicrania***]. V. *migraine.*

HÉMICRANIOSE, *s. f.* (Brissaud et Lereboullet, 1903) (gr. *hêmisus*, demi ; *kranion*, crâne) [angl. ***hemicraniosis***]. Hypertrophie d'une moitié du crâne et de la face, accompagnée de différents symptômes cérébraux ou méningés (céphalées, vomissements, convulsions, etc.), dus à des productions sarcomateuses de la dure-mère.

HÉMICYSTECTOMIE, *s. f.* (gr. *hêmisus*, demi ; *kustis*, vessie ; *ektomê*, ablation) [angl. ***hemicystectomy***]. Résection d'une moitié de la vessie.

HÉMIDIAPHORÈSE, *s. f.* (gr. *hêmisus*, demi ; *diaphoréô*, je répands). V. *hémidrose.*

HÉMIDROSE, *s. f.* (gr. *hêmisus*, demi ; *hidrôs*, sueur) [angl. ***hemihidrosis***]. Syn. *hémidiaphorèse.* Exagération de la sécrétion sudorale limitée à une moitié du corps.

HÉMIDYSESTHÉSIE, *s. f.* (gr. *hêmisus*, demi ; *dus*, indiquant la difficulté ; *aïsthêsis*, sensibilité) [angl. ***hemidysaesthesia***]. Diminution ou exagération de la sensibilité, étendue à toute une moitié du corps.

HÉMIENCÉPHALE, *s. m.* (gr. *hêmisus*, demi ; *enképhalos*, cerveau) [angl. ***hemiencephalus***]. Monstre privé d'organe des sens, possédant un cerveau à peu près normal.

HÉMI-ÉPILEPSIE, *s. f.* (gr. *hêmisus*, demi ; épilepsie) [angl. ***hemiepilepsy***]. Épilepsie localisée à une moitié du corps.

HÉMIGLOSSITE, *s. f.* (gr. *hêmisus*, demi ; *glôssa*, langue) [angl. ***hemiglossitis***]. — 1° Glossite circonscrite à une moitié de la langue. — 2° Herpès lingual unilatéral accompagné de névralgie linguale. Il est probablement de même nature que le zona.

HÉMIHYPOTHALAMECTOMIE, *s. f.* (gr. *hêmisus*, demi ; hypothalamus ; gr. *ektomê*, ablation). Ablation d'une moitié de l'hypothalamus.

HÉMILAMINECTOMIE, *s. f.* (gr. *hêmisus*, demi ; lat. *lamina*, lame ; gr. *ektomê*, ablation) [angl. ***hemilaminectomy***]. Résection de la moitié d'une lame vertébrale (v. *laminectomie*).

HÉMILARYNGECTOMIE, *s. f.* (gr. *hêmisus*, demi ; *larunx*, larynx ; *ektomê*, ablation) [angl. ***hemilaryngectomy***]. Extirpation d'une moitié du larynx.

HÉMIMÈLE, *s. m.* (I. G. Saint-Hilaire) (gr. *hêmisus*, demi ; *mélos*, membre) [angl. ***hemimelus***]. Monstre dont les bras et les cuisses sont de dimensions normales, tandis que les avant-bras et les jambes ainsi que les mains et les pieds sont réduits à l'état de moignons.

HÉMIMÉLIE, *s. f.* (gr. *hêmisus*, demi ; *mélos*, membre) [angl. ***hemimelia***]. Malformation caractérisée par l'absence de l'extrémité d'un membre (v. *hémimèle*).

HÉMI-MIMIE, *s. f.* (gr. *hêmisus*, demi ; *mimos*, mime). Asymétrie du visage animé.

HÉMINE, *s. f.* (gr. *haïma*, sang) [angl. ***haemin***]. Chlorhydrate d'hématine se présentant sous forme de cristaux rhomboïdaux, allongés, très bruns, dits *cristaux de Teichmann.* V. *Teichmann (réaction de).*

HÉMINÉGLIGENCE, *s. f.* V. *négligence motrice.*

HÉMINIQUE, *adj.* Lié à l'hème ou à l'hémine. — ***fer h.*** Fer provenant de l'hémoglobine ou de la myoglobine alimentaire.

HÉMIOPIE, *s. f.* (gr. *hêmisus*, demi ; *ôps*, *ôptos*, œil) [angl. ***hemiopia***]. Conservation de la vision normale dans une seule moitié du champ visuel. Ce terme s'applique aux mêmes malades que celui d'hémianopsie, mais en désignant le côté voyant, et non le côté aveugle de leur champ de vision. L'*h.* est donc l'inverse de l'hémianopsie, bien que les deux mots soient parfois considérés, à tort, comme synonymes.

HÉMIOPIQUE, *adj.* [angl. ***hemiopic***]. Qui se rapporte à l'hémiopie. — ***réaction pupillaire h.*** V. *Wernicke (réaction hémiopique de).*

HÉMIPAGE, *s. m.* (I. G. Saint-Hilaire) (gr. *hêmisus*, demi ; *pageis*, unis) [angl. ***hemipagus***]. Monstre formé de deux corps unis par le thorax, le cou et la partie inférieure de la face jusqu'à la bouche, qui est commune aux deux individus.

HÉMIPARACOUSIE, *s. f.* (gr. *hêmisus*, demi ; *parakouein*, entendre mal) [angl. ***hemiparacusia***]. Paracousie limitée à une oreille.

HÉMIPARAPLÉGIE SPINALE. V. *Brown-Séquard (syndrome de).*

HÉMIPARÉSIE, *s. f.* (gr. *hêmisus*, demi ; *parésis*, faiblesse) [angl. ***hemiparesis***]. Paralysie légère (parésie) d'une moitié du corps.

HÉMIPARESTHÉSIE, *s. f.* (gr. *hêmisus*, demi ; *para*, impliquant l'idée de défectuosité ; *aïsthêsis*, sensibilité) [angl. ***hemiparaesthesia***]. Paresthésie limitée à une moitié du corps.

HÉMIPAREUNIE, *s. f.* (gr. *hêmisus*, demi ; *pareunos*, compagnon de lit) [angl. ***hemipareunia***]. Impossibilité de copulation complète par malformation des organes génitaux féminins.

HÉMIPARKINSONIEN, ENNE, *adj.* [angl. ***hemiparkinsonian***]. Qui se rapporte à une variété de la maladie de Parkinson limitée à une moitié du corps.

HÉMIPLÉGIE, *s. f.* (gr. *hêmisus*, demi ; *plêssein*, frapper) [angl. ***hemiplegia***]. Paralysie complète ou incomplète frappant une moitié du corps entièrement ou partiellement. — D'une façon générale et conformément à l'étymologie : atteinte dimidiée de l'organisme (P. Marie et Foix).

HÉMIPLÉGIE ALTERNE [angl. ***alternate hemiplegia***]. Hémiplégie comportant la paralysie d'un ou de plusieurs nerfs crâniens du côté de la lésion et la paralysie des membres du côté opposé. L'*h.a.* est produite par une lésion du pédoncule, de la protubérance ou du bulbe, à un niveau où les fibres du faisceau pyramidal destinées aux nerfs crâniens ont déjà subi leur décussation.

HÉMIPLÉGIE ALTERNE SUPÉRIEURE. V. *Weber (syndrome de).*

HÉMIPLÉGIE BULBAIRE. V. *bulbaires (syndromes).*

HÉMIPLÉGIE CAPSULAIRE [angl. ***capsular hemiplegia***]. Hémiplégie pure, totale et proportionnelle due à une hémorragie de la capsule interne. V. *capsule interne (syndrome de la).*

HÉMIPLÉGIE CÉRÉBELLEUSE (Pierre Marie et Foix, 1912) [angl. ***cerebellar hemiplegia***]. Ensemble des troubles qui résultent du déficit unilatéral des fonctions cérébelleuses (latéropulsion, hémi-asynergie, dysmétrie, adiadococinésie, etc.). V. *cérébelleux (syndrome).* Leur complexité plus ou moins grande et leur siège (du côté de la lésion ou du côté opposé) dépendent de celui de la lésion (lobes ou pédoncules cérébelleux). Celle-ci est le plus souvent un ramollissement par oblitération artérielle. — Ce terme, qui peut prêter à confusion (car il n'y a pas de paralysie d'un côté du corps), devrait, pour certains, être remplacé par celui d'*hémisyndrome cérébelleux.*

HÉMIPLÉGIE CÉRÉBRALE INFANTILE [angl. ***infantile hemiplegia***]. Syn. *hémiplégie spasmodique infantile.* Hémiplégie apparaissant dès la fin de la première année, spasmodique en extension au membre inférieur et en flexion au membre supérieur. C'est la séquelle d'une encéphalopathie infantile (v. ce terme) ou de lésions cérébrales survenues lors de l'accouchement. Elle perturbe gravement la croissance des membres atteints et y provoque de gros troubles trophiques.

HÉMIPLÉGIE COLLATÉRALE. Syn. *hémiplégie homolatérale.* Hémiplégie siégeant du côté de la lésion, en cas de section haute d'une moitié de la moelle épinière. V. *h. spinale.*

HÉMIPLÉGIE CONTROLATÉRALE [angl. ***controlateral hemiplegia***]. Hémiplégie siégeant du côté opposé à celui de la lésion cérébrale.

HÉMIPLÉGIE CORTICALE [angl. ***cortical hemiplegia***]. Hémiplégie souvent partielle, due à un ramollissement de l'écorce cérébrale ; elle peut être accompagnée de troubles de la sensibilité, du langage, de la vue et de crises convulsives.

HÉMIPLÉGIE HOMOLATÉRALE. V. *hémiplégie collatérale.*

HÉMIPLÉGIE PÉDONCULAIRE. V. *pédonculaires (syndromes).*

HÉMIPLÉGIE PÉDONCULO-PROTUBÉRANTIELLE. V. *Weber (syndrome de).*

HÉMIPLÉGIE PROPORTIONNELLE [angl. ***proportional hemiplegia***]. Hémiplégie dans laquelle la face, le membre supérieur et le membre inférieur sont atteints avec une égale intensité.

HÉMIPLÉGIE PROTUBÉRANTIELLE. V. *protubérantiels (syndromes).*

HÉMIPLÉGIE SPASMODIQUE INFANTILE. V. *hémiplégie cérébrale infantile.*

HÉMIPLÉGIE SPINALE [angl. ***spinal hemiplegia***]. Hémiplégie due à une lésion d'une moitié de la moelle siégeant au-dessus du renflement cervical ; elle est caractérisée par l'intégrité de la face, une hémiplégie du côté de la lésion et une anesthésie de l'autre côté (syndrome de Brown-Séquard).

HÉMIPTÈRES, *s. m. pl.* (gr. *hémisus*, demi ; *ptérux*, aile) [angl. ***Hemiptera***]. Ordre d'insectes possédant deux paires d'ailes et qui mordent, comprenant les punaises (v. *Cimex lectularius*) et les triatomes. V. *Réduviidés* et *Chagas (maladie de).*

HÉMISOMATECTOMIE, *s. f.* (gr. *hêmisus*, demi ; *sôma, atos*, corps ; *ektomê*, ablation) [angl. ***hemicorporectomy***]. Syn. (incorrect) *hémicorporectomie.* Amputation de la moitié inférieure du corps, au niveau de la région lombo-sacrée, en cas de cancer envahissant de la région pelvienne.

HÉMISPASME, *s. m.* (gr. *hêmisus*, demi ; *spao*, je contracte) [angl. ***hemispasm***]. Spasme unilatéral. — ***h. facial.*** Syndrome caractérisé par des crises de contractions d'abord parcellaires, puis envahissant rapidement tous les muscles d'une moitié de la face. Il en existe une forme essentielle, évoluant parfois pendant des années et une forme secondaire à une paralysie faciale. — ***h. facial alterne.*** V. *Brissaud et Sicard (syndrome de).* — ***h. glossolabié.*** Spasme des muscles de la langue et des lèvres pouvant faire croire à une paralysie faciale du côté opposé.

HÉMISPHÈRE, *s. m.* (gr. *hêmisus*, demi ; *sphairion*, petite boule) [angl. ***hemisphere***] (anatomie). Moitié d'un organe de forme arrondie. — ***h. cérébral*** (TA *hemispherium cerebri*) [angl. ***cerebral hemisphere***]. Masse volumineuse de tissu nerveux intracrânien séparée de l'autre *h.* par la *faux du cerveau* et du cervelet par la *tente* de celui-ci ; elle comprend une écorce et des noyaux centraux faits de substance grise, séparés par de la substance blanche. V. *cerveau.* — ***h. cérébelleux*** (TA *hemispherium cerebelli*) [angl. ***cerebellar hemisphere***]. Masse de tissu nerveux intracrânien située sous la tente du cervelet et en position latérale par rapport au vermis. V. *cervelet.*

HÉMISPHÉRECTOMIE, *s. f.* (hémisphère ; gr. *ektomê*, ablation) [angl. ***hemispherectomy***]. Ablation d'un hémisphère cérébral, totale (à l'exception du thalamus) ou partielle. Elle a été préconisée dans les tumeurs ou les angiomes très volumineux et surtout dans l'hémiplégie infantile.

HÉMISPONDYLIE, *s. f.* (gr. *hêmisus*, demi ; *spondulos*, vertèbre) [angl. ***hemivertebra***]. Malformation du rachis caractérisée par l'absence de la moitié d'une ou de plusieurs vertèbres (hémivertèbre).

HÉMISPOROSE, *s. f.* (Gougerot et Caraven, 1909) [angl. ***hemisporosis***]. Maladie causée par un champignon du genre *Hemispora* et caractérisée par la production d'abcès à évolution chronique siégeant sous la peau et dans les os.

HÉMISYNDROME CÉRÉBELLEUX. V. *hémiplégie cérébelleuse.*

HÉMISYNTHÈSE, *s. f.* (gr. *hêmisus*, demi ; *sunthésis*, composition) [angl. ***hemisynthesis***]. Transformation d'une molécule d'origine naturelle pour en faire un composé chimique nouveau.

HÉMITÉRIE, *s. f.* (gr. *hêmisus*, demi ; *téras*, monstre) [angl. ***hemiterata***]. Nom générique donné par I. G. Saint-Hilaire à un très grand nombre d'anomalies simples, telles que l'imperforation d'un conduit (œsophage, rectum, vulve, iris, etc.), le bec-de-lièvre, la hernie ombilicale, les organes supplémentaires, etc.

HÉMITÉTANIE, *s. f.* (gr. *hêmisus*, demi ; tétanie) [angl. ***hemitetany***]. Variété de tétanie dans laquelle les contractures sont localisées à une moitié du corps.

HÉMITHERMIE, *s. f.* (Vanlair) (gr. *hêmisus*, demi ; *thermê*, chaleur). Élévation de la température observée du côté paralysé chez les sujets atteints d'apoplexie avec hémiplégie.

HÉMITHYROÏDECTOMIE, *s. f.* (gr. *hêmisus*, demi ; thyroïde ; *ektomê*, ablation) [angl. ***hemithyroidectomy***]. Ablation d'un seul lobe du corps thyroïde.

HÉMITRUNCUS, *s. m.* (gr. *hêmisus*, demi ; lat. *truncus*, tronc) [angl. ***hemitruncus***]. Agénésie d'une des branches de l'artère pulmonaire. Le poumon considéré est vascularisé par une artère systémique anormale, collatérale de l'aorte ascendante. V. *truncus arteriosus.*

HÉMIVERTÈBRE, *s. f.* V. *hémispondylie.*

HÉMIZYGOTE, *adj.* (gr. *hêmisus*, demi ; *zugon*, paire) [angl. ***hemizygous***]. Se dit d'un sujet mâle dont le chromosome sexuel X est porteur d'un caractère particulier. Ce chromosome étant unique, le sujet ne peut être dit homozygote ni hétérozygote (ces deux conditions nécessitant une paire de chromosomes) et le caractère génétique porté par ce chromosome s'exprimera toujours, même s'il est récessif.

HEMMAGE, *s. m.* (*hem*, onomatopée) [angl. ***hemming***]. Raclement de la gorge destiné à débarrasser le pharynx ou le larynx des mucosités qui l'encombrent ; le *h.* est, dans certains cas, un véritable tic.

HÉMO... (gr. *haïma*, sang) [angl. ***haemo...*** ; amér. ***hemo...***]. Préfixe grec signifiant sang. V. aussi *hémato...*

HÉMO-AGGLUTINATION, *s. f.* V. *hémodiagnostic.*

HÉMO-AGGLUTININE, *s. f.* V. *agglutinine.*

HÉMOBILIE, *s. f.* (gr. *haïma*, sang ; bile) [angl. ***haematobilia***]. Émission de sang par les voies biliaires ; elle peut être due à un trauma, à une tumeur du foie ou des voies biliaires, à une cholécystite aiguë, à un infarctus vésiculaire, à une ulcération de la muqueuse des voies biliaires par migration de calcul.

HÉMOBIOLOGISTE, *s. f.* ou *m.* Biologiste spécialisé(e) en hématologie.

HÉMOCATHÉRÈSE, *s. f.* (gr. *haïma*, sang ; *kathaïrésis*, destruction) [angl. ***haemocatheresis***] (désuet). Destruction des cellules sanguines.

HEMOCCULT®. Test de recherche de saignement occulte dans les selles, utilisant l'activité peroxydasique de l'hémoglobine et destiné au dépistage collectif du cancer colorectal. V. *Weber (réaction de).*

HÉMOCHOLÉCYSTE, *s. m.* (gr. *haïma*, sang ; *kolê*, bile ; *kustis*, vessie) [angl. ***haemocholecystis***]. Épanchement hémorragique dans la vésicule biliaire.

HÉMOCHROMATOSE, *s. f.* (Quincke et Recklinghausen, 1899) (gr. *haïma*, sang ; *khrôma*, couleur) [angl. ***haemochromatosis***]. Terme qui désigne théoriquement toute coloration diffuse anomale des tissus, d'origine sanguine. Pratiquement, il est réservé à l'imprégnation de tous les tissus de l'organisme (peau [mélanodermie] et surtout du foie) par des pigments ferrugineux (hémofuchsine et hémosidérine), accompagnée d'une sclérose plus ou moins importante des parenchymes. Il existe une ***h. primitive familiale*** ou ***idiopathique*** [angl. ***idiopathic haemochromatosis***], héréditaire selon le mode autosomique récessif, liée aux antigènes A3 et B7 (ou B14) du système HLA, consécutive à la substitution de la cystéine par la tyrosine en position 282 (mutation C282Y du gène HFE situé sur le bras court du chromosome 6). Outre cette *h. HFE* dite de type 1, d'autres *h.* (types 2a, 2b, 3) sont aussi liées à un déficit en hepcidine (v. ce terme). D'autres enfin sont en rapport avec une mutation dans la ferroportine (v. ce terme). Cette affection est due à un trouble constitutionnel du métabolisme du fer avec surcharge ferrique de l'organisme, dont le diabète bronzé constitue la forme complète ; le diagnostic biologique repose sur l'association d'une hypersidérémie et d'une *élévation du taux de saturation de la transferrine.* À l'IRM, le foie donne un hyposignal caractéristique. Les saignées constituent l'essentiel du traitement. — d'autres ***h.*** sont ***secondaires*** [angl. ***exogenous haemochromatosis***] à des transfusions répétées, à des cirrhoses, à des carences alimentaires (pellagre), à certaines anémies. V. *diabète bronzé, cirrhose bronzée, sidérose hépatique, hémosidérine* et *Desféral (test au) ou desferrioxamine (test à la).*

HÉMOCHROMOGÈNE, *s. m.* [angl. ***haemochromogen***]. Hème (v. ce terme) lié à une base azotée ou à une protéine autre que la globine.

HÉMOCLASIE, *s. f.* (gr. *haïma*, sang ; *klan*, briser). Terme employé parfois comme syn. d'*hémolyse.*

HÉMOCOMPATIBILITÉ, *s. f.* [angl. ***haemocompatibility***]. Propriété d'un biomatériau (v. ce terme) que l'on peut mettre en rapport avec le sang, en raison notamment de son imperméabilité et de son absence de thrombogénicité.

HÉMOCONCENTRATION, *s. f.* [angl. ***haemoconcentration***]. Concentration du sang caractérisée par l'augmentation de son poids spécifique, de sa viscosité, du taux des protides et du nombre des globules rouges. Elle est due à une diminution du volume plasmatique sans diminution proportionnelle du volume globulaire total. On observe l'*h.* dans les cas d'exhémie et de déshydratation extracellulaire (v. ces termes) et aussi chez certains pléthoriques. V. *Gaisböck (maladie de).*

HÉMOCONIE ou mieux **HÉMATOCONIE**, *s. f.* (F. Müller) (gr. *haïma*, sang ; *konis*, poussière) [angl. ***haemoconia***]. Corpuscules de 1 µm au maximum, animés de mouvements browniens, visibles à l'ultramicroscope quand on examine une goutte de sang frais prélevée pendant la digestion ; on pense que la plupart sont d'origine graisseuse.

HÉMOCRINIE, *s. f.* (gr. *haïma*, sang ; *krinô*, je secrète) [angl. ***haemocrinia***]. Passage dans le sang du produit de la sécrétion des glandes endocrines.

HÉMOCULTURE, *s. f.* [angl. ***haemoculture***]. Ensemencement d'un milieu de culture avec une petite quantité de sang prélevé sur un sujet par ponction veineuse.

HÉMOCYTOBLASTE, *s. m.* (gr. *haïma*, sang ; *kutos*, cellule ; *blastos*, germe) [angl. ***haemocytoblast***]. Syn. *hématoblaste* (Chevallier), *hématogonie* (Sabrazès), *lymphoïdocyte* (Pappenheim), *myéloblaste* (au sens de Schridde et Naegeli). Grande cellule de 30 µm environ, à protoplasme basophile peu abondant, à gros noyau régulier. Elle se trouve dans la moelle osseuse ; elle serait intermédiaire entre la cellule souche — à laquelle elle ressemble beaucoup — et le myéloblaste (dans la série granulocytaire) et peut être aussi entre la cellule souche et le mégacaryoblaste, ancêtre des plaquettes et entre la cellule souche et l'érythroblaste.

HÉMOCYTOBLASTOMATOSE ou **HÉMOCYTOBLASTOSE,** *s. f.* V. *leucémie aiguë.*

HÉMOCYTOPÉNIE, *s. f.* (gr. *haïma*, sang ; *kutos*, cellule ; *pénia*, pauvreté) [angl. ***blood cytopenia***]. Diminution partielle ou globale du nombre des cellules (hématies, leucocytes, plaquettes) circulant dans le sang.

HÉMODÉTOURNEMENT, *s. m.* Syn. *diversion circulatoire.* Dérivation du courant sanguin.

HÉMODÉTOURNEMENT DANS LES ARTÈRES DU COU À DESTINATION CÉRÉBRALE. V. *sous-clavière ou subclavière voleuse (syndrome de la).*

HÉMODIAFILTRATION, *s. f.* (Wizemann, 1976) [angl. ***haemodiafiltration***]. Technique d'épuration extrarénale associant dans la même séance hémodialyse et ultrafiltration (v. ces termes, *hémofiltration* et *biofiltration*).

HÉMODIAGNOSTIC, *s. m.* [angl. ***haemodiagnosis***]. — 1° Syn. *hémo-agglutination.* Méthode, dérivée du séro-diagnostic de Widal, « permettant de faire, au lit du malade, le diagnostic rapide de toutes les maladies infectieuses comportant une agglutination spécifique » (L. C. Brumpt) : fièvre typhoïde, typhus exanthématique, brucellose, dysenterie bacillaire, etc. Elle consiste à mélanger sur lame de verre ou sur papier, à la température ordinaire, une grosse goutte de l'émulsion du germe suspecté, formolée et colorée et une petite goutte de sang du malade ; en moins de 4 minutes, l'agglutination des germes est lisible macroscopiquement. — 2° (Demanche). Procédé utilisant les méthodes de floculation ou de fixation du complément, permettant de faire le diagnostic biologique de la syphilis avec une goutte de sang, prélevée par piqûre de la peau et recueillie sur lame de verre ou sur papier. — Procédés tombés en désuétude.

HÉMODIALYSE, *s. f.* (P. Tanret et J.-L. Reymond, 1947) (gr. *haïma*, sang ; *dia*, à travers ; *luein*, dissoudre) [angl. ***haemodialysis***]. Procédé d'épuration extrarénale (v. ce terme) débarrassant le sang des déchets toxiques par diffusion à travers une membrane semi-perméable (rein artificiel). V. ce terme, *dialyse* et *hémofiltration.* — ***h. intra-péritonéale.*** V. *dialyse péritonéale.* — ***h. périodique.*** Séances d'épuration par le rein artificiel répétées régulièrement pour traiter l'insuffisance rénale chronique en centre spécialisé, à domicile ou en autodialyse (v. ce terme).

HÉMODILUTION, *s. f.* [angl. ***haemodilution***]. Dilution du sang circulant, caractérisée par la diminution de son poids spécifique, de sa viscosité, du taux des protéines et du nombre des globules rouges. Elle se produit en cas d'afflux des liquides des espaces interstitiels vers la masse sanguine, p. ex. : pour compenser la diminution de celle-ci à la suite d'une hémorragie importante.

HÉMODYNAMIQUE, *adj.* (gr. *haïma*, sang ; *dunamis*, force) [angl. ***haemodynamic***]. Qui se rapporte aux conditions mécaniques de la circulation du sang : pression, débit, vitesse, vasomotricité, résistance vasculaire, etc. — *s. f.* [angl. ***haemodynamics***]. Étude des lois qui règlent l'écoulement et le débit du sang dans les vaisseaux.

HÉMODYNAMOMÈTRE, *s. m.* (gr. *haïma*, sang ; *dunamis*, force ; *métron*, mesure) [angl. ***haemodynamometer***]. Instrument manométrique destiné à mesurer la pression sanguine intravasculaire.

HÉMOFILTRATION, *s. f.* [angl. ***haemofiltration***]. Filtration du sang. — (néphrologie) (Queblhorst, 1976). Procédé d'épuration extrarénale dans lequel le sang est débarrassé des déchets toxiques par ultrafiltration, sous pression hydrostatique élevée, à travers une membrane à forte perméabilité hydraulique, dans un rein artificiel d'un type particulier. Cette méthode de traitement de l'insuffisance rénale chronique permet l'élimination de substances toxiques de poids moléculaire élevé, substances que l'hémodialyse n'extrait pas. Elle peut être appliquée également au traitement de certaines formes rebelles d'insuffisance cardiaque congestive et du coma hépatique. Les importantes quantités d'eau et d'électrolytes soustraites par ce procédé doivent être remplacées si nécessaire au fur et à mesure de l'opération. V. *hémodialyse*, *hémodiafiltration* et *rein artificiel.*

HÉMOFUCHSINE, *s. f.* (Recklinghausen) [angl. ***haemofucsin***]. Syn. *pigment brun.* Pigment ferrugineux voisin de l'hémosidérine (v. ce mot), mais contenant un sel ferreux.

HÉMOGÉNIE, *s. f.* (P. Emile-Weil, 1922). V. *purpura thrombopénique idiopathique.*

HÉMOGÉNO-HÉMOPHILIE, *s. f.* (P. Emile-Weil et Isch-Wall, 1925). Syndrome résultant de l'association, en proportions variables, des signes de l'*hémogénie* et de ceux de l'*hémophilie.*

HÉMOGLOBINE, *s. f.* (**Hb**) (Hoppe-Seyler, all., 1862) (gr. *haïma*, sang ; lat. *globus,* boule) [angl. ***haemoglobin***]. Pigment respiratoire du globule rouge auquel ce dernier doit sa coloration. L'*h.,* soluble dans l'eau, est formée de l'union d'une protéine incolore (*globine,* constituée de 2 paires de chaînes d'acides aminés, α et β) et d'un composé coloré contenant du fer bivalent *(hème) ;* elle est très avide d'oxygène. Le sang contient 13 à 18 g/100 mL (8,1 à 11,2 mmol/L) d'*h.,* chez l'homme et 12 à 16 g/100 mL (7,4 à 9,9 mmol/L) chez la femme. L'*h.* renferme 65 % du fer de l'organisme, soit 2,5 à 3 g. V. *hème*, *biliverdine* et *globine.* — ***h. A.*** *(HbA). H.* normale de l'adulte, dont il existe 2 variétés : HbA (ou HbA_1) et HbA_2 qui représentent respectivement 98 % et 2 % de l'Hb normale. — ***h. F*** *(HbF). H.* normale du fœtus ; dans les hématies de l'adulte, il en persiste une faible quantité : 1 p. 100 de l'*h.* totale. — ***h. C, E, S, etc.*** *H.* anormales (v. *hémoglobinose*). — Dans la nomenclature internationale, chaque type d'*h.* est désigné par le symbole Hb suivi d'une lettre majuscule qui caractérise la variété, normale (HbA, HbA_2, HbF) ou pathologique (HbC, HbD, etc.) et des lettres α_2 et β_2 indiquant la présence de chacune des 2 chaînes de globine en 2 exemplaires (dans certains cas existent des chaînes de globine de composition un peu différente, les chaînes γ, δ, $\in$). Les Hb anormales comportent, après le sigle HbC, HbD, etc., l'indication du changement d'acide aminé qui caractérise l'anomalie et sa place sur une des chaînes de globine. P. ex. : la formule HbS α_2 $\beta_2 6$ Glu $\rightarrow$ Val signifie que, dans l'hémoglobine anormale S, le 6e acide aminé des chaînes de globine β, la glutamine, est remplacée par la valine. On ajoute ensuite souvent le nom de lieu où cette Hb anormale a été découverte (p. ex. : Boston, Toulouse...). V. *fluorocarbone* et *myoglobine.*

HÉMOGLOBINE (concentration corpusculaire ou globulaire moyenne en) (CCMH et CGMH) [angl. ***mean corpuscular haemoglobin concentration, MCH***]. Rapport entre le poids d'hémoglobine et le volume des globules rouges contenus dans un même volume de sang (100 mL p. ex.). Il est normalement de 32 à 36 g/100 mL (20 à 23 mmol/L) ou 32 à 36 %. C'est le rapport TGMH au VGM. Plus précis que l'ancienne valeur globulaire, cet examen permet de classer les anémies en normochromes, hypochromes ou hyperchromes selon que la CCMH est normale, abaissée ou élevée. — V. *hémoglo-*

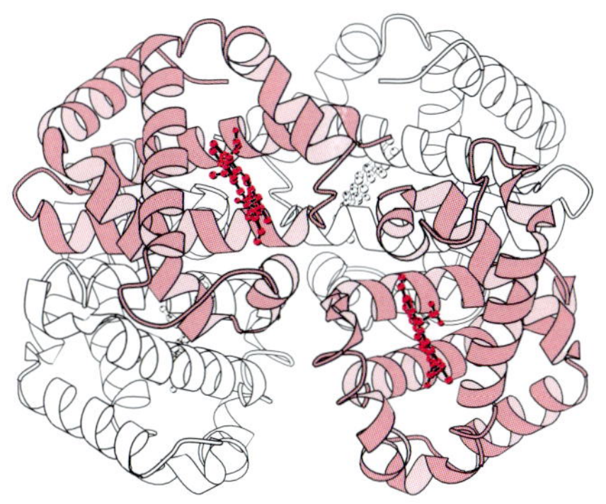

Arrangement des quatre chaînes protéiques de l'hémoglobine

bine (teneur corpusculaire ou globulaire moyenne en) et *volume globulaire moyen.*

HÉMOGLOBINE (teneur corpusculaire ou globulaire moyenne en) (TCMH et TGMH) [angl. ***mean corpuscular haemoglobin, MCH***]. Quantité d'hémoglobine contenue dans un globule rouge. Elle est donnée par le rapport entre le poids d'hémoglobine et le nombre des hématies contenues dans le même volume de sang. Elle est normalement de 27 à 32 picogrammes ou 1,7 à 2 fmol.

HÉMOGLOBINE GLYCOSYLÉE [angl. ***glycosylated haemoglobin***]. Syn. *hémoglobine glyquée.* Hémoglobine A qui, au cours de la vie de l'hématie, a *fixé* lentement et progressivement du glucose. C'est un processus normal, continu et irréversible de glycosylation. Chez le diabétique, cette fixation est plus rapide et plus importante. Le dosage de l'Hb glycosylée renseigne sur l'évolution de la glycémie au cours des 2 mois précédant l'analyse ; il est utilisé pour contrôler l'efficacité du traitement du diabète. Il existe 3 variétés d'Hb glycosylée : HbA_{1a}, HbA_{1b}, HbA_{1c}, la plus importante. Le taux souhaité est de 6 à 7 %. Plus élevé, il indique que le diabète est insuffisamment traité ; trop bas, il y a risque d'hypoglycémie.

HÉMOGLOBINE GLYQUÉE. V. *hémoglobine glycosylée.*

HÉMOGLOBINE INSTABLE [angl. ***unstable haemoglobin***]. Hémoglobine (Hb) qui, du fait d'une anomalie structurale, forme un précipité (corps de Heinz) à l'intérieur du globule rouge, p. ex. : l'hémoglobine Zurich. Les hémoglobinoses dues à des Hb instables se manifestent par une anémie hémolytique avec parfois hémoglobinurie.

HÉMOGLOBINE OXYCARBONÉE. V. *carboxyhémoglobine.*

HÉMOGLOBINÉMIE, *s. f.* [angl. ***haemoglobinaemia***]. Présence d'hémoglobine dans le plasma sanguin par suite de la dissolution des globules rouges. L'*h.* se révèle par l'état laqué du plasma ; elle peut donner naissance à une hémoglobinurie.

HÉMOGLOBINIMÈTRE ou **HÉMOGLOBINOMÈTRE**, *s. m.* (hémoglobine ; gr. *métron*, mesure) [angl. ***haemoglobinometer***]. Instrument destiné à mesurer le taux d'hémoglobine dans le sang.

HÉMOGLOBINIQUE, *adj.* [angl. ***haemoglobinated***]. Qui a rapport à l'hémoglobine. — *valeur h.* V. *valeur globulaire.*

HÉMOGLOBINOBILIE, *s. f.* [angl. ***haemoglobinocholia***]. Présence d'hémoglobine dans la bile. C'est un symptôme toujours pathologique, comparable à l'hémoglobinurie.

HÉMOGLOBINOGENÈSE, *s. f.* V. *hémoglobinosynthèse.*

HÉMOGLOBINOMÉTRIE, *s. f.* [angl. ***haemoglobinometry***]. Dosage de la teneur du sang en hémoglobine.

HÉMOGLOBINOPATHIE, *s. f.* [angl. ***haemoglobinopathy***]. Maladie du sang due à une ***anomalie de l'hémoglobine.*** — 1° Il peut s'agir d'une répartition différente, dans la molécule d'hémoglobine, des chaînes polypeptidiques qui la constituent et qui ont chacune une structure normale. L'*h.* est alors *quantitative,* liée à un défaut du gène régulateur de l'hémoglobine. V. *thalassémie.* — 2° L'*h.* peut résulter, d'autre part, d'une anomalie de la structure d'une des chaînes polypeptidiques de l'hémoglobine. L'*h.* est *qualitative ;* c'est une hémoglobinose (v. ce terme). — Pour certains, le terme d'*h.* est synonyme d'***hémoglobinose.***

HÉMOGLOBINOSE, *s. f.* [angl. ***haemoglobin disease***]. Syn. *dyshémoglobinose.* Maladie du sang due à l'***altération qualitative de l'hémoglobine*** des globules rouges : dans une des chaînes polypeptidiques de la globine, un acide aminé est remplacé par un autre. Les *h.* sont très nombreuses, mais quelques-unes seulement ont une importance pratique ; on les distingue par le type de leur hémoglobine anormale (S, C, E, etc.). Cette anomalie héréditaire peut rester latente : ce sont les formes hétérozygotes, le trait n'existant que chez l'un des parents. Les formes homozygotes (le trait étant présent chez les deux parents) donnent des manifestations cliniques à type d'anémie hémolytique. Parmi ces formes homozygotes, la plus grave est l'*h.S.* ou ***drépanocytose,*** ou anémie à hématies falciformes (v. ce terme). Les autres sont rares. L'*h. C.* due au remplacement, dans la chaîne β de l'hémoglobine, du 6ᵉ acide aminé, l'acide glutamique, par un autre, la lysine, entraîne, chez les Noirs de l'Afrique occidentale, une anémie analogue à celle de la drépanocytose, moins grave cependant et dans laquelle les hématies ont une forme de cible. L'*h. E.*, dans laquelle le 26ᵉ acide aminé (acide glutamique) de la chaîne β est remplacé par la lysine, existe au Cambodge (*h.* des Khmers), en Birmanie, en Malaisie, en Thaïlande où elle provoque une légère anémie hémolytique microcytaire avec cellules-cibles. D'autres *h.* sont exceptionnelles, les *h. D, G, J, K, L, N, O,* dont les formes homozygotes donnent parfois une légère anémie hémolytique ; l'*h. M.* qui entraîne une méthémoglobinémie congénitale ; l'*h. Lepore* qui provoque une anémie hémolytique sévère ; l'*h. Zurich,* dont la forme hétérozygote, la seule connue, est caractérisée par des poussées d'anémie hémolytique déclenchées par la prise de sulfamides. Il existe enfin des *formes associées,* résultant d'un double hétérozygotisme, chacun des parents apportant une tare hémoglobinique différente : l'*h. SC,* l'*h. SD* dont les manifestations ressemblent, en moins grave, à celle de la drépanocytose. L'association d'une *h. S* avec la thalassémie réalise la thalasso-drépanocytose ou anémie microcytique drépanocytaire de Silvestroni et Bianco (v. ce terme et *thalassémie*). V. *hémoglobinopathie, globine* et *maladie moléculaire.*

HÉMOGLOBINOSYNTHÈSE, *s. f.* Syn. *hémoglobinogenèse.* Production d'hémoglobine.

HÉMOGLOBINURIE, *s. f.* (hémoglobine ; gr. *ouron,* urine) [angl. ***haemoglobinuria***]. Présence d'hémoglobine dans l'urine qui prend une coloration brunâtre.

HÉMOGLOBINURIE ET ACROCYANOSE PAROXYSTIQUES AVEC AGGLUTININES FROIDES À UN TITRE ÉLEVÉ. V. *agglutinines froides (maladie des).*

HÉMOGLOBINURIE NOCTURNE PAROXYSTIQUE. V. *Marchiafava-Micheli (maladie de).*

HÉMOGLOBINURIE PAROXYSTIQUE ESSENTIELLE ou **A FRIGORE** [angl. ***paroxysmal cold haemoglobinuria***]. Syn. (désuet) *maladie de Harley.* Affection survenant chez des sujets jeunes et dont les manifestations, déclenchées par un refroidissement, consistent en accès d'hémoglobinurie précédés de frissons avec fièvre, d'angoisse et de courbature et accompagnés d'une crise hémoclasique sanguine ; le sérum contient une hémolysine : c'est une immunoglobuline de type G (IgG) capable de détruire les hématies du groupe P (auto-anticorps froid anti-P). Cette affection, très rare actuellement, est une variété d'anémie hémolytique auto-immune (v. ce terme). V. *Donath et Landsteiner (épreuve de).*

HÉMOGLOBINURIQUE (fièvre bilieuse). V. *fièvre bilieuse hémoglobinurique.*

HÉMOGRAMME, *s. m.* (gr. *haïma,* sang ; *gramma,* écriture) [angl. ***complete blood count***]. Syn. *hématogramme.* — 1° Résultat de l'étude quantitative et qualitative des éléments figurés du sang (nombre des hématies et des leucocytes par mm^3, taux de l'hémoglobine et formule leucocytaire). — 2° Courbe qui représente les variations de diamètre des globules sanguins au cours d'une maladie. — ***h. rouge.*** *H.,* concernant les érythrocytes. — ***h. blanc.*** *H.* concernant les leucocytes.

HÉMOHISTIOBLASTE, *s. m.* (gr. *haïma*, sang ; *histion*, tissu ; *blastos*, germe) [angl. ***haemohistioblast***] (désuet). Syn. *cellule de Ferrata.* Grande cellule de 15 à 20 µm à protoplasma étendu légèrement basophile, à gros noyau arrondi. Cette cellule du tissu réticulo-endothélial a été considérée comme l'origine des cellules sanguines (cellule souche), donnant naissance à l'hémocytoblaste et à l'histioblaste. Cette opinion n'est plus admise.

HÉMOHISTIOBLASTIQUE (tissu) (désuet). Ensemble des cellules du système réticulo-endothélial groupées en réseau. Ce sont les cellules réticulaires des organes hématopoïétiques (v. *hémohistioblaste*).

HÉMOHISTIOBLASTO-PLASMOCYTOME, *s. m.* V. *réticulo-plasmocytome.*

HÉMOHISTIOBLASTOSE, *s. f.* V. *réticulo-endothéliose.*

HÉMO-HYDARTHROSE, *s. f.* [angl. ***bloody hydarthrosis***]. Épanchement à la fois séreux et sanguin dans une cavité articulaire. P. ex. : *h. de la fracture de la rotule.*

HÉMOJUVÉLINE, *s. f.* [angl. ***haemojuvelin***]. Glycoprotéine intervenant dans la régulation de l'expression de l'hepcidine (v. ce terme).

HÉMOLEUCOCYTAIRE (formule). V. *formule leucocytaire du sang.*

HÉMOLYMPHANGIOME, *s. m.* (Lannelongue) [angl. ***haemolymphangioma***]. Tumeur complexe formée de l'association de l'*hémangiome* et du *lymphangiome.*

HÉMOLYSE, *s. f.* (gr. *haïma*, sang ; *luein*, dissoudre) [angl. ***haemolysis***]. Destruction du globule rouge. — L'***h. physiologique*** siège essentiellement dans le moelle osseuse après une durée de vie de 120 jours environ. — L'***h. pathologique*** peut être *corpusculaire* si elle est due à une anomalie de structure de l'hématie ou bien *extracorpusculaire* si la cause en est extérieure : mécanique (valve cardiaque prothétique), toxique ou immunologique p. ex. V. *anémie hémolytique* et *ictère hémolytique.* — L'***h. artificielle*** est utilisée pour diverses épreuves de laboratoire.

HÉMOLYSE (réaction d'). V. *fixation du complément.*

HÉMOLYSE (technique des plages d') [angl. ***haemolytic plaque test***] (immunologie). Procédé permettant de savoir si des lymphocytes B sécrètent un anticorps donné. On les mélange à des hématies de mouton recouvertes de l'antigène correspondant dans une couche de gélose additionnée de complément. Si ces lymphocytes produisent bien l'anticorps soupçonné, chacun d'eux s'entoure d'un halo d'hémolyse et le nombre des plages hémolysées correspond à celui des cellules sécrétrices de l'anticorps.

HÉMOLYSE À L'ACIDE (test d') [angl. ***Ham's test***]. Syn. *test de Ham et Dacie.* Méthode destinée à mettre en évidence dans le sérum, par acidification de celui-ci, certains anticorps incomplets (v. ce terme) qui ne provoquent l'hémolyse qu'en milieu acide. Ce test est positif dans la maladie de Marchiafava-Micheli.

HÉMOLYSE À L'ÉTUVE (test du temps d') (Caroli et Etève). Syn. *test de Caroli, test d'incubation croisée.* Mesure de la résistance globulaire effectuée dans le propre plasma du malade et dans un plasma témoin mis à l'étuve à 37 °C et observés pendant 3 jours. Normalement, l'hémolyse ne commence qu'à partir du 4e jour. Elle est beaucoup plus précoce pour les hématies des malades atteints d'ictère hémolytique dont le plasma, par contre, n'accélère pas l'hémolyse d'hématies témoins.

HÉMOLYSE IMMUNO-ALLERGIQUE. V. *anémie hémolytique immunologique.*

HÉMOLYSE AU SUCROSE (épreuve d') (Hartmann et Jenkins, 1966) [angl. ***sucrose haemolysis test***]. Syn. *test au sucrose* (sucrose est synonyme de saccharose). Lorsque les hématies des sujets atteints de maladie de Marchiafava-Micheli sont placées dans un milieu isotonique formé de sérum humain dilué additionné d'une solution de saccharose à 10 %, on observe l'hémolyse d'une partie de ces hématies, celles à vie courte.

HÉMOLYSINE, *s. f.* [angl. ***haemolysin***]. Substance qui jouit de la propriété de détruire les globules rouges du sang. Elle peut apparaître dans le sérum (anticorps) sous l'action de certains antigènes ; on trouve aussi les *h.* dans quelques toxines microbiennes ou venins, etc. V. *sensibilisatrice.* — ***h. biphasique*** de Donath et Landsteiner (ou *h. bithermique*). *H.* dont l'action se fait en 2 étapes successives, à 2 températures différentes : à 4 °C en présence du complément, l'anticorps se fixe sur l'hématie qui sera dissoute ensuite lors du réchauffement à 37 °C. V. *Donath et Landsteiner (épreuve de).* — ***h. chaude, complète, froide, incomplète.*** V. *anticorps chaud, complet, froid, incomplet.* — ***h. F.*** V. *Forssmann (phénomène de).* — ***h. O.*** V. *streptolysine O.*

HÉMOLYSINIQUE (ictère). V. *ictère hémolysinique.*

HÉMOLYTIQUE, *adj.* [angl. ***haemolytic***]. Qui se rapporte à l'hémolyse ou qui la provoque. P. ex. : *microbes hémolytiques.* — ***ictère h.*** et ***maladie h.*** V. *anémie h.* et *ictère h.* — ***maladie h. du nouveau-né***, ou *mal hémolytique néonatal.* Érythroblastose du nouveau-né. V. *érythroblastose.*

HÉMOLYTIQUE ET URÉMIQUE (syndrome). V. *néphro-anémiques (syndromes).*

HÉMOMÉDIASTIN, *s. m.* [angl. ***haemomediastinum***]. Épanchement sanguin siégeant dans le tissu cellulaire du médiastin.

HÉMONEUROCRINIE, *s. f.* (gr. *haïma*, sang ; *neuron*, nerf ; *krinô*, je sécrète). Passage dans le système nerveux des produits de glandes à sécrétion interne par l'intermédiaire d'une voie sanguine spéciale dont les rameaux émissaires sont en relation intime avec les neurones (système porte reliant la glande pituitaire à l'hypothalamus).

HÉMO-OVOCULTURE, *s. f.* (R. Nativelle, 1961). Inoculation à un œuf (ovoculture) du liquide d'une hémoculture.

HÉMOPATHIE, *s. f.* (gr. *haïma*, sang ; *pathê*, souffrance) [angl. ***haemopathy***]. Nom générique des affections caractérisées par une modification du sang, soit destructive (anémies), soit hyperplasique (leucémie).

HÉMOPERFUSION, *s. f.* Perfusion de sang. — (néphrologie) [angl. ***haemoperfusion***]. Procédé d'épuration extrarénale utilisé pour débarrasser le sang d'un toxique d'origine exogène. Au moyen d'une circulation extracorporelle, le sang passe, en circuit fermé, dans un appareil filtrant (cartouche de charbon activé) qui adsorbe le toxique. V. *épuration extrarénale.*

HÉMOPÉRICARDE, *s. m.* [angl. ***haemopericardium***]. Épanchement de sang dans la cavité péricardique.

HÉMOPÉRITOINE, *s. m.* [angl. ***haemoperitoneum***]. Épanchement de sang dans le péritoine.

HÉMOPEXINE, *s. f.* (gr. *haïma*, sang ; *pêxis*, fixation) [angl. ***haemopexin***]. Syn. *hémophiline, séromucoïde* β. Glycoprotéine sérique du groupe des β-globulines, élaborée dans le foie et qui peut fixer l'hème ainsi que certaines porphyrines. Au cours de l'électrophorèse, elle migre avec la sidérophiline.

HÉMOPHAGOCYTAIRE (syndrome) [angl. ***haemophagocytic syndrome***]. V. *syndrome d'activation des macrophages* à *macrophage.*

HÉMOPHAGOCYTOSE, *s. f.* (gr. *haïma*, sang ; *phagein*, manger ; *kutos*, cellule) [angl. ***erythrophagocytosis***]. Phagocytose (v. ce terme) c'est-à-dire absorption de cellules sanguines par les macrophages. V. *érythrophagie ou érythrophagocytose* et *lymphohistiocytose hémophagocytaire.*

HÉMOPHILIE, *s. f.* (gr. *haïma*, sang ; *philia*, amitié) [angl. ***haemophilia***]. Terme désignant : — 1° l'***h. familiale*** (déjà signalée dans le Talmud babylonien ; puis : Otto, 1803 ; Nasse, 1820 ; Hopff, en 1828, donne le nom d'hémophilie ; Bulloch et Fildes, 1911). Affection héréditaire récessive liée au sexe, transmise par les femmes et n'atteignant que les hommes, remarquable par une prédisposition, qui se manifeste dès le très jeune âge, aux hémorragies graves, internes (hémarthroses) ou externes, provoquées, incoercibles et récidivantes. L'*h.* est caractérisée par un grand retard de la coagulation sanguine (avec allongement isolé du temps de céphaline activée) dû à l'absence de l'un des facteurs antihémophiliques A et B (ce qui permet de distinguer l'hémophilie A et l'hémophilie B ou maladie de Christmas, plus rare), tous les autres éléments physiques, chimiques et biologiques du sang, ainsi que l'endothélium vasculaire étant normaux. Des réactions immunologiques permettent de distinguer les *h. A–* et les *h. B–*, dans lesquelles les facteurs anti-hémophiliques A ou B sont absents, des *h. A+* et *h. B+* dans lesquelles ces facteurs sont présents, mais inactifs. Cette affection, souvent spontanément mortelle et toujours invalidante, a vu son pronostic vital, fonctionnel et social grandement amélioré, à partir de 1970, par la mise au point de produits plasmatiques concentrés en facteurs anti-hémophiliques (facteur VIII, PPSB) que le malade lui-même et son entourage peuvent utiliser à domicile, en perfusions intraveineuses, à la demande, dès qu'apparaissent les hémorragies. V. *thromboplastinogène.* — ***hémophilie Bm.*** Variété d'*h. B+* dans laquelle le plasma inhibe l'action coagulante de la thromboplastine bovine sur le plasma humain (Hougie, 1967). — ***hémophilie C.*** V. *Rosenthal (maladie de).* — 2° les ***états hémophiliques.*** États pathologiques caractérisés par l'apparition, en dehors de tout antécédent héréditaire et familial, des signes cliniques et biologiques, souvent atténués, de l'*h.* Ils surviennent sans cause apparente (*h. sporadique)* ou bien au cours d'infections ou d'intoxications, fréquemment associés au purpura.

HÉMOPHILIE VASCULAIRE. V. *angiohémophilie.*

HÉMOPHILINE, *s. f.* V. *hémopexine.*

HÉMOPHILIQUE, *adj.* [angl. ***haemophilic***]. Qui a rapport à l'hémophilie. — *état h.* — *syndrome h.* V. *hémophilie.*

HÉMOPHILOÏDE, *s. m.*, **HÉMOPHILOÏDE (constitution).** V. *hémorragiose constitutionnelle anhémopathique.*

HEMOPHILUS. V. *Hæmophilus.*

HÉMOPHOBIE, *s. f.* (gr. *haïma*, sang ; *phobos*, peur). V. *hématophobie.*

HÉMOPHTALMIE, *s. f.* (gr. *haïma*, sang ; *ophthalmos*, œil) [angl. ***haemophthalmia***]. Épanchement sanguin à l'intérieur du globe oculaire.

HÉMOPNEUMOPÉRICARDE, *s. m.* [angl. ***haemopneumopericardium***]. Collection de gaz et de sang dans la cavité du péricarde.

HÉMOPNEUMOTHORAX, *s. m.* [angl. ***haemopneumothorax***]. Épanchement de sang et d'air dans la cavité pleurale.

HÉMOPOÏÉTINE, *s. f.* (gr. *haïma*, sang ; *poïein*, faire). V. *érythropoïétine.*

HÉMOPOMPE, *s. f.* (gr. *haïma*, sang ; pompe) [angl. ***haemopump***]. Technique d'assistance circulatoire (v. ce terme) temporaire utilisant une pompe extérieure et un cathéter placé par voie artérielle rétrograde dans le ventricule gauche, grâce auquel le sang aspiré dans cette cavité est réinjecté dans l'aorte descendante.

HÉMOPROTOZOOSE, *s. f.* [angl. ***protozoan blood infection***]. Syn. *protozoose sanguine.* Nom générique des maladies dues à la présence dans le sang de parasites appartenant à l'embranchement des protozoaires : paludisme, trypanosomiases, leishmanioses, piroplasmoses, anaplasmoses.

HÉMOPTOÏQUE, *adj.* (gr. *haïmoptoïkos*, faute de copiste pour *haïmoptuikos*, de *haïma* et *ptuein*, cracher) [angl. ***haemoptoic***]. Qui a rapport à l'hémoptysie. P. ex. : *crachat h., foyer h.*

HÉMOPTYSIE, *s. f.* (gr. *haïma*, sang ; *ptuein*, cracher) [angl. ***haemoptysis***]. Évacuation par la bouche d'une quantité plus ou moins abondante de sang provenant des voies respiratoires. Ce sang a pour origine : soit une hémorragie de cet appareil, soit une hémorragie d'un organe voisin qui s'est fait jour dans l'arbre respiratoire. — ***h. des pays chauds.*** V. *paragonimiase.*

HÉMORRAGICO-ASCITIQUE (syndrome) (N. Fiessinger et R. Messimy). Syndrome survenant chez un malade atteint de cirrhose hépatique, caractérisé par de brusques hémorragies gastriques ou intestinales suivies d'anémie persistante et, au bout de 10 à 20 jours, d'ascite. La crase sanguine est peu modifiée. Le pronostic est grave : ce syndrome traduit une insuffisance hépatique sévère.

HÉMORRAGIE, *s. f.* (gr. *haïma*, sang ; *rhêgnumi*, je jaillis) [angl. ***haemorrhage***]. Effusion d'une quantité plus ou moins considérable de sang hors d'un vaisseau sanguin. — ***h. occulte.*** *H.* peu abondante de la muqueuse gastrique ou de la muqueuse intestinale, ne modifiant pas l'aspect des fèces et ne pouvant être décelée que par leur analyse chimique. V. *Hémoccult®.*

HÉMORRAGIE DE LA DÉLIVRANCE [angl. ***postpartum haemorrhage***]. Hémorragie supérieure à 500 mL, provenant de l'aire d'insertion du placenta dans l'utérus et survenant dans les 24 heures qui suivent l'accouchement. Elle est due dans

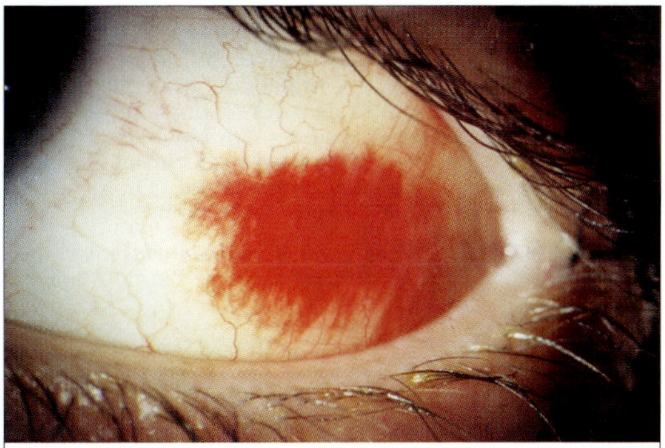

Hémorragie sous-conjonctivale

la plupart des cas à une rétention placentaire ou bien à une inertie utérine. V. *globe de sûreté.*

HÉMORRAGIE MÉNINGÉE [angl. ***subarachnoid haemorrhage***]. Saignement consécutif à une rupture vasculaire dans les espaces sous-arachnoïdiens. Le vaisseau peut être le siège d'une malformation (angiome, anévrisme) ou *l'h.m.* d'origine traumatique. Elle se traduit par un brusque syndrome méningé avec liquide sanglant à la ponction lombaire.

HÉMORRAGINE, *s. f.* (Simon Flexner) [angl. ***haemorrhagin***]. Substance spéciale contenue dans le venin des vipéridés, qui provoque des hémorragies et digère les tissus autour du point d'inoculation ; d'où formation d'une plaque de gangrène à ce niveau.

HÉMORRAGIOSE CONSTITUTIONNELLE ANHÉMOPATHIQUE (P. Chevallier, 1931) [angl. ***haemophiloid***]. Syn. *constitution hémophiloïde, hémophiloïde* (Mas y Magro, 1923-24), *épistaxis essentielle des jeunes garçons* (P. Chevallier, 1922). Affection prédominant chez les jeunes garçons, caractérisée par une tendance aux hémorragies, isolée, la crase sanguine et la résistance capillaire étant normales.

HÉMORRAGIPARE, *adj.* (hémorragie ; lat. *parere*, déterminer) [angl. ***haemorrhagiparous***]. Qui détermine des hémorragies.

HÉMORRAGIQUE, *adj.* [angl. ***haemorrhagic***]. Qui a rapport à l'hémorragie. — ***diathèses hémorragiques*** (désuet). États pathologiques caractérisés par un trouble de la coagulation ; celui-ci résulte de l'anomalie d'un ou de plusieurs des éléments nécessaires à l'hémostase (v. ce terme).

HÉMORRÉOLOGIE, *s. f.* ou **HÉMORRHÉOLOGIE** *s. f.* (gr. *haïma*, sang ; *rhéô*, je coule ; *logos*, discours) [angl. ***haemorrhoeology***]. Syn. *rhéologie sanguine.* Étude de la déformation des cellules sanguines ainsi que de l'écoulement et de la viscosité du sang dans les vaisseaux et des rapports de ces derniers éléments avec les parois vasculaires.

HÉMORROÏDAL, ALE, *adj.* [angl. ***haemorrhoidal***]. Qui a rapport aux hémorroïdes. — ***flux h.*** V. *hémorroïde 2°.*

HÉMORROÏDE, *s. f.* (gr. *haïma*, sang ; *rhéô*, je coule) [angl. ***haemorrhoid***]. — 1° Tumeur variqueuse formée par la dilatation anormale d'une veine de l'anus et du rectum. Elle est dite *externe* ou *interne* selon qu'elle se développe au-dessous ou au-dessus du sphincter anal. — 2° Syn. *flux hémorroïdal.* Écoulement de sang par l'anus, qui survient chez les sujets atteints de tumeurs hémorroïdales.

HÉMORROÏDECTOMIE, *s. f.* [angl. ***haemorrhoidectomy***]. Ablation chirurgicale des hémorroïdes. V. *Whitehead (opération de).*

HÉMOSIALÉMÈSE, *s. f.* (Josserand) (gr. *haïma*, sang ; *sialon*, salive ; *émein*, vomir) [angl. ***haemosialhaemesis***]. Syn. *pituite hémorragique* (Mathieu et Milian). Vomissement sanguin peu abondant, généralement d'origine œsophagienne, formé d'une certaine quantité de salive colorée ayant l'aspect de sirop de groseille.

HÉMOSIDÉRINE, *s. f.* (gr. *haïma*, sang ; *sidêros*, fer) [angl. ***haemosiderin***]. Syn. *pigment ocre* (Kelsch et Kiener), *rubigine* (Auscher et Lapicque), *sidérine* (Quincke). Pigment insoluble contenant de l'hydroxyde ferrique. C'est une forme de stockage du fer dans l'organisme, qui en contient 800 à 1 000 mg, c'est-à-dire 25 à 30 % du fer total. L'*h.* se trouve normalement dans les cellules du système réticulo-endothélial. On la rencontre dans les foyers hémorragiques anciens et dans certaines maladies : cardiopathies très évoluées, infections chroniques et surtout hémochromatose où il infiltre les viscères et principalement le foie. On la met en évidence par la coloration de Perls. V. ce terme.

HÉMOSIDÉRINURIE, *s. f.* [angl. ***haemosiderinuria***]. Syn. *sidérinurie.* Présence d'hémosidérine dans l'urine (anémie hémolytique).

HÉMOSIDÉROSE, *s. f.* (Perls, Virchow et Quincke) [angl. ***haemosiderosis***]. Syn. *hypersidérose.* Surcharge pathologique des organes et en particulier du foie par l'hémosidérine. *H.* n'est pas synonyme d'hémochromatose.

HÉMOSIDÉROSE PULMONAIRE AVEC GLOMÉRULO-NÉPHRITE SEGMENTAIRE NÉCROSANTE. V. *Goodpasture (syndrome de).*

HÉMOSIDÉROSE PULMONAIRE IDIOPATHIQUE (Ceelen, 1931) [angl. ***Ceelen-Gellerstedt syndrome***]. Syn. *maladie de Ceelen.* Syndrome rare, non familial, observé chez l'enfant et caractérisé par une toux, une dyspnée et des hémoptysies, évoluant généralement par poussées en quelques semaines ou en quelques années vers la mort par anémie hypochrome ou insuffisance respiratoire et cardiaque. Les poumons sont brun-rouge, hémorragiques, surchargés en fer ; il existe des dépôts d'hémosidérine dans les alvéoles, dans les cellules alvéolaires hyperplasiées et dégénérées, dans les parois des capillaires dilatés ; parfois une fibrose interstitielle diffuse. Comme le syndrome de Goodpasture (v. ce terme), ce syndrome est peut-être de cause immunologique.

HÉMOSPERMIE, *s. f.* V. *hématospermie.*

HÉMOSPORIDIES, *s. f. pl.* (gr. *haïma*, sang ; *sporos*, semence) [angl. ***Haemosporidia***]. Famille de Sporozoaires appartenant à l'ordre des *Coccidiés,* vivant en parasites dans les hématies des *Vertébrés.* Les *h.* parasites de l'homme font partie du genre *Plasmodium* (hématozoaire du paludisme).

HÉMOSPORIDIOSE, *s. f.* Nom générique proposé pour les manifestations morbides provoquées par les hématozoaires.

HÉMOSTASE ou **HÉMOSTASIE**, *s. f.* (gr. *haïma*, sang ; *stasis*, arrêt) [angl. ***haemostasis***]. — 1° Arrêt d'une hémorragie, spontanée ou thérapeutique. — 2° Ensemble des phénomènes biologiques qui font cesser spontanément l'hémorragie. L'*h.* met en jeu, pour le colmatage de la brèche vasculaire, des processus complexes : vasoconstriction, cohésion puis agrégation des plaquettes qui forment le clou plaquettaire ou thrombus blanc (c'est l'hémostase primaire). Le processus de coagulation (hémostase secondaire) va se poursuivre grâce à des enzymes plasmatiques et tissulaires pour aboutir à la formation de fibrine et d'un caillot ou thrombus rouge. V. *plaquette, release, adhésion, agrégation des plaquettes* et *coagulation.*

HÉMOSTATIQUE, *adj.* et *s. m.* [angl. ***haemostatic***]. Qui se rapporte à l'hémostase. — Se dit de tous les moyens mis en usage pour arrêter un écoulement sanguin (moyens physiques et moyens chimiques). V. *coagulant.* — ***pince h.*** (Kœberlé, 1868). Pince dont les branches sont munies de crans d'arrêt permettant de la maintenir fermée. V. *forcipressure.*

HÉMOTHÉRAPIE, *s. f.* (gr. *haïma*, sang ; *thérapéia*, cure) [angl. ***haemotherapy***]. Syn. *hématothérapie.* Emploi thérapeutique du sang, quel que soit son mode d'administration.

HÉMOTHORAX, *s. m.* [angl. ***haemothorax***]. Épanchement de sang pur dans la cavité pleurale (généralement d'origine traumatique).

HÉMOTYMPAN, *s. m.* V. *hématotympan.*

HÉMOTYPE, *s. m.* (gr. *haïma*, sang ; *tupos*, forme) [angl. ***haemotype***]. Ensemble des caractères génétiques du sang d'un individu, comprenant notamment ses antigènes érythrocytaires. V. *hémotypologie.*

HÉMOTYPOLOGIE, *s. f.* (gr. *haïma*, sang ; *tupos*, caractère ; *logos*, discours) [angl. ***haemotypology***]. Étude des caractères génétiques du sang. V. *hémotype, hématologie géographique* et *hématologie historique.*

HÉMOVIGILANCE, *s. f.* Surveillance des effets indésirables des produits sanguins. V. *pharmacovigilance, matériovigilance* et *Établissement français du sang.*

HÉMOZOÏNE, *s. f.* (P. Manson) [angl. ***haemozoin***]. Syn. *pigment paludéen* ou *palustre.* Pigment noir, formé d'hématine et de protéine, dérivé de l'hémoglobine, présent dans le cytoplasme des parasites du paludisme *(Plasmodium)* intra-érythrocytaires. Il se trouve également dans les hématies et les différents tissus à la suite de la destruction du parasite.

HENDERSON-HASSELBALCH (équation de) (Henderson Joseph, amér., 1878-1942) [angl. ***Henderson-Hasselbalch formula***]. Formule permettant de calculer le pH sanguin d'après les concentrations, dans le plasma, du CO_2 dissous et du CO_2 combiné à l'état de bicarbonates (réserve alcaline). pH = 6,12 + log CO_3HNapH = 6,12 + log pH = 6,12 + log CO_3H_2

HENDERSON-JONES (maladie de) (H. Melvin, amér., 1916). V. *ostéochondromatose articulaire.*

HENKIN (syndrome de) (H. Robert, amér., 1971) [angl. ***Henkin's syndrome***]. Perversion du goût et du sens olfactif d'origine incertaine (carence en zinc ?) associant hypogueusie, dysgueusie, hypo-osmie et dysosmie.

HENLÉ (gaine de) (H. Friedrich, all., 1809-1885) [angl. ***Henle's layer***]. V. *endonèvre.*

HENLEY (opération de) (H. F., brit., XXe siècle) [angl. ***Henley's operation***]. Gastrectomie complétée par l'interposition, entre l'estomac et le duodénum, d'une anse intestinale grêle destinée à former un nouveau réservoir gastrique.

HENNEBERT (signe ou **syndrome de)** (H. Camille, belge, 1909) [angl. ***Hennebert's sign***]. Syn. *réflexe oculomoteur pneumatique.* Mouvement du globe oculaire produit par un changement brusque de la pression de l'air contenu dans le conduit auditif externe. L'aspiration détermine un réflexe qui éloigne l'œil de l'oreille en expérience ; la compression détermine un mouvement inverse. Ce réflexe s'observait chez les syphilitiques congénitaux atteints de lésions labyrinthiques. V. *Mygind (signe de).*

HENNEQUIN (gouttière de) [angl. ***Hennequin's splint***]. — 1° Gouttière métallique pour fracture du fémur. — 2° Plâtre du membre supérieur percé d'un orifice pour le pouce.

HENOCH (H. Edward, all., 1820-1910). V. *Schoenlein-Henoch (maladie de).*

HENOCH (angine de). V. *angine ulcéro-nécrotique de Henoch.*

HENOCH (purpura de). V. *purpura rhumatoïde.*

HENOCH-BERGERON (chorée électrique de). V. *Bergeron (chorée ou maladie de).*

HENRY, *s. m.* (symbole H) (Joseph Henry, physicien amér., 1797-1878) [angl. ***henry***]. Unité du système international pour l'inductance (v. ces termes). C'est celle d'un circuit fermé dans lequel une force électromotrice de 1 volt est produite lorsque le courant qui parcourt le circuit varie uniformément à raison de 1 ampère par seconde.

HENRY (réaction de) (H. Adolf, 1927). Syn. *sérofloculation* ou *mélanofloculation palustre.* Floculation obtenue dans une émulsion de mélanine par l'addition de sérum de paludéen. La disparition de cette réaction peut être considérée comme un signe de guérison du paludisme. Sa valeur diagnostique est très discutée.

HENSELEIT (H. Kurt, all., né en 1907). V. *Krebs-Henseleit (cycle de).*

HEPACAVIRUS ou ***HEPACIVIRUS***, *s. m.* (gr. *hépar,* foie ; lettre C ; virus) [angl. ***Hepacavirus, Hepacivirus***]. Nom proposé pour désigner le virus de l'hépatite C, classé dans la famille des *Flaviviridæ.*

HEPADNAVIRIDÆ, *s. f. pl.* ou **HÉPADNAVIRIDÉS**, *s. m. pl.* (gr. *hêpar*, foie ; *DNA,* abréviation angl. d'acide désoxyribonucléique ; virus) [angl. ***Hepadnaviridae***]. Famille de virus à ADN monocaténaire comprenant le virus B de l'hépatite humaine et divers virus infectant les animaux.

HÉPARINE, *s. f.* (Mac Lean, Howell, 1916) (gr. *hêpar*, foie) [angl. ***heparin***]. Anticoagulant naturel, faisant partie des mucopolysaccharides, existant en une proportion plus ou moins importante dans tous les tissus de l'organisme, mais particulièrement abondant dans le foie (d'où son nom) et dans les muscles (elle est extraite industriellement du poumon de bœuf et de la muqueuse intestinale de porc). C'est un anticoagulant complet utilisé par voie intraveineuse ou sous-cutanée dans le traitement des thromboses. L'*h.* ralentit la formation et empêche l'action de la thromboplastine et de la thrombine, s'oppose à l'apparition de la fibrine, inhibe le facteur XIII et le facteur X activé, ainsi que l'adhésion et l'agrégation des plaquettes ; elle neutralise aussi les inhibiteurs de la fibrinolysine. Cette action d'inhibition des facteurs de coagulation s'exerce de façon indirecte, principalement par l'intermédiaire d'une protéine, l'antithrombine III (v. ce terme). L'*h.* possède aussi d'autres propriétés : action clarifiante sur le sérum riche en lipides, action anti-inflammatoire et action anti-exsudative. — Les préparations d'*h. standard ou non fractionnée (HNF)* sont hétérogènes : leur poids moléculaire varie de 5 000 à plus de 30 000 d. — Les ***h. fractionnées,*** ou ***de faible (ou bas) poids moléculaire*** *(HBPM)* sont caractérisées par leur fort antagonisme contre le facteur Xa et leur importante affinité pour l'antithrombine III. Elles ont une action antithrombique puissante et une faible action anticoagulante. Elles sont prescrites par voie sous-cutanée dans la prévention des thromboses veineuses et dans le traitement curatif de celles-ci. Commes les *h.* standard, elles peuvent provoquer des thrombopénies. V. *antithrombine, anticoagulant, anti-Xa* et *mastocyte.*

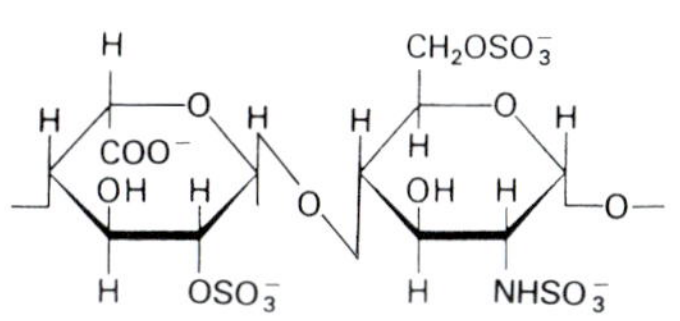

Héparine

HÉPARINE (test à l') ou **HÉPARINE-TOLÉRANCE (test d').** V. *tolérance à l'héparine in vivo* et *in vitro (tests).*

HÉPARINÉMIE, *s. f.* (héparine ; gr. *haïma*, sang) [angl. ***heparinaemia***]. Présence d'héparine dans le sang.

HÉPARINISATION, *s. f.* [angl. ***heparinization***]. Emploi thérapeutique de l'héparine.

HÉPARINOÏDE, *s. m.* (héparine ; gr. *eidos*, aspect) [angl. ***heparinoid***]. Mucopolysaccharide sulfaté différent de l'héparine et capable d'exercer une action antithrombotique.

HÉPARINOTHÉRAPIE, *s. f.* [angl. ***heparinotherapy***]. Emploi thérapeutique de l'héparine.

HEPARNAVIRUS, *s. m.* (gr. *hépar*, foie ; *RNA*, abrév. angl. d'acide ribonucléique ; virus) [angl. ***Heparnavirus***]. Syn. *Hepatovirus.* Nouveau genre de virus à ARN de la famille des *Picornaviridæ* dans lequel on classe le virus de l'hépatite A.

HÉPATALGIE, *s. f.* (gr. *hêpar*, foie ; *algos*, douleur) [angl. ***hepatalgia***]. Douleur au niveau du foie. — ***h. d'effort*** (Boyer et P. D. White, 1942 ; J. Lenègre et A. Mathivat, 1949). Douleur de la région hépatique survenant à l'occasion de l'effort chez les cardiaques mitraux et pulmonaires.

HÉPATECTOMIE, *s. f.* (gr. *hêpar*, foie ; *ektomê*, ablation) [angl. ***hepatectomy***]. Ablation du foie en totalité ou en partie : *h.* droite ou gauche, sectoriectomie, segmentectomie (v. ces termes). V. *hépato-lobectomie.*

HÉPATICO-DUODÉNOSTOMIE, *s. f.* [angl. ***hepaticoduodenostomy***]. Opération qui consiste à anastomoser le canal hépatique avec le duodénum.

HÉPATICO-GASTROSTOMIE, *s. f.* [angl. ***hepaticogastrostomy***]. Opération qui consiste à pratiquer l'abouchement du canal hépatique dans l'estomac.

HÉPATICO-JÉJUNOSTOMIE, *s. f.* [angl. ***hepaticojejunostomy***]. Implantation termino-latérale du canal hépatique dans le jéjunum.

HÉPATICOLIASE, *s. f.* [angl. ***hepaticoliasis***]. Maladie causée par des Nématodes du genre *Hepaticolia,* se localisant sur le foie et rencontrée chez le rat, le chimpanzé et l'homme.

HÉPATICOSTOMIE, *s. f.* (hépatique ; gr. *stoma*, bouche) [angl. ***hepaticostomy***]. Abouchement à la peau du canal hépatique.

HÉPATICOTOMIE, *s. f.* (hépatique ; gr. *tomê*, section) [angl. ***hepaticotomy***]. Incision du canal hépatique ; opération pratiquée habituellement pour l'ablation des calculs biliaires.

HÉPATIQUE, *adj.* [angl. ***hepatic***]. Qui a rapport au foie et aux voies biliaires. — ***colique h.*** V. *colique h.* — ***typhus h.*** V. *leptospirose ictéro-hémorragique.* — ***explorations fonctionnelles hépatiques.*** V. *épreuves fonctionnelles h.*

HÉPATISATION, *s. f.* (Lœlius a Fonte) [angl. ***hepatization***]. Modification d'un tissu qui présente l'aspect compact et brun rouge du foie. L'***h. pulmonaire*** est observée dans la pneumonie (Laennec, 1819) où l'on rencontre successivement les stades d'*h. rouge* (période d'état : alvéolite fibrineuse contenant leucocytes et hématies) et d'*h. jaune* (résorption de la fibrine intra-alvéolaire) ; plus rarement d'*h. grise* (fonte purulente du foyer pneumonique). — Laennec donnait le nom d'*h. grise* à l'aspect aujourd'hui dénommé *h.* jaune.

HÉPATITE, *s. f.* [angl. ***hepatitis***]. Nom générique des affections inflammatoires du foie.

HÉPATITE A (HA) [angl. ***hepatitis A***]. Syn. *hépatite épidémique, hépatite à incubation courte.* Affection spécifique due à un virus, le virus de l'hépatite A (ou HAV), variété d'entérovirus à ARN (Feinstone, 1972) désormais classé dans le genre *Heparnavirus* (ou *Hepatovirus*) ; il pénètre généralement dans l'organisme par voie digestive. L'*h-A* existe sous forme sporadique et peut apparaître en épidémies plus ou moins étendues. Après une période d'incubation de 18 à 40 jours, elle se manifeste par un ictère légèrement fébrile qui guérit en 15 jours environ. Certaines épidémies comportent cependant des formes malignes (ictère grave d'emblée ou secondaire à une forme à début bénin ; atrophie jaune subaiguë du foie). À l'opposé, les formes inapparentes sont fréquentes : en France, 80 % des individus sont porteurs d'anticorps anti-HA de type IgG qui persistent indéfiniment. Par contre, la présence d'anticorps anti-HA de type IgM témoigne d'une infection récente. La prévention se fait par les gammaglobulines et depuis 1992 par la vaccination. V. *hépatite virale* et *vaccination anti-hépatite A.*

HÉPATITE ALCOOLIQUE [angl. ***alcoholic hepatitis***]. Lésions histologiques du foie consécutives à l'intoxication alcoolique chronique et dont la répétition conduit à la cirrhose. V. *foie alcoolique.*

HÉPATITE AUTO-IMMUNE [angl. ***auto-immune hepatitis***]. Terme appliqué à certaines hépatites chroniques de cause inconnue, plus fréquentes chez la femme au début et à la fin de la période d'activité génitale. Elles sont associées à des manifestations considérées comme d'origine auto-immune (articulaires, cutanées, ganglionnaires, rénales, endocriniennes, sanguines) et à des réactions sériques évocatrices de cette origine (hypergamma-globulinémie portant surtout sur les IgG, anticorps antinoyaux, etc.). Certaines formes sévères ont été décrites sous le nom d'*hépatite* ou *cirrhose lupoïde* (Mac Kay, 1956) avec présence de cellules LE *(h. a-i type I).* Entrent dans le cadre certaines formes d'hépatite chronique active, la cirrhose biliaire primitive (v. ces termes) et certaines cirrhoses d'origine indéterminée.

HÉPATITE B (HB) [angl. ***hepatitis B***]. Syn. *hépatite d'inoculation, hépatite sérique homologue, ictère d'inoculation, sérum-hépatite (SH), hépatite post-transfusionnelle, hépatite à incubation longue.* Affection due à un virus spécifique à ADN, le virus de l'hépatite B (ou HBV), de la famille des *Hepadnaviridæ,* transmis accidentellement lors d'injection de sérum ou de sang humain infectés ou par l'usage de seringues ou d'aiguilles contaminées et mal stérilisées ; surtout, apporté par les sécrétions salivaires ou génitales. Elle se développe parfois en petites épidémies dans les « collectivités à haut risque » : personnel des laboratoires et des services de dialyse, toxicomanes, homosexuels. Elle est, en outre, très répandue en Afrique tropicale et dans certaines régions d'Asie. L'*h. B* se traduit par les mêmes symptômes que l'hépatite A (v. ce termes) ; mais sa période d'incubation est plus longue (60 à 150 jours), les formes anictériques et les formes inapparentes sont plus fréquentes. Le diagnostic biologique de l'*h. B* repose sur la présence de l'antigène HBs associé à l'anticorps anti-HBc de type IgM, ce dernier témoignant d'une infection actuelle. Dans 90 % des cas, l'*h. B* guérit totalement en 6 à 8 semaines : les malades sont débarrassés du virus. Dans 10 % des cas, le virus persiste indéfiniment dans l'organisme. 30 % de ces porteurs de germes restent sains ***(hépatites prolongées) ;*** 40 % gardent des perturbations biologiques (persistance, dans le sérum, d'antigènes HBs et « e » et d'anticorps anti-HBc de type IgG) au-delà de 6 à 8 mois. Ce sont les cas d'*hépatite chronique persistante,* plus fréquents dans le sexe masculin, dans les formes insidieuses et anictériques et chez les sujets immunodéprimés. Presque toujours cet état reste stable et n'évolue pas. Enfin, 30 % des porteurs de germes font une *hépatite chronique active* qui pourra évoluer très lentement (en une trentaine d'années) vers une cirrhose qui, 10 ans plus tard, se transformera dans 10 % des cas en hépatocarcinome. La vaccination préventive doit être appliquée chez les sujets les plus exposés. V. *antigène Australia, hépatite chronique active, icron, hépatite cholestatique, agent delta, vaccination anti-hépatite B* et *hépatite virale.*

HÉPATITE C (HC) [angl. ***hepatitis C***]. Hépatite d'inoculation (post-transfusionnelle) due au virus de l'hépatite C (HCV), virus à ARN de la famille des *Togaviridæ* apparenté aux *Flavivirus,* identifié en 1989 par D. Bradley et pour lequel on a proposé le nom d'*Hepacavirus* ou *Hepacivirus.* Elle constitue la grande majorité de ce que l'on appelait les *hépatites non A-non B.* Les formes anictériques sont les plus fréquentes (90 % des cas). L'évolution vers la chronicité s'observe dans 50 % des cas, dont 20 % évoluent vers la cirrhose. Son diagnostic repose sur l'apparition (tardive) de l'anticorps anti-HCV dépisté par méthode ELISA et confirmé par un test RIBA.

HÉPATITE CHOLESTATIQUE ou **CHOLOSTATIQUE** [angl. ***cholestatic hepatitis***]. Affection hépatique rare, de l'adulte, surtout de la femme. Elle est caractérisée *cliniquement,* après un début souvent fébrile avec douleurs dans l'hypochondre droit et vomissements, par un prurit intense, puis un ictère et un amaigrissement important. *Dans le sang,* les taux de la bilirubine, des lipides, des phosphatases alcalines, de la transaminase glutamique-pyruvique sont élevés, le temps de Quick allongé. La maladie guérit, parfois lentement. Dans les formes chroniques, la destruction des canaux biliaires intra-hépatiques peut être suivie d'une fibrose périportale et même d'une cirrhose. L'origine virale (virus A) de cette hépatite paraît souvent vraisemblable. V. *hépatite A* et *cirrhose cholestatique.*

HÉPATITE CHRONIQUE ACTIVE [angl. ***chronic active hepatitis***]. Syn. *cirrhose de la femme jeune* (Waldenström, 1950). Maladie inflammatoire du foie dont le début est souvent insidieux. Elle évolue lentement par poussées fébriles et ictériques, généralement vers une cirrhose avec gros foie et grosse rate. La mort peut survenir par hémorragies dues à l'hypertension portale, par coma hépatique ou même dégénérescence maligne. Anatomiquement les lésions sont au début localisées aux espaces portes (infiltration lymphoplasmocytaire) : c'est l'*hépatite chronique persistante.* Puis la fibrose portale et périportale envahit le lobule, et des lésions des cellules hépatiques apparaissent : c'est le stade d'*hépatite chronique active ;* la nécrose des cellules hépatiques (*hépatite chronique agressive*) est l'apanage des formes graves. L'évolution vers la cirrhose est marquée par l'apparition de nodules de régénération. — Plusieurs hépatites chroniques peuvent être à l'origine de l'*h. ch. a. :* les hépatites à virus B, D, C surtout (jamais celle à virus A) ; ensuite les hépatites toxiques médicamenteuses, à la suite de l'utilisation très prolongée de nombreux produits (la guérison suit l'arrêt de l'intoxication) enfin les hépatites chroniques auto-immunes. V. *hépatite B, hépatite C, hépatite auto-immune, antigène Australia, icron* et *cirrhose post-nécrotique.*

HÉPATITE CHRONIQUE AGRESSIVE [angl. ***chronic aggressive hepatitis***]. V. *hépatite chronique active.*

HÉPATITE CHRONIQUE NODULAIRE HYPERTROPHIQUE AVEC CIRRHOSE D'ACHARD ET FOIX. Variété d'hépatite amibienne caractérisée par la présence d'abcès chroniques multiples noyés dans une sclérose diffuse.

HÉPATITE CHRONIQUE PERSISTANTE [angl. ***chronic persistant hepatitis***]. V. *hépatite B, hépatite C* et *hépatite chronique active.*

HÉPATITE CHRONIQUE SIMPLE D'HUTINEL ET PAISSEAU. Variété d'hépatite amibienne caractérisée par une périhépatite adhésive.

HÉPATITE CIRRHOGÈNE [angl. ***cirrhogenous hepatitis***]. Hépatite dans laquelle les zones d'atrophie hépatique sont progressivement remplacées par un tissu de sclérose cicatricielle.

HÉPATITE D (HD) [angl. ***delta agent hepatitis***]. Variété d'hépatite, due à l'infection simultanée (coinfection ou surinfection) par le virus de l'hépatite B et par l'agent delta ou virus de l'hépatite D. L'antigène HD peut être mis en évidence dans le sérum par la méthode ELISA. V. *vaccin anti-hépatite.*

HÉPATITE E (HE) [angl. ***hepatitis E***]. Hépatite épidémique de transmission oro-fécale, ne passant pas à la chronicité, observée surtout en Asie et en Afrique, due à un *Hepevirus,* petit virus à ARN isolé en 1989 par Bradley et dont la détection se fait par réaction immuno-enzymatique (ELISA). Elle constitue une faible partie des *hépatites non A-non B* (v. ce terme).

HÉPATITE ENZOOTIQUE. V. *fièvre de la vallée du Rift.*

HÉPATITE ÉPIDÉMIQUE [angl. ***infectious hepatitis***]. V. *hépatite A.*

HÉPATITE F [angl. ***hepatitis F***]. Variété discutée d'hépatite virale.

HÉPATITE FAMILIALE JUVÉNILE AVEC DÉGÉNÉRESCENCE DU CORPS STRIÉ (Lhermitte) [angl. ***Wilson's disease***]. Syn. *dégénérescence lenticulaire progressive* (Wilson, 1912), *maladie de Wilson.* Maladie familiale observée chez les enfants et les jeunes gens, débutant parfois par un léger ictère et caractérisée par une rigidité spasmodique avec tremblement, qui rappelle la maladie de Parkinson, l'existence d'un anneau bronzé sur le limbe sclérocornéen (cercle de Kayser-Fleischer) et des troubles psychiques marqués (affaiblissement intellectuel, euphorie) sans démence. Son évolution, spontanément mortelle, a été transformée par l'emploi thérapeutique des chélateurs (D-pénicillamine). Anatomiquement, elle est caractérisée par l'existence simultanée d'une hépatite nodulaire avec cirrhose et d'une dégénérescence du corps strié. C'est une forme de *dégénérescence hépato-lenticulaire* (v. ce terme).

HÉPATITE FULMINANTE [angl. ***fulminant hepatitis***]. Hépatite d'apparition brutale, s'accompagnant d'une profonde déficience des fonctions du foie et d'une atteinte encéphalitique aboutissant au coma. C'est une forme exceptionnelle d'hépatite virale (surtout d'hépatite B) frappant le sujet jeune et correspondant à l'atrophie jaune aiguë du foie décrite par Rokitansky et Frerichs en 1842. V. *ictère grave.*

HÉPATITE G [angl. ***hepatitis G***]. Variété d'hépatite « non A-B-C-D-E-F », transmise par voie sanguine et due à un virus à ARN de la famille des *Flaviviridæ.* Ce virus qui est décelable uniquement par une technique de biologie moléculaire (PCR, v. ce terme), serait très proche du virus GBV-C. V. *hépatite virale.*

HÉPATITE À INCUBATION COURTE. V. *hépatite A.*

HÉPATITE À INCUBATION LONGUE. V. *hépatite B* et *hépatite C.*

HÉPATITE D'INOCULATION. V. *hépatite B* et *hépatite C.*

HÉPATITE LUPOÏDE. Syn. *syndrome de Bearn-Kunkel-Slater.* V. *hépatite auto-immune.*

HÉPATITE MALIGNE CIRRHOGÈNE. V. *cirrhose post-nécrotique.*

HÉPATITE MÉSENCHYMATEUSE DIFFUSE AVEC LYMPHOMATOSE NODULAIRE. V. *Kiener (maladie de).*

HÉPATITE NANB. V. *hépatite non A-non B.*

HÉPATITE NON A-NON B (Feinstone) [angl. ***non-A non-B hepatitis***] (anglicisme : on devrait dire : ni A-ni B). Terme désignant depuis 1975 les hépatites virales dues à des agents non identifiés, correspondant actuellement à l'*hépatite C,* transmise par inoculation, la plus fréquente et pouvant évoluer vers la chronicité et à l'*hépatite E,* épidémique, de mode de transmission proche de celui de l'hépatite A, rare en France. V. *hépatite virale, hépatite C, hépatite E* et *hépatite G.*

HÉPATITE PERSISTANTE. V. *hépatite B, hépatite C* et *hépatite chronique active.*

HÉPATITE POST-TRANSFUSIONNELLE. V. *hépatite B, hépatite C* et *virus TTV.*

HÉPATITE SÉRIQUE HOMOLOGUE. V. *hépatite B* et *hépatite C.*

HÉPATITE STÉATOSIQUE NON ALCOOLIQUE. V. *NASH.*

HÉPATITE SYMPLASMIQUE (Craig, Landing, Cazal, 1955). Hépatite du nouveau-né, probablement infectieuse, caractérisée anatomiquement par le remplacement presque total des travées lobulaires par de volumineux plasmodes multinucléés.

HÉPATITE TROPICALE INFANTILE D'INDOCHINE. V. *kwashiorkor.*

HÉPATITE VIRALE ou **À VIRUS** [angl. ***viral hepatitis***]. Inflammation du foie provoquée par un virus. Elle se traduit classiquement par un ictère infectieux. Les deux variétés découvertes en premier (Krugman, 1964) sont l'*hépatite A* (hépatite épidémique), de beaucoup la plus fréquente (80 % des cas) et l'*hépatite B* (hépatite d'inoculation). D'autres hépatites virales, qui ne relèvent pas de ces 2 virus, avaient été rangées dans le cadre d'attente des « hépatites non A-non B ». Cette classification a été modifiée depuis la découverte des hépatites C et E (v. ces termes). Quant à l'hépatite D, elle est due à l'infection conjointe par co-infection ou surinfection du virus B et de l'agent delta (v. ces termes, *hépatite A* et *hépatite B*). D'autres virus de moindre hépatotropisme (virus EB, *herpès simplex virus*, CMV...) sont aussi responsables d'hépatites. Tout récemment, d'autres hépatites virales « non-A-B-C-D-E » ont été décrites sous le nom d'*hépatites F, G...* ainsi qu'un nouveau groupe de virus d'hépatites dénommé *GBV* [en angl. ***GB*** (initiales du premier malade) ***virus***] dont trois types ont été identifiés : GBV-A, -B (uniquement chez le singe tamarin) et GBV-C (chez l'homme). Ils sont, comme le virus de l'*hépatite C*, classés dans la famille des *Flaviviridæ*. Le virus GBV-C et celui de l'*hépatite G* (v. ce terme) seraient très voisins sinon identiques. On s'interroge par ailleurs sur leur rôle pathogène exact vis-àvis du foie. V. *virus TTV*.

HÉPATOBLASTOME, *s. m.* (gr. *hêpar*, foie ; *blastos*, germe) [angl. ***hepatoblastoma***]. Tumeur maligne du foie formée de cellules hépatiques embryonnaires à développement anarchique. Elle survient chez le nourrisson et évolue très rapidement vers la mort.

HÉPATOCARCINOME, *s. m.* [angl. ***hepatocarcinoma***]. V. *hépatome.*

HÉPATOCÈLE, *s. f.* (gr. *hêpar*, foie ; *kêlê*, hernie) [angl. ***hepatocele***]. Hernie du foie.

HÉPATOCELLULAIRE, *adj.* [angl. ***hepatocellular***]. Relatif aux cellules du parenchyme du foie.

HÉPATO-CÉRÉBRO-RÉNAL (syndrome). V. *Zellweger (syndrome de).*

HÉPATO-CHOLANGIO-CYSTO-DUODÉNOSTOMIE ou **-GASTROSTOMIE**, *s. f.* [angl. ***hepatocholangiocystoduodenostomy ou -gastrostomy***]. Opération qui consiste à aboucher dans le duodénum ou dans l'estomac la vésicule largement ouverte. On la pratique quand les canaux hépatique et cholédoque sont obstrués ; elle permet à la bile de couler directement des gros conduits biliaires intra-hépatiques dans le duodénum ou dans l'estomac.

HÉPATOCHOLANGIO-ENTÉROSTOMIE, *s. f.* (Kehr) [angl. ***hepatocholangioenterostomy***]. Abouchement dans l'intestin des gros conduits biliaires intra-hépatiques. Opération pratiquée dans les cas où les canaux cholédoque et hépatique sont obstrués.

HÉPATOCHOLANGIOME, *s. m.* Tumeur du foie développée aux dépens des cellules du parenchyme hépatique et des cellules des canulicules biliaires intra-hépatiques. C'est une variété d'hamartome (v. ce terme, *hépatome* et *cholangiome*).

HÉPATOCYSTOSTOMIE, *s. f.* V. *cholangio-cystostomie.*

HÉPATOCYTE, *s. m.* (gr. *hêpar*, foie ; *kutos*, cellule) [angl. ***hepatocyte***]. Cellule du parenchyme hépatique qui assure les fonctions exocrine et endocrine du foie.

HÉPATOCYTO-HAMARTOME, *s. m.* V. *hamartome.*

HÉPATODUODÉNOSTOMIE TRANSVÉSICULAIRE. Implantation du canal hépatique dans la vésicule anastomosée elle-même avec le duodénum.

HÉPATOGASTROSTOMIE, *s. f.* (Dogliotti). Opération ayant pour but de drainer les voies biliaires dans l'estomac.

HÉPATOGÈNE, *adj.* (gr. *hêpar*, foie ; *génês*, qui est engendré) [angl. ***hepatogenous***]. Qui a son origine dans le foie.

HÉPATOGRAMME, *s. m.* (gr. *hêpar*, foie ; *gramma*, écriture) [angl. ***hepatogram***]. — 1° Formule indiquant la proportion respective des différents éléments cellulaires (des séries hématopoïétiques surtout) recueillis par ponction du foie. — 2° Radiographie du foie obtenue par l'hépatographie. — 3° Tracé obtenu par l'enregistrement du pouls hépatique. — 4° ***h. isotopique.*** V. *gammagraphie hépatique.*

HÉPATOGRAPHIE, *s. f.* (gr. *hêpar*, foie ; *graphê*, description) [angl. ***hepatography***]. — 1° Description du foie. — 2° Opacification du parenchyme hépatique, obtenue au cours de la splénoportographie, de la phlébographie sus-hépatique ou de l'artériographie hépatique. — ***h. isotopique.*** V. *gammagraphie hépatique.*

HÉPATOJÉJUNOSTOMIE, *s. f.* (Longmire) [angl. ***Longmire's operation***]. Opération ayant pour but de drainer les voies biliaires dans le jéjunum.

HÉPATOLOBECTOMIE, *s. f.* [angl. ***hepatolobactomy***]. Résection d'un lobe du foie.

HÉPATOLOGIE, *s. f.* (gr. *hêpar*, foie ; *logos*, discours) [angl. ***hepatology***]. Étude du foie aux points de vue anatomique, physiologique et pathologique.

HÉPATOLYTIQUE (ictère). V. *ictère hépatolytique.*

HÉPATOMANOMÉTRIE, *s. f.* (Lemaire et Housset). Mesure de la pression dans le foie et par conséquent dans le système de la veine porte, par ponction hépatique. La pression normale est de 10 cm d'eau.

HÉPATOME, *s. m.* (L. Rénon) [angl. ***hepatoma***]. Tumeur du foie développée aux dépens des cellules du parenchyme hépatique (hépatocytes). L'*h.* peut être *bénin* (adénome solitaire bénin de Cathala, 1921) ou *malin* (épithélioma ou carcinome hépatocellulaire, hépatocarcinome, adéno-carcinome ou adénocancer du foie), souvent secondaire, dans ce dernier cas, à une cirrhose succédant à une hépatite B. L'*h.* apparaît comme une hépatomégalie solitaire, qui, dans les formes malignes s'accroît rapidement, est douloureuse et s'accompagne d'une altération rapide de l'état général. V. *hamartome, alpha-fœto-protéine, dé-gamma carboxyprothrombine* et *aldolase.* — ***h. hypoglycémiant.*** V. *Nadler, Wolfer et Elliot (syndrome de).*

HÉPATOMÉGALIE, *s. f.* (gr. *hêpar*, foie ; *mégas*, grand) [angl. ***hepatomegalia***]. Gros foie. — ***h. polycorique*** [angl. ***hepatomegaly of polycoria***]. Nom sous lequel R. Debré et G. Semelaigne ont proposé de grouper des affections congénitales chroniques parfois familiales, non infectieuses et constatées dès la première enfance. Elles sont caractérisées par une hypertrophie considérable du foie sans splénomégalie, un retard de la croissance, un trouble du métabolisme des glucides et des lipides. Elles seraient dues à l'accumulation massive dans le foie de graisse (*stéatose hépatique massive des nourrissons*) ou de glycogène (*glycogénose hépatique ou maladie glycogénique*).

HÉPATOMPHALE, *s. m.* (gr. *hêpar*, foie ; *omphalos*, nombril) [angl. ***hepatomphalos***]. Hernie ombilicale du foie.

HÉPATONÉPHRITE, *s. f.* [angl. ***hepatonephritis***]. Association de lésions rénales et hépatiques, se traduisant en particulier par un ictère, une protéinurie et une hyperazotémie, avec oligurie ou anurie. L'*h.* est tantôt infectieuse (fièvre jaune, leptospirose ictéro-hémorragique, septicémie, paludisme), tantôt toxique (alcool, chloroforme, plomb, phosphore, arsenic).

HÉPATO-NÉPHROMÉGALIE GLYCOGÉNIQUE (von Gierke). V. *glycogénique (maladie).*

HÉPATOPATHIE, *s. f.* (gr. *hêpar*, foie ; *pathê*, souffrance) [angl. ***hepatopathy***]. Nom générique des affections du foie.

HÉPATO-POLYNÉVRITIQUE (syndrome) (Castaigne et Sainton). Polynévrite alcoolique grave accompagnée de signes de grande insuffisance hépatique.

HÉPATO-PULMONAIRE (syndrome) (décrit par Fluckiger en 1884, nommé en 1977 par Kennedy T. C. et Knudson R. J.) [angl. ***hepatopulmonary syndrome***]. Association d'une cirrhose hépatique, d'une cyanose des extrémités, d'un hippocratisme digital, d'une platypnée, d'une hypoxie artérielle avec orthodéoxie inférieure à 70 mmHg (consécutive à l'inadéquation des rapports ventilation/perfusion, à des shunts droite-gauche intrapulmonaires et à des troubles de la diffusion) et d'une dilatation vasculaire intrapulmonaire. V. *platypnée-orthodéoxie (syndrome).*

HÉPATORÉNAL (syndrome) (1932) [angl. ***hepatorenal syndrome***]. Insuffisance rénale fonctionnelle survenant à la phase ultime d'une maladie de foie, le plus souvent d'une cirrhose compliquée d'ascite, d'ictère, d'encéphalopathie ; plus rarement d'une hépatite virale maligne, d'un cancer secondaire du foie. Elle se manifeste par une oligurie avec hyperazotémie.

HÉPATORRAPHIE, *s. f.* (gr. *hêpar*, foie ; *rhaphê*, suture) [angl. ***hepatorrhapy***]. Suture des deux lèvres d'une plaie hépatique.

HÉPATOSIDÉROSE, *s. f.* (gr. *hêpar*, foie ; *sidêros*, fer). V. *sidérose hépatique.*

HÉPATOSPLÉNOGRAPHIE, *s. f.* [angl. ***hepatosplenography***]. V. *splénoportographie.*

HÉPATOSPLÉNOMÉGALIE, *s. f.* [angl. ***hepatosplenomegaly***]. Augmentation de volume du foie et de la rate.

HÉPATOSTOMIE, *s. f.* (Cahen) (gr. *hêpar*, foie ; *stoma*, bouche) [angl. ***hepatostomy***]. Drainage du foie avec abouchement à la paroi ; opération analogue à la *cholangiostomie,* qui est pratiquée quand les canaux cholédoque et hépatique sont obstrués d'une façon irrémédiable.

HÉPATOSTRIÉ (syndrome). V. *dégénérescence hépato-lenticulaire.*

HÉPATOTHÉRAPIE, *s. f.* [angl. ***hepatotherapy***]. Emploi thérapeutique du foie administré en nature ou sous forme d'extrait hépatique pris par la bouche ou injecté dans le tissu musculaire.

HÉPATOTOMIE, *s. f.* (gr. *hêpar*, foie ; *tomê*, section) [angl. ***hepatotomy***]. Incision chirurgicale du foie.

HÉPATOTOXÉMIE, *s. f.* [angl. ***hepatotoxaemia***]. Intoxication d'origine hépatique.

HÉPATOTOXICITÉ, *s. f.* [angl. ***hepatotoxicity***]. Pouvoir destructeur envers les cellules du foie.

HÉPATOTOXINE, *s. f.* [angl. ***hepatotoxin***]. Anticorps capable de léser le foie, développé dans le sérum sous l'influence d'un antigène hépatique. V. *cytotoxine.*

HÉPATOTROPE, *adj.* (gr. *hêpar*, foie ; *trépein*, tourner) [angl. ***hepatotropic***]. Qui a de l'affinité pour le foie. — *virus h.*

HEPATOVIRUS, *s. m.* (gr. *hépar, hépatos,* foie ; virus) [angl. ***Hepatovirus***]. V. *Heparnavirus.*

HEPCIDINE, *s. f.* (gr. *hépar,* foie ; lat. *caedere,* tuer) [angl. ***hepcidin***]. Peptide d'origine hépatique doué de propriétés antimicrobiennes (d'où son nom) et qui intervient dans la régulation de l'absorption intestinale du *fer* en freinant celle-ci en cas d'hypersidérémie. Sa sécrétion au cours de l'inflammation expliquerait le mécanisme de l'anémie inflammatoire, réfractaire à la thérapeutique martiale. V. *gène HFE, hémojuvéline* et *hémochromatose.*

HEPEVIRUS, *s. m.* [angl. ***Hepevirus***]. Genre viral responsable de l'hépatite E, antérieurement classé dans la famille des *Caliciviridæ.*

HÉPHAESTINE, *s. f.* (*Héphaïstos*, dieu forgeron de l'antiquité grecque) [angl. ***hephaestin***]. Enzyme favorisant l'oxydation du fer ferreux (Fe ++) en fer ferrique (Fe+++) que peut alors transporter la transferrine. V. ce terme et *ferroportine.*

HERBERT (kératite ponctuée d') (H. Herbert, brit., 1900). Variété unilatérale de kératite ponctuée observée aux Indes, caractérisée par de fines ulcérations superficielles de la cornée.

HERBERT (rosettes d') (1907) [angl. ***Herbert's pits***]. Petits nodules translucides entourés d'un fin réseau capillaire, disposés à la périphérie de la cornée, dans le trachome.

HÉRÉDITAIRE, *adj.* [angl. ***hereditary***]. Qui est transmis des parents aux descendants. Antonyme : *acquis.* — ***maladie h.*** V. ce terme.

HÉRÉDITÉ, *s. f.* (lat. *heres,* héritier) [angl. ***heredity***]. « Transmission, par les parents à leurs descendants, de caractères ou de qualités exprimés ou non » (Théret). Ces caractères sont inscrits dans les gènes, supportés par les chromosomes. V. *gène, chromosome* et *code génétique.*

HÉRÉDITÉ ANCESTRALE ou **EN RETOUR.** V. *atavisme.*

HÉRÉDITÉ ANDROPHORE. V. *diandrique.*

HÉRÉDITÉ AUTOSOMIQUE [angl. ***autosomal heredity***]. Transmission d'un caractère lié à un gène situé sur un autosome (chromosome non sexuel). S'oppose à *h. gonosomique.*

HÉRÉDITÉ BIFACTORIELLE. V. *dimérie.*

HÉRÉDITÉ BIGÉNIQUE. V. *dimérie.*

HÉRÉDITÉ COLLATÉRALE [angl. ***collateral inheritance***]. Syn. *collatéralité.* Apparition chez un sujet des caractères et des tares existant chez ses collatéraux (maladies familiales).

HÉRÉDITÉ CONVERGENTE [angl. ***biparental inheritance***]. Hérédité dans laquelle les caractères transmis existent des côtés paternel et maternel.

HÉRÉDITÉ CROISÉE [angl. ***crisscross inheritance***]. Transmission des caractères héréditaires de l'un des parents au descendant du sexe opposé.

HÉRÉDITÉ DIAGYNIQUE. V. *diagynique.*

HÉRÉDITÉ DIANDRIQUE. V. *diandrique.*

HÉRÉDITÉ DIMÉRIQUE. V. *dimérie.*

HÉRÉDITÉ DIRECTE. Hérédité du parent au descendant du même sexe.

HÉRÉDITÉ DOMINANTE [angl. ***dominant inheritance***]. Transmission d'un caractère dominant. V. *dominant.*

HÉRÉDITÉ GONOSOMIQUE. V. *hérédité liée au sexe.*

HÉRÉDITÉ HOLANDRIQUE. V. *holandrique.*

HÉRÉDITÉ HOLOGYNIQUE. V. *hologynique.*

HÉRÉDITÉ INDIRECTE. Ressemblance avec des collatéraux.

HÉRÉDITÉ LIÉE AU SEXE [angl. ***sex-linked heredity***]. Syn. *hérédité gonosomique.* Transmission d'un caractère lié à un gène situé sur le segment non homologue d'un chromosome sexuel (portions de ces chromosomes qui sont différentes sur les chromosomes X et Y). Il s'agit généralement d'un trait récessif situé sur cette portion d'un chromosome X et qui n'apparaît que chez le garçon, ce gène étant masqué chez la fille par le gène allélomorphe normal dominant de l'autre chromosome X (sauf dans le cas exceptionnel de la femme homozygote pour ce gène). Ces traits (p. ex. : le daltonisme ou l'hémophilie) frappent les hommes et sont transmis par les femmes (*hérédité diagynique :* v. *diagynique*). La transmission des traits situés sur le segment non homologue du chromosome Y est l'hérédité holandrique (v. *holandrique*). Ce terme s'oppose à celui d'hérédité autosomique.

HÉRÉDITÉ MATERNELLE ou **MATROCLINE** [angl. ***maternal inheritance***]. Syn. *matroclinie.* Apparition, chez les enfants, de caractères venant presque uniquement de leur mère.

HÉRÉDITÉ MONOFACTORIELLE. V. *monomérie.*

HÉRÉDITÉ MONOGÉNIQUE. V. *monomérie.*

HÉRÉDITÉ MONOMÉRIQUE. V. *monomérie.*

HÉRÉDITÉ MULTIFACTORIELLE [angl. ***polygenic inheritance***]. V. *polymérie.*

HÉRÉDITÉ PATERNELLE ou **PATROCLINE**. Syn. *patroclinie.* Apparition, chez les enfants, de caractères venant presque uniquement de leur père.

HÉRÉDITÉ POLYFACTORIELLE. V. *polymérie.*

HÉRÉDITÉ POLYGÉNIQUE. V. *polymérie.*

HÉRÉDITÉ POLYMÉRIQUE. V. *polymérie.*

HÉRÉDITÉ RÉCESSIVE [angl. ***recessive inheritance***]. Transmission d'un caractère récessif (v. ce terme).

HÉRÉDO-ATAXIE CÉRÉBELLEUSE (Pierre Marie, 1893) [angl. ***hereditary cerebellar ataxia***]. Syn. *maladie de Pierre Marie.* Affection familiale héréditaire transmise selon le type autosomique dominant, apparaissant chez l'adulte jeune, *caractérisée* par de l'incoordination des mouvements à type cérébelleux, une démarche cérébello-spasmodique, des troubles de la parole, un nystagmus, l'exagération des réflexes tendineux, un signe de Babinski et parfois des troubles oculaires (névrite optique, paralysies oculomotrices, cataracte). La maladie progresse très lentement vers une complète infirmité. *Anatomiquement*, elle répond à l'atrophie des lobes latéraux du cervelet. Pierre Marie faisait ainsi de l'*h.-a. c.* une maladie du cervelet, conception à laquelle certains auteurs restent attachés ; mais ultérieurement (P. Marie et Foix, 1914) il montra le caractère essentiellement médullaire des lésions : l'importance de la dégénérescence des faisceaux spinocérébelleux, constante, et la dégénérescence plus discrète des cordons postérieurs. L'hérédo-ataxie de Pierre Marie entre dans le cadre de l'*hérédo-dégénération spino-cérébelleuse.*

HÉRÉDO-DÉGÉNÉRATION ou **-DÉGÉNÉRESCENCE SPINO-CÉRÉBELLEUSE** [angl. ***spino-cerebellar heredo-degenerative syndrome***]. Nom sous lequel G. Guillain et P. Mollaret (1929-1933) ont proposé de grouper la *maladie de Friedreich,* l'*hérédo-ataxie cérébelleuse de Pierre Marie,* la *paraplégie spasmodique familiale de Strümpell et Lorrain* en raison des importantes relations évolutives, familiales et anatomiques qui unissent ces trois types cliniques. On rapproche de ceux-ci l'amyotrophie de Charcot-Marie-Tooth, la dystasie aréflexique héréditaire de Roussy et Lévy, la sclérose latérale amyotrophique juvénile et certaines variétés de dégénérescence cérébelleuse (atrophie olivo-ponto-cérébelleuse de Déjerine et A. Thomas, atrophie cérébello-olivaire de G. Holmes, dyssynergie cérébelleuse myoclonique de R. Hunt). Ces diverses maladies sont parfois décrites comme des formes atypiques ou compliquées de l'hérédo-dégénération spino-cérébelleuse. V. *atrophie cérébelleuse* et *Machado Joseph (maladie de).*

HÉRÉDO-DÉGÉNÉRATION NEURO-RADICULAIRE (A. Thévenard, 1953) [angl. ***degenerative radicular neuropathy***]. Syn. *neuropathie dégénérative radiculaire* (Denny-Brown, 1951). Groupe nosologique qui comprend l'acropathie ulcéro-mutilante de Thévenard et les acropathies amyotrophiantes (syndromes de Charcot-Marie et de Déjerine-Sottas).

HÉRÉDO-DÉGÉNÉRESCENCE CHORIORÉTINIENNE. Altération héréditaire précoce et progressive de la choroïde et de la rétine.

HÉRÉDODYSTROPHIE ANNULAIRE DE L'ENDOTHÉLIUM CORNÉEN. V. *François et Even (syndrome de).*

HÉRÉDOPATHIE, *s. f.* Maladie héréditaire, v. ce terme. — ***h. ataxique polynévritique.*** V. *Refsum (maladie de).*

HÉRÉDOSYPHILIS, *s. f.* [angl. ***heredosyphilis***]. Terme improprement employé autrefois pour désigner la *syphilis congénitale.*

HÉRELLE (phénomène de D') (H. Félix d', fr., 1917) [angl. ***Twort-d'Hérelle phenomenon***]. Syn. *phénomène de Twort-d'Hérelle.* Dissolution totale d'une émulsion de bacilles dysentériques ou typhiques, par addition d'une trace de filtrat de selles de sujets convalescents de dysenterie ou de fièvre typhoïde. Cette lyse bactérienne, transmissible en série, est due à la présence, dans les selles de ces convalescents, de bactériophage (v. ce terme).

HERING ET BREUER (réflexe d') (H. Heinrich, all., 1866-1948) [angl. ***Hering Breuer reflex***]. « L'insufflation du poumon provoque un réflexe expiratoire et l'exsufflation un réflexe inspiratoire dont le vague constitue la voie centripète » (J. Le Melletier).

HERLITZ (syndrome d') (H. Carl, suédois, 1935) [angl. ***Herlitz's syndrome***]. V. *épidermolyse bulleuse létale.*

HERMAN-PERUTZ (réaction d') (H. Otto, autr., 1912). Réaction obtenue en ajoutant, au sérum d'un malade supposé syphilitique, certaines quantités d'une solution aqueuse de glycocholate de sodium et d'une solution alcoolique de cholestérol : la formation d'un dépôt floconneux indique que la réaction est positive et par suite que le malade est syphilitique. Réaction tombée en désuétude.

HERMANSKY-PUDLAK (syndrome d') (H. F., tchèque, 1959) [angl. ***Hermansky-Pudlak syndrome***]. Association congénitale et transmise selon le mode autosomique récessif d'un albinisme oculaire et cutané, d'une surcharge pigmentaire du système réticulo-endothélial et d'une thrombopathie caractérisée par un allongement du temps de saignement et des anomalies biologiques du type pool vide (v. ce terme).

HERMAPHRODISME, *s. m.* (gr. *Hermês*, Mercure ; *Aphroditê*, Vénus) [angl. ***hermaphroditism***]. — 1° Présence, chez un même individu, de testicule et d'ovaire, isolés ou réunis (ovotestis). L'***h. vrai*** est normal chez un certain nombre d'invertébrés. Dans l'espèce humaine, il est tout à fait exceptionnel. Il résulte d'une aberration chromosomique (v. *maladie par aberration chromosomique*), se voit chez des sujets dont les organes génitaux externes sont plus ou moins mal formés et ambigus et dont le sexe nucléaire est soit masculin, soit féminin (le plus souvent). — 2° Malformation des organes génitaux caractérisée par la présence chez le même individu de quelques-uns des caractères apparents des deux sexes. C'est un ***pseudo-hermaphrodisme*** ou *gynandromorphisme.* V. *intersexué ou intersexuel (état)* et *hyperplasie surrénale congénitale.* — ***pseudo-h. d'Apert et Gallais.*** V. *génitosurrénal (syndrome).* — ***pseudo-h. féminin.*** V. *gynandrie.* — ***pseudo-h. masculin.*** V. *androgynie, androgynoïde, testicule féminisant (syndrome du)* et *Gilbert-Dreyfus, Sebaoun et Belaisch (syndrome de).*

HERMAPHRODITE [angl. ***hermaphrodite***] *adj.* Atteint d'hermaphrodisme. — *s. m.* Sujet présentant cette anomalie.

HERNIAIRE, *adj.* [angl. ***hernial, herniary***]. Qui a rapport aux hernies. — ***engouement h.*** V. *engouement.* — ***étranglement h.*** Ensemble des accidents dus à la constriction d'une hernie, les uns locaux provoqués par l'occlusion de l'intestin hernié ou de ses vaisseaux, les autres généraux, d'origine toxique. — ***incarcération h.*** V. *incarcération.* — ***pincement h.*** ou ***p. latéral de l'intestin.*** Étranglement herniaire incomplet sans arrêt des matières ni des gaz. — ***sac h.*** Diverticule péritonéal engagé dans le trajet herniaire et contenant les viscères prolabés. — ***zones h.*** Points faibles de la paroi abdominale par où les viscères peuvent faire issue à l'extérieur : ils peuvent être dus à une disposition embryonnaire anormalement persistante (hernie congénitale) ou à l'affaiblissement ultérieur de la paroi, souvent au niveau du trajet d'un paquet vasculonerveux (hernies acquises).

HERNIE, *s. f.* (lat. *hernia*) [angl. ***hernia***]. Masse circonscrite formée par un organe ou une partie d'organe (le plus souvent l'intestin) sorti de la cavité qui le contient normalement par un orifice naturel ou accidentel. — ***h. acquise.*** V. *herniaires (zones).* — ***h. de l'aine.*** Terme générique englobant les *h.* crurales (ou fémorales) et les *h.* inguinales. Elles sont consécutives à une faiblesse du fascia transversalis. — ***h. d'Astley Cooper.*** V. *Astley Cooper (hernie d').* — ***h. de Béclard,*** V. *Béclard (hernie de).* — ***h. en bissac.*** V. *Astley Cooper (hernie d').* — ***h. de Bochdalek.*** V. *Bochdalek (hernie de).* — ***h. cérébrale.*** V. *engagement cérébral.* — ***h. de Cloquet.*** V. *Cloquet (hernie de).* — ***h. de Cloquet et Demeaux.*** V. *Cloquet et Demeaux (hernie de).* — ***h. congénitale.*** V. *herniaires (zones).* — ***h. crurale*** [angl. ***crural hernia***]. *H.* de faiblesse par l'orifice crural, situé au-dessous de l'arcade crurale. V. *Malgaigne (ligne de).* On en distingue diverses variétés : les *h.* d'Astley Cooper, Cloquet, Hesselbach, Laugier (v. ces mots dans le même article). — ***h. diaphragmatique.*** V. *diaphragmatocèle.* — ***h. discale*** ou ***du disque intervétébral.*** V. *disque intervertébral.* — ***h. enkystée d'A. Cooper.*** Variété de *h.* inguinale dans laquelle l'intestin plonge dans une hydrocèle vaginale, chez l'homme, ou dans un vestige kystique du canal de Nück, chez la femme. — ***h. étranglée.*** V. *herniaire.* — ***h. de faiblesse.*** *H.* acquise constituée à la faveur d'une diminution de résistance de la paroi, au niveau d'un point faible de celle-ci. — ***h. fémorale.*** Syn. de *h. crurale.* — ***h. de force.*** Variété rare de *h.* acquise, provoquée par un traumatisme ou un effort exceptionnel, malgré la constitution normale de la paroi. — ***h. funiculaire.*** V. *funiculaire.* — ***h. de Goyrand.*** V. *Goyrand (hernie de).* — ***h. de Hesselbach.*** V. *Hesselbach (hernie de).* — ***h. hiatale.*** *H.* à travers l'orifice œsophagien du diaphragme. — ***h. hiatale,*** V. *hiatal.* — ***h. inguinale.*** *H.* qui traverse la paroi musculaire de l'abdomen en suivant le trajet du canal inguinal *(h. indirecte* ou *oblique externe).* La *h. directe* au contraire est acquise ; c'est une *h.* de faiblesse, elle ne descend jamais dans les bourses. Les *h.* inguinales sont situées au-dessus de l'arcade crurale. V. *Malgaigne (ligne de), Bassini (opération ou procédé de)* et *Shouldice (opération de).* — ***h. inguino-pubienne.*** V. *bubonocèle.* — ***h. inguino-propéritonéale.*** V. *Krönlein (hernie de).* — ***h. inguino-superficielle.*** V. *Küster (hernie de).* — ***h. intra-somatique.*** V. *Schmorl (nodule de).* — ***h. ischiatique.*** *H.* à travers la grande échancrure sciatique (*h.* sus-épineuse) ou à travers la petite échancrure sciatique (*h.* sous-épineuse). — ***h. de J.-L. Petit.*** V. *Petit (hernie de J.-L.).* — ***h. de Krönlein.*** V. *Krönlein (hernie de).* — ***h. de Küster.*** V. *Küster (hernie de).* — ***h. de Laugier.*** V. *Laugier (hernie de).* — ***h. de la ligne semi-lunaire de Spiegel.*** V. *Spiegel.* — ***h. de Littré.*** V. *Littré (hernie de).* — ***h. méniscale.*** V. *méniscal.* — ***h. muqueuse*** (Rokitansky) ou ***h. tunicaire*** (Cruveilhier). Diverticule acquis de l'intestin dont la paroi ne comprend que la couche séreuse et la couche muqueuse, la tunique musculeuse faisant défaut à son niveau. — ***h. musculaire.*** Syn. *myocèle.* « Tumeur formée par l'issue d'une portion de muscle, non rompu, au travers d'un orifice accidentel de la gaine aponévrotique » (Forgue). — ***h. ombilicale.*** Syn. *omphalocèle. H.* à travers l'anneau ombilical. — ***h. pectinéale.*** V. *Cloquet (hernie de).* — ***h. périnéale.*** V. *périnéocèle.* — ***h. de Richter.*** Étranglement herniaire avec pincement latéral du grêle dans l'orifice crural (ou fémoral). — ***h. de Rieux.*** V. *Rieux (hernie de).* — ***h. de Rust.*** V. *Rust (hernie de).* — ***h. scrotale.*** V. *oschéocèle.* — ***h. de Treitz.*** V. *Treitz (hernie de).* — ***h. ventrale.*** V. *laparocèle.* — V. aussi *éventration.*

HERNIOGRAPHIE, *s. f.* (Ducharme, 1967) [angl. ***herniography***]. Radiographie du canal péritonéo-vaginal, pratiquée dans certains cas de hernie inguinale chez l'enfant, au moyen d'une injection de produit de contraste hydrosoluble dans la cavité abdominale.

HERNIOPLASTIE, *s. f.* (lat. *hernia*, hernie ; gr. *plassein*, former) [angl. ***hernioplasty***]. Procédé de cure radicale d'une hernie, employé lorsque la paroi musculaire est faible (hernie inguinale directe, hernie volumineuse ou récidivée). Il consiste, après résection du sac, dans la consolidation de la paroi abdominale postérieure à l'aide d'une greffe cutanée, aponévrotique ou d'une prothèse.

HERNIORRAPHIE, *s. f.* (lat. *hernia,* hernie ; gr. *rhaphê*, suture) [angl. ***herniorrhaphy***]. Cure radicale d'une hernie, consistant dans la résection du sac et la consolidation de la paroi par suture, aux fils non résorbables, des bords du canal (pour la hernie inguinale, suture à l'arcade crurale du grand ou du petit oblique).

HÉROÏNOMANIE, *s. f.* [angl. ***heroinomania***]. Habitude morbide de l'Héroïne® (diacétyl morphine), substance parfois employée comme succédané de la morphine, mais plus toxique et plus dangereuse que celle-ci.

HERPANGINE, *s. f.* (John Zahorsky, 1917) [angl. ***herpangina***]. Syn. *angine pustuleuse* (Marfan, 1924), *pharyngite vésiculaire* (Levine, 1938), *pharyngite aphteuse* (Breese, 1941). Affection survenant en été, chez les enfants âgés de moins de 10 ans. Elle débute brutalement par une fièvre élevée, une anorexie, des vomissements, souvent une céphalée et des douleurs musculaires généralisées. Il existe une angine herpétiforme. L'évolution se fait en 2 à 4 jours vers la guérison. Elle est due à des virus Coxsackie du groupe A.

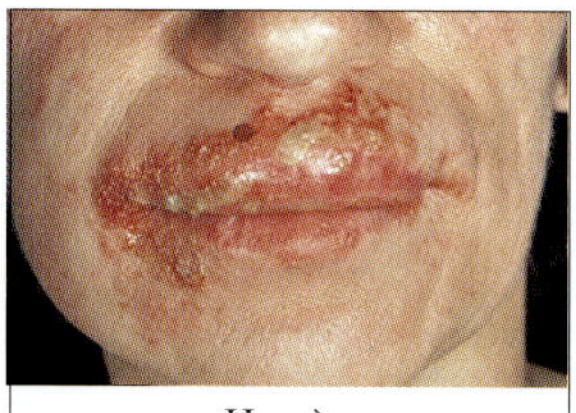

Herpès

HERPÈS, *s. m.* (Willan, 1796-1808 ; Bateman, 1817 ; Brett, 1828) (gr. *herpein*, ramper) [angl. ***herpes***]. Lésions cutanées consistant en vésicules transparentes du volume d'une grosse tête d'épingle, réunies en nombre variable dans un même groupe et entourées d'une aréole rouge. L'*h.* est dû à un virus (Grüter, 1911), *Herpes simplex virus* (HSV) ou *Herpesvirus simplex* ou *Herpesvirus hominis* (HVH), de la famille des *Herpesviridæ* dont le ***type 1 (HSV1)*** provoque, lors de la primo-infection (généralement dans l'enfance), une gingivo-stomatite avec fièvre, éruption vésiculeuse sur la muqueuse buccale, adénopathies sous-maxillaires et parfois conjonctivite et kératite ; les sujets possédant des anticorps neutralisants font une infection latente avec des poussées récurrentes d'herpès *labial (h. récidivant)* ou de névralgies du trijumeau, à l'occasion d'infections, d'exposition solaire, d'émotions, des règles et parfois une encéphalite généralement mortelle ou guérissant au prix de lourdes séquelles psycho-motrices. — Le virus du ***type 2 (HSV2)*** est responsable de l'herpès *génital,* souvent récidivant, qui se propage par contact vénérien. Un enfant né d'une mère ainsi infectée pourra être contaminé et faire une maladie généralisée le plus souvent mortelle (encéphalite). Le diagnostic d'*h.* peut être confirmé par la sérologie. V. *Herpesviridæ.*

HERPÈS CIRCINÉ [angl. ***tinea circinata***]. Syn. *trichophytie circinée, h. parasitaire.* Lésion de la peau glabre causée par un trichophyton. Elle se présente sous forme de taches érythémato-squameuses, aux bords nets, circulaires, vésiculeux et d'évolution rapidement extensive.

HERPÈS DE LA CORNÉE. V. *kératite herpétique.*

HERPÈS CRÉTACÉ (Devergie). Lupus érythémateux avec hyperkératose massive en nappe.

HERPES GESTATIONIS (en lat. herpès de la grossesse) [angl. ***herpes gestationis***]. Syn. *dermatite polymorphe douloureuse récidivante de la grossesse.* Dermatose bulleuse se rencontrant chez les femmes enceintes et disparaissant après l'accouchement, caractérisée par sa tendance aux récidives à chaque nouvelle grossesse ; elle entraîne souvent l'avortement ou la naissance d'un enfant prématuré. C'est une forme de la maladie de Duhring-Brocq (v. *dermatite polymorphe douloureuse chronique à poussées successives*).

HERPES *IRIS*. V. *érythème polymorphe.*

HERPÈS DU NIL. V. *bouton d'Orient.*

HERPÈS PARASITAIRE. V. *herpès circiné.*

HERPES SIMPLEX VIRUS* (HSV)** [angl. ***Herpes simplex virus]. Syn. *Herpesvirus hominis (HVH), herpesvirus simplex.* Espèce virale appartenant à la famille des *Herpesviridæ.* Ce virus provoque des primo-infections aiguës disséminées suivies d'infections latentes avec présence constante du virus, réactivé plus ou moins périodiquement (kératite herpétique, herpès labial récidivant). On en distingue deux types : le *type 1* responsable des gingivostomatites, des kérato-conjonctivites, de l'eczéma herpétiforme, des méningo-encéphalites et le *type 2,* virus de l'herpès génital. V. *herpès.*

HERPÈS VACCINIFORME (Fournier). Variété d'impétigo.

HERPES ZOSTER. V. *zona.*

HERPESVIRIDÆ, *s. f. pl.* ou **HERPESVIRIDÉS**, *s. m. pl.* ou ***HERPETOVIRIDÆ***, *s. f. pl.* [angl. ***Herpesviridae***]. Famille de virus à ADN bicaténaire, les *herpesvirus* ou *herpétovirus,* de grande taille (80 à 100 nm), dont la capside a une symétrie cubique et porte 162 capsomères. Elle comprend notamment les espèces suivantes : *Herpes simplex virus* (HSV) ou *Herpesvirus hominis* (HVH) (v. *herpès*), le cytomégalovirus (CMV), le virus Epstein-Barr (EBV), le virus varicelle-zona (VZV). Les *H.* sont actuellement classés en 3 sous-familles : les *Alphaherpesvirinæ* comprenant les genres *Simplexvirus* (virus de l'herpès : HSV1 et HSV2) et *Varicellovirus* (virus de la varicelle-zona, herpesvirus humain 3) ; les *Betaherpesvirinæ* comprenant le genre *Cytomegalovirus* ou herpesvirus humain 5, le genre *Roseolovirus* (Herpesvirus 6) et l'herpesvirus humain 7 ; enfin les *Gammaherpesvirinæ* (comprenant le genre *Lymphocryptovirus,* le virus d'Epstein-Barr ou herpesvirus humain 4). Ils peuvent persister indéfiniment à l'état latent, dans les ganglions nerveux sensitifs pour les HSV, les VZV et le virus HVH-6, responsable de l'exanthème subit (v. *maladie, sixième*) ; dans les glandes salivaires pour les CMV ; dans les lymphocytes B pour les CMV et les EBV ; ils sont prêts à être réactivés sous l'influence d'une émotion, d'une infection, d'une exposition au soleil, des règles, etc. Les maladies qu'ils provoquent sont plus graves chez les nouveau-nés, les immunodéprimés, les transplantés, les leucémiques, les cancéreux et aussi, semble-t-il, dans les pays à haut niveau de vie. On a noté leur association avec certaines tumeurs malignes : virus EB — lymphome de Burkitt et cancer naso-pharyngé ; *Herpes simplex virus* — cancer du col utérin ; *cytomégalovirus* — sarcome de Kaposi ; mais leur rôle dans le développement de ces tumeurs n'a jamais été prouvé. Cependant des travaux récents (1994) montreraient qu'un nouvel HVH, le HVH-8 ou HHV-8 ou *Kaposi sarcoma herpes virus* (KSHV), classé dans le genre *Rhadinovirus* de la sous-famille des *Gammaherpesvirinæ*, pourrait être responsable du sarcome de *K.* chez des immunodéprimés.

HERPESVIRUS, *s. m.* [angl. ***Herpesvirus***]. Genre de virus appartenant à la famille des *Herpesviridæ.* V. ce terme.

***HERPESVIRUS HOMINIS* (HVH)**. V. *Herpes simplex virus.*

HERPÉTIDES EXFOLIATRICES (Bazin). V. *érythrodermie.*

HERPÉTIFORME, *adj.* [angl. ***herpetiform***]. Qui ressemble à l'herpès. — ***dermatite h.*** V. *dermatite.*

HERPÉTIQUE, *adj.* [angl. ***herpetic***]. Qui a rapport à l'herpès. — ***angine h.*** V. *angine.*

HERPÉTOVIRUS. *s. m.* Virus appartenant à la famille des *Herpetoviridæ.*

HERRGOTT (fracture d') (H. Alphonse, fr., 1849-1927). Variété de fracture du péroné (ou fibula), siégeant à la partie supérieure de l'os, résultant du diastasis de l'articulation tibio-fibulaire inférieure et s'accompagnant de blessure du nerf sciatique poplité externe ou fibulaire commun (paralysie des muscles de la région antéro-externe de la jambe, attitude du pied en varus équin).

HERRICK (maladie de) (H. James, amér., 1960). V. *anémie à hématies falciformes.*

HERS (maladie de) (H. Henry, belge, 1959) [angl. ***Hers's disease***]. Syn. *glycogénose type VI.* Variété de maladie glycogénique (v. ce terme), dans laquelle l'accumulation de glycogène dans le foie est due à l'absence d'une enzyme glycogénolytique, la phosphorylase hépatique. C'est une maladie héréditaire, transmise selon le mode récessif.

HERTER (maladie de) (H. Christian, de New York, 1908). V. *Gee (maladie de).*

HERTOGHE (syndrome de) (H. Eugène, belge, 1860-1928). Hypothyroïdie chronique, bénigne, se manifestant par l'adipose, le développement insuffisant du système pileux (diminution de la queue du sourcil), le refroidissement des extrémités et l'asthénie. Plusieurs de ces troubles existent également dans d'autres insuffisances glandulaires, en particulier dans l'hypopituitarisme.

HERTWIG (phénomène d') (H. Richard, all., 1850-1937) [angl. ***Hertwig's phenomenon***]. Action paradoxale du radium sur le sperme de grenouille. La fécondation d'un ovule normal avec de la semence irradiée pendant un temps de plus en plus long donne des embryons de plus en plus tarés, conséquence de l'atteinte croissante des chromosomes mâles. Mais si la fécondation a lieu avec des spermatozoïdes irradiés pendant plus longtemps encore (plusieurs heures), les embryons obtenus sont de nouveau presque normaux ; en effet les chromosomes mâles sont alors trop altérés pour s'unir à ceux de l'ovule et le développement se fait à partir des seuls chromosomes maternels, le spermatozoïde ne jouant qu'un rôle de stimulation (v. *gynogenèse*).

HERTWIG-MAGENDIE (phénomène d') (H. Richard) [angl. ***Hertwig-Magendie phenomenon***]. Syn. *stéréo-déviation.* Symptôme essentiel des paralysies protubérantielles, caractérisé par le fait qu'un des globes oculaires se trouve sur un niveau plus bas que l'autre, l'ensemble des deux yeux paraissant avoir une direction oblique : l'œil du côté de la lésion regarde en bas et en dedans, l'autre œil en haut et en dehors.

HERTWIG-WEYERS (syndrome d') (H. Paula, all., 1957) [angl. ***Hertwig-Weyers syndrome***]. Syn. *syndrome de l'oligodactylie.* Association de malformations touchant l'ectoderme et le mésoderme et comprenant notamment une aplasie cubitale (ou ulnaire) et des doigts correspondants, une ankylose du coude en flexion, une fente palatine, ainsi que des anomalies sternales et rénales.

HERTZ, *s. m.*(symbole **Hz**) (Heinrich Hertz, physicien allemand, 1857-1894) [angl. ***hertz***]. Unité de fréquence du système international (v. ce terme) correspondant à une période par seconde.

HERTZ (signe de). Douleur déterminée au niveau de l'interligne sacro-iliaque, dans la sacro-coxalgie, par l'hyperextension de la cuisse du côté malade, le sujet étant placé en décubitus ventral.

HERXHEIMER (H. Karl, all., 1861-1944). V. *Pick-Herxheimer (maladie de).*

HERXHEIMER (réaction ou **phénomène d')** (H. Karl, 1902) [angl. ***Herxheimer's reaction***]. Syn. *réaction de Jarisch-Herxheimer.* Action paradoxale du mercure sur la syphilis : le traitement mercuriel, au lieu de les faire disparaître, exagère momentanément certaines manifestations de la maladie. Une réaction semblable survient parfois au début d'un traitement spécifique d'une maladie infectieuse ou parasitaire, due vraisemblablement à la lyse de l'agent pathogène et aux phénomènes toxiques et immunologiques qui l'accompagnent. V. *réactivation 3°.*

HERYNG (signe de) [angl. ***Heryng's sign***]. Signe qui permet de faire le diagnostic d'une sinusite maxillaire. En éclairant la face du malade par transparence à l'aide d'une lampe électrique placée dans la bouche, on peut constater, s'il y a empyème maxillaire : — 1° une zone obscure dans la partie supérieure de la joue correspondante ; — 2° l'obscurité de la pupille du côté malade ; — 3° la perception, par le sujet, de la source lumineuse buccale par l'œil du côté sain, lorsqu'on lui fait fermer les yeux.

HESPÉRANOPIE, *s. f.* (gr. *hespéra,* soir). V. *héméralopie.*

HESSELBACH (hernie de) (H. Franz, all., 1806) [angl. ***Hesselbach's hernia***]. Hernie crurale à diverticules multiples.

HÉTÉRADELPHE, *s. m.* (I. G. Saint-Hilaire) (gr. *hétéros,* autre ; *adelphos,* frère) [angl. ***heteradelphous***]. Monstre hétérotypien chez lequel le parasite est dépourvu de tête et semble s'implanter par la partie supérieure du tronc dans l'épigastre du sujet principal (autosite).

HÉTÉRALIEN, *s. m.* (I. G. Saint-Hilaire) (gr. *hétéros,* autre ; *alôs,* place) [angl. ***heteralius***]. Classe de monstres doubles caractérisés par l'insertion du parasite, réduit généralement à une tête, sur le vertex de l'autosite ; le parasite ne présentant jamais de cordon ombilical.

HÉTÉRESTHÉSIE, *s. f.* (Graham Brown) (gr. *hétéros,* autre ; *aisthêsis,* sensibilité) [angl. ***heteraesthesia***]. Trouble de la sensibilité provoqué par la commotion de la moelle cervicale. Il consiste dans une modification de la qualité des sensations perçues dans les segments radiculaires qui composent le territoire cutané sous-lésionnel.

HÉTÉRO-ACCUSATION, *s. f.* Dénonciation calomnieuse par certains mythomanes et hystériques qui accusent d'autres personnes de délits ou de crimes imaginaires ou réels, mais qu'elles n'ont pas commis.

HÉTÉRO-AGGLUTINATION, *s. f.* (gr. *hétéros,* autre) [angl. ***heteroagglutination***]. Agglutination survenant entre les sangs d'individus d'espèces différentes.

HÉTÉRO-AGGLUTININE, *s. f.* [angl. ***heteroagglutinin***]. Agglutinine agissant sur les globules d'un individu d'espèce différente.

HÉTÉRO-ANTICORPS, *s. m.* [angl. ***heteroantibody***]. Syn. *xéno-anticorps.* Anticorps sérique actif contre un antigène provenant d'individus d'espèces différentes.

HÉTÉRO-ANTIGÈNE, *s. m.* [angl. ***heteroantigen***]. Syn. *xéno-antigène.* Antigène provoquant le développement d'anticorps dans le sérum d'individus d'espèces différentes.

HÉTÉROCARYON, *s. m.* (1965) (gr. *hétéros,* autre ; *karuon,* noyau) [angl. ***heterokaryon***]. Cellule contenant plusieurs noyaux d'origine génétique différente.

HÉTÉROCARYOSE, *s. f.* (gr. *hétéros,* autre ; *karuon,* noyau) [angl. ***heterokaryosis***]. Présence, dans une cellule, de deux noyaux ayant des patrimoines génétiques différents. Phénomène observé chez les champignons.

HÉTÉROCARYOTE, *adj.* (gr. *hétéros,* autre ; *karuon,* noyau) [angl. ***heterokaryotic***]. Se dit d'une cellule multinucléée ou d'un organisme dont tous les noyaux n'ont pas le même patrimoine génétique. — ***monozygote h.*** V. *monozygote.*

HÉTÉROCHROMASIE, *s. f.* (gr. *hétéros,* autre ; *khrômation,* couleur). Propriété de certains myélocytes qui contiennent à la fois des granulations éosinophiles et des granulations basophiles.

HÉTÉROCHROMATINE, *s. f.* (Heitz, 1928) [angl. ***heterochromatin***]. Partie de la chromatine restant condensée pendant l'interphase et qui ne posséderait pas de gènes. V. *euchromatine.*

HÉTÉROCHROMIE, *s. f.* (gr. *hétéros,* autre ; *khrôma,* couleur) [angl. ***heterochromia***]. Coloration différente des deux iris. C'est une anomalie héréditaire transmise selon le type dominant. V. *Fuchs (syndrome de) 1°* et *vairons (yeux).*

HÉTÉROCHROMOSOME, *s. m.* (Montgomery, 1904) (gr. *hétéros,* autre ; chromosome) [angl. ***allosome***] (génétique). Terme qui désignait primitivement tout chromosome différent des autres (les autosomes) par sa taille, sa forme et son comportement. — Actuellement, syn. de *gonosome* (v. ce terme).

HÉTÉROCHRONIE, *s. f.* (gr. *hétéros,* autre ; *khronos,* temps) [angl. ***heterochronia***]. Apparition d'un tissu à une époque où on ne le rencontre pas habituellement dans l'organisme (pathogénie des néoplasmes).

HÉTÉROCHRONISME, *s. m.* (L. Lapicque) (gr. *hétéros*, autre ; *khronos*, temps) [angl. ***heterochronia***] (neurologie). Inégalité de chronaxie entre deux fibres nerveuses, entre un nerf et un muscle. Elle empêcherait la transmission de l'influx nerveux lors des excitations isolées, mais le laisserait passer lors des excitations réitérées.

HÉTÉRODIMÈRE, *s. m.* [angl. ***heterodimer***]. Dimère (v. ce terme et *polymère*) dont les deux sous-unités sont différentes.

HÉTÉRODROME, *adj.* (gr. *hétéros*, autre ; *dromos*, course) [angl. ***heterodromous***] (cardiologie). Se dit d'un influx cardiaque qui ne se propage pas dans le sens habituel.

HÉTÉRODUPLEX, *s. m.* (Thomas, 1966) [angl. ***heteroduplex***]. Molécule d'ADN bicaténaire dont les bases ne sont pas rigoureusement complémentaires.

HÉTÉRODYME, *s. m.* (I. G. Saint-Hilaire) (gr. *hétéros*, autre ; *didumos*, jumeau) [angl. ***heterodymus***]. Monstre hétérotypien, chez lequel le parasite n'est plus représenté que par une tête s'implantant par un cou et parfois un thorax rudimentaire sur la face antérieure du sujet principal.

HÉTÉROGAMÉTIQUE, *adj.* (Wilson, 1910) (gr. *hétéros*, autre ; gamète) [angl. ***heterogametic***] (génétique). Se dit d'un être vivant dont la paire de chromosomes sexuels (v. ce terme) est formée de deux éléments différents et dont, par conséquent, les gamètes seront dissemblables : la moitié portant un chromosome sexuel mâle et l'autre un femelle. Dans la grande majorité des espèces animales (et dans l'espèce humaine), ce sont les mâles qui sont hétérogamétiques. V. *diandrique.*

HÉTÉROGÈNE, *adj.* (gr. *hétéros*, autre ; *génos*, race) [angl. ***heterogenic, heterogenous***]. — 1° Qui n'est pas de la même nature, étranger. — 2° Composé d'éléments différents.

HÉTÉROGÉNÉITÉ, *s. f.* [angl. ***heterogeneity***]. Le fait d'être hétérogène. En embryologie, propriété intrinsèque que possède l'organisme animal, dès sa formation (œuf), de déclencher un mécanisme ou d'élaborer des substances (analogues aux hormones) capables de provoquer de proche en proche et avec une fixité remarquablement déterminée pour chaque espèce, les divisions successives de l'œuf et des cellules de l'embryon, ainsi que les différenciations des tissus et des organes.

HÉTÉROGENÈSE, *s. f.*, **HÉTÉROGÉNIE**, *s. f.* (gr. *hétéros*, autre ; *génnan*, engendrer) [angl. ***heterogenesis***]. — 1° Production d'êtres vivants due à la décomposition de matières organiques, sans le concours préexistant d'individus de même espèce. Cette théorie, confondue parfois avec celle de la génération spontanée *(abiogénèse)*, était généralement admise jusqu'au milieu du XIXe siècle ; les travaux de Pasteur en ont démontré l'inexactitude. — 2° Kœlliker (1864) désigne par ce terme l'apparition brusque de types nouveaux stables ; cette hypothèse, opposée à l'évolution continue de Darwin, n'a été vérifiée que dans des limites étroites par De Vries dans le règne végétal. V. *mutation.*

HÉTÉROGÉNÉSIE, *s. f.* (gr. *hétéros*, autre ; *génésis*, production). — 1° « Nom collectif de toutes les déviations organiques dans lesquelles il existe une anomalie » (Littré). — 2° Broca désigne ainsi l'impossibilité de la fécondation entre deux individus d'espèces différentes.

HÉTÉROGÉNIE, *s. f.* V. *hétérogénèse.*

HÉTÉROGREFFE, *s. f.* [angl. ***heterograft***]. Syn. *greffe hétéroplastique* ou *hétérologue* ou *hétérospécifique* ou *xénogénique, hétéroplastie, xénogreffe.* Greffe dans laquelle le greffon est emprunté à un sujet d'espèce différente. — ***h. valvulaire.*** V. *bioprothèse.*

HÉTÉROGROUPE, *adj.* [angl. ***heterogroup***]. Qui appartient à un autre groupe (sanguin, ethnique, etc.).

HÉTÉROGUEUSIE, *s. f.* (gr. *hétéros,* autre ; *gueusis,* goût) [angl. ***heterogeusia***]. Trouble du sens gustatif : la saveur perçue n'étant pas celle que l'on s'attendrait à percevoir et n'étant pas nécessairement désagréable *(cacogueusie).* V. *dysgueusie.*

HÉTÉRO-HÉMOLYSINE, *s. f.* [angl. ***heterohaemolysin***]. Hémolysine qui détruit les hématies d'individus d'espèces différentes.

HÉTÉRO-IMMUNISATION, *s. f.* [angl. ***heteroimmunisation***]. Syn. *xéno-immunisation.* Immunisation (v. ce terme) provoquée par l'injection à un animal d'un antigène provenant d'une autre espèce.

HÉTÉRO-INFESTATION, *s. f.* [angl. ***heteroinfestation***]. V. *gamonte.*

HÉTÉRO-LEUCO-ANTICORPS, *s. m.* Anticorps sérique actif contre les leucocytes d'un sujet d'espèce différente.

HÉTÉROLOGUE, *adj.* (gr. *hétéros*, autre ; *logos*, rapport) [angl. ***heterologous***]. — 1° Syn. *hétéromorphe.* Qui semble sans analogie avec d'autres parties, d'autres tissus, d'autres caractères. — 2° (immunologie). Syn. *xénogénique.* Se dit de tissus, de cellules, de sérums, etc., appartenant à un individu d'une autre espèce que celle du sujet considéré. — ***sérum h.*** V. *sérum hétérologue.*

HÉTÉROLYSINE, *s. f.* [angl. ***heterolysin***]. Lysine qui détruit les éléments figurés provenant d'individus d'espèces différentes.

HÉTÉROMÉTRIE, *s. f.* (gr. *hétéros*, autre, différent ; *métron*, mesure) [angl. ***heterometry***]. — 1° Développement d'un tissu à un degré tel qu'il s'éloigne de la formation typique normale (pathogénie des néoplasmes). — 2° (morphologie) (R. Baron). Étude de la taille et du poids, du volume et du format des individus.

HÉTÉROMORPHE, *adj.* (gr. *hétéros*, autre ; *morphê*, forme) [angl. ***heteromorphic***]. V. *hétérologue.*

HÉTÉRONYME, *adj.* (gr. *hétéros*, autre ; *onoma*, nom) [angl. ***heteronymous***]. Se dit d'une lésion ou d'un trouble qui frappe deux organes ou deux parties d'organes, placés l'un à droite, l'autre à gauche du plan médian.

HÉTÉRO-OSMIE, *s. f.* (gr. *hétéros,* autre ; *osmê*, odeur) [angl. ***heterosmia***]. Syn. *hétérosmie.* Trouble de la perception des odeurs : l'odeur perçue n'étant pas celle que l'on s'attendrait à percevoir et n'étant pas nécessairement désagréable *(cacosmie).* V. *dysosmie.*

HÉTÉROPAGE, *s. m.* (I. G. Saint-Hilaire) (gr. *hétéros*, autre ; *pageis*, uni) [angl. ***heteropagous***]. Monstre hétérotypien chez lequel le parasite présente une tête et des membres distincts.

HÉTÉROPHASIQUE, *adj.* (gr. *hétéros*, autre ; *phasis*, apparence) (électrocardiographie). De sens opposé. Se dit des blocs de branche (v. ce terme) à propos du sens de la repolarisation, par rapport à celui de la dépolarisation ventriculaire. V. *homophasique.*

HÉTÉROPHILE, *adj.* (gr. *hétéros*, autre ; *philein*, aimer) [angl. ***heterophilic***]. V. *anticorps hétérophile* et *antigène hétérophile.*

HÉTÉROPHORIE, *s. f.* (gr. *hétéros*, autre ; *phoros* de *phérein*, porter) [angl. ***heterophoria***]. Syn. *phorie.* V. *strabisme latent.*

HÉTÉROPHRASIE, *s. f.* (Moore) [angl. ***heterophrasia***]. V. *paraphasie.*

HÉTÉROPHTALMIE, *s. f.* (gr. *hétéros*, autre ; *ophthalmos*, œil) [angl. ***heterophthalmia***]. — 1° Anomalie de coloration de l'iris d'un même œil. — 2° Dissemblance qui peut exister dans la coloration des deux yeux *(yeux vairons).* V. *allophtalmie.*

HÉTÉROPHYASE, *s. f.* (gr. *hétéros*, autre ; *phuê*, croissance) [angl. ***heterophyasis***]. Maladie parasitaire intestinale observée après ingestion de poisson et due à une douve du genre *Heterophyes.* V. *distomatose.*

HÉTÉROPLASIE, *s. f.* (Virchow) (gr. *hétéros*, autre ; *plassein*, former) [angl. ***heteroplasia***]. Syn. *hétéroplastie.* Formation d'un tissu pathologique aux dépens d'un tissu sain ; les éléments néoformés ne ressemblant pas à leurs générateurs (par opposition à *hyperplasie*).

HÉTÉROPLASTIE, *s. f.* — 1° V. *hétéroplasie.* — 2° V. *hétérogreffe.*

HÉTÉROPLOÏDE, *adj.* (Winkler, 1916) (gr. *hétéros*, autre ; suffixe *ploïde*, tiré par analogie de haploïde, diploïde, etc.) [angl. ***heteroploid***] (génétique). Se dit de certaines constitutions anormales des cellules du *soma* qui possèdent un nombre de chromosomes différent de *2n* sans être un multiple exact de *n.* V. *triploïde*, *aneuploïde* et *polyploïde.*

HÉTÉROPROTÉINE, *s. f.* [angl. ***conjugated protein***]. Groupe de protéines complexes, dont l'hydrolyse produit des acides aminés et des substances non protidiques (groupement prosthétique). On les divise en glucoprotéines (mucine), lipoprotéines, nucléoprotéines, chromoprotéines (hémoglobine) et phosphoprotéines (caséine). V. *protéine.*

HÉTÉROSEXUEL, ELLE, *adj.* [angl. ***heterosexual***]. Qui se rapporte au sexe opposé. – *s. m.* et *f.* Sujet qui recherche la satisfaction de l'instinct sexuel avec les individus du sexe opposé. V. *homosexuel.*

HÉTÉROSIDE, *s. m.* [angl. ***glycoside, heteroside***]. Syn. *glycoside.* Une des variétés d'osides (glucides) : l'hydrolyse des *h.* donne des oses et des substances non glucidiques (aglycone ou génine). V. *holoside* et *glucoside.*

HÉTÉROSIS, *s. f.* (Shull, 1911) (gr. *hétérôsis*, changement) [angl. ***heterosis***] (biologie). Accroissement de la vitalité, observée chez les hybrides, par rapport à celle de leurs parents.

HÉTÉROSOME, *s. m.* (gr. *hétéros*, autre ; *sôma*, corps). V. *gonosome.*

HÉTÉROSMIE, *s. f.* V. *hétéro-osmie.*

HÉTÉROSPÉCIFIQUE, *adj.* [angl. ***heterospecific***]. Qui a trait à, ou qui s'accompagne des caractères propres à une autre espèce. – ***grossesse h.*** (Hirszfeld, 1928). Grossesse dans laquelle le fœtus possède des caractères sanguins différents de ceux de la mère (fœtus Rh +, mère Rh-). V. *Rhésus (facteur)* et *iso-immunisation.*

HÉTÉROTAXIE, *s. f.* (gr. *hétéros*, autre ; *taxis*, ordre) [angl. ***heterotaxy***]. Nom donné par I. G. Saint-Hilaire, dans sa classification des anomalies de développement, à l'inversion viscérale totale ou partielle « ne mettant obstacle à l'accomplissement d'aucune fonction ». V. *inversion 1°.*

HÉTÉRO-THROMBO-ANTICORPS, *s. m.* Anticorps sérique actif contre les plaquettes d'un sujet d'espèce différente.

HÉTÉROTOPE, *adj.* (gr. *hétéros*, autre ; *topos*, lieu) [angl. ***heterotopic***] (cardiologie). Se dit d'une contraction cardiaque anormale quant à son origine.

HÉTÉROTOPIE, *s. f.* (gr. *hétéros*, autre ; *topos*, lieu) [angl. ***heteropia***]. Théorie de Lebert, d'après laquelle des tissus simples ou composés et même des organes peuvent se former de toute pièce dans les endroits du corps où normalement on ne les rencontre pas. – Cette théorie était destinée à expliquer la pathogénie des tumeurs et même des kystes dermoïdes. V. *choristome.*

HÉTÉROTOPIQUE, *adj.* (gr. *hétéros*, autre ; *topos*, lieu) [angl. ***heterotopic***]. – 1° Qui est situé à une place anormale. V. *orthotopique.* – 2° Qui a rapport à l'hétérotopie. – ***ostéogenèse h.*** Formation de tissu osseux obtenue à l'aide de greffe, dans divers tissus (muscle, rate, tissu conjonctif), d'un lambeau de muqueuse vésicale. – ***tumeur h.*** Tumeur développée aux dépens du lobe aberrant d'un organe.

HÉTÉROTRANSPLANTATION, *s. f.* [angl. ***heterotransplantation***]. V. *transplantation.*

HÉTÉROTROPHE, *adj.* (gr. *hétéros*, autre ; *trophê*, nourriture) [angl. ***heterotrophic***]. Se dit de tous les animaux, de tous les champignons et de la plupart des bactéries qui s'alimentent aux dépens des matières organiques produites par les êtres autotrophes (végétaux à chlorophylle).

HÉTÉROTROPIE, *s. f.* (gr. *hétéros*, autre ; *tropê*, changement de direction). V. *strabisme.*

HÉTÉROTYPE, *adj.* (gr. *hétéros*, autre ; *tupos*, modèle) (cardiologie). Se dit d'une contraction cardiaque anormale quant à sa qualité.

HÉTÉROTYPIEN, *s. m.* (I. G. Saint-Hilaire) (gr. *hétéros*, autre ; *tupos*, modèle) [angl. ***heterotypus***]. Classe de monstres caractérisée par la présence d'un parasite appendu à la paroi antérieure du corps du sujet principal, tous deux ayant un cordon ombilical commun.

HÉTÉROTYPIQUE, *adj.* (gr. *hétéros*, autre ; *tupos*, modèle) [angl. ***heterotypical***]. De forme différente. V. *homotypique.*

HÉTÉROXÈNE, *adj.* [angl. ***heteroxenous***]. V. *parasite.*

HÉTÉROZYGOTE, *adj.* (W. Bateson, 1902) (gr. *hétéros*, autre ; *zugon*, paire) [angl. ***heterozygote***] (génétique). Se dit d'un sujet chez lequel les deux chromosomes d'une paire portent, au même emplacement, deux gènes dissemblables (p. ex. : un gène normal et un gène pathologique).

HÉTÉROZYGOTISME, *s. m.* [angl. ***heterozygosity***]. Le fait d'être hétérozygote.

HEUBNER-SCHILDER (type) (H. Otto, all., 1843-1926) [angl. ***Heubner's disease***]. Variété de leuco-encéphalite caractérisée par une déchéance intellectuelle progressive et par une paralysie hyperspastique avec cécité et parfois surdité. C'est la forme typique de la sclérose cérébrale de Schilder (v. ce terme).

HEURTEAUX (phlegmon de) (H. Alfred, fr., 1832-1909). Phlegmon de la paroi abdominale développé au-dessous de l'ombilic et en arrière de la gaine des muscles droits.

HEXACANTHE (embryon) (gr. *hex*, six ; *akantha*, épine) [angl. ***hexacanth embryo***]. Embryon du tænia (v. ce terme), ainsi nommé parce qu'il est muni de trois paires de crochets qui lui permettent de quitter le tube digestif en traversant la muqueuse et de gagner un capillaire sanguin ou lymphatique ; la circulation le transporte en un point quelconque de l'organisme (surtout dans le foie), où il forme, s'il s'agit du tænia échinocoque, un kyste hydatique ou une échinococcose alvéolaire. V. *cysticercose.*

HEXADACTYLIE, *s. f.* (gr. *hex*, six ; *daktulos*, doigt). V. *sexdigitisme.*

HEXAHYDROPYRIDINE, *s. f.* V. *pipérazine.*

HEXŒSTROL, *s. m.* V. *œstrogènes de synthèse.*

HEXOKINASE, *s. f.* V. *phosphorylation* et *anémie hémolytique enzymoprive.*

HEXURONIQUE (acide). V. *ascorbique (acide).*

HEYDE (syndrome de) (H. E., 1958) [angl. ***Heyde's syndrome***]. Association de saignements gastro-intestinaux par angiodysplasie digestive et de rétrécissement orificiel aortique serré. Seule la cure chirurgicale de ce dernier fait cesser les premiers. Le saignement serait dû à un syndrome de Willebrand acquis.

HEYROVSKI (opération de) (H. Hans, autr., né en 1877). V. *œsophago-gastrotomie.*

HFE. V. *gène HFE* et *hémochromatose.*

Hg (gr. *hudrarguros*, mercure, vif argent). Symbole chimique du *mercure.* V. ce terme.

hGH. V. *somatotrope (hormone).*

hGM-CSF. Abréviation de l'angl. ***Human Granulocyte-Macrophage Colony Stimulating Factor.*** Facteur humain de développement des polynucléaires et des macrophages. Glycoprotéine jouant vis-à-vis de la lignée blanche médullaire un rôle analogue à celui de l'*érythropoïétine* pour les globules rouges. V. *CSF.*

HGP. Abréviation d'*hyperglycémie provoquée.*

HHH (syndrome) (Shih V. E., 1969) [angl. ***HHH syndrome***]. Syn. *syndrome hyperornithinémie, hyperammoniémie, homocitrullinurie.* Trouble métabolique transmis selon le mode autosomique récessif, affectant le cycle de l'uréogenèse, se traduisant par un retard mental, des crises myocloniques et diverses anomalies biologiques. On l'attribue à un défaut de transport de l'ornithine vers les mitochondries.

HHV. Abréviation angl. pour ***Human Herpes Virus.*** V. *Herpesvirus hominis (HVH).*

HI. Symbole de l'*indice d'haptoglobine.*

HIA. Abréviation d'*Hôpital d'Instruction des Armées.*

5 HIA. Abréviation de *5 hydroxy-indol-acétique.* V. *sérotonine.*

HIATAL, ALE, *adj.* [angl. ***hiatal***]. Qui concerne un hiatus. – ***hernie h.*** Issue d'une partie de l'estomac hors de la cavité abdominale à travers l'hiatus œsophagien du diaphragme.

HIATUS, *s. m.* (en lat. ouverture) [angl. ***hiatus***]. Ouverture ou fente étroite. P. ex. : *h. aortique du diaphragme.*

Hib. *Haemophilus influenzae b.* V. ce terme.

HIBERNATION ARTIFICIELLE (H. Laborit) (lat. *hibernus*, de l'hiver) [angl. ***artificial hibernation***]. Syn. *méthode* ou *technique de Laborit.* Mise de l'organisme en état de vie ralentie par l'emploi conjugué de médicaments paralysant le système nerveux végétatif et de la réfrigération totale, celle-ci étant obtenue par des vessies de glace appliquées sur le tronc et les membres. Cette technique permet à l'organisme de mieux résister aux diverses agressions.

HIBERNATION CARDIAQUE. V. *myocarde.*

HIBERNOME, *s. m.* (Merkel, 1905 ; Géry, 1914) [angl. ***hibernoma***]. Tumeur sous-cutanée bénigne rare, siégeant surtout dans l'aisselle et la région scapulaire, formée par une graisse brune, différente du tissu adipeux normal et analogue à celle du médiastin supérieur de certains animaux hibernants. V. *adipocyte.* — ***h. malin.*** Variété de liposarcome dont les cellules contiennent une graisse analogue à celle des animaux hibernants.

HIBERNOTHÉRAPIE, *s. f.* (lat. *hibernus,* hivernal ; gr. *thérapéia,* traitement). Emploi thérapeutique de l'hibernation artificielle.

HICAN, *s. m.* Maladie très rare, décrite au Japon, due à la carence de la vitamine A, caractérisée par une xérophtalmie, des troubles de croissance et une prédisposition aux maladies des voies respiratoires. Elle doit être combattue par l'administration de corps gras (beurre, huile de foie de morue, etc.). V. *Bitot (syndrome de).*

HICKEY-HARE (épreuve de) [angl. ***Hickey-Hare test***]. V. *Carter et Robins (test de).*

HICKS (syndrome de) (H. Eric, brit., XXe siècle). V. *acropathie ulcéromutilante.*

HIDRADÉNITE, *s. f.* V. *hidrosadénite.*

HIDRADÉNOME, *s. m.* (gr. *hidrôs,* sueur ; *adên,* glande) [angl. ***hidradenoma***]. Syn. *syringocystadénome, syringome.* Ensemble d'adénomes de petite taille, souvent kystiques, développés aux dépens des glandes sudoripares, ayant l'aspect de petites papules de consistance ferme. — Il en existe deux formes : l'*h. éruptif* (Darier, Jacquet, 1885) siégeant sur la face antérieure du thorax et l'*h. des paupières inférieures* fréquent chez les femmes âgées. — ***h. nodulaire.*** *H.* formé par la prolifération de la partie profonde de la glande sudoripare. — ***h. papillaire bénin.*** Tumeur sous-cutanée solide des grandes lèvres subissant des poussées fluxionnaires menstruelles. — ***h. verruqueux fistulo-végétant*** (Darier). Syn. *syringocystadénome papillifère* (Werther). Variété de nævus formée de petites tumeurs verruqueuses groupées en plaques ou en lignes sur lesquelles on distingue parfois les orifices suintants de minuscules kystes ; elles siègent surtout sur le cou et le cuir chevelu.

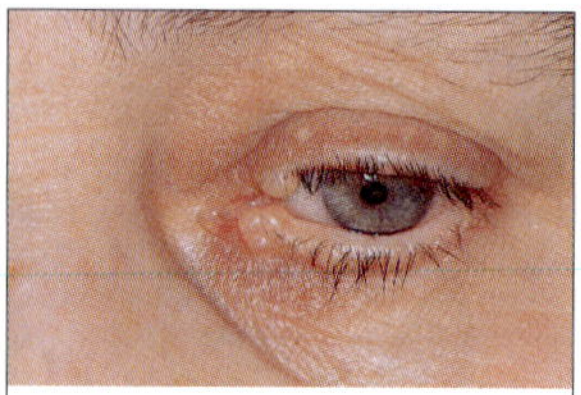

Hidradénome

HIDROCYSTOME, *s. m.* (Robinson, Thibierge) (gr. *hidrôs,* sueur ; *kustis,* vessie) [angl. ***hidrocystome***]. Adénome kystique développé aux dépens des glomérules sudoripares.

HIDRORRHÉE, *s. f.* (gr. *hidrôs,* sueur ; *rhein,* couler) [angl. ***hidrorrhoea***]. Sueurs abondantes.

HIDROSADÉNITE, *s. f.* (Verneuil, 1854) (gr. *hidrôs,* sueur ; *adên,* glande) [angl. ***hidrosadenitis***]. Syn. *adénite sudoripare, abcès tubéreux* (Velpeau), *hidradénite.* Petit abcès arrondi siégeant au niveau de la peau ou dans le tissu cellulaire souscutané, presque toujours dans le creux de l'aisselle, ayant pour point de départ une glande sudoripare. V. *Verneuil (maladie de).*

HIDROSADÉNOME, *s. m.* [angl. ***hidradenoma***]. Tumeur bénigne (adénome) développée à partir d'une glande sudoripare. V. *Fox et Fordyce (maladie de).*

HIDROSE, *s. f.* (gr. *hidrôs,* sueur) [angl. ***hidrosis***]. Trouble fonctionnel de la sécrétion sudorale.

HIÉROLISTHÉSIS, *s. m.* (gr. *hiéron,* sacrum ; *olisthêsis,* glissement). V. *sacrum basculé.*

HIGASHI (H. Otokata, jap., XXe siècle). V. *Chediak-Steinbrinck-Higashi (maladie de).*

HIGHMORE (corps de) (H. Nathaniel, angl., 1613-1685) (TA *mediastinum testis*) [angl. ***body of Highmore***]. Épaississement de la moitié supérieure du bord postérieur de l'albuginée du testicule d'où rayonnent des cloisons conjonctives délimitant les lobules testiculaires. V. *rete testis.*

HIKAN, *s. m.* V. *hican.*

HILAIRE, *adj.* [angl. ***hilar***]. Qui a rapport à un hile et surtout au hile pulmonaire. — ***image h.*** Aspect radiologique du hile du poumon et de la région voisine.

HILE, *s. m.* (lat. *hilum,* hile, petit point noir situé sur une fève) [TA et angl. ***hilus***]. Zone déprimée d'un organe, par où pénètre son paquet vasculo-nerveux. P. ex. : *h. du poumon, du foie, du rein.*

HILE (maladie du). V. *lobe moyen (syndrome du).*

HILGENREINER (repères de) (H. Heinrich, né en 1870). Repères radiologiques permettant d'apprécier le déplacement de la tête fémorale chez le nourrisson atteint de luxation congénitale de la hanche.

HILL (H. sir Leonard, brit., 1866-1952). V. *Lowenberg et Hill (maladie de).*

HILL ET FLACK (phénomène de) (1908) [angl. ***Hill's sign***]. Hypertension au niveau des membres inférieurs plus accentuée que normalement et s'accompagnant d'une augmentation considérable de l'indice oscillométrique. Ce phénomène est fréquent dans l'insuffisance aortique.

HILLEMAND (H. Pierre, fr., né en 1895). V. *Foix et Hillemand (syndrome de).*

HINGLAIS (H. N., fr., XXe siècle). V. *Brindeau et Hinglais (méthode de).*

HINSON ou **HINSON-PEPYS (maladie de).** Aspergillose bronchopulmonaire allergique observée en Grande-Bretagne, se présentant comme un asthme accompagné d'une très forte éosinophilie et d'infiltrats migrateurs à la radiographie. V. *Löffler (syndrome de).*

HIPPEL (maladie de von) (H. Eugen von, all., 1903) [angl. ***Hippel's disease***]. Syn. *angiomatose de la rétine.* Affection rétinienne assez souvent familiale caractérisée par la présence d'une petite tumeur pédiculée constituée par des vaisseaux et de la névroglie. V. *Lindau (maladie de).*

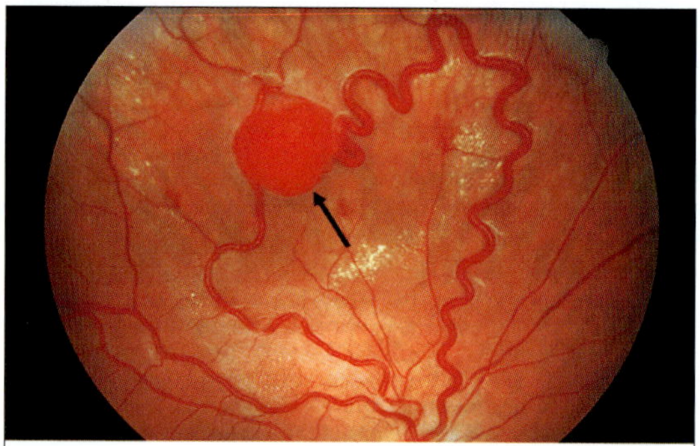

Angiome rétinien (maladie de von Hippel)

HIPPOCAMPE, *s. m.* (lat. *hippocampus,* cheval marin) [TA et angl. ***hippocampus***]. Syn. *corne d'Ammon.* Saillie de la 5e circonvolution temporale ou *c. de l'h.* dans la corne temporale du ventricule cérébral latéral. V. *limbique (système).*

HIPPOCRATE (serment d') (médecin grec, Ve siècle avant J.-C.) [angl. ***hippocratic oath***]. Serment prêté par les médecins qui viennent d'être reçus docteurs et par lequel ils s'engagent à respecter les règles d'éthique de leur profession.

HIPPOCRATIQUE, *adj.* [angl. ***hippocratic***]. Qui concerne Hippocrate et sa doctrine. — ***doigts h.*** [angl. ***clubbing***]. Syn. *hippocratisme digital.* Déformation des doigts, observée surtout dans les maladies pulmonaires chroniques et aussi dans les affections cardiovasculaires cyanogènes, l'amibiase, la polypose intestinale, etc. Elle consiste en un élargissement de la pulpe de la dernière phalange et une incurvation des ongles vers la face palmaire donnant aux doigts la forme d'une baguette de tambour ou d'un battant de cloche. V. *ostéoarthopathie hypertrophiante pneumique, dysacromélie* et *paranéoplasiques (manifestations).* — ***faciès h.*** « Face profondément altérée et qui annonce une mort prochaine ; ainsi dite, parce que Hippocrate en a donné une description dans son *Pronostic* » (Littré). — ***succussion h.*** V. *succussion.*

HIPPOCRATISME, *s. m.* [angl. ***hippocratism***]. — 1° Doctrine qui préconise l'observation et l'expérimentation raisonnée. D'après Hippocrate, le médecin doit étudier la nature dans sa lutte contre la maladie, lutte qui aboutit à la *crise* et ses efforts doivent agir dans le même sens que ceux de la nature. — 2° Déformation particulière des doigts. V. *hippocratique.*

HIPPOTHÉRAPIE, *s. f.* [angl. ***therapeutic equitation***]. Emploi thérapeutique de l'équitation.

HIPPURICURIE ou **HIPPURIE**, *s. f.* [angl. ***hippuria***]. Présence accidentelle d'acide hippurique (acide de formule C_6H_5 — CO — NH — CH_2 — COOH, existant dans l'urine des herbivores) ou d'hippurates dans l'urine.

HIPPUROPATHIE, *s. f.* (gr. *hippos*, cheval ; *oura*, queue ; *pathê*, affection). Affection des nerfs de la queue de cheval.

HIPPUS, *s. m.* (gr. *hippos*, par référence au mouvement du cheval au galop) [angl. ***hippus***]. Syn. *athétose pupillaire.* Alternances de contractions et de dilatations de la pupille se produisant d'une façon rythmique. — ***h. circulatoire*** (Landolt, 1909) [angl. ***bounding pupil***]. Syn. *pouls pupillaire.* Variété d'*h.* observée parfois dans l'insuffisance aortique ; le rétrécissement correspondant à la systole et la dilatation à la diastole.

HIRATA (maladie de) (H. Yukimasa, jap., 1970) [angl. ***Hirata's disease***]. Syn. *syndrome insulinique auto-immun.* Affection rare observée au Japon, consistant en accès spontanés d'hypoglycémie, associés constamment à l'antigène HLA-DR4 et parfois à la maladie de Basedow. Elle évolue en général naturellement vers la guérison.

HIRSCHHORN (H. Kurt, amér., 1965). V. *Wolf-Hirschhorn (syndrome de).*

HIRSCHSPRUNG (maladie de) (H. Harald, danois, 1886). V. *mégacôlon.*

HIRST (réaction de) (H. George, amér.) [angl. ***Hirst's test***]. — 1° (1941). Réaction sérologique spécifique de la grippe. Elle est fondée sur ce fait que le sérum des individus atteints ou guéris de la grippe inhibe l'agglutination des hématies de poule par le virus grippal. Ce pouvoir inhibiteur est étudié, sur diverses dilutions de sérum, vis-à-vis des types A, A' et B du virus. Seule compte la comparaison entre le titre de la réaction pratiquée avec le sérum prélevé dans les 48 premières heures de l'infection et celui observé avec du sérum recueilli 15 jours plus tard, après l'apparition des anticorps. — 2° Une réaction analogue (inhibition de l'hémo-agglutination) permet le diagnostic sérologique des oreillons. V. *hémagglutination (réaction d'inhibition de l').*

HIRSUTISME, *s. m.* (Apert) (lat. *hirsutus*, velu) [angl. ***hirsutism***]. Développement excessif et de topographie masculine de la pilosité de la face et du corps. Elle dépend des androgènes et correspond au virilisme pilaire. V. *hyperpilosité* et *virilisme.*

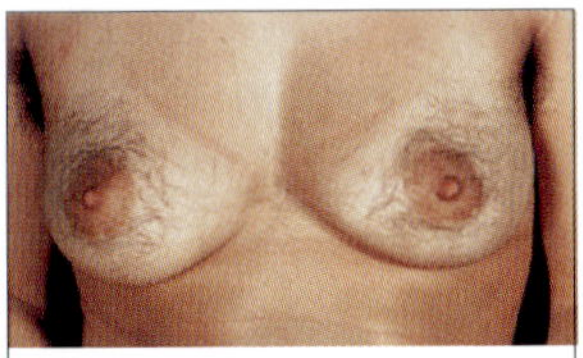
Hirsutisme

HIRSZFELD (H. Ludwig, suisse, 1910). V. *Dungern et Hirszfeld (loi de von).*

HIRTZ (indice de). Chiffre mesurant l'ampliation thoracique : c'est la différence entre les périmètres thoraciques inspiratoire et expiratoire mesurés à hauteur des mamelons ; il est en moyenne de 7 cm chez l'adulte.

HIRTZ (ostéopériostite hypertrophiante de). V. *ostéopériostite hypertrophiante de Hirtz.*

HIRTZ (signe de). Battements systoliques visibles et palpables au-dessus de la fourchette sternale, témoignant d'un anévrisme de la convexité de la crosse aortique.

HIRUDINASE, *s. f.* (lat. *hirudo, inis*, sangsue) [angl. ***hirudinasis***]. Maladie parasitaire due aux sangsues. Une pénétration massive profonde dans l'organisme humain par les orifices naturels, observée dans les zones tropicales, peut être d'une extrême gravité.

HIRUDINATION ou **HIRUDINISATION**, *s. f.* (lat. *hirudo, inis*, sangsue) [angl. ***hirudinization***]. Application dans un but thérapeutique de sangsues au voisinage d'une veine atteinte de phlébite. On avait également conseillé l'*h.* préventive chez les opérés menacés de phlébite. Procédé périmé. Voir cependant *hirudine.*

HIRUDINE, *s. f.* (lat. *hirudo, dinis*, sangsue) [angl. ***hirudin***]. Substance polypeptidique présente dans les glandes salivaires de la sangsue, produite également par génie génétique, douée d'une action antithrombotique spécifique. C'est un inhibiteur puissant et sélectif du facteur IIa ou thrombine, dépourvu d'action sur les plaquettes. Son utilisation comme antithrombotique est actuellement à l'étude.

HIS. Symbole de l'*histidine.*

HIS (enregistrement de l'activité électrique du faisceau de) [angl. ***His bundle recording***]. V. *H (onde).*

HIS (faisceau de) (H. Wilhelm, médecin suisse 1863-1934) (TA *fasciculus atrioventricularis*) [angl. ***His's bundle***]. Syn. *faisceau atrioventriculaire.* Partie du système cardionecteur (v. ce terme) faisant suite au nœud d'Aschoff-Tawara. Son tronc se divise en 2 branches, droite et gauche, destinées à chacun des ventricules et qui vont se ramifier en formant le réseau de Purkinje • 👁 **cardionecteur** •.

HISSETTE-RIDLEY (chorio-rétinite de). V. *Ridley (chorio-rétinite de).*

HISSIEN, ENNE, *adj.* [angl. ***hisian***] (cardiologie). Qui se rapporte au faisceau de His.

HISTAMINASE, *s. f.* [angl. ***histaminase***]. Enzyme détruisant l'histamine dans le sang et les tissus.

HISTAMINE, *s. f.* (Windaus, 1907) [angl. ***histamine***]. Corps dérivé de l'imidazole, existant sous forme inactive dans les divers tissus animaux. L'*h.* provoque la sécrétion du suc gastrique, contracte les fibres lisses et les artérioles, dilate les capillaires et augmente la perméabilité vasculaire. L'*h.* est un médiateur chimique, en particulier de l'hypersensibilité immédiate. Elle est sécrétée par les polynucléaires basophiles et par les mastocytes, stockée dans leurs granulations et libérée au moment du choc anaphylactique. Elle intervient également dans d'autres manifestations allergiques : asthme, urticaire, etc. V. *anaphylatoxine, récepteur histaminique, scombroïdose* et *mastocyte.*

HISTAMINE (épreuves ou **tests à l')** [angl. ***histamine tests***]. — 1° (Carnot, Koskowski et Libert). Procédé destiné à obtenir le suc gastrique pur ; il consiste à injecter sous la peau 1/2 à 1 mg de chlorhydrate d'histamine et à recueillir par tubage gastrique, de quart d'heure en quart d'heure et pendant une heure et demie, le suc dont la sécrétion est ainsi provoquée. — 2° Mesure du temps qui s'écoule entre l'injection intradermique d'histamine et l'apparition d'une papule urticarienne (réaction de Lewis). Il est augmenté lorsque le membre sur lequel on pratique la réaction a une circulation artérielle altérée. — 3° (Roth et Kvale, 1945). Chez les malades atteints de phéochromocytome, l'injection intraveineuse de 1/40 de mg d'histamine provoque une décharge d'adrénaline et une poussée hypertensive. C'est une épreuve dangereuse.

HISTAMINÉMIE, *s. f.* [angl. ***histaminaemia***]. Présence d'histamine dans le sang. Son taux normal est de 40 à 60 µg par litre de sang.

HISTAMINERGIE, *s. f.* (G. Ungar, 1936). Libération d'histamine ou de substances voisines par certains nerfs qui exerceraient leur action au moyen de ces médiateurs chimiques.

HISTAMINOPEXIE, *s. f.* (histamine ; gr. *pêxis*, formation) (J.-L. Parrot, 1948) [angl. ***histaminopexy***]. Fixation de l'histamine par certaines substances : mucine, héparine et par une globuline du plasma sanguin, la plasmapexine 1, qui est absente chez les sujets allergiques.

HISTIDINE, *s. f.* (Kossel, 1896). Symbole *His* ou *H* (gr. *histos*, tissu) [angl. ***histidine***]. Acide aminé considéré ou non comme essentiel selon les auteurs, constituant des protéines, basique et aromatique. Sa décarboxylation aboutit à l'histamine. V. ce terme et *histidinémie.*

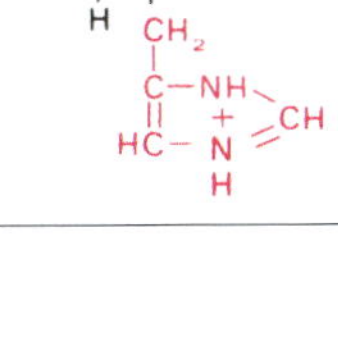
Histidine

HISTIDINÉMIE, *s. f.* (histidine ; *haïma*, sang) [angl. ***histidinaemia***]. Présence d'un acide aminé, l'histidine, dans le sang. Elle est le signe biologique essentiel d'une maladie héréditaire enzymatique par défaut d'histidase. L'absence de cette enzyme provoque l'accumulation, dans le sang, d'histidine et de dérivés imidazoliques avec, par contre, un déficit en acides urocanique et forminoglutamique. L'histidine est éliminée par l'urine. Cette maladie se traduit, en clinique, par un retard intellectuel plus ou moins important, des troubles de la parole et une sensibilité particulière aux infections.

HISTIDINURIE, *s. f.* [angl. ***histidinuria***]. Présence d'histidine dans l'urine.

HISTIOBLASTE, *s. m.* (gr. *histion*, tissu ; *blastos*, germe) [angl. ***histioblast***]. Grande cellule qui a été considérée comme précurseur des histiocytes ; actuellement ce terme est un synonyme peu utilisé de monoblaste (v. ce terme).

HISTIOBLASTOME, *s. m.* [angl. ***histioblastoma***]. Variété de réticulosarcome dont les cellules ont subi un début de différenciation histiocytaire.

HISTIOBLASTO-PLASMOCYTOME, *s. m.* V. *réticulo-plasmocytome.*

HISTIOCYTE, *s. m.* [angl. ***histiocyte***]. Grande cellule du tissu conjonctif, capable de développer une intense activité phagocytaire. On l'identifie alors au macrophage (v. ce terme et *réticulo-endothélial, système*).

HISTIOCYTÉMIE AIGUË. Variété de leucémie aiguë caractérisée par la présence dans le sang d'hémohistioblastes.

HISTIOCYTES BLEUS DE MER (syndrome des) (Silverstein, 1970) [angl. ***sea-blue histiocytosis***]. Variété de lipoïdose héréditaire à transmission probablement récessive, caractérisée essentiellement par une hépato-splénomégalie modérée avec souvent purpura et thrombopénie et, inconstamment, par un ictère, des manifestations oculaires, nerveuses, pulmonaires ou cutanées. Son évolution est bénigne. La rate est surchargée de sphingomyéline ou de glycosphingolipides. La moelle osseuse contient de très nombreux histiocytes bleus : cellules réticulo-endothéliales de 20 à 60 μm de diamètre, à noyau excentré et dont le cytoplasme est rempli de granules lipidiques colorés en bleu vert, « bleu de mer », par la technique de Giemsa. L'autonomie de ce syndrome est encore discutée ; car les histiocytes bleus existent aussi dans certaines affections sanguines, dans les maladies de Niemann-Pick et de Neville et dans le syndrome de Wolman. Le déficit enzymatique qui caractériserait ce trouble du métabolisme lipidique n'a pas encore été précisé. V. *Neville (maladie de).*

HISTIOCYTOMATOSE, *s. f.* V. *réticulo-endothéliose.*

HISTIOCYTOME, *s. m.* [angl. ***histiocytoma***]. Tumeur développée aux dépens des cellules du système réticulo-endothélial (histiocytes). — En particulier, variété de sarcome rencontrée surtout au niveau du poumon, remarquable par la diffusion des métastases qui apparaissent dans les régions lointaines en respectant les ganglions du hile. — ***h. éosinophilique*** (Layani, 1948). V. *granulome éosinophilique.*

HISTIOCYTOSARCOME, *s. m.* [angl. ***histiocytosarcoma***]. Syn. *histiosarcome.* Sarcome formé de cellules histioïdes volumineuses qui se comportent parfois comme des phagocytes, notamment à l'égard des lipides *(histiocyto-xanthosarcome).*

HISTIOCYTOSE, *s. f.* (gr. *histion*, tissu ; *kutos*, cellule). V. *réticulo-endothéliose.* ***La classification de l'Histiocyte Society*** (1987) distingue : — 1° les *h. langerhansiennes* (ce sont les affections réunies sous le vocable plus ancien d'*h. X*), groupant le granulome éosinophile ainsi que les maladies de Hand-Schüller-Christian et de Letterer-Siwe ; — 2° les *h. (considérées comme réactionnelles) à autres cellules phagocytaires mononucléées* dont la maladie de Rosaï-Dorfman et le xanthogranulome juvénile ; — 3° les *affections histiocytaires malignes : h.* maligne, leucémie monocytaire (v. ces termes, *réticulo-sarcome* et *lymphosarcome*), lymphome histiocytaire. Une classification de 1993 distingue les *h.* malignes des *h.* à macrophages avec ou sans cellules de Langerhans dont fait partie la lymphohistiocytose hémophagocytaire.

HISTIOCYTOSE CENTRO-FOLLICULAIRE. V. *Brill-Symmers (maladie de).*

HISTIOCYTOSE DISSÉMINÉE (ou diffuse) AIGUË. V. *Abt-Letterer-Siwe (maladie d').*

HISTIOCYTOSE FOLLICULAIRE (Touraine, 1939). Nom proposé pour désigner les lésions cutanées appelées ordinairement *tuberculides* et qui n'ont le plus souvent aucun rapport avec la tuberculose.

HISTIOCYTOSE LANGERHANSIENNE. V. *histiocytose X.*

HISTIOCYTOSE LIPOCHROMIQUE FAMILIALE (D.K. Ford, 1962) [angl. ***lipochromic histiocytosis***]. Affection proche de la granulomatose septique progressive (v. ce terme), due également à un déficit de l'activité bactéricide des leucocytes. Elle en diffère par l'absence de lésions granulomateuses. Le foie, la rate, les ganglions lymphatiques sont envahis par des histocytes-macrophages contenant un pigment lipochromique. V. *réticulo-endothéliose.*

HISTIOCYTOSE LIPOÏDIQUE ESSENTIELLE. V. *Niemann-Pick (maladie de).*

HISTIOCYTOSE MALIGNE (H. Rappaport, 1966) [angl. ***malignant histiocytosis***]. Syn. *histiocytose non lipoïdique* (Foot et Olcott), *leucémie à cellules réticulaires, leucémie histiocytaire, réticuloblastomatose, réticulo-endothéliose aiguë* (Ugriumaw) ou *maligne, réticulo-histiocytose* ou *réticulose aiguë maligne, réticulose histiocytaire, réticulose histiocytaire aiguë* (J. Cathala et P. Boulenger, 1941), *réticulose histiomonocytaire, réticulose histiocytomédullaire, réticulose maligne, réticulose maligne histiocytaire, réticulose médullaire histiocytaire* (Scott et Robb-Smith, 1939), *réticulose médullaire à cellules réticulaires, réticulose mégacaryocytaire* (Favre, 1934), *réticulose métaplasique aiguë maligne* (Sézary, 1941), *réticulose pure aiguë* (Oberling et Guérin), *réticulose syncytiale* (Dustin et Weil, 1936), *réticulose systématisée* (Bykawa). Maladie de l'homme jeune, rare, caractérisée cliniquement par une atteinte profonde de l'état général (anorexie, asthénie, émaciation et fièvre élevée, souvent irrégulière), une tuméfaction des ganglions lymphatiques et, très souvent, de la rate et du foie. L'examen de sang montre une anémie, une leucopénie avec tendance à la mononucléose et une diminution du taux des plaquettes. L'évolution, au cours de laquelle apparaissent des œdèmes, un ictère hémolytique, un purpura et des hémorragies, est plus ou moins rapidement mortelle. Il existe une prolifération d'histiocytes jeunes, atypiques, doués d'une grande activité phagocytaire, qui débute dans les sinus des ganglions lymphatiques ; elle envahit la moelle osseuse (qui présente des lésions de fibrose), la rate, le foie et la peau. L'individualité de l'*h. m.* a été très discutée. Cette maladie a d'étroits rapports avec les leucémies aiguës, surtout la leucémie à monocytes et, dans les formes moins aiguës, avec la leucémie à tricholeucocytes.

HISTIOCYTOSE NON LIPOÏDIQUE. V. *histiocytose maligne.*

HISTIOCYTOSE SINUSALE ADÉNOMÉGALIQUE PSEUDO-TUMORALE, ou **H. SINUSALE CYTOPHAGIQUE**, ou **H. SINUSALE HÉMOPHAGOCYTAIRE**. V. *Rosai et Dorfman (syndrome de).*

HISTIOCYTOSE X (Lichtenstein, 1953) [angl. ***histiocytosis***]. Syn. *réticulose X, histiocytose langerhansienne, granulomatose à cellules de Langerhans* (Lieberman, 1980), *histiocytose langerhansienne, granulome histiocytaire, réticulogranulomatose* (Lennert, Pinkus, 1949). Maladie systémique qui comprend (d'après les travaux de Walgren, 1940 ; de Farber, 1941 ; de Mallory, 1942 ; de Pinkus, Jaffe et Lichtenstein, 1944) trois affections décrites d'abord isolément : la maladie d'Abt-Letterer-Siwe, celle de Hand-Schüller-Christian et le granulome éosinophilique des os (v. ces termes). Leur origine est inconnue et toutes trois sont caractérisées par des lésions du système réticulo-endothélial (ou histiocytaire) : la prolifération de grands histiocytes (cellules de Langerhans) remplis de filaments et contenant souvent des inclusions lipidiques phagocytées, et parfois une infiltration de cellules inflammatoires, surtout de granulocytes éosinophiles. La maladie d'Abt-Letterer-Siwe est la forme généralisée, aiguë, de cet ensemble ; celle de Hand-Schüller-Christian la forme généralisée chronique et le granulome éosinophilique la forme localisée. Il peut y avoir passage d'un type à l'autre et il existe des formes monoviscérales : pulmonaires, hépatiques, spléniques ou cutanées. V. *réticulo-endothéliose aiguë de l'enfant.*

HISTIOÏDE, *adj.* (gr. *histion*, tissu ; *eidos*, aspect) [angl. ***histoid***]. — ***cellule h.*** V. *histiocyte.* — ***tumeur h.*** Tumeur formée aux dépens d'un tissu adulte nettement différencié.

HISTIOLEUCÉMIE, *s. f.* V. *réticulémie 2°.*

HISTIOLYMPHOCYTOSE MÉDULLAIRE ET SPLÉNIQUE. V. *leucémie à tricholeucocytes.*

HISTIOSARCOME, *s. m.* V. *histiocytosarcome.*

HISTO-AUTORADIOGRAPHIE, *s. f.* [angl. ***histo-autoradiography***]. Méthode d'étude du métabolisme cellulaire. Une substance marquée (isotope radioactif) venue s'incorporer à certaines cellules à la place des molécules normales correspondantes, imprimera sa trace sur une émulsion photographique appliquée sur la coupe histologique ou le frottis d'organe à étudier.

HISTOCHIMIE, *s. f.* [angl. ***histochemistry***]. Étude des réactions chimiques des tissus et de leurs éléments à l'aide du microscope.

HISTOCOMPATIBILITÉ, *s. f.* [angl. ***histocompatibility***]. Syn. *compatibilité tissulaire* ou *de greffe* ou *de transplantation.* Rapports entre les tissus d'un donneur et ceux du receveur tels qu'une greffe d'organe du 1er sujet au second puisse réussir. Ce succès dépend des patrimoines génétiques du donneur et du receveur : la greffe réussira si ces patrimoines sont identiques (c'est-à-dire comportent les mêmes gènes d'histocompatibilité) ou peu différents. Si ces différences sont importantes, le greffon sera rejeté par le receveur. Ce rejet est un phénomène immunologique dû à la présence, dans le greffon, d'antigènes qui sont absents chez le receveur. Certains de ces antigènes d'*h.* conditionnent une incompatibilité majeure : antigènes du système érythrocytaire ABO et certains antigènes leucoplaquettaires (système HLA) ; le groupage des hématies et des leucocytes permettra d'éliminer les donneurs qui les portent. D'autres antigènes d'*h.*, responsables d'une incompatibilité mineure, pourront être neutralisés par des méthodes immunosuppressives. — L'*h.* pourrait en outre jouer un rôle dans la défense de l'organisme contre certaines cellules de ce dernier ayant présenté des mutations, cancéreuses ou non et possédant des antigènes différents de ceux du reste de l'organisme. V. *antigène tissulaire, groupes tissulaires, système HLA, rejet de greffe (phénomène du).* — ***complexe majeur d'h.*** V. *système HLA.*

HISTO-ENZYMOLOGIE, *s. f.* Étude des enzymes cellulaires au cours de l'examen microscopique des tissus.

HISTOGENÈSE, *s. f.* (gr. *histos*, tissu ; *génésis*, production) [angl. ***histogenesis***]. Partie de l'embryologie qui s'occupe du développement des tissus. — On emploie aussi ce mot pour désigner l'étude de la formation des tissus pathologiques (néoplasme, tubercule, etc.).

HISTOGÉNÉTIQUE, *adj.* [angl. ***histogenetic***]. Qui se rapport à l'histogenèse.

HISTO-INCOMPATIBILITÉ, *s. f.* [angl. ***histoincompatibility***]. Syn. *incompatibilité tissulaire* ou *de greffe* ou *de transplantation.* Rapports entre les tissus de deux sujets tels qu'une greffe d'organe ne puisse se faire de l'un à l'autre sans risque important de rejet du greffon. Cette *h.* est due au fait que donneur et receveur ont des patrimoines génétiques différents, c'est-à-dire la présence, chez le donneur, d'antigènes érythrocytaires ou leucoplaquettaires qui sont absents de l'organisme du receveur. V. *histocompatibilité* et *incompatibilité sanguine.*

HISTOIRE NATURELLE (d'une maladie, d'une lignée sanguine) [angl. ***natural story***]. Évolution spontanée.

HISTOLOGIE, *s. f.* (Mayer, 1819) (gr. *histos*, tissu ; *logos*, discours) [angl. ***histology***]. Syn. *anatomie microscopique.* Partie de l'anatomie qui étudie au microscope la structure tissulaire des êtres vivants.

HISTOLYSE, *s. f.* (gr. *histos*, tissu ; *luein*, dissoudre) [angl. ***histolysis***]. Destruction des tissus.

HISTONE, *s. f.* (Kossel, 1884) [angl. ***histone***]. Terme générique appliqué à des protéines simples (holoprotéines) basiques qui, au sein du noyau cellulaire, sont liées à l'acide désoxyribonucléique (ADN) dans les nucléosomes et jouent un rôle de répression non spécifique dans la transmission du message génétique (v. *répresseur*).

HISTOPATHOLOGIE, *s. f.* [angl. ***histopathology***]. Étude microscopique des tissus et des organes malades.

HISTOPLASMOSE, *s. f.* (S. T. Darling, 1908) [angl. ***histoplasmosis***]. Mycose due à l'inhalation ou, plus rarement, à l'ingestion de spores d'*Histoplasma capsulatum,* champignon de la famille des *Moniliaceae.* — **L'*h.* américaine** ou *à petites formes* (syn. *maladie de Darling*) est provoquée par *Histoplasma capsulatum capsulatum ;* elle est endémo-épidémique aux États-Unis (vallée du Missisipi) et, accessoirement en Afrique, en Asie, en Nouvelle-Calédonie et en Italie ; les formes pulmonaires sont les plus importantes : aiguës (pseudo-grippales) et chroniques (pseudo-tuberculeuses) ; une forme généralisée, grave, touche le système réticulo-endothélial. — **L'*h.* africaine** ou *à grandes formes,* due à la variété *Histoplasma capsulatum duboisii,* se localise surtout à la peau, au tissu sous-cutané, aux ganglions et aux articulations.

HISTOPOÏÈSE, *s. f.* (Chauveau) (gr. *histos*, tissu ; *poïein*, faire) [angl. ***morphologic synthesis***]. Syn. *nutrition formative* (Virchow), *synthèse morphologique* (Cl. Bernard). Ensemble des phénomènes de chimie biologique qui modifient la structure de chaque cellule au cours de son développement et lui permettent de se différencier en vue d'une aptitude spéciale.

HISTOPYCNOSE, *s. f.* (gr. *histos*, tissu ; *puknôsis*, condensation). Nom proposé par R. Clément (1942) pour désigner l'augmentation de la densité des tissus cutanés, musculaires et osseux, observée dans la mélorhéostose et la sclérodermie.

HISTORADIOGRAMME, *s. m.* [angl. ***historadiogram***]. Image obtenue par l'historadiographie.

HISTORADIOGRAPHIE, *s. f.* (P. Lamarque, de Montpellier, 1936) [angl. ***historadiography***]. Application de la radiographie à l'étude histologique des tissus.

HISTOTHÉRAPIE, *s. f.* V. *Filatov (méthode de).*

HISTOTOXIQUE, *adj.* (gr. *histos*, tissu ; *toxikon*, poison) [angl. ***histotoxic***]. Qui se rapporte à l'intoxication des cellules.

HISTRIONISME, *s. m.* (lat. *histrio*, acteur) [angl. ***histrionism***]. Comportement théâtral et excessif souvent observé dans l'hystérie.

HISTURIE, *s. f.* (gr. *histos*, tissu ; *ouron*, urine). Variété de protéinurie caractérisée par la présence, dans l'urine, de protéines d'origine tissulaire provenant du tube rénal. L'*h.* est constante et importante dans les tubulopathies aiguës et l'hypokaliémie.

HITS. Abréviation de l'angl. *High Intensity Transient Signals,* signifiant : hypersignaux transitoires ou signaux intermittents de forte intensité. Ils sont recueillis par l'examen Doppler intracrânien dans des circonstances emboligènes (fibrillation auriculaire, prothèse valvulaire cardiaque, athérome carotide) et correspondent vraisemblablement à des micro-emboles cérébraux gazeux ou solides latents. V. *Doppler (examen).*

HIV. Abréviation du terme anglais ***Human Immunodeficiency Virus.*** Nom proposé par un Comité International de Nomenclature en 1986 pour désigner le virus du sida (v. ce terme), c'est-à-dire le rétrovirus jusque-là appelé LAV (Luc Montagnier, fr., 1983, prix Nobel 2008) /HTLV 3 ou III (Robert Gallo, amér., 1984) (v. ces termes). En français, VIH. C'est un lentivirus de 110 à 120 nm de diamètre dont la nucléocapside (ou nucléotide ou core) contient 2 molécules d'ARN et une transcriptase inverse. Comme tous les lentivirus, il possède ***3 gènes de structure :*** *gag* (de l'angl. ***group antigen***) codant les protéines du nucléoside et notamment la protéine p24 (v. *antigène p24*), *pol* ***(polymerase)*** codant les enzymes de replication, dont la transcriptase inverse, *env* ***(envelope),*** codant les protéines et glycoprotéines de l'enveloppe virale (ou péplos). Le HIV possède également des gènes supplémentaires. L'ensemble de ces gènes est encadré à ses 2 extrémités par une séquence longue dite *LTR* [angl. ***long terminal repeat***]. En se fixant par son enveloppe sur la membrane des lymphocytes CD4 (la molécule CD4 étant le récepteur du virus), le HIV infecte ces cellules qui seront détruites. Il s'attaque également aux macrophages. À côté du HIV (ou HIV-1) a été décrit plus récemment (L. Montagnier, 1986) un HIV-2 observé en Afrique occidentale, plus rare que le précédent et antigéniquement différent de lui. V. *ARV, antirétroviral* et *charge virale plasmatique.*

HLA (antigène). V. *antigène HLA* et *antigène tissulaire.*

HLA (système). V. *système HLA.*

HLM. Abréviation du terme *Hématies-Leucocytes-Minute,* employé parfois pour désigner la technique d'Addis-Hamburger (v. ce terme).

hMG. Abréviation du terme anglais ***human Menopausal Gonadotropin.*** Hormone gonadotrope humaine de la ménopause.

HMG Co-A. V. *hydroxy-3-méthyl glutaryl coenzyme A réductase.*

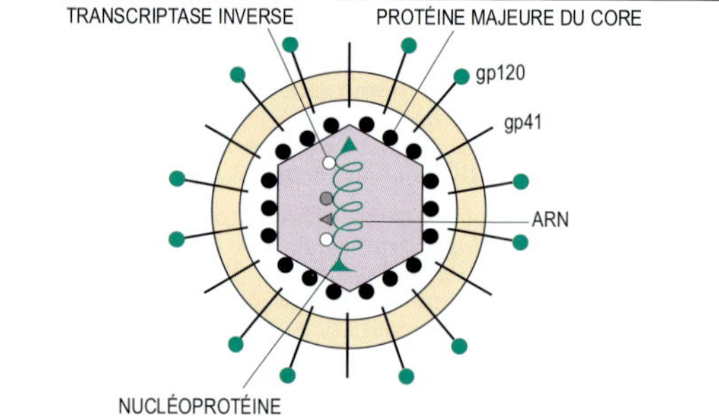

Structure de l'HIV-1

HMO (1970). Abréviation de ***Health Maintenance Organization.*** Institution fonctionnant aux États-Unis et assurant des prestations médicales à ses clients, en échange d'une somme forfaitaire.

HMWK. Abréviation de l'angl. de ***High Molecular Weight Kininogen.*** Kininogène de haut poids moléculaire. V. *facteur Fitzgerald* et *LMWK.*

HNF. Héparine Non Fractionnée. V. *héparine.*

HNPCC (syndrome) (angl. *Hereditary Non Polyposis Colorectal Cancer*) [angl. ***HNPCC syndrome***]. Cancers coliques familiaux sans polypose. V. *Lynch (syndromes de).*

HOCHENEGG (signe de) (H. Julius von, autr., 1859-1940) [angl. ***Hochenegg's symptom***]. Constatation, au toucher, d'une ampoule rectale flasque et très distendue ; signe décrit au cours de l'appendicite aiguë avec péritonite.

HODGKIN (granulome, paragranulome et **sarcome de)** (H. Thomas, brit., 1798-1866). V. *granulome de Hodgkin, paragranulome de Hodgkin* et *sarcome de Hodgkin.*

HODGKIN (maladie de) (1832) [angl. ***Hodgkin's disease***]. Syn. *lymphogranulomatose maligne, adénie éosinophilique prurigène, granulomatose maligne* (Ménétrier), *maladie de Paltauf* (1897), *de Reed-Hodgkin* (auteurs amér.) ou *de Sternberg* (1898) ; les descriptions de l'*adénie de Trousseau* et des maladies *de Bonfils* (1857) et de *Pel* (1885)-*Ebstein* (1887) correspondent à la maladie de Hodgkin (v. *adénie*). Maladie caractérisée ***cliniquement*** par la tuméfaction des ganglions superficiels et profonds (les premiers atteints étant généralement les ganglions cervicaux), une splénomégalie, une fièvre rémittente ou (le plus souvent) à rechutes, parfois périodiques (Pel-Ebstein), des lésions cutanées prurigènes et enfin une éosinophilie sanguine. Elle est spontanément mortelle en quelques années ; la radiothérapie intensive, associée à la chimiothérapie, surtout lorsque la maladie est localisée, donne de bons résultats et souvent des guérisons (75 % des cas environ). Depuis le symposium d'Ann Arbor (Michigan) en 1971, on ***classe*** les cas de cette maladie, en vue de l'établissement du pronostic et d'un traitement, en 4 *stades* selon le nombre des territoires ganglionnaires et des organes non lymphoïdes atteints (les stades I et II, où ne sont touchés que un ou deux territoires, comportent un taux de survie supérieur à 70 % au bout de 5 ans) ; au chiffre du stade (I, II, III, IV) on ajoute les lettres A — selon l'absence — ou B — selon la présence de certains symptômes (fièvre, sueurs nocturnes, amaigrissement) et, en cas de biopsie, d'autres lettres désignent l'organe examiné. ***Anatomiquement*** la structure ganglionnaire est bouleversée par une double prolifération lymphoïde et réticulo-endothéliale (cellules de Sternberg), associée à de la sclérose. Jackson et Parker (1947) distinguent trois formes anatomiques : le paragranulome de Hodgkin, le granulome de Hodgkin et le sarcome de Hodgkin (v. ces termes) que Lukes et Butler Rye (1966) classent, en allant également de la moins grave à la plus grave, en formes à prédominance lymphocytaire, formes scléronodulaires, formes à cellularité mixte, formes à déplétion lymphocytaire extrême. Une classification plus récente sépare les trois dernières variétés (« vraie maladie de Hodgkin ») de la première, considérée comme un lymphome B malin non hodgkinien (paragranulome de Poppema et Lennert). — Malgré l'existence des métastases viscérales, qui rapprochent cette affection des tumeurs malignes, son allure générale rappelle celle des maladies infectieuses ou virales. Elle est parfois associée au virus EB. Par certains de ses caractères, elle ressemble aux maladies par carence de l'immunité cellulaire. V. *carence immunitaire* et *lymphosarcome.*

HODGSON (maladie de) (H. Joseph, brit., 1815) [angl. ***Hodgson's disease***]. Insuffisance aortique d'origine artérielle associée à une dilatation de la crosse aortique. V. *annulo-ectasiante de l'aorte (maladie).*

HODI-POSTY, *s. m.* Syn. *tinea flava* (Castellani et Chalmers), *achromie parasitaire de la face et du cou à recrudescence estivale* (Jeanselme). Dermatomycose observée à Madagascar et caractérisée par une desquamation furfuracée qui, sur la peau pigmentée, tranche par sa blancheur ; elle est due à l'*Hormodendrum fontoynonti.*

HŒT-ABAZA (syndrome de) (H. Joseph, belge, né en 1925). V. *Young (syndrome de).*

HOFFA (fracture de) [angl. ***Hoffa's fracture***]. Variété de fracture unicondylienne du fémur. V. *Trélat (fracture de).*

HOFFA (maladie de) (H. Albert, all., 1904) [angl. ***Hoffa's disease***]. Syn. *lipome arborescent de la synoviale du genou.* Prolifération diffuse ou localisée du tissu graisseux sous-synovial et de la synoviale du genou. Elle entraîne la disparition des deux dépressions situées de chaque côté du ligament rotulien ou même la tuméfaction globale du genou et s'accompagne de douleur et de gêne dans les mouvements.

HOFFA (signe de). Signe de luxation congénitale de la hanche chez le jeune enfant ; la palpation de l'articulation montre l'existence de gros craquements pendant les mouvements passifs de flexion et d'extension de la cuisse.

HOFFBRAND (anémie pernicieuse juvénile, type I de) (1971). Variété d'anémie pernicieuse juvénile apparaissant généralement au cours des 2 premières années de la vie. C'est une anémie mégaloblastique ressemblant à l'anémie de Biermer mais s'en distinguant par l'aspect normal de la muqueuse gastrique, dont la sécrétion chlorhydrique est normale. Elle est due à une absence congénitale du facteur intrinsèque. Le sérum ne contient aucun anticorps antifacteur intrinsèque ou anticellule pariétale gastrique.

HOFFBRAND (anémie pernicieuse juvénile vraie, type II de) (1971). Anémie de l'enfant ayant tous les caractères de l'anémie de Biermer, y compris l'atrophie gastrique avec achlorhydrie et absence de facteur intrinsèque. Il existe dans le sang des anticorps antifacteur intrinsèque et anticellules pariétales gastriques. S'y associent fréquemment des insuffisances endocriniennes avec auto-anticorps contre les glandes déficientes.

HOFFMANN (H. Johann, all., 1857-1919). V. *Werdnig-Hoffmann (amyotrophie de).*

HOFFMANN (bacille d'). V. *Corynebacterium.*

HOFFMANN (réflexes ou **signes d')** (H. Johann) [angl. ***Hoffmann's signs***]. — 1° Phénomène dû à la très grande excitabilité des nerfs dans la tétanie. Il suffit de percuter les nerfs des territoires cutanés atteints de paresthésie pour réveiller les spasmes. — 2° Flexion réflexe de tous les doigts provoquée par la percussion légère — ou le pincement — de l'extrémité de la face palmaire des doigts (surtout du médius) légèrement fléchis. Elle traduirait une atteinte du faisceau pyramidal. V. *Trömner (signe de)* et *Rossolimo (réflexes ou signes de) 2°.* — 3° Méthode d'exploration fonctionnelle d'un nerf périphérique : étude de la réaction électrique d'un muscle à une série de chocs électriques transmis à son nerf moteur. V. *réflexe H.*

HOFFMANN ET HABERMANN (maladie d') (Hoffmann Erich, all., 1868-1959). Affection caractérisée par une pigmentation du visage analogue à celle de la mélanose de Riehl (v. ce terme), accompagnée de comédons et de folliculites ; elle est due, en très grande partie, à l'action des huiles de graissage, des crèmes de beauté et des fards de mauvaise qualité (v. *élaioconiose*).

HOFFMANN-ZURHELLE (syndrome d') (H. Erich) [angl. ***Hoffmann-Zurhelle syndrome***]. Syn. *naevus lipomateux cutané superficiel.* Ensemble de petits nodules jaunâtres localisés à la région sacro-lombaire.

HOGBEN (réaction de) (H. Lancelot, brit., né en 1895) [angl. ***Hogben's test***]. Méthode abandonnée de diagnostic biologique de la grossesse analogue à celle de Galli-Maïnini (v. ce terme).

HOG-CHOLERA, *s. m.* (angl. *hog*, porc). Syn. *choléra du porc.* Maladie infectieuse du porc, due à un pestivirus. V. *peste porcine.*

HOG-FLU, *s. m.* (angl.) (R. E. Shope, de Princeton). Syn. *grippe porcine.* Influenza épizootique du porc, analogue à la maladie humaine. Son virus, isolé en 1930 (H_1N_1, le premier des virus grippaux) s'est avéré être le même que celui de la pandémie de 1918, transmis de l'homme au porc et conservé par celui-ci aux États-Unis où, en 1974 et 1975, il a provoqué quelques cas humains de grippe. V. ce terme.

HOIGNÉ (syndrome de) (H. Rolf, suisse, 1959) [angl. ***Hoigné's syndrome***]. Association d'angoisse, d'hallucinations auditives, de tachycardie et d'élévation de la pression artérielle, survenant pendant ou aussitôt après une injection intramusculaire de procaïne-pénicilline G. Ce syndrome, sans rapport avec une allergie et dont l'évolution est, en règle, rapidement régressive, est expliqué par le passage, dans la circulation veineuse, de micro-agrégats du médicament.

HOLANDRIQUE, *adj.* (Enriques, 1922) (gr. *holos*, tout ; *anêr*, homme) [angl. ***holandric***] (génétique). Se dit de la transmission héréditaire d'un trait ou d'une maladie se faisant d'un père à tous ses fils, les filles restant toutes indemnes. Elle est liée à des gènes situés sur le segment non homologue du chromosome sexuel Y (variété d'hérédité liée au sexe, v. ce terme).

HOLGER-NIELSEN (méthode de) (N. Holger, danois, né en 1866). Procédé manuel et ancien de respiration artificielle dans lequel le sujet, couché sur le ventre, les bras écartés à 90° et les avant-bras fléchis, a alternativement les bras tirés en arrière, puis la base du thorax fortement comprimée par le sauveteur, placé à la tête de l'accidenté.

HOLLANDER (test de) (H. Frederick, amér., né en 1899) [angl. ***Hollander's test***]. Épreuve qui préciserait le mécanisme de l'hyperacidité gastrique de l'ulcère duodénal. On compare les sécrétions chlorhydriques obtenues : — 1° *directement* en stimulant les cellules bordantes de la muqueuse antrale par une injection d'histamine ; — 2° *indirectement,* en faisant sécréter les mêmes cellules par l'intermédiaire du vague dont le noyau est excité par l'hypoglycémie insulinique. Une réponse à l'insuline supérieure à la réponse à l'histamine témoignerait d'une hypertonie vagale. Ce test, avait été proposé pour choisir le meilleur type d'intervention chirurgicale pour un ulcère donné ; il est tombé en désuétude.

HOLLENHORST (plaque d') (H. Robert, amér., né en 1913) [angl. ***Hollenhorst's plaque***]. Aspect donné, à l'examen du fond d'œil, par la présence d'un cristal de cholestérol brillant, d'origine embolique, arrêté dans une artère de la rétine. Signe indiquant l'existence d'une atteinte artérielle athéromateuse.

HOLMES (H. sir Gordon, brit., 1876-1965). V. *Stewart-Holmes (épreuve de).*

HOLMES (atrophie cérébello-olivaire familiale de). V. *atrophie cérébello-olivaire familiale de Gordon Holmes.*

HOLMES (épreuve ou test de) (1966). Étude directe du pouvoir bactéricide des polynucléaires mis, in vitro, en présence d'une quatité connue de colonies microbiennes dont on suit la diminution dans le temps. V. *granulomatose septique progressive.*

HOLOCRINE, *adj.* (Ranvier, 1869) (gr. *holos*, entier ; *krinein*, sécréter) [angl. ***holocrine***]. Se dit d'une glande dans laquelle la cellule remplie de ses produits de sécrétion se détache tout entière et meurt, la sécrétion se faisant par fonte cellulaire. P. ex. : les glandes sébacées. V. *mérocrine, eccrine* et *apocrine.*

HOLODIASTOLIQUE, *adj.* (gr. *holos*, entier ; diastole) [angl. ***holodiastolic***]. Se dit d'un phénomène (bruit, souffle, etc.) qui occupe toute la durée de la diastole.

HOLOGYNIQUE, *adj.* (gr. *holos*, tout ; *gunê*, femme) [angl. ***hologynic***] (génétique). Se dit de la transmission héréditaire d'une tare ou d'une maladie d'une mère à toutes ses filles, les fils restant tous indemnes. Type d'hérédité exceptionnel.

HOLOPROSENCÉPHALIE, *s. f.* (gr. *holos*, entier ; prosencéphale, de *pro*, en avant et *enképhalos*, encéphale) [angl. ***holoprosencephaly***]. Ensemble de malformations correspondant à un défaut de développement de la partie antérieure de l'encéphale (ou prosencéphale, v. ce terme) et de la région médiane de la face. Certaines *h.* d'origine trisomique s'intègrent dans le *syndrome de Patau* (v. ce terme).

HOLOPROTÉINE, *s. f.* [angl. ***simple protein***]. Pour certains, syn. de *protéine* (v. ce terme). Groupe de protéines dont l'hydrolyse produit presque uniquement des acides aminés. On les divise notamment en protamines, histones, albumines, globulines et scléroprotéines. V. *protéine.*

HOLOSIDE, *s. m.* [angl. ***holoside***]. Une des deux variétés d'osides (glucides). Les *h.* sont exclusivement constitués d'oses ; d'après le nombre de molécules d'oses qu'ils contiennent, on les distingue de diholosides (saccharose), tri-, tétra-, polyholosides (amidon, glycogène, etc.). V. *hétéroside.*

HOLOSYSTOLIQUE, *adj.* (gr. *holos*, entier ; *sustolê*) [angl. ***holosystolic***]. Se dit d'un phénomène (souffle, bruit, etc.) qui occupe toute la durée de la systole.

HOLOTHYMIQUE, *adj.* (gr. *holos*, entier ; *thumos*, âme). Qui se rapporte électivement à l'humeur (psychiatrie).

HOLTER (système ou méthode de) (H. Norman, amér., 1949-1961) [angl. ***Holter's recording***] (cardiologie). Enregistrement continu, ambulatoire, de l'électrocardiogramme sur bande magnétique ou mémoire solide (électrocardiogramme de longue durée, généralement 24 heures). Combiné à un système de lecture à grande vitesse, il est utilisé pour dépister les troubles du rythme et les anomalies d'origine coronaire. — ***« H. tensionnel »***. V. *MAPA.*

HOLTERMÜLLER-WIEDEMANN (syndrome de) (H. K., all., 1958) [angl. ***Holtermüller-Wiedemann syndrome***]. Syndrome caractérisé par une déformation du crâne en feuille de trèfle avec hydrocéphalie et des malformations du massif facial, du maxillaire et parfois des membres. Il n'est pas héréditaire et ne fait pas partie des chondrodystrophies. V. *trigonocéphalie.*

HOLTH (méthode de) (H. Sören, norv., 1863-1937). V. *kinéscopie.*

HOLTHOUSE-BATTEN (dégénérescence maculaire de) (1897). Variété de dégénérescence de la macula rétinienne gênant peu la vue et voisine de celle de Doyne.

HOLT-ORAM (syndrome de) (H. Mary, brit., 1960) [angl. ***Holt-Oram syndrome***]. Syn. *dysplasie atrio-digitale, syndrome du cœur et de la main, syndrome cardiomélique.* Ensemble fort rare de malformations transmis selon le mode dominant autosomique, associant des anomalies cardiaques (communication interatriale ou interventriculaire avec troubles du rythme) et squelettiques (pouces ayant l'aspect d'un doigt radial, poignets, avant-bras, épaules).

HOLZKNECHT-JACOBSON (phénomène de) (H. Guido, autr., 1872-1931). V. *balancement respiratoire du médiastin.*

HOMANS (signe de) (H. John, amér., 1877-1954) [angl. ***Homans's sign***]. Douleur dans le mollet provoquée par la flexion dorsale du pied sur la jambe : signe précoce de thrombose des veines du cou-de-pied.

HOMEN (syndrome de) (H. Ernst, finlandais, 1890). V. *encéphalite traumatique.*

HOMÉOBOX, *s. m.* (terme amér. : *homeo* pour homéotique, v. ce terme ; *box*, boîte) [angl. ***homeobox***]. Séquence d'ADN très conservée (c'est-à-dire n'ayant pas subi de mutation au cours de l'évolution), présente dans les *gènes homéotiques* et chez l'homme dans les gènes contrôlant le développement.

HOMÉOGREFFE, *s. f.* (gr. *homoïos*, semblable). V. *homogreffe.*

HOMÉOMORPHE, *adj.* (gr. *homoïos*, semblable ; *morphê*, forme) [angl. ***homoeomorphous***]. V. *homologue.*

HOMÉOPATHIE, *s. f.* (Hahnemann, 1793) (gr. *homoïos*, semblable ; *pathê*, maladie) [angl. ***homoeopathy***]. « Méthode thérapeutique qui consiste à traiter les maladies à l'aide d'agents qu'on suppose doués de la propriété de produire sur l'homme sain des symptômes semblables à ceux qu'on veut combattre » (Littré). (*Similia similibus curantur* en lat., les semblables sont guéris par les semblables). Ces agents sont administrés à doses infinitésimales ; ils sont, disent les médecins homéopathes, d'autant plus actifs qu'ils sont plus dilués. V. *allopathie* et *CH.*

HOMÉOSTASE, *s. f.* (W. B. Cannon) (gr. *homoïos*, semblable ; *stasis*, position) [angl. ***homoeostasis***]. Équilibre du milieu intérieur de l'individu. V. *homéostasie.*

HOMÉOSTASIE, *s. f.* (W. B. Cannon, 1929-32) (gr. *homoïos*, semblable ; *stasis*, position) [angl. ***homoeostasis***]. Maintien à leur valeur normale des différentes constantes physiologiques de l'individu (température, tonus cardiovasculaire, composition du sang, etc.). L'*h.* est réglée par le système nerveux végétatif et les glandes endocrines.

HOMÉOTHÉRAPIE, *s. f.* (gr. *homoïos*, semblable ; *thérapéia*, traitement) [angl. ***homoeotherapy***]. Méthode de traitement par les semblables. V. *homéopathie.*

HOMÉOTHERME, *adj.* (gr. *homoïos*, semblable ; *thermê*, chaleur) [angl. ***homoeothermal***]. Se dit des animaux à température constante, couramment appelés à sang chaud ; leur température est indépendante de celle du milieu ambiant.

HOMÉOTIQUE, *adj.* (gr. *homoïos,* semblable, identique) [angl. ***homœotic*** ; amér. ***homeotic***]. Relatif au devenir embryologique de chaque segment du corps (primitivement *identique* aux autres) ou métamère. — ***gène h.*** Gène responsable de la segmentation du corps de l'embryon, découvert chez la mouche drosophile (chez laquelle une *mutation h.* transforme, p. ex., une paire d'antennes en paire de pattes). Les *gènes h.* contiennent une séquence commune appelée *homéobox.* V. ce terme.

HOMING* (phénomène du)** (de l'angl. : *home*, maison) [angl. ***homing phenomenon] (immunologie). Syn. *ecotaxis* (de Souza, 1971). Aptitude des lymphocytes des diverses catégories (B et T) à migrer vers des zones différentes du système lymphatique.

HOMME RAIDE ou **RIGIDE (syndrome de l')** (Mœrsch et Woltman, 1956) [angl. ***stiff man syndrome***]. Syn. *syndrome de Mœrsch et Woltman.* Syndrome caractérisé par une raideur progressive et irréversible des muscles du tronc et des membres, accompagnée de spasmes très douloureux aussi intenses que ceux du tétanos. Il évolue vers la mort en quelques années. Sa nature est inconnue.

HOMMES DE VERRE (maladie des). V. *ostéopsathyrose.*

HOMOCARYOSE, *s. f.* (gr. *homos*, semblable ; *karuon*, noyau) [angl. ***homokaryosis***]. Présence, dans une cellule, de deux noyaux ayant le même patrimoine génétique.

HOMOCHROMIE, *s. f.* (gr. *homos*, semblable ; *khrôma*, couleur) [angl. ***procrypsis***]. Faculté possédée par certains animaux de prendre la couleur du milieu ambiant. — ***h. fixe.*** *H.* dans laquelle l'animal présente une coloration invariable en accord avec celle du milieu où il vit. — ***h. mobile.*** *H.* caractérisée par le changement de couleur plus ou moins rapide de l'animal (caméléon). V. *mimétisme.*

HOMOCYSTINURIE, *s. f.* (D. Carson et D. Neill, irlandais, 1962) [angl. ***homocystinuria***]. Présence d'homocystine (acide aminé soufré) dans l'urine. Elle est le signe *biologique* essentiel d'une maladie enzymatique, due à un trouble du métabolisme de la méthionine par défaut d'activité d'une enzyme, la cystathionine-synthéase, qui intervient dans la formation de cystathionine à partir de l'homocystéine et de la sérine. Cette maladie est caractérisée *cliniquement* par un ensemble de malformations rappelant le syndrome de Marfan : anomalies squelettiques, ectopie du cristallin, avec souvent retard mental et crises convulsives. Des thromboses fréquentes aggravent son pronostic. C'est une maladie héréditaire, transmise selon le mode récessif autosomique.

HOMOCYTOTROPE, *adj.* [angl. ***homocytotropic***]. Qui a de l'affinité pour les cellules d'individus de même espèce.

HOMODIMÈRE, *s. m.* [angl. ***homodimer***]. Polymère (v. ce terme et *dimère*) dont les deux sous-unités sont identiques.

HOMODYNAME, *adj.* (Roubaud) (gr. *homos*, le même ; *dunamis*, force) [angl. ***homodynamic***]. Se dit d'un « organisme (insecte ou arthropode) dont toutes les générations du cycle annuel sont douées d'une activité métabolique constante tant que les conditions extérieures sont favorables » (E. Sergent, L. Parrot et A. Catanei).

HOMŒO... V. *homéo...*

HOMOGAMÉTIQUE, *adj.* (gr. *homos*, pareil ; gamète) [angl. ***homogametic***] (génétique). Se dit d'un être vivant dont la paire de chromosomes sexuels (v. *gonosome*) est formée de deux éléments semblables et dont, par conséquent, les gamètes seront tous porteurs de chromosomes sexuels identiques, du même sexe que leur parent. Dans la grande majorité des espèces animales (et dans l'espèce humaine en particulier), ce sont les femelles qui sont homogamétiques.

HOMOGÉNÉISATION, *s. f.* [angl. ***homogeneization***]. Transformation spontanée ou obtenue par des moyens physiques ou chimiques des excreta (crachats) ou des éléments d'un organe ou d'un tissu qui se changent en une masse dont toutes les parties sont de même nature.

HOMOGÉNÉSIE ou **HOMOGÉNIE**, *s. f.* (gr. *homos*, pareil ; *génésis*, production) [angl. ***homogenesis***] (anthropologie). Nom par lequel Broca désigne les divers degrés de l'affinité sexuelle entre individus d'espèces différentes. — ***h. agénésique.*** V. *agénésie, 3°.* — ***h. dysgénésique.*** V. *dysgénésie.* — ***h. paragénésique.*** V. *paragénésie.* — ***loi d'homogénésie.*** Loi d'après laquelle la descendance des métis finit toujours par revenir à l'un des types concourants. Cette loi, étudiée par les naturalistes et les éleveurs, est applicable à l'homme.

HOMOGREFFE, *s. f.* (gr. *homos*, semblable) [angl. ***homograft***]. Syn. *allogreffe, greffe allogénique* ou *homologue* ou *homéoplastique, homéogreffe, homoplastie.* Greffe dans laquelle le greffon est emprunté à un sujet de même espèce mais de formule génétique différente. V. *isogreffe* et *bioprothèse.*

HOMOLATÉRAL, ALE, *adj.* (gr. *homos*, pareil ; lat. *lateralis,* du côté) [angl. ***homolateral***]. Syn. *ipsilatéral.* Du même côté.

HOMOLOGIE, *s. f.* [angl. ***homology***]. État de deux parties homologues dans des espèces différentes.

HOMOLOGUE, *adj.* (gr. *homos*, pareil ; *logos*, rapport) [angl. ***homologous***]. — 1° (anatomie comparée). Syn. *homéomorphe.* Se dit des parties du corps qui se correspondent d'une espèce à une autre. P. ex. : les membres antérieurs des mammifères sont *homologues.* — 2° (anatomie pathologique). S'est dit autrefois de tissus pathologiques que l'on considérait comme analogues aux tissus de l'organisme sain. — 3° (immunologie). Syn. *allogénique.* Se dit de tissus, de cellules, de sérums, etc. appartenant à un individu de même espèce, mais de lignée différente (et donc doté d'un patrimoine génétique différent) de celle du sujet considéré. — ***maladie h.*** V. *maladie homologue.* — ***sérum h.*** V. *sérum homologue.*

HOMONCULUS, *s. m.* (en lat. petit homme) [angl. ***homunculus***]. Nain. — ***h. de Penfield*** (neurologie). Représentation graphique des parties du corps humain telles qu'elles se projettent sur le cortex cérébral des circonvolutions frontales et pariétales ascendantes ; la face et la main y occupent les régions les plus étendues. V. *localisation cérébrale.*

HOMONYME, *adj.* (gr. *homos*, le même ; *onoma*, nom) [angl. ***homonymous***] (neurologie). Se dit d'une lésion ou d'un trouble qui frappe deux organes placés du même côté, c'est-à-dire tous deux à droite ou à gauche du plan médian.

HOMOPHASIQUE, *adj.* (gr. *homos*, pareil ; *phasis*, apparence) (électrocardiographie). De même sens. Se dit des blocs de branche (v. ce terme) à propos du sens de la repolarisation, par rapport à celui de la dépolarisation ventriculaire. V. *hétérophasique.*

HOMOPLASTIE, *s. f.* (gr. *homos*, le même ; *plassein*, former) [angl. ***homoplasty***]. V. *homogreffe.*

HOMOSEXUEL, ELLE, *adj.* (gr. *homos*, pareil ; lat. *sexus,* sexe) [angl. ***homosexual***]. Qui se rapporte au même sexe. — *s. m.* ou *f.* [angl. ***invert***]. Personne présentant une inversion de l'instinct sexuel dont elle recherche la satisfaction avec un sujet du même sexe. V. *tribadisme*, *uraniste* et *sexuels (comportements) déviants ou variants.*

HOMOTRANSPLANT, *s. m.* [angl. ***homotransplant***]. V. *transplantation.*

HOMOTRANSPLANTATION, *s. f.* [angl. ***homotransplantation***]. V. *transplantation.*

HOMOTYPIQUE, *adj.* (gr. *homos*, le même ; *tupos*, forme) [angl. ***homoeotypical***]. De même forme. V. *hétérotypique.*

HOMOZYGOTE, *adj.* (W. Bateson, 1902) (gr. *homos*, semblable ; *zugon*, paire) [angl. ***homozygote***] (génétique). Se dit d'un sujet chez lequel les deux chromosomes d'une paire portent, au même emplacement, deux gènes semblables (normaux ou pathologiques). V. *gène.*

HOMOZYGOTISME, *s. m.* [angl. ***homozygosity***]. Le fait d'être homozygote.

HONG ET GOOD (syndrome de). Syndrome de carence immunitaire cellulaire avec hypoplasie du thymus et du corps thyroïde. V. *carence immunitaire.*

HONK, *s. m.* (angl.). V. *cri d'oie.*

HONORAIRES, *s. m. pl.* (lat. *honorarium*) [angl. ***honorarium***]. Rémunération des services rendus par une personne exerçant une profession libérale (médecin, avocat).

HONTEUX, SE, *adj.* V. *pudendal.*

HOOFT (syndrome de) (H. C., belge, 1962) [angl. ***Hooft's syndrome***]. Syn. *hypolipidémie familiale, hypolipidémie S.* Affection familiale due à un trouble de métabolisme des lipides, dont les taux de toutes les fractions sont abaissés dans le sang, sauf celui des β-lipoprotéines ; il existe en outre une hyperphosphatémie et une amino-acidurie. Elle est caractérisée cliniquement par un nanisme, une éruption érythémato-squameuse de la face et des extrémités, une dystrophie des ongles, du système pileux, des dents et parfois une dégénérescence tapéto-rétinienne.

HOOVER (épreuve de) [angl. ***Hoover's test***]. Manœuvre destinée à déceler une simulation quand le sujet déclare ne pas pouvoir lever la jambe. Le sujet est couché sur le dos et l'examinateur met une main sous chaque talon. Normalement, toute tentative d'élévation d'une jambe s'accompagne d'une pression vers le bas du côté opposé. Son absence est en faveur d'une absence de coopération.

HOOVER (signe de) (H. Charles, amér. 1865-1927) [angl. ***Hoover's sign***]. Diminution inspiratoire paradoxale du diamètre de la base thoracique, observée dans la bronchopneumopathie obstructive.

HÔPITAL [angl. ***hospital***]. Établissement de santé. Il peut être *public* (ce sont les centres hospitaliers, v. ce terme, et les *h.* locaux) ou *privé* (à but lucratif ou non), certains d'entre eux pouvant dans certaines conditions réglementaires participer au service public hospitalier (PSPH — v. ce terme à *hospitalier*). — ***h. local.*** Établissement *public* de santé autre que les centres hospitaliers, ayant pour mission d'assurer avec ou sans hébergement des soins de courte durée en médecine, des soins de suite et de réadaptation ainsi que des soins de longue durée comportant l'hébergement des personnes totalement dépendantes. — V. *clinique* et *hospice.* — ***h. de jour.*** V. *hospitalisation de jour.* V. aussi *CLIN, CLUD, CTE, CE, PMSI, pôle d'activité, livret d'accueil* et *CME.*

HÔPITAL TROUSSEAU (signe de l'). V. *Trousseau (signe de l'hôpital).*

HOQUET, *s. m.* [angl. ***hiccup***]. Syn. *myoclonie phrénoglottique.* Contraction spasmodique du diaphragme qui détermine une brusque secousse de l'abdomen et du thorax et s'accompagne d'un bruit rauque spécial, causé par la constriction de la glotte et la vibration des cordes vocales. — ***h. épidémique.*** Forme monosymptomatique probable de l'encéphalite épidémique *(myoclonie diaphragmatique).*

HORDÉIFORME (grain) (lat. *hordeum,* orge ; *forma,* forme). V. *riziforme (grain).*

HORLOGE BIOLOGIQUE. V. *synchroniseur.*

HORMONAL, ALE, *adj.* [angl. ***hormonal***]. Qui se rapporte à une hormone.

HORMONE, *s. f.* (Bayliss et Starling, 1905) (gr. *hormaô,* j'excite) [angl. ***hormone***]. Substance produite dans un organe (glande endocrine) et transportée par la circulation sanguine dans un autre organe ou un tissu (organe ou tissu-cible) dont elle excite ou inhibe le développement et le fonctionnement (v. *récepteur*). On divise chimiquement les *h.* en 3 groupes : *groupe phénolique* (adrénaline, thyroxine), *groupe stéroïde* (hormones surrénales et génitales), *groupe protéique* (hormones hypophysaires, pancréatiques, parathyroïdienne). V. les différentes hormones à l'adjectif qualificatif correspondant. P. ex. : *h. androgène.* V. *androgène.* — ***h. antidiurétique.*** V. *vasopressine.* — ***h. antipolyurique.*** V. *vasopressine.* — ***h. azotée.*** V. *androgénoprotéique (hormone).* — ***h. de croissance.*** V. *somatotrope (hormone).* — ***h. externe*** (L. Randoin et Simonnet, 1928). Terme inusité proposé pour désigner les vitamines. — ***h. galactogène.*** V. *prolactine.* — ***gonadotropin releasing h.*** V. *gonadolibérine.* — ***h. interne.*** *H.* proprement dite. — ***h. lutéinisante.*** V. *gonadostimuline B.* — ***luteinizing hormone releasing h.*** V. *gonadolibérine.* — ***h. lutéotrophique.*** V. *prolactine.* — ***h. mâle.*** V. *androgène.* — ***h. oligurique.*** V. *vasopressine.* — V. aussi *cytokine.*

HORMONE LACTOGÈNE PLACENTAIRE [angl. ***placental lactogen hormone***]. Hormone protéique secrétée par le placenta.

HORMONOGÈNE, *adj.* [angl. ***hormonopoietic***]. Qui produit une hormone.

HORMONOLOGIE, *s. f.* [angl. ***hormonology***]. Étude des hormones.

HORMONOTHÉRAPIE, *s. f.* [angl. ***hormonotherapy***]. Emploi thérapeutique des hormones.

HORNER (signe de) [angl. ***Horner's sign***]. V. *Spalding (signe de).*

HORNER (syndrome de) (H. Johan, suisse, 1831-1886). V. *Claude Bernard-Horner (syndrome de).*

HORNIKER (syndrome d') (1927) [angl. ***Horniker's syndrome***]. Rétinopathie centrale angiospastique caractérisée par un œdème maculaire et surtout périmaculaire, un aspect étroit et sinueux des vaisseaux périmaculaires, parfois de petites hémorragies à leur contact et de petites taches rosées. Elle provoque une gêne de la vision, mais évolue souvent vers la guérison. Elle s'accompagne généralement d'acrocyanose avec spasmes artériolaires des extrémités et de troubles psychiques allant de la neurotonie au pithiatisme.

HORRIPILATION, *s. f.* (lat. *horrere,* se hérisser ; *pilus,* poil) [angl. ***horripilation***]. Érection des poils (chair de poule) que l'on observe dans le frisson. — Pris souvent comme synonyme de frissonnement.

HORSE-POX, *s. m.*(angl. : *horse,* cheval ; *pox,* éruption pustuleuse). Vaccine du cheval. V. *vaccine.*

HORSFALL (H. Frank, amér., 1906-1971). V. *Tamm et Horsfall (protéine de).*

HORTON (céphalée vasculaire ou histaminique de) (H. Bayard T., amér., 1895-1980).V. *céphalée vasculaire de Horton.*

HORTON (maladie de). V. *artérite temporale.*

HOSPICE, *s. m.* (lat. *hospitium,* hospitalité, gite) [angl. ***home ; old people's home***]. Terme désignant autrefois un établissement hospitalier *(h. civils de Lyon, h. de Beaune)* ; plus récemment, établissement de santé destiné aux personnes âgées ou incurables *(h. de Bicêtre).* V. *asile* et *hôpital.*

HOSPITALIER (centre). V. *centre hospitalier.*

HOSPITALIER (service public). Organisé par la loi française du 31 juillet 1991 portant réforme hospitalière, il est assuré par les ***établissements de santé.*** Ceux-ci peuvent être *publics* (divisés en centres hospitaliers et hôpitaux locaux, v. ces termes et *hôpital*) ou *privés* (à but lucratif ou non) lorsqu'ils satisfont à certaines conditions réglementaires. — Qu'ils soient publics ou privés, les établissements de santé « ***assurent*** les examens de diagnostic, la surveillance et le traitement des malades, des blessés et des femmes enceintes [...] ; ils participent à des actions de santé publique ». — Leur ***mission*** est de « dispenser 1° avec ou sans hébergement — a) des soins de *courte durée* ou concernant des affections graves pendant leur phase aiguë en médecine, chirurgie, obstétrique, odontologie ou psychiatrie ; — b) des *soins de suite* ou réadaptation dans le cadre d'un traitement ou d'une surveillance médicale à des malades requérant des soins continus, dans un but de réinsertion ; 2° des soins de *longue durée* comportant un hébergement, à des personnes n'ayant pas leur autonomie de vie et dont l'état nécessite une surveillance médicale constante et des traitements d'entretien ». V. *SAU.*

HOSPITALISATION (alternatives à l'). Structures destinées à remplacer l'hospitalisation classique. Ce sont les soins et l'hospitalisation à domicile, les soins ambulatoires, l'hospitalisation de jour ou de nuit, les appartements thérapeutiques.

HOSPITALISATION À DOMICILE. Alternative aux soins prodigués en milieu hospitalier, le patient étant soigné chez lui par une équipe médico-infirmière qui le visite régulièrement.

HOSPITALISATION DE JOUR. Organisation selon laquelle le patient vient à l'hôpital le matin et rentre chez lui le soir. Au cours de cette journée est entrepris un ensemble coordonné d'investigations ou de traitements. C'est une alternative à l'hospitalisation conventionnelle, pouvant convenir à certaines situations précises telles que l'inventaire de l'hypertension artérielle, l'hémodialyse, la chimiothérapie des tumeurs, la chirurgie ambulatoire. V. *ambulatoire.*

HOSPITALISATION SANS CONSENTEMENT. V. *hospitalisation sous contrainte.*

HOSPITALISATION SOUS CONTRAINTE. Syn. *hospitalisation sans consentement.* Elle peut être faite : — soit ***à la demande d'un tiers*** (c'est l'ancien *placement volontaire*) si les troubles mentaux du patient « rendent impossible son consentement », — soit ***d'office*** (c'est l'ancien *placement d'office*) si « son état impose des soins immédiats assortis d'une surveillance constante en milieu hospitalier ». — Les conditions d'admission et de contrôle de ce type d'hospitalisation sont strictement régis par divers textes législatifs et réglementaires.

HOSPITALISME, *s. m.* (Navarro, 1933 ; R. Spitz et Wolf, 1935 ; R. Spitz, 1946). — 1° [angl. ***hospitalism***]. Comportement d'enfants privés, dès leur jeune âge, de soins maternels (séjour dans les hôpitaux). Cette carence affective entrave la croissance physique et le développement psychique (apathie, mouvements stéréotypés) et favorise l'apparition de troubles du caractère, de névroses et de psychoses. V. *arriération affective.* — 2° [angl. ***contamination***]. Plus récemment, infections contractées en milieu hospitalier.

HÔTE, *s. m.* (lat. *hospes*, hôte) [angl. ***host***]. — 1° Organisme sur lequel est greffé ou transplanté un tissu ou un viscère. — 2° (parasitologie). Animal ou végétal hébergeant un parasite. L'*h. définitif* en contient la forme adulte, sexuée ; l'*h. intermédiaire* la forme larvaire ou asexuée. L'*h. accidentel* reçoit un parasite inhabituel qui est en quelque sorte égaré dans l'espèce considérée (« impasse parasitaire ») (v. *larva migrans* et *vecteur*).

HÔTE CONTRE GREFFON (réaction) [angl. ***host-versus-graft reaction***]. V. *rejet de greffe (phénomène du).*

HOUBLON (maladie du). V. *urines à odeur de houblon (maladie des).*

HOUNSFIELD (Godfrey N., angl., né en 1919, prix Nobel de médecine 1979).V. *scanographie.*

HOUSSAY (phénomène de) (H. Bernardo, argentin, 1932 ; prix Nobel de médecine 1947) [angl. ***Houssay's phenomenon***]. Le diabète expérimental par pancréatectomie est amélioré par l'ablation du lobe antérieur de l'hypophyse.

HOUWER (H. A., holl., 1927). V. *Gougerot-Houwer-Sjögren (syndrome de).*

HOWARD (H. John, amér., 1934). V. *Ellsworth-Howard (épreuve d').*

HOWARD (épreuve de) (H. Janet, amér., XXe siècle). Étude du débit urinaire et du pouvoir concentrateur en sodium de chacun des deux reins, au moyen d'un cathétérisme urétéral bilatéral. Un débit urinaire abaissé de 50 % et une concentration sodée réduite de 15 % par rapport au côté opposé seraient des signes précoces d'ischémie rénale unilatérale. Épreuve abandonnée.

HOWELL (temps de) (H. William, amér., 1860-1945) [angl. ***Howell's test***]. Syn. *temps de recalcification* ou *de recalcification plasmatique (TRP).* Temps de coagulation mesuré sur du plasma sanguin rendu incoagulable par addition d'oxalate, puis recalcifié. Il mesure la somme des durées de la thromboplastinoformation, de la thrombinoformation et de la fibrinoformation. Il est normalement compris entre 2 et 3 minutes.

HOWEL-EVANS (syndrome d') (H.-E. W., angl., XXe siècle) [angl. ***Howel-Evans's syndrome***]. Variété rare et héréditaire de kératodermie palmo-plantaire, à transmission autosomique dominante. La survenue ultérieure d'un cancer de l'œsophage est fréquente.

HOWSHIP (lacunes de) (H. John, brit., 1781-1841) [angl. ***Howship's lacunae***]. Cavités creusées dans les lamelles osseuses par les myéloplaxes, au cours des processus de décalcification.

HOWSHIP-ROMBERG (signe de). V. *Romberg (signe de) 2°.*

HOYNE (signe de). Signe observé dans la poliomyélite antérieure aiguë : quand on soulève les épaules du malade couché sur le dos, sa tête tombe en arrière.

Hp (antigène ou **système).** V. *groupes sanguins.*

HPL. Abréviation du terme anglais ***human Placental Lactogen,*** ou hormone placentaire lactogène humaine. Syn. *hCS, hormone chorionique somatotrope.* Hormone polypeptidique placentaire de structure et d'action voisines de l'hormone somatotrope et de la prolactine (v. ces termes).

HPV. Abréviation du terme anglais ***human papillomavirus.*** V. *papovavirus.*

HQ (espace) [angl. ***HQ interval***] (cardiologie). V. *HR* (espace).

HR (espace) [angl. ***HR interval***] (cardiologie). Syn. *espace HV, espace HQ.* Distance qui sépare sur l'électrocardiogramme endocavitaire atrio-ventriculaire (v. *H, onde*), l'onde H, due à l'activation du faisceau de His, de celle qui correspond à l'activation des ventricules, l'onde V (ou, sur l'électrocardiogramme de surface, l'onde R ou l'onde Q). Cette distance mesure le temps de conduction hissio-ventriculaire, normalement de 35 à 55 millisecondes. Son allongement isolé traduit un trouble de la conduction dans le tronc ou dans les branches du faisceau de His : dans le tronc (bloc tronculaire ou intra-hissien) si les complexes ventriculaires de l'électrocardiogramme enregistré à la surface du corps sont normaux, dans les branches (bloc distal ou infra-hissien) si ces complexes ventriculaires sont de forme anormale. V. *bloc intra-hissien* et *bloc infra-hissien.*

H_4S. Fraction des produits d'élimination urinaire des 17-hydroxy-cortico-stéroïdes (17-OH) qui correspond à l'élimination du composé S de Reichstein (v. ce terme et *métopirone, test à la*).

HSV. Abréviation d'*Herpès Simplex Virus.* V. *herpès* et *Herpesviridae.*

5-HT. V. *sérotonine.*

Ht. Abréviation d'*hématocrite* (v. ce terme).

HTA. Hypertension artérielle (v. *hypertension*).

HTAP. Hypertension artérielle pulmonaire (v. ce terme).

HTLV. Initiales de l'angl. ***Human T-cell Lymphoma Virus,*** virus du lymphome humain à cellules T. Variété de rétrovirus dont 3 types ont été isolés : les types 1 et 2 sont les agents de certaines *leucémies* humaines, le type 1 est associé à des paraplégies (*paraplégies spasmodiques tropicales,* v. ce terme) et le type 3 (identique au rétrovirus décrit également dans le nom de LAV) est responsable du syndrome immunodéficitaire acquis ou *sida.* Les *HTLV* sont aussi numérotés en chiffres romains. Le HTLV-3 (ou LAV) est maintenant appelé HIV, abréviation du terme anglais *Human Immunodeficiency Virus.*

Hu-1 (système). V. *système HLA.*

HUBER. V. *Amsler et Huber (épreuve d').*

HUDSON-STÄHLI (ligne de) (H. Arthur, brit., 1911 ; S., 1918) [angl. ***Hudson-Stähli line***]. Liséré brun-jaunâtre dû à des dépôts d'hémosidérine qui barre parfois horizontalement la cornée au niveau de la fente palpébrale.

HUETER (H. Karl, all., 1838-1882). V. *Vogt-Hueter (point de).*

HUGHES-STOVIN (syndrome de) (H. John, brit., 1959) [angl. ***Hughes-Stovin syndrome***]. Association d'anévrisme artériel pulmonaire segmentaire (unique ou multiple) et de thrombose veineuse (périphérique ou cave). On l'a rapprochée des manifestations vasculaires de la maladie de Behcet.

HUGHSTON (épreuve d') [angl. ***Hughston's test***]. Syn. *jerk test.* Signe d'entorse du genou. Le sujet étant couché sur le dos ou sur le côté, la jambe maintenue en rotation interne et le pied en valgus, on effectue une flexion-extension de la jambe sur la cuisse. La perception d'un ressaut témoigne d'une lésion du ligament croisé antérieur. V. *Losee (manœuvre de).*

HUHNER (test de) (H. Max, amér., 1913) [angl. ***Huhner's test***]. Syn. *test post-coïtal.* Épreuve pratiquée en cas de stérilité. L'examen microscopique, 24 h après un rapport sexuel, de la glaire du col utérin, permet d'y rechercher les spermatozoïdes et d'apprécier leur nombre, leur forme et leur mobilité. — ***test d'H. in vitro.*** Syn. *test de pénétration-survie.* Mise en présence, dans un fin tube de verre, d'une goutte de sperme et de glaire cervicale : on apprécie le degré d'envahissement de celle-ci par les spermatozoïdes et après 24 h d'étuve à 37 °C, la mobilité des spermatozoïdes dans cette glaire.

HUILE ESSENTIELLE. V. *essence, 1°.*

HUILE TOXIQUE ESPAGNOLE (syndrome de l') [angl. ***Spanish toxic oil syndrome***]. Maladie épidémique observée en 1981 en Espagne et provoquée par l'ingestion d'huile frelatée (huile d'olive mélangée à de l'huile de colza dénaturée par l'aniline). Celle-ci provoque une fièvre et des lésions de vascularite diffuse compliquées secondairement de manifestations thrombo-emboliques et qui évoluent ensuite vers la fibrose. Les lésions sont multiviscérales : notamment pulmonaires, hépatiques, cutanées, sanguines (éosinophilie), neuromusculaires (avec myalgies puis atrophie, myoclonies et tremblement). V. *éosinophilie-myalgie (syndrome).*

HUILOME, *s. m.* V. *oléome.*

HUMAGE, *s. m.* [angl. ***inhaling***]. Aspiration de gaz ou de vapeurs (eaux minérales, solutions, etc.).

HUMÉRUS, *s. m.* (lat. *humerus*) [TA et angl. ***humerus***]. Os du bras, articulé avec l'omoplate en haut, le radius et l'ulna (ou cubitus) en bas. V. *épicondyle* et *condyle, épitrochlée* et *trochlée, trochin* et *trochiter.*

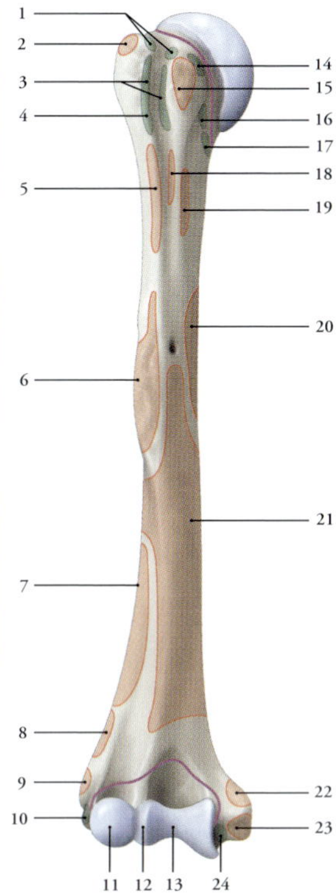

Humérus. Vue antérieure

En violet : capsule articulaire
1. lig. coraco-huméral
2. m. supra-épineux
3. lig. huméral transverse
4. sillon intertuberculaire
5. crête du tubercule majeur et m. grand pectoral
6. tubérosité deltoïdienne et m. deltoïde
7. m. brachio-radial
8. m. long extenseur radial du carpe
9. mm. court extenseur radial du carpe et supinateur
10. lig. collatéral radial du coude
11. capitulum
12. zone capitulo-trochléaire
13. trochlée
14. lig. gléno-huméral sup.
15. m. subscapulaire
16. lig. gléno-huméral moyen
17. lig. gléno-huméral inf.
18. crête du tubercule mineur et m. grand dorsal
19. m. grand rond
20. m. coraco-brachial
21. m. brachial
22. m. rond pronateur
23. tendon commun des mm. fléchisseurs
24. lig. collatéral ulnaire du coude

HUMEUR, *s. f.* (lat. *humor*, liquide) — 1° [angl. ***humour***; amér. ***humor***]. Terme vieilli désignant les liquides de l'organisme, mais on dit encore *h. aqueuse, h. vitrée.* (V. *corps vitré*). — 2° [angl. ***mood, temper***] (gr. *thumos*). Tendance affective régissant les états d'âme (attribuée autrefois à la composition des *h.* du corps). V. *manie.*

HUMIDE (râle). V. *bulleux (râle).*

HUMIDIFICATEURS (maladies des). V. *climatiseurs (maladies des).*

HÜNERMANN (H. Carl, all., 1931). V. *Conradi-Hünermann (maladie de).*

HUNNER (ulcère vésical de) (H. Guy, amér., 1868-1957). V. *ulcère vésical de Hunner.*

HUNT (H. William, amér., né en 1921). V. *Tolosa-Hunt (syndrome de).*

HUNT (attaque ou **crise statique de Ramsay)** (Hunt, James Ramsay, neurologue amér., 1872-1937). V. *akinétique (crise).*

HUNT (maladies ou **syndromes de Ramsay)** [angl. ***Ramsay Hunt's syndromes***]. Nom donné : — 1° au zona facial ; — 2° à plusieurs syndromes rares dus à des dégénérescences spino-cérébelleuses (surtout du noyau dentelé du cervelet), souvent héréditaires, entraînant des myoclonies. Ce sont essentiellement : a) la *dyssynergie cérébelleuse progressive* (R.H., 1914) caractérisée par des myoclonies déclenchées par les mouvements, associées à un syndrome cérébelleux ou cérébellospinal et au cours de laquelle l'électroencéphalogramme reste sensiblement normal ; b) la *dyssynergie cérébelleuse myoclonique* (R.H., 1921), débutant dans l'enfance, caractérisée par l'apparition successive de crises d'épilepsie généralisée, de myoclonies spontanées ou provoquées par les mouvements, commençant aux membres supérieurs et de troubles cérébelleux ; son évolution est irrégulière et très longue, l'électroencéphalogramme montre des paroxysmes lors des crises. Une maladie de Friedreich est parfois associée. — Ces syndromes cliniques correspondent souvent à l'atrophie olivo-rubro-cérébelleuse (v. ce terme) ou atrophie dento-rubrique. V. *hérédo-dégénération spino-cérébelleuse.*

HUNT (névralgie de Ramsay). V. *névralgie du ganglion géniculé.*

HUNT (zone de Ramsay). Zone sensitive cutanée innervée par le nerf facial (intermédiaire de Wrisberg) ; elle comprend une partie du tympan, le conduit auditif externe et une partie du pavillon de l'oreille : conque, tragus, antitragus, anthélix et fosse de l'anthélix. C'est dans ce territoire que siègent les vésicules au cours du zona facial ou otitique.

HUNTER (langue de) (H. William, brit., 1861-1937) [angl. ***Hunter's glossitis***]. Langue présentant, sur les bords, de petites taches rouges ou des vésicules qui donnent une sensation de brûlure au contact de mets épicés. On l'observe dans l'anémie de Biermer.

HUNTER (maladie de) (H. Charles, canadien, 1872-1955) [angl. ***Hunter's disease***]. V. *Hurler (maladie de).*

HUNTÉRIEN (chancre) (de John Hunter, brit. [1728-1793], qui en a donné le premier une bonne description). V. *chancre induré.*

HUNTINGTON (H. Thomas, amér., 1849-1929). V. *Hahn-Huntington (opération de).*

HUNTINGTON (chorée de) (H. George, amér., 1872) [angl. ***Huntington's chorea***]. V. *chorée héréditaire* ou *chorée de Huntington.*

HURIET-SÉRUSCLAT (loi) (H. Claude, S. Frank, sénateurs). Loi française (20 décembre 1988) concernant la protection des personnes qui se prêtent à des *recherches biomédicales* et réglementant notamment les essais de médicaments et de prothèses ainsi que le développement des méthodes diagnostiques et thérapeutiques. V. *déclaration d'Helsinki, recherche biomédicale* et *consentement éclairé.*

HURLER (maladie, polydystrophie ou **syndrome de), HURLER-ELLIS** ou **HURLER-HUNTER** ou **HURLER-PFAUNDLER (dystrophie, maladie** ou **syndrome de)** (Gertrud Hurler, autr., 1919) [angl. ***Hurler's disease***]. Syn. *dysostosis multiplex* (Catel, 1944), *lipo-chondrodystrophie* (Washington, 1945), *nanisme de type de gargouille, gargoylisme* (Ellis, 1936), *mucopolysaccharidose CSB-HS, mucopolysaccharidose type I-H.* Affection congénitale et souvent familiale, se manifestant vers l'âge de 2 ou 3 ans, ***caractérisée*** par des troubles dans le développement du squelette, dus à des lésions épiphysaires multiples et symétriques : nanisme, crâne volumineux, face difforme rappelant les gargouilles moyenâgeuses *(gargoylisme)*, cyphose dorso-lombaire accentuée avec saillie du sternum et de l'abdomen, membres courts aux mouvements limités avec coxa vara et genu valgum, mains épaisses et trapues dont les doigts sont fléchis. Il existe en outre une hypertrophie du foie et de la rate, une importante arriération mentale, une surdité, des opacités cornéennes, des anomalies hématologiques et parfois une atteinte cardiaque. L'évolution est grave et la mort survient généralement entre 6 et 9 ans. ***Anatomiquement,*** les cellules de tous les organes sont surchargées de substances complexes (gangliosides dans le névraxe, mucopolysaccharides et glucolipides ailleurs). L'urine contient des mucopolysaccharides acides en grande abondance, héparitine-sulfate (HS, ou héparane-sulfate) et surtout chondroïtine-sulfate B (CSB, ou dermatan-sulfate). Cette maladie, qui fait partie du groupe des mucopolysaccharidoses (v. ce terme) est due à la déficience d'une enzyme, l'α-L-iduronidase et se transmet héréditairement selon le mode autosomique récessif. Dans la ***classification actuelle des mucopolysaccharidoses,*** la description ci-dessus correspond au type I-H. Le type I-S (*maladie de Scheie*, ancien type V ou spät-Hurler des auteurs allemands) est une forme tardive, caractérisée par la discrétion des altérations squelettiques et mentales et l'importance des opacités cornéennes. Il existe aussi un type *intermédiaire* dit IH/IS ou IH/S. Quant au type II ou *maladie de Hunter*, il se caractérise biologiquement par un déficit en α-L-iduronate sulfatase et une transmission récessive liée au chromosome X ; cliniquement longtemps confondu avec la *m.* de Hurler, il s'en différencie par l'absence d'opacité cornéenne mais il existe une surdité, une atteinte cardiaque plus fréquente, une arriération mentale moins profonde et une évolution plus longue.

HURLER (pseudo-). V. *pseudo-polydystrophie de Hurler.*

HURLER (pseudo-polydystrophie de). V. *pseudo-polydystrophie de Hurler.*

HURLER (variant de). V. *pseudo-polydystrophie de Hurler.*

HURLÉRIEN, ENNE, *adj.* [angl. ***hurloid***]. Qui se rapporte à la maladie de Hurler. — ***syndrome*** ou ***maladie h.*** V. *mucopolysaccharidose.*

HURST (leuco-encéphalite de). V. *leuco-encéphalite aiguë hémorragique.*

HÜRTHLE (tumeur à cellules de) (H. Karl, all., 1860-1945) [angl. ***Hürthle cell tumour***]. Oncocytome (v. ce terme) thyroïdien.

HUTCHINSON (dent de) (H. sir Jonathan, brit., 1828-1913) [angl. ***Hutchinson's tooth***]. Malformation des incisives médianes supérieures de la deuxième dentition, consistant dans l'échancrure semi-lunaire du bord libre de ces dents, le rétrécissement de leur partie supérieure et la déviation de leurs axes qui convergent inférieurement. Elle est caractéristique de la syphilis congénitale. — Ce sont « les dents mangées de lune » évoquées par Mme de Sévigné (lettre du 2 avril 1690 à sa fille Mme de Grignan) à propos de sa petite fille, Pauline de Grignan, future Mme de Simiane.

HUTCHINSON (faciès de) (H. sir Jonathan) [angl. ***Hutchinson's facies***]. Aspect de la face chez les malades atteints d'ophtalmoplégie nucléaire. Il est caractérisé par l'immobilité des globes oculaires et la chute des paupières que le malade cherche à relever en contractant son frontal.

HUTCHINSON (fracture de) (H. sir Jonathan). Fracture de l'apophyse styloïde du radius.

HUTCHINSON (kératite de) (H. sir Jonathan). V. *kératite parenchymateuse* ou *interstitielle diffuse.*

HUTCHINSON (syndromes de). — 1° V. *Claude Bernard-Horner (syndrome de).* — 2° V. *Hutchinson (tumeur de).*

HUTCHINSON (triade de) (H. sir Jonathan) [angl. ***Hutchinson's triad***]. Syndrome consistant en la coexistence de malformations dentaires (v. *Hutchinson, dent de*), de lésions oculaires (kératite parenchymateuse) et de surdité progressive due à une atteinte labyrinthique. Il est caractéristique de la syphilis congénitale.

HUTCHINSON (tumeur de) (H. sir Robert, brit., 1907) [angl. ***Hutchinson's syndrome***]. Syndrome dû, chez l'enfant, à l'apparition de métastases osseuses, souvent révélatrices d'un sympathome embryonnaire de la médullosurrénale : douleurs dans les membres inférieurs, fièvre, anémie, nodosités crâniennes, ecchymoses et œdèmes palpébraux puis exophtalmos. V. *Pepper (syndrome de)* et *neuroblastome.*

HUTCHINSON-GILFORD (syndrome de) (H. sir Jonathan). V. *progeria.*

HUTCHINSON-TAY (choroïdite de) (H. sir Jonathan, 1875) [angl. ***senile guttate choroidopathy***]. Syn. *choroiditis guttata.* Dégénérescence hyaline bilatérale de la macula de la rétine, provoquant une diminution de l'acuité visuelle. Elle serait voisine de celle de Doyne (v. ce terme).

HUTINEL (pseudo-paralysie de) (H. Victor, fr., 1849-1933). Impotence provoquée par les hématomes sous-périostés douloureux du scorbut.

HUTINEL (syndrome de). V. *symphyse cardio-tuberculeuse.*

HUTINEL ET SABOURIN (cirrhose alcoolo-tuberculeuse de). V. *cirrhose hypertrophique graisseuse.*

HV (espace) [angl. ***HV interval***]. V. *HR (espace).*

HVD. Hypertrophie Ventriculaire Droite.

HVG. Hypertrophie Ventriculaire Gauche.

HVH. Abréviation d'*Herpesvirus hominis.* V. ce terme.

HYALIN, INE, *adj.* (gr. *hualos*, verre) [angl. ***hyaline***]. Qui est transparent comme le verre. — ***corps hyalins.*** Productions sphériques, hyalines, que l'on rencontre assez souvent dans les néoformations granuleuses, inflammatoires, chroniques (rhinosclérome, cancer, polypes, etc.).

HYALINE, *s. f.* [angl. ***hyaline***]. Substance homogène, vitreuse, provenant de la dégénérescence du collagène, présente dans certaines cicatrices et dans la paroi de certaines artérioles.

HYALINOSE, *s. f.* (gr. *hualos*, verre) [angl. ***hyalinosis***]. Transformation hyaline de certaines productions pathologiques. — ***h. cutanéo-muqueuse.*** V. *lipoïdo-protéinose de la peau et des muqueuses.*

HYALITE, *s. f.* ou **HYALITIS,** *s. f.* [angl. ***hyalitis***]. Inflammation du corps vitré. — ***h. étoilée.*** V. *Benson (maladie de).*

HYALOÏDE, *s. f.* [angl. ***hyaloid***]. Membrane entourant le corps vitré. V. *vitré.*

HYALOME, *s. m.* V. *colloïd milium.*

HYALOMÈRE, *s. m.* (gr. *hualos,* verre ; *méros,* partie) [angl. ***hyalomere***]. Zone pâle et dépourvue de granulation située en périphérie du thrombocyte. V. *plaquette.*

HYALOPLASMA, *s. m.* [angl. ***hyaloplasm***]. Portion amorphe et homogène du protoplasma.

HYALURONIDASE, *s. f.* (Meyer et Palmer, 1937) [angl. ***hyaluronidase***]. Enzyme existant dans certains organes (testicule, rate, corps ciliaire, iris) et sécrétée par diverses bactéries. Elle est capable d'hydrolyser l'acide hyaluronique (polysaccharide abondant dans le tissu conjonctif et dans de nombreux liquides biologiques qui lui doivent leur viscosité : corps vitré, liquide synovial) et de rendre plus fluides les liquides organiques. C'est un des facteurs de diffusion (v. ce dernier terme). Les *h.* interviennent dans de nombreux processus biologiques et sont employées en thérapeutique.

HYBRIDATION, *s. f.* (gr. *hubris,* viol) [angl. ***hybridation***]. Fécondation entre des sujets d'espèces différentes, mais voisines, ou de même espèce, mais de variété différente. — ***h. génétique artificielle.*** Syn. *recombinaison génétique in vitro, manipulation génétique.* Modification expérimentale d'une cellule vivante (p. ex. : une bactérie, le colibacille) par incorporation à son matériel génétique (ADN) d'un matériel génétique étranger (*sonde génétique,* v. ce terme). V. *génétique (manipulation)* et *vecteur 2°.* Ce transfert d'ADN se produit parfois spontanément (v. *plasmide*). — ***h. in situ.*** *H.* ayant lieu directement sur des cellules ou des coupes de tissu. V. *FISH.*

HYBRIDE, *adj.* et *s. m.* [angl. ***hybrid***]. Primitivement, sujet provenant du croisement de deux espèces différentes (mulet, léporide) ; actuellement on étend cette désignation à tout sujet provenant du croisement de deux variétés d'une même espèce.

HYBRIDITÉ, *s. f.* [angl. ***hybridism***]. « Condition d'un végétal ou d'un animal produit par deux espèces différentes » (Littré). — ***h. directe.*** V. *eugénésie.* — ***h. collatérale.*** V. *paragénésie.* — On emploie parfois ce terme pour désigner la double nature de certaines lésions par analogie avec l'hybridité des animaux et des végétaux.

HYBRIDOME, *s. m.* [angl. ***hybridoma***] (biologie). Ensemble vivant, créé au laboratoire par la fusion de cellules génétiquement différentes dont les chromosomes se mélangent pour former des noyaux hybrides possédant les caractères génétiques des deux espèces de cellules. P. ex. : la fusion de lymphocytes de la souris producteurs d'anticorps, mais en quantités réduites, avec les cellules cancéreuses, au développement illimité, du myélome de la souris, a permis d'obtenir la sécrétion massive et durable par cet hybridome (ou *immunome*) de l'anticorps lymphoplasmocytaire : c'est un anticorps monoclonal (Köhler et Milstein, 1975).

HYDARTHROSE, *s. f.* (gr. *hudôr,* eau ; *arthron,* articulation) [angl. ***hydarthrosis***]. Épanchement d'un liquide séreux dans une cavité articulaire. — ***h. intermittente*** ou ***périodique*** (Moore, 1864). Syn. *hydrops articulorum intermittens.* Affection de l'âge moyen de la vie, plus fréquente chez la femme, frappant une ou plusieurs articulations parmi lesquelles est toujours le genou et survenant sans cause apparente, à intervalles fixes, toujours les mêmes pour chaque malade.

HYDATIDE, *s. f.* (gr. *hudôr*) [angl. ***hydatid***]. État larvaire ou vésiculaire d'un tænia échinocoque, *Echinococcus granulosus,* tel qu'on le trouve chez l'homme. Les *hydatides* ont la forme de sphères plus ou moins volumineuses, remplies de liquide incolore.

HYDATIDOCÈLE, *s. f.* (hydatide ; gr. *kêlê,* tumeur) [angl. ***hydatidocele***]. Tumeur contenant des hydatides.

HYDATIDOSE, *s. f.* [angl. ***hydatidosis***]. Maladie déterminée par une espèce de tænia échinocoque, *Echinococcus granulosus*, à l'état larvaire ou vésiculaire (hydatide), se présentant sous forme de kyste en un point quelconque de l'organisme. — ***h. hépatique, pulmonaire, splénique, etc.*** Kyste hydatique du foie, du poumon, de la rate, etc. V. *échinococcose.*

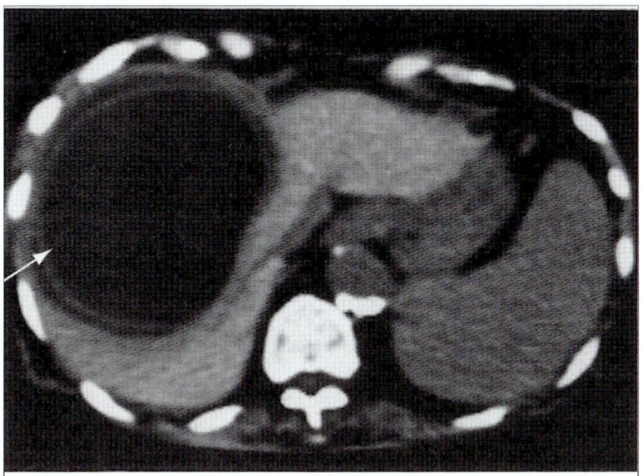

Hydatidose hépatique. Scanner

HYDATIDOTHORAX, *s. m.* Épanchement pleural provenant de la rupture dans la plèvre d'un kyste hydatique pulmonaire.

HYDATIFORME, *adj.* (hydatide ; lat. *forma,* forme) [angl. ***hydatidiform***]. Qui ressemble aux hydatides. — ***môle h.*** V. *môle.*

HYDATIQUE, *adj.* [angl. ***hydatic***]. Qui concerne les hydatides. — ***kyste h.*** Kyste plus ou moins volumineux pouvant se développer dans tous les organes mais se localisant surtout dans le foie et formé par une hydatide qui elle-même peut contenir un plus ou moins grand nombre de *vésicules-filles ;* il est souvent entouré d'un périkyste. — ***sable h.*** Petits grains blancs, d'abord fixés à la paroi interne du kyste hydatique, puis libres ; ce sont des *capsules proligères,* petites vésicules secondaires contenant des scolex.

HYDATURIE, *s. f.* [angl. ***hydatiduria***]. Émission, par l'urine, de débris de kyste hydatique.

HYDE (prurigo nodulaire de) (H. James, amér., 1840-1910). V. *lichen obtusus corné.*

HYDRADÉNOME (mauvaise orthographe ; ce mot vient du gr. *hidrôs*, sueur et non de *hudôr*, eau). V. *hidradénome.*

HYDRAMNIOS, *s. m.* (gr. *hudôr*, eau ; *amnios*, amnios) [angl. ***hydramnios***]. Abondance anormale du liquide amniotique. On admet généralement qu'il y a *h.* quand le poids du liquide dépasse 1 kg.

HYDRANENCÉPHALIE, *s. f.* (Schaeffer 1896) (gr. *hudor*, eau ; *an*, priv. ; *enképhalê*, encéphale) [angl. ***hydranencephaly***]. Syn. *hydrocéphalie anencéphalique* (Cruveihier 1835). Malformation constituée par l'absence d'hémisphères cérébraux, lesquels sont remplacés par du liquide céphalorachidien. Les noyaux gris centraux, le cervelet sont en règle normalement formés. C'est une forme extrême d'hydro- ou de porencéphalie.

HYDRARGYRIE, *s. f.* ou **HYDRARGYROSE**, *s. f.* (gr. *hudrarguros*, mercure) [angl. ***mercurial rash***]. Éruption cutanée ou coloration anormale des téguments produites par l'administration interne ou l'application externe de mercure ou de composés mercuriels.

HYDRARGYRISME, *s. m.* [angl. ***mercurialism***]. Syn. *mercurialisme.* Intoxication par les préparations mercurielles.

HYDRATATION, *s. f.* (gr. *hudôr*, eau) [angl. ***hydration***]. Introduction d'eau dans l'organisme.

HYDRATE DE CARBONE. V. *glucide.*

HYDRÉMIE, *s. f.* (gr. *hudôr*, eau ; *haïma*, sang) [angl. ***hydraemia***]. Quantité d'eau contenue dans le sang. Ce mot est pris souvent dans le sens d'*hyperhydrémie.* — ***h. globulaire.*** Quantité d'eau contenue dans les globules rouges. — ***h. plasmatique.*** Quantité d'eau contenue dans le plasma.

HYDRENCÉPHALIE, *s. f.* (gr. *hudôr*, eau ; *enképhalos*, cerveau). V. *hydrocéphalie.*

HYDRENCÉPHALIQUE (cri) (Coindet) [angl. ***hydrencephalic cry***]. Cri bref, aigu, monotone, que poussent, sans raison appréciable, les enfants atteints de méningite tuberculeuse.

HYDRENCÉPHALOCÈLE, *s. f.* (gr. *hudôr*, eau ; *enképhalos*, cerveau ; *kêlê*, tumeur) [angl. ***hydrencephalocele***]. Syn. *encéphalocystocèle, hydrocéphalocèle, hydro-encéphalocèle.* Ectopie à la face externe du crâne d'une partie du cerveau contenant un prolongement ventriculaire distendu par du liquide (variété d'encéphalocèle).

HYDRENCÉPHALOCRINIE, *s. f.* [angl. ***hydrencephalocrinia***]. Passage dans le liquide céphalorachidien du produit de la sécrétion des glandes endocrines.

HYDROA, *s. m.* (gr. *hudôr*, eau) [angl. ***hydroa***]. Autrefois : toute éruption vésiculeuse. Aujourd'hui ce mot sert à désigner : — 1° l'***h. bulleux.*** V. *érythème polymorphe.* — 2° l'***h. estival,*** forme atténuée de l'*h.* vacciniforme. — 3° l'***h. puerorum*** (Unna, 1889). Forme de l'enfant de la maladie de Duhring-Brocq. — 4° l'***h. vacciniforme*** (Bazin, 1860). Éruption de vésiculo-pustules reposant sur une base inflammatoire, auxquelles succèdent des ulcérations suppurantes et des croûtes brunâtres qui aboutissent à des cicatrices blanches indélébiles. Elle siège sur les parties exposées à la lumière. V. *porphyrie congénitale.* — 5° l'***h. vésiculeux*** (Bazin). Variété d'érythème polymorphe (v. ce terme) caractérisée par la forme spéciale de l'éruption. La papulo-vésicule primitive s'entoure d'un cercle de vésicules (quelquefois d'un double cercle) pendant que la vésicule centrale se sèche et se recouvre d'une croûtelle.

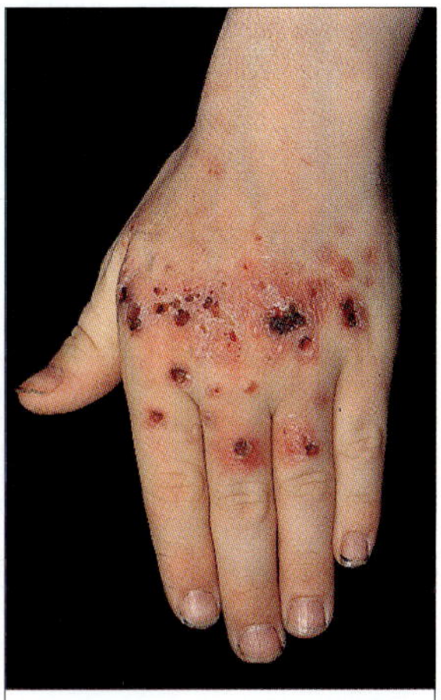

Hydroa vacciniforme

HYDRO-AÉRIQUE (bruit). Bruit particulier à timbre généralement métallique que l'on obtient en percutant une cavité contenant des liquides et des gaz (grosse caverne pulmonaire, pneumothorax, estomac, etc.).

HYDRO-AÉRIQUE (image). Image radiologique caractéristique de la coexistence, dans une cavité, d'un épanchement liquide et d'un épanchement gazeux ; elle est formée d'une opacité liquidienne à limite supérieure horizontale, surmontée d'une zone de clarté (abcès du poumon, hydropneumothorax, occlusion intestinale, etc.).

HYDROCALICE, *s. m.* Dilatation d'un calice du rein, rempli d'urine.

HYDROCARBURISME, *s. m.* [angl. ***hydrocarbonism***]. Ensemble des troubles toxiques causés par l'inhalation des gaz hydrocarburés ou des vapeurs dégagées par des essences d'origine minérale (benzine, pétrole, etc.), par la série des aldéhydes et acétones aromatiques, par la térébenthine et les essences d'origine végétale et par les carbures azotés aromatiques comme l'aniline.

HYDROCÈLE, *s. f.* (gr. *hudôr*, eau ; *kêlê*, tumeur) [angl. ***hydrocele***]. Épanchement de sérosité dans une tunique vaginale *(h. vaginale)* normale *(h. simple)* ou prolongée par un canal péritonéo-vaginal demeuré entièrement ou partiellement perméable (*h. congénitale*). — On donne aussi ce nom à l'infiltration séreuse du tissu cellulaire du scrotum (œdème des bourses). — ***h. biloculaire.*** *H.* congénitale formée de deux poches, abdominale et scrotale. — ***h. en bissac.*** *H.* congénitale formée de deux poches communicantes, vaginale et funiculaire. — ***h. chyleuse.*** Variété d'*h.* dont l'épanchement a un aspect laiteux (filariose). — ***h. enkystée du cordon.*** Syn. *kyste du cordon, kyste péritonéo-vaginal. H.* localisée dans la partie moyenne du canal péritonéo-vaginal. — Par analogie, on désigne sous le nom d'*h.* ***de la femme*** les kystes de la grande lèvre. — On a même donné le nom d'*h.* ***du cou*** à certains kystes séreux uniloculaires de la région cervicale.

HYDROCÉPHALIE, *s. f.* (gr. *hudôr*, eau ; *képhalê*, tête) [angl. ***hydrocephalus***]. Syn. *hydrencéphalie.* Épanchement de liquide séreux dans la cavité des ventricules cérébraux *(h. interne* ou *ventriculaire)* ou bien en dehors du cerveau entre les méninges *(h. externe)*, provoquant parfois une augmentation du volume du crâne. En fait, ce terme ne désigne plus actuellement que les *h.* internes, c'est-à-dire les dilatations ventriculaires avec excès de liquide. Elles sont soit en apparence primitives, soit secondaires aux obstacles à la libre circulation et à la résorption du liquide céphalorachidien. Si l'obstruction siège dans le système ventriculaire, l'*h.* est dite *occlusive ;* dans le cas inverse, elle est dite *communicante.* — L'***h. chronique de l'adulte*** (*h.* à pression normale, Adams R.D., 1965) entraîne cliniquement des troubles de la marche et des perturbations intellectuelles et sphinctériennes qui peuvent régresser après dérivation ventriculo-péritonéale du liquide céphalorachidien. V. *dérivation du liquide céphalorachidien dans l'hydrocéphalie.* — ***h. héréditaire*** (P. Marie). V. *dysostose cléidocrânienne héréditaire.* — ***h. postérieure.*** *H.* dans laquelle l'épanchement liquidien est localisé dans la fosse cérébrale postérieure. V. *Dandy-Walker (syndrome de)..*

HYDROCÉPHALOCÈLE, *s. f.* V. *hydrencéphalocèle.*

HYDROCHLORURÉE SODIQUE (syndrome de rétention). V. *œdémateux (syndrome).*

HYDROCHOLÉCYSTE, *s. m.* (gr. *hudôr*, eau ; *kholê*, bile ; *kustis*, vessie) [angl. ***hydrocholecystis***]. Dilatation considérable de la vésicule biliaire non enflammée due à un obstacle au cours de la bile.

HYDROCIRSOCÈLE, *s. f.* [angl. ***hydrocirsocele***]. Cirsocèle et hydrocèle existant simultanément.

HYDROCOLPOS, *s. m.* (gr. *hudôr*, eau ; *kolpos*, vagin) [angl. ***hydrocolpos***]. Collection aqueuse enkystée dans le vagin.

HYDROCORTISONE, *s. f.* V. *cortisol.*

HYDROCUTION, *s. f.* (Lartigue, 1953). Syncope survenant brutalement au cours d'un bain froid et entraînant la noyade du nageur, qui coule à pic ; elle est suivie d'un état asphyxique (aspect blanc, puis bleu du noyé). L'*h.*, comparable à l'électrocution et à certaines asphyxies brutales, est due à un trouble vasomoteur réflexe de mécanisme diencéphalique ; la température froide de l'eau joue un rôle déclenchant essentiel. Les noyades dites à tort « par congestion » sont en réalité des noyades par *h.* V. *noyade* et *immersion.*

HYDROCYSTOME, *s. m.* (gr. *hudôr*, eau ; *kustis*, vessie) [angl. ***hydrocystoma***]. Petit kyste épidermique translucide rempli de sérosité claire, siégeant électivement au visage.

HYDRO-ÉLECTROLYTIQUE, *adj.* [angl. ***hydroelectrolytic***]. Qui concerne l'eau et les électrolytes et leur équilibre dans l'organisme.

HYDRO-ENCÉPHALOCÈLE, *s. f.* V. *hydrencéphalocèle.*

HYDROGÉNATION, *s. f.* [angl. ***hydrogenation***]. Fixation d'hydrogène sur une molécule.

HYDROGÈNE, *s. m.* (gr. *hudôr,* eau ; *gennan*, engendrer) (Guyton de Morveau, 1787) [angl. ***hydrogen***]. — 1° ***Élément chimique*** de numéro atomique 1 (un seul électron gravite autour du noyau de l'atome). Symbole *H.* L'hydrogène est abondant dans la nature : c'est un des constituants de l'eau (H_2O) et de la matière organique. À ce double titre, il joue un rôle important en biochimie. — 2° ***Gaz*** formé de molécules diatomiques H_2, très léger et inflammable. V. *hydrolyse.*

HYDRO-HÉMARTHROSE, *s. f.* [angl. ***hydrohaemarthrosis***]. Épanchement d'un liquide séro-hématique dans une cavité articulaire.

HYDRO-HÉMATOCÈLE, *s. f.* [angl. ***hydrohaematocele***]. Variété de pachyvaginalite dans laquelle le liquide épanché est séro-hématique.

HYDROKINÉ-BALNÉOTHÉRAPIE, *s. f.* [angl. ***hydrokinesibalneotherapy***]. Traitement combinant les bains et la kinésithérapie dans l'eau.

HYDROKINÉSITHÉRAPIE, *s. f.* [angl. ***hydrokinesitherapy***]. Kinésithérapie effectuée dans l'eau, par exemple en piscine.

HYDROLASE, *s. f.* (gr. *hudôr*, eau) [angl. ***hydrolase***]. Enzyme provoquant une hydrolyse. P. ex. : lipase, amylase, pepsine, phosphatase, etc.

HYDROLAT, *s. m.* (gr. *hudôr*, eau). Médicament obtenu en distillant avec de l'eau une substance contenant des principes actifs.

HYDROLÉ, *s. m.* (gr. *hudôr*, eau). Médicament dont le véhicule est de l'eau tenant en dissolution une ou plusieurs substances actives.

HYDROLIPOPEXIE, *s. f.* (M. Albeaux-Fernet, 1947) (gr. *hudôr*, eau ; *lipos*, graisse ; *pêxis*, fixation). V. *obésité paradoxale avec rétention d'eau.*

HYDROLOGIE MÉDICALE [angl. ***medical hydrology***]. Étude des différentes espèces d'eaux naturelles ou artificielles, envisagées au point de vue de leurs propriétés thérapeutiques.

HYDROLYSE, *s. f.* (gr. *hudôr*, eau ; *lusis*, dissolution) [angl. ***hydrolysis***]. — 1° Fixation d'une molécule d'eau sur une substance qui est ainsi transformée en une autre. P. ex. : *h.* du glycogène en glucose. V. *hydrolase.* — 2° Réaction chimique provoquée par les ions H^+ ou OH^- de l'eau. L'*h.* peut être *complète* (p. ex. : décomposition du carbure de calcium avec dégagement d'acétylène) ou *limitée* (p. ex. : avec des sels d'acides ou de bases faibles).

HYDROMASSAGE, *s. m.* [angl. ***hydromassage***]. Massage au moyen d'une douche, ou d'un jet sous la surface de l'eau.

HYDROMÉNINGOCÈLE, *s. f.* (Virchow) (gr. *hudôr*, eau ; *méninx*, méninge ; *kêlê*, tumeur). V. *méningocèle.*

HYDROMÈTRE, *s. m.* ou **HYDROMÉTRIE**, *s. f.* (gr. *hudôr*, eau ; *mêtra*, utérus) [angl. ***hydrometra***]. Collection de liquide séreux dans l'utérus.

HYDROMINÉRAL, ALE, *adj.* Qui dépend d'une eau minérale. — *cure h.*

HYDROMPHALE, *s. f.* (gr. *hudôr*, eau ; *omphalos*, nombril) [angl. ***hydromphalus***]. Tumeur liquide formée chez quelques ascitiques par la distension de la cicatrice ombilicale.

HYDROMYÉLIE, *s. f.* (gr. *hudôr*, eau ; *muélos*, moelle) [angl. ***hydromyelia***]. Nom donné d'abord à toutes les affections, congénitales ou non, y compris la syringomyélie, qui s'accompagnent d'une excavation pathologique intramédullaire. — On ne l'applique plus aujourd'hui qu'à la dilatation simple du canal de l'épendyme, par comparaison avec l'*hydrocéphalie.*

HYDROMYÉLOCÈLE, *s. f.* (Virchow) (gr. *hudôr*, eau ; *muélos*, moelle ; *kêlê*, tumeur). V. *myélocystocèle.*

HYDRONÉPHROSE, *s. f.* (Rayer, 1841) (gr. *hudôr*, eau ; *néphros*, rein) [angl. ***hydronephrosis***]. Distension du bassinet, des calices et souvent aussi du rein par l'urine aseptique, dont l'écoulement est entravé par un obstacle permanent ou passager, ou bien par un défaut de la tonicité et de la motricité du bassinet. V. *pyélectasie*, *néphrectasie* et *hydrocalice.* — ***h. congénitale intermittente.*** V. *Bazy (maladie de P.).* — ***h. externe, périrénale*** ou ***sous-capsulaire.*** V. *hygroma du rein.* — ***h. intermittente.*** *H.* due classiquement à la coudure ou à la torsion de l'uretère (rein mobile).

HYDROPÉNIE, *s. f.* (gr. *hudôr*, eau ; *pénia*, pauvreté) [angl. ***hydropenia***]. Diminution de la quantité d'eau contenue dans l'organisme.

HYDROPÉRICARDE, *s. m.* (gr. *hudôr*, eau ; péricarde) [angl. ***hydropericardium***]. Épanchement de sérosité à l'intérieur du péricarde, sans réaction inflammatoire.

HYDROPEXIE, *s. f.* (gr. *hudôr*, eau ; *pêxis*, fixation) [angl. ***hydropexis***]. Fixation d'eau dans les tissus de l'organisme.

HYDROPHILIE, *s. f.* (gr. *hudôr*, eau ; *philia*, amitié) [angl. ***hydrophilia***]. En physico-chimie, propriété qu'ont les colloïdes d'attirer et de garder l'eau avec une énergie plus ou moins grande.

HYDROPHOBIE, *s. f.* (gr. *hudôr*, eau ; *phobos*, crainte) [angl. ***hydrophobia***]. — 1° Peur morbide de l'eau. — 2° Synonyme de *rage,* dont l'*h.* est un des principaux symptômes.

HYDROPHTALMIE, *s. f.* (gr. *hudôr*, eau ; *ophthalmos*, œil) [angl. ***hydrophthalmia***]. Distension des enveloppes du globe oculaire par suite de l'augmentation de volume des différents milieux de l'œil. C'est une affection propre à l'enfance et quelquefois congénitale. V. *glaucome congénital* et *buphtalmie.*

HYDROPIGÈNE, *adj.* (gr. *hudrôps*, *ôpos*, hydropisie ; *génnan*, engendrer) [angl. ***hydropigenous***]. Qui détermine l'hydropisie. — ***syndrome h.*** (Castaigne). V. *œdémateux (syndrome).*

HYDROPIQUE, *adj.* et *s.* [angl. ***hydropic***]. Qui est atteint d'hydropisie.

HYDROPISIE, *s. f.* (gr. *hudôr*, eau ; *opsis*, aspect) [angl. ***dropsy***] (désuet). Syn. *hydrops.* Épanchement de sérosité dans une cavité naturelle du corps ou entre les éléments du tissu conjonctif.

HYDROPNEUMATOCÈLE, *s. f.* (gr. *hudôr*, eau ; *pneuma*, air ; *kêlê*, hernie). « Hernie contenant un liquide et un corps gazeux » (Littré).

HYDROPNEUMOPÉRICARDE, *s. m.* (gr. *hudôr*, eau ; *pneuma*, air ; péricarde) [angl. ***hydropneumopericardium***]. Épanchement d'air et de liquide dans la cavité péricardique. Il se manifeste par un clapotage particulier dit *bruit de moulin.*

HYDROPNEUMOTHORAX, *s. m.* (gr. *hudôr*, eau ; *pneuma*, air ; *thôrax*, poitrine) [angl. ***hydropneumothorax***]. Épanchement gazeux de la cavité pleurale (pneumothorax), accompagné d'un épanchement séreux ou séropurulent d'une abondance variable.

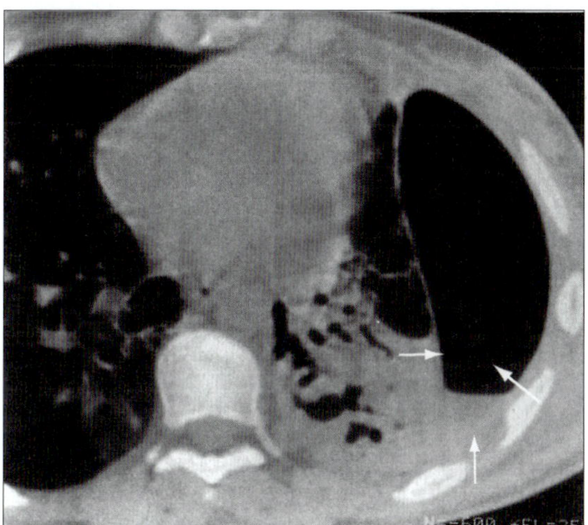

Hydropneumothorax gauche tuberculeux. Scanner

HYDROPS, *s. m.* (gr. *hudrôps*, hydropisie ; Hippocrate). V. *hydropisie.* — ***h. articulorum intermittens.*** V. *hydarthrose périodique.* — ***h. endolabyrinthique*** (Hallpike et Cairn, 1938). Augmentation de la quantité de liquide endolabyrinthique ; elle survient en particulier au début du vertige de Ménière. — ***h. tubae profluens.*** Écoulement vaginal sérosanguinolent, continu avec des recrudescences précédées de coliques salpingiennes, que l'on observe chez des femmes atteintes de cancer de la trompe de Fallope. — ***h. tuberculosus.*** Hydarthrose tuberculeuse, manifestation de début de la tumeur blanche. — ***h. universus congenitalis.*** V. *anasarque fœtoplacentaire de Schridde.*

HYDRORACHIS, *s. m.* (gr. *hudôr*, eau ; *rhakhis*, rachis). V. *spina bifida.* — ***h. externe prémédullaire*** (Cruveilhier). V. *myéloméningocèle.* — ***h. externe rétromédullaire.*** V. *méningocèle.* — ***h. interne intramédullaire*** (Cruveilhier). V. *myélocystocèle.*

HYDRORRAGIE, *s. f.* (gr. *hudôr*, eau ; *rhêgnumi*, je jaillis). Passage de l'eau du plasma sanguin dans les espaces interstitiels de l'organisme, observé au cours de certains chocs.

HYDRORRHÉE, *s. f.* (gr. *hudôr*, eau ; *rhein*, couler) [angl. ***hydrorrhoea***]. Perte séreuse abondante provenant d'une muqueuse enflammée (utérus, conjonctive, etc.). — ***h. nasale.*** Syn. *rhinorrhée.* Écoulement aqueux par les narines, permanent, dû à l'hypersécrétion pituitaire. C'est la *rhinohydrorrhée entotopique* qui doit être distinguée de l'écoulement aqueux venu du cerveau (liquide céphalorachidien : *cranio-hydrorrhée* ou *hydrorrhée cérébro-spinale*, v. *craniorrhée*) ou des sinus *(sinuso-hydrorrhée)* et aussi du coryza aigu et du coryza spasmodique.

HYDROSADÉNITE, *s. f.* (mauvaise orthographe ; étym. gr. *hidrôs*, sueur et non *hudôr*, eau ; *adên*, glande). V. *hidrosadénite.*

HYDROSALINE (syndrome de rétention). V. *œdémateux (syndrome).*

HYDROSALPINX, *s. m.* (gr. *hudôr*, eau ; *salpinx*, trompe) [angl. ***hydrosalpinx***]. Collection séreuse enkystée dans la cavité d'une trompe utérine.

HYDROSODIQUE, *adj.* (gr. *hudôr*, eau ; sodium) [angl. ***hydrosodic***]. Qui concerne à la fois l'eau et le sodium. — ***rétention h.*** Présence en excès, dans l'organisme, d'eau et de sodium. V. *œdémateux (syndrome).*

HYDROSOL, *s. m.* [angl. ***hydrosol***]. V. *sol.*

HYDROSOLUBLE, *adj.* [angl. ***hydrosoluble***]. Soluble dans l'eau. V. *liposoluble.*

HYDROTHÉRAPIE, *s. f.* (gr. *hudôr*, eau ; *thérapéia*, traitement) [angl. ***hydrotherapy***]. Emploi thérapeutique de l'eau sous toutes ses formes et à des températures variables : bains, douches d'eau ou de vapeur, sudation dans des étuves sèches ou humides (sauna), massages dans l'eau (manuels ou au jet), natation, aquajogging, etc. V. *balnéothérapie, crénothérapie, hydrokinésithérapie, kinébalnéothérapie, thalassathérapie* et *thermalisme.*

HYDROTHORAX, *s. m.* (gr. *hudôr*, eau ; *thôrax*, poitrine) [angl. ***hydrothorax***]. Épanchement séreux de la cavité pleurale, tantôt unilatéral, tantôt bilatéral, sans réaction inflammatoire, s'accompagnant généralement d'autres œdèmes et survenant au cours de certaines affections cardiaques et rénales.

HYDROTIMÉTRIE, *s. f.* (gr. *hudôr*, eau ; *timê*, valeur ; *métron*, mesure) [angl. ***hydrotimetry***]. Procédé destiné à évaluer la valeur hygiénique ou industrielle d'une eau, en mesurant la proportion de sels terreux qu'elle contient.

HYDROXOCOBALAMINE, *s. f.* [angl. ***hydroxocobalamin***]. Dérivé de la cobalamine (v. ce terme) où le cobalt est lié à un radical OH. Variété de vitamine B_{12}.

17-HYDROXY-11-DÉHYDROCORTICOSTÉRONE, *s. f.* V. *cortisone.*

HYDROXY-3-MÉTHYL-GLUTARYL-COENZYME A RÉDUCTASE, *s. f.* **(HMG Co-A).** Enzyme participant à un stade précoce à la synthèse du cholestérol. Ses inhibiteurs sont prescrits comme hypocholestérolémiants.

11-β-HYDROXYANDROSTÉNEDIONE, *s. f.* V. *androgéniques (hormones).*

HYDROXYAPATITE, *s. f.* (gr. *apatao*, je trompe) [angl. ***hydroxyapatite***]. Phosphate de calcium de formule $Ca_5(PO_4)_3(OH)$ appartenant à la famille des apatites. Constituant des os et des dents.

HYDROXYAPATITE (arthropathies à) [angl. ***apatite associated destructive arthritis***]. Arthropathies du genou et de l'épaule (v. *Milwaukee, syndrome de l'épaule de*) associées à la présence de cristaux d'*h.* mis en évidence dans le liquide articulaire par l'examen au microscope électronique.

17-HYDROXYCORTICOSTÉROÏDES. Syn. *17-OH corticoïdes.* Terme désignant quelques-uns des 11-oxycorticostéroïdes (v. ce terme) : l'hydrocortisone (17-hydroxycorticostérone), la cortisone (17-hydroxy-11-déhydrocorticostérone), la 17-hydroxycortexone.

17-HYDROXYCORTICOSTÉRONE, *s. f.* V. *cortisol.*

HYDROXYLASE, *s. f.* [angl. ***hydroxylase***]. Enzyme favorisant la fixation d'un groupement hydroxyle (OH) sur un des atomes de carbone d'un noyau aromatique cyclique (dérivés stéroïdes, p. ex.).

HYDROXYPROLINURIE, *s. f.* [angl. ***hydroxyprolinuria***]. Présence, dans l'urine, d'hydroxyproline, le plus abondant des acides aminés du collagène. Le taux normal de l'*h.* est de 20 à 30 mg/24 heures. Une élimination plus élevée est observée dans les maladies osseuses avec important remaniement organique et résorption osseuse : maladie de Paget, hyperparathyroïdisme primaire, métastases osseuses néoplasiques.

5-HYDROXYTRYPTAMINE, *s. f.* V. *sérotonine.*

HYDRURETÈRE, *s. m.* (gr. *hudôr*, eau ; *ourêtêr*, uretère) [angl. ***hydroureter***]. Distension de l'uretère par l'urine aseptique par suite d'un obstacle à son libre écoulement.

HYDRURIE, *s. f.* (gr. *hudôr*, eau ; *ourein*, uriner) [angl. ***hydrouria***]. Élimination d'une urine claire, de faible densité, dont la composition se rapproche beaucoup de celle de l'eau.

HYGIÈNE, *s. f.* (gr. *Hugiéia*, déesse de la santé) [angl. ***hygiene***]. Science qui apprend à conserver et à améliorer la santé.

HYGROMA, *s. m.* (gr. *hugros*, humide) [angl. ***hygroma***]. Nom générique des variétés d'inflammation des bourses séreuses. — ***h. du rein*** (Ponfick). Syn. *hydronéphrose externe, périrénale* ou *sous-capsulaire.* Épanchement d'urine entre le rein et sa capsule.

HYLOGNOSIE, *s. f.* (gr. *hulê*, matière ; *gnôsis*, connaissance) [angl. ***hylognosia***]. Faculté de reconnaître, par le toucher, la matière constituant les différents objets. V. *morphognosie.*

HYMANS VAN DEN BERGH (méthode d'). V. *diazoréaction, 2°.*

HYMEN, *s. m.* (gr. *humen*, membrane) [TA et angl. ***hymen***]. Membrane muqueuse séparant incomplètement, chez la femme vierge, le vestibule de la cavité du vagin. Elle est déchirée lors du premier rapport sexuel. V. *caroncule* et *défloration.*

HYMENOLEPIS NANA (gr. *humen,* membrane ; *lepis,* coquille ; lat. *nanus,* nain) [angl. ***Hymenolepis nana***]. Syn. *Taenia nana* (von Siebold, 1852). Espèce de taenia (v. ce terme) de petites dimensions, parasite habituel du rat et de la souris.

HYOÏDE, *adj.* (lettre grecque *u ;* gr. *eidos*, aspect) [angl. ***hyoid***]. En forme d'U. — ***os h.*** (TA *os hyoideum*) [angl. ***hyoid bone***]. Os situé à la partie antéro-supérieure du cou • 👁 **cou, larynx** •.

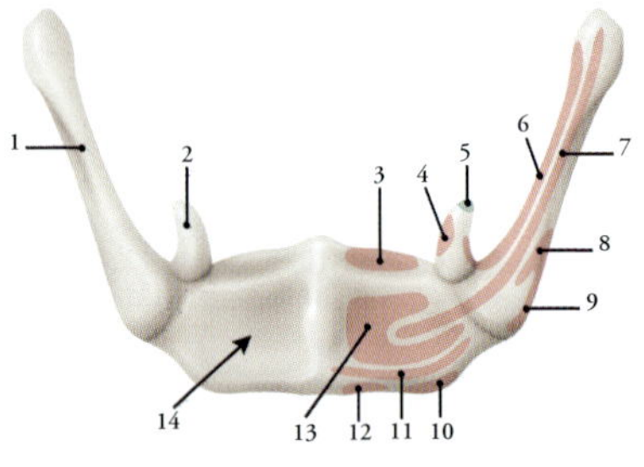

Os hyoïde. Vue antérieure

1. grande corne
2. petite corne
3. muscle génio-glosse
4. muscle chondro-glosse
5. ligament stylo-hyoïdien
6. muscle constricteur moyen du pharynx
7. muscle hyo-glosse
8. muscle digastrique
9. muscle stylo-hyoïdien
10. muscle omo-hyoïdien
11. muscle mylo-hyoïdien
12. muscle sterno-hyoïdien
13. muscle génio-hyoïdien
14. corps

HYPERACANTHOSE, *s. f.* (gr. *huper*, qui indique l'excès ; *akantha*, épine) [angl. ***hyperacanthosis***]. Hypertrophie de la couche de Malpighi de l'épiderme, que l'on observe dans les végétations vénériennes et les papillomes.

HYPERACOUSIE, ou, inusités **HYPERACUSIE, HYPERCOUSIE**, *s. f.* (gr. *huper*, avec excès ; *akouein*, entendre) [angl. ***hyperacusis***]. — 1° Exaltation de l'ouïe avec audition douloureuse de certains sons (surtout de tonalité élevée). — 2° Exagération subjective de l'intensité du son, sans que l'acuité auditive soit exagérée, c'est-à-dire sans que le sujet puisse mieux différencier les sons de diverses intensités.

HYPERACTIVITÉ AVEC TROUBLES DE L'ATTENTION DE L'ENFANT (THADA) [angl. ***attention deficit hyperactivity disorder, ADHD***]. Syn. *trouble déficit de l'attention/hyperactivité, TDAH.* Comportement hyperactif avec inattention et impulsivité observé surtout chez les garçons et vis-à-vis duquel un psychostimulant, le méthylphénidate, obtient de bons résultats.

HYPERALBUMINÉMIE, *s. f.* [angl. ***hyperalbuminaemia***]. Augmentation de la quantité d'albumine contenue dans le plasma sanguin.

HYPERALDOSTÉRONISME, *s. m.* [angl. ***hyperaldosteronism***]. Syn. *aldostéronisme, hypercorticisme minéralotrope, syndrome minéralocorticoïde.* Exagération de production d'aldostérone (v. ce terme) par le cortex surrénal entraînant une élimination excessive de potassium, une rétention de sodium, une alcalose métabolique et l'ensemble des troubles qui en résultent. L'*h.* peut être primitif (ou primaire) ou secondaire. — Dans l'***h. primaire,*** l'aldostérone est sécrétée en excès par un adénome corticosurrénal ; elle freine alors la production de rénine et d'angiotensine ; cet *h.* primaire se traduit en clinique par le *syndrome de Conn* (v. ce terme). — L'***h. secondaire*** est très fréquent. La production excessive d'aldostérone y est provoquée par une hypersécrétion de rénine et d'angiotensine. On l'observe ainsi au cours de certaines hypertensions artérielles : les HTA malignes avec lésions artériolaires rénales diffuses et les HTA par ischémie rénale qui s'accompagnent d'une hyperaldostéronurie particulièrement importante. L'*h.* secondaire complique également les syndromes œdémateux d'origine cardiaque, rénale et hépatique dont l'hypovolémie déclenche l'hyperactivité rénine-angiotensine. L'*h.* secondaire peut enfin être la conséquence d'une déplétion hydrosodée excessive due à l'abus des diurétiques. V. *angiotensine (test à l'), Bartter (syndrome de)* et *Goldblatt (hypertension artérielle de type).*

HYPERALDOSTÉRONURIE, *s. f.* [angl. ***hyperaldosteronuria***]. Présence, dans l'urine, d'aldostérone en trop grande quantité (v. *aldostéronurie*).

HYPERALGIE, *s. f.* (gr. *huper*, avec excès ; *algos*, douleur) ou **HYPERALGÉSIE**, *s. f.* (gr. *huper ; algêsis*, douleur) [angl. ***hyperalgia, hyperalgesia***]. Exagération de la sensibilité à la douleur.

HYPERALLERGIE, *s. f.* V. *hyperergie.*

HYPERALPHAGLOBULINÉMIE, *s. f.* [angl. ***hyperalphaglobulinaemia***]. Augmentation du taux des α-globulines du sérum sanguin.

HYPERAMINOACIDÉMIE, *s. f.* [angl. ***hyperaminoacidaemia***]. Augmentation du taux des acides aminés sanguins.

HYPERAMINOACIDURIE, *s. f.* [angl. ***hyperaminoaciduria***]. V. *aminoacidurie.*

HYPERAMMONIÉMIE, *s. f.* [angl. ***hyperammonaemia***]. Augmentation de l'ammoniémie (v. ce terme).

HYPERAMYLASÉMIE, *s. f.* [angl. ***hyperamylasaemia***]. Augmentation du taux de l'amylase dans le sang (v. *amylasémie*) ; on l'observe dans les pancréatites aiguës. — ***épreuve de l'h. provoquée.*** Étude du taux de l'amylase sanguine pendant les 6 heures qui suivent l'injection intraveineuse de 100 unités de pancréozymine puis, 30 minutes après, de 100 unités de sécrétine. Dans les affections chroniques du pancréas (kyste, lithiase, pancréatite), on observe des modifications anormales de l'amylasémie.

HYPERANDRISME, *s. m.* (gr. *huper*, avec excès ; *anêr*, *andros*, homme). Exagération des caractères sexuels chez l'homme.

HYPERANDROGÉNIE, *s. f.* ou **HYPERANDROGÉNISME**, *s. m.* (gr. *huper*, avec excès ; androgène) [angl. ***hyperandrogenism***]. Surabondance d'hormones masculinisantes (androgènes) dans l'organisme ; chez la femme, elle provoque l'apparition de virilisme (v. ce terme).

HYPERAZOTÉMIE, *s. f.* [angl. ***hyperazotaemia***]. V. *azotémie.*

HYPERAZOTURIE, *s. f.* [angl. ***hyperazoturia***]. Augmentation de la quantité d'urée éliminée par l'urine.

HYPERBARE, *adj.* (gr. *huper*, avec excès ; *baros*, pression) [angl. ***hyperbaric***]. Syn. *hyperbarique.* Qui concerne une pression élevée. — ***oxygénothérapie h.*** V. *oxygénothérapie.*

HYPERBARIE, *s. f.* [angl. ***hyperbarism***]. Syn. *hyperbarisme.* Augmentation de pression ; p. ex. : surpression de l'atmosphère ambiante, que cette dernière soit constituée par de l'air ou de l'oxygène. V. *oxygénothérapie hyperbare.*

HYPERBARIQUE, *adj.* V. *hyperbare.*

HYPERBARISME, *s. m.* V. *hyperbarie.*

HYPERBASOPHILIE, *s. f.* V. *basophilie 2°.*

HYPERBÊTAGLOBULINÉMIE, *s. f.* [angl. ***hyperbetaglobulinaemia***]. Augmentation du taux des β-globulines du sérum sanguin.

HYPERBILIRUBINÉMIE, *s. f.* [angl. ***hyperbilirubinaemia***]. Augmentation du taux de la bilirubine dans le sang. V. *bilirubinémie* et *bébé bronzé (syndrome du).*

HYPERCALCÉMIANT, ANTE, *adj.* Qui augmente le taux du calcium dans le sang.

HYPERCALCÉMIE, *s. f.* [angl. ***hypercalcaemia***]. Taux anormalement élevé du calcium dans le sang. L'*h.* se voit dans les maladies de l'ostéolyse (v. *hyperostéolyse*), sauf dans la maladie de Paget et dans les hyperabsorptions calciques telles que l'hypervitaminose D et le syndrome du lait et des alcalins. L'*h.* déterminerait un syndrome clinique associant anorexie, pâleur, amaigrissement, asthénie, hypotonie, vomissements et diabète insipide.

HYPERCALCÉMIE CHRONIQUE IDIOPATHIQUE AVEC OSTÉOSCLÉROSE. V. *Fanconi-Schlesinger (syndrome de).*

HYPERCALCÉMIE FAMILIALE BÉNIGNE [angl. ***familial benign hypercalcaemia***]. Syn. *hypercalcémie hypocalciurique familiale.* Maladie congénitale à transmission autosomique dominante, rare, simulant cliniquement et histologiquement une hyperparathyroïdie (v. ce terme), mais le taux de la parathormone est normal. Elle pourrait s'expliquer par une hypersensibilité du récepteur périphérique à cette hormone.

HYPERCALCÉMIE PROVOQUÉE (épreuve de l') (H. P. Klotz, 1967) [angl. ***calcium infusion test***]. Étude des variations de la calcémie après injection intraveineuse rapide de 0,8 mL/kg d'une solution de gluconate de Ca à 10 %. Normalement la calcémie s'élève 15 minutes après l'injection entre 112 et 125 mg ‰ (2,8 à 3,1 mmol/L), puis revient à la normale au bout de 2 h 30. Cette épreuve explore la capacité de lutte contre l'hypercalcémie, essentiellement la sécrétion de calcitonine (v. ce terme). La courbe d'*h. p.* est généralement allongée dans les maladies thyroïdiennes (goitre simple, hyper- et surtout hypothyroïdie), témoignant d'une insuffisance de sécrétion de calcitonine.

HYPERCALCIE, *s. f.* Ensemble des troubles morbides liés à l'augmentation du calcium dans l'organisme.

HYPERCALCIFIANT, ANTE, *adj.* Qui augmente la fixation du calcium dans les tissus.

HYPERCALCISTIE, *s. f.* Augmentation de la quantité de calcium contenue dans les tissus.

HYPERCALCITONINÉMIE (syndrome d'). V. *hyperthyrocalcitoninémie (syndrome d').*

HYPERCALCIURIE, *s. f.* [angl. ***hypercalciuria***]. Élimination exagérée de calcium par l'urine. L'*h.* s'observe essentiellement dans l'ostéoporose, l'hyperparathyroïdie, l'hypervitaminose D, le syndrome du lait et des alcalins. — ***épreuve de l'h. provoquée.*** Étude de l'élimination urinaire du calcium après perfusion intraveineuse de 1,5 mg/kg de la solution de gluconate de Ca à 10 %. Le sujet normal élimine entre 10 à 40 % du Ca injecté ; une élimination inférieure est en faveur d'une hyperostéoïdose (v. ce terme) ; une élimination supérieure à la normale plaide pour une hypo-ostéoïdose (v. ce terme).

HYPERCALCIURIE IDIOPATHIQUE (Albright, 1953) [angl. ***essential hypercalciuria***]. Syn. *diabète calcique.* Syndrome caractérisé par une hypercalciurie très importante associée à une hyperphosphaturie et une hypophosphatémie. La calcémie est normale. La décalcification osseuse, la lithiase rénale (souvent révélatrice), la néphrocalcinose, la spasmophilie, la cataracte de type endocrinien en sont les manifestations cliniques les plus fréquentes. Ce syndrome est attribué à un trouble enzymatique primitif au niveau du tube rénal entraînant une mauvaise réabsorption du calcium. — On a signalé quelques cas d'*h. i. chez l'enfant* avec polyurie et insuffisance du développement staturo-pondéral ; leur caractère familial plaide en faveur de l'origine génétique du syndrome. V. *néphropathie tubulaire chronique.*

HYPERCAPNIE, *s. f.* (gr. *huper*, avec excès ; *kapnos*, vapeur) [angl. ***hypercapnia***]. Augmentation du CO_2 dissous dans le plasma sanguin (où il existe surtout sous forme d'acide carbonique) ; elle est due à une diminution de la ventilation pulmonaire. Si elle survient brutalement, elle provoque l'acidose gazeuse ; si elle est chronique, le mécanisme rénal de régulation la compense par une élévation du taux des bicarbonates du plasma et il n'y a pas d'acidose.

HYPERCÉMENTOSE, *s. f.* [angl. ***hypercementosis***]. Hypertrophie, par cémentogenèse, de la racine d'une dent dépulpée.

HYPERCHLORÉMIE, *s. f.* [angl. ***hyperchloraemia***]. Augmentation de la quantité de chlore contenue dans le sérum sanguin. — L'*h.* accompagne un trouble de l'équilibre acidobasique (acidose métabolique, alcalose gazeuse) ou une hypernatrémie. V. *chlorémie.*

HYPERCHLORHYDRIE, *s. f.* [angl. ***hyperchlorhydria***]. Excès d'acide chlorhydrique dans le suc gastrique. L'*h.* se traduit par des douleurs survenant à la fin des digestions, des régurgitations, parfois des vomissements et du ralentissement du travail digestif.

HYPERCHLORHYDROPEPSIE, *s. f.* (gr. *huper*, avec excès ; chlorhydrie ; *pepsis*, coction). Augmentation du taux de la pepsine et de l'acide chlorhydrique dans le suc gastrique.

HYPERCHLORURATION, *s. f.* [angl. ***hyperchloruration***]. Augmentation des chlorures (essentiellement du chlorure de sodium) contenus dans l'organisme.

HYPERCHLORURIE, *s. f.* [angl. ***hyperchloruria***]. Augmentation de la quantité des chlorures éliminés par les reins.

HYPERCHOLÉMIE, *s. f.* [angl. ***hypercholaemia***]. Augmentation des pigments biliaires dans le sérum sanguin au-dessus du taux normal.

HYPERCHOLESTÉROLÉMIE, *s. f.* [angl. ***hypercholesterolaemia***]. Augmentation de la quantité de cholestérol (v. ce terme) contenue dans le sang (au-dessus de 2,5 g par litre de plasma ou 6 mmol/L). On l'observe souvent dans les hyperlipidémies (v. ce terme) : elle est particulièrement forte dans une variété (type II) où le taux du cholestérol, supérieur parfois à 5 g par litre, atteint ou dépasse de 1/3 de celui des lipides totaux. Il est lié à l'accroissement de la proportion des β-lipoprotéines : le sérum est clair ; les triglycérides y sont modérément en excès. L'*h.* est habituelle dans le myxœdème, l'ictère par obstruction, la néphrose lipoïdique ; elle est parfois primitive : c'est l'*h. essentielle* ou *familiale.* V. *xanthomatose hypercholestérolémique familiale.*

HYPERCHOLESTÉROLÉMIE ESSENTIELLE ou **FAMILIALE**. V. *hypercholestérolémie.*

HYPERCHOLIE, *s. f.* (gr. *huper*, avec excès ; *kholê*, bile) [angl. ***hypercholia***]. Augmentation de la sécrétion biliaire.

HYPERCHONDROPLASIE, *s. f.* (Méry) (gr. *huper*, avec excès ; *khondros*, cartilage ; *plassein*, former) [angl. ***hyperchondroplasia***]. Allongement excessif des os dû à une épaisseur plus grande des cartilages de conjugaison. V. *dolichosténomélie.*

HYPERCHROME ou **HYPERCHROMIQUE (anémie)**. V. *anémie pernicieuse.*

HYPERCHROMIE, *s. f.* (gr. *huper*, avec excès ; *khrôma*, couleur) [angl. ***hyperchromia***]. Nom générique des exagérations de la pigmentation normale de la peau. L'*h.* comprend : le lentigo, les éphélides, le chloasma et les mélanodermies de cause interne ou externe. — Parfois employé dans le sens d'anémie hyperchrome.

HYPERCHYLOMICRONÉMIE, *s. f.* [angl. ***hyperchylomicronaemia***]. V. *hyperlipémie.*

HYPERCINÈSE, *s. f.* (Romberg) (gr. *huper*, avec excès ; *kinêsis*, mouvement) [angl. ***hyperkinesia***]. Syn. *hyperkinésie.* — 1° Augmentation de l'amplitude et de la rapidité des mouvements. — 2° Convulsion.

HYPERCITRICÉMIE, *s. f.* Élévation du taux de l'acide citrique dans le sang (au-dessus de 27 mg par litre de sérum).

HYPERCLARTÉ PULMONAIRE UNILATÉRALE. V. *poumon évanescent.*

HYPERCOAGULABILITÉ, *s. f.* [angl. ***hypercoagulability***]. Syn. *thrombophilie.* Augmentation de l'aptitude à coaguler. — L'***h. sanguine*** se traduit par l'augmentation de la vitesse de coagulation du sang *(h. chronométrique) :* on la mesure par le test de tolérance à l'héparine *in vitro* et aussi par la thrombo-élastographie qui permet, en outre, d'apprécier l'augmentation de la résistance du caillot *(h. structurale)*, plus riche en fibrine et en plaquettes que normalement.

HYPERCOAGULANT, ANTE, *adj.* Qui se rapporte ou qui provoque l'augmentation de la coagulabilité. — ***tendance h.*** État sanguin d'hypercoagulabilité relative observé au cours du traitement anticoagulant par les antivitamines K : l'abaissement de la tolérance à l'héparine *in vitro* est faible par rapport à l'allongement, plus considérable, du temps de Quick ; cette dissociation s'oppose à l'évolution parallèle des deux tests, chez un sujet normal, sous l'action du même médicament.

HYPERCOAGULATION, *s. f.* Excès de coagulation. — Coagulation généralisée du sang dans les petits vaisseaux, surtout ceux qui présentent des lésions ou des perturbations hémodynamiques. Elle est due à l'accentuation de l'hypercoagulabilité (v. ce terme) qui aboutit à la précipitation intravasculaire de fibrine, à la consommation des plaquettes et des facteurs de coagulation (fibrinogène, prothrombine, accélérine, facteurs anti-hémophiliques, facteur Stuart et facteur de stabilisation de la fibrine), enfin à une réaction fibrinolytique généralisée de défense. En effet, les parois vasculaires, irritées par les dépôts de fibrine, libèrent les kinases qui transforment (et consomment) la profibrinolysine et activent la fibrinolysine. Celle-ci va dissoudre la fibrine et achever l'inactivation des facteurs de coagulation, aidée par les produits de dégradation de la fibrine. Surviendra alors parfois une hypocoagulabilité (hypocoagulation de consommation) dont les manifestations hémorragiques et l'évolution dépendront des causes du déséquilibre coagulolytique thrombogène. V. ce terme, *fibrinolyse* et *coagulation intravasculaire disséminée (syndrome de).*

HYPERCOMPLÉMENTÉMIE, *s. f.* [angl. ***hypercomplementaemia***]. Élévation du taux sanguin du complément.

HYPERCORTICISME, *s. m.* [angl. ***hypercorticism***]. Ensemble de troubles provoqués par une sécrétion trop abondante de la corticosurrénale. On distingue trois types d'*h.* selon les hormones corticales sécrétées en excès : — 1° l'*h. métabolique* ou *glycocorticoïde* (v. *Cushing, maladie et syndrome de*) ; — 2° l'*h. androgénique* (v. *génito-surrénal, syndrome* et *hyperplasie surrénale congénitale*) ; — 3° l'*h. minéralotrope* (v. *hyperaldostéronisme*). L'*h.* métabolique peut être dû à un traitement prolongé par les corticoïdes.

HYPERCORTISOLISME, *s. m.* [angl. ***hypercortisolism***]. Variété d'hypercorticisme dans laquelle prédomine la sécrétion de cortisol (hydrocortisone). V. *Cushing (maladie et syndrome de).*

HYPERCRÉATININURIE, *s. f.* Augmentation de l'élimination urinaire de la créatinine. V. *créatininurie.*

HYPERCRÉATINURIE, *s. f.* Augmentation de l'élimination urinaire de la créatine. V. *créatinurie.*

HYPERCRINIE, *s. f.* (gr. *huper*, avec excès ; *krinein*, séparer) [angl. ***hypercrinia***]. Augmentation d'une sécrétion coïncidant ou non avec des modifications dans la qualité de cette sécrétion.

HYPERCUPRÉMIE, *s. f.* [angl. ***hypercupraemia***]. Augmentation du taux de cuivre dans le sang. V. *cuprémie.*

HYPERCUPRURIE, *s. f.* [angl. ***hypercupruria***]. Augmentation du taux du cuivre dans l'urine. V. *cuprurie.*

HYPERCYPHOSE, *s. f.* [angl. ***hyperkyphosis***]. Cyphose exagérée.

HYPERCYTOSE, *s. f.* (gr. *huper*, indiquant l'excès ; *kutos*, cellule). V. *pléocytose.*

HYPERDIADOCOCINÉSIE, *s. f.* [angl. ***hyperdiadochokinesia***]. Augmentation de la diadococinésie (lésions du cervelet).

HYPERDIASTÉMATIQUE (type) (gr. *huper*, avec excès ; *diastêma*, interstice). V. *hyperorchidie.*

HYPERDIPLOÏDE, *adj.* (gr. *huper*, avec excès ; diploïde). V. *polyploïde.*

HYPERDIPLOÏDIE, *s. f.* V. *polyploïdie.*

HYPERECTODERMOSE CONGÉNITALE. V. *Schäffer (syndrome de).*

HYPEREKPLEXIE, *s. f.* (gr. *huper*, avec excès ; *ekplêxis*, frayeur) [angl. ***hyperekplexia, startle disease***] (décrite par L. Kirstein en 1958 ; nommée par O. Sihren en 1966). Syn. *maladie des sursauts.* Syndrome familial transmis selon le mode autosomique dominant, caractérisé chez le nouveau-né par des myoclonies déclenchées par une réaction de frayeur, une hypertonie et des accès d'apnée sans anomalies de l'EEG. Il serait dû à une hyperactivité des formations réticulées du tronc cérébral. Son gène a été localisé sur le bras long du 5e chromosome.

HYPERÉLECTROLYTÉMIE, *s. f.* [angl. ***hyperelectrolytaemia***]. Augmentation du taux des électrolytes sanguins ; elle provoque une élévation de la pression osmotique du plasma (hypertonie plasmatique). V. *concentration ionique du plasma.*

HYPERÉMIE ou **HYPERHÉMIE**, *s. f.* (gr. *huper*, avec excès ; *haïma*, sang) [angl. ***hyperaemia***]. V. *congestion.* — ***h. active.*** Congestion locale obtenue par un moyen physique (applications chaudes, air chaud, sinapisme, etc.) ou chimique (application d'histamine). — ***h. passive.*** Congestion locale obtenue en pratiquant la ligature élastique d'un membre. V. *Bier (méthode de).*

HYPERÉMOTIVITÉ, *s. f.* [angl. ***hyperemotivity***]. Aptitude de certains individus à réagir de façon excessive et inadéquate aux impressions perçues ; elle prédispose aux obsessions, à l'anxiété, à l'hypocondrie. V. *émotivité.*

HYPERENCÉPHALE, *s. m.* (gr. *huper*, au-dessus ; *enképhalos*, cerveau) [angl. ***hyperencephalus***]. Monstre exencéphale, chez lequel la voûte crânienne fait défaut et dont l'encéphale est situé en totalité ou en partie hors du crâne, mais qui ne présente pas de fissure spinale.

HYPERENDOPHASIE, *s. f.* (gr. *huper*, avec excès ; *endon*, en dedans ; *phasis*, parole). Exagération pathologique du langage intérieur, conduisant le sujet à se parler à lui-même. L'*h.* fait partie du syndrome d'automatisme mental de G. de Clérambault (v. ce terme).

HYPERÉOSINOPHILIE, *s. f.* V. *éosinophilie 2°.*

HYPERÉOSINOPHILIQUE (syndrome) (Chusid M. J., 1975) [angl. ***hypereosinophilic syndrome***]. Affection rare touchant surtout le sexe masculin et caractérisée par une éosinophilie supérieure à 1 500/mm^{3}, sans cause décelable, observée depuis plus de 6 mois et compliquée de fibrose endomyocardique, de neuropathies périphériques ou de pneumonie. L'évolution, sévère, peut se faire vers la leucémie à éosinophiles. V. *Löffler (endocardite de)* et *Löffler (syndrome de).*

HYPERÉOSINOPHILISME HYPOPHYSAIRE. V. *acromégalie.*

HYPERÉPIDERMOTROPHIE GÉNÉRALISÉE (E. Vidal) (gr. *huper*, avec excès ; épiderme ; *trophê*, nourriture). V. *hyperkératose ichtyosiforme.*

HYPERERGIE, *s. f.* (gr. *huper*, avec excès ; *ergon*, réaction) [angl. ***hyperergia***]. Syn. *hyperallergie.* Exagération de la faculté de réaction vis-à-vis d'une substance. Pour von Pirquet, qui créa le mot, l'*h.* est la forme d'*allergie* caractérisée par une réaction accrue ou accélérée.

HYPERESTHÉSIE, *s. f.* (gr. *huper*, avec excès ; *aisthêsis*, sensibilité) [angl. ***hyperaesthesia***]. Exagération des divers modes de la sensibilité.

HYPERESTROGÉNÉMIE, *s. f.* V. *hyperœstrogénémie.*

HYPERFIBRINÉMIE, *s. f.* [angl. ***hyperfibrinaemia***]. Augmentation du taux de la fibrine dans le sang extravasé et coagulé (de 6 à 12 g par litre). Elle est notable au cours de la pneumonie et du rhumatisme articulaire aigu.

HYPERFOLLICULINÉMIE, *s. f.* [angl. ***hyperfolliculinaemia***]. Excès de folliculine dans le sang. — ***syndrome d'h.*** V. *hyperœstrogénie.*

HYPERFOLLICULINIE, *s. f.* V. *hyperœstrogénie.*

HYPERFOLLICULINISME, *s. m.* V. *hyperœstrogénie.*

HYPERGAMMAGLOBULINÉMIE, *s. f.* [angl. ***hypergammaglobulinaemia***]. Augmentation du taux des γ-globulines du sérum sanguin. — Souvent employé comme syn. d'hyperglobulinémie (v. ce terme et *dysglobulinémie*). — ***h. biclonale, h. monoclonale, h. polyclonale.*** V. *dysglobulinémie biclonale, d. monoclonale, d. polyclonale.*

HYPERGENÈSE, *s. f.* (gr. *huper*, avec excès ; *génésis*, génération) [angl. ***hypergenesis***]. Multiplication exagérée des éléments cellulaires d'un organe, d'un tissu ou d'un néoplasme. V. *hyperplasie*.

HYPERGÉNITALISME, *s. m.* [angl. ***hypergenitalism***]. Syn. *hypergonadisme*. État d'un sujet dont les glandes génitales ont une sécrétion interne exagérée ; il se traduit, en clinique, par l'hyperorchidie ou l'hyperovarie. V. ces termes et *sexuels (comportements) déviants et variants*.

HYPERGLOBULINÉMIE, *s. f.* [angl. ***hyperglobulinaemia***]. Augmentation de la quantité des globulines contenues dans le sérum sanguin ; soit de toutes les variétés de globulines, toutes les familles cellulaires (ou clones) sécrétrices étant hyperactives : c'est l'*h.* (ou dysglobulinémie) *polyclonale* ; soit seulement d'une variété : c'est l'*h.* (ou dysglobulinémie) *monoclonale* résultant de l'activité excessive d'un seul clone. La globuline en excès est généralement une immunoglobuline (v. ce terme). — ***h. biclonale, h. monoclonale, h. polyclonale.*** V. *dysglobulinémie biclonale*, *d. monoclonale* et *d. polyclonale*.

HYPERGLYCÉMIANT, ANTE, *adj.* [angl. ***hyperglycaemic***]. Qui élève le taux du glucose sanguin. — ***hormone h.*** V. *diabétogène (hormone)*.

HYPERGLYCÉMIE, *s. f.* (gr. *huper*, avec excès ; *glukus*, sucre ; *haïma*, sang) [angl. ***hyperglycaemia***]. Exagération de la quantité de glucose contenue dans le sang. On l'observe d'une façon passagère après les repas, sous l'influence de certaines substances (adrénaline) et dans certains états pathologiques (fièvre, affections du foie, hyperthyroïdie et surtout diabète sucré). On parle d'*h.* à partir de 1,40 g/L (7,8 mmol/L) ; en 1999, les normes de l'OMS ont été abaissées à 1,26 g/L (7 mmol/L).

HYPERGLYCÉMIE (triangle d') (Marcel Labbé). Syn. *triangle de Marcel Labbé*. Figure triangulaire résultant de la représentation graphique de l'épreuve d'hyperglycémie provoquée (v. ce terme), les temps étant portés en abscisse et les glycémies en ordonnée. Ce triangle et la surface qu'il limite *(aire d'hyperglycémie)* sont plus vastes (surélévation et allongement de la courbe) chez les diabétiques que chez les sujets normaux.

HYPERGLYCÉMIE ALIMENTAIRE ou **PROVOQUÉE (épreuve de l')** (Gilbert et Baudouin). Syn. *test de tolérance au glucose*. Dosages échelonnés du glucose dans le sang après l'ingestion de ce sucre. Chez le diabétique, l'élévation de la glycémie est plus forte et plus durable que chez le sujet normal (glycémie supérieure à 2 g/L, deux heures après l'ingestion de 75 g de glucose).

HYPERGLYCÉMIE PROVOQUÉE PAR VOIE VEINEUSE (épreuve d'). « Dosages échelonnés de la glycémie après injection intraveineuse d'une solution glucosée. Cette épreuve permet d'explorer le métabolisme glucidique en faisant abstraction des problèmes d'absorption digestive » (Jean Sterne).

HYPERGLYCÉMIQUE (syndrome) [angl. ***hyperglycaemic syndrome***]. Ensemble de symptômes liés à l'accumulation anormale de glucose dans le sang et dans les tissus : hyperglycémie, glycosurie, polyurie, polydipsie, polyphagie, amaigrissement avec asthénie. Ce sont les signes du *diabète sucré* (v. ce terme).

HYPERGLYCÉRIDÉMIE, *s. f.* [angl. ***hyperglyceridaemia***]. V. *hyperlipémie*.

HYPERGLYCINÉMIE, *s. f.* [angl. ***hyperglycinaemia***]. Présence en excès d'un acide aminé, la glycine, dans le sang. V. *hyperglycinurie*.

HYPERGLYCINURIE, *s. f.* [angl. ***hyperglycinuria***]. Présence surabondante de glycine dans l'urine. Elle est le signe biologique essentiel d'une maladie enzymatique héréditaire *(glycinose)* due à une anomalie du métabolisme de cet acide aminé. Elle se manifeste chez le jeune enfant par des troubles digestifs, une acidose et des désordres cérébraux et sanguins (neutropénie, thrombopénie avec tendance aux infections). Elle est due à un défaut de dégradation de la glycine qui se trouve en excès dans le sang (hyperglycinémie) et qui est éliminée par l'urine. Elle est différente de la glycinurie (v. ce terme).

HYPERGLYCISTIE, *s. f.* (gr. *huper*, avec excès ; *glukus*, doux ; *histos*, tissu) [angl. ***hyperglycistia***]. Accumulation de glucose dans les tissus des diabétiques.

HYPERGLYCORACHIE, *s. f.* [angl. ***hyperglycorrhachia***]. Augmentation de la quantité de glucose contenue dans le liquide céphalorachidien (encéphalite épidémique, zona).

HYPERGONADISME, *s. m.* V. *hypergénitalisme*.

HYPERGUEUSIE, *s. f.* (gr. *huper*, avec excès ; *geusis*, goût) [angl. ***hypergeusia***]. Exagération de la sensibilité gustative.

HYPERGYNISME, *s. m.* (gr. *huper*, avec excès ; *gunê*, femme). Exagération des caractères sexuels chez la femme.

HYPERHÉMIE, *s. f.* V. *hyperémie*.

HYPERHÉMOLYSE, *s. f.* [angl. ***hyperhaemolysis***]. Exagération de l'hémolyse.

HYPERHIDROSE, *s. f.* (gr. *huper*, avec excès ; *hidrôs*, sueur) [angl. ***hyperhidrosis***]. Syn. *hyperidrose*. Exagération de la sécrétion sudorale. — ***h. localisée.*** V. *éphidrose*.

HYPERHYDRATATION CELLULAIRE (syndrome d') [angl. ***cellular hyperhydration syndrome***]. Ensemble de symptômes secondaires à une hypotonie osmotique extracellulaire. V. *hypotonie osmotique du plasma (syndrome d')*. Il existe parfois sans hypotonie plasmatique, par accroissement de la synthèse de l'eau dans les cellules (au cours de fièvres prolongées, de carences, etc.).

HYPERHYDRATATION EXTRACELLULAIRE (syndrome d') [angl. ***extracellular hyperhydration syndrome***]. Syndrome caractérisé, du point de vue biologique, par une augmentation de la teneur des liquides extracellulaires en sodium avec rétention hydrique proportionnelle ; la pression osmotique du plasma reste normale. La surcharge hydrosaline se localise dans les espaces interstitiels et se manifeste par une augmentation de poids, puis par un œdème. Elle peut être due à une glomérulonéphrite, à une insuffisance cardiaque, à une hypoprotidémie. Le traitement consistera dans la suppression de tout apport de sodium et dans l'accroissement de l'élimination du sodium et de l'eau. V. *œdémateux (syndrome)*.

HYPERHYDRATATION EXTRACELLULAIRE AVEC DÉSHYDRATATION CELLULAIRE (syndrome d'). Syndrome associant une rétention de sodium avec hypernatrémie et une rétention hydrique proportionnellement moindre. Cliniquement, les œdèmes traduisent l'hyperhydratation extracellulaire ; la sécheresse de la langue, la soif vive, la fièvre, l'agitation et parfois la torpeur signent la déshydratation cellulaire. Ce syndrome survient surtout dans les pays chauds chez les œdémateux (cardiaques, rénaux ou hépatiques) éliminant l'eau par voie cutanée ou respiratoire sans éliminer leur excès de sel. Il cède à l'administration d'eau.

HYPERHYDRATATION GLOBALE (syndrome d') [angl. ***total hyperhydration syndrome***]. Syndrome associant les signes de l'hyperhydratation extracellulaire à ceux de l'hyperhydratation intracellulaire. Il est dû à une accumulation plus importante d'eau que de sodium. Il se manifeste par des œdèmes, le dégoût de l'eau, des vomissements, une hypertension artérielle et des troubles nerveux qui, comme ceux du syndrome d'hypotonie osmotique du plasma (v. ce terme), peuvent aboutir au coma. Le taux du sodium plasmatique est abaissé. Ce syndrome survient au cours de l'insuffisance rénale aiguë oligo-anurique traitée par des perfusions intempestives salées et glucosées, chez les œdémateux ayant des troubles de l'excrétion de l'eau surajoutés à ceux du sodium : insuffisance hépatique décompensée, cirrhoses hépatiques trop souvent ponctionnées, grande insuffisance cardiaque avec atteinte rénale organique, surtout après traitement diurétique trop intense. Il nécessite la soustraction simultanée d'eau (surtout) et de sodium.

HYPERHYDROPEXIQUE (syndrome) (gr. *huper*, avec excès ; *hudôr*, eau ; *pêxis*, fixation) (Parhon, 1933) [angl. ***hyperhydropexia***]. V. *obésité d'eau et de sel*.

HYPERIDROSE, *s. f.* V. *hyperhidrose*.

HYPERIMMUNISATION, *s. f.* [angl. ***hyperimmunization***]. Augmentation croissante du taux des anticorps de l'organisme à la suite d'introduction répétée du même antigène. Par exemple, en cas de greffe tissulaire, chez un sujet ayant déjà reçu un greffon incompatible, l'implantation d'un second greffon provenant du même donneur provoque un rejet plus rapide : c'est la *réponse secondaire* [angl. ***second set response***].

HYPERIMMUNOGLOBULINÉMIE D AVEC FIÈVRE PÉRIODIQUE (syndrome d') (Van der Meer, 1984) [angl. ***hyperimmunoglobulinaemia D with periodic fever***]. Syn. *fièvre périodique* *hollandaise.* Syndrome familial rare transmis selon le mode autosomique récessif. Il associe une fièvre périodique, des érythèmes maculo-papuleux, des arthrites des genoux et des chevilles régressant sans séquelle, des adénopathies cervicales et axillaires, des douleurs abdominales et un taux d'IgD sérique supérieur à 100 U/mL. Débutant dès la première année de la vie, peu sensible aux traitements, il est compatible avec une espérance de vie pratiquement normale. V. *maladie périodique, polyarthrite chronique de l'enfant, CINCA (syndrome)* et *FAPA.*

HYPERINDOXYLÉMIE, *s. f.* [angl. ***hyperindoxylaemia***]. Présence dans le sang d'une quantité d'indoxyle supérieure à 1 mg par litre. L'*h.* se rencontre dans les néphrites chroniques avec azotémie.

HYPERINSULINÉMIE, *s. f.* [angl. ***hyperinsulinaemia***]. Excès de l'insuline contenue dans le sang, se traduisant cliniquement, quand il est marqué, par le syndrome hypoglycémique.

HYPERINSULINIE, *s. f.* [angl. ***hyperinsulinism***]. Sécrétion exagérée d'insuline par le pancréas, entraînant l'hyperinsulinisme.

HYPERINSULINISME, *s. m.* [angl. ***hyperinsulinism***]. Surabondance d'insuline dans l'organisme. — 1° L'*h.* peut, par l'intermédiaire d'une hypoglycémie, entraîner des accès convulsifs avec lipothymie et syncope. V. *Harris (syndrome de).* — 2° L'*h.* fait partie, par ailleurs, du syndrome X (v. ce terme 2°).

HYPERISOLEUCINÉMIE, *s. f.* Présence en excès, dans le sang, d'un acide aminé, l'isoleucine : elle caractérise une variété d'enzymopathie. V. ce terme, *leucinose* et *amino-acidopathie.*

HYPERKALICYTIE, *s. f.* (gr. *huper*, avec excès ; kaliémie). Augmentation du taux du potassium intracellulaire. V. *kalicytie.*

HYPERKALIÉMIE, *s. f.* [angl. ***hyperkaliaemia***]. Syn. *hyperpotassémie.* Augmentation du taux du potassium dans le sang au-dessus de 5,5 mmol/L. Elle s'accompagne de modification de l'électrocardiogramme (ondes T amples, pointues, symétriques ; des troubles du rythme ventriculaires graves peuvent survenir pour des taux élevés). L'*h.* s'observe notamment dans l'insuffisance rénale et les surcharges thérapeutiques en potassium. V. *kaliémie.* — ***h. familiale.*** V. *Gordon (syndrome de).*

HYPERKÉRATOSE, *s. f.* (gr. *huper*, avec excès ; *kéras*, corne) [angl. ***hyperkeratosis***]. Groupe des dermatoses caractérisées par une hyperplasie de la couche cornée de l'épiderme (ichtyose, kératodermie, porokératose, verrue). — ***h. figurée centrifuge atrophiante*** (Ducrey et Respighi). V. *porokératose.*

HYPERKÉRATOSE ICHTYOSIFORME (Darier) [angl. ***congenital ichthyosiform erythyroderma***]. Syn. *érythrodermie ichtyosiforme* (Brocq, 1902). Dermatose ressemblant à l'ichtyose, mais apparaissant dès la naissance, s'étendant aux plis articulaires, aux paumes des mains et aux plantes des pieds qui présentent souvent un aspect corné et fissuré ; il existe en outre un érythème, parfois des bulles, une hypersécrétion sudorale et sébacée, ainsi qu'une croissance excessive des ongles et des poils (hyperépidermotrophie de E. Vidal). Avec le kératome malin, la desquamation collodionnée du nouveau-né et les kératodermies palmo-plantaires congénitales, cette dystrophie constitue le groupe des *états ichtyosiformes congénitaux* (ou ichtyose congénitale de Unna) que l'on tend à rapprocher de l'ichtyose vraie. C'est une maladie héréditaire ; la variété non bulleuse est à transmission récessive autosomique ; la forme bulleuse à transmission dominante autosomique. Il existe des formes associées : v. *Sjögren-Larsson (syndrome de), Rud (syndrome de), Jung-Vogel (syndrome de)* et *chondrodysplasie ponctuée.* V. aussi *kératome malin diffus congénital.*

HYPERKERATOSIS LENTICULARIS PERSTANS. V. *Flegel (maladie de).*

HYPERKINÉSIE, *s. f.* V. *hypercinèse.* — ***h. réflexe*** (Claude, 1910) [angl. ***Claude's hyperkinesis sign***]. Syn. *signe de Claude.* Mouvements réflexes observés parfois dans les membres paralysés des hémiplégiques. Ce phénomène, très précoce, indique que le malade doit récupérer une grande partie de son activité fonctionnelle motrice, sans contracture.

HYPERLACTACIDÉMIE, *s. f.* [angl. ***hyperlactacidaemia***]. Augmentation du taux sanguin de l'acide lactique. V. *hyperlactatémie.*

HYPERLACTATÉMIE, *s. f.* [angl. ***hyperlactataemia***]. Augmentation du taux des lactates sanguins. Elle apparaît au cours de l'état de choc, produite par la dégradation de la glycolyse anaérobie ; elle traduit l'hypoxie tissulaire. Elle provoque une acidose métabolique (acidose lactique) avec troubles de la conscience, hyperpnée et cyanose, rapidement mortelle. V. *hyperlactacidémie.*

HYPERLEUCINÉMIE, *s. f.* Présence en excès, dans le sang, d'un acide aminé, la leucine. Elle caractérise une variété d'enzymopathie. V. ce terme, *leucinose* et *amino-acidopathie.*

HYPERLEUCINO-ISOLEUCINÉMIE, *s. f.* Présence en excès, dans le sang, de deux acides aminés, la leucine et l'isoleucine. Elle caractérise une variété d'enzymopathie. V. ce terme, *leucinose* et *amino-acidopathie.*

HYPERLEUCOCYTOSE, *s. f.* [angl. ***hyperleukocytosis***]. Augmentation du nombre des globules blancs dans le sang circulant.

HYPERLIPÉMIE, *s. f.* [angl. ***hyperlipaemia***]. — 1° Syn. *hypertriglycéridémie, hyperchylomicronémie, hyperglycéridémie.* Variété d'hyperlipidémie (v. ce terme). L'augmentation du taux des lipides sanguins, pouvant atteindre 60 et même 100 g par litre, porte essentiellement sur celui des **triglycérides** qui dépasse parfois 20 et 40 g par litre avec élévation massive du taux des chylomicrons (triglycérides d'origine exogène), rendant le sérum lactescent. Le cholestérol sanguin est modérément accru ; son taux est toujours inférieur au 1/3 de celui des lipoprotéines totales. C'est l'*hyperlipidémie type I* de Frederickson, observée au cours du diabète, des pancréatites, des glycogénoses, de l'alcoolisme. Il en existe une forme primitive l'***h. essentielle primitive*** ou ***idiopathique*** (ou *maladie de Bürger et Grütz,* 1932 ou *xanthomatose par hyperlipémie essentielle*) [angl. ***essential hyperlipaemia***]. C'est une affection héréditaire rare transmise selon le mode récessif autosomique, débutant dans l'enfance, caractérisée cliniquement par une hépatomégalie et une splénomégalie modérées, des xanthomes éruptifs, des crises douloureuses abdominales et une rétinite lipémique ; elle évolue par poussées. L'athérome artériel précoce est rare, mais son existence aggrave le pronostic. Peuvent en être responsables deux déficits enzymatiques en lipoprotéine-lipase et en apolipoprotéine CII. C'est une hypertriglycéridémie d'origine exogène, dépendant de l'apport lipidique et réductible par un régime de restriction des graisses. — 2° Pour certains, syn. d'*hyperlipidémie* (v. ce terme). — ***épreuve d'hyperlipémie*** provoquée. V. *indice d'hyperlipidémie provoquée.*

HYPERLIPIDÉMIE, *s. f.* [angl. ***hyperlipidaemia***]. Syn. *hyperlipoprotéinémie* et *hyperlipémie* (pour certains auteurs). Augmentation de la quantité globale des lipides contenus dans le sang, quelle que soit la fraction lipidique prédominante : lipoprotéines (cholestérol, triglycérides, phospholipides) ou acides gras libres. Le taux des lipides dépasse 8 g par litre, pouvant atteindre 50 et même 100 g. Selon le type de lipoprotéines (v. ce terme) dont l'augmentation prédomine, on distingue 5 catégories (Frederickson, 1967) : ***type I,*** caractérisé par un accroissement considérable des chylomicrons et des triglycérides : v. *hyperlipémie* ; — ***type II,*** avec une prédominance des β-lipoprotéines et du cholestérol ; on en distingue 2 variétés : le *type IIa* ou hypercholestérolémie pure (avec augmentation des seuls LDL) et le *type IIb* ou hypercholestérolémie mixte (avec augmentation des LDL et des VLDL) : v. *hypercholestérolémie essentielle et familiale* et *xanthomatose hypercholestérolémique familiale ;* — ***type III,*** mixte, avec élévation simultanée des β-lipoprotéines (donc hypercholestérolémie) et des pré- β-lipoprotéines (et donc des triglycérides endogènes) : (IDL) ; cliniquement existent des xanthomes tendineux et éruptifs, des douleurs épigastriques et une tendance à l'athérosclérose ; — ***type IV*** (hyperlipomicronémie) avec sérum lactescent et riche électivement en pré- β-lipoprotéines et triglycérides d'origine endogène (hydrates de carbone — VLDL) ; cliniquement le tableau est analogue à celui de l'hyperlipémie essentielle : il se rencontre chez les myxœdémateux, les néphrotiques, les diabétiques (et les prédiabétiques obèses et hyperuricémiques), les alcooliques (v. *Zieve, syndrome de*), au cours des ictères par rétention ; ce type peut être primitif (maladie d'Ahrens, 1961) ; il prédispose à l'athérosclérose ; — ***type V,*** rare, associant, chez un sujet jeune, les types I et IV. — **J.L. de Gen-**

nes (1971) classe plus simplement les *h.* en 3 catégories : ***1°*** les *hypercholestérolémies essentielles :* c'est le type II de Frederickson, très athérogène ; ***2°*** les *hyperglycéridémies majeures,* comprenant les types I et IV de Frederickson, moins athérogènes ; ***3°*** les *hyperlipidémies mixtes* athérogènes. — ***épreuve d'h. provoquée.*** V. *indice d'hyperlipidémie provoquée.*

HYPERLIPOMICRONÉMIE, *s. f.* V. *hyperlipidémie, type IV.*

HYPERLIPOPROTÉINÉMIE, *s. f.* V. *hyperlipidémie.*

HYPERLORDOSE, *s. f.* [angl. ***hyperlordosis***]. Lordose exagérée.

HYPERLUTÉINÉMIE, *s. f.* [angl. ***hyperlutaemia***]. Présence en quantité exagérée, d'hormone lutéique dans le sang.

HYPERLUTÉINIE, *s. f.* Sécrétion exagérée de lutéine. — ***syndrome d'h.*** Ensemble de manifestations cliniques provoquées par l'*h. :* hémorragies utérines de la métrite déciduiforme (v. ce terme), dysménorrhée ou aménorrhée ; il est dû à la persistance d'un corps jaune périodique, à une tumeur du corps jaune ou du placenta (môle hydatiforme ou chorio-épithéliome sécrétant des quantités considérables de gonadotrophine chorionique).

HYPERLYSINÉMIE, *s. f.* [angl. ***hyperlysinaemia***]. Augmentation du taux sanguin d'un acide aminé, la lysine. Elle est le signe biologique essentiel d'une maladie enzymatique héréditaire rare due à une anomalie du métabolisme de la lysine, dont la dégradation est entravée. Cette affection se traduit en clinique par un retard staturo-pondéral accompagné de débilité mentale. Le taux de la lysine est élevé dans le sang et dans l'urine.

HYPERMACROSKÈLE, *s. m.* (gr. *huper*, avec excès ; *makros*, long ; *skélos*, jambe). Variété de géant, appelé aussi *géant échassier,* caractérisée par une augmentation considérable des dimensions des membres inférieurs par rapport aux dimensions des autres parties du corps.

HYPERMAGNÉSÉMIE, *s. f.* ou **HYPERMAGNÉSIÉMIE**, *s. f.* [angl. ***hypermagnesaemia***]. Augmentation du taux du magnésium dans le sang. On l'observe dans l'insuffisance rénale. V. *magnésémie.*

HYPERMAGNÉSIURIE, *s. f.* Augmentation du taux du magnésium dans l'urine. V. *magnésiurie.*

HYPERMASTIE, *s. f.* (gr. *huper*, avec excès ; *mastos*, mamelle) [angl. ***hypermastia***]. Hypertrophie mammaire, rappelant histologiquement l'aspect de la glande en lactation.

HYPERMÉNORRHÉE, *s. f.* (gr. *huper*, avec excès ; *mên*, mois ; *rhein*, couler) [angl. ***hypermenorrhoea***]. Exagération de l'écoulement menstruel ; règles trop abondantes.

HYPERMÉTHIONINÉMIE, *s. f.* [angl. ***hypermethioninaemia***]. Augmentation du taux sanguin de la méthionine. Elle est le signe biologique essentiel d'une maladie enzymatique due à une perturbation congénitale et héréditaire du métabolisme de cet acide aminé. Elle se manifeste chez le nourrisson par une somnolence progressive, une odeur spéciale de l'urine, de la sueur et de l'haleine rappelant celle du poisson ou du beurre rance, une tendance aux hémorragies et à l'hypoglycémie ; le taux de la méthionine est très augmenté dans le sang et dans l'urine. La mort survient dans les premiers mois par infection intercurrente. Anatomiquement existent une cirrhose du foie, une dilatation des tubes rénaux et une hyperplasie des îlots de Langerhans du pancréas.

HYPERMÉTRIE, *s. f.* (Babinski) (gr. *huper*, avec excès ; *métron*, mesure) [angl. ***hypermetria***]. Trouble de la motilité caractérisé par ce fait que le mouvement est démesuré et dépasse le but ; il diffère de l'ataxie en ce que la direction générale du mouvement est conservée ; c'est un signe de lésion cérébelleuse.

HYPERMÉTROPIE, *s. f.* (gr. *huper*, avec excès ; *métron*, mesure ; *ôps*, œil) [angl. ***hypermetropia***]. Anomalie de la réfraction statique dans laquelle les rayons lumineux parallèles vont converger au-delà de la rétine lorsque l'accommodation n'intervient pas. V. *amétropie.*

HYPERMIMIE, *s. f.* (gr. *huper*, avec excès ; *mimos*, mime) [angl. ***hypermimia***]. Trouble de la mimique émotive caractérisé par l'exagération des mouvements (grimaces, etc.).

HYPERMNÉSIE, *s. f.* (gr. *huper*, avec excès ; *mnasthaï*, se souvenir) [angl. ***hypermnesia***]. Exaltation de la mémoire.

HYPERMYXIE, *s. f.* (gr. *huper*, avec excès ; *muxa*, mucosité). Hypersécrétion de mucus.

HYPERNATRÉMIE, *s. f.* [angl. ***hypernatraemia***]. Augmentation du taux du sodium dans le sang.

HYPERNATRIURÈSE, *s. f.*, **HYPERNATRIURIE**, *s. f.*, **HYPERNATRURIE**, *s. f.* [angl. ***hypernatriuria***]. Augmentation du taux du sodium dans l'urine.

HYPERNÉPHROME, *s. m.* (gr. *huper*, au-dessus ; *néphros*, rein). — 1° Nom générique des tumeurs des glandes surrénales. V. *surrénalome.* — ***h. médullaire.*** V. *phéochromocytome.* — 2° V. *néphrocarcinome.* — ***h. vrai.*** Oncocytome (v. ce terme) malin du rein.

HYPERŒSTROGÉNIE, *s. f.* [angl. ***hyperoestrogenism***]. Syn. *hyperfolliculinie, hyperfolliculinisme.* Excès, dans l'organisme, d'œstrogènes de cause naturelle ou artificielle. — ***syndrome d'h.*** Manifestations cliniques classiquement attribuées à l'*h.* mais qui diffère de l'*h.* expérimentale. Chez le sujet impubère se développe une puberté précoce ; chez le sujet pubère apparaissent des troubles menstruels, exagération ou rarement suppression des règles, accentuation des manifestations prémenstruelles et syndrome du quatorzième jour (v. ce terme) ; après la ménopause, métrorragies plus ou moins régulières.

HYPERORCHIDIE, *s. f.* (gr. *huper*, avec excès ; *orkhis*, testicule) [angl. ***hyperorchidism***]. Exagération de la sécrétion interne du testicule ; chez l'adulte, elle provoque une exagération du tempérament génital (type hyperdiastémique) et, chez l'enfant, la macrogénitosomie précoce (adénome de la glande interstitielle du testicule).

HYPEROSMIE, *s. f.* (gr. *huper*, avec excès ; *osmê*, odorat) [angl. ***hyperosmia***]. Exaltation de l'olfaction.

HYPEROSMOLALITÉ, *s. f.* [angl. ***hyperosmolality***]. Augmentation de l'osmolalité (v. ce terme et *hypertonie*).

HYPEROSMOLARITÉ, *s. f.* [angl. ***hyperosmolarity***]. Augmentation de l'osmolarité (v. ce terme, *coma diabétique hyperosmolaire* et *hypertonie*).

HYPEROSTÉOCLASTOSE, *s. f.* [angl. ***hyperosteoclastosis***] Activité excessive des ostéoclastes entraînant la résorption osseuse. Elle peut être généralisée (ostéodystrophie rénale, hyperparathyroïdisme primaire, myélome) ou localisée (maladie osseuse de Paget, algodystrophie).

HYPEROSTÉOGENÈSE PÉRIOSTO-ENCHONDRALE RÉGRESSIVE DU FŒTUS ET DU NOURRISSON. Nom donné par De Toni à une affection osseuse très voisine de l'hyperostose corticale infantile, mais dans laquelle les lésions sont constatables à la naissance.

HYPEROSTÉOÏDOSE, *s. f.* Quantité anormalement élevée, au niveau du squelette, de tissu ostéoïde (trame protéique) non calcifié. L'*h.,* qui s'observe dans l'ostéomalacie, s'accompagne d'un syndrome biologique d'*avidité calcique :* le calcium ingéré ou injecté n'apparaît pas dans l'urine, car il est fixé par le tissu ostéoïde.

HYPEROSTÉOLYSE, *s. f.* [angl. ***hyperosteolysis***]. Destruction exagérée et généralisée du tissu osseux, non compensée par une ostéogenèse équivalente et entraînant une décalcification diffuse du squelette. Les maladies osseuses par *h.* sont essentiellement l'ostéose parathyroïdienne et aussi l'hyperthyroïdie, les proliférations néoplasiques et myélomateuses, la maladie de Paget.

HYPEROSTOSE, *s. f.* (gr. *huper*, avec excès ; *ostéon*, os) [angl. ***hyperostosis***]. Déformation constituée par l'épaississement d'une portion d'os, d'un os ou de plusieurs os.

HYPEROSTOSE ANKYLOSANTE VERTÉBRALE SÉNILE (Forestier). V. *mélorhéostose vertébrale.*

HYPEROSTOSE CORTICALE DÉFORMANTE JUVÉNILE. V. *Bakwin-Eiger (syndrome de).*

HYPEROSTOSE CORTICALE GÉNÉRALISÉE. V. *hyperostose endostale.*

HYPEROSTOSE CORTICALE INFANTILE DE CAFFEY-SILVERMAN. V. *Caffey-Smyth (syndrome de).*

HYPEROSTOSE ENDOSTALE (Van Buchem, 1955) [angl. ***endostal hyperostosis***]. Syn. *hyperostose corticale généralisée, maladie de Van Buchem.* Maladie osseuse rare, héréditaire à transmission autosomique récessive, débutant vers la puberté et caractérisée par une condensation et un épaississement des os de l'ensemble du squelette. Dans les os longs, l'hypertrophie de la corticale diaphysaire comble le canal médullaire ; la compression des nerfs crâniens entraîne parfois cécité et surdité. Dans le sang, le taux des phosphatases sanguines est augmenté. — Dans le *type Worth* (1966), la transmission héréditaire est de type autosomique dominant ; le début est plus précoce et une exostose médiane de la voûte palatine est constante (torus palatin).

HYPEROSTOSE FAMILIALE DE FRANGENHEIM. V. *Frangenheim (hyperostose familiale de).*

HYPEROSTOSE FRONTALE INTERNE. V. *Morgagni-Morel (syndrome de).*

HYPEROSTOSE GÉNÉRALISÉE AVEC PACHYDERMIE. V. *pachydermie plicaturée avec pachypériostose des extrémités.*

HYPEROSTOSE OSTÉOGÉNIQUE. V. *exostoses multiples (maladie des).*

HYPEROSTOSE STERNO-COSTO-CLAVICULAIRE (Rohler, 1975) [angl. ***sternocostoclavicular hyperostosis***]. Maladie rare, se manifestant vers la cinquantaine par des douleurs et des signes inflammatoires localisés à la jonction sterno-claviculaire ; la vitesse de sédimentation globulaire est accélérée. L'évolution est chronique avec des poussées, parfois compliquée de thromboses des veines sous-clavières.

HYPEROSTOSE VERTÉBRALE ENGAINANTE. V. *mélorhéostose vertébrale.*

HYPEROVARIE, *s. f.* [angl. ***hyperovaria***]. Exagération du fonctionnement ovarien. Elle provoque un syndrome d'hyperfolliculinisme ou un syndrome d'hyperlutéinie (v. ces termes).

HYPEROXALÉMIE, *s. f.* [angl. ***hyperoxalaemia***]. Augmentation du taux de l'acide oxalique dans le sang. V. *oxalémie.*

HYPEROXALURIE, *s. f.* [angl. ***hyperoxaluria***]. Augmentation du taux de l'acide oxalique dans l'urine. — ***L'h. primitive*** serait due à un défaut d'enzyme.

HYPEROXÉMIE, *s. f.* (gr. *huper*, avec excès ; *oxus*, oxygène ; *haïma*, sang). Augmentation de la quantité d'oxygène contenue dans le sang.

HYPEROXIE, *s. f.* (gr. *huper*, avec excès ; *oxus*, oxygène) [angl. ***hyperoxia***]. Augmentation de la quantité d'oxygène distribuée aux tissus par le sang dans l'unité de temps.

HYPERPARATHYROÏDIE, *s. f.* ou **HYPERPARATHYROÏDISME**, *s. m.* (Barr et Bulger, 1929) [angl. ***hyperparathyroidism***]. Syndrome provoqué expérimentalement par l'administration d'hormone parathyroïdienne (Collip) et *cliniquement* par l'hyperfonctionnement des glandes parathyroïdes. Ce dernier peut être ***primaire,*** dû à un adénome, plus rarement à un carcinome ou à une hyperplasie-hypertrophie (type Albright) des glandes et son aspect typique est celui de l'ostéite fibrokystique (v. ce terme) ou ostéose parathyroïdienne ; mais il peut provoquer aussi une ostéoporose diffuse ou une lithiase rénale isolée. *Biologiquement,* il existe une hypercalcémie, une hypophosphorémie et une élévation du taux sanguin de la parathormone dosée par radio-immunologie. L'*h.* est quelquefois secondaire au rachitisme, à l'ostéomalacie, à une carence minérale, ou même à des lésions rénales (v. *acidose rénale hyperchlorémique*) ou bien encore à un cancer (myélome multiple).

HYPERPAROTIDIE, *s. f.* [angl. ***hyperparotidism***]. Augmentation de volume des parotides avec exagération de la sécrétion salivaire. L'*h.* a été surtout observée pendant la grossesse et au moment de la ménopause.

HYPERPATHIE, *s. f.* (gr. *huper*, avec excès ; *pathê*, souffrance) [angl. ***hyperpathia***]. Perception, accompagnée d'une douleur anormale par son intensité et son caractère angoissant, des moindres excitations sensitives ou affectives. L'*h.* est un élément du syndrome thalamique.

HYPERPEPSIE, *s. f.* (Hayem) (gr. *huper*, avec excès ; *pepsis*, coction) [angl. ***hyperpepsia***]. Exagération du fonctionnement de la muqueuse gastrique avec exaltation du processus fermentatif. Elle se traduit par l'augmentation de l'appétit et une sensation pénible pendant la digestion gastrique.

HYPERPÉRISTALTISME, *s. m.* [angl. ***hyperperistaltism***]. Exagération du péristaltisme normal de l'estomac ou de l'intestin.

HYPERPHAGIE, *s. f.* (gr. *huper*, avec excès ; *phagein*, manger) [angl. ***hyperphagia***]. Ingestion d'une quantité excessive d'aliments. Elle s'accompagne souvent d'obésité.

HYPERPHALANGIE, *s. f.* [angl. ***hyperphalangia, hyperphalangism***]. Présence d'une phalange surnuméraire (en général au niveau du pouce).

HYPERPHORIE, *s. f.* (gr. *huper*, avec excès ; *phoros*, qui porte) [angl. ***hyperphoria***]. Strabisme sursumvergent latent (v. *strabisme latent*).

HYPERPHOSPHATASÉMIE, *s. f.* [angl. ***hyperphosphatasaemia***]. Augmentation du taux des phosphatases dans le sang.

HYPERPHOSPHATASIE CHRONIQUE IDIOPATHIQUE. V. *ostéoectasie avec hyperphosphatasie.*

HYPERPHOSPHATÉMIANT, ANTE, *adj.* Qui augmente le taux des phosphates sanguins.

HYPERPHOSPHATÉMIE, *s. f.* [angl. ***hyperphosphataemia***]. Syn. *hyperphosphorémie.* Augmentation de la quantité de phosphates contenue dans le sang ou phosphatémie ; celle-ci est exprimée en mg de phosphore par litre. V. *phosphorémie.*

HYPERPHOSPHATURIE, *s. f.* [angl. ***hyperphosphaturia***]. Augmentation de la quantité de phosphates éliminée par les reins.

HYPERPHOSPHORÉMIE, *s. f. V. hyperphosphatémie.*

HYPERPILOSITÉ, *s. f.* [angl. ***hyperpilosity***]. Développement excessif de la pilosité du corps, indépendante des androgènes. V. *hirsutisme.*

HYPERPITUITARISME, *s. m.* [angl. ***hyperpituitarism***]. Syndrome dû à un fonctionnement exagéré et toujours dissocié des cellules glandulaires de la partie antérieure de l'hypophyse. L'*h. éosinophile* se traduit par l'acromégalie ou le gigantisme (adénome éosinophile) ; l'*h. basophile* par la maladie de Cushing (adénome basophile).

HYPERPLAQUETTOSE, *s. f.* [angl. ***thrombocytosis***]. Syn. *thrombocytose.* Augmentation du taux des plaquettes sanguines au delà de 500.10^9/L.

HYPERPLASIE, *s. f.* ou **HYPERPLASTIE**, *s. f.* (gr. *huper*, avec excès ; *plassein*, former) [angl. ***hyperplasia***]. — 1° (Virchow). Formation d'un tissu pathologique aux dépens d'un tissu sain ; les éléments néoformés ne diffèrent en rien, ni dans leur forme, ni dans leurs fonctions, de leurs générateurs (par opposition à *hétéroplasie*). — 2° Développement exagéré d'un tissu ou d'un organe.

HYPERPLASIE LIPOÏDE DES SURRÉNALES. V. *Prader et Gurtner (syndrome de).*

HYPERPLASIE PSEUDO-ÉPITHÉLIOMATEUSE DU DOS DES MAINS. V. *kératose pseudo-tumorale de Poth.*

HYPERPLASIE SURRÉNALE CONGÉNITALE [angl. ***congenital adrenal hyperplasia***]. Syn. *déficit enzymatique corticosurrénal.* Anomalie héréditaire des glandes surrénales, à transmission autosomique récessive, caractérisée par le déficit d'une des enzymes nécessaires à la synthèse des glucocorticoïdes. Il en résulte l'absence de sécrétion de cortisol qui déclenche une production excessive réactionnelle d'ACTH. Celle-ci provoque une hyperplasie des surrénales avec production surabondante d'hormones androgènes. On connaît plusieurs types de ces déficits enzymatiques caractérisés par un virilisme avec ou sans hypertension artérielle ou déshydratation : — 1° le déficit en 20-hydrolase, 22-hydrolase ou 20/22-desmolase : v. *Prader et Gurtner (syndrome de) ;* — 2° le déficit en 3-β- OH déshydrogénase : v. *Bongiovanni (syndrome de) ;* — 3° le déficit en 17-hydroxylase : v. *Biglieri (syndrome de) ;* — 4° le déficit en 21-hydroxylase (le plus fréquent) : v. *Debré-Fibiger (syndrome de)* et *Wilkins (syndrome de).* — 5° le déficit en 11-hydroxylase qui entraîne un virilisme avec parfois hypertension artérielle ou perte de sel. — 6° le déficit en 18-hydroxylase (Visser, 1964 ; Degenhart, 1966) caractérisé comme le : — 7° déficit en 18-déshydrogénase ou 18-aldolase (*syndrome d'Ulick,* 1964) par un syndrome de perte de sel. — Plus récemment ont été décrites deux formes rares : un déficit en *Steroidogenic Acute Regulatory (StAR)* et en 2004 un déficit en *P450 oxydoréductase.* — Certains cas de syndrome génitosurrénal et d'hypercorticisme entrent dans le cadre de ces déficits enzymatiques corticosurrénaux.

HYPERPNÉE, *s. f.* (gr. *huper*, avec excès ; *pnéô*, je respire) [angl. ***hyperpnoea***]. Exagération de l'amplitude des mouvements respiratoires. — ***épreuve de l'h.*** — 1° Contracture musculaire provoquée, chez un grand nombre de sujets, par l'*h.* plus ou moins prolongée. Elle peut déterminer une tétanie chez les prédisposés et une attaque d'épilepsie chez les comitiaux (méthode de Fœrster, de Breslau). — 2° Chute de la pression artérielle, dépassant 2 cm pour la maxima et 1 cm pour la minima, provoquée, en cas d'hypertension artérielle avec forte hyperexcitabilité sympathique, par une série de 10 inspirations profondes. Elle ne se produit pas si les artères sont sclérosées.

HYPERPNEUMATOSE, *s. f.* (gr. *huper*, avec excès ; *pneuma, atos*, souffle) [angl. ***hyperpneumatosis***]. Distension des alvéoles pulmonaires et augmentation de volume du territoire pulmonaire correspondant. Elle est due à une obstruction bronchique incomplète qui forme soupape, laissant pénétrer l'air dans le poumon, mais gênant sa sortie.

HYPERPOTASSÉMIE, *s. f.* V. *hyperkaliémie.*

HYPERPROLACTINÉMIE, *s. f.* [angl. ***hyperprolactinaemia***]. Augmentation du taux de la prolactine dans le sang. L'*h.* est ***physiologique*** au cours de la grossesse et de l'allaitement. En ***pathologie,*** l'*h. primaire* est produite par une tumeur (souvent un adénome) ou un fonctionnement exagéré de l'antéhypophyse ; elle se traduit chez une femme, par le syndrome aménorrhée-galactorrhée (v. ce terme) et chez l'homme, par une gynécomastie, une galactorrhée et une impuissance. L'*h.* peut aussi être *secondaire* à une hyperthyroïdie, une insuffisance rénale, l'anorexie mentale, l'hypertension artérielle et à l'administration de divers médicaments (neuroleptiques, alphaméthyldopa, cimétidine).

HYPERPROLINÉMIE, *s. f.* [angl. ***hyperprolinaemia***]. Présence excessive de proline (acide aminé) dans le sang. — Syn. *encéphalopathie avec prolinémie (ou prolinurie), maladie de R. Joseph* (1958). Maladie héréditaire due à un trouble du métabolisme de la proline. Certaines enzymes nécessaires à la dégradation de cet acide aminé font défaut, et la proline se trouve en abondance dans le sang (hyperprolinémie) et dans l'urine (hyperprolinurie), accompagnée de l'élimination urinaire d'hydroxyproline et de glycine. Cliniquement l'*h.* est caractérisée par une arriération mentale, des manifestations neurologiques, des troubles auditifs (surdité pour les sons aigus) et parfois une hypoplasie rénale. Selon l'enzyme en cause, on décrit plusieurs types d'*h.* On rapproche cette maladie de certaines néphropathies tubulaires chroniques héréditaires et en particulier du diabète aminé.

HYPERPROLINURIE, *s. f.* [angl. ***hyperprolinuria***]. Présence en excès de proline dans l'urine. V. *hyperprolinémie.*

HYPERPROSEXIE, *s. f.* (Ziehen) (gr. *huper*, avec excès ; *prosékhein*, être attentif) [angl. ***hyperprosexia***]. Exagération de l'attention.

HYPERPROTÉINÉMIE, *s. f.* V. *hyperprotidémie.*

HYPERPROTÉINORACHIE, *s. f.* Augmentation de la quantité de protides contenue dans le liquide céphalorachidien.

HYPERPROTIDÉMIE, *s. f.* [angl. ***hyperproteinaemia***]. Syn. *hyperprotéinémie.* Augmentation du taux des protides contenus dans le sérum sanguin. Elle peut être due à un accroissement de la masse des protéines ou à une hémoconcentration.

HYPERPYREXIE, *s. f.* [angl. ***hyperpyrexia***]. Très forte fièvre.

HYPERPYRUVICÉMIE, *s. f.* V. *pyruvicémie.*

HYPERRÉFLECTIVITÉ, *s. f.* ou **HYPERRÉFLEXIE**, *s. f.* Mots mal composés. V. *surréflectivité.*

HYPERRÉFLECTIVITÉ AUTONOME (syndrome d') [angl. ***hyperactive autonomic syndrome***]. Ensemble de manifestations neurovégétatives provoquées par la distension de la vessie et, accessoirement, par celle de l'urètre, de la vésicule biliaire ou d'un segment quelconque du tube digestif. On l'observe chez les sujets paralysés à la suite d'un trauma médullaire. Il consiste en un violent malaise général avec céphalée, palpitations et douleurs abdominales, accompagné d'une crise sudorale dans le territoire sus-lésionnel et surtout d'une élévation brusque et considérable de la pression artérielle avec bradycardie.

HYPERRÉTICULOCYTOSE, *s. f.* Augmentation du taux des réticulocytes dans le sang ; c'est un signe de régénération médullaire observé dans certaines anémies. L'*h.* peut atteindre 20 à 30 % dans les anémies hémolytiques. V. *réticulocytose.*

HYPERSARCOSINÉMIE, *s. f.* [angl. ***hypersarcosinaemia***]. Présence surabondante d'un acide aminé, la sarcosine, dans le sang. Elle est le signe biologique essentiel d'une maladie enzymatique du jeune enfant caractérisée cliniquement par des troubles neurologiques et un retard staturo-pondéral. Cette affection est due à une perturbation du métabolisme de la sarcosine, dont la dégradation est bloquée par le déficit d'une enzyme, la déshydrogénase-sarcosine. La sarcosine accumulée dans le sang est éliminée abondamment par l'urine.

HYPERSÉCRÉTION, *s. f.* [angl. ***hypersecretion***]. Exagération de la sécrétion d'un organe glandulaire.

HYPERSENSIBILITÉ, *s. f.* (E. von Behring, all., 1894) [angl. ***hypersensibility***]. Augmentation de la sensibilité — (immunologie) [angl. ***hypersensitivity***]. État d'un organisme apte à présenter des manifestations pathologiques lors d'une rencontre antigène-anticorps ; les termes d'anaphylaxie, d'allergie et d'immunité sont parfois employés dans ce sens. La classification des états d'*h.* (ou d'*allergie*) a d'abord été fondée sur le temps écoulé entre le contact avec l'antigène et l'apparition des réactions de l'organisme : ***h. immédiate*** et ***h. différée ou retardée*** (v. ces termes). Gell et Coombs (1968) ont rangé les accidents d'*h.* en 4 types schématiques, souvent associés : ***types 1, h. anaphylactique,*** *immédiate,* avec anticorps circulants : IgE, les réagines (v. ce terme) ; ce type comprend l'anaphylaxie avec ses manifestations générales (choc anaphylactique) et localisées (asthme, coryza spasmodique, urticaire, œdème de Quincke, etc.) et aussi l'atopie. — ***type 2, h. cytotoxique*** avec destruction par l'anticorps et le complément des cellules contenant l'antigène ; p. ex. : l'anémie hémolytique auto-immune. — ***type 3, h. semi-tardive*** où intervient aussi le complément et qui comprend les maladies des complexes immuns ; p. ex. : le phénomène d'Arthus, la maladie du sérum, les pneumopathies immunologiques. — ***type 4, h. à médiation cellulaire*** ou ***retardée,*** due à l'attaque directe de l'antigène par les lymphocytes T sensibilisés, agissant par cytotoxicité ou libération de lymphokines. P. ex. : l'allergie tuberculinique, les rejets de greffe.

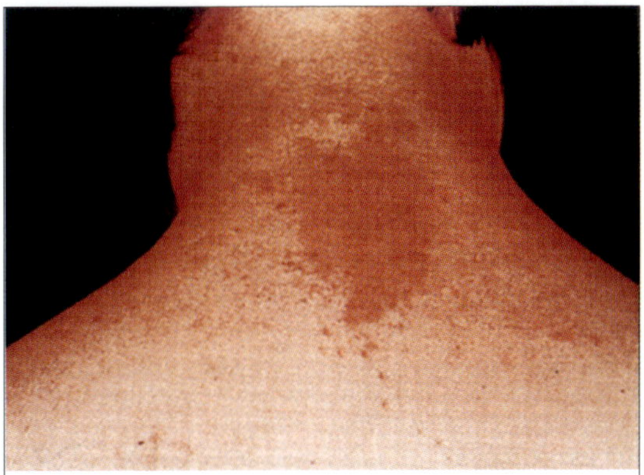

Hypersensibilité de contact au nickel

HYPERSENSIBILITÉ ANAPHYLACTIQUE. V. *hypersensibilité type 1.*

HYPERSENSIBILITÉ À ANTICORPS CIRCULANTS. V. *hypersensibilité, type 1.*

HYPERSENSIBILITÉ CYTOTOXIQUE. V. *hypersensibilité, type 2.*

HYPERSENSIBILITÉ DIFFÉRÉE ou **RETARDÉE (réaction d').** Syn. *réaction d'hypersensibilité à médiation cellulaire, réaction d'allergie différée* ou *retardée.* Manifestation de nature immunologique survenant 24 à 36 heures après un contact avec un antigène étranger et traduisant un conflit antigène-anticorps. Elle est liée, non à la présence d'anticorps sériques préexistants, mais à l'action des lymphocytes T et des macrophages, doués de cytotoxicité et sécrétant des lymphokines. L'hypersensibilité retardée est une manifestation d'immunité à médiation cellulaire survenant chez des sujets non sensibilisés. P. ex. : réactions cutanées à la tuberculine et aux piqûres d'insectes, sensibilité de contact aux produits chimiques, réaction de rejet des homogreffes, peut être maladies par auto-immunisation, réaction de défense antibactérienne au cours de la tuberculose, de la brucellose, de la toxoplasmose, de la lèpre, etc. V. *allergie, immunité, auto-immunité, hypersensibilité, hypersensibilité retardée (tests d'), hypersensibilité immédiate (réaction d')* et *mémoire immunologique.*

HYPERSENSIBILITÉ DIFFÉRÉE ou **RETARDÉE (tests d').** Épreuves permettant d'apprécier l'existence et l'importance de l'immunité cellulaire ; p. ex. : intradermo-réactions à la tuberculine, au BCG, à la candidine, à la streptokinase, badigeonnage cutané au dinitrochlorobenzène (DNC ou DNCB) ou épreuve à la phytohémagglutinine et aux autres lectines, étude du rejet d'une homogreffe cutanée, test du transfert normal des lymphocytes, culture mixte des lymphocytes, test du hamster irradié, test de la migration des leucocytes, test d'inhibition des colonies cellulaires, etc. (v. ces termes). Les épreuves sont positives si l'immunité cellulaire est normale, négatives si elle est absente (carence immunitaire cellulaire). V. *hypersensibilité différée ou retardée (réaction d').*

HYPERSENSIBILITÉ IMMÉDIATE (médiateurs de l'). Substances libérées par la dégranulation des polynucléaires basophiles et des mastocytes lorsque l'IgE, fixée à la surface de ces cellules, réagit au contact d'un antigène. Ces médiateurs sont directement responsables des effets locaux et généraux de l'hypersensibilité immédiate. Ce sont l'histamine, la sérotonine, le facteur d'activation des plaquettes (PAF), le SRS-A et le ECF-A (v. ces termes).

HYPERSENSIBILITÉ IMMÉDIATE (réaction d'). Manifestation de nature immunologique due à la présence, dans le sérum, d'anticorps circulants (immunoglobulines) et traduisant un conflit antigène-anticorps. C'est un phénomène d'allergie humorale. Il apparaît, le plus souvent très rapidement (en quelques secondes ou quelques heures), à l'occasion d'un nouveau contact de l'organisme avec l'antigène qui, lors d'une première rencontre, avait suscité la formation de l'anticorps. Il se manifeste par des phénomènes généraux (accidents anaphylactiques ou allergiques) ou locaux (crise d'asthme, urticaire, etc.) : v. *hypersensibilité, type 1.* Le phénomène d'Arthus et la maladie du sérum (v. ces termes) sont des cas particuliers d'allergie humorale : v. *hypersensibilité, type 3.* — V. *allergie, anaphylaxie, hypersensibilité* et *hypersensibilité différée ou retardée (réaction d').*

HYPERSENSIBILITÉ À MÉDIATION CELLULAIRE. V. *hypersensibilité, type 4* et *hypersensibilité différée (réaction d').*

HYPERSENSIBILITÉ RETARDÉE. V. *hypersensibilité différée.*

HYPERSENSIBILITÉ SEMI-TARDIVE. V. *hypersensibilité, type 3.*

HYPERSENSITIVITÉ, *s. f.* (de l'angl. *hypersensitivity*). V. *hypersensibilité.*

HYPERSÉROTONINÉMIE, *s. f.* [angl. ***hyperserotoninaemia***]. Présence, en excès, de la sérotonine (v. ce terme) dans le sang. V. *carcinoïde du grêle.*

HYPERSEXUALITÉ, *s. f.* [angl. ***hypersexuality***]. Exagération du désir sexuel. V. *hypergénitalisme* et *sexuels (comportements) déviants et variants.*

HYPERSIDÉRÉMIE, *s. f.* [angl. ***hypersideraemia***]. Augmentation du taux du fer dans le sérum sanguin (v. *sidérémie*). On l'observe dans certaines anémies (hémolytique, pernicieuse, thalassémie, etc.), dans les hémochromatoses et dans les ictères par hépatite. — ***épreuve d'h. provoquée.*** Étude de l'élévation du taux du fer sérique dans les heures qui suivent l'ingestion ou l'injection intraveineuse d'un sel ferreux. Elle est anormalement faible et brève au cours des hémochromatoses.

HYPERSIDÉROSE, *s. f.* V. *hémosidérose.*

HYPERSIGNAL, *s. m.* V. *relaxation 3°.*

HYPERSIGNAUX TRANSITOIRES [angl. ***high intensity transient signals***]. V. *HITS.*

HYPERSODIQUE, *adj.* Qui contient beaucoup de sodium. — *régime h.*

HYPERSOMATOTROPISME, *s. m.* (gr. *huper*, avec excès ; somatotrope) [angl. ***hypersomatotropism***]. Ensemble de syndromes dus à l'hypersécrétion d'hormone de croissance (ou somatotrope) : gigantisme, acromégalo-gigantisme, acromégalie.

HYPERSOMNIE, *s. f.* [angl. ***hypersomnia***]. Exagération de l'aptitude au sommeil. — ***h. continue.*** Symptôme observé surtout dans l'encéphalite épidémique, dans la maladie du sommeil et dans certaines tumeurs cérébrales. — ***h. paroxystique.*** *H.* survenant par accès, durant de quelques minutes à quelques heures. V. *narcolepsie, Kleine-Levin (syndrome de), Pickwick (syndrome de)* et *Ondine (malédiction d').*

HYPERSPASMODIQUE ou **HYPERSPASTIQUE**, *adj.* [angl. ***hyperspastic***]. Qui s'accompagne de contractures intenses. — ***paralysie h.*** V. ce terme.

HYPERSPLÉNISME, *s. m.* [angl. ***hypersplenia***]. Syndrome caractérisé par une forte diminution, dissociée ou globale, des hématies, des leucocytes et des plaquettes du sang circulant ; par une activité normale ou accrue de la moelle osseuse ; par son amélioration ou sa guérison par la splénectomie. Il est dû, en effet, à l'activité excessive de la rate, souvent hypertrophiée, qui détruit les globules qu'elle contient, forme des anticorps nocifs pour les éléments figurés du sang circulant ou trouble la maturation et la libération des cellules de la moelle. L'*h.* est secondaire (tuberculose, paludisme, leucémie, maladies de Besnier-Bœck-Schaumann, de Hodgkin, de Brill-Symmers, troubles de la circulation portale) ou ***primitive*** (ictère hémolytique congénital, purpura thrombopénique idiopathique, neutropénie splénique, pancytopénie). V. *pancytopénie* et *neutropénie splénique.*

HYPERSTHÉNIE, *s. f.* (gr. *huper*, avec excès ; *sthénos*, force) [angl. ***hypersthenia***]. Augmentation des forces. — ***h. gastrique*** (A. Robin). Exagération de la motilité de l'estomac. — ***h. intestinale*** (Blondel). V. *entérocolite.*

HYPERSTIMULATION OVARIENNE (syndrome d') [angl. ***ovarian hyperstimulation syndrome***]. Complication des stimulations ovariennes (v. ce terme) surtout multifolliculaires apparaissant en phase lutéale ou bien en début de grossesse. Les ovaires augmentent de taille en raison de nombreux kystes lutéaux, l'élévation de la perméabilité capillaire entraîne une ascite voire une anasarque ; l'hypovolémie et l'hémoconcentration favorisent l'insuffisance rénale fonctionnelle et les accidents thrombo-emboliques des membres supérieurs.

HYPERSYMPATHICOTONIE, *s. f.* [angl. ***hypersympathicotonus***]. Exagération de la sympathicotonie se manifestant surtout par une élévation de la pression sanguine.

HYPERTÉLORISME, *s. m.* (gr. *huper*, avec excès ; *têlé*, loin ; *orizein*, séparer) [angl. ***hypertelorism***]. Syn. *syndrome de Greig* (1924). Malformation cranio-faciale caractérisée par un élargissement de la petite aile du sphénoïde, donc de l'espace inter-orbitaire et de la racine du nez et par un écartement excessif des yeux. Elle est souvent associée à des anomalies oculaires, à la débilité intellectuelle, à la syndactylie et à la dysostose craniofaciale (maladie de Crouzon). Pour certains, elle serait due à une anomalie de développement du 1er arc branchial.

HYPERTÉLORISME-HYPOSPADIAS (syndrome). V. *BBB (syndrome).*

HYPERTENSIF, IVE, *adj.* [angl. ***hypertensive***]. Qui s'accompagne d'hypertension ou qui la provoque. — ***surrénalome h.*** V. *phéochromocytome.*

HYPERTENSINE, *s. f.* [angl. ***hypertensin***]. V. *angiotensine.*

HYPERTENSINOGÈNE, *s. m.* [angl. ***hypertensinogen***]. V. *angiotensine* et *rénine.*

HYPERTENSION, *s. f.* (gr. *huper*, avec excès ; lat. *tensio*, tension) [angl. ***hypertension***]. Augmentation de la tension. — Pris habituellement dans de sens d'***hypertension vasculaire*** (Vaquez) ou d'***hypertension artérielle*** [angl. ***high blood pressure***] c'est-à-dire d'augmentation de la pression dans le réseau artériel. Le terme d'*h.* artérielle désigne en pratique l'élévation tensionnelle dans les artères de la grande circulation *(hypertension systémique).* En 1999, l'OMS classe les niveaux d'hypertension en trois grades : I (140/159 mmHg pour la systolique — 90/99 pour la diastolique), II (160/179 – 100/109) ; III (> 180-110). Cette *h.* provoque souvent des céphalées, des troubles sensoriels légers, des crampes des extrémités et peut aboutir à des complications graves : accidents nerveux d'origine vasculaire, insuffisance ventriculaire gauche, insuffisance rénale. Habituellement ***essentielle,*** l'HTA est parfois secondaire à une ***malformation*** (coarctation), à une ***intoxication*** (réglisse, sympathicomimétiques), à une affection ***rénale*** (parenchymateuse ou vasculaire) ou ***surrénale.*** V. *antihypertenseur*, *Goldblatt (hypertension type)*, *Conn (syndrome de)*, *Cushing (maladie ou syndrome de)*, *JNC*, *Keith-Wagener (classification du fond d'œil selon)*, *sphygmomanomètre*, *MAPA*, *tension artérielle* et *phéochromocytome* • 👁 **Keith-Wagener** •.

HYPERTENSION ARTÉRIELLE (HTA) [angl. ***arterial hypertension, high blood pressure***]. V. *hypertension.*

HYPERTENSION ARTÉRIELLE MALIGNE (Volhard et Fahr, 1914 ; Keith, Wagener et Kernohan, 1928) [angl. ***malignant arterial hypertension***]. Forme rapidement mortelle de l'hypertension artérielle, frappant l'adulte jeune. Elle survient au cours d'une insuffisance rénale (60 % des cas), d'une hypertension artérielle banale, rarement d'une hypertension rénovasculaire. Elle est caractérisée ***anatomiquement*** par des lésions diffuses d'artériolite fibrinoïde, nécrosante et sténosante ; celles-ci prédominent sur les reins, d'où l'hypersécrétion de rénine, d'angiotensine et d'aldostérone. La pression artérielle est très élevée (250/150 mmHg) ; les manifestations encéphaliques dominent le tableau ***clinique :*** céphalée, rétinopathie hypertensive avec œdème papillaire, exsudats et hémorragies ; l'état général s'altère et la mort survient à la suite d'accidents cérébro-méningés, cardiaques et surtout d'une insuffisance rénale mortelle en quelques mois. V. *néphro-angiosclérose maligne*, *anémie hémolytique micro-angiopathique*, *néphro-anémiques (syndromes)* et *encéphalopathie hypertensive.*

HYPERTENSION ARTÉRIELLE PULMONAIRE (HTAP) [angl. ***pulmonary hypertension***]. Augmentation de la pression dans le réseau artériel pulmonaire au delà de 35 mm de Hg (chiffres normaux de pression artérielle pulmonaire : maxima 25 mm, minima 15, moyenne 20). Elle peut être due : — 1° dans certaines cardiopathies congénitales, à un shunt gauche-droite à gros débit ; — 2° à une résistance excessive à l'écoulement sanguin, soit au niveau des artérioles pulmonaires (bronchopneumopathies chroniques, embolies pulmonaires massives ou répétées, certains rétrécissements mitraux, certaines cardiopathies congénitales avec shunt gauche-droite, *h. a. p.* primitive) : c'est l'*h.a.p. précapillaire* avec pression capillaire pulmonaire normale ; soit en aval de ces artérioles, au niveau du cœur gauche (lésions mitrales, insuffisance ventriculaire gauche) : c'est l'*h. a. p. post-capillaire, passive* ou *veineuse*, associée à une élévation de la pression capillaire pulmonaire. Elle provoque une dilatation du tronc et des grosses branches de l'artère pulmonaire et une hypertrophie ventriculaire droite et se manifeste par une dyspnée d'effort croissante et une évolution plus ou moins rapide vers l'insuffisance ventriculaire droite. — ***h. a. p. primitive*** (Lian, 1940). Syn. *artériosclérose pulmonaire primitive* (Brenner, 1935), *endartérite oblitérante primitive de l'artère pulmonaire* (H. Durand, 1927), *sclérose primitive de l'artère pulmonaire* (Romberg, 1891). Affection rare, de cause inconnue, frappant les adultes jeunes et caractérisée anatomiquement par un épaississement considérable de la paroi des artérioles et des petites artères pulmonaires et par une évolution mortelle en peu d'années. Certaines HTAP ont pu être provoquées par l'usage d'anorexigènes.

HYPERTENSION ARTÉRIELLE DE TYPE GOLDBLATT [angl. ***Goldblatt's hypertension***]. V. *Goldblatt (h. artérielle de type).*

HYPERTENSION DE CONSULTATION (OMS). V. *« blouse blanche » (effet).*

HYPERTENSION ESSENTIELLE PROGRESSIVE. V. *hypertensive (maladie).*

HYPERTENSION GRAVIDIQUE. V. *toxémie gravidique.*

HYPERTENSION INTRACRÂNIENNE (syndrome de l') [angl. ***intracranial hypertension***]. Syndrome caractérisé par une céphalée frontale ou occipitale, des vomissements, des manifestations oculaires (diplopie par paralysie de la VIe paire crânienne, œdème papillaire par stase pouvant aboutir à la cécité par atrophie optique). Il évolue plus ou moins vite selon la cause, vers l'obnubilation intellectuelle puis le coma, avec hypertonie musculaire permanente ou paroxystique et troubles végétatifs altérant les fonctions vitales circulatoires et respiratoires. Il est dû à une hypertension dans les vaisseaux cérébraux, à un œdème du cerveau ou à une accumulation de liquide céphalorachidien. Il est provoqué essentiellement par le développement de lésions expansives intracrâniennes (tumeur, hématome, abcès), par des accidents vasculaires (œdème cérébroméningé paroxystique de certaines poussées d'hypertension artérielle, hémorragie cérébrale ou méningée, ramollissement cérébral), par des infections (méningites, encéphalites), par une hydrocéphalie. — ***h. i. idiopathique.*** Syn. *pseudo-tumeur cérébrale* [angl. ***pseudotumor cerebri***]. Variété d'*h. i.* observée chez la femme obèse et dépourvue de cause décelable car l'imagerie comme les éléments du liquide céphalorachidien sont normaux. V. *engagement cérébral*, *rigidité de décérébration* et *postérieure (crise).*

HYPERTENSION PAR ISCHÉMIE RÉNALE. *V. Goldblatt (hypertension artérielle de type).*

HYPERTENSION PAROXYSTIQUE ESSENTIELLE. V. *phéochromocytome.*

HYPERTENSION PORTALE (syndrome d') [angl. ***portal hypertension***]. Ensemble de symptômes (ascite, circulation collatérale, splénomégalie, hémorragies digestives) provoqués par un blocage de la circulation portale, soit *intra-hépatique* (cirrhose), soit *extra-hépatique* (sténose congénitale de la veine porte chez l'enfant, thrombose de la veine porte).

HYPERTENSION RÉNOVASCULAIRE [angl. ***renovascular hypertension***]. V. *Goldblatt (hypertension artérielle de type).*

HYPERTENSION SYSTÉMIQUE. V. *hypertension.*

HYPERTHERMIE, *s. f.* (gr. *huper*, avec excès ; *thermê*, chaleur) [angl. ***hyperthermia***]. Élévation de la température du corps ou d'une partie du corps au-dessus de la normale. — Les mots *hyperthermie* et *fièvre* sont souvent considérés comme synonymes. Pour les physiologistes, ils désignent deux entités différentes : « dans l'hyperthermie, la température corporelle est élevée sous l'effet d'un environnement chaud ou d'un travail musculaire intense et le tableau peut évoluer vers le coup de chaleur. L'organisme met en jeu ses moyens de défense contre la chaleur : sudation, vasodilatation et comportement pour ramener sa température à la valeur normale voisine de 37 °C » (M. Cabanac). V. *fièvre* et *pyrexie.*

HYPERTHERMIE MALIGNE D'EFFORT [angl. ***exertion malignant hyperthermia***]. Syndrome d'apparition brutale, déclenché par un effort musculaire intense et prolongé en ambiance chaude et humide, chez des sujets en pleine santé (p. ex. : soldats à l'entraînement). Il est caractérisé par une élévation de la température centrale au delà de 40 °C, des troubles neuropsychiques sévères (confusion mentale, coma), une tachycardie avec défaillance cardiovasculaire, parfois des sueurs abondantes, des stigmates de lyse musculaire (élévation des enzymes sériques, en particulier de la CPK), des troubles de la coagulation sanguine et une atteinte hépatique et rénale. L'évolution est grave, mortelle en quelques heures dans 30 % des cas. V. *coup de chaleur.*

HYPERTHERMIE MALIGNE PER-ANESTHÉSIQUE (Bendord, 1940 ; Guedel, 1951 ; Denborough et Lowel, 1960) [angl. ***malignant hyperthermia of anaesthesia***]. Syndrome survenant exceptionnellement au cours des anesthésies générales, surtout pendant celles associant le thiopental-succinylcholine et l'halotane. Il se manifeste par une fièvre atteignant rapidement 43 °C ou plus accompagnée souvent de rigidité musculaire et toujours d'hyperpnée, de cyanose, d'hypertension artérielle et de tachycardie ; il existe une acidose métabolique avec hyperkaliémie, hypocalcémie et élévation du taux sérique des enzymes musculaires. Il évolue rapidement vers la mort dans 60 à 70 % des cas. Il a été observé en Amérique du Nord, exceptionnellement en Europe. Sa pathogénie est mal connue. Les maladies musculaires semblent y prédisposer ; un facteur génétique interviendrait également (tare héréditaire à transmission dominante autosomique). V. *neuroleptiques (syndrome malin des).*

HYPERTHYMIE, *s. f.* (gr. *huper*, avec excès ; *thumos*, âme) [angl. ***hyperthymia***] (psychiatrie). Trouble de l'humeur caractérisé par une exacerbation de l'activité accompagnée habituellement d'une certaine euphorie.

HYPERTHYMIE, *s. f.*, **HYPERTHYMIQUE (syndrome)** ou **HYPERTHYMISME**, *s. m.* (Pende, 1938) (gr. *huper*, avec excès ; *thumos*, thymus) [angl. ***hyperthymism***]. Syn. *syndrome de Pende.* Ensemble de troubles attribués au fonctionnement exagéré du thymus, observé chez les enfants et les adolescents. Il consiste en une adipose généralisée avec lymphatisme et insuffisance du développement physique, sexuel et psychique (v. *thymolymphatique, état*) ; il n'est pas sans analogie avec le syndrome de Babinski-Frölich. — ***L'hypertrophie du thymus*** a été retrouvée dans de nombreux cas de myasthénie d'Erb-Goldflam. Chez le nourrisson, elle donne des signes de compression médiastinale avec stridor.

HYPERTHYRÉOSE, *s. f.* V. *hyperthyroïdie.*

HYPERTHYROCALCITONINÉMIE (syndrome d') (Mazzuoli, 1966 ; Chimènes et H. P. Klotz, 1967) [angl. ***thyrocalcitonin excess syndrome***]. Syn. *syndrome d'hypercalcitoninémie.* Syndrome caractérisé par l'hypersécrétion de *thyrocalcitonine* (v. *calcitonine*). Il a été observé dans certaines affections thyroïdiennes (cancer médullaire à stroma amyloïde, cancer trabéculaire riche en mucopolysaccharides acides, adénome à cellules C), dans les carcinoïdes bronchique et intestinal, les phéochromocytomes et les mélanomes. Il est caractérisé par une fatigue, une spasmophilie et une calcémie basse.

HYPERTHYROÏDIE, *s. f.* ou **HYPERTHYROÏDISME**, *s. m.* [angl. ***hyperthyroidism***]. Syn. *hyperthyréose.* Exagération des sécrétions thyroïdiennes donnant lieu à un certain nombre de signes de la maladie de Basedow. V. *thyréotoxicose.* — ***hyperthyroïdisme aigu.*** V. *basedowisme aigu.*

HYPERTHYROXINÉMIE, *s. f.* [angl. ***hyperthyroxinaemia***]. Présence, en excès, de thyroxine dans le sang.

HYPERTHYROXINIE, *s. f.* État caractérisé par la présence d'un excès de thyroxine dans l'organisme. V. *hyperthyroïdie.*

HYPERTONIE, *s. f.* (gr. *huper*, avec excès ; *tonos*, tension) [angl. ***hypertonia***]. — 1° État d'un liquide ou d'une solution ayant une tension osmotique plus élevée que celle d'un autre liquide en présence duquel on le met. — ***h. plasmatique.*** Augmentation de la pression osmotique du plasma sanguin due à l'élévation du taux des électrolytes. V. *concentration ionique du plasma* et *hypertonie osmotique du plasma (syndrome d').* — 2° Spasme permanent artério-capillaire qui, d'après Volhard, provoquerait l'hypertension artérielle. — 3° Augmentation de l'excitabilité nerveuse ou de la tonicité musculaire. — ***h. extrapyramidale.*** V. *extrapyramidale (contracture ou hypertonie).*

HYPERTONIE OSMOTIQUE DU PLASMA (syndrome d') (J. Hamburger, J. Crosnier et G. Mathé, 1950) [angl. ***excessive osmotic pressure of blood plasma***]. Ensemble de symptômes liés à une élévation de la pression osmotique du plasma et à la déshydratation cellulaire consécutive : soif impérieuse, sécheresse de la muqueuse buccale, chute de poids, asthénie, torpeur, dyspnée, fièvre légère, oligurie et élévation de l'azotémie. Ce syndrome est dû à l'élévation du taux des électrolytes plasmatiques (sodium) par déperdition aqueuse : rénale (diabète insipide, diurèse osmotique de certains diabétiques, de certains insuffisants rénaux, diabète insipide néphrogénique, etc.), digestive (vomissements, aspiration gastrique, diarrhée), cutanée (sueurs), respiratoire (par voie buccale ou par trachéotomie) ou par apport hydrique insuffisant. Dans certains cas, une rétention saline est associée à la perte d'eau. Il peut aboutir au *coma hyperosmolaire ;* il régresse à la suite de l'administration de solutions hypotoniques jointe au régime sans sel.

HYPERTONIE VAGALE (syndrome d'). V. *muscarinien (syndrome).* V. aussi : *acétylcholine, atropine, système nerveux parasympathique, vagolytique, vagomimétique.*

HYPERTONIQUE, *adj.* [angl. ***hypertonic***]. Qui présente une hypertonie.

HYPERTRANSAMINASÉMIE, *s. f.* [angl. ***hypertransaminasaemia***]. Augmentation du taux des transaminases dans le sang.

HYPERTRICHOSE, *s. f.* (gr. *huper*, avec excès ; *thrix, trikhos*, poil) [angl. ***hypertrichosis***]. Syn. *polytrichie, polytrichose, trichauxis.* Anomalie cutanée consistant en un développement anormal du système pileux. Elle peut être congénitale ou acquise, généralisée ou localisée.

HYPERTRIGLYCÉRIDÉMIE, *s. f.* [angl. ***hypertriglyceridaemia***]. Augmentation du taux des triglycérides sanguins. V. *triglycéride, hyperlipémie* et *lipoprotéine.* — ***h. endogène.*** V. *hyperlipidémie, type 4.* — ***h. exogène.*** V. *hyperlipémie essentielle.*

HYPERTROPHIANTE SINGULIÈRE (maladie) (C. Tournier). V. *pachydermie plicaturée avec pachypériostose des extrémités.*

HYPERTROPHIE, *s. f.* (gr. *huper*, avec excès ; *trophê*, nutrition) [angl. ***hypertrophy***]. Augmentation de la nutrition d'un organe. — Ce mot s'emploie maintenant dans le sens d'augmentation de volume d'un organe en rapport avec des altérations anatomiques variables. V. *atrophie.*

HYPERTROPHIE BIVENTRICULAIRE. V. *hypertrophie ventriculaire.*

HYPERTROPHIE CARDIAQUE IDIOPATHIQUE. V. *myocardiopathie.*

HYPERTROPHIE STATURALE AVEC MACROGLOSSIE ET OMPHALOCÈLE (syndrome d'). V. *Wiedemann et Beckwith (syndrome de).*

HYPERTROPHIE STÉNOSANTE DU VENTRICULE GAUCHE (R. Froment et Gravier). V. *myocardiopathie.*

HYPERTROPHIE VENTRICULAIRE [angl. ***ventricular hypertrophy***] (cardiologie). Augmentation de la masse ventriculaire (et non pas seulement épaississement pariétal ventriculaire). Syn. *surcharge ventriculaire.* — État anormal du cœur caractérisé, sur **l'électrocardiogramme,** par une déviation pathologique (inconstante) de l'axe électrique vers la gauche ou vers la droite, par une augmentation d'amplitude et un léger élargissement de l'onde QRS qui est positive avec une déflexion intrinsécoïde retardée dans les dérivations précordiales enregistrées en face du ventricule hypertrophié et par des modifications des ondes T (aplatissement ou déplacement dans le sens opposé à celui de l'onde QRS). Il correspond à la réaction du cœur (hypertrophie ou hypertrophie-dilatation d'un ventricule, avec généralement rotation du cœur) soumis pendant longtemps à un surcroît de travail. V. *prédominance ventriculaire.* — ***h. par adaptation*** (Donzelot, Métianu et Durand). Aspect de l'électrocardiogramme réalisé lorsque le ventricule droit est obligé de s'adapter, en se dilatant et en s'hypertrophiant, au régime de pression de la grande circulation, par exemple dans la tétralogie de Fallot où il doit se vider dans l'aorte placée à cheval sur une communication interventriculaire. Cet aspect se traduit, sur les dérivations précordiales situées à droite du sternum, par une grande onde R et une onde T négative ; à partir de V2, on retrouve une image RS et des ondes T positives ; ces altérations, comme l'adaptation du ventricule, restent fixes et n'évoluent pas. — ***h. de barrage*** (Donzelot, Métianu et Durand, 1952). Syn. *surcharge systolique* (Cabrera et Monroy, 1952). Aspect de l'électrocardiogramme observé en cas d'accroissement des résistances à l'évacuation des ventricules dont les parois développent une hypertrophie concentrique (hypertension artérielle systémique ou pulmonaire, sténose aortique ou pulmonaire). Il est caractérisé par une accentuation progressive de l'image de l'hypertrophie ventriculaire, surtout sur les dérivations précordiales en regard du ventricule hypertrophié (onde R ample, onde T négative, profonde, parfois pointue et symétrique). — ***h. biventriculaire.*** Aspect de l'électrocardiogramme combinant de manière variable des signes d'hypertrophie ventriculaire gauche et ceux d'hypertrophie ventriculaire droite. On l'observe d'emblée dans certaines cardiopathies surchargeant simultanément les deux ventricules et dans certaines affections cardiaques qui, après avoir longtemps surchargé le ventricule gauche, retentissent secondairement sur le ventricule droit. — ***h. de surcharge*** ou ***de reflux*** (Donzelot, Métianu et Durand, 1952). Syn. *surcharge diastolique* (Cabrera et Monroy, 1952) ou *volumétrique* (Deglaude et Laurens, 1958). Aspect de l'électrocardiogramme observé lorsqu'un ventricule reçoit, par suite de conditions pathologiques (insuffisance valvulaire ; shunt gauche-droite augmentant le débit dans le ventricule droit), un apport sanguin supplémentaire qui lui impose une activité accrue (augmentation de débit et dilatation), sans qu'il y ait gêne à son évacuation. Il est caractérisé, en cas d'hypertrophie du ventricule gauche, par une onde R de grande amplitude avec retard de la déflexion intrinsécoïde, une onde Q accentuée et une onde T positive, pointue et symétrique, parfois aplatie ou légèrement inversée ; en cas d'hypertrophie du ventricule droit, par un bloc incomplet droit.

HYPERTROPIE, *s. f.* (gr. *huper*, avec excès ; *tropê*, changement de direction). V. *strabisme sursumvergent.*

HYPERURATURIE, *s. f.* Augmentation du taux des urates dans l'urine.

HYPERURICÉMIE, *s. f.* [angl. ***hyperuricaemia***]. Augmentation de la quantité d'acide urique en circulation dans le sang et phénomènes pathologiques qui en résultent (goutte). — ***h. congénitale.*** V. *Lesch et Nyhan (syndrome de).*

HYPERURICOSURIE, *s. f.* [angl. ***hyperuricuria***]. Augmentation de la quantité d'acide urique éliminée par les reins.

HYPERVALINÉMIE, *s. f.* [angl. ***hypervalinaemia***]. Présence en excès, dans le sang, d'un acide aminé, la valine. Elle caractérise une variété d'enzymopathie. V. ce terme, *valine, leucinose* et *amino-acidopathie.*

HYPERVASCULARISÉ, SÉE, *adj.* (gr. *huper*, avec excès ; lat. *vasculum,* petit vase, vaisseau) [angl. ***hypervascular***]. Dont les vaisseaux sont exagérément développés.

HYPERVENTILATION PULMONAIRE [angl. ***pulmonary hyperventilation***]. Augmentation de la quantité d'air inspiré qui entre par minute dans les alvéoles pulmonaires (v. *ventilation alvéolaire*) et qui devient excessive par rapport à la consommation d'oxygène du sujet. Elle provoque une diminution de la teneur en CO_2 du sang artériel et une alcalose respiratoire.

HYPERVITAMINÉMIE A PROVOQUÉE (épreuve de l') [angl. ***vitamin A tolerance test***]. Procédé permettant l'étude du métabolisme des graisses neutres. La vitamine A est dosée dans le sérum sanguin 3, 6, 9, 12 et 24 heures après l'ingestion de 500 000 unités de cette vitamine. Celle-ci, dissoute dans les chylomicrons, accompagne les graisses neutres dans leur absorption intestinale et leur transfert sanguin ; l'élévation de son taux sérique reflète l'augmentation de la quantité des graisses neutres. Cette élévation est anormalement forte et prolongée dans l'hyperlipémie essentielle (v. ce terme).

HYPERVITAMINOSE, *s. f.* [angl. ***hypervitaminosis***]. Troubles dus à l'administration inconsidérée de médicaments ou de substances alimentaires très riches en vitamines (on a étudié surtout l'*h.* D).

HYPERVOLÉMIE, *s. f.* (Rowntree) (gr. *huper*, avec excès ; lat. *volumen,* masse ; gr. *haïma*, sang) [angl. ***hypervolaemia***]. Augmentation du volume sanguin total circulant. V. *volémie.*

HYPHE, *s. m.* (gr. *huphos,* tissu) [angl. ***hypha, pl. hyphae***]. Ramification filamenteuse tubulaire émise par certaines bactéries ou constituant les champignons et dont l'ensemble forme alors le *mycélium.* V. ce terme.

HYPHÉMA, *s. m.* (gr. *hupo,* sous ; *haïma,* sang) [angl. ***hyphaema***]. Syn. *hypohéma.* Épanchement sanguin dans la chambre antérieure de l'œil.

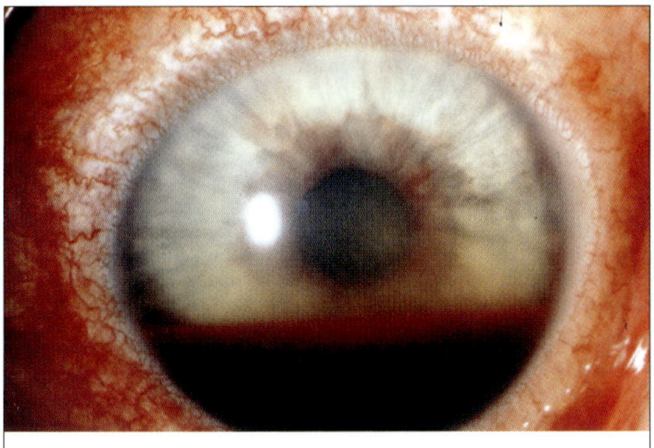

Hyphéma

HYPHOMYCÉTOME, *s. m.* (Vuillemin) (gr. *huphos*, tissu ; *mukês*, *mukêtos*, champignon). V. *maduromycose.*

HYPNAGOGIQUE, *adj.* (gr. *hupnos*, sommeil ; *agôgos*, qui amène) [angl. ***hypnagogic***]. Qui conduit au sommeil. — ***hallucination h.*** V. *hallucination.*

HYPNALGIE, *s. f.* (Oppenheim) (gr. *hupnos*, sommeil ; *algos*, douleur) [angl. ***hypnalgia***]. Douleur ressentie seulement pendant le sommeil et disparaissant au réveil.

HYPNO-ANALYSE, *s. f.* (gr. *hupnos*, sommeil ; *analusis*, libération) [angl. ***hypnoanalysis***]. Technique de psychothérapie utilisant successivement l'hypnose puis la psychanalyse (v. ces termes).

HYPNO-ANESTHÉSIE, *s. f.* (gr. *hupnos*, sommeil ; anesthésie) [angl. ***hypnoanaesthesia***]. Anesthésie générale obtenue par le sommeil (inhalation de produits anesthésiques gazeux).

HYPNODRASIE, *s. f.* (gr. *hupnos*, sommeil ; *draô*, je fais). Action commise pendant le sommeil. Ce terme comprend les terreurs nocturnes et le somnambulisme.

HYPNOGÈNE, *adj.* (gr. *hupnos*, sommeil ; *génnan*, engendrer). V. *hypnotique 1°.*

HYPNOGRAMME, *s. m.* (gr. *hupnos*, sommeil ; *gramma*, écriture) [angl. ***hypnogram***]. Graphique étudiant les états de sommeil selon l'enregistrement continu de l'électroencéphalogramme, de l'électro-oculogramme et de l'électromyogramme d'un muscle axial (houppe du menton). V. *polysomnographie.*

HYPNOLOGIE, *s. f.* (gr. *hupnos*, sommeil ; *logos*, discours) [angl. ***hypnology***]. Étude du sommeil et de ses perturbations.

HYPNOPATHIE, *s. f.* (gr. *hupnos*, sommeil ; *pathê*, maladie). V. *sommeil (maladie du).*

HYPNOPOMPIQUE, *adj.* (gr. *hupnos*, sommeil ; *pompê*, renvoi) [angl. ***hypnopompic***]. Se produisant au réveil.

HYPNOSE, *s. f.* (gr. *hupnos*, sommeil) [angl. ***hypnosis***]. Variété spéciale et incomplète de sommeil, provoquée par la parole, le regard ou les gestes de l'opérateur et dans laquelle le sujet est particulièrement apte à recevoir les suggestions de celui qui l'hypnotise. V. *hypnotisme.*

HYPNOSERIE, *s. f.* (de hypnosie, terme ancien pour maladie du sommeil). Établissement destiné à hospitaliser les sujets atteints de la maladie du sommeil assez gravement pour qu'ils ne puissent plus subvenir à leurs besoins.

HYPNOTIQUE, *adj.* et *s. m.* (gr. *hupnos*, sommeil) [angl. ***hypnotic***]. — 1° Syn. *hypnogène, somnifère.* Qui provoque le sommeil. Les médicaments *h.* font partie des psycholeptiques. V. *narcotique.* — 2° *adj.* Qui concerne l'hypnotisme.

HYPNOTISME, *s. m.* (Braid, 1841) (gr. *hupnos*, sommeil) [angl. ***hypnotism***]. — 1° « État psychique particulier susceptible d'être provoqué, qui met en activité ou exalte à des degrés divers la suggestibilité, c'est-à-dire l'aptitude à être influencé par une idée acceptée par le cerveau et à la réaliser » (Bernheim). — 2° Ensemble des procédés capables de provoquer l'hypnose.

HYPNOZOÏTE, *s. m.* (gr. *hupnos,* sommeil ; *zôon,* animal) [angl. ***hypnozoite***]. Forme quiescente de sporozoïte (v. ce terme), capable de provoquer, après une longue période de latence, de nouveaux accès palustres.

HYPNURIE, *s. f.* (gr. *hupnos*, sommeil ; *ouron*, urine). Miction ou groupe de mictions interrompant le sommeil.

HYPO-ACCÉLÉRINÉMIE, *s. f.* (gr. *hupo*, sous ; accélérine ; *haïma*, sang) [angl. ***hypoaccelerinaemia***]. Abaissement du taux d'accélérine dans le sang. Il provoque un syndrome hémorragique grave *(h. constitutionnelle,* v. *parahémophilie, 1°)*, apparaissant parfois dès la naissance, et au cours duquel le temps de Quick est allongé.

HYPO-ACOUSIE, *s. f.* (gr. *hupo*, sous ; *akouein*, entendre) [angl. ***hypoacusia***]. Diminution de l'acuité auditive.

HYPO-ALBUMINÉMIE, *s. f.* [angl. ***hypoalbuminaemia***]. Diminution de la quantité d'albumine contenue dans le plasma sanguin. V. *analbuminémie.*

HYPO-ALGÉSIE, *s. f.* (gr. *hupo*, sous ; *algêsis*, douleur) [angl. ***hypoalgesia***]. Diminution de la sensibilité à la douleur.

HYPO-ALLERGÉNIQUE, *adj.* [angl. ***hypoallergenic***]. — 1° Qui concerne une faible quantité d'allergène (v. ce mot). — 2° Qui risque peu de provoquer une réaction allergique. — ***chambre h.*** Local contenant le moins possible d'allergène.

HYPO-AMINOACIDÉMIE, *s. f.* [angl. ***hypoaminoacidaemia***]. Diminution du taux des acides aminés dans le sang.

HYPO-AMPHOTONIE, *s. f.* (gr. *hypo*, sous ; *amphos*, deux ; *tonos*, contraction). Diminution du tonus des deux systèmes vague et sympathique. V. *dystonie neuro-végétative.*

HYPO-ANDRIE, *s. f.* ou **HYPO-ANDRISME**, *s. m.* (gr. *hupo*, sous ; *anêr*, homme). Infantilisme masculin.

HYPO-ANDROGÉNIE, *s. f.* ou **HYPO-ANDROGÉNISME**, *s. m.* (gr. *hupo*, sous ; androgène) [angl. ***hypoandrogenism***]. Syn. *insuffisance androgénique.* Diminution, dans l'organisme, des hormones dont dépendent les caractères masculins : hormones androgènes des surrénales et des testicules, que la diminution de leur sécrétion soit primitive ou secondaire à un déficit des stimulines hypophysaires correspondantes.

HYPO-ARRHÉNIE, *s. f.* (gr. *hupo*, sous ; *arrên*, mâle). Infantilisme régressif dû à l'arrêt de la sécrétion testiculaire après la puberté.

HYPO-AZOTURIE, *s. f.* [angl. ***hypoazoturia***]. Diminution de l'azote éliminé par l'urine (urée, urates).

HYPOBARE, *adj.* (gr. *hupo*, sous ; *baros*, pression) [angl. ***hypobaric***]. Caractérisé par une pression basse, inférieure à la normale, inférieure à la pression atmosphérique. — *caisson h.* Caisson à dépression.

HYPOBÊTALIPOPROTÉINÉMIE ou **HYPO-β-LIPOPROTÉINÉMIE**, *s. f.* [angl. ***hypobetalipoproteinaemia***]. V. *abêtalipoprotéinémie.*

HYPOCALCÉMIANT, ANTE, *adj.* Qui diminue le taux du calcium dans le sang.

HYPOCALCÉMIE, *s. f.* [angl. ***hypocalcaemia***]. Taux anormalement bas du calcium dans le sang. L'*h.* s'observe essentiellement lors des hypoparathyroïdies et des ostéomalacies. C'est la baisse de la fraction *ionisée* du calcium sanguin (v. *calcémie*) qui peut provoquer la tétanie.

HYPOCALCÉMIE PROVOQUÉE (épreuve d') (H.P. Klotz et Clément). Syn. *test à l'EDTA.* Épreuve destinée à mettre en évidence une hypoparathyroïdie. Une perfusion intraveineuse lente de chélateur (tétra-acétate sodique d'éthylène-diamine ou EDTA) abaisse la calcémie ; chez le sujet normal, cette baisse est transitoire, la calcémie étant revenue à 97 % de son taux initial une heure après la fin de l'épreuve. Chez l'hypoparathyroïdien, la chute de la calcémie serait plus marquée et plus prolongée. — Une hypocalcémie transitoire peut également être obtenue par une injection intramusculaire de calcitonine.

HYPOCALCIE, *s. f.* (J. Decourt) [angl. ***hypocalcia***]. Terme désignant « tous les troubles morbides liés à l'insuffisance générale du calcium dans l'organisme ». V. *décalcification* et *tétanie.*

HYPOCALCISTIE, *s. f.* Diminution de la quantité de calcium contenue dans les tissus.

HYPOCALCITONINÉMIE, *s. f.* V. *hypothyrocalcitoninémie.*

HYPOCALCIURIE, *s. f.* [angl. ***hypocalciuria***]. Diminution de la quantité de calcium contenue dans l'urine. Elle s'observe notamment dans les ostéomalacies, les insuffisances parathyroïdiennes et les insuffisances rénales glomérulaires.

HYPOCAPNIE, *s. f.* (gr. *hupo*, pris dans le sens d'insuffisance ; *kapnos*, gaz) [angl. ***hypocapnia***]. Diminution du CO_2 dissous dans le plasma sanguin, où il existe surtout sous forme d'acide carbonique. Elle est due à une élimination excessive de CO_2 par augmentation de la ventilation pulmonaire. Si elle survient brutalement, elle provoque l'alcalose gazeuse ; si elle est chronique, le mécanisme rénal de régulation la compense par un abaissement du taux des bicarbonates du plasma et il n'y a pas d'alcalose. Elle entraîne par inhibition du centre respiratoire, le ralentissement ou même l'arrêt de la respiration. — Le mot *acapnie* était parfois employé dans le sens d'*h.*

HYPOCHLORÉMIE, *s. f.* [angl. ***hypochloraemia***]. Diminution de la quantité de chlore contenue dans le plasma sanguin. Elle est très souvent due à une fuite du chlore par voie digestive (vomissements, diarrhée profuse) ou à une insuffisance rénale. V. *chlorémie.*

HYPOCHLORHYDRIE, *s. f.* [angl. ***hypochlorhydria***]. Diminution de la quantité d'acide chlorhydrique (libre ou combiné) contenu dans le suc gastrique.

HYPOCHLORURATION, *s. f.* [angl. ***hypochloridation***]. Diminution de la quantité des chlorures (essentiellement de chlorure de sodium) contenus dans l'organisme.

HYPOCHLORURIE, *s. f.* [angl. ***hypochloruria***]. Diminution de la quantité des chlorures éliminés par les reins.

HYPOCHOLÉMIE, *s. f.* [angl. ***hypocholaemia***]. Diminution des pigments biliaires dans le sérum sanguin au-dessous du taux normal.

HYPOCHOLESTÉROLÉMIANT, ANTE, *adj.* [angl. ***hypocholesterolaemic***]. Qui diminue le taux du cholestérol sanguin. — *s. m.* Médicament doué de cette propriété. Ce sont essentiellement les *fibrates,* la *colestyramine,* résine chélatrice des acides biliaires et les *inhibiteurs de l'HMG Co. A* (statines).

HYPOCHOLESTÉROLÉMIE, *s. f.* [angl. ***hypocholesterolaemia***]. Diminution de la quantité de cholestérol en circulation dans le sang (moins de 1,50 g ou 3,87 mmol/L de *c.* par litre de sérum). V. *cholestérolémie.*

HYPOCHOLIE, *s. f.* (gr. *hupo*, sous ; *kholê*, bile) [angl. ***hypocholia***]. Diminution de la sécrétion biliaire.

HYPOCHOLURIE, *s. f.* (gr. *hupo*, sous ; *kholê*, bile ; *ouron*, urine) [angl. ***hypocholuria***]. Faible élimination par l'urine des éléments de la bile, présentant parfois des intermittences. On l'observe dans la cholémie simple familiale où elle coïncide avec une recrudescence de l'ictère.

HYPOCHONDRIE, *s. f.* V. *hypocondrie.*

HYPOCHONDROGENÈSE, *s. f.* (gr. *hupo*, sous ; *khondros*, cartilage ; *génésis*, formation) [angl. ***hypochondrogenesis***]. Variété atténuée d'achondrogenèse (v. ce terme).

HYPOCHONDROPLASIE, *s. f.* (Léri et Linossier, 1924) [angl. ***hypochondroplasia***]. Chondrodysplasie héréditaire voisine de l'achondroplasie caractérisée par la petitesse de la taille, la longueur du tronc (avec dos plat), la brièveté des membres (avec mains courtes et doigts divergents), la grosseur de la tête (avec enfoncement de la racine du nez et aspect ogival de la voûte palatine).

HYPOCHROME ou **HYPOCHROMIQUE (anémie).** V. *anémie hypochrome.*

HYPOCHROMIE, *s. f.* (gr. *hupo*, sous ; *khrôma*, couleur) [angl. ***hypochromia***]. Nom générique des diminutions de la pigmentation cutanée : vitiligo, etc. — Parfois employé dans le sens d'anémie hypochrome.

HYPOCOAGULABILITÉ, *s. f.* [angl. ***hypocoagulability***]. Diminution de l'aptitude à coaguler. — ***l'h. sanguine se*** traduit par la diminution de la vitesse de coagulation du sang *(h. chronométrique) :* on la mesure par le test de tolérance à l'héparine *in vitro* et aussi par la thrombo-élastographie qui permet, en outre, d'apprécier la diminution de la résistance du caillot *(h. structurale)*, plus pauvre en fibrine et en plaquettes que normalement. — ***h. de consommation.*** V. *hypercoagulation.*

HYPOCOMPLÉMENTÉMIE, *s. f.* [angl. ***hypocomplementaemia***]. Diminution du taux sanguin du complément.

HYPOCONDRE, *s. m.* (gr. *hupo*, sous ; *khondros*, cartilage) (TA *regio hypochondriaca*) [angl. ***hypochondrium***]. Syn. moderne *région hypocondriaque.* Région abdominale antéro-latérale située en dehors de l'épigastre, sous les cartilages costaux. L'*h.* droit correspond au lobe droit du foie et à la vésicule biliaire ; l'*h.* gauche à la rate, au lobe gauche du foie, au corps de l'estomac et à l'angle colique gauche.

HYPOCONDRIE, *s. f.* (gr. *hupokhondrion*, hypocondre) [angl. ***hypochondria***]. État dans lequel le sujet est en permanence inquiet pour sa santé, se croyant atteint d'une maladie affectant les organes situés dans les hypocondres (foie, estomac).

HYPOCONVERTINÉMIE, *s. f.* [angl. ***hypoconvertinaemia***]. Abaissement du taux de convertine dans le plasma sanguin. — ***h. congénitale hémorragipare*** (J.-L. Beaumont et J. Bernard, 1952) [angl. ***haemorrhagic disease of the newborn***]. Syndrome constitutionnel analogue à la parahémophilie d'Owren, apparaissant dès la naissance, caractérisé par la répétition d'hémorragies graves et par l'allongement du temps de Quick ; il est dû à l'absence, dans le sang, de convertine (v. ce terme).

HYPOCORTICISME, *s. m.* V. *insuffisance surrénale.*

HYPOCRÉATININURIE, *s. f.* Diminution de l'élimination urinaire de la créatinine. V. *créatininurie.*

HYPOCRÉATINURIE, *s. f.* Diminution de l'élimination urinaire de la créatine. V. *créatinurie.*

HYPOCRÉTINE, *s. f.* (contraction de hypothalamus + sécrétine) [angl. ***hypocretin***]. Syn. *orexine.* Neuropeptide secrété par l'hypothalamus latéral, intervenant dans les phénomènes d'addiction ainsi que dans la régulation de l'appétit et du sommeil (maladie de Gélineau).V. *incrétine.*

HYPOCRINIE, *s. f.* (gr. *hupo*, sous ; *krinein*, séparer) [angl. ***hypocrinism***]. Diminution de la sécrétion dans une ou plusieurs glandes.

HYPOCUPRÉMIE, *s. f.* [angl. ***hypocupraemia***]. Diminution du taux du cuivre dans le sang. V. *cuprémie.*

HYPODERME, *s. m.* (gr. *hupo*, dessous ; *derma*, peau) [angl. ***hypodermis***]. Tissu cellulaire sous-cutané ; il contient des lobules graisseux. V. *pannicule.*

HYPODERMIQUE, *adj.* (gr. *hupo*, sous ; *derma*, peau) [angl. ***hypodermic***]. Syn. *sous-cutané.* Qui concerne le tissu cellulaire situé sous la peau. — ***méthode*** ou ***injection h.*** Injection dans le tissu cellulaire sous-cutané d'une substance médicamenteuse en solution ou en suspension dans un liquide.

HYPODERMITE, *s. f.* [angl. ***hypodermic inflammation***]. Inflammation du tissu cellulaire sous-cutané. — ***h. chronique circonscrite.*** Cellulite superficielle localisée. — ***h. rhumatismale.*** V. *panniculite fébrile nodulaire récidivante non suppurée.*

HYPODERMOCLYSE, *s. f.* (gr. *hypo,* sous ; *derma,* peau ; *kluzein,* laver) [angl. ***hypodermoclysis***]. Injection sous-cutanée d'une grande quantité de solutés.

HYPODERMOSE, *s. f.* [angl. ***hypodermasis***]. Variété de myiase sous-cutanée (v. ce terme) due à la reptation sous la peau, de larves d'une mouche, *Hypoderma bovis* ou *H. lineatum.*

HYPODIPLOÏDE, *adj.* (gr. *hupo*, sous ; diploïde) [angl. ***hypodiploid***]. Se dit d'une cellule qui possède un nombre de chromosomes inférieur à la normale.

HYPODONTIE, *s. f.* (gr. *hupo*, sous ; *odous*, *odontos*, dent) [angl. ***hypodontia***]. Absence d'un certain nombre de dents.

HYPO-ÉLECTROLYTÉMIE, *s. f.* [angl. ***hypoelectrolytaemia***]. Diminution du taux des électrolytes sanguins provoquant une baisse de la pression osmotique du plasma (hypotonie plasmatique). V. *concentration ionique du plasma.*

HYPO-ERGIE, *s. f.* (gr. *hupo*, sous ; *ergon*, action) [angl. ***hypoergia***]. Diminution de l'allergie.

HYPO-ESTHÉSIE, *s. f.* (gr. *hupo*, sous ; *aïsthêsis*, sensibilité) [angl. ***hypoaesthesia***]. Diminution des divers modes de la sensibilité.

HYPO-ESTROGÉNÉMIE, *s. f.* V. *hypo-œstrogénémie.*

HYPOFIBRINÉMIE, *s. f.* ou **HYPOFIBRINOGÉNÉMIE**, *s. f.* [angl. ***hypofibrinogenaemia***]. Syn. *fibrinopénie, fibrinogénopénie.* Diminution du taux du fibrinogène dans le sang. Lorsqu'elle est très accentuée, elle provoque un retard de la coagulation et des hémorragies. L'absence totale du fibrinogène est l'*afibrinogénémie* (v. ce terme). — ***h. congénitale*** (Risak, 1935). Maladie héréditaire très rare, à transmission autosomique dominante ou récessive, dont le tableau clinique ressemble, en plus discret, à celui de l'afibrinogénémie congénitale ; il comporte parfois des thromboses artérielles. L'évolution est plus longue, mais aussi grave, que celle de l'afibrinogénémie. La maladie est due à un défaut de synthèse du fibrinogène dont le taux sanguin est inférieur à 0,75 g par litre. — Une ***h. acquise*** peut survenir au cours d'une insuffisance hépatique, d'une coagulation intravasculaire disséminée, d'une fibrinolyse primitive, d'une déperdition protéique. V. *afibrinogénémie.*

HYPOFOLLICULINÉMIE, *s. f.* [angl. ***hypofolliculinaemia***]. V. *hypo-œstrogénémie.*

HYPOFOLLICULINIE, *s. f.* ou **HYPOFOLLICULINISME**, *s. m.* [angl. ***hypofolliculinism***]. V. *hypo-œstrogénie.*

HYPOGALACTIE, *s. f.* (gr. *hupo*, sous ; *gala, galaktos*, lait) [angl. ***hypogalactia***]. Insuffisance de la quantité de lait sécrété.

HYPOGAMMAGLOBULINÉMIE, *s. f.* [angl. ***hypogammaglobulinaemia***]. Diminution du taux des gammaglobulines dans le sang. V. *agammaglobulinémie* et *dysgammaglobulinémie.*

HYPOGASTRE, *s. m.* (gr. *hupo*, dessous ; *gastêr*, estomac) (TA *regio pubica*) [angl. ***hypogastrium***]. Syn. *région hypogastrique, r. pubienne.* Région médiane et inférieure de l'abdomen située au-dessus du pubis, sous l'ombilic, entre les fosses iliaques.

HYPOGASTROPAGE, *s. m.* (Marcel Baudouin, 1902) (gr. *hupo*, sous ; *gastêr*, estomac ; *pageis*, unis) [angl. ***hypogastropagus***]. Monstre double monomphalien dont les deux corps sont unis de l'ombilic à la région prépubienne.

HYPOGÉNÉSIE, *s. f.* (gr. *hupo*, sous ; *génésis*, génération) [angl. ***hypogenesis***]. Insuffisance de développement d'un organe ou d'un individu.

HYPOGÉNITALISME, *s. m.* [angl. ***hypogenitalism***]. Syn. *hypogonadisme.* État d'un sujet dont les glandes génitales ont une sécrétion interne insuffisante. Il peut être dû à une altération primitive des ovaires ou des testicules *(h. primitif* ou *hypergonadotrophique)* ou être secondaire à une insuffisance hypophysaire *(h. secondaire* ou *hypogonadotrophique).*

HYPOGLOBULINÉMIE, *s. f.* [angl. ***hypoglobulinaemia***]. Diminution de la quantité de globuline contenue dans le sang.

HYPOGLOSSE (nerf) (gr. *hupo*, sous ; *glôssa*, langue) (TA *nervus hypoglossus*) [angl. ***hypoglossal nerve***]. Syn. ancien *nerf grand hypoglosse.* Douzième paire crânienne, innervant les muscles de la langue.

HYPOGLOSSITE, *s. f.* [angl. ***hypoglossitis***]. « Inflammation de la partie inférieure de la langue, de son frein » (Littré).

HYPOGLYCÉMIANT, ANTE, *adj.* [angl. ***hypoglycaemic***]. Qui abaisse la glycémie. — *s. m.* Substance douée de cette propriété. V. *insuline* et *sulfamides antidiabétiques.*

HYPOGLYCÉMIE, *s. f.* [angl. ***hypoglycaemia***]. Diminution de la quantité de glucose contenue dans le sang au-dessous de 0,50 g/L (2,8 mmol/L).

HYPOGLYCÉMIE PROVOQUÉE (épreuve de l') (Radoslaw ; Sandrail). Syn. *épreuve de Radoslaw.* Dosage du glucose dans le sang pendant les deux heures qui suivent l'injection intraveineuse, à jeun, de 12 unités d'insuline. Normalement la glycémie est abaissée de 50 %. Une chute supérieure à 60 % indique une sensibilité exagérée à l'insuline (insuffisance surrénale ou hypophysaire) : un abaissement inférieur à 40 % révèle une insulino-résistance partielle.

HYPOGLYCÉMIQUE (coma) [angl. ***hypoglycaemic coma***]. État résultant de l'aggravation du syndrome hypoglycémique (v. ce terme). C'est un coma avec contractures généralisées, secousses musculaires, signe de Babinski bilatéral ; il est parfois précédé d'une période d'angoisse, d'hébétude ou d'excitation. On l'observe au cours de certaines tumeurs pancréatiques (hyperinsulinisme), de l'insuffisance surrénale, antéhypophysaire ou hépatique ou chez le diabétique, après administration de doses trop fortes d'insuline ou de sulfamides hypoglycémiants. V. *insulinique (choc).*

HYPOGLYCÉMIQUE (état ou **syndrome)** [angl. ***hypoglycaemic syndrome***]. Ensemble des troubles provoqués par l'abaissement, au-dessous du taux normal, du glucose contenu dans le sang. Ils varient de l'état de faiblesse avec sueurs et fringales jusqu'à la syncope avec ou sans convulsions et au coma. V. *Whipple (triade de).*

HYPOGLYCORACHIE, *s. f.* [angl. ***hypoglycorrhachia***]. Diminution de la quantité de glucose contenue dans la liquide céphalo-rachidien (méningite purulente).

HYPOGNATHE, *s. m.* (I. G. Saint-Hilaire) (gr. *hupo*, sous ; *gnathos*, mâchoire) [angl. ***hypognathus***]. Monstre double caractérisé par l'implantation du parasite sur le maxillaire du sujet principal (autosite).

HYPOGONADIQUE, *adj.* (gr. *hupo*, sous ; gonade). Se dit d'un sujet dont les glandes génitales ont une sécrétion interne insuffisante.

HYPOGONADISME, *s. m.* V. *hypogénitalisme.*

HYPOGUEUSIE, *s. f.* ou **HYPOGUEUSTIE**, *s. f.* (gr. *hupo*, sous ; *geusis*, goût) [angl. ***hypogeusia***]. Diminution des sensations gustatives. V. *dysgueusie.*

HYPOGYNISME, *s. m.* (gr. *hupo*, sous ; *gunê*, femme). Aspect infantile des jeunes filles ou des jeunes femmes dont les caractères sexuels sont insuffisamment développés.

HYPO-HÉMA, *s. m.* (gr. *hupo*, sous ; *haïma*, sang) [angl. ***hyphaemia***]. V. *hyphéma.*

HYPO-HIDROSE, *s. f.* (gr. *hupo*, sous ; *hidrôs*, sueur) [angl. ***hypohidrosis***]. Diminution de la sécrétion sudorale.

HYPO-HYPERPARATHYROÏDISME, *s. m.* V. *Costello-Dent (syndrome de).*

HYPO-INSULINISME, *s. m.* [angl. ***hypoinsulinism***]. Sécrétion par le pancréas d'une quantité insuffisante d'insuline ; elle se traduit par un diabète sucré grave.

HYPOKALICYTIE, *s. f.* Diminution du taux du potassium intracellulaire. V. *kalicytie.*

HYPOKALIÉMIE, *s. f.* [angl. ***hypokaliaemia***]. Syn. *hypopotassémie.* Diminution du taux du potassium dans le sang. Elle peut être provoquée par des pertes de potassium par voie digestive (vomissements, diarrhée) ou par une modification de la réabsorption tubulaire du potassium d'origine rénale ou corticosurrénale. V. *kaliémie* et *Conn (syndrome de).*

HYPOKINÉSIE, *s. f.* (gr. *hupo*, sous ; *kinêsis*, mouvement) [angl. ***hypokinesia***]. Diminution de l'amplitude des mouvements.

HYPOLARYNGITE, *s. f.* Inflammation de la partie sous-glottique du larynx et de la partie haute de la trachée.

HYPOLEYDIGISME, *s. m.* [angl. ***hypoleydigism***]. Diminution, dans l'organisme, des hormones mâles d'origine testiculaire : elles sont sécrétées par les cellules interstitielles du testicule ou cellules de Leydig. V. *hypoandrogénie.*

HYPOLIPÉMIE, *s. f.* [angl. ***hypolipaemia***]. Syn. *hypotriglycéridémie.* Variété d'hypolipidémie (v. ce terme) caractérisée par la diminution du taux des triglycérides sanguins. On l'observe parfois au cours de certaines maladies du sang, des a-bêta-lipoprotéinémies et des cirrhoses avec insuffisance hépatique.

HYPOLIPIDÉMIANT, ANTE, *adj.* [angl. ***hypolipidaemic***]. Qui diminue le taux des lipides sanguins. — *s. m.* Médicament doué de cette propriété. V. *hypocholestérolémiant.*

HYPOLIPIDÉMIE, *s. f.* [angl. ***hypolipidaemia***]. Syn. *hypolipoprotéinémie.* Diminution des lipides totaux contenus dans le sang sous forme de lipoprotéines. On l'observe au cours des cirrhoses avec insuffisance hépatique. La maladie de Tangier, l'a-bêta-lipoprotéinémie sont deux formes congénitales d'*h.* V. *hypolipémie, hyperlipidémie, hyperlipémie* et *lipoprotéines.*

HYPOLIPIDÉMIE FAMILIALE. V. *Hooft (syndrome de).*

HYPOLIPIDÉMIE S. V. *Hooft (syndrome de).*

HYPOLIPOPROTÉINÉMIE, *s. f.* [angl. ***hypolipoproteinaemia***]. V. *hypolipidémie.*

HYPOLUTÉINÉMIE, *s. f.* [angl. ***hypolutaemia***]. Présence, en quantité insuffisante, d'hormone lutéinique dans le sang.

HYPOLUTÉINIE, *s. f.* Insuffisance de la sécrétion de lutéine par l'ovaire. L'*h.* peut provoquer la stérilité, des accouchements prématurés ou des avortements répétés.

HYPOMAGNÉSÉMIE, *s. f.* ou **HYPOMAGNÉSIÉMIE**, *s. f.* [angl. ***hypomagnesaemia***]. Diminution du taux du magnésium dans le sang. V. *magnésémie.*

HYPOMAGNÉSIURIE, *s. f.* Diminution du taux du magnésium dans l'urine. V. *magnésiurie.*

HYPOMANIE, *s. f.* (gr. *hupo*, sous ; *mania*, folie) [angl. ***hypomania***]. Syn. *exaltation maniaque.* Forme clinique atténuée de la manie, dans laquelle le délire fait souvent défaut. Elle est caractérisée par une activité exagérée à laquelle succède souvent une période de dépression.

HYPOMASTIE, *s. f.* (gr. *hupo*, sous ; *mastos*, mamelle) [angl. ***hypomastia***]. Développement insuffisant des seins.

HYPOMÉLANOSE, *s. f.* (gr. *hypo ; mélas*, noir) [angl. ***hypomelanosis***]. Dépigmentation cutanée par insuffisance de concentration en mélanine.

HYPOMÉNORRHÉE, *s. f.* (Cotte) (gr. *hupo*, sous ; *mên*, mois ; *rhein*, couler) [angl. ***hypomenorrhoea***]. Insuffisance de l'écoulement menstruel.

HYPOMIMIE, *s. f.* (gr. *hupo*, sous ; *mimos*, mime) [angl. ***hypomimia***]. Trouble de la mimique émotive caractérisé par une diminution et un ralentissement des mouvements.

HYPONATRÉMIE, *s. f.* [angl. ***hyponatraemia***]. Diminution du taux de sodium dans le sang.

HYPONATRIURÈSE, *s. f.*, **HYPONATRIURIE**, *s. f.*, **HYPONATRURIE**, *s. f.* [angl. ***hyponatruria***]. Diminution du taux du sodium dans l'urine.

HYPONYCHIUM, *s. m.* (gr. *hupo*, sous ; *onux*, ongle) [angl. et TA ***hyponychium***]. Épiderme situé sous la partie distale de l'ongle.

HYPO-ŒSTROGÉNÉMIE, *s. f.* [angl. ***hypooestrogenaemia***]. Syn. *hypofolliculinémie.* Présence en quantité insuffisante d'œstrogènes dans le sang.

HYPO-ŒSTROGÉNIE, *s. f.* [angl. ***hypooestrogenism***]. Syn. *hypofolliculinie, hypofolliculinisme.* Insuffisance de sécrétion d'œstrogènes par l'ovaire. — ***syndrome d'h.*** Ensemble de troubles liés à l'*h. ;* il comporte : à la puberté, essentiellement une aménorrhée primaire (v. ce terme) et souvent de l'infantilisme ; chez l'adulte jeune ou à la ménopause, la disparition des règles, une atrophie des organes génitaux, des malaises, des bouffées de chaleur, souvent de l'obésité et une cyanose des extrémités.

HYPO-ORCHIDIE, *s. f.* (gr. *hupo*, sous ; *orkhis*, testicule) [angl. ***hypoorchidia***]. Syn. *hypotestostéronie.* Diminution de la sécrétion interne du testicule. Elle provoque l'eunuchoïdisme, l'infantilisme ou le juvénilisme.

HYPO-OSMIE, *s. f.* (gr. *hupo*, sous ; *osmê*, odorat) [angl. ***hyposmia***]. Syn. *hyposmie.* Diminution de l'olfaction. V. *dysosmie.*

HYPO-OSMOLARITÉ, *s. f.* [angl. ***hyposmolarity***]. Diminution de la pression osmotique. V. *hypotonie 1°.* — ***h. plasmatique.*** V. *concentration ionique du plasma* et *hypotonie osmotique du plasma (syndrome d').*

HYPO-OSTÉOÏDOSE, *s. f.* Insuffisance quantitative de la trame protéique du squelette, aboutissant à une raréfaction des travées osseuses. Elle s'observe dans l'ostéoporose et s'accompagne d'un syndrome biologique de *refus calcique :* le calcium ingéré ou injecté, qui ne peut être fixé par l'os en l'absence de tissu ostéoïde, est éliminé dans l'urine.

HYPO-OVARIE, *s. f.* [angl. ***hypovaria***]. Diminution de la sécrétion interne de l'ovaire. V. *hypofolliculinie* et *hypolutéinie.*

HYPOPARATHYROÏDIE, *s. f.* ou **-DISME**, *s. m.* V. *parathyréoprive (syndrome).*

HYPOPHALANGIE, *s. f.* [angl. ***hypophalangism***]. Nombre de phalanges inférieur à la normale.

HYPOPHARYNX, *s. m.* V. *laryngopharynx.*

HYPOPHÉNYLALANINÉMIE, *s. f.* Diminution du taux sanguin de la phénylalanine (v. ce terme).

HYPOPHOBIE, *s. f.* (Grasset) (gr. *hupo*, sous ; *phobos*, peur) [angl. ***hypophobia***]. Diminution de l'émotivité qui empêche ceux qui en sont atteints de se rendre exactement compte de l'étendue des dangers qu'ils peuvent courir. On observe l'*h.* chez les aventuriers, chez certains mégalomanes, chez les névrosés fanfarons.

HYPOPHORIE, *s. f.* (gr. *hupo*, sous ; *phoros*, de *phérein*, porter) [angl. ***hypophoria***]. Strabisme vertical latent avec déviation de l'un des yeux vers le bas.

HYPOPHOSPHATASIE, *s. f.* (J. C. Rathbun, de Toronto, 1948) [angl. ***hypophosphatasia***]. Syn. *syndrome de Rathbun.* Maladie métabolique héréditaire à transmission autosomique presque toujours récessive, caractérisée par une décalcification diffuse du squelette analogue à celle de l'ostéomalacie et par une diminution du taux sanguin des phosphatases alcalines : les taux du calcium et du phosphore sont normaux ou légèrement augmentés et l'urine contient un excès de phosphoéthanolamine. Cette maladie a d'abord été décrite chez le ***nourrisson*** qui présente des malformations osseuses (crâne globuleux, membres courts et incurvés, poignets épaissis), un amaigrissement, des troubles digestifs, des crises convulsives, des accès de cyanose ; l'évolution est en général rapidement mortelle. L'*h.* est très rare chez l'***adulte :*** elle se manifeste alors par des douleurs osseuses et une tendance aux fractures.

HYPOPHOSPHATÉMIANT, ANTE, *adj.* Qui diminue le taux des phosphates sanguins.

HYPOPHOSPHATÉMIE, *s. f.* [angl. ***hypophosphataemia***]. Syn. *hypophosphorémie.* Diminution de la quantité des phosphates contenus dans le plasma sanguin ou phosphatémie. Celle-ci est exprimée en mg ou mmol de phosphore par litre. V. *phosphorémie.* — ***h. familiale.*** V. *rachitisme hypophosphatémique familial.*

HYPOPHOSPHATURIE, *s. f.* [angl. ***hypophosphaturia***]. Diminution de la quantité de phosphates éliminée par les reins.

HYPOPHOSPHATURIQUE, *adj.* Qui diminue la quantité de phosphates dans l'urine ; qui se rapporte à cette diminution.

HYPOPHOSPHORÉMIE, *s. f.* V. *hypophosphatémie.*

HYPOPHYSAIRE, *adj.* [angl. ***hypophyseal***]. Qui a rapport à l'hypophyse. — ***cachexie h.*** (Simmonds, 1914). V. *Simmonds (maladie de).* — ***infantilisme h.*** V. *infantilisme.* — ***syndromes h.*** Nom donné aux différents groupes de phénomènes rattachés au fonctionnement défectueux de l'hypophyse : *acromégalie, gigantisme, syndrome de Babinski-Fröhlich, maladie de Cushing, syndrome de Sheehan, maladie de Simmonds* etc. — ***syndrome h. adiposo-génital.*** V. *Babinski-Fröhlich (syndrome de).* — ***syndrome h. fruste*** (Hutinel). Groupe de phénomènes qui seraient dus à une légère insuffisance hypophysaire, comprenant l'amaigrissement, l'asthénie, l'hypotension, sans cachexie véritable.

HYPOPHYSE, *s. f.* (gr. *hupo*, sous ; *phusis*, croissance) (TA *hypophysis*) [angl. ***pituitary gland***]. Syn. *glande pituitaire.* Petite glande endocrine située à la base du cerveau dans la selle turcique, comprenant une partie postérieure ou *neurohypophyse* appendue à l'hypothalamus par la tige pituitaire (v. *neurophysine, ocytocine* et *vasopressine*) et une partie antérieure ou *adénohypophyse* (v. *stimuline 2°*). L'*h.* exerce, par l'intermédiaire des stimulines, une action régulatrice sur de nombreuses glandes endocrines.

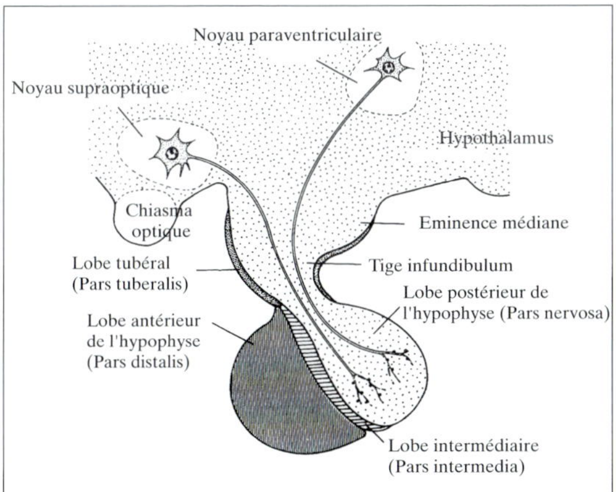

Hypophyse

HYPOPHYSECTOMIE, *s. f.* [angl. ***hypophysectomy***]. Ablation de la glande pituitaire (hypophyse).

HYPOPHYSIOTROPE, *adj.* (hypophyse ; gr. *trépein*, tourner) [angl. ***hypophysiotropic***]. Qui a de l'affinité pour l'hypophyse.

HYPOPHYSITE, *s. f.* [angl. ***hypophysitis***]. Nom proposé pour désigner l'hyperplasie glandulaire de l'hypophyse et les processus inflammatoires de cette glande. — ***h. lymphocytaire*** (Goudie RB, Pinkerton, PH, 1962) [angl. ***lymphocytic hypophysitis***]. Affection auto-immune rare observée surtout dans le péripartum ; céphalées et troubles visuels font découvrir l'augmentation de volume de l'hypophyse ; l'association de déficits hormonaux (ACTH) et d'un diabète insipide permet d'évoquer le diagnostic, confirmé histologiquement par biopsie exérèse neurochirurgicale et d'écarter l'infarctus hypophysaire post-hémorragique ou syndrome de Sheehan (v. ce terme 1°).

HYPOPHYSOPRIVE, *adj.* (hypophyse ; lat. *privere*, priver) [angl. ***hypophysioprivic***]. Qui est en rapport avec la suppression de l'hypophyse.

HYPOPHYSO-TUBÉRIEN (syndrome). V. *hypothalamiques (syndromes).*

HYPOPINÉALISME, *s. m.* [angl. ***hypopinealism***]. Insuffisance du fonctionnement de la glande pinéale (épiphyse).

HYPOPION, *s. m.* V. *hypopyon.*

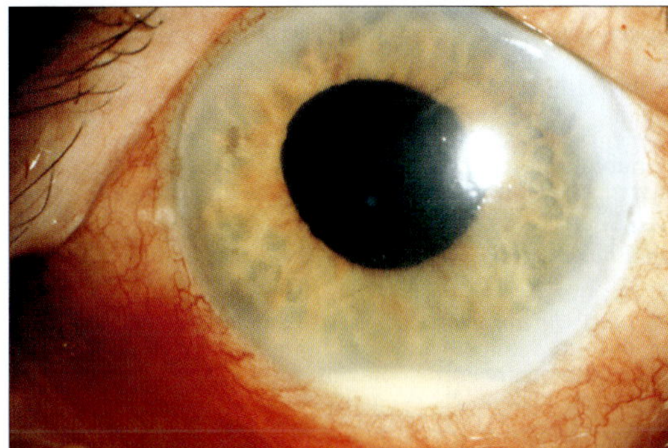

Hypopion

HYPOPITUITARISME, *s. m.* [angl. ***hypopituitarism***]. Insuffisance du fonctionnement de l'hypophyse. — ***h. antérieur*** (Bickel). Syn. *insuffisance antéhypophysaire, panhypopituitarisme* (Albright), *syndrome de Bickel.* Ensemble des troubles rattachés au fonctionnement insuffisant du lobe antérieur de l'hypophyse. Ils consistent en troubles génitaux (impuissance ou aménorrhée avec atrophie génitale et mammaire), atrophie cutanée et viscérale avec chute des poils, abaissement du métabolisme basal et anorexie, hypotension, hypoglycémie, asthénie avec apathie et parfois troubles psychiques. Ils témoignent d'une insuffisance des glandes génitales, thyroïde et corticosurrénales : « cet état peut être considéré comme l'expression de la faillite terminale de tout l'appareil endocrinien définitivement privé du stimulus antéhypophysaire qui ne cesse, à l'état normal, d'encourager son activité » (G. Bickel). L'amaigrissement, la cachexie ou l'infiltration myxœdémateuse sont rares. Ce syndrome est dû à une lésion du lobe antérieur de l'hypophyse (souvent nécrose après accouchement, parfois compression par une tumeur intra- ou suprasellaire). Actuellement, on considère que le tableau d'*h. a.* pur est réalisé par *le syndrome de Sheehan.* V. ce terme et *Simmonds (maladie de).*

HYPOPLAQUETTOSE, *s. f.* Diminution du taux des plaquettes sanguines.

HYPOPLASIE, *s. f.* ou **HYPOPLASTIE**, *s. f.* (Virchow, 1870) (gr. *hupo*, dessous ; *plassein*, former) [angl. ***hypoplasia***]. — 1° Diminution de l'activité formatrice des tissus. — 2° Développement insuffisant d'un tissu ou d'un organe ; aplasie légère (v. *aplasie*).

HYPOPLASIE DES CARTILAGES ET DES CHEVEUX. V. *chondrodysplasie métaphysaire.*

HYPOPLASIE DU CŒUR GAUCHE [angl. ***hypoplasia of the left ventricle***]. Malformation cardiaque comportant une atrésie (imperforation) mitrale ou aortique. Le ventricule gauche est réduit à une cavité virtuelle. Le sang circule par le circuit suivant : oreillette (ou atrium) gauche, oreillette (ou atrium) droite par une communication interatriale, ventricule droit, artère pulmonaire puis aorte par un canal artériel persistant. V. *ductodépendance.*

HYPOPLASIE DERMIQUE EN AIRES. V. *Goltz ou Goltz-Gorlin (syndrome de).*

HYPOPLASIE ÉRYTHROCYTAIRE CHRONIQUE. V. *Blackfan-Diamond (anémie type).*

HYPOPLASIE MUSCULAIRE GÉNÉRALISÉE. V. *amyoplasie congénitale, 2°.*

HYPOPLASIE RÉNALE BILATÉRALE AVEC OLIGONÉPHRONIE ou **HYPOPLASIE OLIGOMACRONÉPHRONIQUE** (P. Royer, 1962) [angl. ***oligomeganephronia***]. Malformation rénale rare caractérisée *anatomiquement* par la petitesse des reins et le nombre très réduit des néphrons : les glomérules sont très peu nombreux mais de grand diamètre ; les tubes contournés sont, eux aussi, hypertrophiés. *Elle se manifeste* chez le nourrisson par des vomissements inquiétants, parfois fébriles, accompagnés de polyurie puis de retard staturo-pondéral. *L'évolution* est mortelle soit au cours de la première année par déshydratation aiguë, soit entre 6 et 15 ans, parfois plus tard, par insuffisance rénale.

HYPOPLASIE RÉNALE SEGMENTAIRE AGLOMÉRULAIRE (Batzenschlager, 1962) [angl. ***segmental renal hypoplasia***]. Néphropathie congénitale pouvant provoquer une hypertension artérielle chez l'enfant. Le rein est petit ; histologiquement alternent des zones normales et pathologiques, dépourvues de glomérules. *L'évolution* en est d'autant plus grave que les lésions sont étendues, voire bilatérales.

HYPOPNÉE, *s. f.* (gr. *hupo*, sous ; *pnéô*, je respire) [angl. ***hypopnoea***]. Diminution de la ventilation pulmonaire.

HYPOPNEUMATOSE, *s. f.* (gr. *hupo*, sous ; *pneuma, atos*, souffle) [angl. ***incomplete atelectasis***]. Affaissement incomplet des alvéoles pulmonaires avec diminution de volume du territoire pulmonaire correspondant. Il est dû à une obstruction bronchique incomplète. V. *atélectasie.*

HYPOPOTASSÉMIE, *s. f.* V. *hypokaliémie.*

HYPOPROSEXIE, *s. f.* (gr. *hupo*, sous ; *prosékhein*, être attentif) [angl. ***hypoprosexia***]. Diminution de l'attention, qui s'observe dans certaines affections nerveuses.

HYPOPROTÉINÉMIE, *s. f.* V. *hypoprotidémie.*

HYPOPROTÉINORACHIE, *s. f.* Diminution de la quantité des protides contenus dans le liquide céphalorachidien.

HYPOPROTHROMBINÉMIE, *s. f.* [angl. ***hypoprothrombinaemia***]. V. *prothrombinémie.*

HYPOPROTIDÉMIE, *s. f.* [angl. ***hypoproteinaemia***]. Syn. *hypoprotéinémie.* Diminution du taux des protides contenus dans le sérum sanguin. Elle peut être due à une réduction de la masse des protéines circulantes (par apport insuffisant, mauvaise absorption digestive, trouble de la production hépatique, déperdition par voie digestive ou rénale) ou bien à une hémodilution. V. *dysglobulinémie.*

HYPOPYON ou **HYPOPION,** *s. m.* (gr. *hupo*, sous ; *puon*, pus) [angl. ***hypopyon***]. Syn. *pyophtalmie.* Collection purulente de la chambre antérieure de l'œil.

HYPORÉFLECTIVITÉ ou **HYPORÉFLEXIE,** *s. f.* Mots mal composés. V. *subréflectivité.*

HYPOSÉMIE, *s. f.* (gr. *hupo*, sous ; *sêma*, signe). Diminution du langage mimique ; on l'observe chez les mélancoliques, les idiots et les déments.

HYPOSIALIE, *s. f.* (gr. *hupo*, sous ; *sialon*, salive) [angl. ***hypoptyalism***]. Insuffisance de la sécrétion salivaire.

HYPOSIDÉRÉMIE, *s. f.* [angl. ***hypoferraemia***]. Diminution du taux du fer dans le sérum sanguin (v. *sidérémie*). On l'observe dans toutes les anémies par carence.

HYPOSIGNAL, *s. m.* V. *relaxation 3°.*

HYPOSMIE, *s. f.* V. *hypo-osmie.*

HYPOSODÉ, ÉE ou **HYPOSODIQUE,** *adj.* Qui contient peu de sodium. — *régime h.*

HYPOSOMNIE, *s. f.* [angl. ***hyposomnia***]. Insuffisance du sommeil.

HYPOSPADIAS, *s. m.* (gr. *hupo*, sous ; *spaô*, je divise) [angl. ***hypospadias***]. Malformation de l'urètre de l'homme, caractérisée par la division, sur une plus ou moins grande étendue, de sa paroi inférieure, avec un orifice anormal situé à une distance variable de l'extrémité du gland. V. *anaspadias.*

HYPOSPONGIOCYTOSE, *s. f.* Diminution de la quantité des graisses labiles contenues normalement dans les spongiocytes, cellules de la zone fasciculée de la corticosurrénale. On l'observe dans les infections et les intoxications graves.

HYPOSTASE, *s. f.* (gr. *hupo*, sous ; *stasis*, position) [angl. ***hypostasis***]. Accumulation de sang dans les parties déclives des viscères en cas de troubles circulatoires (poumons) ou bien *post-mortem.*

HYPOSTÉATOLYSE, *s. f.* (Hallion, 1905) (gr. *hupo*, sous ; *stéar*, graisse ; *luein*, dissoudre) [angl. ***hyposteatolysis***]. Défaut de dédoublement des graisses ingérées, par insuffisance d'action du suc pancréatique. Ce symptôme a plus de valeur que la stéarrhée.

HYPOSTHÉNIE, *s. f.* (gr. *hupo*, sous ; *sthénos*, force) [angl. ***hyposthenia***]. Diminution des forces.

HYPOSULFITE DE SODIUM (épreuve à l'). V. *clairance.*

HYPOTÉLORISME, *s. m.* [angl. ***hypotelorism***]. Malformation craniofaciale associant un rapprochement excessif des yeux avec épicanthus, une microcéphalie avec turricéphalie, et une insuffisance de développement de la cavité buccale.

HYPOTENSEUR, SIVE, *adj.* [angl. ***hypotensive***]. Qui diminue la tension (sous-entendu : artérielle). — *s. m.* [angl. ***hypotensor, hypotensive agent***]. Médicament doué de cette propriété, aussi bien vis-à-vis de la tension normale que de l'hypertension artérielle. V. *antihypertenseur.*

HYPOTENSION, *s. f.* [angl. ***hypotension***]. Syn. *hypotonie.* Diminution de la tension. P. ex. : *h. oculaire.*

HYPOTENSION CONTRÔLÉE [angl. ***induced hypotension***]. Abaissement de la tension artérielle provoquée, au cours de certaines interventions chirurgicales (tumeurs vasculaires cérébrales, chirurgie maxillo-faciale, etc.), pour éviter les hémorragies per-opératoires.

HYPOTENSION INTRACRÂNIENNE (syndrome de l') [angl. ***intracranial hypotension***]. Ensemble des troubles nerveux et psychiques qui accompagnent la diminution de la pression intracrânienne. Ils débutent par un changement de caractère, une céphalée, des vomissements, une somnolence, souvent une hyperthermie, une déshydratation et des troubles vasomoteurs. Puis, surviennent une confusion mentale, des convulsions ou des paralysies et un coma rapidement mortel. La trépano-ponction révèle l'hypotension des ventricules latéraux et permet, par l'injection d'air ou de sérum physiologique, de faire disparaître ces symptômes.

HYPOTENSION ORTHOSTATIQUE (Laubry et Doumer, 1924 ; Bradbury et Eggleston, 1925) [angl. ***postural hypotension***]. Diminution notable de la pression artérielle dans la position verticale pouvant s'accompagner de vertige et de lipothymie. V. *Shy et Drager (syndrome de).*

HYPOTESTOSTÉRONIE, *s. f.* V. *hypo-orchidie.*

HYPOTHALAMECTOMIE, *s. f.* [angl. ***hypothalamectomy***]. Ablation de l'hypothalamus.

HYPOTHALAMIQUES (hormones). V. *facteurs de déclenchement.*

HYPOTHALAMIQUES (syndromes) [angl. ***hypothalamic syndromes***]. Syn. *syndromes infundibulaires* (Camus et Roussy), *infundibulo-tubériens, infundibulo-hypophysaires, hypothalamo-hypophysaires ou hypophyso-tubériens.* Syndromes provoqués par un dérèglement des centres nerveux du plancher du 3ᵉ ventricule cérébral. Le dysfonctionnement de ces noyaux hypothalamiques — comportant entre autres les centres de la soif, de la satiété et de la régulation thermique — richement connectés avec le système nerveux neurovégétatif et réglant par leur neurosécrétion le fonctionnement de l'hypophyse, déclenche une série de manifestations cliniques. Ce sont des troubles du métabolisme hydro-électrolytique (diabète insipide, adipsie, rétention hydrique et sodée) et du métabolisme des glucides et des lipides (obésité, maigreur, etc.), aussi des syndromes endocriniens par défaut ou excès des stimulines antéhypophysaires (cortico-, gonado-, thyréostimulines, hormone somatotrope, prolactine), des troubles du sommeil, du caractère, etc. Tous ces syndromes peuvent être provoqués par un traumatisme crânien, une encéphalite ou une méningite de la base, une tumeur du voisinage (hypophyse).

HYPOTHALAMO-HYPOPHYSAIRES (syndromes). V. *hypothalamiques (syndromes).*

HYPOTHALAMUS, *s. m.* (His, 1893) (gr. *hupo*, sous ; *thalamus*) [TA et angl. ***hypothalamus***]. Région du diencéphale formant la partie antérieure et ventrale du IIIᵉ ventricule.

C'est le cerveau végétatif et endocrinien ; il contrôle notamment l'activité hypophysaire. V. *thalamiques, sous-thalamiques (syndromes), hypocrétine* et *thalamus.*

HYPOTHÉNAR (éminence) (gr. *hupo*, dessous ; *thénar*, paume, creux) [angl. ***hypothenar eminence***]. Saillie musculaire allongée le long du bord interne de la paume de la main et constituée des muscles destinés à l'auriculaire. V. *thénar.*

HYPOTHERMIE, *s. f.* (gr. *hupo*, sous ; *thermê*, chaleur) [angl. ***hypothermia***]. Abaissement de la température du corps, ou d'une partie du corps, au-dessous de 35 °C. — ***h. provoquée*** [angl. ***induced hypothermia***]. Abaissement de la température centrale réalisé en refroidissant le sujet après avoir supprimé ses mécanismes de défense (frisson) par une anesthésie générale, le curare ou des sédatifs. Ce procédé diminue les besoins en oxygène de l'organisme et permet une interruption de la circulation générale ou locale momentanée mais suffisante pour permettre certaines interventions chirurgicales exsangues (chirurgie à cœur ouvert, chirurgie cérébrale). V. *hibernation artificielle.* — ***h. spontanée récidivante.*** V. *Shapiro et Williams (syndrome de).*

HYPOTHROMBOPLASTINÉMIE, *s. f.* Insuffisance de thromboplastine dans le sang, se traduisant cliniquement par une tendance hémorragique.

HYPOTHYMIE, *s. f.* [angl. ***hypothymism***]. — 1° (gr. *hupo*, sous ; *thumos*, thymus). Insuffisance thymique. On l'observe dans les états hypotrophiques de la première enfance, dans l'insuffisance génitale de l'enfance et dans certaines obésités. — 2° (gr. *hupo*, sous ; *thumos*, âme) (psychiatrie). Trouble de l'humeur caractérisé par une diminution de l'activité accompagnée habituellement de tristesse.

HYPOTHYRÉOSE, *s. f.* V. *hypothyroïdie.*

HYPOTHYROCALCITONINÉMIE, *s. f.* Syn. *hypocalcitoninémie.* Insuffisance de sécrétion de thyrocalcitonine (v. *calcitonine*) entraînant l'hypercalcémie. Elle a été observée dans certains goitres.

HYPOTHYROÏDIE, *s. f.* ou **HYPOTHYROÏDISME**, *s. m.* [angl. ***hypothyroidism***]. Syn. *hypothyréose.* Insuffisance de la sécrétion thyroïdienne se traduisant par les formes frustes du myxœdème, dont la plus légère constitue le syndrome de l'*hypothyroïdie bénigne chronique de Hertoghe.* — Selon l'***étiologie,*** on distingue les *h. secondaires* à une insuffisance hypophysaire et les *h. primitives,* congénitales ou acquises. De beaucoup les plus fréquentes, ces dernières peuvent être la conséquence d'une thyroïdite auto-immune (myxœdème atrophique, maladie de Hashimoto) ou d'un traitement (amiodarone, iode 131, lithium). Le ***traitement*** consiste en l'administration quotidienne de *lévothyroxine.* V. *Escamilla-Lisser-Shepardson (syndrome d').*

HYPOTHYROXINÉMIE, *s. f.* [angl. ***hypothyroxinaemia***]. Insuffisance du taux de thyroxine dans le sang. — ***h. aiguë*** ou ***crise hypothyroxinémique*** ou ***hypothyroxinique*** (J. Mahaux, 1943). Conception pathogénique du basedowisme aigu (v. ce terme). Il serait dû à une profonde perturbation des centres végétatifs par une hypersécrétion d'hormone thyréotrope antéhypophysaire, cette hypersécrétion étant consécutive à la chute brutale, dans le sang, du taux de l'iode et de la thyroxine. La crise céderait à l'emploi de la thyroxine.

HYPOTONIE, *s. f.* (gr. *hupo*, sous ; *tonos*, tension) [angl. ***hypotonia***]. — 1° État d'un liquide ou d'une solution ayant la tension osmotique plus faible que celle du milieu de référence. — ***h. plasmatique.*** Diminution de la pression osmotique du plasma sanguin due à la baisse du taux des électrolytes. V. *concentration ionique du plasma* et *hypotonie osmotique du plasma (syndrome d').* — 2° V. *hypotension.* — 3° Diminution de l'excitabilité nerveuse ou de la tonicité musculaire ; l'***h. musculaire*** se rencontre au cours du tabès (Fränkel), dans l'hémiplégie organique (Babinski), etc.

HYPOTONIE OSMOTIQUE DU PLASMA (syndrome d') (J. Hamburger, J. Crosnier et G. Mathé, 1950). Ensemble de symptômes liés à un abaissement de la pression osmotique du plasma et à l'hyperhydratation cellulaire consécutive. On l'observe dans les états comportant une diminution du taux des électrolytes plasmatiques (surtout du sodium) avec surcharge aqueuse : soit par perte de sel proportionnellement supérieure à la spoliation hydrique (vomissements, diarrhée traités par l'administration d'eau pure, insuffisance surrénale aiguë), soit par réduction de l'élimination rénale de l'eau (insuffisance rénale ou cardiaque traitée avec un apport hydrique excessif, certaines affections libérant probablement un principe antidiurétique). *Le syndrome d'intoxication par l'eau* est caractérisé par une anorexie avec dégoût de l'eau, l'humidité de la muqueuse buccale, des vomissements, une asthénie, des crampes musculaires, une céphalée, une obnubilation, des convulsions et parfois un coma. Il existe une oligurie avec élévation de l'azotémie et chute du Cl et du Na sanguins. On le combat par la restriction hydrique, parfois la soustraction d'eau ou l'administration de sel. V. *TUR (syndrome).*

HYPOTONIQUE, *adj.* [angl. ***hypotonic***]. Qui présente de l'hypotonie.

HYPOTRANSAMINASÉMIE, *s. f.* Diminution du taux des transaminases dans le sang.

HYPOTRICHOSE, *s. f.* (gr. *hupo*, sous ; *thrix*, *trikos*, cheveu) [angl. ***hypotrichosis***]. Arrêt de développement des poils localisé ou s'étendant à toutes les régions pileuses.

HYPOTRIGLYCÉRIDÉMIE, *s. f.* V. *hypolipémie.*

HYPOTROPHIE, *s. f.* (gr. *hupo*, sous ; *trophê*, nourriture) [angl. ***hypotrophy***]. Défaut de nutrition d'un organe entraînant généralement sa déchéance. — ***h. fœtale.*** État du nouveau-né dont le poids de naissance est anormalement bas pour l'âge gestationnel. — ***h. des nourrissons*** (Variot). Type clinique caractérisé par le retard dans le développement du poids et de la taille des nourrissons, le retard de la taille étant inférieur à celui du poids. V. *dysmature.*

HYPOTROPIE, *s. f.* (gr. *hupo*, sous ; *trépein*, tourner) [angl. ***hypotropia***]. Syn. à abandonner, *deorsumvergence.* Strabisme vertical avec déviation de l'un des yeux vers le bas.

HYPO-URATURIE, *s. f.* Diminution de l'uraturie.

HYPO-URICÉMIE, *s. f.* V. *hypuricémie.*

HYPOVASCULARISÉ, ÉE, *adj.* (gr. *hupo*, sous ; lat. *vasculum,* petit vase, vaisseau). Dont les vaisseaux sont insuffisamment développés.

HYPOVENTILATION ALVÉOLAIRE PRIMITIVE D'ORIGINE CENTRALE. V. *Ondine (malédiction d').*

HYPOVENTILATION PULMONAIRE [angl. ***pulmonary hypoventilation***]. Diminution de la quantité d'air inspiré qui entre par minute dans les alvéoles pulmonaires (v. *ventilation alvéolaire*) et qui ne suffit plus à la consommation d'oxygène du sujet. Elle peut être due à une atteinte des centres, des voies nerveuses ou des muscles respiratoires, à une altération de la cage thoracique, des plèvres ou des poumons. Elle provoque une hypoxémie avec rétention de CO_2 et acidose respiratoire. V. *insuffisance respiratoire.*

HYPOVITAMINOSE, *s. f.* [angl. ***hypovitaminosis***]. Syn. *avitaminose relative.* Forme fruste d'avitaminose (v. ce terme). Elle peut être associée à d'autres carences, en lipides, protides, glucides, sels, etc.

HYPOVOLÉMIE, *s. f.* (gr. *hupo*, sous ; lat. *volumen,* masse ; gr. *haïma*, sang) [angl. ***hypovolaemia***]. Diminution du volume sanguin total circulant. V. *volémie.*

HYPOXANTHINE, *s. f.* (Scherer, 1850) [angl. ***hypoxanthine***]. V. *base purique.*

HYPOXÉMIE, *s. f.* (gr. *hupo*, sous ; *oxus*, oxygène ; *haïma*, sang) [angl. ***hypoxaemia***]. V. *anoxémie.*

HYPOXIE, *s. f.* (gr. *hupo*, sous ; *oxus*) [angl. ***hypoxia***]. V. *anoxie.*

HYPSARYTHMIE, *s. f.* (F. A. Gibbs, 1950) (gr. *hupsos*, sommet ; *a-* priv. ; *ruthmos*, rythme). Syn. *dysrythmie majeure* (Gastaut) [angl. ***hypsarythmia***]. Anomalie de l'électro-encéphalogramme caractérisée par la substitution, au rythme physiologique, de pointes-ondes de grande amplitude, asynchrones et généralisées, associées à des pointes rapides ou lentes et à des ondes lentes. Cet aspect accompagne le plus souvent les spasmes en flexion. V. *spasmes en flexion (syndrome des).*

HYPSOCÉPHALIE, *s. f.* (gr. *hupsos*, hauteur ; *képhalê*, tête). V. *acrocéphalie.*

HYPURICÉMIE, *s. f.* [angl. ***hypouricaemia***]. Diminution de la quantité d'acide urique en circulation dans le sang.

HYSTÉRECTOMIE, *s. f.* (Tillaux, 1879) (gr. *hustéra*, utérus ; *ektomê*, ablation) [angl. ***hysterectomy***]. Ablation de l'utérus en totalité ou en partie par « voie haute » *(h. abdominale)* ou par « voie basse » *(h. vaginale)* (Récamier, 1829 ; Péan, 1882). — ***h. élargie.*** V. *Wertheim (opération de).* — ***h. subtotale.*** *H.* dans laquelle le col utérin est laissé en place. — ***h. totale.*** *H.* dans laquelle l'utérus est enlevé complètement, y compris le col.

HYSTÉRÉSIS, *s. f.* (1890) (gr. *husterein*, être en retard) [angl. ***hysteresis***]. Syn. peu usité *hystérèse.* Retard de l'effet sur la cause, observé lors de l'excitation (magnétique, mécanique...) d'un matériau.

HYSTÉRIE, *s. f.* (gr. *hustéra*, utérus) [angl. ***hysteria***]. Névrose considérée autrefois comme d'origine sexuelle (d'où l'étymologie). Elle est caractérisée par l'existence de deux ordres de signes : les uns *permanents* (paralysies, troubles sensitifs et sensoriels ; certains de ces signes : anesthésie, rétrécissement concentrique du champ visuel, etc., constituant les classiques stigmates de l'*h.*), les autres *transitoires,* se manifestant généralement d'une façon bruyante (crises épileptiformes, accidents tétaniformes, attaques). Le caractère commun de ces manifestations est de ne répondre à aucune systématisation nerveuse anatomique ou physiologique. Les phénomènes hystériques peuvent être reproduits par suggestion ou auto-suggestion. — « Maladie de l'imagination mais non imaginaire », selon Charcot, l'*h.* se présente sous deux formes : l'*h.* de conversion et les *h.* dissociatives. — ***L'h. de conversion*** [angl. ***hysterical conversion***] groupe les manifestations *neurologiques permanentes* décrites ci-dessus, survenant brutalement, souvent à la suite d'un choc affectif et vis-à-vis desquelles l'intéressé(e) manifeste en règle une « belle indifférence ». — ***Les h. dissociatives*** [angl. ***dissociative h.***] comprennent les *amnésies psychogènes,* souvent lacunaires, les *fugues psychogènes* et les *personnalités multiples* (vécues en alternance). — Si dans la *simulation,* le sujet cherche toujours à retirer de sa conduite un bénéfice direct et frauduleux, ce qui n'est pas le cas dans la *pathomimie,* l'*hystérique* cherche souvent dans son état un avantage secondaire (comme le statut de malade). V. *pithiatisme, clownisme, Briquet (syndrome de), conversion, histrionisme, pathomimie, simulation, somatisation* et *stigmates.*

HYSTÉRIQUE, *adj.* [angl. ***hysteric, hysterical***]. V. *pithiatique.* — ***boule*** ou ***globe h.*** Sensation de strangulation comparée par les malades à celle que produirait un corps étranger arrêté dans le pharynx. — ***personnalité h.*** Personnalité caractérisée par une demande affective exacerbée, une vie imaginaire intense et une hypersensibilité accompagnée d'une hyperexpressivité labile.

HYSTÉROCÈLE, *s. f.* (gr. *hustéra*, utérus ; *kêlê*, hernie) [angl. ***hysterocele***]. Syn. *métrocèle.* Hernie de l'utérus.

HYSTÉROCLÉISIS, *s. m.* (gr. *hustéra*, utérus ; *kleisis*, fermeture) [angl. ***hysterocleisis***]. Syn. *hystérostomatocléisis.* Suture des deux lèvres du col utérin. Opération pratiquée en cas de fistule vésico-utérine. L'utérus se trouve ainsi oblitéré et le sang menstruel s'écoule par la vessie. — ***h. vésical.*** Opération pratiquée dans les cas de fistule vésico-vaginale juxta-cervicale ; elle consiste à suturer la lèvre postérieure du museau de tanche au bord antérieur de la fistule, l'utérus s'abouchant ainsi dans la vessie.

HYSTÉROCOLPECTOMIE, *s. f.* (Fritsch et Pozzi) (gr. *hustéra*, utérus ; *kolpos*, vagin ; *ektomê*, ablation) [angl. ***hysterocolpectomy***]. Suppression subtotale du vagin avec ablation de l'utérus par voie vaginale et réfection du périnée ; opération destinée à remédier au prolapsus génital chez les femmes âgées.

HYSTÉROCYSTOCÈLE, *s. f.* (gr. *hustéra*, utérus ; *kustis*, vessie ; *kêlê*, hernie) [angl. ***hysterocele***]. Hernie contenant l'utérus et la vessie.

HYSTÉRO-ÉPILEPSIE, *s. f.* [angl. ***hysteroepilepsy***]. Grande hystérie dont les attaques ressemblent aux crises d'épilepsie.

HYSTÉROGRAPHIE, *s. f.* [angl. ***hysterography***]. Radiographie de l'utérus injecté au préalable d'une substance opaque aux rayons X.

HYSTÉROLABE, *s. m.* (Dartigues, 1906) (gr. *hustéra*, utérus ; *lambanô*, je prends). Instrument destiné à saisir l'utérus sans le blesser, au cours des laparotomies.

HYSTÉROMALACIE, *s. f.* (gr. *hustéra*, utérus ; *malakos*, mou) [angl. ***hysteromalacia***]. Ramollissement de l'utérus, pouvant entraîner sa rupture pendant l'accouchement.

HYSTÉROMÉTRIE, *s. f.* (gr. *hustéra*, utérus ; *métron*, mesure) [angl. ***hysterometry***]. Cathétérisme de l'utérus à l'aide d'une tige graduée de matière plastique (hystéromètre), qui permet d'apprécier la forme, les dimensions et la sensibilité de la cavité de l'organe.

HYSTÉROPEXIE, *s. f.* (gr. *hustéra*, utérus ; *pêxis*, fixation). — 1° ***h. abdominale*** [angl. ***hysteropexia***]. Syn. *gastro-hystéropexie, gastro-hystérorraphie, gastro-hystérosynaphie* [angl. ***abdominal hysteropexia***]. Fixation de l'utérus à la paroi abdominale antérieure pour obvier à la rétroflexion ou au prolapsus. — 2° ***h. vaginale*** [angl. ***vaginal hysteropexia***]. Syn. *colpohystéropexie, vagino-fixation de l'utérus.* Opération consistant à fixer le col utérin à la paroi postérieure du vagin, pour remédier aux rétroversions et aux rétroflexions.

HYSTÉROPLASTIE, *s. f.* (gr. *hustéra*, utérus ; *plassein*, former) [angl. ***uteroplasty***]. Chirurgie plastique de l'utérus. V. *trachéloplastie.*

HYSTÉROPTOSE, *s. f.* (gr. *hustéra*, utérus ; *ptôsis*, chute). Syn. *métroptose.* Prolapsus utérin.

HYSTÉRO-SALPINGOGRAPHIE, *s. f.* (gr. *hustéra*, utérus ; *salpinx*, trompe ; *graphein*, écrire) [angl. ***hysterosalpingography***]. Radiographie de l'utérus et des trompes après injection, dans la cavité utérine, d'une substance opaque aux rayons X.

HYSTÉROSCOPE, *s. m.* (gr. *hustéra*, utérus ; *skopein*, examiner) [angl. ***hysteroscope***]. Instrument (endoscope) qui, introduit dans le canal cervical de l'utérus, permet de voir, de photographier ou de filmer la cavité utérine grâce à un système optique éclairant.

HYSTÉROSCOPIE, *s. f.* (Desormeaux, 1853) (gr. *hustéra*, utérus ; *skopein*, examiner) [angl. ***hysteroscopy***]. Examen visuel de la cavité de l'utérus dans laquelle on introduit un fibroscope (*hystéroscope,* v. ce terme).

HYSTÉROTOMIE, *s. f.* (gr. *hustéra*, utérus ; *tomê*, section) [angl. ***hysterotomy***]. Incision de l'utérus. — ***h. abdominale.*** V. *césarienne (opération).*

HYSTRICISME, *s. m.* (gr. *hustrix*, porc-épic, de *hus*, porc ; *thrix, trikhos*, poil). V. *ichtyose hystrix.*

Hz. Symbole de hertz (v. ce terme).

I

I. — 1° Symbole chimique de l'*iode*. — 2° Symbole de l'*isoleucine*. V. ces termes.

I (strie). V. *myofibrille.*

I (vecteur — de Bayley). V. *courant de lésion.*

IA [angl. ***AI***]. V. *insuffisance aortique.*

IADE. V. *infirmier(ière) anesthésiste diplômé(e) d'État.* V. *IDE.*

IATROCHIMIE, *s. f.* (Sylvius de la Boe, XVIIe siècle) (gr. *iatros*, médecin ; chimie) [angl. ***iatrochemistry***]. Doctrine médicale qui expliquait tous les actes vitaux physiologiques et pathologiques par des actions chimiques telles que fermentations, alcalinités, distillations, effervescences, volatilisations. V. *iatrophysique.*

IATROGÈNE, *adj.* ou mieux **IATROGÉNIQUE**, *adj.* (gr. *iatros*, médecin ; *génês*, qui est engendré) [angl. ***iatrogenic***]. Qui est provoqué par le médecin ou par un procédé thérapeutique.

IATROPHYSIQUE, *s. f.* (gr. *iatros*, médecin ; physique) [angl. ***iatrophysics***]. — 1° Doctrine médicale ancienne expliquant tous les actes vitaux par des phénomènes physiques. V. *iatrochimie.* — 2° Applications médicales diagnostiques et thérapeutiques de la physique.

IBIDS (syndrome) (angl. *Ichthyosis — Brittle hair — Impaired intelligence — Decreased fertility — Short stature*) [angl. ***IBIDS syndrome***]. V. *Tay (syndrome de).*

IBODE. V. *infirmier(ière) de bloc opératoire diplômé(e) d'État.* V. *IDE.*

ICD. V. *AICD.*

ICHOR, *s. m.* (gr. *ikhor,* pus) [angl. ***ichor***]. Syn. vieilli de *sanie.* V. ce terme.

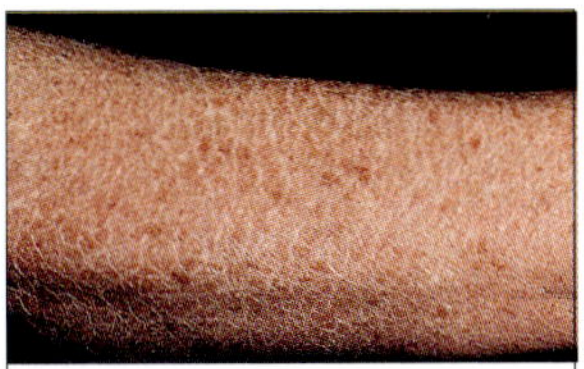

Ichtyose

ICHTHYOSE ou **ICHTYOSE**, *s. f.* (gr. *ikhthus*, poisson) [angl. ***ichthyosis***]. État particulier de la peau qui est sèche et couverte de squames fines à bords libres, semblables aux écailles des poissons ; il peut être généralisé, mais respecte la face, les plis, les paumes des mains et les plantes des pieds. La desquamation se fait parfois en larges squames polygonales (*i. scutulaire* ou *serpentine*) ; dans l'*i. cornée* [angl. ***ichthyosis cornea***] les squames rappellent les vastes plaques épaisses des sauriens (*sauriasis*) ou, quand elles sont saillantes et dures, les piquants du porc-épic (*i. hystrix* ou *hystricisme*). C'est une dystrophie cutanée héréditaire transmise, selon les formes, en dominance ou en récessivité ; elle n'apparaît ordinairement que quelques mois après la naissance ou au cours des premières années. — ***i. ansérine.*** V. *kératose pilaire.* — ***i. congénitale*** ou ***états ichtyosiformes congénitaux*** [angl. ***ichthyosis congenita***]. V. *hyperkératose ichtyosiforme.* — ***i. fœtale, i. intra-utérine.*** V. *kératome malin diffus congénital.* — ***i. folliculaire.*** V. *Darier (maladie de).* — ***i. linguale*** (Hulke). V. *leucoplasie.* — ***i. sébacée.*** V. *Darier (maladie de).*

ICHTYOSARCOTOXISME, *s. m.* (gr. *ikhthus*, poisson ; *sarx*, chair ; *toxikon*, poison) [angl. ***ichthyosarcotoxism***]. Intoxication due à la consommation de la chair de certains poissons. V. *ichtyosisme.*

ICHTYOSIFORMES CONGÉNITAUX (états). V. *hyperkératose ichtyosiforme.*

ICHTYOSISME, *s. m.* (gr. *ikhthus*) [angl. ***ichthyotoxism***]. Ensemble des accidents toxiques provoqués par l'ingestion de certains poissons frais ou conservés (poissons vénéneux par eux-mêmes ou par leur genre de nourriture) ou de poisson en voie de putréfaction. V. *ciguatera, ichtyosarcotoxisme* et *scombroïdose.*

ICOSANOÏDES, *s. m. pl.* (gr. *eikosi*, vingt — l'acide arachidonique possède 20 atomes de carbone en chaîne) [angl. ***eicosanoid***]. Syn. *eïcosanoïdes.* Substances phospholipidiques dérivées de l'acide arachidonique, un acide gras des membranes cellulaires. Leur groupe comprend les prostaglandines et les leucotriènes (v. ces termes). Les *i.* interviennent pour régler le tonus vasculaire, l'agrégation des plaquettes, l'élimination urinaire du sodium et les réactions inflammatoires ; ils jouent probablement aussi un rôle important dans les mouvements des ions à travers les membranes cellulaires.

ICR. *Indice de Coût Relatif.* Terme de gestion hospitalière. C'est le coefficient de mesure de la durée, de la complexité et des moyens nécessaires affecté à chaque acte diagnostique ou thérapeutique. L'échelle de ces indices est proportionnelle. Le nombre de points ICR produits sert de clé de répartition des coûts sur les séjours-patients dans les services d'hospitalisation. V. *PMSI.*

ICRON, *s. m.* (d'après les initiales d'*Institute for Cancer Research*) [angl. ***icron***]. Terme proposé par Blumberg pour désigner l'ensemble formé d'un virus et de constituants empruntés à l'hôte qui l'héberge. Les travaux de Blumberg ont porté sur le virus de l'hépatite B dont l'enveloppe, considérée comme l'antigène Australie, comporte certains antigènes provenant du sujet chez lequel ce virus s'est développé. — Lorsqu'un tel virus (icron) pénètre chez un autre sujet ne possédant pas d'antigènes semblables à ceux que ce virus a captés sur l'hôte précédent, cet autre sujet réagit violemment par la production d'anticorps et de ce conflit immunologique résulte une hépatite aiguë, grave dont la guérison complète s'accompagne de la destruction du virus. Mais si cet autre sujet possède les mêmes antigènes que ceux déjà fixés par le virus, il ne réagit pas et l'absence de réaction de défense immunologique entraîne une infection inapparente. Enfin, s'il existe une parenté antigénique partielle entre l'icron et son hôte, celui-ci réagit par des anticorps humoraux et des phénomènes d'immunité à médiation cellulaire ; des cellules immuno-compétentes envahissent le foie et une hépatite chronique active se développe.

ICSH. V. *gonadotrophine.*

ICSI. Abréviation anglaise d'*injection intra-cytoplasmique de spermatozoïde.* V. *fécondation in vitro.*

ICTAL, ALE, *adj.* (lat. *ictus,* choc) [angl. ***ictal***]. Relatif à l'ictus. V. ce terme.

ICTÈRE, *s. m.* (gr. *iktéros,* jaunisse, loriot) [angl. ***jaundice, icterus***]. Syn. *jaunisse.* Symptôme consistant en une coloration jaune plus ou moins intense de la peau et des muqueuses, due à l'imprégnation des tissus par la bilirubine. L'*ictère franc* apparaît lorsque le taux de ce pigment biliaire dans le plasma atteint ou dépasse 30 mg (51 µmol) par litre ; le *subictère* survient pour des taux de 15 à 30 mg/L (25 à 51 µmol/L).

ICTÈRE ACHOLURIQUE. V. *ictère à bilirubine libre ou non conjuguée.*

ICTÈRE BÉNIN PRÉCOCE (Halbrecht, 1944) [angl. ***icterus praecox***]. Ictère du nouveau-né, distinct de l'ictère dit « physiologique », survenant dans les 24 premières heures de la vie. Il serait dû à une incompatibilité sanguine fœto-maternelle de type A B O.

ICTÈRE À BILIRUBINE CONJUGUÉE [angl. ***regurgitation jaundice, resorptive jaundice***]. Syn. *ictère cholurique, ictère par régurgitation.* Ictère dû à l'accumulation, dans le sang, de la bilirubine conjuguée ; l'urine contient des pigments biliaires. Le plus souvent, les autres constituants de la bile refluent dans le sang avec la bilirubine : c'est un ictère par cholestase ou cholestatique, du à l'obstruction des voies excrétrices de la bile, intra- ou extra-hépatiques ; dans le premier cas, obstruction généralement incomplète comme dans les hépatites et les cirrhoses ; dans le second cas, obstruction complète du canal cholédoque par un calcul ou comprimé par un cancer. Plus rarement, c'est la seule bilirubine conjuguée qui n'est pas excrétée par la cellule hépatique dépourvue de l'enzyme nécessaire et qui passe dans le sang : c'est le cas de l'ictère de Dubin-Johnson et du syndrome de Rotor, Manahan et Florentin.

ICTÈRE À BILIRUBINE LIBRE ou **NON CONJUGUÉE** [angl. ***retention jaundice, acholuric jaundice***]. Syn. *ictère acholurique.* Variété d'ictère caractérisée par l'absence dans l'urine de pigments biliaires. Le sang contient en excès de la bilirubine libre, non conjuguée ; celle-ci, insoluble dans l'eau, n'est pas excrétée par les reins, mais transformée en urobiline qui s'élimine dans l'urine. C'est un ictère léger, dû soit à une production excessive de bilirubine par destruction exagérée de globules rouges (ictère hémolytique) ou par anomalie de leur formation (certaines anémies : anémie de Biermer, thalassémie) ; soit par une transformation insuffisante de cette bilirubine libre par une cellule hépatique incapable de la conjuguer faute de l'enzyme nécessaire. Le déficit enzymatique peut être transitoire comme dans l'ictère néonatal ou définitif : complet, comme dans l'ictère congénital de Crigler et Najjar ou incomplet, comme dans la cholémie familiale de Gilbert. V. *ictère pré-hépatique.*

ICTÈRE CATARRHAL [angl. ***catarrhal jaundice***] (désuet). Ictère autrefois attribué à l'inflammation catarrhale des voies biliaires. C'est une forme d'hépatite à virus (v. ce terme).

ICTÈRE CATARRHAL AGGRAVÉ. Terme qui désignait un ictère débutant comme un ictère infectieux bénin, mais se prolongeant anormalement et se terminant soudain dans un tableau d'ictère grave mortel. V. *hépatite chronique active.*

ICTÈRE CHOLESTATIQUE ou **CHOLOSTATIQUE** [angl. ***cholestatic jaundice***]. Ictère dû à l'accumulation, dans le sang, de bilirubine conjuguée et des autres éléments de la bile à la suite de l'oblitération des voies excrétrices de celle-ci : au niveau des canalicules biliaires intra-hépatiques, du canal hépatique ou du canal cholédoque. Plus rarement, la cholestase peut être due à une altération de la cellule hépatique. V. *ictère à bilirubine conjuguée.*

ICTÈRE CHOLESTATIQUE ou **CHOLOSTATIQUE CHRONIQUE PAR CHOLANGIOLITE ET PÉRICHOLANGIOLITE**. V. *cirrhose biliaire primitive.*

ICTÈRE CHOLESTATIQUE RÉCIDIVANT. V. *cholostase récurrente bénigne.*

ICTÈRE CHOLURIQUE. Ictère caractérisé par la présence de pigments biliaires dans l'urine. V. *ictère à bilirubine conjuguée.*

ICTÈRE CHRONIQUE IDIOPATHIQUE [angl. ***chronic idiopathic jaundice***]. Ictère d'évolution souvent très longue, dû à l'absence d'une des enzymes hépatiques nécessaires au métabolisme de la bilirubine et de cause inconnue. Il en existe plusieurs variétés : certaines sont dues à un déficit du mécanisme de la glycuro-conjugaison de la bilirubine (cholémie familiale de Gilbert et ictère familial congénital de Crigler et Najjar) ; d'autres sont liées à une déficience d'excrétion de la bilirubine conjuguée (maladie de Dubin-Johnson et syndrome de Rotor). V. ces termes, *ictère physiologique, ictère à bilirubine libre ou non conjuguée* et *ictère à bilirubine conjuguée.*

ICTÈRE CHRONIQUE SPLÉNOMÉGALIQUE DE HAYEM. V. *ictère infectieux chronique splénomégalique.*

ICTÈRE CIRRHOGÈNE. V. *cirrhose post-nécrotique.*

ICTÈRE CONGÉNITAL NON HÉMOLYTIQUE AVEC ICTÈRE NUCLÉAIRE DE CRIGLER ET NAJJAR. V. *ictère familial congénital de Crigler et Najjar.*

ICTÈRE DISSOCIÉ [angl. ***dissociated jaundice***]. Variété d'ictère dans laquelle on ne trouve dans l'urine que des sels biliaires ou des pigments biliaires mais non ces deux éléments à la fois.

ICTÈRE DE DUBIN-JOHNSON. V. *Dubin-Johnson (ictère, maladie ou syndrome de).*

ICTÈRE ÉPIDÉMIQUE À RECHUTE (E. Chabrol, J. Sallet et H. Tétreau, 1942). Ictère infectieux bénin, contagieux, débutant par un état grippal fébrile et durant une dizaine de jours. Il est accompagné d'une hypertrophie du foie et de la rate se prolongeant pendant plusieurs semaines au cours desquelles l'ictère réapparaît, plus intense que la première fois. L'évolution se fait en quelques mois vers la guérison. Il s'agit d'une forme de l'hépatite A (v. ce terme) au cours de laquelle se développe un processus cirrhogène bénin et curable.

ICTÈRE FAMILIAL CONGÉNITAL DE CRIGLER ET NAJJAR (1952) [angl. ***Crigler-Najjar syndrome***]. Syn. *ictère congénital non hémolytique avec ictère nucléaire de Crigler et Najjar, maladie de Crigler et Najjar.* Affection très rare, caractérisée par un ictère apparaissant dès le 2e jour de la vie, intense, progressif, sans modification de l'aspect de l'urine et des selles, ni du volume du foie et de la rate et par une hypertonie musculaire avec mouvements choréo-athétosiques analogues à ceux de l'ictère nucléaire. L'évolution est en règle mortelle en quelques semaines ou quelques mois. La bilirubinémie est très élevée, de type indirect (ou libre). La maladie, héréditaire, à transmission autosomique récessive est due à l'impossibilité, pour le foie, faute de certaines enzymes, surtout de glycuronyl-tranférase, d'effectuer la glycuro-conjugaison de la bilirubine. On en distingue deux variétés : dans le type I, le déficit enzymatique est complet et l'action du phénobarbital nulle à l'inverse du type II ou maladie d'Arias. V. *ictère chronique idiopathique.*

ICTÈRE FÉBRILE À RECHUTE. V. *leptospirose ictéro-hémorragique.*

ICTÈRE GRAVE FAMILIAL DU NOUVEAU-NÉ [angl. ***familial icterus gravis neonatorum, Pfannenstiel's syndrome***]. Syn. *maladie de Pfannenstiel.* Ictère apparaissant quelques heures après la naissance, ayant nettement un caractère familial, s'accompagnant de tuméfaction du foie et de la rate, de somnolence et d'hémorragies et aboutissant presque toujours à la mort. Il existe une anémie et une érythroblastose sanguine. Cet ictère est une forme de la maladie hémolytique du nouveau-né. V. *érythroblastose.*

ICTÈRE GRAVE, MALIN ou **TYPHOÏDE** [angl. ***malignant jaundice, icterus gravis, icterus typhoides***]. Syn. *fièvre jaune nostras.* Syndrome caractérisé par un ictère, des phénomènes nerveux (torpeur, puis coma), des hémorragies et une altération profonde de l'état général avec hypothermie conduisant plus ou moins rapidement à la mort. Il peut être secondaire à une infection (leptospirose ictéro-hémorragique, fièvre jaune, typhoïde, septicémie, etc.), à une intoxication (phosphore, amanite phalloïde, halothane, etc.), à une maladie de foie (hépatite virale : *hépatite fulminante*). Il correspond à l'*atrophie jaune aiguë du foie* de Rokitansky-Frerichs (1842).

ICTÈRE GRAVE PROLONGÉ CIRRHOGÈNE (Albot et Thiébaut). V. *cirrhose post-nécrotique.*

ICTÈRE HÉMOLYSINIQUE [angl. ***haemolysinic jaundice***]. Variété d'ictère hémolytique dans laquelle le sérum contient une hémolysine.

ICTÈRE HÉMOLYTIQUE (Minkowski, 1900 ; Chauffard, 1908) [angl. ***haemolytic jaundice***]. Ictère léger dû à une destruction massive des globules rouges (hémolyse, v. ce terme et *anémie hémolytique*), avec splénomégalie et anémie, sans sels biliaires dans l'urine. Il peut être dû : — ***1***° à une *altération primitive du globule rouge.* C'est l'***i. h. congénital*** de Minkowski-Chauffard [angl. ***hereditary spherocytosis, Minkowski-Chauffard syndrome***] (syn. *anémie sphérocytaire, sphérocytose congénitale, sphérocytose héréditaire, ictère chronique splénomégalique* ou *ictère infectieux chronique splénomégalique de Hayem*), dû à une fragilité constitutionnelle du globule rouge qui se transmet héréditairement selon le type autosomique dominant (v. *microsphérocytose*). Cette fragilité provient d'une *anomalie des protéines de la membrane des hématies* (spectrine, ankyrine) ; elle est démontrée par la diminution de la résistance osmotique de ces globules rouges et par l'augmentation de l'auto-hémolyse *in vitro* corrigée par le glucose. Les hématies sont détruites dans la rate, dont l'ablation améliore durablement la maladie. Cette forme est la variété complète, ictérique de la *maladie hémolytique* de R. Debré et M. Lamy qui peut se présenter sous des aspects purement anémiques ou splénomégaliques. À côté de ces formes d'ictère ou d'anémie hémolytiques caractérisées par la sphérocytose, existent des anémies hémolytiques chroniques héréditaires non sphérocytaires (v. *Thompson, maladie de*), dont les mieux connues sont dues à l'absence, dans le globule rouge, d'une enzyme indispensable à son métabolisme. Près de la maladie de Minkowski-Chauffard, il faut placer également les *hémoglobinoses* (v. ce terme), caractérisées par une anomalie héréditaire de l'hémoglobine et le syndrome de Marchiafava-Micheli. — ***2***° L'*i. h.* peut être dû aussi à la présence, dans le plasma, d'un *facteur d'agression pour les globules rouges (hémolysine*), apporté par un toxique, une bactérie, un parasite (***i. h. acquis*** type Widal, Abrami et Brulé, 1907) ou développé à la suite de réactions immunologiques survenues plus ou moins tardivement (auto-immunisation) ou pendant la vie fœtale (iso-immunisation : maladie hémolytique du nouveau-né ou érythroblastose fœtale ; v. ce terme). — L'anémie splénique hémolytique, les splénomégalies hémolytiques entreraient dans le cadre des *i. h.* chroniques acquis d'origine immunologique. V. *auto-immunité* et *complexes immuns.*

ICTÈRE HÉPATIQUE [angl. ***hepatogenic ou hepatogenous jaundice***]. Ictère dont la cause réside dans le foie : qu'il s'agisse d'un fonctionnement défectueux de la cellule hépatique d'origine métabolique, enzymatique, toxique ou infectieuse ou bien d'une obstruction des voies biliaires intra-hépatiques. Suivant la cause, l'ictère est avec ou sans cholestase, à bilirubine libre ou conjuguée. V. *ictère post-hépatique* et *ictère pré-hépatique.*

ICTÈRE HÉPATOLYTIQUE [angl. ***hepatocellular jaundice***]. Ictère attribué à une lésion du foie.

ICTÈRE PAR HYPERHÉMOLYSE [angl. ***hyperhaemolytic jaundice***]. Nom sous lequel Chabrol et Bénard groupaient les ictères par exagération de l'hémolyse (*i. hémolytique, i. hémolysinique*, etc.).

ICTÈRE INFECTIEUX [angl. ***infectious*** ou ***infective jaundice***]. Série d'affections caractérisées principalement par un ictère et des symptômes généraux.

ICTÈRE INFECTIEUX DES NOUVEAU-NÉS. V. *tubulhématie.*

ICTÈRE INFECTIEUX À RECRUDESCENCE FÉBRILE (M. Garnier, 1916). V. *leptospirose ictéro-hémorragique.*

ICTÈRE D'INOCULATION. V. *hépatite B.*

ICTÈRE MALIN. V. *ictère grave.*

ICTÈRE NÉONATAL. Ictère du nouveau-né. Il peut s'agir soit de l'*ictère simple ou physiologique* (v. ce terme) ou bien d'*ictères pathologiques :* hémolytiques précoces par incompatibilité Rhésus ou ABO ou bien d'ictères prolongés (maladies de Gilbert et de Crigler-Najjar). V. ces termes et *ictère nucléaire du nouveau-né.*

ICTÈRE NOIR DES NOUVEAU-NÉS (Liouville). V. *tubulhématie.*

ICTÈRE NU. Ictère isolé, dont l'apparition n'a pas été précédée de symptômes pré-ictériques et qui n'est pas accompagné d'autres signes ; il constitue la seule manifestation apparente de la maladie. Il peut s'agir d'un ictère cholestatique ou d'un ictère hépatique toxique.

ICTÈRE NUCLÉAIRE DU NOUVEAU-NÉ (Schmorl, 1904) [angl. ***nuclear icterus*** ou ***jaundice, Schmorl's jaundice***]. Syndrome observé uniquement chez le nouveau-né, surtout lorsqu'il est déjà atteint d'*ictère grave familial.* Il est caractérisé, anatomiquement, par des altérations des *noyaux* gris du cerveau et, cliniquement, en plus de la teinte ictérique, par une dyspnée, une inappétence, une apathie générale, une hypertonie musculaire avec hyperextension de la nuque, des mouvements athétosiques et un coma, aboutissant à la mort en quelques jours. La guérison est cependant possible, mais elle est souvent suivie d'arriération psychomotrice avec état spastique des membres. Le plus souvent, il s'agit d'une forme de la maladie hémolytique du nouveau-né (v. *érythroblastose*) ; mais ce syndrome peut quelquefois être provoqué par une hépatite à virus ou par une perturbation du métabolisme de la bilirubine (v. *ictère familial congénital de Crigler et Najjar*). Il est dû à la toxicité de la bilirubine pour l'encéphale du nouveau-né (encéphalopathie bilirubinémique).

ICTÈRE PAR OBSTRUCTION [angl. ***obstructive jaundice***]. Ictère dû à un empêchement à l'écoulement de la bile dans les voies biliaires intra- ou extra-hépatiques. V. *ictère à bilirubine conjuguée.*

ICTÈRE PHYSIOLOGIQUE [angl. ***icterus neonatorum, jaundice of the newborn, physiologic jaundice***]. Syn. *ictère simple du nouveau-né, ictère néonatal* (*pro parte*). Ictère transitoire observé à la naissance chez tous les prématurés et chez la moitié des nouveau-nés ; il est dû à l'absence passagère d'une enzyme indispensable à la transformation de la bilirubine indirecte en bilirubine directe, la cellule hépatique n'ayant pas encore acquis ses capacités fonctionnelles normales.

ICTÈRE POST-HÉPATIQUE. Variété d'ictère cholestatique (v. ce terme) dû à l'obstruction des voies biliaires extra-hépatiques. V. *ictère à bilirubine conjuguée.*

ICTÈRE PRÉ-HÉPATIQUE. Variété d'ictère à bilirubine libre (v. ce terme) dû à la production excessive de bilirubine par destruction des globules rouges (hémolyse) ou anomalie de leur formation. Elle est liée à une phase du métabolisme de la bilirubine qui précède l'intervention de la cellule hépatique.

ICTÈRE PAR RÉGURGITATION. V. *ictère à bilirubine conjuguée.*

ICTÈRE SIMPLE DU NOUVEAU-NÉ. V. *ictère physiologique.*

ICTÈRE TYPHOÏDE. V. *ictère grave.*

ICTÈRE UROBILINURIQUE [angl. ***urobilin jaundice ou icterus***]. Ictère léger, caractérisé par la présence dans l'urine, d'urobiline en excès. Cette urobilinurie peut être isolée, comme dans les ictères pré-hépatiques, ou associée à l'élimination urinaire d'autres éléments de la bile, comme dans les ictères à cholestase incomplète (hépatites et cirrhoses : v. *ictère à bilirubine conjuguée*).

ICTÈRES ADDITIONNÉS (N. Fiessinger). Ictères hépatiques survenant au cours d'un ictère hémolytique. On en distingue trois variétés : les ictères lithiasiques, les ictères hépatiques et les ictères de la granulomatose maligne.

ICTÉRIGÈNE, *adj.* [angl. ***icterogenic, icterogenous***]. Qui détermine l'ictère. P. ex. : *cholédocite i., leptospirose i.*

ICTÉRIQUE, *adj.* [angl. ***icteric***]. Qui a rapport à l'ictère ou qui en dépend. P. ex. : *teinte i.* — *s. m.* ou *f.* Malade atteint d'ictère.

ICTÉRO-ASCITIQUE (syndrome) (N. Fiessinger et P. Brodin). Syndrome caractérisé par l'apparition chez un malade atteint de cirrhose hépatique d'un ictère franc puis, quelques jours après, d'une ascite et d'une altération rapide de l'état général (amaigrissement, fièvre, purpura). Ce syndrome parfois mortel est dû à une poussée de dégénérescence graisseuse du foie.

ICTÉRO-ŒDÉMATEUX (syndrome) (M. Lœper). Syndrome rare, survenant chez un malade atteint de cirrhose hépatique, caractérisé par un ictère suivi d'œdèmes importants ; il est dû à une poussée de dégénérescence graisseuse du foie.

ICTERUS INDEX (H. P. Maue et Alice R. Bernheim) [angl. ***icterus index***]. Syn. *index ictérique.* Chiffre indiquant la richesse du sérum sanguin en pigments biliaires ; il est obtenu en comparant la teinte du sérum à celle d'une solution étalon de bichromate de potassium. Normalement il est de 4 à 6 ; l'ictère apparaît au-dessus de 15.

ICTUS, *s. m.* (lat. *ictus,* coup, choc) [angl. ***ictus, stroke***] (neuropathologie). Toute manifestation morbide se produisant subitement. P. ex. : *i. apoplectique.* V. *apoplexie.* — ***i. laryngé.*** V. *vertige laryngé.* — V. *accident vasculaire cérébral.*

ICTUS AMNÉSIQUE [angl. ***transient global amnesia***]. Accès durant quelques heures, à début et fin subits, caractérisé uniquement par un oubli des faits à mesure qu'ils se produisent (amnésie antérograde ou de fixation) et pendant lequel le comportement du sujet est, par ailleurs, normal. Après la crise, la perte du souvenir de ce qui s'est passé pendant celle-ci est totale. L'*i. a.,* généralement unique et de pronostic bénin, survient vers la soixantaine, le plus souvent sans cause décelable. Il serait lié à un dysfonctionnement de la région de l'hippocampe.

ICTUS MÉDULLAIRE [angl. ***spinal apoplexy***]. Syn. *apoplexie spinale.* Survenue brutale d'une paraplégie ou d'une quadriplégie due à un accident vasculaire subit au niveau de la moelle épinière (hémorragie ou oblitération d'une artère nourricière).

IDE. V. *infirmier(ière) diplômé(e) d'État.* V. *IADE* et *IBODE.*

IDÉOMOTEUR (centre) [angl. ***ideomotor center***]. Syn. de *centre psychomoteur.* V. *localisations cérébrales.*

IDÉOMOTEURS (phénomènes) [angl. ***ideomotor movements***]. Actions accomplies sous l'influence d'une idée, par opposition aux réflexes.

IDIOCHROMOSOME, *s. m.* (gr. *idios*, propre ; chromosome). V. *gonosome.*

IDIOCINÈSE, *s. f.* (Lenz, 1912) (gr. *idios*, propre ; *kinêsis*, mouvement) (génétique). V. *mutation.*

IDIOCINÉTIQUES (facteurs) [angl. ***idiokinetic factors***]. « Influence d'ordre physique ou d'ordre chimique capable de déterminer des mutations » (M. Lamy).

IDIOGLOSSIE, *s. f.* (*gr. idios*, propre ; *glôssa*, langue) [angl. ***idioglossia***]. Variété d'altération du langage caractérisée par la substitution de sons particuliers, dépourvus de sens, aux termes habituels de la langue. On la trouve chez l'enfant et chez certains débiles mentaux.

IDIOPATHIE, *s. f.*, ou **IDIOPATHIQUE (maladie)** (gr. *idios*, propre ; *pathê*, affection) [angl. ***idiopathy***]. Maladie qui existe par elle-même, qui est indépendante de tout autre état morbide (par opposition à *affection symptomatique*). V. *essentiel.*

IDIOPHAGÉDÉNISME, *s. m.* (P. Chevallier) [angl. ***phagedena geometrica, pyoderma gangrenosum***] (dermatologie). Syn. *phagédénisme géométrique, pyoderma gangrenosum, pyodermite phagédénique.* Infection cutanée débutant par une pustule dont la rupture laisse place à une ulcération limitée par un bourrelet inflammatoire et qui va s'étendre selon de larges segments de cercle avant de cicatriser. Les germes responsables sont variés. Cette affection est souvent associée à une maladie digestive (rectocolite) ou sanguine (leucémie, lymphome ou carence immunitaire). V. *Pyoderma gangrenosum.*

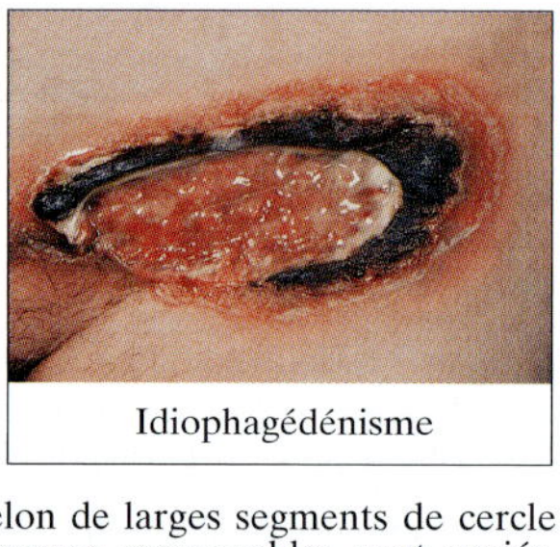

Idiophagédénisme

IDIOSOME, *s. m.* (gr. *idios,* propre ; *soma,* corps) [angl. ***idiosome***]. Ensemble de l'appareil de Golgi et des mitochondries du spermatocyte.

IDIOSYNCRASIE, *s. f.* (gr. *idios*, propre ; *sunkrasis*, constitution) [angl. ***idiosyncrasy***]. Disposition particulière en vertu de laquelle chaque individu ressent d'une façon qui lui est propre les influences des divers agents qui impressionnent ses organes. Cette *susceptibilité personnelle* (Bard) est innée et constitutionnelle. Elle peut être responsable d'accidents d'hypersensibilité provoqués, chez certaines personnes, par des substances habituellement bien tolérées.

IDIOT, OTE, *s. m.* et *f.* Personne atteinte d'idiotie (v. ce terme). — ***i. savant.*** V. *Asperger (syndrome d').*

IDIOTIE, *s. f.* (Esquirol), **IDIOTISME**, *s. m.* (peu usité) (gr. *idios*, seul, isolé) [angl. ***idiocy, idiotism***]. Syn. *arriération profonde.* Diminution considérable ou absence complète de l'intelligence et des facultés affectives, sensitives et motrices, accompagnée ou non de perversion des instincts. C'est la forme la plus grave de l'arriération mentale. Le niveau intellectuel de l'idiot ne dépasse pas celui d'un enfant de deux ans, il n'arrive pas à communiquer par la parole avec ses semblables. L'*i.* coïncide presque toujours avec un arrêt du développement de l'encéphale qui peut se produire soit dans la vie intra-utérine, soit après la naissance.

IDIOTIE AMAUROTIQUE FAMILIALE [angl. ***amaurotic familial idiocy***]. Groupe d'idioties héréditaires dans lesquelles une cécité par lésions du fond d'œil est associée à l'absence du développement intellectuel. On décrit une forme congénitale (Norman-Wood, 1941), une forme infantile (*i. a.* familiale ou *maladie de Tay-Sachs*), une forme infantile tardive de *Bielschowsky,* une forme juvénile (*maladie de Spielmeyer-Vogt*), une forme tardive de l'adulte de *Kufs* (v. ces différents termes). Ces trois dernières affections sont actuellement classées avec la *maladie de Santavuori* (forme infantile précoce), parmi les céroïdo-lipofuchsinoses. L'*i. a.* est due à une tare héréditaire de type récessif ; elle est caractérisée anatomiquement par la dégénérescence des cellules du système nerveux central envahies par une variété de lipides, les gangliosides ; on la classe dans le groupe des lipoïdoses (v. ce terme, *gangliosidose* et *sphingolipidose*).

IDIOTIE MICROCÉPHALIQUE FAMILIALE. V. *microcéphalie.*

IDIOTIE MYXŒDÉMATEUSE (Bourneville). V. *myxœdème congénital.*

IDIOTIE PHÉNYLPYRUVIQUE. V. *oligophrénie phénylpyruvique.*

IDIOTIE SPASTIQUE AMAUROTIQUE AXONALE. V. *Seitelberger (maladies de) 1°.*

IDIOTIE XÉRODERMIQUE (De Sanctis et Cacchione, 1932) [angl. ***De Sanctis-Cacchione syndrome, xerodermic idiocy***]. Syn. *syndrome de De Sanctis.* Syndrome caractérisé par l'association d'idiotie, de *xeroderma pigmentosum,* d'hypoplasie testiculaire et de retard du développement physique.

IDIOTOPE, *s. m.* (gr. *idios*, particulier ; *topos*, emplacement) [angl. ***idiotope***]. Déterminant antigénique (v. ce terme) situé sur la partie variable de la molécule d'anticorps. V. *idiotype.*

IDIOTYPE, *s. m.* (gr. *idios*, particulier ; *tupos*, forme) [angl. ***idiotype***] (immunologie). Immunoglobuline (Ig) dont le caractère spécifique a été modifié par le contact avec un antigène (changement dans l'ordre des acides aminés qui la constituent). Elle est devenue différente des Ig de la même classe des autres individus de la même espèce, par sa réponse à l'antigène rencontré. L'*i.* représente donc l'ensemble des idiotopes ou déterminants antigéniques spécifiques localisés sur la partie variable de la molécule d'anticorps. V. *idiotope, antigénique (site ou déterminant), idiotypie, allotype* et *isotype.*

IDIOTYPIE, *s. f.* (J. Oudin, 1956-1966) [angl. ***idiotypy***] (immunologie). Variabilité dans la spécificité (et dans la structure) d'une immunoglobuline (Ig) à la suite du contact de celle-ci avec un antigène, ce qui la rend différente des Ig de la même classe des autres sujets de la même espèce. V. *idiotype, allotypie* et *isotypie.*

IDIOVENTRICULAIRE, *adj.* (gr. *idios*, propre ; ventriculaire) [angl. ***idioventricular***] (cardiologie). Qui est particulier au ventricule. — ***rythme i.*** Rythme lent et régulier (40 à 50 par minute) propre aux centres ventriculaires d'automatisme cardiaque : il ne se manifeste qu'en cas de bloc atrio-ventriculaire complet (pouls lent permanent).

IDL. Abréviation du terme anglais ***Intermediate Density Lipoprotein*** : lipoprotéine (v. ce terme) de densité intermédiaire.

IDM [angl. ***(A)MI – (Acute) Myocardial Infarction***]. Abréviation d'*infarctus du myocarde*.

IDR. Abréviation d'*Intra-Dermo-Réaction*.

IDS. Abréviation du terme anglais ***Inhibitor of DNA Synthesis.*** V. *facteur inhibant la synthèse de l'ADN.*

IEC [angl. ***ACE inhibitor***]. Abréviation d'*Inhibiteur de l'Enzyme de Conversion.* V. *enzyme de conversion.*

-IF. Suffixe : ***Inhibitory Factor.*** Syn. *IH*. Hormone inhibitrice (d'origine hypothalamique). P. ex. : PIF (facteur inhibant la sécrétion de prolactine), GHIF ou SRIF (somatostatine) ; v. ces termes et *RF.*

IFAS. V. *institut de formation d'aide-soignants.*

IFCS. V. *institut de formation des cadres de santé.*

IFI. Immunofluorescence indirecte. V. *immunofluorescence.*

IFN. V. *interféron.*

IFSI. V. *institut de formation en soins infirmiers.*

Ig. Abréviation d'*immunoglobuline* (v. ce terme).

Ig ou **IgA SÉCRÉTOIRE** ou **EXOCRINE**. V. *immunoglobuline sécrétoire.*

IgA, IgD, IgE, IgG, IgM. Abréviations d'*immunoglobuline A, D, E, G ou M.*

IGAS. Abréviation d'*Inspection Générale des Affaires Sociales.*

IGF. Abréviation du terme anglais ***Insulin-like Growth Factor.*** Syn. *NSILA* (v. ce terme). Facteur de croissance analogue à l'insuline. On en distingue deux variétés, les IGF I et IGF II. V. *somatomédine.*

IH. Abréviation du terme anglais ***Inhibiting Hormone,*** hormone inhibitrice. V. *IF.*

IL_1, IL_2... V. *interleukines.*

ILE. Symbole de l'*isoleucine.*

ILÉADELPHE, *s. m.* (I.G. St-Hilaire) (lat. *ilion* et par corruption *ileon* ; gr. *adelphos*, frère) [angl. ***iliopagus, ileadelphus, iliadelphus***]. Monstre double ne présentant qu'une tête et un tronc qui se bifurque au niveau de la région pelvienne où s'attachent quatre membres inférieurs.

ILÉITE, *s. f.* [angl. ***ileitis***]. Inflammation de la dernière partie de l'intestin grêle (iléon). — ***i. folliculaire et segmentaire.*** V. *i. régionale ou terminale.* — ***i. lymphoïde terminale*** (G. Arnulf et P. Buffard, 1953). V. *adénite mésentérique aiguë ou subaiguë.* — i. régionale ou ***terminale*** (Crohn, 1932) [angl. ***regional ileitis, distal ou terminal ileitis, Crohn's disease, chronic cicatrizing enteritis***]. Syn. *entérite interstitielle chronique, phlegmoneuse, régionale* ou *ulcéreuse, maladie de Crohn, entérite* ou *iléite folliculaire et segmentaire* (A. Rachet et A. Busson, 1946). Inflammation ulcéreuse et sténosante d'un segment de l'intestin grêle, siégeant le plus souvent à sa partie terminale et pouvant se combiner avec une colite du même type. Il existe une importante hyperplasie des follicules et des ganglions lymphoïdes (l'iléite succéderait à une adénite mésentérique aiguë ou subaiguë : Rachet et Busson). Elle peut débuter d'une manière aiguë ou subaiguë, simulant l'appendicite, et prend souvent une allure chronique et cachectisante avec diarrhée tenace, subocclusion et suppuration. Sa cause est inconnue.

ILÉOCAECALE (valvule). V. *Bauhin (valvule de).*

ILÉO-COLO-RECTOPLASTIE ou **RECTOSTOMIE**, *s. f.* [angl. ***ileocolorectoplasty, ileocolorectostomy***]. Entéro-anastomose entre le côlon et le rectum, à l'aide d'une anse grêle exclue, dont une extrémité est abouchée dans le côlon au-dessus de l'obstacle qu'il s'agit de contourner et l'autre extrémité invaginée dans le rectum au-dessous de cet obstacle. Opération très rare destinée à éviter les inconvénients d'un anus iliaque définitif.

ILÉOCOLOSTOMIE, *s. f.* [angl. ***ileocolostomy***]. Entéro-anastomose entre l'intestin grêle et le gros intestin.

ILÉOCYSTOPLASTIE, *s. f.* (iléon ; gr. *kustis*, vessie ; *plassein*, former) [angl. ***ileocystoplasty***]. V. *Cunéo (opérations de) 1°.*

ILÉO-ILÉOSTOMIE, *s. f.* [angl. ***ileo-ileostomy***]. Entéro-anastomose entre deux anses d'intestin grêle.

ILÉON, *s. m.* V. *iléum.*

ILÉOPATHIE, *s. f.* [angl. ***ileopathy, disease of the ileum***]. Terme générique désignant les affections de l'iléon. — ***i. segmentaire œdémateuse*** (E. Fassio, 1959). Syn. *entéropathie allergique, œdème segmentaire du grêle* (H. Cabanié, 1950). Affection d'origine allergique caractérisée *anatomiquement* par une tuméfaction œdémateuse d'un segment de l'intestin grêle et de son mésentère et *cliniquement* par une occlusion intestinale aiguë ; elle guérit par la thérapeutique antihistaminique.

ILÉOPORTOGRAPHIE, *s. f.* Radiographie du tronc et des branches de la veine porte après injection d'une substance opaque aux rayons X dans une veine intestinale cathétérisée au cours d'une intervention chirurgicale.

ILÉORECTOSTOMIE, *s. f.* [angl. ***ileorectostomy, ileoproctostomy***]. Entéro-anastomose entre l'intestin grêle et le rectum, opération préconisée dans les cancers inopérables du gros intestin.

ILÉOSIGMOÏDOSTOMIE, *s. f.* [angl. ***ileosigmoidostomy***]. Entéro-anastomose entre l'intestin grêle et l'anse sigmoïde du gros intestin, opération préconisée dans les colites graves et dans les cancers inopérables du gros intestin.

ILÉOSTOMIE, *s. f.* (iléon ; gr. *stoma*, bouche) [angl. ***ileostomy***]. Création d'un anus artificiel au niveau de la dernière partie de l'intestin grêle. — ***i. à la Dragstedt.*** *I.* avec extériorisation, sur 15 cm, du bout supérieur de l'anse grêle que l'on recouvre, en manchon, d'un greffon cutané. Ce procédé permet d'éviter l'ulcération de la peau au niveau d'un anus artificiel définitif. — ***i. à la Witzel.*** *I.* avec enfouissement de la sonde dans la tunique externe de l'intestin, sous un surjet séromusculaire. Cet enfouissement, pratiqué sur une longueur de 10 cm, facilite la fermeture de la fistule de l'intestin grêle après ablation de la sonde.

ILÉOTRANSVERSOSTOMIE, *s. f.* [angl. ***ileotransversostomy***]. Entéro-anastomose entre l'intestin grêle et le côlon transverse.

ILÉUM, *s. m.* (lat. médiéval *ileum* provenant du gr. *eilein*, enrouler) [TA et angl. ***ileum***]. Syn. *iléon.* Segment distal de l'intestin grêle, faisant suite au jéjunum et se continuant par le caecum. V. *Bauhin (valvule de)* • 👁 **intestin** •.

ILÉUS, *s. m.* (gr. *eilein*, tourner, parce que dans cette affection les anses intestinales sont parfois enroulées les unes autour des autres) [angl. ***ileus, intestinal obstruction***]. Occlusion intestinale aiguë ou chronique. — ***i. biliaire*** [angl. ***ileus by impacted gallstone***]. *I.* dû à l'arrêt, dans l'intestin, d'un calcul issu des voies biliaires. — ***i. dynamique*** [angl. ***dynamic ileus***]. *I.* provoqué par un spasme de l'intestin. — ***i. mécanique*** [angl. ***mecanical ileus***]. *I.* dû, soit à l'écrasement de l'intestin et de ses vaisseaux (*i. par strangulation* : étranglement interne, volvulus, invagination intestinale), soit à l'oblitération de la lumière intestinale (*i. par obturation*) par un corps étranger, un rétrécissement de l'intestin ou par une compression extérieure. — ***i. méconial*** [angl. ***meconium ileus***]. Occlusion intestinale du nouveau-né, due à l'arrêt du méconium dans le jéjunum ; c'est la forme la plus précoce et la plus grave de la mucoviscidose (v. ce terme). — ***i. paralytique*** [angl. ***adynamic ileus, paralytic ileus***]. *I.* dû à l'arrêt du péristaltisme. V. *Ogilvie (syndrome d').*

ILIAQUE, *adj.* (lat. *iliacus,* de *ilia,* les flancs) [angl. ***iliac***]. « Qui a rapport aux flancs » (Littré). — Qui est proche de la partie supérieure de l'os du bassin, l'ilium (p. ex. : artère iliaque) ou qui concerne cette partie (p. ex. : os iliaque, v. *coxal, os*) • 👁 **coxal** •.

ILIAQUE (muscle) (TA *musculus iliacus*) [angl. ***iliacus muscle***]. Muscle fléchisseur et rotateur externe de la cuisse, s'insérant à la face interne de l'os iliaque et dont les fibres convergent vers le petit trochanter où il s'insère par un tendon commun avec celui du muscle psoas. V. ce terme et *psoas-iliaque (muscle)* • 👁 **muscle** •.

ILIITE, *s. f.* [angl. ***inflammation of the sacroiliac joint***]. Inflammation de l'articulation sacro-iliaque.

ILION, *s. m.* V. *ilium.*

ILIO-PSOAS (muscle). V. *psoas-iliaque (muscle).*

ILIOPSOÏTE, *s. f.* [angl. ***iliopsoitis***]. Inflammation du muscle psoas-iliaque ou iliopsoas, ordinairement d'origine appendiculaire.

ILIUM, *s. m.* (lat. *ilia,* ventre, flancs) [TA et angl. ***os ilium***]. Syn. *ilion.* Partie supérieure de l'os coxal comportant un corps (participant à la formation de l'acétabulum) surmonté d'une aile et dont le bord supérieur épais est la crête iliaque • 👁 **coxal** •.

ILLUMINISME, *s. m.* [angl. ***illumunism***]. Excitation cérébrale accompagnée d'hallucinations qui font croire à des révélations (prophéties, création de sectes religieuses, etc.).

ILLUSION, *s. f.* (lat. *in,* dans ; *ludere,* jouer) [angl. ***illusion***]. Interprétation fausse d'une sensation réellement perçue. V. *hallucination.*

ILLUSION DES AMPUTÉS. V. *amputés.*

ILLUSION DE FAUSSE RECONNAISSANCE. V. *paramnésie 2°.*

ILLUSION DES « SOSIES » (Capgras, 1923). Variété de délire dans laquelle le malade ne reconnaît plus une personne qu'il connaissait parfaitement, mais la considère comme quelqu'un qui lui ressemble, comme son « Sosie ».

ÎLOT DE LANGERHANS (1869) [angl. ***Langerhans's islet***]. V. *Langerhans (îlot de).*

IM. Abréviation de — 1° *Insuffisance Mitrale ;* — 2° *Intra-Musculaire.*

IMAGE EN CHAUSSETTE. Aspect radiologique du méga-œsophage au stade de dilatation : il prend un aspect coudé en L au-dessus du défilé diaphragmatique.

IMAGE EN CHEMINÉE. — 1° Aspect radiologique du pédicule aortique, de face, dans le rétrécissement congénital de l'isthme de l'aorte : l'absence de l'hémicercle de la crosse aortique rend parallèles les deux bords du pédicule. — 2° Aspect radiologique à bords parallèles du pédicule vasculaire aorto-pulmonaire, de face, dans les adénopathies médiastinales hautes.

IMAGE DIVERTICULAIRE. Image radiologique d'un diverticule. Au niveau du tube digestif, la bouillie opaque pénétrant dans le diverticule donne sur l'écran une image en forme de niche. Une image analogue est observée dans l'ulcère de l'estomac (niche pédiculée, niche de Haudek). V. *Haudek (niche de).*

IMAGE ENTOPTIQUE [angl. ***entoptic image***]. V. *entoptique.*

IMAGE EN HUIT DE CHIFFRE [angl. ***figure of eight pattern***]. Aspect radiologique, de face, de retour veineux pulmonaire anormal total, lorsque toutes les veines pulmonaires droites et gauches se jettent dans le tronc veineux innominé gauche par l'intermédiaire d'une veine cave supérieure gauche. Celle-ci forme le bord gauche d'une opacité arrondie qui, élargissant le pédicule vasculaire, surmonte l'ombre cardiaque et forme avec celle-ci une image rappelant le chiffre 8. V. *retours veineux anormaux.*

IMAGE HYDRO-AÉRIQUE. V. *hydro-aérique (image).*

IMAGE LACUNAIRE (Béclère, 1912) [angl. ***filling defect***]. V. *lacune.*

IMAGE EN MIE DE PAIN. Syn. *image en nid d'abeilles.* Aspect radiologique réalisé par la juxtaposition de nombreuses petites cavernes tuberculeuses au milieu d'une opacité diffuse.

IMAGE EN TUYAU D'ORGUE. V. *tuyaux d'orgue (image en).*

IMAGERIE MÉDICALE [angl. ***medical imaging***]. Ensemble des procédés physiques permettant d'obtenir d'une région anatomique ou d'un organe une image interprétable du point de vue médical. L'imagerie médicale s'est d'abord caractérisée par sa vocation d'assistance au diagnostic *(imagerie anatomique).* Elle a débordé ce cadre pour aider à la compréhension du fonctionnement des organes *(imagerie fonctionnelle).* L'imagerie médicale ne se différencie que par son but des procédés physiques utilisés pour la caractérisation des matériaux ou pour certains essais non destructifs effectués sur ceux-ci. — **Historiquement,** elle naît en 1895, lorsque W. K. Röntgen, cherchant à démontrer les possibilités des rayons X qu'il vient de découvrir, réalise la toute première radiographie, image de la main de son épouse. Les différents contrastes visibles sur la plaque mettent en évidence les variations d'absorption existant entre l'or de l'alliance, les éléments minéraux (calcium) constituants des os et ceux des chairs. Une nouvelle perception de la réalité devient possible. — En un siècle, l'imagerie médicale a connu un développement et un perfectionnement sans précédents. Parallèlement, son coût a explosé. — La *radiographie* reste toujours la technique la plus utilisée. Sans cesse perfectionnée, elle a enfanté la *tomographie X,* à laquelle ses images peu nettes ont fait préférer le *scanner X.* Mais cette technique est sévèrement concurrencée par la *résonance magnétique nucléaire (IRM),* la *scintigraphie* et l'*échographie* (avec sa variante *Doppler* qui permet la mesure locale des vitesses d'écoulements sanguins). — **L'obtention d'une image médicale** peut être décomposée en quatre étapes : — ***1° l'excitation*** de l'objet soumis à examen. Elle peut se faire de nombreuses manières, mais utilise toujours une source d'énergie qui déstabilise les atomes ou les molécules constituant le matériau. Le vocabulaire spécialisé est assez riche. On parle de *bombardement* lorsque l'excitation est causée par l'impact de particules, électrons, neutrons ou protons (activations nucléaires). On utilise aussi l'*irradiation* par des rayonnements électromagnétiques : rayons γ (gammagraphie), rayons X (radiographie), champ magnétique et signal radio ondes métriques (IRM). On parle plutôt d'*excitation* à propos des phénomènes vibratoires matériels (ondes de pression) comme les ultrasons (échographie). — Cette excitation peut être *globale,* comme dans le cas de la radiographie ou bien *locale.* Ce dernier cas est tout particulièrement recherché dans les techniques qui scrutent l'objet point par point, et ligne par ligne (balayage, scanner). Il sous-entend que le faisceau excitateur puisse être focalisé, ce qui pose souvent de difficiles problèmes techniques. — La *source excitatrice* est le plus souvent extérieure à l'objet étudié. Mais elle peut être interne, comme lorsque l'on provoque la fixation d'isotopes radioactifs dans un organe (scintigraphie). Elle est en général fixe, mais on peut tirer avantage de sa mobilité par rapport au détecteur (tomographie). — ***2° l'absorption et la relaxation*** du matériau. Après avoir absorbé sélectivement l'énergie excitatrice, molécules et atomes excités tendent à retourner dans leur état stable, et restituent cette énergie sous des formes variées. — L'imagerie médicale peut utiliser soit *l'absorption,* soit la relaxation. Ainsi la radiographie X utilise la propriété de l'absorption des rayons X de croître avec numéro atomique de l'élément chimique irradié. La *relaxation* peut se traduire par l'émission de particules matérielles comme les positons, ou bien par l'émission de radiations électromagnétiques, par exemple infrarouges (thermographie). En scintigraphie, la nature de l'émission dépend de l'isotope utilisé. En ce qui concerne les ultrasons, ils sont en partie absorbés, en partie réfléchis par les tissus en fonction de leur élasticité. — ***3° la détection*** de l'absorption ou de la relaxation. Elle se fait à l'aide de dispositifs appropriés aux phénomènes physiques sélectionnés : bobines magnétiques (IRM), quartz vibrant (échographie), détecteur de particules (scintigraphie). Les premiers détecteurs étaient parfois très simples. Dans le cas de la radiographie X, il s'agissait de plaques photographiques ou d'écrans fluorescents. Ils ont laissé la place à des amplificateurs de brillance qui permettent de réduire l'intensité de la source et donc, les examens de longue durée. — Dans quelques cas, l'image obtenue est directement interprétable par le praticien (radiographie, scintigraphie). On parle d'*images directes.* Mais dans la plupart des cas, la détection se traduit par un volumineux fichier de données qui contient l'information et qu'il faut traiter pour obtenir les images *(images reconstruites).* — ***4° le traitement d'image.*** Ce fichier est exploité à l'aide d'algorithmes spécialisés qui effectuent les calculs nécessaires pour affecter à chaque pixel (imagerie 2D) ou voxel (imagerie 3D) les valeurs des paramètres pertinents, caractéristiques de la technique. Ainsi, en IRM, seront calculés les temps t_1 et t_2 permettant d'identifier la nature des tissus explorés et de leur affecter une couleur conventionnelle rendant l'image plus facilement interprétable. — Les objets 3D font généralement l'objet d'une reconstruction tomographique. Pour ce faire, l'enregistrement des données s'effectue sous plusieurs angles de vue ; leur combinaison permet de reconstruire une coupe de l'objet suivant un plan précis. — **Le perfectionnement des techniques** d'imagerie médicale est continu. Il a pour but une meilleure différenciation des divers tissus vivants, l'amélioration de la *définition spatiale* de l'image ainsi que celle de la *sensibilité des détecteurs,* qui permet d'obtenir un même signal avec une source moins intense présentant moins de risques pour l'organe irradié. Enfin, on travaille à accélérer les calculs et à *mieux exploiter le signal.* Prenons l'exemple de la radiographie. L'œil humain est capable de déceler environ 100 niveaux de gris entre blanc et noir. L'exploitation du cliché radiographique assistée par ordinateur peut en détecter 4 000, que l'on rendra observables à l'œil humain en les amplifiant, ou en les différenciant par l'emploi de fausses couleurs. On voit tout le parti que l'on peut en tirer pour porter un diagnostic plus précoce (mammographie). On notera que la possibilité pour l'opérateur de modifier les images ouvre la porte à des abus. *Numérisée, l'imagerie médicale a perdu sa valeur de preuve.* — Dans le monde entier, le traitement d'images fait l'objet de recherches actives. Télévision haute-définition, multimedia et images de synthèse nous sont quotidiennement proposées. Des réseaux informatiques relient tous les ordinateurs. Ceci ne peut pas être sans conséquences sur l'imagerie médicale ou sur les domaines qui lui sont proches. Nous citerons quelques *exemples :* • version moderne de l'atlas d'anatomie, associées à des radiographies et autres imageries médicales, des images à haute résolution de coupes biologiques effectuées tous les millimètres sur un cadavre humain sont disponibles sur Internet ; • la croissance constante de la masse d'information que l'on peut traiter en un temps et à un coût raisonnable a banalisé le traitement d'objets tridimensionnels (3D). Ces capacités de calculs peuvent être utilisées de différentes manières. La chirurgie esthétique, la fabrication de prothèses utilisent largement la visualisation des formes dans l'espace ; • à partir d'une modélisation du fonctionnement d'un organe, on peut réaliser des *simulations numériques* dont les résultats se traduisent par des images en fausses couleurs. Ainsi, la dynamique du fonctionnement électrique du cœur peut-elle être modélisée en 3D, et aider à la compréhension des troubles du rythme cardiaque (***imagerie fonctionnelle***). Cette *i. f.* fait également appel (en neurologie, p. ex.) à l'IRM fonctionnelle et à la tomographie par émission de positons (TEP). V. *IRMF.* • les progrès incessants réalisés dans la recherche d'algorithmes de compression d'images numérisées permettent l'exploitation de celles-ci *en temps réel* et par là, le traitement de séquences animées. Ces progrès sont exploités avec les différents types d'*endoscopies*. Si ces informations sont envoyées en temps réel sur un réseau informatique, on parle de *télémédecine.* Enfin, lorsqu'il y a addition de données supplémentaires à une image de la réalité (par ex. : en superposant une thermographie à une photographie, ou une imagerie Doppler à une échographie), on parle de *réalité augmentée.* — V. *échographie, échocardiographie, radiologie, scanographie, tomographie* et *imagerie par résonance magnétique* • 👁 **scintigraphie, scanographie, radiographie •**.

IMAGERIE PAR RÉSONANCE MAGNÉTIQUE (IRM) [angl. ***nuclear magnetic resonance imaging***]. V. *résonance magnétique nucléaire* et *paramètres d'acquisition en IRM.*

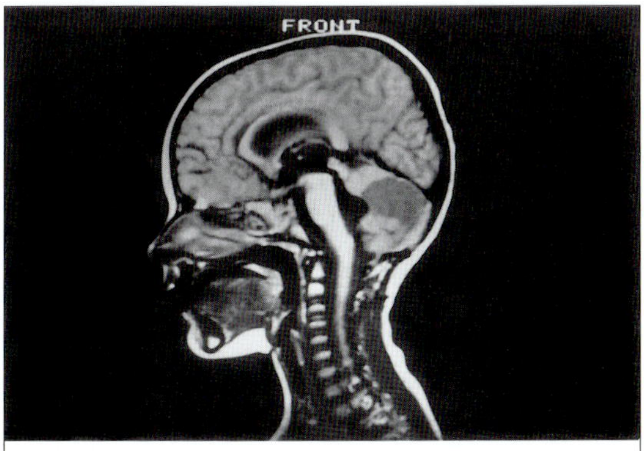

Imagerie par résonance magnétique
coupe sagittale médiane de la tête et du cou, a ec une tumeur du cer elet. (Document Siemens).

IMAO. Abréviation de : *Inhibiteur de la Mono-Amine-Oxydase* (v. ce terme).

IMBÉCILLITÉ, *s. f.* (lat. *imbecillitas,* faiblesse) [angl. ***imbecillity***]. Deuxième degré de l'arriération mentale. Le niveau intellectuel de l'imbécile est compris entre celui d'un enfant de 2 ans et celui d'un enfant de 7 ans. Il ne peut communiquer avec ses semblables par le langage écrit, mais il peut accomplir quelques actions simples. — ***i. phénylpyruvique.*** V. *oligophrénie phénylpyruvique.*

IMBERT (opération de Léon) (1902). Orchidopexie avec fixation temporaire à la peau de la cuisse, au moyen d'un fil, du testicule abaissé.

IMC. V. 1° Infirmité Motrice Cérébrale. — 2° Indice de Masse Corporelle.

IMERSLUND-NAJMAN-GRÄSBECK (anémie ou **maladie de)** (I. Olga, norv., 1950 et 1960 ; N., 1952 ; G., 1959) [angl. ***Imerslund-Najman-Gräsbeck syndrome***]. Syn. *anémie mégaloblastique par malabsorption sélective de la vitamine* B_{12}, *malabsorption spécifique de la vitamine* B_{12} *avec protéinurie.* Anémie mégaloblastique rare, avec présence de sérum-albumine dans l'urine, débutant vers l'âge de 2 ans, évoluant avec de nombreuses rechutes et guérissant spontanément vers la 20ᵉ ou la 30ᵉ année. L'acide chlorhydrique et le facteur intrinsèque sont présents dans l'estomac. Cette anémie est due à une mauvaise absorption par l'iléon de la vitamine B_{12} et d'elle seule ; elle est corrigée par l'injection intramusculaire de vitamine B_{12}. C'est une maladie héréditaire à transmission récessive autosomique. V. *Schilling (test de).*

IMG. Abréviation de : — 1° ***Interne en Médecine Générale.*** V. *interne.* — 2° ***Interruption Médicale de Grossesse.***

IMIDAZOLE, *s. m.* [angl. ***imidazole***]. Base aromatique entrant dans la constitution de l'histidine et d'une famille de composés anti-infectieux, les *imidazolés* ou (5) nitro-imidazolés dont le chef de file est le métronidazole, actif contre *Trichomonas vaginalis* et diverses bactéries.

IMIDAZOLINE, *s. f.* [angl. ***imidazoline***]. Dihydro-imidazole. Les agonistes de récepteurs aux *i.* (situés dans le bulbe rachidien) sont des anti-hypertenseurs centraux qui agissent aussi, dans une moindre mesure, en stimulant les récepteurs α2 sympathiques. P. ex. : moxonidine, rilménidine. V. *alphastimulant* et *endazoline.*

IMIDE, *s. m.* [angl. ***imide***]. Composé organique contenant le groupement — CO — NH — CO —. Les *i.* sont souvent des molécules cycliques. Le groupe NH se comporte comme un acide faible.

IMINO- [angl. ***imino***]. Radical chimique de formule = NH.

IMMATURE, *adj.* (lat. *immaturus,* qui n'est pas mûr) [angl. ***immature***]. Qui n'a pas encore atteint son développement complet.

IMMATURITÉ, *s. f.* (lat. *immaturitas,* manque de maturité) [angl. ***immaturity***]. Le fait d'être immature.

IMMÉDIAT, ATE, *adj.* [angl. ***immediate***]. Qui a lieu sans intermédiaire. — ***auscultation i.*** V. *auscultation.*

IMMERSION, *s. f.* (lat. *immersio*) [angl. ***immersion***]. Le fait d'être plongé dans un liquide. P. ex. : immersion d'un corps. V. *hydrocution, submersion* et *noyade.*

IMMOBILISATION, *s. f.* [angl. ***immobilization***]. Fixation d'un membre ou de toute autre partie du corps pour lui éviter de prendre un attitude vicieuse. Elle utilise des appareils plâtrés, métalliques (attelles), faits de matières synthétiques (résines) ou des systèmes de traction. V. *mobilisation.*

IMMOBILISINE, *s. f.* [angl. ***immobilizin***]. Anticorps spécifique immobilisant *Treponema pallidum* et lui faisant perdre sa virulence. Sa présence, dans le sang des syphilitiques, permet le diagnostic sérologique de la maladie (test de Nelson).

IMMORTALISATION, *s. f.* [angl. ***immortalization***]. Acquisition, par une cellule, de la faculté de se multiplier indéfiniment en culture, sous l'effet de substances oncogènes (v. ce terme). V. *hybridome.*

IMMUN, UNE, *adj.* [angl. ***immune***]. Se dit du sujet qui possède l'immunité.

IMMUN-ANTICORPS, *s. m.* Anticorps immun ou agglutinine irrégulière. V. ces termes et *donneur dangereux.*

IMMUN-COMPLEXE, *s. m.* V. *complexe immun.*

IMMUNISATION, *s. f.* [angl. ***immunization***]. — 1° Acte par lequel on confère l'immunité, soit par la vaccination (*i. active*), soit par l'injection de sérum spécifique (*i. passive*). — 2° D'une façon plus générale, production d'anticorps par un organisme dans lequel est apparu un antigène ; soit que cet anticorps protège l'organisme de manifestations morbides, soit qu'il entre en conflit avec l'antigène et provoque une maladie. V. *allergie.* On distingue l'*hétéro-i.,* l'*iso-i.* et l'*auto-i.* V. ces termes.

IMMUNITAIRE, *adj.* [angl. ***pertaining to immunity***]. Qui se rapporte à l'immunité.

IMMUNITAIRE (carence). V. *carence immunitaire.*

IMMUNITAIRE (compétence) [angl. ***immunocompetence***]. Syn. *immunocompétence.* — 1° Présence, chez un individu, d'anticorps sérique (conférant l'immunité humorale) ou de lymphocytes T (agents de l'immunité à médiation cellulaire). V. *immunité.* —2° Qualité possédée par un petit lymphocyte qui est devenu agent de l'immunité cellulaire (lymphocyte T) : il devient alors immunocompétent. Le thymus joue un rôle essentiel dans l'acquisition de cette compétence. V. *cellule immunocompétente* et *cellule thymodépendante.*

IMMUNITAIRE (déficit). V. *carence immunitaire.*

IMMUNITAIRE (maladie). V. *maladie immunitaire.*

IMMUNITAIRE (système) [angl. ***immune system***]. Ensemble de moyens de défense de l'organisme contre les agressions extérieures. Certains sont ***dépourvus de spécificité*** (complément, properdine, opsonines : *système humoral ;* interféron ; histiocytes, macrophages : *système cellulaire*). D'autres sont ***spécifiques,*** adaptés à la défense contre un antigène donné : ce sont les anticorps sériques (immunité humorale) et les lymphocytes T, agents de l'immunité à médiation cellulaire. V. *immunité, cellule immunocompétente* et *carence immunitaire.*

IMMUNITAIRE (tolérance). V. *tolérance immunitaire.*

IMMUNITÉ, *s. f.* (*lat. immunis,* exempt de) [angl. ***immunity***]. — **1°** Propriété que possèdent certains individus d'être exempts de manifestations morbides apparentes, quand ils sont soumis à l'action d'une cause pathogène déterminée : bactéries, cellules ou leurs sécrétions, protéines, etc., agissant comme antigènes. L'*i.* peut être ***naturelle*** et elle est alors congénitale, innée ; elle est plus souvent ***acquise*** et dans ce cas, elle est tantôt *spontanée,* obtenue, par exemple, à la suite d'une maladie infectieuse apparente ou occulte, tantôt *provoquée* par une action thérapeutique. L'*i. provoquée* est soit *active,* c'est-à-dire due aux substances élaborées par l'organisme qui réagit contre l'agent pathogène inoculé (vaccination), soit *passive,* c'est-à-dire due aux substances immunisantes introduites dans l'organisme après avoir été élaborées en dehors de lui (sérothérapie). — **2°** Par extension, certains auteurs désignent par *i.* toute modification apportée à un organisme par la présence d'anticorps, que cette modification (qui est une réaction de défense) lui soit bénéfique (protection) ou nuisible (accident dû au conflit antigène-anticorps) ; le terme d'immunité devient alors synonyme d'immunisation (2°), d'allergie (immuno-allergie), d'hypersensibilité (v. ces termes). — L'*i.* est généralement ***humorale*** *(i. à médiation humorale* ou *i. bursodépendante*) ou *précoce,* due à la présence, dans le sérum, d'anticorps circulants (immunoglobulines, v. ce terme) sécrétés surtout par les lymphocytes B et les plasmocytes et agissant à distance de leur lieu de production ; l'*i. h.* comprend les réactions d'hypersensibilité immédiate et le phénomène d'Arthus. L'*i.* est parfois ***cellulaire*** *(i. à médiation cellulaire* ou *i. thymodépendante*) ou *retardée,* assurée par des cellules (les lymphocytes T) sensibilisés de façon spécifique contre un antigène et agissant sur celui-ci à son contact par cytotoxicité ou en libérant des médiateurs non spécifiques (lymphokines). L'*i. c.* comprend les réactions de rejet de greffes, les réactions greffon contre hôte, celle d'hypersensibilité retardée (ou à médiation cellulaire), certaines immunités anti-bactériennes et antivirales. V. *cellule immuno-compétente* et *immunitaire (système).* — Dans les maladies virales, Levaditi et Nicolau ont décrit, en 1922, une *immunité tissulaire* localisée au tissu infecté et propagée par voie nerveuse à toutes les cellules pour lesquelles le virus possède une affinité ; les nerfs régleraient ainsi le « tonus immunotrophique » de Levatidi (v. *refus, phénomène tissulaire de*). La réaction de défense cellulaire antivirale consiste dans la production d'interféron (v. ce terme).

IMMUNITÉ ADOPTIVE [angl. ***adoptive immunity***]. Immunité cellulaire passive. Elle peut être réalisée soit par l'injection de cellules immunocompétentes vivantes (lymphocytes thymodépendants) porteurs de ces anticorps, ce qui n'est possible qu'entre sujets génétiquement identiques (sinon les lymphocytes du donneur seront détruits par le receveur, ou bien, si ce dernier est en état de tolérance immunitaire, ses propres cellules seront attaquées par celles du donneur : v. *maladie homologue*) ; soit au moyen d'injection du facteur de transfert (v. ce terme), possible dans tous les cas.

IMMUNITÉ D'INFECTION, I. NON-STÉRILISANTE, I. PARTIELLE. V. *prémunition.*

IMMUNITÉ DE RÉINFECTION. V. *immunité vraie.*

IMMUNITÉ RELATIVE. V. *prémunition.*

IMMUNITÉ STÉRILISANTE. V. *immunité vraie.*

IMMUNITÉ DE SURINFECTION, I.-TOLÉRANCE. V. *prémunition.*

IMMUNITÉ VRAIE [angl. ***residual immunity***]. Syn. *i. stérilisante* (Edm. Sergent, L. Parrot et Donatien), *i. de réinfection* (R. Debré et Bonnet, 1927). Immunité proprement dite, consécutive à une infection aiguë et persistant longtemps après la guérison de celle-ci.

IMMUNITION, *s. f.* (Ch. Nicolle) [angl. ***residual immunity***]. État réfractaire survenant à la suite d'une maladie.

IMMUNO-ADHÉRENCE-HÉMAGGLUTINATION (réaction d'). Procédé permettant de mettre en évidence par l'agglutination des hématies, l'immuno-adhérence (v. ce terme) lorsque l'antigène n'est pas figuré.

IMMUNO-ADHÉRENCE, *s. f.* (R. A. Nelson, 1953) [angl. ***immune adherence***]. Syn. *adhérence immune, immune-adhérence, phénomène de Nelson.* Fixation de complexes antigène-anticorps-complément à la surface des leucocytes (lymphocytes B, polynucléaires, monocytes, macrophages), des globules rouges ou des plaquettes. Ces cellules possèdent, en effet, des sites récepteurs qui fixent la fraction C3 (et aussi C4) du complément. L'*i.-a.* favorise la phagocytose en mettant en contact complexes immuns et membrane cellulaire. — En outre, les hématies, sur lesquelles se sont fixés les complexes antigène-anticorps-complément et qui ont été précipitées, peuvent servir d'« indicateurs », signalant ainsi que l'antigène (bactérie, virus, etc.) est bien celui qui correspond à l'anticorps utilisé dans la réaction ; celle-ci permet le diagnostic de l'antigène. V. *complément, immuno-adhérence-hémagglutination (réaction d')* et *immuno-cyto-adhérence.*

IMMUNO-ADSORPTION, *s. f.* [angl. ***immunoadsorption***]. Adsorption des certains anticorps humoraux (du sérum, p. ex.) à la surface d'antigènes figurés correspondants contenus dans un sérum témoin (ou, si ces antigènes sont solubles, à la surface de supports figurés sur lesquels ces antigènes auront été fixés). Cette méthode est employée pour obtenir des sérums étroitement spécifiques en éliminant les anticorps voisins gênants.

IMMUNO-ALLERGIE, *s. f.* V. *immunité 2°.*

IMMUNO-AUTORADIOGRAPHIE, *s. f.* [angl. ***radioimmunolabelling***]. Méthode analogue à celle d'immunofluorescence (v. ce terme), mais dans laquelle c'est un isotope radio-actif qui marque l'anticorps spécifique et permettra de repérer l'antigène sur lequel l'anticorps va se fixer.

IMMUNOBLASTE, *s. m.* (immunité ; gr. *blastos,* germe) [angl. ***immunoblast***]. V. *lymphocyte* et *cellule blastique.*

IMMUNOBLASTOSARCOME, *s. m.* [angl. ***immunoblastic lymphoma***]. Syn. *lymphome immunoblastique, sarcome immunoblastique, lymphosarcome immunoblastique.* Variété de lymphosarcome constitué d'immunoblastes. Son évolution, rapidement mortelle, est souvent précédée d'une autre affection sanguine ou immunologique, leucémie lymphoïde en particulier. V. *Richter (syndrome de).*

IMMUNOBLOT, *s. m.* (angl. *blot,* tache) [angl. ***immunoblot***]. V. *immunotransfert.*

IMMUNOCAPTURE, *s. f.* Méthode immuno-enzymatique utilisée pour la recherche d'IgM spécifiques.

IMMUNOCHIMIE, *s. f.* [angl. ***immunochemistry***]. — 1° Étude de la constitution chimique des antigènes et des anticorps. — 2° Partie de la chimie qui étudie les réactions d'immunité, les réactions antigène-anticorps. V. *immunodiffusion, immunoélectrophorèse* et *immunoprécipitation.*

IMMUNOCHIMIOTHÉRAPIE, *s. f.* [angl. ***immunochemotherapy***]. Thérapeutique associant l'emploi des anticorps à celui des médicaments chimiques.

IMMUNOCHIMIQUE, *adj.* [angl. ***immunochemical***]. Qui concerne l'immunochimie.

IMMUNOCOMPÉTENCE, *s. f.* V. *immunitaire (compétence).*

IMMUNOCOMPÉTENTE (cellule). V. *cellules immunocompétente.*

IMMUNOCONGLUTININE, *s. f.* [angl. ***immunoconglutinin***]. Anticorps sérique apparaissant au cours de certaines affections, qui réagit spécifiquement avec un composant déjà activé du complément (C3 ou C4) et qui provoque la conglutination (agglutination en gros amas) des particules sur lesquelles le complément est fixé. V. *conglutination.*

IMMUNOCYTE, *s. m.* (immunité ; gr. *kutos*, cellule) [angl. ***immunocyte***]. V. *lymphocyte.* Certains auteurs réservent cette appellation aux lymphocytes T.

IMMUNO-CYTO-ADHÉRENCE, *s. f.* [angl. ***immune cytoadherence***]. Agglutination d'un antigène figuré autour des cellules lymphoïdes sécrétrices de l'anticorps correspondant. V. *rosettes (technique des)* et *immuno-adhérence.*

IMMUNOCYTOCHIMIE, *s. f.* [angl. ***immunocytochemistry***]. Syn. *immuno-histochimie.* Procédé de détection des éléments d'un complexe immun (immunoglobuline, complément, antigène) au niveau des tissus et des cellules, par des méthodes d'immunofluorescence ou immunoenzymatiques.

IMMUNOCYTOLYSE (réaction d'). Dissolution de cellules sensibilisées par un anticorps spécifique sous l'action du complément.

IMMUNOCYTOME, *s. m.* [angl. ***immunocytoma***]. Syn. *sarcome lymphoplasmocytaire, lymphome malin de type B à lymphocytes plasmocytoïdes.* Tumeur maligne du tissu lymphoïde développée aux dépens des immunocytes ou lymphocytes B ou plasmocytes. V. *lymphosarcome.*

IMMUNODÉFICIENCE, *s. f.* [angl. ***immunodeficiency***]. Diminution ou disparition des réactions immunitaires. V. *carence immunitaire.*

IMMUNODÉFICITAIRE (maladie). V. *maladie immunitaire.*

IMMUNODÉFICITAIRE ACQUIS (syndrome) [angl. ***Acquired Immunodeficiency Syndrome, AIDS***]. V. *sida.*

IMMUNODÉPRESSEUR, *adj.* et *s. m.* [angl. ***immunosuppressive***]. Syn. *immunodépressif, immunosuppresseur.* Qui supprime ou réduit les réactions immunologiques spécifiques de l'organisme contre un antigène, en bloquant le système de défense immunitaire humoral ou cellulaire de cet organisme ; celui-ci se trouve alors en état de tolérance immunitaire (v. ce terme). Les principaux agents *i.* sont : les rayons X, les antimétabolites (les thiopurines agissant sur les cellules thymodépendantes) les alkylants (actifs contre les cellules bursodépendantes et les cellules thymodépendantes), les corticoïdes (qui semblent s'attaquer aussi à ces deux catégories de cellules), le sérum antilymphocyte (qui élimine les cellules thymodépendantes et d'autre part rend les lymphocytes incapables de reconnaître l'antigène), la cyclosporine (v. ce terme), le tacrolimus, l'azathioprine et certains anticorps monoclonaux. Les *i.* sont utilisés, en particulier, dans les transplantations d'organes, pour éviter le phénomène de rejet. V. *mémoire immunologique, immunomodulateur* et *OKT.*

IMMUNODÉPRESSION, *s. f.* [angl. ***immunodepression***]. Syn. *immunorépression, immunosuppression.* Réduction ou abolition des réactions immunologiques d'un organisme contre un antigène. V. *immunodépresseur.*

IMMUNODÉPRESSION T ÉPIDÉMIQUE (syndrome d'). V. *sida.*

IMMUNODIFFUSION (technique d') [angl. ***immunodiffusion***]. Méthode de recherche et de dosage des antigènes dans le sérum sanguin. Ce sérum, lorsqu'il est en contact avec un milieu solide (gélose) imprégné d'un anticorps spécifique forme, s'il contient l'antigène correspondant à cet anticorps, un précipité qui diffuse dans la gélose (v. *immunoprécipitation*). La gélose imbibée de l'anticorps peut être placée dans un *tube* où l'on verse le sérum à étudier (J. Oudin, 1946) ou être coulée en *plaque* sur une lame de verre. Le liquide où l'on recherche l'antigène est alors placé dans de petites cupules creusées dans la plaque de gélose et la diffusion, si l'antigène a rencontré son anticorps spécifique, va former des anneaux de précipité autour des cupules (*i.* radiale : technique de Mancini). L'anticorps, au lieu d'imbiber toute la plaque de gélose, peut être versé dans de petites cavités creusées dans celle-ci, au voisinage d'autres cavités contenant le sérum à analyser. La rencontre éventuelle, lors de leur diffusion dans la gélose, de l'antigène avec son anticorps spécifique forme des lignes de précipité entre les cavités (technique d'Ouchterlony). La largeur de ces anneaux ou de ces lignes, comparée à une échelle étalon, permet d'apprécier la quantité d'antigène. V. *immuno-électrophorèse.*

IMMUNO-EFFECTEUR, TRICE, *adj.* [angl. ***immunogenic***]. Qui produit des réactions d'immunité.

IMMUNO-ÉLECTRODIFFUSION, *s. f.* V. *électrosynérèse.*

IMMUNO-ÉLECTROPHORÈSE, *s. f.* (Grabar et Williams, 1953) [angl. ***immunoelectrophoresis***]. Procédé de séparation et d'étude qualitative des protéines humorales, sanguines en particulier. On pratique d'abord une électrophorèse (v. ce terme) de zone sur une plaque de gélatine, puis on fait diffuser dans la plaque, tout le long de la ligne de migration des protéines et perpendiculairement à celle-ci, un sérum préparé anti-humain ou un sérum préparé pour réagir électivement avec une des protéines plasmatiques, par exemple les immunoglobulines (immunodiffusion). Les anticorps de ce sérum, lorsqu'ils rencontrent leurs antigènes spécifiques, (c'est-à-dire, selon le cas, toutes les protéines sanguines étalées par l'électrophorèse ou la protéine contre laquelle le sérum a été électivement préparé) forment un précipité linéaire arciforme révélateur (immunoprécipitation).

IMMUNO-ENZYMATIQUE ou **IMMUNO-ENZYMOLOGIQUE (méthode)** (Avrameas, 1966-70). Syn. *ELISA* (abréviation du terme anglais : ***enzyme-linked immunosorbent assay***). Procédé de dosage des antigènes et des anticorps inspiré de la méthode radio-immunologique (v. ce terme) dans lequel le marqueur radio-actif est remplacé par une enzyme. V. *marqué, immunotransfert* et *radio-immunoprécipitation.*

IMMUNO-ENZYMOLOGIE, *s. f.* [angl. ***immunoenzymology***]. Branche de l'immunologie dans laquelle la recherche et le dosage des antigènes et des anticorps sont effectués à l'aide d'enzymes. V. *immuno-enzymatique (méthode).*

IMMUNOFIXATION, *s. f.* [angl. ***immunofixation***]. Technique d'identification des immunoglobulines monoclonales plus rapide que l'immuno-électrophorèse. Elle utilise la coloration du précipité obtenu après interaction des antigènes fractionnés par électrophorèse en gel d'agarose contenus dans le sérum à étudier et d'un antisérum contenant des anticorps spécifiques.

IMMUNOFLUORESCENCE (méthode d') (Coons, 1941) [angl. ***fluorescent antibody test***]. Syn. *méthode de Coons.* Fixation de fluorescéine sur un anticorps spécifique permettant de repérer ce dernier dans un mélange anticorps-antigène, par examen au microscope en lumière ultraviolette. — ***méthode directe.*** Le sérum à examiner est additionné de fluorescéine qui se fixe sur les γ-globulines, supports des anticorps ; lorsque le sérum est mélangé à des antigènes figurés connus, ceux-ci apparaissent fluorescents s'ils ont rencontré dans le sérum et capté l'anticorps correspondant (diagnostic d'un anticorps). Inversement, un sérum contenant un anticorps connu et rendu fluorescent permet d'identifier un antigène figuré inconnu avec lequel on l'a mis en contact car il le rend fluorescent si l'anticorps qu'il contient est spécifique de cet antigène. — ***méthode indirecte*** (Coons, 1950). Le mélange antigène figuré connu-sérum à examiner est mis en présence d'une anti-γ-globuline fluorescente correspondant à l'espèce animale du sérum à tester : si le sérum contient l'anticorps spécifique, celui-ci est capté par l'antigène et fixe à son tour l'antiglobuline : le mélange devient fluorescent ; si le sérum ne contient pas d'anticorps correspondant, l'antiglobuline ne se fixe pas et l'antigène reste non fluorescent. Cette méthode est utilisée en bactériologie et pour rechercher les auto-anticorps dans certaines maladies auto-immunes.

IMMUNOFLUORESCENCE EN TEMPS RÉSOLU [angl. ***time-resolved fluoroimmunoassay***]. Technique particulière de dosage par immunofluorescence (v. ce terme) consistant à effectuer des mesures après un certain délai, ce qui en augmente la sensibilité.

IMMUNOGÈNE, *s. m.* (immunologie) [angl. ***immunogen***]. Substance capable de provoquer la formation d'anticorps ou d'induire une réaction d'hypersensibilité retardée. *Immunogène* a un sens plus restrictif qu'« antigène ». V. *tolérogène.*

IMMUNOGÈNE ou **IMMUNOGÉNIQUE**, *adj.* (immunité ; gr. *gennan*, engendrer) [angl. ***immunogenic***]. Qui provoque une réponse immunologique (v. *immunologie*).

IMMUNOGÉNÉTIQUE, *s. f.* (J. Dausset, 1958 ; Benacerraf, 1963) [angl. ***immunogenetics***]. Étude de l'influence de l'hérédité sur les réactions immunitaires aux antigènes (rôle des gènes de réponse immunitaire. V. *gène Ir*).

IMMUNOGÉNICITÉ, *s. f.* [angl. ***immunogenicity***]. Pouvoir de provoquer une réaction immunologique (v. *immunologie* et *antigénicité*).

***IMMUNOGLOBULIN (thyroid stimulating)* (TSI)** (Mac Kenzie, 1978) (angl.). Anticorps spécifique (IgG) qui se fixe sur la membrane des cellules thyroïdiennes et stimule leur sécrétion. V. *stimulator (long acting thyroid)*.

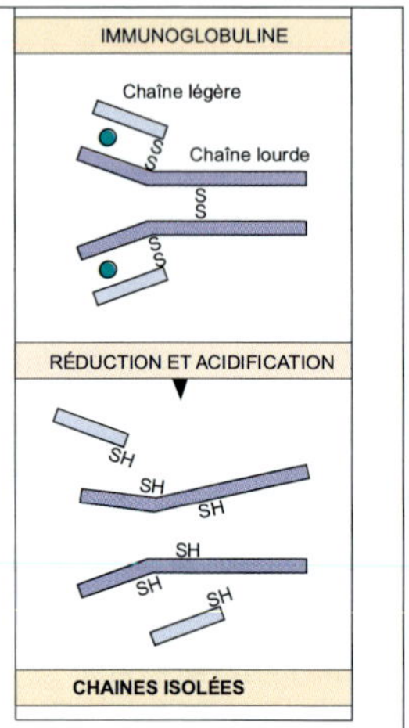

Immunoglobuline

IMMUNOGLOBULINE, *s. f.* Symbole Ig [angl. ***immunoglobulin***]. Syn. *globulines immunes* (R. Fauvert), *globulines du système* γ (J. Heremans). Terme générique de diverses globulines appartenant pratiquement toutes au groupe des gammaglobulines, existant dans le sérum sanguin et dans divers liquides biologiques, douées d'une activité anticorps et possédant des structures biochimiques analogues. Elles jouent un rôle essentiel dans la défense de l'organisme contre les agressions. Il existe 5 classes d'Ig, les IgG (de beaucoup les plus abondantes), IgA, IgM, IgD et IgE (nomenclature OMS, 1964-1972). Chaque classe d'Ig comporte 2 paires de chaînes polypeptidiques (Porter, 1959 ; Edelman, 1961) reliées ensemble par des ponts disulfure : une paire de ***chaînes légères*** (chaînes L, de light, léger, en anglais) commune à tous les groupes d'Ig et dont il existe 2 variétés, désignées par les lettres grecques κ et λ, et une paire de ***chaînes lourdes*** (chaînes H, de heavy, lourd, en anglais), propres à chaque groupe d'Ig : chaîne γ pour les IgG, chaîne α pour les IgA, chaîne μ pour les IgM, chaine δ pour les IgD, chaîne ϵ pour les IgE qui comprennent les réagines. Ces 2 dernières Ig ont été découvertes en 1965 et 1966. — Certaines Ig sont particulières non du fait de leur structure qui est la même que celle de toutes les Ig, mais du fait de leur origine. Ce sont les ***Ig monoclonales*** (autrefois appelés paraprotéines) qui sont sécrétées par une seule famille (ou clone) de plasmocytes, issue d'une seule cellule ; d'où la parfaite homogénéité moléculaire qui les caractérise : elles s'inscrivent sur le tracé électrophorétique sous forme d'un pic élevé et étroit. Les Ig monoclonales appartiennent à toutes les classes d'Ig, surtout aux IgM et IgG ; on les rencontre avant tout dans les affections malignes (v. *dysglobulinémie monoclonale*). — ***La synthèse des Ig*** est effectuée essentiellement par les cellules lymphoïdes (lymphocytes B) et surtout par les plasmocytes, sous le contrôle de nombreux systèmes de gènes dont les mieux connus sont les systèmes Gm, Inv, ISf et Am : le premier et le troisième marquent, comme antigènes, certaines chaînes lourdes γ, le deuxième est responsable du site antigénique Inv sur les diverses chaînes légères, le quatrième est un antigène des chaînes lourdes de certaines sous-classes d'IgA. Les molécules d'Ig, de nature protéique, peuvent en effet se comporter comme des antigènes. V. *groupes sanguins* : groupe sanguin sérique, *allotypie, antigénique (site), réagine, anticorps, glucidogramme, fragment Fab* et *fragment Fc*. — *N. B.* S : unité Svedberg (v. ce terme), mesurée par ultracentrifugation. Les IgG, plus légères, ont une constante de sédimentation de 6,5 S et les IgM, lourdes, une constante de 14 à 20 S.

IMMUNOGLOBULINE ANTI-D. V. *incompatibilité fœto-maternelle*.

IMMUNOGLOBULINE DE MEMBRANE ou **DE SURFACE** [angl. ***surface immunoglobulin***]. V. *récepteur de reconnaissance*.

IMMUNOGLOBULINE SECRÉTOIRE ou **EXOCRINE** *(Ig secrétoire, S. Ig)* [angl. ***secretory immunoglobulin, exocrine immunoglobulin***]. Immunoglobuline (IgG et surtout IgA) produite localement dans une secrétion (bronchique, p. ex.), cet anticorps assurant la défense immunologique autonome, *in situ*, de l'organe secréteur.

IMMUNOGLOBULINOPATHIE, *s. f.* [angl. ***immunoglobulinopathy***]. Maladie caractérisée par une modification des immunoglobulines. V. ce terme, *paraprotéinémie, gammapathie* et *dysglobulinémie*.

IMMUNO-HÉMATOLOGIE, *s. f.* [angl. ***immunohaematology***]. Étude des propriétés antigéniques des éléments figurés du sang et des liquides biologiques, des différents anticorps qui peuvent exister dans le sérum sanguin et des manifestations pathologiques résultant de la réaction de ces anticorps avec ces antigènes.

IMMUNO-HÉMOLYSE (réaction d') (J. Bordet, 1898). Dissolution des globules rouges, sensibilisés par un anticorps spécifique, sous l'action du complément. Selon la recommandation de l'OMS (1968), cette réaction est désignée par les symboles EAC ou SAC, dans lesquels E : érythrocyte, A : anticorps, S : site antigénique de l'érythrocyte sur lequel se fixe une molécule de l'anticorps spécifique correspondant, C : complément, affecté des chiffres 1, 4, 2, etc., selon la fraction du complément en cause. V. *complément* et *déviation du complément*.

IMMUNOHISTOCHIMIE, *s. f.* V. *immunocytochimie*.

IMMUNOLOGIE, *s. f.* [angl. ***immunology***]. Partie de la médecine qui étudie les réactions (bénéfiques ou nocives) de l'organisme dans lequel apparaît un élément entrant dans la catégorie des antigènes (réaction antigène-anticorps). — ***i. structurale.*** Branche de l'*i.* qui étudie la composition moléculaire des éléments qui concourent à la réaction antigène-anticorps ; p. ex. : celle des acides aminés des divers fragments des immunoglobulines.

IMMUNOLOGIQUE, *adj.* [angl. ***immunologic***]. Qui a rapport à l'immunologie.

IMMUNOME, *s. m.* V. *hybridome*.

IMMUNOMÉTRIQUE (technique de dosage) [angl. ***immunoradiometric assay, IRMA***]. Variante de la méthode radioimmunologique.

IMMUNOMIMÉTIQUE, *adj.* (Hallion) [angl. ***immunomimetic***]. Qui imite un processus d'immunité déterminé. — ***réflexe conditionnel i.*** Réaction d'immunité telles que la modification leucocytaire du sang et la production d'anticorps spécifiques sont obtenues par des réflexes conditionnels appropriés (Métalnikov, 1934).

IMMUNOMODULATEUR, *adj.* et *s. m.* [angl. ***modulating the immune response***]. Syn. *immunorégulateur*. Qui règle les réactions immunitaires en les inhibant ou en les stimulant. V. *interféron* et *interleukine*.

IMMUNOPARASITOLOGIE, *s. f.* [angl. ***immunoparasitology***]. Étude des propriétés antigéniques des différents parasites et des anticorps qui apparaissent dans l'organisme infesté.

IMMUNOPATHOLOGIE, *s. f.* [angl. ***immunopathology***]. Étude des réactions morbides provoquées par l'apparition d'un antigène dans l'organisme et par la formation consécutive de l'anticorps correspondant (conflit antigène-anticorps) ; également, étude des troubles provoqués par une quelconque anomalie des moyens de défense naturelle de l'organisme (*maladie immunitaire :* v. ce terme).

IMMUNOPHAGOCYTOSE, *s. f.* [angl. ***immunophagocytosis***]. Phagocytose particulièrement rapide d'antigènes figurés sensibilisés par l'anticorps spécifique en présence des 4 premières fractions du complément, surtout de C3. V. *opsonine, complément* et *chimiotactisme*.

IMMUNOPHARMACOLOGIE, *s. f.* [angl. ***immunopharmacology***]. Partie de la médecine qui étudie les substances capables d'influencer les moyens de défense de l'organisme contre les agressions extérieures. V. *immunitaire (système)*.

IMMUNOPRÉCIPITATION, *s. f.* (Rudolf Kraus, 1897) [angl. ***immunoprecipitation***]. Formation d'un précipité lorsqu'un anticorps dit précipitant (ou précipitine, v. ce terme) rencontre l'antigène correspondant. Cette réaction spécifique peut apparaître en milieu liquide ; elle peut se produire en milieu solide (gélose) sur la ligne de rencontre de l'antigène et de l'anticorps lors d'une immunodiffusion ou d'une immunoélectrophorèse (v. ces termes).

IMMUNOPRÉVENTION, *s. f.* [angl. ***immunoprophylaxis***]. Immunothérapie employée préventivement, avant l'agression de l'organisme par l'antigène.

IMMUNOPROLIFÉRATIFS (syndromes) [angl. ***immunoproliferative syndromes***]. Cadre nosologique comprenant les maladies caractérisées par la multiplication anormale des cellules de la lignée lymphocytaire, c'est-à-dire des cellules responsables des réactions immunitaires. Prolifération soit de la *lignée lymphocytaire B* : maladie de Kahler, leucémie lymphoïde chronique, macroglobulinémie de Waldenström, maladie des agglutinines froides, maladies des chaînes lourdes, cryoglobulinémie, lymphome de Burkitt, gammapathie monoclonale bénigne ; soit de la *lignée lymphocytaire T* : syndrome de Sézary, certaines leucémies lymphoïdes chroniques. Ou encore maladies de *classification incertaine* comme la leucémie aiguë lymphoblastique, les réticulosarcomes et les lymphosarcomes immunoblastiques, la maladie de Hodgkin. V. *dysglobulinémie monoclonale, lymphoprolifératifs (syndromes)* et *maladie immunitaire.*

***IMMUNORADIOMETRIC ASSAY* (IRMA)** (terme anglais). Variété de méthode de dosage radio-immunologique. V. *immunométrique (technique de dosage).*

IMMUNORÉGULATEUR, *adj.* et *s. m.* V. *immunomodulateur.*

IMMUNORÉPRESSIF, IVE, *adj.* V. *immunodépresseur.*

IMMUNORÉPRESSION, *s. f.* V. *immunodépression.*

IMMUNOSCINTIGRAPHIE, *s. f.* [angl. ***immunoscintigraphy***]. Technique d'imagerie médicale encore expérimentale utilisant un anticorps marqué par un isotope radioactif, qui va se fixer sur l'antigène recherché (essentiellement une métastase de cancer ovarien ou colorectal) et sera détecté par cartographie.

IMMUNOSÉLECTION, *s. f.* [angl. ***immunoselection***]. Survie (naturelle ou artificielle) de certains types cellulaires en raison de leur résistance antigénique. V. *immunotoxine.*

IMMUNOSÉROLOGIQUES (méthodes) [angl. ***immunoassay***]. Syn. *méthodes séro-immunologiques.* Procédés permettant de reconnaître et de doser les antigènes et les anticorps dans le sérum sanguin. V. *immunofluorescence (méthode d'), immunodiffusion (technique d'), radio-immunologique (méthode)* et *immuno-enzymatique (méthode).*

IMMUNOSÉRUM, *s. m.* V. *sérum immunisant.*

IMMUNOSTIMULANT, ANTE, *adj.* ou **IMMUNOSTIMULATEUR, TRICE,** *adj.* [angl. ***immunostimulant***]. Qui provoque l'immunostimulation (v. ce terme).

IMMUNOSTIMULATION, *s. f.* [angl. ***immunostimulation***]. Déclenchement ou augmentation des réactions de l'organisme envers un antigène. — L'*i.* est utilisée en thérapeutique pour renforcer la défense de cet organisme ; elle peut être spécifique contre un antigène déterminé (emploi de vaccin, de sérum) ou non spécifique (emploi du BCG dans certaines formes de cancer).

IMMUNOSUPPRESSEUR, *adj.* et *s. m.* V. *immunodépresseur.*

IMMUNOSUPPRESSION, *s. f.* V. *immunodépression.*

IMMUNOTHÉRAPIE, *s. f.* [angl. ***immunotherapy***]. Méthode de traitement destinée à modifier les moyens de défense naturels de l'organisme (système immunitaire : v. ce terme). Elle a pour but, soit de ***renforcer*** leurs réactions contre un *antigène donné,* passivement par injection de sérum ou d'immunoglobuline qui apporte les anticorps spécifiques (*i. passive*) ou activement par la vaccinothérapie qui suscite la production de ces anticorps *(i. active)* ; soit de les renforcer d'une manière plus générale et non spécifique (par l'emploi du BCG ou, en cas de déficit immunitaire, par l'injection de gammaglobulines ou les greffes de moelle osseuse). L'*i.* est parfois destinée à ***corriger*** des réactions pathologiques du système immunitaire, p. ex. : les maladies allergiques ou celles dues à la formation de complexes immuns. Elle peut viser enfin à ***supprimer*** les réactions de défense, p. ex. : pour faire tolérer une greffe ou un organe transplanté. L'*i. adoptive* confère l'immunité cellulaire (v. *immunité adoptive*).

IMMUNOTHROMBOPÉNIE, *s. f.* Diminution du nombre des plaquettes sanguines, détruites par un auto-anticorps. V. *purpura thrombopénique idiopathique.*

IMMUNOTOLÉRANCE, *s. f.* V. *tolérance immunitaire.*

IMMUNOTOXINE, *s. f.* [angl. ***immunotoxin***]. Combinaison d'un anticorps monoclonal et du fragment actif d'une toxine polypeptidique. Cette dernière détruit électivement les cellules porteuses de l'antigène correspondant à l'anticorps considéré. Ces *i.* pourraient être utilisées dans le traitement de certaines affections malignes (leucémies, cancers) ou dans un but d'immunosélection (de lymphocytes T au cours de greffes d'organes).

IMMUNOTRANSFERT, *s. m.* Technique d'analyse immunologique destinée à mettre en évidence certains antigènes séparés par électrophorèse ; ils sont ensuite transférés sur un support solide. Enfin ils sont révélés par une sonde radioactive (méthode d'Edwin Southern, 1975, en angl. ***southern-blot***), pour l'ADN. Pour l'ARN, on utilise le ***northern-blot.*** La méthode dite ***western-blot*** s'applique aux protéines qui sont reconnues grâce à des anticorps mis en évidence par immuno-enzymologie et indicateur coloré. Cette méthode est utilisée pour le sérodiagnostic de confirmation des VIH (en angl. *southern* : méridional, *northern* : septentrional et *western* : occidental). V. *radio-immunoprécipitation, dot-blot* et *immuno-enzymatique (méthode).*

IMMUN-PLASMA, *s. m.* Plasma sanguin contenant des anticorps, employé — comme le sérum immunisant — pour conférer une immunité passive.

IMMUN-SÉRUM, *s. m.* V. *sérum immunisant.*

IMP. V. *institut médico-pédagogique.*

IMPALUDATION, *s. f.* [angl. ***impaludation***]. Envahissement d'un sujet par l'hématozoaire du paludisme. — ***i. thérapeutique.*** V. *paludothérapie.*

IMPASSE PARASITAIRE. V. *hôte accidentel* à *hôte 2°.*

IMPATIENCES, *s. f. pl.* V. *jambes sans repos (syndrome des).*

IMPATIENCES MUSCULAIRES DE L'ÉVEIL. V. *jambes sans repos (syndrome des).*

IMPÉDANCE, *s. f.* (lat. *impedire,* empêcher) [angl. ***impedance***]. Inertie présentée par un système ou un milieu à la propagation d'un phénomène périodique. L'*i.* est un concept utilisé en électricité, en acoustique et en mécanique (en particulier en mécanique des fluides). En *électricité,* elle généralise la notion de résistance aux cas où le circuit est parcouru par un courant alternatif. Quotient de la différence de potentiel aux bornes du circuit et de l'intensité qui le parcourt, elle se mesure en ohms. En *mécanique des fluides,* l'*i.* d'un système de conduits peut être définie comme le quotient de la pression par le débit. Ce concept s'applique en physiologie, p. ex. à l'écoulement de l'air dans l'arbre aérien ou à celui du sang dans le système vasculaire. L'*i.* du système ou du milieu varie avec la fréquence du phénomène.

IMPÉDANCE DU SYSTÈME ARTÉRIEL. « Ensemble des facteurs qui s'opposent à l'éjection ventriculaire » (J. F. Landau) : état des parois vasculaires, viscosité du sang, etc.

IMPÉDANCEMÉTRIE, *s. f.* [angl. ***impedance monitoring***]. Mesure de l'impédance. V. ce terme. — ***i. œsophagienne.*** Cette technique nouvelle permet de déceler des reflux gazeux et liquides (acides ou non) indétectables par pH-métrie conventionnelle. V. *reflux gastro-œsophagien.*

IMPERFECTION URÉOGÉNIQUE (coefficient ou **indice d').** V. *Maillard (coefficient d'i. u. de).*

IMPERFORATION, *s. f.* (lat. *in* nég. ; *perforare,* percer) [angl. ***imperforation***]. Malformation consistant en l'occlusion complète d'un canal ou d'un orifice naturel. P. ex. : *i. de l'anus, de l'œsophage,* etc. — Par extension, on donne parfois ce nom aux oblitérations accidentelles ou opératoires.

IMPÉTIGINISATION, *s. f.* [angl. ***impetiginization***]. Inoculation d'impétigo sur une plaie ou sur une lésion cutanée (eczéma).

IMPÉTIGO, *s. m.* (1864) (lat. *impetere,* attaquer) [angl. ***impetigo***]. Syn. *i. vrai, i. de Tilbury Fox.* Dermatose très fréquente chez l'enfant, siégeant surtout au visage et aux mains. Elle est caractérisée par la formation de vésiculo-pustules qui laissent échapper un liquide se concrétant en croûtes jaunâtres caractéristiques, recouvrant une ulcération rouge. Elle est contagieuse, auto-inoculable et due à l'infection par des bactéries pyogènes (streptocoque, staphylocoque).

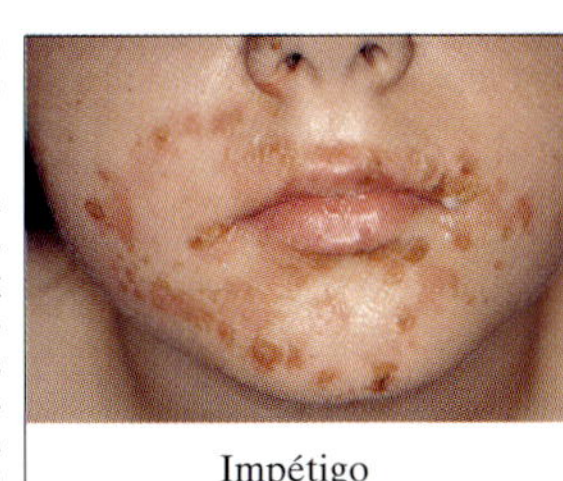

Impétigo

IMPÉTIGO CIRCUMPILAIRE ou **I. DE BOCKHART** (1887) [angl. ***impetigo circumpilaris***]. Syn. *ostiofolliculite staphylococcique.* Dermatose caractérisée par des vésico-pustules se développant toujours autour d'un poil et situées dans le corps muqueux de Malpighi, en dehors de l'espace compris entre le poil et la gaine folliculaire ; elle est due au staphylocoque.

IMPÉTIGO HERPÉTIFORME (Hebra, 1872) [angl. ***impetigo herpetiformis***]. Affection rare de la peau, survenant chez les femmes enceintes et caractérisée par une éruption de plaques érythémateuses criblées de pustules miliaires se disposant par groupes et se recouvrant d'une croûte brunâtre, par une fièvre continue ou rémittente et par un état général grave aboutissant ordinairement à la mort.

IMPÉTIGO MILIAIRE. V. *lichen tropicus.*

IMPÉTIGO RODENS. V. *acné nécrotique.*

IMPÉTIGO SEC (Sabouraud). V. *pityriasis simplex circonscrit.*

IMPÉTIGO SYCOSIFORME DE LA LÈVRE SUPÉRIEURE. V. *sycosis.*

IMPÉTIGO DE TILBURY FOX, IMPÉTIGO VRAI. V. *impétigo.*

IMPLANT, *s. m.* [angl. ***implant, insert***]. — 1° Comprimé ou fragment de tissu utilisé en implantation (v. ce terme). — 2° ***i. dentaire*** [angl. ***dental implant***]. Racine artificielle en céramique ou titane insérée dans l'alvéole et destinée à soutenir une prothèse dentaire. — 3° Prothèse cristallinienne utilisée dans le traitement de la cataracte. — V. *prothèse.*

IMPLANTATION, *s. f.* (lat. *implantare,* planter dans) [angl. ***implantation***]. — 1° Mise en place, dans le tissu cellulaire sous-cutané, de comprimés d'hormones (implants ou pellets) ou de fragments de tissus (placenta, amnios : v. *Filatov, méthode de*). Leur résorption lente et régulière maintient l'organisme, pendant plusieurs mois, sous l'action de l'hormone ou des produits tissulaires. Elle est utilisée pour les hormones sexuelles et corticosurrénales. — 2° Mise en place d'un implant dentaire, cristallinien, cochléaire, etc.

IMPLANTOLOGIE, *s. f.* [angl. ***implantology***]. Science des implants. — ***i. dentaire.*** Partie de l'art dentaire traitant des implants (v. ce terme).

IMPORTÉ, TÉE, *adj.* [angl. ***imported***]. Se dit d'une infection contractée par un sujet en dehors du pays où il habite et dans lequel il la rapporte : *paludisme i.*

IMPRESSION BASILAIRE (Virchow) [angl. ***basilar impression***]. Syn. *invagination basilaire.* Déformation du crâne due à un trouble du développement de la base de l'occipital. Elle est caractérisée par le déplacement vers le haut du trou occipital, les premières vertèbres cervicales semblant enfoncées dans la cavité crânienne. Sur les radiographies de profil, la base du crâne paraît convexe vers le haut : la profondeur de la fosse postérieure est réduite au point d'amener parfois les amygdales cérébelleuses à s'invaginer dans le canal rachidien à travers le trou occipital, souvent élargi. Des déformations analogues peuvent être dues au rachitisme, à l'ostéomalacie, à l'ostéose parathyroïdienne, à l'osteogenesis imperfecta et surtout à la maladie de Paget. V. *crâne à rebord, convexobasie* et *platybasique (crâne).*

IMPRESSIONS DIGITALES (TA *impressiones digitatae*) [angl. ***digital impressions***]. Dépressions légères de la face interne des os de la voûte crânienne, situées en regard des circonvolutions cérébrales.

IMPUBÈRE, *adj.* (lat. *in,* négatif ; *pubertas,* puberté) [angl. ***impuberal***]. « Qui n'a pas atteint l'âge de la puberté » (Littré).

IMPUISSANCE, *s. f.* (lat. *in,* négatif ; *posse,* pouvoir) [angl. ***impotence***]. Impossibilité de pratiquer l'acte sexuel normal et complet, chez la femme aussi bien que chez l'homme, par vice de conformation et de plus, chez l'homme, par défaut d'érection ou éjaculation précoce. V. *dysfonction érectile* et *sexuels (comportements) déviants ou variants.*

IMPULSIF, IVE, *adj.* et *s. m.* [angl. ***impulsive***]. Individu chez lequel la volonté est profondément lésée et qui est incapable de résister à ses impulsions.

IMPULSION, *s. f.* (lat. *in,* sur ; *pellere,* pousser) [angl. ***impulsion***]. Trouble de la volonté que l'on observe dans certaines affections mentales. Ces malades, bien que conscients de leurs actes, sont entraînés d'une façon irrésistible à accomplir certaines actions qui s'imposent à leur volonté. L'*i.* est accompagnée d'une sensation d'angoisse particulière qui disparaît dès qu'elle est satisfaite. V. *compulsion.*

IMPUTABILITÉ, *s. f.* [angl. ***imputability***]. Établissement d'une relation de cause à effet. P. ex. : entre un accident et un symptôme.

IN SITU (en latin : dans le lieu). Se dit de phénomènes observés là où ils se produisent. — ***cancer in situ.*** Syn. *cancer intraépithélial.* Variété d'épithélioma dont les anomalies histologiques sont seulement localisées à l'épithélium, sans aucune extension locale ou à distance. Après une longue période elle pourrait prendre un caractère envahissant.

IN TOTO. Locution latine signifiant en totalité, complètement.

IN UTERO (en latin dans l'utérus). Locution désignant les phénomènes survenant dans l'utérus gravide.

IN VITRO (en latin : dans le verre). Se dit de phénomènes observés au laboratoire, à partir de prélèvements humoraux ; s'oppose à *in vivo.*

IN VIVO (en latin : sur le vivant). Se dit de phénomènes observés dans l'organisme vivant dans son entier ; s'oppose à *in vitro* et à *ex vivo.*

INACCESSIBILITÉ, *s. f.* (Barré) [angl. ***imperviousness***]. Déficit intellectuel particulier aux lésions du corps calleux ; le malade, l'air absorbé et lointain, ne peut concentrer ni élaborer sa pensée et surtout ne répond à aucune excitation extérieure.

INACTIVATEUR, *s. m.* [angl. ***inactivator***]. Substance capable de neutraliser les effets biologiques d'une enzyme.

INACTIVATION, *s. f.* [angl. ***inactivation***]. Suppression de l'activité biologique d'une substance. P. ex. : *i.* du complément par la chaleur, *i.* d'une toxine par le formol (v. *anatoxine*), *i.* d'une enzyme par une anti-enzyme.

INADAPTATION, *s. f.* [angl. ***social misfitness***]. Impossibilité de se mettre en harmonie avec l'entourage, le milieu.

INANITION, *s. f.* (lat. *inanitio,* de *inanis,* affamé) [angl. ***inanition***]. État de maigreur et de carence extrême dû à des privations alimentaires importantes et prolongées. V. *cachexie* et *dénutrition.*

INAPPÉTENCE, *s. f.* [angl. ***inappetence***]. V. *anorexie.*

INAPTITUDE AU TRAVAIL. État d'une personne dont l'âge est compris entre 60 et 65 ans, ayant une incapacité définitive d'au moins 50 % et chez laquelle la poursuite de l'activité professionnelle nuirait gravement à la santé. Le régime général de la Sécurité sociale prévoit alors de financer une retraite par inaptitude.

INCA. Institut du cancer.

INCAPABLE MAJEUR. Personne de plus de 18 ans dont l'altération des facultés mentales (par maladie, infirmité, affaiblissement dû à l'âge) ou des facultés corporelles empêchant l'expression de la volonté, entraîne le besoin d'être protégé dans les actes de la vie civile. — La loi française du 3 janvier 1968 a créé trois régimes de protection des *i. m.* d'importance croissante : *la sauvegarde de justice, la curatelle* et *la tutelle.* V. ces termes.

INCAPACITÉ, *s. f.* [angl. ***incapacity***]. Altération de l'aptitude aux activités de la vie quotidienne. C'est la conséquence de la *déficience.* V. ce terme, *inaptitude, incapacité de travail* et *handicap.*

INCAPACITÉ PULMONAIRE [angl. ***disability by respiratory insufficency***]. Impossibilité, pour un sujet, de mener une vie normale du fait d'une affection pulmonaire.

INCAPACITÉ DE TRAVAIL [angl. ***disability***]. Impossibilité d'exercer une activité professionnelle à la suite d'une maladie ou d'un accident. Elle peut être ***temporaire*** : partielle (ITP) ou totale (ITT) ou bien définitive, c'est-à-dire ***permanente,*** partielle (IPP) ou totale (IPT). Cette incapacité permanente est exprimée, à la suite d'une expertise, en pourcentage et sert de base aux calculs des indemnités versées par les caisses ou compagnies d'assurances. V. *invalidité* et *inaptitude au travail.*

INCIDENCE, *s. f.* [angl. ***incidence***] (épidémiologie). Terme remplaçant celui de « fréquence des cas nouveaux ». (Organisation mondiale de la Santé, 1966). « Nombre de cas de maladies qui ont commencé ou de personnes qui sont tombées malades pendant une période donnée, dans une population » (Monnerot-Dumaine). L'*i.* s'exprime généralement en proportions par rapport au nombre d'individus. V. *prévalence.*

INCIDENTALOME, *s. m.* [angl. ***incidentally discovered tumour***]. Syn. *fortuitome.* Anomalie tumorale découverte fortuitement à l'occasion d'une investigation effectuée pour une autre affection. Les premiers cas décrits avaient trait à des tumeurs des glandes surrénales.

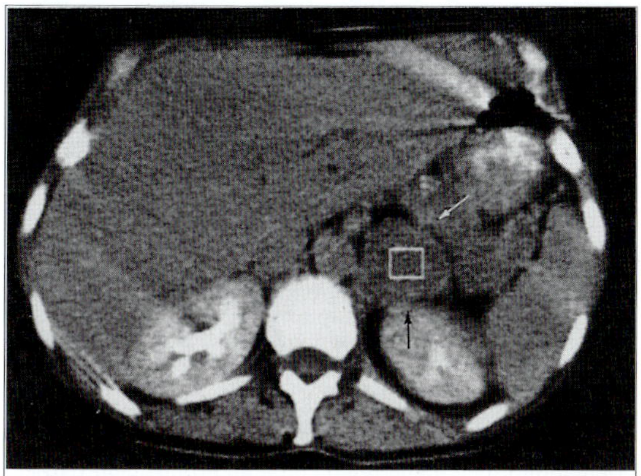

Métastase de cancer bronchique. Découverte fortuite

INCIPIENS, *adj.* (en latin : commençant) [angl. ***incipient***]. Se dit d'une maladie à son début. P. ex. : *tabès i.*

INCISION, *s. f.* (lat. *incidere,* couper) [angl. ***incision***]. « Division méthodique des parties molles avec un instrument tranchant » (Littré). — Résultat de cette opération. — ***i. cruciale*** [angl. ***crucial inclusion***]. Incision qui est faite en croix.

INCISIVE, *s. f.* (lat. *incido,* entailler) (TA *dens incisivus*) [angl. ***incisor tooth***]. Syn. *dent incisive.* Dent tranchante munie d'une seule racine, située à la partie antérieure et médiane des arcades dentaires. V. *dent* et *diastème.*

INCITATION, *s. f.* (lat. *in,* dans ; *citare,* pousser). Terme employé en physiologie comme synonyme d'*excitation.*

INCLINAISON (épreuve d') [angl. ***tilt-test***]. Syn. *épreuve de verticalisation.* Épreuve destinée à rattacher l'origine d'une syncope à l'hypotension orthostatique. Elle utilise une table basculante. Le sujet, dont on surveille conscience, pouls et tension artérielle, est mis en position quasi-verticale pendant un temps plus ou moins long, p. ex. : 40 minutes à 60°. L'épreuve est considérée comme positive si elle entraîne une syncope ou une lipothymie sévère avec chute de la TA systolique.

INCLUSION, *s. f.* (lat. *includere,* de *in* et *claudere,* fermer) [angl. ***inclusion***] (technique histologique). Opération qui consiste à introduire une pièce anatomique dans un milieu homogène avec lequel elle fait corps et qui lui donne le degré de dureté nécessaire pour être débitée en tranches fines.

INCLUSION DE LA DENT DE SAGESSE [angl. ***impaction of the wisdom tooth***]. Impossibilité pour la dent de sagesse, entourée par le tissu osseux du maxillaire, de faire éruption au dehors.

INCLUSION FŒTALE [angl. ***fetal inclusion***]. Emboîtement d'un ovule fécondé dans un autre ovule fécondé en même temps (monstruosité par *inclusion* de Geoffroy Saint-Hilaire). — Pour d'autres auteurs, il s'agirait de la fécondation d'un seul œuf par deux spermatozoïdes. V. *diplogénèse.*

INCLUSIONS CYTOMÉGALIQUES (maladies des) (Wyatt, 1950) [angl. ***cytomegalic inclusion disease***]. Syn. *maladie de Wyatt.* Affection frappant l'homme à tous les âges : surtout les enfants débiles et les adultes porteurs de maladies des tissus hématopoïétiques et lymphoréticulaires ou soumis à un traitement immunodépresseur. Chez le ***nouveau-né,*** elle provoque une hépatosplénomégalie avec hépatite et cirrhose, une anémie, un purpura, des malformations (microcéphalie), des troubles du tonus musculaire et de la respiration, une méningo-encéphalite parfois mortelle. Chez l'***adulte,*** elle se présente comme une mononucléose infectieuse au cours de laquelle la tuméfaction des ganglions, du foie et de la rate est inconstante et la réaction de Paul et Bunnel négative ; ou bien sous la forme de troubles gastro-intestinaux ou comme une pneumonie interstitielle souvent surinfectée et qui constitue la complication terminale des sujets affaiblis ; les formes disséminées sont généralement mortelles. Mais il existe des formes sans grande traduction clinique ou simulant une banale affection bénigne. Les inclusions cytomégaliques, caractéristiques de la maladie, siègent dans de grandes cellules dont le noyau contient une très volumineuse inclusion arrondie acidophile et le cytoplasma des grosses granulations basophiles. Elles sont produites par le cytomégalovirus (v. ce terme) transmis à travers le placenta ou acquis pendant les premières années de la vie ; il persiste longtemps, à l'état latent, chez l'homme. Les formes de l'adulte résultent d'une réactivation d'une forme latente ou d'une infection récente (p. ex. : inoculation du virus par transfusion).

INCOMITANCE, *s. f.* (lat. *incomitatus,* non accompagné) [angl. ***incomitance***] (ophtalmologie). Modification d'un strabisme lorsque le regard change de direction. V. *concomitance.*

INCOMPATIBILITÉ FŒTO-MATERNELLE [angl. ***fetomaternal blood group incompatibility***]. État résultant de la présence, chez une femme enceinte, dans les globules rouges du fœtus, d'antigènes qui n'existent pas dans ceux de la mère. Quelques-uns de ces globules passant dans le sang de la mère, celle-ci élabore des anticorps circulants capables de traverser le placenta et de détruire les hématies fœtales porteuses de ces antigènes. Ceux-ci appartiennent presque toujours au système Rhésus (en règle, l'antigène Rho ou D). Du conflit hématies fœtales porteuses du facteur Rh (Rh+) et anticorps sériques anti-Rh maternels résulte la maladie hémolytique du nouveau-né et parfois la mort du fœtus *in utero* (v. *iso-immunisation*). Il est possible de prévenir cette *i. f.-m.* chez la mère par l'injection à celle-ci, de gammaglobulines anti-Rh (ou anti-D) qui vont détruire chez elle les hématies fœtales (Finn et Clarke, 1961 ; Freda, Gorman et Pollack, 1965) et de la dépister par le test de Kleihauer (v. ce terme), par le dosage des anticorps maternels et par l'amniocentèse. Les *i. f.-m.* portant sur les antigènes érythrocytaires du système ABO sont assez fréquentes, mais beaucoup moins graves ; elles peuvent entraîner cependant un ictère néonatal. Celles qui concernent les antigènes leucocytaires sont rares ; elles provoquent une neutropénie du nouveau-né.

INCOMPATIBILITÉ DE GREFFE. V. *histo-incompatibilité.*

INCOMPATIBILITÉ SANGUINE [angl. ***blood incompatibility***]. Rapport entre les sangs de 2 sujets tels qu'une transfusion de l'un à l'autre soit impossible sans provoquer des accidents ; le plus souvent parce que les *hématies* du donneur seront agglutinées puis hémolysées par l'anticorps correspondant contenu dans le plasma sanguin du receveur (*i.* érythrocytaire : *i. A B O* si le système des agglutinogènes A et B des hématies et des agglutinines régulières α et β du plasma est en cause ; *v. groupes sanguins.* — *i. par iso-immunisation* si elle est due à la présence, dans le plasma du receveur, d'agglutinine irrégulière) ; plus rarement parce que le plasma du donneur contient un anticorps capable de détruire les hématies du receveur (donneur dangereux, v. ce terme). L'*i. s.* est responsable des accidents de la transfusion sanguine et doit être évitée par l'étude préalable des groupes sanguins et les soins apportés à la conservation du sang. Elle est également un des éléments de l'incompatibilité tissulaire. — L'incompatibilité dans le *système HLA* des *leucocytes* et des *plaquettes* peut aussi entraîner des accidents de transfusion sanguine ; elle doit être évitée surtout lors des transfusions de leucocytes et de plaquettes dans les cas d'aplasie médullaire. V. *compatibilité sanguine, agglutinine* et *histo-compatibilité.*

INCOMPATIBILITÉ TISSULAIRE ou **DE TRANSPLANTATION.** V. *histo-incompatibilité.*

INCONSCIENCE, *s. f.* [angl. ***unconsciousness***]. — 1° Privation de la conscience (v. ce terme). — 2° Absence de jugement, de sérieux ou ignorance.

INCONSCIENT, *s. m.* [angl. ***unconsciousness***] (psychanalyse). Ensemble des éléments exclus de la conscience par un processus de refoulement (v. ce terme, *conscient, préconscient* et *subconscient*).

INCONTINENCE, *s. f.* (lat. *in* négatif ; *continere,* retenir) [angl. ***incontinence***]. Émission involontaire de matières fécales ou d'urine. V. *gâteux.*

INCONTINENTIA PIGMENTI (Bruno Bloch, 1926 ; Sulzberger, 1928) [angl. ***incontinentia pigmenti***]. Syn. *dermatose pigmentaire en éclaboussures* (Franceschetti et Jadassohn, 1954), *maladie* ou *syndrome de Bloch-Sulzberger, nævus chromatophore héréditaire* (Naegeli), *mélanose dégénérative du chorion* (Siemens, 1929). Affection cutanée le plus souvent congénitale et familiale, apparaissant chez des fillettes et caractérisée par une pigmentation brun chocolat en taches, en plaques ou en bandes, réparties irrégulièrement « en éclaboussures » sur le tronc. Cette pigmentation est très souvent précédée, dès la naissance, d'une phase inflammatoire (éruption érythémato-papulo-bulleuse), suivie d'une éruption de papules verruqueuses, parfois croûteuses, plus ou moins diffuse. L'*i. p.* est fréquemment associée à d'autres anomalies : des phanères, des dents, des yeux, du système nerveux surtout (déficience mentale, épilepsie, etc.) et à un retard de croissance. Bruno Bloch attribuait cette affection à des lésions de la couche basale de l'épiderme permettant le passage des pigments dans le derme. V. *dermatose pigmentée réticulée* et *Asboe Hansen (maladie d').*

INCOORDINATION, *s. f.* [angl. ***incoordination***]. Difficulté ou impossibilité de coordonner les mouvements des différents groupes musculaires.

INCRÉMENT, *s. m.* [angl. ***increment***]. Augmentation, accroissement, allongement. S'oppose à *décrément.*

INCRÉTINE, *s. f.* (contraction de : *insuline + sécrétine*) (1932) [angl. ***incretin***]. Hormone d'origine gastrique et intestinale, tels le *Gastric Inhibitory Peptide (GIP)* et le *Glucagon-Like Peptide 1 (GLP1)* stimulant puissamment la sécrétion d'insuline au passage d'aliments sucrés dans la lumière intestinale. Des analogues du GLP1 (incrétinomimétiques) et des inhibiteurs d'enzymes dégradant le GIP et le GLP1 (les gliptines) sont utilisés pour traiter le diabète sucré en association avec la metformine. V. *GIP, hypocrétine* et *sécrétine.*

INCRÉTION, *s. f.* [angl. ***incretion***]. Par opposition avec excrétion, ce mot désigne une sécrétion glandulaire qui reste à l'intérieur de l'organisme.

INCUBATEUR, *s. m.* [angl. ***incubator***]. Appareil destiné à assurer, dans une enceinte close et vitrée, chauffée, ventilée et sur-oxygénée, l'élevage des enfants nés prématurément.

INCUBATION, *s. f.* (lat. *in,* dans ; *cubare,* dormir) [angl. ***incubation***]. Syn. *infection latente procritique* (Edm. Sergent). Développement silencieux, dans l'organisme, d'un germe qui y a pénétré et ne manifeste pas encore cliniquement sa présence. — La *période d'i.* est le temps qui s'écoule entre l'époque de la contagion et l'apparition des premiers symptômes de la maladie (invasion). — ***i. parasitaire.*** V. *prépatence (période de).*

INCUBATION CROISÉE (test d'). V. *hémolyse à l'étuve (test du temps d').*

INCURABLE, *adj.* ou *s. m.* ou *f.* (lat. *incurabilis*) [angl. ***incurable***]. Impossible à guérir.

INCUS, *s. m.* (en lat. enclume) [angl. et TA ***incus***]. V. *enclume* et *osselet.*

INDEX... V. aussi *indice....*

INDEX (air velocity) (angl.). V. *index de rapidité de l'air.*

INDEX (épreuve de l') (Bárány) [angl. ***Bárány's pointing test***]. Manœuvre destinée à mettre en évidence un trouble de l'équilibre : le malade, les yeux fermés, dévie lorsqu'on lui demande de toucher avec son index celui de l'observateur dont il a préalablement repéré la position.

INDEX CARDIAQUE [angl. ***cardiac index***]. Quantité de sang propulsé par chacun des ventricules du cœur, par minute et par mètre carré de surface corporelle (normalement 3,2 litres). V. *débit cardiaque.*

INDEX CARDIOTHORACIQUE [angl. ***cardiothoracic index***]. V. *cardiothoracique (index ou rapport).*

INDEX DE CONCENTRATION [angl. ***concentration ratio***]. Rapport entre le taux urinaire et le taux plasmatique d'une substance.

INDEX HÉMOLYTIQUE (Miller, Singer et Dameshek) [angl. ***haemolytic index***]. Rapport de la stercobiline éliminée en 24 h et exprimée en mg sur l'hémoglobine totale du corps exprimée en gramme, multipliée par 100. Il est normalement de 10 à 21 ; il est augmenté dans les anémies hémolytiques.

INDEX ICTÉRIQUE. V. *icterus index.*

INDEX ILIAQUE (Coffey) [angl. ***iliac index***] (radiologie). Demi-somme des 2 angles iliaques et des 2 angles acétabulaires (v. ces termes). Valeur normale : 80.

INDEX MITRAL (Wells, 1954 ; Broustet, 1963) [angl. ***mitral index***]. Chiffre donné par la formule $Q\text{-}B_1 - B_2\text{-}CO$, dans laquelle $Q\text{-}B_1$ représente le temps s'écoulant entre le début de l'onde Q de l'électrocardiogramme et la 1re vibration ample du 1er bruit cardiaque (B1) enregistré sur le phonocardiogramme : cette durée est normalement de 0,05 à 0,06 s ; et $B_2\text{-}CO$ représente le temps séparant le début du 2e bruit du cœur (B_2) du début de l'ouverture de la mitrale, repéré par le claquement d'ouverture (CO) enregistré sur le phonocardiogramme, ou par l'onde correspondante du cardiogramme apexien : cette durée est normalement de 0,10 s. L'*i. m.* est normalement de – 4 à – 5 ; il s'élève en cas de rétrécissement mitral sévère (l'allongement de $Q\text{-}B_1$ est d'autant plus grand que la sténose est plus serrée et la surface mitrale plus réduite et $B_2\text{-}CO$ est d'autant plus court que la pression capillaire pulmonaire est plus forte). L'échocardiographie a supplanté le calcul de l'*i. m.*

INDEX DE MORBIDITÉ [angl. ***morbidity ratio***]. Pourcentage des malades, pour une maladie déterminée, par rapport à la population totale d'une région ou à un groupement particulier (enfance, âge adulte, malades hospitalisés).

INDEX DE MORTALITÉ [angl. ***death rate***]. Pourcentage de la mortalité due à une maladie déterminée, par rapport au nombre total des décès ou bien au chiffre de la population d'une région.

INDEX DE RAPIDITÉ DE L'AIR [angl. ***Air Velocity Index, AVI***]. Rapport du pourcentage de la ventilation maxima (VM) du sujet comparé à sa VM théorique au pourcentage de sa capacité vitale (CV) réelle comparée à sa CV théorique. Il est normalement de 1.

INDEX SYSTOLIQUE [angl. ***stroke index***]. Quantité de sang expulsée par chaque ventricule cardiaque, à chaque contraction, par mètre carré de surface corporelle : elle est en moyenne de 30 à 50 mL.

INDEX THÉRAPEUTIQUE. V. *coefficient thérapeutique.*

INDEX TUBERCULINIQUE [angl. ***morbidity ratio for tuberculosis***]. Index de la morbidité tuberculeuse recherchée à l'aide de la cuti-réaction à la tuberculine.

INDICAN, *s. m.* (lat. *indicum,* indien) [angl. ***indican***]. Glucoside extrait des feuilles d'un arbrisseau des pays chauds, l'indigotier et dont l'oxydation produit un colorant bleu, l'indigo (terme signifiant « indien » en espagnol ancien). L'*i.* est également produit dans l'organisme humain. V. *indicanurie.*

INDICANURIE, *s. f.* [angl. ***indicanuria***]. Présence de l'indican dans l'urine. L'indican urinaire ou indoxylsulfate de potassium vient de l'indol, corps formé dans l'intestin aux dépens des protéines et n'apparaît dans l'urine que dans les cas d'insuffisance hépatique ou de fermentations intestinales intenses. On révèle sa présence en ajoutant à l'urine une quantité égale d'acide chlorhydrique et en agitant avec de l'éther ou du chloroforme, qui dissolvent cette substance et prennent sa coloration bleue ou lilas. V. *indoxylurie* et *langes bleus (syndromes des).*

INDICE... V. aussi *index.*

INDICE ANASTIMO-CARPIEN (M. Monnerot-Dumaine, 1955) (gr. *anastêma,* hauteur). Formule indiquant le poids (P) que doit peser un sujet, d'après sa taille et son ossature. $(T - 100 + 4\ C)/2 = P$ en kg (T : taille en cm ; C : périmètre du poignet en cm). V. *indice de corpulence.*

INDICE D'ANTHROPOPHILIE. V. *anthropophilie.*

INDICE DE BAILLIART. V. *Bailliart (indice rétino-huméral ou rapport de).*

INDICE BILIAIRE PLASMATIQUE ou **IBP** (N. Fiessinger). Chiffre indiquant la concentration du plasma en pigments biliaires, mesurée directement par colorimétrie. Normalement ce chiffre est de 1,6 à 1,8 ; quand l'ictère apparaît il atteint 5 à 6.

INDICE DE COAGULABILITÉ (R. Froment et Mlle Ithier, 1953). Chiffre exprimant le résultat du test de tolérance à l'héparine *in vitro* (coagulabilité sanguine) ; il est obtenu en divisant le temps de coagulation du témoin par celui du malade. Lorsque ces deux temps sont égaux, il est de 1 (chiffre normal) ; il est supérieur à 1 en cas d'hypercoagulabilité ; inférieur en cas d'hypocoagulabilité.

INDICE DE CORPULENCE (M. Monnerot-Dumaine, 1955). Rapport du poids d'un sujet donné avec le poids qu'il devrait peser s'il était normal. V. *indice anastimo-carpien.*

INDICE DU COÛT RELATIF. V. *ICR.*

INDICE DE DÉVIATION AXIALE. V. *White-Bock (indice de).*

INDICE ou **ÉPREUVE D'HYPERLIPIDÉMIE** ou **D'HYPERLIPÉMIE PROVOQUÉE** (Fröhlich ; Camelin, 1954). Différence entre la lipidémie à jeun et celle mesurée 5 heures après un repas contenant 70 g d'hydrate de carbone, autant de protides et de lipides. Normalement la lipidémie post-prandiale est augmentée de 0,70 à 2 g par litre ; l'indice est augmenté chez les artérioscléreux (2,5 g à 3 g) et surtout chez les athéroscléreux (3 à 6 g) et les sujets atteints de diabète et de xanthomatose.

INDICE DE FRITZ. V. *Fritz (indice de).*

INDICE GALVANOTONIQUE (R. Turpin et J. Lefebvre, 1943). Rapport entre l'intensité minima du courant continu capable de provoquer le galvanotonus, et la rhéobase. Normalement il est égal ou supérieur à 2 ; il tend à se rapprocher de l'unité dans la tétanie.

INDICE DE GRAVITÉ (William A. Knaus, 1981) [angl. ***severity index***]. Syn. *indice de Knaus.* Chiffre permettant d'estimer la sévérité de l'état d'un sujet admis dans un service de réanimation, quelle que soit sa maladie. Cet indice tient compte du nombre et de l'importance des anomalies cliniques et biologiques observées : il est fondé sur la mesure de 34 paramètres répartis dans 8 secteurs (neurologique, cardiovasculaire, respiratoire, gastro-intestinal, rénal, métabolique, hématologique et infectieux). Chaque résultat est noté de 0 à 4 selon l'importance de son anomalie. Cet indice permet d'apprécier le risque de mortalité en fonction des désordres physiologiques aigus observés chez le malade.

INDICE D'HAPTOGLOBINE. V. *haptoglobine.*

INDICE D'INFECTION [angl. ***infectivity rate***]. Chiffre indiquant le nombre de sujets atteints de la maladie étudiée (paludisme) pour 100 individus examinés, vivant dans une région déterminée et pendant un laps de temps donné. — ***i. d'infection spécifique*** [angl. ***species infection rate***]. Pourcentage des sujets infectés par l'une des espèces de *Plasmodium.* — ***i. d'infection vraie*** [angl. ***true infection rate***]. Pourcentage des sujets réellement atteints de paludisme dans une collectivité donnée. Il est déduit de certains éléments indirects. V. *Macdonald (indice de).*

INDICE DE KATZ. V. *Katz (indice de).*

INDICE DE KNAUS. V. *indice de gravité.*

INDICE DE MACDONALD. V. *Macdonald (indice de).*

INDICE DE MASSE CORPORELLE (IMC) [angl. ***body mass index***]. Rapport du poids (en kg) au carré de la taille (exprimée en mètres). Une valeur supérieure ou égale à 30 définit l'obésité. V. *obésité* et *surpoids.*

INDICE OSCILLOMÉTRIQUE. V. *oscillométrique.*

INDICE PARASITAIRE ou **PLASMODIQUE** [angl. ***parasite index***]. Chiffre indiquant le nombre, sur 100 individus, de ceux « dans le sang desquels un bref examen, effectué à une époque déterminée, permet de constater la présence de parasites » (Edm. Sergent, L. Parrot et A. Catanei) (paludisme).

INDICE PIGNET ou **DE ROBUSTICITÉ**. V. *robusticité (coefficient de).*

INDICE DE PRESSION SYSTOLIQUE [angl. ***systolic pressure index***]. Rapport de la pression artérielle systolique mesurée à la cheville (à la tibiale postérieure ou à la pédieuse, repérée avec une sonde Doppler) à celle de l'humérale. Normal entre 0,85 et 0,90, sa diminution permet de quantifier une insuffisance artérielle des membres inférieurs. V. *artérites des membres inférieurs (stades des).*

INDICE DE RÉSISTANCE CARDIAQUE (Ruffier, 1943). Chiffre obtenu par la formule : $(P' + P'') - 2\,(70 - p)/10$, P' étant le nombre des pulsations à la minute après 30 flexions sur les genoux en 45 secondes ; P'', celui des pulsations une minute après le début de la prise de P' ; 70 est le pouls moyen d'un adulte de 20 ans ; p est l'écart entre ce dernier et le pouls du sujet debout, au repos. Un indice faible, un peu au-dessus ou au-dessous de 0, caractérise un cœur vigoureux ; au-dessus de + 10, il indique un cœur peu résistant.

INDICE RÉTINO-HUMÉRAL. V. *Bailliart (indice rétino-huméral ou rapport de).*

INDICE DE ROBUSTICITÉ. V. *robusticité (coefficient ou indice de).*

INDICE DE SOKOLOW ET LYON. V. *Sokolow et Lyon (indice de).*

INDICE SPOROZOÏTIQUE [angl. ***sporozoite rate***] (paludologie). Pourcentage des anophèles femelles ayant les sporozoïtes de *Plasmodium* dans leurs glandes salivaires.

INDICE SYNTHÉTIQUE D'ACTIVITÉ. V. *ISA.*

INDICE THÉRAPEUTIQUE. V. *coefficient thérapeutique.*

INDICE DE WHITE-BOCK. V. *White-Bock (indice de).*

INDIGÈNE, *adj.* (lat. *indigenus*, né dans le pays) [angl. ***indigenous***]. « Se dit de tout ce qui est né dans un pays, par opposition à exotique ; plante indigène, remède indigène » (Littré). — Se dit également d'une infection contractée par le malade dans la région où il réside (infection autochtone), lorsque cette infection y existe à l'état habituel : paludisme indigène.

INDOLENT, ENTE, *adj.* (lat. *indolens*, qui ne souffre pas) [angl. ***indolent***]. Indolore.

INDOPHÉNOL-OXYDASE, *s. f.* V. *ferment respiratoire.*

INDOSÉ ORGANIQUE URINAIRE. Différence qui existe entre l'extrait organique total d'une urine et la somme des composés organiques qu'on y dose habituellement. L'*indosé* varie suivant l'état de santé ou de maladie du sujet examiné.

INDOXYLE, *s. m.* (indole ; oxygène ; gr. *ulè*, matière). Corps phénolique comportant un hétérocycle azoté.

INDOXYLÉMIE, *s. f.* [angl. ***indoxylaemia***]. Présence d'indoxyle dans le sang. Son taux normal est un peu inférieur à 0,5 mg/L. Il s'élève dans les néphrites chroniques avec azotémie.

INDOXYLURIE, *s. f.* [angl. ***indoxyluria***]. Présence d'indoxyle dans l'urine. L'indol provenant des putréfactions intestinales donne en s'oxydant l'indoxyle qui, par sulfoconjugaison, forme l'indoxylsulfate de potassium ou indican urinaire.

INDUCTANCE, *s. f.* [angl. ***inductance***]. — Syn. *coefficient de self-induction.* Quotient du flux créé dans une bobine par un courant, par l'intensité de ce dernier.

INDUCTEUR, TRICE, *adj.* Qui oriente et facilite un processus biologique, une réaction chimique. — *s. m.* [angl. ***inducer***]. — 1° Syn. *facteur inducteur.* Substance douée de cette propriété. P. ex. : le collagène qui attire les plaquettes sanguines et favorise leur adhésion ; les acides gras, les catécholamines, la thrombine qui facilitent leur agrégation, les libérines. Contraire : *inhibiteur.* — 2° (embryologie) [angl. ***inductor, activator***]. Syn. *organisateur.* Zone de l'embryon dont les cellules vont commander le développement et la différenciation des divers tissus et organes. V. *évocateur.* — 3° (génétique) [angl. ***inducer***]. Substance élaborée par les gènes régulateurs et capable d'inhiber l'action des répresseurs et donc de permettre la synthèse de l'ARN messager et des protéines. V. *gène, ribonucléique (acide), répresseur* et *dérépression.* — 4° (anesthésiologie) [angl. ***starter***]. Se dit d'une substance qui amorce l'anesthésie générale. V. *induction 2°.*

INDUCTION, *s. f.* [angl. ***induction***]. — 1° Déclenchement retardé d'un phénomène. P. ex. : développement morphologique de tissus ou d'organes sous l'impulsion de l'inducteur (v. ce terme 2°) de l'embryon. — 2° Premier temps de l'anesthésie générale ; il consiste à endormir le malade par inhalation (éther, cyclopropane) ou par injection intraveineuse d'un barbiturique ; il comporte parfois l'injection de curare. Au cours de l'opération, l'anesthésie est ensuite maintenue par des moyens différents, avec ou sans intubation.

INDURATION, *s. f.* (lat. *indurare*, durcir) [angl. ***induration***]. Durcissement des tissus.

INEFFICACITÉ CARDIAQUE ou **VENTRICULAIRE** [angl. ***cardiac ou ventricular inefficacity***]. V. *dissociation électromécanique.*

INFANTICIDE, *s. m.* (lat. *infans,* enfant ; *caedere,* tuer) [angl. ***infanticide***]. Meurtre d'un enfant nouveau-né ayant vécu. Actuellement, supprimer la vie d'un fœtus (viable ou non) à partir du début du 7e mois de la grossesse est considéré comme un infanticide.

INFANTILISME, *s. m.* (Lorain) (lat. *infans,* enfant) [angl. ***infantilism***]. État d'un individu qui présente à l'âge adulte un aspect rappelant plus ou moins celui d'un enfant : petitesse de la taille, défaut de développement des organes génitaux, absence des caractères sexuels secondaires et souvent psychisme infantile. V. *nanisme.*

INFANTILISME DYSTHYROÏDIEN. V. *infantilisme type Brissaud.*

INFANTILISME GÉNITAL [angl. ***sexual infantilism***]. Infantilisme type Lorain associé à l'atrophie des glandes génitales. V. *Turner (syndrome de).*

INFANTILISME HYPOPHYSAIRE (Souques et Stephen Chauvet, 1911) [angl. ***pituitary dwarfism, Levi-Lorain infantilism*** ou ***dwarfism***]. Infantilisme de type Lorain, avec arrêt du développement génital, accompagné de signes hypophyso-tubériens (obésité ou cachexie, polyurie) et de signes de tumeur de la région hypophysaire (craniopharyngiome) : céphalée, élargissement de la selle turcique, hémianopsie bitemporale.

INFANTILISME INTESTINAL. V. *Gee (maladie de).*

INFANTILISME MYXŒDÉMATEUX. V. *infantilisme type Brissaud.*

INFANTILISME RÉGRESSIF. V. *infantilisme type Gandy.*

INFANTILISME RÉNAL. V. *nanisme rénal.*

INFANTILISME RÉVERSIF. V. *infantilisme type Gandy.*

INFANTILISME TARDIF. V. *infantilisme type Gandy.*

INFANTILISME THYROÏDIEN. V. *infantilisme type Brissaud.*

INFANTILISME TYPE BRISSAUD (1907) [angl. ***Brissaud's infantilism***]. Syn. *infantilisme dysthyroïdien* ou *myxœdémateux* ou *thyroïdien.* Variété d'infantilisme caractérisée par l'aspect gras et potelé des membres, la persistance des cartilages épiphysaires et la petitesse de la glande thyroïde ; la bouffissure générale rappelle le myxœdème.

INFANTILISME TYPE GANDY (1906) [angl. ***tardy infantilism***]. Syn. *infantilisme régressif* ou *réversif* ou *tardif.* Infantilisme survenant chez l'homme vers 30 ou 40 ans, caractérisé par la régression des caractères sexuels, l'apparition d'un aspect et d'un psychisme infantiles et d'une infiltration myxœdémateuse des téguments. Il est vraisemblablement lié à l'insuffisance de plusieurs glandes endocrines et évolue lentement vers la sénilité précoce.

INFANTILISME TYPE LORAIN (1871) [angl. ***Lorain's infantilism***]. Variété d'infantilisme caractérisée par la débilité générale et la gracilité des formes qui restent bien proportionnées ; l'apparence chétive justifie le terme de *chétivisme* proposé par Bauer. Les fonctions génitales peuvent être complètement absentes.

INFANTILISME TYPE SOUQUES ET STEPHEN CHAUVET. V. *infantilisme hypophysaire.*

INFANTILO-GIGANTISME, *s. m.* [angl. ***gigantism with symptoms of infantilism***]. Gigantisme associé à certains symptômes d'infantilisme : absence de caractères sexuels secondaires, psychisme puéril.

INFANTILO-NANISME, *s. m.* [angl. ***infantilism with dwarfism***]. Variété d'infantilisme accompagnée de nanisme. P. ex. : la progéria.

INFARCISSEMENT, *s. m.* [angl. ***infarction***]. Formation d'un infarctus dans un organe.

INFARCTECTOMIE, *s. f.* (infarctus ; gr. *ektomê,* ablation) [angl. ***infarctectomy***]. Résection d'un infarctus. V. *ventriculoplastie.*

INFARCTUS, *s. m.* (participe passé du verbe lat. *infarcire,* remplir, farcir, parce qu'au niveau de l'infarctus les tissus semblent infiltrés et gonflés) [angl. ***infarct, infarction***]. Territoire vasculaire où cesse la circulation, quand la région ainsi frappée de mort n'est pas le siège de phénomènes septiques ; il se produit une infiltration du tissu par un épanchement sanguin.

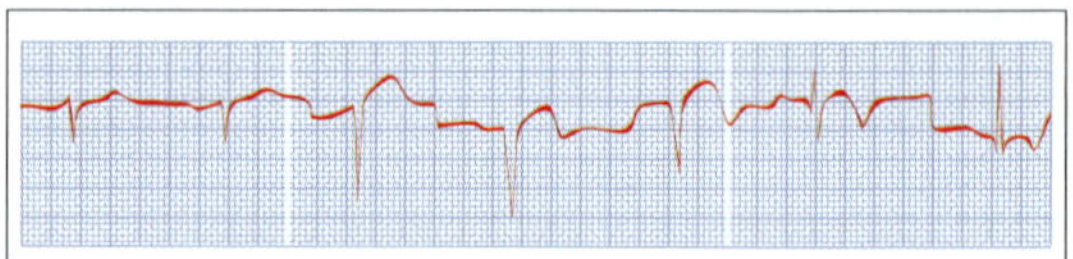

Évolution d'un infarctus antérieur du myocarde

INFARCTUS ENTÉRO-MÉSENTÉRIQUE ou **DE L'INTESTIN** [angl. ***intestinal infarction***]. Hémorragies produites dans l'épaisseur des tuniques intestinales par l'oblitération d'une artère ou d'une veine mésentérique. Elles déclenchent un syndrome d'irritation péritonéale et d'occlusion intestinale dont le pronostic est des plus graves.

INFARCTUS DU MYOCARDE (IDM) [angl. ***myocardial infarction*** ou ***infarct***]. Nécrose d'une partie du muscle cardiaque privée d'apport sanguin, presque toujours à la suite de la thrombose d'une artère coronaire. Elle se manifeste habituellement par un angor intense et rebelle, des altérations de l'électrocardiogramme (v. *ischémie, lésion, nécrose*), une élévation du taux sanguin de certaines enzymes (CPK-MB, LDH, ASAT, myoglobine, myosine, troponines), des modifications segmentaires de la contractilité ventriculaire gauche à l'échographie. L'*i. du m.* est de ***localisation*** antéro-septale, antéro-latérale ou inférieure selon que l'artère coronaire oblitérée est respectivement l'a. interventriculaire antérieure, l'a. circonflexe ou l'a. coronaire droite. Il peut se compliquer à la phase aiguë de troubles rythmiques et conductifs, d'insuffisance cardiaque, d'accidents thrombo-emboliques, de rupture de paroi ou de pilier et plus tard d'anévrisme ventriculaire. V. *Killip et Kimball (classification de)* et *reperfusion (syndrome de).*

INFARCTUS DU MYOCARDE RUDIMENTAIRE (Holzmann, 1944 ; Kubicek, 1958), **INCOMPLET** ou **SOUS-ENDOCARDIQUE**. Variété d'infarctus du myocarde caractérisée ***anatomiquement*** par des lésions plus ou moins étendues localisées soit aux couches sous-endocardiques du myocarde (*infarctus sous-endocardique*), soit dans l'épaisseur du myocarde, à distance de l'endocarde et du péricarde (*infarctus intramural*) ; ***cliniquement*** par des crises d'angine de poitrine spontanées et prolongées et, sur l'***électrocardiogramme,*** par des modifications de la repolarisation ventriculaire dans les dérivations précordiales (décalage du segment ST, inversion des ondes T) sans modification des ondes QRS (« infarctus sans onde Q » [angl. ***non Q wave myocardial infarction***]). V. *angor aigu coronarien fébrile.*

INFARCTUS PULMONAIRE [angl. ***pulmonary infarction***]. Infiltration d'une partie du parenchyme pulmonaire (alvéoles et cloisons) par du sang sorti des vaisseaux ; l'*i. p.* résulte le plus souvent de l'oblitération d'une branche de l'artère pulmonaire par un caillot sanguin (embolie cruorique).

INFÉCONDITÉ, *s. f.* [angl. ***sterility***]. Le fait de ne pas avoir eu d'enfant. V. *infertilité* et *fécondité.*

INFECTANT, ANTE, *adj.* [angl. ***infecting***]. Qui peut causer l'infection. — ***chancre i.*** V. *chancre.*

INFECTIEUX, EUSE, *adj.* [angl. ***infectious, infective***]. Qui communique ou détermine une infection. — ***maladie infectieuse.*** « Ensemble des troubles des fonctions vitales qui trahissent un conflit entre l'organisme et un microbe agresseur » (Edm. Sergent). — ***syndrome infectieux*** secondaire ou tardif de la scarlatine (Roger). Ensemble des manifestations, dues principalement au streptocoque, qui peuvent survenir vers le 25e jour de l'évolution d'une scarlatine : angine, adénite, otite, rhumatisme et surtout néphrite.

INFECTIOLOGIE, *s. f.* (lat. *inficio,* je corromps ; gr. *logos,* discours) [angl. ***infectiology***]. Étude des maladies infectieuses.

INFECTION, *s. f.* [angl. ***infection***]. — 1° Envahissement d'un organisme par un microbe. — 2° État d'un organisme envahi par un microbe. Si celui-ci est pathogène, l'état qui en résulte est une maladie infectieuse. V. *infectieuse (maladie).*

INFECTION (indice d'). V. *indice d'infection.*

INFECTION (moyenne d') ou **MOYENNE D'I. DES PARASITES** [angl. ***mean parasite count***]. V. *densité parasitaire.*

INFECTION COMMUNAUTAIRE. V. *communautaire* et *nosocomial.*

INFECTION LATENTE [angl. ***latent infection***]. Infection cachée, ne déterminant aucune réaction apparente de l'organisme, pendant un temps plus ou moins long.

INFECTION NOSOCOMIALE [angl. ***nosocomial infection***]. Infection contractée en milieu hospitalier. V. *nosocomial* et *comité de lutte contre les infections nosocomiales.*

INFECTION OPPORTUNISTE [angl. ***opportunistic infection***]. Infection due à un germe habituellement peu agressif et qui devient virulent et capable de provoquer de graves complications parce qu'il se développe chez un sujet en état de déficience immunitaire.

INFECTION SEXUELLEMENT TRANSMISSIBLE (IST). V. *maladie sexuellement transmissible.*

INFECTIOSITÉ, *s. f.* [angl. ***infectiousness, infectivity***]. Qualité de ce qui est infectieux. Pouvoir infectant. P. ex. : *i.* des poussières.

INFÉRIORITÉ (complexe, ou mieux **sentiment d')** [angl. ***inferiority complex***] (psychanalyse). Impression d'insuffisance, d'être en dessous de sa tâche ou incapable d'atteindre l'idéal désiré. Ce n'est pas un « complexe », mais un état élémentaire qui apparaît dans de nombreux syndromes mentaux.

INFERTILITÉ, *s. f.* [angl. ***infertility***]. Syn. *infécondité*. Impossibilité de se reproduire. L'*i.* n'a pas le caractère définitif de la stérilité. V. *fertilité* et *infécondité.*

INFESTATION, *s. f.* [angl. ***infestation***]. — 1° Pénétration dans l'organisme ou fixation sur lui d'un parasite non microbien. — État de l'organisme envahi par ce parasite. — 2° (malariologie). Présence de moustiques dans une collectivité.

INFIBULATION, *s. f.* (lat. *in,* dans ; *fibula,* agrafe) [angl. ***infibulation***]. Opération pratiquée chez certaines ethnies primitives dans le but d'empêcher le coït. Elle consiste à passer un anneau, chez l'homme, à travers le prépuce ramené sur le gland et, chez la femme, à travers les petites et grandes lèvres.

INFILTRAT, *s. m.* [angl. ***infiltrat***]. Terme utilisé en radiologie pulmonaire pour désigner une opacité dont le diamètre ne dépasse pas quelques centimètres. Elle peut être floue et nuageuse, ou dense, homogène et bien limitée.

INFILTRAT D'ASSMANN (1925-27) ou **INFILTRAT PRÉCOCE** [angl. ***Assmann's tuberculous infiltrate***]. Lésion tuberculeuse pulmonaire caséo-pneumonique, circonscrite, isolée, torpide, siégeant le plus souvent dans la région sous-claviculaire externe, traduisant un des modes de début de la période tertiaire de la tuberculose. Ne donnant lieu à aucun symptôme clinique, elle se manifeste uniquement, chez un adulte jeune, par une opacité radiologique ronde, homogène, à bords plus ou moins nets, découverte fortuitement dans un parenchyme pulmonaire normal par ailleurs.

INFILTRAT LABILE DU POUMON [angl. ***transient infiltration of the lung***]. Terme proposé par Ameuille et Lejars en 1932 pour désigner des opacités radiologiques pulmonaires fugaces et bénignes dont la nature tuberculeuse avait d'abord été suspectée. Elles surviennent au cours de pneumopathies diverses (à pneumocoques ou à virus : grippe, ornithose, etc.), de la coqueluche, de certaines affections sanguines ou parasitaires. V. *Löffler (syndrome de).*

INFILTRATION, *s. f.* [angl. ***infiltration***]. Envahissement des tissus et en particulier du tissu cellulaire par un liquide organique (sérosité de l'œdème, sang, urine, pus, etc.), par un liquide injecté (sérum artificiel ou organique), par des gaz (emphysème sous-cutané, gangrène gazeuse) ou par le développement d'un tissu néoplasique. — Injection d'un liquide anesthésique au contact d'un ganglion ou d'un nerf (sympathique ou sensitif) dont on veut interrompre passagèrement les fonctions, p. ex. : *i.* stellaire, *i.* lombaire. — ***i. d'urine ou urineuse.*** V. *urineux.*

INFIRME, *adj.* et *s. m.* ou *f.* (lat. *infirmus,* faible) [angl. ***disabled***]. Syn. *invalide, handicapé*. Diminué dans ses fonctions physiques ou mentales.

INFIRMIER, INFIRMIÈRE, *s. m.* ou *f.* [angl. ***hospital attendant, male nurse ; nurse***]. Personne diplômée, exerçant la profession d'auxiliaire médical, soignant les malades et pouvant participer à différentes activités en matière de prévention, éducation de la santé, formation ou encadrement. (En France, loi du 31.5.1978). V. *cadre de santé, DEI, IADE, IBODE, IDE, IFSI, santé (professions de).*

INFIRMIER, INFIRMIÈRE À DOMICILE [angl. ***home nurse***]. Infirmier(ière) exerçant son activité de soins (libérale ou salariée) au lieu d'habitation de ses clients.

INFIRMIER, INFIRMIÈRE D'ACCUEIL ET D'ORIENTATION. Infirmier(ière) travaillant dans le service d'urgences d'un établissement de santé et chargé(e) d'évaluer l'état et d'orienter en conséquence lors de leur admission les personnes qui s'y présentent.

INFIRMIER, INFIRMIÈRE ANESTHÉSISTE DIPLÔMÉ(E) D'ÉTAT. Personne titulaire du diplôme d'État d'infirmier(ière) anesthésiste, travaillant sous la responsabilité d'un médecin anesthésiste. La liste de ses activités figure à l'article R. 4311-12 du décret n° 2004-802 du 29 juillet 2004. V. *IADE.*

INFIRMIER, INFIRMIÈRE CLINICIEN(NE) [angl. ***clinician nurse***]. Infirmier(ière) expert(e) en soins qui, de part sa formation, son expérience et ses compétences, prodigue des soins, donne des conseils aux équipes, participe à la recherche en soins infirmiers. L'infirmier(ière) clinicien(ne) soigne des personnes ayant des problèmes complexes à l'hôpital ou en secteur extrahospitalier.

INFIRMIER, INFIRMIÈRE DE L'ÉDUCATION NATIONALE. Syn. *infirmier(ière) scolaire*. Infirmier(ière) exerçant en milieu scolaire des activités préventives et de soins.

INFIRMIER, INFIRMIÈRE D'ENTREPRISE. V. *infirmier(ière) de santé au travail.*

INFIRMIER, INFIRMIÈRE (du service de santé) DES ARMÉES [angl. ***military nurse***]. L'infirmier(ière) militaire est un personnel soignant au service de la nation. Ce service de santé met à la disposition de la nation des équipes médicales et paramédicales spécialisées en réanimation et traumatologie d'urgence. L'infirmier(ière) militaire est recruté(e) après son diplôme d'État et sert sous contrat. Il (elle) participe aux missions du service de santé des armées en métropole et hors métropole.

INFIRMIER, INFIRMIÈRE DE BLOC OPÉRATOIRE DIPLOMÉ(E) D'ÉTAT. Syn. Anciens : *infirmier(ière) panseur(se), infirmier(ière) instrumentiste*. Infirmier(ière) titulaire du diplôme d'État de bloc opératoire. La liste de ses activités figure à l'article R. 4311-11 du décret n° 2004-802 du 29 juillet 2004. V. *IBODE.*

INFIRMIER, INFIRMIÈRE DES COLLECTIVITÉS TERRITORIALES. V. *infirmier(ière) de santé publique.*

INFIRMIER, INFIRMIÈRE DIPLÔMÉ(ÉE) D'ÉTAT (IDE) [angl. ***registered nurse***]. V. *infirmier(ière)* et *diplôme d'État d'infirmier(ière).*

INFIRMIER, INFIRMIÈRE EN ASSISTANCE CIRCULATOIRE. Infirmier(ière) travaillant au bloc opératoire et chargé du fonctionnement des appareils de circulation extra-corporelle. V. ce terme.

INFIRMIER, INFIRMIÈRE EN MILIEU PÉNITENTIAIRE [angl. ***jail nurse***]. Infirmier(ière) détaché(e) par un établissement de santé pour s'occuper de l'état sanitaire des détenus.

INFIRMIER, INFIRMIÈRE GÉNÉRAL(E). Dénomination remplacée depuis 2002 par celle de *directeur(trice) des soins*. V. ce terme.

INFIRMIER, INFIRMIÈRE HYGIÉNISTE [angl. ***hygienist nurse***]. Infirmier(ière) spécialisé(e) en hygiène (v. ce terme) et notamment dans la lutte contre les infections nosocomiales (v. ce terme et *comité de lutte contre les infections nosocomiales*).

INFIRMIER, INFIRMIÈRE INSTRUMENTISTE. V. *infirmier(ière) de bloc opératoire diplômé d'État.*

INFIRMIER, INFIRMIÈRE LIBÉRAL(E) [angl. ***liberal nurse***]. Infirmier(ière) dispensant des soins dans le cadre d'une activité libérale, non salariée.

INFIRMIER, INFIRMIÈRE PANSEUR(SE). V. *infirmier(ière) de bloc opératoire diplômé(e) d'État.*

INFIRMIER, INFIRMIÈRE PRINCIPAL(E). Infirmier(ière) exerçant en établissement spécialisé dans la lutte anticancéreuse.

INFIRMIER, INFIRMIÈRE PUÉRICULTEUR(TRICE). Infirmier(ière) réalisant des soins destinés à maintenir ou restaurer la santé des enfants et les accompagner. Il peut s'agir de prévention, de dépistage, de diagnostic et de traitements.

INFIRMIER, INFIRMIÈRE DE SANTÉ PUBLIQUE [angl. ***public health nurse***]. Infirmier(ière) exerçant dans le cadre des fonctionnaires des collectivités territoriales une action de prévention et d'éducation (PMI, etc.).

INFIRMIER, INFIRMIÈRE DE SANTÉ AU TRAVAIL [angl. ***occupational health nurse***]. Infirmier(ière) exerçant des activités de prévention et de soins dans le cadre des services de santé du travail.

INFIRMIER, INFIRMIÈRE SCOLAIRE [angl. ***school nurse***] V. *infirmier(ière) de l'Éducation nationale.*

INFIRMIER, INFIRMIÈRE DE SECTEUR PSYCHIATRIQUE (ISP). Infirmier(ière) titulaire de l'ancien diplôme d'État d'infirmier(ière) de secteur psychiatrique (DEISP). Cadre en voie d'extinction depuis 1992, date à laquelle le diplôme d'État d'infirmier (DEI) reste le seul diplôme en cours.

INFIRMIER, INFIRMIÈRE STOMATHÉRAPEUTE. V. *stomathérapeute.*

INFIRMITÉ MOTRICE CÉRÉBRALE (IMC) [angl. ***cerebral palsy***]. État congénital ou acquis très précocement, associant paralysies, mouvements anormaux et souvent aussi déficiences sensorielles et psychiques.

INFLAMMATION, *s. f.* (lat. *inflammare,* brûler) [angl. ***inflammation***]. « Ensemble des phénomènes réactionnels se produisant au point irrité par un agent pathogène » (G. H. Roger). Elle se traduit ordinairement par quatre symptômes cardinaux : chaleur, douleur, rougeur et tuméfaction (quadrilatère de Celse). — Ce terme désigne aussi un processus général réactionnel de tout ou partie de l'organisme à une agression, qu'elle soit chimique, physique, bactérienne, virale, antigénique. Il comporte des phénomènes vasomoteurs (rougeur, œdème) puis cellulaires (réactions des leucocytes, diapédèse) et enfin tissulaires (organisation, prolifération des fibroblastes, cicatrisation). La réaction inflammatoire met en jeu des phénomènes immunologiques, des médiateurs chimiques (histamine, kinines, etc.), des cytokines, des radicaux libres, le complément, les prostaglandines, les leucotriènes. Elle peut s'accompagner de fièvre et de divers signes généraux, d'accélération de la vitesse de sédimentation, d'élévation du taux sanguin du fibrinogène, de la protéine C réactive et de diverses glycoprotéines (v. *glucidogramme*). Elle peut être aiguë, subaiguë ou chronique. C'est un processus de défense de l'organisme qui parfois évolue de façon anormale et déclenche des maladies auxquelles on oppose des médicaments dits anti-inflammatoires soit stéroïdiens (AIS, type : la cortisone), soit non stéroïdiens (AINS, type : l'indométacine) dont on rapproche l'acide acétyl-salicylique (aspirine). V. *arachidonique (acide)* et *anti-inflammatoire.*

INFLAMMATOIRE, *adj.* [angl. ***inflammatory***]. Qui concerne l'inflammation. — ***maladie i.*** V. *maladie systémique.* — V. aussi *reconstitution immunitaire (syndrome inflammatoire de).*

INFLAMMATOIRE GÉNÉRALISÉE (syndrome de réaction) [angl. ***Systemic Inflammatory Response Syndrome, SIRS***]. Syndrome défini par un groupe d'experts nord-américains en 1991 et comprenant une température supérieure à 38 °C ou inférieure à 36 °C, une tachycardie supérieure à 90, une tachypnée supérieure à 20 ou une $PaCO_2$ inférieure à 32 mmHg ; le nombre des leucocytes étant supérieur à 12 000 ou inférieur à 4 000 par mm^3 ou la présence de plus de 10 % de polynucléaires neutrophiles immatures d'apparition récente en l'absence d'autre cause, notamment de chimiothérapie. Ce syndrome peut être d'origine infectieuse (« *sepsis* ») ou non (pancréatite aiguë, polytraumatisme) et se compliquer d'un syndrome de défaillance multiviscérale (v. ce terme).

INFLUENCE (syndrome d') (psychiatrie). Certitude d'être dirigé par une force étrangère qui oriente les sentiments, les actes, les pensées du sujet. Ces idées peuvent aller jusqu'à constituer un véritable délire, par exemple dans la schizophrénie ou la psychose hallucinatoire chronique.

INFLUENZA, *s. f.* (en italien : grippe) [angl. ***influenza***]. V. *grippe.*

INFLUENZAVIRUS, *s. m.* (italien *influenza,* grippe ; virus) [angl. ***Influenzavirus***]. Unique genre de virus de la famille des *Orthomyxoviridae*, responsable de la *grippe*. V. ces termes.

INFORMATION DU PATIENT [angl. ***patient's information***]. Indispensable en médecine de ville comme chez les sujets hospitalisés, elle est obligatoirement effectuée chez ces derniers grâce au livret d'accueil et à la charte du patient hospitalisé, et chez tous en mettant en pratique le principe du consentement éclairé. V. ces termes.

INFRACLINIQUE, *adj.* [angl. ***subclinical***]. Qui ne provoque pas de manifestation clinique et ne peut être mis en évidence que par des examens de laboratoire.

INFRACLUSION, *s. f.* (lat. *infra,* au-dessous ; *occludere,* fermer) [angl. ***infraclusion***]. Absence d'occlusion d'une ou plusieurs dents.

INFRADIATHERMIE, *s. f.* [angl. ***Hertzian waves therapy***]. Application thérapeutique des ondes hertziennes courtes. Leur action est analogue à celle que l'on obtient avec la diathermie.

INFRADIEN, IENNE, *adj.* (lat. *infra,* au-dessous ; *dies,* jour) [angl. ***infradian***]. Qui se rapporte à une durée inférieure à 24 heures. — ***rythme i.*** Rythme dont la période est inférieure à 24 heures. V. *circadien.*

INFRADUCTION, *s. f.* (lat. *infra,* au-dessous ; *ducere,* conduire) [angl. ***infraduction***]. Mouvement vertical d'abaissement, par exemple, de l'œil.

INFRAGNATHIE, *s. f.* (lat. *infra,* au-dessous ; gr. *gnathos,* mâchoire). Malformation consistant en un développement vertical insuffisant des mâchoires.

INFRAMASTITE, *s. f.* (lat. *infra,* au-dessous ; gr. *mastos,* mamelle) [angl. ***submammary mastitis***]. Phlegmon rétromammaire (sous-adénoïdien), c'est-à-dire développé dans le tissu cellulaire qui sépare la mamelle de la paroi thoracique.

INFRAROUGE, *adj.* V. *rayonnement infrarouge.*

INFRASON, *s. m.* [angl. ***infrasonic vibration***]. Vibration acoustique de fréquence trop basse pour être audible (inférieure à 15 Hertz pour l'homme). V. *ultrason.*

INFRASONOTHÉRAPIE, *s. f.* [angl. ***infrasonic therapy***]. Traitement par les infrasons.

INFRATHERMOTHÉRAPIE, *s. f.* [angl. ***infrared rays therapy***]. Thérapeutique par les rayons infrarouges dont les effets sont essentiellement thermiques.

INFUNDIBULAIRE (syndrome). — 1° (neurologie). V. *hypothalamiques (syndromes).* — 2° (cardiologie). V. *infundibulo-pulmonaire (syndrome).*

INFUNDIBULECTOMIE, *s. f.* (lat. *infundibulum,* entonnoir ; gr. *ektomê,* ablation) [angl. ***infundibulectomy***]. Résection partielle de l'infundibulum de l'artère pulmonaire ; opération pratiquée lorsque l'hypertrophie de l'infundibulum provoque une sténose de l'artère pulmonaire (trilogie ou tétralogie de Fallot).

INFUNDIBULO-HYPOPHYSAIRE (syndrome). V. *hypothalamiques (syndromes).*

INFUNDIBULOPLASTIE, *s. f.* Réfection chirurgicale d'un infundibulum.

INFUNDIBULO-PULMONAIRE (syndrome) (R. Froment, 1941). Syn. *syndrome infundibulaire ou infundibulo-ventriculaire droit.* Syndrome observé dans les cardiopathies mitrales, les affections de l'artère pulmonaire et du ventricule droit. Il consiste en une impulsion systolique, un éclat vibrant du 2e bruit, un souffle systolique léger et parfois aussi un petit souffle diastolique perçus le long du bord gauche du sternum, au niveau des 2e, 3e et 4e espaces intercostaux gauches. La radiographie montre un développement anormal de l'infundibulum ventriculaire droit. Ce syndrome traduit l'existence d'une forte hypertension artérielle pulmonaire et, s'il accompagne un rétrécissement mitral, il affirme le caractère serré de la sténose.

INFUNDIBULOTOMIE, *s. f.* [angl. ***section of the conus arteriosus***]. Section chirurgicale de l'infundibulum de l'artère pulmonaire. C'était autrefois à cœur fermé, l'opération de Brock (v. ce terme). Elle s'effectue maintenant à cœur ouvert (v. *Fallot, trilogie de* et *Fallot, tétralogie de*).

INFUNDIBULO-TUBÉRIEN (syndrome). V. *hypothalamiques (syndromes).*

INFUNDIBULO-VENTRICULAIRE DROIT (syndrome). V. *infundibulo-pulmonaire (syndrome).*

INFUNDIBULUM, *s. m.* (en lat. entonnoir) [angl. ***infundibulum***]. Structure anatomique en forme d'entonnoir. — ***i. de l'artère pulmonaire,*** désormais appelé *cône artériel.* V. ce terme.

INFUNDIBULUM PULMONAIRE (sténose isolée de l'). V. *Lafitte et Barié (syndrome de).*

INFUSION, *s. f.* (lat. *infundere,* verser dans) [angl. ***infusion***]. — 1° Préparation obtenue en versant de l'eau bouillante sur une substance (végétale par exemple) pour en extraire les principes actifs. V. *décoction, macération* et *tisane.* — 2° Terme anglais signifiant perfusion.

INFUSOIRES, *s. m. pl.* [angl. ***infusoria***]. Protozoaires ayant, à la surface de leurs corps, un nombre plus ou moins grand de cils vibratiles et possédant deux noyaux, un *macronucleus* végétatif et un *micronucleus* reproducteur. Le *Balantidium coli,* parasite de l'homme, est un infusoire.

INGÉNIÉRIE MÉDICALE [angl. ***medical engineering***]. Syn. *génie médical et biologique, génie biomédical.* Science qui a pour but la réalisation d'appareils complexes employés en médecine à des fins diagnostiques ou thérapeutiques. P. ex. : moniteurs, stimulateurs cardiaques, scanographes, reins et cœur-poumon artificiels, etc.

INGESTA, *s. m. pl.* (en lat. : choses introduites) [angl. ***ingesta***]. Nom générique des aliments solides ou liquides.

INGUINAL, ALE, *adj.* (lat. *inguen,* aine) [angl. ***inguinal***]. Relatif à l'aine. — ***hernie inguinale.***

INGUINAL (point) [angl. ***inguinal point***]. Point siégeant au niveau de l'orifice inguinal externe et de l'émergence de la branche génitale du nerf abdomino-génital ; la pression en ce point est parfois douloureuse dans les affections rénales (Pasteau).

INH [angl. ***INH***]. V. *isoniazide.*

INHALATION, *s. f.* (lat. *inhalare,* souffler) [angl. ***inhalation***]. — 1° Absorption dans un but thérapeutique, par les voies respiratoires de gaz, de vapeurs ou de liquides réduits en brouillards. — 2° Pénétration dans les voies aériennes de substances solides ou liquides. V. *fausse route.*

INHIBINE, *s. f.* (McCullagh, 1932) [angl. ***inhibin***]. Protéine hydrosoluble, non stéroïde, d'origine gonadique, sécrétée dans le testicule par les cellules de Sertoli et dans l'ovaire par celles de la granulosa. Par rétrocontrôle, elle freine : dans l'hypophyse, la production de gonadostimuline ; dans l'hypothalamus, celle de gonadolibérine ; dans les glandes génitales, la multiplication des spermatogonies et la sécrétion de progestérone. V. *cybernine* et *activine.*

INHIBITEUR. — 1° *adj.* [angl. ***inhibitory, inhibitive***]. Qui provoque l'inhibition (v. ce terme). — 2° *s. m.* [angl. ***inhibitor***]. Élément (physique ou chimique) capable de diminuer ou de suspendre l'activité d'une substance organique, de ralentir ou d'arrêter une réaction chimique (p. ex. : enzymatique) sans prendre part à cette réaction. V. *amplificateur* et *inducteur.*

INHIBITEUR CALCIQUE (Fleckenstein, 1963) [angl. ***calcium antagonist, calcium channel blocker***]. Syn. *calcium-bloqueur, anticalcique, antagoniste calcique.* Substance capable de freiner l'entrée des ions calcium dans les fibres musculaires striées et lisses. Du fait de leur action sur le myocarde et les parois artérielles, les *i. c.,* utilisés primitivement dans le traitement de fond de l'angine de poitrine, sont prescrits aussi pour certains d'entre eux en cas d'arythmie et pour d'autres, dans l'hypertension artérielle. — Diverses ***classifications*** ont été proposées : celles de l'OMS (1987) distingue d'une part les *i. c. sélectifs* pour les canaux calciques cardiaques et vasculaires : *vérapamil, diltiazem* (lesquels, déprimant la conduction atrio-ventriculaire et l'inotropisme, sont antiarythmiques), les dérivés de la *dihydropyridine* (nifédipine, nicardipine...) essentiellement vasodilatateurs et antihypertenseurs et d'autre part les *i. c. non sélectifs* : dérivés de la *pipérazine* (dont les effets prédominent sur les vaisseaux périphériques — cinnarizine) ; *perhexiline, bépridil, lidoflazine* (doués d'effets antiarythmiques) et *prénylamine.* V. *canal calcique* et *antiarythmique.*

INHIBITEUR DE L'ENZYME DE CONVERSION DE L'ANGIOTENSINE. V. *enzyme de conversion.*

INHIBITEUR DE L'α-GLUCOSIDASE [angl. ***α-glucosidase inhibitor***]. Substance diminuant l'hydrolyse intestinale de certains sucres par la maltase (et donc diminuant l'absorption intestinale des glucides), préconisée dans le traitement du diabète sucré du type 2. P. ex. : l'*acarbose.* V. ce terme.

INHIBITEUR DE KUNITZ. V. *Kunitz (inhibiteur de).*

INHIBITEUR DE LA MONOAMINE OXYDASE (IMAO) [angl. ***Monoamine Oxidase Inhibitor, MAOI***]. Nom générique des substances s'opposant à l'action de cette enzyme de dégradation des monoamines (v. ce terme). Ce sont des antidépresseurs efficaces, mais dont l'utilisation est rendue malaisée par leur interférence dangereuse (crises hypertensives brutales) avec les aliments riches en tyramine (fromages fermentés) et de nombreux médicaments. Récemment, la synthèse d'IMAO du type A a permis une plus grande sécurité de prescription de ces substances. V. *monoamine oxydase* et *monoamine.*

INHIBITEURS DE LA POMPE À PROTONS (IPP) [angl. ***proton pump inhibitors***]. Médicaments anti-acides de l'ulcère gastrique. Ils inhibent la sécrétion gastrique d'ions H+ (ou protons) en bloquant l'activité de l'ATPase H+/K+. V. *pompe à protons.*

INHIBITEUR DES VASOPEPTIDASES [angl. ***vasopeptidase inhibitor***]. Nouvelle classe d'antihypertenseurs dont le chef de file est l'omapatrilate. Ils agissent en augmentant les peptides vasodilatateurs et natriurétiques (ANP, BNP, CNP) et en diminuant l'angiotensine II. V. *vasopeptidase.*

INHIBITION, *s. f.* (lat. *inhibere,* arrêter) [angl. ***inhibition***]. — 1° Ralentissement ou arrêt d'une réaction chimique (p. ex. : enzymatique) sous l'effet d'un inhibiteur (v. ce terme). — 2° (physiologie). Affaiblissement ou annulation d'une activité par une autre. V. *Bobath (méthode des).*

INHIBITION DES COLONIES CELLULAIRES ou DES FIBROBLASTES (test d') [angl. ***colony inhibition test***]. V. *colonies cellulaires ou des fibroblastes (test d'inhibition des).*

INHIBITION CONCURRENTIELLE [angl. ***competitive inhibition***] (chimie biologique). Inhibition d'une enzyme par compétition réversible, pour le même site récepteur de l'enzyme, entre son substrat et un inhibiteur de constitution similaire.

INHIBITION GLOBALE DE L'ENSEMBLE ENZYME-SUBSTRAT [angl. ***uncompetitive inhibition***] (chimie biologique). Inhibition d'une enzyme par fixation de l'inhibiteur sur le complexe enzyme-substrat, ce qui empêche l'action ultérieure normale de l'enzyme.

INHIBITION DE LA MIGRATION DES LEUCOCYTES (test d'). V. *leucocytes (test de migration des).*

INHIBITION NON CONCURRENTIELLE [angl. ***noncompetitive inhibition***] (chimie biologique). Inhibition d'une enzyme par fixation de l'inhibiteur sur un site différent de celui qui correspond à son substrat ; inhibition qui peut être irréversible.

INHIBITION DE WEDENSKY [angl. ***Wedensky's inhibition***] (neurophysiologie). Les stimulus itératifs d'un nerf deviennent inefficaces lorsque leur cadence est trop rapide, chaque stimulus tombant dans la période réfractaire du précédent.

INIENCÉPHALE, *s. m.* (I. G. St-Hilaire) (gr. *inion,* occiput ; *enképhalos,* encéphale) [angl. ***iniencephalus***]. Monstre exencéphalien caractérisé par l'ouverture du crâne à la région occipitale, ouverture compliquée d'une fissure spinale. Il présente aussi souvent des anomalies viscérales.

INIODYME, *s. m.* (I. G. St-Hilaire) (gr. *inion,* occiput ; *didumos,* jumeau) [angl. ***iniodymus, iniopagus***]. Monstre double caractérisé par un corps surmonté de deux têtes soudées par leur partie postérieure.

INION, *s. m.* (gr. *inion,* occiput) [angl. ***inion***] (anthropologie). Protubérance occipitale externe.

INIOPE, *s. m.* (I. G. St-Hilaire) (gr. *inion,* occiput, *ôps,* œil) [angl. ***iniops***]. Monstre double caractérisé par l'existence de deux corps distincts au-dessous de l'ombilic et soudés au-dessus. La tête présente une face complète et une incomplète.

INJECTION, *s. f.* (lat. *injicere,* lancer) [angl. ***injection***]. Introduction sous pression d'un liquide ou d'un gaz dans une cavité naturelle ou pathologique, dans un vaisseau ou dans l'épaisseur d'un tissu. — *i. intradermique, sous-cutanée, intramusculaire, intraveineuse,* etc. — *i. vaginale, intra-utérine, urétrale* etc. — *i. d'air* ou *d'azote dans la plèvre, le péritoine,* etc.

— *i. des vaisseaux d'un cadavre.* — *i. d'un liquide opaque aux rayons X,* etc.

INJECTION DÉCHAÎNANTE [angl. ***releasing injection***]. Injection capable de déterminer chez les individus en état d'anaphylaxie des accidents généraux graves (dyspnée, tachycardie, collapsus, etc.), qui ne sont pas dus à la nature de la substance injectée mais à l'état particulier où se trouve l'individu du fait de l'injection préparante reçue antérieurement. Ces accidents traduisent un violent conflit entre l'antigène ré-introduit dans l'organisme et les anticorps précipitants spécifiques apparus chez celui-ci après le premier contact avec l'antigène. V. *choc anaphylactique.*

INJECTION PRÉPARANTE [angl. ***preparatory injection***]. Injection d'une substance qui crée, chez le sujet injecté, l'état d'anaphylaxie.

INLAY (en angl. encastré). V. *greffe* et *onlay.*

INNÉ, ÉE, *adj.* [angl. ***innate***]. Se dit d'un caractère relevant de l'innéité (v. ce terme).

INNÉITÉ, *s. f.* (lat. *in,* dans ; *natus* né) [angl. ***innateness***]. Par opposition à l'hérédité, disposition propre à l'individu, relevant de causes occasionnelles ayant agi, plus ou moins directement, pendant la conception ou la gestation. Tel est le sens donné par Littré. — Certains font du terme inné un synonyme de *congénital,* la disposition apparue à la naissance pouvant être héréditaire aussi bien qu'acquise *in utero* ou pendant l'accouchement.

INNERVATION, *s. f.* [angl. ***innervation***]. Distribution des nerfs dans un organe ou une région du corps.

INNERVATION RÉCIPROQUE (Sherrington) [angl. ***reciprocal innervation***]. Inhibition du motoneurone antagoniste lors du réflexe myotatique (v. ce terme).

INNOCUITÉ, *s. f.* (lat. *innocuus,* qui n'est pas nuisible) [angl. ***harmlessness***]. Qualité de ce qui est sans danger. V. *nocuité.*

INOCULATION, *s. f.* (lat. *inoculare,* greffer) [angl. ***inoculation***]. Introduction dans l'organisme, par une brèche faite aux téguments, d'une substance contenant les germes d'une maladie (microbe pathogène ou virus).

INOCULUM, *s. m.* (lat.) [angl. ***inoculum***]. Produit introduit par inoculation.

INONDATION VENTRICULAIRE [angl. ***intraventricular haemorrhage***]. Irruption de sang dans les ventricules du cerveau au cours d'une hémorragie cérébrale. Elle provoque un coma profond avec contractures et hyperthermie ; le liquide céphalorachidien est sanglant et la mort survient en quelques heures ou quelques jours.

INORGANIQUE, *adj.* [angl. ***inorganic***]. V. *anorganique.*

INOSITOL, *s. m.* [angl. ***inositol***]. Substance appartenant au groupe des vitamines B ; sa carence provoque, chez la souris, l'arrêt de la croissance et chez le rat, la dégénérescence graisseuse du foie. V. *méso-inositol.*

INOTROPE, *adj.* (gr. *is, inos,* substance rétractile ; *trépein,* tourner) [angl. ***inotropic***]. Se dit en physiologie de tout ce qui concerne la contractilité de la fibre musculaire. — ***effet i.*** Modification de la contractilité : augmentation (effet *i.* positif) ou diminution (effet *i.* négatif).

INR. Abréviation du terme anglais ***International Normalised Ratio*** ou *rapport normalisé international.* Mode d'expression standardisé du temps de Quick recommandé en 1985 par un groupe d'experts internationaux et destiné à remédier aux variations dues aux différentes thromboplastines utilisées par les laboratoires d'analyse. L'INR est défini par la formule suivante : temps de Quick du malade/temps de Quick du témoin (ou PTR, abréviation de l'angl. ***Prothrombin Time Ratio***), ce rapport étant élevé à la puissance ISI, INR = PTR puissance ISI. L'ISI, ou *Indice de Sensibilité International,* caractérise la thromboplastine utilisée. La valeur habituelle de l'INR chez le sujet non traité est voisine de 1. Son principal intérêt est la surveillance des traitements par les antivitamines K, au cours desquels il est habituellement compris entre 2,0 et 3,5.

INSALUBRES (syndrome des bâtiments) [angl. ***sick building syndrome***]. V. *climatiseurs (maladie des).*

INSECTES, *s. m. pl.* (lat. *insectus,* coupé) [angl. ***Insecta***]. Classe d'*Arthropodes* dont le corps est composé de trois segments : la tête, le thorax et l'abdomen. Ils comprennent trois ordres d'intérêt médical : les *hémiptères* (punaises, poux), les *diptères* (mouches, moustiques) et les *siphonaptères* (puces).

INSÉMINATION, *s. f.* [angl. ***insemination***]. Introduction de sperme dans les voies génitales féminines.

INSÉMINATION ARTIFICIELLE [angl. ***artificial insemination***]. Traitement de l'infertilité consistant à déposer du sperme (frais ou ayant été conservé par congélation, provenant du conjoint ou d'un donneur) au niveau du col de l'utérus ou mieux dans sa cavité. V. *procréation médicalement assistée.*

INSENSIBILISATION, *s. f.* [angl. ***temporary desensitization***]. Abolition de la sensibilité locale ou générale.

INSERM (1964). Abréviation de : *Institut National de la Santé et de la Recherche Médicale,* l'un des organismes publics de recherche scientifique et médicale en France. V. *CNRS.*

INSERTION, *s. f.* [angl. ***insertion***] (génétique). Anomalie de la méiose consistant dans l'adjonction à un chromosome, d'un segment supplémentaire. V. *mutation.*

INSERTIONS (mal des) (M. P. Weil) [angl. ***enthesitis, enthesopathy***]. Syn. *enthésite* (La Cava, 1958), *enthésopathie, mal des tubérosités* (Deniéville), *tendinopériostite, tendinite d'insertion, tendinite rhumatismale.* Rhumatisme extra-articulaire localisé au niveau des insertions osseuses des tendons, des ligaments et des aponévroses. Il est souvent d'origine traumatique comme l'épicondylite.

INSOLATION, *s. f.* V. *coup de chaleur.*

INSOMNIE, *s. f.* (du lat. *insomnia*) [angl. ***insomnia***]. Absence de sommeil (v. ce terme).

INSOMNIE FAMILIALE FATALE (Elio Lugaresi, Rossella Medori, 1986) [angl. ***fatal familial insomnia***]. Variété familiale d'encéphalopathie subaiguë spongiforme (v. ce terme) à prion, caractérisée *cliniquement* par une insomnie rebelle associée à une dysautonomie, une démence et des troubles moteurs ; *anatomiquement* par une atrophie sélective des noyaux thalamiques antéro-ventral et médiodorsal. Son *évolution* est progressive et fatale.

INSORPTION, *s. f.* (lat. *in,* dedans ; *sorbere,* absorber) [angl. ***insorption***]. Passage d'une substance dans le sang, p. ex. après son absorption par la muqueuse intestinale. V. *exsorption.*

INSPECTION, *s. f.* (lat. *inspectio,* action de regarder) [angl. ***inspection***]. Premier temps de l'examen physique consistant à observer le patient et rechercher une anomalie de l'aspect de son corps (couleur, forme) ou de son comportement. V. *palpation, percussion, auscultation* et *clinique (examen).*

INSPIRATION, *s. f.* (lat. *inspirare,* insuffler) [angl. ***inspiration***]. Admission de l'air dans les poumons.

INSTABILITÉ CHROMOSOMIQUE (syndromes d') [angl. ***chromosomal instability***]. Syndromes liés à « l'existence, dans une proportion importante des cellules examinées, d'anomalies non systématisées des chromosomes, c'est-à-dire d'anomalies différentes les unes des autres et d'une cellule à l'autre. Cette instabilité chromosomique est observée dans plusieurs maladies génétiques dont les principales sont l'ataxie-télangiectasies, le syndrome de Bloom, l'anémie de Fanconi, le xeroderma pigmentosum » (D. Germain et A. Bernheim). Dans ces maladies, l'instabilité chromosomique est associée à un risque élevé de transformation néoplasique ; peut-être la favorise-t-elle ? L'*i. c.* a été signalée également dans les syndromes de Cockayne et de Werner, l'incontinentia pigmenti, la porokératose de Mibelli, la nævomatose basocellulaire, la polypose rectocolique familiale et la sclérodermie généralisée.

INSTILLATION, *s. f.* (lat. *in,* dans ; *stilla,* goutte) [angl. ***instillation***]. Action de verser un liquide goutte à goutte.

INSTITUT DE FORMATION D'AIDE-SOIGNANTS (IFAS). Établissement pédagogique (anciennement « école ») préparant au diplôme d'État d'aide-soignant(e).

INSTITUT DE FORMATION DE CADRES DE SANTÉ (IFCS). Syn ancien *école des cadres infirmiers.* Établissement pédagogique destiné à former les cadres de santé. V. ce terme.

INSTITUT DE FORMATION EN SOINS INFIRMIERS (IFSI). Établissement pédagogique (anciennement « école ») préparant au diplôme d'État d'infirmier(ière).

INSTITUT DE FORMATION EN MASSO-KINÉSITHÉRAPIE. Établissement pédagogique (anciennement « école ») préparant au diplôme d'État de masseur-kinésithérapeute.

INSTITUT MÉDICO-LÉGAL. Établissement destiné — 1° à recevoir les corps de personnes décédées hors de leur domicile ou d'un établissement hospitalier ; — 2° aux autopsies (v. ce terme) médico-légales.

INSTITUT MÉDICO-PÉDAGOGIQUE (IMP). Établissement destiné à l'enseignement de jeunes handicapés mentaux.

INSTITUT DE VEILLE SANITAIRE (InVS). « Établissement public de l'État » se substituant depuis 1999 au *Réseau national de santé publique* et ayant « pour mission de surveiller l'état de santé de l'ensemble de la population et d'alerter les pouvoirs publics en cas de menace pour la santé publique ». Il « construit sa démarche d'expertise, de surveillance et d'alerte » avec l'ensemble des agences de sécurité sanitaire (AFSSAPS, AFSSA, etc.).

INSUFFISANCE, *s. f.* (lat. *in* nég. : *sufficiens,* suffisant) [angl. ***insufficiency, incompetence***]. État d'infériorité physiologique dans lequel se trouve un organe ou une glande devenus incapables de remplir leurs fonctions dans leur intégralité.

INSUFFISANCE ANTÉHYPOPHYSAIRE. V. *hypopituitarisme antérieur.*

INSUFFISANCE AORTIQUE [angl. ***aortic regurgitation, insufficiency ou incompetence***]. Incontinence de l'appareil valvulaire aortique, aboutissant à une régurgitation diastolique du sang de l'aorte vers le ventricule gauche. La conséquence hémodynamique en est une insuffisance de ce dernier. Les causes en sont diverses, endocardite rhumatismale ou bactérienne, dystrophies, dissection aortique principalement.

INSUFFISANCE ARTÉRIELLE [angl. ***arterial insufficiency***]. Ischémie d'aval provoquée par le rétrécissement ou l'oblitération d'une artère. Elle peut être aiguë (embolie) ou chronique (athérosclérose). — ***i. a. des membres inférieurs.*** V. *artériopathie oblitérante des membres inférieurs* à *artériopathie.*

INSUFFISANCE BASILAIRE. V. *insuffisance vertébro-basilaire* et *tronc basilaire (syndrome du, thrombose du).*

INSUFFISANCE CARDIAQUE [angl. ***cardiac insufficiency, heart failure***]. Syn. (désuet) *asystolie.* Inaptitude du cœur à répondre aux besoins hémodynamiques de l'organisme. Elle peut être *compensée* si le débit est maintenu grâce à des mécanismes d'adaptation naturels ou thérapeutiques, *décompensée* dans le cas inverse, à un stade évolutif ultérieur. Elle est dite *congestive* (ou *œdémateuse*) [angl. ***congestive heart failure***] lorsqu'elle s'accompagne de rétention hydrosaline et d'œdèmes. — ***Cliniquement*** elle se traduit par une tachycardie et des signes de stase en amont : dyspnée d'effort voire œdème pulmonaire pour l'*i. c. gauche ;* œdèmes périphériques, oligurie et foie cardiaque pour l'*i. c. droite.* — La ***cause*** doit être recherchée en aval : l'*i. c. gauche* complique le rétrécissement mitral et les maladies entraînant une insuffisance ventriculaire gauche : hypertension artérielle, affections coronaires et de l'orifice aortique, insuffisances mitrales, myocardiopathies. L'*i. c. droite* est due aux bronchopneumopathies, aux embolies pulmonaires, à certaines myocardiopathies congénitales, et aux cardiopathies gauches décompensées, réalisant alors l'*i. c. globale ou totale.* — Le ***mécanisme*** est variable : parfois le remplissage d'un ventricule normal est empêché par un barrage valvulaire d'amont (rétrécissement mitral ou tricuspide) ; ailleurs, il est contrarié par un épanchement ou un épaississement du péricarde (adiastolie du ventricule droit, v. *tamponnade* et *péricardite constrictive*), d'autres insuffisances ventriculaires diastoliques sont dues à un défaut de relaxation (v. *isovolumétrique*) ou de distensibilité (v. *compliance ventriculaire*) ; beaucoup plus souvent, il s'agit d'une *i. c. systolique* ou *dyssystolie*, c'est-à-dire d'une diminution de la contractilité ventriculaire (v. *précharge* et *postcharge ventriculaire*). Toutes ces *i. c.* s'accompagnent d'une diminution du débit, d'autres sont dues à une augmentation de ce dernier (fistules artério-veineuses, béribéri, hyperthyroïdies, anémies). V. *cardiotonique, effort (épreuve d'), peptide cérébral natriurétique (BNP)* et *New York Heart Association (classification de la).*

INSUFFISANCE CARDIAQUE PRIMITIVE. V. *myocardiopathie.*

INSUFFISANCE CHRONOTROPE ATRIALE [angl. ***atrial chronotropic failure or incompetence***] (cardiologie). Impossibilité pour la fréquence sinusale de s'accélérer normalement. V. *stimulateurs cardiaques (code des).*

INSUFFISANCE CORONAIRE. V. *coronarien.*

INSUFFISANCE CORONAIRE AIGUË. V. *état de mal angineux.*

INSUFFISANCE HÉPATIQUE [angl. ***hepatic insufficiency***]. Défaillance du fonctionnement des hépatocytes. Elle se traduit par des signes cliniques et biologiques (v. *exploration fonctionnelle hépatique*) et s'observe essentiellement dans les hépatites, les cirrhoses et les cancers du foie.

INSUFFISANCE MÉDULLAIRE PRIMITIVE À MOELLE RICHE. V. *anémie réfractaire.*

INSUFFISANCE MÉDULLAIRE QUALITATIVE AVEC MYÉLOBLASTOSE PARTIELLE. V. *anémie réfractaire avec myéloblastose partielle.*

INSUFFISANCE MÉDULLAIRE QUALITATIVE PRIMITIVE OU IDIOPATHIQUE. V. *anémie réfractaire.*

INSUFFISANCE MÉDULLAIRE QUANTITATIVE. V. *aplasie médullaire.*

INSUFFISANCE MITRALE [angl. ***mitral insufficiency ou incompetence***]. Incontinence de l'appareil mitral entraînant une régurgitation systolique de sang du ventricule dans l'oreillette (ou atrium) gauche. La conséquence hémodynamique en est l'insuffisance ventriculaire gauche. Les causes et les mécanismes en sont multiples : *i. m.* organiques ou fonctionnelles, congénitales ou acquises ; endocardite rhumatismale ou bactérienne, rupture de pilier ou de cordage, ballonnisation, canal atrio-ventriculaire (v. ces termes).

INSUFFISANCE OVARIENNE. V. *anovarie* et *hypo-ovarie.*

INSUFFISANCE PARATHYROÏDIENNE. V. *parathyréoprive (syndrome).*

INSUFFISANCE DU PREMIER MÉTATARSIEN (syndrome d'). V. *insuffisance du premier rayon (syndrome d').*

INSUFFISANCE DU PREMIER RAYON (syndrome d') (J. Lelièvre). Syn. *syndrome d'insuffisance du premier métatarsien* (Viladot), qui constitue le premier « rayon » de l'éventail des métatarsiens. Variété la plus fréquente de métatarsalgie, liée à l'insuffisance d'appui de la tête du premier métatarsien et du gros orteil lors de la marche. Cette insuffisance relève de causes diverses : brièveté congénitale du 1er métatarsien (pied ancestral ou maladie de Dudley J. Morton), metatarsus varus, faiblesse des ligaments et des muscles du gros orteil, anomalie des sésamoïdes, pied plat, résection de la tête du 1er métatarsien ou de la 1re phalange du gros orteil. Ce syndrome peut prendre une forme aiguë : c'est le pied forcé (v. ce terme).

INSUFFISANCE PULMONAIRE. — 1° [angl. ***pulmonary insufficiency***]. Incontinence de l'appareil valvulaire pulmonaire, entraînant une régurgitation diastolique du sang de l'artère pulmonaire dans le ventricule droit. Elle est en règle congénitale ou consécutive à une valvulotomie pulmonaire. — 2° Insuffisance respiratoire. V. ce terme.

INSUFFISANCE RÉNALE AIGUË [angl. ***acute renal failure***]. Défaillance aiguë des fonctions des reins qui se manifeste par un arrêt total (anurie) ou presque total (oligurie sévère) de l'émission spontanée d'urine. Elle peut être due à un obstacle sur les voies excrétrices (*i. r. a. post-rénale*), à un trouble hémodynamique provoquant l'ischémie du rein (*i. r. a. prérénale* par collapsus cardiovasculaire) ou bien à une atteinte organique du parenchyme rénal (anurie toxique ou succédant à une glomérulonéphrite aiguë). Le pronostic de l'*i. r. a.* a été transformé par la mise en œuvre des méthodes d'épuration extrarénale. V. ce terme, *rein de choc, néphropathie tubulo-interstitielle aiguë* et *Bywaters (syndrome de).* — ***i. r. a. à diurèse conservée.*** *I. r. a.* coexistant avec une émission abondante d'urine purement aqueuse.

INSUFFISANCE RÉNALE CHRONIQUE [angl. ***chronic renal failure***]. Défaillance chronique des fonctions rénales ; conséquence de nombreuses néphropathies congénitales et acquises (glomérulaires, tubulaires ou interstitielles), elle se traduit notamment par une élévation progressive de la créatinine plasmatique et par divers troubles hydro-électrolytiques. En pratique, on parle d'*i. r. c.* lorsque la clairance à la créatinine descend au-dessous de 90 mL/min par 1,73 m^2 de surface corporelle. Son aggravation peut aboutir à un stade dit *terminal* (la clairance à la créatinine est alors inférieure à

10 mL/min/1,73 m^2) dont le traitement consiste en épuration extrarénale (v. ce terme) au long cours et peut faire appel à la transplantation rénale. V. *urémie*.

INSUFFISANCE RESPIRATOIRE [angl. ***respiratory insufficiency***]. Impossibilité pour l'appareil respiratoire de maintenir dans le sang artériel les pressions partielles d'O_2 et de CO_2 et la saturation en oxygène à leurs niveaux normaux ; ou nécessité pour le faire, de recourir à des processus d'adaptation dépassant les limites physiologiques. Elle peut être due à une ventilation insuffisante : c'est l'*i. r.* ventilatoire (v. *hypoventilation pulmonaire*) qui peut être soit *restrictive* (syndrome restrictif ou d'amputation) par diminution des volumes pulmonaires (ablation d'un poumon, symphyse pleurale), soit *obstructive* (syndrome obstructif) par gêne inspiratoire et surtout expiratoire à l'écoulement du flux gazeux dans les voies aériennes (bronchite chronique obstructive, asthme, emphysème), ou *mixte*. L'*i. r.* peut résulter aussi d'altérations de la membrane alvéolaire ou de la paroi capillaire gênant les échanges gazeux entre l'air des alvéoles et le sang des capillaires : c'est l'*i. r. post-ventilatoire*. V. *diffusion alvéolo-capillaire*.

INSUFFISANCE SURRÉNALE [angl. ***hypoadrenalism, adrenal insufficiency***]. Syn. (inusité) *hypocorticisme*. Diminution ou arrêt de la sécrétion des hormones corticosurrénales. Elle est presque toujours due à une *lésion primitive* du cortex surrénal et concerne à la fois la production d'aldostérone, des glucocorticoïdes et des androgènes. Cette lésion peut provoquer des accidents ***aigus*** (p. ex. : la nécrose hémorragique au cours d'une septicémie, v. *Waterhouse-Friderichsen, syndrome de* : collapsus cardiovasculaire brutal avec déshydratation et coma, spontanément très vite mortel). Beaucoup plus souvent l'évolution est ***chronique :*** le type en est la maladie d'Addison (v. ce terme). Le déficit isolé d'une des hormones est rare (v. *hyperplasie surrénale congénitale*). Une *insuffisance fonctionnelle* d'origine hypophyso-hypothalamique n'entrave guère la sécrétion d'aldostérone. L'*i. s.* est curable par corticothérapie. V. *Thorn (test de)*.

INSUFFISANCE TESTICULAIRE. V. *anorchidie* et *hypo-orchidie*.

INSUFFISANCE THYMIQUE. V. *hypothymie*.

INSUFFISANCE THYROÏDIENNE. V. *hypothyroïdie*.

INSUFFISANCE TRICUSPIDE [angl. ***tricuspid regurgitation ou insufficiency***]. Incontinence de l'appareil valvulaire tricuspide, entraînant une régurgitation systolique de sang du ventricule droit vers l'oreillette (ou atrium) droite et pouvant aboutir à l'insuffisance du ventricule droit. Ses causes en sont diverses, congénitales ou acquises (cardiopathies droites et endocardites bactériennes, p. ex.).

INSUFFISANCE VALVULAIRE [angl. ***valvular insufficiency***]. — 1° Défaut d'application des valves d'un orifice cardiaque, ayant pour résultat le reflux d'une partie du sang dans la cavité qu'il vient de quitter (*i. mitrale, aortique, tricuspide* et *pulmonaire*). V. ces termes. — 2° Défaut d'accolement des valvules veineuses.

INSUFFISANCE VERTÉBRO-BASILAIRE (Silvestrides, 1954 ; Millikan et Siekert, 1955 ; Denny-Brown, 1963) [angl. ***basilar insufficiency***]. Déficit circulatoire dans le territoire des artères vertébrales et du tronc basilaire, dû presque toujours à des lésions athéromateuses sténosantes et thrombosantes. Il donne lieu à des manifestations variées, parfois déclenchées par l'effort ou des changements de position, toujours transitoires et récidivantes, traduisant la souffrance ischémique du tissu nerveux : céphalée occipitale, perte d'équilibre, troubles visuels (amaurose, perception de points ou de lignes brillants) ou moteurs (dérobement des jambes), épisodes de somnolence ou d'amnésie, accessoirement troubles auditifs, cérébelleux, sensitifs, dysarthrie, etc. L'évolution est très variable. Elle peut aboutir à la chronicité par insuffisance circulatoire permanente ou à la thrombose avec ramollissement. V. *ramollissement vertébro-basilaire, sous-clavière voleuse (syndrome de la), Adson (manœuvre d')* et *Kleyne (manœuvre de)*.

INSUFFISANCE VERTÉBRO-BRACHIALE. V. *sous-clavière voleuse (syndrome de la)*.

INSUFFLATION, *s. f.* (lat. *insufflare*, souffler) [angl. ***insufflation***]. Injection, dans une cavité, de gaz ou de corps solides ou liquides pulvérisés.

INSULA (lobe de l') (*lat. insula*, île) [TA et angl. ***lobus insularis***]. Partie du cortex cérébral située au fond du sillon latéral. V. *capsule extrême* et *opercule*.

INSULAIRE, *adj.* (lat. *insula,* île) [angl. ***insular***]. Qui se rapporte — 1° à l'*insula,* lobe du cortex cérébral situé au fond du sillon latéral (ou scissure de Sylvius) ; — 2° aux îlots de Langerhans du pancréas.

INSULINE, *s. f.* (nommée en 1909 par le Belge J. de Meyer ; utilisée pour la première fois en thérapeutique par Frederick Banting et Charles Best en 1923 au Canada où elle fut ultérieurement purifiée par James Collip) (lat. *insula,* île) [angl. ***insulin***]. Hormone antidiabétique provenant du pancréas (cellules β des îlots de Langerhans) ; elle abaisse le taux de la glycémie et favorise l'utilisation du glucose par les tissus en accélérant son passage à travers la membrane cellulaire. L'*i.* possède également une action antiprotéolytique et antilipolytique. La cellule pancréatique synthétise la *pro-insuline,* formée de 86 acides aminés, qui est scindée ensuite en 2 parties, l'*insuline* composée de 51 acides aminés répartis en 2 chaînes, A et B, et le *peptide C* (ou peptide de connexion) qui compte 31 acides aminés. Insuline et peptide C passent, à concentrations égales, dans le sang de la veine porte ; l'insuline sera dégradée dans le foie et le peptide C dans le rein. Le taux normal d'insuline dans le sang est de 6 à 26 µU/mL ou de 43 à 187 pmol/L. — Les insulines utilisées par voie parentérale (en général sous-cutanée) dans le traitement du diabète sucré (v. ce terme) du type 1 sont d'***origine*** *animale* naturelle (bœuf, porc) ou « *humaine* » ; dans ce dernier cas elle est dite *hémisynthétique* si elle est obtenue par substitution d'un acide aminé à partir de l'*i.* porcine ; *biosynthétique* si elle est fabriquée par génie génétique *(Escherichia coli, Saccharomyces cerevisiae)*. Selon leur rapidité d'effet, on distingue les *i.* d'action immédiate, intermédiaire, enfin lente ou retard. L'*i. monopic* est une *i.* animale débarrassée par chromatographie de ses impuretés favorisant lipodystrophies et réactions immunitaires. Une filtration supplémentaire permet d'obtenir une *i. monocomposée* ou *hautement purifiée* d'origine animale. Les *i.* « humaines » sont également des *i.* monocomposées. — ***i. protamine-zinc*** (*IPZ*) ou ***i. retard*** (Hagedorn, 1934 ; Scott et Fischer, 1936). *I.* dont la résorption est retardée et dont l'action est ralentie et prolongée par l'addition de protéines extraites de la laitance de poisson (protamine) et de zinc. — ***i. d'action intermédiaire*** c'est l'*i. NPH* (*Neutral Protamine Hagedorn*) ou *i. isophane* (DCI), suspension aqueuse tamponnée d'insuline-zinc et de protamine en quantités égales. — Récemment sont apparus les ***analogues de l'i.*** (*i.* glargine, *i.* lispro, *i.* asparte, *i.* detemir, etc) obtenus par génie génétique ; ce sont des insulines humaines modifiées. — Les préparations d'*i.* sont conditionnées en flacons, seringues préremplies, « stylos » injecteurs à usage unique et cartouches pour « stylos » injecteurs rechargeables. L'*i.* peut également s'administrer plus rarement à la pompe (v. *pompe à insuline*). V. *récepteur insulinique*.

INSULINE (épreuve à l') (La Barre). Procédé destiné à obtenir le suc gastrique pur. Une injection d'insuline déclenche une hypoglycémie avec excitation vagale ; celle-ci provoque une sécrétion de suc que l'on recueille par tubage gastrique. Le même procédé est utilisé pour provoquer une sécrétion d'hormone de croissance, facilitant ainsi le dosage dans le sang de cette substance.

INSULINE (test d'intolérance à l') (Fraser, Albright et Smith, 1941) [angl. ***insulin tolerance test***]. Étude de la réaction de l'organisme à une hypoglycémie insulinique provoquée (injection intraveineuse de 0,1 unité par kilo de poids). Elle est destinée à explorer le fonctionnement hypophysaire (hormone diabétogène) et surrénal. Normalement, au bout de 2 heures, l'abaissement de la glycémie reste inférieur à 20 %. Cette épreuve est abandonnée.

INSULINE-GLUCOSE (test) (Himsworth, 1939) [angl. ***insulin-glucose test***]. Étude de la courbe de glycémie après ingestion du glucose (30 g par m^2 de surface corporelle) et injection intraveineuse simultanée d'insuline (5 unités par m^2 de surface corporelle) : épreuve destinée à apprécier la sensibilité d'un malade (surtout d'un diabétique) à l'insuline : la glycémie diminue de manière importante chez le sujet sensible, s'élève chez le résistant et ne varie pas chez l'indifférent. Cette épreuve n'est plus pratiquée.

INSULINÉMIE, *s. f.* [angl. ***insulinaemia***]. Taux d'insuline dans le sang.

INSULINIQUE AUTO-IMMUN (syndrome) [angl. ***insulin autoimmune syndrome***]. V. *Hirata (maladie de).*

INSULINIQUE (choc) [angl. ***insulin shock***]. Coma hypoglycémique provoqué par une injection intraveineuse d'insuline. Il a été utilisé dans un but thérapeutique. V. *Sakel (méthode de).*

INSULINODÉPENDANT, ANTE, *adj.* [angl. ***insulin dependant***]. Qui ne peut se passer d'insuline. — Se dit d'un diabète qui ne peut être équilibré qu'à l'aide d'un traitement insulinique ou d'un malade atteint d'un tel diabète.

INSULINOME, *s. m.* (lat. *insula,* île) [angl. ***insulinoma***]. Syn. *nésidioblastome.* Tumeur bénigne (adénome langerhansien) ou maligne (épithéliome langerhansien) des îlots de Langerhans du pancréas. Certaines sont formées de cellules β sécrétrices d'insuline et provoquent une hypoglycémie. V. *glucagonome* et *somatostatinome.*

INSULINOPRIVE, *adj.* (insuline ; lat. *privare,* priver de) [angl. ***insulinopenic***]. Qui se rapporte à un manque d'insuline.

INSULINO-REQUÉRANT, TE, *adj.* V. *diabète insulino-requérant.*

INSULINORÉSISTANCE, *s. f.* [angl. ***insulin-resistance***]. Diminution de la capacité de l'insuline à assurer l'absorption normale du glucose par les tissus et à contrôler la production de ce sucre par le foie. Elle concerne l'insuline ***endogène*** (v. *X, syndrome, 2°*) comme l'insuline ***exogène,*** injectée au diabétique insulinodépendant. Dans ce cas, cette résistance de l'organisme à l'action hypoglycémiante de l'insuline peut être *totale* si le taux de la glycémie n'est pas modifié ou *partielle* s'il est insuffisamment abaissé par l'injection de l'hormone pancréatique. Elle peut être *transitoire,* liée à une complication intercurrente, une infection p. ex., ou *permanente* par défaut de récepteurs insuliniques comme dans l'*acanthosis nigricans.* Plus souvent, elle est le fait d'une dégradation de l'insuline au point d'injection (lipoatrophie) ou d'un taux élevé d'anticorps anti-insuline, nécessitant alors l'utilisation d'*i.* humaine.

INSULINOSÉCRÉTION, *s. f.* Sécrétion d'insuline. — ***coefficient d'i.*** (Duprey et Lubetski, 1970). Rapport du taux sanguin d'insuline à celui du glucose (I/G). Il est normalement de 2.

INSULINOTHÉRAPIE, *s. f.* [angl. ***insulinization***]. Traitement par l'insuline. V. *Sakel (méthode de).*

INSULITE, *s. f.* (lat. *insula,* île ; *ite,* suffixe indiquant l'inflammation) [angl. ***insulitis***]. Aspect inflammatoire des îlots de Langerhans du pancréas dans le diabète sucré du type 1 au début.

INTEGRILIN®, *s. f.* [angl. ***Integrilin***]. Nom de marque de l'eptifibatide, un inhibiteur spécifique des *récepteurs plaquettaires glycoprotéiques GP IIb/IIIa.* V. ce terme.

INTÉGRINE, *s. f.* [angl. ***integrin***]. Récepteur membranaire (v. ce terme) dont la structure est celle d'un hétérodimère comprenant deux chaînes polypeptidiques α et β. Les *i.* interviennent dans l'adhérence cellulaire et notamment celle des plaquettes et des lymphocytes. Les diverses *i.* sont les récepteurs de la fibronectine, de la thrombospondine, du facteur von Willebrandt et de la vitronectine. V. ces termes, *cadhérine, adhésine, récepteur plaquettaire glycoprotéique GP IIb/IIIa* et *sélectine.*

INTELLIGENCE, *s. f.* (lat. *intellegentia,* connaissance) [angl. ***intelligence***]. Faculté de comprendre et de s'adapter.

INTENTION, *s. f.* (lat. *intentio,* action de tendre) [angl. ***intention***]. Action de tendre les lèvres d'une plaie pour les rapprocher (d'après Littré). — ***cicatrisation ou réunion par première ou deuxième intention***. V. *cicatrisation.*

INTERCALANT, ANTE, *adj.* Qui se place entre. — ***agent i.*** [angl. ***intercalating agent***]. Syn. *intercalant, s. m.* Substance dont les propriétés antimitotiques s'exercent en s'interposant entre les 2 brins de l'ADN, bloquant alors la transcription en ARN. Ce sont des antibiotiques (actinomycine D, adriamycine, anthracyclines).V. *antimitotiques.*

INTERCOSTAL, ALE, *adj.* [angl. ***intercostal***]. Situé entre les côtes. P. ex. : *muscle i.* ; *vaisseau i.* ; *espace i.*

INTERCURRENT, ENTE, *adj.* (lat. *inter,* entre ; *curere,* courir) [angl. ***intercurrent***]. Se dit d'une complication ou d'une maladie survenant au cours d'une autre maladie.

INTERESTRUS, *s. m.* V. *œstral (cycle).*

INTERFÉRENCE, *s. f.* (lat. *inter,* entre ; *ferre,* porter) [angl. ***interference***]. — 1° (cardiologie). Réaction l'une sur l'autre de deux excitations nées dans le cœur à des foyers différents, en des temps très rapprochés. La seconde reste sans effet, les voies de conduction étant encore en période réfractaire à la suite de la première excitation. — ***dissociation par i.*** — 1° Nom donné par White et Mobitz à la dissociation isorythmique (v. ce terme). — 2° Variété d'arythmie caractérisée par la coexistence, dans le cœur, de deux rythmes indépendants, de cadences à peu près égales. Le plus souvent, il s'agit de la juxtaposition du rythme sinusal qui entraîne les oreillettes (ou atriums) et d'un rythme nodal, un peu plus rapide, qui commande les ventricules. L'excitation sinusale ne peut, dans la majorité des cas, se transmettre aux ventricules (interférence avec l'excitation nodale précédente) ; parfois cependant elle tombe en dehors de la période réfractaire et entraîne la contraction des ventricules ; on dit qu'il y a une *capture ventriculaire* (v. ce terme). — La parasystolie (v. ce terme) est une autre variété de dissociation par *i.* — 2° ***i. virale.*** V. *interféron.*

INTERFÉRON, *s. m.* **(IFN)** (Isaacs et Lindermann, 1957) [angl. ***interferon***]. — (Ainsi nommé à cause de l'*interférence virale* : protection contre un virus assurée par une infection préalable de la cellule ou de l'organisme par un autre virus : Findlay et Mac Callum, 1937). Glycoprotéine très petite (plus petite qu'un virus), produite très rapidement et pendant une durée très brève, dans une cellule infectée par un virus et qui inhibe la multiplication de ce dernier. Elle diffuse dans le tissu avoisinant et informe les autres cellules non infectées : celles-ci sécréteraient alors une autre protéine (la « translation inhibitory protein » ou TIP) différente de l'*i.*, qui irait bloquer la synthèse de l'acide nucléique des virus : ceux-ci deviennent ainsi incapables de se reproduire. L'*i.* est spécifique de l'espèce animale infectée et non du virus infectant : il agit sur d'autres types de virus, inégalement d'ailleurs selon les groupes : les myxovirus sont sensibles à l'*i.*, les herpesvirus sont résistants. — La production d'*i.* peut être déclenchée, non seulement par des virus, mais aussi par différents micro-organismes et certaines substances biologiques naturelles (endotoxines microbiennes) ou synthétiques. En plus de son action antivirale, l'*i.* peut modifier les réactions immunologiques de l'organisme et entraver le développement des cellules normales et tumorales (leucémies à tricholeucocytes, sarcome de Kaposi, mélanome malin, lymphomes, notamment). — À côté de cet *i.* (*i. de type I*), dont il existe 2 variétés, alpha (produit par les leucocytes) et bêta (produit par les fibroblastes), il existe un *i. type II* (interféron gamma) synthétisé principalement par les lymphocytes T en présence de certains antigènes. Les interférons sont des cytokines, l'*i.* gamma est une lymphokine. Tous les interférons stimulent l'activité des cellules tueuses naturelles. L'*i.* α recombinant est utilisé notamment dans le traitement de l'hépatite chronique virale. V. *stimulon.*

INTÉRIORISATION (syndrome d'). V. *schizose.*

INTERLEUKINE, *s. f.* **(IL)** [angl. ***interleukin***] (immunologie). Substance plasmatique soluble (cytokine) sécrétée par les macrophages et certains lymphocytes et qui stimule d'autres cellules responsables de l'immunité. L'*i. 1 (IL1),* produite par les macrophages, agit sur les lymphocytes T. Les lymphocytes T auxiliaires élaborent l'*i. 2 (IL2)* qui stimule la prolifération des lymphocytes T cytolytiques dont la multiplication va amplifier la réponse immunitaire de l'organisme (v. *cyclosporine*). — L'*IL1* était initialement appelée *facteur d'activation des lymphocytes* ou *LAF* (initiales du terme anglais ***Lymphocyte Activating Factor***) et l'*IL2* était initialement nommée *facteur de croissance des lymphocytes T* (Morgan et Gallo, 1976) ou *TCGF* (initiales du terme anglais ***T-Cell Growth Factor***). L'*IL3* ou multi-*CSF* favorise *in vitro* la prolifération des cellules souches hématopoiétiques (v. *lymphokines*). D'autres *IL* (-4-5-...31) ont été plus récemment découvertes. Les lymphocytes T auxiliaires produisent également d'autres *i.*, notamment le *BCGF* (***B Cell Growth Factor ;*** en angl. facteur de croissance des lymphocytes) et le *BCDF* (***B Cell Differentiation Factor :*** facteur de différenciation des lymphocytes B, activés en plasmocytes sécréteurs d'anticorps), le *BCAF* (***B Cell Activation Factor***) et le *BMF* (***B cell Maturation Factor***). V. *interféron* et *cytokine.*

INTERLOBITE, *s. f.* [angl. ***interlobitis***]. Pleurésie interlobaire.

INTERMÈDE, *s. m.* (lat. *inter,* entre ; *medius,* qui est au milieu) (pharmacie) (désuet). Élément d'une préparation pharmaceutique, destiné à faciliter la combinaison des autres substances qui la composent.

INTERMÉDIAIRE (nerf) (lat. *inter,* entre ; *medius,* moyen) (TA *nervus intermedius*) [angl. ***intermediate nerve***]. Syn. ancien *nerf i. de Wrisberg, nerf VII bis.* Nerf crânien accompagnant le nerf facial, à destination sensitivo-sensorielle pour les 2/3 antérieurs de la langue et les glandes submandibulaire et sublinguale, nasale, palatine et lacrymale • 👁 **nerfs crâniens** •.

INTERMÉDINE, *s. f.* V. *mélanotrope (hormone).*

INTERMÉDINÉMIE, *s. f.* Présence d'intermédine dans le sang. Le taux de l'intermédine varierait selon certains états physiologiques et pathologiques ; il augmenterait dans la grossesse et l'intermédine serait alors excrétée en abondance dans l'urine.

INTERMENSTRUEL, ELLE, *adj.* [angl. ***intermenstrual***]. Qui survient entre les règles. — ***crise i.*** ou ***syndrome i.*** Ensemble de symptômes survenant 14 à 15 jours après le début des règles, contemporains de l'ovulation : augmentation de volume et sensibilité des seins, douleurs pelviennes d'intensité variable, inconstantes, rarement petite hémorragie utérine, décalage thermique signant l'ovulation.

INTERMITTENCE, *s. f.* (lat. *inter,* entre ; *mittere,* mettre) [angl. ***intermission***]. — 1° Intervalle qui sépare les accès d'une fièvre ou d'une maladie quelconque. P. ex. : *paludisme, folie périodique.* — 2° ***i. du pouls et du cœur.*** Arrêts survenant de temps en temps, parfois périodiquement et rompant la série régulière des battements du cœur et du pouls. Cette *i. vraie* correspond à une pause ventriculaire plus ou moins longue (due à un bloc atrio-ventriculaire ou plus rarement, sino-atrial) ; dans l'*i. fausse,* la contraction ventriculaire n'est pas absente mais elle est insuffisante (extrasystole) pour être perçue au niveau des artères périphériques.

INTERMITTENT, ENTE, *adj.* [angl. ***intermittent***]. Se dit d'une maladie, d'un phénomène, d'un signe qui se reproduisent à intervalles réguliers. — ***fièvre i.*** V. *fièvre i.* et *paludisme.* — ***fièvre biliaire i.*** V. *fièvre bilioseptique.* — ***folie i.*** V. *folie i.* — ***pouls i.*** V. *intermittence 2°* et *pouls paradoxal.*

INTERNALISATION, *s. f.* [angl. ***internalization***]. Pénétration d'une substance chimique à l'intérieur de la cellule.

INTERNE, *adj.* (lat. *internus,* qui est à l'intérieur). Situé au dedans. — 1° (anatomie) [angl. ***internal***]. V. *médial.* — 2° *s. m.* ou *f.* (« élève interne des hôpitaux ») [angl. ***resident***]. Étudiant (e) en médecine exerçant des fonctions de diagnostic et de soins dans les hôpitaux français, sous la responsabilité d'un chef de service (ou de département). Les *i.* (ainsi désignés parce qu'à l'origine ils habitaient l'hôpital) nommés au concours ou *i. de spécialité* préparent un DES (v. ce terme) en vue de leur spécialisation. Les autres, d'abord dénommés *i. de médecine générale* (IMG) puis désormais *résidents,* sont les futurs généralistes. Le concours de l'internat a été remplacé à partir de 2004 par *l'examen classant national. V. externe* et *salle de garde.*

INTERNISTE, *s. m.* ou *f.* [angl. ***internist***]. Praticien consacrant son activité à la médecine interne. V. *généraliste.*

INTÉROCEPTEUR, *s. m.* (Sherrington) (lat. *interior,* qui est dedans ; *capere,* recueillir) [angl. ***interoceptor***]. Terminaison nerveuse sensitive (récepteur sensitif) recueillant les excitations venues de l'intérieur du corps. On distingue les *propriocepteurs* siégeant dans les muscles, les os, les articulations et les *viscérocepteurs* répondant aux sensations de pression vasculaire et aux sensations douloureuses.

INTÉROCEPTIVE (sensibilité). V. *sensibilité.*

INTERŒSTRUS, *s. m.* [angl. ***anœstrus*** ; amér. ***anestrus***]. V. *œstral (cycle).*

INTEROLIVAIRE (syndrome). V. *bulbaire antérieur (syndrome).*

INTEROSSEUX (phénomène des). V. *doigts (phénomène des).*

INTERPHASE, *s. f.* (Wadegardh, 1912) (lat. *inter,* entre ; gr. *phasis,* aspect) [angl. ***interphase***]. Temps séparant deux divisions cellulaires. V. *mitose.*

INTERSEXUALITÉ, *s. f.* (Goldschmidt, 1915) [angl. ***intersexuality, intersex***]. D'après G. « un intersexué est un individu qui commence son développement suivant un sexe génétique et l'achève suivant le sexe opposé », dit *sexe induit.* — Ce mot, détourné de son sens primitif, désigne aussi les malformations sexuelles ou les simples modifications des caractères sexuels secondaires qui rapprochent celui qui en est atteint du sexe opposé.

INTERSEXUÉ ou **INTERSEXUEL (état)** [angl. ***intersexual state***]. État caractérisé par l'existence, chez un même sujet, d'attributs masculins et féminins. La présence de caractères opposés au sexe anatomique peut être très discrète et physiologique (apparence féminine des garçons à la puberté, allure masculine des femmes à la ménopause) ; dans certains cas pathologiques elle transforme l'aspect du sujet (pseudo-hermaphrodisme androgynoïde ou gynandroïde congénital, virilisme acquis). L'hermaphrodisme véritable est tout à fait exceptionnel. Ces cas pathologiques résultent le plus souvent d'une maladie génétique : anomalie du nombre des chromosomes, mutation de gènes.

INTERSTITIEL, ELLE, *adj.* [angl. ***interstitial***]. Qui concerne le tissu de soutien (tissu conjonctif et vaisseaux) entourant l'élément noble d'un organe. P. ex. : *néphrite i.* — ***syndrome i.*** Signes radiologiques traduisant l'atteinte du tissu conjonctif pulmonaire. Ce sont les opacités linéaires scissurales ainsi que les lignes de Kerley (v. ce terme) A, B (septums interlobulaires) et C (tissu interstitiel intralobulaire). V. *alvéolaire.*

INTERTRIGINEUX, EUSE, *adj.* [angl. ***intertriginous***]. « Qui concerne l'intertrigo » (Littré).

INTERTRIGO, *s. m.* (lat. *inter,* entre ; *terere,* frotter) [angl. ***intertrigo***]. Syn. *érythème intertrigo.* Inflammation de la peau au niveau des plis, favorisée par l'obésité et la transpiration. Elle est d'origine microbienne.

INTERVALLE LIBRE ou **LUCIDE** [angl. ***lucid interval***]. Temps qui s'écoule entre le moment où un phénomène se produit et celui où il se manifeste cliniquement. — ***i. l. dans les épanchements sanguins intracrâniens*** (J.-L. Petit). Les premiers symptômes de compression cérébrale ou d'irritation méningée n'apparaissent que quelques heures après le traumatisme, en cas d'épanchement extradural et seulement quelques jours après, en cas d'épanchement sous-dural. — ***i. l. dans les perforations gastro-intestinales.*** V. *accalmie traîtresse.* — ***i. l. dans la sténose pylorique du nourrisson.***

INTERVALLES DE TEMPS SYSTOLIQUES (Blumberger, Weissler) [angl. ***systolic time intervals***] (cardiologie). Méthode atraumatique préconisée pour évaluer la performance (v. ce terme) ventriculaire gauche d'après l'enregistrement simultané de l'électrocardiogramme, du phonocardiogramme et du carotidogramme. Les différentes durées mesurées : systole électromécanique totale (temps séparant l'onde Q de l'ECG, de la composante aortique du 2ᵉ bruit) décomposée en période pré-éjectionnelle et temps d'éjection ventriculaire gauche (allant du début de la montée du carotidogramme jusqu'à son incisure catacrote) ont permis de décrire de nombreux indices. D'autres méthodes atraumatiques (échographie, radio-isotopes) ont été plus récemment utilisées dans le but d'apprécier la fonction ventriculaire gauche.

INTESTIN, *s. m.* (lat. *intestina,* intestins) (TA *intestinum*) [angl. ***intestine***]. Partie du tube digestif faisant suite à l'estomac. Il se divise en ***i. grêle*** (TA *i. tenue*) (lequel comprend 3 parties : le duodénum, le jéjunum et l'iléum) et en ***gros i.*** ou ***côlon*** (TA *i. crassum*) lequel se continue par le rectum qui se termine par le canal anal • 👁 **abdomen** •.

INTESTIN IRRITABLE (syndrome de l') [angl. ***irritable bowel syndrome***]. Syn. *colopathie fonctionnelle.* Association variable de troubles digestifs dépourvus de cause organique : douleurs abdominales, ballonnements, troubles du transit.

INTESTINALE (crise) [angl. ***intestinal crisis***]. Accès de violentes douleurs intestinales ou rectales, accompagnées de diarrhée ou simulant l'occlusion, que l'on observe au cours du tabès.

INTIMA, *s. f.* (en lat. la plus profonde) [TA et angl. ***tunica intima vasorum***]. Tunique interne d'un vaisseau sanguin. V. *endartère* et *endoveine* • 👁 **artériole** •.

INTOLÉRANCE, *s. f.* [angl. ***intolerance***]. Terme qui, en biologie, désigne toutes les réactions opposées par certains sujets à un agent extérieur toléré par la plupart des autres individus. Ces réactions peuvent être générales (crise, fièvre) ou localisées à un organe ou à un tissu (urticaire, ictère, néphrite, etc.). — L'*i.* peut être innée *(idiosyncrasie)* ou acquise *(sensibilisation).*

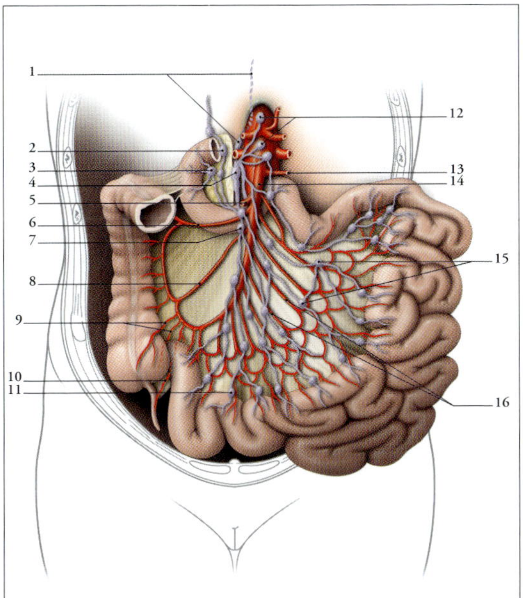

Nœuds lymphatiques jéjuno-iléaux

1. conduit thoracique
2. lymphonœuds rétro-pyloriques
3. lymphonœuds sub-pyloriques
4. citerne du chyle
5. artère pancréatico-duodénale inférieure
6. artère colique droite
7. lymphonœuds mésentériques supérieurs
8. artère iléo-colique
9. artères cæcales
10. artère appendiculaire
11. lymphonœuds mésentériques juxta-intestinaux
12. lymphonœuds cœliaques
13. artère pancréatique inférieure
14. artère mésentérique supérieure
15. lymphonœuds mésentériques centraux
16. artères jéjunales et iléales

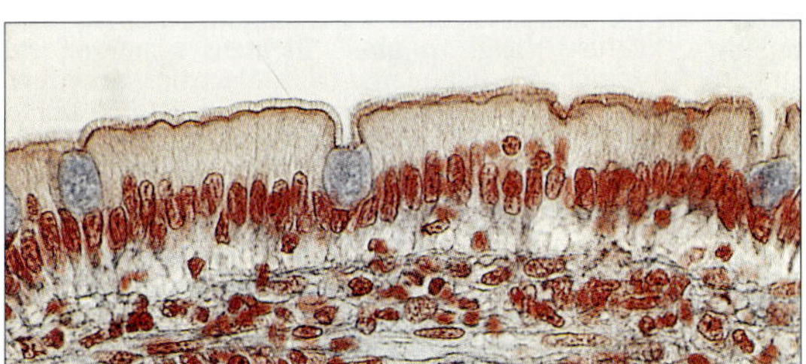

Intestin grêle

INTOLÉRANCE AU GLUCOSE [angl. ***impaired glucose tolerance***]. Hyperglycémie modérée, inférieure à 1,40 g/L (7,8 mmol/L) à jeun et 2 g/L (11 mmol/L) en période post-prandiale, insuffisante pour entraîner une glycosurie. Cet état (appelé également *intolérance aux hydrates de carbone* et autrefois *état paradiabétique* ou *prédiabétique*) évolue fréquemment vers le diabète non-insulinodépendant. V. *diabète sucré.*

INTORSION, *s. f.* (lat. *in,* vers le dedans ; *tortio,* torsion) [angl. ***intorsion***]. Rotation du globe oculaire autour de son axe antéro-postérieur, amenant sa partie supérieure en dedans.

INTOXICATION, *s. f.* (lat. *in,* dans ; *toxicum,* poison) [angl. ***intoxication, poisoning***]. Syn. *maladie toxique.* Maladie provoquée par l'action de poisons sur l'organisme. — ***i. endogène.*** Syn. *toxicose. I.* par des substances produites dans l'organisme, soit par des germes vivants, soit par l'organisme lui-même (déchet de la nutrition). Dans ce dernier cas, il y a *auto-intoxication* (v. ce terme). — ***i. exogène.*** *I.* par des poisons produits en dehors de l'organisme. — ***i. inapparente.*** Par analogie avec l'infection inapparente on a proposé de nommer *i. inap.* les *i.* (saturnisme, benzénisme) qui ne donnent pas lieu à des signes cliniques, mais qui peuvent être révélées par les méthodes de laboratoire.

INTOXICATION PAR L'EAU (syndrome d'). V. *hypotonie osmotique du plasma (syndrome d')* et *hyperhydratation globale (syndrome).*

INTRA-ARTÉRIEL, ELLE, *adj.* [angl. ***intra-arterial***]. V. *intravasculaire.*

INTRACAPSULAIRE, *adj.* [angl. ***intracapsular***]. « Qui est dans la capsule articulaire » (Littré). — *corps étranger i.* — Se dit aussi pour la rate ou le foie : *hématome i. de la rate.*

INTRADERMIQUE, *adj.* [angl. ***intradermal***]. Qui est dans l'épaisseur du derme. P. ex. : *injection i.*

INTRADERMO-RÉACTION, *s. f.* (Mantoux) [angl. ***intradermoreaction***]. Réaction cutanée inflammatoire survenant au point où l'on a pratiqué une injection intradermique d'une très minime quantité de certaines substances se comportant comme un antigène (toxine, p. ex.), quand le sujet inoculé réalise des conditions particulières qui varient avec la substance injectée. — Étudiée d'abord avec la *tuberculine* (Mantoux) et la *luétine* (Noguchi), la réaction est positive quand le sujet a été infecté par le bacille de la tuberculose dans le premier cas ou par le tréponème de la syphilis dans le deuxième cas. — L'*i.-r.* pratiquée avec des toxines diverses permet d'étudier le degré d'immunité ou de réceptivité pour les maladies qui correspondent à chacune de ces toxines ; telles que la toxine diphtérique (réaction de Schick), la t. tétanique, la t. streptococcique (réaction des Dick). L'*i.-r.* est effectuée aussi avec différents antigènes (allergènes) pour rechercher la nature allergique et découvrir l'antigène responsable de certaines maladies (p. ex. l'asthme). La rapidité d'apparition de la réaction diffère selon la variété d'hypersensibilité (v. ce terme). Une *i.-r.* précoce, apparue en quelques minutes, correspond à une hypersensibilité immédiate (type I) ; une réaction semi-tardive survenant au bout de 6 à 8 heures, indique une hypersensibilité de type III ; une réaction retardée (au bout de 48 heures) est caractéristique d'une hypersensibilité de type IV. V. *tuberculinisation (épreuve de la).* — ***i.-r. de Burnet.*** V. *mélitine.* — ***i.-r. de Casoni.*** V. *Casoni (épreuve de).* — ***i.-r. de Montenegro.*** V. *Montenegro (intradermo-réaction de).*

INTRADUROGRAPHIE, *s. f.* V. *radiculographie.*

INTRAIT, *s. m.* Préparation pharmaceutique pulvérulente obtenue par stabilisation à la vapeur d'alcool puis évaporation complète sous vide d'une plante fraîche qui conserve ainsi tous ses principes actifs. V. *extrait.*

INTRAMURAL, ALE, *adj.* [angl. ***intramural***]. Qui est situé dans l'épaisseur d'une paroi (artère, bronche, cœur), séparé de la surface par une couche de tissu sain. — ***neurectomie i.*** V. *neuro-endartériectomie i.*

INTRAMUSCULAIRE, *adj.* [angl. ***intramuscular***]. Qui est dans l'épaisseur du tissu musculaire.

INTRARACHIDIEN, IENNE ou **INTRAVERTÉBRAL, ALE,** *adj.* [angl. ***intraspinal, intrarachidian, intravertebral***]. Qui est situé ou se fait à l'intérieur du canal vertébral.

INTRASACCULAIRE, *adj.* (lat. *intra,* en dedans ; *sacculus,* petit sac) [angl. ***within a saccus***]. Syn. *endosacculaire.* Qui est à l'intérieur d'un sac (anévrismal, p. ex.) ou d'un saccule.

INTRASCLÉRAL, ALE, *adj.* [angl. ***intrascleral***]. À l'intérieur de la sclérotique.

INTRASELLAIRE, *adj.* [angl. ***intrasellar***]. À l'intérieur de la selle turcique.

INTRATÉNONIEN, IENNE, *adj.* À l'intérieur de la capsule de Tenon.

INTRATHÉCAL, ALE, *adj.* (gr. *thêkê,* boîte) [angl. ***intrathecal***]. À l'intérieur d'une enveloppe ; p. ex. : dans l'espace sous-arachnoïdien.

INTRAVASCULAIRE, *adj.* [angl. ***intravascular***]. Qui est à l'intérieur d'un vaisseau sanguin, soit artériel *(intra-artériel),* soit veineux *(intraveineux).*

INTRAVEINEUX, EUSE, *adj.* [angl. ***intravenous***]. V. *intravasculaire.*

INTRAVENTRICULAIRE, *adj.* [angl. ***intraventricular***]. Qui est ou se fait dans l'intérieur d'un ventricule cérébral ou cardiaque. — *injection, ponction i.*

INTRINSÈQUE, *adj.* [angl. ***intrinsic***]. D'origine interne, appartenant à un organe. V. *facteur intrinsèque à Castle (théorie de).* Antonyme : *extrinsèque.*

INTRINSÈQUE (facteur). V. *Castle (théorie de).*

INTRODUIT, ITE, *adj.* [angl. ***introduced***]. Se dit d'une infection contractée par un malade dans la région où il réside (infection autochtone) et où cette infection, qui n'existait pas à l'état habituel, a été importée par des sujets contaminés au dehors. — *paludisme i.*

INTROJECTION, *s. f.* (Ferenczi, 1909) (lat. *intro,* dedans ; *jacere,* jeter) [angl. ***introjection***] (psychanalyse). Assimilation fantasmatique d'objets ou de personnes.

INTRON, *s. m.* (Gilbert, 1978) [angl. ***intron***]. V. *exon.*

INTROVERSION, *s. f.* (lat. *introversio,* de *introversus,* vers l'intérieur) [angl. ***introversion***]. Tendance à se replier sur soi-même, à s'intéresser uniquement à sa vie intérieure. V. *extroverti.*

INTRUSION (complexe d'). V. *Caïn (complexe de).*

INTUBATION, *s. f.* [angl. ***intubation***]. Introduction d'un tube dans un conduit naturel. — En *anesthésie générale*, mise en place, à la phase de début et après induction (v. ce terme) d'une sonde endotrachéale destinée à assurer la liberté des voies aériennes.

INTUBATION DU LARYNX. V. *tubage du larynx.*

INTUMESCENCE, *s. f.* (lat. *in,* en ; *tumescere,* se gonfler) [angl. ***intumescence***]. « Augmentation de volume du corps ou d'une de ses parties » (Littré).

INTUSSUSCEPTION, *s. f.* (lat. *intus,* en dedans ; *suscipere,* recevoir) [angl. ***intussusception***]. — 1° Pénétration par endosmose des éléments nutritifs à l'intérieur des cellules des êtres organisés. — 2° V. *invagination 2°.*

INULINE, *s. f.* [angl. ***inulin***]. Polysaccharide extrait du tubercule du Dahlia dont la clairance (v. ce terme) mesure la filtration glomérulaire.

INV (antigène, facteur, gène, groupe, site antigénique ou **système)** [angl. ***Inv factor***]. V. *groupes sanguins* et *immunoglobuline.*

INVAGINATION, *s. f.* (lat. *in,* dans ; *vagina,* gaine) [angl. ***invagination***]. — 1° V. *embolie 2°.* — 2° « Mode de déplacement du canal intestinal qui consiste dans l'introduction ou *intussusception* d'une portion d'intestin dans la portion qui lui fait suite, de telle sorte que la première portion est engainée dans la deuxième, à la manière d'un doigt de gant » (Cruveilhier).

INVAGINATION BASILAIRE. V. *impression basilaire.*

INVALIDE, *adj.* et *s. m.* ou *f.* (lat. *invalidus*, faible) [angl. ***invalid, disabled***]. V. *invalidité* et *infirme.*

INVALIDITÉ, *s. f.* (lat. *invalidus,* faible) [angl. ***disability***]. Diminution durable, partielle ou totale, de la capacité de travail. Elle peut être consécutive à une maladie, un accident ou des faits de guerre et peut être d'origine intellectuelle, ostéo-articulaire, psychomotrice et musculaire. Elle peut donner lieu, lorsqu'elle atteint ou dépasse 66,66 % au versement d'une pension. Les barèmes d'*i.* sont différents en accidents de travail et en pratique civile. — La Sécurité sociale distingue *3 catégories* d'*i.* : la 1re pour les invalides capables d'exercer une activité rémunérée ; la 2e pour ceux qui en sont absolument incapables et la 3e pour ceux qui, en outre, sont dans l'obligation d'avoir recours à l'assistance d'une tierce personne pour effectuer les actes ordinaires de la vie. V. *incapacité de travail.*

INVASION, *s. f.* (lat. *invadere,* envahir) [angl. ***invasion***]. Envahissement de l'organisme par un germe pathogène qui se manifeste plus ou moins bruyamment par l'apparition des premiers symptômes de la maladie. — La *période d'invasion* s'étend depuis l'apparition des premiers symptômes d'une maladie jusqu'à la période d'état. Elle fait suite à la période d'incubation.

INVASIVE, *adj.* Terme anglais signifiant « envahissant ». V. *effractif.*

INVERSION, *s. f.* (lat. *in,* en ; *versus,* tourné) [angl. ***inversion***]. — 1° Syn. *hétérotaxie, situs inversus* (v. ces termes), *transposition viscérale.* Anomalie consistant en ce fait qu'un ou tous les organes se trouvent du côté du corps opposé à celui qu'ils occupent normalement. P. ex. : *i. du cœur* (cœur à droite), *i. du foie* (foie à gauche), etc. — 2° ***i. du testicule.*** Situation anormale d'un testicule dans les bourses, l'épididyme couvrant son bord antérieur. — 3° ***i. de l'utérus.*** L'invagination de l'utérus, le fond de cet organe descendant plus ou moins dans la cavité utérine ou vaginale. — 4° ***i. des points lacrymaux.*** Déviation en arrière des points lacrymaux. — 5° ***i. thermique.*** Modification de la température dans laquelle le maximum thermique se produit le matin et non le soir. — 6° ***i. du sens génital*** (Charcot et Magnan). Syn. *sens sexuel contraire* (Westphal, 1870). Homosexualité. V. *homosexuel.* — 7° ***i. de la formule polaire.*** V. *Erb (réaction d').*

INVERSION CHROMOSOMIQUE (Sturtevant, 1926) [angl. ***chromosomic inversion***] (génétique). Aberration chromosomique (v. ce terme) consistant dans la séparation de la partie médiane d'un chromosome d'avec ses deux extrémités et dans sa réinsertion, à la même place après retournement à 180°.

INVERTASE ou **INVERTINE**, *s. f.* [angl. ***invertase, invertine***]. Enzyme sécrétée par la muqueuse intestinale et qui dédouble le saccharose en glucose et en lévulose.

INVERTI, IE, *adj.* [angl. ***invert***]. Homosexuel, elle. V. ce terme.

INVESTIGATEUR, *s. m.* [angl. ***investigator***]. En *recherche biomédicale* (v. ce terme), « médecin inscrit à l'Ordre, justifiant de l'expérience appropriée et qui dirige et surveille la réalisation de la recherche sur les personnes ».

INVOLUTION, *s. f.* (lat. *in,* dans ; *volvere,* rouler) [angl. ***involution***]. Terme par lequel on désigne en physiologie ou en pathologie toute modification régressive d'un organe sain ou malade, d'un processus morbide, d'un ensemble d'organes ou de l'organisme tout entier. — ***i. sénile.*** Régression générale de l'organisme sous l'influence de la vieillesse. — ***i. utérine.*** Retour progressif de l'utérus à sa dimension normale après l'accouchement.

InVS. Institut de Veille Sanitaire. V. ce terme.

IOD-BASEDOW, *s. m.* (Kocher) (terme angl.). Hyperthyroïdie apparaissant parfois à la suite d'un traitement iodé, chez des sujets porteurs d'un goitre simple.

IODE, *s. m.* (gr. *iôdès,* violet — l'*i.* donne au chauffage des vapeurs violettes) [angl. ***iodine***]. Élément chimique de numéro atomique 53 (cinquante-trois électrons gravitent autour du noyau atomique). Symbole *I.* L'*i.* existe en faible quantité dans l'eau de mer où il se concentre dans les algues. C'est un *oxydant* ; il tend à passer sous forme d'ion *iodure I.* — Dans l'organisme, il se concentre dans la glande *thyroïde* (v. ce terme). La ***thérapeutique*** l'utilise par voie *externe* (teinture d'iode, soluté de Lugol, v. ces termes) et par voie *interne* (amiodarone, v. ce terme). L'iode radioactif (v. ce terme) est utilisé pour explorer et traiter certaines maladies thyroïdiennes. V. *iodémie*et *iodurie.*

IODE (teinture d') [angl. ***iodine tincture***]. Soluté alcoolique d'iode officinal, de couleur acajou, employé comme antiseptique externe.

IODE HORMONAL, IODE PROTÉIQUE. V. *iodémie.*

IODE RADIO-ACTIF (test à l') [angl. ***radioactive iodine test***]. Épreuve destinée à apprécier le fonctionnement de la glande thyroïde en mesurant à son niveau le taux de fixation de l'iode radio-actif (^{123}I, ^{131}I) ingéré ou injecté en minime quantité. Un corps thyroïde normal fixe au maximum 30 à 50 % de l'iode vers la 24e heure ; en cas de maladie de Basedow, la fixation est beaucoup plus élevée (80 à 95 %) et plus précoce (vers la 6e heure). Elle est très faible chez les myxœdémateux.

IODÉMIE, *s. f.* (iode ; gr. *haïma,* sang) [angl. ***iodaemia***]. Présence d'iode dans le sang. Le taux normal de l'*i. totale* est de 5 à 9 µg pour 100 mL de plasma. Cette *i.* se décompose en : *iode minéral* ou inorganique : 1 µg % et *iode organique lié aux protéines (iode protéique)* (PBI : *Protein Bound Iodine*) : 4 à 8 µg %. Ce dernier est formé d'une fraction non hormonale (iodotyrosines) et d'une fraction hormonale (extractible par le butanol, d'où les initiales ***BEI : Butanol Extractible Iodine***) ; cette fraction hormonale *(iode hormonal)* comprend essentiellement la thyroxine (T4) liée aux protéines (3 à 8 µg) et très accessoirement la thyroxine libre et T3. — Le taux de l'*iode protéique* est abaissé dans l'hypothyroïdie (inférieur à 3 µg) et élevé dans l'hyperthyroïdie (supérieur à 9 µg) ; celui de l'*iode hormonal* est inférieur à 2 µg dans l'hypothyroïdie et supérieur à 8 µg dans l'hyperthyroïdie. V. *thyroïdiennes (hormones)*, *iodotyrosine* et *thyroxine*.

IODIDE, *s. f.* (iode) [angl. ***iodine eruption***]. Manifestation cutanée observée chez certains sujets après absorption de l'iode ou d'un de ses composés. V. *halogénide*.

IODISME, *s. m.* [angl. ***iodism***]. Ensemble des phénomènes toxiques entraînés par l'absorption de l'iode ou de ses dérivés.

IODOPHILIE, *s. f.* (iode ; gr. *philia*, amitié) [angl. ***iodophilia***]. Affinité pour l'iode ; p. ex. : de certaines cellules qui contiennent du glycogène et qui se colorent en brun par les réactifs iodés.

IODOTYROSINE, *s. f.* [angl. ***iodotyrosine***]. Substance présente dans la thyroglobuline et produite par la fixation d'iode sur la tyrosine ; on distingue la monoïodo-3-tyrosine (MIT) et la diiodo-3,5 tyrosine (DIT) qui, par condensation, donnent naissance aux hormones thyroïdiennes. V. ce terme et *thyroglobuline*.

IODURIE, *s. f.* [angl. ***ioduria***]. Élimination d'iode par l'urine ; elle est plus abondante chez les basedowiens que chez les sujets normaux. — ***test de l'i. provoquée***. — 1° (Guy Laroche). L'injection intraveineuse d'iode augmente beaucoup moins l'iodurie chez le basedowien dont le corps thyroïde retient l'iode que chez le sujet normal. — 2° L'ingestion d'huile iodée est rapidement suivie d'élimination d'iode par l'urine, lorsque les sucs digestifs contiennent leur taux normal de lipase ; en cas d'absence de cette enzyme, l'iodurie n'apparaît pas (Tremolières et Chéramy).

ION, *s. m.* (Faraday, 1839) (gr. *iôn*, participe présent de *eimi*, je vais) [angl. ***ion***]. Atome ou groupement d'atomes ayant perdu ou gagné un ou plusieurs électrons et qui, de ce fait, a acquis une charge électrique positive (ion positif ou *cation* : H^+, Ca^{++}, NH_4^+) ou négative (ion négatif ou *anion* : Cl^-, OH^-, CO_3^{--}, HPO_4^{--}). Les *i.* constituent certains solides cristallins dits « ioniques » (NaCl). Ils se forment également par ionisation (v. ce terme) en phase gazeuse ou liquide. V. *ions (échanges d')*.

IONS (échanges d'). L'échange d'ions entre un liquide et un solide met en jeu la réactivité de la surface solide. La fixation d'ions en provenance du liquide est dite *adsorption* (v. ce terme). Au sein du liquide, ces ions constituent l'*éluat*. Le départ des ions de la surface solide ou *désorption* vers le liquide (dit *solvant* ou *éluant*) constitue l'*élution*. Ce type d'échanges joue un rôle primordial dans le milieu vivant. Il est aussi utilisé pour adoucir l'eau, c'est-à-dire abaisser sa teneur en ions calcium (Ca^{++}) en les remplaçant par des ions sodium (Na^+). L'échange d'ions est également à la base d'une méthode de séparation et d'analyse des mélanges : la chromatographie en phase liquide. V. *chromatographie*.

ION-GRAMME, *s. m.* [angl. ***gram-ion***]. L'*i.-g.* d'un élément est la masse de N ions de cet élément, N étant le nombre d'Avogadro (6,023 × 1023).

IONISATION, *s. f.* — 1° [angl. ***iontophoresis***] (S. Leduc). Introduction dans l'organisme d'une substance sous forme d'ions. On utilise un courant continu de faible intensité et des électrodes cutanées recouvertes d'une substance spongieuse imbibée de la solution thérapeutique. L'*i.* est préconisée par certains dans le traitement local de diverses douleurs. P. ex. : traitement local du rhumatisme par l'ion salicylique. — 2° [angl. ***ionization***]. Formation d'ions à partir d'atomes ou de molécules. Elle peut se produire soit dans un gaz (p. ex. : par collision avec des électrons), soit dans un liquide dit « ionisant ». Dans un tel liquide (l'eau, p. ex.) certaines molécules (les acides et les bases, p. ex.) se dissocient en cations et en anions. La somme des charges électriques des ions fournis par une molécule est nulle. L'ionisation d'un acide (ou d'une base) peut être totale ou partielle, suivant que l'acide (ou la base) est fort ou faible. V. *électrolyte*.

IONOGRAMME, *s. m.* [angl. ***ionogram***]. Formule ou graphique indiquant la concentration des différents ions dans un liquide (plasma, p. ex.). L'*i.* est généralement exprimé en milli-équivalents par litre. V. *concentration ionique du plasma*.

IONOPHORÈSE, *s. f.* [angl. ***ionophoresis***]. Introduction dans l'organisme, à travers la peau, d'électrolytes à l'aide d'un courant continu.

IONOTHÉRAPIE, *s. f.* (ion ; gr. *thérapéia*, thérapeutique) [angl. ***ionotherapy***]. Partie de l'électrothérapie qui concerne l'introduction des médicaments à travers la peau saine par l'intermédiaire des courants électriques.

IOTACISME, *s. m.* (lettre grecque *iota*, i) [angl. ***iotacism***]. Difficulté de prononcer les lettres *g* doux et *j* qui sont remplacées par *i* : *ienou* au lieu de genou, *Iules* au lieu de Jules.

IOWA (neuropathie de l') (État des États-Unis d'Amérique) (Van Allen M., 1969). Variété très rare de polynévrite sensitivomotrice familiale avec troubles végétatifs, d'origine amyloïde.

IPÉCA, *s. m.* (nom brésilien) [angl. ***ipecacuhana***]. Syn. *ipécacuhana*. Racine d'un arbuste d'Amérique du Sud, *Uragoga ipecacuhana* d'où l'on extrait entre autres alcaloïdes l'émétine. V. ce terme.

IPP. 1° – Abréviation de : *Incapacité Permanente Partielle* (de travail). V. *incapacité de travail*. – 2° Voir *inhibiteur de la pompe à protons*.

IPS. V. *indice de pression systolique*.

IPSILATÉRAL, ALE, *adj.* (lat. *ipse*, même ; *latus*, côté). V. *homolatéral*.

IPT. Abréviation de — 1° *Indice du Potentiel Thrombodynamique* (v. ce terme). — 2° *Incapacité Permanente Totale* (de travail). V. *incapacité de travail*.

IPZ. Abréviation de l'*Insuline-Protamine-Zinc*. V. *insuline*.

IRGANG (I.S., fr., 1954). V. *Kaposi-Irgang (lupus de)*.

IRIDECTOMIE, *s. f.* (von Graefe) (gr. *iris*, iris ; *ektomê*, ablation) [angl. ***iridectomy***]. Résection partielle de l'iris, pratiquée pour ouvrir un passage aux rayons lumineux *(i. optique)* ou pour combattre une inflammation *(i. antiphlogistique)*.

IRIDOCÈLE, *s. f.* (gr. *iris* ; *kélê*, tumeur) [angl. ***iridocele***]. Hernie de l'iris à travers une plaie de la cornée.

IRIDOCHOROÏDITE, *s. f.* [angl. ***iridochoroiditis***]. Inflammation de l'iris et de la choroïde.

IRIDOCYCLITE, *s. f.* [angl. ***iridocyclitis***]. Syn. *uvéite antérieure*. Variété d'iritis ou d'irido-choroïdite associée à l'inflammation du corps ciliaire. C'est une affection récidivante qui peut laisser des adhérences entre l'iris et le cristallin.

IRIDODIALYSE, *s. f.* (gr. *iris* ; *dialusis*, séparation) [angl. ***iridodialysis***]. — 1° Déchirure traumatique de l'iris. — 2° Dissection et arrachement d'un lambeau d'iris pour pratiquer une pupille artificielle.

IRIDODONÈSE, *s. f.* ou **IRIDODONÉSIS**, *s. m.* (gr. *iris* ; *donéô*, je secoue) [angl. ***iridodonesis***]. Syn. *iris tremulans*. Tremblement particulier de l'iris qui se produit au moindre mouvement de l'œil et que l'on a comparé « à l'ondulation de la voile que fait flotter le vent par un temps calme » (Fano). Il est généralement causé par l'absence du cristallin qui sert de point d'appui à l'iris.

IRIDOLOGIE, *s. f.* (gr. *iris* ; *logos*, discours) [angl. ***iridology***]. Étude de l'iris, dont certaines particularités liées aux prédispositions génétiques permettraient de prévoir d'éventuelles déficiences organiques, tandis que d'autres refléteraient les surcharges pathologiques acquises.

IRIDOPLÉGIE, *s. f.* [angl. ***iridoplegia***]. Paralysie de l'iris.

IRIDOPSIE, *s. f.* (gr. *iris*, arc-en-ciel ; *opsis*, vue) [angl. ***iridopsia***]. Trouble oculaire consistant dans la vision d'arc-en-ciel.

IRIDORRHEXIE ou **IRIDORRHEXIS**, *s. f.* (gr. *iris* ; *rhêxis*, arrachement) [angl. ***iridorrhexis***]. Arrachement d'un lambeau d'iris lorsque cette membrane adhère au cristallin par des synéchies postérieures.

IRIDOSCHISIS, *s. m.* (Lœwenstein, 1945) (gr. *iris* ; *skhizô*, je divise) [angl. ***iridoschisis***]. Clivage du feuillet mésodermique de l'iris, dont la couche supérieure s'atrophie.

IRIDOSCOPIE, *s. f.* (gr. *iris* ; *skopein*, examiner) [angl. ***iridoscopy***]. Examen de l'iris. V. *iridologie.*

IRIDOTOMIE ou **IRITOMIE**, *s. f.* (gr. *iris* ; *tomê*, section) [angl. ***iridotomy***]. Simple section de l'iris destinée à produire une pupille artificielle.

IRIS, *s. m.* (gr. *iris*, *iridos*, iris, arc-en-ciel) [TA et angl. ***iris***]. Diaphragme vertical et circulaire de l'œil dont il sépare les chambres antérieure et postérieure. Pigmenté, donnant sa coloration à l'œil, il règle l'entrée de la lumière en modifiant les dimensions de son orifice central, la pupille, par ses muscles sphincter et dilatateur. Il forme avec le corps ciliaire, sur lequel il s'insère, la partie antérieure de la tunique vasculaire de l'œil • 👁 **œil** •.

IRIS TRÉMULANT. V. *iridodonèse.*

IRITIS, *s. f.* [angl. ***iritis***]. Inflammation de l'iris. Elle est caractérisée cliniquement par une douleur, un larmoiement, une photophobie et une rougeur localisée au pourtour de la cornée. Elle est souvent associée à une inflammation du procès ciliaire (iridocyclite).

IRM [angl. ***MRI***]. Abréviation d'*Imagerie par Résonance Magnétique.* V. *résonance magnétique nucléaire, angio-RM, cholangio-RM, paramètres d'acquisition en IRM* et *imagerie médicale.*

IRMF [angl. ***FMRI***]. *Imagerie par Résonance Magnétique (IRM) Fonctionnelle.* Elle apporte des renseignements complémentaires de ceux de l'IRM morphologique. Il peut s'agir d'IRM sensible à la diffusion (des molécules d'eau dans les parenchymes), d'imagerie fonctionnelle d'activation, d'IRM de perfusion ou de *spectroscopie par RM,* analysant les perturbations du métabolisme (p. ex. : cérébral ou prostatique). V. *imagerie médicale* et *résonance magnétique nucléaire.*

IRMA. Abréviation du terme anglais ***ImmunoRadioMetric Assay***. V. ce terme.

IRRADIATION, *s. f.* [angl. ***irradiation***]. Syn. *radiation.* — 1° Émission de rayons lumineux (y compris les rayons invisibles du spectre, ultraviolets et infrarouges) et, par extension, émission de rayons X et de rayonnements des corps radioactifs. — 2° Application de ces divers rayons sur des organismes ou des substances d'origine animale ou végétale. — ***i. douloureuse.*** Propagation d'une sensation douloureuse d'un point fixe, siège de la douleur, vers des régions plus ou moins éloignées. — ***fracture par i.*** « Fracture dans laquelle l'action du corps vulnérant s'est propagée d'un point central dans une ou plusieurs directions » (Littré). — ***mal des i. pénétrantes.*** V. *rayons (mal des).*

IRRÉFLECTIVITÉ, *s. f.* (Babinski) [angl. ***areflexia***]. Syn. *aréflectivité, aréflexie.* Absence des réflexes.

IRRIGRAPHIE, *s. f.* Technique d'exploration de la vascularisation des membres inférieurs utilisant la pléthysmographie (v. ce terme) d'impédance ou rhéopléthysmographie.

IRRITABILITÉ, *s. f.* (Glisson, 1672) [angl. ***irritability***]. Propriété possédée par les tissus et les organes vivants qui les fait réagir sous l'influence d'une excitation externe ou interne.

IRRITABILITÉ SPÉCIFIQUE (loi d') [angl. ***Müller's law***]. Syn. *loi de Müller.* Chaque nerf sensitif ne répond qu'à une seule variété de stimulus et ne donne naissance qu'à une seule forme de sensation ; s'il est anormalement excité par un stimulus différent, il répond toujours par la même sensation.

IRRITATION (réflexe ou **syndrome d').** V. *Reilly (phénomène* ou *syndrome de).*

IRVINE-GASS (syndrome d') (I. S. amér., 1953 ; G., 1966) [angl. ***Irvine's syndrome***]. Complication postopératoire de la cataracte due à la rupture tardive de la membrane hyaloïde suivie d'adhérences de la chambre antérieure de l'œil. *Anatomiquement* existe un œdème de la macula (et parfois de la papille) avec des microkystes ; *cliniquement* une photophobie et une baisse de l'acuité visuelle. L'*évolution* est variable : tantôt vers la guérison sans séquelle, tantôt vers une perte plus ou moins complète de la vision.

ISA. Abréviation d'*Indice Synthétique d'Activité.* « Unité d'œuvre composite permettant de mesurer l'activité des unités de soins de courte durée des établissements hospitaliers MCO (Médecine-Chirurgie-Obstétrique). En fonction du nombre des *points ISA* attribués à un groupe homogène de malades (GHM), celui-ci se positionne sur l'échelle des coûts par rapport au GHM 540 (accouchement par voie basse sans complication) doté arbitrairement de 1000 points » (ministère de la Santé). V. *PMSI.*

ISAACS ou **ISAACS-MERTENS (syndrome d')** (Isaacs, 1961 ; Mertens, 1965) [angl. ***Isaacs's syndrome***]. Syn. *neuromyotonie.* Affection très rare, d'origine inconnue, comportant une *hypertonie musculaire* permanente entrecoupée de paroxysmes, siégeant aux membres, d'abord distale puis globale, touchant ensuite la face, associée à des *fasciculations* et des *myokymies* et curable par la phénylhydantoïne.

ISAGA. Abréviation du terme anglais ***Immuno Sorbent Agglutination Assay***. V. *immuno-adhérence* et *hémagglutination.*

ISAMBERT (maladie d') (I. Émile, fr., 1828-1876) [angl. ***Isambert's disease***]. Syn. *angine scrofuleuse.* Localisation pharyngo-laryngée de la granulie.

ISCHÉMIE, *s. f.* (gr. *iskhein*, arrêter ; *haïma*, sang) [angl. ***ischaemia*** ; amér. ***ischemia***]. — 1° Anémie locale. — ***i. d'élévation*** (Buerger). *I.* provoquée par l'élévation à la verticale de la jambe chez un malade atteint d'artérite oblitérante ; elle se manifeste par la disparition de la couleur vermillon des téguments existant dans le décubitus. — ***i. intestinale paroxystique.*** V. *angor intestinal.* — 2° (électrocardiographie). Degré de souffrance myocardique le plus précoce et le plus faible, à la suite de l'oblitération d'une artère coronaire. L'*i.* ne correspond à aucune altération histologique connue. Elle se traduit sur l'électrocardiogramme par une modification de l'onde T qui peut disparaître rapidement si l'obstruction est temporaire. V. *lésion* et *nécrose.*

ISCHÉMIE MYOCARDIQUE SILENCIEUSE (de l'angl. *silent* : asymptomatique, latent) [angl. ***silent myocardial ischaemia***]. Négativation transitoire de l'onde T de l'électrocardiogramme survenant en dehors de tout angor, observée lors d'une épreuve d'effort ou d'un enregistrement de l'électrocardiogramme de longue durée (Holter) chez des insuffisants coronaires ayant fait ou non un infarctus du myocarde et ressentant ou non d'autre part des douleurs angineuses.

ISCHÉMIE-LÉSION (syndrome d') [angl. ***ischaemia-lesion syndrome***] (électrocardiographie). Altération de l'électrocardiogramme observée au cours de l'infarctus du myocarde, caractérisée par un segment ST décalé (effet de lésion) suivi d'une onde T dirigée en sens opposé à ce décalage (effet d'ischémie).

ISCHIADELPHE, *s. m.* (gr. *iskhion*, ischion ; *adelphos*, frère) (I. G. St-Hilaire) [angl. ***ischiadelphus***]. Syn. *ischiopage.* Monstre double ayant un ombilic commun : les deux sujets sont soudés par la région pelvienne et ils ont la face tournée du même côté.

ISCHION, *s. m.* V. *ischium.*

ISCHIOPAGE, *s. m.* (gr. *iskhion*, ischion ; *pageis*, unis). V. *ischiadelphe.*

ISCHIUM, *s. m.* (gr. *iskhion*, os du bassin) [TA et angl. ***os ischii***]. Syn. ancien *ischion.* Partie postérieure et inférieure de l'os coxal. Comportant un corps (participant à la formation de l'acétabulum), une branche (limitant le foramen obturé et s'unissant à la branche inférieure du pubis) et une volumineuse tubérosité • 👁 **coxal** •.

ISELIN (I. Marc, fr., né en 1898). V. *Pasteau et Iselin (procédé de).*

ISHIHARA (test d') (I. Shinobre, jap., né en 1879) [angl. ***Ishihara's test***]. Série d'une trentaine de planches pseudo-isochromatiques (v. ce terme) utilisées pour dépister les troubles de la vision des couleurs. Le dessin et le fond sont composés de pastilles colorées différemment, destinées à déceler les diverses dyschromatopsies. V. *Farnsworth (test de).*

ISI. V. *INR.*

ISO-AGGLUTINATION, *s. f.* [angl. ***isoagglutination***]. Syn. *iso-hémagglutination.* Agglutination survenant entre les sangs d'individus de même espèce.

ISO-AGGLUTININE, *s. f.* [angl. ***isoagglutinin***]. Syn. *iso-hémagglutinine.* Agglutinine contenue dans un sérum et capable d'agglutiner les hématies provenant d'un individu de même espèce.

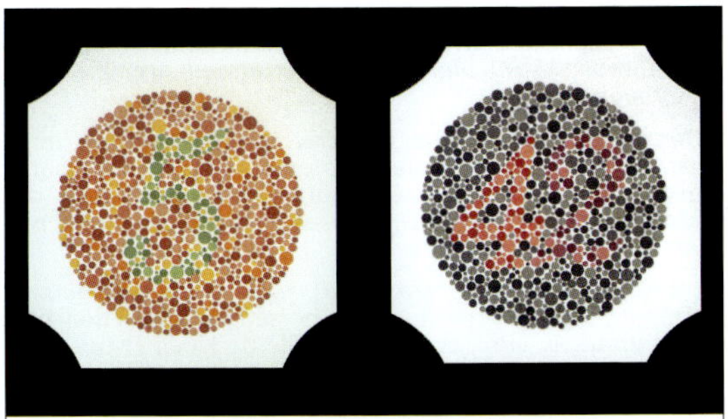

Quand la vision est normale, le sujet peut lire les nombres 5 à gauche et 42 à droite

ISO-AGGLUTINOGÈNE, *s. m.* [angl. ***isoagglutinogen***]. Syn. *iso-hémagglutinogène.* Agglutinogène présent dans les hématies et les rendant agglutinables par le sérum d'un individu de même espèce.

ISO-ALLERGIE, *s. f.* [angl. ***isoallergy***]. État d'allergie provoqué dans un organisme par l'introduction d'un antigène provenant d'un sujet de même espèce.

ISO-ANDROSTÉRONE, *s. f.* [angl. ***isoandrosterone***]. Hormone androgène extraite de l'urine. C'est un des 17-cétostéroïdes, dérivé de la testostérone (v. ces termes) et *androgènes (hormones).*

ISO-ANTICORPS, *s. m.* (gr. *isos*, égal) [angl. ***isoantibody***]. Syn. *allo-anticorps.* Anticorps sérique réagissant de façon spécifique avec un antigène provenant d'un individu de même espèce (iso-antigène). P. ex. : iso-agglutinine.

ISO-ANTIGÈNE, *s. m.* [angl. ***isoantigen***]. Syn. *allo-antigène.* Antigène capable de provoquer la formation d'anticorps (iso-anticorps) chez un individu de même espèce.

ISOCHROME, *adj.* (gr. *isos*, égal ; *khrôma*, couleur) [angl. ***isochromic***]. De même couleur. — ***anémie i.*** V. *anémie isochrome.*

ISOCHROMOSOME, *s. m.* (Darlington, 1940) [angl. ***isochromosome***]. Chromosome anormal produit par une division atypique du centromère et dont les bras homologues, égaux, sont disposés en miroir l'un par rapport à l'autre.

ISOCHRONE, *adj.* (gr. *isos*, égal ; *khronos*, temps) [angl. ***isochronous***]. Qui se fait en des temps égaux. P. ex. : *battements isochrones.* — (neurologie) [angl. ***isochron***]. Qui a des chronaxies égales (Lapicque).

ISOCHRONISME, *s. m.* (L. Lapicque) (gr. *isos* ; *khronos*) [angl. ***isochronism***] (neurologie). Égalité, au moins approximative, de chronaxie entre deux fibres nerveuses, entre un nerf et un muscle. Elle serait la condition nécessaire à la transmission de l'influx nerveux lors des excitations isolées (*loi de l'isochronisme* de Lapicque).

ISOCINÉTIQUE, *adj.* [angl. ***isokinetic***]. Syn. *isokinétique.* À vitesse constante. — ***travail i.*** Travail effectué en asservissant la résistance à la force, la vitesse étant immuable.

ISOCOAGULABILITÉ, *s. f.* [angl. ***isocoagulability***]. Aptitude normale à coaguler. — *l'**i. sanguine*** se traduit par une vitesse de coagulation normale du sang.

ISOCORIE, *s. f.* (gr. *isos*, égal ; *korê*, pupille) [angl. ***isocoria***]. Égalité de diamètre des deux pupilles.

ISOCORTEX, *s. m.* (gr. *isos*, égal ; lat. *cortex*, écorce) [angl. ***isocortex***]. Syn. *néocortex, néopallium.* Partie la plus élaborée, phylogénétiquement la plus récente de l'écorce cérébrale, recouvrant les faces latérales du cerveau. L'*i. homotypique* est constitué de 6 couches cellulaires bien individualisées, lesquelles le sont moins nettement dans l'*i. hétérotypique.* V. *paléocortex.*

ISOCYTOSE, *s. f.* (gr. *isos*, égal ; *kutos*, cellule) [angl. ***isocytosis***]. Égalité dans la dimension des globules rouges qui sont presque toujours de taille normale *(normocytose)*, mais parfois de taille un peu inférieure, dans quelques anémies.

ISODACTYLIE, *s. f.* (gr. *isos*, égal ; *daktulos*, doigt) [angl. ***isodactylism***]. Égalité de la longueur des doigts qui sont en même temps courts et renflés à leur base.

ISODIASTOLIQUE, *adj.* (C. Lian) (gr. *isos*, égal ; diastole) [angl. ***protodiastolic***]. Se dit d'un phénomène qui se passe tout à fait au début de la diastole ventriculaire, avant l'ouverture des orifices atrio-ventriculaires. V. *isovolumétrique : contraction i. — des ventricules.*

ISODYNAME, *adj.* (gr. *isos*, égal ; *dunamis*, force) [angl. ***isodynamic***]. Qui dégage la même quantité d'énergie. — *aliment i.*

ISODYNAMIE DES ALIMENTS (Rübner, 1885) [angl. ***food's isodynamia***]. Égalité du pouvoir calorique, dans l'organisme, des diverses catégories d'aliments (protides, lipides, glucides) qui, par conséquent, seraient interchangeables, sans inconvénient, dans la ration alimentaire. Cette *loi de l'i. des a.* doit être corrigée par la notion de l'action dynamique spécifique (v. ce terme). De plus, elle ne concerne que la valeur calorique des aliments et non leur valeur en tant que source de matériaux nécessaires à l'édification et à l'entretien des tissus ; de ce point de vue, protides, lipides et glucides ne peuvent être remplacés les uns par les autres sans détruire l'équilibre nutritif.

ISO-ÉLECTRIQUE (ligne) [angl. ***base line***] (électrocardiographie). Ligne horizontale tracée sur l'électrocardiogramme, correspondant à la position de repos du galvanomètre, lorsque aucun courant cardiaque ne traverse l'électrocardiographe.

ISO-ÉLECTRIQUE (point) (pHi) [angl. ***isoelectric point***]. Valeur du pH d'un milieu pour laquelle un ampholyte contenu dans ce milieu est également dissocié en valences acides et basiques ; il est alors électriquement neutre. C'est le point critique de l'ampholyte en deçà et au delà duquel il se comportera de nouveau comme un acide ou comme une base. V. *ampholyte.*

ISO-ENZYME, *s. f.* V. *isozyme.*

ISOFORME, *adj.* V. *isomorphe.*

ISOGÉNIQUE, *adj.* (Johannsen, 1926) (gr. *isos*, égal ; *génos*, origine) [angl. ***isogenic***]. Syn. *isologue, syngénique.* Qui possède le même patrimoine génétique, qu'il s'agisse d'individus homo- ou hétérozygotes. P. ex. : les jumeaux monozygotes, les animaux d'élevage de race pure (de même lignée).

ISOGREFFE, *s. f.* (gr. *isos*, égal ; greffe) [angl. ***isograft***]. Syn. *greffe isogénique, isologue* ou *syngénique.* Greffe dans laquelle le greffon est prélevé sur un jumeau homozygote ou bien au laboratoire sur un animal de même race pure, c'est-à-dire sur un sujet ayant la même formule génétique.

ISOGROUPE, *adj.* [angl. ***pertaining to the same blood group***]. Du même groupe sanguin.

ISO-HÉMAGGLUTINATION, *s. f.* V. *iso-agglutination.*

ISO-HÉMAGGLUTININE, *s. f.* V. *iso-agglutinine.*

ISO-HÉMAGGLUTINOGÈNE, *s. m.* V. *iso-agglutinogène.*

ISO-HÉMOLYSINE, *s. f.* V. *isolysine.*

ISO-IMMUNISATION, *s. f.* [angl. ***isoimmunization***]. Syn. *allo-immunisation, iso-agression, isosensibilisation.* Apparition d'anticorps (iso-anticorps) dans un organisme qui a reçu un antigène provenant d'un sujet de la même espèce (iso-antigène). Par exemple, lorsqu'un individu reçoit des hématies d'un sujet de la même espèce, possédant un agglutinogène dont il est dépourvu lui-même, il apparaît dans son plasma sanguin un anticorps (agglutinine immune ou irrégulière, ou immun-anticorps ; v. *agglutinine irrégulière*) capable de détruire ces hématies. L'*i.-i.* de beaucoup la plus fréquente est celle de sujets Rh — élaborant un anticorps (dont ils sont normalement dépourvus) agglutinant les hématies Rh+. Elle est provoquée par l'injection de sang Rh+ ou par le développement d'une grossesse lorsque le fœtus est Rh+. Elle est à l'origine de certains accidents de la transfusion et de la maladie hémolytique du nouveau-né. V. *Rhésus (facteur), incompatibilité fœto-maternelle* et *Kleihauer (test de).* Après l'antigène Rh standard, ceux qui sont le plus souvent responsables des phénomènes d'*i.-i.* sont les antigènes Kell, E, Duffy et Kidd, présents dans les hématies de certains sujets. — Les antigènes du système ABO (antigènes A et B) peuvent également provoquer des phénomènes d'*i.-i.* et des accidents d'incompatibilité fœto-placentaire ; ceux-ci sont généralement bénins. — À côté de cette *i.-i. anti-érythrocytaire* existe une *i.-i. anti-leucocytaire* et une *i.-i. anti-plaquettaire* qui, développées chez des sujets ayant reçu de nombreuses transfusions sanguines, peuvent provoquer des réactions transfusionnelles (lyse fébrile des leucocytes, thrombopénie transitoire).

ISOKINÉTIQUE, *adj.* V. *isocinétique.*

ISOLAT, *s. m.* (Wahlund, 1928) (lat. *isolatus*, isolé) [angl. ***isolate***]. — 1° Groupe d'individus vivant complètement à l'écart des autres populations. — 2° Sélection purifiée de cellules, bactéries ou virus.

ISOLEMENT PSYCHIATRIQUE.[angl. ***psychiatric isolation***]. Mesure thérapeutique visant à soustraire de son environnement un malade mental pour des raisons de sécurité des personnes ou pour sa propre sécurité

ISOLEUCINE, *s. f.* Symbole *Ile* ou *I* (gr. *isos*, égal ; *leukos*, blanc) [angl. ***isoleucine***]. Acide aminé aliphatique essentiel, constituant des protéines. V. *leucinose.*

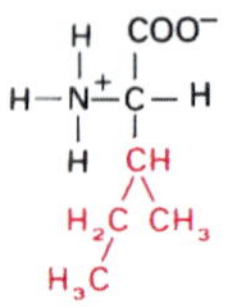

Isoleucine

ISOLEUCO-ANTICORPS, *s. m.* [angl. ***isoleukoagglutinin***]. Anticorps sérique actif contre les leucocytes d'un sujet de même espèce.

ISOLOGUE, *adj.* (terme incorrectement formé, sur le modèle d'homologue, avec le préfixe grec *isos*, égal) (immunologie). V. *isogénique.*

ISOLYSINE *s. f.* [angl. ***isolysin***]. Syn. *isohémolysine.* Hémolysine contenue dans un sérum et capable de détruire les hématies provenant d'un sujet de même espèce.

ISOMÉRASE, *s. f.* (gr. *isos*, égal ; *méros*, partie) [angl. ***isomerase***]. Toute enzyme catalysant des réactions d'isomérisation. V. *isomères* et *topo-isomérase.*

ISOMÈRES, *s. m. pl.* (gr. *isos*, égal ; *méros*, partie) [angl. ***isomers***]. Molécules chimiques de même formule brute. Les *i.* ont des propriétés physiques ou chimiques différentes mais se différencient par l'arrangement spatial des atomes les constituant. P. ex. : la quinidine est l'isomère dextrogyre de la quinine. V. *isomérie.*

ISOMÉRIE, *s. f.* (gr. *isos*, égal ; *méros*, partie) [angl. ***isomerism***] (chimie). Relation existant entre deux molécules de même formule brute. On distingue l'*i. structurale* et la *stéréo-isomérie.* Dans la première, les liaisons atomiques sont différentes ; dans la seconde, elles sont identiques mais la configuration des atomes dans l'espace est différente. L'*énantiomérie* est une variété de stéréo-isomérie ayant une disposition en miroir *(chiralité).* Certains énantiomères dévient la lumière polarisée en sens horaire (ou vers la droite : dextrogyres — symbole D ou +), ou en sens antihoraire (ou vers la gauche : lévogyres — symbole L ou -) : ce sont des *isomères optiques.* Un mélange (optiquement inactif) équimoléculaire d'énantiomères est un *racémate.*

ISOMÉRISME, *s. m.* (gr. *isos*, égal ; *méros*, partie) [angl. ***isomerism***]. Aspect identique de deux structures anatomiques qui sont normalement différentes. V. *dextro-isomérisme* et *lévo-isomérisme.* — ***i. atrial.*** Il en existe deux variétés : l'*i. droit* (où les 2 oreillettes ou atriums sont du type droit) et l'*i. gauche.* L'oreillette est repérée d'après l'aspect de l'auricule, la gauche étant plus étroite que la droite. Ces malformations s'accompagnent d'anomalies spléniques (asplénie ou polysplénie) et ont été décrites dans le cadre du *syndrome d'Ivemark* (v. ce terme).

ISOMÉTRIQUE, *adj.* (gr. *isos*, égal ; *métron*, mesure) [angl. ***isometric***]. Qui ne s'accompagne pas de changement de dimensions (d'un organe, p. ex.) ; à dimensions égales. — ***contraction i. des ventricules*** (cardiologie). Phase initiale de la contraction des ventricules, pendant laquelle les dimensions de ceux-ci ne changent pas. En pratique, syn. de contraction isovolumétrique des ventricules (v. *isovolumétrique, contraction i. des ventricules*). — ***relaxation i. des ventricules*** (cardiologie). V. *isovolumétrique, relaxation i. des ventricules* et *isotonique 2°.*

ISOMORPHE, *adj.* (gr. *isos*, le même ; *morphê*, forme) [angl. ***isomorphous***]. Syn. incorrect *isoforme.* Qualifie des corps qui ont globalement la même formule chimique mais des arrangements spatiaux de leurs atomes différents. V. *isozyme.*

ISONIAZIDE, *s. m.* [angl. ***isoniazid***]. Syn. *acide isonicotinique hydrazide, INH.* Corps chimique possédant une action bactériostatique, *in vitro,* contre le bacille de Koch et très actif, *in vivo,* contre la tuberculose. Dans l'organisme, l'*i.* est acétylé par une enzyme isolée de l'intestin grêle et du foie, dont la quantité est déterminée génétiquement. Le dosage sérique de l'*i.* permet de classer les sujets parmi les acétyleurs lents ou rapides. Cette précision est nécessaire pour adapter au mieux la quantité de médicament à prescrire et éviter ses effets toxiques. V. *acétylation* et *antituberculeux.*

ISOPATHIE, *s. f.* (gr. *isos*, semblable ; *pathê*, affection) [angl. ***isopathy***]. Doctrine d'après laquelle l'organisme animal, sous l'influence de la maladie, élabore des substances destinées à combattre cette même maladie. Cette doctrine, qui remonte à Hippocrate (« ce qui fait la maladie la guérit aussi »), a été remise en honneur par l'école pastorienne sous le nom d'*immunisation active* et a eu pour conséquence l'emploi thérapeutique des vaccins et sérums.

ISOPHANE, *adj.* (gr. *isos*, égal ; *phaïnein*, montrer) [angl. ***isophane***]. Hybride ayant un aspect (phénotype) analogue aux autres, mais une constitution génétique (génotype) différente. — ***insuline i.*** V. *insuline.*

ISOPRÉNALINE, *s. f.* [angl. ***isoprenaline***]. Amine sympathicomimétique de synthèse (isopropyl-noradrénaline) stimulant les récepteurs adrénergiques β (v. ce terme et *bêtastimulant*).

ISORYTHMIQUE, *adj.* Qui a un rythme égal. — ***dissociation i.*** [angl. ***isorrhythmic dissociation***] (cardiologie). Variété de dissociation atrio-ventriculaire par interférences dans laquelle oreillettes (ou atriums) et ventricules battent isolément à des rythmes presque aussi rapides ; sur l'électrocardiogramme, l'onde atriale P semble « flotter » autour de l'onde ventriculaire rapide R. V. *interférences (dissociation par).*

ISOSENSIBILISATION, *s. f.* V. *iso-immunisation.*

ISOSEXUEL, ELLE, *adj.* (gr. *isos*, égal ; sexuel) [angl. ***isosexual***]. Conforme à l'évolution sexuelle normale, c'est-à-dire au sexe génétique et gonadique du sujet.

ISOSPORA BELLI [angl. ***Isospora belli***]. Espèce de coccidie (v. ce terme) responsable, chez l'immunodéprimé, d'infections intestinales graves. V. *cryptosporidiose.*

ISOSPORIDIOSE, *s. f.* (gr. *isos*, égal ; *spora*, graine) [angl. ***isosporiasis***]. Infection intestinale due à une coccidie (v. ce terme) du genre *Isospora (I. hominis).* Elle s'observe essentiellement chez les immunodéprimés.

ISOSTHÉNURIE, *s. f.* (gr. *isos*, égal ; *sthénos*, force ; *ourein*, uriner) [angl. ***isosthenuria***]. Émission d'une urine de densité fixe et voisine de 1 010 (densité du plasma sanguin débarrassé de ses protéines). Elle témoigne de la perte du pouvoir de concentration-dilution du rein et s'observe dans l'insuffisance rénale chronique et aussi dans l'insuffisance surrénale chronique. V. *paridensité urinaire.*

ISOTHERMIE CUTANÉE [angl. ***cutaneous isothermy***]. Égalité de température entre tous les points du revêtement cutané ; symptôme observé fréquemment dans le goitre exophtalmique.

ISOTHERMOGNOSIE, *s. f.* (Sicard) (gr. *isos*, égal ; *thermê*, chaleur ; *gnôsis*, connaissance) [angl. ***isothermognosis***]. Impossibilité de distinguer le froid du chaud.

ISOTHROMBO-ANTICORPS, *s. m.* Anticorps sérique actif contre les plaquettes d'un sujet de même espèce.

ISOTONIE, *s. f.* (gr. *isos*, égal ; *tonos*, tension) ou **ISOTONISME**, *s. m.* [angl. ***isotonia***]. État des liquides ou des solutions qui ont une même tension osmotique ; si de tels liquides sont séparés par une membrane semi-perméable, aucun courant ne s'établit entre eux.

ISOTONIQUE, *adj.* (gr. *isos*, égal ; *tonos*, tension) [angl. ***isotonic***]. — 1° Qui a la même pression osmotique qu'un autre liquide pris comme terme de comparaison (généralement le sang). — 2° Se dit d'un phénomène pendant lequel la tension reste constante. — (cardiologie) ***contraction i. des ventricules.*** Deuxième phase de la systole s'étendant de l'ouverture à la fermeture des sigmoïdes, pendant laquelle le ventricule, diminuant de volume, expulse son contenu sous pression constante, d'abord énergiquement (éjection maximale) puis plus lentement. Pendant cette phase d'éjection, la tension du muscle ventriculaire reste théoriquement la même ; en fait elle subit des modifications : c'est en réalité une contraction *auxotonique*. V. ce terme et *isovolumétrique*.

ISOTOPE, *s. m.* (gr. *isos*, égal ; *topos*, emplacement) [angl. ***isotope***]. Les isotopes sont des éléments chimiques ayant le même numéro atomique, donc les mêmes propriétés chimiques (leurs noyaux possèdent le même nombre de protons) mais ayant des masses différentes (leurs noyaux contiennent un nombre différent de neutrons). La stabilité des isotopes est liée à celle du noyau, c'est-à-dire au rapport du nombre des neutrons au nombre des protons qu'il renferme. L'isotope est stable si ce rapport reste compris entre 1 et 1,5 environ. Il est instable s'il est supérieur à 1,5. Il est dit alors *radioactif (radio-isotope)* car il se désintègre spontanément en émettant des radiations corpusculaires ou électromagnétiques ; celles-ci peuvent être utilisées comme moyen de diagnostic (elles permettent de suivre et de localiser un isotope introduit dans l'organisme et d'étudier les tissus qui l'ont fixé) ou comme moyen thérapeutique (iode et phosphore radioactifs, télécobalthérapie). V. *radioéléments* et *nuclide*.

ISOTRANSPLANTATION, *s. f.* [angl. ***isotransplantation***]. V. *transplantation.*

ISOTROPE, *adj.* (gr. *isos*, égal ; *tropos*, direction) [angl. ***isotropic***]. Qualifie un milieu matériel dont les propriétés physiques (optiques, mécaniques...) sont identiques dans toutes les directions de l'espace. V. *anisotrope* et *myofibrille*.

ISOTYPE, *s. m.* (gr. *isos*, égal ; *tupos*, forme) [angl. ***isotype***] (immunologie). Immunoglobuline qui présente les mêmes caractères spécifiques chez tous les individus d'une même espèce. V. *isotopie, allotype* et *idiotype*.

ISOTYPIE, *s. f.* (J. Oudin, 1956-66) [angl. ***isotypy***] (immunologie). Identité des caractères spécifiques des immunoglobulines chez tous les individus d'une même espèce. V. *isotype, allotypie* et *isotypie*.

ISOVALÉRICÉMIE, *s. f.* [angl. ***isovaleric acidaemia***]. Maladie enzymatique héréditaire à transmission récessive autosomique due à une perturbation du métabolisme d'un acide aminé, l'acide isovalérique, voisin de la leucine. Elle se manifeste dès les premiers mois de la vie par des vomissements, une acidose, des troubles nerveux (somnolence, ataxie, retard psychomoteur) ; elle évolue par poussées, celles-ci étant favorisées par des infections des voies respiratoires. L'urine, comme l'haleine et la peau, a une odeur particulière comparable à celle du fromage. Le sang et l'urine contiennent de l'acide isovalérique à un taux élevé. La maladie est due à un défaut d'activité de l'isovaléryl-coenzyme A-déshydrogénase.

ISOVOLUMÉTRIQUE, *adj.* ou **ISOVOLUMIQUE**, *adj.* (gr. *isos*, volume ; *métron*, mesure) [angl. ***isovolumic, isovolumetric***]. Qui ne s'accompagne pas de changement de volume (d'un organe, p. ex.) ; à volume égal. — (cardiologie) ***contraction i. des ventricules.*** Première phase de la systole ventriculaire qui suit la fermeture des valves atrio-ventriculaires et précède l'ouverture des valvules sigmoïdes, pendant laquelle le ventricule, se contractant sans expulser son contenu (mise en tension), ne diminue pas de volume, mais élève brusquement la pression à l'intérieur de sa cavité. V. *isométrique, contractions i. des ventricules.* — ***relaxation i.*** ou ***isométrique des ventricules.*** Syn. *relaxation isodiastolique des ventricules.* Première phase de la diastole ventriculaire, qui suit la fermeture des valvules sigmoïdes et précède l'ouverture des valves atrio-ventriculaires, pendant laquelle la pression intraventriculaire décroît (elle tombe des chiffres de la pression artérielle à ceux de la pression atriale) sans que le volume ventriculaire soit modifié. V. *isotonique* et *apexogramme*.

ISOZYME, *s. f.* (Markert et Muller, 1952) [angl. ***isozyme, isoenzyme***]. Syn. *iso-enzyme.* Enzyme formée d'un mélange de plusieurs acides aminés et dont il existe plusieurs variantes différant les unes des autres par certains détails de structure et certaines propriétés des molécules protéiniques. Ces variantes proviennent parfois d'organes différents. P. ex. : la *lactico-déshydrogénase* myocardique diffère de celle du muscle squelettique et de celle du foie. Sa thermostabilité à 65 °C est utilisée pour son dosage, préconisé pour le diagnostic d'infarctus du myocarde. V. *isomorphe* et *créatine-kinase*.

IST. Infection Sexuellement Transmissible. V. *maladie sexuellement transmissible.*

ISTHME AORTIQUE (TA *isthmus aortae*) [angl. ***isthmus of aorta***]. Diminution du calibre de l'aorte observée normalement chez le fœtus et située juste en amont de l'implantation du canal artériel. Sa persistance après la naissance entraîne la *coarctation aortique* (v. ce terme).

ISTHMOPLASTIE, *s. f.* (isthme ; gr. *plassein*, former) [angl. ***isthmoplasty***]. Intervention chirurgicale consistant à modeler l'isthme aortique rétréci de certaines coarctations (v. ce terme) au moyen d'une pièce d'élargissement. V. *aortoplastie*.

ITÉRATION, *s. f.* [angl. ***reiteration***] (psychiatrie). Répétition involontaire, rapide et inutile de gestes ou de paroles. P. ex. la palilalie, la paligraphie, la palicinésie : v. ces termes.

ITO (naevus d') V. *nævus fuscocoeruleus acromio-deltoïdeus.*

ITP. Abréviation d'*Incapacité Temporaire Partielle* (de travail). V. *incapacité de travail.*

ITT. Abréviation d'*Incapacité Totale Temporaire* (de travail). V. *incapacité de travail.*

IV. Abréviation d'*intraveineux*.

IVD (cardiologie). Abréviation d'*Insuffisance Ventriculaire Droite.*

IVEMARK (syndrome d') (I. Björn, suédois, 1955) [angl. ***Ivemark's syndrome***]. Ensemble de malformations comportant : — 1° ***des anomalies cardiaques complexes,*** associant le plus souvent : ventricule unique ou cœur biloculaire, transposition des gros vaisseaux, sténose pulmonaire, retours veineux anormaux, lévocardie ; — 2° ***un situs incertus*** (s. sagittalis) ou situs inversus incomplet (poumons à 3 lobes chacun, estomac à droite, foie et cæcum médians) ; — 3° ***une absence de rate.*** Il se présente en clinique comme une maladie bleue très rapidement mortelle. V. *isomérisme, asplénie, situs incertus* et *polysplénie.*

IVG. — 1° (cardiologie). Insuffisance Ventriculaire Gauche. — 2° Interruption Volontaire de Grossesse.

IVIC (syndrome) *(Instituto Venezuelano de Investigationes Cientificas)* [angl. ***IVIC syndrome***]. Ensemble très rare de malformations, transmis selon le mode autosomique dominant, observé dans une famille vénézuélienne, associant aplasie radiale, troubles auditifs, thrombopénie et ophtalmoplégie extrinsèque.

IVOIRE, *s. m.* V. *dentine.*

IVP. Abréviation d'*inhibiteur des vasopeptidases.*

IVS. V. *institut de veille sanitaire.*

IVY (méthode d') (I. Andrew, amér., 1893-1978) [angl. ***Ivy's bleeding time test***]. Mesure du *temps de saignement* (v. ce terme) consistant à gonfler un sphygmomanomètre à 40 mmHg, à inciser superficiellement la face antérieure de l'avant-bras sur 5 mm et à attendre la fin du saignement. Normalement celui-ci s'arrête en moins de 10 minutes. V. *Duke (épreuve de).*

IWANOFF (I. Vladimir, russe, 1865). V. *Blessig-Iwanoff (kystes de).*

IXODIDÉS, *s. m. pl.* (gr. *ixôdès*, visqueux) [angl. ***Ixodidae***]. Famille d'insectes de l'ordre des *Acariens,* classe des *Arachnidés,* embranchement des *Arthropodes.* Les tiques sont des Ixodidés. V. *biotaxie, Ornithodoros* et *tique.*

J

J. Symbole de *joule*. V. ce terme.

J (onde) (Osborn, 1953) [angl. ***J wave***]. Syn. *onde d'Osborn.* Onde électrocardiographique décrite au cours de l'hypothermie importante, ainsi nommée car elle est située à la *jonction* de QRS et T, faite d'une sus-dénivellation du segment ST convexe vers le haut, englobant la partie terminale de l'onde rapide.

J (point) [angl. ***J point***] (électrocardiographie). Point de *jonction* entre l'onde rapide QRS et le segment ST, dans le complexe ventriculaire.

JACCOUD-OSLER (maladie de) (J. François, fr., 1882 ; O., 1885) [angl. ***subacute bacterial endocarditis***]. Syn. *maladie d'Osler.* Endocardite infectieuse maligne à évolution lente, classiquement secondaire à une cardiopathie valvulaire préexistante, due le plus souvent à *Streptococcus viridans.* Son évolution insidieuse, avec poussées fébriles successives, arthralgies et souffle cardiaque, était marquée par des accidents cutanés (nodules d'Osler, purpura, pétéchies), des accidents viscéraux (infarctus du rein, de la rate, de la rétine, du cerveau, des intestins, etc.) et des lésions artérielles (endartérite, anévrisme). Elle aboutissait fatalement à la mort avant l'emploi des antibiotiques. — Actuellement cette terminologie a été étendue à toutes les *endocardites infectieuses* (ou bactériennes), même primitives et d'évolution aiguë. V. *Janeway (signe de).*

JACKSON (J. Henry, amér., 1939). V. *Parker et Jackson (sarcome de).*

JACKSON (syndrome de) (J. John Hughlings, brit., 1872) [angl. ***Jackson's syndrome***]. Association de paralysies unilatérales du voile du palais, de la langue, du larynx et des muscles trapèze et sterno-mastoïdien que l'on observe dans les lésions du bulbe. V. *bulbaires postérieurs (syndromes).*

JACKSONIEN, ENNE, *adj.* [angl. ***jacksonian***]. Qui se rapporte à Jackson. — ***épilepsie j.*** V. *bravais-jacksonienne (épilepsie).*

JACOB (maladie de) (J. Octave, fr., 1899) [angl. ***Jacob's disease***]. Limitation des mouvements de la mandibule par une exostose de l'os malaire.

JACOB (ulcère de) (J. Arthur, irlandais, 1790-1874). V. *ulcus rodens.*

JACOBI (J. Eduard, all., 1863-1915). V. *Petges-Jacobi (maladie de).*

JACOBS (syndrome de) (Jacobs E., 1951) [angl. ***Jacobs's syndrome***]. Association de dermatite squameuse scrotale, de stomatite et de conjonctivite décrite chez les prisonniers américains détenus par les Japonais pendant la seconde guerre mondiale et due probablement à une ariboflavinose.

JACOBSEN (syndrome de) (Jacobsen P. 1973) [angl. ***Jacobsen's syndrome***]. Syn. *syndrome de délétion du bras long du chromosome 11.* Ensemble de malformations comprenant notamment une trigonocéphalie, un strabisme, une retard mental, une hernie inguinale et une hypoplasie du cœur gauche.

JACOBSON (J. Otto, all., XXe siècle). V. *Holzknecht-Jacobson (phénomène de).*

JACOD (syndrome de) (J. Maurice, fr., 1921). V. *carrefour pétro-sphénoïdal (syndrome du).*

JACOD (triade de). Association d'ophtalmoplégie totale, d'amaurose et de névralgie trigéminale, caractérisant le syndrome du carrefour pétro-sphénoïdal.

JACQUEMIER (manœuvre de) (J. Jean-Marie, fr., 1806-1879) (obstétrique). Manœuvre destinée à dégager les épaules retenues dans le bassin après le passage de la tête. Elle consiste à rechercher le bras postérieur et à l'abaisser au-dessous du promontoire. On transforme ainsi le diamètre bisacromial en un diamètre axillo-acromial moins étendu que le précédent et plus apte à franchir la filière osseuse.

JADASSOHN (J. Josef, all., 1863-1936). V. *Franceschetti-Jadassohn (syndrome de).*

JADASSOHN (anétodermie érythémateuse de). V. *anétodermie érythémateuse.*

JADASSOHN (nævus sébacé de). V. *nævus sébacé de Jadassohn.*

JADASSOHN-LEWANDOWSKY (maladie ou syndrome de) (1906) [angl. ***Jadassohn-Lewandowsky syndrome***]. Syn. *pachyonychie congénitale.* Affection cutanée héréditaire transmise selon le type dominant, apparaissant chez le nouveau-né ou le jeune enfant, caractérisée par l'association de pachyonychie avec kératose sous-unguéale, de kératodermie palmo-plantaire en îlots avec hyperhidrose, de kératose cutanée disséminée folliculaire ou en plaques et de leucokératose des muqueuses, généralement localisée à la langue. Elle est voisine du syndrome de Schäfer : v. ce terme et *polykératose congénitale.*

JAFFÉ-LICHTENSTEIN (maladie de) (J. Henry, amér., 1937) [angl. ***Jaffé-Lichtenstein-Uehlinger disease***]. Syn. *ostéofibromatose kystique.* Variété de dysplasie fibreuse des os (v. ce terme) apparaissant dans l'enfance ou l'adolescence, caractérisée *anatomiquement* par des kystes osseux isolés remplis de tissu fibreux, débutant dans la moelle des os longs (col du fémur et tibia surtout) et *cliniquement* par une très longue évolution entrecoupée de douleurs, de déformations osseuses et de fractures spontanées. Dans le sang, les taux du calcium, du phosphore, des phosphatases et du cholestérol sont normaux. Elle serait voisine de la maladie d'Albright et de la neurofibromatose de Recklinghausen.

JAHNKE (syndrome de) (1930) [angl. ***Jahnke's syndrome***]. Variété de syndrome de Sturge-Weber-Krabbe (v. ce terme) dans laquelle il n'y a pas de glaucome.

JAKOB (pseudo-sclérose spastique de ou **maladie de)** (J. Alfons, all., 1921). V. *Creutzfeldt-Jakob (maladie de).*

JAKSCH-HAYEM-LUZET (maladie ou **syndrome de von)** (J. Rudolf von, autr., 1888 ; Hayem, 1889 et son élève Luzet, 1891). V. *anémie infantile pseudo-leucémique.*

JALAGUIER (incision de) (J. Jean, fr., 1853-1924) [angl. ***Battle's incision***]. Incision cutanée pratiquée dans l'appendicectomie ; elle suit du côté droit le bord externe du muscle grand droit, dont elle ouvre la gaine.

JAMAÏQUE. — 1° **(maladie des vomissements de la)** [angl. ***Jamaican vomiting sickness***]. Intoxication par ingestion des fruits de *Blighia sapida.* Elle se traduit brutalement par des vomissements, des convulsions, un coma et la mort. — 2° V. *diabète de type J.*

JAMBE, *s. f.* (lat. *gamba*, jarret) (TA *crus*) [angl. ***leg***]. Segment du membre inférieur compris entre la cuisse et le pied. V. *sural* • 👁 **poplité** •.

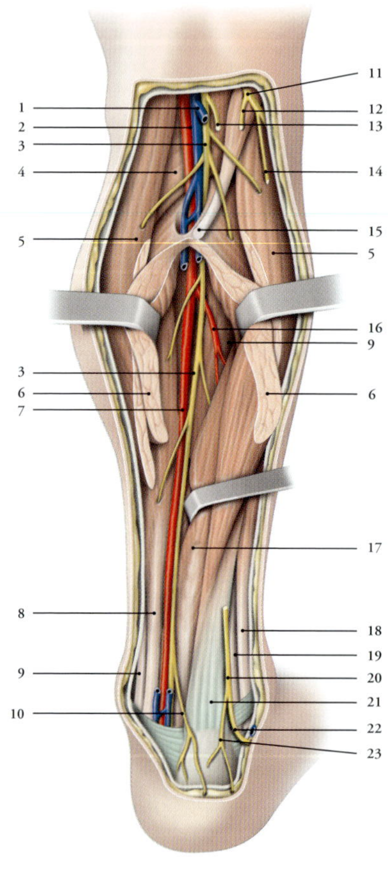

Région postérieure de la jambe droite

1. petite v. saphène
2. a. et v. poplitées
3. n. tibial
4. m. poplité
5. m. gastrocnémien sectionné
6. m. soléaire sectionné
7. a. tibiale post.
8. m. long fléchisseur des orteils
9. m. tibial post.
10. r. calcanéen médial
11. n. fibulaire commun
12. r. communicant fibulaire
13. n. cutané sural médial
14. n. cutané sural latéral
15. m. plantaire
16. a. fibulaire
17. m. long fléchisseur de l'hallux
18. m. long fibulaire
19. m. court fibulaire
20. n. sural
21. tendon calcanéen
22. r. cutané dorsal latéral du pied
23. r. calcanéen latéral

JAMBE (manœuvre de la) (Barré). Épreuve destinée à révéler une parésie légère d'un membre inférieur. Le malade étant couché à plat ventre, les genoux fléchis à l'équerre, de telle sorte que les jambes soient dressées verticalement, la jambe parésiée baisse rapidement et tombe sur le lit. V. *Barré (signe de).*

JAMBE EN ÉQUERRE (Trillat, 1910). Signe de la maladie luxante ou dysplasie de hanche destiné à mettre en évidence la rotation interne exagérée du fémur. Le sujet étant en décubitus dorsal, on peut, du côté malade, amener la jambe à former un angle droit avec la cuisse en portant le pied en dehors et en appliquant le genou sur le plan du lit. Du côté sain, la rotation interne du fémur étant limitée, on ne peut, par la même manœuvre, amener le genou au contact du lit.

JAMBES ARQUÉES. V. *genu varum.*

JAMBES EN GUILLEMETS. Association d'un *genu varum* d'un côté et d'un *genu valgum* du côté opposé.

JAMBES EN MANCHES DE VESTE. V. *manche de veste (déformation en)* et *Paget (maladie osseuse de).*

JAMBES SANS REPOS (syndrome des) (Ekbom, 1945) [angl. ***restless legs syndrome***]. Syn. *impatiences musculaires de l'éveil, mérasthénie agitante, paresthésie agitante nocturne des membres inférieurs, syndrome d'Ekbom.* Sensations désagréables profondes de reptation, d'agacement, siégeant dans les jambes. Elles sont accompagnées d'agitation motrice, de secousses brusques, parfois de douleurs (algomérasthénie). Elles surviennent le soir ou la nuit, en position assise ou couchée et ne sont calmées que par la marche ou des mouvements continuels. V. *acathésie* et *sommeil.*

JAMBIER, IÈRE, *adj.* Sural. V. ce terme.

JAMES (J. G., amér., 1953). V. *Swyer-James (syndrome de).*

JAMES (faisceau de) (J. T., amér.). V. *Clerc, Robert-Lévy et Cristesco (syndrome de).*

JAMPEL (J. Robert, amér., 1962). V. *Schwartz-Jampel (syndrome de).*

JANEWAY (signe de) (J. Theodore, amér., 1899) [angl. ***Janeway's nodes***]. Macules rougeâtres ou ecchymotiques, indolores, apparaissant au niveau de la paume des mains ou de la plante des pieds chez des malades atteints d'endocardite lente du type Jaccoud-Osler ; elles diffèrent du panaris d'Osler.

JANICÉPHALE ou **JANIFORME**, *s. m.* V. *sycéphalien.*

JANICEPS, *s. m.* (lat. *Janus* ; *caput,* tête) [angl. ***janiceps***]. Monstre double dont les deux corps sont soudés à la partie supérieure et dont la tête présente deux faces opposées.

JANSEN (dysostose métaphysaire de type) (J. Murk, holl., 1863-1935). V. *chondrodysplasie métaphysaire.*

JANSKY-BIELSCHOWSKY (idiotie amaurotique de type) (J. Jan, tchèque, 1873-1921). V. *Bielschowsky (idiotie amaurotique de type).*

JANUS (syndrome de) (J. Bret, 1956) (Janus, personnage de la légende romaine, aux deux visages adossés) [angl. ***Bret's syndrome***]. Aspect radiologique spécial propre à certaines cardiopathies congénitales avec cyanose et consistant dans le contraste entre les deux champs pulmonaires, dont l'un est clair et l'autre sombre avec une hyperpulsatilité artérielle pulmonaire. On l'observe dans la tétralogie de Fallot avec atrésie pulmonaire unilatérale et dans le vrai *truncus arteriosus* avec une seule artère pulmonaire. — Certains auteurs désignent par ce nom tous les syndromes d'hyperclarté pulmonaire unilatérale, d'origine circulatoire, ventilatoire (emphysème obstructif) ou mixte. V. *Mac Leod (syndrome de)* et *poumon évanescent.*

JARCHO-LEVIN (syndrome de) (J. Saul, amér., 1938) [angl. ***Jarcho-Levin syndrome***]. Syn. *dysostose spondylo-costale, dysplasie spondylo-thoracique, dysplasie occipito-facio-cervico-abdomino-digitale.* Variété de dysostose spondylo-costale à transmission récessive autosomique. Elle comporte une brièveté particulière du tronc avec saillie antérieure du sternum, un faciès arrondi avec élargissement du front, de la racine du nez et de la bouche ; les doigts sont fusiformes ; la radiographie met en évidence de nombreuses hémivertèbres avec divergences des côtes. Son évolution est fréquemment mortelle à brève échéance par infection respiratoire.

JARGONAPHASIE, *s. f.* [angl. ***jargonaphasia***]. Syn. *cacolalie, cacophasie, paraphasie littérale.* Langage incorrect, avec déformation et substitution de mots et fautes de syntaxe, observé dans les aphasies et les catatonies.

JARISCH (J. Adolf, autr., 1891-1965). V. *Bezold-Jarisch (réflexe de).*

JARISCH-HERXHEIMER (réaction de) (J. Adolf, autr., 1850-1902). V. *Herxheimer (réaction d').*

JARJAVAY (fracture de) (J. Jean, fr., 1815-1868). Luxation chondro-vomérienne ; variété de fracture du cartilage nasal.

JARREAU ET KLOTZ (méthode de) [angl. ***Jarreau-Klotz method***]. Technique de *relaxation* comprenant des exercices de contrôle respiratoire et de détente.

JARRET, *s. m.* [angl. ***ham***]. V. *poplité.*

JATENE (opération de) (Adib J., brésilien, 1985) [angl. ***Jatene's procedure***]. Variété d'anévrismectomie avec plastie du ventricule gauche.

JAUNISSE, *s. f.* V. *ictère.*

JAVEL (eau de) (J., faubourg puis quartier de Paris) (1777) [angl. ***Javel water***]. Solution aqueuse d'hypochlorite de sodium (NaClO), communément employée, notamment en antisepsie, pour la purification de l'eau potable et le blanchiment du linge. V. *javellisation.*

JAVELLISATION, *s. f.* [angl. ***javellization***]. Procédé de purification des eaux destinées à la consommation, consistant à ajouter à ces eaux une quantité déterminée d'eau de Javel (v. ce terme), suffisante pour détruire les matières organiques qu'elles contiennent, par le chlore actif mis en liberté, mais incapable de modifier leurs qualités organoleptiques.

JAWORSKI (J. Walery, polonais, 1849-1925). V. *Lapinski et Jaworski (signe de).*

JEFFERSON (fracture de) (J. sir Geoffrey, brit., 1920) [angl. ***Jefferson's fracture***]. Double fracture de chacun des arcs antérieur et postérieur de l'atlas. La 1re vertèbre cervicale est ainsi séparée en 4 fragments.

JEFFERSON (syndrome de). V. *sinus caverneux (syndrome de la paroi externe du).*

JEGHERS (J. Harald, amér., 1949). V. *Peutz-Jeghers (syndrome de).*

JÉJUNOPLASTIE, *s. f.* [angl. ***jejunoplasty***]. Opération destinée à modifier la forme et le fonctionnement du jéjunum.

JÉJUNOSTOMIE, *s. f.* (jéjunum ; gr. *stoma*, bouche) [angl. ***jejunostomy***]. Création d'une bouche sur le jéjunum ; opération que l'on a pratiquée pour alimenter le malade, lorsque la gastrostomie est impossible.

JÉJUNUM, *s. m.* (lat. *jejunus*, à jeun) [TA et angl. ***jejunum***]. Partie de l'intestin grêle faisant suite au duodénum et se continuant par l'iléum.

JELLINEK (signe de) (J. Stefan, autr., né en 1871) [angl. ***Jellinek's sign***]. Pigmentation anormale des paupières et des téguments périorbitaires que l'on observe chez 20 % environ des malades atteints de goitre exophtalmique et aussi parfois en dehors de la maladie de Basedow.

JENDRASSIK (manœuvre de) (J. Ernö, hongrois, 1858-1921) [angl. ***Jendrassik's maneuver***]. Manœuvre qui consiste à tirer fortement sur les deux mains unies par l'extrémité des doigts recourbés en crochet. Elle a pour but d'imposer au sujet, dont on examine les réflexes rotuliens, un effort pendant lequel les groupes musculaires étudiés restent à l'état de relâchement complet.

JENNÉRIENNE (vaccination) (Jenner Edward, brit., 1749-1823) [angl. ***arm-to-arm vaccination***]. Vaccination antivariolique de bras à bras.

JENNINGS (technique de). V. *barb wire.*

JENSEN (choriorétinite de) (J. Edmund, danois, 1861-1950) [angl. ***Jensen's disease***]. Choriorétinite juxta-papillaire extensive avec retentissement sur la tache aveugle, d'origine toxoplasmique.

JERK TEST (terme anglais). V. *Hughston (test d').*

JERSILD (syndrome de) (J. Peter, danois, 1933) [angl. ***anogenital elephantiasis***]. Syn. *syndrome ano-recto-génital, éléphantiasis génito-ano-rectal* (Jersild). Association d'un rétrécissement inflammatoire du rectum, d'adénopathie et d'éléphantiasis de la région périnéale, conséquence d'une infection du système lymphatique de cette région. Elle peut avoir des causes multiples : maladie de Nicolas et Favre, syphilis, tuberculose, actinomycose, etc. V. *esthiomène.*

JERVELL ET LANGE-NIELSEN (syndrome de) (J. Anton, norv., 1957) [angl. ***cardio-auditory syndrome of Jervell and Lange-Nielsen***] (cardiologie). Syn. *syndrome cardio-auditif de Jervell et Lange-Nielsen.* Affection rare, très probablement héréditaire et transmise selon le mode récessif, comprenant une surdi-mutité congénitale, des syncopes survenant à l'effort et, à l'électrocardiogramme, des troubles de la repolarisation ventriculaire (allongement important de l'intervalle QT avec anomalies des ondes T). Elle se termine généralement par la mort subite au cours des premières années de la vie. V. *Romano-Ward (syndrome de)* et *QT long (syndrome du).*

JESSNER-KANOFF (infiltration lymphocytaire de la peau de) (J. Max, amér.). Variété de lymphome (v. ce terme) cutané bénin.

JET (lésion de) [angl. ***jet lesion***] (cardiologie). Altération de la paroi cardiaque ou artérielle au point d'impact d'un courant sanguin violent et étroit projeté à travers un orifice rétréci (aortique ou pulmonaire) ou insuffisant (orifice mitral).

JETAGE, *s. m.* (jeter) [angl. ***snuffles***]. Écoulement nasal chez les animaux (cheval) atteints de morve. — Par analogie, ce mot s'emploie aussi pour désigner tout écoulement nasal abondant chez l'homme.

JET-LAG, *s. m.* (anglicisme) (angl. *jet*, avion à réaction ; *lag*, décalage). Conséquences physiologiques (insomnie, troubles du comportement et de la vigilance, asthénie) du décalage horaire subi par les sujets effectuant de longs trajets aériens transméridiens. V. *mélatonine* et *sommeil.*

JEUNE (maladie ou syndrome de) (J. Mathis, fr., né en 1910). V. *dystrophie thoracique asphyxiante.*

JIRGL (réaction de) (J. Vladimir, tchèque, 1957). Aspect trouble et formation de précipité survenant lorsque le sérum sanguin d'un malade atteint d'ictère cholestatique est mis en présence de réactif des phénols, de Folin-Cioccalten. Il est dû à la présence de mucoprotéine dans le sérum.

JNC. Abréviation de l'américain *Joint National Comittee* (sous-entendu : *on detection, evaluation and treament of high blood pressure).* Comité américain émettant des recommandations relatives à l'hypertension artérielle.

JOANNY. V. *Léri et Joanny (maladie de).*

JOB (syndromes de) [angl. ***Job's syndrome***]. — 1° (Maldowa). Association du syndrome de Zollinger-Ellison et d'une adénomatose endocrinienne multiple (hypophysaire et parathyroïdienne), de caractère familial. Nom proposé en raison des douleurs violentes et rebelles endurées par ces malades. — 2° (Terme proposé par S. D. Davis et coll. en 1966 par analogie avec l'état misérable du prophète.) État cachectique provoqué chez l'enfant par des suppurations froides multiples et récidivantes à staphylocoques. Elles sont associées à un eczéma chronique, à une faible pigmentation de la peau et à la couleur rousse des cheveux. Cet aspect des suppurations, sans inflammation locale, semble dû à une anomalie particulière des polynucléaires neutrophiles, dépourvus de chimiotactisme et sécrétant peu d'enzymes lysosomiales et d'histamine. Certains auteurs rapprochent ce syndrome de la granulomatose septique progressive. V. ce terme, *carence immunitaire* et *Buckley (syndrome de).*

JOCASTE (complexe de) (J., mère puis épouse d'Œdipe, dans la mythologie grecque ancienne) [angl. ***Jocasta's complex***]. Attachement pathologique d'une mère à son fils. V. *Œdipe (complexe d').*

JOE (syndrome pickwickien type). V. *Pickwick (syndrome de).*

JOFFROY (signes de) (J. Alexis, fr., 1844-1908). — 1° [angl. ***Joffroy's sign***]. Syn. *signe de Sainton.* Parésie du muscle frontal qui ne se contracte pas quand on fait porter le regard en haut (goitre exophtalmique). — 2° Suppression du spasme de la face par compression du nerf facial, dans la chorée électrique.

JOHANSON-BLIZZARD (syndrome de) (J. Ann, amér. ; B. Robert, amér., 1971) [angl. ***Johanson-Blizzard syndrome***].

Association de malformations à transmission autosomique récessive comprenant essentiellement une microcéphalie avec aplasie des ailes du nez, débilité mentale, surdité, hypothyroïdie, nanisme, insuffisance pancréatique externe et imperforation anale.

JOHANSSON (J. Sven, suédois, né en 1880). V. *Sinding-Larsen et Johansson (maladie de).*

JOHNSON (J. Frank C., amér., 1894-1934). V. *Dubin-Johnson (ictère de).* — (J. Frank B., amér., né en 1919), *Reye-Johnson (syndrome)* et *Stevens-Johnson (syndrome).*

JOHNSON (syndrome de). Syndrome post-péricardiotomie. V. *post-commissurotomie (syndrome).*

JOLLY (corps de) (J. Justin, fr., 1905) [angl. ***Jolly's bodies***]. Corpuscules arrondis, basophiles, que l'on voit dans certaines hématies au cours d'anémies graves ou bien après splénectomie. Ils représentent les restes du noyau.

JOLLY (réaction de) (J. Friedrich, all., 1844-1904). V. *myasthénique (réaction).*

JONCTION ATRIOVENTRICULAIRE ou **AURICULO-VENTRICULAIRE** [angl. ***atrioventricular junction***]. Ensemble du nœud atrio-ventriculaire d'Aschoff-Tawara et du tronc du faisceau de His. V. *tachycardie jonctionnelle.*

JONCTION PYÉLO-URÉTÉRALE (syndrome de la). Syndrome dû à une anomalie, souvent congénitale, de l'implantation de l'uretère dans le bassinet du rein, provoquant la formation d'une hydronéphrose longtemps latente, mais pouvant se compliquer d'infection et de lithiase rénale.

JONCTIONNEL, ELLE, *adj.* [angl. ***junctional***] (cardiologie). Qui se rapporte à la zone de jonction atrio-ventriculaire (région du nœud d'Aschoff-Tawara et tronc du faisceau de His). V. *nodal.*

JONES (critères de) (J. T., amér., 1942 ; critères modifiés en 1965 par l'American Heart Association) [angl. ***Jones's criteria***]. Éléments du diagnostic de la maladie de Bouillaud (v. ce terme). Aucun d'entre eux n'a vraiment de spécificité. On les classe en *critères majeurs :* polyarthrite, cardite, érythème marginé, chorée de Sydenham, nodosités de Meynet et *c. mineurs :* fièvre, arthralgies, allongement de l'espace PR à l'électrocardiogramme, positivité des tests biologiques d'inflammation, élévation du taux des antistreptolysines O, antécédents personnels de rhumatisme articulaire aigu. Le diagnostic peut être posé sur la constatation de 2 *c.* majeurs au moins, ou bien d'1 *c.* majeur et de 2 *c.* mineurs.

JONES (fracture de) [angl. ***Jones's fracture***]. Fracture par arrachement de la base du 5e métatarsien.

JONKERS (J. Garrit, holl., 1961). V. *Waardenburg-Jonkers (dystrophie cornéenne de).*

JOSEPH. V. *Machado-Joseph.*

JOSEPH (J. Raymond, fr., né en 1903). V. *Lelong-Joseph (anémie de).*

JOSEPH (maladie de R.). V. *hyperprolinémie.*

JOSSERAND. V. *Nové-Josserand (signe de).*

JOUBERT (syndrome de) (J. Marie, canadienne, 1969) [angl. ***Joubert's syndrome***]. Association rare d'agénésie du cervelet et notamment d'ataxie, de retard mental et d'accès d'hyperpnée. Ce syndrome, à transmission probablement autosomique récessive, est mortel en quelques années.

JOUE, *s. f.* (TA *bucca*) [angl. ***cheek***]. Partie latérale de la face, limitant en dehors la cavité buccale. Elle contient des muscles (buccinateur, zygomatique etc) donnant son expression au visage • 👁 **face** •.

JOULE, *s. m.* (symbole J) (James Prescot Joule, physicien anglais, 1818-1889) [angl. ***joule***]. Unité d'énergie et de travail (remplaçant l'erg, v. ce mot) ou de quantité de chaleur (remplaçant la calorie, v. ce mot) dans le système international d'unités. 1 joule est le travail produit par une force de 1 newton qui déplace son point d'application de 1 mètre dans sa propre direction. 1 joule = 107 ergs. 1 joule = 0,239 calorie.

JOURNAL (signe du) [angl. ***Froment's paper sign***]. Syn. *signe de Froment, signe du pouce.* Préhension difficile d'une feuille de papier, entre le pouce et l'index, dans la paralysie cubitale, du fait de la parésie de l'adducteur du pouce.

JOUVELET (appareil de). Dispositif comportant une pompe à galet et destiné à perfuser à grand débit.

JUBERG-HAYWARD (syndrome de) (J. Richard, amér. ; H. James, amér., 1969) [angl. ***Juberg-Hayward syndrome***]. Syn. *syndrome oro-cranio-digital.* Association de malformations transmises selon le mode autosomique dominant et comprenant essentiellement une fente labio-palatine, une microcéphalie et une hypoplasie des pouces.

JUBERG-MARSIDI (syndrome de) (J. R. ; M. I., 1980) [angl. ***Juberg-Marsidi syndrome***]. Syndrome malformatif très rare et de transmission liée au chromosome X, associant retard statural et mental, surdité, hypogonadisme et aplatissement de la crête nasale.

JUDD (opération de) (J. Edward, amér., né en 1878). V. *duodéno-pylorectomie antérieure.*

JUDKINS. V. *Bourassa et Judkins (technique de).*

JUGAL, ALE, *adj.* (lat. *jugum,* gorge) [angl. ***jugal***]. Relatif à la joue.

JUGULAIRES (veines) (lat. *jugulus,* gorge) (TA *vena jugularis, anterior, externa, interna*). Veines du cou. *V. j. antérieure, externe.* — ***v. j. interne*** [angl. ***internal jugular vein***]. La plus volumineuse veine cervicale, drainant le sang de l'encéphale et de la face, satellite de l'artère carotide interne puis commune • 👁 **parathyroïde** •.

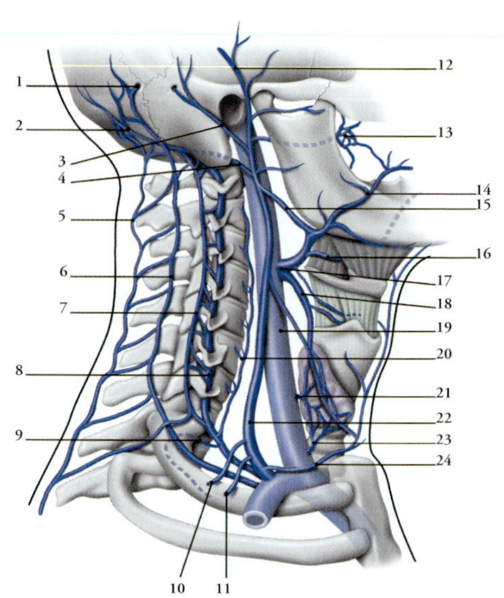

Veines profondes du cou.
Vue latérale schématique, d'après Paturet

1. veine émissaire mastoïdienne
2. plexus veineux sub-occipital
3. veine auriculaire postérieure
4. veine occipitale
5. veine médiane de la nuque
6. veine cervicale profonde
7. veine vertébrale accessoire
8. veine vertébrale
9. veine intercostale suprême
10. veine transverse du cou
11. veine suprascapulaire
12. veine temporale superficielle
13. plexus ptérygoïdien
14. veine faciale
15. veine rétro mandibulaire
16. veine linguale
17. tronc veineux thyro-linguo-facial
18. veine thyroïdienne supérieure
19. veine jugulaire intérieure
20. veine vertébrale antérieure
21. veine thyroïdienne moyenne
22. veine jugulaire extérieure
23. veine thyroïdienne inférieure
24. veine jugulaire antérieure

JUGULOGRAMME, *s. m.* [angl. ***jugular vein tracing***]. Courbe obtenue par l'enregistrement du pouls jugulaire (v. ce terme et *phlébogramme*).

JUGUM SPHÉNOÏDAL (lat. *jugum,* joug) (TA *jugum sphenoidale*) [angl. ***sphenoidal yoke***]. Partie du corps du sphénoïde réunissant ses petites ailes • 👁 **sphénoïde** •.

JULEP, *s. m.* (arabe, *jelâb*) [angl. ***julep***]. Potion adoucissante et calmante où n'entrent que de l'eau distillée et des sirops.

JULIUSBERG (J. Fritz, all., né en 1872). V. *Kaposi-Juliusberg (maladie de).*

JUMEAU, ELLE, *adj.* et *s. m.* ou *f.* (lat. *gemellus,* jumeau) [angl. ***twin***]. Né d'un même accouchement. Les enfants *j.* peuvent être issus de deux œufs différents (*j.* biovulaires, bivitellins ou dizygotes) ou de la division anormale d'un œuf unique (uniovulaires, univitellins ou monozygotes) ; ils sont, dans ce dernier cas, toujours du même sexe et leur ressemblance est frappante. V. *dizygote* et *monozygote.* — ***j. conjoints.*** *J.* accolés. Ils peuvent être viables ou non, symétriques ou asymétriques. Leur type de jonction est variable (supérieur, moyen, inférieur). V. *craniopage, dicéphalie, dipyge, ischiopage, monstre, parapage, pygopage, siamois (frères ou sœurs), thoracopage* et *xiphopage.*

JUNET (J. Robert, suisse, né en 1907). V. *Troell-Junet (syndrome de).*

JÜNGLING (maladie ou ostéite polykystique de) (J. Otto, all., 1884-1944). V. *Perthes-Jüngling (ostéite cystoïde de).*

JUNG-VOGEL (syndrome de). Association d'une érythrodermie ichtyosiforme congénitale non bulleuse et d'une dystrophie cornéenne.

JUNIUS ET KUHNT (syndrome de) (J. Paul, all., né en 1871). V. *Coppez et Danis (dégénérescence maculaire de).*

JÜRGENS (J. Rudolf, all., 1898-1961). V. *Willebrandt (von)-Jürgens (maladie de).*

JUTRAS (J. Albert, canadien, 1936). V. *Roy et Jutras (syndrome de).*

JUVÉNILISME, *s. m.* (Apert). Infantilisme atténué.

K

k. Symbole de *kilo,* v. ce terme.

K. — 1° Symbole de *Kelvin.* V. ce terme. — 2° (arabe : *kali,* potasse). Siymbole chimique du *potassium.* — *Ke.* Potassium extracellulaire — *Ki.* Potassium intracellulaire. — 3° Symbole de la *lysine.* V. ce terme 2°.

K (complexe). Aspect de l'électro-encéphalogramme caractérisé par une onde lente entrecoupée d'oscillations rapides ; on l'observe au cours du sommeil, du coma ou de la narcose, en réponse à une stimulation sensorielle.

KABAT (méthode de) [angl. ***Kabat's method***]. Technique de rééducation utilisant la facilitation neuro-musculaire proprioceptive. V. *Bobath (méthode des), Knott et Voss (méthode de)* et *PNF.*

KABURÉ, *s. m.* (terme japonais) [angl. ***kabure***]. Éruption urticarienne fugace, contemporaine de la pénétration cutanée des cercaires (v. ce terme) de *Schistosoma japonicum.* V. *bilharziose, schistosomiase* et *nageurs (dermatite ou gale des).*

-KACINE. Suffixe caractérisant la DCI des antibiotiques extraits ou dérivés du *Streptomyces kanamycetus.*

KAESER. V. *Stark-Kaeser (syndrome de).*

KAHLER (maladie de) (K. Otto, autr., 1889) [angl. ***Kahler's disease***]. Syn. *myélomes multiples* (Rustitzky, 1873), *maladie de Mac Intyre, de Rustitzky* ou *de Bozzolo.* Hémopathie maligne issue d'un clone lymphoïde B, engendrant la prolifération médullaire de plasmocytes monoclonaux. Elle atteint les hommes après la cinquantaine et se traduit cliniquement par le développement simultané dans la moelle des os de très nombreuses tumeurs. Elle frappe surtout le rachis et les os plats et provoque des douleurs osseuses, des fractures spontanées, une forte accélération de la vitesse de sédimentation globulaire, très souvent une insuffisance rénale et une anémie plus ou moins sévère. Elle altère rapidement l'état général et aboutit spontanément à la mort en deux ou trois ans. Le sang contient une immunoglobuline monoclonale (v. ce terme) appartenant aux classes IgG, IgA ou, plus rarement, IgD ou IgE et l'urine des chaînes légères de cette Ig (protéine de Bence Jones, v. ce terme). V. *dysglobulinémie monoclonale, immunoglobuline, POEMS (syndrome)* et *gammapathie monoclonale bénigne.*

KAKKAR (méthode de) (1971) [angl. ***Kakkar's method***]. Thérapeutique destinée à éviter les accidents thrombo-emboliques péri-opératoires. Elle consiste en l'injection sous-cutanée de faibles doses d'héparinate de calcium (0,2 mL) 2 heures avant l'intervention chirurgicale, doses que l'on répétera ensuite 2 à 3 fois par 24 h pendant 1 semaine.

KALA-AZAR, *s. m.* (en hindou : fièvre noire ou mort noire) [angl. ***kala-azar***]. Syn. *leishmaniose viscérale, fièvre doumdoum, fièvre épidémique d'Assam, maladie de Sahib.* Maladie endémique aux Indes et en Extrême-Orient et en voie d'extension dans le Bassin méditerranéen, caractérisée par une fièvre irrégulière, l'augmentation de volume de la rate et du foie, une coloration plus ou moins bronzée de la peau, une anémie avec inversion de la formule leucocytaire, souvent des symptômes dysentériques et parfois des nodules cutanés tardifs. Elle évolue spontanément vers la mort dans un délai de 6 mois à 2 ans. Elle est due à un protozoaire, *Leishmania donovani* (Leishman, juin 1903 ; Donovan, novembre 1903), qui se trouve en grande abondance dans la rate et dans la moelle osseuse et qui est transmis de l'homme ou du chien à l'homme par *Phlebotomus argentipes.* — ***k.-a. infantile*** [angl. ***infantile kala-azar***]. Syn. *anémie splénique infectieuse* ou *pseudo-leucémique, leishmaniose splénique infantile, lymphadénie splénique des nourrissons, pseudo-leucémie infantile infectieuse, ponos.* Cette variété, sporadique en Arménie, dans le Turkestan et dans le Bassin méditerranéen où elle a été étudiée par Ch. Nicolle (1907), est caractérisée par la fièvre désordonnée, l'intensité de l'anémie, le volume considérable de la rate et de l'abdomen et une cachexie mortelle en 6 mois environ ; elle est due à *Leishmania infantum,* variété de *L. donovani,* qui serait transmise du chien à l'homme par les phlébotomes *(P. perniciosus).*

KALICYTIE, *s. f.* (arabe *kali,* potasse ; gr. *kutos*, cellule). Présence et taux du potassium dans les cellules. La *k.* est de 4,60 à 6,60 g par litre d'eau intracellulaire (115 à 160 mEq ou mmol).

KALIÉMIE, *s. f.* (arabe *kali,* potasse ; gr. *haïma*, sang) [angl. ***kaliaemia***]. Taux du potassium contenu dans le sang. Chez un sujet normal, il est de 0,20 g par litre de plasma, soit 5 mEq/L ou mmol/L.

KALIOPÉNIE, *s. f.* (arabe *kali ;* gr. *pénia*, pauvreté) [angl. ***kaliopenia***]. Diminution du taux du potassium (K) dans les humeurs de l'organisme.

KALISME, *s. m.* (arabe *kali,* potasse). Ensemble des accidents toxiques causés par le potassium : troubles gastriques, ralentissement du cœur, cachexie alcaline.

KALITHÉRAPIE, *s. f.* Emploi thérapeutique du potassium.

KALIURÈSE, *s. f.* [angl. ***kaliuresis***]. Élimination de potassium dans l'urine.

KALIURIE, *s. f.* [angl. ***kaliuria***]. Présence (et taux) du potassium dans l'urine. La *k.* varie de 1 à 5 g (25 à 128 mEq ou mmol) par 24 heures chez le sujet normal.

KALLICRÉINE ou **KALLIKRÉINE**, *s. f.* (Frey, 1925) [angl. ***kallikrein***]. Enzyme polypeptidique présente chez l'homme dans le pancréas, les glandes salivaires et sudoripares, le plasma sanguin et l'urine. Elle est liée, à l'état normal et de façon réversible, à un inactivateur spécifique, l'ensemble constituant le *kallikréinogène.* — Dans le *plasma,* celui-ci est transformé en kallicréine sous diverses influences, p. ex. :

par addition d'un complexe antigène-anticorps, surtout par un facteur de perméabilité cellulaire, le facteur PF/dil, lui-même activé par le facteur de coagulation Hageman. Le kallicréinogène *glandulaire* est transformé en kallicréine par la trypsine et les sucs tissulaires. Dans la pancréatite aiguë hémorragique, la *k.* (qui se forme sous l'action de la trypsine et libère deux autres polypeptides vasodilatateurs et hypotenseurs comme elle, la kallidine et la bradykinine) est responsable de l'état de choc. L'inactivateur (anti-enzyme) de la *k.* est aussi un inhibiteur de la trypsine, de la chymotrypsine et de la fibrinolysine. V. *kallidine, bradykinine, kinine* et *Björk (syndrome de).*

KALLICRÉINE-KININE (système). Ensemble physiologique hypotenseur formé par la kallicréine et ses dérivés, les kinines (bradykinine et kallidine). Ceux-ci ont une activité vasodilatatrice très brève car ils sont inactivés très rapidement par l'enzyme de conversion (kininase II). V. ce terme, *kallicréine, kinine* et *rénine-angiotensine (système).*

KALLICRÉINOGÈNE, *s. m.* [angl. ***kallikreinogen***]. Syn. *prékallicréine.* Pro-enzyme de la kallicréine, normalement présent dans le sang. V. *kallicréine* et *facteur Fletcher.*

KALLIDINE, *s. f.* (Werle, 1937) [angl. ***kallidin***]. Syn. *lysyl-bradykinine.* Polypeptide composé de dix acides aminés (décapeptide), provenant de la transformation du kallidinogène (une des α2-globulines du plasma) sous l'influence de la kallicréine. Ses effets sont analogues à ceux des autres kinines (v. *kallicréine* et *kinine*).

KALLIDINOGÈNE, *s. m.* [angl. ***kallidinogen***]. V. *kallidine.*

KALLMANN (syndrome de) (K. Franz, amér., 1944). V. *dysplasie olfactogénitale.*

KALTENBORN (technique de) (K. F., norvégien, 1980) [angl. ***Kaltenborn's method***]. Procédé de mobilisation des articulations distales (poignet).

KANNER (syndrome de) (K. Leo, amér., né autr., 1943) [angl. ***Kanner's syndrome***]. Autisme infantile. V. *Asperger (syndrome d').*

KANOFF (K. Norman, amér.). V. *Jessner-Kanoff (infiltration de).*

KAOLIN, *s. m.* (mot chinois) [angl. ***kaolin***]. Silicate d'aluminium hydraté. Variété d'argile se présentant sous l'aspect d'une fine poudre blanche insoluble dans l'eau et servant à fabriquer la porcelaine. On l'utilise en pharmacie comme pansement du tube digestif. V. *céphaline (temps de).*

KAPLAN. V. *Walford et Kaplan (syndrome de)* et *Zuelzer-Kaplan (syndrome de).*

KAPLAN (syndrome de) (1956). V. *fibrose pulmonaire interstitielle diffuse.*

KAPLAN (test de). V. *angiotensine (test à l').*

KAPOSI (éruption varicelliforme de) (K. Moricz, 1837-1902, dermatologue viennois d'origine hongroise). V. *pustulose vacciniforme.*

KAPOSI (maladies de). — 1° V. *sarcomatose multiple hémorragique de Kaposi.* — 2° V. *lupus érythémateux aigu disséminé.*

KAPOSI-IRGANG (lupus érythémateux profond de) (K., 1875 ; I., 1954). Variété de lupus érythémateux chronique caractérisé par la présence de nodules hypodermiques.

KAPOSI-JULIUSBERG (maladie de). V. *pustulose vacciniforme.*

KARMAN (méthode de) (XXe siècle) [angl. ***Karman's procedure***]. Procédé d'avortement par aspiration du contenu utérin, utilisable pendant les premières semaines de la grossesse.

KARNOFSKY (critères, échelle ou index de) (K. D., amér., XXe siècle) [angl. ***Karnofsky's (performance) index ou scale***]. Cotation de l'état général, de l'activité et du pronostic utilisée dans les cancers et les maladies chroniques. Elle descend de 10 en 10 de la façon suivante : 100, normal — 90, quelques symptômes, activité normale — 80, légère diminution de l'activité — 70, ne peut travailler mais reste autonome — 60, nécessite une aide occasionnelle — 50, nécessite une aide importante — 40, nécessite des soins importants — 30, doit être hospitalisé — 20, grand malade — 10, moribond — 0, mort.

KARTAGENER (syndrome de) (K. Menes, suisse, 1935) [angl. ***Kartagener's triad***]. Syndrome rare caractérisé par la triade : inversion viscérale, polypose nasale avec infection chronique du rhinopharynx et dilatation des bronches. V. *cils immobiles (syndrome des).*

KARYOKINÈSE, *s. f.* V. *mitose.*

KASABACH-MERRITT (syndrome de) (K. Haigh, amér., 1940). Syndrome très rare décrit chez le nouveau-né ou le nourrisson et caractérisé par l'association d'un angiome géant et d'hémorragies souvent mortelles : celles-ci sont la conséquence d'une coagulopathie de consommation avec thrombopénie et fibrinolyse qui se développe dans l'angiome.

KASHIN-BECK (maladie de) (K. Nicolai, russe, 1859 ; B., 1906) [angl. ***Kashin-Beck disease***]. Syn. *osteoarthritis deformans endemica* (Beck), *maladie de l'Ourov.* Dystrophie ostéo-articulaire frappant les populations pauvres de Sibérie transbaïkale (le long du fleuve Ourov), de la Chine du Nord-Est et de la Corée du Nord. Elle apparaît entre 10 et 18 ans, débute par les petites jointures, procède par poussées successives qui entravent le développement des os et laisse chaque fois les articulations plus volumineuses et plus déformées. Sa cause est mal connue : pour certains, intoxication par les céréales parasitées par un champignon *(Fusarium sporotrichiella)* ; pour d'autres, résultat des conditions générales de vie des populations, en particulier de la faible teneur des eaux en minéraux, surtout en calcium et en sélénium.

KAST (syndrome de) (K. Alfred, all., 1856-1903) [angl. ***Kast's syndrome***]. V. *Maffucci (syndrome de).*

KASTER. V. *Lillehei-Kaster (valve de).*

KAT. Symbole de *katal.* V. ce terme.

KATAL, *s. m.* (symbole kat) (all. Katalyse) [angl. ***katal***]. Unité du système SI mesurant l'activité catalytique. C'est la quantité d'enzyme nécessaire pour transformer 1 mole de substrat en une seconde. L'ancienne unité internationale (UI) enzymatique vaut $16{,}67 \times 10^{-9}$ katal.

KATAYAMA (maladie de) (ville du Japon). V. *schistosomiase.*

KATZ (indice de) (K. Johann, all., 1880-1938). Chiffre représentant la vitesse de sédimentation des hématies (v. *sédimentation*). Il est donné, à partir des chiffres lus au bout des 1re et 2e heures, par la formule : chiffre 1re h + chiffre 2e h/2. Il est normalement égal ou inférieur à 7.

KAUFMAN (syndrome de) (K. Robert, amér., 1971) [angl. ***Kaufman's syndrome***]. Syn. *syndrome oculo-cérébro-facial.* Association de malformations transmises selon le mode autosomique récessif et comportant essentiellement une microcornée avec myopie, strabisme atrophie optique, un palais ogival et une micrognathie.

KAULLA (test de von) (K. Kurt von, all., 1958) [angl. ***euglobulin lysis test***]. Syn. *mesure du temps de lyse des euglobulines.* Méthode de mesure de l'activité fibrinolytique du sang par l'étude des activateurs de la fibrinolyse (plasminogène surtout). Ceux-ci sont contenus dans les euglobulines que l'on précipite par acidification et dilution et que l'on coagule ensuite. Les inhibiteurs de la fibrinolyse (antiplasmine) restent dans le liquide surnageant. Normalement, le caillot des euglobulines se dissout en 3 heures ou plus : une lyse plus rapide témoigne d'une surabondance d'activateurs et donc d'une tendance à la fibrinolyse ; si elle survient avant la 30e minute, elle est aiguë, entre la 30e et 60e, elle est modérée ; fruste si elle apparaît entre la 60e et la 120e minute.

KAWASAKI (syndrome de) (K. Tomisaku, 1967) [angl. ***Kawasaki's disease, mucocutaneous lymph node syndrome***]. Syn. *syndrome adéno-cutanéo-muqueux.* Syndrome survenant chez le jeune enfant, caractérisé par une fièvre élevée et irrégulière, une éruption scarlatiniforme avec énanthème et congestion conjonctivale, des adénopathies cervicales, un gonflement érythémateux palmo-plantaire et une évolution parfois grave. L'atteinte cardiaque est fréquente. La mort (2 à 3 % des cas) est souvent due à une thrombose artérielle ou à la rupture d'un anévrisme coronaire ou aortique. L'origine de la maladie est inconnue ; l'intensité des réactions inflammatoires et les lésions d'angéite segmentaire rapprochent cette affection des angéites nécrosantes. V. *angéite.*

KAYSER-FLEISCHER (cercle de) (K. Bernhard, all., 1902) [angl. ***Kayser-Fleischer ring***]. Anneau bronzé situé sur le limbe scléro-cornéen. Cette pigmentation, due à des dépôts de cuivre, constitue l'un des signes les plus constants de l'hépatite familiale juvénile ou maladie de Wilson et du syndrome de Westphal-Strümpell. V. *dégénérescence hépato-lenticulaire.*

KAZNELSON (syndrome de) (K. Paul, tchèque, XXe siècle) [angl. ***Kaznelson's syndrome***]. Forme primitive de l'érythroblastopénie chronique de l'adulte.

KBG (syndrome) (J. Hermann ; Opitz) [angl. ***KBG syndrome***]. Association de malformations osseuses à transmission récessive, comprenant notamment un nanisme, un faciès arrondi, une macrodontie, un retard mental et des anomalies des mains.

KBM. Abréviation de l'allemand *Kondylen Bettung Münster* signifiant : alitement des condyles, Münster. Variété de prothèse tibiale à appui condylien.

KD. Kilodalton = 1 000 daltons. V. *dalton.*

KEARNS ET SAYRE (syndrome de) (K. Thomas, amér., 1958) [angl. ***Kearns-Sayre syndrome***]. Syn. *syndrome de Barnard et Scholz* (1944). Association de rétinite pigmentaire, d'ophtalmoplégie externe avec ptosis et strabisme divergent et de myocardiopathie avec altérations de la conduction (bloc de branche, bloc atrio-ventriculaire). Il s'y ajoute souvent une surdité, un syndrome cérébelleux, des troubles endocriniens et une petitesse de la taille. Cette affection est consécutive à une délétion de l'ADN mitochondrial. V. *mitochondriale (maladie).*

KEASBEY (tumeur de) (K. L., amér., 1953) [angl. ***juvenile fibromatosis***]. Syn. *fibrome aponévrotique calcifiant juvénile, fibromatose juvénile.* Fibromatose (v. ce terme) aponévrotique survenant chez le sujet jeune et dont l'évolution est parfois récidivante.

KEDANI (maladie de) (*k.* désigne en japonais la larve du *Thrombicula*). V. *fièvre fluviale du Japon.*

KEHR (drain de) (K. Hans, all., 1862-1916) [angl. ***Kehr's drain***]. Drain en forme de T utilisé dans la cholédochostomie.

KEHR (opération de) [angl. ***Kehr's operation***]. Résection de la vésicule biliaire et du canal cystique suivie de l'ouverture et de la désobstruction du canal cholédoque et du canal hépatique et du drainage direct de ce dernier.

KEILIN (théorie de). V. *cytochrome.*

KEINING-COHEN (maladie de). V. *myxœdème cutané circonscrit, 2° : myxœdème circonscrit prétibial.*

KEIPERT (syndrome de) (Keipert J.A., australien, 1973) [angl. ***Keipert's syndrome***]. Syndrome voisin de celui de Rubinstein et Taybi (v. ce terme) comportant notamment des extrémités digitales larges et des malformations faciales (élargissement du nez dont les ailes sont proéminentes).

KEITH ET FLACK (nœud de) (Sir Arthur K., brit., 1866-1955). V. *nœud sinusal.*

KEITH-WAGENER (classification du fond d'œil selon) (K. Norman, amér.). Classification schématique des lésions du fond d'œil dans la maladie hypertensive, selon leur gravité croissante. *Stade I :* aspect cuivré des vaisseaux ; *stade II :* signe du croisement de Gunn (v. ce terme) ; *stade III :* hémorragies et exudats ; *stade IV :* œdème papillaire.

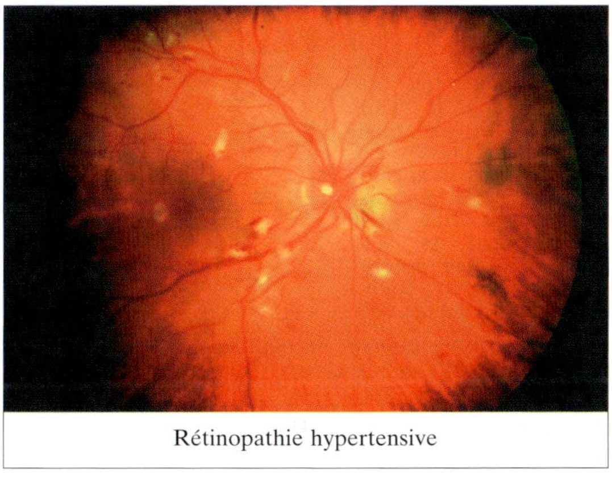

Rétinopathie hypertensive

KELL ou KELL-CELLANO (antigène, facteur ou système) (nom de malade) [angl. ***Kell factor***]. Agglutinogène du globule rouge, distinct de ceux des groupes sanguins ABO et Rhésus et pouvant être à l'origine d'hémolyse en cas d'incompatibilité fœto-maternelle. Sa détermination est obligatoire en début de grossesse. V. *groupes sanguins.*

KELLING-MADLENER (gastrectomie type) (K. George, all., 1866-1945). V. *gastrectomie type Kelling-Madlener.*

KELLY ET MARION (procédé de). Froncement du col vésical, opération pratiquée pour remédier à certaines incontinences d'urine chez la femme.

KELLY-PATERSON (syndrome de) (K. Adam, brit., 1865-1941). V. *Plummer-Vinson (syndrome de).*

KÉLOTOMIE, *s. f.* (gr. *kêlê*, hernie ; *tomê*, section) [angl. ***kelotomy***]. Opération de la hernie étranglée ; section de la bride qui provoque l'étranglement.

KELVIN, *s. m.* (symbole : K) (W. Thomson, Lord Kelvin, physicien britannique, 1824-1907) [angl. ***kelvin***]. Unité de base du système international pour la température thermodynamique. Un kelvin égale un degré Celsius (v. ce terme) mais le point de départ de l'échelle Kelvin est le zéro absolu : 0° Kelvin. La glace fond à 273,16° Kelvin et l'eau bout à 373,16° Kelvin.

KEMPNER (régime de) (K. Walter, amér., 1944) [angl. ***Kempner's diet***]. Régime désodé strict, dépourvu de protéines animales et de graisses, préconisé autrefois dans le traitement de l'hypertension artérielle et de l'insuffisance cardiaque. Il est uniquement composé d'hydrates de carbone : 250 à 300 g de riz chaque jour, fruits et sucre à volonté et 500 mL de jus de fruits, comme boisson. Régime abandonné.

KENDALL (composé de) (K. Edward, amér., né en 1886 ; prix Nobel de médecine 1950). V. *composé.*

KENNEDY (syndrome de) (K. W., amér., 1968) [angl. ***Kennedy's syndrome***]. Syndrome héréditaire rare à transmission récessive liée au chromosome X, associant — 1° une atrophie musculaire progressive neurogène bulbospinale, traduite chez l'adulte du sexe masculin par une faiblesse musculaire proximale, une atrophie linguale avec fasciculations, une aréflexie et un tremblement — 2° une gynécomastie et parfois un diabète. Le rapport de cette affection avec le syndrome de Kugelberg-Welander, qui est d'apparition plus précoce, est discuté.

KENNEDY (syndrome de Foster) (K. Robert Foster, amér., 1911) [angl. ***Foster Kennedy's syndrome***]. Syndrome oculaire caractérisé par une atrophie optique primitive d'un côté et une stase papillaire de l'autre. Il est presque toujours dû à une tumeur cérébrale de la région frontale, située du côté de l'atrophie optique.

KENNY-CAFFEY (syndrome de) (K. Frederic, amér., 1966 ; C., 1967) [angl. ***Kenny-Caffey syndrome***]. Syn. *rétrécissement de la cavité médullaire, sténose tubulaire diaphysaire des os longs.* Maladie osseuse héréditaire à transmission autosomique récessive, se manifestant dès la naissance par un poids inférieur à la normale, ensuite par un nanisme harmonieux avec convulsions, hypocalcémie et hyperphosphatémie ; la fontanelle antérieure tarde à se fermer et les os sont épaissis, en particulier la voûte du crâne et la corticale des os longs ; cette hyperostose provoque le comblement de la cavité médullaire. V. *Caffey-Smyth (maladie ou syndrome de).*

KENNY-HOWARD (attelle de) [angl. ***Kenny-Howard splint***]. Attelle d'immobilisation du membre supérieur utilisée pour traiter la luxation acromio-claviculaire.

KENT (syndrome du faisceau de) (K. Albert, brit., 1914). V. *Wolff-Parkinson-White (syndrome de).*

KEPLER (K. Edvin, amér., 1894-1949). V. *Robinson-Power-Kepler (test de).*

KÉRANDEL (signe de) (K. Jean-François, fr., 1873-1934) [angl. ***Kérandel's sign***]. Syn. *signe de la clef.* Exagération de la sensibilité des tissus profonds ; ainsi, le fait de tourner la clef dans une serrure occasionne une douleur excessive dans le creux de la main. C'est un signe du début de la trypanosomiase humaine ou maladie du sommeil.

KÉRANGAL (signe de). Dans l'appendicite rétro-cæcale, il est nécessaire de placer le malade en décubitus latéral gauche pour dégager le cæcum de la masse intestinale et rendre l'appendice accessible à la palpation.

KÉRATALGIE, *s. f.* (gr. *kéras*, cornée ; *algos*, douleur) [angl. ***keratalgia***]. Douleur à point de départ cornéen.

KÉRATECTASIE, *s. f.* (gr. *kéras*, cornée ; *ektasis*, dilatation) [angl. ***keratectasia***]. Dilatation pathologique avec amincissement de la cornée.

KÉRATECTOMIE, *s. f.* (gr. *kéras*, cornée ; *ektomê*, excision) [angl. ***keratectomy***]. Excision (chirurgicale ou par laser) d'une portion de la cornée. V. *photokératectomie.*

KÉRATINE, *s. f.* (gr. *kéras*, corne) [angl. ***keratin***]. Scléroprotéine présente dans les phanères. V. ces termes et *cytokératine.*

KÉRATINISATION, *s. f.* [angl. ***keratinization***]. Transformation des couches superficielles de la peau ou d'une muqueuse qui s'infiltrent de kératine. V. *tonofibrille.*

KÉRATINOCYTE, *s. m.* (gr. *kéras*, corne ; *kutos*, cellule) [angl. ***keratinocyte***]. Cellule épidermique produisant de la kératine.

KÉRATITE, *s. f.* (gr. *kéras*, cornée) [angl. ***keratitis***]. Inflammation de la cornée. — La *k.* se manifeste par une rougeur de la conjonctive, une vive douleur, un larmoiement, un clignement, une photophobie. L'instillation d'un collyre à la fluorescéine montre une altération de l'épithélium cornéen. La *k.* peut être d'origine microbienne, virale, mycosique ou allergique.

KÉRATITE CALCAIRE (Galezowski, 1878) [angl. ***keratitis petrificans***]. Affection caractérisée par la présence sur la cornée de plaques opaques, de teinte grisâtre, avec des reflets légèrement brunâtres. Ces plaques peuvent se développer devant la pupille et troubler plus ou moins la vision.

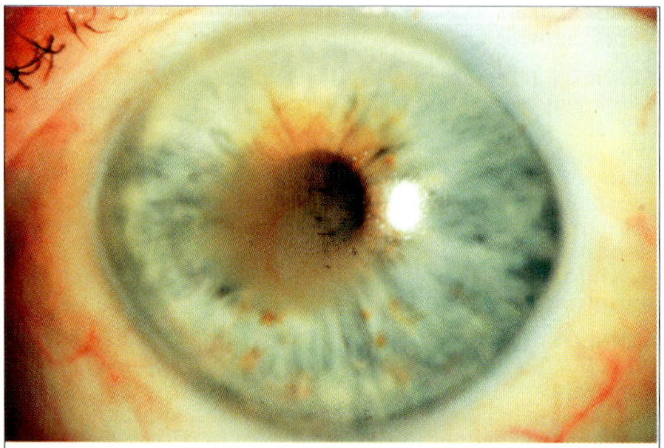

Kératite calcaire

KÉRATITE FILAMENTEUSE ou **FIBRILLAIRE** [angl. ***keratitis filamentosa, filamentous keratitis***]. Affection de la cornée caractérisée par le développement rapide et répété à la surface de cette membrane d'excroissances longues et grêles, comparables à des fils de soie tendus et d'origine épithéliale.

KÉRATITE HERPÉTIQUE [angl. ***herpetic keratitis***]. Herpès de la cornée.

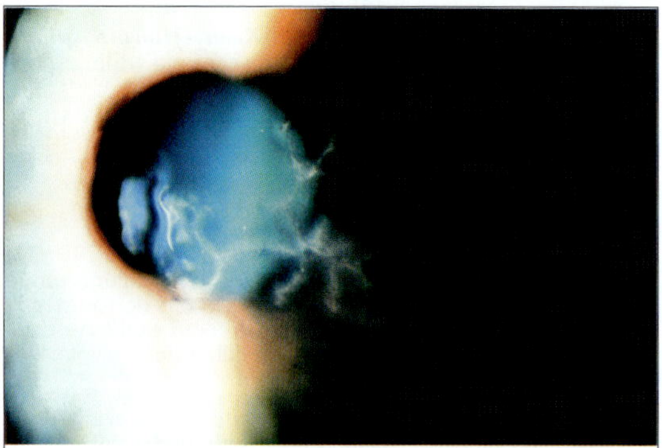

Kératite herpétique

KÉRATITE DE HUTCHINSON. V. *kératite parenchymateuse.*

KÉRATITE À HYPOPYON (Roser) [angl. ***hypopyon keratitis***]. Syn. *ulcère de Saemisch, ulcus serpens.* Variété de kératite infectieuse caractérisée par une ulcération serpigineuse de la cornée, accompagnée souvent de formation de pus dans la chambre antérieure. Le pneumocoque serait l'agent causal de cette kératite.

KÉRATITE LYMPHATIQUE (Panas). V. *kérato-conjonctivite phlycténulaire.*

KÉRATITE NEURO-PARALYTIQUE [angl. ***neuroparalytic keratitis***]. Ulcération de la cornée d'origine dystrophique, liée à une altération du nerf trijumeau. Elle est caractérisée cliniquement par son début insidieux, du fait de l'anesthésie cornéenne et par son évolution spontanée très grave, vers l'opacification et la perforation de la cornée et parfois la fonte purulente de l'œil. Elle survient le plus souvent à la suite d'un zona ophtalmique ou d'une kératite herpétique, d'une intoxication par l'arsenic ou le trichloréthylène, ou d'une atteinte du trijumeau, lésé au niveau de son noyau, comprimé par une tumeur cérébrale ou interrompu par la destruction du ganglion de Gasser, la section chirurgicale ou traumatique du nerf.

KÉRATITE NODULAIRE DE SALZMANN. V. *Salzmann (kératite nodulaire de).*

KÉRATITE NUMMULAIRE DE DIMMER. V. *Dimmer (kératite nummulaire de).*

KÉRATITE PARENCHYMATEUSE ou **INTERSTITIELLE DIFFUSE** [angl. ***interstitial keratitis***]. Syn. *kératite de Hutchinson* (1858-63). Lésion de la cornée se manifestant par un trouble diffus des lames moyennes et profondes de cette membrane. Elle était très fréquemment réalisée par la syphilis congénitale.

KÉRATITE PHLYCTÉNULAIRE ou **PUSTULEUSE**. V. *kérato-conjonctivite phlycténulaire.*

KÉRATITE PONCTUÉE [angl. ***keratitis punctata***]. Syn. *aquocapsulite, descemétite.* Inflammation de la couche la plus profonde de la cornée (membrane de Descemet) sur laquelle siègent de petites taches. Elle s'accompagne presque toujours d'une iritis séreuse avec trouble de l'humeur aqueuse et augmentation de tension de l'œil. V. *Posner-Schlosmann (syndrome de)* et *Fuchs (syndromes de) 1°.* — ***k. p. de Herbert.*** V. *Herbert (kératite ponctuée de).*

KÉRATITE DE THYGESON. V. *Thygeson (kératite de).*

KÉRATITE ULCÉREUSE. Ulcération de la cornée presque toujours de nature infectieuse.

KÉRATITE VÉSICULAIRE. Présence de vésicules sur la cornée, parfois d'origine herpétique. V. *kératite herpétique.*

KÉRATO-ACANTHOME, *s. m.* (Freudenthal, 1950 ; Rook et Whimster, 1950) [angl. ***keratoacanthoma***]. Syn. *kyste sébacé atypique* (Dupont, 1930), *molluscum sebaceum* (Mac Cormac et Scarff, 1936), *molluscum pseudo-carcinomatosum* (Hamperl et Kalkoff, 1954). Petite tumeur cutanée de la taille d'un pois ou d'une noisette, rouge violacé, hémisphérique ou discoïde et dont le centre déprimé est rempli de squames kératinisées. Elle siège au visage et apparaît chez l'homme après la cinquantaine. Elle guérit spontanément en quelques mois, mais pourrait se transformer en épithélioma spinocellulaire.

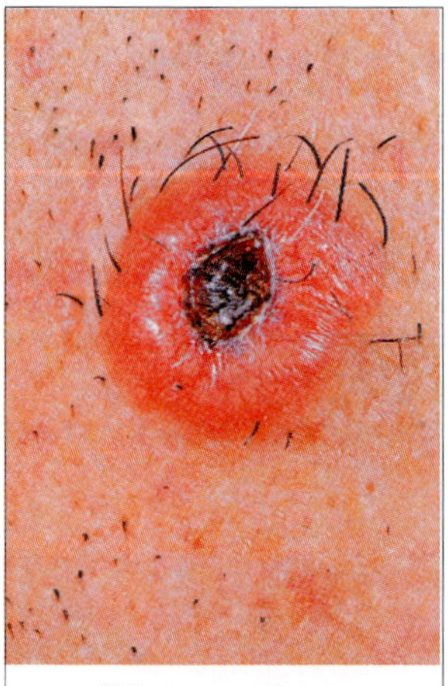

Kérato-acanthome

KÉRATO-ATROPHODERMIE HÉRÉDITAIRE CHRONIQUE ET PROGRESSIVE. V. *porokératose.*

KÉRATOCÈLE, *s. f.* (gr. *kéras*, cornée ; *kêlê*, hernie) [angl. ***keratocele***]. Hernie de la membrane de Descemet à travers une ulcération de la cornée.

KÉRATOCÔNE, *s. m.* [angl. ***keratoconus***]. Syn. *staphylome pellucide conique, cornée conique.* Altération de la courbure de la cornée qui, tout en restant transparente, prend une forme conique. Cette déformation s'accompagne de myopie souvent excessive et parfois d'astigmatisme ou de polyopie.

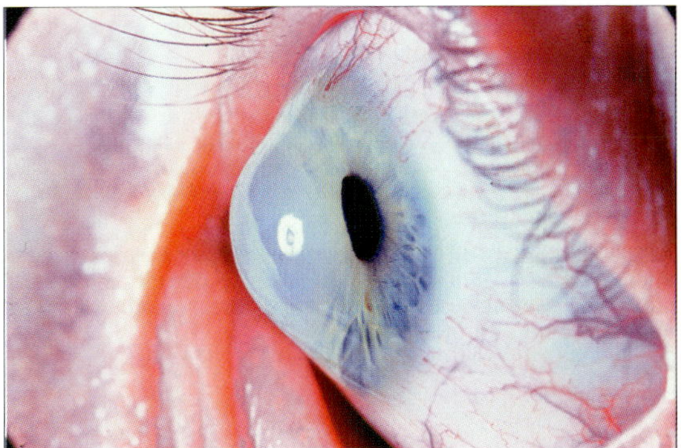

Kératocône

KÉRATOCONJONCTIVITE, *s. f.* [angl. ***keratoconjunctivitis***]. Inflammation de la cornée et de la conjonctive.

KÉRATO-CONJONCTIVITE ÉPIDÉMIQUE [angl. ***epidemic keratoconjunctivitis***]. Conjonctivite infectieuse et contagieuse due à un adénovirus ; c'est une conjonctivite folliculaire avec fausses membranes et parfois iritis ; puis la cornée devient le siège d'une inflammation douloureuse avec opacités ponctuées. La maladie guérit sans séquelles importantes.

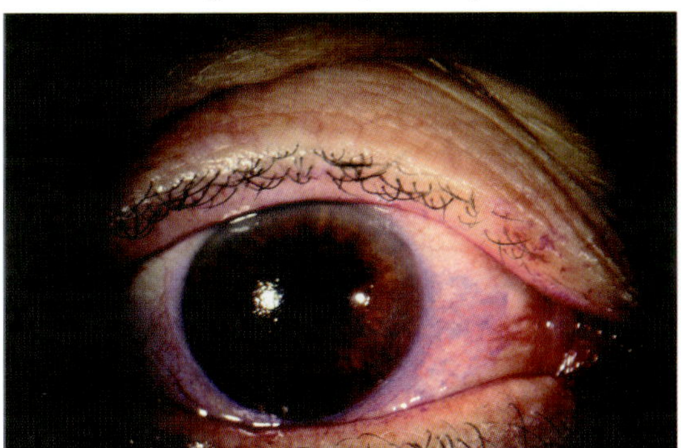

Kérato-conjonctivite

KÉRATO-CONJONCTIVITE PHLYCTÉNULAIRE, *s. f.* [angl. ***phlyctenular keratoconjunctivitis***]. Syn. *ophtalmie phlycténulaire, conjonctivite phlycténulaire, conjonctivite impétigineuse, scrofulo-tuberculide de la cornée et de la conjonctive, kératite lymphatique* (Panas), *kératite phlycténulaire* ou *pustuleuse.* Affection de l'enfance caractérisée par le développement sur la conjonctive et la cornée d'un ou de plusieurs petits nodules grisâtres, avec vive inflammation, photophobie et larmoiement, suivis d'ulcérations souvent superficielles et vite cicatrisées, n'entraînant que rarement des taies ou la perforation de la cornée. L'affection peut être localisée à la conjonctive ou à la cornée. Elle se développe chez des enfants atteints d'une tuberculose atténuée, d'impétigo de la face ou d'infection rhino-pharyngée.

KÉRATO-CONJONCTIVITE SÈCHE. V. *Gougerot-Houwer-Sjögren (syndrome de).*

KÉRATODERMIE, *s. f.* (gr. *kéras*, corne ; *derma*, peau) [angl. ***keratoderma***]. V. *kératose.* — ***k. symétrique des extrémités*** ou ***palmo-plantaire*** [angl. ***keratosis palmaris et plantaris***]. Syn. *kératose palmo-plantaire.* Dermatose tantôt congénitale et héréditaire, tantôt acquise et alors soit secondaire à une infection (syphilis entre autres), à une intoxication (arsenic surtout), à une autre maladie de peau (eczéma, etc.), soit primitive (*k.* essentielle ou tylosis essentiel, acrokératome des adultes, *k.* érythémateuse de Brooke). Elle est caractérisée par l'épaississement de la couche cornée de la paume des mains et de la plante des pieds. Dans les *k.* congénitales, on décrit une forme diffuse (type Thost-Unna : Th., 1880 ; U., 1883), une forme en bandes linéaires de la paume (type Brünauer-Fuhs : B., 1923-1924), des formes en îlots disséminés ponctués ou papuleux (types Besnier, Buschke-Fischer, Brauer et Michael : Brauer, 1912). V. *hyperkératose ichtyosiforme, porokératose papillomateuse, Howel-Evans (syndrome de), KID (syndrome), Vohwinkel (syndrome de)* et *Meleda (maladie de).*

KÉRATOGLOBE, *s. m.* (gr. *kéras*, cornée ; lat. *globus*, sphère) [angl. ***keratoglobus***]. Syn. *staphylome pellucide globuleux, cornée globuleuse.* Distension générale de la cornée qui devient hémisphérique et parfois tellement saillante que les paupières ne peuvent la recouvrir. Cette dilatation accompagne généralement la *buphtalmie* et coïncide avec un affaiblissement rapide de la vision.

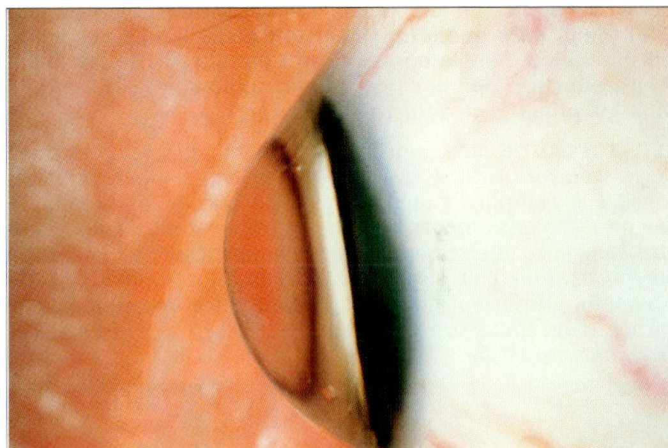

Kératoglobe

KÉRATOLYSE, *s. f.* (gr. *kéras*, corne ; *luein*, dissoudre) [angl. ***keratolysis***]. — 1° Dissolution de la couche cornée de l'épiderme par des substances chimiques employées en dermatologie dans un but thérapeutique (v. *acide rétinoïque*). — 2° Décollement de l'épiderme et desquamation abondante et généralisée que présentent parfois les nouveau-nés.

KÉRATOLYTIQUE, *adj.* et *s. m.* (gr. *kéras*, corne ; *luein*, dissoudre) [angl. ***keratolytic***]. Agent thérapeutique ayant la propriété de dissoudre la kératine.

KÉRATOMALACIE, *s. f.* (gr. *kéras*, cornée ; *malakia*, mollesse) [angl. ***keratomalacia***]. Kératite profonde propre aux nouveau-nés athrepsiques et due à l'avitaminose A. Elle débute par un état de sécheresse particulier de la conjonctive (xérophtalmie), auquel succède une infiltration grise, suivant le méridien transversal de la cornée (tache de Bitot), dont la moitié inférieure envahie à son tour peut s'ulcérer et se perforer si l'on ne remédie au manque de vitamine A.

KÉRATOME, *s. m.* (gr. *kéras*, corne ; *-ome*, tumeur) [angl. ***keratoma***]. Tumeur cutanée constituée par de la corne.

KÉRATOME MALIN DIFFUS CONGÉNITAL [angl. ***keratoma malignum congenitale***]. Syn. *ichtyose fœtale, i. intra-utérine, fœtus arlequin.* Dermatose apparaissant dès la naissance et caractérisée par une hyperkératose généralisée formant une carapace complète, épaisse, craquelée, dure, obturant les orifices et empêchant les mouvements. Elle entraîne la mort en quelques jours par inanition, asphyxie ou infection. C'est une maladie héréditaire récessive, considérée comme une forme d'ichtyose. V. *hyperkératose ichtyosi forme.*

KÉRATOME SÉNILE [angl. ***keratoma senilis***]. V. *kératose sénile.*

KÉRATOMÉGALIE, *s. f.* (gr. *kéras*, cornée ; *mégas*, grand) [angl. ***megalocornea***]. Syn. *mégalocornée.* Dimension excessive de la cornée, assimilée quelquefois à la buphtalmie.

KÉRATOMÉTRIE, *s. f.* (gr. *kéras*, cornée ; *métron*, mesure) [angl. ***keratometry***]. Mensuration du rayon de courbure de la cornée à l'aide du kératomètre.

KÉRATOMILEUSIS, *s. m.* (Barraquer) (gr. *kéras, kératos*, cornée ; *smileuo*, entailler) [angl. ***keratomileusis***]. Modification chirurgicale de la courbure cornéenne, destinée à corriger certains troubles de la réfraction (fortes myopies). Une lamelle de cornée était prélevée sur le patient, retaillée sous ou sans congélation, puis remise en place et suturée. Opération abandonnée. V. *réfractive (chirurgie)* et *LASIK*.

KÉRATOMYCOSE, *s. f.* (gr. *kéras*, cornée ; *mukês*, champignon) [angl. ***keratomycosis***]. Infection cornéenne due à un champignon *(Aspergillus fumigatus)*. Elle se manifeste par un ulcère situé au milieu de la cornée, laissant après lui un leucome plus ou moins étendu.

KÉRATONYXIS, *s. f.* (gr. *kéras*, cornée ; *nussein*, percer) [angl. ***keratonyxis***]. Ponction de la cornée faite dans le but d'opérer une cataracte.

KÉRATOPATHIE, *s. f.* (gr. *kéras, kératos*, cornée ; *pathê*, maladie) [angl. ***keratopathy***]. — 1° Toute maladie de la cornée. — 2° Affection non inflammatoire de la cornée.

KÉRATOPHAKIE, *s. f.* (gr. *kéras, kératos*, cornée ; *phakos*, lentille) [angl. ***keratophakia***]. Insertion, dans la cornée, d'une lentille taillée dans la cornée d'un donneur. Cette intervention a été proposée dans certains troubles de la réfraction. V. *kératomileusis* et *réfractive (chirurgie)*.

KÉRATOPLASTIE, *s. f.* (gr. *kéras*, cornée ; *plassein*, former) [angl. ***keratoplasty***]. Syn. *greffe cornéenne.* Opération qui consiste à remplacer un fragment de cornée pathologique par un fragment de cornée saine et transparente. La *k.* peut être *lamellaire*, intéressant la partie superficielle de la cornée ou *transfixiante* (ou *perforante*) lorsque après ouverture de la chambre antérieure de l'œil, on remplace une rondelle de cornée dans toute son épaisseur. V. *réfractive (chirurgie)* et *thermokératoplastie.*

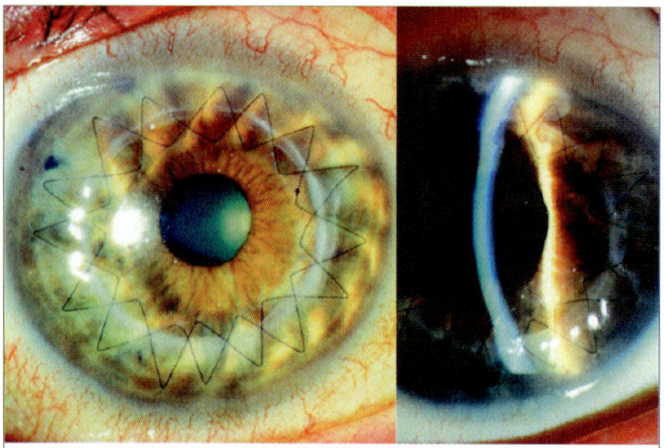

Kératoplastie

KÉRATOPLASTIQUE, *adj.* et *s. m.* (gr. *kéras*, corne ; *plassein*, former) [angl. ***keratoplastic***]. Agent thérapeutique ayant la propriété d'activer la kératinisation des cellules épithéliales (employé dans l'eczéma).

KÉRATOSCOPIE, *s. f.* (Cuignet) (gr. *kéras*, cornée ; *skopein*, examiner) [angl. ***keratoscopy***]. Ensemble de techniques destinées à examiner la cornée. V. *Placido (disque de)*, *photokératoscopie*, *skiascopie* et *biomicroscopie.*

KÉRATOSE, *s. f.* (gr. *kéras*, corne) [angl. ***keratosis***]. Syn. *kératodermie.* Lésion de la peau caractérisée par une hypertrophie considérable des couches cornées de l'épiderme, accompagnée ou non d'hypertrophie des papilles du derme. — ***k. palmoplantaire.*** V. *kératodermie symétrique des extrémités.*

KÉRATOSE ACTINIQUE. V. *kératose sénile.*

KÉRATOSE FOLLICULAIRE ACUMINÉE [angl. ***acne cornea***]. Syn. *acné cornée* (Hardy, Leloir, Vidal) ou *kératique* (Tenneson), *lichen spinulosus* (Adamson, 1905). Variété de kératose pilaire d'évolution subaiguë, apparaissant en placards (tronc, épaules, base du cou, fesses, cuisses) chez des sujets jeunes.

KÉRATOSE OBTURANTE (Wreden). V. *otite externe desquamative.*

KÉRATOSE PILAIRE (Brocq) [angl. ***keratosis pilaris***]. Syn. *ichtyose ansérine, lichen pilaire, xérodermie pilaire.* Dermatose caractérisée par un état de sécheresse de la peau et par de petites élevures sèches, cornées, dont le centre est formé par un poil atrophié. Elle a des localisations particulières : partie postérieure du bras, face externe de la cuisse, enfin le visage, où elle s'accompagne de rougeur et d'atrophie des téguments *(kératite pilaire atrophiante rouge de Brocq)*. Ses formes atténuées sont fréquentes et ne donnent pas lieu à des symptômes subjectifs.

KÉRATOSE PSEUDO-TUMORALE DE POTH (1939) [angl. ***Poth's tumour-like keratosis***]. Syn. *hyperplasie pseudo-épithéliomateuse du dos des mains.* Lésion arrondie, verruqueuse, survenant chez le sujet âgé, sur les parties découvertes (avant-bras, dos des mains) et dont la dégénérescence cancéreuse est possible.

KÉRATOSE SÉBORRHÉIQUE [angl. ***seborrheic keratosis***]. Syn. ancien *verrue séborrhéique.* Tumeur épidermique bénigne constituée d'une excroissance brunâtre recouverte d'un enduit squamo-kératosique.

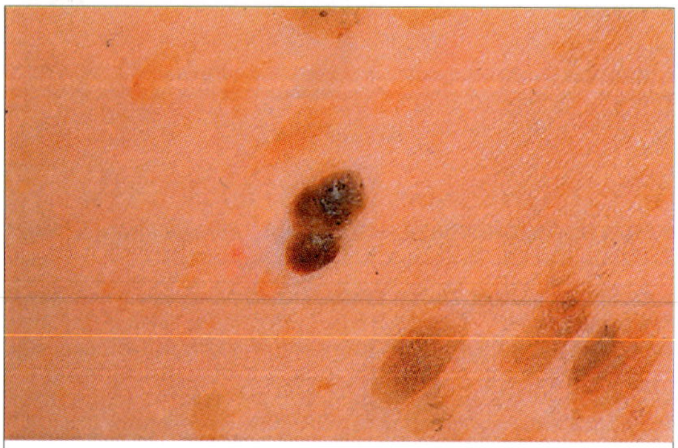

Kératose séborrhéique

KÉRATOSE SÉNILE [angl. ***keratosis senilis***]. Syn. *crasse des vieillards, kératose actinique.* Lésion cutanée des parties découvertes observées chez les vieillards et compliquant l'atrophie sénile de la peau. Elle consiste en taches brunâtres sèches, parfois rugueuses, enchâssées dans la peau, qui, peu à peu, se recouvrent d'une formation cornée plus ou moins saillante, très adhérente, le *kératome sénile* (ou acné sébacée concrète ou épithélioma acnéiforme), sous lequel la peau est irrégulière et saignante. Ces lésions peuvent dégénérer en épithélioma cutané.

KÉRATOSE SERPIGINEUSE DE LUTZ. V. *élastome perforant verruciforme.*

KÉRATOSIS, *s. m.* (Kaposi). V. *leucoplasie buccale.*

KÉRATOTOMIE, *s. f.* (gr. *kéras*, cornée ; *tomê*, section) [angl. ***keratotomy***]. Incision de la cornée. V. *réfractive (chirurgie).* — ***k. radiaire.*** Intervention chirurgicale consistant à pratiquer en rayons 4 à 8 incisions de la cornée. Actuellement abandonnée, elle était destinée à corriger les myopies faibles. V. *photokératectomie réfractive.*

KÉRAUNOPATHOLOGIE, *s. f.* (gr. *kéraunos*, foudre). Étude des maladies provoquées par la foudre.

KERGUISTEL. V. *Guérin-Kerguistel (signe de).*

KÉRION, *s. m.* (Celse) (gr. *kêrion*, rayon de miel) [angl. ***kerion Celsi***]. Syn. *teigne suppurative.* Variété de trichophytie du cuir chevelu et de la barbe, formant des placards arrondis et saillants, dans lesquels le derme est épaissi et laisse échapper un liquide puriforme par les orifices des follicules pileux ; elle aboutit souvent à la destruction du follicule et à l'alopécie définitive.

KÉRITHÉRAPIE, *s. f.* (gr. *kêrion*, cire ; *thérapéia*, traitement) [angl. ***keritherapy***]. Emploi thérapeutique des paraffines pour faire des enveloppements cireux se maintenant pendant plusieurs heures à une température élevée (rhumatisme).

KERLEY (lignes de) (K. Peter, brit., 1933). Fines opacités linéaires, parfois visibles sur les radiographies pulmonaires. Elles sont de 4 types : les *lignes A*, centrales, dirigées vers le hile, les ***lignes B***, les plus fréquentes, horizontales, périphériques, situées dans le sinus costo-diaphragmatique ; les *lignes C*

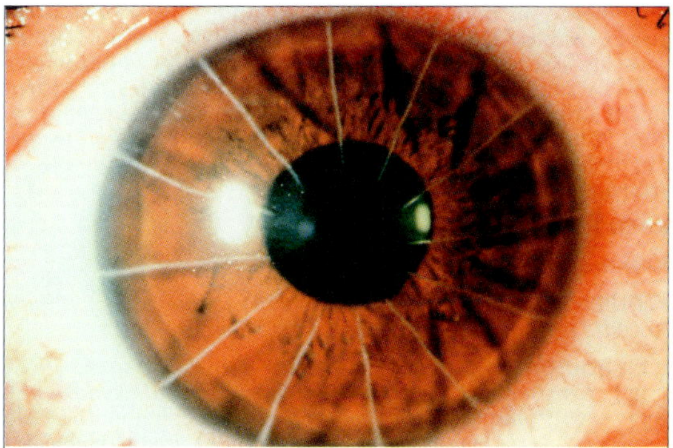

Kératotomie radiaire

sont des opacités réticulaires ; les *lignes D* sont plus épaisses et plus longues et siègent dans les régions antéro-supérieures. – Les lignes B ont été décrites chez les cardiaques (en particulier les mitraux) atteints d'hypertension artérielle pulmonaire et dans les localisations pulmonaires de réticulose, de cancers, de leucémies, de sarcoïdose ainsi que dans la silicose. Elles correspondent à l'œdème, à l'empoussiérage ou à la calcification des septums interlobulaires. V. *interstitiel.*

KERNICTÈRE, *s. m.* Terme imité du mot allemand *Kernicterus,* qui désigne l'ictère nucléaire du nouveau-né (v. ce terme).

KERNIG (signe de) (K. Wladimir, russe, 1882) [angl. ***Kernig's sign***]. Impossibilité d'obtenir l'extension complète de la jambe sur la cuisse quand le sujet est assis ; signe de méningite spinale.

KÉROSE, *s. f.* (Darier). État morbide chronique de la peau caractérisé par une coloration jaune sale, bistrée, une accentuation des pores pilosébacés et un léger épaississement des téguments. La *k.* serait le substratum habituel de la séborrée, du pityriasis, de certaines eczématides, etc.

KESHAN (myocardiopathie ou maladie de) V. *myocardiopathie de Keshan.*

KÉTANSÉRINE, *s. f.* [angl. ***ketanserin***]. Inhibiteur spécifique des récepteurs de la sérotonine de type S2 (ou 5HT2), ayant une action vasodilatatrice artériolaire et antihypertensive. V. *récepteur de la sérotonine.*

KÉTOLIDES, *s. m. pl.,* (ils possèdent un groupement *kéto*) [angl. ***ketolides***]. Famille d'antibiotiques voisins des macrolides. Ce sont des dérivés semi-synthétiques de l'érythromycine, dont le chef de file est la télithromycine, active contre les coccus gram positif responsables d'infections respiratoires.

KETRON-GOODMAN (maladie de) [angl. ***Ketron-Goodman disease***]. Affection voisine du, sinon identique au mycosis fongoïde, considérée par certains comme une variété disséminée de la maladie de Woringer-Kolopp (v. ces termes).

KEUTEL (syndrome de) (K. Jürgen, all., 1972). Ensemble rare de malformations, décrit chez l'enfant, associant des infections respiratoires à répétition, une surdité de type mixte, une calcification des cartilages et une hypoplasie des phalanges terminales des doigts.

keV. Abréviation de *kilo-électron-volt ;* unité d'énergie valant 1 000 électrons-volts.

kg. Symbole de *kilogramme,* v. ce terme.

KHELLINE, *s. f.* (DCI) [angl. ***khellin***]. Principe actif d'une ombellifère, *Ammi visnaga,* doué de propriétés vasodilatatrices et antispasmodiques. V. *anti-asthmatique.*

KHI-HUEN. V. *tinea albigena.*

KHMERS (hémoglobinose des). V. *hémoglobinose.*

KID (syndrome) (abréviation de l'angl. *Keratitis-Ichthyosis-Deafness)* [angl. ***KID syndrome***]. Association congénitale rare de kératodermie palmo-plantaire, d'ichtyose lamellaire, de surdité, de malformations des phanères et de troubles de la croissance.

KIDD (antigène, facteur ou système) (nom de malade). V. *groupes sanguins.*

KIEL (classification de) (ville d'Allemagne). V. *lymphosarcomatose.*

KIEN (K. Alphonse, all., XIXe siècle). V. *Kussmaul et Kien (respiration de).*

KIENBÖCK (loi de) [angl. ***Kienböck's law***]. Loi qui régit les variations de la sensibilité des tissus aux rayons X. « Une cellule est d'autant plus sensible que ses mutations nutritives sont plus rapides, que ses processus de division sont plus fréquents, qu'elle est plus riche en cytoplasme non différencié » (P. Lehmann).

KIENBÖCK (maladie de) (K. Robert, autr., 1871-1953) [angl. ***Kienböck's disease***]. Syn. *lunarite, maladie du semi-lunaire.* Ostéonécrose presque toujours essentielle du semi-lunaire se manifestant *cliniquement* par des douleurs du poignet sans trauma causal, *radiologiquement* par un aspect irrégulier hétérogène puis très dense de l'os et à la *scintigraphie,* au début, par une hyperfixation. *Étiologiquement,* on a discuté l'inégalité de longueur des 2 os de l'avant-bras, surtout la brièveté du cubitus, ce qui réaliserait une hyperpression sur la partie de l'os en contact avec le radius. D'où certaines méthodes thérapeutiques chirurgicales. C'est parfois une maladie professionnelle (tableau n° 69). V. *Köhler-Mouchet (maladies de) 2°.*

KIENBÖCK (phénomène de) [angl. ***Kienböck's phenomenon***]. Phénomène observé sur l'écran radioscopique, en cas de paralysie d'un côté du diaphragme (phrénicectomie, épanchement pleural hydro-aérique). Il consiste dans le parallélisme des mouvements du diaphragme et des côtes. Pendant l'inspiration, le diaphragme s'élève du côté paralysé en même temps que les côtes, tandis qu'il s'abaisse du côté sain.

KIENER (maladie de) (K. Paul, fr., 1841-1895) [angl. ***Hanot-Kiener syndrome***]. Syn. *maladie de Hanot-Kiener, hépatite mésenchymateuse diffuse avec lymphomatose nodulaire* (Guy Albot et Lunel, 1961). Affection hépatique décrite comme une variété de cirrhose biliaire primitive (v. ce terme), caractérisée anatomiquement par une hyperplasie lymphoïde diffuse intrahépatique, prédominant à la frontière entre le lobule et l'espace porte et comprimant les canaux biliaires péri-lobulaires, ainsi que par une sclérose qui diffuse autour des cellules dans le lobule hépatique.

KIF, *s. m.* (mot arabe d'Afrique du Nord). Préparation séchée de feuilles de chanvre indien. V. *cannabisme* et *haschich.*

KIKKAWA (syndrome de). V. *TINU (syndrome).*

KIKUCHI (maladie de) (K. Ichiro, jap., 1972) [angl. ***necrotizing lymphadenitis***]. Syn. *lymphadénite nécrosante.* Affection rare, constituée d'adénites cervicales souvent fébriles, apparaissant chez la femme jeune. Histologiquement, la nécrose est constante, accompagnée d'une infiltration à prédominance histiocytaire. La cause précise en est inconnue. Il s'agit peut-être d'une affection immunologique.

KILLIAN (polype de) [angl. ***choanal polyp***]. Polype (v. ce terme) inflammatoire bénin se développant, chez le sujet jeune, du sinus maxillaire vers la fosse nasale qu'il peut obstruer.

KILLIP ET KIMBALL (classification de) (Killip Thomas, amér., 1967). Classification des infarctus myocardiques selon le degré d'insuffisance ventriculaire gauche associée. *Groupe I :* pas d'insuffisance cardiaque ; *II :* insuffisance ventriculaire gauche modérée ; *III :* insuffisance ventriculaire gauche importante ; *IV :* choc cardiogénique.

KILO... (symbole k) (gr. *khilioï,* mille). Préfixe signifiant 10^3.

KILOBASE (kb), *s. f.* [angl. ***kilobase***] (génétique). Unité de longueur pour l'*acide désoxyribonucléique* égale à la séquence de 1 000 paires de bases (v. ce terme).

KILOGRAMME, *s. m.* (symbole kg) (gr. *khilioï,* mille ; *gramma,* 24e partie de l'once) [angl. ***kilogram***]. Unité de masse du système international (v. ce terme) valant mille grammes (v. ce terme). L'étalon en est un cylindre de platine iridié.

KILOH-NEVIN (syndrome de) (K. Leslie, australien, 1951) [angl. ***Kiloh-Nevin syndrome***]. Syndrome caractérisé par une impotence oculo-motrice et un ptosis bilatéraux et progressifs : il est dû, pour les uns, à une dégénérescence des noyaux des nerfs oculomoteurs et pour Kiloh et Nevin à une myopathie oculaire.

KIMBALL (K. John, amér.). V. *Killip et Kimball (classification de).*

KIMMELSTIEL ET WILSON (syndrome de) (K. Paul, amér., 1936) [angl. ***Kimmelstiel-Wilson syndrome***]. Syn. *glomérulo-hyalinose.* Syndrome survenant fréquemment chez les diabétiques, caractérisé *anatomiquement* par l'épaississement de la membrane basale des capillaires glomérulaires et parfois tubulaires, le développement de nodules dans ces capillaires, la transformation hyaline de la substance fibrinoïde transsudée entre les anses glomérulaires (*glomérulosclérose intercapillaire* ou *nodulaire*) et *cliniquement* par une protéinurie qui devient rapidement massive, isolée ou associée à un syndrome néphrotique, ou par une insuffisance rénale progressive avec hypertension artérielle avec ou sans œdème. L'*évolution* est mortelle à bref délai. V. *micro-angiopathie diabétique.*

KI-MO. Maladie contagieuse, endémique chez les habitants du Laos. Elle ressemble à la syphilis et au pian, procède par poussées successives avec fièvre et présente, comme principales manifestations, des ulcérations cutanées recouvertes de végétations, laissant suinter un liquide sanieux. Une première atteinte confère l'immunité.

KIMURA (maladie de) (K. Tetsugi, jap., 1948) [angl. ***Kimura's disease***]. Hyperplasie angiolymphoïde avec éosinophilie d'origine inconnue, se manifestant chez l'adulte entre 20 et 40 ans par un ou plusieurs nodules érythémateux cervicaux et parfois des adénomégalies.

KINASE, *s. f.* (Pavlov) (gr. *kinêsis*, mouvement) [angl. ***kinase***]. — 1° Enzyme catalysant la formation d'une autre enzyme, à partir de son précurseur. P. ex. : l'entérokinase pancréatique permet la transformation du trypsinogène en trypsine. — 2° Enzyme transportant le radical phosphate à partir des nucléosides-triphosphates, le plus souvent à partir de l'acide adénosine-triphosphorique. P. ex. : la pyruvate-kinase. V. *anémie hémolytique enzymoprive* et *protéine kinase.*

KINDLER (syndrome de) (Theresa K., 1954) [angl. ***Kindler's syndrome***]. Génodermatose très rare (l'anomalie étant située sur le bras court du chromosome 20 : 20p12.3) associant poïkilodermie progressive, photosensibilité et atrophie cutanée diffuses, et bulles des extrémités.

KINÉ... (gr. *kinêsis*, mouvement). V. aussi *ciné...*

KINÉBALNÉOTHÉRAPIE, *s. f.* [angl. ***kinebalneotherapy***]. Kinésithérapie en milieu balnéaire.

KINÉSCOPIE, *s. f.* [angl. ***kinescopy***]. Syn. *méthode de Holth.* Méthode de détermination de la réfraction oculaire.

KINÉSIE, *s. f.* V. *cinésie.*

KINÉSIOLOGIE, *s. f.* [angl. ***kinesiology***]. Syn. *cinésiologie.* Étude des mouvements du corps humain.

KINÉSITHÉRAPEUTE, *s. m.* ou *f.* [angl. ***kinesipathist***]. Auxiliaire médical pratiquant la kinésithérapie.

KINÉSITHÉRAPIE, *s. f.* (gr. *kinêsis*, mouvement ; *thérapéia*, traitement) [angl. ***kinesitherapy***]. Syn. *cinésithérapie.* Tout mode de traitement qui agit sur l'organisme en lui imprimant des mouvements soit actifs, soit passifs : massages, gymnastique, rééducation fonctionnelle. V. *mécanothérapie.*

KINÉSODIQUE, *adj.* (gr. *kinêsis*, mouvement ; *odos*, voie) [angl. ***kinesodic***]. Qui conduit les mouvements. — ***nerf k.*** Nerf moteur ou centrifuge.

KINESTHÉSIOMÈTRE, *s. m.* [angl. ***kinesthesiometer***]. Petit appareil imaginé par Grasset et destiné à indiquer la sensation la plus faible d'allégement.

KINESTHÉSIQUE (fonction) (gr. *kinêsis*, mouvement ; *aïsthêsis*, sensibilité). V. *sens musculaire.*

KINGELLA KINGÆ (d'après Elizabeth King, amér.) [angl. ***Kingella kingae***] Espèce bactérienne Gram– voisine du genre *Neisseria,* faisant partie de la flore naturelle des voies respiratoires et de la cavité buccale et pouvant donner notamment des endocardites. V. *HACCEK (groupe).*

KININASE II, *s. f.* V. *enzyme de conversion.*

KININE, *s. f.* (gr. *kinein*, mouvoir) [angl. ***kinine***]. Nom générique de certains polypeptides qui sont libérés dans le plasma sanguin à partir d'un globuline a synthétisée dans le foie, le *kininogène,* sous l'action de la kallicréine. Leur durée est éphémère : au bout de quelques secondes, ils sont détruits par la kininase II (enzyme de conversion). Ils contractent les muscles lisses, dilatent les artères, augmentent la perméabilité des capillaires et la migration des leucocytes et provoquent une hypotension et une douleur. Les 2 principales *k.* sont la bradykinine et la kallidine. V. ces termes, *kallicréine, kallicréine-kinine (système), P (substance), tachykinine* et *facteur Fitzgerald.*

KININOGÈNE, *s. m.* [angl. ***kininogen***]. V. *kinine.*

KINKING AORTIQUE. V. *aorte plicaturée.*

KINNIER WILSON (maladie de) (1912). V. *hépatite familiale juvénile avec dégénérescence du corps strié.*

KINSBOURNE (syndrome de) (Kinsbourne M., angl. 1962) [angl. ***Kinsbourne's syndrome, dancing eyeball syndrome***]. Syn. *syndrome opso-myoclonique.* Encéphalopathie de l'enfance, rare avant 3 ans, associant des myoclonies, des opsoclonies, un tremblement intentionnel, une ataxie et un nystagmus.

KIRKES (maladie de William Senhouse) [angl. ***acute infectious endocarditis***]. V. *Senhouse Kirkes (maladie de).*

KIRMISSON (signe de) (K. Edouard, fr., 1912). Ecchymose linéaire transversale située au niveau du pli du coude, que l'on observe dans la fracture de l'extrémité inférieure de l'humérus avec déplacement du fragment supérieur en avant. Elle est due à la contusion des couches profondes de la peau par le bord tranchant du fragment supérieur.

KIRSCHNER (méthode de) (K. Martin, all., 1879-1942). Procédé de réduction et de contention des fractures avec extension continue ; il utilise la traction sur le fragment osseux distal par une broche métallique posée à distance (broche de Kirschner).

KISSING-SPINE (anglicisme) (angl. *to kiss,* embrasser ; *spine,* colonne vertébrale). V. *Baastrup (maladie de).*

KISSING-ULCER (anglicisme) (Moynihan) (angl. *to kiss,* embrasser). V. *ulcère en miroir.*

KITAHARA (maladie de) (K. S., jap., 1936). V. *choriorétinite (ou rétinopathie) séreuse centrale.*

KIWUL (signe de). V. *ballon (signe du).*

KLAPP (barres et bôme de) [angl. ***Klapp's bars and boom***]. Espalier et bôme servant aux exercices de gymnastique du tronc selon Klapp.

KLAPP (méthode de) [angl. ***Klapp's method***]. Exercices de gymnastique en position quadrupédique (le sujet, à genoux, prenant ou non appui sur les mains) destinés à corriger les déviations vertébrales.

KLATSKIN (tumeur de) (Gerald K., amér., né en 1910) [angl. ***Klatskin's tumour***]. Cholangiocarcinome du hile hépatique, responsable d'un ictère cholestatique.

KLEBSIELLA, *s. f.* [angl. ***Klebsiella***]. Genre bactérien composé de bacilles Gram– immobiles appartenant à la famille des *Enterobacteriaceæ.* Il comprend les espèces suivantes *K. pneumoniæ, K. oxytoca, K. rhinoscleromatis* (v. *rhinosclérome)* et *K. ozenæ* (v. *ozène*).

KLEBSIELLA PNEUMONIÆ. Syn. *bacille de Friedländer, pneumobacille.* Espèce de bactéries encapsulées Gram– souvent associées par deux (diplobacilles) que l'on trouve dans un certain nombre d'infections des voies respiratoires (angines, broncho-pneumonies, etc.).

KLEBS-LOEFFLER (bacille de) (K. Theodor, all., 1834-1913). Syn. *Corynebacterium diphtheriae, bacille de Loeffler, bacille de la diphtérie, Bacillus diphteriae.* Agent spécifique de la diphtérie. V. *Corynebacterium.*

KLEIHAUER (test de) (K. et Betke, 1957) [angl. ***Kleihauer's test***]. Méthode permettant de repérer la présence d'hémoglobine fœtale (HbF) dans les globules rouges. L'HbF étant plus résistante que les autres hémoglobines aux réactifs basiques et acides, un frottis sanguin, coloré après une courte immersion dans une solution acide, mettra en évidence les seules hématies contenant cette hémoglobine fœtale. Ce procédé est employé pour rechercher d'éventuelles hématies fœtales (contenant l'HbF) Rh+ dans le sang d'une femme Rh- qui vient d'accoucher d'un enfant Rh+. Elle est pratiquée pour dépister la possibilité d'une iso-immunisation anti-Rh de la mère et, dans ce cas, pour permettre de traiter celle-ci aussitôt par l'injection de gamma-globulines anti-D (anti-Rh) afin de prévenir une incompatibilité fœto-maternelle Rh lors d'une grossesse ultérieure.

KLEIN (ballon de) [angl. ***Klein's balloon***]. Syn. *ballon de Bobath.* V. *Klein-Vogelbach (méthode de).*

KLEIN-VOGELBACH (méthode de) [angl. ***Klein-Vogelbach method***]. Technique de rééducation fonctionnelle proprioceptive utilisant notamment des exercices sur ballon. V. *Bobath (méthode des).*

KLEIN-WAARDENBURG (syndrome de) (K. David, suisse, 1950). V. *Waardenburg (syndromes de) 2°.*

KLEINE-LEVIN (syndrome de) (K. Willi, all., 1925 ; L., 1936) [angl. ***Kleine-Levin syndrome***]. Syndrome caractérisé par des accès d'hypersomnie qui durent quelques jours ou quelques semaines, pendant lesquels le sujet ne se réveille que pour absorber une énorme quantité de nourriture. Cette affection, exceptionnelle, a presque toujours été observée dans le sexe masculin ; elle débute dans l'adolescence et s'accompagne souvent de troubles caractériels. Sa cause est inconnue.

KLEINERT (méthode de) [angl. ***Kleinert's method***]. Technique de suture tendineuse primitive libre. V. *Duran (technique de)* et *barb wire.*

KLEPTOMANIE, *s. f.* (Marc, 1840) (gr. *kleptô*, je vole ; *mania*, folie) [angl. ***kleptomania***]. Syn. *cleptomanie.* Tendance morbide à voler, se présentant parfois comme une impulsion consciente et angoissée, ailleurs comme un acte inconscient.

KLEPTOPHOBIE, *s. f.* (gr. *kléptô*, je vole ; *phobos*, peur) [angl. ***kleptophobia***]. Syn. *cleptophobie.* Crainte obsédante et morbide de commettre un vol.

KLEYN (de) (K. Adrianus, holl.). V. *Van der Hoeve et de Kleyn (triade de).*

KLEYNE (manœuvre de). Au cours de l'insuffisance vertébro-basilaire (v. ce terme), l'hyperextension de la tête et sa rotation extrême provoquent le nystagmus ou l'accentuent, en comprimant l'artère vertébrale (homolatérale en cas d'ostéophytose, controlatérale en cas d'obstruction). Le même geste peut déclencher un vertige (manœuvre d'Adson).

KLINE (réaction de) (K. Benjamin, amér., né en 1886) [angl. ***Kline's test***]. Réaction de floculation employée autrefois pour le diagnostic sérologique de la syphilis. Elle est analogue à celle de Kahn (v. ce terme) ; elle s'en différencie par la concentration plus grande de l'antigène en lipoïdes et par la lecture microscopique des résultats.

KLINEFELTER (syndrome de) (K. Harry, amér., né en 1912) [angl. ***Klinefelter's syndrome***]. Syn. *syndrome de Klinefelter-Reifenstein-Albright* (1942), *dysgénésie des tubes séminifères, orchidodystrophie polygonosomique* (J. Decourt, 1962), *syndrome XXY.* Syndrome observé chez des hommes jeunes, caractérisé par une gynécomastie (inconstante) et la petitesse des testicules avec azoospermie. Ces malades sont souvent grands et minces, débiles mentaux et parfois eunuchoïdes ; le taux de l'hormone folliculo-stimulante est augmenté dans l'urine. Ce syndrome est lié à l'atteinte élective des tubes séminifères du testicule (hyalinisation) entraînant l'arrêt de la spermatogenèse et contrastant avec l'intégrité des cellules interstitielles de Leydig qui sécrètent l'hormone mâle. Génétiquement ce syndrome est défini par un phénotype masculin et un sexe nucléaire féminin et presque toujours par l'existence de trois chromosomes sexuels XXY, résultat de l'union d'une cellule sexuelle normale et d'une autre qui, au moment de la méiose, a gardé ses deux chromosomes sexuels (carytotype 47 XXY) ; beaucoup plus rarement par l'existence de 3 ou 4 chromosomes X et par celle de 1 ou 2 chromosomes Y (syndromes XXXY, XXXXY, XXYY — v. ces termes). — On désigne sous le nom de *pseudo-syndrome de Klinefelter* un syndrome analogue à celui de *K.* des points de vue clinique, biologique et histologique (cependant la gynécomastie est généralement absente et l'aspect eunuchoïde moins accentué) ; mais dans lequel il n'y a pas d'anomalie chromosomique : le caryotype est XY et le sexe nucléaire est masculin. V. *sexe nucléaire, trisomie, polygonosomie, XX (syndrome des hommes), de la Chapelle (syndrome de)* et *Bergada (syndrome de).*

KLIPPEL ou **KLIPPEL-LHERMITTE (syndrome de)** (K. Maurice, fr., 1858-1942). Association d'une polynévrite éthylique à marche rapide, d'une cirrhose hypertrophique graisseuse et de troubles psychiques, évoluant rapidement vers la mort par insuffisance hépatique.

KLIPPEL (maladie de) (1892) [angl. ***Klippel's disease***]. Syn. *pseudo-paralysie générale arthritique.* Affection observée chez des sujets âgés, se distinguant de la paralysie générale par l'apparition rapide de la démence et par des troubles paralytiques succédant à des ictus. Anatomiquement on ne constate qu'un athérome des artères cérébrales.

KLIPPEL ET WEIL (signe de) [angl. ***Klippel-Weil sign***]. V. *pouce (signe du).*

KLIPPEL-FEIL (syndrome de) (1911) [angl. ***Klippel-Feil syndrome***]. Malformation de la colonne cervicale se traduisant par l'absence apparente du cou ; la tête, dont les mouvements sont très limités, étant posée directement sur le tronc. Anatomiquement, les corps vertébraux, atrophiés et aplatis, sont soudés en un ou plusieurs blocs irréguliers et les arcs postérieurs, également fusionnés, présentent le plus souvent un *spina bifida* étendu. D'autres anomalies sont parfois associées : surdité, *pterygium colli*, malformations cardiaques, rénales, osseuses, etc. V. *Nielsen (syndrome de).*

KLIPPEL-TRENAUNAY (syndrome de) (1900) [angl. ***Klippel-Trenaunay syndrome***]. Syn. *naevus variqueux ostéohypertrophique, angiodysplasie ostéodystrophique.* Syndrome apparaissant dans l'enfance ou l'adolescence, caractérisé par l'hypertrophie d'un membre portant surtout sur le squelette, accompagnée localement de varices et d'un angiome plan. Il doit être rapproché de l'hémangiectasie hypertrophique de Parkes Weber (1918) et du syndrome de Maffucci.

KLOEPFER (K. H., 1962). V. *Rosenthal et Kloepfer (syndrome de).*

KLOTZ (syndrome de) (K. Henri-Pierre, fr., 1958) [angl. ***Klotz's syndrome***]. Chez un sujet de phénotype féminin, mais de sexe chromosomique mâle, association d'un infantilisme génital, de petits ovaires anovulatoires fibreux contenant de nombreux follicules primordiaux, d'une aplasie des petites lèvres, d'un faciès mongoloïde et parfois d'un hirsutisme.

KLUMPKE (paralysie de) (Déjerine-Klumpke Augusta, fr. d'origine américaine, 1859-1927). V. *Déjerine-Klumpke (syndrome de).*

KLÜVER ET BUCY (syndrome de) (K. Heinrich, amér., 1937) [angl. ***Klüver-Bucy syndrome***]. Ensemble de troubles observés après une lobectomie temporale et au cours de certaines atrophies du cortex cérébral. Il comprend une tendance à porter tous les objets à la bouche, une apathie avec diminution des réactions émotionnelles et du pouvoir de concentration et une inhibition sexuelle.

KNAP (méthode de) (Gëorgia Knap, à Paris, vers 1930) [angl. ***Knap's method***]. Technique de *massage* utilisant des pressions circulaires en des points localisés considérés comme des foyers d'hypertonie.

KNAUS (indice de). V. *indice de gravité.*

KNAUS (loi de) (K. Hermann, autr., 1892-1970). V. *Ogino-Knaus (loi d').*

KNIEST (maladie ou syndrome de) (K. Wilhelm, all., 1952) [angl. ***Kniest's syndrome***]. Ensemble de malformations héréditaires se manifestant, dès l'enfance, par des troubles du développement squelettique (os courts et larges, platyspondylie) entraînant un nanisme dysmorphique avec cyphoscoliose, raideurs et douleurs articulaires, déformation de la face qui est ronde avec yeux saillants et fente palatine. Il s'accompagne d'anomalies oculaires (cataracte, décollement de la rétine) qui aboutissent à la cécité, associée à une surdité progressive.

***KNOCK-OUT* (KO)** (angl. *to knock-out :* éliminer). Caractérise une technique d'inactivation d'un gène ou bien un organisme dans lequel tel gène a été inactivé ou neutralisé. P. ex. : *souris KO desmine :* souris déficiente en desmine.

KNOTT ET VOSS (méthode de) [angl. ***Knott-Voss method***]. Méthode de rééducation neuro-musculaire utilisant les mouvements du corps en spirale et en diagonale, dérivée de celle de Kabat.

KNOWLES (triade de) [angl. ***Knowles's triad***]. Groupe des trois symptômes les plus importants de la pellagre : diarrhée, manifestations cutanées et troubles mentaux.

KO. V. *knock-out.*

KÖBBERLING-DUNNIGAN (syndrome de) (Dunnigan M.G., angl., 1974 ; Köbberling J., all., 1975) [angl. ***Köbberling-Dunnigan syndrome***]. Syn. *lipodystrophie familiale partielle.* Affection très rare à transmission dominante liée à l'X, caractérisée par une atrophie du tissu graisseux localisée aux membres et au tronc, épargnant la tête et le cou, souvent associée à un diabète insulinorésistant V. *laminopathie.*

KÖBNER (phénomène de) (Heinrich K., all., 1838-1904) [angl. ***Köbner's phenomenon***]. Développement sur une zone de peau antérieurement saine soumise à un trauma, d'une dermatose (lichen plan, psoriasis) existant préalablement en un autre endroit du corps.

KOBRAK (épreuve de) (K. Franz, all., 1879-1930). Simplification de l'épreuve calorique de Bárány.

KOBY (cataracte floriforme de) (K. Frederic, fr., 1923). Cataracte congénitale, héréditaire à transmission probablement autosomique dominante, caractérisée par la présence de multiples opacités colorées en ombelles prédominant sur les sutures en Y du cristallin et ne gênant guère la vue.

KOCH (bacille de) (K. Robert, all., 1882 ; prix Nobel de médecine 1905). V. *Mycobacterium tuberculosis* • 👁 **Mycobacterium •**.

KOCH (phénomène de) (1891) [angl. ***Koch's phenomenon***]. « Les cobayes déjà tuberculisés, sous la peau desquels on introduit de nouveau une petite quantité de bacilles tuberculeux, réagissent immédiatement contre cette seconde inoculation par une inflammation locale très vive, suivie de nécrose et d'élimination rapide des tissus mortifiés avec leur contenu de microbes. Ce processus, contrairement à ce qui se passe pour une première inoculation sous-cutanée, n'est suivi ni de la formation d'un abcès permanent, ni de l'hypertrophie des ganglions voisins » (Calmette). — Ce phénomène est observé, non seulement chez les cobayes, mais chez tous les êtres susceptibles de contracter la tuberculose. C'est une réaction d'hypersensibilité retardée (v. ce terme).

KOCH (triangle de) [angl. ***Koch's triangle***]. Zone triangulaire de la face droite de la paroi interauriculaire, délimitée par l'insertion du feuillet septal de la valve tricuspide et l'orifice du sinus coronaire, où se trouve le nœud atrio-ventriculaire d'Aschoff-Tawara.

KOCH-WEEKS (bacille de). V. *Haemophilus conjunctivitidis.*

KOCHER (fractures de) (K. Emil, suisse, 1841-1917). — 1° V. *diacondylien.* — 2° *fracture prétuberculaire* ou *transtubérositaire.* Fracture engrenée de la tête de l'humérus, dont le trait, oblique en bas et en dedans, va de la partie moyenne de la grosse tubérosité à l'extrémité inférieure du col anatomique.

KOCHER (opération de) [angl. ***Kocher's operation***]. Extraction, après ouverture du duodénum, des calculs biliaires arrêtés dans la portion duodénale et rétroduodénale du canal cholédoque.

KOCHER (signes de) [angl. ***Kocher's signs***]. Signes d'hyperthyroïdie : — 1° Rétraction excessive de la paupière, lors des efforts de fixation du regard. — 2° Lorsque le malade dirige son regard vers le haut, la paupière s'élève plus vite que l'œil.

KŒBERLÉ (syndrome de) (K. Eugene, fr.). V. *coliques étagées de Kœberlé.*

KŒBNER (phénomène de) (K. Heinrich, all., 1877) [angl. ***Kœbner's phenomenon***]. Apparition, sur le trajet d'une égratignure, de nouveaux éléments d'une dermatose dont le sujet est déjà porteur. Ce phénomène est surtout observé dans le psoriasis.

KŒNEN (tumeur périunguéale de) (K. J., holl.) [angl. ***Kœnen's periungueal tumour***]. Petite tumeur pédiculée rose, ferme, siégeant dans le sillon périunguéal des doigts et des orteils, chez les malades atteints de sclérose tubéreuse du cerveau.

KŒPPE (nodules de) (K. Leonhard, all., 1962) [angl. ***Kœppe's nodules***]. Petits nodules blanchâtres siégeant sur le bord pupillaire de l'iris, dans les iritis granulomateuses.

KŒRBER, SALUS ET ELSCHNIG (syndrome de) (K. Hermann, all., né en 1878). V. *aqueduc de Sylvius (syndrome de l').*

KÖHLER (maladies de) (K. Alban, all., 1874-1947). — 1° (1908). V. *scaphoïdite tarsienne.* — 2° V. *Freiberg (maladie de).* — 3° [angl. ***osteochondritis of the patella***]. Ostéochondrose atteignant, chez l'adolescent, l'épiphyse primitive de la rotule : celle-ci apparaît, sur les radiographies, fragmentée en masses irrégulières ; elle évolue rapidement vers la guérison.

KÖHLER-MOUCHET (maladies de). — 1° V. *scaphoïdite tarsienne.* — 2° [angl. ***Preiser's disease***]. Syn. *maladie de Preiser.* Ostéonécrose du scaphoïde carpien, primitive ou succédant à un trauma, caractérisée *cliniquement* par un œdème, une douleur et une limitation des mouvements du poignet et *radiologiquement* par un aspect pommelé et éburné de l'os. C'est parfois une maladie professionnelle (tableau n° 69). V. *Kienböck (maladie de).*

KÖHLER-STIEDA (maladie de). V. *Pellegrini-Stieda (maladie de).*

KOÏLOCYTE, *s. m.*, (Kos L. G., amér. 1956) (gr. *koïlos,* creux ; *kutos,* cellule) [angl. ***koilocyte***]. Cellule comportant une vacuole périnucléaire refoulant le cytoplasme en périphérie, située dans les couches intermédiaires ou externes d'un épithélium infecté par un papillomavirus. V. ce terme.

KOÏLONYCHIE, *s. f.* V. *cœlonychie.*

KOJESNIKOW ou KOJEWNIKOFF (syndrome de) (K. Alexsei, russe, 1836-1902). V. *épilepsie partielle continue.*

KOLATISME, *s. m.* [angl. ***chronic kola poisoning***]. Intoxication par la noix de kola. L'abus de cet excitant, devenu un véritable besoin, entraîne une insomnie, une anorexie, un amaigrissement et des troubles cardiaques. On ne l'observe guère que chez les Noirs africains.

KOLLER (épreuve de) (K. Fritz, suisse, né en 1906) [angl. ***Koller's test***]. Épreuve destinée à explorer le fonctionnement hépatique. On mesure le temps de Quick avant et après l'injection de vitamine K. Un temps de Quick allongé avant l'épreuve revient, après administration de vitamine, à son chiffre normal quand il est dû à une carence d'apport ou d'absorption de la vitamine K, chez un sujet dont le foie est sain. Il reste au contraire élevé chez les sujets atteints d'insuffisance hépatique qui ne peuvent utiliser la vitamine.

KOLMER (réaction de) (K. John, amér., 1886-1962) [angl. ***Kolmer's test***]. Variante de la réaction de Wassermann.

KOLOPP (K. P., fr., XXe siècle). V. *Woringer-Kolopp (maladie de).*

KOMMERELL (diverticule de) [angl. ***Kommerell's diverticulum***]. Diverticule de la partie initiale de l'aorte descendante, en arrière de l'œsophage, d'où naît parfois une artère subclavière droite anormale. Il est le reliquat du 4e arc aortique droit.

KONGO, *s. m.* Maladie épidémique observée dans certains villages du Congo (ex-Zaïre, ex-Congo belge) où elle frappe de préférence les enfants. Elle débute par une paresthésie douloureuse des membres inférieurs et de la région lombaire et aboutit rapidement à une paraplégie d'abord flasque, puis spasmodique et définitive. Sa cause est inconnue.

KÖNIG (maladie de) (K. Franz, all., 1887). V. *ostéochondrite disséquante.*

KÖNIG (syndrome de) (1890, déjà décrit par Cruveilhier en 1852) [angl. ***König's syndrome***]. Syndrome caractérisé par des crises de douleurs abdominales bien localisées et dont la violence s'accroît en quelques minutes, puis qui disparaissent avec des gargouillements. Ces crises, accompagnées de voussure et d'ondulations péristaltiques limitées à un segment de l'intestin, se répètent, généralement un certain temps après les repas ; elles indiquent une sténose de l'intestin grêle.

KÖNIGSTEIN-LUBARSCH (maladie de) (K. Hans, all., 1925 ; L., 1929). Syn. *amyloïdose systématisée primitive, amyloïdose type Lubarsch-Pick, paramylose* (Strauss, 1933), *para-amyloïdose.* Variété rare de la maladie amyloïde caractérisée par l'existence de lésions viscérales multiples, surtout cardiaques mais aussi musculaires, nerveuses (neuropathie amyloïde, v. ce terme), œsophagiennes et gastriques, pharyngées, articulaires, spléniques, etc. La peau est souvent atteinte : petites papules hémisphériques cireuses ou orangées, périorificielles, siégeant surtout à la face, infiltration pseudo-sclérodermique des mains et du cou, pigmentation cervicale, purpura ; la langue est infiltrée (macroglossie). Cette affection évolue vers la mort en quelques années par défaillance cardiaque ou cachexie. Elle est primitive, mais coexiste souvent avec un myélome multiple. Des formes familiales ont été décrites.

KONZO, *s. m.* (mot africain) [angl. ***konzo***]. Paraplégie spasmodique d'installation brutale, survenant en période de sécheresse dans les régions rurales pauvres d'Afrique centrale, chez la jeune femme et l'enfant et ressemblant au lathyrisme (v. ce terme). Le *k.* est dû à une intoxication, chez des sujets carencés en soufre et en protéines, par du manioc mal préparé et donc incomplètement débarrassé de son cyanure. V. *cassavisme.*

KOPLIK (signe ou **tache de)** (K. Henry, amér., 1896) [angl. ***Koplik's spots***]. Signe de la période prodromique de la rougeole. Il consiste en taches rouges dont le centre est occupé par un point blanc bleuâtre, arrondi, légèrement saillant et ne dépassant jamais 1 mm de diamètre, apparaissant sur la face interne des joues deux ou trois jours avant l'éruption et disparaissant au bout de trois jours.

KOPP (asthme de). V. *laryngospasme.*

KORNZWEIG (K. Abraham, amér., 1950). V. *Bassen-Kornzweig (syndrome de).*

KOROTKOW (phases de) (K. Nikolaï, russe, 1874-1920). Nom donné aux 4 types de tons artériels entendus successivement lorsque l'on décomprime l'artère humérale, au cours de la mesure de la pression artérielle par la méthode auscultatoire. Près de la tension maxima, les tons sont secs et d'intensité moyenne ; puis soufflants ou assourdis ; puis secs et de plus en plus forts, enfin faibles et sourds. V. *auscultatoire (méthode).*

KORSAKOFF (psychose ou syndrome de) (K. Sergei, russe, 1890) [angl. ***Korsakoff's psychosis ou syndrome***]. Syndrome caractérisé par une amnésie surtout antérograde avec désorientation, tendance à la fabulation pathologique et troubles de la mémoire de fixation. L'alcoolisme en est souvent la cause déterminante ; il entraîne, par avitaminose B_1, une lésion bilatérale des corps mamillaires. Classiquement, ce syndrome comportait une polynévrite éthylique et des troubles psychiques. V. *encéphalopathie alcoolique.*

KOSOWICZ (signes de). Signes radiologiques observés dans le syndrome de Turner (v. ce terme) — 1° *au niveau du poignet.* Augmentation de la fermeture de l'angle carpien, de 131°, chiffre normal, à 118° en moyenne, du fait de l'ascension du semi-lunaire. — 2° *au niveau du genou.* Aspect en enclume du bord interne du plateau tibial qui, hypertrophié, déborde en dedans, à angle droit, le bord interne de l'os.

KOSTMANN (maladie de) (K. Rolf, suédois, né en 1909). V. *agranulocytose infantile héréditaire de Kostmann.*

KOURIATRIE, *s. f.* (gr. *kouros*, jeune homme ; *iatréa*, médecine). Médecine de l'adolescent.

KOUWENAAR. V. *Meyer-Kouwenaar (syndrome de).*

KOUWENHOVEN (méthode de) (1957-60) [angl. ***Kouwenhoven's method***]. Procédé de massage cardiaque (v. ce terme) à thorax fermé. L'opérateur applique le talon de sa main droite sur la partie inférieure du sternum du malade, place sa main gauche par-dessus la droite et, en appuyant de tout son poids, comprime vigoureusement le sternum vers le rachis à la cadence de 60 par minute, chaque pression étant suivie d'un relâchement brusque. Le massage cardiaque doit être associé à une ventilation pulmonaire artificielle pratiquée par la méthode du bouche à bouche, 15 fois par minute.

KOYANAGI (K. Yoshizo, jap., né en 1880). V. *Vogt-Koyanagi (syndrome de).*

KOZLOWSKI (maladie de) (K. Casimir, polonais, 1967). V. *dysplasie spondylo-métaphysaire.*

kPa. Symbole de *kilopascal.* V. *pascal.*

KRABBE (maladies de) (K. Knud, danois, 1885-1961). — 1° V. *Sturge-Weber-Krabbe (maladie de).* — 2° V. *leucodystrophie à cellules globoïdes.*

KRAEPELIN (maladie de) (K. Emil, all., 1856-1926). Syn. *psychose présénile pernicieuse d'Oksala.* Variété de démence présénile proche des maladies de Pick et d'Alzheimer, dans laquelle les lésions du cortex cérébral sont discrètes et les symptômes dépressifs progressifs dominent.

KRASKE (opération de) (K. Paul, all., 1851-1930) [angl. ***Kraske's operation***]. Résection partielle du rectum en l'abordant par la voie sacrée ; opération qui évite la laparotomie et respecte les sphincters.

KRASNOV (opération de). Variété de cyclodialyse (v. ce terme) où des languettes de sclérotique sont employées pour maintenir ouverte la fistule.

KRAUROSIS PENIS [angl. ***kraurosis penis***]. Syn. *balanitis xerotica obliterans.* Processus scléro-atrophique, analogue au *k. vulvae,* survenant très rarement au niveau du gland ou du prépuce, spontanément ou quelquefois après circoncision (*maladie de Stuhmer*, 1928).

KRAUROSIS VULVAE (Breisky, 1885) (gr. *krauroô*, je dessèche) [angl. ***kraurosis vulvae***]. Syn. *maladie de Breisky.* Affection caractérisée par une atrophie avec rétraction des téguments des organes génitaux externes de la femme, accompagnée d'un prurit intense. Elle survient après la ménopause ou à la suite d'une castration. Elle peut se compliquer de leucoplasie et même se transformer en cancer.

KRAUSE (syndrome d'Arlington) (amér., 1946) [angl. ***Krause's syndrome***]. Syn. *dysplasie encéphalo-ophtalmique.* Ensemble de malformations apparaissant dès la naissance, concernant l'œil (microphtalmie, dysplasie du vitré et de la rétine, malformations vasculaires avec hémorragies aboutissant à la cécité), le système nerveux central (hydrocéphalie ou microcéphalie, hernie cérébrale, syndrome d'Arnold-Chiari) et aussi l'ensemble des viscères et du squelette. Il peut être rapidement mortel.

KREBS (cycle de) (K. sir Hans, brit., 1900-1981 ; prix Nobel de médecine 1953) [angl. ***Krebs's cycle***]. Syn. *cycle tricarboxylique, cycle de l'acide citrique.* Série de réactions enzymatiques ayant pour siège les mitochondries qui produisent de l'énergie par dégradation des glucides. L'acide pyruvique, issu de l'acide lactique, lui-même produit par la fermentation anaérobie du glucose, donne naissance à l'acétyl-coenzyme A ; cet élément sera totalement oxydé au cours du cycle. Il se condense d'abord avec l'oxalacétate pour former un citrate ; puis s'enchaîne une longue série de réactions d'oxydation à la suite desquelles l'oxalacétate est régénéré et rentre dans le cycle ainsi refermé. Celui-ci est relié, au cours de ces nombreuses réactions, à d'autres processus métaboliques, protidiques (intervention d'acides aminés) et lipidiques. Cet ensemble libère, outre du CO_2 et des ions H^+, des molécules d'ATP (acide adénosine-triphosphorique) qui constituent la principale source d'énergie de l'organisme.

KREBS-HENSELEIT (cycle de) (1932) [angl. ***Krebs-Henseleit cycle, urea cycle***]. Syn. *cycle de l'uréogenèse, cycle de l'ornithine.* Série de réactions enzymatiques en chaîne au cours desquelles l'ammoniac, déchet azoté toxique, est transformé en urée inoffensive. Ces réactions, dans lesquelles intervient l'ornithine, ont lieu dans le foie et accessoirement dans le cerveau. Après plusieurs étapes intermédiaires au cours desquelles apparaissent la citrulline et l'arginine, l'ornithine est régénérée et le cycle est refermé : l'urée est libérée et sera éliminée par les reins.

KRINGLE, *s. m.* (pâtisserie scandinave en forme de boucle) [angl. ***kringle***]. Domaine (v. ce terme 2°) constitué d'une séquence d'acides aminés disposés en forme de boucle. On l'observe notamment dans le plasminogène et la lipoprotéine (a).

KRÖNLEIN (hernie de) (K. Rudolf, all., 1847-1910) [angl. ***Krönlein's hernia***]. Hernie inguino-propéritonéale ; l'intestin est situé en avant du péritoine et de son fascia et en arrière du plan des muscles transverse et petit oblique.

KRÖNLEIN (point de). Point où l'on pratique la trépanation dans le cas d'épanchement sanguin traumatique intracrânien ; il est situé sur une ligne horizontale partant du rebord supérieur de l'orbite, à 2 ou 4 cm en arrière de l'apophyse orbitaire du frontal.

KRÜGER (K. K., all., né en 1871). V. *Curtius-Krüger (syndrome de).*

KRUKENBERG (amputation de) (K. Hermann, all., 1863-1935). Variété d'amputation de l'avant-bras, avec séparation des deux os que l'on entoure de manchons musculo-cutanés. Il en résulte une sorte de pince qui permet la pronation et la supination.

KRUKENBERG (tumeurs de) (K. Friedrich, all., 1895) [angl. ***Krukenberg's tumours***]. Tumeurs ovariennes métastatiques, plus fréquentes au cours des néoplasmes gastriques, mais observées aussi chez les malades atteintes de cancer du côlon, du sein ou de la glande thyroïde.

KSHV. Abréviation de l'angl. ***Kaposi Sarcoma Herpes Virus.*** C'est une autre appellation de l'*HVH-8*. V. *Herpesviridæ*, *VHSK* et *sarcomatose multiple hémorragique de Kaposi.*

KUBISAGARI, *s. m.* (Nakano, 1884) (en japonais, baisse-cou). V. *vertige paralysant.*

KUFS (idiotie amaurotique de type) (K. H., all., 1925) [angl. ***Kufs's disease***]. Syn. *maladie de Mayer-Kufs.* Forme tardive d'idiotie amaurotique familiale (v. ce terme) caractérisée par son apparition à l'âge adulte, une déficience mentale progressive, des crises d'épilepsie, des signes cérébelleux et extrapyramidaux et une évolution mortelle en une dizaine d'années ; il n'y a pas de trouble visuel.

KUGELBERG-WELANDER (maladie ou syndrome de) (K. Eric, suédois) [angl. ***Kugelberg-Welander disease***]. Syn. *syndrome de Wohlfart-Kugelberg-Welander* (Wo., 1942 ; K. et We., 1956), *amyotrophie neurogène familiale pseudo-myopathique de la seconde enfance, amyotrophie neurogène juvénile précoce pseudo-myopathique, atrophie musculaire juvénile hérédo-familiale simulant une dystrophie musculaire* (K. et W.). Maladie familiale et héréditaire rare débutant dans l'enfance, entre 2 et 17 ans, par une atrophie et une impotence musculaires d'abord proximales, atteignant les membres inférieurs, puis les supérieurs ; les réflexes tendineux sont abolis et il existe des fibrillations musculaires. L'évolution de la maladie est lente ; parfois même elle cesse de progresser. Elle est probablement due à une atteinte des cornes antérieures de la moelle comme la maladie de Werdnig-Hoffmann (v. ce terme), dont elle serait une variété tardive et moins grave. V. *Kennedy (syndrome de).*

KUGEL-STOLOFF (syndrome de) (K. Maurice, amér., 1933) [angl. ***Kugel-Stoloff syndrome***]. Dégénérescence du myocarde d'origine inconnue, caractérisée par l'effacement des fibrilles, la vacuolisation du sarcoplasma et une fibrose interstitielle. Elle serait une modalité de fibro-élastose endocardique. Elle se manifeste, chez le jeune enfant, par une insuffisance cardiaque cardiomégalique rapidement mortelle.

KUHLMANN (appareil de) [angl. ***Kuhlmann's device***]. Appareil portatif de traction cervicale gonflable prenant appui sur les épaules.

KUHN. V. *Mounier-Kuhn (syndrome de).*

KUHNT (K. Hermann, all., 1850-1925). V. *Junius et Kuhnt (syndrome de).*

KULENKAMPFF (signe de). Douleur provoquée par la pression des muscles de la nuque ; signe précoce de méningite septique otitique.

KULENKAMPFF-TORNOW (syndrome de) (K. Dietrich, all., 1956) [angl. ***Kulenkampff-Tornow syndrome***]. Manifestations neurologiques transitoires observées au début d'un traitement par la chlorpromazine et survenant surtout chez la femme jeune. Indépendantes de la dose, elles comprennent notamment torticolis spasmodique, trismus, spasmes linguaux, signes extrapyramidaux, tachycardie, angoisse.

KUMAZAÏ ET INOUE (épreuve de). Modification de l'épreuve de Donath et Landsteiner consistant en l'adjonction de sérum neuf humain ou animal.

KÜMMELL-VERNEUIL (maladie de) (K. Hermann, all., 1891-1892) [angl. ***Kümmell-Verneuil disease, traumatic spondylopathy***]. Syn. *spondylite traumatique.* Déformation tardive de la colonne vertébrale, consécutive à un traumatisme et survenant après une période de guérison apparente. Elle est caractérisée par une cyphose avec déformation angulaire et par des phénomènes de compression nerveuse (douleurs et contractures musculaires). Attribuée par Kümmell à une ostéite raréfiante, cette affection paraît due, le plus souvent, comme l'avait dit Verneuil, à une fracture méconnue des corps vertébraux.

KUNDRAT (lymphosarcome de) (K. Hans, autr., 1845-1893) [angl. ***Kundrat's lymphosarcoma***]. V. *lymphosarcome de Kundrat.*

KUNITZ (inhibiteur de) (1936) [angl. ***Kunitz's inhibitor***]. Polypeptide d'origine pancréatique qui s'oppose à l'action des enzymes protéolytiques (trypsine, chymotrypsine, fibrinolysine). Il empêche la dissolution de la fibrine sous l'influence de la fibrinolysine. Il est employé dans le traitement de la fibrinolyse aiguë et de la pancréatite aiguë hémorragique. V. *antifibrinolytique.*

KUNKEL (K. Henry, amér., né en 1916). V. *Bearn-Kunkel-Slater (syndrome de).*

KUNKEL (méthodes ou réactions de) [angl. ***Kunkel's tests***]. — 1° Procédé d'évaluation des γ-globulines (surtout des euglobulines γ) et accessoirement des α2-globulines et des β-lipoprotéines du sérum par la mesure du trouble (turbidimétrie) que provoquent les sels de métaux lourds (zinc) ajoutés, à basse concentration, au sérum. — 2° *réaction de K. au phénol.* Floculation du sérum sanguin en présence d'un réactif au phénol. Son intensité, proportionnelle à la quantité des β-lipoprotéines, permet d'apprécier le taux de celles-ci dans le sérum. Le chiffre normal varie de 17 à 28 unités Vernes. Ces réactions sont tombées en désuétude.

KÜNTSCHER (méthode de) (K. Gehrard, de Kiel, 1939-1940) [angl. ***Küntscher's method***]. Traitement des fractures diaphysaires des os des membres par l'introduction dans le canal médullaire, sur toute sa longueur, d'un long clou en acier qui maintient les deux fragments en bonne position.

KUPFFER (cellules de) (K. Karl von, all., 1829-1902) [angl. ***Kupffer's cells***]. Grandes cellules étoilées que l'on trouve dans le foie et qui appartiennent au revêtement endothélial des vaisseaux sanguins.

KUPFFÉRIEN, ENNE, *adj.* [angl. ***pertaining to Kupffer's cells***]. Qui se rapporte aux cellules de Kupffer.

KUPFFÉROME, *s. m.* [angl. ***Kupffer's cell sarcoma***]. Syn. *réticulo-angio-sarcome du foie.* Tumeur maligne primitive du foie, développée aux dépens des cellules de Kupffer.

KURT MENDEL (syndrome de). Diabète insipide associé à une paralysie du nerf pathétique.

KURU, *s. m.* (Zigas et Gajdusek, 1957) (*kuru :* trembler de froid ou de peur, en langue Foré) [angl. ***kuru***]. Maladie du système nerveux, particulière aux populations cannibales Foré des Hautes Terres de la Papouasie-Nouvelle-Guinée. Elle se manifeste au début par des troubles de la marche ; puis apparaissent des signes cérébelleux, un tremblement, des mouvements choréo-athétosiques, enfin une démence. La mort survient en quelques mois. Les lésions du *k.* sont celles des *encéphalopathies subaiguës spongiformes transmissibles* (v. ce terme). L'agent responsable de cette maladie, transmissible expérimentalement au chimpanzé, est un prion. V. ce terme et *Gerstmann-Sträussler-Scheinker (syndrome de).*

KURZ (syndrome de) (K. Jaromir, tchèque, 1951) [angl. ***Kurz's syndrome***]. Variété de cécité congénitale accompagnée d'énophtalmie importante, d'abolition des réflexes pupillaires, d'un nystagmus pendulaire et d'une forte hypermétropie ; le fond d'œil est normal.

KÜSS (appareil de). Appareil utilisé autrefois pour l'insufflation des pneumothorax thérapeutiques.

KÜSS (maladie de) (K. Georges, fr., 1950) [angl. ***Küss's disease***]. Rétrécissement pseudocancéreux du colon sigmoïde et du rectum, dû à un processus inflammatoire pelvien.

KUSSMAUL ou **KUSSMAUL-MAIER (maladie de)** (K. Adolf, all., 1866) [angl. ***Kussmaul's disease***]. V. *périartérite noueuse.*

KUSSMAUL (signe de). Ondulations péristaltiques de l'estomac visibles à travers la paroi abdominale, observées dans les sténoses du pylore.

KUSSMAUL ET KIEN (respiration de) [angl. ***Kussmaul-Kien breathing***]. Type respiratoire qu'on observe dans le coma diabétique ; il consiste en une inspiration profonde suivie d'une courte pause en inspiration forcée et en une expiration brève et gémissante à laquelle succède une nouvelle pause. Ces phénomènes se reproduisent ensuite dans le même ordre.

KÜSTER (K. Hermann, all., 1910). V. *Rokitansky-Küster-Hauser (syndrome de).*

KÜSTER (hernie de) (K. Ernst, all., 1839-1930) [angl. ***Küster's hernia***]. Hernie inguino-superficielle : l'intestin est situé dans le tissu cellulaire sous-cutané, en avant de l'aponévrose du grand oblique.

KÜSTNER (K. Heinz, all., né en 1897). V. *Prausnitz-Küstner (épreuve de).*

KVEIM ou **NICKERSON-KVEIM (réaction de)** (Williams et Nickerson, 1935 ; K. Morten, norv., 1941) [angl. ***Kveim's test***]. Intradermo-réaction pratiquée avec un antigène provenant d'un ganglion d'un sujet atteint de maladie de *Besnier-*

Bœck-Schaumann. Elle est presque toujours positive dans les formes ganglio-médiastino-pulmonaires de cette affection. Elle est actuellement tombée en désuétude.

KWASHIORKOR, *s. m.* (en dialecte africain ashanti, du Ghana : kwashi, garçon ; orkor, rouge ; ou « maladie de l'enfant [sevré] quand son cadet vient de naître ») (C.D. Williams, 1933) [angl. ***kwashiorkor***]. Syn. *pellagre infantile d'Afrique noire, hépatite tropicale infantile d'Indochine, stéatocirrhose carentielle du sevrage* (Monnerot-Dumaine, 1953). Affection apparaissant en Afrique tropicale, chez le nourrisson, au moment du sevrage ; elle est caractérisée par des troubles digestifs avec amaigrissement, apathie, œdèmes et anémie ; par une hépatomégalie (stéatose, puis stéatocirrhose avec pancréatite) et par des lésions cutanées caractéristiques : taches noires apparaissant sur les fesses, le dos, les régions articulaires, dont la desquamation laissera des zones rouge sombre qui donneront des cicatrices dépigmentées. Elle retarde la croissance et évolue fréquemment vers la mort. Elle semble due à une carence en protéines animales et s'apparente à la maladie œdémateuse du sevrage (v. ce terme et *cirrhose carentielle*).

KYASANUR (maladie de la forêt de) [angl. ***Kyasanur forest disease***]. Maladie décrite aux Indes (État de Mysore) depuis 1963 : elle est caractérisée par un début brutal avec fièvre, céphalalgie, myalgies, prostration, par une conjonctivite, une diarrhée, des vomissements, des adénites, une bradycardie avec hypotension et parfois un syndrome hémorragique responsable des cas mortels. La convalescence est longue et peut être entrecoupée de rechutes. Cette maladie est due à un arbovirus du groupe B, maintenant classé dans le genre *Flavivirus,* transmis par piqûre de tiques ; les réservoirs de virus sont l'homme, certains singes, des rongeurs et de nombreuses espèces d'oiseaux. V. *arbovirose* et *Togaviridae.*

KYRLE (maladie de) (K. Joseph, autr., 1916) [angl. ***Kyrle's disease***]. Maladie de peau rare, d'origine inconnue, caractérisée par des papules de la taille d'une tête d'épingle, peu saillantes, grisâtres puis brunâtres, sur lesquelles apparaît une tête cornée. Les éléments, généralement folliculaires, sont parfois groupés en placards ; ils siègent surtout aux membres inférieurs. L'affection a une durée indéfinie.

KYSTADÉNOME, *s. m.* (Stœrk, 1897). Maladie polykystique du poumon (v. *kyste aérien du poumon*) caractérisée histologiquement par une hyperplasie bronchique avec prolifération épithéliale exubérante.

KYSTE, *s. m.* (gr. *kustis*, vessie) [angl. ***cyst***]. — 1° Production pathologique formée par une cavité ne communiquant pas avec l'extérieur, contenant une substance liquide, molle ou rarement solide ou bien un gaz et dont la paroi n'a pas de rapport vasculaire avec le contenu. — 2° Forme de résistance de certains protozoaires (amibes). V. *trophozoïte.*

KYSTE ADVENTICIEL ARTÉRIEL [angl. ***arterial adventitial cyst***]. *K.* développé dans la tunique adventice de l'artère poplitée, chez les coureurs cyclistes ou les coureurs de fond. Il se révèle par une claudication intermittente ; le diagnostic repose sur l'échographie, l'IRM ou le scanner et l'artériographie. Son traitement est chirurgical.

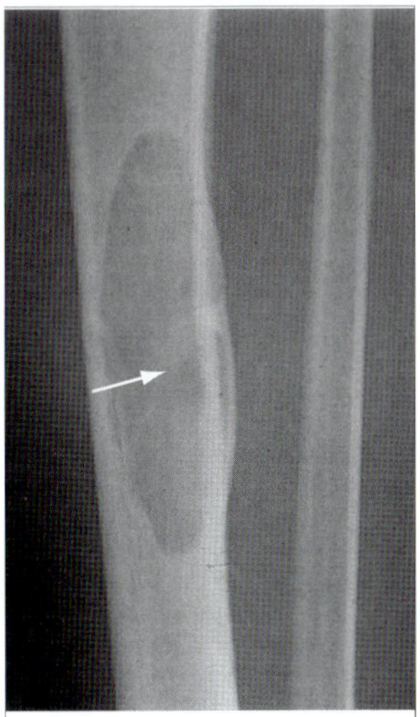

Kyste osseux

KYSTE AÉRIEN DU POUMON [angl. ***cyst of the lung***]. Cavités gazeuses uniques ou multiples, parfois énormes, réparties dans un ou plusieurs lobes pulmonaires. On distingue les *k. a. congénitaux,* très rares : kystes dysembryoplasiques des nouveau-nés, kystes bronchogéniques, poumon polykystique (ou maladie kystique du poumon, dans laquelle un poumon entier est plein de nombreux kystes de toutes tailles) ; les *k. a. acquis* de beaucoup les plus fréquents : bulles d'emphysème, pneumatocèles, cavités résiduelles épithélialisées après guérison d'abcès du poumon ou de tuberculose cavitaire. Les *k. a.* peuvent se compliquer d'hémoptysies ou d'infection. V. *kystadénome.*

KYSTE ANÉVRYSMAL DES OS (Jaffe et Lichtenstein, 1942) [angl. ***aneurysmal bone cyst***]. Lésion bénigne et circonscrite de l'os formée de tissu fibreux creusé de cavités remplies de sang. Elle est souvent d'origine traumatique et siège surtout sur la métaphyse des os longs des membres, accessoirement sur les vertèbres et les os plats. Elle se manifeste sous forme d'une tuméfaction douloureuse. Les radiographies montrent une image lacunaire d'ostéolyse cloisonnée en logettes, souvent vastes et repoussant vers l'extérieur une mince coque périostée. Elle guérit par curetage et comblement de la cavité par autogreffe, mais récidive parfois.

KYSTE ARTHROSYNOVIAL. V. *kyste synovial.*

KYSTE BÉNIN DES OS. V. *Mikulicz (maladies de) 2°.*

KYSTE BRANCHIAL [angl. ***branchial cyst***]. Kyste congénital du cou provenant presque toujours de l'appareil branchial.

KYSTE BRONCHOGÉNIQUE [angl. ***bronchogenic cyst***]. Hamartome (v. ce terme) du médiastin.

KYSTE CILIÉ [angl. ***ciliated epithelial cyst***]. Hamartome (v. ce terme) du médiastin.

KYSTE DU CORDON [angl. ***encysted hydrocele of the cord***]. V. *hydrocèle.*

KYSTE CORONO-DENTAIRE. V. *kyste dentifère.*

KYSTE DENTIFÈRE [angl. ***coronodental cyst***]. Syn. *kyste corono-dentaire.* Kyste des maxillaires développé au niveau d'une dent incluse aux dépens des débris paradentaires.

KYSTE DENTIGÈRE [angl. ***dentigerous cyst***]. Kyste dentifère renfermant des rudiments de dent.

KYSTE DERMOÏDE [angl. ***dermoid cyst***]. V. *dermoïde.*

KYSTE ENTÉROÏDE [angl. ***enteric cyst***]. V. *entéroïde.*

KYSTE ÉPIDERMOÏDE [angl. ***epidermoid cyst***]. V. *épidermoïde.*

KYSTE ESSENTIEL DES OS. V. *Mikulicz (maladie de) 2°.*

KYSTE FOLLICULAIRE. — 1° Kyste dentifère développé aux dépens d'un follicule dentaire. — 2° [angl. ***follicular cyst***]. Kyste de l'ovaire développé à partir d'un follicule de De Graaf.

KYSTE HYDATIQUE [angl. ***hydatid cyst***]. V. *hydatique.*

KYSTE LUTÉINIQUE [angl. ***luteal cyst***]. V. *lutéinique.*

KYSTE MÉTACLASTIQUE (Brunswic Le Bihan) (gr. *méta*, après ; *klastos*, brisé). Kyste hématique, observé dans les pays à paludisme, survenant à la suite d'un traumatisme de la région splénique et provoqué par la rupture sous-capsulaire d'une rate volumineuse et adhérente aux organes voisins.

KYSTE MUCOÏDE [angl. ***mucoid cyst***]. V. *mucoïde.*

KYSTE MULLÉRIEN. V. *mullérien.*

KYSTE DE L'OVAIRE [angl. ***ovarian cyst***]. Kyste à contenu liquide développé aux dépens de l'ovaire, tantôt *uniloculaire,* tantôt *multiloculaire*, et pouvant prendre un volume considérable.

KYSTE PAROVARIEN [angl. ***parovarian cyst***]. V. *wolffien.*

KYSTE PILONIDAL. V. *sinus pilonidal.*

KYSTE PROLIFÈRE ou **PROLIGÈRE**. V. *cysto-épithéliome.*

KYSTE PYÉLOGÉNIQUE [angl. ***pyelogenic renal cyst***]. Kyste du rein communiquant avec un calice et le bassinet.

KYSTE RADICULO-DENTAIRE [angl. ***radicular cyst***]. Kyste uniloculaire développé dans le maxillaire au niveau de l'apex d'une dent normalement évoluée, aux dépens de débris épithéliaux paradentaires.

KYSTE RESPIRATOIRE. Hamartome (v. ce terme) du médiastin.

KYSTE SACCULAIRE (Duplay). Kyste formé par l'accumulation de sérosité dans un sac herniaire dont le collet s'est oblitéré. — Si l'oblitération du collet n'est pas complète, on donne à cette tumeur le nom de pseudo-kyste sacculaire.

KYSTE SÉBACÉ (lat. *sebum,* graisse) [angl. ***sebaceous cyst***]. Syn. *loupe, tanne* et autrefois *athérome.* Tumeur formée par une poche développée aux dépens d'une glande sébacée et remplie de cellules épidermiques et de matière grasse. — ***k. s. atypique.*** V. *kérato-acanthome.*

KYSTE SYNOVIAL [angl. ***synovial cyst***]. Syn. *ganglion synovial.* Poche à paroi propre et contenu plus ou moins visqueux, siégeant généralement au niveau de la face dorsale du poignet et se développant aux dépens des synoviales articulaires ou tendineuses *(k. arthro-synovial).* V. *Baker (kyste de).*

KYSTE WOLFFIEN. V. *wolffien.*

KYSTECTOMIE, *s. f.* (gr. *kustis,* capsule ; *ektomê,* ablation) [angl. ***cystectomy***]. — 1° Arrachement d'un lambeau de la capsule antérieure au cours de l'extraction de la cataracte. — 2° Extirpation d'un kyste.

KYSTIQUE, *adj.* [angl. ***cystic***]. Relatif à un kyste.

KYSTIQUE DU FOIE (maladie) [angl. ***polycystic liver***]. Affection non parasitaire très rare chez l'homme, caractérisée par le développement d'un ou de plusieurs kystes, à contenu variable, dans l'épaisseur du foie. Ils coïncident parfois avec la maladie kystique du rein.

KYSTIQUE DE LA MÂCHOIRE (maladie) [angl. ***epithelial odontoma***]. Syn. *adamantinome kystique.* Épithéliome kystique multiloculaire de la mâchoire inférieure, à évolution très lente, mais pouvant devenir considérable, sans tendance à la généralisation.

KYSTIQUE DE LA MAMELLE (maladie) (Reclus, 1883) [angl. ***cystic disease of the breast***]. Syn. *adénocystome diffus* ou *fibro-adénomatose kystique des seins, maladie noueuse de la mamelle* (Tillaux et Phocas), *maladie polykystique des seins, mammite noueuse, maladie de Reclus, maladie de Tillaux et Phocas, maladie de Schimmelbusch* (1892). Syndrome clinique consistant en la production, dans les deux glandes mammaires, de kystes multiples, dont la plupart sont très petits (maladie kystique) ou de petits nodules fibreux (maladie noueuse). Considérée par quelques auteurs comme une forme de cancer, cette affection serait pour la plupart une variété de mammite chronique.

KYSTIQUE DE LA MÉDULLAIRE (maladie) (Smith et Graham, 1945 ; Straussen, 1962) [angl. ***medullary cystic disease of the kidney***] (néphrologie). Maladie familiale, transmise selon le mode autosomique dominant, débutant insidieusement, chez un sujet jeune et caractérisée cliniquement par une anémie, une polydipsie avec polyurie et baisse du pouvoir de concentration urinaire et, chez l'enfant, par un retard pondéro-statural. Elle évolue vers la mort par insuffisance rénale en quelques mois ou quelques années. Les reins sont atrophiques, avec de nombreux kystes, surtout dans la médullaire et des lésions tubulaires et interstitielles diffuses. La *m. k.* de la médullaire, très voisine de la *néphronophtise* (v. ce terme) de l'enfant, s'en distingue par son mode de transmission, dominant et non récessif et son évolution plus tardive vers l'insuffisance rénale terminale. V. *néphropathie tubulo-interstitielle héréditaire.*

KYSTIQUE DU POUMON (maladie) [angl. ***congenital cystic disease of the lung***]. V. *kyste aérien du poumon.*

KYSTIQUE DES REINS (maladie) [angl. ***polycystic kidney***]. Syn. *maladie polykystique des reins, polykystome rénal, reins polykystiques* ou *polymicrokystiques, polykystose rénale.* Maladie héréditaire à transmission autosomique dominante, caractérisée par la production de kystes multiples dans les deux reins, transformés en masses bosselées, souvent considérables, facilement perceptibles à la palpation bimanuelle. Elle se manifeste par des poussées douloureuses, des hématuries, parfois une infection urinaire. Ses premiers symptômes apparaissent à l'adolescence ; son évolution, avant l'ère de l'hémodialyse et de la transplantation rénale, aboutissait à la mort vers la cinquantaine, généralement par insuffisance rénale. — La *maladie polykystique des reins du nouveau-né* est une dysplasie des néphrons apparaissant chez l'embryon et entraînant rapidement la mort.

KYSTIQUE DU TESTICULE (maladie) (A. Cooper) [angl. ***fibrocystic disease of the testicle***]. Affection caractérisée par la formation de kystes nombreux dans les testicules. Elle a été considérée par Malassez comme un épithéliome mucoïde et rapprochée des kystes de l'ovaire.

KYSTITOME, *s. m.* (gr. *kustis,* vésicule, capsule ; *tomê,* section) [angl. ***cystitome***]. Instrument destiné à diviser la cristalloïde antérieure dans l'opération de la cataracte.

KYSTO-ANASTOMOSE, *s. f.* Nom donné aux différentes opérations destinées à anastomoser des kystes ou pseudokystes, en particulier les kystes du pancréas, soit avec une partie voisine du tube digestif *(kysto-gastrostomie, kysto-duodénostomie, kysto-jéjunostomie),* soit avec la vésicule biliaire *(kysto-cholécystostomie).*

KYSTO-CHOLÉCYSTOSTOMIE, *s. f.* ; **KYSTO-DUODÉNOSTOMIE,** *s. f.* ; **KYSTO-GASTROSTOMIE,** *s. f.* ; **KYSTO-JÉJUNOSTOMIE,** *s. f.* [angl. ***cystocholecystostomy, cystoduodenostomy, cystogastrostomy, cystojejunostomy***]. Opérations ayant pour but de drainer un pseudokyste du pancréas (dépourvu de paroi propre et non énucléable) dans la vésicule biliaire, dans le duodénum, dans l'estomac ou dans le jéjunum. V. *kysto-anastomose.*

KYSTOGRAPHIE, *s. f.* [angl. ***cystography***]. Radiographie d'un kyste après injection, dans sa cavité, d'air ou de liquide opaque aux rayons X.

KYSTOME, *s. m.* [angl. ***cystoma***]. Tumeur kystique d'origine glandulaire (adénome kystique) formée d'un amas de kystes de différents volumes (pouvant contenir jusqu'à plusieurs litres), que l'on rencontre surtout au niveau de l'ovaire. V. *cysto-épithéliome de l'ovaire.*

L

L. Symbole de — 1° la *leucine*. — 2° de l'isomère gauche — ou lévogyre — (lat. *laevus*, gauche) ; p. ex. : L-asparginase, L-dopa. V. *D*. — 3° du litre.

l. Symbole ancien de *litre*.

L (formations ou **formes bactériennes)** (Mme Klieneberger-Nobel, 1935) (L, de Lister Institute) [angl. ***L phase variants***]. Formes anormales de microbisme : petits granules qui apparaissent parfois temporairement (soit spontanément, soit sous certaines influences : action de la pénicilline, p. ex.) dans des cultures bactériennes qui se clarifient ensuite et restent alors stériles. Elles représentent une phase du cycle évolutif des bactéries, au cours de laquelle leur paroi a disparu plus ou moins totalement. Certains procédés (hémo-ovoculture) permettent de cultiver les formes L et d'obtenir des formes bactériologiques classiques. V. *bêta-lactamines, protoplaste, sphéroplaste* et *pleuropneumonia-like organism*.

LAB ou **LAB-FERMENT**, *s. m.* (Hammarsten) [angl. ***lab ferment***]. Enzyme qui existe dans le suc gastrique et qui a la propriété de coaguler l'albumine ; elle est surtout abondante dans l'estomac des jeunes animaux et en particulier dans la présure : elle coagule presque instantanément la caséine du lait.

LABBÉ (triangle de) (L Marcel, fr., 1870-1939). V. *hyperglycémie (triangle d')*.

LABHART (L. A., suisse, 1956). V. *Prader, Labhart, Willi et Fanconi (syndrome de)*.

LABILE, *adj.* (lat. *labi*, tomber) [angl. ***labile***]. Qui tombe, se détache, s'élimine facilement. — ***courants labiles.*** Courants électriques continus fréquemment interrompus ou appliqués en promenant les électrodes sur la peau.

LABIOLECTURE, *s. f.*, ou **LABIOMANCIE**, *s. f.* (lat. *labia*, lèvres ; gr. *mantéia*, divination) [angl. ***lip reading***]. Faculté de deviner le langage en observant le mouvement des lèvres.

LABORIT (méthode ou technique de) (L. Henri, fr., 1914-1995). V. *hibernation artificielle*.

LABRUM, *s. m.* (en lat. cuve, vase) [angl. ***labrum***]. Syn. *bourrelet articulaire.* « Formation fibro-cartilagineuse annulaire, adhérente au pourtour d'une surface articulaire dont elle augmente la surface et la profondeur » (P. Kamina). P. ex., *l. acétabulaire :* bourrelet cotyloïdien.

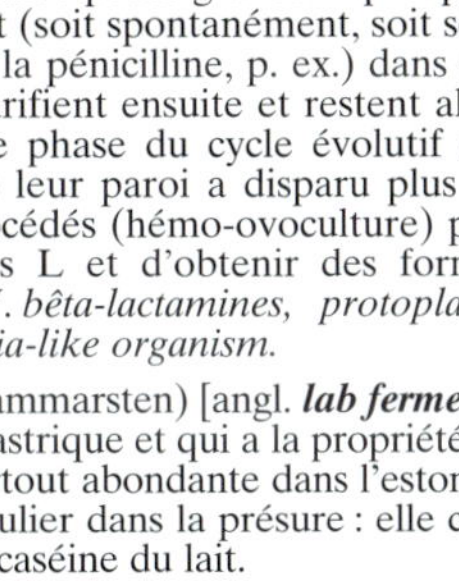

Labrum. Vue supérieure de la moitié du labrum

1. *membrane fibreuse de la capsule*
2. *cartilage articulaire*
3. *labrum*

LABYRINTHE, *s. m.* (du gr. *laburinthos*) (TA *labyrinthus*) [angl. ***labyrinth***] (anatomie). Ensemble complexe de cavités et de conduits communiquant entre eux. — ***l. de l'oreille interne.*** Il comprend le *l. osseux* (TA *l. osseus*) [angl. ***bony l.***] creusé dans la partie pétreuse de l'os temporal et divisé en 3 : le vestibule, les canaux semi-circulaires et la cochlée ; dans le *l. o.* est situé le *l. membraneux* (TA *l. membranaceus*) [angl. ***membranaceous l.***], réseau de poches contenant l'endolymphe, avec d'arrière en avant, les conduits semi-circulaires (organe de l'équilibration), le vestibule (comprenant l'utricule et le saccule) et le conduit cochléaire (organe de l'audition). V. *tympan* et *otolithe* • 👁 **vestibule** •.

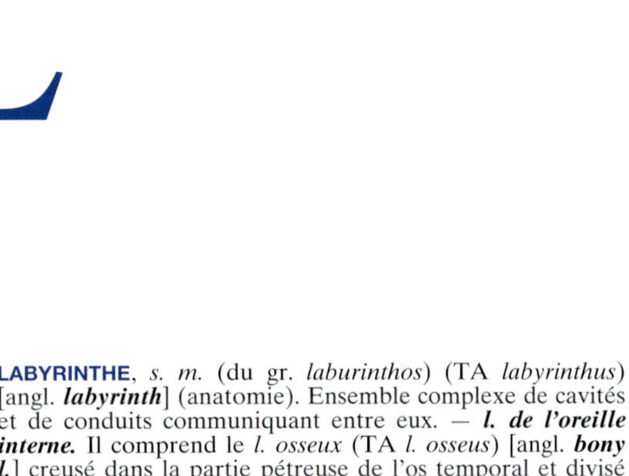

Labyrinthe osseux droit.
Vue latérale antérieure

1. *canal semi-circulaire antérieur*
2. *branche osseuse commune*
3. *canal semi-circulaire postérieur*
4. *canal semi-circulaire latéral*
5. *ampoule osseuse postérieure*
6. *fenêtre de la cochlée*
7. *stapès appliqué sur la fenêtre du vestibule*
8. *base de la cochlée*
9. *vestibule*
10. *coupole de la cochlée*
11. *nerf vestibulo-cochléaire*
12. *ampoule osseuse antérieure*
13. *ampoule osseuse latérale*

LABYRINTHIQUE (syndrome). V. *vestibulaire (syndrome)*.

LABYRINTHITE, *s. f.* [angl. ***labyrinthitis***]. Otite interne frappant spécialement le labyrinthe. V. *Ménière (syndrome de)*.

LACAZIA LOBOI. V. *lobomycose*.

LACET (signe du) (E. Weill et J. Chalier, de Lyon, 1911) [angl. ***tourniquet-test***]. Syn. *signe* ou *phénomène de Rumpel-Leede*

(1911), *signe de Grocco-Frugoni* (1911). Signe de fragilité des capillaires. Un lien, placé sur le bras de façon à interrompre la circulation veineuse en respectant la circulation artérielle, provoque sur l'avant-bras l'apparition de taches de purpura, par stase veineuse et rupture des capillaires (Rumpel et Leede ont décrit ce signe au cours de l'éruption de la scarlatine).

LACET DE SOULIER (signe du) (Hillemand, 1952). Douleur épigastrique à irradiations ascendantes, apparaissant quand le malade se penche en avant, p. ex. pour lacer son soulier : signe de hernie diaphragmatique.

LACHMAN (manœuvre de) [angl. ***Lachman's maneuver***]. Épreuve destinée à rechercher une lésion du ligament croisé antéro-externe du genou. Le sujet est couché sur le dos ou assis au bord d'une table, le genou fléchi à 20°. L'extrémité inférieure de la cuisse étant fixée d'une main, l'extrémité supérieure de la jambe est mobilisée en avant. L'épreuve est positive si elle met en évidence une laxité (mouvement de tiroir antérieur anormal en extension du genou). — La manœuvre inverse (mobilisation vers l'arrière) témoigne d'une lésion du ligament croisé postéro-interne.

LACHAPELLE. V. *Dupont et Lachapelle (maladie de).*

LACODACRYOCYSTOSTOMIE, *s. f.* (gr. *lakkos*, réservoir ; *dakruon*, larme ; *kustis*, vessie ; *stoma*, bouche) [angl. ***dacryocystostomy***]. Opération destinée à remédier à l'obstruction des canalicules lacrymaux en abouchant le cul-de-sac conjonctival inféro-interne et le sac lacrymal.

LACORHINOSTOMIE, *s. f.* (gr. *lakkos*, réservoir ; *rhis, rhinos*, nez ; *stoma*, bouche) [angl. ***lacorhinostomy***] (ophtalmologie). Intervention chirurgicale créant un canal anastomotique entre le cul-de-sac conjonctival inféro-nasal et la muqueuse nasale.

LACRYMAL, ALE, *adj.* (lat. *lacryma*, larme) [angl. ***lacrimal***]. Syn. *dacrystique.* Qui concerne les larmes. — ***os. l.*** V. *unguis* • 👁 **tête** •.

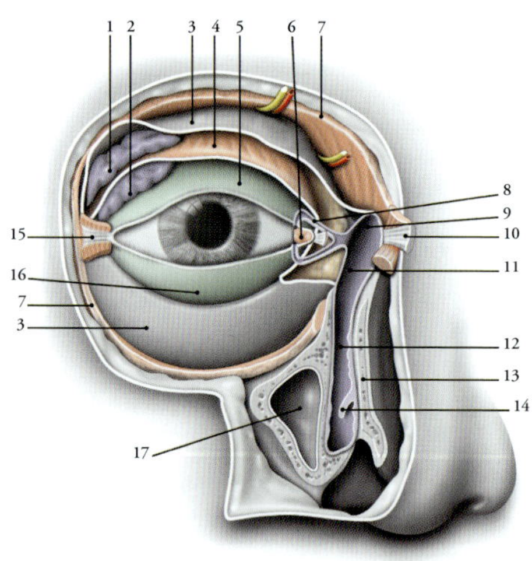

Appareil lacrymal

1. partie orbitaire de la glande lacrymale
2. partie palpébrale de la glande lacrymale
3. septum orbitaire
4. muscle élévateur de la paupière supérieure
5. tarse supérieur
6. caroncule lacrymale
7. muscle orbitaire
8. canalicule lacrymal
9. fornix du sac lacrymal
10. ligament palpébral médial
11. sac lacrymal
12. conduit lacrymo-nasal
13. cornet nasal inférieur
14. pli lacrymal
15. ligament palpébral latéral
16. tarse inférieur
17. sinus maxillaire1.

LACRYMOGÈNE, *adj.* (lat. *lacryma*, larme ; gr. *génnan*, engendrer) [angl. ***lacrimatory***]. Qui détermine la sécrétion des larmes (*dacryogène* serait préférable).

LACTACIDÉMIE, *s. f.* [angl. ***lactacidaemia***]. Syn. *lacticémie.* Présence et taux de l'acide lactique dans le sang ; son taux normal est de 0,6 à 1,8 mmol/L. Il s'élève au cours du travail musculaire intensif, au cours des acidoses lactiques (anoxie, déficit enzymatique congénital, certains états toxiques, etc.). V. *lactatémie.*

β-LACTAMASE. V. *bêtalactamase.*

LACTAME, *s. m.* [angl. ***lactam***]. Amide cyclique obtenu par élimination d'une molécule d'eau à partir d'un acide aminé. V. *bêtalactamines* et *créatinine.*

LACTARIUM, *s. m.* (lat. *lactarius*, qui se rapporte au lait). Établissement où l'on collecte et distribue du lait maternel.

LACTASE, *s. f.* [angl. ***lactase***]. Enzyme sécrétée par la muqueuse intestinale, essentiellement au niveau du jéjunum et du segment proximal de l'iléon, et qui catalyse l'hydrolyse du lactose en glucose et en galactose.

LACTATÉMIE, *s. f.* [angl. ***lacticaemia***]. Présence et taux des lactates (sels de l'acide lactique) dans le sang. Ce dernier est normalement de 0,63 à 2,44 mmol/L. V. *acidose lactique* et *lactacidémie.*

LACTATION, *s. f.* (lat. *lac*, lait) [angl. ***lactation***]. — 1° Allaitement. — 2° Sécrétion et excrétion du lait.

LACTÉAL, ALE, *adj.* (lat. *lacteus*, lacté) [angl. ***lacteal***]. Relatif au lait. — *dentition l.* : les dents de lait.

LACTICÉMIE, *s. f.* [angl. ***lacticaemia***]. V. *lactacidémie.*

LACTICODÉSHYDROGÉNASE (LDH), *s. f.* V. *déshydrase.* Son taux sérique normal est de 140 à 280 UI/L.

LACTIQUE (acide) [angl. ***lactic acid***]. Acide-alcool provenant de la réduction de l'acide pyruvique par la lacticodéshydrogénase (LDH). Il s'accumule pendant le travail musculaire intensif du fait de la glycogénolyse anaérobie.

LACTOBACILLUS, *s. m.* [angl. ***Lactobacillus***]. Genre bactérien appartenant à la famille des *Lactobacillaceæ* et à l'embranchement des Firmicutes, comprenant de nombreuses espèces dont certaines sont présentes normalement dans le tube digestif ou le vagin ; d'autre part, les *L.* sont couramment utilisés dans l'industrie laitière (production de fromages). V. *Lactococcus* et *yoghourt.*

LACTOBACILLUS ACIDOPHILUS. V. *Döderlein (bacille de).*

LACTOBUTYROMÈTRE, *s. m.* (lat. *lac*, lait ; *butyrum*, beurre ; gr. *métron*, mesure) [angl. ***lactobutyrometer***]. Instrument destiné à mesurer la quantité de crème contenue dans le lait.

LACTOCOCCUS, *s. m.* (Schleifer, 1985) (lat. *lac*, lait ; gr. *kokkos*, grain) [angl. ***Lactococcus***]. Genre bactérien non pathogène du groupe des streptocoques lactiques (v. *Streptococcus*). L'espèce principale est *L. lactis.* Ce genre est voisin de celui des *Leuconostoc.* V. ce terme et *Lactobacillus.*

LACTOFLAVINE, *s. f.* (lat. *lac*, lait ; *flavus*, jaune) [angl. ***lactoflavin***]. V. *riboflavine.*

LACTOGÈNE, *adj.* [angl. ***lactogen***]. Qui produit du lait. V. *hormone lactogène placentaire.*

LACTOGENÈSE, *s. f.* [angl. ***lactogenesis***]. Établissement de la sécrétion lactée.

LACTOGLOBULINE, *s. f.* [angl. ***lactoglobulin***]. Globuline, analogue à la sérum-globuline, contenue dans le lait de vache.

LACTOSE, *s. m.* (lat. *lac*, lait) [angl. ***lactose***]. Diholoside présent dans le lait, dégradable en glucose et galactose. V. *holoside.*

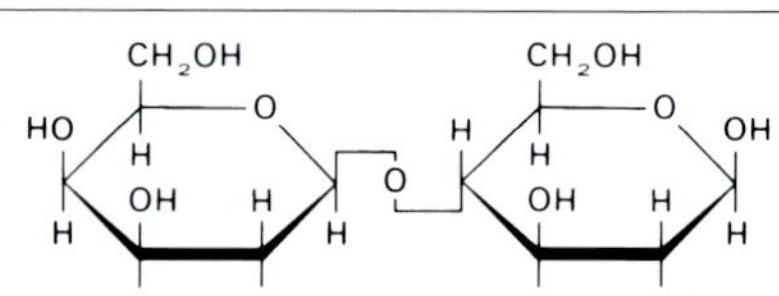

Lactose

LACTOSE (intolérance au) [angl. ***lactose intolerance***]. Impossibilité pour un sujet d'utiliser le lactose (sucre de lait) ingéré : soit que la lactase indispensable manque par déficit congénital (*alactasie*, P. Duranel, 1959), soit qu'elle ne soit plus sécrétée du fait d'une affection intestinale (gastro-entérite aiguë, maladie cœliaque, parasitose, résection chirurgicale d'un segment du grêle) ou que, chez un adulte normal, sa sécrétion physiologiquement diminuée soit insuffisante pour faire digérer une alimentation trop riche en lait. L'intolérance au lactose provoque amaigrissement, diarrhée et lactosurie. V. *lactosurie permanente de l'enfant, lactase* et *lactose (test de tolérance au).*

LACTOSE (test de tolérance au) [angl. ***lactose tolerance test***]. Normalement (chez le sujet dont la muqueuse intestinale sécrète la lactase au taux maximum) l'ingestion d'un ou 2 litres de lait — ou d'un repas riche en lactose, c'est-à-dire contenant 2 g par kg, sans dépasser 100 g — provoque une élévation de la glycémie supérieure à 2 g ou 2 g 50 par litre. En cas d'intolérance au lactose (par déficit en lactase), l'augmentation de la glycémie est inférieure à ces chiffres ou nulle. V. *lactase* et *lactose (intolérance au).*

LACTOSÉMIE, *s. f.* [angl. ***lactosaemia***]. Présence de lactose dans le sang.

LACTOSTIMULINE, *s. f.* V. *prolactine.*

LACTOSURIE, *s. f.* (lactose ; gr. *ouron*, urine) [angl. ***lactosuria***]. Présence de lactose dans l'urine. — ***l. permanente de l'enfant*** (Paolo Durand, 1958). Maladie familiale transmise selon le mode récessif, se manifestant, chez le nourrisson, par une hypotrophie avec anorexie, diarrhée chronique et lactosurie, parfois albuminurie et acidose rénale. Elle est due à l'absence d'activité lactasique du suc intestinal, empêchant l'utilisation du sucre de lait.

LACTOTROPE, *adj.* (lat. *lac*, lait ; gr. *trépein*, tourner) Qui présente des affinités pour la lactation. — ***cellules l.*** Cellules du lobe antérieur de l'hypophyse qui sécrètent la prolactine.

LACUNAIRE, *adj.* [angl. ***lacunar***]. Qui se rapporte à une lacune. — *s. m.* ou *f.* Malade atteint de paralysie pseudo-bulbaire (v. ce mot, *lacunes* et *cérébrosclérose*).

LACUNE, *s. f.* [angl. ***lacuna***] (radiologie). Image de densité radiologique anormalement faible, apparaissant — 1° sur un *cliché sans préparation* sous la forme d'une tache claire (os) ; — 2° comme une amputation du contour d'un *conduit opacifié* (calcul, tumeur du tube digestif) ou sur une angiographie (caillot ou plaque d'athérome) ; — 3° sur les *scintigraphies* enfin, c'est une zone de moindre fixation de l'isotope.

LACUNES, *s. f. pl.* [angl. ***cerebral lacunae***] (neurologie). Syn. *foyers lacunaires de désintégration cérébrale* (P. Marie, 1901). Lésion des centres nerveux (cerveau, cervelet) caractérisée par la production de petites cavités irrégulières creusées en plein tissu et se rencontrant fréquemment chez les sujets âgés. Elles prédominent autour des vaisseaux scléreux et au niveau de la substance blanche du centre ovale et des noyaux gris centraux. Elles résultent de petits infarctus profonds, sous-corticaux. Ces *l.* se traduisent en clinique par la paralysie pseudo-bulbaire (v. ce terme). V. *Alvarez (maladie d').*

LADD (syndrome de) (L. William, de Boston, 1932) [angl. ***Ladd's syndrome***]. Malformation due à la rotation incomplète du mésentère, laquelle entraîne la compression du duodénum. Cette dernière se manifeste cliniquement chez un nouveau-né par des vomissements et une altération de l'état général.

LADRE, *adj.* (du latin *Lazarus*, nom du pauvre couvert d'ulcères dans la parabole du mauvais riche et qu'au Moyen Âge on crut lépreux) [angl. ***leprous***]. Qui a rapport à la lèpre ou à la ladrerie. — *s. m.* et ***ladresse***, *s. f.* [angl. ***leper***]. Celui ou celle qui est atteint de la lèpre.

LADRERIE, *s. f.* (ladre). — 1° Autrefois synonyme de *lèpre* et de *léproserie*. — 2° Maladie causée par le développement, dans divers tissus de l'organisme, de cysticerques ou larves de tænia (*cysticercose*, v. ce terme). Cette maladie, très rare chez l'homme, est fréquente chez le porc (larves de *Taenia solium*) et chez le bœuf (larves de *Taenia saginata*). C'est par l'absorption de viande ladre insuffisamment cuite que l'on peut s'infester du ver solitaire.

LAENNEC. V. *stéthoscope.*

LAENNEC (catarrhe suffocant de) (L. René, fr., 1781-1826) V. *bronchite capillaire.*

LAENNEC (cirrhose de). V. *cirrhose atrophique.*

LAENNEC (crachats perlés de). V. *crachats perlés.*

LAETITIA (syndrome de) (M. Dumont, 1979) (Laetitia Bonaparte, mère de l'empereur Napoléon Ier) [angl. ***Laetitia's syndrome***]. Accouchement précipité s'effectuant hors d'un local destiné à cet effet.

LAF. V. *interleukines.*

LAFFER-ASCHER (syndrome de) (L. B., amér., 1909). V. *Ascher (syndrome d').*

LAFFONT (signe de). Douleur épigastrique, sous-claviculaire ou scapulaire, observée parfois dans les hémorragies intrapéritonéales abondantes, lorsque l'épanchement sanguin s'étend sous le diaphragme.

LAFITTE-BARIÉ (syndrome de) (L., 1892 ; B., 1895). Terme proposé par P. Soulié (1964) pour désigner la sténose isolée de l'infundibulum de l'artère pulmonaire. Il existe 2 variétés de cette malformation cardiaque : le *rétrécissement infundibulaire étendu*, dans lequel la chambre de chasse du ventricule droit est réduite à un étroit chenal entouré de parois épaisses et le *rétrécissement infundibulaire en diaphragme*, formé d'un anneau blanchâtre situé à une distance variable en dessous des valves pulmonaires.

LAFORA (maladie de) (L. Gonzalo, espagnol, 1911). V. *Unverricht-Lundborg (maladie d').*

LAGOPHTALMIE, *s. f.* (gr. *lagôs*, lièvre ; *ophthalmos*, œil) [angl. ***lagophthalmos***]. Brièveté anormale des paupières, en particulier de la paupière supérieure, les empêchant de recouvrir complètement le globe oculaire.

LAGROT (opération de) (L. Félix, fr., né en 1899). Opération associant la section des deux nerfs vagues à la partie inférieure de l'œsophage (op. de Dragstedt) et l'antro-duodénostomie (v. ce terme).

LAGUNA. V. *Shwachman-Patterson et Laguna (test de).*

LAHM-SCHILLER (test de) (L. Wilhelm, all., né en 1889). V. *Schiller (test de).*

LA HUERGA. V. *Popper et La Huerga (réaction de).*

LAIGRET (vaccin de) (L. Jean, fr., 1893-1966) [angl. ***Laigret-Durand vaccine***]. V. *typhus exanthématique.*

LAIT ET DES ALCALINS (syndrome du) [angl. ***milk-alkali syndrome***]. Syn. *syndrome des buveurs de lait.* Insuffisance rénale avec azotémie élevée survenant chez des malades atteints d'ulcère duodénal et longtemps traités par de fortes quantités de sels alcalins ou calciques, ou de lait. Cette insuffisance rénale s'accompagne d'alcalose métabolique et d'hypercalcémie. — Le plus souvent il s'agit d'une ***forme chronique ou syndrome de Burnett*** (1949) dans laquelle la phosphorémie est normale et la calciurie normale ou basse ; les précipitations de sels de calcium dans les tissus y sont fréquentes (reins surtout : néphrocalcinose, lithiase ; cornée ; tissus sous-cutané, périarticulaire ; artères ; poumons ; cerveau ; parfois os : ostéosclérose). Tous ces troubles peuvent disparaître ou s'atténuer si l'ingestion d'alcalins, de calcium ou de lait est arrêtée à temps ; sinon la mort survient dans le coma azotémique. — Il existe également une ***forme aiguë*** réalisant un syndrome d'hypercalcémie aiguë avec vomissements, polyurie, asthénie, torpeur, parfois déshydratation ; la calciurie est élevée et la concentration uréique urinaire normale. Elle guérit rapidement et sans séquelle. — Une ***forme subaiguë*** ou ***syndrome de Cope*** (1936) est intermédiaire aux types précédents : l'atteinte oculaire y est fréquente, l'hypercalcémie lente à disparaître et l'insuffisance rénale parfois définitive.

LAITERIES (grippe des). V. *pseudo-typho-méningite des porchers.*

LALLATION, *s. f.* ou **LALLIEMENT**, *s. m.* — 1° [angl. ***lalling, lallation***]. Balbutiement infantile. — 2° V. *lambdacisme.*

LALOPATHIE, *s. f.* (gr. *lalein*, parler ; *pathê*, maladie) [angl. ***lalopathy***]. Nom générique comprenant tous les défauts de l'utilisation des mots parlés ou écrits qu'ils résultent d'une altération dans la prononciation des mots, ou d'un trouble dans leur utilisation comme symbole.

LALOUETTE (pyramide de) (L. Pierre, fr., 1711-1792) (TA *lobus pyramidalis*) [angl. ***pyramid of Lalouette***]. Syn. *lobe pyramidal.* Lobe médian et inconstant, de forme pyramidale, de la glande thyroïde.

LAM. V. *facteur mitogène.*

LAMB (syndrome) (Rhodes A., amér., 1984) [angl. ***LAMB syndrome***]. Acronyme anglais *Lentigines, Atrial Myxoma, Blue naevi.* Syn. *syndrome NAME.* Association familiale et d'origine inconnue de myxome atrial, de lentiginose et de nævus.

LAMBDA, *s. m.* (lettre grecque λ : l) [angl. ***lambda***]. Point de rencontre des sutures sagittale et lambdoïde.

LAMBDACISME, *s. m.* (lettre grecque λ : l) [angl. ***lambdacism***]. Syn. *lallation, lalliement.* Vice de prononciation qui porte surtout sur la lettre *l* et qui consiste soit à la mouiller mal à propos, soit à prononcer la lettre *r* comme un *l.*

LAMBDOÏDE (suture). V. *suture crânienne.*

LAMBERT (loi de) [angl. ***Lambert's cosine law***]. Loi permettant de déterminer la quantité des rayons utilisés en radiothérapie : « la dose superficielle reçue par une surface déterminée est directement proportionnelle à l'intensité du courant qui passe dans le tube radiogène et à la durée de l'application, inversement proportionnelle au carré de la distance focale du tube à cette surface » (P. Lehmann).

LAMBERT (point d'inflexion de). Un des lieux d'élection des fractures indirectes du rachis ; il est situé dans la zone de raccordement de la cyphose thoracique et de la lordose lombaire et comprend les deux dernières vertèbres thoraciques et les deux premières lombaires.

LAMBERT-EATON (syndrome de) (L. Edward, amér., 1956) [angl. ***Lambert-Eaton syndrome***]. Syn. *syndrome pseudomyasthénique paranéoplasique de Lambert-Eaton.* Syndrome neuromusculaire rare caractérisé par un déficit moteur prédominant à la racine des membres et une fatigabilité ressemblant à celle de la myasthénie ; il s'accompagne souvent d'abolition des réflexes et de troubles sensitifs. Il est dû à un blocage présynaptique de la transmission neuromusculaire d'un type particulier, lié aux auto-anticorps anti-canaux calciques, bien mis en évidence par l'électromyographie : cette transmission s'améliore sous l'action de stimulations itératives à cadence rapide (potentiation). Ce syndrome apparaît généralement comme une variété de neuropathie paranéoplasique (v. ce terme) survenant au cours d'un cancer bronchique.

LAMBL (excroissances de) (Dusan L., de Prague, 1856) [angl. ***Lambl's excrescences***]. Petites végétations filiformes blanchâtres implantées sur le bord libre des valves cardiaques, surtout gauches et ne donnant lieu en général à aucune manifestation clinique. V. *fibro-élastome papillaire* à *fibro-élastome.*

LAMBLIASE, *s. f.* (d'après Dusan Lambl, médecin tchèque, 1859) [angl. ***lambliasis***]. Syn. *giardiase.* Maladie causée par *Lamblia* ou *Giardia duodenalis.* Elle se manifeste par une diarrhée avec selles pâteuses, une asthénie, un amaigrissement et parfois une cholécystite. V. *giardiase.*

LAME LIMITANTE POSTÉRIEURE. V. *Descemet (membrane de).*

LAMINAIRE, *s. f.* [angl. ***laminaria***]. Tige d'une algue *(Laminaria digitata)* desséchée et préparée qui, sous l'influence de l'humidité, augmente de volume ; on l'a employée pour dilater les conduits étroits et surtout le col utérin.

LAMINE, *s. f. (lat. lamina,* lame) [angl. ***lamin***]. Filament constituant avec ses homologues un réseau situé à la face interne de la membrane du noyau cellulaire.

LAMININE, *s. f.* (lat. *lamina, lame)* [angl. ***laminin***]. Glycoprotéine d'adhésion, élément constituant de la membrane basale sur laquelle reposent les cellules épithéliales.

LAMINECTOMIE, *s. f.* (Kraske) (lat. *lamina,* lame ; gr. *ektomê,* excision) [angl. ***laminectomy***]. Résection d'une ou de plusieurs lames osseuses vertébrales uni ou bilatérales pour aborder le canal rachidien et son contenu (moelle épinière, queue de cheval) dans tous les syndromes compressifs (canal lombaire étroit, hernies discales, fragments osseux, méningocèles, etc.).

LAMINOPATHIE, *s. f.* (lat. *lamina,* lame ; gr. *pathê,* souffrance) [angl. ***laminopathy***]. Affection due à une mutation du gène codant diverses *lamines* (v. ce terme). Elle se présente chez un sujet jeune comme une atteinte musculaire squelettique et cardiaque (myocardopathie dilatée sévère avec troubles du rythme et de la conduction). Certaines variétés de maladie d'Emery-Dreifuss, de syndrome de Köbberling-Dunnigan, de progeria (v. ces termes) sont des laminopathies.

LAMY (L. Maurice, fr., 1895-1975). V. *Maroteaux et Lamy (syndrome de).*

LANATOSIDE, *s. m.* (lat. *lana,* laine ; oside) [angl. ***lanatoside***]. Hétéroside cardiotonique de la digitale laineuse *(Digitalis lanata).*

LANCASTER (épreuve de) (L. Walter, amér., 1863-1915) [angl. ***Lancaster's test***]. Méthode de dépistage et d'analyse des paralysies oculomotrices, utilisant un écran mural quadrillé, des verres colorés et des taches lumineuses.

LANCE ET ADAMS (syndrome de) [angl. ***Lance-Adams syndrome***]. Encéphalopathie anoxique consécutive à un arrêt cardiaque, se traduisant essentiellement par des myoclonies.

LANCEFIELD (classification de) (L. Rebecca, de New York, 1895-1981) [angl. ***Lancefield's classification***]. V. *Streptococcus.*

LANCETTE, *s. f.* [angl. ***lancet***]. Instrument composé d'une lame plate, pointue, tranchante sur les deux bords, de 3 cm de long et de deux plaquettes mobiles, la châsse, qui repliées protègent la lame. La *l.* servait à pratiquer la saignée, à la vaccination, aux scarifications, etc.

LANDAU ET KLEFFNER (syndrome de) (1957). Association de crises d'épilepsie, d'altérations de l'électroencéphalogramme et d'aphasie, survenant chez l'enfant.

LANDING (maladie de) (L. Benjamin, amér., né en 1920). V. *gangliosidose généralisée.*

LANDIS (épreuve ou **méthode de)** (L. Eugène, amér., 1932) [angl. ***Landis's test***]. Épreuve permettant d'apprécier la perméabilité capillaire. Elle consiste à provoquer une stase veineuse dans un bras et, au bout de 30 minutes, à prélever du sang à ce bras et à l'autre (témoin) ; dans ces deux échantillons on mesure le nombre des globules rouges à l'hématocrite, l'hémoglobine, les protides totaux, le rapport albumine-globulines, l'extrait sec du plasma et du sang total. La comparaison des résultats obtenus dans les deux échantillons permet de calculer la fuite d'eau et de protéines à travers les parois des capillaires du bras soumis à la stase. Cette épreuve est rarement pratiquée. — *Une variante isotopique* utilise l'albumine marquée au technetium 99 avec comptage externe comparatif de la radioactivité au niveau des membres.

LANDOLT (anneau de) (L. Edmond, fr., 1846-1926) [angl. ***Landolt's ring***]. Optotype (v. ce terme) constitué d'un anneau brisé.

LANDOR (L. J., brit., 1887). V. *Hawes-Pallister-Landor (syndrome de).*

LANDOUZY-DÉJERINE (type facio-scapulo-huméral d'atrophie musculaire de) (L. Louis, fr., 1874) [angl. ***Landouzy-Déjerine atrophy***]. Syn. *atrophique musculaire progressive de l'enfance* (Duchenne, de Boulogne, 1852). Variété de myopathie primitive progressive (v. ce terme) débutant vers l'âge de 3 ou 4 ans par une atrophie des muscles de la face (v. *myopathique, faciès*), atteignant ensuite ceux de la ceinture scapulaire et des membres supérieurs ; les membres inférieurs sont rarement et tardivement touchés. L'évolution, par poussées, est très longue. C'est une maladie héréditaire à transmission dominante autosomique.

LANDOWSKI (triade de). Ensemble des trois symptômes caractéristiques de la *maladie de Recklinghausen :* tumeurs cutanées, tumeurs des nerfs et des taches pigmentaires de la peau.

LANDRY (maladie ou **syndrome de)** (L. Jean-Baptiste, fr., 1859) [angl. ***Landry's palsy***]. Syn. *leucomyélite ascendante, myélite aiguë ascendante* ou *diffuse, paralysie ascendante aiguë.* Syndrome caractérisé par une paralysie flasque débutant par les membres inférieurs, envahissant rapidement le tronc et les membres supérieurs, puis le cou et amenant la mort en quelques jours par troubles respiratoires et cardiaques. Il peut survenir au cours de n'importe quelle affection touchant le neurone périphérique (cylindraxe ou centre cellulaire) : poliomyélite antérieure aiguë, polynévrites, maladies infectieuses multiples, etc. — On considère actuellement le syndrome de Landry comme une forme aiguë de polyradiculonévrite de Guillain-Barré, excluant toute atteinte médullaire.

LANDRY-GUILLAIN-BARRÉ (syndrome de). V. *polyradiculonévrite.*

LANDSTEINER (L. Karl, amér., 1868-1943 ; prix Nobel de médecine 1930). V. *Donath et Landsteiner (épreuve de).*

LANDSTEINER (classification de) [angl. ***Landsteiner's classification of blood groups***]. V. *groupes sanguins.*

LANDSTEINER-FANCONI-ANDERSEN (syndrome de). V. *mucoviscidose.*

LANE (bride de) (L. sir William Arbuthnot, brit., 1856-1943) [angl. ***Lane's band***]. Bride coudant à angle plus ou moins aigu la dernière anse iléale. Cette bride fait souvent partie du processus d'appendicite chronique avec pérityphlite.

LANE (maladie de) (L. John, amér., 1929) [angl. ***erythema palmaris hereditarum***]. Syn. *érythème palmaire héréditaire de Lane, érythème palmo-plantaire symétrique héréditaire, syndrome des paumes rouges.* Affection héréditaire, le plus souvent dominante, apparaissant dès la naissance, consistant en un érythème rouge vif intense, brillant, localisé aux éminences thénar et hypothénar, à la face palmaire des doigts et aux points d'appui de la plante des pieds. Elle est généralement considérée comme une variété d'angiome plan.

LANE (maladie de William Arbuthnot). V. *Arbuthnot Lane (maladie de).*

LANGDON DOWN (maladie ou **syndrome de)** [angl. ***Langdon Down's disease***]. V. *trisomie 21.*

LANGE (maladies ou **syndromes de)** (L. Cornelia de, holl., 1871-1950). — 1° V. *amstelodamensis (typus).* — 2° (1934) [angl. ***Bruck-de Lange disease***]. Syn. *maladie de Bruck-de Lange* (B., 1884). Affection, le plus souvent congénitale, observée chez des nourrissons, caractérisée par une hypertrophie des muscles, par des troubles moteurs extrapyramidaux et par une déficience mentale. À ces troubles correspond un arrêt de développement du corps strié.

LANGE-NIELSEN (L.-N. Friedrik, norv., 1957). V. *Jervell et Lange-Nielsen (syndrome de).*

LANGER (lignes de) (L. Karl, autr., 1819-1887) [angl. ***Langer's lines***]. Lignes de tension suivant la direction des fibres élastiques du derme et orientant en conséquence les plis cutanés.

LANGER (syndrome de) (L. Leonard, amér., 1967). V. *nanisme mésomélique.*

LANGER-GIEDION (syndrome de). V. *tricho-rhino-phalangien (syndrome).*

LANGER-SALDINO (forme de). V. *achondrogenèse.*

LANGERHANS (cellule de) (L. Paul, all., 1847-1888) [angl. ***Langerhans's cell***]. Cellule des couches moyennes de l'épiderme munie de prolongements dendritiques et qui, pour certains, dériverait des mélanocytes. Pour d'autres, la *c. de L.* serait une variété de macrophage dont le rôle dans les réactions immunologiques serait plus important que son action phagocytaire. V. *macrophage* et *histiocytose.*

LANGERHANS (îlots de) (1869) [angl. ***Langerhans's islets***]. Partie endocrine du pancréas composée d'amas disséminés de cellules de trois types : β sécrétant l'insuline, α ou α2 sécrétant le glucagon, α1 ou δ la somatostatine.

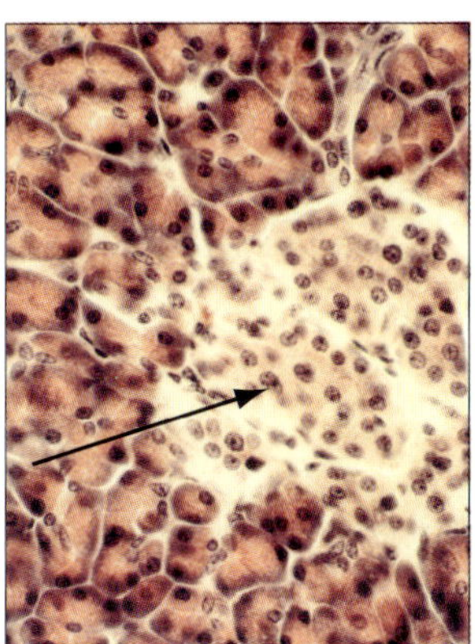

Îlots de Langerhans

LANGES BLEUS (syndrome des) (Drummond, 1964) [angl. ***blue diaper syndrome***]. Syndrome familial très rare associant hypercalcémie, néphrocalcinose et indicanurie. Il se manifeste cliniquement dès la naissance par une hypotrophie staturo-pondérale, diverses infections et une constipation. La coloration bleue des couches provient de l'oxydation à l'air de l'indican éliminé en abondance dans les urines en raison d'un défaut d'absorption d'un acide aminé, le tryptophane. V. *Hartnup (maladie de)* et *glaucurie.*

LANGHANS (cellules de) (L. Theodor, all., 1839-1915). — 1° V. *cellule géante.* — 2° [angl. ***Langhans's cell***]. Cellule de la couche de Langhans.

LANGHANS (couche de) [angl. ***Langhans's layer***]. Syn. *cytotrophoblaste.* Couche profonde de l'épithélium du chorion.

LANGUE, *s. f.* (lat. *lingua*) (TA *lingua*) [angl. ***tongue***] (en gr. *glôssa*). Organe ovalaire situé à la partie inférieure de la cavité buccale, comportant une racine postérieure fixe reliée à l'épiglotte, à l'os hyoïde et à la mandibule et une partie mobile, le corps. Sa face supérieure ou dos présente les papilles gustatives disposées en V ouvert en avant, sa face inférieure le frein ; les bords latéraux, en rapport avec les arcades dentaires, se rejoignent pour former la pointe. Dix-sept muscles, innervés par les IXe, X^e et XIIe paires crâniennes donnent à la *l.* sa mobilité. Organe du goût, elle participe à la déglutition et à la phonation • 👁 **glossite, glossophytie •.**

LANGUE (état tigré de la) (Bridou). V. *glossite exfoliatrice marginée.*

LANGUE DE CLARKE. V. *Clarke (langue de).*

LANGUE FISSURALE. V. *langue plicaturée.*

LANGUE FRAMBOISÉE [angl. ***strawberry tongue***]. Aspect de la langue au 4e jour de l'exanthème de la *scarlatine.* Ayant perdu son enduit saburral de la pointe vers la base, elle apparaît rouge vif, hérissée de papilles à nu.

LANGUE FULIGINEUSE [angl. ***barred tongue***]. Langue sèche et recouverte d'un dépôt noirâtre (fuliginosités) observée au cours de la fièvre typhoïde.

LANGUE GÉOGRAPHIQUE. V. *glossite exfoliatrice marginée.*

LANGUE DE HUNTER [angl. ***Hunter's glossitis***]. V. *Hunter (langue de).*

LANGUE NOIRE PILEUSE ou **VILLEUSE.** V. *glossophytie.*

LANGUE PARQUETÉE. V. *Clarke (langue de).*

LANGUE DE PERROQUET [angl. ***parrot's tongue***]. Langue sèche, rugueuse et ratatinée que l'on observe dans les états typhiques.

LANGUE PLICATURÉE SYMÉTRIQUE CONGÉNITALE (Fournier) [angl. ***plicated tongue***]. Syn. *langue scrotale* ou *fissurale.* Dystrophie presque toujours associée à d'autres malformations portant sur la face et la bouche. Elle consiste en sillons longitudinaux assez profonds et en papilles fongiformes saillantes qui donnent à la langue un aspect spécial.

LANGUE SCROTALE. V. *langue plicaturée.*

LANGUEPIN (L. Anne, fr., née en 1930). V. *Fèvre-Languepin (syndrome de).*

LANNELONGUE ou **LANNELONGUE-OSGOOD-SCHLATTER (maladie de)** (L. Odilon, fr., 1840-1911). V. *apophysite tibiale antérieure.*

LANUGO, *s. m.* (en latin : duvet) [angl. ***lanugo***]. Fin duvet qui recouvre les parties pileuses du corps chez le fœtus.

LANZ (point de) (L. Otto, suisse, 1893) [angl. ***Lanz's point***]. Point situé à l'union du tiers droit avec le tiers moyen d'une ligne joignant les 2 épines iliaques antéro-supérieures. Ce point correspond presque toujours à l'insertion de l'appendice sur le cæcum.

LAPAROCÈLE, *s. f.* (gr. *lapara*, les lombes ; *kêlê*, hernie) [angl. ***laparocele***]. Syn. *hernie ventrale, latérocèle.* Hernie s'échappant par un point de la paroi abdominale autre que les anneaux inguinal ou crural.

LAPAROPLASTIE, *s. f.* (gr. *lapara*, les lombes ; *plassein*, former). Résection des téguments abdominaux tombant « en tablier » chez certains obsèses amaigris.

LAPAROSCHISIS, *s. m.* (gr. *lapara*, les lombes ; *skhizô*, je divise) [angl. ***laparoschisis***]. Défaut de développement localisé de la paroi abdominale en un endroit distinct de l'ombilic et créant chez le fœtus une éviscération.

LAPAROSCOPIE, *s. f.* (Jacobæus, de Stockholm, 1910) (gr. *lapara*, les lombes ; *skopein*, examiner). V. *cœlioscopie.*

LAPAROTOMIE, *s. f.* (gr. *lapara*, les lombes ; *tomê*, section) [angl. ***laparotomy***]. Incision chirurgicale de la paroi abdominale et du péritoine.

LAPARO-THORACO-PHRÉNOTOMIE, *s. f.* Opération destinée à réduire une hernie de la coupole diaphragmatique gauche et à combler la brèche du diaphragme. On aborde la hernie par voie abdominale puis, en cas d'obstacle, par voie thoracique, en fendant le diaphragme jusqu'à l'orifice herniaire.

LA PEYRONIE (maladie de) (La P., François de, fr., 1743) [angl. ***Peyronie's disease***]. Syn. *maladie de Van Buren.* Induration plastique des corps caverneux, dont l'albuginée présente une infiltration scléreuse segmentaire incurvant la verge au moment de l'érection. Cette maladie est analogue et parfois associée à celle de Dupuytren et à celle de Ledderhose.

LAPINSKI ET JAWORSKI (signe de). V. *Meltzer (signe de).*

LAQUÉ (sang). V. *sang laqué.*

LARBISH, *s. m.* (terme d'Afrique occidentale). Larva migrans (v. ce terme) due à un ankylostome, parasite habituel d'animaux.

LARDACÉ, ÉE, *adj.* [angl. ***lardaceous***]. Se dit des tissus dont l'aspect macroscopique et la consistance ressemblent à ceux du lard ; ils se rencontrent en général au pourtour des lésions tuberculeuses. — ***dégénérescence*** ou ***maladie l.*** (Rokitanski, 1842). V. *amyloïde.*

LARDENNOIS (attelle de) V. *Thomas-Lardennois (attelle de).*

LARMOIEMENT PAROXYSTIQUE ou **LARMES DE CROCODILE (syndrome des)** (Bogorad, 1928) [angl. ***syndrome of crocodile tears***]. Syn. *syndrome de Bogorad.* Sécrétion abondante de larmes, unilatérale, survenant par crises au moment de la mastication. Elle apparaît parfois à la suite d'une paralysie faciale quand, au cours de leur régénération, les fibres nerveuses suivent une mauvaise voie, celles destinées à la parotide aboutissant à la glande lacrymale. V. *auriculo-temporal (syndrome de l').*

LAROCHE (L. Guy, fr., XXe siècle). V. *Guillain, Guy Laroche et Léchelle (réaction de).*

LARON (nanisme type) (L. Zvi, israélien, 1966). V. *nanisme type Laron.*

LARREY (signes de) (L. Dominique, fr., 1766-1842) [angl. ***Larrey's signs***]. — 1° Douleur vive au niveau de la symphyse sacro-iliaque, ressentie par les malades atteints de sacrocoxalgie, quand ils s'asseyent brusquement sur un plan résistant. — 2° Signe indirect de fracture du bassin. L'écartement des deux ailes iliaques provoque une douleur au niveau des traits de fracture.

LARREY (tétanos dysphagique de). Forme de tétanos caractérisée par la prédominance de la contracture sur le pharynx et l'intensité de la dysphagie et de la dyspnée.

LARSEN (syndrome de) (L. Loren, amér., 1950) [angl. ***Larsen's syndrome***]. Ensemble de malformations associant une hyperlaxité ligamentaire, accompagnée de multiples luxations, une dysmorphie faciale avec aplatissement de l'étage moyen du visage, fente palatine et hypertélorisme, un pied bot, parfois une communication interventriculaire, une insuffisance de croissance enfin. V. *Desbuquois (nanisme type).*

LARSSON (L. Tage, suédois, 1957). V. *Sjögren et Larsson (syndrome de).*

LARVA CURRENS (syndrome de) (Arthur et Shelley, 1948) (lat. *curro,* je cours) [angl. ***larva currens***]. Manifestation cutanée tardive de l'anguillulose (v. ce terme). Elle apparaît 5 à 6 ans après le début de l'infestation, provoquée par une migration aberrante des larves de *Strongyloïdes stercoralis* dans un épiderme sensibilisé. Ce sont des traînées rouges, surélevées, très prurigineuses, migratrices et progressant rapidement, fréquentes surtout au niveau de la ceinture ; elles sont parfois accompagnées de douleurs abdominales et d'une éosinophilie sanguine importante. V. *myiase cutanée.*

LARVA MIGRANS [angl. ***larva migrans***]. Syn. *larva reptans, larva migrans cutanée, dermatite vermineuse rampante, dermatitis linearis, larbish.* Éruption cutanée papulo-vésiculeuse provoquée par le cheminement dans ou sous la peau de divers parasites. Il peut s'agir de larves de diptères (v. *myiase cutanée*), de celles d'ankylostomes, d'anguillules (v. *larva currens*) ou de certaines filaires. Ces vers parasitant habituellement les animaux, sont ici égarés chez l'homme. — ***l. m. viscérale.*** Elle est due à l'ascaris (v. *toxocarose*), parfois à certains ankylostomes du chien et donne des pneumopathies allergiques (v. *Löffler, syndrome de*).

LARVA REPTANS. V. *myiase cutanée.*

LARVÉ, ÉE, *adj.* (lat. *larva*, masque) [angl. ***larval, larvate***]. Se dit d'une maladie qui se manifeste sous les apparences d'une autre maladie. — ***fièvre l.*** Forme du paludisme dans laquelle l'accès fébrile est remplacé par une manifestation d'un autre ordre (urticaire, névralgie) cédant également à l'action de la quinine. — On emploie souvent (et de manière incorrecte) le terme larvé dans le sens d'*atténué.*

LARYNGECTOMIE, *s. f.* (gr. *larunx*, larynx ; *ektomê*, ablation) [angl. ***laryngectomy***]. Extirpation totale ou partielle (unilatérale) du larynx.

LARYNGÉE (crise) [angl. ***laryngeal crisis***]. Accès de suffocation avec assourdissement de la voix et de la toux, état lipothymique, survenant au cours du tabès. Parfois l'intensité de l'accès entraîne la chute du malade (*ictus* ou *vertige laryngé*).

LARYNGITE, *s. f.* (gr. *larunx*, larynx) [angl. ***laryngitis***]. Nom générique des inflammations aiguës ou chroniques du larynx. — ***l. granuleuse.*** V. *chordite tubéreuse.* — ***l. striduleuse*** ou ***sous-glottique aiguë.*** Syn. *asthme de Millar, faux croup.* Variété de *l.* spéciale aux enfants, caractérisée par des accès de suffocation avec quintes de toux rauque, stridente, survenant la nuit et conservation d'un bon état général.

LARYNGOCÈLE, *s. f.* (gr. *larunx*, larynx ; *kêlê*, hernie) [angl. ***laryngocele***]. Tumeur gazeuse du cou, formée par une hernie de la muqueuse laryngée.

LARYNGOFISSURE, *s. f.* (gr. *larunx*, larynx ; lat. *fissura*, fente) [angl. ***laryngofissure***]. Syn. *laryngotomie totale.* Opération consistant à fendre sur la ligne médiane le cartilage thyroïde seul ou ce cartilage ainsi que les deux membranes sus- et sous-jacentes et le cartilage cricoïde.

LARYNGOGRAPHIE, *s. f.* (gr. *larunx*, larynx ; *graphein*, écrire) [angl. ***laryngography***]. Étude radiographique du larynx après opacification de celui-ci.

LARYNGOLOGIE, *s. f.* (gr. *larunx*, larynx ; *logos*, discours) [angl. ***laryngology***]. Étude du larynx et des maladies qui lui sont spéciales.

LARYNGOMALACIE, *s. f.* (larynx ; gr. *malakia,* ramollissement) [angl. ***laryngomalacia***]. Flaccidité de la partie supérieure du larynx provoquant le *stridor des nouveau-nés.* V. ce terme.

LARYNGOPATHIE, *s. f.* (gr. *larunx*, larynx ; *pathê*, souffrance) [angl. ***laryngopathy***]. Nom générique des affections du larynx.

LARYNGOPHARYNX, *s. m.* (gr. *larunx, pharunx*) [angl. ***laryngopharynx***]. Syn. *hypopharynx.* Partie inférieure du pharynx (v. ce terme) située entre l'épiglotte en haut et la bouche de l'œsophage en bas.

LARYNGOPLÉGIE, *s. f.* (gr. *larunx*, larynx ; *plêssein*, frapper) [angl. ***laryngoplegia***]. Paralysie complète ou incomplète des muscles du larynx.

LARYNGOSCOPE, *s. m.* (gr. *larunx*, larynx ; *skopein*, examiner) [angl. ***laryngoscope***]. — 1° (Garcia, 1865). Instrument composé d'un petit miroir monté sur une longue tige qui permet d'éclairer et d'examiner la cavité du larynx *(laryngoscopie indirecte).* — 2° Instrument utilisé en anesthésie générale lors de l'intubation trachéale ou pour pratiquer l'aspiration laryngée ; il se compose d'un manche contenant une pile électrique et d'une lame munie d'une ampoule éclairante *(laryngoscopie directe).*

LARYNGOSCOPIE, *s. f.* (gr. *larunx*, larynx ; *skopein*, examiner) [angl. ***laryngoscopy***]. Examen de la cavité du larynx, dont on observe l'image réfléchie sur le miroir du laryngoscope *(l. indirecte)* ou que l'on regarde directement à l'aide d'un tube-spatule introduit sur le dos de la langue, la tête étant en extension *(l. directe).*

LARYNGOSPASME, *s. m.* [angl. ***laryngospasm***]. — 1° Syn. *asthme thymique* ou *de Kopp, spasme glottique essentiel des nourrissons.* Accès de suffocation débutant par une inspiration bruyante à laquelle font suite des mouvements respiratoires de plus en plus brefs et une phase d'apnée avec cyanose. Ces crises surviennent brutalement chez le nourrisson, souvent à l'occasion d'une maladie aiguë. Dues à une contracture des cordes vocales, elles sont une manifestation de la tétanie. Elles sont souvent accompagnées de contracture du diaphragme (*phrénoglottisme* de Bouchut). — 2° Contracture tonique des cordes vocales qui s'oppose à l'entrée de l'air dans les poumons ; elle survient parfois au début des anesthésies générales.

LARYNGOSPASMOPHILIE, *s. f.* [angl. ***spasmophilia with laryngismus stridulus***]. Spasmophilie se manifestant sous forme de laryngospasme avec ou sans convulsion et aboutissant presque toujours à la mort.

LARYNGOSTÉNOSE, *s. f.* (gr. *larunx*, larynx ; *sténos*, étroit) [angl. ***laryngostenosis***]. Rétrécissement du larynx.

LARYNGOTOMIE, *s. f.* (gr. *larunx*, larynx ; *tomê*, section) [angl. ***laryngotomy***]. Opération consistant à inciser sur la ligne médiane le larynx sur une hauteur plus ou moins grande. — ***l. totale.*** V. *laryngofissure.* — ***l. partielle.*** *L.* pratiquée soit au-dessus du cartilage thyroïde *(l. susthyroïdienne)*, soit au-dessous du cartilage thyroïde *(l. intercricothyroïdienne)*.

LARYNGOTRACHÉITE, *s. f.* [angl. ***laryngotracheitis***]. Inflammation du larynx et de la trachée. Rhume.

LARYNGOTRACHÉOBRONCHITE, *s. f.* [angl. ***laryngotracheobronchitis***]. Inflammation simultanée du larynx, de la trachée et des bronches. — La ***l. aiguë*** des Américains (Chevalier Jackson) est décrite en France sous le nom de *trachéobronchite fulgurante* (v. ce terme).

LARYNX, *s. m.* (gr. *larunx*, gosier) [TA et angl. ***larynx***]. Conduit aérien et principal organe de la phonation, situé à la partie antérieure et moyenne du cou, sous le pharynx, en dedans de la glande thyroïde, au-dessus de la trachée par laquelle il se continue. Il possède 2 cordes vocales, une musculature propre et un squelette fait de 4 paires de cartilages latéraux constants (aryténoïdes, corniculés, cunéiformes, sésamoïdes antérieurs) et de 3 cartilages médians (épiglottique, thyroïde, cricoïde). V. *glotte* et *laryngopharynx* **• 👁 corde vocale, hyoïde, parathyroïde •**.

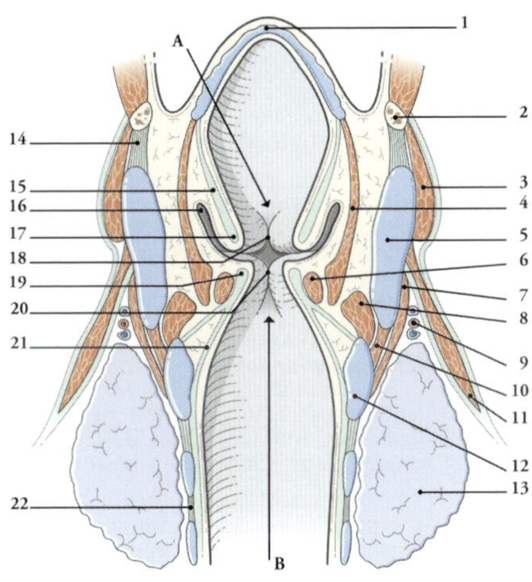

Larynx. Coupe frontale

A. vestibule
B. cavité infra-glottique
1. cartilage épiglottique
2. os hyoïde
3. muscle thyro-hyoïdien
4. muscle ary-épiglottique
5. cartilage thyroïde
6. muscle vocal
7. partie thyro-pharyngienne du muscle constricteur inférieur du pharynx
8. muscle crico-aryténoïdien latéral
9. vaisseaux thyroïdiens supérieurs
10. muscle crico-thyroïdien
11. muscle sterno-thyroïdien
12. cartilage cricoïde
13. glande thyroïde
14. membrane thyro-hyoïdienne
15. membrane quadrangulaire
16. ventricule du larynx
17. pli et ligament vestibulaires
18. fente vestibulaire
19. pli et ligament vocaux
20. fente de la glotte
21. cône élastique
22. ligament annulaire thyroïdien

LASÈGUE (gangrène de) [angl. ***benign bronchial gangrene***]. Syn. *gangrène curable du poumon.* Variété de gangrène des bronches se terminant par la guérison ; bronchite chronique avec expectoration fétide.

LASÈGUE (maladie de) (1852). V. *psychose hallucinatoire chronique.*

LASÈGUE (signe de) (L. Charles, fr., 1816-1883) [angl. ***Lasègue's sign***]. Symptôme fréquent de la névralgie sciatique. Si on pratique la flexion de la cuisse sur le bassin, la jambe étant en extension sur la cuisse, le mouvement est bientôt arrêté par suite de la douleur très vive que ressent le malade au niveau de la fesse, douleur causée par le tiraillement du nerf ; si, au contraire, on pratique le même mouvement, la jambe étant fléchie sur la cuisse, la douleur est faible ou même nulle. — ***s. de Lasègue du bras*** (H. Roger et Rathelot). Douleur provoquée, en cas de cervico-brachialite, par la mise du bras en abduction horizontale, puis en rétropulsion et en supination forcée.

LASÈGUE (syndrome de) [angl. ***Lasègue's syndrome***]. Syndrome se rencontrant dans l'hystérie ; le malade est incapable de faire un seul mouvement de son membre anesthésié sans le secours de la vue, tandis que les mouvements suggérés peuvent être accomplis sans l'aide de la vision.

LASEK (acronyme angl. : *Laser Assisted Epithelial Keratomileusis*) [angl. ***LASEK***]. Variété de photo-ablation cornéenne. V. ce terme et *LASIK.*

LASER ou **LASER**, *s. m.* (mot formé des initiales de l'expression anglaise ***Light Amplification by Stimulated Emission of Radiation***). « Émetteur de lumière cohérente, c'est-à-dire de vibrations lumineuses simultanées ayant même fréquence et en phase » (G. Laitier). Ces vibrations, situées dans le spectre visible ou dans l'infrarouge, peuvent être concentrées en un faisceau très étroit sur un point très précis : l'énergie qu'il transporte dégage alors sur ce point une forte chaleur, permettant, selon les besoins, coagulation, section ou vaporisation. L'émission continue ou discontinue de photons est obtenue par la stimulation d'un gaz ou d'un cristal (argon, CO_2, Nd-YAG [grenat d'yttrium et d'aluminium dopé au néodyme]). Le *l.* est utilisé à des fins thérapeutiques (en ophtalmologie, laryngologie, pneumologie, gastro-entérologie, gynécologie, dermatologie et dans certaines affections vasculaires). On utilise en médecine physique des *l.* de faible puissance. — La *revascularisation transmyocardique par laser* [angl. ***transmyocardial laser revascularisation***] est encore expérimentale.

LASÉROTHÉRAPIE, *s. f.* [angl. ***laser therapy***]. Traitement par le laser (v. ce terme).

LASIK ou **LASIK**, *s. m.* (angl. *Laser Assisted Intrastromal Keratomileusis*) [angl. ***LASIK***]. Acronyme désignant une technique de chirurgie réfractive destinée aux myopies moyennes et utilisant le laser. C'est la variété la plus employée de *photo-ablation cornéenne* (v. ce terme).

LASS (abréviation du terme anglais ***Labile Aggregating Stimulating Substance***). Substance thrombogène issue de la prostaglandine E2.

LASSA (fièvre de). V. *fièvre de Lassa.*

LASSEN (méthode de) (1953) [angl. ***Lassen's method***]. Traitement des formes bulbaires de la poliomyélite antérieure aiguë, où dominent les troubles respiratoires, par la trachéotomie, la mise en place à demeure d'une sonde trachéale par laquelle on aspire les sécrétions qui encombrent la trachée et les bronches et par la respiration artificielle.

LASSUEUR ET GRAHAM LITTLE (syndrome de) (L. Auguste, suisse ; G. Little, 1915) [angl. ***Little's syndrome***]. Syndrome dermatologique caractérisé par l'association d'une alopécie cicatricielle en aires du cuir chevelu de type pseudo-pelade, d'une alopécie non cicatricielle des aisselles et du pubis et d'un lichen spinulosus localisé aux aisselles et aux épaules.

LASTHÉNIE DE FERJOL (syndrome de) (Jean Bernard, 1967) (du nom de l'héroïne d'*Une histoire sans nom* de Barbey d'Aurevilly) [angl. ***factitious anaemia***]. Anémie hypochrome avec microcytose et diminution du taux du fer sérique, due à des hémorragies volontairement provoquées, répétées et dissimulées. On l'observe chez des femmes au psychisme particulier. V. *pathomimie.*

LATENT, ENTE, *adj.* (lat. *latere*, être caché) [angl. ***latent***]. Se dit d'une maladie dont les symptômes ne sont pas apparents ou manquent de précision — ou d'un germe pathogène qui ne manifeste pas sa présence dans l'organisme. — ***infection l.*** V. *infection.* — ***microbisme l.*** V. *microbisme.*

LATÉRAL, ALE, *adj.* (lat. *lateralis*) [angl. ***lateral***] (anatomie). Syn. *externe.* Éloigné de l'axe de symétrie du corps. P. ex. : *ménisque latéral.* V. *médial.*

LATÉROCÈLE, *s. f.* (lat. *latus, lateris,* côté ; gr. *kêlê,* hernie). V. *laparocèle.*

LATÉROCIDENCE, *s. f.* (obstétrique). Descente d'une anse de cordon qui vient se placer entre la partie fœtale qui se présente et la paroi utérine ou vagino-pelvienne, sans descendre au-devant de la partie engagée.

LATÉROCOLIS, *s. m.* Variété de torticolis dans lequel la tête est rejetée latéralement.

LATÉROCUBITUS, *s. m.* [angl. ***lateral decubitus***]. Décubitus latéral.

LATÉROFLEXION DE L'UTÉRUS [angl. ***lateroflexion of the uterus***]. Déviation de l'utérus dans laquelle le fond de cet organe se trouve incliné à droite ou à gauche, tandis que le col garde sa situation normale.

LATÉROGÉNIE, *s. f.* (lat. *latus,* côté ; gr. *généion,* menton). Malformation consistant en un déplacement permanent du menton vers la droite ou vers la gauche. V. *progénie* et *latérognathie.*

LATÉROGNATHIE, *s. f.* (lat. *latus,* côté ; gr. *gnathos,* mâchoire) [angl. ***laterognathia***]. Déformation de la mâchoire observée quand le milieu d'une arcade dentaire ne coïncide pas avec le plan de symétrie du visage.

LATÉROMANDIBULIE, *s. f.* Syn. *latérognathie inférieure, latérognathie mandibulaire.* V. *latérognathie.*

LATÉROMAXILLIE, *s. f.* (lat. *latus,* côté ; *maxilla,* mâchoire). Syn. *latérognathie supérieure.* V. *latérognathie.*

LATÉROPOSITION DE L'UTÉRUS [angl. ***lateroposition of the uterus***]. Déplacement en totalité de l'utérus à droite ou à gauche.

LATÉROPULSION, *s. f.* (lat. *latus,* côté ; *pulsio,* action de repousser) [angl. ***lateropulsion***]. Difficulté que les parkinsoniens éprouvent à reprendre leur équilibre lorsqu'on les a tirés de côté.V. *propulsion* et *rétropulsion.*

LATÉROVERSION DE L'UTÉRUS (lat. *latus,* côté ; *vertere,* tourner) [angl. ***lateroversion of the uterus***]. Déviation de l'utérus, dans laquelle le fond de l'organe se trouve incliné à droite ou à gauche, tandis que le col, par un mouvement de bascule, est dévié du côté opposé.

LATEX (réaction au) (Singer et Plotz, 1956) [angl. ***latex fixation test***]. Syn. *réaction de Singer et Plotz.* Réaction analogue à celle de Waaler-Rose (v. ce terme), dans laquelle les hématies de mouton sont remplacées par une suspension de latex.

LATHYRISME, *s. m.* (lat. *lathyrus,* gesse, plante légumineuse dont une variété, la gesse odorante, est le pois de senteur) [angl. ***lathyrism***]. Intoxication provoquée par l'ingestion d'aliments contenant de la farine de gesse. Cette intoxication se révèle par une paraplégie spasmodique très accentuée ; elle est observée dans certaines régions de l'Asie. V. *konzo.* Le *l.* expérimental du rat est utilisé pour étudier les lésions de vieillissement du collagène, en particulier artériel.

LATRODECTISME, *s. f.* [angl. ***latrodectism***]. Syndrome provoqué par la morsure des araignées du genre *Latrodectus* (veuves noires) dont le venin peut provoquer des douleurs thoraciques et abdominales, des myalgies, des contractures, des paralysies, voire un collapsus. V. *arachnidisme.*

LATS et **LATS-P**. V. *stimulator (long acting thyroid).*

LAUBER (maladie de) (L. Hans, autr., né en 1876). V. *fundus albipunctatus.*

LAUBRY ET PEZZI (syndrome de) (L. Charles, fr., 1921). Cardiopathie congénitale caractérisée par l'association d'une communication interventriculaire haute et d'une insuffisance aortique survenant secondairement par attraction et capotage d'une des valvules sigmoïdes dans le ventricule gauche.

LAUBRY-SOULIÉ (syndrome de) [angl. ***Laubry-Soulié syndrome***]. Douleur de la base gauche du thorax, due à l'accumulation de gaz dans l'estomac ou dans l'angle gauche du côlon. Elle s'observe dans les jours qui suivent la constitution d'un infarctus du myocarde.

LAUDANUM, *s. m.* (gr. *ladanon,* gomme aromatique orientale)(XVIe siècle) [angl. ***laudanum***]. Teinture d'opium utilisée autrefois comme sédatif ou antalgique. — *l. de Sydenham.*

LAUGIER (distension en cadre de) (L. Stanislas, fr., 1799-1872). Ballonnement de tout l'abdomen, prédominant dans les flancs, en cas d'occlusion de l'anse sigmoïde ou du rectum.

LAUGIER (hernie de) (1833) [angl. ***Laugier's hernia***]. Variété externe très rare de hernie crurale caractérisée par l'issue de l'intestin à travers le ligament de Gimbernat.

LAUGIER (signes de). — 1° [angl. ***Laugier's sign***]. Signe indiquant une fracture de l'extrémité inférieure du radius. Il consiste dans l'ascension de l'apophyse styloïde de cet os : cette apophyse se trouve alors au niveau et même au-dessus de l'apophyse styloïde du cubitus ou ulna. — 2° Signe de fracture sous-capitale ou transcervicale du col du fémur. On perçoit dans le pli de l'aine une légère tuméfaction ferme et dure, due à la saillie du fragment externe. — 3° Écoulement de sang par l'oreille dans la fracture du rocher. — 4° Signe d'occlusion de l'intestion grêle : le ballonnement abdominal est d'abord localisé aux environs de l'ombilic, tandis que les flancs restent plats.

LAUNOIS-BENSAUDE (maladie de) (L. Pierre, fr., 1856-1914). V. *adénolipomatose symétrique à prédominance cervicale.*

LAURENCE-BIEDL ou **LAURENCE-MOON-BIEDL-BARDET (syndrome de)** (L. John, brit. ; Laurence et Moon, 1866 ; Bardet, 1920 ; Biedl, 1922) [angl. ***Laurence-Biedl syndrome, Laurence-Moon-Biedl-Bardet syndrome***]. Ensemble symptomatique héréditaire, transmis selon le type autosomique récessif, comprenant essentiellement une obésité avec rétinite pigmentaire, associée très souvent à un retard mental, à une aplasie génitale, à une polydactylie. Des anomalies rénales, cardiaques, neurologiques sont plus rarement rencontrées. Ce syndrome est probablement dû à des lésions hypothalamiques ou diencéphalo-hypophysaires.

LAV. Abréviation de l'angl. ***Lymphadenopathy Associated Virus,*** virus associé à la lymphadénopathie (Montagnier). Variété de rétrovirus, agent du syndrome immunodéficitaire acquis (sida), analogue à celui décrit sous la désinence d'HTVL-3 et que l'on nomme maintenant HIV (initiales de l'angl. *Human Immunodeficiency Virus*).

LAVAGE BRONCHO-ALVÉOLAIRE (Finley, 1967 ; Reynolds, 1973) [angl. ***broncho-alveolar lavage***]. Introduction dans les bronches et les alvéoles pulmonaires, sous contrôle fibroscopique, de soluté chloruré sodique à 9 ä (50 mL). L'injection est répétée plusieurs fois, toujours suivie de l'aspiration du liquide, qui est recueilli pour examen cyto-bactériologique et chimique.

LAVEMENT, *s. m.* (lat. *lavare,* laver) [angl. ***enema***]. Syn. ancien *clystère.* Introduction par voie rectale d'un liquide dans le gros intestin. Administré avec un dispositif *ad hoc,* le *l.* peut être purgatif, médicamenteux ou baryté (v. ce terme).

LAVEMENT BARYTÉ [angl. ***barium enema***]. Introduction de baryte dans le gros intestin de manière à en obtenir l'opacification radiologique • 👁 **côlon** •.

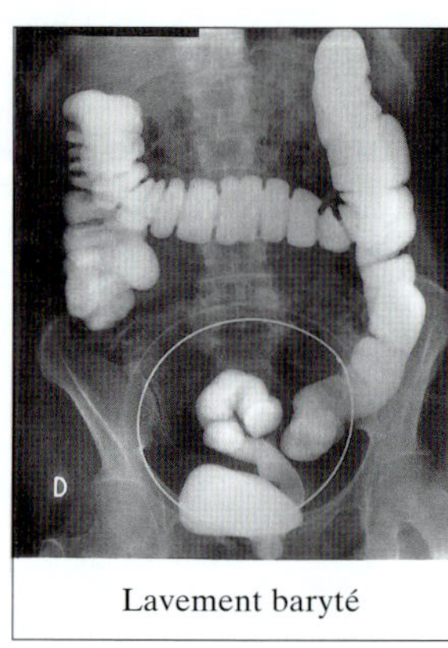

Lavement baryté

LAVERAN (hématozoaire de) (L. Alphonse, fr., 1880 ; prix Nobel de médecine 1907) [angl. ***Laverania***]. Parasite du paludisme. V. *Plasmodium.*

LAVOLLAY (L. Jean, fr. né en 1907). V. *capillarodynamomètre de Lavollay* et *rutine.*

LAWFORD (syndrome de) (L. John, brit., 1884) [angl. ***Lawford's syndrome***]. Variété de syndrome de Sturge-Weber-Krabbe (v. ce terme) accompagnée d'un glaucome chronique tardif, mais sans augmentation du volume du globe oculaire.

LAWRENCE (syndrome de) (L. Robert, brit.) [angl. ***Lawrence's syndrome***]. Syn. *diabète lipoatrophique* (Lawrence,

1946), *lipoatrophie diabétogène, lipodystrophie généralisée* (Ziegler, 1928), *syndrome de Seip* (1953), *syndrome de Berardinelli* (1954). Affection métabolique complexe, rare et grave, de pathogénie obscure, se manifestant dès la naissance ou pendant l'enfance et l'adolescence. Elle est caractérisée essentiellement par l'association d'une fonte graisseuse généralisée (lipoatrophie), d'un gros foie de surcharge évoluant vers la cirrhose, d'une hyperlipidémie avec hypertriglycéridémie et d'un diabète sucré insulino-résistant non acidosique. D'autres symptômes sont moins constants : accélération de la croissance et de la maturation osseuse, augmentation de volume des organes génitaux, de la rate, parfois du cœur (avec hypertension artérielle), hypertrichose avec pigmentation cutanée.

LAXATIF, IVE, *adj.* et *s. m.* (lat. *laxare,* relâcher) [angl. ***laxative***]. Purgatif léger. — Les *l.* comprennent les *l. de lest* (fibres, mucilages, *l.* osmotiques), les *lubrifiants* (huile de paraffine) et les *l. irritants pour l'intestin* (séné, rhubarbe, ricin, aloès, dérivés de la phénolphtaléine). — V. *catharsis.*

LAXATIFS (maladie des). Syndrome observé chez les sujets qui abusent des laxatifs de façon chronique : il associe une diarrhée rebelle, des malaises, des lipothymies, une fatigabilité extrême, un amaigrissement, des œdèmes, un météorisme abdominal, des accès de tétanie. Il s'accompagne d'une alcalose hypochlorémique et hypokaliémique avec élimination excessive de potassium pouvant entraîner une sévère atteinte rénale.

LAXITÉ, *s. f.* (lat. *laxitas,* relâchement) [angl. ***laxity***]. Défaut de tension et de résistance dans les fibres musculaires, conjonctives ou élastiques. Distension ligamentaire.

LAZARE (signe de) (frère de Marthe et Marie, ressuscité par Jésus) (Ropper A., amér., 1984) [angl. ***Lazarus's sign***]. Brefs mouvements d'origine médullaire survenant après arrêt de la ventilation artificielle, chez un sujet en état de mort encéphalique (v. ce terme à *mort*).

LAZARE (syndrome de) [angl. ***Lazarus's complex*** ou ***syndrome***]. — 1° (Druss, R. G., amér., 1967) Troubles de l'humeur et du comportement observés chez des sujets ayant été ressuscités après un arrêt cardiaque. — 2° A. P. Blanc et J.P. Routy (fr. 1987, 1989), décrivent sous ce nom chez des cancéreux chroniques : d'une part, un syndrome de deuil anticipé, passager, « installé entre un malade souvent guéri et ses proches qui avaient admis sa perte » ; d'autre part, « un syndrome d'usure mutuelle entre l'équipe soignante et un malade en survie précaire, sans espoir de guérison ».

LAZARET, *s. m.* (bas-lat. *lazarus,* lépreux) [angl. ***lazaretto***]. Établissement installé soit dans les ports, soit dans les autres stations frontières, où l'on soumet à un examen sanitaire les voyageurs et les marchandises venant de pays où règnent des maladies contagieuses et épidémiques. C'est également au *lazaret* que les voyageurs subissent la quarantaine s'il y a lieu.

LCR. Abréviation de *Liquide Céphalo-Rachidien.* V. *LCS.*

LCS. Abréviation de *Liquide Cérébro-Spinal.* V. *LCR* et *liquide céphalorachidien.*

LDH. Abréviation de *lacticodéshydrogénase.* V. à *déshydrase*, déshydrogénase lactique.

LDL. Abréviation du terme anglais ***Low Density Lipoproteins,*** lipoprotéines (v. ce terme) de basse densité, ou β-lipoprotéines. — ***LDL cholestérol.*** V. *cholestérol* et *récepteur des LDL.*

LE. V. *lupus érythémateux.*

LE (phénomène ou test). V. *Haserick (test de).*

Le, Lea, Leb (antigènes, facteurs, substances et systèmes). V. *Lewis (facteur, substance et système).*

LEAD. V. *lupus érythémateux aigu disséminé.*

LEBER (amaurose congénitale ou tapéto-rétinienne de) (L. Theodor, all., 1869-71) [angl. ***amaurosis congenita of Leber***]. Variété de dégénérescence neurorétinienne provoquant une cécité qui se manifeste chez les très jeunes enfants et parfois même dès la naissance. La rétine a un aspect variable, pigmentaire par endroits. C'est une maladie héréditaire transmise selon le mode récessif.

LEBER (angiomatose de) (1912) [angl. ***retinal miliary aneurysm***]. Maladie caractérisée par la présence de multiples anévrismes miliaires arrondis, rouge vif, appendus aux vaisseaux rétiniens. Progressivement apparaissent, autour de la région maculaire et des foyers d'anévrisme, des exsudats circinés. Cette affection unilatérale évolue lentement, mais peut se compliquer d'hémorragies du vitré.

LEBER (maladie ou atrophie optique de) (1871) [angl. ***Leber's disease***]. Neuropathie optique familiale et héréditaire à transmission récessive liée au sexe, atteignant les jeunes hommes. Elle se manifeste par une baisse progressive de la vision avec scotome central. Il s'agit d'une neuropathie optique rétrobulbaire avec œdème papillaire au début, puis atrophie optique. C'est une maladie de l'ADN mitochondrial. V. *mitochondriales (maladies).*

LEBER (rétinite de) (1909-16) [angl. ***Leber's idiopathic stellate retinopathy***]. Rétinite œdémateuse caractérisée par la présence d'exsudats stellaires au niveau de la macula et parf ois de la papille. Elle peut être secondaire à une infection générale ou locale (dents, sinus).

LE BOULCH (méthode de) [angl. ***Le Boulch's method***]. Système d'éducation physique utilisant la détente et le contrôle du tonus musculaire.

LE BRIGAND-DUPREZ (type) (Le B. Henri, fr., 1954). V. *séquestration pulmonaire.*

LE *CELL* (en angl., cellule du lupus érythémateux). V. *Hargraves (cellule de).*

LÉCHELLE. V. *Guillain, Guy Laroche et Léchelle (réaction de).*

LÉCITHINASE, *s. f.* [angl. ***lecithinase***]. Enzyme du suc pancréatique qui hydrolyse les lécithines au cours de la digestion intestinale.

LÉCITHINE, *s. f.* (gr. *lekithos,* jaune d'œuf) [angl. ***lecithin***]. Glycérophosphate complexe de choline. Substance lipidique présente notamment dans le cerveau et le jaune d'œuf.

LECTINE, *s. f.* [angl. ***lectin***]. Syn. *phytomitogène.* Nom générique de certaines substances d'origine végétale capables, in vitro, de provoquer la prolifération de lymphocytes et leur transformation en cellules blastiques. Ce sont : la phytohémagglutinine, le pokeweed mitogen, la concanavaline, la leuco-agglutinine du germe de blé. V. ces différents termes.

LED. V. *lupus érythémateux aigu disséminé.*

LE DAMANY. V. *Ortolani-Le Damany (signe d').*

LEDDERHOSE (maladie de) (L. Georg, all., 1894-1897) [angl. ***Ledderhose's syndrome***]. Syn. *aponévrosite plantaire.* Infiltration de l'aponévrose plantaire moyenne par des nodules fibreux situés en face des tendons fléchisseurs. Elle entraîne parfois la rétraction de l'aponévrose avec déformation du pied en varus et flexion des orteils en griffe. V. *Dupuytren (maladie de).*

LEDDERHOSE (signe de) (1896). Signe inconstant d'hémorragie traumatique intracrânienne : une stase papillaire unilatérale apparaît du côté de la lésion.

LEDERER (syndrome de) (L. Max, amér., 1885-1952). Association de goitre, d'hyperthyroïdie et d'hirsutisme.

LEDERER-BRILL (anémie ou maladie de) (L., 1925 ; B., 1926) [angl. ***Lederer's anaemia***]. Syn. *anémie aiguë fébrile, anémie hémolytique aiguë, anémie de Brill, anémie de Lederer.* Affection frappant surtout les enfants, débutant brusquement par une fièvre élevée, une céphalée, des vomissements et caractérisée par une anémie profonde avec leucocytose, érythroblastose, augmentation du taux de la bilirubinémie, subictère et parfois hémoglobinurie (dus à l'hémolyse), quelquefois par une splénomégalie et même des hémorragies. Les formes suraiguës en l'absence d'un traitement par transfusion sanguine, évoluent rapidement vers la mort. Les autres guérissent spontanément en quelques semaines. C'est une anémie hémolytique acquise, qui succède parfois à une infection, surtout rhinopharyngée. La destruction globulaire est provoquée par des auto-anticorps anti-érythrocytaires.

LEEDE (phénomène ou signe de). V. *lacet (signe du).*

LE FACTEUR. V. *Haserick (test de).*

LEFÈVRE (L. Paul, fr., né en 1891). V. *Papillon-Lefèvre (variété).*

LE FORT (fractures de) (Le F. Léon, fr., 1829-1893). — 1° [angl. ***Wagstaffe's fracture***]. Syn. *fracture de Wagstaffe.* Fracture verticale par arrachement de la malléole externe, due à l'adduction forcée du pied et ne s'accompagnant presque jamais de déplacement. — 2° ***Fractures du maxillaire*** (1901) : a) *moyenne (Lefort II)* : le trait de fracture passe par la partie inférieure des os du nez, la branche montante du maxillaire sous l'os malaire et atteint les ptérygoïdes ; b) *haute* ou *disjonction craniofaciale (Lefort III)* : le trait de fracture passe par la partie supérieure des os du nez, du processus frontal du maxillaire et la paroi osseuse de l'orbite ; c) *f. de L. I* : v. *Guérin (fracture de).*

LEGAL (réaction de) (L. Emmo, all., 1859-1922) [angl. ***Legal's test***]. Apparition d'un disque violet entre une urine additionnée de quelques gouttes de solution de nitroprussiate acétique et une couche d'ammoniaque versée à sa surface. Cette réaction caractérise la présence d'acétone.

LÉGER ET BOUCHER (test de) (auteurs canadiens) [angl. ***Léger-Boucher test***]. Épreuve d'effort du sportif consistant à courir à pied le plus longtemps possible à une vitesse imposée et croissante par paliers successifs. La consommation d'oxygène maxima est calculée selon la formule : VO_2max (mL/kg/min) = 14,49 + 2,143 V + 0,0324 V2, où V (en km/h) est le palier de vitesse où le coureur s'est arrêté.

LEGG (maladie de) (L. Arthur, de Boston, 1902) ou **LEGG-PERTHES-CALVÉ (maladie de).** V. *ostéochondrite déformante juvénile de la hanche.*

LEGIONELLA, *s. f.* (amér. *American legion* ; v. *légionnaires, maladies des*) [angl. ***Legionella***]. Unique genre bactérien de la famille des *Legionellaceæ,* comprenant diverses espèces dont *L. pneumophila* et *L. micdadei.* Ce sont des bactéries plus ou moins mobiles, aérobies strictes, Gram–.

LEGIONELLA MICDADEI. Espèce bactérienne responsable de la *pneumonie de Pittsburg* (v. ce terme à *Pittsburg*).

LEGIONELLA PNEUMOPHILA. Espèce bactérienne responsable de la *maladie des légionnaires* (V. ce terme).

LÉGIONELLOSE, *s. f.* V. *légionnaires (maladie des).*

LÉGIONNAIRES (maladie des) ou **LÉGIONELLOSE**, *s. f.* [angl. ***legionnaires' disease***]. Maladie infectieuse à déclaration obligatoire dont la première épidémie a été observée en juillet 1976 aux États-Unis, parmi des anciens combattants (*American Legion*) réunis en congrès dans un hôtel de Philadelphie. Après une période d'incubation de 2 à 10 jours, elle débute brutalement, simule la grippe à forme pulmonaire et évolue rapidement, parfois au milieu de manifestations neurologiques (céphalée, confusion mentale), digestives (diarrhée cholériforme) ou rénales. Mortelle dans 16 % des cas, elle est due à un petit bacille Gram– jusqu'alors inconnu et baptisé *Legionella pneumophila,* sensible à quelques antibiotiques dont les macrolides, présent dans les canalisations d'eau chaude et les systèmes de climatisation. La contamination se fait par inhalation. Ultérieurement ont été identifiées d'autres espèces de *Legionella,* mais *L. pneumophila* du sérotype 1 reste le germe responsable de la grande majorité des cas pathologiques observés. V. *fièvre de Pontiac* et *climatiseurs (maladie des).*

LEIDEN (ville hollandaise ; en français, Leyde). V. *protéine C.*

LEIGH (syndrome de) (L. Archibald, brit., 1951) [angl. ***Leigh's disease***]. Syn. *encéphalomyélopathie nécrosante subaiguë.* Affection héréditaire dégénérative rare, d'origine inconnue, transmise selon le mode autosomique récessif, apparaissant dans l'enfance et caractérisée par une ataxie, des convulsions, une hypotonie, un déficit intellectuel et une évolution mortelle.

LEINER-MOUSSOUS (maladie de) (L. Karl, autr., 1907). V. *érythrodermie desquamative des nourrissons.*

LÉIOMYOBLASTOME, *s. m.* [angl. ***leiomyoblastoma***]. Tumeur du muscle lisse formée de cellules d'aspect embryonnaire.

LÉIOMYOME, *s. m.* V. *liomyome.*

LÉIOMYOSARCOME, *s. m.* (gr. *léios*, lisse ; *muôn*, muscle ; sarcome) [angl. ***leiomyosarcoma***]. V. *myosarcome.*

LÉIOTONIQUE, *adj.* (gr. *léios, lisse* ; *tonos*, tension). Qui contracte les muscles lisses.

LEISHMANIDE, *s. f.* [angl. ***leishmanid***]. Lésion de la peau apparaissant au cours des leishmanioses cutanées ; il s'agit d'éléments tubéreux, nodulaires ou de minuscules papules lichénoïdes. Les *l.* résulteraient d'une dissémination hématogène ou traduiraient un état variable d'allergie.

LEISHMANIOSE, *s. f.* (sir William Leishman, brit., qui découvrit en 1903 le parasite du kala-azar) [angl. ***leishmaniasis, leishmaniosis***]. Nom générique des maladies produites par les protozoaires flagellés du genre *Leishmania,* créé par R. Ross. Les *l.* comprennent des formes cutanées : ***bouton d'Orient*** dû à *Leishmania tropica,* ***l. américaine*** ou ***pian-bois*** dû à *Leishmania brasiliensis*, et des formes viscérales : ***kala-azar*** dû à *Leishmania donovani*, l. ***splénique infantile*** ou kala-azar infantile dû à *Leishmania infantum* et le *kala-azar de l'Amérique du Sud* encore mal connu. — Il existe une l. du chien transmissible à l'homme. Le diagnostic biologique de l. viscérale se fait essentiellement par hémagglutination ou ELISA, celui de l. cutanée par mise en évidence du parasite. V. *uta du Pérou.*

LEITNER (syndrome de) (L. J., suisse, XXe siècle) [angl. ***Leitner's syndrome***]. Variété atypique de tuberculose associant une adénomégalie diffuse, une hépato-splénomégalie, une dépression des 3 lignées des cellules sanguines, une fièvre et une localisation pulmonaire.

LEJEUNE (syndrome de) (L. Jérôme, fr., 1926-1994). V. *cri du chat (maladie du).*

LELOIR (L. Henri, fr., 1855-1896). V. *lupus érythémateïde de Leloir et Vidal* et *lupus scléreux de Leloir.*

LELONG-JOSEPH (anémie du nouveau-né, type) (L. Marcel, fr., 1892-1973). V. *anémie aiguë curable du nouveau-né.*

LE MÉTAYER (appareil de) [angl. ***Le Métayer's device***]. Appareil de marche destiné aux infirmes moteurs cérébraux en attitude de triple flexion.

LEMIERRE (syndrome de) (L. André, fr., 1875-1956) [angl. ***Lemierre's syndrome***]. V. *angine-infarctus pulmonaire (syndrome).*

LEMIEUX-NEEMEH (syndrome de) (L. Guy ; N. Jean, canadiens, 1967) [angl. ***Lemieux-Neemeh syndrome***]. Syndrome familial rare, transmis selon le mode autosomique dominant, associant un syndrome de Charcot-Marie-Tooth, une surdité et une néphrite.

LEMLI (L. Luc, amér., 1964). V. *Smith, Lemli, Opitz (syndrome de).*

LEMMOBLASTOME, *s. m.* (*gr. lemma,* enveloppe). V. *neurinome.*

LEMMOME, *s. m.* (gr. *lemma*, enveloppe). V. *neurinome.*

LEMNISQUE, *s. m.* (lat. *lemniscus,* ruban) [angl. et TA ***lemniscus***]. Faisceau de fibres sensitives situé dans le système nerveux central. P. ex. : *l. latéral* [angl. et TA ***lemniscus lateralis***], syn. ancien *ruban de Reil latéral.* — *l. médial* [angl. et TA ***lemniscus medialis***], syn. ancien *ruban de Reil médian.* Faisceaux rubanés situés dans le tronc cérébral et conduisant respectivement des informations auditives et de sensibilité profonde épicritique.

LEMPERT (opération de) (L. Julius, amér., 1938). Fenestration (v. ce terme) en un temps, par voie intra-auriculaire.

LENÈGRE (maladie de) (L. Jean, fr., 1963) [angl. ***Lenègre's disease***]. Affection dégénérative, de nature inconnue, frappant les deux branches de division du faisceau de His. Son évolution lente et progressive entraîne des troubles de conduction d'abord à type de blocs de branche, puis de bloc atrio-ventriculaire de degré croissant. Elle constitue le substratum anatomique du bloc atrio-ventriculaire chronique et des accidents du syndrome d'Adams-Stokes. V. *Lev (maladie de).*

LENHART. V. *Marine-Lenhart (syndrome de).*

LÉNITIF, IVE, *adj.* (lat. *lenire,* adoucir) [angl. ***lenitive***]. Adoucissant.

LENK (triade de). Groupement des trois symptômes principaux de l'hématome périrénal : douleur lombaire « en coup de poignard », signes d'hémorragie interne, tuméfaction lombaire.

LENNERT (classification de). V. *lymphosarcomatose.*

LENNERT (lymphome de). V. *lymphome de Lennert.*

LENNOX ou **LENNOX-GASTAUT (syndrome de)** (L. William, amér. ; Lennox et Gibbs, 1939) [angl. ***Lennox-Gastaut syndrome***]. Syn. *variante du petit mal* (petit mal variant de L. et G.), *épilepsie myokinétique grave de la première enfance avec pointes-ondes lentes* (Sorel, 1963), *encéphalopathie épileptique de l'enfant avec pointes-ondes lentes diffuses* (Gastaut et Dravet, 1965). Variété d'épilepsie infantile grave, apparaissant entre 1 et 6 ans. Les crises sont généralisées, le plus souvent toniques ; elles alternent avec des absences (atypiques) brèves, à début et fin progressifs, qui peuvent être de simples obscurcissements de la conscience, parfois avec automatismes et atonie. Les crises se répètent fréquemment, pouvant former un état de mal d'attaques toniques ou de simples absences. Il existe un déficit intellectuel profond avec souvent atrophie cérébrale. L'évolution des crises est variable, mais il persiste généralement un important ralentissement du développement psychomoteur. Entre les crises épileptiques on trouve des altérations typiques de l'électroencéphalogramme : des pointes-ondes lentes diffuses. Cette affection peut succéder au syndrome des spasmes en flexion (v. ce terme) dont elle semble voisine. V. *absence, mal (petit), absence (état d')* et *épilepsie généralisée secondaire.*

LENOIR (fracture de) (L. Camille, fr., né en 1867). V. *boxeurs (fracture des).*

LENTE, *s. f.* (du lat. *lens, lentis*) [angl. ***nit***]. Œuf de pou.

LENTICÔNE ou **LENTIGLOBE**, *s. m.* (lat. *lens, lentis,* lentille ; *kônos*, cône ; lat. : *globus*, sphère) [angl. ***lenticonus***]. Déformation de la face antérieure ou postérieure du cristallin, dont les surfaces ont une courbure plus accusée qu'à l'état normal. — ***l. interne ou périnucléaire de Butler*** (1938). Déformation interne du cristallin : la partie postérieure du noyau adulte fait saillie dans le cortex sans déformer la courbure de la face postérieure du cristallin.

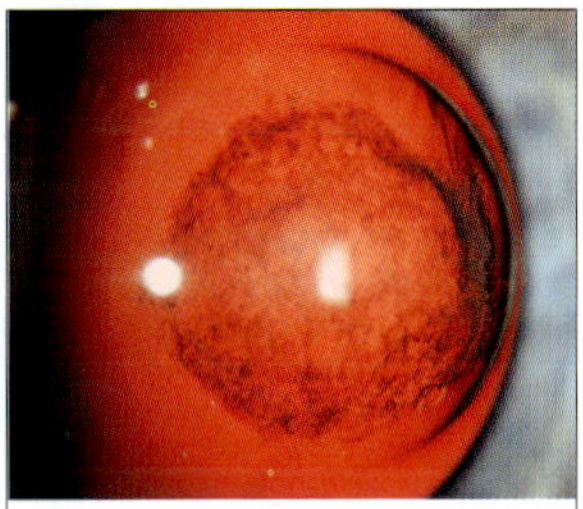

Lenticône

LENTICULAIRE, *adj.* (lat. *lenticula*, lentille, de *lens*) [angl. ***lenticular***]. En forme de lentille. — ***noyau l.*** V. *noyaux basaux.*

LENTIGINE, *s. f.* V. *lentigo.*

LENTIGINOSE, *s. f.* [angl. ***lentiginosis***]. Affection cutanée caractérisée par de nombreuses lentigines disséminées.

LENTIGINOSE CENTRO-FACIALE ou **NEURODYSRAPHIQUE** (A. Touraine, 1941) [angl. ***centrofacial lentiginosis***]. Semis de lentigines disposées horizontalement sur le nez, les régions sous-orbitaires et les tempes ; il est souvent associé à des troubles neuropsychiques (épilepsie, oligophrénie, perversité) réalisant alors une neuro-ectodermose congénitale.

LENTIGINOSE PÉRI-ORIFICIELLE AVEC POLYPOSE VISCÉRALE (A. Touraine et Couder, 1946) [angl. ***periorificial lentiginosis***]. Syn. *syndrome de Peutz* (1921) ou *de Peutz-Jeghers* (J., 1949). *L.* siégeant à la face, surtout autour de la bouche, parfois sur la muqueuse buccale et sur les mains, associée à une polypose digestive disséminée de l'estomac au rectum, subissant souvent la dégénérescence maligne ; c'est une affection héréditaire transmise selon le mode dominant. V. *polyadénome du gros intestin.*

LENTIGINOSE PROFUSE (Darier, 1902) [angl. ***generalized lentiginosis***]. *L.* répandue sur tout le corps. — ***l. profuse avec cardiomyopathie*** et ***l. profuse avec troubles de conduction.*** V. *cardio-cutanés (syndromes).*

LENTIGLOBE, *s. m.* (lat. *lens, lentis,* lentille ; *globus*, globe) [angl. ***lentiglobus***]. V. *lenticône.*

LENTIGO, *s. m.* (lat. *lens, lentis,* lentille) [angl. ***lentigo***]. Syn. *grain de beauté, lentigine, mélanome bénin, naevus pigmentaire commun, taches de rousseur.* Petites taches pigmentaires de la peau, parfois saillant légèrement, se montrant aux mains, au cou et surtout au visage, persistantes, mais plus visibles en été qu'en hiver, plus fréquentes chez les personnes rousses et apparaissant dès la seconde enfance. — ***l. malin.*** V. *mélanose circonscrite précancéreuse de Dubreuilh.* — ***l. sénile*** [angl. ***senile lentigo***]. Taches chamois apparaissant sur le dos des mains et le visage des sujets âgés.

LENTIVIRUS, *s. m.* [angl. ***Lentivirus***]. Genre de virus à ARN appartenant à la famille des *Retroviridæ*. Ce sont les virus responsables de maladies à évolution lente (visna) et le VIH. V. *virus lents (maladies à)* et *sida.*

LENZ (syndromes de) (L. Widukind, all.) — 1° (1955). Ensemble rare de malformations transmises selon le mode récessif lié au sexe, comprenant une microphtalmie, un hypospadias, une cryptorchidie et un retard physique et mental. — 2° (1976). Ensemble rare de malformations osseuses comprenant une aplasie ou hypoplasie du fessier, du périnée, du cubitus et des régions attenantes du pied et de la main.

LENZ-MAJEWSKI (syndrome de) (L. Widukind, all. ; M. F., all., 1974) [angl. ***Lenz-Majewski syndrome***]. Variété de dysplasie craniodiaphysaire comportant un élargissement du crâne, une atrophie cutanée, une syndactylie partielle, parfois une hernie inguinale. Les radiographies montrent l'hyperostose de nombreux os (base du crâne, face, os longs).

LENZMANN (point de) (L. Richard, all.) [angl. ***Lenzmann's point***]. Point situé sur la ligne qui joint les deux épines iliaques antéro-supérieures et à 6 cm de l'épine droite (point appendiculaire).

LÉONTIASIS, *s. m.* (gr. *léôn*, lion) [angl. ***leontiasis***]. Hypertrophie de la face lui donnant un aspect léonin. Cette hypertrophie porte généralement sur les téguments ; elle est due à une localisation de la lèpre lépromateuse, quelquefois de la syphilis.

LEONTIASIS OSSEA (Virchow, 1867) [angl. ***leontasis ossea ou ossium***]. Ostéose hypertrophiante diffuse, bilatérale, se développant lentement sur les os de la face et surtout sur les maxillaires, donnant un aspect léonin. Le *l. o.* est presque toujours une forme localisée de dysplasie fibreuse des os.

LEOPARD (syndrome) (Gorlin et coll. 1969) [angl. ***LEOPARD syndrome***]. Syn. *syndrome de Gorlin.* Association de malformations héréditaires génétiques désignée par les initiales de celles-ci en langue anglaise : *Lentigines, Electrocardiographic conductive defects, Ocular hypertelorism, Pulmonary stenosis, Abnormalities of genitalia, Retardation of growth, Deafness sensorineural.* Il comprend une lentiginose, des anomalies cardiaques (sténose pulmonaire, troubles de conduction surtout intraventriculaires), un hypertélorisme, des malformations génitales, un retard de croissance, une surdité et une débilité mentale. Cette affection entre dans le cadre des syndromes neurocutanés (v. ce terme).

LÉPINE-FROIN (syndrome de) (L. Jean, fr., né en 1901). V. *Froin (syndrome de).*

LÉPOTHRIX, *s. m.* (Wilson) (gr. *lépis*, écaille ; *thrix*, poil) [angl. ***lepothrix***]. Syn. *trichomycose vulgaire, trichomycosis palmellina* (Pick). Affection des poils, de nature probablement parasitaire, se rencontrant surtout aux aisselles et aux parties génitales. Elle est caractérisée par la présence de petites concrétions faisant saillie sur la tige du poil, principalement vers le tiers moyen ; elle coïncide souvent avec des sueurs colorées, principalement avec des sueurs rouges.

LÈPRE, *s. f.* (gr. *lépra*, de *lépis*, écaille) [angl. ***leprosy***]. Syn. *maladie de Hansen, éléphantiasis des Grecs, hanséniase.* Maladie infectieuse due au développement dans l'organisme du bacille de Hansen *(Mycobacterium leprae)* qui pénètre probablement par la peau ou la muqueuse nasale et se propage le long des nerfs périphériques. La *l.* est surtout fréquente dans les pays tropicaux ; elle a souvent un caractère familial. Son incubation est longue : 3 à 5 ans en moyenne. Elle débute par des lésions de la peau (macules et papules) dépigmentées ou hyperpigmentées. Depuis le Congrès de la lèpre (Madrid, 1953), on distingue les formes suivantes : — 1° la ***l. tuberculoïde*** (type T) [angl. ***tuberculoid leprosy***], dans laquelle les manifestations cutanées sont peu nombreuses, limitées, dépigmentées, anesthésiques ou hyperesthésiques et l'atteinte nerveuse importante : douleurs, épaississement des nerfs, troubles sensitifs des extrémités, atrophie des muscles de la main avec souvent ulcérations et perte de phalanges (*l.* mutilante), fonte des muscles de la face, ulcérations cornéennes amenant la cécité. C'est une forme peu contagieuse, d'évolution générale bénigne, accompagnée d'une forte réaction immunitaire. Le test à la lépromine est positif. — 2° La ***l. lépromateuse*** (type L) dont les lésions cutanées, les plus importantes, sont extensives, diffuses et symétriques : macules rouges, papules, nodosités cuivrées (lépromes) à bords flous, soulevées par une infiltration profonde ; elles siègent surtout à la face, où la peau est épaissie (facies léonin : v. *léontiasis*), aux poignets, aux coudes, aux chevilles, aux genoux ; elles s'accompagnent de rhinite et d'atteinte cornéenne ; celle des nerfs est moins fréquente que dans la forme précédente. C'est une lèpre sévère, très contagieuse. Anatomiquement existe une réaction granulomateuse diffuse avec cellules géantes et nombreux bacilles intracellulaires. Le test à la lépromine est négatif : la réaction immunitaire est faible. — Dans la classification de Ridley et Jopling (1966), ces deux formes « polaires » sont appelées respectivement TT et LL. — Il existe également des formes I (*indéterminées*, ce sont des formes initiales) et des formes « interpolaires » ou intermédiaires (*l. borderline*) décomposées en BT (*borderline* tuberculoïde), BB (*borderline borderline*) et BL (*borderline* lépromateuse). L'évolution de la *l.* est lente, avec des poussées subaiguës : la maladie est curable par la chimiothérapie maintenue pendant des années (sulfones et aussi sulfamides et rifampicine).

LÈPRE KABYLE (Arnould) [angl. ***kabyle leprosy***]. Nom sous lequel fut d'abord décrite en Algérie (où elle est très fréquente) la *leucomélanodermie de Fournier*. On en faisait alors une maladie spéciale, indépendante de la syphilis. V. *leucomélanodermie*.

LÈPRE LAZARINE [angl. ***lazarine leprosy***]. Lèpre dont les lésions cutanées bulleuses, en se rompant, ont laissé des cicatrices déprimées et irrégulières (v. *Lucio, phénomène de*). Ces éruptions bulleuses peuvent aussi évoluer vers des ulcérations très riches en bacilles, creusant en profondeur jusqu'aux tendons et aux os, entraînant des mutilations considérables et parfois la mort (Pardo Castello et Caballero, 1931).

LÈPRE DE LUCIO. V. *Lucio (phénomène de)*.

LEPRÉCHAUNISME, *s. m.* (Donohue et Uchida, 1954) [angl. ***leprechaunism***]. Syn. *syndrome de Donohue*. Ensemble exceptionnel de malformations caractérisé par un aspect de « leprechaun » (lutin du folklore irlandais) fait d'un nanisme avec aspect vieillot et hirsutisme, d'un faciès de gnome (yeux saillants et écartés, nez épaté, massif facial atrophié, oreilles longues et implantées bas), de dénutrition avec troubles de la déglutition, d'hypertrophie des seins et des organes génitaux, de lipodystrophie avec insulinorésistance. Le caryotype est normal. Il existe une résistance à l'insuline avec élévation très importante de l'insulinémie. La mort survient au bout de quelques semaines ou de quelques mois. Il s'agit probablement d'une affection héréditaire à transmission autosomique récessive.

LÉPREUX, EUSE, *adj.* [angl. ***leprous***] et *s. m.* et *f.* [angl. ***leper***]. Qui concerne la lèpre ou qui en est atteint.

LÉPRIDE, *s. f.* [angl. ***leprid***]. Manifestation cutanée de la lèpre.

LÉPROLOGIE, *s. f.* (lèpre ; gr. *logos*, discours) [angl. ***leprology***]. Étude de la lèpre.

LÉPROME, *s. m.* [angl. ***leproma***]. Tumeur nodulaire qui se développe dans le derme ou le chorion muqueux des sujets atteints de lèpre à forme lépromateuse.

LÉPROMINE, *s. f.* [angl. ***lepromine***]. Substance antigénique obtenue par broyage, filtration et stérilisation de nodules lépreux. — ***épreuve à la l.*** (Mitsuda, 1916) [angl. ***lepromine test***]. Syn. *réaction de Mitsuda*. L'injection intradermique de 0,1 mL de suspension de *l.* provoque, au bout de 4 à 6 semaines, une réaction papuleuse chez le malade atteint de lèpre à forme tuberculoïde : elle témoigne de la résistance du malade à l'infection ; la réaction est négative en cas de lèpre à forme lépromateuse. Elle peut être positive chez des sujets sains. V. *Fernandez (réaction de)*.

LÉPROSERIE, *s. f.* [angl. ***leprosary***]. Lieu (maisons, hôpitaux, villages) où l'on isole et soigne les lépreux. V. *maladrerie*.

LEPTINE, *s. f.* (Friedman, 1994) (gr. *leptos*, mince) [angl. ***leptin***]. Hormone protéique de 146 acides aminés, sécrétée par les adipocytes (v. ce terme) et qui agit sur l'hypothalamus en diminuant l'appétit, d'où son pouvoir amaigrissant. Elle est codée par le gène *ob* dont la mutation chez certaines espèces de souris entraîne l'obésité.

LEPTIQUE, *adj.* ou *s. m.* (gr. *lambanein*, saisir). Se dit d'un médicament qui déprime le fonctionnement d'un organe.

LEPTOCURARE, *s. m.* (gr. *leptos*, mince ; curare). V. *myorésolutif*.

LEPTOCYTE, *s. m.* (gr. *leptos*, mince ; *kutos*, cellule) [angl. ***leptocyte***]. Hématie anormalement mince et qui prend parfois, sur les frottis, l'aspect de cellule-cible (v. ce terme et *annulocyte*) ; déformation observée dans l'anémie de Cooley.

LEPTOÏDE, *adj.* (gr. *leptos*, maigre ; *eidos*, aspect). Syn. *leptomorphe*. De forme grêle et mince. V. *leptosome*.

LEPTOMÉNINGES, *s. f. pl.* (gr. *leptos*, mince ; *méninx*, membrane) [angl. ***leptomeninx***]. Méninges molles, constituées de la pie-mère et de l'arachnoïde. V. *pachyméninge*.

LEPTOMÉNINGIOME, *s. m.* (Learmonth, 1927). V. *endothéliome méningé*.

LEPTOMÉNINGITE, *s. f.* (gr. *leptos*, grêle ; *mênînx*, membrane) [angl. ***leptomeningitis***]. Inflammation de la leptoméninge (pie-mère et arachnoïde). V. *arachnoïdite*.

LEPTOMORPHE, *adj.* (gr. *leptos*, maigre ; *morphê*, forme). V. *leptoïde*.

LEPTOSOME, *adj.* et *s. m.* (gr. *leptos*, mince ; *soma*, corps) [angl. ***leptosome***]. Qui est caractérisé par la gracilité du corps. V. *leptoïde* et *longiligne*.

LEPTOSPIRA, *s. m.* (gr. *leptê*, grêle ; *speira*, spirale) [angl. ***Leptospira***]. Unique genre bactérien de la famille des *Leptospiraceæ* (ordre des *Spirochetales*, qui comprend également la famille des *Spirochetaceæ* — mais certaines classifications rangent le genre *Leptospira* avec les spirochètes). Ce sont des micro-organismes hélicoïdaux mobiles à spires très serrées, aux extrémités recourbées. Les principaux *l.* parasites pour l'homme sont des sérogroupes de l'espèce *L. interrogans, Leptospira ictero-hemorragiæ (L. interrogans* sérogroupe *haemorragiæ)*, parasite habituel du rat qui le transmet à l'homme par l'intermédiaire de la boue ou de l'eau des piscines : il est l'agent de la leptospirose ictéro-hémorragique ; *Leptospira grippo-typhosa* dont le réservoir de virus est une souris des champs *(Microtus arvensis)* et qui serait le principal agent de la fièvre des marais (celle-ci pouvant être provoquée par un autre *L., L. Sejrö*) ; *Leptospira canicola* transmis par le chien ; *Leptospira bataviæ, L. hebdomadis* et *L. autumnalis,* responsables de maladies analogues qui sévissent en Malaisie et au Japon (fièvre de sept jours) ; *Leptospira pomona,* agent de la pseudo-typho-méningite des porchers ; *L. australis* responsable d'une leptospirose caractérisée en Europe occidentale par un syndrome infectieux et méningé bénin et appelé en Extrême-Orient fièvre de la canne à sucre ou fièvre de Mossman. V. *vaccin antileptospire*.

LEPTOSPIRE, *s. m.* [angl. ***leptospire***] (nom proposé par Noguchi pour désigner, en raison de sa minceur, le spirochète d'Inada et Ido). Bactérie appartenant au genre *Leptospira*. V. ce terme.

LEPTOSPIROSE, *s. f.* [angl. ***leptospirosis***]. Nom générique des différentes maladies provoquées par les leptospires (v. *Leptospira*) ; les principales *l.* humaines sont la *l.* ictéro-hémorragique, la fièvre des marais, la fièvre de sept jours, la pseudo-typho-méningite des porchers, la fièvre de la canne à sucre (v. ces différents termes). Le diagnostic biologique des *l.* fait appel au sérodiagnostic de Martin et Pettit.

LEPTOSPIROSE ICTÉRIGÈNE. V. *leptospirose ictéro-hémorragique*.

LEPTOSPIROSE ICTÉRO-HÉMORRAGIQUE [angl. ***leptospirosis icterohaemorrhagica***]. Syn. *leptospirose ictérigène, spirochétose ictéro-hémorragique* ou *ictérigène, ictère infectieux à recrudescence fébrile* (Marcel Garnier, 1916), *ictère fébrile à rechute, maladie de Mathieu* ou *de Weil, typhus hépatique*. Maladie caractérisée par une première phase fébrile à la fin de laquelle apparaît l'ictère, puis après une période d'apyrexie, par une deuxième poussée fébrile ne s'accompagnant pas de reprise des phénomènes hépatiques. Cette forme typique comporte aussi des signes méningés, une atteinte rénale et, rarement dans nos pays, des hémorragies. Elle est due à *Leptospira ictero-hæmorragiæ* (Inada et Ido, 1914) que le rat transmet à l'homme par l'intermédiaire des boues (maladie professionnelle des égoutiers, p. ex.) et de l'eau des piscines. Il existe un vaccin contre cette maladie, dont le diagnostic biologique repose sur la réaction d'agglutination-lyse de Martin et Pettit. V. *Leptospira, spirochétose* et *vaccin antileptospire*.

LEPTOTÈNE, *adj.* (Winiwarter, 1900) (gr. *leptos*, grêle ; *teinein,* tendre vers) [angl. ***leptotene***]. Caractérise le premier stade de la première prophase de la méiose, où les chromosomes ont un aspect particulièrement grêle.

LEPTOTHRIX, *s. m.* (gr. *leptos*, grêle ; *thrix*, cheveu) [angl. ***leptothrix***]. Genre bactérien de la famille des *Bacteroïdaceæ* dont les éléments forment des filaments disposés en touffes plus ou moins longues. P. ex. : *L. buccalis*.

LEREDDE (L. Émile, fr., né en 1866). V. *Hallopeau-Leredde-Darier (adénomes sébacés de)* et *lupus lymphangitique en nappe de Leredde et Pautrier.*

LÉRI (maladies de) (L. André, fr., 1875-1930). V. *pléonostéose* et *mélorhéostose.*

LÉRI ET JOANNY (maladie de). V. *mélorhéostose.*

LERICHE (L. René, fr., 1879-1955). V. *Fontaine et Leriche (maladie de).*

LERICHE (syndrome de) (1940) [angl. ***Leriche's syndrome***]. Syn. *syndrome de l'oblitération termino-aortique par artérite* (Leriche). Ensemble de phénomènes observés dans la thrombose de la terminaison de l'aorte avant l'apparition de la gangrène : fatigabilité extrême des membres inférieurs avec atrophie de leur musculature, coloration ivoirine des jambes et des pieds lorsqu'ils sont élevés, disparition des pouls fémoraux et des oscillations et impossibilité d'une érection stable.

LERMOYEZ (signe de) (L. Marcel, fr., 1858-1929). V. *tête de méduse 2°.*

LERMOYEZ (syndrome de) (1929) [angl. ***Lermoyez's syndrome***]. Syndrome caractérisé par « un vertige brusque, apoplectiforme, paroxystique, récidivant, qui éclate dans le calme de la bonne santé » et se termine par le rétablissement de l'audition ; « vertige qui fait entendre », ce qui le distingue du syndrome de Ménière.

LEROY (L. Émile, fr., né en 1873). V. *Fiessinger-Leroy (syndrome de).*

LESBIANISME, *s. m.* (île grecque de Lesbos). V. *tribadisme.*

LESCH ET NYHAN (syndrome de) (L. Michael, amér., 1964) [angl. ***Lesch-Nyhan syndrome***]. Syn. *hyperuricémie congénitale, encéphalopathie hyperuricémique.* Maladie héréditaire à transmission récessive liée au sexe, observée seulement chez les garçons, caractérisée par l'association de choréo-athétose, d'hypertonie musculaire, de dysphagie avec vomissements et d'arriération mentale avec agressivité et mâchonnement des lèvres et des doigts pouvant aboutir à une automutilation. Il existe une hyperproduction d'acide urique, dont les taux sanguin et urinaire sont élevés, qui peut provoquer la goutte et parfois une insuffisance rénale. Cette maladie est liée à l'absence d'une enzyme nécessaire au métabolisme des purines, l'hypoxanthine-guanine-phosphoribosyl-transférase.

LESCHKE (syndrome de) (L. Erich, all., 1922) [angl. ***Leschke's syndrome***]. Syndrome voisin de la neurofibromatose de Recklinghausen, caractérisé par l'association d'asthénie, de taches pigmentaires cutanées et d'hyperglycémie.

LESER-TRÉLAT (signe de) (L. Edmund, all., 1853-1916). L'éruption de nombreuses verrues séborrhéiques témoignerait chez le sujet âgé de la présence d'un cancer profond.

LÉSION, *s. f.* (lat. *laedere,* blesser) [angl. ***lesion, injury, damage***]. — 1° Changement, appréciable à nos moyens d'investigation, survenu dans les caractères anatomiques et histologiques d'un organe, sous l'influence d'une cause morbide. La *l.* est donc l'effet de la maladie ; elle tient sous sa dépendance un certain nombre de symptômes. L'étude des *l.* constitue l'anatomie pathologique. — 2° (électrocardiographie). Degré de souffrance myocardique plus accentué que l'ischémie, à la suite de l'oblitération d'une artère coronaire. La *l.* correspond, au bout de quelques jours, à une infiltration lympho-plasmocytaire avec œdème interstitiel du myocarde. Elle se traduit sur l'électrocardiogramme par un décalage du segment ST, concave vers la ligne iso-électrique (onde en dôme), qui disparaît généralement en quelques semaines. V. *ischémie* et *nécrose.*

LÉSIONNEL, ELLE, *adj.* [angl. ***lesional***]. Qui se rapporte à une lésion. — ***signe ou trouble l.*** Manifestation morbide provoquée par la lésion d'un organe. — ***signes*** ou ***syndrome l. au cours d'une compression médullaire*** (Ch. Foix). Ensemble de symptômes à topographie radiculaire traduisant l'atteinte des centres et des racines médullaires au niveau de la compression : douleurs violentes, hyperesthésie ou anesthésie, abolition du réflexe pilomoteur, plus rarement parésie ou amyotrophie localisée. — ***signes*** ou ***syndrome sous-l. au cours d'une compression médullaire*** (Ch. Foix). Ensemble de symptômes traduisant l'isolement du segment inférieur de la moelle au-dessous de la compression : paraplégie spasmodique avec exagération des réflexes tendineux et des réflexes d'automatisme, anesthésie, abolition des réflexes cutanés, troubles sphinctériens. — ***souffle l.*** V. *organique.*

LÉTAL ou **LÉTHAL (facteur** ou **gène)** (Lucien Cuénot, 1905) [angl. ***lethal***]. Gène dont la présence, chez les parents, provoque la mort du nouveau-né ou du nourrisson ou même celle, *in utero*, du fœtus ou de l'embryon *(facteur léthal zygotique).*

LÉTALITÉ, *s. f.* (lat. *letalis,* préférable à *lethalis,* mortel) [angl. ***lethality***]. Syn. *léthalité.* Présence, dans le patrimoine héréditaire d'un individu, d'un ou de plusieurs gènes qui le rendent non viable. Risque pour une affection d'entraîner la mort. — Employé aussi dans le sens de *mortalité.* — ***l. zygotique.*** V. *létal ou léthal (facteur ou gène).*

LETENNEUR (fracture de). V. *Rhea Barton (fr. de — renversée).*

LE TEST. V. *Haserick (test de).*

LÉTHALITÉ, *s. f.* V. *létalité.*

LÉTHARGIE, *s. f.* (gr. *lêthê,* oubli ; *argia,* paresse) [angl. ***lethargy***]. « Sommeil profond et continuel, dans lequel le malade parle quand on le réveille, mais ne sait ce qu'il dit, oublie ce qu'il a dit et retombe promptement dans son premier état » (Littré). On rattache actuellement la *l.* à l'hystérie monosymptomatique. — ***l. d'Afrique.*** V. *sommeil (maladie du).*

LÉTHOLOGIQUE, *adj.* (Popham, 1867) (gr. *lêthê,* oubli ; *logos,* langage) [angl. ***lethologic***]. Se dit de l'aphasie quand elle n'est caractérisée uniquement que par la perte du souvenir des mots, l'intelligence étant intacte et la prononciation possible.

LETTERER-SIWE (maladie de) (L. Erich, all., né en 1895). V. *Abt-Letterer-Siwe (maladie d').*

LEU. Symbole de la *leucine.*

LEUCAPHÉRÈSE, *s. f.* (gr. *leukos,* blanc ; *aphairésis,* enlèvement) [angl. ***leukapheresis***]. Syn. (incorrects) *leucophérèse, leucocytophérèse.* Extraction des seuls globules blancs du sang ; elle est pratiquée dans certaines formes de leucémie. V. *leucostase* et *cytaphérèse.*

LEUCÉMIDE, *s. f.* [angl. ***leukaemid***]. Manifestations cutanées des diverses leucémies (prurigo, eczéma, érythrodermie, nodules sous-cutanés).

LEUCÉMIE, *s. f.* (Virchow, 1845) (gr. *leukos,* blanc ; *haïma,* sang) [angl. ***leukaemia*** ; amér. ***leukemia***]. Syn. désuet *leucose.* Terme qui désigne diverses affections malignes aiguës ou chroniques caractérisées par la prolifération des centres formateurs de leucocytes, qu'elle s'accompagne ou non de l'invasion du sang par les globules blancs (leucémies myéloïdes, lymphoïdes ou aiguës ; leucémies aleucémiques, cryptoleucémies). Lorsque la prolifération pathologique détruit la moelle osseuse, la *l.* peut ressembler pendant une partie ou la totalité de son évolution à une agranulocytose, à une anémie ou à un syndrome hémorragique. Le diagnostic des diverses formes de *l.* sera affirmé par la ponction sternale. L'existence de leucémies animales d'origine virale, la découverte de transcriptase inverse dans les cellules leucémiques de certains malades, font émettre l'hypothèse que la leucémie humaine, comme le cancer, est peut-être due parfois à un virus.

LEUCÉMIE AIGUË (Ebstein) [angl. ***acute leukaemia***]. Syn. *hémocytoblastose, hémocytoblastomatose, leucoblastose, leucoblastomatose, leucose aiguë, leucomyélose aiguë, lymphadénie leucémique aiguë, macrolymphocytomatose, myélose aiguë leucémique* ou *aleucémique.* Forme de leucémie observée surtout chez le jeune enfant, à évolution rapide, spontanément mortelle en quelques semaines, s'accompagnant de fièvre élevée, de tuphos, de stomatite, d'hémorragies et de tuméfaction modérée de la rate et des ganglions (ou nœuds) lymphatiques, parfois aussi d'infiltration de la peau et des muqueuses. L'examen du sang montre une hyperleucocytose (60 à 80 000) dont l'élément prédominant est la cellule indifférenciée, et une anémie marquée. La ponction sternale montre l'envahissement précoce de la moelle par les cellules indifférenciées qui y prolifèrent ; elles réduisent la production des éléments myéloïdes normaux. Selon les particularités de la cellule indifférenciée en cause, on distingue les ***l.a. lymphoblastiques*** ou *lymphoïdes* — les plus fréquentes, au cours desquelles les traitements assurent les rémissions les plus longues et les guérisons les plus nombreuses — et les non-lymphoblastiques : parmi ces dernières, les ***l.a. myéloblastiques*** ou *myéloïdes,* les *l.a. à promyélocytes,* les *l.a. monocytaires* ou *monoblastiques,* et les rares *l.a. plasmocytaires.* — ***La classification franco-américano-britan-***

nique, (***FAB***, 1976) distingue : a) parmi les *l.a. lymphoblastiques* : les formes à petits lymphoblastes (L1), à grands lymphoblastes (L2), à cellules ressemblant à celles de la tumeur de Burkitt (L3) ; b) parmi les *l.a. non lymphoblastiques*, les *l.a.* myéloblastiques sans (M1) ou avec (M2) maturation ; les *l.a.* promyélocytaires (M3), les *l.a.* myélomonocytaires (M4), les *l.a.* monoblastiques (M5) les érythroleucémies (M6). – En 1995, l'***EGIL*** (*European Group for the Immunological Characterization of Leukemias*) puis en 1997, l'***OMS*** ont ainsi modifié la classification des *l. a.* : les *l. a. lymphoïdes* sont désormais à lymphoblastes B ou T, qu'elles s'accompagnent ou non d'anomalies génétiques récurrentes — et les *l. a. myéloïdes* divisées en 4 catégories selon qu'elles s'accompagnent d'anomalies génétiques récurrentes, de signes de dysplasie touchant plusieurs lignées, ou qu'elles sont consécutives à des traitements, la quatrième classe groupant les autres cas.

LEUCÉMIE ALEUCÉMIQUE [angl. ***aleukaemic leukaemia***]. Syn. *leucose aleucémique.* Variété de *l.* au cours de laquelle le nombre des globules blancs est normal dans le sang, tandis que la formule leucocytaire reste caractéristique de la leucémie (myélomatose ou leucoblastose aleucémique). Quelquefois la formule leucocytaire elle-même est normale *(cryptoleucémie)*. V. *lymphadénie.* C'est la ponction sternale qui permettra le diagnostic.

LEUCÉMIE À CELLULES CHEVELUES. V. *leucémie à tricholeucocytes.*

LEUCÉMIE À CELLULES RÉTICULAIRES. V. *histiocytose maligne.*

LEUCÉMIE ÉRYTHRO-MONOCYTAIRE. V. *leucémie monocytaire.*

LEUCÉMIE HISTIOCYTAIRE. V. *histiocytose maligne.*

LEUCÉMIE HISTIOLYMPHOCYTAIRE. V. *leucémie à tricholeucocytes.*

LEUCÉMIE HISTIOMONOCYTAIRE. V. *leucémie à monocytes.*

LEUCÉMIE LYMPHOÏDE CHRONIQUE [angl. ***lymphatic leukaemia***]. Syn. (inusités) *leucémie lymphatique, leucose lymphoïde, lymphomatose diffuse* ou *leucémique.* Leucémie due à une prolifération du tissu lymphoïde qui entraîne l'envahissement de l'organisme par des lymphocytes matures, d'aspect normal, appartenant presque toujours au type B, très rarement au type T. Survenant vers la soixantaine, elle est caractérisée cliniquement par des adénopathies généralisées, très souvent associées à une spléno-hépatomégalie ; des localisations aux autres organes sont plus rares. Il existe une hyperleucocytose sanguine considérable (50 000 ou plus) comprenant presqu'uniquement (de 70 à 99 %) des lymphocytes. Ceux-ci infiltrent la moelle osseuse : ils constituent la moitié de ses éléments cellulaires. Le taux des immunoglobulines sanguines est abaissé. Après une période de stabilité de plusieurs années, la maladie évolue vers la mort par complications infectieuses, anémie ou thrombopénie. V. *Richter (syndrome de)* et *lymphoprolifératif.*

LEUCÉMIE MÉGACARYOCYTAIRE. V. *thrombocytémie essentielle.*

LEUCÉMIE MONOBLASTIQUE. V. *leucémie à monocyte.*

LEUCÉMIE MONOCYTAIRE ou **À MONOCYTES** (Gilbert, 1899 ; Hayem, 1900 ; Schilling, 1913) [angl. ***monocytic leukaemia***]. Variété de leucémie *aiguë* d'évolution rapide au cours de laquelle les éruptions cutanées nodulaires sont fréquentes. Ses caractères hématologiques ont été controversés. Tantôt la moelle osseuse et le sang sont peuplés de monocytes jeunes *(leucémie à monoblastes)* : c'est la leucémie histiomonocytaire ou monocytaire de Schilling (1913) ; tantôt ils sont riches en myéloblastes et en monocytes : c'est la leucémie aiguë myélomonocytaire de Nægeli (1900). Il existe des formes *chroniques* de la maladie : surtout les leucémies myélomonocytaires chroniques de l'adulte et de l'enfant ; peut-être de rares variétés monocytaires pures et d'autres associées à des anémies sidéroblastiques (leucémies érythromonocytaires, Broun, 1969). V. *leucémie myélomonocytaire, myéloprolifératifs (syndromes), réticulose maligne* et *réticulose histiocytaire aiguë.*

LEUCÉMIE MYÉLOÏDE CHRONIQUE [angl. ***chronic myeloid leukaemia***]. Syn. (inusités) *leucémie myélogène, leucose myéloïde, myélose leucémique* (Schridde). Variété la plus fréquente des leucémies, caractérisée cliniquement par une très importante augmentation du volume de la rate et une hépatomégalie modérée et, à l'examen du sang, par une hyperleucocytose considérable (100 à 300 000), bigarrée, portant sur toutes les variétés de globules blancs, par une anémie modérée et par la présence de quantités anormales de polynucléaires éosinophiles et basophiles et surtout de nombreux éléments jeunes qui ne se rencontrent normalement que dans la moelle osseuse. La ponction sternale montre une moelle riche en cellules de la série granuleuse (polynucléaires neutrophiles et leurs précurseurs : myélocytes et promyélocytes) ; la présence de formes plus jeunes doit faire craindre une évolution aiguë. L'étude du caryotype révèle presque toujours la présence du chromosome Philadelphie dont l'équivalent moléculaire est le gène BCR-ABL. Malgré la radiothérapie et la chimiothérapie, l'évolution est mortelle en 3 ans, en moyenne, par transformation en leucémie aiguë myéloblastique. V. *myélomatose, chromosome Philadelphie 1, myéloprolifératifs (syndromes)* et *leucémie myélomonocytaire.*

LEUCÉMIE MYÉLOMONOCYTAIRE (Merklen et Wolf, 1928 ; Whitby et Christie, 1935) [angl. ***myelomonocytic leukaemia***]. Variété de leucémie qui survient chez l'homme, vers 70 ans. Elle est caractérisée par une splénomégalie importante, parfois accompagnée d'hépatomégalie et d'éruptions cutanées érythémato-papuleuses ou nodulaires. L'examen du sang montre une anémie avec présence d'hématies jeunes, une hyperleucocytose modérée associant des myélocytes et de nombreux monocytes. L'évolution, toujours mortelle, est lente, parfois hâtée par des hémorragies, des infections ou la transformation en leucémie aiguë. La *l.* myélomonocytaire, proche des leucémies monocytaires (v. ce terme), fait partie des syndromes myéloprolifératifs ; il en existe des *formes aiguës d'emblée* (type Nægeli), de formes du *nourrisson* et de *l'enfant* décrites parfois comme leucémies myéloïdes infantiles, au cours desquelles on observe d'importantes manifestations cutanées, parfois purpuriques et même des xanthomes *(xantholeucémies).*

LEUCÉMIE OLIGOBLASTIQUE. V. *anémie réfractaire avec myéloblastose partielle.*

LEUCÉMIE OSTÉOSCLÉROTIQUE. V. *splénomégalie myéloïde.*

LEUCÉMIE À TRICHOLEUCOCYTES (Flandrin et Daniel, 1973) [angl. ***hairy cell leukaemia***]. Syn. *réticulo-endothéliose leucémique* (Bouroncle, Wiseman et Doan qui décrivirent la maladie pour la première fois, en 1958), *histiolymphocytose médullaire et splénique* (Boiron, 1968 ; Flandrin, 1969), *leucémie à cellules chevelues* (Schrek et Donnelly, 1966), *leucémie histio-lymphocytaire* (Gouygou, 1971), *lymphocyto-histiocytose, lymphose splénomégalique aleucémique* (Revol, 1971), *réticulose histio-lymphocytaire avec myélofibrose* (Albahary, 1971). Maladie du sang rare et grave prédominant chez les adultes de sexe masculin. Elle est caractérisée cliniquement par une asthénie, une pâleur, une splénomégalie souvent importante et parfois une hépatomégalie. L'examen du sang montre une pancytopénie avec chute du nombre des hématies, des plaquettes et des globules blancs (surtout des polynucléaires neutrophiles) sans tendance à la régénération. Caractère particulier : le sang contient des *tricholeucocytes*, cellules lymphoïdes B, un peu plus grands que les lymphocytes et dont le cytoplasme est hérissé de fins prolongements qui leur donnent un aspect chevelu. Ces cellules infiltrent la moelle osseuse (qui présente des lésions de fibrose) et la rate. L'évolution de la maladie est subaiguë, aggravée par la fréquence des complications, hémorragiques et surtout infectieuses. V. *lymphoprolifératifs (syndromes)* et *interféron.*

LEUCÉMIQUE, *adj.* [angl. ***leukaemic***]. Qui est caractérisé par l'augmentation du nombre des globules blancs. — *s. m.* Malade atteint de leucémie. — ***lymphadénie l.*** V. *lymphadénie.*

LEUCINE, *s. f.* Symbole *Leu* ou *L* (gr. *leukos*, blanc) [angl. ***leucine***]. Acide aminé aliphatique essentiel, constituant des protéines. V. *leucinose.*

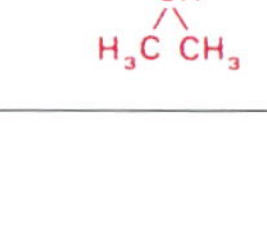

Leucine

LEUCINOSE, *s. f.* (Woolf, 1962) [angl. ***leucinosis***]. Syn. *maladie du sirop d'érable, maladie des urines à odeur de sirop d'érable* (Menkes, Hurst et Craig, 1954), *syndrome de Menkes, céto-acidurie à chaînes ramifiées* (Dancis, 1960). Affection métabolique héréditaire rare, transmise selon le mode récessif autosomique, se manifestant dès les premiers jours de la vie par des troubles neurologiques (de la déglutition, de la respiration, du tonus, parfois convulsions) et des troubles digestifs avec acidose, évoluant en quelques mois vers une dégradation physique et psychique mortelle. Elle est due à l'absence d'enzymes (décarboxylases) entraînant le blocage de la décarboxylation des acides aminés ramifiés (leucine, valine, isoleucine, allo-isoleucine) ; ceux-ci s'accumulent dans le sang et s'éliminent, ainsi que les acides cétoniques correspondants, dans l'urine à laquelle ils communiquent une odeur caractéristique de sirop d'érable (ou de sucre brûlé).

LEUCO-AGGLUTINATION, *s. f.* [angl. ***leucoagglutination***]. Agglutination des globules blancs.

LEUCO-AGGLUTININE, *s. f.* [angl. ***leucoagglutinin***]. Agglutinine contenue dans certains sérums sanguins anormaux, capable d'agglutiner les globules blancs. V. *anticorps anti-leucocytaire.*

LEUCO-AGGLUTININE DU GERME DE BLÉ [angl. ***Wheat-Germ Agglutinin, WGA***]. V. *lectine.*

LEUCO-ANTICORPS, *s. m.* V. *anticorps anti-leucocytaire.*

LEUCO-ARAÏOSE, *s. f.* (Hachinski, 1987) (gr. *leukos*, blanc ; *araïos*, grêle, étroit, rare) [angl. ***leuco-araiosis***]. Anomalies diffuses de la substance blanche cérébrale, décelées par tomodensitométrie ou imagerie par résonance magnétique. Dénuée de spécificité, la *l.* s'observe chez les hypertendus, dans certaines démences telles les maladies d'Alzheimer et de Binswanger mais aussi chez des sujets qui sont indemnes de ces affections.

LEUCOBLASTE, *s. m.* [angl. ***leucoblast***]. Cellule souche (v. ce terme) qui est à l'origine de la lignée des globules blancs ; elle donne naissance aux lymphoblastes et aux myéloblastes. — ***l. de Türck.*** V. *cellule souche.*

LEUCOBLASTÉMIE, *s. f.* (Laubry et Marchal) [angl. ***leucoblastaemia***]. Présence abondante dans le sang de leucoblastes ou cellules indifférenciées, caractéristiques de la leucémie aiguë.

LEUCOBLASTIQUE, *adj.* (gr. *leukos*, blanc ; *blastos*, germe) [angl. ***leucoblastic***]. — 1° Qui concerne la formation des globules blancs. — 2° Qui concerne les leucoblastes.

LEUCOBLASTOMATOSE, *s. f.* Nom générique des affections caractérisées par une hyperplasie du système hématopoïétique avec infiltration de tous les organes par les leucoblastes. V. *leucémie aiguë.*

LEUCOBLASTOSE, *s. f.* (Clerc) [angl. ***leucoblastosis***]. — 1° Présence de leucoblastes dans la moelle osseuse ou dans le sang. — 2° V. *leucémie aiguë.* — ***l. aleucémique.*** Variété aleucémique de la leucémie aiguë. — ***l. décalcifiante diffuse*** (J. Lereboullet et P. Droguet, 1948). Affection analogue à la myélose ostéomalacique et à la myélomatose décalcifiante diffuse (v. ces termes), caractérisée par une décalcification diffuse et douloureuse avec lacunes multiples du squelette et une évolution clinique et hématologique rappelant celle de la leucémie aiguë.

LEUCOCIDINE, *s. f.* (gr. *leukos*, blanc ; lat. *caedere*, tuer) [angl. ***leucocidin ;*** amér. ***leukocidin***]. Substance toxique d'origine bactérienne détruisant les leucocytes. — La *l.* de Panton-Valentine, secrétée par certains staphylocoques, s'attaque à la membrane cellulaire des leucocytes humains.

LEUCOCONCENTRATION, *s. f.* Technique permettant l'étude des éléments figurés du sang, que l'on concentre par centrifugation après avoir lysé les hématies et qui est utilisée en particulier pour la recherche d'éléments tumoraux.

LEUCOCORIE, *s. f.* (gr. *leukos*, blanc ; *korê*, pupille) [angl. ***leucocoria***]. Aspect ou reflet blanchâtre de la pupille. Il peut être dû notamment à une cataracte ou à une tumeur rétinienne (v. *œil de chat amaurotique*).

LEUCOCYTAIRE (formule). V. *formule leucocytaire du sang.*

LEUCOCYTE, *s. m.* (Charles Robin, XIXe siècle) (gr. *leukos*, blanc ; *kutos*, cellule) [angl. ***leucocyte*** ; amér. ***leukocyte***]. Syn. *globule blanc.* Cellule sanguine nucléée ; le sang de l'adulte en contient deux sortes : les *mononucléaires* (lymphocytes et monocytes) et les *polynucléaires.*

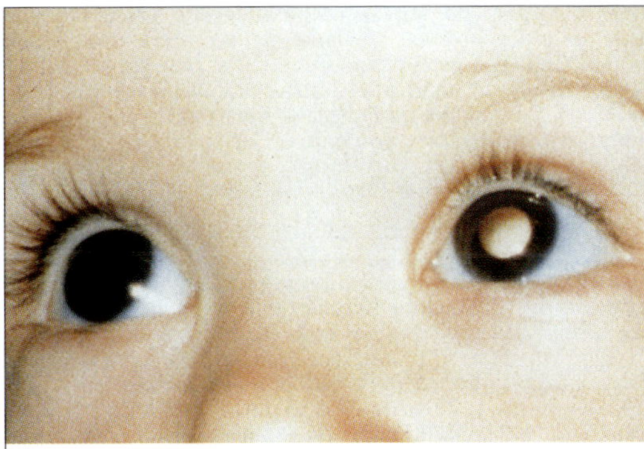

Leucocorie de l'œil gauche

LEUCOCYTES (test de migration des) (TML) ou **(test d'inhibition de la migration des)** (George et Vaughan, 1962 ; Söborg et Bendixen, 1967-1969) [angl. ***leucocyte migration inhibition test***]. Épreuve destinée à rechercher si des lymphocytes (ou des macrophages) sont sensibilisés à un antigène donné. Une suspension de ces lymphocytes (ou de ces macrophages) est introduite dans un tube capillaire borgne dont l'extrémité ouverte est placée dans une cupule contenant un milieu de culture additionné de l'antigène et mise à l'étuve à 37 °C pendant 18 heures. Si les leucocytes ne sont pas sensibilisés à cet antigène, la migration des leucocytes s'effectue et ceux-ci se dispersent dans toute la cupule. Si les leucocytes lui sont sensibilisés, leur migration est inhibée et ils restent groupés au centre de la cupule, près du tube capillaire. Cette épreuve explore l'immunité à médiation cellulaire. V. *hypersensibilité différée ou retardée (test d')* et *facteur inhibiteur de migration.*

LEUCOCYTES PARESSEUX (syndrome des) (Miller) [angl. ***lazy leucocyte syndrome***]. Défaut de mobilité des polynucléaires neutrophiles, associé à une tendance particulière aux infections.

LEUCOCYTOLYSE, *s. f.* (gr. *leukos*, blanc ; *kutos*, cellule ; *luein*, dissoudre) [angl. ***leucocytolysis***]. Syn. *leucolyse.* Disparition ou destruction des globules blancs dans le sang soit à l'état normal, soit à l'état pathologique.

LEUCOCYTOLYSINE, *s. f.* V. *leucolysine.*

LEUCOCYTOMÉTRIE, *s. f.* (leucocyte ; gr. *métron*, mesure) [angl. ***leucocytometry***]. Numération des globules blancs.

LEUCOCYTOPHÉRÈSE, *s. f.* (leucocyte ; gr. *aphaïrésis*, suppression). V. *leucaphérèse.*

LEUCOCYTOSE, *s. f.* [angl. ***leucocytosis***]. Augmentation passagère du nombre des globules blancs dans le sang ou dans une sérosité.

LEUCOCYTURIE, *s. f.* (leucocyte ; gr. *ouron*, urine) [angl. ***leucocyturia***]. Présence de leucocytes dans l'urine. Elle est anormale à partir de 10 000/min au test d'Addis-Hamburger. Lorsqu'elle est abondante, la *l.* caractérise la pyurie.

LEUCODERMIE, *s. f.* (gr. *leukos*, blanc ; *derma*, peau) [angl. ***leucoderma***]. Variété d'achromie, caractérisée uniquement par une décoloration de la peau et se rencontrant dans diverses affections (sclérodermie, lèpre, syphilis, etc.).

LEUCODYSTROPHIE, *s. f.* (Bielchowsky et Henneberg, 1928) (gr. *leukos*, blanc ; dystrophie) [angl. ***leucodystrophy***]. Syn. *leuco-encéphalopathie génétique.* — Affection appartenant au groupe des scléroses cérébrales diffuses (v. ce terme). Elle ressemble à la sclérose cérébrale de Schilder, mais en diffère par son caractère souvent héréditaire et familial et par l'origine de la désintégration de la myéline, dont le métabolisme est perturbé, peut-être par l'incapacité de la glie d'assurer son rôle nutritif. Cliniquement, la détérioration mentale occupe le premier plan ; une quadriplégie en contracture avec crises toniques se constitue progressivement et la mort survient dans la cachexie, avec rigidité de décérébration, démence profonde et parfois cécité et surdité. On décrit une forme infantile précoce (maladie de Krabbe), une forme juvénile (maladie de Scholz-Greenfield), une forme adulte (Ferraro, 1927) et une forme tardive (Van Bogaert et Nyssen, 1936). La maladie de Pelizaeus-Merzbacher est, pour de nombreux auteurs, une variété de *l.* Certaines *l.* entrent dans le cadre des lipoïdoses. V. ce terme, *dyslipoïdoses* et *sphingolipidose.* V. aussi *adréno-leucodystrophie.*

LEUCODYSTROPHIE À CELLULES GLOBOÏDES [angl. ***globoid cell leucodystrophy***]. Syn. *maladie* (ou *type*) *de Krabbe* (1913-16). Variété infantile précoce de leucodystrophie (v. ce terme) à caractère familial et à transmission héréditaire récessive. Elle débute dans la première année de la vie et évolue vers la mort en quelques mois. Elle est caractérisée *anatomiquement* par la présence, dans les zones démyélinisées, de grandes cellules de 20 à 50 µm, globoïdes (Collier et Greenfield, 1925), multinucléées, groupées en amas périvasculaires et contenant des cérébrosides ; *cliniquement* par l'importance de la rigidité généralisée, des accès de contracture et des crises convulsives.

LEUCODYSTROPHIE AVEC INSUFFISANCE GLIALE. Leucodystrophie dans laquelle la dégénérescence de la myéline paraît due à une insuffisance enzymatique de la glie. V. *Scholz-Greenfield (maladie de).*

LEUCODYSTROPHIE MÉTACHROMATIQUE INFANTILE FAMILIALE. V. *Scholz-Greenfield (maladie de).*

LEUCODYSTROPHIE SOUDANOPHILE [angl. ***sudanophilic leucodystrophy***]. Variété de leucodystrophie caractérisée par la présence, dans les zones démyélinisées, de lipides se colorant par le Soudan. V. *Pelizaeus-Merzbacher (maladie de), Seitelberger (maladie de)* et *Lowenberg et Hill (maladie de).*

LEUCO-ENCÉPHALITE, *s. f.* [angl. ***leucoencephalitis***]. Groupe d'affections des centres nerveux caractérisées, *anatomiquement,* par l'existence de vastes plages de démyélinisation suivie ou non de sclérose et de réaction gliale, situées dans la substance blanche des hémisphères cérébraux, le corps calleux, les cordons médullaires, intéressant parfois aussi la substance grise, le cortex, les noyaux gris centraux, le cervelet ; *cliniquement,* par des symptômes très variables, selon la localisation : troubles psychiques, troubles moteurs à forme spasmodiques, troubles de la sensibilité, troubles cérébelleux et vestibulaires, troubles sensoriels et signes d'hypertension intracrânienne. Ce groupe comprend des affections très diverses : essentiellement la *sclérose en plaques,* où les zones de démyélinisation sont disséminées et les *scléroses cérébrales diffuses,* où elles atteignent d'une façon élective, diffuse et symétrique les deux hémisphères cérébraux. V. ces termes.

LEUCO-ENCÉPHALITE AIGUË HÉMORRAGIQUE (Hurst, 1941) [angl. ***acute haemorrhagic leucoencephalitis***]. Syn. *leuco-encéphalite de Hurst.* Variété de leuco-encéphalite (v. ce terme) caractérisée *anatomiquement* par le siège vasculaire (surtout veineux) et périvasculaire des lésions et par leur type inflammatoire ; *cliniquement* par une symptomatologie souvent pseudo-tumorale, des crises épileptiques et une évolution foudroyante : elle rappelle celle des encéphalites allergiques des maladies éruptives. On la considère comme très proche de l'*encéphalomyélite aiguë disséminée* (v. ce terme).

LEUCO-ENCÉPHALITE SCLÉROSANTE SUBAIGUË (Ludo Van Bogaert, 1945) [angl. ***Van Bogaert's encephalitis***]. Syn. *panencéphalite sclérosante subaiguë* (Dawson, 1932), *encéphalite à inclusions* ou *à corps d'inclusion de Dawson, encéphalite de Van Bogaert.* Variété de leuco-encéphalite débutant progressivement chez l'enfant de 4 à 10 ans, caractérisée *cliniquement* par une démence profonde, une hypertonie généralisée avec secousses cloniques et une évolution rapide, en 5 à 11 mois, vers la cachexie et la mort. *Anatomiquement,* la destruction de la myéline est accompagnée d'une intense réaction gliofibrillaire et d'une atteinte modérée des noyaux gris centraux. Le noyau et le cytoplasme des cellules gliales contiennent des inclusions : ce sont des virus, celui de la rougeole ou un paramyxovirus voisin et un papovavirus. La maladie est considérée comme une forme lente de l'encéphalite morbilleuse (Bouteille, 1965). V. *virus lents (maladies dites à).*

LEUCO-ENCÉPHALOPATHIE, *s. f.* [angl. ***leukoencephalopathy***]. Terme générique désignant toutes les atteintes de la substance blanche du cerveau. V. *leucodystrophie, leucoencéphalite* et *CADASIL.* — ***l. génétique***. V. *leucodystrophie.*

LEUCO-ENCÉPHALOPATHIE MULTIFOCALE PROGRESSIVE (Aström, Mancall et Richardson, 1958) [angl. ***progressive multifocal leucoencephalopathy***]. Affection cérébrale rare, survenant comme complication de certaines maladies du sang ou du système réticulo-endothélial, généralement malignes. Elle est caractérisée *cliniquement* par des troubles psychiques (état confusionnel, puis détérioration intellectuelle), des paralysies (hémiplégie), des accidents visuels et une évolution mortelle en 2 à 4 mois ; *anatomiquement* par de petits foyers de démyélinisation disséminés dans la substance blanche sous-corticale avec inflammation périvasculaire et lésions particulières des cellules gliales. Elle semble provoquée par un virus de la famille des *Papovaviridae* (papovavirus), le virus JC, dont l'action serait favorisée par une perturbation du système immunitaire due à la maladie sanguine initiale. V. *virus lents (maladies dites à), virus JC* et *sida.*

LEUCO-ÉRYTHROBLASTOSE, *s. f.* V. *splénomégalie myéloïde.*

LEUCOGRAMME, *s. m.* (gr. *leukos*, blanc ; *gramma*, écriture). V. *formule leucocytaire du sang.*

LEUCOKÉRATOSE, *s. f.* (Besnier) (gr. *leukos*, blanc ; *kéras*, corne). V. *leucoplasie.*

LEUCOLYSE, *s. f.* (gr. *leukos*, blanc ; *luein*, dissoudre). V. *leucocytolyse.*

LEUCOLYSINE, *s. f.* [angl. ***leucolysin***]. Syn. *leucocytolysine.* Agglutinine contenue dans certains sérums sanguins anormaux, capable de dissoudre les globules blancs, en présence de complément. V. *anticorps anti-leucocytaire.*

LEUCOME, *s. m.* (gr. *leukos*, blanc) [angl. ***leucoma***]. Syn. *taie.* Tache blanche succédant à une plaie ou à une ulcération de la cornée.

LEUCOMÉLANODERMIE, *s. f.* (Fournier, 1893) (gr. *leukos*, blanc ; *mélas*, noir ; *derma*, peau) [angl. ***leucomelanoderma***]. Trouble de la pigmentation cutanée, consistant à la fois et simultanément en hyperchromie et en hypochromie. Ces lésions peuvent être congénitales ou accompagner diverses dermatoses : syphilides tertiaires, prurigos, lichens, morphées, radiodermites, cicatrices.

LEUCOMYÉLITE, *s. f.* (gr. *leukos*, blanc ; *muélos*, moelle) [angl. ***leucomyelitis***]. Inflammation des cordons blancs de la moelle épinière. — ***l. ascendante.*** V. *Landry (maladie ou syndrome de).*

LEUCOMYÉLOSE AIGUË. V. *leucémie aiguë.*

LEUCONÉVRAXITE, *s. f.* (gr. *leukos*, blanc ; névraxite). Maladie du système nerveux central dont les lésions sont localisées à la substance blanche.

LEUCONOSTOC, *s. m.* (gr. *leukos*, blanc ; *nostoc*, variété d'algue bleue) [angl. ***Leuconostoc***]. Genre de bactéries non pathogènes de la famille des *Streptococcaceæ.* V. *dextran* et *Lactococcus.*

LEUCONYCHIE, *s. f.* (Unna) (gr. *leukos*, blanc ; *onux*, ongle) [angl. ***leuconychia***]. Décoloration partielle ou totale de l'ongle apparaissant sous diverses influences pathologiques.

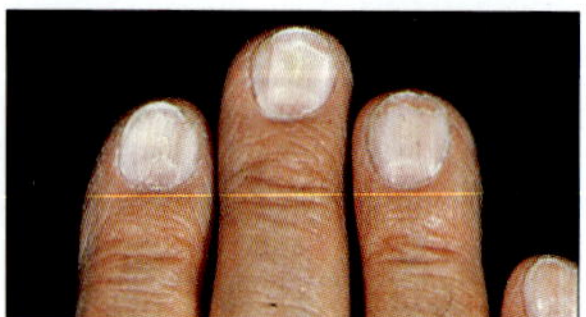

Leuconychie

LEUCO-OPSONINE, *s. f.* Agglutinine contenue dans certains sérums sanguins anormaux, capable de favoriser la destruction par phagocytose des globules blancs sensibilisés V. *anticorps anti-leucocytaire.*

LEUCOPÉDÈSE, *s. f.* (Lœper) [angl. ***leucopedesis***]. Diapédèse leucocytaire.

LEUCOPÉNIE, *s. f.* (gr. *leukos*, blanc ; *pénia*, pauvreté) [angl. ***leucopenia***]. Diminution du nombre des globules blancs (leucocytes) contenus dans le sang.

LEUCOPÉNIQUE (lymphadénie). V. *lymphadénie.*

LEUCOPHÉRÈSE, *s. f.* (gr. *leukos*, blanc ; *aphaïrésis*, suppression). V. *leucaphérèse.*

LEUCOPLASIE, *s. f.* (gr. *leukos*, blanc ; *plasis*, formation) [angl. ***leucoplakia***]. Syn. *leucokératose.* Affection chronique qui frappe les muqueuses à épithélium pavimenteux stratifié (muqueuse buccale — *plaque des fumeurs, plaque nacrée* *commissurale* — et plus rarement muqueuses vulvaire, vaginale et vésicale) et qui est caractérisée *anatomiquement* par la transformation cornée de la partie superficielle de l'épithélium, *cliniquement* par des plaques blanchâtres ou simplement opalines. Elle dégénère quelquefois en cancer. — ***l. laryngée.*** V. *pachydermie blanche laryngée.*

LEUCOPLASIE ORALE CHEVELUE (Greenspan D.,1984) [angl. ***hairy oral leucoplakia***]. Kératose des bords latéraux de la langue ayant l'aspect de plaques linéaires blanchâtres légèrement en relief. Attribuée au virus d'Ebstein-Barr, elle revêt une signification péjorative dans l'évolution de l'infection par le VIH. V. ce terme et *sida.*

LEUCOPOÏÈSE, *s. f.* (gr. *leukos*, blanc ; *poïein*, faire) [angl. ***leucopoiesis***]. Formation des globules blancs.

LEUCORRHÉE, *s. f.* (gr. *leukos*, blanc ; *rhein*, couler) [angl. ***leucorrhoea***]. Syn. *pertes blanches.* Écoulement muqueux ou mucopurulent blanchâtre ou jaune verdâtre se faisant par la vulve, dû généralement à une infection microbienne, parasitaire ou mycosique.

LEUCOSARCOMATOSE, *s. f.* (Sternberg) [angl. ***leucosarcomatosis***]. Affection maligne caractérisée par l'existence de tumeurs ganglionnaires (surtout médiastinales), puis de signes sanguins de leucémie aiguë à lymphoblastes et de métastases multiples.

LEUCOSARCOME, *s. m.* (gr. *leukos,* blanc ; *sarx,* chair ; *-oma,* tumeur) [angl. ***leucosarcoma*** ; amér. ***leukosarcoma***]. Tumeur ganglionnaire circonscrite.

LEUCOSE, *s. f.* (gr. *leukos*, blanc) [angl. ***leucosis***]. Nom qui a été proposé (et qui n'est plus employé) pour désigner la leucémie (v. ce terme). — ***l. aiguë.*** V. *leucémie aiguë.* — ***l. aleucémique.*** V. *leucémie aleucémique.* — ***l. lymphoïde.*** V. *leucémie myéloïde.* — ***l. myéloïde.*** V. *leucémie myéloïde.*

LEUCOSPERMIE, *s. f.* (gr. *leukos,* blanc ; *sperma,* semence) [angl. ***leucospermia***]. Teneur anormalement élevée du sperme en leucocytes (> 10^5 mL pour beaucoup d'auteurs). La *l.* fait soupçonner une infection ou une inflammation locale. V. *spermoculture.*

LEUCOSTASE, *s. f.* (gr. *leukos*, blanc ; *stasis*, arrêt) [angl. ***leucostasis***]. Accumulation des globules blancs dans les capillaires sanguins, où ils forment des thrombus blancs qui arrêtent la circulation. La *l.* est due à une hyperleucocytose considérable soit *généralisée*, p. ex. au cours de certaines leucémies aiguës mono- ou myéloblastiques, soit *localisée*, p. ex. au cours de la séquestration d'une partie de la masse sanguine dans un territoire vasculaire particulier. La *l.* entrave le fonctionnement de certains organes, poumon, cerveau, foie, rein, etc. (*syndrome de leucostase* ou *leucostatique*). V. *cytaphérèse.*

LEUCOTAXIQUE, *adj.* (leucocyte ; gr. *taxis*, arrangement) [angl. ***leucotactic***]. Qui concerne la migration des globules blancs.

LEUCOTOME, *s. m.* (gr. *leukos*, blanc ; *tomê*, section) [angl. ***leucotome***]. V. *lobotomie.*

LEUCOTOMIE, *s. f.*, **L. PRÉFRONTALE** (Moniz et Lima, 1935) (gr. *leukos*, blanc ; *tomê*, section). V. *lobotomie.*

LEUCOTRICHIE, *s. f.* (gr. *leukos*, blanc ; *thrix*, poil) [angl. ***leucotrichia***]. Décoloration congénitale des poils. V. *canitie.*

LEUCOTRIÈNE, *s. m.* (Borgeat et Samuelsson, 1979) (leucocyte ; les 3 liaisons de cette substance) [angl. ***leucotriene***]. Substance libérée par les macrophages et les polynucléaires neutrophiles sous l'influence d'une enzyme, la lipo-oxygénase. Les *l.* jouent un rôle dans le processus d'hypersensibilité immédiate. Ces substances sont bronchoconstrictrices et accroissent la perméabilité vasculaire. Elles dérivent de l'acide arachidonique, comme les prostaglandines et forment avec ces dernières le groupe des icosanoïdes (v. ces termes, *lipoxine* et *SRS. A*).

LEUCOVIRUS, *s. m.* V. *rétrovirus.*

LEV (maladie de) (L. M., amér., 1964) [angl. ***Lev's disease***] (cardiologie). Bloc atrio-ventriculaire (v. ce terme) chronique secondaire à des lésions sclérocalcaires du tronc et de la bifurcation du faisceau de His. V. *Lenègre (maladie de).*

LEVAME (orthèse de) [angl. ***Levame's orthesis***]. Attelle formée d'une lame appliquée sur la face dorsale d'un doigt et destinée à permettre le retour de celui-ci vers la position d'extension.

LÉVARTÉRÉNOL, *s. m.* V. *noradrénaline.*

LEVÉE DE CORPS. Acte de médecine légale comportant d'une part l'examen externe d'un cadavre sur les lieux de sa découverte, de l'autre la recherche d'indices d'un crime et des traces d'un meurtrier. V. *examen de corps* et *autopsie.*

LE VEEN (valve ou shunt de) (Le V. Harry, amér., 1976) [angl. ***Le Veen's valve***]. Dispositif comportant un cathéter et une valve à soupape ; il permet une dérivation péritonéo-jugulaire du liquide de certaines ascites récidivantes et invalidantes.

LEVENTHAL (Michael, amér., né en 1901). V. *Stein-Leventhal (syndrome de).*

LEVI-MONTALCINI (Rita, ital.). Prix Nobel de médecine 1986. V. *NGF.*

LEVIN. V. *Jarcho-Levin (syndrome de)* (L. Paul, amér., 1938) et *Klein-Levin (syndrome de)* (L. Max, amér., 1936).

LEVINE (L. Samuel, amér., 1952). V. *Lown-Ganong-Levine (syndrome de).*

LÉVOCARDIE, *s. f.* (lat. *laevus,* gauche ; gr. *kardia*, cœur) [angl. ***laevocardia***]. Syn. *sinistrocardie.* Déplacement anormal du cœur dans l'hémithorax gauche. Il existe des *l. acquises* (ou *sinistroversions*), le cœur étant refoulé par un épanchement pleural ou une tumeur siégeant à droite ou bien attiré par des adhérences pleurales, une sclérose ou une atélectasie pulmonaire siégeant à gauche ; des *l. congénitales,* anomalies de position cardiaque très rares, dans lesquelles le cœur est en situation gauche habituelle chez un sujet présentant un *situs inversus* de tous les autres viscères. Chez un tel sujet, la *l.* représente l'homologue d'une dextrocardie chez un sujet normal ; il existe des formes avec inversion des cavités ou sans inversion (lévorotation). La *l.* est toujours accompagnée d'autres malformations cardiaques donnant le tableau de la maladie bleue.

LÉVOCARDIOGRAMME, *s. m.* (lat. *laevus,* gauche ; cardiogramme) [angl. ***laevocardiogram***]. Partie de l'électrocardiogramme correspondant théoriquement à l'activité du ventricule gauche.

LÉVODOPA, *s. f.* (DCI) (lat. *laevus,* gauche ; DOPA) [angl. ***levodopa***]. Syn. *L-dopa.* Médicament antiparkinsonien (v. ce terme, *dopa* et *dopamine*).

LÉVOGRAMME, *s. m.* (lat. *laevus,* gauche ; gr. *gramma*, tracé) [angl. ***laevogram***]. — 1° Syn. de *lévocardiogramme.* — 2° Électrocardiogramme traduisant la prépondérance du ventricule gauche. — 3° Cliché enregistré au cours de l'angiocardiographie, au moment où les cavités gauches du cœur sont opacifiées.

LÉVOGYRE, *adj.* (lat. *laevus,* gauche ; gr. *gyro*, je tourne) [angl. ***laevogyral, laevogyric***]. Syn. *senestrogyre.* Qui fait tourner à gauche. P. ex. : — 1° fibres de l'oculomoteur commun qui déterminent la rotation des yeux à gauche ; — 2° (chimie). Qui dévie vers la gauche le plan de polarisation d'une lumière polarisée rectilignement. Certaines molécules dissymétriques (lévulose) sont lévogyres. P. ex. : *L-arabinose.* V. *dextrogyre.*

LÉVO-ISOMÉRISME, *s. m.* (lat. *laevus,* gauche ; gr. *isos*, égal ; *méros*, partie). Variété de situs incertus dans laquelle chacun des deux poumons possède deux lobes, comme le poumon gauche normal. Cette malformation fait partie du syndrome de polysplénie (v. ce terme). V. *isomérisme.*

LÉVOPOSITION PULMONAIRE [angl. ***laevoposition of the pulmonary artery***]. Déplacement vers la gauche de l'origine de l'artère pulmonaire, qui naît à cheval sur le septum, au niveau d'une communication interventriculaire et reçoit le sang des deux ventricules. Cette anomalie est toujours associée à une transposition de l'aorte qui naît du ventricule droit (syndrome de Taussig-Bing).

LÉVOROTATION DU CŒUR [angl. ***laevorotation of the heart***]. Rotation du cœur vers la gauche autour d'un de ses axes ; c'est la rotation dans le sens inverse de celui des aiguilles d'une montre, encore appelée rotation anti-horaire ou lévogyre. Ce terme désigne surtout la rotation autour de l'axe longitudinal, le cœur étant vu par sa pointe ; le ventricule gauche est ainsi amené en avant et le droit en arrière. V. *rotation du cœur, position électrique du cœur* et *lévocardie.*

LÉVOVERSION, *s. f.* (lat. *laevus*, gauche ; *vertere*, tourner) [angl. ***laevoversion***]. Mouvement conjugué vers la gauche des deux yeux, dont les axes restent parallèles.

LÈVRE DE TAPIR [angl. ***tapir mouth***]. — 1° Lèvre supérieure fortement saillante que l'on observe dans le *faciès myopathique.* — 2° Ce terme de comparaison est parfois employé en gynécologie dans les cas d'hypertrophie de la lèvre antérieure du col de l'utérus.

LÉVULOSE, *s. m.* (lat. *lævus,* gauche) [angl. ***laevulose, fructose***]. Synonyme de *fructose.* V. ce terme.

LÉVULOSÉMIE, *s. f.* (lévulose ; gr. *haïma,* sang). Présence de lévulose dans le sang. V. *fructosémie.*

LÉVULOSURIE, *s. f.* (lévulose ; gr. *ouron,* urine). V. *fructosurie.*

LÉVULOSURIQUE (syndrome) [angl. ***Marie-Robinson syndrome***]. Syn. *syndrome de Marie et Robinson.* (1898). Syndrome caractérisé essentiellement par la présence dans l'urine d'une substance réductrice et lévogyre et par un état mélancolique avec idées de ruine et de suicide.

LEVURE, *s. f.* (lat. *levare,* lever) [angl. ***yeast***]. Organisme monocellulaire, de la classe des Blastomycètes (c'est un champignon), se reproduisant par bourgeonnement. V. *candidose* et *Saccharomyces.*

LEVURIDES, *s. f. pl.* (P. Ravaut, 1929) [angl. ***levurides***]. Nom sous lequel Ravaut désigne un groupe de réactions cutanées allant de l'eczéma au psoriasis, constituant des manifestations secondaires allergiques d'une infection par des levures. Le foyer infectieux primitif peut être visible (intertrigo à levures) ou rester caché. V. *réaction seconde.*

LEVUROSE, *s. f.* Maladie provoquée par les levures. P. ex. : *candidose.*

LEVURURIE, *s. f.* (levure ; gr. *ouron,* urine). Présence de levure dans les urines. V. *candidurie.*

LÉVY (L. J., fr., 1948). V. *Creyx et Lévy (syndrome de).*

LEWANDOWSKY (L. Felix, all., 1879-1921). V. *Jadassohn-Lewandowsky (maladie de)* et *Lutz-Lewandowsky (dysplasie verruciforme de).*

LEWIS (épreuve de) [angl. ***Lewis's test***]. Examen destiné à différencier les surdités de perception des surdités de transmission en comparant les *conductions cartilagineuse* (tragus ou face postérieure du pavillon de l'oreille) et *osseuse* (mastoïde) des vibrations d'un diapason. La première est meilleure que la seconde en cas de surdité de perception ou si l'oreille est normale ; c'est l'inverse dans la surdité de transmission.

LEWIS (facteur, substance et système) (Mourant, 1946 ; Andresen, 1948) [angl. ***Lewis's factor***]. Mucopolysaccharide soluble (substance Lewis ou Le : Lea et Leb) élaboré dans la salive chez 90 % des sujets. Il est transformé par le gène Se en substance H (v. ce terme) qui servira à la synthèse des antigènes érythrocytaires A et B, spécifiques des groupes sanguins A, B et AB. Quand la transformation en substance H est impossible (en l'absence de gène Se), la substance Le, inemployée, se fixera sur les hématies (antigène, facteur, système Lewis ou Le). La substance Lewis existe également dans l'érythroblaste, où elle est transformée en substance H par le gène H (ou X). V. *groupes sanguins, facteur sécréteur, H (substance)* et *phénotype Bombay.*

LEWIS (indice de) (1914) [angl. ***Lewis's index***] (électrocardiographie). Formule destinée à mettre en évidence une hypertrophie ventriculaire, d'après l'amplitude (exprimée en millimètres) des ondes R et S dans les dérivations bipolaires I et III. n = (RI — RIII) + (SIII — SI). Si n dépasse + 17 mm, l'hypertrophie ventriculaire gauche est probable ; si n est inférieur à — 14 mm, c'est l'hypertrophie ventriculaire droite.

LEWIS (maladie ou syndrome de) (L. George, brit., 1963) [angl. ***Lewis's disease***]. Variété de maladie glycogénique due à l'absence d'une enzyme, la glycogène-synthétase. Elle est caractérisée par la diminution du glycogène hépatique et une hypoglycémie grave.

LEWIS (phénomène de). V. *pinocytose.*

LEWIS (réaction et triade de) [angl. ***histamine test***]. Réaction cutanée locale survenant rapidement après injection intradermique d'histamine. On voit apparaître successivement : une zone blanc bleuté, puis une auréole érythémateuse périphérique, enfin une papule urticarienne circulaire *(triade de Lewis).*

LEWY (corps de) (all. puis amér., 1912) [angl. ***Lewy's body***]. Inclusions situées dans les neurones du locus niger et caractéristiques de la maladie de Parkinson et de certaines démences.

LEYDEN (L. Ernst von, all., 1832-1910). V. *Charcot-Leyden (cristaux de)* et *paralysie bulbaire aiguë de Leyden.*

LEYDEN (signe de). Signe d'abcès sous-phrénique à évolution thoracique. Il existe à la base du thorax une zone mate, où le silence respiratoire est absolu, au-dessus de laquelle on retrouve, sans transition le murmure vésiculaire normal.

LEYDEN-MOEBIUS (myopathie de, ou type) (1876) [angl. ***Leyden-Moebius dystrophy***]. Variété de myopathie primitive progressive (v. ce terme) dans laquelle l'atrophie musculaire débute par la ceinture pelvienne et envahit ultérieurement les membres supérieurs. Elle se distingue de la paralysie pseudo-hypertrophique type Duchenne (v. ce terme) par l'absence de pseudo-hypertrophie et par son évolution plus longue.

LEYDIGIEN, ENNE, *adj.* (Leydig, Franz von, all., 1821-1908) [angl. ***pertaining to Leydig's cells***]. Qui se rapporte aux cellules de Leydig (cellules interstitielles du testicule sécrétant les hormones mâles). — ***tumeur l.*** V. *Sertoli (cellule de).*

LGF. Abréviation du terme anglais ***Liver Growth Factor.*** V. *facteurs de croissance.*

LH. V. *gonadostimuline.*

LHERMITTE (L. Jean, fr., 1877-1959). V. *Klippel-Lhermitte (syndrome de).*

LHERMITTE-MC ALPINE (syndrome de J.) (1926) [angl. ***Lhermitte-McAlpine syndrome***]. Syndrome dû à l'altération des systèmes pyramidal et extrapyramidal. Il est caractérisé par une rigidité musculaire de type parkinsonien associée à des mouvements choréiformes de la face, du larynx et du pharynx et à des troubles psychiques. Il survient après la cinquantaine, évoluant en quelques mois vers la mort.

LHERMITTE (signe de J.) [angl. ***Lhermitte's sign***]. Sensation de décharge électrique parcourant de haut en bas la colonne vertébrale et les membres inférieurs, déclenchée par la flexion de la tête ; signe observé au cours de la sclérose en plaques et des scléroses combinées de la moelle.

LHERMITTE, CORNIL ET QUESNEL (syndrome de J.). V. *dégénérescence progressive pyramido-pallidale.*

LHERMITTE ET DUCLOS (maladie de J.) (1920). Maladie rare caractérisée *anatomiquement* par une augmentation de volume du cervelet avec hypertrophie des cellules de la couche granulaire et surabondance des fibres myéliniques de la couche moléculaire ; *cliniquement,* par des signes d'hypertension intracrânienne et des troubles cérébelleux.

LH-RF ou **LH-RH**. V. *gonadolibérine.*

Li. Symbole chimique du *lithium* (v. ce terme).

LI-FRAUMENI (syndrome de) (Li Frederick, Fraumeni J. F., 1969) [angl. ***Li-Fraumeni syndrome***]. Association, observée chez plusieurs membres d'une même famille, de divers cancers : carcinome mammaire, sarcomes, leucémies, corticosurrénalomes. Ces sujets étant porteurs de mutation germinale du gène p53, des recherches sont en cours pour vérifier si cette anomalie constitue un facteur de risque de cancer. V. *Lynch (syndromes de).*

LIAISON GÉNÉTIQUE (Morgan, 1910) [angl. ***linkage***]. Réunion de deux ou de plusieurs gènes situés sur le même chromosome en un groupement (groupe de liaison) ; les caractères dépendant de ces gènes « liés » seront transmis héréditairement de façon solidaire. P. ex. : le gène de l'ovalocytose avec celui du facteur Rhésus, celui du facteur Sécréteur avec celui du groupe Lutheran, celui de l'onycho-ostéodysplasie avec celui du système ABO. Ce groupement peut siéger sur un chromosome somatique ou sur un chromosome sexuel (*sex-linkage* : Morgan, 1914).

LIAN, SIGUIER ET WELTI (syndrome de) (L. Camille, fr., 1953) [angl. ***Lian-Welti-Siguier syndrome***]. Association d'une hernie diaphragmatique, d'une anémie hypochrome et d'une thrombophlébite des membres inférieurs.

LIBÉRINE [angl. ***releasing factor***]. Syn. — *réline.* Suffixe signifiant hormone (ou facteur) de libération (ou de déclenchement, ou de sécrétion) par opposition aux hormones inhibitrices. P. ex. : gonadolibérine. V. *facteurs de déclenchement.*

LIBIDO, *s. f.* (en lat., violente envie) [angl. ***libido***] (psychanalyse). Énergie qui anime l'instinct de la recherche du plaisir.

LIBMAN-SACKS (syndrome de) (L. Emanuel, amér., 1923) [angl. ***Libman-Sacks syndrome***]. Lupus érythémateux aigu disséminé (v. ce terme) associé à une atteinte cardiaque : péricardique, endocardique surtout (endocardite verruqueuse très particulière, valvulaire ou pariétale) et à une atteinte rénale. L'évolution est fatale en 6 à 10 mois.

LICHEN, *s. m.* (gr. *leikhên*, dartre, lichen) [angl. ***lichen***]. Nom générique de tout un groupe de dermatoses, qui sont caractérisées par la présence de papules agglomérées ou discrètes, plus ou moins prurigineuses. Elles se compliquent, à une certaine période de leur développement, d'épaississement de la peau avec exagération de ses plis naturels. — ***l. acuminatus.*** Forme aiguë ou subaiguë du lichen plan, dont les éléments sont saillants et pointus. — ***l. agrius.*** Prurigo de Hebra, variété *ferox* (v. *prurigo*). — ***l. albus*** (von Zumbusch). V. *lichen plan atrophique ou scléreux.* — ***l. amyloïde.*** V. *amyloïdose cutanée type Gutmann-Freudenthal.* — ***l. corné hypertrophique.*** V. *lichen verruqueux.* — ***l. fibromucinoïde.*** V. *myxœdème cutané circonscrit ou atypique.* — ***l. myxœdémateux.*** V. *myxœdème cutané circonscrit ou atypique.* — ***l. nitidus*** (en lat. brillant) (Pinkus). Variété de lichen plan constitué de petites papules planes, blanches, brillantes. — ***l. pilaire.*** V. *kératose pilaire.* — ***l. polymorphe chronique.*** V. *prurigo de Hebra.* — ***l. polymorphe ferox*** (Vidal). V. *lichen obtusus corné.* — ***l. porcelainé.*** V. *lichen plan atrophique.* — ***l. psoriasis*** (Neisser). V. *parapsoriasis en gouttes.* — ***l. ruber.*** V. *lichen plan.* — ***l. ruber acuminatus acutus.*** V. *lichen neuroticus.* — ***l. ruber acuminatus de Kaposi.*** V. *pityriasis rubra pilaire.* — ***l. ruber moniliformis*** (Kaposi). Variété rare de lichen plan, à grosses papules hémisphériques, alignées en chapelet. — ***l. ruber planus.*** V. *lichen plan.* — ***l. simplex aigu*** (Vidal). V. *strophulus.* — ***l. simplex chronique de Vidal*** ou ***lichen Vidal.*** V. *prurigo simplex chronique circonscrit.* — ***l. spinolosus*** (Adamson, 1905). V. *kératose folliculaire acuminée.* — ***l. urticatus.*** V. *strophulus.* — ***l. variegatus*** (Crocker). V. *parapsoriasis lichénoïde.*

LICHEN NEUROTICUS (Unna) [angl. ***lichen neuroticus***]. Syn. *lichen ruber acuminatus acutus* (Rona, von Duhring, Rothe). Dermatose grave, souvent mortelle en quelques mois, caractérisée par une éruption de papules rouges coniques, des érythèmes ou une érythrodermie généralisée avec œdèmes diffus et des phénomènes généraux et nerveux.

LICHEN OBTUSUS* CORNÉ** (lat. *obtusus*, émoussé) [angl. ***lichen obtusus corneus]. Syn. *lichénification nodulaire circonscrite* (Pautrier), *prurigo nodulaire* de Hyde, *lichen polymorphe ferox* de Vidal. Lichénification anormale caractérisée par la présence de grosses papules rosées ou brunâtres, toujours extrêmement prurigineuses, groupées sur les jambes.

***LICHEN OBTUSUS* VULGAIRE**. Éruption cutanée voisine de lupus obtusus corné, dans laquelle les papules sont moins volumineuses et souvent moins prurigineuses.

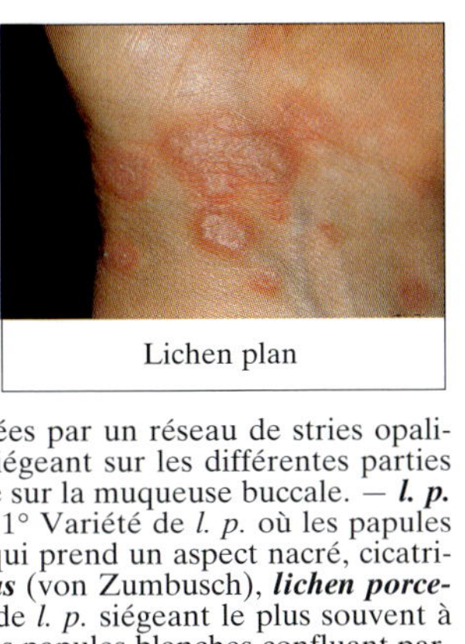
Lichen plan

LICHEN PLAN (E. Wilson, 1867) [angl. ***lichen planus***]. Syn. *lichen ruber* (Hebra, 1862), *l. de Wilson.* Dermatose d'évolution chronique, caractérisée par des papules polygonales de 2 à 3 mm de diamètre, d'un rouge tirant sur le jaune, aplaties et brillantes, isolées ou groupées en plaques d'étendue variable, finement squameuses, quadrillées par un réseau de stries opalines (stries de Wickham), siégeant sur les différentes parties du corps (poignet) et même sur la muqueuse buccale. — ***l. p. atrophique*** ou ***scléreux.*** — 1° Variété de *l. p.* où les papules s'affaissent en leur centre qui prend un aspect nacré, cicatriciel ; — 2° Syn. ***lichen albus*** (von Zumbusch), ***lichen porcelainé*** (Gougerot). Variété de *l. p.* siégeant le plus souvent à la nuque, caractérisé par des papules blanches confluant parfois en placards porcelainés à contours anguleux. Le *l. p. a.* semble voisin des sclérodermies (morphée en plaques). — ***l. planus obtusus*** (Hebra). Variété de lichen plan dont les papules sont de la taille d'un pois, hémisphériques, sèches, brunâtres ou violacées. V. *Grinspan (syndrome de).*

LICHEN SCROFULOSORUM (Hebra) [angl. ***lichen scrofulosorum***]. Syn. *scrofulide boutonneuse* (Bazin), *tuberculide folliculaire* ou *lichénoïde* (Darier), *tuberculose lichénoïde.* Dermatose rare, observée chez des sujets jeunes, appartenant au groupe des tuberculides et caractérisée par une éruption, sur le tronc, de petites papules planes ou légèrement saillantes (folliculaires), surmontées parfois d'une squame, groupées en placards circulaires, à évolution très lente et laissant après guérison, de toutes petites cicatrices blanches ou pigmentées.

LICHEN STRIATUS (Crocker, 1910) [angl. ***lichen striatus***]. Dermatose atteignant avec prédilection les grands enfants et caractérisée par une éruption unilatérale de papules rouges ou brillantes et lichénifiées, disposées en longue bande sur toute la longueur du membre, supérieur ou inférieur. Elle disparaît spontanément en quelques semaines.

LICHEN TRICHOPHYTIQUE (Jadassohn, 1911) [angl. ***lichenoid trichophytid***]. Trichophytide (v. ce terme) caractérisée cliniquement par une éruption de petites papules folliculaires, rose pâle, coniques ou planes, disséminées ou groupées, sur le tronc et les membres.

LICHEN TROPICUS [angl. ***lichen tropicus***]. Syn. *bourbouille, eczéma aigu disséminé, gale bédouine, impétigo miliaire, miliaire rouge.* Dermatose propre aux pays tropicaux consistant en une éruption très prurigineuse de vésicules miliaires, avec érythème diffus. V. *miliaire.*

LICHEN VERRUQUEUX [angl. ***lichen ruber verrucosus***]. Syn. *lichen corné hypertrophique.* Variété de *lichen plan* consistant en élevures verruqueuses, rougeâtres, recouvertes de matière cornée très adhérente, de la taille d'un pois ou plus grandes. Elle siège surtout aux jambes.

LICHÉNIFICATION, *s. f.* (Brocq, 1891) ou **LICHÉNISATION**, *s. f.* (Besnier, Darier) [angl. ***lichenification, lichenization***]. Processus morbide, consécutif au grattage, caractérisé par l'épaississement de la peau avec exagération de ses plis naturels et apparition d'une sorte de quadrillage. La *l.* peut être primitive, quand le prurit apparaît au niveau d'une surface de peau saine en apparence, ou secondaire à une lésion antérieure des téguments. — ***plaque de l.*** : *l.* circonscrite. V. *névrodermite.* — ***l. diffuse.*** V. *prurigo simplex chronique.* — ***l. nodulaire circonscrite.*** V. *lichen obtusus corné.*

LICHÉNIFIÉ, IÉE, *adj.* Qui a subi le processus de lichénification. *Eczéma l.*

LICHÉNOÏDE, *adj.* (lichen ; gr. *eidos*, aspect) [angl. ***lichenoid***]. Qui ressemble au lichen.

LICHTENSTEIN (L. Louis, amér., 1906-1977). V. *Jaffé-Lichtenstein (maladie de).*

LICHTHEIM (signe de) (L. Ludwig, all., 1845-1915) [angl. ***Lichtheim's sign***]. Possibilité pour un sujet aphasique d'indiquer à l'aide des doigts le nombre des syllabes des mots qu'il ne peut prononcer. — On a considéré ce signe comme un symptôme pathognomonique de l'aphasie sous-corticale.

LICHTHEIM (syndrome de). V. *fibres longues (syndromes des).*

LIDDLE (syndrome de) (L. G., amér., 1963) [angl. ***Liddle's syndrome***]. Néphropathie familiale à transmission autosomique dominante, très rare, de cause inconnue, caractérisée par une réabsorption excessive du sodium par le tube distal. Elle associe hypertension artérielle, alcalose hypokaliémique et hypoaldostéronisme. C'est un pseudo-hyperaldostéronisme, curable suivant les auteurs par l'amiloride ou le triamtérène, diurétiques distaux. V. *Sutherland (syndrome de)* et *diurétique.*

LIDOCAÏNE, *s. f.* (DCI) [angl. ***lidocaine***]. Substance douée de propriétés *anesthésiques locales* et *antiarythmiques* (v. ce terme) et utilisée notamment par voie intraveineuse dans le traitement d'urgence des hyperexcitabilités ventriculaires. V. *canal sodique.*

LIEBERKÜHN (glandes de) (L. Johannes, all., 1711-1756) (TA *glandulae intestinales*) [angl. ***glands of Lieberkühn***]. Syn. *cryptes de Lieberkühn.* Glandes tubulaires de la muqueuse intestinale (intestin grêle et côlon).

LIEBOW (syndrome de) (L. Averill, amér., né en 1911). V. *pneumonie interstitielle desquamante.*

LIÉOU (L. Yong, chinois, né en 1879). V. *Barré et Liéou (syndrome de).*

LIFTING* FACIAL** (angl. *to lift*, lever, soulever) [angl. ***face lifting]. Syn. *rhytidectomie.* Intervention de chirurgie esthétique cervico-faciale, destinée à corriger le relâchement de la peau ; on procède à la libération de celle-ci des plans sous-jacents et à la remise en tension des téguments dont l'excès est réséqué.

LIGAMENT, *s. m.* (lat. et TA *ligamentum*, lien) [angl. ***ligament***]. Bande de tissu conjonctif fibreux et élastique, blanchâtre et très résistant, reliant deux pièces osseuses d'une articulation ou bien servant à suspendre ou fixer des organes • ◉ **coude** •.

LIGAMENT LARGE (syndrome de déchirure du). V. *Allen et Masters (syndrome de).*

LIGAMENT LARGE DE L'UTÉRUS (TA *ligamentum latum uteri*) [angl. ***broad ligament of uterus***]. Repli péritonéal allant des bords latéraux de l'utérus aux parois latérales du pelvis. Il comprend en haut la zone des plis (mésométrium, mésovarium et mésosalpinx) et au-dessous la base, dont la partie supérieure est le paramètre (v. ce terme) et la partie inférieure est en rapport avec le fornix vaginal et le col utérin. Il contient les trompes, les ovaires ainsi que les vaisseaux et les nerfs utérins.

LIGAMENTOPEXIE, *s. f.* (lat. *ligamentum,* bande ; gr. *pêxis*, fixation) [angl. ***ligamentopexy***]. Nom des diverses opérations qui consistent à raccourcir les ligaments ronds dans le but de corriger la rétrodéviation de l'utérus : *l. extra-abdominale* ou opération d'Alquié-Alexander ; *l. intra-abdominale* ou opération de Beck-Doléris. — La *l.* se pratique aussi par fixations de ligaments de l'appareil locomoteur.

LIGAND, *s. m.* (lat. *ligo,* je m'attache) [angl. ***ligand***]. — 1° Molécule, atome ou ion lié à une entité (atome, ion) centrale et formant ainsi son environnement direct. — 2° Molécule capable de s'attacher à un récepteur cellulaire, p. ex. : *catécholamine, hormones, neurotransmetteurs, interleukines, médicaments.* V. *transduction* et *récepteur 2°.*

LIGASE, *s. f.* (lat. *ligare,* lier) [angl. ***ligase***]. Syn. *synthétase.*. Enzyme catalysant une réaction de synthèse avec hydrolyse d'une molécule d'adénosine triphosphate et permettant donc de réunir des fragments moléculaires, p. ex. d'ADN. Elle exerce une action inverse de celle des endonucléases. V. *génétique (système) de restriction-modification.*

LIGATURE, *s. f.* (lat. *ligare*, lier). — 1° [angl. ***ligation, ligature***]. Application d'un lien noué sur un vaisseau, un conduit, une portion de tissu, un organe ou une tumeur. — 2° [angl. ***ligature***]. Fil servant à lier ou suturer. Il peut être fait de lin, coton, soie, catgut, métal ou bien de matière synthétique.

LIGHTWOOD (syndrome de) (L. Reginald, brit.) [angl. ***Lightwood's syndrome***]. Syn. *acidose rénale idiopathique* (1935-1953). Acidose rénale hyperchlorémique (v. ce terme) transitoire et curable du nourrisson. Elle se manifeste cliniquement par une soif, une polyurie, un arrêt de croissance avec apathie et des accès de déshydratation aiguë fébrile.

LIGNAC-FANCONI (maladie de) (L. George, holl., 1891-1954). V. *cystinose.*

LIGNE MÉDIANE (syndrome de la). — 1° Ensemble de symptômes provoqués par les tumeurs cérébrales siégeant dans la fosse postérieure, au voisinage de la ligne médiane (vermis du cervelet, IVe ventricule) ; il consiste en un syndrome d'hypertension intracrânienne précoce et intense, associé à des troubles de l'équilibre (instabilité de la station verticale avec tendance à la chute en arrière), à une raideur douloureuse de la nuque, à des crises toniques postérieures, à une hypotonie et souvent à un nystagmus horizontal. — 2° V. *Cantrell et Crittenden (syndrome de).*

LIGNEUX, EUSE, *adj.* (lat. *lignum,* bois) [angl. ***ligneous***]. Qui a la consistance du bois. — ***phlegmon l.*** V. *phlegmon.*

...LIKE (suffixe anglais : semblable). Semblable à, — mimétique. P. ex. : *cortisone-like.* V. *corticomimétique.*

LILAC-RING, *s. m.* (en angl., anneau lilas). Liséré rose violacé qui borde les plaques de sclérodermie.

LILEY (courbe de) (sir W. Liley, auteur néo-zélandais, 1929-1983) [angl. ***Liley's chart***]. Courbe de concentration en bilirubine du liquide amniotique destinée à renseigner sur l'importance et l'évolution de l'hémolyse fœtale en cas d'incompatibilité sanguine fœto-maternelle. Le diagramme est divisé en trois zones de gravité croissante.

LILLEHEI-HARDY (opération de) (L. Clarence, amér., 1964) [angl. ***Lillehei-Hardy operation***]. Intervention chirurgicale proposée pour remédier à la maladie d'Ebstein (v. ce terme). Elle consiste à suturer à points séparés le véritable et le faux anneau tricuspide pour supprimer la chambre intermédiaire. Cette intervention est abandonnée.

LILLEHEI-KASTER (valve de) [angl. ***Lillehei-Kaster prosthesis***]. V. *valvulaires cardiaques (prothèses).*

LIMA (opération de E. de) [angl. ***Lima's operation***]. Traitement chirurgical des sinusites chroniques consistant dans le curage de tous les sinus de la face (maxillaire, éthmoïdal, frontal, sphénoïdal) par voie transmaxillaire.

LIMBE, *s. m.* (lat. *limbus,* bordure) [angl. ***limbus***] (anatomie). Bordure souvent annulaire de certains éléments. P. ex. : ***l. de la cornée,*** zone unissant la cornée et la sclère. V. *Schlemm (canal de).*

LIMBIQUE, *adj.* (lat. *limbus*, bordure) [angl. ***limbal***]. Relatif au limbe. — ***circonvolution, système*** ou ***lobe l.*** [angl. ***limbic lobe***]. Terme qui désignait les structures circonscrivant le hile des hémisphères cérébraux. V. *limbique (système).*

LIMBIQUE (système). Région du cerveau constituée par la circonvolution du corps calleux (circonvolution limbique de Broca) et celle de l'hippocampe. Elle joue un rôle important dans le fonctionnement des différents viscères, dans la régulation du métabolisme et de la vie émotionnelle.

LIME (bruit de) [angl. ***filling sound***]. V. *râpe (bruit de).*

LIMITANTE ÉLASTIQUE EXTERNE. Lame élastique qui sépare la tunique moyenne de la tunique externe des artères.

LIMITANTE ÉLASTIQUE INTERNE. Lame élastique qui sépare la tunique moyenne de la tunique interne des artères.

LINCOMYCINE, *s. f.* (DCI) (1962) [angl. ***lincomycin***]. Antibiotique extrait du *Streptomyces lincolnensis* (Lincoln, localité du Nebraska), apparenté aux macrolides (v. ce terme), tout comme son dérivé semi-synthétique, la *clindamycine.*

LINDAU (maladie de) (L. Arvid, suédois, 1926) [angl. ***Lindau's disease***]. Syn. *hémangioblastome multiple.* Tumeur vasculaire du système nerveux central (angioblastome) siégeant le plus souvent au niveau du cervelet. Elle se manifeste par des signes de compression cérébrale. Elle peut être accompagnée d'angiome de la rétine (maladie de von Hippel) et de malformations ou de tumeurs des organes abdominaux (kystes du pancréas ou des reins) ; cette forme associée porte le nom de *maladie de von Hippel-Lindau* ou *angiomatose rétino-cérébelleuse* et Van der Hoeve la classe dans le cadre des phacomatoses (v. ce terme).

LINDENOV. V. *Graefe (von) et Lindenov (syndrome de).*

LINEA FUSCA, *s. f.* (Anderson, 1930) (en lat. : ligne brune). Ligne brunâtre arciforme allant d'une tempe à l'autre, située devant la limite frontale d'implantation des cheveux et décrite au cours de lésions inflammatoires ou néoplasiques de l'encéphale.

LINGUATULE, *s. f.* (lat. *linguatus,* en forme de langue) [angl. ***linguatula***]. Syn. *pentastome.* Parasite de la classe des *Arachnides,* à corps vermiforme, annelé, qu'on a longtemps pris pour un ver. À l'état adulte, il vit dans l'appareil respiratoire des grands serpents et à l'état larvaire, dans les viscères de différents animaux, y compris l'homme. Les espèces qui parasitent l'homme appartiennent aux genres *Linguatula* et *Porocephalus.* V. *porocéphalose.*

LINGUATULOSE, *s. f.* [angl. ***linguatuliasis***]. Syn. *pentastomose.* Infestation par les linguatules. V. *porocéphalose.*

LINGULECTOMIE, *s. f.* (lat. *lingula* ; gr. *ektomê*, ablation) [angl. ***lingulectomy***]. Ablation chirurgicale de la lingula, portion du lobe supérieur du poumon gauche.

LINIMENT, *s. m.* (lat. *linire,* oindre) [angl. ***liniment***]. Topique onctueux dont on se sert pour enduire et frictionner la peau. Le *l.* est plus épais que le *baume* et moins épais que l'*onguent.* V. *embrocation.*

LINITE PLASTIQUE (Brinton, 1862) (lat. *linea,* lin, à cause de la blancheur et de la résistance du tissu pathologique) [angl. ***linitis plastica***]. Syn. *maladie de Brinton.* Forme particulière de cancer de l'estomac à stroma fibreux surabondant. Les symptômes qu'elle provoque font généralement penser à un squirrhe. Au point de vue anatomo-pathologique, elle est caractérisée par le développement des villosités de la muqueuse, dont l'épithélium semble normal et l'épaississement considérable de la couche fibreuse sous-jacente.

LINKAGE, *s. m.* (angl. *link*, lien). Anglicisme. V. *liaison génétique.*

LINK-SHAPIRO (temps ou **test de).** Méthode de dosage de la prothrombine du sang par la mesure du temps de coagulation du plasma dilué à 12,5 % en solution saline en présence de thromboplastine.

LINTON-VACHLAS (sonde de) (L. Robert, amér., XXe siècle) [angl. ***Linton-Vachlas tube***]. Sonde à ballonnet destinée à faire cesser certaines hématémèses par compression des varices gastriques de la grosse tubérosité. V. *Blakemore (sonde de).*

LIOMYOME, *s. m.* (Zenker) (gr. *léios*, lisse ; *muôn*, muscle) [angl. ***leiomyome***]. Syn. *léiomyome.* Tumeur bénigne formée de tissu musculaire lisse. Elle se développe surtout au niveau de l'utérus.

LIOTHRIQUE, *adj.* (gr. *léios*, lisse ; *thrix, trikhos*, cheveu) [angl. ***leiothric***] (anthropologie). Se dit des races humaines dont les représentants ont les cheveux lisses (Bory de Saint-Vincent).

LIOTTA (valve de) (L. Domingo, argentin, XXe siècle) [angl. ***Liotta's prosthesis***]. V. *valvulaires cardiaques (prothèses).*

LIPARITOSE, *s. f.* (du nom des îles Lipari, volcaniques, en Italie). Pneumopathie professionnelle consécutive à l'inhalation prolongée de poussières de pierre ponce.

LIPASE, *s. f.* (Bourquelot) (gr. *lipos*, graisse) [angl. ***lipase***]. Enzyme hydrolysant les graisses en acides gras et alcool (v. *lipolyse*). On le rencontre dans le suc pancréatique (Cl. Bernard), dans le suc intestinal, dans le sang (Hanriot) et dans les extraits des principaux viscères.

LIPASÉMIE, *s. f.* [angl. ***lipasaemia***]. Taux de la lipase dans le sérum. Il est normalement inférieur à 190 UI/L ; il est augmenté dans les atteintes du pancréas et surtout dans les pancréatites aiguës.

LIPECTOMIE, *s. f.* (gr. *lipos*, graisse ; *ektomê*, ablation) [angl. ***lipectomy***]. Ablation de tissu graisseux, prélevé par exemple dans la paroi abdominale d'un sujet obèse. V. *cutanéolipectomie.*

LIPÉMIE, *s. f.* (gr. *lipos*, graisse ; *haïma*, sang) [angl. ***lipaemia***]. Présence et taux, dans le sang, d'une variété de lipides, les triglycérides (v. ce terme). Le taux normal est inférieur à 1,50 g par litre. V. *lipidémie* que certains emploient comme syn. de lipémie.

LIPIDE, *s. m.* (gr. *lipos*, graisse) [angl. ***lipid***]. Nom générique des esters d'acide gras à haut poids moléculaire rencontrés dans les tissus vivants. Les acides gras sont le plus souvent des acides en C_{16} et C_{18} (palmitique, stéarique, oléique et linoléique). Les alcools, le glycérol ou des alcools azotés. On distingue : les *l. simples,* eux-mêmes divisés en fonction de l'alcool en stérides (stérols) et sérides (alcools aliphatiques) ; les *l. phosphorés,* glycérophospholipides (lécithines et céphalines) et sphingophospholipides ; les *l. azotés,* cérébrosides et gangliosides ; les *l. soufrés* ou sulfatides. Comme les acides gras, les *l.* possèdent un pôle hydrophile (-COOH) et un pôle hydrophobe ($-CH_2-CH_3$). Cette polarité se retrouve dans la constitution des deux couches lipidiques de la membrane cellulaire. Les *l.* constituent une réserve d'énergie, participent à la structure des membranes et jouent un rôle d'isolant thermique et contre les chocs. — ***lipide A.*** V. *anticorps anti-endotoxine.*

LIPIDÉMIE, *s. f.* (gr. *lipos*, graisse ; *haïma*, sang) [angl. ***lipidaemia***]. Syn. *lipoïdémie.* Présence et taux des lipides totaux dans le sang : il est normalement de 5 à 8 g par litre. Les lipides totaux comprennent le cholestérol et ses esters, les triglycérides, les phospholipides et les acides gras libres. Sauf ces derniers, les lipides sanguins sont toujours associés à des protéines sous forme de complexes : les lipoprotéines. V. ce terme et *lipémie* (terme dont certains font un syn. de lipidémie).

LIPIDIQUE (transit). V. *Warter et Métais (épreuve de).*

LIPIDOGENÈSE, *s. f.* [angl. ***lipogenesis***]. Formation de lipides.

LIPIDOGRAMME, *s. m.* Syn. *lipoprotéinogramme.* Graphique ou formule représentant les proportions des différentes fractions des lipoprotéines (v. ce terme) contenues dans un liquide organique, séparées par électrophorèse sur papier et révélées par des colorants spéciaux.

LIPIDOPROTIDOGRAMME, *s. m.* Juxtaposition des graphiques du lipidogramme et du protidogramme (v. ces termes).

LIPIDOSE, *s. f.* V. *lipoïdose.*

LIPIDOSE INFANTILE TARDIVE GÉNÉRALISÉE. V. *gangliosidose généralisée.*

LIPIDOSE NEUROVISCÉRALE FAMILIALE. V. *gangliosidose généralisée.*

LIPIDURIE, *s. f.* (gr. *lipos*, graisse ; *ouron*, urine) [angl. ***lipiduria***]. Syn. *lipurie.* Présence, pathologique, de lipides dans l'urine. On l'observe dans le syndrome néphrotique (les cylindres épithéliaux contiennent des esters du cholestérol sous forme de corps biréfringents) et dans certaines maladies héréditaires du métabolisme lipidique (leucodystrophie métachromatique, maladie de Fabry). V. *chylurie.*

LIPIO- ou **LIPIODO-DIAGNOSTIC** [angl. ***lipiodolography***]. Syn. *examen radiolipiodolé.* Emploi du Lipiodol® (liquide huileux iodé opaque aux rayons X) injecté dans une cavité ou dans un conduit de l'organisme pour obtenir une image radiographique ou radioscopique de cette cavité ou de ce conduit. — ***l.-d. médullaire.*** V. *Sicard (épreuve de).*

LIPIODOL® (épreuve du) (Sicard et Forestier). V. *Sicard (épreuve de).*

LIPMAN (système de) [angl. ***Lipman's system***]. Ensemble d'enzymes respiratoires et énergétiques contenu dans la membrane cytoplasmique des bactéries.

LIPO-ALBUMINIQUE (index) (Machebœuf). Chiffre mesurant la quantité de lipides attachés à la sérum-albumine du plasma ; il est normalement inférieur à 12 % et dépasse 60 % dans la néphrose lipoïdique.

LIPO-ARTHRITE SÈCHE ou **LIPO-ARTHROSE DES GENOUX** (Weissenbach et Françon, 1929) [angl. ***lipoarthritis***]. Variété d'arthrose du genou (gonarthrose) survenant chez les femmes au moment de la ménopause, s'accompagnant d'un peu de douleur, d'impotence fonctionnelle, de laxité des ligaments, de craquements articulaires, d'hypertrophie du tissu adipeux périarticulaire.

LIPO-ASPIRATION. V. *liposuccion.*

LIPO-ATROPHIE, *s. f.* (gr. *lipos*, graisse ; *a*-priv. ; *trophê*, nourriture) [angl. ***lipoatrophy***]. Diminution de volume et de poids, fonte du tissu graisseux. — ***l. diabétogène.*** V. *Lawrence (syndrome de).*

LIPO-ATROPHIQUE, *adj.* [angl. ***lipoatrophic***]. S'accompagnant d'atrophie du tissu graisseux.

LIPOCAÏQUE (hormone) (Dragstedt, 1936) [angl. ***lipocaic hormone***]. Hormone sécrétée par les cellules α des îlots de Langerhans du pancréas, dont le rôle serait de transformer les acides gras en sucre ; sa carence provoquerait une augmentation de la lipémie et la dégénérescence graisseuse du foie.

LIPOCALCINO-GRANULOMATOSE SYMÉTRIQUE PROGRESSIVE. V. *calcinose tumorale.*

LIPOCÈLE, *s. f.* (gr. *lipos*, graisse ; *kêlê*, hernie) [angl. ***lipocele***]. Hernie formée par de la graisse.

LIPOCHONDRODYSTROPHIE, *s. f.* V. *Hurler (maladie, polydystrophie ou syndrome de).*

LIPOCHROME, *s. m.* V. *xanthochromie cutanée.*

LIPOCHROMIE, *s. f.* V. *xanthochromie cutanée.*

LIPOCORTINE, *s. f.* (F. Russo-Marie, 1984) [angl. ***lipocortin***]. Syn. *annexine.* Protéine de 45 000 d s'opposant à l'action de la phospholipase A2 présente dans la plupart des cellules, ainsi nommée car intervenant dans le métabolisme des phospholipides et contrôlée par les glucocorticoïdes. Elle jouerait un rôle dans le mécanisme de l'inflammation.

LIPOCYTIQUE (coefficient ou **indice)** (Mayer et Schæffer). Rapport du cholestérol aux acides gras totaux, dans les tissus ou dans le sang. Dans le sang (*indice lipémique* de Terroine), il est normalement de 0,43 à 0,45.

LIPODYSTROPHIE, *s. f.* (gr. *lipos*, graisse ; dystrophie) [angl. ***lipodystrophy***]. Dystrophie localisée du tissu sous-cutané, par altération des cellules graisseuses, entraînant soit l'atrophie, soit la tuméfaction de ce tissu. — ***l. familiale partielle.*** V. *Köbberling-Dunnigan (syndrome de).* — ***l. généralisée.*** V. *Lawrence (syndrome de).* — ***l. ou lipolyse insulinique*** (Depish, 1926) [angl. ***insulin lipodystrophy***]. Mélange d'atrophie et d'hypertrophie du tissu graisseux sous-cutané parfois observé chez les diabétiques aux points d'injection d'insuline. — ***l. intestinale.*** V. *Whipple (maladie de).* — ***l. progressive*** [angl. ***Barraquer-Simons disease***]. Syn. *maladie de Barraquer-Simons* (B., 1906 ; S., 1911). Syndrome caractérisé par la disparition progressive et totale de la graisse sous-cutanée des régions supérieures du corps et par l'adipose des régions sous-ombilicales.

LIPOFIBROME, *s. m.* [angl. ***lipofibroma***]. Tumeur mixte composée de tissu adipeux et de tissu fibreux.

LIPOFUCHSINE, *s. f.* [angl. ***lipofuscin***]. Pigment brunâtre de nature mal connue. V. *liposidérine.*

LIPOGENÈSE, *s. f.* (gr. *lipos*, graisse ; *génnan*, engendrer) [angl. ***lipogenesis***]. Syn. *adipogénie, adipogenèse.* Ensemble des phénomènes métaboliques aboutissant à la constitution des lipides.

LIPOGRANULOMATOSE, *s. f.* [angl. ***lipogranulomatosis***]. Inflammation aseptique du tissu cellulo-graisseux, caractérisée *anatomiquement* par la prolifération, la nécrose et la transformation fibreuse des cellules adipeuses, accompagnées de réaction inflammatoire du tissu conjonctif voisin et, *cliniquement,* par la formation de tumeurs graisseuses plus ou moins circonscrites (lipogranulomes). — ***l. disséminée.*** V. *Farber (maladie de).*

LIPOGRANULOMATOSE SOUS-CUTANÉE DISSÉMINÉE SPONTANÉMENT RÉSOLUTIVE. V. *Rothmann-Makaï (syndrome ou panniculite de).*

LIPOGRANULOME, *s. m.* [angl. ***lipogranuloma***]. V. *lipogranulomatose.*

LIPOGRANULOME JUVÉNILE. V. *naevo-xantho-endothéliome.*

LIPOGRANULOXANTHOME, *s. m.* [angl. ***lipid xanthogranuloma***]. V. *xanthogranulome rétropéritonéal.*

LIPOÏDASE, *s. f.* (N. Fiessinger et Clogne) [angl. ***lipidase, lipoidase***]. Enzyme capable d'hydrolyser les lipoïdes ; elle se trouve dans les leucocytes de la série myéloïde.

LIPOÏDÉMIE, *s. f.* (gr. *lipos*, graisse ; *haïma*, sang). V. *lipidémie.*

LIPOÏDIQUE, *adj.* (gr. *lipos*, graisse ; *eidos*, aspect) [angl. ***lipoidic***]. Qui ressemble au tissu graisseux ou qui le concerne. — ***arc l.*** V. *arc lipoïdique.* — ***néphrose l.*** V. *néphrose.* — ***sclérose l.*** V. *stéatose.*

LIPOÏDO-PROTÉINOSE DE LA PEAU ET DES MUQUEUSES [angl. ***lipid ou lipoid proteinosis***]. Syn. *lipidoprotéinose* ou *lipoprotéinose de la peau et des muqueuses, maladie d'Urbach-Wiethe* (1929), *maladie de Wiethe, hyalinose cutanéo-muqueuse.* Affection héréditaire rare caractérisée par des dépôts extracellulaires de lipides (lécithine) unis à une substance protéinique. Ces dépôts siègent sous la peau où ils forment des nodules et sous les muqueuses de la face : l'atteinte laryngée est généralement précoce ; parfois au cerveau (calcifications hippocampiques bilatérales). Cette affection s'accompagne souvent d'hyperlipidémie et serait voisine des xanthomatoses.

LIPOÏDOSE, *s. f.* (gr. *lipos*, graisse) [angl. ***lipoidosis***]. Syn. *lipidose.* Infiltration des cellules d'un organe ou d'un tissu par certains lipides : phosphatides, cérébrosides et, par extension, cholestérol. Cette surcharge lipidique (variété de thésaurismose) existe dans un certain nombre de maladies du métabolisme des graisses que l'on réunissait autrefois sous le nom de xanthomatoses (v. ce terme) et que l'on groupe aujourd'hui sous celui de *l.* Selon la répartition des dépôts lipidiques, on distingue des formes *localisées* (gérontoxon, xanthomes cutanés) et des formes *systématisées* à certains appareils : *l.* cutanées, hépatospléniques, osseuses, nerveuses, pulmonaires (certains cas de poumons en rayons de miel), cardiovasculaires (insuffisance coronaire : syndrome de Müller), rénales (néphrose lipoïdique ?). V. ces termes, *dyslipidose*, *réticulo-endothéliose*, *sphingolipidose*, *adrénoleucodystrophie*, *angiokeratoma corporis diffusum de Fabry* et *thésaurismose.*

LIPOÏDOSES CUTANÉES. Variétés de lipoïdoses (v. ce terme) dans lesquelles les dépôts graisseux, plus ou moins généralisés, prédominent sur la peau : il peut s'agir de cholestérol (xanthomatoses hypercholestérolémique ou à cholestérolémie normale) ou de lipides (dermatite atrophiante lipoïdique, lipoïdo-protéinose de la peau et des muqueuses). V. ces termes.

LIPOÏDOSES HÉPATOSPLÉNIQUES. Variétés de lipoïdoses (v. ce terme) dans lesquelles la surcharge graisseuse prédomine sur le foie et la rate. Selon la nature du lipide déposé, on distingue les *phospholipidoses* (maladie de Niemann-Pick), les *l. à cérébrosides* (maladie de Gaucher) et les *l. à stérides* (cirrhose xanthomateuse). V. ces termes.

LIPOÏDOSES NERVEUSES. Syn. *neurolipidoses.* Variété de lipoïdoses (v. ce terme) dans lesquelles les dépôts graisseux siègent dans le système nerveux central. Selon la nature du lipide de surcharge, on distingue les neurophospholipidoses (idiotie amaurotique familiale, v. ce terme) et les *l. n.* à cérébrosides et à cholestérol, beaucoup plus rares. Les leucodystrophies (v. ce terme) entreraient dans le cadre des *l. n.*

LIPOÏDOSES OSSEUSES. Variétés de lipoïdoses (v. ce terme), caractérisées par la destruction des os par un tissu granulomateux avec cellules xanthomateuses spumeuses bourrées d'esters du cholestérol. La forme la plus connue est la maladie de Schüller-Christian (v. ce terme).

LIPOLYSE, *s. f.* (gr. *lipos*, graisse ; *luein*, dissoudre) [angl. ***lipolysis***]. Syn. *adipolyse.* Hydrolyse des lipides (v. ce terme) alimentaires en acides gras libres et alcool (glycérol dans le cas des triglycérides). Elle se produit au cours de la digestion intestinale, sous l'influence de la bile et du suc pancréatique. — ***l. insulinique.*** V. *lipodystrophie.*

LIPOLYTIQUE, *adj.* [angl. ***lipolytic***]. Qui provoque la lipolyse (v. ce terme).

LIPOMATOSE, *s. f.* (gr. *lipos*, graisse) [angl. ***lipomatosis***]. État morbide caractérisé par l'existence d'un plus ou moins grand nombre de lipomes. — ***l. nodulaire multiple de la ceinture et des membres*** (Roch, 1908) [angl. ***nodular circumscribed lipomatosis***]. Syn. *l. mésosomatique* (Léri, 1926), *l. circonscrite multiple* (Krabbe et Bartels, 1944). Affection héréditaire et familiale caractérisée par la présence de nombreux nodules graisseux sous-cutanés dont le volume ne dépasse pas celui d'une noix, au niveau du tronc, des bras et des cuisses. Ils sont souvent associés à des troubles nerveux (douleurs, troubles de la sensibilité). — ***l. segmentaire du tronc*** (Touraine et Renault, 1938). Variété de *l.* dans laquelle les masses graisseuses occupent les ceintures scapulaire et pelvienne et la partie inférieure du thorax. — ***l. symétrique circonscrite*** [angl. ***multiple symmetrical lipomatosis***]. Affection analogue à l'adénolipomatose symétrique à prédominance cervicale, mais à localisations électives différentes. — ***l. symétrique à prédominance cervicale*** (Reclus). V. *adénolipomatose symétrique à prédominance cervicale.* — V. aussi *lipodystrophie progressive* et *Dercum (maladie de).*

LIPOME, *s. m.* (gr. *lipos*, graisse ; désinence *-oma*, signifiant tumeur) [angl. ***lipoma***]. Syn. *adipome* (Cruveilhier). Tumeur bénigne formée par une prolifération du tissu adipeux normal. Sa localisation habituelle est sous-cutanée. — ***l. arborescent*** du genou. V. *Hoffa (maladie de).*

LIPOMICRON, *s. m.* V. *chylomicron.*

LIPOMUCOPOLYSACCHARIDOSE, *s. f.* Syn. *mucolipidose type I* (Spranger et Wiedeman, 1970). Variété de mucolipidose (v. ce terme) débutant dès la 2e semaine de la vie, caractérisée par un ensemble de malformations et un retard psychomoteur rappelant, en moins accentués, ceux de la maladie de Hurler. Elle se distingue en outre de cette dernière affection par l'absence de mucopolysaccharidurie anormale, le taux élevé des β-galactosidases et par la lenteur de l'évolution.

LIPOMYXOME, *s. m.* (gr. *lipos*, graisse ; *muxa*, mucosité ; désinence *oma,* signifiant tumeur) [angl. ***lipomyxoma***]. Tumeur complexe formée de tissu adipeux et de tissu muqueux.

LIPONÉOGENÈSE, *s. f.* (gr. *lipos*, graisse ; *néos*, nouveau ; *gennan*, engendrer) [angl. ***liponeogenesis***]. Syn. *néolipogenèse.* Formation dans l'organisme (dans le foie et dans la cellule adipeuse) de graisses à partir d'hydrates de carbone. L'insuline joue un rôle important dans cette transformation.

LIPOPEXIQUE, *adj.* V. *adipopexique.*

LIPOPHAGIQUE (maladie) (Max Biebl, de Magdebourg, 1938) (gr. *lipos*, graisse ; *phagein*, manger) [angl. ***lipophagic disease***]. Nom sous lequel Biebl groupe un certain nombre d'affections *(granulome l., synovite l.)* ayant comme caractère commun la disparition de masses graisseuses par saponification et l'apparition à leur niveau de tissu fibreux d'origine inflammatoire.

LIPOPROTÉINE, *s. f.* [angl. ***lipoprotein***]. Syn. *complexe* ou *cénapse lipoprotéique* ou *lipidoprotéinique* ou *lipidoprotidique* ou *protéolipidique* ou *protidolipidique.* Molécule mixte lipidoprotéinique : c'est la forme sous laquelle les lipides sont présents dans le sang (lipidémie : v. ce terme), associés aux protéines (généralement aux globulines, v. *apoprotéine*) plasmatiques. Il existe plusieurs variétés de *l.*, séparées par l'ultracentrifugation ; par ordre de densité croissante : les *chylomicrons,* les *l. de très basse densité* (***VLDL :*** en anglais : ***very low density lipoprotein***) ou pré-β-*l.* ou β-*l.* légères ou chylomicrons secondaires ou lipomicrons, les *l. de basse densité* (***LDL : low density lipoprotein***) ou β-*l.* ; les *l. de densité intermédiaire* (***IDL : intermediate density lipoprotein***), et les *l. de haute densité* (***HDL : high density lipoprotein***) ou α-*l.* Les premières catégories de *l.* sont très riches en lipides (triglycérides exogènes pour les chylomicrons, triglycérides endogènes pour les pré-β-*l.*) et très pauvres en protéines ; les dernières contiennent au contraire plus de protéines et moins de lipides (surtout cholestérol et phospholipides). L'électrophorèse montre que les α-*l.* (encore appelées *l.* lourdes) migrent avec les α-globulines et les β-*l.* (nommées aussi, avec les pré-β-*l.* : *l.* légères) avec les β-globulines. Ces dernières *l.*, qui représentent 56 à 70 % des *l.* totales, et qui renferment le cholestérol libre, sont anormalement abondantes dans l'athérosclérose et dans la néphrose lipoïdique. V. *chylomicron, triglycéride, hyperlipidémie, hyperlipémie, Friedewald (formule de)* et *récepteur des LDL.*

LIPOPROTEINE A, Lp (a) (Berg, 1963) [angl. ***lipoprotein a***]. Lipoprotéine athérogène (LDL) contenant, outre une apoprotéine B, une *apoprotéine a,* laquelle présente une analogie de structure avec le plasminogène ou *profibrinolysine* (v. ce terme). Son taux plasmatique est considéré comme excessif à partir de 0,40 g/L. La Lp (a) diminue in vitro l'activation du plasminogène par le t-PA et la streptokinase. Elle pourrait donc jouer un rôle d'intermédiaire entre l'hémostase, les lipides et l'athérosclérose.

LIPOPROTÉINE-LIPASE, *s. f.* [angl. ***lipoprotein-lipase***]. Enzyme lipolytique capable d'hydrolyser les triglycérides et de les dégrader progressivement en glycérol et en acides gras. Elle existe dans de nombreux tissus, comme le tissu adipeux et le myocarde. Elle est sécrétée par les parois des capillaires après injection intraveineuse d'héparine : c'est le *facteur clarifiant* qui fait disparaître les chylomicrons responsables dans certains cas, de l'aspect lactescent du plasma et qui rend celui-ci plus limpide.

LIPOPROTÉINOGRAMME, *s. m.* V. *lipidogramme.*

LIPOPROTÉINOSE ALVÉOLAIRE PULMONAIRE. V. *protéinose alvéolaire pulmonaire.*

LIPOPROTÉINOSE DE LA PEAU ET DES MUQUEUSES. V. *lipidoprotéinose de la peau et des muqueuses.*

LIPOPROTÉIQUE (cénapse ou **complexe).** V. *lipoprotéine.*

LIPOSARCOME, *s. m.* [angl. ***liposarcoma***]. Tumeur maligne développée aux dépens du tissu adipeux.

LIPOSCLÉROSE, *s. f.* (gr. *lipos*, graisse ; *sklêros*, dur). Transformation scléreuse du tissu graisseux.

LIPOSCLÉROSE PÉRIURÉTÉRALE. V. *Ormond (maladie d').*

LIPOSCLÉROSE RÉTROPÉRITONÉALE IDIOPATHIQUE. V. *Ormond (maladie d').*

LIPOSIDÉRINE, *s. f.* (gr. *lipos*, graisse ; *sidêros*, fer). Pigment ferrugineux composé de lipofuchsine ou d'hémofuchsine liée à de très petites quantités de fer. Sa nature exacte est mal connue. Comme l'hémosidérine, on la trouve dans les viscères au cours des surcharges ferriques (hémochromatose surtout).

LIPOSOLUBLE, *adj.* [angl. ***liposoluble***]. Se dit des substances solubles dans les corps gras. V. *hydrosoluble.*

LIPOSOME, *s. m.* (gr. *lipos*, graisse ; *sôma*, corps) [angl. ***liposome***]. Particule sphérique artificielle minuscule, constituée d'une double couche de lipides enveloppant un volume aqueux et possédant la propriété de traverser les membranes cellulaires. Des études sont menées dans le but d'utiliser les *l.* comme transporteurs d'oxygène, d'enzymes, de médicaments ou de gènes.

LIPOSUCCION, *s. f.* (gr. *lipos*, graisse ; lat. *sugere*, sucer) [angl. ***liposuction***]. Syn. *lipoaspiration.* Aspiration de la graisse sous-cutanée à l'aide de canules, réalisée au cours d'une intervention chirurgicale à visée plastique ou esthétique. V. *cutanéolipectomie.*

LIPOTHYMIE, *s. f.* (gr. *leipein*, manquer ; *thumos*, âme) [angl. ***lipothymia***]. Malaise passager caractérisé par une impression angoissante d'évanouissement imminent avec pâleur, sueurs, tintements d'oreilles et vue trouble ; il aboutit rarement à l'évanouissement total. Il est d'origine vasomotrice et survient souvent à l'occasion d'une émotion, du premier lever d'un alité, etc. V. *vasovagal (syndrome)* et *syncope.*

LIPOTROPE, *adj.* (Ehrlich) (gr. *lipos*, graisse ; *trépein*, tourner) [angl. ***lipotropic***]. Se dit des substances chimiques qui se fixent d'une façon élective sur le tissu adipeux.

β-LIPOTROPE (hormone) (Birk et Li, 1964) [angl. ***β-lipotropin***]. Syn. *β-lipotropine, β-LPH.* Hormone polypeptidique sécrétée, sous le contrôle de l'hypothalamus, par le lobe antérieur de l'hypophyse, dans les cellules productrices de corticostimuline. Sa structure est voisine de celle des endorphines dont elle serait un précurseur et de celle de la γ-LPH. Expérimentalement, cette hormone a une action lipolytique, mélanotrope et hypocalcémiante ; elle jouerait un rôle dans la coagulation sanguine et stimulerait la formation d'AMP cyclique.

LIPOXINE, *s. f* (gr. *lipos*, graisse ; toxine) [angl. ***lipoxin***]. Substance dérivée de l'acide arachidonique et s'opposant à l'action des leucotriènes (v. ces termes).

LIPSCHÜTZ (érythème de) (L. Benjamin, autr., 1878-1931). V. *érythème chronique migrateur.*

LIPSCHÜTZ (loi de). Syn. *loi de constance folliculaire.* « L'organisme ne peut tolérer qu'un certain taux de folliculine au-delà duquel les follicules s'atrophient ». D'où le danger des injections d'hormones folliculaires ou de l'opothérapie ovarienne qui pourraient entraîner à la longue la stérilisation ou même la formation de kystes ovariens.

LIPSCHÜTZ (ulcère de). V. *ulcus vulvae acutum.*

LIPURIE, *s. f.* (gr. *lipos*, graisse ; *ourein*, uriner) [angl. ***lipuria***]. V. *lipidurie.*

LIQUEUR, *s. f.* (lat. *liquor*, liquide) [angl. ***liquor***] (pharmacie). Soluté aqueux. (A l'origine, les *l.* étaient en pharmacie des préparations alcoolisées).

LIQUIDE CÉPHALORACHIDIEN (LCR) [angl. ***cerebrospinal fluid***]. Syn. *liquide cérébro-spinal, LCS.* Liquide baignant les éléments du système nerveux central. Il remplit d'une part les quatre ventricules cérébraux, l'aqueduc cérébral et le canal de l'épendyme et d'autre part les espaces sous-arachnoïdiens compris entre en dehors la dure-mère et en dedans la pie-mère. V. sa composition p. XXIII.

LIQUIDE CÉRÉBRO-SPINAL. V. *liquide céphalorachidien.*

LISÉRÉ DE BURTON. V. *Burton (liséré de).*

LISÉRÉ DE DEUIL (Ménard). Trait opaque (noir) cernant les lésions osseuses, visible sur les radiographies et traduisant la recalcification et la guérison au cours d'une ostéo-arthrite tuberculeuse.

LISÉRÉ PLOMBIQUE ou **SATURNIN**. V. *Burton (liséré de).*

LISFRANC (articulation de) [angl. ***tarso-metatarsal articulation***]. Articulation tarso-métatarsienne. V. *Chopart (articulation de).*

LISFRANC (amputation ou **opération de)** (L. Jacques, fr., 1790-1847) [angl. ***Lisfranc's amputation***]. Désarticulation tarsométatarsienne.

LISSENCÉPHALIE, *s. f.* [angl. ***lissencephaly***]. V. *agyrie.*

LISSER (L. Hans, amér., né en 1888). *V. Escamilla-Lisser-Shepardson (syndrome d').*

LISTE I, LISTE II. Listes sur lesquelles sont, depuis le décret du 29 décembre 1988, inscrits les médicaments soumis à prescription, c'est-à-dire les substances *dangereuses* (liste I, ancien tableau A) et *toxiques* (liste II, ancien tableau C). Les substances de l'ancien tableau B sont inscrites sur la *liste des stupéfiants*. V. *tableaux A, B et C.*

LISTEL, *s. m.* Partie antéro-latérale du rebord vertébral, dépourvue de cartilage. Il peut être considéré comme une épiphyse articulaire.

LISTERIA, *s. f.* (lord Joseph Lister, brit., 1827-1912). Genre bactérien de bacilles courts, Gram+, mobiles, anaérobies facultatifs, dont l'espèce-type est *L. monocytogenes.* V. *listériose* et *bactérie.*

LISTÉRIEN, IENNE, *adj.* Qui se rapporte à Lister ou à la listériose.

LISTÉRIOLYSINE O (LLO) [angl. ***listeriolysin O***]. Exotoxine sécrétée par *Listeria monocytogenes* et provoquant la formation d'anticorps spécifiques anti-LLO dont le dosage par *dot-blot* (v. ce terme) permet un diagnostic sérologique de la listériose.

LISTÉRIOSE, *s. f.* [angl. ***listeriosis***]. Affection due à *Listeria monocytogenes,* petit bacille mobile, non sporulé, aéro-anaérobie, Gram+, fréquente en pathologie vétérinaire, rare en médecine humaine ; la contamination en est d'origine alimentaire ou materno-fœtale ; elle se présente alors sous la forme de septicopyohémie généralement mortelle (formes du nouveau-né) ou d'infections localisées : méningo-encéphalite le plus souvent, pleuropneumonie, pseudo-angine à monocytes (formes de l'adulte survenant chez des sujets en état de moindre résistance). Le diagnostic biologique se fait par la mise en évidence du germe. La déclaration est obligatoire depuis 1998.

LITHECTOMIE, *s. f.* (gr. *lithos*, pierre ; *ektomê*, ablation) [angl. ***lithectomy***]. Ablation d'un calcul. — ***l. cholédocienne.*** Extraction des calculs biliaires du canal cholédoque. — ***l. ch. par voie duodénale.*** V. *Collins (opération de).*

LITHÉMIE, *s. f.* [angl. ***lithaemia***]. Présence et taux, dans le sang, du lithium, au cours du traitement des syndromes dépressifs par ce métal alcalin. La *l.* ne doit pas dépasser le taux de 0,95 milliéquivalents par litre (0,95 mmol/L).

LITHIASE, *s. f.* (gr. *lithos*, pierre) [angl. ***lithiasis***]. Formation de calculs dans un appareil glandulaire ou dans un réservoir. P. ex. : *l. rénale, l. salivaire, l. biliaire*, etc.

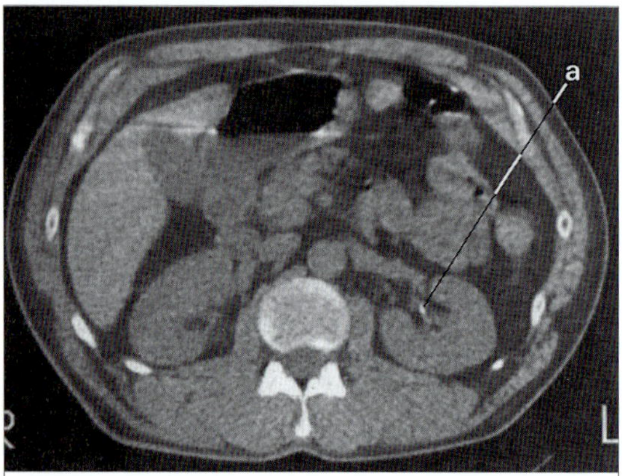

Lithiase rénale (a). Scanner

LITHIUM, *s. m.* (symbole Li) (gr. *lithium*) [angl. ***lithium***]. — 1° ***Élément chimique*** de numéro atomique 3 (trois électrons gravitent autour du noyau atomique). Le *l.* est un élément alcalin, très réducteur. — 2° *L.* à l'***état métallique.*** Le plus léger de tous les métaux. — Il est utilisé sous forme de *carbonate ou gluconate* pour traiter par voie orale les psychoses maniacodépressives. Les *piles* au *l.* alimentent les stimulateurs cardiaques.

LITHOCLASTE, *s. m.* (gr. *lithos*, pierre ; *klân*, briser). V. *lithotriteur.*

LITHOCLASTIE, *s. f.* V. *lithotritie.*

LITHOGÈNE, *adj.* (gr. *lithos*, pierre ; *génnan*, engendrer) [angl. ***lithogenous***]. Qui produit des calculs.

LITHOGÉNIE, *s. f.* [angl. ***lithogenesis***]. Production de calcul.

LITHOLOGIE, *s. f.* (gr. *lithos*, pierre ; *logos*, discours) [angl. ***lithology***]. Partie de la pathologie qui traite de la formation des calculs dans l'organisme.

LITHOLYTIQUE, *adj.* et *s. m.* (gr. *lithos*, pierre ; *lusis*, dissolution) [angl. ***lithotriptic***]. Syn. *lithotriptique.* Se dit des substances auxquelles on attribue la propriété de dissoudre les calculs, quel que soit d'ailleurs leur mode d'administration.

LITHOPÉDION, *s. m.* (gr. *lithos*, pierre ; *païs*, *païdos*, enfant) [angl. ***lithopedion***]. Syn. *ostéopédion.* Fœtus mort, infiltré de sels calcaires, à la suite d'un long séjour dans l'utérus.

LITHOPEXIE, *s. f.* (H. Paillard) (gr. *lithos*, pierre ; *pêxis*, fixation). Formation de concrétions tophacées au milieu des masses graisseuses (topholipomes) observées parfois chez les goutteux.

LITHOTOME, *s. m.* (gr. *lithos*, pierre ; *tomê*, section) [angl. ***lithotome***]. Instrument inventé par Ammonius d'Alexandrie pour couper et diviser la pierre dans la vessie avant de l'extraire.

LITHOTOMIE, *s. f.* (gr. *lithos*, pierre ; *tomê*, section) [angl. ***lithotomy***]. Section de la pierre en plusieurs fragments, au moyen du lithotome, après ouverture de la vessie. Opération abandonnée.

LITHOTRIPSIE, *s. f.* (gr. *lithos*, pierre ; *tripsis*, broiement). V. *lithotritie.*

LITHOTRIPTIQUE, *adj.* et *s. m.* (gr. *lithos*, pierre ; *tripsis*, broiement). V. *litholytique.*

LITHOTRITEUR, *s. m.* (gr. *lithos*, pierre ; lat. *terere,* broyer) ou **LITHOTRIPTEUR**, *s. m.* (gr. *tripsis,* broiement) (Civiale) [angl. ***lithotriptor***]. Syn. *lithoclaste.* — 1° Instrument de chirurgie destiné à broyer les calculs à l'intérieur de la vessie. — 2° Appareillage destiné à pulvériser les calculs urinaires ou biliaires par voie externe, au moyen d'ondes de choc (électro-hydrauliques, électro-magnétiques ou piézo-électriques). V. *onde.*

LITHOTRITIE, *s. f.* (gr. *lithos*, pierre ; lat. *terere*) [angl. ***lithotripsy***]. Syn. *lithotripsie* et (désuet) *lithoclastie.* — 1° Opération qui consiste à broyer un calcul dans la vessie et à en faire sortir les fragments par l'urètre. — 2° *l. extracorporelle.* Pulvérisation de calculs rénaux ou biliaires au moyen d'un appareillage (lithotriteur) délivrant par voie externe des ondes de choc (électro-hydrauliques, électro-magnétiques ou piézo-électriques). V. *onde.*

LITTLE (maladie ou syndrome de) (L. William, brit., 1861-62) [angl. ***Little's disease***]. Syn. *diplégie crurale, rigidité spasmodique congénitale des membres* (Little). Affection caractérisée par une paraplégie spasmodique, apparaissant dès les premiers mois de la vie chez des enfants venus au monde avant terme ou en état d'asphyxie, ou par un accouchement difficile. Elle est due à des lésions cérébrales ; c'est une diplégie cérébrale infantile et elle entre dans le cadre des encéphalopathies infantiles (v. ce terme).

LITTLE-LASSUEUR (syndrome de Graham) (Li. Graham, brit., 1867-1950). V. *Lassueur et Graham Little (syndrome de).*

LITTRÉ (glandes de) (L. Alexis, fr., 1658-1725) (TA *glandulae urethrales*) [angl. ***Littré's glands, urethral glands***]. Syn. *glandes urétrales.* Glandes situées dans la muqueuse de l'urètre.

LITTRÉ (hernie de) [angl. ***Littré's hernia***]. Hernie du diverticule de Meckel à travers l'orifice inguinal ou l'orifice crural.

LITTRITE, *s. f.* [angl. ***littritis***]. Inflammation, ordinairement blennorragique, d'une glande de Littré et formation d'un petit abcès glandulaire qui peut s'ouvrir à la fois dans le canal et à la peau d'où la formation d'une fistule pénienne.

LIVEDO, *s. m.* (en lat. tache bleue) [angl. ***livedo***]. Syn. *livor cutis* (Hebra). Coloration livide du tégument commandée par un facteur local quelconque (froid, compression, névrose vasomotrice, etc.). — On décrit parfois des formes diffuses et des formes figurées. Les lividités diffuses sont le plus souvent désignées par le terme de cyanose (acrocyanose) et on nomme *livedo* les marbrures de la peau formées par un mélange de parties colorées en rouge violacé et de parties dont la coloration est normale. Les lividités dessinent souvent un véritable réseau, d'où les noms de *l. annularis, l. reticularis, l. racemosa.* — ***l. inflammatoire*** (Balzer) ou ***l. racemosa*** (Ehrmann). Variété de *l.* caractérisée par l'aspect ramifié et la coloration rouge du réseau, l'infiltration de la peau sous-jacente ; il a surtout été observé au cours de la périartérite noueuse.

LIVÉDOÏDE, *adj.* [angl. ***livedoid***]. Qui a rapport au livedo, ou qui ressemble au livedo.

LIVIDITÉ, *s. f.* (lat. *lividus,* livide) [angl. ***lividity***]. Coloration violacée de la peau causée par le froid, les contusions et quelques affections. — ***l. cadavérique*** [angl. ***postmortem lividity, suggillation***]. Syn. *sugillation.* Tache violacée de forme et d'étendue variables apparaissant plusieurs heures après la mort sur les parties déclives du corps. — V. *livedo.*

LIVRET D'ACCUEIL. Document d'information remis lors de son admission à un patient hospitalisé ; y est annexée la *charte du patient hospitalisé* (v. ce terme).

LIXIVIATION, *s. f.* (lat. *lixivia*, lessive) [angl. ***lixiviation***]. Procédé d'extraction où le solvant passe par gravité à travers le substrat pulvérisé contenant la substance active.

LLOYD (signe de) (L. Eusebius, brit., 1824-1862) [angl. ***Lloyd's sign***]. Douleur que l'on provoque, dans la lithiase rénale, par la succussion du rein avec la main enfoncée dans l'angle costo-lombaire.

LLOYD (syndrome de) (L. Putnam, amér., 1929). V. *adénomatose pluri-endocrinienne.*

LM. Abréviation de *lumen* (v. ce terme).

LMNH. V. *lymphome malin non hodgkinien.*

LMWK. Abréviation de l'angl. ***Low Molecular Weight Kininogen.*** Kininogène de bas poids moléculaire. V. *HMWK.*

LNPF. V. *facteur de perméabilité.*

LOA LOA, *s. f.* (mot africain). V. *filaire.*

LOASE ou **LOASIS**, *s. f.* [angl. ***loasis***]. Infestation par *Filaria loa* (v. *filaire* et *filariose*).

LOBE, *s. m.* (lat. et TA *lobus*) [angl. ***lobe***]. Partie d'un viscère (poumon, thyroïde, cerveau, foie) individualisée par une limitation nette (sillon, scissure).

LOBE MOYEN (syndrome du) [angl. ***middle-lobe syndrome***]. Syn. *syndrome de Brock* (1937), *syndrome du hile.* Trouble de la ventilation avec dilatation des bronches, localisé dans le territoire du lobe moyen du poumon. Il est dû à une sténose de la bronche lobaire moyenne, généralement comprimée par une adénopathie, séquelle d'une primo-infection tuberculeuse.

LOBE PYRAMIDAL. V. *Lalouette (pyramide de).*

LOBECTOMIE, *s. f.* (gr. *lobos*, lobe ; *ektomê*, ablation) [angl. ***lobectomy***]. Excision d'un lobe, p. ex. d'un lobe pulmonaire, hépatique ou thyroïdien. — ***l. pré-frontale.*** Ablation chirurgicale des deux lobes préfrontaux. V. *psychochirurgie.*

LOBÉLISME, *s. m.* [angl. ***lobelism***]. Intoxication par la *lobéline,* alcaloïde d'une plante, la lobélie *(Lobelia inflata),* dont l'action est voisine de celle de la nicotine. V. *nicotinique (effet).*

LOBENGULISME, *s. m.* (du pays de Lobengula en Afrique du Sud ; Hutchinson, 1895) [angl. ***lobengulism***]. Syndrome caractérisé par l'association de l'obésité avec l'atrophie des organes génitaux et des poils, et le développement exagéré des mamelles.

LOBITE, *s. f.* [angl. ***lobitis***]. Inflammation d'un lobe. Terme employé généralement pour désigner l'inflammation d'un lobe pulmonaire ; p. ex. : *l. tuberculeuse.*

LOBO (maladie ou **mycose de Jorge)**(L. Jorge, brésilien). V. *lobomycose.*

LOBOMYCOSE, *s. f.* [angl. ***lobomycosis***]. Syn. *maladie* ou *mycose de Jorge Lobo* (1931), *blastomycose chéloïdienne, dermatite blastomycosique chéloïdienne.* Mycose cutanée de la zone intertropicale américaine. Elle se manifeste par des nodules dermiques de taille variable, souvent parsemés de points noirs, d'allure parfois chéloïdienne, disséminés sur les zones exposées aux traumatismes. Leur évolution, très lente, s'étend sur plusieurs dizaines d'années. On l'observe surtout chez les hommes exposés aux contaminations aquatiques (la maladie existe aussi chez les dauphins). Elle est due à une variété de levure, *Lobomyces* ou *Lacazia loboi*, dont les cellules renferment des granules mobiles.

LOBOTOMIE, *s. f.* (gr. *lobos*, lobe ; *tomê*, section) [angl. ***lobotomy***]. Section d'un lobe. En psychochirurgie (v. ce terme), section des fibres d'un lobe du cerveau. — ***lobotomie*** et ***leucotomie préfontales*** [angl. ***prefrontal lobotomy***]. Interruption de la totalité *(lobotomie)* ou d'une partie *(leucotomie)* des faisceaux blancs qui unissent le cortex cérébral préfrontal au reste du cerveau, en particulier au noyau médio-dorsal du thalamus. Cette interruption peut être réalisée par des moyens mécaniques (à l'aide d'un trocart mousse, le leucotome), thermiques, chimiques ou isotopiques. Elle avait pour but de remédier à certains troubles mentaux, surtout à ceux qui comportent une grande tension nerveuse avec anxiété. — ***lobotomie*** ou ***leucotomie transorbitaire*** (Fiamberti, 1937 ; W. Freeman, 1947 ; M. T. Moore, 1949) [angl. ***transorbital lobotomy***]. *L.* effectuée avec un leucotome particulier, le transorbitome, introduit dans le cul-de-sac conjonctival supérieur et enfoncé de 7 cm en arrière du sinus frontal ; on lui imprime alors un mouvement en éventail dans le plan frontal. La manœuvre, effectuée des 2 côtés, sous anesthésie provoquée par l'électrochoc, est très rapide et n'entraîne pas de dilacération corticale. Intervention abandonnée.

LOBSTEIN (maladie de) (L. Johann, all., 1777-1835). V. *ostéopsathyrose.*

LOBSTEIN (placenta de). V. *vélamenteuse du cordon (insertion).*

LOBULE, *s. m.* (lat. et TA *lobulus*) [angl. ***lobule***]. Petit lobe. — ***l. de l'auricule*** (TA *lobulus auriculae)* [angl. ***lobule of auricle***]. Partie inférieure du lobe de l'oreille, molle et dépourvue de cartilage. V. *auricule* et *Frank (signe de).*

LOCALISATION CÉRÉBRALE [angl. ***cerebral localization***]. Détermination, sur la surface de l'encéphale, de régions qui correspondent à une sensibilité déterminée (*zone somatosensitive* et *zone somestho-psychique* de Tilney et Riley) ou dont l'excitation artificielle ou psychique entraîne les mouvements de certaines parties du corps (*centres moteurs, électro-* ou *excitomoteurs*). Les lésions de ces zones spécialisées coïncident avec des troubles de la sensibilité pour les premières, avec l'altération des perceptions différenciées (stéréognosie, etc.) pour les deuxièmes, et avec des paralysies partielles pour les troisièmes. Les lésions d'une région voisine de la zone motrice, la *zone psychomotrice,* produisent des troubles de la coordination (apraxie) et de l'attention. C'est l'étude de ces lésions et de leurs conséquences qui a permis d'établir les *l. c.* — V. *homonculus.*

LOCHIES, *s. f. pl.* (gr. *lokhéia*, de *lokhos*, femme en couches) [angl. ***lochia***]. Écoulement sanguinolent d'origine utérine qui succède à l'accouchement et dure de quinze jours à un mois.

LOCI. Pluriel latin de *locus.* V. ce terme.

LOCKED-IN SYNDROME (terme angl. signifiant syndrome d'enfermement) (Plum F. ; Posner J.B., 1965). V. *verrouillage (syndrome de).*

LOCO DOLENTI. Locution latine signifiant : à l'endroit douloureux. (P. ex. : *injection.*)

LOCUS, *s. m.* (*pl.* **locus**) (Morgan, 1915) (en lat. : région) [angl. ***locus***, *pl.* ***loci***]. V. *gène.*

LOCUS CAERULEUS (en lat. : région bleue) [TA et angl. ***locus caeruleus***]. Noyau bleuté de substance grise situé dans l'angle supérieur du plancher du quatrième ventricule.

LOCUS NIGER (en lat. région noire) **DE SOEMMERING** (TA *substantia nigra)* [angl. ***black substance***]. Lame de substance grise située dans le pédoncule cérébral, entre sa base et sa calotte. Elle est constituée de neurones intervenant dans la régulation des mouvements automatiques.

***LOCUS NIGER* (syndrome du).** Syndrome pédonculaire (v. ce terme) dû à une lésion du locus niger et caractérisé spécialement par l'existence, du côté opposé à la lésion, de troubles du tonus analogues à ceux de la maladie de Parkinson.

LOEFFLER (bacille de) (L. Friedrich, all., 1852-1915). V. *Klebs-Loeffler (bacille de).*

LÖFFLER (endocardite de) (L. Wilhelm, de Zurich, 1936) [angl. ***Löffler's endocarditis***]. Syn. *endocardite pariétale fibroplastique avec éosinophilie sanguine, endomyocardiopathie à éosinophiles, fibrose endomyocardique* (Davies). Affection rare, apparaissant chez l'homme vers la quarantaine, caractérisée *anatomiquement* par une épaisse couche de tissu fibreux nacré recouvrant l'endocarde pariétal d'un ou des deux ventricules, diffusant dans le myocarde et quelquefois par des lésions d'artérite et d'artériolite dans les différents viscères ; *cliniquement* par une insuffisance cardiaque d'apparence primitive, globale ou à prédominance droite avec ascite, presque toujours mortelle spontanément en quelques mois, parfois au milieu de complications rénales, nerveuses ou thrombo-emboliques ; il existe souvent une fièvre et fréquemment une forte éosinophilie sanguine (de 20 à 60 %). Sa *nature* est encore mal connue ; on invoque une réaction allergique à une infection atténuée ou à une parasitose (filariose) ; sa parenté avec la périartérite noueuse a été discutée. Depuis 1971, cette affection peut être traitée par endocardectomie. V. *hyperéosinophilique (syndrome).*

LÖFFLER (syndrome de) (L., de Zurich, 1932) [angl. ***Löffler's syndrome***]. Poussées fluxionnaires fugaces et souvent récidivantes, révélées par la radiologie, au niveau des poumons, accompagnées d'éosinophile sanguine. Elles sont considérées comme des réactions allergiques des poumons à des causes variées : parasitaires (ascaris), infectieuses, toxiques, anaphylactiques, endocriniennes, etc. V. *angéite allergique, Hinson (maladie de), Carrington (maladie de)* et *hyperéosinophilique (syndrome).*

LÖFGREN (syndrome de) (L. Sven, suédois, 1946) [angl. ***Löfgren's syndrome***]. Syndrome associant des adénopathies médiastinales bilatérales volumineuses non tuberculeuses et un érythème noueux. Il survient chez la femme jeune, et son évolution, parfois longue, est toujours favorable. Son origine est discutée : les infections streptococciques et surtout la maladie de Besnier-Boeck-Schaumann semblent les causes les plus fréquentes.

LÖFSTRAND (béquille de) [angl. ***Löfstrand's crutch***]. Variété de béquille d'avant-bras.

LOGAGNOSIE, *s. f.* (Wyllie, 1894) (gr. *logos*, parole ; *agnôsia*, défaut de reconnaissance) [angl. ***logagnosia***]. Impossibilité de reconnaître un mot parlé ou écrit.

LOGE, *s. f.* [angl. ***chamber***] (anatomie). Compartiment cloisonné contenant un ou plusieurs organes. P. ex. : *l. thymique, l. musculaire*. V. *compartimental (syndrome).*

LOGÉTRON, *s. m.* [angl. ***logetron***]. Appareil permettant le tirage électronique des photographies, utilisé en médecine pour améliorer le contraste des radiographies. V. *xéroradiographie.*

LOGOCLONIE, *s. f.* (gr. *logos*, discours ; *klonos*, mouvement tumultueux) [angl. ***logoclonia***]. « Répétition spasmodique d'une syllabe au milieu ou à la fin d'un mot » (A. Porot).

LOGOPÉDIE, *s. f.* (gr. *logos,* discours ; orthopédie, du gr. *orthos,* droit ; *païs,* enfant) [angl. ***logopedics, logopedia***]. (Belgique). Syn. *orthophonie.* V. *orthophonique (traitement).* Discipline paramédicale consacrée à l'étude et au traitement des troubles du langage.

LOGOPHOBIE, *s. f.* (gr. *logos*, discours ; *phobos*, peur). Crainte morbide de parler.

LOGOPHONIQUE, *adj.* (gr. *logos*, discours ; *phônê*, voix). Se dit d'une variété d'amnésie. V. *amnésie* et *surdité verbale.*

LOGOPLÉGIE, *s. f.* (Magnan) (gr. *logos*, discours ; *plêssein*, frapper). V. *aphémie.*

LOGORRHÉE, *s. f.* (gr. *logos*, discours ; *rhein*, couler) [angl. ***logorrhoea***]. Flux de paroles ; besoin irrésistible de parler qu'éprouvent parfois certains maniaques.

LOGOSÉMIOTIQUE, *adj.* (gr. *logos*, discours ; *sêméion*, signe). Se dit d'une variété d'amnésie. V. *amnésie* et *cécité verbale.*

LOHR (claudication intermittente veineuse de) (L. Hans, all., 1891-1941). V. *Paget-von Schrötter (syndrome de).*

LOI HURIET-SÉRUSCLAT. V. *Huriet-Sérusclat.*

LOKEN (L. Aagot, norv., 1961). V. *Senior-Loken (syndrome de).*

LOMBAIRE, *adj.* V. *lombal.*

LOMBAL, ALE, *adj.* (lat. *lumbi*, lombes) [angl. ***lumbar***]. Syn. *lombaire.* Situé dans la zone des *lombes,* région dorsale intermédiaire aux côtes et à la crête iliaque.

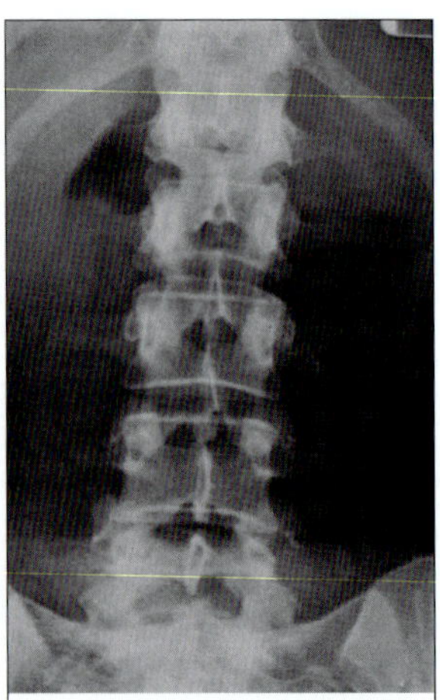

Rachis lombal.
Radiographie de face

LOMBALGIE, *s. f.* (lat. *lumbi,* les lombes ; gr. *algos*, douleur) [angl. ***lumbago, low back pain***]. Douleur siégeant dans la région lombaire.

LOMBALISATION, *s. f.* (Léri, 1921) [angl. ***lumbarization***]. Syn. *lombarisation.* Anomalie de la première vertèbre sacrée qui s'individualise et devient plus ou moins semblable à la cinquième vertèbre lombaire. Cette anomalie régressive semble être moins rare que la *sacralisation,* avec laquelle elle est souvent confondue. Actuellement, on parle plus volontiers d'*anomalie transitionnelle*. Elle peut s'accompagner d'autres anomalies de l'arc postérieur de la vertèbre.

LOMBARD (épreuve de) (L. Étienne, fr., 1869-1920) [angl. ***Lombard's test***]. Épreuve destinée à révéler la simulation de la surdité. L'homme à audition normale parle haut dans le bruit (réflexe cochléo-phonatoire) ; assourdi par des récepteurs téléphoniques où l'on fait passer un courant alternatif, le sujet examiné élève instinctivement la voix s'il entend.

LOMBARISATION, *s. f.* V. *lombalisation.*

LOMBARTHRIE ou **LOMBARTHROSE**, *s. f.* (Léri, 1918) (lat. *lumbi,* les lombes ; gr. *arthron*, articulation) [angl. ***lumbar osteoarthritis***]. Syn. *arthrose lombaire, rhumatisme lombaire chronique.* Forme de rhumatisme chronique dégénératif localisé uniquement à la colonne lombaire et déterminant une incurvation du tronc due à des déformations vertébrales (tassement, soudures, ostéophytes, etc.) et des douleurs plus ou moins vives, lombaires ou sciatiques.

LOMBODISCARTHROSE, *s. f.* Altération des disques intervertébraux lombaires, isolée ou accompagnée de lésions des corps des vertèbres.

LOMBOSCIATALGIE, *s. f.* ou **LOMBOSCIATIQUE**, *s. f.* [angl. ***lumbago-sciatica***]. Névralgie sciatique associée à une douleur névralgique de la région lombaire.

LOMBOSTAT, *s. m.* (lat. *lumbi,* lombes ; *status,* immobilité) [angl. ***orthopaedic lumbar corset***]. Corset soutenant la colonne vertébrale lombaire.

LOMBOTOMIE, *s. f.* (lat. *lumbi,* les lombes ; gr. *tomê*, section) [angl. ***surgical section of the loins***]. Ouverture chirurgicale de la région lombaire.

LOMBRICOSE, *s. f.* [angl. ***lumbricosis***]. Ensemble des accidents qui proviennent de la présence dans le tube digestif d'*Ascarides lombricoïdes* ou lombrics (parasites de l'intestin).

LONDE (L. Paul, fr., 1864-1944). V. *Fazio-Londe (syndrome de).*

LONG ACTING. En anglais : à action prolongée ou retard. V. *ALP.*

LONGILIGNE, *adj.* (R. Baron) (lat. *longus*, long) [angl. ***longilineal***] (morphologie). Se dit d'un type d'individu caractérisé par la longueur des membres et la brièveté du tronc. V. *bréviligne* et *leptosome.*

LONGITUDINALE (réaction). Excitabilité galvanique du muscle plus grande lorsque l'on place les 2 électrodes à ses extrémités que lorsque le courant est appliqué au point moteur. Cette réaction pathologique traduit l'interruption fonctionnelle du nerf moteur ; elle fait partie de la réaction de dégénérescence.

LONGMIRE (L. William, amér., né en 1913). V. *Beal-Longmire (opération de).*

LOOCH, *s. m.* (origine arabe, Littré) [angl. ***electuary***]. Médicament ayant la consistance d'un liquide épais, sirupeux, formé d'une émulsion et d'un mucilage (*looch blanc* ou *amygdalin*) ou plus rarement, d'un mucilage seul sans émulsion *(looch gommeux)*.

LOOSER ou **LOOSER-MILKMAN** (stries, traits ou zones de) (L. Emil, suisse, 1877-1936) [angl. ***Looser's zones***]. Lignes claires transversales disposées de façon plus ou moins symétrique sur la diaphyse des os longs, les branches ischiopubiennes, les côtes, correspondant à du tissu ostéoïde et s'observant sur les radiographies de sujets atteints de rachitisme et d'ostéomalacie. V. *Milkman (syndrome de).*

LOOSER-DEBRAY-MILKMAN (syndrome de). V. *Milkman (syndrome de).*

LOPHOTRICHE, *s. m.* (Ellis) (gr. *lophos*, crinière ; *thrix*, cheveu) [angl. ***lophotrichea***]. Variété de bacilles ayant une houppe de cils vibratiles à une seule de leurs extrémités.

LORAIN (infantilisme type) (L. Paul, fr., 1827-1875). V. *infantilisme type Lorain.*

LORDOSE, *s. f.* (gr. *lordos*, plié) [angl. ***lordosis***]. Courbure du rachis dans le plan sagittal à convexité antérieure.

LORENZ (formule de) [angl. ***Lorenz's formula***]. Formule permettant de calculer le poids idéal de la manière suivante :

P = (T — 100) — (T — 150)/c. P est le poids en kg, T la taille en cm, c vaut 4 chez l'homme, 2 chez la femme.

LORENZ (positions de) (L. Adolf, autr., 1854-1946) [angl. ***Lorenz's method***]. Attitudes successives d'immobilisation du membre inférieur, appliquées après réduction d'une luxation congénitale de la hanche chez l'enfant. La première comporte une forte abduction avec flexion de la cuisse et de la jambe ; les suivantes mettent progressivement le membre en extension, rotation interne et abduction légère. On considérait que ces positions, maintenues dans un appareil en plâtre ou en cuir, permettaient la rétraction de la capsule articulaire et le développement du toit du cotyle.

LORENZO (huile de) (Lorenzo Odone, patient amér., XXe siècle) [angl. ***Lorenzo's oil***]. Substance d'efficacité controversée, contenant les acides oléique et érucique, préconisée par certains pour traiter par voie buccale l'*adrénoleucodystrophie* ou l'*adrénomyéloneuropathie* (v. ces termes). Elle diminuerait *in vitro* la synthèse des acides gras saturés à très longue chaîne.

LORRAIN-SMITH (effet). Action toxique de l'oxygène sur le poumon ; elle se traduit par la pneumonie à l'oxygène.

LOSEE (manœuvre de) [angl. ***Losee's maneuver***]. Recherche au cours des entorses du genou d'une instabilité rotatoire du compartiment externe. V. *Hughston (épreuve de).*

LOTION, *s. f.* (lat. *lotio,* lavage) [angl. ***lotion***]. — 1° Lavage d'une partie ou de toute la surface du corps avec de l'eau chaude ou froide, simple ou contenant des substances médicamenteuses. — 2° Le liquide employé pour ce lavage.

LOUIS (angle de) (L. Pierre, fr., 1723-1792). V. *angle sternal ou de Louis.*

LOUIS-BAR (syndrome de) (L.-B. Denise, belge). V. *ataxie-télangiectasies.*

LOUPE, *s. f.* V. *kyste sébacé.*

LOUPING-ILL, *s. m.* (mot écossais). Syn. *encéphalite écossaise.* Maladie qui frappe les moutons en Écosse. Elle est due à un arbovirus (v. ce terme), maintenant classé dans le genre *Flavivirus,* transmis par les tiques et caractérisée par des phénomènes nerveux, tremblement, paralysies et coma souvent mortel. L'homme a pu être infecté accidentellement. V. *encéphalite primitive à virus.*

LOWE (syndrome de) (L. Charles, amér.) (Lowe, Terrey et Mac Lachlan, 1952) [angl. ***Lowe's syndrome***]. Syn. *syndrome oculo-cérébro-rénal de Lowe, organo-acidurie avec glaucome et arriération mentale.* Affection héréditaire et familiale rare, transmise selon le mode récessif, liée au sexe. Survenant peu après la naissance, elle est caractérisée par l'association d'un syndrome de De Toni-Debré-Fanconi (avec protéinurie habituelle et glycosurie inconstante), d'une arriération mentale avec hypotonie musculaire et aréflexie tendineuse et d'une cataracte bilatérale avec glaucome qui aboutit à la cécité.

LOWENBERG ET HILL (maladie de). Variété de leucodystrophie soudanophile (v. ce terme) observée chez l'adulte et dont les lésions sont analogues à celles de la maladie de Pelizaeus-Merzbacher.

LÖWENSTEIN (L. Georg, all., né en 1890). V. *Buschke-Löwenstein (tumeur de).*

LÖWENSTEIN (milieu de) [angl. ***Löwenstein-Jensen agar***] (Ernst L., amér. d'origine autr., 1878-1950 ; Sigurd Jensen, danois, 1861-1950). Milieu contenant de l'œuf, de la pomme de terre, du glycérol et du vert malachite, destiné à la culture des mycobactéries.

LOWN, GANONG ET LEVINE (syndrome de) (L. Bernard, amér., 1952) [angl. ***Lown-Ganong-Levine syndrome***]. V. *Clerc, Robert-Lévy et Cristesco (syndrome de).*

LOWN ET WOLFF (classification de) (L. Bernard ; Wolff, amér., 1971) [angl. ***Lown's classification***]. Classification des extrasystoles ventriculaires (ESV) en 5 degrés. 0 : pas d'ESV ; 1 < 30/heure ; 2 : > 30/heure ; 3 : ESV polymorphes ; 4a : 2 ESV consécutives ; 4b : 3 ESV consécutives ; 5 : couplage court (phénomène R/T [l'onde R de l'extrasystole se superpose à l'onde T du complexe précédent, ce qui peut entraîner une tachycardie ventriculaire]).

LOWRY. V. *Coffin-Lowry (syndrome de).*

LP. Libération Prolongée. Désigne une forme retard de médicament à absorption orale. V. *ALP.*

Lp (a). V. *lipoprotéine a.*

LPP. *Liste des produits et prestations remboursables.* Elle a remplacé le TIPS.

ß-LPH. V. β-*lipotrope (hormone).*

LRF. Abréviation du terme anglais ***Luteo-Releasing Factor,*** substance polypeptidique extraite de l'hypothalamus et qui contrôle la sécrétion de lutéotrophine.

LSD. Abréviation de l'allemand *Lyserg Säure Diäthylamide :* acide lysergique diéthylamide. V. *lysergide.*

LT ou **LTH**. Lutéotrophine ou hormone lutéotrophique. V. ce terme et *prolactine.*

LTF. Abréviation de l'angl. ***Lymphocyte Transforming Factor***. V. *facteur de transformation lymphocytaire.*

LTR. V. *HIV.*

LT4. Abréviation de *lévothyroxine.* V. *thyroxine.*

LUBARSCH-PICK (maladie ou syndrome de) (L. Otto, all., 1929) [angl. ***systemic amyloidosis syndrome***]. V. *Königstein-Lubarsch (maladie de).*

LUBS (syndrome de) (L. Herbert, amér., 1959) [angl. ***Lubs's syndrome***]. Pseudo-hermaphrodisme masculin comportant, chez des sujets de sexe génétique mâle, une hypertrophie clitoridienne, des replis labio-scrotaux, un sinus urogénital et des seins. Il s'agit d'une malformation familiale.

LUC (L. Henri, fr., né en 1855). V. *Caldwell-Luc (opération de).*

LUC. Abréviation de l'angl. ***Large Undifferenciated*** ou ***Unstained Cells*** : grandes cellules non différenciées ou non colorées. Sigle apparaissant sur les compte rendus de certains automates d'hématologie et désignant habituellement dans la formule leucocytaire sanguine des *grands lymphocytes.*

LUCAS-CHAMPIONNIÈRE (appareil ou **pulvérisateur de)** (L.-C. Just, fr., 1843-1913). Dispositif destiné à projeter un jet de vapeur d'eau employé pour faire « mûrir » furoncles et anthrax.

LUCIANI-WENCKEBACH (bloc, phénomène ou **période de)** (L. Luigi, ital., 1842-1919). V. *Wenckebach (bloc, période ou phénomène de).*

LUCIE FREY (syndrome de). V. *auriculo-temporal (syndrome de l').*

LUCIO (phénomène de) (L. R., mexicain, 1819-1866) (Latapi) [angl. ***Lucio's phenomenon***]. Poussée évolutive de la lèpre caractérisée par une éruption, prédominante aux extrémités, de taches rouge sang, douloureuses, évoluant vers des ulcérations qui laissent des cicatrices indélébiles. Cette forme est quelquefois appelée lèpre de Lucio. V. *lèpre lazarine.*

LUCITE, *s. f.* (Gougerot, 1922) (gr. *lukê,* lumière). V. *actinite.*

LUDER-SHELDON (syndrome de) (L. Joseph, brit., 1955-61) [angl. ***Luder-Sheldon syndrome***]. Variété de néphropathie tubulaire chronique voisine du syndrome de De Toni-Debré-Fanconi ; c'est une maladie héréditaire transmise selon le mode dominant, au cours de laquelle les différentes fonctions tubulaires s'altèrent progressivement.

LUDLOFF (signe de) (L. Karl, all., 1864-1954) [angl. ***Ludloff's sign***]. Signe de la fracture du petit trochanter. Impossibilité de soulever le membre inférieur dans la position assise et possibilité de le soulever dans le décubitus dorsal. Dans cette position, le droit antérieur de la cuisse et le tenseur du fascia lata suppléent le psoas désinséré.

LUDOTHÉRAPIE, *s. f.* [angl. ***play therapy***]. Utilisation thérapeutique du jeu.

LUDWIG (angine de) (L. Wilhelm von, all., 1836) [angl. ***Ludwig's angina***]. Syn. *maladie de Gensoul* (G., 1830). Variété de phlegmon du plancher de la bouche, caractérisée par une tuméfaction de la région sus-hyoïdienne, d'une dureté ligneuse, augmentant rapidement et arrivant à gêner la respiration (d'où le nom d'*angine*). Elle s'accompagne en même temps d'un état général grave, indice de son caractère infectieux.

LUÉTIQUE, *adj.* (lat. *lues,* maladie contagieuse) [angl. ***luetic***]. Syphilitique.

LUETTE, *s. f.* (lat. *uva,* grappe de raisin) (TA *uvula palatina*) [angl. ***palatine uvula***]. Syn. *uvule palatine.* Appendice conique, médian et vertical du voile du palais. V. *cionotome.*

LUFT (maladie de) (L. Rolf, suédois, 1962) [angl. ***Luft's syndrome***]. Variété de myopathie accompagnée d'un état hypermétabolique (asthénie, amaigrissement, sueurs, polydipsie, amyotrophie, élévation du métabolisme basal), mais sans hyperthyroïdie. Cet état est attribué à un dysfonctionnement des mitochondries.

LUGOL (solution de) (L. Jean, fr. 1786-1851) [angl. ***Lugol's solution***]. Solution aqueuse d'iode à 1 % et d'iodure de potassium à 2 %. V. *Schiller (test de).*

LULIBÉRINE, *s. f.* V. *gonadolibérine.*

LUMBAGO, *s. m.* (lat. *lumbi,* les lombes) [angl. ***lumbago***]. — 1° Expression prise quelquefois dans le sens vague de douleur des lombes. — 2° Affection douloureuse de la région lombaire survenant brusquement à la suite d'un effort. Localisé d'abord dans les masses musculaires sacro-lombaires, le *l.* est considéré actuellement comme une entorse des articulations des vertèbres entre elles ou comme la conséquence du déplacement du nucleus pulposus du disque intervertébral.

LUMEN, *s. m.* **(lm)** [angl. ***lumen***]. Quantité de lumière interceptée par une surface de 1 m^2 dont chaque point est situé à une distance moyenne de 1 m d'une source lumineuse uniforme, de surface négligeable, ayant une intensité d'une candela.

LUMINANCE, *s. f.* [angl. ***luminance***]. Syn. *brillance.* Éclat d'une source lumineuse. En optique, la *l.* d'une surface considérée comme source lumineuse est le rapport de l'intensité lumineuse qu'elle émet dans une direction donnée à son aire projetée sur un plan perpendiculaire à cette direction. Elle s'exprime en *nit* (candela/m^2) ou en *stilb (sb)* (candela/cm^2). 1 stilb = 104 nits. — ***amplificateur de brillance*** ou ***de luminance.*** V. ce terme.

LUNARITE, *s. f.* V. *Kienböck (maladie de).*

LUNATUM, *s. m.* (en lat. en forme de croissant) [TA et angl. ***os lunatum***]. Désignation internationale de l'*os lunaire* (ou *semi-lunaire*). Il est situé au milieu de la première rangée du carpe • 👁 **carpe** •.

LUNDBORG (L. Hermann, suédois, 1868-1943). V. *Unverricht-Lundborg (maladie d').*

LUNULE, *s. f.* (lat. *lunula,* petite lune). Surface en forme de croissant. — ***l. de l'ongle*** (TA *lunula unguis*) [angl. ***lunula of nail***]. Zone claire située à la racine de l'ongle.

LUPIQUE, *adj.* Qui se rapporte au lupus. — ***maladie l.*** Lupus érythémateux aigu disséminé (v. ce terme).

LUPO-ÉRYTHÉMATOVISCÉRITE MALIGNE (Lian, 1947). V. *lupus érythémateux aigu disséminé.*

LUPOÏDE [angl. ***lupoid***]. — 1° *adj.* Qui ressemble au lupus. — 2° *s. m.* V. *sarcoïdes cutanés ou dermiques.*

LUPOME, *s. m.* [angl. ***lupoma***]. Syn. *tubercule lupique.* Petit tubercule cutané arrondi, jaune bistre, translucide, en gelée de pomme et du volume d'une tête d'épingle à un pois. Ces tubercules s'accroissent lentement et confluent en placards. V. *lupus tuberculeux.*

LUPOVISCÉRITE MALIGNE. V. *lupus érythémateux aigu disséminé.*

LUPUS, *s. m.* (lat. *lupus, loup ; allusion à l'action rongeante de cette maladie*) [angl. ***lupus***]. Affection de la peau ayant une tendance envahissante et destructive. Ce terme, sous lequel on confondait autrefois des lésions cancéreuses, syphilitiques, lépreuses et tuberculeuses, désigne actuellement, lorsqu'il est employé seul, le *l.* tuberculeux.

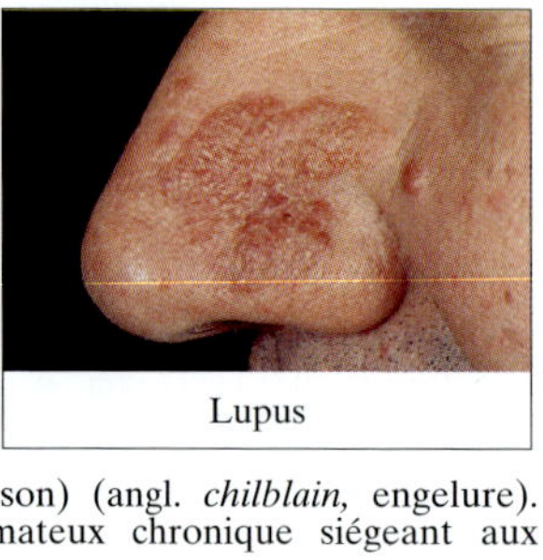

Lupus

LUPUS (chilblain) (Hutchinson) (angl. *chilblain,* engelure). Variété de lupus érythémateux chronique siégeant aux mains et aux oreilles, caractérisée par la teinte asphyxique des téguments, leur infiltration importante et une hyperkératose ponctuée qui lui donnent un aspect d'engelure.

LUPUS ACNÉIQUE. Lupus érythémateux avec hyperkératose localisée au niveau des orifices pilosébacés.

LUPUS ÉRYTHÉMATEUX AIGU DISSÉMINÉ (LEAD) (Kaposi, 1872), **L. É. DISSÉMINÉ (LED)** ou **L. É. EXANTHÉMATIQUE** [angl. ***systemic acute lupus erythematosus disseminatus***]. Syn. *lupus érythémateux systémique, maladie de Kaposi.* Affection caractérisée par une éruption de placards érythémateux violacés, finement squameux, siégeant au visage (vespertilio, v. ce terme) et aux mains, par des arthralgies, une fièvre, une asthénie et un amaigrissement. Des localisations viscérales multiples, surtout rénales, cardiaques (l'association avec une endocardite réalise le syndrome de Libman-Sacks ; v. ce terme), nerveuses, pleuropulmonaires montrent bien qu'il s'agit d'une maladie générale pour laquelle les termes de *lupo-érythématoviscérite maligne* (Lian, 1947), de *lupo-viscérite maligne,* de *maladie lupique* ont été proposés. Le sérum contient des anticorps antinucléaires, anti-ADN natif (v. *désoxyribonucléique, acide*) antileucocytaires, antiplaquettaires, antiphospholipides et anti-tissulaires (auto-anticorps) et l'on classe cette affection parmi les maladies auto-immunes, les maladies des complexes immuns et les collagénoses. C'est une maladie dont l'évolution est spontanément fatale en quelques mois ou quelques années. Le traitement par les corticoïdes ou les immunosuppresseurs a amélioré son pronostic. — Certains LED sont provoqués par des médicaments (dihydralazine, isoniazide, acébutolol) et disparaissent avec l'arrêt de leur usage. V. *Hargraves (cellule de), Haserick (test de)* et *anticorps antinoyaux ou antinucléaire.*

LUPUS ÉRYTHÉMATEUX CHRONIQUE (Cazenave, 1851) [angl. ***lupus erythematosus***]. Syn. *lupus de Cazenave, herpes crétacé* de Devergie (v. de terme), *séborrhée congestive* de Hebra (v. *lupus érythémato-folliculaire*), *ulérythème centrifuge* de Unna. Dermatose caractérisée par une plaque limitée rouge, légèrement infiltrée, plus ou moins squameuse (squames adhérentes aux orifices folliculaires) et s'atrophiant au centre. Elle siège sur les régions découvertes : nez, joues (vespertilio, v. ce terme), oreilles, cuir chevelu, mains et sur la muqueuse buccale. On décrit des formes *fixes* ou *discoïdes,* avec infiltration et hyperkératose importantes, et cicatrice scléreuse ; et des formes *centrifuges* ou *migrantes,* superficielles, congestives, évoluant par poussées extensives et régressives. Le *l. é. ch.* est une affection tenace, récidivante, généralement bénigne ; son évolution vers le lupus érythémateux aigu disséminé est rare. Sa nature est inconnue.

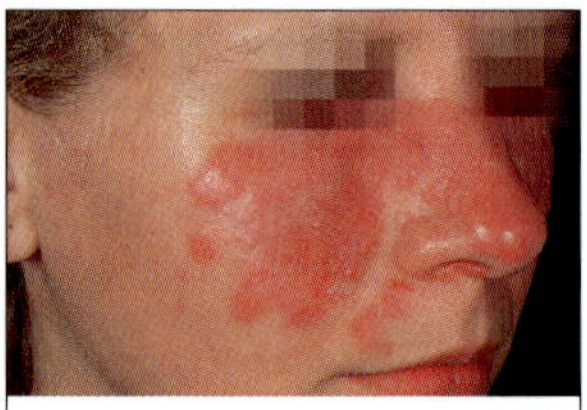

Lupus érythémateux disséminé

LUPUS ÉRYTHÉMATEUX DISSÉMINÉ. V. *lupus érythémateux aigu disséminé.*

LUPUS ÉRYTHÉMATEUX PROFOND. V. *Kaposi-Irgang (lupus érythémateux profond de).*

LUPUS ÉRYTHÉMATEUX SYSTÉMIQUE [angl. ***systemic lupus erythematosus***]. V. *lupus érythémateux aigu disséminé.*

LUPUS ÉRYTHÉMATO-FOLLICULAIRE (E. Besnier) [angl. ***lupus sebaceus***]. Syn. *séborrhée congestive* (Hebra). Lupus érythémateux dont les squames grasses poussent des prolongements coniques très apparents dans les orifices folliculaires (crampons).

LUPUS ÉRYTHÉMATOÏDE ou **LUPUS ÉRYTHÉMATO-TUBERCULEUX DE VIDAL ET LELOIR**. Variété superficielle de lupus tuberculeux dont l'apparence est celle du lupus érythémateux.

LUPUS EXEDENS (en lat. qui ronge) [angl. ***lupus exedens***]. V. *lupus tuberculeux.*

LUPUS LYMPHANGITIQUE EN NAPPE DE LEREDDE ET PAUTRIER. Variété de lupus tuberculeux siégeant à l'extrémité du nez qui est infiltré, rouge violacé.

LUPUS MILIAIRE. V. *sarcoïdes cutanées ou dermiques.*

LUPUS PERNIO (Besnier, 1889) (lat. *pernio,* engelure) [angl. ***lupus pernio***]. Dermatose localisée à la face et aux extrémités, consistant en tuméfactions rouge bleuâtre à bords diffus, d'évolution très longue. C'est une des manifestations cutanées de la maladie de Besnier-Bœck-Schaumann.

LUPUS SCLÉREUX DE LELOIR (1882) ou **L. SCLÉREUX ET PAPILLOMATEUX DE VIDAL** (1883). Variété de lupus érythémateux siégeant aux extrémités et qui, par son aspect hyperkératosique et fissuré et par son évolution vers la sclérose cicatricielle, rappelle la tuberculose verruqueuse.

LUPUS TUBERCULEUX [angl. ***lupus tuberculosis***]. Syn. *l. de Willan.* Variété la plus commune, la plus polymorphe et autrefois la plus rebelle de tuberculose cutanée, caractérisée par la présence de *lupomes.* Dans cette expression, le mot tuberculeux a d'abord désigné la lésion élémentaire : le tubercule au sens dermatologique du terme ou lupome, puis aussi la cause de la maladie : la tuberculose. Le *l. t.* forme un placard de siège et d'étendue variable, rouge violacé, surélevé, irrégulier, parfois squameux, cicatriciel au centre, avec des lupomes à la périphérie ; il peut être turgescent *(l. tumidus),* évoluer vers l'ulcération *(l. exedens),* présenter un aspect végétant et rongeant, tel le *l.* du nez qui, autrefois, pouvait rapidement creuser la face en véritable cratère.

LUPUS TUMIDUS [angl. ***lupus tumidus***]. V. *lupus tuberculeux.*

LUQUE. V. *Espildora-Luque (syndrome d').*

LUSITROPE, *adj.* (lat. *lusus,* détente ; gr. *trépein,* se tourner vers) [angl. ***lusitropic***]. Qui améliore la relaxation et la compliance du myocarde. V. *diastole.*

LUSITROPIE, *s. f.* (Katz, 1983) [angl. ***lusitropia***]. Vitesse de relaxation du myocarde.

LUST (signe de) (L. Franz, all., né en 1880) [angl. ***Lust's phenomenon***]. Flexion dorsale et abduction légère du pied provoquées par la percussion du sciatique poplité externe au col du péroné ; signe de spasmophilie.

LUST ET NELIS (syndrome de). Syndrome toxi-infectieux épidémique du nouveau-né. Toxicose aiguë épidémique du nourrisson (v. ce terme).

LUTÉAL, ALE, *adj.* (lat. *luteus,* jaune) [angl. ***luteal***]. Qui se rapporte au corps jaune de l'ovaire.

LUTÉINE, *s. f.* (lat. *luteus,* jaune). V. *progestérone.*

LUTÉINIQUE, *adj.* [angl. ***luteinic***]. Qui se rapporte au corps jaune de l'ovaire. — ***kyste l.*** Variété de kyste de l'ovaire développée à partie du corps jaune.

LUTÉINISANTE (hormone). V. *gonadostimuline.*

LUTÉINISATION, *s. f.* [angl. ***luteinization***]. Transformation en corps jaune du follicule ovarien de De Graaf, après sa rupture.

LUTÉINOME, *s. m.* (lat. *luteus,* jaune ; désinence *-oma* signifiant tumeur) [angl. ***luteinoma***]. Syn. *lutéome.* — 1° Tumeur ovarienne très rare, développée aux dépens du corps jaune ; c'est une variété de thécome (v. ce terme). — 2° Tumeur ovarienne très rare, survenant pendant la grossesse et disparaissant spontanément après l'accouchement. Elle se développe parfois sur un ovaire polykystique et peut provoquer une virilisation de la mère et du fœtus.

LUTÉINOMIMÉTIQUE, *adj.* (lat. *luteus*, jaune ; gr. *miméomaï*, j'imite). V. *progestomimétique.*

LUTÉINOSTIMULINE, *s. f.* V. *gonadostimuline.*

LUTEMBACHER (syndrome de) (L. René, fr., 1916) [angl. ***Lutembacher's syndrome***]. Cardiopathie congénitale caractérisée par l'association d'un rétrécissement mitral et d'une communication interatriale avec dilatation de tronc et des branches de l'artère pulmonaire.

LUTÉOLIBÉRINE, *s. f.* V. *gonadolibérine.*

LUTÉOME, *s. m.* V. *lutéinome.*

LUTÉOMIMÉTIQUE, *adj.* (lat. *luteus*, jaune ; gr. *miméomaï*, j'imite). V. *progestomimétique.*

LUTÉOTROPHINE ou **LUTÉOTROPHIQUE (hormone) (LT** ou **LTH)** (lat. *luteus*, jaune ; gr. *trépein*, se tourner vers). Hormone sécrétée par le lobe antérieur de l'hypophyse et que l'on considère actuellement comme étant la prolactine. V. ce terme.

LUTHERAN (antigène, facteur ou **système)** (nom de malade). V. *groupes sanguins* et *facteur sécréteur.*

LUTZ (L. Adolfo, brésilien, 1855-1940). V. *Bielschowsky-Lutz-Cogan (syndrome de).*

LUTZ (kératose serpigineuse de) (L. Henri, fr., XIXe siècle). V. *élastome perforant verruciforme.*

LUTZ-LEWANDOWSKY (dysplasie verruciforme ou **syndrome de)** (L. Wilhelm, suisse, 1922) [angl. ***Lewandowski-Lutz syndrome***]. Syn. *épidermodysplasie verruciforme de Lewandowsky-Lutz.* Affection cutanée familiale débutant dans l'enfance, caractérisée par l'existence de multiples verrues planes couvrant le dos des mains, parfois aussi le visage et le thorax, accompagnées quelquefois de papillomes. Ces verrues, persistantes, peuvent dégénérer en épithélioma.

LUTZ-SPLENDORE-ALMEIDA (maladie de) (L. Adolfo). V. *blastomycose brésilienne.*

LUTZNER ET FLANDRIN (cellules de). V. *cellules circulantes (syndrome des petites).*

LUX, *s. m.* (**lx**) [angl. ***lux***]. Unité d'éclairement. Éclairement moyen d'une surface de 1 m² recevant un flux lumineux de 1 lumen. V. *phot.*

LUXATION, *s. f.* (lat. *luxare,* déboîter) [angl. ***luxation***]. Syn. *exarthrose.* Déplacement permanent de deux surfaces articulaires qui ont perdu complètement les rapports qu'elles contractent normalement l'une avec l'autre. — ***l. atloïdo-axoïdienne.*** V. *atloïdo-axoïdienne (luxation).* — ***l. congénitale de la hanche.*** V. *malformation luxante de la hanche* • 👁 **malformation luxante de la hanche** •.

LUXMÈTRE, *s. m.* Appareil permettant de mesurer l'éclairement en un point déterminé de l'espace.

LUYS (corps de)(L. Jules, fr., 1828-1898) (TA *nucleus subthalamicus*) [angl. ***subthalamic nucleus***]. Syn. *noyau subthalamique.* Noyau gris situé dans le cerveau, sous le thalamus et au-dessus du locus niger. — ***syndrome du c. de L.*** V. *hémiballisme.*

LUZET (L. Charles, fr., né en 1863). V. *Hayem, von Jaksch et Luzet (anémie de).*

lx. Abréviation de *lux* (v. ce terme).

LYASE, *s. f.* (gr. *luein*, dissoudre ; suffixe *-ase* indiquant qu'il s'agit d'une diastase, d'une enzyme) [angl. ***lyase***]. Nom générique des enzymes catalysant les ruptures de liaison sans qu'il y ait oxydation ni hydrolyse. P. ex. : les décarboxylases, les aldolases.

LYCANTHROPIE, *s. f.* (gr. *lukos*, loup ; *anthrôpos*, homme) [angl. ***lycanthropy***]. Monomanie dans laquelle les malades se croient changés en loup. V. *zoanthropie.*

LYELL (syndrome de) (L. Alan, brit., 1956). V. *érythrodermie bulleuse avec épidermolyse.*

LYME (arthrite ou **maladie de)** (du nom de la ville du Connecticut, aux États-Unis, où cette maladie a été décrite en 1976 par Steeve) [angl. ***Lyme disease***]. Arthrite récidivante, atteignant les grosses articulations, précédée d'un érythème chronique migrateur (v. ce terme) ; elle peut être accompagnée de manifestations nerveuses (méningoradiculite — syndrome de Bannwarth) ou cardiaques (troubles de la conduction atrio-ventriculaire). Elle est due à un spirochète, *Borrelia burgdorferi* (Burgdorfer, 1983) inoculé par une tique *(Ixodes ricinus)* qui infeste notamment les daims. Le diagnostic sérologique de la maladie est possible par ELISA ou immunofluorescence indirecte. V. *dermatite chronique atrophiante* et *lymphocytome cutané bénin.*

LYMPHADÉNIE, *s. f.* (Ranvier) (lat. *lympha,* eau, du gr. *numphê,* déesse des eaux ; *adên,* glande) [angl. ***lymphadenia, lymphadenosis***]. Syn. *lymphadénomatose, lymphadénose, diathèse lymphogène* (Jaccoud). Terme désuet sous lequel on désignait les syndromes caractérisés par la prolifération excessive du tissu hématopoïétique, en particulier au niveau des ganglions lymphatiques qui augmentent de volume.

LYMPHADÉNITE, *s. f.* [angl. ***adenitis***]. V. *adénite.*

LYMPHADÉNITE DYSIMMUNITAIRE. V. *adénopathie angio-immunoblastique.*

LYMPHADÉNITE MÉSENTÉRIQUE. V. *adénite mésentérique aiguë ou subaiguë.*

LYMPHADÉNITE NÉCROSANTE. V. *Kikuchi (maladie de).*

LYMPHADÉNITE SINUSALE CYTOPHAGIQUE. V. *Rosai et Dorfman (syndrome de).*

LYMPHADÉNOÏDE, *adj.* [angl. ***lymphadenoid***]. Qui ressemble à la lymphadénie.

LYMPHADÉNOMATOSE, *s. f.* V. *lymphadénie.*

LYMPHADÉNOME, *s. m.* (gr. *numphê*, eau ; *adên*, glande). V. *lymphome.*

LYMPHADÉNOME CUTANÉ BÉNIN. V. *lymphocytome cutané bénin.*

LYMPHADÉNOPATHIE, *s. f.* (gr. *numphê*, eau ; *adên*, glande ; *pathê*, maladie) [angl. ***lymphadenopathy***]. Maladie des ganglions lymphatiques.

LYMPHADÉNOPATHIE ANGIO-IMMUNOBLASTIQUE ou **L. IMMUNOBLASTIQUE**. V. *adénopathie angio-immunoblastique.*

LYMPHADÉNOPATHIE DERMATOPATHIQUE [angl. ***dermatopathic lymphadenopathy***]. Syn. *réticulose lipomélanique, maladie de Pautrier-Woringer* (1932). Affection caractérisée par une tuméfaction des ganglions lymphatiques — infiltrés d'histiocytes et de dépôts graisseux et pigmentaires — dans les aires correspondant à des lésions cutanées diverses, érythrodermiques, souvent avec mélanodermie.

LYMPHADÉNOPATHIE PERSISTANTE GÉNÉRALISÉE. V. *adénopathies chroniques disséminées (syndrome des).*

LYMPHADÉNOSARCOME, *s. m.* V. *lymphosarcome.*

LYMPHADÉNOSE, *s. f.* V. *lymphadénie.*

LYMPHAGOGUE, *adj.* et *s. m.* (gr. *numphê*, eau ; *agein*, pousser) [angl. ***lymphagogue***]. Substance qui augmente la production de la lymphe.

LYMPHANGIECTASIE, *s. f.* (gr. *numphê*, eau ; *angéion*, vaisseau ; *ektasis*, extension) [angl. ***lymphangiectasis***]. Dilatation variqueuse des ganglions *(adénolymphocèle)* et des vaisseaux lymphatiques *(varices lymphatiques)*, que l'on observe en particulier dans les pays chauds, où elle est due à la filaire du sang ; elle aboutit souvent alors à l'éléphantiasis. — ***l. intestinale.*** V. *entéropathie exsudative.* — ***l. des mains et des pieds.*** V. *angiokératome.*

LYMPHANGIECTODE, *s. f.* Syn. *lymphangioma circumscriptum* (Malcolm Morris) [angl. ***lymphangiectodes***]. Affection rare et peu connue, caractérisée par l'apparition, en un point quelconque de la peau, de vésicules disposées par groupes et laissant échapper un liquide clair analogue à la lymphe.

LYMPHANGIECTOMIE, *s. f.* (gr. *numphê*, eau ; *angéion*, vaisseau ; *ektomê*, ablation) [angl. ***lymphangiectomy***]. Résection des vaisseaux lymphatiques. — ***l. superficielle totale*** (M. Servelle). Résection, en deux temps, de tout le tissu cellulaire sous-cutané et de l'aponévrose entourant un membre atteint d'éléphantiasis.

LYMPHANGIO-ENDOTHÉLIOME, *s. m.* [angl. ***lymphangioendothelioma***]. Tumeur développée aux dépens de l'endothélium.

LYMPHANGIOMA CIRCUMSCRIPTUM. V. *lymphangiectode.*

LYMPHANGIOMA TUBEROSUM MULTIPLEX (Kaposi) [angl. ***lymphangioma tuberosum multiplex***]. Affection rare et peu connue, caractérisée par des nodosités multiples de la grosseur d'une lentille, siégeant dans le derme et qui seraient formées de tissu conjonctif traversé par de nombreuses dilatations lymphatiques.

LYMPHANGIOME, *s. m.* (gr. *numphê*, eau ; *angéion*, vaisseau) [angl. ***lymphangioma***]. Angiome développé au niveau des vaisseaux lymphatiques. — ***l. kystique.*** Kyste séreux congénital multiloculaire, siégeant le plus souvent dans le creux sus-claviculaire, développé aux dépens d'ébauches primitives de vaisseaux lymphatiques.

LYMPHANGIOPÉRICYTOME, *s. m.* [angl. ***lymphangiopericytoma***]. Tumeur développée aux dépens des *péricytes.* V. ce terme.

LYMPHANGIOPLASTIE, *s. f.* [angl. ***lymphangioplasty***]. Syn. *lymphoplastie.* — 1° Opération destinée à réparer ou remplacer les vaisseaux lymphatiques. — 2° (S. Handley). Traitement des œdèmes chroniques consistant à drainer la lymphe des régions où elle stagne vers un point où elle puisse être résorbée, au moyen des fils de soie insérés sous la peau.

LYMPHANGIOSARCOME, *s. m.* [angl. ***lymphangiosarcoma***]. Tumeur maligne analogue à l'hémangio-endothéliome, développée aux dépens des vaisseaux lymphatiques du bras après une mastectomie pour cancer du sein. V. *Stewart Treves (syndrome de).*

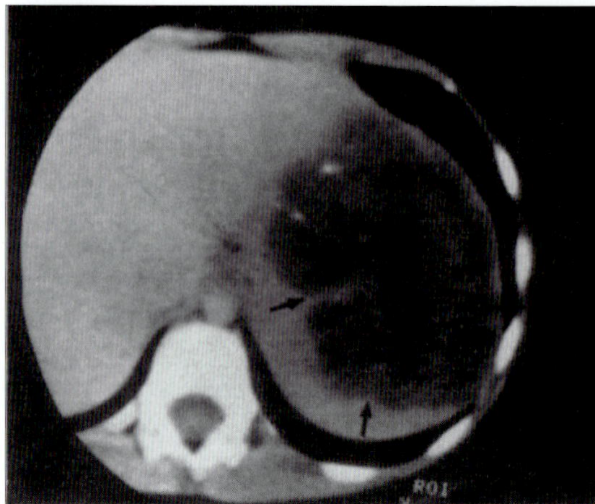

Lymphangiome kystique de la rate. Scanner

LYMPHANGITE, *s. f.* (gr. *numphê*, eau ; *angéion*, vaisseau) [angl. ***lymphangitis***]. Syn. *angioleucite.* Inflammation des vaisseaux lymphatiques. — ***l. radiculaire*** (Le Dentu). Inflammation des racines mêmes des lymphatiques dans la peau, le tissu conjonctif ou les viscères ; elle n'a pas d'existence séparée et se confond avec l'inflammation de ces différents tissus. — ***l. réticulaire.*** Inflammation des réseaux lymphatiques du derme. — ***l. tronculaire.*** Inflammation des troncs lymphatiques. — ***l. carcinomateuse*** [angl. ***carcinomatous lymphangitis***]. Variété de cancer secondaire du poumon définie par la présence de cellules tumorales dans les vaisseaux lymphatiques du tissu interstitiel pulmonaire.

LYMPHATIQUE, *adj.* [angl. ***lymphatic***]. Qui se rapporte à la lymphe. — ***vaisseau l.*** — ***tempérament l.*** V. *lymphatisme.* — ***ganglion ou nœud l.*** V. à *ganglion..*

LYMPHATISME, *s. m.* [angl. ***status lymphaticus***]. Syn. *tempérament lymphatique.* Dystrophie mal définie que l'on observe souvent dans l'enfance. Elle est caractérisée par une augmentation de volume des organes lymphoïdes, des amygdales, des ganglions, du thymus, par une certaine mollesse, un empâtement, une pâleur des tissus qui semblent infiltrés de lymphe. V. *scrofule.*

LYMPHE, *s. f.* (gr. *numphê*, eau) [angl. ***lymph***]. Liquide incolore ou ambré, qui remplit les vaisseaux lymphatiques. La *l.* est originaire du sang et renferme des leucocytes et les mêmes substances que le sérum sanguin, mais en moindres proportions.

LYMPHO-ADÉNOPATHIE IMMUNOBLASTIQUE ou **ANGIO-IMMUNOBLASTIQUE AVEC DYSPROTÉINÉMIE**. V. *adénopathies angio-immunoblastiques.*

LYMPHOBLASTE, *s. m.* (lymphe ; gr. *blastos*, germe) [angl. ***lymphoblast***]. — 1° Syn. *lymphogonie, macrolymphocyte, mononucléaire orthobasophile, grand lymphocyte embryonnaire.* Cellule souche des lymphocytes, qui donne naissance au grand lymphocyte. Elle mesure 15 µm de diamètre et ressemble beaucoup à la *cellule souche* et au *myéloblaste.* Certains auteurs soutiennent l'identité de ces trois sortes de cellules embryonnaires. Elle se trouve dans les follicules lymphoïdes des ganglions lymphatiques et dans tous les nodules lymphoïdes de l'organisme. — 2° V. *cellule blastique* • 👁 **lymphocyte** •.

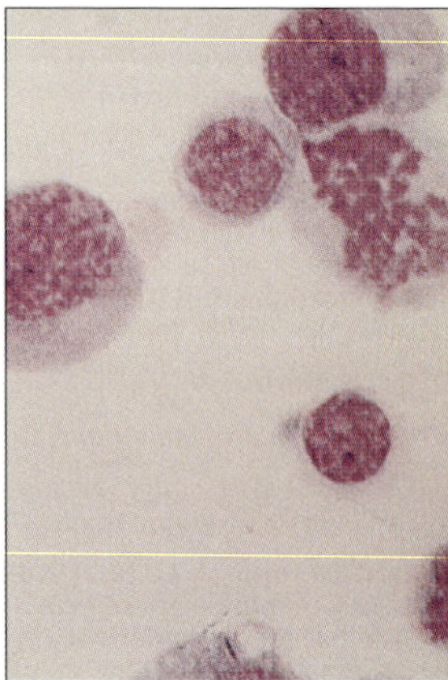

Lymphoblastes

LYMPHOBLASTOMATOSE, *s. f.* V. *lymphoblastose.*

LYMPHOBLASTOME, *s. m.* [angl. ***lymphoblastoma***]. Tumeur maligne formée dans les ganglions ou dans la rate par la prolifération des lymphoblastes. V. *lymphoblastosarcome.* — ***l. giganto-folliculaire.*** V. *Brill-Symmers (maladie de).*

LYMPHOBLASTOSARCOME, *s. m.* [angl. ***lymphosarcoma***]. Syn. *sarcome lymphoblastique.* Variété de lymphosarcome dans laquelle les cellules tumorales ont l'aspect de lymphoblastes ; elle est proche de certaines formes de leucémie aiguë. V. *lymphoblastome.*

LYMPHOBLASTOSE, *s. f.* Syn. *lymphoblastomatose.* Variété de leucémie aiguë caractérisée par une prolifération des lymphoblastes. — ***l. bénigne.*** V. *mononucléose infectieuse.*

LYMPHOCÈLE, *s. f.* (lymphe ; gr. *kêlê*, tumeur). — 1° [angl. ***lymphocele***]. V. *lymphangiome kystique.* — 2° [angl. ***seroma***]. Épanchement lymphatique acquis et localisé.

LYMPHOCENTRE, *s. m.* Aire ganglionnaire, groupant plusieurs lymphonœuds (ou nœuds ou ganglions lymphatiques).

LYMPHOCRYPTOVIRUS, *s. m.* [angl. ***Lymphocryptovirus***]. Genre de virus à ADN de la sous-famille des *Gammaherpesvirinæ* dont fait partie le virus d'Epstein-Barr.

LYMPHOCYTAIRE (série) [angl. ***lymphocytic series***]. Série de cellules qui, à partir de la cellule souche, aboutit au lymphocyte. Elle comprend le lymphoblaste, le grand et le petit lymphocyte. V. *lymphoïde (système ou tissu) 1°.*

LYMPHOCYTAIRE MIXTE (réaction). Culture mixte des lymphocytes. V. *lymphocytes (transformation des — in vitro).*

LYMPHOCYTE, *s. m.* (lymphe ; gr. *kutos*, cellule) [angl. ***lymphocyte***]. Leucocyte mononucléaire dont le diamètre varie de 9 à 15 µm (grand *l.*) et de 6 à 9 µm (petit *l.*). Le noyau, foncé, ovale, est entouré d'une étroite couronne de cytoplasme hyalin, basophile, pâle, riche en ribosomes. Parmi les petits *l.* certains stimulés par un antigène, se transforment en *cellules blastiques* (ou immunoblastes). Celles-ci donnent naissance à des petits *l.* et à des plasmocytes spécialisés dans les réponses immunitaires spécifiques *(immunocytes)* dont ils sont les agents exclusifs (James Gowans, 1964) (v. *cellule immunocompétente*). Selon le rôle de ces immunocytes, on distingue, depuis 1971, les *lymphocytes B* à vie généralement courte (4 à 5 jours), agents de l'immunité humorale (v. *cellule burso-dépendante*) et les *lymphocytes T,* supports de l'immunité cellulaire, dont la vie est, dans l'ensemble, plus longue (5 à 6 mois) (v. *cellule thymodépendante*). V. *lymphoïde (système ou tissu), mémoire immunologique, immunitaire (compétence) 2°* et *cellule* • 👁 **lymphoblaste** •.

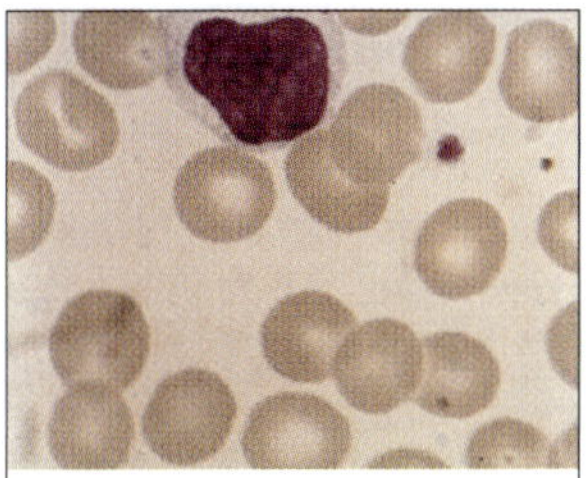

Petit lymphocyte

LYMPHOCYTE AUTORÉACTIF [angl. ***autoreactive lymphocyte***]. Lymphocyte capable de reconnaître les auto-antigènes (v. ce terme).

LYMPHOCYTE B ou **BURSODÉPENDANT** [angl. ***B lymphocyte***]. V. *cellule burso-dépendante.*

LYMPHOCYTE CD... V. *différenciation (classes d'antigènes de).*

LYMPHOCYTE CYTOTOXIQUE [angl. ***cytotoxic lymphocyte***]. Lymphocyte capable de détruire certaines cellules. Il peut s'agir de certains *l.* T (les CTL, ou cytotoxic T lymphocytes, lymphocytes T cytotoxiques), de cellules K, de cellules tueuses naturelles (NK). V. ces termes et *cytotoxicité.*

LYMPHOCYTE EMBRYONNAIRE (grand). V. *lymphoblaste, 1°.*

LYMPHOCYTE *HELPER* (en angl. auxiliaire). V. *cellule T auxiliaire.*

LYMPHOCYTE K (*K,* initiale du mot anglais *killer*, tueur) [angl. ***killer cell, K cell***]. V. *cellule K.*

LYMPHOCYTE LEUCOCYTOÏDE. Nom donné aussi au moyen mononucléaire de 10 à 15 µm de diamètre.

LYMPHOCYTE À MÉMOIRE. V. *mémoire immunologique.*

LYMPHOCYTE NK. V. *cellule tueuse naturelle.*

LYMPHOCYTE SUPPRESSEUR. V. *cellule suppressive.*

LYMPHOCYTE T AUXILIAIRE. V. *cellule T auxiliaire.*

LYMPHOCYTE T CYTOTOXIQUE (CTL) [angl. ***Cytotoxic T Lymphocyte***]. Variété de lymphocyte T, capable de détruire des cellules porteuses de certains antigènes après s'être sensibilisé à leur égard. V. *lymphocyte cytotoxique.*

LYMPHOCYTE T *HELPER* (en angl. auxiliaire). V. *cellule T auxiliaire.*

LYMPHOCYTE T SUPPRESSEUR. V. *cellule suppressive.*

LYMPHOCYTE T ou **THYMODÉPENDANT.** V. *cellules thymodépendantes.*

LYMPHOCYTE T3⁺ ou **T-CD3⁺**. V. *cellule thymodépendante* et *OKT.*

LYMPHOCYTE T4⁺ ou **T-CD4⁺**. V. *cellule T auxiliaire* et *OKT.*

LYMPHOCYTE T8⁺ ou **T-CD8⁺**. V. *cellule suppressive* et *OKT.*

LYMPHOCYTE TUEUR NATUREL. V. *cellule tueuse naturelle.*

LYMPHOCYTÉMIE, *s. f.* (lymphocyte ; gr. *haïma*, sang) [angl. ***lymphocythaemia***]. Présence de lymphocytes dans le sang en grande abondance. — Pris parfois comme synonyme de *leucémie lymphoïde.*

LYMPHOCYTES (culture mixte des). V. *lymphocytes (transformation des — in vitro).*

LYMPHOCYTES (facteur d'activation des). V. *interleukines.*

LYMPHOCYTES (test du transfert normal des) (TTNL) (Brent et Medawar, 1963) [angl. ***normal lymphocyte transfert test***]. Méthode préconisée, avant une transplantation d'organe, pour apprécier la compatibilité tissulaire entre donneur et receveur. Elle consiste à injecter, dans le derme du receveur, des quantités variables de lymphocytes des donneurs possibles. La réaction locale, au bout de 24 ou 48 heures, est d'autant moins forte que la compatibilité tissulaire est meilleure (v. *histocompatibilité*). C'est une variété de réaction « greffon contre hôte ». V. *maladie homologue* et *hypersensibilité différée (test d').*

LYMPHOCYTES (transformation des — in vitro ou transformation blastique des — *in vitro*) [angl. ***blast transformation of lymphocytes***]. Syn. *test de la transformation lymphoblastique* (TTL) (Sell et Gell, 1965). Transformation *in vitro* des petits lymphocytes en cellules immunocompétentes (v. ce terme), ou immunoblastes, ou cellules blastiques, lorsqu'ils sont mis en présence d'un antigène contre lequel le sujet dont ils proviennent est immunisé. Cette transformation peut aussi être provoquée de manière non spécifique par des agglutinines végétales telles que la phytohémagglutinine (v. ce terme, et *lectine*). — On a tiré de cette transformation, sous l'influence d'antigènes spécifiques, des applications pratiques : — **1°** Si l'on mélange *in vitro* les lymphocytes de 2 sujets non jumeaux homozygotes, le nombre de ces lymphocytes transformés en immunoblastes est d'autant plus grand que les antigènes leucocytaires des 2 sujets sont plus différents, c'est-à-dire que leur incompatibilité tissulaire est plus importante. Cette *culture mixte des lymphocytes* (B. Bain ; F. Bach et K. Hirschhorn, 1964) ou *réaction lymphocytaire mixte* est utilisée comme test d'histocompatibilité (v. ce terme) pour choisir un donneur en cas de transplantation d'organe. Elle mesure le degré de l'incompatibilité, due essentiellement aux antigènes HLA-D. V. *hypersensibilité différée (test d'), lymphostimulation 2°, facteur mitogène, facteur de transformation lymphocytaire* et *système HLA.* — **2°** Cette réaction de transformation des lymphocytes est utilisée également pour détecter les allergies microbiennes et médicamenteuses.

LYMPHOCYTES DÉNUDÉS (syndrome des) (J.L. Touraine, 1974) [angl. ***bare lymphocytes syndrome***]. Variété très rare de déficit immunitaire combiné (des immunités cellulaire et humorale) consistant dans l'absence d'expression des antigènes du système HLA à la surface des lymphocytes ; elle intéresse plus particulièrement les lymphocytes T. On en a décrit 2 types, selon qu'il s'agit de molécules de la classe I ou II. Cette affection est toujours mortelle au cours des premières années de la vie : elle est transmise selon le mode autosomique récessif.

LYMPHOCYTES T (facteur de croissance des). V. *interleukines.*

LYMPHOCYTO-HISTIOCYTOSE, *s. f.* V. *leucémie à tricholeucocytes.*

LYMPHOCYTOLYSE, *s. f.* Destruction des lymphocytes.

LYMPHOCYTOMATOSE, *s. f.* V. *lymphomatose.*

LYMPHOCYTOME, *s. m.* V. *lymphosarcome* et *lymphome.*

LYMPHOCYTOME CUTANÉ BÉNIN [angl. ***lymphocytoma cutis, Spiegler-Fendt sarcoid***] (Bäferstedt, 1943). Syn. *lymphadénome cutané bénin, sarcoïde de Spiegler-Fendt, réticulose lymphocytaire bénigne de Degos.* Tumeur bénigne de la peau, unique ou multiple, siégeant à la face et aux organes génitaux, formée d'un amas de lymphocytes. On la rattache à la *maladie de Lyme.*

LYMPHOCYTOPÉNIE, *s. f.* V. *lymphopénie.*

LYMPHOCYTOPHTISIE ESSENTIELLE DE GLANZMANN. V. *alymphocytose congénitale.*

LYMPHOCYTOPOÏÈSE, *s. f.* (lymphocyte ; gr. *poïein,* faire) [angl. ***lymphocytopoiesis***]. Formation de lymphocytes.

LYMPHOCYTOSARCOME, *s. m.* Syn. *sarcome lymphocytaire.* Variété de lymphosarcome dans laquelle les cellules tumorales ont toutes l'aspect du petit lymphocyte. Elle peut être difficile à distinguer, histologiquement, de la leucémie lymphoïde chronique.

LYMPHOCYTOSE, *s. f.* [angl. ***lymphocytosis***]. Présence de lymphocytes dans un liquide de l'organisme. — ***l. infectieuse aiguë de Carl Smith*** [angl. ***acute infectious lymphocytosis, Carl Smith's disease***]. Syn. *maladie de Carl Smith* (1941). Affection de nature inconnue, présumée virale (entérovirus) frappant surtout l'enfant vers 7 ou 8 ans, caractérisée par un catarrhe rhinopharyngé, une diarrhée, une leucocytose et une lymphocytose très fortes et parfois une fièvre modérée ou une asthénie ; la réaction de Paul et Bunnel est négative. L'évolution se fait rapidement vers la guérison.

LYMPHOCYTOTOXICITÉ, *s. f.* [angl. ***lymphocytotoxicity***]. — 1° Pouvoir destructeur envers les lymphocytes. — ***test de l.*** Destruction des lymphocytes porteurs d'un antigène par l'anticorps correspondant. — 2° Pouvoir destructeur de certains lymphocytes (cellules K, v. ce terme) envers les cellules porteuses d'un antigène étranger.

LYMPHOCYTOTOXINE, *s. f.* [angl. ***lymphocytotoxin***]. Substance destructrice des lymphocytes. Ce terme désigne plus précisément un anticorps possédant cette activité. De tels anticorps apparaissent dans le sérum sanguin au cours des iso-immunisations (isoleucoanticorps). Certains s'attaquent aux lymphocytes du sujet qui les a produits (autolymphocytotoxine) ; p. ex. : au cours de certaines maladies virales et du lupus érythémateux aigu disséminé. V. *iso-immunisation.*

LYMPHOCYTOTOXIQUE, *adj.* [angl. ***lymphocytotoxic***]. Qui détruit les lymphocytes.

LYMPHODIALYSE, *s. f.* [angl. ***lymph dialysis***]. Procédé abandonné d'épuration extrarénale (v. ce terme) par dialyse extracorporelle de la lymphe. Celle-ci était prélevée dans le canal thoracique, recueillie dans un sac stérile et réinjectée dans une veine après extraction des déchets dans un rein artificiel. La *l.* permettait le traitement palliatif des malades atteints d'insuffisance rénale très grave en attente de transplantation du rein ; en outre, par la soustraction de lymphocytes qu'elle entraînait et parfois aussi par l'irradiation extracorporelle de la lymphe, elle augmentait la tolérance immunitaire du futur greffé.

LYMPHŒDÈME, *s. m.* (gr. *numphê,* eau ; *oïdêma,* gonflement) [angl. ***lymphoedema***]. Œdème dû à l'obstruction des voies lymphatiques. — ***l. héréditaire.*** V. *trophœdème* et *éléphantiasis.*

LYMPHO-ÉPITHÉLIOMA, *s. m.* (Regaud, Jovin) [angl. ***lymphoepithelioma***]. Néoplasie de l'amygdale constituée par un épithélioma indifférencié infiltré de lymphocytes.

LYMPHOGENÈSE, *s. f.* (gr. *numphê,* eau ; *génnan,* engendrer) [angl. ***lymphogenesis***]. Formation de la lymphe.

LYMPHOGONIE, *s. f.* (Benda). V. *lymphoblaste.*

LYMPHOGRANULOMATOSE BÉNIGNE(J. Schaumann). V. *Besnier-Boeck-Schaumann (maladie de).*

LYMPHOGRANULOMATOSE INGUINALE SUBAIGUË. V. *Nicolas et Favre (maladie de).*

LYMPHOGRANULOMATOSE MALIGNE. V. *Hodgkin (maladie de).*

LYMPHOGRAPHIE, *s. f.* [angl. ***lymphography***]. Étude radiographique des voies et des ganglions lymphatiques, après injection d'une substance opaque aux rayons X.

LYMPHOGRANULOMATOSE VÉNÉRIENNE. V. *Nicolas et Favre (maladie de).*

LYMPHOHISTIOCYTOSE HÉMOPHAGOCYTAIRE [angl. ***haemophagocytic lymphohistiocytosis***]. Variété d'histiocytose (v. ce terme) à macrophages. Elle peut être primitive et alors consécutive à un déficit immun (v. *l. h. familiale*) ou secondaire à une infection ou un cancer.

LYMPHO-HISTIOCYTOSE FAMILIALE (Nelson, 1961) [angl. ***familial haemophagocytic reticulosis***]. Syn. *réticulose hémophagocytaire* ou *hématophagique* (Farquhar et Claireaux, 1952), *maladie de Farquhar.* Maladie familiale, frappant les jeunes enfants, donnant un tableau analogue à celui de la maladie d'Abt-Letterer-Siwe (v. ce terme), mais sans éruption cutanée et avec de fréquentes atteintes nerveuses (méningite) ; elle est mortelle en quelques semaines ou quelques mois. Il existe une infiltration lymphocytaire et histiocytaire diffuse qui témoigne d'un déficit immunitaire. V. *réticulo-endothéliose* et *histiocytose X.*

LYMPHOÏDE (système ou **tissu)** [angl. ***lymphoid tissue***] (hématologie). Ensemble de cellules et d'organes dont dépendent les réactions d'immunité spécifique. Il est constitué par : — 1° les ***lymphocytes,*** les cellules dont ils proviennent (cellules souches) et celles qui en dérivent (lymphoblastes ou immunoblastes) à la suite de stimulations antigéniques. La filiation de ces éléments est souvent difficile à saisir avant leur transformation en cellules effectrices (immunocytes) : les lymphocytes B et T et les plasmocytes. Ces cellules sont dans le sang, la lymphe, le tissu conjonctif et surtout dans les organes lymphoïdes. — 2° les ***organes lymphoïdes*** où naissent, mûrissent et se transforment les lymphocytes : thymus, moelle osseuse, ganglions (ou nœuds) lymphatiques, amygdales, plaques de Peyer, appendice, derme et chorion des muqueuses. Système lymphoïde et système réticulo-endothélial sont en étroites relations. V. *lymphocyte* et *cellule blastique lymphoïde.*

LYMPHOÏDOCYTE, *s. m.* V. *hémocytoblaste.*

LYMPHOKINE, *s. f.* (Dumonde) [angl. ***lymphokine***] (immunologie). Glycoprotéine soluble sécrétée par les lymphocytes thymodépendants lors d'un nouveau contact avec l'antigène auquel ils ont été sensibilisés et qui déclenche la réaction d'immunité cellulaire. Il existe plusieurs variétés de ces médiateurs ; certains ne sont pas spécifiques d'un antigène (facteur de perméabilité, f. inhibiteur de migration des leucocytes, f. mitogène, lymphotoxine, f. de transformation lymphocytaire, f. inhibant la synthèse de l'ADN) ; d'autres sont spécifiques d'un seul antigène (facteur sécrété par les cellules T auxiliaires, facteur sécrété par les cellules suppressives, facteur de transfert). Les interleukines et les interférons sont des lymphokines. V. ces différents termes, *interleukine, immunité, monokine* et *cytokine.*

LYMPHOLOGIE, *s. f.* [angl. ***lymphology***]. Étude de la lymphe et du système lymphatique.

LYMPHOMATOSE, *s. f.* [angl. ***lymphomatosis***]. Syn. *lymphocytomatose.* Nom générique des affections caractérisées par l'hyperplasie du système lymphatique (lymphome). La *l.* s'accompagne de lymphocytémie avec hyperleucocytose considérable (*l. diffuse* ou *leucémique* ou *leucémie lymphoïde*), modérée (*l. subleucémique*) ou avec leucocytose normale (*l. aleucémique*). Elle peut être généralisée ou à forme ganglionnaire. Elle comprend certains cas classés autrefois dans l'adénie de Trousseau. V. *leucémie lymphoïde.* — ***l. sublymphémique*** (Turck). V. *mononucléose infectieuse.*

LYMPHOME, *s. m.* [angl. ***lymphoma***]. Syn. *lymphadénome, lymphocytome.* Tumeur composée de tissu lymphoïde typique, développée soit dans les organes contenant déjà ce tissu (rate, ganglions, etc.), soit dans les organes qui en sont dépourvus. Pour certains, *l.* est synonyme de *l. malin* (v. ce terme et *lymphosarcome*). — ***l. immunoblastique.*** V. *immunoblastosarcome.*

LYMPHOME B. Lymphome formé de lymphocytes B. V. *lymphosarcome.*

LYMPHOME DE BURKITT. V. *Burkitt (lymphome de).*

LYMPHOME DIFFUS DU GRÊLE. V. *lymphome méditerranéen.*

LYMPHOME FOLLICULAIRE ou **GIGANTO-FOLLICULAIRE.** V. *Brill-Symmers (maladie de).*

LYMPHOME DE LENNERT [angl. ***Lennert's lymphoma***]. Variété de lymphome mal individualisée, régressant parfois spontanément. Ce serait une maladie de Hodgkin atypique ou une forme d'adénopathie angio-immunoblastique ; c'est-à-dire une affection néoplasique ou due à un désordre immunologique portant sur les lymphocytes T.

LYMPHOME DE LA ZONE MARGINALE [angl. ***marginal zone (B-cell) lymphoma***]. Lymphome développé aux dépens de lymphocytes B, normalement présents dans la zone marginale des follicules lymphoïdes secondaires et situés soit dans la rate et les lymphonœuds (ou ganglions), soit dans des organes non lymphoïdes (MALT notamment pour les muqueuses digestives ou respiratoires, dure-mère, peau). V. *MALT.*

LYMPHOME MALIN [angl. ***malignant lymphoma***]. Syn. *hématosarcome.* Terme sous lequel on groupe toutes les proliférations malignes des lignées cellulaires lymphocytaire et histiocytaire ; en particulier la maladie de Hodgkin, les lymphosarcomes, les réticulosarcomes, la maladie de Brill-Symmers. Ces trois dernières étant comprises sous la dénomination de ***l. m. non hodgkiniens.*** V. *lymphosarcome.* — ***l. m. de type B à lymphocytes plasmocytoïdes.*** V. *immunocytome.* — ***l. m. de type T.*** V. *mycosis fongoïde* et *Sézary (syndrome de).*

LYMPHOME MALIN INTRAVASCULAIRE (décrit par Pfleger et Tappeiner, all., 1959 ; nommé par Carrol, amér., 1986) [angl. ***intravascular malignant lymphoma***]. Syn. *angio-endothéliose maligne.* Affection rare caractérisée *anatomiquement* par la prolifération de cellules néoplasiques d'origine lymphomateuse à l'intérieur des capillaires ou des artères ou des veines de petit calibre, *cliniquement* par une fièvre et des symptômes de vascularite, enfin une *évolution* mortelle.

LYMPHOME MALIN NON HODGKINIEN (LMNH) [angl. ***non Hodgkin malignant lymphoma***]. V. *lymphosarcome.*

LYMPHOME DU MALT [angl. ***MALT lymphoma***]. Variété de lymphome extra-ganglionnaire de la zone marginale. V. ce terme et *MALT.*

LYMPHOME DU MANTEAU (1982) [angl. ***mantle zone lymphoma, mantle cell lymphoma***]. Syn. *lymphome de la couronne folliculaire, lymphome à cellules du manteau.* Variété de lymphome non hodgkinien (v. *lymphosarcome*) comprenant des petits lymphocytes et des petites cellules clivées.

LYMPHOME MÉDITERRANÉEN (Ramot, 1965 ; Eidelmann, 1966) [angl. ***Mediterranean lymphoma***]. Syn. *lymphome diffus du grêle.* Affection décrite chez de jeunes sujets originaires des pays méditerranéens. Elle se manifeste par une diarrhée abondante, des crises douloureuses abdominales et une altération rapide de l'état général qui, malgré quelques rémissions, aboutit à la mort en 1 à 4 ans. Il s'agit d'un syndrome de malabsorption intestinale portant sur les glucides, les protides, les lipides et les électrolytes : la kaliémie et la calcémie sont basses. Ce syndrome est lié à une atrophie des villosités intestinales et à une infiltration du chorion du grêle par des cellules lymphoplasmocytaires d'allure maligne ; les ganglions mésentériques présentent un aspect réticulo-sarcomateux ; le sang contient souvent une protéine anormale qui est un fragment des chaînes lourdes des immunoglobulines A. Cette maladie semble en rapports étroits avec celle des chaînes lourdes α (v. ce terme).

LYMPHOME DE PINKUS (1979). Forme rare de lymphome T à grandes cellules polylobées, caractérisée par l'abondance et la variété des localisations extraganglionnaires (tumeurs cutanées et sous-cutanées, osseuses, gonadiques et nerveuses). L'état général est altéré et l'évolution rapidement mortelle.

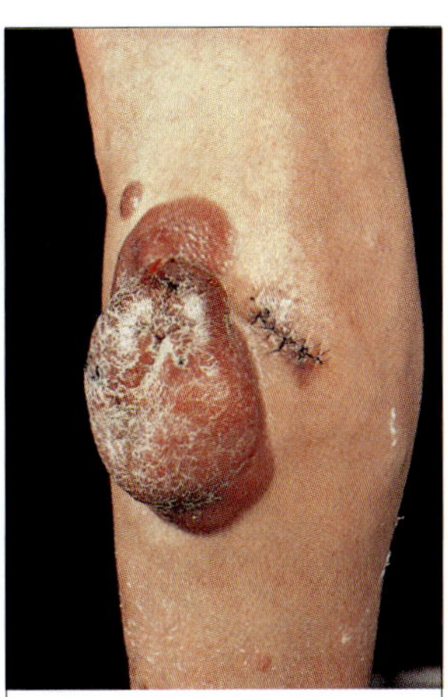

Lymphome T

LYMPHOME T. Lymphome formé de lymphocytes T, d'origine thymique. V. *lymphome malin, mycosis fongoïde* et *Sézary (syndrome de).*

LYMPHOMYCOSE SUDAMÉRICAINE. V. *blastomycose brésilienne.*

LYMPHONŒUD, *s.m.* [angl. ***lymphatic node***]. Nœud (ou anciennement ganglion) lymphatique. V. à *ganglion.*

LYMPHOPATHIE, *s. f.* (gr. *numphê*, eau ; *pathê*, souffrance) [angl. ***lymphopathy***]. Maladie du système lymphatique. — ***l. angio-immunoblastique.*** V. *adénopathie angio-immunoblastique.*

LYMPHOPÉNIE, *s. f.* (gr. *numphê*, eau ; *pénia*, pauvreté) [angl. ***lymphopenia***]. Syn. *lymphocytopénie.* Diminution du nombre des lymphocytes. — ***l. familiale*** (Barandun). Maladie familiale très rare voisine de l'alymphocytose (v. ce terme).

LYMPHOPHILE, *adj.* (gr. *numphê*, eau ; *philein*, aimer). Qui a de l'affinité pour le tissu lymphatique. Se dit p. ex. de certaines tumeurs malignes qui envahissent les ganglions.

LYMPHOPLASTIE, *s. f.* (Lexer). V. *lymphangioplastie.*

LYMPHOPOÏÈSE, *s. f.* (gr. *numphê*, eau ; *poïein*, faire) [angl. ***lymphopoiesis***]. Formation de globules blancs ou de lymphocytes *(lymphocytopoïèse).*

LYMPHOPROLIFÉRATIF, IVE, *adj.* [angl. ***lymphoproliferative***]. Qui s'accompagne de la multiplication anormale, dans les organes lymphoïdes (ganglions, rate, thymus, nodules du tube digestif), de lymphocytes, de plasmocytes et de lymphoblastes.

LYMPHOPROLIFÉRATIFS (syndromes) [angl. ***lymphoproliferative diseases***]. Groupe de maladies malignes caractérisées par la multiplication anormale des lymphocytes, avec ou sans passage de ceux-ci dans le sang. Il comprend essentiellement les lymphosarcomes, la macroglobulinémie de Waldenström, la leucémie lymphoïde chronique, la leucémie à tricholeucocytes. V. *immunoprolifératifs (syndromes).*

LYMPHORÉTICULOPATHIE, *s. f.* [angl. ***lymphoreticulosis***]. Maladie des systèmes lymphatique et réticulo-endothélial.

LYMPHORÉTICULOSARCOME, *s. m.* [angl. ***lymphoreticular sarcoma***]. Tumeur dont les caractères sont à la fois ceux du lymphosarcome et du réticulosarcome.

LYMPHORÉTICULOSE BÉNIGNE D'INOCULATION. V. *griffes de chat (maladie des).*

LYMPHORRAGIE, *s. f.* (gr. *numphê*, eau ; *rhêgnumi*, je jaillis) ou **LYMPHORRHÉE**, *s. f.* (gr. *numphê* ; *rhein*, couler) [angl. ***lymphorrhagia***]. Écoulement persistant de lymphe ; il est dû à la blessure d'un vaisseau ou d'un ganglion lymphatique.

LYMPHOSARCOMATOSE, *s. f.* V. *lymphosarcome.*

LYMPHOSARCOME, *s. m.* (gr. *numphê*, eau ; *sarx*, chair) [angl. ***lymphosarcomatosis, lymphosarcoma, lymphatic sarcoma***]. Syn. *lymphadénome malin, lymphadénosarcome, lymphocytome malin, sarcome lymphoïde* ou *lymphadénoïde* (Rindfleisch). Tumeur maligne se développant dans les ganglions (ou nœuds lymphatiques) et parfois dans les formations lymphoïdes des différents organes (rate, foie, appareils digestif et respiratoire, os, etc.), essaimant des métastases et en l'absence de traitement, provoquant rapidement la mort. À la période terminale, le passage de cellules malignes dans le sang donne parfois à celui-ci un aspect leucémique. Les tumeurs sont composées soit de petits lymphocytes (*lymphocytosarcome* — v. ce terme — ou lymphocytome typique de Ménétrier), soit de cellules semblables aux lymphoblastes, à gros noyaux (*lymphoblastosarcome* — v. ce terme — ou lymphocytome atypique). Selon leur mode d'extension, on distingue les *l.* formant des nappes tumorales *diffuses,* homogènes, et ceux qui prolifèrent sous forme *nodulaire,* d'évolution moins rapide (v. *Brill-Symmers, maladie de*). — Cette ***classification*** des lymphosarcomes en lymphocytosarcomes et lymphoblastosarcomes et des réticulosarcomes en formes indifférenciées, différenciées et plasmocytaires est celle de Rappaport (1966). D'autres, plus récentes (1975) dues à Lukes, à Lennert (de Kiel) et à Mathé, distinguent, grâce aux anticorps monoclonaux, les tumeurs lymphoïdes développées aux dépens des lymphocytes B (85 %), celles provenant des lymphocytes T (15 %), les tumeurs de type histiocytaire et enfin celles de types mal définis. — Plus récemment on considère que les termes de lymphosarcome et de réticulosarcome devraient disparaître, l'ensemble étant désigné par celui de ***lymphome malin non hodgkinien,*** dont on décrit 2 formes, celle à lymphocytes B et celle à lymphocytes T. — La classification de *Kiel* (1991) groupe les lymphomes non hodgkiniens selon leur degré de malignité, faible, intermédiaire ou forte, avec divers sous-groupes suivant la taille et l'aspect des cellules. — La *REAL classification* (1994) distingue la maladie de Hodgkin des lymphomes

B et T et parmi ces derniers, ceux développés à partir de cellules immatures (*l.* lymphoblastiques) ou non. – *La classification de l'OMS* (2001) sépare principalement les lymphomes B des lymphomes T/NK (constitués de cellules lymphoïdes T ou *Natural Killer* [v. *cellule tueuse naturelle*]). V. *lymphome malin, réticulosarcome, lymphoprolifératifs (syndromes), MALT* et *Ann Arbor (classification d').*

LYMPHOSARCOME ou **MALADIE DE KUNDRAT** (1893) [angl. ***Kundrat's lymphosarcoma***]. Forme de *l.* ne frappant qu'un seul côté et qu'un petit groupe de ganglions. Son évolution est lente et il a tendance à s'ulcérer.

LYMPHOSARCOME IMMUNOBLASTIQUE. V. *immunoblastosarcome.*

LYMPHOSARCOME T [angl. ***T-cell lymphoma***]. Lymphosarcome développé aux dépens des lymphocytes T (d'origine thymique). V. *lymphosarcome.*

LYMPHOSCINTIGRAPHIE, *s. f.* [angl. ***lymphoscintigraphy***]. Scintigraphie (v. ce terme) des vaisseaux et des glanglions lymphatiques.

LYMPHOSCROTUM, *s. m.* (lat. *scrotum,* enveloppe cutanée des testicules) [angl. ***lymph scrotum***]. Éléphantiasis des bourses avec varices lymphatiques très développées.

LYMPHOSE, *s. f.* (gr. *numphê,* eau). Nom générique des maladies non inflammatoires du tissu lymphatique.

LYMPHOSE SPLÉNOMÉGALIQUE ALEUCÉMIQUE. V. *leucémie à tricholeucocytes.*

LYMPHOSTASE, *s. f.* (gr. *numphê,* eau ; *stasis,* arrêt) [angl. ***lymphostasis***]. Arrêt ou ralentissement de la circulation dans les vaisseaux lymphatiques.

LYMPHOSTIMULATION, *s. f.* — 1° Incitation à la production de lymphe ou de lymphocytes. — 2° Transformation *in vitro* des lymphocytes en cellules blastiques analogues aux cellules immunocompétentes (v. ce terme). Elle survient lorsqu'on ajoute à leurs cultures certaines substances, p. ex. : la phytohémagglutinine, le sérum antilymphocyte (v. ces termes) ou un antigène contre lequel le sujet dont ils proviennent est immunisé. V. *lymphocytes (transformation des — in vitro).*

LYMPHOTOXINE, *s. f.* (Granger, 1970) [angl. ***lymphotoxin***]. Syn. *facteur cytotoxique, TNFβ, facteur de nécrose tumorale bêta.* Un des médiateurs humoraux de l'immunité cellulaire sécrétés par les lymphocytes thymodépendants (v. *lymphokine*). Il détruit les cellules avec lesquelles il a été en contact, qu'elles soient ou non porteuses de l'antigène auquel les lymphocytes ont été sensibilisés (médiateur non spécifique).

LYMPHOTROPE, *adj.* (gr. *numphê,* eau ; *trépein,* tourner) [angl. ***lymphotropic***]. Qui possède une affinité pour le tissu lymphatique. — *virus l.*

LYNCH (syndromes de) (Lynch H. T., amér. 1972 ; 1985) [angl. ***Lynch's syndromes***]. Syn. *syndrome HNPCC.* Cancer rectocolique non précédé de polypose, survenant précocement chez les membres d'une même famille et transmis selon le mode autosomique récessif. On distingue le type I quand il est isolé et le type II lorsqu'il s'associe à d'autres adénocarcinomes ; p. ex. de l'endomètre. V. *Li-Fraumeni (syndrome de).*

LYOC, *s. m.* Syn. *lyophilisat oral.* Comprimé obtenu par lyophilisation (dessication par évaporation à basse température) et se dissolvant rapidement dans l'eau ou la salive.

LYON. V. *Meltzer-Lyon (épreuve de)* et *Sokolow-Lyon (indice de).*

LYONISATION, *s. f.* (d'après Mary Lyon, 1972) [angl. ***lyonisation***]. Inactivation de l'un des deux chromosomes X à un stade précoce du développement de l'embryon féminin.

LYOPHILISAT ORAL. V. *LYOC.*

LYOPHILISATION, *s. f.* (gr. *luô,* je dissous ; *philos,* ami) [angl. ***lyophilization***]. Syn. *cryodessiccation.* Procédé de conservation des produits biologiques fragiles (extraits d'organes, hormones, vaccins, enzymes, plasma, sérum, globules, globulines, antibiotiques, etc.). Ceux-ci sont d'abord congelés à basse température, puis desséchés sous vide poussé. Le produit, qui n'a subi aucune altération, peut se dissoudre instantanément dans l'eau. V. *lyoc.*

LYS. Symbole de la *lysine.* V. ce terme 2°.

LYSAT, *s. m.* (gr. *luô,* je dissous) [angl. ***lysate***]. Produit de la digestion ou de la dissolution des cellules ou des bactéries par les lysines.

LYSE, *s. f.* (gr. *luô*) [angl. ***lysis***]. Dissolution des tissus ou des bactéries par les lysines.

LYSE DES EUGLOBULINES (temps de). V. *Kaulla (test de von).*

LYSE TUMORALE (syndrome de). Ensemble de manifestations consécutives à la destruction d'une tumeur maligne volumineuse. L'irruption de grandes quantités de substances d'origine cellulaire dans la circulation sanguine entraîne une acidose métabolique avec hyperkaliémie, hyperphosphorémie et hyperuricémie. L'évolution spontanée peut en être mortelle.

LYSERGIDE, *s. m.* **(LSD)** (Hoffmann, 1938) [angl. ***lysergide, LSD***]. Syn. *acide lysergique diéthylamide.* Psychodysleptique (v. ce terme) hallucinogène synthétisé à partir d'un alcaloïde de l'ergot de seigle, abandonné en thérapeutique. Il est utilisé par certains toxicomanes.

LYSINE, *s. f.* (Dreschel, 1889) (gr. *luein,* dissoudre) [angl. ***lysin***]. — 1° Nom générique des substances (anticorps) qui ont la propriété de dissoudre les globules sanguins, les cellules des tissus, les bactéries et qui ne révèlent leur existence que par cette propriété. V. *sensibilisatrice.* — 2° (Drechsel, 1889). Symbole *Lys* ou *K* [angl. ***lysine***]. Acide aminé essentiel, constituant des protéines. V. *hyperlysinémie.*

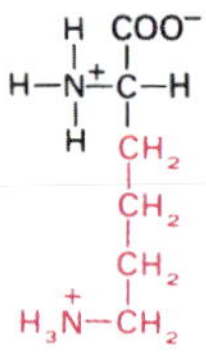

Lysine

LYSINE-VASOPRESSINE [angl. ***lysine-vasopressin***]. V. *vasopressine.*

LYSIS, *s. f.* (gr. *lusis,* solution) [angl. ***lysis***]. Défervescence lente et progressive s'opérant en plusieurs jours. P. ex. : la défervescence de la fièvre typhoïde.

LYSOGÈNE, *adj.* (lyse ; gr. *génnan,* engendrer) [angl. ***lysogen***]. Qui provoque la lyse (dissolution). Se dit d'une bactérie infectée par un prophage. V. *bactérie lysogène.*

LYSOGÉNIE, *s. f.*, **LYSOGÉNIQUE (conversion)** [angl. ***lysogeny***]. V. *conversion lysogénique.*

LYSOKINASE, *s. f.* [angl. ***lysokinase***]. V. *profibrinolysine.*

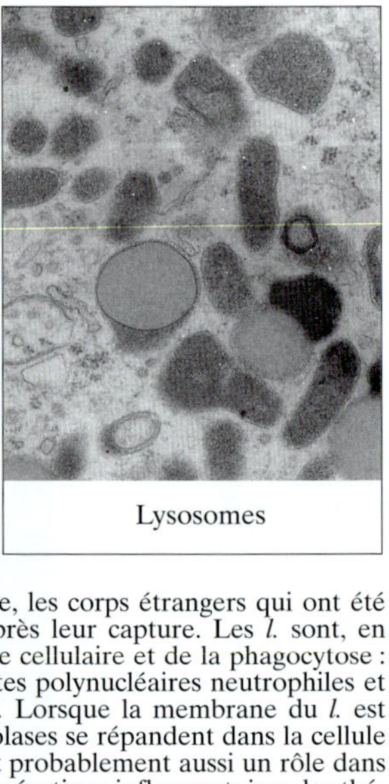

Lysosomes

LYSOSOME, *s. m.* (De Duve, 1955) (gr. *luein,* dissoudre ; *sôma,* corps) [angl. ***lysosome***]. Syn. *lysosome primaire, phagosome.* Particule présente dans le protoplasma des cellules, entourée d'une membrane lipoprotéique et contenant des enzymes variées du type hydrolase, la lysozyme et d'autres agents bactéricides protéiques. Ces substances, déversées dans une vacuole cellulaire protégée par une membrane et avec laquelle fusionnent les *l.* (formant ainsi un *l. secondaire, phagocytome* ou *phagolysosome*), digèrent les déchets du métabolisme cellulaire et, si possible, les corps étrangers qui ont été inclus dans cette vacuole après leur capture. Les *l.* sont, en effet, les agents de la défense cellulaire et de la phagocytose : les granulations des leucocytes polynucléaires neutrophiles et des macrophages sont des *l.* Lorsque la membrane du *l.* est rompue ou altérée, les hydrolases se répandent dans la cellule et la détruisent. Les *l.* jouent probablement aussi un rôle dans la mitose, la fécondation, les réactions inflammatoires, les thésaurismoses, en pathologie articulaire et musculaire, en immunologie et en carcinogenèse. V. *maladie lysosomiale.*

LYSOSOMIAL, ALE ou **LYSOSOMIQUE** *adj.* [angl. ***lysosomal***]. Qui se rapporte au lysosome.

LYSOTYPE, *s. m.* (gr. *lusis,* dissolution ; *tupos,* empreinte) [angl. ***lysotype***]. Subdivision d'une espèce (v. ce terme et *biotaxie*) de bactérie déterminée d'après sa sensibilité aux bactériophages.

LYSOTYPIE, *s. f.* [angl. ***phage typing***]. Technique d'identification des bactéries en fonction de leur sensibilité aux différents bactériophages.

LYSOZYME, *s. f.* (Flemming, 1922) [angl. ***lysozyme***]. Syn. *muramidase*. Enzyme capable de détruire la paroi cellulaire des bactéries capturées dans les lysosomes des phagocytes. C'est un agent non spécifique de la défense de l'organisme que l'on trouve dans un grand nombre de tissus et de liquides biologiques.

LYSOZYMÉMIE, *s. f.* (lysozyme ; gr. *haïma*, sang) [angl. ***lysozymaemia***]. Présence de lysozyme dans le sérum sanguin ; son taux normal est de 3 à 9 mg/L.

LYSSAVIRUS, *s. m.* (gr. *lussa*, rage ; virus) [angl. ***Lyssavirus***]. Genre viral de la famille des *Rhabdoviridæ* (v. ce terme), dont fait partie le virus de la rage. V. ce terme.

LYSYL-BRADYKININE, *s. f.* V. *kallidine.*

LYTIQUE, *adj.* (gr. *lutikos*, qui dissout) [angl. ***lytic***]. Qui se rapporte à la lyse ou qui la provoque.

M

M. — 1° Symbole de *méga* (v. ce terme). — 2° Symbole de la *méthionine* (v. ce terme).

m. — 1° Symbole de *milli* (v. ce terme). — 2° Symbole de *mètre* (v. ce terme).

M (agglutinogène, antigène ou **système).** V. *groupes sanguins.*

M (phase). V. *cycle cellulaire.*

M (strie). V. *myofibrille.*

3 M (syndrome) (décrit en 1975 par J. *Miller*, V. *McKusick* et P. *Malvaux*, d'où son nom) [angl. ***3-M syndrome***]. Syndrome malformatif à transmission autosomique récessive comportant un nanisme et considéré comme une variété de *syndrome de Silver Russel* (v. ce terme).

μ. Lettre grecque mu (m), symbole de *micro* (v. ce terme).

McAlpine (M. Douglas, brit., né en 1890). V. *Lhermitte-McAlpine (syndrome de).*

McArdle-Schmid-Pearson (maladie de) (McA. Brian, brit., 1951 ; S., 1959 ; P., 1961) [angl. ***McArdle's syndrome***]. Syn. *glycogénose type V.* Variété de maladie glycogénique (v. ce terme) caractérisée cliniquement par une fatigabilité anormale avec crampes musculaires douloureuses à l'effort et parfois myoglobinurie ; du point de vue biologique, par l'absence d'élévation de la lactacidémie et de la pyruvicémie lors du travail musculaire anaérobie (sous ischémie). Elle est due à une accumulation, dans les muscles, du glycogène dont la dégradation est bloquée, dès la première étape, par l'absence d'une enzyme, la phosphorylase musculaire. C'est une maladie enzymatique héréditaire, transmise selon le mode autosomique récessif.

McBurney (incision de) (M. Charles, amér., 1845-1914) [angl. ***McBurney's incision***]. Incision « à plans croisés » pratiquée dans l'appendicectomie ; elle ouvre obliquement l'aponévrose du grand oblique, transversalement, en écartant leurs fibres, le petit oblique et le transverse et verticalement le péritoine ; le croisement des lignes de suture évite l'éventration.

McBurney (point de) [angl. ***McBurney's point***]. Point qui correspond à peu près à l'insertion de l'appendice sur le cæcum. Ce point, d'après M. B., « siège à un pouce et demi ou deux pouces (4 à 5 cm) de l'épine iliaque antéro-supérieure droite, sur le trajet d'une ligne menée de cette épine à l'ombilic ». La douleur à la pression en ce point est un signe d'appendicite.

McCarthy (réflexe de) (M. Daniel, amér., 1874-1958) [angl. ***McCarthy's reflex***]. La percussion légère du rebord orbitaire supérieur provoque normalement la fermeture des paupières. C'est une variété de réflexe trigémino-palpébral (v. ce terme).

McCune-Albright-Sternberg (syndrome de) (McC. Donovan, amér., né en 1902). V. *Albright (maladies et syndromes d') 1°.*

MacDonald. V. *Gornall et MacDonald (méthode de).*

MacDonald (indice de) (1931) [angl. ***Macdonald's index***] (paludologie). Pourcentage des enfants splénomégaliques dans le sang desquels on trouve des parasites (v. *indice d'infection vraie*).

MacDonnel (signe de) (MacD. Robert, irlandais, 1828-1889). V. *trachée (signe de la).*

MacDuffie (syndrome de) (1973) [angl. ***MacDuffie's syndrome***]. Affection, plus fréquente chez la femme, caractérisée cliniquement par l'association de manifestations cutanées prédominant sur les membres (papules à centre clair, parfois ortiées, macules brunâtres, purpura) et d'arthralgies migratrices et fugaces. Elle évolue vers la guérison après plusieurs poussées fébriles, souvent accompagnées de douleurs abdominales ; elle peut se compliquer tardivement de glomérulonéphrite mésangio-capillaire. Dans le sérum, le taux du complément (de tous ses composants ou seulement des 4 premiers) est abaissé. La biopsie cutanée montre des lésions d'angéite allergique (v. ce terme).

MacEwen (épine tibiale de) (M. sir William, brit., 1848-1924). Saillie osseuse située à l'insertion tibiale du ligament latéral interne du genou, observée dans le *genu valgum* des adolescents.

McGinn et White (signe de) (1932) [angl. ***McGinn-White sign***] (cardiologie). Aspect de l'électrocardiogramme caractérisé par l'association d'une onde S en 1re dérivation et d'une onde Q (accompagnée d'une onde T négative) en 3e dérivation. Il traduit une dextrorotation du cœur sur son axe longitudinal, observée en cas de cœur pulmonaire chronique (v. ce terme).

McGoon. V. *Rastelli et McGoon (opération de).*

MacIntyre (maladie de). V. *Kahler (maladie de).*

McKusick. V. *Cross-McKusick-Breen (syndrome de)* et *3M (syndrome).*

McKusick (classification de) (M. Victor, généticien amér., 1965) [angl. ***McKusick's classification***]. — 1° Classification des *mucopolysaccharidoses* (v. ce terme) en plusieurs types. — 2° Nomenclature des phénotypes héréditaires mendéliens chez l'homme.

MacLagan (réaction de) (MacL. Noel, brit., né en 1904). V. *thymol (réaction au) de MacLagan.*

MacLeod (maladie de) (MacL. William, brit.) [angl. ***MacLeod's disease***]. Intoxication par les graines d'œillette du Mexique *(Argemone mexicana)*, observée aux Indes et en Afrique centrale. Elle se manifeste par des œdèmes des membres inférieurs, une insuffisance cardiaque et serait analogue au béri-béri (v. ce terme).

MACLEOD (syndrome de) (M. William, 1954) [angl. ***Sawyer-James syndrome***]. Syn. *syndrome de Sawyer-James* (1953). Syndrome caractérisé par une hyperclarté pulmonaire unilatérale, généralisée ou limitée à un lobe, visible sur les clichés radiographiques. Dans le poumon anormalement transparent, non distendu et souvent au contraire rétracté, les bronchioles périphériques sont oblitérées, alors que les grosses bronches sont normales, la ventilation est diminuée, la vascularisation pulmonaire est réduite. Il s'agit très probablement de séquelles de bronchopneumopathies graves et unilatérales de la première enfance. V. *Janus (syndrome de)* et *poumon évanescent.*

MACLEOD-DONOVAN (phagédénisme de, ou **ulcère serpigineux de)** (MacL. John, brit., né en 1870). V. *granulome ulcéreux des parties génitales.*

MCLINTOCK (Barbara, amér.). Prix Nobel de médecine 1983. V. *protovirus.*

MACMAHON (maladie ou **syndrome de)** (MacM. Harold, amér., 1948). V. *cirrhose biliaire primitive.*

MAC MURRAY (manœuvre de) (MacM. Thomas, brit., né en 1887) [angl. ***McMurray's sign***]. Procédé permettant de reconnaître une lésion de la corne postérieure d'un ménisque du genou : le genou étant fléchi, des mouvements de rotation, d'abduction et d'adduction imprimés à la jambe et au pied, sans ou avec extension lente de la jambe, provoquent un claquement perçu au niveau de la partie interne de l'interligne articulaire.

MAC MURRAY (ostéotomie de) [angl. ***MacMurray's procedure***]. Traitement chirurgical de la coxarthrose comprenant une section fémorale entre les trochanters suivie d'une translation interne de la diaphyse.

MACÉRATION, *s. f.* (lat. *macerare*, amollir) [angl. ***maceration***]. — 1° Préparation obtenue en laissant en contact de l'eau froide et des substances végétales ou animales, afin d'en extraire les principes actifs. V. *décoction, infusion* et *tisane.* — 2° V. *fœtus macéré.*

MACH (onde de). V. *vent du boulet.*

MACH (syndrome de) (M. René, suisse, 1955). Syn. *syndrome d'œdème cyclique idiopathique.* Syndrome caractérisé par un gonflement tissulaire généralisé dû à une rétention hydrosaline, avec prise de poids importante et rapide, survenant chez la femme, surtout à la fin du cycle menstruel et en position debout. Il comporte également des maux de tête, une asthénie, des crampes, une oligurie, une constipation chronique avec abus des laxatifs, une sensibilité particulière aux conflits psycho-affectifs. La thérapeutique par les diurétiques, efficace sur l'œdème, entraîne une hypovolémie avec sécrétion exagérée d'aldostérone et d'hormone antidiurétique. V. *obésité d'eau et de sel* et *obésité paradoxale avec rétention d'eau.*

MACHADO GUERREIRO (réaction de) [angl. ***Machado-Guerreiro test***]. Réaction de déviation du complément utilisée pour le diagnostic des formes chroniques de la *maladie de Chagas* (v. ce terme).

MACHADO-JOSEPH (maladie de) (Nakano, 1971) [angl. ***Machado Joseph disease***] (nom des 2 principales familles de malades). Hérédo-dégénérescence spino-cérébelleuse (v. ce terme) touchant des familles portugaises des Açores. Sa transmission est autosomique dominante. L'ataxie cérébelleuse qui apparaît après 20 ans en est le signe principal et constant.

MÂCHOIRE À CLIGNOTEMENT. V. *Gunn (phénomène de).*

MÂCHONNEMENT, *s. m.* [angl. ***machonnement***]. Mouvement automatique et continuel des mâchoires, symptôme qui se rencontre dans un certain nombre d'affections de l'encéphale.

MACKIE. V. *Fox et Mackie (réaction de).*

MACRO-AMYLASE, *s. f.* [angl. ***macroamylase***]. Amylase (v. ce terme) anormale, de poids moléculaire élevé, supérieur à 150 000 d. C'est l'association d'une amylase et d'une macromolécule sérique ; celle-ci est tantôt une immunoglobuline A (la *m.* est alors un complexe antigène-anticorps), tantôt une glycoprotéine. Cette combinaison entrave l'élimination urinaire de l'amylase qui s'accumule dans le sérum (variété d'hyperamylasémie).

MACRO-AMYLASÉMIE, *s. f.* [angl. ***macroamylasaemia***]. Présence de macro-amylase (v. ce terme) dans le sang ; c'est une anomalie acquise sans manifestation clinique.

MACRO-ANGIOPATHIE, *s. f.* (gr. *makros*, grand ; *angéion*, vaisseau ; *pathê*, maladie). Altération des grosses et des moyennes artères ; athérosclérose.

MACROBIOTIQUE, *s. f.* Doctrine diététique d'origine japonaise n'autorisant que des aliments végétaux dont la provenance est strictement naturelle. V. *végétalisme.*

MACROCÉPHALIE, *s. f.* (gr. *makros*, long, grand ; *képhalê*, tête) [angl. ***macrocephalia, macrocephaly***] (anthropologie). Allongement du crâne dont la partie postérieure offre un volume exagéré (déformation généralement artificielle). — Augmentation pathologique du volume de la tête (hydrocéphalie).

MACROCHÉILIE, *s. f.* ou **MACROCHILIE**, *s. f.* (gr. *makros*, grand ; *kheilos,* lèvre) [angl. ***macrocheilia***]. Augmentation du volume des lèvres : du fait d'une hypertrophie simple ou d'un lymphangiome diffus. — ***m. granulomateuse.*** Syn. *cheilite granulomateuse* de Miescher (1945). Hypertrophie congénitale des lèvres, formée par une variété de lymphangiome. Pour certains, elle serait une forme fruste du syndrome de Melkersson-Rosenthal.

MACROCHIRIE, *s. f.* (gr. *makros*, grand ; *kheir*, main) [angl. ***macrocheiria***]. Malformation caractérisée par le développement excessif des mains.

MACROCYTAIRE, *adj.* [angl. ***macrocytic***]. Qui se rapporte au macrocyte.

MACROCYTE, *s. m.* (gr. *makros*, grand ; *kutos*, cellule) [angl. ***macrocyte***]. Globule rouge dont le diamètre est de 9 à 12 µm, au lieu de 7 µm, diamètre normal et dont le volume globulaire moyen est supérieur à 110 μm^3. V. *anémie macrocytaire.*

MACROCYTOSE, *s. f.* [angl. ***macrocytosis***]. Présence de macrocytes dans le sang (anémies diverses).

MACRODACTYLIE, *s. f.* (gr. *makros*, grand ; *daktulos*, doigt) [angl. ***macrodactylie***]. Anomalie de conformation consistant en un développement excessif d'un ou de plusieurs doigts.

MACRODONTIE, *s. f.* (gr. *makros,* grand ; *odous, odontos,* dent) [angl. ***macrodontia***]. Syn. *mégalodontie.* Anomalie constituée par une grandeur excessive des dents.

MACROGAMÈTE, *s. m.* [angl. ***macrogamete***]. V. *gamonte.*

MACROGAMÉTOCYTE, *s. m.* [angl. ***macrogametocyte***]. V. *gamonte.*

MACROGÉNITOSOMIE PRÉCOCE (Pellizzi, 1910) ou mieux **MACROGÉNÉTOSOMIE**, *s. f.* (Ménétrier) [angl. ***macrogenitosomia praecox***]. Syn. *protéléiose* (Berblinger), *syndrome de Pellizzi, virilisme précoce* (Nobécourt). Précocité du développement physique et particulièrement génital (enfants Hercule). Ce syndrome, attribué par Pellizzi à une tumeur de l'épiphyse, semble plutôt dû à une altération des centres végétatifs mamillo-tubériens ou, plus rarement, à une tumeur de la surrénale ou des glandes génitales. On l'observe chez les garçons ou chez les filles : il s'accompagne, dans ce dernier cas, d'hirsutisme et de virilisme.

MACROGLIE, *s. f.* (gr. *makros*, grand ; *glios*, glu) [angl. ***macroglia***]. Partie de la névroglie d'origine ectodermique comprenant les astrocytes et les oligodendrocytes.

MACROGLOBULINE, *s. f.* [angl. ***macroglobulin***]. Globuline de poids moléculaire très élevé (900 000 d), de constante de sédimentation de 19 S, monoclonale, dont la structure ne diffère guère de celles des immunoglobulines M (IgM). V. *immunoglobuline, paraprotéine, glucidogramme* et *macroglobulinémie.*

MACROGLOBULINÉMIE, *s. f.* [angl. ***macroglobulinaemia***]. Présence dans le plasma sanguin, de macroglobuline (v. ce terme). L'augmentation modérée de la *m.* a été observée au cours de diverses maladies (cirrhoses, syndromes néphrotiques, hépatites chroniques, lupus érythémateux, mononucléose infectieuse). Une augmentation plus importante peut être secondaire à certains cancers (épithéliomes ou sarcomes) et à la trypanosomiase ; elle caractérise aussi une affection qui semble primitive, la ***m. essentielle de Waldenström*** (1944). Ce syndrome lymphoprolifératif chronique B se présente sous la forme d'une affection mortelle, d'évolution lente, caractérisée par une anémie, des hémorragies, une augmentation de volume du foie, de la rate et des ganglions lymphatiques avec prolifération lymphoplasmocytaire polymorphe : les complications nerveuses sont rares (v. *Bing et Neel, syndrome de*). La leucocytose sanguine est accrue et la vitesse de sédimentation globulaire très accélérée. Le sang, dont la masse est augmentée et la viscosité également, contient une immunoglobuline M (IgM) monoclonale (macroglobuline) sécrétée par les plasmocytes issus des lymphocytes B. V. *immunoglobuline, dysglobulinémie monoclonale, Schnitzler (syndrome de), amyloïde (dégénérescence)* et *lymphoprolifératifs (syndromes)*.

MACROGLOSSIE, *s. f.* (gr. *makros*, grand ; *glôssa*, langue) [angl. ***macroglossia***]. Augmentation considérable du volume de la langue, entraînant parfois la procidence de cet organe hors de la bouche. Elle est due souvent à une variété de lymphangiome.

MACROGLOSSITE, *s. f.* (J. Sabrazès). Glossite phlegmoneuse avec gonflement considérable de la langue.

MACROGNATHIE, *s. f.* (gr. *makros*, grand ; *gnathos*, mâchoire) [angl. ***macrognathia***]. Développement exagéré de la mâchoire inférieure.

MACROGOL, *s. m.* (DCI). V. *polyéthylène glycol.*

MACROLIDES, *s. m. pl.* [angl. ***macrolides***]. Famille d'antibiotiques (v. ce terme) comprenant les *m. vrais* (p. ex. : l'érythromycine, l'oléandomycine, la spiramycine) et les *m. apparentés* (p. ex. : la lincomycine et la clindamycine classées dans les *lincosamides*) la virginiamycine et la pristinamycine (classées dans les *streptogramines*). Les *m.* agissent sur les ribosomes des bactéries en empêchant la liaison des acides aminés et donc la croissance du germe. Leur action sur les bactéries est prolongée (v. *bactériopause*) ; leur spectre d'activité est analogue à celui des pénicillines. V. *ribosome, kétolides* et *azalide.*

MACROLYMPHOCYTE, *s. m.* [angl. ***macrolymphocyte***]. V. *lymphoblaste 1°.*

MACROLYMPHOCYTOMATOSE, *s. f.* V. *leucémie aiguë.*

MACROMÉLIE, *s. f.* [angl. ***macromelia***]. — 1° (gr. *makros*, grand ; *mélos*, membre). Malformation qui consiste en une longueur excessive d'un membre. — 2° (gr. *makros*, grand ; *mêla*, joues). Hypertrophie des joues.

MACROMÈRE, *s. m.* (gr. *makros,* grand ; *méros*, partie) [angl. ***macromere***] (embryologie). Grand blastomère. V. ce terme et *micromère.*

MACROMOLÉCULE, *s. f.* (gr. *makros*, grand ; molécule) [angl. ***macromolecule***]. Syn. *haut polymère.* Molécule de très haut poids moléculaire, supérieur à 100 000 d. L'ADN, les matières plastiques sont des macromolécules.

MACROMYCÈTE, *s. m.* (gr. *makros*, gros ; *mukès*, champignon) [angl. ***macromycete***]. Champignon (v. ce terme) supérieur.

MACRO-ORCHIDIE, *s. f.* (gr. *makros*, grand ; *orkhidos*, testicule) [angl. ***macro-orchidism***]. Aspect anormalement volumineux du testicule.

MACROPARÉITE, *s. f.* (gr. *makros*, grand ; *paréia*, joue). Syn. *paréite granulomateuse* (H. Scheuermann, 1952). Tuméfaction d'une ou des deux joues, observée parfois au cours du syndrome de Melkersson-Rosenthal.

MACROPHAGE, *s. m.* (Metchnikoff, 1892) (gr. *makros*, grand ; *phagein*, manger) [angl. ***macrophage***]. Syn. *histiocyte.* Phagocyte (v. ce terme) de grandes dimensions (15 à 20 μm). Le noyau unique est plus ou moins arrondi ; le cytoplasme, bleuté, contient des grains azurophiles et de très nombreuses particules étrangères ingérées. Les *m.* dérivent pratiquement tous des monocytes du sang qui ont traversé les parois des capillaires et se sont fixés dans le tissu conjonctif, les sinus des ganglions ou nœuds lymphatiques, de la rate, de la moelle osseuse et du foie (cellules de Kupffer), au niveau des séreuses et des alvéoles pulmonaires. Ils sont très nombreux dans les lésions inflammatoires. Ils interviennent dans les mécanismes immunitaires. Ce sont les histiocytes en période d'activité phagocytaire, les « phagocytes mononucléés » du système réticulo-enthothélial, (v. ce terme, *monocyte, histiocyte, facteur d'activation de macrophages, Langerhans, cellule de* et *cellule géante*). — ***syndrome d'activation des m.*** Syn. *syndrome hémophagocytaire.* (1939) Tableau sévère associant hépatosplénomégalie fébrile avec anémie, leucopénie et thrombopénie, hypertriglycéridémie sans hypercholestérolémie, *hémophagocytose* au myélogramme ; il est consécutif au renforcement de l'activité des *m.* déclenché par certains virus ou certaines bactéries, qu'il y ait ou non déficit immunitaire.

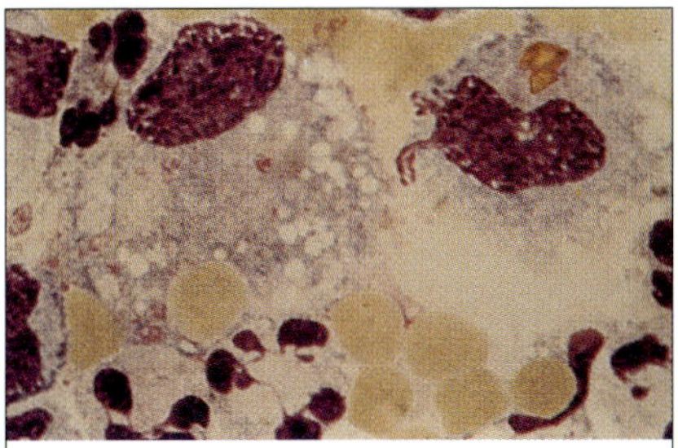

Macrophage (en haut à gauche)

MACROPHAGE ACTIVATING FACTOR **(MAF)** (terme angl.). V. *facteur d'activation des macrophages.*

MACROPHAGES (test de la migration des) ou **(test d'inhibition de la migration des).** V. *leucocytes (test de la migration des).*

MACROPHAGOCYTOSE, *s. f.* Résorption de déchets cellulaires (pigments sanguins, débris de globules rouges ou blancs) par les macrophages.

MACROPIE ou **MACROPSIE**, *s. f.* (gr. *makros*, grand ; *opsis*, vue) [angl. ***macropsia***]. Syn. *mégalopsie.* Phénomène subjectif observé chez certains névropathes qui croient plus grands qu'ils ne sont en réalité les objets offerts à leur vue.

MACROPODIE, *s. f.* (gr. *makros*, grand ; *pous*, *podos*, pied) [angl. ***macropodia***]. Syn. *mégalopodie.* Malformation caractérisée par le développement exagérée des pieds.

MACROPROSOPIE, *s. f.* (gr. *makros*, grand ; *prosôpon*, face) [angl. ***macroprosopia***]. Malformation caractérisée par le développement exagéré de la face.

MACROPSIE, *s. f.* V. *macropie.*

MACROSCOPIQUE, *adj.* (gr. *makros*, grand ; *skopein*, regarder) [angl. ***macroscopic***]. Qui est visible à l'œil nu.

MACROSKÉLIE, *s. f.* (Manouvrier) (gr. *makros*, grand ; *skélos*, jambe) [angl. ***macroscelia***]. Malformation caractérisée par le développement exagéré des jambes.

MACROSOMATIE ou **MACROSOMIE**, *s. f.* (gr. *makros*, grand ; *sôma*, corps) [angl. ***macrosomatia, macrosomia***]. Variété de gigantisme caractérisée par la grosseur excessive de tout le corps. — ***macrosomie adiposo-génitale de Christiansen*** [angl. ***macrosomia adiposa congenita***]. Syn. *syndrome de Christiansen.* Affection exceptionnelle, observée chez l'enfant, caractérisée par l'obésité et une croissance exagérée ; elle serait due à un trouble de fonctionnement de la corticosurrénale et du thymus.

MACROSOMIE FŒTALE [angl. ***fetal macrosomia***]. Enfant dont le poids de naissance excède 4 kg. La *m. f.* s'observe notamment en cas de diabète maternel.

MACROSTOMIE, *s. f.* (gr. *makros*, grand ; *stoma*, bouche) [angl. ***macrostomia***]. Fissure commissurale uni- ou bilatérale augmentant considérablement la fente de la bouche et due à une anomalie de développement de la face.

MACROTIE, *s. f.* (gr. *makros*, grand ; *ous*, *ôtos*, oreille) [angl. ***macrotia***]. Malformation caractérisée par le développement exagéré des oreilles.

MACRUZ (indice de R.) (1958) [angl. ***Macruz's index***] (cardiologie). Formule proposée pour préciser le diagnostic d'hypertrophie atriale gauche ou droite. C'est le rapport entre la durée de l'onde P de l'électrocardiogramme et celle du segment PR. Il est normalement de 1 à 1,6 ; il est supérieur à la normale en cas d'hypertrophie atriale gauche ;

inférieur dans l'hypertrophie atriale droite ; il reste normal si l'hypertrophie intéresse les 2 oreillettes ou atriums.

MACULA, *s. f.* (en lat. tache) [TA et angl. ***macula retinae***]. Syn. *macula lutea.* Pôle postérieur de la rétine ayant l'aspect d'une tache jaunâtre ovalaire à grand axe horizontal ; elle présente en son centre une dépression, la *fovea centralis* ; c'est à cet endroit que l'acuité visuelle est la meilleure • 👁 **fond d'œil** •.

MACULA DENSA (lat.) [angl. ***macula densa***]. Élément de l'*appareil juxta-glomérulaire* (v. ce terme).

MACULE, *s. f.* (lat. *macula,* tache) [angl. ***macula***]. — 1° (dermatologie). Lésion élémentaire de la peau consistant en une tache rouge de dimensions variables, ne faisant pas de saillie notable à la surface des téguments et qui disparaît momentanément par la pression du doigt. — ***m. gonorrhéique de Sängers.*** V. *Sängers (macule gonorrhéique de).* — 2° (anatomie). — ***m. de l'utricule*** et ***m. du saccule*** [TA et angl. ***macula utriculi ; macula sacculi***]. Syn. ancien *tache acoustique.* Épaississement ovalaire de l'épithélium utriculaire et sacculaire comprenant les otolithes (v. ce terme) ou statoconies et leur membrane ainsi que les cellules sensorielles (garnies de stéréocils) d'où naissent les nerfs utriculaires et sacculaires.

MACULOPATHIE, *s. f.* (lat. *macula,* tache ; gr. *pathê,* maladie) [angl. ***maculopathy***]. Altération de la macula de la rétine.

MADAROSE ou **MADAROSIS**, *s. f.* (gr. *madaros,* glabre) [angl. ***madarosis***]. Calvitie du bord palpébral, due à la chute des cils.

MADDOCK (syndrome de) (1953). Insuffisance hypophysaire dissociée : la sécrétion de gonadostimuline et celle de corticotrophine sont déficientes tandis que celle de thyréostimuline est intacte ; il en résulte une insuffisance génitale avec asthénie, hypotension et hypoglycémie.

MADDOX (baguette de) (M. Ernest, brit., 1860-1933) [angl. ***Maddox's rod***]. Appareil d'optique constitué d'un verre strié donnant d'un point lumineux une image linéaire. Il sert à étudier la vision binoculaire et à déceler les strabismes latents.

MADDOX (croix de) [angl. ***Maddox's scale***] (ophtalmologie). Mire graduée cruciforme destinée à étudier la diplopie.

MADELUNG (difformité ou **maladie de)** (M. Otto, all., 1879). V. *carpocyphose.*

MADELUNG (maladie de). V. *adénolipomatose symétrique à prédominance cervicale.*

MADLENER (M. Max, all., 1868-1951). V. *Kelling — Madlener (gastrectomie type).*

MADURA (pied de) (Colebrook, 1846) [angl. ***Madura's foot, fungus foot***]. Syn. *fungus du pied, maladie endophytique du pied, pérical, pied de Cochin* (Madura : ville de l'Inde et île indonésienne). Mycétome du pied appartenant à la variété dite *maduromycose.* Il se traduit par une hypertrophie considérable du pied qui est infiltré et présente des ulcérations fongueuses et des trajets fistuleux ; il peut entraîner la mort du malade si l'on ne pratique l'amputation.

MADUROMYCOSE, *s. f.* [angl. ***maduromycosis***]. Syn. *hyphomycétome.* Variété de mycétome, dont le type est la maladie ou le pied de Madura, mais pouvant siéger aussi à la nuque, caractérisée par des grains constitués de filaments mycéliens volumineux, cloisonnés et formant généralement des chlamydospores. Les champignons en cause (des maduromycètes) sont, le plus souvent, *Madurella mycetomi, Leptosphæria senegalensis* et *Allescheria boydii.*

MÆDI, *s. m.* V. *virus lents (maladies dites à).*

MAF. Abréviation du terme anglais ***Macrophage Activating Factor.*** V. *facteur d'activation des macrophages.*

MAFFUCCI (syndrome de) (M. Angelo, ital., 1881) [angl. ***Maffuci's syndrome***]. Syn. (désuet) *enchondromatose avec hémangiome.* Syndrome caractérisé par l'association de chondromes multiples situés dans la métaphyse des os et d'une angiomatose sous-cutanée (et plus rarement viscérale). Les chondromes, plus ou moins nombreux et qui parfois évoluent vers la malignité, siègent sur les os longs, surtout aux extrémités (doigts). Les doigts sont aussi le siège d'élection des angiomes, le plus souvent plans, rarement tubéreux. Lorsqu'il existe en plus des troubles de la pigmentation cutanée (nævus, vitiligo, etc.), le *syndrome de Kast* est réalisé. Il doit être rapproché du syndrome de Klippel-Trenaunay.

MAGENDANTZ (M. Heinz, amér., né en 1899). V. *Thannhauser-Magendantz (maladie de).*

MAGENDIE (M. François, fr., 1783-1855). V. *Bell-Magendie (loi de)* et *Hertwig-Magendie (phénomène de).*

MAGISTRAL, ALE, *adj.* (lat. *magister,* maître) [angl. ***magistral***]. Se dit des médicaments dont la composition est indiquée par le médecin sur son ordonnance.

MAGMA, *s. m.* (gr. *massein,* piler) [angl. ***magma***]. Résidu que l'on obtient après avoir exprimé les parties liquides d'une substance quelconque.

MAGNÉSÉMIE, *s. f.* ou **MAGNÉSIÉMIE**, *s. f.* [angl. ***magnesaemia***]. Présence et taux du magnésium dans le sang. Dans le sérum le taux normal est de 22 mg par litre en moyenne ; soit 1,5 à 2 mEq/L ou 0,8 à 1,3 mmol/L.

MAGNÉSIUM, *s. m.* (de *Magnésie,* ville d'Asie mineure) [angl. ***magnesium***]. Symbole **Mg**. Élément chimique de numéro atomique 12 (douze électrons gravitent autour du noyau atomique). Le *m.* joue pour la chlorophylle un rôle identique à celui du fer dans l'hémoglobine. Fortement réducteur, il se combine à l'oxygène pour donner un oxyde, MgO (magnésie) très stable. Le corps pur est un métal très léger, employé sous forme d'alliages (construction aéronautique...) — ***Dans l'organisme,*** le Mg est considéré comme un *antagoniste du calcium.* Il diminue l'excitabilité neuro-musculaire. On l'utilise per os en traitement de fond de la *spasmophilie* et en perfusion intraveineuse (sulfate) dans les *troubles du rythme ventriculaires* de l'infarctus du myocarde aigu. Les diurétiques peuvent induire (comme pour le potassium, autre ion intracellulaire) une déplétion en Mg. V. *magnésémie* et *magnésurie.*

MAGNÉSIURIE, *s. f.* [angl. ***magnesuria***]. Présence et taux du magnésium dans l'urine. L'élimination urinaire du magnésium est normalement de 0,08 à 0,20 g, soit 3,3 à 5 mmol ou 6,6 à 10 mEq par 24 h.

MAGNÉTOCARDIOGRAPHIE, *s. f.* [angl. ***magnetocardiography***]. Étude du champ magnétique du cœur.

MAGNÉTO-ENCÉPHALOGRAPHIE (MEG), *s. f.* [angl. ***magnetoencephalography***]. Étude du champ magnétique cérébral.

MAGNÉTOTHÉRAPIE, *s. f.* (magnétisme ; gr. *thérapéia,* traitement) [angl. ***magnetotherapy***]. Emploi thérapeutique des aimants.

MAGNUS (phénomène ou **réflexe de)** (M. Rudolf, all., 1873-1927) [angl. ***Magnus and de Kleijn neck reflex***]. Syn. *réflexe tonique profond du cou.* Dans la rigidité décérébrée, les mouvements passifs de la tête sur le tronc déclenchent des variations du tonus musculaire des membres.

MAGUELONE (plâtre de) [angl. ***Maguelone's plaster***]. Variante du plâtre de Cotrel. V. *Cotrel (plâtre de).*

MAHAIM (faisceau de) (M. Ivan, suisse, 1941) [angl. ***Mahaim's fibres***]. Fibres constituant une voie de préexcitation ventriculaire *(v. Wolff-Parkinson-White, syndrome de)* et unissant directement le nœud d'Aschoff-Tawara ou le tronc commun du faisceau de His au muscle septal ventriculaire. L'électrocardiogramme correspondant montre un espace PR normal et un complexe QRS élargi (de durée inférieure à 0,12 s) par une petite onde delta. Des accès de tachycardie paroxystique peuvent survenir.

MAHLER (signe de) (M. Richard, all., 1895) [angl. ***Mahler's sign***]. Signe précoce de la phlébite des membres inférieurs chez les accouchées ; il consiste en une rapidité particulière du pouls dont la fréquence croît de jour en jour *(pouls grimpant)* bien que la température reste normale.

MAIER (M. Rudolf, all., 1824-1888). V. *Küssmaul-Maier (maladie de).*

MAÏEUTICIEN, *s. m.* (gr. *maïeutikos,* qui concerne les accouchements). Terme proposé par l'Académie française comme équivalent masculin de sage-femme.

MAIGNE (côte de) [angl. ***Maigne's rib***]. Syndrome douloureux thoracique pariétal relatif à une entorse costo-vertébrale ou costo-transversaire des 11e ou 12e côtes.

MAIGREUR, *s. f.* [angl. ***slenderness***]. Disparition des réserves graisseuses de l'organisme, parfois accompagnée d'atrophie des masses musculaires et des viscères. — ***m. hypophysaire.*** *M.* attribuée à une insuffisance du lobe antérieur de l'hypophyse. V. *Simmonds (maladie de).*

MAILLET (doigt en) [angl. ***mallet finger***]. V. *doigt en maillet.*

MAIN, *s. f.* (lat. *manus*) (en gr. *kheir*) (TA *manus*) [angl. ***hand***]. Partie distale du membre supérieur, organe du tact et de la préhension. Elle comprend une face antérieure, la paume, bordée des éminences thénar et hypothénar (v. ces termes) et une face postérieure, le dos de la main. Son squelette est constitué du carpe, du métacarpe et des phalanges **• 👁 synoviale •**.

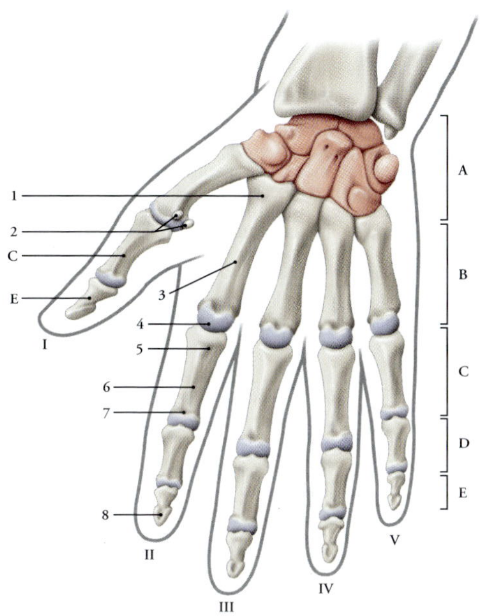

Os de la main. Vue antérieure

A. carpe
B. métacarpe
C. phalange proximale
D. phalange intermédiaire
E. phalange distale

1. base du métacarpien
2. os sésamoïdes
3. corps du métacarpien
4. tête du métacarpien
5. base de la phalange
6. corps de la phalange
7. tête de la phalange
8. tubérosité de la phalange distale

MAIN (phénomène de la) [angl. ***Raimiste's sign***]. V. *Raimiste (signes de) 1°.*

MAIN (subluxation spontanée de la). V. *carpocyphose.*

MAIN D'ACCOUCHEUR (Trousseau) [angl. ***obstetrician's hand***]. Syn. *main de Trousseau.* Attitude particulière de la main que l'on observe dans la tétanie. Les doigts contracturés, à demi-fléchis sur le carpe, sont serrés les uns contre les autres de façon à former un cône. C'est la position que l'accoucheur donne à sa main pour pratiquer le toucher manuel.

MAIN ACROMÉGALIQUE [angl. ***spade hand***]. V. *acromégalique.*

MAIN BOTE (vieux français *bot*, émoussé, arrondi) [angl. ***clubhand***]. Position anormale et permanente de la main par rapport à l'avant-bras. Cette angulation pathologique est acquise ou congénitale et d'origine ostéo-articulaire ou musculo-tendineuse. P. ex. : *m. b. radiale, m. b. cubitale.*

MAIN COURANTE [angl. ***hand rail***]. Barre fixée au mur et constituant une aide à la marche. — ***m. c. de fauteuil roulant.*** Cerceau métallique fixé à l'extérieur de la grande roue d'un fauteuil roulant, de plus petit diamètre que celle-là et servant à manœuvrer celui-ci.

MAIN CREUSE (signe de la) (R. Garcin, 1955). Aspect anormal présenté par la paume de la main dans les conditions suivantes : le malade place ses avant-bras verticaux, mains et doigts étendus dans leurs prolongements, les paumes en avant, le 1er métacarpien ramené dans leur plan frontal ; on lui commande alors d'écarter les doigts : le 1er métacarpien se porte en avant, en flexion et en adduction légère, creusant la paume, dans certains cas pathologiques : chorée ou athétose (main creuse tonique) ou atteinte pyramidale discrète (main creuse parétique).

MAIN CUBITALE [angl. ***ulnar hand***]. Aspect particulier de la main observé dans la paralysie du nerf cubital ou ulnaire, combinant la *griffe cubitale* et la *main de squelette* (v. ces termes).

MAIN FIGÉE [angl. ***frozen hand***]. Attitude spéciale permanente de la main associant la contracture des doigts, serrés en extension les uns contres les autres, à l'ankylose, à l'atrophie musculaire et à des troubles vasomoteurs et trophiques. Elle a été observée à la suite de minimes blessures de la main ou du poignet. Attribuée d'abord simplement à l'hystérie, elle semble bien avoir, en outre, des causes organiques complexes (réflexes sympathiques). V. *physiopathiques (troubles)* et *Secrétan (syndrome de).*

MAIN EN GRIFFE [angl. ***claw hand***]. Aspect particulier de la main dû à l'atrophie des muscles interosseux ; les fléchisseurs, privés de leurs antagonistes, déterminent la flexion des deux dernières phalanges avec hyperextension de la métacarpo-phalangienne.

MAIN HYPOTHALAMIQUE (Guillain, Alajouanine et Mathieu, 1924). Attitude de la main caractérisée par la flexion de tous les doigts à l'exception d'un seul, index ou médius, raidi en extension. Elle est observée dans les lésions du carrefour hypothalamique.

MAIN EN LORGNETTE (Pierre Marie et Léri, 1913) [angl. ***opera-glass hand***]. Déformation de la main caractérisée par un raccourcissement des doigts et parfois des métacarpiens dont les téguments, plissés transversalement, paraissent trop longs ; les doigts sont très mobiles et peuvent être passivement allongés ou raccourcis, les phalanges semblant rentrer les unes dans les autres comme les éléments d'une lorgnette. Cette déformation se voit dans certaines formes de rhumatisme chronique avec ostéolyse.

MAIN PLATE [angl. ***flat hand***]. Aspect particulier de la main, totalement atrophiée et inerte, observé dans les paralysies associées des nerfs médian et cubital, le pouce se trouvant sur le plan des autres doigts.

MAIN DE PRÉDICATEUR (Charcot) [angl. ***benediction hand***]. Attitude spéciale de la main qui est étendue sur l'avant-bras, tandis que les phalanges sont fléchies. Elle est due à la paralysie des muscles innervés par le cubital ou ulnaire et le médian, tandis que les extenseurs (innervés par le radial) sont intacts.

MAIN DE SINGE [angl. ***monkey hand***]. Aspect particulier de la main dû à l'atrophie des muscles des éminences thénar et hypothénar, d'où l'aplatissement de ces dernières et l'impossibilité de l'opposition du pouce qui est rejeté en arrière. La préhension ne peut plus s'effectuer que par flexion des doigts dans la paume de la main, comme chez le singe. On l'observe dans le type Aran-Duchenne, dans le type Gombault-Déjerine et dans la paralysie du nerf médian.

MAIN DE SQUELETTE [angl. ***skeleton hand***]. Aspect émacié de la main observé dans la paralysie du nerf cubital ou ulnaire : l'atrophie de l'adducteur du pouce et des muscles interosseux creuse des gouttières entre les métacarpiens, et celle de l'éminence hypothénar aplatit le bord cubital de la main.

MAIN SUCCULENTE [angl. ***fleshy hand***]. V. *succulent.*

MAIN THALAMIQUE (Lhermitte) [angl. ***thalamic hand***]. Aspect particulier de la main observé dans le syndrome thalamique : le poignet est en flexion sur le bord cubital, l'articulation métacarpo-phalangienne est en flexion et les articulations interphalangiennes sont en extension, le pouce est généralement en adduction ; la position des doigts est instable ; il existe des troubles vasomoteurs (main succulente) et de violentes douleurs accrues par le froid.

MAIN EN TRIDENT (Pierre Marie) [angl. ***trident hand***]. Main dont les doigts sont courts et boudinés à leur base, ce qui force les extrémités à s'écarter les unes des autres. Cette déformation se rencontre dans l'achondroplasie.

MAIN DE TROUSSEAU. V. *main d'accoucheur.*

MAINS, PIEDS, BOUCHE (maladie ou **syndrome).** (Robinson, 1958 ; Alsop, 1960) [angl. ***hand-foot and mouth disease***]. Affection bénigne, survenant surtout chez les enfants, souvent par petites épidémies, caractérisée par une stomatite dont les vésicules s'ulcèrent rapidement et une éruption discrète de petites vésicules ovoïdes et grisâtres siégeant sur les mains et les pieds surtout autour des ongles et sur le talon. Elle paraît provoquée par un *virus Coxsackie* de type A.

MAINTIEN À DOMICILE POUR PERSONNES ÂGÉES [angl. ***home care for senior citizens***]. Ensemble de mesures destinées à permettre aux personnes âgées de continuer à vivre dans leur environnement habituel. V. *auxiliaire de vie.*

MAISON DÉPARTEMENTALE DES PERSONNES HANDICAPÉES (MDPH). Organisme départemental permettant depuis 2006 un accès unique aux droits et prestations prévus pour les personnes handicapées. L'ancienne COTOREP y a été intégrée, remplacée par la CDAPH ou commission pour les droits et l'autonomie des personnes handicapées.

MAISONNEUVE (fracture de) (chirurgien fr., 1809-1897). Fracture du péroné (ou fibula) siégeant au niveau du col et causée par le diastasis péronéo-tibial inférieur associé à une fracture de la malléole interne.

MAISONNEUVE (opération de). V. *entéro-anastomose.*

MAJEWSKI. V. *Lenz-Majewski (syndrome de).*

MAJEWSKI (syndrome de) (M. F., all., 1971). V. *chondrodysplasie léthale avec brièveté des côtes.*

MAJEWSKI-SPRANGER (syndrome de) [angl. ***Majewski-Spranger syndrome***]. Ostéochondrodysplasie voisine du syndrome de Seckel ou nanisme à tête d'oiseau (v. ce terme).

MAJOCCHI (maladie de) (M. Domenico, ital., 1895). V. *purpura annularis telangiectodes.*

MAKAI (M. Endre, hongrois, 1928). V. *Rothmann-Makai (syndrome de).*

MAL (grand ou haut). Syn. *comitialité, mal comitial, mal caduc, mal sacré.* Épilepsie se manifestant par des crises généralisées convulsives (tonico-cloniques). V. *épilepsie généralisée.*

MAL (petit) (Esquirol, 1815) [angl. ***petit mal epilepsy***]. Terme qui a d'abord désigné toute crise d'épilepsie mineure ; puis les différentes variétés d'absence, les myoclonies petit mal et l'effondrement épileptique. Actuellement il est réservé aux absences typiques et aux myoclonies petit mal (v. ces termes). — ***état de petit mal.*** V. *absence (état d').* — ***variante de petit mal.*** V. *Lennox-Gastaut (syndrome de).* — ***petit mal électro-encéphalographique*** ou ***diencéphalique.*** Variété d'épilepsie sous-corticale caractérisée par un tracé encéphalographique particulier. — ***myoclonie petit mal.*** V. ce terme.

MALADE, *s. m.* ou *f.* [angl. ***ill, sick person***]. Personne dont l'état de santé est altéré.

MAL DE L'AIR. V. *transports (mal des).*

MAL D'ALTITUDE. V. *altitude (mal d').*

MAL DES AVIATEURS. V. *aviateurs (mal des).*

MAL DE BRIGHT. V. *Bright (mal de).*

MAL COMITIAL. V. *mal (grand ou haut).*

MAL DES INSERTIONS. V. *insertions (mal des).*

MAL DES IRRADIATIONS PÉNÉTRANTES. V. *rayons (mal des).*

MAL DE MER. Syn. *pélagisme.* V. *transports (mal des).*

MAL DES MONTAGNES. V. *altitude (mal d').*

MAL DE NAPLES ou **MAL NAPOLITAIN**. V. *syphilis.*

MAL PERFORANT [angl. ***mal perforant***]. Ulcération indolore ayant tendance à gagner toujours en profondeur, déterminée généralement par une lésion nerveuse. — ***m. p. buccal*** (Fournier). Affection rare caractérisée par la chute spontanée des dents, la résorption du rebord alvéolaire, enfin des perforations palatines ; elle est due à une névrite du trijumeau, qui se rattache elle-même souvent au tabès. — ***m. p. plantaire.*** Affection caractérisée par une ulcération siégeant à la plante du pied au niveau de l'articulation métatarso-phalangienne des orteils, ayant tendance à envahir l'articulation sous-jacente ; elle est sous la dépendance d'une névrite, qui se rattache elle-même au tabès, au diabète sucré ou à tel autre processus général.

MAL DES RAYONS. V. *rayons (mal des).*

MAL DU ROI [angl. ***king's evil***]. Nom donné autrefois, en France et en Angleterre, aux adénopathies cervicales, parce que le roi, dans chacun de ces pays, possédait, dit-on, le privilège de guérir les *écrouelles* par le simple toucher.

MAL SACRÉ. V. *mal (grand ou haut).*

MAL DES TRANSPORTS. V. *transports (mal des).*

MAL DES TUBÉROSITÉS. V. *insertions (mal des).*

MALABSORPTION (syndrome de) [angl. ***malabsorption syndrome***]. Ensemble de signes traduisant une dénutrition grave d'origine digestive : diarrhée abondante au long cours avec stéatorrhée, amaigrissement, anémie, œdèmes, carences multiples (en protéines, calcium, potassium, vitamines). Il est dû soit à une perturbation de l'absorption intestinale dont les causes sont multiples (résection étendue ou court-circuit chirurgical de l'intestin grêle, fistules gastrocoliques, stéatorrhée idiopathique, maladie de Whipple), soit à une insuffisance digestive par manque d'enzyme au cours des affections gastriques, hépatiques ou pancréatiques.

MALABSORPTION SPÉCIFIQUE DE LA VITAMINE B_{12} AVEC PROTÉINURIE D'IMERSLUND-NAJMAN-GRÄSBECK. V. *Imerslund — Najman — Gräsbeck (anémie ou maladie d').*

MALACIA, *s. f.* (gr. *malakia,* mollesse) [angl. ***malacia***]. — 1° Trouble de l'appétit consistant en un désir morbide de mets excitants ou acides. V. *parorexie.* — 2° ***m. microplastica.*** V. *dysplasie périostale.*

MALACIE, *s. f.* (gr. *malakia*, mollesse) [angl. ***malacia***]. Ramollissement.

MALACIQUE, *adj.* (gr. *malakia*, mollesse) [angl. ***malacic***]. Qui se rapporte à un ramollissement.

MALACOPLASIE, *s. f.* (Michaelis et Gutmann, 1902 ; von Hansemann, 1903) (gr. *malakia*, mollesse ; *plassein*, former) [angl. ***malacoplasia***]. Syn. *malacoplakie, malakoplasie, cystite en plaques.* Affection rare, de nature inconnue, analogue à la leucoplasie, observée au niveau de la muqueuse vésicale. Celle-ci présente des plaques jaune-brunâtres, molles, saillantes, arrondies ou ovalaires, parfois ulcérées. À leur niveau existe une réaction histiocytaire de la sous-muqueuse qui contient de grandes cellules éosinophiles spumeuses renfermant des vacuoles et des inclusions basophiles riches en calcium : les corps de Michaelis et Gutmann. Il s'agit d'une affection locale, bénigne, se manifestant par des signes de cystite chronique. Des plaques analogues peuvent siéger sur toutes les voies urinaires ou sur d'autres organes, etc.

MALADE, *s. m.* ou *s. f.* [angl. ***ill, sick persons***]. Personne dont l'état de santé est altéré.

MALADIE, *s. f.* [angl. ***disease, ill, illness, sickness***]. Altération de l'état de santé, se manifestant en règle par des symptômes et des signes (v. ces termes). En général, ce mot désigne un état morbide dont la cause est reconnue, ce qui l'oppose au syndrome, mais cette distinction n'a rien d'absolu. V. *traitement.* — ***maladie de... :*** v. au nom propre.

MALADIE ACQUISE [angl. ***acquired disease***]. Affection apparue après la fécondation, soit ***pendant la vie intra-utérine*** (*embryopathies* et *fœtopathies,* v. ces termes), soit ***après la naissance.*** Les *m. a.* s'opposent aux *maladies héréditaires* (v. ce terme) ou *génétiques.*

MALADIE PAR ABERRATION CHROMOSOMIQUE [angl. ***chromosomal aberration disease***]. Maladie congénitale due à une anomalie du nombre ou de la structure (délétion, duplication, inversion ou translocation) des chromosomes somatiques (aberration autosomique) ou sexuels (aberration gonosomique). L'anomalie se produit au moment de la méiose et cet accident peut aboutir soit à un excès de matériel chromosomique, certains gamètes portant les 2 chromosomes d'une paire au lieu d'un seul (trisomie), soit à une perte de ce matériel (monosomie, délétion d'un bras chromosomique). Cette maladie n'est pas, en principe, transmissible, sauf dans certains cas très particuliers de translocation. V. *aberration chromosomique, caryotype, sexe nucléaire, tri-*

somie, monosomie, dysgonosomie, polygonosomie, délétion et *translocation.*

MALADIE ALLERGIQUE [angl. ***allergic disease***]. V. *allergique.*

MALADIE AORTIQUE. Syn. *valvulopathie aortique.* Association à des degrés divers de rétrécissement et d'insuffisance aortique (v. ces termes).

MALADIE AUTO-ENTRETENUE, ou **PAR AUTO-AGRESSION, AUTO-IMMUNE** ou **PAR AUTO-IMMUNISATION.** V. *auto-immunité.*

MALADIE DES AVORTONS. V. *maladie homologue.*

MALADIE BLEUE. V. *bleue (maladie).*

MALADIE BRONZÉE. V. *Addison (maladie d').*

MALADIE BRONZÉE HÉMATURIQUE DU NOUVEAU-NÉ. V. *tubulhématie.*

MALADIE PAR CARENCE. V. *carence.*

MALADIE PAR CARENCE IMMUNITAIRE. V. *carence immunitaire.*

MALADIE (cinquième). V. *mégalérythème épidémique.*

MALADIE DU COLLAGÈNE. V. *collagène.*

MALADIE COLLODIONNÉE. V. *desquamation collodionnée.*

MALADIE PAR COMPLEXES ANTIGÈNE-ANTICORPS. V. *complexe immun.*

MALADIE PAR COMPLEXES IMMUNS. V. *complexe immun.*

MALADIE CONGÉNITALE [angl. ***congenital disease***]. Maladie avec laquelle l'enfant est né ; elle est soit *héréditaire,* soit *acquise* pendant les 3 premiers mois de la vie intra-utérine et non transmissible. V. *embryopathie, fœtopathie* et *malformation.*

MALADIE CYCLIQUE TRISYMPTOMATIQUE. V. *Milian (maladie ou trisyndrome de).*

MALADIE À DÉCLARATION OBLIGATOIRE. V. *déclaration obligatoire (maladie à).*

MALADIE ÉMERGENTE [angl. ***emerging disease***]. Maladie nouvelle. Les *m. é.* peuvent être dues à des agents infectants inconnus jusqu'alors (légionellose, sida) – ou connus comme saprophytes mais devenus virulents à la faveur d'une diminution des défenses immunitaires (opportunistes : pneumocystose), – à une mutation rendant possible la transmission humaine à partir des animaux jusque là uniquement touchés (grippe aviaire, encéphalopathies spongiformes) ou bien encore à une intoxication particulière (mésothéliome de l'amiante, syndrome de l'huile toxique espagnole). – Certaines affections considérées comme éradiquées (variole) ou très raréfiées à la suite notamment de campagnes de vaccinations (diphtérie) peuvent ou pourraient réapparaître (« réémerger ») au même titre que certaines maladies épidémiques historiques telles que la peste, notamment à la faveur d'actes terroristes (variole, charbon).

MALADIE ENZYMATIQUE. V. *enzymopathie.*

MALADIE FAMILIALE [angl. ***familial disease***]. Affection qui frappe, sans changer de forme, plusieurs membres d'une même famille et dont le caractère génétique n'est pas certain. Elle se manifeste comme un trouble du développement et se distingue des *maladies de famille,* où intervient, à côté de la notion du terrain, une cause surajoutée comme l'infection.

MALADIE GÉNÉTIQUE ou **GÉNOTYPIQUE** [angl. ***genetic disease***]. Affection provoquée par un désordre génétique. On en distingue 4 groupes : — 1° ***les m. g. par aberration chromosomique,*** provoquées par une *anomalie du nombre ou de la structure des chromosomes.* Cet événement, survenu lors de la méiose, entraîne des syndromes malformatifs accompagnés de retard mental (syndromes de Turner, de Klinefelter, trisomie 21). — 2° ***les m. g. héréditaires classiques monogéniques,*** à transmission mendélienne et alors autosomique dominante (maladie de Steinert, chorée de Huntington), autosomique récessive (mucoviscidose, drépanocytose) ou bien liée au sexe (hémophilie A) ; elles sont d'origine *chromosomique* et dues à un *gène pathologique.* — 3° ***les m. g. mitochondriales,*** à transmission maternelle, liées à l'ADN *non chromosomique* (atrophie optique de Leber, syndrome MELAS). — 4° ***les m. g. multifactorielles ou polygéniques*** (diabète du type 1, spondylarthrite ankylosante, cancers du sein et du côlon), d'analyse plus complexe. V. *maladie par aberration chromosomique, maladie congénitale, maladie héréditaire* et *mitochondriales (maladies).*

MALADIE GLYCOGÉNIQUE. V. *glycogénique.*

MALADIE GRANULOMATEUSE SEPTIQUE DE L'ENFANT. V. *granulomatose septique progressive.*

MALADIE HÉRÉDITAIRE [angl. ***hereditary disease***]. Syn. *hérédopathie.* Maladie transmise par le spermatozoïde ou l'ovule et qui existe par conséquent dès l'origine de la vie intra-utérine. Les *m. h.* sont dues à la présence, sur les chromosomes, de gènes pathologiques (*m. h. vraies*). Selon leur mode de transmission, on distingue les *m. h.* dominantes autosomiques, les *m. h.* récessives autosomiques, les *m. h.* liées au sexe. Elles peuvent être congénitales ou non, se manifestant, dans ce dernier cas, dans l'adolescence ou l'âge mûr. V. *maladie congénitale, dominant, récessif, hérédité autosomique* et *hérédité liée au sexe.*

MALADIE HOMOLOGUE [angl. ***wasting disease graft versus host disease, GVHD***]. Syn. *maladie des avortons, syndrome de réaction du greffon contre l'hôte, maladie* ou *syndrome secondaire* (G. Mathé). Ensemble de troubles, souvent mortels, provoqués par l'introduction chez un sujet rendu immunologiquement tolérant (v. *tolérance immunitaire*) d'un greffon riche en cellules immunologiquement compétentes (p. ex. : une greffe de moelle osseuse). Ces manifestations sont dues à la réaction du greffon contre l'hôte (***graft-versus-host reaction***) dont les cellules et probablement les antigènes d'histocompatibilité, seront attaqués par les lymphocytes du greffon, contre lesquels ils ne pourront se défendre. Ces manifestations consistent en amaigrissement avec diarrhée, éruptions cutanées avec altération des phanères, atteinte hépatique, infections. Elles s'accompagnent d'une hypertrophie du foie et de la rate et surtout d'une atrophie des organes lymphoïdes. Elles sont analogues à celles qui suivent l'ablation du thymus chez l'animal nouveau-né *(maladie thymoprive).*

MALADIE IMMUNITAIRE [angl. ***immunologic disorders disease***]. Syn. *dysimmunopathie.* Maladie en rapport avec une perturbation quantitative ou qualitative des moyens de défense naturels de l'organisme. Le système immunitaire peut être déficient (v. *maladie immunodéficitaire* et *carence ou déficit immunitaire*) ou réagir de façon excessive (v. *hypersensibilité*) ou déréglée (maladies par auto-immunisation, maladies par dépôts de complexes immuns) : v. *auto-immunité* et *complexe immun* ; v. aussi *immunoprolifératifs (syndromes).*

MALADIE IMMUNODÉFICITAIRE [angl. ***immunological deficiency disease***]. Maladie caractérisée par une insuffisance des moyens de défense spécifiques naturels de l'organisme. V. *carence ou déficit immunitaire.*

MALADIE INFECTIEUSE [angl. ***infectious disease***]. V. *infectieux.*

MALADIE INFLAMMATOIRE. V. *maladie systémique.*

MALADIE LUPIQUE. V. *lupus érythémateux aigu disséminé.*

MALADIE LYSOSOMIALE [angl. ***lysosomal storage disease***]. Maladie héréditaire, à transmission génétique récessive, due à l'absence d'une enzyme normalement présente dans les lysosomes (v. ce terme). Cette déficience entraîne une perturbation dans le métabolisme des substances normalement dégradées par cette enzyme et qui s'accumulent dans certains organes, réalisant des maladies de surcharge. V. *thésaurismose.*

MALADIE MÉDICAMENTEUSE [angl. ***drug disease***]. Troubles morbides provoqués par certaines substances utilisées à des fins thérapeutiques : ils peuvent être dus à l'usage de doses trop fortes ou à des réactions d'intolérance ou encore à des effets secondaires portant sur d'autres organes que celui que l'on désire soigner.

MALADIE MENTALE [angl. mental illness]. Syn. *psychose, troubles psychiques.* Perturbation de l'intelligence et du comportement.

MALADIE MÉTABOLIQUE [angl. ***metabolic disease***]. Terme très général par lequel on désigne toutes les maladies en rapport avec une perturbation de métabolisme (v. ce terme). Elles peuvent être héréditaires ou acquises ; être dues à l'interruption d'une chaîne de synthèse par l'absence d'une enzyme, à une anomalie endocrinienne ou alimentaire ; elles peuvent toucher l'équilibre des glucides (p. ex. : diabète, glycogénose, galactosémie congénitale), des nucléotides (goutte), des protides (les amino-acidopathies), des lipides (obésité, dyslipidoses), les équilibres acidobasique, ionique, osmotique, hydrique, minéral, phosphocalcique, vitaminique, etc.

MALADIE MITOCHONDRIALE. V. *mitochondriales (maladies)*.

MALADIE MITRALE [angl. ***mitral valvulopathy***]. Syn. *valvulopathie mitrale.* Association à des degrés divers de rétrécissement et d'insuffisance mitrale (v. ces termes) d'origine rhumatismale.

MALADIE MOLÉCULAIRE (L. Pauling) [angl. ***molecular disease***]. Maladie due à un défaut constitutionnel et héréditaire qui empêche la synthèse d'un groupement moléculaire non enzymatique. P. ex. : les hémoglobinoses (v. ce terme) dans lesquelles le sujet ne peut fabriquer l'hémoglobine normale et édifie à la place une molécule pathologique (hémoglobine S, C, etc.). — Actuellement on rattache aux *m. m.* les affections dues à des anomalies des enzymes (v. *enzymopathie*) et des anticorps et même certaines maladies acquises, p. ex. quelques leucémies au cours desquelles apparaissent des anomalies moléculaires de l'hémoglobine ou des enzymes, dont l'importance varie avec les rémissions et les rechutes de la maladie.

MALADIE DU NŒUD SINUSAL. V. *sinus (maladie du)*.

MALADIE ŒDÉMATEUSE DU SEVRAGE. V. *œdémateuse du sevrage (maladie)*.

MALADIE OPÉRATOIRE. V. *choc opératoire*.

MALADIE DE L'OREILLETTE. V. *maladie rythmique auriculaire.*

MALADIE PÉRIODIQUE [angl. ***familial Mediterranean fever, periodical disease***]. V. *périodique.*

MALADIE À PRÉCIPITINES. V. *complexes immuns.*

MALADIE PROFESSIONNELLE [angl. ***occupational disease***]. Maladie provoquée par la profession du sujet. Les *m. p.* sont dues à des agents physiques (radiopathie, maladie des caissons) ou chimiques (rossignol des tanneurs, gale des cimentiers) ; elles peuvent être dues à une intoxication (saturnisme, benzénisme, plomb des vidangeurs) ou à l'inoculation d'un germe pathogène (pustule maligne, tubercule anatomique). V. *accident de travail* et les tableaux en annexe p. XXXI.

MALADIE QUARANTENAIRE. V. *quarantenaire (maladie)*.

MALADIE (quatrième). V. *Dukes-Filatov (maladie de)*.

MALADIE RÉSIDUELLE ou **MALADIE RÉSIDUELLE MINIMALE (cancérologie)** (G. Mathé, 1969). État caractérisé par la persistance, chez un cancéreux traité par la chirurgie, la chimio- ou la radiothérapie, de cellules néoplasiques en faible quantité et contre lequel l'immunothérapie active a été essayée.

MALADIE RHUMATOÏDE. V. *polyarthrite rhumatoïde.*

MALADIE RYTHMIQUE AURICULAIRE ou **ATRIALE** (Slama, Waynberger, Motté et Bouvrain, 1969 ; Short, 1954 ; Lown, 1967) [angl. ***bradycardia-tachycardia syndrome***] **(cardiologie)**. Syn. *maladie de l'oreillette, syndrome bradycardie-tachycardie.* Affection caractérisée par l'alternance de crises de tachycardie et de bradycardie supraventriculaires. Elle survient chez des sujets de plus de 50 ans, au cœur apparemment sain et se manifeste par des palpitations, une dyspnée, des lipothymies. Les troubles rythmiques sont très variés : tachycardie par fibrillation, flutter ou tachysystolie auriculaires (ou atriales) ; bradycardie sinusale, jonctionnelle ou par bloc sino-auriculaire (ou sino-atrial). Les crises se répètent plus ou moins souvent et la diversité de leurs mécanismes entraîne des indications thérapeutiques opposées ; aussi les formes sévères de la maladie sont-elles traitées par les antiarythmiques associés à la pose d'un stimulateur cardiaque. V. *sinus (maladie du)*.

MALADIE SECONDAIRE. V. *maladie homologue.*

MALADIE SÉRIQUE ou **MALADIE DU SÉRUM**. V. *sérum (maladie du)*.

MALADIE SEXUELLEMENT TRANSMISSIBLE (MST) [angl. ***Venereal Disease, VD***]. Syn. *maladie à transmission sexuelle, MTS, maladie vénérienne.* Maladie contagieuse contractée par les rapports ou contacts sexuels ; p. ex. : syphilis, blennorragie, chancre mou, maladie de Nicolas et Favre, granulome inguinal et autres affections urogénitales ou générales dues à des bactéries, des virus ou des parasites vivant sur des muqueuses superficielles : *Chlamydia* (urétrite à inclusion), *Candida, Trichomonas,* virus de l'herpès, de l'hépatite B, du sida, etc. Les quatre premières et le sida sont à déclaration obligatoire.

MALADIE (sixième) [angl. ***sixth disease***]. Syn. *exanthème subit ou critique, roséole infantile, fièvre de trois jours des jeunes enfants ou avec exanthème critique.* Fièvre éruptive bénigne, survenant chez les enfants de 6 semaines à 2 ans, caractérisée par une température élevée (de 39° à 40 °C), une défervescence brusque le 3e ou 4e jour, coïncidant avec une éruption rubéoliforme d'un rose clair, respectant la face, durant 24 heures et une leucopénie avec granulocytopénie. Elle est due à l'herpès virus *HVH-6* découvert en 1986. V. *Dukes-Filatov (maladie de), Roseolovirus* et *Herpesviridæ.*

MALADIE DE SURCHARGE. V. *thésaurismose.*

MALADIE SYSTÉMIQUE [angl. ***systemic disease***]. Syn. à abandonner : *maladie de système.* Dénomination discutable qui, théoriquement, s'applique aux maladies touchant électivement tous les éléments d'un même système ou tissu (système réticulo-endothélial, système lymphoïde, tissu conjonctif). En fait, elle recouvre un ensemble d'affections disparates (dites parfois « inflammatoires » non spécifiques) qui n'ont en commun que l'obscurité de leur origine : le lupus érythémateux aigu disséminé, des maladies articulaires (polyarthrite rhumatoïde, polyarthrite chronique juvénile et maladie de Still de l'adulte), cutanées (sclérodermie, dermatomyosite, syndrome de Shulman et de Gougerot-Sjögren), vasculaires (angéites allergiques), la maladie de Behçet, la maladie périodique. V. *collagène (maladie du)* et *médecine interne.*

MALADIE THROMBO-EMBOLIQUE. V. *thrombo-embolique (maladie)*.

MALADIE THYMOPRIVE. V. *maladie homologue.*

MALADIE À TRANSMISSION SEXUELLE. V. *maladie sexuellement transmissible.*

MALADIE VÉNÉRIENNE. V. *maladie sexuellement transmissible.*

MALADIES (dites) À VIRUS LENTS. V. *virus lents (maladies dites à)*.

MALADRERIE, *s. f.* (vieux français *maladrerie,* hôpital ; *ladre,* lépreux). Nom donné autrefois aux léproseries.

MALAISE, *s. f.* [angl. ***faintness***]. Sensation soudaine, vague et pénible d'un trouble dans le fonctionnement de l'organisme. P. ex. : *m. vagal.* V. *lipothymie.*

MALAISIE (typhus rural ou **tropical de)**. V. *fièvre fluviale du Japon.*

MALAKOPLAKIE *s. f.* ou **MALAKOPLASIE**. *s. f.* V. *malacoplasie.*

MALAN (tumeur mixte intramurale de). Tumeur développée aux dépens des glandes salivaires du voile du palais, d'abord dans le voile, puis dans l'épaisseur de la paroi pharyngée.

MALARIA, *s. f.* (italien : *mala,* mauvais ; *aria,* air). V. *paludisme.*

MALARIATHÉRAPIE, *s. f.* [angl. ***malariatherapy***]. V. *paludothérapie.*

MALARIEN, ENNE, *adj.* [angl. ***malarial***]. Syn. *paludéen, paludique, palustre.* Qui a rapport au paludisme (malaria). — ***groupe m.*** Ensemble des formes de paludisme provoquées par les différentes variétés de *Plasmodium* : fièvres tierce bénigne, quarte, tierce maligne, pernicieuse, cachexie palustre et fièvre bilieuse hémoglobinurique (v. ces termes).

MALARIOLOGIE, *s. f.* V. *paludologie.*

MALASSEZ (spore de). V. *Malassezia furfur.*

MALASSEZ ET VIGNAL (bacille de) (M. Louis, fr., 1842-1909). V. *yersiniose* et *adénite mésentérique aiguë.*

MALASSEZIA FURFUR [angl. ***Malassezia furfur***]. Syn. *Microsporon furfur.* Espèce de champignon de la famille des Cryptococcaceæ, ayant l'aspect d'une levure, saprophyte de la peau et qui provoque parfois le *pityriasis versicolor.*

MALAXAGE, *s. m.* [angl. ***malaxation***]. Technique de *massage* associant pétrissage et pincement.

MALÉDICTION D'ONDINE. V. *Ondine (malédiction d').*

MALENTENDANT, ANTE, *adj.* [angl. ***partially deaf***]. Dont l'acuité auditive est diminuée.

MÂLES (hormones). V. *androgènes (hormones).*

MALFORMATION, *s. f.* [angl. ***malformation***]. Anomalie d'une partie du corps existant à la naissance. Elle est due à un trouble du développement pendant la vie intra-utérine. Contrairement aux *déformations* qui sont acquises après la naissance, les *m.* sont toujours et par définition congénitales, c'est-à-dire présentes à la naissance. Les *m.* peuvent être *héréditaires* (ou génétiques) ou bien *acquises* (embryopathies, fœtopathies). V. ces termes, *maladie acquise, maladie congénitale* et *maladie héréditaire.*

MALFORMATION LUXANTE DE LA HANCHE. Terme proposé par Lance pour désigner la luxation congénitale de la hanche. En fait, celle-ci résulte essentiellement de contraintes mécaniques, tendant *in utero*, à forcer la tête fémorale hors du cotyle ; il s'agit souvent d'une position fœtale en siège, surtout décomplété et lors d'une première grossesse. La luxation peut être aussi favorisée par une laxité ligamentaire d'origine génétique, dominante à expressivité variable. V. *ressaut (signe du).*

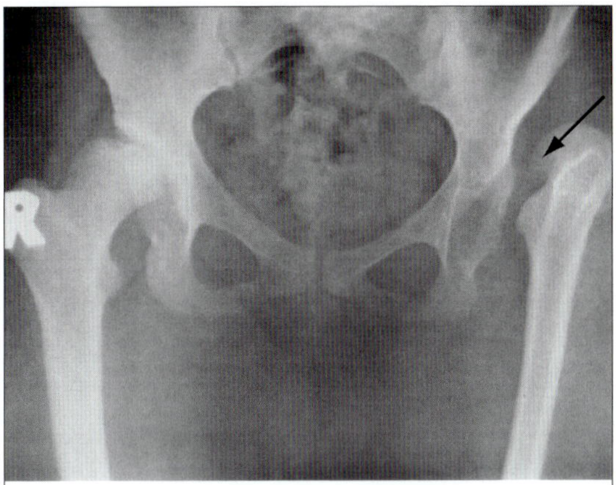

Luxation congénitale de la hanche gauche

MALGAIGNE (fracture de) (M. Joseph, fr., 1806-1865) [angl. ***Malgaigne's fracture***]. Double fracture verticale de la ceinture pelvienne : le trait antérieur passe par le trou obturateur (ou foramen obturé) et le trait postérieur par l'os iliaque (ou coxal).

MALGAIGNE (ligne de). Ligne allant de l'épine iliaque antéro-supérieure à l'épine pubienne, correspondant à l'arcade crurale et permettant de différencier les hernies crurales situées au-dessous, des hernies inguinales situées au-dessus d'elle.

MALHERBE (épithélioma calcifié de) (M. Albert, fr. ; Malherbe et Chenantais, 1880) [angl. ***Malherbe's epithelioma***]. Syn. *épithélioma momifié, pilomatrixome* (Pinkus et Mehregan, 1969). Tumeur sous-cutanée d'une dureté pierreuse, généralement unique, plus ou moins arrondie et irrégulière, mobile sous la peau et sur les plans profonds, d'une évolution très lente et toujours bénigne. Elle est formée d'éléments épithéliaux, dont certains sont momifiés ou même calcifiés et qui ne dégénèrent jamais en cancer. Elle est observée surtout chez l'enfant, au niveau de la face.

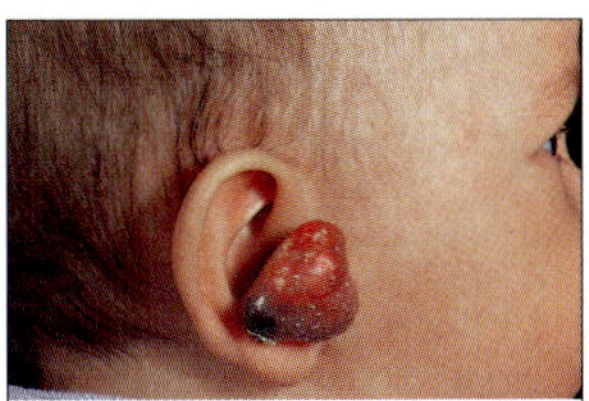

Epithélioma calcifié de Malherbe

MALI (acro-angiomatose de). V. *acro-angiomatose.*

MALIGNITÉ, *s. f.* (lat. *malignitas*) [angl. ***malignancy***]. Caractère insidieux et particulièrement redoutable soit d'une *maladie,* au cours de laquelle il se manifeste par l'apparition de symptômes anormaux ou par une évolution inattendue qui entraînent rapidement la mort, soit d'une *tumeur,* fatale par sa tendance à l'extension et à la généralisation. V. *bénignité.* — ***syndrome de m.*** [angl. ***malignant syndrome***]. V. *malin (syndrome).*

MALIN (syndrome de). V. *anémie phagocytaire.*

MALIN, MALIGNE, *adj.* (lat. *malignus,* méchant) [angl. ***malignant***]. Se dit d'une maladie qui présente un caractère grave et insidieux ou d'une tumeur susceptible de se généraliser et de provoquer la mort du malade. V. *bénin.* — ***syndrome m.*** (Hutinel). Ensemble de symptômes apparaissant parfois au cours des maladies infectieuses (diphtérie, scarlatine, rougeole, grippe, fièvre typhoïde, etc.), précocement ou tardivement : adynamie, hyperthermie, collapsus cardiovasculaire, vomissements, diarrhée, protéinurie, hémorragies et érythèmes. Ce syndrome donne à la maladie en cours un caractère d'exceptionnelle gravité et annonce une mort prochaine. Il est dû à l'atteinte du système neurovégétatif (centres et formations périphériques) (Reilly, Marquézy et Mlle Ladet, 1938). — ***syndrome m. secondaire de Marfan.*** V. *Marfan (syndrome malin secondaire de).* — ***syndrome m. tardif de Grenet et Mézard.*** V. *Grenet et Mézard (syndrome malin tardif de).*

MALLÉATOIRE (chorée). V. *chorée hystérique.*

MALLÉINE, *s. f.* (lat. *malleus,* morve) [angl. ***mallein***]. Substance extraite des cultures du bacille de la morve *(Pseudomonas* ou *Malleomyces mallei).* Employée en cutiréaction chez l'homme, par voie sous-cutanée, intradermique ou conjonctivale chez le cheval, elle provoque, si le sujet est ou a été atteint de la morve, des réactions locales qui servent au diagnostic de la maladie.

MALLÉOLAIRE, *adj.* [angl. ***malleolar***]. Qui se rapporte aux malléoles, tibiale et péronière. — *fracture m.*

MALLÉOLE, *s. f.* (lat. *malleus,* marteau) [TA et angl. ***malleolus lateralis, malleolus medialis***]. Apophyse ou tubérosité (externe ou interne) de la cheville. V. ce terme.

MALLEOMYCES. V. *Pseudomonas.*

MALLET-GUY (signe de) (M.-G. Pierre, fr., né en 1897). Point douloureux provoqué par la palpation de la région sous-costale gauche chez un sujet atteint de pancréatite chronique et couché en décubitus latéral droit.

MALLEUS, *s. m.* (en lat. marteau) [angl. et TA ***malleus***]. V. *marteau* et *osselet.*

MALLORY (cirrhose de) (M. Frank, amér., 1862-1941). V. *cirrhose post-nécrotique.*

MALLORY (corps de) (M. Frank) [angl. ***Mallory's bodies***]. V. *foie alcoolique.*

MALLORY-WEISS (syndrome de) (M. George, amér., né en 1900) [angl. ***Mallory-Weiss syndrome***]. Hémorragies gastro-intestinales, souvent mortelles, par ulcérations de la muqueuse du cardia, à la suite de vomissements répétés et prolongés. Elles surviennent au cours de l'alcoolisme, de la gastrite atrophique, des cirrhoses nutritionnelles, des hernies hiatales, d'œsophagite, etc.

MALNUTRITION, *s. f.* [angl. ***malnutrition***]. Terme général désignant toute anomalie de la nutrition par excès, défaut ou déséquilibre.

MALOCCLUSION, *s. f.* (lat. *malus,* mauvais ; *occludere,* fermer) [angl. ***malocclusion***]. Syn. *dysocclusion.* Occlusion défectueuse. — ***m. dentaire.*** V. *Angle (classification d').*

MALONYLURÉE, *s. f.* [angl. ***malonylurea, barbituric acid***]. Syn. *acide barbiturique.* Acide formé d'acide malonique et d'urée et dont les dérivés sont les barbituriques (v. ce terme).

MALPIGHI (corps muqueux de). Couche profonde de l'*épiderme.* V. ce terme.

MALPIGHI (pyramides de) (M. Marcello, ital., 1628-1694) (TA *pyramides renales*) [angl. ***pyramids of Malpighi***]. Syn. *pyramides rénales.* Subdivisions de la médullaire du rein. On leur décrit une base externe correspondant au cortex, un sommet interne, la papille faisant saillie dans la lumière d'un petit calice et une structure striée du fait des tubules droits. V. *Bertin (colonne de).*

MALPOSITION, *s. f.* [angl. ***malposition***]. Anomalie de situation.

MALT [angl. ***Mucosa-Associated Lymphoid Tissue***] (Isaacson P. G., 1983). Tissu lymphoïde particulier contenu dans les muqueuses (p. ex. les plaques de Peyer, v. ce terme). Il peut être le siège de lymphomes B ou T digestifs ou bronchiques. V. *Helicobacter pylori* et *lymphome du MALT*.

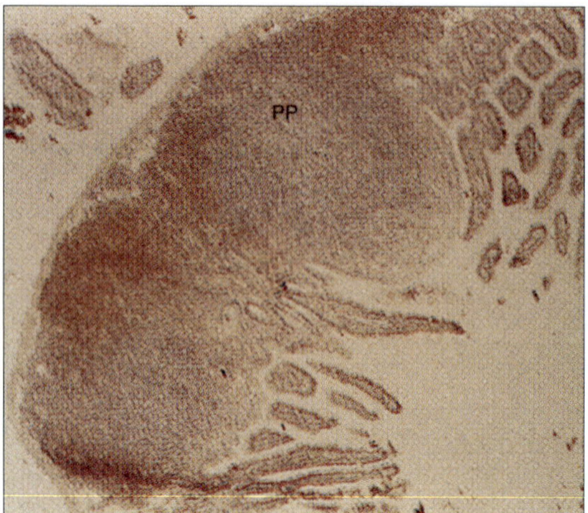

Cellule MALT dans une plaque de Peyer

MALT, *s. m.* (lat. *maltum*, malt) [angl. ***malt***]. Orge germée puis séchée et séparée du germe, utilisée notamment pour la fabrication de la bière et du whisky.

MALTASE, *s. f.* [angl. ***maltase***]. Syn. *α-glucosidase*. Enzyme des sucs pancréatique et intestinal qui transforme par hydrolyse le maltose en glucose au cours de la digestion. Un déficit en *m.* acide caractérise la maladie de Pompe. V. ce terme.

MALTE (fièvre de). V. *mélitococcie*.

MALTHUSIANISME, *s. m.* (de Malthus, économiste anglais, qui publia, en 1798, un *Essai sur le principe de population*, où il signalait les dangers de l'accroissement de la population) [angl. ***malthusianism***]. Mise en pratique des différents moyens propres à diminuer la natalité (avortements provoqués, castrations, procédés anticonceptionnels, etc.).

MALTOSE, *s. m.* (lat. *maltum*, malt) [angl. ***maltose***]. Diholoside réducteur constitué par deux molécules de glucose. C'est le sucre du malt.

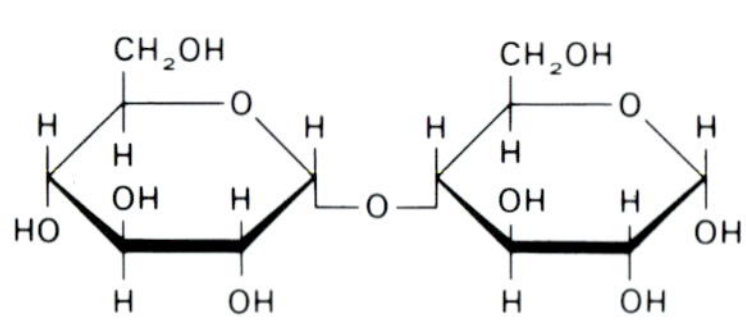

Maltose

MALTOSURIE, *s. f.* [angl. ***maltosuria***]. Présence de maltose dans l'urine ; elle est exceptionnelle.

MALTRAITANCE, [angl. ***ill-treatment***]. Mauvais traitements infligés à des personnes faibles et vulnérables. V. *abus sexuel de l'enfant* et *sévices*.

MALVOYANCE, *s. f.* Diminution de l'acuité visuelle, quelle que soit sa cause. V. *amblyopie, amaurose* et *cécité*.

MAMELLE, *s. f.* (lat. *mamma*) (TA *mamma*) [angl. ***breast***] (en gr. *mastos*). Syn. *sein*. Organe pair et globuleux situé à la partie antéro-supérieure du thorax, se développant chez la femme à la puberté et contenant la glande mammaire et du tissu adipeux. V. mots commençant par *mast...*

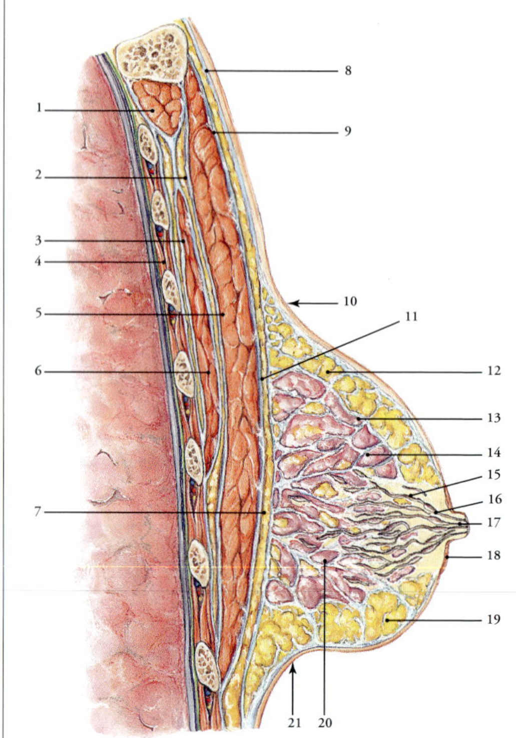

Coupe sagittale du sein

1. muscle subclavier
2. fascia clavi-pectoral
3. fascia endothoracique
4. plèvre pariétale
5. muscle grand pectoral
6. muscle petit pectoral
7. graisse rétromammaire
8. fascia superficiel thoracique
9. fascia pectoral
10. sillon supra-mammaire
11. fascia rétro-mammaire
12. fascia prémammaire
13. ligament suspenseur du sein
14. lobule
15. conduit lactifère
16. sinus lactifère
17. aire criblée et ostiums lactifères
18. aréole
19. graisse prémammaire
20. corps mammaire
21. sillon

MAMELON, *s. m.* (TA *papilla mammae*) [angl. ***nipple***]. Extrémité cônique du sein où aboutissent les canaux galactophores. Le *m.* est entouré d'une zone arrondie et pigmentée, l'aréole.

MAMILLOPLASTIE, *s. f.* (lat. *mamilla,* mamelle ; gr. *plassein*, former) [angl. ***mamilliplasty***]. Opération qui consiste à enlever un ou deux lambeaux de peau autour du mamelon et qui a pour but de supprimer l'ombilication ou l'invagination de celui-ci.

MAMMAIRE, *adj.* Qui a rapport au sein. – ***glande m.*** (TA *glandula mammaria*) [angl. ***mammary gland***]. Glande exocrine située dans la mamelle et sécrétant le lait. V. *prolactine*.

MAMMECTOMIE, *s. f.* (Dartigues) (lat. *mamma*, mamelle ; gr. *ektomê*, ablation). V. *mastectomie*.

MAMMITE, *s. f.* (lat. *mamma*). V. *mastite*. —***m. noueuse***. V. *kystique de la mamelle (maladie)*.

MAMMOGRAPHIE, *s. f.* V. *mastographie*.

MAMMOPLASTIE, *s. f.* V. *mastoplastie*.

MAMMOSE, *s. f.* V. *mastose*.

MAMMOTROPE, *adj.* [angl. ***mammotropic***]. Qui a de l'affinité pour la glande mammaire.

MANAHAN (M. L. philippin, 1948). V. *Rotor, Manahan et Florentin (syndrome de).*

MANCHE DE VESTE (déformation en). Déformation d'un segment de membre en arc de cercle ; elle est due à la consolidation d'une fracture en mauvaise position (cal angulaire) ou à une affection osseuse (maladie de Paget).

MANCHESTER (opération de). Technique (mise au point dans cette ville d'Angleterre) destinée à corriger les prolapsus génitaux par voie vaginale. Elle associe l'amputation du col utérin et la suture du paracervix et des ligaments utéro-sacrés à la face antérieure de l'isthme.

MANCHON, *s. m.* [angl. ***coupling sleeve***]. Dispositif protégeant le moignon, interposé entre ce dernier et l'emboîture d'une prothèse de membre inférieur.

MANCINI (technique de). V. *immunodiffusion (techniques d').*

MANDEL (technique de) (M. John, amér., 1971) (Lu, 1965 ; Narula, 1972) (cardiologie). Mesure du temps au bout duquel reparaît le rythme sinusal après l'arrêt brusque d'une stimulation électrique rapide (120 à 150 par minute) de l'oreillette (ou atrium), stimulation réalisée pendant 30 à 60 sec. au moyen d'une sonde d'entraînement placée dans l'oreillette droite près du sinus. La pause qui suit normalement l'arrêt de la stimulation est plus longue en cas de maladie du sinus. V. ce terme, *Strauss (technique de)* et *Narula (test de).*

MANDIBULAIRE, *adj.* (lat. *mandibula*, mâchoire). Relatif à la mandibule. — ***nerf m.*** (TA *nervus mandibularis*) [angl. ***mandibular nerve***]. Branche terminale du nerf trijumeau. Nerf mixte, sensitif et moteur pour la mastication.

MANDIBULE, *s. f.* (bas lat. *mandibula*, mâchoire) [TA et angl. ***mandibula***]. Syn. *maxillaire (inférieur).* Os de la mâchoire inférieure, impair, symétrique, comportant un corps arqué à concavité postérieure sur le bord supérieur duquel s'implantent les dents et 2 branches montantes s'articulant avec les temporaux. V. *maxillaire* • 👁 **tête** •.

MANDRIN, *s. m.* [angl. ***stylet, mandrin***]. Tige métallique amovible oblitérant la lumière d'une aiguille à injection.

MANDUCATION, *s. f.* (lat. *manducare*, mâcher, manger) [angl. ***manducation***]. Ensemble des phénomènes qui dans la bouche transforment les aliments : mastication, action de la salive, déglutition.

MANGANIQUE, *adj.* [angl. ***manganic***]. Qui se rapporte au manganèse.

MANGANISME, *s. m.* [angl. ***manganism***]. Intoxication par le manganèse survenant chez les ouvriers qui extraient et manipulent le minerai et inhalent ses poussières. Elle se manifeste essentiellement par des accidents nerveux : agressivité puis asthénie et apathie, tremblement et surtout hypertonie musculaire entraînant des troubles de l'équilibre, de la marche et de la parole et un aspect figé du visage ; elle entraîne aussi des pneumopathies aiguës sévères.

MANGY, *s. m.* (Fontoynont, 1911). Maladie endémique sur les hauts plateaux de Madagascar, caractérisée par une parotidite chronique généralement bilatérale ne s'accompagnant ni de douleur, ni de réaction inflammatoire. Elle serait à la glande parotide ce que le goitre est à la glande thyroïde.

MANIACO-DÉPRESSIVE (psychose ou **maladie).** V. *folie périodique.*

MANIAQUE, *adj.* [angl. ***maniacal***] et *s. m.* ou *f.* [angl. ***maniac***]. Se dit d'un malade atteint de manie. — Qui a rapport à la manie. — ***exaltation m.*** V. *hypomanie.*

MANICHÉISME, *s. m.* (*Mani*, philosophe persan du IIIe siècle) [angl. ***manichaeism***]. Doctrine philosophique qui prétend que le monde est régi par deux puissances égales et opposées, les principes du Bien et du Mal. — ***m. délirant.*** Conception délirante dans laquelle le malade se croit à la fois attaqué et protégé par des personnages imaginaires.

MANIE, *s. f.* (gr. *maïnomaï*, délire) [angl. ***mania***]. Syndrome caractérisé « par une surexcitation générale et permanente des facultés intellectuelles et morales » (Baillarger) et qui peut se manifester soit au cours d'une affection mentale, soit à l'état isolé et constituer une psychose autonome. C'est une altération pathologique de l'humeur. — ***m. blasphématoire.*** V. *coprolalie.* — ***m. dépilatoire.*** V. *trichotillomanie.* — ***m. intermittente*** ou ***périodique.*** V. *folie périodique.*

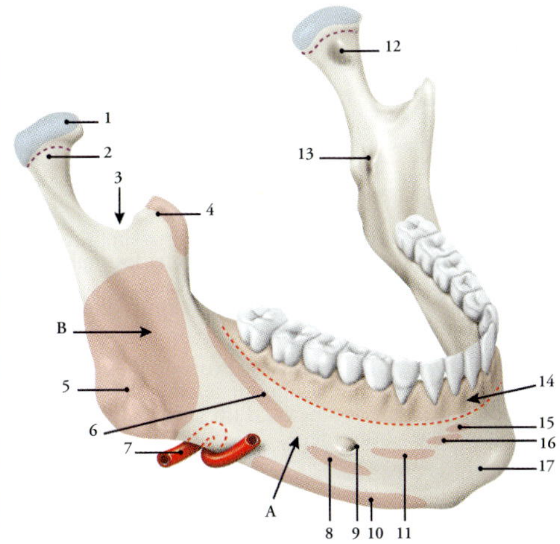

Mandibule
Vue latérale et antéro-supérieure

A. corps de la mandibule
B. branche de la mandibule
1. tête
2. col
3. incisure
4. processus coronoïde (muscle temporal)
5. tubérosité massétérique (muscle masséter)
6. ligne oblique (muscle buccinateur)
7. artère faciale
8. muscle abaisseur de l'angle de la bouche
9. foramen mentonnier
10. muscle platysma
11. muscle abaisseur de la lèvre inférieure
12. fossette ptérygoïdienne
13. foramen mandibulaire
14. insertion de la muqueuse orale
15. muscle incisif inférieur
16. muscle du menton
17. protubérance mentonnière

MANIÉRISME, *s. m.* [angl. ***mannerism***]. Caractère compliqué, affecté, précieux, théâtral du langage, des gestes et du comportement en général, observé chez certains névropathes et psychopathes.

MANIPULATION, *s. f.* (lat. *manipulus*, poignée) [angl. ***manipulation***]. Action d'effectuer certaines manœuvres manuelles : — 1° pour réaliser des expériences de physique ou des préparations chimiques ; — 2° pour remédier à certains déplacements osseux (vertébraux, p. ex.). — Ces manœuvres elles-mêmes. V. *chiropraxie, ostéopathie, vertébrothérapie* et *médecine manuelle.*

MANIPULATION GÉNÉTIQUE [angl. ***gene manipulation***]. V. *génétique (manipulation).*

MANNITOL, *s. m.* (de *manne*, exsudation sucrée du frêne) [angl. ***mannitol***]. Alcool dérivé du mannose, que l'on peut utiliser par voie intraveineuse pour étudier la clairance (v. ce terme) glomérulaire rénale, obtenir une diurèse osmotique et traiter l'œdème cérébral.

MANNITOL (épreuve au) [angl. ***mannitol clearance***]. V. *clairance.*

MANNO-HEPTULOSURIE, *s. f.* [angl. ***mannoheptulosuria***]. Présence dans l'urine de manno-heptulose, sucre rare, contenu dans certains fruits (avocat).

MANNOSE, *s. m.* (de *manne*, exsudation sucrée du frêne) [angl. ***mannose***]. Hexose présent à l'état naturel dans divers végétaux. V. *mannitol.*

MANNOSIDOSE, *s. f.* [angl. ***mannosidosis***]. Affection congénitale rare de l'enfant caractérisée par des troubles du développement du squelette rappelant ceux de la maladie de Hurler, un retard psychomoteur, une hépatosplénomégalie et la présence, dans l'urine, de composés du mannose

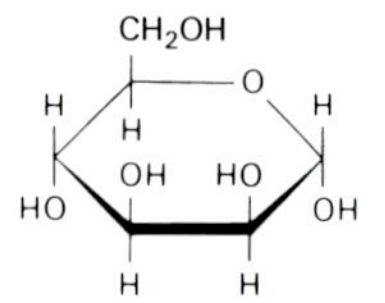

Mannose

(variété d'oligosaccharide) qui, par ailleurs, surchargent les leucocytes et les cellules du foie et de la rate, lesquelles manquent, par contre, d'une enzyme, l'α-mannosidase. La *m.* est une maladie métabolique héréditaire qui entre dans le cadre des mucolipidoses (v. ce terme).

MANŒUVRE, *s. f.* [angl. ***maneuver***]. Procédé médical, chirurgical ou obstétrical destiné à obtenir le changement de position d'un patient, d'un organe ou d'un fœtus, afin de faciliter un diagnostic ou un traitement.

MANOMÉTRIE, *s. f.* (gr. *manos,* rare ; *métron,* mesure) [angl. ***manometry***]. Mesure de la pression à l'intérieur d'un vaisseau ou d'une cavité.

MANSONELLOSE, *s. f.* (Sir Patrick Manson, médecin brit., 1844-1922) [angl. ***mansonelliasis***]. Manifestations dues à des filaires africaines, *Mansonella ozzardi, M. perstans* et *M. streptocerca,* considérées habituellement comme non pathogènes et que l'on trouve surtout dans le tissu sous-cutané.

MANSONIA, *s. f.* (Manson) [angl. ***Mansonia***]. Genre de moustique de la sous-famille des *Culicinés,* vecteur de filariose à *Brugia malayi* en Asie méridionale et accessoirement de *Wuchereria bancrofti.*

MANTEAU, *s. m.* V. *lymphome du manteau.*

MANTOUX (réaction ou **test de)** (M. Charles, fr., 1877-1947) [angl. ***Mantoux's reaction***]. Intradermo-réaction (v. ce terme) à la tuberculine. V. *tuberculine (test à la).*

MANTOUX (type). V. *porokératose papillomateuse.*

MANUBRIUM, *s. m.* (en lat. poignée) [angl. ***manubrium***]. Pièce osseuse en forme de poignée. — *m. sternal* (TA *manubrium sterni*). Partie supérieure du sternum, formant avec le corps de cet os l'angle de Louis • 👁 **squelette** •.

MANULUVE, *s. m.* (lat. *manus,* main ; *luere,* laver) [angl. ***hand-bath***]. Bain de mains. V. *pédiluve.*

MAO. V. *mono-amine-oxydase.*

MAPA. Acronyme désignant le *Monitorage Ambulatoire de la Pression Artérielle* [angl. ***ambulatory blood pressure monitoring***]. Syn. « *Holter tensionnel* ». Technique de surveillance de la pression artérielle grâce à des mesures répétées effectuées chez un sujet délivré des contraintes médicales, en particulier hospitalières (v. *blouse blanche, effet*). Les enregistrements de l'appareil portatif sont décodés et édités par un système informatique. V. *charge tensionnelle ambulatoire* et *dipper.*

MAPAD. Maison d'Accueil pour Personnes Âgées Dépendantes.

MAQUIGNON (signe du) (Marjolin). Signe dû à la claudication légère qui marque souvent le début de la coxalgie. Il consiste dans l'inégalité du rythme de la marche d'un côté par rapport à l'autre, plus perceptible à l'oreille qu'à la vue (c'est ainsi que les maquignons reconnaissent chez les chevaux un léger degré de boiterie).

MARASME, *s. m.* (gr. *maraïnein,* dessécher) [angl. ***marasmus***]. Maigreur extrême de tout le corps provoquée par une longue maladie. V. *cachexie.* — ***m. sénile.*** Processus régulier d'atrophie qui frappe la plupart des tissus dans la vieillesse.

MARASTIQUE, *adj.* [angl. ***marantic***]. Qui se rapporte à l'état de marasme. — ***thrombose m.*** Thrombose vasculaire, presque toujours veineuse, survenant au cours des affections qui altèrent gravement l'état général (cancer, infections, etc.). — ***endocardite m.*** V. *endocardite.*

MARBURG (maladie à virus de). V. *virus de Marburg (maladie à).*

MARBURG (syndrome de) (M. Otto, autr., 1874-1948) [angl. ***Marburg's syndrome***]. — 1° (1906) Variété de sclérose en plaques rapidement mortelle, consécutive à une démyélinisation aiguë. — 2° V. *apinéalisme.*

MARBURG (triade de) (M. Otto). Groupe de trois symptômes évocateurs du diagnostic de sclérose en plaques : signes d'irritation pyramidale, abolition des réflexes cutanés abdominaux, pâleur de la partie temporale des deux rétines.

MARCHAND (cirrhose de) (M. Félix, all., 1846-1928). V. *cirrhose post-nécrotique.*

MARCHE, *s. f.* [angl. ***walking***]. Mode de locomotion pédestre pendant lequel le sujet debout reste toujours en contact avec le sol et se propulse successivement avec l'un et l'autre membre inférieur. V. *course, déambulation* et *démarche.*

MARCHE EN ÉTOILE (épreuve de la) (Babinski et W eil). V. *déviation angulaire (épreuve de la).*

MARCHES (épreuve des deux) [angl. ***two-step exercise***] (Master, 1929). Épreuve d'effort (v. ce terme) destinée à faire apparaître des modifications de l'électrocardiogramme chez des sujets atteints d'insuffisance coronaire et dont le tracé électrique est normal au repos. Elle consiste à faire monter et descendre au patient, pendant une minute et demie, un escalier de 2 marches (de 20 cm de hauteur) selon une cadence variable selon ses âge, poids et sexe. Elle n'est plus guère employée. V. *effort (épreuve d').*

MARCHESANI (syndrome de) (M. Oswald, all., 1939). V. *Weill-Marchesani (syndrome de).*

MARCHIAFAVA-BIGNAMI (maladie ou **syndrome de)** (M. Ettore, ital., 1903) [angl. ***Marchiafava-Bignami syndrome***]. Variété d'encéphalopathie alcoolique (v. ce terme) décrite chez les buveurs de vin italien ; elle est caractérisée *anatomiquement* par une nécrose axiale du corps calleux et *cliniquement* par une torpeur progressive avec confusion mentale ou délire, des troubles du tonus musculaire, des paralysies oculaires et une évolution rapide vers la mort, en l'absence d'un traitement intensif par la vitamine B_1. V. *Gayet-Wernicke (encéphalopathie ou maladie de).*

MARCHIAFAVA-MICHELI (maladie de) (1911-1931) [angl. ***Marchiafava-Micheli disease***]. Syn. *hémoglobinurie nocturne paroxystique.* Affection rare de l'adulte qui se manifeste par une anémie hémolytique acquise, chronique, accompagnée parfois de subictère et par une hémoglobinurie paroxystique nocturne. Il existe une hémoglobinémie et en permanence une hémosidérinurie, témoin de la perte de fer. Des études aux radio-isotopes ont montré la présence, à côté de globules rouges normaux, d'une population (ou clone) de leucocytes, de plaquettes et d'hématies pathologiques à vie courte, dont la membrane est anormale (car déficitaire en certains antigènes membranaires exprimés à la surface de la cellule par l'intermédiaire du glycosyl-phosphatidyl-inositol ou GPI) : leur hémolyse, par la fraction C3 du complément, est à l'origine des symptômes de la maladie. Celle-ci est grave : elle évolue par poussées pendant des années jalonnées de crises douloureuses abdominales. Des thromboses, surtout veineuses (syndrome de Budd-Chiari), des infections sévères, l'apparition d'une aplasie médullaire, d'une leucémie aiguë myéloblastique sont les causes les plus fréquentes de la mort. Le diagnostic repose sur diverses techniques : *cytométrie de flux,* et, abandonnées : *hémolyse à l'acide (test d'), Crosby (test de)* et *hémolyse au sucrose (test d').* V. ces termes.

MARCUS GUNN (phénomène de). V. *Gunn (phénomène de M.).*

MARDEN-WALKER (syndrome de) (M. Philip, amér., 1966) [angl. ***Marden-Walker syndrome***]. Syndrome rare, caractérisé par des malformations céphaliques (tête petite avec hypoplasie de la mandibule, rétrécissement de la fente palpébrale et implantation basse des oreilles), une raideur articulaire, une hypotonie musculaire ainsi qu'un retard de la croissance et du développement psychomoteur. Des anomalies du cœur, des reins, du système nerveux sont souvent associées. La cause de ce syndrome est inconnue ; peut-être s'agit-il d'une maladie héréditaire à transmission autosomique récessive. V. *polyostéochondrite* et *Schwartz-Jampel (syndrome de).*

MAREK (maladie de) (M. Josef, vétérinaire hongrois, 1867-1952) [angl. ***Marek's disease***]. Syn. *neurolymphomatose.* Maladie contagieuse du poulet due à un herpèsvirus. Elle se traduit par des paralysies accompagnées de dyspnée et de diarrhée ; l'évolution en est mortelle. L'autopsie montre des lésions tumorales viscérales et nerveuses caractérisées par une infiltration lymphocytaire massive. On la prévient par la vaccination.

MAREMMATIQUES (fièvres). V. *paludisme*.

MARÉNOSTRINE, *s. f.* (lat. *mare nostrum*, « notre mer », la Méditerranée) [angl. ***pyrin***]. V. *périodique (maladie)*.

MAREY (lois de) (M. Jules, physiologiste français, 1830-1904) [angl. ***Marey's laws***]. — 1° ***loi de variation périodique de l'excitabilité cardiaque.*** Le myocarde n'est pas excitable dans la phase systolique, mais il le devient dans la phase diastolique. — 2° ***loi de l'uniformité de travail du cœur.*** La fréquence des battements cardiaques augmente toutes les fois que la tension artérielle diminue ; elle diminue au contraire quand la pression artérielle augmente.

MARFAN (maladies de) (M. Antonin, fr., 1858-1942) [angl. ***Marfan's diseases***]. — 1° Paraplégie spasmodique, due à la syphilis congénitale, survenant chez des enfants de 4 à 12 ans ; elle est associée à des troubles psychiques, au signe d'Argyll-Robertson et à une kératite interstitielle. — 2° V. *Marfan (syndrome de)*.

MARFAN (procédé ou **voie de)** (Larrey ; Jaboulay, 1909 ; Marfan, 1911) [angl. ***Marfan's method***]. Technique de ponction du péricarde par voie épigastrique, l'aiguille étant enfoncée en dessous de l'appendice xiphoïde, vers le haut et rasant la face postérieure du sternum.

MARFAN (syndrome de) (1896) [angl. ***Marfan's syndrome***]. Maladie héréditaire du tissu conjonctif, à transmission autosomique dominante. Elle se manifeste par des malformations multiples : squelettiques (grande taille avec cyphoscoliose, thorax en entonnoir ou en bréchet, dolichosténomélie, hyperlaxité ligamentaire), oculaires (subluxation bilatérale et parfois anomalie de taille et de forme des cristallins avec tremblement de l'iris, évolution vers le décollement de la rétine et le glaucome) et cardiovasculaires, les plus graves ; atteinte aortique par défaut des fibres élastiques de la média (anévrysme du sinus de Valsalva, anévrysme disséquant), insuffisances aortique et mitrale, lésions de l'artère pulmonaire. D'autres malformations cardiaques (surtout communication interatriale), pulmonaires (emphysème) ou squelettiques peuvent lui être associées. Diverses mutations génétiques de la *fibrilline* (v. ce terme) sont associées au syndrome de *M*. V. *dolichosténomélie, arachnodactylie* et *cœur arachnodactylique*.

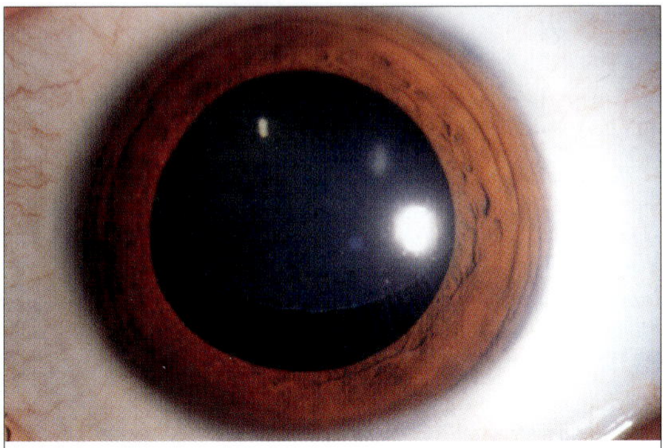

Syndrome de Marfan. Subluxation du cristallin

MARFAN (syndrome malin secondaire de). Syndrome de la plus haute gravité survenant au décours d'une angine diphtérique (5ᵉ au 20ᵉ jour) ; il est caractérisé par une pâleur, une asthénie, une paralysie du voile du palais, un collapsus cardiovasculaire avec dilatation du cœur et hypertrophie du foie, une protéinurie avec azotémie ; il évolue vers la mort en une dizaine de jours.

MARGARIA (test de) (1966) [angl. ***Margaria's test***]. Épreuve d'effort pour sportif destinée à mesurer la puissance maxima anaérobie en montant un escalier à vitesse maxima. L'élan est pris sur palier horizontal et la vitesse mesurée par des cellules photoélectriques disposées sur les 6ᵉ et 12ᵉ marches. La puissance *P* est mesurée par la formule : P (en watts) = (9,81 M.h)/t, où *M* est la masse du sujet, *h* la différence de niveau entre la 6ᵉ et la 12ᵉ marche et *t* le temps en secondes écoulé entre ces deux marches.

MARGINAL, ALE, *adj.* [angl. ***marginal***]. Qui se rapporte aux bords d'une cavité. — ***fracture m.*** Fracture du bord articulaire d'une extrémité osseuse (radius, tibia).

MARIE (Julien) (fr., né en 1899). V. *Foix et Julien Marie (type)* et *Debré-Marie (syndrome de)*.

MARIE (maladies de Pierre) (fr., 1853-1940). V. *acromégalie, ostéo-arthropathie hypertrophiante pneumique* et *hérédo-ataxie cérébelleuse*.

MARIE (myopathie type Pierre). V. *myopathie primitive progressive*.

MARIE, FOIX ET ALAJOUANINE (atrophie cérébelleuse corticale tardive de Pierre). V. *atrophie cérébelleuse corticale tardive*.

MARIE-BAMBERGER (syndrome de Pierre). V. *ostéo-arthropathie hypertrophiante pneumique*.

MARIE (Pierre). V. *Charcot-Marie (signe et amyotrophie)* et *Brissaud-Marie (syndrome)*.

MARIE (type Pierre) ou **MARIE ET BOVERI (type Pierre)** (P. Marie, 1906 ; Boveri, 1910). Forme de *névrite hypertrophique progressive familiale* (v. ce terme) caractérisée par un tremblement intentionnel, une parole saccadée, une exophtalmie et une atrophie limitée à la jambe.

MARIE ET FOIX (manœuvre de Pierre). Manœuvre destinée à mettre en évidence la paralysie faciale chez un hémiplégique dans le coma : la compression bilatérale du nerf facial en arrière des condyles du maxillaire inférieur n'entraîne la contraction des muscles de la face que du côté sain.

MARIE ET FOIX (syndrome de Pierre). V. *hypothalamique (syndrome)*.

MARIE ET ROBINSON (syndrome de). V. *lévulosurique (syndrome)*.

MARIE ET SAINTON (maladie de Pierre). V. *dysostose cléido-crânienne héréditaire*.

MARIE-STRÜMPELL (maladie de Pierre). V. *pelvispondylite rhumatismale*.

MARIJUANA, *s. f.* (mot mexicain) [angl. ***marijuana***]. Préparation de sommités de *Cannabis sativa* séchées et mêlées ou non à du tabac. V. *cannabisme*.

MARIN AMAT (phénomène de) (M.-A. Manuel, espagnol, 1918-24) [angl. ***Marin Amat's phenomenon***]. Synergie fonctionnelle consistant dans la fermeture d'un œil provoquée par l'ouverture large de la bouche. C'est l'inverse du phénomène de Marcus Gunn (v. ce terme).

MARINE-LENHART (syndrome de) (1911) [angl. ***Marine-Lenhart syndrome***]. Variété d'hyperthyroïdie avec goitre nodulaire, dont le ou les nodules, comme le reste de la glande, fixent exagérément l'iode. Ce syndrome entrerait dans le cadre de la maladie de Basedow.

MARINESCO-SJÖGREN (syndrome de) (M. George, roumain, 1931 ; S., 1950) [angl. ***Marinesco-Sjögren syndrome***]. Maladie familiale associant une cataracte congénitale bilatérale, une oligophrénie, un syndrome neurologique de type hérédo-ataxie. Elle est transmise selon le mode autosomique récessif ; elle entrerait dans le cadre des hérédo-dégénérations spino-cérébelleuses. — La *maladie de Sjögren* (1935) comporte seulement l'association d'une cataracte congénitale bilatérale et d'une oligophrénie.

MARION (M. Georges, fr., 1869-1960). V. *Kelly et Marion (procédé de)*.

MARION (maladie de). V. *col vésical (maladie du)*.

MARION (opérations de G.). — 1° Procédé de cure radicale de l'exstrophie vésicale. Il consiste à creuser, avec un trocart courbe, un canal urétral sous-pubien ; puis à reconstituer, en libérant et en accolant les bords de la vessie, une cavité vésicale devant laquelle on suture l'aponévrose des droits, puis la peau. — 2° Extirpation d'un diverticule de la vessie par la taille hypogastrique. — 3° Création d'un nouvel urètre après fermeture complète de la vessie ; opération pratiquée en cas de fistule vésicovaginale avec destruction du col vésical. — 4° Occlusion du cul-de-sac de Douglas (ou recto-utérin) par suture de la face antérieure du rectum à la face postérieure du vagin et du col utérin : opération destinée à remédier à la rétroflexion et à la rétrodéviation de l'utérus.

MARION (signes de). — 1° Syn. *signe de la soupape.* Arrêt brusque de l'écoulement de l'urine par une sonde introduite dans la vessie et rétention du liquide injecté ensuite par cette sonde. Ce phénomène est dû à l'obstruction des yeux de la sonde par les franges d'une tumeur intravésicale. — 2° Symptôme révélant la présence d'adénomes sous-urétraux pouvant obstruer le col vésical, bien que la prostate ne paraisse pas hypertrophiée au toucher : l'examen au cystoscope permet de voir, dans le même champ, le col de la vessie surélevé et l'orifice urétéral vers lequel est tourné le prisme.

MARIOTTE (tache de) (Edme M., physicien fr., 1668) [angl. ***Mariotte's spot***]. V. *tache aveugle.*

MARISQUE, *s. f.* (lat. *marisca,* variété de figue sauvage) [angl. ***marisca***]. Petite tumeur s'insérant à la marge de l'anus, pourvue d'une enveloppe cutanée ou cutanéo-muqueuse, ridée, molle et indolore et provenant d'une hémorroïde ayant subi une transformation fibreuse.

MARJOLIN (ulcère de) (M. Jean, fr., 1828) [angl. ***Marjolin's ulcer***]. Variété de cancer de la lèvre inférieure développée sur des brûlures par cigarettes.

MARKAND-DALY (maladie de) (Markand, O., 1971) [angl. ***Markand-Daly disease***]. Paralysie bulbaire progressive de l'enfant, réalisant une forme bulbaire de maladie de Kugelberg-Welander. V. ce terme.

MARMORISATION, *s. f.* (lat. *marmor,* marbre) [angl. ***marmoration***]. Augmentation considérable de la densité d'un os, dont une partie plus ou moins étendue devient compacte comme du marbre.

MAROTEAUX ET LAMY (syndrome de) (M. Pierre, fr., né en 1926). V. *nanisme polydystrophique.*

MARQUAGE EN BANDE DES CHROMOSOMES [angl. ***chromosome banding***]. Mise en évidence de bandes alternées sombres et claires au niveau des chromosomes par diverses techniques. — ***bandes G*** [angl. ***G banding***]. Coloration au Giemsa (v. *May-Grünwald-Giemsa, coloration de*). — ***bandes Q*** [angl. ***Q banding***]. Coloration à la quinacrine, fluorescente en lumière ultraviolette. — ***bandes R*** [angl. ***R banding***]. Coloration inverse des précédentes lesquelles donnent des résultats identiques.

MARQUÉ, ÉE, *adj.* [angl. ***labeled***]. Se dit d'une substance (p. ex. : sérum-albumine, cellule sanguine) porteuse d'un élément qui permettra de la repérer, de suivre son cheminement et sa fixation dans l'organisme. Cet élément (indicateur ou marqueur) peut être un isotope radio-actif substitué à un atome non radioactif (^{14}C substitué à un ^{12}C dans une molécule, p. ex.), un colorant fluorescent ajouté qui sera détecté sous rayons ultraviolets, un antigène de membrane identifié en immunofluorescence grâce à un immun-sérum spécifique (marquage immunologique), une enzyme particulière, p. ex. à une cellule sanguine (marquage cyto-enzymatique). V. *radiopharmaceutique, typage, scintigraphie* et *médecine nucléaire.*

MARQUEUR, *s. m.* [angl. ***marker, tracer***]. Syn. *indicateur, traceur.* Élément permettant de dépister une substance sur laquelle il est fixé. V. *marqué.* — ***m. biologique*** [angl. ***biomarker***]. Substance dont le dosage permet d'explorer une affection spécifique. P. ex. : les *m.* tumoraux, de l'hépatite virale, du métabolisme osseux. V. ces termes.

MARQUEURS DE L'HÉPATITE VIRALE. Antigènes et anticorps dont la présence dans le sérum témoigne de l'existence présente ou passée d'une hépatite à virus. Pour l'***hépatite A*** (v. ce terme), il s'agit de l'*anticorps anti-HA.* Pour l'***hépatite B*** (v. ce terme), leur recherche est devenue systématique dans les centres de transfusion sanguine. Ce sont : l'*antigène HBs* (Ag HBs) présent un peu avant et au cours de la phase clinique de l'hépatite aiguë ; l'*anticorps anti-HBc* qui apparaît en même temps et persiste plus longtemps que l'Ag HBs ; l'*anticorps anti-HBs*, d'apparition tardive après la disparition de l'Ag HBs et qui va persister longtemps, témoignant d'une immunisation. Pour l'***hépatite C,*** c'est l'*anticorps anti-HC.*

MARQUEURS DE MEMBRANE ou **DE SURFACE** [angl. ***membrane marker***]. Syn. *antigène de différenciation.* Molécules situées à la superficie de diverses cellules, en particulier des éléments figurés du sang et dont l'identification, à l'aide d'anticorps monoclonaux, permet une analyse détaillée du stade de différenciation, servant notamment au typage des leucocytes normaux ou pathologiques et à l'évaluation des sous-populations de lymphocytes T4 et T8. V. *différenciation (classe d'antigènes de)* et *OKT.*

MARQUEURS DU MÉTABOLISME OSSEUX. Ce sont essentiellement les *phosphatases alcalines sériques, l'hydroxyprolinurie* et l'*ostéocalcine sérique.* V. ces termes.

MARQUEURS TUMORAUX [angl. ***tumour markers***]. Molécules anormales ou présentes à un taux anormalement élevé dans le sérum, témoignant de l'existence et de l'évolution de certaines tumeurs néoplasiques avec un degré de spécificité variable. Ce sont des ***protéines embryonnaires*** (*ACE* : colon et rectum ; *AFP* : foie et testicule), ***placentaires*** (*hCG* : placenta et testicule) ; des ***antigènes :*** *PSA* (prostate), *TPA, CA* (15.3 : sein ; 19.9 et 50 : pancréas et tube digestif ; 72.4 : cancer médullaire de la thyroïde ; 125 : ovaire), *MCA* (sein) ; des ***enzymes*** (*PAP :* prostate ; *NSE :* neuroblastome et cancer pulmonaire à petites cellules) ; des ***hormones*** (*calcitonine, thyroglobuline :* cancer thyroïdien différencié). V. *antigènes fœtaux, alphafœtoprotéine, antigène tumoral, décarboxyprothrombine, SCC* et *villine.* Leur intérêt réside en général plus dans la ***surveillance*** évolutive que le dépistage étant donné qu'ils manquent souvent de sensibilité ou de spécificité. V. *TATI.*

MARSHALL (syndrome de) (M. Don, amér., 1958). Ensemble de malformations voisin du *syndrome de Stickler*, ou arthro-ophtalmopathie héréditaire progressive (v. ce terme).

MARSHALL (syndrome de) (Marshall G., amér., 1989) [angl. ***Marshall's syndrome***]. Syn. *PFAPA syndrome.* Syndrome observé à partir de 3 ans, constitué d'accès fébriles périodiques à 40 °C, survenant toutes les 4 à 6 semaines et durant 5 jours environ. Ils sont accompagnés d'aphtes buccaux, de pharyngite, d'adénopathies cervicales volumineuses, parfois d'arthralgies et de douleurs abdominales et constamment de signes biologiques inflammatoires non spécifiques. Sa cause est inconnue et son traitement corticoïde ; la guérison survient aux environs de la puberté.

MARSHALL-SMITH (syndrome de) (M. Richard, amér., 1971) [angl. ***Marshall-Smith syndrome***]. Ensemble rare de malformations entraînant la mort au bout de quelques mois par troubles respiratoires et comprenant une avance de l'âge osseux à la naissance, une dysmorphie faciale avec saillie du front et des yeux, petitesse du nez, micrognatisme et un retard mental. V. *Weaver (syndrome de)* et *lipodystrophie généralisée.*

MARSIDI (M. Irene, amér.). V. *Juberg-Marsidi (syndrome de).*

MARSUPIALISATION, *s. f.* [angl. ***marsupialization***]. Suture aux lèvres de l'incision cutanée, des bords de la cavité persistant après l'extirpation incomplète d'un kyste *(k. hydatique, k. de l'ovaire).* On forme ainsi une poche comparée à celle des marsupiaux.

MARTEAU, *s. m.* [lat., TA, et angl. ***malleus***] **(anatomie).** V. *osselet.*

MARTEAU HYPOTHÉNAR (syndrome du) [angl. ***hypothenar hammer syndrome***]. Acrosyndrome du membre supérieur survenant chez des sujets exposés à des traumatismes palmaires professionnels, caractérisé *cliniquement* par un phénomène de Raynaud unilatéral localisé aux 3 derniers doigts avec ischémie digitale et *anatomiquement* par un anévrisme de la partie terminale de l'artère cubitale ou ulnaire avec des occlusions emboliques des artères digitales.

MARTELAGE, *s. m.* [angl. ***hammering***]. Technique de *massage* consistant en percussions effectuées avec la main ou un appareil, avec ou sans anesthésie locale.

MARTIAL, ALE, *adj.* (lat. *martialis,* de Mars, dieu de la guerre et fer en alchimie) [angl. ***martial***]. Relatif au fer. P. ex. : *carence m., médication m.*

MARTIN-BELL (syndrome de) (M. J. Purdon, angl., 1943). V. *chromosome X fragile (syndrome du).*

MARTIN ET PETTIT (sérodiagnostic de) (M. Louis, fr., 1864-1946) [angl. ***serodiagnosis for Weil's disease***]. Syn. *test de microagglutination.* Sérodiagnostic de la leptospirose ictéro-hémorragique.

MARTINET (épreuve de). Variété d'épreuve d'effort dans laquelle le sujet exécute 20 flexions sur les membres inférieurs, au rythme de une toutes les 2 secondes. La fréquence du pouls et les chiffres de pression artérielle sont notés avant et après l'épreuve, et pendant le retour au calme.

MARTORELL (ulcère hypertensif de) (M. Fernando, espagnol, né en 1906). V. *ulcère hypertensif de Martorell.*

MARTORELL ET FABRE-TERSOL (syndrome de) (1944). V. *Takayashu (maladie ou syndrome de)* et *crosse aortique (syndrome de la).*

MASA (syndrome) (acronyme angl. : *Mental retardation, Aphasia, Shuffling gait, Abducted thumbs*) (Bianchine J. et Lewis R.) [angl. ***MASA syndrome***]. Maladie génétique rare associant paraplégie spasmodique, retard mental, absence du muscle long extenseur du pouce et trouble du langage.

MASCULINISANT, ANTE, *adj.* (lat. *masculus,* masculin). V. *virilisant.*

MASCULINISATION, *s. f.* (lat. *masculus*). V. *virilisation.*

MASCULISME, *s. m.* (lat. *masculus*). État d'un individu qui, tout en appartenant au sexe féminin, présente quelques caractères du sexe masculin, tels que le développement de la barbe et des moustaches. Le *m.* s'accompagne ordinairement de la disparition des règles et peut être aussi observé après la ménopause.

MASOCHISME, *s. m.* (Krafft-Ebing, 1886) (du romancier allemand Sacher Masoch qui l'a vanté) [angl. ***masochism***]. Syn. *algolagnie passive.* Perversion du sens génital chez l'homme, l'acte sexuel ne pouvant s'accomplir que sous l'action d'insultes, de flagellation ou de tout autre sévice. V. *algophilie, sadisme, sadomasochisme* et *paraphilie.*

MASON. V. *Wyburn-Mason (syndrome de).*

MASON (diabète) V. *MODY (syndrome).*

MASQUAGE VISUEL RÉTROACTIF. Trouble apporté à la perception d'un stimulus visuel par l'apparition rapide d'un second stimulus.

MASSAGE, *s. m.* (gr. *massein,* pétrir) [angl. ***massage***]. Action de presser, de pétrir, de manipuler avec les mains une partie des masses musculaires ou un organe tel que le cœur. — ***m. chinois.*** *M.* des points d'acupuncture. — ***m. de Cyriax.*** V. *m. transversal profond* . — ***m. de drainage.*** V. *drainage.* — ***m. du périoste.*** Frictions osseuses circulaires effectuées avec deux doigts. — ***m. du tissu conjonctif.*** V. *glissé.* — ***m. thaï.*** Technique extrême-orientale de *m.* associant diversement pressions et mobilisations. — ***m. transversal profond.*** Syn. *m. de Cyriax.* Frictions profondes en va-et-vient exercées avec le pouce perpendiculairement aux fibres ligamentaires et tendineuses. — V. *ébranlement, effleurage, foulage, friction, hachure, malaxage, palper-rouler, pétrissage, ponçage, roulement, tapotement* et *vibration.*

MASSAGE CARDIAQUE [angl. ***cardiac massage***]. Procédé de réanimation destiné, en cas d'arrêt cardiaque, à rétablir d'urgence une circulation efficace, indispensable surtout au niveau du cerveau et des artères coronaires. Le *m. c. externe* ou *à thorax fermé* provoque l'éjection du sang ventriculaire par compression du cœur entre le sternum et le rachis (v. *Kouwenhoven, méthode de*). Le *m. c. interne* ou *à thorax ouvert* comporte, après thoracotomie et ouverture du péricarde, la compression rythmée du cœur entre le pouce et les doigts de la main droite ou entre les deux mains.

MASSE MOLÉCULAIRE. V. *mole.*

MASSÉTER, *adj.* (gr. *mastazo*, je mange). Masticateur. — ***muscle m.*** (TA *musculus masseter*) [angl. ***masseter muscle***]. Puissant muscle masticateur, tendu de l'arcade zygomatique à la face externe de la mandibule, dont il provoque l'élévation **• ◉ buccinateur (muscle), face, salivaire •**.

MASSEUR-KINÉSITHÉRAPEUTE, *s. m.* ou *f.* [angl. ***massor-kinesipathist***]. Personne qui, munie des diplômes nécessaires, exerce l'art du massage, de la gymnastique médicale et de la rééducation fonctionnelle. V. ces termes.

MASSEUR-KINÉSITHÉRAPEUTE MONITEUR. Ancienne dénomination pour *moniteur cadre masseur-kinésithérapeute.* V. ce terme.

MASSOKINÉSITHÉRAPIE, *s. f.* [angl. ***physiotherapy*** ; amér. ***physical therapy***]. Traitement par le massage et le mouvement. V. *kinésithérapie.*

MASSON (coloration trichrome de) (Claude M., canadien, 1880-1959) [angl. ***Masson's trichrome stain***]. Méthode de coloration en histologie utilisant l'hématoxyline ferrique (teintant

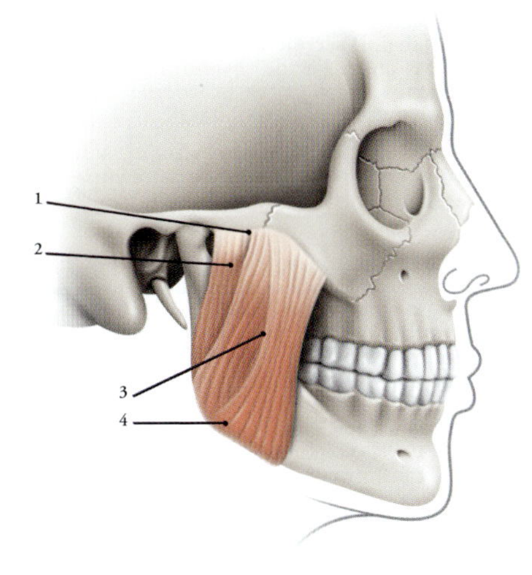

Muscle masséter

1. arcade zygomatique *2. partie profonde* *3. partie superficielle* *4. angle de la mandibule*

les noyaux en noir), la fuchsine acide (le cytoplasme en rose) et le bleu de méthylène pour les fibres collagènes.

MASSOTHÉRAPIE, *s. f.* (massage ; gr. *thérapéia*, traitement) [angl. ***massotherapy***]. Emploi thérapeutique du massage.

MASSUE, *s. f.* [angl. ***bludgeon***]. Instrument en forme de quille employé pour la gymnastique des membres supérieurs.

MAST (syndrome) (Cross et McKusick, 1967) [angl. ***MAST syndrome***]. Maladie familiale rare transmise selon le mode autosomique récessif, décrite chez les Amish et associant paraplégie spasmodique, dysarthrie, démence et mouvements choréo-athétosiques des membres.

MASTALGIE, *s. f.* (gr. *mastos*, mamelle ; *algos*, douleur). V. *mastodynie.*

MASTECTOMIE, *s. f.* (gr. *mastos*, mamelle ; *ektomê*, ablation) [angl. ***mastectomy***]. Syn. (incorrect) *mammectomie.* Ablation de la glande mammaire.

MASTER (épreuve de) (M. Arthur, amér., 1895-1973). V. *marches (exercices des deux).*

MASTERS ET ALLEN (syndrome de) (M. William, né en 1915). V. *Allen et Masters (syndrome d').*

MASTICATION, *s. f.* (lat. *masticatio*) [angl. ***mastication***]. Action de mâcher, broiement des aliments avec les dents.

MASTITE, *s. f.* (gr. *mastos*, mamelle) [angl. ***mastitis***]. Syn. *mammite.* Nom générique des affections inflammatoires de la mamelle. — ***m. carcinomateuse*** (Klotz et Volkmann). Cancer du sein observé chez la femme jeune pendant la grossesse ou la lactation, ayant l'aspect d'une inflammation aiguë de toute la glande et évoluant spontanément vers la mort en quelques mois ou en quelques semaines. — ***m. totale.*** V. *panmastite.*

MASTOBLASTE, *s. m.* Mastocyte jeune.

MASTOCYTE, *s. m.* (francisation du mot allemand *Mastzellen*, cellule engraissée ; gr. *kutos*, cellule) [angl. ***mast cell***]. Syn. *mastzellen* (Ehrlich, 1879). Variété d'histiocyte existant normalement dans le tissu conjonctif, dans les ganglions (ou nœuds) lymphatiques, la rate et la moelle osseuse.

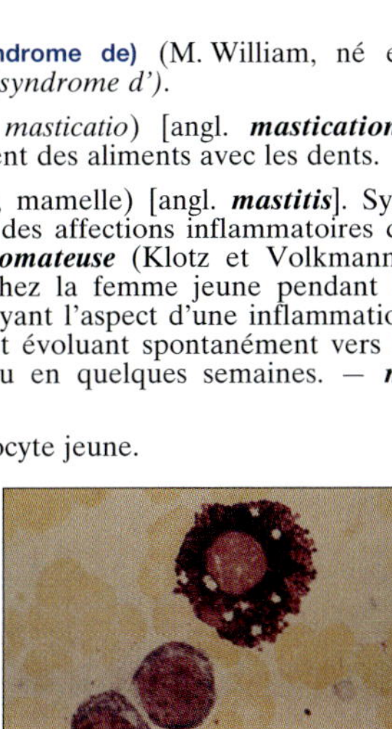

Mastocyte (en haut)

C'est une cellule de 25 à 30 μm de diamètre, dont le gros noyau massif et irrégulier est souvent masqué par des granulations métachromatiques plus ou moins grosses. Le *m.* dérive probablement d'une cellule indifférenciée du tissu réticulo-endothélial. Il sécrète et stocke l'héparine et l'histamine, peut-être aussi l'acide hyaluronique. — Certains auteurs nomment ces cellules *m. tissulaires* et appellent *m. sanguins* les polynucléaires basophiles.

MASTOCYTOME, *s. m.* [angl. ***mastocytoma***]. Variété exceptionnelle d'urticaire pigmentaire (mastocytose dermique pure) se présentant sous la forme d'une tumeur circonscrite arrondie.

MASTOCYTOSE, *s. f.* (Sézary, 1936 ; Degos) [angl. ***mastocytosis***]. Présence de mastocytes dans un tissu ou un organe qui caractérise des affections primitives, souvent bénignes, du système réticulo-endothélial. Elle est généralement *localisée* au derme et à l'épiderme : c'est la *m. dermique pure* ou *urticaire pigmentaire* (v. ce terme). Beaucoup plus rarement elle envahit les os, le foie, la rate, les ganglions, le sang ou même les poumons, les reins, le tube digestif, etc. ; ces *m. diffuses* (Ellis, 1949) ou *systémiques* peuvent avoir une évolution sévère (transformation en leucémie, p. ex.).

MASTOCYTOXANTHOME, *s. m.* V. *naevo-xantho-endothéliome.*

MASTODYNIE, *s. f.* (gr. *mastos*, mamelle ; *odunê*, douleur) [angl. ***mastodynia***]. Syn. *mastalgie.* Douleur névralgique de la mamelle pouvant irradier dans les régions voisines. C'est un symptôme qui peut se rencontrer dans plusieurs affections de la glande.

MASTOGRAPHIE, *s. f.* (gr. *mastos*, mamelle ; *graphein*, écrire) [angl. ***mastography***]. Syn. (incorrect) *mammographie.* Radiographie de la glande mammaire comportant la mastographie proprement dite ou examen sans préparation et la galactographie (v. ce terme).

MASTOÏDE, *adj.* (gr. *mastos*, sein ; *eidos*, aspect) [angl. ***mastoid***]. En forme de sein. — ***apophyse*** ou ***processus m.*** (TA *processus mastoideus ossis temporalis*). Saillie cônique située à la partie inférieure de l'os temporal et au sommet de laquelle s'insère le muscle sternocléidomastoïdien.

MASTOÏDECTOMIE, *s. f.* (mastoïde ; gr. *ektomê*, ablation) [angl. ***mastoidectomy***]. Trépanation et évidement de l'apophyse mastoïde, de l'aditus et de l'antre pratiquée en cas de mastoïdite aiguë.

MASTOÏDITE, *s. f.* [angl. ***mastoiditis***]. Inflammation de l'apophyse mastoïde consécutive presque toujours à une otite moyenne. — ***m. de Bezold.*** V. *Bezold (mastoïdite de).*

MASTOLOGIE, *s. f.* (gr. *mastos*, mamelle ; *logos*, discours) [angl. ***mastology***]. Syn. (incorrect) *sénologie.* Étude du sein normal et pathologique.

MASTOPATHIE, *s. f.* (gr. *mastos*, mamelle ; *pathê*, affection) [angl. ***mastopathy***]. Nom générique servant à désigner toutes les modifications de la glande mammaire, allant de la simple congestion jusqu'à la maladie kystique et comprenant notamment les congestions douloureuses menstruelles, l'hypertrophie glandulaire massive, les mastites, etc.

MASTOPEXIE, *s. f.* (gr. *mastos*, mamelle ; *pêxis*, fixation) [angl. ***mastopexy***]. Opération consistant à relever le sein et à le fixer au muscle pectoral ; elle a pour but de remédier à la mastoptose.

MASTOPLASTIE, *s. f.* (gr. *mastos*, mamelle ; *plassein*, former) [angl. ***mammoplasty***]. Syn. (incorrect) *mammoplastie.* Chirurgie réparatrice du sein.

MASTOPTOSE, *s. f.* (gr. *mastos*, mamelle ; *ptôsis*, chute) [angl. ***mastoptosis***]. Abaissement des glandes mammaires pouvant entraîner de l'eczéma intertrigineux.

MASTOSE, *s. f.* (Reclus, 1883) (gr. *mastos*, mamelle) [angl. ***mastosis***]. Syn. *mammose.* Nom générique de diverses affections bénignes non inflammatoires du sein (mammites sclérokystiques, kystes du sein, maladie kystique de la mamelle).

MASTURBATION, *s. f.* (lat. *masturbatio*) [angl. ***masturbation***]. Excitation manuelle des organes génitaux destinée à provoquer l'orgasme. (V. ce terme et *onanisme*).

MASTZELLEN, *s. m. pl.* (Ehrlich) (allemand *Mast*, engraissement ; *Zellen*, cellules). V. *mastocyte.*

MATAS (opération de) (M. Rudolph, amér., 1860-1957). V. *anévrismorraphie.*

MATÉRIOVIGILANCE, *s. f.* Surveillance des effets indésirables des dispositifs médicaux, implantables ou non, pouvant être utilisés à des fins diagnostiques ou thérapeutiques. V. *pharmacovigilance* et *hémovigilance.*

MATERNALITÉ, *s. f.* (Racamier, P., 1961). Ensemble des « processus psycho-affectifs qui se développent et s'intègrent chez la femme à l'occasion de la maternité ».

MATERNITÉ, *s. f.* — 1° [angl. ***motherhood***]. Le fait d'être mère. — 2° [angl. ***pregnancy***]. Grossesse. — 3° [angl. ***maternity hospital***]. Service hospitalier ou établissement privé réservé aux femmes sur le point d'accoucher. — *On les classe* en France selon trois niveaux en fonction de la dotation de leurs équipements : 1. unité d'obstétrique simple ; 2. unités d'obstétrique et de néonatologie (cette dernière ayant « pour objet la surveillance et les soins spécialisés des nouveau-nés à risques et de ceux dont l'état s'est dégradé après la naissance ») ; 3. unités d'obstétrique, de néonatologie et de réanimation néonatale (laquelle « a pour objet la surveillance et les soins spécialisés des nouveau-nés présentant des détresses graves ou des risques vitaux » — Code de la santé publique).

MATERNITÉ DE SUBSTITUTION. Syn. *gestation pour autrui.* Grossesse évoluant chez une femme dans l'utérus de laquelle a été implanté un œuf fécondé et qui va mettre au monde un enfant qu'elle n'a pas conçu. Cette pratique a été déclarée illégale en France (1991)

MATHIEU (maladie de). V. *leptospirose ictéro-hémorragique...*

MATIÈRE MÉDICALE [angl. ***materia medica***]. — 1° (terme désuet). Syn. *pharmacognosie.* Ensemble des corps qui fournissent les médicaments. — 2° Partie de la thérapeutique qui a pour objet la description de tous les agents employés dans le but de guérir les malades (médicaments proprement dits et agents thérapeutiques divers tels que l'électricité, les rayons X, etc.).

MATITÉ, *s. f.* [angl. ***dullness***]. Son obtenu par la percussion d'une partie du corps, caractérisé par l'élévation du ton, l'abaissement de l'intensité et l'absence de timbre appréciable. Quand elle est complète, on la compare au son obtenu en percutant la cuisse.

MATRICE, *s. f.* (lat. *mater*, mère). V. *utérus.*

MATROCLINE, *adj.* [angl. ***matroclinous***] et **MATROCLINIE**, *s. f.* [angl. ***matrocliny***]. (gr. *matêr*, mère ; *klinein*, pencher). V. *hérédité maternelle.*

MATRONE, *s. f.* (lat. *matrona,* mère de famille) [angl. ***midwife***]. Autrefois, sage-femme. — Actuellement ce terme désigne les femmes qui pratiquent illégalement les accouchements, sans avoir le titre de sage-femme.

MATRONISME, *s. m.* (Pende) (lat. *matrona*). Syn. *syndrome de Pende.* Forme d'obésité survenant chez les petites filles, s'accompagnant de puberté précoce et d'arrêt de croissance avec nanisme : elle affecte le type rencontré habituellement chez la femme à l'âge mûr. Le *m.* serait dû à une insuffisance thyroïdienne, associée à une suractivité de la corticosurrénale.

MATURATION, *s. f.* **(hématologie)**. V. *différenciation.*

MAURIAC (syndrome de Pierre) (M., de Bordeaux, 1930) [angl. ***Mauriac's syndrome***]. Syndrome observé autrefois chez des enfants atteints de diabète grave et instable, traité depuis longtemps par l'insuline, caractérisé par une hépatomégalie, l'arrêt de la croissance et une obésité localisée à la partie supérieure du corps. V. *Nobécourt (syndrome de).*

MAURICEAU (manœuvre de) (M. François, fr., 1637-1709) [angl. ***Mauriceau's maneuver***] (obstétrique). Manœuvre destinée à dégager la tête du fœtus retenue dans l'excavation ou dans le bassin mou, dans l'accouchement par le siège, lorsque le tronc et les membres sont déjà sortis ; elle consiste à placer le fœtus à cheval sur l'avant-bras de l'accoucheur et à faire fléchir fortement la tête en mettant deux doigts dans la bouche.

MAXILLAIRE, *adj.* (lat. *maxilla*, mâchoire). Relatif à la mâchoire. — ***os m.*** [TA et angl. ***maxilla***]. Syn. ancien *maxillaire supérieur.* Os pair de la face où sont implantées les dents supérieures. Il est creusé d'une cavité, le sinus *m.* —

nerf m. Branche terminale du *n. trijumeau*, nerf sensitif de la face. — V. *mandibule* • ◉ **tête, vomer** •.

MAXILLITE, *s. f.* [angl. ***maxillitis***]. Ostéite du maxillaire.

MAYER. V. *Nelson-Mayer (réaction de).*

MAYER ET SCHAEFFER (rapport de). V. *lipocytique (coefficient ou indice).*

MAYER-KUFS (maladie de) (M., all.). V. *Kufs (idiotie amaurotique de type).*

MAYER-ROKITANSKY-KUSTER-HAUSER (syndrome de) (M. August, all.). V. *Rokitansky-Kuster (syndrome de).*

MAY-GRÜNWALD-GIEMSA (coloration de) (M. Richard, all., 1863-1936) [angl. ***May-Grünwald stain***]. Méthode courante de coloration des cellules sanguines par l'éosine et le bleu de méthylène.

MAY-HEGGLIN (syndrome de) (M. Richard, 1909 ; H., 1945) [angl. ***May-Hegglin syndrome***]. Syndrome familial à transmission autosomique dominante, caractérisé par une thrombopénie et par la présence permanente, d'une part, d'inclusions bleutées (corps de Döhle) dans le cytoplasme des leucocytes (surtout des polynucléaires) et, d'autre part, de plaquettes géantes.

MAYO-ROBSON (signe de) (M. William, amér., 1861-1939 et son frère M. Charles, 1865-1939). Douleur provoquée à la pression de l'angle costovertébral, surtout du côté gauche, au cours de la pancréatite aiguë hémorragique.

MAYOU (M. Marmaduke, brit., né en 1876). V. *Batten-Mayou (idiotie amaurotique type).*

MAZABRAUD (syndrome de) (M. A. fr., 1967) [angl. ***Mazabraud's syndrome***]. Association rare d'une dysplasie fibreuse des os et d'un myxome des parties molles.

MAZZA ET BENITEZ (signe de) (M. Salvador, argentin, 1886-1946). V. *Chagas (maladie de).*

MAZZOTTI (test de) (M. Luigi, mexicain, XXᵉ siècle) [angl. ***Mazzotti's test***]. Réaction permettant le diagnostic de la filariose : une injection de diéthylcarbamazine provoque une lyse des parasites et une réaction allergique.

MB. V. *métabolisme basal* (v. ce terme).

MC... V. *Mac...*

MCA [angl. ***MCA***]. Abréviation de l'angl. ***Mucin-like Carcinoma-associated Antigen.*** Glycoprotéine de type mucinoïde. Cet antigène est un marqueur du cancer du sein.

MCH. Abréviation du terme anglais ***Mean Corpuscular Haemoglobin*** : teneur corpusculaire ou globulaire moyenne en hémoglobine (v. ce terme), TCMH, TGMH.

MCHC. Abréviation du terme anglais ***Mean Corpuscular Haemoglobin Concentration*** : concentration corpusculaire ou globulaire moyenne en hémoglobine (v. ce terme), CCMH, CGMH.

MCJ. Abréviation de *Maladie de Creutzfeldt-Jakob.* V. ce terme et *nvMCJ.*

MCMK. Abréviation de *Moniteur Cadre Masseur-Kinésithérapeute.* V. ce terme.

MCO. Abréviation de *Médecine-Chirurgie-Obstétrique.* V. *ISA.*

M-CSF. Abréviation de l'angl. ***Macrophage Colony Stimulating Factor.*** Facteur stimulant le développement des macrophages et des monocytes.

MCU-PH. Abréviation de *Maître de Conférences des Universités-Praticien Hospitalier.*

MCV. Abréviation du terme anglais ***Mean Corpuscular Volume*** : volume moyen des hématies ou volume globulaire moyen (v. ce terme), VGM.

MD. Abréviation de l'angl. *Medical Doctor :* docteur en médecine.

MDMA. 3,4 méthylène-dioxy-métamphétamine, drogue hallucinogène et hépatotoxique également appelée *ecstasy.* V. *ecstasy.*

MDP. Abréviation du terme anglais ***Muramyl Dipeptide,*** produit bactérien possédant, expérimentalement, des propriétés immunostimulantes.

MDPH. V. *maison départementale des personnes handicapées.*

MEADOR (syndrome de) [angl. ***Meador's syndrome***]. Polymicro-adénomatose corticosurrénale accompagnant un syndrome de Cushing (v. ce terme).

MEADOW (syndrome de) (M. Ray, brit., 1977) [angl. ***Münchhausen's syndrome by proxy***]. Syn. *syndrome de Münchhausen* (v. ce terme) *par procuration, syndrome de Polle.* Pathologie simulée de l'enfant, entretenue par la mère.

MEADOWS (syndrome de) (M. W., 1957) [angl. ***postpartum myocardosis*** ou ***myocardiopathy***]. Syn. *myocardiopathie du post-partum, myocardiopathie gravidique primitive, myocardiopathie du péripartum.* Défaillance cardiaque apparemment primitive survenant à la fin de la grossesse et surtout quelques semaines après l'accouchement, chez des femmes au cœur antérieurement sain. Elle se manifeste par une cardiomégalie avec des signes d'hypertrophie ventriculaire gauche, des œdèmes, parfois des embolies. Son évolution est généralement favorable, mais elle récidive souvent lors des grossesses ultérieures.

MÉAT, *s. m.* (lat. *meatus*, passage) [TA et angl. ***meatus***]. — 1° Orifice d'un conduit (p. ex. : *m. urétéral*). — 2° Espace compris entre un cornet et la paroi externe des fosses nasales (ou de la cavité nasale).

MÉATOSCOPIE URÉTÉRALE (Fenwick) [angl. ***ureteral meatoscopy***]. Examen des méats urétéraux à l'aide du cystoscope.

MÉATOTOMIE, *s. f.* (méat ; gr. *tomê*, section) [angl. ***meatotomy***]. Incision du méat urinaire, opération qui a pour but d'augmenter le diamètre de cet orifice.

MÉCANOGRAMME, *s. m.* [angl. ***mecanogram***]. Courbe obtenue par l'enregistrement des mouvements ou des phénomènes vibratoires nés de l'activité mécanique d'une partie du corps. P. ex. : les battements de la pointe du cœur (apexogramme), des veines (phlébogramme), des artères (sphygmogramme et piézogramme), les bruits du cœur (phonocardiogramme).

MÉCANOTHÉRAPIE, *s. f.* (Bonnet, de Lyon, 1848) (gr. *mêkhanê*, machine ; *thérapéia*, traitement) [angl. ***mecanotherapy***]. Méthode de traitement qui consiste à faire exécuter aux articulations des mouvements actifs ou passifs au moyen d'appareils spéciaux.

MÉCHAGE, *s. m.* [angl. ***gauze plugging***]. Pose d'une mèche.

MÈCHE, *s. f.* (bas lat. *myxa*, de *myxus*, mèche) [angl. ***strip of gauze***]. Petite bande de gaze ou de toile que l'on introduit dans une plaie ou dans un trajet fistuleux pour faciliter l'écoulement de la sérosité ou du pus, pour empêcher une cicatrisation trop rapide de ses lèvres ou pour assurer l'hémostase.

MÈCHE BLANCHE ET DYSCHROMIE FAMILIALE. V. *piébaldisme.*

MECKEL (diverticule de) (M. Johan, all., 1809). Diverticule observé parfois sur l'intestin grêle, à 80 cm de la valvule iléocæcale ; c'est un vestige du canal vitellin.

MECKEL (syndrome de). V. *Gruber (syndrome de).*

MÉCONIUM, *s. m.* (gr. *mêkônion*, suc du pavot) [angl. ***meconium***]. Matières intestinales visqueuses brunâtres ou verdâtres que le fœtus expulse peu après sa naissance et qui présentent une entière analogie de couleur et de consistance avec le suc de pavot.

MÉDECIN, *s. m.* (lat. *medicus*, médecin) [angl. ***physician***]. Personne qui, munie des diplômes nécessaires, exerce la médecine (v. ce terme).

MÉDECIN AGRÉÉ. Médecin (généraliste ou spécialiste) nommé par le préfet afin de procéder à des contrôles, des expertises ou donner des avis concernant les membres des administrations et de la fonction publique (ou les candidats à ces emplois).

MÉDECIN COLLABORATEUR LIBÉRAL. Nouveau mode d'exercice créé par une loi du 2 août 2005, intermédiaire entre le remplacement et l'association. Inscrit au tableau de l'Ordre des médecins, le *c. l.* exerce son activité en toute indépendance et peut se constituer une clientèle personnelle ; il perçoit des honoraires et verse une redevance au titulaire du cabinet. Ce statut conduit le plus souvent à l'association ou à la succession.

MÉDECIN-CONSEIL, *s. m.* Médecin donnant des avis techniques destinés à renseigner — 1° ***une compagnie d'assurances*** avant la signature d'un contrat d'assurance-vie ou pour le règlement amiable d'un sinistre. V. *expert médical* — 2° ***la Sécurité sociale*** sur le bien-fondé du remboursement des dépenses médicales.

MÉDECIN CONVENTIONNÉ. Médecin concerné par un accord conclu entre les caisses d'assurance maladie et des syndicats médicaux.

MÉDECIN CORRESPONDANT. Selon la convention médicale française de décembre 2004, le *m. c.* est un spécialiste auquel est adressé un patient par son médecin traitant (v. ce terme). Sauf exception, le recours direct de l'assuré social à un spécialiste est moins bien remboursé, cette disposition visant à diminuer le « nomadisme médical » générateur d'abus.

MÉDECIN DE L'ÉTAT CIVIL. Médecin faisant les constats de décès, que ceux-ci soient survenus à domicile ou dans un établissement hospitalier. Cette fonction n'existait en fait qu'à Paris ; ailleurs, ce sont les médecins traitants qui la remplissent. Elle a été supprimée en 2000.

MÉDECIN À EXERCICE PARTICULIER. Terme administratif désignant les praticiens exerçant les médecines alternatives (homéopathie, mésothérapie, acupuncture, ostéopathie, etc.).

MÉDECIN EXPERT. V. *expert médical.*

MÉDECIN GÉNÉRALISTE [angl. ***general practicioner***]. Syn. *généraliste* (v. ce terme). Médecin consacrant son activité à l'ensemble des maladies, sans distinction d'âge ni d'organe. V. *spécialiste*, *médecine générale* et *médecin traitant.*

MÉDECIN HABILITÉ. Médecin mandaté par la Haute autorité de santé pour effectuer l'évaluation des pratiques professionnelles chez ses confrères.

MÉDECIN PROPHARMACIEN. V. *propharmacien.*

MÉDECIN RÉFÉRENT. Médecin généraliste que l'assuré social s'est engagé par écrit à consulter en exclusivité. Le *m. r.* s'engage notamment à respecter certaines normes d'activité et à prescrire les médicaments les moins onéreux (génériques...). Le client ne règle au *m. r.* que le ticket modérateur sauf s'il en est dispensé. Il s'agit d'une option conventionnelle datant de 1997 et supprimée en 2006.

MÉDECIN REQUIS. Médecin ayant reçu injonction par une autorité administrative ou judiciaire d'avoir à remplir une mission d'ordre médico-légal.

MÉDECIN DE SANTÉ PUBLIQUE. V. *santé publique* et *médecin territorial.*

MÉDECIN SENTINELLE. Praticien participant à un réseau d'observation et de dépistage de certaines maladies en conditions réelles, de façon à en améliorer la connaissance épidémiologique.

MÉDECIN SPÉCIALISTE. Syn. *spécialiste.* V. ce terme et *médecin généraliste.*

MÉDECIN TERRITORIAL. Médecin salarié chargé par la collectivité qui l'emploie (ville, région, le plus souvent département) d'animer et de contrôler son action en matière d'aide sociale et de santé publique (médecine professionnelle et préventive, hygiène et sécurité, protection maternelle et infantile, etc). Vacataire, contractuel ou titulaire, dans ce dernier cas, il peut bénéficier du statut de fonctionnaire des collectivités territoriales.

MÉDECIN TRAITANT. Selon la convention médicale française de décembre 2004, le *m. t.* est chargé « d'assurer le premier recours aux soins » et « d'orienter le patient dans le parcours de soins coordonnés ». De ce fait disparaît l'option « médecin référent » (v. ce terme). Le *m. t.* est dans la plupart des cas le médecin de famille. C'est lui qui décide éventuellement d'adresser son client à un spécialiste dénommé *médecin correspondant.* V. ce terme.

MÉDECINE, *s. f.* [angl. ***medicine***]. — 1° Science des maladies et art de les soigner. — 2° Autrefois : remède, médicament. P. ex. : *prendre médecine.*

MÉDECINE DE CATASTROPHE [angl. ***disaster medicine***]. Branche de la médecine traitant des soins urgents à dispenser à de nombreuses personnes lors des désastres naturels (tremblement de terre), accidentels (transports en commun) ou criminels (attentats).

MÉDECINE DE L'ÉDUCATION NATIONALE. V. *médecine scolaire.*

MÉDECINE ESTHÉTIQUE. Ensemble des procédés destinés à améliorer l'aspect de certaines parties du corps. Visant essentiellement à combattre l'obésité, la stéatomérie et le vieillissement cutané, la *m. e.* s'adresse à des techniques relevant notamment de la dermatologie et de la phlébologie et peut faire appel à la chirurgie. Ce n'est pas une spécialité reconnue par l'Ordre des médecins.

MÉDECINE EXOTIQUE [angl. ***tropical medicine***]. Branche de la médecine consacrée à l'étude et au traitement des maladies contractées sous d'autres climats que celui de la France métropolitaine. Ce sont pour la plupart des maladies tropicales et le plus souvent des maladies infectieuses et parasitaires. P. ex. : *paludisme, fièvre jaune, choléra, maladie du sommeil.*

MÉDECINE EXPÉRIMENTALE (Claude Bernard, fr., *Introduction à la médecine expérimentale*, 1865) [angl. ***experimental medicine***]. Expérimentation sur l'animal vivant (ablation d'organes, administration de substances toxiques, reproduction de maladies infectieuses) destinée à comprendre la physiologie et la pathologie humaines.

MÉDECINE FACTUELLE. Traduction de l'angl. ***evidence-based medicine*** (1992). Syn. *médecine fondée sur les preuves.* Médecine basée sur des faits scientifiques validés, prouvés, d'interprétation indiscutable.

MÉDECINE FONDÉE SUR LES PREUVES. V. *médecine factuelle.*

MÉDECINE GÉNÉRALE [angl. ***general medicine***]. Classiquement distincte de la médecine de spécialité (v. *médecin généraliste* et *spécialiste*) la *m. g.* est devenue en France depuis janvier 2004 une spécialité.

MÉDECINE HERMÉTIQUE (lat. *hermeticus,* d'Hermès) [angl. ***hermetic medicine***] **(historique)**. Syn. *médecine spagirique* (v. ce terme). Médecine de l'Antiquité utilisant les moyens qui provenaient, croyait-on, des livres d'Hermès, dieu grec de la médecine.

MÉDECINE HUMANITAIRE [angl. ***humanitarian medicine***]. Composante médicale de l'aide humanitaire, qui vise à secourir les victimes des guerres ou d'autres fléaux (tels que catastrophes naturelles, épidémies, famine, malnutrition, pauvreté), indépendamment des tutelles politiques, des frontières géographiques et culturelles et de façon anonyme, bénévole et volontaire.

MÉDECINE INTERNE [angl. ***internal medicine***]. — 1° Classiquement : partie de la médecine concernant les maladies non chirurgicales. V. *pathologie interne.* — 2° Médecine de consultant (v. ce terme *2°*) située au carrefour de la médecine générale (v. *médecin généraliste*) et de la médecine d'organes (v. *spécialiste*). Cette spécialité médicale s'intéresse notamment aux maladies systémiques (v. ce terme) et immunologiques.

MÉDECINE LÉGALE [angl. ***forensic medicine, legal medicine***]. Branche des connaissances médicales traitant des relations de la médecine avec le droit.

MÉDECINE LIBÉRALE. Médecine organisée selon les principes suivants : libre choix du médecin par le malade, liberté d'installation et de prescription du médecin, paiement direct des honoraires, secret professionnel.

MÉDECINE MANUELLE [angl. ***manual medicine***]. Syn. *médecine mécanique.* Partie de la médecine utilisant les manipulations. V. *chiropraxie, vertébrothérapie* et *ostéopathie 2°.*

MÉDECINE MÉCANIQUE. V. *médecine manuelle.*

MÉDECINE MENTALE. V. *psychiatrie.*

MÉDECINE NUCLÉAIRE [angl. ***nuclear medicine***]. Branche de la médecine qui utilise les radio-isotopes à des fins diagnostiques (p. ex. : la scintigraphie) ou thérapeutiques (p. ex. : la radiumthérapie, la cobaltothérapie). V. *isotope.*

MÉDECINE OPÉRATOIRE [angl. ***operative surgery***]. — 1° Médecine qui a pour objet les opérations chirurgicales. — 2° Étude des opérations sur le cadavre.

MÉDECINE PÉRINATALE. V. *périnatalogie.*

MÉDECINE PHYSIQUE [angl. ***physical medicine***]. Spécialité médicale souvent associée à la rééducation fonctionnelle (« médecine physique et de réadaptation »). Elle utilise les moyens et agents physiques aux fins de diagnostic et de traitement. V. *physiothérapie.*

MÉDECINE PRÉDICTIVE [angl. ***predictive medicine***]. Partie de la médecine s'efforçant de prévoir les risques morbides d'un *individu* d'après ses caractères génétiques. V. *génétique (conseil).*

MÉDECINE PRÉVENTIVE [angl. ***preventive medicine***]. Étude des moyens qui s'opposent au développement des maladies (hygiène, prophylaxie).V. *prévention.*

MÉDECINE PSYCHOSOMATIQUE [angl. ***psychosomatic medicine***]. V. *psychosomatique.*

MÉDECINE SCOLAIRE. Syn. *médecine de l'Éducation nationale.* Branche de la médecine créée en France en 1945 et consacrée aux enfants fréquentant l'école, de la maternelle au lycée. Elle organise leurs examens de santé obligatoires, participe à leur éducation sanitaire et surveille l'hygiène scolaire.

MÉDECINE SOCIALE [angl. ***social medicine***]. Application des connaissances médicales à la pratique des lois sociales (maladies professionnelles, hygiène des usines, sécurité sociale, etc.).

MÉDECINE SPAGIRIQUE (gr. *spaein,* séparer ; *ageirein,* réunir — la *spagirie* est l'ancien nom de la chimie, « l'art qui sépare et unit ») [angl. ***spagiric medicine***] **(historique)**. Syn. *médecine hermétique.* Médecine qui n'employait que des remèdes chimiques. V. *métallothérapie.*

MÉDECINE THERMALE [angl. ***thermal medicine***]. Branche de la médecine consacrée à l'application thérapeutique des eaux et des cures thermales. V. *thermalisme.*

MÉDECINE DU TRAVAIL [angl. ***occupational medicine***]. Spécialité médicale établie en France par la loi du 11 octobre 1946 dont l'objet est essentiellement la prévention des affections créées par les conditions de l'exercice professionnel.

MÉDECINE TROPICALE. V. *médecine exotique.*

MÉDECINE D'URGENCE [angl. ***emergency medicine***]. Syn. *oxylogie.* V. ce terme, *urgence (structure d')* et *urgentiste.*

MÉDECINE VÉTÉRINAIRE [angl. ***veterinary medicine***]. Étude des maladies des animaux et leur traitement.

MÉDECINES ALTERNATIVES [angl. ***alternative medicine, complementary medicine***]. Syn. *médecines parallèles, médecines non conventionnelles, médecines complémentaires.* Médecines de remplacement (*sous-entendu* de la médecine officielle, classique). Synonyme en fait de *médecines douces.* V. ce terme, *naturopathie* et *médecin à exercice particulier.*

MÉDECINES COMPLÉMENTAIRES [angl. ***complementary medicine***]. V. *médecines alternatives.*

MÉDECINES DOUCES. Terme du langage courant désignant les thérapeutiques en principe dépourvues d'agressivité, telles qu'*acupuncture, mésothérapie, homéopathie, aromathérapie.* V. ces termes et *médecines alternatives.*

MÉDECINES NON CONVENTIONNELLES [angl. ***unconventional medicine***]. V. *médecines alternatives.*

MÉDECINES PARALLÈLES. V. *médecines alternatives.*

MÉDIA, *s. f.* (en lat. moyenne [sous-entendu : tunique]) [TA et angl. ***tunica media***]. Tunique moyenne d'un vaisseau. V. *artère* et *veine.*

MÉDIACALCOSE, *s. f.* ou **MÉDIACALCINOSE**, *s. f.* [angl. ***Mönckeberg's arteriosclerosis***]. Syn. *sclérose de Mönckeberg* (1903). Variété de sclérose artérielle caractérisée par la dégénérescence et la calcification des fibres musculaires de la tunique moyenne des artères ; souvent associée à l'athérome, elle frappe essentiellement les artères musculaires de moyen calibre.

MÉDIACALCOSE CORONAIRE. Affection se manifestant chez le nourrisson de moins de 3 mois par une insuffisance cardiaque brutale et rapidement mortelle avec cardiomégalie, hypertension artérielle et signes électrocardiographiques d'ischémie-nécrose. Il existe des calcifications artérielles généralisées (coronaires, artères des membres, du cou, etc.).

MÉDIADYSTROPHIE ECTASIANTE [angl. ***ectasic medial dystrophy***]. V. *dolicho et méga artère.*

MÉDIAL, ALE, *adj.* (lat. *medialis,* le milieu) [angl. ***medial***] **(anatomie)**. Syn. *interne.* Plus près de l'axe de symétrie du corps. P. ex. : *ménisque médial* : ménisque interne. V. *latéral.*

MÉDIANÉCROSE, *s. f.* [angl. ***medial necrosis***]. Nécrose de la tunique moyenne des artères. — ***m. aortique idiopathique, m. disséquante de l'aorte, m. kystique de l'aorte.*** V. *dissection aortique.*

MÉDIASTIN, *s. m.* (lat. *mediastinum,* qui est au milieu) [TA et angl. ***mediastinum***]. Région médiane de la cavité thoracique comprise entre les poumons. Elle contient notamment le cœur et les gros vaisseaux, la trachée et l'œsophage.

MÉDIASTINAL (syndrome) (Dieulafoy) [angl. ***mediastinal syndrome***]. Ensemble des symptômes dus à la compression des différents organes situés dans le médiastin : dyspnée, dysphagie, dysphonie et développement de la circulation veineuse thoracique.

MÉDIASTINITE, *s. f.* [angl. ***mediastinitis***]. Inflammation du tissu cellulaire du médiastin.

MÉDIASTINOGRAPHIE GAZEUSE (Bariéty, Coury et Mathé, 1952) [angl. ***pneumomediastinography***]. Exploration radiologique du médiastin préalablement infiltré d'air. Celui-ci, insufflé le plus souvent à travers la paroi de la trachée (pneumo-médiastin artificiel postérieur), dessinait, sur les tomographies de face ou de profil, les contours des organes et des tumeurs du médiastin. Procédé abandonné. V. *pneumomédiastin.*

MÉDIASTINOSCOPIE, *s. f.* (Carlens, 1959) (médiastin ; gr. *skopein,* examiner) [angl. ***mediastinoscopy***]. Exploration visuelle du médiastin supérieur au moyen d'un endoscope introduit par voie sus-sternale qui permet aussi prélèvement et biopsie.

MÉDIASTINOTOMIE, *s. f.* (médiastin ; *tomê,* section) [angl. ***mediastinotomy***]. Nom des opérations qui ont pour but d'atteindre les organes situés dans le médiastin (bronches, trachée, œsophage, etc.). — La ***m.*** est ***antérieure*** et s'accompagne de résection plus ou moins étendue du sternum et des cartilages costaux, ou postérieure avec résection des côtes. — ***m. sus-sternale.*** V. *Gatellier (opération de).*

MÉDIAT, ATE, *adj.* (lat. *mediare,* être au milieu) [angl. ***mediate***]. Qui se fait à l'aide d'un intermédiaire. — ***auscultation m.*** V. *auscultation.* — ***cicatrisation ou réunion m.*** V. *cicatrisation.*

MÉDIATEUR CHIMIQUE (Lœwi, 1921) [angl. ***chemical mediator***]. Syn. *neuromédiateur, neurotransmetteur.* Substance libérée, sous l'influence de l'excitation, par les terminaisons nerveuses. Les médiateurs transmettent l'excitation (l'information), au niveau de la synapse, d'un neurone à l'autre dans le cerveau, des nerfs aux muscles et aux différents organes. Ces messagers chimiques des cellules nerveuses sont nombreux : leurs effets et leurs lieux de production sont différents ; les mieux connus sont l'acétylcholine et la noradrénaline ; puis viennent la dopamine, l'adrénaline, la sérotonine, l'histamine, l'acide gamma-amino-butyrique (GABA), etc. Chacun d'eux agit électivement sur un récepteur (v. ce terme) spécifique pour produire un effet biologique. V. *adrénergie, synapse 1°, neuro-récepteur, adrénergique (nerf)* et *cholinergique (nerf).* — D'autres médiateurs qui interviennent, comme l'histamine, la kinine, dans l'inflammation, les réactions d'hypersensibilité, les maladies cardiovasculaires, ont été découverts récemment ; ce sont les dérivés de l'acide arachidonique : les icosanoïdes (prostaglandines, thromboxanes, leucotriènes) ; les cytokines sont aussi des *m.c.* V. ces termes.

MÉDIATEURS DE L'HYPERSENSIBILITÉ IMMÉDIATE [angl. ***mediators of immediate hypersensitivity***]. V. *hypersensibilité immédiate (médiateurs de l').*

MÉDIATEURS SÉCRÉTÉS PAR LES LYMPHOCYTES. V. *lymphokine.*

MEDICAID. Système américain d'assurance-maladie destiné aux personnes économiquement faibles. V. *MEDICARE.*

MÉDICAL, ALE, *adj.* [angl. ***medical***]. Qui concerne la médecine. V. *certificat.*

MÉDICALE (maison). Lieu d'exercice de plusieurs médecins. V. *santé (maison de) 2°.*

MÉDICALES (professions). V. *santé (professions de).*

MÉDICAMENT, *s. m.* [angl. ***drug***]. « Toute substance ou composition présentée comme possédant des propriétés curatives ou préventives à l'égard des maladies humaines ou animales, ainsi que tout produit pouvant être administré à l'homme ou à l'animal, en vue d'établir un diagnostic médical ou de restaurer, corriger ou modifier leurs fonctions organiques ». (Code de la Santé publique, 1967) — Le *m.* comprend la *base* (v. ce terme 4°), l'*adjuvant*, l'*intermède*, le *véhicule* ou *excipient* et le *correctif.* V. tous ces termes. — ***Étapes du développement d'un médicament.*** Les premières études sont précliniques, réalisées sur des cellules, des tissus, des organes isolés puis sur des animaux. — Les études ***cliniques*** comprennent ensuite et successivement la *phase 1*, conduite chez des volontaires sains, la *phase 2* chez quelques malades sélectionnés, la *phase 3* chez des patients plus nombreux et comparativement à des traitements de référence. La *phase 4* intervient après l'autorisation de mise sur le marché. V. ce terme, *double anonymat, dénomination commune internationale, dénomination des médicaments, ATU, spécialité, ASMR* et les mots commençant par *pharmac-*.

MÉDICAMENT-CONSEIL [angl. ***over the counter, OTC***]. Médicament acheté sans ordonnance sur les conseils du pharmacien d'officine. Il n'est pas remboursé par les organismes sociaux et son prix est négociable. Il s'oppose au *m. éthique* (v. ce terme). V. *médicament grand public.*

MÉDICAMENT DÉRIVÉ DU SANG. Produit sanguin stable. V. *produit sanguin.*

MÉDICAMENT ESSENTIEL. Médicament de première nécessité. Une liste indicative, périodiquement mise à jour, en est dressée par l'Organisation mondiale de la santé selon les besoins locaux de tel ou tel pays en voie de développement.

MÉDICAMENT ÉTHIQUE. Médicament vendu uniquement en pharmacie, sur ordonnance et dont le prix n'est pas négociable. C'est en général un *m.* à vignette, remboursé par les organismes sociaux. V. *médicament-conseil, médicament grand public* et *parapharmacie.*

MÉDICAMENT D'EXCEPTION. Médicament utilisé dans une indication précise et d'un prix particulièrement élevé. Sa prescription doit être rédigée sur une ordonnance spéciale. Un *m. d'e.* peut être également un *m.* à prescription restreinte. V. ce terme.

MÉDICAMENT GÉNÉRIQUE [angl. ***generic pharmaceutical***]. « Copie d'un médicament original dont la production et la commercialisation sont rendues possibles par la chute du ou des brevets couvrant le médicament. » (Commission de la concurrence et de la consommation, 1981). V. *Gé.*

MÉDICAMENT GRAND PUBLIC [angl. ***Over The Counter,*** — au-delà du comptoir —, ***OTC***]. Spécialité pharmaceutique ayant obtenu une AMM, disponible en libre-service mais seulement dans les officines, relevant de l'automédication, faisant de la publicité directe auprès du public, vendue sans ordonnance et non remboursée par les organismes sociaux. V. *médicament éthique* et *médicament-conseil.*

MÉDICAMENT HOMÉOPATHIQUE. V. *homéopathie.*

MÉDICAMENT MAGISTRAL. Syn. *préparation magistrale.* Médicament ne figurant pas au Codex et que le pharmacien prépare selon l'ordonnance composée par le médecin. V. *médicament officinal* et *spécialité.*

MÉDICAMENT OFFICINAL. Syn. *préparation officinale.* Médicament que l'on trouve tout préparé dans l'officine du pharmacien, d'après une formule inscrite au Codex. P. ex. : la teinture d'iode. V. *médicament magistral* et *spécialité.*

MÉDICAMENT ORPHELIN [angl. ***orphan drug***]. Substance pharmaceutique potentiellement utile, mais indisponible en raison de l'absence de rentabilité de son exploitation.

MÉDICAMENT À PRESCRIPTION SPÉCIALE. V. *stupéfiant.*

MÉDICAMENT À PRESCRIPTION RESTREINTE. Médicament faisant partie, selon un décret de 2004, d'une des cinq catégories suivantes : 1° réservé à l'usage hospitalier ; 2° réservé à la prescription hospitalière ; 3° réservé à la prescription initiale hospitalière ; 4° réservé à certains médecins spécialisés ; 5° nécessitant une surveillance particulière. V. *médicament d'exception.*

MÉDICAMENT SOUMIS À PRESCRIPTION [angl. ***prescription drug***]. *M.* inscrit sur les *listes I et II.* V. ce terme.

MEDICARE. Système américain d'assurance-maladie destiné aux personnes âgées. V. *MEDICAID.*

MÉDICATION, *s. f.* (lat. *medicatio,* emploi d'un remède) [angl. ***medication***]. Emploi systématique d'un ou de plusieurs agents médicaux dans le but de faire disparaître un symptôme, d'améliorer une fonction troublée ou une perturbation biologique ou encore de modifier la constitution altérée d'une partie de l'organisme.

MÉDICINAL, ALE, *adj.* [angl. ***medicinal***]. Qui a des propriétés curatives : *plantes médicinales.*

MEDIN (Medin O., suédois). V. *Heine-Medin (maladie de).*

MEDLARS. Acronyme anglais signifiant *MEDical Literature Analysis and Retrieval System,* c'est-à-dire *système d'analyse et de recherche de la littérature médicale.* Système bibliographique informatisé de la National Library of Medicine des États-Unis, éditrice de l'*Index Medicus.* V. *Medline.*

MEDLINE. Acronyme anglais signifiant *MEDlars on LINE* (MEDLARS en ligne). Exploitation de MEDLARS (v. ce terme) par téléphone.

MÉDULLAIRE, *adj.* (lat. *medulla,* moelle) [angl. ***medullary***]. Qui a rapport à la moelle épinière, à la moelle osseuse ou à la partie centrale des glandes surrénales (médullosurrénale). V. *corticale.* — ***syndromes de compression et de section m.*** V. *moelle (syndromes de compression et de section).*

MÉDULLECTOMIE SURRÉNALE (lat. *medulla,* moelle ; gr. *ektomê,* ablation ; on devrait dire *myélectomie surrénale*) [angl. ***adrenal medullectomy***]. Résection du tissu médullaire de la glande surrénale ; opération destinée autrefois à combattre la polycythémie avec hypertension ou l'hypertension artérielle permanente solitaire.

MÉDULLISATION, *s. f.* (lat. *medulla*) [angl. ***medullization***]. Envahissement du tissu compact des os par le tissu médullaire, au cours de l'ostéoporose.

MÉDULLITE, *s. f.* [angl. ***medullitis***]. Inflammation de la moelle osseuse (v. *ostéomyélite*). Terme qui pourrait aussi bien désigner l'inflammation de la moelle épinière ou de la médullo-surrénale. V. *myélite.*

MÉDULLOBLASTOME, *s. m.* (Bailey et Cushing) (lat. *medulla,* moelle ; gr. *blastos,* germe) [angl. ***medulloblastoma***]. V. *neurospongiome.*

MÉDULLOCULTURE, *s. f.* [angl. ***medulloculture***]. Syn. *myéloculture.* Ensemencement d'un milieu de culture avec de la moelle osseuse obtenue par trépanation ou ponction (sternum), pour rechercher les bactéries qui y sont contenues.

MÉDULLO-ÉPITHÉLIOME, *s. m.* (Bailey et Cushing). V. *neuro-épithéliome.*

MÉDULLOGRAMME, *s. m.* (lat. *medulla,* moelle ; gr. *gramma,* écrit). V. *myélogramme.*

MÉDULLOPATHIE, *s. f.* [angl. ***myelopathy***]. V. *myélopathie.*

MÉDULLOSCLÉROSE, *s. f.* (lat. *medulla,* moelle ; gr. *sklêros,* dur). Sclérose de la moelle (épinière, osseuse ou surrénale). V. *myélosclérose.*

MÉDULLOSURRÉNAL, ALE, *adj.* [angl. ***medullo-adrenal***]. Qui a rapport au tissu médullaire de la glande surrénale. — ***hormones m.*** Hormones sécrétées par la partie médullaire de la glande surrénale (cellules chromaffines). Ce sont les catécholamines constituées normalement, chez l'homme de 78 à 91 % d'adrénaline et de 9 à 22 % de noradrénaline (v. ces termes et *chromaffine*).

MÉDULLOSURRÉNALOME, *s. f.* V. *phéochromocytome.*

MÉDULLOTROPE, *adj.* (lat. *medulla,* moelle ; gr. *trépein,* tourner). V. *myélotrope.*

MEES (lignes, bandes ou stries de) (Mees R., holl., début du XXe siècle) [angl. ***Mees's lines***]. Stries transversales blanchâtres décrites au niveau des ongles au cours de l'intoxication arsenicale.

MEESMANN (dystrophie cornéenne de) (M. Alois, all., 1938). Dystrophie cornéenne superficielle juvénile héréditaire transmise selon le mode dominant.

MEFV. V. *périodique (maladie).*

MEG. V. *magnéto-encéphalographie.*

MÉGA... (gr. *mégas*, grand) [angl. ***mega***]. — 1° (symbole M). — Préfixe signifiant 10^6. — 2° Préfixe indiquant une notion de grande taille.

MÉGA-ARTÈRE, *s. f.* [angl. ***enlarged artery***]. V. *dolicho- et méga-artère.*

MÉGABASE, *s. f.* [angl. ***megabase***]. Un million de (10^6) bases. V. ce terme 3°.

MÉGABASSINET, *s. m.* (gr. *mégas*, grand ; bassinet) [angl. ***congenital dilatation of renal pelvis***]. Dilatation congénitale du bassinet, due à une aplasie de sa musculature lisse ; elle est la cause de certaines hydronéphroses.

MÉGABULBE, *s. m.* (gr. *mégas*, grand ; *bolbos*, oignon) [angl. ***dilatation of pyloric cap***]. Dilatation du bulbe pylorique.

MÉGACALICOSE, *s. f.* (A. Puigvert, de Barcelone, 1963) (gr. *mégas*, grand ; calice) [angl. ***megacalycosis***]. Malformation rénale caractérisée par une considérable augmentation du volume des calices avec en regard, atrophie des pyramides de Malpighi. Contrairement à la médullaire, la corticale rénale est normale, de même que le bassinet.

MÉGACAPILLAIRE, *s. m.* [angl. ***enlarged capillary***]. Anomalie congénitale des capillaires, dont la largeur est considérablement augmentée.

MÉGACARYOBLASTE, *s. m.* [angl. ***megakaryoblast***]. Grande cellule (30 µm de diamètre) quadrangulaire dont le protoplasma hyalin est très basophile et dont le noyau rectangulaire a un réseau chromatinien grossier. Elle se trouve dans la moelle osseuse et dérive de l'hémocytoblaste. Après s'être multipliée par des mitoses classiques, chaque cellule donnant 2 cellules-filles à 2 n chromosomes, les *m.* présentent des phénomènes d'endomitose (v. ce terme) et se transforment en *m.* à 4 n, 8 n puis 16 n chromosomes, puis en mégacaryocytes (v. ce terme) basophiles.

MÉGACARYOBLASTOSE, *s. f.* Prolifération des mégacaryoblastes. — ***m. maligne*** [angl. ***acute megakaryocytic leukaemia***]. Variété de mégacaryocytose maligne évoluant comme une leucémie aiguë et caractérisée par la prolifération abondante, dans la moelle osseuse, de cellules très jeunes et atypiques de la série des plaquettes (mégacaryoblastes).

MÉGACARYOCYTAIRE (lignée ou série) [angl. ***thrombocytic series***]. Syn. *série thrombocytaire.* Série de cellules jeunes qui, après multiplication et maturation dans la moelle osseuse, aboutissent aux plaquettes sanguines. Elle comprend, à partir de la cellule souche, l'hémocytoblaste, le mégacaryoblaste, le mégacaryocyte et la plaquette ou thrombocyte. V. *myéloïdes (lignées).*

MÉGACARYOCYTE, *s. m.* (gr. *mégas*, grand ; *karuon*, noyau ; *kutos*, cellule) [angl. ***megakaryocyte***]. Syn. *cellule géante de la moelle des os.* Grande cellule (50 à 100 µm), à gros noyau vésiculé, plurilobé et bourgeonnant se rencontrant dans la moelle des os. Les *m.* dérivent des mégacaryoblastes et passent par les stades basophile, granuleux et thrombocytogène avant de perdre leurs noyaux et de se fragmenter en très nombreuses plaquettes (thrombocytes).

MÉGACARYOCYTOPOÏÈSE, *s. f.* (mégacaryocyte ; gr. *poïein*, faire) [angl. ***megakaryocytopoiesis***]. Production de mégacaryocytes.

MÉGACARYOCYTOSE, *s. f.* [angl. ***megakaryocytosis***]. Abondance excessive, dans la moelle osseuse, des mégacaryocytes que l'on trouve également dans le sang circulant et même dans tous les tissus (myéloses mégacaryocytaires). La prolifération médullaire des mégacaryocytes a parfois un caractère atypique : il s'agit d'une *m. maligne* d'évolution plus ou moins rapidement mortelle (leucémie mégacaryocytaire ou *thrombocytémie essentielle :* v. ce terme).

MÉGACÉPHALIE, *s. f.* (gr. *mégas*, grand ; *képhalê*, tête) [angl. ***megacephalia***] **(anthropologie)**. Syn. *mégalocéphalie.* Développement considérable du crâne (normal ou pathologique).

MÉGACÔLON, *s. m.* [angl. ***megacolon***]. Syn. *maladie de Hirschsprung* (1886), *de Mya, de Ruysch* (qui, d'après Jayle, l'a dessinée et décrite au XVIIe siècle). Dilatation d'une partie plus ou moins étendue du gros intestin avec épaississement de la musculeuse, accompagnée de constipation opiniâtre, de distension énorme de l'abdomen et de stase fécale. Observé dans la première enfance, le *m., congénital* [angl. ***congenital megacolon***] est dû à l'absence de cellules nerveuses dans les ganglions de Meissner et d'Auerbach de la région recto-sigmoïdienne. Débutant chez l'adulte, le *m.* peut être *secondaire* à une sténose ou à une maladie nerveuse, à une intoxication, etc.

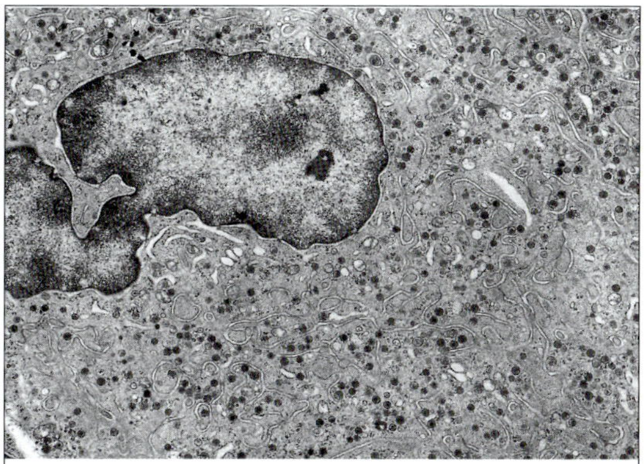

Mégacaryocyte

MÉGADIAPHRAGME, *s. m.* (Bard). Amincissement et ascension congénitaux du diaphragme, prédisposant à l'éventration diaphragmatique (v. ce terme).

MÉGADOLICHO-ARTÈRE, *s. f.* V. *dolicho- et méga-artère.*

MÉGADOLICHOCÔLON, *s. m.* (gr. *mégas*, grand ; *dolikhos*, allongé ; *kôlon*, côlon) [angl. ***megadolichocolon***]. Dilatation et allongement du côlon.

MÉGADOLICHO-URETÈRE, *s. m.* [angl. ***mega and dolichoureter***]. Dilatation et allongement d'un uretère.

MÉGADUODÉNUM, *s. m.* (gr. *mégas*, grand) [angl. ***megaduodenum***]. Dilatation du duodénum.

MÉGAGRÊLE, *s. m.* Dilatation de l'intestin grêle.

MÉGALENCÉPHALIE, *s. f.* V. *encéphalomégalie.*

MÉGALÉRYTHÈME ÉPIDÉMIQUE (Plachte, 1904) [angl. ***erythema infectiosum***]. Syn. *érythème infectieux aigu* (Sticker, 1899), *cinquième maladie éruptive.* Maladie contagieuse épidémique, appartenant au groupe des fièvres éruptives et associée le plus souvent à une épidémie de rougeole ou de rubéole. Elle donne lieu à une éruption de macules devenant confluentes au niveau de la face, atteignant les membres et respectant le tronc ; il n'y a pas d'énanthème et les symptômes généraux sont très discrets. La cause en est attribuée à un parvovirus, le parvovirus B19.

MÉGALOBLASTE, *s. m.* (gr. *mégas, mégalos*, grand ; *blastos*, cellule) [angl. ***megaloblast***]. Cellule nucléée de la lignée des globules rouges, chez l'embryon ou le sujet atteint d'anémie de Biermer (v. *mégalocytaire, série*). Elle est intermédiaire entre le promégaloblaste et le mégalocyte. C'est un érythroblaste caractérisé par sa très grande taille et la finesse du réseau chromatinien de son noyau. D'abord *basophile* (25 µm de diamètre), le *m.* devient *polychromatophile* (16 µm), puis *acidophile* au fur et à mesure que son protoplasma se charge en hémoglobine. Son noyau disparaît alors.

MÉGALOCÉPHALIE, *s. f.* [angl. ***megalocephalia***]. V. *mégacéphalie.*

MÉGALOCORNÉE, *s. f.* V. *kératomégalie.*

MÉGALOCYTAIRE (série) [angl. ***megalocytic series***]. Série de cellules qui, chez l'embryon ou chez le sujet atteint d'anémie de Biermer, aboutit, à partir de la cellule souche à un globule rouge de grande taille (mégalocyte). Elle comprend le promégaloblaste, les mégaloblastes et le mégalocyte.

MÉGALOCYTE, *s. m.* (gr. *mégas*, grand ; *kutos*, cellule) [angl. ***megalocyte***]. Globule rouge géant dont le diamètre dépasse 12 µm ; il provient du mégaloblaste dont le noyau s'est résorbé.

MÉGALOCYTIQUE (anémie). V. *anémie pernicieuse.*

MÉGALOCYTOSE, *s. f.* [angl. ***megalocytosis***]. Présence de mégalocytes dans le sang (anémie pernicieuse hyperchrome).

MÉGALODONTIE, *s. f.* V. *macrodontie.*

MÉGALOMANIE, *s. f.* (gr. *mégas*, grand ; *mania*, folie) [angl. ***megalomania***]. Délire des grandeurs.

MÉGALOPHTALMIE, *s. f.* (gr. *mégas*, grand ; *ophthalmos*, œil) [angl. ***megalophthalmos***]. Anomalie congénitale de l'œil consistant en un agrandissement de ses diamètres (principalement de ceux de la cornée).

MÉGALOPODIE, *s. f.* (gr. *mégas*, grand ; *pous*, *podos*, pied). V. *macropodie.*

MÉGALOPSIE, *s. f.* (gr. *mégas*, grand ; *opsis*, vue). V. *macropsie.*

MÉGALOTHYMIE, *s. f.* ou **MÉGALOTHYMUS**, *s. m.* [angl. ***megalothymus***]. Augmentation de volume du thymus.

MÉGAMYCÉTOME, *s. m.* Mycétome (v. ce terme) de grande taille.

MÉGA-ŒSOPHAGE, *s. m.* [angl. ***mega-œsophagus***]. Grande dilatation de l'œsophage tantôt congénitale, tantôt due à un spasme du cardia.

MÉGARECTUM, *s. m.* [angl. ***megarectum***]. Dilatation du rectum.

MÉGASIGMOÏDE, *s. m.* [angl. ***megasigmoid***]. Dilatation et allongement de l'anse sigmoïde du côlon.

MÉGASPLANCHNIE, *s. f.* (P. Hillemand) (gr. *mégas*, grand ; *splankhnon*, viscère) [angl. ***splanchnomegaly***]. Augmentation de volume des viscères. — ***m. digestive.*** Dilatation des différents segments du tube digestif (mégaœsophage, mégagastre, mégaduodénum, mégacôlon).

MÉGATHROMBOCYTE, *s. m.* [angl. ***megathrombocyte***]. Plaquette sanguine jeune et de grande taille.

MÉGA-URETÈRE, *s. m.* [angl. ***megalo-ureter***]. Dilatation congénitale de l'uretère, due à une aplasie de sa musculature lisse. Elle est généralement associée à celle du bassinet et peut provoquer une hydronéphrose.

MEIBOMIITE, *s. f.* [angl. ***meibomitis***]. Inflammation des glandes de Meibomius. V. *chalazion.*

MEIBOMIUS (glandes de) (M. Heinrich, all., 1638-1700) (TA *glandulae tarsae*) [angl. ***tarsal glands***]. Syn. *glandes tarsales.* Glandes sébacées situées dans le cartilage tarse.

MEIGE ou **MEIGE-MILROY-NONNE (maladie** ou **syndrome de)** (Me. Henry, fr., 1866-1940). V. *trophœdème.*

MEIGS (syndrome de) (M. Joseph, amér.) [angl. ***Meigs's syndrome***]. Syn. *syndrome de Demons-Meigs* (D., 1900-1903 ; M., 1935-1943). Syndrome caractérisé par une ascite et un hydrothorax abondants récidivant rapidement après ponction, liés au développement d'une tumeur bénigne de l'ovaire (fibrome le plus souvent) et guérissant totalement après ablation de cette tumeur.

MEINERS (abaque de). Graphique utilisé pour corriger le temps d'éjection ventriculaire. V. *éjection ventriculaire gauche (temps d').*

MEINICKE (réactions de) (M. Ernst, all., 1878-1945) [angl. ***Meinicke's reactions***]. Réactions utilisées autrefois pour le diagnostic de la syphilis.

MÉIOPRAGIE, *s. f.* V. *miopragie.*

MÉIOSE, *s. f.* (Weismann, 1887) (gr. *meiôsis*, réduction, de *méiôn*, moins) [angl. ***meiosis***] **(génétique)**. Syn. *division réductrice.* Division cellulaire, particulière aux gamètes (ovule et spermatozoïde), caractérisée par la séparation de chacun des deux éléments qui constituent les *n* paires de chromosomes (23 paires chez l'homme : 22 paires de chromosomes somatiques et 2 chromosomes sexuels), chacun de ces éléments passant dans une cellule fille, il en résulte que l'ovule et le spermatozoïde ne renferment dans leur noyau qu'un seul élément de chaque paire, soit *n* chromosomes simples (23 chez l'homme : 22 chromosomes somatiques et 1 chromosome sexuel, X ou Y). V. *prophase, réduction des chromosomes, spermatogenèse, ovogenèse* et *mitose.*

MEISSNER (corpuscule de) (M. Georg, all. 1829-1905) [angl. ***Meissner's corpuscle***]. Récepteur encapsulé de la sensibilité tactile, présent dans les papilles du derme.

MELÆNA, *s. m.* (gr. *mélaïna*, noire, sous-entendu *kholê*, bile) [angl. ***melaena***]. Syn. *méléna.* Symptôme qui consiste dans l'évacuation par l'anus du sang noir mélangé ou non aux selles et présentant souvent l'aspect du goudron.

MÉLALGIE, *s. f.* (Beau) (gr. *mélos*, membre ; *algos*, douleur) [angl. ***melalgia***]. Douleurs des membres observées surtout aux membres inférieurs.

MÉLANCOLIE, *s. f.* (gr. *mélas*, *anos*, noir ; *kholê*, bile) [angl. ***melancholia***]. Psychose survenant par accès caractérisée par « l'existence morbide d'une émotion pénible, dépressive, qui domine le sujet » (Griesinger) et entraîne secondairement la diminution des facultés intellectuelles. Elle peut guérir ou passer à l'état chronique. C'est la forme la plus grave de la dépression, associant douleur morale, idées délirantes et suicidaires. — ***m. intermittente ou périodique.*** V. *folie intermittente.*

MÉLANHIDROSE, *s. f.* ou **MÉLANIDROSE**, *s. f.* (gr. *mélas*, noir ; *hidrôs*, sueur) [angl. ***melanidrosis***]. Variété de *chromhidrose* (v. ce terme) caractérisée par la coloration noire de la sueur.

MÉLANINE, *s. f.* (Langhans, 1870) (gr. *mélas*, noir) [angl. ***melanin***]. Pigment de couleur foncée, allant du noir au brun roussâtre, se trouvant à l'état normal en différents points de l'organisme (choroïde, peau où il augmente sous l'influence des rayons ultraviolets, etc.) et à l'état pathologique dans différentes tumeurs dites mélaniques. La *m.* est essentiellement constituée par une substance aminosoufrée. V. *tyrosine* et *mélanosome.*

MÉLANIQUE, *adj.* (gr. *mélas*, noir) [angl. ***melanotic***]. Se dit des tissus infiltrés de pigments noirs. — ***carcinome m.*** Variété très rare de carcinome, caractérisée par la présence du pigment qui infiltre un plus ou moins grand nombre de cellules. — ***sarcome m.*** V. *mélanosarcome.*

MÉLANISME, *s. m.* (gr. *mélas*, noir) [angl. ***melanism***]. État de la peau qui présente une pigmentation d'intensité variable, mais toujours diffuse et quelquefois généralisée. On l'observe dans différentes maladies (maladie d'Addison, diabète bronzé, etc.).

MÉLANOBLASTE, *s. m.* (gr. *mélas*, noir ; *blastos*, germe) [angl. ***melanoblast***]. Cellule jeune, état précurseur du mélanocyte (v. ce terme).

MÉLANOBLASTOME, *s. m.* [angl. ***melanoblastoma***]. Terme qui, selon Cornil et Mosinger, devrait être préféré à celui de *naevocarcinome* (v. ce terme).

MÉLANOBLASTOSE NEURO-CUTANÉE (A. Touraine, 1941) [angl. ***neurocutaneous melanosis***]. Syn. *dysplasie pigmentaire neuro-ectodermique, mélanose néoplasique neuro-cutanée* (Lecouturier et Van Bogaert, 1939). Affection caractérisée par l'association de *naevus* (parfois très étendus, pigmentaires, verruqueux et pileux) et de *troubles nerveux* variés (hydrocéphalie du nourrisson, céphalée, paralysies, troubles cérébelleux, syndrome de tumeur cérébrale) provoqués par des *anomalies pigmentaires des méninges* (taches, infiltration plus ou moins diffuse, pouvant engainer la moelle et l'origine des nerfs, tumeurs parfois malignes).

MÉLANOCYTE, *s. m.* (gr. *mélas*, noir ; *kutos*, cellule) [angl. ***melanocyte***]. Syn. *chromatophore, mélanodendrocyte.* Cellule étoilée, issue de la crête neurale, productrice de pigment mélanique. On trouve le *m.* dans l'épiderme et le derme de la région sacrée (tache mongolique), la rétine, la choroïde et les méninges.

MÉLANODENDROCYTE, *s. m.* (gr. *mélas*, noir ; *dendron*, arbre ; *kutos*, cellule). V. *mélanocyte.*

MÉLANODERMIE, *s. f.* [angl. ***melanoderma***]. Coloration foncée de la peau due à l'infiltration de pigment dans la couche profonde de l'épiderme. Il s'agit le plus souvent d'une abondance pathologique du pigment cutané normal, la mélanine. V. *mélanisme.* — ***m. des vagabonds.*** Pigmentation des sujets infestés de poux. Elle prédomine sur le haut du corps, et son aspect bigarré est dû à la présence d'eczématisation, de lichénification, de stries de grattage et de cicatrices foncées ou décolorées de pyodermites. V. *Addison (maladie d')* et *hémochromatose.*

MÉLANODERMITE TOXIQUE LICHÉNOÏDE ET BULLEUSE [angl. ***melanodermatitis toxica lichenoides***]. V. *Riehl (mélanose de).*

MÉLANODONTIE INFANTILE (Beltrami et Romieu, 1939) (gr. *mélas*, noir ; *odous*, dent) [angl. ***amelogenesis imperfecta***]. Affection frappant uniquement les dents de lait, consistant en une destruction de l'émail sur une surface plus ou moins grande, laissant apparaître l'ivoire qui prend une teinte d'un brun noirâtre. Elle serait due à la carence de vitamine C.

MÉLANOFIBROME, *s. m.* (Kreibisch). V. *naevus bleu de Max Tièche.*

MÉLANOFLOCULATION PALUSTRE. V. *Henry (réaction d').*

MÉLANOGENÈSE, *s. f.* (gr. *mélas*, noir ; *génésis*, génération) [angl. ***melanogenesis***]. Formation du pigment mélanique dans les tissus à partir de la tyrosine. Elle est augmentée par l'hormone mélanotrope et par l'adrénaline et localement, par les rayons ultraviolets. Elle est absente chez les albinos, exagérée dans la maladie d'Addison et les tumeurs mélaniques.

MÉLANOGLOSSIE, *s. f.* (gr. *mélas*, noir ; *glôssa*, langue) [angl. ***melanoglossia***]. Coloration noire de la partie dorsale de la langue due à un champignon. V. *glossophytie.*

MÉLANOME, *s. m.* (gr. *mélas*, noir ; désinence *-oma,* signifiant tumeur) [angl. ***melanoma***]. Nom générique des tumeurs mélaniques ou à pigments. — ***m. bénin.*** Nævus pigmentaire commun : v. *lentigo.* — ***m. juvénile.*** V. *Spitz (mélanome juvénile de Sophie).* — ***m. malin.*** Nævocarcinome. V. ce terme. — Dans la *nouvelle nomenclature* proposée en 1994 par la Société française de dermatologie, le *m.* est une tumeur mélanocytaire maligne et le *nævus* une tumeur mélanocytaire bégnine. V. *Breslow (indice de)* • 👁 **Spitz** •.

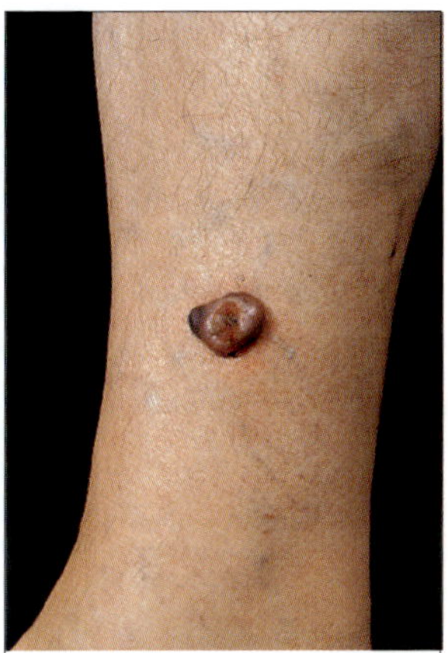

Mélanome malin

MÉLANOME DE DUBREUILH. Terme proposé en 1994 par la Société française de dermatologie pour remplacer celui de *mélanose circonscrite précancéreuse de Dubreuilh.* V. ce terme.

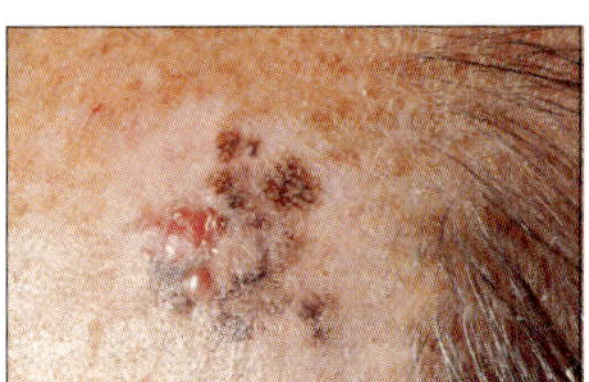

Mélanome de Dubreuilh

MÉLANONYCHIE, *s. f.* (gr. *mélas, mélanos,* noir ; *onux,* ongle) [angl. ***melanonychia***]. Aspect noirâtre de l'ongle dû à la mélanine.

MÉLANOPTYSIE, *s. f.* (Gernez-Rieux) (gr. *mélas*, noir ; *ptuein*, cracher) [angl. ***melanoptysis***]. Expectoration noire survenant au cours de l'anthracose des mineurs de charbon, lors du ramollissement de masses tumorales pulmonaires.

MÉLANOSARCOME, *s. m.* (gr. *mélas*, noir ; sarcome) [angl. ***melanosarcoma***]. Syn. *sarcome mélanique, mélanome, chromatophorome.* Tumeur d'une grande malignité ayant presque toujours son point de départ dans la peau ou dans le globe oculaire, présentant tous les caractères du sarcome et ne s'en différenciant à l'œil nu et au microscope que par l'abondance du pigment réparti tantôt uniformément, tantôt irrégulièrement. V. *Villaret (syndrome de) n°2.*

MÉLANOSE, *s. f.* (gr. *mélas*, noir ; *nosos*, maladie) [angl. ***melanosis***]. Nom sous lequel Laennec désignait les tumeurs mélaniques. — Aujourd'hui ce mot désigne l'accumulation de matière noire dans les différents tissus, que cette matière vienne du dehors (anthracose) ou qu'elle soit formée dans les organes ; c'est dans ce dernier sens qu'il est plus volontiers employé ; il se rapporte alors à l'accumulation de pigment dans les différents tissus et la mélanodermie en est une variété.

MÉLANOSE CIRCONSCRITE PRÉCANCÉREUSE DE DUBREUILH [angl. ***circumscribed precancerous melanosis of Dubreuilh***]. Syn. *éphélide mélanique* (Hutchinson, 1892), *lentigo malin* (Dubreuilh, 1894) et plus récemment (1994) : *mélanome de Dubreuilh.* Affection du vieillard, siégeant électivement sur les joues, les paupières, le front. Elle débute par une ou plusieurs taches brunes ou noires, de la taille d'une tête d'épingle qui s'accroissent d'abord rapidement, puis se stabilisent. Leur transformation maligne en nævocarcinome est fréquente.

MÉLANOSE DÉGÉNÉRATIVE DU CHORION. V. *incontinentia pigmenti.*

MÉLANOSE DE GUERRE. V. *Riehl (mélanose de).*

MÉLANOSE LENTICULAIRE PROGRESSIVE. V. *xeroderma pigmentosum.*

MÉLANOSE NÉOPLASIQUE NEUROCUTANÉE. V. *mélanoblastose neurocutanée.*

MÉLANOSE DE RIEHL. V. *Riehl (mélanose de).*

MÉLANOSOME, *s. m.* (gr. *mélas*, *mélanos*, noir ; *soma*, corps) [angl. ***melanosome***]. Granulation présente dans le cytoplasme du mélanocyte et porteuse de mélanine. V. ces termes.

MÉLANOSTIMULANTE (hormone). V. *mélanotrope (hormone).*

MÉLANOTRICHIE LINGUALE (gr. *mélas*, noir ; *thrix*, *trikhos*, cheveu) (H. Surmont). V. *glossophytie.*

MÉLANOTROPE (hormone) [angl. ***melanocytic stimulating hormone***]. Syn. *MSH, hormone mélanostimulante, intermédine, mélanotropine.* Hormone dilatatrice des mélanophores de poissons, qui serait sécrétée par le lobe intermédiaire de l'hypophyse (Zondek et Krohn, 1932). Pour Sulzberger, elle aurait également une action antidiurétique (v. *vasopressine*). — Chez l'homme, l'*h. mélanotrope* serait sécrétée par le lobe antérieur de l'hypophyse. Elle stimulerait la mélanogenèse. Son existence est très contestée. V. *pro-opiomélanocortine.*

MÉLANOTROPINE, *s. f.* V. *mélanotrope (hormone).*

MÉLANURIE, *s. f.* (gr. *mélas*, noir ; *ouron*, urine) [angl. ***melanuria***]. Présence de pigment mélanique dans l'urine.

MELAS (syndrome) (abréviation de l'angl. ***Mitochondrial myopathy, Encephalopathy, Lactic Acidosis and Stroke-like episodes)*** (Pavlakis F. G., 1984). Variété d'encéphalopathie mitochondriale traduite dans l'enfance par la survenue d'accidents neurologiques subits et récidivants d'allure vasculaire (hémiparésie, hémianopsie), de vomissements, de comitialité, d'une démence et d'évolution fatale en quelques années. Il s'y associe une acidose lactique et des anomalies mitochondriales à la biopsie musculaire.

MÉLASME, *s. m.* (gr. *mélas*, noir) [angl. ***melasma***]. Taches noires observées chez les vieillards en particulier aux jambes, dues à une coloration anormale de l'épiderme et suivie de desquamation furfuracée.

MÉLATONINE, *s. f.* (Lerner, 1959) (gr. *mélas*, noir ; *tonos*, tension) [angl. ***melatonin***] (ainsi nommée car elle provoque, par agrégation des granules des mélanocytes [v. ce terme] de la peau des amphibiens, l'éclaircissement de celle-ci). Hormone sécrétée par la glande pinéale ou épiphyse. Ses propriétés chez l'homme sont encore mal connues. Elle aurait une action inhibitrice sur les divers facteurs déclenchant la sécrétion des hormones hypophysaires (v. ce terme). Sa sécrétion est variable, d'autant plus forte que l'éclairement est faible. On lui prête diverses propriétés vis-à-vis des troubles du sommeil, des effets du décalage horaire (*jet lag*), voire même du développement des tumeurs et du vieillissement.

MÉLÉDA ou **MLJET (maladie de)** (Ehlers) [angl. ***Meleda disease***]. Maladie héréditaire récessive, commune dans l'île de Meleda (Dalmatie) et caractérisée par une télangiectasie symétrique des extrémités avec hyperkératose et hyperidrose. Son association avec une chute précoce des dents constitue la *variété Papillon-Lefèvre* (1924) ; le *type Greither* (1952) est une forme de la maladie de *M.* transmise selon le mode dominant. V. *kératodermie.*

MÉLÉNA, *s. m.* [angl. ***melena, melæna***]. V. *melæna.*

MÉLICÉRIS, *s. m.* (gr. *mélikêron*, rayon de miel) [angl. ***meliceris***]. Sorte de loupe formée par l'accumulation dans le follicule pileux d'une matière jaunâtre, ayant la consistance du miel, constituée par une grande quantité de graisse libre et de cellules épidermiques dissociées.

MÉLIOÏDOSE, *s. f.* (Stanton, 1921) (gr. *malis* ou *mêlis*, morve ; *eidos*, aspect) [angl. ***melioidosis***]. Syn. *maladie de Stanton.* Maladie infectieuse des rongeurs, transmissible à l'homme par voie digestive ou sous-cutanée, due au bacille de Whitmore (1912) ou *Pseudomonas (*ou *Malleomyces* ou plus récemment *Burkholderia) pseudomallei,* observée dans le Sud-Est asiatique. C'est une affection opportuniste qui se manifeste de façon très polymorphe, tantôt par un état septicémique aigu d'allure typhique avec diarrhée, tantôt par un état septico-pyohémique traînant, tantôt par des localisations pulmonaires ou cutanées.

MÉLITINE, *s. f.* (lat. *Melita*, Malte) [angl. ***melitin***]. Filtrat d'une culture en bouillon de *Brucella* ou *Micrococcus melitensis,* utilisé en injections intradermiques pour le diagnostic *(intradermo-réaction de Burnet)* de la mélitococcie.

MÉLITOCOCCIE, *s. f.* (lat. *Melita,* Malte) [angl. ***melitococcosis***]. Syn. *brucellose, fièvre de Malte* (Marston, 1863), *f. de Gibraltar, f. méditerranéenne, f. ondulante* (Hughes), *f. sudorale* (Galassi) ou *sudoro-algique, Rock fever* à Gibraltar, *fièvre folle* à Tunis, *febbricola* en Italie. Maladie infectieuse du bétail, qui est transmise de la chèvre, de la brebis ou de la vache à l'homme par le lait ou directement. Elle est due à *Brucella melitensis* (*Micrococcus melitensis* de Bruce, 1883) ou à *Brucella abortus.* D'abord observée aux bords de la Méditerranée, elle a peu à peu gagné le monde entier. Elle est caractérisée par une fièvre intermittente irrégulière ondulante avec sueurs profuses et algies diverses et par des rechutes fréquentes qui prolongent la maladie pendant plusieurs mois et laissent le malade profondément asthénique. La *m.* tend à devenir une maladie viscérale : elle est accompagnée de tuméfaction du foie et de la rate, peut donner lieu à des arthrites chroniques, en particulier sacro-iliaques, à une orchite, à des accidents nerveux (syndrome méningo-encéphalitique, synd. méningo-myélo-radiculaire tardif avec paraplégie), à de rares endocardites, etc. Sa fréquence et sa gravité augmentent. Maladie à déclaration obligatoire (et parfois professionnelle : n° 24), son diagnostic repose sur le sérodiagnostic de Wright. La vaccination des sujets dont le test brucellique phénolsoluble intradermique est négatif, a vu le jour en 1985. V. *Bang (maladie de).*

MÉLITURIE, *s. f.* (gr. *méli,* miel ; *ouron,* urine) [angl. ***melituria***]. Présence de sucre dans les urines. P. ex. : *glycosurie, fructosurie.*

MELKERSSON-ROSENTHAL (syndrome de) (M. Ernst, suédois) [angl. ***Melkersson-Rosenthal syndrome***]. Association d'une tuméfaction permanente d'une ou des deux lèvres s'étendant parfois à tout le visage, d'une paralysie faciale récurrente (Melkersson, 1928) uni- ou bilatérale et d'une langue plicaturée (Rosenthal, 1931) parfois augmentée de volume. Ce syndrome, qui peut être héréditaire, débute dans l'enfance, évolue par poussées et s'accompagne quelquefois de céphalées, d'asthénie, d'atteinte des nerfs crâniens et d'adénopathies. Certains auteurs en font une maladie systémique. V. *macrocheilie granulomateuse.*

MELLITE, *s. m.* (gr. *méli*, miel) [angl. ***mellitum***]. Sirop où le sucre est remplacé par le miel.

MELLORI (myopathie type). V. *Gowers (myopathie distale ou type de).*

MELNICK ET NEEDLES (syndrome de) (M. John, amér., né en 1928). V. *ostéodysplastie.*

MÉLOMÈLE, *s. m.* (I. G. St-Hilaire) (répétition du mot grec *mélos*, membre) [angl. ***melomelus***]. Monstre caractérisé par l'insertion d'un ou de plusieurs membres accessoires sur un ou plusieurs membres normaux.

MÉLOPLASTIE, *s. f.* (gr. *mêlon*, pommette ; *plassein*, former) [angl. ***meloplasty***]. Restauration de la face par autoplastie.

MÉLORHÉOSTOSE, *s. f.* (Léri et Joanny, 1922) (gr. *mélos*, membre ; *rhein*, couler ; *ostéon*, os) [angl. ***melorheostosis***]. Syn. *maladie de Léri et Joanny, ostéose engainante monomélique, ostéose monomélique éburnante de Putti.* Maladie congénitale rare, succédant peut-être à une embryopathie, caractérisée par une hyperostose en coulée de bougie occupant toute la longueur d'un membre qui est souvent le siège d'angiomes ou de sclérodermie. Dans les formes atypiques, elle peut s'étendre à d'autres parties du squelette.

MÉLORHÉOSTOSE VERTÉBRALE (Lacapère) [angl. ***Forestier and Rotes-Querol syndrome***]. Syn. *hyperostose ankylosante vertébrale sénile* (Forestier, 1950), *hyperostose vertébrale engainante* (Boulet, 1955), *spondylorhéostose, syndrome de Forestier et Rotes-Querol* (F. et R.-Q., 1950). Affection survenant chez l'homme entre 60 et 70 ans, caractérisée par une coulée osseuse étendue le long de la face antérieure du rachis, surtout importante de D8 à D11 ; elle n'entraîne ni douleur ni ankylose. Elle est souvent associée à un diabète.

MÉLOTHÉRAPIE, *s. f.* (gr. *mélos*, chant, musique ; *thérapéia*, traitement) [angl. ***musicotherapy***]. Syn. *musicothérapie.* Traitement par la musique, essayé par certains comme adjuvant en psychiatrie.

MÉLOTROPHOSE TRAUMATIQUE, *s. f.* (Abrami, 1939) (gr. *mélos*, membre ; *trophê*, nourriture) [angl. ***traumatic melotrophosis***]. Syn. *pseudo-panaris.* Ensemble de troubles trophiques qui succèdent parfois à une piqûre banale non infectée : rougeur et œdème locaux, rétraction de l'aponévrose palmaire, décalcification, etc. ; ces troubles sont remarquables par leur durée et les douleurs qui les accompagnent. Ils sont vraisemblablement d'origine sympathique (à rapprocher des *algies diffusantes post-traumatiques,* de la *maladie de Sudeck,* de la *névrite ascendante,* de l'*ostéoporose algique post-traumatique* et du *syndrome extenso-progressif*).

MELROSE (méthode de) [angl. ***Melrose's method***]. Arrêt cardiaque temporaire utilisé au cours des interventions chirurgicales sur le cœur ouvert, sous circulation extra-corporelle. Il est obtenu par l'injection dans l'aorte sus-sigmoïdienne (et par conséquent dans la circulation coronaire) d'une solution de citrate de potassium.

MELTZER (signe de) [angl. ***Meltzer's sign***]. Syn. *signe de Lapinski et Jaworski.* Douleur vive provoquée par la contraction du psoas-iliaque droit (flexion du membre inférieur sur le bassin), quand les doigts appuient légèrement sur le point de Mac Burney. Signe d'appendicite chronique.

MELTZER-LYON (épreuve de) (M. Samuel, amér., 1920) [angl. ***Meltzer-Lyon method***]. Épreuve qui consiste à injecter par la sonde d'Einhorn, dont l'ampoule a été amenée dans la 2e portion du duodénum (tubage duodénal), une solution concentrée de sulfate de magnésium qui provoque le relâchement du sphincter d'Oddi et la contraction de la vésicule ; 10 à 30 minutes plus tard, on retire par la sonde une bile épaisse, foncée, dite bile B, qui représente le contenu de la vésicule biliaire ; cette bile est différente de la bile A cholédocienne claire recueillie d'abord et de la bile C hépatique claire, que l'on aspire ensuite. Cette épreuve a été utilisée pour le diagnostic et le traitement des affections des voies biliaires ; elle n'est plus employée.

MEMBRANE (stabilisateur ou **potentialisateur de)** [angl. ***stabilizer of membrane potential***]. V. *stabilisateur de membrane.*

MEMBRANE BASALE DU FOLLICULE. V. *Slavjansky (membrane de).*

MEMBRANE CELLULAIRE [angl. ***plasma membrane***]. Syn. *membrane plasmique, plasmalemme.* Enveloppe entourant les différents constituants cellulaires. Elle est constituée d'une double couche de *phospho**lipides*** où sont insérées des ***protéines*** membranaires dont certaines sont des protéines de *transport* (transport passif : *canaux ioniques ;* transport actif : *« pompes »*) ; d'autres sont des *récepteurs* de signaux extracellulaires. Les ***glucides*** membranaires (ou *glycocalix*) sont des glycolipides et des glycoprotéines. La *m. c.* possède une ***polarité électrique*** (au repos : négative au-dedans, positive au-dehors). V. *adénosine triphosphatase Na^+K^+, canal ionique, pompe à protons, pompe à sodium, potentiel de membrane, protéines G, récepteur 2°* et *stabilisateur de membrane.*

MEMBRANE FLOTTANTE ou **ONDULANTE (signe de la).** Image radiologique caractéristique du kyste hydatique du poumon évacué par vomique. C'est une ombre irrégulière située au-dessus du niveau liquide horizontal, formée par les débris de la membrane du kyste.

MEMBRANE PLASMIQUE. V. *membrane cellulaire.*

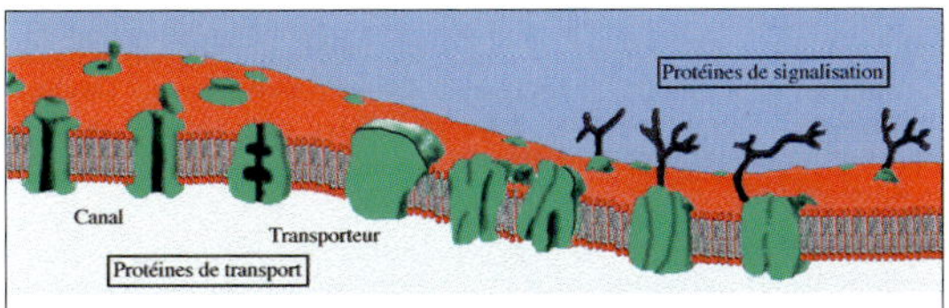

Les protéines membranaires

MEMBRANES, *s. f. pl.* **FŒTALES** [angl. ***fetal membranes***]. Ce sont l'amnios (en dedans, qui contient le liquide amniotique) et le chorion (externe). V. ces termes.

MEMBRANES HYALINES (maladie ou **syndrome des)** (Hochheim, 1903 ; Clements, Pattle, 1962) [angl. ***hyaline membrane disease***]. Variété de syndrome de détresse respiratoire et particulièrement inspiratoire du nouveau-né. Il est caractérisé par une polypnée avec tirage sus- et sous-sternal, rapidement progressive, suivie de défaillance cardiaque droite et de signe d'atteinte neurologique. La surface des canaux aériens et des alvéoles pulmonaires est recouverte de membranes fibrinoïdes éosinophiliques, probablement en rapport avec l'altération du surfactant (v. ce terme). Les membranes peuvent se résorber et la guérison survient vers le 4e ou 5e jour ; elles peuvent provoquer la mort en 2 à 3 jours par anoxie avec acidose. Ce syndrome est observé surtout chez les prématurés nés de mère diabétique. — Le développement de membranes hyalines a été observé chez l'adulte au cours de diverses pneumopathies (virales, bactériennes, fibreuses ou consécutives à des agressions chimiques ou physiques), de l'insuffisance rénale, de l'oxygénothérapie à haute concentration. V. *œdème pulmonaire lésionnel, poumon de choc, détresse respiratoire du nouveau-né, Clements (test de)* et *détresse respiratoire de l'adulte.*

MEMBRE, *s. m.* (lat. *membrum*, membre) [angl. ***limb***]. Long appendice mobile relié au tronc par les ceintures et permettant la préhension et la locomotion. Chaque *m.* comporte 4 segments ; le ***supérieur*** (TA *membrum superius*) [angl. ***upper limb***], l'épaule, le bras, l'avant-bras, la main ; l'***inférieur*** (TA *membrum inferius*) [angl. ***lower limb***], la hanche, la cuisse, la jambe et le pied.

MEMBRE FANTÔME. V. *amputés (illusions des).*

MEMBRE DE POLICHINELLE. V. *polichinelle (membre de).*

MÉMOIRE IMMUNOLOGIQUE [angl. ***immunological memory***]. Souvenir que les lymphocytes B et T gardent d'un premier contact avec un antigène. Lors d'une rencontre ultérieure avec le même antigène, ces lymphocytes (dits cellules-mémoire) le reconnaissent, se multiplient rapidement et déclenchent les réactions immunitaires spécifiques. V. *lymphocyte* et *hypersensibilité.* — Ce terme est parfois employé pour désigner la capacité de réaction des organismes porteurs de ces cellules.

MÉMORATION, *s. f.* (lat. *memor*, qui se souvient) [angl. ***memory***]. Évocation d'un souvenir fixé plus ou moins longtemps auparavant.

MENACE D'INFARCTUS (syndrome de). V. *état de mal angineux.*

MÉNADIONE, *s. f.* [angl. ***menadione***]. V. *vitamine K.*

MÉNAGOGUE, *adj.* (gr. *mên*, menstrues ; *agein*, pousser). V. *emménagogue.*

MÉNAQUINONE, *s. f.* [angl. ***menaquinone***]. V. *vitamine K.*

MÉNARCHE, *s. f.* (gr. *mên*, menstrues ; *arkhê*, commencement) [angl. ***menarche***]. Apparition des premières règles. V. *pubarche* et *thélarche.*

MENDE (syndrome de) (M. Ingard, all., 1926) [angl. ***Mende's syndrome***]. Syndrome congénital et familial associant un albinisme partiel (mèche de cheveux blanche) et une surdité ; s'y ajoutent parfois l'aspect mongoloïde du visage, des malformations de l'oreille externe et une hétérochromie irienne. V. *Van der Hoeve-Halbertsma-Waardenburg (syndrome de).*

MENDEL (lois de) (M. Gregor, moine autr., 1865) [angl. ***Mendel's laws***]. Lois qui régissent l'hérédité. — 1° ***loi de pureté des gamètes*** (Naudin, 1862 ; Mendel, 1865). Les caractères différentiels entre les variétés constituent autant de paires, chacune de ces paires se dissocie dans les gamètes qui ne contiennent que l'un des termes de la paire, c'est-à-dire sont *purs* et se recombinent dans les fécondations selon les lois de la probabilité statistique. — 2° ***loi de dominance*** (Mendel, 1865). Les croisements entre deux races pures, végétales ou animales, ne différant que par un seul caractère (homozygotes), montrent que les hybrides de la 1re génération (hétérozygotes) sont tous du type de l'un des parents ; ce type est dit *dominant,* l'autre est dit *récessif.* Les hybrides croisés entre eux donneront 75 % du type dominant et 25 % du type récessif (1re proportion mendélienne). Ces mêmes hybrides croisés avec les types récessifs donneront 50 % de chacun des types récessif et dominant (2e proportion mendélienne), etc.

MENDEL-BECHTEREW (réflexe ou **signe de)** (M. Kurt, all., 1874-1946). V. *Bechterew-Mendel (signe de).*

MENDELSON (syndrome de) (M. Curtis, amér., 1946) [angl. ***Mendelson's syndrome***]. Syndrome dû au reflux ou à l'aspiration du liquide gastrique acide dans les bronches, chez un malade dont l'état de conscience est altéré. Il survient soit pendant une anesthésie générale ou aussitôt après, soit au cours de certains comas ou états cachectiques. Ce reflux provoque des accidents pulmonaires graves allant de l'œdème aigu rapidement mortel dans un tableau de choc et de défaillance cardiaque aiguë, à la nécrose pulmonaire et à l'infection microbienne.

MENDENHALL. V. *Rabson-Mendenhall (syndrome de).*

MÉNÉTRIER (maladie de) (M. Pierre, fr., 1888). V. *polyadénome gastrique diffus.*

MÉNÉTRIER (syndrome de). Syndrome constitué par les éléments suivants : œdème dur occupant les membres inférieurs, la partie inférieure de l'abdomen, la moitié gauche du thorax et le bras gauche ; épanchement citrin, hémorragique ou parfois chyliforme des plèvres surtout à gauche et du péritoine ; engorgement des ganglions sus-claviculaires gauches. Il indique une oblitération, le plus souvent cancéreuse, du canal thoracique.

MÉNHIDROSE ou **MÉNIDROSE**, *s. f.* (gr. *mên*, menstrues ; *hidrôs*, sueur) [angl. ***menidrosis***]. Trouble de la sécrétion sudorale, caractérisé par une exagération de cette sécrétion se montrant aux époques menstruelles.

MÉNIÈRE (maladie ou **syndrome de)** (M. Prosper, fr., 1848) [angl. ***Ménière's disease***]. Syn. *oticodinie, surdité apoplectiforme, vertige auriculaire, vertige labyrinthique.* Accès brusques de vertiges rotatoires accompagnés de bourdonnements d'oreille et de surdité, de durée variable (quelques secondes à quelques jours) ; ils sont séparés par des intervalles de calme plus ou moins complet et ne s'accompagnent ni de suppuration otitique ni d'atteinte organique du système nerveux central. Cette forme *(vertige-névralgie)*, dans laquelle l'audition est normale entre les crises, est attribuée à des troubles vasculaires avec hypertension du liquide labyrinthique (hydrops endolymphatique entraînant une distension du labyrinthe membraneux). Le *vertige-névrite,* dans lequel une surdité irréductible progresse entre les accès, est lié à une méningonévrite. Le *vertige tronculaire,* par tumeur de l'angle ponto-cérébelleux ou arachnoïdite, s'accompagne de signes d'atteinte du système nerveux central. — La *surdité apoplectiforme* est une modalité clinique de ce syndrome, caractérisée par l'intensité de ce vertige et la chute qui lui fait suite avec conservation de la conscience.

MÉNIÉRIQUE (vertige). Nom donné par Portmann au vertige d'origine labyrinthique, symptôme capital du syndrome de Ménière et du syndrome de Lermoyez.

MÉNINGÉ (syndrome) [angl. ***syndrome of meningeal irritation***]. Ensemble de symptômes traduisant l'irritation des méninges : céphalée violente, contracture de la nuque, puis du rachis, de l'abdomen et des membres inférieurs, vomissements, constipation ; accessoirement convulsions, paralysies diverses, hyperesthésie cutanée, photophobie. Ce syndrome est observé au cours des diverses méningites et des hémorragies méningées ; la ponction lombaire précise l'aspect pathologique du liquide céphalorachidien.

MÉNINGES, *s. f. pl.* (gr. *mêninx*, membrane) [TA et angl. ***meninges***]. Ensemble des 3 membranes enveloppant le système nerveux central. De l'extérieur vers l'intérieur ce sont la dure-mère ou *pachyméninge*, l'arachnoïde et la pie-mère ou *leptoméninges*.

MÉNINGIOMATOSE, *s. f.* [angl. ***meningiomatosis***]. Maladie caractérisée par la formation de méningiomes multiples.

MÉNINGIOME, *s. m.* (Cushing, 1922) [angl. ***meningioma***]. Tumeur habituellement bénigne développée dans les méninges aux dépens du tissu arachnoïdien. V. *endothéliome méningé*.

MÉNINGISME, *s. m.* (E. Dupré, 1894) [angl. ***meningism, pseudomeningitis***]. Syn. *pseudo-méningite, syndrome de Dupré*. Ensemble symptomatique comprenant tous ou presque tous les signes fonctionnels que l'on rencontre habituellement dans la méningite aiguë, sans qu'il existe de lésion appréciable des méninges. On l'observe surtout dans l'enfance et aux confins de l'enfance et de l'adolescence. — *m. névropathique*. — *m. réflexe*. — *m. toxi-infectieux*.

MÉNINGITE, *s. f.* (Herpin) [angl. ***meningitis***]. Nom générique des inflammations aiguës ou chroniques des méninges cérébrales ou médullaires, quelle qu'en soit la cause (infection microbienne ou intoxication). D'où un grand nombre de *m.*, causées par le méningocoque, les bactéries pyogènes, la tuberculose, la leptospirose, la mélitococcie, les oreillons, le saturnisme, l'insolation, etc. Elles présentent comme caractères communs : une fièvre, une céphalée, des troubles moteurs (v. *méningé, syndrome*), des phénomènes psychiques et des troubles vasomoteurs. — ***m. cloisonnée.*** *M.* localisée à certaines parties de l'espace sous-arachnoïdien isolées par des adhérences. V. *blocage méningé*.

MÉNINGITE CÉRÉBROSPINALE ÉPIDÉMIQUE [angl. ***epidemic cerebrospinal meningitis***]. Maladie infectieuse épidémique due au méningocoque (en France, presque toujours du groupe B) qui envahit les méninges cérébrales et médullaires. Cette *m.* est caractérisée cliniquement surtout par la brusquerie du début et l'intensité de la fièvre et des phénomènes méningés : contracture de la nuque et du dos, signe de Kernig, délire puis coma. Son évolution spontanée est presque toujours rapide et fatale. Le traitement antibiotique en a transformé le pronostic. La déclaration est obligatoire en France.

MÉNINGITE ENDOTHÉLIO-LEUCOCYTAIRE MULTIRÉCURRENTE BÉNIGNE (P. Mollaret, 1944) [angl. ***Mollaret's meningitis, benign recurrent meningitis***]. Syn. *maladie* ou *méningite de Mollaret*. Affection rare, peut-être due à un virus, caractérisée par la répétition d'épisodes méningés fébriles et brefs (3 à 4 jours) pendant lesquels le liquide céphalorachidien, opalescent, renferme un nombre considérable de cellules (lymphocytes, polynucléaires, cellules endothéliales). Après de nombreux accès échelonnés sur plusieurs années, la guérison complète survient.

MÉNINGITE À ÉOSINOPHILES [angl. ***eosinophilic meningitis***]. V. *angiostrongylose*.

MÉNINGITE LYMPHOCYTAIRE BÉNIGNE ou **CURABLE** [angl. ***lymphocytic meningitis***]. Syn. *sous-arachnoïdite aiguë curable des jeunes sujets* (Chalier, Planchu et Badinand). Groupe d'affections d'origine différente, mais ayant en commun des signes d'irritation méningée, une évolution fébrile bénigne souvent à rechutes et des modifications du liquide céphalorachidien (forte lymphocytose avec albuminose légère, absence de germe à l'examen direct). Il comprend les formes méningées des leptospiroses, les méningites à virus (maladie d'Armstrong, méningites ourlienne, zostérienne, herpétique, certaines formes méningées de l'encéphalite épidémique et de la maladie de Heine-Medin), les neurobrucelloses à forme méningée et certaines formes dont la cause reste inconnue.

MÉNINGITE MYALGIQUE (Gsell, 1949). V. *myalgie épidémique*.

MÉNINGITE SÉREUSE (Quincke, 1893) [angl. ***serous meningitis***]. Inflammation subaiguë ou chronique des méninges molles et des espaces arachnoïdiens au niveau du cerveau ou de la moelle, avec augmentation de la quantité du liquide céphalorachidien. Elle peut être ***diffuse*** *(m. s. interne, ventriculaire, généralisée* ou *hydrocéphalique)* et se manifester par un syndrome d'hypertension intracrânienne (v. ce terme) ; ou ***localisée*** (*m. s. externe circonscrite, méningite kystique, kyste séreux, arachnoïdite séreuse, kystique* ou *adhésive, arachnitis, arachnoïdo-pie-mérite séreuse cérébrale,* H. Claude, 1933) par suite de cloisonnements plus ou moins complets et déterminer une symptomatologie variable qui rappelle celle des tumeurs développées dans les mêmes régions (fosse cérébrale postérieure, régions opto-chiasmatique, fronto-rolandique et médullaire). Elle peut être provoquée par un trauma ou une infection ; en pratique, sa cause reste souvent indéterminée.

MÉNINGOBLASTE, *s. m.* (gr. *mênînx*, membrane ; *blastos* germe) [angl. ***meningoblast***]. Cellule névroglique transformée constituant certaines tumeurs méningées.

MÉNINGOBLASTOME, *s. m.* (Oberling, 1927) [angl. ***meningoblastoma***]. Tumeur méningée formée de méningoblastes pouvant comprimer la moelle.

MÉNINGOCÈLE, *s. f.* (gr. *mênînx*, membrane ; *kêlê*, tumeur) [angl. ***meningocele***]. Syn. *hydroméningocèle*. Ectopie, à la face externe du crâne, des méninges ne renfermant que du liquide en plus ou moins grande abondance et possédant un pédicule étroit, presque toujours imperméable. C'est une variété d'*encéphalocèle*. — La *m.* peut siéger le long du canal rachidien et constitue alors une variété de *spina bifida (*syn. *hydrorachis externe rétromédullaire)*.

MÉNINGOCOCCÉMIE ou **MÉNINGOCOCCIE**, *s. f.* [angl. ***meningococcaemia***]. Infection générale due au méningocoque et ne s'accompagnant pas nécessairement de méningite cérébrospinale. Elle se traduit par une fièvre élevée, des douleurs articulaires, une éruption de taches purpuriques ou rosées et par la présence de méningocoques dans le sang. Sa déclaration est obligatoire en France. V. *vaccin antiméningococcique* et *purpura fulminans*.

MÉNINGOCOQUE, *s. m.* [angl. ***meningococcus***]. Syn. *Neisseria meningitidis* et désuet, *Diplococcus intracellularis meningitidis* (Weichselbaum, 1887). Espèce bactérienne du genre *Neisseria* ; c'est un diplocoque observé dans la méningite cérébrospinale épidémique et qui est l'agent pathogène de cette maladie. Il en existe plusieurs groupes qui diffèrent par leurs propriétés antigéniques et entre lesquels il n'y a pas d'immunité croisée.

MÉNINGO-ENCÉPHALITE, *s. f.* [angl. ***meningoencephalitis***]. Inflammation du cerveau et de ses enveloppes.

MÉNINGO-ENCÉPHALOCÈLE, *s. f.* [angl. ***meningoencephalocele***]. Ectopie cérébrale qui contient une cavité provenant d'un diverticule des espaces sous-arachnoïdiens. V. *encéphalocèle*.

MÉNINGO-ÉPENDYMITE, *s. f.* [angl. ***meningitis with ependymitis***]. Inflammation des méninges et du canal de l'épendyme.

MÉNINGOMYÉLITE, *s. f.* [angl. ***meningomyelitis***]. Inflammation de la moelle et de ses enveloppes, en particulier de la pie-mère.

MÉNINGOPATHIE, *s. f.* (gr. *mênînx*, membrane ; *pathê*, souffrance) [angl. ***meningopathy***]. Nom générique des affections des méninges.

MÉNINGO-RADICULITE, *s. f.* [angl. ***meningoradiculitis***]. Inflammation des racines nerveuses, d'origine méningée.

MÉNINGO-RADICULO-MYÉLITE, *s. f.* (Roger) [angl. ***meningomyeloradiculitis***]. Inflammation simultanée de la moelle épinière, des racines rachidiennes et des méninges. Elle survient parfois au cours de la mélitococcie. — ***m.-r.-m. progressive*** (Sicard). Complication tardive et rare de la méningite cérébrospinale ; elle consiste en diminution de la motilité, de la sensibilité et de la réflectivité des membres inférieurs due à l'évolution tardive d'une sclérose de la moelle et des racines nerveuses.

MÉNINGOTHÉLIOME, *s. m.* [angl. ***meningothelioma***]. Variété de méningiome constituée de cellules méningothéliales.

MÉNINGOTROPISME, *s. m.* (gr. *mênînx*, membrane ; *trépein*, tourner) [angl. ***meningotropism***]. Affinité pour les méninges que présentent certaines substances chimiques et certaines races microbiennes.

MÉNISCAL, ALE, *adj.* (gr. *mêniskos*, croissant) [angl. ***meniscal***]. Qui se rapporte à un ménisque articulaire. — ***hernie m.*** Luxation d'un ménisque articulaire, en particulier du disque intervertébral (v. *disque intervertébral, hernie du*).

MÉNISCECTOMIE, *s. f.* (gr. *mêniskos*, croissant ; *ektomê*, ablation) [angl. ***meniscectomy***]. Extirpation opératoire totale ou partielle d'un ménisque articulaire.

MÉNISCITE, *s. f.* (gr. *mêniskos*, croissant) [angl. ***meniscitis***]. Syn. *méniscose.* Nom générique des états pathologiques des ménisques intra-articulaires : subluxation chronique, arthrite chronique, lésion traumatique ou dégénérative, etc.

MÉNISCOGRAPHIE, *s. f.* (gr. *mêniskos*, croissant ; *graphê*, document écrit) [angl. ***meniscography***]. Radiographie des ménisques du genou après injection, dans l'articulation, d'air ou de liquide opaque aux rayons X.

MÉNISCOPEXIE, *s. f.* (gr. *mêniskos*, croissant ; *pêxis*, fixation) [angl. ***meniscopexy***]. Suture des fragments de ménisque articulaire après traumatisme.

MÉNISCOSE, *s. f.* (S. de Sèze et T. Glimet, 1964). Syndrome douloureux du genou consécutif à une fissuration dégénérative du ménisque interne survenant chez l'homme après 40 ans.

MENISCUS BIPARTITUS ou **MÉNISQUE EN ANSE DE SEAU** [angl. ***loop fracture of a meniscus***]. Ménisque du genou déchiré par une fente longitudinale qui isole une bande fibreuse, fixée seulement en avant et en arrière et flottant dans l'articulation.

MÉNISQUE, *s. m.* (gr. *mêniskos*, croissant) [TA et angl. ***meniscus***]. Formation fibro-cartilagineuse intra-articulaire en forme de croissant, triangulaire à la coupe, dont la face périphérique adhère à la capsule articulaire et qui est destinée à faciliter le contact de 2 surfaces articulaires discordantes et à assurer avec l'ensemble des ligaments la stabilité du genou. P. ex. : *m. médial (interne), m. latéral (externe) du genou.*

MÉNISQUE (signe du) (Guéret et Lambling, 1949) [angl. ***meniscus sign***]. Un des aspects radiologiques du cancer gastrique au début, caractérisé par un sillon clair concave vers le bord de l'estomac, séparant du reste de l'ombre gastrique l'ulcération cancéreuse qu'il circonscrit et dont la tache barytée ne déborde pas la limite de l'estomac.

MENKES (syndrome de) (M. John, amér.) — 1°. (1962) [angl. ***kinky hair disease***] Syndrome héréditaire à transmission récessive liée au sexe, observé chez de jeunes garçons de 3 à 6 mois et entraînant la mort avant l'âge de 3 ans. Il comporte des anomalies des cheveux (fins, dépigmentés, clairsemés et crépus) et des signes d'atteinte cérébrale et cérébelleuse (hypotonie, myoclonies, léthargie, retard mental profond) accompagnés de cécité. Il existe des anomalies des artères cérébrales, rétrécies et tortueuses et un déficit d'absorption du cuivre ; le taux de la céruloplasmine est abaissé comme ceux du cuivre sanguin, urinaire et hépatique. Il s'agit d'un trouble métabolique inverse de celui de la maladie de Wilson. V. *dégénérescence hépatolenticulaire.* — 2° V. *leucinose.*

MENNEL (manœuvres de) (M. James, brit., né en 1880). — 1° Manœuvre destinée à mettre en évidence l'atteinte douloureuse des articulations sacro-iliaques dans la pelvispondylite rhumatismale. Le malade est couché sur un côté, la hanche et le genou de ce côté en hyperflexion ; la jambe du côté opposé est tirée en arrière en hyperextension, genou fléchi. — 2° Petits mouvements passifs de décoaptation articulaire précédant la mobilisation de certaines articulations.

MÉNOMÉNINGOCOCCIE, *s. f.* (Sicard, 1928) [angl. ***meningococcaemia with meningitis***]. Méningococcie des méninges. L'utilité de ce terme découle de l'emploi des expressions méningococcie pulmonaire, articulaire, viscérale, pour désigner des cas où le coccus qualifié méningé fait toute son évolution pathologique en dehors des membranes nerveuses.

MÉNOMÉTRORRAGIE, *s. f.* (gr. *mên*, mois ; *mêtra*, utérus ; *rhêgnumi*, je jaillis) [angl. ***menometrorrhagia***]. Association de ménorragies et de métrorragies, c'est-à-dire de règles anormalement abondantes et de saignements utérins survenant entre celles-ci.

MÉNOPAUSE, *s. f.* (gr. *mên*, mois ; *pausis*, cessation) [angl. ***menopause***]. Fin de la fonction menstruelle survenant vers 50 ans. Elle correspond à la cessation de l'activité ovarienne et s'accompagne d'une régression des caractères sexuels, de bouffées de chaleur et parfois, de perturbations psychiques et neuro-endocriniennes. V. *préménopause.* — ***m. artificielle*** [angl. ***artificial m.***]. Abolition des règles à la suite d'une opération (ablation de l'utérus ou castration bilatérale), mais aussi radiothérapique ou chimiothérapique.

MÉNORRAGIE, *s. f.* (gr. *mên*, mois ; *rhêgnumi*, je jaillis) [angl. ***menorrhagia***]. Exagération de l'écoulement menstruel soit en quantité, soit en durée.

MÉNORRHÉE, *s. f.* (gr. *mên*, mois ; *rhein*, couler) [angl. ***menorrhoea***]. Écoulement des règles.

MÉNOTHERMIQUE (courbe). Courbe des températures relevées, au cours du mois, chez la femme en période d'activité génitale. Elle permet de situer le moment de l'ovulation qui s'accompagne d'une légère élévation thermique.

MENSTRUATION, *s. f.* [angl. ***menstruation***]. Syn. *flux menstruel, règles*, etc. Phénomène physiologique de la femme en période d'activité génitale, lié à la fonction de reproduction, consistant en un écoulement sanguin d'origine utérine, se reproduisant tous les mois. La *m.* est supprimée toujours pendant la gestation et le plus souvent pendant la lactation.

MENSTRUEL, ELLE, *adj.* [angl. ***menstrual***]. Qui a rapport aux règles. — ***fièvre m.*** V. *fièvre ménorragique.* — ***flux m.*** V. *menstruation* et *menstrues.* — ***période ou phase m.*** Période pendant laquelle se produit la menstruation. V. ce terme et *menstruel (cycle).*

MENSTRUEL (cycle) [angl. ***menstrual cycle***]. Succession périodique, chez la femme, des phénomènes utéro-vaginaux déclenchés par les sécrétions ovariennes et destinés à préparer l'appareil génital à la nidation d'un œuf, phénomènes analogues à ceux qui constituent le cycle œstral chez les femelles des mammifères. Ce cycle comprend : — 1° une phase *proliférative* folliculinique correspondant à la maturation d'un follicule de De Graaf (v. *œstrone*), puis à l'ovulation ; — 2° une phase de *prénidation* folliculo-lutéinique (v. *progestérone*) ; — 3° si l'ovule n'est pas fécondé, une phase *menstruelle* hémorragique. V. *œstral (cycle)* et *ovarien.*

MENSTRUES, *s. f. pl.* (lat. *menstrua*, de *mensis*, mois) [angl. ***menses***]. Syn. *règles.* Écoulement sanguin dont la répétition régulière constitue la menstruation.

MENTAGRE, *s. f.* (lat. *mentum*, menton ; *agra*, prise) [angl. ***mentagre***]. Variété de folliculite pileuse limitée au menton.

MENTAL, ALE, *adj.* (lat. *mens*, esprit) [angl. ***mental***]. Qui a rapport à l'intelligence. — ***arriération m.*** V. *arriération.* — ***médecine m.*** V. *psychiatrie.* — ***pathologie m.*** Partie de la pathologie qui concerne les maladies de l'esprit.

MENTISME, *s. m.* (Chaslin) (lat. *mens, mentis*, esprit) [angl. ***mentism***]. Trouble psychique caractérisé par l'existence d'une suite mouvante d'images, de sons, de mots et d'idées dont l'enchaînement s'impose à l'esprit du sujet, bien que celui-ci connaisse leur caractère absurde et parasitaire. Le *m.* s'observe dans les états qui s'accompagnent de dissolution de la conscience (états hypnagogiques, intoxications, stade préhallucinatoire de l'automatisme mental).

MENZEL (type). V. *atrophie olivo-ponto-cérébelleuse.*

MÉPHITISME, *s. m.* (lat. *mephitis*, odeur repoussante) [angl. ***mephitis***]. Viciation de l'air par des gaz irrespirables ou par d'autres principes pouvant avoir sur l'organisme animal une action nocive immédiate.

mEq. Abréviation de *milliéquivalent* (v. ce terme). — ***mEq/L.*** Milli-équivalent par litre.

MER (mal de). Syn. *naupathie.* V. *transports (mal des).*

MÉRALGIE PARESTHÉSIQUE (Bernhardt, 1895) (gr. *mêros*, cuisse ; *algos*, douleur) [angl. ***meralgia paraesthetica***]. Syn. *maladie de Bernhardt.* Affection caractérisée par des douleurs et des troubles divers de la sensibilité subjective et objective, survenant dans le domaine du nerf fémoro-cutané (face externe de la cuisse), souvent déclenchés par la station debout ou la marche et persistant parfois pendant des années. Ce syndrome indique un état de souffrance du nerf survenant à la suite d'une maladie générale (diabète, fièvre typhoïde, typhus), d'une affection nerveuse (tabès, paralysie générale), d'une compression vertébrale ou enfin d'un simple trouble local (muscle paralysé, station debout prolongée).

MÉRASTHÉNIE AGITANTE (gr. *mêros*, cuisse ; asthénie). V. *jambes sans repos (syndrome des).*

MERCURE, *s. m.* (de Mercure, messager des dieux romains, du fait de la grande mobilité de ce métal, XVe siècle) [angl. ***mercury***]. Élément chimique de numéro atomique 80 (80 électrons gravitent autour du noyau de l'atome). Symbole *Hg* (pour *hydrargyrum,* argent liquide en latin). Le *m.* est le seul métal liquide à la température ambiante. Il s'allie avec divers métaux pour donner des *amalgames.* Ceux obtenus avec l'étain et l'argent sont utilisés pour réaliser des obturations de dents. Le *m.* réagit chimiquement en donnant des ***sels mercureux*** (dans lesquels le *m.* est sous forme Hg^{+}) ou mercuriques (Hg^{2+}). Les premiers sont peu toxiques : le *calomel* (Hg_2Cl_2) a longtemps été utilisé comme purgatif, cholagogue et antisyphilitique. Les ***sels mercuriques*** sont extrêmement toxiques (*sublimé corrosif* $HgCl_2$). Très dilués, ce sont des antiseptiques puissants : oxycyanure de Hg, *Mercurochrome*® (sel de sodium du dibromo-hydroxy-mercurifluorescéine). Les oxydes mercuriques sont toujours utilisés en ophtalmologie. — ***L'intoxication*** mercurielle *aiguë* entraîne une anurie par néphropathie tubulo-interstitielle (v. ce terme) ; l'intoxication *chronique* des troubles nerveux, digestifs et cutanés. V. *hydrargyrie, hydrargyrisme, sublimé (réactions au), diurétique, Minamata (maladie de)* et *stomatite mercurielle* à *stomatite.*

MÈRE PORTEUSE. V. *maternité de substitution.*

MERKEL (cellule, disque ou **corpuscule de)** (M. Friedrich, all. 1845-1919) (TA *menisci tactus*) [angl. ***Merkel's corpuscle***]. Terminaison nerveuse en forme de disque ou de ménisque couplée avec une cellule épithéliale particulière située dans l'épiderme profond et sensible aux stimulations tactiles légères.

MERKELOME, *s. m.* (Merkel ; *-ome,* suffixe désignant une tumeur) [angl. ***Merkel cell carcinoma***]. Tumeur cutanée rare, développée aux dépens des cellules de Merkel et se présentant *cliniquement* comme un nodule plus ou moins pigmenté ; *histologiquement* comme un carcinome trabéculaire ; il récidive souvent après exérèse. V. *Merkel (cellule, disque ou corpuscule de).*

MÉROCÈLE, *s. f.* (gr. *mêros,* cuisse ; *kêlê,* hernie) [angl. ***merocele***] (désuet). Hernie crurale.

MÉROCRINE, *adj.* (Ranvier) (gr. *méros,* partie ; *krinein,* sécréter) [angl. ***merocrine***]. Se dit d'une glande dans laquelle le produit de sécrétion, formé à l'intérieur des cellules, est expulsé au dehors sans destruction du protoplasma qui continue à former les matériaux d'une nouvelle sécrétion. V. *eccrine, holocrine* et *apocrine.*

MÉRODIASTOLIQUE, *adj.* (gr. *méros,* partie ; diastole) [angl. ***merodiastolic***]. Se dit d'un phénomène (bruit, souffle, etc.) qui n'occupe qu'une partie de la diastole.

MÉROGONIE, *s. f.* (gr. *méros,* partie ; *gonê,* génération) [angl. ***merogony***]. Morcellement d'un œuf et développement d'une seule de ses parties. V. *andromérogonie* et *gynomérogonie.*

MÉROSYSTOLIQUE, *adj.* (Potain) (gr. *méros,* partie ; systole) [angl. ***merosystolic***]. Se dit d'un phénomène (bruit, souffle, etc.) qui n'occupe qu'une partie de la systole.

MÉROTOMIE, *s. f.* (gr. *méros,* partie ; *temnein,* couper) [angl. ***merotomy***]. Opération consistant à détacher d'un organisme vivant un fragment plus ou moins considérable pour observer les phénomènes de survie que ce fragment peut présenter.

MÉROZOÏTE, *s. m.* (gr. *méros,* partie ; *zôon,* animal) [angl. ***merozoite***]. — 1° Fragment séparé d'un organisme vivant dans l'opération de la mérotomie. — 2° Syn. *schizozoïte.* Produit de l'une des phases du cycle évolutif des sporozoaires ; dans le cycle asexué intra-érythrocytaire qu'il poursuit dans l'organisme, l'hématozoaire du paludisme *(schizonte),* se divise en une série de corpuscules ou *m.* qui pénètrent dans de nouveaux globules sanguins et deviennent des agents de l'auto-infestation. V. *corps en rosace* et *schizogonie.*

MERRF (syndrome) (N. Fukuhara, 1980). Abréviation de l'angl. ***Myoclonus Epilepsy associated with Ragged Red Fibres.*** Syn. *syndrome de Fukuhara.* Variété d'*encéphalopathie mitochondriale* associant chez le sujet jeune une épilepsie myoclonique familiale, une ataxie cérébelleuse, une démence et une myopathie avec aspect histologique déchiqueté des filets rouges [***ragged red fibres*** en angl.] à la biopsie musculaire. Son pronostic est réservé. Son origine est génétique (mutation d'adénine en guanine dans l'ARNt mitochondrial). V. *mitochondriales (maladies).*

MERRITT (M. Katherine, amér., née en 1886). V. *Kasabath-Merritt (syndrome de).*

MERSKEY (test de) (1969). Syn. *test d'inhibition de l'hémagglutination passive de globules rouges tannés et sensibilisés par du fibrinogène.* Épreuve permettant de déceler, dans le sérum sanguin, une quantité anormale de produits de dégradation du fibrinogène ou de la fibrine. Normalement, des hématies humaines appartenant au groupe O, tannées et sensibilisées par du fibrinogène humain, sont agglutinées par un sérum homologue antifibrinogène. Cette agglutination ne se produit pas (test positif) si, auparavant, ce sérum a été neutralisé par des produits de dégradation du fibrinogène ou de la fibrine, comme ceux qui existent dans le sérum de malades chez lesquels il y a défibrination, au cours du syndrome de coagulation intravasculaire disséminée (v. ce terme).

MERTENS. V. *Isaacs-Mertens (syndrome d').*

MÉRY (glande de) (M. Jean, fr., 1645-1722). Syn. *glande de Cooper.* V. *bulbo-urétrale (glande).*

MÉRYCISME, *s. m.* (gr. *mêrukismos,* rumination) [angl. ***merycismus***]. Phénomène assez rare, caractérisé par le retour volontaire ou involontaire des aliments de l'estomac dans la bouche, où ils peuvent être de nouveau mastiqués.

MÉRYITE, *s. f.* V. *cowpérite.*

MERZBACHER-PELIZAEUS (maladie de) (M. Ludwig, all., 1875-1942). V. *Pelizaeus-Merzbacher (maladie de).*

MÉSANGIAL, ALE, *adj.* (gr. *mésos,* qui est au milieu ; *angéion,* vaisseau) [angl. ***mesangial***]. Qui concerne le mésangium.

MÉSANGIUM, *s. m.* (Zimmermann, 1929) [angl. ***mesangium***]. Tissu séparant les boucles vasculaires capillaires situées dans le glomérule rénal. V. *glomérulonéphrite chronique.*

MÉSARTÉRITE, *s. f.* [angl. ***mesarteritis***]. Inflammation de la tunique moyenne des artères. Elle n'existe pas sans lésion concomitante des autres tuniques.

MÉSATICÉPHALIE, *s. f.* (gr. *mésatos,* moyen ; *képhalè,* tête) (Broca). Syn. *mésocéphalie.* Forme du crâne intermédiaire entre la brachycéphalie et la dolichocéphalie.

MESCALINE, *s. f.* (mot mexicain) [angl. ***mescaline***]. Alcaloïde hallucinogène extrait d'un cactus mexicain, le Peyotl. V. *psychodysleptique.*

MÉSENCÉPHALE, *s. m.* (gr. *méso,* milieu ; *enképhalon,* encéphale) [TA et angl. ***mesencephalon***]. Syn. ancien, *cerveau moyen.* Portion étroite de l'encéphale située au-dessus du pont. Il comprend les pédoncules cérébraux, les pédoncules cérébelleux supérieurs et les tubercules quadrijumeaux. Il est traversé par l'aqueduc cérébral (ou de Sylvius).

MÉSENCÉPHALIQUES (syndromes). V. *pédonculaires (syndromes).*

MÉSENCÉPHALO-SOUS-THALAMIQUES (syndromes). Syndromes dus à l'atteinte des centres nerveux mésencéphaliques et sous-thalamiques. Ils comprennent essentiellement, du côté opposé à la lésion : une hémiplégie cérébelleuse, un hémisyndrome extrapyramidal et parfois une hémi-anesthésie, une hémiplégie pyramidale, une dysarthrie et des symptômes oculaires qui permettent de localiser exactement la lésion.

MÉSENCHYMATOSE, *s. f.* Dégénérescence des tissus dérivés du mésenchyme.

MÉSENCHYME, *s. m.* [angl. ***mesenchyma***]. « Tissu conjonctif embryonnaire formant la plus grande partie du mésoderme » (Littré).

MÉSENCHYME (maladie du) (Aegerter) [angl. ***disease of the mesenchyma***]. Syn. *mésenchymopathie.* Conception nosologique plus vaste que la maladie du collagène (v. ce terme), comprenant toutes les affections dans lesquelles entrent en jeu les réactions de défense du tissu conjonctif et du système réticulo-endothélial.

MÉSENCHYMOME, *s. m.* [angl. ***mesenchymoma***]. Tumeur, généralement bénigne, développée aux dépens des tissus dérivés du mésenchyme et contenant des éléments de ces divers tissus.

MÉSENCHYMOPATHIE, *s. f.* V. *mésenchyme (maladie du).*

MÉSENTÈRE, *s. m.* (gr. *mésos,* au milieu ; *entéron,* intestin) (TA ***mesenterium***) [angl. ***mesentery***]. Repli péritonéal (*méso*, v. ce terme) unissant à la paroi abdominale le jéjuno-iléum • 👁 **côlon, intestin** •.

MÉSENTÉRIQUE SUPÉRIEURE (syndrome de l'artère). — 1° V. *angor intestinal.* — 2° Syn. *syndrome de la pince mésentérique, syndrome de Wilkie.* Compression de la 3e portion du duodénum entre l'artère mésentérique supérieure et l'aorte. Favorisée par des facteurs congénitaux ou acquis, elle peut se manifester cliniquement de façon aiguë (dilatation épigastrique paroxystique avec vomissements) ou moins spectaculaire (douleurs abdominales hautes avec nausées), ces symptômes étant calmés par le décubitus ventral • 👁 **intestin** •.

MÉSENTÉRITE, *s. f.* (gr. *mésentérion*, mésentère) [angl. ***mesenteritis***]. Inflammation du mésentère. — ***m. rétractile.*** Affection rare, d'origine mal déterminée, consistant en une rétraction locale ou diffuse du mésentère et entraînant souvent l'occlusion de l'intestin.

MESENTERIUM COMMUNE (lat.) [angl. ***mesenterium commune***]. Disposition anormale du mésentère qui est unique, commun à l'intestin grêle et au côlon et situé dans un plan frontal. Elle résulte de l'absence de rotation de l'anse omphalo-mésentérique pendant la vie embryonnaire ; cette absence place en outre la totalité de l'intestin grêle dans la partie droite de l'abdomen, tandis que le gros intestin est refoulé à gauche.

MÉSO, *s. m.* (gr. *mésos*, médian). Repli péritonéal unissant un organe à la paroi et contenant son innervation et sa vascularisation. P. ex. : *mésocolon, mésosalpinx, mésovarium* [TA et angl. ***mesocolon, mesosalpinx, mesovarium***]. V. *mésentère* • 👁 **côlon** •.

MÉSOBLASTE, *s. m.* (gr. *mésos*, milieu ; *blastos*, germe) [angl. ***mesoblast***]. V. *mésoderme.*

MÉSOCARDE, *s. m.* (gr. *mésos*, milieu ; *kardia*, cœur) [angl. ***mesocardium***]. Méso embryonnaire du cœur.

MÉSOCARDIE, *s. f.* (gr. *mésos*, qui est au milieu ; *kardia*, cœur) [angl. ***mesocardia***]. Anomalie congénitale de position du cœur, intermédiaire entre la situation normale et la dextrocardie sans inversion des cavités : la pointe du cœur est dirigée en avant ou un peu à droite. Elle s'accompagne généralement d'autres malformations cardiaques. V. *situs sagittalis.*

MÉSOCÉPHALIE, *s. f.* (gr. *mésos*, moyen ; *képhalè*, tête). V. *mésaticéphalie.*

MÉSOCÉPHALIQUES (syndromes). V. *protubérantiels (syndromes).*

MÉSOCÔLON, *s. m.* [angl. ***mesocolon***]. V. *méso.*

MÉSOCOLOPEXIE, *s. f.* (mésocôlon ; gr. *pêxis*, fixation) [angl. ***mesocolopexy***]. Fixation du mésocôlon à la paroi.

MÉSODERME, *s. m.* (gr. *mésos*, qui est au milieu ; *derma*, peau) [angl. ***mesoderm***] **(embryologie).** Syn. *mésoblaste.* Feuillet moyen du blastoderme qui formera le tissu de soutien, les muscles, les organes génito-urinaires, le système cardiovasculaire, le sang et l'épithélium de la cavité cœlomique.

MÉSODERMOSE, *s. f.* [angl. ***mesodermopathy***]. Affection frappant électivement les tissus provenant du mésoderme. P. ex. : la *maladie de Nicolas-Favre*, dont les lésions névraxiques expérimentales se localisent de préférence aux méninges, aux plexus chroroïdes, aux vaisseaux et à la microglie.

MÉSODIASTOLE, *s. f.* [angl. ***mesodiastole***]. Milieu de la diastole du cœur.

MÉSODIASTOLIQUE, *adj.* [angl. ***mesodiastolic***]. Se dit d'un phénomène qui apparaît au milieu de la diastole du cœur.

MÉSODUODÉNITE, *s. f.* [angl. ***mesoduodenitis***]. Inflammation du mésentère du duodénum.

MÉSOGNATHIE, *s. f.* (gr. *mésos*, moyen ; *gnathos*, mâchoire) [angl. ***mesognathy***]. Développement moyen de la mandibule, en harmonie avec les dimensions de la face et du crâne.

MÉSO-INOSITOL, *s. m.* [angl. ***meso-inositol***]. Syn. *myo-inositol* et désuets, *vitamine B_7, bios I.* Facteur du groupe vitaminique B identifié à l'ester hexaphosphorique de l'inositol ; il est très répandu dans les aliments d'origine végétale ou animale et possède une action lipotrope. V. *inositol.*

MÉSOMÉLIQUE, *adj.* (gr. *mésos*, moyen ; *mélos*, membre) [angl. ***mesomelic***]. Qui se rapporte au segment moyen d'un membre. V. *nanisme m.*

MÉSOMÈTRE, *s. m.* ou **MÉSOMÉTRIUM**, *s. m.* (gr. *mésos*, moyen ; *mêter*, mère) [TA et angl. ***mesometrium***]. V. *méso* et *ligament large.*

MÉSONÉPHROS, *s. m. (gr. mésos*, qui est au milieu ; *néphros*, rein) [TA et angl. ***mesonephros***]. Syn. *corps de Wolff.* Rein embryonnaire faisant suite au pronéphros et précédant le métanéphros. Appareil excréteur se composant d'un canal collecteur se terminant à la vessie et recevant une série de tubes aboutissant à autant de glomérules. Il donne naissance à l'épididyme, au canal déférent et aux vésicules séminales. V. *wolffien, Wolff (canal de)* et *Müller (canal de).*

MÉSONEURITE, *s. f.* (Vanlair) [angl. ***mesoneuritis***]. Variété de névrite interstitielle siégeant dans une partie du tissu conjonctif des nerfs et se présentant soit sous la forme nodulaire, soit sous la forme lamellaire.

MÉSOPHRAGME, *s. m.* (gr. *mésos*, milieu ; *phrassô*, barrer) [angl. ***mesophragma***]. Ligne ou strie M. V. *myofibrille.*

MÉSOPIQUE, *adj.* (gr. *mésos* ; *ops, opos*, vue) [angl. ***mesopic vision***]. Syn. *vision crépusculaire.* Condition de la vision lorsque la rétine est faiblement éclairée : c'est dans les bleus que la vision des couleurs est alors la meilleure. V. *photopique* et *scotopique.*

MÉSOPROSOPE, *adj.* (gr. *mésos*, au milieu ; *prôsopon*, visage) [angl. ***mesoprosopic***] (morphologie). Dont le visage est aussi large que long.

MÉSOSALPINX, *s. m.* [angl. ***mesosalpinx***]. V. *méso, trompe* et *ligament large.*

MÉSOSIGMOÏDITE, *s. f.* [angl. ***mesosigmoiditis***]. Inflammation du mésentère de l'anse sigmoïde ; elle détermine parfois une sclérose, des rétractions *(m. rétractile)* et des phénomènes d'occlusion.

MÉSOSYSTOLE, *s. f.* [angl. ***mesosystole***]. Milieu de la systole du cœur.

MÉSOSYSTOLIQUE, *adj.* (Potain) (gr. *mésos*, au milieu ; systole) [angl. ***mesosystolic***]. Se dit des phénomènes qui apparaissent au milieu de la systole du cœur (petit silence).

MÉSOTHÉLIOME, *s. m.* [angl. ***mesothelioma***]. Tumeur bénigne ou maligne dérivée des cellules tapissant les séreuses (plèvre, péritoine, péricarde). — ***m. pleural.*** Syn. *endothéliome pleural, pleurome.* Cancer primitif de la plèvre, rare, développé aux dépens de l'endothélium pleural (ou mésothélium), caractérisé cliniquement par un épanchement pleural hémorragique récidivant et très douloureux, l'envahissement fréquent du péricarde et du péritoine et une évolution spontanément mortelle en quelques mois. L'examen endoscopique montre à la surface de la plèvre les mamelons framboisiformes caractéristiques. L'asbestose en est un facteur de risque.

MÉSOTHÉLIUM, *s. m.* (Bryce, 1908) (gr. *méso*, au milieu ; épithélium) [TA et angl. ***mesothelium***]. Endothélium des tuniques séreuses.

MÉSOTHÉRAPIE, *s. f.* (M. Pistor, 1952-58) (gr. *mésos*, au milieu ; *thérapéia*, traitement : injection dans le tissu d'origine *méso*dermique, *au milieu* de la zone douloureuse et tenant le *milieu* entre l'homéopathie et l'allopathie) [angl. ***mesotherapy***]. Procédé thérapeutique consistant en une série de micro-injections simultanées, dans le derme et l'hypoderme, de faibles quantités de médicament (procaïne, antibiotique, vasodilatateur, vitamine, vaccin, etc.) avec un appareil muni d'un certain nombre d'aiguilles fines et courtes. Cette méthode est préconisée par certains dans le traitement local de la cellulite, des rhumatismes, des maladies infectieuses ou allergiques des voies respiratoires, des migraines, des affections vasculaires, etc.

MÉSOVARIUM, *s. m.* [angl. ***mesovarium***]. V. *méso, ovaire* et *ligament large.*

MESSAGER (premier) [angl. ***first messenger***]. V. *messager (second).*

MESSAGER (second) [angl. ***second messenger***]. Substance intracellulaire libérée à la suite de la fixation d'une hormone peptidique (premier messager) sur son récepteur, lequel est situé sur la membrane cellulaire. Ce *s. m.* inhibe ou active alors divers systèmes enzymatiques intracellulaires. V. *récepteur 2°* et *ligand*.

MESULAM (syndrome de) (Mesulam M., 1982) [angl. ***Mesulam's syndrome***]. Aphasie progressive primaire aboutissant à une démence corticale dégénérative voisine des maladies de Pick et d'Alzheimer dont elle se distinguerait anatomiquement par la prédominance gauche de l'atrophie corticale observée en scanographie ou en IRM.

MET. Symbole de la *méthionine*.

MET, *s. m.* **(pour métabolisme)**. Unité de métabolisme énergétique de repos. 1 met = 3,3-3,5 mL O_2/(kg poids corporel × min).

MÉTA-ANALYSE, *s. f.* [angl. ***metaanalysis***]. Regroupement de différentes études statistiques de taille modérée, destiné à augmenter le nombre des malades inclus et en tirer des conclusions plus générales.

MÉTABOLIQUE, *adj.* [angl. ***metabolic***]. Qui implique l'idée de transformation ou de métabolisme. — ***délire m.*** V. *délire*. — ***maladie m.*** V. *maladie métabolique*. — ***quotient m.*** Rapport du métabolisme maximum au métabolisme minimum. — ***syndrome métabolique*** [angl. ***metabolic syndrome***]. Terme proposé par l'OMS à la fin du XXe siècle pour désigner *le syndrome d'insulinorésistance* ou *syndrome X* (v. ce terme *2°*).

MÉTABOLISME, *s. m.* (gr. *métabolê*, de *métaballein*, transformer) [angl. ***metabolism***]. Ensemble des modifications chimiques qui ont lieu dans l'organisme, destinées à subvenir à ses besoins en énergie, à la formation, à l'entretien, à la réparation des tissus, à l'élaboration de certaines substances (hormones, enzymes, anticorps, etc.). Cet ensemble constitue l'acte de la nutrition. V. *anabolisme* et *catabolisme*. — ***erreur innée du m.*** V. *enzymopathie*.

MÉTABOLISME BASAL ou **DE BASE (MB)** ou **M. MINIMUM** (Magnus Levy, 1895) [angl. ***basal metabolic rate***]. Quantité de chaleur, exprimée en grandes calories, produite en une heure pour un mètre carré de surface corporelle, lorsque le sujet est au repos complet, à jeun depuis 14 ou 16 heures, dans une atmosphère de température moyenne de 16 °C et suffisamment couvert pour n'avoir à réagir ni contre le froid, ni contre la chaleur du milieu ambiant. Le chiffre moyen normal, pour un homme adulte, est de 40. L'augmentation du *m. b.* est le plus souvent un signe d'hyperthyroïdie. En clinique, la mesure du *m. b.* est tombée en désuétude.

MÉTABOLITE, *s. m.* [angl. ***metabolite***]. Substance formée au cours du métabolisme d'une autre substance.

MÉTACARPE, *s. m.* (gr. *méta*, après ; *karpos*, poignet) [TA et angl. ***metacarpus***]. Squelette de la paume de la main, fait des cinq métacarpiens, situé entre le carpe et les premières phalanges • 👁 **carpe, main** •.

MÉTACENTRIQUE, *adj.* (gr. *méta*, indique le changement ; *kentron*, centre) [angl. ***metacentric***]. V. *chromosome*.

MÉTACERCAIRE, *s. f.* (gr. *méta*, indique le changement ; *kerkos*, queue) [angl. ***metacercaria***]. Forme enkystée de la cercaire (v. ce terme).

MÉTACHROMASIE, *s. f.* (gr. *méta*, indiquant le changement ; *krôma*, couleur) [angl. ***metachromasia***]. Syn. *métachromatisme*. Propriété qu'ont certains éléments histologiques de prendre une teinte différente de celle du colorant employé, lequel donne sa nuance à l'ensemble du tissu.

MÉTACHROMATIQUE, *adj.* [angl. ***metachromatic***]. Se dit de la teinte d'un élément figuré lorsqu'elle est différente de celle du colorant employé. C'est le contraire d'orthochromatique. — Par extension, ce terme est utilisé pour désigner de tels éléments.

MÉTACHROMATISME, *s. m.* (gr. *méta*, indique le changement ; *krômatismos*, action de colorer) [angl. ***metachromatism***]. — 1° Modification dans la couleur de la peau et des poils sous l'influence de l'âge ou des maladies. — 2° V. *métachromasie*.

MÉTACHRONOSE, *s. f.* (L. Lapicque) (gr. *méta*, indique le changement ; *khronos*, temps) [angl. ***metachronosis***]. Changement (généralement diminution) de chronaxie. — ***m. de subordination.*** Modification de la chronaxie des filets nerveux sous l'action de certains centres nerveux supérieurs ; elle expliquerait l'aiguillage de l'influx nerveux vers un neurone plutôt qu'un autre et entrerait constamment en jeu dans la coordination des mouvements (v. *isochronisme*).

MÉTACORTANDRACINE, *s. f.* V. *deltacortisone*.

MÉTACORTANDRALONE, *s. f.* V. *deltahydrocortisone*.

MÉTACORTÈNE, *s. m.* V. *deltacortisone*.

MÉTACRITIQUE, *adj.* (gr. *méta*, après ; *krisis*, crise) [angl. ***postcritical***]. Se dit de tout ce qui suit la période critique d'une maladie.

MÉTAGÉNÉSIQUE, *adj.* (gr. *méta*, indiquant le changement ; *génésis*, naissance). Postérieur à la fécondation.

MÉTAGÉRIA, *s. f.* (Gilkes) (gr. *méta*, indiquant le changement ; *géraïon*, vieux). Syndrome caractérisé par un vieillissement prématuré dont les signes apparaissent dès la naissance (atrophie, pigmentation et télangiectasies cutanées, cheveux clairsemés, diabète et athérome artériel d'évolution précoce) et par un développement statural normal.

MÉTAGONIMIASE, *s. f.* (gr. *méta*, indique le changement ; *gonimos*, fécond) [angl. ***metagonimiasis***]. Maladie parasitaire intestinale observée en Extrême-Orient, après ingestion de poisson. Elle est due à une douve du genre *Metagonimus*. V. *distomatose*.

MÉTA-IODO-BENZYLGUANIDINE, *s. f.* **(MIBG)** [angl. ***metaiodobenzylguanidine, MIBG***]. Substance de structure voisine de la noradrénaline, utilisée (après marquage radioactif à l'^{123}I) pour localiser les phéochromocytomes par scintigraphie. Cet examen a été également proposé pour étudier la fonction myocardique des myocardopathies.

MÉTAIS. V. *Warter et Métais (épreuve de)*.

MÉTAL, *s. m.* (gr. *métallon*, mine, galerie d'extraction) (XIIe siècle) [angl. ***metal***]. — 1° Classe regroupant les ***éléments chimiques*** ayant tendance à perdre un ou plusieurs électrons et donc à se stabiliser sous forme de cations. P. ex. : *hydrogène, sodium, calcium, fer, aluminium*. Les métaux constituent les 4/5e des éléments chimiques. Ils s'opposent aux *non-métaux* (v. ce terme). À la frontière de ces deux classes, quelques éléments (bore, germanium, arsenic, antimoine, tellure) présentent un comportement intermédiaire : ce sont les *semi-conducteurs*. — 2° ***Corps simples*** correspondant aux éléments susdits. En général à l'état solide dans les conditions ordinaires, ils se caractérisent par une liaison chimique particulière, dite « métallique », due à la totale mobilité d'un ou plusieurs électrons par atome. Il en résulte une exceptionnelle conduction de l'électricité et de la chaleur. Ces solides présentent des propriétés mécaniques particulièrement intéressantes (élasticité, plasticité et ductilité). — 3° Par extension, les ***alliages*** obtenus par mélange des précédents : *laitons* (cuivre + zinc), *bronzes* (cuivre + étain), *aciers inoxydables* (fer + chrome avec ou sans nickel)...

MÉTALLIQUES (bruits) [angl. ***metallic sounds***]. Bruits perceptibles à l'auscultation ayant pour caractère commun une résonance éclatante et qui semblent provenir d'une cavité à parois métalliques. P. ex. : *résonance m., tintement m.*

MÉTALLOPROTÉASE, *s. f.* [angl. ***metalloprotease, metalloendopeptidase***]. Protéase (v. ce terme) contenant un ion métallique (soufre, fer, zinc).

MÉTALLOSE, *s. f.* [angl. ***metallosis***]. Émission locale, régionale ou même générale de particules métalliques provenant d'une prothèse et témoignant de son usure.

MÉTALLOTHÉRAPIE, *s. f.* (gr. *métallon*, métal ; *thérapéia*, traitement) [angl. ***metallotherapy***]. — 1° Emploi thérapeutique des métaux et de leurs sels. — 2° Application de certains métaux en nature sous forme de plaques, bracelets, anneaux, etc., pratique renouvelée de la médecine hermétique.

MÉTAMÈRE, *s. m.* (gr. *méta*, indiquant le changement ; *méros*, partie) [angl. ***metamere***]. Syn. *protovertèbre, prévertèbre, somite*. Segment résultant de la division primitive de l'embryon ou métamérie.

MÉTAMÉRIE, *s. f.* (gr. *méta*, indique le changement ; *méros*, partie) [angl. ***metamerism***]. Division primitive de la corde dorsale et des tissus environnants en segments ou métamères. Chaque segment possède en soi l'ensemble des propriétés ou attributions de l'être définitivement achevé. Cette division ne persiste pas chez les vertébrés supérieurs, où il se produit une nouvelle fragmentation de la corde dorsale qui donne lieu à la formation des vertèbres définitives.

MÉTAMÉRIE CUTANÉE [angl. ***skin metamere***]. Division de la surface cutanée en territoires dont chacun répond à un segment médullaire primitif ou neurotome. Cette division a été invoquée pour expliquer la répartition de certains troubles cutanés : anesthésies, éruptions (zona) qui sont en rapport avec une lésion nerveuse mais ne répondent pas à la distribution d'un nerf périphérique.

MÉTAMORPHIE, *s. f.* (gr. *métamorphoô*, je transforme) [angl. ***metamorphism***]. Transformation de la substance conjonctive fondamentale.

MÉTAMORPHOPSIE, *s. f.* (gr. *métamorphoô*, je transforme ; *opsis*, vue) [angl. ***metamorphopsia***]. Syn. *syndrome de von Weizsäcker.* Trouble de la vision ; le malade voit les objets d'une autre forme que celle qu'ils ont réellement.

MÉTAMYÉLOCYTE, *s. m.* (gr. *méta*, indiquant le changement ; myélocyte) [angl. ***metamyelocyte***]. Myélocyte dont le noyau commence à se segmenter et qui est en train de se transformer en polynucléaire adulte.

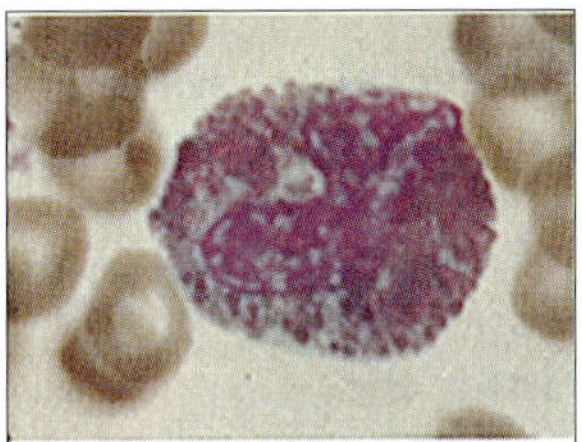

Métamyélocyte éosinophile

MÉTANÉPHRINE, *s. f.* [angl. ***metanephrine***]. Produit de dégradation méthoxylé de l'adrénaline et de la noradrénaline. Les *m.* sont respectivement la *métanéphrine* et la *normétanéphrine* qui vont se transformer en acide vanylmandélique. Leur dosage urinaire permet le dépistage du phéochromocytome. V. *catécholamine.*

MÉTANÉPHROS, *s. m.* (gr. *méta*, qui indique le changement ; *néphros*, rein) [TA et angl. ***metanephros***]. Troisième et dernier stade de l'évolution embryonnaire de l'appareil urinaire. V. *mésonéphros* et *pronéphros.*

MÉTAPHASE, *s. f.* (Strasburger, 1884) (gr. *méta*, indiquant le changement ; *phasis*, aspect) [angl. ***metaphase***]. Second stade de la division cellulaire au cours duquel les chromosomes vont se placer dans le plan équatorial. V. *mitose.*

MÉTAPHYSE, *s. f.* (gr. *méta*, indiquant le changement ; *phusis*, formation) [angl. ***metaphysis***]. Partie des os longs située entre l'épiphyse et la diaphyse et comprenant le cartilage de conjugaison.

MÉTAPLASIE, *s. f.* **(Virchow)** ou **MÉTAPLASIQUE (processus)** (gr. *méta*, indiquant le changement ; *plassein*, former) [angl. ***metaplasia***]. Processus de transformation de certains éléments appartenant à un tissu produisant d'autres éléments qui s'éloignent des premiers et qui constituent des cellules et des tissus ayant des caractères physiques et chimiques distincts. La *m.* expliquerait la formation de tissus qui en diffèrent.

MÉTAPLASIE ÉRYTHROMYÉLOÏDE HÉPATOSPLÉNIQUE AVEC MYÉLOFIBROSE. V. *splénomégalie myéloïde.*

MÉTAPLASIE MYÉLOÏDE PRIMITIVE AVEC MYÉLOFIBROSE [angl. ***idiopathic myelofibrosis with myeloid metaplasia***]. V. *splénomégalie myéloïde.*

MÉTAPNEUMOVIRUS, *s. m.* [angl. ***Metapneumovirus***]. Genre de virus appartenant comme le *Pneumovirus* à la sous-famille des *Pneumovirinæ* et comme lui responsable d'infections respiratoires de l'enfant.

MÉTARTÉRIOLE, *s. f.* (gr. *méta*, indique le changement ; artériole) [angl. ***metarteriole***]. Partie terminale de l'artériole située à sa jonction avec le capillaire.

MÉTASTABLE, *adj.* [angl. ***metastable***]. Apparemment stable mais pouvant être transformé en un état d'une stabilité supérieure sous l'influence de stimulations importantes.

MÉTASTASE, *s. f.* (gr. *métastasis*, de *méthistêmi*, je change de place) [angl. ***metastasis***]. — 1° Pour les Anciens, transport de la matière morbifique de l'organe où elle s'est d'abord fixée, sur des parties plus ou moins éloignées. — 2° Autrefois, disparition d'un phénomène pathologique, coïncidant avec l'apparition, en un autre point de l'organisme, d'un autre phénomène pathologique, ces deux manifestations morbides dépendant d'un même état diathésique, ordinairement l'arthritisme. P. ex. : eczéma alternant avec l'asthme. — 3° Actuellement, on donne le nom de *m.* aux foyers secondaires d'une affection (suppuration et surtout cancer) disséminés par voie lymphatique ou sanguine à partir d'un foyer primitif. P. ex. : *m. cancéreuse* • 👁 **incidentalome** •.

MÉTASTATIQUE, *adj.* [angl. ***metastatic***]. Qui a rapport à la métastase. — ***abcès m.*** V. *abcès.*

MÉTATARSALGIE, *s. f.* [angl. ***metatarsalgia***]. Syn. *pododynie.* Douleurs survenant à la partie antérieure du pied et plus souvent au niveau des articulations métatarso-phalangiennes. Les causes en sont nombreuses : avant-pied rond ou convexe (inversion de courbure de l'arche antérieure du pied), pied creux avec griffe des orteils, griffe des orteils dégénérative par rétraction des tendons extenseurs sans pied creux, *névrome de Morton* (Thomas G. Morton, 1876), où la douleur est liée au développement d'une petite tumeur bénigne où à celui d'une simple fibrose dans la partie antérieure d'un nerf interosseux, le 3e souvent. Cette douleur est déclenchée par la compression d'une chaussure un peu étroite à la marche ou au repos et affecte un type causalgique. V. *insuffisance du 1er rayon (syndrome d').*

MÉTATARSE, *s. m.* (gr. *méta*, après ; *tarsos*, pied) [TA et angl. ***metatarsus***]. Squelette antérieur de la voûte plantaire fait de cinq métatarsiens, situé entre le tarse en arrière et les premières phalanges en avant • 👁 **tarse, pied** •.

MÉTATARSECTOMIE, *s. f.* (métatarse ; gr. *ektomê*, ablation) [angl. ***metatarsectomy***]. Ablation du métatarse. Elle est généralement partielle et comporte, p. ex., dans le traitement du pied creux, la résection de la base des métatarsiens (*m.* typique) ou une résection osseuse à cheval sur l'interligne de Lisfranc, intéressant la base des métatarsiens et la partie antérieure des os du tarse (*m.* arthrodèse).

MÉTATARSOMÉGALIE, *s. f.* (métatarse ; gr. *mégas*, grand) [angl. ***metatarsal hypertrophy***]. Malformation caractérisée par le développement exagéré des métatarsiens (avant-pied).

METATARSUS ADDUCTUS (lat.) [angl. ***metatarsus adductus***]. V. *pes adductus.*

METATARSUS VARUS (lat.) [angl. ***metatarsus varus***]. V. *pes adductus.*

MÉTATHÉRAPEUTIQUE, *adj.* Qui survient après un traitement.

MÉTATOPIE, *s. f.* (gr. *méta*, indique le changement ; *topos*, lieu). Processus suivant lequel certains éléments peu développés à l'état normal dans un tissu (cellules cartilagineuses au milieu des ligaments) se mettent à proliférer et à devenir prépondérants sous l'influence d'une cause morbide. P. ex. : production d'ecchondroses sur les bords d'une arthrite déformante.

MÉTATROPIQUE, *adj.* (gr. *métatropos*, variable, changeant) [angl. ***metatropic***]. Dont les signes changent au cours de l'évolution. V. *dysplasie m.*

MÉTATYPIQUE, *adj.* [angl. ***metatypic***]. Se dit d'une tumeur formée par un tissu ayant son analogue dans l'organisme, mais ne se rencontrant pas au point atteint.

MÉTAZOAIRES, *s. m. pl.* (gr. *méta*, indique le changement ; *zôon*, animal) [angl. ***Metazoa***]. Subdivision (sous-règne) du règne animal (partagé en *M.* et en *Protozoaires*, v. ce terme) comprenant tous les êtres pluricellulaires dont les cellules sont organisées et différenciées en tissus.

METCHNIKOFF (Élie). Bactériologiste français d'origine russe (1845-1916, prix Nobel de médecine 1908). V. *phagocytose* et *sérum antilymphocyte.*

MÉTENCÉPHALE, *s. m.* (Huxley, 1871) (gr. *méta*, après ; *enképhalon*, encéphale) [TA et angl. ***metencephalon***]. Partie du rhombencéphale donnant le pont et le cervelet.

MÉTENIER (signe de) (1939). Facilité d'éversion de la paupière supérieure : cette éversion est obtenue par une simple traction de la paupière vers le haut. Signe observé dans la *maladie de Danlos*, du fait de l'hyperélasticité de la peau.

MÉTÉORISME, *s. m.* (gr. *météôros*, élevé) [angl. ***meteorism***]. Syn. *ballonnement.* Gonflement de l'abdomen par des gaz contenus dans l'intestin.

MÉTÉOROLABILE, *adj.* (gr. *météôros*, élevé dans les airs ; lat. *labi*, tomber) [angl. ***meteorosensitive***]. Se dit des sujets qui sont particulièrement sensibles aux variations météorologiques (spasmophiles, asthmatiques, etc.).

MÉTÉOROPATHIE, *s. f.* (gr. *météôros*, élevé dans les airs ; *pathê*, souffrance) [angl. ***meteoropahty***]. Affection déterminée ou simplement influencée par les phénomènes météorologiques.

MÉTÉOROPATHOLOGIE, *s. f.* (G. Mouriquand et R. Charpentier, de Lyon, 1928) (gr. *météôros*, élevé dans les airs ; *pathê*, souffrance ; *logos*, discours) [angl. ***meteoropathology***]. Science qui traite du rapport de la pathologie humaine ou animale avec les phénomènes météorologiques.

MÉTÉOROPATHOLOGIQUE (syndrome) (G. Mouriquand) [angl. ***meteoropathologic syndrome***]. Ensemble de troubles déterminés chez l'homme et les animaux par certaines perturbations atmosphériques (vents secs et chauds : fœhn, autan, vent du Midi à Lyon ; ou froids : mistral, pampéro).

MÉTÉOROTROPE, *adj.* (gr. *météôros*, élevé dans les airs ; *trépein*, tourner) [angl. ***meteorotrope***]. Qui subit les influences météorologiques. P. ex. : *migraines m.*, déclenchées par les perturbations atmosphériques.

MÉTESTRUS, *s. m.* V. *œstral (cycle).*

METFORMINE, *s. f.* [angl. ***metformine***]. Diméthyl-biguanide, synthétisé par les Irlandais A. Wermer et J. Bell en 1922. Biguanide normoglycémiant influençant l'activité de l'insuline et utilisé à la suite des travaux du Français Jean Sterne (1957) dans le traitement oral du diabète sucré de type 2. Elle agit sur le contrôle de la néoglucogenèse hépatique.

MÉTHADONE, *s. f.* (DCI) [angl. ***methadone***]. Analgésique de synthèse employé aux États-Unis notamment comme produit de remplacement dans le sevrage des toxicomanes utilisant l'héroïne. C'est un morphinomimétique se fixant sur les récepteurs morphiniques (v. ce terme) du type μ.

MÉTHÉMALBUMINE, *s. f.* [angl. ***methaemalbumin***]. Syn. *pseudométhémoglobine.* Complexe formé par la combinaison de l'hème et de l'albumine du plasma sanguin. V. *méthémalbuminémie.*

MÉTHÉMALBUMINÉMIE, *s. f.* (Fairley, 1934) [angl. ***methaemalbuminaemia***]. Présence de méthémalbumine (v. ce terme) dans le sang ; on l'observe au cours des hémolyses massives, intravasculaires surtout ou intratissulaires.

MÉTHÉMOGLOBINE, *s. f.* [angl. ***methaemoglobin***]. Pigment brun dérivé de l'hémoglobine dans lequel le fer est à l'état trivalent. Il est incapable de fixer l'oxygène. Les hématies normales en contiennent 1 %.

MÉTHÉMOGLOBINÉMIE, *s. f.* [angl. ***methaemoglobinaemia***]. Présence, dans les hématies, d'une quantité excessive de méthémoglobine pouvant entraîner des symptômes asphyxiques par anoxémie : cyanose intense de la peau et des muqueuses sans polyglobulie, anxiété, dyspnée modérée. On distingue : des *m. acquises* par intoxication, le plus souvent professionnelle (dérivés nitrés ou chloronitrés des carbures benzéniques, aniline, nitrates) ; une *m. congénitale*, d'origine génotypique, transmise selon le mode dominant. V. *nitrés (dérivés), sulfhémoglobinémie* et *popper*.

MÉTHERGIN®, *s. m.* V. *méthylergométrine.*

MÉTHICILLINE, *s. f.* [angl. ***methicillin***]. V. *méticilline.*

MÉTHIONINE, *s. f.* (Mueller, 1921). Symbole **Met** ou **M.** (méthyl ; gr. *théion*, soufre) [angl. ***methionine***]. Acide aminé aliphatique soufré essentiel, constituant des protéines et source de radicaux méthyl ; il existe dans les œufs, la caséine, le lait (v. *hyperméthioninémie*).

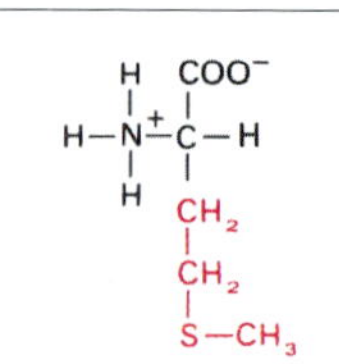

Méthionine

MÉTHOTREXATE, *s. m.* (DCI) [angl. ***methotrexate***]. Acide amino-4-méthyl-10-folique. Antifolique utilisé comme antimitotique antimétabolique (v. ces termes) dans le traitement de la leucémie lymphoblastique, du choriocarcinome placentaire et de divers autres cancers.

MÉTHOXY-ISOBUTYL-ISONITRILE, *s. m.* V. *MIBI.*

MÉTHYLERGOMÉTRINE, *s. f.* (test au maléate de – [Méthergin®]). Perfusion, lors d'une coronarographie ou en dehors de celle-ci, de ce dérivé de l'ergot de seigle (utilisé principalement comme utérotonique dans les hémorragies de la délivrance), dans le but de provoquer un spasme coronaire et de prouver ainsi l'origine spastique de l'angor. V. *angine de poitrine* et *angor spastique.*

MÉTICILLINE, *s. f.* (DCI) [angl. ***meticillin***]. Pénicilline (v. ce terme) semi-synthétique, résistante à la pénicillinase.

MÉTI-R. Abréviation de : résistant à la méticilline.

MÉTI-S. Abréviation de : sensible à la méticilline.

MÉTIS, ISSE, *adj.* (lat. *mixtus,* mêlé) [angl. ***half-breed***]. Produit d'individus de races différentes ; on réserve le mot *hybride* pour désigner le produit d'espèces différentes.

MÉTŒSTRUS, *s. m.* V. *œstral (cycle).*

MÉTOPAGE, *s. m.* (I. G. St-Hilaire) (gr. *métôpon*, front ; *pageis*, unis) [angl. ***metopagus***]. Monstre formé de deux individus à ombilics distincts, réunis par leurs extrémités céphaliques, front à front, sans aucune autre malformation.

MÉTOPIQUE (point) (gr. *métôpon*, front) [angl. ***metopic point***] (anthropologie). Point situé sur la ligne médiane entre les deux bosses frontales.

MÉTOPIQUE (suture) (gr. *métôpon*, front). V. *suture crânienne.*

MÉTOPIRONE® (test à la) (Liddle, 1958) [angl. ***metyrapone test***]. Syn. *test à la métyrapone.* Méthode d'étude de la sécrétion d'hormone corticotrope (ACTH) par l'antéhypophyse. La Métopirone bloque, au niveau de la corticosurrénale, la synthèse du cortisol (ou hydrocortisone), d'où chez les sujets normaux, une sécrétion exagérée d'ACTH par l'hypophyse et, par conséquent, une élaboration, par la corticosurrénale, d'une quantité abondante du métabolite précédent immédiatement le cortisol, le composé S de Reichstein, dont on dose l'élimination urinaire (H_4S, v. ce terme) avec les 17-hydroxycorticostéroïdes par la réaction de Porter et Silber. L'accroissement de l'élimination urinaire de ce composé S est encore plus fort en cas d'hypersécrétion d'ACTH (maladie de Cushing par hyperplasie bilatérale des surrénales). Aucune élévation n'est observée, au contraire, chez les sujets atteints d'insuffisance corticosurrénale primitive (chez qui le test au Synacthène® est négatif) et chez les sujets atteints d'insuffisance antéhypophysaire (chez qui le test de Thorn est positif).

MÉTRALGIE, *s. f.* (gr. *mêtra*, utérus ; *algos*, douleur) [angl. ***metralgia***]. Syn. *hystéralgie.* Douleur utérine.

MÈTRE, *s. m.* (symbole : **m**) (gr. *métron*, mesure) [angl. ***meter***]. Unité de longueur du système international (v. ce terme) définie depuis 1960 d'après la longueur de l'onde d'une radiation du Krypton 86.

MÉTRITE, *s. f.* (gr. *mêtra*, utérus) [angl. ***metritis***]. Nom générique des affections inflammatoires de l'utérus.

MÉTROCÈLE, *s. f.* (gr. *mêtra*, utérus ; *kêlê*, hernie). V. *hystérocèle.*

MÉTROPATHIE, *s. f.* (gr. *mêtra*, utérus ; *pathê*, affection) [angl. ***metropathy***]. Nom générique des affections de l'utérus.

MÉTROPÉRITONITE, *s. f.* (gr. *mêtra*, utérus ; péritonite) [angl. ***metroperitonitis***]. Inflammation de l'utérus et du péritoine.

MÉTRORRAGIE, *s. f.* (gr. *mêtra*, utérus ; *rhêgnumi*, je jaillis) [angl. ***metrorrhagia***]. Hémorragie utérine survenant en dehors des règles.

MÉTRORRHÉE, *s. f.* (gr. *mêtra*, utérus ; *rhein*, couler) [angl. ***metrorrhoea***]. Écoulement de liquide aqueux (liquide amniotique) ou muqueux par l'utérus.

MÉTYRAPONE (test à la) [angl. ***metyrapone test***]. V. *Métopirone (test à la).*

MEULENGRACHT (maladie de) (M. Einar, danois, né en 1887). Variété de cholémie familiale.

MEULENGRACHT (méthode de) (1939) [angl. ***Meulengracht's method***]. Procédé de dosage des pigments biliaires dans le plasma sanguin. La couleur d'échantillons de plasma progressivement dilués est comparée à celle d'une solution étalon de bichromate de potassium. Le chiffre normal est de 4 (N. Fiessinger).

MEUNIER (procédé ou méthode de Henri) (1898). Syn. *gastrobactérioscopie.* Recherche du bacille de la tuberculose dans les crachats déglutis, par l'examen du suc gastrique.

MEV. Abréviation de *Méga-Électron-Volt* ; unité d'énergie valant 10^6 électrons-volts.

MEYENBURG (maladie ou syndrome de von) (M. Hans von, suisse, né en 1887). V. *polychondrite atrophiante chronique.*

MEYER (réaction de) (M. Victor, all., 1848-1897) [angl. ***Meyer's test***]. Réaction décelant la présence d'une faible quantité de sang et utilisée pour rechercher les hémorragies occultes dans les différents excreta. La substance à examiner est additionnée du réactif de Meyer (solution alcaline de phénolphtaléine réduite par la poudre de zinc) puis de quelques gouttes d'eau oxygénée. Si elle contient du sang, le mélange prend une coloration rouge.

MEYER ET SANFILIPPO (syndrome de). V. *oligophrénie polydystrophique.*

MEYER-BETZ (maladie de). V. *myoglobinurie paroxystique.*

MEYERHOF (M. Otto, all., 1884-1951 ; prix Nobel de médecine 1922). V. *Embden-Meyerhof (voie d').*

MEYERHOF (réaction de). V. *Pasteur (réaction de).*

MEYER-SCHWICKERATH (syndrome de) (M.-S. Gerhard, all., 1957) [angl. ***oculodentodigital dysplasia***]. Syn. *dysplasie oculo-dento-digitale, dysplasie oculo-dento-osseuse.* Ensemble de malformations comportant des anomalies *oculaires* (microphtalmie, hypertélorisme, anomalies de l'iris, glaucome congénital, épicanthus), *dentaires* (hypoplasie de l'émail) et *digitales* (syndactylie bilatérale des 4e et 5e doigts, recourbés en griffe). S'y ajoutent parfois une microcéphalie avec agénésie du massif facial, une alopécie et diverses malformations squelettiques. Il s'agit d'une maladie héréditaire à transmission autosomique dominante et expression variable.

MEYERS-KOUWENAAR (syndrome de) (M. F., XXe siècle). Syndrome allergique dû à une infestation par les microfilaires. V. *éosinophilie tropicale.*

MEYNET (nodosités de) (M. Paul, fr., 1875) [angl. ***Meynet's nodes***]. Petites tumeurs sous-cutanées, sphériques ou ovoïdes, mobiles sous la peau, d'un volume variant de celui d'une lentille à celui d'une noisette, se rencontrant surtout au voisinage des articulations malades, dans le rhumatisme articulaire aigu. Elles sont formées de tissu conjonctif en voie de prolifération active.

MÉZARD (M. Jean-Baptiste, fr., né en 1904). V. *Grenet et Mézard (syndrome de).*

MÉZIÈRES (méthode de) (M. Françoise, fr. 1979) [angl. ***Mézières's method***]. Technique de traitement des lordoses par l'étirement de certains muscles et l'application de postures activement corrigées. V. *Rolf (méthode d'Ida).*

mg. Symbole de *milligramme.*

Mg. Symbole chimique du *magnésium.* V. ce terme.

μg. Symbole de *microgramme* (10^{-6} gramme).

MIASME, *s. m.* (gr. *miasma*, de *miaïnein*, souiller) [angl. ***miasm***]. Autrefois : principe de nature inconnue qui était la cause des maladies épidémiques et contagieuses (choléra, peste, typhus). Ce terme vague n'a plus de raison d'être depuis que les découvertes pastoriennes ont montré que la cause de ces maladies était toujours un agent figuré.

MIBELLI (porokératose de) (M. Vittorio, ital., 1860-1910). V. *porokératose.*

MIBG [angl. ***MIBG***]. V. *métaiodobenzylguanidine.*

MIBI. Méthoxy-isobutyl-isonitrile. Syn. *Cardiolite®*. Molécule dont le marquage au Technétium (99 m Tc Sesta-MIBI) permet par une fixation stable et exempte de redistribution (ce qui la différencie du 201 Tl) l'étude (tomo) scintigraphique de la perfusion du myocarde.

MICA. Abréviation de *Mesure d'Incitation à la Cessation d'Activité.* Préretraite optionnelle des médecins libéraux français. Elle a été supprimée en 2003.

MICELLE, *s. f.* (Nægeli, 1877) (lat. *mica,* parcelle) [angl. ***micella***]. Agrégat moléculaire de très faible dimension formé de molécules identiques dont une partie est polaire (donc hydrophile : la tête) et l'autre, alkyle (hydrophobe : la queue) p. ex. un acide gras. Placées dans un milieu liquide polaire (eau) ou apolaire (benzène), de telles molécules ont tendance à s'associer, à s'ordonner, se plaçant côte à côte, têtes contre têtes et queues contre queues de façon à présenter collectivement vers le milieu extérieur la partie de leurs molécules avec lequel il a le plus d'affinité. Une micelle peut être sphérique, cylindrique (diamètre de la sphère ou du cylindre environ 5 nm) ou planaire. La présence de *m.* dispersées dans un tel milieu réalise une solution colloïdale (v. *colloïdal*). Les *m.* portent des charges électriques et se déplacent dans un champ électrique (v. *électrophorèse*).

MICHAEL (type). V. *kératodermie symétrique des extrémités.*

MICHELI (M. Fernando, ital., 1872-1937). V. *Marchiafava-Micheli (maladie de)* et *Rietti-Greppi-Micheli (maladie de).*

MICRENCÉPHALIE, *s. f.* V. *micro-encéphalie.*

MICRO... (gr. *mikros*, petit). — 1° (Symbole μ). Préfixe signifiant 10^{-6}. — 2° Préfixe indiquant la petitesse.

MICROAÉROPHILE, *adj.* (gr. *mikros*, petit ; *aêr*, air ; *philia*, amitié) [angl. ***microaerophilic***]. Se dit d'une bactérie qui a besoin d'oxygène pour se développer, mais à une concentration moindre que celle de l'atmosphère.

MICROAGGLUTINATION (test de) [angl. ***microagglutination test***]. V. *Martin et Pettit (sérodiagnostic de).*

MICROALBUMINURIE, *s. f.* (Viberti, 1982) [angl. ***microalbuminuria***]. Augmentation discrète mais pathologique de l'excrétion urinaire d'albumine. Indétectable par les moyens cliniques classiques (bandelettes réactives), elle est mise en évidence par une méthode ultrasensible immunochimique et traduit donc (par exemple chez le diabétique) une néphropathie débutante. Ses chiffres sont compris entre 30 et 300 mg/24 h.

MICRO-ANÉVRISME, *s. m.* [angl. ***microaneurysm***]. Anévrisme de petite taille.

MICRO-ANGIOPATHIE, *s. f.* (gr. *mikros*, petit ; *angéion*, vaisseau ; *pathê*, maladie) [angl. ***microangiopathy***]. Altération des petits vaisseaux, artérioles, capillaires et veinules dont la basale est épaissie. — ***m. diabétique*** (N. Ashton, 1952) [angl. ***diabetic microangiopathy***]. *M.* du diabétique chez lequel elle provoque de graves complications, au niveau de la peau et surtout de la rétine et des reins. Certains la considèrent même comme presque spécifique du diabète sucré surtout lorsqu'il est ancien et mal équilibré. V. *rétinopathie diabétique* et *Kimmelstiel et Wilson (syndrome de).*

MICRO-ANGIOPATHIE THROMBOTIQUE. V. *purpura thrombocytopénique thrombotique.*

MICRO-ANGIOSCOPIE, *s. f.* (Policard). V. *capillaroscopie.*

MICRO-AORTIE, *s. f.* [angl. ***hypoplastic aorta***]. Hypoplasie congénitale de l'aorte, généralisée ou localisée à un segment.

MICROBE, *s. m.* (Sédillot, 1878) (gr. *mikros*, petit ; *bios*, vie) [angl. ***microbe***]. Syn. *micro-organisme, germe.* Nom générique des êtres unicellulaires assez petits pour n'être vus, à tout moment de leur existence, qu'au microscope. Il désigne donc, outre les bactéries, d'autres organismes comme les levures, les moisissures, les protozoaires, les rickettsies, les spirochètes, les virus. V. *protiste.* — ***m. de sortie***. V. *germe de sortie.*

MICROBICIDE, *adj.* (microbe ; lat. *caedere*, tuer) [angl. ***microbicidal***]. Qui tue les microbes.

MICROBIEN, IENNE, *adj.* [angl. ***microbial***]. Qui a rapport aux microbes ; qui est causé par les microbes.

MICROBIOLOGIE, *s. f.* (gr. *mikros*, petit ; *bios*, vie ; *logos*, discours) [angl. ***microbiology***]. Science qui s'occupe des microbes. — Pasteur préférait le terme *microbie* à *bactériologie.* — ***m. œcologique.*** Partie de la *m.* qui étudie la vie des microbes dans leurs conditions naturelles lesquelles sont toujours assez différentes des conditions où ils se trouvent dans les laboratoires.

MICROBISME, *s. m.* [angl. ***microbism***]. Ensemble de la flore bactérienne d'un milieu organique. — ***m. latent.*** Présence dans l'organisme de microbes pathogènes qui ne déterminent aucun trouble pendant un temps plus ou moins long. Ils peuvent, sous l'influence de circonstances favorables amener l'éclosion de maladies diverses.

MICROBLASTE, *s. m.* (gr. *mikros*, petit ; *blastos*, germe) [angl. ***microblast***]. Érythroblaste de petite taille (3 à 5 µm).

MICROCARDIE, *s. f.* (gr. *mikros*, petit ; *kardia*, cœur) [angl. ***microcardia***]. Petitesse anormale du cœur, par rapport au poids et à la taille du sujet.

MICROCATHÉTÉRISME, *s. m.* Cathétérisme (v. ce terme) utilisant une sonde particulièrement fine. Ce terme s'applique notamment à l'exploration des cavités cardiaques droites. V. *Swan-Ganz (sonde de).*

MICROCAULIE, *s. f.* (gr. *mikros*, petit ; *kaulos*, tige) [angl. ***microcaulia***]. Syn. *microphallus*. Petitesse congénitale de la verge.

MICROCÉPHALIE, *s. f.* (gr. *mikros*, petit ; *képhalê*, tête) [angl. ***microcephalia***]. Petitesse du crâne due soit à une craniosténose (v. ce terme), soit consécutive à un arrêt de développement du cerveau. C'est, dans ce dernier cas, la *microcéphalie par micro-encéphalie*, dans laquelle le crâne est petit mais non déformé et contraste avec une face de volume normal ; il existe un important retard mental, mais il n'y a ni trouble oculaire ni hypertension intracrânienne. Elle peut être secondaire à une embryopathie ou primitive : c'est la *maladie de Giocomini* ou *idiotie microcéphalique familiale,* héréditaire à transmission récessive.

MICROCHIRURGIE, *s. f.* [angl. ***microsurgery***]. Méthode chirurgicale permettant grâce à une instrumentation spéciale de pratiquer, sous microscope opératoire, des interventions minutieuses sur des organes de petites ou de très petites dimensions. P. ex. : micro-anastomoses vasculaires et nerveuses au cours de réimplantations digitales.

MICROCHROMOSOME MÉTACENTRIQUE (syndrome du) (Abbo et Zellweger, 1970) [angl. ***syndrome of the metacentric chromosome***]. Ensemble de malformations rares comprenant un retard psychomoteur important, une hypertonie musculaire, une cryptorchidie, un hypertélorisme, un rétrécissement des fentes palpébrales et parfois un colobome de la rétine. De ces différentes malformations, aucune n'est caractéristique : elles existent dans d'autres syndromes et l'étude du caryotype ne fournit pas davantage de caractère spécifique : elle montre un petit chromosome supplémentaire mal identifié.

MICROCIRCULATION, *s. f.* [angl. ***microcirculation***]. Passage du sang dans des vaisseaux de diamètre inférieur à 150 micromètres. L'endothélium de ceux-ci est le lieu des échanges entre le sang et les tissus ; il possède une perméabilité sélective pour l'eau, les petites molécules hydrophiles et les substances liposolubles ; il intervient aussi dans la production de médiateurs chimiques vaso-actifs. V. *capillaire.*

MICROCLIMAT, *s. m.* (gr. *mikros*, petit ; *klima*, région) [angl. ***microclimate***]. État de l'atmosphère autour d'un point plus ou moins isolé du milieu général.

MICROCOCCACEAE, *s. f. pl.* Famille bactérienne comportant essentiellement les genres *Staphylococcus* et *Micrococcus*. V. *Peptococcus* et *Firmicutes.*

MICROCOCCUS, *s. m.* [angl. ***Micrococcus***]. Genre bactérien habituellement non pathogène, appartenant à la famille des *Micrococcaceæ.*

MICROCÔLON, *s. m.* [angl. ***microcolon***]. Retard de développement du côlon, dont le défaut de calibre peut entraîner chez le nouveau-né des accidents d'occlusion intestinale.

MICROCOQUE, *s. m.* [angl. ***micrococcus***]. V. *coccus.*

MICROCORIE, *s. f.* (gr. *mikros*, petit ; *korê*, pupille) [angl. ***microcoria***]. Rétrécissement pupillaire (ou myosis), le plus souvent congénital.

MICROCORNÉE, *s. f.* (gr. *mikros*, petit ; cornée) [angl. ***microcornea***]. Petitesse anormale de la cornée, de diamètre inférieur à 10 mm. Il s'agit d'une malformation qui peut s'associer à d'autres anomalies oculaires.

MICROCYTAIRE, *adj.* V. *microcytique.*

MICROCYTE, *s. m.* (gr. *mikros*, petit ; *kutos*, cellule) [angl. ***microcyte***]. Globule rouge dont le diamètre est d'environ 6 µm au lieu de 7 µm, diamètre normal et dont le volume globulaire moyen est inférieur à 80 µm^3. — Hayem donnait le nom de *m.* aux globules très petits appelés aussi *schistocytes.*

MICROCYTÉMIE, *s. f.* [angl. ***microcythaemia***]. Syn. *microcytose.* Présence de microcytes dans le sang (anémie). V. *anémie microcytaire.* — ***m. de Silvestroni et Bianco.*** V. *anémie microcytique drépanocytaire (ou microcytémie) de S. et B.*

MICROCYTOSE, *s. f.* V. *microcytémie.*

MICRODACTYLIE, *s. f.* (gr. *mikros*, petit ; *daktulos*, doigt) [angl. ***microdactyly***]. Petitesse d'un ou de plusieurs doigts ou orteils, due à un arrêt du développement ou à une absence congénitale de certaines phalanges.

MICRODONTIE, *s. f.* ou **MICRODONTISME**, *s. m.* (gr. *mikros*, petit ; *odous*, *odontos*, dent) [angl. ***microdontia***]. Arrêt de développement d'une ou de plusieurs dents, qui conservent chez l'adulte les dimensions qu'elles présentaient chez l'enfant (rachitisme, etc.).

MICRODRÉPANOCYTE, *s. m.* [angl. ***microdrepanocyte***]. Drépanocyte (v. ce terme) de petite taille.

MICRODRÉPANOCYTOSE, *s. f.* [angl. ***microdrepanocytosis***]. Présence, dans le sang, de microdrépanocytes. V. *hémoglobinose* et *anémie microcytique drépanocytaire de Silvestroni et Bianco.*

MICRO-ENCÉPHALIE, *s. f.* [angl. ***microencephaly***]. Syn. *microencéphalie.* Petitesse du cerveau. V. *microcéphalie.*

MICROFILAIRE, *s. f.* (gr. *mikros*, petit ; filaire) [angl. ***microfilaria***]. Forme embryonnaire des filaires (v. ce terme).

MICROFILAMENT, *s. m.* [angl. ***microfilament***]. V. *cytosquelette.*

MICROFILARÉMIE, *s. f.* (gr. *mikros*, petit ; filaire ; gr. *haïma*, sang) [angl. ***microfilaraemia***]. Présence de microfilaires dans le sang.

MICROGAMÈTE, *s. m.* [angl. ***microgamete***]. V. *gamonte.*

MICROGAMÉTOCYTE, *s. m.* [angl. ***microgametocyte***]. V. *gamonte.*

MICRO-GASTRINOME, *s. m.* V. *gastrinome.*

MICROGÉNIE, *s. f.* (gr. *mikros*, petit ; *généion*, menton) [angl. ***microgenia***]. Développement incomplet de la saillie mentonnière de la mandibule.

MICROGLIE, *s. f.* (gr. *mikros*, petit ; *gloïos*, glu) [angl. ***microglia***]. Partie de la névroglie d'origine mésodermique.

β-2 MICROGLOBULINE, *s. f.* (Berggärd et Bearn, 1968) [angl. ***β-2-microglobulin***]. Protéine de faible poids moléculaire dont la structure est proche de celle des immunoglobulines G. Cette chaîne polypeptidique légère, produite surtout par le système lymphoïde, est présente sur la membrane de presque toutes les cellules, avec les antigènes HLA de la classe I ; comme eux, elle jouerait un rôle dans la reconnaissance de l'identité cellulaire et dans la protection de la personnalité de l'individu. Dans le sérum, son taux est anormalement élevé au cours des maladies auto-immunes, des lymphomes et de l'infection à HIV. Son taux sérique normal est habituellement de 1,0 à 2,4 mg/L. C'est un précurseur de la substance amyloïde des insuffisants rénaux chroniques, dialysés ou non. V. *système HLA.*

MICROGLOSSIE, *s. f.* (gr. *mikros*, petit ; *glôssa*, langue) [angl. ***microglossia***]. Petitesse de la langue.

MICROGNATHIE, *s. f.* (gr. *mikros*, petit ; *gnathos*, mâchoire) [angl. ***micrognathia***]. Développement incomplet de la mandibule, soit congénital (arrêt de développement), soit acquis. Dans ce cas, la *m.* est due à une constriction des mâchoires résultant d'un traumatisme obstétrical ou d'une inflammation de l'articulation temporo-maxillaire pendant l'enfance ou enfin de rétraction cicatricielle.

MICROGRAMME, *s. m.* [angl. ***microgram***]. Syn. désuet *gamma.* Millième de milligramme, c'est-à-dire millionième de gramme, représenté autrefois par la lettre grecque γ, puis, actuellement, par µg.

MICROGRAPHIE, *s. f.* (gr. *mikros*, petit ; *graphein*, décrire) [angl. ***micrography***]. — 1° Description des corps qui ne se voient qu'au microscope. — 2° Écriture dont les lettres sont de dimensions réduites et souvent décroissantes ; on l'observe dans la maladie de Parkinson.

MICROGYRIE, *s. f.* (gr. *mikros*, petit ; *guros*, circonvolution) [angl. ***microgyria***]. Petitesse des circonvolutions cérébrales par atrophie ou arrêt de développement.

MICROHÉMATURIE, *s. f.* [angl. ***microscopic haematuria***]. Hématurie de faible abondance, décelable seulement par l'examen microscopique du culot urinaire.

MICROHÉMOCULTURE, *s. f.* [angl. ***capillary blood culture***]. Hémoculture (v. ce terme) par prélèvement capillaire.

MICROLITHIASE, *s. f.* (gr. *mikros*, petit ; *lithos*, pierre) [angl. ***microlithiasis***]. Formation de calculs microscopiques (microlithes).

MICROLITHIASE ALVÉOLAIRE PULMONAIRE (Harbitz, 1918 ; Schildknecht, 1932 ; Pühr, 1933) [angl. ***pulmonary alveolar microlithiasis***]. Maladie rare, souvent familiale, de pathogénie obscure, caractérisée *anatomiquement* par la présence dans les alvéoles de la totalité des deux poumons, de petits calculs (100 à 200 µm) stratifiés, formés d'une mucoprotéine surchargée de calcium (calcosphérite). Elle est *cliniquement* latente ; les radiographies montrent un granité très fin, sablé, dense, disséminé dans les deux champs pulmonaires, mais prédominant aux bases, aux hiles et soulignant la bordure pleurale et les scissures. Elle est très longtemps bien tolérée, mais aboutit, à plus ou moins longue échéance, à une insuffisance respiratoire avec défaillance cardiaque droite. V. *protéinose alvéolaire pulmonaire.*

MICROMANOMÈTRE, *s. m.* (P. Soulié, Allard et Laurens, 1954) [angl. ***micromanometer, phonocatheter***] (cardiologie). Petit instrument, long de 8 mm et de 2,7 mm de diamètre, placé en tête d'un cathéter destiné à l'exploration des cavités cardiaques et vasculaires. Il permet d'obtenir des tracés de pression très précis et d'enregistrer les vibrations acoustiques des bruits et des souffles dans le cœur et les vaisseaux.

MICROMASSAGE CHINOIS [angl. ***Chinese massage***]. Massage des points d'acupuncture.

MICROMASTIE, *s. f.* (gr. *mikros*, petit ; *mastos*, mamelle) [angl. ***micromastia***]. Développement insuffisant des glandes mammaires.

MICROMÉLIE, *s. f.* (gr. *mikros*, petit ; *mélos*, membre) [angl. ***micromelia***]. Syn. *brachymélie, nanisme micromélique.* Brièveté des membres contrastant avec le développement normal du tronc. — ***m. rhizomélique.*** V. *achondroplasie.* — ***m. segmentaire symétrique*** (F. Regnault, 1909). Arrêt du développement en longueur, portant sur deux membres au niveau d'un même segment ; cette malformation semble surtout frapper l'humérus ; elle est parfois familiale. Sa nature est inconnue.

MICROMÈRE, *s. m.* (gr. *mikros*, petit ; *méros*, partie) [angl. ***micromere***] (embryologie). Petit blastomère. V. ce terme et *macromère.*

MICROMÈTRE, *s. m.* (gr. *mikros*, petit ; *métrein*, mesurer) [angl. ***micrometer***]. — 1° Instrument employé pour la mesure optique des objets de petites dimensions. — 2° (symbole µm). Syn. incorrect *micron.* Unité de mesure valant un millionième de mètre.

MICROMOLE, *s. f.* (mmol) [angl. ***micromole***]. Millionième partie de la mole (v. ce terme).

MICROMYCÈTE, *s. m.* (gr. *mikros*, petit ; *mukès*, champignon) [angl. ***micromycete***]. Champignon (v. ce terme) inférieur.

MICRON, *s. m.* (gr. *mikros*, petit). V. *micromètre 2°.*

MICRONODULAIRE, *adj.* (gr. *mikros*, petit ; lat. *nodulus*, petit nœud) [angl. ***micronodular***]. Caractérisé par la présence de nodules de petite taille. — ***tuberculose m.*** V. *granulie.*

MICRO-ORGANISME, *s. m.* ou **MICROPARASITE**, *s. m.* [angl. ***microorganism, microparasite***]. V. *microbe.*

MICROPÉRIARTÉRITE NOUEUSE. V. *micropolyangéite microscopique.*

MICROPHAGE, *s. m.* (gr. *mikros*, petit ; *phagein*, manger) [angl. ***microphage***]. Phagocyte de petite dimension. Ce sont les leucocytes polynucléaires neutrophiles et les éosinophiles.

MICROPHAGOCYTOSE, *s. f.* [angl. ***microphagocytosis***]. Phagocytose des microbes.

MICROPHAKIE, *s. f.* (gr. *mikros*, petit ; *phakos*, lentille) [angl. ***microphakia***]. Petitesse anormale du cristallin.

MICROPHALLUS, *s. m.* (gr. *mikros*, petit ; *phallos*, verge) [angl. ***microphallus***]. Aspect anormalement petit de la verge. V. *microcaulie.*

MICROPHTALMIE, *s. f.* (gr. *mikros*, petit ; *ophthalmos*, œil) [angl. ***microphthalmia***]. Anomalie congénitale consistant en une diminution des différents diamètres de l'œil.

MICROPIE, *s. f.* (gr. *mikros*, petit ; *ôps*, œil). V. *micropsie.*

MICROPINOCYTOSE, *s. f.* (gr. *mikros*, petit ; *pinô*, je bois ; *kutos*, cellule) [angl. ***micropinocytose***]. Pinocytose (v. ce terme) visible seulement au microscope électronique.

MICROPOLYANGÉITE MICROSCOPIQUE (Davson J., 1948) [angl. ***microscopic polyangiitis***]. Syn. *micropériartérite noueuse, polyangéite microscopique.* Affection voisine de la *périartérite noueuse* et de la *granulomatose de Wegener* (v. ces termes). Apparaissant vers 50 ans, elle se distingue de la PAN classique par l'atteinte de vaisseaux de plus petit calibre, une glomérulonéphrite nécrosante segmentaire, des hémorragies pulmonaires intra-alvéolaires, l'absence de micro-anévrismes rénaux, la présence d'ANCA (v. ce terme). Elle évolue spontanément vers l'insuffisance rénale.

MICROPSIE, *s. f.* (gr. *mikros*, petit ; *opsis*, vue) [angl. ***micropsia***]. Syn. *micropie.* Phénomène subjectif consistant à croire plus petits qu'ils ne le sont en réalité les objets offerts à la vue.

MICRORCHIDIE, *s. f.* (gr. *mikros*, petit ; *orkhis*, testicule) [angl. ***microrchidia***]. Petitesse des testicules s'accompagnant de stérilité.

MICRORHINIE, *s. f.* (Crouzillac, 1906) (gr. *mikros*, petit ; *rhis*, nez) [angl. ***microrrhinia***]. Resserrement transversal du nez dû à un arrêt de développement du maxillaire et réduisant ou supprimant l'espace compris entre le cornet inférieur et la cloison.

MICRORRAGIE, *s. f.* (gr. *mikros*, petit ; *rhêgnumi*, je jaillis) [angl. ***microrrhage***]. Hémorragie minime.

MICROSCOPE, *s. m.* (gr. *mikros*, petit ; *skopein*, examiner) [angl. ***microscope***]. Instrument d'optique donnant une image plus ou moins grossie des objets examinés. Son pouvoir de résolution est de quelques µm. — ***m. électronique*** (1934) [angl. ***electron microscope***]. *M.* utilisant un faisceau d'électrons réfractés à travers des champs magnétiques créés par des bobines parcourues par le courant électrique et tenant ainsi la place des lentilles du microscope ordinaire. Le *m. é. à transmission* ne permet d'étudier que de très petits objets préparés sous forme de lames minces (0,1 µm d'épaisseur). Il peut soit visualiser leur surface grâce à une technique de réplique, soit traduire l'ordre atomique au sein du matériau par diffraction des électrons. Le meilleur pouvoir de résolution obtenu est de l'ordre de la distance entre atomes (0,2 nm). Le *m. e. à balayage* utilise le même type d'excitation du matériau, mais détecte l'émission d'électrons secondaires par sa surface. L'image obtenue est dotée d'un faux relief remarquable. La résolution maximale est de l'ordre de 3 nm. Dans les deux cas, l'image est obtenue sur écran fluorescent, tube vidéo ou plaque photographique. V. *imagerie médicale* et *ultramicroscope.*

MICROSCOPIE, *s. f.* [angl. ***microscopy***]. Technique d'examen utilisant le microscope. — ***m. électronique*** [angl. ***electron microscopy***].

MICROSCOPIQUE, *adj.* [angl. ***microscopical***]. Qui ne peut être fait ou vu qu'à l'aide du microscope.

MICROSÉROLOGIE, *s. f.* Étude du sérum et de ses propriétés (chimiques, biologiques, etc.) pratiquée sur de très petites quantités de sang prélevées par simple piqûre du doigt.

MICROSKÉLIE, *s. f.* (gr. *mikros*, petit ; *skélos*, jambe). V. *brachyskélie.*

MICROSOMATIE, *s. f.* ou **MICROSOMIE**, *s. f.* (gr. *mikros*, petit ; *sôma*, corps) [angl. ***microsomia***]. Syn. *pygméisme* (Poncet et Leriche). Petitesse du corps qui a conservé ses proportions harmonieuses et présente, à son échelle, un développement ostéomusculaire et génital normal. V. *nanisme.*

MICROSOME, *s. m.* (gr. *mikros*, petit ; *sôma*, corps) [angl. ***microsome***]. Fine particule présente dans le protoplasme des cellules. Les ribosomes et les lysosomes sont des *m.*

MICROSPECTROSCOPE, *s. m.* (gr. *mikros*, petit ; lat. *spectrum*, image ; gr. *skopein*, voir) [angl. ***microspectroscope***]. Oculaire muni de prismes qui, substitué dans le microscope à l'oculaire ordinaire, donne une image du spectre.

MICROSPHÉROCYTOSE, *s. f.* (gr. *mikros*, petit ; *sphairos*, sphérique ; *kutos*, cellule) [angl. ***microspherocytosis***]. Présence dans le sang de formes plus ou moins sphériques d'hématies de faible diamètre, trouvées fréquemment chez les sujets atteints d'ictère hémolytique (anémie ou ictère hémolytique congénital, type Minkowski-Chauffard). La *m.* est familiale et héréditaire.

MICROSPHÉROPHAKIE, *s. f.* (gr. *mikros*, petit ; *sphairos*, sphérique ; *phakos*, lentille). Anomalie du cristallin, petit et sphérique.

MICROSPHYGMIE, *s. f.* (gr. *mikros*, petit ; *sphugmos*, pouls) [angl. ***microsphygmia***]. Petitesse du pouls.

MICROSPONDYLIE, *s. f.* (gr. *mikros*, petit ; *spondulos*, vertèbre). Affection congénitale caractérisée par la diminution de hauteur des vertèbres.

MICROSPORIDIE, *s. f.* (gr. *mikros*, petit ; *spora*, graine) [angl. ***microsporidia***]. Protozoaire intracellulaire faisant partie de l'embranchement des *Microspora* et dont l'espèce la plus fréquemment pathogène est *Enterocytozoon bieneusi*. Les *m.* sont responsables des diverses microsporidioses (v. ce terme). D'autres genres de *m.* pathogènes ont été identifiés : *Encephalitozoon, Nosema, Pleistophora, Septata.*

MICROSPORIDIOSE, *s. f.* [angl. ***microsporidiosis***]. Infection opportuniste due à un protozoaire, la *microsporidie* (v. ce terme). Cette parasitose, déjà connue chez l'animal, s'observe maintenant au cours du *sida* et se présente le plus souvent comme une diarrhée chronique cachectisante consécutive à l'infection des entérocytes par les spores ingérées du parasite. Le diagnostic se fait à l'examen direct des selles. V. *cryptosporidiose.*

MICROSPORIE, *s. f.* (gr. *mikros*, petit ; *sporos*, semence) [angl. ***microsporia***]. Maladie causée par un microsporon. Ce terme sert le plus souvent à désigner la *teigne tondante à petites spores de Gruby-Sabouraud*, variété de teigne très contagieuse frappant le cuir chevelu où elle détermine une grande plaque alopécique arrondie de 2 à 5 cm de diamètre ou de petits placards qui se fusionnent en une aire polycyclique. Elle est due au *Microsporon audouini*, dont les spores très nombreuses forment une gaine au cheveu malade. — D'autres variétés de *Microsporon* sont spéciales à diverses espèces animales (chien, chat, cheval) et peuvent se communiquer à l'homme. V. *teigne.*

MICROSPORON FURFUR [angl. ***Microsporon furfur***]. Syn. *spore de Malassez, Malassezia furfur, Pityrosporon orbiculare.* V. *Malassezia furfur.*

MICROSTHÉSIE, *s. f.* (gr. *mikros*, petit ; *aïsthêsis*, sensibilité). Trouble du toucher, caractérisé par une altération spéciale des sensations de poids et de volume ; les objets tenus dans la main paraissent moins lourds et moins volumineux qu'ils ne le sont en réalité.

MICROSTOMIE, *s. f.* (gr. *mikros*, petit ; *stoma*, bouche) [angl. ***microstomia***]. Petitesse congénitale de l'orifice buccal.

MICROTIE, *s. f.* (gr. *mikros*, petit ; *ous*, *ôtos*, oreille) [angl. ***microtia***]. Petitesse anormale des oreilles.

MICROTOME, *s. m.* (gr. *mikros*, petit ; *tomê*, section) [angl. ***microtome***]. Instrument employé en micrographie pour obtenir des coupes très fines, destinées à être examinées au microscope.

MICROTUBULE, *s. m.* (Slautterbach, 1963) [angl. ***microtubule***]. Structure tubulaire présente dans le cytoplasme et formée par un assemblage de molécules de *tubuline* (v. ce terme). Les *m.* constituent des voies par lesquelles certains éléments cellulaires peuvent se déplacer ; ils participent également à la constitution de divers organites, des cils et des flagelles. V. *axonème, fuseau cellulaire, taxane* et *cytosquelette.*

MICROZOAIRE, *s. m.* (gr. *mikros*, petit ; *zôon*, animal) [angl. ***microzoaria***]. Animal microscopique.

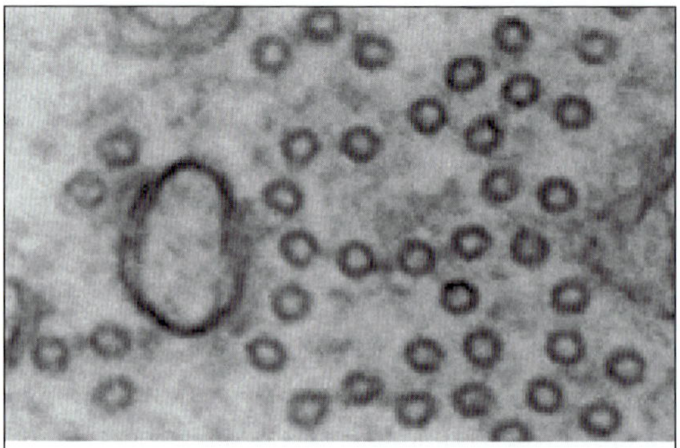

Microtubules

MICTION, *s. f.* (lat. *mictio*, de *mingere*, uriner) [angl. ***micturition***]. Émission d'urine. — ***m. par regorgement*** [angl. ***involuntary micturition***]. Évacuation du trop-plein d'une vessie distendue et incapable de se contracter.

MICTIONNEL, ELLE, *adj.* [angl. ***pertaining to urination***]. Qui se rapporte à l'émission d'urine.

MIDA [angl. ***RMA, Right Mentoanterior Position***] (obstétrique). Abréviation de *Mento-Iliaque Droite Antérieure,* position d'engagement rare de la présentation de la face, le menton étant tourné vers le côté droit du bassin et en avant.

MIDD. Abréviation de l'anglais ***Maternally Inherited Diabetes and Deafness.*** Syndrome rare et héréditaire transmis par les femmes, d'origine mitochondriale, associant un diabète sucré et une surdité de perception.

MIDP [angl. ***RMP, Right Mentoposterior Position***] (obstétrique). Abréviation de *Mento-Iliaque Droite Postérieure,* position d'engagement de la présentation de la face la plus fréquente, le menton étant tourné vers le côté droit du bassin et en arrière.

MIDT [angl. ***RMT, Right Mentum Transverse Presentation***] (obstétrique). Abréviation de *mento-iliaque droite transverse :* variété de présentation de la face.

MIESCHER (cheilite granulomateuse de) (M. Guido, suisse, 1877-1961). V. *macrocheilie granulomateuse.*

MIESCHER (élastome intrapapillaire perforant verruciforme de). V. *élastome perforant verruciforme.*

MIESCHER (syndrome de). V. *Bloch-Miescher (syndrome de).*

MIETENS (syndrome de) (M. Carl, all., 1966) [angl. ***Mietens's syndrome***]. Ensemble rare de malformations associant un nanisme, un retard mental, une contracture en flexion des coudes, un nystagmus et des opacités cornéennes.

MIF. Abréviation du terme anglais ***Migration Inhibiting Factor***. V. *facteur inhibiteur de migration.*

MIFÉPRISTONE, *s. f.* (DCI) (Baulieu, 1980) [angl. ***mifepristone***]. Syn. *RU 486, Mifégyne®*. Stéroïde synthétique dont l'affinité pour les récepteurs des cellules-cibles est supérieure à celle de la progestérone. Douée de propriétés antiprogestatives et antinidatoires, cette antiprogestérone est utilisée dans la contraception post-coïtale et comme méthode médicale d'interruption volontaire de grossesse, en association avec un analogue des prostaglandines. V. ce terme.

MIGA [angl. ***LMA, Left Mentoanterior Position***] (obstétrique). Abréviation de *Mento-Iliaque Gauche Antérieure,* position d'engagement de la présentation de la face la plus fréquente après la MIDP, le menton étant tourné vers le côté gauche du bassin et en avant.

MIGEON (syndrome de) (1968). Syn. *syndrome d'insensibilité congénitale à l'ACTH* [angl. ***Migeon's syndrome***]. Variété très rare d'insuffisance corticosurrénale chronique, concernant les seuls glucocorticoïdes, d'origine génétique parfois liée au sexe masculin et alors proche de, sinon identique à l'adrénoleucodystrophie (v. ce terme). Elle se révèle dans la première enfance par des troubles digestifs, des crises hypoglycémiques et une franche pigmentation. L'insensibilité à l'ACTH de ces sujets a été prouvée *in vitro*.

MIGP [angl. ***LMP, Left Mentoposterior Position***] (obstétrique). Abréviation de *Mento-Iliaque Gauche Postérieure,* position d'engagement rare de la présentation de la face, le menton étant tourné vers le côté gauche du bassin et en arrière.

MIGRAINE, *s. f.* (gr. *hêmisus*, demi ; *kranion*, crâne) [angl. ***migraine***]. Syn. *hémicranie*. Syndrome caractérisé par des accès de céphalalgie intense pulsatile et d'origine vasomotrice (vasodilatation), le plus souvent unilatérale, ayant pour siège les régions temporale, orbitaire, accompagnée de malaise général, de nausées et de vomissements et de phénomènes ophtalmologiques. V. *névralgisme facial.* — ***m. accompagnée*** (ou ***m. avec aura***) [angl. ***associated migraine***]. *M.*, souvent ophtalmique, au cours de laquelle surviennent des paresthésies, des convulsions, une aphasie, des troubles vasomoteurs et psychiques transitoires. On l'oppose à la *m. sans aura*. — ***m. basilaire*** (E. Bickerstaff, 1961) [angl. ***basilar artery migraine***]. *M.* postérieure accompagnée de symptômes relatifs au tronc basilaire (vertiges). — ***m. cervicale.*** V. *Bärtschi-Rochaix (syndrome de)*.

MIGRAINE OPHTALMIQUE [angl. ***ophthalmic migraine***]. Syndrome caractérisé par des accès de migraine s'accompagnant de phénomènes visuels très particuliers (scotome scintillant), qui durent un temps variable, de quelques secondes à une heure et qui précèdent, en général, la céphalalgie.

MIGRAINE OPHTALMOPLÉGIQUE (Charcot, 1890) [angl. ***ophthalmoplegic migraine***]. Syn. *paralysie oculomotrice récidivante* ou *périodique, maladie de Moebius, syndrome de Charcot-Moebius.* Syndrome caractérisé par des accès migraineux intenses, durant plusieurs jours, se terminant brusquement par l'apparition d'une paralysie totale du moteur oculaire commun. Ces crises se répètent à des intervalles plus ou moins éloignés et peuvent aboutir à la paralysie complète et persistante du nerf.

***MIGRATION INHIBITING FACTOR* (MIF)** (angl.). V. *facteur inhibiteur de migration.*

MIGT [angl. ***Left Mentum Transverse Presentation, LMT***] (obstétrique). Abréviation de *Mento-Iliaque Gauche Transverse,* variété de présentation de la face.

MIKITY (M. Victor, amér., né en 1919). V. *Wilson-Mikity (maladie de).*

MIKULICZ (M. Johann von, polonais, 1850-1905). V. *Heineke-Mikulicz (opération de).*

MIKULICZ (drainage et **pansement de)** [angl. ***Mikulicz's drain***]. Pansement des laparotomies destiné à assurer le drainage de la cavité abdominale. Il consiste en un sac de gaze que l'on introduit dans le ventre plus ou moins profondément et que l'on remplit de bandes de gaze qui jouent le rôle de drain.

MIKULICZ (maladies ou **syndromes de).** — 1° (1892) [angl. ***Mikulicz's disease***]. Hypertrophie bilatérale, indolore et chronique des glandes lacrymales et salivaires, avec parfois diminution ou suppression de leur sécrétion. C'est un syndrome dont la maladie de Besnier-Bœck-Schaumann est une des causes les plus fréquentes. — 2° Syn. *kystes essentiels ou bénins des os, ostéite fibrokystique localisée des os longs, ostéite géodique, ostéo-dystrophie juvénile kystique.* « Maladie bénigne de la période de croissance, se localisant sur les os longs des membres, en particulier au voisinage de l'épiphyse fertile, caractérisée par une formation kystique solitaire avec lésions d'ostéite fibreuse » (Mikulicz).

MILGRAM (épreuve de) [angl. ***Milgram's test***]. Test de recherche de maladie intrarachidienne. Le patient en décubitus dorsal qui peut maintenir ses membres inférieurs étendus à 5 cm au-dessus du plan de la table pendant 30 secondes sans éprouver de douleur est indemne de maladie intra-rachidienne.

MILIAIRE, *s. f.* (lat. *milium,* grain de millet). — 1° [angl. ***miliaria***]. Éruption survenant à la suite de transpirations abondantes et constituant avec les sudamina le groupe des éruptions sudorales. Elle est formée de vésicules très fines du volume d'un grain de millet, entourées d'une petite aréole rosée ; le contenu de la vésicule est limpide au début, mais peut se troubler *(m. blanche)* ou même devenir purulent *(m. jaune)*. Ces vésicules sont considérées par la plupart des auteurs comme des kystes sudoripares, dus à la rétention de la sueur, l'orifice du canal glandulaire étant bouché par l'épiderme. — ***m. rouge.*** V. *lichen tropicus.* — 2° V. *granulie.*

MILIAIRE, *adj.* [angl. ***miliary***]. De la dimension d'un grain de millet ou qui est caractérisé par des lésions de cette dimension. — ***abcès m.*** — ***acné m.*** V. *grutum.* — ***anévrisme m.*** Petit anévrisme dont le diamètre varie de 2 dixièmes de millimètre à 1 millimètre, siégeant sur les artérioles du cerveau et dont la rupture provoque l'hémorragie cérébrale. — ***fièvre m.*** V. *suette miliaire.* — ***granulations m.*** V. *granulations grises.* — ***image m.*** Aspect radiographique du poumon qui présente, réparti sur tous les nœuds de la trame, un semis régulier de petites opacités innombrables, arrondies, de la taille d'un grain de mil. On l'observe dans la granulie, dans certaines infections pulmonaires virales ou microbiennes, dans la carcinose, les pneumoconioses, dans la maladie de Besnier-Bœck-Schaumann et parfois au cours du rétrécissement mitral et de certaines collagénoses. — ***lupoïde*** ou ***lupus m.*** V. *sarcoïdes cutanées ou dermiques.* — ***tuberculose m.*** ou ***miliaire.*** V. *granulie.*

MILIAN (maladie ou trisyndrome de) (M. Gaston, fr., 1928). Syn. *maladie cyclique trisymptomatique.* Affection cutanée probablement d'origine streptococcique, caractérisée par trois ordres de symptômes : — 1° des médaillons parakératosiques généralisés ; — 2° des zones érythémato-œdémateuses ; — 3° des vésicules ou bulles de dysidrose.

MILIAN (syndrome de). V. *érythème du 9e jour.*

MILIUM, *s. m.* V. *grutum.* — ***colloïd m.*** V. *colloïd milium.*

MILKMAN (syndrome de) (M. Louis, amér., 1930) [angl. ***Milkman's syndrome***]. Syn. *syndrome de Looser-Debray-Milkman* (L., 1920), *ostéose douloureuse avec pseudo-fractures.* Ensemble clinique comprenant des phénomènes douloureux dans les différentes parties du squelette, une certaine impotence fonctionnelle des membres inférieurs, accompagné d'images radiographiques spéciales consistant en fentes linéaires symétriques au niveau des branches ischio-pubiennes, de nombreuses côtes et des omoplates (ou scapulas) (stries ou zones de Looser). Ce syndrome qui est dû le plus souvent à un régime alimentaire carencé, peut être considéré comme une forme clinique d'ostéomalacie.

MILLARD-GUBLER (syndrome de) (M. Auguste, fr., 1855) [angl. ***Millard-Gubler paralysis***]. Association d'une paralysie faciale de type périphérique et parfois d'une paralysie du moteur oculaire externe (ou abducens) du côté de la lésion et d'une hémiplégie des membres du côté opposé (hémiplégie alterne). Ce syndrome est dû à une atteinte protubérantielle. V. *protubérantiels (syndromes).*

MILLER (index de) (M. G., angl., 1971) [angl. ***Miller's index***]. Cotation angiographique de l'embolie pulmonaire prenant en considération la topographie des oblitérations et le retentissement circulatoire au temps capillaire. L'embolie est d'autant plus grave que le score est élevé (maximum 34 : 16 à gauche et 18 à droite).

MILLER (syndrome de) (M. Robert, amér., 1964) [angl. ***Miller's syndrome***]. Association d'une tumeur de Wilms (v. ce terme) et de diverses malformations : nanisme, arriération mentale, microcéphalie, anomalies génitales et oculaires (aniridie, cataracte, glaucome), angiomes cutanés.

MILLER-FISHER (syndrome de). V. *Fisher (syndrome de).*

MILLER-DIEKER (syndrome de) (M. James, amér. ; Dieker H., amér., 1963) [angl. ***Miller-Dieker syndrome***]. Variété d'*agyrie* (v. ce terme) associée à une dysmorphie faciale complexe et parfois à d'autres malformations ; sa transmission est autosomique récessive.

MILLES (syndrome de) (1884) [angl. ***Milles's syndrome***]. Variété de syndrome de Sturge-Weber-Krabbe (v. ce terme) avec angiome de la choroïde, mais sans augmentation de volume du globe oculaire.

MILLET, *s. m.* Petite tumeur d'un blanc jaunâtre, de la dimension d'un grain de millet, siégeant sur les paupières et due à l'accumulation des produits de sécrétion des glandes sébacées de cette région. V. *grutum.*

MILLI... (lat. *mille,* 1 000) (symbole **m**). Préfixe signifiant 10^{-3}.

MILLICURIE, *s. m.* (**mc**) [angl. ***millicurie***]. Millième partie du curie (v. ce terme).

MILLIÉQUIVALENT, *s. m.* (mEq) [angl. ***milliequivalent***] (chimie) [angl. ***millicurie***]. Millième partie de l'équivalent (v. ce terme). Unité employée en biologie pour représenter la concentration ionique d'une solution. L'expression en *m.* d'une concentration ionique connue en poids est obtenue en divisant le nombre de milligrammes par litre par le poids atomique de l'ion et en multipliant le résultat par la valence de cet ion. Elle permet l'étude de l'équilibre entre les ions acides et basiques des liquides de l'organisme.

MILLIKAN-SIEKERT (syndrome de) (M. Clark, amér., 1955) [angl. ***Millikan-Siekert syndrome***]. Syndrome neurologique dû à un déficit circulatoire intermittent du tronc basilaire lié à l'athérome. Il est caractérisé par une hémiplégie à bascule, des paralysies des nerfs crâniens, un syndrome cérébelleux et des troubles de la conscience : accidents d'apparition subite, mais réversibles.

MILLIMOLE, *s. f.* (mmol) [angl. ***millimole***]. Unité chimique de masse moléculaire employée en biologie. Millième partie d'une mole. Pour exprimer en *mmol* une concentration donnée en milligrammes par litre, on divise cette concentration par le poids moléculaire.

MILLIN (opération de) (M. Terence, irlandais, XXe siècle) [angl. ***Millin's operation***]. Ablation de la prostate par voie rétropubienne extravésicale.

MILLIOSMOLE, *s. f.* (mOsm) (chimie). Millième partie de l'osmole (v. ce terme). Unité employée en biologie pour exprimer la *pression osmotique* des différents corps dissous dans les liquides de l'organisme, en fonction de leur concentration moléculaire ou ionique. Pour traduire en *m.* la pression d'une solution dont la concentration est connue en poids, on divise le nombre de milligrammes par litre par le poids moléculaire du corps (s'il s'agit d'un corps non ionisé) ou par le poids atomique de l'ion (s'il s'agit d'un corps complètement ionisé).

MILLIRÖNTGEN, *s. m.* (mr) [angl. ***milliröntgen***]. Millième partie du röntgen (v. ce terme).

MILLS (syndrome de) (M. Charles, amér., 1906) [angl. ***Mills's disease***]. Syndrome caractérisé par une hémiplégie en contracture débutant au pied et s'étendant, au cours d'une progression très lente qui dure des années, à tout le membre inférieur et au membre supérieur du même côté. Elle respecte la face. Son origine est inconnue ; elle semble due à une dégénérescence lente de la portion médullaire du faisceau pyramidal.

MILROY (maladie de) (M. William, amér., 1855-1942). V. *trophœdème.*

MILWAUKEE (corset de) [angl. ***Milwaukee jacket***]. Corset pour scoliotique prenant appui sur le bassin, le menton et l'occiput.

MILWAUKEE (syndrome scapulaire de) (McCarty, de Milwaukee, Wisconsin, États-Unis, 1981) [angl. ***Milwaukee shoulder syndrome***]. Localisation scapulo-humérale de l'arthropathie à hydroxyapatite (v. ce terme), observée chez la femme âgée.

...MIMÉTIQUE (gr. *miméomaï*, j'imite) [angl. ***- like***]. Suffixe indiquant une notion d'analogie d'action. P. ex. : *corticomimétique.*

MIMÉTIQUE (substance) [angl. ***mimetic***]. Substance dont l'action est identique à celle d'une autre ; en particulier à celle des médiateurs chimiques du système nerveux végétatif. P. ex. : *vago-, sympathicomimétique.*

MIMÉTISME, *s. m.* (gr. *miméomaï*, j'imite) [angl. ***mimicry***]. Procédé de défense employé par certaines espèces animales, qui prennent l'aspect d'autres espèces bien protégées, de façon à profiter de la confusion et à être laissées de côté. Le *m.* est donc distinct de l'*homochromie.*

MINAMATA (maladie de) [angl. ***Minamata disease***]. Intoxication par l'absorption de poissons et de coquillages pêchés près de la ville côtière de ce nom, au Japon, et contaminés par des déchets industriels riches en *mercure* rejetés dans la mer. Elle se traduit par des troubles neurologiques d'évolution subaiguë et souvent mortels : paralysies, douleurs violentes, cécité, troubles psychiques ; également par la naissance d'enfants anormaux. Les premiers cas sont apparus en 1953 ; la responsabilité de la pollution a été connue en 1959 mais reconnue officiellement en 1965 seulement.

MINÉRALOCORTICOÏDE (syndrome). V. *hyperaldostéronisme.*

MINÉRALOCORTICOÏDES, *s. m. pl.*, **MINÉRALOCORTICOSTÉROÏDES**, *s. m. pl.* ou **MINÉRALOTROPES (hormones)** [angl. ***mineralocorticoids***]. Groupe d'hormones sécrétées par la zone glomérulée de la corticosurrénale, agissant sur le métabolisme des électrolytes et de l'eau ; la seule connue de ces hormones est l'aldostérone. La désoxycorticostérone, produit de synthèse, possède une action analogue. V. *aldostérone.*

MINERVE, *s. f.* (à cause de la ressemblance avec l'armure de la déesse latine Minerve) [angl. ***minerva-plaster jacket***]. En chirurgie orthopédique, appareil destiné à immobiliser la tête et le rachis cervical en bonne position, en cas de torticolis musculaire permanent ou de lésion des vertèbres cervicales.

MINERVINI (signe de). Syn. *pouls lingual.* Battements systoliques de la langue, synchrones au pouls, observés parfois dans les grandes insuffisances aortiques.

MINGAZZINI (épreuve de) (M. Giovanni, ital., 1859-1929). Épreuve destinée à révéler une légère parésie d'un membre supérieur. Le malade, les yeux fermés, étend parallèlement en avant les deux bras, le membre du côté parésié baisse rapidement et retombe. – Une manœuvre analogue décèle une paralysie légère du membre inférieur.

***MINI MENTAL STATE EXAMINATION* (MMS)** (angl.). Méthode simplifiée d'appréciation de l'état mental. L'échelle va de 30 chez le sujet normal à zéro. Le score est d'autant plus faible que le déficit est profond.

MINIMUM EFFICACE (loi du). L'action d'une substance sur l'organisme n'apparaît qu'à partir d'une certaine dose.

MINIRIN®. V. *desmopressine.*

MINKOWSKI (théorie de) (M. Oskar, all., 1858-1931). Théorie pathogénique du diabète sucré, dont le trouble fondamental serait l'incapacité de la cellule à utiliser le glucose.

MINKOWSKI ET CHAUFFARD (maladie ou **syndrome de)**. Ictère hémolytique congénital (v. ce terme).

MIOPRAGIE, *s. f.* (Potain) (gr. *meiôn*, moindre ; *prassein*, exécuter) [angl. ***miopragia***]. Syn. *méiopragie.* État d'un organe qui, par suite d'une lésion antérieure, se trouve en infériorité fonctionnelle.

MIP. V. *chimiokine.*

MIRACIDIUM, *s. m.* (gr. *meirax*, jeune homme) [angl. ***miracidium***]. Embryon mobile issu de l'œuf de *Schistosoma* et qui va infester l'hôte intermédiaire (un mollusque d'eau douce). Il s'y reproduit et s'y transforme en de multiples *cercaires* (v. ce terme) qui, libérées par le mollusque infesté, vont pénétrer dans l'hôte définitif qui est l'homme.

MIRIZZI (syndrome de) (M. Pablo, argentin, 1948) [angl. ***Mirizzi's syndrome***]. Ictère par compression extrinsèque de la voie biliaire principale consécutive à l'enclavement d'un calcul dans le canal cystique. Ceci s'observe dans la variété basse de l'abouchement de ce dernier avec le canal hépatique, les deux canaux cheminant accolés.

MISANTHROPIE, *s. f.* (gr. *misos*, haine ; *anthrôpos*, homme) [angl. ***misanthropia***]. Aversion pour les hommes et la société, symptôme d'hypocondrie.

MISOGYNIE, *s. f.* (gr. *misos*, haine ; *gunê*, femme) [angl. ***misogyny***]. Répulsion morbide de l'homme pour les rapports sexuels avec, ou simplement pour la société des femmes.

MIT. Abréviation de *monoïodotyrosine*. V. *iodotyrosine.*

MITCHELL (maladie de) (M. Silas, amér., 1829-1944). V. *érythromélalgie.*

MITCHELL (syndrome de). V. *causalgie.*

MITHRIDATISME, *s. m.* **(allusion à la légende de Mithridate, qui s'était accoutumé aux poisons)** [angl. ***mithridatism***]. Tolérance à l'égard des poisons minéraux ou végétaux, acquise par l'administration de ces poisons, d'abord à doses minimes et facilement supportées, puis à doses progressivement croissantes. V. *accoutumance* et *thériaque.*

MITOCHONDRIALES (maladies) [angl. ***mitochondrial diseases***]. Syn. *mitochondriopathies.* Terme générique désignant diverses maladies affectant la structure des mitochondries, telles que le déficit en carnitine, l'atrophie optique ou maladie de Leber, les syndromes de Kearns et Sayre, de

Pearson, POLIP (ou MNGIE), MELAS et MERRF (v. tous ces termes et *chondrioconte*).

MITOCHONDRIE, *s. f.* (Benda, 1897) (gr. *mitos*, fil ; *khondros*, grain) [angl. ***mitochondria***]. V. *chondriome.*

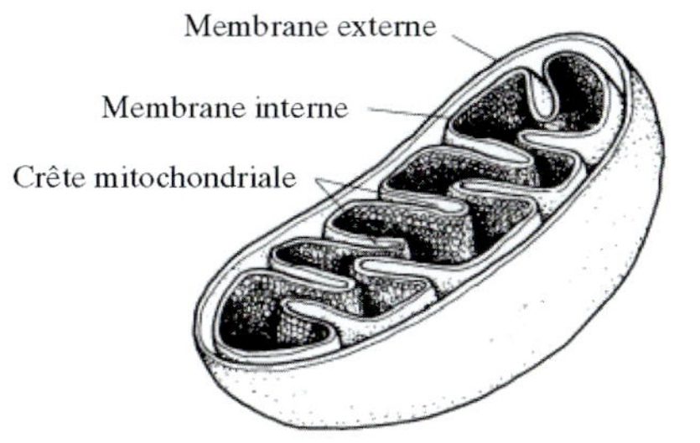

Structure d'une mitochondrie

MITOCHONDRIOPATHIE, *s. f.* V. *mitochondriales (maladies).*

MITOGÈNE, *adj.* et *s. m.* [angl. ***mitogen***]. V. *mitogénique.*

MITOGÉNIQUE, *adj.* (gr. *mitos*, fil ; *génnan*, engendrer) [angl. ***mitogenetic***]. Syn. *mitogène.* Qui provoque les mitoses. – Le terme *mitogène* est employé en immunologie pour désigner les substances qui, *in vitro*, provoquent la transformation des lymphocytes en cellules blastiques. V. *lectine.*

MITOSE, *s. f.* (Walther Flemming, all., 1882) (gr. *mitos*, fil, peloton) [angl. ***mitosis***]. Syn. *caryocinèse* (Schleicher, 1878), *karyokinèse, cinèse, division cinétique.* Mode de division indirecte de la cellule, caractérisé par une série de modifications dans la chromatine du noyau. Dans toutes les cellules de l'organisme, sauf dans les cellules sexuelles — c'est-à-dire dans toutes les cellules du *soma* — la mitose est caractérisée par le dédoublement des chromosomes de la cellule-mère, ce qui permet aux deux cellules-filles de recevoir un nombre de chromosomes égal à celui de la cellule maternelle. La mitose s'oppose ainsi à la méiose. V. ce terme, *prophase, métaphase, anaphase, télophase, interphase, cycle cellulaire, fuseau mitotique* et *cytocinèse.*

MITOTANE, *s. m.* V. *Op'DDD.*

MITOTIQUE, *adj.* [angl. ***mitotic***]. Qui se rapporte à la mitose. – ***fuseau m.*** V. *fuseau mitotique.* – ***poison m.*** V. *antimitotique.*

MITRAL, ALE, *adj.* [angl. ***mitral***]. Qui a rapport à l'orifice mitral du cœur et à son appareil valvulaire. – ***faciès m.*** Aspect particulier des malades atteints de rétrécissement mitral : visage coloré, sillonné de petites veinosités, lèvres facilement violacées et fréquence de l'acné ou de la couperose. – ***insuffisance m.*** V. ce terme. – ***maladie m.*** Association de l'insuffisance et du rétrécissement mitral. – ***rétrécissement*** ou ***sténose m.*** V. ce terme et *surface mitrale* **• ◉ cœur, cardionecteur •**.

MITRALITE, *s. f.* Inflammation de l'orifice mitral du cœur et de son appareil valvulaire, généralement de nature rhumatismale. Elle aboutit à la sténose avec insuffisance de l'orifice mitral, lésion le plus souvent cicatricielle, au niveau de laquelle peut cependant persister un processus inflammatoire torpide. V. *maladie mitrale.*

MITSUDA (réaction de) (M. Kensuka, jap., 1916) [angl. ***Mitsuda's test***]. V. *lépromine (épreuve à la).*

MIXIQUE PULMONAIRE (gr. *mixis*, mélange) [angl. ***intrapulmonary mixing***]. Partie de la mécanique respiratoire qui a trait à la dilution et à la répartition des gaz respiratoires dans les différents lobules pulmonaires ; sa valeur est appréciée par la rapidité de dilution d'un gaz neutre dans l'air résiduel du poumon, au cours de la mesure du volume résiduel (spirographie). V. *volume résiduel.*

MIXTURE, *s. f.* (lat. *miscere*, mêler) [angl. ***mixture***]. Préparation pharmaceutique formée par un mélange de plusieurs médicaments. Ce nom est, en général, réservé aux mélanges contenant des substances très actives et, par suite, destinés à être pris par doses faibles, particulièrement par gouttes.

MIYAGAWANELLA, *s. f.* V. *Chlamydia.*

MIYAGAWANELLOSE, *s. f.* (Miyagawa, médecin japonais). V. *pararickettsiose.*

MIZUO (phénomène de) (M. G., jap., 1914). V. *Oguchi (maladie d').*

MK. V. *masseur-kinésithérapeute.*

MKM. Abréviation de *Masseur-Kinésithérapeute Moniteur.*

mL. Symbole de *millilitre.*

MLC. Abréviation du terme anglais ***Mixed Lymphocyte Culture*** (culture mixte des lymphocytes). V. *lymphocytes (transformation des — in vitro).*

MLJET (maladie de) (Mljet est le nom yougoslave de Méléda). V. *Méléda (maladie de).*

mm. Symbole de *millimètre.*

mmHg. Abréviation de *millimètre de mercure* (mesure de pression). V. *bar* et *pascal.*

µm. Symbole de *micromètre.*

mmol. Symbole de *millimole* (v. ce terme).

MMPI. Abréviation du terme anglais ***Minnesota Multiphasic Personality Inventory***. Test psychologique destiné à préciser la personnalité d'un sujet d'après ses réponses à un questionnaire.

MMS. Abréviation de l'angl. ***Mini Mental State***. V. ce terme.

MNÉSIQUE, *adj.* (gr. *mnaomaï*, je me souviens). Qui garde le souvenir. – ***épilepsie m.*** ou ***consciente.*** V. *épilepsie.*

MNGIE (syndrome). V. *POLIP (syndrome).*

MNI-test. Réaction qualitative de routine effectuée pour le dépistage de la *mononucléose infectieuse* (MNI). Elle consiste à mélanger sur lame le sérum du malade et une suspension d'hématies formolées de cheval en milieu salin. L'agglutination qui se produit en cas de MNI n'est pas spécifique.

MNS (système). V. *groupes sanguins.*

MOBERG (test de). V. *ninhydrine (test à la).*

MOBILISATION, *s. f.* [angl. ***mobilization***]. Le fait de faire bouger, de rendre mobile. – ***m. active.*** *M.* utilisant les mouvements *volontaires* que le sujet exécute seul (*m. a. pure*), ou bien (*m. a. soutenue* ou *activo-passive*) en s'aidant lui-même, ou encore avec le concours du kinésithérapeute ou d'un système mécanique. – ***m. passive.*** *M.* effectuée par un tiers ou une force extérieure au segment mobilisé. V. *immobilisation.*

MOBILITÉ, *s. f.* [angl. ***mobility***]. Faculté de changer de position, de se déplacer. Changement de position d'un membre, d'une articulation : *m. articulaire.* – ***m. active.*** Possibilité de se mouvoir volontairement. – ***m. passive.*** Aptitude à pouvoir changer de position sous l'effet d'une force extérieure.

MOBITZ (blocs de) (M. Woldemar, all., 1923) [angl. ***Mobitz's blocks***] (cardiologie). ***Type I.*** V. *Wenckebach (bloc, période ou phénomène de).* – ***Type II*** (décrit en 1906 par Wenckebach et Hay). Variété de bloc atrio-ventriculaire partiel (du 2e degré), dans laquelle, périodiquement, une systole atriale est bloquée, c'est-à-dire n'est pas suivie de contraction ventriculaire (p. ex. : 1 sur 8). Sur l'électrocardiogramme, on voit le rythme atrial continuer normalement après l'onde P bloquée. L'espace PR, souvent normal, reste toujours fixe.

MOCQUOT (M. Pierre, fr., 1879-1963). V. *Delbet et Mocquot (épreuve de).*

MODELAGE, *s. m.* [angl. ***modeling***]. Technique de massage utilisant le pétrissage localisé.

MODULATEUR, TRICE, *adj.* [angl. ***modulator***]. Qui fait varier ; p. ex. les effets d'une hormone.

MODY (syndrome) (Tatterstal, 1975) (angl. ***Maturity-Onset Diabetes of the Youth***) [angl. ***MODY syndrome***]. Syn. *diabète Mason* (nom de la 1re famille décrite par T.). Variété de diabète sucré survenant chez le sujet jeune, rappelant le diabète de type 2 et se transmettant selon le mode autosomique dominant. Elle est due à une mutation génétique intéressant la glucokinase. On en décrit différentes sous-variétés : 1, 2, 3... 6.

Moebius (maladie de) (M. Paul, all., 1853-1907). V. *migraine ophtalmoplégique.*

Moebius (signe de) [angl. ***Moebius's sign***]. Difficulté de convergence des yeux, observée dans la maladie de Basedow.

Moebius (syndromes de). — 1° V. *akinesia algera.* — 2° (1888-1892). Syn. *diplégie faciale congénitale.* Paralysie faciale congénitale généralement bilatérale et associée à une paralysie uni- ou bilatérale du nerf abducens ou moteur oculaire externe, accompagnée parfois de paralysie d'autres nerfs crâniens et de diverses malformations. Elle est due à une agénésie des noyaux du nerf facial et du nerf abducens. Certains auteurs la considèrent comme une myopathie oculaire. V. *myopathie primitive progressive.*

Moebius. V. *Charcot-Moebius (syndrome)* et *Leyden-Moebius (myopathie de).*

MOELLE, *s. f.* (lat. *medulla*) (en gr. *muélos*) (TA *medulla*) [angl. ***marrow***]. Partie centrale, molle, d'un organe. — ***m. osseuse*** (TA *m. ossium*). Tissu situé à l'intérieur des os. La *m. rouge*, tissu aux fonctions hématopoiétiques et immunologiques, reste présente chez l'adulte dans les os spongieux ; la *m. jaune* remplissant le canal médullaire des diaphyses de l'adulte en est une dégénérescence graisseuse. — ***m. spinale*** (TA *m. spinalis*). Portion du système nerveux central situé dans le canal vertébral. — ***m. allongée*** (TA *m. oblongata*). Désignation internationale du bulbe rachidien.

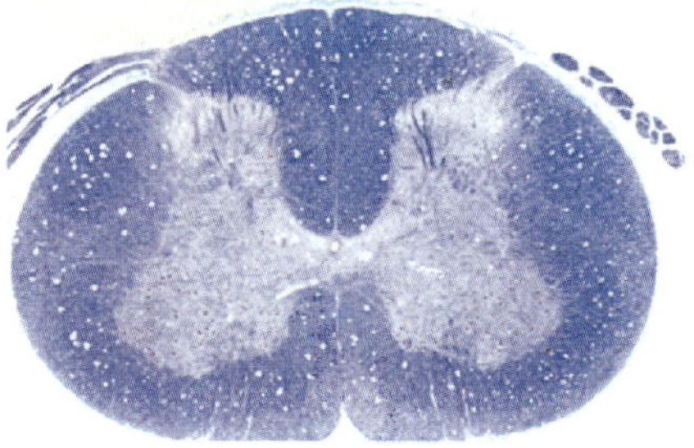

Coupe transversale de moelle épinière

MOELLE (syndrome de compression de la) [angl. ***syndrome of compression of the spinal cord***]. Ensemble de symptômes, d'apparition progressive, dus à la compression de la moelle par un mal de Pott, une tumeur vertébrale ou intrarachidienne. Ce sont d'abord des phénomènes radiculaires (v. *lésionnel, syndrome*), puis, dans certains cas, un syndrome de Brown-Séquard (v. ce terme), enfin une paraplégie spasmodique (v. *lésionnel, syndrome sous-*).

MOELLE (syndrome de section complète de la) [angl. ***syndrome of total transverse lesion of the cord***]. Ensemble de symptômes provoqués par l'interruption (blessure, hémorragie intramédullaire, commotion) des faisceaux de la moelle épinière, dans leur continuité. Il s'agit d'une para- ou d'une quadriplégie flasque, complète, accompagnée de phénomènes de choc et apparaissant brutalement avec abolition des réflexes tendineux, anesthésie totale, troubles sphinctériens et trophiques importants. Si le patient survit, la contracture et les réflexes d'automatisme médullaire apparaissent en quelques semaines. En cas de simple commotion, une amélioration considérable peut survenir rapidement.

Moeller-Barlow (maladie de) (M. Julius, all., 1819-1887). V. *scorbut infantile.*

Mœrsch-Woltman (syndrome de) (M. Frederick, amér., né en 1889). V. *homme raide ou rigide (syndrome de l').*

MOGIGRAPHIE, *s. f.* (Hirsch) (gr. *mogis*, avec peine ; *graphein*, écrire) [angl. ***mogigraphia***]. Crampe des écrivains. V. *spasmes fonctionnels.*

MOGILALIE, *s. f.* (Mansfeld) (gr. *mogis*, avec peine ; *lalein*, parler) [angl. ***mogilalia***]. Impossibilité d'articuler certaines syllabes.

MOGIPHONIE, *s. f.* (gr. *mogis*, avec peine ; *phônê*, parole) [angl. ***mogiphonia***]. Trouble de la phonation rencontré chez les professionnels de la voix. Il consiste en une impuissance vocale rapidement croissante, accompagnée d'une sensation pénible de constriction gutturale se produisant seulement pendant l'exercice professionnel de la voix. La *m.* coïncide avec le relâchement des cordes vocales.

Mohr (syndrome de) (M. Otto, norv., 1886-1967) [angl. ***Mohr's syndrome***]. V. *dysmorphie orodactyle.*

MOI, *s. m.* [angl. ***ego***]. Terme de psychanalyse désignant la personnalité de l'individu, dont il a conscience et qu'il affirme (par opposition au « çà » — v. ce terme — et à autrui). V. *surmoi.*

MOIGNON, *s. m.* [angl. ***stump***]. Portion d'un membre amputé, comprise entre la cicatrice et l'articulation qui est immédiatement au-dessus.

mol. Symbole de *mole* (v. ce terme).

MOLAIRE, *adj.* [angl. ***molar***]. Qui se rapporte à une mole, ou molécule-gramme. — ***solution m.*** Solution contenant une molécule-gramme par litre. — ***poids m.*** Syn. *poids moléculaire.* Poids, en grammes, d'une mole d'une substance. Il se calcule à partir du poids atomique des corps simples dont elle est composée. P. ex. : *p. m.* de H_2O : poids atomique de H : 1 g, poids atomique de O : 16 g ; H_2O : (1 × 2) + 16 = 18 g.

MÔLAIRE, *adj.* [angl. ***molar***]. Qui se rapporte à une môle hydatiforme.

MOLAIRE, *s. f.* (lat. *mola*, meule) (TA *dens molaris*) [angl. ***molar***]. Syn. *dent molaire.* Dent munie de plusieurs racines et cuspides, située en arrière des prémolaires et dont la fonction est de broyer les aliments. V. *dent* • 👁 **mandibule** •.

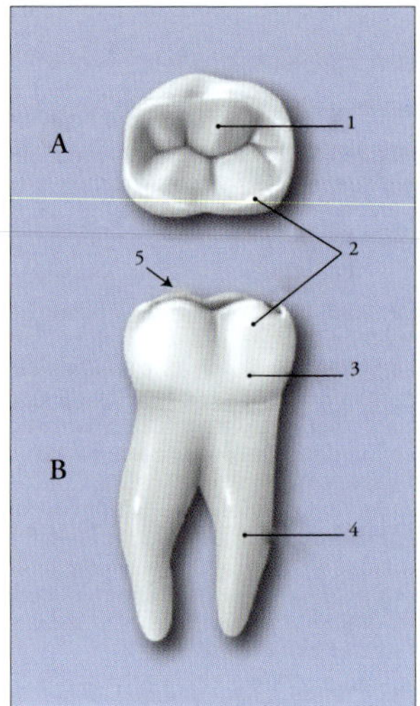

Dent molaire

A. face occlusale
B. face linguale
1. crête triangulaire
2. cuspide
3. couronne
4. racine
5. apex de la cuspide

MOLAL, *s. m.* [angl. ***molal***]. Unité de molalité (v. ce mot) : elle représente une mole (ou un atome-gramme) d'une substance par 1 000 g de solvant.

MOLALITÉ, *s. f.* [angl. ***molality***]. Concentration d'un corps dissous dans un solvant : c'est le nombre de moles de ce corps dissoutes par 1 000 g de solvant. V. *molarité.*

MOLARITÉ, *s. f.* [angl. ***molarity***]. Concentration d'un corps dissous dans un solvant : c'est le nombre de moles de ce corps dissoutes par litre de solvant. V. *molalité.*

MOLE, *s. f.* **(mol)** [angl. ***mole***]. Syn. *molécule-gramme.* Unité de quantité de matière équivalant à celle d'un système contenant autant d'entités élémentaires qu'il y a d'atomes dans 0,012 kg de carbone 12.

MÔLE EMBRYONNÉE [angl. ***sarcofetal pregnancy***]. Développement, exceptionnel, d'un embryon au milieu d'une môle hydatiforme.

MÔLE, *s. f.*, **M. HYDATIFORME** ou **VÉSICULAIRE** (lat. *moles*, masse ; ou lat. *mola*, meule de moulin, farine, faux germe) [angl. ***mole***]. Nom donné par les anciens auteurs à un certain nombre de corps fort différents, qui pouvaient être expulsés par l'utérus : fibromyome, polype, débris placentaires, caillots modifiés, etc. — ***Actuellement***, on réserve ce nom à une dégénérescence kystique assez rare des villosités choriales de l'œuf. Elle se présente sous la forme d'un amas de petites vésicules, réunies par des filaments très ténus et contenues dans une membrane. En règle bénigne, la *m.* va parfois donner lieu à un choriocarcinome (v. ce terme). — ***m. maligne, m. dissécante.*** V. *chorioadénome.*

µmole. Symbole de micromole (10^{-6} mole).

MOLÉCULAIRE (poids). V. *molaire (poids).*

MOLÉCULE, *s. f.* (lat. *molecula,* de *moles,* masse) (Boutlerov) [angl. ***molecule***]. Groupe d'atomes stable constituant de nombreux composés chimiques. Les molécules existent à l'état gazeux (oxygène, O_2), liquide (eau, H_2O ; benzène C_6H_6) ou solide (glace, polyéthylène). Elles sont formées d'un nombre très variable d'atomes, qui va de deux (molécule diatomique) à plusieurs millions (macromolécules). Les molécules se distinguent des ions polyatomiques par leur neutralité électrique.

MOLÉCULE-GRAMME, *s. f.* V. *mole.*

MOLIMEN, *s. m.* (lat. *moliri,* faire effort) [angl. ***molimen***] (désuet). Ensemble des troubles morbides qui précèdent et préparent un phénomène critique (la nature semble faire un effort pour réaliser cette crise). — ***m. hémorragique.*** Battements de cœur, vertiges, irrégularités du pouls qui précèdent l'hémorragie.

MOLLARET (M. Pierre, fr., né en 1898). V. *Debré-Mollaret (maladie de).*

MOLLARET (méningite ou **maladie de).** V. *méningite endothélio-leucocytaire multirécurrente bénigne.*

MÖLLER. V. *Frimodt-Möller (syndrome de).*

MOLLET, *s. m.* (TA ***sura***) [angl. ***calf***]. Partie charnue et saillante de la face postérieure de la jambe, formée par le muscle triceps sural.

MOLLICUTES, *s. m. pl.* (lat. *mollis,* mou ; *cutis,* peau) [angl. ***Mollicutes***]. Classe de bactéries de l'embranchement des *Ténéricutes* et comprenant l'ordre des *Mycoplasmatales,* la famille des *Mycoplasmataceæ* et le genre *Mycoplasma.* V. *bactérie* et *biotaxie.*

MOLLUSCUM, *s. m.* (lat.) (pl. **molluscums** [angl. ***molluscum***]. Syn. *naevus molluscum (pl. naevus molluscums), molluscum vrai.* Tumeur fibreuse et flasque de la peau, variété de nævus conjonctif. Elle peut être plane et étalée, déprimée au palper, ou, au contraire, saillante ou même pédiculée *(m. pendulum).* Leur taille varie d'une tête d'épingle à une orange ou plus : les *m.* volumineux sont appelés *fibromes molluscum.* Les *m.* durs et noueux sont les *névromes plexiformes* (v. ce terme). Les *m.* font partie du tableau de la maladie de Recklinghausen et de la sclérose tubéreuse de Bourneville.

MOLLUSCUM CONTAGIOSUM (lat.) (Bateman, 1817) [angl. ***molluscum contagiosum***]. Syn *acné varioliforme* (Bazin), *epithelioma contagiosum* (Neisser). Affection cutanée contagieuse et inoculable dans certaines conditions, due à un très gros virus, classé dans les Poxvirus ; elle est caractérisée par de petites élevures d'un blanc mat ou rosé, de la grosseur d'une perle, dont le sommet est creusé d'une dépression en ombilic. Cette tumeur contient une masse blanchâtre demi-solide qu'on peut faire sortir par compression, à travers la cupule centrale. Le *m. c.* siège à la face (paupières), sur le tronc et les régions ano-génitales.

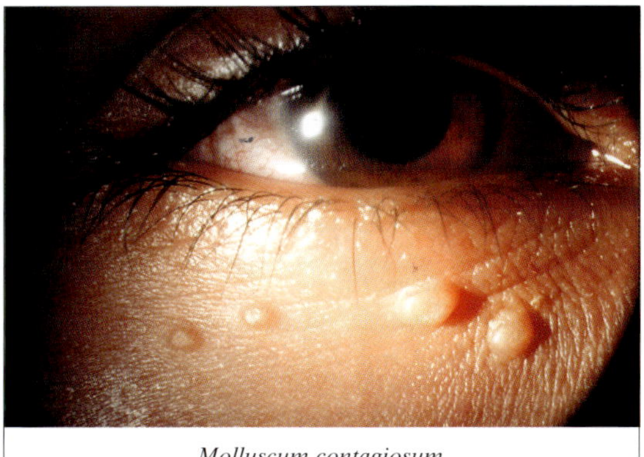

Molluscum contagiosum

MOLLUSCUM PENDULUM (lat.). V. *molluscum.*

MOLLUSCUM PSEUDO-CARCINOMATOSUM (lat.). V. *kérato-acanthome.*

MOLLUSCUM SEBACEUM (lat.). V. *kérato-acanthome.*

MOMIFICATION, *s. f.* [angl. ***mummification***]. Transformation d'un cadavre en momie ou, plus généralement, dessiccation des tissus animaux leur permettant de résister à la putréfaction. La gangrène sèche peut amener la *momification* d'une partie du corps (phalange, doigt, orteil, plus rarement pied en entier).

MONAKOW (syndromes de von) (M. Constantin von, suisse, 1853-1930) [angl. ***Monakow's syndrome***]. — 1° Syndrome alterne dû à une lésion de la calotte d'un pédoncule cérébral et comportant, du côté de la lésion, une paralysie du moteur oculaire commun (ou oculomoteur) et, du côté opposé, une hémiparésie avec hémianesthésie et mouvements choréo-athétosiques. — 2° Syndrome dû à l'atteinte de l'artère choroïdienne antérieure (branche de division terminale de la carotide interne) et caractérisé cliniquement par l'existence, du côté opposé à la lésion, d'une hémiplégie massive et proportionnelle, d'une hémianesthésie modérée et d'une hémianopsie. V. *choroïdienne antérieure (syndrome de l'artère).*

MONBRUN-BENISTY (syndrome de). Variété de névralgisme facial (v. ce terme) apparaissant parfois quelques mois après une blessure de l'œil et de l'orbite. Il est caractérisé par une douleur rétro-oculaire irradiant à l'occiput et accompagnée de vasodilatation faciale avec hypersudation et hyperesthésie cutanée.

MONCKEBERG (maladie de) (M. Johann, all., 1904) [angl. ***sclerosis annularis valvularum***]. Rétrécissement aortique valvulaire calcifié acquis, d'origine inconnue. Les calcifications débutent sur la face aortique des valvules, dans les culs-de-sac valvulaires qu'elles remplissent, laissant libres les bords des valves.

MONCKEBERG (sclérose de) (1903) [angl. ***Monckeberg's arteriosclerosis***]. V. *médiacalcose* ou *médiacalcinose.*

MONDOR (maladie de) (M. Henri, fr., 1939) [angl. ***Mondor's disease***]. Thrombose d'une veine superficielle de la paroi antéro-latérale du thorax. Elle est caractérisée par son début insidieux, sans cause apparente, par l'existence d'un cordon veineux induré et douloureux et par sa guérison spontanée en quelques semaines.

MONDOR (signe de) (M. Henri, chirurgien fr., 1885-1962). Turgescence des veines jugulaires, accompagnée d'angoisse, apparaissant, en position couchée, chez un blessé porteur d'une plaie du cœur avec hémopéricarde compressif.

MONGE (maladie de) (M. Carlos, péruvien, 1928) [angl. ***Monge's disease***]. Polyglobulie chronique due au séjour prolongé aux grandes altitudes. V. *altitude (mal d').*

MONGOLIEN, ENNE [angl. ***mongolian***]. — 1° *adj.* V. *mongolique.* — 2° *s. m.* ou *f.* Sujet atteint de mongolisme. V. *trisomie 21.*

MONGOLIQUE, *adj.* Syn. *mongolien, mongoloïde.* Qui offre une certaine ressemblance avec les types de race jaune. — ***faciès m.*** V. *trisomie 21.* — ***tache m.*** V. *tache bleue sacrée.*

MONGOLISME, *s. m.* (Langdon Down, 1866) [angl. ***mongolism***]. V. *trisomie 21.*

MONGOLOÏDE, *s. m.* [angl. ***mongoloid***]. Sujet atteint de mongolisme. V. *trisomie 21.*

MONILETHRIX, *s. m.* (lat. *monile,* collier ; gr. *thrix,* poil) [angl. ***monilethrix, Sabouraud's syndrome***]. Syn. *syndrome de Sabouraud* (1892). Affection héréditaire transmise selon le mode dominant, atteignant le bulbe pileux et se manifestant, au cours des premiers mois de la vie, par une alopécie définitive plus ou moins complète. Le cuir chevelu est couvert de petites élevures rosées, folliculaires (cônes pilaires) et les cheveux, cassants, ont un aspect moniliforme avec une alternance de zones étranglées et de zones renflées.

MONILIA, *s. f.* Genre de champignons blastosporés actuellement appelé *Candida.*

MONILIASE, *s. f.* V. *candidose.*

MONILIFORME, *adj.* (lat. *monile,* collier ; *forma,* forme) [angl. ***moniliform***]. Se dit d'un canal ou d'un cordon présentant une série d'étranglements qui le font ressembler à un chapelet. — ***aplasie m.*** V. *aplasie.*

MONILIOSE, *s. f.* V. *candidose.*

MONITEUR, *s. m.* [angl. ***monitor***]. Appareil électronique destiné à la surveillance automatique des malades, utilisé dans les unités de soins intensifs. Les *m.* enregistrent l'électrocardiogramme, les pressions vasculaires, le rythme respiratoire, etc. ; ils déclenchent l'alarme lorsque les chiffres mesurés s'écartent de la normale.

MONITEUR CADRE DE MASSO-KINÉSITHÉRAPIE (MCMK). Personne titulaire d'un diplôme d'État de masseur-kinésithérapeute et qui a subi avec succès les épreuves d'un examen à l'issue d'un enseignement complémentaire dispensé dans une école des cadres agréée par le ministère de la Santé.

MONITORAGE, *s. m.* [angl. ***monitoring***]. Procédé de surveillance des malades utilisant le moniteur (v. ce terme).

MONITORING, *s. m.* (angl.). V. *monitorage.*

MONKEYPOX, *s. m.* (angl. ***monkey,*** singe ; ***pox***, éruption pustuleuse) [angl. ***monkeypox***]. Maladie provoquée par un *Orthopoxvirus* analogue à la variole (elle s'en distingue par la présence de volumineuses adénopathies et un pronostic moins sévère), observée chez les singes lesquels peuvent la transmettre à l'homme.

MONO-AMINE, *s. f.* [angl. ***monoamine***]. Groupe d'amines comprenant la sérotonine et les catécholamines (dopamine, adrénaline, noradrénaline). Leur dégradation métabolique se fait essentiellement par le moyen de 2 enzymes : la catéchol-O-méthyltransférase et la mono-amine-oxydase (MAO). Leur rôle physiologique serait important au niveau de la substance grise du système nerveux central et intéresserait essentiellement la régulation du tonus émotionnel et les phénomènes d'intégration communs à la vie de relation et à la vie végétative. V. *médiateur chimique* et *inhibiteur de la mono-amine oxydase.*

MONO-AMINE-OXYDASE (MAO) [angl. ***monoamine oxidase, MAO***]. Enzyme intervenant dans la dégradation des mono-amines (v. ce terme). Il en existe deux variétés : la *MAO A,* qui catabolise sélectivement la noradrénaline et la sérotonine ; la *MAO B,* qui catabolise sélectivement la phényléthylamine et la tryptamine ; les 2 variétés catabolisant la dopamine. V. *inhibiteur de la mono-amine-oxydase.*

MONO-AMNIOTIQUE, *adj.* [angl. ***monoamniotic***] (embryologie). Caractérisé par l'existence d'un seul amnios.

MONO-ARTÉRITE OBLITÉRANTE (Leriche, 1930). Artérite généralement juvénile, limitée à un segment vasculaire.

MONO-ARTHRITE, *s. f.* [angl. ***monoarthritis***]. Arthrite localisée à une seule articulation. — ***m. déformante traumatique*** (Volkmann et Hueter). Arthropathie qui complique l'évolution secondaire ou tardive d'une fracture articulaire ou juxta-articulaire et s'accompagne d'une modification de l'aspect extérieur et radiologique. — ***m. apicale.*** Syn. *périapexite.* Infection de l'espace qui entoure l'extrémité d'une racine dentaire.

MONO-ARTHRITE AIGUË RÉCIDIVANTE ET PAROXYSMES ABDOMINAUX. V. *périodique (maladie).*

MONOBALLISME, *s. m.* [angl. ***monoballism***]. Variété d'hémiballisme localisée à un seul membre, supérieur ou inférieur.

MONOBLASTE, *s. m.* [angl. ***monoblast***]. Grande cellule mononucléée, à noyau parfois indenté, à protoplasme basophile, présente dans la moelle osseuse. Elle dérive de la cellule souche et donne naissance au promonocyte. Elle est difficile à distinguer des cellules jeunes de la série granulocytaire.

MONOCATÉNAIRE, *adj.* (gr. *monos*, seul ; lat. *catena,* chaîne) [angl. ***single stranded***]. Possesseur d'une seule chaîne. V. *désoxyribonucléique (acide)*, *ribonucléique (acide)* et *brin.*

MONOCÉPHALIEN, *s. m.* (I. G. St-Hilaire) (gr. *monos*, seul, unique ; *képhalê*, tête) [angl. ***monocephalus***]. Famille de monstres qui comprend « tous les monstres doubles autositaires chez lesquels une double tête, n'offrant aucune trace extérieure de duplicité, se trouve surmonter deux corps confondus d'une manière plus ou moins intime et sur une étendue plus ou moins grande ».

MONOCHORÉE, *s. f.* (gr. *monos*, seul ; *khoréia*, danse) [angl. ***monochorea***]. Mouvements choréiques localisés à un seul membre.

MONOCHORIAL, E, *adj.* V. *monochorionique.*

MONOCHORIONIQUE, *adj.* [angl. ***monochorionic***] (embryologie). Syn. *monochorial.* Caractérisé(e) par l'existence d'un seul chorion.

MONOCHROMATE (gr. *monos,* seul ; *khroma,* couleur). — 1° *adj.* [angl. ***monochromatic***]. Privé de la vision des couleurs. — 2° *s. m.* ou *f.* [angl. ***monochromat***]. Personne privée de la vision des couleurs. V. *dyschromatopsie.*

MONOCLONAL, ALE, *adj.* [angl. ***monoclonal***]. Qui se rapporte à un seul clone (v. ce terme).

MONOCULAIRE, *adj.* (gr. *monos*, seul ; lat. *oculus,* œil) [angl. ***monocular***]. Qui résulte de l'emploi d'un seul œil. — *vision m.* — *diplopie m.* V. *diplopie.*

MONOCYTAIRE, *adj.* [angl. ***monocytic***]. Qui s'accompagne de monocytose. — ***angine m.*** V. *mononucléose infectieuse.*

MONOCYTAIRE (lignée ou série) [angl. ***monocytic series***]. Série de cellules qui, à partir de la cellule souche de la moelle osseuse, aboutit au monocyte puis au macrophage tissulaire. Elle comprend le monoblaste et le promonocyte.

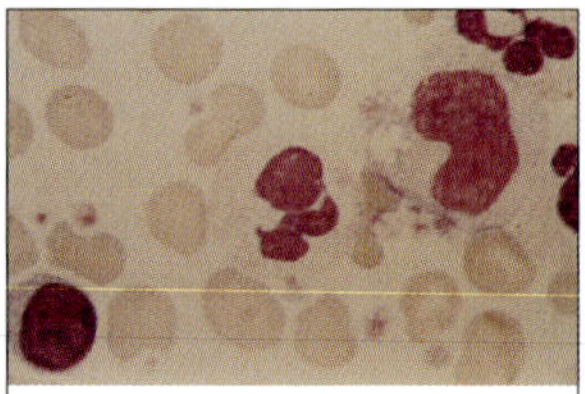
Monocyte

MONOCYTE, *s. m.* (gr. *monos*, seul ; *kutos*, cellule) [angl. ***monocyte***]. Syn. *grand mononucléaire.* Le plus grand des globules blancs (12 à 25 µm de diamètre) ; son noyau est réniforme et son protoplasme est rempli de fines granulations azurophiles. Il se trouve dans le sang normal dans la proportion de 4 à 10 % des leucocytes. Il n'y fait qu'un bref séjour : né dans la moelle osseuse du monoblaste et du promonocyte, il passe rapidement dans les tissus où il se transforme en macrophage du système réticulo-endothélial (v. ce terme) — ou plutôt du système des phagocytes mononucléés. — ***angine à m.*** V. *mononucléose infectieuse.* — ***leucémie à m.*** V. ce terme.

MONOCYTOÏDE, *adj.* (monocyte ; gr. *eidos*, aspect) [angl. ***monocytoid***]. Qui ressemble au monocyte.

MONOCYTOPOÏÈSE, *s. f.* (monocyte ; gr. *poïein*, faire) [angl. ***monocytopoiesis***]. Formation des monocytes ; elle s'effectue dans la moelle osseuse.

MONOCYTOSE, *s. f.* [angl. ***monocytosis***]. État particulier du sang caractérisé par l'augmentation du nombre des monocytes, lorsque leur proportion dépasse 12 % des leucocytes et que leur nombre total s'élève à plus de 1 500 par millimètre cube. On l'observe d'une façon transitoire dans presque toutes les maladies aiguës, surtout dans la fièvre typhoïde, les endocardites infectieuses et les fièvres éruptives, dans quelques états chroniques (paludisme, fièvre récurrente, etc.) et dans un certain nombre de formes de leucémie. — ***m. aiguë.*** V. *mononucléose infectieuse.*

MONOGENÈSE, *s. f.* (Van Beneden) (gr. *monos*, seul ; *génésis*, génération) [angl. ***monogenesis***]. — 1° *Génération directe* dans laquelle les individus se reproduisent toujours de la même manière, sexuée ou asexuée, par opposition à la *digenèse* (v. ce terme) ou *génération alternante.* — 2° Parfois syn. de reproduction asexuée. — 3° Production d'une descendance d'un seul sexe.

MONOGÉNIQUE, *adj.* [angl. ***monogenic***]. Qui se rapporte à, ou qui dépend d'un seul gène. V. *polygénique.*

MONOGLYCÉRIDE, *s. m.* [angl. ***monoglyceride***]. V. *glycéride.*

MONOHYBRIDE, *adj.*, ou *s. m.* ou *f.* (gr. *monos*, seul ; *hubris*, viol) [angl. ***monohybrid***] (génétique). Sujet dont les parents ne diffèrent que par un seul caractère.

MONOÏDÉISME, *s. m.* [angl. ***monoideism***]. Prédominance d'une seule idée pendant l'attention.

MONOÏODO-3 TYROSINE, *s. f.* V. *iodotyrosine.*

MONOKINE, *s. f.* [angl. ***monokine***] (immunologie). Substance analogue à la lymphokine (v. ce terme), sécrétée par les monocytes et les macrophages. V. *cytokine.*

MONOMANIE, *s. f.* (Esquirol) (gr. *monos*, seul ; *mania*, folie) [angl. ***monomania***]. Syn. *délire partiel.* « Lésion partielle de l'intelligence, des affections ou de la volonté » (Esquirol). Elle se manifeste généralement sous forme de délire partiel exprimant une passion exaltée et expansive (érotomanie, pyromanie) ou d'obsessions, d'impulsions, de craintes irrésistibles (folie du doute, phobies variées, etc.).

MONOMÈLE, *s. m.* (gr. *monos*, seul ; *mélos*, membre). Infirme par arrêt de développement d'un des deux membres inférieurs. V. *ectromèle.*

MONOMÉLIQUE, *adj.* (gr. *monos*, seul ; *mélos*, membre) [angl. ***monomelic***]. Qui se rapporte à un seul membre.

MONOMÈRE, *s. m.* (gr. *monos*, seul ; *mèros*, partie) [angl. ***monomer***]. V. *polymère.*

MONOMÉRIE, *s. f.* (gr. *monos*, seul ; *méros*, fonction) ou **MONOMÉRIQUE (hérédité)** [angl. ***monogenic inheritance***]. Syn. *hérédité monofactorielle* ou *monogénique.* Hérédité dont chacun des caractères normaux ou pathologiques est déterminé par la présence d'un seul gène dominant ou d'une seule paire de gènes récessifs. V. *polymérie.*

MONOMORPHE, *adj.* (gr. *monos*, seul ; *morphê*, forme) [angl. ***monomorphic***]. Se dit d'un phénomène, d'un état, d'une maladie dont toutes les manifestations présentent la même forme.

MONOMPHALIEN, *s. m.* (I. G. Saint-Hilaire) (gr. *monos*, seul ; *omphalos*, nombril) [angl. ***monomphalus***]. Syn. *omphalopage.* Monstre double à ombilic commun.

MONONEUROPATHIE, *s. f.* (gr. *monos*, seul ; *neuron*, nerf ; *pathê*, affection) [angl. ***mononeuropathy***]. Affection portant sur un seul nerf. — ***m. multiple.*** Syn. *multinévrite.* V. ce terme et *neuropathie périphérique.*

MONONÉVRITE, *s. f.* [angl. ***mononevritis***]. Atteinte isolée (névrite) d'un tronc nerveux.

MONONUCLÉAIRE, *adj.* (gr. *monos*, seul ; lat. *nucleus,* noyau) [angl. ***mononuclear***]. Se dit d'une cellule ne possédant qu'un seul noyau. P. ex. : *leucocyte m.* (par opposition au *leucocyte polynucléaire* qui paraît avoir plusieurs noyaux). — *s. m.* Leucocyte mononucléaire. Le sang de l'adulte en contient trois variétés dont le protoplasma basophile est dépourvu de granulations : le *lymphocyte* (v. ce terme), le *moyen mononucléaire* de 10 à 15 µm de diamètre et le *grand mononucléaire* ou *monocyte* (v. ce terme). — ***m. orthobasophile.*** V. *lymphoblaste, 1°.*

MONONUCLÉÉ-PHAGOCYTAIRE (système). V. *réticulo-endothélial (système).*

MONONUCLÉOSE, *s. f.* [angl. ***mononucleosis***]. Variété de leucocytose dans laquelle l'augmentation du chiffre des leucocytes porte principalement sur la quantité des mononucléaires. — ***m. leucémoïde.*** V. *mononucléose infectieuse.*

MONONUCLÉOSE INFECTIEUSE (Sprunt et Evans, 1920) [angl. ***infectious mononucleosis***]. Syn. *adénolymphoïdite aiguë bénigne* (P. Chevallier, 1928), *angine à monocytes* ou *monocytaire* (Schultz et Baader), *fièvre glandulaire* (Pfeiffer, 1889) ou *ganglionnaire* (J. Comby, 1928) *lymphoblastose bénigne, lymphomatose sublymphémique, maladie de Pfeiffer, monocytose aiguë, mononucléose leucémoïde, pseudoleucémie lymphoïde aiguë, réticulite monocytémique, réticulo-endothéliose aiguë leucémoïde* ou *monocytémique.* Affection fébrile, survenant chez des jeunes gens, dont les symptômes essentiels (apparus après une incubation de 4 à 7 semaines) sont : une angine parfois ulcéreuse, une tuméfaction ganglionnaire quelquefois généralisée, une splénomégalie légère, une formule sanguine caractéristique : leucocytose légère avec forte proportion de grands mononucléaires à protoplasma très basophile (lymphocytes T qui vont détruire les lymphocytes B infectés par le virus, v. *cellule immunocompétente*) et une réaction de Paul-Bunnell-Davidsohn positive ; elle évolue rapidement vers la guérison et confère une immunité durable. Une asthénie persistante peut s'observer dans les *formes chroniques* de la maladie. Celle-ci est due (Henle, 1967) au virus EB (v. ce terme), de la famille des *Herpesviridæ.* V. *Paul-Bunnell-Davidsohn (réaction de), fatigue chronique (syndrome de)* et *MNI-test.*

MONONUCLÉOSIQUES (syndromes) [angl. ***mononucleosis syndromes***]. Groupe de maladies ayant en commun des anomalies des globules blancs, qui sont augmentés en nombre avec forte prédominance des leucocytes mononucléés. Parmi ces leucocytes beaucoup sont anormaux : grands, irréguliers, avec un noyau excentré et un cytoplasme bleuté très basophile. Ce groupe comprend essentiellement la mononucléose infectieuse et la maladie des inclusions cytomégaliques, également la toxoplasmose, la rubéole et d'autres maladies virales (VIH) et bactériennes ainsi que certaines intoxications médicamenteuses.

MONONUCLÉOTIDE, *s. m.* V. *nucléotide.*

MONOPHASIQUE, *adj.* (gr. *monos*, seul ; *phasis*, période) [angl. ***monophasic***]. Se dit de tout phénomène, de tout être qui présente dans son existence ou son évolution une seule période ou phase. — ***onde m.*** V. *dôme (onde en).*

MONOPHTALMIE, *s. f.* (gr. *monos*, seul ; *ophthalmos*, œil) [angl. ***monophthalmia***]. Absence congénitale d'un œil. — On emploie ordinairement dans ce sens le mot *anophtalmie* dont la signification grammaticale est différente (v. ce mot). V. *borgne.*

MONOPLÉGIE, *s. f.* (gr. *monos*, seul ; *plêssein*, frapper) [angl. ***monoplegia***]. Paralysie localisée à un seul membre ou à un seul groupe musculaire.

MONOPSIE, *s. f.* (gr. *monos*, seul ; *ôps*, œil). V. *cyclopie.*

MONORCHIDIE, *s. f.* (gr. *monos*, seul ; *orkhis*, testicule) [angl. ***monorchism***]. Anomalie consistant en la présence d'un seul testicule dans le scrotum, l'autre glande s'étant arrêtée dans son développement ou dans sa migration.

MONOSACCHARIDE, *s. m.* [angl. ***monosaccharide***]. V. *ose.*

MONOSOME, *s. m.* (gr. *monos*, seul ; *sôma*, corps) [angl. ***monosome***] (génétique). Chromosome unique, dépourvu de son homologue avec lequel, habituellement, il forme une paire. C'est le cas, normalement, des chromosomes sexuels (gonosomes) dans les gamètes après la méiose (v. ce terme). C'est aussi le cas dans certains états pathologiques d'aberration chromosomique. V. *monosomie.*

MONOSOMIE, *s. f.* (Blakeslee, 1921) (gr. *monos*, seul ; *sôma*, corps) [angl. ***monosomy***] (génétique). Maladie par aberration chromosomique caractérisée par l'absence de l'un des chromosomes d'une paire, tous les autres chromosomes allant normalement par paires. L'anomalie peut porter sur la paire de chromosomes sexuels (ou gonosomes) : c'est le cas du syndrome de Turner ou bien sur une paire de chromosomes somatiques (ou autosomes). — ***m. partielle.*** Délétion d'un bras chromosomique. V. *délétion.* On ne connaît que des cas de *m.* autosomique partielle, dont le mieux individualisé est la maladie du cri du chat. — La ***monosomie 9p*** (Alfi, 1976 ; Deroover, 1978) est liée à un syndrome semblable à celui de la délétion du bras court du chromosome 9 (v. ce terme). — La *m.* existe normalement dans les gamètes, lorsque la paire des chromosomes sexuels a été scindée en 2 pendant la méiose. V. *monosome, délétion* et *haploïde.*

MONOSOMIEN, *s. m.* (I. G. Saint-Hilaire) (gr. *monos*, seul ; *sôma*, corps) [angl. ***monosomian***]. Famille de monstres doubles dont les deux corps sont intimement fusionnés, mais qui présentent deux têtes plus ou moins séparées.

MONOSPORIOSE, *s. f.* [angl. ***monosporiosis***]. Affection, généralement cutanéo-muqueuse, due à un champignon du genre *Monosporium.*

MONOSYMPTOMATIQUE, *adj.* [angl. ***monosymptomatic***]. Qui se manifeste par un seul symptôme.

MONOSYNAPTIQUE, *adj.* [angl. ***monosynaptic***]. Qui se rapporte à une seule synapse (v. ce terme 1°). — ***réflexe m.*** V. *réflexe monosynaptique.* — ***test m.*** Étude du niveau d'excitabilité des neurones moteurs au moyen de réflexes monosynaptiques provoqués par la stimulation électrique de la voie afférente. V. *réflexe H.*

MONOTHÉRAPIE, *s. f.* [angl. ***monotherapy***]. Traitement au moyen d'un seul médicament ou d'une seule technique.

MONOTRICHE, *adj.* (Ellis) (gr. *monos*, seul ; *thrix*, cheveu) [angl. ***monotrichous***]. Désigne une variété de bacilles pourvus d'un seul cil vibratile à l'une de leurs extrémités.

MONOVALENT, ENTE, *adj.* (gr. *monos*, seul ; lat. *valere, valoir)* [angl. ***monovalent***]. Se dit d'un sérum thérapeutique ou d'un vaccin préparé au moyen d'une seule race microbienne et qui est efficace seulement contre les affections déterminées par cette seule race.

MONOXÈNE, *adj.* (gr. *monos*, seul ; *xénos*, étranger) [angl. ***monoxenous***]. V. *parasite.*

MONOXYDE D'AZOTE. V. *oxyde nitrique*.

MONOXYDE DE CARBONE [angl. ***carbon monoxide***]. Oxyde de carbone de formule CO, gazeux dans les conditions ordinaires et inodore. Le *m. de c.* se forme lors des combustions incomplètes et se combine à l'hémoglobine plus facilement que l'oxygène. C'est ce qui explique sa grande toxicité pour l'homme, maintes fois vérifiée du temps où il était encore l'un des constituants du gaz de ville, ce qui n'est plus le cas en France. V. *carboxyhémoglobine*, *oxycarbonémie*, *oxycarbonisme*, *tabac* et *dioxyde de carbone*.

MONOZYGOTE, *adj.* (gr. *monozugês*, attaché avec une seule courroie) [angl. ***monozygotic, univitelline***]. Syn. *uniovulaire, univitellin.* Se dit des jumeaux ayant un placenta commun, provenant de la division anormale d'un œuf unique. V. *jumeau*. — ***m. dichorionique*** ou ***diamniotique.*** Se dit de jumeaux vrais, lorsque l'œuf initial s'est scindé très précocement, le jour de la fécondation : les 2 œufs, issus de la scission de l'œuf initial, s'implantent, comme chez les dizygotes, par 2 placentas distincts ; chacun d'eux aura un chorion et un amnios propre. C'est une éventualité très rare. — ***m. hétéroallélique.*** Se dit de jumeaux vrais présentant des anomalies de gènes sur leurs chromosomes (différences entre leurs allèles). — ***m. hétérocaryote.*** Se dit de jumeaux vrais, issus d'un seul œuf, mais dont les chromosomes ne sont pas tous identiques. — ***m. monochorionique*** et ***diamnotique.*** Se dit de jumeaux vrais, ayant en commun un seul placenta et un seul chorion, mais ayant chacun un amnios, les 2 sacs amniotiques étant séparés par une cloison. — ***m. monochorionique et monoamniotique.*** Se dit de jumeaux vrais qui ont en commun un seul placenta, un seul chorion et un seul amnios : tous les 2 sont situés dans le même sac amniotique. V. *transfuseur-transfusé (syndrome)*

MONRO (point de). V. *Munro (point de)*.

MONSTRE, *s. m.* (lat. *monstrare*, montrer) [angl. ***monster***]. Individu de conformation insolite, par excès *(m. double)*, par défaut ou par position anormale des parties. — ***m. autositaire*** [angl. ***autositic monster***]. Monstre double dans lequel chaque individu est capable de vivre par lui-même. — ***m. parasitaire*** [angl. ***parasitic monster***]. Monstre double dans lequel l'un des individus vit par lui-même, tandis que l'autre se développe aux dépens de son frère. — ***m. simple*** ou ***m. unitaire*** [angl. ***single monster***]. V. *unitaire (monstre)* et mots commençant par téra.

MONSTRUOSITÉ, *s. f.* [angl. ***monstruosity***]. Nom générique des « déviations du type spécifique, complexes, très graves, vicieuses, apparentes à l'extérieur et congénitales » (I.G. St-Hilaire).

MONT DE VÉNUS. V. *mont du pubis.*

MONT DU PUBIS [angl. ***mons pubis***]. Syn. *mont de Vénus.* Saillie arrondie située chez la femme devant le pubis, formée de tissu adipeux et recouverte de poils sur une surface triangulaire à base supérieure.

MONTAGNES (mal des). V. *altitude (mal d')*.

MONTEGGIA (fracture ou lésion de) (M. Giovanni, ital., 1762-1815) [angl. ***Monteggia's fracture***]. Fracture du cubitus (ou ulna) à l'union des tiers supérieur et moyen associée à une luxation condylo-radiale en avant et un peu en dehors. On l'observe surtout chez les enfants.

MONTENEGRO (intradermo-réaction de J.) (1926) [angl. ***Montenegro's test***]. Intradermo-réaction pratiquée avec des extraits alcalins de cultures tuées de *Leishmania.* Elle est positive chez les sujets atteints ou guéris de leishmanioses.

MONTGOMERY (syndrome de). V. *xanthomatose cutanéomuqueuse avec diabète insipide.*

MONTGOMERY (tubercules de) [angl. ***Montgomery's tubercles***]. Glandes sébacées situées autour du mamelon ; elles augmentent de volume au cours de la grossesse.

MONTRÉAL (syndrome de) (Lacombe et d'Angelo, 1963). Thrombopathie constitutionnelle très rare observée au Canada français, à transmission autosomique dominante, comportant une thrombopénie avec aspect géant des plaquettes ainsi qu'un allongement important du temps de saignement.

MOON (M. Robert, amér., 1844-1914). V. *Laurence-Moon-Biedl-Bardet (syndrome de).*

MOORE (prothèse de) (M. Austin, amér., né en 1889) [angl. ***Moore's prosthesis***]. Variété de prothèse à tige ajourée utilisée pour remplacer la tête et le col du fémur, faite en Vitallium® (v. ce terme).

MOORE-FEDERMAN (syndrome de) (W.T. Moore, amér. ; D.D. Federman, amér., 1965) [angl. ***Moore-Federman syndrome***]. Association rare à transmission autosomique dominante de nanisme familial, de raideurs articulaires et de lésions oculaires. Ce syndrome est distinct de la *pléonostéose* (v. ce terme) ou syndrome de Léri.

MOOREN (ulcère serpigineux ou ulcus rodens de la cornée de) (M. Albert, all., 1867) [angl. ***Mooren's ulcer***]. Variété rare d'ulcération de la cornée débutant à la périphérie de celle-ci par de petites infiltrations blanc-jaunâtres qui s'ulcèrent, progressent vers le centre et en profondeur et se recouvrent d'un voile.

MOPP. Abréviation de *Moutarde à l'azote, Oncovin, Procarbazine, Prednisone.* Association chimiothérapique destinée à traiter la maladie de Hodgkin.

MORADO (maladie de) [angl. ***mal Morado***]. V. *onchocercose.*

MORAX (M. Victor, fr., 1866-1935). V. *Béal et Morax (conjonctivite de).*

MORAX (diplobacille de) (1896) [angl. ***Moraxella lacunata, bacillus of Morax-Axenfeld***]. Syn. *Moraxella lacunata* ou, désuet, *Bacillus lacunatus.* Bacille Gram–, de la famille des Neisseriaceae, spécifique de la conjonctivite subaiguë.

MORAX (maladie de) (1896) [angl. ***Morax-Axenfeld conjonctivitis***]. Syn. *conjonctivite subaiguë.* Conjonctivite caractérisée par la rougeur des angles palpébraux conjonctivaux et causée par le diplobacille de Morax.

MORAXELLA, *s. f.* (Lwoff, 1939) [angl. ***Moraxella***]. Genre bactérien de la famille des *Neisseriaceæ*, comportant notamment les espèces *M. catarrhalis (*ou *Branhamella catarrhalis)* et *M. Lacunata.* V. *Morax (diplobacille de)*.

MORAXELLA LACUNATA* VARIÉTÉ *TYPICA. V. *Morax (diplobacille de)*.

MORBIDE, *adj.* [angl. ***morbid***]. Relatif à la maladie. P. ex. : *entité m.*

MORBIDITÉ, *s. f.* (lat. *morbidus,* morbide, de *morbus,* maladie) [angl. ***morbidity***]. État de maladie. Somme des maladies qui ont frappé un individu ou un groupe d'individus dans un temps donné.

MORBIGÈNE, *adj.* (lat. *morbus*, maladie ; gr. *gennan*, engendrer) [angl. ***morbific***]. Qui cause ou produit une maladie.

MORBILLEUX, EUSE, *adj.* (lat. *morbilli,* rougeole, diminutif de *morbus*) [angl. ***morbillous***]. Qui a rapport à la rougeole.

MORBILLIFORME, *adj.* [angl. ***morbilliform***]. Qui ressemble à l'éruption de la rougeole. P. ex. : *rash m.*

MORBILLIVIRUS, *s. m.* [angl. ***Morbillivirus***]. Genre de virus à ARN appartenant à la famille des *Paramyxoviridæ* comprenant notamment le virus de la rougeole, le virus de la maladie de Carré et de découverte plus récente, le virus Hendra.

MORBI-MORTALITÉ, *s. f.* [angl. ***morbidy and mortality***]. Cumul de la morbidité et de la mortalité. V. ces termes.

MORBUS LENTICULARIS (lat.) (Fracastor, 1546). V. *typhus exanthématique.*

MORDICANTE (chaleur) (lat. *mordicare,* picoter). Sensation de picotement particulier qu'éprouve la main en tâtant la peau de certains malades ayant de la fièvre (chaleur accompagnée de sécheresse).

MOREL (M. Benoît, fr., 1809-1873). V. *Stewart-Morel (syndrome de).*

MOREL (sclérose laminaire de). Variété d'encéphalopathie alcoolique.

MOREL ET MOTT (loi de). V. *anticipation-antéposition (loi d')*.

MOREL-LAVALLÉE (épanchement séreux de) (M.-L. Victor, fr., 1853). Collection de sérosité étalée sous la peau observée, surtout à la cuisse ou aux lombes, après un choc tangentiel violent.

MOREL-LAVALLÉE (maladie de). V. *Perrin-Ferraton (maladie de).*

MORGAGNI ou **MORGAGNI-MOREL** ou **MORGAGNI-STEWART-GREEG-MOREL (syndrome de)** (Morgagni, 1761 ; Stewart, 1928 ; Morel, 1930) [angl. ***Morgagni's syndrome, internal frontal hyperostosis***]. Syn. *craniopathie métabolique* (Moore, 1936), *endocraniose hyperostosique* (Pende, 1933), *hyperostose frontale interne* (Morel). Syndrome caractérisé par l'association d'hyperostose frontale interne, de virilisme et d'adipose, à laquelle s'ajoutent parfois des troubles cérébraux et hypophysaires dissociés (polydypsie, troubles du sommeil, asthénie, diabète, troubles visuels). Il survient uniquement chez la femme après la ménopause et serait dû à un trouble hypophysaire.

MORGAGNI (cataracte de) (M. Jean-Baptiste, ital., 1682-1771). Cataracte à un stade tardif, « trop mûre », dans laquelle le cristallin se liquéfie à l'intérieur du sac capsulaire. Il s'agit souvent d'une forme congénitale. Des complications peuvent survenir, fissuration du sac en particulier. La cure chirurgicale en est délicate.

MORGAGNI-ADAMS-STOKES (syndrome de). V. *Adams-Stokes (syndrome d').*

MORGAN, *s. m.* (M. Thomas, généticien amér., 1866-1945) [angl. ***morgan***]. Syn. *morganite.* Unité de longueur chromosomique correspondant à un taux de recombinaison (v. ce terme) de 1. Dans la centième partie du *m.* ou *centimorgan,* la probabilité de recombinaison est de 1 %. — Un centimorgan (syn. *unité de recombinaison*) correspond environ à 1 000 kilobases. V. *base.*

MORGAN (tache de De) (M. Campbell de, brit., né en 1811). V. *tache rubis.*

MORGANITE, *s. m.* V. *morgan.*

MORGUE, *s. f.* [angl. ***mortuary, morgue***]. Syn. *obitoire.* Local de conservation des corps en attente de leur ultime destination. V. *autopsie, funérarium* et *crématorium.*

MORIA, *s. f.* (lat. *morio,* bouffon) [angl. ***moria***]. Trouble mental caractérisé par un mélange d'excitation euphorique et de jovialité avec disposition à la plaisanterie, signalé par Bruns et Jastrowitz dans les tumeurs du lobe frontal.

MORO (réflexe de) (M. Ernst, autr., 1874-1951) [angl. ***Moro's reflex***]. Syn. *réflexe des bras en croix.* Attitude des bras en croix provoquée, chez le nouveau-né, par le déplacement brusque de la tête sur le cou.

MORO (test de). V. *percuti-réaction.*

MORPHÉE, *s. f.* (gr. *morphê,* forme) [angl. ***morphea***]. Syn. *sclérodermie en plaques.* Sclérodermie circonscrite caractérisée par des placards arrondis *(m. en plaques),* des bandes *(m. en bandes)* ou de petites plages de quelques millimètres de diamètre *(m. en gouttes* ou *white spot disease* : v. *lichen plan atrophique ou scléreux).* Ces différents éléments sont d'aspect blanc nacré, indurés, entourés d'un halo coloré lilas caractéristique [en angl. ***lilac ring***]. — ***m. lépreuse*** [angl. ***atrophic leprosy***]. Cicatrices blanches ou pigmentées et anesthésiques des lésions lépreuses.

MORPHÉIQUE, *adj.* (gr. *Morphéos,* Morphée, dieu du sommeil chez les grecs anciens) [angl. ***morpheic***]. Qui a trait à l'endormissement.

MORPHINE, *s. f.* (Sertürner F.W., all. 1816) (lat. *Morpheus,* dieu du sommeil) [angl. ***morphine***]. Principal alcaloïde du pavot, doué d'une action sédative et analgésique puissante. C'est un stupéfiant (v. ce terme).

MORPHINES ENDOGÈNES (1974-76) [angl. ***endogenous morphines***]. Syn. *peptides morphino-mimétiques, peptides opiacés* ou *opioïdes.* Protéines formées d'acides aminés élaborées par le cerveau. Elles peuvent se fixer sur les récepteurs cellulaires morphiniques de certaines structures cérébrales, en produisant une action sédative de la douleur comparable à celle de la morphine. Ce sont les enképhalines et les endorphines. V. ces termes, *récepteur morphinique* et *neuropeptide.*

MORPHINISME, *s. m.* (Laborde) [angl. ***morphinism***]. Intoxication chronique par la morphine ou par ses sels.

MORPHINOMANIE, *s. f.* (morphine ; gr. *mania,* folie) [angl. ***morphinomania***]. Habitude morbide de la morphine ; le besoin de ce médicament s'étant transformé peu à peu en une impulsion d'autant plus impérieuse que l'intoxication est plus forte.

MORPHINOMIMÉTIQUE, *adj.* [angl. ***morphin-like***]. Dont l'action est semblable à celle de la morphine, p. ex. : la *méthadone.* — ***peptide m.*** V. *morphines endogènes* et *opioïde.*

MORPHOGÈNE, *adj.* (gr. *morphê,* forme ; *gênnan,* produire) [angl. ***morphogen***]. Qui détermine la forme.

MORPHOGENÈSE ou **MORPHOGÉNIE**, *s. f.* (Serres) (gr. *morphê,* forme ; *génnan*) [angl. ***morphogenesis***]. Ensemble des lois qui déterminent la forme des tissus, des organes et des êtres au cours de leur évolution et qui interviennent également en cas de réparation.

MORPHOGNOSIE, *s. f.* (gr. *morphê,* forme ; *gnôsis,* connaissance) [angl. ***morphognosia***]. Faculté de reconnaître, par le toucher, la forme des différents objets. V. *hylognosie.*

MORPHOLOGIE, *s. f.* (gr. *morphê,* forme ; *logos,* description) [angl. ***morphography, morphology***]. Étude et description de la forme extérieure des animaux ou des végétaux, de leurs organes ou parties d'organes. — ***m. biologique.*** Description de la forme des êtres vivants et de leur structure ; elle comprend l'anatomie, l'histologie et l'embryologie comparées.

MORPHOMÉTRIE, *s. f.* (gr. *morphê,* forme ; *métron,* mesure) [angl. ***morphometry***]. Mensuration des formes des objets.

MORPHOTYPE, *s. m.* [angl. ***morphotype***]. Catégorie dans laquelle un individu est classé d'après ses formes.

MORPION, *s. m.* (*mor,* qui mord ; *pion,* de l'ital. *pedione,* du lat. *pedis,* pou : pou qui mord — Littré) [angl. ***brat***]. Terme populaire désignant le pou du pubis ou *Phtirius inguinalis.* V. *phtiriase* et *pou.*

MORQUIO (maladies de) (M. Luis, uruguayen). — 1° (1901) [angl. ***Morquio's disease***]. Bloc atrio-ventriculaire congénital, associé le plus souvent à une malformation (communication interatriale basse ou interventriculaire) ou à une tumeur du septum. — 2° (1929) [angl. ***Morquio's syndrome***]. Syn. *dysostosis enchondralis metaepiphysaria* (Catel, 1944), *maladie de Brailsford* (1929), *maladie de Morquio-Ullrich* (Wiedeman, 1954), *mucopolysaccharidose type IV.* Affection faisant partie du groupe des mucopolysaccharidoses (v. ce terme) et se manifestant, dès que l'enfant commence à marcher, par l'effondrement du rachis (aplatissement des vertèbres) avec brièveté du tronc et saillie en avant du sternum, par la subluxation des hanches (coxa valga) et un genu valgum bilatéral. Elle entraîne un nanisme avec infirmités considérables et parfois de graves complications de compression médullaire. Il existe en outre une saillie de la partie inférieure du massif facial, des anomalies dentaires, des opacités cornéennes, une hypoacousie, parfois une insuffisance aortique, enfin une excrétion urinaire anormale de mucopolysaccharides acides, en particulier un excès de chondroïtine-sulfate A ou C et surtout de kératan-sulfate. C'est une maladie héréditaire à transmission récessive autosomique.

MORQUIO-ULLRICH (maladie de). V. *Morquio (maladies de) 2°.*

MORRIS (point de) [angl. ***Morris's point***]. Syn. *point cœliaque droit.* Point douloureux situé à un pouce et demi (4 cm) de l'ombilic sur la ligne joignant l'ombilic à l'épine iliaque antéro-supérieure droite. Il est observé dans la cholécystite et ne doit pas être confondu avec un point appendiculaire.

MORRIS (syndrome de) (M. John, amér., né en 1914). V. *testicule féminisant (syndrome de).*

MORRISON (M. Ashton, amér., né en 1903). V. *Verner-Morrison (syndrome de).*

MORSIER (syndrome de De) (M. Georges de, suisse, né en 1894). V. *dysplasie olfacto-génitale.*

MORT, *s. f.* [angl. ***death***]. « Cessation définitive de tous les actes dont l'ensemble constitue la vie des êtres organisés » (Littré). Les fonctions vitales ne s'arrêtent pas en même temps dans tous les tissus et tous les organes et pendant longtemps, on a considéré que la mort d'un individu pouvait être affirmée sur la perte totale de la conscience avec abolition de la motilité, de la sensibilité et de toute réaction aux diverses excitations, sur l'arrêt de la circulation et de la respiration et sur la mydriase. — La pratique des transplantations d'organes

— entraînant la nécessité de savoir à quel moment prélever le greffon sur le donneur — a rendu indispensable une définition plus précise de la mort. Médecins, légistes et théologiens s'accordent pour affirmer que la mort de l'homme coïncide avec celle de son cerveau, bien que puissent persister plus ou moins longtemps les fonctions de certains tissus ou organes. Cette ***mort encéphalique,*** caractérisée par la cessation totale et définitive de toutes les fonctions du cerveau (y compris celles du tronc cérébral) est, en pratique, actuellement affirmée, chez un sujet en coma dépassé (v. ce terme), n'ayant pas été soumis à l'hypothermie ou à l'action de médicaments dépresseurs du système nerveux et maintenu en assistance respiratoire de façon artificielle, soit par l'aspect plat de deux électroencéphalogrammes d'une durée de 30 minutes espacés de 4 heures : tout signal électrique spontané ou provoqué par les différentes stimulations ayant disparu de façon permanente et durable, soit par une angiographie objectivant l'arrêt de la circulation encéphalique (circulaire ministérielle du 2 décembre 1996). V. *Lazare (signe de).*

MORT APPARENTE [angl. ***apparent death***]. Arrêt des fonctions respiratoire et circulatoire avec perte de connaissance. Cet arrêt peut être *transitoire*, spontanément ou sous l'effet de manœuvres de réanimation ou *définitif :* c'est la mort confirmée.

MORT CÉRÉBRALE [angl. ***cerebral death***]. Dénomination officiellement recommandée en 1988 pour désigner le *coma dépassé.* On lui préfère actuellement le terme de *mort encéphalique.* V. ces termes.

MORT ENCÉPHALIQUE. Destruction des hémisphères cérébraux *et du tronc cérébral,* terme plus précis que « mort cérébrale » et « coma dépassé », synonymes anciens qui doivent être abandonnés. La constatation de la *m. e.* est un préalable nécessaire aux prélèvements d'organes destinés à la transplantation.

MORT FŒTALE *IN UTERO* [angl. ***fetal death in utero***]. Ce diagnostic est suspecté quand cessent les mouvements actifs du fœtus et que nul bruit du cœur n'est perçu. La confirmation échographique du diagnostic doit mener à l'expulsion rapide pour éviter l'infection et les troubles de l'hémostase.

MORT NATURELLE [angl. ***natural death***]. Décès consécutif à l'évolution (plus ou moins prévisible) d'une maladie ou de la sénilité. La *m. n.* s'oppose aux morts (plus ou moins violentes) par suicide, faits de guerre et aux décès d'origine accidentelle et criminelle.

MORT SUBITE INEXPLIQUÉE DU NOURRISSON [angl. ***sudden infant death***]. Décès brutal d'un nourrisson jusque-là en bonne santé, survenant pendant le sommeil. Cause fréquente de mortalité néonatale, sa nature demeure inconnue, l'autopsie étant négative.

MORT SUSPECTE [angl. ***suspect death***]. Décès qui paraît susceptible d'être consécutif à un homicide, volontaire ou non. V. *obstacle médico-légal au permis d'inhumer.*

MORT VIOLENTE [angl. ***violent death***]. Décès résultant de l'emploi de la force ou d'un brusque accident. On en distingue plusieurs variétés : la ***m. v. suicidaire,*** où la personne se tue elle-même volontairement ; la ***m. v. accidentelle,*** fortuite, consécutive à la faute exclusive de la victime ou à un accident du travail ; la ***m. v. délictuelle*** par homicide *involontaire* (accident de la circulation, p. ex.) ; la ***m. v. criminelle,*** faisant suite à des coups et blessures *volontaires sans intention* de donner la mort ou bien par *homicide volontaire* avec ou sans préméditation. La *m. v.* s'oppose à la *m. naturelle.* V. *obstacle médico-légal au permis d'inhumer.*

MORTALITÉ, *s. f.* [angl. ***mortality***]. — 1° « Condition des êtres vivants qui les rend sujets à la mort » (Littré). — 2° « Mot collectif par lequel on désigne la quantité d'hommes qui succombent à une même maladie » (Littré). Cette quantité s'exprime par le *taux de mortalité* (démographie) : rapport qui existe entre le nombre des décès et le chiffre de la population où ils se sont produits, pendant un temps déterminé, généralement l'année moyenne, unité de temps. — 3° Le *taux de mortinatalité* est le nombre d'enfants mort-nés rapporté à la totalité des naissances ; le *taux de mortalité périnatale* le nombre d'enfants mort-nés ou nés vivants et décédés dans les 6 premiers jours de la vie rapporté à la totalité des naissances ; le *taux de mortalité néonatale* est le nombre d'enfants morts dans les 27 premiers jours de la vie rapporté au nombre d'enfants nés vivants ; le *taux de mortalité infantile* est le nombre d'enfants morts au cours de la 1re année de la vie rapporté au nombre total d'enfants nés vivants. — ***m. maternelle.*** « Décès d'une femme survenu au cours de la grossesse ou dans un délai de 42 jours après sa terminaison » (OMS).

MORTIFICATION, *s. f.* [angl. ***mortification***]. Gangrène.

MORTINATALITÉ, *s. f.* [angl. ***stillbirth rate***] (démographie). Rapport qui existe entre le nombre des mort-nés et le chiffre total des naissances.

MORT-NÉ, NÉE, *adj.* et *s. m.* ou *f.* [angl. ***stillborn***]. Enfant mort avant d'avoir respiré. D'après la loi du 8 janvier 1993 et pour les déclarations d'état civil, on distingue parmi les nouveau-nés décédés : d'une part, les enfants *nés vivants et viables* (après le terme de 22 semaines d'aménorrhée ou ayant un poids de 500 g — OMS, 1977) ; d'autre part, les enfants *nés sans vie* (après le terme de 28 semaines d'aménorrhée) (circulaire du 3 mars 1993).V. *mortalité* et *viabilité.*

MORTON (maladies de). — 1° V. *métatarsalgie de Morton.* — 2° *maladie* ou *syndrome de Dudley J. Morton* (amér., 1927) [angl. ***Morton's syndrome***]. Syn. *pied ancestral, pied de Néanderthal.* Affection douloureuse du pied due à la brièveté du premier métatarsien et à une hyperostose corticale du deuxième. V. *insuffisance du premier rayon (syndrome d').*

MORTON (métatarsalgie, névralgie ou pied de) (M. Thomas, amér., 1835-1903). V. *métatarsalgie de Morton.*

MORTON (toux de) (M. Richard, brit., 1637-1698) [angl. ***Morton's cough***]. V. *émétisant.*

MORTON (triade de) (M. Richard, 1689). Groupement des trois signes que Morton considérait comme caractéristiques de la tuberculose pulmonaire au début : toux, fièvre et amaigrissement.

MORULA, *s. f.* (lat. *morus*, mûre) [angl. ***morula***]. Œuf en train de se segmenter, tant que la cavité de segmentation n'est pas ou n'est que peu formée. Le stade embryonnaire suivant est la blastula.

MORVAN (chorée de) (M. Augustin, fr., 1819-1897). V. *chorée fibrillaire.*

MORVAN (maladie ou panaris de) (1883) [angl. ***Morvan's disease, analgesic panaris***]. Syn. *panaris analgésique.* Affection caractérisée par des troubles nerveux des membres et surtout des doigts (parésie, anesthésie, névralgie), puis par des troubles trophiques consistant en panaris analgésique des dernières phalanges et se terminant souvent par la nécrose et des mutilations. Elle est actuellement considérée comme un syndrome relevant de causes multiples, dont la lèpre et la syringomyélie.

MORVE, *s. f. (lat. morbus,* maladie, la morve étant la maladie par excellence du cheval, Littré) [angl. ***glanders***]. Maladie contagieuse et inoculable, de pronostic très grave, due au bacille morveux *(Pseudomonas* ou *Malleomyces mallei)*, particulière aux équidés, mais pouvant être transmise accidentellement à l'homme et à diverses espèces animales, se traduisant cliniquement par des phénomènes généraux graves, une dermite érysipélateuse, des collections purulentes, cutanées ou sous-cutanées et une inflammation des fosses nasales avec jetage, qui constitue un phénomène caractéristique. Quand les fosses nasales ne sont pas atteintes, la maladie prend le nom de *farcin.*

MOSAÏQUE, *s. f.* [angl. ***mosaicism***] (génétique). Anomalie de la répartition des chromosomes survenant dans certaines cellules, après la fécondation ; l'organisme renferme ainsi des cellules dont l'équipement chromosomique (caryotype) est différent de celui de l'ensemble des cellules. V. *sexe nucléaire* et *maladies par aberration chromosomique.* — adj. Se dit d'un sujet dont toutes les cellules ne possèdent pas le même équipement chromosomique.

MOSCHCOWITZ (maladie ou syndrome de) (Eli M., amér.) V. *purpura thrombocytopénique thrombotique.*

mOsm. Abréviation de *milliosmole* (v. ce terme). — ***mOsm/L.*** Milliosmole par litre.

MOSS. V. *Gorlin, Chaudhry, Moss (syndrome de).*

MOSS (classification de) [angl. ***Moss's classification***]. V. *groupes sanguins.*

MOSSÉ-MARCHAND-MALLORY (cirrhose de) (Mossé, 1879 ; Marchand, 1895 ; Mallory, 1911). V. *cirrhose post-hépatitique.*

MOTEUR OCULAIRE EXTERNE (nerf). V. *abducens (nerf)* • 👁 **nerfs crâniens** •.

MOTEURS (centres). V. *localisations cérébrales.*

MOTILINE, *s. f.* (Brown, 1971) [angl. ***motilin***]. Hormone polypeptidique composée de 22 acides aminés, sécrétée par la muqueuse duodénale et paraissant jouer un rôle dans la motricité du tube digestif. V. *gastrine.*

MOTILITÉ, *s. f.* (lat. *motus,* mouvement) [angl. ***motility***]. Faculté de se mouvoir. — ***m. suppléée*** (Létiévant). Mouvements produits par des groupes musculaires voisins des muscles paralysés et destinés à remédier en partie à l'inaction de ces muscles. Ces mouvements peuvent faire croire à une paralysie incomplète.

MOTONEURONE, *s. m.* (lat. *motus,* mouvement ; neurone) [angl. ***motoneuron***]. Neurone moteur. V. *unité motrice* • 👁 **nerf** •.

MOTRICITÉ, *s. f.* (lat. *motus,* mouvement) [angl. ***motricity***]. Mobilité volontaire liée à la contraction musculaire obéissant à l'influx nerveux.

MOTT. V. *Morel et Mott (loi de).*

MOTT (cellule mûriforme de) (1905) [angl. ***Mott's cell***]. Plasmocyte atypique caractérisé par un noyau dense très foncé, excentrique et par un cytoplasme bourré de vacuoles. Il existe parfois dans la moelle osseuse et les ganglions lymphatiques des sujets atteints de parasitoses (trypanosomiases, leishmanioses), de myélomes et de macroglobulinémies.

MOUCHES VOLANTES [angl. ***myodesopsia***]. Syn. *myiodésopsie.* Apparition de points brillants dans le champ visuel. Ces images subjectives sont généralement dues aux éléments flottants du corps vitré, dont l'ombre se projette sur la rétine.

MOUCHET. V. *Köhler-Mouchet (maladie de).*

MOUCHET (paralysie d'Albert) (fr., 1914) [angl. ***Albert Mouchet's syndrome***]. Paralysie cubitale (ou ulnaire) apparaissant longtemps après une fracture du condyle externe de l'humérus survenue dans la première enfance et ayant entraîné un cubitus valgus progressif.

MOUCHET-CAMEY (opération de) (M. Alain, fr., 1951). Syn. *opération de Beal-Longmire.* Gastrectomie totale complétée par l'interposition, entre le cardia et le duodénum, d'une anse jéjunale destinée à former un nouveau réservoir gastrique.

MOUILLABILITÉ, *s. f.* [angl. ***wetability***]. Propriété des surfaces solides sur lesquelles une goutte de liquide s'étale largement. La mouillabilité est une propriété de l'interface solide-liquide. Elle dépend des énergies superficielles de ces deux matériaux. Elle est donc spécifique d'un couple solide-liquide donné.

MOULIN (bruit de) (Bricheteau, 1844) [angl. ***water-wheel murmur***]. Clapotage sonore et rythmé analogue au bruit des palettes d'un moulin à eau, que l'on entend au niveau du cœur en cas d'hydro-pneumopéricarde ou de collection hydro-aérique médiastinale.

MOUNIER-KUHN (syndrome de) (M.-K. Pierre, fr., 1932) [angl. ***Mounier-Kuhn syndrome***]. Association d'ethmoïdo-antrite et de dilatation des bronches congénitales.

MOUNT ET REBACK (syndrome de) (M., Lester, amér. ; Reback S., amér., 1940). V. *choréo-athétose familiale paroxystique.*

MOUSSOUS (maladie de) (fr., 1905). V. *érythrodermie desquamative des nourrissons.*

MOUSTIQUE, *s. m.* V. *Culicidés.*

MOUTARD-MARTIN (signe de) (M.-M. Eugène, fr., 1821-1891). V. *controlatérale (douleur provoquée).*

MOUTARDE À L'AZOTE [angl. ***nitrogen mustard***]. Substance alkylante dérivée de l'ypérite ou gaz moutarde (gaz de combat utilisé par l'armée allemande à Ypres [Belgique] pendant la guerre de 1914-1918). V. *alkylant.*

MOUVEMENT, *s. m.* [angl. ***movement***]. Changement de position, déplacement. — ***m. actif.*** *M.* volontaire exécuté par le sujet lui-même. — ***m. autopassif.*** *M.* exécuté par le sujet à l'aide d'une autre partie de son corps. — ***m. contrarié.*** *M.* exécuté en résistant contre une force extérieure. — ***m. passif.*** *M.* exécuté par un tiers.

MOUVEMENTS ASSOCIÉS. V. *syncinésies.*

MOUVEMENTS CIRCULAIRES (théorie des) (Lewis, 1921) [angl. ***circus movement's theory***] (cardiologie). Théorie destinée à expliquer la fibrillation et le flutter des oreillettes ou atriums. Du fait d'un raccourcissement anormal de la période réfractaire du myocarde atrial, une onde d'excitation tourne sans cesse, à grande vitesse, autour de l'embouchure des veines caves ; si elle est très rapide (450 par minute) et agit d'une façon parcellaire et irrégulière sur des atriums inexcitables par places, elle provoque la fibrillation ; si elle est plus lente (300 par minute) et trouve un myocarde atrial plus homogène, elle détermine le flutter.

MOUZON. V. *Achard, Foix et Mouzon (syndrome d')* et *Déjerine-Mouzon (syndrome de).*

MOWLEN JACKSON (greffe de). Procédé de greffe cutanée dans lequel on associe des bandes alternées d'homo- et d'autogreffes.

MOXA, *s. m.* (terme japonais) [angl. ***moxa***]. Bâtonnet ou petite boule d'une substance combustible que l'on dépose en certains points du corps dans un but de cautérisation (*moxibustion,* v. ce terme). On emploie classiquement à cet effet une préparation de feuilles séchées d'une variété d'*armoise* (v. ce terme).

MOXATION, *s. f.* V. *moxibustion.*

MOXIBUSTION, *s. f.* (moxa ; combustion) [angl. ***moxibustion***]. Syn. *moxation.* Procédé thérapeutique employé depuis la plus haute antiquité en Extrême-Orient, consistant en l'application en certains points du corps d'une substance (*moxa,* v. ce terme) que l'on fait brûler lentement.

MOYA-MOYA, *s. m.* V. *Nishimoto (maladie de).*

MOYNAHAN (syndromes de) (Moynahan E. J., angl., 1962) [angl. ***Moynahan's syndromes***]. — 1° Association congénitale et familiale très rare d'alopécie, d'épilepsie et de retard mental. — 2° Association très rare de lentiginose symétrique et d'infantilisme.

MOYRAND. V. *Bazy-Moyrand (quadrilatère de).*

mRNA. Abréviation du terme anglais signifiant *ARN messager.* V. *ribonucléique (acide).*

MSH. V. *mélanotrope (hormone).*

MSH-IF. V. *facteur inhibant la sécrétion d'hormone mélanotrope.*

MSH-RF. V. *facteur déclenchant la sécrétion d'hormone mélanotrope.*

MST. Abréviation de *Maladie Sexuellement Transmissible.* V. ce terme.

MTS. Abréviation de *Maladie à Transmission Sexuelle.* V. *maladie sexuellement transmissible.*

MUCHA-HABERMANN (maladie de) (M. Viktor, autr., 1916). V. *parapsoriasis varioliformis de Wise.*

MUCILAGE, *s. m.* [angl. ***mucilage***]. Médicament dans lequel entre une solution de gomme dans l'eau, destinée à lui donner une consistance épaisse et visqueuse.

MUCINASE, *s. f.* (G. H. Roger) [angl. ***mucinase***]. Enzyme qui existe dans la muqueuse intestinale et qui détermine la coagulation du mucus.

MUCINE, *s. f.* [angl. ***mucin***]. Substance transparente, visqueuse, ne se coagulant pas par la chaleur mais par l'acide acétique ; elle est élaborée par les cellules du tissu muqueux et s'accumule dans leur intervalle.

MUCINOSE, *s. f.* [angl. ***mucinosis***]. Maladie caractérisée par l'infiltration des tissus par la mucine (v. ce terme). Le myxœdème, le scléræœdème, la mucinose folliculaire sont des mucinoses.

MUCINOSE CUTANÉE SCLÉRO-PAPULEUSE. V. *myxœdème cutané circonscrit ou atypique.*

MUCINOSE FOLLICULAIRE [angl. ***follicular mucinosis***]. Syn. *alopécie mucineuse de Pinkus* (1957). Maladie du follicule pileux associant son infiltration élective par de la mucine à de l'inflammation. Elle s'observe surtout chez l'adulte jeune et réalise des aires d'alopécie du cuir chevelu et des sourcils et, au niveau de la face et du cou, des plaques rougeâtres ou des papules folliculaires.

MUCINOSE PAPULEUSE. V. *myxœdème cutané circonscrit ou atypique.*

MUCITE, *s. f.* [angl. ***mucitis***]. Inflammation d'une muqueuse, souvent d'origine thérapeutique (chimio- ou radiothérapie).

MUCKLE ET WELLS (syndrome de) (M. Thomas, canadien, 1962) [angl. ***Muckle and Wells syndrome***]. Affection familiale à transmission autosomique dominante associant, dans ses formes complètes, des poussées d'arthralgies accompagnées d'urticaire qui apparaissent dans l'adolescence, une surdité de perception et une amylose du rein (de type AA) évoluant rapidement vers l'insuffisance rénale. Ce syndrome présente des analogies avec la maladie périodique (v. ce terme et *urticaire familiale au froid*).

MUCO-ADÉNOMATOSE GASTRIQUE DIFFUSE. V. *polyadénome gastrique diffus.*

MUCOCÈLE, *s. f.* (lat. *mucus* ; gr. *kêlê*, tumeur) [angl. ***mucocele***]. — 1° Tumeur formée par du mucus (Littré). — 2° Tumeur formée par le sac lacrymal, lorsque les conduits lacrymaux ne sont pas perméables et que le canal nasal est également obstrué.

MUCO-CUTANÉO-OCULAIRE (syndrome) (Robinson et Mac Grumb, 1950) [angl. ***muco-cutaneous-ocular syndrome***]. Syn. *syndrome oculo-muco-cutané, syndrome muco-oculo-cutané, syndrome de Fusch* (1876). Terme groupant la maladie de Behçet, le syndrome de Fiessinger-Leroy-Reiter, l'ectodermose érosive pluri-orificielle de Fiessinger-Rendu.

MUCOGRAPHIE, *s. f.* (lat. *mucus* ; gr. *graphein*, inscrire) [angl. ***mucography***]. Étude radiographique du relief de la muqueuse du tube digestif, imprégnée de substance opaque aux rayons X selon une technique particulière.

MUCOÏDE, *adj.* [angl. ***mucoid***]. Qui ressemble à la mucine ou dont la structure rappelle celle d'une muqueuse. — ***kyste m.*** Kyste dont la paroi est constituée par un épithélium cylindrique semblable à celui des muqueuses.

MUCOLIPIDOSE, *s. f.* [angl. ***mucolipidosis***]. Maladie héréditaire à transmission récessive autosomique, due à un trouble métabolique par défaut d'enzyme et caractérisée par l'accumulation, dans certains organes, de mucopolysaccharides acides et de glycolipides. On décrit plusieurs variétés de *m.* qui rappellent cliniquement la maladie de Hurler, mais qui en diffèrent généralement par l'absence de mucopolysaccharides dans l'urine. Parmi ces variétés, citons la *m. type I* ou lipomucopolysaccharidose, la *m. type II* ou maladie des cellules à inclusions, la *m. type III* ou pseudo-polydystrophie de Hurler, la fucosidose et la mannosidose. Certains en rapprochent la *maladie de Salla.* V. ces termes, *gangliosidose, mucopolysaccharidose* et *Scholz-Greenfield (maladie de).*

MUCOLYSE, *s. f.* (lat. *mucus* ; gr. *lusis*, solution) [angl. ***mucolysis***]. Liquéfaction du mucus.

MUCO-OCULO-CUTANÉ (syndrome). V. *muco-cutanéo-oculaire (syndrome).*

MUCOPOLYSACCHARIDE, *s. m.* [angl. ***mucopolysaccharide***]. Syn. *glycosaminoglycane.* Variété de glycoprotéines (v. ce terme) ; certains *m.* sont *azotés* (dont les mucoïdes et les chondroïdes) ; d'autres sont *acides* (protéoglycanes) et comptent parmi les constituants principaux de la substance fondamentale du tissu conjonctif (p. ex. : les chondroïtine-sulfates, l'héparane-sulfate, le kératan-sulfate, les dérivés de l'acide hyaluronique) ; ils comprennent aussi les antigènes des groupes sanguins, les constituants de la capsule des pneumocoques.

MUCOPOLYSACCHARIDOSE, *s. f.* [angl. ***mucopolysaccharidosis***]. Maladie héréditaire due à une perturbation, par déficience enzymatique (v. *maladie lysosomiale*), du métabolisme des mucopolysaccharides acides (v. ce terme) qui sont accumulés en excès dans les tissus. Ces maladies ont en commun une élimination urinaire anormale, quantitativement et qualitativement de ces mucopolysaccharides. Leur groupe comprend essentiellement, selon la classification de McKusick (1945) modifiée : le *type I*, autrefois maladie de Hurler, désignant maintenant tous les déficits en α-L-iduronidase ; démembré en 3 sous-variétés : *I-H* ou maladie de Hurler dans la nouvelle nomenclature ; *I-S* ou maladie de Scheie (ancien type V) et *I-H/S,* une forme intermédiaire aux 2 précédentes ; *le type II* ou maladie de Hunter ; *le type III* ou maladie de Sanfilippo ; le *type IV* ou maladie de Morquio ; l'ancien *type V* ou maladie de Scheie, devenu type I-S dans la nouvelle classification ; *le type VI* ou syndrome de Maroteaux-Lamy ; *le type VII* ou syndrome de Sly (voir tous ces termes aux noms propres). Pour certains auteurs, d'autres maladies comptent parmi les *m.* ou en sont proches : le syndrome d'Ellis-Van Creveld, certaines dysplasies spondylo-épiphysaires, l'onychoostéodysplasie héréditaire et même la pseudo-polydystrophie de Hurler (bien qu'elle ne s'accompagne pas de mucopolysaccharidurie). Les *m.* sont parfois associées à d'autres thésaurismoses comme la gangliosidose. V. ces termes, *mucolipidose* et *dysplasie spondylo-épiphysaire génotypique.*

MUCOPOLYSACCHARIDURIE, *s. f.* [angl. ***mucopolysacchariduria***]. Présence de mucopolysaccharides dans l'urine. Il s'agit généralement de mucopolysaccharides acides ; normalement, leur taux ne doit pas dépasser 10 mg par litre chez l'enfant et 5 chez l'adulte. V. *mucopolysaccharidose.*

MUCOPROTÉINE, *s. f.* [angl. ***mucoprotein***]. Variété de glycoprotéines (v. ce terme) ; certaines *m.* contiennent plus de 4 % de glucides : ce sont les *m.* vraies ; d'autres, moins de 4 % : certains auteurs leur réservent le nom de *glyco- (*ou *gluco-) protéines.* Les principales *m.* sont celles du cartilage (chondroïdes), de la mucine (mucoïdes), des protéines du plasma. V. *glucidogramme.*

MUCOPROTÉINURIE, *s. f.* [angl. ***mucoproteinuria***]. Présence de mucoprotéine dans l'urine.

MUCOPUS, *s. m.* [angl. ***mucopus***]. Mucus ayant l'apparence de pus par suite de l'abondance des leucocytes qu'il contient.

MUCORMYCOSE, *s. f.* (Paltauf, 1885) [angl. ***mucormycosis***]. Envahissement de l'organisme par un champignon de la famille des Phycomycètes (v. *phycomycose*) : *Mucor, Absidia, Rhizopus.* Il survient généralement chez les diabétiques en acidocétose, les immunodéprimés. Des fosses nasales, porte d'entrée habituelle, le micro-organisme gagne les sinus, l'orbite puis le cerveau : il essaime parfois dans les différents viscères (poumon). Il provoque des thromboses extensives des vaisseaux et la mort survient en quelques jours dans un coma parfois hémiplégique.

MUCORRHÉE, *s. f.* (lat. *mucus* ; gr. *rhein*, couler). V. *myxorrhée.*

MUCOSITÉ, *s. f.* (lat. *mucus)* [angl. ***mucosity***]. Amas de substance épaisse et filante qui tapisse certaines muqueuses. Les *m.* sont formées surtout de mucus concrété, auquel s'ajoutent des cellules desquamées, des microbes et des poussières.

MUCOVISCIDOSE, *s. f.* ou **MUCOVISCOSE**, *s. f.* (lat. *mucus* ; *viscum,* glu) (Fanconi, 1935 ; D. Andersen, 1938) [angl. ***mucoviscidosis cystic fibrosis***]. Syn., *syndrome de Landsteiner-Fanconi-Andersen, triade* ou *syndrome d'Andersen.* Affection héréditaire transmise selon le mode récessif autosomique, dont le gène, exprimé dans de nombreuses cellules épithéliales et localisé sur le chromosome 7, code une protéine dite *CFTR (cystic fibrosis transmembrane conductance regulator)* qui contrôle notamment les mouvements du chlore à travers la membrane cellulaire. Dans la *m.,* le fonctionnement de ce « canal chlore » est altéré par l'une des plus de 1 000 mutations décrites du gène de la *m.* Les glandes à mucus sécrètent un liquide abondant, trop visqueux et riche en glycoprotéines et les glandes séreuses un liquide trop riche en chlore et en sodium (v. *sueur, test de la*). C'est la plus fréquente des maladies génétiques de l'enfance (1 cas sur 2 000 naissances). Elle est très polymorphe et atteint surtout le pancréas exocrine *(fibrose kystique* ou *maladie fibrokystique du pancréas, syndrome de Clarke-Hadfield, pancréatite fibrokystique)* et les glandes de l'épithélium bronchique. Elle se manifeste soit, chez le nouveau-né, par une occlusion intestinale mortelle (iléus méconial), soit par des troubles digestifs dus à l'insuffisance pancréatique : diarrhée chronique abondante et graisseuse avec météorisme et troubles de la croissance évoluant parfois vers la fibrose hépatique ; soit par une infection pulmonaire aiguë ou chronique très fréquente et d'autant plus grave que l'enfant est plus jeune. À côté de ces formes rapidement mortelles existent des formes d'évolution prolongée. Le dépistage néonatal systématique de la *m.* est généralisé en France depuis 2002 (dosage de la trypsine immunoréactive sanguine). V. *Schwachman (syndrome de)* et *Burkholderia cepacia.*

MUCUS, *s. m.* (lat. *mucus,* de *mungere,* moucher) [angl. ***mucus***]. Substance sécrétée par les glandes muqueuses et les cellules caliciformes ou cellules glandulaires. Elle est insoluble dans l'alcool et l'éther, soluble dans l'eau et ne prend pas les réactifs colorants. V. *muqueuse.*

MUGUET, *s. m.* (nommé ainsi à cause de son aspect blanc comme la fleur du muguet) [angl. ***thrush, mycotic stomatitis***]. Maladie parasitaire due au développement sur certaines muqueuses (la muqueuse buccale en particulier et quelquefois le pharynx) d'un micro-organisme, *Candida albicans* (autrefois appelé *Oïdium albicans* — v. ces termes). Le muguet se présente sous l'aspect de plaques plus ou moins étendues d'un blanc crémeux et s'accompagne de réaction acide de la salive. Il se montre surtout chez les jeunes enfants profondément dénutris et chez les sujets cachectiques.

MUIR-TORRE (syndrome de) (Muir E.G., 1967 ; Torre D. 1968 ; angl.) [angl. ***Muir-Torre syndrome***]. Association de tumeurs sébacées bénignes ou malignes et de carcinomes multiples intestinaux, gastriques ou laryngés. Sa transmission est autosomique dominante.

MULIBREY (syndrome ou nanisme). V. *nanisme Mulibrey.*

MÜLLER. V. *Damman-Müller (opération de), Christian-Andrews-Conneally-Müller (syndrome de)* et *Geiger-Müller (compteur de).*

MÜLLER (canal de) (M. Johannes, all., 1801-1858) (TA *ductus paramesonephricus*) [angl. ***Mullerian duct***]. Syn. *conduit paramésonéphronique.* Formation tubulaire paire qui s'atrophiera chez l'homme et se transformera chez la femme en vagin, utérus et trompes de Fallope. V. *Wolff (canal de).*

MÜLLER (épreuve ou manœuvre de). V. *Buerger-Müller (épreuve ou manœuvre de).*

MÜLLER (loi de) (M. Johannes, all., 1838). — 1° Toute tumeur est formée d'un tissu ayant son analogue dans l'organisme normal, soit à l'état embryonnaire, soit à l'état de complet développement. V. *Remak-Virchow (loi de).* — 2° V. *irritabilité spécifique (loi d').*

MÜLLER (réflexe de). V. *dermographisme douloureux.*

MÜLLER (signe de Friedrich von) (all., 1858-1941) [angl. ***Müller's sign***]. Battements du voile du palais et des amygdales, dus à l'association du pouls capillaire et des pulsations carotidiennes. On observe ce signe dans l'insuffisance aortique.

MÜLLER (syndrome de). Insuffisance coronaire et infarctus du myocarde au cours de l'hypercholestérolémie familiale.

MÜLLER-RIBBING (maladie de). V. *polyostéochondrite.*

MÜLLER-WEISS (maladie de) (M. Walther, all., né en 1888). V. *scaphoïdite tarsienne.*

MULLÉRIEN, ENNE, *adj.* [angl. ***mullerian***]. Qui se rapporte aux canaux de Müller. — ***kyste m.*** Kyste du vagin développé aux dépens des restes du canal de Müller.

MULLÉROBLASTOME, *s. m.* (Mlle Gauthier-Villars, 1950) [angl. ***mulleroblastoma***]. Tumeur mixte d'évolution maligne développée dans le corps de l'utérus et, selon certains auteurs, aux dépens des vestiges du canal de Müller.

MULTIFACTORIEL, ELLE, *adj.* (lat. *multum,* beaucoup de ; *factor,* celui qui fait) [angl. ***multifactorial***]. Syn. *polyfactoriel.* Qui se rapporte à plusieurs éléments constituants, à plusieurs causes ou qui en dépend. V. *facteur.*

MULTIFOCAL, ALE, *adj.* (lat. *multum,* beaucoup ; *focus,* foyer) [angl. ***multifocal***]. Qui se rapporte à plusieurs foyers.

MULTIGESTE, *s. f.* [angl. ***multigesta***]. Femme dont la présente grossesse n'est pas la première. V. *multipare.*

MULTINÉVRITE, *s. f.* (lat. *multum,* beaucoup ; gr. *neuron,* nerf) [angl. ***disseminated nevritis***]. Syn. *névrite multiple, mononeuropathie multiple.* Atteinte simultanée ou successive de plusieurs nerfs périphériques situés souvent dans des régions éloignées les unes des autres et *non symétriques* ; elle se manifeste par des douleurs, une paralysie et une atrophie des muscles correspondants. V. *polynévrite* et *neuropathie périphérique.*

MULTIPARE, *adj.* (lat. *multum,* beaucoup ; *parere,* enfanter) [angl. ***multiparous***]. Femme qui accouche au moins pour la deuxième fois.

MULTIPLET, *s. m.* [angl. ***multiplet***] (physiologie). Série de potentiels d'action se succédant à brefs intervalles.

MULTISCAN, *s. m.* V. *échographie (é. bidimensionnelle).*

MÜNCHHAUSEN (syndrome de) (R. Asher, 1951) (baron de Münchhausen, 1720-1797, officier allemand aux aventures fabuleuses) [angl. ***Münchhausen's syndrome***]. Syndrome décrit chez des malades couturés de cicatrices d'opérations chirurgicales pratiquées au cours d'hospitalisations répétées pour des affections simulées, dramatiques et invraisemblables. Hospitalisations que ces malades, au comportement psychique particulier, interrompent parfois d'eux-mêmes après altercations avec le personnel soignant. C'est une forme chirurgicale de la *pathomimie* (v. ce terme).

MÜNCHHAUSEN PAR PROCURATION (syndrome de) [angl. ***Münchhausen's syndrome by proxy***]. V. *Meadow (syndrome de).*

MÜNCHMEYER (maladie de) (M. Ernst, all., 1846-1880). V. *myosite ossifiante progressive.*

MUNRO (point de) (M. John, amér., 1858-1910) [angl. ***Munro's point***]. Point situé à l'intersection du bord externe du muscle droit et de la ligne qui joint l'épine iliaque antéro-supérieure droite à l'ombilic (point appendiculaire).

MÜNZER-ROSENTHAL (syndrome de) (M. Franz, all., 1927 ; R., 1939-40) [angl. ***Münzer-Rosenthal syndrome***]. Association d'hallucinations, d'anxiété et de catalepsie.

MUQUEUSE, *s. f.* (lat. *mucus*) (TA ***tunica mucosa***) [angl. ***mucous membrane***]. Tissu épithélial humide revêtant certains conduits et cavités de l'organisme (appareils digestif, respiratoire, génito-urinaire). V. *mucus.*

MUQUEUSE (plaque). Lésion syphilitique secondaire, siégeant sur les muqueuses et sur la peau qui recouvre les parties voisines d'un orifice (bouche, anus, vulve). Ce sont des érosions superficielles du chorion muqueux, qui présente parfois à ce niveau une saillie plus ou moins considérable. Parfois l'abrasion des papilles leur donne un aspect lisse (*plaques fauchées* : Fournier). Leur couleur est rouge ou plus souvent opaline ; elles sont contagieuses et quelquefois recouvertes d'un exsudat diphtéroïde.

MUQUEUX (râle) [angl. ***mucous rale***]. V. *sous-crépitant (râle).* — Ce terme est employé surtout par les auteurs qui veulent réserver celui de sous-crépitant aux râles de retour de la pneumonie.

MURAL THROMBUS, *s. m.* (angl.). V. *thrombus.*

MURAMIDASE, *s. f.* V. *lysozyme.*

MÛRIFORME (cellule). V. *Mott (cellule mûriforme de).*

MURIN, INE, *adj.* (lat. *mus, muris,* rat) [angl. ***murine***]. Qui provient du rat ou de la souris, relatif à ces animaux. P. ex. : *typhus m.* ; *antigène m.*

MURMURE RESPIRATOIRE ou **VÉSICULAIRE** [angl. ***respiratory murmur***]. Bruit que l'on entend lorsque l'on applique l'oreille contre la poitrine d'un sujet qui ne présente aucune lésion thoracique et qui respire naturellement. C'est un « léger murmure, analogue à celui que produit une personne dormant d'un sommeil paisible ou poussant un profond soupir » (Barth et Roger).

MURMURE ROTATOIRE [angl. ***muscle murmur***]. Syn. *bruit musculaire.* Bruit sourd dû à la contraction musculaire.

MURPHY (signe de) (M. John, amér., 1857-1916) [angl. ***Murphy's sign***]. Douleur provoquée par la palpation profonde, en décubitus dorsal, de la région vésiculaire au moment d'une grande inspiration ; signe de lithiase vésiculaire.

MUSCARINIEN ou **MUSCARINIQUE (effet)** [angl. ***muscarinic action***]. Action pharmacodynamique analogue à celle de la muscarine (alcaloïde présent dans divers champignons vénéneux), qui ralentit le cœur, dilate les artérioles, abaisse la pression artérielle, fait contracter l'intestin et les bronches et accroît les sécrétions. C'est un effet produit par l'excitation des récepteurs muscariniques (v. ce terme), semblable à celui de la ***stimulation post-ganglionnaire du parasympathique***. V. *amanite, cholinergie* et *muscarinien (syndrome).*

MUSCARINIEN (syndrome) (*Amanita muscaria*) [angl. ***muscarinic syndrome***]. Ensemble de troubles précoces liés à l'intoxication par de nombreux champignons (*Amanita muscaria, inocybe, cytocybe*) contenant de la *muscarine.* Survenant précocement, il associe hypersudation, sialorrhée, larmoiement, bronchoconstriction, myosis, bradycardie et hypotension artérielle, ce qui constitue un ***syndrome d'hypertonie vagale***. Il se traite par l'atropine.

MUSCARINIQUE (récepteur). V. *récepteur muscarinique.*

MUSCLE, *s. m.* (lat. et TA *musculus*) [angl. ***muscle***]. Organe charnu fait de tissu contractile. Le tissu musculaire est formé de cellules allongées (fibres musculaires ou myocytes) entourées d'une membrane et dont le cytoplasme (sarcoplasme) contient des myofibrilles (v. ces termes). — On distingue les *m. lisses*, présents dans les viscères et la paroi de divers conduits et les *m. striés*, rouges ; ce sont les muscles squelettiques, à contraction volontaire et le cœur. V. *myosine, système T, desmine, sarcolemme, chef de muscle* et divers termes commençant par *leio..., mya..., myo..., rhabdo...* • 👁 **sarcolemme** •.

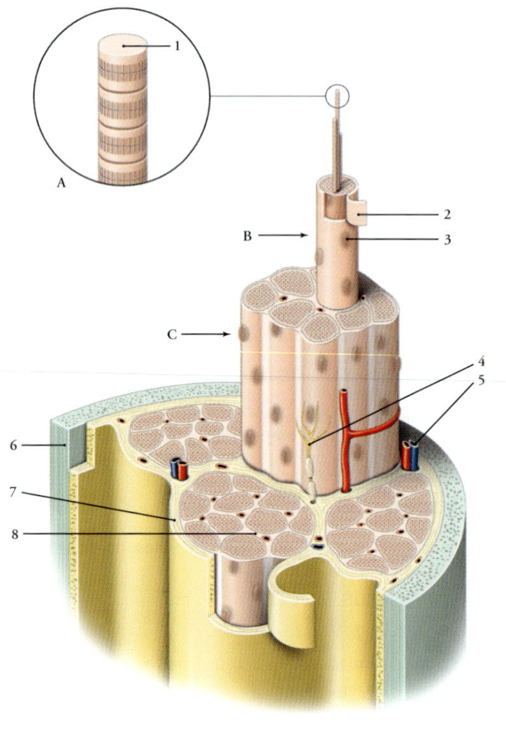

Structure d'un muscle squelettique

A. myofibrilles
B. myocyte
C. faisceau musculaire

1. myofilaments
2. sarcolemme
3. noyau
4. n. moteur
5. vaisseaux
6. épimysium et fascia
7. périmysium
8. endomysium

MUSCULAIRE (bruit). V. *murmure rotatoire.*

MUSCULARIS MUCOSÆ (en lat. [sous-entendu : couche] musculaire de la muqueuse) [TA et angl. ***lamina muscularis mucosae***]. Couche mince de muscle lisse située sous la muqueuse du tube digestif.

MUSCULATION, *s. f.* [angl. ***body building***]. Développement de la force musculaire par des exercices appropriés. Elle peut être ***passive*** par *électrostimulation,* ou bien ***active,*** *pure* ou effectuée *avec résistance* manuelle ou mécanique (poids, haltères) à la contraction de certains muscles ou groupe de muscles.

MUSCULEUSE, *s. f.* (lat. *muscularis,* du muscle) [angl. ***muscularis, tunica muscularis, muscular coat***]. Syn. *tunique musculeuse.* Couche de fibres musculaires lisses assurant la motilité d'un organe (tube digestif, appareils respiratoire et urinaire...).

MUSEAU DE TANCHE. V. *exocol.*

MUSICOTHÉRAPIE, *s. f.* Mot mal fait. V. *mélothérapie.*

MUSSET (signe de) (Delpeuch, 1900) [angl. ***Musset's sign***]. Secousses de la tête, rythmées par les battements cardiaques, chez les malades atteints d'insuffisance aortique (le poète Alfred de Musset aurait le premier noté ce signe sur lui-même). On l'a observé également dans l'anévrisme de la crosse de l'aorte et dans le goitre exophtalmique.

MUSSITATION, *s. f.* (lat. *mussitare,* murmurer) [angl. ***mussitation***]. Mouvement des lèvres sans émission de sons articulés que l'on observe dans certaines maladies graves avec phénomènes cérébraux.

MUSTARD (opérations de) (M. William, canadien, né en 1914) [angl. ***Mustard's operations***]. — 1° Cure chirurgicale radicale de la transposition complète des gros vaisseaux. Comme l'opération de Senning (v. ce terme), elle consiste à réaliser, par le cloisonnement des oreillettes, une transposition veineuse corrigeant la transposition artérielle. V. *Blalock-Hanlon (opération de).* — 2° Cure chirurgicale en 2 temps d'un retour veineux pulmonaire anormal total. Dans un 1er temps, la veine cave supérieure gauche est anastomosée à l'oreillette (ou atrium) gauche ; ultérieurement, la veine cave supérieure gauche est liée au-dessus de l'abouchement de toutes les veines pulmonaires et la communication interatriale est fermée.

MUTAGÈNE, *adj.* (lat. *mutatio,* changement ; gr. *génnan,* engendrer) [angl. ***mutagen***]. Qui provoque une mutation.

MUTAGENÈSE, *s. f.* [angl. ***mutagenesis***]. Production d'une mutation.

MUTAGÉNICITÉ, *s. f.* [angl. ***mutagenicity***]. Pouvoir de déclencher une mutation.

MUTANT, ANTE, *adj.* [angl. ***mutant***]. Qui a subi une mutation (v. ce terme). — *s. m.* Individu, type, caractère ou gène qui a été modifié par suite d'une mutation.

MUTASE, *s. f.* [angl. ***mutase***]. Enzyme permettant le transfert d'atomes ou de groupements d'atomes à l'intérieur d'une molécule. P. ex. : la diphosphoglycéromutase (v. *anémie hémolytique enzymoprive*).

MUTATION, *s. f.* (De Vries, 1901) (lat. *mutatio,* changement) [angl. ***mutation***] (biologie). Syn. *explosion, hétérogenèse* (Koelliker, 1864), *idiocinèse* (Lenz, 1912), *saltation.*Variation brusque, totale d'emblée, parfois considérable qui peut se manifester dans une espèce chez des sujets normaux en apparence, devenir parfois héréditaire et caractériser une nouvelle espèce. Elle résulte, au moment de la division cellulaire, de la modification brutale d'un segment plus ou moins étendu de la molécule d'ADN qui constitue le chromosome ; elle peut intéresser une fraction de gène *(m. ponctuelle)*, un ou plusieurs gènes *(m. génétique)*, parfois même un volumineux segment de chromosome *(m. segmentaire* ou *chromosomique).* La modification brusque peut également porter sur des chromosomes entiers et modifier leur nombre ou leur structure ; dans ce dernier cas elle peut se faire par délétion, insertion, duplication ou translocation (v. ces termes). Si une *m.* survenue pendant la méiose n'est pas létale et n'entrave pas la reproduction, elle se transmet aux générations suivantes. La théorie de la mutation s'oppose à la doctrine de l'évolution continue de Darwin. V. *aberration chromosomique, darwinisme, néodarwinisme, désoxyribonucléique (acide)* et *gène.*

MUTATIONNISME, *s. m.* (De Vries, 1901) [angl. ***theory of mutation***]. « Doctrine d'après laquelle l'évolution s'est faite par mutations ; cette doctrine s'appuie sur la discontinuité qui existe dans la succession des caractères distinctifs des divers groupements zoologiques » (Rouvière). V. *mutation, génétique* et *Mendel (lois de).*

MUTISME, *s. m.* (lat. *mutus,* muet) [angl. ***mutism***]. État d'un individu qui n'articule aucune parole. Terme général qui comprend le *m.* volontaire, celui des psychopathes et des simulateurs, le *m.* temporaire des sourds qui peuvent apprendre à parler, le *m.* par arrêt de développement cérébral des idiots, des crétins, etc. On réserve généralement ce terme au cas des sujets qui gardent le silence tout en ayant leurs centres du langage et leurs moyens d'expression intacts.

MUTISME AKINÉTIQUE (Cairns, 1941) [angl. ***akinetic mutism***]. Syndrome caractérisé par une inertie complète, une absence totale de parole et de mouvement spontané ou suggéré (à l'exception de ceux des yeux). Il est dû à une lésion des deux lobes frontaux ou à une hydrocéphalie aiguë par tumeur du 3e ventricule. V. *coma* et *verrouillage (syndrome de).*

Muscles. Vue antéro-latérale

1. m. long palmaire
2. m. fléchisseur radial du carpe
3. m. rond pronateur
4. m. brachial antérieur
5. m. biceps brachial
6. m. triceps brachial
7. m. splénius de la tête
8. m. coraco-brachial
9. m. deltoïde
10. m. trapèze
11. m. élévateur de la scapula
12. m. scalène
13. m. grand rond
14. m. grand pectoral
15. m. grand dorsal
16. m. dentelé antérieur
17. m. oblique externe
18. gaine rectusienne (ou du m. droit de l'abdomen)
19. m. moyen fessier
20. m. tenseur du fascia lata
21. m. ilio-psoas
22. anneau inguinal superficiel
23. m. pectiné
24. m. long adducteur
25. m. droit fémoral
26. m. vaste latéral
27. tractus ilio-tibial
28. m. gastrocnémien (chef latéral)
29. m. long fibulaire
30. m. tibial antérieur
31. m. court fibulaire
32. m. long extenseur des orteils
33. rétinaculum supérieur des extenseurs
34. rétinaculum inférieur des extenseurs
35. m. court extenseur de l'hallux
36. m. long extenseur de l'hallux
37. m. soléaire
38. m. gastrocnémien (chef médial)
39. ligament patellaire
40. m. vaste médial
41. m. sartorius
42. m. pyramidal
43. m. gracile
44. m. court adducteur
45. m. grand adducteur
46. m. fléchisseur ulnaire du carpe
47. m. brachio-radial
48. m. fléchisseur superficiel des doigts
49. m. thyro-hyoïdien
50. m. omo-hyoïdien
51. m. sterno-cléido-mastoïdien
52. m. sterno-thyroïdien
53. m. sterno-hyoïdien
54. m. grand pectoral
55. m. deltoïde
56. m. petit pectoral
57. m. biceps brachial
58. m. intercostal
59. m. brachial antérieur
60. m. biceps brachial
61. m. rond pronateur
62. m. brachio-radial
63. m. long et court extenseurs radiaux du carpe
64. m. fléchisseur radial du carpe
65. m. long palmaire
66. m. fléchisseur ulnaire du carpe
67. m. fléchisseur superficiel des doigts
68. m. long adducteur du pouce
69. m. droit de l'abdomen
70. m. oblique interne
71. faux inguinale
72. ligament inguinal

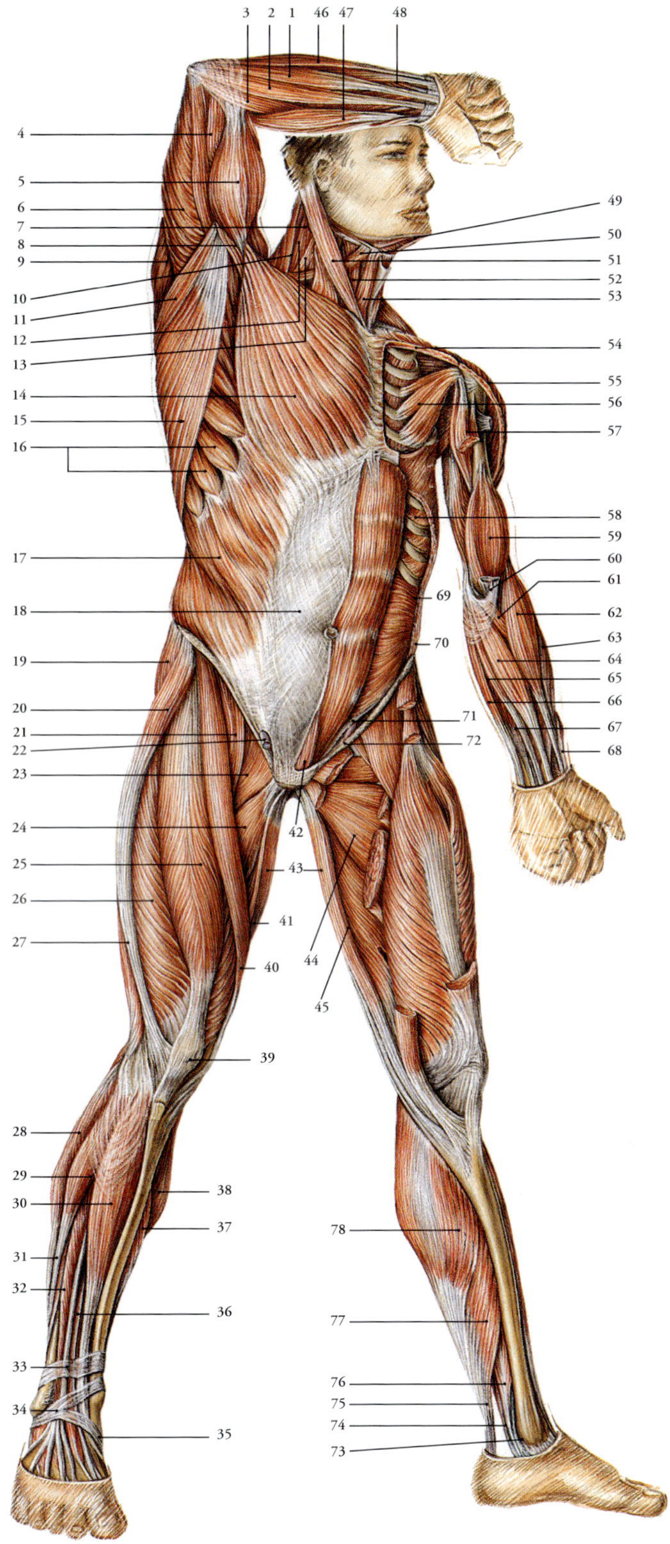

73. m. tibial postérieur
74. tendon du long fléchisseur de l'hallux
75. tendon calcanéen (d'Achille)
76. m. long fléchisseur des orteils
77. m. soléaire
78. m. gastrocnémien

Muscles. Vue postérieure

1. m. semi-épineux de la tête
2. m. splénius de la tête
3. m. sterno-cléido-mastoïdien
4. m. trapèze
5. m. deltoïde
6. m. triceps brachial
7. m. long extenseur radial du carpe
8. m. court extenseur radial du carpe
9. m. anconé
10. m. extenseur des doigts
11. m. extenseur ulnaire du carpe
12. m. fléchisseur ulnaire du carpe
13. m. fléchisseur superficiel des doigts
14. m. brachio-radial
15. m. long palmaire
16. m. fléchisseur radial du carpe
17. m. brachial
18. m. biceps brachial
19. m. grand dorsal
20. m. oblique externe
21. m. oblique interne
22. fascia thoraco-lombaire
23. m. grand fessier
24. tractus ilio-tibial
25. m. biceps fémoral
26. m. semi-tendineux
27. m. semi-membraneux
28. m. plantaire
29. m. gastrocnémien
30. m. soléaire
31. m. long fibulaire
32. m. court fibulaire
33. rétinaculum des fléchisseurs
34. m. splénius du cou
35. m. élévateur de la scapula
36. m. petit rhomboïde
37. m. dentelé postéro-supérieur
38. m. supra-épineux
39. m. grand rhomboïde
40. m. deltoïde
41. m. infra-épineux
42. m. petit rond
43. chef long du m. triceps
44. m. grand rond
45. m. grand dorsal réséqué
46. m. érecteur du rachis
47. m. dentelé antérieur
48. m. dentelé postéro-inférieur
49. m. brachio-radial
50. m. long extenseur radial du carpe
51. m. court extenseur radial du carpe
52. m. extenseur du V
53. m. extenseur des doigts
54. m. supinateur
55. m. extenseur ulnaire du carpe
56. m. long adducteur du pouce
57. m. long extenseur du pouce
58. m. court extenseur du pouce
59. m. extenseur de l'index
60. rétinaculum des extenseurs
61. m. fléchisseur ulnaire du carpe
62. m. anconé
63. m. oblique interne
64. m. oblique externe
65. m. moyen fessier
66. m. petit fessier
67. m. piriforme
68. m. jumeau supérieur
69. m. obturateur interne
70. m. jumeau inférieur
71. m. obturateur externe
72. m. carré fémoral
73. m. grand fessier

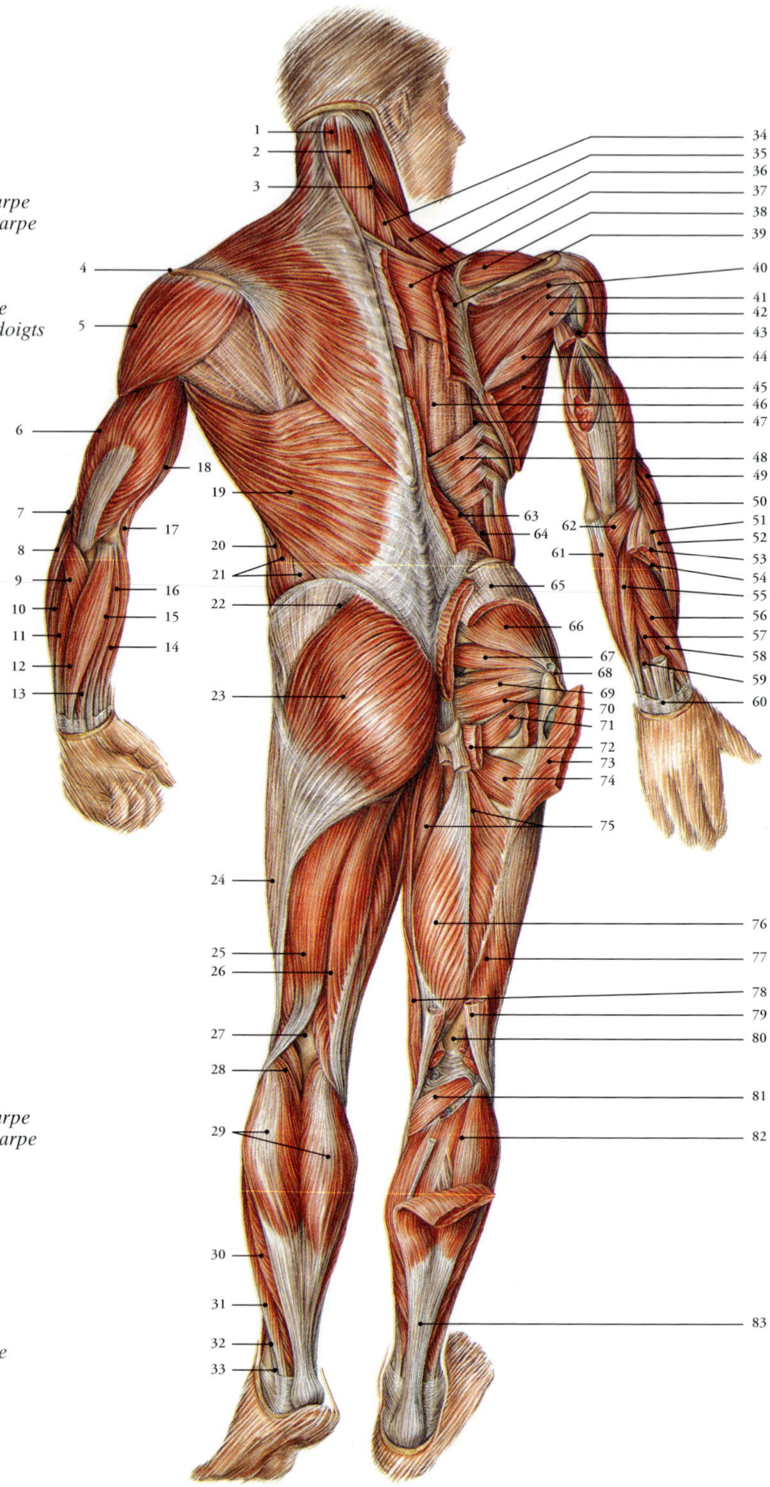

74. m. court adducteur
75. m. grand adducteur
76. m. semi-membraneux
77. chef court du m. biceps fémoral
78. m. gracile
79. chef long du m. biceps fémoral réséqué
80. m. plantaire réséqué
81. m. poplité
82. m. soléaire
83. tendon calcanéen

MUTITÉ, *s. f.* (lat. *mutus*) [angl. ***dumbness***]. Privation du langage par lésions de ses centres ou des organes de la phonation ou de la réception. V. *surdimutité* et *audimutité*.

MUTON, *s. m.* (Benzer, 1957) [angl. ***muton***]. La plus petite parcelle de matériel génétique dont la modification peut entraîner une mutation. Le *m.* correspond probablement à une paire de nucléotides de l'ADN. V. *gène*.

MVO_2. Symbole de *consommation d'oxygène du myocarde*.

MYA (maladie de) (M. Giuseppe, ital., 1857-1911). V. *mégacôlon*.

MYALGIE, *s. f.* (gr. *mus*, muscle ; *algos*, douleur) [angl. ***myalgia***]. Douleur musculaire. V. *éosinophilie-myalgies (syndrome)*.

MYALGIE ÉPIDÉMIQUE (Ejnar Sylvest, 1930) [angl. ***epidemic pleurodynia***]. Syn. *crampe passagère du diaphragme* (Payne et Armstrong, 1923), *grippe de Dabney, grippe du Diable* (Dabney, 1888), *grippe d'été* (Melnick, 1950), *maladie de Bornholm* (E. Sylvest), *méningite myalgique* (Gsell, 1949), *myosite épidémique* (Weterings, 1950), *pleurésie épidémique, pleurodynie contagieuse* (Finsen, 1856), *poliomyélite sans paralysie* (Dalldorf, 1948), *rhumatisme musculaire de poitrine*. Maladie épidémique, assez fréquente en été en Amérique du Nord, au Danemark et dans les pays scandinaves, observée également en Hollande, en Angleterre et en France. Elle débute brusquement par des douleurs très vives à la base du thorax, empêchant la respiration. Les muscles douloureux sont indurés et parfois infiltrés de nodules. Cette douleur est accompagnée par des phénomènes généraux : fièvre, céphalée, hoquet et peut être compliquée par des manifestations pleuro-pulmonaires, une péricardite, une otite moyenne et même une encéphalite. La maladie évolue rapidement vers la guérison, parfois après une ou deux rechutes. Elle est due au virus Coxsackie B.

MYALGIQUE DES GENS ÂGÉS AVEC RÉACTION SYSTÉMIQUE (syndrome). V. *pseudopolyarthrite rhizomélique*.

MYASE CUTANÉE. V. *myiase cutanée*.

MYASTHÉNIE, *s. f.* (Thomas Willis, 1672 ; Wilks, 1877 ; Erb., 1879 ; Goldflam, 1893) (gr. *mus*, muscle : *a-* priv. ; *sthénos*, force) [angl. ***myasthenia gravis***]. Syn. *syndromes d'Erb* et *d'Erb-Goldflam, myasthénie grave pseudo-paralytique* (Jolly, 1891-95), *paralysie bulbaire asthénique* (Strümpell). Affection caractérisée par une excessive tendance à la fatigue musculaire, augmentant rapidement au cours de l'exercice, progressive, évoluant par poussées et frappant de préférence les muscles moteurs de l'œil, les masticateurs, les muscles pharyngés et laryngés ; elle peut s'étendre aux muscles spinaux (cou, membres) et entraîner la mort par troubles bulbaires. Elle est due à un blocage post-synaptique de la jonction myo-neurale qui régresse sous l'effet du traitement anticholinestérasique (Mary Walker, 1934). Elle coexiste souvent avec une tumeur du thymus. C'est une maladie auto-immune (v. *auto-immunité*) par autoanticorps, dirigés contre les récepteurs cholinergiques (v. ce terme). V. *système HLA, néostigmine, Lambert-Eaton (syndrome de)* et *prostigmine (test à la)*.

MYASTHÉNIQUE (faciès). Aspect particulier que présente le visage des malades atteints de myasthénie ; il est dû à l'atteinte des muscles de la face, du cou et des masticateurs. Les yeux sont mi-clos, les lèvres entrouvertes, les plis du visage affaissés. La tête est inclinée et la mâchoire inférieure parfois abaissée : l'ensemble donne une expression hébétée.

MYASTHÉNIQUE (réaction) [angl. ***myasthenic reaction***]. Syn. *réaction d'épuisement, réaction de Jolly*. Diminution de la durée et de la force de la contraction des muscles soumis à des excitations faradiques répétées, malgré l'élévation croissante du seuil d'excitabilité.

MYATONIE, *s. f.* (gr. *mus*, muscle ; *a-* priv. ; *tonos*, ressort) [angl. ***myatonia***]. Syn. *amyotonie*. Absence ou destruction de la tonicité musculaire.

MYATONIE CONGÉNITALE (Oppenheim, 1900) [angl. ***amyotonia congenita, Oppenheim's disease***]. Syn. *amyotonie congénitale, amyotonie* ou *maladie d'Oppenheim*. Affection de la première enfance qui consiste en une paralysie flasque complète ou incomplète, avec atonie musculaire mais sans atrophie. Elle frappe les muscles des membres, parfois ceux du tronc, mais respecte toujours ceux de la face. Elle semble être en relation avec un arrêt de développement des cellules des cornes antérieures de la moelle. Actuellement on la considère comme une forme de la *maladie de Werdnig-Hoffmann* (v. ce terme).

MYATONIE PÉRIODIQUE. V. *paralysie périodique familiale*.

MYCÉLIUM, *s. m.* (gr. *mukês*, champignon) [angl. ***mycelium***]. Ensemble de filaments (hyphes) plus ou moins ramifiés qui proviennent des spores et constituent la partie fondamentale des champignons.

MYCÈTE, *s. m.* [angl. ***mycete***]. V. *champignon*.

MYCÉTIDE, *s. f.* Manifestation cutanée en rapport avec une infection mycosique et sans localisation habituelle du parasite à son niveau. C'est une manifestation allergique due aux champignons.

MYCÉTOME, *s. m.* (Vandyke Carter, 1860) [angl. ***mycetoma***]. Tuméfaction inflammatoire chronique à point de départ sous-cutané, caractérisée par la présence de grains formés d'un feutrage de filaments, grains qui s'éliminent au dehors par des fistules multiples. Les *m.* se divisent en deux groupes : les *maduromycoses* (ou *eumycétomes* ou *mycétomes fongiques*) dues à un champignon et les *actinomycoses* dues à une bactérie filamenteuse.

MYCÉTOSE, *s. f.* (gr. *mukês, mukêtos*, champignon) [angl. ***mycosis***]. Terme correct qui devrait être substitué à *mycose*. — ***m. toxique*** (R. Dalimier). Terme proposé pour désigner les intoxications par les champignons.

MYCOBACTERIACEÆ, *s. f. pl.* [angl. ***Mycobacteriaceae***]. Famille bactérienne appartenant à l'ordre des *Actinomycetales* et comprenant le genre *Mycobacterium* et pour certains les genres *Rhodococcus* et *Nocardia*.

MYCOBACTÉRIE, *s. f.* (1884). V. *Mycobacterium*.

MYCOBACTÉRIOSE, *s. f.* [angl. ***mycobacteriosis***]. Toute maladie provoquée par les mycobactéries et surtout par les mycobactéries « atypiques » c'est-à-dire autres que les bacilles des tuberculoses humaine et bovine et le bacille de la lèpre. Ce sont essentiellement des affections de l'appareil respiratoire ressemblant à la tuberculose, ou de la peau (v. *granulome des piscines* et *Buruli, ulcère de*) ; *les formes généralisées des m.* avec fièvre, manifestations sanguines, cutanées, hépatiques et spléniques sont plus rares.

MYCOBACTERIUM, *s. m.* [angl. ***Mycobacterium***]. Genre bactérien de la famille des *Mycobacteriaceæ* (ordre des *Actinomycetales*) dont les bacilles sont acido-résistants. Les uns sont des mycobactéries pathogènes pour l'homme : *Mycobacterium tuberculosis, Mycobacterium bovis* et *Mycobacterium leprae*. D'autres sont saprophytes. D'autres encore, dits « atypiques » sont parfois pathogènes, p. ex. : *Mycobacterium avium, M. xenopi*. — V. *mycobactériose, Löwenstein (milieu de), granulome des piscines* et *respirométrie radiométrique*.

MYCOBACTERIUM LEPRÆ [angl. ***Mycobacterium leprae***]. Syn. *bacille de Hansen* (1874), *bacille de la lèpre, Bacillus leprae*. Espèce bactérienne, agent spécifique de la lèpre ; c'est un bacille ressemblant à celui de la tuberculose, présentant les mêmes réactions tinctoriales que lui et ne donnant pas de culture sur les milieux usuels.

MYCOBACTERIUM TUBERCULOSIS [angl. ***Mycobacterium tuberculosis***]. Syn. *bacille de Koch* (1882), *BK, bacille de la tuberculose, Bacillus tuberculosis*. Espèce bactérienne, agent spécifique de la tuberculose humaine ; celle-ci peut être due aussi à *Mycobacterium bovis*.

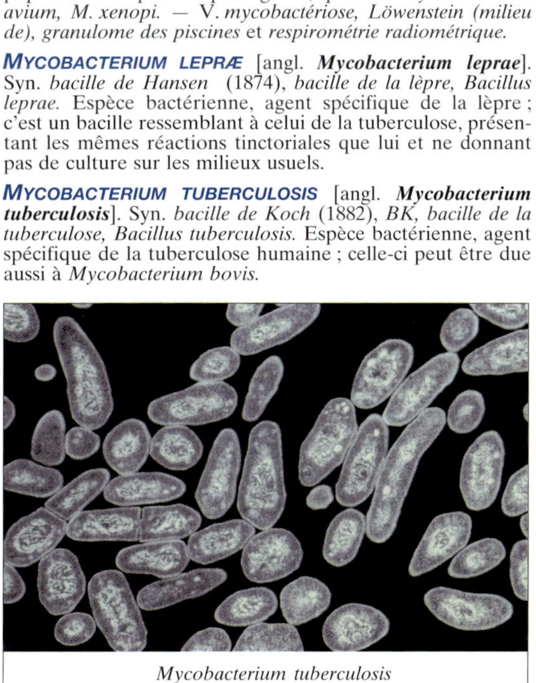

Mycobacterium tuberculosis
vu au microscope électronique

MYCODERMOTHÉRAPIE, *s. f.* (lat. *mycoderma*, levure ; gr. *thérapéia*, traitement). Emploi thérapeutique des levures et particulièrement de la levure de bière.

MYCOPLASMA, *s. m.* (Nowak, 1923) [angl. ***Mycoplasma, PPLO***]. Syn. *pleuropneumonia-like organism (PPLO).* Genre de micro-organismes filtrables (les mycoplasmes), apparaissant au microscope électronique comme de petits grains de 100 à 200 nm, ressemblant à des virus et se multipliant, comme eux, en milieu cellulaire. Mais ils en diffèrent car ils sont constitués d'acides ribonucléique (ARN) et désoxyribonucléique (ADN) et peuvent se développer aussi en bouillon et sur gélose. Ils prennent la coloration de Gram. De nombreux caractères les séparent des bactéries, en particulier leur extrême petitesse et l'absence de paroi cellulaire rigide ; leurs rapports avec les formes L (v. ce terme) ont été discutés. Les *M.* provoquent des maladies des plantes et des animaux. Le *M. mycoides* est l'agent de la péripneumonie (ou pleuropneumonie) des bovidés. D'autres *M.* sont à l'origine de maladies humaines : le *M. fermentans,* de certaines affections génitales ; le *M. pneumoniae* (ou agent d'Eaton), de la pneumonie atypique. V. *Eaton (maladie d'), Ureaplasma urealyticum* et *Mollicutes.*

MYCOSE, *s. f.* (gr. *mukês*, champignon) [angl. ***mycosis***]. Nom générique des affections parasitaires provoquées par des champignons. V. *aspergillose, blastomycose, candidose, chromoblastomycose, coccidodioïdomycose, cryptococcose, dermatomycose, épidermophytie, fusariose, maduromycose, pénicilliose, phycomycose, poumon de fermier, saccharomycose, sporotrichose, teigne, trichophytie, mucormycose* et *trichosporon.*

MYCOSE DE JORGE LOBO. V. *lobomycose.*

MYCOSIQUE, *adj.* [angl. ***mycotic***]. Qui se rapporte à une mycose.

MYCOSIS, *s. m.* (gr. *mukês*, champignon). Terme créé par Alibert pour désigner les affections caractérisées par des excroissances ou tumeurs fongueuses de la peau. — Actuellement ce mot ne s'emploie plus que dans l'expression ***mycosis fongoïde*** [angl. ***mycosis fungoides***] (syn. *maladie d'Alibert :* A., 1832), pléonasme qui désigne une dermatose particulière d'évolution chronique, irrégulière, toujours mortelle, caractérisée dans sa forme classique *type Alibert-Bazin,* d'abord par un prurit intense, des éruptions diverses, érythémateuses ou eczématiformes (période érythémateuse prémycosique), plus tard par l'apparition de plaques lichénoïdes infiltrées, bosselées, accompagnées de prurit, d'adénopathies, d'altération de l'état général, enfin, en dernier lieu, par des tumeurs d'un rouge vif, pouvant s'ulcérer. Il existe aussi une *forme érythrodermique, type Hallopeau-Besnier* (1892), très prurigineuse, dans laquelle la peau de tout le corps est rouge, infiltrée, lichénifiée et une *forme à tumeurs d'emblée, type Vidal-Brocq* (1885). La cause du *m. f.* est inconnue et sa nature est encore discutée. On l'a classée parmi les hématodermies (il s'agit d'un lymphosarcome à lymphocytes T) et rapprochée des leucémies, des réticulo-endothélioses, enfin et surtout (De Graciansky et Guilaine, 1975) du syndrome de Sézary dont les cellules caractéristiques ont été trouvées dans les lésions du *m. f.* V. *Sézary (syndrome de)* et *lymphosarcome.*

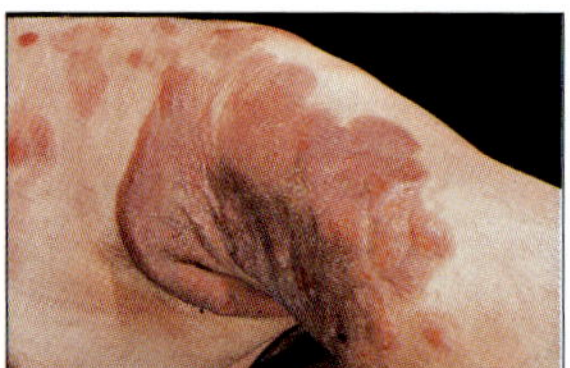
Mycosis fongoïde

MYCOTHÉRAPIE, *s. f.* (gr. *mukês*, champignon ; *thérapéia*, traitement). Emploi thérapeutique des levures et de leurs extraits ainsi que de substances sécrétées par des champignons (pénicilline, streptomycine, etc.).

MYCOTIQUE, *adj.* [angl. ***mycotic***]. V. *anévrisme mycotique.*

MYCOTOXICOSE, *s. f.* (gr. *mukês*, champignon ; *toxikon*, poison) [angl. ***mycotoxicosis***]. Syn. *syndrome toxique des poussières organiques.* Intoxication provoquée par une substance sécrétée par un champignon microscopique.

MYCOTOXINE, *s. f.* (gr. *mukês*, champignon ; *toxikon*, poison) [angl. ***mycotoxin***]. Toxine élaborée par un champignon microscopique susceptible de contaminer des denrées alimentaires et de provoquer des intoxications (mycotoxicoses), p. ex. : *l'ergotisme.*

MYDRIASE, *s. f.* (gr. *mudriasis*, de *amudros*, obscur) [angl. ***mydriasis***]. Dilatation anormale de la pupille avec immobilité de l'iris (paralysie du sphincter) ou avec conservation des réflexes (spasme du dilatateur).

MYDRIATIQUE, *adj.* et *s. m.* [angl. ***mydriatic***]. Se dit des substances qui produisent la mydriase.

MYÉLÉMIE, *s. f.* (gr. *muélos*, moelle ; *haïma*, sang) [angl. ***myelaemia***]. Présence dans le sang de globules jeunes qui normalement ne se trouvent que dans la moelle osseuse (hématies nucléées, myélocytes).

MYÉLENCÉPHALE, *s. m.* (Huxley, 1871) (gr. *muélos*, moelle ; *enképhalos*, encéphale) [angl. ***myelencephalon***]. Partie de l'encéphale comprenant le bulbe rachidien.

MYÉLINE, *s. f.* (Virchow, 1854) (gr. *muélos*, moelle) [angl. ***myelin***]. Substance lipidique blanchâtre engainant les fibres nerveuses qui entrent dans la composition des nerfs du système cérébrospinal. Elle était considérée par les anciens anatomistes comme la *moelle* des nerfs • ◉ **nerf** •.

MYÉLINOCLASTIQUE, *adj.* (myéline ; gr. *klan*, briser) [angl. ***myelinoclastic***]. Qui détruit la myéline.

MYÉLINOLYSE, *s. f.* (myéline ; gr. *luein*, dissoudre). Destruction de la myéline.

MYÉLINOLYSE CENTROPONTIQUE [angl. ***central pontine myelolysis***]. Affection rare caractérisée *anatomiquement* par une plage de démyélinisation située dans la région centrale du pont et *cliniquement* par l'installation d'un syndrome pseudobulbaire et d'une tétraplégie. Le rôle de l'hyponatrémie est discuté dans sa survenue ; elle complique notamment l'alcoolisme chronique. Son évolution est rapidement fatale.

MYÉLITE, *s. f.* (gr. *muélos*, moelle) [angl. ***myelitis***]. — 1° (Ollivier, d'Angers, 1821). Inflammation de la moelle épinière. — ***m. aiguë ascendante*** ou ***diffuse.*** V. *Landry (syndrome de).* — ***m. aiguë disséminée.*** V. *ataxie aiguë.* — ***m. nécrotique subaiguë*** (Foix et Alajouanine, 1926) [angl. ***Foix-Alajouanine myelitis***]. *M.* à tendance nécrosante prédominant sur la substance grise ; elle se manifeste par une paraplégie d'abord spasmodique, puis flasque, avec amyotrophie ; elle évolue vers la mort en un ou deux ans. — ***m. transverse*** [angl. ***transverse myelitis***]. *M.* atteignant d'une façon diffuse un segment de la moelle dorso-lombaire. Elle se manifeste par une brusque paraplégie flasque avec abolition des réflexes tendineux, troubles sphinctériens et trophiques. La *m. t. aiguë* correspond au syndrome de Landry considéré actuellement comme une forme aiguë de la polyradiculonévrite de Guillain-Barré (v. ces termes). — 2° Ce terme pourrait désigner également l'inflammation de la moelle osseuse (v. *ostéomyélite*) ou celle de la médullosurrénale. V. *médullite.*

MYÉLITE CHRONIQUE INTERSTITIELLE (Rohr). Affection caractérisée par une sclérose de la moelle osseuse, envahie par des cellules histioïdes ; cette sclérose entrave la formation des globules rouges, des granulocytes et des plaquettes ; c'est une forme de myélose aplasique.

MYÉLOBLASTE, *s. m.* (gr. *muélos*, moelle ; *blastos*, germe) [angl. ***myeloblast***]. Syn. *myélogonie, myélocyte homogène orthobasophile.* Cellule souche des leucocytes granuleux, qui dérive de l'hémocytoblaste et donne naissance au promyélocyte. Elle mesure 20 à 25 µm ; son protoplasme bleu clair contient des granulations azurophiles. Elle se trouve dans la moelle osseuse. Le *m.* ressemble à la *cellule souche* et au *lymphoblaste* avec lesquels certains auteurs l'identifient. D'autres distinguent le *m.* par ses réactions enzymatiques (pouvoir protéolytique et oxydant) qui sont le propre des cellules de la série myéloïde.

MYÉLOBLASTOMATOSE ou **MYÉLOBLASTOSE**, *s. f.* [angl. ***myeloblastosis***]. Variété de leucémie aiguë caractérisée par la prolifération des myéloblastes.

MYÉLOBLASTOME, *s. m.* [angl. ***myeloblastoma***]. Variété de myélome à myéloblastes.

MYÉLOBLASTOSE, *s. f.* V. *myéloblastomatose.*

MYÉLOBULBOGRAPHIE, *s. f.* Radiographie de la moelle épinière et du bulbe pratiquée dans les mêmes conditions que la myélographie (v. ce terme 2°).

MYÉLOCÈLE, *s. f.* V. *myéloméningocèle.*

MYÉLOCULTURE, *s. f.* V. *médulloculture.*

MYÉLOCYSTOCÈLE, *s. f.* **MYÉLOCYSTOMÉNINGOCÈLE**, *s. f.* (Recklinghausen, 1886) (gr. *muélos*, moelle ; *kustis*, vessie ; *mênînx*, méninge ; *kêlê*, tumeur) [angl. ***myelocystocele***]. Syn. *hydrorachis interne intramédullaire* (Cruveilhier), *hydromyélocèle* (Virchow). Variétés de *spina bifida* dues à la dilatation partielle du canal central de la moelle. Elles coïncident souvent avec divers arrêts de développement et constituent les formes les plus graves du *spina bifida*.

MYÉLOCYTAIRE (lignée ou série). V. *granulocytaire (ligne ou série)*.

MYÉLOCYTE, *s. m.* (gr. *muélos*, moelle ; *kutos*, cellule) [angl. ***myelocyte***]. Cellule de 15 µm de diamètre qui, dans la lignée des leucocytes granuleux, est intermédiaire entre le promyélocyte et le polynucléaire adulte. Le protoplasma est déjà rempli de granulations neutro-, éosino- ou basophiles, mais le noyau est encore rond, régulier. Ces cellules jeunes ne se trouvent normalement que dans la moelle osseuse. — ***m. homogène orthobasophile.*** V. *myéloblaste* • 👁 **promyélocyte, métamyélocyte** •.

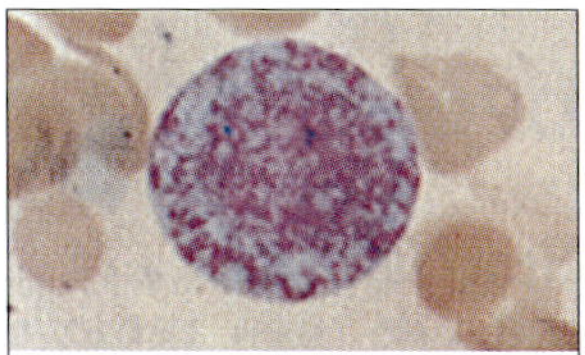

Myélocyte neutrophile

MYÉLOCYTÉMIE, *s. f.* (gr. *muélos*, moelle ; *kutos*, cellule ; *haïma*, sang) [angl. ***myelocythaemia***]. Syn. *myélocytose sanguine.* Présence de myélocytes dans le sang.

MYÉLOCYTOME, *s. m.* [angl. ***myelocytome***]. Variété de myélome à myélocytes.

MYÉLOCYTOSE, *s. f.* [angl. ***myelocytosis***]. Présence de myélocytes dans un tissu ou une humeur de l'organisme. — ***m. sanguine.*** V. *myélocytémie.*

MYÉLODERMIE, *s. f.* Manifestation cutanée de la leucémie myéloïde.

MYÉLODYSPLASIE, *s. f.* (gr. *muélos*, moelle ; *dus* indique la difficulté ; *plassein*, façonner) [angl. ***myelodysplasia***]. — 1° (A. Fuchs, 1909). Vice de développement congénital très minime de la ***moelle épinière***. Ces lésions, qui passent le plus souvent inaperçues, seraient la cause de malformations (syndactylie, déhiscence du canal sacré, déformation des os du pied) et de troubles fonctionnels rangés souvent parmi les névroses (incontinence nocturne d'urine, troubles de la sensibilité au niveau des pieds, anomalie des réflexes). — 2° Syn. *dysmyélopoïèse.* Anomalie de la ***moelle osseuse*** entraînant des perturbations dans l'évolution des lignées cellulaires formatrices des globules rouges, des globules blancs et des plaquettes. V. *anémie réfractaire* et *leucémie myélomonocytaire.*

MYÉLODYSRAPHIE, *s. f.* V. *spina bifida.*

MYÉLO-ENDOTHÉLIOME, *s. m.* V. *Ewing (sarcome d').*

MYÉLOFIBROSE, *s. f.* (H. C. Wood, 1871) (gr. *muélos*, moelle ; fibrose) [angl. ***myelofibrosis***]. Transformation fibreuse de la moelle osseuse. La fibrose apparaît d'abord au niveau du réseau des fibres de réticuline, au milieu de cellules myéloïdes abondantes. Puis elle s'étend, se transforme en sclérose collagène au sein de laquelle les éléments cellulaires et les spicules osseuses disparaissent (*myélosclérose,* v. ce terme). La *m.* est observée dans la splénomégalie myéloïde et parfois aussi dans d'autres affections sanguines (anémie par aplasie médullaire, leucémie myéloïde chronique) et dans les métastases cancéreuses médullaires.

MYÉLOFIBROSE AIGUË. V. *myélosclérose aiguë ou maligne.*

MYÉLOFIBROSE LYMPHOÏDE (G. Duhamel, 1966). Maladie du sang maligne et rare, voisine de la *leucémie à tricholeucocytes* (v. ce terme).

MYÉLOFIBROSE PRIMITIVE [angl. ***idiopathic myelofibrosis***]. Dénomination actuelle de la *splénomégalie myéloïde* (v. ce terme), affection décrite sous de multiples synonymes.

MYÉLOGÈNE, *adj.* (gr. *muélos*, moelle ; *génês*, qui est engendré) [angl. ***myelogenic, myelogenous***]. Qui est ou semble d'origine médullaire. — ***leucémie m.*** V. *leucémie myélogène.* — ***ostéosarcome m.*** V. *ostéosarcome.*

MYÉLOGONIE, *s. f.* (Benda). V. *myéloblaste.*

MYÉLOGRAMME, *s. m.* (gr. *muélos*, moelle ; *gramma*, caractère d'écriture) [angl. ***myelogram***]. Syn. *médullogramme.* Formule indiquant les proportions respectives des différents éléments cellulaires de la moelle osseuse (formes jeunes et adultes des globules du sang).

MYÉLOGRAPHIE, *s. f.* (gr. *muélos*, moelle ; *graphê*, écriture) [angl. ***myelography***]. — 1° Étude de la moelle osseuse obtenue chez le sujet vivant par trépanation ou ponction d'un os superficiel tel que le sternum. — 2° Radiographie de la moelle épinière après injection, dans l'espace sous-arachnoïdien, de substances de contraste iodées (v. *Sicard, épreuve de*) ou d'air (*m. gazeuse*). V. *radiculographie.*

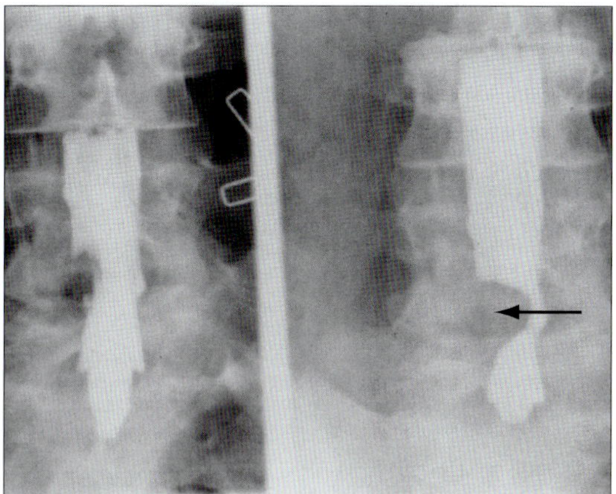

Myélographie : prolapsus discal

MYÉLOÏDE (sarcome). V. *myélosarcomatose.*

MYÉLOÏDE (tissu) [angl. ***myeloid tissue***]. Tissu de la moelle des os qui comporte essentiellement les cellules hématopoïétiques qui forment les éléments figurés du sang. V. *myéloïdes (lignées ou séries).*

MYÉLOÏDES (lignées ou séries) [angl. ***myeloid series***]. Séries de cellules jeunes qui, dans la moelle osseuse, à partir des cellules souches, se multiplient, se différencient et évoluent en lignées distinctes pour aboutir aux formes adultes des globules rouges, des leucocytes polynucléaires, des plaquettes et des monocytes. V. *érythroblastique (lignée), granulocytaire (lignée), mégacaryocytaire (lignée), monoblaste* et *monocyte.*

MYÉLOÏDES (tumeurs) (Paget) (gr. *muélos*, moelle ; *eidos*, aspect) [angl. ***myeloid tumours***]. Tumeurs formées par les éléments du tissu médullaire des os.

MYÉLOKATHEXIE, *s. f.* (gr. *muélos*, moelle ; *katekhô*, je retiens) [angl. ***myelokathexis***]. Défaut de libération des polynucléaires par la moelle osseuse. Il s'observe dans le syndrome des leucocytes paresseux (v. ce terme).

MYÉLO-LEUCÉMIQUE, *adj.* (gr. *muélos*, moelle ; *leukos*, blanc ; *haïma*, sang) [angl. ***myeloleukaemic***]. Qui se rapporte à la leucémie myéloïde. — *s. m.* ou *f.* Sujet atteint de leucémie myéloïde.

MYÉLOLIPOME, *s. m.* (gr. *muélos*, moelle ; *lipos*, graisse ; désinence *-oma,* signifiant tumeur) [angl. ***myelolipoma***]. Tumeur surrénale ayant l'aspect histologique d'une moelle osseuse riche en cellules graisseuses et hématopoïétiques.

MYÉLOMALACIE, *s. f.* (gr. *muélos*, moelle ; *malakia*, mollesse) [angl. ***myelomalacia***]. Ramollissement de la moelle épinière ayant pour cause généralement une oblitération vasculaire.

MYÉLOMATOSE, *s. f.* (gr. *muélos*, moelle) [angl. ***myelomatosis***]. Nom générique des affections caractérisées par une hyperplasie du tissu hématopoïétique de la moelle osseuse. La *m.* peut s'accompagner de la présence anormale dans le sang de globules appartenant à la série myéloïde (myélocytes, chiffre élevé de polynucléaires éosinophiles ou basophiles, hématies nucléées), avec hyperleucocytose considérable (*m. diffuse* ou *leucémique* ou *leucémie myéloïde)* ou discrète, ou bien avec une leucocytose normale (*m. subleucémique* ou *aleucémique* de Clerc et Ribierre, *anémie splénique myéloïde* de Vaquez,

Ribierre et Aubertin, certains myélomes). — ***m. décalcifiante diffuse*** (Weissenbach et Lièvre, 1938) [angl. ***diffuse myelomatosis with decalcification***]. Syn. *myélome ostéomalacique.* Affection voisine de la maladie de Kahler, caractérisée par une décalcification douloureuse du rachis, des côtes et du bassin, l'hyperplasie plamocytaire diffuse de la moelle osseuse, l'absence de protéinurie de Bence Jones et parfois par une anémie, une azotémie discrète et une hyperprotidémie. — ***m. érythrémique.*** V. *érythrémie* et *leucémie myéloïde.*

MYÉLOME, *s. m.* [angl. ***myeloma***]. — 1° Variété de lymphadénome caractérisé par la prédominance des myélocytes. — 2° Syn. *ostéomyélome.* Tumeur maligne développée aux dépens du tissu médullaire. — ***m. à éosinophiles.*** V. *granulome éosinophilique des os.* — ***m. multiples.*** V. *Kahler (maladie de).* — ***m. ostéomalacique*** (Gilbert Dreyfus, 1947). V. *myélomatose décalcifiante diffuse.* — ***m. plasmocytaire.*** V. *plasmocytome.*

MYÉLOMÉNINGOCÈLE, *s. f.* (Recklinghausen, 1886) (gr. *muélos*, moelle ; *mêninx*, méninge ; *kêlê*, tumeur) [angl. ***myelomeningocele***]. Syn. *hydrorachis externe prémédullaire* (Cruveilhier), *myélorachischisis* (Lapointe), *myéloschisoméningocèle, myélocèle* (Bockenheimer). Variété de *spina bifida* avec hernie de la moelle et d'une partie des méninges, l'arachnoïde et la dure-mère manquant. La *m.* se présente sous la forme d'une tumeur médiane, elle s'accompagne de troubles nerveux divers et elle est rarement compatible avec la vie.

MYÉLOMÈRE, *s. m.* (gr. *muélos*, moelle ; *méros*, partie) [angl. ***myelomere***]. Territoire cutané en forme de bande nettement limitée, dont les nerfs sont en relation avec un neurotome. V. ce terme et *métamérie cutanée.*

MYÉLOPATHIE, *s. f.* (gr. *muélos*, moelle ; *pathê*, affection) [angl. ***myelopathy***]. Nom générique des affections de la moelle épinière ou de la moelle osseuse. — ***m. vasculaire.*** V. *ramollissement médullaire.* — ***m. associée au HTLV-1.*** V. *paraplégie spasmodique tropicale.*

MYÉLOPÉNIE, *s. f.* (gr. *muélos*, moelle ; *pénia*, pauvreté). V. *myélose aplasique.*

MYÉLOPHTISIE, *s. f.* (gr. *muélos*, moelle ; *phthisis*, consomption). V. *myélose aplasique* et *panmyélophtisie.*

MYÉLOPHTISIQUE, *adj.* Qui se rapporte à la destruction de la moelle osseuse [angl. ***myelophthisic***]. — ***anémie m.*** (Pappenheim). V. ce terme.

MYÉLOPLAXE, *s. m.* (gr. *muélos*, moelle ; *plax*, plaque) [angl. ***myeloplaxe***]. Syn. *ostéoclaste, polycaryocyte.* Cellule géante multinucléée de la moelle osseuse (v. *ostéoclaste*). Les *m.* sont peu abondants chez l'adulte ; on les trouve en plus ou moins grand nombre dans les *tumeurs à m.* (v. *myéloplaxome*).

MYÉLOPLAXOME, *s. m.* [angl. ***myeloplaxoma***]. Syn. *tumeur à myéloplaxes, ostéoclastome.* Tumeur généralement bénigne de couleur brun rouge, saignant facilement, siégeant sur le maxillaire (épulis) ou sur l'épiphyse des os longs ; elle est formée d'un tissu conjonctif jeune très vasculaire (tissu de granulation) contenant des myéloplaxes.

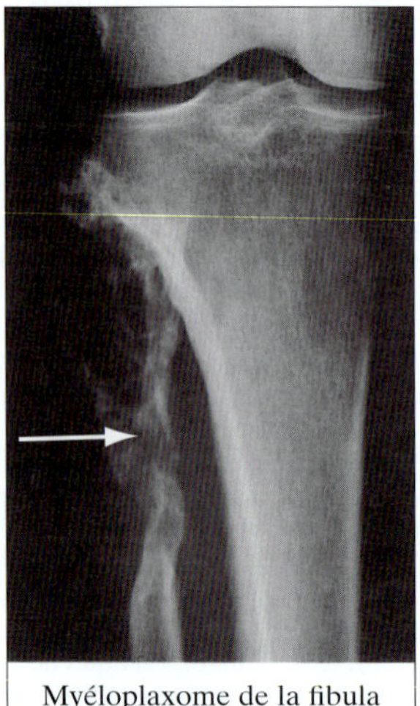

Myéloplaxome de la fibula

MYÉLOPOÏÈSE, *s. f.* (gr. *muélos*, moelle ; *poïein*, faire) [angl. ***myelopoiesis***]. Formation de la moelle des os. — Production des cellules sanguines des lignées myéloïdes (v. ce terme et *dysmyélopoïèse*).

MYÉLOPROLIFÉRATIF, IVE, *adj.* [angl. ***myeloproliferative***]. Qui s'accompagne de la multiplication anormale, dans la moelle osseuse, des éléments cellulaires qui donnent naissance aux globules rouges, aux leucocytes granuleux, aux plaquettes sanguines ou aux cellules réticulo-endothéliales.

MYÉLOPROLIFÉRATIFS (syndromes) (Dameshek, 1951) [angl. ***myeloproliferative syndromes***]. Ensemble des maladies chroniques caractérisées par une prolifération primitive d'allure néoplasique, de cellules mûres issues d'une ou de plusieurs des lignées hématopoïétiques de la moelle ; il n'y a pas d'insuffisance médullaire. Entrent dans ce cadre la leucémie myéloïde chronique, la leucémie myélo-monocytaire, l'érythrémie, la splénomégalie myéloïde avec myélofibrose, la thrombocytémie essentielle (v. ces différents termes). Leur évolution est fatale en quelques années, parfois par transformation en leucémie aiguë myéloblastique. V. *myélose hyperplasique.*

MYÉLORACHISCHISIS, *s. m.* (Lapointe). V. *myéloméningocèle.*

MYÉLORÉTICULOSE, *s. f.* Réticulo-endothéliose localisée à la moelle osseuse. V. *Schüller-Christian (maladie de).*

MYÉLOSARCOMATOSE, *s. f.* ou **MYÉLOSARCOME**, *s. m.* [angl. ***myelosarcoma, myelosarcomatosis***]. Syn. *sarcome myéloïde.* Tumeur maligne non ossifiante développée aux dépens de la moelle osseuse. Ses éléments cellulaires ressemblent aux myéloblastes.

MYÉLOSCHISO-MÉNINGOCÈLE, *s. f.* V. *myéloméningocèle.*

MYÉLOSCLÉROSE, *s. f.* (gr. *muélos*, moelle ; *sklêrôsis*, endurcissement) [angl. ***myelosclerosis***]. Syn. *médullosclérose.* — 1° Sclérose en plaques localisée à la moelle épinière. — 2° Sclérose de la moelle osseuse, envahie par des faisceaux de tissu fibreux et privée de cellules hématopoïétiques (v. *myélofibrose*). Elle est parfois associée à une condensation osseuse anormale (ostéosclérose) : c'est l'*ostéomyélosclérose* (Heuck, 1878). — ***m. aiguë*** (Bergsman et Van Slyck, 1971) ou *maligne* (Lewis et Szur, 1963). Syn. *myélofibrose aiguë.* Maladie analogue à la leucémie aiguë myéloblastique avec myélofibrose. — ***m. aiguë avec métaplasie myéloïde*** (Dameshek et Gunz, 1964). Variété de splénomégalie myéloïde d'évolution aiguë et fébrile avec anémie et présence de myéloblastes dans le sang. — 3° V. *ostéopétrose.*

MYÉLOSCOPIE, *s. f.* (gr. *muélos*, moelle ; *skopein*, voir) [angl. ***myeloscopy***]. Inspection de la moelle épinière à l'aide d'un endoscope spécial introduit par ponction lombaire.

MYÉLOSE, *s. f.* [angl. ***myelosis***]. — 1° Affection dégénérative de la moelle épinière. — 2° Altération de la moelle osseuse primitive ou secondaire à une infection ou une intoxication (benzol, sels d'or, arsenic, radiations ionisantes).

MYÉLOSE AIGUË LEUCÉMIQUE ou **ALEUCÉMIQUE**. V. *leucémie aiguë.*

MYÉLOSE ALEUCÉMIQUE MÉGACARYOCYTAIRE. V. *splénomégalie myéloïde.*

MYÉLOSE APLASIQUE ou **APLASTIQUE** [angl. ***myelophthisis***]. Syn. *myélopénie, myélophtisie.* Myélose entravant les fonctions hématopoïétiques de la moelle. Elle peut être totale et porter à la fois sur la formation des hématies, des plaquettes et des granulocytes (panmyélophtisie) ou partielle (anémie, purpura, agranulocytose).

MYÉLOSE APLASIQUE INFANTILE FAMILIALE AVEC MALFORMATIONS ET TROUBLES ENDOCRINIENS. V. *Fanconi (maladie de).*

MYÉLOSE APLASIQUE AVEC INFANTILISME ET MALFORMATIONS. V. *Fanconi (maladie de).*

MYÉLOSE ÉRYTHRÉMIQUE. — 1° ***aiguë*** (Di Guglielmo, 1926) [angl. ***acute erythraemia***]. Syn. *érythromyélose aiguë* (P. Chevallier et Mlle Z. Ely), *érythrémie aiguë, érythroblastose aiguë, maladie de Di Guglielmo.* Affection frappant l'enfant ou l'adulte, caractérisée *anatomiquement* par une hyperplasie du tissu érythropoïétique (moelle, foie, rate) et une érythroblastose considérable et *cliniquement* par une anémie grave avec fièvre rémittente, hypertrophie de la rate et du foie et souvent phénomènes hémorragiques, durant un ou deux mois et se terminant par la mort. Elle tient, dans la série rouge, la place occupée par la leucémie aiguë dans la série blanche. — 2° ***chronique*** (Di Guglielmo, 1942). Syn. *érythroleucémie chronique, syndrome de Di Guglielmo.* On y trouve en outre un subictère et des douleurs osseuses ; elle évolue vers la mort en 2 ans environ. V. *anémie réfractaire.*

MYÉLOSE ÉRYTHRO-LEUCÉMIQUE (Di Guglielmo, 1917). Myélose avec exagération de la formation des hématies et des granulocytes. V. *anémie réfractaire.*

MYÉLOSE FUNICULAIRE. V. *scléroses combinées.*

MYÉLOSE HYPERPLASIQUE ÉRYTHROCYTAIRE SIMPLE (Di Guglielmo). V. *érythrémie.*

MYÉLOSE HYPERPLASIQUE ou **HYPERPLASTIQUE**. Myélose avec exagération des fonctions hématopoïétiques de la moelle. Elle peut exalter toutes ces fonctions (panmyélose hyperplasique chronique) ou seulement la formation des hématies, des plaquettes ou des granulocytes (érythrémie, érythroblastose, myélose hyperthrombocytaire ou mégacaryocytaire, leucémie). V. *myéloprolifératifs (syndromes).*

MYÉLOSE HYPERTHROMBOCYTAIRE. V. *myélose hyperplasique* et *mégacaryocytose.*

MYÉLOSE HYPOPLASIQUE ou **HYPOPLASTIQUE** [angl. ***hypoplasia of the bone marrow***]. Forme atténuée de myélose aplasique.

MYÉLOSE LEUCÉMIQUE (Schridde). V. *leucémie myéloïde chronique.*

MYÉLOSE MÉGACARYOCYTAIRE. V. *myélose hyperplasique* et *mégacaryocytose.*

MYÉLOSE OSTÉOMALACIQUE (Bouchut, Levrat et Guichard, 1934). Affection de la moelle osseuse caractérisée par une hyperplasie myéloïde diffuse surtout dans les os plats et courts (sternum, côtes, vertèbres) avec décalcification simulant l'ostéomalacie ; se manifestant par des douleurs diffuses, des déformations osseuses, des fractures spontanées, une fièvre et aboutissant à la mort. Le sang peut rester normal ou présenter à la fin un aspect de leucémie aiguë.

MYÉLOTOMIE, *s. f.* (gr. *muélos*, moelle ; *tomê*, section) [angl. ***myelotomy***]. Section de la moelle épinière, pratiquée surtout pour interrompre les voies de la sensibilité. La *m. tranversale* ou chordotomie (v. ce terme) et la *m. commissurale* (Putnam, 1934) ou commissurotomie, qui coupent les fibres de la douleur et les fibres thermiques au niveau de leur entrecroisement, ont été proposées comme traitement des douleurs intolérables de certains cancers pelviens.

MYÉLOTOXICOSE, *s. f.* [angl. ***myelotoxicosis***]. Destruction de la moelle osseuse par un corps toxique. V. *myélose.*

MYÉLOTOXIQUE, *adj.* (gr. *muélos*, moelle ; *toxikon*, poison) [angl. ***myelotoxic***]. Nuisible pour la moelle (osseuse ou épinière).

MYÉLOTROPE, *adj.* (gr. *muélos*, moelle ; *trépein*, tourner) [angl. ***myelotropic***]. Syn. *médullotrope.* Qui a de l'affinité pour la moelle.

MYENTÉRIQUE, *adj.* (gr. *mus*, muscle ; *entéron*, intestin) [angl. ***myenteric***]. Relatif à la tunique musculaire de l'intestin. V. *plexus m.*

MYGIND (signe de). Signe analogue à celui de Hennebert, mais observé en cas de fistule labyrinthique.

MYIASE CUTANÉE (gr. *muia*, mouche) [angl. ***myiasis dermatosa***]. Dermatose parasitaire déterminée par le cheminement dans ou sous la peau de larves de divers diptères. — On distingue une ***m. rampante cutanée*** (*larva migrans cutanée, larva reptans, dermatite vermineuse rampante, dermatitis linearis migrans, creeping disease* de R. Lee, 1874) caractérisée par une traînée rose sinueuse prurigineuse progressant chaque jour ; une ***m. sous-cutanée*** à tumeurs ambulatoires et une ***m. furonculoïde.*** V. *larva currens* et *larva migrans.*

MYIODÉSOPSIE, *s. f.* (gr. *muio-eidês*, semblable à une mouche ; *opsis*, vision). Syn. (incorrect) *myodésopsie.* V. *mouches volantes.*

MYLACÉPHALE, *s. m.* (I. G. Saint-Hilaire) (gr. *mulê*, masse ; *a-* priv. ; *képhalê*, tête) [angl. ***mylacephalus***]. Monstre acéphale dont le corps n'est qu'une masse informe qui échappe à toute description.

MYLOLYSE, *s. f.* (gr. *mulê*, muscle ; *lusis*, destruction) [angl. ***mylolysis***]. Perte de substance intéressant les couronnes dentaires et touchant la face d'occlusion des molaires et le bord libre des incisives.

MYOBLASTE, *s. m.* (gr. *mus*, muscle ; *blastos*, germe) [angl. ***myoblast***]. Cellule embryonnaire, stade précurseur de la cellule musculaire ou myocyte. V. *Abrikossoff (tumeur d').*

MYOBLASTOME, *s. m.* V. *Abrikossoff (tumeur d').*

MYOCARDE, *s. m.* (gr. *mus*, muscle ; *kardia*, cœur) [TA et angl. ***myocardium***]. Muscle cardiaque. — ***m. sidéré*** [angl. ***stunned myocardium***]. Dysfonction partielle et spontanément réversible du ventricule gauche faisant suite à une ischémie *aiguë* de celui-ci. V. *sidération du myocarde.* — ***m. hibernant*** (S. Rahimtoola, 1984) [angl. ***hibernating myocardium***]. Dysfonction partielle et *prolongée* du ventricule gauche consécutive à une ischémie réversible après revascularisation. La scintigraphie myocardique permet de mettre en évidence le caractère récupérable de ces zones ischémiées. V. *effort (épreuve d'), pont myocardique* et *infarctus du myocarde.*

MYOCARDE SPONGIEUX [angl. ***spongy myocardium***] (Dusek J. 1975). Syn. *non-compaction du ventricule gauche.* État embryonnaire du myocarde dont la persistance, très rare, entraîne chez l'enfant une myocardiopathie dilatée d'évolution sévère. L'échographie montre une excessive trabéculation du ventricule gauche, la ventriculographie des dilatations vasculaires communiquant avec la cavité ventriculaire et correspondant à des lacs sanguins intrapariétaux.

MYOCARDIE, *s. f.* (Laubry et Walser, 1925) (gr. *mus*, muscle ; *kardia*, cœur) [angl. ***myocardia***]. Syn. désuet *myocardite subaiguë primitive* (Tripier et Gallavardin). Affection du myocarde caractérisée par une hypertrophie du cœur et une défaillance cardiaque rapidement progressive, survenant sans cause apparente et s'accompagnant de lésions non inflammatoires de la fibre cardiaque. V. *myocardiopathie.* — ***m. pigmentaire.*** Nom proposé par Laubry pour désigner le *syndrome endocrino-hépato-cardiaque* (v. ce terme).

MYOCARDIOPATHIE, *s. f.* (gr. *mus*, muscle ; *kardia*, cœur ; *pathê*, maladie) [angl. ***myocardiopathy, cardiomyopathy***]. Syn. *myocardopathie, cardiomyopathie.* Affection primitive et grave, parfois familiale (Evans : v. *cardiomégalie familiale*), du muscle cardiaque, dont on distingue les formes suivantes : — 1° une ***forme dilatée*** [angl. ***congestive m., dilated m.***] (syn. *myocardie, myocardiopathie non obstructive, m. congestive, insuffisance cardiaque primitive, myocardite non spécifique*) caractérisée par une augmentation de volume du cœur dont les cavités sont élargies et les parois amincies ; cette forme évolue vers une insuffisance cardiaque globale et irréductible. — Certains auteurs classent parmi les *m.* dilatées les atteintes myocardiques des infections virales ou microbiennes, des maladies métaboliques (hémochromatose, certaines thésaurismoses), endocriniennes, neuro-musculaires, des collagénoses, des intoxications (alcool, etc.). Mais l'OMS limite le terme de myocardiopathie aux maladies du muscle cardiaque de cause inconnue. — 2° Une ***forme restrictive*** rare avec adiastolie, résultant d'une diminution de la compliance (v. ce terme) ventriculaire (amylose). — 3° Une ***forme hypertrophique*** [angl. ***hypertrophic m.***], soit diffuse avec épaississement important de la totalité de la paroi du ventricule gauche, soit localisée, par exemple *apicale*, ou surtout *septale*, pouvant réaliser — 4° la ***forme obstructive*** [angl. ***hypertrophic obstructive m.***] (syn. *cardiomyopathie obstructive, CMO, sténose musculaire ventriculaire*) caractérisée par une forte hypertrophie des parois ventriculaires prédominant sur le septum et rétrécissant, pendant la systole, la cavité du ventricule au point de la séparer en 2 chambres : une apicale de hautes pressions et une sous-valvulaire de basses pressions. Cette variété est plus fréquente au niveau du ventricule gauche (*sténose musculaire du ventricule gauche* — P. Soulié, 1958 —, *sténose idiopathique de la chambre de chasse du VG* — P. Soulié —, *hypertrophie sténosante du VG* — R. Froment et Gravier) ; longtemps latente, elle se manifeste par une angine de poitrine et des troubles du rythme et se termine le plus souvent par la mort subite. Elle est d'origine génétique. — 5° Une ***forme oblitérante,*** qui n'est autre que l'*endocardite de Löffler* (v. ce terme). — ***m. rythmique*** ou ***dysrythmique.*** V. *tachycardiomyopathie.* — V. également *dysplasie du ventricule droit.*

MYOCARDIOPATHIE AMPULLAIRE. V. *ballonisation apicale transitoire du ventricule gauche.*

MYOCARDIOPATHIE GRAVIDIQUE PRIMITIVE. V. *Meadows (syndrome de).*

MYOCARDIOPATHIE DE KESHAN (1935) (localité chinoise) [angl. ***Keshan disease***]. Myocardiopathie observée en Chine et attribuée à une carence en sélénium.

MYOCARDIOPATHIE DE STRESS [angl. ***stress myocardiopathy***]. V. *ballonisation apicale transitoire du ventricule gauche.*

MYOCARDITE, *s. f.* (Sobernheim) [angl. ***myocarditis***]. Nom générique de toutes les inflammations du myocarde. — La *m.* peut être *aiguë* et s'observe alors au cours de certaines infections bactériennes ou virales ou lors des intoxications rapides ; le terme de *m. chronique* est tombé en désuétude. – ***m. de Fiedler*** (1901) ou ***m. interstitielle de Fiedler*** [angl. ***Fiedler's myocarditis***]. *M.* d'origine mal connue, peut-être allergique, caractérisée anatomiquement par une infiltration lympho-plasmocytaire et parfois granulomateuse du myocarde avec prolifération conjonctivo-vasculaire ; elle survient chez l'adulte jeune et se traduit par une défaillance cardiaque aiguë rapidement mortelle. – ***m. non spécifique.*** V. *myocardiopathie.* – ***m. pigmentaire.*** V. *endocrino-cardiaque* ou *endocrino-hépato-myocardique (syndrome).* – ***m. subaiguë primitive*** (Tripier et Gallavardin). V. *myocardie.*

MYOCARDOPATHIE, *s. f.* V. *myocardiopathie.*

MYOCAVERNOME MUQUEUX (Caroli, 1951). Hypertrophie concentrique de la paroi de la vésicule biliaire, constituée par une hyperplasie de la muqueuse, un épaississement myomateux de la musculeuse et une couche de kystes épithéliaux. Cette hypertrophie provoque des rétrécissements divisant la vésicule en plusieurs lobules.

MYOCÈLE, *s. f.* (gr. *mus*, muscle ; *kêlê*, tumeur). V. *hernie musculaire.*

MYOCLONIE, *s. f.* (Friedreich, 1878) (gr. *mus*, muscle ; *klonos*, agitation). Syn. *chorée électrique* [angl. ***myoclonia, myoclonus***]. Contractions musculaires cloniques, brusques, semblables aux secousses provoquées par le choc électrique, involontaires, non systématisées, se répétant à des intervalles variables. Elles intéressent une partie d'un muscle, un muscle entier ou un groupe musculaire. C'est le symptôme principal de certaines affections nerveuses (encéphalopathies diverses, syndrome de Lance et Adams, paramyoclonus multiplex, chorée de Bergeron, etc.). Pour Unverricht, le terme *m.* doit être réservé aux contractions localisées à un faisceau musculaire ou à un muscle entier, le mot *clonie* désignant les contractions qui mettent en jeu des groupes musculaires synergiques. V. *clonie* et *hyperekplexie.* – La *m.* ***négative*** [angl. ***negative myoclonus***], par opposition à la *m.* ***positive*** [angl. ***positive myoclonus***] décrite ci-dessus, consiste en l'inhibition brutale de la contraction musculaire (p. ex. : *astérixis,* v. ce terme).

MYOCLONIE-DYSTONIE (syndrome de) [angl. ***myoclonic-dystonia***] (Lindemulder, 1933). Myoclonie essentielle familiale bénigne transmise selon le mode autosomique dominant. Elle débute dans l'enfance, associant des secousses myocloniques en éclair, une dystonie revêtant souvent le type de la crampe de l'écrivain et ne s'accompagne d'aucun trouble neurologique ni d'anomalie des examens complémentaires. Nettement améliorée par l'alcool, elle évolue favorablement.

MYOCLONIE ÉPILEPTIQUE [angl. ***myoclonus epilepsy***]. Contraction musculaire brusque déclenchée par une activation anormalement violente de nombreux neurones du cerveau. Ces myoclonies sont massives et bilatérales dans les épilepsies généralisées ; localisées dans les épilepsies partielles. – ***m. é. progressive familiale.*** V. *Unverricht-Lundborg (maladie ou syndrome d').*

MYOCLONIE PETIT MAL [angl. ***myoclonic petit mal***]. Secousse brève de tous les muscles survenant au cours d'une épilepsie généralisée primaire, entre les grandes crises convulsives ; ces myoclonies sont toujours accompagnées de modifications bilatérales et symétriques de l'électroencéphalogramme (polypointes et pointes-ondes). V. *mal (petit).*

MYOCLONIE PHRÉNOGLOTTIQUE. V. *hoquet.*

MYOCLONIE VÉLOPALATINE. V. *myoclonique vélopalatin (syndrome).*

MYOCLONIQUE (crise) [angl. ***myoclonic petit mal***]. Forme mineure de la crise épileptique (petit mal) caractérisée par l'apparition soudaine de contractions des muscles fléchisseurs d'un bras ou des deux bras, parfois du tronc. V. *myoclonie petit mal.*

MYOCLONIQUE VÉLOPALATIN (syndrome) [angl. ***palatal nystagmus***]. Syn. *nystagmus pharyngé et laryngé* (Spencer, 1886), *nystagmus du voile.* Secousses myocloniques observées au niveau du voile du palais, dont le rythme constant chez le même malade est de 120 à 140 par minute en moyenne ; elles peuvent s'étendre à d'autres régions. Ce syndrome qui passe souvent inaperçu traduit une atteinte du bulbe, de la protubérance ou du cervelet et se rencontre aussi dans la sclérose en plaques, l'encéphalomyélite et la méningite cérébro-spinale.

MYOCYTE, *s. m.* (gr. *mus*, muscle ; *kutos*, cellule). Cellule ou fibre musculaire. V. *myoblaste.*

MYODÉSOPSIE, *s. f.* V. *mouches volantes.*

MYODYSTONIQUE (réaction) (gr. *mus*, muscle ; *dus*, difficile ; *tonos*, ressort) [angl. ***myodystonic reaction***]. Persistance tonique de la contraction du trapèze (portion supérieure) à la suite de la faradisation. Ce signe a été décrit par Södergergh dans le myxœdème et par Clovis Vincent dans l'encéphalite épidémique.

MYODYSTROPHIE FŒTALE DÉFORMANTE. V. *arthrogrypose multiple congénitale.*

MYOFASCIITE, *s. f.* [angl. ***myofasciitis***]. Inflammation d'un muscle et de son fascia. – ***m. à macrophages*** (Chérin P. *et coll.*, fr., 1993) [angl. ***macrophagic myofasciitis***]. Myopathie inflammatoire probablement auto-immune décrite chez des adultes ayant reçu des injections intramusculaires de vaccins contenant de l'aluminium. Elle est caractérisée *cliniquement* par des myalgies diffuses prédominant aux membres inférieurs, des arthralgies des grosses articulations, une asthénie et parfois une fièvre. La *biopsie* du deltoïde (lieu des injections) permet le diagnostic en montrant une infiltration du fascia et du muscle par des macrophages.

MYOFIBRILLE, *s. f.* (gr. *mus*, muscle ; lat. *fibrilla,* fibrille) [angl. ***myofibril, myofibrilla***]. Filament mince, long et contractile présent dans le cytoplasme des cellules musculaires. Dans le muscle strié, les *m.* sont formées d'unités contractiles ou *sarcomères.* – Les filaments de **myosine** forment une zone large et foncée située au centre du sarcomère, appelée disque sombre, *disque A* (A : anisotrope) ou strie A [angl. ***A band, A disk***]. Au centre du disque A, une bande étroite et claire, la *strie H* [angl. ***Hensens's disk, H band***] comprend en son milieu la *ligne* ou strie *M* (mésophragme) [angl. ***M disk, M band, mesophragma***], une cloison d'aspect foncé. – Les filaments **d'actine** forment une zone claire, le disque clair ou *disque I* (I : isotrope) ou strie I [angl. ***I band, I disk***] traversée en son milieu par une ligne foncée, la *strie Z* ou télophragme [angl. ***Z line, Z disk, Z band***]. Les stries Z (de l'all. *Zwichenscheibe,* disque intermédiaire) séparent deux sarcomères qui sont donc composés d'un disque A au centre entouré de deux demi-disques I. Le glissement des filaments d'actine et de myosine les uns par rapport aux autres provoque la contraction du muscle strié. V. *myofilament, connectine* et *système T.*

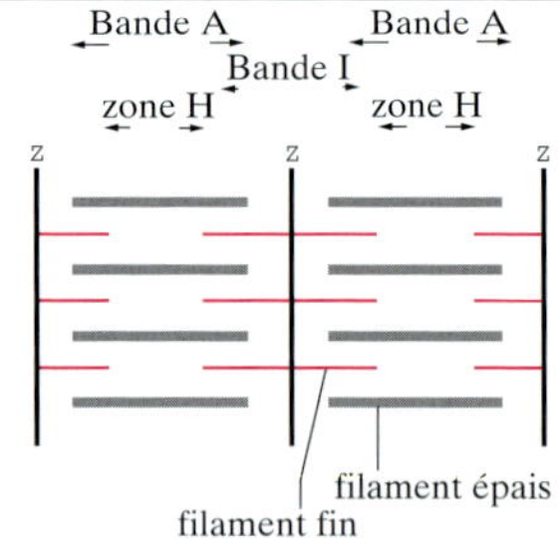

Myofibrille

MYOFIBROBLASTE, *s. m.* (gr. *muos,* muscle ; fibroblaste) [angl. ***myofibroblast***]. Fibroblaste possédant certaines caractéristiques de la cellule du muscle lisse. V. *fasciite nodulaire.*

MYOFILAMENT, *s. m.* [angl. ***myofilament***]. Éléments constitutifs des myofibrilles, formés d'actine et de myosine (v. ces termes) dont le glissement provoque la contraction de la cellule musculaire.

MYOGÈNE, *adj.* (gr. *mus*, muscle ; *génnan*, engendrer) [angl. ***myogenetic***] (il vaudrait mieux dire : ***myogénique***). Se dit en physiologie de tout ce qui est d'origine musculaire. – ***théorie m.*** de l'automatisme cardiaque. – V. *neurogène.*

MYOGLOBINE, *s. f.* (gr. *mus*, muscle ; lat. *globus,* boule) [angl. ***myoglobin***]. Pigment respiratoire du muscle, dont la structure est voisine de celle de l'hémoglobine. On a préconisé son dosage dans le diagnostic précoce de l'infarctus du myocarde, mais il manque de sensibilité et de spécificité.

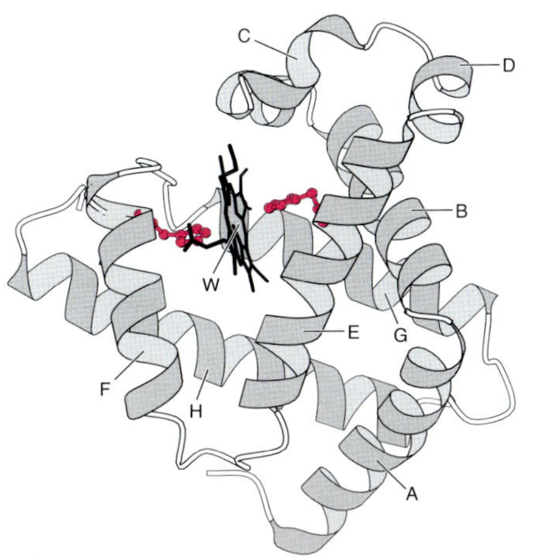

L'architecture de la myoglobine comporte huit zones en hélice. Les molécules d'histidine qui interagissent avec l'hème sont représentées en rouge.

MYOGLOBINURIE, *s. f.* [angl. ***myoglobinuria***]. Présence de myoglobine dans l'urine. — Il existe des *m.* secondaires à un trauma (brûlure, écrasement : v. *Bywaters, syndrome de*), à une oblitération artérielle, à un effort musculaire violent, à une infection ou à une intoxication. — ***m. paroxystique idiopathique*** ou ***paralytique*** (Meyer-Betz, 1910) ; syn. *maladie de Meyer-Betz, myohémoglobinurie paroxystique, myopathie paroxystique avec hémoglobinurie* (R. Debré, Ch. Gernez et G. Sée, 1934), *myopathie* ou *myosite myoglobinurique* (Günther, 1923), *polymyosite myoglobinurique de Günther, rhabdomyolyse récurrente* [angl. ***idiopathic paroxysmal myoglobinuria***]. Affection très rare, caractérisée par des crises de douleurs musculaires intenses dans les jambes parfois déclenchées par un effort ou une infection, accompagnées de contractures et quelquefois d'un état de choc et de l'émission d'urines brunes contenant de la myoglobine. Ces crises se répètent pendant des années avec une fréquence variable ; la possibilité de graves complications (anurie, paralysie) en assombrit le pronostic. — ***m. épidémique.*** V. *Haff (maladie du).*

MYOGNATHE, *s. m.* (I. G. St-Hilaire) (gr. *mus*, muscle ; *gnathos*, mâchoire) [angl. ***myognathus***]. Monstre double chez qui la tête surnuméraire est adhérente à la mandibule du sujet principal par des muscles et de la peau.

MYOGRAPHE, *s. m.* (gr. *mus*, muscle ; *graphein*, tracer) [angl. ***myograph***]. Appareil enregistreur destiné à inscrire les contractions musculaires en les amplifiant pour en faciliter l'étude.

MYOÏDE, *adj.* (gr. *mus*, muscle ; *eidos*, aspect) [angl. ***myoid***]. — 1° Se dit parfois des tumeurs formées de tissu musculaire lisse. — 2° Qui a l'apparence du muscle.

MYO-INOSITOL, *s. m.* [angl. ***myo-inositol***]. V. *méso-inositol.*

MYOKYMIE, *s. f.* (gr. *mus*, muscle ; *kuma*, ondulation) [angl. ***myokymia***]. — 1° Syn. *trémulation fasciculaire*. Agitation presque continuelle d'un muscle, sans déplacement du segment de membre correspondant. — 2° (F. Schultze, 1894). Syndrome caractérisé par l'existence de contractions musculaires rappelant la myoclonie, mais s'en distinguant par leur caractère ondulatoire et par l'existence de troubles de la sensibilité.

MYOLOGIE, *s. f.* (gr. *mus,* muscle ; *logos,* discours) [angl. ***myology***]. Partie de la médecine relative à l'étude des muscles, de leur anatomie et de leurs maladies.

MYOLYSE, *s. f.* (gr. *mus*, muscle ; *luein*, dissoudre) [angl. ***myolysis***]. Destruction, dissolution du tissu musculaire. V. *Bywaters (syndrome de).*

MYOMALACIE, *s. f.* (gr. *mus*, muscle ; *malakia*, mollesse) [angl. ***myomalacia***]. Dégénérescence du muscle qui se transforme en tissu conjonctif mou ; on observe en particulier la *m.* comme séquelle de l'infarctus du myocarde.

MYOMATOSE, *s. f.* [angl. ***myomatosis***]. Maladie caractérisée par la formation de myomes.

MYOME, *s. m.* (gr. *mus*, muscle ; désinence *-oma*, signifiant tumeur) [angl. ***myoma***]. Tumeur bénigne formée par du tissu musculaire. — Les *m.* se divisent en *m.* formés par du tissu musculaire strié ou *rhabdomyomes*, très rares et *m.* formés par du tissu musculaire à fibres lisses ou *liomyomes*, fréquents, siégeant dans les régions où existent les fibres musculaires lisses et en particulier dans l'utérus *(fibromyomes).*

MYOME MYOBLASTIQUE. V. *Abrikossoff (tumeur d').*

MYOMECTOMIE, *s. f.* (myome ; gr. *ektomê*, ablation) [angl. ***myomectomy***]. Opération qui consiste à enlever un fibromyome par la voie vaginale ou la voie abdominale en respectant l'utérus.

MYOMÈRE, *s. m.* (gr. *mus*, muscle ; *méros*, partie) [angl. ***myomere***]. Syn. *myotome* ou *segment musculaire.* Série de segments d'origine mésodermique qui se disposent chez l'embryon le long du tube médullaire et de chaque côté de celui-ci. Chaque segment correspond à un métamère et donne naissance à l'ensemble des muscles striés qui se formeront entre deux vertèbres définitives.

MYOMÈTRE, *s. m.* (gr. *mus*, muscle ; *mêtra*, utérus) [TA et angl. ***myometrium***]. Muscle utérin.

MYOMOTOMIE, *s. f.* (myome ; gr. *tomê*, section) [angl. ***myomotomy***]. Incision d'un myome.

MYONÉCROSE, *s. f.* (gr. *mus*, muscle ; *nékros*, mort) [angl. ***myonecrosis***]. Nécrose musculaire.

MYOŒDÈME, *s. m.* (gr. *mus*, muscle ; *oïdêma*, gonflement) [angl. ***myo-oedema***]. Contractilité idiomusculaire. Nodosité produite au niveau d'un muscle superficiel dont quelques fibres se contractent isolément. On produit ce phénomène en excitant par un choc ou une friction brusque les muscles du bras ou du thorax, chez un grand nombre de sujets et en particulier chez les cachectiques.

***MYOPATHIA DISTALIS JUVENILIS HEREDITARIA* DE BIEMOND.** V. *Gowers (myopathie distale ou type de).*

***MYOPATHIA DISTALIS TARDA HEREDITARIA* DE WELANDER.** V. *Gowers (myopathie distale ou type de).*

MYOPATHIE, *s. f.* (gr. *mus*, muscle ; *pathê*, affection) [angl. ***myopathy***]. Nom générique des affections du système musculaire ; il est très souvent pris dans le sens plus étroit de *myopathie primitive progressive* (v. ce terme). — ***m. inflammatoires.*** Ce sont les dermatomyosites et les polymyosites. — V. également *myosite.*

MYOPATHIE ATROPHIQUE PROGRESSIVE. V. *myopathie primitive progressive.*

MYOPATHIE À AXE CENTRAL (Shy et Magee, 1956) [angl. ***central core myopathy***]. Myopathie congénitale (v. ce terme) ayant pour caractéristique histologique une zone anormale unique (axe) située au milieu de la fibre musculaire. Sa transmission est autosomique soit dominante soit récessive.

MYOPATHIE À AXES MULTIPLES (Engel et Gomez, 1966, 1971) [angl. ***multiple core ou minicore myopathy***]. Myopathie congénitale (v. ce terme) ayant pour caractère histologique plusieurs zones anormales (axes) situées au sein de la fibre musculaire. Sa transmission semble autosomique récessive.

MYOPATHIE À BÂTONNETS. V. *myopathie némaline.*

MYOPATHIE CENTRONUCLÉAIRE [angl. ***centronuclear myopathy***]. Syn. *myopathie myotubulaire.* Myopathie congénitale caractérisée par un aspect embryonnaire des fibres musculaires qui ont, en leur centre, des noyaux disposés en chaînes. L'évolution est souvent tardive et lente, accompagnée d'atteinte de la musculature externe de l'œil.

MYOPATHIE CONGÉNITALE (Batten, 1903 ; Shy et Magee, 1956) [angl. ***congenital myopathy***]. Terme générique des affections musculaires présentes à la naissance. Elles se traduisent *cliniquement* chez le nouveau-né par une hypotonie et plus tard par un syndrome myopathique en général diffus. L'*histologie* musculaire permet de différencier principalement : la *m.* à axe central ; la *m.* à axes multiples, la *m.* à bâtonnets (ou némaline), la *m.* centronucléaire (ou myotubulaire), la *m.* avec disproportion des types de fibres (v. tous ces termes). Certains y adjoignent les myopathies avec anomalies mitochondriales.

MYOPATHIE AVEC DISPROPORTION DES TYPES DE FIBRES (Brooke M.H., 1969, 1973) [angl. ***congenital fibre type disproportion myopathy***]. Myopathie congénitale (v. ce terme) ayant pour caractère histologique un répartition histo-enzymologique anormale des fibres musculaires.

MYOPATHIE DISTALE. V. *Gowers (myopathie distale ou type de).*

MYOPATHIE MITOCHONDRIALE [angl. ***mitochondrial myopathy***]. Myopathie congénitale caractérisée par des anomalies (de forme ou de nombre) des mitochondries des fibres musculaires.

MYOPATHIE MYOGLOBINURIQUE. V. *myoglobinurie paroxystique idiopathique.*

MYOPATHIE MYOTONIQUE. V. *myotonie atrophique.*

MYOPATHIE MYOTUBULAIRE (Spiro, 1966). V. *myopathie centronucléaire.*

MYOPATHIE NÉMALINE (Shy, 1963) (gr. *nêma*, fil) [angl. ***nemaline myopathy***]. Syn. *myopathie à bâtonnets.* Variété de myopathie congénitale et héréditaire à transmission vraisemblablement autosomique dominante et à expressivité variable. Elle est caractérisée *anatomiquement* par la présence anormale de filaments dans les fibres des muscles striés et *cliniquement* par une faiblesse musculaire qui apparaît dans la petite enfance et ne progresse que très lentement.

MYOPATHIE PAROXYSTIQUE AVEC HÉMOGLOBINURIE. V. *myoglobinurie paroxystique idiopathique.*

MYOPATHIE PRIMITIVE PROGRESSIVE (Charcot, 1872) [angl. ***progressive muscular dystrophy***]. Syn. *dystrophie musculaire progressive* (Erb), *myopathie atrophique progressive* (Landouzy et Déjerine). Maladie musculaire primitive, dégénérative, d'évolution progressive. Elle est familiale et héréditaire et débute le plus souvent dans le jeune âge. Elle est caractérisée ***cliniquement*** par l'affaiblissement progressif, puis l'atrophie apparente ou non de certains groupes musculaires répartis symétriquement, les muscles de la racine des membres étant généralement les premiers atteints ; ***anatomiquement,*** par des lésions limitées au muscle lui-même sans lésion constatable du système nerveux central ou périphérique. Suivant la localisation initiale de l'atrophie, on distingue : le *type pseudo-hypertrophique de Duchenne,* le plus fréquent, le plus classique et le plus grave (v. *paralysie pseudo-hypertrophique type Duchenne*), le *type Leyden-Mœbius,* le *type facio-scapulo-huméral de Landouzy-Déjerine,* le *type juvénile d'Erb* ou *scapulo-huméral* (v. ces différents termes) ; des formes distales, plus rares et très variées (v. *Gowers, myopathie distale ou type de*) ; des formes encore moins fréquentes : la *m.* lombo-pelvi-fémorale de Raymond et Guillain, la *m.* fémoro-tibiale d'Eichhorst, la *m.* de Zimmerlin (v. ces termes), la *m.* fibreuse de Cestan et Lejonne, la *m.* péronière de Rimbaud et Giraud, la *m.* fibro-lipo-calcaire, la *m.* type Pierre Marie avec ptosis bilatéral et affaiblissements des masticateurs, les *m.* purement oculaires qui, pour certains, comprennent les syndromes de Mœbius (v. ce terme 2°) et celui de Türk-Stilling-Duane (v. ce terme).

MYOPATHIE PROXIMALE MYOTONIQUE. Dystrophie myotonique de type 2. V. *myotonie atrophique..*

MYOPATHIE PSEUDO-HYPERTROPHIQUE DE DUCHENNE. V. *paralysie (ou myopathie) pseudo-hypertrophique de Duchenne.*

MYOPATHIE THYRÉOTOXIQUE [angl. ***thyrotoxic myopathy***]. Fonte musculaire au niveau de la racine des membres, survenant parfois au cours de la maladie de Basedow ; elle fait partie des manifestations dues à l'hyperthyroïdie.

MYOPATHIQUE, *adj.* [angl. ***myopathic***]. Qui concerne les affections du système musculaire. — ***faciès m.*** Aspect particulier que présente la figure de certains malades, atteints de myopathie primitive progressive (type facio-scapulo-huméral de Landouzy-Déjerine) dû à l'atrophie des muscles de la face ; le visage est amaigri, immobile, indifférent ; la peau est lisse, l'œil grand ouvert, les paupières ne peuvent se fermer complètement, la bouche semble élargie, les lèvres sont grosses, la supérieure en saillie et l'inférieure éversée.

MYOPATHIQUE (réaction) [angl. ***myopathic reaction***]. Trouble particulier de l'excitabilité électrique du muscle au cours de la myopathie primitive progressive : il consiste en une hypo-excitabilité galvanique et faradique du muscle atrophié : c'est un trouble quantitatif sans modification qualitative de la contraction.

MYOPIE, *s. f.* (gr. *muein*, cligner ; *ôps*, œil) [angl. ***myopia***]. Anomalie héréditaire de la réfraction statique de l'œil, dans laquelle l'image d'un objet éloigné se forme en avant de la rétine, lorsque l'accommodation n'intervient pas. Elle est généralement due à l'allongement de l'axe antéro-postérieur du globe oculaire *(m. axile)*. On distingue la *m. bénigne,* inférieure à 6 dioptries et la *m. maligne,* ou « *m. maladie* » supérieure à 6 dioptries. Celle-ci, beaucoup plus rare, est caractérisée par l'existence de lésions dégénératives du fond d'œil portant sur la sclérotique, la choroïde et la rétine, aboutissant à l'atrophie papillaire (conus myopique) et à une distension du pôle postérieur de la sclérotique (staphylome myopique). Cette *m.* évolue vers de graves complications : dégénérescence du vitré, décollement de la rétine, cataracte, hémorragies choroïdiennes (taches noires de Fuchs), association avec un glaucome. V. *amétropie*, *réfractive* et *LASIK.*

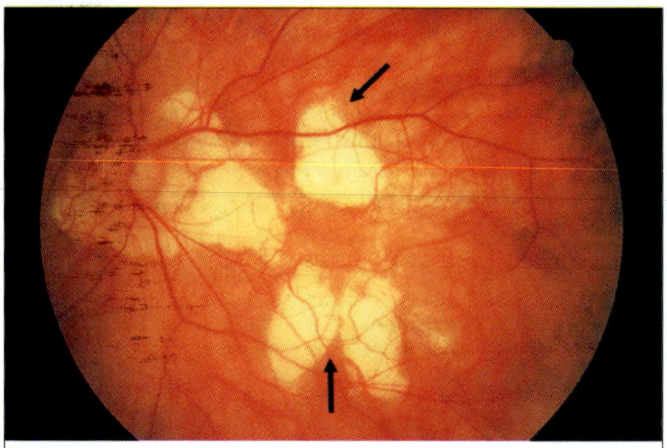

Myopie dégénérative. Zones d'atrophie (flèches)

MYOPLASTIE, *s. f.* (gr. *mus*, muscle ; *plassein*, façonner) [angl. ***myoplasty***]. Réfection musculaire ou plastie de réparation avec un faisceau musculaire de voisinage. En particulier, procédé opératoire consistant à fermer l'orifice de l'anneau, dans la cure radicale de la hernie crurale, au moyen d'un lambeau musculaire emprunté aux muscles voisins (Schwartz, 1892).

MYOPLÉGIE FAMILIALE (Oddo et Audibert, 1901) (gr. *mus*, muscle ; *pleissein*, frapper). V. *paralysie périodique familiale.*

MYOPOTENTIEL, *s. m.* (gr. *mus.* muscle ; lat. *potentia,* puissance) [angl. ***myopotential***]. Activité électrique accompagnant la contraction musculaire. Ce terme désigne en général les courants émis par les muscles squelettiques.

MYORELAXANT, ANTE, *adj.* (gr. *mus*, muscle ; lat. *relaxatio,* détente). V. *myorésolutif.*

MYORÉSOLUTIF, IVE, *adj.* [angl. ***muscle relaxant***]. Syn. *myorelaxant.* Qui provoque le relâchement musculaire. — *s. m.* Médicament bloquant la transmission neuromusculaire en agissant sur les récepteurs post-synaptiques de l'acétylcholine ; on en distingue 2 groupes : — 1° les *m. non dépolarisants* (de la membrane post-synaptique) ou ***pachycurares*** (car ils ont une structure stéréochimique épaisse) ; leur action est de type compétitif (c'est-à-dire supprimée par une élévation de la concentration de l'acétylcholine). P. ex. : la *D-tubocurarine.* — 2° les *m. dépolarisants*, ou ***leptocurares*** (de structure mince) et d'action non compétitive. P. ex. : la *succinylcholine.* Ces médicaments sont essentiellement utilisés en anesthésie, pour favoriser l'intubation trachéale ou la chirurgie abdominale. V. *curarisation* et *plaque motrice.*

MYORRAPHIE, *s. f.* (gr. *mus*, muscle ; *rhaphê*, suture) [angl. ***myorrhaphy***]. Suture musculaire.

MYORYTHMIE, *s. f.* (Cruchet). Syn. *bradycinésie* (P. Marie et G. Lévy). Mouvement involontaire répété, régulier et lent, affectant les muscles des membres et entraînant un déplacement rythmique de ceux-ci. On l'observe surtout chez les parkinsoniens post-encéphalitiques.

MYOSARCOME, *s. m.* [angl. ***myosarcoma***]. Tumeur maligne développée aux dépens des fibres musculaires striées *(rhabdomyosarcome)* ou lisses *(léiomyosarcome).*

MYOSCLÉROLIPOMATOSE, *s. f.* Pseudo-hypertrophie musculaire survenant en quelques mois et consécutive à des lésions des nerfs.

MYOSCLÉROSE, *s. f.* (gr. *mus*, muscle ; *sklêros*, dur) [angl. ***myosclerosis***]. Induration des muscles qui généralement s'atrophient et se rétractent.

MYOSCLÉROSE RÉTRACTILE DES VIEILLARDS (Lhermitte). Atrophie et induration musculaires avec rétraction des muscles et des tendons qui frappent surtout les membres inférieurs et les immobilisent dans une attitude de demi-flexion rigide persistant après la mort. L'examen histologique montre une véritable cirrhose musculaire ; les nerfs périphériques et la moelle sont indemnes. Ces lésions musculaires sont propres aux vieillards chez qui elles sont d'autant plus apparentes que le tégument qui les recouvre est lui-même atrophié.

MYOSINE, *s. f.* (gr. *mus*, muscle) [angl. ***myosin***]. Syn. *fibrine musculaire.* — 1° Myosine proprement dite ou ***m. A :*** protéine de poids moléculaire très élevé, appartenant au groupe des globulines et présente dans le tissu musculaire. V. *myofilament.* — 2° ***myosine B.*** Syn. *actomyosine.* Complexe formé par l'association de *m. A* et d'une autre protéine musculaire, l'actine ; il donne au muscle sa contractilité. — Le dosage radio-immunologique de la *m.* a été proposé pour estimer la masse myocardique nécrosée au cours de l'infarctus. V. *troponine* et *rigidité cadavérique.*

MYOSIS, *s. m.* (gr. *muein*, cligner) [angl. ***miosis***]. Rétrécissement permanent avec immobilité plus ou moins complète de la pupille provenant d'un trouble de l'innervation de l'iris.

MYOSISMIE, *s. f.* (P. Marie, 1904) (gr. *mus*, muscle ; *seismos*, secousse) [angl. ***myoseism***]. Tremblement fibrillaire ou fasciculaire, irrégulier et relativement lent, observé dans les hémiplégies organiques récentes au niveau de certains muscles du membre inférieur.

MYOSITE, *s. f.* (gr. *mus, muos*) [angl. ***myositis***]. Inflammation du tissu musculaire. — ***m. épidémique.*** V. *myalgie épidémique.* — ***m. myoglobinurique*** (Günther, 1923). V. *myoglobinurie paroxystique idiopathique.* — ***m. ossifiante des paraplégiques.*** V. *para-ostéo-arthropathie.* — ***m. ossifiante progressive*** (Münchmeyer, 1869) [angl. ***myositis ossificans progressiva***]. Syn. *maladie de Münchmeyer, polymyosite ossifiante progressive, fibrodysplasie ossifiante progressive.* Affection rare caractérisée par la production de formations osseuses multiples dans le système conjonctif intra- et péri-musculaire, dans les tendons et les aponévroses ; elle débute dans le jeune âge par les muscles du dos et de la nuque et envahit peu à peu toute la musculature. — ***m. à inclusions*** (Yunis E., 1971) [angl. ***inclusion body myositis***]. Affection se présentant *cliniquement* comme une variété de polymyosite corticorésistante ; *histologiquement*, présence de substance amyloïde ou de protéines voisines dans la fibre musculaire. Certaines formes sont héréditaires. — V. aussi *dermatomyosite, polymyosite, myopathie* et *myofasciite.*

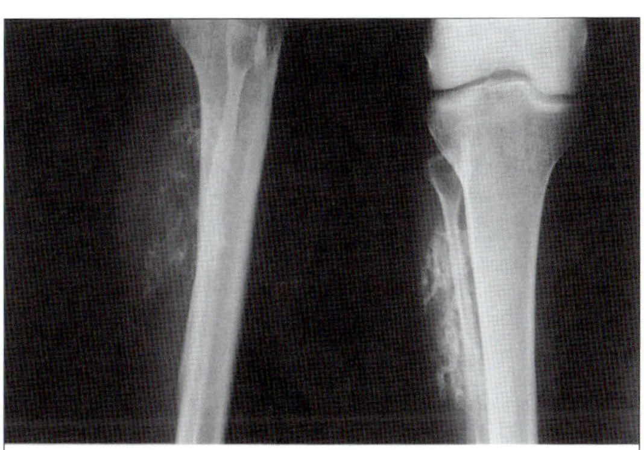

Myosite ossifiante (radiographie)

MYOSPHÉRULOSE, *s. f.* (Mac Clatchie *et coll.*, 1969) (gr. *mus*, muscle ; lat. *sphaeruola*, petite sphère) [angl. ***myospherulosis***]. Affection rare et bénigne, décrite d'abord en Afrique orientale, caractérisée cliniquement par des tuméfactions parfois douloureuses siégeant dans les muscles ou sous la peau à la racine des membres et quelquefois dans les fosses nasales ou les sinus maxillaires. Ces tuméfactions sont formées de cavités kystiques contenant de nombreuses sphérules de 5 à 7 μm de diamètre, groupées en « sacs de billes ». La nature de ces sphérules reste mystérieuse : on a pensé à des parasites, à des corps inertes, à des vestiges d'hématies ; la cause de la maladie est aussi mal connue : une origine iatrogénique est souvent invoquée : contamination par tatouage, scarification ou injection.

MYOSTÉOME TRAUMATIQUE (Cahier) (gr. *mus*, muscle ; *ostéon*, os) [angl. ***traumatic myosteoma***]. Ostéome musculaire adhérent ou non au squelette consécutif à un traumatisme direct ou indirect et qui est dû à la calcification d'un hématome.

MYOSYNDESMOTOMIE, *s. f.* (gr. *mus*, muscle ; *sundesmos*, ligament ; *tomê*, section) [angl. ***myotenotomy***]. Section des tendons et des ligaments articulaires.

MYOTATIQUE (réflexe). V. *réflexe myotatique.*

MYOTIQUE, *adj.* et *s. m.* (gr. *muein*, cligner) [angl. ***miotic***]. Se dit des substances qui produisent le myosis.

MYOTOME, *s. m.* (gr. *mus*, muscle ; *temnein*, couper) [angl. ***myotome***]. — 1° Ténotome. — 2° V. *myomère.*

MYOTOMIE, *s. f.* (gr. *mus*, muscle ; *tomê*, section) [angl. ***myotomy***]. — 1° Section des muscles. Ténotomie. — 2° Dissection des muscles. — ***m. de Bigelow*** ou ***de Bigelow-Cleland.*** V. *Bigelow ou Bigelow-Cleland (myotomie ou opération de).* — ***m. extramuqueuse.*** V. *Heller (opération de).*

MYOTONIA CONGENITA [angl. ***myotonia congenita***]. V. *Thomsen (maladie de).*

MYOTONIA FLUCTUANS (Ricker K., all., 1990) [angl. ***myotonia fluctuans***]. Affection familiale très rare, transmise selon le mode autosomique dominant et voisine de la *maladie de Thomsen* (v. ce terme) où la myotonie, insensible au froid, très variable selon les moments, augmente par surcharge en potassium et après un certain retard lors de l'effort. Elle serait due à une atteinte du canal sodique de la cellule musculaire.

MYOTONIE, *s. f.* (gr. *mus*, muscle ; *tonos*, tension) [angl. ***myotonia***]. Trouble du tonus musculaire caractérisé par la lenteur et la difficulté de la décontraction au cours des mouvements volontaires, les mouvements passifs étant libres : les muscles atteints présentent la réaction myotonique (v. ce terme) et l'électromyogramme montre des salves de potentiels apparaissant brusquement et dont l'amplitude et la fréquence diminuent progressivement (*décharge myotonique* provoquée par l'excitation musculaire, le froid, etc.). V. *paramyotonie.*

MYOTONIE ACQUISE (Talma, 1892) [angl. ***Talma's disease***]. Syn. *myotonie sporadique, maladie de Talma.* Affection brève, curable, caractérisée par une réaction myotonique et des crampes, survenant après des efforts prolongés ; certains pensent qu'il s'agit de formes tardives de la *maladie de Thomsen.*

MYOTONIE ATROPHIQUE (Rossolimo, 1902) [angl. ***myotonic atrophy***]. Syn. *maladie de Steinert* (1909), *dystrophie myopathique myotonique de Steinert, dystrophie myotonique* (Curschmann, 1912), *myopathie myotonique.* Affection héréditaire autosomique dominante, d'expressivité variable, dont le gène est situé sur le chromosome 19 (19 q 13.3), présentant à la fois les caractères de la myotonie (réaction myotonique plus discrète que dans la maladie de Thomsen) et ceux des myopathies, ces derniers survenant plus tardivement : l'atrophie musculaire débute aux extrémités et à la face et se généralise très lentement. Il existe en plus un syndrome dystrophique : cataracte corticale, punctiforme, troubles endocriniens (insuffisance testiculaire), goitre, calvitie précoce et, dans de nombreux cas, une atteinte myocardique (troubles de la conduction). — Cette affection correspond désormais au ***type 1*** ou DM1, depuis la description en 1994 (Thornton CA ; Ricker K. *et coll.*) d'un ***type 2*** (ou DM2 ou myopathie proximale myotonique [angl. ***proximal myotonic myopathy*** ou ***PROMM***]) très voisin cliniquement de la maladie de Steinert, mais dont la localisation est surtout proximale (cuisses) et dont le gène est situé sur le chromosome 3 (3q21).

MYOTONIE CONGÉNITALE (Erb). V. *Thomsen (maladie de).*

MYOTONIE INTERMITTENTE (Martins et Hansemann, 1889) [angl. ***paramyotonia congenita***]. Variété de maladie de Thomsen dans laquelle la myotonie n'apparaît que par temps froid.

MYOTONIE SPORADIQUE. V. *myotonie acquise.*

MYOTONIQUE (décharge). V. *myotonie.*

MYOTONIQUE (réaction) (Erb) [angl. ***myotonic reaction***]. Trouble particulier de l'excitabilité électrique des muscles, consistant surtout en modifications *qualitatives* de la forme des contractions ; celles-ci sont plus lentes à se produire et plus lentes à disparaître qu'à l'état normal (persistance du galvanotonus après interruption du courant) ; également en modifications *quantitatives :* l'excitabilité faradique est augmentée ; l'excitabilité galvanique est un peu augmentée ; mais il y a inversion de la formule comme dans la réaction de dégénérescence.

MYOTONOMÈTRE, *s. m.* (Hartenberg, 1909) (gr. *mus*, muscle ; *tonos*, contraction ; *métron*, mesure) [angl. ***myotonometer***]. Appareil destiné à mesurer le tonus musculaire.

MYRINGITE, *s. f.* (bas lat. *myringa,* tympan, corruption du gr. *méninx*, membrane) [angl. ***myringitis***]. Inflammation du tympan.

MYRINGOPLASTIE, *s. f.* (bas lat. *myringa,* tympan ; gr. *plassein*, former). V. *tympanoplastie.*

MYRINGOTOMIE, *s. f.* (bas lat. *myringa*, tympan ; gr. *tomê*, section) [angl. ***myringotomy***]. Incision du tympan.

MYTACISME, *s. m.* (la lettre grecque *mu* = m) [angl. ***mytacism***]. Vice de prononciation qui consiste à substituer les lettres *m, b, p* à d'autres lettres.

MYTHOMANIE, *s. f.* (E. Dupré, 1905) (gr. *muthos*, fable ; *mania*, folie) [angl. ***mythomania***]. Tendance pathologique, plus ou moins volontaire et consciente, au mensonge et à la création de fables (enfants, névropathes, etc.).

MYTILISME, *s. m.* (gr. *mutilos*, moule) [angl. ***mytilotoxism***]. Intoxication par les moules. Elle survient précocement après leur ingestion et se manifeste par des paresthésies des extrémités, une impression de « flottement », une céphalée, une paralysie des membres et parfois des muscles respiratoires. L'évolution est en règle favorable. V. *mytilotoxine.*

MYTILOTOXINE, *s. f.* (gr. *mutilos*, moule ; toxine) [angl. ***mytilotoxin***]. Syn. *saxitoxine.* Toxine neurotrope thermorésistante sécrétée par certains flagellés *(Gonyaulax)* du plancton marin (responsables des « marées rouges ») qui sont absorbés par les moules. La *m.* est à l'origine du mytilisme (v. ce terme).

MYXOCHONDROME, *s. m.* (gr. *muxa*, mucosité ; *khondros*, cartilage) [angl. ***myxochondroma***]. Syn. *chondromyxome.* Tumeur mixte formée de tissu cartilagineux et de tissu muqueux, évoluant souvent comme une tumeur maligne.

MYXŒDÈME, *s. m.* (Ord, 1877) (gr. *muxa*, mucosité ; *oïdêma*, gonflement) [angl. ***myxoedema,*** amér. ***myxedema***]. Affection caractérisée *cliniquement* par l'infiltration muqueuse des téguments, par un ralentissement de toutes les fonctions aboutissant à une diminution considérable du métabolisme basal, à la frigidité et à des troubles intellectuels plus ou moins marqués et, chez l'enfant, par un arrêt de développement et la non-apparition de la puberté. Elle est due à la suppression de la fonction thyroïdienne dont témoignent *biologiquement* l'effondrement du taux des hormones thyroïdiennes dans le sang et l'absence de fixation de l'iode radioactif au niveau de la glande thyroïde. — On en distingue trois variétés : — 1° le *m. spontané des adultes* ou *cachexie pachydermique* (Charcot) ; — 2° le *m. congénital* ou *idiotie myxœdémateuse* (Bourneville, 1882) dû à l'absence congénitale du corps thyroïde ; — 3° le *m. opératoire* ou *cachexie strumiprive.* V. *hypothyroïdie, thyroïdiennes (hormones), thyréotrope (hormone)* et *thyréostimuline.*

MYXŒDÈME CUTANÉ CIRCONSCRIT ou **ATYPIQUE** [angl. ***pretibial myxoedema***]. Syn. *mucinose papuleuse* (Dalton et Seidell, 1953), *lichen fibro-mucinoïde* (Lorincz, 1953), *mucinose cutanée scléro-papuleuse* (Gutkow, 1955). Maladie de peau rare, dépourvue de tout lien avec l'insuffisance thyroïdienne et la présence de mucine, dont De Graciansky et Boulle (1956) distinguent 2 variétés : — 1° le *lichen myxœdémateux* (ou *myxœdème lichénoïde* ou *myxœdème tubéreux* de Jadassohn-Dœsseker) caractérisé par des papules roses disséminées et parfois par une infiltration en nappe de la peau et un érythème ; il peut évoluer vers une cachexie mortelle. — 2° le *myxœdème circonscrit prétibial* (ou *maladie de Keining-Cohen)* survenant au décours d'un traitement anti-thyroïdien chez un basedowien, caractérisé par de gros nodules ou des placards en relief irréguliers, rose violacé, ou par un éléphantiasis des deux jambes avec aspect mamelonné, verruqueux et grisâtre de la peau.

MYXŒDÈME INTERNE. V. *Escamilla-Lisser-Shepardson (syndrome d').*

MYXŒDÈME LICHÉNOÏDE. V. *myxœdème cutané circonscrit ou atypique.*

MYXŒDÈME LOCALISÉ. V. *trophœdème.*

MYXŒDÈME TUBÉREUX. V. *myxœdème cutané circonscrit ou atypique.*

MYXOMATOSE, *s. f.* [angl. ***myxomatosis***]. Maladie à poxvirus, touchant le lapin, non transmissible à l'homme, caractérisée par le développement de multiples myxomes.

MYXOME, *s. m.* (gr. *muxa*, mucosité ; désinence *-oma*, signifiant tumeur) [angl. ***myxoma***]. Nom donné à des tumeurs formées par du tissu muqueux ; elles ont été nommées d'abord *tumeurs colloïdes* ou *gélatiniformes,* par suite de leur aspect. V. *myxomatose.*

MYXORRHÉE, *s. f.* (Roger) (gr. *muxa*, mucosité ; *rhein*, couler) [angl. ***myxorrhoea***]. Syn. *mucorrhée.* Écoulement abondant de mucus.

MYXOSARCOME, *s. m.* (gr. *muxa*, mucosité ; sarcome) [angl. ***myxosarcoma***]. Tumeur maligne à tissus multiples comprenant des tissus muqueux et sarcomateux et se confondant pour certains auteurs avec le *cylindrome.*

MYXOVIRUS, *s. m.* Syn. *orthomyxovirus.* Nom primitivement donné aux virus de la famille des *Orthomyxoviridæ* (v. ce terme), ainsi appelés en raison de leur affinité pour les mucoprotéines.

MYXOVIRUS INFLUENZÆ [angl. ***Myxovirus influenzae***]. Virus de la grippe, appelé maintenant *Influenzavirus.* V. ce terme.

***MYXOVIRUS PARAINFLUENZÆ* I.** V. *virus Sendai.*

MYXOVIRUS PAROTIDIS [angl. ***Myxovirus parotidis***]. V. *virus ourlien.*

N

N. — 1° (gr. *nitron*, nitre). Symbole chimique de l'*azote*. V. ce terme. — 2° Symbole de *newton*. V. ce terme. — 3° Symbole de l'*asparagine*. V. ce terme. — 4° Abréviation de normale. V. *normalité*. — 5° Nombre d'Avogadro : 6,023 × 10^{23}.

n. Symbole de **nano**. V. ce terme.

N (agglutinogène ou antigène). V. *groupes sanguins*.

N (hormone) (Albright). V. *androgènes (hormones)*.

N (système) [angl. ***N blood group system***]. V. *groupes sanguins*.

NA. Abréviation du lat. *Nomina Anatomica*, nomenclature internationale en latin des termes d'anatomie remplacée depuis 1998 par la TA (*Terminologia Anatomica*).

Na (lat. *natrium*, sodium). Symbole chimique du *sodium*.

NABOTH (œufs de) (N. Martin, all., 1675-1721) [angl. ***nabothian cysts***]. Petits kystes muqueux dus à l'oblitération des conduits excréteurs des glandes du col utérin.

NADLER, WOLFER ET ELLIOT (syndrome de) (1929). Syn. *hépatome hypoglycémiant*. Variété rare de tumeur extrapancréatique avec hypoglycémie, survenant chez l'homme de plus de 40 ans. Elle est caractérisée par l'existence, chez un malade porteur d'un hépatome primitif, d'une hypoglycémie importante, se manifestant par des malaises allant parfois jusqu'au coma et précédant le stade terminal d'insuffisance hépatique. La relation entre le cancer du foie et l'hypoglycémie est mal connue. V. *Doege et Potter (syndrome de)* et *Anderson (syndrome d')*.

NADPH OXYDASE, *s. f.* [angl. ***NADPH oxidase***]. Syn. *nicotinamide adénine dinucléotide phosphate oxydase*. Enzyme intervenant dans la destruction des bactéries. Elle fait défaut dans la *granulomatose septique progressive*. V. ce terme.

NAEGELI (syndrome de) (N. Oskar, suisse, 1885-1959). V. *dermatose pigmentaire réticulée*.

NAEGELI (thrombasthénie type) (N. Otto, all., 1843-1929). V. *thrombasthénie héréditaire*.

NÆGLERIA, *s. f.* (d'après F. Nägler, autr., XXᵉ siècle) [angl. ***Naegleria***] . Genre d'amibes vivant en eau stagnante, pouvant être exceptionnellement à l'origine d'une méningoencéphalite de pronostic sévère.

NÆVOCANCER, *s. m.* V. *nævocarcinome*.

NÆVOCARCINOME, *s. m.* [angl. ***naevocarcinoma***]. Syn. *nævocancer, mélanoblastome* (Cornil et Mosinger), *mélanome malin*. Terme impropre histologiquement, par lequel on désigne habituellement un épithéliome d'une grande malignité, souvent pigmenté, développé aux dépens des nævus nævocellulaires. — On en distingue diverses formes : superficielle extensive (60 %), développée sur mélanose de Dubreuilh (20 %), nodulaire à évolution tumorale rapide (20 %). — Pour Woringer (1936), le terme de mélanome (v. ce terme) malin devrait être réservé aux tumeurs néoplasiques issues du mélanoblaste.

NÆVO-ENDOTHÉLIO-XANTHOME, *s. m.* V. *nævo-xantho-endothéliome*.

NÆVOMATOSE BASOCELLULAIRE (Binkley et Johnson, 1951) [angl. ***Gorlin-Goltz syndrome***]. Syn. *carcinomatose basocellulaire, syndrome de Gorlin ou de Gorlin-Goltz* (1960). Maladie héréditaire à transmission autosomique dominante, aux localisations multiples. Les lésions cutanées ressemblent beaucoup aux adénomes sébacés, variété blanche ; elles apparaissent dès l'enfance, augmentent après la puberté et dégénèrent très souvent en épithéliomas basocellulaires. Elles s'accompagnent souvent d'autres lésions cutanées (porokératose palmo-plantaire), osseuses (kystes maxillaires surtout), nerveuses, plus rarement génitales, endocriniennes et oculaires. Certains les classent parmi les phacomatoses. V. *adénomes sébacés symétriques de la face*.

NÆVO-XANTHO-ENDOTHÉLIOME, *s. m.* (Mac Donagh, 1912) [angl. ***naevoxanthoendothelioma***]. Syn. *lipogranulome juvénile, mastocytoxanthome* (Gadrat, 1952), *nævo-endothélio-xanthome, xanthogranulomatose juvénile* (Helwig, 1954), *xanthogranulome juvénile, nævo-xanthome de Mac Donagh* (Woringer, 1956). Petite tumeur dermique légèrement saillante, d'un diamètre variant de 3 mm à 2 cm, rose ou brune. Ces tumeurs apparaissent dès le jeune âge, par poussées successives, évoluent très lentement en se desséchant et guérissent spontanément en plusieurs années en laissant des cicatrices. La nature de cette affection est inconnue : il s'agit probablement d'une maladie systémique qui associe souvent aux tumeurs cutanées (avec infiltration d'histiocytes et de fibroblastes) des lésions des poumons, des os, des testicules et des yeux. On la classe parmi les réticulo-endothélioses de surcharge.

NÆVO-XANTHOME DE MAC DONAGH. V. *nævo-xantho-endothéliome*.

NÆVUS, *s. m.*, au *pl.* **NÆVUS** (lat. *naevus*, marque, tache) [angl. ***naevus***, *pl.* ***naevi*** ; amér. ***nevus***, *pl.* ***nevi***]. Anomalie cutanée d'origine embryonnaire, plus ou moins étendue, mais toujours circonscrite, permanente ou très lentement évolutive. Elle est parfois associée à d'autres dysplasies cutanées ou viscérales. — On distingue classiquement les ***n. simples,*** ne contenant que des éléments normaux de la peau, hypo- ou hyperplasiés, sans tendance à la dégénérescence maligne ; ce sont les *n.* épidermiques, les *n.* conjonctifs, les *n.* des annexes (maladie de Fordyce, hidradénome), les pachydermies régionales, les angiomes, les *n.* aplasiques : alopécique, achromique, atrophique, etc. ; les ***n. naevocellulaires,*** pigmentaires ou non, qui contiennent des éléments anormaux, les cellules næviques et peuvent évoluer vers une lésion d'une particulière malignité, le nævocarcinome. La nomenclature de la ***Société française de dermatologie*** (1994) distingue parmi les tumeurs cutanées mélanocytaires : les t. malignes ou *mélanomes* ; les t. bénignes ou *nævus* et emploie comme synonymes les termes de *n., n. nævocellulaire, n. pigmentaire* ou *mélanocytaire* pour désigner le lentigo (v. ce terme) ou grain de beauté • 👁 **Spitz** •.

NÆVUS ARANEUS (lat.). V. *angiome stellaire.*

NÆVUS DE BECKER. V. *Becker (nævus de).*

NÆVUS BLEU DE MAX TIÈCHE (1906) [angl. ***blue naevus***]. Syn. *chromatophorome* (Riecke, 1903), *mélano-fibrome* (Kreibisch). Nævus apparaissant généralement entre 20 et 40 ans et formant soit une macule bleuâtre de 3 à 4 cm de diamètre, soit une papule rénitente bleu-ardoisée, de 3 à 4 mm de diamètre. Il siège à la face, au dos des mains et des pieds et son évolution est presque toujours bénigne. — ***n. bleu cellulaire*** (Allen, 1949). Variété plus rare de *n.* bleu pouvant évoluer vers la malignité et caractérisée par la présence de cellules syncytiales plus claires au milieu des amas de cellules pigmentées.

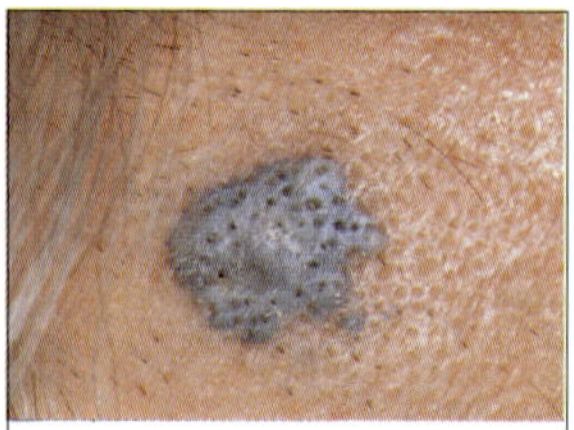

Nævus bleu de Max Tièche

NÆVUS COMÉDONIEN (Thibierge) [angl. ***comedonaevus***]. Ilots, parfois groupés en bandes, constitués d'amas de kératine noirs (pseudo-comédons) de plusieurs millimètres de diamètre, enchâssés dans des cavités épidermiques plus ou moins profondes et entre lesquels la peau est normale, pigmentée ou d'aspect vermoulu.

NÆVUS ELASTICUS [angl. ***naevus elasticus***]. Variété de nævus simple, existant dès la naissance, dont les éléments sont constitués de fibres élastiques du tissu conjonctif. On en décrit 2 formes : — 1° le ***n. e. prémammaire*** (Lewandowski, 1921) qui groupe en placards, généralement sur la poitrine, de petits éléments surélevés de 2 à 3 mm de diamètre, blanc-jaunâtre, de consistance ferme, souvent centrés par un poil et entourés d'un cercle pigmenté ; — 2° le ***n. e. en tumeurs disséminées*** (de Graciansky et Leclercq, 1960), syn. *élastome juvénile* (Weidmann) dont les éléments, analogues aux précédents, mais plus gros (atteignant parfois 10 à 15 mm de diamètre) forment des placards sur les cuisses, le bas-ventre et les lombes. — Enfin on a rapproché du *n. e.* l'*épiloïa* et (ce qui n'est plus admis actuellement) le *pseudo-xanthome élastique.*

NÆVUS ÉPIDERMIQUE PIGMENTAIRE PILEUX. V. *nævus de Becker.*

NÆVUS FLAMMEUS (lat.). V. *angiome plan.*

NÆVUS FUSCO-CÆRULEUS ACROMIO-DELTOIDEUS (lat.) [angl. ***naevus of Ito***]. Syn. *nævus de Ito* (1952). Nævus analogue au *nævus fusco-cæruleus ophtalmo-maxillaris*, localisé dans la région acromio-claviculaire et à la partie supérieure du tronc.

NÆVUS FUSCO-CÆRULEUS OPHTALMO-MAXILLARIS (lat.) (Ota, 1939) [angl. ***naevus of Ota***]. Syn. *nævus* ou *syndrome d'Ota.* Dermatose congénitale rare et bénigne apparaissant surtout chez les femmes d'origine asiatique avant la vingtième année, caractérisée par des taches pigmentaires bleutées analogues à la tache bleue sacrée, localisées dans le territoire des deux premières branches du trijumeau ; elles sont très souvent associées à une mélanose de la conjonctive et parfois de la muqueuse buccale et des méninges.

NÆVUS À HALO. V. *Sutton (maladie ou nævus de).*

NÆVUS INTRADERMIQUE [angl. ***intradermal naevus***]. Nævus nævocellulaire pigmentaire dont les amas de cellules næviques siègent uniquement dans le derme.

NÆVUS DE ITO. V. *nævus fusco-cæruleus acromio-deltoideus.*

NÆVUS DE JONCTION [angl. ***junctional naevus***]. Nævus nævo-cellulaire pigmentaire dans lequel les cellules næviques sont groupées en amas (ou thèques) dans la zone frontière entre derme et épiderme : dans les couches profondes de l'épiderme et dans celles, superficielles, du derme.

NÆVUS KYSTIQUES PILO-SÉBACÉS DISSÉMINÉS. V. *stéatocystomes multiples.*

NÆVUS LIPOMATEUX CUTANÉ SUPERFICIEL. V. *Hoffmann-Zurhelle (syndrome de).*

NÆVUS MÉLANIQUE TUBÉREUX [angl. ***naevus verrucosus***]. Syn. *nævus verruqueux pigmenté, verrue molle pigmentée.* Petite tumeur molle, lisse ou irrégulière, parfois pileuse, jaunâtre ou brune, de la taille d'un grain de mil à celle d'une amande, siégeant sur la face et le cou. C'est une variété de nævus pigmentaire commun ; elle dégénère parfois en cancer.

NÆVUS MIXTE [angl. ***compound naevus***]. Nævus pigmentaire nævocellulaire dans lequel les cellules næviques siègent dans la zone de jonction et dans les couches profondes du derme. V. *nævus de jonction.*

NÆVUS MOLLUSCUM (lat.). V. *molluscum.*

NÆVUS NÆVOCELLULAIRE. V. *nævus.*

NÆVUS DE OTA. V. *nævus fusco-cæruleus ophtalmomaxillaris.*

NÆVUS PIGMENTAIRE COMMUN. V. *lentigo* et *nævus mélanique tubéreux.*

NÆVUS SÉBACÉ DE JADASSOHN [angl. ***sebaceous naevus***]. Nævus apparaissant dès les premières semaines de la vie, localisée au cuir chevelu, au front, aux tempes et aux pommettes, formé d'une plaque bien circonscrite, légèrement surélevée, de teinte rose, jaunâtre, constituée de petits éléments séparés par de fins sillons. Elle est souvent recouverte de squames. Elle débute parfois comme une plaque alopécique qui se transforme fréquemment en épithélioma basocellulaire.

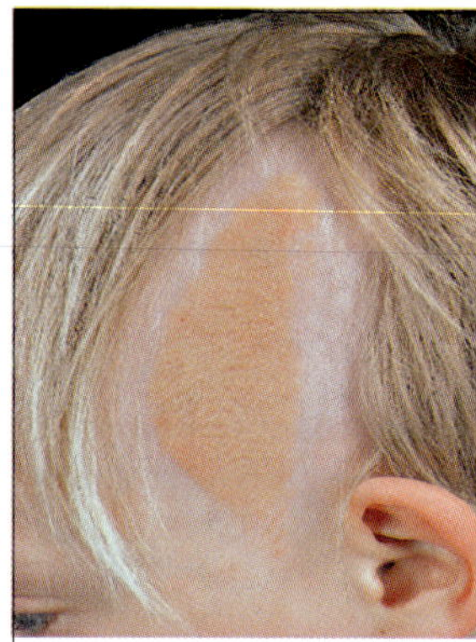

Nævus sébacé de Jadassohn

NÆVUS SIMPLE. V. *nævus.*

NÆVUS SPILUS (lat.) (Pollio). V. *tache hépatique.*

NÆVUS STELLAIRE. V. *angiome stellaire.*

NÆVUS DE SUTTON. V. *Sutton (maladie ou nævus de).*

NÆVUS TÉLANGIECTASIQUE. V. *angiome stellaire.*

NÆVUS VARIQUEUX OSTÉO-HYPERTROPHIQUE. V. *Klippel-Trenaunay (syndrome de).*

NÆVUS VERRUQUEUX PIGMENTÉ. V. *nævus mélanique tubéreux.*

NAFFZIGER (syndrome de) (N. Howard, amér., 1884-1961) [angl. ***Naffziger's syndrome***]. V. *scalène antérieur (syndrome du).*

NAGANA, *s. f.* [angl. ***nagana***]. Syn. *maladie de la tsé-tsé.* Trypanosomiase originaire des rives du Zambèze (Livingstone), répandue aujourd'hui dans toute l'Afrique centrale, où elle atteint surtout les chevaux, mais aussi les autres animaux domestiques tels que les ruminants et les chiens. Elle est transmise par une mouche du genre glossine. L'homme lui est réfractaire.

NAGEL (anomalie de) (N. Willibald, all., 1870-1911). V. *achloroblepsie.*

NÄGELE (bassin de) (N. Franz, all., 1841) (obstétrique). V. *bassin oblique ovalaire vrai.*

NAGEOTTE (N. Jean, fr., 1866-1948). V. *Babinski-Nageotte (syndrome de).*

NAGER ET DE REYNIER (dysostose acrofaciale de) (N. Félix, suisse, 1948) [angl. ***Nager's dysostosis***]. V. *dysostose acrofaciale.*

NAGEURS (dermatite ou **gale des)** [angl. ***swimmer's itch***]. Érythème prurigineux dû à la pénétration de cercaires (v. ce terme) de schistosomes sous la peau. V. *kaburé.*

NAÏF, IVE, *adj.*(emprunté à l'anglais) [angl. ***naive***]. Neuf, vierge, n'ayant pas encore été préparé, activé, modifié ni traité. P. ex. *lymphocyte T naïf :* lymphocyte T n'ayant pas encore rencontré d'antigène.

NAIROVIRUS, *s. m.* (Nairobi, capitale du Kenya) [angl. ***Nairovirus***]. Genre de virus appartenant à la famille des *Bunyaviridæ* et comprenant diverses espèces dont le virus Avalon (v. ce terme).

NAISSANCE, *s. f.* (lat. *natio,* reproduction) [angl. ***birth***]. Début de la vie autonome après expulsion du corps maternel. V. *viabilité.* — ***contrôle des n.*** [angl. ***birth control***]. V. *familiale (planification).*

NAJJAR (N. Victor, amér., né en 1914). V. *Crigler et Najjar (syndrome de).*

NALORPHINE, *s. f.* [angl. ***nalorphine***]. Syn. *N-allyl-normorphine.* Dérivé de la morphine dont les effets stimulants respiratoires s'opposent à l'action dépressive de la morphine.

NAME (syndrome) [angl. ***NAME syndrome***]. Acronyme anglais : ***Nævi, Atrial myxoma, Myxoid neurofibromatosis***, *Ephelides.* V. *LAMB (syndrome).*

NANISME, *s. m.* (gr. *nanos,* nain) [angl. ***dwarfism, nanism***]. Anomalie de l'être humain, caractérisée par la petitesse de la taille comparée à celle de la moyenne des individus de même âge, de même sexe et de même race, sans insuffisance sexuelle ou intellectuelle : ce qui le différencie de l'infantilisme. V. *nanisme essentiel.* — En fait, le nom de nanisme est souvent donné à des états caractérisés par un retard ou un arrêt de croissance staturale associé à des malformations diverses *(nanisme dysmorphique* ou *dysharmonieux)*, à des troubles endocriniens ou mentaux. V. *dysplasies.*

NANISME ACHONDROPLASIQUE. V. *achondroplasie.*

NANISME ACROMÉSOMÉLIQUE (P. Maroteaux, 1971) [angl. ***acromesomelic dwarfism***]. Syn. *dysplasie acromésomélique.* Ensemble de malformations comportant une brièveté de l'avant-bras, de la jambe, de la main et du pied. — P. Maroteaux en distingue les variétés suivantes : la *dysplasie a.* proprement dite, à transmission récessive autosomique ; la *forme de Campailla et Martinelli,* qui s'individualise par une atteinte des phalanges distales et moyennes ; le *syndrome de Nievergelt* à transmission dominante, comportant une modification importante de la forme des os de la jambe ; le *syndrome de Robinow,* à transmission probablement récessive autosomique, associé à d'importantes anomalies rachidiennes et faciales. V. *nanisme mésomélique* et *COVESDEM (syndrome).*

NANISME ATÉLÉIOTIQUE [angl. ***ateliotic dwarfism***]. V. *atéliose.*

NANISME CORTICOSURRÉNAL. Nanisme provoqué, chez l'enfant, par un hypercorticisme spontané (syndrome de Cushing dû à une tumeur maligne) ou thérapeutique (administration prolongée de médicaments de la famille de la cortisone) qui freine la croissance et soude prématurément les cartilages de conjugaison.

NANISME DIASTROPHIQUE (M. Lamy et P. Maroteaux, 1960) (gr. *diastrophos,* tortueux) [angl. ***diastrophic dwarfism***]. Maladie caractérisée par des troubles de la croissance osseuse se manifestant dès la naissance et ressemblant, au cours des premières années, à l'achondroplasie. Elle s'en distingue ensuite par son évolution qui aboutit à un nanisme micromélique sévère : membres courts et déformés par des altérations méta- et épiphysaires (genu valgum, pied bot, etc.), tronc raccourci par une forte scoliose ; avec souvent malformation du pavillon de l'oreille et division de la voûte palatine, mais sans anomalies crâniennes. Il s'agit d'une affection héréditaire transmise selon le mode autosomique récessif ; elle appartient au groupe des chondrodystrophies génotypiques (v. ce terme).

NANISME DYSMORPHIQUE ou **DYSHARMONIEUX**. V. *nanisme.*

NANISME ESSENTIEL [angl. ***idiopathic dwarfism***]. — 1° Syn. *nanisme idiopathique* ou *primordial.* Classiquement insuffisance staturale isolée, les proportions corporelles étant normales et harmonieuses ; il n'existe aucune anomalie physique ou mentale, ni trouble endocrinien ou métabolique. Son début est généralement intra-utérin ; sa cause est inconnue. — 2° Actuellement on applique ce terme à des nanismes de cause inconnue, sans trouble endocrinien ou métabolique, généralement à début intra-utérin et qui comportent souvent des malformations associées (p. ex. : nanisme à tête d'oiseau, typus amstelodamensis). V. *nanisme.*

NANISME GÉLÉOPHYSIQUE (Spanger, 1971) (gr. *géloïos,* plaisant ; *phusis,* forme) [angl. ***geleophysic dwarfism***]. Variété rare de dysplasie osseuse, s'accompagnant de brièveté des os longs des mains et des pieds, d'un faciès d'aspect agréable et d'une hépatomégalie avec accumulation de dermatane-sulfate.

NANISME GONADIQUE. Nanisme observé en cas de puberté précoce, les hormones mâles ou femelles freinant prématurément l'action de l'hypophyse et arrêtant la croissance.

NANISME HYPOPHYSAIRE [angl. ***hypophyseal dwarfism***]. Nanisme dû à une insuffisance de l'hormone hypophysaire de croissance (somathormone), souvent associée à une insuffisance des gonadostimulines (infantilisme). Il peut être dû à une tumeur de la région hypothalamo-hypophysaire.

NANISME IDIOPATHIQUE. V. *nanisme essentiel 1°.*

NANISME MÉSOMÉLIQUE (Langer, 1967) [angl. ***mesomelic dwarfism***]. Syn. *dysplasie mésomélique, syndrome de Langer.* Ensemble de malformations à transmission autosomique récessive, comportant essentiellement un aspect extrêmement court des avant-bras et des jambes. V. *nanisme acromésomélique* et *Reinhardt et Pfeiffer (syndrome de).*

NANISME MÉTATROPIQUE (P. Maroteaux, 1966) [angl. ***metatropic dwarfism***]. Variété rare de chondrodystrophie génotypique (v. ce terme), à transmission autosomique récessive, rappelant par certains traits l'achondroplasie et la maladie de Morquio. Elle se manifeste, dès la naissance, par la dolichocéphalie et la brièveté des membres. Puis une cyphoscoliose apparaît et s'accentue, provoquant un raccourcissement et un rétrécissement du tronc ; un retard mental est fréquent.

NANISME MICROGNATHE (P. Maroteaux, 1967-70). Variété de chondrodystrophie héréditaire à transmission récessive autosomique. Elle est caractérisée par un nanisme micromélique (la brièveté des os portant électivement sur les segments proximaux et moyens des membres) avec hypoplasie de la mandibule et fissure palatine (donnant un aspect analogue à celui du syndrome de Pierre Robin). Des malformations de la face (hypertélorisme, aplatissement de la racine du nez, etc.) et un léger retard du développement psychomoteur sont fréquents.

NANISME MICROMÉLIQUE [angl. ***micromelic dwarfism***]. V. *acromicrie* et *micromélie.*

NANISME MULIBREY (J. Perheentupa, d'Helsinki, 1970). Terme formé des deux premières lettres des mots anglais : ***muscle, liver*** (foie), ***brain*** (cerveau), ***eye*** (œil) [angl. ***mulibrey dwarfism***]. Syndrome rare caractérisé par l'association d'un retard de croissance, d'un faciès triangulaire avec crâne d'aspect hydrocéphalique, d'hypotonie musculaire, d'un gros foie, d'une pigmentation rétinienne clairsemée. Il existe en outre des anomalies cardiaques dont la plus fréquente et la plus grave est une péricardite constrictive. Ce syndrome est probablement lié à un gène autosomique récessif.

NANISME MYXŒDÉMATEUX [angl. ***myxœdematous dwarfism***]. Nanisme observé au cours du myxœdème précoce de l'enfance ; il est dysharmonieux et s'accompagne de forte infiltration des téguments et d'importants troubles intellectuels (idiotie myxœdémateuse).

NANISME OSTÉOGLOPHONIQUE (Beighton, 1980) [angl. ***osteoglophonic dwarfism***]. Ensemble rare de malformations osseuses comprenant d'importantes altérations vertébrales et des membres, avec scaphocéphalie (v. ce terme) et géodes de la branche montante de la mandibule.

NANISME PARASTREMMATIQUE (Langer) (gr. *para,* indiquant la défectuosité ; *stremma, atos,* déboîtement, torsion) [angl. ***parastremmatic dwarfism***]. Ensemble de malformations complexes touchant les corps vertébraux, les épiphyses, les métaphyses dont la transparence radiologique est excessive, qui aboutit à un nanisme sévère avec cyphoscoliose, raideurs auriculaires et déviation des membres.

NANISME POLYDYSTROPHIQUE (P. Maroteaux et M. Lamy, 1964) [angl. ***polydystrophic dwarfism, Maroteaux-Lamy disease***]. Syn. *dysostose avec élimination exclusive de chondroïtine-sulfate B* (Maroteaux, Levêque, Julien Marie et M. Lamy, 1963), *syndrome de Maroteaux et Lamy, mucopoly-*

saccharidose CSB ou *de type VI.* Affection voisine de la maladie de Hurler (v. ce terme) ; elle s'en distingue par l'atteinte des métaphyses osseuses, par la discrétion des troubles mentaux et des altérations faciales et par une plus grande liberté des mouvements articulaires. Il existe un déficit en arylsulfatase B. L'urine contient une variété de mucopolysaccharides acides : le chondroïtine-sulfate B. Cette maladie fait partie du groupe des mucopolysaccharidoses (v. ce terme). Elle est transmise héréditairement selon le mode récessif autosomique. V. *Scholtz-Greenfield (maladie de).*

NANISME PRIMORDIAL. V. *nanisme essentiel 1°.*

NANISME PROGÉROÏDE. V. *Cockayne (syndrome de).*

NANISME RÉNAL [angl. ***renal dwarfism***]. Syn. *infantilisme rénal, rachitisme rénal* (Apert), *néphrite chronique atrophique de l'enfance.* Nanisme en rapport avec une néphrite chronique de l'enfance, accompagné souvent de signes d'infantilisme. V. *ostéodystrophie rénale.*

NANISME À TÊTE D'OISEAU (Virchow ; Seckel, 1960) [angl. ***nanocephalic dwarfism***]. Syn. *syndrome de Seckel.* Variété de nanisme congénital, d'origine inconnue, avec retard de la maturation osseuse et anomalies morphologiques, particulièrement remarquables au niveau du crâne et de la face (visage étroit, grands yeux saillants, front aplati, nez proéminent en bec d'oiseau, menton fuyant) associées à un niveau mental bas. V. *François (syndrome de).*

NANISME THANATOPHORE (P. Maroteaux, M. Lamy et J.-M. Robert, 1967) (gr. *thanatophoros*, qui porte la mort) [angl. ***thanatophoric dwarfism***]. Variété de nanisme incompatible avec la vie, caractérisé essentiellement par l'extrême brièveté des membres et l'étroitesse du thorax. Différente de l'achondroplasie, elle appartient au groupe des chondrodystrophies génotypiques. V. *achondrogenèse.*

NANISME THYROÏDIEN. Nanisme provoqué par une insuffisance de sécrétion de la glande thyroïde ; il s'accompagne d'autres symptômes d'un myxœdème plus ou moins accentué. V. *nanisme myxœdémateux.*

NANISME TYPE FUHRMANN (1972). Variété harmonieuse de nanisme, touchant le sexe féminin, transmise sur le mode dominant, s'accompagnant d'un aspect radiologique particulier des vertèbres (dont les dimensions antéro-postérieures sont réduites et la hauteur est accrue) et du bassin qui est en forme de cœur de carte à jouer.

NANISME À TYPE DE GARGOUILLE. V. *Hurler (maladie, polydystrophie ou syndrome de).*

NANISME TYPE LARON (1966) [angl. ***Laron type dwarfism***]. Maladie rare à transmission autosomique récessive, caractérisée par un nanisme dû à une résistance (ou insensibilité) à l'hormone de croissance, consécutive à une anomalie génétique des récepteurs de cette hormone.

NANISME À TYPE SÉNILE (Variot et Pironneau). V. *progérie.*

NANOCÉPHALIE, *s. f.* (gr. *nanos*, nain ; *képhalê*, tête) [angl. ***nanocephalia***]. Exiguïté anormale de la tête dans sa totalité ou seulement dans quelques-unes de ses parties.

NANOGRAMME, *s. m.* (symbole : **ng**) [angl. ***nanogram***]. Millionième de milligramme (10^{-6} mg) ou milliardième de gramme (10^{-9} g).

NANOMÉLIE, *s. f.* (gr. *nanos*, nain ; *mélos*, membre) [angl. ***nanomelia***]. Brièveté anormale (nanisme) d'un ou de plusieurs membres dans leur totalité ou seulement dans un de leurs segments.

NANOMÈTRE, *s. m.* (symbole **nm**) [angl. ***nanometer***]. Unité de longueur valant un milliardième de mètre (10^{-9} m).

NANTA ET GADRAT (maladie de). Forme cutanée du granulome éosinophilique des os. V. ce terme.

NARCISSIQUE (syndrome) ou **NARCISSISME,** *s. m.* (du personnage mythologique Narcisse) [angl. ***narcissism***] (psychiatrie). Syndrome caractérisé par la fatuité, l'insouciance, un manque de bons sens et d'autocritique aboutissant à une admiration de soi-même, béate et injustifiée.

NARCO-ANALYSE, *s. f.* (Horsley, 1936) (gr. *narkê*, assoupissement) [angl. ***narcoanalysis***]. Méthode consistant à pratiquer un examen neuro-psychiatrique, au moment de son réveil, chez un malade qui a été légèrement endormi par une injection intraveineuse d'un composé barbituritique. À cet instant, en effet, les barrages psychiques volontaires ou involontaires disparaissent temporairement, ce qui permet au malade d'exprimer des idées ou des sentiments qu'il n'extériorisait pas par méfiance ou inhibition, ou qui étaient refoulés dans son subconscient. Cette libération peut être utilisée dans un but thérapeutique.

NARCOLEPSIE, *s. f.* (Gélineau, 1880) (gr. *narkê*, assoupissement ; *lêptikos*, qui prend) [angl. ***narcolepsy***]. Exagération pathologique du besoin de dormir, tendance irrésistible au sommeil, survenant par accès. — Dans la ***maladie de Gélineau***, la *n.* est associée chez un sujet jeune, à la cataplexie, aux paralysies du réveil et aux hallucinations hypnagogiques. Lors de l'étude polysomnographique, l'électroencéphalogramme révèle l'apparition précoce du sommeil paradoxal. Un déficit en hypocrétine pourrait expliquer cette maladie, associée par ailleurs dans 85 % des cas à l'antigène DQB1-0602 du système HLA. Généralement essentielle (avec transmission autosomique dominante), elle est plus rarement symptomatique (tumeurs encéphaliques, traumas crâniens, obésité, diabète, épilepsie). Le traitement fait appel aux psychostimulants (modafinil). V. *paralysie du sommeil, hypersomnie* et *Pickwick (syndrome de).*

NARCOMANIE, *s. f.* (Legrain) [angl. ***narcomania***]. Toxicomanie due aux somnifères.

NARCOSE, *s. f.* (gr. *narkôsis*, assoupissement) [angl. ***narcotism***]. Sommeil. Ce terme désigne surtout le sommeil artificiel.

NARCOTHÉRAPIE, *s. f.* (gr. *narkê*, assoupissement ; *thérapéia*, traitement) [angl. ***narcotherapy***]. Emploi thérapeutique, dans certaines maladies mentales, du sommeil continu, entretenu pendant plusieurs jours à l'aide de narcotiques.

NARCOTINIEN (syndrome). Ensemble de troubles précoces liés à l'intoxication par les champignons contenant de la *psylocybine :* vomissements, désorientation, incoordination motrice, hallucinations, tachycardie et parfois convulsions. Il se traite par les benzodiazépines.

NARCOTIQUE, *adj.* et *s. m.* (gr. *narkê*, assoupissement) [angl. ***narcotic***]. Se dit des substances qui produisent un assoupissement, une résolution musculaire et un engourdissement de la sensibilité pouvant aller jusqu'à l'anesthésie. V. *analgésique narcotique.*

NARULA (test de) (1972) [angl. ***Narula's test***] (cardiologie). Épreuve pratiquée au cours de l'exploration endocavitaire du faisceau de His et destinée à dépister l'origine cardiaque d'une syncope. Elle consiste à entraîner électriquement l'oreillette ou atrium ; l'arrêt de cette électrostimulation est suivi normalement d'une pause sinusale. La durée excessive de celle-ci indique l'altération de l'automatisme du sinus. V. *Mandel (méthode de)* et *Strauss (technique de).*

NASAL (point) [angl. ***nasal point***] (anthropologie). Syn. *nasion.* Point situé à la racine du nez au milieu de la suture nasofrontale.

NASAL (syndrome du nerf). V. *Charlin (syndrome de)* **• 👁 tête, vomer •.**

NASH. Acronyme anglais signifiant ***Non Alcoholic Steato-Hepatitis.*** Hépatite stéatosique d'origine non alcoolique, souvent observée dans le syndrome d'insulinorésistance (v. *X, syndrome, 2°*). Longtemps latente, parfois compliquée de signes histologiques d'inflammation, de fibrose et de cytolyse, elle peut évoluer vers la cirrhose.

NASILLEMENT, *s. m.* (de *nazille,* ancien mot pour narine). V. *rhinolalie fermée.*

NASION, *s. m.* V. *nasal (point).*

NASONNEMENT, *s. m.* (lat. *nasus,* nez) [angl. ***nasonnement***]. V. *rhinolalie ouverte.*

NASOPHARYNGIEN (polype). Fibrome implanté sur la face inférieure du sphénoïde, apparaissant chez les garçons entre 15 et 20 ans et prenant une allure d'autant plus maligne, par sa tendance envahissante et hémorragique, que le sujet est plus jeune.

NASOPHARYNX, *s. m.* (TA *pars nasalis pharyngis*) [angl. ***nasopharynx***]. Partie supérieure du pharynx située au-dessus du niveau du palais. Syn. *cavum* et *rhinopharynx.* V. *rhinopharynx.*

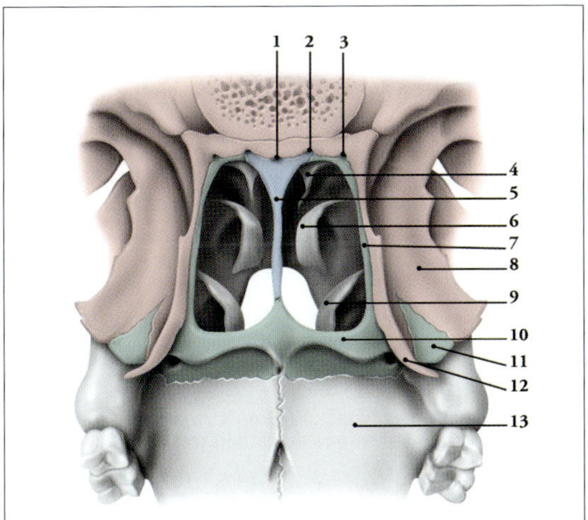

Choanes. Vue postérieure du nasopharynx

1. canal sphéno-vomérien
2. canal voméro-vaginal
3. canal palato-vaginal
4. cornet nasal supérieur
5. vomer
6. cornet nasal moyen
7. lame perpendiculaire du palatin
8. processus ptérygoïde (aile latérale)
9. cornet nasal inférieur
10. lame horizontale du palatin
11. processus pyramidal (palatin)
12. hamulus ptérygoïdien
13. maxillaire

NATALITÉ, *s. f.* (lat. *natus,* né) [angl. ***natality***] (démographie). Rapport qui existe entre le nombre des naissances et le chiffre de la population pendant un temps déterminé.

NATIFORME (crâne) (Parrot) (lat. *nates,* fesses). Aspect particulier du crâne qui se rencontrait dans la syphilis congénitale et qui est caractérisé par la présence de deux saillies osseuses, développées à droite et à gauche de la ligne médiane et séparées l'une de l'autre par une gouttière profonde formée par la suture sagittale.

NATRÉMIE, *s. f.(natrium,* de l'espagnol *natron* : ancien nom du sodium) [angl. ***natraemia***]. Taux du sodium (Na) contenu dans le sang. Chez l'homme normal, le taux du sodium des globules est de 0,80 g et le taux du sodium du plasma de 3,25 g, soit 142 mEq ou mmol par litre.

NATRIURÈSE, *s. f.* V. *natrurie.*

NATRIURÉTIQUE, *adj.* [angl. ***natriuretic***]. Qui se rapporte à l'élimination urinaire du sodium.

NATRIURÉTIQUE AURICULAIRE ou **ATRIAL (facteur, hormone, peptide, principe, substance).** V. *facteur natriurétique auriculaire ou atrial.*

NATRIURÉTIQUE DIGITALIQUE ENDOGÈNE (facteur). V. *facteur digitalique endogène.*

NATRIURIE, *s. f.* V. *natrurie.*

NATRURIE, *s. f.* [angl. ***natriuresis***]. Syn. *natriurèse, natriurie.* Présence et taux du sodium dans l'urine. La *n.* varie de 2 à 3,50 g (120 à 150 mEq ou mmol) par 24 h chez le sujet normal.

NATUROPATHIE, *s. f.* (nature ; gr. *pathê,* affection) [angl. ***naturopathy***]. Syn. *naturothérapie.* Variété de médecine alternative (v. ce terme) n'utilisant pour traiter que des éléments physiques tels que l'air et l'eau, la chaleur et le froid, etc.

NATUROTHÉRAPIE, *s. f.* V. *naturopathie.*

NAUPATHIE, *s. f.* (gr. *naus,* navire ; *pathê,* affection) [angl. ***naupathia***]. Mal de mer. V. *transports (mal des).*

NAUSÉE, *s. f.* (gr. *naus,* navire) [angl. ***nausea***]. Envie de vomir.

NAVICULAIRE, *adj.* (lat. *navicula,* petit navire) [angl. ***navicular***]. Syn. *scaphoïde.* En forme de barque. — ***os n.*** Désignation internationale de l'os scaphoïde tarsien • 👁 **tarse** •.

NAXOS (maladie de) (Protonotarios, 1986). Affection familiale décrite dans l'île grecque de Naxos, associant une kératose palmo-plantaire et une dysplasie arythmogène du ventricule droit.

NBT. Abréviation de *nitrobleu de tétrazolium* (v. ce terme).

NÉANDERTHAL (pied de). V. *Morton (maladies de) 2°.*

NÉARTHROSE, *s. f.* (gr. *néos,* nouveau ; *arthron,* articulation) [angl. ***nearthrosis***]. Articulation de nouvelle formation (v. *pseudarthrose*). — Certains auteurs (Denucé) veulent réserver ce nom aux cas où l'articulation nouvelle succède à une résection articulaire.

NECATOR AMERICANUS (lat. *necator,* meurtrier) [angl. ***Necator americanus***]. Espèce d'ankylostome. V. *ankylostomose.*

NÉCATOROSE, *s. f.* (lat. *necator,* meurtrier) [angl. ***necatoriasis***]. Ankylostomose (v. ce terme) à *Necator americanus.*

NECK-TONGUE* (syndrome)** (angl. *neck :* cou ; *tongue,* langue) (1980) [angl. ***neck-tongue syndrome]. Douleur cervicale accompagnée d'engourdissement du cou et de la langue, survenant à la suite d'une brusque torsion du cou et secondaire à une compression de la deuxième racine cervicale.

NÉCROBIOSE, *s. f.* (gr. *nékros,* mort, cadavre ; *bios,* vie) [angl. ***necrobiosis***]. Modification dans la structure d'un organe ou d'une partie d'organe dont la circulation a été abolie, mais qui se trouve à l'abri de l'infection. Le tissu qui subit une sorte de transformation régressive est toléré par les parties vivantes voisines. P. ex. : *n. du cerveau, du rein, de la rate* à la suite d'infarctus.

NÉCROBIOSE LIPOÏDIQUE DES DIABÉTIQUES (Urbach, 1932). V. *dermatite atrophiante lipoïdique.*

NÉCROBIOTIQUE, *adj.* [angl. ***necrobiotic***]. Qui a rapport à la nécrobiose.

NÉCRO-ÉPIDERMOLYSE AIGUË. V. *érythrodermie bulleuse avec épidermolyse.*

NÉCROLYSE ÉPIDERMIQUE AIGUË ou **TOXIQUE.** V. *érythrodermie bulleuse avec épidermolyse.*

NÉCROPHAGIE, *s. f.* (gr. *nékros,* mort ; *phagein,* manger) [angl. ***necrophagia***]. Syn. *ptomaphagie.* Habitude qu'ont certains malades mentaux de manger les cadavres humains.

NÉCROPHILIE, *s. f.* (gr. *nékros,* mort ; *philein,* aimer) [angl. ***necrophilia***]. Syn. *vampirisme.* Perversion du sens génital consistant dans la pratique de l'acte sexuel avec des cadavres.

NÉCROPHOBIE, *s. f.* (gr. *nékros,* mort ; *phobos,* crainte) [angl. ***necrophobia***]. Crainte morbide et obsédante (phobie) des cadavres.

NÉCROPSIE, *s. f.* (gr. *nékros,* mort ; *opsis,* vue) ou (inusité) **NÉCROSCOPIE**, *s. f.* (gr. *nékros* ; *skopein,* examiner). V. *autopsie.*

NÉCROSE, *s. f.* (gr. *nékros,* mort) [angl. ***necrosis***]. — 1° Arrêt pathologique et définitif des processus vitaux dans une cellule, un groupe cellulaire ou un tissu, au milieu des autres éléments restés vivants et transformations anatomiques qui en résultent. Mortification cellulaire ou tissulaire. V. *apoptose, gangrène* et *sphacèle.* — 2° (électrocardiographie). Degré le plus accentué de la souffrance myocardique, à la suite de l'oblitération d'une artère coronaire. À la *n.* correspond en quelques jours la destruction des fibres musculaires remplacées par un tissu inerte du point de vue électrique. Sur l'électrocardiogramme, elle se traduit par la disparition de l'onde R, remplacée par une onde Q ou transformée en onde QR, celle-ci persistant, en règle, indéfiniment (v. *ischémie* et *lésion*).

NÉCROSE CORTICALE DES REINS. V. *reins (nécrose corticale des).*

NÉCROSE DISSÉMINÉE DU TISSU ADIPEUX. V. *stéatonécrose.*

NÉCROSE MÉDULLAIRE RÉNALE ou **DES REINS.** V. *reins (nécrose papillaire des).*

NÉCROSE PAPILLAIRE RÉNALE. V. *reins (nécrose papillaire des).*

NÉCROSE TOXIQUE DE L'ÉPIDERME (Lyell, 1956). V. *érythrodermie bulleuse avec épidermolyse.*

NÉCROSE TUBULAIRE AIGUË. V. *néphropathie tubulo-interstitielle aiguë.*

NÉCROTACTISME, *s. m.* (gr. *nékros*, mort ; *taktos*, réglé) [angl. ***necrotactism***]. Chimiotactisme (v. ce terme) leucocytaire provoqué par la nécrose cellulaire.

NÉCROTIQUE, *adj.* [angl. ***necrotic***]. Qui se rapporte à la nécrose.

NEEDLES (N. Carl, amér., né en 1935). V. *Melnick et Needles (syndrome de).*

NEEL (N. Axel, danois, 1936). V. *Bing et Neel (syndrome de).*

NEELSEN (N. Friederich, all., 1854-1894). V. *Ziehl-Neelsen (coloration de).*

NEETENS. V. *François et Neetens (dystrophie cornéenne de).*

NEEMEH. V. *Lemieux-Neemeh (syndrome de).*

NEER (test de) (N. C. S., 1983) [angl. ***Neer's test***]. Manœuvre destinée à mettre en évidence une souffrance sous-acromiale. L'élévation passive antérieure du bras, la main étant en pronation, provoque une douleur à partir de 90°. V. *périarthrite, Hawkins (test de)* et *Yocum (test de).*

NÉGATIF (faux). Patient chez lequel une maladie est présente bien que le test de dépistage soit négatif. V. *positif* et *valeur prédictive.*

NÉGATIF (vrai). Patient chez lequel une maladie est absente et le test de dépistage négatif. V. *positif* et *valeur prédictive.*

NÉGATION (délire de). V. *délire.*

NÉGATIVISME, *s. m.* (lat. *negare,* nier) [angl. ***negativism***]. Trouble de l'activité volontaire observé dans les psychoses, caractérisé d'abord par la lenteur, la contrainte et l'hésitation des mouvements commandés, puis par une inertie complète et une résistance passive aux mouvements que l'on cherche à imprimer.

NÉGATON, *s. m.* [angl. ***negatron***]. V. *électron.*

NÉGATOSCOPE, *s. m.* (lat. *negare*, nier ; gr. *skopein*, examiner) [angl. ***negatoscope***]. Appareil servant à lire les clichés radiologiques en éclairant par transparence les pellicules négatives placées contre un verre dépoli.

NÉGLIGENCE MOTRICE [angl. ***neglect syndrome***]. Syn. *héminégligence.* Réduction de l'activité motrice spontanée d'un hémicorps, observée dans les syndromes thalamiques (v. ce terme) controlatéraux. V. *hémiasomatognosie.*

NEGRI (corps ou **corpuscules de)** (N. Adelchi, ital., 1903) [angl. ***Negri's bodies***]. Corpuscules trouvés par Negri dans les cellules du système nerveux central des animaux morts de la rage : ils sont spécifiques de cette maladie.

NEGRO (signe de) (N. Camillo, ital., 1861-1927) [angl. ***Negro's sign***]. Dans la paralysie faciale d'origine périphérique, quand on incite le malade à regarder en l'air, tout en gardant la tête fixe, le globe oculaire du côté paralysé remonte plus haut que celui du côté sain. Le même phénomène ne se rencontre pas dans la paralysie faciale d'origine centrale.

NEGRO (syndrome de) (1906). « Myasthénie d'origine périphérique », considérée actuellement comme une forme fruste, d'allure myasthénique, de polynévrite diphtérique.

NEILL-DINGWALL (syndrome de) (N. Catherine, brit., 1950) [angl. ***Neill-Dingwall syndrome***]. Variété de syndrome de Cockayne (v. ce terme) dans laquelle existent une hépatosplénomégalie et un tremblement intentionnel.

NEISSERIA, *s. f.* (d'après Neisser Albert, all. né en 1855) [angl. ***Neisseria***]. Genre bactérien de la famille des *Neisseriaceæ,* comprenant notamment les espèces *N. gonorrhoeae* et *N. meningitidis.*

NEISSERIA GONORRHŒÆ. V. *gonocoque.*

NEISSERIA MENINGITIDIS. V. *méningocoque.*

NEISSERIACEÆ, *s. f. pl.* Famille de coccobacilles Gram– immobiles, disposés par paires. Elle comprend notamment les genres *Neisseria, Moraxella* (ou *Brahamella*) et *Acinetobacter.*

NEISSÉRIEN, ENNE, *adj.* (de Neisser, qui a découvert le gonocoque) [angl. ***neisserial***]. Gonococcique.

NÉLATON ou **NÉLATON-ROSER (ligne de)** (N. Auguste, fr., 1807-1873) [angl. ***Nélaton's line***]. Ligne droite, oblique en bas et en dedans, formée par l'épine iliaque antéro-supérieure, le sommet du grand trochanter et l'ischion, lorsque le membre inférieur est en demi-flexion. Cette ligne sert de repère lorsqu'on cherche le déplacement du grand trochanter dans les fractures ou les luxations de la hanche.

NÉLATON (manœuvre de) [angl. ***Nélaton's maneuver***]. Procédé destiné à réduire la luxation antérieure de l'articulation temporo-mandibulaire.

NÉLATON (signe de). Signe de lésion du nerf radial au cours d'une fracture de la diaphyse humérale ; la percussion sur le coude, de bas en haut, provoque une douleur et des fourmillements irradiant vers la main.

NÉLATON (sonde de) [angl. ***Nélaton's catheter***]. Sonde souple, en caoutchouc, destinée au cathétérisme de l'urètre.

NÉLATON (tumeur de) [angl. ***Nélaton's tumour***]. Tératome situé entre le péritoine et les muscles de la paroi abdominale.

NELSON ou **NELSON-MAYER** (réaction ou test de) (1949) [angl. ***Nelson's test***]. Syn. *TIT* (Test d'Immobilisation des Tréponèmes), *TPI-test* (***Treponema Pallidum Immobilization test***). Réaction sérologique spécifique de la *syphilis.* Le sérum du malade, inactivé et mélangé, en présence de complément frais, à une suspension de *Treponema pallidum,* immobilise ceux-ci et leur fait perdre leur pouvoir infectieux pour le lapin. Cette réaction, est positive dans 50 % des cas de chancre ; elle est ensuite toujours positive pendant l'évolution de la maladie. Elle est plus sensible et plus fidèle que celle de Bordet-Wassermann. Elle est due à un anticorps spécifique *(immobilisine)*, différent de ceux qui provoquent les réactions classiques de fixation du complément ou de floculation. Cette réaction est devenue désuète. V. *syphilis (diagnostic biologique de la).*

NELSON (phénomène de). V. *immuno-adhérence.*

NELSON (syndrome de) (N. Don, amér., 1958) [angl. ***Nelson's syndrome***]. Adénome (généralement chromophobe) de l'hypophyse survenant après une surrénalectomie bilatérale pour syndrome de Cushing. Il se manifeste par des signes de tumeur intrasellaire et une sécrétion excessive d'ACTH avec mélanodermie intense.

NEM [angl. ***MEN***]. Abréviation de *Néoplasie Endocrinienne Multiple.* V. *adénomatose pluri-endocrinienne.*

NÉMATHELMINTHES, *s. m. pl.* (gr. *nêma*, fil ; *helmins*, ver) [angl. ***Nemathelminths***]. Vers de la classe des Helminthes, cylindriques et longs, à corps non segmenté ; ils comprennent les *Nématodes* (ascarides, oxyures, ankylostomes, strongles, etc.), les *Gordiens* et les *Acanthocéphales.*

NÉMATODE, *s. m.* (gr. *nêma*, fil ; *eidos*, aspect) [angl. ***Nematode***]. Ordre de vers caractérisés par un corps filiforme. Il comprend de nombreux parasites tels que les *ascarides*, les *filaires*, etc.

NÉOADJUVANT, ANTE, *adj.* [angl. ***neoadjuvant***]. V. *adjuvant* et *chimiothérapie.*

NÉOCÉRÉBELLUM, *s. m.* (gr. *néos,* nouveau ; lat. *cerebellum,* petite cervelle) [TA et angl. ***neocerebellum***]. Partie phylogénétiquement la plus récente du cervelet (v. ce terme). Elle est en rapport avec les régions cortico-pontiques et règle la coordination des mouvements.

NÉOCORTEX, *s. m.* (gr. *néos,* nouveau ; lat. *cortex,* écorce) [angl. ***neocortex***] V. *isocortex.*

NÉOCYTE, *s. m.* (gr. *néos*, nouveau ; *kutos*, cellule). — 1° Leucocyte immature (désuet). — 2° [angl. ***young erythrocyte***]. Jeune hématie.

NÉOCYTOPHÉRÈSE, *s. f.* [angl. ***neocytopheresis***]. Transfusion de sang enrichi en néocytes (hématies jeunes d'espérance de vie plus longue) destinée à espacer les séances chez des sujets soumis à des transfusions itératives.

NÉODARWINISME, *s. m.* [angl. ***neodarwinism***]. Théorie biologique de l'évolution des espèces animales et végétales. Elle modifie celle de Darwin en fonction des connaissances plus récentes apportées par la génétique sur la transmission des caractères héréditaires et les mutations, au niveau des individus et des populations. C'est la théorie la plus généralement admise. V. *darwinisme* et *mutation.*

NÉOFORMATION, *s. f.* [angl. ***neoformation***]. V. *néoplasie.*

NÉOGENÈSE, *s. f.* (gr. *néos*, nouveau ; *génnan*, engendrer) [angl. ***neogenesis***]. Formation d'un nouvel organe (vaisseau, p. ex.).

NÉOGLUCOGENÈSE, *s. f.* ou **NÉOGLYCOGENÈSE**, *s. f.* (gr. *néos*, nouveau ; *glukus*, sucré ; *génnan*, engendrer) [angl. ***glyconeogenesis***]. Syn. *gluco-* ou *glyconéogenèse.* Formation, dans l'organisme (surtout dans le foie), de glycogène à partir de protéines (certains acides aminés) et de lipides. Elle s'effectuerait en partie sous l'influence des 11-oxycorticostéroïdes (v. ce terme). V. *metformine.*

NÉO-HIPPOCRATISME, *s. m.* [angl. ***neo-hippocratism***]. Retour vers la doctrine d'Hippocrate, au service de laquelle sont mis les procédés modernes de recherches scientifiques. V. *hippocratisme 1°.*

NÉOLIPOGENÈSE, *s. f.* V. *liponéogenèse.*

NÉO-MERCAZOLE® (épreuve au) (Studer et Wyss, 1961) [angl. ***Studer-Wyss test***]. Syn. *test de Studer et Wyss.* Épreuve consistant à comparer la fixation thyroïdienne d'iode radioactif avant et après ingestion pendant 5 jours de Néo-Mercazole® (carbimazole). Cette substance inhibe le fonctionnement thyroïdien, ce qui déclenche normalement une stimulation de la sécrétion de thyréostimuline et une augmentation de la fixation thyroïdienne d'iode. L'épreuve est négative lorsque cette fixation n'est pas accrue : dans les cas d'insuffisance primitive du corps thyroïde et d'insuffisance de sécrétion antéhypophysaire.

NÉOMYCINE, *s. f.* (DCI) (Waksman et Lechevallier, 1949) [angl. ***neomycin***]. Substance extraite d'un *Actinomyces,* le *Streptomyces fradiae* et douée d'une puissante activité antibiotique vis-à-vis de nombreux germes Gram+ et Gram–. Expérimentalement, elle est active contre le bacille de Koch, mais elle est toxique pour le rein et le système nerveux. V. *aminosides.*

NÉONATALE (période) [angl. ***neonatal period***]. Premiers jours de la vie, après lesquels le nouveau-né (v. ce terme) devient nourrisson jusqu'à la fin de sa seconde année. V. *périnatale (période).*

NÉONATALOGIE, *s. f.* ou (mieux) **NÉONATOLOGIE**, *s. f.* [angl. ***neonatology***]. Étude du nouveau-né normal et pathologique. V. *néonatale (période)* et *maternité.*

NÉONATOMÈTRE, *s. m.* (Davies, 1972) (gr. *néos*, nouveau ; lat. *natus,* né ; gr. *métron*, mètre) [angl. ***neonatometer***]. Appareillage destiné à prendre les mesures des nouveau-nés.

NÉOPALLIUM, *s. m.* (TA et angl. ***neopallium***) (gr. *néos,* nouveau ; lat. *pallium,* manteau). V. *isocortex.*

NÉOPLASIE, *s. f.*, **NÉOPLASIQUE** ou **NÉOPLASTIQUE (processus)** (gr. *néos*, nouveau ; *plasis*, formation) [angl. ***neoplasia***]. Syn. *néoformation.* Formation d'un tissu nouveau dont les éléments se substitueraient à ceux d'un tissu antérieur sans rien leur emprunter. P. ex. : *ossification enchondrale.* — Ce terme s'emploie plus souvent pour désigner les productions morbides et en particulier les tumeurs.

NÉOPLASIE ENDOCRINIENNE MULTIPLE (NEM) [angl. ***Multiple Endocrine Neoplasia, MEN***]. Terme plus général qu'*adénomatose pluri-endocrinienne* (v. ce mot) dans la mesure où il englobe également des tumeurs malignes (p. ex. : le cancer médullaire de la thyroïde).

NÉOPLASME, *s. m.* (gr. *néos*, nouveau ; *plassein*, former) [angl. ***neoplasm***]. Tissu morbide qui résulte du processus néoplastique. Tumeur, qu'elle soit bénigne ou maligne (cancer).

NÉOPLASTIE, *s. f.* (gr. *néos*, nouveau ; *plassein*, former) [angl. ***neoplasty***]. Restauration par autoplastie.

NÉORICKETTSIE, *s. f.* V. *Chlamydia.*

NÉORICKETTSIOSE, *s. f.* (Paul Giroud, 1955). Groupe d'affections dont l'agent causal se situe à la limite inférieure des rickettsies, à côté du groupe de la psittacose » (P. Giroud). Ces maladies sont transmissibles des bovins et des ovins à l'homme sans hôte intermédiaire, directement ou par les produits laitiers. Elles se manifestent cliniquement par un syndrome infectieux à rechute avec atteintes viscérales multiples (encéphalite ou méningo-encéphalite, pneumonie atypique, hépatonéphrite, etc.). — Les *néorickettsies*, autrefois classées avec les *Chlamydias*, sont actuellement considérées comme un genre de la famille des *Anaplasmatacеæ.*

NÉOSENSIBILITÉ, *s. f.* V. *discriminatif (système).*

NÉOSTIGMINE, *s. f.* (DCI) [angl. ***neostigmine***]. Ammonium quaternaire de synthèse dont le bromure (Prostigmine®) est utilisé par voie parentérale comme anticholinestérasique et cholinergique (parasympathico- ou vagomimétique), pour traiter notamment les atonies vésicales et intestinales postopératoires et la myasthénie grave.

NÉOSTOMIE, *s. f.* (gr. *néos*, nouveau ; *stoma*, bouche) [angl. ***neostomy***]. Nom générique des opérations qui consistent à pratiquer un nouvel abouchement d'un canal dans la cavité où il aboutit naturellement dans une autre cavité ou bien à l'extérieur.

NÉOVIRION, *s. m.* V. *virus.*

NEP. Abréviation de l'angl. ***Neutral Endopeptidase.*** V. *endopeptidase neutre* à *endopeptidase.*

NÉPHÉLÉMÈTRE, *s. m.* (gr. *néphélê*, nuage, trouble ; *métron*, mesure) [angl. ***nephelometer***]. V. *néphélémétrie.*

NÉPHÉLÉMÉTRIE, *s. f.* (gr. *néphélê*, nuage ; *métron*, mètre) [angl. ***nephelometry***]. Méthode de dosage d'un corps en suspension dans une solution par la mesure, au moyen d'un photomètre (néphélémètre), de l'intensité du trouble que ce corps donne à la solution, comparé à celui d'une gamme étalon. Elle est utilisée pour apprécier la concentration d'une émulsion microbienne, l'importance d'un précipité (de protéines, p. ex.) qui rendent la solution lactescente plus ou moins opaque.

NÉPHÉLION, *s. m.* (gr. *néphélê*, nuage) [angl. ***nebula***]. Tache transparente de la cornée n'interceptant pas complètement la lumière.

NÉPHRECTOMIE, *s. f.* (gr. *néphros*, rein ; *ektomê*, ablation) [angl. ***nephrectomy***]. Ablation totale ou partielle d'un rein.

NÉPHRÉTIQUE, *adj.* [angl. ***nephric***]. Qui a rapport au rein. — ***colique n.*** V. *colique néphrétique.*

NÉPHRITE, *s. f.* (gr. *néphros*, rein ; suffixe — *itis* indiquant l'inflammation) [angl. ***nephritis***]. Littéralement : maladie inflammatoire du rein. Pratiquement (et à tort) le terme de *n.* est employé comme synonyme de néphropathie (v. ce terme).

NÉPHRITE AIGUË ÉPITHÉLIALE. V. *néphropathie tubulo-interstitielle aiguë.*

NÉPHRITE ALLERGIQUE, TYPE MASUGI. V. *Masugi (néphrite allergique, type).*

NÉPHRITE ASCENDANTE. V. *pyélonéphrite ascendante.*

NÉPHRITE CHRONIQUE ATROPHIQUE DE L'ENFANCE. V. *nanisme rénal.*

NÉPHRITE CHRONIQUE HÉRÉDITAIRE. V. *Alport (syndrome d').*

NÉPHRITE CHRONIQUE AVEC PERTE DE POTASSIUM [angl. ***potassium-losing nephritis***]. Variété rare de pyélonéphrite caractérisée par une insuffisance rénale avec élimination excessive de potassium par l'urine. Cette élimination entraîne une hypokaliémie, des crampes, puis une asthénie musculaire intense avec parfois paralysie, une tendance au collapsus et s'accompagne d'alcalose métabolique. Ce syndrome serait, pour certains, en rapport avec un hyperaldostéronisme primaire ou secondaire.

NÉPHRITE ÉPITHÉLIALE DÉGÉNÉRATIVE. V. *néphropathie tubulo-interstitielle aiguë.*

NÉPHRITE HÉMATURIQUE (J. Albarran, 1904) [angl. ***haemorrhagic nephritis***]. Variété de glomérulonéphrite chronique au cours de laquelle les hématuries sont importantes, persistantes et récidivantes. Lorsque l'hématurie est le seul symptôme (sujets jeunes), la ponction-biopsie rénale peut être nécessaire pour affirmer l'origine glomérulaire de l'hémorragie.

NÉPHRITE INTERSTITIELLE [angl. ***interstitial nephritis***]. Syn. *néphropathie interstitielle.* Néphrite dans laquelle les lésions (infiltration leucocytaire dans la forme aiguë, sclérose dans la forme chronique) siègent dans l'espace qui sépare les tubes entre eux et ceux-ci des glomérules. Elle est d'origine infectieuse le plus souvent (il s'agit alors d'une pyélonéphrite) ou toxique (phénacétine, anti-inflammatoires non stéroïdiens, certains antibiotiques) ; elle peut compliquer plus rarement un obstacle des voies excrétrices sans infection, le diabète, la goutte, l'hypercalcémie, etc. Longtemps caractérisée simplement par la présence de protéines et de nombreux leucocytes dans l'urine, elle évolue lentement vers l'insuffisance rénale avec hyperazotémie, parfois acidose hyperchlorémique et hypertension artérielle. — ***n. i. exsudative de Bell.*** *N. i.* chronique d'emblée.

NÉPHRITE DE MASUGI. V. *Masugi (néphrite allergique, type).*

NÉPHRITE AVEC PERTE DE SEL [angl. ***salt-losing nephritis***]. V. *déplétion sodique (syndrome de).*

NÉPHRITE TUBULAIRE ou **TUBULO-INTERSTITIELLE AIGUË**. V. *néphropathie tubulaire ou tubulo-interstitielle aiguë.*

NÉPHRO-ANÉMIQUES (syndromes) [angl. ***haemolytic uraemic syndrome***]. Syn. *syndromes néphro-hémolytiques, syndromes hémolytiques et urémiques.* Syndromes décrits depuis 1955, caractérisés par l'association d'une anémie hémolytique intense, d'une néphropathie aiguë avec hématurie, protéinurie et azotémie et parfois d'une thrombopénie avec ou sans purpura. À côté d'une forme curable du nourrisson, existent des formes graves de l'enfant et de l'adulte évoluant rapidement vers la mort par insuffisance rénale ou, chez l'adulte, par accident d'hypertension artérielle. ***Anatomiquement*** existent des lésions de micro-angiopathie thrombotique (Royer, 1958) analogues à celles du purpura thrombocytopénique thrombotique (v. ce terme), parfois de nécrose du cortex rénal (Gasser, 1955) ou, chez l'adulte, des lésions de néphro-angiosclérose maligne. Ces syndromes entrent dans le cadre des anémies hémolytiques micro-angiopathiques. V. ce terme, *Gasser (syndrome de)* et *néphro-angiosclérose.*

NÉPHRO-ANGIOSCLÉROSE, *s. f.* (gr. *néphros*, rein ; *angéion*, vaisseau ; *sklêros*, dur) [angl. ***nephroangiosclerosis***]. Lésions artériolaires rénales apparaissant de manière pratiquement constante au cours de l'hypertension artérielle dite primitive : hyalinisation de l'intima de l'artère afférente du glomérule, s'étendant ensuite aux capillaires glomérulaires. En clinique, l'atteinte rénale se manifeste tardivement : c'est la ***n.-a. bénigne*** [angl. ***benign nephroangiosclerosis***]. — Dans la ***n.-a. maligne*** [angl. ***malignant nephroangiosclerosis***], les lésions sont particulières : les artérioles afférentes glomérulaires sont atteintes d'endartérite proliférante diffuse, nécrosante et thrombosante ; les glomérules sont ischémiés, parfois sclérosés. Les lésions artériolaires sont d'ailleurs généralisées à tout l'organisme. L'évolution est très grave : c'est celle de l'hypertension artérielle maligne (v. ce terme) vers une insuffisance rénale rapide. V. aussi *néphro-anémiques (syndromes)* • 👁 **Wilms** •.

NÉPHROBLASTOME, *s. m.* V. *Wilms (tumeur de).*

NÉPHROCALCINOSE, *s. f.* [angl. ***nephrocalcinosis***]. Production de dépôts calcaires dans le parenchyme rénal ; elle peut être provoquée par l'hyperparathyroïdie, l'acidose hyperchlorémique idiopathique, les infections rénales. V. *calcinose.*

NÉPHROCARCINOME, *s. m.* (gr. *néphros*, rein ; carcinome) [angl. ***renal cell carcinoma, renal adenocarcinoma***]. Syn. *cancer à cellules rénales, carcinome du rein, hypernéphrome, tumeur de Grawitz* (1883), *épithélioma du rein à cellules claires, strume rénale* (désuet). Tumeur maligne du rein, développée à partir des cellules des tubes. Elle est de couleur jaune safran et contient des cellules claires. On a d'abord cru à son origine surrénale (d'où le nom d'hypernéphrome).

NÉPHROCÈLE, *s. f.* (gr. *néphros*, rein ; *kêlê*, hernie) [angl. ***nephrocele***]. Hernie du rein.

NÉPHRO-ÉPITHÉLIOME, *s. m.* [angl. ***adenocarcinoma of renal tubules***]. Épithéliome primitif du rein, tubulé ou végétant, développé aux dépens de l'épithélium des tubes urinifères.

NÉPHROGÈNE, ou mieux **NÉPHROGÉNIQUE**, *adj.* (gr. *néphros*, rein ; *génês*, qui est engendré) [angl. ***nephrogenous***]. D'origine rénale.

NÉPHROGRAMME, *s. m.* (gr. *néphros*, rein ; *gramma*, écriture) [angl. ***nephrogram***]. Image radiologique du parenchyme rénal, obtenue au cours d'une urographie ou bien au cours de l'angiographie rénale, lorsque le produit opaque imprègne les premières voies excrétrices intrarénales. — ***n. isotopique*** (Taplin et Winter, 1956). Syn. *rénogramme isotopique, radiorénogramme.* Courbe traduisant, en fonction du temps, l'élimination rénale d'une substance (hippuran) marquée à l'iode radioactif injectée par voie intraveineuse. Cette élimination provoque une radioactivité transitoire des deux reins, laquelle est détectée par une sonde à scintillations placée sur chaque région lombaire et enregistrée. Cette radioactivité est ainsi inscrite sur un graphique dont la forme permet d'apprécier la valeur fonctionnelle de chaque rein. V. *gammagraphie rénale* et *scintigraphie.*

NÉPHROGRAPHIE, *s. f.* (gr. *néphros*, rein ; *graphein*, inscrire) [angl. ***nephrography***]. Enregistrement d'un néphrogramme. Parfois employé comme synonyme de néphrogramme.

NÉPHRO-HÉMOLYTIQUE (syndrome). V. *néphro-anémiques (syndromes).*

NÉPHROLITHE, *s. m.* (gr. *néphros*, rein ; *lithos*, pierre) [angl. ***nephrolith***]. Calcul du rein.

NÉPHROLITHIASE, *s. f.* [angl. ***nephrolithiasis***]. Lithiase rénale.

NÉPHROLITHOTOMIE, *s. f.* (gr. *néphros*, rein ; *lithos*, pierre ; *tomê*, incision) [angl. ***nephrolithotomy***]. Opération qui consiste à inciser un rein pour extraire le ou les calculs contenus dans le bassinet.

NÉPHROLOGIE, *s. f.* (1960) (gr. *néphros*, rein ; *logos*, science) [angl. ***nephrology***]. Étude du rein et de ses maladies.

NÉPHROLOGUE, *s. m.* ou *f.* (gr. *néphros*, rein ; *logos*, discours) [angl. ***nephrologist***]. Médecin spécialiste des affections rénales.

NÉPHROLYSE, *s. f.* (Rovsing, 1903) (gr. *néphros*, rein ; *luein*, délier) [angl. ***nephrolysis***]. Libération chirurgicale du rein et résection de son atmosphère celluleuse.

NÉPHROME, *s. m.* (gr. *néphros*, rein ; suffixe — *oma* signifiant tumeur) [angl. ***nephroma***]. Tumeur rénale.

NÉPHROME MÉSOBLASTIQUE [angl. ***mesoblastic nephroma***]. Syn. *tumeur de Bolande, hamartome rénal fœtal.* Tumeur rénale congénitale rare du nouveau-né et du nourrisson, constituée par du tissu mésenchymateux. Sa bénignité et sa curabilité chirurgicale l'opposent à la tumeur de Wilms (v. ce terme).

NÉPHRON, *s. m.* (gr. *néphros*, rein) [angl. ***nephron***]. Unité morphologique et fonctionnelle du rein ; le *n.* est composé d'un glomérule et d'un tubule ou tube urinifère, ce dernier comprenant le tube contourné proximal, l'anse de Henle, le tube contourné distal et le tube collecteur.

NÉPHRONOPHTISE HÉRÉDITAIRE DE L'ENFANT ou **N. DE FANCONI** (F., 1951) [angl. ***familial juvenile nephronophthisis***]. Syn. *néphrophtisie de Fanconi, dégénérescence tubulaire progressive familiale.* Maladie familiale caractérisée *anatomiquement* par une atrophie rénale avec atteinte tubulaire et interstitielle diffuse, et souvent kystes multiples dans la médullaire. *Elle se manifeste*, dès l'âge de 2 ou 3 ans, par une polyurie avec polydipsie, baisse du pouvoir de concentration urinaire, diminution de l'ammoniurie, par une anémie et parfois par des crises convulsives. *Elle évolue* spontanément en quelques années vers la mort par insuffisance rénale avec hyperazotémie et dystrophie osseuse. Voisine de la *maladie kystique de la médullaire* (v. ce terme à *kystique*), la *n.* s'en distingue par sa transmission autosomique récessive.

NÉPHROPATHIE, *s. f.* (gr. *néphros*, rein ; *pathê*, affection) [angl. ***nephropathy***]. Nom générique des affections des reins et plus particulièrement des affections diffuses communément appelées « néphrites » (v. ce terme). On distingue, selon qu'elles atteignent électivement les glomérules, les tubes, le tissu interstitiel ou les vaisseaux : les *glomérulopathies*, les *tubulopathies*, les *n. interstitielles* et les *n. vasculaires.*

NÉPHROPATHIE DES ANALGÉSIQUES [angl. ***analgesic nephropathy***]. V. *reins (nécrose papillaire des).*

NÉPHROPATHIE BILATÉRALE FAMILIALE. V. *Alport (syndrome d').*

NÉPHROPATHIE DIABÉTIQUE [angl. ***diabetic nephropathy***]. Atteinte rénale observée au cours du diabète sucré. Après une période de latence apparaît la *microalbuminémie* (v. ce terme) puis 7 à 15 ans après, le stade de néphropathie clinique marqué par une macroalbuminurie associée ou non à un syndrome néphrotique (v. *Kimmelstiel et Wilson, syndrome de*) ; enfin, après 25 à 30 ans d'évolution vient le stade d'insuffisance rénale associée ou non à une hypertension artérielle. V. *microangiopathie.*

NÉPHROPATHIE ENDÉMIQUE BALKANIQUE [angl. ***Balkan nephritis***]. Affection rénale observée depuis 1956 dans certaines localités de Bulgarie, de Yougoslavie et de Roumanie, situées le long du Danube entre les Carpathes et les Balkans, où elle sévit à l'état endémique. Elle est caractérisée *anatomiquement* par une atteinte primitive sévère des glomérules, une sclérose interstitielle diffuse et des lésions tubulaires moins importantes. *Elle évolue* lentement vers une insuffisance rénale mortelle par coma azotémique sans œdème ni hypertension artérielle. *Elle serait due* pour certains à une intoxication par une toxine (l'ochratoxine A) sécrétée par des moisissures *(Aspergillus ochraceus* et *Penicillium viridicatum)* développées sur des grains de céréales lors de leur stockage. Pour d'autres auteurs, la cause en est une pollution des eaux de boisson par des silicates. En fait, l'exposition à l'acide aristolochique, contenu dans les graines d'*Aristolochia* contaminant des farines de blé expliquerait cette néphropathie.

NÉPHROPATHIE ÉPIDÉMIQUE (Myhrman, 1948) [angl. ***nephropathia epidemica***]. Maladie caractérisée, après un début d'allure grippale, par des manifestations gastro-intestinales et rénales (coliques néphrétiques, protéinurie, oligurie, hématurie). Elle évolue le plus souvent, au bout d'une semaine, vers une guérison définitive. Elle serait due à un virus transmis par les rongeurs, le *virus Puumala*.

NÉPHROPATHIE FAMILIALE AVEC SURDITÉ. V. *Alport (syndrome d').*

NÉPHROPATHIE GLOMÉRULAIRE. V. *glomérulopathie.*

NÉPHROPATHIE GRAVIDIQUE. V. *toxémie gravidique.*

NÉPHROPATHIE HÉMATURIQUE FAMILIALE ou **N. HÉMATURIQUE HÉRÉDITAIRE AVEC SURDITÉ**. V. *Alport (syndrome d').*

NÉPHROPATHIE HYPERURICÉMIQUE FAMILIALE JUVÉNILE (Duncan H., Dixon A.S., 1960) [angl. ***familial juvenile hyperuricaemic nephropathy***]. Affection rare caractérisée par l'association de goutte, d'hyperuricémie, de protéinurie de Tamm et Horsfall et d'insuffisance rénale. V. *néphropathie tubulo-interstitielle héréditaire.*

NÉPHROPATHIE INTERSTITIELLE AIGUË IMMUNO-ALLERGIQUE. V. *néphropathie tubulo-interstitielle aiguë.*

NÉPHROPATHIE OSMOTIQUE (Allen, 1951) [angl. ***osmotic nephrosis***]. Syn. *néphrose osmotique.* Altération rénale survenant à la suite de perfusions de solutions hypertoniques (de saccharose, de glucose, de mannitol, de dextran 40, de produits de contraste pour urographie), chez des sujets le plus souvent atteints de diabète, d'infection urinaire, de défaillance des fonctions hépatiques ou rénales. Elle est caractérisée *anatomiquement* par le gonflement des cellules des tubes contournés proximaux qui présentent de nombreuses vacuoles et *cliniquement* par une insuffisance rénale aiguë avec anurie parfois mortelle.

NÉPHROPATHIE POST-TRANSFUSIONNELLE [angl. ***transfusion nephritis***]. Insuffisance rénale grave, anurique et azotémique, succédant au choc brutal avec hémolyse que provoque une transfusion de sang incompatible.

NÉPHROPATHIE TUBULAIRE AIGUË ou **ANURIQUE** [angl. ***acute tubular nephritis***]. V. *néphropathie tubulo-interstitielle aiguë.*

NÉPHROPATHIE TUBULAIRE CHRONIQUE [angl. ***chronic tubular nephritis***]. Syn. *tubulopathie chronique.* Affection caractérisée par l'altération d'une ou de plusieurs des fonctions des tubes contournés des reins. Cette altération peut faire partie d'une insuffisance rénale globale ou bien être isolée et donner lieu à un tableau clinique très particulier. Il s'agit alors : — 1° soit d'***anomalie congénitale primitive*** des fonctions tubulaires : dégénérescence tubulaire familiale progressive, anomalie du *tube proximal* (diabète rénal, d. aminé, d. phosphaté, d. phospho-gluco-aminé, d. calcique : syndrome de De Toni-Debré-Fanconi) ou du *tube distal* (acidose rénale hyperchlorémique d'Albright), anomalie par défaut de réponse à un stimulus hormonal (pseudo-hypoparathyroïdisme, diabète insipide néphrogène) ; — 2° soit d'***anomalies secondaires*** à des maladies héréditaires du métabolisme (glycogénose, galactosémie, maladie de Wilson, cystinose surtout) des malformations des reins ou des voies urinaires, ou encore à des intoxications diverses (v. les différentes maladies citées).

NÉPHROPATHIE TUBULO-INTERSTITIELLE AIGUË [angl. ***acute tubulointerstitial nephritis***]. Syn. *néphrite aiguë épithéliale, néphrite épithéliale dégénérative, néphrite tubulaire* ou *tubulo-interstitielle aiguë, néphrose aiguë, néphropathie tubulaire aiguë* ou *anurique, nécrose tubulaire aiguë, tubulo-néphrite aiguë, tubulopathie aiguë.* « Groupe nosologique d'étiologie variable, mais parfaitement caractérisé, sur le plan *clinique*, par une oligo-anurie grave avec rétention azotée sans œdème et sur le plan *anatomique*, par des lésions rénales, habituellement réversibles, prédominant tantôt sur le segment proximal, tantôt sur le segment distal des tubules » (M. Dérot et J. Fabre). Cette néphrite survient surtout au cours des intoxications (mercure, tétrachlorure de carbone, antibiotiques, produits de contraste en radiologie, cisplatine, glafénine, anti-inflammatoires non stéroïdiens, etc.), des grandes hémolyses (accidents de la transfusion, septicémies à *Clostridium perfringens*), des chocs. Les *n. t.-i. a.* d'origine médicamenteuse sont souvent déclenchées par un mécanisme immuno-allergique ; les lésions sont surtout alors interstitielles *(néphropathie interstitielle aiguë immuno-allergique).* V. *rein de choc* et *Bywaters (syndrome de).*

NÉPHROPATHIE TUBULO-INTERSTITIELLE HÉRÉDITAIRE [angl. ***hereditary tubulointerstitial nephropathy***]. On groupe sous ce terme trois affections: la néphronophtise, la maladie kystique de la médullaire (rénale) et la néphropathie hyperuricémique familiale juvénile. V. ces termes.

NÉPHROPEXIE, *s. f.* (gr. *néphros*, rein ; *pêxis*, fixation) [angl. ***nephropexy***]. V. *néphrorraphie 1°.*

NÉPHROPHTISIE DE FANCONI. V. *néphronophtise héréditaire de l'enfant.*

NÉPHROPLASTIE, *s. f.* (gr. *néphros*, rein ; *plassein*, former). Plicature du rein effectuée de manière à mettre et à maintenir en contact ses deux pôles ; opération destinée à remédier à une hydronéphrose lorsque l'évacuation du bassinet est gênée par une anomalie de la jonction pyélo-urétérale : coudure sur une artère polaire inférieure ou sténose intrinsèque.

NÉPHROPTOSE, *s. f.* (gr. *néphros*, rein ; *ptôsis*, chute) [angl. ***nephroptosis***]. Déplacement et mobilité anormale du rein par suite du relâchement de ses moyens de fixité. La *néphroptose* accompagne souvent les autres ptoses viscérales. Elle comprend deux degrés : le premier où le rein est simplement dit *mobile,* dans lequel le déplacement de l'organe est limité ; le deuxième où le rein est dit *flottant,* dans lequel l'organe peut occuper un point quelconque de la cavité abdominale.

NÉPHRORRAGIE, *s. f.* (gr. *néphros*, rein ; *rhêgnumi*, je jaillis) [angl. ***nephrorrhagia***]. Hémorragie d'origine rénale.

NÉPHRORRAPHIE, *s. f.* (gr. *néphros*, rein ; *rhaphê*, suture) [angl. ***nephrorrhaphy***]. — 1° Syn. *néphropexie.* Fixation d'un rein mobile. — 2° Suture d'un rein après incision.

NÉPHROSCLÉROSE, *s. f.* (gr. *néphros*, rein ; *sklêros*, dur) [angl. ***nephrosclerosis***]. Sclérose rénale.

NÉPHROSCLÉROTIQUE, *adj.* [angl. ***nephrosclerotic***]. Qui se rapporte à la sclérose rénale.

NÉPHROSE, *s. f.* (gr. *néphros*, rein) [angl. ***nephrosis***]. Terme employé par Fr. von Müller (1905) pour désigner des lésions dégénératives des reins sans inflammation, donc sans néphrite véritable. Actuellement ce mot est employé pour désigner le syndrome néphrotique ; autrefois il signifiait néphrose lipoïdique. — ***n. aiguë.*** V. *néphropathie tubulo-interstitielle aiguë.* — ***n. biliaire*** (Mœbius et Fahr). Altération des tubes rénaux (dépôts pigmentaires intracellulaires avec parfois dégénérescence des cellules) qui a été observée au cours des ictères chroniques par rétention. Elle est habituellement latente cliniquement.

NÉPHROSE LIPOÏDIQUE [angl. ***lipoid nephrosis***]. Nom donné par Epstein en 1917 à une maladie qu'il croyait particulière *(maladie d'Epstein)*, caractérisée par une infiltration graisseuse des cellules des tubes rénaux et par un syndrome néphrotique pur. On considère actuellement qu'il s'agit d'une variété de glomérulonéphrite chronique avec des lésions glomérulaires minimes.

NÉPHROSE OSMOTIQUE. V. *néphropathie osmotique.*

NÉPHROSE-NÉPHRITE, *s. f.* (L. Langeron) [angl. ***nephroso-nephritis***]. Terme désuet qui désignait une combinaison d'un syndrome néphrotique et d'une néphrite azotémique et hypertensive.

NÉPHROSIALIDOSE, *s. f.* (P. Maroteaux, 1978) [angl. ***nephrosialidosis***]. Variété de sialidose (v. ce terme) comportant une néphropathie précoce, responsable de la mort avant l'âge de cinq ans.

NÉPHROSPLÉNOGRAPHIE, *s. f.* [angl. ***nephrography with splenography***]. Radiographie des reins et de la rate après injection, dans le système circulatoire, d'une substance opaque aux rayons X.

NÉPHROSPONGIOSE, *s. f.* V. *rein en éponge.*

NÉPHROSTOMIE, *s. f.* (gr. *néphros*, rein ; *stoma*, bouche) [angl. ***nephrostomy***]. Établissement d'une fistule rénale chirurgicale.

NÉPHROTIQUE (syndrome) [angl. ***nephrotic syndrome***]. Syndrome caractérisé par un œdème généralisé, une protéinurie abondante (supérieure à 3 g/jour), une hypoprotidémie portant essentiellement sur les albumines (avec inversion du rapport albumine-globulines) et souvent une hyperlipidémie (élévation du taux des β-lipoprotéines). Le syndrome néphrotique ***pur*** ne comporte ni hématurie, ni rétention uréique, ni hypertension artérielle. Il peut être ***associé*** à des lésions glomérulaires plus ou moins importantes. Il se rencontre au cours de nombreuses affections : glomérulonéphrites chroniques (forme à lésions glomérulaires minimes : c'était la « néphrose lipoïdique », glomérulonéphrites extramembraneuses et membrano-prolifératives), maladie amyloïde, lupus érythémateux disséminé, pyélonéphrite chronique, diabète (surtout), troubles circulatoires, au cours de certaines intoxications et parfois de la grossesse ; des formes familiales de la première enfance ont été décrites.

NÉPHROTOME, *s. m.* (gr. *néphros*, rein ; *tomè*, section) [angl. ***nephrotome***] (embryologie). Ébauche mésodermique segmentaire du néphron.

NÉPHROTOMIE, *s. f.* (gr. *néphros*, rein ; *tomê*, section) [angl. ***nephrotomy***]. Incision pratiquée sur le rein, dans le but d'extraire un calcul ou d'évacuer une collection liquide.

NÉPHROTOXICITÉ, *s. f.* [angl. ***nephrotoxicity***]. Pouvoir nocif envers les cellules du rein.

NÉPHRO-URÉTÉRECTOMIE, *s. f.* [angl. ***nephroureterectomy***]. Ablation simultanée d'un rein et de son uretère.

NERF, *s. m.* (lat. et TA *nervus*) [angl. ***nerve***]. Cordon cylindrique blanchâtre constitué par les axones des cellules des centres nerveux qu'ils relient aux divers organes. On distingue les *n. crâniens* (v. ce terme) et les *n. rachidiens* ou *spinaux* issus de la moelle épinière et d'autre part, selon leur fonction, les nerfs *sensitifs* et *moteurs*, ainsi que les nerfs de la vie de *relation* et ceux de la vie *végétative* • 👁 **système nerveux végétatif** •.

NERF... (syndrome du). Ensemble de signes témoignant de l'atteinte du nerf considéré, sans préjuger de la cause ni du mécanisme de cette atteinte.

NERF HONTEUX. V. *nerf pudendal.*

NERF NASAL (syndrome du). V. *Charlin (syndrome de).*

NERF PUDENDAL (lat. *pudenda*, organes génitaux) (TA *nervus pudendus*) [angl. ***pudendal nerve***]. Syn. ancien *nerf honteux.* Issu des racines sacrées S2-S4, c'est le nerf moteur et sensitif du périnée et des organes génitaux externes. V. *Alcock (syndrome du canal d')* • 👁 **cuisse, périnée** •.

NERF SUS-SCAPULAIRE (syndrome du). Syndrome rare, dû à la compression du nerf sus-scapulaire dans l'échancrure coracoïde. Il est caractérisé par des douleurs dans la région de l'épaule, accrues par la palpation de la région coracoïdienne et par l'adduction forcée du bras ainsi que par une atrophie tardive des muscles sus- et sous-épineux.

NERF TRIJUMEAU (TA *nervus trigeminus*) [angl. ***trigeminal nerve***]. Cinquième paire crânienne se divisant au niveau du ganglion de Gasser en trois branches, comme son nom l'indique : ophtalmique, maxillaire, mandibulaire. Le *t.* est un nerf sensitif pour la face, moteur pour les muscles masticateurs.

NERF VIDIEN (syndrome du) (Vail, 1932) [angl. ***vidian neuralgia***]. Syndrome analogue à celui de Sluder (v. ce terme) attribué à une névralgie du nerf vidien.

NERFS CRÂNIENS [angl. ***cranial nerves***]. Nerfs naissant par paires symétriques de l'encéphale et répertoriés ainsi en chiffres romains : I nerf olfactif ; II optique ; III oculomoteur (ex-moteur oculaire commun) ; IV trochléaire (ex-pathétique) ; V trijumeau ; VI abducens (ex-moteur oculaire externe) ; VII facial ; VII bis, intermédiaire (ex-i. de Wrisberg) ; VIII vestibulo-cochléaire (ex-acoustique) ; IX glossopharyngien ; X vague (ex-pneumogastrique) ; XI accessoire (ex-spinal) ; XII hypoglosse (ex-grand-hypoglosse). V. tous ces termes.

NERFS CRÂNIENS (syndrome paralytique unilatéral des). V. *Garcin (syndrome de).*

NERFS SPINAUX [angl. ***spinal nerves***]. Syn. *nerfs rachidiens.* Nerfs issus de la moelle épinière, par opposition aux nerfs crâniens.

NERFS VASOSENSIBLES (syndrome des). Accidents liés à un ralentissement du cœur et à une chute de la pression artérielle consécutifs à une irritation des zones réflexogènes

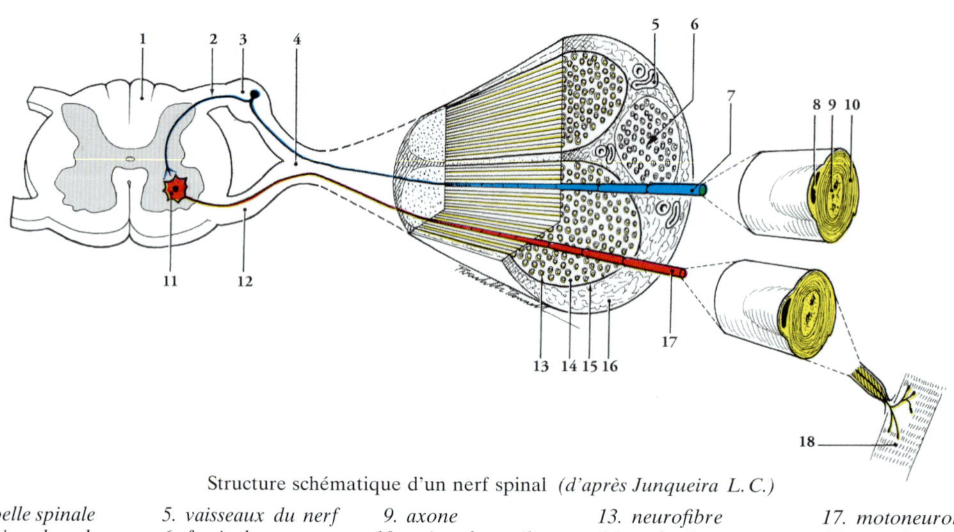

Structure schématique d'un nerf spinal *(d'après Junqueira L. C.)*

1. moelle spinale
2. racine dorsale
3. ganglion spinal
4. nerf spinal
5. vaisseaux du nerf
6. fascicule
7. neurone sensitif
8. neurolemmocyte
9. axone
10. gaine de myéline
11. corps cellulaire
12. racine ventrale
13. neurofibre
14. endonèvre
15. périnèvre
16. épinèvre
17. motoneurone
18. muscle strié

Les nerfs périphériques. Tête, cou et tronc

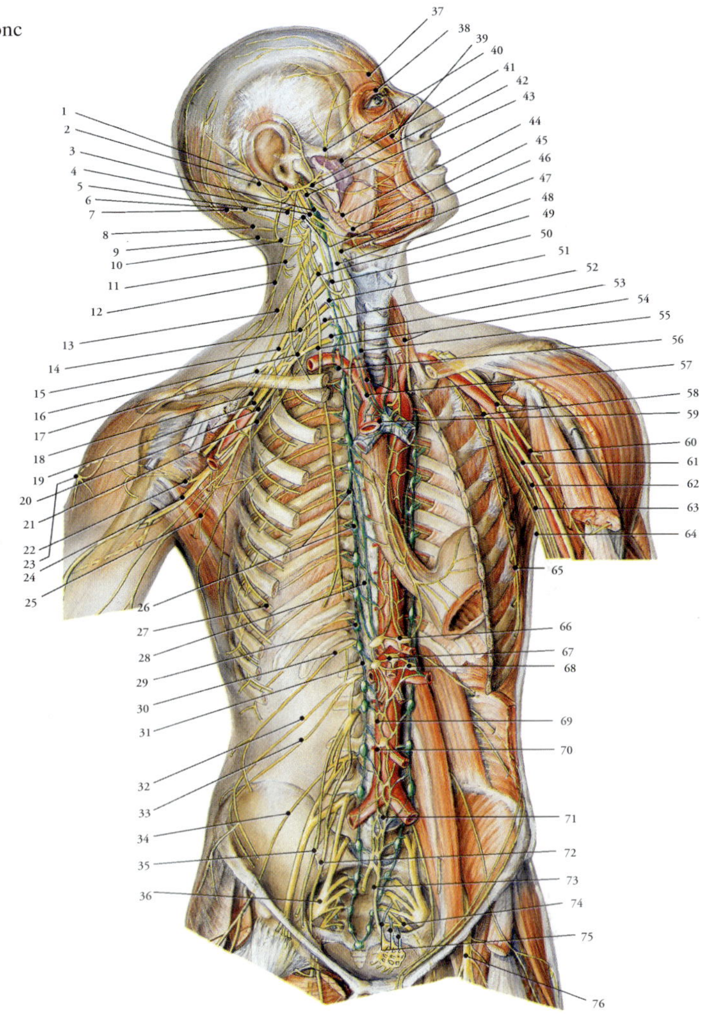

1. nerf facial
2. nerf auriculaire postérieur
3. ganglion cervical supérieur
4. ganglion inférieur du X
5. C1
6. nerf petit occipital
7. nerf suboccipital
8. nerf grand occipital
9. nerf 3e occipital
10. nerf grand auriculaire
11. nerf transverse du cou
12. nerf accessoire (XI)
13. nerfs supraclaviculaires
14. tronc moyen du plexus brachial
15. tronc supérieur du plexus brachial
16. tronc inférieur du plexus brachéal
17. nerf suprascapulaire
18. faisceau latéral
19. faisceau postérieur
20. faisceau médial
21. nerf thoracique long
22. nerf axillaire
23. nerf cutané latéral supérieur du bras
24. nerf radial
25. nerf thoraco-dorsal
26. ganglions thoraciques
27. nerf intercostal
28. nerf grand splanchnique
29. nerf petit splanchnique
30. nerf subcostal
31. nerf splanchnique
32. nerf ilio-hypogastrique
33. nerf ilio-inguinal
34. nerf cutané fémoral latéral
35. nerf génito-fémoral
36. nerf sciatique (ischiatique)
37. nerf supra-orbitaire
38. nerf infratrochléaire
39. nerf infra-orbitaire
40. r. temporal
41. r. zygomatique
42. plexus parotidien
43. nerf glossopharyngien (IX)
44. r. marginal de la mandibule
45. r. cervical
46. nerf hypoglosse (XII)
47. nerf laryngé supérieur
48. racine supérieure de l'anse cervicale
49. racine inférieure de l'anse cervicale
50. nerf vague (X)
51. ganglion cervical moyen
52. nerf spinal C8
53. ganglion cervico-thoracique (stellaire)
54. nerfs phréniques
55. nerf laryngé récurrent
56. anse subclavière
57. plexus cardiaque
58. nerfs cardiaques cervicaux sup. moyen et inf.
59. nerfs pectoraux
60. nerf musculo-cutané
61. nerf médian
62. nerf ulnaire
63. nerf cutané médial de l'avant-bras
64. nerf cutané médial du bras
65. nerf thoracique long
66. ganglion cœliaque
67. ganglion mésentérique supérieur
68. ganglion aorticorénal
69. plexus intermésentérique
70. ganglion mésentérique inf.
71. plexus hypogastrique sup. (nerf présacral)
72. nerf obturateur
73. nerf hypogastrique gauche
74. nerf pudendal (ou honteux)
75. nerfs érecteurs
76. nerf fémoral

sinu-carotidiennes et cardio-aortique, chez des sujets particulièrement sensibles. V. *sinu-aortique (syndrome)*, *sinucarotidien (syndrome)* et *vasovagal (syndrome)*.

NERI (signes de) (N. Vincenzo, ital., né en 1882) [angl. ***Neri's signs***]. — **A.** Phénomènes observés dans l'***hémiplégie organique***. — 1° *(au membre supérieur)*. Le sujet étant couché sur le dos, les bras étendus le long du corps, les mains en pronation, si on soulève l'un après l'autre les avant-bras de façon à les amener à la position verticale, on observe que du côté sain la main reste en pronation, tandis que du côté malade, la main tourne peu à peu en dedans. — 2° *(au membre inférieur)*. Le sujet étant couché, si l'on pratique la manœuvre de Lasègue, du côté sain, on arrive à donner au membre un angle de 70 à 75°, du côté paralysé on atteint à peine 50°. Le même phénomène se produit dans la station debout en faisant pencher le malade en avant. Ce phénomène serait dû à l'hypertonicité des fléchisseurs. — ***B.***

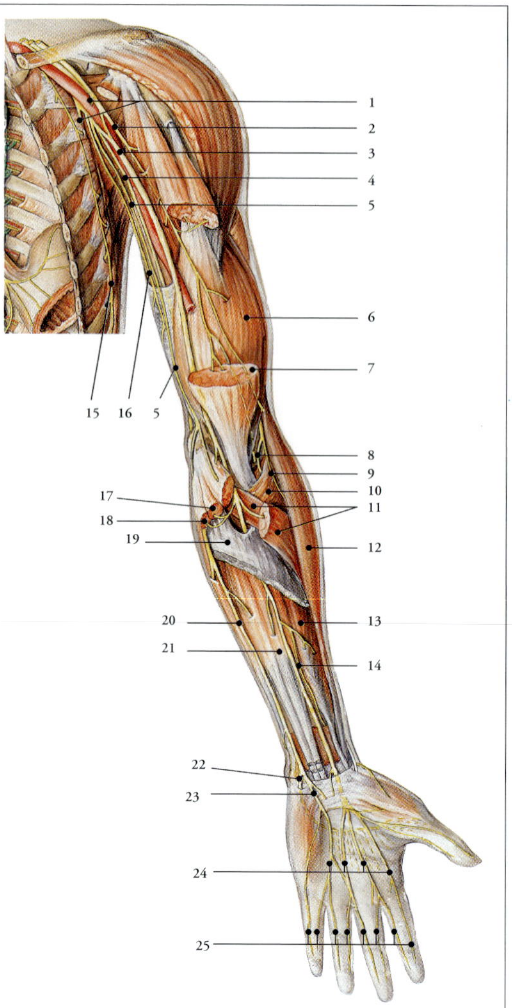

Les nerfs du membre supérieur gauche.
Vue antérieure, main en supination

1. *nerfs pectoraux*
2. *nerf musculo-cutané*
3. *nerf médian*
4. *nerf ulnaire*
5. *nerf cutané médial de l'avant-bras*
6. *m. brachial*
7. *m. biceps brachial*
8. *branche profonde du nerf radial*
9. *branche superficielle du nerf radial*
10. *m. supinateur*
11. *m. rond pronateur*
12. *m. brachio-radial*
13. *m. long fléchisseur du pouce*
14. *nerf interosseux antérieur*
15. *nerf thoracique long*
16. *nerf cutané médial du bras*
17. *m. fléchisseur radial du carpe*
18. *m. long palmaire*
19. *m. fléchisseur superficiel des doigts*
20. *nerf ulnaire*
21. *m. fléchisseur profond des doigts*
22. *r. profond du nerf ulnaire*
23. *r. superficiel du nerf ulnaire*
24. *nerfs digitaux palmaires communs*
25. *nerfs digitaux palmaires propres*

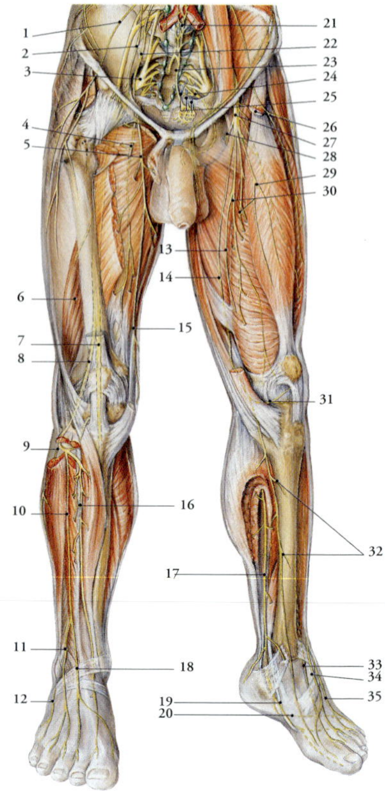

Les nerfs des membres inférieurs.
Vue antérieure

1. *nerf cutané fémoral latéral*
2. *nerf génito-fémoral*
3. *nerf sciatique (ischiatique)*
4. *r. postérieur*
5. *r. antérieur*
6. *biceps fémoral (chef court)*
7. *nerf tibial*
8. *nerf fibulaire commun*
9. *r. cutané sural latéral*
10. *nerf fibulaire supérieur*
11. *nerf cutané dorsal intermédiaire du pied*
12. *nerf cutané dorsal latéral du pied*
13. *r. cutané fémoral médial*
14. *nerf saphène*
15. *r. cutané*
16. *nerf fibulaire profond*
17. *nerf tibial*
18. *nerf cutané dorsal médial du pied*
19. *nerf plantaire latéral*
20. *nerf plantaire médial*
21. *plexus hypogastrique supérieur (nerf présacral)*
22. *nerf obturateur*
23. *nerf hypogastrique gauche*
24. *nerf pudendal (ou honteux)*
25. *nerfs splanchniques pelviens (ou érecteurs)*
26. *muscle sartorius*
27. *nerf fémoral*
28. *nerf du muscle pectiné*
29. *r. cutané fémoral antérieur*
30. *rr. musculaires*
31. *r. infrapatellaire*
32. *nerfs cutanés médiaux de la jambe*
33. *nerf fibulaire profond*
34. *nerf cutané dorsal médial du pied*
35. *nerf cutané dorsal latéral du pied*

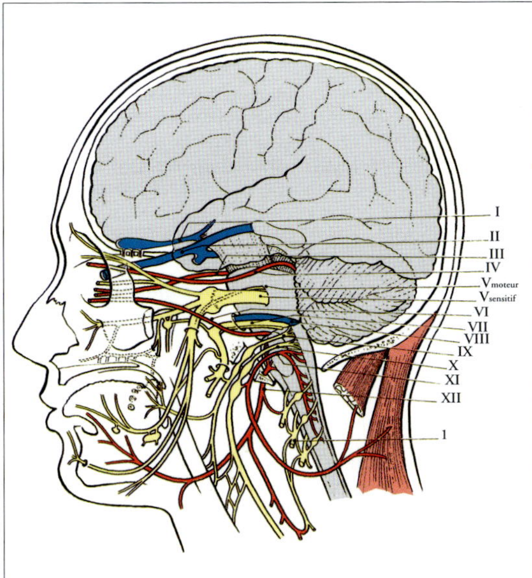

Nerfs crâniens

En bleu, nerfs sensoriels,
en jaune, nerfs mixtes,
en rouge, nerfs moteurs.
1. nerf spinal

Signes observés au cours de la ***névralgie sciatique*** : — 1° la flexion forcée de la tête et du tronc réveille la douleur par élongation du nerf ; — 2° en position debout, la flexion du tronc s'accompagne de la flexion du genou du côté malade.

NERVIN, INE, *adj.* [angl. ***nervine***] (lat. *nervus*, nerf). Relatif aux nerfs. P. ex. : sédatif nervin.

NERVOTABÈS, *s. m.* (Déjerine, 1881) [angl. ***neurotabes***]. Syn. *neurotabès, tabès périphérique.* Affection caractérisée par un ensemble clinique se rapprochant de celui offert par le tabès dorsal (ataxie, signe de Westphal, signe de Romberg, etc.) et due à des lésions des nerfs périphériques sans atteinte de la moelle épinière.

NÉSIDIOBLASTOME, *s. m.* (gr. *nêsidion*, petite île ; *blastos*, germe ; *-oma* : tumeur) [angl. ***nesidioblastoma***]. V. *insulinome.*

NÉSIDIOBLASTOSE, *s. f.* [angl. ***nesidioblastosis***]. Présence, dans le pancréas, d'îlots tumoraux : nésidioblastomes ou insulinomes (v. ce terme).

NETHERTON (syndrome de) (N. Earl, amér., 1958) [angl. ***Netherton's syndrome***]. Ensemble de malformations transmises selon le mode autosomique récessif, comprenant une érythro-kératodermie, une trichorrhexie noueuse (v. ce terme) et une dermatite atopique.

NETTLESHIP (maladie de) (N. Edward, brit., 1869). V. *urticaire pigmentaire.*

NEUHAUSER (anomalie de) (N. Edward, amér., né en 1908) [angl. ***Neuhauser's ligamentum arteriosum***]. Anomalie de développement des arcs aortiques caractérisée par la situation à droite de la crosse et de la portion descendante de l'aorte, le ligament artériel naissant de la branche gauche de l'artère pulmonaire et passant derrière la trachée et l'œsophage pour rejoindre la crosse aortique.

NEUMANN (pemphigus de) (N. Isidor, autr., 1876). V. *pemphigus végétant.*

NEURAL (arc) [angl. ***neural arch***]. V. *arc neural.*

NEURALTHÉRAPIE, *s. f.* (Huneke, 1925) (gr. *neuron*, nerf ; *thérapéia*, traitement) [angl. ***neuraltherapy***]. Procédé empirique de traitement. Il utilise, pour soulager des douleurs ou des phénomènes spasmodiques chroniques, des injections locales de procaïne, effectuées en des points éloignés de l'organe ou de la zone considérés et sans rapport anatomique avec ceux-ci. Sa théorie repose sur l'interruption à leur origine de signaux neurobiologiques qui seraient émis par des zones réactogènes (cicatrices, etc.).

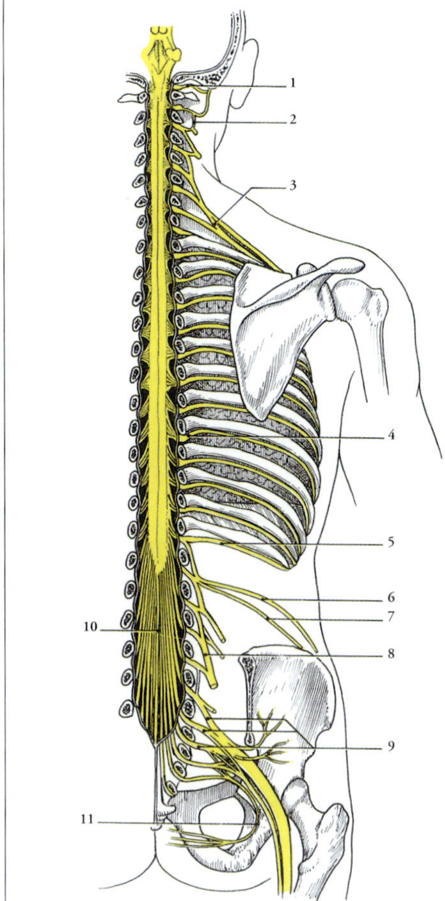

Nerfs spinaux. Vue dorsale

1. C1
2. plexus cervical
3. plexus brachial (A)
4. nerf thoracique
5. nerf sub-costal
6. nerf iliohypogastrique
7. nerf ilio-inguinal
8. plexus lombaire (B)
9. plexus sacral (C)
10. queue de cheval
11. nerf pudendal

NEURAMINIDASE, *s. f.* [angl. ***neuraminidase***]. V. *sialidose* et *grippe.*

NEURAPRAXIE, *s. f.* (gr. *neuron*, nerf ; *apraxia*, inertie) [angl. ***neurapraxia***]. Interruption momentanée des fonctions d'un nerf légèrement contus ; les axones sont intacts et la guérison survient spontanément.

NEURASTHÉNIE, *s. f.* (Beard, amér., 1880) (gr. *neuron*, nerf ; *a*-priv. ; *sthénos*, force) [angl. ***neurasthenia***]. Névrose se manifestant souvent chez les déprimés et présentant comme caractères fondamentaux une hypotonie musculaire et artérielle, une diminution plus ou moins caractérisée des sécrétions glandulaires, accompagnée de céphalée, rachialgie et de dyspepsie gastro-intestinale. Ces troubles entraînent l'insomnie, une sensation de grande fatigue et déterminent un état mental particulier où dominent la tristesse, la crainte et l'indécision. V. *fatigue chronique (syndrome de).*

NEURECTOMIE, *s. f.* [angl. ***neurectomy***]. V. *névrectomie.* — ***n. intramurale.*** V. *neuro-endartériectomie intramurale.*

NEURICRINIE, *s. f.* (G. Roussy et M. Mosinger, 1937) (gr. *neuron*, nerf ; *krinô*, je sécrète). Élaboration de produits de sécrétion par des cellules d'origine neuro- et ectodermique. V. *neurosécrétion.*

NEURILEMME, *s. m.* (gr. *neuron,* nerf ; *eilêma,* enveloppe) [angl. ***neurilemma***]. Syn. *neurolemme.* V. *Schwann (gaine de).*

NEURILEMMOME, *s. m.* V. *neurinome.*

NEURINOME, *s. m.* (Verocay) [angl. ***neurinoma***]. Syn. *gliome périphérique* (Lhermitte et Leroux), *lemmome, lemmoblastome, neurilemmome* (Stout), *schwannogliome, schwannome* (Masson). Tumeur des nerfs périphériques développée aux dépens des cellules de la gaine de Schwann. Presque toujours bénigne, elle siège surtout sur les gros troncs nerveux. Sa localisation aux nerfs crâniens et aux racines médullaires entraîne des accidents de compression du système nerveux central. — ***n. de Garré*** (1892) [angl. ***glandular malignant schwannoma***]. Tumeur, très rare, d'évolution gravissime, constituée par un *n.* malin à différenciation glandulaire.

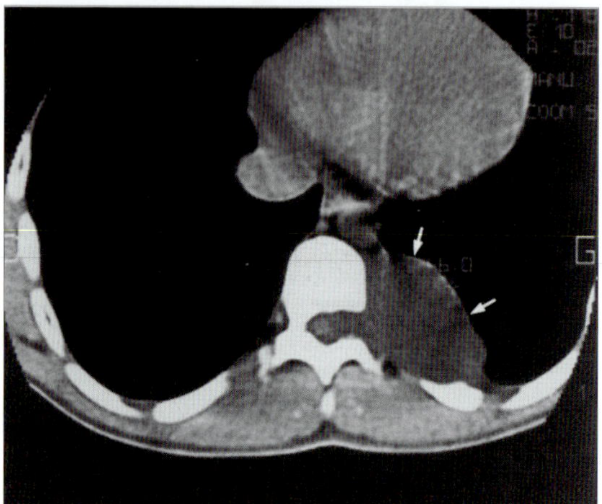

Neurinome (flèches). Scanner 7ᵉ vertèbre thoracique

NEURO-ACHYLIQUE (syndrome). V. *neuropathie achylique biermérienne.*

NEURO-ACROPATHIE, *s. f.* V. *acropathie ulcéro-mutilante.*

NEURO-ANALEPTIQUE, *adj.* Qui augmente l'excitabilité nerveuse.

NEURO-ANÉMIQUE (syndrome) (P. Mathieu, 1925) [angl. ***neuro-anaemic syndrome***]. Association des symptômes de l'anémie de Biermer et de troubles nerveux variés : paresthésies, troubles de la sensibilité profonde aboutissant parfois à une forme pseudo-tabétique *(v. fibres longues, syndrome des)* ou associés à une paraplégie *(v. scléroses combinées)* ; beaucoup plus rarement : accidents bulbaires, paralysies des nerfs crâniens, polynévrite.

NEUROAPUDOMATOSE, *s. f.* [angl. ***neuroapudomatosis***]. V. *apudomatose.*

NEUROBIOLOGIE, *s. f.* [angl. ***neurobiology***]. Étude des phénomènes vitaux dans le système nerveux. — ***n. moléculaire.*** Étude de ces phénomènes au niveau des structures moléculaires des neurones.

NEUROBLASTE, *s. m.* (gr. *neuron*, nerf ; *blastos*, germe) [angl. ***neuroblast***]. — 1° Syn. *neuroectoderme.* Partie de l'ectoblaste *(v. ectoderme)* qui se différencie en tissu nerveux. — 2° Cellule embryonnaire qui se transformera en neurone.

NEUROBLASTOME, *s. m.* (Wright) [angl. ***neuroblastoma***]. Syn. *sympathome embryonnaire* (Pick). Tumeur maligne, développée au niveau de la chaîne sympathique ou de la médullosurrénale, constituée par des éléments analogues à ceux des ébauches embryonnaires du sympathique. On distingue : — 1° le *sympathome sympathogonique* (Masson) ou *sympathogoniome* (Köhler) ou *sympathicogoniome,* dû à la prolifération de cellules totalement indifférenciées ; — 2° le *sympathome sympathoblastique* (Masson) ou *sympathoblastome* (Robertson), formé de cellules un peu plus évoluées ; — 3° le *ganglioneuroblastome* (Robertson) ou *sympathicogonioblastome,* du type intermédiaire, dont une partie des éléments est parvenue à maturité. V. *Hutchinson (tumeur d')* et *Pepper (syndrome de).*

NEUROCAPILLARITE, *s. f.* Inflammation des vaisseaux capillaires de la peau avec atteinte des éléments nerveux de leurs parois. V. *capillarite.*

NEUROCHIMIE, *s. f.* [angl. ***neurochemistry***]. Étude des réactions chimiques qui accompagnent le fonctionnement du système nerveux.

NEUROCHIRURGIE, *s. f.* [angl. ***neurosurgery***]. Chirurgie du système nerveux.

NEUROCRÂNE, *s. m.* [angl. ***neurocranium***]. Squelette embryonnaire du crâne proprement dit. V. *splanchnocrâne.*

NEUROCRINIE, *s. f.* (gr. *neuron*, nerf ; *krinô*, je sécrète). — 1° (P. Masson et L. Berger, 1923) [angl. ***neurocrinia***]. Passage direct dans le tissu nerveux des produits de sécrétion de certaines glandes endocrines (hypophyse). — On distingue une *n. cellulaire* caractérisée par le passage des cellules dans le tissu nerveux, une *n. pigmentaire,* caractérisée par le passage du pigment et une *n. colloïde* caractérisée par celui de colloïde. — 2° Syn. de *neurosécrétion* : v. ce terme.

NEUROCRISTOPATHIE, *s. f.* (Bolande, 1974) [angl. ***neurocristopathia***]. Nom générique des maladies dues à une évolution anormale de la crête neurale (v. ce terme). V. *neurolophome.*

NEUROCYTOME, *s. m.* V. *ganglioneurome.*

NEURODERMATOSE, *s. f.* [angl. ***neurodermatosis***]. Nom donné autrefois aux dermatoses ayant comme signe dominant le prurit qui est de nature nerveuse (prurigo, strophulus). V. *dermatoneurose.*

NEURODERMITE, *s. f.* V. *névrodermite.*

NEURODYSLEPTIQUE, *adj.* (Delay) (gr. *neuron*, nerf ; dysleptique). V. *hallucinogène.*

NEUROECTODERME, *s. m.* [angl. ***neuroectoderm***]. V. *neuroblaste 1°.*

NEURO-ECTODERMITE, *s. f.* (Roger). V. *ectodermose neurotrope.*

NEURO-ECTODERMOSE ou **NEURO-ECTODERMATOSE**, *s. f.* (L. Cornil). V. *phacomatose.* — ***n. congénitale.*** V. *polydysplasie ectodermique héréditaire.*

NEURO-ENDARTÉRECTOMIE, *s. f.* ou **N.-E. INTRAMURALE** (L. Bazy, H. Reboul et P. Laubry, 1949) [angl. ***neuro-endarterectomy***]. Syn. *neurectomie intramurale, sympathectomie intramurale.* Endartérectomie (v. ce terme) qui, en supprimant les terminaisons nerveuses et les centres nerveux autonomes situés dans la paroi artérielle, réalise une véritable sympathectomie. Son effet vasodilatateur s'ajoute au rétablissement de la perméabilité artérielle ; elle peut être pratiquée sur des artères non complètement oblitérées pour améliorer la circulation artérielle en aval.

NEURO-ENDOCRINE (tumeur). V. *apudome.*

NEURO-ENDOCRINOLOGIE, *s. f.* [angl. ***neuroendocrinology***]. Étude des interréactions des systèmes nerveux et endocrinien. V. *neurocrinie, neurosécrétion* et *neurohormone.*

NEURO-ÉPITHÉLIOME, *s. m.* (Roussy et Oberling) [angl. ***neuro-epithelioma***]. Syn. *médullo-épithéliome* (Bailey et Cushing). Variété rare de gliome d'aspect épithélial et d'évolution particulièrement maligne. Il siège surtout au niveau de la rétine, plus rarement au cerveau ; il se développe parfois sur un des vestiges médullaires de la région sacro-coccygienne.

NEUROÉPITHÉLIUM, *s. m.* [angl. ***neuroepithelium***]. Épithélium spécialisé dans la perception de stimulus sensoriels (labyrinthe et rétine).

NEUROFIBROMATOSE, *s. f.* (Recklinghausen, 1882) [angl. ***neurofibromatosis***]. — ***Type 1,*** v. *Recklinghausen (maladie ou neurofibromatose de).* — ***Type 2.*** Variété plus rare individualisée en 1980, localisée aux deux nerfs acoustiques (neurinomes) et comportant peu de signes cutanés.

NEUROFIBROME, *s. m.* (gr. *neuron*, nerf ; lat. *fibra*, fibre ; désinence *-oma* signifiant tumeur) [angl. ***neurofibroma***]. Tumeur des nerfs périphériques due à la prolifération des cellules conjonctives du périnèvre. V. *Recklinghausen (maladie ou neurofibromatose de).*

NEUROFIBRO-SARCOMATOSE, *s. f.* (Cestan, 1903) [angl. ***neurofibrosarcomatosis***]. Variété particulière de sarcomatose primitive du système nerveux, caractérisée par le développement rapide de nombreuses tumeurs malignes du type sarcome au niveau de la base du cerveau et le long de la moelle ; ces tumeurs envahissent aussi les nerfs périphériques.

NEUROGANGLIOME, *s. m.* V. *ganglioneurome.*

NEUROGÈNE, *adj.* (gr. *neuron*, nerf ; *génês*, qui est engendré) [angl. ***neurogenic***]. Se dit en physiologie de tout ce qui est d'origine nerveuse. P. ex. : *théorie neurogène* de l'automatisme cardiaque. — V. *myogène.*

NEUROGÉRIATRIE, *s. f.* [angl. ***neurogeriatrics***]. Neurologie du vieillard.

NEUROGLIOBLASTOME, *s. m.* (Paillas et Gastaut) (gr. *neuron*, nerf ; *glia*, glu ; *blastos*, germe). V. *neurospongiome.*

NEUROGLIOMATOSE, *s. f.* [angl. ***neurogliomatosis***]. V. *Recklinghausen (maladie ou neurofibromatose de).* — ***n. centrale de Cestan.*** Affection caractérisée par la coexistence d'une neurofibromatose de Recklinghausen, de gliomes des nerfs périphériques et des centres nerveux et de méningiomes ; c'est une néoplasie systématique de tout le système névroglique.

NEUROGLIOME, *s. m.* [angl. ***neuroglioma***]. — 1° V. *ganglioneurome.* — 2° Petite tumeur développée au niveau de la lésion d'un nerf et formée par le pelotonnement des tubes nerveux sectionnés.

NEUROGLIOME (syndrome du) (Leriche). Ensemble des troubles vasomoteurs, trophiques et surtout douloureux déterminés par l'excitation du neurogliome développé au bout central d'un nerf sectionné.

NEURO-HÉMATIQUES (syndromes). Diverses manifestations pathologiques associant des troubles nerveux et sanguins : syndromes neuro-hémolytiques et neuro-anémiques essentiellement.

NEURO-HÉMOLYTIQUES (syndromes) (Sarrouy et Portier, d'Alger, 1949). Association de la maladie hémolytique (ou d'une autre maladie sanguine familiale : anémie de Cooley, anémie à hématies falciformes) avec des syndromes neurologiques divers de type hérédo-dégénération spino-cérébelleuse ou myélose funiculaire surtout. Les deux manifestations, hémolytique et nerveuse, peuvent coexister chez le même sujet ou alterner chez des individus d'une même lignée.

NEURO-HORMONE, *s. f.* [angl. ***neurohormone***]. Substance protéique (peptide) sécrétée par certains éléments du système nerveux, capable d'agir localement ou à distance. P. ex. : les médiateurs chimiques (v. ce terme) et les « facteurs » libérés par l'hypothalamus et qui déclenchent ou inhibent, la production d'hormones par le lobe antérieur de l'hypophyse. V. *neurosécrétion.*

NEUROHYPOPHYSE, *s. f.* (gr. *neuron*, nerf ; hypophyse) [angl. ***neurohypophysis***]. V. *hypophyse.*

NEUROLEMME, *s. m.* Syn. *neurilemme.* V. *Schwann (gaine de).*

NEUROLÉPRIDE, *s. f.* Éruption cutanée d'origine lépreuse, qui n'est pas due à la localisation du bacille de Hansen dans la peau, mais qui représente un trouble trophique causé par une névrite, due elle-même au développement du bacille dans un nerf.

NEUROLEPTANALGÉSIE, *s. f.* [angl. ***neuroleptanalgesia***]. Diminution ou abolition de la sensibilité à la douleur obtenue par l'emploi des neuroleptiques.

NEUROLEPTIQUE, *adj.* (J. Delay, 1957) (gr. *neuron*, nerf ; *lambanein*, saisir) [angl. ***neuroleptic***]. Syn. *neuroplégique.* Qui calme l'agitation et l'hyperactivité neuromusculaire. — *s. m.* Médicament qui possède ces propriétés. Certains sont surtout *sédatifs,* calmant l'agitation et l'agressivité (p. ex. : la chlorpromazine, la réserpine) ; d'autres, dits *incisifs* ou *antipsychotiques* agissent sur les idées délirantes et les hallucinations (p. ex. : la fluphénazine). Les *n.* sont en outre hypnotiques, antitussifs, anti-émétiques, anxiolytiques. Ils bloquent les récepteurs post-synaptiques dopaminergiques ; certains (les incisifs) peuvent provoquer des dyskinésies tardives ou des syndromes parkinsoniens. Les *n.* font partie des psycholeptiques.

NEUROLEPTIQUES (syndrome malin des) (J. Vedrinne, 1967) [angl. ***neuroleptic malignant syndrome***]. Association d'hyperthermie, d'akinésie, de troubles de la conscience, de sueurs profuses, de tachyarythmie, d'hypersialorrhée et de signes biologiques de rhabdomyolyse (v. ce terme), observée chez certains psychopathes traités par les neuroleptiques. Le pronostic spontané, fatal dans 1/4 des cas environ, a été amélioré par un myorésolutif, le dantrolène, dont l'action semble confirmer l'origine musculaire, périphérique, de ce syndrome. Son mécanisme serait voisin de celui de l'hyperthermie maligne per-anesthésique et du coup de chaleur (v. ces termes).

NEUROLIPIDOSE, *s. f.* V. *lipoïdoses nerveuses.*

NEUROLIPOMATOSE DOULOUREUSE. V. *Dercum (maladie de).*

NEUROLOGIE, *s. f.* (gr. *neuron*, nerf ; *logos*, discours) [angl. ***neurology***]. Étude des maladies du système nerveux. — Ce terme désigne également pour quelques auteurs l'étude de l'anatomie et de la physiologie du système nerveux.

NEUROLOPHOME, *s. m.* (Pearse) (gr. *neuron*, nerf ; *lophos*, crête) [angl. ***neurolophoma***]. Nom générique des tumeurs du système nerveux développées à partir de la crête neurale. Ce groupe comprend : les ganglioneuromes et les neuroblastomes, les mélanomes, les neurinomes et les apudomes. V. *neurocristopathie.*

NEUROLYMPHOMATOSE, *s. f.* [angl. ***neurolymphomatosis***]. V. *Marek (maladie de).*

NEUROLYMPHOMATOSE PÉRIPHÉRIQUE (J. Lhermitte et J.-O. Trelles) [angl. ***neurolymphomatosis***]. Affection très rare, de nature inconnue, que l'on a rapprochée de la lymphomatose des gallinacés, consistant en une infiltration lymphoblastique localisée à une partie du système nerveux périphérique entraînant une parésie et des troubles trophiques (amyotrophie) des régions innervées.

NEUROLYSE, *s. f.* (gr. *neuron*, nerf ; *luein*, détacher, dissoudre) [angl. ***neurolysis***]. — 1° Libération chirurgicale d'un nerf comprimé par une cicatrice ou une chéloïde intra- ou extra-nerveuse. — 2° Destruction d'un nerf au moyen d'injections d'alcool pratiquées dans le nerf lui-même.

NEUROLYTIQUE, *adj.* [angl. ***neurolytic***]. Qui se rapporte à, ou qui produit la neurolyse. — *injection n.*

NEUROME, *s. m.* [angl. ***neuroma***]. Tumeur constituée aux dépens de cellules nerveuses. V. *ganglioneurome, neurinome* et *neurofibrome.*

NEUROMÉDIATEUR, *s. m.* V. *médiateur chimique.*

NEUROMÈRE, *s. m.* (gr. *neuron,* nerf ; *méros,* partie) [angl. ***neuromere***] (embryologie). Segment du tube neural. V. ce terme.

NEUROMODULATEUR, *s. m.* (Florey, 1967) [angl. ***neuromodulator***]. Substance très voisine des neurotransmetteurs (v. *médiateur chimique)* mais qui agirait, au niveau de la synapse, d'une manière plus diffuse dans l'espace et dans le temps.

NEUROMYÉLITE OPTIQUE AIGUË (Devic, 1894) [angl. ***neurooptic myelitis***]. Syn. *neuropticomyélite aiguë, maladie de Devic.* Syndrome caractérisé par une myélite diffuse, le plus souvent aiguë, précédée, accompagnée ou suivie d'une névrite optique, souvent douloureuse, à évolution parallèle. Il se traduit cliniquement par une paraplégie associée à une cécité ; il entraîne parfois la mort, mais le plus souvent il régresse lentement. Certains auteurs le considèrent comme une forme aiguë de la sclérose en plaques.

NEUROMYOPATHIE, *s. f.* [angl. ***neuromyopathy***]. Affection associant l'atteinte du système nerveux à celle des muscles.

NEUROMYOSITE, *s. f.* (Senator, 1893) [angl. ***neuromyositis***]. V. *polymyosite.*

NEUROMYOTONIE, *s. f.* (gr. *neuron*, nerf ; *mus*, muscle ; *tonos*, tension). V. *Isaacs ou Isaacs-Mertens (syndrome d').*

NEURONAVIGATION, *s. f.* Technique de repérage d'une lésion encéphalique, lors d'une intervention de neurochirurgie, obtenue grâce à l'imagerie (scanographie, IRM) pré-opératoire.

NEURONE, *s. m.* (Waldeyer) (gr. *neuron*, nerf) [angl. ***neurone***]. Ensemble constituant la cellule nerveuse et comprenant : une masse protoplasmique qui entoure le noyau *(péricaryone)*, de nombreuses arborisations protoplasmiques ou *dendrites* (dont l'ensemble constitue le *dendrone*) et un long prolongement cylindrique, le *cylindraxe* ou *axone*. V. *nerf*, *axolemme*, *myéline* et *synapse* • 👁 **nerf** •.

NEURONIQUE, *adj.* [angl. ***neuronic***]. Qui se rapporte au neurone. — ***décharge n.*** Libération d'énergie « occasionnelle, soudaine, excessive, rapide, localisée dans la substance grise » (Jackson) du cerveau, qui provoque la crise d'épilepsie ou ses équivalents et que l'électroencéphalographie met directement en évidence. V. *épilepsie.*

NEURONITE VESTIBULAIRE [angl. ***vestibular neuronitis***]. V. *vertige paralysant.*

NEURONOBLASTOME, *s. m.* (neurone ; gr. *blastos*, germe). Variété de cérébrome (v. ce mot) constituée de cellules jeunes (neuronoblastes).

NEURONOLYSE, *s. f.* (neurone ; gr. *lusis*, destruction) [angl. ***neuronophagy***]. Destruction de la cellule nerveuse par les leucocytes qui l'ont envahie (neuronophagie). Il ne reste plus comme trace du processus inflammatoire qu'un amas de globules blancs ayant la forme de l'ancienne cellule. Ces leucocytes dégénèrent à leur tour.

NEURONOPHAGIE, *s. f.* (Marinesco) (neurone ; gr. *phagein*, manger) [angl. ***neuronophagy***]. Syn. *neurophagie.* Phénomène observé par Marinesco dans la plupart des lésions aiguës du système nerveux ; il consiste dans la pénétration de la cellule nerveuse par les cellules névrogliques jeunes. On tend à considérer ce processus comme une manifestation de la phagocytose.

NEURO-ŒDÉMATEUX (syndrome) (R. Debré et Julien Marie, 1941) [angl. ***neurooedematous syndrome***]. Syndrome épidémique frappant surtout les jeunes enfants et succédant à une phase de rhino-pharyngite souvent accompagnée de douleurs spontanées à allure capricieuse. Il est caractérisé par l'évolution d'un œdème parfois considérable associé à des paralysies flasques, progressives, massives, avec persistance des réflexes tendineux, frappant les muscles de la ceinture pelvienne, du tronc et de la nuque et quelquefois les nerfs crâniens. L'évolution se fait soit rapidement vers la guérison totale, soit vers la mort en quelques jours par atteinte des centres respiratoires. Il s'agit vraisemblablement d'une affection à virus neurotrope inconnu. — Certains auteurs pensent qu'il s'agit d'une variété de dermatomyosite.

NEUROPALUDISME, *s. m.* [angl. ***cerebral malaria***]. Accès pernicieux. V. *fièvre pernicieuse.*

NEUROPAPILLITE, *s. f.* (de Wecker) [angl. ***neuropapillitis***]. Inflammation localisée à la papille du nerf optique, qui apparaît, à l'ophtalmoscope, gonflée, œdémateuse, avec des veines distendues. Elle évolue généralement vers l'atrophie de la papille.

NEUROPATHIE, *s. f.* (gr. *neuron*, nerf ; *pathê*, affection) [angl. ***neuropathy***]. Nom générique des affections nerveuses. Il s'applique surtout aux atteintes du système nerveux périphérique. V. *neuropathie périphérique* et *douleur neuropathique* à *douleur.*

NEUROPATHIE ACHYLIQUE BIERMÉRIENNE (G. Boudin, J. Barbizet et R. Labet, 1954). Syn. *syndrome neuro-achylique* (R. Lafon, P. Pagès et J. D. Temple, 1954). Forme à début neurologique de la maladie de Biermer, dans laquelle les troubles neurologiques *(v. neuro-anémique, syndrome)* et l'achylie apparaissent plusieurs mois ou plusieurs années avant les altérations hématologiques.

NEUROPATHIE ALLANTOÏDIENNE (gr. *allas*, *allantos*, saucisse). V. *neuropathie tomaculaire.*

NEUROPATHIE AMYLOÏDE [angl. ***amyloid neuropathy***]. Atteinte neurologique survenant au cours d'une amyloïdose systématisée primitive *(v. Königstein-Lubarsch, maladie de)*. Elle se traduit par des troubles sensitivo-moteurs à type de polynévrite des membres inférieurs, et parfois des membres supérieurs, avec atteinte de la sensibilité profonde ; ils sont associés à d'importantes manifestations digestives et génito-urinaires. Il existe plusieurs formes de *n. a.* : des formes *familiales* à transmission autosomique dominante, observées (type I) chez les Portugais (Corino Andrade, 1951 : « mal de Pesinhos », polyneuropathie amyloïde primitive, maladie de Corino Andrade), débutant entre 20 et 30 ans et entraînant la mort dans la cachexie en 2 ou 3 ans et d'autre part (type II) aux États-Unis (maladie de Rukavina au Maryland, de Mahloudji dans l'Indiana). — Le type III a été décrit dans l'Iowa, le type IV en Finlande et au Japon ; enfin une forme *sporadique*, plus rare, apparaissant chez l'homme entre 50 et 60 ans, évoluant vers la mort en 7 à 10 ans. V. *amyloïde (substance)*, *transthyrétine* et *amyloïde (dégénérescence).*

NEUROPATHIE DÉGÉNÉRATIVE RADICULAIRE. V. *hérédo-dégénération neuroradiculaire.*

NEUROPATHIE DIABÉTIQUE [angl. ***diabetic neuropathy***]. Variété de neuropathie périphérique métabolique apparaissant chez les diabétiques ayant depuis longtemps une hyperglycémie forte et mal contrôlée. Il s'agit le plus souvent d'une polynévrite des membres inférieurs, sensitivo-motrice, discrète ; l'atteinte du système végétatif comporte un pronostic plus sévère.

NEUROPATHIE HYPERTROPHIQUE PRIMITIVE. V. *névrite hypertrophique progressive familiale.*

NEUROPATHIE HYPERTROPHIQUE SENSITIVO-MOTRICE HÉRÉDITAIRE. V. *névrite hypertrophique progressive familiale.*

NEUROPATHIE MÉTABOLIQUE [angl. ***metabolic neuropathy***]. Neuropathie périphérique (v. ce terme) due à une perturbation des réactions biochimiques qui maintiennent l'organisme dans son équilibre normal. Les plus fréquentes des *n. m.* sont la neuropathie diabétique (v. ce terme) et celle de l'insuffisance rénale chronique. Plus rares sont celles des dysglobulinémies, des maladies de Refsum et de Fabry, de la porphyrie, de l'adrénoleucodystrophie et de l'amylose *(v. neuropathie amyloïde).*

NEUROPATHIE MOTRICE MULTIFOCALE [angl. ***multifocal motor neuropathy***]. Affection rare, de nature dysimmunitaire, touchant surtout les hommes jeunes et prédominant aux membres supérieurs. Cette neuropathie inflammatoire démyélinisante évolue chroniquement par poussées. Elle se traduit cliniquement par des déficits moteurs asymétriques accompagnés de crampes et de fasciculations ; à l'électroneuromyogramme par des blocs de conduction partiels sur les nerfs moteurs. Son traitement utilise les immunoglobulines intraveineuses.

NEUROPATHIE OPTIQUE [angl. ***optic neuropathy***]. Nom générique des affections du nerf optique. Elles comprennent les ***glaucomes*** (v. ce teme) et les ***affections non glaucomateuses***. Parmi ces dernières, on distingue les atteintes *inflammatoires*, démyélinisantes (ou névrites optiques, [angl. ***optic neuritis***] p. ex. : la sclérose en plaques), les *neuropathies ischémiques antérieures aiguës* (maladie de Horton, artériosclérose, diabète) et plus rarement les *n. o. toxiques* (alcool méthylique, médicaments), *traumatiques, compressives* ou *héréditaires* (maladie de Leber).

NEUROPATHIE PARANÉOPLASIQUE ou **PARAHODGKINIENNE** [angl. ***paraneoplasic neuropathy***]. Syndrome neurologique survenant chez des sujets atteints de cancer, surtout de cancer bronchique à petites cellules (*n.* paranéoplasique) ou de maladie de Hodgkin (*n.* parahodgkinienne). Il se présente sous des types cliniques variables : moteurs, sensitifs, sensitivo-moteurs, soit d'origine périphérique, soit d'origine centrale. Son évolution est souvent capricieuse, indépendante de celle de la tumeur. Sa pathogénie est inconnue : l'atteinte nerveuse n'étant pas due à une compression, ni à un envahissement tumoral, ni à une nécrose d'origine vasculaire, ni à la thérapeutique antinéoplasique. V. *Denny-Brown (syndrome de) n°2, Wyburn-Masson (syndrome de), Lambert-Eaton (syndrome de)* et *paranéoplasiques (manifestations).*

NEUROPATHIE PÉRIPHÉRIQUE [angl. ***peripheral neuropathy***]. Toute affection du système nerveux périphérique, quels que soient le siège et l'étendue des lésions, la symptomatologie (sensitive, motrice, sensitivo-motrice ou végétative), l'évolution (aiguë, subaiguë ou chronique) et la cause (métabolique, nutritionnelle, toxique, infectieuse, vasculaire, immunologique, paranéoplasique, maladie héréditaire). — Les *n. p.* peuvent avoir une topographie symétrique ou non. Les atteintes ***asymétriques*** sont des *mononeuropathies* ; elles sont uniques ou multiples (multinévrites) et souvent d'origine vasculaire (angéites). Les atteintes ***symétriques*** sont les *polyneuropathies.* Si leur mécanisme est une démyélinisation de la gaine de Schwann qui entoure l'axone, ce sont des *polyradiculonévrites* ; si elles sont d'origine axonale, ce sont des *polynévrites (ou polyneuropathies symétriques distales).*

NEUROPATHIE RADICULAIRE SENSITIVE HÉRÉDITAIRE. V. *acropathie ulcéro-mutilante.*

NEUROPATHIE SENSITIVE HÉRÉDITAIRE [angl. ***hereditary sensitive neuropathy***]. On décrit sous ce nom deux affections distinctes : le ***type I*** ou maladie de Thévenard (v. *acropathie ulcéro-mutilante)* ; le ***type II***, affection plus rare et plus sévère que la précédente, observée chez le nourrisson et dont la transmission est autosomique récessive.

NEUROPATHIE TOMACULAIRE (Behse, 1972) (lat. *tomaculum,* saucisson) [angl. ***tomaculous neuropathy***]. Syn. *neuropathie allantoïdienne* (gr. *allas, allantos,* saucisse). Neuropathie familiale rare à transmission autosomique dominante, constituée ***anatomiquement*** par des épaississements localisés des gaines de myéline ressemblant à des saucisses et se présentant ***cliniquement*** chez l'adulte jeune sous forme d'accès de paralysies et de paresthésies tronculaires récidivantes, touchant surtout le sciatique poplité externe et les nerfs du membre supérieur. Certaines formes rappelleraient le syndrome de Parsonage et Turner.

NEUROPATHOLOGIE, *s. f.* (gr. *neuron,* nerf ; pathologie) [angl. ***neuropathology***]. Partie de la pathologie qui traite des maladies du système nerveux.

NEUROPEPTIDE, *s. m.* [angl. ***neuropeptide***]. Nom générique des médiateurs chimiques de nature peptidique, sécrétés par le système nerveux central. P. ex. : *les morphines endogènes, la substance P.* — ***n. Y.*** Peptide vasoconstricteur qui agirait en faisant sécréter un EDCF par l'endothélium intact. V. ces termes, *peptide cérébral natriuétique* et *endothéline.*

NEUROPHAGIE, *s. f.* (gr. *neuron,* nerf ; *phagein,* manger). V. *neuronophagie.*

NEUROPHARMACOLOGIE, *s. f.* [angl. ***neuropharmacology***]. Étude des effets des médicaments sur le système nerveux.

NEUROPHOSPHOLIPIDOSE, *s. f.* V. *lipoïdoses nerveuses.*

NEUROPHYLACTIQUE, *adj.* Qui protège le système nerveux.

NEUROPHYLAXIE, *s. f.* (gr. *neuron,* nerf ; *phulaxis,* protection). Protection du système nerveux.

NEUROPHYSINE, *s. f.* (Acher, Manoussos et Olivry, 1955) [angl. ***neurophysin***]. Substance polypeptidique sécrétée par les noyaux de l'hypothalamus en même temps que la vasopressine et l'ocytocine (v. ces termes) dont elle assure le transport jusqu'au lobe postérieur de l'hypophyse. La *n. I* accompagne la vasopressine et la *n. II* l'ocytocine. V. *pituitrine.*

NEUROPHYSIOLOGIE, *s. f.* [angl. ***neurophysiology***]. Étude du fonctionnement du système nerveux.

NEUROPILE, *s. m.* (gr. *neuron,* nerf ; *pilos,* feutre) [angl. ***neuropil***]. Entrecroisement dense de cylindraxes, de dendrites et d'éléments de la névroglie, réalisant un aspect feutré situé dans la substance grise.

NEUROPLÉGIQUE, *adj.* (gr. *neuron,* nerf ; *plêssein,* frapper). V. *neuroleptique.*

NEUROPORE, *s. m.* (gr. *neuron,* nerf ; *poros,* cavité) [angl. ***neuropore***] (embryologie). Orifice situé à chaque extrémité (antérieure et postérieure) du tube neural.

NEUROPROBASIE, *s. f.* (Levaditi, 1926) (gr. *neuron,* nerf ; *probasis,* marche en avant) [angl. ***neuroprobasia***]. Propagation de certains virus neurotropes (herpès, rage, poliomyélite) le long des filets nerveux.

NEUROPSYCHIATRIE, *s. f.* [angl. ***neuropsychiatry***]. Partie de la médecine concernant les maladies mentales et nerveuses. En France, ces deux spécialités (la neurologie et la psychiatrie) sont désormais séparées.

NEUROPSYCHOCHIMIE, *s. f.* [angl. ***neuropsychochemistry***]. Étude des réactions chimiques qui accompagnent le fonctionnement du système nerveux et les activités mentales.

NEUROPSYCHOLOGIE, *s. f.* [angl. ***neuropsychology***]. Étude des rapports entre les fonctions cognitives (mémoire) et le comportement d'une part et de l'autre le fonctionnement du cerveau. Elle fait notamment appel aux tests psychologiques. V. *mini mental state examination* et *Wechsler-Bellevue (échelle ou test de).*

NEUROPSYCHOPHARMACOLOGIE, *s. f.* [angl. ***neuropsychopharmacology***]. Étude des médicaments qui modifient le fonctionnement du système nerveux et l'activité mentale, et de leurs effets.

NEUROPTICOMYÉLITE AIGUË. V. *neuromyélite optique aiguë.*

NEURORADIOLOGIE, *s. f.* [angl. ***neuroradiology***]. Radiologie appliquée à la neurologie. — ***n. interventionnelle.*** Radiologie interventionnelle (v. ce terme) appliquée au système nerveux. V. *NRDT.*

NEURORÉACTIVATION, *s. f.* Réactivation des symptômes d'une maladie nerveuse. V. *réactivation 3°.*

NEURORÉCEPTEUR, *s. m.* [angl. ***neuroreceptor***]. Élément qui, dans la synapse, reçoit (élément post-synaptique) le signal nerveux que la terminaison (présynaptique) de l'axone jointif lui transmet par médiateur chimique. Les *n.* peuvent être les dendrites d'une cellule nerveuse, la plaque motrice d'un muscle, la membrane de cellules glandulaires, etc. V. *synapse, 1°* et *médiateur chimique.*

NEURORÉTINITE, *s. f.* [angl. ***neuroretinitis***]. Altération du fond de l'œil caractérisée par l'œdème de la papille, des exsudats et des hémorragies papillaires, la sclérose des artères du fond de l'œil et enfin l'atrophie du nerf optique. Complication des néphrites et de l'hypertension artérielle.

NEURORRAPHIE, *s. f.* (gr. *neuron,* nerf ; *raphê,* suture) [angl. ***neurorrhaphy***]. Suture des deux bouts d'un nerf sectionné.

NEUROSARCOME, *s. m.* [angl. ***neurosarcoma***]. Sarcome du nerf.

NEUROSCIENCES, *s. f. pl.* [angl. ***neurosciences***]. Ensemble des sciences fondamentales et cliniques concernant la physiologie et la pathologie du système nerveux.

NEUROSÉCRÉTION, *s. f.* [angl. ***neurosecretion***]. Élaboration par certaines cellules nerveuses (celles de l'hypothalamus, p. ex.) de produits de caractères hormonaux. V. *neurohormone, neurocrinie, neurophysine* et *neuricrinie.*

NEUROSPONGIOME, *s. m.* (Roussy et Oberling, 1931) [angl. ***neurospongioma***]. Syn. *glioblastome isomorphe* (Del Rio Ortega), *granuloblastome* (Stevenson et Echlin, 1934), *médulloblastome* (Bailey et Cushing, 1925), *neuroglioblastome* (Paillas et Gastaut, 1943), *sphéroblastome* (Marburg, 1931). Variété de tumeur cérébrale (gliome) à tendance rapidement envahissante, survenant surtout chez l'enfant et siégeant au niveau du cervelet et du IVe ventricule. Elle se traduit d'abord par un syndrome de la ligne médiane, puis s'étend aux hémisphères cérébelleux et à la moelle. Son ablation est suivie de récidive rapide.

NEUROSTÉROÏDE, *s. m.* (E. Baulieu, 1987) [angl. ***neurosteroid***]. Stéroïde synthétisé dans le cerveau à partir du cholestérol. V. *DHA.*

NEUROSTIMULATEUR, *s. m.* V. *stimulateur neurologique.*

NEUROSTIMULATION, *s. f.* [angl. ***neurostimulation***]. Stimulation (électrique) du système nerveux. V. *électrostimulation.*

NEUROSYPHILIS, *s. f.* [angl. ***neurosyphilis***]. Ensemble des manifestations nerveuses de la syphilis.

NEUROTABÈS, *s. m.* V. *nervotabès.*

NEUROTENSINE, *s. f.* (Carraway et Leeman, 1973) [angl. ***neurotensin***]. Polypeptide présent dans l'hypothalamus et dans d'autres régions de l'organisme (tube digestif) ; il possède des propriétés hyperglycémiantes et stimule la sécrétion des hormones hypophysaires (hormones somatotrope et gonadotropes, prolactine). Il fait également contracter les muscles lisses de l'intestin, il diminue la sécrétion acide de l'estomac et dilate les petits vaisseaux.

NEUROTISATION, *s. f.* [angl. ***neurotization***]. Phénomène observé dans la cicatrisation des nerfs sectionnés ; les cylindraxes du bout central croissent et pénètrent dans le bout périphérique, assurant ainsi la restauration fonctionnelle du nerf.

NEUROTMÉSIS, *s. f.* (gr. *neuron,* nerf ; *tmêsis,* section) [angl. ***neurotmesis***]. Section des axones, du névrilème et de la gaine de Schwann à la suite de la blessure d'un nerf. Elle ne se répare jamais spontanément.

NEUROTOME, *s. m.* (gr. *neuron,* nerf ; *tomê,* section) [angl. ***neurotome***]. Segment du système nerveux central de l'embryon, correspondant à un métamère.

NEUROTOMIE, *s. f.* V. *névrotomie.*

NEUROTONIE, *s. f.* (gr. *neuron*, nerf ; *tonos*, tension) [angl. ***neurotonia***]. Émotivité exagérée se traduisant en particulier par la vivacité des réflexes *(v. dystonie neurovégétative).*

NEUROTOXINE, *s. f.* [angl. ***neurotoxin***]. Toxine qui agit sur le système nerveux central en déterminant la paralysie ou la contracture (venin des colubridés, toxine diphtérique, toxine tétanique, etc.).

NEUROTOXIQUE, *adj.* et *s. m.* (gr. *neuron*, nerf ; *toxikon* poison) [angl. ***neurotoxic***]. Toxique vis-à-vis du système nerveux.

NEUROTOXIQUE (syndrome) (L. Ribadeau-Dumas). Forme grave de toxicose du nourrisson dans laquelle les manifestations nerveuses et vasomotrices traduisent l'existence d'un syndrome malin.

NEUROTRANSMETTEUR, *s. m.* [angl. ***neurotransmitter***]. V. *médiateur chimique.*

NEUROTRANSMISSION, *s. f.* [angl. ***neurotransmission***]. Passage de l'influx nerveux d'un neurone à l'autre. V. *médiateur chimique.*

NEUROTROPE, *adj.* (Ehrlich) (gr. *neuron*, nerf ; *trépein*, tourner) [angl. ***neurotropic***]. Se dit des substances chimiques, des microbes, des virus, etc., qui se fixent d'une façon élective sur le tissu nerveux.

NEUROTROPHINE, *s. f.* (gr. *neuron,* nerf ; *trophê*, nourriture) [angl. ***neurotrophin***]. Facteur de croissance des cellules nerveuses. P. ex. le *NGF* ou *Nerve Growth Factor,* le *BDNF* ou *Brain-Derived Neurotrophic Factor.*

NEUROTROPHIQUE, *adj.* (gr. *neuron*, nerf ; *trophê*, nourriture) [angl. ***neurotrophic***]. Qui se rapporte à des troubles trophiques d'origine nerveuse.

NEUROTROPIQUE, *adj.* (gr. *neuron*, nerf ; *trépein*, tourner) [angl. ***neurotropic***]. Qui concerne le neurotropisme. — ***accidents n.*** (Buschke). V. *neuroréaction.*

NEUROTROPISME, *s. m.* [angl. ***neurotropism***]. Affinité pour le tissu nerveux que présentent certaines substances chimiques et certaines races microbiennes.

NEUROTUBULE, *s. m.* [angl. ***neurotubule***]. Microtubule (v. ce terme) situé dans une cellule nerveuse.

NEUROVÉGÉTATIF, IVE, *adj.* [angl. ***neurovegetative***]. V. *végétatif* et *système nerveux autonome.*

NEUROVESSIE, *s. f.* [angl. ***neuropathic bladder***]Syn. *vessie neurologique.* Troubles vésico-sphinctériens consécutifs à des lésions de la moelle épinière : incontinence, dysurie, infections urinaires, lithiase rénale, dilatation de la voie excrétrice supérieure.

NEURULATION, *s. f.* [angl. ***neurulation***] (embryologie). Formation du tube neural, ébauche du système nerveux central.

NEUTRALISATION OCULAIRE [angl. ***uniocular suppression***]. Rejet total ou partiel par le cerveau d'une image transmise par un œil.

NEUTRON, *s. m.* [angl. ***neutron***]. V. *atome.*

NEUTROPÉNIE, *s. f.* (lat. *neuter,* neutre ; gr. *pénia*, pauvreté) [angl. ***neutropenia***]. Diminution plus ou moins considérable du nombre des leucocytes à granulations neutrophiles (polynucléaires neutrophiles) dans le sang. Elle est parfois congénitale (*n.* cyclique chronique, *n.* familiale de Gänsslen, syndrome de Shwachman-Diamond, maladie de Chediak-Steinbrinck-Higashi) et responsable d'états de carence immunitaire (v. ce terme). V. *agranulocytose.*

NEUTROPÉNIE CYCLIQUE (ou périodique) CHRONIQUE [angl. ***periodic neutropenia***]. Maladie rare de l'enfant, caractérisée par la répétition régulière, tous les 21 jours environ, d'infections fébriles touchant surtout les muqueuses buccale et anale. Elles durent 7 à 10 jours et s'accompagnent d'une chute temporaire du taux des polynucléaires neutrophiles du sang, dû à un ralentissement de la formation de ces leucocytes. Sa nature est inconnue.

NEUTROPÉNIE FAMILIALE DE GÄNSSLEN (1941) [angl. ***familial neutropenia***]. Syndrome héréditaire à transmission autosomique dominante, sans expression clinique, caractérisé uniquement par une diminution modérée du taux des polynucléaires neutrophiles dans le sang.

NEUTROPÉNIE SPLÉNIQUE (Wiseman et Doan, 1942) [angl. ***splenic neutropenia***]. Syn. *splénomégalie neutropénique.* Affection très rare, caractérisée par une forte splénomégalie, une anémie avec leucopénie et diminution du taux des polynucléaires neutrophiles et par un allongement du temps de saignement. Elle évolue par poussées et peut guérir par splénectomie. V. *hypersplénisme.*

NEUTROPHILE, *adj.* (lat. *neuter,* neutre ; gr. *philein*, aimer) [angl. ***neutrophil***]. Se dit des éléments figurés colorés par les réactifs où la base et l'acide sont tous deux colorants. — ***polynucléaire n.*** Variété de polynucléaires à noyau très irrégulier, segmenté, et à protoplasma semé d'innombrables et très fines granulations neutrophiles. Ces leucocytes sont doués de phagocytose. V. ce terme et *phagocyte* • 👁 **phagocytose** •.

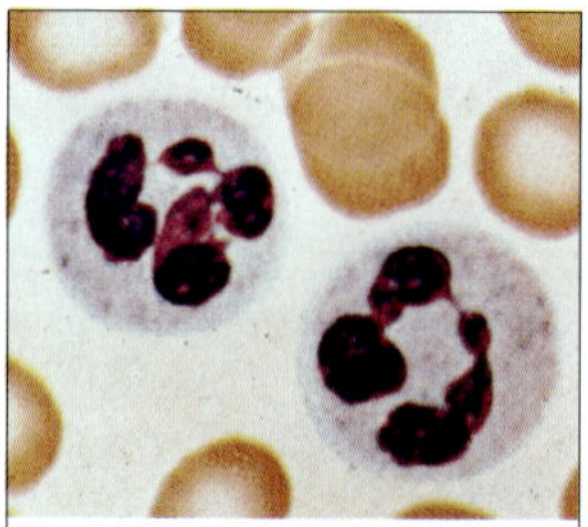

Polynucléaires neutrophiles

NEVILLE (maladie de) (1973). Encéphalopathie familiale progressive rare avec surcharge lipidique neuroviscérale, se manifestant essentiellement par une ophtalmoplégie supranucléaire touchant les mouvements verticaux du globe oculaire, par une hépatosplénomégalie et par la présence, dans la moelle osseuse, d'histiocytes bleus. La substance accumulée est encore mal définie ; elle serait voisine de la sphingomyéline, ce qui apparente la maladie de *N.* à celle de Niemann-Pick (v. ce terme). V. *histiocytes bleu de mer (syndrome des).*

NEVIN (N. Samuel, brit., né en 1905). V. *Kiloh-Nevin (syndrome de).*

NÉVRALGIE, *s. f.* (gr. *neuron*, nerf ; *algos*, douleur) [angl. ***neuralgia***]. Syn. *douleur neuropathique.* Syndrome caractérisé par des douleurs spontanées ou provoquées, continues ou paroxystiques, siégeant sur le trajet des nerfs.

NÉVRALGIE AMYOTROPHIANTE DE L'ÉPAULE. V. *Parsonage et Turner (syndrome de).*

NÉVRALGIE DE BRISSAUD. V. *névralgisme facial.*

NÉVRALGIE ÉPILEPTIFORME. V. *tic douloureux de la face.*

NÉVRALGIE FACIALE (Valleix) [angl. ***facial neuralgia***]. Syn. *névralgie du trijumeau, prosopalgie.* Névralgie siégeant dans le territoire du nerf trijumeau ou d'une de ses branches. On distingue — 1° la *n. essentielle (maladie de Trousseau* ou *de Fothergill),* intermittente, évoluant par accès subits, atrocement douloureux, durant quelques secondes, généralement déclenchés par une cause provocatrice et séparés par des périodes de calme absolu *(v. tic douloureux de la face)* ; — 2° des *n. symptomatiques,* de cause et d'aspect clinique variables.

NÉVRALGIE DU GANGLION GÉNICULÉ ou **N. GÉNICULÉE** [angl. ***geniculate neuralgia***]. Syn. *névralgie de Ramsay Hunt.* Névralgie caractérisée par le siège auriculaire et le caractère continu des douleurs, avec hypoesthésie du conduit auditif externe et du pavillon de l'oreille. Elle est généralement provoquée par un zona du ganglion géniculé et s'accompagne d'éruption vésiculeuse de la conque de l'auricule et de paralysie faciale. Pour R. Hunt, il existerait en outre une névralgie géniculée autonome, analogue cliniquement à la sympathalgie faciale *(v. névralgisme facial).*

NÉVRALGIE DU GANGLION SPHÉNO-PALATIN. V. *Sluder (syndrome de).*

NÉVRALGIE DU GLOSSO-PHARYNGIEN [angl. ***glossopharyngeal neuralgia***]. Névralgie siégeant dans la région de l'angle de la mâchoire et de la base de la langue, irradiant vers l'oreille et l'amygdale. Les douleurs très intenses, unilatérales, évoluent par crises paroxystiques déclenchées par les mouvements de déglutition ou l'attouchement de l'amygdale. Cette névralgie peut être essentielle ou symptomatique d'une tumeur de l'angle ponto-cérébelleux, du cavum, du pharynx, de la langue, de l'amygdale ou d'une tumeur glomique.

NÉVRALGIE MIGRAINEUSE PÉRIODIQUE. V. *névralgisme facial.*

NÉVRALGIE DE RAMSAY HUNT. V. *névralgie du ganglion géniculé.*

NÉVRALGIE DE SLUDER. V. *Sluder (névralgie ou syndrome de).*

NÉVRALGIE TESTICULAIRE (Gosselin). Syn. *orchialgie.* Douleurs violentes et tenaces, irradiées du scrotum vers l'abdomen, succédant parfois à une épididymite.

NÉVRALGIE DU TRIJUMEAU. V. *névralgie faciale.*

NÉVRALGIES MÉNINGÉES LOCALISÉES (Guillaume et Mazars, 1945). Douleur pulsatile fronto-pariétale augmentée par les efforts accroissant la pression intra-rachidienne, accompagnée de larmoiement et de rhinorrhée. Elle guérit par la section de la racine ophtalmique du trijumeau.

NÉVRALGISME FACIAL (Sicard) [angl. ***sympatheticalgia of the face, cluster headache***]. Syn. *causalgie faciale, algies sympathiques de la face* (Tinel), *sympathalgies* et *psychalgies faciales* (Souques ; Alajouanine et Thurel), *névralgie de Brissaud, migraine rouge, névralgie migraineuse périodique, érythroposopalgie, algie vasculaire de la face.* État douloureux de la face qui diffère de la névralgie essentielle par le peu de précision anatomique de la douleur laquelle est diffuse, continue, à type de brûlure avec troubles vasomoteurs, souvent bilatérale et ne s'accompagne pas de trémulation spasmodique des muscles du visage. V. *Charlin (syndrome de), Sluder (syndrome de), nerf vidien (syndrome du), migraine, SUNCT (syndrome)* et *céphalée vasculaire de Horton.*

NÉVRAXE, *s. m.* (gr. *neuron*, nerf ; lat. *axis*, axe) [angl. ***neuraxis***]. Système nerveux central (v. ce terme) comprenant l'encéphale et la moelle épinière.

NÉVRAXITE, *s. f.* [angl. ***neuraxitis***]. Inflammation du névraxe. — ***n. épidémique.*** V. *encéphalite épidémique d'Economo-Cruchet.* — ***n. vertigineuse*** (Knud Winther, 1949). Syn. *vertige épidémique.* Maladie épidémique caractérisée par son début brutal, de violents vertiges, parfois des vomissements, une fièvre légère et une évolution rapide vers la guérison. L'association de troubles auditifs, vestibulaires et oculaires a été signalée. Il s'agit probablement d'une encéphalite à virus.

NÉVRAXITIQUE, *adj.* Qui se rapporte à la névraxite.

NÉVRECTOMIE, *s. f.* (gr. *neuron*, nerf ; *ektomê*, ablation) [angl. ***neurectomy***]. Syn. *neurectomie.* Résection d'un nerf sur une partie plus ou moins longue de son trajet.

NÉVRITE, *s. f.* (gr. *neuron*, nerf) [angl. ***neuritis***]. Nom générique des lésions des nerfs, qu'elles soient inflammatoires ou dégénératives. Les néoplasmes des nerfs seuls ne sont pas comptés parmi les névrites. Certains réservent actuellement le terme de *n.* aux seules neuropathies inflammatoires.

NÉVRITE ASCENDANTE (Guillain et Barré) [angl. ***ascending neuritis***]. Syndrome caractérisé par l'apparition, à la suite d'une lésion nerveuse ou d'une blessure quelconque de la main, de douleurs très vives, à type de brûlures, continues avec paroxysmes, d'abord localisées, puis diffusant au bras, au cou, au thorax, parfois au côté opposé et pouvant s'accompagner de spasmes et de tremblements. V. *ostéoporose algique post-traumatique* et *Sudeck (atrophie de).*

NÉVRITE DE LA CEINTURE SCAPULAIRE. V. *Parsonage et Turner (syndrome de).*

NÉVRITE HYPERTROPHIQUE PRIMITIVE. V. *névrite hypertrophique progressive familiale.*

NÉVRITE HYPERTROPHIQUE PROGRESSIVE FAMILIALE [angl. ***progressive hypertrophic polyneuritis***]. Syn. *névrite hypertrophique primitive, neuropathie hypertrophique primitive, neuropathie hypertrophique sensitivo-motrice héréditaire.* Maladie héréditaire à transmission dominante autosomique, caractérisée ***anatomiquement*** par une névrite interstitielle des nerfs périphériques et de leurs racines avec hypertrophie de la gaine de Schwann dont les cellules prolifèrent et s'imbriquent en bulbe d'oignon et dont la myéline s'altère ; ***cliniquement*** par une paralysie avec amyotrophie frappant surtout les extrémités, par des fibrillations musculaires, la déformation des pieds (pieds creux), une cyphoscoliose, l'abolition des réflexes, la diminution de la sensibilité et l'augmentation de volume des nerfs périphériques dans lesquels la vitesse de conduction est ralentie. Elle débute dans l'enfance, aux membres inférieurs et s'aggrave très lentement. On en a décrit deux formes, dites *type Déjerine-Sottas* et *type Pierre Marie.* Il existe également des formes à transmission récessive autosomique, plus rares, à début plus précoce et d'évolution plus rapide et plus sévère (Dawidenkow, 1927 ; Dyck et Lambert, 1969). — Cette maladie a des traits communs avec certaines variétés d'*hérédo-dégénération spino-cérébelleuse* (amyotrophie de Charcot-Marie-Tooth et dystasie aréflexique héréditaire). Elle est peut-être due à un trouble du métabolisme des lipides, comme la maladie de Refsum. V. ces termes et *acropathie amyotrophiante.*

NÉVRITE INTERSTITIELLE DE DÉJERINE-SOTTAS. V. *névrite hypertrophique progressive familiale.*

NÉVRITE MULTIPLE. V. *multinévrite.*

NÉVRITE OPTIQUE RÉTROBULBAIRE [angl. ***retrobulbar optic neuritis***]. Inflammation du nerf optique localisée à sa portion située en arrière du globe oculaire, par opposition aux atteintes papillaires.

NÉVRITE SEGMENTAIRE PÉRIAXILE. V. *dégénérescence segmentaire périaxile.*

NÉVRODERMIE, *s. f.* (Brocq) [angl. ***essential pruritus***]. Groupe de dermato-neuroses dans lesquelles malgré un prurit intense, la réaction cutanée est nulle ou insignifiante (prurit sans lésions). P. ex. : *prurit sénile.*

NÉVRODERMITE, *s. f.* (Brocq) [angl. ***neurodermatitis***]. Syn. *neurodermite.* Groupe de dermatoneuroses, dans lesquelles la réaction cutanée toujours intense se traduit soit par des éruptions spéciales (lichen, lichénification, urticaire), soit par des lésions banales (papules de prurigo, eczématisation). P. ex. : *prurigo de Hébra.* Actuellement ce terme est employé comme syn. de *lichénification circonscrite*, lésion observée dans le prurigo simplex chronique circonscrit ou lichen simplex chronique de Vidal.

NÉVROGLIE, *s. f.* (Virchow, 1854) (gr. *neuron*, nerf ; *gloïos*, glu) [angl. ***neuroglia***]. Syn. *glie.* Tissu de soutien du système nerveux central. Elle comprend la macroglie, la microglie et les cellules épendymaires. V. ces termes.

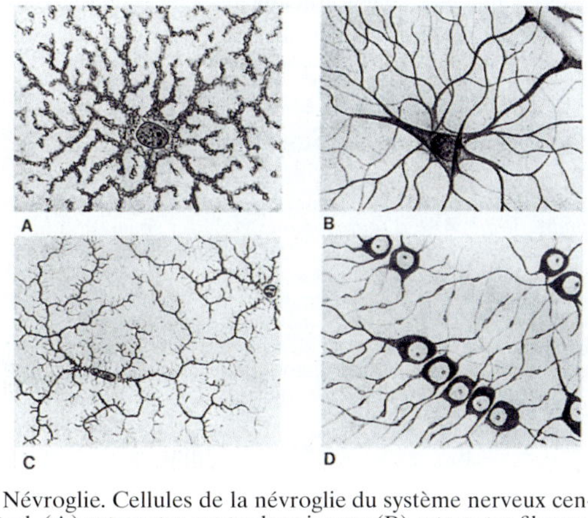

Névroglie. Cellules de la névroglie du système nerveux central. (A) astrocytes protoplasmiques ; (B) astrocytes fibreux ; (C) microglie ; (D) oligodendroglie.

NÉVROGLIQUE (sarcome). V. *gliosarcome.*

NÉVROLOGIE, *s. f.* (gr. *neuron*, nerf ; *logos*, discours) [angl. ***neurology***]. Partie de l'anatomie qui traite du système nerveux. V. *neurologie.*

NÉVROME, *s. m.* (gr. *neuron*, nerf) [angl. ***neuroma**, pl. **neuromata***]. Tumeur formée de fibres nerveuses plus ou moins normales, myélinisées ou non. Le *n.*, mis à part le *n.* d'amputation, est congénital. On donne aussi souvent, par un abus de langage, le nom de *n.* aux tumeurs développées sur le trajet d'un nerf, quelle que soit leur structure (fibrome, sarcome, etc.). — ***n. d'amputation*** [angl. ***amputation neuroma***]. Cicatrice exubérante et douloureuse développée sur l'extrémité proximale d'un tronc nerveux sectionné lors de l'amputation d'un membre. V. *neurogliome.* — ***n. plexiforme*** [angl. ***plexiform neuroma***]. Masse de fibres nerveuses modifiées, irrégulièrement hypertrophiées, formant une tumeur cutanée, ressemblant à un molluscum, souvent de grande taille, emplie de nodosités, de cordons durs, donnant au doigt la sensation d'un paquet de ficelle. On l'observe dans la maladie de Recklinghausen, au niveau des paupières et des nerfs radial et cubital (ou ulnaire). V. *molluscum.*

NÉVROPATHIE, *s. f.* (gr. *neuron*, nerf ; *pathê*, affection). Ce mot ne s'emploie pas dans le sens général d'affection du système nerveux, comme pourrait le faire croire sa similitude avec les mots *cardiopathie, pneumopathie*. Il désigne ordinairement un état de faiblesse générale du système nerveux central, considéré particulièrement au point de vue de ses fonctions psychiques. Parmi les états névropathiques, se range la *neurasthénie*.

NÉVROPTICOMYÉLITE, *s. f.* V. *neuromyélite optique*.

NÉVROSE, *s. f.* (gr. *neuron*, nerf) [angl. ***neurosis***, *pl.* ***neuroses***]. Nom générique d'un groupe d'affections dont les symptômes indiquent un trouble dans le fonctionnement du système nerveux, sans que l'examen anatomique révèle des lésions appréciables des éléments de ce système et sans qu'il existe d'altération de la personnalité (contrairement aux psychoses). Le malade est conscient du caractère pathologique de ces symptômes qui entravent son existence, mais il ne peut s'en débarrasser. Les principaux états névrotiques sont : *l'angoisse, l'asthénie, les obsessions, les phobies, l'hystérie*. La psychanalyse explique les *n.* par la persistance de conflits non résolus et refoulés remontant à l'enfance. V. *psychose*.

NÉVROSE D'ABANDON (Ch. Odier et G. Guex) [angl. ***neurosis of abandonment***]. Névrose survenant à la suite de l'absence ou de la disparition d'un lien affectif de soutien, aussi bien chez l'enfant *(*v. *arriération affective, syndrome d')* que chez l'adulte ou le vieillard. Elle peut se manifester de façons diverses : état dépressif, stupeur, angoisse, parfois suicide ou au contraire exaltation, agressivité, etc. V. *abandonnique*.

NÉVROSE ACTUELLE (Freud) (psychanalyse). Névrose (v. ce terme) qui ne serait pas due à des conflits datant de l'enfance, mais à la situation présente du patient ; p. ex. : la névrose d'angoisse, la neurasthénie et l'hypochondrie.

NÉVROSE ANAGAPIQUE (Levi Bianchini, 1953) (gr. *an-* priv. ; *agapê*, affection). Syn. *anagapie*. Névrose voisine de celle d'abandon, survenant à la suite de traumatismes psychiques de l'enfance ou de l'adolescence.

NÉVROSE CARDIAQUE ou **TACHYCARDIQUE**. V. *cœur irritable*.

NÉVROSE TRAUMATIQUE [angl. ***traumatic neurosis***]. Syn. *maladie* ou *névrose d'Oppenheim*. Maladie spéciale dont les symptômes ne sont pas dus à la suggestion ni à l'auto-suggestion, bien distincte par conséquent de l'hystérie traumatique. Elle survient à la suite de violents ébranlements du système nerveux (accidents, chute, tremblement de terre). Elle se manifeste surtout par des phénomènes de dépression continus et croissants et peut aboutir à une véritable paralysie organique. V. *crâne (syndrome subjectif des blessés du)*.

NÉVROSTHÉNIQUE, *adj.* et *s. m.* (gr. *neuron*, nerf ; *sthénos*, force). Se dit des agents capables d'augmenter le tonus nerveux.

NÉVROTOMIE, *s. f.* (gr. *neuron*, nerf ; *tomê*, section) [angl. ***neurotomy***]. Syn. *neurotomie*. Section d'un nerf. Opération pratiquée le plus souvent pour mettre fin à une névralgie rebelle. — ***n. rétrogassérienne.*** Syn. *neurotomie* ou *radicotomie* ou *rhizotomie rétrogassérienne, opération de Frazier, opération de Spiller-Frazier* [angl. ***Frazier-Spiller operation***]. Section de la racine sensitive du trijumeau, entre le ganglion de Gasser et la protubérance ; opération pratiquée en cas de névralgie faciale essentielle. Elle se complique quelquefois de kératite neuroparalytique (v. ce terme).

NEW YORK HEART ASSOCIATION* (NYHA) (classification de la)** (1964). Échelle de classement des cardiopathies suivant : — 1° l'importance de leur ***retentissement fonctionnel. On distingue les groupes I, aucune limitation de l'activité physique ; II, celle-là est légère ; III, considérable ; IV, inaptitude à tout effort physique. — 2° les recommandations ***thérapeutiques :*** A. activité tout à fait normale ; B. activité ordinaire normale, efforts intenses et compétitions à éviter ; C. activité ordinaire modérément réduite ; D. nettement réduite ; E. insuffisance cardiaque, repos complet au lit ou au fauteuil. Une révision de cette classification, faite en 1994, ajoute aux groupes I à IV de « capacité fonctionnelle », 4 catégories (A, B, C, D) basées sur la constatation objective de signes de cardiopathie : inexistante, minime, modérée et sévère.

NEWCASTLE (maladie de) (du nom de la ville d'Angleterre où cette maladie fut décrite par Doyle en 1927) [angl. ***Newcastle disease***]. Syn. *pseudopeste aviaire*. Conjonctivite bénigne due à l'inoculation accidentelle d'un *paramyxovirus* aviaire voisin de celui de la grippe.

NEWTON, *s. m.* (symbole N) (Isaac Newton, mathématicien, physicien, astronome anglais, 1642-1727) [angl. ***newton***]. Unité de force dans le système international d'unités. Force qui donne à une masse de 1 kg une accélération de 1 m/s^2. Le N a remplacé la dyne. 1 N = 105 dynes.

NEZ, *s. m.* (lat. *nasus*) (TA *nasus externus*) [angl. ***nose***]. Organe de l'olfaction et conduit respiratoire faisant une saillie médiane pyramidale au niveau de la face, au-dessus de la bouche.

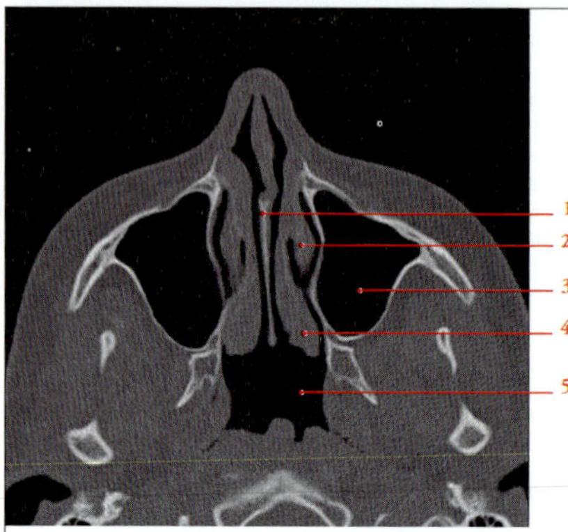

Cavités nasales. Coupe TDM axiale transverse

1. *septum nasal*
2. *cornet nasal moyen*
3. *sinus maxillaire*
4. *cornet nasal inférieur*
5. *nasopharynx*

NEZ EN LORGNETTE, NEZ EN PIED DE MARMITE [angl. ***saddle nose***]. Déformation du nez due à l'affaissement de la partie inférieure qui semble rentrer dans la partie supérieure (comme les éléments d'une lorgnette), les narines se trouvant ainsi dirigées en avant. Elle est caractéristique de la syphilis congénitale, mais se voit également dans la polychondrite atrophiante chronique et dans l'acrocéphalosyndactylie (v. ces termes).

NÉZELOF (syndrome de) (N. C., fr., 1964) [angl. ***Nézelof's syndrome***]. Alymphocytose congénitale pure due à un déficit de la seule immunité cellulaire en rapport avec une hypoplasie du thymus ; ce syndrome est discuté. V. *alymphocytose congénitale*.

NFS. Abréviation de *Numération Formule Sanguine*. V. *numération globulaire* et *formule leucocytaire du sang*.

ng. Symbole de *nanogramme*.

NGAP. Nomenclature Générale des Actes Professionnels.

NGF (Rita Levi-Montalcini, ital., prix Nobel 1986). Abréviation du terme anglais ***Nerve Growth Factor.*** Facteur de croissance des cellules nerveuses. V. *facteurs de croissance* et *neurotrophine*.

N'GOUNDOU. V. *goundou*.

NIACINE, *s. f.* V. *antipellagreuse (vitamine)*.

NICHAMIN (maladie de) (N. S., fr., XXe siècle) [angl. ***familial polycythaemia***]. Polyglobulie (ou polycythémie) constitutionnelle ; affection exceptionnelle, de caractère familial, associée fréquemment à des troubles endocriniens ou nerveux.

NICHE, *s. f.* [angl. ***niche***]. Image radiologique d'un ulcère gastrique ou duodénal et de certaines formes de cancer gastrique. Elle résulte du remplissage, par la substance opaque, de la cavité pathologique et se manifeste par une saillie sur le bord du viscère *(niche de profil)* ou par une tache persistant après évacuation *(niche de face)*. La *n.* peut être de taille et de forme variables, mais elle est toujours constante et fixe. — ***n. en bourrelet*** (G. Albot). *N.* séparée de l'ombre gastrique par un sillon clair ; elle est presque toujours symptomatique d'un cancer ulcéré. — ***n. encastrée*** (Gutmann). *N.* creusée dans une zone raide plus ou moins étendue qui fait saillie à l'intérieur de l'estomac ; signe de cancer gastrique au début. — ***n. de Haudek.*** V. *Haudek (niche de).* — ***n. en plateau*** (Gutmann). *N.* formant une saillie très faible et dont l'implantation sur le bord de l'estomac, large, est limitée par un petit bourrelet rigide ; signe de cancer gastrique au début. — ***n. à racine*** ou ***à radicelles.*** *N.* à bourrelet dans laquelle le sillon clair est coupé perpendiculairement par un ou plusieurs traits barytés.

NICKEL, *s. m.* (all. *Kupfernickel,* cuivre de Nickel, de *Nick* ou *Nickel,* génie des mines accusé d'ensorceler cet arséniure de nickel naturel ressemblant à un minerai de cuivre, et de l'empêcher de donner du cuivre) (Cronstedt, 1751) [angl. ***nickel***]. Élément chimique de numéro atomique 28 (28 électrons gravitent autour du noyau de l'atome). Symbole *Ni.* Le *n.* est un métal peu oxydable utilisé dans de nombreux alliages, comme les aciers inoxydables (instruments de chirurgie, matériel pour l'agroalimentaire, matériel culinaire) ou comme revêtement (nickelage). L'organisme humain tolère l'ingestion de 0,4 mg/jour de *n.* Des doses supérieures semblent être à l'origine de cancers des fosses nasales et de blocage de systèmes enzymatiques oxydatifs. Certaines peaux développent des réactions d'hypersensibilité au contact d'un revêtement de nickel.

NICKELÉMIE, *s. f.* Présence de nickel dans le sang. Normalement, le taux sérique de cet oligo-élément est inférieur à 85 nmol/L (< 5 mg/L).

NICKERSON-KWEIM (réaction de). V. *Kweim (réaction de).*

NICLOUX (réaction de) (N. Maurice, fr., 1873-1945). Réaction permettant de doser l'alcool contenu dans le sang. Elle peut servir à déceler l'ivresse.

NICOL, *s. m.*(William Nicol, physicien écossais, 1768-1851). Syn. *prisme de Nicol.* Cristal de calcite (spath d'Islande) coupé en deux et recollé au baume du Canada, utilisé en optique comme polariseur ou analyseur de lumière. V. *anisotrope.*

NICOLAÏER (bacille de) (N. Arthur, all., 1884). V. *Clostridium tetani.*

NICOLAS ET FAVRE (maladie de) (N. Joseph, fr., 1913) [angl. ***venereal lymphogranuloma***]. Syn. *maladie de Durand-Nicolas-Favre, lymphogranulomatose inguinale subaiguë* ou *vénérienne, poradénite* (N. Fiessinger), *poradénolymphite suppurée* (Ravaut), *quatrième maladie vénérienne, chancre* et *bubon poradénique, bubon climatique* ou *climatérique.* Maladie caractérisée par une adénopathie inguinale, iliaque et fémorale douloureuse, évoluant lentement vers la suppuration sous forme de petits foyers multiples et consécutive à une ou plusieurs petites ulcérations des organes génitaux, appelées *chancres poradéniques* ou *ulcères simples adénogènes.* Cette affection est contagieuse et se propage par le contact vénérien. Dans certains cas, elle se manifeste sous la forme d'une infection anorectale avec adénite, parfois compliquée d'abcès et de fistules périrectaux et de rétrécissements du rectum. V. *Jersild (syndrome de)* et *esthiomène éléphantiasique de la vulve.* Elle est due à une petite bactérie du genre *Chlamydia* (v. ce terme) : *Chlamydia trachomatis.*

NICOLAU (syndrome de) (N. Stefan, roumain, 1925) [angl. ***Nicolau's syndrome***]. Dermite livédoïde et gangréneuse de la fesse consécutive à une injection dans les muscles fessiers d'un produit insoluble qui a pénétré accidentellement dans une artère.

NICOLL (méthode de) [angl. ***Nicoll's method***]. Méthode de traitement des fractures rachidiennes dorso-lombaires sans signes neurologiques comportant une période de décubitus de 4 semaines suivie d'une immobilisation en position neutre jusqu'à la fin du 3e mois.

NICOLLE (Charles). Bactériologiste français (1866-1936, prix Nobel de médecine 1928). V. *toxoplasme, typhus exanthématique* et *séroprévention.*

NICOTINAMIDE, *s. f.* [angl. ***nicotinamide***]. V. *antipellagreuse (vitamine)* et *NADPH oxydase.*

NICOTINE, *s. f.* (Jean Nicot, 1530-1600, diplomate et lexicographe français qui introduisit le tabac en France) [angl. ***nicotine***]. Alcaloïde principal du tabac. On l'emploie en timbre ou gomme à mâcher dans l'aide au sevrage de l'intoxication tabagique. V. *nicotinique (effet).*

NICOTINE (épreuve à la). V. *Cates et Garrod (test de).*

NICOTINIQUE (acide et **amide).** V. *antipellagreuse (vitamine).*

NICOTINIQUE (effet) (Langley, 1890) [angl. ***nicotinic action***]. Action pharmacodynamique complexe sur la jonction neuromusculaire et les relais ganglionnaires du système nerveux autonome, analogue à celle de la nicotine ; elle est produite par l'excitation des récepteurs nicotiniques (v. ce terme). À faible dose, la nicotine excite les synapses ganglionnaires *(effet n. stimulant)* : les parasympathiques d'abord, puis les sympathiques et la médullosurrénale ; elle provoque alors tachycardie, hypertension, polypnée, mydriase et accélération du péristaltisme. À fortes doses *(effet n. dépresseur),* elle paralyse les synapses ganglionnaires (action ganglioplégique). V. *lobélisme.*

NICOTINIQUE (récepteur). V. *récepteur nicotinique.*

NICOTINISME, *s. m.* [angl. ***nicotinism***]. V. *tabagisme.*

NICTATIO SPASTICA (lat.). V. *spasmes en flexion (syndrome des).*

NICTATION ou **NICTITATION**, *s. f.* (lat. *nictare,* clignoter) [angl. ***nictation***]. Clignotement.

NIDATION, *s. f.* (lat. *nidus,* nid) [angl. ***nidation***]. Période de l'ovo-implantation (v. ce terme) correspondant à la pénétration de l'œuf fécondé dans l'endomètre. Elle s'étend du 7e au 10e jour après la fécondation.

NIDOREUX, EUSE, *adj.* (lat. *nidor,* odeur d'une chose brûlée). Se dit de tout ce qui a une odeur d'hydrogène sulfuré ou d'œuf pourri.

NIEDERHOFFER-EGIDY (méthode de von) [angl. ***von Niederhoffer-Egidy method***]. Technique de rééducation des scolioses paralytiques faisant appel à des contractions isométriques.

NIELSEN (N. Holger, danois, 1866-1955). V. *Holger-Nielsen (méthode de).*

NIELSEN (syndrome de) (N. Herman, danois, 1934) [angl. ***Nielsen's disease***]. Association d'un syndrome de Bonnevie-Ullrich à un syndrome de Klippel-Feil.

NIEMANN-PICK (maladie de) (N. Albert, all., 1914 ; P., 1922) [angl. ***Niemann-Pick disease***]. Syn. *histiocytose lipoïdique essentielle.* Maladie héréditaire, transmise selon le mode récessif autosomique, rapidement mortelle, apparaissant dans la première enfance. Elle se manifeste par un arrêt de développement, des œdèmes, une fièvre, des troubles digestifs avec hypertrophie de la rate et du foie et dénutrition, une hypotonie musculaire et une idiotie ; il existe une pigmentation cutanée jaune. La lipémie et la cholestérolémie sont très élevées. Cette maladie est une lipoïdose hépatosplénique (v. ce terme) à phosphatides avec surcharge des organes par l'un de ceux-ci, la sphingomyéline. Ce trouble du métabolisme des graisses est dû à l'absence d'une enzyme, la sphingomyélinase. V. *sphingolipidose* et *réticulo-endothéliose.*

NIEVERGELT ou **NIEVERGELT-ERB (syndrome de)** (N. Kurt, suisse, 1944) [angl. ***Nievergelt-Erb syndrome***]. V. *nanisme acromésomélique.*

NIGRITIE, *s. f.* (lat. *niger,* noir) [angl. ***nigrities***]. Pigmentation noire.

NIKOLSKY (signe de) (N. Piotr, russe, 1894) [angl. ***Nikolsky's sign***]. Décollement cutané provoqué par un léger frottement. Signe d'acantholyse, il s'observe dans le pemphigus vulgaire et le syndrome de Lyell. V. ces termes.

NIL (bouton ou **herpès du).** V. *bouton d'Orient.*

NINHYDRINE (test à la) (Erik Moberg). Syn. *test de Moberg.* Étude de la sudation au niveau des doigts. La pulpe de ceux-ci est appliquée sur un papier ; les traces des orifices des glandes sudoripares y apparaissent après que le papier ait été traité par une solution de ninhydrine, puis chauffé. Cette épreuve permet l'étude objective de la sensibilité cutanée (en cas de plaie nerveuse, p. ex.) car le territoire de celle-ci est exactement le même que celui de la fonction sudorale.

NIPIOLOGIE, *s. f.* (E. Cacace, 1905) (gr. *nêpios,* qui ne parle pas, en bas âge ; *logos,* science) [angl. ***nipiology***]. Terme groupant toutes les études scientifiques, artistiques et historiques concernant les enfants du premier âge. V. *périnatalogie.*

NISHIMOTO (maladie de) (N. A., jap., 1964) [angl. ***Nishimoto's disease***]. Syn. *moya-moya.* Affection d'origine inconnue, décrite d'abord au Japon, frappant l'adolescent et caractérisée par des épisodes neurologiques fugaces et récidivants : paralysies (hémi- ou monoplégies), crises convulsives, hémorragies méningées, altération du champ visuel. Elle est due à une obstruction progressive de la partie antérieure du polygone artériel de Willis ; l'artériographie montre une hypoplasie bilatérale de tout l'axe carotidien avec le développement d'un fin réseau artériolaire anastomotique ayant l'aspect de « fumée de cigarette » (moya-moya en japonais).

NISSEN (opération de) (N. Rudolf, all., né en 1896). V. *fundoplicature.*

NIT, *s. m.* [angl. ***nit***]. V. *luminance.*

NITRÉS (dérivés) [angl. ***nitrate compounds***]. Corps chimiques (esters nitriques), de formule R-O-NO_2, dérivés de la nitroglycérine (v. ce terme), largement employés dans le traitement de l'insuffisance coronaire et plus récemment celui de l'insuffisance cardiaque. Leur action antispasmodique (ou relaxante) sur les fibres musculaires lisses, surtout veineuses et artérielles, entraîne une diminution de la précharge et de la postcharge (v. ces termes) ; au niveau des coronaires la suppression du spasme, ainsi qu'une vasodilatation. On n'utilise plus le nitrite d'amyle, mais le mono- ou dinitrate d'isosorbide, la trinitrine, le tétranitrate d'érythrityle ou de pentaérythrityle. Les *d. n.* sont selon le cas, prescrits en traitement bref ou prolongé et donc tantôt par voie veineuse et perlinguale, tantôt par voie orale ou percutanée. V. *méthémoglobinémie* et *azote (monoxyde d').*

NITRITE D'AMYLE (épreuve du) (Josué et Godlewski) [angl. ***amyl nitrite test***]. Inhalation de quelques gouttes de nitrite d'amyle. Chez le sujet normal, elle détermine une tachycardie par inhibition du pneumogastrique.

NITRITURIE, *s. f.* [angl. ***nitrituria***]. Présence de nitrites (sels ou esters de l'acide nitreux) dans les urines. Décelée par bandelette réactive, elle témoigne d'une prolifération bactérienne urinaire.

NITROBLEU DE TÉTRAZOLIUM (NBT) (épreuve ou **test au)** (Baehner et Nathan, 1968) [angl. ***nitroblue tetrazolium dye test***]. Épreuve destinée à apprécier l'activité bactéricide des polynucléaires par l'étude de leur pouvoir de digestion phagocytaire. Les polynucléaires, mis en présence de particules de latex imprégnées de nitrobleu de tétrazolium, prennent normalement, en phagocytant ces particules, une teinte bleue due à la réduction du NBT en nitroformazan. Il s'agit, en fait, d'une réaction indirecte testant la production d'H_2O_2 qui accompagne la phagocytose normale. Cette production est altérée dans les états de carence immunitaire (en particulier au cours de la granulomatose septique progressive : v. ces termes), par suite d'un déficit enzymatique portant sur le cycle des pentoses : d'où une absence de digestion des particules phagocytées par les polynucléaires qui ne se colorent pas en bleu.

NITROGLYCÉRINE, *s. f.* (gr. *nitron*, azote ; *glukos*, doux) [angl. ***nitroglycerine***]. Syn. *trinitrine.* Trinitrate de glycéryl. Violent explosif, constituant principal de la dynamite. La *t.* est utilisée en médecine pour ses propriétés vasodilatatrices, dans le traitement immédiat de l'angine de poitrine et plus généralement dans celui des divers aspects de l'insuffisance coronaire et cardiaque. V. *nitrés (dérivés).*

NITRO-IMIDAZOLÉS *s. m. pl.* Syn. *5-nitroimidazolés.* Famille d'antibiotiques inhibiteurs de la synthèse de l'ADN des bactéries. V. *imidazole.*

NITROSYLATION, *s. f.* (nitrosyl : NO ; gr. *sulê*, saisie) [angl. ***nitrosylation***]. Fixation du NO sur une protéine. V. *azote (monoxyde)* et *glycosylation.*

NIVEAU SUPÉRIEUR (crise de) (W. Penfield, 1941). Syn. *crise d'épilepsie centrencéphalique.* Crise d'épilepsie débutant par une perte de connaissance. La décharge épileptogène naît dans le tronc cérébral supérieur ; elle provoque une crise d'épilepsie généralisée.

nm. Symbole de *nanomètre* (v. ce terme).

NO. V. *azote (monoxyde d').*

NOACK (syndrome de) (N. M., all., 1959) [angl. ***Noack's syndrome***]. V. *acrocéphalo-polysyndactylie.*

NOBÉCOURT (syndrome de)(N. Pierre, fr., 1871-1943) [angl. ***Nobécourt's syndrome***]. Syndrome observé autrefois chez les enfants atteints de diabète grave et instable et comportant un nanisme hypophysaire avec infantilisme génital et une surcharge glycogénique du foie. V. *Mauriac (syndrome de).*

NOBLE (opération de) (N. Thomas, amér., 1917) [angl. ***Noble's operation***]. Plicature totale de l'intestin grêle réalisée en accolant les unes aux autres les surfaces dépéritonisées des anses. Opération préconisée en cas d'occlusion récidivante, pour remplacer les adhérences spontanées provocatrices d'occlusions par d'autres, organisées de manière à les rendre inoffensives. V. *Childs (opération de).*

NOBLE (signe de) (N. Charles, amér., 1863-1935). Signe clinique précoce de grossesse. Perception au toucher vaginal de l'augmentation de volume de l'utérus devenu globuleux, empêchant la dépression normale des culs de sac latéraux du vagin.

NOCARD (bacille de) (N. Edmond, fr.). Bacille découvert par Nocard en 1892, qu'il croyait être l'agent pathogène de la psittacose. Actuellement, syn. de *Salmonella typhi murium* (v. ce terme).

NOCARDIA, *s. f.* (Trévisan, 1889) [angl. ***Nocardia***]. Genre de bactérie filamenteuse appartenant à l'ordre des Actinomycetales. Selon les auteurs, les *N.* sont incluses dans la famille des *Actinomycetaceæ* ou celle des *Mycobacteriaceæ*. Certaines espèces sont pathogènes et déterminent des « actinomycoses », des mycétomes ou des mycoses cutanées (nocardioses).

NOCARDIOSE, *s. f.* [angl. ***nocardiosis***]. Maladie due aux bactéries du genre *Nocardia,* à localisations essentiellement sous-cutanées, pulmonaires et cérébrales. V. *actinomycose.*

NOCEBO (effet) (lat : je nuirai ; par analogie avec placebo) [angl. ***nocebo effect***]. Sensation désagréable ressentie par un sujet qui a absorbé une préparation pharmaceutique inerte, dépourvue de tout principe actif, ou contenant un médicament qui ne peut, théoriquement, produire une telle impression. Un facteur psychique joue un rôle essentiel dans cet effet. V. *placebo.*

NOCICEPTEUR, *s. m.* (lat. *nocere,* nuire ; *capere,* prendre) [angl. ***nociceptor***]. Récepteur sensitif captant les excitations douloureuses.

NOCICEPTIF, IVE, *adj.* (lat. *nocere,* nuire ; *capere,* prendre) [angl. ***nociceptive***]. Qui capte les excitations douloureuses. — ***excitation nerveuse n.*** Excitation ayant pour point de départ le siège d'un trauma, transmise par le système vagosympathique au cerveau, où elle détermine une hyperhémie et un œdème. L'*e. n. n.* serait la cause des chocs traumatiques et postopératoires. — ***réflexe n.*** V. *réflexe de défense.*

NOCICEPTION, *s. f.* (lat. *nocere*, nuire ; *capere*, prendre) [angl. ***nociception***]. Perception de la douleur.

NOCUITÉ, *s. f.* [angl. ***nocuity***]. « Propriété d'être nuisible » (Littré). V. *innocuité.*

NODAL, ALE, *adj.* [angl. ***nodal***] **(cardiologie)**. Syn. *atrio-* ou *atrioventriculaire, jonctionnel.* Qui se rapporte au nœud atrioventriculaire d'Aschoff-Tawara. — ***échappement n.*** ou ***jonctionnel.*** V. *échappement nodal et échappement ventriculaire.* — ***extrasystole n.*** ou ***jonctionnelle.*** Extrasystole née dans le nœud d'Aschoff-Tawara. — ***rythme n.*** ou ***jonctionnel.*** Rythme cardiaque anormal commandé par des excitations nées dans le nœud d'*A.-T.* ; il est caractérisé par une bradycardie à 40 ou 50 et sur l'électrocardiogramme, par un espace PR variable, raccourci et une onde P négative en D2, D3 et VF, tantôt précédant, tantôt suivant l'onde R, tantôt cachée par elle, suivant que l'excitation vient de la partie haute du nœud d'*A.-T. (r. n. supérieur)*, de sa partie basse — ou pour certains du faisceau de His — *(r. n. inférieur)*, ou de sa partie moyenne *(r. n. moyen)*. En fait, les critères électrocardiographiques sur lesquels sont fondées les localisations semblent contestables et le terme de *rythmes jonctionnels* est actuellement préféré pour désigner ceux qui prennent naissance dans cette région de jonction atrio-ventriculaire. — ***tachycardie n.*** ou ***jonctionnelle.*** Tachycardie paroxystique (v. ce terme) ou au long cours, régulière, due classiquement à l'activité anormale d'un centre ectopique située dans la région du nœud d'Aschoff-Tawara ; elle peut aussi être déclenchée par un mécanisme de ré-entrée (v. ce terme et *rythme réciproque*).

NYCTHÉMÈRE, *s. m.* (gr. *nux*, nuit ; *hêméra*, jour) [angl. ***nyctohemera***]. Espace de temps comprenant un jour et une nuit, c'est-à-dire 24 heures.

NYCTURIE, *s. f.* (Péhu, 1903) (gr. *nux*, nuit ; *ouron*, urine) [angl. ***nycturia***]. Excrétion urinaire à prédominance nocturne. Elle se rencontre dans l'insuffisance rénale.

NYGAARD-BROWN (syndrome de) (N. Kaare, amér., 1937). Syn. *thrombophilie essentielle*. Affection d'origine indéterminée, constituée par une hypercoagulabilité sanguine associée à des thromboses artérielles récidivantes et diffuses.

NYHA. Abréviation du terme anglais ***New York Heart Association*** (v. ce terme).

NYHAN (N. William, amér., né en 1926). V. *Lesch et Nyhan (syndrome de)*.

NYLEN. V. *nystagmus de Nylen*.

NYMPHOMANIE, *s. f.* (gr. *numphê*, nymphe ; *manía*, folie) [angl. ***nymphomania***]. Aphrodisie ou exagération des désirs sexuels chez la femme. V. *sexuels (comportements) déviants ou variants*.

NYMPHOTOMIE, *s. f.* (gr. *numphê*, nymphe ; *tomê*, section) [angl. ***nymphotomy***]. Excision d'une partie des nymphes ou petites lèvres.

NYSSEN (N. René, belge, 1936). V. *Van Bogaert et Nyssen (maladie de)*.

NYSTAGMIFORME, *adj.* [angl. ***nystagmiform***]. Qui ressemble au nystagmus. — *secousses nystagmiformes*.

NYSTAGMOGRAPHIE, *s. f.* [angl. ***nystagmography***]. Enregistrement des mouvements oculaires dans le nystagmus. V. *électronystagmographie*.

NYSTAGMOMÉTRIE, *s. f.* (nystagmus ; gr. *métron*, mesure) [angl. ***nystagmometry***]. Mesure du nystagmus. V. *électronystagmographie*.

NYSTAGMUS, *s. m.* (gr. *nustazô*, je m'incline) [angl. ***nystagmus***]. Mouvements oscillatoires et quelquefois rotatoires du globe oculaire. Ces mouvements sont involontaires, saccadés, horizontaux, verticaux ou quelquefois de circumduction. Ils sont congénitaux ou symptomatiques d'une lésion acquise des centres nerveux. Il existe un *n.* professionnel (tableau n° 23). V. *vertige*.

NYSTAGMUS DES MINEURS (de Lapersonne) [angl. ***miners' nystagmus***]. *N.* dû au défaut d'éclairage, aux efforts d'accommodation et à la direction convergente du regard en haut et en dedans (maladie professionnelle).

NYSTAGMUS DE NYLEN. V. *vertige de position*.

NYSTAGMUS OPTOCINÉTIQUE [angl. ***opticokinetic nystagmus***]. Nystagmus physiologique du sujet qui regarde une suite d'objets défilant rapidement devant ses yeux : il comprend une secousse lente de l'œil qui suit l'objet mobile et une secousse rapide de rappel.

NYSTAGMUS PHARYNGÉ ET LARYNGÉ (Spencer, 1886). Syn. *n. du voile* . V. *myoclonique vélopalatin (syndrome)*.

NYSTAGMUS DE POSITION. V. *vertige de position*.

NYSTAGMUS PROVOQUÉ DE BÁRÁNY. V. *Bárány (épreuve ou signe de)*.

NYSTAGMUS RETRACTORIUS [angl. ***nystagmus retractorius***]. Nystagmus caractérisé par des secousses successives qui rétractent le globe oculaire et *rétrécissent* la fente palpébrale. Il est dû à une lésion haute de la calotte pédonculaire autour de l'aqueduc de Sylvius et s'associe souvent à un syndrome de Parinaud. V. *aqueduc de Sylvius (syndrome de l')* et *pédonculaires (syndromes)*.

NYSTAGMUS VESTIBULAIRE CALORIQUE. V. *Bárány (épreuve ou signe de)*.

NYSTAGMUS DU VOILE. V. *nystagmus pharyngé et laryngé*.

NYSTATINE, *s. f.* (DCI) [angl. ***nystatin***]. Substance extraite de *Streptomyces nourcei* et douée d'une puissante activité antibiotique vis-à-vis des levures (*Candida albicans* en particulier). V. *antifongique*.

O

O. Symbole chimique de *l'élément oxygène*. — O_2. Symbole chimique du *gaz oxygène*. V. *oxygène*. — O_3. Symbole chimique de l'*ozone*. V. ce terme.

Ω (lettre grecque majuscule oméga). Symbole de *l'ohm* (v. ce terme).

O_2 (capacité du sang en). V. *oxygène (capacité du sang en)*.

O_2 (concentration du sang en). V. *oxygène (concentration, contenance ou teneur du sang en)*.

O_2 (contenance du sang en). V. *oxygène (concentration, contenance ou teneur du sang en)*.

O_2 (pression partielle en). V. Po_2.

O_2 (saturation du sang en). V. *oxygène (saturation du sang en)*.

O_2 (teneur du sang en). V. *oxygène (concentration, contenance ou teneur du sang en)*.

OAD [angl. ***RAO***]. Abréviation d'*Oblique Antérieure Droite* (v. ce terme).

OAF. V. *factor (osteoclast activating)*.

OAG [angl. ***LAO***]. Abréviation d'*Oblique Antérieure Gauche* (v. ce terme).

OAP. Abréviation d'*Œdème Aigu Pulmonaire*. V. *œdème pulmonaire*.

OBERMEIER (spirille ou spirochète d') (O. Otto, all., 1873) [angl. ***Borrelia recurrentis***]. Syn. *Borrelia recurrentis*. Bactérie en forme de filament délié, flexueux, doué de mouvements en spirale, que l'on trouve dans le sang des malades atteints de fièvre récurrente cosmopolite (ou à poux) au moment des accès. V. *fièvre récurrente*.

OBÉSITÉ, *s. f.* (lat. *obesitas*, de *obesus*, gras) [angl. ***obesity***]. Hypertrophie générale du tissu adipeux. V. *indice de masse corporelle, Quetelet (règle de), surpoids, bariatrie, boulimie* et *Lorenz (formule de)*.

OBÉSITÉ ANDROÏDE (Vague et Jouve). Obésité prédominant au segment supérieur du corps (tronc et partie haute de l'abdomen) ; elle est souvent compliquée d'altérations artérielles et parfois de diabète gras.

OBÉSITÉ DOULOUREUSE. V. *Dercum (maladie de)*.

OBÉSITÉ D'EAU ET DE SEL (Zondek, 1926). Syn. *syndrome hyperhydropexique* (Parhon, 1933), *syndrome de Parhon*. Variété d'obésité observée chez des femmes atteintes de troubles menstruels, caractérisée par sa prédominance sur le tronc, les cuisses et les hanches, son caractère souvent douloureux et son association à la rétention d'eau et de sel dans l'organisme. Elle s'accompagne de turgescence des téguments, de migraines, de malaises, de dépressions psychiques, quelquefois d'instabilité thermique. Elle serait due à un trouble du fonctionnement de l'hypophyse ou du diencéphale, plus précisément à une hypersécrétion d'hormone antidiurétique du lobe postérieur de l'hypophyse. V. *obésité paradoxale avec rétention d'eau* et *Mach (syndrome de)*.

OBÉSITÉ GÉNITALE [angl. ***hypogonad obesity***]. Obésité coïncidant avec l'absence ou l'arrêt des fonctions génitales (eunuques ; ménopause ; v. *adiposité*).

OBÉSITÉ GYNOÏDE (Vague et Jouve). Obésité prédominant sur le segment inférieur du corps : partie basse de l'abdomen, fesses et cuisses ; les altérations artérielles et le diabète ne l'accompagnent qu'exceptionnellement.

OBÉSITÉ HYPOPHYSAIRE [angl. ***pituitary obesity***]. V. *Babinski-Fröhlich (syndrome de)* et *Cushing (maladie et syndrome de)*.

OBÉSITÉ-HYPOVENTILATION (syndrome). V. *Pickwick (syndrome de)*.

OBÉSITÉ INSULINIENNE (Rathery) [angl. ***hyperinsular obesity***]. Obésité consécutive à une cure prolongée d'insuline.

OBÉSITÉ OSTÉOPOROTIQUE (Askanazy, 1900). V. *Cushing (maladie et syndrome de)*.

OBÉSITÉ PARADOXALE AVEC RÉTENTION D'EAU (de Gennes, 1945) ou **OBÉSITÉ SPONGIEUSE** (Gilbert Dreyfus, 1947) [angl. ***hypoplasmic obesity***]. Syn. *hydrolipopexie* (Albeaux-Fernet, 1947). *O.* observée, souvent en dépit des restrictions alimentaires, chez certaines jeunes femmes ; elle prédomine sur le ventre, les hanches et les cuisses. Elle s'accompagne d'asthénie et de troubles des règles : chaque période prémenstruelle est marquée par une augmentation de l'obésité. Elle semble due à une atteinte des centres hypophyso-thalamiques. La progestérone, les hormones mâles, l'extrait thyroïdien, le régime sec et protéinique l'améliorent. V. *obésité d'eau et de sel* et *Mach (syndrome de)*.

OBÉSITÉ SURRÉNALE. V. *génito-surrénal (syndrome)* et *virilisme*.

OBÉSITÉ THYROÏDIENNE [angl. ***hypothyroid obesity***]. Obésité associée à des signes de myxœdème.

OBITOIRE, *s. m.* (lat. *obire*, mourir) [angl. ***funerarium***]. V. *morgue*.

OBJECTIF, IVE, *adj.* [angl. ***objective***]. Qui a rapport au monde extérieur et peut être révélé par les sens. — Se dit des symptômes découverts par le médecin, par opposition aux signes subjectifs perçus seulement par le malade.

OBLATIF, IVE, *adj.* (lat. *oblatio*, action d'offrir). En psychanalyse, se dit de sentiments qui portent le sujet à se donner de lui-même, à aimer véritablement.

OBLIQUE ANTÉRIEURE DROITE (position) (OAD). Position destinée à étudier le cœur en radiologie ; le patient fait un angle de 45° avec l'écran ou la plaque, l'épaule droite en avant et le membre supérieur gauche levé.

OBLIQUE ANTÉRIEURE GAUCHE (position) (OAG). Position destinée à étudier le cœur en radiologie ; le patient fait un angle de 45° avec l'écran ou la plaque, l'épaule gauche en avant, le membre supérieur droit levé.

OBLITÉRATION TERMINO-AORTIQUE PAR ARTÉRITE (syndrome de l'). V. *Leriche (syndrome de).*

OBLITÉRATION DES TRONCS SUPRA-AORTIQUES (syndrome d'). V. *Takayashu (maladie ou syndrome de).*

OBNUBILATION, *s. f.* (lat. *ob*, au-devant ; *nubilum*, nuage) [angl. ***obnubilation***]. Obscurcissement de la conscience.

OBRINSKY (syndrome d') (O. William, amér., 1949) [angl. ***Obrinsky's syndrome***]. Aplasie totale ou partielle de la paroi abdominale, associée à des malformations uro-génitales. V. *Parker (syndrome de).*

OBSERVANCE THÉRAPEUTIQUE, *s. f.* [angl. ***patient compliance***]. Respect des prescriptions médicales par les patients.

OBSERVATION HIP **(syndrome d')** (terme angl.). V. *coxite transitoire.*

OBSERVATION MÉDICALE [angl. ***case report***]. Description écrite des examens médicaux, des traitements et de l'évolution d'un cas. V. *dossier médical.*

OBSESSION, *s. f.* (lat. *obsessio*, action d'assiéger) [angl. ***obsession***]. Sentiments ou pensées pénibles qui s'imposent à l'esprit malgré leur caractère d'absurdité reconnu par le sujet et provoquent une sensation d'angoisse. Ils peuvent survenir aussi bien chez le débile intellectuel que chez les individus intelligents et cultivés. V. *compulsion* et *TOC.*

OBSTACLE MÉDICO-LÉGAL AU PERMIS D'INHUMER. Il s'impose dans diverses circonstances : mort violente criminelle ou suspecte ; mort subite ; mort engageant une responsabilité ou mettant en cause une législation particulière. Par contre, la mort naturelle ou le suicide évidents ne constituent pas des obstacles au permis en question.

OBSTÉTRICAL, ALE, *adj.* [angl. ***obstetrical***]. Qui a rapport à la grossesse et à l'accouchement.

OBSTÉTRICIEN, *s. m.* [angl. ***obstetrician***]. V. *accoucheur.*

OBSTÉTRIQUE, *s. f.* (lat. *ob*, devant ; *stare*, se tenir) [angl. ***obstetrics***]. Branche de la médecine qui concerne la grossesse et l'accouchement.

OBSTRUCTIF (syndrome respiratoire) [angl. ***obstructive pulmonary disease***]. V. *insuffisance respiratoire.*

OBSTRUCTION, *s. f.* (lat. *obstruere*, boucher) [angl. ***obstruction***]. Gêne ou obstacle à la circulation des matières solides ou liquides dans un conduit de l'organisme.

OBTURATION, *s. f.* (lat. *obturare*, boucher) [angl. ***obturation***]. — 1° ***Fermeture*** à l'aide d'un appareil (obturateur) d'une ouverture congénitale ou accidentelle (voûte palatine). — 2° ***Obturation des dents.*** Remplissage de la cavité d'une dent cariée avec une substance destinée à fermer hermétiquement cette cavité et à suppléer par sa dureté à la portion de dent disparue. — 3° ***Obturation de l'intestin.*** Occlusion de l'intestin par un corps étranger avalé ou introduit par le rectum.

OBTUSION, *s. f.* [angl. ***obtusion***]. « Diminution plus ou moins marquée de la perméabilité mentale et de la conscience » (A. Porot).

OBTUSISME MANDIBULAIRE. Exagération de l'ouverture de l'angle formé par les deux branches de la mandibule.

OCCIPITAL, *s. m.* (lat. *occipitum*, occiput)(TA os occipitale) [angl. ***occipital bone***]. Os impair et médian, situé à la partie postérieure et inférieure du crâne ; il est percé d'un orifice pour le bulbe rachidien.

OCCIPITAL (syndrome) [angl. ***occipital syndrome***]. Ensemble de symptômes provoqués par l'altération du lobe occipital du cerveau. Ce sont des troubles visuels : essentiellement une hémianopsie latérale homonyme respectant la macula et, si la lésion siège à gauche, une cécité psychique et des hallucinations visuelles.

OCCIPITO-BREGMATIQUE (diamètre) [angl. ***occipitobregmatic diameter***] **(obstétrique).** Diamètre de la tête du fœtus allant de l'occiput au bregma.

OCCIPITO-FRONTAL (diamètre) [angl. ***occipitofrontal diameter***] **(obstétrique).** Diamètre de la tête fœtale allant de la protubérance occipitale externe à la racine du nez.

OCCIPITO-MENTONNIER (diamètre) [angl. ***occipitomental diameter***] **(obstétrique).** Diamètre de la tête fœtale allant de la protubérance occipitale externe à la partie inférieure et médiane du menton.

OCCLUSION, *s. f.* (lat. *occludere*, fermer) [angl. ***occlusion***]. — 1° Rapprochement des bords d'une ouverture naturelle (paupières ; *o.* dentaire). — 2° Oblitération d'un conduit ou d'un orifice (vagin, col utérin, etc.). — ***o. intestinale.*** Arrêt du cours des matières contenues dans l'intestin. V. *iléus.*

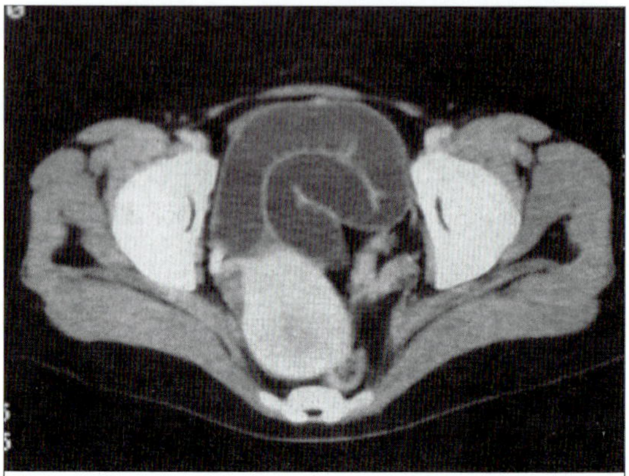

Occlusion du grêle. Scanner

OCCLUSODONTIE, *s. f.* V. *gnathologie.*

OCHOPATHIE, *s. f.* (gr. *okhos*, char, véhicule ; *pathê*, maladie). Mal des transports (v. ce terme) terrestres. V. aussi *naupathie.*

OCHRONOSE, *s. f.* (Virchow, 1866) (gr. *ôkhros*, jaune) [angl. ***ochronosis***]. Affection très rare caractérisée par une coloration des cartilages, des tendons et de certaines zones cutanées, variant du gris-brun au noir et visible surtout aux sclérotiques et au niveau des oreilles et du nez par transparence de la peau. L'*o.* est une manifestation de l'*alcaptonurie* (v. ce terme).

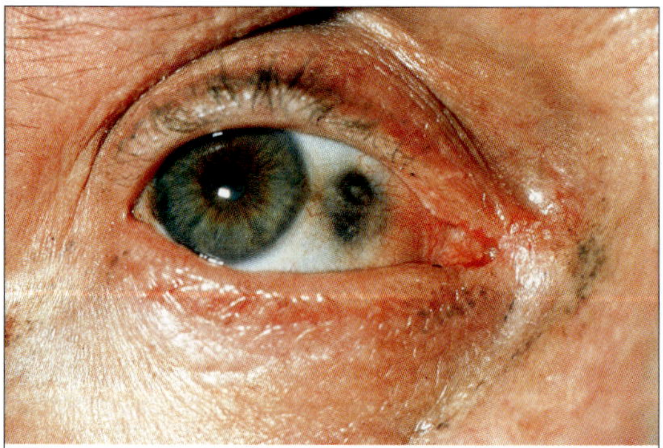

Ochronose

OCKELBO (maladie d') (ville de Suède). V. *fièvre à virus Sindbis.*

OCT. V. *ornithine-carbamyl-transférase.*

OCTANE (fièvre) (lat. *octanus*, huitième) [angl. ***octan fever***]. Forme de fièvre intermittente dans laquelle les accès reviennent le huitième jour, laissant entre eux six jours d'intervalle.

OCTRÉOTIDE, *s. m.* (DCI) [angl. ***octreotide***]. Substance analogue à la somatostatine (v. ce terme), inhibant l'action de l'hormone de croissance et utilisable en injections sous-cutanées pluriquotidiennes dans certaines formes d'acromégalie.

OCULAIRE SYMPATHIQUE (syndrome). V. *Claude Bernard-Horner (syndrome de).*

OCULARISTE, *s. m.* (lat. *ocularius*, oculiste) [angl. ***ocularist***]. Fabricant des pièces de prothèse oculaire.

OCULISTE, *s. m.* ou *f.* (lat. *oculus*, œil). V. *ophtalmologiste.*

OCULO-ALBINISME, *s. m.* V. *albinisme.*

OCULO-CARDIAQUE (réflexe). V. *réflexe oculo-cardiaque.*

OCULO-CÉRÉBRO-FACIAL (syndrome) [angl. ***oculocerebrofacial syndrome***]. V. *Kaufman (syndrome de).*

OCULO-CÉRÉBRO-RÉNAL DE LOWE (syndrome). V. *Lowe (syndrome de).*

OCULO-CERVICO-FACIAL (syndrome). V. *cervico-oculo-acoustique (syndrome).*

OCULOGYRE, *adj.* et *s. m.* (lat. *oculus*, œil ; *gyro*, je tourne) [angl. ***oculogyric***]. Qui fait tourner les yeux. Nom sous lequel Grasset désigne les centres, nerfs et muscles rotateurs des yeux. — ***crise o.*** [angl. ***oculogyric crisis***]. Spasme des muscles rotateurs des yeux fixant les globes oculaires dans une attitude déterminée, le plus souvent le regard tourné en haut (yeux au plafond, crise de plafonnement, anoblepsie) ; phénomène fréquent au cours des formes prolongées d'encéphalite épidémique.

OCULO-MANDIBULO-FACIAL (syndrome). V. *François (syndrome de ou syndrome dyscéphalique de).*

OCULOMOTEUR, TRICE, *adj.* [angl. ***oculomotor***]. Qui fait mouvoir le globe oculaire. — ***nerf o.*** (TA *nervus oculomotorius*) [angl. ***oculomotor nerve***]. Désignation internationale du *nerf moteur oculaire commun,* troisième paire crânienne ; il innerve tous les muscles de l'orbite sauf les muscles oblique supérieur et droit latéral (IVe et VIe paires).

OCULO-MUCO-CUTANÉ DE FUCHS (syndrome). V. *muco-cutanéo-oculaire (syndrome).*

OCULOSYMPATHIQUE PARALYTIQUE (syndrome). V. *Claude Bernard-Horner (syndrome de).*

OCULO-URÉTRO-SYNOVIAL (syndrome) ou **OCULO-URÉTRO-SYNOVITE.** V. *Fiessinger et Leroy (syndrome de).*

OCULOVERTÉBRAL (syndrome). V. *Weyers et Thier (syndrome de).*

OCYTOCINE, *s. f.*(*ôkus*, prompt ; *tokos*, accouchement) [angl. ***oxytocin***]. — 1° Hormone polypeptidique (nonapeptide) naturelle sécrétée par les noyaux paraventriculaires et supra-optique de l'hypothalamus, et stockée dans le lobe postérieur de l'hypophyse. Elle excite les contractions de l'utérus au moment de l'accouchement et favorise la sécrétion lactée. — 2° Syn. *oxytocine.* Nonapeptide cyclique de synthèse, de structure analogue à l'hormone naturelle, utilisée en obstétrique pour stimuler les contractions utérines. V. *pituitrine*, *neurophysine* et *vasopressine.*

OCYTOCIQUE, *adj.* et *s. m.* [angl. ***ocytocic***]. Syn. *oxytocique.* Qui hâte l'accouchement.

ODDI (sphincter d') (O. Ruggero, ital., 1887)(TA musculus sphincter ampullæ hepato pancreaticæ) [angl. ***Oddi's muscle***]. Nom classique du muscle sphincter de l'ampoule hépatopancréatique. Muscle annulaire situé à la partie terminale des conduits cholédoque et pancréatique.

ODDIPATHIE, *s. f.* (Oddi ; gr. *pathê*, affection). Terme générique désignant toutes les affections du sphincter d'Oddi : tumeurs (ampullomes), diverticules, réaction à des maladies du pancréas, du duodénum, des voies biliaires (lithiase) qui peuvent en troubler le fonctionnement, provoquer infection, incontinence, obstruction ou sclérose sténosante.

ODDITE, *s. f.* [angl. ***odditis***]. Affection inflammatoire du sphincter d'Oddi.

ODDS RATIO (terme angl. signifiant *risque relatif approximatif* ; littéralement *rapport de chances*). Rapport qui exprime l'éventualité d'une liaison entre deux événements, comme par exemple la probabilité de guérir grâce à un traitement ou les risques d'être malade si l'on a été exposé à une contamination. — Si *p* est la probabilité de réalisation d'un événement sous certaines conditions et *P* la probabilité de réalisation de ce même événement si les mêmes conditions ne sont pas remplies, le risque relatif s'écrit : $p\ (1\text{-}P)/P\ (1\text{-}p)$. — Une estimation de ce rapport peut être calculée à partir des effectifs quels que soit le type d'enquête. Soit le tableau suivant : guéri – non guéri – traité – a – b – non traité – c – d. Le risque relatif approximatif est : ad/bc. S'il n'existe pas de lien de cause à effet entre l'exposition au facteur considéré et l'apparition de la maladie, ce rapport est proche de 1.

ODELBERG (O. Axel, suédois, né en 1892). V. *Van Neck-Odelberg (maladie de).*

ODONTALGIE, *s. f.* (gr. *odous*, *odontos*, dent ; *algos*, douleur) [angl. ***odontalgia***]. Sensation douloureuse ressentie au niveau d'une dent.

ODONTAPLASIE, *s. f.* (gr. *odous*, *odontos*, dent ; aplasie). Syn. *densaplasie.* Défaut de développement ou résorption après fracture de l'apophyse odontoïde de l'axis. La dislocation atloïdo-axoïdienne qui en résulte entraîne, au bout de quelques années, une compression médullaire avec para- puis quadriplégie spasmodique.

ODONTOBLASTE, *s. m.* (gr. *odous*, *odontos*, dent ; *blastos*, germe) [angl. ***odontoblast***]. Syn. *dentinoblaste.* Cellule dentaire génératrice de l'ivoire ou dentine.

ODONTOCIE, *s. f.* (Ferrier, 1900) (gr. *odous*, dent ; *ôkus*, léger) [angl. ***odontocia***]. Diminution de la consistance des dents favorisant le développement de la carie et due à leur décalcification.

ODONTOGÉNIE, *s. f.* (gr. *odous*, dent ; *génésis*, génération) [angl. ***odontogeny***]. Formation des follicules dentaires et des dents.

ODONTOÏDE, *adj.* (gr. *odous*, *odontos*, dent ; *eidos*, aspect) [angl. ***odontoid***]. En forme de dent. — ***apophyse o.*** V. *axis.*

ODONTOLOGIE, *s. f.* (gr. *odous*, dent ; *logos*, discours) [angl. ***odontology***]. Étude des dents et de leurs maladies.

ODONTOLOGISTE, *s. m.* ou *f.* V. *dentiste.*

ODONTOME, *s. m.* (gr. *odous*, dent) [angl. ***odontoma***]. Nom donné par Broca à des tumeurs dentaires qu'il croyait formées aux dépens du tissu conjonctif. On les classe actuellement parmi les *dentomes* (v. ce terme). — Virchow désigne ainsi non seulement les *o.* de Broca, mais encore toutes les tumeurs des dents telles que les exostoses dues à une inflammation du périoste alvéolodentaire. — ***o. odontoplastique*** [angl. ***odontoplastic odontoma***]. Variété d'*o.* due à une hypergenèse du bulbe dentaire. Ces *o.* peuvent être *non dentifiés* et avoir la dureté du fibrome, ou *dentifiés* et se présenter sous forme de masses de consistance osseuse, à surface mamelonnée, ayant la même structure que la dent.

ODONTORRAGIE, *s. f.* (gr. *odous*, *odontos*, dent ; *rhêgnumi*, je jaillis) [angl. ***odontorrhagia***]. Hémorragie consécutive à l'avulsion d'une dent.

ODYNOPHAGIE, *s. f.* (gr. *odunê* ; *phagein*, manger) [angl. ***odynophagia***] (désuet). Déglutition douloureuse. On emploie souvent dans ce sens le terme de *dysphagie.*

ŒCOLOGIE, *s. f.* V. *écologie.*

ŒDÉMATEUSE DU SEVRAGE (maladie) (Jeanne Delon, de Casablanca, 1950). Affection observée, surtout en été et en automne, chez le nourrisson musulman, peu après le sevrage ; elle est caractérisée par une diarrhée, un écoulement nasal, un amaigrissement intense, puis un œdème, une impotence fonctionnelle, des lésions cutanées et une évolution rapidement mortelle. Elle semble due à une carence en protides. V. *kwashiorkor.*

ŒDÉMATEUX (syndrome) [angl. ***oedematous syndrome***]. Syn. *syndrome hydropigène, syndrome de rétention hydrosaline* ou *hydrosodée* ou *hydrochlorurée sodique.* Ensemble des phénomènes déterminés par la rétention, dans l'organisme, d'eau et de sel. Il consiste en une infiltration générale des tissus (préœdème, puis œdèmes périphériques), en troubles respiratoires (œdème laryngé et pulmonaire, hydrothorax), en troubles digestifs (vomissements, diarrhée), en troubles nerveux (céphalée, éclampsie, coma). Ces divers phénomènes s'observent notamment dans les néphropathies aiguës et chroniques. V. *hyperhydratation extracellulaire (syndrome d').*

ŒDÉMATEUX, EUSE, *adj.* [angl. ***oedematous***]. Qui est atteint d'œdème. Qui est de la nature de l'œdème.

ŒDÈME, *s. m.* (gr. *oïdêma*, de *oïdein*, grossir) [angl. ***oedema*** ; amér. ***edema***]. Infiltration séreuse de divers tissus et en particulier du tissu conjonctif du revêtement cutané ou muqueux. Au niveau de la peau, l'*œ.* se révèle par un gonflement indolore et sans rougeur, qui garde quelque temps l'empreinte du doigt (godet). — *l'œ.* peut également infiltrer les poumons, le cerveau, etc. — L'*œ.* généralisé prend le nom d'*anasarque.*

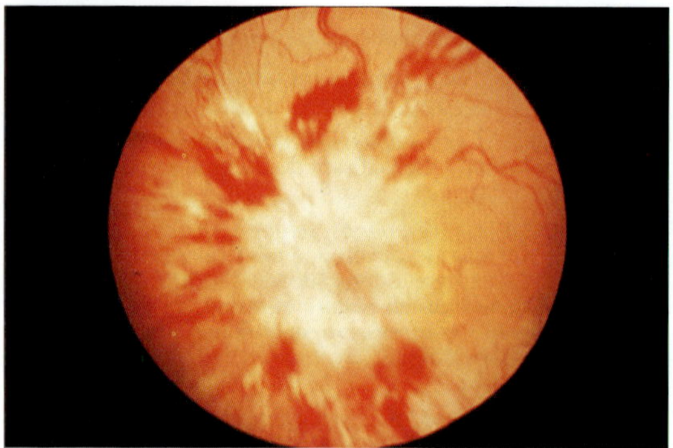

Œdème papillaire au fond d'œil

ŒDÈME AIGU ANGIONEUROTIQUE ou **TOXI-NÉVROPATHIQUE** (Strubing, 1886) ou **PAROXYSTIQUE HÉRÉDITAIRE**. V. *Quincke (maladie de).*

ŒDÈME AIGU HÉMORRAGIQUE DE LA PEAU DU NOURRISSON. V. *purpura de Seidlmayer.*

ŒDÈME DE CALABAR [angl. ***Calabar swelling***]. V. *filaire.*

ŒDÈME PAR CARENCE ou **DÉSÉQUILIBRE ALIMENTAIRE** ou **DE DÉNUTRITION, Œ. D'ALIMENTATION, Œ. DE FAMINE, Œ. DE GUERRE** [angl. ***nutritional oedema***]. Œdème généralisé avec ou sans épanchement des séreuses, observé en période de disette, chez des sujets soumis à un régime très pauvre et déséquilibré (réduction élective de la viande et des graisses), à un travail pénible ou exposés au froid. Il s'accompagne de polyurie, d'amaigrissement, de faiblesse générale, de bradycardie, d'anémie, d'élévation considérable de l'hydrémie et d'abaissement du taux des protides sanguins. Cette affection a sévi de façon massive dans les camps de prisonniers et de déportés en Allemagne (1940-1945). V. *déséquilibre alimentaire (syndrome du).*

ŒDÈME CELLULITIQUE DES MEMBRES INFÉRIEURS [angl. ***rheumatismal oedema***]. Œdème dur infiltrant la région sus-malléolaire et la face dorsale du pied, survenant chez les arthritiques à la suite de surmenage musculaire ou de traumatisme.

ŒDÈME CYCLIQUE IDIOPATHIQUE (syndrome de). V. *Mach (syndrome de).*

ŒDÈME HISTOLOGIQUE (Achard). V. *pré-œdème.*

ŒDÈME MALIN [angl. ***malignant anthrax oedema***]. Accident initial rare du charbon. Il siège de préférence aux paupières, quelquefois à la face, à la poitrine ou au bras. Il augmente assez rapidement, devient dur, la peau se couvre de phlyctènes à liquide sanguinolent, qui, une fois ouvertes, laissent à nu des escarres analogues à celles de la pustule maligne. V. *charbon.*

ŒDÈME EN PÈLERINE. V. *veine cave supérieure (syndrome de la).*

ŒDÈME POST-TRAUMATIQUE (Secrétan). Œdème dur, accompagné de douleurs et d'impotence fonctionnelle et souvent d'hyperthermie et d'atrophie musculaire, survenant rapidement après un traumatisme. Il est probablement dû à des troubles réflexes de nature sympathique. V. *physiopathiques (troubles).*

ŒDÈME PRINTANIER PULMONAIRE ANAPHYLACTIQUE (Engel). Syn. *bronchite allergique printanière.* Affection observée au printemps, caractérisée par une dyspnée, une expectoration albumineuse et orangée, une forte éosinophilie sanguine, des ombres pulmonaires fugaces et polymorphes visibles sur les radiographies. Elle est due à une sensibilisation au pollen de troène ou de laurier. V. *Löffler (syndrome de).*

ŒDÈME PULMONAIRE [angl. ***pulmonary oedema***]. Infiltration séreuse du tissu pulmonaire. Elle entraîne orthopnée, angoisse, expectoration mousseuse, râles crépitants, opacités radiologiques pulmonaires. On distingue l'***o. p. cardiogénique,*** dû à une cause hémodynamique, cardiaque (la défaillance du cœur gauche qui entraîne une élévation de la pression capillaire pulmonaire) et l'***o. p. lésionnel*** créé par une altération de la membrane alvéolocapillaire (au cours de diverses pneumopathies : infectieuses, toxiques, etc.). Selon le mode évolutif, l'œdème pulmonaire peut être aigu (OAP), subaigu ou chronique. V. *insuffisance cardiaque, membranes hyalines (maladie ou syndrome des), poumon de choc* et *détresse respiratoire de l'adulte (syndrome de).*

ŒDÈME DE QUINCKE. V. *Quincke (maladie ou œdème de).*

ŒDÈME RHUMATISMAL À RÉPÉTITION. V. *Quincke (maladie de).*

ŒDÈME SEGMENTAIRE DU GRÊLE. V. *iléopathie segmentaire œdémateuse.*

ŒDIPE (complexe d') (par référence au mythe antique d'Œdipe, victime du destin ; ayant appris par le Sphinx qu'il avait épousé sa mère Jocaste et tué son père Laïos, il se punit en se crevant les yeux et en s'exilant de Thèbes) [angl. ***Oedipus's complex***] (psychanalyse). Attraction amoureuse pour la mère et hostilité envers le père. Cette attitude affective d'attachement sexuel à la personne des parents, qui apparaît normalement chez l'enfant entre 3 et 5 ans, est ensuite refoulée dans l'inconscient. Lorsqu'elle n'est pas surmontée et qu'elle persiste, intériorisée, elle est, selon les psychanalystes, à l'origine des névroses et des psychoses. V. *complexe.*

ŒDIPISME, *s. m.* [angl. ***oedipism***]. Variété d'automutilation qui consiste dans l'énucléation volontaire de l'œil.

ŒIL, *s. m. ; pl.* **YEUX** (lat. *oculus*) (TA *oculus*) (en gr. *ophthalmos*) [angl. ***eye***]. Organe de la vision situé dans

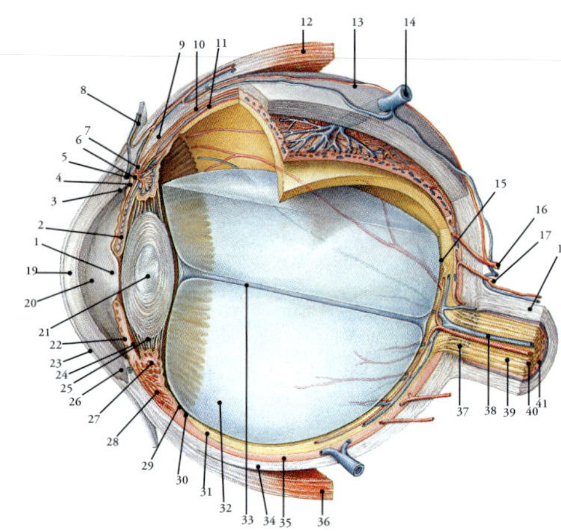

Bulbe de l'œil.
Coupe sagittale et chanfreinée

1. pupille
2. petit cercle artériel de l'iris
3. angle irido-cornéen
4. artère radiaire
5. grand cercle artériel de l'iris
6. sinus veineux de la sclère
7. r. ciliaire postérieur
8. conjonctive
9. artère et veine ciliaires antérieures
10. artère ciliaire longue
11. artère ciliaire courte
12. muscle droit supérieur
13. artère épisclérale
14. veine vorticineuse
15. fovéa centralis
16. artère ciliaire longue
17. artère ciliaire courte
18. gaine externe
19. cornée
20. chambre antérieure
21. cristallin
22. iris
23. conjonctive bulbaire
24. chambre postérieure
25. zonule ciliaire
26. limbe cornéen
27. corps ciliaire
28. muscle ciliaire
29. partie ciliaire de la rétine
30. ora serrata
31. partie optique de la rétine
32. corps vitré
33. canal hyaloïdien
34. sclère
35. choroïde
36. muscle droit inférieur
37. aire criblée de la sclère
38. artère et veine centrales de la rétine
39. nerf optique
40. espace intervaginal
41. gaine interne

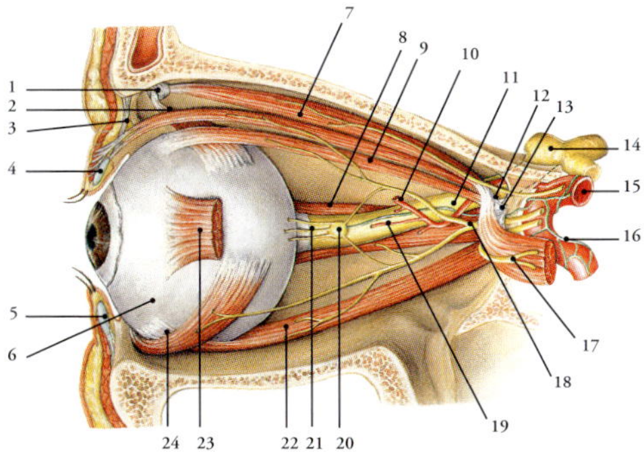

Muscles et nerfs de l'œil. Vue latérale

1. trochée
2. muscle élévateur de la paupière supérieure
3. septum orbitaire
4. tarse supérieur
5. tarse inférieur
6. bulbe oculaire
7. muscle oblique supérieur
8. muscle droit médial
9. muscle droit supérieur
10. artère ophtalmique
11. nerf optique
12. nerf trochléaire
13. anneau tendineux commun
14. chiasma optique
15. artère carotide interne
16. plexus carotidien (sympathique)
17. nerf abducens
18. nerf oculo-moteur (III)
19. artère centrale de la rétine
20. ganglion ciliaire
21. nerfs ciliaires courts
22. muscle droit inférieur
23. muscle droit latéral
24. muscle oblique inférieur

l'orbite et formé du bulbe (ou globe oculaire) et du nerf optique qui relie ce dernier au cerveau. V. *sclère, rétine, cristallin, choroïde, conjonctive, paupière, nerfs crâniens* et les mots commençant par *opht...* • 👁 **lacrymal** •.

ŒIL DE CHAT (syndrome de l'). V. *yeux de chat (syndrome des).*

ŒIL DE CHAT AMAUROTIQUE [angl. ***cat's eye amaurosis***]. Cécité unilatérale accompagnée d'un reflet brillant de la pupille observée notamment au cours du rétinoblastome (v. ce terme et *leucocorie*).

ŒIL DIRECTEUR [angl. ***dominant eye***]. Œil prédominant au cours de la vision binoculaire normale. C'est celui dont le sujet se sert, par exemple, pour viser ou regarder avec une loupe.

ŒIL FIXATEUR [angl. ***fixating eye***]. C'est, dans le strabisme, l'œil dirigé vers l'objet.

ŒIL SEC (syndrome de l'). V. *Gougerot-Houwer-Sjögren (syndrome de).*

ŒIL SYMPATHISANT [angl. ***sympathizing eye***]. Œil primitivement sain, atteint secondairement par l'ophtalmie sympathique (v. ce terme et *œil sympathisé*).

ŒIL SYMPATHISÉ. Œil primitivement atteint, au cours de l'ophtalmie sympathique (v. ce terme et *œil sympathisant*).

ŒIL-DE-PERDRIX [angl. ***soft clavus***]. Variété de cor (v. ce terme) siégeant souvent sur le bord interne du 5ᵉ orteil, en face d'une hyperkératose du bord externe du 4ᵉ. Il est centré par un point noir entouré d'une aréole rouge (d'où son nom) : dû au frottement sur des saillies osseuses, il est douloureux et ramolli par la macération.

ŒNOLATURE, *s. f.* ou **ŒNOLÉ**, *s. m.* (gr. *oïnos*, vin). Syn. *vin médicinal.* Médicament liquide dans lequel l'excipient est le vin. — Certains auteurs (Béral) ont distingué les *œnolés* et les *œnolatures* : les premiers comprenant les préparations dans lesquelles *toute* la substance médicamenteuse est solubilisée par le vin, les autres comprenant celles dans lesquelles on a fait agir le vin sur des matières (racine, écorce) qui abandonnent une partie de leur substance à cet excipient.

ŒNOLISME, *s. m.* (gr. *oïnos*, vin). Forme de l'alcoolisme provoquée par l'abus presque exclusif du vin et se traduisant surtout par des troubles digestifs, hépatiques *(cirrhose)* et nerveux *(névrite périphérique, delirium tremens).*

ŒNOMANIE, *s. f.* (Rayer) (gr. *oïnos*, vin ; *mania*, folie). — 1° Désir irrésistible de boire du vin. — 2° V. *delirium tremens.*

ŒSOCARDIOGRAMME, *s. m.* [angl. ***oesocardiogram***]. Tracé cardiaque enregistré par voie endo-œsophagienne. Il s'agit surtout de l'enregistrement de l'activité auriculaire (l'oreillette gauche est au contact de l'œsophage). P. ex. : la dérivation œsophagienne de l'électrocardiogramme. V. *échocardiographie.*

ŒSODUODÉNOSTOMIE, *s. f.* [angl. ***oesophagoduodenostomy***]. Anastomose termino-terminale entre l'œsophage et le duodénum pratiquée pour rétablir la continuité du tube digestif après gastrectomie totale.

ŒSOFIBROSCOPE, *s. m.* [angl. ***oesophageal fibrescope***]. Syn. *œsophago-fibroscope.* Fibroscope (v. ce terme) destiné à l'exploration de l'œsophage.

ŒSOFIBROSCOPIE, *s. f.* [angl. ***oesophagoscopy with a fibrescope***]. Syn. *œsophago-fibroscopie.* Méthode d'exploration visuelle directe de l'œsophage au moyen d'un fibroscope (v. ce terme) : l'œsofibroscope.

ŒSO-GASTRO-DUODÉNO-FIBROSCOPIE, *s. f.* ou **ŒSO-GASTRO-DUODÉNOSCOPIE**, *s. f.* [angl. ***oesogastroduodenofibrescopy***]. Examen visuel des cavités œsophagienne, gastrique et duodénale au moyen d'un fibroscope (v. ce terme).

ŒSOGASTROSTOMIE, *s. f.* (gr. *oïsophagos*, œsophage ; *gastêr*, estomac ; *stoma*, bouche). V. *œsophago-gastrostomie.*

ŒSOJÉJUNOSTOMIE, *s. f.* V. *œsophago-jéjunostomie.*

ŒSOPHAGE, *s. m.* (du gr. *oïsophagos*) [angl. ***oesophagus ;*** amér. ***esophagus***]. Segment du tube digestif reliant le pharynx à l'estomac. V. *cancer de l'œsophage* et *Plummer-Vinson (syndrome de).* — **o. de Barrett.** V. *Barrett (œsophage de).*

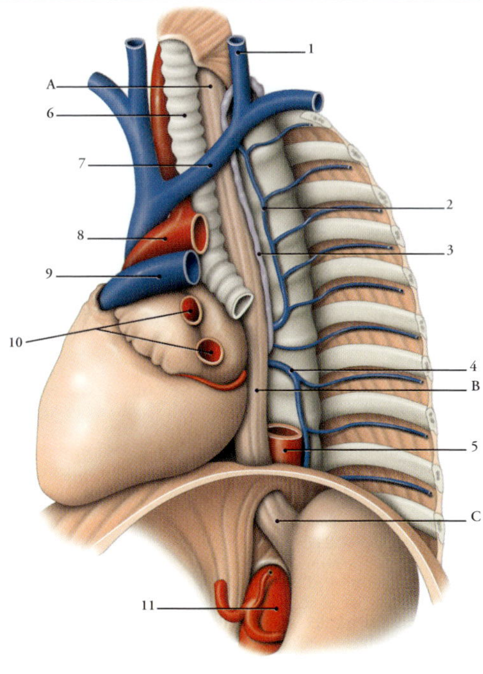

Œsophage. Vue latérale gauche

A. œsophage cervical
B. œsophage thoracique
C. œsophage abdominal
1. veine jugulaire interne gauche
2. veine hémi-azygos accessoire
3. conduit thoracique
4. veine hémi-azygos
5. aorte thoracique sectionnée
6. trachée
7. veine brachio-céphalique gauche
8. arc aortique
9. tronc et a. pulmonaires
10. veines pulmonaires
11. aorte abdominale

ŒSOPHAGECTOMIE, *s. f.* (Czerny, 1877) (gr. *oïsophagos*, œsophage ; *ektomê*, ablation) [angl. ***oesophagectomy***]. Résection d'une partie de l'œsophage.

ŒSOPHAGISME, *s. m.* [angl. ***oesophagism***]. Contracture spasmodique de l'œsophage déterminant un rétrécissement plus ou moins prononcé, sans lésion appréciable au point où il siège.

ŒSOPHAGITE, *s. f.* [angl. ***oesophagitis***]. Inflammation aiguë ou chronique de l'œsophage.

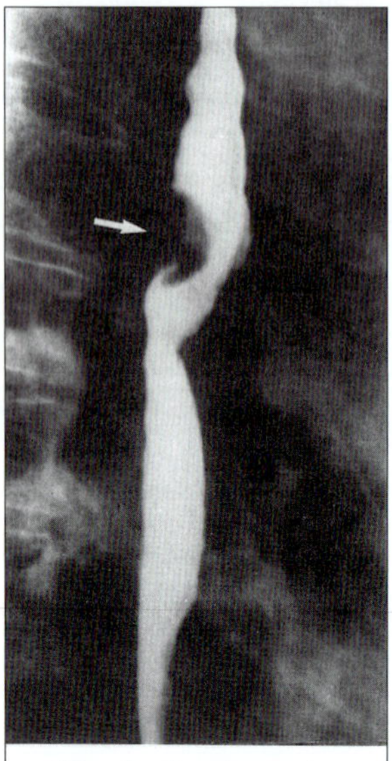

Œsophagite nécrosante

ŒSOPHAGO-CARDIOTOMIE EXTRAMUQUEUSE. V. *Heller (opération de).*

ŒSOPHAGO-COLO-GASTROSTOMIE, *s. f.* (Vulliet, 1911) [angl. ***oesophagocologastrostomy***]. Œsophagoplastie utilisant le côlon transverse pour l'anastomose de l'œsophage avec l'estomac.

ŒSOPHAGO-COLOPLASTIE, *s. f.* V. *oesophagoplastie.*

ŒSOPHAGO-DERMATO-COLO-GASTROSTOMIE, *s. f.* Œsophagoplastie obtenue à l'aide d'une plastie cutanée prolongée par un segment de côlon transverse.

ŒSOPHAGO-DERMATO-GASTROSTOMIE, *s. f.* [angl. ***Bircher's operation***]. Syn. *opération de Bircher* (1894). Œsophagoplastie réalisée à l'aide d'un tunnel cutané.

ŒSOPHAGOFIBROSCOPE, *s. m.* V. *œsofibroscope.*

ŒSOPHAGOFIBROSCOPIE, *s. f.* V. *œsofibroscopie.*

ŒSOPHAGOGASTROPLASTIE, *s. f.* V. *œsophagoplastie.*

ŒSOPHAGO-GASTROSTOMIE, *s. f.* [angl. ***oesophagogastrostomy***]. Syn. *opération de Heyrovski, œsogastrostomie.* Opération pratiquée dans le cas de rétrécissement de l'œsophage. Elle consiste dans l'établissement d'une anastomose entre la grosse tubérosité de l'estomac, que l'on attire à travers une incision du diaphragme et l'œsophage au-dessus du point sténosé.

ŒSOPHAGO-JÉJUNO-GASTROSTOMOSE ou **STOMIE**, *s. f.* [angl. ***oesophagojejunogastrostomosis***]. Syn. *opération de Roux,* de Lausanne (1907). Opération qui consiste à remplacer l'œsophage oblitéré par une portion du jéjunum transplantée sous la peau qui recouvre le sternum et anastomosée, d'une part, avec l'estomac, d'autre part, avec l'extrémité supérieure de l'œsophage.

ŒSOPHAGO-JÉJUNOSTOMIE, *s. f.* (gr. *oïsophagos*, œsophage ; jéjunum ; *stoma*, bouche) [angl. ***oesophagojejunostomy***]. Établissement d'une anastomose termino-terminale entre l'œsophage et le jéjunum. Opération pratiquée en cas de cancer inextirpable du cardia ou après gastrectomie totale, pour rétablir la continuité du tube digestif.

ŒSOPHAGOPLASTIE, *s. f.* (gr. *oïsophagos*, œsophage ; *plassein*, façonner) [angl. ***oesophagoplasty***]. Opération destinée à remplacer une plus ou moins grande partie de l'œsophage oblitéré, soit par une plastie cutanée, soit par une portion d'estomac, de jéjunum ou de côlon transplantée.

ŒSOPHAGORRAGIE, *s. f.* (gr. *oïsophagos*, œsophage ; *rhêgnumi*, je jaillis) [angl. ***oesophageal haemorrhage***]. Hémorragie se produisant au niveau de la muqueuse œsophagienne.

ŒSOPHAGO-SALIVAIRE (réflexe). V. *réflexe œsophago-salivaire.*

ŒSOPHAGOSCOPIE, *s. f.* (gr. *oïsophagos*, œsophage ; *skopein*, examiner) [angl. ***oesophagoscopy***]. Application de l'endoscopie à l'examen de l'œsophage. V. *œsofibroscopie.*

ŒSOPHAGOSTOMIE, *s. f.* (gr. *oïsophagos*, œsophage ; *stoma*, bouche) [angl. ***oesophagostomy***]. Abouchement de l'œsophage à la peau.

ŒSOPHAGOTOMIE, *s. f.* (gr. *oïsophagos*, œsophage ; *tomê*, incision) [angl. ***oesophagotomy***]. Ouverture chirurgicale du conduit œsophagien.

ŒSTRADIOL, *s. m.* [angl. ***oestradiol***]. Syn. *estradiol, dihydrofolliculine.* Substance voisine de l'œstrone, beaucoup plus active qu'elle et que l'on considère comme la véritable hormone femelle ; on l'extrait également des ovaires (Doisy) et de l'urine (Schwenk). — ***épreuve au benzoate d'œ.*** V. *hypocalcémie (épreuve de l' — provoquée).*

ŒSTRADIOLÉMIE, *s. f.* [angl. ***oestradiolaemia***]. Syn. *estradiolémie.* Présence et taux d'œstradiol dans le sang.

ŒSTRAL (cycle) [angl. ***oestrous cycle***]. Syn. *cycle estral.* Modification périodique de l'utérus et du vagin déclenchée par les sécrétions ovariennes et qui préparent à la fécondation et à la gestation. On distingue : une phase folliculinique, le *préœstrus* ; puis l'*œstrus,* qui correspond à l'ovulation et à la période où la fécondation est possible ; une phase folliculino-lutéinique, le *post-œstrus* ou *métœstrus,* de préparation à la gestation ou au retour au repos, cette dernière phase étant le *diœstrus* ou *interœstrus.* V. *menstruel (cycle)* et *ovarien (cycle).*

ŒSTRANEDIOL, *s. m.* [angl. ***oestranediol***]. Syn. *estranediol.* Hormone femelle extraite de l'urine.

ŒSTRIOL, *s. m.* [angl. ***oestriol***]. Syn. *estriol, hydrate de folliculine* (Marrian, 1930). Hormone placentaire (Collip) extraite de l'urine des femmes gravides.

ŒSTROGÈNE, *adj.* et *s. m.* (gr. *oïstros*, fureur ; *génnan*, engendrer) [angl. *adj.****oestrogenous*** ; *s.* ***oestrogen***]. Syn. *estrogène.* Qui provoque l'*œstrus* chez la femme et les femelles des mammifères. — ***hormones œ.*** Groupe des hormones extraites des follicules ovariens et surtout des produits naturels tels que l'urine : œstrone, œstriol, œstradiol, équilénine, équiline, 17-dihydroéquilénine et œstranediol A et B. On a pu reproduire par synthèse l'œstrone et l'œstradiol et toute une série de corps chimiquement différents mais doués de propriétés comparables à celles de l'œstrone et actifs *per os* : les *œ. de synthèse* (Dodd, depuis 1936) : diéthylstilbœstrol, hexœstrol, dienœstrol, éthinyl-œstradiol, etc.

ŒSTROGÉNIE, *s. f.* Syn. *estrogénie.* Présence d'hormones œstrogènes dans l'organisme.

ŒSTROGÉNOTHÉRAPIE, *s. f.* Syn. *estrogénothérapie.* Emploi thérapeutique de produits naturels ou synthétiques pouvant déclencher l'œstrus (œstrogènes).

ŒSTRONE, *s. f.* (Courrier, 1921 ; Allen et Doisy, 1922) [angl. ***oestrone***]. Syn. *estrone.* Nom chimique adopté par convention internationale pour désigner la *folliculine.* — Hormone ovarienne dont le rôle physiologique est de déclencher la prolifération de la muqueuse utérine avant l'ovulation. Elle provoque également l'apparition des caractères sexuels féminins. On extrait l'*œ.* de l'urine de jument gravide ou de femme enceinte ; on la produit aussi par synthèse.

ŒSTROPROGESTATIF, *adj.* et *s. m.* [angl. ***oestroprogestative***]. Syn. *estroprogestatif.* Qui possède à la fois les caractères de l'œstrone et ceux des progestatifs (v. ces mots). Ces substances sont utilisées comme contraceptifs. V. ce terme.

ŒSTRUS, *s. m.* (gr. *oïstros*, fureur) [angl. ***oestrus***]. Syn. *estrus.* V. *œstral (cycle).*

ŒUF, *s. m.* [angl. ***egg, ovum***]. Syn. *zygote.* V. ce terme.

OFFICE NATIONAL D'INDEMNISATION DES ACCIDENTS MÉDICAUX (ONIAM). V. *aléa thérapeutique.*

OFFICINAL, ALE, *adj.* (lat. *officina*, boutique) [angl. ***officinal***]. « Se dit des préparations dont la composition est indiquée par le Codex » (Littré). V. *médicament officinal.*

OFUGI (maladie d') (O. S. 1970) [angl. ***Ofugi's disease***]. Syn. *pustulose à éosinophiles.* Affection caractérisée *cliniquement* par une éruption de papulo-pustules groupées en placards et siégeant surtout à la face. Elle *évolue* par poussées durant une quinzaine de jours vers la guérison spontanée et s'associe à une hyperéosinophilie sanguine ainsi qu'à l'infiltration éosinophile de la glande sébacée et du derme. Son origine est inconnue.

OGILVIE (syndrome d') (O. sir William, brit., 1948) [angl. ***Ogilvie's syndrome***]. Syndrome évocateur d'obstruction colique aiguë, survenant en l'absence d'obstacle mécanique, dû probablement à une atteinte des voies nerveuses végétatives, elle-même secondaire à une lésion rétropéritonéale néoplasique ou non.

OGINO-KNAUS (loi d') (K., 1929 ; O. Kinsaku, jap., 1930) [angl. ***Ogino's theory***]. Loi physiologique en vertu de laquelle, chez la femme bien réglée, la fécondation ne serait possible que du douzième au dix-neuvième jour inclus qui précèdent les règles.

OGLE (signes d')(O. John, brit., 1824-1905). V. *Cyril Ogle (signes de).*

OGUCHI (maladie d') (O. Chuta, jap., 1907) [angl. ***Oguchi's disease***]. Variété d'héméralopie congénitale observée d'abord au Japon. L'examen ophtalmoscopique révèle, lorsque le sujet a été exposé à la lumière, une coloration blanc grisâtre qui prédomine à la macula et à la papille et qui disparaît après quelques minutes ou quelques heures de séjour dans l'obscurité (phénomène de Mizuo, 1914), la rétine reprenant un aspect normal. C'est une maladie héréditaire à transmission récessive autosomique.

17-OH ou **17-OH-CORTICOÏDES** [angl. ***17-OH-corticosteroids***]. V. *17-hydroxycorticostéroïdes.*

OHARA (maladie d') (O. Shoichiro, jap.). V. *tularémie.*

OHM, *s. m.* (G. S. Ohm, physicien allemand, 1789-1854) (symbole : Ω) [angl. ***ohm***]. Unité du système international (v. ce terme) pour la résistance électrique. C'est la résistance existant entre deux points d'un conducteur où une différence de potentiel de 1 volt crée un courant d'intensité égale à 1 ampère.

OIDA [angl. ***Right Occipito-Anterior position, ROA***] (obstétrique). Abréviation d'*Occipito-Iliaque Droite Antérieure,* position d'engagement très rare de la présentation du sommet, l'occiput étant tourné vers le côté droit du bassin et en avant.

OÏDIOMYCOSE, *s. f.* V. *candidose.*

OÏDIUM ALBICANS (Robin). V. *Candida.*

OIDP [angl. ***Right Occipito-Posterior position, ROP***] (obstétrique). Abréviation d'*Occipito-Iliaque Droite Postérieure,* position d'engagement de la présentation du sommet la plus fréquente avec l'OIGA (28 %), l'occiput étant tourné vers le côté droit du bassin et en arrière.

OIDT [angl. ***Right Occipito-Transverse position, ROT***] (obstétrique). Abréviation d'*Occipito-Iliaque Droite Transverse,* position d'engagement rare de la présentation du sommet, l'occiput étant tourné en travers, en direction du côté droit du bassin.

OIGA [angl. ***Left Occipito-Anterior position, LOA***] (obstétrique). Abréviation d'*Occipito-Iliaque Gauche Antérieure,* position d'engagement de la présentation du sommet la plus fréquente (64 %), l'occiput étant tourné vers le côté gauche du bassin et en avant.

OIGNON, *s. m.* [angl. ***bunion***]. Terme populaire désignant une bourse séreuse recouverte de derme et d'épiderme épaissis, due à la compression de la chaussure, développée au niveau des articulations du pied et surtout de l'articulation métatarso-phalangienne du gros orteil, hypertrophiée par une exostose de la tête du 1er métatarsien. V. *hallus ou hallux valgus.*

OIGP [angl. ***Left Occipito-Posterior position, LOP***] (obstétrique). Abréviation d'*Occipito-Iliaque Gauche Postérieure,* position d'engagement rare (6 %) de la présentation du sommet, l'occiput étant tourné vers le côté gauche du bassin et en arrière.

OIGT [angl. ***Left Occipito-Transverse position, LOT***] (obstétrique). Abréviation d'*Occipito-Iliaque Gauche Transverse,* position d'engagement rare de la présentation du sommet, l'occiput étant tourné en travers, en direction du côté gauche du bassin.

OKSALA (psychose présénile pernicieuse d'). V. *Kraepelin (maladie de).*

OKT (nom de marque) (Initiales de *Ortho Diagnostics* nom de la firme, *Kung* [inventeur] et *T* pour *lymphocyte T*) [angl. ***OKT***]. Série d'anticorps monoclonaux d'origine murine et de la classe des IgG, produits par des hybridomes, permettant de reconnaître des antigènes situés à la surface de diverses populations de lymphocytes T. Ces antigènes sont des marqueurs de membrane lymphocytaire [v. ce terme et *différenciation (classes d'antigènes de)*]. Par exemple : ***OKT3*** reconnaît l'ensemble des lymphocytes T circulants (cellules ou lymphocytes T3+, classe CD3) — ***OKT4*** la sous-population des lymphocytes circulants auxiliaires (cellules ou lymphocytes T4+, classe CD4). — ***OKT8*** les lymphocytes circulants suppressifs ou cytotoxiques (cellules ou lymphocytes T8+, classe CD8). Certains de ces anticorps antilymphocytaires sont utilisés en thérapeutique comme immunodépresseurs (OKT 3).

OLDFIELD (maladie d') (O. Michael, brit., 1950) [angl. ***Oldfield's disease***]. Affection héréditaire dominante caractérisée par l'association d'un polyadénome du gros intestin (v. ce terme) et de kystes sébacés multiples.

OLÉCRANALGIE, *s. f.* Douleur siégeant sur l'olécrane, survenant à la suite de surmenage de l'avant-bras ou de légers traumatismes provoquant une irritation périostée de cette région.

OLÉCRÂNE, *s. m.* (gr. *ôlénê*, coude ; *kranion*, tête) [TA et angl. ***olecranon***]. Volumineuse apophyse de l'ulna (cubitus) formant la saillie osseuse du coude. Sa face antérieure s'articule avec la trochlée humérale. Elle forme avec l'apophyse coronoïde la grande cavité sigmoïde.

OLÉOME, *s. m.* [angl. ***oleoma***]. Syn. *huilome, vaselinome.* Néoplasie inflammatoire provoquée par des injections d'huile (généralement d'huiles de vaseline).

OLFACTIF (syndrome). Ensemble de symptômes provoqués par les tumeurs cérébrales siégeant au-dessus de la lame criblée de l'ethmoïde (méningiomes) : perte progressive uni, puis bilatérale, de l'odorat, atrophie optique bilatérale, enfin troubles mentaux par compression du lobe frontal.

OLFACTIFS (nerfs) (lat. *olfacere*, flairer) (TA *nervi olfactorii*) [angl. ***olfactory nerves***]. Première paire crânienne. Nerfs de l'odorat.

OLFACTION, *s. f.* (lat. *olfacere*, flairer) [angl. ***olfaction***]. Exercice du sens de l'odorat.

OLFACTOGÉNITAL (syndrome). V. *dysplasie olfacto-génitale.*

OLFACTOMÉTRIE, *s. f.* [angl. ***olfactometry***]. Mesure de la concentration minima d'une substance capable de provoquer une sensation olfactive.

OLIGO-AMNIOS, *s. m.* (gr. *oligos*, peu ; amnios) [angl. ***oligoamnios***]. Insuffisance de la quantité du liquide amniotique, qui peut s'abaisser, dans une grossesse à terme, à 100 ou 150 g.

OLIGO-ANURIE, *s. f.* [angl. ***oligoanuria***]. Diminution extrême de la diurèse confinant à sa suppression.

OLIGO-ARTHRITE, *s. f.* (gr. *oligos*, peu ; *arthron*, articulation) [angl. ***oligoarthritis***]. Arthrite atteignant un petit nombre d'articulations.

OLIGOCRANIE, *s. f.* (gr. *oligos*, peu ; *kranion*, crâne) (morphologie). Développement insuffisant du volume du crâne par rapport à celui du corps ; il se traduit par un abaissement du rapport cranio-somatique.

OLIGOCYTÉMIE, *s. f.* (gr. *oligos*, peu ; *kutos*, globule ; *haïma*, sang) [angl. ***oligocythaemia***]. Diminution du nombre des globules rouges et blancs dans le sang. — ***o. hématoblastique.*** Diminution du nombre des hématoblastes ou plaquettes dans le sang. V. *thrombopénie.*

OLIGODACTYLIE, *s. f.* (gr. *oligos*, peu ; *daktulos*, doigt) [angl. ***oligodactyly***]. V. *ectrodactylie.* — ***syndrome de l'o.*** V. *Hertwig-Weyers (syndrome d').*

OLIGODENDROCYTE, *s. m.* (gr. *oligos*, peu ; *dendron*, arbre ; *kutos*, cellule) [angl. ***oligodendrocyte***]. Cellules de la macroglie comportant peu de prolongements cytoplasmiques. Elles entourent les axones dans la substance blanche du système nerveux central. V. *Schwann (gaine de).*

OLIGODENDROCYTOME (Roussy et Oberling) ou **OLIGODENDROGLIOME** (P. Bailey) (gr. *oligos*, peu ; *dendron*, arbre ; *kutos*, cellule ; *glia*, glu) [angl. ***oligodendroglioma***]. Variété de gliome d'évolution parfois maligne, formée de petites cellules à noyau arrondi, ressemblant aux cellules d'oligodendroglie d'Hortega ; elle se développe surtout dans le lobe pariétal.

OLIGODIPSIE, *s. f.* (gr. *oligos*, peu ; *dipsa*, soif) [angl. ***oligodipsia***]. Diminution ou absence presque complète de la sensation de la soif que l'on observe chez certains sujets sans que leur santé paraisse troublée.

OLIGO-ÉLÉMENT, *s. m.* [angl. ***trace element***]. Métal ou non-métal (fer, zinc, cuivre, cobalt, chrome, étain, manganèse, molybdène, nickel, vanadium, silicium, fluor, iode, sélénium) dont la présence, en très petites quantités, est indispensable dans la ration alimentaire (aliments protectifs).

OLIGOHORMONAL, ALE, *adj.* [angl. ***hypohormonal***]. Qui est en rapport avec une insuffisance d'hormone.

OLIGOMACRONÉPHRONIE, *s. f.* (gr. *oligos*, peu ; *makros*, grand ; néphron). Diminution du nombre et augmentation de la taille des néphrons. V. *hypoplasie rénale bilatérale avec oligonéphronie.*

OLIGOMÉNORRHÉE, *s. f.* (Cotte) [angl. ***oligomenorrhoea***]. Diminution de la fréquence de l'écoulement menstruel ; règles rares.

OLIGOMIMIE, *s. f.* (gr. *oligos*, peu ; *mimos*, mime). Appauvrissement de la mimique.

OLIGONÉPHRONIE, *s. f.* (gr. *oligos*, peu ; néphron). Diminution du nombre des néphrons. V. *hypoplasie rénale bilatérale avec oligonéphronie.*

OLIGONUCLÉOTIDE, *s. m.* (gr. *oligos,* peu ; nucléotide) [angl. ***oligonucleotide***]. Polymère formé d'une dizaine de nucléotides (v. ce terme) au maximum ; courte chaîne d'acide nucléique. V. *arbre phylogénique universel*, *antisens* et *sens.*

OLIGOPHAGIE, *s. f.* (gr. *oligos*, peu ; *phagein*, manger) [angl. ***anorexia***]. Diminution de l'appétit. — ***o. psychonévrotique*** (J. Decourt). V. *anorexie mentale.*

OLIGOPHRÉNIE, *s. f.* (gr. *oligos*, peu ; *phrên*, intelligence) [angl. ***oligophrenia***]. Terme qui comprend tous les degrés de faiblesse d'esprit allant de la débilité mentale à l'idiotie. V. *arriération mentale.*

OLIGOPHRÉNIE PHÉNYLPYRUVIQUE (J. Delay, 1947) [angl. ***phenylpyruvic oligophrenia***]. Syn. *idiotie* ou *imbécillité phénylpyruvique, maladie de Fölling* (F., 1934), *phénylcétonurie.* Oligophrénie héréditaire, transmise selon le mode récessif, associée à des signes neurologiques (hypertonie musculaire, crises d'épilepsie, mouvements choréo-athétosiques), à des altérations du comportement (agitation, maniérisme, catatonie, mouvements stéréotypés) et à un défaut de pigmentation des phanères. Elle est due à un trouble de métabolisme de la phénylalanine qui, par défaut d'enzyme, n'est pas transformée en tyrosine, mais dégradée en acide phénylpyruvique ; celui-ci s'accumule dans le sang et s'élimine par l'urine. C'est une maladie enzymatique. Son dépistage est devenu systématique en France. Elle requiert un traitement précoce par un régime pauvre en phénylalanine jusqu'à l'âge de 8 ans. V. *Guthrie (test de).*

OLIGOPHRÉNIE POLYDYSTROPHIQUE (P. Maroteaux et M. Lamy, 1963) [angl. ***polydystrophic oligophrenia***]. Syn. *mucopolysaccharidose HS* (héparane-sulfate) ou *type III, maladie de Sanfilippo* (1962), *syndrome de Meyer et Sanfilippo.*Affection voisine de la maladie de Hurler (v. ce terme). Elle s'en distingue par la sévérité de la dégradation mentale apparaissant vers l'âge de 2 ou 3 ans et aboutissant à l'idiotie ; par l'importance de l'hépatomégalie ; par la discrétion des opacités cornéennes et des anomalies squelettiques, localisées aux os du crâne, aux vertèbres et au bassin ; enfin par l'élimination urinaire abondante de mucopolysaccharides acides de type héparane-sulfate. Cette maladie, qui appartient au groupe des mucopolysaccharidoses (v. ce terme), se transmet héréditairement suivant le mode récessif autosomique ; elle évolue rapidement vers la mort. On en a décrit 3 sous-groupes : A, B et C selon l'enzyme qui fait défaut.

OLIGOPNÉE, *s. f.* (Hugh Jones) (gr. *oligos*, peu ; *pnein*, respirer) [angl. ***oligopnoea***]. Diminution globale de la ventilation pulmonaire. Elle peut être la conséquence d'une atteinte des centres nerveux, des muscles ou du squelette du thorax, d'un épanchement pleural très important, d'une forte obésité. Elle provoque l'hypercapnie.

OLIGOSACCHARIDE, *s. m.* [angl. ***oligosaccharide***]. — 1° Holoside (v. ce mot) résultant de l'union d'un petit nombre (2 à 4) de molécules d'oses et dont la molécule est plus courte que celle des polysaccharides. V. *polysaccharide.* — 2° Ancien nom des aminosides (v. ce terme).

OLIGOSACCHARIDOSE, *s. f.* (P. Maroteaux et R. Humbel, 1976) [angl. ***oligosaccharidosis***]. Groupe de maladies héréditaires dues à un déficit enzymatique, caractérisées par l'élimination urinaire permanente d'oligosaccharides (v. ce terme *1°*). Il comprend la mannosidose, la furosidose, l'aspartylglucosaminurie, les sialidoses (v. ce terme) et d'autres affections voisines mal définies. *Cliniquement,* on retrouve le retard de croissance, les malformations faciales, la dégradation mentale, l'hépatosplénomégalie, les modifications osseuses et les lymphocytes à vacuoles, tous symptômes analogues à ceux des mucopolysaccharidoses, mais plus discrets.

OLIGOSIDÉRÉMIE, *s. f.* (Hallé et Jolly, 1903 ; Rist et Louis Guillemot, 1906) (gr. *oligos*, peu ; *sidêros*, fer ; *haïma*, sang) [angl. ***oligosideraemia***]. Anémie hypochrome survenant chez les jeunes enfants à partir du 6e mois, due à une carence en fer. Le nombre des globules rouges est normal, mais le taux de l'hémoglobine est très bas. L'*o.* guérit par le traitement martial.

OLIGOSONDE, *s. f.* [angl. ***oligonucleotide probe***]. Sonde génétique (v. ce terme) constituée d'une séquence d'oligonucléotide.

OLIGOSPERMIE, *s. f.* (gr. *oligos*, peu ; *sperma*, semence) [angl. ***oligospermia***]. Syn. *oligozoospermie.* Faible quantité de spermatozoïdes dans le sperme.

OLIGOTHÉRAPIE, *s. f.* (gr. *oligos*, peu ; *thérapéia*, traitement). Emploi thérapeutique des oligo-éléments.

OLIGOTRICHIE, *s. f.* (gr. *oligos*, peu ; *thrix*, cheveu) [angl. ***oligotrichia***]. Développement incomplet du système pileux qui n'existe qu'à l'état de simple duvet, fin et grêle.

OLIGOZOOSPERMIE, *s. f.* V. *oligospermie.*

OLIGURIE, *s. f.* (gr. *oligos*, peu ; *ourein*, uriner) [angl. ***oliguria***]. Diminution de la quantité des urines.

OLIVER. V. *Adams-Oliver (syndrome d').*

OLIVER (signe d') (O. William, brit., 1836-1908). V. *trachée (signe de la).*

OLLENDORF (O. Helene, all., 1928). V. *Buschke-Ollendorf (syndrome de).*

OLLIER (attelle pelvi-dorso-pédieuse d') (O. Louis, fr., 1830-1900). Appareil plâtré destiné au traitement des fractures sous-trochantériennes du fémur ; il consiste en une gouttière appliquée sur la face antéro-interne du membre inférieur, qui est immobilisé en extension et en abduction ; cette gouttière est terminée par un étrier pour l'avant-pied ; elle prend point d'appui, d'autre part, sur le pelvis du côté opposé.

OLLIER (maladie d'). V. *enchondromatose.*

OLLIER (opération d') [angl. ***Ollier's operation***]. Traitement du rhinophyma par décortication au rasoir ou au bistouri du nez hypertrophié.

OLLIVIER (maladie d') (O., d'Angers). Sarcomatose primitive des méninges.

OLMER (maladie d') (O. David, fr., 1925). V. *fièvre boutonneuse méditerranéenne.*

OLSEN (O. O., suédois). V. *Alström-Olsen (syndrome d').*

OLSZEWSKI (O. J., amér.). V. *Steele, Richardson et Olszewski (maladie de).*

OLYMPIEN (crâne ou **front)** [angl. ***olympian forehead***]. Front proéminent, anormalement développé en hauteur et en largeur.

OMACÉPHALE, *s. m.* (I. G. St-Hilaire) (gr. *ômos*, épaule ; *aképhalos*, acéphale) [angl. ***omacephalus***]. Monstre acéphale, privé de membres thoraciques et terminé à la région de l'épaule (forme très rare).

OMALGIE, *s. f.* (gr. *ômos*, épaule ; *algos*, douleur). V. *scapulalgie.*

OMAPATRILATE, *s. m.* [angl. ***omapatrilat***]. Inhibiteur des vasopeptidases. V. ce terme.

OMARTHROSE, *s. f.* (gr. *ômos*, épaule ; arthrose) [angl. ***omarthrosis***]. Rhumatisme chronique dégénératif (arthrose) localisé à l'articulation scapulo-humérale.

OMBILIC, *s. m.* (lat. *umbilicus*, nombril) [TA et angl. ***umbilicus***]. Syn. *nombril*. Cicatrice déprimée située au centre de la paroi abdominale, vestige de l'insertion du cordon ombilical.

OMBILICATION, *s. f.* [angl. ***umbilication***]. Formation d'une dépression au centre d'une saillie de la peau (*o.* des pustules vaccinales ou varioliques). — ***o. du mamelon.*** Formation d'une dépression circulaire autour du mamelon, qui se trouve ainsi situé au fond d'une sorte de cupule et ne peut être saisi par l'enfant.

OMBILICO-PORTOGRAPHIE, *s. f.* Portographie (v. ce terme) réalisée au moyen d'un cathéter introduit dans la veine ombilicale, sous contrôle radiologique, après dénudation du ligament rond.

OMBILICO-PORTO-SCINTIGRAPHIE, *s. f.* (Moretti, Gross *et coll.*, 1972-1974). Scintigraphie (v. ce terme) du foie et de ses différents segments obtenue en injectant des microsphères marquées avec un isotope radioactif, dans la veine porte, par la veine ombilicale.

OMBRÉDANNE (opérations d') (O. Louis, fr., 1871-1956) [angl. ***Ombrédanne's operations***]. — 1° Mode de cure radicale de l'hypospadias appelé par l'auteur *procédé du sac* et présentant l'avantage d'éviter la dérivation des urines et la sonde à demeure ; il reconstitue l'urètre aux dépens des téguments de la verge situés au-dessus du méat hypospade, ramenés vers le gland et recouvre la surface cruentée par le prépuce dédoublé et rabattu. — 2° (1911). Orchidopexie transscrotale (v. ce terme).

OMBRÉDANNE (procédé d'). Méthode de traitement des fractures de la clavicule chez l'enfant ; elle consiste dans l'immobilisation, par un bandage de corps, du coude rejeté derrière le thorax, l'avant-bras, fléchi à angle droit, étant placé derrière le dos.

OMBRÉDANNE (schéma d'). Schéma permettant d'apprécier, sur une radiographie de face du bassin, la position de la tête fémorale. Il est utilisé, chez l'enfant, dans le cas de luxation congénitale de la hanche.

OMBRÉDANNE (syndrome d'). V. *pâleur-hyperthermie (syndrome).*

OMBRELLE, *s. f.* Dispositif oblitérant introduit au cours d'un cathétérisme interventionnel puis déployé comme une ombrelle soit dans un *canal artériel persistant* (W. J. Rashkind, 1987), soit dans une cavité cardiaque droite pour obturer une *communication interventriculaire* (J. E. Lock, 1988) ou surtout *interatriale* (T. D. King, 1976 ; Lock, 1987). Ces prothèses sont différentes du filtre-ombrelle destiné à la veine cave inférieure. V. *filtre intraveineux cave.*

OMÉGA 3, 6. V. *acide gras.*

OMENN (syndrome d') (Omenn G.S., amér., 1965) [angl. ***Omenn's syndrome***]. V. *réticulo-endothéliose familiale avec éosinophilie.*

OMENTAL, ALE, *adj.* (lat. *omentum*, épiploon) [angl. ***omental***]. Qui a rapport à l'épiploon.

OMENTECTOMIE, *s. f.* (lat. *omentum*, épiploon ; gr. *ektomê*, ablation) [angl. ***omentectomy***]. Résection chirurgicale, plus ou moins étendue, de l'épiploon.

OMENTUM, *s. m.* (lat. pour *épiploon*) [TA et angl. ***omentum***]. Syn. *épiploon*. Repli péritonéal souvent infiltré de graisse. Le grand *o.* unit la grande courbure de l'estomac au côlon transverse ; le petit *o.* la petite courbure de l'estomac au sillon transverse du foie et aux régions voisines de l'œsophage et du duodénum • 👁 **côlon, estomac** •.

OMNIPRATICIEN, *s. m.* [angl. ***general practitioner***]. V. *généraliste.*

OMOPLATE, *s. f.* (gr. *ômoplatê*, omoplate) [TA et angl. ***scapula***]. Syn. moderne *scapula*. Os plat et triangulaire à pointe inférieure situé à la face postérieure de l'épaule. Sur sa face postérieure s'implante l'épine de l'*o.* terminée en dehors par l'acromion. À son angle externe, la cavité glénoïde s'articule avec la tête humérale. V. *coracoïde* et *scapula elevata.*

OMPHALECTOMIE, *s. f.* (gr. *omphalos*, ombilic ; *ektomê*, ablation) [angl. ***omphalectomy***]. Résection de l'ombilic.

OMPHALITE, *s. f.* (gr. *omphalos*, ombilic) [angl. ***omphalitis***]. Inflammation de l'ombilic.

OMPHALOCÈLE, *s. f.* (gr. *omphalos*, ombilic ; *kêlê*, hernie) [angl. ***omphalocele***]. Hernie ombilicale.

OMPHALOCÈLE-MACROGLOSSIE-GIGANTISME (syndrome). V. *Wiedemann et Beckwith (syndrome de).*

OMPHALOPAGE, *s. m.* (gr. *omphalos*, ombilic ; *pageis*, uni). V. *monomphalien.*

OMPHALORRAGIE, *s. f.* (gr. *omphalos*, ombilic ; *rhêgnumi*, je jaillis) [angl. ***omphalorrhagia***]. Hémorragie ombilicale.

OMPHALOSITE, *s. m.* (I. G. St-Hilaire) (gr. *omphalos*, ombilic ; *sitos*, nourriture) [angl. ***omphalosite***]. Ordre de monstres privés d'un grand nombre d'organes et dont la vie n'est entretenue que par la communication avec la mère par le cordon ombilical. Ils meurent dès que l'on coupe le cordon.

OMPHALOTOMIE, *s. f.* (gr. *omphalos*, ombilic ; *tomê*, section) [angl. ***omphalotomy***]. Section du cordon ombilical.

OMPHALOTRIPSIE, *s. f.* (gr. *omphalos*, ombilic ; *tribô*, je broie) [angl. ***omphalotripsy***]. Écrasement du cordon ombilical à l'aide d'une pince à forte pression (omphalotribe) ; ce procédé rend inutile la ligature du cordon.

OMS [angl. ***WHO***]. Abréviation d'*Organisation Mondiale de la Santé* (v. ce terme).

ONANISME, *s. m.* (Onân, fils de Juda ; Bible : Genèse XXXVIII, 9) (1727) [angl. ***onanism***]. « Ensemble des moyens employés par l'un ou l'autre sexe pour produire l'orgasme vénérien en dehors des conditions du coït normal » (Chrétien). Historiquement : pratique du coït interrompu. V. *masturbation.*

ONCHOCERCA CÆCUTIENS. V. *Onchocerca volvulus.*

ONCHOCERCA VOLVULUS [angl. ***Onchocerca volvulus***]. Syn. *Onchocerca caecutiens, onchocerque*. Parasite de l'ordre des Nématodes, fin comme un fil et long de plusieurs centimètres dans sa forme adulte qui forme de petites tumeurs sous-cutanées (onchocercomes) et dont les embryons, ou microfilaires, envahissent le derme. Cette filaire est l'agent de l'onchocercose (v. ce terme).

ONCHOCERCOME, *s. m.* [angl. ***onchocercoma***]. V. *onchocercose.*

ONCHOCERCOSE, *s. f.* [angl. ***onchocercosis***]. Syn. *cécité des rivières, volvulose, maladie de Robles*. Infestation par la filaire *Onchocerca volvulus* (Leuckart, 1893) fréquente en Afrique tropicale, en Amérique centrale, en Colombie, au Venezuela, au Brésil et au Yémen. Elle se manifeste par : — 1° de petites tumeurs sous-cutanées *(onchocercomes)* siégeant au niveau des épines iliaques, des trochanters, du gril costal, du sacrum, des genoux et parfois (en Amérique) du crâne ; ces tumeurs contiennent des filaires adultes pelotonnées (volvulus) ; — 2° l'infiltration du derme par d'innombrables embryons de filaires ou *microfilaires* (O'Neill, 1875) provoquant des réactions inflammatoires diffuses très prurigineuses, avec éruption de papules *(gale filarienne* ou *craw-craw)* localisée aux membres, aux lombes et aux fesses, ces lésions évoluant vers la lichénification, puis l'atrophie cutanée avec troubles pigmentaires (zones dépigmentées mauves : maladie de Morado) et parfois éléphantiasis ; — 3° l'*envahissement de l'œil par les microfilaires,* qui fait toute la gravité de la maladie (Robles, 1919) car il provoque kératite, irido-cyclite et choriorétinite (v. *Ridley, choriorétinite de*) ; il se traduit par une héméralopie, un rétrécissement concentrique du champ visuel et une cécité progressive. Cette maladie est transmise d'un homme à l'autre par un moucheron du genre *Simulium* (Robles, 1919) vecteur des microfilaires. Un vaste programme de lutte contre l'*o.* est appliqué en Afrique.

ONCHOCERQUE, *s. m.* (gr. *onkos,* courbure ; *kerkos,* queue) [angl. ***onchocerca***]. V. *Onchocerca volvulus.*

ONCOCYTOME, *s. m.* (gr. *onkos*, masse ; *kutos*, cellule) [angl. ***oncocytoma***]. Tumeur, généralement bénigne, de structure glandulaire (variété d'adénome) formée de grosses cellules à protoplasme granuleux et éosinophile. Elle siège sur la glande thyroïde (tumeur à cellules de Hürthle), les bronches, les glandes salivaires, les reins (hypernéphrome vrai : tumeur maligne).

ONCOGÈNE (gr. *onkos*, masse ; *génnan*, engendrer). — 1° *adj.* [angl. ***oncogenic***]. Qui provoque une prolifération tumorale. P. ex. : *virus o.* (v. ce terme). — 2° *s. m.* (Huebner et Todaro, 1969) [angl. ***oncogen***]. Syn. *gène du cancer.* Gène intervenant dans le contrôle de la prolifération cellulaire et capable de provoquer un processus de cancérisation. Certains *o.* sont présents dans les rétrovirus (*o.* viraux v-onc) ; d'autres dans le génome des cellules animales normales (*o.* cellulaires c-onc ou proto-oncogènes). V. ce terme, *oncoprotéine* et *anti-oncogène.*

ONCOGRAPHIE, *s. f.* (gr. *onkos*, volume ; *graphein*, écrire) [angl. ***oncography***]. Enregistrement des changements de volume d'un corps ou d'un organe à l'aide d'un instrument nommé *oncographe.*

ONCOLOGIE, *s. f.* (gr. *onkos*, masse ; *logos*, discours) [angl. ***oncology***]. Syn. *carcinologie, cancérologie.* Étude des tumeurs.

ONCOPROTÉINE, *s. f.* [angl. ***oncoprotein***]. Terme générique englobant les *oncogènes* et les *anti-oncogènes*. V. ces termes.

ONCORNAVIRUS, *s. m.* (gr. *onkos*, masse ; angl. *RNA ;* virus). Virus oncogène à ARN. V. *rétrovirus, Oncovirinæ* et *virus oncogène.*

ONCOSE, *s. f.* (gr. *onkos*, masse) — 1° (von Recklinhausen) [angl. ***osteoblastic osteolysis***]. Syn. *ostéolyse ostéoblastique* (Leriche). Processus de résorption osseuse caractérisé par une déminéralisation associée à une atteinte de la cellule osseuse. — 2° Terme général : toute affection caractérisée par le développement de tumeurs.

ONCOSTATIQUE, *adj.* (gr. *onkos*, masse ; *stasis*, arrêt) [angl. ***oncostatic***]. Qui arrête l'évolution des tumeurs.

ONCOTIQUE (pression) (Schade) [angl. ***oncotic pressure***]. Pression osmotique exercée par les colloïdes et surtout par les protéines.

ONCOVIRINÆ, *s. f. pl.* ou **ONCOVIRINÉS**, *s. m. pl.* [angl. ***Oncovirinae***]. Ancienne sous-famille de virus oncogènes à ARN appartenant à la famille des *Retroviridæ* (v. ce terme), comprenant les rétrovirus humains HTLV-1 et HTLV-2.

ONCOVIRUS, *s. m.* (gr. *onkos*, masse ; virus) [angl. ***Oncovirus***]. Syn. désuet de *rétrovirus*. V. ce terme, *Retroviridæ* et *virus oncogène.*

ONCTION, *s. f.* (lat. *unctio*) [angl. ***inunction***]. Action d'enduire une partie du corps d'une substance grasse.

ONDE, *s. f.* [angl. ***wave***]. Phénomène vibratoire qui se propage. — ***o. acoustique*** ou ***sonore***. Vibration mécanique de fréquence comprise entre 16 et 20 000 hertz. — ***o. de choc*** [angl. ***shock wave***]. *O.* de pression sphérique créée par vaporisation de l'eau consécutive à la décharge d'un condensateur. Cette technique sert à la lithotritie. V. ce terme. — ***o. électromagnétique.*** *O.* constituée par la propagation d'un champ électrique et d'un champ magnétique. — ***o. hertzienne.*** *O. électromagnétique* de longueur d'onde supérieure à 0,2 mm. — On les classe en *grandes o.* (longueur d'onde > 200 m), *o. moyennes* (comprises entre 50 et 200 m) et *o. courtes* (inférieures à 50 m). — Les *micro-ondes* ont des longueurs d'onde comprises entre 1 mm et 1 m. En font partie les *o.* centimétriques dites *ultracourtes,* dont les *o. radar*. V. *rayonnement.*

ONDE... [angl. ***wave***]. V. au second mot. P. ex. : *onde anacrote.* V. *anacrote (onde).* — ***onde en dôme.*** V. *dôme (onde en).* — ***onde de Pardee.*** V. *Pardee (onde de).* — ***onde P.*** V. *P. (onde).*

ONDINE (malédiction d') (Selon la légende, la nymphe Ondine, pour punir son mari, un mortel, lui enleva la possibilité de respirer automatiquement et il mourut quand il s'endormit) (Severinghaus et Mitchell, 1962) [angl. ***Ondine's curse***]. Syn. *hypoventilation alvéolaire primitive d'origine centrale.* Syndrome caractérisé par des périodes de bradypnée et d'apnée avec cyanose, somnolence et même insuffisance cardiaque droite. L'hypercapnie, l'hypoxémie, l'acidose gazeuse décompensée témoignent de l'hypoventilation alvéolaire, tandis que les épreuves fonctionnelles respiratoires sont normales. Ce syndrome, très rare chez l'adulte, exceptionnel chez l'enfant, évolue par poussées déclenchées par des infections respiratoires ou des médications dépressives de la respiration. Il apparaît primitif, indépendant de toute affection neurologique, musculaire ou des voies aériennes, dû probablement à un trouble des centres respiratoires. V. *apnées du sommeil (syndrome des).*

ONDULANT, ANTE, *adj.* [angl. ***undulant***]. — ***fièvre o.*** V. *mélitococcie.*

ONDULATION ÉPIGASTRIQUE [angl. ***peristaltic wave***]. Phénomène observé dans les sténoses du pylore. C'est une ondulation de la paroi abdominale se propageant de gauche à droite, due à une sorte de spasme clonique des tuniques musculaires de l'estomac luttant contre l'obstacle pylorique.

ONGLE, *s. m.* (lat. *unguis*) (TA *unguis*) [angl. ***nail***]. Lame cornée recouvrant la face dorsale de l'extrémité distale des doigts. V. *lunule.*

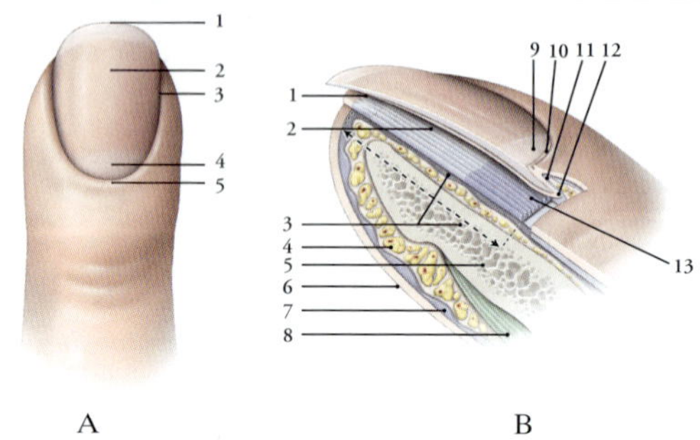

Ongle

A. Vue dorsale
1. bord libre
2. dos de l'ongle
3. vallum latéral
4. lunule
5. vallum post.

B. Coupe longitudinale d'une phalange distale
1. hyponychium
2. couche épineuse
3. lectule
4. derme
5. phalange distale
6. couche cornée
7. couche basale
8. tendon du m. fléchisseur
9. lunule
10. éponychium
11. racine de l'ongle
12. sinus de l'ongle
13. matrice de l'ongle (couche basale)

ONGLE INCARNÉ [angl. ***ingrowing nail***]. Syn. *onyxis latérale.* Inflammation du sillon latéral de l'ongle d'un orteil (presque toujours le côté externe de l'ongle du gros orteil), donnant lieu à une ulcération suppurante et fongueuse dans laquelle s'enfonce le bord de l'ongle.

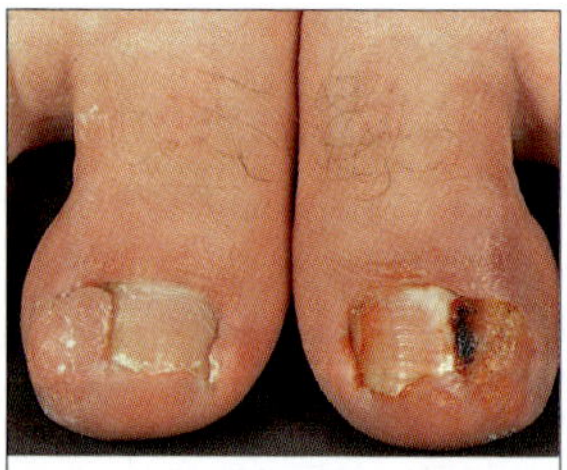
Ongle incarné

ONGLÉE, *s. f.* [angl. ***numbness of fingertips***]. Premier degré de la gelure des mains : les téguments sont rouges, tuméfiés et le siège d'une douleur cuisante.

ONGLES JAUNES (syndrome des) (Samman et White, 1964) [angl. ***xanthonychia***]. Syn. *xanthonychie.* Association rare et inexpliquée d'anomalies unguéales (ongles jaunes exagérément bombés transversalement et dont la croissance est arrêtée), d'un lymphœdème des membres inférieurs (rarement localisé aussi aux membres supérieurs) et d'une atteinte respiratoire (pleurésie exsudative chronique, souvent associée à des infections bronchopulmonaires).

ONGUENT, *s. m.* (lat. *ungere,* oindre) [angl. ***ointment***]. Médicament de consistance pâteuse appliqué sur la peau avec ou sans friction et qui se liquéfie à la chaleur du corps. À la différence de la pommade dont la consistance est plus molle, l'*o.* comporte dans son excipient des substances résineuses. V. *baume, embrocation* et *liniment.*

ONIAM. Office National d'Indemnisation des Accidents Médicaux.

ONIRIQUE, *adj.* (gr. *oneiros*, songe) [angl. ***oniric***]. Qui a rapport aux rêves. — ***délire o.*** V. *onirisme.*

ONIRISME, *s. m.* (gr. *oneiros*, songe) [angl. ***oneirism, onirism***]. Syn. *délire onirique.* Délire subaigu que l'on a comparé à un rêve pénible poursuivi à l'état de veille. Le malade est en proie à des visions terrifiantes, à des hallucinations de la sensibilité générale (piqûres, décharges électriques), du sens musculaire (sensation de déplacement rapide) et quelquefois de la vue. Cette forme de délire est fréquente dans l'alcoolisme chronique.

ONIRO-ANALYSE, *s. f.* (gr. *oneiros*, songe ; analyse) [angl. ***oneiroanalysis***]. Exploration du subconscient par l'étude des rêves provoqués par certaines substances qui perturbent l'activité mentale (hashich, mescaline).

ONIROGÈNE, *adj.* (gr. *oneiros*, songe ; *génnan*, engendrer) [angl. ***oneirogenic***]. Qui provoque des rêves. — *s. m.* Substance qui possède cette propriété. V. *psychodysleptique.*

ONIROÏDE (état) (gr. *oneiros*, songe ; *eidos*, aspect) [angl. ***oneiroid state***]. État de rêverie.

ONLAY (en angl. apposé). V. *greffe* et *inlay.*

ONOMATOMANIE, *s. f.* (Charcot et Magnan, 1885) (gr. *onoma*, nom ; *mania*, folie) [angl. ***onomatomania***]. Diverses formes d'obsession, qui ont ce caractère commun qu'un nom ou un mot occupe spécialement l'esprit du malade. Tantôt c'est la recherche angoissante d'un mot, d'un nom ; tantôt l'impulsion à le répéter sans cesse ; tantôt, au contraire, la crainte morbide d'entendre ou de prononcer certaines expressions.

ONTOGENÈSE ou **ONTOGÉNIE**, *s. f.* (gr. *on*, *ontos*, l'être ; *génnan*, engendrer) [angl. ***ontogenesis***]. Développement de l'individu, par opposition à *phylogénie,* développement de l'espèce.

ONYCHARTHROSE *(s. f.)* **HÉRÉDITAIRE** (gr. *onux*, ongle ; *arthron*, articulation). V. *onycho-ostéodysplasie héréditaire.*

ONYCHATROPHIE, *s. f.* (gr. *onux*, ongle ; atrophie) [angl. ***onychatrophia***]. Atrophie congénitale ou acquise des ongles.

ONYCHAUXIS, *s. m.* (gr. *onux*, ongle ; *auxê*, accroissement) [angl. ***onychauxis***]. Hypertrophie congénitale ou acquise des ongles régulièrement développés dans tous les sens.

ONYCHO-ARTHRO-OSTÉODYSPLASIE HÉRÉDITAIRE. V. *onycho-ostéodysplasie héréditaire.*

ONYCHOGÈNE (évolution) (gr. *onux*, ongle ; *génésis*, genèse) [angl. ***onychogenic evolution***]. Évolution que subissent les cellules de la couche de Malpighi au niveau de la plaque unguéale. Cette évolution aboutit à la formation des éléments de l'ongle.

ONYCHOGRAPHIE, *s. f.* (Herz) (gr. *onux*, ongle ; *graphein*, écrire) [angl. ***onychography***]. Mesure et enregistrement de la pression des vaisseaux unguéaux (pouls unguéal) à l'aide d'un instrument appelé onychographe, analogue au sphygmographe.

ONYCHOGRYPHOSE, *s. f.* ou **ONYCHOGRYPOSE**, *s. f.* (gr. *onux*, ongle ; *grupos*, recourbé) [angl. ***onychogryposis***]. Hypertrophie de l'ongle se faisant d'une manière irrégulière (ongle en massue, ongle cannelé transversalement, ongle épaissi ayant la forme d'un coin recourbé légèrement en arrière ou d'une griffe courbée en avant). On ne l'observe guère qu'aux orteils et chez les personnes âgées.

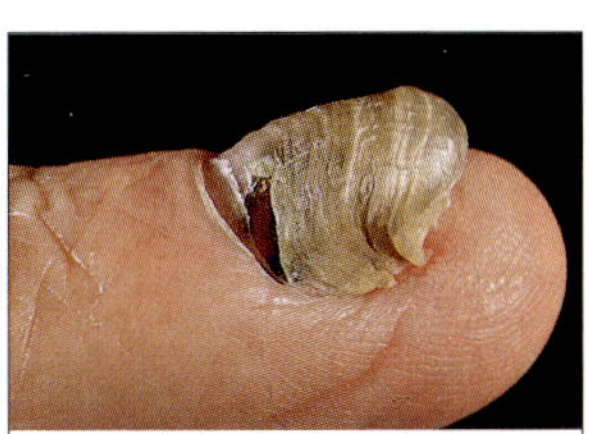
Onychogryphose

ONYCHOLYSE, *s. f.* (gr. *onux*, ongle ; *luein*, détacher) [angl. ***onycholysis***]. Séparation spontanée de l'ongle et de la pulpe unguéale. Elle commence par le bord libre et s'étend peu à peu parfois jusqu'à la matrice, sans amener de réaction inflammatoire. V. *onychomadèse.*

ONYCHOMADÈSE, *s. f.* (gr. *onux,* ongle ; *madêsis,* chute de cheveux) [angl. ***onychomadesis***]. Chute spontanée de l'ongle commençant par la matrice, que n'atteint pas en principe l'*onycholyse.*

ONYCHOMYCOSE, *s. f.* (gr. *onux*, ongle ; *mukês*, champignon) [angl. ***onychomycosis***]. Lésion produite au niveau des ongles par des champignons parasites, soit l'*Achorion schœnleinii (o. favique)*, soit une variété de *Trichophyton (o. trichophytique).*

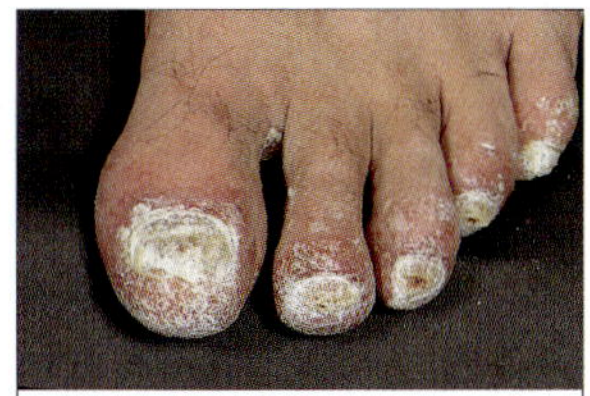
Onychomycose

ONYCHO-OSTÉODYSPLASIE HÉRÉDITAIRE [angl. ***osteo-onychodysplasia***]. Syn. *arthro-onychodysplasie, onycho-arthro-ostéodysplasie héréditaire, ostéo-onychodysplasie héréditaire* (Roeckerath, 1951), *ostéo-onycho-dystose, onycharthrose héréditaire* (Touraine, 1942), *syndromes d'Österreicher* (1929-31), *de Turner* (1933), *d'Österreicher-Turner, de Fong* (1946), *de Touraine.* Affection congénitale rare, caractérisée par l'association d'une dysplasie unguéale bilatérale, portant surtout sur les ongles des mains qui sont soit absents, soit hypoplasiques, fragiles, déformés ; d'une dysplasie osseuse localisée aux surfaces articulaires et aux parties juxta-articulaires des os des membres : essentiellement des genoux (rotules absentes ou hypoplasiques), des coudes (tête radiale) et du bassin (éperons osseux en forme de corne implantés sur les fosses iliaques externes) ; des anomalies rénales et de la pigmentation des iris peuvent coexister. Il s'agit d'une maladie héréditaire à transmission dominante autosomique, à forte pénétrance, à expressivité variable. Le gène responsable de l'anomalie est situé sur le même chromosome que celui du groupe sanguin ABO. L'élimination urinaire d'acide hyaluronique permet de classer cette maladie parmi les mucopolysaccharidoses (v. ce terme).

ONYCHOPATHIE, *s. f.* (gr. *onux*, ongle ; *pathê*, affection) [angl. ***onychopathy***]. Nom générique des affections unguéales.

ONYCHOPHAGIE, *s. f.* (gr. *onux*, ongle ; *phagein*, manger) [angl. ***onychophagia***]. Habitude qu'ont certains de ronger leurs ongles.

ONYCHOPTOSE, *s. f.* (gr. *onux*, ongle ; *ptôsis*, chute) [angl. ***onychoptosis***]. Chute des ongles.

ONYCHORRHEXIS, *s. f.* (gr. *onux*, ongle ; *rhêxis*, déchirure) [angl. ***onychorrhexis***]. Fragilité extrême des ongles due à des fissures longitudinales.

ONYCHOSCHIZIE, *s. f.* (gr. *onux*, ongle ; *skhizein*, séparer) [angl. ***onychoschizia***]. Décollement ou état fissuré des ongles.

ONYCHOSE, *s. f.* (gr. *onux*, ongle) [angl. ***onychosis***]. Nom générique donné aux troubles trophiques des ongles.

ONYCHOTILLOMANIE, *s. f.* (gr. *onux*, ongle ; *tillô*, j'arrache ; *mania*, folie) [angl. ***onychotillomania***]. Tic consistant dans le déchirement des ongles.

ONYXIS, *s. m.* ou *f.* (gr. *onux*, ongle) [angl. ***onyxitis***]. Primitivement : toute inflammation du derme sous-unguéal ou rétro-unguéal. — Actuellement, on réserve ce nom aux formes chroniques qui s'accompagnent d'ulcérations et de fongosités et dont le type est l'ongle incarné ou *o. latérale.* V. *périonyxis.*

OOCINÈTE, *s. m.* (gr. *ôon*, œuf ; *kinêsis*, mouvement) [angl. ***ookinete***]. Œuf mobile résultant de l'union des gamètes, au cours de la phase de reproduction sexuée des sporozoaires. V. *zygote.*

OOCYSTE, *s. m.* (gr. *ôon*, œuf ; *kustis*, vésicule) [angl. ***oocyst***]. V. *gamonte.*

OOCYTE, *s. m.* V. *ovocyte.*

OOGENÈSE, *s. f.* V. *ovogenèse.*

OOGONIE, *s. f.* V. *ovogonie.*

OOSPOROSE, *s. f.* [angl. ***oosporosis***]. Maladie produite par des champignons appartenant au genre *Oospora ;* ceux-ci peuvent se localiser sur la peau, la conjonctive, la muqueuse buccale, l'intestin et surtout le poumon. L'*o. pulmonaire* simule la tuberculose ; elle peut se compliquer d'abcès cérébraux métastatiques.

OP [angl. ***occipitoanterior position***] **(obstétrique).** Abréviation d'*Occipito-Pubienne,* position la plus fréquente de la présentation du sommet, lorsque celle-ci arrive au détroit inférieur et que l'occiput tourne vers le pubis.

OPACIFICATION (réaction d'). V. *floculation (réaction de).*

OPACIMÉTRIE, *s. f.* (lat. *opacitas,* ombre ; gr. *métron*, mesure) [angl. ***turbidimetry***]. Syn. *turbidimétrie.* Mesure de l'opacité (turbidité) d'une suspension ; elle croît avec la grosseur des grains et lorsqu'il y a floculation.

OPALSKI (syndrome sous-bulbaire d') (O. Adam, polonais, 1946) [angl. ***Opalski's syndrome***]. Syndrome neurologique caractérisé par l'association d'un syndrome de Wallenberg (auquel manquent les paralysies de la déglutition et de la phonation) et d'un syndrome pyramidal siégeant du côté de la lésion. Il est dû à une lésion analogue à celle du syndrome de Wallenberg, mais plus étendue.

OP'DDD [angl. ***Op'DDD***]. Syn. *mitotane.* Médicament antinéoplasique de formule voisine de celle du DDT (v. ce terme) employé dans le traitement de certains hypercorticismes, d'origine tumorale ou non. Il s'oppose à la synthèse du cortisol.

OPÉRATEUR, *s. m.* (Jacob et Monod, 1959) [angl. ***operator***] (génétique). Zone d'un opéron (v. ce terme) située en amont des gènes de structure et au niveau de laquelle la transcription de l'ARN-messager peut être bloquée ou déclenchée par les gènes régulateurs (action des répresseurs ou des apo-inducteurs).

OPÉRATION, *s. f.* (lat. *operatio*, œuvre) [angl. ***operation***]. Intervention chirurgicale. — ***o. de...*** V. au nom propre.

OPÉRATOIRE (maladie). V. *choc opératoire.*

OPERCULE, *s. m.* (lat. *operculum,* couvercle) [angl. ***operculum***]. Terme pouvant théoriquement désigner toute structure anatomique qui en recouvre une autre. — ***o. rolandique*** (TA *operculum frontoparietale)* [angl. ***frontoparietal operculum***]. Partie du cortex cérébral recouvrant la portion supérieure du lobe de l'insula. Elle comprend la partie inférieure des circonvolutions frontale et pariétale ascendantes.

OPERCULE ROLANDIQUE (syndrome de l') [angl. ***frontoparietal operculum syndrome***]. Ensemble de symptômes témoignant d'une lésion de l'*o. r.* : paralysie faciale et linguale, anarthrie.

OPÉRON, *s. m.* (Jacob, Perrin, Sanchez et Monod, 1960) [angl. ***operon***] (génétique). Groupe formé, sur un segment de chromosome, par des gènes de structure et par un gène régulateur ; celui-ci peut déclencher ou bloquer la transcription de l'ARN-messager (v. *répresseur* et *apo-inducteur*). Dans le code génétique, l'*o.* constitue une unité de transcription. V. *gène* et *code génétique.*

OPHIASE ou **OPHIASIS**, *s. f.* (Celse) [angl. ***ophiasis***]. « Pelade, ainsi dite à cause que les malades ont cheute de poil, par ondes, à la figure d'un serpent nommé en grec *ophis* » (A. Paré). V. *pelade ophiasique.*

OPHIDISME, *s. m.* (gr. *ophis*, serpent) [angl. ***ophidiasis***]. Ensemble des accidents causés par la morsure de serpents venimeux.

OPHRYON, *s. m.* (gr. *ophros,* sourcil) [angl. ***ophryon***]. Milieu de la ligne qui répond sur le front à la base du crâne et à la voûte des orbites. Ce point médian du crâne surplombe la glabelle.

OPHTALMALGIE, *s. f.* (gr. *ophthalmos*, œil ; *algos*, douleur) [angl. ***ophthalmalgia***]. Névralgie oculaire.

OPHTALMIA NIVALIS (lat.). V. *ophtalmie des neiges.*

OPHTALMIA NODOSA (lat.) [angl. ***ophthalmia nodosa***]. Kératite superficielle caractérisée par un semis de points grisâtres irrégulièrement distribués sur la cornée, constituant parfois de véritables nodosités. Chacun de ces points est dû à la présence d'un poil d'une chenille processionnaire *(Cnethocampa pityocampa)* qui secrète une substance irritante.

OPHTALMIE, *s. f.* (gr. *ophthalmos*, œil) [angl. ***ophthalmia***]. Nom générique des affections inflammatoires de l'œil. Ces inflammations débutent souvent par la conjonctive et peuvent rester limitées à cette membrane. — On prend parfois le mot *o.* comme synonyme de *conjonctivite.*

OPHTALMIE DES NEIGES (Gonin, de Lausanne, 1908) [angl. ***ophthalmia nivalis***]. Syn. *ophtalmia nivalis, cécité des neiges.* Conjonctivite généralement intense avec ophtalmalgie, photophobie, larmoiement et parfois légère ulcération de la cornée, qui se manifeste de 10 à 20 heures après les ascensions dans les régions des neiges, quand on a négligé de protéger les yeux. Cette conjonctivite, qui coïncide souvent avec un coup de soleil sur la face, est due à l'action des rayons bleus et ultraviolets du spectre. Elle n'aboutit presque jamais à la cécité.

OPHTALMIE PHLYCTÉNULAIRE. V. *kérato-conjonctivite phlycténulaire.*

OPHTALMIE PURULENTE PROFONDE. V. *panophtalmie.*

OPHTALMIE SYMPATHIQUE [angl. ***sympathetic ophthalmia***]. Ensemble des symptômes inflammatoires (lésions du tractus uvéal) qui peuvent survenir dans un œil à la suite d'une lésion le plus souvent traumatique de l'autre œil. Il serait dû à des manifestations d'hypersensibilité retardée par auto-immunisation. V. *auto-antigène, auto-immunité, œil sympathisant* et *œil sympathisé.*

OPHTALMIQUE, *adj.* (gr. *ophthalmos*, œil). Relatif à l'œil. — ***nerf o.*** Branche terminale du *n. trijumeau*, (TA *nervus ophthalmicus*) [angl. ***ophthalmic nerve***]. Syn. anciens *n. de Willis, nerf sensitif de la face.*

OPHTALMODYNAMOGRAPHIE, *s. f.* [angl. ***ophthalmodynamography***]. Enregistrement des battements de l'artère centrale de la rétine.

OPHTALMODYNAMOMÈTRE, *s. m.* (Bailliart) (gr. *ophthalmos*, œil ; *dunamis*, force ; *métron*, mesure) [angl. ***ophthalmodynamometer***]. Appareil destiné à mesurer la pression artérielle rétinienne (v. ce terme).

OPHTALMODYNIE, *s. f.* (gr. *ophthalmos*, œil ; *odunê*, douleur) [angl. ***ophthalmodynia***]. « Douleur rhumatismale de l'œil. Névralgie faciale frappant les divisions palpébrales du nerf ophtalmique » (Littré).

OPHTALMOLOGIE, *s. f.* (gr. *ophthalmos*, œil ; *logos*, discours) [angl. ***ophthalmology***]. Étude des yeux au triple point de vue anatomique, physiologique et pathologique.

OPHTALMOLOGISTE, *s. m.* ou *f.* [angl. ***ophthalmologist***]. Syn. désuet *oculiste.* Médecin qui s'occupe spécialement des maladies des yeux.

OPHTALMOMALACIE, *s. f.* (gr. *ophthalmos*, œil ; *malakos*, mou) [angl. ***ophthalmomalacia***]. Atrophie de l'œil, caractérisée par le ramollissement avec diminution de volume du globe. Elle est toujours consécutive à une autre affection (généralement de nature inflammatoire).

OPHTALMOMÉTRIE, *s. f.* (gr. *ophthalmos*, œil ; *métron*, mesure) [angl. ***ophthalmometry***]. Détermination de l'indice de réfraction des divers milieux de l'œil et mensuration de ces milieux réfringents. — Ce terme s'applique actuellement à la détermination de la courbure des principaux méridiens de la cornée, à l'aide de l'ophtalmomètre de Javal-Schiœtz.

OPHTALMOMYCÉTIDE, *s. f.* (gr. *ophthalmos*, œil ; *mukês*, *mukêtos*, champignon). Réaction allergique des muqueuses oculaires et des paupières (conjonctivite, uvéite, eczéma des paupières) provoquée par un champignon appartenant aux genres *Candida, Aspergillus* et *Trichophyton.*

OPHTALMOMYCOSE, *s. f.* [angl. ***ophthalmomycosis***]. Affection de l'œil et de ses annexes cutanéo-muqueuses provoquée par un champignon appartenant le plus souvent aux genres *Candida, Aspergillus* et *Trichophyton.*

OPHTALMOPATHIE, *s. f.* (gr. *ophthalmos*, œil ; *pathê*, maladie) [angl. ***ophthalmopathy***]. Nom générique des maladies de l'œil.

OPHTALMOPLASTIE, *s. f.* (gr. *ophthalmos*, œil ; *plassein*, former) [angl. ***ophthalmoplasty***]. Intervention plastique sur l'œil et ses annexes.

OPHTALMOPLÉGIE, *s. f.* (Brunner, 1850) (gr. *ophthalmos*, œil ; *plêgê*, coup) [angl. ***ophthalmoplegia***]. Paralysie des muscles de l'œil. Quand tous les muscles (intrinsèques et extrinsèques) sont paralysés, on lui donne le nom d'*o. double* (très rare).

OPHTALMOPLÉGIE DOULOUREUSE DE TOLOSA ET HUNT. V. *Tolosa et Hunt (syndrome ou ophtalmoplégie douloureuse de).*

OPHTALMOPLÉGIE EXTERNE [angl. ***ophthalmoplegia externa***]. Paralysie des muscles extrinsèques de l'œil et du releveur de la paupière.

OPHTALMOPLÉGIE INTERNE (Hutchinson, 1879) [angl. ***ophthalmoplegia interna***]. Paralysie des muscles intrinsèques de l'œil, c'est-à-dire du sphincter de la pupille et du muscle ciliaire.

OPHTALMOPLÉGIE INTERNUCLÉAIRE ANTÉRIEURE [angl. ***anterior internuclearis ophthalmoplegia***]. Syn. *paralysie supranucléaire du droit interne.* Variété de paralysie du muscle droit interne de l'œil qui entraîne une diplopie sans altération de la convergence. Elle est probablement due à une lésion située dans le faisceau longitudinal postérieur entre les noyaux des IIIe et VIe nerfs crâniens. V. *Bielschowsky-Lutz-Cogan (syndrome de).*

OPHTALMOPLÉGIE INTERNUCLÉAIRE POSTÉRIEURE [angl. ***posterior internuclearis ophthalmoplegia***]. Syn. *paralysie supranucléaire du droit externe.* Paralysie incomplète des mouvements latéraux du globe oculaire au cours de laquelle l'atteinte de l'abduction d'un œil est plus importante que l'atteinte de l'adduction de l'autre. Elle correspondrait à une lésion proche du noyau du nerf moteur oculaire externe ou abducens. V. *Bielschowsky-Lutz-Cogan (syndrome de).*

OPHTALMOPLÉGIE NUCLÉAIRE [angl. ***nuclear ophthalmoplegia***]. Syn. *polioencéphalite supérieure.* Paralysie des muscles de l'œil due à des lésions des noyaux et ses fibres d'origine des nerfs des IIIe, IVe et VIe paires (atteinte pédonculaire) ; elle réalise le faciès d'Hutchinson *(v. polioencéphalite).*

OPHTALMOPLÉGIE SENSITIVO-SENSORIO-MOTRICE (Rochon-Duvignaud, 1896). V. *fente sphénoïdale (syndrome de la).*

OPHTALMOPLÉGIE SUPRANUCLÉAIRE PROGRESSIVE. V. *Steele, Richardson et Olszewski (maladie ou syndrome de).*

OPHTALMO-RHINO-STOMATO-HYGROSE (syndrome d') (M. Creyx et J. Lévy, de Bordeaux, 1948) (gr. *hugros*, humide) [angl. ***ophthalmorhinostomatohygrosis***]. Syn. *syndrome de Creyx et Lévy.* Syndrome caractérisé par une hypersécrétion lacrymale, nasale et salivaire permanente accompagnée d'arthrite du rachis cervical. Sa symptomatologie l'oppose au syndrome de Gougerot-Houwer-Sjögren (v. ce terme).

OPHTALMO-RHINO-STOMATO-XÉROSE (syndrome d') (gr. *xêros*, sec, aride). V. *Gougerot-Houwer-Sjögren (syndrome de).*

OPHTALMOSCOPE, *s. m.* (gr. *ophthalmos*, œil ; *skopein*, examiner) (Helmholtz, 1849) [angl. ***ophthalmoscope***]. Instrument destiné à la fois à éclairer et à examiner le fond de l'œil.

OPHTALMOSTAT, *s. m.* (gr. *ophthalmos*, œil ; *statos*, arrêté) [angl. ***ophthalmostat***]. Instrument destiné à écarter les paupières et à fixer le globe de l'œil pour permettre de pratiquer une opération sur cet organe.

OPHTALMOTOMIE, *s. f.* (gr. *ophthalmos*, œil ; *tomê*, section) [angl. ***ophthalmotomy***]. Incision de l'œil.

OPHTALMOTONUS, *s. m.* (gr. *ophthalmos*, œil ; *tonos*, tension). V. *pression intra-oculaire.*

OPIACÉ, ÉE *adj.* [angl. ***containing opium***]. et *s. m.* [angl. ***opiate***]. Qui contient de l'opium ou une préparation d'opium.

OPIAT, *s. m.* (gr. *opion*, opium, de *opos*, suc) [angl. ***electuary***]. Nom donné autrefois aux électuaires dans la composition desquels entrait de l'opium. Actuellement, on l'emploie comme synonyme d'*électuaire.*

OPIOÏDE, *adj.* (gr. *opion*, opium ; *eidos*, aspect) [angl. ***opioid***]. Qui ressemble à l'opium ; dont les effets sont analogues à ceux de l'opium. V. *morphinomimétique.* — ***récepteur o.*** V. *récepteur morphinique.*

OPIOMANIE, *s. f.* [angl. ***opiomania***]. Intoxication chronique par l'opium. V. *toxicomanie.*

OPIOPHAGIE, *s. f.* (gr. *opion*, opium ; *phagein*, manger) [angl. ***opiophagism***]. Habitude de manger de l'opium, soit à petites doses, comme excitant, soit à plus fortes doses, comme sédatif et stupéfiant.

OPISTHION, *s. m.* (gr. *opisthen*, en arrière) [angl. ***opisthion***] (anthropologie). Point médian du bord postérieur du trou occipital.

OPISTHOGNATHISME, *s. m.* (gr. *opisthen*, en arrière ; *gnathos*, mâchoire) [angl. ***opisthognathism***]. Développement moindre de l'un des maxillaires par rapport à l'autre qui présente alors du prognathisme (v. ce terme).

OPISTHORCHIASE, *s. f.* [angl. ***opisthorchiasis***]. Parasitose hépato-biliaire due à une douve de la famille des *Opisthorchidæ*, essentiellement *Opistorchis felinus* et *Clonorchis sinensis.* V. *distomatose* et *clonorchiase.*

OPISTHOTONOS, *s. m.* (gr. *opisthen*, en arrière ; *tonos*, tension) [angl. ***opisthotonos***]. Variété de contracture généralisée prédominant sur les muscles extenseurs. Le corps et la tête se renversent en arrière, les jambes et les bras sont en extension. Elle se voit dans le tétanos, l'hystérie, au cours de certaines crises toniques postérieures et dans les méningites avec hypertension intracrânienne.

OPITZ (O. John, amér., né en 1935). V. *Smith, Lemli, Opitz (syndrome de)* et *BBB (syndrome).*

OPIUM, *s. m.* (gr. *opion,* suc de pavot, opium) [angl. ***opium***]. Suc obtenu par incision des capsules encore vertes d'une espèce de pavot, *Papaver somniferum,* puis séché à l'air. L'*o.* brut est une substance brun-noir contenant de très nombreux éléments, dont plusieurs alcaloïdes (morphine, codéine, thébaïne, papavérine, narcéine...). Il sert de matière première pour la fabrication des formes galéniques (extraits, poudre, teinture) et l'extraction des alcaloïdes. Inscrit sur la liste des stupéfiants, l'*o.* est l'objet d'une importante toxicomanie (absorption orale et surtout de vapeurs après combustion). Il est utilisé comme sédatif, antitussif, antidiarrhéique et antispasmodique. V. *laudanum* et *élixir parégorique.*

OPOCÉPHALE, *s. m.* (I. G. Saint-Hilaire) (gr. *ôps*, *ôpos*, face, visage ; *képhalê*, tête) [angl. ***opocephalus***]. Monstre unitaire autosite présentant une atrophie de la région inférieure du crâne, avec rapprochement ou réunion des oreilles sur la ligne médiane (groupe des otocéphaliens) et caractérisé spécialement par l'absence de bouche ou de trompe, un œil unique ou des yeux rapprochés, formant avec leurs dépendances la plus grande partie de la tête.

OPODYME, *s. m.* (I. G. Saint-Hilaire) (gr. *ôps*, face ; *didumos*, jumeau) [angl. ***opodymus***]. Monstre double ne possédant qu'un corps (monosomien) et dont les deux têtes, confondues en arrière, se séparent en deux faces distinctes à partir de la région oculaire.

OPOTHÉRAPIE, *s. f.* (Landouzy) (gr. *opos*, suc ; *thérapéia*, traitement) [angl. ***opotherapy***]. Emploi thérapeutique de tissus, de glandes ou d'organes quel qu'en soit le mode d'administration, soit à l'état naturel, soit sous forme d'extraits. — Ce terme est utilisé surtout dans le sens d'emploi thérapeutique des glandes endocrines, soit en nature, soit sous forme d'extraits ou d'hormones reconstituées par synthèse.

OPPENHEIM (O. Hermann, all., 1858-1919). V. *Ziehen-Oppenheim (maladie de).*

OPPENHEIM (maladie d') (O. Maurice, amér., XXe siècle) [angl. ***meadow dermatitis***]. Syn. *dermatite des prés.* Dermatite érythémato-bulleuse (*phytophotodermatite*, v. ce terme) observée après un bain de soleil prolongé pris dans les prés, après un bain ou une sudation abondante. Elle serait due à l'imprégnation de la peau par la chlorophylle et à l'action de la lumière ; elle peut laisser des macules pigmentées ou décolorées.

OPPENHEIM (maladie ou amyotonie d') (O. Hermann). V. *myatonie congénitale.*

OPPENHEIM (maladie ou névrose d') (O. Hermann). V. *névrose traumatique.*

OPPENHEIM (pseudo-tabès hypophysaire d') (O. Hermann). Syn. *pseudo-tabès acromégalique de Sternberg.* Association d'un syndrome neurologique fait de troubles de la sensibilité profonde et d'abolition des réflexes ostéotendineux des membres inférieurs et d'un adénome hypophysaire avec signes d'hypopituitarisme et parfois quelques symptômes d'acromégalie.

OPPENHEIM (signe d') (O. Hermann) [angl. ***Oppenheim's sign***]. Redressement du gros orteil obtenu en exerçant une pression descendante sur les muscles de la région antéro-externe de la jambe. Ce signe indique une lésion des voies pyramidales.

OPPENHEIM-URBACH (maladie d') (O. Maurice, 1928). V. *dermatite atrophiante lipoïdique.*

OPPORTUNISTE, *adj.* (lat. *opportunus*, profitable) [angl. ***opportunistic***]. — 1° (en général). Qui tire parti des circonstances. — 2° (bactériologie). Qui profite d'un terrain favorable pour devenir pathogène. (P. ex. : *bactérie o.* et *infection o.)* (v. ces termes).

OPPOSITIONISME, *s. m.* (Lhermitte et Hécaen). Trouble de la motilité caractérisée par la contraction automatique des muscles antagonistes du mouvement passif que l'on veut imprimer à un membre. P. ex. : la flexion de la jambe sur la cuisse est entravée par la contraction du quadriceps. Cette rigidité cède assez vite et ne doit pas être confondue avec la rigidité des artérioscléreux.

OPSINE, *s. f.* (gr. *opsis*, œil). V. *érythropsine.*

OPSIURIE, *s. f.* (Gilbert et Lereboullet, 1901) (gr. *opsé*, tard ; *ouron*, urine) [angl. ***opsiuria***]. Retard de l'élimination rénale de l'eau après les repas, mis en évidence par l'examen fractionné des urines. Ce symptôme s'observe notamment dans l'insuffisance corticosurrénale chronique.

OPSOCLONIE, *s. f.* (gr. *opsis*, œil ; *klonos*, agitation) [angl. ***opsoclonia***]. Agitation constante des globes oculaires, persistant pendant le sommeil, avec ou sans coordination des mouvements des deux yeux. Cette myoclonie ataxique des yeux serait due à une lésion circonscrite des voies cérébelleuses reliées aux noyaux moteurs des globes oculaires.

OPSO-MYOCLONIQUE (syndrome). V. *Kinsbourne (syndrome de).*

OPSONINE, *s. f.* (Wright, 1902) (gr. *opsônéô*, je prépare les aliments) [angl. ***opsonin***]. Globuline soluble capable de se combiner avec les bactéries afin de faciliter leur phagocytose. Elle se trouve dans le sérum des sujets normaux et plus abondamment dans celui des individus immunisés artificiellement. Il existe, d'une part, des *o. spécifiques* d'une bactérie donnée, thermostables : ce sont des anticorps (immunoglobulines G ou Ig G) qui attirent les bactéries vers le phagocyte et les fixent sur ce dernier ; d'autre part, des *o. non spécifiques,* thermolabiles, formées d'une fraction de complément (C3) qui, après l'activation de celui-ci, se fixent aussi sur les bactéries et favorisent leur phagocytose. V. *complément*, *immuno-adhérence* et *immunophagocytose.*

OPSONISATION, *s. f.* [angl. ***opsonization***]. Fixation d'opsonine à la surface des bactéries.

OPTICIEN, *s. m.* (gr. *optikos*, qui concerne la vue) [angl. ***optician***]. Fabricant de, ou négociant en lunettes et autres appareils d'optique.

OPTIQUE (nerf) (gr. *optikos*, qui concerne la vue) (TA *nervus opticus*) [angl. ***optic nerve***]. Deuxième paire crânienne. Nerf de la vue.

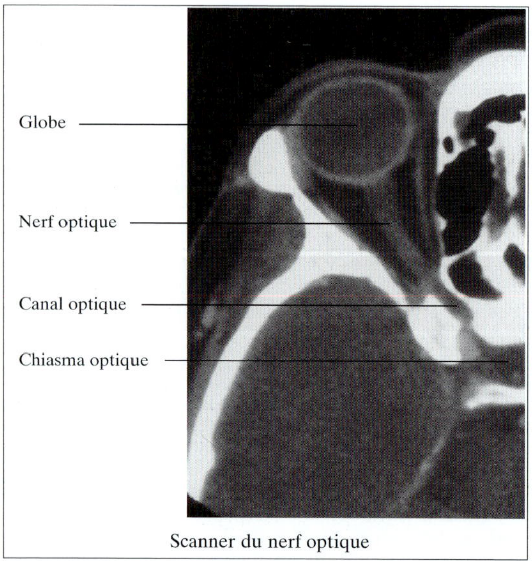

Scanner du nerf optique

OPTO-MÉLANOCYTIQUE ou **OPTO-PITUITO-MÉLANOCYTIQUE (réflexe).** V. *réflexe opto-mélanocytique.*

OPTOMÉTRICIEN, ENNE, *s. m.* ou *f.* [angl. ***optometrician***]. À l'étranger, personne qui n'est pas médecin et qui est autorisée à prescrire des lunettes correctrices.

OPTOMÉTRIE, *s. f.* (gr. *optikos*, qui concerne la vue ; *métron*, mesure) [angl. ***optometry***]. — 1° Détermination des limites de la vision distincte à l'aide d'un instrument appelé optomètre. — 2° Syn. *dioptrique de l'œil.* Étude de la déviation des rayons lumineux par les milieux réfringents de l'œil.

OPTOTYPE, *s. m.* (gr. *optikos*, qui concerne la vue ; *tupos*, forme) [angl. ***optotype***]. Figure, lettre ou chiffre destinés à mesurer l'acuité visuelle. V. *Rossano (optotype de)* et *Landolt (anneau de).*

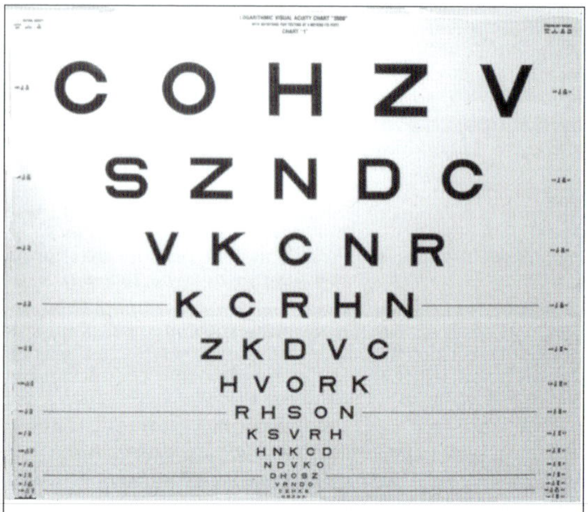

Optotype

OR, *s. m.* (lat. *aurum*) (en gr. *khrusos*) [angl. ***gold***]. — 1° ***Élément chimique*** de numéro atomique 79 (soixante-dix-neuf électrons gravitent autour du noyau de l'atome). Symbole *Au.* — 2° ***Métal jaune,*** très dense et ductile. Son excellente conductibilité électrique le rend indispensable à la réalisation des connections (informatique). Son inaltérabilité dans les milieux les plus variés en a fait l'un des premiers biomatériaux employés *(alliages dentaires)*. Sous forme très dispersée, l'or présente des propriétés anti-infectieuses *(or colloïdal)*. Bien que très peu réactif, l'or forme de nombreux composés. Parmi eux, certains *sels* sont utilisés en rhumatologie pour le traitement de fond de la polyarthrite chronique rhumatoïde et l'or *radioactif* pour le traitement de certaines tumeurs. V. les mots commençant par *chryso...*

ORAL, ALE, *adj.* (lat. *os, oris,* bouche). V. *buccal.*

ORAL (stade) (lat. *os, oris,* bouche) [angl. ***oral stage ou phase***] (psychanalyse). Première phase de l'organisation infantile de la libido : « le plaisir sexuel est alors lié de façon prédominante à l'excitation de la cavité buccale et des lèvres qui accompagne l'alimentation (Laplanche et Pontalis). A été divisée par Abraham en stade oral précoce (succion) et en stade sadique oral (morsure) » (P. Marchais).

ORAM (O. Samuel, brit., 1960). V. *Holt-Oram (syndrome de).*

ORBITE, *s. f.* (TA *orbita*) [angl. ***orbit***]. Cavité osseuse de la face contenant le globe oculaire.

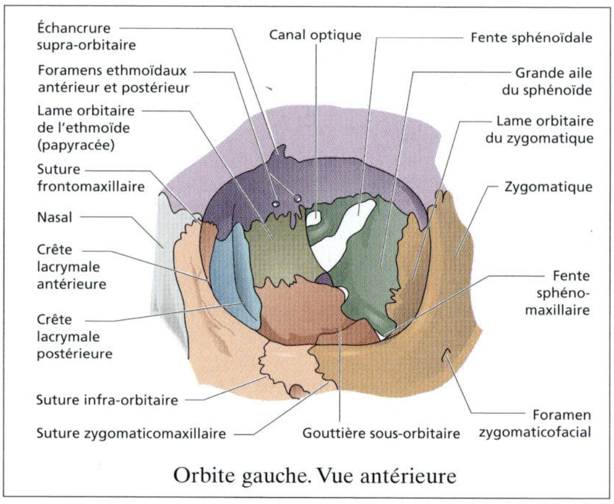

Orbite gauche. Vue antérieure

ORBITONOMÉTRIE, *s. f.* [angl. ***orbitonometry***]. Mesure de la réductibilité du globe oculaire sous l'influence d'une pression progressive.

ORBITOTOMIE, *s. f.* (orbite ; gr. *tomê*, section) [angl. ***orbitotomy***]. Incision de l'orbite. Elle peut s'effectuer par diverses voies d'abord.

ORBIVIRUS, *s. m.* (lat. *orbis*, anneau) [angl. ***Orbivirus***]. Syn. *Coltivirus*. Genre viral de la famille des *Reoviridæ*, comprenant le virus Orungo, responsable en Afrique noire d'épidémies et d'épizooties de fièvre avec rash et myalgies.

ORCHIALGIE, *s. f.* (gr. *orkhis*, testicule ; *algos*, douleur) [angl. ***orchialgia***]. Névralgie testiculaire (v. ce terme).

ORCHIDECTOMIE, *s. f.* (gr. *orkhis*, testicule ; *ektomê*, ablation) [angl. ***orchiectomy, orchidectomy***]. Ablation d'un testicule *(o. simple)* ou des deux testicules *(o. double)*.

ORCHIDODYSTROPHIE POLYGONOSOMIQUE. V. *Klinefelter (syndrome de)*.

ORCHIDOMÈTRE, *s. m.* (gr. *orkhis, orchidos*, testicule ; *métron*, mesure) [angl. ***orchidometer***]. Série de modèles permettant la mesure des dimensions testiculaires par palpation comparative.

ORCHIDOPEXIE, *s. f.* (gr. *orkhis*, testicule ; *pêxis*, fixation) [angl. ***orchiopexy, orchidopexy***]. Syn. *orchidorraphie*. Fixation opératoire, dans les bourses, d'un testicule ectopique. — dans l'***o. transscrotale,*** la glande libérée est introduite dans la bourse du côté opposé (opération d'Ombrédanne).

ORCHIDOPTOSE, *s. f.* (gr. *orkhis*, testicule ; *ptôsis*, chute) [angl. ***orchidoptosis***]. Relâchement considérable du scrotum avec abaissement du testicule et développement de varices dans le cordon (varicocèle).

ORCHIDORRAPHIE, *s. f.* (gr. *orkhis*, testicule ; *rhaphê*, suture) [angl. ***orchidorrhaphy***]. V. *orchidopexie*.

ORCHIDOTOMIE, *s. f.* (gr. *orkhis*, testicule ; *tomê*, section) [angl. ***orchidotomy***]. Syn. *orchiotomie*. Incision d'un testicule.

ORCHIDOVAGINOPEXIE, *s. f.* (Parona) (gr. *orkhis*, testicule ; lat. *vagina*, vagin ; gr. *pêxis*, fixation). Fixation à l'anneau inguinal externe du testicule à l'aide de la vaginale retournée.

ORCHI-ÉPIDIDYMITE, *s. f.* [angl. ***orchiepididymitis***]. V. *orchite*.

ORCHIOCÈLE, *s. f.* (Littré) (gr. *orkhis*, testicule ; *kêlê*, tumeur) [angl. ***orchiocele***]. Tumeur du testicule.

ORCHIOTOMIE, *s. f.* (gr. *orkhis*, testicule ; *tomê*, section). V. *orchidotomie*.

ORCHITE, *s. f.* (gr. *orkhis*) [angl. ***orchitis***]. Nom générique des inflammations aiguës ou chroniques du testicule. Elle s'accompagne ordinairement d'épididymite.

ORDONNANCE, *s. f.* [angl. ***prescription***] **(pharmacie)**. Ensemble des prescriptions écrites faites par le médecin au malade, concernant aussi bien les médicaments que le régime ou les soins hygiéniques.

ORDONNANCIER, *s. m.* — 1° Registre sur lequel le pharmacien d'officine doit inscrire dans les formes légales les formules magistrales exécutées et les spécialités fournies contenant des substances vénéneuses. — 2° Bloc de feuilles de papier destinées aux ordonnances médicales.

ORDRE, *s. m.* [angl. ***order***] **(biotaxie)**. Unité de classification en biologie (taxon) située entre la classe (au-dessus) et la famille (au-dessous). P. ex. : *Spirochaetales*.

ORDRE DES MÉDECINS (1945) [équivalent angl. ***General Medical Council***]. Organisme officiel français destiné à « veiller au maintien des principes de moralité, de probité et de dévouement indispensables à l'exercice de la médecine ». L'Ordre est organisé en *conseils* départementaux, régionaux, interrégionaux administratifs et national composés de membres élus. Les anciens conseils régionaux sont devenus des chambres disciplinaires de première instance (régionales ou interrégionales). L'inscription au *tableau* est indispensable à l'exercice de la médecine. V. *santé (professions de)* et *déontologie*.

OREILLE, *s. f.* (lat. *auricula*, diminutif d'*auris*, oreille) (TA *auris*) [angl. ***ear***]. Organe de l'ouie, divisé en 3 parties, l'***o. interne*** (TA *a. interna*) (v. *labyrinthe*) ; l'***o. moyenne*** (TA *a. media*) comprenant la caisse du tympan (v. *tympan*), la trompe auriculaire ou d'Eustache et les cellules mastoïdes ; l'***o. externe*** (TA *a. externa*) comportant le méat acoustique (ou conduit auditif) externe et le pavillon de l'*o.* ou auricule (v. ce terme) • 👁 **auricule, vestibule, tympan, labyrinthe, osselets •**.

OREILLES VELUES (syndrome des). Syn. *hypertrichose des oreilles*. Syndrome rare consistant en une pilosité de la paroi verticale ou horizontale de l'hélix ou rebord périphérique du pavillon de l'oreille, observé seulement dans le sexe masculin. Il est héréditaire et lié au chromosome Y. V. *holandrique*.

OREILLETTE, *s. f.* (lat. *auricula*, petite oreille). V. *atrium du cœur*.

OREILLETTE (maladie de l'). V. *maladie rythmique auriculaire*.

OREILLETTE GAUCHE (grosse)— ARYTHMIE COMPLÈTE — FIÈVRE (syndrome). V. *grosse oreillette gauche — arythmie complète — fièvre (syndrome)*.

OREILLETTE UNIQUE. V. *cœur triloculaire*.

OREILLONS, *s. m. pl.* [angl. ***mumps***]. Syn. *ourles, fièvre ourlienne, parotidite épidémique*. Maladie infectieuse, épidémique et contagieuse, caractérisée par la tuméfaction simultanée ou successive de certaines glandes, particulièrement des glandes salivaires et moins souvent du pancréas, des testicules, des glandes mammaires, des ovaires et de la glande thyroïde. Elle provoque souvent une réaction méningée. Elle est due à un paramyxovirus. Le diagnostic, cliniquement facile, peut être confirmé par la sérologie. La prévention en est possible par vaccination. V. *vaccin antiourlien* et *Rubulavirus*.

ORELLANIEN (syndrome). Néphrite interstitielle sévère survenant tardivement après l'ingestion de certains champignons toxiques (cortinaires) contenant de l'*orellanine*. Elle évolue vers l'insuffisance rénale chronique.

OREXIGÈNE, *adj.* (gr. *orexis*, appétit ; *génnan*, engendrer) [angl. ***orexigenic***]. Syn. *apéritif*. Qui donne de l'appétit.

OREXINE, *s. f.* (gr. *orexis*, appétit) [angl. ***orexin***]. V. *hypocrétine*.

OREXIQUE, *adj.* (gr. *orexis*, appétit). Qui se rapporte à l'appétit.

ORF, *s. m.* V. *dermatite pustuleuse contagieuse ovine*.

ORGANE, *s. m.* (lat. et TA *organum*) [angl. ***organ***]. Élément anatomique distinct exerçant une fonction particulière. P. ex. : *foie, muscle, œil, dent, peau, os*. V. *viscère* et *corps*.

ORGANE-CIBLE, *s. m.* V. *récepteur*.

ORGANELLE, *s. f.* [angl. ***organelle***]. V. *organite*.

ORGANICISME, *s. m.* [angl. ***organicism***]. Théorie médicale d'après laquelle chaque maladie a pour cause une lésion matérielle d'un organe.

ORGANIQUE, *adj.* [angl. ***organic***]. Qui se rapporte à un organe ou à un organisme. — 1° Se dit d'un phénomène en rapport avec l'état des structures d'un organe ou d'un tissu. — ***souffle organique du cœur.*** Ce peut être un souffle provoqué par l'altération définitive d'un orifice cardiaque, du myocarde ou des gros vaisseaux ; p. ex. : une destruction valvulaire, une myocardiopathie obstructive, une communication entre ventricules ou entre gros vaisseaux artériels : c'est un *souffle lésionnel*. Le souffle cardiaque organique peut aussi être dû à une modification réversible d'un orifice cardiaque dont le fonctionnement se trouve ainsi perturbé : orifice dilaté par suite de la distension des ventricules ou rétréci de façon relative (quoiqu'anatomiquement normal) par rapport au débit du courant sanguin qui le traverse, accru à la suite d'un shunt : c'est un *souffle fonctionnel*. — ***trouble o.*** Manifestation morbide, généralement grave, due à une lésion d'un organe. V. *anorganique*. — 2° (chimie). Qui concerne les éléments extraits des organismes vivants. Pratiquement se dit des éléments inclus dans une molécule contenant du carbone ; p. ex. : phosphore organique.

ORGANISATEUR, *s. m.* [angl. ***organizer***] (embryologie). V. *inducteur, 2°*.

ORGANISATION MONDIALE DE LA SANTÉ (OMS) [angl. ***World Health Organization***]. Institution internationale chargée des questions sanitaires, dépendant des Nations Unies, créée en 1945 et dont le siège est à Genève.

ORGANISME, *s. m.* (lat. *organum*, organe) [angl. ***organism***]. Individu, animal ou végétal, formé d'un certain nombre de parties ou d'organes, mais ayant sa vie propre.

ORGANISME SOCIAL. Institution gérant la couverture des principaux risques sociaux pour les différentes catégories de travailleurs. — Les *o.s.* comprennent 3 ***régimes généraux*** (le r.g. des *salariés* de la Sécurité sociale, le r. *agricole*, le r. des *travailleurs indépendants*) ; des ***régimes particuliers*** (EDF-GDF, etc) plus ou moins rattachés au régime général de la Sécurité sociale ainsi que des ***régimes spéciaux*** (militaires, SNCF, RATP) et divers (médecins praticiens et auxiliaires médicaux conventionnés, etc.) qui sont autonomes. — Certains risques sociaux sont couverts par les *Assurances sociales* (maladie, maternité, invalidité, décès d'une part, vieillesse et veuvage d'autre part) ; les *accidents du travail* et les maladies professionnelles sont indemnisés par une caisse distincte ; les *prestations familiales* (v. ce terme) enfin sont versées par les caisses d'Allocations familiales. V. *Sécurité sociale.*

ORGANITE, *s. m.* [angl. ***organelle***]. Élément intra-cytoplasmique figuré dont l'ensemble constitue le *chondriome* (v. ce terme) intracellulaire. V. *Golgi (appareil de).*

ORGANO-ACIDÉMIE, *s. f.* Présence, dans le sang, d'acides organiques issus du métabolisme intermédiaire. V. *organo-acidurie.*

ORGANO-ACIDURIE, *s. f.* Présence, dans l'urine, d'acides organiques issus du métabolisme intermédiaire tels qu'acides *aliphatiques* (acides aconitique, adipique, succinique), acides *alcools* (acides citrique, β-hydroxybutyrique, lactique, malique), acides *cétoniques* (acides α-cétoglutamique, pyruvique) — à l'exclusion des acides aminés et généralement aussi des acides phénols.

ORGANO-ACIDURIE AVEC GLAUCOME ET ARRIÉRATION MENTALE. V. *Lowe (syndrome de).*

ORGANO-FONCTIONNEL (syndrome) (M. Chiray et I. Pavel, 1927). Syndrome caractérisé par l'association d'une altération viscérale, organique, qui donne au syndrome ses signes particuliers et d'une excitabilité anormale du système végétatif, fonctionnelle, qui déclenche l'apparition des accidents. P. ex. : *colique hépatique, angine de poitrine, asthme.*

ORGANOGÉNÉSIE, ORGANOGENÈSE ou **ORGANOGÉNIE**, *s. f.* (gr. *organon*, organe ; *génnan*, engendrer) [angl. ***organogenesis***]. Étude de la formation et du développement des différents organes.

ORGANOGRAPHIE, *s. f.* (gr. *organon*, organe ; *graphein*, décrire) ou **ORGANOLOGIE**, *s. f.* (*organon* ; *logos*, discours) [angl. ***organography***]. Description des organes.

ORGANOÏDE (tumeur). V. *tératome.*

ORGANOLEPTIQUE, *adj.* (Chevreul) (gr. *organon*, organe ; *lêptos*, pris, reçu) [angl. ***organoleptic***]. Qui peut impressionner les organes des sens.

ORGANOSOL, *s. m.* [angl. ***organosol***]. V. *sol.*

ORGANOTROPE, *adj.* [angl. ***organotropic***]. Qui a tendance à se fixer sur un organe.

ORGANOTROPISME, *s. m.* [angl. ***organotropism***]. Affinité pour un organe que présentent certains virus ou certaines souches microbiennes.

ORGASME, *s. m.* (gr. *orgasmos*, de *organ*, être excité) [angl. ***orgasm, climax***]. Excitation génésique portée au plus haut degré.

ORGELET, *s. m.* [angl. ***stye***]. Furoncle de la paupière dont le point de départ est une des glandes sébacées annexées à un cil. Sa forme et sa grosseur l'ont fait comparer à un grain d'orge.

ORIENT (bouton ou **ulcère d').** V. *bouton d'Orient.*

ORIENTA, *s. f.* [angl. ***Orienta***]. Genre bactérien de la famille des *Rickettsiaceæ.*

ORIENTIA TSUTSUGAMUSHI [angl. ***Orientia tsutsugamushi***]. Nouvelle dénomination de *Rickettsia orientalis* (ou *R. tsutsugamushi*), rickettsie responsable de la fièvre fluviale du Japon. V. ce terme.

ORIFICE ATRIO-VENTRICULAIRE COMMUN ou **PRIMITIF (persistance de l').** V. *canal atrio-ventriculaire commun (persistance du).*

ORL. Abréviation d'*Oto-Rhino-Laryngologie.*

ORMOND (maladie d') (Albarran, 1905-1907 ; O. John, amér., 1948) [angl. ***Ormond's disease***]. Syn. *fibrose rétropéritonéale idiopathique, liposclérose rétropéritonéale, liposclérose périurétérale, périurétérite plastique, rétropéritonite fibreuse et sclérosante.* Maladie de cause inconnue, caractérisée ***anatomiquement*** par le développement, dans la graisse rétropéritonéale, d'un tissu fibreux épais de 3 à 4 cm qui s'étend de la 2e vertèbre lombaire au promontoire sacré. Il englobe, sans les envahir, les reins, les uretères, l'aorte, les artères iliaques primitives, la veine cave inférieure, parfois les veines mésentériques et porte. Le tableau ***clinique*** est variable, généralement dominé par une altération de l'état général et une atteinte de l'appareil urinaire (compression des uretères avec hydronéphrose, infection, azotémie et mort par anurie) ou des signes de compression vasculaire. La corticothérapie et la radiothérapie ont été préconisées ; mais la libération chirurgicale des organes comprimés (uretères surtout) est souvent nécessaire. — Certains cas de fibrose rétropéritonéale consécutifs à l'emploi de dérivés de l'ergot de seigle (méthysergide) ont été rapportés.

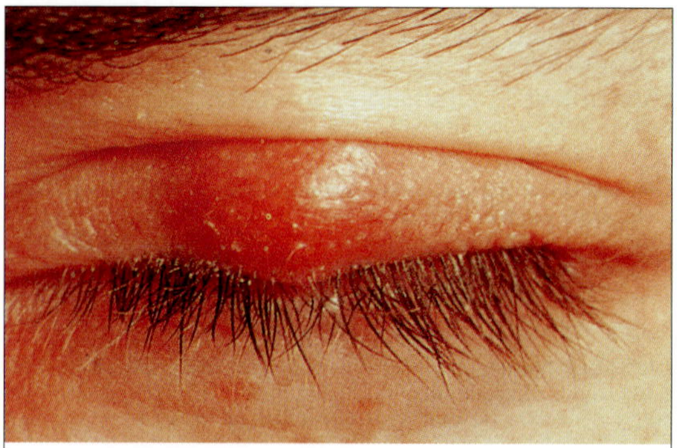

Orgelet

ORNITHINE, *s. f.* (gr. *ornis, ornithos,* oiseau) [angl. ***ornithine***]. Acide aminé qui joue un rôle dans l'uréogenèse. — ***cycle de l'o.*** V. *Krebs-Henseleit (cycle de).*

ORNITHINE-CARBAMYL-TRANSFÉRASE (OCT) [angl. ***ornithine carbamyl transferase***]. Syn. *ornithine-transcarbamylase.* Enzyme hépatique intervenant dans le cycle de l'urée. Son taux sérique, normalement inférieur à 15 U/L, s'élève dans les cytolyses hépatiques. Son déficit, (familial et lié à l'X) peut entraîner des hyperammoniémies parfois mortelles.

ORNITHODOROS, *s. m.* (gr. *ornis, ornithos,* oiseau ; *doros,* sac de cuir) [angl. ***Ornithodoros***]. Genre de tique appartenant à la famille des *Ixodidés.* V. ces termes et *anti Xa.*

ORNITHOSE, *s. f.* (gr. *ornis, ornithos,* oiseau) (K. F. Meyer et Smadel, 1941) [angl. ***ornithosis***]. Maladie infectieuse, bénigne, évoluant comme une pneumonie atypique, transmise à l'homme par de nombreux oiseaux (surtout par les pigeons) et due à *Chlamydia psittaci*, comme la psittacose (v. ce terme).

ORO-CRANIO-DIGITAL (syndrome). V. *Juberg-Hayward (syndrome de).*

ORO-DIGITO-FACIAL (syndrome). V. *dysmorphie orodactyle.*

OROLOGIE, *s. f.* (Landouzy) (gr. *oros*, sérosité ; *logos*, discours). Parties de l'anatomie normale et de l'anatomie pathologique qui comprennent l'étude des liquides de l'organisme (sang, lymphe, épanchements séreux, etc.).

OROPHARYNX, *s. m.* (TA *pars oralis pharyngis*) [angl. ***oropharynx***]. Portion centrale du pharynx allant du niveau du palais en haut, au vestibule laryngé en bas. V. *pharynx.*

OROSOMUCOÏDE, *s. m.* [angl. ***orosomucoid***]. Syn. *séromucoïde*α1. Une des α1-globulines du plasma sanguin. V. *glucidogramme.*

OROTICURIE, *s. f.* [angl. ***oroticaciduria***]. Présence d'acide orotique dans l'urine. — ***o. héréditaire*** (Huguley, 1959). Maladie rare se manifestant dès les premiers mois de la vie par un retard de croissance staturo-pondérale, une asthénie et une anémie hypochrome importante avec mégaloblastose médullaire. Elle s'accompagne d'une forte élimination urinaire d'***acide orotique.*** Cet acide fait partie de la chaîne métabolique qui, de l'acide aspartique, aboutit à la synthèse des acides nucléiques. L'insuffisance de deux enzymes agissant l'une après l'autre pour dégrader l'acide orotique serait à l'origine de cette affection héréditaire récessive autosomique. — ***o. acquise.*** *O.* provoquée par l'administration d'une substance antimitotique, la 6-azauridine. Elle s'accompagne d'élimination simultanée d'orotidine 5-phosphate.

OROYA (fièvre de la). V. *verruga.*

ORTEIL, *s. m.* (lat. *articulus*, articulation) (TA *digitus pedis*) [angl. ***toe***]. Doigt de pied.

ORTEIL EN COL DE CYGNE. Déformation du 2e orteil serré entre le 1er et le 3e, caractérisée par l'extension de la 1re phalange, la flexion de la 2e et l'extension de la 3e.

ORTEIL EN MARTEAU (Nélaton) [angl. ***hammer toe***]. Attitude en flexion de l'articulation interphalangienne proximale. Un durillon dorsal par friction de la chaussure se développe sur le dos de cette articulation et parfois à l'extrémité de la pulpe.

ORTEILS (phénomène des). V. *Babinski (signe de).*

ORTEILS BLEUS ou **POURPRES (syndrome des)** [angl. ***blue toe syndrome***]. Coloration violacée des orteils consécutive à des embolies de cristaux de cholestérol provenant en général de l'aorte abdominale.

ORTHACOUSIE, *s. f.* (gr. *orthos*, droit ; *akouein*, entendre) [angl. ***normal audition***]. Audition normale. — Ce mot est employé également dans le sens de prophylaxie et traitement de la surdité et des troubles de l'audition.

ORTHÈSE, *s. f.* (gr. *orthos*, droit ; *tithêmi*, je place) [angl. ***orthesis***]. Tout appareil orthopédique destiné à protéger, immobiliser ou soutenir le corps ou une de ses parties auxquels il est directement fixé (attelles, gouttières, ceintures, corsets, chaussures orthopédiques) : les *o.* se distinguent ainsi d'une part des aides fonctionnelles (béquille) et de l'autre, des prothèses (v. ce terme). — Certaines *o.* dites d'***inactivité*** sont des *o.* d'*immobilisation,* permanente ou non *(o. de posture)* ; les ***o. d'activité*** ou *o. dynamiques* ont pour objet de limiter les mouvements. — ***o. plantaire.*** V. *semelle orthopédique.*

ORTHÉSISTE, *s. m.* ou *f.* [angl. ***orthotist***]. Fabricant d'orthèses. V. *orthopédiste.*

ORTHOBASOPHILE, *adj.* V. *orthochromatique.*

ORTHOCÉPHALE, *adj.* (gr. *orthos*, droit ; *képhalê*, tête) [angl. ***orthocephalic***] **(anthropologie).** Nom donné dans quelques nomenclatures au crâne mésaticéphale.

ORTHOCHROMATIQUE, *adj.* [angl. ***orthochromatic***]. Se dit de la teinte d'un élément figuré lorsqu'elle est analogue à celle du colorant employé ; s'il s'agit d'un élément basophile, on dit qu'il est *orthobasophile.* — *O.* est le contraire de métachromatique.

ORTHOCHROME, *adj.* (gr. *orthos*, droit ; *khrôma*, couleur). — ***anémie o.*** V. *anémie isochrome.*

ORTHODÉOXIE, *s. f.* (Robin ED., 1976) (gr. *orthos,* droit ; *dé,* indiquant la perte de ; *oxus,* aigu) [angl. ***orthodeoxia***]. Accentuation d'une hypoxie artérielle par la position debout tandis que le décubitus l'atténue. V. *platypnée, platypnée-orthodéoxie (syndrome)* et *hépato-pulmonaire (syndrome).*

ORTHODIAGRAMME, *s. m.* [angl. ***orthodiagram***]. Image obtenue par l'orthodiagraphie.

ORTHODIAGRAPHIE, *s. f.* [angl. ***orthodiagraphy***]. Procédé permettant de déterminer les dimensions réelles d'un organe (en particulier du cœur) d'après son image radioscopique. Il consiste à dessiner sur l'écran fluorescent le contour de l'organe tel que le projette le rayon X normal (perpendiculaire à l'écran) provenant du tube déplacé le long du bord de cet organe et limité par une très petite ouverture du diaphragme. L'image est ensuite reportée sur du papier calque (orthodiagramme). Cet examen est tombé en désuétude.

ORTHODIASCOPIE, *s. f.* [angl. ***orthodiascopy***]. Projection normale sur l'écran fluorescent des contours des organes que l'on veut étudier.

ORTHODONTIE, *s. f.* ou **ORTHODONTOSIE**, *s. f.* (gr. *orthos*, droit ; *odous, odontos*, dent) [angl. ***orthodontics***]. Partie de l'art dentaire qui s'occupe de la prophylaxie et du traitement des difformités congénitales ou acquises des dents.

ORTHOGÉNIE, *s. f.* (gr. *orthos*, droit ; *génnan*, engendrer). V. *eugénie.*

ORTHOGNATHISME, *s. m.* (gr. *orthos*, droit ; *gnathos*, mâchoire) [angl. ***orthognathism***]. Disposition générale de la face telle que la ligne du profil allant du front au menton soit verticale. Cette conformation ne se rencontre en réalité dans aucune race ; toutes sont plus ou moins prognathes. On donne néanmoins le nom d'*orthognathes* aux races chez lesquelles la ligne du profil se rapproche le plus de la verticale (race blanche).

ORTHOMYXOVIRIDÆ, *s. f. pl.*, ou **ORTHOMYXOVIRIDÉS**, *s. m. pl.* [angl. ***Orthomyxoviridae***]. Famille de virus à ARN monocaténaire ne comprenant qu'un seul genre : *Influenzavirus.* Ce sont les virus de la grippe, de types A, B et C. La particule virale possède une enveloppe et une symétrie hélicoïdale : l'acide nucléique forme un filament spiralé sur lequel se greffent les molécules protéiques, l'ensemble formant la nucléocapside. Le diamètre du virion mesure en moyenne 100 nm. V. *peste aviaire.*

ORTHOMYXOVIRUS, *s. m.* [angl. ***orthomyxovirus***]. Syn. *myxovirus.* Virus de la famille des *Orthomyxoviridæ.*

ORTHONYXIE, *s. f.* [angl. ***orthonyxia***]. Traitement de certaines déformations des ongles par la pose d'une agrafe destinée à en corriger la courbure.

ORTHOPANTOMOGRAPH®, *s. m.* [angl. ***Orthopantomograph***]. Appareil de radiologie destiné à effectuer des clichés panoramiques dentaires.

ORTHOPANTOMOGRAPHIE, *s. f.* (gr. *orthos*, droit ; *pan*, tour ; *tomê*, section ; *graphein*, écrire) [angl. ***orthopantomography***]. Radiographie panoramique dentaire, faite avec l'*Orthopantomograph* (v. ce terme).

ORTHOPÉDIE, *s. f.* (gr. *orthos*, droit ; *païs*, enfant) [angl. ***orthopaedics***]. Mot créé par Andry (1741), qui lui donna comme signification : « l'art de prévenir et de corriger dans les enfants les difformités du corps ». Actuellement, on étend cette définition aux adultes : c'est la chirurgie des os et de l'appareil locomoteur.

ORTHOPÉDISTE, *s. m.* ou *f.* [angl. ***orthopaedic surgeon***]. — 1°. Chirurgien des os et du système locomoteur. — 2° Personne fabriquant ou vendant des appareils d'orthopédie (orthèses, prothèses).

ORTHOPHONIE, *s. f.* (gr. *orthos*, droit ; *phônê*, voix) [angl. ***orthophony***]. Prononciation normale, par opposition au bégaiement et autres troubles de la phonation. Ce mot est aussi employé dans le sens de *traitement orthophonique.*

ORTHOPHONIQUE (traitement). Syn. (belge) : *logopédie.* Traitement destiné à corriger les défauts de prononciation (bégaiement, blésité, etc.).

ORTHOPHONISTE, *s. m.* ou *f.* [angl. ***speech therapist***]. Auxiliaire médical(e) spécialisé(e) dans la rééducation du langage.

ORTHOPIE, *s. f.* (gr. *orthos*, droit ; *ôps*, vue) [angl. ***orthopia***]. Rectitude du regard. — Ce mot est employé surtout dans le sens de prophylaxie ou traitement du strabisme.

ORTHOPNÉE, *s. f.* (gr. *orthos*, droit ; *pnein*, respirer) [angl. ***orthopnoea***]. Dyspnée empêchant le malade de rester couché et l'obligeant à s'asseoir ou à rester debout. V. *platypnée.*

ORTHOPOXVIRUS, *s. m.* [angl. ***Orthopoxvirus***]. Genre de virus à ADN appartenant à la famille du *Poxviridæ* ; il comprend les virus de la variole, de la vaccine et d'autres maladies voisines particulières aux animaux : monkeypox (singes), whitepox (singes et rongeurs).

ORTHOPTIE, *s. f.* (gr. *orthos*, droit ; *optésthaï*, voir) [angl. ***orthoptics***]. Syn. *orthoptique.* Ensemble des procédés de rééducation de l'œil, appliqué surtout au traitement du strabisme concomitant.

ORTHOPTIQUE, *s. f.* (gr. *orthos*, droit ; *ôps*, vue). V. *orthoptie.*

ORTHOPTISTE, *s. m.* ou *f.* (gr. *orthos*, droit ; *ôps*, vue) [angl. ***orthoptist***]. Auxiliaire médical effectuant des traitements de rééducation oculomotrice.

ORTHOREOVIRUS, *s. m.* [angl. ***Orthoreovirus***]. Genre de virus à ARN de la famille des *Reoviridæ.* V. *Reovirus.*

ORTHORYTHMIQUE, *adj.* (gr. *orthos*, droit ; *rhuthmos*, mouvement réglé et mesuré) [angl. ***orthorhythmic***]. V. *stimulation cardiaque orthorythmique.*

ORTHOSTATIQUE, *adj.* [angl. ***orthostatic***]. Se dit des phénomènes provoqués par la station debout. – ***albuminurie o.*** V. *albuminurie orthostatique.* – ***hypotension o.*** V. *hypotension.* V. *clinostatique.* – ***tachycardie o.*** V. *tachycardie.*

ORTHOSTATISME, *s. m.* (gr. *orthostatein*, se tenir debout) [angl. ***orthostatism***]. Station debout et phénomènes qui en résultent.

ORTHOSYMPATHIQUE, *adj.* [angl. ***orthosympathetic***] (gr. *orthos,* droit ; sympathique). V. *sympathique 2°.*

ORTHOTHYMIQUE, *adj.* (gr. *orthos*, droit ; *thumos*, âme). Qui se rapporte à un comportement extérieur normal.

ORTHOTONOS, *s. m.* (gr. *orthos*, droit ; *tonos*, contraction, tension) [angl. ***orthotonos***]. Variété de tétanos caractérisée par la contracture synergique des muscles extenseurs et fléchisseurs, qui maintiennent le corps dans la rectitude.

ORTHOTOPIQUE, *adj.* (gr. *orthos*, droit ; *topos*, lieu) [angl. ***orthotopic***]. Qui est situé à sa place normale. V. *hétérotopique.*

ORTNER (syndrome d') (O. Norbert, autr., 1897) [angl. ***Ortner's syndrome***]. Association d'une paralysie laryngée et d'un rétrécissement mitral. La compression du nerf récurrent semble due, le plus souvent, à l'artère pulmonaire dilatée.

ORTOLANI-LE DAMANY (signe de) (O. Marino, ital., 1937) [angl. ***Ortolani's sign***]. Signe du ressaut (v. ce terme, n° 2), observé dans la luxation de la hanche du nourrisson dans les premiers jours de la vie.

OS [angl. ***occipitoposterior position***] **(obstétrique)**. Abréviation d'*occipito-sacrée,* position exceptionnelle de la présentation du sommet, lorsque celle-ci arrive au détroit inférieur et que l'occiput tourne vers le sacrum.

OS, *s. m.* (lat. et TA *os*) [angl. ***bone***]. Organe dont la blancheur et la dureté sont la conséquence de l'imprégnation de sa trame conjonctive par les sels de calcium. Les os, dont l'ensemble constitue le squelette, forment la charpente du corps. Ils peuvent être plats, courts ou longs. Les os, sur lesquels s'insèrent les muscles, sont reliés par les articulations. V. *Havers (canal de)* et les mots commençant par : *ostéo...* • 👁 **squelette, tête** •

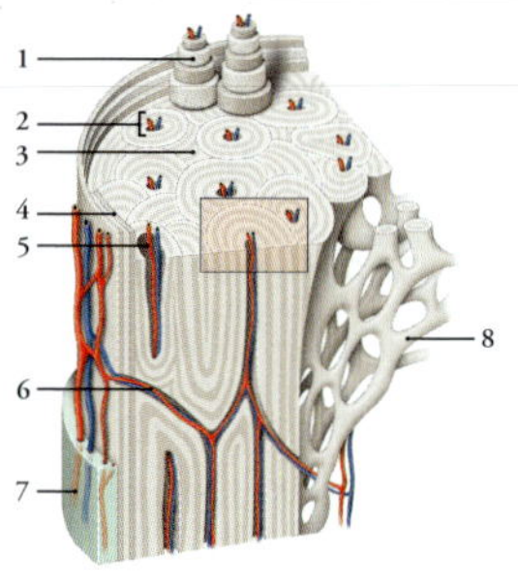

Structure schématique
de l'os compact

1. lamelle de l'ostéon
2. ostéon
3. lamelles interstitielles
4. lamelle circonférentielle ext.
5. canal central
6. canal perforant
7. périoste
8. trabécules osseuses recouvertes d'endoste
9. lacunes osseuses et ostéocytes

OS LAVÉ. V. *os de verre.*

OS DE MARBRE ou **OS MARMORÉENS (maladie des).** V. *ostéopétrose.*

OS DE VERRE. Syn. *os lavé.* Os totalement transparent aux rayons X, sa trame osseuse étant complètement effacée : image d'ostéoporose très avancée.

OSBORN (onde d'). V. *J (onde).*

OSCHÉOPLASTIE, *s. f.* (gr. *oskhéon*, scrotum ; *plassein*, former) [angl. ***oscheoplasty***]. Autoplastie appliquée à la réparation du scrotum.

OSCHÉOTOMIE, *s. f.* (gr. *oskhéon*, scrotum ; *tomê*, section) [angl. ***oscheotomy***]. Résection d'une partie du scrotum ; opération pratiquée dans les cas de tumeurs scrotales.

OSCILLOMÈTRE, *s. m.* [angl. ***oscillometer***]. Appareil destiné à indiquer la pression maxima, la pression moyenne et la pression minima du courant sanguin artériel, ainsi que l'indice oscillométrique. V. *Pachon (appareil de).*

OSCILLOMÉTRIE, *s. f.* [angl. ***oscillometry***]. Étude de la pression artérielle et de l'amplitude des battements artériels à l'aide de l'oscillomètre.

OSCILLOMÉTRIQUE, *adj.* [angl. ***oscillometric***]. – ***indice o.*** ou ***IO***. Chiffre donné par la plus grande oscillation de l'aiguille de l'oscillomètre.

OSCILLOPIE, *s. f.* ou **OSCILLOPSIE**, *s. f.* (lat. *oscillare,* s'incliner ; gr. *ôps*, œil ou *opsis*, vue) [angl. ***oscillopsia***]. Impression de balancement des objets fixés par le regard, ressentie au cours du nystagmus.

OSE, *s. m.* [angl. ***monosaccharide***]. Syn. *monosaccharide.* Une des deux grandes classes des glucides. Les *o.* sont des sucres simples, non hydrolysables. Selon leur nombre d'atomes de carbone (4, 5, 6, 7, etc.), on les distingue en tétroses, pentoses, hexoses (glucose), heptoses, etc. V. *oside.*

OSGOOD (maladie d') (O. Robert, amér., 1903). V. *apophysite tibiale antérieure.*

OSIDE, *s. m.* [angl. ***oside***]. Une des deux grandes classes des glucides. Les *o.* donnent par hydrolyse un ou plusieurs oses (v. ce terme) ; on les divise en *holosides* et en *hétérosides.* V. *polyoside.*

OSLER (maladies d') (O. sir William, canadien, 1849-1919). V. *Jaccoud-Osler (maladie de)* et *angiomatose hémorragique familiale (maladie de Rendu-Osler).*

OSLER (manœuvre d') (décrite par William O. en 1892, nommée par Franz Messeri, de la Nouvelle-Orléans, en 1985) [angl. ***Osler's maneuver***]. Épreuve destinée à déceler les fausses hypertensions artérielles (pseudo-hypertensions) chez les sujets âgés aux artères scléreuses voire calcifiées, incompressibles par le brassard du tensiomètre, lequel affiche des chiffres excessifs par rapport au taux réel de pression intra-artérielle (qui peut être normal ou élevé). Cette épreuve est positive si l'artère radiale est palpable, bien que non battante, lorsque le brassard est gonflé au-dessus de la pression systolique apparente.

OSLER (nodule d') [angl. ***Osler's node***]. Syn. *pseudo-panaris d'Osler.* Nodosité rouge, douloureuse, de la dimension d'une lentille, développée, au cours d'une poussée fébrile, dans l'épaisseur du derme de la pulpe des doigts et des orteils, chez les malades atteints d'endocardite maligne à évolution lente ou maladie de Jaccoud-Osler.

OSLER (pneumonie lupique d'). Localisation pulmonaire du lupus érythémateux aigu disséminé. Elle consiste en lésions parenchymateuses bilatérales donnant, sur les radiographies, des images réticulaires, réticulo-nodulaires ou d'infiltrats nuageux.

Osm. Abréviation d'*osmole* (v. ce terme).

OSMHIDROSE ou **OSMIDROSE**, *s. f.* (gr. *osmê*, odeur ; *hidrôs*, sueur). V. *bromhidrose.*

OSMOLALITÉ, *s. f.* (gr. *ôsmos*, action de pousser) [angl. ***osmolality***]. Concentration moléculaire de toutes les particules osmotiquement actives contenues dans une solution, exprimée en osmoles (ou en milliosmoles) ***par kilogramme de solvant***.

OSMOLARITÉ, *s. f.* [angl. ***osmolarity***]. Concentration moléculaire de toutes les particules osmotiquement actives contenues dans une solution exprimée en osmoles (ou en milliosmoles) ***par litre de solution***. V. *osmotique (pression o. efficace du plasma).*

OSMOLE, *s. f.* **(Osm)** [angl. ***osmole***]. Unité de mesure de pression osmotique. C'est la pression osmotique exercée par une molécule-gramme d'un corps non ionisé dissous dans un litre d'eau ou par un ion-gramme, s'il s'agit d'un corps complètement ionisé, dissous dans un litre d'eau. V. *milliosmole.*

OSMOMÉTRIE, *s. f.* [angl. ***osmometry***]. Mesure de la pression osmotique.

OSMORÉCEPTEUR, *adj.* [angl. ***osmoreceptor***]. Qui est sensible aux variations de la pression osmotique. – *s. m.* Terminaison nerveuse possédant cette qualité pour le milieu intérieur de l'organisme. Les *o.* sont situés près des noyaux supra-optiques, dans le territoire de la carotide interne. L'excitation des *o.*, par augmentation de la pression osmotique du sang, déclenche la sécrétion d'hormone antidiurétique.

OSMOSE, *s. f.* (Dutrochet, 1827) (gr. *ôsmos*, action de pousser) [angl. ***osmosis***]. Diffusion d'un solvant à travers une membrane semi-perméable séparant 2 solutions de concentrations différentes. L'osmose tend à égaliser les concentrations. Le phénomène peut être freiné, voire équilibré en exerçant une pression du côté de la solution la plus concentrée. Cette pression d'équilibre est dite *pression osmotique.* Les parois des cellules vivantes jouent vis-à-vis des liquides biologiques le rôle de membranes semi-perméables, permettant le passage de l'eau et de certains solutés.

OSMOTIQUE, *adj.* [angl. ***osmotic***]. Qui a rapport à l'osmose. — ***diurèse*** et ***diurétique o.*** V. ces termes. — ***pression*** ou ***tension o.*** Force exercée, de part et d'autre de la membrane à demi perméable qui les sépare, par deux liquides inégalement riches en molécules dissoutes (*v. endosmose* et *exosmose*). — ***pression o. efficace du plasma*** (J. Hamburger et Mathé). Pression *o.* des électrolytes plasmatiques qui, seule, intervient dans les échanges d'eau entre les secteurs intra et extra-cellulaires. On l'obtient en retranchant de la pression osmotique totale (déterminée par cryoscopie : 308 à 310 mOsm/L) celle de l'urée et du glucose qui diffusent également dans les deux secteurs intra- et extra-cellulaires. La pression osmotique efficace du plasma est normalement de 292 à 308 mOsm/L. V. *delta cryoscopique du plasma, oncotique (pression)* et *comprimé osmotique.*

OSSELET, *s. m.* (diminutif de *os*) [angl. ***knuckelbone***]. Petit os. — ***osselets de l'ouïe*** (TA *ossicula auditus*) [angl. ***ear bones***]. Ce sont du dehors en dedans le *marteau, l'enclume* et l'*étrier* situés dans l'oreille moyenne ; articulés entre eux, ils transmettent à travers la caisse du tympan, les vibrations de ce dernier à la fenêtre ovale • ◉ **tympan** •.

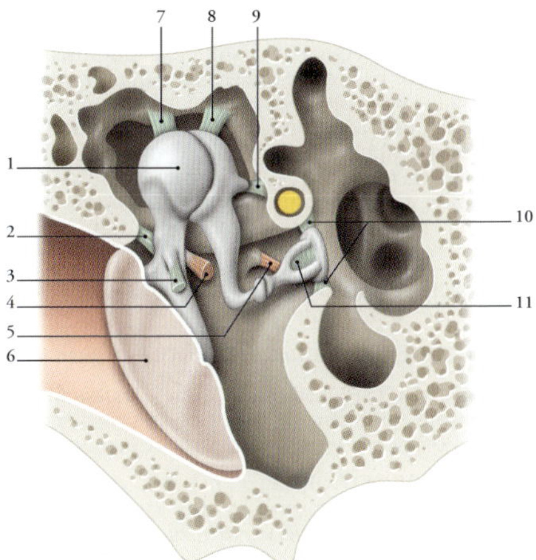

Osselets de l'ouïe

1. tête du malléus
2. ligament latéral du malléus
3. ligament ant. du malléus
4. tendon du muscle tenseur du tympan
5. muscle du stapès
6. tympan
7. ligament supérieur du malléus
8. ligament supérieur de l'incus
9. ligament postérieur de l'incus (fosse de l'incus)
10. ligament annulaire du stapès
11. membrane du stapès

OSSEUX, OSSEUSE, *adj.* [angl. ***bony, osseous***]. — 1° Relatif à l'os. — 2° Possédant des os, constitué par des os. — 3° Dont les os sont saillants.

OSSICULECTOMIE, *s. f.* (lat. *ossiculum,* osselet ; gr. *ektomê,* ablation) [angl. ***ossiculectomy***]. Extirpation des osselets de l'oreille moyenne.

OSSIFICATION, *s. f.* (lat. *os* ; *facere,* faire) [angl. ***ossification***]. Formation et développement du tissu osseux, qu'ils soient normaux (syn. *ostéogenèse, ostéogénie*) ou pathologiques. — ***o. enchondrale.*** *O.* survenant à l'intérieur du tissu cartilagineux, après résorption de ce dernier (*o.* indirecte). — ***o. de membrane.*** Formation de tissu osseux directement à partir de l'ébauche mésenchymateuse de certains os (os du crâne, maxillaire). — ***o. périostale.*** Production d'os par le périoste qui entoure la diaphyse.

OSSIFLUENT, ENTE, *adj.* (lat. *os* ; *fluere,* couler) [angl. ***ossifluent***]. Qui s'accompagne de fonte osseuse. — ***abcès o.*** V. *abcès par congestion.*

OSTÉALGIE, *s. f.* (gr. *ostéon,* os ; *algos,* douleur) [angl. ***ostealgia***]. Douleur osseuse spontanée ou provoquée (fièvre de croissance).

OSTÉITE, *s. f.* (Gerdy, 1836) [angl. ***osteitis***]. Toute inflammation osseuse. — Ce terme est parfois utilisé abusivement pour désigner les affections osseuses non inflammatoires (*o. fibrokystique*) ou comme synonyme d'*ostéomyélite.*

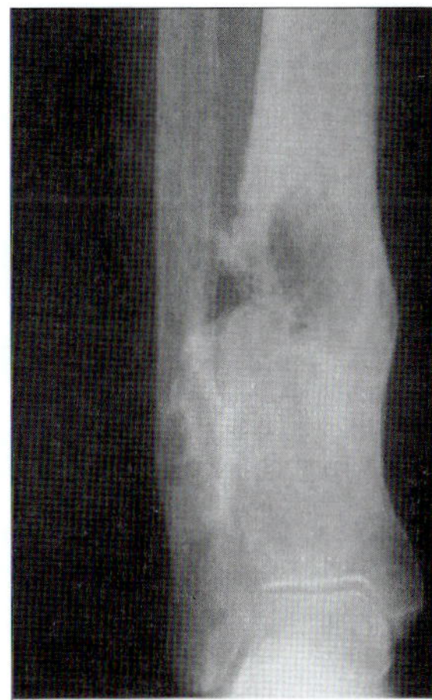

Ostéite chronique tibiale

OSTÉITE APOPHYSAIRE DE CROISSANCE (Lannelongue, 1878). V. *apophysite tibiale antérieure.*

OSTÉITE BIPOLAIRE [angl. ***bipolar osteitis***]. Ostéite frappant les deux épiphyses d'un même os.

OSTÉITE CONDENSANTE. V. *ostéite productive.*

OSTÉITE DÉFORMANTE HYPERTROPHIQUE. V. *Paget (maladie osseuse de).*

OSTÉITE ENGAINANTE DES DIAPHYSES. V. *ostéo-arthropathie hypertrophiante pneumique.*

OSTÉITE ÉPIPHYSAIRE AIGUË DES ADOLESCENTS (Gosselin). V. *ostéomyélite infectieuse aiguë.*

OSTÉITE FIBROKYSTIQUE [angl. ***fibrocystic disease***]. Syn. *maladie osseuse de Recklinghausen* (1891), *ostéose parathyroïdienne* (J. A. Lièvre, 1931), *ostéose fibrokystique.* Affection chronique liée à un hyperfonctionnement, dû le plus souvent à un adénome, des glandes parathyroïdes. Elle est caractérisée par : — 1° des altérations osseuses (décalcification diffuse du squelette avec transformation fibreuse de la moelle et production de kystes multiples) qui se traduisent cliniquement par des douleurs, des fractures spontanées, des déformations osseuses progressives et parfois par des tuméfactions osseuses localisées ; — 2° une lithiase rénale calcique qui peut entraîner l'incrustation du rein par les sels de calcium et une insuffisance rénale ; — 3° accessoirement par d'autres calcifications viscérales (artères), des troubles digestifs (ulcère), nerveux ou de l'état général ; — 4° un syndrome humoral particulier : hypercalcémie, hypercalciurie, hypophosphatémie, hyperphosphatasémie. V. *hyperparathyroïdie.* — ***o. f. localisée des os longs.*** V. *Mikulicz (maladies de) 2°.*

OSTÉITE À FORME NÉVRALGIQUE. V. *ostéonévralgie.*

OSTÉITE GÉODIQUE. V. *Mikulicz (maladies de) 2°.*

OSTÉITE JUXTA-ÉPIPHYSAIRE (Ollier). V. *ostéomyélite infectieuse aiguë.*

OSTÉITE PHLEGMONEUSE. V. *ostéomyélite infectieuse aiguë.*

OSTÉITE POLYKYSTIQUE DE JÜNGLING. V. *Perthes-Jüngling (ostéite cystoïde de).*

OSTÉITE PRODUCTIVE [angl. ***productive osteitis***]. Nom donné par Cornil et Ranvier à toutes les ostéites qui déterminent une formation nouvelle de tissu osseux. — Si l'*o.* répare seulement les pertes de substance, on dit qu'elle est *restitutive.* — Si la néoformation osseuse réduit le calibre des canalicules de Havers et augmente la densité de l'os qui prend la consistance de l'ivoire, elle devient *condensante.* V. *éburnation.*

OSTÉITE RARÉFIANTE [angl. ***rarefying osteitis***]. Ostéite avec destruction des éléments anatomiques de l'os et formation d'un séquestre.

OSTÉITE RESTITUTIVE [angl. ***restitutive osteitis***]. V. *ostéite productive.*

OSTÉITE SYPHILITIQUE DES NOUVEAU-NÉS. Ostéochondrite syphilitique congénitale siégeant à l'union de la diaphyse et du cartilage de conjugaison des os longs, au voisinage des épiphyses fertiles. V. *Parrot (maladie de).*

OSTÉITE TUBERCULEUSE [angl. ***tuberculous osteitis***]. V. *ostéotuberculose.*

OSTEITIS CONDENSANS ILII (lat.). V. *ostéose condensante iliaque bénigne.*

OSTÉO-ARTHRITE, *s. f.* [angl. ***osteoarthritis***]. Arthrite se compliquant de lésions osseuses au niveau des surfaces articulaires. — ***o.-a. hypertrophique dégénérative*** (F. Bezançon et M.-P. Weil). V. *arthrose.*

OSTEO-ARTHRITIS DEFORMANS ENDEMICA (lat.). V. *Kaschin-Beck (maladie de).*

OSTÉO-ARTHROPATHIE, *s. f.* [angl. ***osteoarthropathy***]. Lésion simultanée d'une articulation et des extrémités osseuses adjacentes.

OSTÉO-ARTHROPATHIE DÉFORMANTE ou **DÉGÉNÉRATIVE** ou **DYSTROPHIQUE**. V. *arthrose.*

OSTÉO-ARTHROPATHIE HYPERTROPHIANTE PNEUMIQUE (Pierre Marie, 1890) [angl. ***hypertrophic pneumic osteoarthropathy***]. Syn. *maladie de Pierre Marie, syndrome de Pierre Marie-Bamberger, ostéite engainante des diaphyses* (Renon et Géraudel, 1920), *périostose engainante acromégalique* (Lasserre), *acropachie.* Augmentation de volume du squelette des extrémités des membres, avec prolifération du périoste engainant les diaphyses, observée dans les infections pulmonaires chroniques et les tumeurs pulmonaires et médiastinales. Elle s'accompagne généralement d'hypertrophie et de déformation des parties molles (doigts hippocratiques, en massue, en battant de cloche, ongles incurvés, en verre de montre), souvent d'arthralgies et de troubles sympathiques ; elle procède par poussées douloureuses. V. *dysacromélie, Currarino (maladie de)* et *paranéoplasiques (manifestations).*

OSTÉO-ARTHROSE INTERÉPINEUSE. V. *Baastrup (maladie de).*

OSTÉOBLASTE, *s. m.* (Gegenbauer, 1864) [angl. ***osteoblast***]. Cellule jeune mésenchymateuse qui assure la formation de la trame osseuse (tissu ostéoïde : v. *ostéoïde*). Il se transforme en *ostéocyte.* V. *ostéoclaste.*

OSTÉOBLASTIQUE, *adj.* [angl. ***osteoblastic***]. Qui concerne les ostéoblastes.

OSTÉOBLASTOME, *s. m.* (Jaffe, 1932-1956 ; Lichtenstein, 1956) (gr. *ostéon*, os ; *blastos*, germe) [angl. ***osteoblastoma***]. Tumeur bénigne des os se développant chez le sujet jeune, au niveau du rachis, du squelette des mains et des pieds, constituée par la prolifération d'ostéoblastes élaborant des lamelles de tissu ostéoïde. V. *ostéosarcome.*

OSTÉOCALCINE, *s. f.* (Hauschka, 1975) [angl. ***osteocalcin***]. Syn. *BGP, GLA-protéine osseuse.* Protéine de faible poids moléculaire (6.000 d) contenant de l'acide gamma-carboxyglutamique (GLA) et sécrétée par les ostéoblastes. Son taux sérique (normalement de l'ordre de 3 à 6 ng/mL), dosé selon une méthode radio-immunologique est un marqueur de l'anabolisme osseux. Il est élevé dans l'hyperparathyroïdie, la maladie de Paget et l'ostéodystrophie rénale.

OSTÉOCHONDRITE, *s. f.* ou **OSTÉOCHONDROSE**, *s. f.* (gr. *ostéon*, os ; *khondros*, cartilage) [angl. ***osteochondritis***]. Syn. *chondro-épiphysose.* Dystrophie de croissance frappant électivement certaines régions ostéo-cartilagineuses : épiphyses, apophyses, petits os, corps vertébraux, ainsi que certaines synchondroses (union de deux os par un cartilage). Elle semble faire partie du groupe des nécroses aseptiques par troubles de la vascularisation et guérit, suivant son siège soit sans séquelles, soit en laissant une déformation définitive.

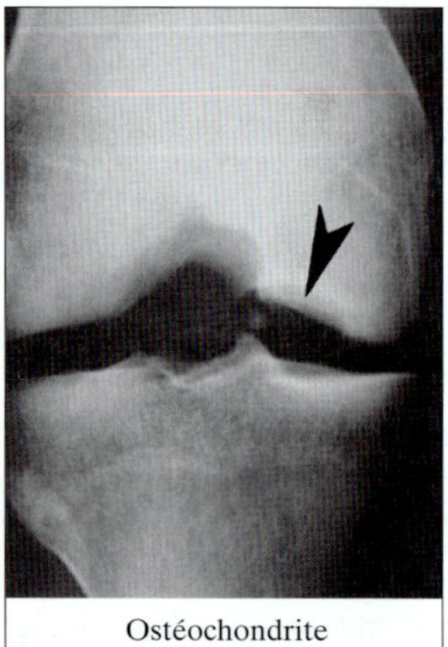

Ostéochondrite disséquante fémorale

OSTÉOCHONDRITE DÉFORMANTE JUVÉNILE DE LA HANCHE [angl. ***osteochondritis deformans juvenilis***]. Syn. *ostéochondrite primitive de la hanche, arthrite déformante juvénile, épiphysite fémorale supérieure, maladie de Perthes* (1910), *de Legg* (1902), *de Calvé* (1910), *de Waldenström* (1909). Maladie du noyau d'ossification de la tête fémorale qui prend un aspect fragmenté puis (s'il n'est pas traité) s'aplatit et se condense *(coxa plana),* étant responsable de la survenue d'une arthrose ultérieure. Traitée tôt à la phase de début, par mise en décharge, traction continue, voire intervention chirurgicale dans certains cas, elle peut guérir sans séquelle.

OSTÉOCHONDRITE DISSÉQUANTE [angl. ***osteochondritis dissecans***]. Syn. *maladie de König* (1887). Ostéochondrite rare, évoluant en 3 phases de nécrose osseuse sous-cartilagineuse, de formation d'un séquestre osseux, de chute du séquestre dans la cavité articulaire. Elle survient chez l'adulte jeune, frappant surtout le genou, puis le coude, la hanche, s'accompagnant de douleurs, de boiterie, de raideur, d'atrophie musculaire et de blocage articulaire. La radiographie montre la décalcification des os voisins de l'articulation atteinte et la séparation d'un mince séquestre ostéo-cartilagineux.

OSTÉOCHONDRITE ISCHIO-PUBIENNE. V. *Van Neck-Odelberg (maladie de).*

OSTÉOCHONDRITE LAMINAIRE (Martin du Pan et Rutishauser, 1945) [angl. ***chondrolysis of the hip***]. Affection des adolescents atteignant les grosses articulations (surtout la hanche : *coxite laminaire* de Rutishauser et Taillard, 1966 ; *coxite laminaire ankylosante juvénile* de Rigault, 1970) soit à la suite d'une épiphysiolyse (forme secondaire), soit, exceptionnellement, de manière primitive. Elle est caractérisée, *anatomiquement,* par des lésions de la synoviale, du cartilage articulaire et de la lame osseuse sous-chondrale (d'où le qualificatif de laminaire). Elle se traduit *cliniquement,* à la hanche, par une claudication douloureuse, puis une raideur qui entraîne une attitude vicieuse en flexion, rotation externe et abduction. L'*évolution* vers l'ankylose constitue une grave infirmité qui peut, en cas d'atteinte bilatérale, nécessiter une opération plastique.

OSTÉOCHONDRITE PRIMITIVE DE LA HANCHE. V. *ostéochondrite déformante juvénile de la hanche.*

OSTÉOCHONDRITE VERTÉBRALE INFANTILE. V. *vertebra plana.*

OSTÉOCHONDRODYSPLASIE, *s. f.* [angl. ***osteochrondrodysplasia***]. Trouble de la formation et de la croissance des cartilages et des os. V. *chondrodystrophie* et *ostéodystrophie.*

OSTÉOCHONDRODYSTROPHIE, *s. f.* [angl. ***osteochondrodystrophy***]. Trouble de la nutrition des cartilages et des os. V. *chondrodystrophie* et *ostéodystrophie.*

OSTÉOCHONDROMATOSE *(s. f.)* **ARTICULAIRE** (Reichel, 1900) [angl. ***synovial osteochondromatosis***]. Syn. *chondromatose articulaire* ou *synoviale, maladie de Henderson-Jones* (1916). Affection rare des articulations (coude, genou), dont la synoviale est épaissie, villeuse et forme de petits nodules cartilagineux qui tombent dans la cavité articulaire et s'ossifient (ostéochondromes). Leur ablation empêche l'évolution vers l'arthrose ; la synovectomie associée évite les récidives.

OSTÉOCHONDROME, *s. m.* [angl. ***osteochondroma***]. V. *chondrome ossifiant.*

OSTÉOCHONDROSARCOME, *s. m.* [angl. ***osteochondrosarcoma***]. « Tumeur conjonctive maligne développée aux dépens de l'os, du cartilage, du périoste, dont les cellules néoplasiques produisent des substances intercellulaires rappelant plus ou moins les substances osseuse et cartilagineuse » (P. Lecène et P. Moulonguet). V. *ostéosarcome.*

OSTÉOCHONDROSE, *s. f.* V. *ostéochondrite.*

OSTÉOCLASIE, *s. f.* (gr. *ostéon*, os ; *klan*, briser) [angl. ***osteoclasia***]. — 1° Processus de résorption osseuse dans lequel l'os est attaqué par des ostéoclastes (v. ce terme *1°*). — 2° Méthode thérapeutique qui consiste à redresser certaines difformités des os et des articulations en fracturant un os, soit par un effort manuel, soit au moyen d'appareils spéciaux nommés ostéoclastes.

OSTÉOCLASTE, *s. m.* [angl. ***osteoclast***]. — 1° Nom donné par Kölliker aux myéloplaxes (grandes cellules de la moelle osseuse), parce qu'ils sont les agents destructeurs de la substance osseuse. V. *ostéoblaste* et *biphosphonate.* — *2°* V. *ostéoclasie, 2°.*

OSTÉOCLASTOME, *s. m.* V. *myéloplaxome.*

OSTÉOCOPE, *adj.* (gr. *ostéon*, os ; *koptein*, briser) [angl. ***osteocopic***]. — ***douleur o.*** V. ce terme.

OSTÉOCYTE, *s. m.* (gr. *ostéon*, os ; *kutos*, cellule) [angl. ***osteocyte***]. Cellule du tissu osseux provenant de l'ostéoblaste.

OSTÉODENSIMÉTRIE, *s. f.* [angl. ***osteodensimetry***]. Mesure de la densité minérale osseuse au moyen de l'absorptiométrie. V. ce terme.

OSTÉODERMOPATHIE HYPERTROPHIANTE (Marcel Labbé et Paul Renault, 1928). Variété du syndrome décrit par P. Marie sous le nom d'ostéo-arthropathie hypertrophiante pneumique dans laquelle les arthropathies sont remplacées par des troubles trophiques cutanés (hypertrophie de la peau de la face, œdème chronique des pieds). Les quelques cas observés semblent se rattacher à la *pachydermie plicaturée avec pachypériostose des extrémités.* V. ce terme.

OSTÉO-DERMOPATHIQUE (syndrome). V. *pachydermie plicaturée avec pachy-périostose des extrémités.*

OSTÉODYNIE, *s. f.* (gr. *ostéon*, os ; *odunê*, douleur). V. *douleur ostéocope.*

OSTÉODYSPLASIE, *s. f.* (gr. *ostéon*, os ; *dus*, indiquant la difficulté ; *plassein*, façonner). V. *ostéodystrophie.*

OSTÉODYSPLASTIE, *s. f.* (gr. *ostéon*, os ; *dus*, indiquant la difficulté ; *plastos*, façonné) [angl. ***osteodysplasty, Melnick-Needles syndrome***]. Syn. *syndrome de Melnick et Needles* (1966). Maladie squelettique héréditaire rare comportant essentiellement une courbure et des irrégularités de contour des os longs, dont la corticale est inégale, un évasement des métaphyses et des modifications de forme des os plats. Le crâne et la face, les hanches et les doigts sont le plus souvent atteints. La transmission est dominante autosomique.

OSTÉODYSTROPHIE, *s. f.* (gr. *ostéon*, os ; *dus*, indiquant la difficulté ; *trophê*, nourriture) [angl. ***osteodystrophy***]. Syn. *ostéodysplasie.* Trouble de la formation (ostéodysplasie) ou de la nutrition (ostéodystrophie), du tissu osseux provoquant des déformations du squelette plus ou moins étendues. Il peut être d'origine génétique ou être secondaire à une perturbation du métabolisme (p. ex. : ostéodystrophie rénale).

OSTÉODYSTROPHIE HÉRÉDITAIRE D'ALBRIGHT (Mann, 1962) [angl. ***Albright's hereditary osteodystrophy***]. Syn. *syndrome d'Albright* (1942), *tétanie chronique multidystrophique d'Albright* (H. P. Klotz), *crétinisme hypoparathyroïdien* (Schüpbach et Courvoisier, 1949), *tétanie chronique hypophysaire* (Klinke, 1951). Nom sous lequel on groupe le *pseudo-hypoparathyroïdisme* d'Albright (1942) — attribué alors par cet auteur à une insensibilité du tube rénal à la parathormone — et le *pseudo-pseudo-hypoparathyroïdisme* (Albright, 1952). Il s'agit de 2 variétés d'une même maladie familiale caractérisée par un aspect anormal (nanisme avec obésité, visage rond, cou court, mains courtes et larges), une débilité mentale, des calcifications des parties molles et une tétanie chronique avec crises convulsives et calcifications intracrâniennes évocatrice d'hypoparathyroïdie. — La 1re des 2 variétés (*type I* ou pseudo-hypoparathyroïdisme) s'accompagne d'un syndrome biologique d'insuffisance parathyroïdienne : hypocalcémie et hyperphosphorémie ; dans la 2e (*type II* ou pseudo-pseudo-hypoparathyroïdisme) ce syndrome biologique est absent, la calcémie est normale, la tétanie et les convulsions sont très rares. C'est une maladie héréditaire à transmission dominante et à pénétrance variable, du groupe des chondrodystrophies génotypiques. V. *Seabright-Bantam (syndrome des)* et *Ellsworth-Howard (épreuve d').*

OSTÉODYSTROPHIE JUVÉNILE KYSTIQUE (Mikulicz). V. *Mikulicz (maladies de), 2°.*

OSTÉODYSTROPHIE RÉNALE [angl. ***renal osteodystrophy***]. Altération du squelette due à une insuffisance rénale chronique : ostéite fibrokystique et ostéomalacie souvent accompagnées de calcifications des tissus mous. L'insuffisance rénale chronique perturbe le métabolisme de la vitamine D et l'équilibre phosphocalcique (élévation de la phosphorémie et chute de la calcémie) provoquant l'hypersécrétion de l'hormone parathyroïdienne. Quand l'*o. r.* survient chez l'enfant, elle s'accompagne de troubles du développement du squelette : nanisme rénal des néphrites interstitielles chroniques, rachitisme des néphropathies tubulaires chroniques congénitales (v. ces termes) et *ostéose fibrogéodique rénale.*

OSTÉO-ECTASIE *(s. f.)* **AVEC HYPERPHOSPHATASIE** (Bakwin et Eiger, 1956) (gr. *ostéon*, os ; *ektasis*, allongement) [angl. ***osteoectasia with hyperphosphatasia***]. Syn. *hyperphosphatasie chronique idiopathique.* Variété d'ostéochondrodysplasie héréditaire à transmission autosomique récessive se manifestant dès l'enfance par un nanisme et un tableau clinique et biologique identique à celui de la maladie de Paget.

OSTÉOFIBROMATOSE KYSTIQUE. V. *Jaffe-Lichtenstein (maladie de).*

OSTÉOFIBROSE, *s. f.* V. *ostéopathie fibreuse.*

OSTÉOGENÈSE, *s. f.* (gr. *ostéon*, os ; *génésis*, génération) [angl. ***osteogenesis***]. V. *ossification.*

OSTÉOGENÈSE IMPARFAITE. V. *fragilité osseuse héréditaire.*

OSTÉOGENÈSE NEUROGÈNE. V. *para-ostéo-arthropathie.*

OSTEOGENESIS IMPERFECTA (lat.) (Vrolik, 1845). V. *fragilité osseuse héréditaire.* — ***o. i. congenita.*** V. *dysplasie périostale.* — ***o. i. psathyrotica*** ou ***tarda.*** V. *ostéopsathyrose.*

OSTÉOGÉNIE, *s. f.* (gr. *ostéon*, os ; *génésis*, génération). V. *ossification.*

OSTÉOGÉNIQUE, *adj.* [angl. ***osteogenetic***]. Qui a rapport à la formation du tissu osseux.

OSTÉOGÉNIQUE (maladie) (Ombrédanne). V. *exostoses multiples (maladie des).*

OSTÉOGÉNIQUE (sarcome) (Ewing). V. *ostéosarcome.*

OSTÉOÏDE, *adj.* (gr. *ostéon*, os ; *eidos*, aspect) [angl. ***osteoid***]. Qui rappelle le tissu osseux. — ***bordure o.*** Bande de tissu *o.* située en lisière des travées osseuses, observée dans les coupes histologiques d'os ostéomalacique. — ***chondrome, sarcome, tumeur o.*** Tumeur rare, presque toujours diffuse, se généralisant fréquemment à un grand nombre d'organes ; elle est formée d'une sorte de charpente de cellules fines, réfringentes, infiltrées de granulations calcaires, entre les travées de laquelle on trouve des cellules rondes ou fusiformes analogues aux cellules sarcomateuses. On n'y rencontre pas les ostéoblastes qui caractérisent le tissu osseux. — ***tissu o.*** Trame protidique du squelette sur laquelle les sels de calcium se fixent pour former le tissu osseux normal.

OSTÉOÏDOSE, *s. f.* (de Sèze et Ryckewaert, 1958). Quantité de tissu ostéoïde (trame protidique) contenue dans le squelette. On peut classer les décalcifications diffuses en deux groupes : — 1° les *maladies de l'ostéoïdose* ou de la construction osseuse : hyper- ou hypo-ostéoïdose ; ce groupe comprend l'ostéomalacie, l'ostéoporose et l'ostéoporomalacie ; — 2° les *maladies de l'ostéolyse.* V. *hyperostéolyse.*

OSTÉOLOGIE, *s. f.* (gr. *ostéon*, os ; *logos*, discours) [angl. ***osteology***]. Partie de l'anatomie qui traite des os.

OSTÉOLYSE, *s. f.* (Lobstein) (gr. *ostéon*, os ; *lusis*, action de dissoudre) [angl. ***osteolysis***]. Destruction progressive du tissu osseux. Il existe une ***o. normale,*** compensée par une ostéogenèse d'importance égale et une ***o. pathologique*** soit *localisée* (p. ex. usure des corps vertébraux par un anévrisme aortique), soit *généralisée.* Il s'agit alors d'*o.* exagérée ou non compensée : d'hyperostéolyse (v. ce terme).

OSTÉOLYSE À LOCALISATIONS MULTIPLES (Torg, 1969) [angl. ***hereditary multicentric osteolysis***]. Maladie héréditaire à transmission autosomique récessive, se manifestant dès l'enfance et caractérisée par une résorption progressive des os des mains et des pieds, des coudes et des genoux, entraînant une contracture ou flexion des bras et des jambes.

OSTÉOLYSE MASSIVE IDIOPATHIQUE. V. *Gorham (maladie de).*

OSTÉOLYSE OSTÉOBLASTIQUE. V. *oncose 1°.*

OSTÉOMALACIE, *s. f.* (gr. *ostéon*, os ; *malakia*, mollesse) [angl. ***osteomalacia***]. Déminéralisation squelettique généralisée, par insuffisance de fixation phosphocalcique sur la trame protéique de l'os ou tissu ostéoïde. Elle se manifeste cliniquement par le syndrome de Looser-Milkmann (v. ce terme). Les causes d'*o.* sont les carences solaire et vitaminique (vitamine D), les insuffisances d'apport et d'absorption phosphocalciques (gastrites et gastrectomies, insuffisances biliaire, pancréatique et intestinale), ainsi que les déperditions phosphocalciques exagérées, rénales (tubulopathies) et extrarénales (grossesse et allaitement). Le rachitisme est l'ostéomalacie infantile. V. *ostéoporose* et *ostéoporomalacie.*

OSTÉOMALACIE VITAMINO-RÉSISTANTE ESSENTIELLE. V. *rachitisme hypophosphatémique familial.*

OSTÉOMARMORÉOSE, *s. f.* V. *ostéopétrose.*

OSTÉOMATOSE, *s. f.* (Kienböck, de Vienne) [angl. ***osteomatosis***]. Affection caractérisée par la formation d'ostéomes intra-articulaires.

OSTÉOME, *s. m.* (gr. *ostéon*, os) [angl. ***osteoma***]. — 1° Tumeur bénigne formée de tissu osseux adulte, à développement lent et à évolution locale. Elle siège sur le massif osseux cranio-facial. — 2° Ossification intramusculaire post-traumatisme provenant de la transformation osseuse d'un hématome.

OSTÉOME OSTÉOÏDE (Jaffe, 1935) [angl. ***osteoid osteoma***]. Tumeur osseuse bénigne, développée aux dépens du tissu conjonctif ostéoformateur, siégeant avec prédilection au niveau des membres inférieurs des adultes jeunes. Elle se traduit *cliniquement* par des douleurs vives, localisées, à prédominance nocturne, *radiologiquement* par une petite zone transparente, unique, arrondie, homogène, entourée d'ostéosclérose. Son *évolution* est très lente et le traitement chirurgical en assure la guérison.

OSTÉOMES DES PARAPLÉGIQUES. V. *para-ostéo-arthropathie.*

OSTÉOMÉSOPYCNOSE, *s. f.* (gr. *ostéon*, os ; *mésos*, milieu ; *puknos*, compact) (P. Maroteaux, fr., 1980) [angl. ***osteomesopyknosis***]. Variété rare d'ostéochondrodysplasie condensante, de transmission autosomique dominante, localisée électivement au rachis. Elle est caractérisée *cliniquement* par des douleurs dorsales survenant chez l'adolescent, en l'absence d'anomalie morphologique ou biologique et *radiologiquement* par une densification des plateaux vertébraux et du bassin. Son pronostic est favorable.

OSTÉOMÉTRIE, *s. f.* (gr. *ostéon*, os ; *métron*, mesure) [angl. ***osteometry***]. Mensurations effectuées sur un ou plusieurs os. P. ex. : l'*o.* de l'os iliaque sert en médecine légale à la détermination du sexe.

OSTÉOMYÉLITE, *s. f.* (gr. *ostéon*, os ; *muélos*, moelle) [angl. ***osteomyelitis***]. Infection simultanée de l'os et de la moelle osseuse, en principe à staphylocoques dorés et par voie hématogène.

OSTÉOMYÉLITE À ÉOSINOPHILES. V. *granulome éosinophilique.*

OSTÉOMYÉLITE INFECTIEUSE AIGUË [angl. ***acute osteitis***]. Syn. (désuets) *abcès sous-périostique, ostéite* ou *ostéomyélite phlegmoneuse diffuse, ostéite épiphysaire* ou *juxta-épiphysaire, ostéite épiphysaire aiguë des adolescents* (Gosselin), *ostéomyélite des adolescents, périostite phlegmoneuse.* Maladie frappant surtout l'enfance et l'adolescence, consistant en une inflammation des éléments cellulaires de l'os, du périoste et de la cavité médullaire, localisée à la région juxta-épiphysaire, due au staphylocoque pyogène, s'accompagnant de symptômes généraux graves, évoluant spontanément vers la suppuration (phlegmon des os) et la formation d'un séquestre.

OSTÉOMYÉLOME, *s. m.* V. *myélome 2°.*

OSTÉOMYÉLOSCLÉROSE, *s. f.* V. *myélosclérose 2°.*

OSTÉON, *s. m.* (gr. *ostéon*, os) [angl. ***osteon***]. Unité de structure de l'os compact comprenant autour d'un canal de Havers (v. ce terme) nourricier une demi-douzaine de lamelles osseuses concentriques.

OSTÉONÉCROSE, *s. f.* [angl. ***osteonecrosis***]. Mortification de l'os.

OSTÉONÉCROSE ASEPTIQUE [angl. ***aseptic osteonecrosis***]. Mort des cellules osseuses due à une mauvaise irrigation de l'os ; elle aboutit soit à une destruction définitive, soit à une résorption de l'os nécrosé et à son remplacement progressif par du tissu néoformé. L'*o.* peut être ***secondaire*** à un trauma, à la corticothérapie, à une embolie (gazeuse : maladie des caissons ; globulaire : drépanocytose ; cellulaire : maladie de Gaucher) ou ***primitive,*** due à une thrombose vasculaire ou à des microtraumas répétés provoquant des microfractures multiples survenant dans certains territoires d'élection (tête et condyles fémoraux, tête humérale, astragale, etc.). V. *ostéochondrite.*

OSTÉONECTINE, *s. f.* (lat. *nectere*, attacher) [angl. ***osteonectin***]. Glycoprotéine phosphorée intervenant dans l'ostéogenèse et contribuant dans le tissu osseux à unir collagène et calcium.

OSTÉONÉVRALGIE, *s. f.* [angl. ***osteoneuralgia***]. Syn. *ostéite à forme névralgique* (Gosselin). Variété d'inflammation chronique des os, caractérisée par des douleurs rebelles, avec exacerbations, causée par un trauma, le rhumatisme articulaire chronique, etc.

OSTÉO-ONYCHO-DYSOSTOSE, *s. f.* V. *onycho-ostéo-dysplasie héréditaire.*

OSTÉO-ONYCHO-DYSPLASIE *(s. f.)* **HÉRÉDITAIRE**. V. *onycho-ostéo-dysplasie héréditaire.*

OSTÉOPATHE, *s. m.* ou *f.* (gr. *ostéon*, os ; *pathê*, affection) [angl. ***osteopath***]. — 1° Patient atteint d'une maladie osseuse. — 2° Praticien consacrant son activité à l'ostéopathie (v. ce terme *2°*).

OSTÉOPATHIE, *s. f.* (gr. *ostéon*, os ; *pathê*, affection) [angl. ***osteopathia***]. — 1° Nom générique des affections osseuses. — 2° (Andrew T. Still, amér., 1874). Système thérapeutique basé sur les manipulations. V. *chiropraxie, vertébrothérapie* et *médecine manuelle.*

OSTÉOPATHIE DE CARENCE [angl. ***alimentary osteopathy***]. Variété d'ostéomalacie (v. ce terme) causée par la diminution du calcium, du phosphore et de la vitamine D consécutive aux privations. Elle se manifeste par des douleurs, des fractures spontanées, une décalcification diffuse du squelette et par l'affaissement du thorax avec cyphose ou scoliose.

OSTÉOPATHIE CONDENSANTE DISSÉMINÉE. V. *ostéopoecilie.*

OSTÉOPATHIE FIBREUSE [angl. ***osteitis fibrosa***]. Syn. *ostéofibrose.* Terme générique groupant un certain nombre d'affections osseuses non-inflammatoires (ostéoses) caractérisées par la dégénérescence fibreuse de la moelle. L'*o. f.* peut être localisée ou généralisée ; être due à une hyperparathyroïdie (ostéose parathyroïdienne ou maladie de Recklinghausen ; ostéose fibrogéodique rénale de Rutishauser et Albright) ; être la cicatrice d'une réticulose osseuse (maladies d'Abt-Letterer-Siwe et de Schüller-Christian) ; être congénitale : dysplasie fibreuse (maladies d'Albright et de Jaffe-Lichtenstein).

OSTÉOPATHIE FLUORÉE (Moller et Gudjonsson, 1932) [angl. ***fluorosis of bone***]. Altération des os observée en Afrique du Nord et en Amérique, dans certaines régions où l'eau est trop riche en fluor ; c'est une densification généralisée et symétrique avec apparition de productions osseuses d'origine périostée et d'ossifications ligamentaires ; elle respecte les os du crâne et des extrémités. Elle s'accompagne d'altérations de l'émail dentaire. Il n'y a ni troubles sanguins, ni manifestations neurologiques. V. *darmous.*

OSTÉOPATHIE HYPEROSTOSANTE ET SCLÉROSANTE MULTIPLE INFANTILE. V. *Engelmann (maladie d').*

OSTÉOPATHIE RARÉFIANTE POST-MÉNOPAUSIQUE. V. *ostéoporose post-ménopausique.*

OSTÉOPATHIE STRIÉE. V. *Voorhœve (maladie de).*

OSTÉOPÉDION, *s. m.* (gr. *ostéon*, os ; *païdion*, enfant). V. *lithopédion.*

OSTÉOPÉNIE, *s. f.* (gr. *ostéon*, os ; *pénia*, pauvreté) [angl. ***osteopenia***]. Raréfaction osseuse. État intermédiaire entre l'os normal et l'ostéoporose. V. *ostéodensimétrie.*

OSTÉOPÉRIOSTITE, *s. f.* [angl. ***osteoperiostitis***]. Inflammation aiguë ou chronique du périoste et de l'os sous-jacent (v. *périostite*). — ***o. alvéolo-dentaire.*** V. *périostite alvéolo-dentaire.* — ***o. hypertrophiante de Hirtz.*** Forme rarissime d'ostéite gonococcique avec importante hyperostose.

OSTÉOPÉTROSE, *s. f.* (Karschner) (gr. *ostéon*, os ; *pétros*, pierre) [angl. ***osteopetrosis***]. *Syn. maladie d'Albers-Schönberg* (1904), *maladie des os de marbre*ou *des os marmoréens* (Albers-Schönberg), *myélosclérose* (Mozer), *ostéomarmoréose, ostéosclérose généralisée.* Affection héréditaire, à transmission récessive ou dominante, se manifestant plus ou moins tard, caractérisée par une condensation osseuse d'intensité et d'étendue variables, comblant la cavité médullaire, déformant les os (extrémités renflées en massue) et les rendant anormalement fragiles. Elle est due à un dérèglement de la résorption ostéoclastique physiologique. Il existe des formes bénignes et des formes graves avec cécité et surdité par compression nerveuse ou avec anémie progressive mortelle par suppression de la moelle osseuse ou par hémolyse splénique. — ***o. symptomatique.*** Ostéose condensante diffuse rappelant plus ou moins la maladie d'Albers-Schönberg, observée surtout au cours d'affections sanguines (leucémie myéloïde, anémie, myélose aleucémique) ou due à des métastases cancéreuses ou à des intoxications (fluor).

OSTÉOPHLEGMON, *s. m.* [angl. ***phlegmonous periostitis***]. Suppuration osseuse sous-périostée avec envahissement inflammatoire des tissus voisins. Ce terme s'applique surtout à l'*o.* du maxillaire provoqué par une infection dentaire.

OSTÉOPHYTE, *s. m.* (Lobstein) (gr. *ostéon*, os ; *phuton*, végétation) [angl. ***osteophyte***]. Production osseuse exubérante développée aux dépens du périoste en bordure d'une articulation malade ou d'une ostéite chronique. — L'*o.* peut également résulter de l'envahissement par le tissu osseux d'un ligament au niveau de son insertion.

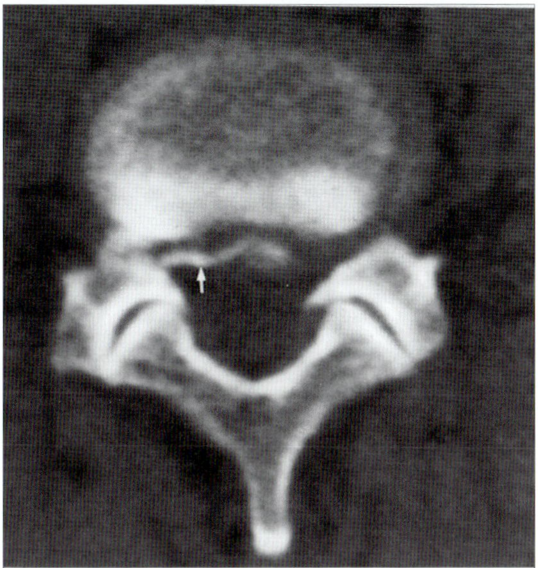

Ostéophyte. Scanner 5e vertèbre lombale

OSTÉOPHYTOSE, *s. f.* [angl. ***osteophytosis***]. Affection caractérisée par le développement d'ostéophytes.

OSTÉOPHYTOSE FAMILIALE GÉNÉRALISÉE DE FRIEDRICH-ERB-ARNOLD. V. *pachydermie plicaturée avec pachypériostose de la face et des extrémités.*

OSTÉOPLASIE, *s. f.* (Jayle, 1928) (gr. *ostéon*, os ; *plasis*, formation) [angl. ***osteoplasia***]. Néoformation osseuse atypique.

OSTÉOPLASTIE, *s. f.* (gr. *ostéon*, os ; *plassein*, former) [angl. ***osteoplasty***]. Opération qui a pour but la restauration d'un os à l'aide de fragments osseux. — ***o. périostique*** (Ollier). Syn. *périostéoplastie.* Procédé opératoire destiné à produire du tissu osseux avec des lambeaux de périoste transplantés.

OSTÉOPŒCILIE, *s. f.* (Ledoux-Lebard, 1916) (gr. *ostéon*, os ; *poïkilos*, varié) [angl. ***osteopecilia***]. Syn. *ostéopathie condensante disséminée.* Affection osseuse héréditaire, transmise selon le mode dominant, dépourvue de signes cliniques et se traduisant, à la radiographie, par un semis de petits îlots denses sur les zones spongieuses du squelette (épiphyses) et par des stries radiées sur les ailes iliaques. V. *Voorhœve (maladie de).*

OSTÉOPONTINE, *s. f.* (gr. *ostéon*, os ; lat. *pons*, pont) [angl. ***osteopontin***]. Syn. *interleukine 18.* Phosphoprotéine acide présente dans les cellules et la matrice osseuses. De par son affinité pour l'hydroxyapatite, elle intervient principalement dans la minéralisation de l'os ; elle est également douée de propriétés pléiotropes et intervient dans certains processus inflammatoires, tumoraux et dysimmunitaires.

OSTÉOPOROMALACIE, *s. f.* (gr. *ostéon*, os ; *poros*, pore ; *malakia*, mollesse) [angl. ***osteoporosis with osteomalacia***]. Déminéralisation squelettique généralisée par raréfaction de la trame protéique de l'os et par insuffisance de fixation phosphocalcique sur cette trame : elle associe le processus de l'ostéoporose et celui de l'ostéomalacie.

OSTÉOPOROSE, *s. f.* (gr. *ostéon*, os ; *poros*, pore) [angl. ***osteoporosis***]. Raréfaction de la trame protéique de l'os. Elle se traduit *cliniquement* par des douleurs (surtout au niveau du rachis dorso-lombaire, siège des tassements vertébraux), une impotence, des déformations osseuses, parfois des fractures ; *radiologiquement* par une transparence osseuse exagérée avec des travées plus nettement dessinées qu'à l'état normal ; *histologiquement* par un agrandissement des espaces médullaires et une atrophie trabéculaire. Les *causes* d'*o.* sont essentiellement des troubles du métabolisme protidique ; ***insuffisance d'apport ou d'absorption*** : (*o.* post-ménopausique — Albright, 1940 — ou de *type I* (responsable de tassements vertébraux), ou ostéopathie raréfiante post-ménopausique ; *o.* sénile ; ou de *type II* (entraînant des fractures du col fémoral) : *o.* des affections digestives : gastrectomie, cirrhose, stéatorrhée idiopathique ; *o.* diabétique ; *o.* de l'hémochromatose idiopathique) ; ***pertes excessives*** (*o.* des maladies de Cushing et de Basedow ; *o.* des traitements prolongés par les corticoïdes ; *o.* d'immobilisation) ; ***causes mixtes*** (*o.* neurologiques). L'*o.* est souvent associée à l'ostéomalacie (ostéoporomalacie, v. ce terme). V. *hypo-ostéoïdose, fragilité osseuse héréditaire, ostéopénie, ostéodensimétrie* et *ostéomalacie.*

OSTÉOPOROSE ALGIQUE POST-TRAUMATIQUE (R. Leriche, 1924) [angl. ***Sudeck's atrophy***]. Ostéoporose douloureuse accompagnée d'impotence et souvent de troubles vasomoteurs (cyanose, œdème), survenant quelques semaines après un traumatisme, dans les parties voisines du squelette. V. *algies diffusantes post-traumatiques, extenso-progressif (syndrome), névrite ascendante, Sudeck (atrophie de)* et *algodystrophie sympathique du membre supérieur.*

OSTÉOPOROSE CIRCONSCRITE DU CRÂNE. V. *Schüller (maladie de).*

OSTÉOPOROSE AVEC DIABÈTE RÉNAL CHEZ L'ADULTE. V. *diabète rénal phospho-glucidique.*

OSTÉOPOROSE JUVÉNILE IDIOPATHIQUE (Dent, 1964) [angl. ***idiopathic juvenile osteoporosis***]. Ostéoporose de cause inconnue, apparaissant dans l'enfance et d'évolution régressive.

OSTÉOPOROSE THYRÉOGÈNE. V. *ostéose thyroïdienne.*

OSTÉOPSATHYROSE ou **OSTEOPSATHYROSIS**, *s. f.* (gr. *ostéon*, os ; *psathuros*, friable) [angl. ***osteopsathyrosis***]. Syn. *maladie de Lobstein* (1829), *fragilité osseuse héréditaire tardive, osteogenesis imperfecta tarda* (Looser), *osteogenesis imperfecta psathyrotica* (Ortolani), *osteopsathyrosis idiopathica* (Lobstein), *maladie des hommes de verre* (Apert), *syndrome des sclérotiques bleues, syndromes de Van der Hœve et de Kleyn* (1918), *d'Eddowes* (1900), *maladie d'Adair Dighton, maladie de Spurway* (1896). Maladie héréditaire, à transmission dominante autosomique, se manifestant dès la première enfance et caractérisée par une fragilité particulière des os qui se brisent au moindre choc (« hommes de verre »), un amincissement des os plats (déformation du crâne, v. *crâne à rebord*), la coloration bleue des sclérotiques, parfois des troubles auditifs (v. *Van der Hœve et de Kleyn, triade de*) et endocriniens. L'*o.* s'atténue le plus souvent ou disparaît à l'adolescence. Elle constitue le type I (90 % des cas) de l'ostéogenèse imparfaite ou *fragilité osseuse héréditaire* (v. ce terme).

OSTEOPSATHYROSIS CONGENITA, O. FŒTALIS (lat.). V. *dysplasie périostale.*

OSTÉORADIONÉCROSE, *s. f.* [angl. ***osteoradionecrosis***]. Mortification du tissu conjonctif de l'os provoquée par l'application de rayons X, de radium ou par l'introduction de corps radio-actifs dans l'organisme.

OSTÉOSARCOME, *s. m.* (gr. *ostéon*, os ; sarcome) [angl. ***osteosarcoma***]. Syn. *sarcome ostéogène* ou *ostéogénique.* Sarcome se développant dans les os (fémur et tibia surtout) aux dépens du tissu ostéogénique *(v. ostéochondrosarcome).* On lui décrit trois variétés suivant son ***point de départ :*** — 1° *o. central* ou *myélogène,* qui dérive de la moelle et se développe dans les épiphyses des os longs et le tissu spongieux des autres os ; — 2° *o. périphérique* ou *périostéal,* qui se développe surtout au niveau des diaphyses, aux dépens de la face profonde du périoste (moelle sous-périostique) ; — 3° *o. parostéal,* qui prend son origine sur la face externe du périoste. — Suivant la tendance destructrice ou constructrice de la tumeur, on décrit des *sarcomes ostéolytiques* ou *ossifiants.* La ***classification actuelle*** distingue : le *groupe I :* sarcome ostéoblastique, bien différencié, très ostéogène ; le *gr. II* à prédominance ostéoïde, mais avec participation de tissu chondroïde ou anaplasique, plus fréquent et plus grave ; le *gr. III :* ce sont les formes anaplasiques, particulièrement sévères ; le *gr. IV* qui englobe des formes particulières : *s.* ostéoblastiques très différenciés juxtacorticaux (périostéaux ou parostéaux), intramédullaire ou à foyers multiples.

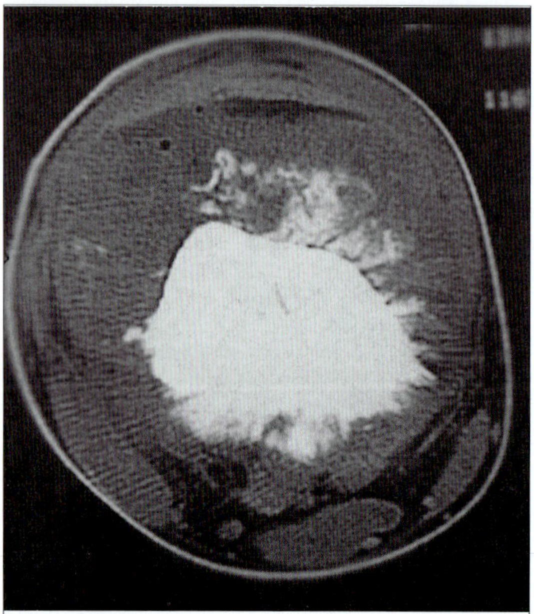

Ostéosarcome fémoral. Scanner

OSTÉOSCLÉROSE, *s. f.* (gr. *ostéon*, os ; *sklêrôsis*, induration) [angl. ***osteosclerosis***]. Éburnation des os. — ***o. généralisée.*** V. *ostéopétrose.*

OSTÉOSE, *s. f.* [angl. ***osteosis***]. Lésion non inflammatoire des os.

OSTÉOSE CANCÉREUSE. Lésions dystrophiques observées sur le squelette de certains cancéreux, que l'os soit envahi ou non par le néoplasme.

OSTÉOSE CONDENSANTE ILIAQUE BÉNIGNE (Brailsford, 1924) [angl. ***osteitis condensans ilii***]. Syn. *ostéitis condensans ilii* (Barsony-Polgar), *maladie de Barsony-Polgar*. Condensation osseuse de la portion juxta-sacrée de l'os iliaque, généralement bilatérale, parfois douloureuse, observée le plus souvent chez la femme jeune après un accouchement difficile ou un traumatisme.

OSTÉOSE DOULOUREUSE AVEC PSEUDOFRACTURES. V. *Milkman (syndrome de).*

OSTÉOSE ENGAINANTE MONOMÉLIQUE. V. *mélorhéostose.*

OSTÉOSE FIBROGÉODIQUE RÉNALE (Rutishauser et Albright, 1936). Dégénérescence fibreuse de la moelle osseuse due à une hyperparathyroïdie secondaire à une acidose par insuffisance rénale. V. *ostéodystrophie rénale.*

OSTÉOSE FIBROKYSTIQUE. V. *ostéite fibrokystique.*

OSTÉOSE HYPERTHYROÏDIENNE. V. *ostéose thyroïdienne.*

OSTÉOSE MONOMÉLIQUE ÉBURNANTE DE PUTTI. V. *mélorhéostose.*

OSTÉOSE PARATHYROÏDIENNE (J.-A. Lièvre, 1931). V. *ostéite fibro-kystique.*

OSTÉOSE THYROÏDIENNE [angl. ***thyroid osteosis***]. Syn. *ostéose hyperthyroïdienne, ostéoporose thyréogène.* Ostéoporose raréfiante très douloureuse liée à un état d'hyperthyroïdie et ne cédant qu'à la thyroïdectomie.

OSTÉOSTÉATOME, *s. m.* (gr. *ostéon*, os ; *stéar*, graisse) [angl. ***osteosteatoma***]. Ostéosarcome ayant subi une dégénérescence graisseuse.

OSTÉOSYNTHÈSE, *s. f.* (gr. *ostéon*, os ; *sunthésis*, composition) [angl. ***osteosynthesis***]. — 1° Réparation d'un foyer de fracture à l'aide de clous, boulons, vis, fils ou plaques métalliques, etc., qu'on abandonne au milieu des tissus, ou que l'on retire après un certain temps *(o. temporaire)*. — 2° Opération destinée à provoquer l'ankylose d'une articulation (mal de Pott, spondylolisthésis, etc.).

OSTÉOTOMIE, *s. f.* (gr. *ostéon*, os ; *tomê*, section) [angl. ***osteotomy***]. Section chirurgicale d'un os long.

OSTÉOTUBERCULOSE, *s. f.* [angl. ***tuberculous osteitis***]. Syn. *ostéite tuberculeuse.* Inflammation du tissu osseux sous l'influence du bacille de Koch. Elle se présente sous différentes formes : infiltration tuberculeuse, carie, spina ventosa et ostéite tuberculeuse aiguë.

ÖSTERREICHER ou ÖSTERREICHER-TURNER (syndrome d'). V. *onycho-ostéodysplasie héréditaire.*

OSTERTAG (néphropathie d') (O. B., all., 1950) [angl. ***Ostertag's nephropathy***]. Variété familiale très rare de néphropathie amyloïde transmise selon le mode autosomique dominant.

OSTIOFOLLICULITE STAPHYLOCOCCIQUE (lat. *ostium*, ouverture ; *folliculus*, petit sac). V. *impétigo circumpilaire.*

OSTIUM, *s. m.* (en lat. : orifice) (*pl.* **ostiums**) [angl. ***ostium***, *pl.* ***ostia***]. Orifice.

OSTIUM COMMUNE (en lat. : orifice commun) [angl. ***ostium commune***]. Orifice qui, chez l'embryon, fait communiquer à la fois les deux oreillettes (ou atriums) et les deux ventricules du cœur ; sa persistance après la naissance constitue une cardiopathie congénitale avec shunt artérioveineux souvent mal supportée. V. *canal atrioventriculaire commun (persistance du).*

OSTIUM PRIMUM (en lat. : orifice primitif) [angl. ***ostium primum***]. Orifice qui, à un stade précoce du développement embryologique du cœur, fait communiquer les deux oreillettes (ou atriums) ; il est placé entre le septum primum et le septum intermedium. De sa persistance après la naissance résulte une communication interauriculaire (ou interatriale) située au contact du plancher auriculoventriculaire (ou atrioventriculaire), qui est intact. V. *communication interauriculaire (ou interatriale).*

OSTIUM SECUNDUM (en lat. : orifice secondaire) [angl. ***ostium secundum***]. Orifice qui, pendant un stade du développement embryonnaire du cœur, fait communiquer les deux oreillettes (ou atriums). Après la disparition de l'ostium primum, l'*o. s.* ou *trou de Botal* se forme dans le septum primum, bientôt rétréci par le développement du septum secundum : il prend alors le nom de *foramen ovale* que la valvule de Vieussens obturera normalement. La persistance du foramen ovale après la naissance et surtout celle de sa perméabilité (par défaut d'accolement ou de développement de la valvule de Vieussens) constituent les variétés les plus fréquentes de communication interauriculaire (ou interatriale) (v. ce terme), situées à distance du plancher atrioventriculaire et donc les plus curables chirurgicalement.

OSTRÉACÉ, CÉE, *adj.* (gr. *ostréon*, huître) [angl. ***ostreaceous***]. Qui ressemble, par son aspect nacré et stratifié, à une coquille d'huître.

O'SULLIVAN (test d') [angl. ***O'Sullivan's test***]. Épreuve de dépistage du diabète gestationnel. Hyperglycémie provoquée par l'ingestion de 50 g de glucose. Le test est positif si la glycémie excède 1, 30 g/L une heure après.

OTA (nævus ou syndrome d') (O. Masao, jap., né en 1885). V. *nævus fusco-cæruleus ophtalmo-maxillaris.*

OTALGIE, *s. f.* (gr. *ous*, *ôtos*, oreille ; *algos*, douleur) [angl. ***otalgia***]. Syn. *otodynie.* Douleur siégeant au niveau de l'oreille.

OTC (angl.). V. *médicament-conseil* et *médicament grand public.*

OTHELLO (syndrome d') (personnage de Shakespeare) [angl. ***Othello's syndrome***]. État délirant de jalousie morbide supposant l'infidélité du conjoint.

OTHÉMATOME, *s. m.* (gr. *ous*, oreille ; hématome) [angl. ***othaematoma***]. Hématome du pavillon de l'oreille.

OTICODINOSE, *s. f.* ou **OTICODINIE**, *s. f.* (gr. *ôtikos*, qui se rapporte à l'oreille ; *dinos* ou *dinê*, vertige). V. *Ménière (syndrome de).*

OTIQUE, *adj.* (gr. *ous*, *otos*, oreille) [angl. ***otic***]. Relatif à l'oreille.

OTITE, *s. f.* (gr. *ous* ; *ôtos*, oreille) [angl. ***otitis***]. Inflammation aiguë ou chronique de l'oreille. — ***o. barotraumatique.*** V. *caissons (maladie des)* et *barotraumatisme*. — ***o. externe*** [angl. ***otitis externa***]. Inflammation du conduit auditif externe. — ***o. externe desquamative*** (Hartmann) [angl. ***otitis externa desquamativa***]. Syn. *kératose obturante* (Wreden). Affection du conduit auditif externe et du tympan déterminant une desquamation intense et la formation de bouchons épidermiques profonds, adhérents, qui peuvent diminuer considérablement l'acuité auditive. — ***o. interne*** [angl. ***otitis interna***]. Inflammation primitive ou secondaire de l'oreille interne. — ***o. labyrinthique*** [angl. ***otitis labyrinthica***]. V. *Ménière (syndrome de)*. — ***o. moyenne*** [angl. ***otitis media***]. Inflammation de la caisse du tympan. — ***o. moyenne adhésive*** [angl. ***otitis media sclerotica***]. Variété d'otite moyenne chronique donnant lieu à la formation de tissu fibreux et se traduisant cliniquement par une surdité plus ou moins prononcée s'accompagnant souvent de vertige et de nausées. — ***o. ostéo-spongieuse*** (Malherbe, 1900). *O.* moyenne chronique observée chez la femme, apparaissant à l'époque de la puberté, se révélant par une surdité précoce bilatérale avec bruits d'intensité variable, due à des poussées d'ostéite de la paroi labyrinthique et en rapport avec un mauvais fonctionnement des parathyroïdes. — ***o. sèche sclérémateuse.*** V. *antrosalpingite*. — ***o. séro-muqueuse*** [angl. ***glue ear, otitis media with effusion***]. Épanchement de l'oreille moyenne, sans signe d'infection aiguë. V. *antro-salpingite*.

OTOCÉPHALE, *s. m.* (I. G. Saint-Hilaire) (gr. *ous*, oreille ; *képhalê*, tête) [angl. ***otocephalus***]. Monstre ne possédant qu'une seule orbite contenant un œil ou les deux yeux ; dont les oreilles sont rapprochées ou réunies en une seule sous la tête ; dont les mâchoires sont distinctes et qui ne présente pas de trompe nasale. V. *triocéphale*.

OTOCHALASIS, *s. f.* (gr. *ous*, oreille ; *khalasis*, relâchement). Relâchement avec atrophie des téguments des lobules des oreilles.

OTOCOPOSE, *s. f.* (gr. *ous*, oreille ; *kopos*, fatigue). Épuisement temporaire de l'audition ; signe du début de la surdité. L'ouïe baisse rapidement pour reparaître après quelques instants de silence.

OTODYNIE, *s. f.* (gr. *ous*, oreille ; *odunê*, douleur) [angl. ***otodynia***]. V. *otalgie*.

OTOLIQUORRHÉE, *s. f.* [angl. ***cerebrospinal fluid otorrhoea***]. Écoulement de liquide céphalorachidien par l'oreille. V. *otorrhée*.

OTOLITHE, *s. m.* (gr. *ous, ôtos,* oreille ; *lithos,* pierre) (TA *statoconium*, au *pl. statoconia*) [angl. ***otolith*** et ***statoconium***, au *pl.* ***statoconia***]. Syn. *statoconie*. Petit cristal calcaire situé dans la *membrane otolithique* de l'oreille interne. Dans cette substance gélatineuse baignent les *stéréocils* des cellules sensorielles, terminaison des *nerfs sacculaires et utriculaires* ; l'ensemble décrit constituant une *macule*. Par leurs tractions effectuées sur les stéréocils en fonction des positions de la tête et du corps, les *o.* contribuent à régir l'équilibre du corps. V. *labyrinthe*.

OTOLITHISME, *s. m.* (A. Tumarkin, 1936) (gr. *ous*, oreille ; *lithos*, pierre). Syndrome constitué par un vertige violent avec chute, sans perte de connaissance ni vomissement. Il serait dû à une irritation passagère de l'appareil otolithique et ne doit pas être confondu avec le vertige de Ménière.

OTOLOGIE, *s. f.* (gr. *ous*, oreille ; *logos*, discours) [angl. ***otology***]. Étude de l'oreille et des maladies qui lui sont spéciales. V. *ORL*.

OTOLOGISTE, *s. m.* ou *f.* V. *auriste*.

OTOMASTOÏDITE, *s. f.* [angl. ***otomastoiditis***]. Otite moyenne accompagnée de mastoïdite.

OTOMYCOSE, *s. f.* (gr. *ous*, oreille ; *mukês*, champignon) [angl. ***otomycosis***]. Affection de l'oreille externe ou de l'oreille moyenne (et des cellules mastoïdiennes) due au développement d'un champignon, appartenant le plus souvent aux genres *Aspergillus* ou *Candida.* Elle se manifeste presque toujours par un début brusque, des douleurs très vives, des bourdonnements, une surdité presque complète et entraîne parfois la perforation du tympan.

OTOPATHIE, *s. f.* (gr. *ous*, oreille ; *pathê*, affection) [angl. ***otopathy***]. Nom générique des affections de l'appareil auditif.

OTOPHYMA, *s. m.* (gr. *ous, otos*, oreille ; *phuma*, tumeur) [angl. ***otophyma***]. Hypertrophie du lobe de l'oreille analogue au *rhinophyma* (v. Ce terme).

OTOPLASTIE, *s. f.* (gr. *ous*, oreille ; *plassein*, former) [angl. ***otoplasty***]. Opération qui a pour but de restaurer l'oreille externe détruite ou déformée.

OTO-RHINO-LARYNGOLOGIE, *s. f.*, **(ORL)** (gr. *ous*, oreille ; *rhinos*, nez ; *larunx*, larynx ; *logos*, science) [angl. ***ENT : ear-nose-throat, otorhinolaryngology***]. Spécialité médicale traitant des maladies des voies aériennes supérieures : nez, gorge, oreilles, larynx.

OTORRAGIE, *s. f.* (gr. *ous*, oreille ; *rhêgnumi*, je jaillis) [angl. ***otorrhagia***]. Hémorragie par le conduit auditif externe.

OTORRHÉE, *s. f.* (gr. *ous*, oreille ; *rhein*, couler) [angl. ***otorrhoea***]. Nom des écoulements qui se font par l'oreille, quels qu'en soient la nature et le point de départ.

OTOSCLÉROSE, *s. f.* (gr. *ous*, oreille ; *skhlêros*, dur) [angl. ***otosclerosis***]. Variété d'otite chronique, dont les lésions bilatérales intéressent la caisse et le labyrinthe qui est frappé de périostite, puis d'ostéite. Elle aboutit progressivement à la surdité définitive.

OTOSCOPE, *s. m.* (gr. *ous*, oreille ; *skopein*, examiner) [angl. ***otoscope***]. Instrument permettant l'inspection du conduit auditif externe et du tympan : il est composé d'un spéculum d'oreille et d'une source lumineuse. — ***o. de Toynbee*** [angl. ***Toynbee's otoscope***]. Instrument destiné à l'auscultation de l'oreille. Il est composé d'un tube de caoutchouc terminé à chaque extrémité par un embout olivaire et destiné à relier l'oreille du malade à celle du médecin. Ce dernier entend ainsi les bruits normaux ou non, spontanés ou provoqués, qui se produisent dans la caisse, en particulier quand on y insuffle de l'air. V. *Politzer (expérience de)*.

OTOSCOPIE, *s. f.* (gr. *ous*, oreille ; *skopein*, examiner) [angl. ***otoscopy***]. Examen de l'oreille, quel que soit le procédé employé (otoscope, spéculum, etc.). — L'*o. pneumatique* étudie la mobilité tympanique.

OTOSPONGIOSE, *s. f.* (gr. *ous*, oreille ; *spongia*, éponge) [angl. ***otospongiosis***]. Affection congénitale et héréditaire caractérisée *anatomiquement* par l'extension de l'ossification de la paroi interne de la caisse du tympan (promontoire) qui va progressivement bloquer le fonctionnement de l'étrier, entraînant une altération croissante de l'organe de Corti ; *cliniquement* par le développement d'une surdité bilatérale avec parfois bourdonnements d'oreille. Cette affection est plus fréquente chez les femmes, apparaissant au moment de la puberté et s'aggravant à l'occasion des grossesses. V. *cophochirurgie*.

OTOTOXICITÉ, *s. f.* [angl. ***ototoxicity***]. Toxicité pour l'appareil auditif.

OTTO (bassin ou **maladie d')** (O. Adolf, all., 1824). V. *protrusion acétabulaire*.

OUABAÏNE, *s. f.* (transcription du nom vernaculaire) [angl. ***ouabain***]. Syn. *strophantine G*. Glucoside provenant des graines du *Strophantus gratus,* plante des régions tropicales et possédant des propriétés cardiotoniques, analogues à celles des glucosides de la digitale. Active par voie intraveineuse, son effet est rapide et bref. Son usage est tombé en désuétude. V. *cardiotonique* et *facteur digitalique endogène*.

OUCHTERLONY (méthode d') (O. Örjan, suédois, né en 1914) [angl. ***Ouchterlony's test***]. Procédé de détection des complexes immuns dans les liquides biologiques par précipitation en milieu gélifié au moyen de la fraction C1q du complément. — V. *immunodiffusion (technique d')*.

OURAQUE, *s. m.* (gr. *ouron*, urine ; *ekhein*, conduire) [angl. ***urachus***]. Conduit urinaire du fœtus, constituant le segment distal de l'allantoïde et reliant l'ombilic au sommet de la vessie. Son oblitération le transforme en un cordon, le ligament ombilical médian.

OURLES, *s. m. pl.* (du vieux français *our* ou *orle,* du lat. *ora,* bord). V. *oreillons*.

OURLIEN, ENNE, *adj.* Qui se rapporte aux oreillons. — *fièvre o.* V. *oreillons*.

OUROV (maladie de l'). V. *Kaschin-Beck (maladie de)*.

OUVRIERS DES SILOS (maladie des) (Lowry et Schuman, 1956) [angl. ***silo filler's disease ou lung***]. Affection pulmonaire survenant chez les ouvriers qui pénètrent dans un silo à grain peu de jours après son remplissage. Elle est due à l'inhalation de dioxyde d'azote produit par la fermentation du grain et elle peut entraîner la mort soit par œdème pulmonaire précoce, soit au bout de 2 à 3 semaines, par bronchiolite fibreuse oblitérante.

OVAIRE, *s. m.* (lat. *ovum, ovarium,* œuf) (TA *ovarium*) [angl. ***ovary***]. Glande génitale féminine paire, située dans le pelvis, à la fois exocrine (ovogenèse) et endocrine *(v. œstrogène* et *progestérone).* V. *cancer de l'ovaire* et *testicule* • ◉ **cancer de l'ovaire, génital •**.

OVAIRES POLYKYSTIQUES (maladie ou **syndrome des)** [angl. ***polycystic ovarian disease***]. Affection caractérisée *anatomiquement* par une augmentation de volume des ovaires qui présentent de nombreux petits kystes sous-corticaux et une hyperplasie du tissu interstitiel périfolliculaire (thèque interne) ; les aspects *cliniques* (hirsutisme, anomalies ou absence des règles) et les signes *biologiques* (augmentation des hormones lutéinisante et androgènes) sont des plus variables. V. *Stein-Leventhal (syndrome de).*

OVALBUMINE, *s. f.* (Hofmeister, 1890) [angl. ***ovalbumin***]. Albumine du blanc de l'œuf.

OVALOCYTE, *s. m.* [angl. ***ovalocyte***]. Hématie de forme ovoïde.

OVALOCYTOSE, *s. f.* [angl. ***ovalocytosis***]. — 1° Présence d'ovalocytes dans le sang. — 2° Syn. *anémie elliptocytique* ou *ovalocytique, elliptocytose, maladie de Dresbach* (1904). Anémie constitutionnelle et familiale, caractérisée par l'existence de poussées d'hémolyse avec déglobulisation modérée, subictère et splénomégalie. Les globules rouges sont de forme allongée (ovalocytes, elliptocytes, bactériocytes) ; leur hémoglobine est normale ; leur résistance normale ou augmentée. Il s'agit d'une maladie héréditaire génétique : le gène qui en est responsable est situé sur le même chromosome que celui du facteur Rhésus. V. *spectrine.*

OVARIECTOMIE, *s. f.* (lat. *ovarium,* ovaire ; gr. *ektomê,* ablation) [angl. ***ovariectomy***]. Ablation des ovaires.

OVARIEN, IENNE, *adj.* [angl. ***ovarian***]. Qui a rapport aux ovaires ou en dépend. — ***cycle o.*** Étapes successives que parcourt en 28 jours le follicule de l'ovaire, sous l'influence des hormones gonadotropes hypophysaires. Elles comprennent d'abord, déclenchée par l'hormone folliculostimulante, une *phase folliculaire,* de croissance et de maturation du follicule d'où s'échappe *(ovulation)* l'ovocyte qui gagnera la trompe et l'utérus pendant la phase suivante. Celle-ci, *phase lutéinique* (déterminée par l'hormone de lutéinisation), est caractérisée par la transformation du follicule ovarien rompu en corps jaune qui régressera si l'ovule n'est pas fécondé, permettant la phase folliculaire du cycle suivant. V. *menstruel (cycle)* et *œstral (cycle).* — ***fièvre o.*** V. *fièvre ménorragique.*

OVARIOCÈLE, *s. f.* (lat. *ovarium,* ovaire ; gr. *kêlê,* hernie) [angl. ***ovariocele***]. Hernie de l'ovaire.

OVARIOLYSE, *s. f.* (lat. *ovarium,* ovaire ; gr. *lusis,* libération). Intervention chirurgicale consistant à libérer les ovaires des adhérences péritonéales qui les recouvrent.

OVARIOPEXIE, *s. f.* (lat. *ovarium,* ovaire ; gr. *pexis,* fixation) [angl. ***ovariopexy***]. Fixation chirurgicale d'un ovaire.

OVARIOPRIVE, *adj.* (lat. *ovarium,* ovaire ; *privere,* priver) [angl. ***ovarioprival***]. Qui se rapporte à la suppression des ovaires ou de leur fonctionnement.

OVARIOSALPINGECTOMIE, *s. f.* V. *oophoro-salpingectomie.*

OVARITE, *s. f.* [angl. ***ovaritis***]. Syn. *oophorite, oophoritis.* Inflammation de l'ovaire, accompagnant généralement la salpingite.

OVERDAMPING, *s. m.* (anglicisme) (angl. *over,* au-delà ; *to damp,* amortir). Altération artificielle de l'électrocardiogramme (arrondissement des angles) due à un défaut de l'appareil enregistreur, les oscillations du galvanomètre étant trop amorties. V. *overshoot.*

OVERDOSE, *s. f.* (en angl. : dose excessive). V. *surdose.*

OVERSHOOT ou **OVERSHOOTING** *s. m.* (angl. *to overshoot,* dépasser). . Altération artificielle de l'électrocardiogramme (accentuation de l'onde S) due à un défaut de l'appareil enregistreur, le galvanomètre ne revenant à la ligne isoélectrique qu'après l'avoir dépassée. V. *overdamping.*

OVERSTREET (O. Ernest, amér., XXe siècle). V. *Gordan-Overstreet (syndrome de).*

OVILLÉ, ÉE, *adj.* (lat. *ovis,* brebis) [angl. ***sheep-muck shaped***]. Se dit des matières fécales qui ont la forme et la dureté des excréments de brebis.

OVIPARITÉ, *s. f.* (lat. *ovum,* œuf ; *parere,* engendrer) [angl. ***oviparity***]. Mode de reproduction par les œufs.

OVISAC, *s. m.* [angl. ***ovisac***]. Membrane du follicule ovarique mûr. V. ce terme.

OVOCULTURE, *s. f.* [angl. ***embryonate egg culture***]. Inoculation à un œuf embryonné, par voie allantoïdienne, vitelline ou même intraveineuse, d'un produit biologique (sang, exsudat), pour cultiver les germes que ce produit peut contenir.

OVOCYTE, *s. m.* (Boveri, 1891) (lat. *ovum,* œuf ; gr. *kutos,* cellule) [angl. ***ovocyte***]. Syn. *oocyte.* V. *ovogenèse* et *corona radiata.*

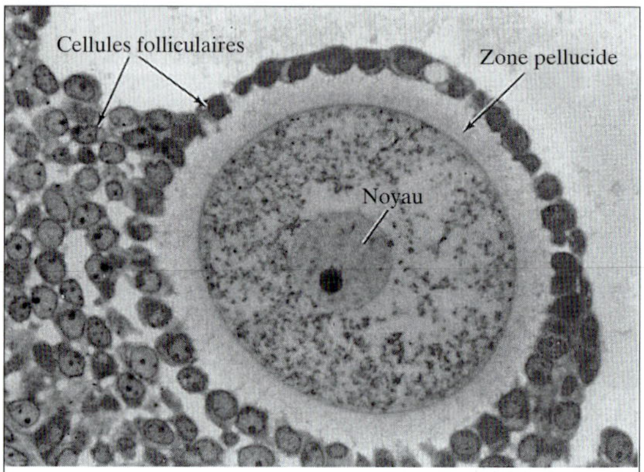

Ovocyte

OVOGENÈSE, *s. f.* (lat. *ovum,* œuf ; gr. *génésis,* génération) [angl. ***ovogenesis***]. Syn. *oogenèse.* Production des ovules. Elle passe par plusieurs stades. Dans l'ovaire, la cellule germinale femelle ou ovogonie se multiplie et forme des ovocytes de 1er ordre (diploïdes) qui vont grandir, se gonfler de vitellus nutritif, puis mûrir, subir une méiose et donner naissance à un petit globule polaire (qui va dégénérer) et à un ovocyte de 2e ordre (haploïde). Ce dernier se divise en un 2e globule polaire et en ovule.

OVOGONIE, *s. f.* (Boveri, 1891) (lat. *ovum,* œuf ; gr. *gonê,* génération) [angl. ***ovogonium***]. Syn. *oogonie.* V. *ovogenèse.*

OVO-IMPLANTATION, *s. f.* [angl. ***ovoimplantation***]. Fixation de l'œuf fécondé sur la paroi utérine ; elle s'effectue du 5e au 15e jour après la fécondation ; c'est le début de la grossesse. V. *nidation* et *placentation.*

OVOTESTIS, *s. m.* [angl. ***ovotestis***]. Coexistence, dans une même gonade, de tissu ovarien et testiculaire. V. *hermaphrodisme.*

OVULATION, *s. f.* [angl. ***ovulation***]. Ponte ovarique. Rupture du follicule et mise en liberté de l'ovule.

OVULATION SIDÉRÉE (syndrome de l') (Seguy). Syn. *syndrome du follicule persistant.* Dystrophie kystique des ovaires caractérisée par l'absence d'ovulation et de formation de corps jaune, et par la persistance d'un follicule hypersécrétant. Elle se traduit cliniquement par de l'aménorrhée, puis des métrorragies.

OVULE, *s. m.* (von Baer, 1827) (lat. *ovum,* œuf) . — 1°. [angl. ***ovum***]. Cellule reproductrice (gamète) femelle, stade terminal de l'ovogenèse (v. ce terme), apte à être fécondée par le spermatozoïde. — 2° [angl. ***pessary***]. Préparation pharmaceutique ovoïde destinée à être introduite dans le vagin.

OWREN (maladie d') (O. Paul, norv., 1947). V. *parahémophilie.*

OWREN (test d'). V. *thrombotest.*

OXALÉMIE, *s. f.* (Lecœur) (oxalique ; gr. *haïma,* sang) [angl. ***oxalaemia***]. Présence de l'acide oxalique dans le sang (sous forme d'oxalates) ; son taux normal est de 5 mg par litre.

Son augmentation est observée surtout chez les goutteux, les diabétiques, les lithiasiques rénaux et quelques rhumatisants.

OXALIGÈNE, *adj.* (oxalique ; gr. *génnan*, engendrer). Qui donne naissance à l'acide oxalique. — ***aliments o.*** : glucides, nucléoprotéines et certains acides aminés.

OXALIQUE, *adj.* (gr. *oxalis*, oseille) [angl. ***oxalic***]. Qui a rapport à l'acide oxalique [$(COOH)_2$] ou à ses sels.

OXALOPHORE, *adj.* (oxalique ; gr. *phoros*, qui porte). Qui apporte de l'acide oxalique. — ***aliment o.*** : cacao, thé, oseille, épinards, poivre, chocolat.

OXALOSE, *s. f.* (C. Lepoutre, 1925) (gr. *oxalis*, oseille) [angl. ***oxalosis***]. Affection rare, observée surtout chez l'enfant, probablement héréditaire à transmission autosomique récessive, caractérisée *anatomiquement* par des dépôts de cristaux d'oxalate de calcium dans les reins et dans d'autres organes, *cliniquement* par une lithiase urinaire oxalique, parfois associée à des troubles du développement et à une néphrocalcinose, *évoluant* vers la mort par insuffisance rénale azotémique et acidosique.

OXALURIE, *s. f.* (oxalique ; gr. *ouron*, urine) [angl. ***oxaluria***]. Présence dans l'urine d'acide oxalique sous forme d'oxalate de chaux et rarement d'oxalate de magnésium ou de sodium en quantité insignifiante. L'oxalurie normale est, par 24 h, de 0,010 à 0,025 g ou de 79 à 159 μmol.

OXFORD (attelle d') [angl. ***Oxford splint***]. Orthèse pour le traitement de la luxation congénitale de hanche par abduction des membres inférieurs.

OXFORD (méthode d') [angl. ***Oxford method***]. Technique utilisant des exercices contre des forces progressivement décroissantes et dont la charge est augmentée à chaque séance. V. *Zinofieff (technique de).*

OXFORD (unité) (ville d'Angleterre) [angl. ***Oxford unit***]. Unité servant à exprimer l'activité de la pénicilline. Une *u. O.* est la quantité minima de pénicilline qui, diluée dans 50 mL de bouillon, inhibe la croissance d'une culture de staphylocoque doré. C'est 1/1650 mg d'une pénicilline étalon conservée à Washington par la *Federal Food and Drug Administration.*

18-OXO-CORTICOSTÉRONE, *s. f.* V. *aldostérone.*

OXYCARBONÉMIE, *s. f.* Présence de *monoxyde de carbone* (v. ce terme) dans le sang. Le taux sanguin de monoxyde de carbone varie à l'état normal de 0,13 à 1,3 pour 1 000.

OXYCARBONISME, *s. m.* [angl. ***carbon monoxide poisoning***]. Intoxication par le monoxyde de carbone (v. ce terme). — Elle peut être *chronique* (tabagisme) ou bien *aiguë* (accident, suicide). L'affinité pour l'hémoglobine du CO étant beaucoup plus forte que celle de l'oxygène, la *carboxyhémoglobine* ainsi formée va se substituer à l'oxyhémoglobine, d'où l'anoxie tissulaire. — Les signes de l'*o.* vont de la céphalée au *coma*, dont le traitement fait appel à l'oxygénothérapie hyperbare.

OXYCÉPHALIE, *s. f.* (Virchow) (gr. *oxus*, pointu ; *képhalê*, tête) [angl. ***oxycephalia***]. V. *acrocéphalie.*

11-OXYCORTICOSTÉROÏDES, *s. m. pl.* [angl. ***glucocorticoids***]. Syn. *11-corticostéroïdes, gluco-* ou *glycocorticoïdes, gluco-* ou *glycocorticostéroïdes* (Selye), *hormone glucido-protidique, hormone protéino-glucidique* ou *protido-glucidique* (Lichtwitz), *hormone sucrée* ou *hormone S* (*Sugar hormone,* Albright), *11-oxystéroïdes.* Groupe de stéroïdes sécrétés par la zone fasciculée de la corticosurrénale et caractérisés par la présence d'un oxygène fixé sur le 11e carbone du noyau stéroïdien. Il comprend : la corticostérone, la 11-déhydrocorticostérone, la 17-hydroxycorticostérone ou cortisol ou hydrocortisone, la 17-hydroxy 11-déhydrocorticostérone ou cortisone. Ces hormones agissent sur le métabolisme des *glucides* : elles transforment les protéines tissulaires en glycogène (v. *néoglucogenèse*), fixent ce dernier sur le foie et élèvent, à la longue, le taux de la glycémie. Elles activent le catabolisme des *protides* et provoquent l'atrophie des organes lymphoïdes (avec lymphopénie), des muscles et l'ostéoporose ; elles freinent l'anabolisme azoté. Elles perturbent également le métabolisme des *lipides* (accroissement du tissu adipeux). Enfin elles ont une puissante *action anti-inflammatoire* et *anti-allergique* et s'opposent à la formation des anticorps (v. *immuno-dépresseur*). *L'élimination urinaire* des *11-o. globaux* (dosés par la méthode de Gornall et Mac Donald) est de 8 à 15 mg par 24 h chez l'homme, de 5 à 10 chez la femme ; l'élimination urinaire des *17-OH corticoïdes* (méthode de Porter et Silber) est de 4 à 8 mg chez l'homme, de 2 à 5 chez la femme (8 à 22 μmol/j en cortisol). V. *corticosurrénales (hormones)* et *17-hydroxycorticostéroïdes.*

OXYDASE, *s. f.* [angl. ***oxidase***]. — 1° Enzyme activant l'oxygène. P. ex. la *cytochrome-oxydase* qui active l'O_2 en lui apportant des électrons. — 2° Enzyme transformant, par fixation d'oxygène, une substance en une autre. P. ex. : l'*aminoxydase* qui transforme les amines en aldéhydes.

OXYDATION, *s. f.* [angl. ***oxidation***]. Réaction chimique au cours de laquelle un corps (dit *réducteur*) réagit avec l'oxygène en lui cédant des électrons. Par extension, toute réaction chimique comportant un transfert d'électrons d'un corps (le *réducteur*) à un autre *(l'oxydant)*. Toute oxydation s'accompagne donc d'une réduction. C'est pourquoi on parle plutôt d'*oxydoréduction.*

OXYDE DE CARBONE. V. *monoxyde de carbone.*

OXYDE NITREUX. V. *azote (monoxyde d').*

OXYDE NITRIQUE [angl. ***nitrogen dioxide***]. Gaz irritant de formule NO_2 (dioxyde d'azote). Il est synthétisé dans l'organisme à partir de la L-arginine par une enzyme, la *nitric oxide synthétase* ou *NO-synthase* et interviendrait dans de nombreux phénomènes vasomoteurs ainsi que dans la neurotransmission post-synaptique.

OXYDONE, *s. f.* [angl. ***oxidase-like enzyme***]. Enzyme capable, comme les oxydases, de véhiculer l'oxygène, mais qui est insoluble dans l'eau. Les *o.* se rencontrent dans les tissus animaux ; elles sont stables ou labiles.

OXYDORÉDUCTASE, *s. f.* [angl. ***oxidoreductase***]. Enzyme catalysant les réactions d'oxydoréduction. P. ex. : les *déshydrogénases, oxydases, peroxydases* et *catalases.* V. ces termes.

OXYDORÉDUCTION, *s. f.* **(redox)** [angl. ***oxidation-reduction***]. Réaction chimique comportant un transfert d'électrons. V. *oxydation* et *rH.*

OXYGÉNASE, *s. f.* [angl. ***oxygenase***]. Enzyme capable de fixer l'oxygène sur une molécule d'eau avec formation d'eau oxygénée.

OXYGÉNATION, *s. f.* [angl. ***oxygenation***]. Oxydation d'une substance par fixation d'oxygène.

OXYGÈNE, *s. m.* (gr. *oxus,* acide ; *gennan,* engendrer) (Lavoisier, 1783) [angl. ***oxygen***]. — 1° ***Élément chimique*** de numéro atomique 8 (huit électrons entourent le noyau de l'atome). Symbole O. L'*o.* est un des éléments les plus abondants dans la nature (oxydes, eau, air). Extrêmement réactif, il se combine à peu près à tous les éléments chimiques. L'élément *o.* est le constituant des corps purs *oxygène* (O_2) et *ozone* (O_3). — 2° ***Corps*** pur de formule O_2. Gazeux dans les conditions ordinaires, l'*o.* est un des constituants principaux de l'air. À ce titre, il joue un rôle capital dans les phénomènes liés à la respiration des êtres vivants. V. *respiration, dioxygène, ozone* et *radical libre.*

OXYGÈNE (capacité du sang en) (gr. *oxus,* acide ; *génnan,* engendrer). Syn. *pouvoir oxyphilique* ou *oxyphorique du sang.* Quantité maximum d'oxygène que peut fixer le sang. Elle est de 20,5 mL d'O_2 pour 100 mL de sang normal (ou de 20,5 volumes, selon l'expression courante), dont la presque totalité est fixée sur l'hémoglobine, une très faible partie (0,36 mL) étant dissoute dans le plasma. V. PO_2.

OXYGÈNE (coefficient d'utilisation de l'). Rapport de la différence artérioveineuse en oxygène à la contenance du sang en oxygène, × 100 (v. ces termes). Normalement, la différence étant de 0,05 mL et la contenance de 0,19 mL d'O_2 par mL de sang, le coefficient est de (0,05/0,19) × 100 = 26 %. Si le sang traverse un organe très avide d'oxygène et pour lequel la différence artérioveineuse est supérieure à 0,05, le coefficient sera augmenté. Il mesure l'importance du prélèvement d'O_2 par les tissus irrigués.

OXYGÈNE (concentration, contenance ou teneur du sang en) [angl. ***blood oxygen content***]. Quantité d'oxygène (O_2) fixée par le sang. Elle est normalement de 19 mL (ou de 19 volumes) par 100 mL de sang artériel (CaO_2), de 13 à 14 mL (ou volumes) par 100 mL de sang veineux mêlé (Cv — O_2) ; elle dépend de la pression partielle du sang en oxygène. V. *oxygène (capacité du sang en).*

OXYGÈNE (consommation d') [angl. ***oxygen consumption***]. Volume d'O_2, exprimé en millilitres par minute, absorbé dans les alvéoles par la circulation sanguine capillaire pulmonaire, transporté par le sang (*débit d'oxygène ;* symbole $\dot{V}o_2$) et consommé dans les tissus (symbole $\dot{Q}o_2$). Il est normalement de 250. V. *oxygène (différence artério-veineuse en)* et *effort (épreuve d')*.

OXYGÈNE (débit d'). V. *oxygène (consommation d')* et *oxygène (différence artérioveineuse en)*.

OXYGÈNE (dette d') [angl. ***oxygen debt***]. Déséquilibre, dans l'organisme, entre la consommation d'oxygène et l'apport de celui-ci par la ventilation pulmonaire ; il survient au cours de l'effort, lorsque le besoin en oxygène augmente plus vite que son arrivée. L'équilibre se rétablit plus ou moins rapidement après l'effort, la « dette » est alors remboursée.

OXYGÈNE (différence artérioveineuse en) [angl. ***arteriovenous oxygen difference***]. Différence entre la teneur en oxygène du sang artériel et celle du sang veineux. Elle est normalement de 0,19 mL — 0,14 mL = 0,05 mL (ou volume) pour 1 mL de sang. Elle représente la quantité d'oxygène distribuée aux tissus par le sang. Le *débit d'oxygène* transporté par le sang et distribué aux tissus est la différence artérioveineuse multipliée par le débit cardiaque : 0,05 × 5 000 mL = 250 mL/minute. V. *oxygène (consommation d')*.

OXYGÈNE (pression partielle en) [angl. ***partial pressure in oxygen***]. V. Po_2.

OXYGÈNE (saturation du sang en) [angl. ***oxygen saturation***]. Rapport de la contenance en oxygène du sang à sa capacité en oxygène. Le sang artériel est normalement saturé en O_2 (SaO_2) à 97 %, et le sang veineux mêlé ($S\bar{v}O_2$) à 73 %. La saturation en oxygène du sang artériel mesure la valeur de la fonction pulmonaire d'oxygénation du sang. V. *oxygène (capacité du sang en)* et *oxygène (concentration, contenance ou teneur du sang en)*.

OXYGÈNE (teneur du sang en). V. *oxygène (concentration, contenance ou teneur du sang en)*.

OXYGÈNE SINGULET ($O_2^{\cdot}$) [angl. ***singlet oxygen***]. Oxygène moléculaire dans son état excité le moins instable. L'*o. s.* est particulièrement réactif. V. *radical libre* et *ozone*.

OXYGÉNO-CARBOTHÉRAPIE, *s. f.* (L. Dautrebande, E. Philippot et Ed. Dumoulin, 1942). Emploi thérapeutique, en inhalation, de l'oxygène et de l'anhydride carbonique, à l'aide d'un appareil permettant de doser le mélange des deux gaz ou d'en administrer un seul. V. *carbogénothérapie*.

OXYGÉNOPEXIE, *s. f.* Fixation de l'oxygène. — *pouvoir oxygénopexique* des globules rouges.

OXYGÉNOTHÉRAPIE, *s. f.* [angl. ***oxygenotherapy***]. Emploi thérapeutique de l'oxygène. — ***o. hyperbare*** [angl. ***hyperbaric oxygenation***]. *O.* par inhalation d'oxygène pur ou d'un mélange gazeux riche en oxygène dans un caisson où règne une pression élevée (2 à 3 atmosphères). Elle augmente considérablement la quantité d'oxygène dissous dans le plasma. Ses indications principales sont les accidents de décompression, les embolies gazeuses, l'intoxication par l'oxyde de carbone.

OXYHÉMOGLOBINE, *s. f.* **(HbO_2)** [angl. ***oxyhaemoglobin***]. Forme oxydée de l'hémoglobine. Chez l'homme, elle cristallise en prismes orthorhomboédriques de couleur rouge. Elle peut être décomposée en *globine*, albumine incolore et en *hème*, pigment ferrugineux brun.

OXYLOGIE, *s. f.* (gr. *oxus*, aigu ; *logos*, discours) [angl. ***emergency medicine***]. Branche de la médecine qui traite des secours d'urgence. V. *SAMU* et *réanimation*.

OXYMÉTRIE, *s. f.* [angl. ***oximetry, oxymetry***]. Dosage de la quantité d'oxygène contenue dans un gaz ou un liquide (p. ex. : sang). Il peut être effectué par une méthode chimique (dosage volumétrique) ou par un procédé physique (mesure spectrophotométrique à l'aide d'un oxymètre à cellule photoélectrique). Par ce dernier procédé, fondé sur la différence des spectres d'absorption de l'oxyhémoglobine et de l'hémoglobine réduite, le taux d'oxygène peut être apprécié sans prise de sang, à travers la peau, c'est l'***o. transcutanée*** ($TcPO_2$) dont la valeur normale est de 60 mmHg. V. *capnimétrie*.

OXYMYOGLOBINE, *s. f.* [angl. ***oxymyoglobin***]. Myoglobine oxygénée.

OXYOLOGIE, *s. f.* (Gabor, 1970). Terme mal formé mais consacré par l'usage. On devrait dire *oxylogie* (v. ce terme).

OXYOSMIE, *s. f.* (gr. *oxus*, aigu ; *osmê*, odorat) [angl. ***oxyosmia***]. Sensibilité particulière de l'odorat observée chez certains sujets. L'*o.* est physiologique, tandis que l'*hyperosmie* est un phénomène pathologique.

11-β-OXY-18-OXO-CORTEXONE, *s. f.* V. *aldostérone*.

OXYPHILE, *adj.* (oxygène ; gr. *philos*, ami) [angl. ***oxyphil***]. — 1° V. *éosinophile*. — 2° Qui a de l'affinité pour l'oxygène.

OXYPHILIQUE, *adj.* (oxygène ; gr. *philikos*, amical) [angl. ***oxyphilic***]. Qui concerne l'affinité pour l'oxygène.

OXYPHILIQUE ou **OXYPHORIQUE (pouvoir — du sang).** V. *oxygène (capacité du sang en)*.

OXYPHORIQUE, *adj.* (oxygène ; gr. *phoros*, qui porte). Qui concerne la fixation et le transport d'oxygène.

OXYQUINOLÉINE, *s. f.* [angl. ***oxyquinoline***]. Composé dont les dérivés forment une famille d'antibiotiques actifs dans les infections digestives et urinaires.

11-OXYSTÉROÏDES. V. *11-oxycorticostéroïdes*.

OXYTÉTRACYCLINE, *s. f.* (DCI) (Finlay, 1950) [angl. ***oxytetracycline***]. Antibiotique de la famille des tétracyclines extrait d'un actinomycète *(Streptomyces rimosus)*, doué d'une activité analogue à celle de la chlortétracycline.

OXYTOCINE, *s. f.* [angl. ***oxytocin***]. V. *ocytocine 2°*.

OXYTOCIQUE, *adj.* (gr. *oxus*, prompt ; *tokos*, accouchement). V. *ocytocique*.

OXYURASE ou **OXYURIASIS**, *s. f.* [angl. ***oxyuriasis***]. Syn. *entérobiase*. Maladie produite par les oxyures ; elle est ordinairement localisée dans l'intestin, mais peut aussi intéresser la peau du périnée, du scrotum, des cuisses, quand les femelles des oxyures émigrent en ces points *(o. cutanée)*.

OXYURE, *s. m.* (gr. *oxus*, aigu ; *oura*, queue) [angl. ***oxyuris***]. Syn. *Enterobius vermicularis, oxyure vermiculaire*. Ver de l'ordre des *Nématodes* (famille des *Ascarides*), long de 4 à 9 mm suivant le sexe, qui vit en parasite dans le tube digestif. On le trouve dans toute la longueur de l'intestin grêle et du gros intestin ; sa présence, au niveau du rectum et de l'anus détermine un prurit intense. V. *Scotch®-test*.

OZÈNE, *s. m.* (gr. *ozein*, sentir mauvais) [angl. ***ozena***]. Syn. *punaisie, rhinite atrophique, rhinite chronique fétide*. Affection de la muqueuse nasale, dont le principal symptôme est l'exhalation par les narines d'une odeur fétide, comparée à celle d'une punaise écrasée ; la puissance olfactive est en même temps diminuée. L'examen direct permet de constater l'atrophie de la muqueuse et du squelette sous-jacent, ainsi que la présence de mucopus et de croûtes brunes qui tapissent les parois des fosses nasales. Une des causes de l'*o.* serait *Klebsiella ozenæ*. V. *cacostomie*.

OZÉNEUX, EUSE, *adj.* (gr. *ozein*) [angl. ***ozenous***]. Qui sent mauvais.

OZONE, *s. m.*, (gr. *ozein*, exhaler une odeur) (Schönbein, 1840) [angl. ***ozone***]. Syn. *trioxygène*. Variété polymère allotropique de l'oxygène (v. ces termes), de formule O_3. Dans les conditions normales, l'*o.* est un gaz odorant de couleur bleue. Instable, il se décompose en donnant du di-oxygène (O_2) et de l'oxygène mono-atomique (O) très réactif, ce qui en fait la variété la plus oxydante de l'oxygène. C'est un oxydant puissant capable d'attaquer les composés organiques (caoutchoucs, colorants et matière vivante). L'industrie l'utilise dans les synthèses chimiques (cortisone) et comme agent de blanchiment (tissus, pâtes de bois, huiles). Germicide efficace, il sert à stériliser et désodoriser l'eau. L'usage de l'*o.* a été préconisé dans de nombreuses thérapies. — Produit par les éclairs et les étincelles électriques, l'*o.* n'est normalement présent dans l'air que nous respirons qu'à de très faibles teneurs (quatre molécules pour 10^{14} molécules constituant l'air). Dans l'atmosphère des villes, cette teneur peut croître du fait de la concentration croissante en oxyde d'azote (NO_2) produit par les moteurs à combustion. Cet oxyde se décompose sous l'effet de la lumière et de la chaleur atmosphérique pour donner un atome d'oxygène très réactif qui, s'alliant à l'oxygène, forme de l'ozone lequel peut provoquer l'irritation des voies respiratoires. Actuellement, le « seuil d'information » des populations est fixé à 180 µg d'ozone par mètre cube d'air (soit une molécule pour 10^7 molécules constituant l'air), et le « seuil d'alerte », à 360 µg par mètre cube. Il est alors recommandé aux personnes sensibles de ne pas sortir, et aux responsables des émissions, de les réduire. — L'*o.* est présent dans les couches supérieures de la stratosphère (20-30 km d'altitude) à des concentrations d'environ une molécule d'*o.* pour 10^{11} molécules. Il y absorbe 98 % du rayonnement ultra-violet solaire de longueurs d'onde comprises entre 200 et 300 nm. Cette « couche d'*o.* » empêche donc ces radiations nocives d'arriver au niveau du sol, où elles causeraient brûlures, cancers de la peau et dommages génétiques aux êtres vivants. Des observations précises ont montré que cette concentration en *o.* avait tendance à diminuer, du fait de causes naturelles (émissions de soufre et de chlore lors des éruptions volcaniques) ainsi que de certaines productions industrielles (chlorofluorocarbones). Ce qui a amené l'interdiction de la fabrication de ces derniers. — La concentration en *o.* dans l'atmosphère, par unité de surface, se mesure en unité Dobson (DU). Une DU correspond à la quantité d'*o.* qui, à 0°C et sous une pression de 1 atmosphère a une épaisseur de 0,01 mm.

OZONOTHÉRAPIE, *s. f.* Emploi thérapeutique d'un mélange d'oxygène, O_2 (99,5 à 95 %) et d'ozone, O_3 (0,5 à 5 %), sous forme de douches, bains, lavements, injections hypodermiques, intramusculaires ou dans une cavité organique. Ce mélange se comporte comme un oxydant énergétique et un bactéricide puissant.

P

P. — 1° Symbole chimique du *phosphore*. — 2° Symbole de la *pression gazeuse*. — PAO_2, PaO_2. V. *PO_2*. — $PACO_2$, $PaCO_2$. V. *PCO_2*. — 3° Symbole de *péta*, signifiant 10^{15}. — 4° Symbole de la *proline*.

p. — 1° Symbole de *pico* (v. ce terme). — 2° Symbole du *bras court du chromosome*. — 3° (statistiques) Symbole de *probabilité*.

P (agglutinogène ou antigène). V. *P (système)*.

P (composant amyloïde) (AP) [angl. ***amyloid P component***]. Glycoprotéine associée aux fibrilles amyloïdes dans toutes les variétés d'amylose. Elle provient d'une protéine normale voisine de la protéine C réactive, produite par le foie, la *serum amyloid P* ou *SAP*.

P DE KENDALL (composé) [angl. ***Kendall's compound P***]. V. *progestérone*.

P (onde). V. *électrocardiogramme*.

P (substance) (von Euler et Gaddum, 1931) [angl. ***P substance***]. Syn. *facteur P*. Enzyme polypeptidique présente dans les tissus (système nerveux central [hypothalamus : neuropeptide], tube digestif surtout). Elle abaisse la pression artérielle, provoque une vasodilatation périphérique, augmente le péristaltisme intestinal et jouerait un rôle de médiateur chimique au niveau du système nerveux. V. *kinine*.

P (système) (Landsteiner et Levine, 1927) [angl. ***P blood group system***]. Groupe de 2 agglutinogènes P_1 et P_2 présents dans les globules rouges de nombreux sujets de race blanche. Son intérêt dans la pratique des transfusions sanguines est très limité. V. *groupes sanguins*.

Pa. Symbole de *pascal*, unité de pression SI.

PA. Abréviation de l'angl. ***Plasminogen Activator***. Activateur du plasminogène. V. *activateur tissulaire du plasminogène, profibrinolysine, rt-PA, tPA* et *uPA*.

PA (espace) [angl. ***PA interval***] (cardiologie). Distance qui sépare le début de l'onde auriculaire ou atriale P, repérée sur l'électrocardiogramme recueilli à la surface du corps, de l'onde auriculaire ou atriale rapide de l'électrocardiogramme endocavitaire atrioventriculaire enregistré simultanément. Elle mesure la durée de la conduction intra-atriale ou sino-nodale (35 à 45 millisecondes). Son allongement isolé traduit un trouble de cette conduction. V. *H (onde)*.

PAB ou **PABA**. V. *para-aminobenzoïque (acide)*.

PAC. Abrévation de *Praticien Adjoint Contractuel*. Praticien hospitalier de nationalité étrangère, nommé pour trois ans renouvelables, exerçant en France dans des établissements publics ou privés participant au service de public hospitalier (PSPH).

PACEMAKER, *s. m.* (angl. *pace*, allure ; *maker*, créateur) (cardiologie). — 1° Région du cœur où prend naissance automatiquement, spontanément, l'excitation motrice ; à l'état normal, c'est le nœud sinusal ou nœud de Keith et Flack. — ***wandering p.*** V. *commande instable*. — 2° (Albert Hyman, de New York, 1930) ***p. artificiel.*** V. *stimulateur cardiaque*.

PACHON (appareil de) (P. Victor, fr., 1867-1938). Sphygmomanomètre (v. ce terme) destiné à l'étude des oscillations artérielles. Son usage a pratiquement disparu dans le diagnostic et la surveillance des insuffisances artérielles des membres inférieurs depuis l'apparition de l'échographie Doppler (v. ce terme).

PACHYBLÉPHAROSE, *s. f.* (gr. *pakhus*, épais ; *blépharon*, paupière) [angl. ***pachyblepharon***]. Épaississement des paupières.

PACHYBRONCHITE, *s. f.* (Favre, 1925) (gr. *pakhus*, épais ; *bronkhos*, bronche) [angl. ***pachybronchitis***]. Affection chronique des bronches caractérisée *anatomiquement* par leur épaississement et leur rigidité, *cliniquement*, par des poussées de bronchite à prédominance unilatérale, avec localisation des signes physiques au niveau du hile et des bases. La métaplasie de la muqueuse peut dégénérer en cancer.

PACHYCAPSULITE, *s. f.* (gr. *pakhus*, épais ; lat. *capsula*, petite boîte) [angl. ***pachycapsulitis***]. Épaississement inflammatoire de la capsule d'un organe, de la capsule rénale en particulier.

PACHYCÉPHALIE, *s. f.* (Virchow) (gr. *pakhus*, épais ; *képhalê*, tête) [angl. ***pachycephalia***]. Épaississement des parois du crâne avec synostose des pariétaux et de l'occipital. C'est une variété très rare de craniosténose.

PACHYCHOROÏDITE, *s. f.* (Despagnet) [angl. ***pachychoroiditis***]. Forme de choroïdite atrophique congénitale, caractérisée par la formation d'une couche de tissu fibreux entre la coque ossifiée et le liquide sous-rétinien.

PACHYCURARE, *s. m.* (gr. *pakhus*, épais ; curare). V. *myorésolutif*.

PACHYDERMATOCÈLE, *s. f.* (Valentin Mott) (gr. *pakhus*, épais ; *derma*, peau ; *kêlê*, tumeur). V. *dermatolysie*.

PACHYDERMIE, *s. f.* (gr. *pakhus*, épais ; *derma*) [angl. ***pachydermia***]. Accroissement persistant de l'épaisseur de la peau dans son ensemble, dû à une hyperplasie fibreuse interstitielle.

PACHYDERMIE BLANCHE LARYNGÉE [angl. ***pachyderma circumscripta laryngis***]. Syn. *leucoplasie laryngée*. Plaque blanche verruqueuse siégeant sur les cordes vocales ; elle est constituée par des papilles hypertrophiées recouvertes d'un épithélium kératinisé très épaissi et peut se transformer en cancer.

PACHYDERMIE PLICATURÉE AVEC PACHYPÉRIOSTOSE DE LA FACE ET DES EXTRÉMITÉS (Touraine, Solente et Golé, 1935) [angl. ***pachydermoperiostosis plicata***]. Syn. *maladie* *hypertrophiante singulière* (C. Tournier, 1891), *pachydermo-périostose* (J. Vague, 1948), *syndrome ostéodermopathique, syndrome de Touraine, Solente et Golé, hyperostose généralisée avec pachydermie* (Uehlinger, 1942), *ostéophytose familiale généralisée de Friedrich-Erb-Arnold* (F., 1868 ; E., 1887 ; A., 1891), *syndrome d'Uehlinger, syndrome de Friedrich-Erb-Arnold.* Affection héréditaire caractérisée par un épaississement et un plissement de la peau, surtout sur le front, le cuir chevelu, la face et les paumes des mains (pachydermie nævique) et par un épaississement du périoste et de l'os, provoquant une hypertrophie des extrémités analogue à celle de l'ostéo-arthropathie hypertrophiante pneumique. V. *dysacromélie* et *ostéodermopathie hypertrophiante.*

PACHYDERMIE VORTICELLÉE DU CUIR CHEVELU (Audry, 1909) [angl. ***cutis verticis gyrata***]. Syn. *cutis verticis gyrata* (Unna), *pachydermie plicaturée* (Périn). Nævus géant du cuir chevelu formant des replis cutanés épais et contournés séparés par des sillons profonds.

PACHYDERMOCÈLE, *s. f.* (gr. *pakhus*, épais ; *derma*, peau ; *kêlê*, tumeur). V. *dermatolysie.*

PACHYDERMOPÉRIOSTOSE, *s. f.* (gr. *pakhus*, épais ; *derma*, peau ; *péri*, autour ; *ostéon*, os). V. *pachydermie plicaturée avec pachypériostose de la face et des extrémités.*

PACHYMÉNINGE, *s. f.* (gr. *pakhus*, épais ; *méninx*, membrane) [angl. ***pachymeninx***]. V. *dure-mère* et *leptoméninges.*

PACHYMÉNINGITE, *s. f.* (gr. *pakhus*, épais ; *méninx*, membrane) [angl. ***pachymeningitis***]. Inflammation chronique avec épaississement de la dure-mère. — ***p. cervicale hypertrophique*** (Charcot). Affection caractérisée, *anatomiquement,* par l'épaississement des méninges et surtout de la dure-mère au niveau de la région cervicale et *cliniquement,* par des phénomènes douloureux et paralytiques localisés aux membres supérieurs. — ***p. externe*** ou ***scléro-méningite.*** Inflammation localisée à la face externe de la dure-mère en rapport avec une lésion voisine de la boîte crânienne. — ***p. interne*** ou ***hémorragique.*** Inflammation chronique de la dure-mère avec épaississement et production de néo-membranes, cause fréquente d'hémorragie méningée.

PACHYMÈTRE, *s. m.* (gr. *pakhus*, épais ; *métron*, mesure). Appareil destiné à mesurer une épaisseur.

PACHYONYCHIE ou **PACHYONYXIS**, *s. f.* (gr. *pakhus*, épais ; *onux*, ongle) [angl. ***pachyonychia***]. Épaississement des ongles des mains et des pieds.

PACHYONYCHIE CONGÉNITALE. V. *Jadassohn-Lewandowsky (maladie ou syndrome de).*

PACHYPÉRICARDITE, *s. f.* (gr. *pakhus*, épais ; *péri*, autour ; *kardia*, cœur ; *ite*, indiquant l'inflammation) [angl. ***pachypericarditis***]. V. *péricardite.*

PACHYPÉRIOSTOSE, *s. f.* (gr. *pakhus*, épais ; *péri*, autour ; *ostéon*, os) [angl. ***pachyperiostitis***]. Épaississement du périoste.

PACHYPLEURITE, *s. f.* (gr. *pakhus*, épais ; *pleuron*, plèvre ; *ite,* indiquant l'inflammation) [angl. ***pachypleuritis***]. Épaississement de la plèvre, formé de tissu conjonctif très vasculaire, observé fréquemment dans les pleurésies chroniques. — ***p. hémorragique.*** *P.* avec épanchement hémorragique (tuberculose ou cancer). — ***p. rétractile.*** *P.* aboutissant à la symphyse pleurale totale avec rétraction thoracique et immobilisation complète du poumon malade (terminaison de certains pneumothorax artificiels).

PACHYSALPINGITE, *s. f.* (gr. *pakhus*, épais ; *salpinx*, trompe ; *-ite,* indiquant l'inflammation) [angl. ***pachysalpingitis***]. Syn. *salpingite chronique parenchymateuse, s. ch. hypertrophique.* Salpingite chronique caractérisée par la prolifération considérable du tissu conjonctif et l'épaississement des parois de la trompe.

PACHYSYNOVITE, *s. f.* (gr. *pakhus*, épais ; synoviale ; *ite*, indiquant l'inflammation) [angl. ***pachysynovitis***]. Épaississement inflammatoire d'une synoviale articulaire.

PACHYTÈNE, *adj.* (de Winiwarter, 1900) (gr. *pakhus*, épais ; *teinein*, tendre vers) [angl. ***pachytene***]. Caractérise le 3e stade de la 1re prophase de la méiose où les chromosomes raccourcissent et s'épaississent.

PACHYVAGINALITE, *s. f.* [angl. ***pachyvaginalitis***]. Syn. *hématocèle vaginale, périorchite.* Inflammation chronique de la séreuse qui enveloppe le testicule (vaginale), s'accompagnant d'épaississement et d'hémorragie.

PACHYVAGINITE KYSTIQUE [angl. ***cystic pachyvaginitis***]. Forme de la vaginite de la grossesse, dans laquelle les papilles de la muqueuse enflammée se creusent de cavités kystiques, contenant de la sérosité et parfois des gaz.

PACKING, *s. m.* (en anglais : bourrage). Bande de toile ou compresse placée, au cours d'une anesthésie par inhalation, dans le pharynx d'un malade intubé, pour éviter l'inondation de la trachée par le sang ou d'autres liquides, au cours d'interventions chirurgicales sur le nez et la bouche.

PACO$_2$, PaCO$_2$. V. *PCO_2.*

PÆDIOMÈTRE, *s. m.* (gr. *païdion*, enfant ; *métron*, mesure) ou **PÆDOMÈTRE**, *s. m.* [angl. ***paedometer***]. Instrument destiné à mesurer la taille des enfants.

PAF. Abréviation du terme anglais ***Platelet Activating Factor*** (facteur d'activation des plaquettes : v. ce terme).

PAF-ACÉTHER ou **PAF-ACÉTHER**. V. *facteur d'activation des plaquettes.*

PAGE (syndrome de) (P. Irvine, amér., 1935) [angl. ***Page's syndrome***]. Ensemble de signes relevant d'un trouble du fonctionnement des centres diencéphaliques sympathiques et parasympathiques et survenant au cours de l'hypertension artérielle du sujet jeune ; accès de rougeur, tachycardie, transpirations, sensations d'angoisse, d'étouffement.

PAGET (maladie de) (P. Sir James, brit., 1874) [angl. ***Paget's disease of the nipple***]. Affection rare du mamelon observée chez les femmes à partir de 40 ans, caractérisée d'abord par des lésions de la peau, rappelant plus ou moins l'eczéma, puis par une infiltration cancéreuse progressive de la glande mammaire. Elle peut se développer sur certaines muqueuses (vulve).

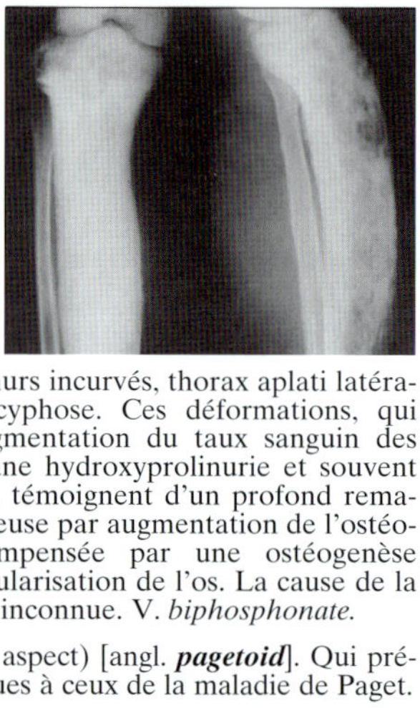

PAGET (maladie osseuse de) (P. Sir James, 1877) [angl. ***Paget's disease of bone***]. Syn. *ostéite déformante hypertrophique.* Maladie caractérisée *anatomiquement* par l'hypertrophie et l'incurvation de certaines pièces squelettiques alors que les os voisins sont indemnes ; *cliniquement* par un aspect simiesque avec pariétaux hypertrophiés, tibias et fémurs incurvés, thorax aplati latéralement, bassin évasé et cyphose. Ces déformations, qui s'accompagnent d'une augmentation du taux sanguin des phosphatases alcalines, d'une hydroxyprolinurie et souvent de douleurs et d'arthroses, témoignent d'un profond remaniement de la structure osseuse par augmentation de l'ostéolyse, plus ou moins compensée par une ostéogenèse anarchique avec hypervascularisation de l'os. La cause de la maladie de Paget demeure inconnue. V. *biphosphonate.*

PAGÉTOÏDE, *adj.* (gr. *eidos*, aspect) [angl. ***pagetoid***]. Qui présente des caractères analogues à ceux de la maladie de Paget.

PAGET-VON SCHROETTER (syndrome de) (P., 1875 ; von S., 1884) [angl. ***Paget-von Schroetter syndrome***]. Syn. *claudication intermittente veineuse de Lohr.* Syndrome dû à l'obstruction de la veine axillaire par compression ou par thrombose en apparence primitive, parfois consécutive à un trauma. Il est caractérisé par un œdème du bras, de l'épaule, quelquefois du cou, douloureux, parfois accompagné de troubles trophiques, évoluant spontanément vers la guérison.

PAGOPHAGIE, *s. f.* (gr. *pagos,* glaçon ; *phagein,* manger) [angl. ***pagophagia***]. Habitude de manger de la glace. V. *pica.*

PAH. Abréviation de *Para-Amino-Hippurique (acide).* V. *clairance.*

PAIN DERMATOLOGIQUE. Substitut du savon comportant une substance émulsifiante et détergente non alcaline.

PALADE (grain de) (P. George, amér. d'origine roumaine, 1912-2008, prix Nobel de médecine 1974). V. *ribosome.*

PALAIS, *s. m.* (lat. et TA *palatum*) [angl. ***palate***]. Paroi supérieure de la cavité buccale, formée d'une partie antérieure osseuse, le *p. dur* (TA *p. osseum*) et d'une partie postérieure molle (TA. *p. molle*), le voile du palais, lequel participe à la déglutition et à la phonation. V. *luette..*

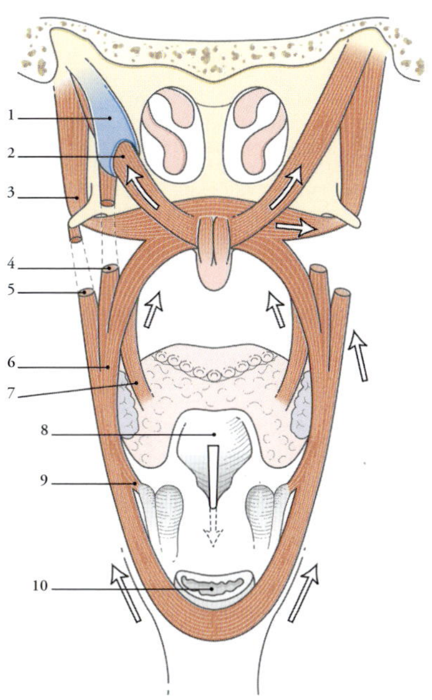

Muscles du palais et du gosier

1. cartilage de la trompe auditive
2. muscle élévateur du voile du palais
3. muscle tenseur du voile du palais
4. faisceau tubaire
5. faisceau ptérygoïdien
6. muscle palato-pharyngien
7. muscle palato-glosse
8. épiglotte
9. faisceau thyroïdien
10. œsophage

PALATITE, *s. f.* (lat. *palatum*, palais) [angl. ***palatitis***]. Stomatite localisée au palais.

PALATO-DIGITAL (syndrome). V. *Catel-Manzke (syndrome de).*

PALATOPLASTIE, *s. f.* (lat. *palatum*, palais ; gr. *plassein*, former). V. *staphyloplastie.*

PALATOSCHIZIS, *s. f.* (lat. *palatum*, palais ; gr. *skizein*, diviser) [angl. ***palatoschizis***]. Prolongement à la voûte palatine de la fissure du bec-de-lièvre.

PALÉOCÉRÉBELLUM, *s. m.* (gr. *paléos*, ancien ; lat. *cerebellum*, petite cervelle) [TA et angl. ***palaeocerebellum***]. Partie du cervelet (v. ce terme) en rapport avec les voies spino-cérébelleuses et contrôlant le tonus de posture.

PALÉOCORTEX, *s. m.* (gr. *paléos*, ancien ; lat. *cortex*, écorce) [angl. ***paleocortex***]. Syn. *paléopallium.* Partie de l'écorce cérébrale phylogénétiquement la plus ancienne, correspondant aux zones olfactives (rhinencéphale). V. *isocortex, allocortex* et *archéocortex.*

PALÉOPALLIUM, *s. m.* (gr. *paléos*, ancien ; lat. *pallium*, manteau) [angl. ***paleopallium***]. V. *paléocortex.*

PALÉOPATHOLOGIE, *s. f.* (Ruffer, 1913) (gr. *palaïos*, ancien ; pathologie) [angl. ***paleopathology***]. Étude des maladies que peut révéler l'examen des débris humains ou animaux des temps anciens (momies).

PALÉOSENSIBILITÉ, *s. f.* V. *protecteur (système).*

PALETTE, *s. f.*. — 1° (lat. *poelette*, diminutif de poêle, Littré). Vase plat en étain, gradué, autrefois destiné à recevoir le sang des saignées. — 2° (lat. *pala*, pelle). Petite planche de bois, reproduisant la forme de la main et divisée à une extrémité en cinq languettes répondant à chaque doigt ; elle sert dans les pansements des plaies de la main et permet de maintenir les doigts écartés.

PÂLEUR-HYPERTHERMIE (syndrome) (Ombrédanne, 1929) [angl. ***Ombrédanne's syndrome***]. Syn. *syndrome d'Ombrédanne.* Syndrome observé chez des nourrissons, apparaissant quelques heures après une opération. Il consiste en pâleur, dyspnée, hyperthermie et se termine rapidement par la mort.

PALICINÉSIE, *s. f.* (Schulmann, 1920) (gr. *palin*, de nouveau ; *kinêsis*, mouvement) [angl. ***palikinesia***]. Syn. *palikinésie.* Syndrome caractérisé par la répétition spontanée et involontaire du même geste ; p. ex. : le balancement continuel du corps.

PALIGRAPHIE, *s. f.* (gr. *palin*, de nouveau ; *graphein*, écrire) [angl. ***palingraphia***]. Répétition habituelle, dans les écrits, de la même idée, de la même phrase, du même mot, de façon monotone.

PALIKINÉSIE, *s. f.* (gr. *palin*, de nouveau ; *kinêsis*, mouvement). V. *palicinésie.*

PALILALIE, *s. f.* (Souques, 1908) (gr. *palin*, de nouveau ; *lalein*, parler) [angl. ***palilalia***]. Trouble de la parole consistant en la répétition spontanée, involontaire, deux ou plusieurs fois de suite, d'une même phrase ou d'un même mot ; il s'accompagne souvent d'accélération progressive du débit (tachyphémie). Ce phénomène, voisin de l'*écholalie,* est en rapport avec l'affaiblissement de l'intelligence.

PALILOGIE, *s. f.* (gr. *palin*, de nouveau ; *logos*, parole) (Trenel) [angl. ***palilogia***]. Variété de palilalie (v. ce terme) où la répétition d'une phrase bien construite s'intercale entre des mots incohérents et incompréhensibles.

PALINDROMIQUE, *adj.* (gr. *palindromia*, course en sens inverse) [angl. ***palindromic***]. À rechutes.

PALINGNOSTIQUE (délire) (gr. *palin*, de nouveau, *gignôskô*, je reconnais). V. *délire palingnostique.*

PALINOPSIE, *s. f.* (gr. *palin*, de nouveau ; *opsis*, œil) [angl. ***palinopsia***]. Variété d'hallucinations visuelles ayant leur origine dans le lobe occipital du cerveau et caractérisées par la persistance et la superposition d'images (persévération visuelle).

PALINPHRASIE, *s. f.* (Rouma, 1907) (gr. *palin*, de nouveau ; *phrasis*, langage) [angl. ***palinphrasia***]. Répétition continuelle d'un mot, d'une phrase, d'une rime ou d'un vers.

PALISYLLABIE, *s. f.* (gr. *palin*, de nouveau ; *sullabê*, syllabe). Trouble de l'élocution caractérisé par la répétition involontaire, explosive, saccadée d'une syllabe, généralement la première d'un mot ; symptôme essentiel du bégaiement.

PALLANESTHÉSIE, *s. f.* (Rydel et Seiffer, 1903) (gr. *pallein*, secouer ; anesthésie) [angl. ***pallanaesthesia***]. Abolition de la sensibilité vibratoire.

PALLESTHÉSIE, *s. f.* (Rydel et Seiffer, 1903) (gr. *pallein*, secouer ; *aïsthêsis*, sensibilité) [angl. ***pallaesthesia***]. Sensibilité osseuse aux vibrations, étudiée à l'aide du diapason appliqué sur la peau.

PALLIATIF, IVE, *adj.* et *s. m.* (lat. *palliare*, cacher) [angl. ***palliative***]. Qui calme ou supprime les symptômes pénibles d'une maladie sans agir sur la maladie elle-même. — ***soins p.*** [angl. ***palliative care***]. Traitements médicaux et infirmiers destinés à atténuer ou supprimer les souffrances à l'approche de la mort. v. *EMSP* et *USP.*

PALLIDAL, ALE, *adj.* [angl. ***pallidal***] (neurologie). Qui se rapporte au pallidum, partie interne du noyau lenticulaire. — ***rigidité p.*** V. *rigidité pallidale.* — ***syndrome p.*** [angl. ***pallidal syndrome***]. Ensemble de symptômes liés à l'atteinte du pallidum ; il se traduit cliniquement par la maladie de Parkinson et les syndromes parkinsoniens.

PALLIDUM, *s. m.* (en lat. pâle). V. *globus pallidus.*

PALLISTER. V. *Hawes-Pallister-Landor (syndrome de).*

PALLIUM, *s. m.* (en lat. manteau) [TA et angl. ***pallium***]. Syn. *écorce cérébrale, cortex cérébral.* Couche périphérique du cerveau constituée de substance grise.

PALMATURE, *s. f.* (lat. *palmatus*, palmé). V. *syndactylie.*

PALPATION, *s. f.*, **PALPER**, *s. m.* (lat. *palpare*) [angl. ***palpation, touch***]. Méthode d'exploration externe du corps avec le plat de la main et des doigts pour rechercher des anomalies de consistance des tissus (contracture musculaire), des néoformations localisées, des anomalies de transmission des vibrations phoniques au niveau de la paroi thoracique ; mettre en évidence des zones douloureuses, tendues ou inflammatoires et préciser les limites de certains viscères. V. *auscultation, inspection* et *percussion.*

PALPÉBRAL, ALE, *adj.* (lat. *palpebra,* paupière) [angl. ***palpebral***]. Relatif à la paupière.

PALPER-ROULER, *s. m.* [angl. ***rolling***] (Wetterwald). Syn. *roulement.* Technique de massage des téguments que l'on pince et roule entre les doigts. V. *endermologie.*

PALPITATION, *s. f.* (lat. *palpitare,* s'agiter) [angl. ***palpitation***]. « Battement de cœur sensible et incommode pour le malade, plus fréquent que dans l'état naturel et quelquefois inégal, sous les rapports de fréquence et de développement » (Laennec). Perception (anormale) de ses propres battements cardiaques.

PALTAUF (maladie de) (P. Arnold, autr., né en 1860). V. *Hodgkin (maladie de).*

PALUDÉEN, ENNE, *adj.* [angl. ***malarial, paludal***]. Syn. *malarien* (v. ce terme), *paludique, palustre.* Qui a rapport au paludisme.

PALUDIQUE, *adj.* V. *paludéen.*

PALUDISME, *s. m.* (Verneuil, 1869) (lat. *palus, udis,* marais) [angl. ***malaria***]. Syn. désuets *impaludisme, fièvres maremmatiques, f. paludéennes, f. paludiques, f. palustres, f. limnémiques, f. à quinquina, paludose, f. telluriques, f. des marais, f. intermittentes, intoxication palustre.* En italien *malaria.* Maladie infectieuse provoquée par un hématozoaire particulier (Laveran, 1880), le *Plasmodium* (v. ce terme), inoculé par la piqûre de femelles de moustiques appartenant à diverses variétés d'anophèles, *A. maculipennis* surtout (Laveran, 1884 ; Ross, 1897 ; Grassi, Bastianelli et Bignami, 1898). Le ***paludisme d'invasion*** se manifeste, 10 à 15 jours après l'infestation, par une fièvre soit continue, soit intermittente, parfois bilieuse. Puis apparaissent des *accès intermittents* pendant lesquels se succèdent, en quelques heures, frissons violents, fièvre à 41 °C et sueurs profuses. Selon la variété de *Plasmodium* en cause, la périodicité des accès varie : fièvre tierce bénigne avec le *Plasmodium vivax* ou le *P. ovale,* tierce potentiellement maligne avec le *P. falciparum,* fièvre quarte, bénigne mais tenace, avec le *P. malariæ.* En l'absence de traitement et chez les sujets réinfestés, apparaît le ***paludisme viscéral évolutif*** caractérisé par une anémie parfois considérable (jusqu'à 1 million d'hématies), une rate très volumineuse (et qui peut se rompre), une altération de l'état général avec pigmentation, fièvre irrégulière et qui peut mener à la cachexie palustre. Des complications, propres au *P. falciparum,* surviennent quelquefois : fièvre bilieuse hémoglobinurique (v. ce terme), accès pernicieux palustre (v. *fièvre pernicieuse*). Le paludisme est endémique dans les régions chaudes. C'est la plus répandue et la plus grave des maladies transmissibles. Dans le monde elle menace 40 % des individus ; elle y est une des premières causes de mortalité. La situation s'aggrave actuellement car le *Plasmodium* est devenu résistant à la quinine et aux antipaludéens (v. ce terme) de synthèse qui constituaient la base de traitement comme de la prophylaxie individuelle et collective et l'anophèle s'est accoutumé aux insecticides classiques. Le renversement de cette situation dépendra de la création de médicaments nouveaux et surtout de la mise au point d'un vaccin. La déclaration du *p.* autochtone est obligatoire en France ainsi que celle du *p.* d'importation qui est presque toujours un *p.* à *Plasmodium falciparum.* Le diagnostic sérologique est possible par immunofluorescence indirecte. V. *malarien (groupe), goutte épaisse* et *Plasmodium.*

PALUDOLOGIE, *s. f.* [angl. ***malariology***]. Syn. *malariologie.* Étude du paludisme.

PALUDOTHÉRAPIE, *s. f.* (proposée par Legrain, en 1913 ; réalisée par Wagner von Jauregg à Vienne, en 1917) [angl. ***malariatherapy***]. Syn. *impaludation thérapeutique, malariathérapie.* Inoculation de l'hématozoaire du paludisme dans un but thérapeutique. Employée d'abord dans la paralysie générale, cette méthode a été essayée dans d'autres affections. On avait presque toujours recours au *Plasmodium vivax,* agent de la fièvre tierce bénigne, facilement maniable. Ce mode de traitement n'est plus employé.

PALUSTRE, *adj.* V. *paludéen.*

PAN. Abréviation de *périartérite noueuse.* V. ce terme.

PANACÉE, *s. f.* (gr. *pan,* tout ; *akos,* remède) [angl. ***panacea***]. Remède universel. V. *thériaque.*

PANAGGLUTININE, *s. f.* [angl. ***panagglutinin***]. V. *pananticorps.*

PANANGÉITE, *s. f.* [angl. ***panangiitis***]. Syn. *panvascularite.* — 1° Inflammation de la totalité des vaisseaux (artères, veines, lymphatiques) d'un organe ou d'une région. — 2° Inflammation de toutes les tuniques d'un vaisseau. — ***p. diffuse nécrosante*** (Fred Siguier, fr., 1952). Syn. *maladie de Siguier.* Affection très rare, de nature inconnue, caractérisée *anatomiquement* par une atteinte diffuse de toutes les tuniques des petits et des gros vaisseaux, prédominant sur les veines ; *cliniquement* par une succession de thromboses veineuses et artérielles portant sur les vaisseaux des membres, de la peau (entraînant de très vives douleurs, un œdème, puis une nécrose), des viscères (reins, intestin, cerveau). Elle *évolue* en plusieurs années vers la mort dans un tableau de cachexie fébrile entrecoupé de rémissions.

PANANTICORPS, *s. m.* [angl. ***panantibody***]. Anticorps sérique actif contre une variété d'antigène (p. ex. : globules rouges, leucocytes ou plaquettes), que cet antigène provienne du malade lui-même ou d'un individu normal de même espèce et de même groupe sanguin s'il s'agit d'hématies. Selon leur mode d'action, on distingue des panagglutinines et des panhémolysines.

PANAORTITE, *s. f.* [angl. ***panaortitis***]. Inflammation soit de toutes les tuniques aortiques, soit de l'aorte sur toute sa longueur.

PANAORTITE IDIOPATHIQUE (Roberts, William et Wibin, 1966) [angl. ***idiopathic panaortitis***]. Maladie exceptionnelle, observée chez les jeunes Africains, caractérisée par une atteinte de toutes les tuniques aortiques provoquant des anévrismes de l'aorte et de ses branches et des sténoses à l'origine de celles-ci ; elle est parfois associée à une atteinte du myocarde et du péricarde. Il existe un syndrome inflammatoire avec accélération considérable de la vitesse de sédimentation des hématies ; l'évolution se fait le plus souvent vers une hypertension artérielle par sténose des artères rénales. V. *crosse aortique (syndrome de la).*

PANARIS, *s. m.* (lat. *panaricium*) [angl. ***whitlow, felon***]. Nom générique des inflammations aiguës des doigts, quelles que soient leur nature, leur étendue et leur profondeur. — ***p. analgésique*** ou ***nerveux.*** V. *Morvan (maladie de).* — ***p. mélanique*** (Hutchinson) [angl. ***melanotic whitlow***]. Localisation sous et péri-unguéale d'un mélanome malin.

PANARTÉRITE, *s. f.* [angl. ***panarteritis***]. — 1° Artérite étendue à tout le système artériel. — 2° Inflammation des trois tuniques de l'artère (intima, média et adventice). — ***p. noueuse.*** V. *périartérite noueuse.* — ***p. subaiguë des vieillards*** (M. Morin). V. *artérite temporale.*

PANARTHRITE ENGAINANTE (J. Forestier) [angl. ***ankylosing panarthritis***]. Forme de rhumatisme chronique analogue au rhumatisme fibreux (v. ce terme).

PANCARDITE, *s. f.* (gr. *pan,* tout ; *kardia,* cœur ; *-ite,* signifiant inflammation) [angl. ***pancarditis***]. Syn. *endomyopéricardite.* Inflammation de l'endocarde, du myocarde et du péricarde. Elle se voit surtout au cours de l'évolution spontanée du rhumatisme articulaire aigu, peut provoquer une forte augmentation de volume du cœur (*grand cœur rhumatismal* de Duroziez, *p. maligne* de Trousseau) et avoir une évolution sévère (*asystolie fébrile* ou *inflammatoire, rhumatisme cardiaque évolutif ;* v. ces termes).

PANCHONDRITE, *s. f.* (gr. *pan,* tout ; *khondros,* cartilage). Inflammation de tous les cartilages. V. *polychondrite atrophiante chronique.*

PANCOAST ET TOBIAS (syndrome de) (P. Henry, amér., 1924, 1932) [angl. ***Pancoast-Tobias syndrome***]. Syn. *syndrome apico-costo-vertébral douloureux* (Tobias). Syndrome observé au cours de l'évolution des tumeurs malignes de la région de l'apex pulmonaire (cancer pulmonaire surtout) ; il est caractérisé par des douleurs irradiant dans l'épaule, le bras et la main, parfois par une parésie localisée de la main et par des troubles sympathiques (syndrome de Claude Bernard-Horner, tachycardie, troubles de la sudation et de la pigmentation). La radiographie montre une opacité de l'apex et, presque toujours, des lésions de destruction osseuse, costale et vertébrale.

PANCRÉAS, *s. m.* (gr. *pan,* tout ; *kréas,* chair) [TA et angl. ***pancreas***]. Glande digestive liée au duodénum, comprenant une tête, un corps fixes et une queue relativement mobile orientée à gauche. Elle est à la fois *exocrine* (amylase, lipase, trypsinogène, chymotrypsinogène), se drainant par les canaux de Wirsung et de Santorini dans la 2e partie du duodénum et *endocrine* : sécrétion d'insuline et de glucagon ainsi que de somatostatine, issus des îlots de Langerhans. V. ces termes et *sécrétine* • 👁 **Langerhans, rate, duodénum** •.

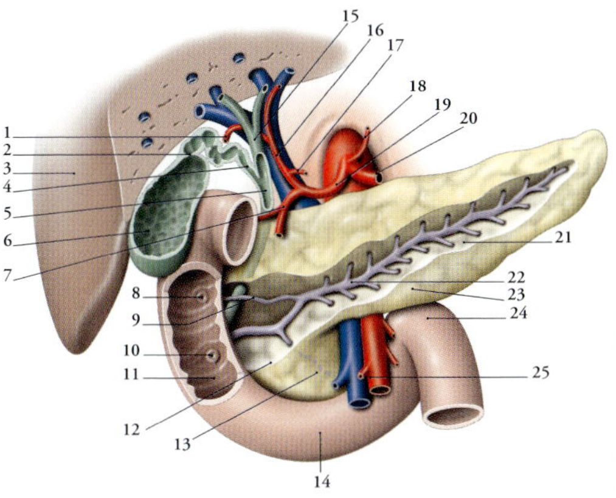

Pancréas et voies biliaires.
Vue antérieure

1. artère cystique
2. col de la vésicule biliaire
3. foie
4 conduit cystique
5. conduit cholédoque
6. fundus de la vésicule biliaire
7. artère gastro-duodénale
8. papille duodénale mineure
9. conduit pancréatique accessoire
10. papille duodénale majeure
11. partie descendante du duodénum
12. tête du pancréas
13. processus unciné
14. partie horizontale
15. conduit hépatique commun
16. artère hépatique propre
17. artère gastrique droite
18. artère gastrique gauche
19. artère hépatique commune
20. artère splénique
21. queue du pancréas
22. conduit pancréatique
23. corps du pancréas
24. angle duodéno-jéjunal
25. artère et veine mésentériques supérieures

PANCREAS DIVISUM (Opie 1910) (en lat. pancréas divisé) [angl. ***pancreas divisum***]. Malformation consistant en l'absence de fusion des canaux pancréatiques provenant des ébauches dorsale et ventrale de l'organe (canaux de Wirsung et de Santorini), ceux-ci s'ouvrant par des orifices séparés dans le deuxième duodénum. Cette configuration favoriserait la survenue de pancréatites aiguës récidivantes ou chroniques.

PANCRÉAS EN ANNEAU [angl. ***annular panCreas***]. Malformation du pancréas où celui-ci entoure complètement le deuxième segment du duodénum.

PANCRÉATECTOMIE, *s. f.* (gr. *pankréas ; ektomê*, ablation) [angl. ***pancreatectomy***]. Extirpation totale ou partielle du pancréas.

PANCRÉATICO-CHOLÉDOCIENNE (zone) (Chauffard et Rivet) [angl. ***Desjardin's point***]. Région limitée en dedans par la ligne médiane sus-ombilicale et en dehors et à droite par une ligne partant de l'ombilic et faisant avec la précédente un angle de 45°. Elle n'atteint pas tout à fait l'ombilic en bas et, en haut, ne dépasse pas, sur la ligne oblique, un point situé à 5 cm de l'ombilic. Elle correspond à la tête du pancréas et à la terminaison des conduits biliaire et pancréatique.

PANCRÉATICO-LITHOTRIPSIE, *s. f.* [angl. ***pancreatic lithotripsy***]. Refoulement et broiement des calculs pancréatiques.

PANCRÉATICOTOMIE, *s. f.* (pancréatique ; gr. *tomê*, section) [angl. ***pancreaticotomy***]. Syn. *taille pancréatique*. Incision du canal pancréatique.

PANCRÉATITE, *s. f.* [angl. ***pancreatitis***]. Toute inflammation aiguë ou chronique du pancréas. – La ***p. aiguë*** ou ***suraiguë***, due à une autodigestion de la glande *(p. hémorragique* ou *œdémateuse)*, réalise un syndrome dramatique (v. *drame pancréatique de Dieulafoy*) évoluant autrefois toujours vers la mort en quelques heures ou quelques jours. Actuellement la mortalité est moindre, grâce aux techniques de réanimation et au traitement éventuel d'une lithiase biliaire qui est très souvent à l'origine des pancréatites aiguës. – La ***p. subaiguë*** peut débuter d'une manière aussi dramatique, mais présente des rémissions avec rechutes ; elle peut aboutir à la formation d'un pseudokyste ou à la ***p. chronique*** que caractérisent l'amaigrissement rapide, l'asthénie, la douleur au point pancréatique, l'ictère avec distension de la vésicule biliaire et les troubles digestifs dus à l'insuffisance de l'organe. V. *Cullen (signe de), lipasémie* et *amylasémie.*

PANCRÉATITE CHRONIQUE HÉRÉDITAIRE (Comfort et Steinberg, 1952) [angl. ***hereditary chronic relapsing pancreatitis***]. Maladie à transmission autosomique dominante se manifestant dès l'enfance par des crises douloureuses abdominales et récidivantes ; chez l'adulte, elle est caractérisée par des signes d'insuffisance et des calcifications du pancréas.

PANCRÉATITE FIBRO-KYSTIQUE. V. *mucoviscidose.*

PANCRÉATO-CHOLANGIOGRAPHIE, *s. f.* [angl. ***pancreatocholangiography***]. Radiographie du pancréas par injection de substance opaque dans le canal de Wirsung et de la voie biliaire principale, opacifiée également par cathétérisme de l'ampoule de Vater au cours de la duodénoscopie (v. ce terme).

PANCRÉATO-DUODÉNECTOMIE, *s. f.* V. *duodéno-pancréatectomie.*

PANCRÉATO-ENTÉROSTOMIE, *s. f.* [angl. ***pancreatoenterostomy***]. Établissement d'une fistule faisant communiquer le canal pancréatique avec l'intestin.

PANCRÉATO-GASTROSTOMIE, *s. f.* [angl. ***pancreatogastrostomy***]. Établissement d'une fistule faisant communiquer le canal pancréatique avec l'estomac.

PANCRÉATOGÈNE, *adj.* (pancréas ; gr. *génês*, qui est engendré) [angl. ***pancreatogenous***]. D'origine pancréatique.

PANCRÉATOGRAPHIE, *s. f.* (pancréas ; *graphein*, inscrire) [angl. ***pancreatography***]. Radiographie du pancréas, après injection de substance opaque aux rayons X dans le canal de Wirsung ; elle est pratiquée au cours d'une intervention chirurgicale avec ouverture de la 2e portion du duodénum ou pendant une duodénoscopie (v. ce terme) : c'est la *p. ascendante ;* la *p. descendante* s'effectue par ponction du canal de Wirsung, lorsqu'il est dilaté au niveau de la queue du pancréas.

PANCRÉATO-JÉJUNOSTOMIE, *s. f.* [angl. ***pancreatojejunostomy***]. Abouchement chirurgical du canal pancréatique dans le jéjunum.

PANCRÉATO-KYSTOTOMIE, *s. f.* Incision d'un kyste du pancréas.

PANCRÉATOLYSE, *s. f.* (pancréas ; gr. *lusis*, libération) [angl. ***pancreatolysis***]. Opération préconisée dans les pancréatites chroniques nodulaires sans lithiase biliaire ni ictère ; elle consiste à inciser la capsule pancréatique pour libérer la glande.

PANCRÉATOPATHIE, *s. f.* (pancréas ; gr. *pathê*, souffrance) [angl. ***pancreatopathy***]. Toute affection du pancréas.

PANCRÉATOPRIVE, *adj.* (pancréas ; lat. *privere*, priver) [angl. ***pancreatoprivic***]. Qui est en rapport avec la suppression du pancréas.

PANCRÉATOSTOMIE, *s. f.* (gr. *pankréas ; stoma*, bouche) [angl. ***pancreatostomy***]. Établissement d'une fistule faisant communiquer le canal pancréatique avec l'extérieur.

PANCRÉATOTOMIE, *s. f.* (gr. *pankréas ; tomê*, section) [angl. ***pancreatotomy***]. Incision chirurgicale du pancréas.

PANCRÉATOTROPE, *adj.* (gr. *pankréas ; trépéin*, se tourner vers). Qui a des affinités pour le pancréas.

PANCRÉOZYMINE, *s. f.* **(PZ)** (Harper et Raper, 1943) [angl. ***pancreozymin***]. Hormone produite par la muqueuse duodénale et qui stimule la sécrétion du suc pancréatique (surtout de ses enzymes).

PANCYTOPÉNIE, *s. f.* (gr. *pan*, tout ; *kutos*, cellule ; *pénia*, pauvreté) [angl. ***pancytopenia***]. Diminution du nombre de tous les éléments figurés du sang (globules rouges, globules blancs, plaquettes). Elle peut être due à une atteinte de la moelle osseuse (v. *panmyélophtisie*) ou bien à une destruction excessive des globules, en particulier dans la rate (*pancytopénie splénique* de Doan et Wright, 1946 : v. *hypersplénisme*). — ***p. chronique idiopathique avec leuco-agglutinine sérique*** (J. Bernard, 1953). Syndrome d'origine inconnue, essentiellement caractérisé par une *p.* associée à la présence de leucoagglutinine sanguine. Tantôt s'observe une aplasie médullaire et l'évolution est lentement mortelle ; tantôt la moelle est normale et la splénectomie peut amener la guérison.

PANCYTOPÉNIE-DYSMÉLIE (syndrome de). V. *Fanconi (anémie ou maladie de).*

PANDÉMIE, *s. f.* (gr. *pandêmia*, le peuple entier) [angl. ***pandemia***]. Propagation d'une maladie infectieuse à presque tous les habitants d'une région plus ou moins étendue, parfois à l'humanité toute entière. V. *épidémie.*

PANDICULATION, *s. f.* (lat. *pandiculari*, s'étendre) [angl. ***pandiculation***]. Action automatique et forcée par laquelle on porte les bras en haut en renversant la tête et le tronc en arrière et en allongeant les jambes. Elle s'accompagne souvent de bâillements.

PANDYSAUTONOMIE AIGUË RÉVERSIBLE (Young et Adams, 1969). Paralysie affectant à la fois le système sympathique et le système parasympathique. Elle serait d'origine immunologique.

PANENCÉPHALITE, *s. f.* (gr. *pan*, tout ; encéphalite) [angl. ***panencephalitis***]. Affection de l'encéphale touchant à la fois la substance grise (polio-encéphalite) et la substance blanche (leuco-encéphalite).

PANENCÉPHALITE DE PETTE-DÖRING (1939) [angl. ***Pette-Döring encephalitis***]. Variété d'encéphalite subaiguë d'évolution grave, survenant chez l'adulte, voisine de la leucoencéphalite sclérosante subaiguë (v. ce terme), mais de symptomatologie plus polymorphe.

PANENCÉPHALITE SCLÉROSANTE SUBAIGUË. V. *leucoencéphalite sclérosante subaiguë.*

PANGÉRIA, *s. f.* (gr. *pan*, tout ; *géraïos*, vieux). V. *Werner (syndrome de).*

PANHÉMOCYTOPHTISIE, *s. f.* V. *panmyélophtisie.*

PANHÉMOLYSINE, *s. f.* [angl. ***panhaemolysin***]. V. *pananticorps.*

PANHYPERCORTICISME, *s. m.* (gr. *pan*, tout ; *hyper*, au-dessus ; lat. *cortex*, écorce) [angl. ***panhypercorticism***]. Sécrétion excessive de l'ensemble des hormones de la corticosurrénale. V. *hypercorticisme.*

PANHYPOPITUITARISME, *s. m.* (Albright) [angl. ***panhypopituitarism***]. Insuffisance hypophysaire globale. — Terme généralement réservé à l'insuffisance antéhypophysaire totale. V. *hypopituitarisme, Simmonds (maladie de)* et *Sheehan (maladie de).*

PANILÉITE, *s. f.* [angl. ***total ileitis***]. Inflammation de toutes les tuniques de l'iléon. V. *iléite régionale ou terminale.*

PANIQUE, *s. f.* **(attaque** ou **crise de)** (Pan, dieu grec) [angl. ***panic attack***]. Accès aigus et répétés d'anxiété intense, accompagnés des manifestations de l'angoisse (v. ces termes) survenant chez des sujets déprimés, souvent atteints d'agoraphobie.

PANMASTITE, *s. f.* (gr. *pan*, tout ; *mastos*, mamelle) [angl. ***diffuse acute infective mastitis***]. Syn. *mastite totale.* Phlegmon diffus envahissant la glande mammaire dans sa totalité.

PANMYÉLOPÉNIE, *s. f.* (gr. *pan*, tout ; *muélos*, moelle ; *pénia*, pauvreté). V. *panmyélophtisie.*

PANMYÉLOPHTISIE, *s. f.* (E. Frank, 1925) (gr. *pan*, tout ; *muélos*, moelle ; *phthisis*, consomption) [angl. ***panmyelophthisis***]. Syn. *aleucie hémorragique, hypoleucie hémorragique, panhémocytophtisie, panmyélopénie.* Affection caractérisée par l'association d'anémie, d'agranulocytose et d'hémorragies. Soit rapidement, soit après une évolution chronique, la mort survient par septicémie ou hémorragie viscérale. La *p.* est due à une aplasie médullaire (v. ce terme) qui ralentit ou arrête la formation des hématies, des polynucléaires et des plaquettes.

PANMYÉLOSE, *s. f.* (gr. *pan*, tout ; *muélos*, moelle) [angl. ***panmyelosis***]. Affection atteignant tous les éléments de la moelle osseuse formateurs de globules rouges, de leucocytes granuleux, de plaquettes et de monocytes. Elle peut être aplasique (panmyélophtisie, v. ce terme) ou hyperplasique (v. *myélose hyperplasique*).

PANMYÉLOSE HYPERPLASIQUE CHRONIQUE (Di Guglielmo, 1917). Syn. *érythroleucémie, érythroleucose* ou *érythro-leucomyélose chronique* [angl. ***chronic erythroleukaemia***]. Affection caractérisée *anatomiquement* par la prolifération dans la moelle osseuse, la rate, les ganglions, le foie, d'éléments formateurs des hématies, des leucocytes et des plaquettes ; *cliniquement* par une splénomégalie considérable, une hépatomégalie modérée, une augmentation dans le sang du taux des hématies, des leucocytes et des plaquettes avec quelques myéloblastes, érythroblastes et mégacaryocytes. *L'évolution* est chronique et bénigne.

PANMYÉLOSE SPLÉNOMÉGALIQUE CHRONIQUE (Bénard). V. *splénomégalie myéloïde.*

PANNER (maladie de) (1929) [angl. ***Panner's disease***]. Ostéochondrose du condyle huméral.

PANNEUX, EUSE, *adj.* [angl. ***pertaining to pannus***]. Qui se rapporte au pannus.

PANNICULALGIE, *s. f.* V. *adiposalgie.*

PANNICULE ADIPEUX (lat. *pannus*, morceau d'étoffe) [TA et angl. ***panniculus adiposus***]. Tissu sous-cutané contenant des lobules de graisse. V. *hypoderme.*

PANNICULITE, *s. f.* [angl. ***panniculitis***]. Inflammation du tissu graisseux sous-cutané ou pannicule adipeux. — Nom parfois donné à la cellulite superficielle. — ***p. fébrile nodulaire récidivante non suppurée*** (Parkes Weber, 1925 — Christian, 1928). Syn. *hypodermite rhumatismale* (A. Rubens-Duval et Guivarch), *maladie de Weber-Christian* [angl. ***nodular nonsuppurative panniculitis***]. Affection très rare caractérisée par l'apparition sur divers segments du corps de petites tumeurs érythémateuses et douloureuses, développées aux dépens du tissu cellulaire sous-cutané et accompagnées de céphalée et de fièvre intense. Ces nodules évoluent spontanément vers l'atrophie après quelques poussées fébriles. — ***p. de Rothmann-Makaï.*** V. *Rothmann-Makaï (syndrome ou panniculite de).*

PANNUS, *s. m.* (lat. *pannus*, morceau d'étoffe) [angl. ***pannus***]. — 1° Affection de la cornée, due généralement à une irritation prolongée et caractérisée par le développement d'un réseau vasculaire à sa surface avec injection conjonctivale intense. La transparence de la cornée est tantôt conservée *(pannus tenuis)*, tantôt plus ou moins profondément troublée *(p. crassus* ou *sarcomateux)*. — 2° Tissu inflammatoire granuleux, d'origine synoviale, recouvrant le cartilage articulaire au cours de certaines arthrites.

PANOPHTALMIE ou **PANOPHTALMITE**, *s. f.* (gr. *pan*, tout ; *ophthalmos*, œil) [angl. ***panophthalmia***]. Syn. *ophtalmie purulente profonde, phlegmon de l'œil.* Inflammation suppurative envahissant l'œil en entier, se terminant généralement par sa perforation et son atrophie.

PANOPTIQUES (lunettes) (gr. *pan*, tout ; *optomaï*, je vois) [angl. ***panoptic spectacles***]. Syn. *lunettes sténopéiques.* Lunettes dont les verres sont remplacés par deux écrans percés de trous de 6 à 7 dixièmes de millimètre. Elles sont adaptées à toutes les vues et permettent la vision très rapprochée.

PANOSTÉITE, *s. f.* (gr. *pan*, tout ; *ostéon*, os) [angl. ***panosteitis***]. Inflammation de la totalité de l'os : périoste, corticale et médullaire.

PANSEMENT, *s. m.* (lat. *pensare*, compenser) [angl. ***dressing***]. — 1° Recouvrement d'une plaie au moyen de compresses stériles, fixées par un bandage ou de l'adhésif. — 2° Matériel utilisé à cet effet. — Le *p.* protège la plaie, absorbe l'exsudat et favorise la cicatrisation. — 3° Par extension, traitement protecteur, p. ex. : *p.* gastrique.

PANSINI (syndrome de) (1901). Ensemble de symptômes traduisant l'atteinte du cervelet au cours du paludisme estivo-automnal. Il est caractérisé par un syndrome cérébelleux avec hypotonie musculaire, dysarthrie et parfois confusion mentale.

PANSINUSITE, *s. f.* [angl. ***pansinusitis***]. Syn. *sinusites combinées.* Inflammation simultanée de plusieurs des sinus de la face.

PANTHÉRINIEN (syndrome). Ensemble de troubles rappelant l'intoxication par l'*atropine* et provoqué précocement par les toxines de certains champignons tels que l'*Amanite panthère* : euphorie, agitation, délire, mydriase, éventuellement torpeur et convulsions. Son traitement fait appel aux benzodiazépines.

PANTOPHOBIE, *s. f.* (gr. *pan*, tout ; *phobos*, crainte) [angl. ***pantophobia***]. Terreur diffuse, sans objet particulier, se manifestant envers tout ce qui entoure le malade. Elle est généralement en rapport avec des hallucinations de la vue et de l'ouïe ou des conceptions délirantes.

PANTOTHÉNIQUE (acide) (Williams, 1933) [angl. ***pantothenic acid***]. Syn. *facteur FF, facteur de filtrat, vitamine B_5*. Facteur de croissance très répandu dans les divers aliments (céréales, œufs, foie) : c'est un précurseur de la coenzyme A. Sa carence peut provoquer des acroparesthésies.

PANTROPE, *adj.* (gr. *pan*, tout ; *trépéin*, se tourner vers) [angl. ***pantropic***]. Se dit d'un virus qui a de l'affinité pour tous les tissus.

PANVASCULARITE, *s. f.* V. *panangéite*.

PAO. Abréviation de *Pression Artérielle (diastolique) Ophtalmique*. V. *pression artérielle rétinienne*.

PAO_2 ; PaO_2. V. *PO_2*.

PAP. Abréviation de *Pression artérielle pulmonaire*. — ***PAPr.*** *P. a.p.* au repos. — ***PAP 40 w.*** *P. a.p.* lors d'un travail de 40 watts.

PAP. Abréviation de *Phosphatase Acide Prostatique* [angl. ***Prostatic Acid Phosphatase***]. V. *antigène spécifique de la prostate*.

PAP TEST. V. *Papanicolaou (test de)*.

PAPACOSTAS. V. *Gaté et Papacostas (réaction de)*.

PAPAÏNE, *s. f.* [angl. ***papain***]. Enzyme protéolytique extraite de la papaye *(Carica papaya)*. V. *nucléolyse*.

PAPANICOLAOU (test de) (P. George, amér., 1933). Syn. *Pap test*. V. *vaginal (étude des frottis vaginaux)*.

PAPAVÉRINE, *s. f.* (lat. *papaver*, pavot) [angl. ***papaverine***]. Alcaloïde du pavot, doué de propriétés spasmolytiques vis-à-vis des muscles lisses et donc vasodilatatrices.

PAPILLAIRES (tumeurs) [angl. ***papillary tumours***]. Nom générique des tumeurs de différente nature (sarcome, fibrome, carcinome, épithéliome) qui présentent à leur surface des bourgeons analogues à des papilles hypertrophiées. Elles sont quelquefois confondues à tort avec les papillomes.

PAPILLE, *s. f.* (lat. *papilla*, mamelon) [TA et angl. ***papilla***]. Petite saillie molle, en mamelon. P. ex. : *p. duodénale, p. linguale, p. optique*. V. *aveugle*.

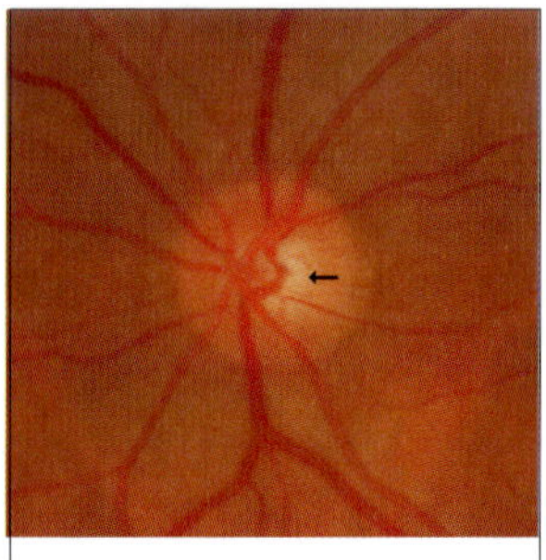

Papille optique normale

PAPILLECTOMIE, *s. f.* (papille ; *gr. ektomê*, ablation) [angl. ***papillectomy***]. Résection du repli duodénal (papille) au niveau duquel se jettent le canal cholédoque et le canal de Wirsung.

PAPILLITE, *s. f.* [angl. ***papillitis***]. — 1° (ophtalmologie). Œdème de la papille optique, dont la cause est mal connue (inflammation ou compression). — 2° Hyperplasie et inflammation du repli duodénal (papille) au niveau duquel se jette le canal cholédoque ; elle peut être à l'origine de certains ictères *(p. ictérigène primitive de Caroli)* et de troubles pancréatiques.

PAPILLITE LINGUALE. Petites ulcérations très douloureuses, visibles seulement à la loupe et cachées dans les plis de la muqueuse linguale autour des papilles fongiformes.

PAPILLOMATOSE, *s. f.* [angl. ***papillomatosis***]. Affection contagieuse et inoculable, caractérisée par l'existence de multiples *verrues* ou *papillomes* cutanés ou muqueux. Fréquente chez le chien, le cheval et le bœuf, elle est transmissible à l'homme sous forme de verrues aux mains et celles-ci peuvent se transmettre à leur tour aux animaux.

PAPILLOMATOSE CONFLUENTE ET RÉTICULÉE DE GOUGEROT ET CARTEAUD (1927) [angl. ***Gougerot-Carteaud papillomatosis***]. Dermatose très rare constituée par des papules brunâtres disposées en réseaux confluents et localisées particulièrement à la région intermammaire, s'étendant ensuite pour réaliser un placard losangique xipho-ombilical et sus-pubien. Elle s'apparente à l'acanthosis nigricans et à la dyskératose folliculaire de Darier.

PAPILLOMATOSE VÉSICALE DIFFUSE. V. *villeuse de la vessie (maladie)*.

PAPILLOMAVIRUS, *s. m.* [angl. ***Papillomavirus***]. Genre viral de la famille des *Papovaviridæ* (v. ce terme). V. *papovavirus, koïlocyte* et *condylome*.

PAPILLOME, *s. m.* [angl. ***papilloma***]. Lésion de la peau et des muqueuses, caractérisée par l'hypertrophie des papilles normales. Les causes en sont multiples ; elles peuvent être banales ou au contraire spécifiques (verrues, certaines formes de tuberculose). V. *Papovaviridæ*.

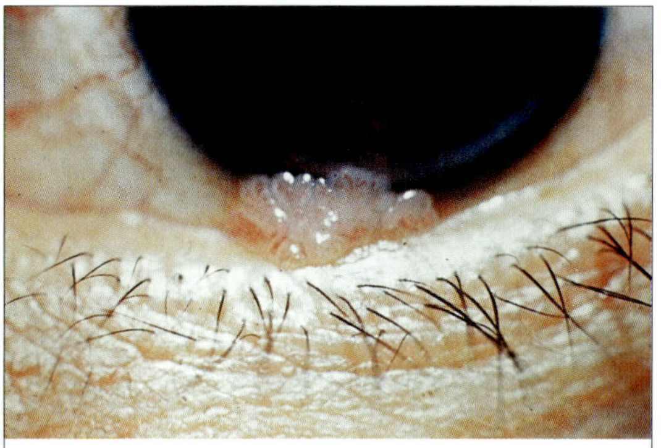

Papillome de la conjonctive

PAPILLON-LÉAGE ET PSAUME (syndrome de) (P.-L. Éline, fr., 1954) [angl. ***Papillon-Léage and Psaume syndrome***]. V. *dysmorphie orodactyle*.

PAPILLON-LEFÈVRE (variété) (P. M., fr., 1924) [angl. ***Papillon-Lefèvre syndrome***]. V. *Meleda (maladie de)*.

PAPILLORÉTINITE, *s. f.* [angl. ***papilloretinitis***]. Inflammation de la papille optique et de la région attenante de la rétine.

PAPILLOSPHINCTÉROTOMIE, *s. f.* [angl. ***papillosphincterotomy***]. Incision de l'ampoule de Vater avec section de la partie du sphincter d'Oddi située dans la paroi duodénale ; opération pratiquée en cas de lithiase cholédocienne basse, d'inflammation de l'ampoule de Vater et du sphincter d'Oddi, de pancréatite chronique.

PAPILLOTOMIE, *s. f.* [angl. ***papillotomy***]. Incision transduodénale de l'ampoule de Vater pour en extraire un calcul bloqué.

PAPO. Abréviation de Pression Artérielle Pulmonaire d'Occlusion. Synonyme de *pression capillaire pulmonaire bloquée*. V. *pression capillaire pulmonaire*.

PAPOVAVIRIDÆ, *s. f. pl.*, ou **PAPOVAVIRIDÉS** *s. m. pl.*, (*Pa*pillome ; *Po*lyome ; agent *Va*cuolisant : *vi*rus simien SV 40), [angl. ***Papovaviridae***]. Famille de virus à ADN bicaténaire mesurant 45 à 55 nm dont la capside est de symétrie cubique et comporte 72 capsomères. Elle comprend les virus des verrues, des papillomes (genre *Papillomavirus*), du polyome (genre *Polyomavirus*) et les virus SV 40 et SV 5 des simiens. V. *virus JC*.

PAPOVAVIRUS, *s. m.* [angl. ***papovavirus***]. Virus de la famille des *Papovaviridæ*. V. ce terme. Parmi ceux-ci, les *papillomavirus* humains (HPV) sont responsables de lésions soit *cutanées bénignes* (verrues, condylomes) pour les HPV à bas risque (génotypes 6, 11), soit de lésions *muqueuses précancéreuses* ou cancéreuses génitales (col utérin) pour les HPV à haut risque (génotypes 16, 18) transmis majoritairement par contact sexuel. Le diagnostic biologique fait appel à l'hybridation moléculaire. La récente vaccination prophylactique anti-HPV devrait entraîner à l'avenir la raréfaction du cancer du col utérin. V. *vaccin antipapillomavirus*.

PAPPATACI (fièvre à). V. *fièvre à pappataci*.

PAPULE, *s. f.* (lat. *papula*, bouton) [angl. ***papule***]. Lésion élémentaire de la peau, caractérisée par une élevure solide, de forme variable (conique, hémisphérique, à facettes), dont les dimensions varient d'un grain de millet à une lentille ou même plus, de couleur rose, rouge ou plus rarement brune, formée par une infiltration de la couche superficielle du derme et disparaissant au bout d'un certain temps sans laisser de cicatrice.

PAPULOSE, *s. f.* [angl. ***papulosis***]. Éruption constituée de papules (v. ce terme).

PAPULOSE ATROPHIANTE MALIGNE (R. Degos, J. Delort et R. Tricot, 1942) [angl. ***papulosis atrophicans maligna***]. Syn. *syndrome cutanéo-intestinal mortel, syndrome de Degos.* Maladie très rare, caractérisée d'abord par l'apparition, sur le tronc et les membres supérieurs, de quelques petites papules hémisphériques rose pâle, dont le centre devient ensuite déprimé, blanc et gaufré ; plusieurs poussées apyrétiques se succèdent pendant quelques semaines ou quelques mois. Puis survient brutalement une douleur abdominale aiguë due à une péritonite par perforation mortelle en quelques jours. L'intestin grêle est parsemé de petites taches jaunâtres ; comme les papules cutanées, elles sont le siège d'altérations vasculaires importantes allant jusqu'à la thrombose.

PAPULOSE BOWÉNOÏDE (Wade, 1978) [angl. ***bowenoid papulosis***]. Papulose érythémateuse ou pigmentée, siégeant sur la peau et les muqueuses génitales. Les frontières nosologiques de la *p. b.* sont imprécises avec la *maladie de Bowen* et l'*érythroplasie de Queyrat* (v. ces termes).

PAPULOSE LYMPHOMATOÏDE (Macaulay, 1968) [angl. ***lymphomatoid papulosis***]. Éruption de papules et de nodules, d'évolution souvent nécrotique et croûteuse, siégeant symétriquement sur les membres et le tronc. Son *évolution,* bénigne, se fait par poussées pendant des mois ou des années. Elle contraste avec l'aspect *histologique* d'apparence maligne des lésions, évoquant un lymphome.

PAQUET-ANNÉE, *s. m.* [angl. ***package-year***]. Élément de mesure de la consommation de tabac. Un *p. a.* correspond à vingt grammes de tabac fumés chaque jour pendant un an. Cette unité sert à apprécier le risque en cancérologie et dans les affections vasculaires.

PAR. Abréviation de *Pression Artérielle Rétinienne* (v. ce terme).

PARA-AMINO-BENZOÏQUE (acide) (PAB ou **PABA)** [angl. ***para-aminobenzoic acid***]. Syn. *vitamine H' ou H^2, vitamine P'.* Dérivé aminé de l'acide benzoïque, constituant de l'acide folique, nécessaire à la croissance de certains micro-organismes (il s'oppose à l'action bactériostatique des sulfamides : v. *antisulfamide*).

PARA-AMINO-HIPPURIQUE (épreuve à l'acide) [angl. ***para-amino-hippuric acid test***]. V. *clairance.*

PARA-AMINO-SALICYLIQUE (acide) (PAS) (J. Lehmann, 1943) [angl. ***para-amino-salicylic acid***]. Dérivé aminé de l'acide salicylique doué, *in vitro* et *in vivo,* de propriétés bactériostatiques vis-à-vis du bacille de Koch.

PARA-AMYLOÏDOSE, *s. f.* Amylose primitive. V. *amyloïde (maladie)* et *Königstein-Lubarsch (maladie de).*

PARABALLISME, *s. m.* V. *biballisme.*

PARABASEDOWIEN (syndrome) (Marcel Labbé, Azerad et Gilbert Dreyfus, 1930) [angl. ***pseudohyperthyroidism***]. Syn. *syndrome basedowiforme* ou *basedowoïde.* Syndrome observé chez des jeunes femmes, caractérisé par un ensemble de signes rappelant ceux du goitre exophtalmique : nervosité, tachycardie, palpitations, tremblement émotionnel, troubles vasomoteurs et psychiques, mais sans goitre, ni amaigrissement, ni modification du taux des hormones thyroïdiennes. Il serait dû à un trouble fonctionnel primitif du système neurovégétatif.

PARABIOSE, *s. f.* (gr. *para*, à côté ; *bios*, vie) [angl. ***parabiosis***]. — 1° Association de deux ou de plusieurs organismes qui se développent simultanément, mais dont l'un seulement jouit d'une vie qui lui est propre, tandis que les autres vivent aux dépens de celui-ci. — 2° Syn. *greffe siamoise.* Greffe unissant l'un à l'autre deux organismes entiers (p. ex. : deux animaux de même espèce : rats, lapins, salamandres, etc.), chez qui l'on crée ainsi une circulation commune. — ***p. des nerfs*** (Wedensky, 1902). Modification déterminée dans un nerf par une excitation suffisamment intense et prolongée, modification qui précède l'abolition de la fonction de ce nerf.

PARACENTÈSE, *s. f.* (gr. *para*, à travers ; *kentein*, piquer) [angl. ***paracentesis***]. Opération qui consiste à pratiquer une ouverture dans une partie du corps, le plus souvent pour évacuer une collection liquide contenue dans une cavité naturelle (plèvre, péricarde, péritoine, oreille, etc.).

PARACENTRE, *s. m.* [angl. ***paracenter***]. V. *parasystolie.*

PARACÉPHALE, *s. m.* (I. G. St-Hilaire) (gr. *para*, presque ; *aképhalos*, sans tête ; ou *para*, impliquant l'idée de défectuosité et *képhalê*, tête) [angl. ***paracephalus***]. Monstre unitaire omphalosite, caractérisé par une tête atrophiée dans toutes ses parties, mais présentant encore des rudiments d'organes de sens et une cavité buccale.

PARACERVIX, *s. m.* (gr. *para,* à côté ; lat. *cervix,* col) (TA *paracervix*) [angl. ***paracervix***]. Partie inférieure du paramètre. V. *Manchester (opération de).*

PARACHUTE (valvule mitrale en) [angl. ***parachute mitral valve***]. Malformation de l'appareil valvulaire mitral dans laquelle les cordages des 2 valves convergent, pour s'y insérer, sur un unique pilier musculaire. Un rétrécissement sous-valvulaire est ainsi réalisé, souvent associé à d'autres malformations cardiaques. V. *Shone (syndrome de).*

PARACLINIQUE, *adj.* (gr. *para*, à côté ; *klinê*, lit). Qui complète la clinique. — *examen p.* Technique complémentaire aidant au diagnostic : analyse biologique, endoscopie, imagerie médicale, tracé électrique.

PARACOCCIDIOÏDOSE, PARACOCCIDIOIDAL GRANULOMA. V. *blastomycose brésilienne.*

PARACOLITE, *s. f.* (Mayor) [angl. ***paracolitis***]. Inflammation du tissu cellulaire mésocolique ou rétrocolique, aboutissant ou non à la suppuration et provoquée le plus souvent par une colite ascendante.

PARACOUSIE, *s. f.* (gr. *parakouein*, entendre mal) [angl. ***paracusis***]. Anomalie dans la perception des sons, dont la tonalité ou l'intensité peuvent être inexactement perçues. Quelques auteurs font entrer dans la *p.* les bourdonnements, tintements et autres bruits subjectifs. — ***p. double.*** V. *diplacousie.* — ***p. de Weber.*** Exaltation de l'audition par contact. V. *Weber (épreuves de).* — ***p. de Willis*** (1672) [angl. ***paracusis of Willis***]. Exaltation de l'audition aérienne dans les milieux en trépidation (sourds qui entendent mieux que personne dans une voiture en marche) ; elle est le signe d'une lésion grave de l'oreille moyenne.

PARACOXALGIE, *s. f.* [angl. ***paracoxalgia***]. Syn. *fausse coxalgie.* Tuberculose osseuse évoluant au voisinage de l'articulation de la hanche dans le grand trochanter, l'ischion, l'ilion ou le pubis et déterminant des symptômes qui font penser à la coxalgie vraie.

PARACRINIE, *s. f.* (gr. *para*, à côté ; *krinô*, je sécrète) [angl. ***paracrine***]. Variété de sécrétion interne locale dans laquelle la cellule productrice agit sur les tissus voisins, tout en restant insensible à sa propre sécrétion. V. *autocrinie, endocrinie* et *plésihormone.*

PARA-CUSHING (syndrome) (J. Weill, 1950). Syndrome d'hypercorticisme fonctionnel, rappelant le syndrome de Cushing, au cours duquel l'élimination urinaire des hormones corticosurrénales n'est pas augmentée ; il n'est pas rare chez l'enfant au moment de la puberté et évolue vers la régression.

PARACYSTITE, *s. f.* (Paul Delbet) [angl. ***paracystitis***]. Syn. *phlegmon prévésical.* Inflammation de l'espace prévésico-pelvien ou cavité de Retzius.

PARADENTAIRE, *adj.* [angl. ***paradental***]. Qui se trouve à côté de la dent. — ***tumeur p.*** Tumeur développée aux dépens des restes des organes qui ont formé la dent (adamantinomes, kystes radiculo-dentaires ou dentifères).

PARADENTOME, *s. m.* (Ombrédanne). V. *dentome.*

PARADIABÉTIQUE (état) (Marcel Labbé et Boulin) [angl. ***paradiabetes***]. Syn. *état prédiabétique, états diabétiques* (désuet). Manifestation pathologique proche du diabète, dépourvue d'expression clinique, caractérisée uniquement par une augmentation modérée de l'hyperglycémie provoquée qui est parfois suivie d'une faible glycosurie. On l'observe dans les familles de diabétiques, chez les obèses, les suralimentés, au cours de certaines affections hépatiques, endocriniennes ou rénales, de certaines infections. V. *intolérance au glucose.*

PARADOXE FRANÇAIS (Renaud, 1992) [angl. ***French paradox***]. Effet statistiquement favorable sur la mortalité d'origine coronaire d'une consommation modérée de vin, déduit de certaines études épidémiologiques comparatives effectuées en France et divers autres pays. V. *polyphénol.*

PARA-ÉRYTHROBLASTE, *s. m.* (Lehndorff) [angl. ***atypical erythroblast***]. Érythroblaste atypique, incapable d'arriver à maturité.

PARAFANGO, *s. m.* [angl. ***parafango***]. Mélange chauffé de paraffine et de boue thermale (v. ce terme) utilisé dans un but antalgique en applications externes.

PARAFFINE, *s. f.* (lat. *parum affinis,* qui a peu d'affinité) [angl. ***paraffin***]. Syn. *alcane.* Nom générique des hydrocarbures saturés de formule générale $C_n H_{2n+2}$. Ces composés organiques, très peu réactifs, sont hydrophobes et lubrifiants. L'industrie fournit des mélanges dont la consistance dépend de la longueur et de l'enchevêtrement des molécules présentes. — Deux mélanges sont plus particulièrement utilisés en médecine. L'un est un solide blanc fondant vers 50 °C ; on l'utilise en histologie pour y inclure des fragments tissulaires avant de les couper. L'autre dit ***huile de paraffine*** [angl. ***mineral oil, liquid paraffin***] n'est pas absorbé par la paroi intestinale et la lubrifie : on l'utilise donc comme laxatif doux. V. *vaseline.*

PARAFFINOME, *s. m.* (Broeckaert) [angl. ***paraffinome***]. Prolifération fibreuse qui se développe parfois au niveau des injections prothétiques de paraffine.

PARAGANGLIOME, *s. m.* [angl. ***paraganglioma***]. Syn. *parasympathome.* — 1° ***p. chromaffine.*** V. *phéochromocytome.* — 2° ***p. non chromaffine.*** V. *chémodectome.* — Certains auteurs donnent le nom de *p.* aux tumeurs bénignes de la glande intercarotidienne.

PARAGANGLION, *s. m.* [angl. ***paraganglion***]. Amas de cellules chromaffines analogues à celles de la médullosurrénale situés au voisinage des ganglions et plexus sympathiques péri-aortiques. — ***p. aortique.*** V. *Zuckerkandl (corps ou organe de).*

PARAGE, *s. m.* (lat. *parare*, apprêter) [angl. ***dressing***]. Nettoyage, excision d'une plaie.

PARAGÉNÉSIE, *s. f.* (gr. *para*, à côté ; *génésis*, génération) [angl. ***paragenesis***]. Syn. *homogénésie paragénésique, hybridité collatérale* (anthropologie). Nom donné par Broca aux croisements raciaux dont les descendants ou métis de premier sang sont stériles entre eux ou à leur deuxième ou troisième génération ; les descendants de ces métis avec les individus de l'une des deux races mères (métis de second sang) étant indéfiniment fertiles.

PARAGNATHE, *s. m.* (gr. *para*, à côté ; *gnathos*, mâchoire) [angl. ***paragnathus***]. Monstre polygnathien, chez lequel la mâchoire inférieure surnuméraire est placée latéralement.

PARAGNOSIE, *s. f.* (gr. *para*, à côté ; *gnôsis*, connaissance) [angl. ***paragnosia***]. Fausse reconnaissance d'objets. V. *agnosie.*

PARAGONIMIASE, PARAGONIMIASIS ou **PARAGONIMOSE**, *s. f.* [angl. ***paragonimiasis***]. Hémoptysie endémique de l'Extrême-Orient, maladie due à *Paragonimus westermanni* ou *ringeri* ou bien *Distoma pulmonale* ou *ringeri* ou *westermanni* : c'est la distomatose pulmonaire.

PARAGRAMMATISME, *s. m.* (Kleist) [angl. ***paragrammatism***]. Usage incorrect des formes grammaticales aboutissant à une jargonaphasie (v. ce terme).

PARAGRANULOME DE HODGKIN [angl. ***Hodgkin's paragranuloma***]. Selon Jackson et Parker (1947), une des trois formes anatomiques de la maladie de Hodgkin ; elle est caractérisée par la prédominance des lymphocytes et la rareté des cellules de Sternberg dans les ganglions (ou nœuds) lymphatiques.

PARAGRANULOME DE POPPEMA ET LENNERT [angl. ***Poppema's paragranuloma***]. Forme nodulaire de maladie de Hodgkin à prédominance lymphocytaire (type 1, classification de 1966), plus récemment considérée comme un lymphome B non hodgkinien.

PARAGRAPHIE, *s. f.* (Kussmaul) (gr. *para*, à côté ; *graphein*, écrire) [angl. ***paragraphia***]. Trouble du langage écrit, caractérisé par la confusion des mots.

PARAGUAY (pied du). V. *pied du Paraguay.*

PARAGUEUSIE, *s. f.* (gr. *para*, à côté ; *geusis*, goût) [angl. ***parageusia***]. Anomalie ou perversion du sens du goût.

PARAHÉMOPHILIE, *s. f.* (Owren, 1947) [angl. ***parahaemophilia A***]. Syn. *maladie d'Owren, hypoaccélérinémie constitutionnelle* ou *congénitale.* Affection héréditaire se manifestant dès l'enfance et caractérisée par des hémorragies répétées, semblables à celles de l'hémophilie. Le temps de coagulation et surtout le temps de Quick, sont allongés. Cette affection est due à l'absence, dans le plasma sanguin, de pro-accélérine.

PARAHORMONE, *s. f.* [angl. ***parahormone***]. Substance véhiculée par le sang, possédant une action stimulante mais ne provenant pas du système endocrinien. P. ex. : le CO_2.

PARA-INFLUENZA (infection à) [angl. ***parainfluenza***]. Groupe d'affections des voies respiratoires dues au virus para-influenza.

PARAKÉRATOSE, *s. f.* (gr. *para*, à côté ; *kéras*, corne) [angl. ***parakeratosis***]. Dermatose caractérisée par un trouble de l'évolution cornée des cellules épidermiques. — ***p. pityriasiforme*** (Brocq). Syn. *eczématide pityriasiforme.* Variété d'eczématide (v. ce terme) siégeant sur les jambes, surtout variqueuses. L'éruption rappelle celle de la *p.* psoriasiforme, mais les taches sont moins rouges, les squames plus fines et onctueuses et il y a parfois une pigmentation. — ***p. psoriasiforme*** (Brocq). Syn. *eczématide psoriasiforme* [angl. ***Brocq's disease***]. Variété d'eczématide siégeant sur le tronc et la racine des membres, parfois en bordure du cuir chevelu, caractérisée par des plaques rouges recouvertes de squames blanchâtres rappelant celles du psoriasis. Elle évolue pendant longtemps, par poussées souvent éloignées.

PARAKERATOSIS VARIEGATA. V. *parapsoriasis lichénoïde.*

PARAKINÉSIE, *s. f.* (de Buck, 1899) (gr. *para*, impliquant l'idée de défectuosité ; *kinêsis*, mouvement) [angl. ***parakinesia***]. Défaut de coordination dans les mouvements volontaires.

PARALALIE, *s. f.* (Lordat, 1843) (gr. *para*, à côté ; *lalein*, parler) [angl. ***paralalia***]. V. *paraphémie.*

PARALEUCÉMIQUE, *adj.* [angl. ***leukaemic-like***]. Se dit d'un état pathologique voisin de la leucémie.

PARALEXIE, *s. f.* (Kussmaul, 1876) (gr. *para*, à côté ; *lexis*, mot) [angl. ***paralexia***]. Trouble de la lecture dans lequel le malade substitue des mots vides de sens aux mots du texte.

PARALLÉLOKINÉSIE, *s. f.* (Pick) (gr. *para*, à côté ; *allélos*, l'autre ; *kinésis*, mouvement). Phénomène observé dans certains cas d'hémiplégies organiques mais surtout d'hémiplégies pithiatiques. Le sujet ne peut mouvoir spontanément le membre malade, mais il reproduit avec ce membre les mouvements passifs exécutés par le membre sain.

PARALLERGIE, *s. f.* (Moro et Keller) (gr. *para*, à côté ; allergie) [angl. ***parallergia***]. Syn. *coallergie, pathergie.* Réaction que présentent parfois certains tissus (la peau dans la cuti-réaction), non seulement à l'allergène pour lequel le sujet a été sensibilisé, mais aussi à un ou plusieurs allergènes d'espèces différentes. Ce phénomène est surtout observé quand la sensibilisation est récente et intense.

PARALYSIE, *s. f.* (gr. *paraluein*, délier, relâcher) [angl. ***paralysis, palsy***]. Diminution ou abolition de la motricité. Elle présente de nombreuses variétés dues à l'intensité du phénomène *(p. complète* ou *incomplète, parésie)*, à sa topographie *(monoplégie, hémiplégie, paraplégie)*, à son évolution, à sa cause, etc. — La diminution ou l'abolition de la sensibilité (anesthésie) est quelquefois désignée sous le nom de *p. sensitive.*

PARALYSIE AGITANTE. V. *Parkinson (maladie de).*

PARALYSIE ALTERNE ou **DIMIDIÉE**. V. *hémiplégie alterne.*

PARALYSIE DES AMOUREUX [angl. ***saturday night palsy***]. Paralysie radiale due à la compression du nerf, pendant la nuit, par la tête d'un dormeur appuyée sur le bras.

PARALYSIE ANAPEIRATIQUE (gr. *anapeirân*, recommencer) [angl. ***anapeiratic palsy***]. Se dit d'une paralysie consécutive à la répétition fréquente des mêmes mouvements. Elle complique parfois les crampes professionnelles (crampes des écrivains).

PARALYSIE ASCENDANTE AIGUË. V. *Landry (syndrome de).*

PARALYSIE AURICULAIRE (Cushny, 1897) ou **ATRIALE** [angl. ***auricular standstill***] (cardiologie). Absence d'activité électrique et mécanique des oreillettes (ou atriums). L'activation cardiaque est sous la dépendance d'un rythme d'échappement jonctionnel lent. La *p. a.* peut être ***transitoire*** et alors ***secondaire*** à des intoxications (digitale, quinidine), à l'hyperkaliémie, à l'infarctus myocardique, au choc électrique notamment. Les *p. a.* ***permanentes*** sont le plus souvent d'origine dégénérative chez l'adulte jeune, au cours du diabète et des dystrophies musculaires et peuvent imposer l'implantation d'un cardiostimulateur. À côté de ces ***formes totales,*** peuvent s'observer des ***formes partielles,*** atteignant électivement l'oreillette droite, faisant suite à une longue période de fibrillation atriale, chez des patients atteints de valvulopathie mitro-tricuspide ou de myocardiopathie. Ces variétés sont décelées par l'enregistrement de l'électrocardiogramme endocavitaire, au cours duquel la stimulation de l'oreillette droite reste sans effet, contrairement à celle de la gauche. V. *bloc sino-auriculaire ou sino-atrial.*

PARALYSIE DE BELL. V. *Bell (paralysie de).*

PARALYSIE DES BÉQUILLARDS ou **DES BÉQUILLES** [angl. ***crutch palsy***]. V. *béquilles (paralysie des).*

PARALYSIE BULBAIRE AIGUË DE LEYDEN [angl. ***acute bulbar palsy***]. Inflammation aiguë des noyaux gris bulbaires *(polioencéphalite inférieure aiguë)* débutant brusquement par une céphalée, des vertiges, des douleurs de la nuque, entraînant rapidement une paralysie vélopalatine, parfois une paralysie faciale, une dysarthrie et des troubles de la déglutition. La mort survient en quelques jours, précédée de perturbations cardiovasculaires et de somnolence. Cette paralysie évolue chez les alcooliques ou bien au cours des syndromes malins des maladies infectieuses, du syndrome de Landry ou de la maladie de Heine-Medin.

PARALYSIE BULBAIRE ASTHÉNIQUE. V. *myasthénie.*

PARALYSIE BULBAIRE ATROPHIQUE PROGRESSIVE. V. *paralysie labio-glosso-laryngée.*

PARALYSIE BULBAIRE INFECTIEUSE. V. *Aujesky (maladie d').*

PARALYSIE BULBAIRE PROGRESSIVE INFANTILE. V. *Fazio-Londe (syndrome de).*

PARALYSIE BULBO-PONTO-PÉDONCULAIRE. Variété clinique de la *paralysie labio-glosso-laryngée,* observée lorsque les noyaux moteurs de la protubérance et du pédoncule (noyau moteur du trijumeau, moteur oculaire externe, facial supérieur) sont aussi atteints par la paralysie.

PARALYSIE BULBOSPINALE [angl. ***bulbospinal paralysis***]. Variété de la *paralysie labio-glosso-laryngée,* observée lorsque les noyaux moteurs de la moelle sont aussi atteints. On observe alors une paralysie avec atrophie musculaire dans le territoire des nerfs spinaux comme dans celui des nerfs bulbaires.

PARALYSIE CENTRALE [angl. ***central paralysis***]. Paralysie liée à une atteinte du neurone proximal situé dans le système nerveux central.

PARALYSIE FLASCO-SPASMODIQUE. Paralysie flasque avec exagération des réflexes tendineux.

PARALYSIE FLASQUE [angl. ***flaccid palsy***]. Paralysie avec hypotonie musculaire et abolition des réflexes tendineux et cutanés.

PARALYSIE GÉNÉRALE PROGRESSIVE (PG ou **PGP)** (Bayle, 1822) [angl. ***general paralysis on the insane***]. Syn. (inusités) *ataxie psychomotrice*(Lunier), *démence paralytique* (Baillarger), *encéphalite chronique interstitielle diffuse, maladie de Bayle, périencéphalite chronique diffuse, périencéphaloméningite chronique diffuse* (Calmeil). Affection d'origine syphilitique, caractérisée ***anatomiquement*** par des lésions diffuses des centres nerveux et de leurs enveloppes et ***cliniquement*** par l'affaiblissement progressif de l'intelligence, un délire (mégalomanie) et des troubles somatiques tels que : embarras de la parole, anomalies pupillaires, tremblement (de la langue en particulier), etc. L'évolution spontanée se fait vers la démence, le gâtisme et la mort en 2 à 5 ans.

PARALYSIE HYPERSPASMODIQUE ou **HYPERSPASTIQUE**. Paralysie spasmodique avec contractures très intenses.

PARALYSIE IMMUNITAIRE. V. *tolérance immunitaire.*

PARALYSIE INFANTILE [angl. ***infantile paralysis***]. Terme employé autrefois pour désigner la *poliomyélite antérieure aiguë de l'enfant.*

PARALYSIE INTERMITTENTE [angl. ***intermittent paralysis***]. Attaque de paralysie due à l'infection palustre, durant quelques heures et se terminant par une crise sudorale. La périodicité de ces attaques (sensibles à la quinine) est celle du paludisme en cause.

PARALYSIE ISCHÉMIQUE (Volkmann). V. *Volkmann (rétraction musculaire ischémique de).*

PARALYSIE LABIO-GLOSSO-LARYNGÉE (Trousseau) [angl. ***progressive bulbar paralysis***]. Syn. *paralysie musculaire progressive de la langue, du voile du palais et des lèvres* (Duchenne, 1860), *paralysie labio-glosso-palato-laryngée* (Charcot), *paralysie bulbaire atrophique progressive* (Leyden), *maladie* ou *syndrome de Duchenne.* Syndrome caractérisé par l'existence de paralysies multiples avec atrophie portant sur les muscles des lèvres, de la langue, du voile du palais, du pharynx et du larynx. La mort survient au bout de 2 à 3 ans par atteinte des centres respiratoires et cardiaques. Ce syndrome est sous la dépendance de lésions des noyaux moteurs de la partie inférieure du bulbe ou moelle allongée *(paralysie bulbaire vraie* ou *polio-encéphalite inférieure chronique),* survenant au cours de la sclérose latérale amyotrophique, de la poliomyélite antérieure chronique, d'infections à virus neurotropes, etc. V. *Fazio-Londe (atrophie ou syndrome de).*

PARALYSIE DU MATIN (West) [angl. ***morning palsy***]. Forme atténuée de la maladie de Heine-Medin ; la période fébrile initiale fait défaut, la paralysie s'installe pendant la nuit et elle est découverte au réveil.

PARALYSIE MUSCULAIRE PROGRESSIVE DE LA LANGUE, DU VOILE DU PALAIS ET DES LÈVRES. V. *paralysie labio-glosso-laryngée.*

PARALYSIE MUSCULAIRE PSEUDO-HYPERTROPHIQUE (Duchenne, de Boulogne). V. *paralysie pseudo-hypertrophique type Duchenne.*

PARALYSIE OCULO-MOTRICE RÉCIDIVANTE (Mauz Mauther), **PARALYSIE OCULO-MOTRICE PÉRIODIQUE** (Joachim Senator). V. *migraine ophtalmoplégique.*

PARALYSIE PÉRIODIQUE FAMILIALE (Cavaré, 1853) ou **SIMPLE INTERMITTENTE** (Hartwig) [angl. ***familial periodic paralysis***]. Syn. *myoplégie familiale, myatonie périodique, maladie de Westphal* (1885). Affection héréditaire et familiale, de type dominant, consistant en crises périodiques de paralysie caractérisées par 3 symptômes : para- ou quadriplégie motrice flasque avec intégrité des territoires musculaires innervés par les nerfs crâniens ; abolition complète des réflexes tendineux des membres ; inexcitabilité électrique (faradique et galvanique) totale des muscles paralysés. Il n'y a pas de troubles intellectuels, sensitifs ni sphinctériens. Les crises, qui débutent à la puberté et apparaissent à la fin de la nuit ou après un repas riche en glucides, durent quelques heures ou quelques jours et se reproduisent à intervalles très variables pendant lesquels l'examen neurologique du malade est négatif. Pendant les crises, le taux du potassium s'abaisse dans le plasma, dans l'urine et s'élève dans les cellules. V. *adynamie épisodique héréditaire.* — Il existe une ***p. périodique non familiale*** (Coirault, 1958) et des ***p. périodiques secondaires*** à des affections qui entraînent une hyper- ou une hypokaliémie : hyperthyroïdie, hyperaldostéronisme, insuffisance rénale et surrénale, coma acidosique, etc.

PARALYSIE PÉRIODIQUE HYPERKALIÉMIQUE. V. *adynamie épisodique héréditaire.*

PARALYSIE PÉRIPHÉRIQUE [angl. ***peripheral paralysis***]. Paralysie liée à une atteinte du neurone distal intermédiaire entre le neurone central et le muscle.

PARALYSIE PSEUDO-BULBAIRE (Lépine) [angl. ***pseudobulbar paralysis***]. Syndrome survenant chez les vieillards artérioscléreux, provoqué par une succession de petits foyers bilatéraux de ramollissement cérébral (*lacunes,* v. ce terme) avec atrophie diffuse de la substance nerveuse. Il consiste en un ensemble de troubles moteurs bilatéraux et de troubles psychiques (état lacunaire de Pierre Marie) : parésies entraînant la démarche à petits pas, crises de rire et de pleurs spasmodiques, affaiblissement intellectuel ; des troubles de la parole et de la déglutition évoquent l'atteinte bulbaire. L'évolution, entrecoupée de petits ictus, se fait vers la démence et le gâtisme (v. *cérébrosclérose).*

PARALYSIE (ou myopathie) PSEUDO-HYPERTROPHIQUE TYPE DUCHENNE (D., de Boulogne, 1849-1861) [angl. ***pseudohy-***

pertrophic muscular paralysis]. Syn. *paralysie musculaire pseudo-hypertrophique, type pseudo-hypertrophique de Duchenne, maladie de Duchenne*. Variété de myopathie primitive progressive (v. ce terme). Elle débute dans l'enfance, généralement chez les garçons, avant la 5e année, par les membres inférieurs où l'atrophie musculaire est masquée par le développement exagéré des tissus adipeux et fibreux (pseudo-hypertrophie des jumeaux et des muscles de la ceinture pelvienne) ; elle envahit plus tard les membres supérieurs où l'atrophie est de règle. Elle s'accompagne précocement de rétractions tendineuses. Une atteinte du myocarde, des troubles vasomoteurs, de l'ostéoporose sont fréquents. L'évolution est progressive vers une infirmité complète ; la mort survient au bout de 5 à 15 ans par infection intercurrente ou insuffisance cardiaque. C'est une maladie héréditaire à transmission récessive liée au sexe, dont le gène a été localisé à la région médiane du bras court du chromosome X. Elle est due à un déficit en *dystrophine*. V. ce terme et *Emery-Dreifuss (maladie d')*.

PARALYSIE PSYCHIQUE [angl. ***psychic paralysis***]. Inertie, sans paralysie véritable, observée souvent dans un membre atteint de troubles profonds de sa sensibilité (lésion du lobe pariétal). Le malade ne mobilise son membre que s'il y est contraint.

PARALYSIE RADICULAIRE [angl. ***radicular paralysis***]. Paralysie succédant à des altérations des racines nerveuses. Ce terme est aussi appliqué aux paralysies qui résultent de lésions frappant les paires nerveuses (troncs aussi bien que racines) qui entrent dans la constitution d'un plexus.

PARALYSIE RADICULAIRE INFÉRIEURE DU PLEXUS BRACHIAL. V. *Aran-Duchenne (syndrome d')* et *Déjerine-Klumpke (syndrome de)*.

PARALYSIE RADICULAIRE MOYENNE DU PLEXUS BRACHIAL. V. *Remak (syndrome de)*.

PARALYSIE RADICULAIRE SUPÉRIEURE DU PLEXUS BRACHIAL. V. *Duchenne-Erb (syndrome ou paralysie type)*.

PARALYSIE SINO-AURICULAIRE ou **ATRIALE**. V. *bloc sino-auriculaire ou sino-atrial*.

PARALYSIE DU SOMMEIL [angl. ***sleep paralysis***]. Paralysie survenant à l'endormissement ou bien au réveil, de pronostic bénin et de courte durée pendant laquelle le sujet ne peut bouger. Elle est liée à un éveil dissocié et s'associe souvent à la cataplexie et à la narcolepsie. V. *sommeil*.

PARALYSIE SPASMODIQUE ou **SPASTIQUE** [angl. ***spastic paralysis***]. Paralysie avec contracture pyramidale. V. *pyramidale (contracture)*.

PARALYSIE SPINALE [angl. ***spinal paralysis***]. — ***p. s. aiguë de l'adulte.*** V. *poliomyélite antérieure aiguë*. — ***p. s. atrophique subaiguë.*** V. *poliomyélite antérieure subaiguë*. — ***p. s. infantile.*** V. *Heine-Medin (maladie de)*. — ***p. s. intermittente*** (Hartwig). V. *paralysie périodique familiale*. — ***p. s. spasmodique ou spastique.*** (Erb). V. *tabès dorsal spasmodique*.

PARALYSIE SUPRANUCLÉAIRE DU DROIT EXTERNE. V. *ophtalmoplégie internucléaire postérieure*.

PARALYSIE SUPRANUCLÉAIRE DU DROIT INTERNE. V. *ophtalmoplégie internucléaire antérieure*.

PARALYSIE SUPRANUCLÉAIRE PROGRESSIVE. V. *Steele, Richardson et Olszewski (maladie ou syndrome de)*.

PARALYSIE À TIQUES [angl. ***tick paralysis***]. Paralysie flasque ascendante consécutive à la morsure de certaines tiques telles que *Dermacentor andersoni*, observée chez l'enfant, notamment dans l'Oregon et en Colombie britannique. La cause précise en est inconnue.

PARALYSIE DE TODD [angl. ***Todd's paralysis***]. V. *Todd (paralysie de)*.

PARAMAGNÉTIQUE, *adj.* [angl. ***paramagnetic***]. Qui possède (à un degré moindre que le fer) la propriété d'être aimanté quand il est placé dans un champ magnétique. En effet, un élément *p.* possède une couche d'électrons non saturée et dont le moment magnétique est proportionnel au nombre des électrons non appariés. Placé dans un champ magnétique, l'élément *p.* va s'orienter dans le sens de ce champ. V. *gadolinium*.

PARAMASTITE, *s. f.* (Billroth) (gr. *para*, à côté ; *mastos*, mamelle) [angl. ***paramastitis***]. Syn. *phlegmon périmammaire*. Toute inflammation développée autour du sein, soit dans la peau ou le tissu cellulaire sous-cutané, soit dans le tissu cellulaire rétro-glandulaire.

PARAMÉDIAN (syndrome — de Foix). V. *bulbaire antérieur (syndrome)*.

PARAMÉDICAL, ALE, *adj.* (gr. *para*, à côté de) [angl. ***paramedical***]. Associé à, complémentaire de la médecine. — ***professions p.*** Professions de santé travaillant en collaboration avec les médecins. V. *santé (professions de)*.

PARAMÉSONÉPHRONIQUE (conduit). V. *Müller (canal de)*.

PARAMÉTABOLITE, *s. m.* [angl. ***antimetabolite***]. Substance modifiant, dans l'organisme, le métabolisme de certains corps, en captant des produits intermédiaires ou en empêchant l'action d'enzymes indispensables à la synthèse de ces corps. P. ex. : les uricofrénateurs (v. ce terme et *antimétabolite*).

PARAMÈTRE, *s. m.* (gr. *para*, à côté ; *métra*, uterus) [TA et angl. ***parametrium***] (anatomie). Partie supérieure de la base du ligament large, formée de tissu conjonctif et traversée par l'uretère et les vaisseaux utérins et vaginaux. V. *paracervix*.

PARAMÈTRES D'ACQUISITION EN IRM. Ces paramètres s'opposent aux *paramètres tissulaires* T1 et T2 (v. *relaxation 3°*) et font appel à des séquences d'impulsions électromagnétiques par radiofréquence. Une ***séquence*** est la somme d'un *temps d'écho TE* (intervalle séparant l'excitation du moment où l'on mesure le signal) et d'un *temps de répétition TR* (intervalle séparant deux séquences consécutives). L'***écho de spin*** (v. ce terme) est une variété de séquence. En faisant varier les séquences qui peuvent comporter des TE et des TR courts ou longs, on obtient la pondération voulue en T1 et T2. — ***FLAIR*** (acronyme angl. ***Fluid Attenuated Inversion Recovery***) : séquence pondérée en T2 avec suppression du signal du liquide céphalorachidien. Les séquences courtes d'***écho de gradient, ciné-IRM*** et ***d'imagerie échoplanaire (echoplanar)*** sont utilisées pour l'IRM cardiaque et ***l'imagerie de diffusion*** (étudiant les mouvements moléculaires à une échelle microscopique) dans les accidents ischémiques cérébraux, en particulier transitoires. V. *imagerie médicale*.

PARAMÉTRITE, *s. f.* (gr. *para*, à côté ; mêtra, utérus) [angl. ***parametritis***]. Inflammation aiguë (*phlegmon juxta-utérin* de Bouilly) ou chronique du tissu cellulaire du ligament large de l'utérus développée dans l'espace pelvirectal supérieur de Richet (gaine hypogastrique de Delbet).

PARAMIGRAINEUX (syndrome). V. *céphalée vasculaire de Horton*.

PARAMIMIE, *s. f.* (Kussmaul, 1876) (gr. *para*, qui indique un défaut ; *miméomaï*, j'imite) [angl. ***paramimia***]. — 1° Trouble de l'utilisation des gestes qui ne correspondent plus aux idées ni aux sentiments. — 2° Discordance des expressions sur le visage avec les émotions ou les sentiments, parfois observée chez les schizophrènes.

PARAMNÉSIE, *s. f.* (gr. *para*, à côté ; *mnêsis*, souvenir) [angl. ***paramnesia***]. (Lordat, 1843). — 1° Trouble de la faculté d'expression, consistant en une perte de la mémoire des mots et de leur signification, avec suggestion instinctive de sons ou de mots n'ayant aucun rapport avec la pensée que veut exprimer le malade. — 2° ***p. de certitude.*** Syn. *illusion de fausse reconnaissance*. Souvenir inexact, illusion du déjà-vu, du déjà-vécu ; phénomène qui se rencontre dans les états de confusion mentale, le délire de persécution, les intoxications, l'épilepsie temporale, l'hystérie et qui relève souvent de la médecine légale. — 3° ***p. de localisation.*** Souvenir exact, mais mal localisé dans le temps ou dans l'espace.

PARAMORPHISME, *s. m.* (Pende) (gr. *para*, à côté ; *morphê*, forme) [angl. ***paramorphia***]. Terme sous lequel Pende groupe toutes les altérations morphologiques constitutionnelles, congénitales ou acquises.

PARAMUSIE, *s. f.* (Wallaschek, 1891) (gr. *para*, à côté ; *mousa*, muse) [angl. ***paramusia***]. Trouble de la faculté musicale qui permet encore au malade de chanter, mais en se trompant sur les tons et les intervalles.

PARAMYCÉTOME, *s. m.* (Chalmers et Archibald) (gr. *para*, à côté ; mycétome) [angl. ***paramycetoma***]. Tuméfaction inflammatoire produite par le développement d'un champignon qui provoque l'hypertrophie, la déformation et la destruction des tissus et qui diffère du mycétome par l'absence de grains.

PARAMYÉLOCYTE, *s. m.* [angl. ***myelocyte-like***]. Cellule sanguine anormale, voisine des monocytes et des myélocytes ;

elle se distingue de ces derniers par certains caractères de son noyau irrégulièrement lobulé et par la finesse des granulations de son protoplasma.

PARAMYÉLOCYTOSE, *s. f.* Présence de paramyélocytes dans le sang ; elle caractérise certaines affections sanguines voisines des myélosarcomatoses et des leucémies myéloïdes.

PARAMYLOSE, *s. f.* (Strauss). V. *Königstein-Lubarsch (maladie de).*

PARAMYOCLONIE, *s. f.* (gr. *para*, à côté ; *mus*, muscle ; *klonos*, agitation) [angl. ***paramyoclonus***]. Myoclonie portant sur les deux membres inférieurs, les deux membres supérieurs ou les quatre membres, le tronc et la face.

PARAMYOCLONUS MULTIPLEX (Friedreich, 1881) [angl. ***paramyoclonus multiplex***]. Syndrome caractérisé par des contractions musculaires cloniques, involontaires et instantanées, ordinairement bilatérales, ne produisant pas de mouvements étendus. Ces contractions débutent par les membres inférieurs pour gagner les supérieurs et plus rarement la face. L'évolution est lente, mais se termine ordinairement par la guérison. Sa nature n'est pas connue.

PARAMYOTONIE, *s. f.* (gr. *para*, à côté ; *mus*, muscle ; *tonos*, tension) [angl. ***paramyotonia***]. Syn. *myotonie paradoxale*. Variété de myotonie (v. ce terme) aggravée par l'effort, alors que la myotonie est généralement améliorée par l'exercice musculaire.

PARAMYOTONIE CONGÉNITALE (Eulenburg, 1886) (gr. *para*, à côté ; *mus*, muscle ; *tonos*, tension) [angl. ***paramyotonia congenita***]. Syn. *maladie d'Eulenburg*. Affection héréditaire et familiale très rare, à transmission autosomique dominante, apparaissant dès la naissance, se manifestant par une raideur spasmodique et douloureuse (tête et cou, membres supérieurs), suivie d'un état paralytique prédominant aux membres, survenant souvent dans certains groupes musculaires d'une façon symétrique, ordinairement sous l'influence du froid. On l'attribue à une atteinte du canal sodique de la membrane cellulaire musculaire. Elle a été rapprochée de la maladie de Thomsen. V. *myotonie intermittente* et *adynamie épisodique héréditaire*.

PARAMYXOVIRIDÆ, *s. f. pl.* ou **PARAMYXOVIRIDÉS**, *s. m. pl.* [angl. ***Paramyxoviridæ***]. Famille de virus à ARN monocaténaire de polarité négative, à symétrie hélicoïdale, de 200 nm de diamètre, possédant une enveloppe et comprenant 2 sous-familles : les ***Paramyxovirinæ*** (divisées en 3 genres : les *Morbillivirus*, les *Rubulovirus* et les *Respirovirus* [ou *Paramyxovirus*], ces deux derniers comprenant les virus *parainfluenzæ*) et les *Pneumovirinæ* comprenant les genres *Pneumovirus* et *Métapneumovirus* (v. ces termes). V. *Newcastle (maladie de)*, *virus de Sendai*, *virus ourlien* et *virus Nipah*.

PARAMYXOVIRINÆ, *s. f. pl.* [angl. ***Paramyxovirinae***]. Sous-famille des *Paramyxoviridæ* comprenant les 3 genres *Paramyxovirus* (ou *Respirovirus*), *Morbillivirus* et *Rubulovirus*.

PARAMYXOVIRUS, *s. m.* [angl. ***Paramyxovirus***]. Syn. *Respirovirus*. Genre de virus à ARN appartenant à la famille des Paramyxoviridæ.

PARANÉOPLASIQUES (manifestations ou syndromes) [angl. ***paraneoplastic syndrome***]. Manifestations morbides disparates survenant au cours de l'évolution d'un cancer, surtout d'un cancer bronchique à petites cellules et dont la pathogénie est inconnue : elles ne sont dues ni à une métastase, ni à une compression. Ce sont des manifestations nerveuses (neuropathies paranéoplasiques, v. ce terme), musculaires (dermatomyosites), ostéo-articulaires (ostéo-arthropathie hypertrophiante pneumique, hippocratisme digital), cutanées (acanthosis nigricans), endocriniennes (syndromes de Schwartz-Bartter et de Cushing), sanguines ou métaboliques. Elles régressent après la cure de la tumeur maligne. V. *dysglobulinémie monoclonale*.

PARANÉPHRITE, *s. f.* V. *périnéphrite*.

PARANÉVRAXITE, *s. f.* Affection ressemblant cliniquement à la névraxite épidémique, mais s'en distinguant cependant par certains points, par exemple l'absence de séquelles de type parkinsonien.

PARANGI, *s. m.* V. *pian*.

PARANOIA, *s. f.* (Kraepelin, 1913) (gr. *paranoïa*, folie) [angl. ***paranoia***]. Terme qui a désigné le délire systématisé, puis le délire d'interprétation (Sérieux et Capgras). Actuellement il recouvre un ensemble de troubles du caractère comprenant « l'orgueil, la méfiance, une susceptibilité exagérée, un jugement faux, une tendance aux interprétations qui favorise un délire et engendre des réactions agressives » (P. Marchais). Selon l'importance de ces troubles, on décrit la constitution, la structure, les délires, la psychose paranoïaques.

PARANOÏAQUE, *adj.* [angl. ***paranoic***]. Qui concerne la paranoïa. — *s. m.* ou *f.* [angl. ***paranoiac***]. Malade atteint(e) de cette affection.

PARANOÏAQUE (constitution) [angl. ***paranoid personality***]. Disposition d'esprit associant la vanité, la méfiance, la fausseté de jugement et l'inadaptabilité sociale.

PARANOÏAQUE (psychose) [angl. ***paranoiac psychosis***]. Psychose caractérisée par l'évolution progressive et irréductible d'un délire cohérent, systématisé (délire de persécution, de grandeur, mysticisme, hypochondrie), organisé à partir de certains épisodes de la vie affective ou émotionnelle ; par la conservation complète de la clarté et de l'ordre dans la pensée, le vouloir et l'action. Cette psychose conduit souvent à des réactions antisociales (crimes, délits). Elle avait été décrite par Esquirol dans le groupe des monomanies. V. *folie raisonnante* et *délire systématisé*.

PARANOÏAQUE (structure) [angl. ***paranoid state***]. Caractère d'un délire qui est cohérent, systématisé et sans affaiblissement psychique notable.

PARANOÏDE (structure) (gr. *paranoïa*, folie ; *eidos*, aspect). Caractère d'un délire qui est incohérent, polymorphe et qui traduit un trouble profond de la personnalité.

PARANOMIA, *s. f.* (gr. *para*, à côté ; *nomizô*, je désigne) [angl. ***paranomia***]. Trouble du langage dans lequel les objets sont désignés par d'autres mots que ceux qui leur sont appliqués normalement.

PARA-OMBILICAL (point). V. *Bazy (point de) 1°*.

PARA-OSTÉO-ARTHROPATHIE, *s. f.*(Mme Déjerine et Ceillier, 1918-1920) [angl. ***paraosteoarthropathy***]. Syn. *ostéogenèse neurogène, ostéomes des paraplégiques, myosite ossifiante des paraplégiques, fibromyopathie ossifiante neurogène*. Affection caractérisée par des ossifications juxta-articulaires et juxta-osseuses, parfois volumineuses, limitant les mouvements de l'articulation. On l'observe chez les malades longtemps immobilisés, surtout par des affections du système nerveux (paraplégies, comas).

PARAPAGES, *s. m. pl.* (gr. *para*, à côté ; *pageis*, unis). Jumeaux conjoints symétriques et parallèles.

PARAPARÉSIE, *s. f.* (gr. *para*, à côté ; *parésis*, faiblesse) [angl. ***paraparesis***]. Paralysie légère de la moitié inférieure du corps. V. *paraplégie* et *parésie*.

PARAPARÉSIE SPASTIQUE TROPICALE [angl. ***tropical spastic paraparesis***]. V. *paraplégie spasmodique tropicale*.

PARAPAREUNIE, *s. f.* (gr. *para*, à côté ; *pareunos*, compagnon de lit) [angl. ***extravaginal coitus***]. Accomplissement extravaginal de l'acte sexuel, entre individus de sexes différents.

PARAPEXIEN, ENNE, *adj.* (gr. *para*, à côté ; lat. *apex*, pointe) [angl. ***near the apex***] (cardiologie). Qui siège à côté de la pointe du cœur.

PARAPHARMACIE, *s. f.* (gr. *para*, à coté ; pharmacie). Ensemble des articles *non médicamenteux* vendus sans ordonnance en pharmacie d'officine ou dans les magasins dits « grandes et moyennes surfaces » et destinés à la santé ainsi qu'à l'hygiène. P. ex. : les dentifrices, les compresses, les produits de diététique et de cosmétologie. V. *médicament éthique*.

PARAPHASIE, *s. f.* (Armand de Fleury, 1864) (gr. *para*, à côté ; *phasis*, parole) [angl. ***paraphasia***]. Syn. *aphrasie, hétérophrasie, paraphrasie*. Trouble de l'utilisation des mots, dans lequel ceux-ci ne sont pas employés dans leur sens véritable. On prend souvent ce terme pour désigner l'ensemble des troubles du vocabulaire (perte de la mémoire des mots, intoxication par le mot, substitution ou déformation des mots). — *p. verbale.* Les mots sont exactement prononcés mais employés indistinctement. — *p. littérale.* V. *jargonaphasie*.

PARAPHÉMIE, *s. f.* (gr. *para*, à côté ; *phêmi*, je parle) [angl. ***paraphemia***]. Syn. *paralalie*. Trouble du langage parlé, caractérisé par la confusion des mots.

PARAPHILIE, *s. f.* (gr. *para*, à côté ; *philia*, amitié) [angl. ***paraphilia***]. Terme générique désignant les déviations ou perversions sexuelles. P. ex. : *bestialité, exhibitionnisme, féti-*

chisme, pédophilie, travestisme, sadomasochisme, voyeurisme, frotteurisme. V. ces termes et *sexuels (comportements) déviants ou variants.*

PARAPHIMOSIS, *s. m.* (gr. *para*, au-delà ; *phimoô*, je serre) [angl. ***paraphimosis***]. Étranglement du gland par le collet préputial trop étroit, lorsque ce dernier a été ramené en arrière de la couronne.

PARAPHLÉBITE, *s. f.* (gr. *para*, à côté ; *phleps*, veine). V. *périphlébite.*

PARAPHONIE, *s. f.* (gr. *para*, à côté ; *phônê*, voix) [angl. ***paraphonia***]. Trouble de la phonation, caractérisé par la discordance dans l'émission des sons.

PARAPHRASIE, *s. f.* (A. de Fleury, 1864) (gr. *para*, à côté ; *phrasis*, élocution). V. *paraphasie.*

PARAPHRÉNIE, *s. f.* (Kraepelin, 1909) (gr. *para*, à côté ; *phrên*, esprit) [angl. ***paraphrenia***]. État mental pathologique où coexistent, d'une part, des constructions délirantes fantastiques, d'autre part, la conservation de la lucidité et de l'adaptation au monde réel, le passage de l'un à l'autre état s'effectuant aisément.

PARAPHRONIQUE (état) (Pitres) (gr. *paraphrôn*, délirant) [angl. ***paraphronia***]. « Délire hystéro-hypnotique, à caractère monoïdéique, dans lequel l'esprit, dominé par une sorte de fascination psychique, reste indifférent à tout ce qui ne se rapporte pas à l'objet de son délire, est rebelle à toutes les suggestions étrangères à son rêve et perd ensuite le souvenir des actes accomplis durant la période délirante ».

PARAPHTONGIE, *s. f.* (Armand de Fleury, 1864) (gr. *para*, à côté ; *phthengomaï*, je parle). Erreur de la parole par phénomène réflexe.

PARAPHYSIQUE, *s. f.* V. *parapsychologie.*

PARAPLÉGIE, *s. f.* (gr. *para*, à côté ; *plêssein*, frapper) [angl. ***paraplegia***]. Paralysie des deux membres supérieurs, des deux membres inférieurs ou des quatre membres. Ce terme n'est en fait utilisé que pour désigner la paralysie des deux membres inférieurs. Elle peut être *flasque* ou *spastique* (ou *spasmodique*). V. *konzo, lathyrisme, parésie* et *sclérose en plaques.*

PARAPLÉGIE CUTANÉO-RÉFLEXE. Paraplégie hyperspasmodique en flexion ; elle interdit tout mouvement et expose à toutes les complications du décubitus.

PARAPLÉGIE SPASMODIQUE FAMILIALE DE STRÜMPELL ET LORRAIN (S., 1880-1909 ; L., 1898) [angl. ***Strümpell's disease***]. Maladie nerveuse rare, caractérisée par une paralysie avec contracture en extension des membres inférieurs, exagération des réflexes tendineux et signe de Babinski. Elle débute vers l'âge de 20 ans et s'aggrave progressivement et très lentement. La paralysie est généralement associée à des troubles cérébelleux plus ou moins discrets et à ses troubles de la sensibilité profonde. La lésion médullaire dominante est une démyélinisation des faisceaux pyramidaux souvent associée à une atteinte plus légère des faisceaux spinocérébelleux et des cordons postérieurs. Il s'agit d'une maladie familiale héréditaire à transmission généralement autosomique dominante qui fait partie de l'*hérédo-dégénération spinocérébelleuse.*

PARAPLÉGIE SPASMODIQUE (ou spastique) TROPICALE [angl. ***tropical spastic paraplegia*** ou ***paresis, HTLV-1 associated myelopathy***]. Myélopathie associée au *virus HTLV-1* (v. ce terme), décrite aux Antilles en 1985 par Gessain, observée également dans le sud du Japon et en Afrique occidentale chez des sujets séropositifs pour le rétrovirus HTVL-1. Elle se traduit essentiellement par des signes pyramidaux de très lente évolution.

PARAPLÉGIE SPINALE SPASTIQUE (Erb). V. *tabès dorsal spasmodique.*

PARAPNEUMONIQUE, *adj.* Qui survient pendant l'évolution de la pneumonie. — *pleurésie p.*

PARAPOXVIRUS, *s. m.* [angl. ***Parapoxvirus***]. Genre de virus à ADN de la famille des *Poxviridæ* et comprenant l'agent du tubercule des trayeurs (v. ce terme).

PARAPRAXIE, *s. f.* (Rose, 1907) (gr. *para*, à côté ; *praxis*, action) [angl. ***parapraxia***]. Variété d'apraxie secondaire à l'agnosie ; le trouble moteur est dû à ce que le malade ne reconnaît pas l'objet manié par lui.

PARAPROTÉINE, *s. f.* (Apitz, 1940). Dénomination ancienne et qui doit être abandonnée, des immunoglobulines monoclonales (v. ce terme). Ce ne sont pas, en effet, des immunoglobulines (Ig) de structure anormale comme on l'avait cru ; leur caractère particulier vient de leur origine : elles proviennent d'une seule famille ou clone de plasmocytes, issue par prolifération d'une seule cellule. V. *dysglobulinémie monoclonale* et *paraprotéinémie.*

PARAPROTÉINÉMIE, *s. f.* ou **PARAPROTÉINOSE**, *s. f.* [angl. ***paraproteinaemia***]. Présence, dans le sang, de paraprotéine ou immunoglobuline monoclonale (v. ces termes et *dysglobulinémie*). — ***p. biclonale.*** V. *dysglobulinémie biclonale.* — ***p. essentielle bénigne.*** V. *gammapathie monoclonale bénigne.* — ***p. monoclonale.*** V. *dysglobulinémie monoclonale.* — ***p. polyclonale.*** V. *dysglobulinémie polyclonale.*

PARAPROTÉINURIE, *s. f.* [angl. ***paraproteinuria***]. Présence de paraprotéine (v. ce terme) dans l'urine.

PARAPSORIASIS, *s. m.* (Brocq, 1902) [angl. ***parapsoriasis***]. Terme désignant un certain nombre de dermatoses érythémato- ou papulo-squameuses.

PARAPSORIASIS EN GOUTTES (Brocq) [angl. ***guttate parapsoriasis***]. Syn. *lichen psoriasis* (Neisser), *pityriasis lichenoides chronica* (Juliusberg, 1899). Dermatose rare caractérisée par une éruption de petites papules isolées, disséminées surtout sur le tronc et les membres, évoluant par poussées pendant des années.

PARAPSORIASIS LICHÉNOÏDE [angl. ***lichen variegatus***]. Parapsoriasis dont Civatte (1936) distingue deux variétés : — 1° le *p. l.* proprement dit (ou *lichen variegatus* de Crocker, 1900) avec atrophie cutanée où un réseau érythémato-squameux est associé à des papules et à des placards et qui ne serait qu'une variété de *p.* en plaques ; — 2° la *parakeratosis variegata* de Unna, Santi et Pollitzer (1890), sans atrophie où le réseau, les plaques et les papules, d'apparition rapide, sont plus saillants et squameux que dans la forme précédente.

PARAPSORIASIS EN PLAQUES [angl. ***patchy parapsoriasis***]. Syn. *érythrodermie pityriasique en plaques disséminées* (Brocq, 1897), *maladie de Brocq.* Dermatose caractérisée par des placards érythémateux disséminés sur le tronc et la racine des membres, persistant indéfiniment mais qui parfois se transforment en mycosis fongoïde.

PARAPSORIASIS VARIOLIFORMIS* DE WISE** [angl. ***parapsoriasis varioliformis]. Syn. *pityriasis lichenoides et varioliformis acuta de Mucha-Haberman* (M., 1916 ; H., 1925 ; Wise, 1930). Forme aiguë du *p.* en gouttes, caractérisée par la tendance à l'ulcération des papules, l'aréole rouge qui entoure chacune d'elles enfin par son évolution fébrile vers la guérison en quelques semaines.

PARAPSYCHOLOGIE, *s. f.* [angl. ***parapsychology***]. Syn. *paraphysique.* Étude de certains phénomènes insolites tels que la transmission de pensée et la prémonition, que n'expliquent ni la psychologie, ni la physique classiques.

PARARÉFLEXE, *s. m.* (gr. *para*, à côté ; réflexe) [angl. ***parareflexia***]. Phénomène d'origine réflexe déterminé par une excitation qui ordinairement déclenche un autre réflexe. P. ex. : sudation faciale provoquée par la mastication ou la gustation et remplaçant la salivation, phénomène observé chez certains sujets atteints de blessure profonde de la face.

PARARICKETTSIE, *s. f.* V. *Chlamydia.*

PARARICKETTSIOSE, *s. f.* [angl. ***chlamydiosis***]. Syn. *miyagawanellose.* Affection rappelant les rickettsioses par certains côtés et due à une *chlamydia* (v. ce terme).

PARARYTHMIE, *s. f.* V. *parasystolie.*

PARASÉMIE, *s. f.* (gr. *para*, à côté ; *sêma*, signe). Perversion du langage mimique ; on l'observe chez les paranoïaques.

PARASIDA, *s. m.* [angl. ***AIDS-related complex, ARC***]. Terme générique à abandonner, désignant les syndromes apparentés au sida (v. ce terme). Il peut s'agir d'un syndrome mononucléosique d'infection aiguë par le VIH ou de formes de début du sida : syndrome des adénopathies chroniques disséminées (v. ce terme) ; fièvre, amaigrissement, diarrhée, éruption cutanée, isolés ou associés, tous d'évolution prolongée et apparemment inexpliqués ; de diverses infections (tuberculose, légionellose) ou troubles sanguins (thrombopénie, neutropénie) non spécifiques, mais apparaissant sur terrain exposé. Ces signes feront rechercher la présence d'anticorps anti-VIH.

PARASITAIRE, *adj.* [angl. ***parasitic***]. — 1° Qui concerne les parasites ou est causé par eux : *maladies p.* — 2° Qui vit aux dépens d'un autre être. — ***monstre p.*** V. *monstre*. — 3° (psychiatrie). Se dit de phénomènes (images, mots, idées) qui s'imposent à la conscience du malade, bien que celui-ci, par son sens critique, reconnaisse leur absurdité.

PARASITE, *s. m.* (gr. *parasitos*, qui mange à côté d'un autre, de *para*, auprès ; *sitos*, nourriture) [angl. ***parasite***]. Animal, végétal ou bactérie qui, pendant une partie ou la totalité de son existence, vit aux dépens d'un individu d'une autre espèce dont il altère parfois la santé. Chez l'homme, ce sont des *protozoaires* (amibes, trypanosomes, plasmodiums), des *vers* plats ou ronds (v. *helminthe*), des *arthropodes* (puces, poux, punaises, tiques, moustiques), eux mêmes vecteurs de diverses maladies (paludisme, peste, typhus etc). Leur pénétration se fait par voie orale ou transcutanée. — ***p. hétéroxène*** (gr. *hétéros*, autre ; *xénos*, étranger). *P.* dont le développement n'est possible qu'aux dépens de plusieurs hôtes successifs. — ***p. monoxène*** (gr. *monos*, unique ; *xénos*). *P.* effectuant toute son évolution aux dépens d'un seul hôte. — ***p. protélien*** (gr. *pro*, avant ; *téléios*, adulte). *P.* provisoire, vivant aux dépens d'un hôte pendant son jeune âge et libre à l'état adulte. V. *parasitisme, commensal* et *symbiose*.

PARASITÉMIE, *s. f.* (gr. *parasitos*, parasite ; *haïma*, sang) [angl. ***parasitaemia***]. Présence de parasites dans le sang.

PARASITICIDE, *adj.* et *s. m.* (lat. *parasitus*, parasite ; *caedere*, tuer) [angl. ***parasiticidal***]. Se dit des substances qui servent à détruire les parasites.

PARASITISME, *s. m.* [angl. ***parasitism***]. Condition d'un être organisé (parasite) qui vit sur un autre corps organisé, qu'il en tire ou non sa nourriture. — ***p. vrai.*** Variété de *p.* dans laquelle le parasite prend à son hôte les substances qui lui sont nécessaires pour vivre. P. ex. : vers intestinaux, gale, etc. (parasites proprement dits), microbes pathogènes (parasites symbiotiques). — ***p. faux*** ou ***pseudo-parasitisme*** (Blanchard). Variété de *p.* dans laquelle le parasite ne vit qu'accidentellement sur l'hôte qui l'héberge.

PARASITOLOGIE, *s. f.* (gr. *parasitos ; logos*, discours) [angl. ***parasitology***]. Partie de l'histoire naturelle qui s'occupe de l'étude des parasites animaux et végétaux.

PARASITOPHOBIE, *s. f.* (gr. *parasitos ; phobos*, peur) [angl. ***parasitophoby***]. Crainte excessive qu'éprouvent certains sujets de contracter des maladies cutanées parasitaires, en particulier la gale. La *p.* est contagieuse, contrairement aux autres phobies.

PARASITOSE, *s. f.* [angl. ***parasitosis***]. Toute maladie déterminée par un parasite.

PARASITOTROPE, *adj.* (gr. *parasitos ; trépein*, tourner) [angl. ***parasitotrope***]. Se dit d'une substance qui, introduite dans l'organisme, a tendance à se fixer sur les parasites, y compris, pour certains auteurs, les germes pathogènes.

PARASOMNIE, *s. f.* [angl. ***parasomnia***]. Nom par lequel H. Roger (de Marseille) désigne une série de troubles du sommeil, tels que les rêves, les cauchemars et le somnambulisme. V. *sommeil*.

PARASPASME FACIAL BILATÉRAL (Sicard, 1925) [angl. ***paraspasm***]. Syn. *spasme facial médian* (Meige). Mouvement convulsif, se rapprochant du spasme, localisé à la face, débutant par l'occlusion des paupières et gagnant en quelques mois les autres muscles de la face.

PARASYMPATHICOLYTIQUE, *adj.* [angl. ***parasympatholytic***]. V. *vagolytique*.

PARASYMPATHICOMIMÉTIQUE, *adj.* [angl. ***parasympathicomimetic***]. V. *vagomimétique*.

PARASYMPATHICOTONIE, *s. f.* [angl. ***vagotonia***]. V. *vagotonie* (le nerf vague étant la partie essentielle du système parasympathique).

PARASYMPATHIQUE, *adj.* [angl. ***parasympathetic***]. Syn. *vagal*. V. *système nerveux parasympathique*.

PARASYMPATHOME, *s. m.* V. *paragangliome*.

PARASYSTOLIE, *s. f.* (Kauffmann et Rothberger) [angl. ***parasystole***] (cardiologie). Syn. *pararythmie*. Variété d'arythmie caractérisée par l'existence, à côté du centre d'automatisme sinusal normal, d'un autre centre d'automatisme hétérotope *(paracentre)* poursuivant constamment son activité indépendamment du premier et généralement avec un rythme plus lent que celui-ci. Le rythme cardiaque est commandé tantôt par un centre, tantôt par l'autre. C'est une variété de dissociation par interférence. V. *interférence*.

PARATHORMONE, *s. f.* **(PTH)** (Collip, 1925 ; Aurbach, 1959 ; Rasmussen et Craig, 1959) [angl. ***parathormone, PTH***]. Hormone polypeptidique hypercalcémiante sécrétée par les glandes parathyroïdes ; elle règle l'équilibre calcique de l'organisme. Elle agit : *sur l'os* dont, à fortes doses, elle provoque la résorption en libérant calcium et phosphates ; *sur le rein*, en augmentant la phosphaturie et en diminuant la calciurie ; *sur l'intestin*, en accroissant l'absorption de calcium et probablement des phosphates. Elle intervient aussi dans l'équilibre acidobasique par la rétention des ions H^+ et dans l'activité de la vitamine D. Elle est antagoniste de la calcitonine (v. ce terme). V. *calcitriol*. — ***épreuve de la p.*** V. *Ellsworth-Howard (épreuve d')*.

PARATHYMIE, *s. f.* (Tastevin) (gr. *para*, à côté ; *thumos*, volonté) [angl. ***parathymia***]. Manifestations affectives paradoxales et déconcertantes observées au cours de la schizophrénie.

PARATHYRÉOPRIVE (syndrome) [angl. ***hypoparathyreosis***]. Syn. *insuffisance parathyroïdienne, hypoparathyroïdie*. Ensemble des accidents aigus et chroniques qui surviennent après l'extirpation ou l'atrophie des glandes parathyroïdes et qui peuvent entraîner la mort : tétanie, hypocalcémie avec hypocalciurie et hyperexcitabilité mécanique et électrique des nerfs et des muscles, parfois calcifications des parties molles et même débilité mentale. V. *Fahr (maladie de)*.

PARATHYRÉOSE, *s. f.* Affection non inflammatoire des glandes parathyroïdes.

PARATHYRÉOTROPE, *adj.* (parathyroïde ; gr. *trépein*, tourner) [angl. ***parathyrotropic***]. Qui a des affinités pour les glandes parathyroïdes.

PARATHYROÏDE, *adj.* (gr. *para*, à coté ; *thyros*, bouclier ; *eidos*, aspect). À côté de la thyroïde. — ***glande p.*** (TA *glandula parathyroidea*) [angl. ***parathyroid gland***]. Glande endocrine située en arrière de la glande thyroïde (2 paires, supérieure et inférieure). Les *g. p.* interviennent dans le métabolisme phosphocalcique. V. *parathormone*.

PARATHYROÏDECTOMIE, *s. f.* [angl. ***parathyroidectomy***]. Ablation d'une glande parathyroïde. Cette opération est pratiquée dans les cas d'hypertrophie de la glande et dans les affections qui peuvent être rattachées à une exagération de son fonctionnement (hypercalcémie).

PARATHYROÏDIEN, ENNE, *adj.* [angl. ***parathyroidal***]. Qui concerne les glandes parathyroïdes. — ***hormone p.*** V. *parathormone*. — ***insuffisance p.*** V. *parathyréoprive (syndrome)*.

PARATHYROÏDITE, *s. f.* [angl. ***parathyroiditis***]. Inflammation des glandes parathyroïdes.

PARATHYROÏDOME, *s. m.* [angl. ***parathyroidoma***]. Tumeur constituée par la prolifération du tissu des glandes parathyroïdes.

PARATONIE, *s. f.* (E. Dupré) (gr. *para*, à côté ; *tonos*, ressort) [angl. ***paratonia***]. Anomalie de la contraction musculaire dans laquelle le muscle, au lieu de se relâcher sous l'influence de la volonté, se contracte plus ou moins et entre dans un état de tension qui a pour effet de maintenir le segment de membre intéressé dans une attitude cataleptoïde momentanée. La *p.* est fréquente dans la débilité mentale et fait partie du syndrome de débilité motrice décrit par E. Dupré.

PARATOPE, *s. m.* V. *anticorps*.

PARATRIGÉMINAL (syndrome). V. *Raeder (syndrome de)*.

PARATYPHIQUES (bacilles). V. *Salmonella paratyphi*.

PARATYPHLITE, *s. f.* (Oppolzer) (gr. *para*, à côté ; *tuphlos*, cæcum) [angl. ***paratyphlitis***]. Phlegmon du tissu cellulaire de la fosse iliaque droite.

PARATYPHOÏDE (fièvre) ou **PARATYPHUS**, *s. m.* V. *fièvre paratyphoïde*.

PARAVACCINE, *s. f.* V. *tubercules des trayeurs*.

PARAVARIOLE, *s. f.* V. *alastrim*.

PARCHEMIN (bruit de) [angl. ***bruit de parchemin***]. Bruit comparable à celui que font deux morceaux de parchemin frottés

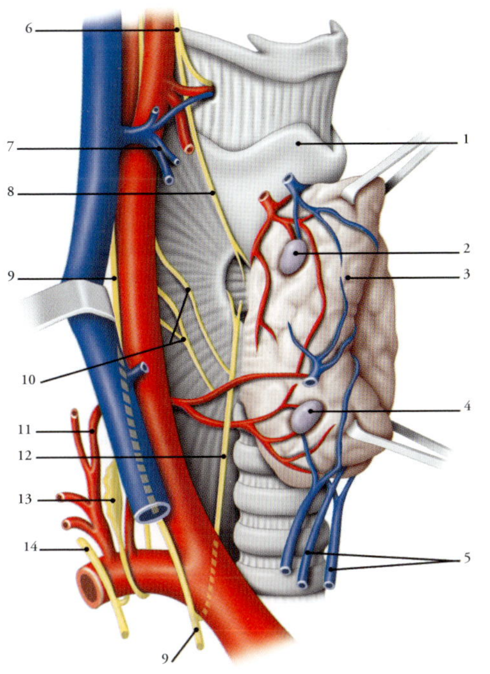

Glandes parathyroïdes droites. Vue latérale droite

1. cartilage thyroïde
2. glande parathyroïde supérieure
3. lobe thyroïdien droit récliné en avant
4. glande parathyroïde inférieure
5. veines thyroïdiennes inférieures
6. nerf laryngé supérieur
7. veines thyroïdiennes supérieures
8. rameau externe du nerf laryngé supérieur
9. nerf vague
10. rameaux pharyngiens
11. artère thyroïdienne inférieure
12. nerf laryngé récurrent droit
13. ganglion cervical inférieur
14. nerf phrénique

l'un contre l'autre et que l'on entend parfois dans la péricardite sèche.

PARDEE (ondes de) (P. Harold, amér., 1886-1920) [angl. ***Pardee's T wave***]. — 1° Syn. *onde coronarienne de Pardee* (Oppenheimer et Rothschild). Aspect de l'électrocardiogramme au cours de l'infarctus du myocarde, résultant de la régression de l'onde en dôme (v. ce terme). Il est caractérisé par l'abaissement jusqu'au voisinage de la ligne isoélectrique (v. ce terme) du segment ST qui décrit une courbe concave en bas avant de rejoindre une onde T négative, très profonde et pointue. — 2° Autre aspect de l'électrocardiogramme au cours de l'infarctus du myocarde (face postéro-diaphragmatique) : présence, en 3e dérivation, d'une onde Q profonde ; cet aspect n'a de valeur diagnostique que s'il existe en VF et parfois en D2 une onde Q anormale.

... PARE (lat. *parere,* enfanter) [angl. ***para,*** p. ex. ***para 1***]. Suffixe qui, précédé d'un chiffre romain (III, IV, etc.), signifie : femme qui accouche pour la 3e fois *(III-pare)*, la 4e fois *(IV-pare)*, etc. V... *geste.*

PARECHOVIRUS, *s. m.* [angl. ***Parechovirus***]. Genre viral de la famille des *Picornaviridæ* comprenant le paréchovirus humain, anciennement appelé échovirus 22 et l'échovirus 23.

PARECTROPIE, *s. f.* (Dupré, 1908) (gr. *parektropê,* action d'écarter) [angl. ***parectropia***]. Trouble de l'exécution des ordres prescrits, observé chez les paralytiques généraux ; l'ordre est compris, mais exécuté de travers. — V. *apraxie.*

PARÉITE GRANULOMATEUSE (gr. *paréia,* joue). V. *macroparéite.*

PARENCHYMATEUX, EUSE, *adj.* [angl. ***parenchymatous***]. Qui se rapporte à un parenchyme (v. ce terme), par opposition au tissu conjonctif de soutien d'un organe (stroma).

PARENCHYME, *s. m.* (gr. *para,* à côté ; *enkhein,* répandre) [TA et angl. ***parenchyma***]. Tissu noble, fonctionnel, spécifique d'un organe. V. *stroma.*

PARENTÉRAL, ALE, *adj.* (gr. *para,* à côté ; *entéron,* intestin) [angl. ***parenteral***]. Qui a lieu à côté de l'intestin. — ***introduction p.*** d'une substance : introduction dans l'organisme d'une substance par une autre voie que la voie digestive ; p. ex. : en injections sous-cutanée, intramusculaire ou intraveineuse.

PARENTI (P. Gian-Carlo, ital.). V. *achondrogenèse.*

PARÉSIE, *s. f.* (gr. *parésis,* faiblesse) [angl. ***paresis***]. Paralysie légère consistant dans l'affaiblissement de la contractilité. V. *hémiparésie* et *paraparésie.*

PARESTHÉSIE, *s. f.* (gr. *para,* à côté ; *aïsthêsis,* sensibilité) [angl. ***paraesthesia***]. — 1° Anomalie de la perception des sensations, consistant en retard, persistance, erreur de localisation, etc., des excitations tactiles, douloureuses, thermiques ou vibratoires. — 2° Sensations pénibles variées, survenant sans cause apparente, telles que fourmillement, engourdissement, picotement, chaleur ou froid, constriction localisée, ruissellement de liquide, impression de marcher sur du coton, etc. — ***p. agitante nocturne des membres inférieurs.*** V. *jambes sans repos (syndrome des).*

PARHON (syndrome de). V. *obésité d'eau et de sel.*

PARIDENSITÉ URINAIRE (Castaigne et Chaumerliac). Constance de la densité de l'urine, qui reste la même dans tous les échantillons émis par un même sujet pendant 24 heures. Que cette densité reste basse ou élevée, sa stabilité est un signe de mauvais fonctionnement du rein qui a perdu ses pouvoirs de concentration ou de dilatation. V. *isosthénurie.*

PARIÉTAL (syndrome) [angl. ***parietal lobe syndrome***]. Ensemble de symptômes provoqués par une lésion du lobe pariétal du cerveau. Ils sont dûs à un trouble de l'intégration et de l'utilisation des messages sensitifs venus de la périphérie, qui désoriente le malade quant à la notion qu'il a de son propre corps et à l'adaptation des gestes au but recherché (apraxie constructive et idéomotrice, ataxie, hypotonie musculaire). Ces symptômes sont localisés à la moitié du corps opposée à la lésion. L'astéréognosie, ou perte de la possibilité de reconnaître les objets par le toucher, est l'élément essentiel de syndrome. Ces troubles du schéma corporel coexistent le plus souvent avec d'autres manifestations neurologiques. V. *Déjerine (syndrome sensitif cortical de), Déjerine-Mouzon (syndrome de), Anton-Babinski (syndrome d'), Gerstmann (syndrome de), Christiansen-Silverstein (syndrome de), autotopo-agnosie, Balint (syndrome de)* et *Russel-Brain (syndrome de).*

PARIÉTAL, ALE, *adj.* (lat. *paries, etis,* mur). Relatif à la paroi. — ***os pariétal*** ou ***pariétal,*** *s. m.* (TA *os parietale*) [angl. ***parietal bone***]. Os plat, pair et symétrique, constituant la paroi latérale de la voûte crânienne • 👁 **tête** •.

PARIÉTECTOMIE, *s. f.* (lat. *paries,* paroi ; gr. *ektomê,* ablation). Résection d'une paroi, en particulier d'une partie plus ou moins étendue de la paroi thoracique.

PARIÉTOGRAPHIE, *s. f.* (lat. *paries,* paroi ; gr. *ektomê,* ablation) [angl. ***parietography***]. Radiographie de la paroi d'un organe creux après opacification de ses vaisseaux ou par contraste avec les zones voisines remplies d'air ou de produit opaque.

PARINAUD (conjonctivite de) (P. Henri, fr., 1889) [angl. ***Parinaud's conjunctivitis***]. Conjonctivite, généralement unilatérale, accompagnée de gonflement des paupières ; la conjonctive palpébrale est le siège de follicules et de végétations. Il existe une adénopathie pré-auriculaire et sous-maxillaire et parfois des symptômes d'infection générale. L'évolution se fait vers la guérison. L'origine infectieuse de cette maladie est très vraisemblable, ainsi que sa transmission par les animaux (maladie des griffures du chat, tularémie, etc.).

PARINAUD (syndrome de) (1883) [angl. ***Parinaud's syndrome***]. Paralysie verticale du regard, associée parfois à une paralysie de la convergence, intéressant les mouvements volontaires, les mouvements automatico-réflexes ou les deux à la fois. Elle est due à une lésion de la calotte pédonculaire ou des tubercules quadrijumeaux. V. *calotte ou calotte pédonculaire (syndromes de la)*.

PARKER (syndrome de) (P. R., brit., 1895) [angl. ***prune-belly syndrome***]. Ensemble de malformations comprenant des anomalies urogénitales (dilatation vésico-urétrale, hydronéphrose, ectopie testiculaire) et une aplasie de la musculature abdominale, le ventre, par endroit, étant recouvert d'une peau ridée (ventre en pruneau). V. *Obrinsky (syndrome d')*.

PARKER ET JACKSON (sarcome de) (P. Frederick, amér., 1939) [angl. ***Parker and Jackson reticulum cell sarcoma***]. Lymphosarcome osseux développé à partir de cellules lymphoïdes de la moelle. Cette affection, rare, d'évolution métastatique, est voisine du sarcome d'Ewing (v. ce terme) ; elle atteint surtout les adultes de sexe masculin et siège sur la métaphyse des os longs. Elle entre dans le cadre des lymphomes malins non hodgkiniens.

PARKER-HARE (signe de) (1945). Le poing étant fermé sur le pouce fléchi, la phalange distale du pouce dépasse le bord externe du 5e métacarpien. Ce signe, vérifié par radiographie, est particulièrement évocateur du syndrome de Marfan (v. ce terme).

PARKES WEBER (syndrome de) (W. Frederick Parkes, brit., 1863). V. *hémangiectasie hypertrophique*

PARKINSON (P. Sir John, brit., né en 1885). V. *Wolff-Parkinson-White (syndrome de)*.

PARKINSON (maladie de) (P. James, brit., 1817) [angl. ***Parkinson's disease***]. Syn. *paralysie agitante*. Affection due à une lésion du corps strié et du *locus niger* (Brissaud, 1895) essentiellement caractérisée par un *tremblement* spécial, surtout prononcé aux doigts (mouvement d'émietter du pain, de rouler une boulette, etc.), par une akinésie et par une *rigidité* musculaire qui donne au malade une *attitude* soudée particulière, correspondant à la flexion moyenne des membres (jambes légèrement fléchies, tronc incliné, bras à moitié pliés, etc.) et un masque étonné et figé, dit *faciès parkinsonien*. La *m. de P.* est d'origine dégénérative ; on la distingue des *syndromes parkinsoniens*. Tous sont regroupés sous le terme de *parkinsonisme*. V. ce terme. La *m. de P.* est liée à un déficit du système dopaminergique du cerveau. V. *virus lents (maladies à), dopamine, extrapyramidal (syndrome, système, contracture), Lewy (corps de), UPDRS, tremblement* et *noyaux basaux*.

PARKINSONIEN (faciès). V. *Parkinson (maladie de)*.

PARKINSONIEN, ENNE, *adj.* [angl. ***parkinsonian***]. Relatif à Parkinson et à la maladie qui porte son nom. — ***syndrome p.*** V. *parkinsonisme* et *extrapyramidal (syndrome)*.— *s. m.* ou *f. Sujet atteint de la maladie de P.*

PARKINSONISME, *s. m.* (Parkinson) [angl. ***parkinsonism***]. Association d'une akinésie, d'un tremblement et d'une hypertonie musculaire. Le *p.* s'observe dans la *maladie de Parkinson* (idiopathique ou dégénérative) et dans les *syndromes parkinsoniens* (d'origine secondaire, p. ex. : post-encéphalitiques ou iatrogéniques).

PARODONTE, *s. m.* (gr. *para*, auprès de, *odous*, dent) [TA et angl. ***periodontium***]. V. *parodontite*.

PARODONTIE, *s. f.* (gr. *para,* auprès de ; *odous, odontos,* dent) [angl. ***periodontics***]. Partie de l'art dentaire traitant des maladies des tissus de soutien de la dent. V. *parodontite*.

PARODONTIS, *s. f.* (gr. *para*, à côté ; *odous, odontos*, dent) [angl. ***parodontitis***]. Inflammation douloureuse des gencives.

PARODONTITE, *s. f.* (gr. *para*, auprès de ; *odous, odontos*, dent) [angl. ***parodontitis***]. Syn. *périodontite*. Inflammation du parodonte, c.-à-d. des tissus de soutien de la dent : gencive, ligament alvéolaire (ou périodonte), cément, os alvéolaire. V. *desmodontite*.

PARODONTOLYSE, *s. f.* (parodonte ; gr. *lusis*, solution) [angl. ***periodontolysis***]. Destruction du parodonte (v. *parodontite*).

PARODONTOSE, *s. f.* [angl. ***parodontosis***]. Affection dégénérative du parodonte aboutissant à la destruction et à la chute des dents (v. *parodontite*).

PAROLE EN MIROIR [angl. ***mirror speech***]. Trouble de la parole qui est à la parole ordinaire ce que l'*écriture en miroir* est à l'écriture. On a signalé soit l'inversion des syllabes dans le mot et des mots dans la phrase, soit l'inversion des lettres dans le mot, chaque mot gardant sa place dans la phrase.

PAROMPHALOCÈLE, *s. f.* (gr. *para*, à côté ; *omphalos*, nombril ; *kêlê*, hernie) [angl. ***paromphalocele***]. Hernie de la paroi abdominale au voisinage de l'ombilic.

PARONYCHIE, *s. f.* (gr. *para*, auprès de ; *onux*, ongle). V. *périonyxis*.

PAROPHTALMIE, *s. f.* (gr. *para*, à côté ; *ophthalmos*, œil) [angl. ***parophthalmia***]. Inflammation périoculaire ou palpébrale.

PAROPSIE, *s. f.* (gr. *para*, à côté ; *opsis*, vue) [angl. ***paropsis***]. Trouble de la vision.

PAROREXIE, *s. f.* (gr. *para*, à côté ; *orexis*, appétit) [angl. ***parorexia***]. Terme sous lequel on groupe différents troubles de l'appétit tels la *pica* et la *malacia* (v. ces termes).

PAROSMIE, *s. f.* (gr. *para*, à côté ; *osmê*, odorat) [angl. ***parosmia***]. Perversion des sensations subjectives de l'olfaction ou hallucination de l'odorat (sensation permanente ou passagère d'une odeur généralement désagréable).

PAROSTAL ou **PAROSTÉAL, ALE**, *adj.* [angl. ***parosteal***]. Qui concerne le tissu cellulaire extérieur au périoste. — ***ostéosarcome p.*** V. *ostéosarcome*.

PAROSTÉITE, *s. f.* [angl. ***parosteitis***]. Inflammation du tissu cellulaire parostéal (tissu cellulaire assez dense qui entoure le périoste). Elle reste extérieure au périoste qui la sépare de l'os.

PAROTIDE, *adj.* (gr. *para*, près de ; *ous*, oreille). Près de l'oreille. — ***glande p.*** (TA *glandula parotis*) [angl. ***parotid gland***]. La plus volumineuse des glandes salivaires, située derrière la branche montante de la mandibule et traversée par l'artère carotide et la veine jugulaire externes, ainsi que par le nerf facial qui s'y divise. Son conduit évacuateur (conduit parotidien) est le canal de Sténon • 👁 **salivaire** •.

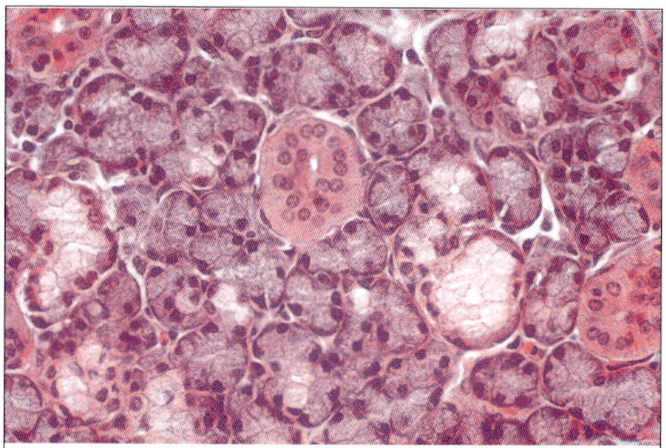

Glande parotide

PAROTIDECTOMIE, *s. f.* (parotide ; gr. *ektomê*, ablation) [angl. ***parotidectomy***]. Ablation totale ou partielle de la glande parotide.

PAROTIDITE, *s. f.* (parotide, du gr. *para*, auprès de ; *ous, ôtos*, oreille) [angl. ***parotiditis***]. Inflammation de la parotide, observée parfois dans le cours ou le décours de certaines maladies infectieuses (fièvre typhoïde, fièvre puerpérale, etc.). — ***p. épidémique.*** V. *oreillons*.

PAROXYSME, *s. m.* (gr. *para*, indiquant l'augmentation ; *oxunein*, rendre aigu) [angl. ***paroxysm***]. Période d'une maladie ou d'un état morbide pendant laquelle les symptômes ont leur maximum d'acuité.

PARROT (cicatrices de) (P. Jules, fr., 1839-1883). Cicatrices superficielles blanchâtres à contours indécis, siégeant surtout autour de la bouche et succédant à des fissures labiales. Ces cicatrices, observées chez les enfants, sont un des stigmates de la syphilis congénitale.

PARROT (maladies de). — 1° V. *achondroplasie*. — 2° V. *Parrot (pseudo-paralysie ou maladie de)*.

PARROT (pseudo-paralysie ou **maladie de)** (1869) [angl. ***Parrot's pseudoparalysis***]. Impotence motrice plus ou moins prononcée frappant un ou plusieurs membres, s'accompagnant de douleur, survenant chez certains syphilitiques congénitaux, dès le premier âge. La radiographie montre qu'il ne s'agit pas d'un décollement épiphysaire, comme le croyait

Parrot mais d'une fracture siégeant à quelques millimètres de la zone d'ossification ; elle révèle parfois, en outre, des lésions osseuses variées : ostéochondrite, gomme, périostite ossifiante. V. *ostéite syphilitique des nouveau-nés.*

PARRY (maladie de) (P. Caleb, brit., 1755-1822). V. *Basedow (maladie de).*

PARRY ET ROMBERG (maladie de). V. *Romberg (maladie de).*

PARSONAGE ET TURNER (syndrome de) (P. M., brit., 1948) [angl. ***Parsonage-Turner syndrome***]. Syn. *névralgie amyotrophiante de l'épaule, syndrome de la ceinture scapulaire, radiculalgie brachiale aiguë.* Syndrome caractérisé par l'apparition brusque d'une violente douleur de l'épaule, suivie d'une paralysie de type périphérique des muscles de la ceinture scapulaire, puis d'une amyotrophie intense et rapide du territoire paralysé accompagnée d'hypoesthésie superficielle. Survenant chez l'adulte jeune, il évolue lentement vers la guérison. Sa cause est inconnue ; certains cas sont apparus après une infection, une intervention chirurgicale, un trauma, ou bien une injection de sérum ou de vaccin. V. *neuropathie tomaculaire.*

PART, *s. m.* (lat. *parere,* accoucher). — 1° [angl. ***parturition***]. Accouchement ; employé surtout pour désigner la mise bas des animaux. — 2° [angl. ***newborn***]. Nouveau-né ; terme du vocabulaire juridique employé dans les expressions *exposition de part, substitution de part,* etc.

PARTHÉNOGENÈSE, *s. f.* (gr. *parthénos,* vierge ; *génésis,* naissance) [angl. ***parthenogenesis***]. Production de certains êtres sans fécondation. V. *apogamie* et *métagenèse.*

PARTHÉNOLOGIE, *s. f.* (Jayle, 1933) (gr. *parthénos,* vierge : *logos,* discours) [angl. ***parthenology***]. Étude de l'organisme de la vierge et de son appareil génital considérés aux points de vue embryologique, anatomique, physiologique et pathologique.

PARTIGÈNE, *s. m.* (Deycke et Much) [angl. ***partigen***]. Syn. *antigène partiel.* Élément constitutif d'un antigène. Certains microbes, comme le bacille tuberculeux, considérés en tant qu'antigènes, agissent non pas comme un tout uniforme mais par leurs éléments constituants. Chacun de ces *p.* provoque la formation d'anticorps particuliers ; c'est la somme de tous les anticorps partiels qui est susceptible de créer l'immunité et de vaincre l'infection.

PARTINGTON (maladie de) (Partington M., Prentice R., amér., 1981) [angl. ***Partington's disease***]. Variété familiale rarissime d'amylose cutanée liée au chromosome X, associée à des infections sévères avec défaillance multiviscérale.

PARTURIENTE, *s. f.* [angl. ***parturient woman***]. Femme qui accouche.

PARTURITION, *s. f.* (lat. *parturire,* accoucher) [angl. ***parturition***]. Accouchement naturel.

PARULIE, *s. f.* (gr. *para,* à côté ; *oulos,* gencive) [angl. ***parulis***]. Abcès des gencives ; complication de la périodontite phlegmoneuse.

PARVOVIRIDÆ, *s. f. pl. ou* **PARVOVIRIDÉS**, *s. m. pl.* (lat. *parvus,* petit ; virus) [angl. ***Parvoviridae***]. Famille de virus à ADN monocaténaire dont la sous-famille des *Parvovirinæ* attaque les mammifères. D'après une classification récente, celle-ci comporte cinq genres dont trois peuvent infecter l'homme : associés chez l'enfant à des infections respiratoires, ce sont les *Parvovirus* et les *Bocavirus* ; l'*Erythrovirus* étant responsable du mégalérythème épidémique (v. ce terme et *érythroblastopénie*).

PARVOVIRUS, *s. m.* [angl. ***Parvovirus***]. Genre de virus à ADN de la famille des *Parvoviridæ* (v. ce terme), de petite taille (18 à 22 nm) dont la capside, symétrique, possède 32 capsomères. Chez l'homme, ce sont des virus satellites des adénovirus : ils ne peuvent se développer que dans des cellules infectées par un adénovirus et leur rôle est mal connu. Dans une nouvelle nomenclature, les *Parvovirus* sont classés dans la sous-famille des *Parvovirinæ*, dont ils sont l'un des cinq genres.

PAS. V. *Para-Amino-Salicylique (acide).*

PASCAL. V. *Forney-Robinson-Pascal (syndrome de).*

PASCAL, *s. m.*(symbole **Pa**) (Blaise P., savant et écrivain français, 1623-1662) [angl. ***pascal***]. Unité de pression et de contrainte du système international. Pression (ou contrainte) exerçant sur une surface plane de 1 m^2 une force totale de 1 newton. 1 $kg/cm^2 = 10^5$ pascals. 1 atmosphère vaut environ 10^5 pascals. Son multiple, le kilopascal (kPa) est utilisé en médecine. 1 mmHg = 0,133 kPa ; 1 kPa = 0,75 cmHg ou 10 cmH_2O. P. ex. : une pression artérielle de 14-9 cmHg devient 19-12 kPa.

PASINI-PIERINI (syndrome de) (Pa. Agostino, ital., 1936) [angl. ***Pasini-Pierini syndrome***]. Syn. *atrophodermie idiopathique, atrophodermie idiopathique de Pasini-Pierini.* Plaques d'atrophie dermique, mauves, arrondies et déprimées, observées au niveau du tronc et qui pour certains seraient une variété de sclérodermie localisée.

PASQUALINI (syndrome de) (P. Rudolfo, argentin, 1953) [angl. ***Pasqualini's syndrome***]. Variété d'eunuchoïdisme, associée à une spermatogenèse et une fertilité normales, secondaire à une insuffisance des cellules de Leydig.

PASSAGE À L'ACTE [angl. ***acting out***]. Comportement brusquement impulsif et violent, traduisant la mise à exécution de pulsions jusque-là réprimées. V. *raptus* et *amok.*

PASSEURS DE DROGUE (syndrome des) [angl. ***body-packer syndrome***]. Intoxication aiguë par les stupéfiants (cocaïne, héroïne) survenant lors de la rupture dans le tube digestif de l'emballage de sachets de drogue, ingérés par les passeurs, pour échapper au contrôle douanier. Elle peut s'accompagner d'obstruction intestinale mécanique.

PASSIVITÉ, *s. f.* (André Thomas) [angl. ***muscular passivity***] (neurologie). Signe d'hypotonie musculaire ; il consiste dans la diminution de la résistance normale involontaire d'un segment de membre aux mouvements qu'on lui fait subir et dans l'amplitude anormalement grande des mouvements qu'on peut lui imprimer.

PASSOW (syndrome de) (P. Arnold von, all., 1934) [angl. ***Passow's syndrome***]. Coexistence de troubles oculaires (hétérochromie irienne, syndrome de Claude Bernard-Horner) et de dysraphie (v. ce terme).

PASTEAU (points de) (P. Octave, fr., 1870-1957). — 1° V. *urétéral moyen (point).* — 2° V. *Bazy (points de) 2°.* — 3° V. *inguinal, sus-iliaque latéral* et *sus-intra-épineux (points).*

PASTEAU ET ISELIN (procédé de). Opération plastique pratiquée dans les ruptures de l'urètre périnéal. Elle consiste, après dérivation hypogastrique de l'urine, à aboucher au périnée les deux bouts de l'urètre rompu dont on rétablira la continuité, dans un second temps, à l'aide de lambeaux cutanés périnéaux.

PASTEUR (P. Louis). Chimiste et bactériologiste fr. (1822-1895). V. *rage.*

PASTEUR (réaction de) (P. Louis, fr.) (O. Warburg) [angl. ***Pasteur's reaction***]. Syn. *réaction de Pasteur-Meyerhof, r. de Meyerhof.* Phase du métabolisme cellulaire qui aboutit, sous l'influence de phénomènes d'oxydation, à la retransformation en glucides d'une grande partie de l'acide lactique précédemment formé par la fermentation de ces mêmes glucides ; phénomène de synthèse fréquemment observé dans la respiration cellulaire.

PASTEURELLA, *s. f.* (Toni et Trevisan ; Lignières, 1930) [angl. ***Pasteurella***]. Dans l'ancienne nomenclature, genre bactérien de la tribu des *Pasteurellæ*, famille des *Parvobacteriaceæ* (qui comprenait en outre deux autres genres : *Cillopasteurella* et *Malleomyces*) ; il était subdivisé en trois espèces : *P. pestis, P. tularensis* et *P. septica.* Les *P.* sont de très petits bacilles ovoïdes prenant les colorants à leurs deux pôles ; ce sont les agents des pasteurelloses. Actuellement la première espèce est devenue le genre ***Yersinia*** *(Pasteurella pestis : Yersinia pestis)* la seconde, le genre ***Francisella*** *(Pasteurella tularensis : Francisella tularensis)* et la troisième conserve le nom du genre ***Pasteurella*** (appartenant à la famille des *Pasteurellaceæ* et dont l'espèce-type est *P. multocida,* anciennement *septica*). V. *pasteurellose* et *yersiniose.*

PASTEURELLACEÆ, *s. f. pl.* (d'après Louis Pasteur) [angl. ***Pasteurellaceae***]. Famille bactérienne de bacilles Gram– anaérobies facultatifs, comprenant notamment les genres *Pasteurella* et *Hæmophilus.*

PASTEURELLOSE, *s. f.* (Lignières) [angl. ***pasteurellosis***]. Nom sous lequel on réunit, en médecine vétérinaire, des affections qui entrent presque toutes dans le groupe des septicémies hémorragiques (fièvre typhoïde du cheval, choléra des poules, septicémie hémorragique du mouton, du bœuf, du porc, etc.) et qui sont dues à *Pasteurella multocida.* Il existe trois variétés de *p. humaine,* toutes d'origine animale : la peste (due à *Yersinia pestis*), la tularémie (due à *Francisella tularensis*) et la troisième, la seule qui, en pratique, est désignée par le terme de *p.*, la *p.* à *Pasteurella multocida,* l'agent du choléra des poules (Pasteur, 1880). Cette dernière, beaucoup moins grave que les *p.* animales, évolue soit comme une infection locale au point d'inoculation, soit comme une septicémie, une pleurésie ou une méningite. La *p.* humaine à *Yersinia pseudo-tuberculosis* ou anciennement *Cillopasteurella pseudo-tuberculosis rodentium* est exceptionnelle. V. *yersiniose* et *Pasteurella.*

PASTEURISATION, *s. f.* (Louis Pasteur) [angl. ***pasteurization***]. Opération qui consiste à porter à 70-75 °C pendant vingt à trente minutes un liquide fermentescible, puis à le refroidir brusquement. Elle est spécialement appliquée au lait, car elle détruit la plupart des germes pathogènes, tels que les bacilles de la fièvre typhoïde, du choléra et de la tuberculose. Elle ne modifie pas les matières protéiques autant que l'ébullition et permet la conservation pendant deux ou trois jours. V. *stérilisation 1°.*

PASTIA (signe de) (P. Constantin, roumain, né en 1883) [angl. ***Pastia's sign***]. Traits purpuriques siégeant aux plis du coude dans l'éruption de la scarlatine.

PASTILLE, *s. f.* V. *tablette.*

PASTORIEN, ENNE, *adj.* (Louis Pasteur) [angl. ***pertaining to Pasteur***]. Relatif à Pasteur.

PATAU (syndrome de) (P. Klaus, amér., 1960) [angl. ***trisomy 13-15***]. Syn. *trisomie 13* et anciennement : *trisomie 13-15, trisomie D* . Variété de trisomie (v. ce terme) dans laquelle le chromosome surnuméraire est située sur la 13e paire de chromosomes somatiques. Elle est caractérisée par des malformations multiples : la tête est petite (microcéphalie) avec un front fuyant, une mandibule atrophiée, un bec de lièvre bilatéral, un nez épaté, des oreilles déformées, des paupières closes cachant une microphtalmie et d'autres anomalies oculaires ; les doigts sont déformés, fléchis ; il existe une polydactylie, un angiome plan, des troubles neurologiques (débilité mentale, parfois convulsions ou hypertonie), des malformations viscérales (cardiaques surtout) et un aspect spécial des dermatoglyphes. L'évolution est mortelle en 3 mois environ. Ce syndrome présente de nombreuses analogies avec celui de Smith, Lemli et Opitz (v. *holoprosencéphalie*).

PATCH, *s. m.* (angl.). Pièce, plaque, morceau, timbre.

PÂTE, *s. f.* [angl. ***paste***] (pharmacie). Pommade épaisse comportant une proportion importante de poudre.

PATELLA, *s. f.* (en lat. petit plat) [TA et angl. ***patella***]. Syn. *rotule.* Os sésamoïde situé à la face antérieure du genou dans le tendon du quatriceps fémoral • ◉ **fémur** •.

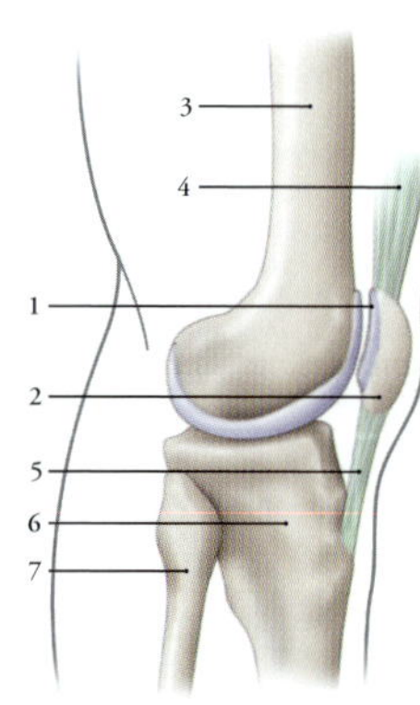

Patella *in situ*

1. base
2. apex
3. fémur
4. tendon du quadriceps fémoral
5. lig. patellaire
6. tibia
7. ibula

PATELLA BIPARTITA (Reinbold ; Albert Mouchet, 1919) ou mieux ***PARTITA*** [angl. ***patella bipartita*** ou ***partita***]. Syn. *maladie de Gruber.* Anomalie congénitale de la rotule, caractérisée par l'existence d'un (ou de plusieurs) points d'ossification supplémentaires qui, même à l'âge adulte, resteront toujours isolés, non fusionnés, pouvant ainsi faire croire à une fracture.

PATELLAIRE, *adj.* (lat. *patella,* rotule). V. *rotulien.*

PATELLAPLASTIE, *s. f.* (lat. *patella,* rotule ; gr. *plassein,* former). V. *patelloplastie.*

PATELLECTOMIE, *s. f.* (lat. *patella,* rotule ; gr. *ektomê,* ablation) [angl. ***patellectomy***]. Ablation de la rotule.

PATELLITE, *s. f.* [angl. ***patellitis***]. Ostéite de la rotule. — ***p. des adolescents*** ou ***de croissance.*** V. *Sinding-Larsen-Sven Johansson (maladie de).*

PATELLOPLASTIE, *s. f.* (lat. *patella,* rotule ; gr. *plassein,* former) [angl. ***patelloplasty***]. Reconstitution chirurgicale de la rotule en cas de fracture ; modelage chirurgical de cet os en cas d'arthrose fémoro-patellaire.

PATENCE (période de) (lat. *patere,* être évident) [angl. ***patent period***]. Phase d'une affection parasitaire pendant laquelle le parasite peut être décelé chez le malade.

PATERSON (P. Donald, brit., 1863-1939). V. *Kelly-Paterson (syndrome de).*

PATHERGIE, *s. f.* [angl. ***pathergy***]. — 1° V. *parallergie.* — 2° (Roessle). Ensemble des manifestations morbides d'origine allergique.

PATHERGY-TEST, *s. m.* (anglicisme). Réaction cutanée spécifique excessive provoquée par les traumatismes et les injections, observée couramment dans la maladie de Behçet.

PATHÉTIQUE (nerf). Désignation classique du nerf trochléaire. v. ce terme.

PATHOGÈNE, *adj.* (gr. *pathos,* souffrance ; *génnan,* engendrer) [angl. ***pathogenic***]. Qui détermine une maladie. P. ex. : *bactérie pathogène.* — ***pouvoir p.*** V. *pathogénicité.* — V. aussi *saprophyte.*

PATHOGENÈSE, PATHOGÉNÉSIE ou **PATHOGÉNIE**, *s. f.* (gr. *pathos,* souffrance ; *génésis,* naissance, origine) [angl. ***pathogenesis***]. Étude du mécanisme par lequel agissent les causes des maladies pour déclencher l'évolution de celles-ci.

PATHOGÉNÉTIQUE, *adj.* [angl. ***pathogenetic***]. Qui est déterminé par une cause étrangère à l'organisme. — ***éruption p.*** (Bazin). Éruption causée par l'introduction dans l'organisme d'une substance nuisible quelconque, alimentaire ou médicamenteuse.

PATHOGÉNICITÉ, *s. f.* [angl. ***pathogenicity***]. Syn. *pouvoir pathogène.* Pouvoir de provoquer une maladie.

PATHOGÉNIQUE, *adj.* [angl. ***pathogenic***]. Qui a rapport à la pathogénie.

PATHOGNOMONIE, *s. f.* (gr. *pathos,* souffrance ; *gnômôn,* signe indicateur) [angl. ***pathognomy***]. Étude des signes caractéristiques d'une maladie.

PATHOGNOMONIQUE, *adj.* [angl. ***pathognomonic***]. Syn. désuet *diacritique.* Qui est spécifique d'une maladie. — ***signe p.*** Signe ne se rencontrant que dans une maladie bien définie et suffisant à lui seul à la caractériser et à poser le diagnostic. P. ex. : le roulement diastolique est *p.* du rétrécissement mitral.

PATHOLOGIE, *s. f.* (gr. *pathos,* souffrance ; *logos,* discours) [angl. ***pathology***]. — 1° Partie de la médecine ayant pour objet l'étude des maladies. — 2° Inventaire des maladies classées selon divers critères. P. ex. : *p.* respiratoire, *p.* infectieuse, *p.* du nourrisson, *p.* professionnelle, *p.* tropicale, *p.* interne. « Pathologie » est toujours mis dans ce cas au singulier. — Ce terme est souvent employé incorrectement dans le sens de *maladie* ou même (anglicisme) d'*anatomopathologie.*

PATHOLOGIE COMPARÉE [angl. ***comparative pathology***]. Étude comparative des phénomènes morbides dans les différentes espèces animales. On y rattache également l'étude des maladies transmissibles des animaux à l'homme et de l'homme aux animaux.

PATHOLOGIE EXTERNE [angl. ***external pathology***]. Partie de la *p.* consacrée à l'étude des maladies ou lésions siégeant à la surface du corps ou dont les soins nécessitent l'emploi de moyens chirurgicaux.

PATHOLOGIE GÉNÉRALE (Gaubius) [angl. ***general pathology***]. Partie de la *p.* qui traite des éléments communs à toutes les maladies (causes, lésions, symptômes), considérés en eux-mêmes et non plus dans leurs groupements constituant les différents types morbides.

PATHOLOGIE INTERNE [angl. ***internal ou medical pathology***]. Partie de la *p.* consacrée à l'étude des maladies siégeant à l'intérieur du corps ou justiciables de traitements purement médicaux.

PATHOLOGIE DE LA SERINGUE. V. *seringue (pathologie de la).*

PATHOLOGIQUE, *adj.* [angl. ***pathological***]. Qui concerne la pathologie. P. ex. : *anatomie p.* Par extension : anormal.

PATHOMIMIE, *s. f.* (Paul Bourget et Dieulafoy, 1908) (gr. *pathos*, souffrance ; *miméomaï*, je simule) [angl. ***pathomimia***]. Syn. *syndrome de Dieulafoy*. État morbide voisin de la mythomanie, caractérisé par le besoin qu'éprouvent ceux qui en sont atteints de simuler une maladie, parfois même au prix d'une automutilation sans recherche évidente d'un profit matériel. V. *Münchhausen (syndrome de), Lasthénie de Ferjol (syndrome de), factice* et *simulation*.

PATHOPHARMACODYNAMIE, *s. f.* (A. Quevauviller) (gr. *pathos*, souffrance ; pharmacodynamie). Partie de la pharmacologie qui a pour objet l'étude de l'action des médicaments sur l'organisme malade.

PATHOTYPE, *s. m.* Syn. *pathovar*. Groupement de micro-organismes (qui peuvent être taxonomiquement éloignés) ayant un pouvoir pathogène similaire.

PATHOVAR, *s. m.* [angl. ***pathovar***]. V. *pathotype*.

PATIENT, ENTE, *s. m.* ou *f.* (lat. *patiens*, qui supporte) [angl. ***patient***]. Client(e) d'un médecin.

PATROCLINE, *adj.* et **PATROCLINIE**, *s. f.* (Kerner, 1881) (gr. *patêr*, père ; *klinein*, pencher) [angl. ***patroclinous***]. V. *hérédité paternelle*.

PATTE D'OIE (muscles de la) [angl. ***crow's foot muscles***]. Ce sont le couturier (ou sartorius), le droit interne (ou gracile) et le demi-tendineux (ou semi-tendineux).

PATTERSON. V. *Shwachman, Patterson et Laguna (test de)*.

PAUCISYMPTOMATIQUE, *adj.* (lat. *pauci*, peu nombreux ; *symptoma*, du gr. *sumptôma*, symptôme). Qui donne lieu à peu de symptômes.

PAUL (réaction de) (1919) [angl. ***Paul's test***]. Méthode de diagnostic bactériologique de la variole ; elle consiste dans l'inoculation du contenu d'une pustule variolique à la cornée du lapin : en 36 à 48 heures apparaissent de petites vésicules qui évoluent vers la nécrose et l'ulcération.

PAUL-BUNNELL-DAVIDSOHN (réaction de) (P. John, amér. ; B., 1932 ; D. 1935) [angl. ***Paul-Bunnell test***]. Réaction caractéristique de la mononucléose infectieuse. Le sérum des sujets atteints de cette maladie possède des agglutinines spéciales (ce sont des anticorps hétérophiles du groupe IgM) lui conférant un accroissement considérable du pouvoir normal d'agglutiner les globules rouges du mouton. Il existe des mononucléoses infectieuses au cours desquelles la *réaction de P.-B.-D.* reste négative.

PAUMES ROUGES (syndrome des). V. *Lane (maladie de John)*.

PAUNZ (épreuve de). V. *rouge Congo (épreuve du)*.

PAUPIÈRE, *s. f.* (lat. et TA *palpebra*) [angl. ***eyelid***]. Membrane protégeant la partie antérieure de l'œil. Les *p.* (la *p.* supérieure étant plus étendue que l'inférieure) comportent une face superficielle cutanée et une face profonde conjonctivale recouvrant le cartilage tarse et la partie palpébrale du muscle orbiculaire de l'œil ; leur bord libre est garni de cils.

PAUSE COMPENSATRICE. V. *compensateur (repos)*.

PAUSE SINUSALE. V. *bloc sino-auriculaire ou sino-atrial*.

PAUTRIER. V. *lupus lymphangitique en nappe de Leredde et Pautrier*.

PAUTRIER-WORINGER (maladie de) (P. Lucien, fr., 1932). V. *lymphadénopathie dermatopathique*.

PAUZAT (maladie de) (P. Jean, fr., 1887). V. *pied forcé*.

PAVEL. V. *Chiray et Pavel (maladie de)*.

PAVILLON DE L'OREILLE. V. *auricule*.

PAVIMENTEUX PERLÉ (épithéliome). V. *cholestéatome*.

PAVLOV (petit estomac de) (P. Ivan, russe, 1849-1936) [angl. ***Pavlov's stomach***]. Isolement d'une partie de l'estomac que l'on fixe et que l'on ouvre à la paroi cutanée. Cette expérience, réalisée sur des chiens, est destinée à obtenir du suc gastrique pur de tout aliment. Elle est à rapprocher du *repas fictif* (v. ce terme).

PAVLOV (réflexe acide de). V. *réflexe acide de Pavlov*.

PAVLOVIEN, ENNE, *adj.* [angl. ***pavlovian***]. Qui se rapporte à Pavlov. — *théorie p.*

PAVOR NOCTURNUS. V. *terreurs nocturnes*.

PAWLIK (harnais de). Harnais utilisé pour le traitement orthopédique de la luxation de la hanche. Il met les hanches en flexion et abduction et maintient la tête fémorale dans le cotyle.

PB. Abréviation de *Ponction-Biopsie* (v. ce terme).

PBG. Abréviation de *porphobilinogène*. V. *porphyrine*.

PBI. Abréviation du terme anglais ***Protein Bound Iodine.*** V. ce terme et *iodémie*.

$PCCO_2$. Symbole de *pression partielle moyenne du gaz carbonique* dans le sang capillaire.

PCE. Abréviation de *Polyarthrite Chronique Évolutive*. V. *polyarthrite rhumatoïde*.

PCEM. Abréviation de *Premier Cycle d'Études Médicales*. Il dure deux ans. V. *DCEM*.

PCO_2. Symbole de *pression partielle* (v. ce terme) *en gaz carbonique* d'un milieu gazeux (air) ou liquide (sang). Elle est normalement de 40 mm de Hg ou 5,20 kPa dans l'air alvéolaire ($PACO_2$) et dans le sang artériel ($PaCO_2$) ; de 45 à 48 mm de Hg ou 5,85 à 6,25 kPa dans le sang veineux mêlé ($P\bar{v}CO_2$). La PCO_2 du sang mesure le CO_2 dissous dans le plasma.

PcO_2. Symbole de *pression partielle moyenne de l'oxygène* dans le sang capillaire.

PCR. — 1° Polyarthrite Chronique Rhumatismale. V. *polyarthrite rhumatoïde*. — 2° Abréviation de l'angl. ***Polymerase Chain Reaction.*** V. *amplification génique*.

PDF. V. *fibrine (produits de dégradation de la)*.

PDGF. Abréviation du terme anglais ***Platelet Derived Growth Factor.*** Facteur de croissance dérivé des plaquettes sanguines. V. ce terme et *facteurs de croissance*.

PÉAN (opération de) (P. Jules, fr., 1830-1898) [angl. ***Billroth's operation***]. — 1° Syn. *opération de Billroth, 1er procédé*. Résection du pylore et de l'antre avec anastomose gastroduodénale termino-terminale (pratiquée pour la 1re fois par Péan en 1879 et un an plus tard par Billroth).

PEARL (indice de) (P. Raymond, 1932). Chiffre destiné à essayer d'apprécier l'efficacité d'une contraception et représentant le nombre de grossesses par mois pour 100 « années-femme » soit 1 200 mois.

PEARSON. V. *McArdle-Schmidt-Pearson (maladie de)*.

PEARSON (syndrome de) (Pearson H. A., 1979) [angl. ***Pearson's syndrome***]. Association rare observée chez l'enfant d'anémie réfractaire macrocytaire sidéroblastique avec vacuolisation des précurseurs érythroblastiques et granuleux médullaires et d'insuffisance pancréatique exocrine. C'est une affection mitochondriale.

PEARSON, ADAMS ET DENNY BROWN (syndrome de) [angl. ***Pearson, Adams and Denny Brown syndrome***]. Myosite des muscles prétibiaux avec myoglobinurie secondaire, survenant après des efforts de danse ou de patinage.

PEAU, *s. f.* (lat. *pellis*, peau d'animal) (TA *cutis*) (en gr. *derma*) [angl. ***skin***]. Organe membraneux souple recouvrant la surface du corps. On lui décrit deux couches superficielles, l'épiderme recouvrant le derme et une couche profonde, l'hypoderme contenant le pannicule adipeux (v. ces termes). La peau possède des phanères, des glandes sébacées et sudoripares ainsi que des corpuscules tactiles.

PEAU ANSÉRINE. V. *ansérine (peau)*.

PEAU DE CHAGRIN (plaques en) [angl. ***sharkskin spot***]. Plaques cutanées épaissies, ridées, siégeant habituellement dans la région lombo-sacrée, caractéristiques de l'épiloïa (v. *sclérose tubéreuse du cerveau*).

PEAU D'ORANGE (aspect ou phénomène de la) [angl. ***orange peel skin***]. Apparence piquetée de la peau recouvrant un œdème sous-jacent, les orifices des glandes sudoripares formant autant de points en retrait. Cet aspect s'observe notamment dans le cancer du sein, en cas d'obstruction des lymphatiques cutanés par des cellules cancéreuses.

PEAUCIER (signe du) (Babinski) [angl. ***Babinski's platysma sign***]. La contraction du muscle peaucier du cou est plus énergique du côté sain que du côté paralysé dans l'hémiplégie organique. V. *platysma*.

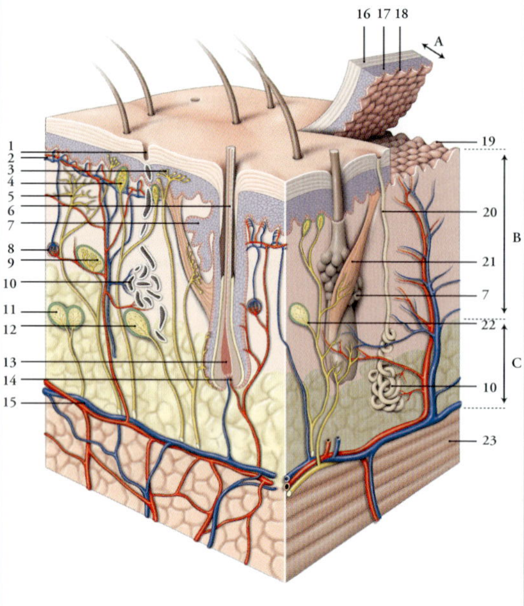

Peau *(vue tridimensionnelle schématique)*

A. épiderme
B. derme
C. toile sous-cutanée

1. pore sudorifère
2. réseau vasculaire sous-papillaire
3. épithéliocyte tactile
4. corpuscule tactile ovoïde
5. terminaison nerveuse libre
6. corps du poil
7. glande sébacée
8. glomus cutané
9. corpuscule tactile
10. glande sudorifère
11. corpuscule bulboïde
12. corpuscule lamelleux
13. bulbe du poil
14. papille du poil
15. réseau vasculaire dermique
16. couche cornée
17. couche granuleuse
18. couche basale
19. papille du derme
20. conduit sudorifère
21. m. arrecteur
22. corpuscule génital
23. m. sous-cutané

PÉCHÉ ORIGINEL ANTIGÉNIQUE [angl. ***original antigenic sin***]. Phénomène par lequel un sujet ayant été vacciné avec (ou infecté par) un premier virus voit ses anticorps contre ce virus s'accroître fortement à la suite de la vaccination ultérieure avec (ou de l'infection par) un second virus apparenté au premier. La mémoire immunologique (v. ce terme) acquise lors de la rencontre avec le premier virus reste intacte.

PECTORAL, ALE, *adj.* (lat. *pectus, pectoris,* poitrine) [angl. ***pectoral***]. Relatif à la poitrine.

PECTORILOQUIE, *s. f.* (Laennec) (lat. *pectus*, poitrine ; *loqui*, parler) [angl. ***pectoriloquy***]. Modification de la voix perçue à l'auscultation. La voix semble sortir directement de la poitrine à travers le canal du stéthoscope (cavernes pulmonaires superficielles, etc.) — ***p. aphonique*** ou ***aphone*** (Guéneau de Mussy). Syn. *signe de Bacelli* (à Rome, 1875) [angl. ***aphonic pectoriloquy***]. Signe stéthoscopique que l'on observe dans les vastes épanchements pleuraux sérofibrineux, mais non dans les pleurésies purulentes. En faisant parler le malade à voix basse, l'oreille qui ausculte perçoit nettement les paroles chuchotées par le malade.

PECTUS CARINATUM (lat.). V. *thorax en bréchet ou en carène.*

PECTUS EXCAVATUM (lat.). V. *thorax en entonnoir*.

PÉDALE (signe de la). Tremblement de la jambe bien visible lorsque le pied repose sur le sol par sa pointe ; on l'observe dans la maladie de Basedow.

PÉDALIER, *s. m.* [angl. ***pedalier***]. Dispositif de mécanothérapie comportant des pédales de bicyclette ou de machine à coudre.

PÉDÉRASTE, *s. m.* (gr. *païs, païdos*, enfant ; *éraô*, j'aime) [angl. ***paederast***]. — 1° Étymologiquement, homme ayant des relations sexuelles avec des enfants. V. *pédophilie*. — 2° Par extension, homme ayant des relations sexuelles avec d'autres hommes. V. *homosexuel* et *sexuels (comportements) déviants ou variants*.

PÉDIATRE, *s. m.* ou *f.* (gr. *païs, païdos*, enfant ; *iatros*, médecin) [angl. ***paediatrician***]. Médecin spécialisé dans les maladies des enfants.

PÉDIATRIE, *s. f.* (gr. *païs*, enfant ; *iatréia*, médecine) [angl. ***paediatrics***]. Branche de la médecine qui s'occupe des maladies des enfants. Médecine infantile.

PÉDICULAIRE, *adj.* (lat. *pediculus*, pou) [angl. ***pedicular***]. Qui concerne les poux. — ***maladie p.*** V. *phtiriase*.

PÉDICULE, *s. m.* (lat. *pediculus*, petit pied) [angl. ***pedicle***]. Partie rétrécie rattachant au corps certaines tumeurs ou certains organes. V. *pédoncule*.

PÉDICULÉ, LÉE, *adj.* [angl. ***pediculate***]. Qui possède un pédicule. V. *sessile*.

PÉDICULES CHOROÏDIENS (syndrome des) (Foix ; Poppi). Variété de syndrome de Déjerine-Roussy avec hémiplégie très accentuée, hémianopsie et absence de signes cérébelleux.

PÉDICULES THALAMO-GENOUILLÉ ET THALAMO-PERFORÉ (syndrome des). V. *carrefour hypothalamique (syndrome du)*.

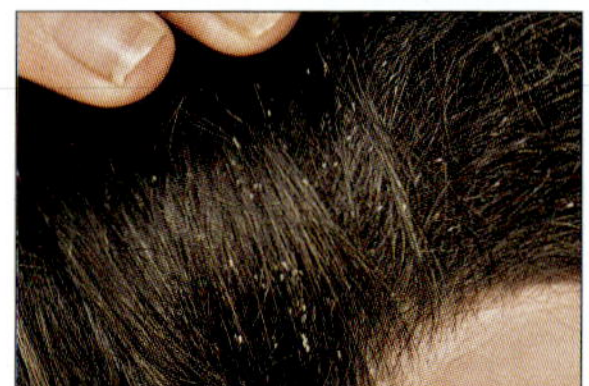

Pédiculose de la tête

PÉDICULOSE, *s. f.* (lat. *pediculus*, pou). Dermatose prurigineuse provoquée par le pou du corps ou celui de la tête V. *phtiriase* et *pou*.

PÉDICURE, *s. m.* ou *f.* [angl. ***chiropodist***]. Auxiliaire médical se consacrant aux soins des affections superficielles des pieds et des orteils (durillons, ongles incarnés) ou bien aux soins du pied normal. V. *podologue*.

PÉDILUVE, *s. m.* (lat. *pes, pedis*, pied ; *luere*, laver) [angl. ***pediluvium***]. Bain de pieds. V. *manuluve*.

PÉDIOMÉTRIE, *s. f.* (Variot, 1908) (gr. *païs, païdos*, enfant ; *métron*, mesure). Ensemble des méthodes qui permettent d'apprécier la croissance de l'enfant.

PÉDODONTIE, *s. f.* (gr. *païs, païdos*, enfant ; *odous, odontos*, dent) [angl. ***paedodontics***]. Odontologie de l'enfant.

PÉDOGAMIE, *s. f.* (gr. *païs, païdos*, enfant ; *gamos*, mariage) [angl. ***pedogamy***]. Processus de fécondation dans lequel les cellules différenciées, qui vont s'unir pour produire le nouvel être, proviennent toutes deux d'un même individu. C'est une variété d'*automixie*.

PÉDOGENÈSE, *s. f.* (Fruhmsholz et Hartemann, 1938) (gr. *païs, païdos*, enfant ; *génésis*, génération) [angl. ***pedogenesis***]. Ensemble des fonctions de reproduction chez l'être humain (fécondation, grossesse, accouchement et puerpéralité).

PÉDONCULAIRE MÉDIAN (syndrome). V. *tegmento-thalamique (syndrome)* et *thalamique et sous-thalamique (syndrome)*.

PÉDONCULAIRES (syndromes) [angl. ***peduncular syndromes***]. Syn. *syndromes mésencéphaliques*. Ensembles de symptômes dus à l'atteinte des ***pédoncules cérébraux*** ou ***mésencéphale,*** c.-à-d. de la partie du tronc cérébral située au-dessus de la protubérance et au-dessous des hémisphères cérébraux. La lésion d'un pédoncule cérébral entraîne une hémiplégie alterne avec, selon le siège de la lésion, des paralysies oculaires, des troubles du tonus, des manifestations cérébelleuses, une dysarthrie. On distingue donc : les *syndromes pédonculaires antérieurs*, par atteinte de la région ventrale ou pied du pédoncule, qui comprennent le *s.* de Weber et *s.* pédonculaire de Foville ; le *s. du locus niger* les *s. de la calotte* par atteinte de la région dorsale du pédoncule ou tegmentum ; les *s. des tubercules quadrijumeaux* par atteinte du toit. V. ces termes.

PÉDONCULE, *s. m.* (lat. *pedunculus*, petit pied) [angl. ***peduncle***]. — 1° Syn. de *pédicule*. — 2° (anatomie du système nerveux). Faisceau de substance blanche reliant deux organes ou régions de l'encéphale. P. ex. : *p. hypophysaire, cérébelleux.*

PÉDONCULE CÉRÉBRAL (TA *pedunculus cerebri*) [angl. ***cerebral peduncle***]. Volumineux cordon de substance blanche situé de façon paire et symétrique à la partie antérieure du *mésencéphale.* V. ce terme et *pédonculaires (syndromes).*

PÉDONCULOTOMIE, *s. f.* [angl. ***pedunculotomy***]. Section chirurgicale du pédoncule cérébral, destinée à interrompre le faisceau pyramidal (pyramidotomie) ou le faisceau spinothalamique (tractotomie).

PÉDOPHILIE, *s. f.* (gr. *païdophilês*, qui aime les enfants). Attirance sexuelle pour les enfants. V. *pédéraste.*

PÉDOPSYCHIATRIE, *s. f.* (gr. *païs, païdos*, enfant ; psychiatrie) [angl. ***child psychiatry***]. Psychiatrie infantile.

PÉDOSPASME, *s. m.* (Escherich) (lat. *pes, pedis,* pied ; spasme) [angl. ***pedal spasm***]. Syn. *spasme pédal.* Contracture du pied en extension et en varus pendant la crise de tétanie ; le dos du pied est cambré, la plante est creusée, les orteils sont fléchis.

PEELING, *s. m.* (angl.). V. *exfoliation.*

PEEP. Abréviation du terme anglais ***Positive End Expiratory Pressure*** : pression positive résiduelle expiratoire (v. ce terme).

PEG. V. *polyéthylène glycol.*

PÉGYLÉ, ÉE, *adj.* (PEG : polyéthylène glycol) [angl. ***pegylated***]. Lié(e) au polyéthylène glycol. P. ex. : *interféron pégylé.*

PEL (syndrome de) (1898) [angl. ***Pel's crisis***]. Crises ophtalmiques du tabès caractérisées par de vives douleurs avec photophobie, larmoiement et blépharospasme.

PEL-EBSTEIN (maladie de) (P. Pieter, holl., 1852-1919). V. *Hodgkin (maladie de).*

PELADE, *s. f.* (peler) [angl. ***alopecia areata***]. Syn. *alopécie en aires* et (inusité) *porrigo decalvans.* Dermatose atteignant les régions pileuses du corps, surtout le cuir chevelu et la barbe ; elle est caractérisée par des plaques d'alopécie bien circonscrites, arrondies, d'évolution rapide, centrifuge et qui peuvent se rejoindre. L'évolution se fait en quelques mois vers la repousse totale des poils. Au niveau des plaques, la peau est lisse, blanche, brillante, non cicatricielle. Près des bords, les *cheveux* prennent un aspect *peladique* en point d'exclamation, en épis, en massue.

PELADE ACHROMATEUSE (Bazin) [angl. ***achromic pelade***]. Variété de pelade dans laquelle la peau est décolorée et atrophiée.

PELADE DÉCALVANTE ou **PELADE DÉCALVANTE UNIVERSELLE** (Bazin) [angl. ***alopecia universalis***]. Variété de *p.* amenant très rapidement une chute complète de cheveux et parfois aussi de tous les autres poils.

PELADE OPHIASIQUE (Sabouraud) [angl. ***ophiasis***]. Syn. *ophiase* ou *ophiasis* (v. ces termes). Variété de *p.* observée chez l'enfant. Elle débute par une plaque chauve sur la nuque, verticale ; puis apparaissent des plaques horizontales qui dénudent en couronne la limite inférieure du cuir chevelu.

PELADE PSEUDO-TONDANTE (Lallier) ou **À CHEVEUX FRAGILES** (Besnier). Variété de *p.* dans laquelle la surface des plaques est parsemée de quelques petits poils peu adhérents.

PELADIQUE, *adj.* [angl. ***peladic***]. Qui se rapporte à la pelade. — ***cheveux p.*** V. *pelade.*

PELADOÏDE, *s. f.* (Leloir) [angl. ***alopecia neurotica***]. Variété de pelade d'origine trophoneurotique.

PÉLAGISME, *s. m.* (lat. *pelagus,* mer) [angl. ***sea-sickness***]. Mal de mer.

PELGER-HUET (anomalie nucléaire familiale de) (Pelger, 1928 ; Huet, 1932) [angl. ***Pelger's nuclear anomaly***]. Anomalie héréditaire du noyau des leucocytes polynucléaires adultes, qui est compact et arrondi. Cette anomalie provoque une déviation très marquée de la formule d'Arneth vers la gauche. Elle ne s'accompagne d'aucun trouble morbide.

PÉLIOSE HÉPATIQUE (gr. *pélios,* sombre) [angl. ***peliosis of the liver***]. Syn. *angiomatose hépatique.* Affection caractérisée *cliniquement* par une fièvre, des douleurs abdominales et des troubles digestifs, mais elle est parfois latente ; *biologiquement* par une élévation des enzymes hépatiques ; *anatomiquement* par une prolifération et une dilatation des sinusoïdes hépatiques. Certaines formes observées au cours du sida sont associées à une bactérie Gram négatif, *Rochalimaea henselae.*

PELIZAEUS-MERZBACHER (maladie de) (P. Friedrich, all., 1885 ; M., 1907-10) [angl. ***Pelizaeus-Merzbacher disease***]. Affection généralement rangée parmi les leucodystrophies soudanophiles (v. ce terme), presque toujours familiale, héréditaire récessive, débutant dès les premiers mois de la vie et évoluant lentement. Elle est caractérisée par une paraplégie spasmodique progressive accompagnée de signes cérébelleux, de déficience mentale, de troubles trophiques et vasomoteurs. *Anatomiquement* on observe au milieu de larges zones démyélinisées, de petits îlots avec fibres nerveuses et gaines de myéline intactes.

PELKAN (éperon de). Symptôme radiologique du scorbut infantile : saillie opaque débordant de chaque côté l'extrémité de la diaphyse osseuse et limitant l'hématome sous-périosté.

PELLAGRE, *s. f.* (Frapolli, 1771) (étymologie discutée : — 1° lat. *pellis,* peau ; *aegra,* malade ; — 2° lat. *pellis* ; *agria,* grossière ; — 3° lat. *pellis* ; gr. *agra*, affection) [angl. ***pellagra***]. Syn. *anicotinose* (inusité). Maladie due à un déséquilibre nutritionnel particulier qui aboutit à une carence en amide nicotinique (vitamine PP ou antipellagreuse) apportée, absorbée ou utilisée de manière insuffisante. Elle est endémique dans les régions où l'alimentation est riche en maïs et pauvre en protéines animales (acides aminés, tryptophane en particulier) ; il semble qu'à côté de la carence en vitamine PP, il en existe d'autres en diverses vitamines du groupe B. Elle est caractérisée cliniquement par un érythème siégeant sur les parties découvertes (cou, face, dos des mains), des troubles digestifs (langue rouge, aphtes, diarrhée), souvent des troubles mentaux, une porphyrinurie et elle peut évoluer vers la cachexie et la mort. Elle guérit rapidement par l'administration de vitamine PP et par un régime équilibré. — ***p. infantile d'Afrique Noire.*** V. *kwashiorkor.*

PELLAGROÏDE, *adj.* [angl. ***pellagroid***]. Qui ressemble à la pellagre et à ses manifestations. P. ex. : *éruption pellagroïde.*

PELLEGRINI-STIEDA (maladie de) (P. Augusto, ital.) [angl. ***Pellegrini-Stieda disease***]. Syn. *maladie de Köhler-Stieda, maladie de Stieda* (P., 1905 ; K., 1905 ; S., 1908). Production osseuse traumatique para-articulaire développée sur le condyle interne du fémur et correspondant à une ossification du ligament latéral interne. On la rencontre également à l'épaule, au coude, à la tibio-tarsienne et sur le ligament rotulien.

PELLET, *s. m.* (terme angl. provenant du français *pelote*). Comprimé d'hormone cristallisée destiné à être inséré sous la peau. V. *implantation.*

PELLIZZI (syndrome de) (P. G., ital., 1910). V. *macrogénitosomie.*

PELLUCIDE, *adj.* (lat. *pellucidus*, diaphane) [angl. ***pellucid***]. Transparent.

PÉLOÏDE, *s. m.* (Société internationale d'hydrologie médicale, 1933) (gr. *pélos*, noirâtre ; *eidos*, aspect) [angl. ***peloid***]. Syn. *pélose.* Terme proposé pour désigner les boues thérapeutiques.

PÉLOSE, *s. f.* V. *péloïde.* — Pélose désigne de préférence les boues naturelles (Dax, Saint-Amand, etc.).

PÉLOTHÉRAPIE, *s. f.* (gr. *pélos,* noirâtre) [angl. ***pelotherapy***]. Traitement par les boues thermales (Dax).

PELVICELLULITE, *s. f.* [angl. ***pelvicellulitis***]. Cellulite pelvienne. Inflammation du tissu cellulaire du bassin.

PELVIGRAPHIE, *s. f.* (lat. *pelvis,* bassin ; gr. *graphein*, décrire). V. *pelvimétrie.*

PELVILOGIE, *s. f.* (lat. *pelvis,* bassin ; gr. *logos*, discours) [angl. ***pelycology***]. Étude du bassin normal ou pathologique (au point de vue obstétrical).

PELVIMÉTRIE, *s. f.* (lat. *pelvis,* bassin ; gr. *métron*, mesure) [angl. ***pelvimetry***]. Mensuration du bassinet médian et surtout de ses diamètres antéro-postérieur et transverse médian, pratiquée en obstétrique à l'aide de la radiographie conventionnelle ou plus volontiers du scanner..

PELVIS, *s. m.* (en lat. bassin) [angl. ***pelvis***]. V. *excavation pelvienne.* • **vessie** •.

PELVIS OBTECTA (lat.) [angl. ***pelvis obtecta***] (obstétrique). Syn. *bassin couvert.* Bassin atteint de spondylizème ou de spondylolisthésis, ces deux variétés de malformations pelviennes déterminant le rétrécissement du détroit supérieur.

PELVISPONDYLITE RHUMATISMALE (S. de Sèze) [angl. ***rheumatoid spondylitis***]. Syn. *spondylose rhizomélique* (Pierre Marie, 1898), *polyarthrite ankylosante, spondylarthrite ankylosante, maladie de Pierre Marie-Strümpell* (S. 1897). Affection peu fréquente, survenant le plus souvent chez des hommes jeunes, évoluant lentement et marquée, au début, par des périodes de douleurs rachidiennes nocturnes ; elle atteint électivement les articulations sacro-iliaques et la colonne vertébrale dont les ligaments se calcifient (v. *syndesmophyte*). Elle s'accompagne parfois d'iritis et d'insuffisance aortique. Elle ne doit pas être confondue avec la polyarthrite rhumatoïde. V. *système HLA.*

PÉLYCOGÈNE, *adj.* — 1° (gr. *pélux, pélukos*, bassin ; *gennan*, produire). Qui retentit sur le bassin. — 2° (*pélux génês*, qui est engendré). Qui est d'origine pelvienne. — ***cyphose p.*** (Freund) (obstétrique). Incurvation cyphotique de très grand arc, à siège intrapelvien, observée lorsque la cinquième vertèbre lombaire fait intégralement partie du sacrum (assimilation symétrique). Il en résulte une élévation du promontoire qui peut être une cause de dystocie. — ***scoliose p.*** (obstétrique). Scoliose lombosacrée ou sacrée déterminant une malformation du bassin, qui est souvent une cause de dystocie.

PEMPHIGOÏDE BULLEUSE (Lever, 1953) [angl. ***bullous pemphigoid***]. Maladie auto-immune de la jonction dermo-épidermique, c'est une dermatose rare survenant surtout après la soixantaine, caractérisée par la présence de bulles sous-épidermiques souvent volumineuses, à contenu clair, siégeant sur le tronc et les zones de flexion des membres, parfois sur les muqueuses. L'éruption, prurigineuse, disparaît spontanément au bout de quelques années. C'est une entité individualisée par les critères immunologiques : la présence d'anticorps circulants (IgG surtout) dirigés contre la membrane basale de l'épiderme sur laquelle ils forment, avec le complément, des dépôts de complexes immuns ; on retrouve ceux-ci dans le liquide des bulles et parfois dans le sérum. Son pronostic sévère a été amélioré par la corticothérapie locale.

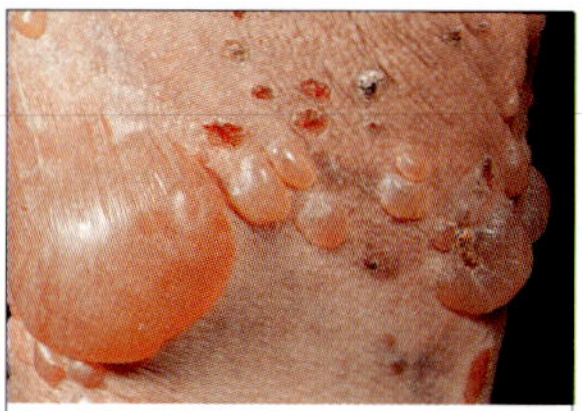

Pemphigoïde bulleuse

PEMPHIGOÏDE SÉBORRHÉIQUE. Mauvaise dénomination du *pemphigus érythémateux* (v. ce terme).

PEMPHIGOÏDES, *s. f. pl.* (gr. *pemphix*, bulle ; *eidos*, apparence) [angl. ***pemphigoid***]. Terme groupant toutes les dermatoses bulleuses différentes du pemphigus vrai : phlyctènes d'origine physico-chimique, éruptions bulleuses médicamenteuses, érythème polymorphe bulleux, bulles pyococciques du pemphigus aigu des nouveau-nés, épidermolyse bulleuse, porphyries cutanées et aussi trois affections bulleuses dont les rapports avec le pemphigus vrai sont encore discutés : le pemphigus aigu fébrile grave de Nodet, le pemphigus chronique bénin familial, la maladie de Dühring-Brocq. Certaines *p.* sont de nature immunologique ; la *p. bulleuse* (v. ce terme) et d'autres dermatoses voisines caractérisées par des dépôts d'IgA dans la membrane basale de l'épiderme.

PEMPHIGUS, *s. m.* (gr. *pemphix*, bulle) [angl. ***pemphigus***]. Syn. *pompholyx* (Willan). Terme employé d'abord pour désigner une lésion cutanée, la bulle, puis toutes les dermatoses dont la bulle constitue l'élément essentiel. Ces dermatoses sont actuellement classées en deux groupes : le *p. vrai* et les *pemphigoïdes.*

PEMPHIGUS AIGU FÉBRILE GRAVE DE NODET (1880) [angl. ***butchers' febrile pemphigus***]. Syn. *maladie des bouchers.* Affection succédant à une blessure chez des sujets que leur profession met en contact avec des cadavres d'animaux. Elle débute par un impétigo banal au point d'inoculation, puis apparaît brutalement une éruption de bulles sur placards érythémateux, tandis que l'état général s'altère rapidement ; elle évolue habituellement vers la mort.

PEMPHIGUS AIGU DES NOUVEAU-NÉS [angl. ***pemphigus neonatorum***]. Maladie épidémique et contagieuse, caractérisée par l'apparition de bulles de pemphigus avec ou sans fièvre chez des enfants vigoureux et bien portants. Elle évolue par poussées et se termine ordinairement par la guérison.

PEMPHIGUS BRÉSILIEN [angl. ***Brazilian pemphigus***]. Variété de *p.* foliacé observée au Brésil chez l'enfant.

PEMPHIGUS CHRONIQUE BÉNIN FAMILIAL (Gougerot et Allée, 1933 ; Howard Hailey et Hugh Hailey, 1939) [angl. ***benign chronic familial pemphigus***]. Syn. *maladie de Hailey-Hailey.* Dermatose rare, familiale, transmise selon le mode dominant, survenant chez l'adulte jeune, caractérisée par des placards érythémateux recouverts de bulles siégeant sur le cou, les aisselles, les aines, les régions anogénitales, par la parfaite conservation de l'état général et par sa bénignité malgré des récidives qui s'échelonnent parfois pendant plusieurs années ; histologiquement par des lésions d'acantholyse respectant la vitalité des cellules. Cette dermatose appartient au groupe des pemphigoïdes. À côté de la forme décrite *(type Hailey-Hailey)* existe une variété *(type Gougerot)* débutant dans le jeune âge et dans laquelle les bulles sont disséminées sur tout le corps.

PEMPHIGUS CICATRICIEL. V. *pemphigus oculaire.*

PEMPHIGUS CONGÉNITAL. V. *épidermolyse bulleuse.*

PEMPHIGUS ÉRYTHÉMATEUX (Ormsby, 1921 ; Senear, 1926) [angl. ***pemphigus erythematosus***]. Syn. *pemphigus séborrhéique* (Touraine), *syndrome de Senear-Usher.* Variété de pemphigus vrai (v. ce terme) caractérisée par l'apparition, sur le visage, d'un érythème rappelant le lupus érythémateux et de placards ressemblant à la dermatite séborrhéique, puis par la survenue, sur le tronc, d'une éruption de bulles qui se rompent rapidement et laissent des croûtes épaisses. L'évolution lente est généralement mortelle.

PEMPHIGUS FOLIACÉ (Cazenave, 1844) [angl. ***pemphigus foliaceus***]. Variété de pemphigus vrai (v. ce terme) dans laquelle les bulles font place, parfois très rapidement, à de vastes placards irréguliers rouge sombre recouverts de petites croûtes lamelleuses, siégeant sur le haut du dos et de la poitrine. La maladie, après quelques longues rémissions, évolue vers la cachexie et la mort en quelques années.

PEMPHIGUS HÉRÉDITAIRE. V. *épidermolyse bulleuse.*

PEMPHIGUS ISOLÉ DES MUQUEUSES. V. *pemphigus oculaire.*

PEMPHIGUS DE NEUMANN. V. *pemphigus végétant.*

PEMPHIGUS OCULAIRE [angl. ***ocular pemphigus***]. Syn. *pemphigus isolé des muqueuses, pemphigus cicatriciel.* Dermatose bulleuse caractérisée par le siège de l'éruption, longtemps localisée aux muqueuses : oculaires surtout, buccale, pharyngée, œsophagienne, génitale ; par sa tendance aux cicatrices, entraînant la formation de symblépharon, d'opacités cornéennes qui aboutissent parfois à la cécité ; par l'apparition tardive de bulles sur la peau de la face, du cou, de la partie supérieure du thorax. Cette dermatose semble être une variété de la maladie de Dühring-Brocq.

PEMPHIGUS SÉBORRHÉIQUE. V. *pemphigus érythémateux.*

PEMPHIGUS SUBAIGU MALIN À BULLES EXTENSIVES (Brocq, 1919) [angl. ***malignant pemphigus with confluent bullae***]. Variété de pemphigus vulgaire (v. ce terme) caractérisée par l'étendue et la confluence des bulles dont la rupture crée de vastes surfaces à vif, suintantes, très douloureuses, par la gravité de l'atteinte de l'état général et par une évolution mortelle en quelques semaines.

PEMPHIGUS TRAUMATIQUE. V. *épidermolyse bulleuse.*

PEMPHIGUS VÉGÉTANT (Neumann, 1876) [angl. ***pemphigus vegetans***]. Syn. *pemphigus de Neumann.* Variété de pemphigus vulgaire (v. ce terme) dans laquelle les bulles, surtout dans la bouche et les plis cutanés, se rompent rapidement, laissant une excoriation qui se couvre de villosités mollasses proliférant en larges placards mamelonnés et suintants.

PEMPHIGUS VRAI [angl. ***pemphigus***]. Groupe de dermatoses ayant en commun « l'importance clinique essentielle des bulles, l'évolution spontanée habituelle vers la mort, enfin le siège épidermique des lésions cutanées majeures : dégénérescence cellulaire et acantholyse d'Auspitz » (de Graciansky et Boulle). Ce groupe comprend : le pemphigus vulgaire, le *p.* subaigu malin à bulles extensives, le *p.* végétant, le *p.* foliacé et le *p.* érythémateux ou séborrhéique. Il est d'origine auto-immune.

PEMPHIGUS VULGAIRE [angl. ***pemphigus vulgaris, malignant pemphigus***]. Variété de pemphigus vrai (v. ce terme) survenant à l'âge moyen de la vie, caractérisé par une éruption de bulles de tailles variables remplies de liquide citrin, indolores, reposant sur une peau saine, siégeant sur tout le corps, prédominant aux plis et atteignant les muqueuses (bouche surtout). Ces bulles se dessèchent ou se rompent. L'éruption s'accompagne d'une atteinte précoce et grave de l'état général (fièvre élevée, troubles digestifs, amaigrissement) ; la maladie évolue habituellement vers la mort en 6 à 12 mois. V. *Nikolsky (signe de)*.

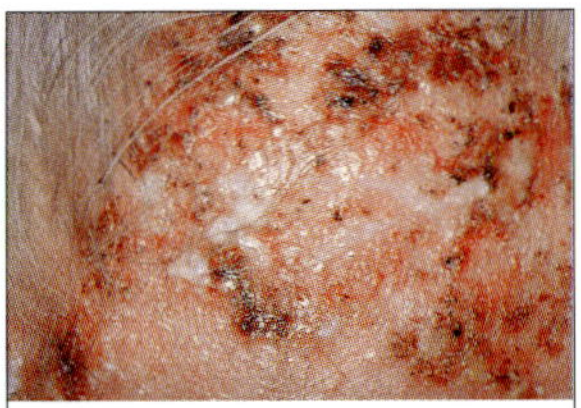

Pemphigus vulgaire

PÉNAME, *s. m.* [angl. ***penam***]. V. *bêtalactamine* et *pénicilline*.

PENA-SHOKEIR (syndrome de) (P. Sergio ; S. M., canadiens, 1974) [angl. ***Pena-Shokeir syndrome***]. Syndrome létal associant une camptodactylie, des ankyloses multiples, des anomalies de la face et une hypoplasie pulmonaire.

PENDAISON, *s. f.* (lat. *pendere*) [angl. ***hanging***]. Constriction du cou par un lien serré par le poids du corps. Elle peut être d'origine suicidaire ou criminelle. V. *strangulation* et *étranglement*.

PENDE (rapport de) (P. Nicola, ital., né en 1880). V. *coefficient pondéral*.

PENDE (syndromes de). — 1° Syn. *cachexie surrénale*. Forme cachectique de l'insuffisance surrénale, caractérisée par un amaigrissement progressif, une peau squameuse, la chute des poils, une lassitude, une hypotension, un abaissement du taux du glucose et du cholestérol dans le sang. — 2° V. *hyperthymie*. — 3° V. *matronisme*.

PENDRED (syndrome de) (P. Vaughan, brit., 1896) [angl. ***Pendred's syndrome***]. Affection familiale, héréditaire à transmission probablement récessive autosomique. Elle est caractérisée par l'association d'une surdité de perception bilatérale, compliquée parfois de mutité et d'un goitre diffus ou nodulaire ; celui-ci, qui apparaît le plus souvent dans la 2e enfance, peut s'accompagner de signes d'hypothyroïdie, en général modérés.

PENDULAIRE (démarche). V. *démarche*.

PENDULAIRE (épreuve) (Mach, 1874). Variante de l'épreuve rotatoire (v. ce terme) dans laquelle le sujet, la tête inclinée de 30° vers le bas, est assis dans un cadre qui peut osciller autour d'un axe vertical, comme un pendule de torsion.

PENDULAIRE (rythme). V. *rythme pendulaire*.

PÉNÉTRANCE, *s. f.* (Vogt, 1926) [angl. ***penetrance***] (génétique). Fréquence avec laquelle un gène manifeste ses effets. V. *expressivité*.

PÉNÉTRATION-SURVIE (test de). V. *Huhner (test de) in vitro*.

D-PÉNICILLAMINE, *s. f.* (DCI) [angl. ***penicillamine***]. Produit de dégradation de la pénicilline (diméthylcystéine) chélateur de certains métaux lourds (mercure, cuivre). Traitement de la dégénérescence hépato-lenticulaire (v. ce terme).

PÉNICILLÉS (vaisseaux) (lat. *penicillum*, pinceau). Vaisseaux capillaires provenant de la ramification d'une artériole en un bouquet de fins ramuscules que l'on a comparés aux poils d'un pinceau.

PÉNICILLINASE, *s. f.* [angl. ***penicillinase***]. Enzyme produite par certaines bactéries, hydrolysant la pénicilline. V. *résistance bactérienne aux antibiotiques*.

PÉNICILLINE, *s. f.* (Fleming, 1929) (lat. *penicillum*, pinceau) [angl. ***penicillin***]. Antibiotique de la famille des bêta-lactamines (v. ce terme). La ***p. naturelle*** (pénicilline G) est élaborée par une moisissure, le *Penicillium notatum* ; elle est douée d'une très grande activité antibactérienne. Celle-ci, très polyvalente, s'exerce *in vitro* et *in vivo* avec une intensité décroissante contre le streptocoque, le pneumocoque, le staphylocoque, le gonocoque, le méningocoque, les germes de la gangrène gazeuse, le bacille diphtérique, le tréponème pâle et certains champignons. Les ***p. semi-synthétiques*** résistent mieux aux pénicillinases (***p. M*** : méthicilline) ou possèdent un spectre d'action plus large, étendu aux germes Gram– (***p. A,*** aminopénicillines : amoxicilline, ampicilline). La nomenclature actuelle place, au sein de la famille des bêtalactamines, les pénicillines classiques dans le groupe des *pénames*. Elles agissent par blocage de la synthèse des peptidoglycanes (constituant de la paroi des bactéries Gram+ et –), en inhibant les transpeptidases, qui la favorisent. La ***p. V*** ou phénoxyméthyl pénicilline, est une *p.* semi-synthétique utilisable par voie orale et d'activité analogue à la p. G. Il est enfin d'autres pénicillines ***(F, K, N, O, S, X).*** V. *Hoigné (syndrome de)*.

PÉNICILLINO-RÉSISTANT, ANTE, *adj.* [angl. ***penicillin-resistant***]. Se dit de microbes sur lesquels la pénicilline est inefficace.

PÉNICILLIOSE, *s. f.* [angl. ***penicilliosis***]. Mycose provoquée par une moisissure, *Penicillium marneffei*. V. *Penicillium*.

PENICILLIUM, *s. m.* (lat. *penicillum, pinceau*) [angl. ***Penicillium***]. Genre de champignon filamenteux dont certaines espèces sont employées dans l'industrie des fromages *(P. roqueforti)* et d'autres dans l'industrie pharmaceutique (v. *pénicilline*). Pratiquement seule l'espèce *P. Marneffei* (Marneffe, bactériologiste fr., 1959) est responsable d'infections opportunistes (v. ce terme et *pénicilliose*) cutanées et pulmonaires observées en Asie du Sud-Est.

PÉNIS, *s. m.* (lat. *penis*, queue des quadrupèdes) [TA et angl. ***penis***]. Syn. *verge*. Organe mâle destiné à la copulation ; il contient l'urètre, les corps érectiles spongieux et caverneux ; il se termine par le gland, recouvert du prépuce et percé du méat urinaire. V. *phallus*.

PÉNITIS, *s. f.* (lat. *penis*, verge) [angl. ***penitis***]. Inflammation totale de la verge, envahissant les tissus érectiles et le fourreau, aboutissant à la suppuration et quelques fois à la gangrène.

PENTALOGIE, *s. f.* (gr. *penté*, cinq ; par analogie avec trilogie et tétralogie ; la pentalogie n'a pas été décrite par Fallot) [angl. ***pentalogy***] (cardiologie). Association d'une tétralogie de Fallot (v. ce terme) et d'une communication interauriculaire (ou interatriale).

PENTAPLOÏDE, *adj.* (gr. *penté*, cinq ; suffixe *ploïde*, tiré par analogie de haploïde, diploïde, etc.) [angl. ***pentaploid***] (génétique). Se dit de certaines constitutions anormales des cellules du *soma* qui possèdent 5 n chromosomes au lieu de 2 n, chiffre normal. V. *polyploïde*.

PENTAPLOÏDIE, *s. f.* [angl. ***pentaploidy***]. État des cellules pentaploïdes (v. ce terme).

PENTASOMIE, *s. f.* (gr. *penté*, cinq ; *soma*, corps) [angl. ***pentasomy***]. Maladie par aberration chromosomique très rare, caractérisée par la présence de 3 chromosomes surnuméraires sur une paire de chromosomes ; le caryotype comporte donc 49 chromosomes au lieu de 46. Les chromosomes surnuméraires ne se trouvent que sur la paire de chromosomes sexuels (pentasomie X ou XXXXX ou pentasomie XY ou XXXXY). La *p.* X se manifeste par des malformations de la face, du squelette (coudes, mains), parfois du cœur et par un retard psychomoteur. V. *polysomie*, *XXXXX (syndrome)* et *XXXXY (syndrome)*.

PENTASTOME, *s. m.* (gr. *penté*, cinq ; *stoma*, bouche) [angl. ***pentastoma***]. V. *linguatule*.

PENTASTOMOSE, *s. f.* [angl. ***pentastomiasis***]. V. *linguatulose*.

PENTOSE, *s. m.* (gr. *penté*, cinq) [angl. ***pentose***]. Sucre (ose) contenant cinq atomes de carbone.

PENTOSURIE, *s. f.* (pentose) [angl. ***pentosuria***]. Anomalie métabolique héréditaire bénigne, observée chez certains Juifs américains, constituée par l'excrétion urinaire de L-xylulose.

PÉOTILLOMANIE, *s. f.* (gr. *péos*, verge ; *tillô*, je tire ; *mania*, folie) [angl. ***peotillomania***]. Habitude de porter la main au niveau de la région génitale ; tic différent de l'onanisme.

PÉPLOS, *s. m.* (gr. *péplos*, vêtement) [angl. ***peplos***]. Enveloppe virale. V. *virus*.

PEPPER (syndrome de) (P. William, amér., 1901) [angl. ***Pepper's syndrome***]. Syndrome dû, chez le très jeune enfant, au développement des métastases hépatiques d'un sympathome embryonnaire de la médullosurrénale ; il est caractérisé par une hépatomégalie considérable qui masque la tumeur primitive et par une évolution vers une cachexie mortelle en 2 à 3 mois. V. *Hutchinson (tumeur d')* et *neuroblastome*.

PEPSINE, *s. f.* (Schwann, 1836) (gr. *peptos*, digéré) [angl. ***pepsin***]. Enzyme protéolytique soluble contenue dans le suc gastrique et servant à transformer les protéines des aliments en peptones, c'est-à-dire en corps facilement solubles et diffusibles, capables, par conséquent, d'être absorbés et assimilés. La *p.* se forme par activation du *pepsinogène* produit par la muqueuse gastrique. Elle agit en milieu très acide.

PEPTIDASE, *s. f.* (peptide ; désinence -ase, indiquant une diastase, une enzyme) [angl. ***peptidase***]. Enzyme protéolytique (hydrolase) agissant soit au milieu des chaînes peptidiques (endopeptidase), soit à l'une de ses extrémités (exopeptidase). V. ces termes.

PEPTIDE, *s. m.* [angl. ***peptide***]. Protéine formée par la réunion de plusieurs acides aminés. Selon le nombre de ceux-ci, on décrit des dipeptides, des tripeptides... des décapeptides, etc. V. *polypeptide.*

PEPTIDE AURICULAIRE (ou **ATRIAL**) **NATRIURÉTIQUE (ANP)** [angl. ***Atrial Natriuretic Peptide***]. V. *facteur natriurétique auriculaire (ou atrial).*

PEPTIDE C ou **PEPTIDE DE CONNEXION** [angl. ***C peptide***]. V. *insuline.*

PEPTIDE CÉRÉBRAL NATRIURÉTIQUE (BNP) [angl. ***brain natriuretic peptide***]. Peptide découvert en 1988 dans le cerveau du porc (d'où son nom) et sécrété surtout par les cellules musculaires des ventricules du cœur. L'intérêt diagnostique et pronostique de son dosage plasmatique dans l'insuffisance cardiaque est actuellement à l'étude. Un taux sanguin inférieur à 100 pg/mL est à considérer comme normal, et supérieur à 400 pg/mL évocateur d'insuffisance cardiaque. Sa structure et son action hormonale sont voisines de celles du facteur natriurétique auriculaire (ou atrial). V. ce terme, *NT-proBNP, peptides vasoactifs* et *natriurétiques.*

PEPTIDE INHIBITEUR GASTRIQUE [angl. ***Gastric Inhibitory Peptide, GIP***]. V. *GIP.*

PEPTIDE NATRIURÉTIQUE DE TYPE C [angl. ***C type natriuretic peptide***] (Sudoh T. *et coll.*, jap., 1988). Peptide natriurétique découvert dans le cerveau du porc et synthétisé également par l'endothélium. Contrairement au facteur natriurétique atrial et au peptide cérébral natriurétique, il aurait une action non pas hormonale mais locale, paracrine. V. *peptides vasoactifs et natriurétiques.*

PEPTIDE T [angl. ***peptide T***]. Octapeptide synthétique identique au fragment gp (glycoprotéine d'enveloppe) 120 du *VIH*, lequel joue un rôle essentiel dans la fixation de ce dernier sur le récepteur CD 4 du lymphocyte T.

PEPTIDE VASO-ACTIF INTESTINAL [angl. ***Vasoactive Intestinal Peptide, VIP***]. V. *VIP.*

PEPTIDES MORPHINOMIMÉTIQUES. V. *morphines endogènes.*

PEPTIDES OPIACÉS ou **OPIOÏDES** [angl. ***opioid peptides***]. V. *morphines endogènes.*

PEPTIDES VASOACTIFS ET NATRIURÉTIQUES [angl. ***natriuretic and vasoactive peptides***]. Syn. *vasopeptides.* Peptides *vasodilatateurs* et natriurétiques. Ils sont de ***trois types : — A,*** découvert en 1981, sécrété par les cellules musculaires des oreillettes (ou atriums) (ANP, ANF, peptide auriculaire [ou atrial] natriurétique, *facteur natriurétique auriculaire (ou atrial)*, v. ce terme) ; — ***B,*** découvert en 1988, sécrété par les cellules musculaires des ventricules cardiaques (BNP, *peptide cérébral natriurétique,* v. ce terme) ; — ***C,*** découvert en 1988, sécrété par les cellules endothéliales (CNP, *peptide natriurétique de type C,* v. ce terme). Tous sont dégradés par une vasopeptidase, *l'endopeptidase neutre (NEP),* dont l'inhibition est mise à profit pour traiter l'hypertension artérielle et l'insuffisance cardiaque. V. *urodilatine.*

PEPTIQUE, *adj.* (gr. *peptos,* digéré) [angl. ***peptic***]. Relatif à la digestion. V. *ulcère peptique.*

PEPTOCOCCACEÆ, *s. f. pl.* [angl. ***Peptococcaceae***]. Famille bactérienne appartenant à l'embranchement des Firmicutes et comprenant le genre *Peptococcus.*

PEPTOCOCCUS, *s. m.* (gr. *peptos*, digéré ; *kokkos*, grain) [angl. ***Peptococcus***]. Genre bactérien appartenant à la famille des *Peptococcaceæ*, anaérobie, habituellement non pathogène pour l'homme. V. *Peptostreptococcus.*

PEPTOGÈNE, *adj.* (gr. *peptos*, digéré ; *génnan*, produire) [angl. ***peptogenic***]. Se dit des substances dont l'ingestion augmente la production de la pepsine du suc gastrique.

PEPTOLIDE, *s. m.* V. *streptogramine.*

PEPTONE, *s. f.* (gr. *peptos*, digéré) [angl. ***peptone***]. Mélange de peptides provenant de la dégradation de substances protéiniques. On l'utilise comme bouillon de culture en bactériologie.

PEPTOSTREPTOCOCCUS, *s. m.* (gr. *peptos*, digéré ; streptococcus) [angl. ***Peptostreptococcus***]. Genre bactérien de la famille des *Streptococcaceæ*. Aérobie strict, il parasite l'intestin. On l'a isolé de lésions gangréneuses. V. *Peptococcus.*

PEPYS. V. *Hinson-Pepys (maladie de).*

PÉRACÉPHALE, *s. m.* (I. G. St-Hilaire) (gr. *péra*, outre mesure ; *aképhalos*, acéphale) [angl. ***paracephalus***]. Monstre acéphalien chez lequel l'arrêt du développement porte aussi sur la partie supérieure du tronc et qui ne présente pas de membres supérieurs.

PERCUSSION, *s. f.* (lat. *percutere*, frapper) [angl. ***percussion***]. — 1° (Leopold Auenbrugger, 1761). Mode d'exploration clinique, qui consiste à provoquer certains sons en frappant avec un doigt *(percussion immédiate)* une région déterminée du corps pour reconnaître l'état des parties sous-jacentes. On interpose généralement un doigt de l'autre main *(percussion médiate)* entre les téguments et le doigt qui percute. V. *auscultation, inspection* et *palpation.* — ***p. paradoxale*** (Hertz). Sonorité de la poitrine coïncidant avec une grande abondance de râles ; phénomène observé dans l'œdème aigu pulmonaire. — 2° Mode de massage qui consiste à frapper plus ou moins légèrement avec le poing demi-fermé la partie que l'on veut masser.

PERCUTANÉ, ÉE, *adj.* [angl. ***percutaneous***]. Syn. *transcutané.* Qui se produit à travers la peau. — ***test p.*** V. *percuti-réaction* et *Vollmer (test de).* — ***vaccination p.*** Vaccination pratiquée au moyen d'un certain nombre de piqûres perforant la peau à travers la solution vaccinale déposée auparavant sur l'épiderme. P. ex. : vaccination *p.* par le BCG (Rosenthal, 1939).

PERCUTI-RÉACTION, *s. f.* (Moro, 1908 ; Hamburger, 1933) [angl. ***percutaneous reaction***]. Syn. *test de Moro.* Réaction cutanée inflammatoire obtenue, en cas de tuberculose, avec une tuberculine concentrée à froid et formolée, dont on dépose une goutte sur l'épiderme décapé à l'éther ; une onction de trente secondes suffit à provoquer la réaction dans les deux premiers jours. La *p.* est plus sensible et d'un emploi plus simple que la cuti-réaction. V. *tuberculine (test à la).*

PERFORMANCE VENTRICULAIRE [angl. ***ventricular performance***] (cardiologie). Capacité d'adaptation ventriculaire aux besoins de la circulation sanguine. Elle dépend de la contractilité et de la fréquence, mais aussi de la précharge, de la postcharge (v. ces termes). Les indices de *p. v.* sont notamment en phase isovolumique (v. ce terme) le rapport dp/dt max ou valeur maxima de la dérivée de la pression ventriculaire par rapport au temps et en phase éjectionnelle, la fraction d'éjection et la vitesse moyenne de raccourcissement des fibres cardiaques. V. ces termes et *intervalles de temps systoliques.*

PERFUSEUR, *s. m.* [angl. ***infusor***]. Dispositif permettant d'effectuer une perfusion.

PERFUSION, *s. f.* [angl. ***infusion***]. Injection intraveineuse lente et prolongée d'une quantité importante de soluté iso- ou hypertonique, généralement salé ou sucré, contenant ou non des médicaments. — ***p. intestinale.*** V. *dialyse intestinale.* — ***p. sanguine.*** V. *transfusion.*

PÉRIADÉNITE, *s. f.* (gr. *péri*, autour ; *adên*, glande) [angl. ***perilymphadenitis***]. Inflammation de l'atmosphère conjonctive périganglionnaire (complication de l'adénite aiguë).

PERIADENITIS MUCOSA NECROTICA RECURRENS (lat.) (Sutton, 1911). Aphtes géants et mutilants, avec inflammation du tissu qui entoure les glandes salivaires accessoires de la muqueuse buccale.

PÉRIADÉNOÏDITE, *s. f.* [angl. ***periadenoitis***]. Phlegmon du pharynx nasal développé au point d'implantation des végétations adénoïdes.

PÉRIANGIOCHOLITE, *s. f.* [angl. ***periangiocholitis***]. Inflammation et suppuration du tissu hépatique autour des voies biliaires. Elle accompagne généralement l'angiocholite et se traduit anatomiquement par de nombreux abcès miliaires ou par des abcès aréolaires du foie.

PÉRIAPEXITE, *s. f.* V. *mono-arthrite apicale.*

PÉRIAPPENDICITE, *s. f.* [angl. ***periappendicitis***]. Péritonite localisée autour de l'appendice.

PÉRIAQUEDUCAL (syndrome). V. *aqueduc de Sylvius (syndrome de l').*

PÉRIARTÉRITE, *s. f.* [angl. ***periarteritis***]. Inflammation de la tunique externe des artères. Elle est, en général, accompagnée de lésion des autres tuniques et l'artérite est totale.

PÉRIARTÉRITE NOUEUSE (PAN) [angl. ***periarteritis nodosa***]. Syn. *maladie de Kussmaul-Maier* (1866), *panartérite noueuse.* Affection rare, caractérisée par une ***symptomatologie*** polymorphe dans laquelle dominent une atteinte de l'état général avec fièvre irrégulière et asthénie intense ; des signes de névrites multiples : douleurs vives de siège très variable avec atrophie musculaire et abolition des réflexes ; des douleurs musculaires ; des manifestations cutanées : nodosités dures et mobiles ou éruptions érythémateuses ou purpuriques ; des atteintes viscérales : rénales, cardiovasculaires, digestives, respiratoires, oculaires. Elle aboutit presque toujours à la mort en quelques semaines ou en quelques années. ***Anatomiquement,*** la maladie est caractérisée par des lésions d'artérite segmentaire avec granulome périvasculaire formant des nodosités réparties sur les artères de moyen et de petit calibre, superficielles ou viscérales ; elles évoluent vers l'oblitération ou l'anévrisme. La *p. n.* est ***classée*** parmi les maladies du collagène et parmi les maladies à complexes immuns. Certains auteurs groupent autour de la *PAN* classique la micropolyangéite microscopique (v. ce terme), la *PAN* secondaire à une affection virale (hépatite B), le syndrome de Churg et Strauss et la maladie de Kawasaki. V. *angéite allergique.*

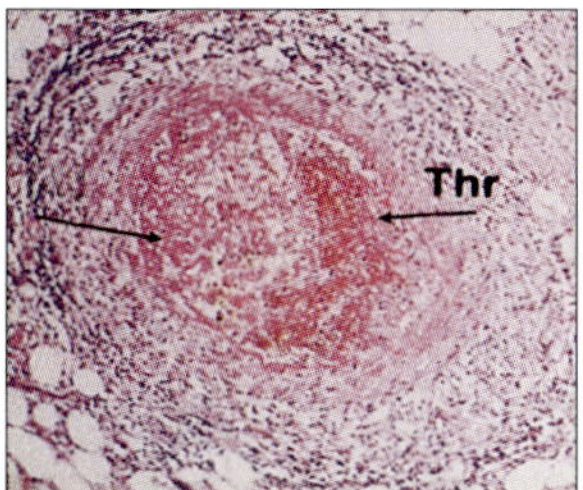

Périartérite noueuse
Artère thrombosée

PÉRIARTÉRITE SEGMENTAIRE SUPERFICIELLE. V. *artérite temporale.*

PÉRIARTHRITE, *s. f.* (gr. *péri*, autour ; *arthron*, articulation) [angl. ***periarthritis***]. Rhumatisme extra-articulaire qui atteint l'ensemble des tissus fibrotendineux entourant l'articulation : les deux formes les plus fréquentes sont la *p.* de l'épaule (*p.* scapulo-humérale) et la *p.* de la hanche. La ***p. scapulo-humérale*** (v. *Duplay, maladie de*) peut être pure, consécutive à une tendinite de la coiffe des rotateurs de l'épaule (v. ce terme) ou à une bursite de voisinage ; associée à une arthrose cervicale ou à une névralgie cervico-brachiale. En fait, cette affection inflammatoire touche tous les plans de l'articulation, elle est tout autant articulaire que périphérique (lésions synoviales, de la portion intra-articulaire du tendon supérieur du long biceps). Il s'agit donc d'une arthrite inflammatoire. Elle peut évoluer vers la raideur. V. *épaule gelée* et *rhumatisme neurotrophique du membre supérieur.*

PÉRICAL, *s. m.* V. *Madura (pied de).*

PÉRICARDE, *s. m.* (gr. *péri*, autour ; *kardia*, cœur) [TA et angl. ***pericardium***]. Enveloppe fibroséreuse du cœur composée du ***p. fibreux*** entourant le ***p. séreux,*** lui-même formé de deux feuillets *pariétal* et *viscéral* dont la ligne de réflexion se fait autour de l'origine des gros vaisseaux. V. *Theile (sinus de).*

PÉRICARDECTOMIE ou **PÉRICARDIECTOMIE**, *s. f.* (péricarde ; gr. *ektomê*, ablation) [angl. ***pericardectomy***]. Syn. *péricardiolyse, cardiolyse.* Décortication du cœur indiquée dans la péricardite chronique constrictive pour libérer le cœur de la coque fibreuse ou calcaire qui en trouble profondément le fonctionnement. Elle consiste dans la résection de la gangue péricardique essentiellement au niveau du sillon atrioventriculaire des ventricules et des orifices des gros vaisseaux.

PÉRICARDIOCENTÈSE, *s. f.* (péricarde ; gr. *kentein*, piquer) [angl. ***pericardiocentesis***]. Syn. *péricardocentèse* . Ponction du péricarde. Elle peut se faire par voie épigastrique ou sous-costale (Marfan), dans le 5ᵉ espace intercostal gauche, l'aiguille étant guidée éventuellement par échocardiographie ou bien avec plus de sécurité par un abord chirurgical.

PÉRICARDIOLYSE, *s. f.* [angl. ***pericardiolysis***]. V. *péricardectomie.*

PÉRICARDIOTOMIE, *s. f.* (péricarde ; gr. *tomê*, section) [angl. ***pericardiotomy***]. Syn. *péricardotomie.* Incision faite au péricarde dans le but d'évacuer une collection liquide de cette séreuse.

PÉRICARDIQUE, *adj.* [angl. ***pericardial***]. Qui a rapport au péricarde. — ***adhérences p.*** V. *symphyse cardiaque.* — ***frottement p.*** V. *cuir neuf (bruit de).*

PÉRICARDITE, *s. f.* [angl. ***pericarditis***]. Inflammation du péricarde, aiguë ou chronique, sèche ou avec épanchement (séreux, purulent, hémorragique).

PÉRICARDITE AIGUË BÉNIGNE ou **ÉPIDÉMIQUE** ou **FUGACE** ou **AIGUË NON SPÉCIFIQUE BÉNIGNE** [angl. ***idiopathic acute pericarditis***]. Péricardite survenant chez les adultes jeunes, caractérisée par son début aigu très douloureux et fébrile et son évolution classique vers la guérison complète, malgré des récidives possibles. Son origine virale est loin d'être toujours prouvée (virus de la grippe, de la pneumonie atypique, etc.).

PÉRICARDITE CALLEUSE. V. *péricardite constrictive.*

PÉRICARDITE CONSTRICTIVE [angl. ***constrictive pericarditis***]. Syn. désuet *péricardite calleuse.* Forme de *p.* chronique caractérisée par l'épaississement du sac péricardique *(pachypéricardite)*, qui constitue une gangue fibreuse, lardacée ou calleuse, parfois calcifiée, progressivement rétractile, enserrant le cœur dont elle gêne les mouvements (adiastolie). Elle finit par entraîner une insuffisance cardiaque où prédomine l'hypertension veineuse (surtout dans le domaine de la veine cave inférieure) avec ascite importante, gros foie (pseudo-cirrhose péricardique ; v. ce terme), cyanose, distension des jugulaires, plus tardivement œdème des jambes. Cette défaillance cardiaque ne cède qu'à la péricardectomie. La tuberculose en est devenue une cause plus rare que les néoplasmes. V. *symphyse cardiaque.*

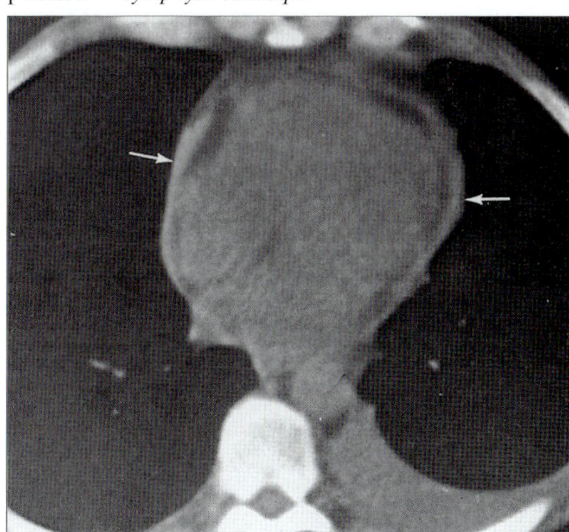

Péricardite constrictive. Scanner

PÉRICARDITE SYMPHYSAIRE. V. *symphyse du péricarde.*

PÉRICARDOCENTÈSE, *s. f.* V. *péricardiocentèse.*

PÉRICARDO-PÉRIHÉPATIQUE (symphyse) (Gilbert et Garnier)V. *pseudo-cirrhose péricardique.*

PÉRICARDOPLASTIE, *s. f.* (péricarde ; gr. *plassein*, former) [angl. ***pericardoplasty***]. Intervention chirurgicale consistant en un modelage du péricarde obtenu en règle par une résection partielle.

PÉRICARDOSCOPIE, *s. f.* (gr. *péri*, autour ; *kardia*, cœur ; *skopein*, examiner) [angl. ***pericardoscopy***]. Technique dérivée de la fibroscopie (v. ce terme), permettant l'examen peropératoire du péricarde.

PÉRICARDOTOMIE, *s. f.* V. *péricardiotomie.*

PÉRICARYONE, *s. m.* (Sherrington) (gr. *péri*, autour ; *karuon*, noyau) [angl. ***perikaryon***]. V. *neurone.*

PÉRICHOLANGIOLITE, *s. f.* (gr. *péri*, autour ; *kholê*, bile ; *angéion*, vaisseau) [angl. ***periangiocholitis***]. Inflammation du tissu interstitiel des espaces portes qui entoure les cholangioles ou canaux biliaires interlobulaires.

PÉRICHOLÉCYSTITE, *s. f.* (gr. *péri*, autour ; *khôlê*, bile ; *kustis*, vessie ; désinence *-ite* signifiant inflammation) [angl. ***pericholecystitis***]. Inflammation du tissu cellulaire qui entoure la vésicule biliaire.

PÉRICHONDRITE, *s. f.* (gr. *péri*, autour ; *khondros*, cartilage ; désinence *-ite* signifiant inflammation) [angl. ***perichondritis***]. Inflammation souvent suppurative du périchondre, membrane fibreuse entourant un cartilage. Elle s'observe surtout au niveau du larynx.

PÉRICHONDROME, *s. m.* (Cruveilhier) (gr. *péri*, autour ; *khondros*, cartilage ; désinence *-oma* signifiant tumeur) [angl. ***perichondroma***]. Syn. *chondrome externe* (Virchow). Chondrome ayant pour origine le périoste ou quelquefois les couches corticales de l'os. Il siège surtout sur les grands os des membres, l'omoplate, le bassin où il peut être, par son volume, une cause de dystocie.

PÉRICOLITE, *s. f.* (gr. *péri*, autour ; *kôlon*, côlon ; désinence *-ite* signifiant inflammation) [angl. ***pericolitis***]. Péritonite localisée autour du côlon, plastique ou suppurée, consécutive le plus souvent à une colite segmentaire.

PÉRICONCEPTION, *s. f.* Ensemble des phénomènes physiologiques et pathologiques concernant la reproduction de l'espèce. Son étude concerne donc aussi bien la contraception que le traitement de la stérilité.

PÉRICORNÉAL (cercle). V. *périkératique (cercle).*

PÉRICORONARITE, *s. f.* (gr. *péri*, autour ; lat. *corona*, couronne) [angl. ***pericoronitis***]. Infection des tissus qui entourent la couronne d'une dent incluse dans le maxillaire (sac péricoronaire).

PÉRICOWPÉRITE, *s. f.* [angl. ***pericowperitis***]. Inflammation du tissu cellulaire qui entoure les glandes de Méry (ou de Cowper) ; complication fréquente de la cowpérite.

PÉRICYSTICITE, *s. f.* Inflammation des tissus entourant le canal cystique.

PÉRICYSTITE, *s. f.* (gr. *péri*, autour ; *kustis*, vessie) [angl. ***pericystitis***]. Inflammation de tout l'espace celluleux qui entoure la vessie. — L'inflammation localisée en avant de la vessie (cavité de Retzius) prend le nom de *paracystite* ou *extracystite.*

PÉRICYTE, *s. m.* (gr. *péri*, autour ; *kutos*, cellule) [angl. ***pericyte***]. Cellules formant la tunique externe du capillaire ou périthélium. V. *lymphangiopéricytome.*

PÉRIDIDYMITE, *s. f.* (gr. *péri*, autour ; *didumos*, jumeau, testicule) [angl. ***perididymitis***]. Inflammation de la pérididyme ou tunique albuginée du testicule.

PÉRIDIVERTICULITE, *s. f.* (Maxwell Tellnig) [angl. ***peridiverticulitis***]. Variété de périsigmoïdite due à l'inflammation de diverticules du côlon.

PÉRIDUODÉNITE, *s. f.* [angl. ***periduodenitis***]. Péritonite chronique localisée autour du duodénum déterminant des brides et des adhérences avec les organes voisins.

PÉRIDURAL, ALE, *adj.* (gr. *péri*, autour ; lat. *dura* [*mater*], dure-mère) [angl. ***peridural***]. Situé autour de la dure-mère. V. *épidurale (méthode).* — ***anesthésie p.*** V. *anesthésie épidurale.*

PÉRIDUROGRAPHIE, *s. f.* (gr. *péri*, autour ; lat. *dura* [*mater*], dure-mère ; gr. *graphein*, écrire). V. *épidurographie.*

PÉRIENCÉPHALITE, *s. f.* (gr. *péri*, autour ; *enképhalos*, encéphale) [angl. ***periencephalitis***]. Inflammation de l'écorce grise, accompagnant une méningite. — ***p. chronique diffuse*** ou ***périencéphalo-méningite chronique diffuse*** (Calmeil). V. *paralysie générale progressive.*

PÉRIFOLLICULAIRE, *adj.* (gr. *péri*, autour ; lat. *folliculus*, enveloppe) [angl. ***perifollicular***]. Autour d'un follicule (pileux, p. ex.).

PÉRIFOLLICULITE PILAIRE ou **PILOSÉBACÉE** [angl. ***perifolliculitis***]. Inflammation de la peau qui entoure les follicules pileux. Elle est tantôt isolée, tantôt agminée.

PÉRIFOLLICULITE URÉTRALE. Inflammation du tissu cellulaire périurétral, au niveau des foramina atteints de folliculite. C'est une complication de la blennorragie. Elle peut être le point de départ d'un abcès périurétral.

PÉRIGASTRITE, *s. f.* [angl. ***perigastritis***]. Péritonite localisée au pourtour de l'estomac.

PÉRIHÉPATITE, *s. f.* [angl. ***perihepatitis***]. Inflammation de la capsule fibreuse du foie *(capsulite périhépatique)* ou du péritoine qui entoure cet organe *(péritonite partielle périhépatique).* — ***p. gonococcique*** ou ***p. d'origine génitale.*** V. *Fitz-Hugh et Curtis (syndrome de).*

PÉRIKÉRATIQUE (cercle) (gr. *péri*, autour ; *kéras*, cornée). Syn. *cercle péricornéal.* Cercle vasculaire que l'on observe autour de la cornée dans les kératites.

PÉRIKYSTECTOMIE, *s. f.* Ablation d'un kyste et de l'enveloppe qui l'entoure (périkyste).

PÉRIKYSTITE, *s. f.* [angl. ***pericystic inflammation***]. Inflammation de l'enveloppe conjonctive généralement très vasculaire qui entoure les kystes. C'est la *p. infectieuse* qui détermine la suppuration des kystes hydatiques du foie.

PÉRILYMPHE, *s. f.* (gr. *péri*, autour ; *numphê*, déesse des eaux) (TA *perilympha*) [angl. ***perilymph***]. Liquide séparant les labyrinthes osseux et membraneux de l'oreille interne. Il ne communique pas avec l'endolymphe (v. ce terme).

PÉRIMAXILLITE, *s. f.* [angl. ***perimaxillitis***]. Périostite des maxillaires.

PÉRIMÉNINGITE AIGUË SPINALE (Albers, 1833). Affection rare caractérisée *anatomiquement* par l'inflammation primitive du tissu cellulo-adipeux qui enveloppe la dure-mère rachidienne. Du point de vue *clinique*, elle se manifeste ordinairement par des douleurs vives et lancinantes, puis par une paralysie flasque avec anesthésie dans la partie inférieure du corps. La paralysie gagne les muscles du thorax et la mort survient par asphyxie.

PÉRIMÈTRE, *s. m.* [angl. ***perimeter***] (ophtalmologie). Instrument destiné à explorer l'étendue du champ visuel (v. ce terme). Il en existe plusieurs types : *p.* de Landolt, de Magitot, appareil de Goldmann ; ce dernier comporte essentiellement une coupole dont le sujet fixe le centre et sur la concavité de laquelle se déplacent des index lumineux de taille et de luminance variables.

PÉRIMÉTRIE, *s. f.* [angl. ***perimetry***]. Exploration de l'étendue du champ visuel à l'aide du périmètre (v. ce terme).

PÉRIMÉTRITE, *s. f.* ou **PÉRIMÉTRO-SALPINGITE** (Pozzi) (gr. *mêtra*, utérus) [angl. ***perimetritis***]. Pelvipéritonite secondaire à une affection des annexes.

PÉRIMYSIUM, *s. m.* (gr. *péri*, autour ; *mus*, muscle) [angl. ***perimysium***]. Gaine conjonctive séparant les différents faisceaux d'un muscle strié. V. *endomysium* et *épimysium* • 👁 **muscle** •.

PÉRINATALE (période) (gr. *péri*, autour ; lat. *natus*, né) [angl. ***perinatal period***]. Période allant du 154e jour de la gestation au 7e jour après la naissance (OMS). V. *néonatale (période).*

PÉRINATALITÉ, *s. f.* Ensemble des conditions et des soins qui entourent la naissance de l'enfant avant, pendant et après la grossesse : lutte contre la stérilité, conseil génétique, surveillance de la femme enceinte, de son accouchement, du nouveau-né et du nourrisson, etc. V. *périnatalogie.* (La surveillance de la *p.* est régie, en France, par la loi du 12 juillet 1978.)

PÉRINATALOGIE ou (mieux) **PÉRINATOLOGIE**, *s. f.* [angl. ***perinatology***]. Syn. *médecine périnatale.* Étude des maladies de l'enfant qui peuvent survenir pendant les périodes précédant ou suivant immédiatement la naissance. V. *nipiologie.*

PÉRINÉE, *s. m.* (gr. *périnéos*) [TA et angl. ***perineum***]. Ensemble des parties molles dessinant une région losangique située au-dessous du diaphragme pelvien, limitée en avant par la symphyse pubienne, en arrière par le coccyx et latéralement par les branches ischiopubiennes ; elle est traversée par l'anus et le vagin.

PÉRINÉOCÈLE, *s. f.* (gr. *périnéos*, périnée ; *kêlê*, hernie) [angl. ***perineocele***]. Hernie périnéale.

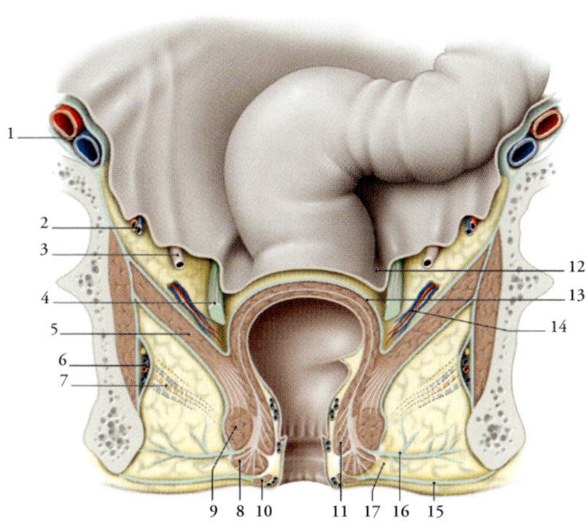

Espaces pelviens et périnéaux postérieurs.
Coupe frontale du petit bassin féminin

1. artère et veine iliaques externes
2. vaisseaux ovariques
3. uretère
4. ligament utéro-sacral
5. muscle élévateur de l'anus
6. pédicule pudendal dans son canal
7. artère et veine rectales inférieures (fosse ischio-rectale)
8. muscle sphincter externe de l'anus (partie profonde)
9. muscle sphincter externe de l'anus (partie superficielle)
10. muscle sphincter externe de l'anus (partie sous-cutanée)
11. muscle sphincter interne de l'anus
12. fosse para-rectale
13. fascia rectal
14. artère et veine rectales moyennes dans le ligament latéral du rectum (espace para-rectal)
15. fascia périnéal superficiel
16. tractus fibreux de la fosse ischio-rectale
17. espace périanal

PÉRINÉOPLASTIE, *s. f.* (gr. *périnéos*, périnée ; *plassein*, former) [angl. ***perineoplasty***]. « Autoplastie de la région périnéale » (Littré).

PÉRINÉORRAPHIE, *s. f.* (gr. *périnéos*, périnée ; *rhaphê*, suture) [angl. ***perineorrhaphy***]. Suture des deux lèvres d'un périnée déchiré au cours d'un accouchement, après leur avivement si la déchirure est ancienne avec, au besoin, reconstitution du plan musculo-aponévrotique profond et myorraphie des releveurs.

PÉRINÉOSTOMIE, *s. f.* (gr. *périnéos*, périnée ; *stoma*, bouche). V. *urétrostomie périnéale*.

PÉRINÉOTOMIE, *s. f.* (gr. *périnéos*, périnée ; *tomê*, section) [angl. ***perineotomy***]. Incision du périnée.

PÉRINÉPHRITE, *s. f.* (Rayer) (gr. *péri*, autour ; *néphros*, rein) [angl. ***perinephritis***]. Syn. *paranéphrite*. Inflammation de l'enveloppe cellulo-adipeuse du rein. Elle évolue vers la sclérose *(p. scléreuse)*, vers l'hypertrophie graisseuse *(p. fibro-lipomateuse)* ou vers la suppuration *(phlegmon périnéphrétique)*.

PÉRINÈVRE, *s. m.* (Key et Retzius, 1873) (gr. *péri*, autour ; *neuron*, nerf) [angl. ***perineurium***]. Fine membrane entourant un faisceau de fibres nerveuses périphériques. V. *épinèvre, Schwann (gaine de), Tarlov (kyste de)* et *endonèvre*.

PÉRIODE, *s. f.* V. *demi-vie*.

PÉRIODIQUE, *adj.* [angl. ***periodic***]. Qui se reproduit à intervalles réguliers. P. ex. *maladie p.* — ***folie p.*** V. *folie périodique*. — ***paralysie p.*** V. *paralysie périodique familiale*. — ***vomissements p.*** V. *vomissements acétonémiques*.

PÉRIODIQUE (maladie) (Reimann, 1950) [angl. ***familial Mediterranean fever, periodic fever ou disease***]. Syn. *épanalepsie méditerranéenne* (H. Mamou, 1951), *maladie des Arméniens, monoarthrite aiguë récidivante et paroxysmes abdominaux* (Benmussa) ; *fièvre méditerranéenne familiale, polysérite familiale paroxystique* ou *récidivante*. Affection de nature inconnue, familiale, à transmission en règle autosomique récessive (le gène étant localisé sur le bras court du chromosome 16), frappant les jeunes et électivement les Israélites nord-africains et les Arméniens. Elle est caractérisée par la répétition, à intervalles variables, pendant de nombreuses années, de crises brutales disparaissant spontanément en quelques jours, soit articulaires, soit abdominales (simulant l'appendicite ou l'occlusion aiguë), soit abdomino-thoraciques, soit fébriles avec splénomégalie, soit plus rarement neutropéniques, purpuriques, sialorrhéiques, péricardiques, cellulitiques, etc. Elle se complique parfois d'atteinte rénale et d'amylose de type AA. Le gène dont les mutations sont responsables de la maladie (nommée *MEFV* pour MEditerranean FeVer) code une protéine nommée *pyrine* ou *marénostrine*. V. *Muckles et Wells (syndrome de), fièvre familiale hibernienne, CINCA (syndrome), hyperimmunoglobulinémie D avec fièvre périodique (syndrome de l')* et *FAPA*.

PÉRIODONTE, *s. m.* V. *desmodonte* • 👁 **gomphose** •.

PÉRIODONTITE, *s. f.* V. *parodontite*.

PÉRIODONTITE EXPULSIVE (gr. *péri*, autour ; *odous, odontos*, dent). V. *pyorrhée alvéolo-dentaire*.

PÉRIODONTITE SIMPLE. V. *périostite alvéolo-dentaire*.

PÉRIODONTITE SUPPURÉE. V. *ostéophlegmon*.

PÉRIŒSOPHAGITE, *s. f.* [angl. ***perioesophagitis***]. Inflammation du tissu cellulaire qui entoure l'œsophage.

PÉRIONYXIS, *s. f.* (gr. *péri*, autour ; *onux*, ongle) [angl. ***perionyxis***]. Syn. *paronychie*. Inflammation des replis périunguéaux.

PÉRIOPHTALMITE, *s. f.* V. *capsulite*.

PÉRIORCHITE, *s. f.* (Kocher) (gr. *péri*, autour ; *orkhis*, testicule). V. *pachyvaginalite*.

PÉRIOSTAL, PÉRIOSTÉAL ou **PÉRIOSTIQUE**, *adj.* [angl. ***periosteal***]. Qui se rapporte au périoste. — ***ossification p.*** V. *ossification*. — ***ostéosarcome p.*** V. *ostéosarcome*.

PÉRIOSTE, *s. m.* (gr. *péri*, autour ; *ostéon*, os) [TA et angl. ***periosteum***]. Membrane fibreuse recouvrant l'os, à l'exception des surfaces articulaires ; elle sert à la nutrition, à la croissance et éventuellement à la réparation osseuse.

PÉRIOSTÉITE, *s. f.* (peu usité). V. *périostite*.

PÉRIOSTÉOGENÈSE, *s. f.* Formation sous le périoste d'une couche ostéoïde plus friable que l'os vrai, que l'on observe chez les nouveau-nés atteints de syphilis congénitale.

PÉRIOSTÉOPLASTIE, *s. f.* V. *ostéoplastie périostique*.

PÉRIOSTÉOSE, *s. f.* V. *périostose*.

PÉRIOSTITE, *s. f.* [angl. ***periosteitis***]. Syn. *périostéite*. Nom générique des inflammations aiguës ou chroniques du périoste ; elles s'accompagnent généralement d'ostéite. — ***p. albumineuse*** (Ollier et Poncet, 1874). *P.* caractérisée par l'existence, en face du cartilage de conjugaison des os longs, d'une collection sous ou extra-périostique de liquide transparent et visqueux. C'est une forme rare et atténuée d'ostéomyélite, due au staphylocoque doré et qui évolue de façon subaiguë ou torpide. — ***p. alvéolodentaire*** ou ***p. dentaire*** [angl. ***dental periostitis***]. Syn. *périodontite simple*. Inflammation de la membrane alvéolo-dentaire succédant presque toujours à la carie dentaire. — ***p. exanthématique du maxillaire*** (Salter). Ostéite suppurée à marche aiguë, aboutissant à la nécrose, observée surtout chez les enfants convalescents de fièvres éruptives. — ***p. externe rhumatismale*** (Duplay). V. *p. albumineuse*. — ***p. phlegmoneuse*** (E. Boeckel). V. *ostéomyélite infectieuse aiguë*. — ***p. rampante*** (Knaggs) [angl. ***creeping periostitis***]. Variété de leontiasis ossea.

PÉRIOSTOSE, *s. f.* [angl. ***periostosis***]. Syn. *périostéose*. Lésion non inflammatoire du périoste pouvant se transformer en exostose.

PÉRIOSTOSE ENGAINANTE ACROMÉGALIQUE. V. *ostéoarthropathie hypertrophiante pneumique*.

PÉRIPACHYMÉNINGITE PURULENTE AIGUË [angl. ***acute purulent peripachymeningitis***]. Inflammation suppurative aiguë de la face externe de la dure-mère spinale et du tissu conjonctif qui la sépare de la colonne vertébrale, avec décollement de la dure-mère, sur une plus ou moins grande étendue. Elle succède presque toujours à une lésion localisée du rachis.

PÉRIPARTUM, *s. m.* (gr. *péri*, autour ; lat. *partum*, accouchement) [angl. ***peripartum***]. Période comprenant le dernier mois de la grossesse et les premières semaines qui suivent l'accouchement.

PÉRIPARTUM (cardiomyopathie du). V. *Meadows (syndrome de).*

PÉRIPHÉRIQUE (syndrome) (neurologie). Ensemble de symptômes dus à l'atteinte du neurone périphérique au niveau de la corne antérieure, des racines antérieures ou postérieures, du ganglion ou du nerf.

PÉRIPHLÉBITE, *s. f.* (gr. *péri*, autour ; *phleps*, veine) [angl. ***periphlebitis***]. Syn. *paraphlébite.* Inflammation du tissu conjonctif qui entoure une veine. Dénomination souvent appliquée, à tort, à la phlébite des veines superficielles ou à la phlébite variqueuse.

PÉRIPILAIRE, *adj.* (gr. *péri* ; lat. *pilus*, poil). V. *circumpilaire.*

PÉRIPOLÉSIS, *s. f.* (Burns, 1967) (gr. *péripolêsis*, action de tourner autour) [angl. ***peripolesis***]. Prise de contact d'une cellule avec une autre ; en particulier d'un lymphocyte qui s'accole à une autre cellule et se déplace le long d'elle. Elle n'y pénètre pas, comme dans l'empéripolésis (v. ce terme).

PÉRIPROCTITE SEPTIQUE DIFFUSE (Vidal) [angl. ***gangrenous periproctitis***]. Syn. *cellulite pelvienne, périrectite gangréneuse, phlegmon diffus périano-rectal.* Inflammation diffuse périrectale, secondaire le plus souvent à une plaie de l'anus ou du rectum et frappant surtout les diabétiques ou les alcooliques.

PÉRIPROSTATITE, *s. f.* [angl. ***periprostatitis***]. Inflammation du tissu cellulaire qui entoure la prostate. Elle est le plus souvent la conséquence d'une prostatite. Plus rarement, elle succède à l'inflammation d'un organe voisin (vessie, rectum, vésicule séminale).

PÉRIRECTITE, *s. f.* [angl. ***periproctitis***]. Inflammation du tissu cellulaire périrectal. — ***p. gangréneuse.*** V. *périproctite septique diffuse.*

PÉRISALPINGITE SÉREUSE. Inflammation du péritoine qui entoure la trompe, survenant généralement par poussées brusques au cours d'une pelvipéritonite secondaire à une affection des annexes.

PÉRISIGMOÏDITE, *s. f.* [angl. ***perisigmoiditis***]. Foyer d'infection qui avoisine le côlon pelvien ou l'anse sigmoïde, quelle qu'en soit l'origine, interstitielle ou par propagation.

PERISINUSOÏDAL, ALE, *adj.* [angl. ***perisinusoidal***]. Qui est situé autour des sinusoïdes. — ***espace p.*** V. *Disse (espace de).*

PÉRISPLÉNITE, *s. f.* [angl. ***perisplenitis***]. Péritonite localisée à la partie du péritoine qui entoure la rate.

PÉRISSOPLOÏDE, *adj.* (gr. *périssos*, impair ; suffixe *ploïde*, tiré par analogie de haploïde, diploïde, etc.) (génétique). Se dit des cellules polyploïdes (v. ce terme) possédant un nombre impair de *n* chromosomes *(3 n, 5 n, 7 n...).*

PÉRISTALTIQUE, *adj.* (gr. *péri*, autour ; *stellein*, resserrer) [angl. ***peristaltic***]. Se dit des contractions qui se font de haut en bas dans l'estomac et l'intestin.

PÉRISTALTISME, *s. m.* [angl. ***peristaltism***]. Contractions péristaltiques.

PÉRISTALTOGÈNE, *adj.* [angl. ***producing peristaltism***]. Qui provoque des contractions péristaltiques.

PÉRISTASE, *s. f.* (gr. *péri*, autour ; *stasis*, position) [angl. ***peristasis***] (génétique). V. *phénotype 2°.*

PÉRISYNOVITE, *s. f.* [angl. ***perisynovitis***]. Abcès ou phlegmon de la gaine conjonctive qui entoure une synoviale. Il succède le plus souvent à une synovite suppurée.

PÉRITHÉLIOME, *s. m.* [angl. ***perithelioma***]. Nom proposé par Reclus pour désigner une tumeur maligne due à la prolifération des cellules conjonctives qui forment la tunique adventice d'une artère (périthélium). Il s'applique en particulier à une variété de tumeur diffuse primitive de la pie mère formant des manchons aux petits vaisseaux qui pénètrent dans le cortex cérébral.

PÉRITHÉLIUM, *s. m.* (Eberth) [angl. ***perithelium***]. Tunique externe discontinue des capillaires, faite de péricytes.

PÉRITOINE, *s. m.* (gr. *péri*, autour ; *teinein*, tendre) [TA et angl. ***peritoneum***]. Membrane recouverte d'une séreuse tapissant l'intérieur de la paroi abdominale *(p. pariétal)* et recouvrant les viscères abdominaux *(p. viscéral).* Ces deux feuillets délimitent une cavité virtuelle, la cavité péritonéale et sont reliés par les mésos.

PÉRITOINE (maladie gélatineuse du) (Péan ; Werth) [angl. ***gelatinous ascites***]. Épanchement péritonéal de consistance gélatineuse, provenant de la rupture d'un kyste mucoïde dans l'abdomen (kyste de l'ovaire surtout ou kyste intestinal) ; il peut entraîner des greffes tumorales sur le péritoine.

PÉRITOMIE, *s. f.* (gr. *péri*, autour ; *tomê*, section). V. *circoncision.*

PÉRITONÉO-DIALYSE, *s. f.* V. *dialyse péritonéale.*

PÉRITONÉO-PLEURAL (syndrome) (Fernet et Boulland, 1884-1885). Syn. *syndrome de Fernet-Boulland.* Syndrome caractérisé par l'association d'une péritonite tuberculeuse à forme ascitique et d'une pleurésie de même nature, uni- ou bilatérale.

PÉRITONÉOSCOPIE, *s. f.* (gr. *péritonaïon*, péritoine ; *skopein*, examiner). V. *cœlioscopie.*

PÉRITONISATION, *s. f.* [angl. ***peritonization***]. Syn. *autoplastie péritonéale.* Temps spécial de la laparotomie ayant pour but de recouvrir de séreuse toutes les surfaces cruentées, de façon que l'intestin en tous les points de la cavité abdominale s'adosse, comme chez le sujet sain, à une surface lisse et recouverte d'endothélium.

PÉRITONITE, *s. f.* [angl. ***peritonitis***]. Inflammation aiguë ou chronique du péritoine. On en décrit de nombreuses variétés, suivant son étendue : *p. généralisée, p. localisée* autour d'un organe ; — suivant sa cause : *p. par perforation, p. tuberculeuse*, etc. — ***p. encapsulante*** (Josa, 1927). Affection, de causes variées, caractérisée par la formation aux dépens du péritoine d'une membrane épaisse, blanc nacré, qui enserre une partie plus ou moins grande des viscères abdominaux.

PÉRITRICHE, *s. m.* (Ellis) (gr. *péri*, autour ; *thrix*, cheveu) [angl. ***peritrichia***]. Variété de bacille muni de cils vibratiles sur tout son pourtour.

PÉRITYPHLITE, *s. f.* (gr. *péri*, autour ; *tuphlos*, cæcum) [angl. ***perityphlitis***]. Inflammation du péritoine qui entoure le cæcum.

PÉRI-UNGUÉAL, ALE, *adj.* (gr. *péri*, autour ; lat. *unguis*, ongle) [angl. ***periungual***]. Autour de l'ongle.

PÉRI-URÉTÉRITE, *adj.* [angl. ***periureteritis***]. Inflammation généralement chronique du tissu cellulaire qui entoure l'uretère ; c'est une complication des urétérites. — La ***p. fibreuse*** ou fibrolipomateuse accompagne l'urétérite chronique sans dilatation, augmente l'épaisseur des parois de l'urétérite et diminue son calibre par compression.

PÉRI-URÉTÉRITE PLASTIQUE. V. *Ormond (maladie d').*

PÉRI-URÉTRITE, *s. f.* [angl. ***periurethritis***]. Inflammation des tissus qui entourent l'urètre ; elle peut être chronique ou aiguë (phlegmon) et, dans ce dernier cas, être circonscrite *(abcès urineux* ou *tumeur urineuse)* ou diffuse *(infiltration d'urine).* V. *abcès urineux* et *urineuse (infiltration).*

PÉRIVAGINITE DISSÉQUANTE ou **PHLEGMONEUSE**. Inflammation du tissu cellulaire du petit bassin localisée autour du vagin.

PÉRIVASCULAIRE, *adj.* [angl. ***perivascular***]. Autour des vaisseaux.

PÉRIVASCULARITE, *s. f.* [angl. ***perivasculitis***]. Inflammation des espaces périvasculaires.

PÉRIVISCÉRITE, *s. f.* (Huchard) [angl. ***periviscerititis***]. Inflammation chronique des séreuses qui entourent les viscères (association d'une péritonite, d'une pleurésie et d'une péricardite à forme sèche). Ce terme est actuellement employé dans le sens de péritonite chronique fibro-adhésive localisée à un segment du tube digestif dont elle gêne le fonctionnement.

PÉRIWARTHONITE, *s. f.* Inflammation des tissus qui entourent le canal de Warthon.

PERLE SANGUINE. V. *tache rubis.*

PERLÈCHE, *s. f.* (J. Lemaistre, 1886) [angl. ***perleche***]. Maladie de peau bénigne, due à des germes variés, contagieuse, caractérisée par une exulcération siégeant au niveau de la commissure des lèvres, bilatérale, évoluant en deux ou trois semaines, mais sujette à récidiver. Elle se rencontre surtout chez les enfants. C'est une complication de l'impétigo.

PERLINGUAL, ALE, *adj.* (lat. *per*, à travers ; *lingua*, langue) [angl. ***perlingual***]. À travers la langue. — *voie p.* Voie d'absorption de certains médicaments (trinitrine).

PERLS (coloration de) (P. Max, all., 1843-1881) [angl. ***Perls's test***]. Technique histologique destinée à mettre en évidence l'*hémosidérine,* laquelle se teinte en bleu de Prusse après traitement par l'acide chlorhydrique et le ferrocyanure de potassium.

PERMÉATION, *s. f.* (S. Handley) (lat. *per, à travers ; meare,* passer) [angl. ***permeation***]. Propagation par greffes successives des cellules cancéreuses le long des troncs lymphatiques, d'où production de lymphangite cancéreuse.

PERMICTIONNEL, ELLE, *adj.* (lat. *per,* pendant). Qui se produit pendant l'émission d'urine.

PERNICIEUX, EUSE, *adj.* (lat. *pernicies,* perte, destruction) [angl. ***pernicious***]. Se dit de certaines formes graves des maladies, la gravité étant due, non au terrain (âge du sujet, état antérieur), mais à la nature même du mal. — ***accès p.*** V. *fièvre pernicieuse.* — ***anémie p.*** V. ce terme. — ***fièvre p.*** V. ce terme.

PERNICIOSITÉ, *s. f.* [angl. ***malignancy***]. Caractère particulièrement grave présenté par certaines formes de maladies (paludisme, anémie), de nature à entraîner la mort rapide ou presque immédiate.

PERNION, *s. m.* (lat. *pernio,* engelure). V. *engelure.*

PERNIOSE, *s. f.* (lat. *pernio*) [angl. ***perniosis***]. Terme sous lequel certains auteurs groupent le livedo, l'érythrocyanose sus-malléolaire, l'acrocyanose et l'érythème induré de Bazin.

PERNKOFF (P. Eduard, autr., né en 1888). V. *Taussig-Bing-Pernkoff (syndrome de).*

PÉROMÈLE, *s. m.* (gr. *pêros,* infirme ; *mélos,* membre) [angl. ***peromelus***]. Monstre caractérisé soit par l'absence plus ou moins complète d'un ou de plusieurs membres *(ectromèle),* soit par l'état rudimentaire des mains ou des pieds *(hémimèle).*

PÉROMÉLIE, *s. f.* [angl. ***peromelia***]. Malformation présentée par les sujets péromèles (v. ce terme).

PÉRONÉ, *s. m.* V. *fibula.*

PEROPÉRATOIRE, *adj.* (lat. *per,* pendant) [angl. ***peroperative***]. Qui se produit au cours d'une intervention chirurgicale.

PER OS (en lat. par la bouche). Par voie buccale.

PÉROU. V. *uta* et *verruga.*

PÉROU (baume du) [angl. ***Peruvian balm***]. Substance aromatique s'écoulant du tronc d'un arbre, le *Myroxylon pereiræ,* utilisée en pharmacie comme antiseptique et comme expectorant.

PEROXYDASE, *s. f.* [angl. ***peroxidase***]. Enzyme oxydante pouvant décomposer l'eau oxygénée (peroxyde d'hydrogène, d'où son nom) avec production d'oxygène actif, c'est-à-dire capable d'oxyder énergiquement les corps voisins. La *p.* est très proche de la catalase, composée du même groupement prosthétique (hème) mais différente par la structure de sa partie protéinique (apo-enzyme).

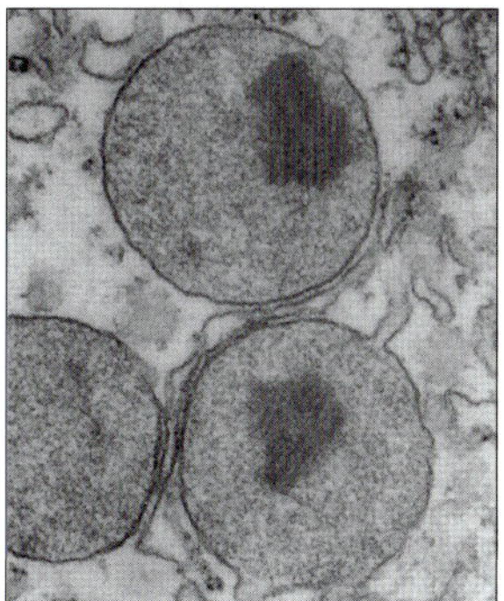

Peroxysomes

PEROXYSOME, *s. m.* (Rhodin, 1954 ; Novikoff, 1953 ; Duve, 1966) (lat. *per,* indiquant une plus grande quantité ; gr. *oxus,* pointu ; *sôma,* corps) [angl. ***peroxisome***]. Particule, présente dans le cytoplasme des cellules végétales et animales, contenant des enzymes (catalase, uricase et amino-oxydase) ; on trouve surtout les *p.* dans les cellules du foie et des tubes rénaux. Leur activité est encore mal connue, surtout chez l'homme : ils joueraient un rôle dans la production et la dégradation du peroxyde d'hydrogène, dans la régulation énergétique de la cellule, la synthèse des acides aminés et l'oxydation des acides gras. On classe parmi les *maladies peroxysomiales* la maladie de Zellweger, la maladie de Refsum et l'adrénoleucodystrophie. V. ces termes.

PERPÉTUATION, *s. f.* (lat. *perpetuare,* rendre perpétuel) [angl. ***perpetuation***]. « Conservation des espèces par la reproduction des individus » (Littré).

PER PRIMAM. Locution latine signifiant : (cicatrisation) par première intention.

PERRIN (méthode de) [angl. ***Perrin's method***]. Technique de rééducation vertébrale par étirement.

PERRIN (opération de) (P. Maurice, fr., 1826-1889). V. *cervicocystopexie.*

PERRIN-FERRATON (maladie de) (Perrin M., 1859 ; Ferraton, 1905) [angl. ***Perrin-Ferraton disease***]. Syn. *hanche à ressaut ou à ressort, maladie de Morel-Lavallée* . Maladie caractérisée par un claquement sec et bref se produisant dans certains mouvements de la hanche dû à l'accrochage par le grand trochanter, anormalement saillant, de la partie supérieure du fascia lata tendue par le grand fessier dans une attitude particulière. Elle se rencontre chez les sujets nerveux et souvent chez les simulateurs.

PERRONCITO (signe de) (P. Eduardo, ital., 1847-1936). Douleur provoquée par la pression au niveau du duodénum, accompagnée de tympanisme de cette partie de l'intestin : signe fréquent dans l'ankylostomiase.

PERROQUET, *s. m.* Poignée suspendue au-dessus du lit, permettant au sujet de se soulever lui-même avec l'aide des mains.

PERSÉCUTÉ, TÉE, *adj.* et *s. m.* ou *f.* [angl. ***persecuted***]. Sujet atteint du délire de persécution. V. *psychose hallucinatoire chronique.* — ***p. persécuteur*** (Falret, 1878). *P.* ayant des réactions antisociales (intrigues, revendications, procès, crimes). V. *paranoïaque (psychose).*

PERSÉCUTION, *s. f.* [angl. ***persecution***]. — ***délire de la p.*** V. *psychose hallucinatoire chronique.* — Des ***idées de p.*** [angl. ***feelings of persecution***] sont parfois observées à titre épisodique au cours de l'alcoolisme subaigu, de la manie, de la démence sénile, de la paralysie générale, de l'épilepsie, etc., chez des individus qui se considèrent comme des victimes, sans systématiser leurs idées délirantes.

PERSÉVÉRATION, *s. f.* (Pick) (lat. *perseverare*) [angl. ***perseveration***]. Tendance qui existe chez certains malades (apraxiques) à reproduire constamment le mouvement qu'ils viennent d'exécuter *(p. clonique)* ou à prolonger la contraction musculaire une fois l'acte accompli *(p. tonique).* Ce terme s'applique quelquefois à la répétition de gestes ou de mots.

PERSONNALITÉ, *s. f.* [angl. ***personality***] (psychologie). Ensemble des éléments morphologiques, physiologiques, intellectuels et affectifs conférant à chaque individu son originalité. — ***p. multiple.*** V. *hystérie* et *hystérique.* — V. aussi *dédoublement de la personnalité.*

PERSORPTION, *s. f.* [angl. ***persorption***]. Passage de fines particules alimentaires solides (p. ex. grains d'amidon), pouvant atteindre le diamètre de 150 µm, entre les cellules de l'épithélium intestinal.

PERSPIRATION, *s. f.* (lat. *per,* à travers ; *spirare,* souffler) [angl. ***perspiration***]. Exhalation de vapeur d'eau et de gaz à travers une membrane. — Ce mot ne s'emploie guère que dans l'expression *p. cutanée ;* il désigne alors les échanges gazeux qui se font à travers la peau (élimination de vapeur d'eau et d'acide carbonique, absorption d'oxygène).

PERTE DE CHANCE SANITAIRE (de survie ou de guérison) [angl. ***loss of chance to survive or to be healed***]. Terme du vocabulaire légal désignant un *préjudice* particulier invoqué lorsqu'une incertitude pèse sur le lien de causalité entre un acte médical et une complication. Il permet de dissocier les actions entreprises devant les juridictions civiles et pénales. V. *aléa thérapeutique.*

PERTE DE SEL (syndrome de). V. *déplétion sodique (syndrome de).*

PERTHES (épreuve de) (P. George, all., 1895) [angl. ***Perthes's test***]. Syn. *épreuve de Delbet et Mocquot* (1913). Manœuvre destinée à apprécier, en cas de varices, la circulation veineuse profonde de la jambe. Un garrot peu serré est placé en dessous de la crosse de la saphène ; après une marche de quelques minutes, les varices s'effacent si les veines profondes sont perméables ; dans le cas contraire, les veines se dilatent et une sensation pénible de tension du mollet apparaît. V. *Takats (épreuve de G. de).*

PERTHES (maladie de). V. *ostéochondrite déformante juvénile de la hanche.*

PERTHES-JÜNGLING (ostéite cystoïde de) (Jüngling, 1919) [angl. ***Perthes-Jüngling disease***]. Syn. *ostéite polykystique de Jüngling.* Localisation de la maladie de Besnier-Bœck-Schaumann aux os des doigts et des orteils. Elle se manifeste par un gonflement, une douleur, des nodosités juxta-articulaires et de petites bulles claires bien circonscrites visibles sur la radiographie.

PERVENCHE, *s. f.* [angl. ***periwinkle***]. Plante herbacée de la famille des Apocynacées. De la petite *p. (Vinca minor),* commune en Europe, on extrait la *vincamine,* alcaloïde proposé dans le traitement des troubles ischémiques cérébraux ; de la grande *p. (Vinca major),* plante de Madagascar, la *vinblastine* et la *vincristine* qui sont des alcaloïdes anticancéreux.

PERVERSION, *s. f.* (lat. *pervertere,* corrompre) [angl. ***perversion***]. Déviation des instincts (de nutrition, de reproduction, d'association) ou du jugement, due à un trouble psychique (débilité, perversité morale) qui provoque des tendances affectives et morales contraires aux tendances normales.

PERVERSITÉ, *s. f.* [angl. ***perversity***]. Trouble psychique ayant un « caractère proprement moral. Elle consiste dans le plaisir à faire le mal ; elle comporte une joie de nuire qui a un caractère essentiellement haineux » (Pichon).

PES ADDUCTUS (lat.). Syn. *metatarsus adductus, metatarsus varus.* Malformation du pied que caractérise le déjettement des métatarsiens en dedans par rapport à l'axe du pied.

PES ARCUATUS (lat.). V. *pied creux.*

PES CAVUS (lat.). V. *pied creux.*

PES EXCAVATUS (lat.). V. *pied creux.*

PES SUPINATUS (lat.). Malformation du pied caractérisée par une torsion ou bascule à 90° de l'avant-pied telle que la plante regarde en dedans, l'arrière-pied étant normal.

PESCADOR (dérivation de). V. *dérivation 2°.*

PESSAIRE, *s. m.* (gr. *pessos,* pessaire, pièce d'un jeu) [angl. ***pessary***]. Instrument que l'on introduit dans le vagin pour maintenir l'utérus, lorsque cet organe est déplacé (prolapsus, etc.).

PESTALOZZI (anévrisme de) (appelé aussi à tort *anévrisme disséquant*). Épanchement de sang dans la gaine lymphatique périvasculaire, qui se rencontre soit dans l'hémorragie, soit dans le ramollissement cérébral.

PESTE, *s. f.* (lat. *pestis,* fléau) [angl. ***plague, pest***]. Nom donné autrefois à toutes les grandes épidémies, d'où le nom de *maladies pestilentielles* qui désignait les maladies épidémiques. — Actuellement c'est une maladie infectieuse, épidémique et contagieuse d'une extrême gravité, existant à l'état endémique au centre de l'Asie, au centre de l'Afrique et dans les Amériques, caractérisée par les signes généraux propres à toutes les infections graves (fièvre élevée, tachycardie, oppression, stupeur, délire, etc.) et, suivant le cas, par l'apparition de bubons aux aines et aux aisselles (*p. bubonique* la plus fréquente : 90 à 95 % des cas), par des signes d'inflammation pulmonaire (*p. pneumonique* la plus contagieuse et la plus grave : mortelle en 2 à 3 jours), par des hémorragies se faisant par les diverses muqueuses et au niveau des téguments *(p. noire),* parfois seulement par les signes généraux d'une *septicémie* rapidement mortelle. L'emploi précoce des antibiotiques a transformé le pronostic de cette maladie. Elle est due à un coccobacille, le bacille de Yersin (1894) : *Yersinia pestis,* dont les réservoirs sont certains rongeurs sauvages (v. *peste endogée*) ; dans la diffusion des épidémies, le rat joue un rôle essentiel, transmettant la maladie à l'homme par l'intermédiaire de la puce. La peste est une maladie à déclaration obligatoire en France.

PESTE AVIAIRE (Centanni, ital., 1901) [angl. ***avian plague***]. Maladie contagieuse, due à un orthomyxovirus, qui frappe les poules et accessoirement quelques autres oiseaux. Elle est caractérisée par une somnolence profonde qui aboutit presque toujours à la mort. V. *grippe aviaire.*

PESTE BOVINE [angl. ***cattle plague***]. Syn. *typhus contagieux.* Maladie infectieuse, inoculable et contagieuse, spéciale aux bovidés, mais pouvant se transmettre à quelques autres espèces (moutons, chèvres, chameaux). Elle est due à un virus et sévit en Asie centrale et en Afrique. Elle est caractérisée par un état typhoïde extrêmement grave et par une inflammation des muqueuses conjonctivales, pituitaire, buccale et vaginale avec ulcérations.

PESTE ENDOGÉE (H. Mollaret, 1963) (gr. *endon,* en dedans ; *gê,* terre) [angl. ***latent plague***]. Peste (v. ce terme) persistant à l'état latent après une épizootie, le bacille survivant dans le sol des terriers où habitaient les rongeurs réservoirs de germe. La maladie reparaît périodiquement, au moment où les terriers infectés sont réoccupés par une nouvelle population de rongeurs.

PESTE ÉQUINE [angl. ***equine plague***]. Maladie infectieuse spéciale aux équidés et localisée en Afrique ; elle est caractérisée par une évolution rapide et très souvent mortelle, marquée par des manifestations congestives et œdémateuses surtout pulmonaires. Elle est due à un virus très probablement transmis par un insecte.

PESTE PORCINE [angl. ***swine plague***]. Syn. *fièvre porcine, hog-cholera, choléra du porc.* Maladie contagieuse, épizootique, inoculable, due à un pestivirus, non transmissible à l'homme, spéciale au porc. Elle est caractérisée par une atteinte profonde de l'état général, avec manifestations pulmonaires, digestives, nerveuses, un érythème purpurique et une évolution rapide vers la mort. V. *Pestivirus.*

PESTICINE, *s. f.* Bactériocine (v. ce terme) du bacille pesteux.

PESTIFÉRÉ, RÉE, *adj.* [angl. ***plague patient***]. Qui est atteint de la peste.

PESTILENTIEL, ELLE, *adj.* [angl. ***pestilential***]. Qui dépend de la peste ou, par analogie, qui en a le caractère de gravité. — ***maladie p.*** V. *quarantenaire (maladie)* et *peste.*

PESTIVIRUS, *s. m.* [angl. ***Pestivirus***]. Genre de virus de la famille des *Flaviviridæ,* anciennement classé dans celle des *Togoviridæ* et dont fait partie le virus de la peste porcine.

PET [angl. ***Positron Emission Tomography***]. Tomographie d'Émission à Positrons (TEP). V. *tomographie d'émission gamma* et *SPECT.*

PÉTÉCHIAL, ALE, *adj.* [angl. ***petechial***]. Qui s'accompagne de pétéchies.

PÉTÉCHIES, *s. f. pl.* (latin du XVe siècle : *pestichiæ,* de *pestis,* peste, parce que la peste s'accompagne souvent de *p.,* Littré) [angl. ***petechia***]. Variété d'hémorragie cutanée, caractérisée par de petites taches d'un rouge violacé, dont les dimensions varient d'une tête d'épingle à une lentille. Ce sont les plus petites taches de purpura.

PETER (ligne de) (P. Michel, fr., 1824-1893). V. *symphysaire horizontale (ligne).*

PETER (loi de) (P. Michel). Ligne de conduite destinée à prévenir autrefois les accidents gravido-cardiaques chez les femmes atteintes de maladie du cœur. Tracée sous la forme d'aphorisme : « fille, pas de mariage ; femme, pas d'enfant ; mère, pas d'allaitement », elle est tombée en désuétude.

PETERS (syndrome de) (P. Albert, all., 1906) [angl. ***Peters's anomaly***]. Anomalie congénitale du segment antérieur de l'œil associant une opacité cornéenne centrale et profonde et des lésions iriennes (synéchies antérieures annulaires complètes ou limitées). Elle est souvent bilatérale et provoque une perte presque totale de la vision. Elle est fréquemment associée à d'autres anomalies oculaires (strabisme, nystagmus, glaucome, cataracte) et à des malformations diverses : cardiaques, digestives, bec de lièvre, hydro- ou microcéphalie. Elle est vraisemblablement due à une fœtopathie.

PETGES-CLÉJAT ou **PETGES-JACOBI (maladie de)** (P. Gabriel, fr.) [angl. ***Petges-Cléjat syndrome***]. Syn. *poïkilo-dermatomyosite, poïkilodermie atrophique vasculaire* (Jacobi, de Berlin, 1908), *sclérose atrophique de la peau avec myosite généralisée* (Petges et Cléjat, de Bordeaux, 1906). Syndrome caractérisé par l'association de lésions cutanées (atrophie avec télangiectasies et pigmentation donnant à la peau un aspect bigarré) et d'une atrophie musculaire avec myosclérose, prédominant aux ceintures scapulaire et pelvienne, entraînant l'impotence et la déformation des membres. Il évolue d'une manière chronique et fait partie du groupe des dermatomyosites (v. ce terme).

PETIT (hernie de J.-L.) (P. Jean-Louis, fr., 1674-1750) [angl. ***Petit's hernia***]. Hernie lombaire (ou lombale) se faisant par le triangle de J.-L. Petit ; toutes les hernies lombaires (ou lombales) ne suivent pas ce trajet.

PETIT (triangle lombaire ou lombal de Jean-Louis) (TA *trigonum lumbale*) [angl. ***lumbar triangle***]. Syn. *trigone lombal.* Espace triangulaire situé à la partie inférieure de la région lombaire (ou lombale) et limité au-dessus de la crête iliaque par les muscles grand dorsal et oblique externe.

PÉTREUX, EUSE, *adj.* (lat. *petrosus*, rocheux) [angl. ***petrous***]. Qui a rapport au rocher, partie compacte de l'os temporal. P. ex. : *nerfs p.* • ◉ **tympan** •

PETRI (boîte de) (P. Julius, all., 1852-1921) [angl. ***Petri's dish***]. Boîte formée de deux disques de verre pouvant s'adapter l'un à l'autre. Dans le disque formant le fond de la boîte, on coule du bouillon gélosé et le tout peut être facilement stérilisé, ensemencé et mis à l'étuve. La *b. de P.* est surtout utilisée pour la séparation des bactéries dont les colonies se développent isolément et peuvent être facilement étudiées.

PÉTRISSAGE, *s. m.* [angl. ***petrissage***]. Mode de massage qui consiste à presser, comprimer, écraser les tissus saisis dans une seule main ou dans les deux.

PÉTROSITE, *s. f.* (lat. *petrosus*, rocheux) [angl. ***petrositis***]. Syn. *rochérite.* Ostéite profonde du rocher, presque toujours consécutive à une otite moyenne.

PÉTRO-SPHÉNOÏDAL (syndrome du carrefour). V. *carrefour pétro-sphénoïdal (syndrome du).*

PETTE-DÖRING (encéphalite nodulaire ou **panencéphalite de)** (P. Henrich, all., 1939). V. *panencéphalite de Pette-Döring.*

PETTIT (P. Auguste, fr., 1869-1939). V. *Martin et Pettit (sérodiagnostic de).*

PEUTZ ou **PEUTZ-JEGHERS (syndrome de)** (P. John, holl., 1921). V. *lentiginose périorificielle avec polypose viscérale.*

PEV (Poussée ÉVolutive). Abréviation employée par certains cancérologues pour classer les tumeurs mammaires selon leur type évolutif : *PEV 0* : absence de modification récente de la taille de la tumeur ; *PEV I* : la tumeur a doublé en moins de 6 mois ; *PEV II* : existence de signes inflammatoires locaux ; *PEV III* : signes inflammatoires diffus ou mastite carcinomateuse. V. *TNM.*

PEXIE, *s. f.* (gr. *pêxis*, fixation) [angl. ***pexia, pexis, pexy***]. — 1° Fixation des bactéries, des colloïdes dans les tissus. — 2° Employé comme suffixe, ce mot désigne soit l'opération chirurgicale destinée à remédier à la mobilité anormale ou à la ptose d'un organe (néphropexie, entéropexie), soit la fixation d'éléments anormaux par certaines cellules de l'organisme (bactériopexie, colloïdopexie).

PEYDEN (ataxie ou **maladie de).** V. *ataxie aiguë.*

PEYER (plaques de) (P. Johan, suisse, 1653-1712) [angl. ***Peyer's patches***]. Follicules lymphoïdes sous-muqueux de la partie terminale de l'intestin grêle ; ils sont enflammés et ulcérés dans la fièvre typhoïde. V. *MALT* et *cellule M.*

PEZZER (sonde de) (P. Michel, fr., 1853-1917) [angl. ***Pezzer's catheter***]. Sonde en caoutchouc, destinée au cathétérisme de l'urètre ; son extrémité renflée la maintient en place dans la vessie. On l'utilise également lors d'une cæcostomie pour réaliser un anus artificiel continent.

PEZZI (P. Cesare, ital.). V. *Laubry-Pezzi (syndrome de).*

PFANNENSTIEL (incision de) (1900) [angl. ***Pfannenstiel's incision***]. Variété de laparotomie sus-pubienne utilisée généralement dans un but esthétique, les plans superficiels étant sectionnés selon un tracé légèrement curviligne à concavité supérieure et le péritoine ouvert verticalement.

PFANNENSTIEL (maladie de) (P. Hermann, all., 1908). V. *ictère grave familial du nouveau-né.*

PFAPA (syndrome) (Marshall G., amér., 1989) [angl. ***PFAPA syndrome***]. Acronyme anglais : *Periodic Fever, Aphthous stomatitis, Pharyngitis, Adenopathy.* V. *Marshall (syndrome de).*

PFAUNDLER-HURLER (maladie de) (P. Meinhard von, all., 1872-1947). V. *Hurler (maladie, polydystrophie ou syndrome de).*

PFEIFFER (bacille de) (P. Richard, all., 1890). V. *Hæmophilus influenzæ.*

PFEIFFER (maladie de) (P. Emil, all., 1846-1921). V. *mononucléose infectieuse.*

PFEIFFER (syndrome de) (P. Rudolf, all., 1964) [angl. ***Pfeiffer's syndrome***]. Syn. *acrocéphalosyndactylie de type V.* . Variété d'acrocéphalosyndactylie (v. ce terme) héréditaire à transmission autosomique dominante dans laquelle la soudure des doigts est discrète, les orteils sont longs et les pouces larges ; il n'y a pas de retard mental.

PFISTER-BRILL (maladie de). V. *Brill-Symmers (maladie de).*

PFLÜGER (formule de) (P. Edward, all., 1829-1910) [angl. ***Pflüger's formula***]. Formule précisant l'action du courant galvanique sur le muscle ou sur son nerf moteur en cas d'excitation monopolaire. Lorsqu'on fait croître progressivement l'intensité du courant, on voit d'abord apparaître une secousse à la fermeture si l'électrode active est négative, puis à la fermeture si l'électrode active est positive, ensuite à l'ouverture si l'électrode active est positive, puis à l'ouverture si l'électrode active est négative : NF > PF > PO > NO.

PFLÜGER (loi des secousses de) [angl. ***Pflüger's laws***]. Formules précisant l'action du courant galvanique sur le nerf moteur, lorsque celui-ci est excité par deux électrodes identiques (excitation bipolaire). Quand le courant est à faible intensité, le muscle ne se contracte pas ; lorsque celle-ci augmente, le muscle se contracte à la fermeture du courant ; si l'intensité croît encore, le muscle se contracte aussi à l'ouverture ; enfin pour des courants forts, on n'observe qu'une seule secousse : elle survient à la fermeture si le courant se dirige vers le muscle, à l'ouverture dans le cas contraire.

PFO. Abréviation de l'anglais *Patent Foramen Ovale* signifiant : foramen ovale perméable ou persistant. V. *ostium secundum.*

PG. — 1° (ou *PGP*). Abréviation de *paralysie générale.* — 2° Abréviation de *prégnandiol.* — 3° Abréviation de *prostaglandine.*

6-PGD. V. *anémie hémolytique enzymoprive.*

PGI_2. V. *prostacycline.*

PGX_1. V. *prostacycline.*

pH, *s. m.* (Sörensen, 1909) (abréviation de potentiel hydrogène) [angl. ***pH***]. Paramètre exprimant l'acidité d'une solution en fonction de sa concentration en ions H^+ (hydrogène). Le pH est le logarithme changé de signe de la concentration en ions H^+ : $pH = - \log [H^+]$. Une solution neutre a un pH = 7 ; le pH d'une solution acide est inférieur à 7 ; celui d'une solution basique, supérieur. Normalement le pH du sang artériel est de 7,4 et celui du sang veineux de 7,34.

ph. V. *phot.*

PH. V. *praticien hospitalier.*

PH (espace) [angl. ***PH interval***] (cardiologie). Distance qui sépare le début de l'onde auriculaire (ou atriale) P, repérée sur l'électrocardiogramme recueilli à la surface du corps, de l'onde H, due à l'activité du faisceau de His, située sur l'électrocardiogramme endocavitaire atrio-ventriculaire enregistré simultanément. Elle mesure la somme du temps de conduction intra-atriale (espace PA) et du temps de conduction dans le nœud d'Aschoff-Tawara (espace AH). Cette durée totale est en moyenne de 110 millisecondes. V. *H (onde).*

PHA. Abréviation de *phytohémagglutinine.* V. ce terme.

PHACES (syndrome) (1996) (acronyme angl. : *Posterior fossa brain malformations, Haemangiomas, Arterial anomalies with coarctation of the aorta, Cardiac defects, Eye abnormalities, Sternal clefting*) [angl. ***PHACES syndrome***]. Association rare d'hémangiomes céphaliques et de diverses autres malformations intéressant la fosse postérieure (syndrome de Dandy-Walker, hypoplasie cérébelleuse), l'aorte et les carotides (sténoses, ectasies), le cœur, les yeux (cataracte) et le sternum (fissure, agénésie).

PHACO... V. aussi *phako...*

PHACOCÈLE, *s. f.* (gr. *phakos*, lentille ; *kêlê*, tumeur, hernie) [angl. ***phacocele***]. Hernie du cristallin.

PHACOÉMULSIFICATION, *s. f.* [angl. ***phacoemulsification***]. Méthode d'extraction du cristallin, associant sa fragmentation par les ultrasons, l'irrigation et l'aspiration des fragments par une incision cornéenne.

PHACOÉRISIS, *s. f.* (Barraquer, 1915) (gr. *phakos*, lentille ; *haïréô*, je saisis) [angl. ***phacoerisis***]. Syn. *opération de Barraquer.* Opération de la cataracte qui consiste, après la section de la cornée et iridectomie, à extraire le cristallin et sa capsule simultanément à l'aide de l'*érisiphaque*, appareil qui utilise le vide pour attirer le cristallin et l'arracher sans rupture de sa capsule.

PHACOMALACIE, *s. f.* (gr. *phakos*, cristallin ; *malakos*, mou) [angl. ***phacomalacia***]. Ramollissement du cristallin.

PHACOMATOSE, *s. f.* (Van der Hœve, 1923) (gr. *phakos*, lentille) [angl. ***phacomatosis***]. Syn. *neuroectodermose* (Roger, 1923), *neuroectodermatose* (L. Cornil, 1933), *dysplasie neuroectodermique congénitale* (Van Bogaert, 1935). Groupe de maladies qui ont en commun, dans leur symptomatologie, la présence de petites tumeurs ou de kystes situés en divers points du corps et en particulier au niveau du système nerveux. Il comprend la maladie de Recklinghausen, la sclérose tubéreuse de Bourneville, la maladie de von Hippel-Lindau, au cours desquelles on peut observer la *p. rétinienne,* (Van der Hœve, 1920), affection oculaire caractérisée par la présence de tumeurs pédiculées implantées sur la papille optique et composées de neurofibrilles et de cellules plates du type embryonnaire. Certains auteurs font entrer dans ce groupe le syndrome de Sjögren et Larsson ainsi que la nævomatose basocellulaire. V. *apudome.*

PHACOMATOSE DE BOURNEVILLE. V. *sclérose tubéreuse du cerveau.*

PHACOME, *s. m.* (gr. *phakos,* lentille ; désinence *-ome,* tumeur) [angl. ***phacoma*** ; amér. ***phakoma***]. Tumeur lenticulaire observée dans les *phacomatoses.*

PHACOSCLÉROSE, *s. f.* (gr. *phakos*, cristallin ; *sklêros*, dur) [angl. ***phacosclerosis***]. Induration du cristallin.

PHÆOCHROMOCYTOME, *s. m.* V. *phéochromocytome.*

PHÆO-HYPHOMYCOSE, *s. f.* (Ajello, 1974) (gr. *phaïos,* brun ; *huphos,* tissu ; *mukês,* champignon) [angl. ***phaeohyphomycosis***]. Terme générique désignant des mycoses cutanées et profondes provoquées par des champignons brunâtres ou noirâtres. Les *p.* se distinguent des *chromoblastomycoses* (v. ce terme) par leur caractère ubiquitaire et opportuniste.

PHAGE, *s. m.* V. *bactériophage.*

PHAGÉDÉNIQUE, *adj.* [angl. ***phagedenic***]. Qui ronge. P. ex. : *chancre p.*

PHAGÉDÉNISME, *s. m.* (gr. *phagein*, manger ; *adên*, abondamment) [angl. ***phagedenism***]. Tendance de quelques plaies, ulcères, ulcérations, chancres, à s'étendre en surface et en profondeur et à résister aux traitements. — ***p. géométrique.*** V. *idiophagédénisme.* — ***p. de Mac Leod-Donovan.*** V. *granulome ulcéreux des parties génitales.* — ***p. tropical.*** V. *ulcère phagédénique des pays chauds.*

PHAGOCYTAIRE, *adj.* [angl. ***phagocytal***]. Qui a rapport aux phagocytes et à la phagocytose.

PHAGOCYTE, *s. m.* (gr. *phagein*, manger ; *kutos*, cellule) [angl. ***phagocyte***]. Syn. *cellule phagocytaire.* Cellule capable d'englober des corps étrangers solides (cellules altérées, bactéries) qui sont détruits dans son cytoplasme. Ces cellules sont mobiles (leucocytes polynucléaires ou microphages, monocytes) ou fixes dans les tissus (phagocytes mononucléés ou macrophages). Elles participent à la défense de l'organisme de manière non spécifique (phagocytose, pinocytose) ou spécifique (coopération avec les lymphocytes B et T) et au métabolisme des lipides, des protides et des glucides. V. *lysosome.*

PHAGOCYTES MONONUCLÉÉS (système des). V. *réticulo-endothélial (système).*

PHAGOCYTOME, *s. m.* V. *lysosome.*

PHAGOCYTOSE, *s. f.* (Metchnikoff, 1883-84) [angl. ***phagocytosis***]. Absorption de particules solides par une cellule. Elle permet aux organismes unicellulaires de capter les substances nutritives. Chez les êtres pluricellulaires, la *ph.* est un processus de défense, en particulier antimicrobien, assumé par les phagocytes en collaboration avec les anticorps et le complément. Les bactéries préparées par les opsonines sont fixées sur ces phagocytes attirés par chimiotactisme : c'est la phase d'adhésion. Elles sont ensuite ingérées dans les vacuoles (phagocytomes) des phagocytes, où elles sont digérées par les enzymes des lysosomes (v. ces différents termes). Divers produits du métabolisme des leucocytes ajoutent leur action bactéricide à celle de ces enzymes. V. *opsonine, chimiotactisme, immunophagocytose, hémophagocytose* et *cytotaxigène.*

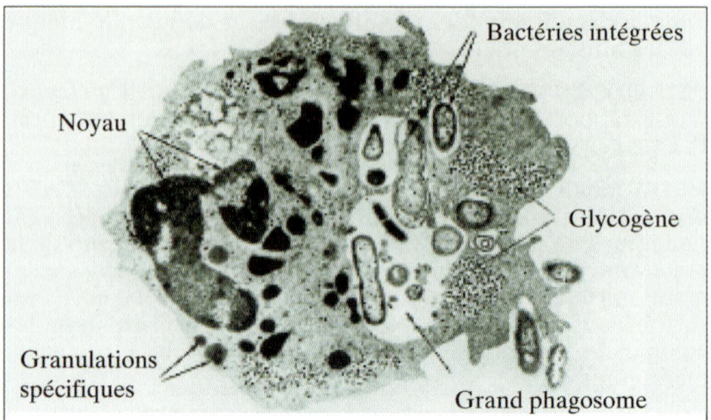

Polynucléaire neutrophile phagocytant des bactéries

PHAGOLYSOSOME, *s. m.* V. *lysosome.*

PHAGOMANIE, *s. f.* (Marcel Labbé, 1932) (gr. *phagein*, manger ; *mania*, folie) [angl. ***phagomania***]. État psychique caractérisé par l'exagération de l'appétit (hyperorexie) et l'impuissance à résister au désir de manger.

PHAGOSOME, *s. m.* (Strauss, 1958) (gr. *phagein*, manger ; *sôma*, corps). V. *lysosome.*

PHAKE. V. *phaque.*

PHAKO... V. aussi *phaco.*

PHAKO-EXÉRÈSE, *s. f.* (gr. *phakos*, lentille ; exérèse). Ablation du cristallin.

PHAKOLYSE, *s. f.* ou **PHACOLYSE,** *s. f.* (gr. *phakos*, lentille ; *luein*, libérer) [angl. ***phacolysis***]. Opération qui consiste dans la dissolution du cristallin par des enzymes lytiques, après ouverture de sa capsule.

PHAKOSCOPIE, *s. f.* (Darier) (gr. *phakos*, lentille ; *skopein*, examiner) [angl. ***phacoscopy***]. Procédé d'exploration des milieux oculaires : on fait regarder au malade, à travers des lentilles très divergentes, la flamme d'une bougie placée au fond d'une pièce obscure ; la moindre opacité du cristallin est perçue par le malade comme une tache noire ou une strie.

PHALANGE, *s. f.* (gr. *phalanx*, rangée de soldats) [angl. ***phalanx***]. Pièce osseuse constituant le squelette des doigts et des orteils (deux pour le pouce et le gros orteil, trois pour les autres doigts) • 👁 **main** •.

PHALANGISATION, *s. f.* [angl. ***phalangization***]. Opération consistant à sectionner la commissure du pouce ou des doigts pour permettre l'utilisation d'une main mutilée ou l'adaptation d'un appareil prothétique sur cette main.

PHALANGOSE, *s. f.* (gr. *phalangôsis*, de *phalanx*, rang) [angl. ***phalangosis***]. — 1° V. *trichiasis.* — 2° Relâchement paralytique de la paupière inférieure.

PHALLIQUE (stade) (gr. *phallos*, phallus) [angl. ***phallic stage***] (psychanalyse). « La dernière phase de l'organisation infantile de la libido, après les stades oral et anal, où les pulsions instinctives sont axées sur la zone génitale » (P. Marchais).

PHALLOÏDIEN, IENNE, *adj. (gr. phallos*, phallus ; *eidos*, aspect). Qui se rapporte à l'*Amanite phalloïde*, champignon très dangereux. — ***intoxication phalloïdienne.*** Après une période de latence de 8 à 18 heures, l'ingestion de ce champignon provoque des douleurs abdominales, des vomissements, une diarrhée parfois sanglante, une déshydratation avec troubles hydro-électrolytiques. La nécrose hépatique peut entraîner un coma mortel.

PHALLUS, *s. m.* (gr. *phallos*) [angl. ***phallus***]. Verge en érection. V. *pénis.*

PHANÈRE, *s. m.* (gr. *phanéros*, apparent) [angl. ***exoskeleton***]. Terme générique par lequel on désigne les productions épidermiques apparentes, telles que poils, ongles, cornes, etc.

PHANTASME, *s. m.* (gr. *phantasma*, vision) [angl. ***phantasm***]. Syn. *fantasme*. Objet qu'un malade, atteint d'hallucination visuelle ou de lésion de l'appareil optique, croit percevoir. — En psychanalyse, rêverie à l'état de veille.

PHAQUE, *adj.* (gr. *phakos*, lentille). Syn. *phake*. Caractérise l'œil possédant son cristallin. V. *aphaque*.

PHARMACIE, *s. f.* (gr. *pharmakon*, médicament) [angl. ***pharmacy***]. — 1° Traditionnellement : « art de reconnaître, de recueillir, de conserver les drogues simples et de préparer les médicaments composés » (Littré). « Actuellement, ensemble de sciences théoriques et appliquées conduisant à concevoir, fabriquer, contrôler et dispenser les médicaments » (Pierre Delaveau). — *p. galénique*. V. *galénique*. — 2° Local (officine) où sont préparés, stockés et dispensés les médicaments. V. ce terme, *parapharmacie* et *propharmacien*.

PHARMACIE CLINIQUE (Charles Walton, amér., 1961) [angl. ***clinical pharmacy***]. « Utilisation optimale du jugement et des connaissances pharmaceutiques et biomédicales du pharmacien dans le but d'améliorer l'efficacité, la sécurité, l'économie et la précision dans l'utilisation des médicaments pour le traitement des patients ».

PHARMACIEN, *s. m.* (gr. *pharmakon*, médicament) [angl. ***chemist, pharmacist***]. Personne qui munie des diplômes nécessaires, fabrique ou dispense des médicaments. V. *santé (professions de)*.

PHARMACOCINÉTIQUE, *s. f.* (gr. *pharmakon*, médicament ; *kinêsis*, mouvement) [angl. ***pharmacokinetics***]. Étude du sort des médicaments dans l'organisme : pénétration, métabolisme, distribution par la circulation sanguine, action sur les récepteurs, élimination. V. *biopharmaceutique, biotransformation, toxicocinétique* et *disponibilité biologique des médicaments*.

PHARMACODÉPENDANCE, *s. f.* (OMS) (gr. *pharmakon*, médicament ; dépendance) [angl. ***drug dependence***]. Syn. *addiction*. État résultant de l'absorption périodique ou continuelle de certaines substances chimiques (stupéfiants, analgésiques, hallucinogènes, délirogènes, enivrants, hypnotiques, psychoanaleptiques) et dans lequel le sujet a besoin de continuer son intoxication. Il dépend de la drogue soit ***psychiquement*** *(dépendance psychique* ou *psychologique* ou *psychodépendance* : syn. *accoutumance toxicomaniaque* et *assuétude)* si le seul motif qui le pousse est la recherche du plaisir ou le désir de chasser une sensation de malaise ; soit ***physiquement*** *(dépendance physique* ou *physiologique* ou *physicodépendance)* lorsque son organisme exige, pour conserver son nouvel équilibre, un apport régulier et souvent croissant du toxique, dont la suspension ou la neutralisation provoque des troubles physiques intenses (v. *toxicomanie* et *drogue*).

PHARMACODYNAMIE, *s. f.* (gr. *pharmakon*, médicament ; *dunamis*, force) [angl. ***pharmacodynamics***]. Partie de la pharmacologie qui a pour objet l'étude de l'action exercée par les agents médicinaux sur l'organisme sain.

PHARMACO-ÉPIDÉMIOLOGIE, *s. f.* [angl. ***pharmacoepidemiology***]. « Étude en conditions réelles, de l'efficacité, du risque et de l'usage des médicaments » (Bégaud B., Dangoumau J., 2000) réalisée en phase 4 (v. *médicament*) de façon descriptive ou analytique.

PHARMACOGÉNÉTIQUE, *s. f.* (gr. *pharmakon*, médicament ; génétique) [angl. ***pharmacogenetics***]. Science qui étudie l'influence des facteurs génétiques sur les réactions de l'organisme aux médicaments.

PHARMACOGNOSIE, *s. f.* (gr. *pharmakon*, médicament ; *gnôsis*, connaissance) [angl. ***pharmacognosy***]. V. *matière médicale*.

PHARMACOLOGIE, *s. f.* (gr. *pharmakon*, médicament ; *logos*, discours) [angl. ***pharmacology***]. Étude des médicaments et, d'une manière plus générale, des diverses substances capables d'agir sur l'organisme. — ***p. clinique***. Étude des médicaments sur l'homme. — ***p. expérimentale***. Étude des médicaments chez l'animal. V. *pharmacocinétique*.

PHARMACOMANIE, *s. f.* (gr. *pharmakon*, médicament ; *mania*, folie) [angl. ***pharmacomania***]. Besoin impérieux qu'éprouvent certains sujets d'absorber des médicaments.

PHARMACOPÉE, *s. f.* (gr. *pharmakon*, médicament ; *poïein*, faire) [angl. ***pharmacopœia***]. — 1° (vieilli) Art de préparer les médicaments. — 2° Synonyme moderne de *codex*. V. ce terme.

PHARMACOPSYCHIATRIE, *s. f.* (gr. *pharmakon*, médicament ; psychiatrie). Étude des substances chimiques qui provoquent des troubles mentaux et de leurs effets : psychiatrie expérimentale.

PHARMACOPSYCHOLOGIE, *s. f.* (gr. *pharmakon*, médicament ; psychologie) [angl. ***psychopharmacology***]. Syn. *psychopharmacologie*. Étude des médicaments qui modifient l'activité mentale (psychotropes) et de leurs effets ; psychologie expérimentale.

PHARMACORADIOLOGIE, *s. f.* Examen radiologique d'un organe sous l'influence d'une substance qui peut en changer le comportement. P. ex. : étude d'un segment du tube digestif après administration d'un médicament (morphine, atropine, ganglioplégique, etc.), capable de modifier le péristaltisme. On peut ainsi rendre plus nette une image jugée suspecte à un premier examen radiologique fait sans préparation.

PHARMACORÉSISTANCE, *s. f.* Résistance à un ou plusieurs médicaments.

PHARMACOTHÉRAPIE, *s. f.* (gr. *pharmakon*, médicament ; *thérapeuein*, soigner) [angl. ***pharmacotherapy***]. — 1° Emploi thérapeutique des médicaments. — 2° Étude de l'action des médicaments sur l'organisme malade.

PHARMACOVIGILANCE, *s. f.* [angl. ***drug monitoring***]. Surveillance des effets indésirables des médicaments : leurs observations sont recueillies, enregistrées et étudiées dans des centres nationaux et internationaux. V. *hémovigilance* et *matériovigilance*.

PHARYNGECTOMIE, *s. f.* (gr. *pharunx*, pharynx ; *ektomê*, ablation) [angl. ***pharyngectomy***]. Ablation du pharynx en totalité ou en partie.

PHARYNGISME, *s. m.* (gr. *pharunx*) [angl. ***pharyngismus***]. Contraction spasmodique des muscles du pharynx.

PHARYNGITE, *s. f.* [angl. ***pharyngitis***]. Inflammation du pharynx. — ***p. aphteuse, p. vésiculeuse***. V. *herpangine*.

PHARYNGOGRAPHIE, *s. f.* (gr. *pharunx* ; *graphein*, inscrire) [angl. ***pharyngography***]. Étude radiographique du pharynx.

PHARYNGOMYCOSE, *s. f.* [angl. ***pharyngomycosis***]. Angine bénigne, due au *Leptothrix buccalis*, caractérisée cliniquement par l'existence de points blancs sur les amygdales, le pharynx et la base de la langue.

PHARYNGOSALPINGITE, *s. f.* [angl. ***pharyngosalpingitis***]. Inflammation de la muqueuse de la trompe d'Eustache ayant pour point de départ un catarrhe pharyngé postérieur et pour résultat possible une otite moyenne.

PHARYNGOSCOPIE, *s. f.* (gr. *pharunx* ; *skopein*, examiner) [angl. ***pharyngoscopy***]. Examen de la cavité du pharynx à l'aide du pharyngoscope, instrument analogue au layngoscope.

PHARYNGOSTOMIE, *s. f.* (gr. *pharunx* ; *stoma*, bouche) [angl. ***pharyngostomy***]. Abouchement à la peau de la cavité pharyngée. Elle peut être médiane ou latérale et fait partie de la laryngectomie en 3 temps. On la pratique également pour extraire les corps étrangers de l'hypopharynx.

PHARYNGOTOMIE, *s. f.* (gr. *pharunx* ; *tomê*, section) [angl. ***pharyngotomy***]. Ouverture chirurgicale du pharynx par une incision soit horizontale et sus-, sous- ou transhyoïdienne, soit latérale et oblique ou verticale.

PHARYNX, *s. m.* (gr. *pharunx*) [TA et angl. ***pharynx***]. Carrefour aérodigestif musculo-membraneux en forme d'entonnoir situé au-dessus de l'œsophage et du larynx, communiquant en avant avec la bouche (oropharynx), en haut avec les fosses nasales (rhinopharynx), et recevant latéralement les trompes auditives ou d'Eustache. V. *laryngopharynx*.

PHASE, *s. f.* [angl. ***phase, stage***]. V. à *médicament, études cliniques*.

PHASES G1, G2, M, S. V. *cycle cellulaire*.

PHC (syndrome). V. *Böök (syndrome de)*.

PHE. Symbole de la *phénylalanine*.

PHELPS (butée de) [angl. ***Phelps's device***]. Butée fixe, employée souvent dans les orthèses du pied.

PHELPS (méthode de) [angl. ***Phelps's method***]. Système progressif d'éducation motrice des enfants infirmes moteurs cérébraux utilisant un ensemble d'orthèses.

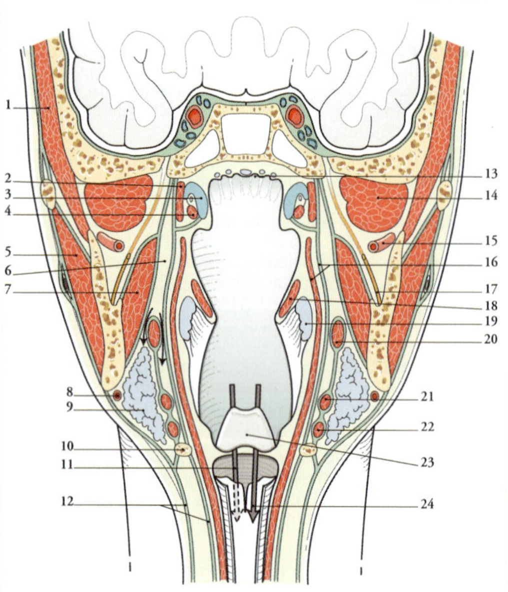

Coupe frontale du pharynx. Vue antérieure

1. muscle temporal
2. muscle tenseur du voile du palais
3. cartilage auditif
4. muscle élévateur du voile du palais
5. muscle masséter
6. espace para-tonsillaire
7. muscle ptérygoïdien médial
8. artère faciale
9. espace et glande submandibulaires
10. os hyoïde
11. vers l'œsophage
12. lames superficielle et prétrachéale du fascia cervical
13. tonsille pharyngienne
14. muscle ptérygoïdien latéral
15. artère maxillaire
16. muscle constricteur du pharynx et fascia bucco-pharyngien
17. nerf alvéolaire inférieur
18. muscle palato-pharyngien
19. tonsille palatine
20. muscle styloglosse
21. muscle stylo-hyoïdien
22. muscle digastrique
23. épiglotte
24. aditus laryngé

PHELPS (orthèse de) [angl. ***Phelps's orthesis***]. Orthèse du membre inférieur destiné aux enfants infirmes moteurs cérébraux.

PHEMISTER (opération de) (P. Dallas, amér., 1882-1951) [angl. ***Phemister's operation***]. Opération destinée à consolider une pseudarthrose des os de la jambe. Elle consiste dans l'insertion d'un greffon osseux entre la corticale et le périoste du tibia, pratiquée sans toucher au foyer de pseudarthrose et complétée souvent par la résection d'un court fragment du péroné.

PHEMISTER (signe de). Signe radiologique exceptionnel du kyste dermoïde du médiastin : une ligne de niveau sépare, à l'intérieur du kyste, deux zones liquidiennes de densités différentes.

PHÉNICOLES, *s. m. pl.* Famille d'antibiotiques (v. ce terme) comprenant le chloramphénicol et le thiamphénicol. Ils agissent sur les ribosomes bactériens et empêchent l'accrochage des acides aminés sur les molécules de protéines en formation. Ils ont une activité antibactérienne très étendue, mais peuvent provoquer de graves accidents sanguins (anémie précoce curable, ou pancytopénie tardive et le plus souvent mortelle). V. *ribosomes.*

PHÉNOCOPIE, *s. f.* (Goldschmidt, 1935) (gr. *phaïnein*, paraître ; copie) [angl. ***phenocopy***] (génétique). Réalisation, par des mutations génétiques diverses, d'anomalies ou de tares apparemment identiques.

PHÉNOL, *s. m.* (de *phène*, nom officiel du benzène [du grec ***phainein*** briller] et de la désinence *–ol* des alcools) (milieu du XIXe siècle) [angl. ***phenol***]. Nom générique des composés aromatiques comportant un ou plusieurs groupes hydroxyle (-OH) sur les carbones aromatiques. Nom du plus simple d'entre eux (C_6H_5-OH) dont la solution à 2 % dans l'eau était appelée *acide phénique*. Suivant le nombre de groupes phénol présents sur la molécule, on parle de di-, tri- ou polyphénols (v. ce terme).

PHÉNOLSTÉROÏDES, *s. m. pl.* **(PS)** [angl. ***phenolsteroids***]. Groupe de corps chimiques éliminés par l'urine et comprenant les hormones œstrogènes ainsi que d'autres substances de composition analogue mais de propriétés physiologiques différentes. L'ensemble de ces corps est dosé en bloc par la méthode de Jayle (dosage des œstrogènes), pratiquée sur l'extrait *phénolique* des urines. Leur taux normal est, par 24 heures, chez l'homme de 200 µg, chez la femme de 180 à 250 (Jayle).

PHÉNOLSULFONEPHTALÉINE (épreuve de la) (PSP) (Rowntree et Geraghty, 1911) [angl. ***phenolsulfonphthalein test***]. Méthode d'exploration fonctionnelle du rein fondée sur l'élimination urinaire d'une quantité donnée (6 mg) de phénolsulfonephtaléine injectée par voie intraveineuse. Au bout de 15 minutes l'examen colorimétrique de l'urine montre, si la perméabilité rénale est normale, une élimination de 35 % de la substance injectée ; au bout de 60 minutes, l'élimination totale doit être de 60 à 80 %. Un chiffre plus faible est l'indice d'une insuffisance rénale. Cette méthode n'est plus utilisée.

PHÉNOMÈNE DES ALLONGEURS. V. *réflexe de défense.*

PHÉNOMÈNE DES DOIGTS ou **DES INTEROSSEUX**. V. *doigts (phénomène des).*

PHÉNOMÈNE DU PIED. V. *clonus du pied.*

PHÉNOTHIAZINE, *s. f.* [angl. ***phenothiazine***]. Syn. *dibenzothiazine.* Substance dont les dérivés, classés en aliphatiques, pipéridinés et pipérazinés, sont des *neuroleptiques* (v. ce terme).

PHÉNOTYPE, *s. m.* (Johannsen, 1909) (gr. *phaïnein*, paraître ; *tupos*, empreinte) [angl. ***phenotype***] (génétique). — 1° Manifestation apparente du patrimoine héréditaire (génotype, v. ce terme) de l'individu plus ou moins modifié par le milieu ambiant. — 2° Autrefois, par opposition au *génotype,* ensemble des caractères non héréditaires imprimés à l'individu par le milieu ambiant. Actuellement, on désigne cet ensemble par le terme de *péristase,* le mot phénotype étant employé uniquement dans le sens précédent. — ***p. Bombay*** (du nom de la ville où il a été découvert) ou ***Oh*** (Bhende *et coll.*, 1952). Dans la classification des groupes sanguins, type d'individus qui, étant incapables de former la substance H (v. ce terme), ne peuvent élaborer les antigènes A et B des groupes sanguins correspondants. Ces sujets possèdent toutefois, dans leurs chromosomes, les gènes A ou B destinés à transformer la substance H en antigène A ou B et ils les transmettent à leurs descendants. V. *Lewis (facteur, substance ou système).*

PHÉNOXYMÉTHYLPÉNICILLINE, *s. f.* [angl. ***phenoxymethylpenicillin***]. Pénicilline V. — V. *pénicilline.*

PHENTOLAMINE, *s. f.* (DCI) [angl. ***phentolamine***]. Substance de synthèse antagoniste de l'adrénaline (α-bloquant). V. *Régitine (épreuve à la).*

PHÉNYLALANINE, *s. f.* Symbole *Phe* ou *F* (Schulze, 1879) [angl. ***phenylalanine***]. Acide aminé essentiel de la série cyclique constituant des protéines indispensable à l'organisme, produit par l'hydrolyse des protéines animales et végétales. Dans la chaîne qui aboutit à la synthèse des catécholamines (v. ce terme), il est le précurseur de la tyrosine.

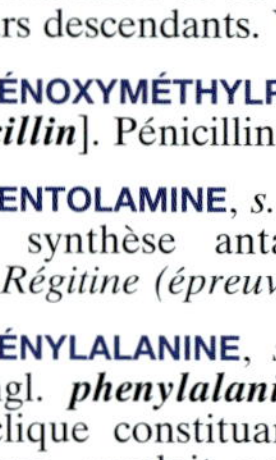

Phénylalanine

PHÉNYLALANINÉMIE, *s. f.* Présence et taux de phénylalanine dans le sang ; le taux normal est de 20-110 µmol/L chez l'adulte. Ce taux est élevé dans la phénylcétonurie. V. *oligophrénie phénylpyruvique.*

PHÉNYLCÉTONURIE, *s. f.* V. *oligophrénie phénylpyruvique.*

PHÉNYLÉPHRINE, *s. f.* (DCI) [angl. ***phenylephrine***]. Amine sympathicomimétique ayant des propriétés alphastimulantes.

PHÉNYTOÏNE, *s. f.* (DCI) [angl. ***phenytoin***]. Syn. *diphénylhydantoïne.* Substance douée de propriétés anti-épileptiques et anti-arythmiques cardiaques (v. ces termes).

PHÉOCHROMOCYTOME, *s. m.* (gr. *phaïos*, brun ; *khrôma*, couleur ; *kutos*, cellule) (Pick, 1912) [angl. ***phaeochromocytoma***]. Syn. *phaeochromocytome, chromaffinome.* Tumeur très riche en adrénaline et en noradrénaline, développée aux dépens des cellules chromaffines du tissu médullaire de la glande surrénale *(médullosurrénalome, surrénalome hypertensif, hypernéphrome médullaire)* ou, beaucoup plus rarement (10 à 20 % des cas), aux dépens des formations aberrantes du même tissu situées dans les plexus sympathiques de la région surrénale ou du bassin *(paragangliome chromaffine).* Elle se manifeste classiquement par des crises d'hypertension paroxystique avec hyperglycémie, parfois glycosurie et décharge urinaire de catécholamines, entraînant la défaillance cardiorénale et des accidents cérébraux d'origine artérielle. Plus souvent, dans 60 % des cas, elle provoque une hypertension artérielle permanente grave. V. *apudome, adénomatose pluri-endocrinienne, métanéphrine, catécholamine* et *méta-iodo-benzylguanidine.*

PHÉROMONE, *s. f.* (Karlson et Lüscher, 1959) (gr. *phérô*, je porte ; *hormaô*, j'existe) [angl. ***pheromone***]. Sécrétion exocrine produite par un individu et perçue par un autre individu de même espèce chez lequel elle provoque une réaction spécifique : modification de son comportement ou de caractères biologiques. Démontrées dans le règne végétal et chez les insectes, les *ph.* sont plus difficiles à étudier chez les vertébrés (rôle des odeurs dans l'attirance sexuelle).

pHi. V. *isoélectrique (point).*

PHILIPS ET VAN SLYKE (technique de) (P. Robert, amér., né en 1906). Méthode de mesure de la densité du plasma sanguin. On laisse tomber une goutte de plasma dans plusieurs flacons contenant des solutions de sulfate de cuivre de densités échelonnées connues : selon que la goutte remonte vers la surface, tombe au fond ou reste au milieu du flacon, on conclut que la densité plasmatique est inférieure, supérieure ou égale à celle de la solution. Normalement, cette densité est de 1026. Il y a hémoconcentration au-dessus de 1027, hémodilution au-dessous de 1025.

PHILTRUM, *s. m.*(lat. *philtrum*, du gr. *philtron*, breuvage propre à inspirer l'amour) [TA et angl. ***philtrum***]. Sillon vertical et médian de la lèvre supérieure.

PHIMOSIS, *s. m.* (gr. *phimos*, lien) [angl. ***phimosis***]. Étroitesse congénitale ou accidentelle de l'anneau préputial, empêchant de découvrir le gland. — ***p. labial.*** Atrésie de l'orifice buccal. V. *paraphimosis.*

PHLÉBALALGIE ou **PHLÉBALGIE**, *s. f.* (gr. *phleps*, *phlébos*, veine ; *algos*, douleur) [angl. ***phlebalgia***]. Douleur siégeant sur le trajet des veines variqueuses.

PHLÉBARTÉRIE SIMPLE. V. *anévrisme artério-veineux.*

PHLÉBARTÉRIECTASIE, *s. f.* (Parkes Weber) (gr. *phleps*, veine ; *artêria*, artère ; *ektasis*, dilatation) [angl. ***phlebarteriectasia***]. Dilatation des artères et des veines observée dans l'anévrisme cirsoïde.

PHLÉBARTÉRITE, *s. f.* Phlébite compliquée de troubles circulatoires dans le territoire de l'artère voisine.

PHLÉBECTASIE, *s. f.* (gr. *phleps*, veine ; *ektasis*, dilatation) [angl. ***phlebectasia***]. Dilatation veineuse. Varice.

PHLÉBECTOMIE, *s. f.* (gr. *phleps*, veine ; *ektomê*, ablation) [angl. ***phlebectomy, venectomy***]. Résection d'un segment plus ou moins étendu d'une veine.

PHLÉBITE, *s. f.* (Breschet, 1818) [angl. ***phlebitis***]. Inflammation d'une veine. Ce terme est souvent employé pour désigner soit une thrombophlébite, soit une phlébothrombose (v. ces termes). — La ***p. subaiguë*** entraîne l'oblitération *(p. oblitérante)* par un caillot dont l'extrémité libre peut se détacher et déterminer une embolie. La ***p. chronique*** d'origine cachectique (tuberculose, cancer) ou toxique n'entraîne pas toujours l'oblitération, mais la sclérose de la paroi *(phlébosclérose)* et souvent son incrustation calcaire. — ***p. bleue de Grégoire.*** V. *phlegmatia caerulea dolens.* — ***p. du transport.*** V. *classe économique (syndrome de la).*

PHLÉBOCAVOGRAPHIE, *s. f.* V. *cavographie.*

PHLÉBODYNIE, *s. f.* (gr. *phleps*, veine ; *odunê*, douleur) [angl. ***venous pain***]. Douleur veineuse.

PHLÉBŒDÈME, *s. m.* (gr. *phleps*, veine ; *oïdêma*, gonflement) [angl. ***venous oedema***]. Œdème dû à une gêne de la circulation veineuse (varices, phlébite).

PHLÉBOGÈNE (angiome). V. *angiome.*

PHLÉBOGRAMME, *s. m.* [angl. ***phlebogram***]. — 1° Courbe obtenue avec un appareil qui enregistre les battements d'une veine, généralement la veine jugulaire *(jugulogramme).* V. *pouls jugulaire.* — 2° Image obtenue par phlébographie.

PHLÉBOGRAPHIE, *s. f.* (gr. *phleps*, veine ; *graphein*, inscrire) [angl. ***phlebography***]. — 1° Inscription des battements d'une veine, généralement la veine jugulaire. — 2° Radiographie d'une veine après injection, dans cette veine, d'un produit opaque aux rayons X *(p. directe)* ou d'un groupe de veines après injection de ce produit dans l'artère correspondante *(p. indirecte).*

PHLÉBOLITHE, *s. m.* (gr. *phleps*, veine ; *lithos*, pierre) [angl. ***phlebolith***]. Concrétion calcaire qui incruste parfois les parois des veines variqueuses.

PHLÉBOLOGIE, *s. f.* (gr. *phleps*, veine ; *logos*, discours) [angl. ***phlebology***]. Étude des veines et de leurs maladies.

PHLÉBOPATHIE, *s. f.* (gr. *phleps*, veine ; *pathê*, souffrance) [angl. ***venous disease***]. Maladie des veines.

PHLÉBOSCLÉROSE, *s. f.* (Lobstein) (gr. *phleps*, veine ; *sklêros*, dur) [angl. ***phlebosclerosis***]. Transformation scléreuse des parois des veines, analogue à l'artériosclérose, avec laquelle cette lésion coïncide habituellement. — La *p.* peut aussi être provoquée par certaines injections intraveineuses.

PHLÉBOSPASME, *s. m.* (gr. *phleps*, veine ; *spasmos*, de *spaô*, je contracte). Syn. *veinospasme.* Contraction spasmodique des parois d'une veine.

PHLÉBOTHROMBOSE, *s. f.* (Ochsner et de Bakey, 1941) (gr. *phleps*, veine ; *thrombos*, caillot) [angl. ***phlebothrombosis***]. Classiquement, variété de thrombose veineuse caractérisée par un caillot adhérant peu à une paroi presque normale : le caillot flotte à l'intérieur de la veine qu'il n'obture pas totalement. Cliniquement la *p.* est remarquable par sa latence et la fréquence des embolies. Elle serait due avant tout à l'altération de la coagulation, à la stase sanguine et non à une inflammation de la paroi veineuse. Elle s'oppose à la *thrombophlébite* (v. ce mot). En fait, il s'agit de deux stades évolutifs de la même maladie.

PHLÉBOTOME, *s. m.* (gr. *phleps*, veine ; *temnein*, couper) [angl. ***sandfly***]. Syn. *Phlebotomus.* Insecte diptère hématophage de la famille des *Psychodidæ.* Ce petit moucheron transmet à l'homme la *fièvre à pappataci*, la *bartonellose* et diverses *leishmanioses* (kala-azar, bouton d'Orient, pian-bois). V. ces termes et *harara.*

PHLÉBOTOMIE, *s. f.* (gr. *phleps*, veine ; *tomê*, section) [angl. ***phlebotomy***]. Incision d'une veine pratiquée pour extraire un caillot, introduire un cathéter ou évacuer une certaine quantité de sang (saignée veineuse).

PHLÉBOTONIQUE, *adj.* (gr. *phleps*, veine ; *tonos*, tension). Qui augmente la tonicité des parois veineuses.

PHLÉBOTROPE, *adj.* (gr. *phleps*, veine ; *trépein*, tourner). Qui a de l'affinité pour les veines. Se dit des médicaments phlébotoniques.

PHLEBOVIRUS, *s. m.* (gr. *phleps*, veine ; virus) [angl. ***Phlebovirus***]. Genre de virus appartenant à la famille des *Bunyaviridæ* comprenant les virus des fièvres à phlébotomes (v. *fièvre à pappataci)* et de la fièvre de la vallée du Rift (v. ce terme).

PHLEGMASIE, *s. f.* (gr. *phlégô*, je brûle) (désuet). Inflammation.

PHLEGMATIA ALBA DOLENS (Trousseau, 1865) (en lat. œdème blanc douloureux) [angl. ***phlegmasia alba dolens***]. Forme subaiguë de phlébite qui se manifeste par un œdème blanc particulier, occupant un membre ou un segment de membre, dont la principale veine est thrombosée et qui s'accompagne de douleurs et d'impotence de ce membre. La *p. a. d.* frappe généralement la jambe ; on l'observe à la suite des accouchements et des interventions chirurgicales, chez les cardiaques alités, à la suite des maladies infectieuses et dans la plupart des cachexies.

PHLEGMATIA CŒRULEA DOLENS (en lat. œdème bleu douloureux) [angl. ***phlegmasia cœrulea dolens***]. Syn. *phlébite bleue de Grégoire* (1938). Variété de phlébite compliquée de spasme artériel ; elle est caractérisée par la brutalité de son début, l'intensité de la douleur, un œdème accompagné de cyanose et de refroidissement des téguments, une altération profonde de l'état général avec collapsus, une évolution souvent grave vers la gangrène, ou même mortelle.

PHLEGMON, *s. m.* (gr. *phlégô*, je brûle) [angl. ***phlegmon***]. Inflammation du tissu conjonctif superficiel ou profond périviscéral. — ***p. de Bernütz.*** V. *Bernütz (phlegmon de).* — ***p. circonscrit.*** Inflammation localisée aboutissant à un abcès chaud. — ***p. diffus.*** Syn. *cellulite diffuse, érysipèle phlegmoneux* [angl. ***diffuse phlegmon***]. Inflammation envahissant de proche en proche le tissu conjonctif et entraînant la nécrose étendue des tissus enflammés. — ***p. de Heurteaux.*** V. *Heurteaux (phlegmon de).* — ***p. juxta-utérin, p. du ligament large.*** V. *paramétrite.* — ***p. ligneux*** (Reclus) [angl. ***ligneous phlegmon***]. *P.* diffus, d'évolution très lente, caractérisé par l'extrême dureté de la tuméfaction. — ***p. périmammaire.*** V. *paramastite.* — ***p. total de Chassaignac.*** *P.* ayant envahi un membre tout entier, disséquant os, muscles et vaisseaux.

PHLEGMORRAGIQUE (période). Période du choléra asiatique qui succède à la diarrhée prémonitoire ; elle est caractérisée par des selles liquides à grains riziformes, des vomissements et des crampes et précède immédiatement la période algide.

PHLOGISTIQUE, *adj.* (gr. *phlégô*, je brûle) [angl. ***phlogistic***]. Qui se rapporte à l'inflammation.

PHLOGOGÈNE, *adj.* (gr. *phlégô*, je brûle ; *génnan*, engendrer) [angl. ***phlogogen***]. Qui engendre l'inflammation.

PHLYCTÈNE, *s. f.* (gr. *phluzein*, bouillir) [angl. ***phlyctene***]. Soulèvement de l'épiderme, rempli de sérosité transparente. Ce mot désigne à la fois la *vésicule* et *la bulle*.

PHLYCTÉNOSE RÉCIDIVANTE DES EXTRÉMITÉS. V. *acrodermatite continue.*

PHLYCTÉNULE, *s. f.* [angl. ***phlyctenule***]. Petite phlyctène de la cornée dans la kératite phlycténulaire.

pH-métrie, *s. f.* Mesure du pH (v. ce terme). — La ***p. œsophagienne***, effectuée avec une électrode introduite par le nez, permet d'étudier le reflux gastro-œsophagien. V. ce terme et *impédancemétrie œsophagienne.*

PHOBIE, *s. f.* (gr. *phobos*, peur) [angl. ***phobia***]. Appréhensions irraisonnées, obsédantes et angoissantes, survenant dans des circonstances déterminées, toujours les mêmes pour chaque malade. — Employé comme suffixe, ce mot désigne la peur morbide de l'objet ou de l'acte désigné par la première partie du mot composé. P. ex. : *agoraphobie.*

PHOCAS (P. Gérasime, fr., 1861-1937). V. *Tillaux-Phocas (maladie de).*

PHOCOMÈLE, *s. m.* (I.-G. Saint-Hilaire, 1830) (gr. *phôkê*, phoque ; *mélos*, membre) [angl. ***phocomelus***]. Monstre ectromélien chez lequel les deux segments moyens des membres s'étant atrophiés, les mains et les pieds semblent s'insérer directement sur le tronc, comme chez les phoques. V. *thalidomide.*

PHOCOMÉLIE, *s. f.* [angl. ***phocomelia***]. Malformation des sujets phocomèles (v. ce terme) ; elle a été observée chez les enfants nés de mères ayant absorbé du thalidomide (hypnotique) pendant leur grossesse.

PHOLCODINE, *s. f.* (DCI) [angl. ***pholcodine***]. Dérivé de la morphine, employé ainsi que la codéine comme sédatif de la toux.

PHONATION, *s. f.* (gr. *phônê*, voix) [angl. ***phonation***]. Ensemble des phénomènes aboutissant à l'émission de sons et de la voix. V. *larynx.*

PHONÈME, *s. m.* (gr. *phônê*, voix, langage) [angl. ***phoneme***]. — 1° Nom proposé par Wernicke pour désigner les hallucinations auditives verbales (audition de mots représentant des idées). — 2° Son utilisé dans le langage.

PHONIATRIE, *s. f.* (gr. *phônê*, voix ; *iatréia*, médecine) [angl. ***phoniatrics***]. Étude de la voix, de son mécanisme et de ses troubles.

PHONOCARDIOGRAMME, *s. m.* [angl. ***phonocardiogram***]. Courbe obtenue par l'enregistrement graphique des bruits du cœur.

PHONOCARDIOGRAPHIE, *s. f.* (gr. *phônê*, voix ; cardiographie) [angl. ***phonocardiography***]. Enregistrement graphique des bruits du cœur.

PHONOCINÉTIQUE (amnésie) (gr. *phônê*, voix ; *kinêsis*, mouvement). V. *amnésie.*

PHONOMÉCANOGRAMME, *s. m.* Enregistrement simultané du phonocardiogramme et des mécanogrammes (v. ces termes).

PHONOMÈTRE, *s. m.* (gr. *phônê*, voix ; *métron*, mesure) [angl. ***phonometer***]. V. *acoumètre.*

PHONOPHOBIE, *s. f.* (gr. *phônê*, voix ; *phobos*, peur) [angl. ***phonophobia***]. Crainte de parler à voix haute.

PHORIE, *s. f.* (gr. *phoros*, de *phérein*, porter). V. *hétérophorie.*

PHOSPHAGÈNE, *s. m.* [angl. ***phosphagen***]. Syn. *phosphocréatine, acide créatine-phosphorique.* Créatine phosphorylée, forme de stockage d'énergie dans le muscle. V. *créatine kinase* et *créatine.*

PHOSPHATASE, *s. f.* [angl. ***phosphatase***]. — 1° Enzyme appartenant au groupe des hydrolases, libérant les phosphates inorganiques insolubles par hydrolyse des phosphates organiques. Elle existe dans la plupart des tissus, mais surtout dans l'os : elle joue un rôle important dans la minéralisation du squelette. — La ***p. alcaline*** est ainsi nommée parce qu'elle agit en milieu alcalin (pH optimum 8,6 à 9,1). Normalement présente dans le sang, elle est en partie éliminée par la bile. Son taux sanguin est plus élevé pendant la croissance et au cours de certaines maladies osseuses et hépatiques : rachitisme, ostéomalacie, hyperparathyroïdie, maladie de Paget, hyperostose endostale, cancer secondaire des os, ictères par rétention, cancer du foie. — La ***p. acide prostatique*** (qui agit en milieu acide : pH optimum 5 à 5,6) (PAP) a son taux sanguin (normalement inférieur à 10 UI/L) très augmenté en cas de cancer prostatique, surtout s'il existe des métastases. V. *antigène spécifique de la prostate* et *marqueurs tumoraux.* — 2° Enzyme sécrétée par la muqueuse intestinale et qui décompose les nucléotides libérées par la polynucléotidase en acide phosphorique et nucléosides (v. *nucléase*).

PHOSPHATASÉMIE, *s. f.* [angl. ***phosphatasaemia***]. Présence de phosphatase dans le sang.

PHOSPHATÉMIE, *s. f.* [angl. ***phosphataemia***]. Quantité de phosphates contenue dans le sang. On l'exprime en millimoles de phosphore. V. *phosphorémie.*

PHOSPHATIDÉMIE, *s. f.* [angl. ***phosphatidaemia***]. Présence normale de phosphatides dans le sang (plasma et globules).

PHOSPHATURIE, *s. f.* [angl. ***phosphaturia***]. Présence de phosphates dans l'urine ; leur élimination normale est de 680 à 1 300 mg ou de 22 à 42 mmol par 24 heures.

PHOSPHÈNE, *s. m.* (Savigny, 1838) (gr. *phôs*, lumière ; *phaïnein*, briller) [angl. ***phosphene***]. Sensation lumineuse (phénomène entoptique) perçue par l'œil sans qu'elle ait été provoquée par la lumière. Elle peut être spontanée (migraine ophtalmique) ou succéder à un trauma, à une compression de l'œil ou à une excitation électrique de la rétine. V. *photopsie.*

PHOSPHOCRÉATINE, *s. f.* V. *phosphagène.*

PHOSPHODIESTÉRASE, *s. f.* [angl. ***phosphodiesterase***]. Enzyme d'hydrolyse de l'AMP cyclique. Elle est inhibée par la théophylline et le sildénafil.

PHOSPHODIURÈSE, *s. f.* Élimination de phosphates par l'urine. V. *phosphaturie.*

6-PHOSPHOGLUCONATE-DÉSHYDROGÉNASE. V. *anémie hémolytique enzymoprive.*

PHOSPHOLIPIDE, *s. m.* [angl. ***phospholipid***]. Nom générique des triglycérides dont une des fonctions alcool du glycérol est estérifiée par l'acide phosphorique. Ils font partie des constituants des membranes cellulaires. Les *p.* sanguins (taux normal 2,45 à 3,10 mmol/L chez l'adulte) se trouvent dans les molécules complexes des lipoprotéines : surtout dans celles des β-lipoprotéines et encore plus dans celles des α-lipoprotéines. V. *lipide* et *antiphospholipide*.

PHOSPHOLIPIDOSE, *s. f.* V. *lipoïdoses hépatospléniques*.

PHOSPHOPROTÉINE, *s. f.* [angl. ***phosphoprotein***]. Variété de protéine complexe (hétéroprotéine) résultant de l'union d'une protéine et d'une substance phosphorée ; les *p.* existent dans les œufs et le lait (caséine, caséinogène). V. *protéine kinase*.

PHOSPHORE, *s. m.* (gr. *phôs*, lumière ; *phoros*, porteur) [angl. ***phosphorus***]. Élément chimique de numéro atomique 15 (15 électrons gravitent autour du noyau atomique). Symbole *P*. Très réactif, le *p.* se trouve en faible quantité dans la nature, sous forme de phosphates minéraux. Un corps humain adulte contient environ 700 g. de *p.* dont 75 % est stocké dans le squelette sous forme d'un phosphate de calcium proche de l'*hydroxyapatite* (v. ce terme). Le reste entre dans la constitution de molécules organiques impliquées dans de nombreux métabolismes extra-osseux : enzymes comme l'adénosine triphosphatase ou molécules accompagnant des acides nucléiques et des lipides. L'intoxication par le *p.* peut être d'ordre professionnel (tableau n° 5).

PHOSPHORÉMIE, *s. f.* [angl. ***phosphoraemia***]. Syn. *phosphatémie* (v. ce terme). Présence et quantité de phosphore dans le plasma sanguin. La *p. minérale* normale est comprise, chez l'adulte, entre 35 et 40 mg par litre (1 à 1,5 mmol/L) ; chez l'enfant, entre 40 et 55 mg par litre (sous forme de phosphate mono- ou diacide).

PHOSPHORIDE, *s. f.* Lésion cutanée, ordinairement bénigne, observée chez les ouvriers qui manient le phosphore (maladie professionnelle).

PHOSPHORISME, *s. m.* [angl. ***phosphorism***]. Intoxication par le phosphore. — Le ***p. aigu,*** dû à l'ingestion de phosphore, se manifeste par des troubles digestifs : nausées, vomissements, diarrhée avec ténesme, puis une insuffisance hépatique aboutissant à la mort plus ou moins rapide selon la quantité absorbée. — Le ***p. chronique,*** maladie professionnelle, détermine une asthénie, une impuissance génitale et surtout des accidents au niveau des gencives et des dents, accidents qui aboutissent parfois à la *nécrose phosphorée* des maxillaires.

PHOSPHOROLYSE, *s. f.* [angl. ***phosphorolyse***]. Étape de la transformation dans l'organisme du glycogène en glucose. Sous l'influence d'une enzyme, la *phosphorylase*, les liaisons des maillons constitutifs de la grosse molécule de glycogène sont attaquées par l'acide phosphorique et il en résulte la formation de l'ester glucose-1-phosphorique (Cori).

PHOSPHORYLASE, *s. f.* [angl. ***phosphorylase***]. V. *phosphorolyse*.

PHOSPHORYLATION, *s. f.* [angl. ***phosphorylation***]. Étape de la transformation, dans l'organisme, du glucose en glycogène. Elle est effectuée grâce à l'apport d'énergie fournie par l'acide adénosine-triphosphorique et sous l'influence d'une enzyme, l'*hexokinase*.

PHOT, *s. m.* (ph) [angl. ***phot***]. Unité d'éclairement. Éclairement moyen d'une surface de 1 cm^2 recevant un flux lumineux de 1 lumen. Le *ph.* vaut 104 lux. V. *lux*.

PHOTISME, *s. m.* (gr. *phôs*, *phôtos*, lumière) [angl. ***photism***]. Syn. *pseudochromesthésie, pseudophotesthésie, sensation visuelle secondaire*. Apparences visuelles observées dans l'audition colorée. V. *audition colorée*.

PHOTO-ABLATION CORNÉENNE [angl. ***corneal photoablation***]. Technique chirurgicale pratiquée en cas de myopie. Elle consiste en un aplatissement de la courbure cornéenne grâce à un faisceau laser appliqué soit en surface (LASEK), soit sur le stroma (LASIK) après découpe chirurgicale d'un volet superficiel.

PHOTO-ALLERGIE, *s. f.* [angl. ***photoallergy***]. Réaction cutanée anormale transitoire (urticaire) provoquée par les rayons solaires : c'est une variété d'allergie.

PHOTO-ATHÉROLYSE, *s. f.* (gr. *phôs*, lumière ; *athêrê*, bouillie ; *luein*, dissoudre). Destruction des plaques athéromateuses au moyen d'un rayon laser émis par une sonde introduite dans l'artère. V. *athérectomie*.

PHOTOBIOLOGIE, *s. f.* (gr. *phôs*, *phôtos* biologie) [angl. ***photobiology***]. Étude de l'influence de la lumière et en particulier de la lumière solaire (bains de soleil) et des rayons ultraviolets, sur l'organisme dans son ensemble et sur le fonctionnement des divers appareils.

PHOTOCHIMIOTHÉRAPIE, *s. f.* (gr. *phôs*, lumière ; chimiothérapie) [angl. ***photodynamic therapy***]. Syn. *thérapie photodynamique, photothérapie dynamique*. Procédé thérapeutique associant un produit chimique et des radiations électromagnétiques qui le rendent actif.

PHOTOCOAGULATION, *s. f.* (gr. *phôs*, lumière ; coagulation) [angl. ***photocoagulation***]. Utilisation de l'énergie intense apportée par un rayon lumineux étroit (lampe au xénon, laser) pour traiter diverses lésions au niveau du tube digestif, de l'appareil respiratoire ou bien en ophtalmologie. Dans ce dernier cas, on provoque une réaction inflammatoire de la choroïde qui entraîne l'adhérence de celle-ci à la rétine : traitement de la déchirure rétinienne et prévention du décollement de la rétine (v. ce terme).

PHOTODERMATOSE, *s. f.* ou **PHOTODERMITE**, *s. f.* [angl. ***photodermatitis***]. Syn. *actinite*. Accidents cutanés variés (érythème, prurigo, urticaire) causés par une hypersensibilité de la peau à la lumière.

PHOTODYNAMIQUE (thérapie). V. *photochimiothérapie*.

PHOTOGÈNE, *adj.* (gr. *phôs*, lumière ; *gennan*, engendrer) [angl. ***photogenic***]. Qui engendre la lumière.

PHOTOKÉRATECTOMIE RÉFRACTIVE [angl. ***refractive photokeratectomy***]. Ablation au laser d'une couche de tissu cornéen. Elle est destinée à traiter les myopies faibles. Le LASIK (v. ce terme) s'adresse aux myopies de degré moyen. v. *réfractive (chirurgie)*.

PHOTOMÈTRE, *s. m.* (gr. *phôs*, lumière ; *métron*, mesure) [angl. ***photometer***]. Appareil permettant de mesurer l'intensité lumineuse.

PHOTOMÉTRIE, *s. f.* [angl. ***photometry***]. Mesure de l'intensité lumineuse et des grandeurs qui lui sont apparentées (flux lumineux, brillance, éclairement).

PHOTOMOTOGRAPHE, *s. m.* (Gilson, 1959) (gr. *phôs*, lumière ; lat. *motus*, mouvement ; gr. *graphein*, écrire) [angl. ***photomotograph***]. Appareil destiné à inscrire le réflexogramme achilléen (v. ce terme). Le pied du sujet est installé de manière à intercepter un faisceau lumineux reçu par une cellule photoélectrique. Son déplacement, provoqué par la percussion du tendon d'Achille, entraîne une variation du courant provenant de la cellule photo-électrique, qui est enregistrée par un électrocardiographe.

PHOTON, *s. m.* (gr. *phôs*, *phôtos*, lumière) [angl. ***photon***]. « Unité constitutive de la lumière, plus généralement d'un rayonnement électromagnétique, le *photon représente essentiellement une unité énergétique ou quantum d'énergie* » (G. Laitier).

PHOTOPHÉRÈSE, *s. f.* (gr. *phôs*, *phôtos*, lumière ; *phérô*, je porte) [angl. ***photopheresis***]. Technique de traitement consistant à détourner le sang dans un circuit extracorporel irradié aux ultraviolets, après administration d'une substance photoactive.

PHOTOPHOBIE, *s. f.* (gr. *phôs*, lumière ; *phobos*, crainte) [angl. ***photophobia***]. Crainte de la lumière due le plus souvent à l'impression pénible et même douloureuse qu'elle provoque. Ce symptôme se rencontre dans les affections oculaires (conjonctivite, kératite, etc.) et aussi dans certaines affections cérébrales (méningites).

PHOTOPIQUE, *adj.* (gr. *phôs*, lumière ; *ops*, *opos*, vue) [angl. ***photopic***]. Qui concerne la sensibilité rétinienne à une lumière vive. — ***vision ph.*** Syn. *vision diurne*. Condition de la vision lorsque la rétine est vivement éclairée ; l'acuité visuelle est alors à son maximum, ainsi que la perception des couleurs, surtout dans les jaunes. V. *scotopique* et *mésopique*.

PHOTOPLÉTHYSMOGRAPHIE, *s. f.* [angl. ***photoplethysmography***]. Procédé permettant d'apprécier la vascularisation cutanée. Un rayon lumineux est réfléchi par les tissus superficiels et recueilli par une cellule photo-électrique. Cette méthode est préconisée dans divers troubles trophiques, pour en apprécier le pronostic (ulcères cutanés en particulier).

PHOTOPODOGRAMME, *s. m.* (Viladot et Roig-Puerta) (gr. *phôs*, *phôtos*, lumière ; *pous*, *podos*, pied ; *gramma*, écriture). Empreinte de la plante du pied obtenue en posant celle-ci, badigeonnée d'un révélateur non irritant, sur un papier photographique (v. *podostatigramme*).

PHOTOPSIE, *s. f.* (gr. *phôs*, lumière ; *opsis*, vue) [angl. ***photopsia***]. Nom des visions subjectives d'apparence lumineuse qui frappent l'œil sain aussi bien que l'œil malade et qui sont dues à des excitations directes de la rétine et du nerf optique, excitations généralement légères (spasmes des paupières, afflux de sang dans le réseau vasculaire, choc léger de l'œil, etc.). V. *phosphène*.

PHOTORÉCEPTEUR, *s. m.* [angl. ***photoreceptor***]. Récepteur sensible à la lumière ; p. ex. : les cônes et les bâtonnets des cellules rétiniennes. V. *rétine*.

PHOTOSENSIBILISATION, *s. f.* [angl. ***photosensitization***]. Sensibilisation à la lumière (y compris les rayons ultraviolets) de la peau, dont les parties découvertes sont atteintes d'érythème sous l'influence des rayons du soleil ; elle survient chez des sujets prédisposés par l'absorption ou l'application locale de certains médicaments, ou par un trouble du métabolisme des prophyrines. V. *héliodermite*.

PHOTOTHÉRAPIE, *s. f.* (gr. *phôs*, lumière ; *thérapéia*, traitement) [angl. ***phototherapy***]. Méthode de traitement utilisant l'action de la lumière soit blanche, soit colorée. Par extension, s'applique également aux traitements par les rayons ultraviolets, infrarouges et par le laser (v. ces termes, *photochimiothérapie* et *photocoagulation*).

PHOTOTOMIE, *s. f.* (gr. *phôs*, *photos*, lumière ; *tomê*, section) [angl. ***phototomy***]. Utilisation du laser (v. ce terme) pour la section des tissus.

PHOTOTRAUMATISME, *s. m.* Action vulnérante de la lumière.

PHOTOTROPISME, *s. m.* (gr. *phôs*, lumière ; *trépein*, tourner) [angl. ***phototropism***]. Propriété d'être attiré par la lumière.

PHRÉNICECTOMIE, *s. f.* (phrénique ; gr. *ektomê*, ablation) ou **PHRÉNICOTOMIE**, *s. f.* (phrénique ; gr. *tomê*, section) [angl. ***phrenicectomy***]. Section avec ou sans exérèse d'un des nerfs phréniques, amenant la paralysie avec ascension de la moitié correspondante du diaphragme. C'est une méthode de collapsothérapie qui a été employée autrefois dans le traitement des affections broncho-pulmonaires chroniques.

PHRÉNIQUE, *adj.* (gr. *phrên*, diaphragme) [angl. ***phrenic***]. Qui appartient ou qui a rapport au diaphragme.

PHRÉNIQUE (phénomène du) (Soloviev) [angl. ***phrenic phenomenon***]. Signe observé dans la tétanie. Il consiste en secousses rythmiques de la moitié gauche du diaphragme, synchrones aux systoles cardiaques, mais ne se confondant pas avec le choc de la pointe. Ces secousses seraient dues à l'irritation du nerf phrénique gauche par les mouvements du cœur ou de la crosse de l'aorte.

PHRÉNIQUE (signe du) [angl. ***phrenic pressure point***]. Point douloureux que l'on fait apparaître par la pression de l'un des nerfs phréniques à son passage entre les scalènes. On l'observe dans la cholécystite (Chauffard), dans l'appendicite (Iliescu, de Bucarest, 1926), dans les pyélonéphrites aiguës et dans les accidents paroxystiques de la lithiase rénale (J. Troisier, 1927).

PHRÉNITE, *s. f.* (gr. *phrên*, diaphragme) [angl. ***phrenitis***]. Inflammation du diaphragme.

PHRÉNO-CŒLIAQUE (syndrome) [angl. ***phrenocaeliac syndrome***] (1963). Compression du tronc cœliaque par le ligament arqué du diaphragme, pouvant entraîner des douleurs épigastriques.

PHRÉNOGLOTTISME, *s. m.* ou **PHRÉNOGLOTTIQUE (spasme)** (gr. *phrên*, diaphragme ; *glôtta*, langue). V. *laryngospasme*.

PHRÉNOLOGIE, *s. f.* (Gall, 1758-1828) (gr. *phrên*, esprit ; *logos*, discours) [angl. ***phrenology***]. Syn. *craniologie*. Théorie d'après laquelle l'inspection et la palpation du crâne ainsi que la recherche de ses protubérances permettraient de connaître les facultés et instincts dominants chez un sujet, d'après un système hypothétique de localisations cérébrales.

PHRÉNOSPASME, *s. m.* (gr. *phrên*, diaphragme ; *spasmos*, de *spaô*, je contracte). V. *cardiospasme*.

PHRYNODERMIE, *s. f.* (gr. *phrunos*, crapaud ; *derma*, peau) [angl. ***phrynoderma***]. Éruption de papules cornées folliculaires au cours de l'avitaminose A.

PHTIRIASE, *s. f.* (gr. *phtheir*, pou) [angl. ***phthiriasis***]. Dermatose prurigineuse provoquée par la présence sur une partie du corps ou sur toute sa surface, d'un grand nombre de parasites appartenant à l'une des trois espèces de poux, *Phtirius inguinalis* ou *Phtirius pubis*, le pou du pubis ou morpion. V. *pou* et *pédiculose*.

PHTISIE, *s. f.* (gr. *phthisis*, consomption, de *phthiô*, je détruis) [angl. ***phthisis***]. Autrefois synonyme de consomption. — Plus tard (Bayle) nom générique des maladies chroniques du poumon qui s'accompagnent de suppuration abondante et de fièvre hectique et qui aboutissent à la mort. — Enfin, ce terme a désigné la *tuberculose pulmonaire,* aussi bien ses formes aiguës et subaiguës que ses formes chroniques.

PHTISIE GALOPANTE (désuet) [angl. ***galloping phthisis***]. Syn. *bronchopneumonie tuberculeuse*. Forme rapide de la tuberculose pulmonaire ulcéreuse à foyers disséminés. C'est une phtisie commune « qui brûle les étapes » (Grancher et Hutinel).

PHTISIOGÈNE, *adj.* (gr. *phthisis*, phtisie ; *génnan*, engendrer ou *genês*, engendré) [angl. ***phthisiogenetic***]. Qui engendre la phtisie ou qui est déterminé par elle.

PHTISIOLOGIE, *s. f.* (gr. *phthisis*, phtisie ; *logos*, discours) [angl. ***phthisiology***]. Étude de la tuberculose (surtout pulmonaire).

PHTISIQUE, *adj.* ou *s.* [angl. ***phthisic***] (désuet). Malade atteint de tuberculose pulmonaire.

PHYCOMYCOSE, *s. f.* (Lie Kian Joe, 1956) [angl. ***phycomycosis***]. Syn. *zygomycose*. Maladie provoquée par les phycomycètes (ou zygomycètes), champignons inférieurs ou micromycètes. On distingue 2 groupes de *p.* : les ***entomophtoromycoses***, elles-mêmes subdivisées en *conidiobolomycoses* dues à *Conidiobolus coronatus* et les ***basidiobolomycoses***, mycoses tropicales rares dues à *Basidiobolus ranarum,* caractérisées par une infiltration des tissus sous-cutané et musculaire des membres et du tronc. V. *mucormycose*.

PHYCOTOXINE, *s. f.* (gr. *phukos*, algue ; toxine) [angl. ***phycotoxin***]. Toxine (v. ce terme) des algues microscopiques, responsable de toxi-infections alimentaires. P. ex. : la *ciguatera* (v. ce terme).

PHYLAXIE, *s. f.* (gr. *phulaxis*, protection) [angl. ***phylaxis***]. — 1° Pouvoir de défense de l'organisme contre l'infection, comprenant la phagocytose et la formation d'anticorps. — 2° Terme proposé par Henrijean pour remplacer *anti-anaphylaxie*. V. *Besredka (méthode de)*.

PHYLLODE, *s. m.* (gr. *phullon*, feuille ; *eidos*, aspect) [angl. ***phyllode***]. Syn. *tumeur phyllode*. Variété ou phase de l'évolution anatomique de l'adénosarcome du sein. V. *cystosarcome phyllode*.

PHYLLOQUINONE, *s. f.* [angl. ***phylloquinone***]. V. *vitamine K*.

PHYLOGENÈSE ou **PHYLOGÉNIE**, *s. f.* (Haeckel, 1866) (gr. *phulê*, tribu, espèce ; *génnan*, engendrer) [angl. ***phylogeny***]. Développement de l'espèce, par opposition à *ontogénie,* développement de l'être. v. *arbre phylogénique universel*.

PHYLUM, *s. m.* (gr. *phulon,* race, tribu). Terme anglais pour *embranchement* (v. ce mot).

PHYSICODÉPENDANCE, *s. f.* V. *pharmacodépendance*.

PHYSICOTHÉRAPIE, *s. f.* (gr. *phusikos* de *phusis*, nature ; *thérapéia*, thérapeutique). V. *physiothérapie*.

PHYSIOGÈNE, *adj.* (gr. *phusis*, nature ; *génês*, qui est engendré). En médecine mentale, se dit des phénomènes, des symptômes, des maladies déterminées par des troubles organiques, par des lésions physiques perceptibles à nos sens ; s'oppose à *psychogène*.

PHYSIOGNOMONIE, *s. f.* (gr. *phusis*, nature ; *gnômôn*, signe indicateur) [angl. ***physiognomony***]. Étude de la forme générale de la tête et des traits du visage, faite dans le but de connaître le caractère et les inclinations d'un sujet.

PHYSIOLOGIE, *s. f.* (gr. *phusis*, nature ; *logos*, discours) [angl. ***physiology***]. Partie de la biologie qui a pour objet d'étudier les fonctions et les propriétés des organes et des tissus des êtres vivants. — ***p. cellulaire.*** Étude des phénomènes vitaux localisés dans la cellule. — ***p. générale.*** Étude des phénomènes vitaux communs à toutes les espèces animales et végétales. — ***p. pathologique*** ou ***physiopathologie.*** Étude du fonctionnement de l'organisme ou d'un organe, lorsqu'il est troublé par la maladie. — ***p. psychique.*** V. *psychophysiologie.*

PHYSIOPATHIQUE, *adj.* (gr. *phusis*, nature ; *pathê*, maladie). — ***troubles p.*** (Babinski et Froment, 1918) [angl. ***physiopathic***]. Syn. *syndrome de Babinski-Froment, troubles* ou *contractures réflexes.* Manifestations pathologiques post-traumatiques (impotence, contracture, troubles vasomoteurs et trophiques) dont l'intensité semble hors de proportion avec leur cause apparente. — On admet qu'il s'agit de phénomènes organiques réels généralement associés au pithiatisme (v. *main figée*).

PHYSIOPATHOLOGIE, *s. f.* [angl. ***pathophysiology***]. V. *physiologie pathologique.*

PHYSIOTHÉRAPIE, *s. f.* (gr. *phusis*, nature ; *thérapéia*, traitement) [angl. ***physical therapy***]. Syn. *physicothérapie.* Utilisation, dans un but thérapeutique, des agents physiques naturels ou artificiels : eau, air, électricité, radiations lumineuses, rayons X, corps radioactifs, froid, chaleur ; la *p.* met également en œuvre le climat, l'altitude, le repos, le mouvement comme la marche, les exercices de gymnastique et la trépidation.

PHYSIQUE (examen). V. *clinique (examen).*

PHYSISORPTION, *s. f.* V. *adsorption.*

PHYSOSTIGMINE, *s. f.* (Jobst et Hesse, 1864). V. *ésérine.*

PHYTANÉMIE, *s. f.* (Steinberg, 1972). Présence d'acide phytanique dans le sang, caractéristique de la maladie de Refsum (v. ce terme).

PHYTATE, *s. m.* (gr. *phuton*, plante) [angl. ***phytate***]. Sel de l'acide phytique, dont la combinaison dans l'intestin avec le calcium peut empêcher l'absorption de ce dernier.

PHYTOBÉZOARD, *s. m.* [angl. ***phytobezoar***]. Corps étranger de l'estomac formé par des débris végétaux d'origine alimentaire. V. *bézoard.*

PHYTOHÉMAGGLUTININE, *s. f.* **(PHA)** (gr. *phuton*, plante ; hémagglutinine) [angl. ***phytohaemagglutinin***]. Mucoprotéine extraite des graines de haricot rouge *(Phaseolus vulgaris)*, capable d'agglutiner les hématies et de provoquer la prolifération des petits lymphocytes cultivés *in vitro* et leur transformation en grandes cellules blastiques, analogues aux cellules immunocompétentes (v. ce terme) ou immunoblastes (Nowell, 1960). Elle agit surtout sur les lymphocytes T. Cette transformation constitue le ***test à la p.*** (par intradermoréaction). Il est positif quand l'immunité cellulaire est normale ; la transformation des lymphocytes ne se produit pas (test négatif) en cas de carence de cette immunité et d'absence d'hypersensibilité différée. La *p.* aurait en outre une action immuno-dépressive. V. *lectine, hypersensibilité différée (test d')* et *lymphostimulation, 2°.*

PHYTOMITOGÈNE, *adj.* et *s. m.* V. *lectine.*

PHYTOPARASITE, *s. m.* (gr. *phuton*, plante ; *parasitos*, qui mange à côté d'un autre) [angl. ***phytoparasite***]. Parasite appartenant au règne végétal.

PHYTOPATHOLOGIE, *s. f.* (gr. *phuton*, plante ; pathologie) [angl. ***phytopathology***]. Étude des maladies des plantes.

PHYTOPHOTODERMATITE, *s. f.* (gr. *phuton*, plante ; *phôs, phôtos*, lumière ; dermatite) [angl. ***phytophotodermatitis***]. Affection cutanée caractérisée par une éruption érythémato-bulleuse provoquée par le contact avec des plantes, l'exposition au soleil et l'humidité de la peau. La variété la plus connue est la maladie d'Oppenheim (v. ce terme).

PHYTOSTÉROL, *s. m.* [angl. ***phytosterol***]. Stérol d'origine végétale tel que l'ergostérol.

PHYTOTHÉRAPIE, *s. f.* (gr. *phuton*, plante ; *thérapéia*, traitement) [angl. ***phytotherapy, herbal treatment***]. Thérapeutique par les plantes.

PIAN, *s. m.* [angl. ***yaws***]. Syn. *boubas, buba, frambœsia, parangi, yaws.* Maladie contagieuse, épidémique dans presque tous les pays tropicaux, en particulier dans l'Afrique et l'Amérique équatoriales, dans les îles de l'Océanie et dans le sud de l'Asie. Elle est caractérisée par l'apparition sur la peau de tuméfactions ou *pians*, à surface granuleuse, ressemblant plus ou moins à des framboises ; le début est accompagné de fièvre et de douleurs dans les membres ; puis ces lésions s'ulcèrent ; l'une d'entre elles, plus considérable que les autres, porte le nom de *mère-pian* ou *maman-pian.* À cette phase primaire succède une période secondaire, caractérisée par une éruption de *pianides* et de *pianomes* (v. ces termes) et dans les années suivantes, par des accidents tertiaires cutanés (kératodermie palmo-plantaire, lésions tubéreuses et ulcéreuses, gangosa), articulaires et osseux. Le *p.*, que l'on a quelquefois cherché à identifier avec la syphilis, est dû à un parasite, *Treponema pertenue* (Castellani, 1903), très voisin de celui de cette maladie, transmis par contacts interhumains.

PIAN HÉMORRAGIQUE. V. *bartonellose.*

PIAN-BOIS, *s. m.* [angl. ***American leishmaniasis***]Syn. *bouton de Bahia, leishmaniose forestière américaine, ulcère des gommiers.* Affection très commune dans la région boisée de la Guyane, distincte du pian proprement dit, caractérisée par l'apparition de tuméfactions circonscrites, dont le centre se creuse d'un ulcère cratériforme ; les ganglions correspondants sont engorgés et l'état général est plus ou moins gravement atteint. Elle est due à *Leishmania brasiliensis* transmise par les phlébotomes.

PIANIDE, *s. f.* Lésion cutanée du pian à la période secondaire ; elle peut être maculeuse, papuleuse ou papulo-tuberculeuse.

PIANOME, *s. m.* [angl. ***framboesioma***]. Syn. *frambœside, frambœsome.* Lésion cutanée du pian à la période secondaire, de forme arrondie, saillante, constituée d'un amas de végétations saignantes recouvert d'une croûte brune. Elle disparaît en quelques mois ou quelques années, laissant une cicatrice pigmentée ou achromique.

PIANOMISATION, *s. f.* Transformation en pianome de la lésion cutanée primaire du pian.

PIANOTEMENT, *s. m.* [angl. ***strumming***]. Technique de massage rappelant le jeu des doigts sur un clavier de piano.

PIBIDS (syndrome) (angl. *Photosensitivity — Ichthyosis — Brittle hair — Impaired intelligence — Decreased fertility — Short stature*) [angl. ***PIBIDS syndrome***]. V. *Tay (syndrome de).*

PIC. V. *Bard et Pic (loi)* et *Bard et Pic (syndrome de).*

PIC, *s. m.* Syn. angl., souvent employé à tort en français : *spike* (pointe). Dénivellation d'un graphique, plus ou moins ample, mais toujours brusque, rapide, de durée très brève, en forme de clocher très étroit, parfois même dessinant un simple trait vertical. On en observe sur toutes sortes de courbes : tracés électriques (électrocardiogramme des sujets électrostimulés), diagrammes d'électrophorèse (globulinémie monoclonale) ou d'échographie, etc.

PICA, *s. m.* (lat. *pica*, pie, allusion au goût de cet oiseau) [angl. ***pica***]. Syn. *cittosis, allotriophagie.* Perversion de l'appétit consistant en une tendance à manger des substances non comestibles. V. *géophagie, parorexie* et *pagophagie.*

PICK (P. Ludwig, all., 1868-1935). V. *Lubarsch-Pick (syndrome de)* et *Niemann-Pick (maladie de).*

PICK (maladie de) (P. Arnold, de Prague, 1892) [angl. ***Pick's dementia ou disease***]. Variété précoce de démence sénile, caractérisée *anatomiquement* par l'atrophie massive du cerveau avec prédominance sur les lobes frontaux et temporaux ; *cliniquement*, par l'affaiblissement rapide des facultés intellectuelles aboutissant à la démence complète et par une aphasie présentant plutôt le type sensoriel. Les malades meurent dans le gâtisme soit de cachexie, soit d'une maladie intercurrente. C'est une hérédo-dégénérescence au cours de laquelle le zinc serait en excès dans le cerveau. V. *Alzheimer (maladie d')* et *Mesulam (syndrome de).*

PICK (signe de) (P. Aloïs, de Prague). Injection des conjonctives oculaires limitée à la zone visible entre les paupières, au cours de la *fièvre à pappataci.*

PICK (syndrome de) (P. Friedel, all., 1896). V. *pseudo-cirrhose péricardique.*

PICK-HERXHEIMER (maladie de) (P. Philippe, de Prague, 1834-1910). V. *dermatite chronique atrophiante.*

PICKWICK (syndrome de) ou **PICKWICKIEN (syndrome)** (d'après l'aspect d'un personnage [Joe] du roman de Ch. Dickens, *Les Papiers Posthumes du Pickwick Club*) (décrit par Sieker et collab., 1955 ; nommé par Burwell et collab. en 1956) [angl. ***Pickwickian syndrome***]. Syndrome caractérisé par une très forte obésité et une hypoventilation alvéolaire chronique avec hypoxémie, hypercapnie, entraînant cyanose, polyglobulie et même défaillance cardiaque droite. Les troubles du sommeil constituent un élément essentiel du syndrome : accès de somnolence diurne, sommeil nocturne agité, entrecoupé de fréquents réveils et surtout de pauses respiratoires parfois mortelles. On distingue le *type Burwell* qui évolue vers l'insuffisance cardio-respiratoire et le *type Joe* dominé par les troubles du sommeil. V. *apnées du sommeil (syndrome des)* et *narcolepsie.*

PICO... (espagnol *pico*, petite quantité) (symbole p). Préfixe signifiant 10^{-12}.

PICORNAVIRIDÆ, *s. f. pl.* ou **PICORNAVIRIDÉS**, *s. m. pl.* [angl. ***Picornaviridae***]. Famille de virus à ARN monocaténaire de petite taille (18 à 30 nm) ; ces virus ont une capside de symétrie cubique avec 32 capsomères et sont dépourvus d'enveloppe. Cette famille comprend les genres *Enterovirus, Heparnavirus* (ou *Hepatovirus*), *Parechovirus, Rhinovirus, Aphtovirus* et *Cardiovirus*. Ces deux derniers infectant respectivement le bétail et les rongeurs.

PICORNAVIRUS, *s. m.* (*pico-*, préfixe indiquant la petitesse ; *RNA* :[angl. ribonucleic acid ; *virus*) [angl. ***Picornavirus***]. Virus de la famille des *Picornaviridæ* (v. ce terme).

PIÉBALDISME, *s. m.* (Cooke, 1952 ; Froggatt, 1959) (pie ; angl. : *bald*, chauve) [angl. ***piebaldism***]. Syn. *mèche blanche et dyschromie familiales* (A. Touraine et H. Bour, 1938). Variété d'albinisme partiel caractérisée par l'association d'une mèche de cheveux blancs et d'une hypopigmentation à localisation ventrale (front, racine du nez, face antérieure du tronc). C'est une malformation héréditaire à transmission autosomique dominante. V. *albinisme* et *vitiligo.*

PIED, *s. m.* (gr. *pous, podos*) (lat. et TA *pes*) [angl. ***foot***, *pl.* ***feet***]. Segment distal du membre inférieur faisant suite à la jambe. On lui décrit un dos et une plante, concave. V. *tarse, métatarse* et noms commençant par *pod...*

PIED (phénomène du). V. *clonus.*

PIED ANCESTRAL. V. *Morton (maladies de) 2°.*

PIED D'ATHLÈTE [angl. ***athletic foot***]. Syn. *épidermophytie plantaire, pied de Hong-Kong, de Madagascar.* Affection du pied due à certaines variétés de *Trichophyton*, d'*Epidermophyton* ou au *Ctenomyces pedis*, observée d'abord dans les pays tropicaux, puis en Europe (surtout chez les sportifs et les militaires). Elle débute généralement dans le 4e espace interdigital ; elle est caractérisée par un épaississement de la couche cornée de la peau sur les faces latérales des orteils. La lésion peut s'étendre et se compliquer de fissures, de rougeur, de squames, de petites vésicules et même de manifestations allergiques cutanées à distance.

PIED BOT (*bot* signifie, en vieux français, émoussé, arrondi) [angl. ***talipes***]. Déformation permanente du pied, congénitale ou acquise, l'empêchant de prendre contact avec le sol par ses points d'appui normaux. Il existe quatre grandes variétés de *p. b.* suivant le sens de la déviation : — 1° le ***p. b. équin :*** le pied est en extension forcée et repose sur le sol par son extrémité antérieure (analogie avec le pied du cheval) ; — 2° le ***p. b. talus :*** le pied est en flexion forcée sur la jambe et repose par le talon ; — 3° le ***p. b. valgus :*** le pied est dévié, la plante en dehors, et repose sur son bord interne ; — 4° le ***p. b. varus :*** le pied est dévié, la plante en dedans, et repose sur son bord externe. — Très souvent les déviations des deux premières variétés s'associent à une des deux autres pour former le *p. b. varus équin* et le *p. b. talus valgus*. • 👁 **bot** •.

PIED BOT TABÉTIQUE (Joffroy) [angl. ***tabetic talipes***]. Pied bot varus équin s'observant chez les ataxiques après un long séjour au lit ; le poids des couvertures, portant sur un membre dont le tonus musculaire est affaibli ou supprimé, produit cette déformation. V. *pied tabétique.*

PIED CARRÉ. Pied dont les 3 premiers orteils ont la même longueur.

PIED DE CHARCOT. V. *pied tabétique.*

PIED DE COCHIN. V. *Madura (pied de).*

PIED CONVEXE CONGÉNITAL [angl. ***congenital convex pes valgus***]. Variété de pied bot (v. ce terme) ressemblant au pied talus valgus, car l'avant-pied est en flexion dorsale et en abduction, mais dans laquelle l'astragale ou talus est en extension (équinisme) sur le tibia. Cette malformation peut être isolée ou faire partie du syndrome des trisomies 13-15 et 18. V. *pied en piolet.*

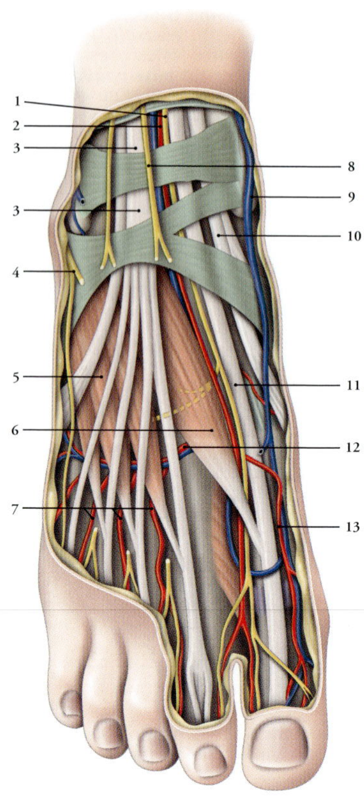

Dos du pied droit. Plan superficiel

1. n. fibulaire profond
2. a. et v. dorsales du pied
3. m. long extenseur des orteils
4. n. cutané dorsal latéral
5. m. court extenseur des orteils
6. m. court extenseur de l'hallux
7. aa. métatarsiennes dorsales
8. n. cutané dorsal médial
9. grande v. saphène
10. m. tibial ant.
11. m. long extenseur de l'hallux
12. a. arquée du pied
13. a. digitale dorsale

PIED CREUX [angl. ***pes cavus***]. Syn. *pes arcuatus, pes cavus, pes excavatus.* Déformation fréquente du pied, le plus souvent constitutionnelle et en rapport avec l'hypertonie des muscles de la plante. Elle survient lentement chez l'enfant, est caractérisée par l'angulation de l'avant-pied sur l'arrière-pied au niveau de l'articulation médiotarsienne, entraînant l'accentuation de la concavité plantaire, une voussure dorsale, la déformation en griffe des orteils et parfois l'équinisme. C'est la forme classique du *pied creux varus* qui serait plus rare que le *pied creux valgus* (J. Lelièvre). Le *p. c.* est parfois dû à une maladie nerveuse.

PIED CUBIQUE. V. *pied tabétique.*

PIED ÉGYPTIEN. Pied dont le 1er orteil est le plus long, la taille des autres décroissant régulièrement jusqu'au 5e.

PIED ÉQUIN. V. *équin* et *équinisme.*

PIED EN ÉVENTAIL [angl. ***broad foot***]. Pied large et étalé par effondrement de la voûte métatarsienne et écartement de la tête des métatarsiens.

PIED FORCÉ [angl. ***forced foot, Deutschlander's disease***]. Syn. *maladie de Pauzat* (1887), *fracture de fatigue, maladie de Deutschlander* (1921), *fracture de contrainte.* Accident observé surtout chez les jeunes soldats à la suite de chute, saut, faux pas, effort ou simplement marche forcée. Il se manifeste par un gonflement dur de la partie moyenne du pied et une douleur vive limitée en un point de l'un des métatarsiens. Il s'agit d'une fracture complète ou incomplète des métatarsiens, comme la radiographie permet de le constater. V. *insuffisance du 1er rayon (syndrome d').*

PIED DE FRIEDREICH. V. *Friedreich (pied de).*

PIED GREC [angl. ***Grecian foot***]. Pied dont le 2e orteil est le plus long.

PIED HÉRISSÉ (Weissenbach, Françon, Truchot et Robert) [angl. ***gouty foot***]. Variété de rhumatisme goutteux caractérisée par l'existence de nombreux ostéophytes sur la face dorsale du tarse, au niveau des interlignes articulaires.

PIED DE HONG-KONG. V. *pied d'athlète.*

PIED D'IMMERSION [angl. ***immersion foot***]. Syn. *syndrome de White.* Syndrome provoqué, chez les naufragés, par le séjour prolongé des extrémités dans l'eau ; il est caractérisé par des douleurs, un érythème simple ou accompagné d'œdème, de phlyctènes et d'ecchymoses.

PIED DE MADAGASCAR. V. *pied d'athlète.*

PIED DE MADURA. V. *Madura (pied de).*

PIED DE MINE. Lésions complexes du pied provoquées, en temps de guerre, par l'explosion de mines terrestres. Elles consistent en œdème avec peau marbrée, violacée, parfois couverte de phlyctènes ; en blessures vasculaires et en fractures multiples, surtout de l'astragale ou talus et du calcanéus. Elles sont dues à un effet de souffle localisé.

PIED DE MORTON. V. *métatarsalgie.*

PIED DE NÉANDERTHAL. V. *Morton (maladies de) 2°.*

PIED DU PARAGUAY. Forme végétante, localisée au pied, de la leishmaniose américaine.

PIED EN PIOLET. Variété de pied convexe congénital (v. ce terme) dans laquelle l'astragale ou talus et le calcanéus sont en extension (équinisme) sur le tibia, l'avant-pied étant en flexion dorsale et abduction.

PIED PLAT [angl. ***pes planus, flat foot***]. Déformation du pied caractérisée par la disparition de la concavité plantaire, la déviation du talon en valgus, l'hypotonie de la plante et l'étalement de l'avant-pied sur le sol : c'est le *pied plat valgus statique,* congénital. V. *tarsalgie des adolescents.*

PIED PLAT VALGUS DOULOUREUX (J. Guérin).. V. *tarsalgie des adolescents.*

PIED ROND (A. Wallet, 1942). Terme proposé pour désigner la *métatarsalgie* (v. ce mot) due à l'affaissement de la voûte transversale métatarsienne antérieure.

PIEDS BRÛLANTS (syndrome des). V. *Gopalan (syndrome de).*

PIED TABÉTIQUE (Charcot et Féré) [angl. ***tabetic foot***]. Syn. *pied de Charcot, pied cubique.* Déformation du pied, se rencontrant dans le tabès et due à des arthropathies associées à des lésions osseuses du tarse et du métatarse. Elle est caractérisée par un affaissement de la voûte plantaire avec gonflement dorsal du pied et épaississement de son bord interne. Cette déformation est complètement différente du pied bot tabétique de Joffroy (v. ce terme).

PIEDALU (signe de) [angl. ***Piedalu's sign***]. Le sujet, assis en travers de la table d'examen, tournant le dos à l'examinateur qui palpe ses épines iliaques postéro-supérieures (EIPS), se penche en avant puis se relève. Un retard du retour à la position symétrique des EIPS témoigne d'une atteinte de l'articulation sacro-iliaque considérée (qui est en général plus basse que l'autre et douloureuse).

PIED-BOUCHE (syndrome). V. *aphteux.*

PIEDRA, *s. f.* (en espagnol, pierre) (Osario, de Bogota, 1876) [angl. ***piedra***]. Syn. *trichomycose noueuse, trichosporie noueuse.* Maladie des poils et des cheveux due à un champignon parasite et caractérisée cliniquement par la présence de nouures dures échelonnées sans ordre sur les poils ; ces nouures sont formées par l'accumulation des spores d'un *Trichosporon* (Vuillemin, de Nancy) qui restent extérieures au poil. Cette maladie, assez répandue en Colombie, ne s'observe que très rarement sous nos climats. V. *Beigel (maladie de).*

PIE-MÈRE, *s. f.* (lat. *pia mater*, mère tendre) [TA et angl. ***pia mater***]. Fine membrane vascularisée, appliquée intimement à la surface du système nerveux central. V. *méninges* et *leptoméninges.*

PIEMÉRITE, *s. f.* [angl. ***pietis***]. Inflammation de la pie-mère au cours d'une méningite. – Terme parfois employé comme synonyme de méningite.

PIERINI (P. Luigi, argentin). V. *Pasini-Pierini (syndrome de).*

PIÉZO-ÉLECTRICITÉ, *s. f.* (gr. *piézein,* comprimer) [angl. ***piezoelectricity***]. Phénomène physique consistant en l'apparition d'une différence de potentiel entre les deux extrémités d'un cristal soumis à une compression ou bien à une traction. La *p.* est liée à l'anisotropie de certains milieux comme les cristaux. Elle est utilisée soit pour transformer un signal mécanique en signal électrique (lecture d'un disque microsillon par un saphir ou un diamant) ou, à l'inverse, pour transformer un signal électrique en une oscillation mécanique (horloge à quartz).

PIÉZOGRAMME, *s. m.* Courbe obtenue avec le piézographe. – ***p. artériel*** [angl. ***piezogram***]. Syn. *artériopiézogramme.* Courbe représentant les variations instantanées de la pression artérielle, obtenue avec le piézographe. V. *piézographie artérielle.*

PIÉZOGRAPHE, *s. m.* [angl. ***piezograph***]. Appareil enregistreur des pressions.

PIÉZOGRAPHIE, *s. f.* (gr. *piézô*, je presse ; *graphê*, écriture) [angl. ***piezography***]. Enregistrement des pressions. – ***p. artérielle.*** Enregistrement de la pression artérielle et de ses variations. Elle peut être directe, par ponction artérielle ou indirecte, à travers les téguments. La courbe des variations instantanées de la pression artérielle, enregistrée au cours d'une pulsation, sur la carotide, à l'aide d'un appareil piézo-électrique, rend compte de l'état du système artériel (Donzelot et Meyer-Heine, 1948). Technique abandonnée au profit du Doppler.

PIF. V. *facteur inhibant la sécrétion de prolactine.*

PIGEONNEAU, *s. m.* V. *rossignol des tanneurs.*

PIGMENT, *s. m.* (lat. *pigmentum*) [angl. ***pigment***] (biochimie). Substance noire ou colorée présente dans les tissus végétaux ou animaux.

PIGMENT BILIAIRE [angl. ***bile pigment***]. Substance colorée provenant de la dégradation de l'hémoglobine et présente dans la bile. Les *p. b.* sont la *biliverdine* et la *bilirubine.* V. ces termes, *acide biliaire* et *sel biliaire.*

PIGMENT OCRE. V. *hémosidérine.*

PIGMENT PALUDÉEN ou **PALUSTRE**. V. *hémozoïne.*

PIGMENTAIRE ÉPITHÉLIOMATEUSE (maladie). V. *xeroderma pigmentosum.*

PIGMENTATION, *s. f.* [angl. ***pigmentation***]. Accumulation de pigment en certains points ; elle peut être normale ou pathologique. – ***p. des vagabonds.*** V. *vagabonds (maladie des).*

PIGNET (indice) (P. Maurice, fr., né en 1871). V. *robusticité (coefficient de).*

PIH. Initiales de l'angl. ***Prolactin Inhibiting Hormone.*** V. *facteur inhibant la sécrétion de prolactine.*

PILI *(s. m. pl.)* **BACTÉRIENS** (lat. *pilus*, *pl. pili*, poil) [angl. ***pili, fimbriae***]. Syn. *fimbriae.* Formations filamenteuses que possèdent certains germes Gram– (colibacilles, gonocoques). Ce ne sont ni des cils ni des flagelles, mais des facteurs d'adhérence. La structure antigénique de ces fibrilles superficielles, polymères d'une protéine, la *piline*, permet la fabrication de vaccins, les *pilivaccins*. V. *adhésine.*

PILI TORTI, *s. m. pl.* (Galewsky, 1932) (lat. *pilus,* poil ; *tortus,* tordu) [angl. ***pili torti***]. Syn. *trichokinesis, trichotortosis* (Ronchèse, 1933). Dysplasie congénitale et presque toujours familiale des cheveux qui, dès leur apparition, souvent tardive, ont une apparence laineuse, moirée, due à la torsion de chaque cheveu sur lui-même. Vers la puberté, la chevelure reprend peu à peu son aspect normal. V. *Bjornstad (syndrome de).*

PILINE, *s. f.* [angl. ***pilin***]. V. *pili.*

PILIVACCIN, *s. m.* Vaccin fabriqué à partir des pili bactériens (v. ce terme).

PILLAY (syndrome de) (V.K. Pillay, de Singapour, 1964) [angl. ***Pillay's syndrome***]. Syn. *dysplasie ophtalmo-mandibulomélique.* Association transmise selon le mode autosomique dominant, de malformations oculaires (opacité cornéenne) mandibulaires (angle obtus, fusion temporo-mandibulaire) et des membres (hypoplasie partielle des os de l'avant-bras).

PILOCARPINE, *s. f.* [angl. ***pilocarpine***]. Alcaloïde vagomimétique des feuilles du *Pilocarpus jaborandi.* On l'utilise essentiellement en collyre pour traiter le glaucome et obtenir un myosis.

PILOMATRIXOME, *s. m.* (lat. *pilus,* poil ; gr. *mêtra,* matrice). V. *Malherbe (épithélioma calcifié de).*

PILOMOTEUR (réflexe).V. *réflexe pilomoteur.*

PILON, *s. m.* [angl. ***wooden leg***]. Prothèse de membre inférieur dépourvue d'articulation.

PILONIDAL (kyste ou **sinus), PILONIDALE (fistule ou maladie).** V. *sinus pilonidal.*

PILOSÉBACÉ, CÉE, *adj.* (lat. *pilus,* poil ; *sebum,* suif) [angl. ***pilosebaceous***]. Qui concerne le poil et la glande sébacée.

PILTZ-WESTPHAL (réflexe de) (P. Jan, polonais, 1870-1930). V. *Galassi (réflexe de).*

PILULE, *s. f.* (lat. *pilula,* dimin. de *pila,* boule) [angl. ***pill***]. Médicament destiné à l'usage interne dans lequel la substance active, seule ou associée à un excipient, forme une petite sphère de consistance assez ferme, pouvant être avalée en nature sans affecter le goût. V. *granule.* — Le terme « pilule » est actuellement employé dans le langage courant pour désigner un anticonceptionnel oral [angl. ***birth control pill, BCP***]. V. *contraceptif.* — ***« p. du lendemain ».*** Forte dose d'œstrogène et de progestérone déclenchant une menstruation et destinée à empêcher la nidation dans l'utérus de l'œuf fécondé.

PILUS, *s. m.* (Brinton, Buzzell et Lauffer, 1954) (en lat. poil) [angl. ***pilus***]. V. *pili.*

PINCE, *s. f.* [angl. ***grip***]. V. *crochet.*

PINCE MÉSENTÉRIQUE (syndrome de la) (Von Rokitansky, 1842). V. *mésentérique supérieure (syndrome de l'artère) 2°.*

PINCE OMO-COSTO-CLAVICULAIRE (syndrome de la). V. *scalène antérieur (syndrome du).*

PINCEMENT ARTICULAIRE (Ménard). Diminution apparente de hauteur de l'interligne articulaire, visible sur la radiographie ; symptôme habituel de l'ostéo-arthrite tuberculeuse.

PINCEMENT DE L'ÉPIDIDYME.V. *Chevassu (signes de) 2°.*

PINCEMENT HERNIAIRE. V. *herniaire.*

PINCEMENT DE LA VAGINALE. V. *Sébileau (signe de).*

PINÉAL (syndrome) [angl. ***pineal syndrome***]. Syn. *syndrome épiphysaire.* Ensemble de symptômes provoqués par les tumeurs de l'épiphyse (corps pinéal, v. à *pinéal*) : céphalée, hypertension intracrânienne, troubles psychiques et oculaires (paralysies des IIIe, IVe et VIe paires de nerfs crâniens, syndrome de Parinaud, signe d'Argyll-Robertson), troubles génitaux (macrogénitosomie) ; plus tard surviennent des troubles cérébelleux et infundibulo-tubériens.

PINÉAL, ALE, *adj.* (lat. *pinea,* pomme de pin). En forme de pomme de pin. — ***corps pinéal*** (TA *corpus pineale*) [angl. ***pineal body***]. Syn. ancien *épiphyse cérébrale, glande pinéale.* Petite formation glandulaire arrondie et grisâtre appendue au toit du IIIe ventricule, parfois calcifiée, faisant partie de l'épithalamus. Ses fonctions sont encore mal connues.

PINÉALOBLASTOME, *s. m.* (Bailey) [angl. ***pinealoblastoma***]. Syn. *pinéoblastome, médulloblastome de la pinéale.* Tumeur maligne du corps pinéal.

PINÉALOCYTOME, *s. m.* [angl. ***pinealocytoma***]. Syn. *pinéocytome.* Tumeur histologiquement bénigne de la glande pinéale. V. *pinéalome.*

PINÉALOME, *s. m.* (Krabbe) [angl. ***pinealoma***]. — 1° Pour certains, toute tumeur de la glande pinéale (comprenant donc les pinéalocytomes et les pinéaloblastomes). — 2° Pour d'autres, ce terme désigne seulement les tumeurs histologiquement bénignes de la glande pinéale il est alors synonyme de pinéalocytome.

PINÉOBLASTOME, *s. m.* V. *pinéaloblastome.*

PINÉOCYTOME, *s. m.* V. *pinéalocytome.*

PINGUÉCULA ou **PINGUICULA**, *s. f.* (lat. *pinguiculus,* diminutif de *pinguis,* gras) [angl. ***pinguecula***]. Petite saillie jaunâtre dont le volume ne dépasse pas celui d'une lentille, située sur la conjonctive en dehors du limbe cornéal et formée, non par de la graisse, mais par un amas de cellules épithéliales et du tissu conjonctif.

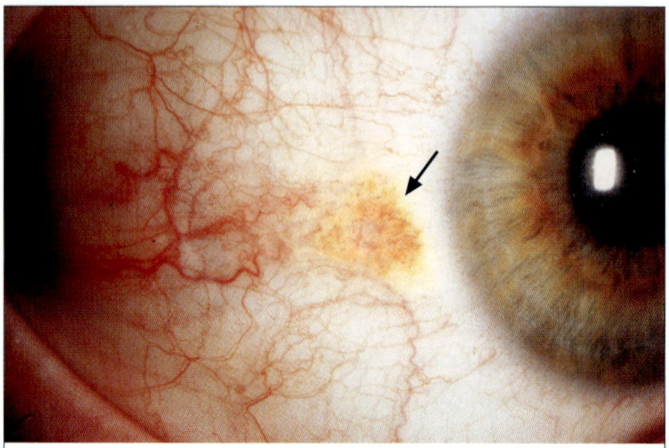

Pinguecula (flèche)

PINK DISEASE (en angl. maladie rose). V. *acrodynie.*

PINKUS (alopécie mucineuse de) (P. Hermann, amér., 1957). V. *mucinose folliculaire.*

PINKUS (lymphome de). V. *lymphome de Pinkus.*

PINKUS (tumeur fibro-épithéliale de) (1953) [angl. ***Pinkus's epithelioma***]. Variété d'épithélioma basocellulaire à stroma hyperplasique d'évolution très lente.

PINOCYTOSE, *s. f.* (gr. *pinô,* je bois ; *kutos,* cellule) [angl. ***pinocytosis***]. Syn. *phénomène de Lewis* (1931). Capture et absorption de gouttelettes de liquide par les macrophages ; c'est une variété de phagocytose.

PINTA, *s. f.* ou ***PINTO*** **(mal del)** (en espagnol : tache naturelle au visage) [angl. ***pinta***]. Syn. *caraté* (Alibert, 1820), *boussarolle, piquite.* Affection des régions tropicales et subtropicales d'Amérique et d'Afrique, due à *Treponema carateum* voisin du *Treponema pallidum.* Elle débute au point d'inoculation par un accident primaire, papule puis placard érythémato-squameux. Quelques mois après, une éruption d'éléments analogues caractérise la période secondaire. À la période tertiaire apparaissent des taches squameuses dyschromiques de couleur variable, bleuâtre, rouge, violette, brune, jaune, qui donnent aux téguments un aspect bigarré et qui, à la longue, deviennent achromiques.

PIOTROWSKI (phénomène de) (P. Alexander, all., né en 1878) [angl. ***Piotrowski's sign***]. Réflexe consistant en une flexion plantaire du pied, accompagnée d'une contraction des muscles jumeaux du mollet ; on le produit par une percussion du muscle jambier antérieur, entre le tubercule tibial antérieur et la tête du péroné ou fibula. Il indiquerait une lésion des voies extra-pyramidales. Il se rencontre dans l'encéphalite léthargique, la catatonie, la schizophrénie, laquelle entrerait ainsi dans le groupe des affections organiques du système nerveux. On l'aurait aussi observé après les crises épileptiques et les contusions cérébrales.

PIPÉRAZINE, *s. f.* (lat. *piper* ; poivre) [angl. ***piperazine***]. Syn. *hexahydropyridine.* Base organique utilisée comme anthelminthique contre les oxyures et les ascaris.

PIQUITE, *s. f.* V. *pinta.*

PIQÛRE ANATOMIQUE ou **D'AUTOPSIE** [angl. ***dissection wound***]. Infection grave survenant à la suite d'écorchures ou de blessures des mains au cours d'autopsie, due à l'inoculation de microbes très virulents ; elle est caractérisée par des phénomènes généraux, une lymphangite et rapidement une adénite axillaire avec phlegmon diffus périganglionnaire.

PIRIFORME, *adj.* (lat. *pirum,* poire ; *forma,* forme) [angl. ***piriform***]. En forme de poire.

PIRINGER-KUCHINKA (syndrome de) (Alexandra P.-K., autr., 1952) [angl. ***Piringer-Kuchinka's syndrome***]. Lymphadénite granuleuse cervicale bénigne d'origine parfois toxoplasmique, le plus souvent idiopathique.

PIROPLASMOSE, *s. f.* [angl. ***piroplasmosis***]. Syn. *babésiose.* Nom générique des maladies produites par des hématozoaires endoglobulaires du genre *Piroplasma,* inoculés par des tiques. Il existe une fièvre hémoglobinurique du bœuf due à *Piroplasma bovis ;* les *p.* humaines sont rarissimes.

PIRQUET (réaction ou test de von) (P. Clemens von, autr., 1874-1929) [angl. ***Pirquet's reaction***]. Cuti-réaction à la tuberculine. V. *tuberculine (test à la).*

PISA, *s. f.* (acronyme angl. : *Proximal Isovelocity Surface Area*). Terme d'échocardiographie-Doppler. Surface hémisphérique située dans la zone de convergence du sang vers l'orifice rétréci ou incontinent, où les globules rouges sont animés de la même vitesse. Son étude peut contribuer à mesurer le débit ou la surface de l'orifice mitral.

PISIFORME, *adj.* (lat. *pisum*, pois ; *forma*, forme) [angl. ***pisiform***]. En forme de pois. — ***os p.*** Un des os du carpe situé en avant du pyramidal avec lequel il s'articule • 👁 **carpe** •.

PISTOLET (bruit de ou coup de) [angl. ***pistol-shot***]. — 1° ***artériel*** ou ***fémoral.*** Bruit sourd, comparé à celui d'un coup de pistolet, synchrone au pouls, perçu à l'auscultation des artères fémorales dans l'insuffisance aortique. Il est en rapport avec l'élévation soudaine de la pression dans le vaisseau. — 2° ***thoracique.*** Bruit mésosystolique, très intense, électivement entendu et enregistré dans le 2ᵉ espace intercostal droit, au cours des insuffisances aortiques très importantes et pures. Il est dû à la brusque distension de l'aorte par l'onde systolique projetée par la contraction ventriculaire.

PISTOL-SHOT (angl.). V. *pistolet (bruit de ou coup de).*

PISTON (signe du) (Dujarier). Signe de pseudarthrose du col du fémur : le sujet, étant couché sur le dos, la jambe fléchie, un mouvement de va-et-vient imprimé à la cuisse provoque un déplacement anormal du grand trochanter.

PITHIATIQUE, *adj.* [angl. ***pithiatic***]. Se dit des troubles guérissables par la persuasion. — *s. m.* ou *f.* Sujet atteint de pithiatisme.

PITHIATISME, *s. m.* (gr. *peithô*, persuasion ; *iatos*, guérissable) [angl. ***pithiatism***]. « État pathologique se manifestant par des troubles qu'il est possible de reproduire par suggestion chez certains sujets, avec une exactitude parfaite et qui sont susceptibles de disparaître sous l'influence de la persuasion (contre-suggestion) seule » (Babinski, 1901)V. *hystérie.*

PITRESSINE, *s. f.* V. *vasopressine.*

PITTSBURGH (pneumonie de) (Myerowitz, 1979) [angl. ***Pittsburgh pneumonia***]. Pneumopathie aiguë sévère à *Legionella micdadei* survenant le plus souvent chez des sujets immunodéprimés.

PITUITAIRE, *adj.* [angl. ***pituitary***]. — 1° Qui se rapporte à la muqueuse des fosses nasales. — 2° Syn. *pituitarien.* V. *hypophysaire.*

PITUITE, *s. f.* (lat. *pituita,* mucosité) [angl. ***pituita***]. Liquide filant, aqueux, que quelques malades et en particulier les alcooliques, rendent le matin à jeun soit par expectoration, soit par une sorte de régurgitation. — ***p. hémorragique*** (Mathieu et Milian). V. *hémosialémèse.*

PITUITRINE, *s. f.* [angl. ***posterior pituitary hormone***]. Syn. *rétropituitrine.* Extrait du lobe postérieur de l'hypophyse ou glande pituitaire. La *p.*, est composée de deux hormones polypeptidiques de compositions voisines : la *vasopressine* et l'*ocytocine* (v. ces termes). Celles-ci sont sécrétées par les noyaux de l'hypothalamus (Bargman, 1951) en même temps que les neurophysines ; avec ces dernières elles forment des granules de neurosécrétion qui migrent le long du tractus hypothalamo-neuro-hypophysaire jusqu'au lobe postérieur de l'hypophyse où elles sont stockées. V. *neurosécrétion* et *neurophysines.*

PITYRIASIS, *s. m.* (gr. *pituron*, son) [angl. ***pityriasis***]. Ce mot, employé seul, signifie : « affection cutanée caractérisée par une fine desquamation » (Brocq) : la finesse des squames a été comparée au son de la mouture du blé.

PITYRIASIS CIRCINÉ ET MARGINÉ DE VIDAL [angl. ***pityriasis circinata et marginata***]. Dermatose très proche du pityriasis rosé de Gibert dont elle se distingue par le petit nombre et l'accroissement très lent des médaillons.

PITYRIASIS LICHENOIDES CHRONICA. V. *parapsoriasis en gouttes.*

PITYRIASIS LICHENOIDES ET VARIOLIFORMIS ACUTA **DE MUCHA-HABERMAN.** V. *parapsoriasis varioliformis de Wise.*

PITYRIASIS LINGUAL. V. *glossite exfoliatrice marginée.*

PITYRIASIS ROSÉ DE GIBERT (G., 1860) [angl. ***pityriasis rosea, Gibert's disease***]. Dermatose débutant par une plaque unique dite primitive, rosée, recouverte de squames fines et adhérentes, suivie bientôt d'une éruption secondaire généralisée formée de macules et de médaillons de forme ovale, rosés, squameux, à centre jaunâtre. Elle siège sur le tronc, le cou et les membres. Son évolution, cyclique, par poussées, dure 6 à 8 semaines et se termine par la guérison. L'affection confère habituellement l'immunité.

PITYRIASIS RUBRA (Hebra) [angl. ***pityriasis rubra***]. V. *érythrodermie.*

PITYRIASIS RUBRA PILAIRE (Devergie, 1857 ; Richaud, 1877 ; Besnier) [angl. ***pityriasis rubra pilaris***]. Syn. *lichen ruber acuminatus* de Kaposi. Dermatose rare, caractérisée cliniquement par des petites papules cornées centrées par un poil atrophié et par de larges placards érythémato-squameux tantôt lisses, tantôt formés par la coalescence des papules cornées. C'est une affection chronique, durant des années, avec des périodes de rémission plus ou moins longues.

PITYRIASIS SIMPLEX [angl. ***pityriasis simplex***]. Desquamation non inflammatoire, furfuracée, de l'épiderme corné.

PITYRIASIS SIMPLEX **CIRCONSCRIT** [angl. ***impetigo furfuraceous***]. Syn. *dartre furfuracée* ou *volante, impétigo sec* (Sabouraud). Taches arrondies, rosées, avec desquamation furfuracée, siégeant surtout sur la figure des jeunes sujets. C'est une dermatose infectieuse, une variété d'impétigo.

PITYRIASIS SIMPLEX **DIFFUS.** Manifestation de la kérose prédominant surtout aux régions pileuses. D'après l'aspect des squames, on distingue un *p. sec* et un *p. gras* ou *séborrhéique.*

PITYRIASIS STÉATOÏDE DE SABOURAUD. V. *dermatose figurée médio-thoracique.*

PITYRIASIS VERSICOLOR [angl. ***Pityriasis versicolor***]. Dermatose caractérisée par le développement de taches jaunes ou fauves, légèrement squameuses, occupant de préférence le tronc et dues à la germination dans l'épiderme d'un champignon parasite, le *Malassezia furfur.*

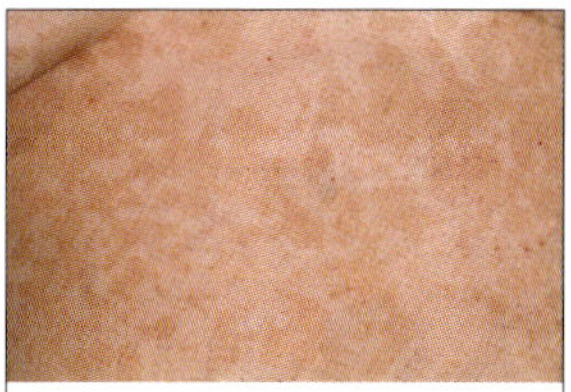

Pityriasis versicolor

PITYROSPORON ORBICULARE. V. *Microsporon furfur.*

PIVKA. V. *antivitamine K.*

PIXEL, *s. m.* (de l'angl. *picture element*) [angl. ***pixel***]. Point élémentaire d'une image numérisée. V. *voxel.*

PK. V. *anémie hémolytique enzymoprive.*

pK [angl. ***pK***]. Paramètre analogue à un pH, caractérisant un équilibre chimique. C'est le logarithme changé de signe de la constante de l'équilibre.

PL. Abréviation de *Ponction Lombaire.* V. *rachicentèse.*

PLACEBO, *s. m.* (en lat. je plairai) [angl. ***placebo***]. Préparations pharmaceutiques (pilules, cachets, potions, etc.) dépourvues de tout principe actif et ne contenant que des produits inertes. Elles sont prescrites dans un but psychothérapique ou pour juger, par comparaison et en éliminant le facteur psychique, l'action réelle des médicaments présentés sous une forme identique, avec lesquels on les fait alterner à l'insu du malade (*méthode du p.* ou en angl. ***blind test***). V. aussi *double anonymat ou double aveugle (épreuve en)* et *nocebo.*

PLACENTA, *s. m.* (Colombus, 1559) (en lat. galette) [angl. ***placenta***]. Organe fœto-maternel situé dans l'utérus gravide, en forme de disque mesurant 20 cm de diamètre environ, présentant d'une part une *face maternelle* adhérant à la paroi utérine, irriguée par les artères utérines et formée d'une vingtaine de masses charnues, les cotylédons, et d'autre part une *face fœtale* parcourue de vaisseaux convergeant vers le centre d'où part le cordon ombilical. Il permet les *échanges* nutritifs et respiratoires tout en protégeant le fœtus des agressions toxiques ou infectieuses ; ces échanges se font par diffusion ou transport actif à travers l'endothélium du capillaire fœtal. Le *p.* sécrète enfin des *hormones* : la gonadotrophine chorionique (utilisée pour le diagnostic biologique précoce de la grossesse), l'hormone lactogène placentaire, des œstrogènes et la progestérone. Les *membranes* fœtales s'insèrent au pourtour du *p.* Ce sont le chorion, externe, et l'amnios, interne, contenant le liquide amniotique.

PLACENTA ACCRETA (lat.) [angl. ***placenta accreta***]. Adhérence pathologique du placenta à l'utérus. Les villosités adhèrent au myomètre sans interposition de caduque basale. Pendant la grossesse, cette adhérence peut provoquer des avortements et, après l'accouchement, des hémorragies et des complications infectieuses par rétention placentaire.

PLACENTA DE LOBSTEIN. V. *vélamenteuse du cordon (insertion).*

PLACENTA PRÆVIA (lat. *prævius,* qui va au-devant) [angl. ***placenta praevia***]. Insertion anormale du placenta sur le segment inférieur de l'utérus. Le *p. p.* détermine des hémorragies à répétition pendant les trois derniers mois de la grossesse et prédispose, en outre, à l'accouchement prématuré et à la présentation vicieuse.

PLACENTATION, *s. f.* [angl. ***placentation***]. Période de l'ovo-implantation (v. ce terme) correspondant à l'établissement de rapports vasculaires entre l'œuf fécondé et l'endomètre (création d'un placenta primaire). Elle s'étend du 10e au 14e jour après la fécondation.

PLACENTOME, *s. m.* V. *chorio-épithéliome.*

PLACIDO (disque de) (P. Antonio, portugais, 1849-1916) [angl. ***Placido's disk***]. Appareil d'optique comportant des cercles concentriques et destiné à rechercher une déformation cornéenne. V. *kératoscopie* et *photokératoscopie.*

PLACODE, *s. f.* (gr. *plax, plakos,* plaque) [angl. ***placode***] (embryologie). Épaississement ectodermique localisé qui donnera naissance notamment aux organes des sens. P. ex. : *p. olfactives, optiques, otiques.*

PLAFONNEMENT (crise de). V. *oculogyre (crise).*

PLAGIOCÉPHALIE, *s. f.* (Linné) (gr. *plagios*, oblique ; *képhalê*, tête) [angl. ***plagiocephaly***]. Malformation du crâne dont l'aspect dissymétrique est dû à la soudure prématurée des sutures d'un seul côté, surtout de la suture coronale ; c'est une variété de craniosténose. — ***p. athrepsique*** (Parrot). Déformation générale de la tête des athrepsiques. Elle consiste en un aplatissement latéral du crâne qui paraît allongé d'avant en arrière. La raréfaction du liquide céphalorachidien et le décubitus latéral entraînent le chevauchement des os du crâne.

PLAIE, *s. f.* [angl. ***wound, sore***]. Solution de continuité des téguments produite par un agent mécanique, avec ou sans perte de substance.

PLAIE ANNAMITE. V. *ulcère phagédénique des pays chauds.*

PLANCHER DE L'ORBITE (syndrome du). V. *Dejean (syndrome de).*

PLANIFICATION FAMILIALE. V. *familial.*

PLANIFICATION DES SOINS INFIRMIERS [angl. ***nursing planning***]. Organisation et répartition après étude et analyse, du travail de l'équipe infirmière qui peut s'inscrire sur un diagramme de soins. V. ce terme.

PLANIGRAPHIE, *s. f.* (lat. *planus,* plan ; gr. *graphein*, inscrire). V. *tomographie.*

PLANOGRAMME, *s. m.* V. *vectogramme.*

PLANOTOPOCINÉSIE, *s. f.* (P. Marie, Bouttier et Percival Bailey, 1922) (gr. *planê*, erreur ; *topos*, lieu ; *kinêsis*, mouvement) [angl. ***planotopokinesia***]. Désorientation dans l'espace, perte du sens de la position respective des objets.

PLAQUE DENTAIRE [angl. ***dental plaque***]. Dépôt situé à la surface de l'émail dentaire, constitué d'éléments bactériens *(Streptococcus mutans)*, cellulaires et salivaires et de résidus alimentaires. Son élimination par brossage contribue à éviter caries et infections.

PLAQUE FAUCHÉE. V. *muqueuse (plaque).*

PLAQUE DES FUMEURS. V. *leucoplasie.*

PLAQUE MOTRICE [angl. ***motor end plate***]. Lieu de jonction neuro-musculaire et de transmission de l'influx nerveux au muscle squelettique. V. *cholinergie* et *myorésolutif.*

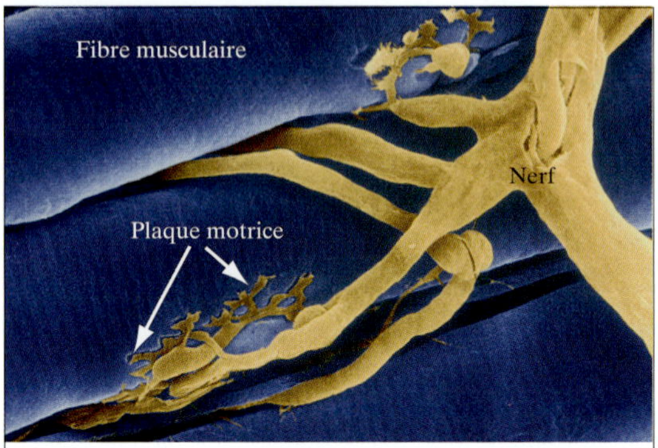

Plaque motrice

PLAQUE MUQUEUSE. V. *muqueuse (plaque).*

PLAQUE NACRÉE COMMISSURALE. V. *leucoplasie.*

PLAQUES DE PEYER. V. *Peyer (plaques de).*

PLAQUES PTÉRYGOÏDIENNES. V. *ptérygoïdiennes (plaques).*

PLAQUETTE, *s. f.* (Bizzozero, 1882) [angl. ***platelet***]. Syn. *globulin* (Donné, 1846), *thrombocyte.* Petit élément figuré du sang, se présentant sous forme de bâtonnet fuselé, puis rapidement de disque de 2 à 3 µm. Les *p.,* qui proviennent de la fragmentation des mégacaryocytes, sont dépourvues de noyau et jouent un rôle important dans la coagulation sanguine : ce sont elles qui la déclenchent et qui provoquent le début de l'hémostase, ou *hémostase primaire.* Normalement il existe 200 000 à 400 000 plaquettes par mm^3 de sang. Son cytoplasme contient plusieurs types de granules, essentiellement les ***g. denses*** et les ***g.*** α ; sa membrane contient diverses glycoprotéines dont les principales sont les ***gl. Ib et IIb-IIIa.*** V. *adhésion des plaquettes, agrégation de plaquettes, release, prostacycline, thromboxane, thrombasthénie, thrombopathie, thrombopénie, hémostase, hyalomère, récepteur plaquettaire glycoprotéique IIb/IIIa* et *thrombospondine.*

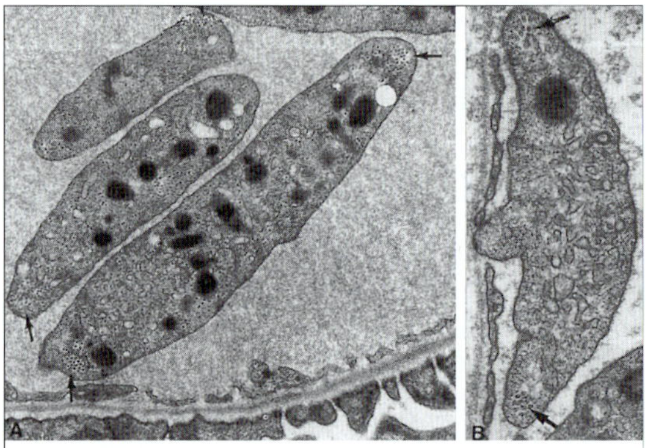

Plaquettes

PLAQUETTES GÉANTES (syndrome des). V. *dystrophie thrombocytaire hémorragipare.*

PLAQUETTES GRISES (syndrome des) (Raccuglia, 1971) [angl. ***grey platelet syndrome***]. Thrombopathie constitutionnelle

(v. ce terme) exceptionnelle comportant une thrombopénie modérée avec des plaquettes de taille légèrement augmentée et surtout dépourvues de granulations azurophiles (granules alpha). On explique par le défaut de sécrétion des facteurs contenus normalement dans ces dernières (fibrinogène, facteur Willebrand, etc.) le syndrome hémorragique observé chez les sujets atteints de cette affection.

PLASMA, *s. m.* (gr. *plasma*, de *plassein*, former) [angl. ***plasma***]. Partie liquide qui entre dans la composition de certains tissus. — ***p. sanguin.*** Partie liquide du sang ; 550 g par litre. V. *sérum sanguin.*

PLASMA THROMBOPLASTIN ANTECEDENT **(PTA)** (angl.) (Rosenthal, 1953). V. *facteur XI.*

PLASMA THROMBOPLASTIN COMPONENT (angl.). V. *facteur antihémophilique B.*

PLASMA THROMBOPLASTIN FACTOR B (angl.). V. *facteur antihémophilique B.*

PLASMACRYOFILTRATION, *s. f.* (plasma ; gr. *kruos*, froid ; filtration). Variété de plasmaphérèse (v. ce terme) au cours de laquelle les substances que l'on souhaite éliminer sont séparées par réfrigération.

PLASMALEMME, *s. m.* (plasma ; gr ; *lemma,* enveloppe) [angl. ***plasmalemma***]. Membrane cellulaire. V. ce terme.

PLASMAPEXINE, *s. f.* V. *histaminopexie.*

PLASMAPHÉRÈSE, *s. f.* (plasma ; gr. *aphaïrésis*, suppression) [angl. ***plasmapheresis***]. Séparation, *in vitro,* du plasma et des éléments figurés du sang. Après lavage, ces éléments sont ensuite injectés seuls dans les veines du sujet auquel le sang a été soustrait ; le plasma retiré au malade, est remplacé par du plasma humain ou par du plasma artificiel *(échange plasmatique)*. C'est une méthode de traitement utilisée parfois pour débarrasser l'organisme de globulines plasmatiques anormales (dysglobulinémie, maladies auto-immunes, maladies par complexes immuns). Dans d'autres cas, le plasma, contenant certains anticorps, est conservé et utilisé pour son pouvoir immunisant *(immun-plasma)*. V. *hémaphérèse.*

PLASMARRHEXIS, *s. f.* (Klebs) (plasma ; gr. *rhêxis*, éruption) [angl. ***plasmarrhexis***]. Disparition de la membrane cellulaire et mise en liberté des granulations du protoplasma. C'est le terme ultime de la dégénérescence cellulaire.

PLASMATHÉRAPIE, *s. f.* [angl. ***plasmatherapy***]. Emploi thérapeutique du plasma sanguin. — Certains désignent ainsi, improprement, l'introduction dans l'organisme de solutions physiologiques (solutés physiologiques ou « sérums artificiels » salés ou glucosés), pour réserver le terme de sérothérapie à l'emploi du sérum sanguin.

PLASMATIQUE, *adj.* [angl. ***plasmatic, plasmic***]. Relatif au plasma. V. ce terme et *plasmique.*

PLASMAZELLEN, *s. f. pl.* (Unna) (gr. *plasma* ; allemand *Zellen,* cellules). V. *plasmocyte.* — ***p. du sang.*** V. *Türk (cellules de).*

PLASMIDE, *s. m.* (Lederberg, 1952) [angl. ***plasmid***]. Minuscule élément génétique présent dans certaines bactéries (entérobactéries, p. ex.), beaucoup plus petit que le chromosome et indépendant de lui, mais comme lui constitué d'acide désoxyribonucléique et porteur de gènes ; il est souvent situé dans le cytoplasme et il est capable de donner naissance, par réplication, à un autre élément identique. Cette réplique peut être transférée à une autre bactérie (conjugaison bactérienne) dont le matériel et le patrimoine génétiques sont, de ce fait, transformés. Ce mécanisme de conjugaison joue un rôle important, par transfert de *plasmides de résistance,* dans l'apparition de la résistance bactérienne aux antibiotiques. V. ce terme, *facteur F, facteur R, conjugaison bactérienne, réplication, vecteur* et *épisome.*

PLASMINE, *s. f.* [angl. ***plasmin***]. Autrefois (S. Denis, de Commercy, 1859), syn. de fibrinogène ; aujourd'hui, employé uniquement comme syn. de *fibrinolysine* (v. ce terme).

PLASMINOGÈNE, *s. m.* **PLASMINOGÈNE-PRO-ACTIVATEUR, PLASMINOGÈNE-KINASE (complexe).** V. *profibrinolysine.*

PLASMIQUE, *adj.* (de l'angl. *plasmic*). — 1° Syn. *plasmatique.* Relatif au plasma. — 2° Relatif au protoplasma ou cytoplasme. V. ces termes.

PLASMOBLASTE, *s. m.* [angl. ***plasmoblast***]. Grande cellule jeune, de 15 à 20 μm de diamètre, d'où dérivent le proplasmocyte et le plasmocyte. Le *p.* serait issu du lymphocyte B.

PLASMOCYTE, *s. m.* (gr. *plasma* ; *kutos*, cellule) [angl. ***plasmocyte***]. Syn. *plasmazellen* (Unna). Variété de cellule lymphoïde de 15 à 20 μm de diamètre, ovale ou arrondie, qui se rencontre rarement dans le sang circulant. On trouve le *p.* dans la moelle osseuse et surtout dans le tissu lymphoïde. Ces cellules sont formées d'un protoplasme se colorant fortement et uniformément par les couleurs basiques d'aniline et d'un noyau excentrique situé à un pôle de la cellule et possédant 5 à 6 grains de chromatine très colorables. Le *p.* dérive de plasmoblaste par l'intermédiaire du proplasmocyte. Peut être s'agit-il d'une lignée indépendante ; mais les rapports du *p.* avec le lymphocyte semblent très étroits et le *p.* dériverait du lymphocyte B. Il joue en effet un rôle essentiel dans l'immunité humorale : c'est lui qui sécrète les immunoglobulines. V. *lymphocyte* et *cellule bursodépendante.* — ***p. du sang.*** V. *Turk (cellules de).*

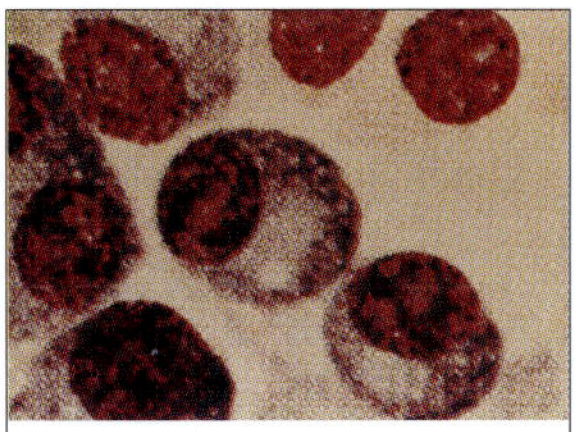
Plasmocytes

PLASMOCYTOÏDE, *adj.* (plasmocyte ; gr. *eidos*, aspect). Qui a l'aspect d'un plasmocyte.

PLASMOCYTOMATOSE, *s. f.* Affection caractérisée par la prolifération des plasmocytes (*p.* typique).

PLASMOCYTOME, *s. m.* [angl. ***plasmocytoma***]. Syn. *myélome plasmocytaire.* Tumeur osseuse développée aux dépens des éléments cellulaires de la moelle osseuse (myélome) et dans laquelle prédominent les plasmocytes ; elle peut être bénigne ou maligne, rester unique (*p.* solitaire) ou se généraliser (myélomes multiples, v. *Kahler, maladie de*). Il existe de rares cas de *p.* extra-squelettiques (nasopharyngé, pulmonaire, digestif, cutané).

PLASMOCYTOSARCOME, *s. m.* [angl. ***atypic plasmocytoma***]. Plasmocytome constitué de plasmocytes atypiques et dont l'évolution est maligne.

PLASMOCYTOSE, *s. f.* [angl. ***plasmocytosis***]. Apparition dans le sang de plasmocytes en nombre plus ou moins considérable, dans certains états pathologiques. — ***p. osseuse.*** Réaction inflammatoire chronique à plasmocytes de la moelle osseuse, observée parfois au cours de la tuberculose, des infections chroniques et de la maladie de Hodgkin.

PLASMODE, *s. m.* [angl. ***plasmode***]. Masse formée par la fusion de plusieurs amibes. Elle constitue une quantité protoplasmique très favorable aux études expérimentales. Les physiologistes ont étudié sur le plasmode la plupart des propriétés du protoplasma.

PLASMODICIDE, *adj.* (*Plasmodium ;* lat. *cædere,* tuer) [angl. ***plasmodicidal***]. Qui tue le *Plasmodium,* parasite du paludisme.

PLASMODIES, *s. f. pl.* — 1° Masses protoplasmiques formées de la réunion des spores des champignons myxomycètes. Elles sont analogues sous tous les rapports aux plasmodes. — 2° Syn. de *Plasmodium.*

PLASMODIUM, *s. m.* (Marchiafava et Celli, 1885) [angl. ***Plasmodium***]. Hématozoaire du paludisme, parasite hétéroxène, c.-à-d. dont le développement nécessite le passage sur 2 hôtes : — 1° l'homme, réservoir de virus, chez lequel le *P.* effectue sa phase de multiplication asexuée *(ou cycle schizogonique)* à l'intérieur des globules rouges ; — 2° l'anophèle femelle, le vecteur, dans le tube digestif duquel se déroule la phase de multiplication sexuée *(ou cycle sporogonique)*. — Dans le genre *Plasmodium,* quatre espèces de *P.* sont pathogènes pour l'homme. — ***P. falciparum*** (Welch, 1897) ou ***praecox*** qui se renouvelle (cycle asexué ou schizogonique) d'une façon irrégulière, toutes les 48 h ou plus rapidement ; il est l'agent des fièvres intermittentes, des fièvres estivo-automnales et surtout des fièvres tierces malignes, des fièvres bilieuses hémoglobinuriques et des accès pernicieux : possédant un pouvoir pathogène redoutable, il est responsable de 90 % des décès des paludéens. — ***P. malariæ*** (Laveran, 1880 ; Grassi et Feleti, 1890) qui se renouvelle toutes les 72 h et provoque les fièvres quartes, bénignes mais tenaces. — ***P. ovale*** (Craig,

1900 ; Stephens, 1922), proche du *P. vivax* il se renouvelle toutes les 48 ou 50 h et donne des fièvres tierces bénignes. — ***P. vivax*** (Grassi et Feleti, 1890 ; Labbé, 1899), le plus répandu ; son cycle asexué est de 48 h ; c'est le parasite des fièvres « tierces bénignes », sévères malgré leur dénomination. — V. *paludisme, corps en rosace, gamonte, goutte épaisse, hémosporidie, schizogonie* et *sporogonie*.

PLASMOKINASE, *s. f.* V. *fibrinokinase*.

PLASMOLYSE, *s. f.* (gr. *plasma ; luein*, séparer) [angl. ***plasmolysis***]. Phénomène d'osmose à travers la membrane des cellules. Ce phénomène peut être obtenu en mettant les cellules au contact d'une solution hypertonique, qui a la propriété de leur enlever une partie de leur eau et de rétracter leur protoplasma.

PLASMOME, *s. m.* V. *granulome*.

PLASTICITÉ, *s. f.* (gr. *plassein*, former) [angl. ***plasticity***]. Propriété possédée par les éléments anatomiques et les tissus de se nourrir, de se développer et de modifier leurs formes selon les circonstances.

PLASTIE, *s. f.* (gr. *plassein*, former) [angl. ***plastic operation***]. V. *plastique (opération)*. — Comme suffixe [angl. ***plasty***], désigne une opération destinée à réparer un organe.

PLASTINATION, *s. f.* [angl. ***plastination***]. Technique de conservation d'organes ou de tissus utilisant leur infiltration au moyen de résine ou d'autre matière plastique.

PLASTIQUE (anémie). V. *anémie pernicieuse*.

PLASTIQUE (opération) [angl. ***plastic operation***]. Opération destinée à réparer un organe ou une partie d'organe (rhinoplastie) ou à rétablir son fonctionnement (gastroplastie) sans lui faire subir de mutilation.

PLASTRON APPENDICULAIRE [angl. ***appendicular lump***]. Masse résistante, d'étendue variable, perceptible à la palpation de la fosse iliaque droite au décours de certaines crises d'appendicite ; elle donne la « sensation d'un blindage doublant la paroi abdominale » (Jalaguier) et traduit une réaction péritonéale localisée.

PLATEAU CANADIEN [angl. ***Canadian plate***]. Planche de bois percée de trous où l'on insère des chevilles auxquelles sont fixés des élastiques afin d'exercer les doigts.

PLATHELMINTHES, *s. m. pl.* (gr. *platus*, large ; *helmins*, ver) [angl. ***Plathyhelminthes***]. Vers de la classe des *Helminthes* caractérisés par leur corps plat et comprenant de nombreux parasites tels que les *Trématodes* (douves et schistosomes) et les *Cestodes* (ténias).

PLATINECTOMIE, *s. f.* V. *cophochirurgie*.

PLATINOSE, *s. f.* (Roberts, 1951) [angl. ***platinosis***]. Ensemble de manifestations cutanées et respiratoires, de type allergique, survenant chez les ouvriers manipulant des sels complexes de platine. Elles surviennent généralement tardivement et ont un caractère définitif.

PLÂTRE, *s. m.* (lat. *emplastrum*). Syn. *plâtre de Paris*. — 1° [angl. ***plaster***]. Sulfate de calcium pulvérisé, extrait du gypse. — 2° [angl. ***plaster cast***]. Syn. *appareil platré*. Appareil destiné à immobiliser un membre, confectionné avec des bandes de tarlatane imprégnées de plâtre, lesquelles durcissent en séchant après avoir été hydratées. V. *gypsotomie*. Certaines matières plastiques (résines) sont maintenant employées en remplacement des bandes plâtrées.

PLATYBASIQUE (crâne) (Broca) (gr. *platus*, large ; *basis*, base). Crâne à base plate et élargie. Cette déformation est due à l'enfoncement des condyles de l'occipital et quelquefois de tout le pourtour du trou occipital. On l'observe surtout dans l'enfance et dans la vieillesse, lorsque les os ont subi une altération dans leur consistance.

PLATYCÉPHALIE, *s. f.* (gr. *platus*, large ; *képhalê*, tête) [angl. ***platycephaly***] **(anthropologie)**. Type de crâne aplati dont la voûte est surbaissée.

PLATYPNÉE, *s. f.* (Altman M., Robin E.D., 1969) (gr. *platus*, plat ; *pnein*, respirer) [angl. ***platypnœa***]. Dyspnée s'améliorant en passant de la position assise à la position couchée. C'est le contraire de l'*orthopnée*. V. *orthodéoxie, platypnée-orthodéoxie (syndrome)* et *hépato-pulmonaire (syndrome)*.

PLATYPNÉE-ORTHODÉOXIE (syndrome) (décrit par Burchell H. B. *et coll.*, 1949) [angl. ***platypnoea-orthodeoxia syndrome***]. Association d'une dyspnée et d'une désaturation artérielle en oxygène s'accentuant en orthostatisme et s'améliorant par le décubitus. Ce syndrome a été décrit à la suite de pneumonectomies, au cours d'anévrismes de l'aorte ascendante, des shunts droite-gauche intracardiaques au niveau auriculaire (ou atrial) ou de fistules artérioveineuses intrapulmonaires. Son association avec une hépatopathie chronique (cirrhose) réalise le syndrome hépato-pulmonaire. V. ce terme, *platypnée* et *orthodéoxie*.

PLATYPODIE, *s. f.* (gr. *platus*, large ; *pous*, pied). Pied plat.

PLATYRRHINIEN, *s. m.* (Broca) (gr. *platus*, large ; *rhis, rhinos*, nez) [angl. ***platyrrhine***]. Nom donné en anthropologie et en ethnographie aux individus et aux races dont le nez est large relativement à sa longueur (race éthiopique).

PLATYSMA, *s. m.* (gr. *platusma*, assiette plate) [TA et angl. ***platysma***]. Appellation internationale du muscle peaucier du cou, tendu de la clavicule à la mandibule dans la région antérolatérale du cou. V. *peaucier (signe du)*.

PLATYSPONDYLIE, *s. f.* (Putti, 1900) (gr. *platus*, large ; *spondulos*, vertèbre) [angl. ***platyspondylisis***]. Affection congénitale caractérisée par un aplatissement des vertèbres avec ou sans division du corps vertébral ou de l'arc postérieur *(spina bifida)*, associée souvent à une scoliose.

PLÉIOCYTOSE, *s. f.* (gr. *pleiôn*, plus abondant ; *kutos*, cellule). V. *pléocytose*.

PLÉIOTROPIE, *s. f.* (Plate, 1910) ou **PLÉIOTROPISME**, *s. m.* (gr. *pleiôn*, plus nombreux ; *tropos*, direction) [angl. ***pleiotropia***] (génétique). Détermination, par un seul gène, de caractères multiples et en apparence indépendants les uns des autres.

PLEISTOPHORA, *s. f.* [angl. ***Pleistophora***]. Genre de microsporidie (v. ce terme) responsable de parasitoses opportunistes.

PLÉOCYTOSE, *s. f.* (gr. *pléôn*, plus abondant ; *kutos*, cellule). Syn. *hypercytose, pléiocytose* [angl. ***pleocytosis***]. Grande abondance de cellules.

PLÉOMORPHISME, *s. m.* (gr. *pléôn*, plus abondant ; *morphê*, forme) [angl. ***pleomorphism***]. Propriété que possèdent certaines bactéries de changer de forme sous des influences déterminées. V. *polymorphisme*.

PLÉONOSTÉOSE, *s. f.* (André Léri, 1921) (gr. *pléôn*, plus abondant ; *ostéon*, os) [angl. ***pleonosteosis***]. Syn. *maladie de Léri*. Affection familiale du développement du système osseux, transmise héréditairement selon le mode dominant, consistant en soudure précoce des épiphyses, déformation et hypertrophie des os surtout à leurs extrémités, entraînant une difficulté des mouvements ; elle est plus marquée au membre supérieur (main courte, épaisse, carrée, doigts fléchis, avant-bras en pronation, bras en rotation interne) et comporte souvent un faciès mongoloïde. Certains la considèrent comme une variété de polyostéochondrite. V. *curiethérapie* et *Moore-Federman (syndrome de)*.

PLÉOPTIQUE, *s. f.* (Bangerter) (gr. *pléon*, en plus ; *opsis*, vue) [angl. ***pleoptics***]. Ensemble de procédés de traitement actif de l'amblyopie. V. *Bangerter* et *Cüppers (méthode de)*.

PLÉSIHORMONE ou **PLÉSIORMONE**, *s. f.* (Hallion, 1926) (gr. *plêsios*, voisin ; hormone). Substances exerçant, sur d'autres organes que ceux qui les ont produites, une action physiologique définie, comme font les hormones ; mais elles sont déversées directement dans le liquide interstitiel et n'accomplissent leur fonction que dans une zone restreinte au voisinage immédiat de l'élément anatomique producteur. V. *paracrinie*.

PLÉSIOCRINIE, *s. f.* (Hallion) (gr. *plêsios*, voisin ; *krinô*, je sécrète). Mode de sécrétion interne dans lequel les produits de la sécrétion (plésihormones) restent dans le voisinage de l'organe sécréteur.

PLESIOMONAS, *s. m.* (gr. *plêsios*, proche, voisin ; *monas*, solitaire) [angl. ***Plesiomonas***]. Genre bactérien entéropathogène de la famille des *Vibrionaceæ* comprenant une seule espèce, *P. shigelloïdes*.

PLÉSIOTHÉRAPIE, *s. f.* (gr. *plêsios*, voisin ; *thérapéia*, traitement). V. *curiethérapie* et *Chaoul (méthode de)*.

PLESSIMÈTRE, *s. m.* (gr. *plessein*, frapper ; *métron*, mesure) [angl. ***plessimeter***] (Pierre Piorry, fr., 1828). Instrument jadis employé pour pratiquer la percussion médiate ; on s'est servi ensuite, dans le même but, de deux pièces de monnaie dont l'une était appliquée sur la paroi thoracique examinée et l'autre servait de percuteur.

PLÉTHORE, *s. f.* (gr. *plêthein*, être plein) [angl. ***plethora***]. Nom donné autrefois à la surabondance du sang ou de diverses humeurs dans tout l'organisme ou seulement dans une de ses parties. V. *Gaisböck (maladie de)*. Actuellement, ce terme est souvent employé comme syn. d'obésité.

PLÉTHYSMOGRAMME, *s. m.* [angl. ***plethysmogram***]. Courbe obtenue par la pléthysmographie.

PLÉTHYSMOGRAPHIE, *s. f.* (gr. *plêthusmos*, augmentation ; *graphein*, écrire) [angl. ***plethysmography***]. Enregistrement à l'aide d'un appareil, le phéthysmographe, des changements de volume survenant soit dans un territoire vasculaire soumis à des variations de flux sanguin, soit des volumes gazeux au cours de l'exploration fonctionnelle pulmonaire, le sujet étant placé dans une enceinte étanche.

PLEURAL, ALE, *adj.* [angl. ***pleural***]. Qui a rapport à la plèvre : *adhérences p.* — ***frottement p.*** Bruit de frottement révélé par l'auscultation dans les pleurésies sans épanchement. — ***souffle p.*** V. *pleurétique (souffle)*.

PLEURALISER, *v.* Recouvrir de plèvre ; temps spécial de la thoracotomie ayant pour but de tapisser de séreuse les surfaces cruentées ou le moignon bronchique en cas d'exérèse pulmonaire.

PLEURECTOMIE, *s. f.* (gr. *pleuron*, côté ; *ektomê*, ablation) [angl. ***pleurectomy***]. Résection d'une partie plus ou moins étendue de la plèvre que l'on pratique parfois au cours de la décortication pleuropulmonaire.

PLEURÉSIE, *s. f.* (gr. *pleuron*, côté) [angl. ***pleuritis***]. Syn. *pleurite*. Inflammation de la plèvre, aiguë ou chronique, avec ou sans épanchement. On en décrit un grand nombre de formes : — 1° suivant la nature du liquide épanché *(p. sérofibrineuse, p. hémorragique, p. purulente)* — 2° suivant la cause déterminante *(p. rhumatismale, p. cancéreuse, p. gangréneuse, p. tuberculeuse, p. à germes variés : pneumocoque, pneumobacille, streptocoque, staphylocoque*, etc.*)* — 3° suivant le siège et l'étendue de l'épanchement *(p. double, diaphragmatique, interlobaire, médiastine*, etc.*)* — 4° suivant l'état du sujet atteint *(p. des cardiaques, des enfants, des vieillards*, etc.*)*. — ***p. épidémique.*** V. *myalgie épidémique*.

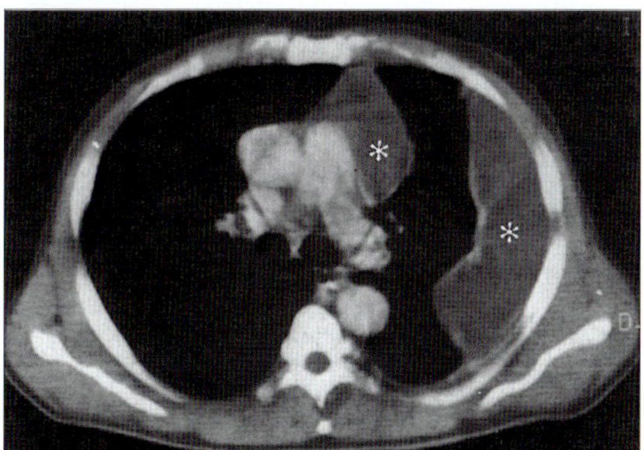

Pleurésie cloisonnée (*). Scanner

PLEURÉTIQUE, *adj.* [angl. ***pleuritic***]. Qui a rapport à la pleurésie : *point p.* — ***souffle p.*** ou ***pleural.*** Souffle tubaire transmis des bronches à l'oreille à travers un poumon comprimé par un épanchement pleural. Ce souffle est doux, lointain, voilé, expiratoire, légèrement aigre.

PLEURITE, *s. f.* V. *pleurésie*. — On désigne ordinairement sous ce nom les pleurésies sèches, localisées.

PLEURODÈSE, *s. f.* (gr. *pleuron*, côté ; *désis*, action de lier) [angl. ***pleurodesis***]. Symphyse pleurale artificielle destinée à éviter la récidive d'un épanchement gazeux ou liquidien (talcage, p. ex.).

PLEURODYNIE, *s. f.* (gr. *pleuron*, côté ; *odunê*, douleur) [angl. ***pleurodynia***]. Point de côté ; douleur ne correspondant pas toujours à une lésion définie. — ***p. contagieuse.*** V. *myalgie épidémique*.

PLEUROLYSE, *s. f.* (gr. *pleuron*, côté ; *luein*, libérer) [angl. ***pleurolysis***]. Libération des adhérences pleurales ou section des brides qui unissent les deux feuillets d'une plèvre.

PLEUROME, *s. m.* (Cornil, Audibert, Montel et Mosinger, 1938). V. *mésothéliome pleural.*

PLEUROMÈLE, *s. m.* (Pictet) (gr. *pleuron*, côté ; *mélos*, membre) [angl. ***pleuromele***]. Monstre polymélien caractérisé par l'existence de deux membres antérieurs accessoires.

PLEUROPÉRICARDITE, *s. f.* [angl. ***pleuropericarditis***]. Inflammation simultanée de la plèvre et du péricarde.

PLEUROPÉRITONÉAL (syndrome). V. *péritonéopleural (syndrome)*.

PLEUROPNEUMONECTOMIE, *s. f.* (M. Bérard et P. Juttin, de Lyon, 1949) (gr. *pleuron*, plèvre ; *pneumôn*, poumon ; *ektomê*, ablation) [angl. ***pleuropneumonectomy***]. Résection, en un seul temps, de la plèvre et du poumon sous-jacent ; opération préconisée en cas de tuberculose pleuropulmonaire avec pachypleurite.

***PLEUROPNEUMONIA-LIKE ORGANISM* (PPLO)** (angl.). V. *Mycoplasma*.

PLEUROPNEUMONIE, *s. f.* [angl. ***pleuropneumonia***]. Pneumonie accompagnée d'une pleurésie. — ***p. des bovidés.*** V. *péripneumonie 2°.*

PLEUROSCOPE, *s. m.* [angl. ***thoracoscope***]. Endoscope destiné à examiner la cavité pleurale distendue par un pneumothorax.

PLEUROSCOPIE, *s. f.* (gr. *pleuron*, côté ; *skopein*, examiner) [angl. ***thoracoscopy, pleuroscopy***]. Syn. *thoracoscopie* (Jacobæus, de Stockholm, 1910). Exploration visuelle de la cavité pleurale au moyen d'un pleuroscope introduit, à l'aide d'un trocart, dans la plèvre distendue par un gaz (pneumothorax). V. *vidéothoracoscopie*.

PLEUROSOME, *s. m.* (I. G. St-Hilaire) (gr. *pleuron*, côté ; *sôma*, corps) [angl. ***pleurosomus***]. Monstre caractérisé par une éventration latérale occupant principalement la portion supérieure de l'abdomen et s'étendant même au dedans de la poitrine. Le membre thoracique du côté de l'éventration est plus ou moins atrophié.

PLEUROTHOTONOS, *s. m.* (gr. *pleurothen*, latéralement ; *tonos*, tension) [angl. ***pleurothotonus***]. Position que prend parfois le corps dans le tétanos ; par suite de la contraction de tous les muscles d'un côté, le malade est courbé en arc de cercle dirigé à droite ou à gauche.

PLEUROTOMIE, *s. f.* (gr. *pleuron*, côté ; *tomê*, section) [angl. ***pleurotomy***]. Ouverture de la plèvre au bistouri, soit pour évacuer une collection liquide, soit pour explorer la cavité pleurale ou l'un des poumons à l'aide d'un endoscope.

PLÈVRE, *s. f.* (gr. *pleuron*, côté) [TA et angl. ***pleura***]. Membrane séreuse entourant le poumon, comportant deux feuillets pulmonaire et pariétal se réfléchissant au niveau du hile et délimitant une cavité virtuelle. V. les termes commençant par *pleu...*

PLEXALGIE, *s. f.* [angl. ***plexalgia***]. Névralgie d'un plexus nerveux et plus particulièrement d'un plexus sympathique.

PLEXECTOMIE, *s. f.* (plexus ; gr. *ektomê*, ablation) [angl. ***plexectomy***]. Résection chirurgicale d'un plexus (nerveux ou vasculaire).

PLEXITE, *s. f.* [angl. ***plexitis***]. Syn. *syndrome plexulaire*. Inflammation du plexus nerveux rachidien. Elle se manifeste par des paralysies totales flasques avec gros troubles de la sensibilité et importantes modifications électriques.

PLEXITE AIGUË (Divry et Van Bogaert). V. *polyradiculonévrite*.

PLEXUS, *s. m.* (en lat. entrecroisement) [TA et angl. ***plexus***]. Entrecroisement de nerfs ou de vaisseaux. P. ex. : *p. brachial*. **• 👁 cervical, nerfs spinaux •.**

PLEXUS MYENTÉRIQUE [angl. et TA ***plexus myentericus***]. Syn. *plexus d'Auerbach*. Plexus sympathique et parasympathique situé entre les deux couches de la tunique musculaire de l'intestin et intervenant dans le péristaltisme.

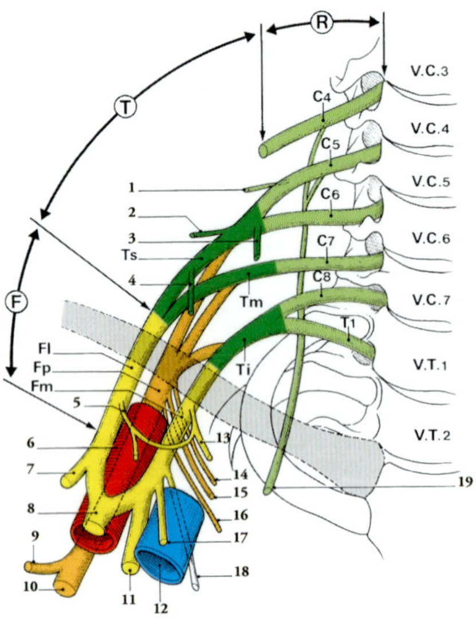

Plexus brachial

V.C. : vertèbre cervicale
V.T. : vertèbre thoracique
R. : rameaux ventraux des nerfs spinaux
T.: troncs
Ts. : tronc supérieur
Tm. : tronc moyen
Ti : tronc inférieur
F. : faisceaux
Fl : faisceau latéral
Fp : faisceau postérieur
Fm : faisceau médial

1. nerf dorsal de la scapula
2. nerf supra-scapulaire
3. nerf subclavier
4. nerf pectoral supérieur
5. nerf pectoral latéral
6. artère axillaire
7. nerf musculo-cutané
8. nerf médian
9. nerf axillaire
10. nerf radial
11. nerf ulnaire
12. veine axillaire
13. nerf pectoral médial
14. nerf subscapulaire supérieur
15. nerf thoraco-dorsal
16. nerf subscapulaire inférieur
17. nerf cutané médial de l'avant-bras
18. nerf cutané médial du bras
19. nerf thoracique long

PLG (M.F. Jayle) (abrév. de l'angl. *Pregnandiol-Like-Glycuronides*). Fraction acéto-précipitable des GBS 13 (v. ce terme).

PLICA, *s. f.* (en lat. repli) [angl. ***plica***] (anatomie). Pli, plicature, bride. Certaines d'entre elles, localisées à la synoviale du genou, sont à l'origine de blocages de cette articulation.

PLIOMÉTRIE, *s. f.* Technique d'entraînement musculaire utilisant la succession rapide de mouvements d'étirement et de raccourcissement.

PLIQUE, *s. f.* (lat. *plicare,* du gr. *plekhein*, mêler) [angl. ***trichoma***]. Syn. *trichome.* Enchevêtrement des cheveux qui forment un véritable feutrage, au milieu duquel se trouvent des parasites, des poussières et de la graisse.

PLIS PALMAIRES (syndrome des) [angl. ***xanthoma striatum palmare***]. Variété de xanthome plan localisée sur les plis des paumes des mains et des doigts où elle forme des lignes oranges.

PLOMB, *s. m.* (lat. *plumbum*) (XVe siècle) [angl. ***lead***]. . Élément chimique de numéro atomique 82 (82 électrons gravitent autour du noyau de l'atome). Symbole *Pb.* Sous sa forme métallique, le *p.* est un métal peu altérable à l'air, mou et donc facile à travailler : ses emplois ont été nombreux (plomberie...). Les composés du *p.* sont souvent toxiques, leur ingestion provoque le saturnisme (v. ce terme). De ce point de vue, l'inhalation de poussières ou de vapeurs est plus dangereuse que leur ingestion. C'est, p. ex., le cas pour le blanc de céruse (carbonate basique), pigment blanc d'emploi universel, responsable d'intoxications, dont l'interdiction s'est généralisée depuis les années 1950. Il en va de même des revêtements plumbifères des poteries. Les composés organométalliques (comme le plomb tétra-éthyle, le plus employé des antidétonants pour carburants) pénètrent plutôt par la peau et perturbent le système nerveux central. De ce fait, leur usage, comme celui du *p.* a été progressivement interdit. V. *colique de plomb.*

PLOMB DES VIDANGEURS (les *plombs* désignaient autrefois les cabinets d'aisance). Intoxication aiguë par l'hydrogène sulfuré et les vapeurs ammoniacales qui se dégagent des fosses d'aisances. V. *sulfhydrisme.*

PLOMBAGE, *s. m.* [angl. ***plombage***]. Remplissage d'une cavité pathologique qui ne peut se combler spontanément (dent, os) ou d'une cavité artificielle dont les parois doivent être maintenues écartées (apicolyse), avec une substance solide, inaltérable.

PLOMBÉMIE, *s. f.* (lat. *plumbum,* plomb ; gr. *haïma*, sang). Présence de plomb dans le sang ; le taux normal est égal ou inférieur à 1 µmol/L. V. *saturnisme.*

PLOMBURIE, *s. f.* Présence de plomb dans l'urine.

PLONGEURS (maladie des). V. *caissons (maladie des).*

PLOTZ (P. Harry, amér., 1890-1947). V. *Singer et Plotz (réaction de).*

PLUMMER (adénome toxique ou **syndrome de)** (P. Henry, amér., 1913). V. *adénome thyroïdien toxique* ou *thyrotoxique.*

PLUMMER-VINSON (syndrome de) (P., 1912 ; V., 1922) [angl. ***Plummer Vinson syndrome***]. Syn. *syndrome de Kelly-Paterson* (1919). Variété d'anémie hypochrome essentielle, survenant surtout chez la femme vers la quarantaine, caractérisée par un abaissement considérable du taux du fer sérique et une atteinte des téguments, des phanères et des muqueuses, surtout digestives : dysphagie douloureuse intense, langue de Hunter, atrophie de la muqueuse gastrique avec anachlorhydrie. Elle évolue souvent vers le cancer de l'hypopharynx ou de l'œsophage.

PLURIGLANDULAIRE, *adj.* [angl. ***pluriglandular***]. Qui se rapporte à plusieurs glandes.

PM. Symbole de *Poids Molaire* ou *Poids Moléculaire.* V. *molaire (poids).*

PMA. Procréation Médicalement Assistée.

PMCT. Abréviation de *Poids Moyen du Cas Traité.* Terme de gestion hospitalière. Valeur moyenne en points ISA (Index Synthétique d'Activité) d'un séjour hospitalier lié à un RSA (Résumé de Sortie Anonyme) : c'est le quotient du total des points ISA par le nombre de RSA. V. *ISA, RSA* et *PMSI.*

PMI. Abréviation de *Protection Maternelle et Infantile.*

PMSI. Programme de Médicalisation des Systèmes d'Information. Ce programme, mis en place en France à partir de 1985 dans les établissements hospitaliers publics puis participant au service public est destiné d'une part à « connaître les différents types de malades et d'autre part à savoir attribuer à ces différents types de malades la part de dépenses hospitalières qu'ils ont consommée selon les différentes fonctions » (ministère de la Santé). Il sert donc à l'analyse médico-économique de l'activité hospitalière. — Le ***fonctionnement*** du PMSI peut être résumé ainsi : dans le service hospitalier ou plus précisément l'unité fonctionnelle (UF) est rédigé le compte rendu d'hospitalisation (CRH), d'où l'on extrait le résumé médical de séjour (RMS) comportant les mots-clés dérivés de la classification internationale des maladies (CIM). À partir de ce document est créé le résumé d'unité médical (RUM) par la sélection d'un seul diagnostic principal (DP). Ce RUM est communiqué au département de l'information médicale (DIM) ; il constitue dans le cas du séjour dans un seul service le résumé de sortie standardisé (RSS), sinon ce dernier est composé à partir des différents RUM de chaque service. Le résumé de sortie anonyme (RSA) est un RSS modifié, communicable à l'administration. Le groupage des RSS aboutit à la classification en catégories majeures de diagnostic (CMD, p. ex. affections du système circulatoire), eux-mêmes divisés en groupes homogènes de malades (GHM, p. ex. hypertension artérielle). En fonction des points d'indice synthétique d'activité (ISA) attribués à chaque GHM, les établissements hospitaliers MCO (médecine-chirurgie-obstétrique) se positionnent sur l'échelle des coûts. V. *CIM, CMD, CRH 2°, DA, DIM, DP 2°, GHM, hôpital, ICR, ISA, PMCT, RMS, RSA, RSS, RUM, UF, DR* et *DS.*

PNEUMALLERGÈNE, *s. m.* Substance (allergène) capable de déclencher, lorsqu'elle est inhalée, des réactions allergiques (de type anaphylactique) au niveau de l'appareil respiratoire (asthme, rhume des foins, etc.). Les *p.* les plus fréquents sont la poussière de maison, les acariens domestiques et aussi les plumes, le pollen, les poils d'animaux familiers. V. *trophallergène.*

PNEUMARTHROGRAPHIE, *s. f.* (gr. *pneuma*, air ; *arthron*, articulation ; *graphê*, dessin) [angl. ***pneumarthrography***]. Radiographie d'une articulation après injection de gaz dans la synoviale.

PNEUMARTHROSE, *s. f.* [angl. ***pneumarthrosis***]. Présence d'air dans une synoviale articulaire, accidentelle (à la suite d'une plaie) ou provoquée en vue d'un examen radiologique.

PNEUMATISATION, *s. f.* (gr. *pneuma, atos*, air) [angl. ***pneumatization***]. Formation d'une cavité aérienne dans un tissu ou un organe.

PNEUMATOCÈLE, *s. f.* (gr. *pneuma*, air ; *kêlê*, tumeur) [angl. ***pneumatocele***]. Tumeur gazeuse et quelquefois emphysème. Parfois d'origine traumatique, elle succède à une déchirure localisée du parenchyme pulmonaire.

PNEUMATOCÈLE DU CANAL DE STÉNON. V. *pneumatocèle parotidienne.*

PNEUMATOCÈLE DU CRÂNE [angl. ***pneumatocele cranii***]. Épanchement d'air entre les os du crâne et leur périoste, dans la cavité crânienne (sous ou extradural, ou même intracérébral), causé par la perforation spontanée ou traumatique des sinus frontaux ou des cellules mastoïdiennes.

PNEUMATOCÈLE PAROTIDIENNE. Syn. *pneumatocèle du canal de Sténon* [angl. ***glass blower's mouth***]. Dilatation des canaux excréteurs de la parotide avec atrophie du parenchyme glandulaire, observée chez les souffleurs de verre.

PNEUMATOCÈLE PULMONAIRE [angl. ***pneumatocele***]. Cavité aérique du poumon, dont l'aspect radiologique varie d'un jour à l'autre ; elle succède à une infection pulmonaire aiguë ou subaiguë à staphylocoques ; elle est due au soufflage d'une minime perte de substance.

PNEUMATOCÈLE VAGINALE (Verneuil). Syn. *pneumocèle scrotale.* Distension de la tunique vaginale par des gaz : complication de l'hématocèle.

PNEUMATOSE, *s. f.* (gr. *pneuma*, air) [angl. ***pneumatosis***]. Nom donné par les médecins du XVIIIe siècle à tous les états morbides causés par la présence de gaz dans les tissus, dans les organes ou dans les cavités telles que l'estomac et l'intestin, qui ne doivent en contenir normalement que de faibles quantités : d'où une grande variété de *p.* — ***p. intestinale.*** Syn. *kystes gazeux de l'intestin.* Groupe de petits kystes gazeux compris dans l'épaisseur de la paroi intestinale et pouvant déterminer par leur nombre une induration plus ou moins limitée, analogue à celle que produirait un néoplasme. — ***p. péricardique.*** V. *pneumopéricarde.*

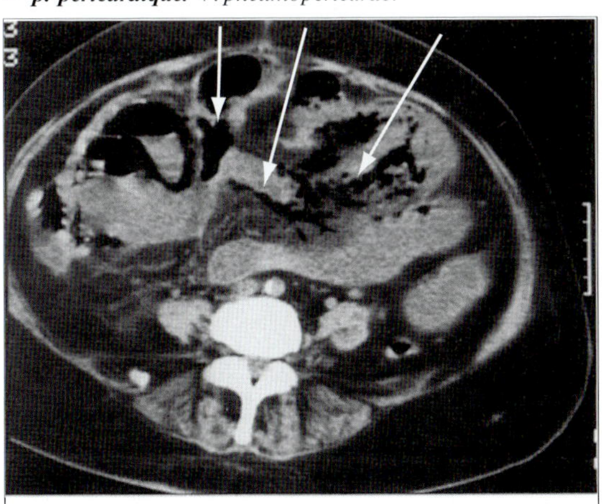

Pneumatose intestinale. Scanner

PNEUMATURIE, *s. f.* (gr. *pneuma*, air ; *ouron*, urine) [angl. ***pneumaturia***]. Émission de gaz par l'urètre.

PNEUMECTOMIE, *s. f.* (gr. *pneumôn, onos*, poumon ; *ektomê*, ablation) [angl. ***pneumonectomy***]. Syn. *pneumonectomie.* Excision d'une partie plus ou moins étendue d'un poumon ou d'un poumon entier *(p. totale)*, opération pratiquée dans les cas de tuberculose, de cancer ou de suppuration bronchopulmonaire.

PNEUMO-ALLERGOLOGIE, *s. f.* [angl. ***pneumoallergology***]. Étude des maladies de l'appareil respiratoire d'origine allergique.

PNEUMOBACILLE, *s. m.* V. *Klebsiella pneumoniae.*

PNEUMOBLASTOME, *s. m.* [angl. ***pulmonary blastoma***]. Tumeur pulmonaire d'origine embryonnaire.

PNEUMOCÈLE, *s. f.* (gr. *pneumôn*, poumon ; *kêlê*, hernie). — 1° Hernie du poumon. — 2° Employé à tort comme synonyme de *pneumatocèle : p. du sac lacrymal.* — ***p. scrotale*** (Verneuil). V. *pneumatocèle vaginale.*

PNEUMOCÉPHALE, *s. m.* ou **PNEUMOCÉPHALIE**, *s. f.* (gr. *pneuma*, air ; *képhalê*, tête) [angl. ***pneumocephalus***]. Terme désignant non seulement la présence d'air dans la cavité crânienne (pneumocrâne), mais aussi l'emphysème péricrânien.

PNEUMOCHOLANGIE, *s. f.* (gr. *pneuma*, air ; *kholê*, bile ; *angéion*, vaisseau). Présence de gaz dans les voies biliaires.

PNEUMOCHOLÉCYSTIE, *s. f.* (gr. *pneuma*, air ; *kholê*, bile ; *kustis*, vessie) [angl. ***pneumocholecystis***]. Présence de gaz dans la vésicule biliaire.

PNEUMOCISTERNOGRAPHIE, *s. f.* V. *cisternographie.*

PNEUMOCOCCÉMIE, *s. f.* (pneumocoque ; *haïma*, sang) [angl. ***pneumococcaemia***]. Septicémie provoquée par le pneumocoque.

PNEUMOCOCCIE, *s. f.* [angl. ***pneumococcosis***]. Ensemble des accidents morbides produits par le pneumocoque.

PNEUMOCOLIE, *s. f.* (Lœper) (gr. *pneuma*, air ; *kôlon*, côlon) [angl. ***pneumocolon***]. Présence dans le côlon d'air ou de gaz de fermentation. Terme plus général qu'*aérocolie.*

PNEUMOCONIOSE, *s. f.* (Zenker, 1866) (gr. *pneumôn*, poumon ; *konis*, poussière) [angl. ***pneumoconiosis***]. Syn. *pneumonoconiose.* Ensemble des altérations causées par l'inhalation et la fixation dans le poumon des particules solides répandues dans l'atmosphère (charbon, silice, fer). — ***p. anthracosique*** ou ***p. des houilleurs.*** V. *anthracose.* — ***p. à poussières mixtes.*** V. *anthracosilicose.*

PNEUMOCOQUE, *s. m.* V. *Streptococcus pneumoniæ.*

PNEUMOCOQUELUCHE ALVÉOLAIRE (Julien Marie et Georges Sée, 1951) [angl. ***pulmonary whooping cough***]. Forme pulmonaire de la coqueluche, caractérisée par une dyspnée, de très nombreux râles bulleux fins (bronchite capillaire) et une hyperlymphocytose considérable.

PNEUMOCRÂNE, *s. m.* (gr. *pneuma*, air ; *kranion*, crâne) ou **PNEUMO-ENCÉPHALE**, *s. m.* (gr. *pneuma*, air ; *enkêphalos*, cerveau) [angl. ***pneumocrania***]. Épanchement d'air dans la cavité crânienne (sous-dural, sous-arachnoïdien ou intraventriculaire). — ***pneumo-encéphale artificiel.*** *P.* obtenu en injectant de l'air dans le canal rachidien dans un but diagnostique (encéphalographie gazeuse ou ventriculographie) ou thérapeutique (pour rompre des adhérences méningées) (méthode abandonnée).

PNEUMOCYSTIS CARINII [angl. ***Pneumocystis carinii***] (Carini, italien au Brésil, 1910). Micro-organisme pathogène chez l'homme (V. *pneumonie à Pneumocystis carinii*), longtemps rangé parmi les protozoaires et désormais classé parmi les champignons; son nom a également été modifié en *P. jorovecii*, le terme de *P. carinii* étant alors réservé à l'espèce pathogène des rongeurs. V. *pneumonie interstitielle à Pneumocystis carinii.*

PNEUMOCYSTIS JOROVECII. Espèce de champignon pathogène pour l'homme. V. *Pneumocystis carinii.*

PNEUMOCYSTOGRAPHIE, *s. f.* (gr. *pneuma*, air ; *kustis*, vessie ; *graphê*, dessin) [angl. ***pneumocystography***]. Radiographie de la vessie préalablement vidée et remplie d'air ; pratiquée après l'instillation d'une substance opaque aux rayons X floculant au contact d'un épithélium pathologique, elle permet d'avoir une image des lésions intravésicales.

PNEUMOCYSTOSE, *s. f.* V. *pneumonie interstitielle à Pneumocystis carinii.*

PNEUMOCYTE, *s. m.* (gr. *pneuma*, air ; *kutos*, cellule) [angl. ***pneumocyte***]. Cellule épithéliale tapissant les alvéoles pulmonaires. Les petites cellules alvéolaires ou *p.* du type I [angl. ***membranous p.***] sont les plus nombreuses ; les grandes cellules alvéolaires ou cellules de Clara ou *p.* du type II [angl. ***granular p.***] sécrètent le surfactant.

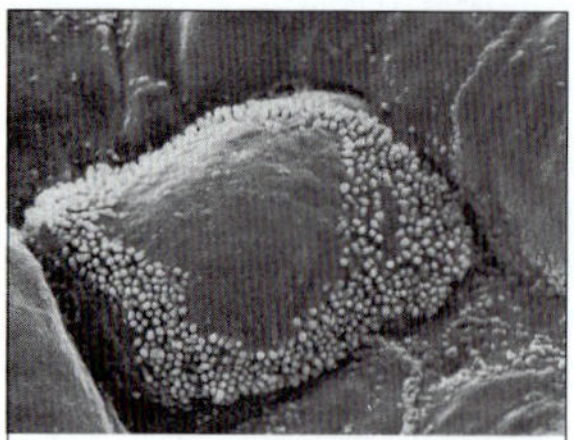

Pneumocyte II

PNEUMO-ENCÉPHALE, *s. m.* V. *pneumocrâne.*

PNEUMO-ENCÉPHALOGRAPHIE, *s. f.* V. *encéphalographie gazeuse.*

PNEUMOGANGLIONNAIRES (syndromes). V. *pneumo-lymphocytaires (syndromes).*

PNEUMOGASTRIQUE (nerf) (gr. *pneumon*, poumon ; *gastêr*, estomac). V. *vague (nerf).*

PNEUMOGRAPHE, *s. m.* (Marey) [angl. ***pneumograph***]. Syn. *stéthographe* (Riegel). Instrument destiné à enregistrer l'expansion circonférentielle du thorax pendant les mouvements respiratoires.

PNEUMOGRAPHIE CÉRÉBRALE [angl. ***cerebral pneumography***]. Radiographie de l'encéphale après substitution d'air au liquide céphalique. Technique tombée en désuétude. V. *ventriculographie, 1°* et *encéphalographie gazeuse.*

PNEUMOKYSTE HYDATIQUE. Rupture d'un kyste hydatique du poumon et pénétration de l'air dans la cavité kystique, sans effraction de la plèvre.

PNEUMOLITHE, *s. m.* (gr. *pneumôn*, air ; *lithos*, pierre) [angl. ***pneumolith***]. Concrétion solide qui se trouve parfois dans le parenchyme pulmonaire.

PNEUMOLOGIE, *s. f.* (gr. *pneumôn, onos,* poumon ; *logos*, étude) [angl. ***pneumology***]. Syn. *pneumonologie.* Étude du poumon et de ses maladies.

PNEUMOLYMPHOCYTAIRES (syndromes) (J. Bernard et Lapresle, 1947). Terme proposé pour désigner un groupe d'affections, microbiennes ou virales, caractérisées par des ombres pulmonaires fugaces, visibles sur les radiographies, associées à une lymphocytose sanguine ou à des adénopathies périphériques *(syndromes pneumo-ganglionnaires)* : coqueluche, mononucléose infectieuse, lymphoréticulose bénigne d'inoculation.

PNEUMOLYSE, *s. f.* (gr. *pneumôn*, poumon ; *luein*, délier) [angl. ***pneumolysis***]. Libération du poumon immobilisé par des adhérences plus ou moins intimes des deux plèvres qui gênaient l'efficacité d'un pneumothorax thérapeutique. Opération tombée en désuétude. V. *apicolyse.*

PNEUMOMÉDIASTIN, *s. m.* [angl. ***pneumomediastinum***]. Épanchement gazeux dans les espaces celluleux du médiastin. Il était parfois provoqué pour étudier, sur des radiographies, les organes médiastinaux *p. artificiel,* (Bariéty, Coury et Mathé, 1952 : v. *médiastinographie gazeuse*).

PNEUMOMÈTRE, *s. m.* (Waldenburg) (gr. *pneumôn*, poumon ; *métron*, mesure) [angl. ***pneumometer***]. Instrument qui permet de déterminer la pression sous laquelle l'air est inspiré et expiré.

PNEUMONECTOMIE, *s. f.* V. *pneumectomie.*

PNEUMONIE, *s. f.* (gr. *pneumôn*, poumon) [angl. ***pneumonia***]. Ce mot employé seul signifie presque toujours *pneumonie lobaire.* V. ce terme.

PNEUMONIE À AGGLUTININES FROIDES. V. *Eaton (maladie d').*

PNEUMONIE D'ASPIRATION. V. *Mendelson (syndrome de).*

PNEUMONIE ATYPIQUE. V. *bronchopneumopathie de type viral.*

PNEUMONIE CASÉEUSE [angl. ***tuberculous pneumonia***]. Syn. *phtisie aiguë pneumonique.* Une des formes aiguës de la tuberculose, caractérisée au point de vue *anatomique* par l'infiltration tuberculeuse du poumon (Laennec), rappelant comme aspect l'hépatisation de la pneumonie lobaire, au point de vue *clinique,* par un état général grave dû à l'infection tuberculeuse et par des signes locaux analogues à ceux de la pneumonie.

PNEUMONIE À CELLULES GÉANTES DE HECHT [angl. ***Hecht's pneumonia***]. Pneumonie virale mortelle survenant chez les enfants, caractérisée anatomiquement par la présence de cellules géantes dans les poumons. Elle s'observerait au cours de diverses viroses dont la rougeole.

PNEUMONIE CHRONIQUE (Charcot). V. *pneumonie réticulée hypertrophique.*

PNEUMONIE DE DÉGLUTITION [angl. ***deglutition pneumonia***]. Infection bronchopulmonaire provoquée par le passage dans les voies aériennes de débris alimentaires. V. *Mendelson (syndrome de).*

PNEUMONIE FIBRINEUSE, PNEUMONIE FRANCHE. V. *pneumonie lobaire.*

PNEUMONIE GRAISSEUSE (Langleen), **HUILEUSE** ou **LIPOÏDIQUE**. V. *stéatose pulmonaire.*

PNEUMONIE HILIFUGE DE GLANZMANN. V. *bronchopneumopathie de type viral.*

PNEUMONIE INTERSTITIELLE (Hérard, Cornil et Hanot). V. *pneumonie réticulée hypertrophique.*

PNEUMONIE INTERSTITIELLE DESQUAMANTE [angl. ***desquamative interstitial pneumonia***]. Syn. *syndrome de Liebow* (1965). Syndrome rare, d'origine inconnue, caractérisé *anatomiquement* par la présence de grandes cellules alvéolaires granuleuses en placard (pneumocytes) qui remplissent les alvéoles pulmonaires, les cloisons interalvéolaires étant pratiquement normales ; *cliniquement,* par un ensemble de signes (dyspnée, toux, etc.) ressemblant à ceux des fibroses pulmonaires. Sous l'influence de la corticothérapie, il évolue souvent vers l'amélioration ou même la guérison.

PNEUMONIE INTERSTITIELLE À *PNEUMOCYSTIS CARINII* (Vanek, 1951) [angl. ***Pneumocystis pneumonia***]. Syn. *pneumocystose..* Pneumopathie très grave due à un protozoaire, *Pneumocystis carinii* (Chagas, 1909-1912 ; Carini, 1910 ; Delanoë, 1912), survenant chez des sujets en état de carence immunitaire (p. ex. : au cours du sida, ou bien d'un traitement par les immunodépresseurs) et chez certains prématurés. Elle se manifeste par une insuffisance respiratoire plus ou moins aiguë et fébrile, au cours de laquelle les radiographies pulmonaires montrent une infiltration réticulonodulaire hilaire et centrifuge. V. *sida* et *Pneumocystis carinii.*

PNEUMONIE LOBAIRE [angl. ***lobar pneumonia***]. Syn. *pneumonie fibrineuse, pneumonie franche.* Maladie infectieuse due au pneumocoque lancéolé encapsulé de Talamon-Fränkel *(Streptococcus pneumoniæ).* Elle est caractérisée, ***anatomiquement,*** par une inflammation aiguë du poumon frappant un lobe dans sa totalité (hépatisation homogène) et par la présence d'un exsudat fibrineux remplissant les alvéoles pulmonaires ; ***cliniquement,*** par son évolution cyclique depuis son début brusque et solennel, jusqu'à sa défervescence rapide, en une seule crise, apparaissant du 5ᵉ au 9ᵉ jour.

PNEUMONIE À *MYCOPLASMA PNEUMONIÆ*. V. *Eaton (maladie d').*

PNEUMONIE DE PITTSBURGH. V. *Pittsburgh (pneumonie de).*

PNEUMONIE RÉTICULÉE ATROPHIQUE. Amincissement avec atrophie de tous les éléments de la paroi de l'alvéole du poumon, vaisseau compris : c'est une lésion caractéristique de l'emphysème pulmonaire. Elle peut coexister avec la pneumonie réticulée hypertrophique ou lui succéder.

PNEUMONIE RÉTICULÉE HYPERTROPHIQUE [angl. ***interstitial pneumonia***]. Syn. *pneumonie chronique*(Charcot), *pneumonie interstitielle* (Hérard, Cornil et Hanot), *pneumopathie interstitielle.* Variété de fibrose pulmonaire, caractérisée par l'épaississement considérable des cloisons interalvéolaires, où la prolifération du tissu conjonctif étouffe les capillaires et par la vacuité et la diminution de taille des alvéoles pulmonaires. On l'observe dans certains cas de tuberculose pulmonaire (F. Bezançon et Delarue), de collagénoses et au cours du rétrécissement mitral avec hypertension artérielle pulmonaire. V. *fibrose pulmonaire interstitielle diffuse.*

PNEUMONIE VIRALE ou **À VIRUS**. V. *bronchopneumopathie de type viral.*

PNEUMONITE, *s. f.* (Adams). Pneumopathie congénitale du fœtus et du prématuré, parfois épidémique et peut-être due à un virus. Elle est caractérisée anatomiquement par une prolifération et une desquamation abondante de l'épithélium bronchique, avec une infiltration péribronchique et interstitielle de cellules mononucléaires à inclusions cytoplasmiques acidophiles.

PNEUMOPATHIE, *s. f.* (gr. *pneumôn*, poumon ; *pathê*, affection) [angl. ***pneumopathy***]. Nom générique des affections du poumon.

PNEUMOPATHIE ATYPIQUE. V. *bronchopneumopathie de type viral.*

PNEUMOPATHIE DES ÉLEVEURS D'OISEAUX. V. *éleveurs d'oiseaux (maladie des).*

PNEUMOPATHIE PAR HYPERSENSIBILITÉ. V. *pneumopathie immunologique.*

PNEUMOPATHIE IMMUNOLOGIQUE [angl. ***hypersensivity pneumonitis***]. Syn. *pneumopathie par hypersensibilité, pneumopathie à précipitines.* Affection souvent professionnelle due à une réaction allergique des poumons à l'inhalation d'un antigène généralement de nature organique. Les *p. i.* ont en commun : une évolution par épisodes aigus, dyspnéiques, souvent fébriles, hémoptoïques, aboutissant parfois à une fibrose interstitielle diffuse ; des images radiologiques réticulo-micro-nodulaires ; des troubles de la fonction ventilatoire de type restrictif avec bloc alvéolo-capillaire ; un aspect histologique de granulome diffus giganto-cellulaire et épithélioïde du tissu interstitiel du poumon ; la présence, dans le sérum, d'anticorps spécifiques précipitants caractéristiques des réactions d'hypersensibilité semi-retardée de type Arthus *(v. Arthus, phénomène d')* ; certains faits évoquent par ailleurs une réaction d'hypersensibilité retardée à médiation cellulaire. — Parmi ces affections, il faut citer : le poumon de fermier, la coniosporiose, la bagassose, la subérose, la byssinose, la maladie des climatiseurs et bien d'autres dues à l'inhalation de fumées, de vapeurs, de diverses particules pulvérisées, de poussières végétales (champignon, malt, bois, sisal, café, thé) ou à celle de poussières animales (maladie des éleveurs d'oiseaux, pneumopathie par inhalation de poudre de post-hypophyse chez les sujets atteints de diabète insipide). V. *hypersensibilité* et *complexe immun.*

PNEUMOPATHIE INTERSTITIELLE. V. *pneumonie réticulée hypertrophique.*

PNEUMOPATHIE À *PNEUMOCYSTIS* CARINII. V. *pneumonie interstitielle à Pneumocystis carinii.*

PNEUMOPATHIE À PRÉCIPITINES. V. *pneumopathie immunologique.*

PNEUMOPATHIE VIRALE. V. *bronchopneumopathie de type viral.*

PNEUMOPÉRICARDE, *s. m.* (gr. *pneuma*, air ; *périkardion*, péricarde) [angl. ***pneumopericardium***]. Épanchement d'air ou de gaz dans le péricarde, consécutif le plus souvent à une plaie thoracique, qui permet à l'air extérieur de pénétrer directement dans le péricarde.

PNEUMOPÉRITOINE, *s. m.* [angl. ***pneumoperitoneum***]. Épanchement gazeux dans la cavité péritonéale. Il est parfois spontané, le plus souvent provoqué et dû à l'introduction de gaz pour l'examen radiologique ou endoscopique des viscères abdominaux ou exceptionnellement de nos jours, dans un but thérapeutique.

PNEUMOPEXIE, *s. f.* (gr. *pneumôn*, poumon ; *pêxis*, fixation) [angl. ***pneumopexy***]. Fixation du poumon à la paroi thoracique parfois pratiquée après une intervention sur le poumon en plèvre libre ; elle est destinée à assurer la ré-expansion du poumon.

PNEUMOPHTISIOLOGIE, *s. f.* (gr. *pneumon*, poumon ; *phtisis*, consomption ; *logos*, science). Branche de la médecine consacrée aux maladies du poumon et en particulier à la tuberculose pulmonaire.

PNEUMOPYÉLOGRAPHIE, *s. f.* (gr. *pneuma*, air ; *puélos*, bassin ; *graphê*, dessin) [angl. ***pneumopyelography***]. Syn. *pyélographie gazeuse.* Radiographie du bassinet et du rein après insufflation d'air par une sonde urétérale. Technique abandonnée.

PNEUMORÉNAL (syndrome) [angl. ***pneumorenal syndrome***]. Association de manifestations respiratoires et rénales observée dans diverses angéites et en particulier dans le *syndrome de Goodpasture.* V. ce terme.

PNEUMORÉTROPÉRITOINE, *s. m.* V. *rétropneumopéritoine.*

PNEUMOSÉREUSE, *s. f.* [angl. ***pneumoserosa***]. Présence dans une séreuse articulaire ou viscérale d'air ou de gaz ; elle peut être spontanée ou provoquée dans un but thérapeutique ou en vue d'un examen radiologique.

PNEUMOTACHOGRAPHE, *s. m.* (gr. *pneumôn*, poumon ; *takhos*, vitesse ; *graphê*, dessin) [angl. ***pneumotachygraph***]. Appareil destiné à pratiquer la pneumotachographie (v. ce terme).

PNEUMOTACHOGRAPHIE, *s. f.* (Fleisch, 1925) [angl. ***pneumotachygraphy***]. Enregistrement des débits ventilatoires pulmonaires.

PNEUMOTAXIQUE (centre) (gr. *pneumon*, air, poumon ; *taxis*, régulation, arrangement) [angl. ***pneumotaxic center***]. Groupe de cellules nerveuses du pont capables d'inhiber l'inspiration. V. *apneustique (centre).*

PNEUMOTHORAX, *s. m.* **(PNO)** (gr. *pneuma*, air ; *thôrax*, poitrine) [angl. ***pneumothorax***]. Épanchement spontané ou provoqué d'air ou de gaz dans la cavité pleurale.

PNEUMOTHORAX ARTIFICIEL [angl. ***artificial pneumothorax***]. Syn. *pneumothorax opératoire* ou *thérapeutique.* Insufflation d'air ou d'un gaz inerte dans la cavité pleurale, destiné à réaliser la *collapsothérapie* (v. ce mot) d'un poumon. Cette opération préconisée en 1888 par Potain et par Forlanini n'a été mise en pratique, dans le traitement de la tuberculose pulmonaire, que plus tard (1906). Elle n'est plus utilisée actuellement.

PNEUMOTHORAX DES CONSCRITS. V. *pneumothorax idiopathique bénin.*

PNEUMOTHORAX EXTRAPLEURAL [angl. ***extrapleural pneumothorax***]. Décollement chirurgical du feuillet pariétal de la plèvre, pratiqué lorsque les adhérences empêchent la création d'un pneumothorax intrapleural, puis insufflation de cette cavité artificielle traitée comme un pneumothorax thérapeutique. Cette méthode, instaurée en 1935, a été abandonnée en 1955 en raison des complications qu'elle entraînait. Les deux cavités intra- et extrapleurales pouvaient coexister autour d'un même poumon *(pneumothorax mixte).*

PNEUMOTHORAX IDIOPATHIQUE BÉNIN (Galliard, 1888) [angl. ***simple pneumothorax***]. Syn. *pneumothorax des conscrits. P.* survenant chez des sujets jeunes, apparemment indemnes de tuberculose et guérissant rapidement sans complications. Ce *p.* non tuberculeux est dû à la rupture d'une vésicule d'emphysème pulmonaire ou d'un kyste gazeux intrapleural *(bleb).*

PNEUMOTHORAX À SOUPAPE ou **SUFFOCANT** (Bouveret) [angl. ***valvular pneumothorax***]. Pneumothorax spontané dans lequel la communication pleuropulmonaire forme un clapet qui permet à l'air d'entrer dans la plèvre au moment de l'inspiration et l'empêche de sortir à l'expiration, d'où augmentation de la pression de l'air intrapleural et asphyxie rapide.

PNEUMOTHORAX THÉRAPEUTIQUE. V. *pneumothorax artificiel.*

PNEUMOTOMIE, *s. f.* (gr. *pneumôn*, poumon ; *tomê*, section) [angl. ***pneumotomy***]. Incision faite au poumon dans un but thérapeutique (évacuation d'un abcès du poumon).

PNEUMOTROPE, *adj.* (gr. *pneumôn*, poumon ; *trépein*, tourner) [angl. ***pneumotropic***]. Qui se fixe électivement sur le poumon.

PNEUMOTYMPAN, *s. m.* [angl. ***pneumotympan***]. Existence d'air comprimé dans l'oreille moyenne : accident fréquent et bénin du coryza. Le *p.* se manifeste brusquement par une douleur pongitive survenant dans une oreille au moment de l'effort fait pour se moucher ; il s'accompagne de surdité, de bourdonnement et parfois de vertige.

PNEUMOVIRINÆ, *s. f. pl.* [angl. ***Pneumovirinæ***]. Sous-famille des *Paramyxoviridæ* comprenant deux genres : *Pneumovirus* et *Metapneumovirus.*

PNEUMOVIRUS, *s. m.* [angl. ***Pneumovirus***]. Genre de virus à ARN appartenant à la famille des *Paramyxoviridæ* et comprenant le virus respiratoire syncytial.

PNF. Abréviation de l'angl. ***Proprioceptive Neuromuscular Facilitation***. Ensemble des techniques de rééducation proprioceptive. V. *Bobath (méthode des)* et *Kabat (méthode de)*.

PNO [angl. ***PNX***]. Abréviation de *pneumothorax* et surtout de *pneumothorax artificiel.*

PO_2. Pression partielle (v. ce terme) en oxygène d'un milieu gazeux (air) ou liquide (sang). Elle est normalement de 159 mm de Hg ou 20,67 kPa dans l'air inspiré, de 90 à 112 mm de Hg ou 11,7 à 14,56 kPa dans l'air alvéolaire (PAO_2) et dans le sang artériel (PaO_2), et de 37 à 40 mm de Hg ou 4,81 à 5,2 kPa dans le sang veineux mêlé (PvO_2). La PO_2 du sang mesure l'oxygène dissous dans le plasma.

POCHE DES EAUX [angl. ***bag of waters***]. Nom donné en obstétrique à la saillie faite dans le vagin par les membranes de l'œuf, lorsque le col est dilaté.

PODAGRE, *s. f.* (gr. *pous*, *podos*, pied ; *agra*, prise) [angl. ***podagra***] (désuet). Manifestation de la goutte, au niveau des articulations du pied. — *adj.* [angl. ***podagral***]. Se dit d'un sujet atteint de la goutte.

PODALIQUE, *adj.* (gr. *pous, podos*, pied) [angl. ***podalic***]. V. *version.*

PODENCÉPHALE, *s. m.* (I. G. Saint-Hilaire) (gr. *pous*, pédicule ; *enképhalos*, encéphale) [angl. ***podencephalus***]. Monstre dont l'encéphale est situé en grande partie hors de la boîte crânienne, à la voûte de laquelle il est réuni par un pédicule.

PODOCYTE, *s. m.* (Hall, 1953) (gr. *pous, podos,* pied ; *kutos,* cellule) [angl. ***podocyte***]. Cellule épithéliale du glomérule rénal.

PODODYNIE, *s. f.* (gr. *pous*, pied ; *odunê*, douleur) (Gross). V. *métatarsalgie.*

PODOGRAPHE, *s. m.* [angl. ***podograph***]. Appareil destiné à la prise d'empreintes de la voûte plantaire *(podogrammes).*

PODOLOGIE, *s. f.* (gr. *pous*, pied ; *logos*, discours) [angl. ***podology***]. Étude du pied normal et pathologique.

PODOLOGUE, *s. m.* ou *f.* [angl. ***podologist***]. Auxiliaire médical spécialisé dans l'étude du pied pathologique par des méthodes non invasives (empreintes plantaires) et traitant les anomalies constatées par des méthodes orthopédiques (semelles). En fait, la distinction entre podologue et pédicure (v. ce terme) n'est pas aussi tranchée et il existe des pédicures-podologues.

PODOMÈTRE, *s. m.* [angl. ***podometer***]. Appareil de mesure du trajet effectué par un piéton.

PODO-ORTHÉSISTE, *s. m* ou *f.* [angl. ***podoorthotist***]. Personne qui fabrique des chaussures orthopédiques (podo-orthèses).

PODOSCOPE, *s. m.* (J. Lelièvre) (gr. *pous*, *podos*, pied ; *skopein*, examiner). Appareil composé d'un miroir horizontal placé en dessous d'une vitre solide, également horizontale, sur laquelle le sujet à examiner se tient pieds nus. Un éclairage électrique permet de voir, dans le miroir, la plante des pieds et ses zones d'appui dans les différentes positions.

PODOSTATIGRAMME, *s. m.* (Viladot et Roig-Puerta) (gr. *pous*, *podos*, pied ; *statos*, stationnaire ; *gramma*, écriture). Variété de photopodogramme (v. ce terme) indiquant l'importance des pressions des différentes zones d'appui du pied.

PŒCILANDRIE, *s. f.* (gr. *poïkilos*, varié ; *anêr*, *andros*, mâle). Existence, chez certaines espèces de gallinacés, de plusieurs variétés de mâles, les uns ayant le plumage du coq (camail, lancettes, faucilles), les autres celui de la poule.

POEMS (syndrome) (Bardwick P., 1980) [angl. ***POEMS syndrome***]. Acronyme signifiant *Polyneuropathie, Organomégalie, Endocrinopathie, protéine Monoclonale, anomalies cutanées* (*« Skinchanges »* en angl.). Syn. *syndrome de Crow-Fukase* (Crow R., 1956, Fukase M.), *syndrome de Takatsuki* (T.K., 1976). Syndrome rare d'origine inconnue, décrit d'abord au Japon, associant diversement neuropathies périphériques, hépatosplénomégalie et adénomégalies ; gynécomastie et impuissance ou bien aménorrhée ; pigmentation ou épaississement cutanés et dysglobulinémie monoclonale.

POGONION, *s. m.* (en gr. barbiche) [angl. ***pogonion***]. Point de menton le plus antérieur, situé dans le plan sagittal.

POHL (méthode de) [angl. ***Pohl's method***]. Technique de rééducation des enfants infirmes moteurs cérébraux dont les principes sont la décontraction consciente, les mouvements passifs puis actifs, les activités naturelles.

POIDS MOYEN DU CAS TRAITÉ. V. *PMCT.*

POIGNET, *s. m.* [angl. ***wrist***]. Partie du membre supérieur située entre l'avant-bras et la main. Il correspond aux os du carpe et à l'articulation du *p.* — ***articulation du p.*** Articulation radiocarpienne (TA *articulatio radiocarpea*) [angl. ***radiocarpal articulation***]• 👁 **carpe •**.

POÏKILOCYTOSE, *s. f.* (gr. *poïkilos*, varié ; *kutos*, cellule) [angl. ***poikilocytosis***]. Syn. *pœcilocytose.* Déformation d'une partie des globules rouges en forme de poire, de virgule, etc.

POÏKILODERMATOMYOSITE, *s. f.* V. *Petges-Cléjat (maladie de).*

POÏKILODERMIE, *s. f.* (gr. *poïkilos,* varié ; *derma,* peau) [angl. ***poikiloderma***]. Affection de la peau caractérisée, après une phase d'accidents rappelant une infection légère (myalgies, arthralgies, œdème rosé de la face), par un érythème télangiectasique formant un réseau à mailles capillaires, au centre duquel la peau est atrophiée, de couleur blanc nacré en certains points, rose en certains autres, pigmentée en d'autres. — La *p.* localisée au visage et au cou ou ***maladie de Civatte*** frappe surtout les femmes au moment de la ménopause. Certains auteurs la confondent avec la *mélanose de Riehl.* — ***p. atrophique vasculaire.*** V. *Petges-Cléjat (maladie de).* — ***p. congénitale.*** V. *Thomson (syndrome de).*

POÏKILOTHERME, *adj.* (gr. *poïkilos*, varié ; *thermê*, chaleur) [angl. ***poikilotherm***]. Syn. *pœcilotherme.* Se dit des animaux à température variable, improprement appelés à sang froid ; leur température subit les mêmes variations que celle du milieu ambiant. — *s. m.* Animal à température variable.

POIL, *s. m.* (lat. *pilus,* poil) [angl. ***hair***]. Structure filiforme sortant de la peau des mammifères. Chez l'homme, ils peuvent être particulièrement denses au niveau du crâne (cheveux), du visage (sourcils, barbe, moustache), aux aisselles et dans la région pubienne. V. *cil 1°, kératine* et *phanère.*

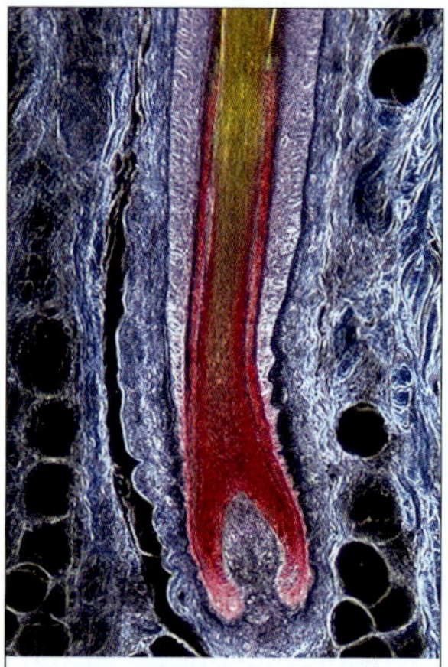
Follicule pileux

POING (signe du). Attitude de la main, fermée, les doigts fléchis sur le pouce ; elle est observée chez le nourrisson pendant la crise de tétanie.

POING FERMÉ (signe du). Syn. *signe de Claude.* Impossibilité de fermer le poing complètement, au cours de la paralysie du nerf médian, la flexion et l'opposition du pouce, ainsi que la flexion des deux dernières phalanges de l'index et du médius étant abolies.

POINTE, *s. f.* [angl. ***sharp wave, spike***] (électroencéphalographie). Aspect pathologique de l'électroencéphalogramme caractérisé par une oscillation de grande amplitude (100 microvolts ou plus), de durée brève (40 à 60 millisecondes) et présentant 3 segments : ascendant, descendant sous la ligne de base et ascendant de nouveau, se succédant très rapidement. Elle survient de manière paroxystique, isolée ou répétée, en cas d'irritation du cortex cérébral (épilepsie). — ***p. lente.*** Syn. *onde abrupte, onde à front raide.* Pointe dans laquelle le 3e segment (de retour à la ligne de base) est plus lent que les premiers ; elle s'observe dans l'épilepsie à foyer temporal. — ***p. vertex.*** Pointe lente de voltage moyen, observée parfois dans la région du vertex, lors de stimulations auditives.

POINTE DU ROCHER (syndrome de la). V. *Gradenigo (syndrome de).*

POINTE-ONDE (complexe) [angl. ***spike and wave***]. Aspect pathologique de l'électroencéphalogramme caractérisé par la succession rapide d'une pointe (v. ce terme) et d'une nouvelle dénivellation du tracé, de même amplitude, mais plus lente et d'aspect arrondi. Elle est presque caractéristique de l'absence du petit mal épileptique surtout lorsque les pointes-ondes se succèdent régulièrement en rythme de 3 à 3,5 par seconde.

POINTILLAGE ou **POINTILLEMENT**, *s. m.* [angl. ***pointillage***]. Mode de massage qui consiste à percuter une partie du corps avec un ou plusieurs doigts.

POISON, *s. m.* [angl. ***poison***]. Toute substance chimique capable de troubler ou d'arrêter la vie de l'individu ou des différentes parties qui entrent dans sa composition : organes, tissus, cellules.

POKEWEED MITOGEN ou **PWM** (angl. *pokeweed : Phytolacca americana*, plante herbacée vivace d'Amérique du Nord). V. *lectine.*

POLAIRE, *adj.* [angl. ***polar***]. Relatif à un pôle (extrémité saillante d'une structure ou bien extrémité d'un circuit électrique chargée positivement ou négativement).

POLAND (syndrome de) (P. Alfred, brit., 1841) [angl. ***Poland's syndrome***]. Malformation rare d'un membre supérieur, le plus souvent le droit. Les anomalies de la main sont les plus importantes ; cette main est courte, les doigts apparaissent soudés (syndactylie) et présentent des altérations osseuses d'importance variable : la 2e phalange des 4 derniers doigts est brève, plus rarement absente ; exceptionnellement les 2e, 3e et 4e doigts sont atrophiés. Il existe en outre des anomalies des dermatoglyphes (v. ce terme), une atrophie de l'avant-bras et du bras et surtout une hypoplasie du faisceau sterno-costal du grand pectoral. Cette malformation est probablement la conséquence d'un trouble du développement embryonnaire, peut-être d'une atrophie ou d'une hypoplasie de l'artère sous-clavière. Son origine génétique a été discutée.

PÔLE D'ACTIVITÉ. Élément de la nouvelle organisation hospitalière française, constitué par regroupement de services à activités communes ou complémentaires.

POLGAR (P. Franz, hongrois). V. *Barsony-Polgar (maladie de).*

POLICHINELLE (membre de) [angl. ***flail joint***]. Aspect complètement ballant et disloqué que présentent parfois les membres des tabétiques, en raison de l'altération et du relâchement des articulations et de l'hypotonie musculaire.

POLICLINIQUE, *s. f.* (gr. *polis*, ville ; clinique) [angl. ***policlinic***]. — 1° Clinique qui se fait auprès des malades de la ville non hospitalisés (consultations, visites de malades en ville). — 2° Établissement (dispensaire municipal) destiné au traitement des maladies et à l'enseignement de la médecine, dans lequel les malades ne sont pas hospitalisés. V. *polyclinique.*

POLIOENCÉPHALITE, *s. f.* (gr. *polios*, gris ; *enképhalos*, encéphale) [angl. ***polioencephalitis***]. Inflammation de la substance grise de l'encéphale : cortex et noyaux gris centraux du cerveau, noyaux gris du tronc cérébral. — ***p. aiguë*** et ***subaiguë.*** *P.* se traduisant cliniquement par une confusion, une anxiété, une agitation ou une somnolence, la paralysie aiguë ou subaiguë des nerfs bulbo-protubérantiels et survenant à la suite de maladies infectieuses (affections à virus neurotrope : poliomyélite ; diphtérie, scarlatine, etc.) ou d'intoxications (alcool, plomb, etc.). — ***p. chronique.*** *P.* se traduisant par une paralysie d'évolution lente des nerfs bulbo-protubérantiels, provoquée par la syphilis ou par une infection à virus neurotrope. — ***p. inférieure aiguë.*** V. *paralysie bulbaire aiguë de Leyden.* — ***p. inférieure chronique.*** V. *paralysie labio-glosso-laryngée.* — ***p. supérieure.*** V. *ophtalmoplégie nucléaire.* — ***p. sup. hémorragique*** (Wernicke, 1881). V. *Gayet-Wernicke (encéphalopathie ou maladie de).*

POLIOMYÉLITE, *s. f.* (gr. *polios*, gris ; *muélos*, moelle) [angl. ***poliomyelitis***]. Inflammation de l'axe gris de la moelle épinière. Terme souvent pris dans le sens de poliomyélite antérieure aiguë. — 1° ***p. postérieure.*** Inflammation des cornes postérieures (ou dorsales) de la moelle. V. *zona.* — 2° ***p. antérieure.*** Inflammation des cornes antérieures (ou ventrales) de la moelle (téphromyélite).

POLIOMYÉLITE ANTÉRIEURE AIGUË. — 1° ***de l'enfance.*** V. *Heine-Medin (maladie de).* — 2° ***de l'adulte*** [angl. ***acute anterior poliomyelitis***]. Syn. *paralysie spinale aiguë de l'adulte.* La symptomatologie est la même que dans l'enfance, mais l'atrophie est moins marquée, en raison du complet développement du squelette. V. *Heine-Medin (maladie de).* Cette affection figure sur la liste des maladies à déclaration obligatoire en France.

POLIOMYÉLITE ANTÉRIEURE CHRONIQUE [angl. ***chronic anterior poliomyelitis***]. Destruction lente et progressive des cellules des cornes antérieures de la moelle entraînant l'atrophie musculaire progressive (v. ce terme). Son évolution est ordinairement très lente.

POLIOMYÉLITE ANTÉRIEURE CHRONIQUE FAMILIALE DE L'ENFANCE. V. *Werdnig-Hoffmann (amyotrophie, forme).*

POLIOMYÉLITE ANTÉRIEURE SUBAIGUË [angl. ***subacute amyotrophia of medullary origin***]. Syn. *paralysie spinale atrophique subaiguë.* Amyotrophie d'origine médullaire évoluant vers la mort en quelques mois. Elle débute au niveau des mains (atrophie de type Aran-Duchenne) puis gagne les avant-bras, les membres inférieurs (par leur extrémité distale), le tronc, le cou. Elle s'accompagne de fibrillations, de réaction de dégénérescence et d'importants troubles vasomoteurs. La mort survient par atteinte bulbaire.

POLIOMYÉLITE SANS PARALYSIE. V. *myalgie épidermique.*

POLIONÉVRAXITE, *s. f.* (gr. *polios*, gris ; névraxite) [angl. ***polioencephalomyelitis***]. Syn. *polioencéphalomyélite, poliomyéloencéphalite.* Maladie du système nerveux central dont les lésions sont localisées à la substance grise (cerveau et moelle épinière).

POLIOSE, *s. f.* (gr. *polios*, gris) [angl. ***poliosis***]. Décoloration des poils.

POLIOVIRUS, *s. m.* (gr. *polios*, gris ; virus) [angl. ***poliovirus***]. Virus de la poliomyélite antérieure aiguë ; l'espèce *P.* appartient au genre *Enterovirus*, famille des *Picornaviridae.* Trois types de *P.* ont été identifiés : *type I* (Brunehilde), *type II* (Lansing) *type III* (Léon). L'homme est le seul réservoir de *P.* ; ce dernier pénètre par les voies digestives, atteint le névraxe par voie sanguine ou en suivant les fibres nerveuses. — Certains *P.* provoquent des affections banales (rhinopharyngées) parfois inapparentes.

POLIP (syndrome) [angl. ***POLIP syndrome***]. Abréviation de l'angl. *Polyneuropathy, Ophthalmoplegia, Leukoencephalopathy, Intestinal Pseudoobstruction.* Syn. *syndrome MNGIE (Myo-Neuro-Gastro-Intestinal Encephalopathy).* Maladie mitochondriale (v. ce terme) dont le tableau clinique associe leucoencéphalopathie, ophtalmoplégie externe, polyneuropathie et pseudo-occlusion intestinale chronique.

POLITIQUE DE SANTÉ [angl. ***health policy***]. Somme des orientations générales concernant l'état sanitaire d'un pays.

POLLAKIURIE, *s. f.* (Dieulafoy) (gr. *pollakis*, souvent ; *ourein*, uriner) [angl. ***pollakiuria***]. Fréquence exagérée des mictions ne coïncidant pas nécessairement avec l'augmentation du volume total des urines ; c'est un signe de néphrite interstitielle ou d'affection vésico-prostatique.

POLLE (syndrome de) (prénom du fils du baron de Münchhausen [v. ce terme] décédé en bas âge). V. *Meadow (syndrome de).*

POLLICIDIGITALE (pince) (lat. *pollex, icis,* pouce ; *digitus,* doigt). Pince formée par l'opposition du pouce et des autres doigts.

POLLICISATION, *s. f.* (Guermonprez, de Lille, 1887) (lat. *pollex, icis,* pouce) [angl. ***pollicization***]. Opération destinée à remplacer le pouce par le 2e métacarpien et ce qui reste de l'index dans les cas de perte totale du pouce.

POLLINOSE, *s. f.* ou **POLLINOSIS**, *s. f.* [angl. ***pollinosis***]. Ensemble des manifestations pathologiques survenant lors du contact de grains de pollen avec une muqueuse spécifiquement sensibilisée (nasale, conjonctivale, bronchique) ; p. ex. : rhume des foins, asthme. V. ces termes et *atopie.*

POLLUTION, *s. f.* (lat. *polluere,* souiller) [angl. ***pollution***]. Émission spontanée de sperme en dehors du coït.

POLYA (opération ou procédé de) (P. Eugène, hongrois, 1876-1944) [angl. ***Polya's operation***]. Gastrectomie partielle avec implantation termino-latérale de la tranche gastrique dans le jéjunum.

POLYADÉNOMATOSE, *s. f.* [angl. ***polyadenomatosis***]. Maladie caractérisée par l'existence d'adénomes développés dans plusieurs glandes.

POLYADÉNOMATOSE ENDOCRINIENNE. V. *adénomatose pluri-endocrinienne.*

POLYADÉNOMATOSE FAMILIALE ESSENTIELLE. V. *polyadénome du gros intestin.*

POLYADÉNOME, *s. m.* (gr. *polus*, beaucoup ; adénome) [angl. ***polyadenoma***]. Syn. *adénome multiglandulaire* (Broca). Adénomes constitués par l'hypertrophie simultanée d'un grand nombre de glandes de même nature.

POLYADÉNOME GASTRIQUE DIFFUS ou **EN NAPPE** (Ménétrier, 1888) [angl. ***Ménétrier's disease***]. Syn. *maladie de Ménétrier, gastrite hypertrophique géante, muco-adénomatose gastrique diffuse.* Variété rare de gastrite, caractérisée par une hypertrophie considérable des plis de la muqueuse de l'estomac, avec hypertrophie des glandes qui prennent parfois l'aspect de glandes coliques (métaplasie). L'évolution, chronique, est bénigne : la transformation néoplasique est exceptionnelle. Mais l'hypersécrétion gastrique due à l'augmentation de la surface glandulaire provoque une perte en protéines d'où parfois hypoprotidémie, œdèmes et même cachexie *(gastropathie exsudative).*

POLYADÉNOME DU GROS INTESTIN (Quénu) [angl. ***polyposis coli***]. Syn. *polyadénomatose familiale essentielle, adénomatose essentielle du gros intestin, polypose adénomateuse familiale, polypose intestinale ou rectocolique diffuse, polyposis coli*(Virchow). Maladie héréditaire rare, à transmission autosomique dominante, caractérisée par le développement de nombreux polypes aux dépens des glandes de la muqueuse intestinale, surtout sur le côlon. Ces polypes apparaissent vers la puberté et peuvent se transformer en cancer. Le *p.* du gros intestin provoque une diarrhée, des hémorragies et souvent une douleur. Cette polypose peut être associée à d'autres anomalies d'origine ectodermique. V. *Gardner ou Gardner et Richards (syndrome de), Cronkhite-Canada (syndrome de), Oldfield (maladie d'), Turcot (syndrome de)* et *lentiginose péri-orificielle avec polypose viscérale.*

POLYALGIES, *s. f. pl.* (gr. *polus*, nombreux ; *algos*, douleur) [angl. ***polyalgia***]. Douleurs de sièges multiples. — ***p. climatériques.*** Manifestations douloureuses articulaires et para-articulaires survenant fréquemment chez la femme au moment de la ménopause.

POLYALGIQUE IDIOPATHIQUE DIFFUS (syndrome) [angl. ***idiopathic diffuse polyalgia syndrome***]. Syn. *fibromyalgie.* Terme proposé en 1986 par Kahn pour remplacer celui de polyentésopathie et de fibrosite. Il désigne un syndrome algique généralisé observé chez la femme d'âge moyen, d'évolution longue et bénigne, accompagné de points douloureux multiples à la pression.

POLYALLÉLIE, *s. f.* (gr. *polus*, beaucoup ; *allêlôn*, l'un l'autre) [angl. ***polyallelia***] (génétique). Série d'états divers d'un même gène mutant, chez différents sujets, chaque état séparément étant allélomorphique d'un gène déterminé normal, toujours le même. En d'autres termes, c'est une *série d'allélomorphes multiples.* La *p.* expliquerait les variétés observées dans la gravité de certaines tares ou maladies héréditaires.

POLYANGÉITE, *s. f.* (gr. *polus*, beaucoup ; *angéion*, vaisseau) [angl. ***polyangiitis***]. Affection caractérisée par des atteintes vasculaires diffuses.

POLYANGÉITE MICROSCOPIQUE [angl. ***microscopic polyangiitis***]. V. *micropolyangéite microscopique.*

POLYANGIONÉVRITE, *s. f.* (gr. *polus*, beaucoup ; *angéion*, vaisseau ; *neuron*, nerf). Terme groupant un certain nombre d'affections, de nature inconnue, caractérisées par des atteintes vasculaires diffuses (purpura, artérite des jambes, des coronaires, glomérulonéphrite), des polynévrites sensitivomotrices (avec impotence, douleurs et troubles trophiques), une évolution fébrile et cachectisante : périartérite noueuse, artérite temporale, maladie de Libman-Sacks, etc., et la *p. essentielle fébrile anodulaire* (P. Michon, 1954), histologiquement distincte des affections précédentes.

POLYARTÉRIEL, ELLE, *adj.* [angl. ***polyarterial***]. Qui se rapporte à plusieurs artères. — *adj.* et *s.* Qui présente des atteintes artérielles multiples.

POLYARTÉRITE, *s. f.* [angl. ***polyarteritis***]. Artérite frappant plusieurs segments du système artériel (p. ex. : coronaires et artères des membres inférieurs).

POLYARTHRALGIES, *s. f. pl.* (gr. *polus*, nombreux ; arthalgie) [angl. ***multiple arthralgias***]. Douleurs articulaires multiples. V. *arthralgie.*

POLYARTHRITE, *s. f.* (gr. *polus*, nombreux ; *arthron*, articulation) [angl. ***polyarthritis***]. Inflammation aiguë ou chronique frappant simultanément plusieurs articulations.

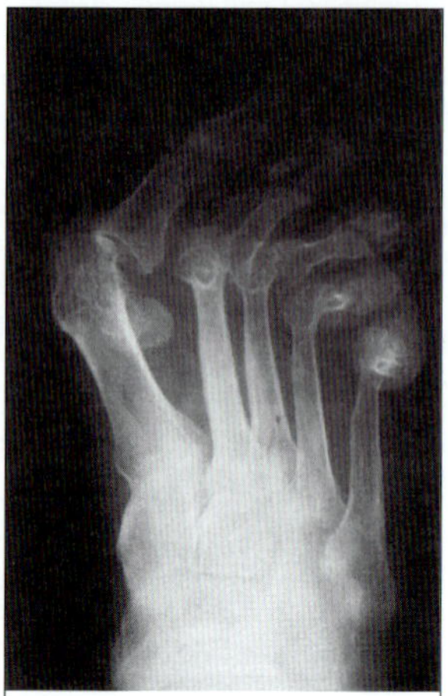

Polyarthrite rhumatoïde
Radiographie du pied

POLYARTHRITE AIGUË ÉPIDÉMIQUE TROPICALE (Hench, 1942) [angl. ***Bougainville rheumatism***]. Syn. *rhumatisme de Bougainville.* Syndrome d'origine inconnue et spontanément curable, observé en Australie et dans l'île Bougainville (archipel des Salomon en Océanie). Il associe une polyarthrite aiguë fébrile, des adénopathies et une éruption maculo-papuleuse.

POLYARTHRITE AIGUË FÉBRILE. V. *Bouillaud (maladie de).*

POLYARTHRITE AIGUË ŒDÉMATEUSE DU SUJET ÂGÉ (Mac Carthy, 1985) (amér. ***RS3PE : Remitting Seronegative Symmetric Synovitis with Pitting Edemas***). Syndrome rare et inexpliqué associant une polysynovite symétrique et des œdèmes, alors que la sérologie rhumatismale est négative, survenant soudainement chez le sujet âgé et guérissant spontanément. La présence de l'antigène HLA B 27 y est fréquemment observée.

POLYARTHRITE ANKYLOSANTE [angl. ***polyarthritis ankylosans***]. V. *pelvispondylite rhumatismale.*

POLYARTHRITE CHRONIQUE DÉFORMANTE ou **P. C. INFLAMMATOIRE** ou **P. C. RHUMATISMALE** ou **P. C. SYMÉTRIQUE PROGRESSIVE.** V. *polyarthrite rhumatoïde.*

POLYARTHRITE CHRONIQUE DE L'ENFANT ou **POLYARTHRITE CHRONIQUE JUVÉNILE** [angl. ***Still's disease***]. Syn. *arthrite chronique juvénile* (OMS, 1977), Syn. *rhumatisme chronique noueux de l'enfant* (Diamantberger, 1891), Syn. *rhumatisme inflammatoire chronique de l'enfant..* Affection plus fréquente chez les filles, débutant vers l'âge de 4 ans, caractérisée par une atteinte des articulations, surtout celles des mains, des genoux et des pieds, qui sont douloureuses et gonflées symétriquement, par une forte accélération de la vitesse de sédimentation globulaire et par une leucocytose neutrophile élevée. Souvent, lors de poussées, les lésions articulaires s'accentuent, laissant de graves infirmités (ankyloses, troubles de la croissance). De sérieuses complications oculaires peuvent survenir (iridocyclite, kératite, cataracte). Dans les formes les plus sévères (formes systémiques, auxquelles on réserve, en France, le nom de ***maladie de Still***, 1896) existent : fièvre élevée, rashs, atteintes péricardique, pleurale, péritonéale, augmentation de volume de la rate et des ganglions. L'origine de la maladie reste mystérieuse ; le rôle de l'infection et celui des désordres immunologiques, souvent invoqués, n'ont jamais été prouvés. Un syndrome analogue a été décrit chez l'adulte (Chauffard, 1896 ; Bywaters, 1971) : c'est la ***maladie de Chauffard*** ou ***maladie de Still de l'adulte.*** V. *Wissler-Fanconi (syndrome de), Felty (syndrome de)* et *système HLA.*

POLYARTHRITE CHRONIQUE ÉVOLUTIVE. V. *polyarthrite rhumatoïde*

POLYARTHRITE ÉPIDÉMIQUE. Affection fébrile bénigne caractérisée par de légères douleurs articulaires et une éruption de la face, observée en Australie depuis 1928. Elle semble due à un arbovirus, le virus de la rivière Ross.

POLYARTHRITE RHUMATISMALE. V. *polyarthrite rhumatoïde.*

POLYARTHRITE RHUMATOÏDE (PR) [angl. ***rheumatoid arthritis***]. Syn. *polyarthrite chronique évolutive (PCE)* (F. Coste et J. Forestier, 1929), *polyarthrite rhumatismale, arthrite rhumatoïde, arthrodynie*(Cullen), *goutte asthénique primitive*(Landré-Beauvais), *polyarthrite chronique déformante* ou *p. c. inflammatoire* ou *p. c. rhumatismale* (de Sèze et Ryckewaert) ou *p. c. symétrique progressive* (Bezançon et M. P. Weil), *rhumatisme chronique déformant* (Teissier et Roque) ou *rh. ch. progressif* *généralisé* ou *rh. ch. progressif infectieux* (Weissenbach et Françon) ou *rh. articulaire chronique progressif* (Charcot, 1853), *rhumatisme noueux, maladie de Charcot*. Maladie chronique, caractérisée par des manifestations articulaires inflammatoires (synovite), surtout bilatérales et symétriques, frappant de préférence les articulations distales des membres, progressant par poussées, restant toujours fixée aux articulations primitivement atteintes, entraînant la production de douleurs, de déformations et d'attitudes vicieuses qui conduisent à une impotence fonctionnelle plus ou moins complète ; il existe souvent une fièvre et une altération de l'état général. C'est une maladie qui se rencontre surtout chez les femmes au moment de la ménopause ; le froid humide paraît avoir une grande importance dans son évolution. Les Anglo-Saxons et les Scandinaves sont plus fréquemment touchés par la maladie. Sa cause réelle n'est pas connue ; on la considère comme une maladie auto-immune. Il semble exister un terrain génétique de susceptibilité (les antigènes HLA DR4 et DR1). Son traitement utilise le méthotrexate, les antipaludéens, les sels d'or et plus récemment des immunosuppresseurs et des anticorps anti-TNF. — Pour certains, la *p. r.* est un syndrome clinique et radiologique qui, à côté de la maladie décrite ci-dessus (dénommée alors *maladie rhumatoïde*), comprend certaines formes de connectivite (v. *collagène, maladie du*) et peut-être d'autres entités ressemblant à la maladie rhumatoïde, mais qui en diffèrent par la sérologie et l'histologie. On la classe parfois parmi les maladies des complexes immuns. — V. *facteur rhumatoïde*.

POLYARTHRITE SÈCHE PROGRESSIVE (Weissenbach et Françon, 1935). V. *polyarthrose*.

POLYARTHROPATHIE, *s. f.* (gr. *polus*, nombreux ; *arthron*, articulation ; *pathê*, maladie) [angl. ***polyarthropathy***]. Affection caractérisée par de multiples arthropathies.

POLYARTHROSE, *s. f.* (Coste et Forestier) (gr. *polus*, nombreux ; *arthron*, articulation) [angl. ***polyarthrosis***]. Syn. *maladie des arthroses, polyarthrite sèche progressive* (Weissenbach et Françon, 1935), *polyarthrose progressive* (de Sèze). Variété de rhumatisme chronique dégénératif (arthrose) débutant insidieusement vers la quarantaine, atteignant progressivement plusieurs articulations, évoluant pendant des dizaines d'années sans altération humorale de type inflammatoire et pouvant entraîner, par certaines localisations (hanches, genoux), de graves infirmités.

POLYARTHROSE XANTHOMATEUSE (Layani, 1939) [angl. ***rheumatoid xanthomatosis***]. Syn. *rhumatisme chronique déformant xanthomateux*. Affection évoluant comme un rhumatisme chronique déformant grave, douloureux, mono-, puis polyarticulaire, aboutissant à la dislocation des jointures ; la radiographie montre des vacuoles érodant, puis détruisant les épiphyses. Il existe, en outre, des signes de xanthomatose cutanée ou viscérale et une cholestérolémie élevée. La lésion osseuse contient des lipides voisins du cholestérol et des cellules spumeuses caractéristiques des xanthomatoses.

POLYCARENTIEL, ELLE, *adj.* Qui se rapporte à l'absence ou à l'insuffisance simultanée, dans l'organisme, de plusieurs éléments indispensables à son équilibre ou à son développement.

POLYCARYOCYTE, *s. m.* V. *myéloplaxe*.

POLYCHIMIOTHÉRAPIE, *s. f.* (gr. *polus*, nombreux ; *khêméia*, chimie ; *thérapéia*, traitement) [angl. ***polychemotherapy***]. Emploi simultané ou successif de plusieurs médicaments différents mais doués de propriétés pharmacologiques identiques, administrés à doses faibles. Les accidents thérapeutiques sont évités par la petitesse des doses de chacun des médicaments, tandis que l'effet curatif est obtenu par l'importance de la quantité totale absorbée. Méthode utilisée dans le traitement des maladies infectieuses et des cancers.

POLYCHONDRITE, *s. f.* (gr. *polus*, beaucoup ; *khondros*, cartilage ; suffixe *-ite* indiquant l'inflammation) [angl. ***polychondritis***]. Atteinte inflammatoire de plusieurs cartilages.

POLYCHONDRITE ATROPHIANTE CHRONIQUE (Jaksch-Wartenhorst, 1923) [angl. ***chronic atrophic polychondritis***]. Syn. *chondromalacie généralisée* ou *systématisée* (von Meyenburg, 1936), *polychondrite à rechutes* (Pearson, 1960), *syndrome d'Askanasy* (Arslan, 1963), *maladie* ou *syndrome de von Meyenburg*. Maladie rare associant des lésions oculaires (épisclérite, iridocyclite, conjonctivite) et une dégénérescence avec disparition plus ou moins complète des cartilages. Celle-ci atteint le nez (nez en pied de marmite), les oreilles, les articulations (polyarthrite douloureuse et déformante) et surtout les voies respiratoires. Le ramollissement de l'armature cartilagineuse de la trachée et des bronches entraîne des troubles ventilatoires qui font toute la gravité de la maladie. Celle-ci évolue en quelques années par poussées, avec parfois atteinte de l'état général et du cœur. Sa cause est inconnue : on a invoqué une origine enzymatique ou auto-immune et le rôle des complexes immuns.

POLYCHONDRITE À RECHUTES. V. *polychondrite atrophiante chronique*.

POLYCHROMASIE, *s. f.* ou **POLYCHROMATOPHILIE**, *s. f.* (gr. *polus*, nombreux ; *khrôma*, couleur ; *philia*, amitié) [angl. ***polychromasia***]. État des globules rouges qui se colorent par deux ou trois couleurs différentes, soit d'une manière diffuse, soit par traînées ou par points. La *p.* est un signe de destruction et de réparation des globules.

POLYCINÉTIQUE, *adj.* (gr. *polus*, nombreux ; *kinêsis*, mouvement). Qui se rapporte à plusieurs mouvements. V. *réflexe polycinétique*.

POLYCLINIQUE, *s. f.* (gr. *polus*, nombreux ; clinique) [angl. ***polyclinic***]. Clinique où sont hospitalisés des malades atteints d'affections diverses. V. *policlinique*.

POLYCLONAL, ALE, *adj.* (gr. *polus*, nombreux ; *klôn*, rejeton) [angl. ***polyclonal***] **(génétique)**. Qui se rapporte à plusieurs clones (v. ce terme).

POLYCLONIE, *s. f.* (gr. *polus*, nombreux ; *klonos*, agitation) [angl. ***polyclonia***]. Secousses musculaires cloniques se succédant sans interruption. — ***p. de Kojewnikow.*** V. *épilepsie partielle continue*.

POLYCORIE, *s. f.* [angl. ***polycoria***]. — 1° (gr. *polus*, nombreux ; *korê*, pupille). Anomalie congénitale ou acquise de l'iris. Existence de deux ou de plusieurs orifices pupillaires. — 2° (gr. *polus koros*, satiété) (R. Debré, 1934). « Accumulation pathologique de substance de réserve dans un organe, aboutissant à son hypertrophie » (R. Debré). Cette accumulation se fait dans la cellule noble, hépatique, rénale, musculaire ou nerveuse ; tandis que, dans les *dyslipoïdoses,* (v. ce mot), les substances lipidiques s'accumulent dans le système réticulo-endothélial. V. *thésaurismose*. — ***p. cholestérolique.*** V. *cholestérolose hépatique*. — ***p. glycogénique.*** V. *glycogénique (maladie)*.

POLYCORIQUE, *adj.* (R. Debré, 1934) [angl. ***polycoric***]. Qui concerne la polycorie. — Se dit de l'augmentation de volume d'un organe (foie, rein, centres nerveux) par accumulation de réserves (glycogène, graisse) dans la cellule noble. P. ex. : *hépatomégalie p.*

POLYCROTISME, *s. m.* (gr. *polus*, nombreux ; *krotos*, battement) [angl. ***polycrotism***]. Série de soulèvements que l'on observe sur la ligne de descente dans les tracés artériels.

POLYCYTHEMIA VERA (lat.). V. *érythrémie*.

POLYCYTHÉMIE, *s. f.* (Osler, 1903) (gr. *polus*, nombreux ; *kutos*, cellule ; *haïma*, sang). V. *polyglobulie*. — ***p. essentielle.*** V. *Nichamin (maladie de)*. — ***p. hypertonique.*** V. *Gaisböck (maladie de)*. — ***p. vraie.*** V. *érythrémie*.

POLYDACTYLIE, *s. f.* ou **POLYDACTYLISME**, *s. m.* (gr. *polus*, nombreux ; *daktulos*, doigt) [angl. ***polydactyly***]. Anomalie héréditaire transmise selon le type dominant, consistant en l'existence de doigts surnuméraires.

POLYDIPSIE, *s. f.* (gr. *polus*, nombreux ; *dipsa*, soif) [angl. ***polydipsia***]. Soif excessive.

POLYDYSPLASIE, *s. f.* (gr. *polus*, nombreux ; *dus*, difficile ; *plassein*, façonner) [angl. ***polydysplasia***]. Présence chez un même sujet de plusieurs malformations dues à des troubles de développement de tissus ou d'organes.

POLYDYSPLASIE ECTODERMIQUE HÉRÉDITAIRE (A. Touraine, 1936) [angl. ***congenital ectodermal defects***]. Syn. *neuro-ectodermose congénitale*. Groupe d'affections familiales ayant pour caractères communs des troubles dans le développement des organes d'origine ectodermique. — Les mieux connues sont l'*anhidrose avec hypotrichose et anodontie* et le *syndrome de Schäfer* (v. ces termes) dont les caractères s'opposent presque point par point.

POLYDYSPONDYLIE, *s. f.* (Turpin) (gr. *polus*, nombreux ; *dus*, indiquant la difficulté ; *spondulos*, vertèbre) [angl. ***polydyspondylism***]. Malformation caractérisée par une insuffisance de poids et de taille, un retard psychique et de nombreuses anomalies vertébrales. Elle est en rapport avec une atypie des chromosomes, le noyau cellulaire ne contenant que 45 au lieu de 46 chromosomes, due à une translocation (v. ce terme) entre les chromosomes autosomiques des paires 13 et 22.

POLYDYSTROPHIE, *s. f.* (gr. *polus*, nombreux ; *dus*, indiquant la difficulté ; *trophê*, nourriture) [angl. ***multiple dystrophia***]. Trouble de la nutrition atteignant plusieurs organes. — ***p. de Hurler.*** V. *Hurler (maladie, polydystrophie ou syndrome de).*

POLYEMBRYONIE, *s. f.* [angl. ***polyembryony***]. Production de deux ou de plusieurs individus à partir d'un seul œuf dont les cellules, au cours de son développement, se séparent pour former des embryons distincts qui deviendront des jumeaux univitellins (ou monozygotes).

POLYENDOCRINOPATHIE AUTO-IMMUNE [angl. ***autoimmune polyglandular syndrome, autoimmune polyendocrinopathy, autoimmune polyendocrine syndrome***]. Association de diverses maladies auto-immunes entraînant en général des insuffisances de plusieurs glandes endocrines. Le *type I* juvénile correspond en général au syndrome de Whitaker, les *types II* et *III* (de l'adulte) au syndrome de Schmidt. Ainsi sont diversement groupés hypoparathyroïdie, diabète du type 1, hyper ou hypothyroïdie, insuffisances surrénale et gonadique, thyroïdite de Hashimoto, mais aussi la moliniase, l'anémie de Biermer, la diarrhée chronique et l'alopécie. V. *Schmidt (syndrome de, 2°), Whitaker (syndrome de), auto-immunité, APECED (syndrome)* et *adénomatose pluri-endocrinienne.*

POLYENTHÉSOPATHIE, *s. f.* (Kahn 1981) (gr. *polus*, nombreux ; enthésopathie). V. *fibrosite* et *enthésopathie.*

POLYESTHÉSIE, *s. f.* (gr. *polus*, nombreux ; *aïsthêsis*, sensibilité) [angl. ***polyaesthesia***]. « Trouble de la sensibilité dans lequel une excitation unique produit des sensations multiples » (Littré).

POLYÉTHYLÈNE GLYCOL (PEG) (DCI : macrogol) [angl. ***polyethylene glycol***]. Polymère utilisé en solution de lavage pour préparer l'intestin à une endoscopie ou une opacification radiologique. V. *pégylé.*

POLYFACTORIEL, ELLE, *adj.* V. *multifactoriel.*

POLYFIBROMATOSE NEUROCUTANÉE PIGMENTAIRE. V. *Recklinghausen (maladie de).*

POLYGANGLIONÉVRITE, *s. f.* (Laruelle et Reumont, 1949). Syndrome caractérisé *cliniquement* par l'apparition simultanée, à tous les niveaux du corps, de paresthésies et de parésies et par une évolution mortelle par paralysie respiratoire ou syncope cardiaque, dans un délai de 4 à 45 jours ; *anatomiquement* par des lésions prolifératives, puis destructives de tous les ganglions cérébrospinaux et par des lésions dégénératives des nerfs périphériques. Son origine est inconnue.

POLYGÉNIQUE, *adj.* (Plate, 1913) [angl. ***polygenic***] (génétique). Qui se rapporte à, ou dépend de plusieurs gènes. V. *polymérie* et *monogénique.*

POLYGLOBULIE, *s. f.* (gr. *polus*, nombreux ; globule) [angl. ***polyglobulia, polycythaemia***]. Syn. *polycythémie.* Augmentation du volume total des globules rouges de l'organisme. Pratiquement, la *p.* est diagnostiquée sur la constatation d'un nombre d'hématies par mm^3 supérieur à 6 millions et d'une élévation proportionnelle de l'hématocrite, ce qui permet d'éliminer les *fausses polyglobulies des microcytoses* (thalassémie hétérozygote, p. ex.). Les *fausses polyglobulies par hémoconcentration* sont reconnues par la mesure des volumes globulaire et plasmatique au moyen de la méthode isotopique au chrome 51 (v. *volume globulaire total*). — On distingue : — 1° des ***p. secondaires*** : *p.* réactionnelles à une anoxie au cours des insuffisances respiratoires, des cardiopathies congénitales avec shunt veino-artériel, de séjours prolongés en altitude (maladie de Monge), de certaines hémoglobinoses ; *p.* tumorales au cours des cancers du rein à cellules claires et des hémangioblastomes du cervelet, aussi au cours des cancers du foie, des fibromes utérins, des tumeurs surrénales ; — 2° des ***p. primitives,*** érythroleucémies, splénomégalie myéloïde et surtout érythrémie (v. ce terme), *p.* vraie ou maladie de Vaquez. V. *érythropoïétine.*

POLYGLOBULIE DES ARTÉRIOPATHIQUES. V. *Gaisböck (maladie de).*

POLYGLOBULIE CONSTITUTIONNELLE. V. *Nichamin (maladie de).*

POLYGNATHIE, *s. f.* (gr. *polus*, nombreux ; *gnathos*, mâchoire) [angl. ***polygnathia***]. Malformation caractérisée par l'implantation sur l'un des maxillaires d'une tumeur reproduisant d'une façon plus ou moins exacte les caractères d'un maxillaire supplémentaire.

POLYGNATHIEN, *s. m.* (I. G. St-Hilaire) [angl. ***polygnathus***]. Famille de monstres doubles parasitaires atteints de polygnathie.

POLYGONOSOMIE, *s. f.* (gr. *polus*, nombreux ; gonosome). Syn. *polysomie gonosomique.* Variété de maladie par aberration chromosomique (v. ce terme) caractérisée par la présence de plus de 2 chromosomes sexuels (ou gonosomes) dans les cellules du soma, V. *caryotype, hétérochromosome, dysgonosomie* et *trisomie.*

POLYHYGROMATOSE, *s. f.* (gr. *polus*, nombreux ; *hugros*, humide). Affection caractérisée par l'inflammation de plusieurs bourses séreuses.

POLYKÉRATOSE CONGÉNITALE [angl. ***polykeratosis congenita***]. Terme générique proposé par Touraine (1943) pour désigner certaines dermatoses congénitales ayant en commun une hyperkératose systématisée (kératose palmoplantaire, pachyonychie, syndrome de Jadassohn-Lewandowsky, kératoses folliculaires et juxta-articulaires, leucoplasie congénitale des muqueuses, ichtyose hystrix, ichtyose bulleuse, épidermolyses bulleuses).

POLYKINÉTIQUE, *adj.* V. *polycinétique.*

POLYKYSTIQUE, *adj.* (gr. *polus*, nombreux ; *kustis*, vessie) [angl. ***polycystic***]. Qui comporte plusieurs kystes.

POLYKYSTIQUE (maladie) [angl. ***polycystic disease***]. Syn. *polykystose.* Affection caractérisée par l'existence de nombreux kystes congénitaux plus ou moins volumineux dans le rein, le foie, le poumon, le pancréas ou simultanément dans plusieurs de ces organes. — ***m. p. épidermique héréditaire.*** V. *stéatocystomes multiples.* — ***m. p. des poumons.*** V. *kyste aérien des poumons* et *kystadénome.* — ***m. p. des reins.*** V. *kystique des reins (maladie).* — ***m. p. des seins.*** V. *kystique de la mamelle (maladie).*

POLYKYSTOME, *s. m.* Tumeur formée de plusieurs kystes. — ***p. rénal*** (Chevassu). V. *kystique des reins (maladie).*

POLYKYSTOSE, *s. f.* V. *polykystique (maladie).*

POLYMASTIE, *s. f.* (gr. *polus*, nombreux ; *mastos*, mamelle) [angl. ***polymastia***]. Multiplicité des mamelles.

POLYMÉLIEN, *s. m.* (I. G. Saint-Hilaire) (gr. *polus*, nombreux ; *mélos*, membre) [angl. ***polymelus***]. Famille de monstres doubles parasitaires, caractérisée par l'existence de membres supplémentaires s'insérant sur l'autosite soit directement, soit par l'intermédiaire d'un rudiment de tronc.

POLYMÉNORRHÉE, *s. f.* (gr. *polus*, nombreux ; *mên*, mois ; *rhein*, couler). V. *ménorragie.*

***POLYMERASE CHAIN REACTION* (PCR)** (angl.). V. *amplification génique.*

POLYMÉRASE H, *s. f.* (Temin et Mizutani, 1970 ; Baltimore, 1970)(H pour hybride). V. *transcriptase inverse ou reverse.*

POLYMÈRE, *s. m.* (gr. *polus*, beaucoup ; *méros*, partie) [angl. ***polymer***]. Composé chimique résultant d'une polymérisation (v. ce terme). P. ex. : l'*acide désoxyribonucléique.* On parle d'homodimère, d'homotétramère etc lorsque les sous-unités constitutives sont *identiques* ; d'hétérodimère, d'hétérotétramère etc dans le cas inverse.

POLYMÉRIE, *s. f.* (gr. *polus*, nombreux ; *méros*, fonction) [angl. ***polymery***] (génétique). Syn. *hérédité polygénique, hérédité polyfactorielle* ou *polymérique.* Hérédité dont chacun des caractères normaux ou pathologiques est déterminé par l'action de plusieurs gènes. « La plupart des différences qui séparent les individus normaux sont dues à l'action de plusieurs gènes, parfois d'un grand nombre d'entre eux » (M. Lamy). V. *monomérie, dimérie* et *polygénique.*

POLYMÉRISATION, *s. f.* [angl. ***polymerization***]. Réaction chimique se déclenchant au sein d'un composé de faible poids moléculaire (le *monomère*) et qui provoque la formation de liaisons chimiques reliant ces molécules entre elles. Le composé obtenu est un *polymère.* Lorsque le nombre de molécules qui ont réagi est élevé, le composé obtenu est de haut poids, voire, de très haut poids moléculaire (on parle alors de *macromolécule*). Les anciennes molécules du monomère sont alors généralement liées (réticulées) dans les trois dimensions de l'espace. Les matières plastiques, les caoutchoucs, l'amidon sont des hauts polymères.

POLYMÉRISME, *s. m.* (gr. *polus*, nombreux ; *méros*, partie) [angl. ***polymeria***]. Monstruosité consistant dans l'existence d'organes supplémentaires.

POLYMORPHE, *adj.* (gr. *polus*, nombreux ; *morphê*, forme) [angl. ***polymorphic***]. Se dit d'un phénomène, d'un état, d'une maladie dont les manifestations présentent des aspects différents.

POLYMORPHIE, *s. f.* ou **POLYMORPHISME,** *s. m.* (gr. *polus*, nombreux ; *morphê*, forme) [angl. ***polymorphism***]. Syn. *pléomorphisme.* État particulier d'un corps inorganique, d'une cellule ou d'un être vivant, pouvant revêtir différentes formes sans cependant changer de nature. P. ex. : *p. des corps simples, p. des micro-organismes.* — Ce terme s'applique également aux différentes manifestations, souvent très dissemblables entre elles, d'un phénomène, d'une maladie, d'un état toxique ou infectieux. P. ex. : *p. cancéreux, p. des troubles d'origine alcoolique* ou *saturnine*, etc..

POLYMYALGIE ARTÉRITIQUE (Hamrin, 1964) [angl. ***polymyalgia arteritica***]. Syndrome associant, chez les sujets âgés, l'artérite temporale et la pseudopolyarthrite rhizomélique.

POLYMYOSITE, *s. f.* (gr. *polus*, nombreux ; *mus*, muscle) [angl. ***polymyositis***]. Affection rare caractérisée par une atrophie musculaire douloureuse avec dégénérescence des fibres striées, foyers d'hémorragie et de sclérose, accompagnée de fièvre, d'atteinte de l'état général et souvent d'œdèmes avec altérations de la peau *(p. œdémateuse de Wagner-Unverricht, p. aiguë progressive, dermatomyosite)*, des nerfs périphériques *(neuromyosite)*, du sang ou des vaisseaux *(p. hémorragique)*. Elle est considérée soit comme une maladie du collagène, soit comme une maladie par hypersensibilité retardée. V. *dermatomyosite.* À côté de ces *p. aiguës* existent des *p. chroniques* pseudomyopathiques, pseudomyasthéniques, arthropathiques. — Le syndrome neuro-œdémateux serait, pour certains une variété de ***p. œdémateuse. — p. myoglobinurique de Gunther.*** V. *myoglobinurie paroxystique idiopathique.* — ***p. ossifiante progressive.*** V. *myosite ossifiante progressive.* — ***p. des pays chauds*** (Sarrailhé, 1909). Localisation d'une pyohémie à staphylocoques dans l'épaisseur des muscles ; caractérisée cliniquement par un début brusque : fièvre élevée à type rémittent, douleur fixe avec exacerbations nocturnes et terminaison par résorption ou suppuration.

POLYMYXINE, *s. f.* [angl. ***polymyxin***]. Groupe d'antibiotiques de la famille des polypeptides (v. ce terme), isolé du *Bacillus polymyxa.* La *p. B,* bactéricide, est toxique pour le rein et le système nerveux. La *p. E* (syn. *colistine),* isolée du *Bacillus colistinus* est, elle aussi, toxique.

POLYNÉSIE, *s. f.* (Askanazy) (gr. *polus*, nombreux ; *nêsos*, île). Augmentation du nombre et du volume des îlots de Langerhans du pancréas, avec hyperinsulinisme et hypoglycémie, entraînant le ralentissement du métabolisme. La *p.* se traduit cliniquement par un amaigrissement considérable, une hypotension et une cachexie croissante jusqu'à la terminaison fatale.

POLYNEUROMYOSITE, *s. f.* [angl. ***polyneuromyositis***]. Polynévrite accompagnée de lésions musculaires (myosite) indépendantes des troubles d'origine névritique. V. *polymyosite.* — ***p. sulfamidique.*** P. consécutive à l'administration prolongée et massive de sulfamides.

POLYNEUROPATHIE, *s. f.* [angl. ***polyneuropathy***]. Affection touchant plusieurs territoires nerveux. — ***p. amyloïde familiale.*** V. *neuropathie amyloïde.*

POLYNEUROPATHIE PÉRIPHÉRIQUE (gr. *polus*, plusieurs ; *neuron*, nerf ; *pathê*, souffrance) [angl. ***peripheral polyneuropathy***]. Toute affection touchant plusieurs nerfs périphériques. Si l'atteinte est ***asymétrique,*** on parle de mononeuropathie multiple ou *multinévrite* (v. ce terme). Dans le cas inverse, il s'agit d'une polyneuropathie ***symétrique*** distale. Parmi ces dernières, si l'altération histologique est une démyélinisation, on parle de *polyradiculonévrite* (v. ce terme) ; si l'altération est axonale, il s'agit d'une *polynévrite* (v. ce terme) ou polyneuropathie symétrique distale. V. *neuropathie périphérique.*

POLYNEUROPATHIE SYMÉTRIQUE DISTALE. V. *polynévrite.*

POLYNÉVRITE, *s. f.* (gr. *polus*, nombreux ; *neuron*, nerf) [angl. ***polynevritis***]. Lésion axonale des nerfs périphériques d'origine interne, généralement toxique ou infectieuse, parfois héréditaire dans les formes chroniques (maladie de Charcot-Marie-Tooth, acropathies ulcéromutilantes, dysautonomies familiales, v. ces termes) : elle porte sur plusieurs nerfs ou plus rarement sur une partie du territoire d'un nerf. Elle se traduit par des symptômes bilatéraux et *symétriques.* Ce terme tend à être remplacé par *polyneuropathie symétrique distale.* V. *multinévrite* et *neuropathie périphérique.* — ***p. pellagroïde.*** V. *acrodynie.*

POLYNUCLÉAIRE, *adj.* [angl. ***polynuclear***]. Se dit d'une cellule possédant plusieurs noyaux. — *s. m.* ***p.*** ou ***leucocyte p.*** Syn. *granulocyte.* Variété de globules blancs issus de la moelle osseuse, de 12 à 14 µm de diamètre, formés d'un protoplasma granuleux assez abondant et d'un noyau irrégulier ou segmenté qui paraît multiple. Suivant les affinités tinctoriales des granulations protoplasmiques, on distingue les leucocytes *p.* en *neutrophiles, éosinophiles* et *basophiles :* v. ces termes **• 👁 neutrophile, éosinophile, basophile, sang, métamyélocyte •**

POLYNUCLÉOSE, *s. f.* [angl. ***polynucleosis***]. Variété de leucocytose dans laquelle l'augmentation du chiffre des leucocytes porte exclusivement sur celui des polynucléaires.

POLYNUCLÉOTIDASE, *s. f.* [angl. ***polynucleotidase***]. Enzyme sécrétée par la muqueuse intestinale, décomposant les acides nucléiques en nucléotides. V. *nucléase.*

POLYOMAVIRUS, *s. m.* [angl. ***Polyomavirus***]. Genre viral appartenant à la famille des *Papovaviridæ* et comprenant le virus du polyome, le SV 40, le virus JC, le virus BK.

POLYOME, *s. m.* [angl. ***polyoma***]. Variété de cancer provoquée par un virus (papovavirus) et particulière à certaines espèces animales (souris).

POLYOPIE, *s. f.* ou **POLYOPSIE**, *s. f.* (gr. *polus*, nombreux ; *opsis*, vue) [angl. ***polyopia***]. Vision de plusieurs images pour un seul objet. — ***p. binoculaire.*** V. *diplopie.* — ***p. monoculaire*** (Rémy, de Dijon). Perception de plusieurs images, ordinairement trois, par un seul œil. Ce trouble tient à des inégalités de réfringence des diverses parties du cristallin (début de cataracte).

POLYOSIDE, *s. m.* [angl. ***polyoside***]. Syn. *polysaccharide.* Sucre de haut poids moléculaire, dont la molécule se forme par condensation d'une grande quantité d'oses (p. ex. : *amidon, glycogène).* V. *oside.*

POLYOSTÉOCHONDRITE, *s. f.* (R. Turpin et F. Coste, 1941) [angl. ***polyosteochondritis***]. Syn. *dysplasie poly-épiphysaire dominante* (M. Lamy et P. Maroteaux, 1958), *dystrophie ostéochondrale poly-épiphysaire* (Robert Clément, 1941), *dysplasia epiphysialis multiplex* (Fairbank, 1935-47), *dysostose enchondrale héréditaire, dysostosis enchondralis* (Jansen, 1934), *dysostosis enchondralis epiphysaria* (Catel, 1944), *dystrophie métaphyso-épiphysaire* (W.P.V. Jackson, 1954), *maladie de Clément, m. de Müller-Ribbing*(M., 1939 ; R., 1937) (Allemagne et pays nordiques), *m. de Fairbank* (1951) (Angleterre), *polyostéochondrose, syndrome de Catel-Hempel.* Variété de dysplasie spondylo-épiphysaire génotypique (v. ce terme). Elle atteint surtout, symétriquement, les articulations des membres et touche peu le rachis ; elle s'accompagne d'hypotonie musculaire et d'hyperlaxité ligamentaire. La maladie, qui se manifeste vers l'âge de 3 ou 4 ans par des troubles de la marche, guérit avec la fin de la croissance, laissant peu de séquelles : petitesse de la taille, troubles fonctionnels dus aux déformations articulaires (*coxa vara*), parfois arthroses. C'est une maladie héréditaire dominante, due à un gène pathologique porté par l'un des chromosomes d'une paire d'autosomes (hétérozygotes). Différentes variétés ont été décrites sous les noms de maladies de Silfverskiöld (1925), de Valentin (1930), de Weill. Certains lui rattachent la pléonostéose de Léri. V. *Schwartz-Jampel (syndrome de)* et *Marden-Walker (syndrome de).*

POLYOSTÉOCHONDROSE, *s. f.* V. *polyostéochondrite.*

POLYPAGE, *s. m.* (gr. *polus*, nombreux ; *pageis*, uni) (Pictet). Monstre de la famille des monocéphaliens formé de deux corps à axes parallèles.

POLYPE, *s. m.* (gr. *polus*, nombreux ; *pous*, pied) [angl. ***polyp***]. Tumeur généralement bénigne, fibreuse ou muqueuse, s'implantant par un pédicule tantôt large et court, tantôt long et grêle, dans une cavité naturelle. On peut la rencontrer sur la plupart des muqueuses et dans le conduit auditif externe. P. ex. : *p. du côlon, p. de l'utérus,* *p. du vagin*, etc. — ***p. de Killian.*** V. *Killian (polype de).* — ***p. nasopharyngien.*** V. *nasopharyngien (polype).*

POLYPECTOMIE, *s. f.* [angl. ***polypectomy***]. Ablation d'un polype.

POLYPEPTIDASE, *s. f.* [angl. ***polypeptidase***]. Enzyme capable d'hydrolyser les polypeptides en peptides.

POLYPEPTIDASÉMIE, *s. f.* [angl. ***polypeptidasaemia***]. Présence de polypeptidase dans le sang.

POLYPEPTIDE, *s. m.* [angl. ***polypeptide***]. Groupement de plusieurs peptides (v. ce terme) dont le poids moléculaire ne dépasse pas 10 000 d et qui ne dialysent pas. Les *p.* peuvent provenir de la dégradation des albumines de l'organisme. Ils existent dans le sang et dans l'urine des sujets en équilibre biologique normal.

POLYPEPTIDE INTESTINAL VASOACTIF. V. *VIP.*

POLYPEPTIDES, *s. m. pl.* [angl. ***polypeptide antibiotics***]. Famille d'antibiotiques (v. ce terme) produits par des bactéries du genre *Bacillus*. Ils agissent au niveau de la membrane cytoplasmique bactérienne qu'ils détruisent, provoquant la dissolution de la cellule (bactériolyse). Ils sont efficaces surtout contre les germes Gram–. Cette famille comprend la *bacitracine*, la *tyrothricine*, réservées aux usages locaux et les *polymyxines*. V. ces termes.

POLYPEPTIDURIE, *s. f.* [angl. ***polypeptiduria***]. Présence de polypeptides dans l'urine. Leur taux normal ne dépasse pas 10 mg par litre.

POLYPHAGIE, *s. f.* (gr. *polus*, nombreux ; *phagein*, manger) [angl. ***polyphagia***]. Besoin excessif de manger et absence de la sensation de satiété.

POLYPHARMACIE, *s. f.* (gr. *polus*, nombreux ; *pharmakon*, médicament) [angl. ***polypharmacy***]. Prescription d'un grand nombre de médicaments.

POLYPHÉNOL, *s. m.* (gr. *polus*, nombreux ; *phénol*) (XXe siècle) [angl. ***polyphenol***]. Nom générique des composés aromatiques possédant plusieurs fonctions phénol. Très réactifs, les *p.* sont utilisés soit comme intermédiaires de synthèse, soit directement. Les *p.* sont nombreux dans le règne végétal. Citons les tanins et diverses familles de colorants comme les anthraquinones (rouges), les flavonoïdes (jaunes) et les anthocyanes (noirs et rouges). L'association tanin — anthocyane (telle qu'on la trouve dans les vins rouges) aurait un effet bénéfique sur les maladies cardiovasculaires (inhibition de l'agrégation plaquettaire, action anti-oxydante et anti-inflammatoire, vasodilatation). V. *paradoxe français*.

POLYPHRASIE, *s. f.* (gr. *polus*, nombreux ; *phrasis*, parole) [angl. ***polyphrasia***]. Manie de la parole.

POLYPLASTOSE CONGÉNITALE (Touraine, 1943) [angl. ***multiple dysembryoplasia***]. « État constitutionnel polydysembryoplasique dont les multiples manifestations cliniques traduisent un processus général d'hyperplasie et d'hyperfonctionnement ». Touraine range dans ce cadre des anomalies ectodermiques cutanéo-muqueuses (nævus pigmentaires et molluscoïdes, kératose disséminée ou palmo-plantaire, hypertrichose, hyperidrose, acanthosis nigricans), des anomalies ectodermiques nerveuses (épilepsie, oligophrénie, démence), des troubles du métabolisme (obésité, diabète), des troubles endocriniens, des troubles du développement général (infantilisme, nanisme) et le cancer.

POLYPLOÏDE, *adj.* (Strasburger, 1910) (gr. *polus*, nombreux ; suffixe *ploïde*, tiré par analogie de haploïde, diploïde, etc.) [angl. ***polyploid***] (génétique). Syn. *hyperdiploïde.* Se dit de certaines constitutions anormales des cellules du soma qui ont un nombre de chromosomes supérieur à 2 n, chiffre normal (v. *triploïde* et *tétraploïde)*. V. aussi *aneuploïde, euploïde* et *hétéroploïde.*

POLYPLOÏDIE, *s. f.* [angl. ***polyploidy***]. Syn. *hyperdiploïdie.* État des cellules polyploïdes (v. *polyploïde*).

POLYPNÉE, *s. f.* (gr. *polus*, nombreux ; *pnein*, respirer) [angl. ***polypnoea***]. Respiration rapide et superficielle.

POLYPOINTES, *s. f. pl.* Pointes groupées en salves, observées sur l'électroencéphalogramme lors d'une secousse clonique épileptique (v. *pointe*).

POLYPOSE, *s. f.* [angl. ***polyposis***]. Maladie constituée par le développement de polypes. — ***p. adénomateuse familiale.*** V. *polyadénome du gros intestin.* — ***p. intestinale*** ou ***recto-colique diffuse.*** V. *polyadénome du gros intestin.* — ***p. nasale.*** V. *Woakes (maladie de).*

POLYPOSIS COLI (lat.). V. *polyadénome du gros intestin.*

POLYPSALIDIE, *s. f.* (R. Walbaum, 1966) (gr. *polus*, nombreux ; *psalis*, voûte). Anomalie des crêtes et des sillons dermiques (dermatoglyphes, v. ce terme) caractérisée par la présence d'arches sur la pulpe de plusieurs doigts. On l'observe dans certains syndromes comportant des malformations multiples (trisomie 18).

POLYRADICULONÉVRITE, *s. f.* (Guillain, Barré et Strohl, 1916) (gr. *polus*, nombreux ; lat. *radicula*, petite racine ; gr. *neuron*, nerf ; suffixe *-ite* désignant l'inflammation) [angl. ***polyradiculonevritis***]. Neuropathie périphérique comportant *cliniquement* une atteinte bilatérale et symétrique et *histologiquement* un processus de démyélinisation ; selon son type *évolutif*, on distingue des formes aiguës, subaiguës et chroniques. — La ***forme aiguë*** (syn. *syndrome de Guillain et Barré, plexite aiguë*) est un syndrome caractérisé *anatomiquement* par l'inflammation et la démyélinisation de nombreuses racines nerveuses avec dissociation albumino-cytologique du liquide céphalo-rachidien ; *cliniquement* par des paresthésies douloureuses, avec impotence fonctionnelle et abolition des réflexes tendineux localisées surtout sur la partie inférieure du corps, mais pouvant frapper toutes les racines des nerfs rachidiens et crâniens. L'atteinte des nerfs respiratoires entraîne une détresse respiratoire et nécessite une assistance respiratoire. Passée la période aiguë extensive, l'évolution est régressive vers la guérison. Cette affection est généralement bénigne ; elle peut toutefois laisser des séquelles (paralysies). Elle est parfois secondaire à une maladie infectieuse ou virale, à une maladie de Hodgkin, ou à une vaccination ; le plus souvent elle paraît primitive et semble résulter de désordres immunitaires. V. *auto-immunité, Fisher (syndrome de)* et *Landry (syndrome de)* : certains auteurs donnent à la *p.* primitive le nom de *syndrome de Landry-Guillain-Barré.* — Les ***formes subaiguës*** sont idiopathiques ou toxiques (amiodarone). — On distingue parmi les ***formes chroniques*** les variétés *acquises* (gammapathies monoclonales, VIH1) et *héréditaires* (forme Charcot-Marie-Tooth, maladies de Refsum et de Déjerine-Sottas. V. ces termes).

POLYRIBOSOME, *s. m.* (gr. *polus*, plusieurs ; ribosome). V. *polysome.*

POLYSACCHARIDE, *s. m.* (gr. *polus*, plusieurs ; *sakkharon*, sucre) [angl. ***polysaccharide***]. V. *polyoside.*

POLYSENSIBILISATION, *s. f.* Sensibilisation à plusieurs antigènes.

POLYSÉRITE, *s. f.* [angl. ***polyserositis***]. Inflammation de plusieurs séreuses.

POLYSÉRITE FAMILIALE PAROXYSTIQUE ou **RÉCIDIVANTE**. V. *périodique (maladie).*

POLYSOME, *s. m.* (gr. *polus*, plusieurs ; *soma*, corps) [angl. ***polysome***] Syn *ergosome*, *polyribosome*. Ensemble de plusieurs ribosomes réunis par des filaments d'ARN messager et participant à la synthèse des protéines.

POLYSOMIE, *s. f.* (Blakeslee, 1921) (gr. *polus*, nombreux ; *sôma*, corps) [angl. ***polysomy***] (génétique). Maladie par aberration chromosomique caractérisée par la présence de chromosomes surnuméraires sur une paire de chromosomes sexuels (*p.* gonosomique ou polygonosomie, v. ce terme) ou somatiques.

POLYSOMNOGRAPHIE, *s. f.* Étude de divers enregistrements effectués au cours du sommeil : essentiellement hypnogramme (v. ce terme), électrocardiogramme, mouvements respiratoires, débit aérien nasobuccal, oxymétrie transcutanée. Elle est indiquée dans certains syndromes d'apnée du sommeil (v. ce terme).

POLYSPERMIE, *s. f.* (gr. *polus*, nombreux ; *sperma*, semence) [angl. ***polyspermy***]. Présence dans l'œuf fécondé de plus d'un pronucléus mâle, par suite de la pénétration anormale de deux ou de plusieurs spermatozoïdes, d'où formation d'un monstre double.

POLYSPLÉNIE, *s. f.* (Jiepel, 1903 ; Putschar, 1934) (gr. *polus*, nombreux ; *splên*, rate) [angl. ***polysplenia***]. Présence de plusieurs rates dans l'abdomen d'un même sujet, ou plutôt de plusieurs petites masses de tissu splénique remplaçant la rate normale. — La *p.* s'accompagne généralement d'autres malformations : cardiaques presque toujours (communication interauriculaire [ou atriale] ou interventriculaire, anomalie des retours veineux, continuation azygos, atrésie mitrale, hypoplasie du ventricule gauche, coarctation aortique) et d'une tendance à la symétrie des viscères (situs inversus plus ou moins complet, lévo- ou dextrocardie, poumons à 2 lobes chacun, foie médian, estomac à droite, duodénum et cæcum mobiles). Ce syndrome est voisin de celui d'Ivemark (v. ce terme) et plus rare que lui. Le pronostic dépend des malformations cardiaques, généralement complexes. V. *lévo-isomérisme*.

POLYSYNDACTYLIE, *s. f.* (gr. *polus*, nombreux ; *sun*, avec ; *daktulos*, doigt) [angl. ***polysyndactyly***]. Malformation héréditaire associant la présence de doigts surnuméraires (polydactylie) et la soudure des doigts entre eux (syndactylie).

POLY-TÉTRA-FLUORO-ÉTHYLÈNE, *s. m.* V. *PTFE*.

POLYTHÉLIE, *s. f.* (gr. *polus*, nombreux ; *thêlê*, mamelon) [angl. ***polythelia***]. Présence de plus d'une paire de mamelons.

POLYTHÉRAPIE, *s. f.* (gr. *polus*, nombreux ; *thérapéia*, traitement) [angl. ***polytherapy***]. Emploi thérapeutique simultané de plusieurs médicaments ou de plusieurs techniques.

POLYTRANSFUSÉ, SÉE, *adj.* Qui a reçu plusieurs transfusions sanguines.

POLYTRAUMATISÉ, SÉE, *adj.*et *s.* Qui a subi plusieurs blessures ou lésions.

POLYTRAUMATISME, *s. m.* [angl. ***polytraumatism***]. Ensemble de plusieurs blessures ou lésions.

POLYTRICHIE, *s. f.* ou **POLYTRICHOSE**, *s. f.* (gr. *polus*, nombreux ; *thrix*, *trikhos*, cheveu). V. *hypertrichose*.

POLYURIDIPSIQUE (syndrome). Syn. *syndrome polyurodipsique, syndrome polyuro-polydipsique*. Association d'une soif excessive et d'une sécrétion surabondante d'urine. P. ex. : *diabète insipide*.

POLYURIE, *s. f.* (gr. *polus*, nombreux ; *ouron*, urine) [angl. ***polyuria***]. Sécrétion d'urine en quantité abondante.

POLYVALENT, ENTE, *adj.* (gr. *polus*, nombreux ; lat. *valere*, valoir) [angl. ***polyvalent***]. Se dit d'un vaccin préparé au moyen de plusieurs espèces (ou de plusieurs races d'une même espèce) microbiennes et qui est efficace contre les diverses maladies provoquées par ces différents germes.

POLYVIDONE, *s. f.* (DCI). V. *polyvinyl-pyrrolidone*.

POLYVINYL-PYRROLIDONE (thésaurismose cutanée à la). V. *Dupont et La Chapelle (maladie de)* et *polyvidone*.

POLYVISCÉRAL, ALE, *adj.* (gr. *polus*, nombreux ; lat. *viscera*, viscères). Qui concerne plusieurs organes.

POMC. Abréviation de *pro-opiomélanocortine*. V. ce terme.

POMMADE, *s. f.* (italien *pomata*, cosmétique à base de pomme) [angl. ***ointment***]. Préparation pharmaceutique molle, onctueuse, comportant un excipient gras et destinée à l'usage externe. V. *crème, onguent* et *pâte*.

POMPAGE, *s. m.* [angl. ***pumping***]. Méthode manuelle d'élongation articulaire ou musculaire, intermittente, douce et régulière.

POMPE (maladie ou syndrome de) (P. Joann, holl., 1933) [angl. ***Pompe's disease***]. Syn. *cardiomégalie glycogénique, glycogénose type II*. Forme cardiaque de la maladie glycogénique (v. ce terme) due à l'absence d'une enzyme glycogénolytique, l'alpha 1-4 glucosidase (ou maltase acide). Elle est caractérisée *anatomiquement* par l'accumulation de glycogène dans le myocarde et *cliniquement* par l'apparition rapide, chez un nourrisson, d'une insuffisance cardiaque avec cœur très volumineux, toujours mortelle en quelques semaines ou quelques mois. Il existe parfois une atteinte des muscles squelettiques (macroglossie, hypotonie musculaire généralisée). C'est une maladie héréditaire transmise selon le mode autosomique récessif. V. *Danon (maladie de)*.

POMPE IMPLANTABLE. Dispositif automatique incorporé destiné à la distribution de certains médicaments (insuline, analgésiques, antimitotiques, etc.) comportant un réservoir rechargeable par injection transcutanée, une source d'énergie, une pompe dont l'action est réglable par télémétrie ou asservie à un système de contrôle interne et un accès sous-cutané (insuline), intravasculaire, intrapéritonéal ou épidural.

POMPE À INSULINE [angl. ***insulin pump***]. Appareil implantable ou portable destiné à distribuer régulièrement des quantités d'insuline adaptées aux besoins de l'organisme.

POMPE À PROTONS. Mécanisme par lequel sont sécrétés par la cellule de la muqueuse gastrique les ions H^+ qui vont s'associer au Cl^- pour former l'acide chlorhydrique dans la lumière gastrique. Son inhibition permet de traiter l'ulcère de l'estomac. V. *inhibiteurs de la pompe à protons*.

POMPE À SODIUM ou **À SODIUM-POTASSIUM** [angl. ***sodium pump***] (biologie moléculaire). Dénomination imagée d'un système métabolique qui, pendant l'activité de la cellule, assure et règle le transport des ions Na^+ et K^+ à travers sa membrane, en sens inverse de celui que devraient imposer les forces électrochimiques. Ce système, grâce à l'action d'une enzyme riche en ATP, fait sortir les ions Na^+ de la cellule alors qu'ils devraient y entrer, leur concentration étant beaucoup plus forte en dehors de la cellule qu'en dedans et le déficit de cations qui règne dans la cellule devant les y attirer. Ce système fait aussi pénétrer dans la cellule les ions K^+, alors qu'ils devraient en sortir, leur concentration dans le milieu intracellulaire étant très supérieure à celle qui existe en dehors de la cellule. V. *stabilisateur de membrane, cardiotonique, canal ionique, canal sodique, canal potassique* et *adénosine-triphosphatase Na^+ K^+*.

POMPHOLYX, *s. m.* (gr. *pompholux*, vésicule) [angl. ***pompholyx***]. Nom donné par Willan au pemphigus chronique.

PONÇAGE, *s. m.* [angl. ***rubbing***]. Technique de massage utilisant des pressions circulaires.

PONCET-SPIEGLER (tumeurs de) (P. Antonin, fr., 1849-1913) [angl. ***Spiegler's tumours***]. Syn. *tumeurs de Spiegler*. Tumeurs multiples, arrondies, pouvant atteindre la taille d'un œuf, proliférant sur le cuir chevelu, s'étendant parfois aux tempes, au front et à la nuque. Histologiquement elles sont bénignes, encapsulées, lobulées, parfois creusées de pseudokystes (d'où leur nom de cylindrome). C'est une affection héréditaire, à transmission autosomique dominante.

PONCTION, *s. f.* (lat. *pungere*, piquer) [angl. ***puncture***]. Opération qui consiste à pratiquer une ouverture étroite à un organe, dans le but de donner issue à un liquide normal ou pathologique. Elle peut être *exploratrice* (destinée à préciser un diagnostic) ou *évacuatrice* et *curative* (paracentèse, thoracocentèse, ponction d'abcès, etc.). — ***p. amniotique.*** V. *amniocentèse*. — ***ponction-biopsie*** *(PB)* [angl. ***needle biopsy***]. Introduction, à travers la peau, dans un organe plein (os, foie, rein) d'un trocart ou d'une aiguille spéciale de fort calibre, dans le but de prélever, par aspiration, un fragment de parenchyme destiné à l'examen histologique. — ***p. étagées.*** P. multiples pratiquées à différents niveaux de la colonne vertébrale pour étudier la composition du liquide céphalorachidien au-dessus et au-dessous d'une compression ou d'un cloisonnement. — ***p. lombaire.*** V. *rachicentèse*.— ***p. orbitaire*** (L. Bériel, 1909). Introduction d'une aiguille le long du plafond de l'orbite, à travers la fente sphénoïdale, dans le but de recueillir le liquide céphalorachidien péricérébral ou d'injecter un médicament. — ***p. sous-occipitale.*** Introduction d'une aiguille entre l'occipital et l'atlas, dans le but de recueillir le liquide céphalorachidien ou d'injecter un médicament. — ***p. sternale.*** Introduction d'une aiguille dans le manubrium sternal, à travers la table externe, jusqu'à la moelle osseuse, dont on prélève un fragment pour étudier le myélogramme (v. ce terme). — ***p. ventriculaire.*** Introduction d'une aiguille dans les ventricules latéraux du cerveau pratiquée, chez l'enfant, à travers la fontanelle et, chez l'adulte, après trépano-ponction.

PONGITIF, IVE, *adj.* (lat. *pungere*, piquer). Piquant, à type de piqûre. — ***douleur p.*** V. *douleur*.

PONT, *s. m.* (du latin *pons*, pont) [TA et angl. ***pons***] (anatomie). Syn. anciens *protubérance annulaire, pont de Varole*. Renflement blanchâtre situé transversalement devant le cervelet, au-dessus du bulbe et sous les pédoncules cérébraux. V. *protubérantiels (syndromes), apneustique* et *pneumotaxique*.

PONT MYOCARDIQUE [angl. ***myocardial bridging***]. Faisceau musculaire bridant une artère coronaire et entraînant la compression systolique de celle-ci. Cette malformation, découverte de coronarographie, ne s'opère que très exceptionnellement.

PONTAGE, *s. m.* [angl. ***by-pass***]. Opération destinée à rétablir la circulation en aval d'une oblitération artérielle limitée. Elle utilise un greffon anastomosé à l'artère au-dessus et en dessous de l'oblitération qui se trouve ainsi contournée par le flux sanguin. On emploie parfois le *p.* à titre temporaire pour dériver le sang d'un secteur artériel sur lequel on pratique une intervention chirurgicale. V. *dérivation, Favaloro (opération de)* et *shunt*.

PONTIAC (fièvre de). V. *fièvre de Pontiac.*

PONTIN, INE, *adj.* Qui se rapporte à la protubérance ou pont de Varole. – ***syndromes p.*** V. *protubérantiels (syndromes).*

POOL, *s. m.* (en angl. masse commune). Dans l'organisme, ensemble permanent de substance de même nature. P. ex. : le pool du sodium, le pool des acides aminés. V. *renouvellement.*

POOL VIDE (maladie du). Thrombopathie constitutionnelle (v. ce terme) exceptionnelle, due à un déficit important en granules denses plaquettaires (sécrétant l'acide adénosine diphosphorique). V. *plaquette, Hermansky-Pudlak (syndrome d'), Wiskott-Aldrich (syndrome de), Chediak-Steinbrinck-Higashi (syndrome de)* et *aspirin-like (syndrome).*

POPLITÉ, TÉE, *adj.* (lat. *poples*, jarret) [angl. ***popliteal***]. Relatif au creux situé à la face postérieure du genou. P. ex. : *artère poplitée.* • 👁 **jambe** •.

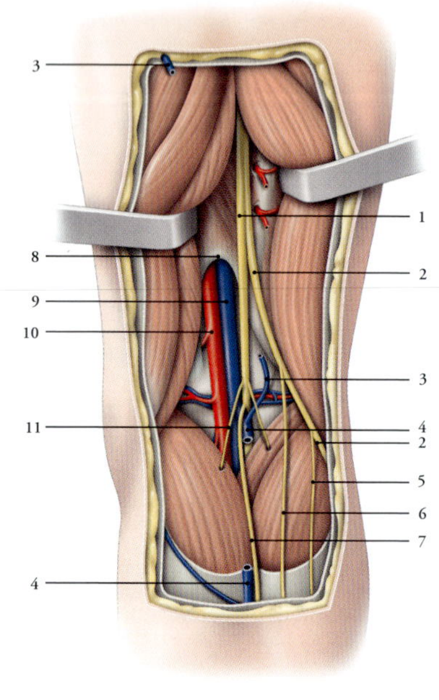

Fosse poplitée droite

1. n. tibial
2. n. fibulaire commun
3. v. anastomotique intersaphène
4. petite v. saphène
5. n. cutané sural latéral
6. r. communicant fibulaire
7. n. cutané sural médial
8. hiatus tendineux de l'adducteur
9. v. poplitée
10. a. poplitée
11. r. musculair

POPLITÉE PIÉGÉE (syndrome de l'artère) (décrit par Stuart P., 1879 ; nommé par Love J. et Whelant J., amér., 1965) [angl. ***popliteal artery entrapment***]. Compression de l'artère poplitée, due à une anomalie de trajet, rare, de ce vaisseau par rapport aux éléments musculo-tendineux voisins. Après des années de latence, apparaît une claudication intermittente du mollet ou une ischémie aiguë d'aval par thrombose locale, accompagnée ou non d'embolies distales.

POPPEMA. V. *paragranulome de Poppema et Lennert.*

POPPER, *s. m.* (terme angl. signifiant bouton pression). Nom populaire des *nitrites* volatils *d'amyle* ou *de butyle* utilisés en inhalation comme aphrodisiaques. Ces dérivés nitrés peuvent entraîner des céphalées, des dermatoses faciales et une méthémoglobinémie.

POPPER (épreuve de). Élévation normale du taux de la lipase sanguine après injection intraveineuse de sécrétine activée par l'acide β-méthylcholique. Elle manque en cas d'insuffisance pancréatique. Épreuve tombée en désuétude.

POPPER ET DE LA HUERGA (réaction de). Floculation du sérum sanguin en présence d'un réactif au sulfate d'ammonium. Son intensité renseigne sur le taux des gammaglobulines sériques. Épreuve tombée en désuétude.

PORADÉNIQUE, *adj.* (gr. *poros*, cavité ; *adên*, glande). Qui a rapport à la maladie de Nicolas-Favre à cause des foyers multiples creusant les ganglions enflammés. P. ex. : *antigène p.* – ***bubon p.*** V. *Nicolas et Favre (maladie de).*

PORADÉNITE, *s. f.* (N. Fiessinger). V. *Nicolas et Favre (maladie de).*

PORADÉNOLYMPHITE SUPPURÉE (Ravault, 1922). V. *Nicolas et Favre (maladie de).*

PORAK ET DURANTE (maladie de). V. *dysplasie périostale.*

PORCHERS (maladie des jeunes). V. *pseudo-typho-méningite des porchers.*

PORENCÉPHALIE, *s. f.* (Heschl, 1850) (gr. *poros*, cavité ; *enképhalos*, cerveau) [angl. ***porencephalia***]. Variété d'encéphalopathie infantile, caractérisée par la présence de cavités s'ouvrant à la surface des hémisphères et communiquant avec les ventricules. Elle est la conséquence d'un arrêt de développement et siège presque constamment dans le territoire de l'artère sylvienne. Elle se traduit cliniquement par une idiotie, une contracture hémiplégique et parfois par des crises épileptoïdes ou de l'athétose double. – ***p. traumatique*** (Lenormant et Billet ; Behague). Syn. *pseudo-hydrocéphalies internes traumatiques* (Sultan). Cavités kystiques intracérébrales creusées dans la cicatrice méningo-encéphalique d'un traumatisme cranien.

PORINE, *s. f.* (gr. *poros*, cavité) [angl. ***porin***]. Protéine membranaire des bactéries Gram– limitant des orifices (pores) qui livrent passage à de petites molécules hydrophiles. V. *canal ionique.*

PORION, *s. m.* (gr. *poros*, passage) [angl. ***porion***]. Point craniométrique latéral situé sur le bord supérieur du méat acoustique externe.

POROADÉNOLYMPHITE, *s. f.* V. *Nicolas et Favre (maladie de).*

POROCÉPHALOSE, *s. f.* [angl. ***porocephaliasis***]. Maladie causée par l'accumulation dans l'organisme de larves de *Porocephalus armillatus*, arachnide de l'ordre des Linguatules (v. ce mot). Elle se rencontre chez les Africains et se traduit soit par un état typhique avec cachexie, soit par un syndrome d'ictère grave. V. *linguatulose.*

POROFOLLICULITE, *s. f.* (Besnier). Folliculite orificielle due au staphylocoque, caractérisée par une petite pustule centrée par un poil. Elle est souvent confondue avec l'impétigo vrai.

POROKÉRATOSE, *s. f.* (Mibelli, 1893) (gr. *pôros*, callosité ; *kéras*, corne) [angl. ***porokeratosis of Mibelli***]. Syn. *hyperkératose figurée centrifuge atrophiante* (Ducrey et Respighi, 1899), *kérato-atrophodermie héréditaire chronique et progressive*(Ormsby et Montgomery). Dermatose rare, héréditaire, transmise selon le mode autosomique dominant, apparaissant dans l'enfance et caractérisée par des plaques soit atrophiques et pouvant simuler le lupus érythémateux, soit hérissées de saillies et de cônes cornés. Ces plaques sont limitées par un bourrelet épidermique creusé d'une rigole dans laquelle se trouve un liséré corné ; elles peuvent se transformer en cancer. – ***p. papillomateuse*** (type Mantoux). Variété de kératodermie palmo-plantaire congénitale et héréditaire, caractérisée par la présence de nombreux îlots cornés miliaires creusés de petits godets.

POROME ECCRINE DE PINKUS (1956) (gr. *poros*, pore, conduit, canal). Tumeur cutanée bénigne, siégeant habituellement sous la plante du pied, développée aux dépens du canal excréteur des glandes sudoripares eccrines.

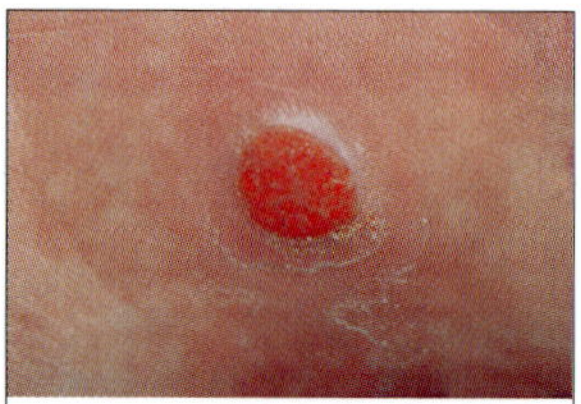

Porome eccrine

POROSE CÉRÉBRALE (P. Marie) (gr. *poros*, cavité). Lésion cadavérique de l'encéphale rencontrée dans les autopsies faites en été. Elle consiste en cavités multiples taillées à l'emporte-pièce, du volume d'un pois à celui d'une noisette, disséminées dans le centre ovale, les ganglions centraux, la protubérance et donnant à l'encéphale l'apparence décrite sous le nom d'*état de fromage de gruyère.* Elle est due au développement de microbes anaérobies.

PORPHOBILINOGÈNE, *s. m.* [angl. ***porphobilinogen***]. V. *porphyrine.*

PORPHYRIA CUTANEA TARDA (lat.) [angl. ***cutaneous porphyria***]. V. *porphyrie.*

PORPHYRIE, *s. f.* (gr. *porphura,* pourpre) [angl. ***porphyria***]. Terme groupant un certain nombre de manifestations pathologiques dues à une perturbation du métabolisme des porphyrines (v. ce terme). — 1° Les plus importantes sont les **p. essentielles, héréditaires ou primitives,** liées à la déficience d'une des enzymes nécessaires à la synthèse de ces pigments. On les divise, selon que l'anomalie qualitative ou quantitative de la production des porphyrines a son origine dans la moelle osseuse ou dans le foie, en *p. érythropoïétiques* et en *p. hépatiques.* — La ***maladie de Günther*** (1911) ou ***p. érythropoïétique congénitale,*** transmise selon le mode récessif autosomique, est la variété la plus rare et aussi la plus grave. Elle se manifeste chez l'enfant par l'apparition, sur les régions exposées au soleil, de pigmentation et surtout de bulles laissant parfois des cicatrices mutilantes (hydroa vacciniforme), par des crises hémolytiques avec splénomégalie et, dans certains cas, par la teinte rose des dents et la présence de lanugo. La mort survient le plus souvent avant l'âge de 30 ans. — La ***p. intermittente aiguë*** est la plus fréquente des *p. hépatiques.* Transmise selon le mode autosomique dominant, elle évolue chez des adultes jeunes par crises répétées et graves, parfois mortelles, à symptomatologie digestive (violentes douleurs abdominales avec vomissements et constipation), nerveuse (agitation, paralysie ascendante), parfois psychique (alternance de manie et de dépression) ; ces crises sont souvent déclenchées par la prise de médicaments (barbituriques surtout, hormones sexuelles, stéroïdes). — La ***p. cutanée tardive de Waldenström,*** autre *p. hépatique,* est caractérisée par un syndrome cutané analogue à celui de la maladie de Günther, parfois par des troubles abdominaux et nerveux ; ses manifestations cliniques surviennent chez des sujets âgés après absorption d'alcool ou de certains médicaments. — Les *p.* hépatiques comportent encore la ***p. variegata*** ou ***mixte*** et la coproporphyrie héréditaire (Berger et Goldberg, 1955) qui ressemblent aussi à la maladie de Günther. Enfin la protoporphyrie érythropoïétique a une origine *mixte,* médullaire et hépatique ; elle est transmise selon le mode autosomique dominant et provoque, chez l'enfant, une éruption urticarienne après exposition au soleil. — Le symptôme commun à toutes ces formes est la présence de porphyrine (uro- ou coproporphyrine) dans l'urine qui est presque toujours de couleur rouge porto. V. *porphyrinurie.* À chaque forme de *p.* correspond un déficit enzymatique précis : *uroporphyrinogène cosynthétase* (*p.* érythropoïétique congénitale) ; *uroporphyrinogène synthétase* (*p.* aiguë intermittente) ; *uroporphyrinogène décarboxylase* (*p.* cutanée) ; *protoporphyrinogène oxydase* (*p.* variegata) *coproporphyrinogène oxydase* (coproporphyrie) ; *ferrochélastase* (protoporphyrie). — 2° L'élimination urinaire de porphyrine peut également survenir au cours de nombreuses maladies (intoxications par le plomb, l'hexachlorobenzène ou par certains somnifères, cirrhoses hépatiques, mal des rayons, avitaminose PP) : ce sont des **porphyrinuries symptomatiques, secondaires ou acquises.**

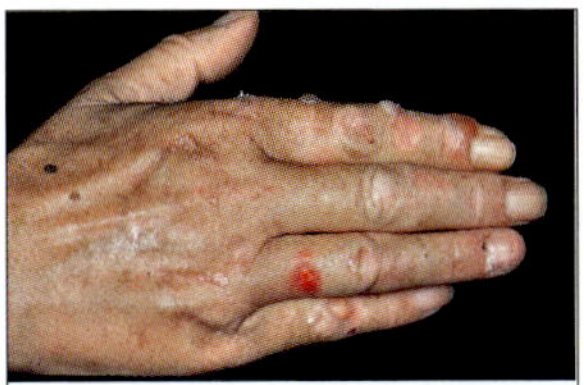
Porphyrie cutanée tardive

PORPHYRINE, *s. f.* (gr. *porphura,* pourpre) [angl. ***porphyrin***]. Classe de molécules organiques ayant en commun une structure carrée plane formée par le regroupement de quatre motifs pyrrole. Cet hétérocycle délimite un espace central dont les contours constituent un système conjugué dans lequel dix-huit électrons peuvent se déplacer librement. Cette structure est colorée, d'où son nom. Elle accueille facilement en son centre un atome métallique qui se lie aux quatre atomes d'azote. La molécule obtenue est très stable. Certaines *p.* jouent un rôle important dans la matière vivante. C'est le cas des chlorophylles, dont l'atome central est du magnésium ou des hèmes, dont l'atome central est du fer. La synthèse des *p.,* réalisée dans l'organisme à partir du glycocolle et de l'acide succinique grâce à une série d'enzymes, passe par plusieurs étapes : acide δ-aminolévulinique (AAL ou ALA), porphobilinogène (PBG), uroporphyrinogène, coproporphyrinogène et protoporphyrinogène qui donne la protoporphyrine, laquelle se combine au fer bivalent pour former l'***hème*** (v. ce terme). La presque totalité des *p.* se trouve donc dans l'hémoglobine, la myoglobine et les enzymes respiratoires. Une très petite quantité (1 mg) reste libre (uroporphyrine, coproporphyrine, protoporphyrine). V. *porphyrie* et *porphyrinurie.*

PORPHYRINÉMIE, *s. f.* [angl. ***porphyrinaemia***]. Présence de porphyrine dans le sang.

PORPHYRINURIE, *s. f.* [angl. ***porphyrinuria***]. Syn. *hématoporphyrinurie.* Présence de porphyrine dans l'urine qui prend une teinte rouge pourpre, fonçant à l'air. Les ***taux normaux*** sont les suivants : *porphobilinogène* : < 9 µmol/24 h ; *uroporphyrines* : < 30 nmol/24 h ; *coproporphyrines* : < 380 nmol/24 h ; *protoporphyrines* : 0. V. *porphyrie* et *porphyrine.*

PORRACÉ, CÉE, *adj.* (lat. *porrum,* poireau) [angl. ***porraceous***]. De couleur vert pâle semblable à celle du poireau. P. ex. : *vomissements porracés.*

PORRIGO, *s. m.* (lat. *porrigere,* s'étendre) [angl. ***porrigo***]. Nom donné autrefois à différentes variétés d'alopécies. Le *p. decalvans* de Willan et Bateman correspond à la pelade. — Le *p. scutulata* (qui a l'aspect de mailles d'un réseau), à la teigne tondante trichophytique. — Mais par suite d'une confusion, le terme de *p. decalvans* fut pris par certains auteurs (Gruby, 1843) pour désigner non plus la pelade, mais une variété de teigne trichophytique.

PORTA (grains de). Granulations qui constituent l'angiome simple et qui sont elles-mêmes formées par des pelotons de capillaires sanguins.

PORTAGE, *s. m.* [angl. ***germ-carrying***]. Hébergement d'un germe pathogène par un sujet apparemment sain. V. *porteur de germes.*

PORTER ET SILBER (méthode de) (P. Curt, amér., né en 1914) [angl. ***Porter-Silber reaction***]. V. *11-oxycorticostéroïdes.*

PORTEUR, *s. m.* [angl. ***carrier***] (immunologie). V. *haptène.*

PORTEUR DE GERMES [angl. ***germ carrier***]. Sujet cliniquement sain dont les excreta contiennent des germes pathogènes et qui peut propager des maladies contagieuses telles que la fièvre typhoïde, la méningite cérébrospinale et la diphtérie.

PORTMANN (opération de) (P. Georges, fr., 1926). Ouverture et fistulisation de la portion méningée du sac endolymphatique de l'oreille interne destinées à faire disparaître les vertiges d'origine labyrinthique.

PORTO-CAVE, adj. [angl. ***portocaval***]. Qui concerne les veines porte et cave inférieure. — *dérivation ou anastomose p.*

PORTOGRAPHIE, *s. f.* [angl. ***portography***]. Radiographie du tronc et des branches de la veine porte, injectés d'une substance opaque aux rayons X au cours d'une splénoportographie ou directement pendant une intervention chirurgicale.

PORTO-HÉPATOGRAPHIE, *s. f.* [angl. ***portohepatography***]. Radiographie de la veine porte (tronc et branches) et du foie, injectés d'une substance opaque aux rayons X (v. *portographie*).

PORTOMANOMÉTRIE, *s. f.* [angl. ***portomanometry***]. Mesure des pressions régnant dans la veine porte. V. *portographie.*

PORTSMOUTH (syndrome de) (ville du sud de l'Angleterre, où ce syndrome a été observé) (1967) [angl. ***Portsmouth syndrome***]. Trouble héréditaire de l'hémostase comportant un allongement du temps de saignement et une réduction de l'adhésivité des plaquettes induite par le collagène.

PORTUGAISE (amylose). V. *neuropathie amyloïde.*

POSADAS-RIXFORD ou **POSADAS-WERNICKE (maladie de)** (P. Alexandro, argentin, 1870-1902). V. *coccidioïdomycose.*

POSITIF (faux). Patient chez lequel une maladie est absente, bien que le test de dépistage soit positif. V. *négatif* et *valeur prédictive.*

POSITIF (vrai). Patient chez lequel une maladie est présente et le test de dépistage positif. V. *négatif* et *valeur prédictive.*

POSITION, *s. f.* (lat. *positio*) [angl. ***position***]. — 1° Attitude prise spontanément sous l'influence de la maladie (*p. assise* dans les cas de gêne respiratoire, *p. en chien de fusil* dans la méningite), ou sur l'indication du médecin ou du chirurgien pour un examen ou une opération (*p. genu-cubitale, p. genupectorale, p. ventrale,* etc., v. ces mots). — 2° (obstétrique).

Rapports qui existent entre la partie fœtale qui se présente au détroit supérieur et les points de repère du bassin maternel. V. *présentation* (les différentes) et *MIDA, MIDP, MIGA, MIGP, OIDA, OIDP, OIDT, OIGA, OIGP, OIGT, OP, OS, SIDA, SIDP, SIGA, SIGP*. — 3° *p. électrique du cœur* (Wilson, 1944) (électrocardiographie). Orientation des ventricules par rapport aux membres. Elle varie selon les rotations du cœur autour de ses axes sagittal, transversal et surtout longitudinal. On en distingue 6, allant de la *p.* horizontale à la *p.* verticale ; on l'identifie en comparant l'électrocardiogramme enregistré en dérivations unipolaires des membres aVL et aVF avec celui recueilli dans les dérivations précordiales droites et gauches.

POSITION ANATOMIQUE [angl. ***anatomical position***]. Attitude de référence du corps humain en anatomie descriptive ; c'est celle du garde-à-vous, paumes en avant.

POSITION DE FONCTION [angl. ***functional position***]. Attitude d'une articulation qui, en cas de blocage de celle-ci, entraîne l'impotence la moins gênante pour le patient.

POSITIONNEMENT, *s. m.* [angl. ***positioning***]. Mise en position.

POSITON, *s. m.* ou **POSITRON**, *s. m.* [angl. ***positron***] **(physique)**. Syn. *électron positif*. Particule de même masse que l'électron et de charge électrique égale, mais positive. Certains isotopes utilisés en scintigraphie émettent des positrons. V. *TEP* et *tomographie d'émission gamma*.

POSNER-SCHLOSSMANN (syndrome de) (P. Adolf, amér., 1947) [angl. ***Posner-Schlossmann syndrome***]. Syndrome caractérisé par des crises répétées d'hypertonie paroxystique du globe oculaire, unilatérales, survenant chez des individus jeunes ; il existe des précipités blancs sur la face postérieure de la cornée. Ces crises glaucomateuses sont peu douloureuses, n'altèrent pas l'acuité visuelle et ont généralement un pronostic favorable ; elles seraient de nature allergique.

POSOLOGIE, *s. f.* (gr. *poson*, combien ; *logos*, discours) [angl. ***posology***]. — 1° Étude des doses thérapeutiques des divers médicaments suivant l'âge, le sexe et l'état du malade. — 2° Mode d'emploi d'un médicament. — Ce terme est souvent employé incorrectement comme synonyme de *dose*.

POST ABORTUM. Locution latine signifiant : après un avortement.

POST-CARDIOTOMIE (syndrome) [angl. ***postcardiotomy syndrome***]. V. *post-commissurotomie (syndrome)*.

POST-CHARGE VENTRICULAIRE [angl. ***ventricular afterload***] (cardiologie). Tension supplémentaire que doit développer le ventricule, pendant sa contraction, pour évacuer son contenu. Elle correspond aux facteurs qui s'opposent à cette éjection : ce sont les résistances artérielles et artériolaires (impédance), l'épaisseur des parois et la géométrie ventriculaires.

POST-COÏTAL (test). V. *Huhner (test de)*.

POST-COMMISSUROTOMIE (syndrome) (Bercu, 1953) [angl. ***postcommissurotomy syndrome***]. Syndrome inflammatoire survenant quelques semaines après une commissurotomie, caractérisé par une fièvre, des douleurs thoraciques, une pleuropéricardite et des arthralgies ; il existe une accélération de la vitesse de sédimentation globulaire, une hyperleucocytose avec polynucléose. Il évolue vers la guérison en quelques jours ou quelques semaines et ne favorise pas la récidive de la sténose mitrale. Le même syndrome peut aussi survenir après d'autres opérations cardiovasculaires intrathoraciques, ce qui justifie les appellations plus générales de *syndrome post-cardiotomie* (Dresdale, 1956), de *syndrome post-péricardiotomie* (Soloff, 1953 ; Johnson ; Ito, 1958), de *syndrome post-thoracotomie* (Ch. Dubost, 1960). Il ressemble beaucoup au syndrome de Dressler (v. ce terme).

POST-COMMOTIONNEL (syndrome). V. *crâne (syndrome subjectif des blessés du)*.

POST-CORONARITE (syndrome). V. *Dressler (syndrome de)*.

POSTÉRIEURE (crise) (Hughlins Jackson, 1871) [angl. ***posterior fossa fit***]. Syn. *crise tonique*. Accès hypertonique paroxystique observé dans les tumeurs cérébelleuses. Il débute brutalement, précédé parfois d'une céphalée violente ; il est caractérisé par une contracture intense, généralisée (nuque en hypertension, bras en flexion, jambes en extension) avec pâleur, bradycardie et parfois perte de connaissance. Il est dû à une brusque hypertension de la fosse cérébrale postérieure et son pronostic est très grave.

POST-EXCITATION (syndrome de) (G. Fontaine, 1978) [angl. ***postexcitation syndrome***]. Arythmies ventriculaires graves, décrites dans la dysplasie du ventricule droit (v. ce terme), mais survenant aussi dans les suites de l'infarctus du myocarde et provoquées par des potentiels tardifs (v. ce terme) qui sont la traduction électrique d'une zone de conduction ralentie, génératrice de réentrées (v. ce terme).

POSTHECTOMIE, *s. f.* (Doiteau) (gr. *posthê*, prépuce ; *ektomê*, ablation) ou **POSTHÉOTOMIE**, *s. f.* (gr. *posthê* ; *tomê*, section). V. *circoncision*.

POSTHITE, *s. f.* (gr. *posthê*, prépuce) [angl. ***posthitis***]. Inflammation du prépuce. Elle est généralement accompagnée par l'inflammation du gland *(balanite)* c'est alors la *balano-posthite*.

POST-IMAGE, *s. f.* Impression lumineuse persistant après éblouissement de la rétine. Elle est utilisée dans la méthode de Cüppers de traitement de l'amblyopie (v. ces termes et *euthyscope*).

POST-INFARCTUS DU MYOCARDE (syndrome) (Dressler, 1955). V. *Dressler (syndrome de)*.

POST-MATURITÉ (syndrome de) [angl. ***post-maturity syndrome***]. V. *Ballantyne-Runge (syndrome de)*.

POST-MENSTRUEL, ELLE, *adj.* [angl. ***postmenstrual***]. Qui suit les règles. — ***période*** ou ***phase post-m.*** Période succédant à la fin des règles, correspondant à la prolifération de la muqueuse utérine et aboutissant à la ponte ovulaire. V. *menstruel (cycle)*.

POST-MORTEM. Locution latine signifiant : après la mort.

POSTŒSTRUS, *s. m.* [angl. ***premenstrual stage***]. V. *œstral (cycle)*.

POST-PARTUM. Locution latine signifiant : après l'accouchement, dans les suites de couches. V. *angiopathie cérébrale du post-partum, baby blues* et *Meadows (syndrome de)*.

POST-PARTUM (myocardiopathie du). V. *Meadows (syndrome de)*.

POST-PÉRICARDIOTOMIE (syndrome). V. *postcommissurotomie (syndrome)*.

POST-PRANDIAL, ALE, *adj.* [angl. ***postprandial***]. V. *prandial*.

POST-STREPTOCOCCIQUE (syndrome). V. *Bouillaud (maladie de)*.

POST-SYNAPTIQUE, *adj.* [angl. ***postsynaptic***]. Qui est situé en aval d'une synapse (v. ce terme 1°).

POST-TACHYCARDIQUE (syndrome) (électrocardiographie). Modifications transitoires de l'électrocardiogramme (sous-dénivellation de ST, inversion de T) survenant souvent après un accès de tachycardie paroxystique, ventriculaire ou supraventriculaire.

POST-THORACOTOMIE (syndrome). V. *postcommissurotomie (syndrome)*.

POSTURAL, ALE, *adj.* [angl. ***postural***]. Qui se rapporte à une position. — ***drainage postural*** ou ***de posture*** ou ***d'attitude*** (Garvin). Syn. *méthode de Quincke*. Méthode facilitant l'évacuation des sécrétions ou des suppurations bronchopulmonaires par la position déclive. Le malade est couché dans la position qui assure le mieux, sous l'influence de la pesanteur, le drainage de la poche purulente par les voies naturelles ; on évite ainsi les rétentions et les surinfections. Cette méthode est également appliquée au traitement des sinusites suppurées.

POSTURE, *s. f.* [angl. ***posture***]. — 1° Attitude, position. — 2° Maintien thérapeutique d'une position particulière, de façon manuelle ou bien par mécanothérapie (suspension, sanglage), attelle, orthèse, etc.

POSTUROGRAPHIE, *s. f.* (posture ; gr. *graphein*, écrire) [angl. ***posturography***]. Syn *statokinésigraphie*. Étude des oscillations posturales d'un sujet debout sur une plateforme d'enregistrement statique ou mobile et dans diverses conditions (yeux ouverts ou fermés etc). La *p.* est destinée à explorer les différents systèmes sensoriels intervenant dans l'équilibration (vestibule, vision, etc.). V. *vestibulaires (épreuves)*.

POSU. Abréviation de *Pôle spécialisé d'accueil et de traitement des urgences*. Dénomination supprimée en 2006. V. *SAU* et *UPATOU*.

POT FÊLÉ (bruit de). — 1° (Laennec). Bruit obtenu parfois en percutant la région sous-claviculaire, pendant que la bouche du malade est ouverte. Il indique l'existence d'une vaste caverne superficielle dont l'air s'échappe par un orifice étroit. — 2° Bruit provoqué par la percussion du crâne, dans l'hydrocéphalie de l'enfant.

POTASSIUM, *s. m.* (latinisation de l'angl. *potass*) (Davy, 1808) [angl. ***potassium***]. Élément chimique métallique de numéro atomique 19 (19 électrons gravitent autour du noyau de l'atome). Symbole *K* (de son ancien nom allemand *kalium* dérivé de l'arabe *kali,* potasse). Le *p.* appartient, comme le sodium, à la famille des *éléments alcalins* dont il possède le caractère extrêmement oxydable. Il perd naturellement un électron et passe à l'état stable d'ion potassium (K^+). Le *p.* est abondant dans la nature. Comme le sodium, il participe à de nombreuses réactions biochimiques d'où son emploi comme engrais. Dans l'organisme, c'est l'ion intracellulaire par excellence. V. *aldostérone, canal potassique, diurétique, hyperaldostéronisme, hyperkaliémie, hypokaliémie* et les mots commençant par *kali...*

POTENTIALISATEUR DE MEMBRANE. V. *stabilisateur de membrane.*

POTENTIALISATION, *s. f.* [angl. ***potentialization***]. Renforcement d'un phénomène sous l'influence d'un autre phénomène (v. *sommation* et *facilitation*). P. ex. : action de certains médicaments qui, associés à d'autres, en augmentent l'efficacité, bien qu'ils ne possèdent pas toujours les mêmes propriétés pharmacodynamiques.

POTENTIEL DE MEMBRANE [angl. ***membrane potential***]. Différence de potentiel existant de part et d'autre de la membrane cellulaire. *Au repos,* les charges sont négatives dans la cellule, positives au dehors, en raison d'une répartition inégale des ions de part et d'autre de la membrane. Les *cellules excitables* (nerveuses, musculaires) possèdent la propriété de modifier la perméabilité ionique de leur membrane sous l'influence d'une stimulation, ce qui crée un *potentiel d'action* et inverse leur polarisation. V. *activation, dépolarisation, repolarisation, excitation* et *courant d'action.*

POTENTIEL D'OXYDORÉDUCTION. V. *rH.*

POTENTIEL ÉVOQUÉ [angl. ***evoked potential***] (neurophysiologie). Réponse électrique du système nerveux à une stimulation sensorielle provoquée (visuelle, auditive ou sensitive). Elle apparaît sur un tracé, au bout de quelques millisecondes, sous forme d'ondes caractéristiques. Ces tracés sont enregistrés par des électrodes placées en face des zones sensorielles du cerveau (électroencéphalogramme), de la rétine (électrorétinogramme) ou des voies auditives (électrocochléogramme), ou bien sur les points correspondant au tronc nerveux étudié (électroneurogramme). L'aspect des ondes, le moment de leur apparition sont modifiés en cas d'anomalie sur les trajets périphériques ou centraux des voies visuelles, auditives ou somesthésiques.

POTENTIELS TARDIFS VENTRICULAIRES [angl. ***ventricular delayed potentials***]. Potentiels enregistrés par voie épicardique ou par électrocardiographie à haute amplification (v. ce terme), se projetant sur la partie initiale du segment ST, de faible amplitude, recueillis le plus souvent en bordure d'une zone nécrosée chez des coronariens aux antécédents d'arythmie ventriculaire grave. Ces mêmes *p. t.* peuvent se manifester de façon exceptionnelle sur l'électrocardiogramme de surface sous la forme d'une onde « épsilon ». V. *post-excitation (syndrome de).*

POTH (kératose pseudo-tumorale de) (P. D., amér., 1939). V. *kératose pseudo-tumorale de Poth.*

POTION, *s. f.* (lat. *potio*) [angl. ***potion***]. Préparation magistrale liquide, destinée à être prise par ingestion. Elle est composée de divers éléments : la base (le médicament actif), l'adjuvant, l'excipient, le correctif et l'intermède. V. *julep, looch* et *sirop.*

POTOMANIE, *s. f.* (Achard) (gr. *potos*, action de boire ; *mania,* folie) [angl. ***potomania***]. Besoin permanent qu'éprouvent certains sujets, au psychisme souvent anormal, de boire un liquide quelconque, le plus souvent de l'eau, en grande abondance. La *p.* s'accompagne de polyurie. Elle ne doit pas être confondue avec la dipsomanie ni avec le diabète insipide (v. ces termes).

POTT (fracture de) (P. Sir Percival, brit., 1769). Nom donné par les Anglais à la *fracture de Dupuytren* (v. ce mot).

POTT (mal de) (1779) [angl. ***Pott's disease***]. Tuberculose disco-vertébrale aboutissant classiquement dans la forme non traitée ou avant l'ère des antibiotiques à une destruction discovertébrale, une gibbosité localisée, des abcès ossifluents, des complications neurologiques, une diffusion possible de l'infection tuberculeuse ; évoluant spontanément et classiquement vers la sédation du processus infectieux en 3 à 4 ans. L'antibiothérapie spécifique a permis des guérisons d'autant plus rapides qu'elle est commencée précocement.

POTTER (P. Roy, amér., 1930). V. *Doege et Potter (syndrome de).*

POTTER (syndrome de) (P. Edith, amér., 1946) [angl. ***Potter's syndrome***]. Agénésie rénale bilatérale entraînant, en quelques jours, la mort du nouveau-né (généralement de sexe masculin) dans un tableau d'anurie ; parfois l'enfant est mort-né. Elle s'accompagne d'un aspect facial spécial : front large avec yeux écartés, épicanthus, nez plat et élargi, oreilles implantées bas, menton fuyant ; parfois aussi d'hypoplasie des poumons, des voies urinaires basses et des organes génitaux.

POTTS ou **POTTS, GIBSON ET SMITH (opération de)** (P. Willis, amér., 1946) [angl. ***Potts, Gibson and Smith operation***]. Opération destinée, comme celle de Blalock-Taussig (v. ce terme) à améliorer l'hématose en cas de maladie bleue. Elle augmente le débit pulmonaire en amenant au poumon, pour qu'il y soit oxygéné, du sang aortique partiellement désaturé. Elle consiste dans l'anastomose latéro-latérale de la face antérieure de l'isthme de l'aorte à la face postérieure de la branche gauche de l'artère pulmonaire.

POU, *s. m. (pl.* **poux**) (lat. *pedis,* pou) [angl. ***louse*** ; *pl.* ***lice***]. Insecte aptère (dépourvu d'aile), hématophage, parasite de l'homme. Il en existe trois espèces : *Pediculus capitis*, le pou de tête, *Pediculus corporis*, le pou du corps, et *Phtirius inguinalis*, le pou du pubis ou morpion, de forme plus ramassée. Le pou détermine une dermatose prurigineuse, appelée selon les cas pédiculose ou phtiriase (v. ce terme). et peut d'autre part transmettre diverses maladies infectieuses : le *typhus exanthématique,* la *fièvre Q*, la *fièvre récurrente cosmopolite* et la *fièvre des tranchées.* V. *lente.*

POUCE (signes du). — 1° *signe de Klippel et M.P. Weil* (1909). Chez les hémiplégiques atteints de contracture, on voit le pouce se fléchir spontanément quand on redresse les quatre autres doigts ou un seul d'entre eux. Ce signe fait défaut dans l'hémicontracture hystérique. — 2° V. *journal (signe du).*

POUCE ADDUCTUS. Déformation en adduction du premier métacarpien avec rétraction de la première commissure.

POUCE LARGE (syndrome du). V. *Rubinstein et Taybi (syndrome de).*

POUCE À RESSORT [angl. ***trigger thumb***]. V. *doigt à ressort.*

POUCE EN Z. Déformation du pouce associant une hyperextension de l'articulation interphalangienne et une flexion de la métacarpo-phalangienne, observée dans la polyarthrite rhumatoïde.

POULIETHÉRAPIE, *s. f.* [angl. ***pulley therapy***]. Utilisation de poulies, cordes et contrepoids afin de développer l'activité musculaire. V. *suspension.*

POULIQUEN (appareil de) [angl. ***Pouliquen's device***]. Dispositif de contention sous extension continue des fractures de l'extrémité supérieure de l'humérus prenant appui sur la paroi thoracique et soutenant le bras en abduction.

POULIQUEN (attelle de) [angl. ***Pouliquen's splint***]. Attelle métallique en forme de gouttière pour le transport des fractures fémorales.

POULS... V. aussi *pulsus.*

POULS, *s. m.* (lat. *pulsus,* de *pellere,* pousser) [angl. ***pulse***]. Soulèvement perçu par le doigt qui palpe une artère superficielle. Il est dû à la propagation, le long des parois artérielles, de l'onde de choc provoquée par l'impact, sur l'aorte ascendante, du sang éjecté par le ventricule gauche. Par extension, expansion systolique d'une veine, du foie, etc.

POULS ALTERNANT (Traube, 1872) [angl. ***alternating pulse***]. Syn. *alternance du cœur*. Succession régulière d'une pulsation forte et d'une pulsation faible, d'une contraction cardiaque forte et d'une contraction cardiaque faible, ces contractions restant rigoureusement équidistantes. Quelquefois la pulsation faible est légèrement plus proche de la pulsation forte qui la suit que de celle qui la précède. C'est un signe d'insuffisance ventriculaire gauche.

POULS ANACROTE [angl. ***anacrotic pulse***]. V. *anacrote (onde)*.

POULS BIGÉMINÉ (lat. *bigeminus*, redoublé) [angl. ***bigeminal pulse***]. Se dit du pouls lorsque deux pulsations, qui se suivent de très près, sont séparées périodiquement d'un groupe semblable par un intervalle plus ou moins long *(rythme couplé)*. La deuxième pulsation, due généralement à une extrasystole, peut être faible et n'être pas perçue *(p. disystolique)*. Le *p. b.* est un des types les plus fréquents d'allorythmie ; il est observé dans l'intoxication par la digitale *(p. digitalique de Duroziez)*. V. *bigéminisme* et *pouls disystolique*.

POULS BULBAIRE DE BAMBERGER. V. *Bamberger (pouls bulbaire de)*.

POULS CAPILLAIRE (Lebert, 1862 ; Quincke, 1868) [angl. ***capillary pulse***]. Alternances de rougeur et de pâleur de la peau, dues à la distension et au retrait des artérioles et des veinules sous-cutanées, observées dans l'insuffisance aortique ; ce phénomène n'est perceptible qu'au niveau des points très vasculaires (derme sous-unguéal, front, rétine, plaque d'urticaire).

POULS DE CORRIGAN. V. *Corrigan (pouls de)*.

POULS DICROTE. V. *dicrote (onde)*.

POULS DISSOCIÉ (sous-entendu : de la température). Pouls apparemment trop lent ou bien trop rapide par rapport à la fièvre.

POULS DISYSTOLIQUE. Pouls présentant une arythmie spéciale caractérisée par une pulsation à la radiale pour deux systoles ventriculaires (la seconde pulsation plus faible ne se laisse pas percevoir à l'exploration digitale). V. *pouls bigéminé*.

POULS FILIFORME [angl. ***thready pulse***]. Pouls très petit donnant au doigt la sensation d'un fil.

POULS GRIMPANT. V. *Mahler (signe de)*.

POULS HÉPATIQUE [angl. ***hepatic pulse***]. Mouvement rythmique d'expansion latérale du foie, suivant immédiatement le choc de la pointe du cœur et le pouls carotidien, ce qui le distingue des battements cardiaques ou aortiques transmis au foie. C'est le *p. h. systolique*, observé dans l'insuffisance tricuspide ; il est dû au reflux du sang dans les veines caves et les veines sus-hépatiques (v. *foie systolique*). Dans le rétrécissement tricuspide, l'enregistrement graphique (hépatogramme) montre le caractère *présystolique du p. h.* contemporain de la contraction auriculaire (ou atriale).

POULS INSTABLE [angl. ***labile pulse***]. Variété de *p.* caractérisée par la différence entre le nombre des pulsations dans le décubitus et dans la position debout. Lorsque le sujet est debout, l'augmentation peut être de 10 à 20 pulsations par minute. Le *p. inst.* est presque toujours associé à l'hypotension artérielle.

POULS JUGULAIRE (Friedreich, 1864 ; Potain, 1867) [angl. ***jugular pulse***]. Mouvements d'expansion des veines jugulaires, qui reflètent les variations de pression dans l'oreillette (ou atrium) droite. Leur enregistrement donne un tracé *(phlébogramme)* sur lequel se succèdent ondes et dépressions : *onde a*, provoquée par la contraction atriale ; *onde c*, due à la fermeture et au bombement vers l'atrium de la valvule tricuspide et, pour certains, à la transmission de la pulsation carotide sous-jacente ; *dépression x*, contemporaine de l'éjection ventriculaire, la plus ample du tracé (v. *pouls veineux négatif*) *onde v*, dont la montée traduit le remplissage atrial et dont le sommet correspond à l'ouverture de la valvule tricuspide ; *dépression y* provoquée par l'écoulement du sang vers le ventricule droit et après laquelle la courbe remonte (diastasis), le remplissage atrial se poursuivant ; enfin petite *onde h*. marquant la fin du cycle cardiaque. — ***p. j. ventriculaire.*** V. *pouls veineux ventriculaire*.

POULS LENT PERMANENT [angl. ***permanently slow pulse***]. Syn. *maladie de dissociation* (inusité). Bradycardie permanente due au bloc atrio-ventriculaire complet. Les ventricules battent selon un rythme autonome, très lent, indépendant de celui des oreillettes (atriums) qui reste normal. Cette bradycardie est toujours due à l'interruption du faisceau de His. Souvent, surtout au début de son évolution, le *p.l.p.* se complique de paroxysmes bradycardiques donnant lieu aux accidents du syndrome d'Adams-Stokes (v. ce terme et *bloc cardiaque*).

POULS PARADOXAL (Kussmaul, 1873) (lat. *pulsus inspiratione intermittens*) [angl. ***paradoxical pulse, pulsus paradoxus***]. Syn. *signe de Griesinger-Kussmaul*. Affaiblissement pouvant aller jusqu'à la disparition du pouls radial pendant l'inspiration, contrastant « paradoxalement » avec la régularité persistante des battements cardiaques pendant tout le cycle respiratoire, contrairement à ce que l'on observe chez le sujet normal. Ce symptôme peut s'observer dans les médiastinites, les péricardites liquidiennes et constrictives, enfin, d'après F. Franck, dans tous les cas où un obstacle s'oppose à la rentrée de l'air dans la poitrine (croup, sténose laryngée, etc.).

POULS PUPILLAIRE. V. *hippus circulatoire*.

POULS QUADRIGÉMINÉ (lat. *quatuor*, quatre ; *geminus*, jumeau) [angl. ***quadrigeminal pulse***]. Se dit du pouls, quand un groupe de quatre pulsations est séparé périodiquement d'un groupe semblable par un intervalle plus ou moins long. Il est dû à l'apparition régulièrement répétée d'une extrasystole après trois contractions cardiaques normales ; plus rarement à la succession d'une contraction normale et de trois extrasystoles. Cette variété d'arythmie périodique constitue le *quadrigéminisme*.

POULS DE QUINCKE. V. *pouls capillaire*.

POULS TRIGÉMINÉ (lat. *tri*, trois ; *geminus*, jumeau) [angl. ***trigeminal pulse***]. Se dit du pouls quand un groupe de trois pulsations est séparé périodiquement d'un groupe semblable par un intervalle plus ou moins long. Il est dû à l'apparition régulièrement répétée d'une extrasystole après deux contractions cardiaques normales, plus rarement à la succession d'une contraction normale et de deux extrasystoles. Cette variété d'arythmie périodique constitue le *trigéminisme*.

POULS VEINEUX [angl. ***venous pulse***]. Battement observé au niveau des gros troncs veineux. V. *pouls jugulaire*.

POULS VEINEUX (faux) [angl. ***false venous pulse***]. Pulsations observées au niveau des jugulaires, bien que la valvule tricuspide fonctionne normalement. Elles sont dues soit au reflux veineux au moment de la systole atriale *(f. p. v. présystolique)*, que celle-ci soit normale (*p. v. normal* correspondant à l'onde *a* du phlébogramme) ou pathologique (grande onde *a* en cas de gêne à l'évacuation de l'atrium droit : *p. v. d'origine atriale*), soit à la transmission des battements artériels de la carotide *(f. p. v. systolique, p. v. d'origine artérielle)*. V. *pouls jugulaire*.

POULS VEINEUX AURICULAIRE. V. *pouls veineux (faux)*.

POULS VEINEUX NÉGATIF ou **POULS VEINEUX NORMAL** ou **PHYSIOLOGIQUE** (Potain, 1867) [angl. ***negative venous pulse***]. Affaissement normal de la veine jugulaire pendant la systole ventriculaire. Il correspond à la dépression *x* du phlébogramme ; et il est dû à l'aspiration du sang veineux dans l'oreillette (ou atrium) droite quand la valvule tricuspide est attirée en bas par la contraction ventriculaire. V. *pouls jugulaire*.

POULS VEINEUX SYSTOLIQUE. V. *pouls veineux ventriculaire ou vrai*.

POULS VEINEUX VENTRICULAIRE ou **VRAI** [angl. ***ventricular venous pulse***]. Syn. *p. v. systolique*. Battement de la veine jugulaire externe synchrone à la systole ventriculaire. Il est dû au reflux du sang veineux dans les veines caves à chaque contraction des ventricules, par suite de l'insuffisance tricuspide ou de la stase sanguine dans l'oreillette (ou atrium) droite. Il est formé par la fusion des 3 ondes *a*, *c* et *v* du phlébogramme normal. V. *pouls jugulaire* et *Bamberger (pouls bulbaire de)*.

POUMON, *s. m.* (lat. *pulmo, onis*, poumon) (en gr. *pneumon*) (TA *pulmo*) [angl. ***lung***]. Organe de la respiration, pair et asymétrique (le *p.* droit a 3 lobes, le gauche 2) situé dans le thorax. Les *p.* enveloppés des plèvres encadrent le médiastin. V. *épreuves fonctionnelles respiratoires, cancer alvéolaire du poumon, cancer bronchopulmonaire* et les termes commençant par *pneum...*

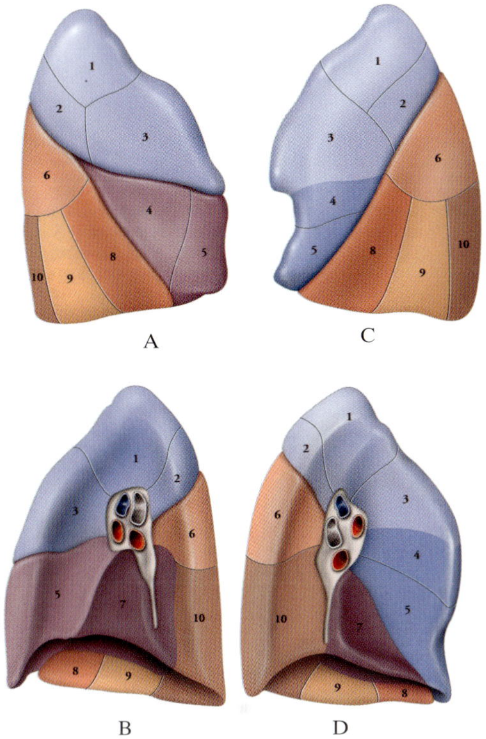

Segments pulmonaires

Poumon droit	Poumon gauche
A. vue latérale	*C. vue latérale*
B. vue médiale	*D. vue médiale*
1. segment apical du lobe supérieur (SI)	*1. segment apical du lobe supérieur (SI)*
2. segment postérieur (SII)	*2. segment postérieur (SII)*
3. segment antérieur (SIII)	*3. segment antérieur (SIII)*
4. segment latéral (SIV)	*4. segment lingulaire supérieur (SIV)*
5. segment médial (SV)	*5. segment lingulaire inférieur (SV)*
6. segment apical du lobe inférieur (SVI)	*6. segment apical du lobe inférieur (SVI)*
7. segment basal médial (SVII)	*7. segment basal médial (SVII)*
8. segment basal antérieur (SVIII)	*8. segment basal antérieur (SVIII)*
9. segment basal latéral (SIX)	*9. segment basal latéral (SIX)*
10. segment basal postérieur (SX)	*10. segment basal postérieur (SX)*

POUMON D'ACIER [angl. ***iron lung***]. Caisson métallique étanche où l'on plaçait un malade atteint de paralysie des muscles respiratoires et dans lequel des variations rythmées de pression entretenaient artificiellement la ventilation pulmonaire. Il n'est plus utilisé. V. *respirateur*.

POUMON D'AMIODARONE [angl. ***amiodarone lung***]. Pneumopathie interstitielle chronique observée parfois au cours d'un traitement longtemps prolongé par l'amiodarone. V. ce terme.

POUMON CARDIAQUE [angl. ***cardiac lung***]. Retentissement pleuro-pulmonaire d'une cardiopathie gauche : c'est le poumon de stase. V. *œdème pulmonaire*.

POUMON DE CHOC [angl. ***shock lung***]. Insuffisance respiratoire aiguë survenant au cours ou au décours d'un choc

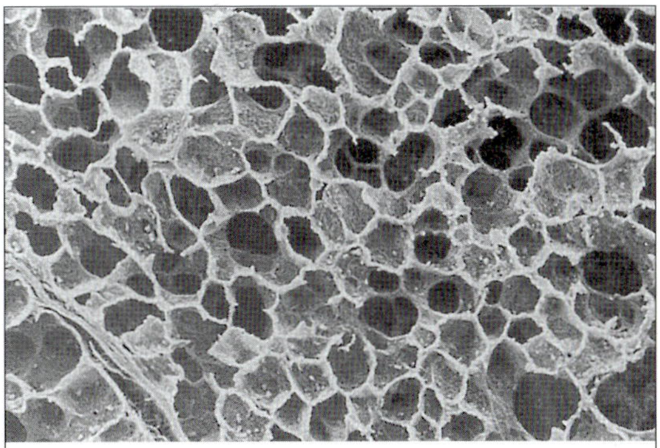

Poumon

hypovolémique (généralement infectieux). Elle est caractérisée par une respiration très rapide, une anxiété, une agitation, une cyanose que ne corrige pas l'oxygénothérapie. L'évolution est très souvent mortelle, soit en quelques heures ou en 2 à 3 jours au milieu d'un état de choc irréversible avec œdème pulmonaire, soit en 10 à 20 jours par insuffisance respiratoire progressive liée au développement rapide d'une fibrose interstitielle et alvéolaire avec thromboses capillaires et apparition de membranes hyalines dans les alvéoles. V. *choc, détresse respiratoire de l'adulte (syndrome de)* et *membranes hyalines (maladie des)*.

POUMON DES ÉLEVEURS D'OISEAUX ou **DE PIGEONS**. V. *éleveurs d'oiseaux (maladie des)*.

POUMON ÉOSINOPHILIQUE. V. *éosinophilie tropicale* et *Löffler (syndrome de)*.

POUMON ÉVANESCENT [angl. ***vanishing lung***]. Syn. *dystrophie pulmonaire progressive* (Heilmeyer et Schmid, 1956), *poumon hyperclair unilatéral, hyperclarté pulmonaire unilatérale*. Syndrome caractérisé par une augmentation de la transparence d'une partie plus ou moins étendue des poumons, généralement d'un lobe supérieur, visible sur les radiographies, avec raréfaction extrême de la trame pulmonaire. Son évolution, très lente, dure de nombreuses années, sans symptomatologie clinique caractéristique. Ce syndrome diffère des hyperclartés par emphysème ou kystes ; il semble dû à une hypoplasie ou à une aplasie des branches de l'artère pulmonaire, probablement congénitale. V. *Janus (syndrome de)* et *MacLeod (syndrome de)*.

POUMON DE FERMIER [angl. ***farmer's lung***]. Syn. *maladie des batteurs en grange*. Pneumopathie immunologique (v. ce terme) survenant chez les cultivateurs manipulant des végétaux (surtout du foin) moisis et inhalant ainsi des spores d'actinomycètes thermophiles, généralement de *Thermopolyspora polyspora*. Elle peut évoluer vers la chronicité, aboutissant alors à une fibrose interstitielle diffuse grave avec insuffisance respiratoire, puis cardiaque.

POUMON HYPERCLAIR UNILATÉRAL. V. *poumon évanescent*.

POUMON POLYKYSTIQUE. V. *kyste aérien du poumon*.

POUMON RADIOTHÉRAPIQUE. « Nom donné par Huguenin aux lésions à type de fibrose pouvant se développer dans un poumon à la suite d'une irradiation intensive du thorax. Il vaudrait mieux dire : poumon post-radiothérapique » (Trial).

POUMON EN RAYON DE MIEL (Oswald et Parkinson) [angl. ***radiation fibrosis of the lung***]. Image radiographique du poumon caractérisée par des opacités réticulaires diffuses associées à des petites clartés arrondies régulièrement réparties. Elle a été décrite dans les manifestations pulmonaires des collagénoses (sclérodermie, lupus érythémateux aigu disséminé, polyarthrite rhumatoïde), des réticuloses (granulome éosinophilique, maladie de Schüller-Christian), des phacomatoses et des béryllioses.

POUMON TROPICAL ÉOSINOPHILIQUE. V. *éosinophilie tropicale*.

POURFOUR DU PETIT (syndrome de) (P. du P. François, fr., 1727). Association de mydriase, d'exophtalmie, d'élargissement de la fente palpébrale et accessoirement de pâleur et de refroidissement de la face. Ce syndrome, inverse du *syndrome de Claude Bernard-Horner,* est dû à l'irritation du sympathique cervical provoquée, le plus souvent, par un goitre basedowifié ou une maladie de Basedow à prédominance unilatérale.

POURPRE RÉTINIEN [angl. ***visual purple***]. V. *érythropsine.*

POUSSÉE (épreuve ou **phénomène de la)** (Foix et Thévenard). Réflexe d'attitude maintenant l'équilibre (automatisme d'équilibration) lorsque le sujet, debout au garde-à-vous, subit une poussée antéro-postérieure ou latérale. Les muscles du côté du corps où est appliquée la poussée se contractent immédiatement. Ce réflexe est aboli dans la maladie de Parkinson, les dystonies d'attitude, etc. ; il est normal dans les ataxies tabétique et cérébelleuse.

POUSSETTE, *s. f.* [angl. ***push-chair***]. Chaise à quatre roulettes destinée à être propulsée par un tiers.

POUTEAU (fractures de) (P. Claude, fr., 1760) [angl. ***Colles's fracture***]. — 1° Syn. *fracture de Colles.* Fracture de l'extrémité inférieure métaphysaire du radius accompagnée presque toujours de déplacement du fragment carpien en arrière et en dehors et de pénétration des fragments, entraînant la déformation en *dos de fourchette* (Velpeau) du poignet et la déviation de la main en dehors. V. *dos de fourchette (déformation en)* et *corde des radiaux (signe de la).* — 2° *fracture de Pouteau renversée.* Syn. *fracture de Goyrand.* Fracture de l'extrémité inférieure du radius dans laquelle le déplacement du fragment carpien se fait en avant, d'où déformation en *ventre de fourchette* (Destot).

POWER (P. Marschelle, amér., 1941). V. *Robinson, Power et Kepler (test de).*

POXVIRIDÆ, *s. f. pl. ou* **POXVIRIDÉS**, *s. m. pl.* [angl. ***Poxviridae***]. Famille de virus à ADN bicaténaire. Les *P.* de forme rectangulaire, sont parmi les plus gros virus (300 à 450 nm sur 200 à 250). Certains sont à l'origine de maladies humaines. Ce sont le virus du *molluscum contagiosum,* (virus oncogène) et du genre *Orthopoxvirus*, les virus de la variole et de la vaccine ; d'autres, propres aux animaux, peuvent accidentellement atteindre l'homme (maladies professionnelles) ; virus du cowpox *(Orthopoxvirus),* virus du tubercule des trayeurs, de la dermite pustuleuse contagieuse *(Parapoxvirus).* V. *Tanapox.*

POXVIRUS, *s. m.* (angl. *pox,* éruption pustuleuse) [angl. ***poxvirus***]. Virus de la famille des *Poxviridae.* V. ce terme. V. *Poxviridæ.*

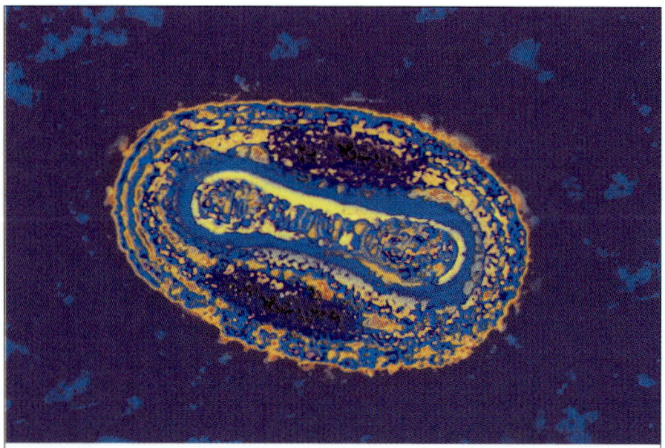

Poxvirus : virus de la variole vu au microscope électronique

PP. Initiales de *Plasminogène-Proactivateur.* V. *profibrinolysine.*

PPLO. Initiales de l'angl. ***PleuroPneumonia-Like Organism***. V. *mycoplasma.*

PPSB (fraction coagulante) [angl. ***PPSB***]. Produit « d'origine plasmatique humaine contenant, sous forme concentrée, les facteurs de coagulation absorbables par le phosphate tricalcique, c.-à-d. la *Prothrombine,* la *Proconvertine,* le facteur *Stuart* et le *facteur anti-hémophilique B* » (J.-P. Soulier). Il est efficace dans le syndrome hémorragique du nouveau-né, les intoxications par les antivitamines K, certaines complications hémorragiques de l'hémophilie B et dans certaines atteintes hépatiques graves.

PR. V. *polyarthrite rhumatoïde.*

PR (espace) [angl. ***PR interval***]. V. *électrocardiogramme.*

PRADER ET GURTNER (syndrome de) (P. Andrea, suisse, 1955) [angl. ***Prader and Gurtner syndrome***]. Syn. *hyperplasie lipoïde des surrénales.* Variété exceptionnelle d'hyperplasie surrénale congénitale (v. ce terme), féminisante, observée chez le jeune garçon ; elle provoque un syndrome de perte de sel.

PRADER, LABHART, WILLI ET FANCONI (syndrome de) (1956) [angl. ***Prader-Labhart-Willi-Fanconi syndrome***]. Syndrome rare et congénital se manifestant chez le nourrisson par une hypotonie musculaire précoce avec adynamie. Apparaissent ensuite un retard moteur et staturopondéral, une débilité mentale, une boulimie avec obésité et souvent diabète sucré. Il s'y associe des anomalies faciales (visage arrondi, yeux en amande), dentaires, ostéo-articulaires (scoliose, luxation de la hanche, acromicrie, clinodactylie), un hypogonadisme avec cryptorchidie. Si le caryotype est en règle normal, certains cas s'accompagnent d'une délétion du bras long du chromosome 15 (15q11-q13).

PRAGMATO-AGNOSIE, *s. f.* (Wyllie, 1894) (gr. *pragma*, objet ; *agnôsia*, défaut de reconnaissance) [angl. ***pragmatognosia***]. Défaut de reconnaissance des objets.

PRANDIAL, ALE, *adj.* (lat. *prandium,* repas) [angl. ***prandial***]. Qui a rapport aux repas. — ***préprandial.*** Qui survient avant les repas. — ***post-prandial.*** Qui survient après les repas.

PRASTÉRONE, *s. f.* (DCI) [angl. ***prasterone***]. V. *déhydroépiandrostérone.*

PRATESI (syndrome de) (P. F., espagnol, 1960). Claudication intermittente d'un membre inférieur en rapport avec une fistule artérioveineuse au niveau de l'artère fémorale profonde.

PRATICIEN, *s. m.* [angl. ***practitioner***]. Médecin exerçant son art au contact des malades. V. *omnipraticien* et *clinicien.*

PRATICIEN HOSPITALIER (PH). Médecin nommé au concours, exerçant à plein temps dans un centre hospitalier régional français et dont le statut est réglé par le décret du 24 février 1984 modifié par celui du 6 mai 1988. V. *PU-PH.*

PRATIQUES (bonnes) [angl. ***good practice***]. Recommandations [angl. ***guidelines***], normes et règles visant à améliorer la qualité de l'exécution de diverses activités professionnelles (clinique, laboratoire). V. *références médicales apposables.*

PRATT (épreuve de) (P. Joseph, amér., 1941). Manœuvre destinée à repérer, en cas de varices, les veines perforantes qui fonctionnent à contre-courant. Le sujet étant couché, la jambe élevée, on place un garrot en haut de la cuisse et on enroule une bande d'Esmarch du pied à la racine du membre. Le malade est mis ensuite debout et, pendant qu'on enlève la bande d'Esmarch de haut en bas, on en enroule une autre immédiatement au-dessus, en ne laissant entre les deux qu'un petit espace libre, au niveau duquel on voit les perforantes remplir la saphène.

PRATT (signe de). Dilatation des veines prétibiales superficielles au cours de la phlébite des veines du mollet.

PRAUSNITZ-KÜSTNER (épreuve de) (P. Willy, all., 1921) [angl. ***Prausnitz-Küstner test***]. Épreuve de l'anaphylaxie passive sur l'homme pour le diagnostic des états anaphylactiques. Chez un sujet ne présentant pas d'hypersensibilité, on injecte dans le derme : — 1° à la face antérieure d'un avant-bras, 1/10 de mL de sérum d'un homme sensibilisé ; — 2° sur l'autre avant-bras, 1/10 de mL de sérum d'un homme non sensibilisé (injection témoin). Le lendemain on injecte exactement aux mêmes points 1/10 de mL de la substance sensibilisante (extraits protéiniques variés, etc.). Le résultat est positif lorsque l'injection d'antigène faite au point où a été injecté le sérum du sujet sensibilisé provoque au bout de 10 minutes en ce point un placard ortié ; celui-ci est entouré d'une zone érythémateuse souvent prurigineuse, de 10 à 40 cm de diamètre. Elle dure d'une demi-heure à une heure.

PRAVAZ (seringue de) (P. Gabriel, fr., 1791-1853) [angl. ***Pravaz's syringe***]. Une des premières seringues utilisées pour les injections hypodermiques : le corps de la seringue était en verre avec une armature métallique et le piston était en métal.

PRAXIE, *s. f.* (gr. *praxis*, action) [angl. ***praxis***]. Coordination normale des mouvements vers le but proposé. V. *apraxie.*

PRÉALBUMINE, *s. f.* [angl. ***prealbumin***] (désuet). Protéine sérique migrant sur l'électrophorèse avant l'albumine et nommée maintenant *transthyrétine* (v. ce terme).

PRÉ-BÊTA-LIPOPROTÉINE, *s. f.* [angl. ***prebetalipoprotein***]. V. *lipoprotéine.*

PRÉBIOTIQUE, *adj.*et *s. m.* (lat. *prae,* avant ; gr. *bios,* vie) [angl. ***prebiotic***]. Aliment fournissant un substrat utilisé par les bactéries endogènes de l'intestin. P. ex. : fibres, certains sucres. V. *probiotique* et *alicament.*

PRÉCANCÉREUX, EUSE, *adj.* [angl. ***precancerous***]. Qui précède le cancer.

PRÉCANCÉROSE CONDYLOMATOÏDE DE UNNA-DELBANCO. Végétations vénériennes géantes et profuses, développées sur une muqueuse ou un tégument infiltrés et se transformant en néoplasme au bout de quelques mois.

PRÉCARENCE, *s. f.* Insuffisance de certaines substances indispensables, agissant à très faibles doses, telles que sels minéraux, acides aminés et surtout vitamines, apportées par la ration alimentaire, cette insuffisance ne se manifestant pas encore d'une façon clinique. — Ce terme est souvent pris dans le sens d'avitaminose latente.

PRÉCHARGE VENTRICULAIRE [angl. ***ventricular preload***] (cardiologie). Tension passive développée dans la paroi du ventricule au moment de son élongation maxima, en fin de diastole. Elle détermine le volume télédiastolique du ventricule et par là, sa performance à la systole suivante. La *p. v.* dépend de plusieurs facteurs, essentiellement de la possibilité de distension du ventricule (compliance) et de l'importance du retour veineux.

PRÉCIPITATION (réaction de) [angl. ***precipitation test***]. V. *immunoprécipitation* et *précipitine.*

PRÉCIPITINE, *s. f.* (Klauss, 1897) [angl. ***precipitin***]. Syn. *anticorps précipitant.* Anticorps soluble formant avec l'antigène correspondant un précipité insoluble, visible. V. *immunoprécipitation.* —***maladie à p.*** V. *complexe immun.*

PRÉCIRRHOSE, *s. f.* [angl. ***precirrhosis***]. Ensemble de signes (troubles gastriques et intestinaux, acholie pigmentaire, urobilinurie, glycosurie alimentaire, etc.) qui précèdent ceux de la cirrhose et qui correspondent à un trouble dans la fonction hépatique.

PRÉCOMA, *s. m.* [angl. ***precoma***]. Phase initiale du coma, au cours de laquelle la conscience est encore conservée, au moins en partie.

PRÉCONDITIONNEMENT, *s. m.* (Murry C., amér., 1986) [angl. ***preconditioning***]. Phénomène expérimental par lequel une brève ischémie du myocarde semble protéger ce dernier contre les effets d'une occlusion coronaire plus prolongée.

PRÉCONSCIENT, *s. m.* (Freud) [angl. ***preconcious***] (psychanalyse). Ensemble des connaissances provisoirement exclues de la conscience, mais qui lui restent néanmoins accessibles, par exemple l'évocation de souvenirs. V. *conscient, inconscient* et *subconscient.*

PRÉCORDIALGIE, *s. f.* (Huchard) [angl. ***precordialgia***]. Toute douleur de la région située devant le cœur.

PRÉCURSEUR, *s. m.* (lat. *prae,* avant ; *cursus,* course) [angl. ***precursor***]. Élément, stade qui précède (dans le développement d'une cellule, la synthèse d'un corps chimique). V. *prépro...*

PRÉDIABÉTIQUE (état). V. *paradiabétique (état).*

PRÉDIASTOLIQUE, *adj.* [angl. ***prediastolic***]. Qui précède la diastole cardiaque.

PRÉDISPOSITION MORBIDE (lat. *prae,* d'avance ; *disponere,* disposer) [angl. ***predisposition***]. État de l'organisme qui le rend apte à contracter facilement une maladie.

PREDNISOLONE, *s. f.* V. *delta-hydrocortisone.*

PREDNISONE, *s. f.* V. *deltacortisone.*

PRÉDOMINANCE VENTRICULAIRE (cardiologie). État du cœur caractérisé sur les dérivations D_1 D_2 et D_3 de l'électrocardiogramme, par l'aspect suivant du complexe ventriculaire : déviation de l'axe électrique de l'onde QRS vers la droite ou vers la gauche et négativité de l'onde T dans les dérivations où l'onde R a la plus grande amplitude (en D_1 et parfois en D_2 en cas de *p. v. gauche ;* en D_3 et parfois en D_2 en cas de *p. v. droite*). L'image de *p. v.* fait généralement partie de l'aspect de l'électrocardiogramme dit d'hypertrophie ventriculaire gauche ; pour certains auteurs *p. v.* et hypertrophie ventriculaire sont synonymes. V. *prépondérance ventriculaire.*

PRÉÉCLAMPSIE, *s. f.* V. *toxémie gravidique.*

PRÉ-EXCITATION VENTRICULAIRE, PRÉ-EXCITATION (syndromes de) [angl. ***preexcitation syndrome***] (cardiologie). V. *Wolf-Parkinson-White (syndrome de)* ; *Clerc, Robert Lévy et Cristesco (syndrome de)* et *Mahaim (fibres de).*

PRÉFRONTAL (syndrome) [angl. ***prefrontal syndrome***]. V. *frontal (syndrome).*

PRÉGNANDIOL, *s. m.* (Marian et Butenandt) [angl. ***pregnandiol***]. Produit d'élimination de la progestérone, dépourvu d'activité, extrait de l'urine des femmes gravides.

PRÉGNANDIOLURIE, *s. f.* (lat : *proegnans,* qui est enceinte) [angl. ***pregnandioluria***]. Présence de prégnandiol dans l'urine.

PRÉGNÉNINOLONE, *s. f.* (Inhoffen et Holweg, 1938) [angl. ***pregneninolone***]. Syn. *éthinyltestostérone.* Produit chimique obtenu par synthèse et possédant des propriétés progestinogènes, œstrogènes et même androgènes.

PRÉGNÉNOLONE, *s. f.* (H. Selye) [angl. ***pregnenolone***]. Hormone extraite du testicule de porc et considérée comme un précurseur chimique des hormones corticosurrénales. Elle aurait une action analogue à celles de l'œstrone, de la progestérone, des hormones corticosurrénales, de la testostérone et même un effet spermatogénétique. V. *testiculaires (hormones).*

PRÉHENSION FORCÉE (phénomène de la) [angl. ***tonic grasping reflex***]. V. *réflexe de préhension* et *grasping-reflex.*

PREISER (maladie de) (P. Georg, all., 1879-1913). V. *Köhler-Mouchet (maladie de) 2°.*

PRÉJUDICE, *s. m.* [angl. ***prejudice***]. Ensemble des conséquences d'un dommage corporel (v. ce terme) sur la situation économique, psychique, professionnelle et personnelle d'un individu. On distingue le ***p. patrimonial*** (comprenant les frais médicaux et pharmaceutiques, les pertes de gain provoquées par une incapacité temporaire et une invalidité) et le ***p. extrapatrimonial*** relatif aux souffrances physiques et morales et comprenant les *p.* esthétique, d'agrément, sexuel, etc. V. *expertise médicale* et *responsabilité sans faute.* — ***p. douloureux.*** V. *pretium doloris.*

PRÉKALLICRÉINE, *s. f.* V. *kallicréinogène.*

PRÉLEUCÉMIQUE, *adj.* [angl. ***preleukaemic***]. Qui précède l'apparition d'une leucémie.

PRÉLUXATION, *s. f.* (Putti). État anatomique d'une articulation caractérisé par des malformations osseuses, capsulaires et musculaires prédisposant à la luxation. V. *malformation luxante de la hanche.*

PRÉMATURÉ, ÉE, *adj.* (lat. *prœmaturus,* qui arrive avant le temps) [angl. ***premature***]. — ***accouchement p.*** Accouchement avant terme (à partir du 6e mois de la grossesse). — *s. m.* ou *f.* Enfant dont la naissance survient entre la 22e et la 37e semaine d'aménorrhée ; son poids est généralement inférieur à 2 200 g.

PRÉMATURITÉ, *s. f.* [angl. ***prematurity***]. Le fait d'être prématuré ; état d'un enfant prématuré.

PRÉMÉDICATION, *s. f.* [angl. ***premedication***]. Administration, avant une intervention chirurgicale ou certaines investigations (cathétérismes) de médicaments destinés à calmer l'angoisse des malades, à diminuer les sécrétions, les besoins en oxygène, les réflexes neurovégétatifs et à préparer l'action des anesthétiques (morphine, barbituriques, atropine, etc.).

PRÉMÉNOPAUSE, *s. f.* [angl. ***premenopause***]. Période précédant la ménopause (v. ce terme), caractérisée par la raréfaction des ovulations (et donc une diminution de la fécondité) et un déficit en progestérone.

PRÉMENSTRUEL, ELLE, *adj.* [angl. ***premenstrual***]. Qui précède les règles. — ***période*** ou ***phase p.*** Période succédant à la phase postmenstruelle, correspondant à l'évolution du corps jaune et à l'adaptation de l'endomètre à la nidation de l'œuf. V. *menstruel (cycle).*

PRÉMENSTRUEL (syndrome) [angl. ***premenstrual syndrome***]. Syndrome observé chez certaines femmes pendant la période qui précède les règles : il est caractérisé cliniquement par une prise de poids notable due à une rétention hydrosaline excessive, par un gonflement douloureux des seins, des maux de tête et par des troubles du comportement : nervosité, anxiété, agressivité, émotivité, dépression... Dans sa pathogénie, complexe, interviennent diverses hormones : les œstrogènes, la progestérone, la prolactine.

PRÉMOLAIRE, *s. f.* (TA *dens premolaris*) [angl. ***premolar***]. Syn *dent prémolaire*. Dent bicuspide, ayant 1 ou 2 racines, située comme son nom l'indique devant les molaires. Les *p.* sont au nombre de 2 par mâchoire. Leur fonction est de broyer les aliments. V. *dent* • ◉ **mandibule** •.

PRÉMONITOIRE, *adj.* (lat. *prae*, avant ; *monere*, avertir) [angl. ***premonitory***]. Se dit des signes qui précèdent parfois l'éclosion d'une maladie épidémique et contagieuse, signes qui, reconnus à temps, permettent de prendre les mesures prophylactiques nécessaires. P. ex. : *diarrhée prémonitoire* du choléra asiatique.

PRÉMONITOIRE D'INFARCTUS (syndrome). V. *état de mal angineux.*

PRÉMUNI, NIE, *adj.* « Qui possède la prémunition, soit naturellement, soit à la suite d'une vaccination prémunisante. P. ex. : vaccination antituberculeuse par le BCG. » (Edm. Sergent).

PRÉMUNITION, *s. f.* (Edm. Sergent, L. Parrot et A. Donatien, 1924) (lat. *prae*, auparavant ; *munire*, munir) [angl. ***premunition***]. — 1° Syn. *immunité d'infection ou de surinfection* (R. Debré et Bonnet, 1927), *immunité non stérilisante, immunité relative* (Pasteur, 1881 ; Plehn, 1901 ; von Wasielewski, 1901-1908), *immunité partielle* (J. Bordet, 1920), *immunité-tolérance*. « État de résistance à toute surinfection d'un organisme déjà infecté. La *p.*, contemporaine de l'infection et cessant avec elle, est conférée par diverses maladies infectieuses chroniques (paludisme, piroplasmoses, tuberculose, syphilis, brucelloses, etc.). La *p.* s'oppose à l'immunité vraie, que caractérise la résistance d'un organisme guéri à toute réinfection et qui, généralement durable, est consécutive à certaines infections aiguës (rougeole, scarlatine, variole, charbon, fièvre typhoïde, etc.) » (Edm. Sergent). — 2° Syn. *prémunisation* (Ch. Nicolle). « Acte par lequel on procure artificiellement cette résistance ; action de prémunir : la vaccination contre la tuberculose par le vaccin BCG est une *p.* » (Edm. Sergent).

PRÉMYCOSIS, *s. m.* Stades évolutifs du mycosis fongoïde qui précèdent l'apparition des tumeurs cutanées caractéristiques.

PRÉNATAL, ALE, *adj.* (lat. *prae*, avant ; *natus*, né) [angl. ***prenatal***]. Syn. *anténatal*. Avant la naissance. — ***diagnostic p.*** V. *diagnostic anténatal ou prénatal.*

PRENDRE EN CHARGE [angl. ***to manage***]. – 1° S'occuper de. – 2° Assumer la responsabilité d'un traitement souvent long, tant du point de vue technique que du côté psychologique et socio-économique. V. *accompagnement*. – 3° Souvent utilisé maintenant comme synonyme de traiter. – 4° Payer pour : prise en charge par la Sécurité sociale de telle affection.

PRÉOBRASCHENSKI (syndrome de) (1904) [angl. ***Beck's syndrome***]. Syn. *ramollissement médullaire antérieur, syndrome de l'artère spinale antérieure.* Syndrome d'ischémie médullaire dû à l'atteinte (presque toujours athéromateuse) des artères nourricières de la région antérieure de la moelle épinière, au niveau cervical, dorsal ou lombaire. Il est caractérisé *anatomiquement* par des lésions de la substance grise des cornes antérieures, des cornes latérales et de la base des cornes postérieures, associées à des lésions de la substance blanche des 3/4 internes des cordons latéraux ; *cliniquement* par la survenue brutale (précédée parfois de troubles moteurs ou sensitifs fugaces) d'une paraplégie ou d'une quadriplégie flasque avec anesthésie totale ou seulement thermo-algésique et troubles sphinctériens. L'*évolution* est généralement favorable, les paralysies régressent en quelques semaines.

PRÉŒSTRUS, *s. m.* [angl. ***preoestrus***]. V. *œstral (cycle).*

PRÉPARANT, ANTE, *adj.* [angl. ***preparatory***]. — ***douleurs préparantes.*** V. *douleurs.* — ***injection p.*** V. *injection.*

PRÉPARATION À L'ACCOUCHEMENT. V. *« accouchement sans douleur ».*

PRÉPARATION MAGISTRALE, PRÉPARATION OFFICINALE. V. *médicament magistral* et *médicament officinal.*

PRÉPATENCE (période de) (lat. *prœ*, devant ; *patere*, être évident) [angl. ***prepatent period***]. Syn. *incubation parasitaire.* Phase d'une affection parasitaire qui s'étend depuis la contamination jusqu'à l'apparition des parasites chez le malade.

PRÉPONDÉRANCE VENTRICULAIRE [angl. ***ventricular preponderance***] (cardiologie). État du cœur caractérisé, sur l'électrocardiogramme, par une déviation simple de l'axe électrique vers la gauche ou vers la droite ; il correspond à des variations purement morphologiques de la position du cœur dans le thorax, ou bien à un début d'hypertrophie d'un des deux ventricules (*p. v.* gauche ou droite). V. *prédominance ventriculaire.*

PRÉPRANDIAL, ALE, *adj.* V. *prandial.*

PRÉPRO... Préfixe désignant un *précurseur* (v. ce terme). P. ex. : *préproendothéline, préprohormone.*

PRÉPROHORMONE, *s. f.* [angl. ***preprohormone***]. Précurseur de prohormone. P. ex. : *préproinsuline*. V. *prohormone.*

PRÉPUCE, *s. m.* (lat. *praeputium*) [angl. ***prepuce***]. Repli cutané recouvrant le gland. V. *circoncision* et *phimosis.* — ***p. du clitoris, p. du pénis*** (TA *preputium clitoridis, preputium penis*).

PRESBYACOUSIE, *s. f.* (gr. *presbus*, vieux ; *akouein*, entendre) [angl. ***presbyacusia***]. Modification de l'ouïe que l'on peut observer chez les vieillards. Ils entendent mieux de loin que de près et perçoivent mieux la voix chuchotée que la voix haute, sans doute parce que l'organe affaibli accommode moins facilement et qu'il est troublé dans son fonctionnement par une trop grande sonorité.

PRESBYOPHRÉNIE, *s. f.* (gr. *presbus*, vieux ; *phrên*, intelligence) [angl. ***presbyophrenia***]. Psychose observée parfois chez les vieillards, surtout du sexe féminin et caractérisée par des angoisses, des hallucinations, des idées délirantes et de persécution, la perte de la mémoire et la difficulté à fixer l'attention. Elle s'accompagne souvent de polynévrite (psychose polynévritique de Korsakoff) et se termine rarement par la guérison.

PRESBYOPIE, *s. f.* (gr. *presbus*, vieux ; *opsis*, vue). V. *presbytie.*

PRESBYTIE, *s. f.* (gr. *presbutês*, vieillard) [angl. ***presbyopia***]. Syn. *presbyopie*. Difficulté de voir nettement, sans fatigue, les objets rapprochés, ayant pour cause la diminution de l'amplitude de l'accommodation, due à la vieillesse. Le *punctum proximum* s'écarte progressivement de l'œil et tend à rejoindre le *punctum remotum.*

PRESCRIPTION, *s. f.* (lat. *praescriptio*) [angl. ***prescription***]. Ensemble des recommandations thérapeutiques faites (en général par écrit : *ordonnance*, v. ce terme) par le médecin à son patient.

PRÉSELLAIRE, *adj.* [angl. ***presellar***]. Qui est situé en avant de la selle turcique.

PRÉSÉNIUM, *s. m.* (lat. *pre*, avant ; *senium*, vieillesse) [angl. ***presenium***]. Période de la vie précédant la vieillesse.

PRÉSENTATION, *s. f.* (lat. *prœsento*, je présente) [angl. ***presentation***] (obstétrique). Partie du fœtus qui, au détroit supérieur, tend à s'engager la première dans la filière pelvienne : ce peut être la tête *(p. céphalique)*, les fesses *(p. du siège)* ; le fœtus peut aussi être placé en travers *(p. transverse)*. V. *position 2°.*

PRÉSENTATION DES ANTIGÈNES [angl. ***antigen presentation***] (immunologie). Fonction des molécules protéiques du *système HLA* (v. ce terme). — Celles de la ***classe I*** se lient aux antigènes de provenance le plus souvent *endogène* (peptides cytosoliques), parfois exogène ; l'ensemble antigène-molécule HLA est alors transporté jusqu'aux lymphocytes cytotoxiques *T-CD 8* et reconnu par eux ; les antigènes sont alors traités par ces lymphocytes. Ces molécules HLA de la classe I sont responsables du *rejet des homogreffes* après transplantation d'organe. — Les molécules de la ***classe II*** présentent les antigènes d'origine *exogène* (peptides bactériens, toxines), internalisés par endocytose ou phagocytose, aux lymphocytes auxiliaires *T-CD 4.* — Ce processus immunologique contribue au rejet du non-soi et à la défense de l'organisme contre les agents infectieux.

PRÉSENTATION BREGMATIQUE [angl. ***bregma presentation***]. V. *présentation du front.*

PRÉSENTATION CÉPHALIQUE [angl. ***cephalic presentation***]. Présentation de beaucoup la plus fréquente (96 %), le fœtus tendant à s'engager par la tête dans le détroit supérieur. La tête peut être fléchie *(présentation du sommet)* ou défléchie *(p. de la face)* ou en position intermédiaire *(p. du front)*. V. ces termes.

PRÉSENTATION DE L'ÉPAULE [angl. ***shoulder presentation***]. V. *présentation transverse.*

PRÉSENTATION DE LA FACE [angl. ***face presentation***]. Présentation céphalique, tête défléchie ; elle est rare (0,15 %). La face est la partie du fœtus qui descend la première, le menton servant de repère pour désigner la variété de position. Le grand axe de la tête occupe presque toujours le diamètre oblique gauche (v. *MIDP* et *MIGA*), exceptionnellement le diamètre oblique droit (v. *MIDA* et *MIGP*). V. également *MIDT* et *MIGT.*

PRÉSENTATION DU FRONT [angl. ***brow presentation***]. Présentation céphalique intermédiaire entre celles de la flexion (*p.* du sommet) et de la déflexion (*p.* de la face). Le nez sert de repère pour définir les variétés de position (naso-iliaques droites antérieure et postérieure, naso-iliaques gauches antérieure et postérieure, naso-iliaques transverses). Cette présentation peut survenir au cours du travail, rendant l'accouchement impossible et l'opération césarienne souvent nécessaire. Elle est heureusement rare. — La variété *bregmatique* (dans laquelle la fontanelle de ce nom sert de repère) est proche de la *p.* en flexion.

PRÉSENTATION OBLIQUE. V. *présentation transverse.*

PRÉSENTATION DU SIÈGE [angl. ***pelvic presentation***]. Présentation dans laquelle le fœtus tend à s'engager au détroit supérieur par l'extrémité pelvienne. Elle est rare (3,7 %). Le siège est dit *complet* quand les jambes sont fléchies sur les cuisses et les cuisses sur l'abdomen ; les membres inférieurs sont repliés devant la présentation, ainsi élargie. Le siège est dit *décompléte mode des fesses* (variété la plus fréquente) quand les membres inférieurs sont allongés, les jambes en extension totale, devant le tronc, les pieds à la hauteur de la tête du fœtus. Le sacrum est pris comme repère. V. *SIGA, SIDP, SIGP, SIDA, SIDT* et *SIGT.*

PRÉSENTATION DU SOMMET [angl. ***vertex presentation***]. Présentation céphalique, tête fléchie, la plus fréquente (95,7 %) et la meilleure. L'occiput est la partie du fœtus qui descend la première et servira de repère pour désigner la variété de position. Le grand axe de la tête s'oriente vers l'un des deux diamètres obliques, le gauche le plus souvent (v. *OIGA* et *OIGP*), le droit plus rarement (v. *OIDP* et *OIDA*) et avec une moindre fréquence, transversalement, en cas de bassin plat (v. *OIGT* et *OIDT*).

PRÉSENTATION TRANSVERSE [angl. ***transverse presentation***]. Syn. *présentation oblique, présentation de l'épaule.* Présentation dans laquelle le fœtus est couché en travers ou en biais, une épaule plus ou moins près du centre de détroit supérieur. Suivant que le dos du fœtus est en avant ou en arrière, on décrit des positions épaule droite dorso-antérieure et dorso-postérieure, épaule gauche dorso-antérieure et dorso-postérieure. Cette présentation, heureusement fort rare (0,3 %) ne permet pas un accouchement spontané. Son évolution naturelle *(épaule négligée* ou *méconnue)* aboutit à la mort du fœtus et à la rupture de l'utérus. Il faut, pendant la grossesse, transformer la présentation par une version, sinon l'opération césarienne sera indispensable.

PRÉSÉROLOGIQUE, *adj.* — ***période p.*** d'une maladie. Période initiale de l'affection considérée, pendant laquelle les réactions sérologiques ne sont pas encore positives (syphilis, sida, etc.). V. *séroconversion.*

PRÉSERVATIF, *s. m.* [angl. ***contraceptive device***]. Manchon de caoutchouc appliqué au niveau de la verge (*p.* masculin ; condom, v. ce terme) ou du col utérin (*p.* féminin : cape cervicale, diaphragme) et destiné à éviter la pénétration du sperme dans la cavité utérine. Le condom sert également à éviter les maladies sexuellement transmissibles. V. *contraceptif.*

PRÉSERVE, *s. f.* (Ekelöf, 1905) [angl. ***preserved food***] (inusité). Terme proposé pour désigner les substances et produits alimentaires qui ont été mis à l'abri de la décomposition par un procédé quelconque : chauffage, salaison, fumage, dessiccation, congélation. — Le mot *conserve* s'appliquerait particulièrement aux aliments stérilisés par la chaleur et gardés dans des récipients clos à l'abri de l'air.

PRÉSOMPTIVES (réactions — de la syphilis) [angl. ***presomptive tests of syphilis***]. Réactions sérologiques de la syphilis exécutées avec des antigènes d'une très grande sensibilité mais dont la spécificité n'est pas absolue. Seules les réponses négatives ont de la valeur. V. *standard (réactions — de la syphilis)* et *syphilis (diagnostic biologique de la).*

PRÉSPHYGMIQUE, *adj.* [angl. ***presphygmic***]. Se dit de la période pendant laquelle le ventricule commence à se contracter sans imprimer encore un mouvement au sang artériel. V. *isométrique.*

PRESSION, *s. f.* [angl. ***pressure***] (kinésithérapie). Mode de massage consistant en un contact plus ou moins appuyé et répété de la main ou d'un doigt sur une partie du corps.

PRESSION ARTÉRIELLE [angl. ***blood pressure***]. V. *tension artérielle.*

PRESSION ARTÉRIELLE MOYENNE [angl. ***mean blood pressure***]. V. *tension artérielle.*

PRESSION ARTÉRIELLE OPHTALMIQUE. V. *pression artérielle rétinienne.*

PRESSION ARTÉRIELLE PULSÉE [angl. ***pulse pressure***]. Anglicisme pour *pression artérielle différentielle.* V. *tension artérielle.*

PRESSION ARTÉRIELLE RÉTINIENNE (PAR) [angl. ***ophthalmic artery pressure***]. Syn. *pression artérielle ophtalmique, PAO.* Pression du sang dans les artères de la rétine. Mesurée à l'ophtalmodynamomètre, la PAR diastolique normale est de 30 à 40 grammes et la systolique de 70 à 75. V. *Baillart (indice rétino-huméral de).*

PRESSION CAPILLAIRE PULMONAIRE [angl. ***wedge pressure***]. Pression mesurée au cours du cathétérisme des cavités droites du cœur et de l'artère pulmonaire, lorsque l'extrémité de la sonde est bloquée dans une artériole pulmonaire. Cette pression est égale à celle des veines pulmonaires et de l'oreillette gauche. La pression capillaire moyenne est de 5 mm Hg (mx 7, mn 2). La *p.c.p.* est anormalement élevée dans les cardiopathies gauches (rétrécissement mitral, gêne à l'évacuation ou insuffisance du ventricule gauche) et dans les cardiopathies congénitales à shunt gauche-droite important et à résistances pulmonaires normales. V. *PAPO.*

PRESSION INTRA-OCULAIRE [angl. ***intraocular tension***]. Syn. *tension oculaire, ophtalmotonus.* Pression existant à l'intérieur du globe oculaire et assurant la tonicité de ses parois. Elle est due à la présence de l'humeur aqueuse dans les chambres antérieure et postérieure de l'œil. On la mesure avec un tonomètre : elle est normalement de 10 à 20 mmHg ; elle est élevée dans le glaucome.

PRESSION ONCOTIQUE [angl. ***oncotic pressure***]. V. *oncotique (pression).*

PRESSION OSMOTIQUE [angl. ***osmotic pressure***]. V. *osmose* et *osmotique (pression).*

PRESSION PARTIELLE D'UN GAZ [angl. ***partial tension of a gaz***]. Pression exercée par ce gaz considéré isolément au sein d'un mélange gazeux (p. ex. air) ou liquide (p. ex. sang). Ainsi la pression partielle de l'oxygène dans l'air à la pression atmosphérique de 760 mm de Hg est de 21 % de 760 (l'air contient 21 % d'oxygène), c.-à-d. de 159,6 mm de Hg.

PRESSION PARTIELLE EN GAZ CARBONIQUE. V. PCO_2.

PRESSION PARTIELLE EN OXYGÈNE. V. *pression partielle d'un gaz* et PO_2.

PRESSION POSITIVE RÉSIDUELLE EXPIRATOIRE (PEEP) [angl. ***Positive End-Expiration Pressure, PEEP***]. Méthode utilisée dans les techniques de ventilation artificielle et consistant à maintenir, grâce à une soupape réglable, une pression positive en fin d'expiration.

PRESSION PULSÉE. V. *tension artérielle différentielle* à l'article : *tension artérielle.*

PRESSION VEINEUSE [angl. ***venous pressure***]. Pression exercée par le sang sur les parois des veines. — La ***p. v. périphérique*** mesurée par ponction d'une veine du pli du coude sur le sujet couché est normalement de 3 à 12 cm d'eau. — La ***p. v. centrale*** *(PVC)* est celle, mesurée par cathétérisme, qui règne dans l'oreillette droite et les veines caves près de leurs embouchures.

PRESSOTHÉRAPIE, *s. f.* [angl. ***pressure therapy***]. Utilisation thérapeutique d'appareils employant la compression pneumatique ou (autrefois) mercurielle pour le drainage de certains œdèmes.

PRESTATIONS FAMILIALES. Versement par les caisses d'allocations familiales de sommes d'argent destinées à aider les familles à couvrir les charges qu'elles supportent. Ce sont : — 1° les ***p. générales d'entretien*** (allocations familiales, complément familial, allocation de soutien familial, allocation de parent isolé). — 2° les ***p. liées à la naissance*** (allocation pour jeune enfant, *a.* parentale d'éducation, *a.* de garde d'enfant à domicile). — 3° les ***p. à affectation spéciale*** (allocation d'éducation spéciale, *a.* de logement, *a.* de rentrée scolaire). V. *organisme social.*

PRÉSURE, *s. f.* (lat. *presura,* participe de *prendere,* prendre) [angl. ***rennet***]. Matière extraite du quatrième estomac ou caillette du veau et des jeunes ruminants, uniquement nourris de lait : elle contient en grande quantité le *ferment lab,* qui caille le lait.

PRÉSYNAPTIQUE, *adj.* [angl. ***presynaptic***]. Qui est situé en amont d'une synapse (v. ce terme *1°*).

PRÉSYSTOLE, *s. f.* (lat. *prae,* avant ; systole) [angl. ***presystole***]. Moment qui précède immédiatement la systole ventriculaire, c'est-à-dire le 1er bruit du cœur. — La *p.* correspond à la contraction des oreillettes ou atriums et serait mieux nommée *systole auriculaire* (ou *atriale*).

PRÉSYSTOLIQUE, *adj.* [angl. ***presystolic***]. Se dit des bruits qui coïncident avec la contraction des oreillettes (ou atriums) et précèdent immédiatement la systole ventriculaire (c.-à-d. le 1er bruit du cœur). P. ex. : *souffle présystolique* du rétrécissement mitral. V. *Duroziez (onomatopée de).*

PRETIUM DOLORIS (en lat. prix de la douleur). Syn. *préjudice douloureux, souffrances endurées.* Appréciation des souffrances endurées depuis un accident jusqu'à la date de consolidation. Sa cotation est chiffrée dans le but d'indemniser un préjudice (v. ce terme).

PRÉVALENCE, *s. f.* (terme remplaçant celui de *fréquence globale* : Organisation mondiale de la santé, 1966) [angl. ***prevalence***] (épidémiologie). « Nombre de cas de maladies ou de malades, ou de tout autre événement tel qu'un accident, dans une population donnée, sans distinction entre les cas nouveaux et les cas anciens. Elle peut être exprimée en chiffre absolu ou, plus souvent, en proportion par rapport au nombre d'individus. La *p.* est toujours précisée dans le temps » (Monnerot-Dumaine). V. *incidence.*

PRÉVENTION, *s. f.* (lat. *prævenire,* prendre les devants) [angl. ***prevention***]. Ensemble des mesures destinées à éviter la survenue d'accidents, ou bien l'apparition *(p. primaire)* ou l'aggravation *(p. secondaire)* de maladies, ainsi que des moyens dont le but est d'en limiter les séquelles *(p. tertiaire).* V. *dépistage, médecine préventive* et *réadaptation.*

PRÉVENTORIUM, *s. m.* (lat. *praeventor,* celui qui précède) [angl. ***preventorium***]. Établissement hébergeant des sujets, surtout des enfants et des adolescents, chez lesquels la primo-infection tuberculeuse a été dépistée de bonne heure par une cutiréaction positive, c'est-à-dire avant l'apparition de la tuberculose-maladie. V. *aérium* et *sanatorium.*

PRÉVERTÈBRE, *s. f.* V. *métamère.*

PRÉVÉSICAL, ALE, *adj.* [angl. ***prevesical***]. Situé en avant de la vessie. — ***espace p.*** V. *Retzius (espace de).*

PRÉVOST (phénomène de) (1868) [angl. ***Prévost's sign***]. Déviation conjuguée de la tête et des yeux observée dans le coma hémiplégique à la suite de l'ictus apoplectique. V. *déviation conjuguée des yeux* et *Vulpian et Prévost (loi de).*

PRF. V. *facteur déclenchant la sécrétion de prolactine.*

PRH. Abréviation de l'angl. ***Prolactin Releasing Hormone***. V. *facteur déclenchant la sécrétion de prolactine.*

PRIAPISME, *s. m.* (gr. *Priapos,* Priape, membre viril) [angl. ***priapism***]. Érection violente, prolongée, souvent douloureuse, née sans appétit sexuel et n'aboutissant à aucune éjaculation. Elle est soit ***primitive,*** soit d'origine ***neuromusculaire :*** *médicamenteuse :* (injections intracaverneuses, neuroleptiques, psychotropes), *toxique, traumatique* ou *tumorale,* soit d'origine ***hématologique*** (syndromes myéloprolifératifs, drépanocytose, coagulopathies).

PRIBRAM (méthode de) (P. Bruno, all., né en 1887) [angl. ***Pribram's method***]. Injection dans les voies biliaires, après cholécystostomie ou cholécystectomie, d'un mélange alcool-éther, puis d'huile d'olive, dans le but de ramollir un calcul biliaire resté en place et de faciliter son évacuation par les voies naturelles (désuète).

PRICE-JONES (courbe de) (P.-J. Cecil, brit., 1863-1943) [angl. ***Price-Jones' curve***]. Courbe en cloche obtenue en portant en abscisse le diamètre et en ordonnée le nombre des hématies. Elle permet d'apprécier l'importance de l'anisocytose (v. ce terme).

PRICK TEST, *s. m.* (anglicisme) (angl. *prick,* piqûre d'aiguille ; *test,* épreuve). Épreuve destinée à rechercher une hypersensibilité immédiate. C'est une variante de la cuti-réaction effectuée en piquant l'épiderme de la face antérieure de l'avant-bras avec une aiguille à pointe courte, à travers une goutte de solution d'allergène.

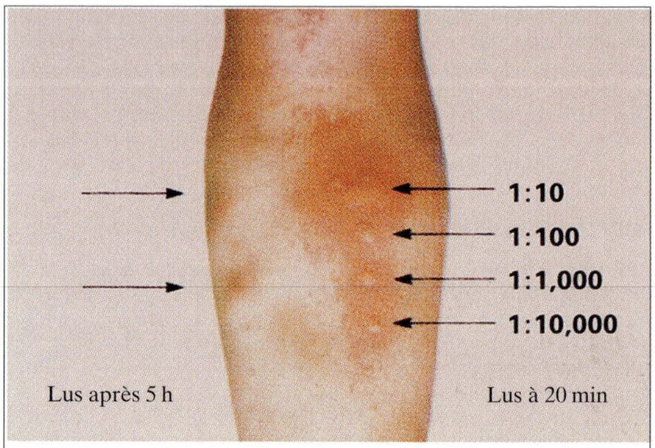

Prick tests

PRIÈRE MAHOMÉTANE (signe de la). Position genu-pectorale que prennent, pour soulager leur dyspnée, les malades atteints de péricardite avec grand épanchement.

PRIMIGESTE, *adj.* et *s. f.* (lat. *primus,* premier ; *gestare,* porter) [angl. ***primigravida***]. Femme enceinte pour la première fois.

PRIMIPARE, *adj.* [angl. ***primiparous***] et *s. f.* [angl. ***primipara***] (lat. *primus,* premier ; *parere,* enfanter). Femme qui accouche pour la première fois.

PRIMITIF, IVE, *adj.* Syn. *essentiel, idiopathique.* Sans cause décelable, survenant d'emblée. S'oppose à secondaire. V. *cancer.*

PRIMO-INFECTION, *s. f.* [angl. ***primary phase***]. Envahissement de l'organisme par un microbe, pour la première fois.

PRIMOVACCINATION, *s. f.* [angl. ***first vaccination***]. Première administration de vaccin.

PRINGLE (adénome sébacé de type) (P. John, brit., 1890) [angl. ***Pringle's disease***]. V. *adénomes sébacés symétriques de la face.*

PRINS (Jorn Koch, danois, 1989). Acronyme de l'angl. ***PRimed IN Situ labeling.*** Technique d'identification ou d'analyse chromosomique *in situ* associant la grande spécificité d'une PCR (voir ce terme à *amplification génique*) à la localisation cytologique de séquences-cibles. V. *FISH.*

PRINZMETAL (angor type) (P. Myron, amér., 1959). V. *angor type Prinzmetal.*

PRION, *s. m.* (S. Prusiner, amér., 1982, prix Nobel 1997) (de l'angl. *proteinaceous infection particle*) [angl. ***prion***]. Particule infectieuse constituée d'une molécule protéique autoréplicable revêtue d'une surface hydrophobe et dépourvue d'acide nucléique (ce n'est donc pas un virus). Elle a été identifiée comme l'agent de la scrapie ; certains groupent *p.* et viroïdes sous l'appellation de pseudovirus. Les prions sont à l'origine de certaines maladies dites autrefois à virus lents. Les maladies à *p.* pourraient être transmises par le sang. V. *PrP, pseudovirus, viroïdes, virinos* et *virus lents (maladies dites à).*

PRIST. Abréviation de l'angl. ***Paper Radio Immuno Sorbent Test***. V. *RIST.*

PRISTINAMYCINE, *s. f.* (DCI) [angl. ***pristinamycin***]. V. *macrolides.*

PRL (Riddle O., 1932). Abréviation de *prolactine* (v. ce terme).

PRO. Symbole de la *proline.*

PRO DIE. Locution latine signifiant : par jour.

PRO PARTE. Locution latine signifiant : en partie, pour une part.

PRO-UROKINASE (pro-UK), *s. f.* V. *Scu-PA.*

PRO-ACCÉLÉRINE, *s. f.* (Owren, 1947) [angl. ***proaccelerin***]. V. *accélérine.*

PRO-ALVÉOLIE, *s. f.* Malformation consistant en une inclinaison antérieure anormale des alvéoles des dents incisives. Elle peut être supérieure, inférieure ou double (biproalvéolie). V. *rétroalvéolie.*

PRO-ANTIGÈNE, *s. m.* Substance de faible poids moléculaire qui peut se comporter comme un antigène après sa fixation sur une protéine du sujet chez lequel elle a été introduite.

PROBABILISTE, *adj.* [angl. ***probability***]. V. *traitement.*

PROBANT, *s. m.* [angl. ***propositus***] (génétique). Syn. *propositus.* Sujet malade qui est le point de départ d'une enquête familiale sur sa maladie.

PROBIOTIQUE, *adj.*ets. *m* (gr. *pro*, pour ; *bios*, vie). Aliment apportant une bactérie nouvelle directement dans l'intestin, de manière à en modifier l'équilibre de la flore. P. ex. : lactobacilles, bifidobactéries. V. *alicament* et *prébiotique.*

PROCAÏNISATION, *s. f.* Syn. *novocaïnisation.* Emploi thérapeutique de la procaïne (ou Novocaïne®) pour anesthésier une région ou pour paralyser temporairement un nerf ou un ganglion nerveux.

PROCARYOTE, *adj.* [angl. ***prokaryotic***]. Se dit des organismes *unicellulaires* dont le noyau est dépourvu de membrane et réduit à un seul chromosome. — *s. m.* [angl. ***Procaryote, Prokaryote***]. Le règne des *P.* comprend les *bactéries* (ou *Schizomycètes*) et les algues bleues (ou *Schizophycètes*). Les bactéries se subdivisent en divers embranchements : *Ténéricutes, Firmicutes* et *Gracillicutes.* V. *eucaryote* et *protiste.*

PROCESSUS, *s. m.* (lat. *procedere*, s'avancer) [angl. ***process***]. — 1° (anatomie) (TA *processus*). Syn. moderne (pro parte) d'*apophyse.* Saillie osseuse. — 2° Évolution d'une série de phénomènes ou de lésions anatomiques se rapportant à une maladie.

PROCHÉILIE, *s. f.* (gr. *pro*, en avant ; *kheilos*, lèvre) [angl. ***procheilia***]. Malformation consistant en une position avancée d'une lèvre. V. *rétrochéilie.*

PROCIDENCE, *s. f.* (lat. *procidere*, tomber) [angl. ***prolapse***]. Extériorisation d'un organe ou d'un membre. P. ex. : *p. du rectum.* — En obstétrique : ***p. du bras, du cordon*** [angl. ***prolapse of the umbilical cord***]. Descente du bras, du cordon (v. *procubitus, 1°*), au-devant de la partie fœtale qui se présente.

PROCLIVE, *adj.* (lat. *pro*, avant ; *clivis*, pente). Dirigé ou projeté en avant.

PROCOLIS, *s. m.* (lat. *pro*, en avant ; *collum*, cou) Variété de torticolis dans laquelle la tête est projetée en avant.

PROCONSULAIRE (cou) (de Saint-Germain). Tuméfaction considérable de la région cervicale, effaçant la délimitation du cou et de la mâchoire et rappelant l'aspect du buste du proconsul romain Vitellius. Elle est due à une adénopathie intense avec infiltration des tissus voisins. On l'observait dans le cas de diphtérie maligne.

PROCONVERTINE, *s. f.* [angl. ***proconvertin***]. V. *convertine.*

PROCRÉATION MÉDICALEMENT ASSISTÉE [angl. ***medically assisted procreation***]. Traitement de l'infertilité comprenant l'*insémination intra-utérine*, la *fécondation in vitro* et ses variantes (v. ces termes, *GIFT* et *ZIFT*).

PROCRÉATIQUE, *s. f.* [angl. ***procreatics***]. Ensemble des techniques relatives à la procréation artificielle.

PROCRITIQUE, *adj.* (gr. *pro*, avant ; *krisis*, crise) [angl. ***procritical***]. Se dit de la période qui précède immédiatement la crise d'une maladie.

PROCTALGIE, *s. f.* (gr. *prôktos*, anus ; *algos*, douleur) [angl. ***proctalgia***]. Névralgie anale.

PROCTECTOMIE, *s. f.* (gr. *prôktos*, anus ; *ektomê*, ablation) [angl. ***proctectomy***]. Résection d'un lambeau de la paroi de l'ampoule rectale, le plus souvent de la paroi postérieure *(p. postérieure)* pour remédier au prolapsus du rectum.

PROCTITE, *s. f.* (gr. *prôktos*, anus) [angl. ***proctitis***]. Inflammation du rectum.

PROCTOCÈLE, *s. f.* (gr. *prôktos*, anus ; *kêlê*, hernie) [angl. ***proctocele***]. Syn. *proctoptose.* Chute du rectum.

PROCTOCLYSE, *s. f.* (gr. *prôktos*, anus ; *kluzein*, laver). Lavement. — ***p. continue*** [angl. ***proctoclysis***]. Syn. *goutte-à-goutte rectal.* Administration d'un liquide isotonique par voie rectale, à l'aide d'un dispositif spécial qui ne le laisse passer que goutte à goutte.

PROCTOLOGIE, *s. f.* (gr. *prôktos*, anus ; *logos*, discours) [angl. ***proctology***]. Partie de la médecine traitant des maladies de l'anus et du rectum.

PROCTOPEXIE, *s. f.* (gr. *prôktos*, anus ; *pêxis*, fixation). V. *rectopexie.*

PROCTOPLASTIE, *s. f.* (gr. *prôktos*, anus ; *plassein*, former) [angl. ***proctoplasty***]. Opération autoplastique qui a pour but de remettre et de fixer à sa place normale un anus ectopique (chirurgie infantile).

PROCTOPTOSE, *s. f.* (gr. *prôktos*, anus ; *ptôsis*, chute) [angl. ***proctoptosis***]. V. *proctocèle.*

PROCTORRHÉE, *s. f.* (gr. *prôktos*, anus ; *rhein*, couler) [angl. ***proctorrhoea***]. Écoulement muqueux par l'anus.

PROCTOSCOPIE, *s. f.* (gr. *prôktos*, anus ; *skopein*, examiner) [angl. ***proctoscopy***]. Examen de l'anus et du rectum à l'aide d'un anuscope ou d'un rectoscope.

PROCTOTOMIE, *s. f.* (gr. *prôktos*, anus ; *tomê*, section) [angl. ***proctotomy***]. Opération portant sur l'anus et le rectum, destinée à en combattre le rétrécissement. V. *rectotomie.*

PROCUBITUS, *s. m.* (en latin : couché au-devant). — 1° (obstétrique). Chute du cordon ombilical (procidence du cordon) au-devant de la partie fœtale qui se présente ; la poche des eaux étant encore intacte, le cordon repose sur les membranes qui arrêtent sa descente. — 2° [angl. ***ventral decubitus***]. Attitude du corps couché sur le ventre (décubitus ventral).

PRODROGUE, *s. f.* (de l'angl. *prodrug*). Syn. *bioprécurseur.* Médicament devant subir une transformation biologique avant d'exercer son action sur l'organisme. C'est le précurseur du produit actif.

PRODROME, *s. m.* (gr. *pro*, devant, en avant ; *dromos*, course) [angl. ***prodrome***]. Signe avant-coureur d'une maladie. État de malaise qui précède souvent une maladie. V. *aura.*

PRODUCTION SUBLINGUALE. V. *subglossite diphtéroïde.*

PRODUIT (double) [angl. ***tension-time index***] (cardiologie). Chiffre obtenu en multipliant la fréquence cardiaque par la pression artérielle systolique systémique. Il serait représentatif de la consommation en oxygène du myocarde.

PRODUIT SANGUIN [angl. ***blood product***]. Substance extraite du sang. — Les ***p. s. stables*** (albumine, immunoglobulines, facteurs de coagulation) sont appelés *médicaments dérivés du sang*, contrairement aux ***produits labiles*** (concentrés globulaires, de plaquettes, sang total).

PRODUIT SOUS CACHET. Spécialité pharmaceutique qui bénéficiait d'une autorisation du ministre de la Santé selon la loi française du 11 septembre 1941 (visa). Ce visa accordait au premier déposant une exclusivité d'exploitation de six ans sous un nom de marque. Cependant, pendant cette période, un médicament similaire, le *produit sous cachet*, pouvait être exploité sans nom de marque. Ce statut a été supprimé par l'ordonnance du 4 février 1959.

PROENCÉPHALE, *s. m.* (I. G. St-Hilaire) (gr. *pro*, devant ; *enképhalos*, encéphale) [angl. ***proencephalus***]. Monstre exencéphalien chez lequel l'encéphale fait saillie en grande partie hors de la boîte crânienne par une ouverture de la région frontale.

PRO-ENZYME, *s. f.* V. *zymogène.*

PRO-ÉRYTHROBLASTE, *s. m.* [angl. ***proerythroblast***]. Dans la lignée cellulaire formatrice des globules rouges, stade intermédiaire entre les progéniteurs (v. ce terme) issus de la cellule souche et l'érythroblaste. Son protoplasme est hyperbasophile • 👁 **hématie, érythroblaste •**.

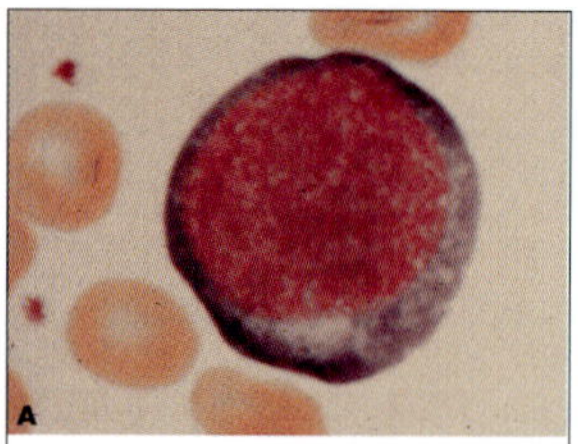

Pro-érythroblaste

PRŒTZ (méthode de) (P. Arthur, amér., 1888-1966) [angl. ***Proetz's treatment***]. Procédé de désinfection des fosses nasales permettant de faire pénétrer un liquide bactéricide dans certains sinus de la face inaccessibles à la ponction. Une dépression créée dans les fosses nasales, préalablement remplies du liquide, aspire l'air des sinus et permet au liquide de le remplacer dans la cavité, la tête ayant été placée en position déclive correcte.

PROFESSIONS MÉDICALES. V. *santé (professions de)*.

PROFESSIONS PARAMÉDICALES. V. *santé (professions de)*.

PROFESSIONS DE SANTÉ. V. *santé (professions de)*.

PROFIBRINOLYSINE, *s. f.* [angl. ***profibrinolysin, plasminogen***]. Syn. *plasminogène, plasminogène-proactivateur (PP)*. Enzyme existant normalement dans le plasma à l'état inactif et pouvant être transformée en fibrinolysine active sous l'influence d'une kinase d'origine tissulaire (kinase sécrétée par les parois vasculaires lorsque la fibrine s'y dépose, lysokinase ou fibrinokinase, abondante surtout dans le poumon, l'utérus et la prostate ; urokinase) ou bactérienne (streptokinase). L'union profibrinolysine-kinase est parfois appelée *complexe plasminogène-kinase*. Le sang contient 15 à 20 mg de *p.* pour 100 mL. V. *lipoprotéine* et *activateur tissulaire du plasminogène*.

PROFICHET (syndrome de) (P. Georges, fr., 1890). Nodosités calcaires sous-cutanées localisées aux grosses articulations et aux doigts. Leur origine est inconnue. V. *calcinose*.

PROFUS, USE, *adj.* [angl. ***profuse***]. Abondant. — *sueurs p., diarrhée p.*

PROGENÈSE, *s. f.* (R. Turpin, 1954) (gr. *pro*, devant ; *génésis*, génération). Influence des facteurs préconceptionnels héréditaires et non héréditaires sur le développement de l'enfant.

PROGÉNIE, *s. f.* (gr. *pro*, en avant ; *généion*, menton) [angl. ***progenia***]. Malformation consistant en une situation avancée du menton. V. *rétrogénie* et *latérogénie*.

PROGÉNITEUR, *s. m.* [angl. ***progenitor cell, colony forming unit, CFU***]. Cellule hématopoïétique provenant de la cellule souche. Les *p. lymphoïdes* sont les précurseurs des lymphocytes B et T. Dans la moelle, on distingue pour la lignée granuleuse et macrophagique les *CFU-GM* et pour la lignée érythrocytaire les progéniteurs précoces (*BFU-E* : ***Burst Forming Unit Erythroid*** en angl.) puis les *CFU-E*. Ces progéniteurs érythroïdes se transforment en érythrocytes sous l'effet de facteurs de maturation ou CSF [angl. ***Colony Stimulating Factors*** : *v. ce terme*] en passant par les stades d'érythroblaste immature (proérythroblaste, é. basophile, é. polychromatophile) puis d'é. mature.

PROGÉRIA, *s. f.* ou **PROGÉRIE**, *s. f.* (Hutchinson, 1886 ; Hastings Gilford, 1904) (gr. *pro*, indiquant l'antinomie ; *géraïos*, vieux) [angl. ***progeria***]. Syn. *nanisme sénile* (Variot et Pironneau, 1910), *syndrome de Gilford* ou *d'Hutchinson-Gilford*. Variété familiale de nanisme avec insuffisance des glandes génitales, dans lequel l'aspect général de l'individu, au lieu de rappeler l'enfant, fait au contraire penser au vieillard : amaigrissement, chute des cheveux, atrophie et pigmentation de la peau, faciès vieillot et ridé avec nez en bec d'oiseau et menton effacé, athérome artériel. La mort survient vers l'âge de 16 ans. Peut-être s'agit-il d'une affection héréditaire à transmission autosomique récessive. V. *géromorphisme cutané, gérodermie génito-dystrophique, laminopathie* et *Cockayne (syndrome de)*. — ***p. de l'adulte.*** V. *Werner (syndrome de)*.

PROGESTATIF, IVE, *adj.* (lat. *pro*, en faveur de ; *gestare*, porter) [angl. ***progestogen***]. Syn. *progestinogène, progestogène*. Qui provoque la transformation prégravidique de la muqueuse utérine (endomètre). — *s. m.* Ensemble de substances stéroïdes (v. *stéroïdes, hormones*) comprenant la progestérone et des dérivés naturels et synthétiques ayant des effets analogues.

PROGESTÉRONE, *s. f.* [angl. ***progesterone***]. Syn. *hormone progestinogène* ou *progestative, progestine, lutéine* (désuet). Hormone découverte en 1934, provenant du corps jaune de l'ovaire pendant la seconde phase du cycle ovarien (phase lutéinique) et pendant la grossesse ; elle est produite également par le placenta et, en faible quantité, par le testicule et la corticosurrénale. La *p.* a une action anti-œstrogène (elle arrête la prolifération de la muqueuse utérine et supprime la sécrétion de la glaire cervicale) et anti-androgène. La sécrétion est contrôlée par les gonadostimulines hypophysaires. Son rôle physiologique est de transformer la muqueuse utérine, hyperplasiée par la folliculine, en « endomètre prégravidique » et de favoriser la fixation et le développement de l'œuf fécondé. Elle rend en outre possible l'évolution de la grossesse par son action inhibitrice sur la contractilité et la tonicité du muscle utérin. V. *antiprogestérone*.

PROGESTINE, *s. f.* V. *progestérone*.

PROGESTINOGÈNE, *adj.* V. *progestatif*.

PROGESTOGÈNE, *adj.* V. *progestatif*.

PROGESTOMIMÉTIQUE, *adj.* (lat. *pro*, en faveur de ; *gestare*, porter ; gr. *mimêtikos*, imitateur) [angl. ***progestomimetic***]. Syn. *lutéomimétique, lutéinomimétique*. Dont l'action est semblable à celle de la progestérone.

PROGLOTTIS, *s. m.* (gr. *pro ; glôttis*, languette) [angl. ***proglottid***]. Anneau de taenia. V. ce terme et *strobile*.

PROGNATHISME, *s. m.* (gr. *pro*, en avant ; *gnathos*, mâchoire) ou **PROGNATHIE**, *s. f.* [angl. ***prognathism***]. Disposition générale de la face telle que, vues de profil, l'une des mâchoires ou les deux mâchoires semblent projetées en avant de la ligne verticale abaissée de la racine du nez. Le *p.* peut être *supérieur, inférieur* ou *total*. V. *rétrognathie*.

PROHORMONE, *s. f.* [angl. ***prohormone***]. Précurseur d'hormone. P. ex. : *proinsuline*. V. *préprohormone*.

PRO-INFLAMMATOIRE, *adj.* (lat. *pro*, pour) [angl. ***proinflammatory***]. Qui favorise ou provoque l'inflammation. — *cytokines p. :* les interleukines IL-1 et IL-6, le TNFα.

PRO-INSULINE, *s. f.* [angl. ***proinsulin***]. V. *insuline*.

PROJET D'ÉTABLISSEMENT [angl. ***hospital project***]. Document prospectif consacré à la politique à long terme et aux orientations futures d'un établissement de santé, et aux moyens d'y parvenir.

PROLABÉ, BÉE, *adj.* [angl. ***prolapsed***]. Se dit d'un organe déplacé de haut en bas (atteint de prolapsus).

PROLACTINE, *s. f.* (Riddle ; Gardner et Turner, 1933 ; Friesen, 1971 ; Lewis, 1971) (lat. *pro*, pour ; *lac*, lait) [angl. ***prolactin***]. Syn. *hormone galactogène, lactostimuline, PRL*. Hormone polypeptidique provenant du lobe antérieur de l'hypophyse, de poids moléculaire de 22 000 d ; après l'accouchement, elle déclenche la sécrétion lactée et maintient l'arrêt des règles (elle provoque l'anovulation). Elle semble jouer un rôle dans la sécrétion de la progestérone. Sa production est freinée par de nombreux agents pharmacologiques (dopamine, GABA, bromocriptine, etc.) et par un facteur inhibiteur issu de l'hypothalamus. V. *facteur inhibant la sécrétion de prolactine, facteur déclenchant la sécrétion de prolactine, gonadostimuline* et *hyperprolactinémie*.

PROLACTINÉMIE, *s. f.* Présence et taux de la prolactine dans le sang. Son taux normal est de 2 à 15 ng/mL ou 0,08 à 6 nmol/L.

PROLACTINOME, *s. m.* [angl. ***prolactinoma***]. Tumeur hypophysaire (en général adénome chromophobe), sécrétant de la prolactine (v. ce terme). Elle se manifeste par le syndrome aménorrhée-galactorrhée (v. ce terme) et des céphalées.

PROLAN, *s. m.* (Zondek et Aschheim, 1928) (lat. *proles*, lignée) [angl. ***prolan, chorionic gonadotropin***]. V. *gonadostimuline*.

PROLANÉMIE, *s. f.* [angl. ***prolanaemia***]. Présence de prolans dans le sang.

PROLANURIE, *s. f.* [angl. ***prolanuria***]. Présence de prolans dans l'urine.

PROLAPSUS, *s. m.* (lat. *pro,* en avant ; *labi,* tomber) [angl. ***prolapse***]. Chute ou abaissement d'un organe ou d'une partie d'organe, par suite du relâchement de ses moyens de fixité *(p. de l'utérus, du rectum).*

PROLAPSUS DU CORDON pendant l'accouchement. V. *procidence* et *procubitus 1°.*

PROLAPSUS MITRAL [angl. ***mitral valve prolapse***]. Bombement d'une valve mitrale dans l'oreillette (ou atrium) gauche au moment de la systole ventriculaire. Il peut être dû à la rupture ou à l'allongement des cordages mitraux ou au dysfonctionnement des piliers sur lesquels ils s'insèrent, il se traduit souvent par une insuffisance mitrale. Il peut être dû aussi à la dégénérescence myxoïde des valves : v. *ballonnement de la valve mitrale.*

PROLAPSUS DE LA VALVE MITRALE -CLIC (syndrome). V. *ballonnement ou ballonnisation de la valve mitrale.*

PROLIDASE, *s. f.* [angl. ***prolidase***]. V. *proline-dipeptidase.*

PROLIFÈRE (kyste) (Cornil et Ranvier), **PROLIGÈRE (kyste)** (Pozzi). V. *cystoépithéliome.*

PROLIGÈRE, *adj.* (lat. *proles*, descendance, famille ; *gerere*, porter) [angl. ***proligerous***]. Porteur de germes (se dit d'un élément anatomique et non d'une personne). V. *hydatique (sable).*

PROLINASE, *s. f.* [angl. ***prolinase***]. V. *prolyldipeptidase.*

PROLINE, *s. f.* (Fischer, 1901). (Symbole **Pro** ou **P**) [angl. ***proline***]. Acide aminé non essentiel, constituant des protéines, abondant dans le collagène. V. *hyperprolinémie* et *proline-dipeptidase.*

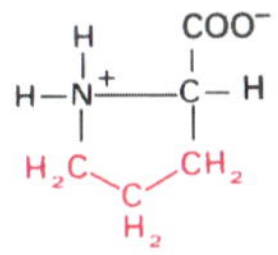

Proline

PROLINE-DIPEPTIDASE, *s. f.* [angl. ***proline dipeptidase***]. Syn. *prolidase.* Enzyme catalysant l'hydrolyse des peptides comportant une molécule de proline à leur extrémité C. — ***déficit en p.*** Affection héréditaire à transmission autosomique récessive se manifestant dès l'enfance par des lésions cutanées chroniques (ulcères, atrophie, placards inflammatoires) parfois associées à des anomalies morphologiques et un retard mental. Les urines contiennent des iminopeptides.

PROLYLDIPEPTIDASE, *s. f.* [angl. ***prolylpeptidase***]. Syn. *prolinase.* Enzyme sécrétée par la muqueuse intestinale et qui a pour effet de détacher un acide aminé, la proline, des polypeptides qui le renferment. C'est un des constituants de l'érepsine.

PROMANDIBULIE, *s. f.* Syn. *prognathisme inférieur, prognathisme mandibulaire.* V. *prognathisme.*

PROMASTOCYTE, *s. m.* Cellule du tissu conjonctif, intermédiaire entre l'histioblaste et la mastocyte.

PROMÉGALOBLASTE, *s. m.* [angl. ***promegaloblast***]. Grande cellule de 25 à 35 µm de diamètre, à gros noyau arrondi ; c'est la cellule souche de la série mégalocytaire (v. ce terme). Elle dérive directement de l'hémocytoblaste et donne naissance au mégaloblaste (ou érythroblaste de grande taille).

PROMM. Acronyme anglais pour *Proximal Myotonic Myopathy* (myopathie proximale myotonique). V. *myotonie atrophique.*

PROMONOCYTE, *s. m.* [angl. ***promonocyte***]. Grande cellule à noyau irrégulier, présente dans la moelle osseuse, intermédiaire entre le monoblaste dont elle dérive et le monocyte auquel elle donne naissance.

PROMONTOIRE, *s. m.* [angl. ***promontory***]. — 1° En obstétrique, saillie sur le bassin de l'angle sacrovertébral. — 2° Saillie osseuse de la paroi interne de la caisse du tympan. — 3° (Scarpa). V. *éperon.*

PROMOTEUR, *s. m.* [angl. ***promoter***]. — 1° Séquence d'ADN précédant le gène et sur laquelle vont se fixer des complexes protéiques comme la *boîte TATA* (v. ce terme) : c'est à cet endroit que l'ARN-polymérase va déclencher la transcription du gène. — 2° En *recherche biomédicale* (v. ce terme), « personne physique ou morale prenant l'initiative de la recherche biomédicale sur l'être humain ».

PROMOTION DE LA SANTÉ [angl. ***health promotion***]. Ensemble des initiatives destinées à améliorer l'état sanitaire des populations.

PROMYÉLOCYTE, *s. m.* [angl. ***promyelocyte***]. Myélocyte jeune, forme intermédiaire entre le myéloblaste et le myélocyte. Il mesure 20 µm de diamètre ; son protoplasme se charge de granulations éosino-, baso- ou neutrophiles ; il se trouve dans la moelle osseuse • 👁 **myélocyte, métamyélocyte** •.

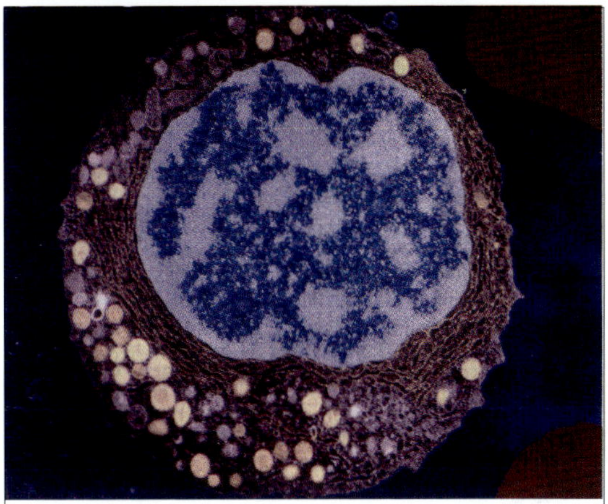

Promyélocyte

PRONATION, *s. f.* (lat. *pronus,* penché en avant) [angl. ***pronation***]. Mouvement de l'avant-bras qui a pour résultat de faire exécuter à la main une rotation axiale amenant la paume à regarder en bas ou en arrière et le pouce en dedans. C'est la position pour saisir un objet. — ***p. du pied.*** Orientation de la plante du pied un peu en dehors, éversion.

PRONATION (phénomène de la). — 1° (Babinski) [angl. ***Babinski's sign***]. Au cours de l'hémiplégie flasque, la main du côté paralysé, placée en supination, se remet aussitôt en pronation. — 2° (Strümpell) [angl. ***Strümpell's sign***]. Variété de syncinésie ; la flexion volontaire de l'avant-bras entraîne sa pronation involontaire ; également l'élévation de l'épaule provoque l'abduction du bras, la flexion et la pronation de l'avant-bras.

PRONATION DOULOUREUSE DES ENFANTS [angl. ***Goyrand's injury***]. Syn. *torpeur douloureuse* (Chassaignac). Parésie douloureuse du bras survenant chez les jeunes enfants à la suite d'une traction brusque sur le membre supérieur (enfant tenu par la main). Elle guérit spontanément en quelques jours.

PRONÉPHROS, *s. m.* (gr. *pro,* avant ; *néphros,* rein) [angl. ***pronephros***]. Première ébauche embryonnaire de l'appareil urinaire. V. *méso-* et *métanéphros.*

PRONORMOBLASTE, *s. m.* [angl. ***pronormoblast***]. Cellule de 20 à 25 µm de diamètre, à protoplasme très basophile, à gros noyau foncé ; c'est la cellule souche de la lignée normale des globules rouges ; elle dérive directement de l'hémocytoblaste et donne naissance au normoblaste (érythroblaste de taille normale). V. *pro-érythroblaste.*

PRONOSTIC, *s. m.* (gr. *pro*, avant ; *gnôskein*, connaître) [angl. ***prognosis***]. Acte par lequel le médecin prévoit l'issue probable de la maladie et les différentes péripéties possibles.

PRONUCLÉUS, *s. m.* (lat. *pro,* avant ; *nucleus,* noyau) [angl. ***pronucleus***]. Chacun des deux noyaux haploïdes mâle et femelle présents dans l'œuf fécondé avant leur fusion.

PRO-OPIOMÉLANOCORTINE, *s. f.* **(POMC)** [angl. ***proopiomelanocortin***]. Précurseur polypeptidique de l'ACTH ou corticostimuline, de l'hormone mélanotrope et des endorphines. V. ces termes.

PROPÉDEUTIQUE, *s. f.* (gr. *pro*, avant ; *païdeuein*, enseigner, de *païs*, enfant) [angl. ***propedeutics***]. Enseignement des éléments d'une science, préparant l'étudiant à recevoir un enseignement plus complet.

PROPERDINE, *s. f.* (Pillemer, 1954) (lat. *perdere*, détruire) [angl. ***properdin***]. Gammaglobuline existant dans le plasma sanguin où elle intervient dans l'activation du complément (v. ce terme) par la voie alterne. Elle possède une activité bactéricide et joue un rôle important dans l'immunité naturelle.

PROPHAGE, *s. m.* (Lwoff, 1950) (gr. *pro*, avant ; *phagein*, manger) [angl. ***prophage, probacteriophage***]. Fragment de l'acide désoxyribonucléique (ADN) d'un bactériophage qui s'attache au chromosome d'une bactérie *(v. bactérie lysogène)* et sera transmis avec ce dernier par replication (v. ce terme) au moment de la division bactérienne. Toutes les bactéries-filles possèdent donc héréditairement l'information génétique du bactériophage ; mais le pouvoir lytique de celui-ci reste latent, capable toutefois de se réveiller subitement (p. ex. : sous l'influence d'hormones ou de substances cancérogènes), provoquant la lyse de la bactérie, avec libération du bactériophage complet. — ***p. défectif.*** *P.* qu'une anomalie génétique empêche de se transformer en bactériophage virulent. V. *bactériophage.*

PROPHARMACIEN, ENNE, *adj.* Faisant fonction de pharmacien. Les médecins *p.* dispensent les médicaments qu'ils prescrivent dans les rares localités rurales françaises dépourvues d'officine.

PROPHASE, *s. f.* (gr. *pro*, avant ; *phasis*, aspect) [angl. ***prophase***]. Premier stade de la division cellulaire, au cours duquel les chromosomes deviennent visibles. Elle est elle-même divisée en 5 stades : leptotène, zygotène, pachytène, diplotène et diacinèse. V. ces termes, *fuseau mitotique, méiose, spirème* et *mitose.*

PROPHYLACTIQUE, *adj.* [angl. ***prophylactic***]. Se dit de l'action préventive de certaines substances.

PROPHYLAXIE, *s. f.* (gr. *prophulassein*, garantir) [angl. ***prophylaxis***]. Partie de la thérapeutique qui a pour objet de prévenir le développement des maladies. — ***p. causale vraie ; p. clinique ; p. étiologique ; p. médicamenteuse.*** V. *chimioprophylaxie.*

PROPIONIBACTERIUM ACNES (gr. *pro*, en faveur de ; *pion*, gras ; *baktêria*, bâton) [angl. ***Propionibacterium acnes***]. Syn. *Corynebacterium acnes, C. parvum.* Espèce bactérienne anaérobie, Gram positive, habituellement saprophyte de la peau. Elle joue un rôle dans l'inflammation du follicule sébacé de l'acné.

PROPLASMOCYTE, *s. m.* [angl. ***proplasmocyte***]. Variété d'histiocyte intermédiaire entre le plasmoblaste et le plasmocyte ; la cellule d'irritation de Türck est un *p.*

PROPORTIONNALITÉ (loi de) [angl. ***proportionality law***]. L'action d'une substance sur l'organisme est d'autant plus intense que les doses employées sont plus fortes.

PROPOSANT, ANTE, *s. m.* ou *f.* Candidat à une assurance.

PROPOSITUS, *s. m.* (en lat. mis en avant, proposé) [angl. ***propositus***]. V. *probant.*

PROPRIOCEPTEUR, *s. m.* (lat. *proprius*, qui appartient à ; *capere*, recueillir) [angl. ***proprioceptor***]. V. *intérocepteur.*

PROPRIOCEPTIF (réflexe). V. *réflexe proprioceptif.*

PROPRIOCEPTIVE (sensibilité). V. *sensibilité.*

PROPULSION, *s. f.* (lat. *pro*, en avant ; *pellere*, pousser) [angl. ***propulsion***]. Syn. *antépulsion.* Tendance que certains malades *(maladie de Parkinson)* éprouvent à accélérer leur marche jusqu'à prendre le pas de course. « Ils semblent courir après leur centre de gravité » (Trousseau). V. *latéropulsion* et *rétropulsion.*

PRORÉNINE, *s. f.* [angl. ***prorenin***]. Précurseur inactif de la rénine (v. ce terme) composé de celle-ci et d'un profragment supplémentaire formé de 46 acides aminés.

PROSÉCRÉTINE, *s. f.* (Bayliss et Starling) [angl. ***prosecretin***]. Substance spécifique, contenue dans la muqueuse duodénale, qui, en présence d'un acide (chyme acidifié par le suc gastrique), se transforme en *sécrétine.*

PROSENCÉPHALE, *s. m.* (gr. *pro*, en avant ; *enképhalos*, encéphale) [angl. ***prosencephalon***] (anatomie). Syn. *prosencephalon, cerveau, cerveau antérieur.* Partie de l'encéphale dérivée de la vésicule cérébrale antérieure primitive, située au-dessus de la tente du cervelet et comprenant les hémisphères cérébraux et les structures qui les unissent. V. *diencéphale* et *télencéphale.*

PROSOPAGNOSIE, *s. f.* (Bodamer, 1945) (gr. *prosôpon*, visage ; *agnôsía*, ignorance) [angl. ***prosopagnosia***]. Perte de la faculté de reconnaître les physionomies.

PROSOPALGIE, *s. f.* (gr. *prosôpon*, visage ; *algos*, douleur) [angl. ***prosopalgia***]. Névralgie faciale ; névralgie du trijumeau.

PROSOPLASIE, *s. f.* (gr. *pros*, vers ; *plassein*, former) [angl. ***prosoplasia***]. Différenciation excessive et anormale d'un tissu.

PROSTACYCLINE, *s. f.* (J. Vane, 1976) [angl. ***prostacyclin***]. Syn. *prostaglandine X* ou *PGX1* ou *PGI2.* Substance proche des prostaglandines, dérivée de l'acide arachidonique (v. ce terme). Elle est synthétisée dans l'endothélium vasculaire et dans les cellules endothéliales des poumons. Elle est cytoprotectrice, vasodilatatrice et elle s'oppose très énergiquement à l'agrégation des plaquettes. Son emploi en thérapeutique vasculaire (hypertension) semble indiqué. Mais elle est très instable : sa durée de vie est de 3 minutes. V. *prostaglandine, endoperoxyde* et *thromboxane.*

PROSTAGLANDINE, *s. f.* **(PG)** (von Euler, 1934) [angl. ***prostaglandin***]. Substance dérivée d'acides gras non saturés à 20 atomes de carbone possédant un squelette carboné (acide prostanoïque) formé d'un noyau pentagonal et de deux chaînes latérales (Bergström, 1960). On connaît plus de 20 *p.* naturelles réparties en 9 classes (dénommées de A à I) selon la structure du noyau et en 3 séries d'après la formule des chaînes latérales. Seules les *p.* E et F de la série 2 semblent avoir une importance pratique. Les *p.* ont été découvertes dans la prostate et le liquide séminal, mais sont présentes également dans de nombreux organes. Toutes les cellules semblent capables de les synthétiser très rapidement ; elles ne passent pas dans le sang et agissent localement, probablement comme régulateurs cellulaires, sur les membranes des cellules ou les nucléotides cycliques. Elles sont détruites en quelques minutes. — ***Leurs effets,*** très puissants, sont multiples, variables (et parfois antagonistes) selon les espèces de *p.* Elles agissent sur l'appareil génital, en favorisant, p. ex., la fécondation et l'accouchement ; sur l'appareil circulatoire (maintenant la perméabilité du canal artériel), l'agrégation des plaquettes, les bronches, le rein, le tube digestif, les glandes endocrines, le système nerveux, l'inflammation et le système immunitaire. — Parmi les acides gras (dérivés des phospholipides des membranes cellulaires) qui sont à l'origine des *p.*, le plus important est l'acide arachidonique (v. ce terme). Celui-ci donne naissance, sous l'influence d'une enzyme, la cyclo-oxygénase, aux *p.*, à la prostacycline et au thromboxane. Avec les leucotriènes, les *p.* forment le groupe des icosanoïdes (v. ces termes et *endoperoxydes*).

PROSTAGLANDINE-SYNTHÉTASE, *s. f.* [angl. ***prostaglandin synthetase***]. V. *cyclo-oxygénase.*

PROSTANOÏDE, *s. m.* Terme groupant les prostaglandines et les substances ayant une formule et des effets analogues.

PROSTATE, *s. f.* (gr. *prostatès*, qui se tient en avant) (TA *prostata*) [angl. ***prostate***]. Glande génitale masculine annexe entourant la partie initiale de l'urètre et dont les sécrétions contribuent à former le liquide séminal. V. *cancer de la prostate* • 👁 **génital, urètre, vessie** •.

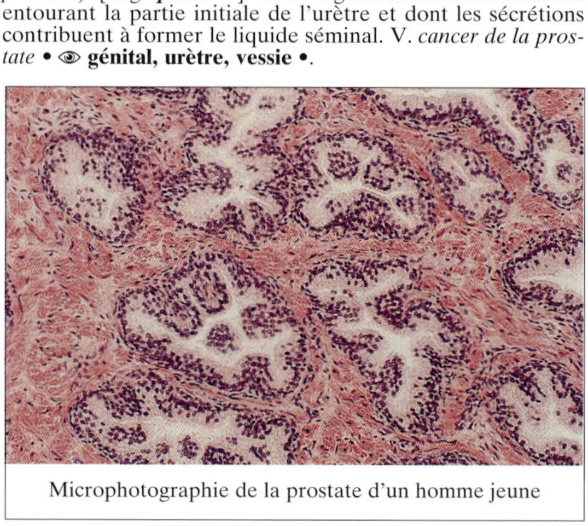

Microphotographie de la prostate d'un homme jeune

PROSTATE (maladie diverticulaire de la) (Heitz-Boyer). Affection caractérisée par l'existence, dans la prostate, de petites cavernes infectées qui peuvent entretenir la chronicité d'une urétrite, provoquer une épididymite ou une prostatite *(p. adénomateuse, p. scléreuse hypertrophiante).*

PROSTATECTOMIE, *s. f.* (gr. *prostatês*, prostate ; *ektomê*, ablation) [angl. ***prostatectomy***]. Extirpation de la prostate en totalité ou en partie. — ***p. suspubienne ou hypogastrique.*** V. *Freyer (opération de).* — ***p. rétropubienne.*** V. *Millin (opération de).* — ***p. transurétrale*** ou ***résection endoscopique.*** Ablation d'un adénome prostatique de petit volume par les voies naturelles (urètre) sous le contrôle de la vue (endoscopie urétro-vésicale). V. *TUR (syndrome).*

PROSTATIQUE, *adj.* [angl. ***prostatic***]. Qui a rapport à la prostate. — ***hypertrophie p.*** V. *adénome périurétral.* — *s. m.* Malade atteint d'hypertrophie de la prostate et des accidents qui en sont la conséquence. — ***p. sans prostate.*** Sujet atteint de troubles analogues à ceux provoqués par l'adénome de la prostate (dysurie, rétention d'urine) et dus uniquement à la maladie du col vésical (v. ce terme).

PROSTATISME, *s. m.* [angl. ***prostatism***]. Ensemble des symptômes déterminés par l'hypertrophie de la prostate (pollakiurie, dysurie). — ***p. vésical*** (Guyon). V. *col vésical (maladie du).*

PROSTATITE, *s. f.* [angl. ***prostatitis***]. Inflammation de la prostate. — ***p. adénomateuse*** et ***p. scléreuse hypertrophiante.*** V. *prostate (maladie diverticulaire de la).*

PROSTATORRHÉE, *s. f.* (gr. *prostatês*, prostate ; *rhein*, couler) [angl. ***prostatorrhoea***]. Écoulement par la verge, en dehors de l'éjaculation, d'un liquide muqueux ; on observe ce symptôme dans la prostatite chronique.

PROSTATOTOMIE, *s. f.* (gr. *prostatês*, prostate ; *tomê*, section) [angl. ***prostatotomy***]. Incision de la prostate.

PROSTHÉTIQUE (groupement) [angl. ***prosthetic group***]. Fraction non protéique contenue dans la molécule des hétéroprotéines et libérée par l'hydrolyse de ces corps.

PROSTHION, *s. m.* (gr. *prosthios*, situé devant) [angl. ***prosthion***]. Point médian le plus antérieur du processus alvéolaire du maxillaire.

PROSTIGMINE®, *s. f.* [angl. ***Prostigmin***]. Nom de marque du bromure de néostigmine (v. ce terme).

PROSTIGMINE® (test à la) (Viets et Schwab) [angl. ***Prostigmin test***]. Épreuve destinée à déceler les formes frustes de la myasthénie : l'injection intramusculaire de 1,5 mg de prostigmine (néostigmine) fait disparaître l'asthénie musculaire en 15 à 30 minutes.

PROSTRATION, *s. f.* (lat. *prosternere*, renverser, à cause du décubitus dorsal dans lequel reste le malade) [angl. ***prostration***]. Abattement extrême, anéantissement complet des forces musculaires, que l'on observe dans les formes graves des maladies aiguës et qui s'accompagne souvent de stupeur.

PROTAMINASE, *s. f.* [angl. ***protaminase***]. Enzyme protéolytique sécrétée par le pancréas et qui détache l'arginine des protamines.

PROTAMINE, *s. f.* [angl. ***protamine***]. Polypeptide extrait de la laitance de certains poissons. Il entre dans la composition d'une variété d'insuline retard (insuline-zinc-protamine). Le *sulfate de p.* peut neutraliser l'héparine ; on l'emploie en injections intraveineuses en cas d'hémorragies dues à un surdosage d'héparine. — ***index de p.*** V. *index de protamine.*

PROTAMINE (test au sulfate de) (Latallo, 1971). Épreuve destinée à mettre en évidence, dans le plasma sanguin, des substances solubles produites par la formation de thrombine. L'apparition d'un gel, lorsqu'on ajoute au plasma une solution de sulfate de protamine de pH8, indique la présence de ces substances. Ce test est habituellement positif dans les syndromes de coagulation intravasculaire disséminée (v. ce terme).

PROTANOMALIE, *s. f.* (gr. *prôtos*, premier ; *anômalia*, irrégularité) [angl. ***protanomaly***]. Syn. *anomalie de Hart.* Légère anomalie (affaiblissement) de la vision du rouge ; faible degré de protanopie. C'est une trichromasie congénitale anormale. V. *trichromate anormal* et *anérythropsie.*

PROTANOPE, *adj.* (gr. *prôtos a-* priv. ; *ôps*, vue) [angl. ***protanope***]. Se dit de l'œil incapable de voir le rouge (le rouge étant la première des trois couleurs fondamentales : rouge, vert et bleu). V. *anérythropsie.*

PROTANOPIE, *s. f.* (gr. *prôtos*, premier ; *a-* priv. ; *ôps*, vue). V. *anérythropsie.*

PROTÉASE, *s. f.* [angl. ***protease***]. Syn. *protéinase* et (pro parte) *endopeptidase.* Enzyme protéolytique (p. ex. : trypsine, pepsine), provoquant la transformation des protides en éléments plus simples. V. *antiprotéase.*

PROTECTEUR (système). Syn. *paléo-sensibilité.* Ensemble des sensibilités protopathiques intégrées dans le cerveau au niveau du thalamus et destinées uniquement au déclenchement des réactions réflexes ou automatiques de protection.

PROTECTION MATERNELLE ET INFANTILE (PMI) (1945). Ensemble des mesures médico-sociales prises en France en faveur des femmes enceintes et des mères de famille, ainsi que des enfants jusqu'à l'âge de 6 ans.

PROTÉE (syndrome de) (Dieu de l'antiquité grecque qui changeait de forme à volonté) (Wiedemann, H. R., 1983) [angl. ***Proteus's syndrome***]. Syndrome malformatif très rare associant l'hypertrophie d'une moitié du corps, des exostoses, une macrodactylie et diverses tumeurs molles (angiomes, lipomes).

PROTÉI... V. aussi *proti...*

PROTÉIDE, *s. f.* [angl. ***protein***]. Syn. désuet de *protéine.*

***PROTEIN BOUND IODINE* (PBI).** Dénomination anglaise de l'*iode protéique* (iode lié aux protéines). V. *iodémie.*

PROTÉINASE, *s. f.* [angl. ***proteinase***]. V. *protéase.*

PROTÉINE, *s. f.* (Berzélius, 1838) (gr. *prôtéios*, de première qualité) [angl. ***protein***]. Composé organique polymère formé à partir d'*acides aminés* (v. ce terme) comme monomères. Les chaînes formées comprennent de 50 à 1 000 molécules de monomères. Sur les 200 acides aminés connus, vingt seulement entrent dans la composition des *p.* de mammifères. Celles-ci jouent un rôle capital, cumulant des fonctions biologiques (enzymes, hormones, chromosomes, virus), de transport (hémoglobine, sérum-albumine, protéines membranaires), de défense (immunoglobulines) et de matériaux de structure (muscles, cartilages, peau, cheveux). On les divise en *holoprotéines* (ou protéines) et en *hétéroprotéines* (v. ces termes). — Sous sa forme de simple enchaînement d'acides aminés, la ***structure*** des *p.* est dite *primaire.* La présence répétée des groupes polaires -CO-NH-, voire d'atomes de soufre, offre de multiples possibilités de liaisons chimiques rendant la structure plus stable. La formation de liaisons entre groupements polaires -CO et -NH non voisins donne des structures dites *secondaires* monodimensionnelles (hélice droite, structure α – Pauling, 1951) ou bidimensionnelles (feuillets plissés, structure β). Sous l'action des nombreux sites pouvant encore réagir, la structure secondaire peut soit se déformer et prendre une configuration tridimensionnelle, dite structure *tertiaire.* Cette configuration est unique, mais fortement influencée par le milieu aqueux extérieur (température, pH, concentration). Elle peut aussi s'associer à d'autres et former une structure *quaternaire* (p. ex. : l'hémoglobine). — ***p. chaperon.*** V. *chaperon.* • 👁 **hémoglobine** •.

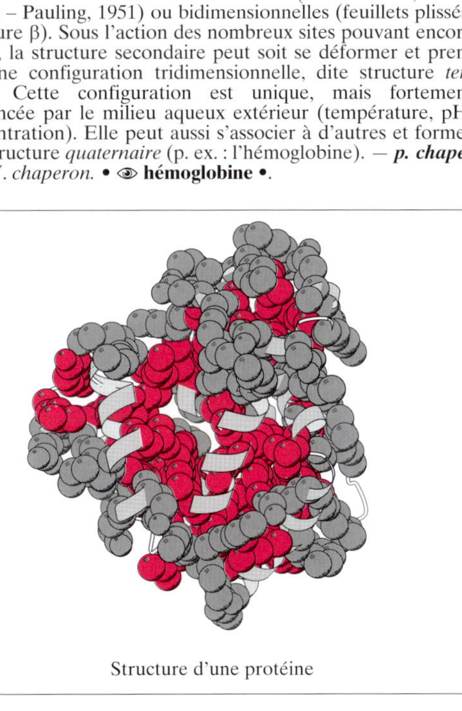

Structure d'une protéine

PROTÉINE DE BENCE JONES. V. *Bence Jones (protéine de).*

PROTÉINE C (Johan Stenflo, 1975) [angl. ***protein C***]. Protéine du plasma sanguin qui possède une action ***anticoagulante*** en inhibant les facteurs V et VIII activés. Son déficit peut être *acquis* (traitement par les antivitamines K, maladies du foie) ou *congénital* à l'origine de certaines variétés de maladie thrombo-embolique. Elle est formée dans le foie, en présence de vitamine K, comme les facteurs de coagulation II, VII, IX et X. — V. *protéine S* et *thrombomoduline.* — ***résistance à la p.C. activée*** (Dahlbäck B., 1993) [angl. ***activated protein C resistance***]. Anomalie héréditaire de la coagulation transmise sur le mode autosomique dominant (mutation du gène du facteur V Leiden) observée chez des sujets atteints de thromboses veineuses profondes récidivantes. C'est la cause la plus fréquente des *thrombophilies familiales.* Elle s'exprime par le rapport du TCA (Temps de Céphaline Activée) en présence de la protéine C activée, au TCA du plasma en l'absence de cette protéine. La limite inférieure de la normale est située entre 2 et 2,5.

PROTÉINE C RÉACTIVE (Tillet et Francis, 1930 ; Avery, 1941) [angl. ***C Reactive Protein, CRP***]. Protéine floculant avec les polysaccharides extraits de la capsule du pneumocoque C. Elle apparaît dans le plasma sanguin aussitôt après l'introduction d'un antigène dans l'organisme et disparaît lorsque, plus tard, se forment les anticorps. Elle existe dans le sang pendant la phase aiguë de nombreuses affections : maladie de Bouillaud, glomérulonéphrite, dermatomyosite, périartérite noueuse, sclérodermie, endocardite subaiguë, leucémie lymphoïde aiguë, tuberculose pulmonaire, infarctus du myocarde, hépatites, cancer du pancréas et des voies biliaires, etc. V. *P (composant amyloïde).*

PROTÉINE DU CHOC THERMIQUE [angl. ***heat shock protein***]. Protéine synthétisée à la suite d'une agression thermique, hypoxique ou autre de l'organisme. V. *chaperonine.*

PROTÉINE KINASE, *s. f.* [angl. ***protein kinase***]. Enzyme catalysant une réaction de transfert d'un radical phosphate vers une protéine, du type : *ATP+ protéine = ADP+ phosphoprotéine.* V. *kinase 2°.*

PROTÉINE S [angl. ***protein S***]. Protéine plasmatique anticoagulante proche de la protéine C dont elle augmente l'action. Son déficit congénital, rare, peut entraîner une maladie thrombo-embolique.

PROTÉINE Z (*bovine :* Mattock P., Esnouf M. P., 1973 ; *humaine :* Broze G. J., Miletich J. P., 1984) [angl. ***protein Z***]. Glycoprotéine plasmatique dépendante de la vitamine K. Synthétisée probablement dans le foie, son action physiologique sur la coagulation est encore mal connue.

PROTÉINE TAU (lettre grecque « t ») [angl. ***tau protein***]. Une des protéines du cytosquelette, stabilisatrice des microtubules. Son agrégation entraîne la dégénérescence neurofibrillaire observée dans la maladie d'Alzheimer. V. ce terme et *cytosquelette.*

PROTÉINES G (angl. *guanine nucleotide binding proteins*) [angl. ***G proteins***]. Protéines composées de 3 sous-unités (α, β, γ), servant d'intermédiaires recyclables entre les récepteurs de membrane (v. *récepteur 2°*) et les systèmes effecteurs tels que les enzymes intracellulaires et les canaux ioniques. Ces protéines de couplage se lient à la guanosine triphosphate (GTP) qu'elles hydrolysent en GDP. Certaines d'entre elles activent ou inhibent l'adénylate-cyclase. Certaines *p. G* sont stimulatrices (Gs), d'autres inhibitrices (Gi). V. ces termes.

PROTÉINÉMIE, *s. f.* [angl. ***protidaemia***]. Syn. *protidémie.* Taux des protéines dans le plasma sanguin ; il est normalement de 70 à 80 g/L. Ces protéines comprennent l'albumine, les globulines et le fibrinogène. V. ce terme, *sérum-albumine* et *sérum-globuline.*

PROTÉINOGLUCIDIQUE (hormone). V. *11-oxycorticostéroïdes.*

PROTÉINOGRAMME, *s. m.* [angl. ***proteinogram***]. Syn. *protidogramme.* Graphique (ou formule) représentant le taux des différentes protéines contenues dans un liquide organique (sang, liquide céphalorachidien, etc.). V. *électroprotéinogramme.*

PROTÉINORACHIE, *s. f.* Syn. (incorrect) *albuminorachie..* Présence de protéine dans le liquide céphalorachidien ; normalement ce dernier en contient 0,20 g par litre.

PROTÉINOSE ALVÉOLAIRE PULMONAIRE (Rosen, Castelman et Liebow, 1958) [angl. ***pulmonary alveolar proteinosis***]. Syn. *lipoprotéinose alvéolaire pulmonaire.* Affection rare, caractérisée *anatomiquement* par l'accumulation, dans les alvéoles pulmonaires, d'une substance amorphe plus ou moins granuleuse, constituée essentiellement de mucoprotéines issues de la transformation des cellules alvéolaires. L'obstruction alvéolaire se traduit *cliniquement* par une dyspnée progressive, des troubles de l'hématose avec cyanose et une insuffisance cardiaque droite ; *radiologiquement,* par une opacification micronodulaire progressive des champs pulmonaires et par un aspect tomodensitométrique en verre dépoli intra-alvéolaire associé à un épaississement des septums interlobaires en dallage polygonal ou en carte de géographie. L'*évolution* aboutit parfois à la mort en peu d'années, parfois à une guérison totale, spontanée ou hâtée par les lavages pulmonaires. L'origine de cette maladie est inconnue. V. *microlithiase alvéolaire pulmonaire.*

PROTÉINOTHÉRAPIE, *s. f.* [angl. ***proteinotherapy***]. Emploi thérapeutique des différentes protéines (lait, sérum, etc.) introduites dans l'organisme soit par voie digestive, soit par voie parentérale.

PROTÉINURIE, *s. f.* [angl. ***proteinuria***]. Présence, dans l'urine, de protéines provenant du sérum sanguin (albumine, globuline), des voies excrétrices urinaires ou des tissus (histurie). Ce terme remplace celui d'*albuminurie* (v. ce mot).

PROTÉIPRIVE, *adj.* (protéine ; lat. *privere,* priver). Qui est provoqué par le manque de protéines.

PROTÉLÉIOSE, *s. f.* (gr. *pro,* avant ; *téléios,* parvenu à maturité) (Berblinger). V. *macrogénitosomie précoce.*

PROTÉLIEN, ENNE, *adj.* V. *parasite.*

PROTÉOGLYCANE, *s. m.* V. *mucopolysaccharide.*

PROTÉOLIPIDIQUE (cénapse ou complexe). V. *lipoprotéine.*

PROTÉOLYSE, *s. f.* (protéique, du gr. *prôtos,* premier ; *luein,* dissoudre) [angl. ***proteolysis***]. Dissolution et digestion des substances protéiques (v. *protéase*). Parfois employé comme syn. de fibrinolyse (v. ce terme).

PROTÉOLYTIQUE, *adj.* [angl. ***proteolytic***]. Se dit d'une substance qui dissout les matières protéiques.

PROTÉOME, *s. m.* (protéine ; -ome comme génome) [angl. ***proteoma***]. Ensemble des protéines d'un organisme.

PROTÉOMIQUE, *s. f.* (protéine ; *-omique* comme génomique) [angl. ***proteomics***]. .Technique permettant l'identification de l'ensemble des protéines (ou *protéome*) présentes dans un tissu ou un liquide biologique donné. Elle fait appel à la spectrométrie de masse, à l'électrophorèse bidimensionnelle, à l'informatique et aux micropuces. Elle permettrait d'identifier par exemple des marqueurs très précoces de certains cancers.

PROTEUS, *s. m.* [angl. ***Proteus***]. Genre bactérien appartenant à la famille des *Enterobacteriaceæ* (v. ce terme), habituel saprophyte de la peau et des muqueuses.

PROTHÈSE, *s. f.* (gr. *pro,* au lieu de ; *tithêmi,* je place) [angl. ***prosthesis***]. — 1° Partie de la chirurgie qui se propose de remplacer un organe ou un membre, en totalité ou en partie, par un appareil reproduisant leurs formes et, si possible, rendant les mêmes services. P. ex. : *p. dentaires, p. oculaire.* — 2° On désigne aussi par *p.* la pièce ou l'appareil de remplacement. Selon le *type de commande,* on distingue les *p.* inertes, actives ou passives ; l'*aspect* rappelle ou non l'anatomie de l'organe remplacé ; il est des *p. internes* (articulaires) et des *p. externes* de fonction ou esthétiques (dites de parade). — 3° On donne aussi parfois le nom de *p.* aux opérations plastiques (greffe, autoplastie, pose d'appareil provisoire, etc.) destinées à remédier à une difformité

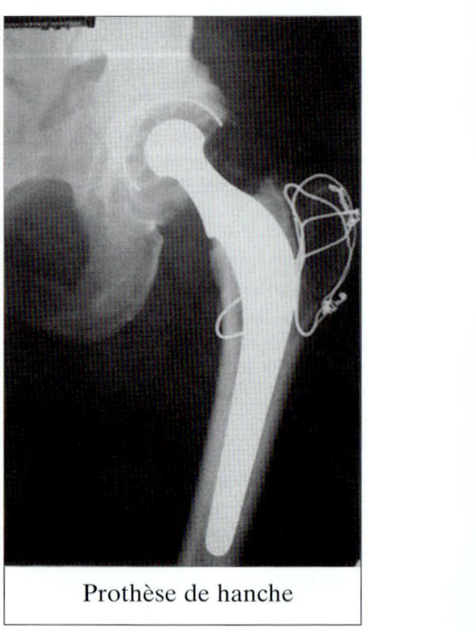

Prothèse de hanche

congénitale ou accidentelle. — V. *téléthèse, orthèse, endoprothèse, implant* et *aide fonctionnelle.*

PROTHÈSE CARDIAQUE. V. *cœur artificiel.*

PROTHÈSES VALVULAIRES CARDIAQUES [angl. ***valvular cardiac prosthesis***]. V. *valvulaires cardiaques (prothèses).*

PROTHÉSISTE, *s. m.* ou *f.* [angl. ***prosthetist***]. Celui ou celle qui fabrique une prothèse (dentaire ou autre).

PROTHÉTIQUE, *adj.* [angl. ***prosthetic***]. Qui a rapport à la prothèse. — *appareil prothétique.*

PROTHROMBINASE, *s. f.* (Owren, 1947) [angl. ***prothrombinase***]. Thromboplastine activée par sa combinaison avec la proconvertine, puis avec l'accélérine et capable de transformer en quelques secondes la prothrombine en thrombine. V. *anticoagulant circulant* et *anticoagulant lupique.*

PROTHROMBINE, *s. f.* (gr. *pro,* en avant ; *thrombos,* caillot) [angl. ***prothrombin***]. Syn. *facteur II, thrombogène, sérozyme,*(Bordet). Globuline (glycoprotéine) existant dans le plasma et qui, sous l'action de la thromboplastine activée (ou prothrombinase) et en présence de calcium ionisé, se transforme en thrombine. Celle-ci, à son tour va se combiner au fibrinogène pour former la fibrine. La vitesse de la transformation de la *p.* en thrombine est accrue par la présence d'accélérine et de proconvertine. Le foie est chargé de la synthèse de la *p.*, synthèse qu'il ne peut réaliser sans la vitamine K. V. *thrombinoformation.* — ***étude de la consommation de p.*** Dosage de la *p.* résiduelle du sérum après coagulation du sang, c'est-à-dire de la *p.* non utilisée pendant la coagulation. On mesure le temps de coagulation de ce sérum additionné de thromboplastine puis de fibrinogène. Cette méthode est employée pour dépister, dans le sang des hémophiles, une déficience des facteurs thromboplastiques. — ***taux de p.*** Évaluation de la quantité de *p.* contenue dans un plasma sanguin donné (et mesurée par le temps de Quick, v. ce terme) par rapport à un plasma normal ; le taux normal est de 100 %. V. *INR.* — ***temps de p.*** V. *Quick (méthode de).* V. aussi *dé-gammacarboxyprothrombine.*

PROTHROMBINÉMIE, *s. f.* [angl. ***prothrombinaemia***]. Présence de prothrombine dans le sang. Quand son taux mesuré par le temps de Quick (v. ce terme) devient inférieur à 25 % du chiffre normal *(hypoprothrombinémie)*, la coagulation sanguine est très retardée et il y a danger d'hémorragie. L'hypoprothrombinémie peut être congénitale ou acquise (défaut de synthèse de la prothrombine au cours des maladies du foie, avitaminose K, absorption des antivitamines K). V. *dysprothrombie.*

PROTHROMBIN TIME RATIO (angl.). V. *PTR.*

PROTHROMBIQUE (complexe). Groupe des globulines qui, combinées au calcium ionisé et à la thromboplastine, concourent à la formation de la thrombine : ce sont la *prothrombine,* l'*accélérine,* la *convertine* et le *facteur Stuart.*

PROTHROMBOKININE, *s. f.* V. *thromboplastinogène.*

PROTI... V. aussi *protéi...*

PROTIDE, *s. m.* (1838) [angl. ***protein***]. Groupe des acides aminés et des corps qui leur donnent naissance par hydrolyse (décision de l'Union internationale de la Chimie, Cambridge, 1923). On les divise en *peptides,* formés par l'union d'un nombre restreint d'acides aminés et en *protéines* composés d'un grand nombre de ceux-ci. V. *protéine.*

PROTIDÉMIE, *s. f.* V. *protéinémie.*

PROTIDOGLUCIDIQUE (hormone). V. *oxycorticostéroïdes.*

PROTIDOGRAMME, *s. m.* V. *protéinogramme.*

PROTIDOLIPIDIQUE (complexe). V. *lipoprotéine.*

PROTIRÉLINE, *s. f.* [angl. ***protirelin***]. Analogue synthétique de la TRH. V. *facteur déclenchant la sécrétion de thyréostimuline.*

PROTISTE, *s. m.* (gr. *prôtos,* premier) [angl. ***protist***]. Organisme microscopique généralement unicellulaire. On en distingue 2 groupes, les procaryotes et les cellules de type eucaryote. V. ces termes et *microbe.*

PROTOCOLE DE SOINS INFIRMIERS [angl. ***nursing protocol***]. Description des procédures infirmières à appliquer pour soigner une situation morbide considérée.

PROTODIASTOLE, *s. f.* [angl. ***protodiastole***]. Première phase de la diastole du cœur.

PROTODIASTOLIQUE, *adj.* [angl. ***protodiastolic***]. Qui se rapporte à la première partie de la diastole, après l'ouverture des valvules atrio-ventriculaires.

PROTOMASTIGOTE, *adj.* (gr. *prôtos,* premier ; *mastix, mastigos,* fouet) [angl. ***protomastigote***]. — ***forme p.*** Stade évolutif de certains parasites flagellés (leishmanie, trypanosome) possédant une forme allongée, un flagelle antérieur, mais qui sont dépourvus de membrane ondulante. V. *amastigote, épimastigote* et *trypomastigote.*

PROTON, *s. m.* (gr. *prôtos,* premier) [angl. ***proton***]. Particule composant des noyaux atomiques. Sa masse est à peu près celle du neutron, mais elle porte une charge électrique positive. Le noyau de l'atome le plus simple, l'hydrogène, est constitué d'un proton. V. *atome.*

PROTONEURONE, *s. m.* (gr. *protos,* premier ; *neuron,* nerf) [angl. ***protoneuron***]. Premier élément cellulaire constitutif d'une voie nerveuse.

PROTONTHÉRAPIE, *s. f.* [angl. ***proton radiation therapy***]. Radiothérapie au moyen de protons accélérés, utilisée notamment contre les mélanomes oculaires.

PROTO-ONCOGÈNE, *s. m.* **(c-onc)** (gr. *prôtos,* premier ; oncogène) Gène cellulaire capable d'être transformé par mutation en *oncogène.* V. ce terme.

PROTOPLASMA, *s. m.* (Purkinje, 1840) ou **PROTOPLASME**, *s. m.* (gr. *prôtos,* premier ; *plasma,* de *plassein,* donner une forme) [angl. ***protoplasm***]. Syn. *cytoplasme, sarcode.* Substance vivante organisée, libre ou contenue dans une membrane. Elle représente la *base physique de la vie* (Huxley). V. *cellule.*

PROTOPLASTE, *s. m.* [angl. ***protoplast***]. Bactérie artificiellement altérée, ayant perdu sa paroi rigide, mais conservant sa membrane cytoplasmique. Elle prend une forme sphérique et se lyse rapidement dans les milieux usuels ; elle ne peut refaire sa paroi, ni se multiplier. V. *bêta-lactamines, sphéroplaste* et *L (formations ou formes bactériennes).*

PROTOPORPHYRIE ÉRYTHROPOÏÉTIQUE [angl. ***erythropoietic protoporphyria***]. V. *porphyrie.*

PROTOPORPHYRINE, *s. f.* [angl. ***protoporphyrin***]. V. *porphyrine.*

PROTOPORPHYRINÉMIE, *s. f.* [angl. ***protoporphyrinaemia***]. Présence de protoporphyrine dans le sang.

PROTOPORPHYRINOGÈNE, *s. m.* V. *porphyrine.*

PROTOSYSTOLE, *s. f.* [angl. ***protosystole***]. Première phase de la systole du cœur.

PROTOSYSTOLIQUE, *adj.* [angl. ***protosystolic***]. Se dit d'un phénomène se passant dans la première partie de la systole.

PROTOTROPHE, *adj.* (gr. *protos,* premier ; *trophê,* nourriture) [angl. ***prototrophic***]. Se dit d'une bactérie qui n'est pas tributaire de facteurs de croissance. V. *auxotrophe.*

PROTOVERTÈBRE, *s. f.* V. *métamère.*

PROTOVIRUS, *s. m.* (Temin, 1970) [angl. ***protovirus***]. Syn. *transposon.* Élément génétique mobile (B. McClintock, 1951) capable de s'intégrer aux gènes de l'ADN des cellules, de se transposer d'un point du génome à un autre (élément de transposition ou transposon, Hedges et Jacob, 1974) et de produire des mutations dans le génome de la cellule. Ils peuvent peut-être donner naissance aux provirus des rétrovirus (v. ces termes).

PROTOXYDE D'AZOTE [angl. ***nitrous oxide***]. Gaz de formule N_2O utilisé en anesthésie générale.

PROTOZOAIRES, *s. m. pl.* (gr. *prôtos,* premier ; *zôon,* animal) [angl. ***Protozoa***]. Sous-règne d'animaux unicellulaires comprenant les rhizopodes, les flagellés, les sporozoaires et les infusoires. V. *Métazoaires.*

PROTOZOOSE, *s. f.* [angl. ***protozoosis***]. Maladie causée par les protozoaires. — ***p. sanguine.*** V. *hémoprotozoose.*

PROTRACTION, *s. f.* (lat. *pro,* en avant ; *trahere,* tirer) [angl. ***protraction***]. Action de tirer en avant. P. ex. : *p. de la langue.*

PROTRUSION, *s. f.* (lat. *pro,* en avant ; *trudere,* pousser) [angl. ***protrusion***]. État d'un organe poussé en avant par une cause pathologique. P. ex. : *p. du globe oculaire, p. de la langue.* — ***p. acétabulaire*** (Otto, 1824). Syn. *bassin* ou *maladie d'Otto, bassin de Chrobak* (Eppinger, 1903). Refoulement intrapelvien du fond de la cavité cotyloïde, sous la pression de la tête fémorale. Cette déformation assez rare, observée surtout chez la femme, limite le mouvement d'abduction des membres inférieurs et peut devenir une cause de dystocie par rétrécissement du bassin.

PROTUBÉRANCE ANNULAIRE. V. *pont.*

PROTUBÉRANTIELS (syndromes) [angl. ***pontine syndromes***]. Syn. *syndromes mésocéphaliques* ou *pontins.* Syndromes dus à l'atteinte de la protubérance, ou mésocéphale, ou pont de Varole, c-à-d. de la partie du tronc cérébral située au-dessus du bulbe, au-dessous des pédoncules cérébraux et en avant du cervelet. Ils comportent toujours, du côté opposé à la lésion, une hémiplégie, accompagnée parfois de troubles sensitifs. Un hémisyndrome cérébelleux, une paralysie du facial, du moteur oculaire externe (abducens) ou de l'oculomoteur peuvent siéger du côté de l'hémiplégie ou du côté de la lésion, réalisant alors une hémiplégie alterne. Selon le siège de la lésion, on décrit : les *syndromes protubérantiels antérieurs,* par atteinte de la région ventrale ou pied de la protubérance, qui comprennent les *s.* de Millard-Gubler, de Brissaud et Sicard et une paralysie pseudobulbaire protubérantielle ; les *syndromes de la calotte protubérantielle* par atteinte de la région dorsale de la protubérance. V. ces termes. — Ces syndromes localisés sont généralement d'origine tumorale. Les ramollissements par atteinte vasculaire se traduisent par une symptomatologie plus diffuse : le *syndrome paramédian* caractérisé par une hémiplégie controlatérale, devenant rapidement spasmodique, parfois localisée au membre supérieur, plus souvent par une para- ou une quadriplégie par atteinte bilatérale ; ou le *syndrome latéral,* plus rare, donnant une hémiplégie cérébelleuse (v. ce terme) associée parfois à une atteinte du trijumeau ou du facial, à une surdité ou à un syndrome de Claude Bernard-Horner. V. *pont.*

PROUST (signe de) (P. Robert, fr., 1873-1935). Dépressibilité du cul-de-sac de Douglas, douloureux et tendu, en cas de rupture de grossesse extra-utérine. V. *Douglas (cri ou signe du).*

PROVIDENCIA, *s. f.* (Providence, capitale de l'État de Rhode island, États-Unis) [angl. ***Providencia***]. Genre bactérien appartenant à la famille des Enterobacteriaceæ, voisin des *Proteus.*

PROVIRUS, *s. m.* (Temin, 1962) [angl. ***provirus***]. Fragment d'acide nucléique (ADN ou ARN) d'un virus fixé sur l'ADN chromosomique des cellules d'un individu et qui intégré au génome de la cellule hôte, est transmis avec cet ADN lors de la division de la cellule. Ce processus, analogue à celui de l'évolution des prophages (v. ce terme), expliquerait, lorsqu'il touche les cellules sexuelles, le caractère héréditaire de certaines maladies virales et même de certains cancers et leucémies. V. *virus oncogène, transcriptase inverse* et *rétrovirus.*

PROVITAMINE, *s. f.* [angl. ***provitamin***]. Substance contenue dans quelques aliments, qui, sous certaines influences, se transforme en vitamines, telles que le carotène en vitamine A et les stérols en vitamine D.

PROVOCATION (test de) [angl. ***provocative test***]. V. *tuberculinisation (épreuve de la).*

PROWER (facteur) (nom de malade). V. *facteur Stuart.*

PROXÉMIQUE, *s. f.* (E. T. Hall) (lat. *proximus*, le plus proche) [angl. ***proxemics***]. Étude des rapports de proximité et de distance entre l'individu et ce qui l'entoure.

PROXIMAL, ALE, *adj.* (lat. *proximus*, proche) [angl. ***proximal***]. Proche, placé près du centre ou de l'origine. V. *distal.*

PROXIMOLOGIE, *s. f.* (lat. *proximus*, proche ; gr. *logos*, discours). Étude de l'environnement, de l'entourage du patient.

PRP. Polyribosyl-Ribitol Phosphate. V. *vaccin anti-hæmophilus.*

PrP (*Protéine Prion* — [angl. ***Prion Protein***] — ou ***Protease resistant Protein***) (v. *prion*) [angl. ***PrP***]. Protéine dont l'accumulation dans le cerveau caractérise les encéphalopathies subaiguës spongiformes (v. ce terme). Il en existe deux variétés : une *PrP-c* (cellulaire) normale et une *PrP-Sc* (scrapie) pathologique qui est une protéine amyloïde (v. *amyloïde*) ; elles diffèrent par leur résistance à l'action des protéases. En effet, la première est également appelée *PrPsens* (sensible aux protéases) et la seconde *PrPres* (résistante aux protéases).

PRURIGÈNE, *adj.* [angl. ***pruriginous***]. Qui provoque le prurit.

PRURIGINEUX, EUSE, *adj.* [angl. ***pruriginous***]. Qui cause une démangeaison.

PRURIGO, *s. m.* (lat. *prurire,* démanger) [angl. ***prurigo***]. Nom générique de certaines affections de la peau, caractérisées par l'existence de papules assez volumineuses, recouvertes le plus souvent d'une croûtelle noirâtre due aux excoriations produites par le grattage.

PRURIGO DIATHÉSIQUE (Besnier). V. *eczéma atopique.*

PRURIGO DE HEBRA [angl. ***Hebra's prurigo***]. Variété de prurigo analogue morphologiquement au *p. simplex chronique,* mais qui débute dans le jeune âge, est essentiellement rebelle et guérit, en général, vers la puberté. On a décrit une forme légère banale ou *p. mitis* (lichen polymorphe chronique) et une forme grave ou *p. ferox* (lichen agrius).

PRURIGO NODULAIRE DE HYDE. V. *lichen obtusus corné* (Brocq ; Pautrier).

***PRURIGO SIMPLEX* AIGU** (Brocq-Tommasoli). V. *strophulus.*

PRURIGO SIMPLEX* CHRONIQUE** ou **VULGAIRE** (Darier) [angl. ***neurodermatitis]. Variété de *p.* caractérisée par un prurit intense avec grattage, aboutissant à une urticaire, à un érythème, puis à de vastes lichénifications avec pustules et pigmentation, à un eczéma et à des excoriations. Cette dermatose dure des années. Le *p. s. c.* peut être *diffus* (lichénification diffuse, névrodermite diffuse de Brocq et Jacquet) ou *circonscrit* (plaque de lichénification, lichen simplex chronique de Vidal, névrodermite chronique circonscrite de Brocq et Jacquet).

PRURIGO STROPHULUS. V. *strophulus.*

PRURIT, *s. m.* (lat. *prurire*) [angl. ***pruritus***]. Trouble fonctionnel des nerfs de la peau, produisant des démangeaisons et ne dépendant pas de lésions cutanées prémonitoires appréciables. On a décrit différentes variétés de *p.,* suivant le siège *(p. de l'anus, du scrotum, des narines* etc.*)* ou suivant la cause *(p. ictérique, diabétique*, etc.*)*. — ***p. à forme eczémato-lichénienne.*** V. *eczéma atopique.*

PRUSINER (S., amér.). Prix Nobel de médecine 1997. V. *prion.*

PRYCE (type). V. *séquestration pulmonaire.*

PS. Abréviation de *phénolstéroïdes.*

PSA. Abréviation du terme anglais ***Prostate Specific Antigen.*** V. *antigène spécifique de la prostate* (APS).

PSAMMOCARCINOME, *s. m.* [angl. ***psammocarcinoma***]. Cancer renfermant des calcifications. — *p.* du foie.

PSAMMOME, *s. m.* (gr. *psammos*, sable) [angl. ***psammoma***]. Nom donné par Virchow (1846) aux endothéliomes à cause des nodules calcifiés analogues à des grains de sable que l'on rencontre dans ces tumeurs. V. *endothéliome méningé.*

PSAUME (P. Jean, fr., 1954). V. *Papillon-Léage et Psaume (syndrome de).*

PSEUDARTHROSE, *s. f.* (gr. *pseudês*, faux ; *arthron*, articulation) [angl. ***pseudarthrosis***]. Absence définitive de consolidation d'un os fracturé, au niveau de laquelle se produisent des mouvements anormaux de plus ou moins grande amplitude. — ***p. fibro-synoviale.*** V. *pseudo-énarthrose.*

PSEUDENCÉPHALE, *s. m.* (I. G. St-Hilaire) (gr. *pseudês*, faux ; *enképhalos*, encéphale) [angl. ***pseudencephalus***]. Monstre dont le crâne et le canal vertébral sont largement ouverts en arrière et chez lequel l'encéphale est remplacé par une tumeur vasculaire.

PSEUDESTHÉSIE, *s. f.* (gr. *pseudês*, faux ; *aïsthêsis*, sensibilité) [angl. ***pseudaesthesia***]. Perception de deux sensations différentes provoquée par l'excitation d'un seul organe sensoriel. L'une des sensations correspond au sens dont on a excité l'organe, l'autre semble provenir d'un autre sens. P. ex. : *audition colorée, vision auditive ou olfactive.*

PSEUDO-ACHONDROPLASIE, *s. f.* V. *dysplasie pseudo-achondroplasique.*

PSEUDO-ANÉMIE ANGIOSPASTIQUE (Vermehren, 1902) [angl. ***pseudo-anaemia angiospastica***]. Affection observée surtout chez les névropathes, caractérisée par les mêmes symptômes que l'anémie, mais ne s'accompagnant pas de modification dans la composition du sang. Elle serait due à la vasoconstriction de certains territoires vasculaires et se rapprocherait de la maladie de Raynaud.

PSEUDO-ASTHME, *s. m.* [angl. ***pseudoasthma***]. V. *asthme, 2°.*

PSEUDOBULBAIRE (paralysie ou **syndrome).** V. *paralysie pseudobulbaire.*

PSEUDOCHOLÉRA DE STANTON [angl. ***choleriform melioidosis***]. Forme clinique de *mélioïdose* (v. ce terme) caractérisée par l'intensité de la diarrhée et de la déshydratation.

PSEUDOCHROMESTHÉSIE, *s. f.* (gr. *pseudês*, faux ; *khrôma*, couleur ; *aïsthêsis*, sensibilité). V. *photisme.*

PSEUDOCHROMHIDROSE ou **PSEUDOCHROMIDROSE**, *s. f.* (gr. *pseudês*, faux ; *khrôma*, couleur ; *hidros*, sueur). Coloration des poils axillaires due à l'action de certaines bactéries présentes dans la sueur. — ***p. plantaire.*** Pigmentation violette du talon, d'origine ecchymotique, observée le plus souvent chez les jeunes sportives.

PSEUDOCICATRICES STELLAIRES SPONTANÉES. V. *Colomb (maladie de).*

PSEUDOCIRRHOSE PÉRICARDIQUE (Pick, 1896 ; Venot, 1896) [angl. ***pericarditic pseudocirrhosis of the liver***]. Syn. *symphyse péricardo-périhépatique* (Gilbert et Garnier), *syndrome de Pick.* Variété de foie cardiaque, due à la péricardite constrictive, observée chez l'adulte et caractérisée par l'infiltration, dans le parenchyme, de brides fibreuses issues de la capsule hépatique épaissie (périhépatite). V. *péricardite constrictive.*

PSEUDOCOARCTATION. V. *aorte plicaturée.*

PSEUDOCOWPOX, *s. m.* V. *tubercules des trayeurs.*

PSEUDODIPHTÉRIE D'EPSTEIN [angl. ***pseudodiphtheria***]. Affection microbienne du nourrisson élevé dans de mauvaises conditions d'hygiène. Elle est caractérisée par la présence, sur la muqueuse jugale, de fausses membranes qui simulent la diphtérie.

PSEUDO-ÉLÉPHANTIASIS NEURO-ARTHRITIQUE. V. *trophœdème.*

PSEUDO-ÉNARTHROSE, *s. f.* [angl. ***false enarthrosis***]. Syn. *pseudarthrose fibro-synoviale.* Pseudarthrose possédant des ligaments, une synoviale, des surfaces articulaires et reproduisant le type de l'énarthrose.

PSEUDO-ENDOCRINIEN (syndrome). V. *Seabright-Bantam (syndrome des).*

PSEUDOGAMIE, *s. f.* (gr. *pseudês*, faux ; *gamétês*, mariage) [angl. ***pseudogamus***]. Processus suivant lequel la fécondation a lieu au moyen de la réunion des deux cellules non différenciées comme gamètes et provenant d'un même individu.

PSEUDOGÈNE, *s. m.* [angl. ***pseudogene***]. Structure voisine de celle d'un gène (v. ce terme), dont la composition est aberrante et qui est inactive. Il peut s'agir de produits de dérive moléculaire (copie non conforme de gènes préexistants) ou bien d'un produit de la réintégration au hasard dans le génome, d'un rétrogène (v. ce terme).

PSEUDOGLOBULINE, *s. f.* [angl. ***pseudoglobulin***]. V. *globuline.*

PSEUDOGUEUSIE, *s. f.* (gr. *geusis*, goût) [angl. ***pseudogeusia***]. Trouble du sens gustatif consistant en la perception d'une saveur en l'absence de tout stimulus. V. *dysgueusie.*

PSEUDO-HÉMATOCÈLE, *s. f.* [angl. ***pseudohaematocele***]. Hématocèle extra-péritonéale ou sous-péritonéo-pelvienne.

PSEUDO-HÉMOPHILIE, *s. f.* V. *Willebrand-Jürgens (maladie de von)* et *Alexander (syndrome ou pseudo-hémophilie d').* — ***p. h. héréditaire de Frank.*** V. *thrombasthénie.*

PSEUDO-HERMAPHRODISME, *s. m.* V. *hermaphrodisme 2°.*

PSEUDO-HURLER. V. *pseudo-polydystrophie de Hurler.*

PSEUDO-HYDROCÉPHALIES INTERNES TRAUMATIQUES (Sultan, 1916). V. *porencéphalie traumatique.*

PSEUDO-HYPERALDOSTÉRONISME, *s. m.* (Cheek et Perry, 1958). Affection congénitale, parfois familiale et alors à transmission presque toujours autosomique dominante, se manifestant chez le nourrisson par une perte rénale de sodium considérable, malgré une excrétion urinaire d'aldostérone élevée. Elle serait due à une insensibilité des cellules tubulaires distales à cette hormone.

PSEUDO-HYPERKALIÉMIE, *s. f.* [angl. ***pseudohyperkaliaemia***]. Anomalie biologique rare caractérisée par l'augmentation du taux du potassium sérique et plasmatique, *in vitro,* après quelques heures d'incubation, en l'absence de toute manifestation clinique et électrocardiographique d'hyperkaliémie ; la kaliémie est d'ailleurs normale si elle est mesurée aussitôt après le prélèvement sanguin. La *p.-h.* est due à la libération progressive du potassium contenu dans les éléments figurés du sang, en dehors de toute hémolyse. Elle accompagne parfois une hémopathie ou bien paraît primitive, peut être d'origine génétique.

PSEUDO-HYPERTENSION ARTÉRIELLE [angl. ***pseudohypertension***]. Surestimation de la pression artérielle par mesure au brassard chez les sujets âgés artérioscléreux. V. *Osler (manœuvre d').*

PSEUDO-HYPERTROPHIQUE DE DUCHENNE (type). V. *paralysie pseudo-hypertrophique type Duchenne.*

PSEUDO-HYPOALDOSTÉRONISME, *s. m.* (Cheek et Pony, 1958). Affection congénitale, parfois familiale et alors à transmission presque toujours autosomique dominante se manifestant chez le nourrisson par une perte rénale de sodium considérable, malgré une excrétion urinaire d'aldostérone élevée. Elle serait due à une insensibilité des cellules tubulaires distales à cette hormone.

PSEUDO-HYPOPARATHYROÏDISME, *s. m.* V. *ostéodystrophie héréditaire d'Albright.*

PSEUDO-ISOCHROMATIQUE, *adj.* (gr. *pseudês*, faux ; *isos*, égal ; *chrôma*, couleur) [angl. ***pseudoisochromatic***]. De couleur presque identique.

PSEUDO-KAPOSI, *s. m.* Terme sous lequel on réunit l'acro-angiomatose de Mali et le syndrome de Stewart-Bluefarb (v. ces termes).

PSEUDO-KLINEFELTER (syndrome). V. *Klinefelter (syndrome de).*

PSEUDOKYSTE, *s. m.* [angl. ***pseudocyst***]. Collection liquidienne entourée, non pas d'un épithélium, mais d'une paroi fibreuse. P. ex. : *p.* du pancréas. V. *pancréatite.*

PSEUDOLEUCÉMIE INFANTILE INFECTIEUSE. V. *kala-azar infantile.*

PSEUDOLIPOME, *s. m.* [angl. ***pseudolipoma***]. Masse graisseuse diffuse, située le plus souvent dans la fosse sus-claviculaire qu'elle remplit ; elle peut y comprimer le plexus brachial et les vaisseaux. Les *p.* sont très souvent symétriques.

PSEUDOMEMBRANE, *s. f.* [angl. ***false membrane***]. Syn. *fausse membrane.* Exsudat pathologique se produisant à la surface des muqueuses ou plus rarement des séreuses, formé le plus souvent, mais non toujours, d'un feutrage fibrineux, se détachant par lambeaux qui ne se dissocient pas dans l'eau.

PSEUDOMEMBRANEUX, EUSE, *adj.* [angl. ***pseudomembranous***]. Qui est caractérisé par la formation d'exsudats ayant l'apparence de membranes. P. ex. : *angine p., entérite p.*

PSEUDOMÉNINGITE, *s. f.* V. *méningisme.*

PSEUDOMÉTHÉMOGLOBINE, *s. f.* V. *méthémalbumine.*

PSEUDOMONAS, *s. m.* [angl. ***Pseudomonas***]. Genre bactérien de la famille des Pseudomonadaceæ, composé de bacilles mobiles, Gram–, aérobies stricts. Il comprend notamment trois espèces pathogènes chez l'homme ou l'animal, le *Pseudomonas aeruginosa* (v. ce terme), le *Pseudomonas (ex-Malleomyces) mallei,* agent de la morve et le *Pseudomonas (ex-Malleomyces) pseudo-mallei,* bacille de la mélioïdose (v. ces termes). D'autres *P.* ne sont pathogènes que chez des sujets aux défenses très diminuées.

PSEUDOMONAS AERUGINOSA [angl. ***Pseudomonas aeruginosa***]. Syn. *bacille pyocyanique* (Gessard, 1882), *Bacillus pyocyaneus, Bacterium aeruginosum.* Espèce bactérienne (v. *Pseudomonas*) que l'on rencontre dans certains pus colorés en bleu ; ce bacille se cultive bien sur les milieux habituels, où il donne une coloration bleu verdâtre grâce aux pigments (pyocyanine et pyoverdine) qu'il produit. Il est responsable de redoutables infections hospitalières, surtout chez les malades affaiblis aux défenses diminuées.

PSEUDOMYASTHÉNIQUE PARANÉOPLASIQUE DE LAMBERT-EATON (syndrome). V. *Lambert-Eaton (syndrome de).*

PSEUDOMYCÉTOME, *s. m.* [angl. ***pseudomycetoma***]. Tuméfaction inflammatoire ressemblant cliniquement au mycétome et au paramycétome, mais ne contenant ni grains, ni filaments mycéliens, ni corps éosinophiles (certaines lésions tertiaires du pian, certains angiokératomes, certaines lésions cutanées ou osseuses).

PSEUDOMYOPATHIQUE (syndrome). Ensemble de symptômes simulant une myopathie (atrophie musculaire des ceintures scapulaire et pelvienne et de la racine des membres) observé dans certaines polynévrites infectieuses et dans les polyradiculonévrites. Il se distingue de la myopathie par son apparition très rapide, l'existence de troubles de la sensibilité, l'abolition des réflexes tendineux et une évolution régressive en quelques mois.

PSEUDONÉVRALGIE, *s. f.* [angl. ***pseudoneuralgia***]. Douleur se manifestant sur le trajet d'une branche ou d'un tronc nerveux comme une névralgie, mais s'en distinguant par l'absence des points douloureux caractéristiques. Les *p.* sont dues à la compression des racines rachidiennes ; elles apparaissent au cours du mal de Pott, du cancer vertébral et devancent en général les signes de compression de la moelle.

PSEUDONÉVROME D'ATTRITION (P. Marie et Foix) [angl. ***pseudoneuroma***]. Épaississement cicatriciel limité d'un tronc nerveux qui adhère intimement aux tissus voisins, survenant à la suite d'une blessure.

PSEUDOPANARIS, *s. m.* V. *mélotrophose traumatique.* — ***p. d'Osler.*** V. *Osler (nodule d').*

PSEUDOPARALYSIE, *s. f.* V. *Parrot (pseudo-paralysie de).* — ***p. générale arthritique.*** V. *Klippel (maladie de).*

PSEUDOPARASITISME, *s. m.* (R. Blanchard) [angl. ***pseudoparasitism***]. Parasitisme dans lequel le parasite ne vit qu'accidentellement et très peu de temps sur l'hôte qui l'héberge.

PSEUDOPELADE, *s. f.* (Brocq, 1885) ou **PSEUDOPELADIQUES (états)** (Degos) [angl. ***cicatricial alopecia***]. Dermatose caractérisée par la formation d'îlots glabres cicatriciels au niveau desquels la destruction des cheveux est définitive. Elle est tantôt primitive, tantôt secondaire à des altérations du follicule pileux (inflammatoire ou kératosique), au lichen plan, au lupus érythémateux, etc.

PSEUDOPESTE AVIAIRE. V. *Newcastle (maladie de).*

PSEUDOPHAKIE, *s. f.* (gr. *pseudês*, faux ; *phakos*, lentille). Œil dont on a remplacé le cristallin malade (cataracte) par une lentille artificielle (ou implant cristallinien).

PSEUDOPHÉNOMÈNE DU GENOU. V. *genou (pseudophénomène du).*

PSEUDOPHOTESTHÉSIE, *s. f.* V. *photisme.*

PSEUDOPLOÏDE, *adj.* (gr. *pseudês*, faux ; *ploïde*, par analogie avec euploïde, v. ce terme). Se dit d'une cellule ayant un nombre normal de chromosomes (46 chez l'homme) lorsque l'un ou plusieurs de ceux-ci a (ou ont) subi des remaniements de structure.

PSEUDOPODE, *s. m.* (gr. *pseudês*, faux ; *pous, podos*, pied) [angl. ***pseudopodium***]. Syn. *lobopode.* Prolongements courts et lobés que poussent certains organismes inférieurs (amibes) pour se déplacer. Les leucocytes se déplacent également en émettant des *p.*

PSEUDOPOLYARTHRITE RHIZOMÉLIQUE (Forestier et Certonciny, 1953) [angl. ***Certonciny's syndrome***]. Syn. *syndrome de Forestier et Certonciny, syndrome myalgique des gens âgés avec réaction systémique* (J. D. Kersley, 1951). Affection apparaissant presque toujours après la soixantaine, caractérisée par un enraidissement douloureux des articulations des ceintures scapulaire et pelvienne (épaules et hanches) et du rachis, surtout cervical. Elle s'accompagne d'altération de l'état général : amaigrissement, troubles digestifs, fièvre, augmentation importante de la vitesse de sédimentation globulaire. Elle évolue par poussées vers la guérison sans séquelles en 2 à 3 ans. Ses rapports avec l'artérite temporale et la polyarthrite rhumatoïde ont été discutés. Certains auteurs la classent parmi les maladies des complexes immuns. V. *angéite allergique.*

PSEUDOPOLYDYSTROPHIE DE HURLER (P. Maroteaux et M. Lamy, 1966) [angl. ***pseudo-Hurler syndrome***]. Syn. *mucolipidose type III, variant de Hurler, pseudo-Hurler.* Affection voisine de la maladie de Hurler et classée près des mucopolysaccharidoses, parmi les mucolipidoses (v. ces termes). Elle s'en distingue par le début moins précoce (vers l'âge de 4 ou 5 ans), par l'importance du nanisme, par la prédominance des malformations squelettiques sur le tronc (sans cyphose lombaire), par l'aspect radiologique des os, par l'apparition tardive et la discrétion de la détérioration mentale, par l'absence d'anomalie hématologique et surtout d'élimination urinaire pathologique de mucopolysaccharides acides.

PSEUDOPORENCÉPHALIE, *s. f.* [angl. ***pseudoporencephaly***]. Lésion cérébrale caractérisée, comme la porencéphalie vraie, par une dépression située sur le cortex, mais cette dépression ne communique pas avec les ventricules ; c'est une formation kystique développée aux dépens de la piemère qui en tapisse les parois. Elle se rencontre dans l'idiotie comme la porencéphalie vraie.

PSEUDO-PSEUDO-HYPOPARATHYROÏDISME, *s. m.* V. *ostéodystrophie héréditaire d'Albright.*

PSEUDORAGE, *s. f.* [angl. ***pseudorabies***]. V. *Aujesky (maladie d').*

PSEUDORHUMATISME INFECTIEUX. V. *rhumatisme infectieux.*

PSEUDOSARCOME FIBROMATEUX [angl. ***pseudosarcomatous fibromatosis***]. V. *fasciite nodulaire.*

PSEUDOSCLÉRODERMIE À ÉOSINOPHILES. V. *Shulman (syndrome de).*

PSEUDOSCLÉROSE ou **P. EN PLAQUES DE WESTPHAL-STRÜMPELL.** V. *Westphal-Strümpell (syndrome de).*

PSEUDOSCLÉROSE SPASTIQUE DE JAKOB. V. *Creutzfeldt-Jakob (maladie de).*

PSEUDOSMIE, *s. f.* V. *pseudo-osmie.*

PSEUDO-OSMIE, *s. f.* (gr. *pseudês ; osmê*, odeur) [angl. ***pseudosmia***]. Syn. *pseudosmie.* « Hallucination de l'odorat » (Littré). Trouble de l'olfaction consistant en la perception d'odeur en l'absence de tout stimulus. V. *dysosmie.*

PSEUDOSOMATION, *s. f.* (H. Rouvière, 1941). « Catégorie particulière de variations qui se distinguent des mutations spontanées en ce que celles-ci se produisent sans cause apparente ou connue, tandis que les *p.* paraissent dépendre directement de forces naturelles physiques ou chimiques... La modification du germen qui assure la transmission héréditaire du nouveau caractère est consécutive à un changement dans la constitution du soma. »

PSEUDOTABÈS, *s. m.* [angl. ***pseudotabes***]. Syndrome nerveux comprenant quelques-uns des principaux signes du tabès (douleurs fulgurantes, perte des réflexes, signe de Romberg, etc.) et dû tantôt à des névrites périphériques (*nervotabès* : polynévrites alcoolique, diabétique, diphtérique, névrite hypertrophique familiale), tantôt à une atteinte des cordons postérieurs de la moelle (maladie de Friedreich, syndrome neuro-anémique). — ***p. acromégalique de Sternberg, p. hypophysaire d'Oppenheim.*** V. *Oppenheim (pseudotabès hypophysaire d').*

PSEUDOTHALIDOMIDE (syndrome) (Hermann ; Opitz, 1969) [angl. ***pseudothalidomide syndrome***]. Syn. *syndrome SC.* Ensemble de malformations voisines du syndrome de Roberts (v. ce terme) comportant les mêmes atteintes des membres (phocomélie, v. ce terme), mais des altérations faciales moins importantes : hémangiome, hypoplasie des ailes du nez, cheveux blonds et clairsemés.

PSEUDOTRUNCUS ARTERIOSUS (lat.). V. *truncus aorticus.*

PSEUDO-TUMEUR CÉRÉBRALE [angl. ***pseudotumor cerebri***]. V. *hypertension intracrânienne idiopathique* à *hypertension intracrânienne (syndrome de l').*

PSEUDOTYPHOMÉNINGITE DES PORCHERS (H. Bouchet, de Cruseilles, 1914) [angl. ***leptospiral meningitis***]. Syn. *dengue des tommiers, grippe des laiteries, maladie de Bouchet, maladie de Bouchet-Gsell, maladie des fruitières, maladie des jeunes porchers.* Maladie infectieuse due à *Leptospira pomona,* transmise du porc à l'homme, chez lequel elle se manifeste d'abord par des symptômes rappelant ceux d'une fièvre typhoïde à début brusque, suivis d'une courte accalmie, à laquelle succède un syndrome méningé ne dépassant pas 48 heures. La guérison est de règle. Cette affection a été observée en Savoie et en Suisse.

PSEUDOVIRUS, *s. m.* [angl. ***pseudovirus***]. Syn. *agent infectieux non conventionnel.* Terme proposé pour désigner deux variétés d'agents infectieux distincts des virus et qui sont des molécules protéiques, les viroïdes et les prions (v. ces termes).

PSEUDOXANTHOME ÉLASTIQUE (Darier, 1896) [angl. ***pseudoxanthoma elasticum***]. Dermatose rare, caractérisée par de petites élevures blanc-jaunâtre, nombreuses, parfois confluentes en une nappe jaune-lilas ; la peau est épaissie, molle et relâchée et porte des vergetures. Les lésions prédominent aux faces latérales du cou, aux aisselles, aux plis du coude et aux creux poplités. V. *élastorrhexie systématisée, Grönblad-Strandberg (syndrome de)* et *élastorrhexis.*

PSILOCYBINE, *s. f.* [angl. ***psilocybine***]. Alcaloïde présent dans certains champignons *(Psilosybe mexicana)* et dont l'ingestion provoque des hallucinations. V. *narcotinien (syndrome).*

PSILOSE, *s. f.* (gr. *psilos*, glabre). V. *alopécie.*

PSILOSIS, *s. m.* V. *sprue.*

PSITTACISME, *s. m.* (gr. *psittakos*, perroquet) [angl. ***psittacism***]. Trouble du langage parlé consistant dans la répétition mécanique de phrases ou d'idées que le sujet n'a ni comprises ni élaborées.

PSITTACOSE, *s. f.* (Ritter, 1879 ; Morange, 1894) (gr. *psittakos*, perroquet) [angl. ***psittacosis***]. Maladie infectieuse épidémique transmise à l'homme par des perruches ou des perroquets qui en sont atteints, et due à de petites bactéries : *Chlamydia psittaci.* Elle est caractérisée par des phénomènes généraux graves (fièvre, adynamie), des troubles intestinaux et une atteinte pulmonaire prédominante (pneumonie atypique). V. *ornithose* et *Chlamydia.*

PSOAS (muscle) (gr. *psoa*, muscles lombaires) (TA *musculus psoas major*) [angl. ***psoas major muscle***]. Muscle fléchisseur de la cuisse s'insérant sur la colonne vertébrale lombaire et dont les fibres convergent vers le petit trochanter où il s'insère par un tendon commun avec celui du muscle iliaque. V. ce terme et *psoas-iliaque (muscle)* • 👁 **muscle, rein** •.

PSOAS (signe du). V. *Bonnet (signe de).*

PSOAS-ILIAQUE (muscle) (TA *musculus iliopsoas*) [angl. ***iliopsoas muscle***]. Syn. *muscle iliopsoas.* Ensemble des muscles iliaque et psoas (v. ces termes) fléchisseurs de la cuisse et qui possèdent une insertion tendineuse commune sur le petit trochanter • 👁 **muscle** •.

PSODYME, *s. m.* (gr. *psoa*, lombes ; *didumos*, jumeau) [angl. ***psodymus***]. Monstre double disomien caractérisé par deux corps distincts au-dessus de la région lombaire où a lieu la fusion. Il n'existe que deux jambes et quelquefois le rudiment d'une troisième.

PSOÏTIS, *s. f.* (lat. *psoas*, du gr. *psoa*, les lombes) [angl. ***psoitis***]. Inflammation, ordinairement suivie d'abcès, du muscle psoas entraînant une *attitude* en flexion, abduction et rotation externe de la cuisse.

PSORALÈNE, *s. m.* [angl. ***psoralen***]. Substance favorisant la pigmentation, utilisée en dermatologie (per os ou localement) pour sensibiliser la peau à l'action des rayons ultraviolets. L'emploi des *p.*, joint à celui de ces rayons, constitue la PUVAthérapie (v. ce mot).

PSORE, *s. f.* (lat. *psora*, gale). V. *gale.*

PSORENTÉRIE, *s. f.* (gr. *psôra*, vésicule ; *entéron*, intestin) [angl. ***psorenteria***]. Lésion constituée par de petites saillies arrondies, opaques, ayant l'aspect de vésicules disséminées sur la muqueuse intestinale, dues à la tuméfaction des follicules clos et que l'on observe dans les inflammations intenses de l'iléon (choléra, fièvre typhoïde).

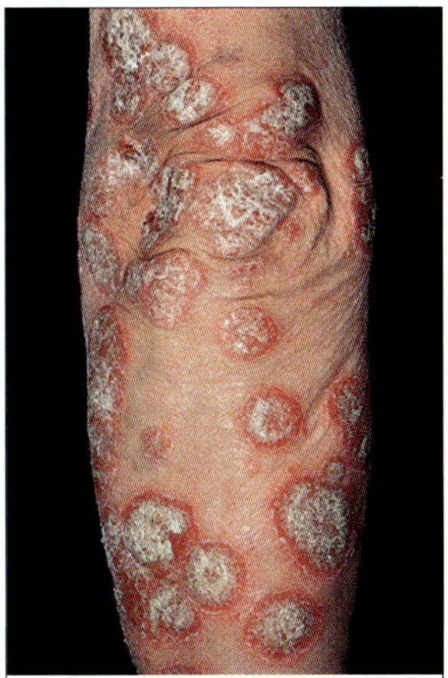

Psoriasis

PSORIASIS, *s. m.* (gr. *psôra*, gale, de *psaô*, gratter, s'en aller en poussière) [angl. ***psoriasis***]. Affection de la peau caractérisée par l'apparition, en certains points d'élection (coudes, genoux, cuir chevelu, région sacrée) et parfois sur tout le corps, d'éléments arrondis, formés de squames sèches, brillantes et nacrées, s'enlevant aisément par le grattage (signe de la tache de bougie) et laissant au-dessous d'elles une surface rouge, luisante et saignant facilement (signe de la rosée sanglante ou s. d'Auspitz). V. *système HLA.* — ***p. arthropathique*** (Besnier et Bourdillon, 1888). V. *rhumatisme psoriasique.* — ***p. buccal*** (Bazin et Debove). V. *leucoplasie buccale.* — ***p. interverti*** [angl. ***inverse psoriasis***]. *P.* dans lequel, à l'inverse des formes habituelles, les lésions sont localisées aux plis de flexion et parfois aux paumes des mains et aux plantes des pieds. — ***p. pustuleux généralisé de Zumbusch.*** V. *Zumbusch (syndrome de).* — ***p. scrofuleux.*** V. *folliclis.* — V. aussi *parapsoriasis* et *Köbner (phénomène de)* • 👁 **rhumatisme psoriasique** •.

PSOROSPERMIE, *s. f.* (gr. *psôra*, gale ; *sperma*, semence) [angl. ***psorospermia***]. Nom donné à certaines coccidies (v. ce mot). Une variété, *p. oviforme*, a été décrite chez l'homme dans les cellules de la maladie de Paget du mamelon, du *molluscum contagiosum* et de certains épithéliomas superficiels. On admet généralement que ces formations intracellulaires, prises pour un parasite, ne sont que de simples inclusions protoplasmiques.

PSOROSPERMOSE, *s. f.* [angl. ***psorospermosis***]. Maladie produite par les psorospermies.

PSOROSPERMOSE FOLLICULAIRE VÉGÉTANTE (Darier, 1889) [angl. ***Darier's disease***]. V. *Darier (maladie de).*

PSP (épreuve de la). V. *phénolsulfonephtaléine (épreuve de la).*

PSPH. *Participant au Service Public Hospitalier.* Qualifie certains établissements hospitaliers privés. V. *hospitalier (service public).*

PSYCHALGIE, *s. f.* (gr. *psukhê*, âme ; *algos*, douleur) [angl. ***psychalgia***]. Variété exceptionnelle de névralgie dans laquelle prédomine l'élément psychopathique. — ***p. faciale.*** V. *névralgisme facial.*

PSYCHANALYSE, *s. f.* (S. Freud, 1896) [angl. ***psychanalysis***]. Méthode d'investigation psychologique qui cherche à déceler dans l'esprit l'existence de souvenirs, désirs ou images, dont la présence subconsciente cause des troubles psychiques ou physiques.

PSYCHASTHÉNIE, *s. f.* (gr. *psukhê*, âme ; *a*-priv. ; *sthénos*, force) [angl. ***psychasthenia***]. — 1° (P. Janet, 1900). Indécision de l'esprit, tendance au doute, aux appréhensions instinctives et irraisonnées, qui aboutit à la folie du doute, aux diverses phobies, impulsions ou aboulies. — 2° Quelques médecins avec Dubois (de Berne) proposent ce terme pour remplacer celui de *neurasthénie,* en raison du rôle prépondérant de l'esprit dans la genèse des états neurasthéniques.

PSYCHÉDÉLIQUE, *adj.* (gr. *psukhê*, âme ; *dêlos*, évident, visible) [angl. ***psychedelic***]. Caractérisé par des hallucinations et l'exacerbation des sensations. — Par extension, *s. m.* Substance provoquant un tel état. P. ex. : le lysergide (v. ce terme). V. *psychodysleptique.*

PSYCHIATRE, *s. m.* ou *f.* [angl. ***psychiatrist***]. Syn. désuet *aliéniste.* Médecin spécialiste des maladies mentales.

PSYCHIATRIE, *s. f.* (gr. *psukhê*, âme ; *iatréia*, traitement) [angl. ***psychiatry***]. Syn. *médecine mentale.* Partie de la médecine consacrée spécialement à l'étude des maladies de l'esprit.

PSYCHIATRIE DE LIAISON [angl. ***liaison psychiatry***]. Intervention dans un hôpital général, à la demande des praticiens des services de médecine, chirurgie, obstétrique ou pédiatrie, de psychiatres appelés en consultation pour un problème relevant de leur spécialité.

PSYCHO-ANALEPTIQUE, *adj.* (J. Delay, 1957) (gr. *psukhê*, âme ; *analambanein*, reprendre) [angl. ***psychoanaleptic***]. Qui excite l'activité mentale. — *s. m.* Médicament qui possède cette propriété (p. ex. : l'amphétamine) ; les *p.-a.* comprennent les noo-analeptiques et les thymo-analeptiques ; ils font partie des psychotropes (v. ce terme).

PSYCHO-ANÉMIQUE (syndrome). Association d'anémie de Biermer et de troubles psychiques : agitation ou dépression, plus rarement états aigus d'excitation, délire, surtout paranoïaque, confusion mentale, dépression mélancolique.

PSYCHOCHIRURGIE, *s. f.* (E. Moniz et Lima, de Lisbonne, 1936) [angl. ***psychosurgery***]. Interventions chirurgicales portant sur le cerveau et destinées à remédier à certains troubles mentaux : soit en supprimant leur cause (tumeur cérébrale, lésion post-traumatique, perturbation de la tension intracrânienne : *p. lésionnelle*), soit en excluant certaines parties du cortex cérébral *(p. fonctionnelle)* : lobectomie, lobotomie, topectomie, thalamotomie (v. ces termes), pratiquées chez des agités, des anxieux, des maniaques, des hallucinés, ou chez des malades souffrant d'algies psychiques ou somatiques irréductibles. Les progrès des traitements chimiques ont entraîné le déclin de la *p.* — Certains auteurs (Puech) étendent ce terme *(p. indirecte)* à des interventions dirigées contre une cause extracérébrale de troubles mentaux (endocrinienne, p. ex.).

PSYCHODÉPENDANCE, *s. f.* V. *pharmacodépendance.*

PSYCHODÉPRESSEUR, SSIVE, *adj.* V. *psycholeptique.*

PSYCHODIAGNOSTIC, *s. m.* (Rorschach, 1920) [angl. ***psychodiagnosis***]. Méthode d'examen mental fondée sur l'interprétation, par le sujet examiné, d'images créées au hasard en écrasant quelques gouttes d'encre projetées sur une feuille de papier que l'on plie. Cette méthode permet de porter un jugement sur l'intelligence, l'attention, la mémoire et surtout sur l'affectivité. V. *Rorschach, test de.*

PSYCHODRAME, *s. m.* [angl. ***psychodrama, acting out***]. Méthode psychothérapique de groupe consistant en un jeu dramatique auquel participent médecins et malades, ceux-ci interprétant des rôles en rapport avec leurs situations particulières.

PSYCHODYSLEPTIQUE, *adj.* (J. Delay, 1957) (gr. *psukhê*, âme ; *dus*, indiquant la difficulté ; *lambanein*, saisir) [angl. ***psychodysleptic***]. Syn. *psychopathogène.* Qui provoque des troubles mentaux (déviation du jugement, etc.). — *s. m.* Médicament qui possède ces propriétés (p. ex. : haschisch, mescaline, lysergide). V. *hallucinogène, psychédélique* et *onirogène.* Les *p.* font partie des psychotropes (v. ce terme).

PSYCHO-EMBRYOPATHIE, *s. f.* Embryopathie (v. ce terme) à manifestations mentales.

PSYCHOGÈNE, *adj.* (gr. *psukhê*, âme ; *génês*, qui est engendré) [angl. ***psychogenic***]. En médecine mentale, se dit des phénomènes, des symptômes, des maladies purement psychiques, c.-à-d. ne correspondant à aucune lésion perceptible à nos moyens actuels de recherche. Ce terme s'oppose à *physiogène.*

PSYCHOGENÈSE, *s. f.* [angl. ***psychogenesis***]. Développement normal ou pathologique des facultés mentales.

PSYCHOGÉRIATRIE, *s. f.* [angl. ***psychogeriatris***]. Étude psychologique des personnes âgées malades. V. *psychogérontologie.*

PSYCHOGÉRONTOLOGIE, *s. f.* [angl. ***psychogerontology***]. Étude psychologique des personnes âgées. V. *psychogériatrie.*

PSYCHOGRAMME, *s. m.* (gr. *psukhê*, âme ; *gramma*, caractère d'écriture) [angl. ***psychogram***]. Tableau ou graphique exposant les résultats d'un examen psychométrique.

PSYCHOGRAPHIQUE, *adj.* (gr. *psukhê*, âme ; *graphein*, inscrire) [angl. ***psychographic***]. — ***trouble p.*** Altération de l'écriture provoquée par une affection mentale : oubli d'un mot, qualificatif absurde, faute d'orthographe grossière, rature, etc.

PSYCHOKINÉSIE OBSTÉTRICALE [angl. ***obstetrical psychokinesis***]. V. *accouchement sans douleur.*

PSYCHOLEPSIE, *s. f.* (gr. *psukhê*, âme ; *lambanein*, saisir) [angl. ***psycholepsy***]. Baisse subite de la tension psychologique se traduisant chez les épileptiques par les diverses manifestations comitiales.

PSYCHOLEPTIQUE, *adj.* (J. Delay, 1957) (gr. *psukhê*, âme ; *lambanein*, saisir) [angl. ***psycholeptic***]. Syn. *psychoplégique, psychodépresseur.* Qui déprime l'activité mentale. — *s. m.* Médicament qui possède cette propriété. Les *p.* font partie des psychotropes ; on les divise en hypnotiques, neuroleptiques et tranquillisants.

PSYCHOLOGUE, *s. m.* ou *f.* [angl. ***psychologist***]. Personne consacrant son activité professionnelle à la psychologie, étude de la pensée et de l'esprit.

PSYCHOMÉTRIE, *s. f.* (gr. *psukhê*, âme ; *métron*, mesure) [angl. ***psychometry***]. Appréciation et notation chiffrée des capacités intellectuelles.

PSYCHOMOTEUR (centre) ou **PSYCHOMOTRICES (zones)** [angl. ***psychomotor center***]. V. *localisation cérébrale.*

PSYCHOMOTEUR, TRICE, *adj.* [angl. ***psychomotor***]. Relatif aux effets moteurs de l'activité cérébrale.

PSYCHOMOTRICE (crise). V. *temporale (crise ou épilepsie).*

PSYCHOMOTRICIEN, ENNE, *s. m.* ou *f.* Auxiliaire médical qui, muni des diplômes nécessaires, « exécute habituellement des actes professionnels de rééducation psychomotrice » (loi française du 4 février 1995).

PSYCHONEURASTHÉNIE, *s. f.* ou **PSYCHONEURASTHÉNIQUE (état).** V. *neurasthénie* et *psychonévrose.*

PSYCHONÉVROSE, *s. f.* (Dubois, de Berne) [angl. ***psychoneurosis***]. Classiquement, terme générique qui sert à désigner un certain nombre d'affections nerveuses, dont le point de départ est surtout psychique : neurasthénie, psychasthénie, hystérie, hypochondrie et mélancolie à forme légère. — Actuellement, état intermédiaire entre les névroses et les psychoses, les manifestations des premières entraînant, chez le malade, des modifications de son comportement.

PSYCHO-ONCOLOGIE [angl. ***psychooncology***]. Branche de la psychologie appliquée aux cancers.

PSYCHOPATHE, *s. m.* ou *f.* (gr. *psukhê*, âme ; *pathê*, affection) [angl. ***psychopath***]. — 1° Malade mental. — 2° Sujet doté d'une personnalité impulsive, instable, immature et multipliant les actes antisociaux.

PSYCHOPATHIE, *s. f.* (gr. *psukhê*, âme ; *pathê*, affection) [angl. ***psychopathia***]. Maladie mentale.

PSYCHOPATHIQUE, *adj.* [angl. ***psychopathic***]. Qui se rapporte à, ou qui dépend d'une maladie mentale. — ***trouble p.*** Manifestation pathologique due au pithiatisme, en l'absence de toute altération organique de la région atteinte.

PSYCHOPATHOGÈNE, *adj.* (gr. *psukhê*, âme ; *pathê*, maladie ; *génnan*, engendrer). V. *psychodysleptique.*

PSYCHOPATHOLOGIE, *s. f.* (gr. *psukhê*, âme ; *pathê*, maladie ; *logos*, discours) [angl. ***psychopathology***]. Étude des maladies mentales.

PSYCHOPHARMACOLOGIE, *s. f.* [angl. ***psychopharmacology***]. V. *pharmacopsychologie.*

PSYCHOPHYSIOLOGIE, *s. f.* ou **PSYCHOPHYSIQUE**, *s. f.* [angl. ***psychophysics***]. Étude du fonctionnement du cerveau et de ses activités mentales.

PSYCHOPLASME FAMILIAL (Boven). Ensemble des qualités, des défauts et des tares mentales communs aux membres d'une même famille.

PSYCHOPLASTICITÉ, *s. f.* (Dupré et Logre, 1911). Aptitude spéciale des hystériques à réaliser des syndromes morbides.

PSYCHOPLÉGIE, *s. f.* (Logre et Deshaies) (gr. *psukhê*, âme ; *plêssein*, frapper) [angl. ***psychoplegia***]. Accès transitoires de désorientation ou d'amnésie attribués à des éclipses cérébrales par artériosclérose.

PSYCHOPLÉGIQUE, *adj.* V. *psycholeptique.*

PSYCHOPOLYNÉVRITE, *s. f.* Association de troubles psychiques et de polynévrites que l'on observe parfois dans les états infectieux ou toxiques et, en particulier, dans l'alcoolisme. La *p.* s'accompagne souvent de troubles digestifs et d'insuffisance hépatique.

PSYCHOPROPHYLAXIE, *s. f.* (gr. *psukhê*, âme ; prophylaxie) [angl. ***psychoprophylaxis***]. Prévention des réactions nuisibles de l'organisme grâce à une préparation psychologique capable de supprimer, de modifier ou de créer certains réflexes conditionnés. P. ex. : *p.* des douleurs de l'accouchement.

PSYCHO-PROPHYLAXIE OBSTÉTRICALE. V. *accouchement sans douleur.*

PSYCHOSE, *s. f.* (Feuchteurleben, 1845) (gr. *psukhê*, âme) [angl. ***psychosis***]. Syn. *folie, vésanie* (inusité). Nom générique des maladies mentales. Le sujet atteint de psychose n'est pas conscient du désordre de sa personnalité, contrairement à celui qui souffre de névrose et qui se rend compte du caractère pathologique de ses troubles. V. *névrose* et *aliénation.*

PSYCHOSE CARCÉRALE [angl. ***prison psychosis***]. Troubles mentaux apparaissant, du fait de leur incarcération, chez des prisonniers psychiquement normaux ; ce sont des accès confusionnels ou des états dépressifs.

PSYCHOSE CIRCULAIRE. V. *folie périodique.*

PSYCHOSE CYCLOTHYMIQUE. V. *folie périodique.*

PSYCHOSE HALLUCINATOIRE CHRONIQUE (Gilbert Ballet, 1911) [angl. ***persecution complex***]. Syn. *délire de persécution* (Lasègue, 1852), *délire chronique à évolution systématique* (Magnan), *délire systématisé progressif*ou *délire systématique progressif* (Cullerre), *délire des dégénérés, démence paranoïde, maladie de Lasègue, psychose systématique progressive* (P. Garnier). « Psychose à évolution progressive ne s'accompagnant pas de troubles physiques, caractérisée par des idées de persécution coordonnées et par des hallucinations auxquelles peuvent venir s'associer ou se substituer des idées de grandeur systématisées » (Marchand). Magnan a schématisé son évolution en quatre phases : — 1° incubation et interprétations délirantes ; — 2° idées de persécution et hallucinations ; — 3° idées ambitieuses ; — 4° démence.

PSYCHOSE MANIAQUE DÉPRESSIVE. V. *folie périodique.*

PSYCHOSE PARANOÏAQUE. V. *paranoïaque (psychose).*

PSYCHOSE PÉRIODIQUE. V. *folie périodique.*

PSYCHOSE PRÉSÉNILE PERNICIEUSE D'OKSALA. V. *Kraepelin (maladie de).*

PSYCHOSE SYSTÉMATIQUE PROGRESSIVE (P. Garnier). V. *psychose hallucinatoire chronique.*

PSYCHOSENSORIEL, ELLE, *adj.* [angl. ***psychosensorial***]. Se dit de tout ce qui a trait à la fois aux facultés intellectuelles et aux perceptions sensorielles. — P. ex. : *troubles p.* sous l'influence de certaines intoxications.

PSYCHOSOMATIQUE (médecine) (gr. *psukhê*, âme ; *sôma*, corps) [angl. ***psychosomatic medicine***]. Étude des perturbations psychiques d'ordre affectif et des troubles viscéraux qui en constituent la manifestation corporelle ; également du retentissement psychique des altérations organiques (somatiques). V. *somatisation.*

PSYCHOSTIMULANT, ANTE. *adj.* V. *psychotonique.*

PSYCHOTECHNIE ou **PSYCHOTECHNIQUE**, *s. f.* (gr. *psukhê*, âme ; *tekhné*, art) [angl. ***psychotechnics***]. Étude analytique des aptitudes techniques et intellectuelles de l'homme.

PSYCHOTHÉRAPIE, *s. f.* ou **PSYCHOTHÉRAPEUTIQUE**, *s. f.* (gr. *psukhê*, âme ; *thérapéia*, traitement) [angl. ***psychotherapy***]. — 1° (Bernheim). Suggestion appliquée méthodiquement au traitement des maladies. — Plus généralement, emploi des ressources de l'esprit dans le traitement des troubles mentaux ou somatiques. — 2° (peu employé dans ce sens). Traitement des psychoses. — La *p.* est exercée en France par des psychiatres, des psychologues et d'autres praticiens non médecins adeptes de très nombreuses méthodes. V. *mélothérapie, sophrologie* et *training autogène.*

PSYCHOTIQUE, *adj.* [angl. ***psychotic***]. Qui concerne la psychose. — *s. m.* ou *f.* Sujet atteint de psychose.

PSYCHOTONIQUE, *adj.* (gr. *psukhê*, âme ; *tonos*, tension) [angl. ***pychotonic***]. Syn. *psychostimulant.* Qui accroît l'activité cérébrale.

PSYCHOTROPE, *adj.* (gr. *psukhê*, âme ; *trépein*, tourner) [angl. ***psychotropic***]. Qui agit sur l'activité cérébrale. — *s. m.* Médicament qui possède cette propriété. J. Delay distingue parmi les médicaments *p.* les *psycholeptiques,* les *psychoanaleptiques* et les *psychodysleptiques.*

PSYCHROPHILE, *adj.* (gr. *psukhros,* froid ; *philia,* amitié) [angl. ***psychrophilic***]. Se dit des organismes se développant à basse température.

PSYCHROTHÉRAPIE, *s. f.* V. *cryothérapie.*

PTA. Initiales de l'angl. ***Plasma Thromboplastin Antecedent***. V. *facteur XI.*

PTA TEST. Abréviation du terme anglais ***Peroxydase Treponemal Antibody.*** Réaction immunologique pour le diagnostic de la syphilis utilisant le tréponème pâle tué. Le marquage des antiglobulines y est effectué par une enzyme, la peroxydase. V. *immuno-enzymatique (méthode).*

PTB (prothèse) (de l'angl. *Patellar Tendon Bearing prosthesis*). Prothèse de jambe dont l'appui principal porte sur le ligament rotulien.

PTBS (prothèse) [angl. ***PTBS prosthesis***]. Prothèse tibiale combinant les caractéristiques des prothèses PTB et PTS.

PTC. Initiales de l'angl. ***Plasma Thromboplastin Component*** (v. *facteur antihémophilique B*).

PTCA. Abréviation de l'angl. ***Percutaneous Transluminal Coronary Angioplasty***. V. *angioplastie transluminale percutanée.*

$PtCO_2$. Pression partielle du gaz carbonique dans un tissu.

PTÉRION, *s. m.* (gr. *ptéron*, aile, apophyse ptérygoïde) [angl. ***pterion***]. Région où se rencontrent les sutures des os frontal, pariétal, temporal et sphénoïde, en formant ordinairement un H.

PTÉROYLGLUTAMIQUE (acide). V. *folique (acide).*

PTÉRYGION, *s. m.* (gr. *ptérugion*, petite aile) [angl. ***pterygium***]. Syn. *onglet.* Épaississement membraneux de la conjonctive, qui présente la forme d'un triangle à base périphérique et à sommet dirigé vers la cornée, sur laquelle il tend à gagner de plus en plus.

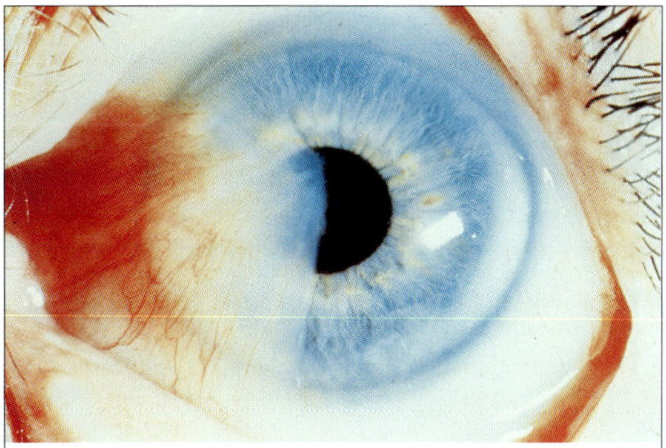

Ptérygion débordant sur la cornée

PTÉRYGION DU COU, *PTERYGIUM COLLI* (gr. *ptérugion*, petite aile) [angl. ***pterygium colli***]. Replis cutanés, simples ou multiples, généralement bilatéraux, tendus de la région mastoïdienne à la région acromiale de chaque côté du cou. Cette malformation est rarement isolée. V. *Bonnevie-Ullrich (syndrome de).*

PTÉRYGIONS POPLITÉS (syndrome des) [angl. ***popliteal pterygium syndrome***]. Malformation complexe comportant : des replis cutanés (ptérygions) des creux poplités, parfois étendus du talon à la hanche et associés à une palmure intercrurale ou axillaire ; un bec-de-lièvre avec fistules de la lèvre inférieure ; une dysplasie des doigts et des ongles ; des anomalies multiples des organes génito-urinaires. Des cas familiaux et d'autres, sporadiques, ont été observés.

PTÉRYGOÏDE, *adj.* (gr. *ptérux, ugos*, aile ; *eidos*, aspect) [angl. ***pterygoid***]. En forme d'aile. P. ex. : *apophyse* ou *processus p.*

PTÉRYGOÏDES DE LA CONJONCTIVE (gr. *ptérux, ugos*, aile ; *eidos*, aspect) [angl. ***false traumatic pterygium***]. Plis de la conjonctive qui, après un trauma, se greffent quelquefois sur la cornée et peuvent être pris pour un ptérygion.

PTÉRYGOÏDIENNES (plaques) (Parrot) [angl. ***Parrot's ulcer***]. Ulcérations situées d'une manière parfaitement symétrique sur les parties latérales de la voûte palatine des nourrissons athrepsiques. Elles correspondent aux saillies mamelonnées que forment en ces points, sous la muqueuse, les apophyses ptérygoïdes.

PTFB. Initiales de l'angl. ***Plasma Thromboplastin Factor B.*** V. *facteur antihémophilique B.*

PTFE. Abréviation de *polytétrafluoroéthylène*. Syn. *Gore-Tex®*. Tissu synthétique (polymère de Teflon®) servant notamment à fabriquer des prothèses vasculaires.

PTH. V. *parathormone.*

PTI. V. *purpura thrombocytopénique idiopathique.*

PTILOSE, *s. f.* (gr. *ptilôsis*, plumage, chute des cils) [angl. ***ptilosis***]. — 1° Chute des cils. — 2° Pneumoconiose par inhalation de poussières de plumes d'autruche.

PTISANE, *s. f.* (gr. *ptisanê*, orge broyé) [angl. ***ptisan***]. Décoction d'orge broyé que les Anciens administraient aux malades. V. *tisane.*

PTOMAÏNE, *s. f.* (Selmi, 1881) (gr. *ptôma, atos*, cadavre) ou mieux **PTOMATINE,** *s. f.* (Kobert) [angl. ***ptomaine***]. Nom générique des nombreux alcaloïdes (inoffensifs ou toxiques) qui prennent naissance dans les cadavres en putréfaction. On a étendu cette dénomination à tous les alcaloïdes d'origine microbienne.

PTOMAPHAGIE, *s. f.* (gr. *ptôma*, cadavre ; *phagein*, manger). V. *nécrophagie.*

PTOSE, *s. f.* (gr. *ptôsis*, chute) [angl. ***ptosis, prolapse***]. Déplacement d'un viscère par suite du relâchement de ses moyens de fixité.

PTOSIS, *s. m.* (gr. *ptôsis*, chute) [angl. ***ptosis***]. Chute de la paupière supérieure. V. *blépharoptose.*

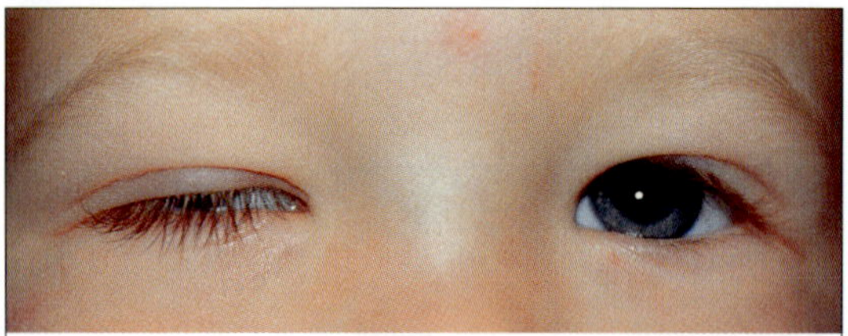

Ptosis congénital

PTS (prothèse) [angl. ***PTS prosthesis***]. Prothèse tibiale à emboîture supracondylienne.

PTR. Abréviation de l'angl. ***Prothrombin Time Ratio.*** C'est le temps de prothrombine du patient divisé par celui du plasma témoin. V. *INR.*

PTYALINE, *s. f.* (gr. *ptualos*, salive) [angl. ***ptyalin***]. Enzyme (amylase, v. ce terme) salivaire qui transforme l'amidon cuit et le glycogène en dextrine et en maltose.

PTYALISME, *s. m.* (gr. *ptualos*, salive) [angl. ***ptyalism***]. Syn. *flux salivaire, polysialie, hypersialie, salivation, sialorrhée.* Sécrétion salivaire exagérée pouvant s'élever à 4 ou 5 litres (non compris la salive déglutie). Le *p.* s'observe dans diverses névroses, dans la grossesse, dans certaines lésions nerveuses (paralysie labio-glosso-laryngée, paralysie faciale, etc.), dans les stomatites (en particulier dans la s. mercurielle).

PTYALORRHŒA EJACULATIVA (lat.). Affection rare caractérisée par de la sialorrhée avec projection en jet de la salive.

PUBALGIE, *s. f.* (Spinelli, 1932) (pubis ; gr. *algos*, douleur). Terme incorrect et équivoque désignant une douleur siégeant au niveau du pubis et aux alentours (périnée, canal inguinal, bas ventre). Elle survient à la suite d'efforts chez les sportifs, surtout chez les footballeurs professionnels. Elle est due soit à des lésions des muscles adducteurs de la cuisse (v. *adducteurs, syndrome des*), soit à une lésion de la sangle musculaire abdominale, soit à une ostéoarthropathie pubienne succédant à des microtraumas, soit à l'atteinte des muscles de la région inguinale.

PUBARCHE, *s. f.* (lat. *pubes*, poil ; gr. *arkhê*, commencement) [angl. ***pubarche***]. Début d'apparition des poils pubiens. V. *ménarche* et *télarche.*

PUBERTÉ, *s. f.* (lat. *pubes,* poil) [angl. ***puberty***]. Ensemble des modifications qui se produisent chez les filles au moment où s'établit la menstruation et chez les garçons dès que les testicules produisent des spermatozoïdes.

PUBESCENCE, *s. f.* (lat. *pubescere,* se couvrir de duvet) [angl. ***pubescence***]. Présence de poils. Terme usité surtout en botanique.

PUBIEN, ENNE, *adj.* [angl. ***pubic***]. Relatif au pubis. V. *hypogastre.*

PUBIO-SACRÉ (diamètre) [angl. ***pubosacral diameter***] (obstétrique). Diamètre antéro-postérieur du bassin allant du pubis à la crête du sacrum.

PUBIS, *s. m.* (lat. *pubes*, poil) [TA et angl. ***os pubis***]. Partie antéro-supérieure de l'os coxal. Il comporte un corps, lequel participe à la formation de la symphyse pubienne avec son symétrique et deux branches, inférieure et supérieure, cette dernière participant à la formation de la partie antérieure du cotyle. V. *mont du pubis* • 👁 **coxal** •.

PUCE, *s. f.* (lat. *pulex,* puce) [angl. ***flea***]. Insecte sauteur et hématophage de la famille des Pulicideae, parasitant l'homme et divers mammifères (chien, chat, porc, rat et autres rongeurs), entraînant par sa morsure des lésions prurigineuses et pouvant transmettre diverses maladies. Les espèces principales sont *Pulex irritans,* la puce commune ; *Xenopsylla cheopis,* puce du rat qui transmet la peste et le typhus murin ; *Tunga penetrans* (syn. *Pulex* ou *Sarcopsylla penetrans*) ou puce chique. V. *chique* et *fièvre boutonneuse méditerranéenne.*

PUCE (À) ADN, *s. f.*, (par analogie avec une puce en microélectronique) (1999) [angl. ***DNA microarray, DNA chip***]. Syn. *biopuce.* Support de petite taille sur lequel sont disposés des fragments d'ADN. Une *p.* se présente sous la forme d'un support de un à quelques centimètres carrés sur lequel ont été disposés, selon un réseau régulier, quelques milliers, voire quelques centaines de milliers d'unités d'hybridation (appelées aussi *sondes génétiques* ou *cibles*). Ces unités d'hybridation sont constituées de segments d'ADN monocaténaire de séquence connue. Mises en contact avec un ADN complémentaire (ADNc) marqué, préparé à partir d'ARN messager (ARNm) de l'échantillon à étudier, elles réagissent, s'hybrident à des niveaux divers. La détection de ces niveaux d'expression se fait automatiquement par balayage systématique des sondes par un détecteur sensible au marquage (colorimétrie pour la fluorescence ou compteur pour la radioactivité). Des algorithmes spécialisés permettent d'exploiter les données. — Les *p.* de faible complexité sont utilisées pour le diagnostic des maladies, celles de moyenne complexité, pour l'analyse fonctionnelle des profils d'expression des gènes, et celles de forte complexité, pour l'analyse globale du polymorphisme ou le séquençage.

PUDENDAL, LE, *adj.* (lat. *pudendus*, honteux) [angl. ***pudendal***]. Syn. ancien : *honteux.* Relatif aux organes génitaux externes (ou « parties honteuses »).— ***nerf p.*** (TA *nervus pudendus*) [angl. ***pudendal nerve***]. Nerf sensitivo-moteur du périnée et des organes génitaux externes, provenant des racines S2-S4.— ***artères p. interne, externes superficielle et profonde*** (TA *arteria pudenda interna* ; *a. p. externa superficialis, profunda*) [angl. ***internal, superficial and deep external pudendal arteries***]. Branches de l'artère fémorale (les externes) et de l'iliaque interne à destination des organes génitaux externes et du périnée. — ***veines p. externes et interne*** (TA *venae pudendae externae, vena pudenda interna*) [angl. ***pudendal veins external, pudendal vein internal***]. Veines satellites des artères du même nom, se jetant dans la grande veine saphène pour les premières, dans la veine iliaque interne pour la seconde.

PUDEUR, *s. f.* (lat. *pudor*) [angl. ***sexual modesty***]. Attitude réservée à l'égard de ce qui peut choquer la décence et particulièrement vis-à-vis du sexe. V. *pudeur (attentat à la), pudeur (outrage public à la)* et *érythème pudique.*

PUDEUR (attentat à la) [angl. ***indecent assault***]. *Crime* constitué par un « acte impudique » commis « sur une personne contre sa volonté » (Code pénal, art. 333), que cet acte matériel, effectué sur une personne vivante, mineure ou non, ait été commis ou seulement tenté, avec ou sans violence, contrainte ou surprise. (P. ex. : attouchements sur les seins ou les organes sexuels). L'*a. à la p.* se distingue du viol (v. ce terme) car il n'y a pas ici de pénétration sexuelle. V. *pudeur (outrage public à la pudeur).*

PUDEUR (outrage public à la) [angl. ***indecent exposure***]. *Délit* constitué par « des actes qui, par leur licence et leur publicité sont de nature à blesser l'honnêteté de ceux qui, même fortuitement, en ont été les témoins » (Code pénal, art. 330). V. *pudeur (attentat à la)* et *exhibitionnisme.*

PUDLAK (P. P., tchèque, 1959). V. *Hermansky-Pudlak (syndrome d').*

PUENTE (maladie de). Chéilite glandulaire simple observée dans l'enfance, constituée par l'inflammation des orifices canaliculaires des glandes salivaires accessoires situées à la face interne de la lèvre inférieure.

PUÉRICULTEUR, TRICE. Infirmier(ère) titulaire du diplôme d'État de puériculture. V. *infirmière puéricultrice.*

PUÉRICULTURE, *s. f.* (Caron, 1865) (lat. *puer,* enfant ; *cultura,* culture) [angl. ***puericulture***]. Ensemble des moyens propres à favoriser le développement physiologique de l'enfant soit avant la naissance, soit après.

PUÉRILISME, *s. m.* (E. Dupré, 1901) [angl. ***puerilism***]. Syndrome psychopathique consistant en une réversion de la personnalité, dans lequel toute une série concordante et systématique de manifestations psychiques et expressives traduit un retour à l'état d'âme de l'enfance, avec ses tendances, ses goûts, ses expressions mimiques et son langage. On a observé cet état mental chez les hystériques.

PUERPÉRAL, ALE, *adj.* (lat. *puerpera,* accouchée) [angl. ***puerperal***]. Relatif à l'accouchement. — ***accidents puerpéraux.*** Complications qui peuvent survenir au moment de l'accouchement ou immédiatement après (hémorragie, fièvre, éclampsie, etc.). — ***éclampsie p.*** V. *éclampsie.* — ***état p.*** V. *puerpéralité.* — ***psychose p.*** État fébrile accompagné de symptômes généraux plus ou moins graves apparaissant chez l'accouchée et dus à une infection à point de départ utérin. — ***psychose p.*** Ensemble des troubles psychiques plus ou moins accentués qui surviennent parfois pendant la grossesse et au moment de l'accouchement. V. *lympho-péritonite puerpérale*.

PUERPÉRALITÉ, *s. f.* [angl. ***puerperium***]. Syn. *état puerpéral*. Conditions dans lesquelles se trouve l'organisme d'une nouvelle accouchée, pendant le temps qui lui est nécessaire pour revenir à son état normal. — Ce terme est quelquefois pris dans le sens d'*état gravido-puerpéral* et désigne alors l'ensemble des fonctions : grossesse, accouchement et suites de couches.

PUGH. (Pugh R. N., angl.). V. *Child (classification de)*.

PUITS ECZÉMATIQUES DE DEVERGIE. V. *Devergie (puits de)*.

PULEX, *s. m.* Genre de *puce* (v. ce terme).

PULEX PENETRANS, *s. f.* V. *chique*.

PULMONAIRE, *adj.* (lat. *pulmo, onis,* poumon) [angl. ***pulmonary***]. Qui se rapporte au poumon. — (cardiologie). Qui se rapporte à l'artère pulmonaire et aux valvules situées à son orifice ; ou même, par extension, à la circulation pulmonaire. — ***cavités p.*** Cavités droites du cœur. — ***cœur p.*** V. ce terme. — ***insuffisance p.*** V. ce terme. — ***rétrécissement p.*** V. ce terme. — ***ventricule p.*** Ventricule droit.

PULMONAIRE (grosse)-PETITE AORTE. V. *grosse pulmonaire — petite aorte*.

PULPE DENTAIRE. Substance gélatineuse remplissant la cavité centrale de la dent, dont elle contient les éléments vasculo-nerveux. V. *dent, dentine, cément, émail dentaire, endodonte* et *pulpectomie*.

PULPECTOMIE, *s. f.* (lat. *pulpa*, chair, pulpe ; gr. *ektomê*, ablation) [angl. ***pulpectomy***]. — 1° Ablation de la pulpe dentaire. V. *dévitalisation*. — 2° (urologie). Intervention chirurgicale consistant à vider le testicule de son contenu. On l'utilise notamment pour supprimer la sécrétion d'androgènes dans le cancer prostatique.

PULPITE, *s. f.* [angl. ***pulpitis***]. Inflammation de la pulpe dentaire, complication de la carie.

PULPOLITHE, *s. m.* (lat. *pulpa*, chair ; gr. *lithos*, pierre) [angl. ***denticle***]. Formation calcaire située dans la pulpe dentaire.

PULSATIF, IVE, *adj.* (lat. *pulsare,* battre) [angl. ***throbbing***]. Qui produit des pulsations. — ***douleur p.*** V. *douleur*.

PULSATILE, *adj.* (lat. *pulsare,* battre) [angl. ***pulsatile***]. Qui présente des pulsations ; ou qui dépend des battements cardiaques. P. ex. : *tumeur p.*

PULSATION, *s. f.* (lat. *pulsare,* frapper) [angl. ***pulsation***]. Battement du cœur et des artères. — ***p. négative normale*** (Marey). Dépression systolique que l'on observe parfois au niveau de la pointe du cœur, en dehors de toute lésion cardiaque.

PULSION, *s. f.* (lat. *pellere,* pousser) [angl. ***pulsion***]. — 1° Trouble de l'équilibre obligeant certains sujets (maladie de Parkinson) à avancer ou à reculer, parfois précipitamment, comme s'ils étaient poussés. — 2° (psychiatrie). Tendances irrésistibles et plus ou moins inconscientes, d'origine essentiellement instinctive (le « ça »), orientant l'activité de l'individu.

PULSUS BISFERIENS (pouls frappé deux fois, en lat.) [angl. ***bisferious pulse***]. Variété de pouls qui, sur le sphygmogramme, comporte un sommet systolique bifide formé de 2 pointes d'à peu près égale hauteur. On l'observe en particulier dans les insuffisances aortiques importantes avec sténose discrète, parfois aussi dans les canaux artériels persistants. Le *p. b.* ne doit pas être confondu avec le *pouls dicrote*.

PULTACÉ, CÉE, *adj.* (lat. *puls, pultis,* bouillie) [angl. ***pultaceous***]. Se dit d'un exsudat qui a la consistance d'une bouillie et se dissocie facilement dans l'eau (*exsudat p.* de certaines angines que l'on appelle par abréviation *angines pultacées*).

PULVÉRISATION, *s. f.* (lat. *pulvis,* poussière) [angl. ***nebulization***]. Action de réduire en poudre une substance solide. — Par extension, opération qui consiste à lancer dans l'atmosphère d'une chambre ou sur une partie malade une substance solide ou liquide réduite en très fines particules.

PULVINAR, *s. m.* (en lat. coussin) [TA et angl. ***pulvinar***]. Noyau de l'extrémité postérieure du thalamus.

PUNAISE, *s. f.* V. *cimex lectularius*.

PUNAISIE, *s. f.* (punais, du lat. *putere,* puer). V. *ozène*.

PUNCH DRUNK (H. S. Martland, New York, 1928) (angl.). V. *encéphalite traumatique*.

PUNCTUM PROXIMUM (lat.) [angl. ***near point***]. Point le plus rapproché de vision distincte. V. *presbytie*.

PUNCTUM REMOTUM (lat.) [angl. ***far point***]. Point le plus éloigné de vision distincte. V. *presbytie*.

PU-PH. Professeur des Universités – Praticien Hospitalier (v. ce dernier terme).

PUPILLE, *s. f.* (lat. *pupilla*) [TA et angl. ***pupilla***]. Orifice de l'*iris*. V. ce terme, *mydriase* et *myosis*.

PUPILLOMÉTRIE, *s. f.* [angl. ***pupillometry***]. Mensuration, à l'aide d'un appareil nommé pupillomètre, du diamètre de la pupille immobile et étude comparative des changements de ce diamètre sous l'influence de diverses excitations.

PUPILLOSCOPIE, *s. f.* V. *skiascopie*.

PUPILLOTONIE, *s. f.* [angl. ***pupillotonia***]. Perturbation de la motilité pupillaire avec extrême lenteur à la décontraction. La *p.* est associée à une anomalie des réflexes dans le syndrome d'Adie.

PURGATIF, *s. m.* [angl. ***purgative***]. Substance provoquant l'accélération du transit intestinal et l'évacuation des selles. V. *laxatif*.

PURIFORME, *adj.* [angl. ***puriform***]. Qui a l'apparence du pus.

PURINE, *s. f.* V. *base purique*.

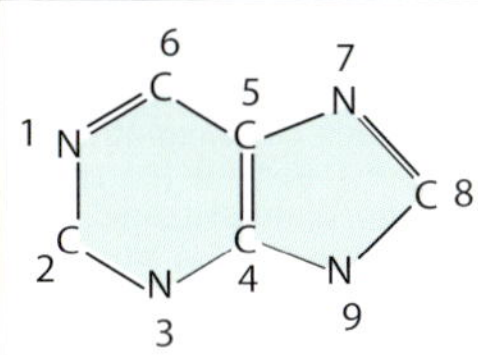

Purine

PURINOGÈNE, *adj.* Qui provoque ou facilite la formation de bases puriques et de leur dérivé, l'acide urique.

PURINOPHORE, *adj.* Qui contient des bases puriques ; celles-ci se transforment en acide urique.

PURINOSYNTHÈSE, *s. f.* Formation de purines, en particulier dans l'organisme à partir d'acides aminés (*p.* endogène).

PURKINJE (arbre ou figures de) (P. Johann von, tchèque, 1787-1869) [angl. ***Purkinje's figures***]. Perception, grâce à un éclairage très oblique, de l'ombre projetée par les vaisseaux rétiniens sur la couche postérieure de la rétine.

PURKINJE (réseau de) [angl. ***Purkinje's network***]. Ramifications terminales sous-endocardiques du système cardionecteur. V. ce terme.

PURPURA, *s. m.* (lat. *purpura,* pourpre) [angl. ***purpura***]. Lésion élémentaire de la peau caractérisée par l'issue des globules rouges hors des vaisseaux ; c'est une hémorragie cutanée. Elle peut être d'origine vasculaire ou thrombo(cyto)pénique. Cette lésion a donné son nom à un certain nombre de syndromes, dont elle constitue le phénomène principal. V. *ecchymose* et *vibice*.

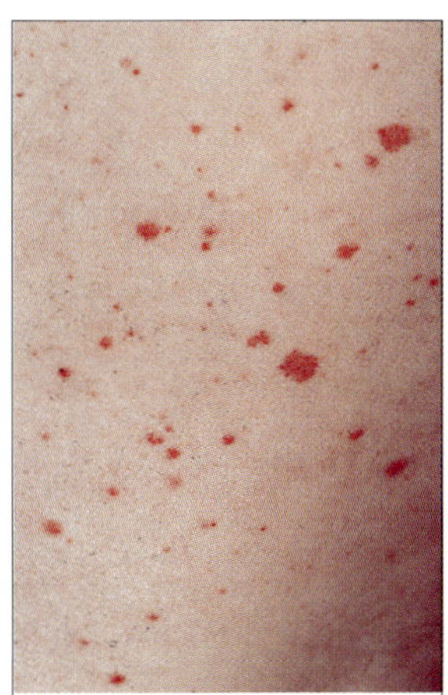

Purpura

PURPURA ABDOMINAL. V. *purpura rhumatoïde*.

PURPURA ALLERGIQUE. V. *purpura rhumatoïde*.

PURPURA ANAPHYLACTOÏDE. V. *purpura rhumatoïde*.

PURPURA ANNULARIS TELANGIECTODES (Majocchi, 1895) (lat.) [angl. ***purpura annularis telangiectodes***]. Syn. *maladie* *de Majocchi.* Dermatose se manifestant par des taches purpuriques, punctiformes, lenticulaires ou linéaires qui s'agrandissent d'une manière centrifuge et donnent lieu à des figures annulaires dont le centre est achromique.

PURPURA EN COCARDE AVEC ŒDÈME. V. *purpura de Seidlmayer.*

PURPURA EXANTHÉMATIQUE. V. *purpura rhumatoïde.*

PURPURA FULMINANS (Henoch, 1874) [angl. ***purpura fulminans***]. Variété suraiguë de purpura caractérisée par l'existence de phlyctènes sanglantes, d'hématurie, de convulsions et aboutissant à la mort en quelques jours. Elle est souvent due à une septicémie à méningocoques qui provoque une coagulation intravasculaire disséminée. V. *Waterhouse-Friderichsen (syndrome de).*

PURPURA HÉMORRAGIQUE [angl. ***purpura haemorrhagica***]. Variété de purpura dans laquelle l'éruption cutanée s'accompagne d'hémorragies par les muqueuses. On réserve parfois ce nom à la *maladie de Werlhof.*

PURPURA DE HENOCH [angl. ***Henoch's purpura***]. V. *purpura rhumatoïde.*

PURPURA HYPERGLOBULINÉMIQUE ou **HYPERIMMUNOGLOBULINÉMIQUE** (Waldenström, 1948) [angl. ***hyperglobulinic purpura, Waldenstrom's syndrome***]. Maladie atteignant presque uniquement les femmes, caractérisée par un purpura en nappes, siégeant surtout aux membres inférieurs, souvent associé à des arthralgies, à un syndrome de Raynaud et parfois à des adénopathies. Le purpura évolue par poussées (déclenchées souvent par l'orthostatisme) pendant des mois ou même des années. Il s'accompagne d'hyperprotéinémie avec forte élévation du taux des gammaglobulines sanguines, dont le poids moléculaire est normal (ce qui le distingue de la macroglobulinémie de Waldenström, v. ce terme). Cette élévation est due essentiellement à une augmentation des immunoglobulines (Ig) G (habituellement monoclonales), qui forment des complexes immuns avec des anticorps-anti Ig G que contient souvent le plasma sanguin. La vitesse de sédimentation globulaire est considérablement augmentée, mais la coagulation du sang, le temps de saignement et le taux des plaquettes sont normaux. Cette forme, primitive, a une évolution bénigne ; elle est considérée comme une affection auto-immune et classée parfois parmi les maladies des complexes immuns. Elle peut coïncider avec d'autres manifestations auto-immunes (v. *auto-immunité*), surtout avec le syndrome de Sjögren et une anémie hémolytique. Elle peut survenir en même temps qu'une hépatite chronique active, une cirrhose du foie, une tuberculose, un diabète, un rhumatisme, etc. Certains auteurs considèrent alors le *p. h.* comme secondaire à ces affections. Enfin, une prolifération maligne des tissus lymphoïde, réticulaire ou plasmocytaire peut apparaître tardivement au cours de son évolution. V. *complexe immun* et *angéite allergique.*

PURPURA INFECTIEUX [angl. ***infectious purpura***]. Syndrome caractérisé par des symptômes infectieux graves, une éruption de purpura et des hémorragies multiples. On lui rattache le *typhus angiohématique* de Landouzy et Gomot, le *purpura hémorragique primitif* de Martin de Gimard et le *purpura fulminans* de Henoch. — Le *p. i.* peut être provoqué par de nombreux germes et surtout par le méningocoque.

PURPURA INFLAMMATOIRE BÉNIN de Chevallier. V. *purpura rhumatoïde.*

PURPURA MYÉLOPATHIQUE (Faisans) [angl. ***myelopathic purpura***]. Syndrome caractérisé par quelques phénomènes généraux et une éruption de purpura disposée plus ou moins régulièrement suivant le trajet des nerfs ; il a été rattaché à une altération médullaire.

PURPURA PAPULEUX DE HEBRA [angl. ***Hebra's papulous purpura***]. Dermatose chronique et récidivante survenant chez l'adulte, caractérisée par une éruption, sur les membres, de taches purpuriques lenticulaires, papuleuses, et par une altération de l'état général.

PURPURA RHUMATOÏDE (Mathieu) [angl. ***rheumatic purpura***]. Syn. *maladie de Schönlein* ou de *Schönlein-Henoch, péliose rhumatismale* (Schönlein, 1839 ; Henoch, 1874), *purpura allergique* (Wintrobe), *p. anaphylactoïde* (Franck), *p. exanthématique* (Besnier), *p. inflammatoire bénin* (P. Chevallier). Affection de l'enfance et de l'adolescence, caractérisée par des manifestations articulaires (ordinairement arthralgies mobiles et symétriques), des phénomènes gastro-intestinaux généralement peu intenses et par des éruptions cutanées (pétéchies, ecchymoses, parfois papules ortiées) situées symétriquement sur les membres inférieurs, parfois le siège, les avant-bras et les coudes. Elle évolue par poussées, souvent déclenchées par l'orthostatisme. Elle se complique parfois d'hématurie et de protéinurie, ou d'accidents abdominaux aigus (*purpura abdominal* de Henoch) qui en aggravent le pronostic lequel dépend de l'atteinte rénale. Elle paraît liée à un trouble de la perméabilité capillaire d'origine immunologique ; les tests de l'hémostase sont tous normaux. Le *p. r.* est lié à une vascularite systémique des petits vaisseaux, caractérisée par des dépôts d'IgA dans les parois vasculaires et les glomérules. V. *angéite allergique.*

PURPURA DE SEIDLMAYER (1939) (Snow, 1923 ; Van Creveld, 1934 ; Fintelstein, 1938) [angl. ***Seidlmayer's syndrome***]. Syn. *purpura en cocarde avec œdème, œdème aigu hémorragique de la peau du nourrisson.* Variété rare de purpura survenant brutalement chez le nourrisson, caractérisée par des ecchymoses en cocarde et des éléments purpuriques nécrotiques siégeant à la face, aux mains et aux jambes, accompagnés d'œdèmes segmentaires rappelant l'œdème de Quincke. Des atteintes viscérales (rénales) sont possibles. L'état général est bon et l'évolution, par poussées, se termine en un mois par la guérison. On ne constate aucune anomalie des tests de l'hémostase. Cette maladie, de cause mal connue, peut être de nature allergique (v. *angéite allergique*), a été rapprochée du purpura rhumatoïde, du trisymptôme de Gougerot, de l'érythème polymorphe, de l'urticaire hémorragique et du syndrome de Sweet.

PURPURA SÉNILE DE BATEMAN (Bateman, 1818) [angl. ***purpura senilis***]. Dermatose survenant chez les sujets âgés, caractérisée par l'existence de taches purpuriques sur les avant-bras et les jambes, récidivant pendant des années ; elle serait liée à la dégénérescence sénile de la peau.

PURPURA THROMBOCYTOPÉNIQUE ESSENTIEL ou **PURPURA THROMBOPÉNIQUE CHRONIQUE IDIOPATHIQUE.** V. *purpura thrombopénique idiopathique.*

PURPURA THROMBOCYTOPÉNIQUE SECONDAIRE DE CAUSE INCONNUE. V. *Wiskott-Aldrich (syndrome de).*

PURPURA THROMBOCYTOPÉNIQUE THROMBOTIQUE (E. Moschcowitz, 1925) [angl. ***thrombotic thrombocytopenic purpura***]. Syn. *maladie* ou *syndrome de Moschcowitz, microangiopathie thrombotique* (Symmers, 1952). Maladie rare de l'enfant et de l'adulte caractérisée *anatomiquement* par une atteinte diffuse des artérioles et des capillaires associant gonflement de l'endothélium, dépôt sous-endothélial de substances fibrinoïdes et thromboses ; *cliniquement* par un début aigu fébrile, une anémie hémolytique intense avec déformation des hématies, un purpura et parfois des hémorragies liées à une chute du taux des plaquettes sanguines, une atteinte rénale avec hématurie et azotémie, des manifestations neurologiques fugaces et variables et une évolution par poussées et rémissions, mais toujours mortelle. Elle entre dans le cadre des *anémies hémolytiques microangiopathiques* (v. ce terme).

PURPURA THROMBOPÉNIQUE [angl. ***thrombocytopenic purpura***]. Purpura avec pétéchies, ecchymoses et parfois hémorragies liés à la diminution de taux des plaquettes circulantes (thrombopénie).

PURPURA THROMBOPÉNIQUE AUTO-IMMUN. V. *purpura thrombopénique idiopathique.*

PURPURA THROMBOPÉNIQUE IDIOPATHIQUE (PTI) [angl. ***idiopathic thrombocytopenic purpura***]. Syn. *purpura thrombocytopénique essentiel, thombocytopénie* ou *thrombopénie idiopathique, thrombopénie essentielle* (Franck), *athrombie*(Franck), *hémogénie* (P. Emile-Weil, 1922), *maladie de Werlhof* (1735). Syndrome de cause mal connue, caractérisé cliniquement par des hémorragies cutanées (purpura) ou muqueuses (épistaxis, gingivorragies, hémorragies génitales) et par des désordres vasculo-sanguins particuliers : raretés des plaquettes, dont l'aspect est parfois anormal, non-rétractilité du caillot, prolongation du temps de saignement. Il existe une *forme aiguë,* plus fréquente chez le jeune enfant, débutant brutalement souvent après une infection et guérissant spontanément en quelques semaines et une *forme chronique* de l'adulte, observée surtout chez la femme, dont la guérison spontanée est rare. Au cours de ce syndrome, les plaquettes, dans le sang, ont une vie courte et sont en nombre réduit, malgré la richesse de la moelle osseuse en mégacaryocytes. Car elles sont détruites à la périphérie par un auto-anticorps fixé sur elles. Le *p. th.i.* est, au moins pour les formes chroniques, une maladie auto-immune ; elle est pour les plaquettes ce qu'est l'anémie hémolytique à auto-anticorps pour les globules rouges (Harrington, 1951 ; Shulman, 1964). V. *auto-immunité.*

PURTILO (syndrome de) (P., David, amér., 1987) [angl. ***Purtilo's syndrome***]. Syn. *syndrome de Duncan.* Syndrome lymphoprolifératif rare et génétique à transmission liée à l'X. Chez ces jeunes garçons immunodéprimés, la primo-infection par le virus EB peut être rapidement mortelle.

PURTSCHER (syndrome, rétinite ou **rétinopathie de)** (P. Otman, all., 1910) [angl. ***Purtscher's disease***]. Syndrome oculaire survenant quelques heures ou quelques jours après un trauma dont le point d'impact est situé loin de l'œil (écrasement thoracique, fracture du crâne, ou des os des membres). Il est caractérisé par une baisse de la vision, bilatérale, un œdème rétinien diffus, grisâtre avec dépôts floconneux le long des veines et des hémorragies rétiniennes. Il évolue vers la résolution ou la cécité. Il s'agit d'un trouble vasculaire provoqué par une hypertension veineuse dans le territoire céphalique ou par des embolies graisseuses à point de départ osseux. V. *embolie graisseuse.*

PURULENT, ENTE, *adj.* [angl. ***purulent***]. Qui a rapport au pus ou qui contient du pus. — P. ex. : *crachats p. ; urine p.*

PUS, *s. m.* (gr. *puon*, pus) [angl. ***pus***]. Exsudat pathologique de consistance liquide, d'aspect louche et opaque, tenant en suspension des cellules dites globules de pus, qui ne sont autres que des leucocytes polynucléaires altérés ; à côté de ces éléments, on trouve des cellules venant des tissus voisins, des leucocytes des autres variétés et des bactéries.

PUSTULE, *s. f.* (lat. *pustula*, de *pus*, pus) [angl. ***pustule***]. Lésion de la peau consistant en un soulèvement circonscrit de l'épiderme, contenant un liquide purulent. — ***p. maligne*** [angl. ***malignant anthrax***]. Forme la plus commune du charbon chez l'homme. Elle débute par une petite vésicule remplie de sérosité, dont la base s'indure rapidement et, au niveau de laquelle se forme une plaque de gangrène entourée d'une zone inflammatoire. L'œdème gagne bientôt de proche en proche et on voit apparaître les phénomènes généraux dus à l'infection généralisée. V. *charbon.*

PUSTULOSE, *s. f.* [angl. ***pustulosis***]. Éruption de pustules. — ***p. palmoplantaire.*** V. *acropustulose.*

PUSTULOSE À ÉOSINOPHILES. V. *Ofugi (syndrome d').*

PUSTULOSE EXANTHÉMATIQUE AIGUË GÉNÉRALISÉE (Beylot C., fr., 1980) [angl. ***acute generalized exanthematous pustulosis***]. Éruption cutanée prurigineuse et généralisée de centaines de petites pustules stériles non folliculaires sur fond érythémateux, accompagnée de fièvre élevée et d'éosinophilie sanguine. L'évolution se fait vers la desquamation après une dizaine de jours. L'origine en est médicamenteuse (pénicillines et macrolides surtout).

PUSTULOSE SOUS-CORNÉE DE SNEDDON ET WILKINSON (1956) [angl. ***Sneddon-Wilkinson syndrome***]. Syn. *maladie* ou *syndrome de Sneddon et Wilkinson.* Affection cutanée caractérisée par une éruption, sur le tronc et la racine des membres, de vésico-pustules stériles très superficielles situées strictement sous la couche cornée de l'épiderme, confluant en placards circinés d'évolution excentrique et serpigineuse, récidivant pendant des mois et des années sans altérer l'état général.

PUSTULOSE VACCINIFORME (Kaposi, 1887) ou **VARIOLIFORME AIGUË** (Juliusberg, 1898) ou **VARICELLIFORME** [angl. ***eczema herpeticum***]. Syn. *eczéma herpétiforme, éruption varicelliforme de Kaposi, maladie de Kaposi* ou *de Kaposi-Juliusberg.* Éruption de pustules ombiliquées, accompagnées d'œdème, se développant ordinairement sur un eczéma de la face chez de jeunes enfants et ayant tendance à s'étendre. Ces pustules qui ressemblent à celles de la vaccine ou de la variole, évoluent généralement vers la guérison en quelques jours pendant lesquels, malgré une fièvre élevée, l'état général reste bon ; cependant, chez les très jeunes enfants et lorsque l'éruption est très importante, l'évolution peut être mortelle. La nature de cette éruption est discutée ; elle paraît être tantôt vaccinale, tantôt herpétique.

PUTAMEN, *s. m.* (en lat. coquille) [TA et angl. ***putamen***]. Portion latérale du noyau lenticulaire.

PUTRÉFACTION, *s. f.* (lat. *putrefacere*, pourrir) [angl. ***putrefaction***]. Décomposition des corps organisés, animaux ou végétaux, privés de vie, sous l'influence de bactéries pour la plupart anaérobies. La *p.* détermine la production de substances nouvelles généralement toxiques et de gaz fétides.

PUTRIDE, *adj.* [angl. ***putrid***]. Qui répand une odeur fétide et nauséabonde analogue à celle d'un corps en putréfaction. — ***pleurésie p.*** Pleurésie purulente accompagnée de formation de gaz dans la plèvre.

PUTTI (repères de) (P. Vittorio, ital., 1880-1940). Repères radiologiques permettant d'apprécier le déplacement de la tête fémorale chez le nourrisson atteint de luxation congénitale de la hanche.

PUTTKAMER (méthode de von) [angl. ***von Puttkamer's method***]. Technique de massage par friction basée sur le rapport métamérique entre la peau et les viscères.

PUVA [angl. ***PUVA***]. V. *puvathérapie.*

PUVATHÉRAPIE, *s. f.* Procédé thérapeutique utilisant les Psoralènes et les rayons UltraViolets A (PUVA) : c'est une variété de photochimiothérapie (v. ce mot). Les Psoralènes, activés par les UV-A provoquent des altérations des structures cellulaires. La *p.* est utilisée dans le traitement de certaines maladies de peau : psoriasis, mycosis fongoïde, vitiligo, lichen plan, etc. V. *psoralène, Finsen (méthode de)* et *rayonnement ultraviolet.*

PV. Pression veineuse (v. ce terme).

PVC. Pression veineuse (v. ce terme) centrale.

$P\bar{v}CO_2$. V. *PCO_2*.

$P\bar{v}O_2$. V. *PO_2*.

PWM. Abréviation de l'angl. ***Pokeweed Mitogen*** ; v. *lectine.*

PYARTHRITE, *s. f.* ou **PYARTHROSE**, *s. f.* (gr. *puon*, pus ; *arthron*, articulation) [angl. ***pyarthrosis***]. Arthrite purulente.

PYCNIQUE, *adj.* et *s. m.* (gr. *puknos*, fort) [angl. ***pyknic***]. Caractérisé par la force. P. ex. : *constitution pycnique.*

PYCNODYSOSTOSE, *s. f.* (M. Lamy et P. Maroteaux, 1962) (gr. *puknos*, dense, compact ; *dus*, indiquant la difficulté ; *ostéon*, os) [angl. ***pyknodysostosis***]. Affection osseuse rare, héréditaire, transmise selon le mode récessif autosomique, caractérisée par une augmentation de la densité des os et leur fragilité, par des malformations squelettiques multiples : petite taille, crâne volumineux avec fontanelles ouvertes et sutures larges, mandibule hypoplasiée, mains et pieds courts et massifs. V. *Stanescu (syndrome de).*

PYCNOÉPILEPSIE, *s. f.* (Friedmann, 1906) (gr. *puknos*, fréquent ; épilepsie). Syn. *pycnolepsie.* Variété d'épilepsie généralisée caractérisée par l'extrême fréquence des absences typiques (plusieurs centaines par jour).

PYCNOÏDE, *adj.* (gr. *puknos*, épais ; *eidos*, aspect) [angl. ***pyknormorphous***]. Syn. *pycnomorphe.* D'aspect large et épais.

PYCNOLEPSIE, *s. f.* (gr. *puknos*, fréquent ; *lêptikos*, qui prend) V. *pycnoépilepsie.*

PYCNOLEPTIQUE (accès). V. *pycnoépilepsie.*

PYCNOMORPHE (état) (gr. *puknos*, compact ; *morphê*, forme) [angl. ***pyknomorphic stage***]. État des cellules nerveuses succédant à la chromatolyse.

PYCNOSE, *s. f.* (gr. *puknôsis*, condensation) [angl. ***pyknosis***]. Transformation du noyau de la cellule, consistant en une condensation de la chromatine. Le noyau devient homogène et uniformément coloré. Ce phénomène serait dû à la mort du noyau.

PYÉLECTASIE, *s. f.* (gr. *puélos*, bassinet ; *ektasis*, dilatation) [angl. ***pyelectasis***]. Dilatation du bassinet.

PYÉLIQUE, *adj.* (gr. *puélos*, bassinet) [angl. ***pyelic***]. Qui se rapporte au bassinet.

PYÉLITE, *s. f.* (gr. *puélos*, bassinet) [angl. ***pyelitis***]. Inflammation aiguë ou chronique de la muqueuse qui tapisse le bassinet et les calices de reins.

PYÉLOCALICIEL, ELLE, *adj.* Qui concerne le bassinet et les calices du rein.

PYÉLOCYSTITE, *s. f.* (Escherich) [angl. ***pyelocystitis***]. Association de pyélite et de cystite.

PYÉLOGRAMME, *s. m.* [angl. ***pyelogram***]. Radiogramme obtenu par la pyélographie.

PYÉLOGRAPHIE, *s. f.* (gr. *puélos*, bassinet ; *graphein*, inscrire) [angl. ***pyelography***]. Radiographie du bassinet et des cavités rénales après injection, au moyen d'une sonde urétérale, d'un liquide opaque aux rayons X *(p. ascendante* ou *rétrograde)* ou après injection intraveineuse d'un liquide ayant les mêmes propriétés et pouvant être éliminé par les reins *(p. d'élimination, descendante, excrétrice, intraveineuse* ou *urographie)*. — ***p. gazeuse.*** V. *pneumopyélographie.*

PYÉLO-ILÉOSTOMIE, *s. f.* et **PYÉLO-ILÉOCYSTOSTOMIE**, *s. f.* [angl. ***pyeloileostomy, pyeloileocystostomy***]. Opération consistant à drainer le bassinet rénal soit à la peau (pyélo-iléostomie) soit dans la vessie (pyélo-iléo-cystostomie) par l'intermédiaire d'une anse de l'intestin grêle faisant office de pontage.

PYÉLOLITHOTOMIE, *s. f.* (gr. *puélos*, bassinet ; *lithos*, pierre ; *tomê*, incision) [angl. ***pyelolithotomy***]. Pyélotomie pratiquée dans le but d'extraire un ou plusieurs calculs situés dans le bassinet.

PYÉLONÉPHRITE, *s. f.* (Pierre Rayer, 1841) (gr. *puélos*, bassinet ; *néphros*, rein) [angl. ***pyelonephritis***]. Variété de néphropathie interstitielle (v. ce terme) comportant une inflammation du bassinet et du rein d'origine bactérienne (le germe en cause est le plus souvent *Escherichia coli*). Elle peut être primitive ou secondaire à un obstacle de la voie excrétrice. V. *pyélonéphrite ascendante.*

PYÉLONÉPHRITE ASCENDANTE [angl. ***ascending pyelonephritis***]. Syn. *néphrite ascendante.* Néphrite interstitielle microbienne secondaire à une lésion souvent obstructive ou à un trouble du fonctionnement des voies urinaires excrétrices.

PYÉLONÉPHRITE EMPHYSÉMATEUSE (décrite en 1898 par Kelly et Mac Callum ; nommée en 1962 par Schultz et Klortein) [angl. ***emphysematous pyelonephritis***]. Variété grave de *p.* observée le plus souvent chez les diabétiques, associée à la présence de gaz (décelée par radio- ou scanographie) d'origine bactérienne (*Escherichia coli*) dans le parenchyme rénal, l'espace périrénal voire l'espace sous-péritonéal.

PYÉLONÉPHRITE XANTHOGRANULOMATEUSE (Hooper, Klempson et Schlegel, 1962) [angl. ***xanthogranulomatous pyelonephritis***]. Variété de néphrite interstitielle unilatérale détruisant le rein en totalité ou en partie. Elle est caractérisée *anatomiquement* par de larges travées fibreuses et inflammatoires riches en histiocytes contenant des inclusions spumeuses (caractéristiques des réactions xanthomateuses) ; ces travées sont parsemées de nodules jaunes formés de macrophages chargés de lipides et de micro-abcès. Le tableau *clinique* est celui d'une infection urinaire aiguë, fébrile, avec gros rein douloureux.

PYÉLONÉPHROSE, *s. f.* [angl. ***pyelonephrosis***]. Hydronéphrose partielle dans laquelle seul le bassinet est dilaté.

PYÉLONÉPHROTOMIE, *s. f.* (gr. *puélos*, bassinet ; *néphros*, rein ; *tomê*, incision) [angl. ***pyelonephrotomy***]. Pyélotomie combinée à de petites néphrotomies.

PYÉLOPLASTIE, *s. f.* (gr. *puélos*, bassinet ; *plassein*, former) [angl. ***pyeloplasty***]. Opération ayant pour but la réparation du bassinet d'un rein.

PYÉLOSCOPIE, *s. f.* (gr. *puélos*, bassinet ; *skopein*, examiner) [angl. ***pyeloscopy***]. Observation radioscopique du bassinet rempli de liquide opaque aux rayons X ; elle permet l'étude de la motricité pyélo-urétérale.

PYÉLOSTOMIE, *s. f.* (gr. *puélos*, bassinet ; *stoma*, bouche) [angl. ***pyelostomy***]. Établissement d'une fistule chirurgicale au niveau du bassinet.

PYÉLOTOMIE, *s. f.* (gr. *puélos*, bassinet ; *tomê*, section) [angl. ***pyelotomy***]. Incision pratiquée sur le bassinet dans le but d'extraire un calcul ou d'évacuer une collection liquide.

PYÉLO-URÉTÉRAL (point). V. *Bazy (point de) 1°.*

PYÉLOVÉSICAL (réflexe) (Bazy). V. *réflexe pyélovésical.*

PYGMÉISME, *s. m.* (Poncet et Leriche) (pygmée, du gr. *pugmaïos*, haut d'une coudée). V. *microsomie.*

PYGOMÈLE, *s. m.* (I. G. St-Hilaire) (gr. *pugê*, fesse ; *mélos*, membre) [angl. ***pygomelos***]. Monstre double polymélien, caractérisé par la présence d'un ou de deux membres supplémentaires insérés derrière ou entre les membres normaux de l'autosite.

PYGOPAGE, *s. m.* (I. G. St-Hilaire) (gr. *pugê*, fesse ; *pageis*, unis) [angl. ***pygopagus***]. Monstre double eusomphalien, dont les deux corps sont soudés par la région fessière.

PYLE (maladie de) (P. Edwin, amér., 1931) [angl. ***Pyle's disease***]. Syn. *dysplasie métaphysaire familiale.* Anomalie du développement du système osseux, rare, caractérisée par la persistance de l'aspect infantile des métaphyses qui restent larges et aplaties. Elle se traduit cliniquement par un nanisme avec incurvation des diaphyses osseuses et genu valgum ; l'épaississement des os porte sur la clavicule, les côtes et le bassin, beaucoup plus que sur ceux du crâne et de la face. C'est une maladie héréditaire à transmission autosomique récessive.

PYLÉPHLÉBITE, *s. f.* (gr. *pulê*, porte ; phlébite) [angl. ***pylephlebitis***]. Phlébite de la veine porte.

PYLÉTHROMBOSE, *s. f.* (Rommelaere) [angl. ***pylethrombosis***]. Thrombose de la veine porte.

PYLORE, *s. m.* (gr. *pulôros*, portier) [TA et angl. ***pylorus***]. Orifice faisant communiquer l'estomac (auquel il appartient) et le duodénum • 👁 **estomac** •.

PYLORECTOMIE, *s. f.* (pylore ; gr. *ektomê*, ablation) [angl. ***pylorectomy***]. Résection du pylore. — V. *gastrectomie.* — ***p. antrale.*** Résection du pylore et de l'autre pylorique.

PYLORISME, *s. m.* [angl. ***pyloric spasm***]. Tendance au spasme de la musculature du pylore, déterminée soit par une ulcération de la muqueuse à son voisinage, soit par un état dyspeptique avec sensibilité particulière de l'appareil sensitivo-moteur de l'estomac.

PYLORITE, *s. f.* (Lœper, 1919) [angl. ***pyloritis***]. Inflammation interstitielle de la muqueuse pylorique, se traduisant par un syndrome douloureux tardif.

PYLOROBULBOSCOPIE, *s. f.* Fibroscopie du pylore et du bulbe duodénal au moyen du fibroscope à vision axiale. V. *fibroscope* et *fibroscopie.*

PYLOROCLASIE, *s. f.* (pylore ; gr. *klân*, briser) [angl. ***pyloroclasia***]. Intervention chirurgicale consistant à écraser le pylore à l'aide d'un clamp.

PYLORODUODÉNITE, *s. f.* (L. Bouchut et P. Ravault, de Lyon, 1927) [angl. ***pyloroduodenitis***]. Inflammation des muqueuses du pylore et du duodénum se manifestant par un syndrome douloureux tardif, pouvant aboutir à la formation d'un ulcère.

PYLOROGASTRECTOMIE, *s. f.* V. *gastropylorectomie.*

PYLOROPLASTIE, *s. f.* (pylore ; gr. *plassein*, former) [angl. ***pyloroplasty***]. Syn. *opération de Heineke-Mikulicz.* Incision longitudinale d'un rétrécissement pylorique, suivie de la suture transversale de la plaie. Cette opération a pour résultat de transformer la partie rétrécie en une partie dilatée.

PYLOROSPASME, *s. m.* [angl. ***pylorospasm***]. Spasme du pylore observé surtout chez le nourrisson, entraînant des vomissements avec état cachectique grave.

PYLOROSTOMIE, *s. f.* (Lambotte, 1905) (pylore ; gr. *stoma*, bouche) [angl. ***pylorostomy***]. Fistule gastrique destinée à remédier à une sténose œsophagienne et pratiquée au niveau du pylore, dont le sphincter sert d'orifice alimentaire à l'estomac. Ce dernier se vide par une anastomose gastro-intestinale que l'on pratique en même temps. L'opération comprend ainsi : la section du duodénum et la fermeture de son extrémité inférieure, une gastro-entérostomie postérieure et la fixation du pylore dans la plaie.

PYLOROTOMIE, *s. f.* (pylore ; gr. *tomê*, section) [angl. ***pylorotomy***]. Syn. *opération de Fredet* (1907). Incision longitudinale de la couche musculaire hypertrophiée du pylore, incision respectant la muqueuse. Cette opération est pratiquée dans la sténose du pylore des nourrissons. V. *sténose hypertrophique du pylore.*

PYOCÉPHALIE, *s. f.* (gr. *puon*, pus ; *képhalê*, tête) [angl. ***pyocephaly***]. Épanchement de liquide purulent dans les ventricules cérébraux.

PYOCHOLÉCYSTE, *s. m.* (gr. *puon*, pus ; *kholê*, bile ; *kustis*, vessie). Vésicule biliaire enflammée et contenant du pus.

PYOCHOLÉCYSTITE, *s. f.* Cholécystite suppurée.

PYOCINE, *s. f.* [angl. ***pyocin***]. Bactériocine (v. ce terme) du *Pseudomonas aeruginosa* (bacille pyocyanique).

PYOCOLPOS, *s. m.* (gr. *puon*, pus ; *kolpos*, vagin) [angl. ***pyocolpos***]. Collection purulente intravaginale consécutive à un hématocolpos.

PYOCOQUE, *s. m.* (gr. *puon*, pus ; *kokkos*, graine) [angl. ***pyococcus***]. Nom générique des germes bactériens en forme de coccus, générateurs de pus.

PYOCYANIQUE (bacille) (gr. *puon*, pus ; *kuanos*, bleu). V. *Pseudomonas aeruginosa*.

PYOCYTE, *s. m.* (gr. *puon*, pus ; *kutos*, cellule) [angl. ***pyocyte***]. Cellule du pus.

PYODERMA GANGRENOSUM. Il a été décrit en 1908 par le Français Louis Brocq sous le nom de *phagédénisme géométrique* et nommé en 1930 par Brunsting, Goeckerman et O'Leary. V. *idiophagédénisme*.

PYODERMIE, *s. f.* ou **PYODERMITE**, *s. f.* (gr. *puon*, pus ; *derma*, peau) [angl. ***pyoderma***]. Ensemble des lésions suppuratives de la peau. — ***p. phagédénique.*** V. *idiophagédénisme*.

PYODERMITE VÉGÉTANTE [angl. ***dermatitis vegetans***]. Infection cutanée, d'origine externe, dont l'agent causal est le staphylocoque, caractérisée par l'existence de surfaces végétantes, à la périphérie desquelles on trouve la lésion élémentaire sous forme d'une pustule folliculaire ayant une grande analogie avec le sycosis. — ***p. v. circonscrites.*** *P. v.* localisées sur le dos des mains, autour des orifices de la face, dans les grands plis ; elle peut prendre un aspect papillomateux, verruqueux ou tumoral. — ***p. v. généralisée.*** Syn. *dermatite pustuleuse chronique centrifuge de Hallopeau* (1889), *maladie de Hallopeau*. *P. v.* formant de vastes nappes croûteuses ou mamelonnées, étendues à de larges surfaces de téguments, d'évolution chronique et récidivante.

PYOGÈNE, *adj.* (gr. *puon*, pus ; *génésis*, génération) [angl. ***pyogenic***]. Qui fait suppurer. — *s. m.* Microbe ordinaire de la suppuration *(streptocoque, staphylocoque pyogène)*.

PYOGÉNIE, *s. f.* [angl. ***pyogenesis***]. Production du pus.

PYOHÉMIE, *s. f.* (gr. *puon*, pus ; *haïma*, sang) [angl. ***pyohaemia***]. V. *septicopyohémie*.

PYOLABYRINTHITE, *s. f.* (Lermoyez) [angl. ***pyolabyrinthitis***]. Otite suppurée ayant envahi le labyrinthe.

PYOMÈTRE, *s. m.* ou **PYOMÉTRIE**, *s. f.* (gr. *puon*, pus ; *mêtra*, matrice, utérus) [angl. ***pyometra***]. Collection purulente intra-utérine.

PYOMYOSITE, *s. f.* (Commes, 1918) (gr. *puon*, pus ; *mus*, muscle) [angl. ***pyomyositis***]. Maladie observée surtout en Afrique occidentale (*p.* tropicale) et caractérisée par la formation d'abcès musculaires apparaissant au cours d'un état infectieux. Elle est due à un coccobacille voisin des *Pasteurellæ* ou au *Staphylococcus aureus*. — Cette affection rappelle beaucoup la *polymyosite des pays chauds* (v. ce terme).

PYONÉPHRITE, *s. f.* (F. Legueu et Ch. Motz, 1932) (gr. *puon*, pus ; *néphros*, rein) [angl. ***pyonephritis***]. Inflammation du parenchyme rénal due à un microbe pyogène banal (staphylocoque ou colibacille), provoquant généralement des abcès de taille et de nombre variable.

PYONÉPHROSE, *s. f.* (Rayer) (gr. *puon*, pus ; *néphros*, rein) [angl. ***pyonephrosis***]. Infection grave de tout le rein caractérisée par la rétention de pus dans le bassinet distendu, la destruction et l'inflammation (pyonéphrite) du parenchyme et la réaction inflammatoire du tissu voisin (périnéphrite). Elle succède généralement à la pyélonéphrite et se manifeste par de la fièvre, une tumeur rénale et de la pyurie intermittente.

PYOPÉRICARDE, *s. m.* [angl. ***pyopericardium***]. Épanchement purulent dans la cavité péricardique.

PYOPHAGIE, *s. f.* (gr. *puon*, pus ; *phagein*, manger) [angl. ***pyophagia***]. Déglutition, volontaire ou non, de pus venant soit des dents (pyorrhée alvéolo-dentaire), soit du nez, du larynx, de la trachée ou des poumons.

PYOPHTALMIE, *s. f.* V. *hypopyon*.

PYOPNEUMOCHOLÉCYSTE, *s. m.* [angl. ***pyopneumocholecystitis***]. Cholécystite gangréneuse avec dégagement gazeux plus ou moins abondant.

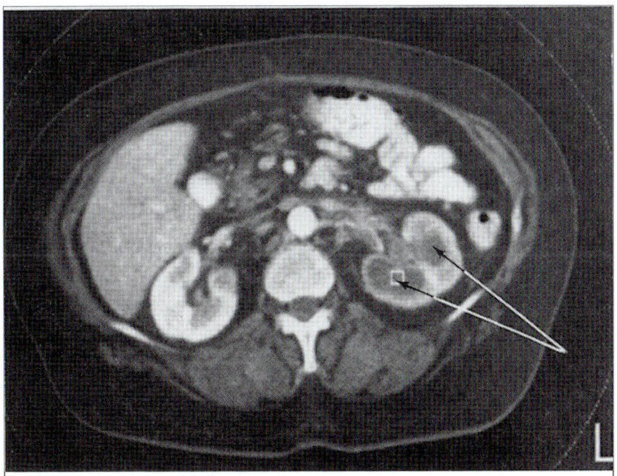

Pyonéphrose gauche (flèches). Scanner

PYOPNEUMOKYSTE HYDATIQUE [angl. ***hydatid pyopneumocyst***]. Suppuration d'un *pneumokyste hydatique* (kyste hydatique du poumon ouvert dans les bronches). Il présente les signes du pyopneumothorax sans qu'il y ait épanchement pleural.

PYOPNEUMOPÉRICARDE, *s. m.* (gr. *puon*, pus ; *pneuma*, air ; péricarde) [angl. ***pyopneumopericardium***]. Épanchement purulent et gazeux de la cavité péricardique.

PYOPNEUMOTHORAX, *s. m.* (gr. *puon*, pus ; *pneuma*, air ; *thôrax*, poitrine) [angl. ***pyopneumothorax***]. Épanchement gazeux de la cavité pleurale (pneumothorax), accompagné d'un épanchement purulent plus ou moins abondant.

PYORRHÉE, *s. f.* (gr. *puon*, pus ; *rhein*, couler) [angl. ***pyorrhoea***]. Écoulement de pus. — ***p. alvéolo-dentaire.*** [angl. ***pyorrhoea alveolaris***]. Syn. : *alvéolyse, gingivite expulsive, maladie de Fauchard, périodontite expulsive*. Arthrite alvéolo-dentaire suppurée, généralement polyarticulaire, progressant du collet vers l'apex, caractérisée par l'ébranlement des dents atteintes, le décollement de leur sertissure et aboutissant souvent à leur chute. Elle se rencontre chez les arthritiques et surtout chez les diabétiques.

PYOSALPINX, *s. m.* (gr. *puon*, pus ; *salpinx*, trompe) [angl. ***pyosalpinx***]. Transformation de la trompe de Fallope en une poche contenant du pus ; c'est une forme de la salpingite suppurée.

PYOSCLÉROSE, *s. f.* (gr. *puon*, pus ; *sklêros*, dur) [angl. ***pyosclerosis***]. Suppuration chronique dans laquelle de multiples foyers purulents sont entourés d'un tissu scléreux abondant, à tendance extensive ou atrophique. La *p.* caractérise certaines formes d'abcès du poumon.

PYOSPERMIE, *s. f.* [angl. ***pyospermia***]. Présence de nombreux leucocytes dans le sperme.

PYOSTERCORAL, ALE, *adj.* (gr. *puon*, pus ; lat. *stercus*, excrément). Qui concerne le pus et les excréments.

PYOTHORAX, *s. m.* [angl. ***pyothorax***]. Pleurésie purulente.

PYRAMIDAL, ALE, *adj.* En forme de pyramide. — ***faisceau p.*** (TA *fasciculus pyramidalis*) [angl. ***cerebrospinal tract***]. Syn. *faisceau cortico-spinal*. Voie motrice volontaire principale, constituée d'un ensemble de fibres destinées au tronc et aux membres ; il part des grandes cellules pyramidales du cortex cérébral, descend par la capsule interne jusqu'au bulbe où il décusse au niveau des pyramides bulbaires, constitue les deux tractus médullaires cortico-spinaux ventral et latéral et se termine dans la corne antérieure médullaire controlatérale. V. *pyramidal (syndrome), Betz (cellule de)* et *pyramidale (contracture)*. — ***muscle p.*** Muscle d'insertion pelvienne, se terminant sur la face interne du grand trochanter. Il est rotateur externe de la hanche. — ***os. p.*** Os interne de la première rangée des os du carpe.

PYRAMIDAL (syndrome) [angl. ***pyramidal syndrome***]. Ensemble des signes traduisant l'altération du faisceau pyramidal : paralysie à type de mono- ou d'hémiplégie, d'abord flasque, puis avec contracture, prédominant sur les groupes musculaires les plus dépendants de la motilité volontaire ; diminution des réflexes cutanés ; diminution, puis exagération des réflexes tendineux ; inversion du réflexe cutané plantaire ; souvent réflexe d'automatisme. Pour Barré, il s'agit d'un *s. p. mixte*, qui peut être dissocié en *s. p. déficitaire* avec hypotonie (v. *épreuve de Barré*), réflexe cutané plantaire en flexion et absence d'hyperréflectivité et en *s. p. irritatif* avec contracture musculaire, exagération des réflexes tendineux, inversion du réflexe cutané plantaire. Syndromes déficitaire et irritatif peuvent exister isolément.

PYRAMIDALE (contracture) [angl. ***pyramidal rigidity***]. Hypertonie musculaire due à une lésion du faisceau pyramidal et s'accompagnant d'exagération des réflexes ostéo-tendineux dans le territoire correspondant, et de syncinésies. Elle prédomine sur les muscles de la racine des membres ; aux membres supérieurs, sur les fléchisseurs et, aux membres inférieurs, sur les extenseurs.

PYRAMIDOTOMIE, *s. f.* V. *pédonculotomie.*

PYRÉTIQUE, *adj.* (gr. *purétos*, fièvre). V. *fébrile.*

PYRÉTOGÈNE, *adj.* (gr. *purétos*, fièvre ; *génnan*, engendrer) [angl. ***pyretogenous***]. Qui provoque la fièvre. — *s. m.* (Seibert, 1923). Substance tantôt endogène (cytokine), tantôt exogène (d'origine virale, bactérienne) capable de provoquer une réaction fébrile. — Certains *p.* contenus dans les solutés injectables introduits dans l'organisme en quantité importante par voie intraveineuse sont des produits de désintégration bactérienne. — On emploie parfois, à tort, dans ce sens, le terme pyrogène.

PYREXIE, *s. f.* (gr. *pur*, feu ; *ekhein*, avoir) [angl. ***pyrexia***]. Nom générique des maladies fébriles. V. *fièvre* et *hyperthermie.*

PYRGOCÉPHALIE, *s. f.* (gr. *purgos*, tour ; *képhalê*, tête) [angl. ***turricephaly***]. V. *acrocéphalie.*

PYRIDOXINE, *s. f.* (Birch et Györgi, 1936) [angl. ***pyridoxin***]. Syn. *vitamine B6, adermine.* Dérivé pyridinique (chlorhydrate de pyridoxol) qui intervient dans le métabolisme des protéines, des graisses et des glucides. Présent dans les céréales, les laitages, les œufs, le foie et la viande. Ses sources naturelles sont la levure de bière, le germe de blé, les viandes, les légumes verts et les fruits frais. Sa carence, chez l'homme, détermine des accidents digestifs, cutanés et nerveux.

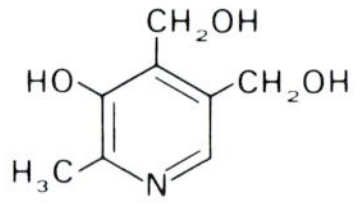

Pyridoxine

PYRIDOXINO-DÉPENDANCE, *s. f.* (Hunt, 1954) [angl. ***pyridoxinodependency***]. Syn. *dyspyridoxinose cérébrale* (Julien Marie, 1962). Maladie du nouveau-né, caractérisée par des crises convulsives subintrantes résistant aux anticonvulsivants et cédant très rapidement à l'administration de pyridoxine, qui reste nécessaire indéfiniment. Il s'agit probablement d'un trouble métabolique génétique récessif.

PYRIMIDINE, *s. f.* [angl. ***pyrimidine***]. V. *base pyrimidique.*

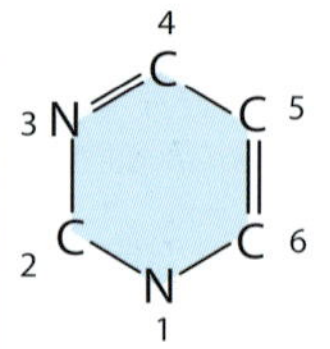

Pyrimidine

PYRINE, *s. f.* (gr. *puros*, feu) [angl. ***pyrin***]. V. *périodique (maladie).*

PYROGÈNE, *adj.* (gr. *pur*, feu ; *génnan*, engendrer) [angl. ***pyretogenous***]. Qui provoque le feu. — Terme employé à tort comme syn. de pyrétogène ; v. ce mot.

PYROGLOBULINE, *s. f.* (gr. *pur*, feu ; globuline) [angl. ***pyroglobulin***]. Variété de globuline qui, à l'inverse des cryoglobulines, précipite par chauffage.

PYROMANIE, *s. f.* (gr. *pur*, feu ; *mania*, folie) [angl. ***pyromania***]. Syn. *monomanie incendiaire* (Esquirol). Impulsion qui pousse certains déséquilibrés à provoquer des incendies.

PYROPOÏKILOCYTOSE, *s. f.* (gr. *pur*, feu ; poïkilocytose) [angl. ***pyropoikilocytosis***]. Maladie hémolytique rare et grave observée chez les Noirs, nécessitant dès la petite enfance transfusions puis splénectomie. La *p.* s'accompagne d'une instabilité thermique des hématies, liée à des anomalies de la chaîne α de la spectrine. V. ce terme et *poïkilocytose.*

PYROSIS, *s. m.* (gr. *puroô*, je brûle) [angl. ***pyrosis***]. Sensation de brûlure qui part de l'épigastre, remonte l'œsophage jusqu'à la gorge et s'accompagne d'éructation et de renvoi d'un liquide acide et brûlant ; il témoigne d'un reflux gastro-œsophagien.

PYRUVATE-KINASE, *s. f.* [angl. ***pyruvate-kinase***]. V. *anémie hémolytique enzymoprive.*

PYRUVICÉMIE, *s. f.* [angl. ***pyruvaemia***]. Présence, dans le sang, d'acide pyruvique, produit de dégradation du métabolisme des glucides. Le taux de la *p.* est normalement de 3 à 9 mg/L ou 34 à 102 µmol/L ; il est plus élevé (hyperpyruvicémie) au cours de l'avitaminose B_1.

PYURIE, *s. f.* (gr. *puon*, pus ; *ourein*, uriner) [angl. ***pyuria***]. Émission d'urine mélangée de pus.

PZ. Abréviation de pancréatozymine (v. ce terme).

Q

Q. — 1° Symbole du *volume sanguin*. — 2° Symbole de la *glutamine*.

Q̇ ou **Q̇C**. Symbole du *débit cardiaque*.

q. Symbole du *bras long du chromosome*.

Q (composé) de Reichstein. V. *désoxycorticostérone*.

Q FEVER (angl.). V. *fièvre Q*.

Q (onde) ; **QRS (ondes)** ; **QRST (complexe)**. V. *électrocardiogramme*.

QALY. Abréviation de l'angl. ***Quality Adjusted Life Years.*** Évaluation de la survie en durée et en qualité par une méthode d'appréciation subjective émanant du patient lui-même ou de professionnels.

Q-B$_1$ (intervalle). V. *index mitral*.

Q̇c. Symbole du *débit cardiaque*.

Q$_{CO_2}$. Symbole de la *quantité de gaz carbonique éliminée par un tissu de l'organisme*. Elle est exprimée en millilitres de CO_2 par gramme de tissu et par heure.

QI. Abréviation de *Quotient Intellectuel* (v. ce terme).

QINGHAOSU, *s. m.* (mot chinois). V. *artémisine*.

Q$_{O_2}$. Symbole de la *quantité d'oxygène consommée par un tissu de l'organisme*. Elle est exprimée en millilitres d'O_2 par gramme de tissu frais et par heure ; elle est normalement égale au débit d'oxygène. V. *oxygène (consommation d')*.

qs (lat. *quantum satis*) ou **qsp** (*quantum satis pro*). Quantité suffisante pour... Abréviation, suivie d'un chiffre, par laquelle on indique, en mL ou en g, à la fin d'une formule magistrale, le volume ou le poids de l'excipient nécessaire pour obtenir le volume ou le poids de l'ensemble du médicament.

QS (onde) [angl. ***QS wave***] (électrocardiographie). Forme anormale, uniquement négative, de l'onde rapide ventriculaire. En cas d'infarctus du myocarde, on l'observe dans les dérivations précordiales, lorsque l'électrode est placée en face d'une zone où la paroi ventriculaire est nécrosée sur toute son épaisseur. V. *trou électrique (phénomène du)*.

QT COURT (syndrome du) (Gussak I. *et coll.*, 2000) [angl. ***short QT interval syndrome***]. Association rarissime d'un espace QT court (QTcorrigé < 0,320 s) à l'électrocardiogramme et de troubles du rythme auriculaires (atriaux) et/ou ventriculaires survenant sur un cœur autrement considéré comme sain. Transmis selon le mode autosomique dominant, ce syndrome peut être responsable de mort subite. Le traitement en est le défibrillateur automatique implantable.

QT LONG (syndrome du) [angl. ***prolonged QT syndrome***]. — 1° ***Forme congénitale.*** Affection génétique rare associant à l'électrocardiogramme un espace QT long (QT corrigé en fonction de la fréquence cardiaque supérieur à 0,44 s), des syncopes et la mort subite (par fibrillation ventriculaire ou torsades de pointes). Les principaux gènes responsables de ce syndrome codent des canaux potassiques. On le traite essentiellement par les bêtabloquants. Il en existe deux variétés cliniques : avec *(syndrome de Jervell et Lange-Nielsen)* ou sans surdité *(syndrome de Romano-Ward)*. V. ces termes. — 2° Les ***formes acquises*** s'observent au cours des troubles hydro-électriques, des grandes bradycardies des blocs atrio-ventriculaires complets et de l'administration de nombreux médicaments (antiarythmiques, psychotropes, vasodilatateurs).

QUADRANOPSIE, *s. f.* V. *hémianopsie en quadrant*.

QUADRANTECTOMIE, *s. f.* Ablation chirurgicale d'un quadrant du sein, en cas de tumeur limitée à celui-ci.

QUADRICEPS, *adj.* (lat. *quatuor*, quatre ; *ceps*, chef) [angl. ***quadriceps***]. Qui a quatre chefs. P. ex. : *muscle q. fémoral*.

QUADRIGE (syndrome du) (C. Verdan, 1957) [angl. ***Verdan's syndrome***]. « Gêne apportée à la flexion des doigts restants par la fixation chirurgicale ou spontanée des tendons fléchisseurs du doigt amputé » (J. Lataste, Leroux et R. Vilain). Par comparaison avec la manière dont l'aurige romain conduisait les quatre chevaux de son char, en entourant leurs rênes autour de son corps : si les rênes d'un des chevaux étaient fixées, celles des trois autres devenaient moins efficaces.

QUADRIGÉMINISME, *s. m.* [angl. ***quadrigeminism***]. V. *pouls quadrigéminé*.

QUADRIPARÉSIE, *s. f.* (lat. *quatuor,* quatre ; gr. *parésis*, faiblesse). Parésie des quatre membres.

QUADRIPLÉGIE ou **QUADRUPLÉGIE**, *s. f.* (lat. *quatuor,* quatre ; gr. *plêssein*, frapper) [angl. ***quadriplegia, tetraplegia***]. Syn. *tétraplégie*. Paralysie des quatre membres.

QUADRUPÉDIE, *s. f.* [angl. ***quadrupedal position***] Position « à quatre pattes », où le corps repose sur les genoux (ou plus rarement sur les pieds) et sur les mains. V. *Klapp (méthode de)*.

QUALITÉ DES SOINS INFIRMIERS (évaluation de la) [angl. ***evaluation of nursing quality***]. Estimation de la valeur des prestations effectuées par le service des soins infirmiers, effectuée par comparaison avec des éléments de référence. V. *accréditation*.

QUARANTAINE, *s. f.* [angl. ***quarantine***]. Séjour dans un lazaret, que l'on impose aux voyageurs et aux marchandises venant de pays où règnent certaines maladies contagieuses, avant de les laisser communiquer avec les habitants du pays où ils se rendent. Ce séjour était autrefois de quarante jours, mais la connaissance du mode de propagation de ces maladies et des mesures de désinfection efficaces ont permis de réduire la durée actuelle des *q.*, et de les remplacer presque toujours par une simple inspection sanitaire.

QUARANTENAIRE (maladie) [angl. ***quarantinable disease***] (règlement sanitaire international de 1951). Maladie exotique dite pestilentielle (choléra, peste, fièvre jaune, variole, typhus exanthématique, fièvre récurrente) dont les foyers doivent être déclarés aux organismes sanitaires internationaux et dont les cas doivent être dépistés par la surveillance sanitaire des voyageurs. Celle-ci devient d'ailleurs de plus en plus difficile avec la rapidité et la multiplication des voyages aériens intercontinentaux : des voyageurs contaminés peu de temps avant leur départ peuvent débarquer en période d'incubation et en bonne santé apparente et déclencher une épidémie peu après. — Le typhus exanthématique a été rayé de la liste des maladies quarantenaires en 1971 (résolution 47 de l'OMS du 23-07-1969, appliquée le 08-01-1971). — V. *déclaration obligatoire (maladies à).*

QUARTE (fièvre) (lat. *quartus,* quatrième) [angl. ***quartan fever***]. Forme de fièvre intermittente dans laquelle les accès reviennent le quatrième jour, laissant entre eux deux jours d'intervalle. — ***f. q. doublée*** ou ***triplée.*** Fièvre intermittente se manifestant par deux ou trois accès de fièvre chaque quatrième jour. — ***f. double quarte.*** V. *double quarte (fièvre).* V. *paludisme.*

QUARTERON, ONE, *s.* [angl. ***quadroon***]. Celui, celle qui provient de l'union d'un blanc et d'une mulâtresse ou d'un mulâtre et d'une blanche.

QUATORZIÈME ou **QUINZIÈME JOUR (syndrome du)** [angl. ***intermenstrual crisis***]. V. *intermenstruel.*

QUATRIÈME MALADIE (sous-entendu *éruptives de l'enfance,* les trois premières étant la rougeole, la scarlatine et la rubéole). V. *Dukes-Filatow (maladie de).*

QUATRIÈME MALADIE VÉNÉRIENNE. V. *Nicolas et Favre (maladie de).*

QUATRIÈME VENTRICULE (syndrome du). Ensemble de symptômes provoqués par les tumeurs cérébrales du IVe ventricule. Elles déterminent un blocage aigu du liquide céphalorachidien et une hypertension intracrânienne évoluant rapidement, par poussées. Elles se manifestent par une céphalée violente, paroxystique, irradiant dans les épaules et immobilisant la tête, dont tout mouvement brusque déclenche des vomissements, des vertiges ou même une syncope ; par des troubles de l'équilibre en station debout avec tendance à la rétropulsion et, inconstamment, par une stase papillaire, l'atteinte des nerfs crâniens et des troubles bulbaires. Ces tumeurs évoluent surtout chez l'enfant et provoquent une hydrocéphalie. V. *ventricule.*

QUECKENSTEDT ou **QUECKENSTEDT-STOOKEY (épreuve de)** (Q. Hans, all., 1916 ; S., 1925) [angl. ***Queckenstedt-Stookey test***]. Épreuve qui consiste à augmenter la pression du liquide céphalique en comprimant les jugulaires. Les variations de pression se transmettent au liquide céphalorachidien le long du canal arachnoïdien, sauf en cas d'obstacle. Cette épreuve permet de diagnostiquer les tumeurs qui compriment la moelle et au-dessous desquelles ne se manifeste pas l'hyperpression.

QUEENSLAND (fièvre du). V. *fièvre Q.*

QUERIDO (test de). V. *thyréostimuline (test à la).*

QUÉRULENCE, *s. f.* (lat. *querulus,* qui se plaint) [angl. ***querulousness***]. Comportement revendicateur.

QUERVAIN (maladie de De) (Q. Fritz de, suisse, 1895) [angl. ***Quervain's disease***]. Syn. *ténosynovite chronique sténosante.* Affection caractérisée ***cliniquement*** par une douleur et une légère saillie localisées sous l'apophyse styloïde du radius, au niveau des tendons du long abducteur et du court extenseur du pouce, dont les mouvements provoquent une crépitation et une exaspération de la douleur ; ***anatomiquement*** par un épaississement circulaire cartilagineux au niveau du tunnel ostéofibreux de la gaine de ces tendons.

QUERVAIN (thyroïdite subaiguë de De) [angl. ***Quervain's thyroiditis***]. Syn. *thyroïdite pseudo-tuberculeuse, thyroïdite granulomateuse, thyroïdite à cellules géantes.* Tuméfaction du corps thyroïde, diffuse, modérée et d'aspect inflammatoire, souvent accompagnée au début de douleurs, de fièvre et de signes d'hyperthyroïdie. Elle évolue vers la guérison en quelques semaines ou quelques mois. Elle survient surtout chez la femme de 30 à 50 ans. Histologiquement c'est une thyroïdite nodulaire d'aspect pseudo-folliculaire. V. *Hashimoto (goitre lymphomateux de).*

QUETELET (règle de) (Q. Jacques, belge, 1796-1874) [angl. ***Quetelet's rule***]. Le poids en kilogrammes d'un adulte bien portant égale le nombre de centimètres dont sa taille dépasse le mètre. V. *obésité.*

QUEUE DE CHEVAL [TA et angl. ***cauda equina***]. Faisceau vertical formé des 3 dernières racines lombaires, des nerfs sacrés et coccygiens, descendant au-dessous de la partie terminale de la moelle épinière dans le canal vertébral et le sac dure-mérien • 👁 **nerfs spinaux** •.

QUEUE DE CHEVAL (syndrome de la) [angl. ***cauda equina syndrome***]. Groupe de symptômes dus à la compression des nerfs qui constituent la queue de cheval. Ils comprennent des troubles moteurs (paralysie flasque des muscles de la jambe), des troubles sensitifs (névralgies à forme de sciatique et anesthésies intéressant les membres inférieurs, le périnée et les organes génitaux), des troubles trophiques (amyotrophie précoce, cyanose, œdème dur et escarres) et des troubles sphinctériens (incontinence ou rétention).

QUEYRAT (maladie de) (Q. Auguste, fr., 1911). V. *érythroplasie.*

QUICK (méthode de) (Q. Armand, amér., né en 1894) [angl. ***Quick's method***]. Évaluation de la quantité de prothrombine du plasma sanguin par la mesure du temps de Quick (v. ce terme) ; cette mesure permet également d'apprécier le manque de vitamine K, celle-ci étant nécessaire à la formation de la prothrombine.

QUICK (temps ou **test de)** (1935) [angl. ***Quick's test***]. Syn. *temps de prothrombine.* Temps de coagulation, à 37 °C, du plasma sanguin oxalaté puis additionné de calcium et d'un excès de thromboplastine. Il mesure la somme des durées de la thrombinoformation, de la fibrinoformation et de l'activation de la thromboplastine. Normalement il est de 15 secondes. Son allongement est proportionnel à l'abaissement des taux de la prothrombine et de certains facteurs accélérant la transformation de la prothrombine en thrombine (proaccélérine, proconvertine, facteur Stuart). V. *thrombotest* et *INR.*

QUINCKE (maladie ou **œdème de)** (Q. Heinrich, all., 1882) [angl. ***Quincke's disease ou oedema***]. Syn. *œdème rhumatismal à répétition, angioneurose cutanée ou muqueuse, œdème aigu angioneurotique* ou *toxi-névropathique* ou *paroxystique héréditaire.* Variété d'urticaire caractérisée par la brusque apparition d'infiltrations œdémateuses de la face ou des muqueuses, infiltrations considérables, limitées, prurigineuses. Cette maladie évolue par poussées parfois fébriles, pendant des années. Son danger réside dans la localisation au larynx. Il existe une ***forme héréditaire*** (W. Osler, 1888) de la *m. de Q.* transmise selon le mode autosomique dominant, dans laquelle les manifestations laryngées et abdominales sont plus fréquentes et font la gravité de la maladie. Elle est due à l'activation permanente de la 1re fraction du complément, C1, qui entraîne celle des fractions suivantes et la libération de polypeptides vasodilatateurs. L'activation permanente de C1 résulte de l'absence, dans le sérum du malade, de l'enzyme qui empêche normalement cette activation (V. Donaldson, 1963). Le défaut de cet inhibiteur caractérise cette forme héréditaire au cours de laquelle on ne trouve aucun signe d'allergie.

QUINCKE (méthode de). V. *postural (drainage).*

QUINCKE (pouls de). V. *pouls capillaire.*

QUINIDINE, *s. f.* [angl. ***quinidine***]. Isomère de la quinine, doué de propriétés antiarythmiques (v. ces termes et *canal sodique*).

***QUINIDINE-LIKE* (effet)** (angl.). Action semblable à celle de la quinidine. Expression employée pour désigner l'action des *stabilisateurs de membrane,* la quinidine étant le type de cette catégorie d'anti-arythmiques. V. ces termes.

QUINIDINÉMIE, *s. f.* Présence et taux dans le sang, de la *quinidine,* médicament anti-arythmique (v. ce terme). Au cours d'un traitement, le taux est de 1,5 à 3 µg/mL ou 4,6 à 9,2 µmol/L ; les doses toxiques élèvent la *q.* : 5 à 6 µg/mL ou 15,4 à 18,5 µmol/L.

QUININE, *s. f.* (espagnol *quina*) [angl. ***quinine***]. Alcaloïde extrait de l'écorce du Quinquina en 1820 par les pharma-

pourraient expliquer dans certains cas l'extension de lésions ischémiques. Ils interviendraient également au niveau de divers tissus et organes dans les phénomènes d'inflammation et de reperfusion, lors des irradiations ionisantes et dans certaines intoxications médicamenteuses (anthracyclines). V. *antioxydant, tocophérol, sidération myocardique, oxygène singulet* et *superoxyde dismutase.*

RADICOTOMIE, *s. f.* (lat. *radix,* racine ; gr. *tomê,* section). V. *rhizotomie.*

RADICULAIRE, *adj.* [angl. ***radicular***]. Qui a rapport aux racines des nerfs crâniens ou rachidiens et aux racines des dents. — ***paralysie r.*** V. *paralysie radiculaire.*

RADICULAIRE (syndrome) [angl. ***radicular syndrome***]. Ensemble des symptômes provoqués par l'altération des racines médullaires. L'atteinte de la racine antérieure ou motrice provoque une paralysie avec atrophie *(s. r. moteur)* ; celle d'une racine postérieure ou sensitive donne un *s. r. sensitif :* irritatif (douleurs) si la racine est irritée, déficitaire (anesthésie) si elle est détruite. V. *radiculite.* — ***s. r. inférieur du plexus brachial.*** V. *Aran-Duchenne (syndrome d')* et *Déjerine-Klumpke (syndrome de).* — ***s. r. moyen du plexus brachial.*** V. *Remak (syndrome de).* — ***s. r. supérieur du plexus brachial.*** V. *Duchenne-Erb (syndrome de).*

RADICULALGIE, *s. f.* (Chipault) (lat. *radicula,* petite racine ; gr. *algos,* douleur) [angl. ***radiculalgia***]. Douleur sourde et continue, entrecoupée de violents paroxysmes, due à l'irritation ou à l'inflammation des racines des nerfs crâniens ou rachidiens. Elle marque souvent le début de la radiculite.

RADICULALGIE BRACHIALE AIGUË. V. *Parsonage et Turner (syndrome de).*

RADICULITE, *s. f.* (Chipault) [angl. ***radiculitis***]. Inflammation des racines des nerfs crâniens ou rachidiens due à une cause mécanique (compression par une tumeur, un abcès, un anévrisme) ou toxi-infectieuse. Elle est caractérisée essentiellement par les troubles sensitifs à topographie radiculaire (douleurs, v. *radiculalgie* ; fourmillements, anesthésie), accessoirement par des troubles moteurs (parésie avec atrophie musculaire), par de la diminution des réflexes et par des troubles électriques.

RADICULO-GANGLIONNAIRE (syndrome). V. *zona.*

RADICULOGRAPHIE, *s. f.* [angl. ***radiculography***]. Syn. *saccoradiculographie* (de Sèze), *intradurographie* (A. Sicard, 1957). Radiographie du cul-de-sac dural et des racines rachidiennes rendues visibles par l'injection, dans le liquide céphalorachidien, d'un produit de contraste iodé hydrosoluble.

RADIOACTIVATION, *s. f.* [angl. ***radioactivation***]. Action par laquelle on confère à un tissu la propriété d'émettre le rayonnement caractéristique des corps radifères (injection d'un radio-isotope).

RADIOACTIVITÉ, *s. f.* (Henri Becquerel, 1896 ; Pierre et Marie Curie, 1898) [angl. ***radioactivity***]. Propriété que possèdent à des degrés divers certains corps, dits *corps radioactifs* (radium, uranium, etc.), d'émettre spontanément et continûment des rayons qui traversent les corps opaques, impressionnent les plaques photographiques et rendent les gaz conducteurs de l'électricité. « La *r.* provient du noyau de l'atome qui, en se transformant spontanément, émet de l'énergie nucléaire. Les corps radioactifs sont naturels ou artificiels ; ces derniers proviennent de transmutations réalisées dans des piles atomiques sous l'effet des neutrons » (Trial). La *radioactivité artificielle* (Irène et Frédéric Joliot-Curie, 1934) est celle des radio-isotopes à noyaux instables créés, à partir d'éléments stables connus, par bombardement avec des photons ou des particules. V. *isotope.*

RADIOCARDIOGRAMME, *s. m.* [angl. ***radiocardiogram***]. Syn. *gamma-cardiogramme.* Courbe obtenue avec la radiocardiographie.

RADIOCARDIOGRAPHIE, *s. f.* (Prinzmetal, 1948). Syn. *gammacardiographie, gammagraphie cardiaque* . Épreuve hémodynamique fondée sur l'étude de la courbe de dilution, dans les cavités cardiaques, d'une substance radioactive émettrice d'un rayonnement γ (sérum-albumine humaine marquée à l'iode 131 ou à l'iode 132) injectée dans la veine subclavière. Le passage de ce corps radioactif dans le ventricule droit, puis dans le ventricule gauche est enregistré par un compteur à scintillations placé sur l'aire précordiale. La courbe obtenue permet d'étudier le fonctionnement de chacun des ventricules, la circulation pulmonaire et le débit cardiaque. — À côté de ces substances qui restent intravasculaires et permettent l'étude des phénomènes hémodynamiques, d'autres produits marqués donnent une image scintigraphique du myocarde. Les cations monovalents (potassium 43, thallium 201) se fixent sur le muscle sain et une zone infarcie donnera une image lacunaire ; cette zone, par contre, sera mise directement en évidence par l'emploi de traceurs « avides d'infarctus » (pyrophosphate de technetium 99m). Depuis 1972, grâce aux progrès techniques (caméras à scintillations rapides associées à des calculateurs, tomographies d'émission gamma), des images bidimensionnelles répétées ont permis l'étude dynamique précise des fonctions cardiaques. V. *scintigraphie* et *gamma-angiocardiographie.*

RADIOCINÉMATOGRAPHIE, *s. f.* [angl. ***radiocinematography***]. Application de la cinématographie à la radiologie : enregistrement cinématographique des mouvements des ombres radiologiques grâce à l'amplificateur de brillance. — ***r. directe.*** Impression directe de la pellicule cinématographique par les rayons X. — ***r. indirecte.*** Cinématographie de l'image obtenue sur un écran radioscopique et renforcée par un amplificateur de luminance.

RADIODERMITE, *s. f.* (lat. *radius,* rayon ; dermite) [angl. ***radiodermatitis***]. Lésion cutanée ou muqueuse provoquée par les rayons X ou les substances radioactives. Les *accidents de la radiothérapie* peuvent être précoces (érythème avec parfois œdème, vésicules et bulles) ou tardifs : pigmentation de la peau avec atrophie ou induration et télangiectasies, parfois ulcérations (radionécrose). Les *accidents professionnels* consistent en atrophie et sclérose cutanée avec télangiectasies, formations hyperkératosiques et ulcérations atones et douloureuses. La transformation en cancer n'est pas exceptionnelle.

RADIODIAGNOSTIC, *s. m.* (lat. *radius,* rayon ; diagnostic) [angl. ***radiodiagnosis***]. Application des rayons X au diagnostic des maladies et à la recherche des corps étrangers. V. *radiologie.*

RADIOÉLÉMENT, *s. m.* [angl. ***radioelement***]. Syn. *radionucléide, radionuclide.* Élément chimique ayant une radioactivité naturelle ou artificielle. Certains *r.* à courte durée de vie (p. ex. : iode, technétium) sont produits artificiellement pour servir de marqueurs. D'autres, à longue durée de vie (p. ex. : cobalt), servent de source intense de rayonnement et sont utilisés en thérapeutique. V. *radioactivité, isotope, marqué* et *nuclide.*

RADIOÉPIDERMITE, *s. f.* [angl. ***radioepidermitis***]. Lésion de l'épiderme produite par l'application de rayons X ou de corps radioactifs.

RADIOÉPITHÉLIOMA, *s. m.* [angl. ***X-ray carcinoma***]. Épithélioma provoqué par l'application de rayons X ou de corps radioactifs.

RADIOEXCITATION, *s. f.* V. *radiostimulation.*

RADIOFRÉQUENCE, *s. f.* [angl. ***radiofrequency***]. Fréquence (v. ce terme) d'une onde électromagnétique servant à la radiodiffusion. Les *r.* n'ont cessé de croître, passant progressivement de 0,15 à 100 MHz. On les utilise en thérapeutique dans un but de destruction tissulaire par chauffage : bistouri électrique (v. *électrocoagulation* et *thermocoagulation*), méthodes ablatives des voies de conduction intracardiaques (v. *ablatives*) et en résonance magnétique nucléaire pour obtenir un écho de spin (v. ce terme).

RADIOGRAMME, *s. m.* V. *radiographie, 2°.*

RADIOGRAPHIE, *s. f.* (lat. *radius,* rayon ; gr. *graphein,* inscrire) (1896) [angl. ***radiography***]. — 1° Formation, sur un film photographique, de l'image d'un corps interposé entre ce film et une source de rayons X. — 2° Syn. *radiogramme.* L'image ainsi obtenue.

RADIO-IMMUNOCHIMIQUES (méthodes) (Pincus, 1969). Méthodes très sensibles d'étude des réactions antigène-anticorps, utilisant des anticorps marqués par un isotope radioactif. V. *radio-immunodiffusion* et *radio-immuno-électrophorèse.*

RADIO-IMMUNODIFFUSION, *s. f.* [angl. ***radioimmunodiffusion***]. Variété très sensible d'immunodiffusion, dans laquelle on utilise un anticorps sérique marqué par un isotope

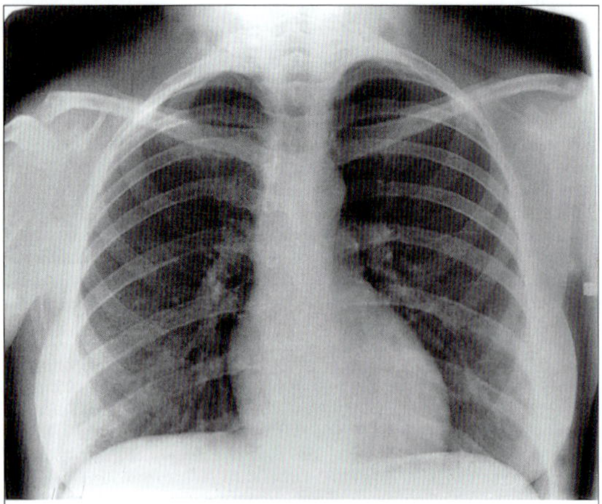

Radiographie thoracique normale de face

radioactif. V. *radio-immunochimiques (méthodes)* et *immunodiffusion.*

RADIO-IMMUNODOSAGE, *s. m.* V. *radio-immunologique (méthode).*

RADIO-IMMUNO-ÉLECTROPHORÈSE, *s. f.* [angl. ***radioimmunoelectrophoresis***]. Variété très sensible d'immuno-électrophorèse dans laquelle on utilise un anticorps marqué par un isotope radioactif. V. *radio-immunologique (méthode)* et *immuno-électrophorèse.*

RADIO-IMMUNO-ESSAI, *s. m.* V. *radio-immunologique (méthode).*

RADIO-IMMUNOLOGIQUE (méthode) (Berson et Yalow, 1956-1964) [angl. ***radioimmunoassay, RIA***]. Syn. *radio-immunodosage, radio-immuno-essai.* Procédé très sensible et très précis de dosage des hormones peptidiques et plus généralement de presque tous les antigènes. Il consiste à mettre en présence, dans des proportions données, le liquide biologique contenant l'antigène et un complexe immun soluble formé de ce même antigène marqué par un isotope radioactif et de l'anticorps correspondant. L'antigène à doser va se lier à l'anticorps en déplaçant une quantité d'antigène marqué d'autant plus grande qu'il est lui-même plus abondant. Le comptage des portions respectives de l'antigène radioactif fixée et libérée (séparées par différents procédés : électrophorèse, fixation sur des résines échangeuses d'ions, etc.), comparé à des courbes-témoins établies avec des doses connues du même antigène-étalon, donnera la quantité d'antigène contenue dans le liquide biologique étudié. Le même procédé est employé pour le dosage des anticorps. V. *marqué* et *immuno-enzymatique (méthode).*

RADIO-IMMUNOPRÉCIPITATION, *s. f.* **(RIPA)** [angl. ***Radio Immunoprecipitation Assay, RIPA***]. Technique d'analyse immunologique consistant à séparer par électrophorèse des protéines, virales p. ex., marquées par un acide aminé radioactif, après précipitation par les anticorps correspondants. V. *immunotransfert* et *immunoenzymatique (méthode).*

RADIO-ISOTOPE, *s. m.* [angl. ***radioisotope***]. V. *isotopes.*

RADIO-ISOTOPOGRAPHIE, *s. f.* Impression d'un film photographique par un organe contenant des isotopes radioactifs.

RADIOLABILE, *adj.* [angl. ***radiosensitive***]. Qui est sensible à l'action des rayons X.

RADIOLÉSION, *s. f.* [angl. ***radiolesion***]. Trouble pathologique causé par les rayons X et les corps radioactifs, depuis les brûlures et les plaies pouvant se transformer en cancer, jusqu'aux altérations sanguines et aux troubles oculaires. V. *rayons (mal des).*

RADIOLEUCÉMIE, *s. f.* [angl. ***X ray leukaemia***]. Syn. ancien *radioleucose* . Leucémie provoquée par les radiations ionisantes (rayons X, corps radioactifs, produits de fission nucléaire).

RADIOLEUCOSE, *s. f.* V. *radioleucémie.*

RADIOLIGAND, *s. m.* Ligand (v. ce terme) radioactif.

RADIOLIPIODOLÉ (examen). V. *lipio- ou lipiodo- diagnostic.*

RADIOLOGIE, *s. f.* (lat. *radius*, rayon ; gr. *logos*, discours) [angl. ***radiology***]. Syn. *électroradiologie.* Partie de la physique concernant les rayons X, les corps radioactifs et les applications qui en sont faites. — En médecine, le terme de *r.* est classiquement réservé à l'art d'utiliser les *rayons X,* les applications diagnostiques et thérapeutiques des corps radioactifs étant du ressort de la *médecine nucléaire.* La notion plus générale d'*imagerie médicale* (v. ce terme) remplaçant désormais celle de radiologie diagnostique, les radiologues (ou radiologistes), désormais répartis en deux spécialités distinctes (radiodiagnostic et imagerie médicale d'une part, radiothérapie de l'autre) effectuent également les examens d'imagerie par résonance magnétique (IRM) et aussi certains examens relevant de l'échographie.

RADIOLOGIE INTERVENTIONNELLE [angl. ***interventional radiology***]. Syn. *radiologie d'intervention* et (pro parte) *radiologie thérapeutique.* Utilisation diagnostique et thérapeutique de la radiologie effractive. Elle comprend notamment les angioplasties, les embolisations artérielles, divers prélèvements réalisés par cathétérisme, la pose de filtres veineux caves, les injections sélectives intravasculaires de fibrinolytiques ou de substances antimitotiques, des interventions percutanées sur les voies biliaires et urinaires et la nucléolyse (v. ce terme).

RADIOLOGIE THÉRAPEUTIQUE. V. *radiologie interventionnelle.* Ce terme n'est pas synonyme de radiothérapie.

RADIOLUCITE, *s. f.* V. *actinite.*

RADIOMANOMÉTRIE, *s. f.* [angl. ***radiomanometry***]. Étude, sur des clichés radiographiques en série, de certains conduits ou vaisseaux injectés de liquide opaque aux rayons X sous une pression contrôlée. — ***r. des voies biliaires.*** Étude radiologique du remplissage de la vésicule, du cystique et de la voie hépato-cholédocienne, ainsi que des pressions nécessaires pour faire progresser le liquide de contraste dans ces différents éléments. Elle est pratiquée au cours d'une opération sur les voies biliaires, par ponction de la vésicule, des canaux cystique ou cholédoque, ou après l'intervention, par un drain laissé en place. Elle renseigne sur la perméabilité et le tonus des voies biliaires et aussi sur le jeu des sphincters qui en règlent l'évacuation. — ***r. portale.*** Étude peropératoire du système veineux porte, de sa topographie, de ses anastomoses avec les veines caves et de la pression sanguine qui y règne.

RADIOMENSURATION, *s. f.* Mensuration du squelette, des viscères thoraciques et abdominaux et localisation des corps étrangers à l'aide des données fournies par la radiologie.

RADIOMIMÉTIQUE, *adj.* (Dustin, 1947) [angl. ***radiomimetic***]. Se dit d'une substance dont l'action est identique à celle des rayons.

RADIOMUCITE, *s. f.* Réaction inflammatoire d'une muqueuse, provoquée par la radiothérapie (rayons X ou corps radioactif).

RADIOMUTATION, *s. f.* [angl. ***radiomutation***]. Mutation provoquée par les radiations ionisantes.

RADIONÉCROSE, *s. f.* [angl. ***radionecrosis***]. Nécrose déterminée par l'emploi des rayons X ou des corps radioactifs. V. *ostéo-nécrose aseptique.*

RADIONUCLÉIDE, *s. m.* ou **RADIONUCLIDE**, *s. m.* [angl. ***radionuclide***]. V. *radioélément.*

RADIOPELVIGRAPHIE, *s. f.* [angl. ***radiopelvigraphy***]. Radiographie appliquée à l'examen du bassin.

RADIOPELVIMÉTRIE, *s. f.* [angl. ***radiopelvimetry***]. Application de la radiographie à la mensuration des divers diamètres du bassin.

RADIOPHARMACEUTIQUE, *adj.* et *s. m.* [angl. ***radiopharmaceutical***]. Substance (sérum-albumine, transferrine, hématie, acide gras ou aminé, gaz, microsphère, etc.) que l'on injecte dans l'organisme après avoir fixé sur elle un radio-isotope (v. *radioélément*). Ainsi marquée (traceur radioactif), elle sera suivie dans son parcours grâce aux rayons γ émis par l'isotope, ce qui permettra l'étude de la circulation, de l'aspect et du fonctionnement des organes sur lesquels elle se sera fixée. V. *isotope, marqué* et *médecine nucléaire.*

RADIOPHOTOGRAPHIE, *s. f.* (de Abreuz) [angl. ***radiophotography***]. Photographie de l'image observée sur l'écran radioscopique. Elle est plus particulièrement utilisée pour le dépistage systématique de la tuberculose pulmonaire dans les collectivités.

RADIOPROTECTEUR, TRICE, *adj.* Qui évite les effets des radiations.

RADIORÉNOGRAMME, *s. m.* V. *néphrogramme isotopique.*

RADIORÉSISTANCE ACQUISE [angl. ***radioimmunity***]. Diminution progressive et abolition de la radiosensibilité de certaines cellules (tumeurs malignes) sous l'influence de doses successives et espacées de rayons X.

RADIORÉSISTANT, ANTE, *adj.* [angl. ***radioresistant***]. Qui est peu sensible à l'action des rayons X.

RADIOSARCOME, *s. m.* [angl. ***X-ray sarcoma***]. Sarcome provoqué par l'application de rayons X ou de corps radioactifs.

RADIOSCOPIE, *s. f.* (lat. *radius*, rayon ; gr. *skopein*, examiner) (1896) [angl. ***fluoroscopy***]. Syn. *skiascopie* (inusité), *fluoroscopie.* Examen de l'image formée sur un écran fluorescent par un corps interposé entre cet écran et une source de rayons X. — ***r. télévisée.*** V. *amplificateur de brillance.*

RADIOSENSIBILITÉ, *s. f.* [angl. ***radiosensibility***]. Sensibilité des tissus vivants à l'action des rayons X. Cette sensibilité varie avec la forme et le fonctionnement des tissus (loi de Bergonié et Tribondeau) ; elle dépend aussi de la dose, de l'intensité et de la qualité du rayonnement.

RADIOSTIMULATION, *s. f.* (P. Lehmann, 1934). Application des rayons X, administrés à faibles doses, dans le but d'obtenir « des phénomènes de stimulation fonctionnelle non suivis d'un effet inverse, au niveau de l'organe irradié ».

RADIOTHÉRAPIE, *s. f.* (lat. *radius*, rayon ; gr. *thérapéia*, traitement) [angl. ***radiotherapy***]. « Application thérapeutique des radiations électromagnétiques de courte longueur d'onde. Ce terme est généralement employé dans le sens plus restreint de thérapeutique par les rayons X (syn. *röntgenthérapie*). Suivant les modalités techniques, la *r.* est dite *superficielle, semi-pénétrante* ou *pénétrante.* On distingue d'autre part la *r. fonctionnelle* ou anti-inflammatoire qui a un effet modificateur, antalgique, endocrinien et la *r. destructive* utilisée essentiellement dans le traitement du cancer » (Trial). — ***r. de contact.*** V. *Chaoul (méthode de).*

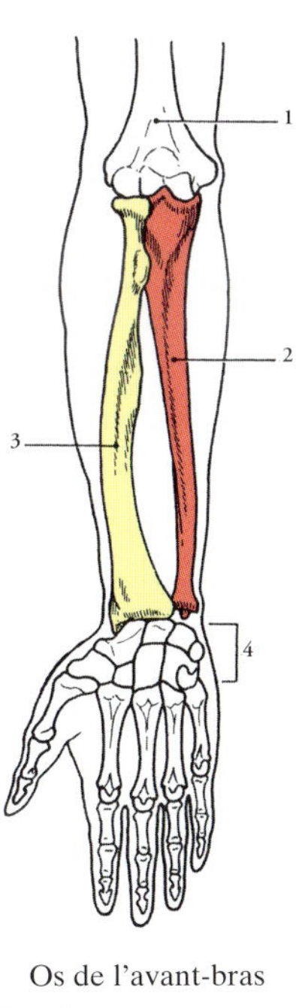

Os de l'avant-bras

1. humérus
2. ulna
3. radius
4. carpe

RADIQUE, *adj.* (lat. *radius*, rayon) [angl. ***radiation induced***]. Qui se rapporte aux rayons, au rayonnement, à l'irradiation.

RADIUMPUNCTURE, *s. f.* V. *curiepuncture.*

RADIUMTHÉRAPIE, *s. f.* (radium ; gr. *thérapéia*, traitement). Curiethérapie (v. ce terme) au radium.

RADIUS, *s. m.* (en lat. rayon) [TA et angl. ***radius***]. Os latéral de l'avant-bras • 👁 **avant-bras, carpe, humérus** •.

RADIUS CURVUS (lat.). V. *carpocyphose.*

RADON, *s. m.* [angl. ***radon***]. Émanation du radium.

RADOSLAW (épreuve de). V. *hypoglycémie provoquée (épreuve de l').*

RAEDER (syndrome de) (R. Johan, norv., 1924) [angl. ***paratrigeminal syndrome***]. Syn. *syndrome paratrigéminal, syndrome sympathique paratrigéminé* . Syndrome provoqué par une lésion de la partie postérieure de la paroi externe du sinus caverneux, près du ganglion de Gasser. Il est caractérisé par l'atteinte progressive et globale des branches du nerf trijumeau (en particulier sympathalgie faciale à type de migraine ophtalmique), un syndrome de Claude Bernard-Horner et une paralysie du nerf abducens. V. *Bonnet (syndrome de P. et Y.).*

RAGE, *s. f.* (lat. *rabies*, rage) [angl. ***rabies***]. Maladie infectieuse aiguë due à un rhabdovirus du genre *Lyssavirus,* le virus rabique, sévissant chez les mammifères (surtout renard, loup, chien, chat ; en Amérique centrale et en Amérique du Sud : vampire, chauve-souris) qui peuvent la transmettre à l'homme par morsure. Le virus, inoculé par la salive de l'animal, gagne le cerveau par voie nerveuse et provoque une méningo-encéphalite qui, après une incubation d'une quarantaine de jours, se manifeste d'abord par des signes d'excitation (hyperesthésie, spasmes douloureux, hydrophobie, fureur, convulsions), puis des signes de dépression (paralysie), une fièvre élevée et se termine toujours par la mort en 4 à 6 jours. Le traitement de cette maladie a été mis au point par L. Pasteur et Roux (1881-1885) : il comporte, pendant la longue période d'incubation, une série d'injections de vaccin inactivé, parfois associé à la sérothérapie. La déclaration de la *r.* est obligatoire en France. — ***r. de laboratoire.*** *R.* survenant par contamination aérienne lors de la préparation du vaccin. — ***r. muette*** ou ***paralytique*** [angl. ***paralytic rabies***]. Variété de la rage du chien caractérisée par la paralysie d'un membre postérieur ou des masséters, survenant d'emblée ou succédant à la forme furieuse. — ***r. urbaine*** ou ***des rues*** [angl. ***street virus rabies***]. *R.* des animaux domestiques et transmise par eux ; elle est devenue très rare. — ***r. sauvage*** ou ***sylvatique*** [angl. ***sylvatic rabies***]. *R.* des animaux sauvages, des carnassiers. Les cas de rage humaine observés actuellement résultent de leur morsure. V. *vaccin antirabique.*

RAGOCYTE, ou mieux **RHAGOCYTE** *s. m.* (F. Delbarre) (gr. *rhax*, *rhagos*, grain de raisin ; *kutos*, cellule) [angl. ***ragocyte***]. Syn. *R. A. cell* (Hollander, 1963). Polynucléaire ou macrophage présent dans le liquide synovial au cours de la polyarthrite rhumatoïde. Il est rempli de granulations réfringentes groupées en grappes de raisin et qui contiennent un complexe *facteur rhumatoïde-IgG.* V. *facteur rhumatoïde.*

RAIDEUR JUVÉNILE. V. *brachymyomie.*

RAIMISTE (signes de) (R. J., all., 1909) [angl. ***Raimiste's signs***]. Phénomènes observés dans l'hémiplégie organique avant l'établissement de la contracture. — 1° (au membre supérieur). Syn. *phénomène de la main.* Le malade ayant le coude appuyé sur un plan résistant, on relève l'avant-bras et la main de façon à les placer verticalement ; si la main qui soutient celle du malade glisse peu à peu vers l'avant-bras, on voit la main paralysée privée de son appui tomber brusquement par suite de l'augmentation du tonus des fléchisseurs. Ce phénomène n'existe pas quand le tonus musculaire a complètement disparu (mort, narcose anesthésique). — 2° (au membre inférieur). Syn. *signe de l'adduction associée.* Le malade étant en décubitus dorsal, on provoque un mouvement d'abduction ou d'adduction de la jambe paralysée quand on s'oppose à l'accomplissement de ce mouvement commandé du côté sain.

RÂLE, *s. m.* (flamand *ratelen*, faire du bruit) [angl. ***rale***]. Nom donné par Laennec à tous les bruits anormaux que produit, pendant l'acte respiratoire, le passage de l'air dans les bronches soit à cause des liquides accumulés dans ces conduits ou dans les alvéoles pulmonaires, soit en raison de la présence d'un rétrécissement partiel des canaux aériens. Pour les différents *r.,* v. au second mot. P. ex. : *râle crépitant,* v. *crépitant (râle).*

RALENTISSEMENT (réaction de). Terme proposé par le congrès des médecins électro-radiologistes de langue française (Paris, 1949) pour remplacer celui de *réaction de dégénérescence.*

RALLISON. V. *Wolcott et Rallison (syndrome de).*

RAMICOTOMIE, *s. f.* (lat. *ramex, icis,* branche ; gr. *tomê*, section) [angl. ***ramisection***]. Syn. *ramisection.* Section des rameaux communicants du sympathique, blancs (préganglionnaires) ou gris (post-ganglionnaires).

RAMISECTION, *s. f.* (lat. *ramus,* branche ; *sectio,* coupure). V. *ramicotomie.*

RAMOLLISSEMENT CÉRÉBRAL [angl. ***encephalomalacia***]. Syn. *cérébromalacie, encéphalomalacie, accident vasculaire cérébral (pro parte).* Lésion cérébrale consistant essentiellement en un infarctus par oblitération artérielle (thrombose ou embolie), entraînant secondairement la nécrose et la liquéfaction du territoire cérébral privé de l'afflux sanguin. Au point de vue clinique, le ramollissement cérébral débute souvent par un ictus et se traduit par une hémiplégie plus ou moins complète. V. *accident vasculaire cérébral.*

RAMOLLISSEMENT MÉDULLAIRE [angl. ***myelomalacia***]. Lésion ischémique de la moelle épinière. Le *r. m. transverse,* total, réalise un syndrome de section complète de la moelle le *r. m. postérieur* provoque une déficience de la sensibilité profonde ; le *r. m. antérieur* est le plus fréquent : v. *Préobraschenski (syndrome de)* et *spinale postérieure (syndrome de l'artère).*

RAMOLLISSEMENT VERTÉBRO-BASILAIRE (Ch. Foix et Hillemand, 1923). Lésion (v. *ramollissement cérébral*) siégeant sur la partie du système nerveux central dont la vascularisation dépend du réseau artériel vertébro-basilaire : tronc cérébral jusqu'au thalamus, cervelet, moelle cervicale, écorce des lobes temporal et occipital du cerveau. V. *tronc cérébral (syndrome du), thalamiques et sous-thalamiques (syndromes), occipital (syndrome), cérébelleux (syndrome)* ; *tronc basilaire (syndrome ou thrombose du)* et *insuffisance vertébro-basilaire.*

RAMON (Gaston). Bactériologiste français (1886-1963). V. *anatoxine.*

RAMONEURS (cancer des) [angl. ***soot cancer***]. V. *cancer.*

RAMSAY HUNT (attaque ou **crise de)**. V. *akinétique (crise).*

RAMSAY HUNT (maladies ou **syndromes de)**. V. *Hunt (maladies ou syndromes de Ramsay).*

RAMSAY HUNT (névralgie de). V. *névralgie du ganglion géniculé.*

RAMSAY HUNT (zone de). V. *Hunt (zone de Ramsay).*

RAND (R. Gertrude, amér., 1886-1970). V. *Hardy-Rand-Ritter (test de).*

RANDALL (syndrome de) (R. Alexander, amér., 1976) [angl. ***light chain deposition disease, Randall's syndrome***]. Glomérulopathie chronique due à des dépôts non amyloïdes d'immunoglobuline monoclonale. Dans la majorité des cas, il s'agit de myélome, beaucoup plus rarement de gammapathie monoclonale bénigne.

RANDOMISATION, *s. f.* En anglais : au hasard (ancien français *randon,* fuite, désordre) [angl. ***randomization***]. Répartition au hasard. Cette méthode est utilisée en particulier dans les essais thérapeutiques comparatifs.

RANIMATION, *s. f.* V. *réanimation.*

RANKE (classification de) (R. Karl, all., 1916) [angl. ***Ranke's stages***]. Division en 3 stades successifs du cycle évolutif de l'infection tuberculeuse : *période primaire* ou primo-infection caractérisée par l'apparition, sur un organisme neuf, du « complexe primaire », chancre pulmonaire d'inoculation et adénopathie correspondante qui évolue vers la calcification ; *période secondaire* d'hypersensibilité et de généralisation par voie sanguine, caractérisée par des poussées inflammatoires curables : pleurale, péritonéale, articulaire, ganglionnaire, etc. ; *période tertiaire* d'immunité relative et de localisation des lésions qui, limitées à un seul organe (surtout au poumon), évoluent lentement. Cette conception schématique est très contestée.

RANTES. V. *chimiokine.*

RANULE, *s. f.* (lat. *ranula,* dim. de *rana,* grenouille) [angl. ***ranula***]. V. *grenouillette.* — ***r. concrète.*** Nom donné aux calculs salivaires par les anciens anatomistes qui les considéraient comme indépendants du canal de Wharton et de même nature que les grenouillettes.

RAPHANIE, *s. f.* (Linné) [angl. ***raphania***]. Maladie convulsive attribuée à l'intoxication par les semences de *Raphanus raphanistrum,* mêlées avec le blé. — Pour les auteurs contemporains la *r.* est la forme convulsive de l'ergotisme.

RAPHÉ, *s. m.* (gr. *raphè,* couture) (TA *raphe*) [angl. ***raphe***]. Ligne de réunion formée par l'entrecroisement de fibres provenant de deux structures anatomiques symétriques. P. ex. : *r. du scrotum.*

RAPPEL (bruit de) (Bouillaud, 1841) (rappel : batterie de tambour pour rappeler-rassembler les soldats) [angl. ***bruit de rappel***]. Modification du rythme cardiaque consistant dans le dédoublement du second bruit ou dans l'adjonction d'un troisième bruit ; on l'a comparé au rappel du tambour et au « double ressaut du marteau sur l'enclume après qu'il a frappé le fer » (Bouillaud) (rétrécissement mitral). V. *claquement d'ouverture de la mitrale.*

RAPTUS, *s. m.* (lat. *rapere,* enlever) [angl. ***raptus***]. — 1° (désuet) « Transport soudain des humeurs dans une partie » (Littré). P. ex. : *r. hémorragique.* — 2° En psychiatrie : impulsions violentes et soudaines qui portent un délirant au suicide, à la mutilation ou à l'homicide. V. *amok.*

RASH, *s. m.* (en anglais, éruption). Éruption transitoire, rappelant suivant les cas celle de la scarlatine, de la rougeole, de l'érysipèle ou du purpura, qui s'observe quelquefois pendant la période d'invasion de la variole, au cours d'un certain nombre de maladies fébriles habituellement non éruptives ou comme réaction d'intolérance à un médicament.

RASHKIND. V. *ombrelle.*

RASHKIND (atriotomie transseptale de ou septostomie atriale de) (R. W., amér., 1966). V. *auriculotomie.*

RASMUSSEN (anévrismes de) (R. Fritz, danois, 1868) [angl. ***Rasmussen's aneurysms***]. Petits anévrismes du volume d'une lentille ou d'un pois, situés sur les rameaux de l'artère pulmonaire qui cheminent dans les parois des cavernes tuberculeuses. Ils peuvent être le point de départ d'hémoptysies abondantes et même mortelles.

RASMUSSEN (syndrome de) (R. T., 1958) [angl. ***Rasmussen's syndrome***]. Encéphalite chronique observée chez le sujet jeune et caractérisée *cliniquement* par des crises d'épilepsie résistantes au traitement médical et l'apparition progressive de déficits sensitivo-moteurs ; *anatomiquement* par des lésions multiples localisées à un hémisphère. Sa cause est inconnue ; l'affection est peut-être liée à une infection à cytomégalovirus.

RAST (Wide *et coll.*, 1967). Abréviation de l'angl. *Radio-Allergo-Sorbent Test.* Épreuve permettant de dépister un état d'hypersensibilité immédiate à un antigène par le dosage des immunoglobulines E sériques correspondant à cet antigène. C'est un procédé radio-immunologique utilisé dans l'asthme et les autres manifestations de l'atopie.

RASTELLI ou **RASTELLI ET MAC GOON (opération de)** (R. Gian Carlo, ital., 1967) [angl. ***Rastelli's operation***]. Reconstitution d'une voie artérielle pulmonaire par implantation dans le ventricule droit d'un tube valvulé dont l'extrémité distale est raccordée à l'artère pulmonaire. Opération pratiquée en cas de tétralogie de Fallot avec atrésie de l'artère pulmonaire, de truncus, de transposition des gros vaisseaux avec sténose pulmonaire.

RATE, *s. f.* (en néerlandais médiéval, gâteau de miel) (en gr. *splên*) (TA et lat. *lien*) [angl. ***spleen***] (anatomie). Le plus volumineux des organes lymphoïdes, situé dans l'hypocondre gauche. V. *Billroth (cordon de)* et les mots commençant par *splén...* • 👁 **angioscanner, hématome** •.

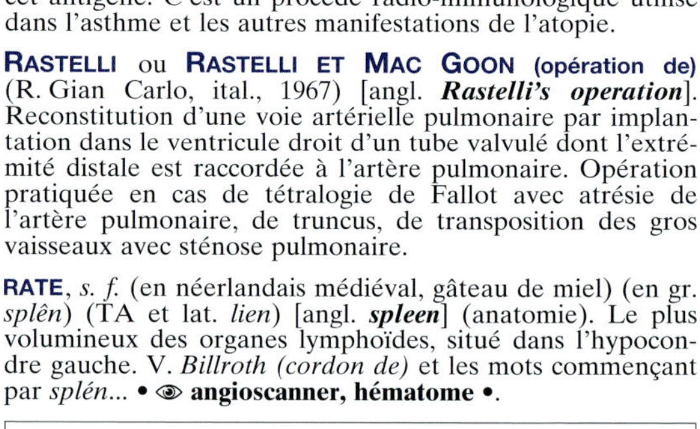

Rate. Représentation schématique

RATE HYPERTROPHIÉE MOYENNE. Chiffre exprimant le degré moyen de l'hypertrophie de la rate dans une collectivité de paludéens présentant une splénomégalie palpable.

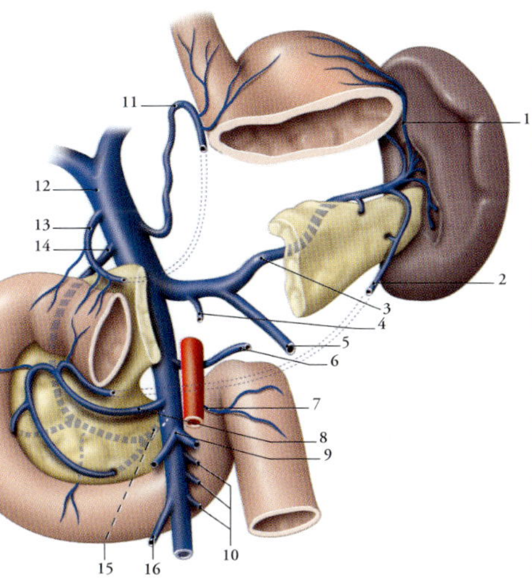

Rate et veines de l'estomac et du duodénum

1. veines gastriques courtes
2. veine gastro-omentale gauche
3. veine splénique (liénale)
4. veine pancréatique dorsale
5. veine mésentérique inférieure
6. veine pancréatique inférieure
7. première veine jéjunale
8. veine gastro-omentale droite
9. veine colique moyenne
10. veines jéjunales
11. veine gastrique gauche
12. veine porte
13. veine gastrique droite
14. veine pancréatico-duodénale supérieure
15. veine pancréatico-duodénale inférieure
16. veine colique droite1.

RATE LARDACÉE [angl. ***lardaceous spleen***]. Rate infiltrée d'une façon diffuse par la substance amyloïde.

RATE SAGOU (Virchow) [angl. ***sagou spleen***]. Rate infiltrée de substance amyloïde qui apparaît sous forme de petits grains grisâtres, brillants, du volume d'une tête d'épingle, ressemblant à des grains de sagou cuits.

RATHBUN (syndrome de) (R. John, amér., 1948). V. *hypophosphatasie.*

RATHKE (poche de) [angl. ***Rathke's pouch***]. Diverticule du toit de la bouche chez l'embryon : elle donne naissance à l'adéno-hypophyse. V. *hypophyse* et *craniopharyngiome.*

RATHKE (tumeur de la poche de) (R. Heinrich, all., 1793-1860). V. *craniopharyngiome.*

RAUCITÉ, *s. f.* (lat. *raucus*, rauque) [angl. ***hoarseness, raucity***]. Modification du timbre de la voix qui devient plus grave et comme voilée. Elle s'observe dans les lésions des cordes vocales, du nerf récurrent et dans beaucoup d'affections nerveuses.

RAUSCHKOLB (R. J., amér., 1930). V. *Cole, Rauschkolb et Toorney (syndrome de).*

RAUTENSTRAUCH. V. *Wiedemann et Rautenstrauch (syndrome de).*

RAVASINI (test de) (R. C., ital., XXe siècle). Appréciation de la valeur fonctionnelle du rein d'après la rapidité d'apparition de l'image pyélique au cours de l'urographie intraveineuse.

RAUWOLFIA SERPENTINA (d'après Rauwolf L., botaniste all., XVIe siècle). Espèce d'arbrisseau tropical de la famille des *Apocynaceæ*. On en a extrait divers alcaloïdes dont l'intérêt thérapeutique a beaucoup perdu son importance. V. *ajmaline* et *réserpine.*

RAYLEIGH (anomalie de) (R. John, brit., 1842-1919). V. *deutéranomalie.*

RAYMOND (syndrome de) (R. Fulgence, fr., 1906). Ensemble de troubles psychiques observé dans les lésions du corps calleux. Il est caractérisé par un manque de liaison dans les idées, une bizarrerie dans les manières et dans les actes, des troubles de la mémoire atteignant d'abord les faits récents, enfin par de profondes modifications du caractère : irritabilité, versatilité, insouciance.

RAYMOND ET GUILLAIN (type) V. *myopathie primitive progressive.*

RAYMOND-CESTAN (syndrome de) (1903) [angl. ***Raymond-Cestan syndrome***]. Variété de paralysie alterne motrice due à une lésion de la partie supérieure de la protubérance. Elle est caractérisée par une paralysie directe des mouvements de latéralité des globes oculaires, un hémisyndrome cérébelleux également du côté de la lésion et, du côté opposé, par une hémiplégie avec hémianesthésie. C'est une variété de syndrome de Foville. V. *protubérantiels (syndromes)* et *Foville (syndrome moyen de ou syndrome protubérantiel supérieur de).*

RAYNAUD (maladie de) (R. Maurice, fr., 1862) [angl. ***Raynaud's disease***]. Syn. *gangrène symétrique des extrémités.* Affection caractérisée par des troubles circulatoires d'allure paroxystique, le plus souvent déclenchés par le froid, siégeant symétriquement aux extrémités, consistant en ischémie, puis cyanose et asphyxie locale, sensation de doigts morts et pouvant aboutir à la gangrène sèche. La nature de cette affection n'est pas connue. — Un syndrome analogue ***(syndrome de Raynaud)*** peut être provoqué par une atteinte artérielle : compression (dans le défilé costo-claviculaire), artérite (thrombo-angéite, artérite digitale) ou bien observé au cours de collagénoses (sclérodermie, lupus érythémateux disséminé, périartérite noueuse), intoxications (ergotisme) ou traitements (bêtabloquants).

RAYON, *s. m.* (lat. *radius*) [angl. ***ray***]. — 1° Trajectoire rectiligne suivie par la lumière dans un milieu homogène et transparent. P. ex. : rayon lumineux. — 2° Syn. de rayonnement (v. ce terme). P. ex. : rayons X. — ***r. canaux*** ou ***de Goldstein*** [angl. ***canal rays***]. Ions positifs qui, dans un tube de Crookes, se dirigent vers la cathode et, lorsque celle-ci est perforée, en traversent les orifices sous forme de rayons lumineux. V. *ion.* — ***r. cathodique*** [angl. ***cathode rays***]. Faisceau d'électrons émis, dans un tube de Crookes, par la cathode frappée par l'afflux cathodique d'ions positifs. — ***r. limites.*** V. *buckythérapie.* — ***r. X*** ou ***de Röntgen*** [angl. ***X-rays***]. *R.* formé de vibrations électromagnétiques analogues à celles de la lumière, mais de fréquence beaucoup plus élevée (longueur d'onde : 0,01 à 10 nm) ; les *r. X* prennent naissance lorsque des électrons rapides sont arrêtés brusquement par un obstacle. — 3° Ensemble osseux constitué par un métatarsien et les phalanges de chaque orteil. V. *insuffisance du premier rayon (syndrome d').*

RAYONNEMENT, *s. m.* [angl. ***radiation***]. Processus de propagation d'énergie lié à l'émission d'ondes électromagnétiques (lumière, rayons X, rayons γ), de particules matérielles (électrons, protons, neutrons) ou d'ondes acoustiques. Un rayonnement est caractérisé par sa nature, son énergie (exprimée en électrons-volts : eV, kiloélectrons-volts : keV et méga-électrons-volts : MeV) et son flux, c.-à-d. la quantité de particules bombardant la surface unité par seconde. L'interaction des rayonnements avec la matière est extrêmement complexe. Certains de ces effets sont utilisés pour traiter les tumeurs malignes.

RAYONNEMENT α, β, γ (alpha, bêta, gamma) [angl. ***alpha, bêta, gamma radiation***]. Rayonnements ionisants (v. ce terme) émis par les noyaux des corps radioactifs. — Le ***r.*** α est constitué de particules α (*noyaux d'hélium*) émises à grande vitesse ; son action tissulaire est fortement ionisante et peu pénétrante. — Le ***r.*** β est constitué de particules β (*électrons* ou *positons,* v. ces termes) émises à grande vitesse ; leur force de pénétration et d'ionisation est intermédiaire à celle des rayons α et γ. — Le ***r.*** γ est un *r.* électromagnétique constitué de *photons* de grande énergie ; son action tissulaire est plus pénétrante mais moins ionisante que celle des *r.* α et β. V. *bêtathérapie, bêtatron, compteur de particules, gammagraphie, gammathérapie, ondes, radioactivité* et *scintigraphie.*

RAYONNEMENT INFRAROUGE [angl. ***infrared wave***]. Rayonnement électromagnétique non ionisant invisible, dont la longueur d'onde, allant de 0,77 à 300 µm, est située entre le rouge et les ondes courtes. Il possède des propriétés énergétiques et échauffantes utilisées en thérapeutique.

RAYONNEMENT IONISANT [angl. ***ionizing radiation***]. Rayonnement capable de former des ions à partir de molécules (par gain ou perte d'électron), leur conférant alors une charge électrique. P. ex. : *r. X,* α, β, γ. V. *ionisation.*

RAYONNEMENT ULTRAVIOLET (UV) [angl. ***ultraviolet light***]. Rayonnement électro-magnétique non ionisant, invisible, situé entre le violet et les rayons X, de longueur d'onde inférieure à 400 nm. Les UV qui font partie du rayonnement solaire comprennent les *UV-A* (315-400 nm) qui sont utilisés en thérapeutique (v. *PUVA-thérapie*) ; leur effet érythémogène est discret, contrairement à celui des *UV-B* (280-315 nm) et *UV-C* (280 nm). V. *uviol.*

RAYONS (mal des) [angl. ***radiation injury***]. Syn. *mal des irradiations pénétrantes* (Béclère). Troubles d'intensité et de durée variables observés chez les malades traités par les rayons X ou les corps radioactifs. Tantôt fugaces, légers, immédiats, ils rappellent les signes du mal de mer ; tantôt tardifs, ils surviennent après les irradiations de tumeurs très radiosensibles : ils consistent en une asthénie profonde avec diarrhée, vomissements, fièvre, dyspnée et hypotension artérielle. Ils résultent des altérations sanguines provoquées par les irradiations et de l'intoxication due à la destruction rapide et à la résorption des tissus malades. — Un ***syndrome aigu des radiations*** a été observé chez les victimes des bombardements atomiques ou d'accidents dans les laboratoires de recherches atomiques. Suivant que l'irradiation a été plus ou moins intense, il comporte soit des accidents nerveux mortels presque immédiatement ou en quelques heures, soit des manifestations digestives (vomissements, diarrhée avec fièvre) survenant dans les quinze premiers jours et rapidement mortels, soit enfin des accidents sanguins dus à l'atteinte de la moelle osseuse (panmyélophtisie), se manifestant au bout de 3 semaines et parfois curables.

RBC. Initiales du terme anglais ***Red Blood Cell*** ou ***Red Blood Cell Count*** : globules rouges ou nombre de globules rouges.

RBG. Abréviation de *Réaction Biologique de Grossesse.* V. *grossesse (diagnostic biologique de la).*

RBH (onde) (cardiologie). Déflexion de l'électrocardiogramme endocavitaire correspondant à l'activité électrique de la branche droite (en angl. ***right bundle***) du faisceau de His. V. *H (onde).*

RCH. V. *rectocolite hémorragique.*

RCT. Initiales de l'angl. ***Red Colloidal Test***. V. *rouge colloïdal (réaction au).*

RD. Initiales de *Réaction de Dégénérescence.* V. *dégénérescence (réaction de).*

RÉACTANT, *s. m.* Composé participant à une réaction chimique. On oppose souvent les *r.* (mis dans le réacteur) aux *produits,* issus de la réaction.

RÉACTION DE... V. au nom propre.

RÉACTION DE DÉGÉNÉRESCENCE. V. *dégénérescence (réaction de).*

RÉACTION SECONDE (Brocq ; Ravaut). Affection cutanée à type de d'eczéma ou d'eczématide due aux toxines sécrétées par les germes d'un foyer infectieux et apparaissant à distance de ce foyer. Ces dermatoses sont des manifestations d'hypersensibilité aux toxines ; on les désigne par le nom du genre suivi de... *ide : levuride, trichophytide.*

RÉACTION VESTIBULAIRE THERMIQUE [angl. ***Bárány's sign***]. V. *Bárány (signe de).*

RÉACTIVATION, *s. f.* [angl. ***reactivation***]. Action qui consiste à faire apparaître de nouveau des phénomènes disparus. — 1° ***r. des glandes endocrines*** (Leriche). Rétablissement de la sécrétion de certaines glandes endocrines dont la fonction était abolie. — 2° ***r. d'un sérum.*** Restitution de complément à un sérum inactivé en y ajoutant un peu de sérum frais. — 3° ***r. d'une maladie.*** Nouvelle apparition, sous l'influence d'une médication spécifique, des symptômes d'une maladie qui semblait éteinte et qui subit une nouvelle poussée évoluant souvent vers la guérison. Il s'agit probablement d'un phénomène général observé dans la syphilis (Milian, Herxheimer) au début du traitement et qui existe aussi dans d'autres maladies. V. *biotropisme* et *Herxheimer (réaction d').* — 4° ***r. d'un germe, d'un virus.*** Reprise, sous des influences diverses, de l'activité pathogène d'un germe, en particulier d'un virus (herpèsvirus, v. ce terme) qui persistait à l'état latent dans l'organisme. — ***test de r. de Bessis.*** V. *Bessis (test de r. de).*

RÉACTIVITÉ, *s. f.* [angl. ***reactivity***]. Pouvoir de répondre à une stimulation. — (Zœller). Manière dont se comporte un organe ou un individu en présence d'une agression quelconque, en particulier l'organisme soumis à des injections immunisantes.

RÉACTOGÈNE, *adj.* ou *s. m.* [angl. ***allergen***]. Substance provoquant l'hypersensibilité d'un organisme (poisons à dose non toxique, certains aliments et médicaments divers, etc.). Allergène (v. ce terme).

RÉADAPTATION, *s. f.* [angl. ***rehabilitation***]. Mise en condition d'un ancien malade ou d'un infirme pour le rendre capable de reprendre son travail. V. *COTOREP, rééducation* et *réhabilitation.*

RÉAGINE, *s. f.* (Prausnitz et Kustner, 1921) [angl. ***reagin***]. Syn. *anticorps réaginique.* Anticorps sérique, appartenant aux immunoglobulines E (IgE), apparaissant chez des sujets sensibilisés par un premier contact avec un antigène. Il va se fixer sur certaines cellules, surtout sur les mastocytes et les polynucléaires basophiles, où sa rencontre ultérieure avec le même antigène provoquera la dégranulation de ces cellules et la libération de médiateurs chimiques (histamine, sérotonine, kinine, héparine) et l'apparition de manifestations d'hypersensibilité immédiate. V. *hypersensibilité type I, atopie, choc anaphylactique, dégranulation* et *sensibilité immédiate (médiateurs de la).*

RÉAGINIQUE, *adj.* [angl. ***reaginic***]. En rapport avec une réagine.

REAL (classification) (Acronyme angl. : *Revised European-American Classification of Lymphoid neoplasms*) [angl. ***REAL classification***] (1994). Une des classifications des lymphomes malins. V. *lymphosarcome.*

RÉANIMATION, *s. f.* [angl. ***intensive care, critical care, resuscitation***]. Syn. *ranimation.* Ensemble de mesures *(soins intensifs)* permettant de rétablir les fonctions vitales momentanément compromises au cours de situations aiguës médicales, chirurgicales ou traumatiques. V. *oxyologie.*

REAVEN (syndrome de). V. *X (syndrome) 2°.*

REBACK. V. *choréo-athétose familiale paroxystique.*

REBOND (phénomène de) [angl. ***rebound phenomenon***]. Réapparition des signes d'une maladie quand on arrête brutalement son traitement.

REBREATHING, *s. m.* (angl.). Procédé qui consiste à faire respirer un sujet en circuit fermé, sans débarrasser de leur CO_2 les gaz expirés. Il est utilisé en anesthésie générale et au cours de certaines épreuves fonctionnelles respiratoires ; il porte alors parfois sur les gaz provenant d'un seul poumon, isolé au cours d'une bronchospirométrie.

REBUCK (fenêtre cutanée de) [angl. ***Rebuck's test***]. Épreuve destinée à explorer l'immunité (v. ce terme) cellulaire. Après abrasion cutanée, l'application de lamelles de verre à intervalles déterminés permet d'identifier et de comparer, après coloration, les cellules fixées sur celles-ci : polynucléaires puis mononucléaires et macrophages.

RECALCIFICATION ou **RECALCIFICATION PLASMATIQUE (temps de) (TRP)**. V. *Howell (temps de).*

RÉCEPTEUR, *s. m.* (lat. *recipere,* recevoir) [angl. ***receptor***] **(physiologie)**. Syn. *effecteur* (R. Collip). — 1° Organe, tissu ou cellule *(organe-, tissu-* ou *cellule-cible, organe,* ou *tissu effecteur, cellule effectrice)* influencé électivement par une substance élaborée dans un point du corps plus ou moins éloigné. P. ex. : les vésicules séminales, la prostate, le pénis sont les *r.* des hormones mâles ; les cellules musculaires lisses et glandulaires sont les *r.* des médiateurs chimiques libérés par le système nerveux végétatif. V. *médiateur chimique.* — 2° ***Au niveau de la cellule,*** les *r.* sont des molécules protéiques situées sur la membrane *(récepteur de membrane ou de surface)* ou dans la cellule (*r.* cytosoliques) et agissent au niveau du noyau : « un récepteur est une macromolécule portant des sites chimiques capables d'accueillir des molécules endogènes ou des médicaments spécifiques » (Ehrenpreis, 1969), cet accueil entraînant une réaction biologique caractéristique. Parmi les *récepteurs de membrane*, contrairement à ceux de la classe II, les *r.* de la classe I ne pénètrent pas en principe dans le cytoplasme et peuvent amplifier l'action du ligand (v. ce terme). Les *r.* membranaires sont activés par de très nombreux signaux physiques et biochimiques (p. ex. : les récepteurs à canaux ioniques — v. *canal ionique*) ; les *r. nucléaires* par les hormones stéroïdes, thyroïdiennes et la vitamine A. V. *accepteur* et *protéines G.* — 3° ***D'une manière plus générale,*** organe ou partie d'organe sensible aux variations de certaines constantes physiologiques (pression : barorécepteur ; composition chimique : chémorécepteur) capable de déclencher une réaction correctrice de ces variations.

RÉCEPTEUR (site) [angl. ***receptor site***]. V. *antigénique (site ou déterminant)* et *récepteur de reconnaissance.*

RÉCEPTEUR ADRÉNERGIQUE ou **SYMPATHIQUE** [angl. ***adrenergic receptor***]. Structure moléculaire contenue dans les cellules effectrices (v. *récepteur*) situées dans les différents organes (glandes, muscles lisses, p. ex.) au niveau de la terminaison des filets sympathiques, capable de réagir aux médiateurs adrénergiques (amines sympathicomimétiques : v. *catécholamine*) par une réponse caractéristique. Selon le type de cette réponse, on distingue, avec Ahlquist (1948) : les ***récepteurs*** α, sensibles à l'action de la noradrénaline et responsables de presque tous les effets excitateurs de la stimulation sympathique (vasoconstriction, tachycardie, contraction de la rate et de l'utérus) et d'un seul effet inhibiteur (sur l'intestin) ; les ***récepteurs*** β que l'on peut stimuler par l'isoprénaline dont dépendent presque tous les effets inhibiteurs de la stimulation sympathique (vasodilatation périphérique, relâchement des muscles bronchiques, utérin, vésical, digestifs) et un seul effet excitateur (cardiaque). Ces deux types de récepteurs sont également sensibles à l'action de l'adrénaline. V. *médiateur chimique, récepteur alpha-adrénergique, récepteur bêta-adrénergique, alphabloquant, alphastimulant, bêtabloquant* et *bêtastimulant.*

RÉCEPTEUR ALPHA-ADRÉNERGIQUE [angl. ***alphaadrenergic receptor***]. Syn. *alpha-récepteur adrénergique.* Structure moléculaire située dans différents organes au niveau de la terminaison des fibres sympathiques et que l'on peut stimuler par la noradrénaline. On distingue des ***récepteurs*** $\alpha 1$, post-ganglionnaires ou post-synaptiques, situés au niveau des muscles lisses des vaisseaux et dont la stimulation entraîne une vasoconstriction ; des ***récepteurs*** $\alpha 2$ présynaptiques dont la stimulation provoque une diminution de la sécrétion de noradrénaline, mais certains d'entre eux ont également une situation post-synaptique et leur stimulation entraîne alors une vasoconstriction. V. *récepteur adrénergique, récepteur bêta-adrénergique, alphabloquant* et *alphastimulant.*

RÉCEPTEUR DE L'ANGIOTENSINE II. Récepteur de membrane (v. *récepteur 2°*) situé dans le cœur, les muscles lisses vasculaires, le rein, la corticosurrénale, le foie et le système nerveux. On en distingue 2 types dont seuls ceux du type 1 semblent avoir une activité biologique importante. Les *antagonistes* non peptidiques des récepteurs du type 1 (les « sartans », dont le chef de file est le losartan) sont utilisés dans le traitement de l'hypertension artérielle : ils bloquent le système rénine-angiotensine de façon plus spécifique que les inhibiteurs de l'enzyme de conversion de l'angiotensine.

RÉCEPTEUR BÊTA-ADRÉNERGIQUE [angl. ***betaadrenergic receptor***]. Syn. *bêtarécepteur adrénergique.* Structure moléculaire située dans différents organes, au niveau de la terminaison des fibres sympathiques et que l'on peut stimuler par l'isoprénaline. On distingue avec Lands (1967) — les ***récepteurs*** $\beta 1$, localisés essentiellement dans le cœur, où leur stimulation provoque des effets inotrope, bathmotrope, chronotrope et dromotrope positifs et par ailleurs une inhibition de l'intestin et une lipolyse — et les ***récepteurs*** $\beta 2$ localisés au niveau des muscles lisses des vaisseaux et des bronches et dans l'utérus : leur stimulation entraînant un effet relaxant ainsi qu'une glycolyse musculaire. — Des ***récepteurs*** $\beta 3$ ont été identifiés plus récemment (Stroberg, 1989) dans la graisse brune des rongeurs, puis chez l'homme dans les adipocytes (v. ce terme), le colon et la vésicule biliaire. Leur stimulation provoque une lipolyse. V. *récepteur adrénergique, récepteur alpha-adrénergique, bêtabloquant* et *bêtastimulant.*

RÉCEPTEUR CHOLINERGIQUE [angl. ***cholinergic receptor***]. Structure moléculaire de nature protéique présente dans certaines cellules effectrices (v. *récepteur*) du système nerveux. Les *r. ch.* sont situés sur la membrane du neurone et sont sensibles à l'action de l'acétylcholine. Selon les effets de leur excitation, on en distingue deux sortes : les *r. ch.* ***nicotiniques*** et les *r. ch.* ***muscariniques.*** V. *récepteur nicotinique, récepteur muscarinique* et *médiateur chimique.*

RÉCEPTEUR DOPAMINERGIQUE [angl. ***dopamine receptor***]. Structure moléculaire présente dans certaines cellules effectrices (v. *récepteur*), capable de réagir à la dopamine. Les *r. d.* siègent dans les synapses nerveuses surtout au niveau des vaisseaux du rein et de l'intestin mais aussi de l'encéphale. On en distingue 3 types : D1, D2 et D3. V. *système dopaminergique, dopamine* et *médiateur chimique.*

RÉCEPTEUR HISTAMINIQUE [angl. ***histamine receptor***]. Syn. *récepteur H.* Structure moléculaire contenue dans certaines cellules effectrices (v. *récepteur*), capable de réagir à l'histamine. On distingue — les ***récepteurs*** H_1 (Ash et Schild), responsables de la chute de la pression artérielle, de la dilatation des capillaires, de la contraction des muscles lisses de l'intestin et des bronches ; — les ***récepteurs*** H_2 dont dépendent la stimulation de la sécrétion gastrique, la tachycardie, l'inhibition des contractions utérines (Black, 1972). L'action des premiers peut être bloquée par les médicaments anti-histaminiques et anti-allergiques, celle des seconds par la cimétidine, la ranitidine et d'autres antisécrétoires prescrits dans les ulcères gastroduodénaux. — Enfin des ***récepteurs*** H_3 (Arrang, 1983) cérébraux présynaptiques interviendraient pour réaliser une auto-inhibition de la libération d'histamine. V. *médiateurs chimiques.*

RÉCEPTEUR HORMONAL [angl. ***hormone receptor***]. Structure moléculaire de nature protéique présente dans certaines cellules effectrices (v. *récepteur*), sensible de manière élective à l'action d'une hormone.

RÉCEPTEUR INSULINIQUE [angl. ***insuline receptor***]. « Structure protéique présente à la surface des cellules et douée d'une activité spécifique pour l'insuline à laquelle elle permet d'agir en lui faisant franchir la membrane cellulaire. On distingue des récepteurs à faible affinité et forte capacité et des récepteurs à forte affinité et faible capacité. Leur nombre et leur activité sont réglés par le taux de l'insuline sanguine. La metformine peut les rendre plus efficaces » (Jean Sterne).

RÉCEPTEUR DES LDL (Goldstein et Brown, 1973) [angl. ***LDL receptor***]. Récepteur membranaire glycoprotéique fixant les LDL (v. ces termes) et les transportant dans la cellule. Le foie en est particulièrement riche. La multiplication de ces récepteurs diminue la cholestérolémie endogène. Certains inhibiteurs enzymatiques capables de provoquer cette multiplication sont à l'essai, dans le but de traiter l'hypercholestérolémie familiale.

RÉCEPTEUR DE MEMBRANE ou **DE SURFACE**. V. *récepteur 2°.*

RÉCEPTEUR MORPHINIQUE (Eric J. Simon ; Pert et Snyder ; L. Terenius, 1973) [angl. ***opiate receptor***]. Syn. *récepteur opiacé* . Structure moléculaire située sur la membrane de certaines cellules du cerveau (du thalamus, du système limbique, du tissu réticulé surtout) fixant électivement la morphine et des substances (médiateurs chimiques) d'action analogue : *morphinomimétiques pharmaceutiques* — méthadone, p. ex. — et des médiateurs chimiques élaborés par le cerveau, les *morphines endogènes* (enképhalines et endorphines : v. ces différents termes). On en a décrit trois types différents : μ, κ et δ (lettres grecques mu, kappa et delta).

RÉCEPTEUR MUSCARINIQUE [angl. ***muscarinic receptor***]. Variété de récepteur cholinergique (v. ce terme) réagissant à l'action de l'acétylcholine par des effets muscariniques. V. *muscarinien ou muscarinique (effet).*

RÉCEPTEUR NICOTINIQUE [angl. ***nicotine receptor***]. Variété de récepteur cholinergique (v. ce terme) réagissant à l'action de l'acétylcholine par des effets nicotiniques. V. *nicotinique (effet).*

RÉCEPTEUR OPIACÉ. V. *récepteur morphinique.*

RÉCEPTEUR PLAQUETTAIRE GLYCOPROTÉIQUE GP IIB/IIIA [angl. ***platelet glycoprotein IIb/IIIa receptor***]. Récepteur (v. ce terme 2°) de membrane par lequel la plaquette se lie notamment au fibrinogène et au facteur von Willebrand (intégrine). — Son ***inhibition*** par diverses substances bloque par conséquent l'agrégation plaquettaire. Cette catégorie d'***antiplaquettaires*** comprend des inhibiteurs *spécifiques* (peptides cycliques [eptifibatide : Integrilin™] et peptidomimétiques [lamifiban, tirofiban]) ainsi que des inhibiteurs *non spécifiques* dont le chef de file est l'*abciximab* (Reopro® ou c7E3), anticorps monoclonal chimérique murin dont l'injection intraveineuse au cours des angioplasties coronaires est utilisée pour éviter la thrombose de l'artère.

RÉCEPTEUR DE RECONNAISSANCE [angl. ***antigen binding receptor***]. Structure particulière située à la surface de certains lymphocytes (lymphocytes B ou bursodépendants et peut-être aussi lymphocytes T ou thymodépendants). Ces structures sont des immunoglobulines (donc des anticorps) sécrétées par le lymphocyte et qui font partie de sa membrane *(immunoglobulines de membrane* ou *de surface)*. Grâce à ces anticorps, ces lymphocytes reconnaissent et captent les antigènes qu'ils doivent immobiliser ou détruire. V. *sensibilisation*, *cellule immunocompétente*, *antigénique (site)*, *anticorps (site)* et *fragment Fab*.

RÉCEPTEUR SENSITIF. Terminaison nerveuse captant les excitations que les fibres sensitives transmettent vers la moelle.

RÉCEPTEUR DE LA SÉROTONINE [angl. ***serotonin receptor***]. Structure moléculaire située dans différents organes, capable de réagir à la sérotonine (v. ce terme) ou 5-hydroxy-tryptamine (5-HT). On en distingue 3 types : le ***type S1***, dont la stimulation est utilisée pour traiter l'*hypertension* (urapidil) ; le ***type S2,*** dont l'inhibition est *vasodilatatrice* (v. *kétansérine*) et *antidépressive ;* le ***type S3***, dont l'inhibition est utilisée pour traiter les *vomissements* des chimiothérapies anticancéreuses (ondansétron, granisétron).

RÉCEPTEUR SOLUBLE DE LA TRANSFERRINE. Fragment (obtenu par clivage enzymatique) du *récepteur membranaire de la transferrine,* protéine située à la surface de toutes les cellules sauf des érythrocytes. Son augmentation traduit une carence fonctionnelle en fer. Son dosage trouve son utilité lorsque la diminution du taux de la ferritine sérique est difficile à interpréter.

RÉCEPTEUR DE SURFACE. V. *récepteur 2°.*

RÉCEPTEUR SYMPATHIQUE. V. *récepteur adrénergique.*

RÉCEPTEUR DE LA VASOPRESSINE [angl. ***vasopressin receptor***]. Structure moléculaire située sur la membrane cellulaire et sensible à l'action de la vasopressine. On distingue les ***récepteurs V1*** fonctionnellement couplés à une phospholipase C et présents dans les muscles lisses des vaisseaux, les myocytes cardiaques et les plaquettes et les ***récepteurs V2,*** couplés à une adényl-cyclase membranaire et présents dans le rein. V. *vasopressine.*

RÉCEPTIVITÉ, *s. f.* [angl. ***susceptibility***]. Aptitude à percevoir une stimulation et à y répondre. Facilité plus ou moins grande avec laquelle l'organisme se laisse envahir par l'infection. Contraire d'immunité.

RÉCEPTOLOGIE, *s. f.* [angl. ***receptorology***]. Partie de la biologie consacrée à l'étude des récepteurs (v. ce terme).

RÉCESSIF, IVE, *adj.* (Mendel, 1865) [angl. ***recessive***] (génétique). Se dit d'un gène qui manifeste son effet seulement s'il existe sur les deux chromosomes de la paire (c.-à-d. à l'état homozygote). Le *caractère r.* est celui transmis par ce gène. Il n'apparaît que chez l'homozygote ; chez l'hétérozygote, il ne se manifeste pas car il est masqué par le caractère correspondant (dominant) porté par le gène allélomorphe. Le *mode r.* est la façon dont se transmettent les maladies héréditaires liées à des gènes récessifs. V. *dominant.*

RÉCESSIVITÉ, *s. f.* [angl. ***recessivity***] **(génétique)**. Propriété d'un gène, ou d'un caractère, de se manifester seulement chez le sujet homozygote chez l'hétérozygote, elle ne peut apparaître, car elle est masquée par le caractère dominant du gène allélomorphe. V. *récessif* et *dominance.*

RÉCESSUS, *s. m.* (en lat. cavité) [angl. ***recess***] **(anatomie)**. Petite cavité, diverticule, invagination.

RECEVEUR UNIVERSEL [angl. ***universal recipient***]. Individu appartenant au groupe sanguin (v. ce terme) AB. Son sérum, privé d'agglutinine, n'agglutine aucune hématie. Il peut donc recevoir du sang de tous les sujets, quel que soit le groupe sanguin de ceux-ci.

RECHERCHE BIOMÉDICALE [angl. ***biomedical research***]. « Essais ou expérimentations organisés et pratiqués sur l'être humain en vue du développement des connaissances biologiques et médicales ». — Sa *législation* dépend en France de la loi Huriet-Sérusclat (v. ce terme). — Elle est le fait d'organismes publics (CNRS, INSERM) ou privés (laboratoires pharmaceutiques). V. *investigateur*, *essai thérapeutique* et *promoteur.*

RECHUTE, *s. f.* [angl. ***relapse***]. Réapparition des signes d'une maladie au début de la convalescence. La *r.* est donc plus précoce que la *récurrence* et elle diffère de la *récidive* car il n'y a pas de cause nouvelle.

RÉCIDIVE, *s. f.* (lat. *re*, itératif ; *cadere,* tomber) [angl. ***recidivation***]. Apparition d'une maladie chez un individu qui a déjà souffert de cette même maladie, plus ou moins longtemps auparavant. La *r.* diffère de la rechute en ce qu'il y a une cause nouvelle, par exemple une nouvelle infection. V. *rechute* et *récurrence.*

RÉCIPROQUE (rythme) (cardiologie). V. *rythme réciproque.*

RECKLINGHAUSEN (maladie ou **neurofibromatose de)** (R. Friedrich von, all., 1833-1910) [angl. ***neurofibromatosis, von Recklinghausen's disease***]. Syn. *gliofibromatose* (Carrière et Huriez), *neurofibromatose* (von Recklinghausen, 1882), *neurogliomatose* (J. Lhermitte), *polyfibromatose neurocutanée pigmentaire.* Affection héréditaire transmise selon le type autosomique dominant et à expression occasionnelle, d'évolution lente, caractérisée par la présence de tumeurs cutanées, pédiculées ou non (fibromes, nævus, molluscums : v. *tumeur royale*), de tumeurs des nerfs (gliomes) ou du système nerveux central et de taches pigmentaires de la peau (taches « café au lait ») ; il existe souvent aussi des tumeurs viscérales, des adénomes endocriniens, des dysplasies diverses, des altérations du squelette (cyphoscoliose), parfois des troubles mentaux. On classe la *m. de R.* parmi les phacomatoses (v. ce terme et *neurofibromatose*).

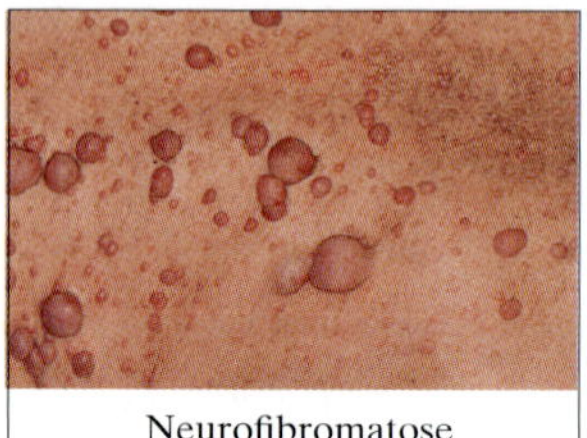

Neurofibromatose de Recklinghausen

RECKLINGHAUSEN (maladie osseuse de). V. *ostéite fibrokystique.*

RECLASSEMENT, *s. m.* [angl. ***rehabilitation***]. Mise en condition d'un ancien malade ou d'un infirme pour le rendre capable de faire un travail différent de son travail précédent.

RECLASSEMENT PROFESSIONNEL [angl. ***rehabilitation***]. Placement dans une nouvelle activité, de personnes qui ont dû abandonner leur précédent métier en raison d'un handicap acquis.

RECLUS (maladie de) (R. Paul, fr., 1847-1914). V. *kystique de la mamelle (maladie).*

RECOMBINAISON GÉNÉTIQUE (Bridges et Morgan, 1923) [angl. ***genetic recombination***]. Modification dans la répartition des gènes produisant l'apparition de génotypes nouveaux. La *r. g.* entraîne un agencement des caractères héréditaires dans un ordre différent de celui existant chez les « parents ». La *r. g.* survient, en particulier, au cours de la méiose (v. *enjambement*). Elle peut être provoquée artificiellement (v. *génétique*, *manipulation*). — ***unité de recombinaison.*** Syn. *centimorgan.* V. *morgan.*

RECOMBINANT, ANTE, *adj.* [angl. ***recombinant***]. Obtenu par génie génétique. P. ex. : l'érythropoïétine. Dans les abréviations, s'exprime par le préfixe *r.* (rtPA, rhGH, etc.).

RECOMMANDATIONS DE PRATIQUE CLINIQUE (RPC). Propositions élaborées méthodiquement par l'ANAES puis l'HAS et destinées à aider le praticien français à choisir les soins les plus appropriés dans des circonstances cliniques données. Les RMO (références médicales opposables) en sont extraites par les signataires de la Convention médicale. V. *ANAES*, *HAS* et *RMO.*

RECON, *s. m.* (Benzer, 1957) [angl. ***recon***]. La plus petite parcelle de matériel génétique qui peut être échangée entre deux chromosomes homologues (v. *recombinaison génétique*). Le *r.* correspond probablement à une paire de nucléotides de l'ADN. V. *gène.*

RECONSTITUTION IMMUNITAIRE (syndrome inflammatoire de) [angl. ***immune reconstitution inflammatory syndrome***]. Groupement de manifestations cliniques de type inflammatoire observé après quelques semaines d'un traitement antirétroviral chez un patient atteint de sida et très immunodéprimé, lorsque remonte le taux des lymphocytes CD4. M. A. French (2004) en distingue une variété infectieuse précoce, fébrile, observée chez le sujet co-infecté (mycobactéries, cytomégalovirus) et deux formes tardives, sarcoïdosique et de type auto-immun.

RECRUDESCENCE, *s. f.* (lat. *re,* itératif ; *crudescere,* s'irriter) [angl. ***recrudescence***]. Aggravation d'une maladie, après une rémission temporaire. — En épidémiologie, augmentation du nombre des cas de maladie dans une région.

RECRUITMENT, *s. m.* (en angl. récupération) ou **RECRUTEMENT**, *s. m.* [angl. ***recruitment***]. Réapparition d'une audition normale, au-delà d'une certaine intensité des sons, chez les sujets atteints de lésions des cellules nerveuses cochléaires. Dans ce cas, pendant l'augmentation de l'intensité des sons, la surdité disparaît : l'oreille malade récupère sa fonction et, à partir d'un certain seuil, entend comme l'oreille saine. C'est le phénomène de Fowler (1936). Celui-ci n'existe pas en cas de lésions tympaniques, nerveuses tronculaires ou centrales : l'écart entre l'audition des deux oreilles restant le même, quelle que soit l'intensité du son.

RECTITE, *s. f.* [angl. ***rectitis***]. Inflammation du rectum.

RECTOCÈLE, *s. f.* (lat. *rectum* ; gr. *kêlê*, tumeur) [angl. ***rectocele***]. Syn. *colpocèle postérieure*. Saillie du rectum dans le vagin dont il repousse la paroi postérieure. Les deux parois rectale et vaginale s'adossent sans interposition du péritoine.

RECTOCOCCYPEXIE, *s. f.* (Gérard-Marchant) [angl. ***rectococcypexy***]. Fixation du rectum au tissu fibreux qui entoure le coccyx. Quelques sutures, faisant à sa paroi des plis transversaux, diminuent la longueur de l'organe. Cette opération est destinée à obvier au prolapsus rectal.

RECTOCOLITE, *s. f.* [angl. ***rectocolitis***]. Inflammation simultanée du rectum et du côlon.

RECTOCOLITE HÉMORRAGIQUE (RCH) [angl. ***ulcerative colitis***]. Syn. *r. c. muco-* ou *ulcéro-hémorragique, r. c. hémorragique et purulente, colite ulcéreuse, suppurante* ou *cryptogénétique*. Maladie d'origine inconnue, caractérisée *anatomiquement* par des lésions congestives hémorragiques et hypersécrétantes de la muqueuse rectocolique et *cliniquement* par un syndrome dysentérique muco-hémorragique évoluant par poussées fébriles répétées : le *pronostic* est grave, mortel dans 15 à 20 % des cas.

RECTOPÉRINÉORRAPHIE, *s. f.* [angl. ***rectoperineorrhaphy***]. Nom donné à deux opérations autoplastiques (*r. antérieure* de Schwartz et *r. postérieure* de Duret) destinées à remédier à l'élargissement de l'anus et au défaut de tonicité du sphincter dans le prolapsus rectal.

RECTOPEXIE, *s. f.* (lat. *rectum* ; gr. *pêxis*, fixation) [angl. ***rectopexy***]. Syn. *proctopexie*. Suspension du rectum aux parois du bassin, préconisée pour la cure des prolapsus du rectum. Elle peut être latérale (Ghédini, Quénu) ou postérieure (Verneuil, Gérard-Marchant). — ***r. discale.*** *R.* postérieure dans laquelle le rectum est fixé au disque lombo-sacré.

RECTOPLICATURE, *s. f.* Opération consistant à plisser la muqueuse rectale, pratiquée en cas de prolapsus du rectum.

RECTORRAGIE, *s. f.* (lat. *rectum* ; gr. *rhêgnumi*, je jaillis) [angl. ***proctorrhagia***]. Hémorragie rectale.

RECTORRAPHIE, *s. f.* (lat. *rectum* ; gr. *rhaphê*, suture) [angl. ***rectorrhaphy***]. Plicature de l'ampoule rectale préconisée comme cure du prolapsus (Lange).

RECTOSCOPE, *s. m.* [angl. ***rectoscope***]. Variété d'endoscope destiné à examiner le rectum et l'anse sigmoïde.

RECTOSCOPIE, *s. f.* (Dmitri de Ott, 1903) (lat. *rectum* ; gr. *skopein*, examiner) [angl. ***rectoscopy***]. Examen de la cavité rectale et même de l'S iliaque à l'aide d'un rectoscope.

RECTOSIGMOÏDITE, *s. f.* [angl. ***rectosigmoiditis***]. Inflammation simultanée du rectum et de l'anse sigmoïde du côlon.

RECTOSIGMOÏDOSCOPIE, *s. f.* [angl. ***rectosigmoidoscopy***]. Examen, à l'aide de l'endoscope, du rectum et de l'anse sigmoïde du côlon.

RECTOTOMIE, *s. f.* (lat. *rectum ;* gr. *tomê*, section) [angl. ***rectotomy***]. — 1° Incision du rectum pour aborder la cavité du petit bassin (évacuation d'un abcès). — 2° Incision d'un rétrécissement du rectum, soit par la voie interne *(r. interne)*, soit en faisant une large brèche à travers les parties molles qui sont comprises entre le rectum, l'anus et le coccyx *(r. externe)*.

RECTUM, *s. m.* (en lat. droit) [TA et angl. ***rectum***]. Portion rectiligne et terminale du gros intestin, située entre le côlon sigmoïde et le canal anal. V. *cancer colo-rectal* • 👁 **côlon, périnée •**.

RÉCURRENCE, *s. f.* [angl. ***recurrence***]. Réapparition tardive des signes d'une maladie succédant à une première affection de même nature, sans qu'il y ait de cause nouvelle (p. ex. : infectieuse). La *r.* apparaît après un délai plus long que la rechute, plusieurs semaines ou même plusieurs mois après la première atteinte. V. *rechute* et *récidive*.

RÉCURRENT, ENTE, *adj.* (lat. *recurrere,* courir en arrière) [angl. ***recurrent***]. Qui remonte à son origine, qui revient à son point de départ. *nerf r.* — ***fièvre r.*** ou ***typhus r.*** V. *fièvre r.*

RECURVATUM, *adj.* (lat. *recurvo,* je recourbe).V. *genu recurvatum*.

REDON (drain de) (R. Henri, fr., né en 1899). Tube de matière plastique fine percé de nombreux trous à son extrémité laissée dans la plaie opératoire et dont l'autre bout est relié à un dispositif d'aspiration par le vide.

REDOX, *adj.* [angl. ***redox***]. Caractérise une réaction d'oxydoréduction. V. ce terme.

REDRESSEUR, *s. m.* [angl. ***rectifying device***]. Corset destiné à maintenir le thorax droit.

RÉDUCTASE, *s. f.* (lat. *reducere,* ramener) [angl. ***reductase***]. Enzyme catalysant une réduction. V. ce terme et *oxydase*.

RÉDUCTION, *s. f.* (lat. *reducere,* ramener) [angl. ***reduction***]. — 1° ***opération*** qui consiste à remettre en place soit un os luxé ou fracturé, soit un organe déplacé accidentellement (rein flottant, intestin hernié, etc.). — 2° ***réaction chimique*** par laquelle un corps perd un ou plusieurs électrons. V. *oxydation*. — 3° ***(génétique)*** *réduction des chromosomes* ou *r. chromatique*. Passage de la cellule de l'état diploïde, dans lequel le noyau possède *2n* chromosomes (46 chez l'homme) à l'état haploïde, où il n'en a que *n* (23 chez l'homme). Il s'effectue au début de la méiose, par la disjonction des paires de chromosomes, et chacun des gamètes haploïdes, en s'unissant avec un gamète de l'autre sexe, formera un œuf diploïde, muni de *2n* chromosomes. V. *méiose, diploïde* et *haploïde*.

REDUVIIDÆ, *s. f. pl* ou **RÉDUVIIDÉS**, *s. m. pl.* (lat *rediviosus,* qui a des aspérités) [angl. ***Reduviidae***]. Famille d'insectes hémiptères carnivores possédant un rostre court et saillant. V. *Chagas (maladie de)*.

REDUX, *adj.* (en lat. : qui est de retour) [angl. ***redux***]. Se dit d'une lésion qui reparaît spontanément plus ou moins longtemps après sa guérison apparente. P. ex. : *chancre r., rétrécissement mitral r.*

REED (R. Dorothy, amér. 1874-1964). — ***cellule de Reed-Sternberg.*** V. *Sternberg (cellule de)*. — ***maladie de Reed-Hodgkin.*** V. *Hodgkin (maladie de)*.

RÉÉDUCATEUR, TRICE, *s. m.* ou *f.* [angl. ***reeducator***]. Personne spécialisée en rééducation.

RÉÉDUCATION ET RÉADAPTATION FONCTIONNELLES [angl. ***functional reeducation and rehabilitation***]. Spécialité médicale créée en France en 1965. Son appellation a été modifiée (1995) en *médecine physique et de réadaptation*. V. *rééducation fonctionnelle ou motrice*.

RÉÉDUCATION FONCTIONNELLE ou **MOTRICE** [angl. ***functional reeducation***]. Ensemble des méthodes (actives et passives) visant à restaurer l'activité du système locomoteur à la suite d'une atteinte morbide ou accidentelle de celui-ci.

RÉENTRAÎNEMENT AU TRAVAIL, À L'EFFORT [angl. ***exercise retraining***]. Étape finale de la rééducation fonctionnelle, destinée à obtenir la capacité de réinsertion dans la vie courante et professionnelle.

RÉ-ENTRÉE, *s. f.* ou **RENTRÉE**, *s. f.* [angl. ***reentry***] (cardiologie). Phénomène expliquant certains troubles du rythme cardiaque. Lorsque l'onde d'excitation qui parcourt le système de conduction intracardiaque est arrêtée par une zone de myocarde encore en phase réfractaire (allongée), elle la contourne lentement et elle l'excite de manière rétrograde. Puis, revenue par cette voie détournée au point où elle avait été arrêtée, elle se propage de nouveau dans le sens normal, antérograde, aux fibres musculaires voisines sorties alors de leur période réfractaire, déclenchant ainsi une nouvelle contraction prématurée. Ce mécanisme (bien étudié surtout au niveau de la région nodale : *r.* jonctionnelle) est celui du rythme réciproque (v. ce terme) ; c'est aussi le mécanisme de certaines extrasystoles, celles dont le couplage est précoce et fixe par rapport à la systole précédente ; c'est aussi, lorsqu'il se répète régulièrement et rapidement en un rythme circulaire auto-entretenu, le mécanisme de certains cas de flutter atrial, de tachycardie supraventriculaire (tachycardie paroxystique du syndrome de Wolff-Parkinson-White, maladie de Bouveret) et de tachycardie ventriculaire. La fibrillation atriale relève d'un mécanisme de réentrée multiple. V. *rythme réciproque* et *post-excitation (syndrome de)*. — ***r. électronique.*** V. *stimulateur cardiaque (syndrome du)*.

REESE-BLODI (dysplasie rétinienne de) (R. Algernon, amér., 1950) [angl. ***Reese-Blodi dysplasia***]. Ensemble de malformations comprenant des anomalies oculaires (pseudogliome rétinien bilatéral) et viscérales multiples (arriération mentale avec hydro- ou microcéphalie polydactylie, pied bot, bec-de-lièvre, scoliose malformations cardiaques, digestives et urinaires).

RÉFÉRENCES MÉDICALES OPPOSABLES (RMO) [angl. ***opposable medical references***]. Instrument de la maîtrise médicalisée des dépenses de soins en France. Elles comprennent depuis 1993 un certain nombre de recommandations de bonnes pratiques médicales destinées aux médecins libéraux, validées par l'ANDEM puis l'ANAES puis la HAS et qui « correspondent à des soins et prescriptions inutiles pouvant être opposés par les partenaires conventionnels (syndicats médicaux, assurance maladie) à la pratique des prescripteurs ».

REFETOFF (syndrome de) (R. Samuel, amér., 1968) [angl. ***Refetoff's syndrome***]. Ensemble de malformations comportant une surdimutité, un retard statural et osseux, des épiphyses ponctuées, un goitre et un taux plasmatique élevé d'hormones thyroïdiennes. Ce syndrome, familial et rare, est dû à un défaut de réceptivité hypophysaire et périphérique aux hormones thyroïdiennes.

RÉFLECTIVITÉ, *s. f.* [angl. ***reflex excitability***]. Propriété, présentée par certaines parties du corps, d'être le point de départ d'un acte réflexe lorsqu'elles sont excitées.

RÉFLEXE (acte ou **phénomène)** ou **RÉFLEXE**, *s. m.* (lat. *reflectere,* réfléchir) [angl. ***reflex***]. Réaction motrice ou sécrétoire déclenchée par le système nerveux en dehors de l'intervention de la volonté, en réponse à une stimulation des terminaisons nerveuses sensitives. L'excitation transmise par les fibres sensitives ou centripètes est réfléchie par la cellule nerveuse centrale et renvoyée par une fibre centrifuge à un organe plus ou moins éloigné (muscle, glande). — On distingue le *r. absolu* ou *inconditionnel,* acte réflexe ordinaire congénital où intervient un centre nerveux infracortical (bulbe, moelle), du *r. conditionné* ou *conditionnel* (Pavlov) ou *psychique* (Ch. Richet), acte réflexe individuel, acquis dans lequel intervient l'écorce cérébrale. V. *autocinétisme.* — ***troubles r.*** (Babinski et Froment). V. *physiopathiques (troubles)* et *main figée.*

RÉFLEXE ABDOMINAL [angl. ***abdominal reflex***]. Contraction unilatérale des muscles de la paroi abdominale provoquée par l'excitation de la peau de l'abdomen du côté correspondant, au-dessus ou au-dessous de l'ombilic *(r. a. supérieur* et *inférieur)*.

RÉFLEXE A L'ACCOMMODATION. V. *réflexe pupillaire.*

RÉFLEXE ACHILLÉEN (ou calcanéen) [angl. ***Achilles's tendon reflex***]. Extension du pied sur la jambe, provoquée par la percussion du tendon d'Achille.

RÉFLEXE ACIDE DE PAVLOV [angl. ***Pavlov's reflex***]. Sécrétion pancréatique abondante provoquée par l'introduction d'un acide dans le duodénum.

RÉFLEXE ACOUSTICO-PALPÉBRAL [angl. ***cochleo-palpebral reflex***]. Syn. *réflexe cochléo-palpébral.* Clignement bilatéral des paupières provoqué par la brusque perception d'un bruit.

RÉFLEXE ACOUSTIQUE [angl. ***acoustic reflex***]. Syn. *réflexe stapédien.* Contraction réflexe des muscles tympaniques lors de la perception d'un son de forte intensité.

RÉFLEXE ANAL [angl. ***anal reflex***]. Contraction du sphincter anal provoquée par l'excitation de la peau de la marge de l'anus.

RÉFLEXE ANEUROGÈNE (H. Roger), **R. SANS NERFS** (Errera) ou **NON NERVEUX** (Massart). Réflexe existant chez les êtres inférieurs dépourvus de système nerveux ou réduits à une seule cellule (protophytes et protozoaires) ainsi que chez les végétaux.

RÉFLEXE ANTAGONISTE [angl. ***antagonistic reflexes***]. — 1° *r. antagonistes.* Par opposition à « réflexes alliés », réflexes qui entrent simultanément en compétition pour la voie commune finale. Celle-ci ne pouvant être occupée en même temps par des réponses d'effet opposé, l'un des deux réflexes l'emporte. Ainsi un réflexe nociceptif de flexion prédomine-t-il sur le réflexe myotatique d'extension. — 2° *r. des antagonistes.* La contraction d'un muscle s'accompagne du relâchement de son antagoniste. C'est le principe de l'innervation réciproque de Sherrington, déjà vu par Descartes.

RÉFLEXE À L'ATTENTION. V. *Haab (réflexe de).*

RÉFLEXE D'ATTITUDE [angl. ***attitudinal reflex***]. Syn. *réflexe général de posture.* Réflexe tonique qui détermine les contractions musculaires nécessaires au maintien de l'équilibre du corps. V. *poussée (épreuve ou phénomène de la).*

RÉFLEXE D'AUTOMATISME MÉDULLAIRE. V. *réflexe de défense.*

RÉFLEXE D'AXONE ou **AXONAL** (Langley) [angl. ***axon reflex***]. Réflexe produit sans participation du centre nerveux ; l'excitation périphérique remonterait le long des fibres nerveuses et, avant d'atteindre les centres médullaires, descendrait, par une branche de bifurcation du nerf, vers l'organe réceptif (vaisseau, intestin, vessie).

RÉFLEXE DE BAINBRIDGE. V. *Bainbridge (réflexe de).*

RÉFLEXE DE BECHTEREW-MENDEL. V. *Bechterew-Mendel (réflexe de).*

RÉFLEXE BICIPITAL [angl. ***biceps reflex***]. Flexion de l'avant-bras provoquée par la percussion du tendon du biceps brachial.

RÉFLEXE DES BRAS EN CROIX. V. *Moro (réflexe de).*

RÉFLEXE BULBOCAVERNEUX [angl. ***bulbocavernous reflex***]. Contraction du muscle bulbocaverneux provoquée par le pincement du gland ou de la face dorsale de la verge.

RÉFLEXE COCHLÉAIRE [angl. ***cochlear reflex***]. Acte involontaire provoqué par l'audition d'un bruit ; son abolition indique la nature organique d'une surdité. — ***r. cochléo-palpébral.*** V. *réflexe acoustico-palpébral.* — ***r. cochléo-phonatoire.*** V. *Lombard (épreuve de).*

RÉFLEXE CŒLIAQUE. V. *cœliaque.*

RÉFLEXE CONDITIONNÉ ou **CONDITIONNEL** [angl. ***conditioned reflex***]. V. *réflexe (acte ou phénomène).*

RÉFLEXE CONSENSUEL [angl. ***crossed reflex***]. La lumière qui frappe un œil détermine dans l'œil du côté opposé, même si celui-ci est dans l'obscurité, un réflexe pupillaire égal à celui qui se produit du côté éclairé. La contraction pupillaire obtenue par l'éclairage d'un seul œil est plus faible que celle produite par l'éclairage des deux yeux.

RÉFLEXE CONTROLATÉRAL. V. *Brudzinski (signes de) n° 1.*

RÉFLEXE CORNÉEN [angl. ***corneal reflex***]. Occlusion bilatérale des paupières avec ascension du globe oculaire, provoquée par l'attouchement de la cornée.

RÉFLEXE CRÉMASTÉRIEN [angl. ***cremasteric reflex***]. Contraction du crémaster déterminant l'ascension du testicule chez l'homme et la rétraction de la grande lèvre chez la femme, causée par l'excitation des téguments de la face interne de la cuisse.

RÉFLEXE CUBITO-PRONATEUR [angl. ***ulnar reflex***]. Pronation de la main provoquée par la percussion de l'apophyse styloïde du cubitus.

RÉFLEXE CUBOÏDIEN [angl. ***Bechterew-Mendel reflex***]. Extension dorsale des quatre derniers orteils provoquée normalement par la percussion du dos du pied au niveau du cuboïde. V. *Bechterew-Mendel (réflexe ou signe de).*

RÉFLEXE CUTANÉ, OSSEUX ou **TENDINEUX** [angl. ***cutaneous, bone, tendon reflex***]. Réflexes déterminés par l'excitation de certains points des téguments, par la percussion de certains os, de certains tendons et se manifestant par une contraction musculaire involontaire, brusque et de courte durée.

RÉFLEXE CUTANÉ PLANTAIRE [angl. ***plantar reflex***]. Syn. *réflexe plantaire.* Flexion plantaire du gros orteil et des autres orteils provoquée normalement par l'excitation de la plante du pied, d'arrière en avant ; l'inversion de ce réflexe constitue le *signe de Babinski* (v. ce terme).

RÉFLEXE DE DÉFENSE [angl. ***defence reflex***]. Syn. *réflexe nociceptif.* Réaction involontaire provoquée par une stimulation (visuelle, auditive, cutanée, etc.) à caractère nuisible et permettant d'échapper à celle-ci. P. ex. : protrusion des griffes de certains animaux, mouvements de grattage ou de balayage au niveau d'un point irrité. Ces réactions sont plus nettes en l'absence de contrôle cortical. — En clinique, on les observe en cas de section ou de compression de la moelle avec hyperspasmodicité : ce sont des signes d'*automatisme médullaire* (v. ce terme). — Le ***réflexe des raccourcisseurs*** consiste dans le triple retrait du pied qui se fléchit sur la jambe, de la jambe sur la cuisse et de la cuisse sur le bassin. Il est obtenu par le pincement énergique de la peau et des muscles ou la flexion plantaire des orteils. — Beaucoup plus rarement, le *r. d. d.* consiste dans la contraction des extenseurs du côté excité ou même du côté opposé *(phénomène des allongeurs).*

RÉFLEXE EXTÉROCEPTIF (lat. *exterus,* en dehors, étranger ; *capere,* recueillir) [angl. ***exteroceptive reflex***]. Réaction de muscles ou de glandes à des stimulations venues de l'extérieur. La réaction intéresse en général plusieurs groupes de muscles dont les contractions coordonnées ont l'aspect d'une réaction de défense contre la stimulation nocive. C'est un réflexe complexe supposant la mise en jeu de neurones intercalaires.

RÉFLEXE DU FASCIA LATA (Brissaud) [angl. ***tensor fasciae latae reflex***]. Syn. *réflexe plantaire médullaire.* Contraction du tenseur du fascia lata provoquant l'extension de la jambe et l'abduction de la cuisse, déclenchée par le grattage du bord externe de la plante du pied. Elle s'accompagne habituellement de la flexion des orteils.

RÉFLEXE FESSIER ou **GLUTÉAL** (gr. *gloutos,* fesse) [angl. ***gluteal reflex***]. Contraction des muscles fessiers, avec ascension du pli fessier, provoquée par l'excitation de la peau de la fesse.

RÉFLEXE DE GALASSI. V. *Galassi (réflexe de).*

RÉFLEXE DE GOLTZ. V. *Goltz (réflexe de).*

RÉFLEXE DE GUILLAIN. V. *réflexe naso-palpébral.*

RÉFLEXE H (Hoffmann) [angl. ***H reflex***]. Réflexe monosynaptique (v. ce terme) provoqué par la stimulation électrique directe (percutanée) du nerf afférent. V. *Hoffmann (réflexes d') 3°.*

RÉFLEXE DE HAAB. V. *Haab (réflexe de).*

RÉFLEXE DE HARRISON. V. *Harrison (réflexe de).*

RÉFLEXE DE HERING ET BREUER. V. *Hering et Breuer (réflexe de).*

RÉFLEXE D'HOFFMANN. V. *Hoffmann (réflexes ou signes d').*

RÉFLEXE IDÉOMOTEUR. V. *Haab (réflexe de).*

RÉFLEXE IDIOMUSCULAIRE [angl. ***muscular reflex***]. Contraction brusque et involontaire d'un muscle provoquée par sa percussion directe.

RÉFLEXE INTÉROCEPTIF [angl. ***deep reflex***]. Réflexe ayant son point de départ dans une terminaison nerveuse située à l'intérieur du corps (intérocepteur v. ce terme).

RÉFLEXE DE MAC CARTHY. V. *Mac Carthy (réflexe de).*

RÉFLEXE DE MAGNUS. V. *Magnus (phénomène ou réflexe de).*

RÉFLEXE MAMILLO-ARÉOLAIRE. Réflexe pilomoteur des muscles de l'aréole.

RÉFLEXE MASSÉTÉRIN [angl. ***jaw reflex***]. Syn. *réflexe mentonnier.* Fermeture de la bouche provoquée par la percussion du menton (contraction des masséters).

RÉFLEXE MÉDIOPLANTAIRE [angl. ***medioplantar reflex***]. Extension du pied sur la jambe, avec flexion des orteils, provoquée par la percussion de la partie moyenne de la plante du pied.

RÉFLEXE MÉDIOPUBIEN (Guillain et Alajouanine) [angl. ***pubo-adductor reflex***]. Contraction bilatérale des adducteurs de la cuisse et des muscles abdominaux provoquée par la percussion de la symphyse pubienne.

RÉFLEXE À LA MENACE. V. *réflexe optico-palpébral.*

RÉFLEXE MENTONNIER. V. *réflexe massétérin.*

RÉFLEXE MONOSYNAPTIQUE [angl. ***monosynaptic reflex***]. Réflexe mettant en jeu une seule synapse. P. ex. : dans le *r. m. moteur,* les fibres afférentes intéressées issues des fuseaux neuromusculaires s'articulent directement, sans neurone intermédiaire, dans les cornes antérieures de la moelle, avec les cellules des neurones moteurs qui commandent le muscle dont ces fibres afférentes sont issues. L'amplitude de la réponse du *r. m.* moteur à une stimulation maintenue constante dépend du nombre de neurones moteurs intéressés dans le réflexe et du niveau d'excitabilité de ces neurones. V. *monosynaptique (test)* et *réflexe H.*

RÉFLEXE DE MORO. V. *Moro (réflexe de).*

RÉFLEXE DE MÜLLER. V. *dermographisme douloureux.*

RÉFLEXE MYOTATIQUE (Liddell et Sherrington, 1925) (gr. *mus,* muscle ; *tasis,* contraction) [angl. ***myotatic reflex***]. Contraction tonique du muscle provoquée par son propre étirement.

RÉFLEXE NASOPALPÉBRAL [angl. ***nasopalpebral reflex***]. Syn. *réflexe de Guillain.* Occlusion bilatérale et simultanée des paupières provoquée par la percussion de la racine du nez. C'est une variété de réflexe trigémino-palpébral. V. ce terme.

RÉFLEXE NEURO-ENDOCRINIEN. Réflexe ayant pour résultat l'excitation d'une glande endocrine.

RÉFLEXE NOCICEPTIF (lat. *nocere,* nuire ; *capere,* prendre) [angl. ***nociceptive reflex***] **(physiologie)**. V. *réflexe de défense.*

RÉFLEXE OCULOCARDIAQUE (Dagnini, 1898) [angl. ***oculocardiac reflex***]. Syn. *signe d'Aschner.* Ralentissement du pouls avec abaissement de la pression artérielle obtenu par la compression des globes oculaires. Ce réflexe peut être exagéré, c'est-à-dire que le nombre des pulsations, au lieu de diminuer de 4 à 12 par minute, s'abaisse de 20 et même plus (certains cas de goitre exophtalmique, états vagotoniques) ; il peut être inversé, c'est-à-dire que les pulsations deviennent plus rapides qu'auparavant pendant la compression des yeux (états sympathicotoniques, certains cas de grossesse en apparence normale).

RÉFLEXE OCULO-MOTEUR-PNEUMATIQUE. V. *Hennebert (signe ou syndrome de).*

RÉFLEXE ŒSOPHAGO-SALIVAIRE (Roger, 1904) [angl. ***œsophagosalivary reflex***]. Salivation considérable provoquée par l'excitation mécanique de l'œsophage. Ce réflexe se produit par l'intermédiaire du pneumogastrique.

RÉFLEXE OLÉCRANIEN [angl. ***triceps reflex***]. Syn. *réflexe tricipital.* Extension de l'avant-bras provoquée par la percussion du tendon du triceps brachial.

RÉFLEXE OPTICO-PALPÉBRAL [angl. ***opticofacial reflex***]. Syn. *réflexe à la menace.* Clignement bilatéral des paupières provoqué par la brusque perception d'une vive lumière ou par la subite apparition d'un objet proche dans le champ visuel.

RÉFLEXE OPTO-MÉLANOCYTIQUE ou **OPTO-PITUITO-MÉLANOCYTIQUE**. Réflexe neuro-endocrinien à point de départ optique, à chaînon hypophysaire, expliquant la mobilisation du pigment (mélanocinèse) sous l'influence de la lumière ou plus simplement le changement de couleur de certains vertébrés (batraciens, reptiles et poissons) suivant la teinte du fond sur lequel ils reposent.

RÉFLEXE OSSEUX [angl. ***bone reflex***]. V. *réflexe cutané.*

RÉFLEXE OTOCARDIAQUE. Ralentissement du pouls déterminé par une excitation légère du conduit auditif externe réflexe à rapprocher du *réflexe oculocardiaque.*

RÉFLEXE PALMO-MENTONNIER [angl. ***palmomental reflex***]. Contraction unilatérale des muscles du menton lors de la stimulation de la paume de la main du même côté ce réflexe est physiologique dans les premiers mois de la vie.

RÉFLEXE PALPÉBRAL DE LA PUPILLE. V. *Galassi (réflexe de).*

RÉFLEXE PARADOXAL [angl. ***paradoxical reflex***]. Mouvement réflexe inverse de celui qui est habituellement obtenu par la percussion d'un tendon. Ainsi, au coude, la percussion du tendon du triceps brachial provoque la flexion de l'avant-bras au lieu de l'extension au genou, la percussion du tendon rotulien détermine la flexion de la jambe (Benedikt) au lieu de l'extension. Ce serait un signe de sub-réflectivité ou d'irréflectivité.

RÉFLEXE PATELLAIRE ou **ROTULIEN** [angl. ***patellar reflex***]. Extension brusque de la jambe sur la cuisse provoquée par la percussion du tendon rotulien. Il renseigne sur l'état de la moelle à un niveau correspondant aux 2e, 3e et 4e racines lombaires. C'est le plus connu et le plus souvent recherché des réflexes tendineux.

RÉFLEXE PÉRONÉO-FÉMORAL POSTÉRIEUR. Contraction des muscles de la face postérieure de la cuisse provoquée par la percussion de la tête du péroné.

RÉFLEXE PHARYNGÉ [angl. ***pharyngeal reflex***]. Contraction du pharynx et nausée provoquées par l'excitation du pharynx.

RÉFLEXE PHOTOMOTEUR. V. *réflexes pupillaires.*

RÉFLEXE PILOMOTEUR [angl. ***pilomotor reflex***]. Redressement des poils et phénomène de la chair de poule provoqués par l'excitation de certaines zones telles que la région cervicale ou la région axillaire, par des excitants sensoriels (bruits désagréables) ou par des états psycho-affectifs (frayeur, émotions diverses). L'étude de ce réflexe d'ordre sympathique peut être utilisée pour faire le diagnostic du siège de certaines affections nerveuses.

RÉFLEXE PLANTAIRE. V. *réflexe cutané plantaire.*

RÉFLEXE PLANTAIRE MÉDULLAIRE. V. *réflexe du fascia lata.*

RÉFLEXE POLYCINÉTIQUE. Réflexe tendineux caractérisé par la production de plusieurs secousses consécutives à un seul ébranlement (début de *clonus*).

RÉFLEXE DE POSTURE. — 1° ***r. général de posture.*** V. *réflexe d'attitude.* — 2° ***r. local de posture*** (Foix et Thévenard, 1923) [angl. ***postural reflex***]. Syn. *contraction paradoxale de Westphal.* Contraction d'un muscle provoquée par le rapprochement passif de ses points d'insertion (p. ex. : pour le biceps brachial, par la flexion passive de l'avant-bras).

RÉFLEXE DE PRÉHENSION (Janichewski, 1909) [angl. ***grasping reflex***]. Mouvement de flexion des doigts provoqué par l'excitation de la paume des mains chez le nouveau-né et chez certains malades atteints de lésions de la région frontale de l'encéphale. — ***r. de préhension automatique, r. de préhension forcée.*** V. *grasping reflex.*

RÉFLEXE PRESSEUR (Danielopolu) [angl. ***pressor reflex***]. « Série de réflexes pathologiques partis du cœur et de l'aorte et qui produisent des effets excitateurs sur l'appareil cardio-vasculaire : accélération du rythme, augmentation de la force contractile du myocarde, élévation de la pression sanguine et peut-être aussi vasoconstriction coronaire ».

RÉFLEXE PROPRIOCEPTIF (lat. *proprius,* qui appartient à *capere,* recueillir) [angl. ***proprioceptive reflex***]. Réflexe du type le plus simple, l'organe réceptif réagissant à une excitation venue de son propre territoire. Ce réflexe ne met vraisemblablement en jeu que deux neurones, un sensitif et un moteur (arc réflexe simple). P. ex. : contraction d'un muscle provoquée par l'élongation brusque de ce muscle ou par la percussion de son tendon.

RÉFLEXE PSYCHIQUE. V. *réflexe (acte ou phénomène).*

RÉFLEXE PSYCHOGALVANIQUE (Féré, 1888) [angl. ***psychogalvanic reflex***]. Variation de la résistance cutanée au passage du courant électrique, sous l'influence de causes diverses, émotions, excitations sensorielles capables de modifier la sécrétion sudorale.

RÉFLEXE PUPILLAIRE [angl. ***pupillary reflex***]. Contraction de la pupille provoquée par la projection, sur l'œil, d'un faisceau lumineux *(r. à la lumière* ou *r. photomoteur)* ou par la vision d'un objet rapproché *(r. à l'accommodation).* — ***r. p. corticovisuel.*** V. *Haab (réflexe de).*

RÉFLEXE PYÉLOVÉSICAL (Bazy). Douleur réflexe que l'on provoque quelquefois chez les malades atteints de pyélite, de pyélonéphrite ou de lithiase rénale, en pressant la paroi abdominale à 2 ou 3 cm de la ligne médiane. On détermine ainsi une douleur qui irradie vers la vessie et s'accompagne du besoin d'uriner.

RÉFLEXE DES RACCOURCISSEURS. V. *réflexe de défense.*

RÉFLEXE RADIOPRONATEUR. Pronation de la main provoquée par la percussion de la face antérieure de l'apophyse styloïde du radius.

RÉFLEXE RÉNORÉNAL (Guyon) [angl. ***renorenal reflex***]. Douleur lombaire et troubles fonctionnels (anurie), observés du côté non malade en cas d'affection rénale unilatérale (lithiase).

RÉFLEXE RÉNO-URÉTÉRAL. Douleur irradiant le long de l'uretère, ressentie en cas de lithiase rénale.

RÉFLEXE RÉNOVÉSICAL (Guyon). Phénomènes vésicaux tels que mictions fréquentes, dysurie, ténesme, observés parfois en cas de lithiase rénale.

RÉFLEXE DE ROSSOLIMO. V. *Rossolimo (réflexe de).*

RÉFLEXE ROTULIEN. V. *réflexe patellaire.*

RÉFLEXE DE SCHÄFFER. V. *Schäffer (signe de).*

RÉFLEXE SCROTAL [angl. ***scrotal reflex***]. Réflexe pilomoteur du dartos (muscle lisse sous-cutané du scrotum).

RÉFLEXE SINUCAROTIDIEN [angl. ***carotid sinus reflex***]. Léger ralentissement du pouls avec abaissement de la tension minima lorsque l'on comprime le cou au niveau de la bifurcation des deux carotides primitives ; phénomène exagéré en cas de vagotonie, inversé en cas de sympathicotonie. V. *sinucarotidien (syndrome), Czemak (épreuve ou manœuvre de)* et *réflexe oculo-cardiaque.*

RÉFLEXE SOLAIRE. V. *cœliaque.*

RÉFLEXE STAPÉDIEN. V. *réflexe acoustique.*

RÉFLEXE STYLORADIAL [angl. ***radial reflex***]. Flexion de l'avant-bras provoquée par la percussion de l'apophyse styloïde du radius.

RÉFLEXE TARSOPHALANGIEN. V. *Bechterew-Mendel (réflexe de).*

RÉFLEXE TENDINEUX. V. *réflexe cutané.*

RÉFLEXE TIBIOFÉMORAL POSTÉRIEUR [angl. ***tibio-adductor reflex***]. Contraction des adducteurs provoquée par la percussion de la tubérosité interne du tibia.

RÉFLEXE TONIQUE PROFOND DU COU. V. *Magnus (phénomène ou réflexe de).*

RÉFLEXE TOTAL [angl. ***mass reflex***]. Syn. *mass reflex* de Riddoch. Réaction de toute la partie inférieure du corps dans les cas de section totale de la moelle. L'excitation des membres inférieurs provoque le mouvement de retrait, l'évacuation de la vessie et la sudation des membres paralysés.

RÉFLEXE TRICIPITAL. V. *réflexe olécranien.*

RÉFLEXE TRIGÉMINO-PALPÉBRAL [angl. ***trigeminofacial reflex***]. Occlusion des paupières provoquée par une excitation portée dans le territoire du trijumeau. P. ex. : réflexe nasopalpébral, réflexe de Mac Carthy (v. ces termes).

RÉFLEXE URÉTÉRO-VÉSICAL. Douleur réflexe accompagnée d'envie d'uriner que l'on provoque chez les sujets atteints de pyélite ou de pyélonéphrite, en explorant la face inférieure de la vessie au niveau de l'embouchure des uretères. Ce signe presque constant est plus facile à constater chez la femme, où l'exploration se fait par le toucher vaginal.

RÉFLEXE VÉLOPALATIN [angl. ***palate reflex***]. Contraction unilatérale du voile du palais provoquée par un attouchement léger de sa muqueuse, à droite ou à gauche de la ligne médiane.

RÉFLEXE VÉSICO-RÉNAL SPONTANÉ (Bazy). Douleur ressentie au niveau du rein malade au moment où le sujet éprouve le besoin d'uriner ; ce réflexe existe au cours de la pyélonéphrite des urinaires.

RÉFLEXE DE WESTPHAL-PILTZ. V. *Galassi (réflexe de).*

RÉFLEXION (onde de). V. *dicrote (onde).*

RÉFLEXOGÈNE, *adj.* [angl. ***reflexogenic***]. Qui détermine un réflexe. — ***zone r.*** Zone de l'organisme dont l'excitation provoque un réflexe.

RÉFLEXOGRAMME ACHILLÉEN (ou calcanéen) (Chaney, 1924 ; Lambert, 1947 ; Lawson, 1958) [angl. ***Achilles's reflex time***]. Enregistrement graphique de la réponse musculaire à la percussion du tendon d'Achille. Normalement la contraction dure 250 à 330 millièmes de seconde ; chez le sujet hypothyroïdien, elle est plus lente ; elle est plus rapide au contraire chez l'hyperthyroïdien mais les modifications de la durée de contraction ne sont pas spécifiques d'une altération des fonctions thyroïdiennes (surtout d'un hyperthyroïdisme) et cet examen, moins fiable que les dosages hormonaux, est tombé en désuétude. V. *photomotographe.*

RÉFLEXOMÉTRIE, *s. f.* [angl. ***reflexometry***]. Terme qui désigne non une mensuration exacte des réflexes, mais les rapports qui existent entre les caractères de certains réflexes observés chez l'individu sain et les caractères des mêmes réflexes modifiés par la maladie. — La ***r. pupillaire*** étudie le réflexe photomoteur et ses modifications pathologiques (latence prolongée, lenteur et faible amplitude, alternatives de contractions et de dilatations, etc.).

RÉFLEXOTHÉRAPIE, *s. f.* [angl. ***reflexotherapy***]. Méthode thérapeutique permettant d'agir à distance et par voie réflexe sur une lésion en intervenant sur une zone éloignée des parties malades, soit en l'excitant, soit en l'anesthésiant, soit en supprimant une cause pathologique d'irritation. V. *sympathicothérapie.*

REFLUX GASTRO-ŒSOPHAGIEN (RGO) [angl. ***œsophageal reflux***]. Retour dans l'œsophage du contenu gastrique acide. Il provoque, généralement après un repas, des brûlures rétrosternales ascendantes, parfois accompagnées de régurgitations acides. Elles sont en rapport avec des troubles digestifs diffus ou avec des lésions de l'œsophage ou avec une hernie hiatale. V. *pH-métrie.*

REFLUX HÉPATO-JUGULAIRE (William Pasteur, 1885 ; Rondot, 1898) [angl. ***hepatojugular reflux***]. Distension de la veine jugulaire déterminée par la compression lente et méthodique du foie (ou de l'abdomen) et durant autant que cette compression. Ce symptôme (qui s'accompagne d'une élévation importante de la pression veineuse dans la jugulaire), observé chez les sujets atteints d'insuffisance cardiaque avec foie congestif, indique l'existence d'une insuffisance ventriculaire droite.

REFLUX SPLÉNO-JUGULAIRE (A. Bezon, 1964). Distension des veines jugulaires déterminée par la compression manuelle d'une rate augmentée de volume (splénomégalie tropicale, p. ex.). Elle s'accompagne d'une élévation de la pression veineuse et témoigne d'une hypertension portale par augmentation du débit de la veine splénique et d'une libre communication entre les systèmes porte et cave.

REFOULEMENT, *s. m.* [angl. ***repression***] (psychanalyse). Emprisonnement, dans le subconscient, de souvenirs, d'idées ou d'émotions dont l'extériorisation dans le conscient est empêchée par des barrages psychiques involontaires. V. *défoulement.*

RÉFRACTAIRE (période ou **phase)** [angl. ***refractory period***] **(physiologie)**. Durée succédant immédiatement à la phase d'activité d'un nerf ou d'un muscle et pendant laquelle une stimulation de ce nerf ou de ce muscle n'obtiendra pas de réponse. Nerf ou muscle sont d'abord totalement inexcitables (phase réfractaire absolue), puis hypoexcitables (phase réfractaire relative).

RÉFRACTION, *s. f.* (lat. *refractio,* de *refringere,* briser) [angl. ***refraction***]. Changement de direction subi par un rayon lumineux passant d'un milieu optique à un autre. V. *réfringence.*

RÉFRACTIVE (chirurgie) [angl. ***refractive surgery***]. Chirurgie visant à changer la réfraction du globe oculaire en modifiant la forme de la cornée. Elle comprend les *kératotomies* (radiaires ou non), le *kératomileusis*, la *kératophakie* et plus récemment l'*épikératoplastie*. V. ces termes, *LASIK* et *photokératectomie réfractive.*

RÉFRIGÉRATION, *s. f.* V. *Allen (méthode d').*

RÉFRINGENCE, *s. f.* (lat. *refringere,* briser) [angl. ***refringency***]. Propriété très générale des milieux optiques transparents de modifier la vitesse de la lumière qui la traverse et par là l'angle sous lequel se propage un rayon incident. Le rapport de la vitesse de la lumière dans le vide à celle qu'elle a dans ce milieu est l'*indice de réfraction* du milieu. V. *biréfringence* et *anisotropie.*

REFSUM ou **REFSUM-THIÉBAUT (maladie de)** (R. Sigvald, norv., 1945 ; Th., 1939-40) [angl. ***Refsum's disease***]. Syn. *hérédopathie ataxique polynévritique.* Maladie héréditaire rare transmise selon le mode récessif autosomique, apparaissant dans l'enfance ou l'adolescence. Elle est caractérisée *cliniquement* par l'association d'une polynévrite distale avec atrophie musculaire, d'une dégénérescence pigmentaire de la rétine avec héméralopie, rétrécissement concentrique du champ visuel, atrophie papillaire, d'une dissociation albumino-cytologique du liquide céphalorachidien et d'une ataxie cérébelleuse avec troubles de la sensibilité profonde ; s'y ajoutent parfois une hypoacousie, une dysplasie épiphysaire, une ichtyose et une myocardiopathie. L'*évolution* est lente et irrégulière. La lésion *anatomique* essentielle est une névrite hypertrophique. La maladie est en rapport avec un trouble du métabolisme lipidique d'origine peroxysomiale (v. *peroxysome*) : mauvaise dégradation du phytol et de l'acide phytanique avec accumulation de ce dernier (v. *phytanémie*). C'est une lipoïdose (v. ce terme et *neuropathie métabolique*).

REFSUM (syndrome de) [angl. ***Refsum's disease***]. Affection neurologique très proche de la maladie de Refsum, mais ne s'accompagnant pas d'élévation de la phytanémie.

REFUS (phénomène tissulaire de). Réaction cellulaire des tissus de l'organisme qui deviennent résistants à l'action de certains germes ou de certains virus. C'est un processus d'immunité tissulaire (v. *immunité*).

RÉGÉNÉRATION, *s. f.* (lat. *regenerare,* régénérer) [angl. ***regeneration***]. Reproduction d'une partie détruite.

RÉGIME, *s. m.* (lat. *regere,* gouverner) [angl. ***diet***]. Administration raisonnée et méthodique de l'alimentation. Au point de vue étymologique strict, ce mot a une signification plus vaste et comprend l'usage raisonné de tout ce qui est nécessaire à l'existence, aussi bien en l'état de santé qu'en l'état de maladie ; quelques auteurs lui donnent ce sens. — ***r. méditerranéen***. Alimentation à base de fruits, de légumes et d'huile d'olive. — ***r. occidental***. Alimentation à base de viandes et de produits laitiers.

REGISTRE, *s. m.* [angl. ***register***]. — 1° *r. de morbidité.* Consignation continue et exhaustive des nouveaux cas d'une affection donnée, observés dans une région géographique déterminée. Elle permet l'amélioration des connaissances relatives à la maladie considérée. — 2° Les *r.* peuvent également concerner des traitements, médicamenteux ou non.

RÈGLES, *s. f. pl.* [angl. ***menses***]. V. *menstrues.* — ***fausses r. de la quinzaine.*** Hémorragie utérine minime survenant parfois 15 jours après la fin des règles, au moment de l'ovulation.

RÈGLE DES SEPT JOURS. Interdiction de rédiger et d'exécuter une ordonnance prescrivant des stupéfiants pour une durée supérieure à sept jours. Cette règle a été assouplie en 1999, le délai étant par exemple fixé à vingt-huit jours pour les médicaments par voie orale contenant de la morphine.

RÈGNE, *s. m.* (lat. *regnum*) [angl. ***kingdom***] (biotaxie). Unité de classification de la nature (taxon). Les organismes microscopiques unicellulaires ou Protistes sont divisés en deux *r.*, les *Eucaryotes* et les *Procaryotes.* V. ces termes et *sous-règne.*

REGORGEMENT, *s. m.* [angl. ***overflow***]. Écoulement de l'urine qui s'échappe, par trop-plein, d'une vessie ne se contractant plus. V. *miction.*

RÉGRESSION, *s. f.* (lat. *regressio,* retour) [angl. ***regression***]. — 1° Retour d'un tissu ou d'un organe à une des phases antérieures de son évolution. — 2° (psychologie). Retour à un stade précédent du développement affectif ou intellectuel.

RÉGULON, *s. m.* [angl. ***regulon***]. Groupe de gènes de structure et de régulation dispersés sur le chromosome d'une bactérie et intervenant dans la régulation de sa virulence.

RÉGURGITATION, *s. f.* (lat. *re,* en arrière ; *gurges, itis,* gouffre) [angl. ***regurgitation***]. — 1° (gastro-entérologie). Retour des aliments de l'estomac ou de l'œsophage dans la bouche, sans effort de vomissements ; cet acte, comparé à la rumination, est fréquent chez les jeunes enfants. On le rencontre également dans les rétrécissements de l'œsophage et dans un certain nombre d'affections stomacales. — 2° (cardiologie). *r. atriale, mitrale* ou *systolique* (Routier et Lenègre). Projection de sang du ventricule gauche dans l'oreillette (ou atrium) gauche, pendant la systole ventriculaire, à travers un orifice mitral incontinent. La ventriculographie gauche, au cours de la cinéangiocardiographie ainsi que le doppler pulsé, peuvent mettre en évidence et dans une certaine mesure quantifier cette insuffisance mitrale (v. ce terme).

RÉGURGITATION (fraction de) (cardiologie) [angl. ***regurgitation fraction***]. Part de volume sanguin éjecté lors de la systole ventriculaire qui n'est pas envoyée vers la périphérie, mais qui, en raison d'anomalies anatomiques, reflue vers l'amont, p. ex. : du ventricule gauche dans l'oreillette (ou atrium) gauche dans l'insuffisance mitrale, du ventricule gauche dans le ventricule droit à travers une communication interventriculaire et aussi de l'aorte dans le ventricule gauche en cas d'insuffisance aortique.

RÉHABILITATION, *s. f.* [angl. ***rehabilitation***]. Mise en condition d'un ancien malade ou d'un infirme pour le rendre capable de reprendre une place décente dans la société.

REHN (signe de) (R. Ludwig, all., 1849-1930). Tuméfaction perçue à la palpation de la région sus-sternale, apparaissant au moment de l'expiration et formée par le thymus hypertrophié qui vient faire hernie hors du thorax.

REHN-SCHMIEDEN (opération de). Péricardectomie (v. ce terme) subtotale.

RÉHYDRATATION, *s. f.* [angl. ***rehydratation***]. Introduction thérapeutique d'eau dans un organisme qui en manque.

REICHERT (syndrome de) [angl. ***Reichert's syndrome***]. Névralgie du nerf tympanique, branche collatérale du glossopharyngien. Elle se manifeste par des douleurs paroxystiques fulgurantes localisées au conduit auditif externe.

REICHMANN (syndrome de) (R. Nikolaus, polonais, 1882). V. *gastrosuccorrhée.*

REICHSTEIN (composé – de) (R. Tadeus, suisse, né en 1897 ; prix Nobel de médecine 1950). V. *composé.*

REIFENSTEIN (syndrome de) (R. Edward, amér., 1947) [angl. ***Reifenstein's syndrome***]. Syndrome analogue au pseudo-syndrome de Klinefelter mais qui présente un caractère familial et dans lequel la gynécomastie et l'hypospadias sont constants.

REIL (Johann Christian, anatomiste all., 1759-1813). V. *lemnisque.*

REILLY (R. William, amér., né en 1901). V. *Alder (anomalie d').*

REILLY (phénomène ou **syndrome de)** (R. James, fr., 1930-1945) [angl. ***Reilly's phenomenon***]. Syn. *syndrome d'irritation.* Ensemble de perturbations provoquées expérimentalement, au niveau de différents organes, par une irritation du sympathique central ou périphérique (ou même d'une muqueuse riche en fibres sensitives, telle que celle du pharynx). Cette irritation peut être due à des agents très divers (toxines microbiennes, agents physiques, réactions allergiques, etc.) ; elle diffuse jusqu'aux organes les plus lointains et y provoque une vasodilatation avec augmentation de la perméabilité des capillaires, un œdème, des infarctus et aussi des lésions électives du système réticulo-endothélial. Cet ensemble rappelle le syndrome malin observé en clinique.

REIN, *s. m.* (lat. *ren*) (TA *ren*) (en gr. *néphros*) [angl. ***kidney***]. Organe pair situé dans la cavité abdominale en arrière du péritoine et dont la fonction principale est la sécrétion de l'urine. V. *glomérule, tubule, néphron, clairance, calice, bassinet, cancer du rein, rénine* et les mots commençant par *néphr...* • 👁 **adénocarcicome, surrénale, glomérule** •

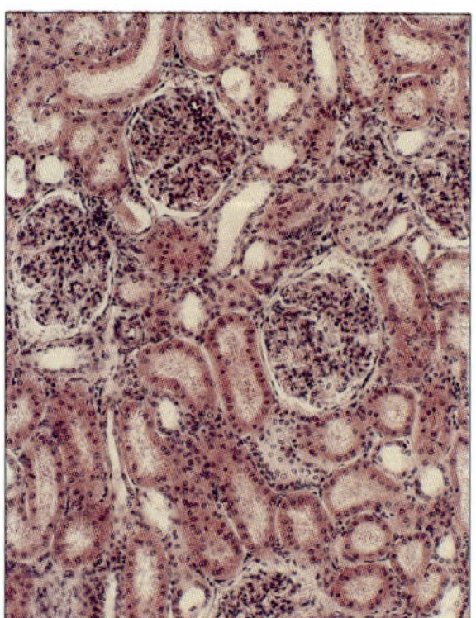

Microphotographie d'une région du cortex rénal

REIN (nécrose papillaire du) (von Friedreich, 1877) [angl. ***renal papillary necrosis***]. Syn. *nécrose médullaire rénale.* Mortification ischémique limitée aux pyramides rénales et souvent aux papilles. Elle est favorisée par l'infection du rein, l'existence d'un diabète, d'un obstacle sur les voies urinaires ou par l'absorption prolongée de phénacétine (*néphropathie des analgésiques :* Spühler et Zollinger, 1953). Elle peut être cliniquement latente ou se manifester par des hématuries isolées, par une insuffisance rénale oligo-anurique, ou encore par un tableau de pyélonéphrite aiguë ou subaiguë. L'urographie montre des images cavitaires, en anneau ou en pinces de crabe.

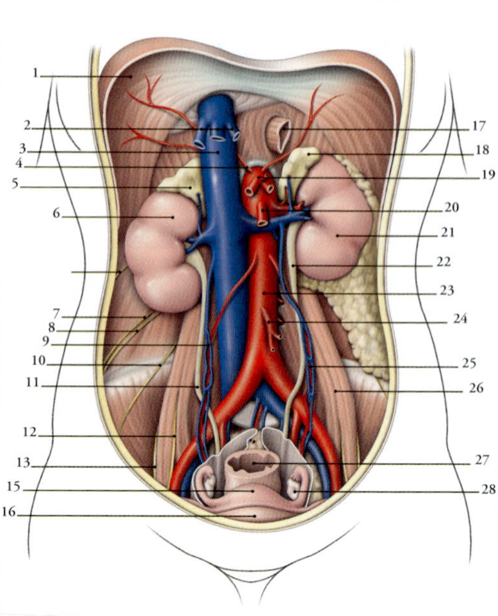

Reins

1. diaphragme	*16. vessie*
2. veines hépatiques	*17. œsophage*
3. veine cave inférieure	*18. surrénale gauche*
4. artère phrénique inférieure droite	*19. tronc cœliaque*
5. surrénale droite	*20. artère mésentérique supérieure*
6. rein droit	*21. rein gauche*
7. nerf subcostal	*22. uretère gauche*
8. nerf ilio-hypogastrique	*23. aorte abdominale*
9. nerf ilio-inguinal	*24. artère mésentérique inférieure*
10. artère et veine ovariques droites	*25. artère et veine ovariques gauches*
11. uretère droit	*26. muscle grand psoas*
12. nerf cutané latéral de la cuisse	*27. rectum*
13. nerf génito-fémoral	*28. ovaire et trompe utérine gauches*
14. nerf fémoral	
15. utérus	

REIN ARTIFICIEL [angl. ***artificial kidney***]. Appareil permettant l'épuration extrarénale (v. ce terme) par hémodialyse extracorporelle. Le sang, dérivé hors de l'organisme, circule dans un tube ou dans des plaques de cellophane baignant au milieu d'une solution saline isotonique dans laquelle diffusent les déchets toxiques, puis toujours en circuit fermé, il est réinjecté dans une veine. V. *hémodialyse* et *hémofiltration.*

REIN DE CHOC [angl. ***crush kidney***]. Insuffisance rénale aiguë (v. ce terme) d'origine ischémique due à la chute brutale de la pression artérielle, telle qu'elle est réalisée au cours du choc. V. *Bywaters (syndrome de)* et *néphropathie tubulo-interstitielle aiguë.*

REIN EN ÉPONGE (G. Lenarduzzi, 1939 ; R. Cacchi et V. Ricci, 1948) [angl. ***sponge kidney***]. Syn. *maladie de Cacchi et Ricci, ectasies précalicielles des tubes rénaux* (Cl. Maitre, J. Lefebvre et J. Sauvegrain, 1961), *ectasies tubulaires précalicielles* (Coliez, 1964), *ectasie canaliculaire précalicielle diffuse, néphrospongiose, tubulectasie médullaire ou précalicielle des reins, spongiose rénale.* Maladie congénitale du rein caractérisée par la présence de nombreuses ectasies kystiques des tubes collecteurs dans les pyramides près des calices. La symptomatologie, sauf en cas de lithiase rénale associée, est uniquement radiologique. Les kystes s'imprègnent de substance opaque au cours de l'urographie intraveineuse ou bien au cours de la pyélographie, donnant des images variées en flammèches, en bouquet de fleurs, en gâteau de miel, etc.

REIN EN FER À CHEVAL [angl. ***horse shoe kidney***]. Malformation unissant le pôle inférieur des deux reins par du tissu fibreux ou parenchymateux situé en avant des gros vaisseaux.

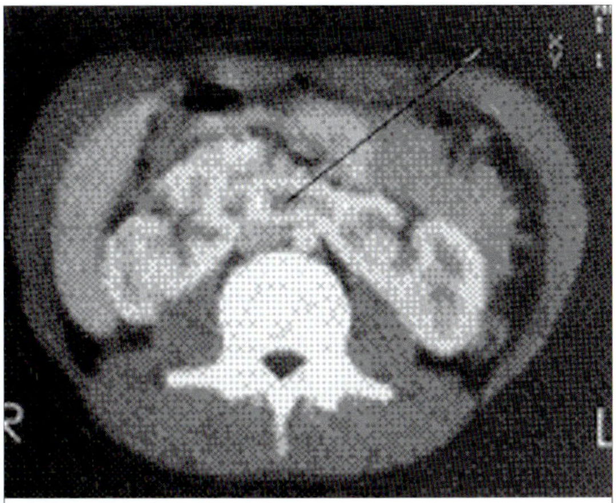

Rein en fer à cheval. Scanner

REIN FLOTTANT, REIN MOBILE [angl. ***wandering kidney***]. V. *néphroptose*.

REINHARDT ET PFEIFFER (syndrome de) (R. K., all. ; P. Rudolf, all., 1967) [angl. ***Reinhardt-Pfeiffer syndrome***]. Variété rare de nanisme mésomélique à transmission autosomique dominante, caractérisée par une incurvation de l'avant-bras avec brièveté du cubitus ou ulna et du péroné ou fibula.

REIN MASTIC [angl. ***mastic kidney***]. Variété de tuberculose rénale dans laquelle l'organe entier est transformé en une masse caséeuse, pâteuse, comparable au mastic des vitriers.

REIN POLYKYSTIQUE ou **POLYMICROKYSTIQUE**. V. *kystique du rein (maladie)*.

RÉINFECTION, *s. f.* [angl. ***reinfection***]. Infection nouvelle survenant sur un terrain antérieurement infecté par le même germe, mais actuellement guéri de cette ancienne infection.

REINS (maladie congénitale et héréditaire des — avec surdité). V. *Alport (syndrome d')*.

REINS (nécrose corticale bilatérale des) (Friedlander, 1883 ; Juhel Renoy, 1886) [angl. ***renal cortical necrosis***]. Mortification ischémique de l'ensemble des éléments cellulaires du cortex rénal (glomérules, épithélium des tubes surtout proximaux, artérioles). Elle survient le plus souvent à la suite d'accidents obstétricaux (hématome rétroplacentaire), plus rarement au cours d'une infection, d'une intoxication, d'un traumatisme, d'un choc, d'une déshydratation aiguë. Elle débute par une oligo-anurie d'installation souvent brutale avec collapsus et parfois hémolyse intense. L'évolution spontanée est très grave, rapidement mortelle dans un tableau d'anurie irréversible ou malgré une reprise de la diurèse ; quelquefois, cependant, la guérison survient, au prix d'une importante insuffisance rénale résiduelle.

REINS (nécrose médullaire des). V. *rein (nécrose papillaire du)*.

RÉINSERTION PROFESSIONNELLE [angl. ***professional reintegration***]. Nouvelle introduction dans le monde du travail.

REIPRICH (réaction de) [angl. ***Reiprich's test***]. Méthode désuète de diagnostic biologique de la grossesse analogue à celle de Zondek et Aschheim (v. ce terme), mais utilisant des rates impubères.

REIS-BÜCKLERS (maladie de) (R. Heinrich, all., 1917 ; B., 1949) [angl. ***Reis-Bücklers disease***]. Syn. *dystrophie cornéenne de Reis-Bücklers*. Dystrophie cornéenne héréditaire à transmission dominante autosomique, caractérisée par de fines opacités disposées irrégulièrement en anneau sur la membrane limitante antérieure de la cornée. Leur extension progressive entraîne des ulcérations douloureuses et une baisse de la vision.

REITER (maladie ou syndrome de) (R. Hans, all., 1916). V. *Fiessinger et Leroy (syndrome de)*.

REJET DE GREFFE (phénomène du) [angl. ***graft rejection***]. Processus immunologique par lequel l'organisme d'un receveur se défend contre un greffon ou un transplant allogénique, c.-à.-d. provenant d'un donneur ayant une constitution génétique différente. Il s'agit d'une réaction « hôte contre greffon ». Dans celle-ci, les antigènes tissulaires du greffon (surtout ceux du système HLA) sont rapidement reconnus comme étrangers par les cellules immunocompétentes (v. ce terme) de l'hôte : lymphocytes T essentiellement et aussi lymphocytes B. Les premiers, par cytotoxicité (rôle prépondérant des réactions d'immunité cellulaire) et les seconds, par leurs anticorps (anticorps de greffe), vont détruire le greffon. Cette destruction, qui se manifeste d'abord par une diminution de l'activité fonctionnelle du transplant, survient généralement dans les 2 semaines qui suivent la greffe, parfois plus tard, quelquefois même plus de 2 ans après. Cette « crise de rejet » ou « crise de transplant » peut régresser sous l'influence du traitement immunodépresseur ou être définitive. V. *histocompatibilité, antigènes tissulaires, système HLA, hypersensibilité différée ou retardée (réaction d')* et *lymphocytes K*.

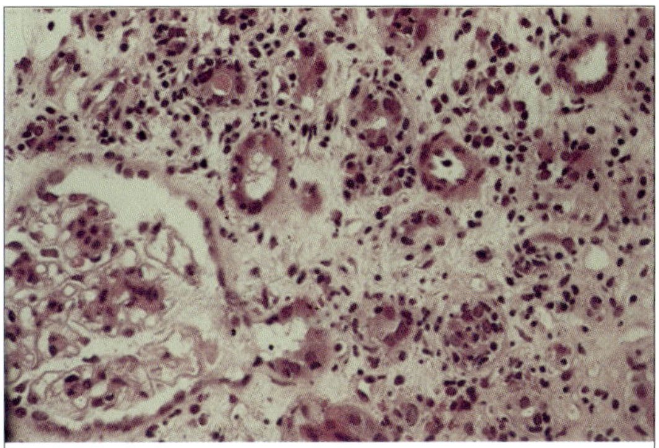

Rejet aigu d'allogreffe rénale

RELARGAGE, *s. m.* [angl. ***salting out***]. Séparation d'un composé organique d'une solution aqueuse par addition d'un sel minéral.

RELAXATION, *s. f.* [angl. ***relaxation***]. — 1° Relâchement total du tonus d'un muscle. — 2° Détente musculaire et psychique. — ***r. ventriculaire*** (cardiologie). Phase du cycle ventriculaire commençant au pic de pression ventriculaire au cours de l'*éjection*, puis comprenant (entre la fermeture des valvules sigmoïdes et l'ouverture des valves atrioventriculaires) la *r. isométrique* (v. ce terme à *isovolumétrique*) suivie du *remplissage ventriculaire rapide*. Ces deux derniers temps font partie de la *diastole* qui se continue par la phase de *remplissage ventriculaire lent* et se termine par la *systole atriale*. — 3° Retour à l'équilibre d'un système (molécule) après excitation (v. *imagerie médicale* et *résonance magnétique nucléaire*). Ce retour dure un certain temps, dit ***temps de relaxation.*** En *imagerie par résonance nucléaire (IRM)*, on distingue deux temps de relaxation des protons, T1 et T2, qui sont des paramètres tissulaires (v. *paramètres d'acquisition en IRM*). ***T1*** ou *temps de relaxation spin-réseau* (ou *temps de relaxation longitudinal)* mesure la reprise par l'environnement tissulaire (le « réseau ») de l'énergie des protons excités. ***T2*** ou *temps de relaxation spin-spin* (ou *temps de relaxation transverse*) mesure l'interaction entre protons voisins excités. Selon leur nature (p. ex. : leur richesse en eau ou bien en graisse) les tissus vont donner un hyposignal (noir) ou un hypersignal (blanc) qui peut être identique ou différent selon que l'image est pondérée en T1 ou T2, ces modes d'IRM permettant l'identification de diverses lésions suivant les trois plans de l'espace.

RELAXINE, *s. f.* (lat. *relaxare*, desserrer) [angl. ***relaxin***]. Hormone polypeptidique sécrétée par le corps jaune gravidique chez certains animaux et dont l'action consiste à distendre la symphyse pubienne et inhiber les contractions utérines. Son existence reste discutée chez la femme enceinte.

RELEASE, *s. m.* ou **RELEASE REACTION** (en angl. : libération). Stade de l'hémostase primaire dans lequel les plaquettes, modifiées par leur adhésion aux parois vasculaires (v. *inducteur*) sécrètent rapidement un certain nombre de substances (ADP, ATP, sérotonine, catécholamines, K^+, Ca^{++}, facteur plaquettaire 4) qui favorisent la coagulation. Cette sécrétion est facilitée par la présence de traces de thrombine. Le *r.* précède l'agrégation des plaquettes (v. ce terme).

RELÈVEMENT PARADOXAL DE LA PAUPIÈRE (signe du) (Dupuy-Dutemps et Cestan) [angl. ***Dutemps and Cestan sign***]. Syn. *signe de Dupuy-Dutemps et Cestan*. Élévation paradoxale de la paupière du côté paralysé lorsque, dans la paralysie faciale totale, on demande au malade d'abaisser le regard, puis de fermer fortement les yeux.

-RÉLINE, *suffixe* [angl. ***releasing hormone***]. V. *libérine*.

REM. Abréviation de l'angl. ***Rapid Eye Movement***, mouvements oculaires rapides. Caractérise une des phases du sommeil. V. ce terme et *NREM*.

REM, *s. m.* (initiales de l'angl. *Rad Equivalent Man*, équivalent rad chez l'homme) [angl. ***rem***]. Dose de rayonnement ionisant absorbé dont l'efficacité biologique est la même que celle d'un rad de rayons X. V. *dose absorbée*.

REMAK (division de) (R. Ernst, all., 1849-1911). V. *amitose*.

REMAK (muscles du groupe). Muscles innervés par le nerf radial, à l'exception du long supinateur : triceps, radiaux, cubital postérieur, extenseurs des doigts, long abducteur du pouce.

REMAK (réaction de). Syn. *lenteur de la secousse musculaire*. Contraction lente du muscle sous l'action du courant galvanique on ne l'observe que sur le muscle dont le nerf est dégénéré.

REMAK (syndrome de) [angl. ***Remak's paralysis***]. Syn. *paralysie radiculaire moyenne du plexus brachial*. Syndrome provoqué par l'atteinte du tronc primaire moyen (7e racine cervicale). Il est caractérisé par une parésie du triceps et une paralysie flasque des autres muscles du groupe Remak (v. ce terme), avec abolition du réflexe tricipital, atrophie musculaire, troubles des réactions électriques et parfois par une hypoesthésie en bande au milieu de la face dorsale de l'avant-bras et de la main.

REMAK-VIRCHOW (loi de) (1850) [angl. ***Virchow's law***]. Les cellules néoplasiques d'une tumeur donnée proviennent par filiation directe de cellules préexistantes. V. *Müller (loi de)*.

REMANIEMENT CHROMOSOMIQUE [angl. ***chromosomal rearrangement***]. Syn. *réarrangement chromosomique*. Terme générique désignant diverses modifications de structure, telles que translocations, délétions et inversions chromosomiques (v. ces termes).

REMÈDE, *s. m.* (lat. *remedium*, médicament) [angl. ***remedy***]. Traitement, en général médicamenteux.

REMINGTON (test de) [angl. ***Remington's test***]. Procédé de diagnostic sérologique de la toxoplasmose. Les anticorps IgM apparus dans le sérum du malade sont mis en évidence par la méthode de l'immunofluorescence.

RÉMISSION, *s. f.* (lat. *remittere*, relâcher) [angl. ***remission***]. Affaiblissement temporaire des symptômes d'une maladie soit aiguë, soit chronique.

RÉMITTENT, ENTE, *adj.* [angl. ***remittent***]. Qui présente des rémissions. — ***fièvre r.*** Fièvre évoluant sous forme d'une série d'accès très rapprochés, entre lesquels la température ne revient pas à la normale, sa courbe ne dessinant qu'une rémission plus ou moins marquée.

REMNOGRAPHE, *s. m.* (*RMN*, initiales de résonance magnétique nucléaire ; gr. *graphein*, écrire). Appareil à *résonance magnétique nucléaire*. V. ce terme.

REMNOGRAPHIE, *s. f.* V. *résonance magnétique nucléaire*.

REMODELAGE, *s. m.* [angl. ***remodeling***]. Modification de la forme. — ***r. du ventricule gauche.*** Altération de la configuration géométrique du v.g. à la suite d'un infarctus du myocarde, aboutissant à une double dysfonction systolique et diastolique. — ***r. osseux.*** Renouvellement cyclique de la substance osseuse consécutive à l'activité permanente et physiologique des ostéoblastes et des ostéoclastes.

REMPLACEMENT, *s. m.* [angl. ***substitution***] **(génétique)**. Anomalie de la division cellulaire consistant en un échange de segments entre deux chromosomes. V. *mutation* et *enjambement*.

REMPLISSAGE VENTRICULAIRE RAPIDE (bruit de). V. *B3*.

RENANDER (maladie de) (1924). Nécrose de l'os sésamoïde interne du gros orteil. Elle se traduit par une douleur localisée sous la tête du 1er métatarsien.

RENATURATION, *s. f.* Opération inverse de la dénaturation (v. ce terme), rendant leurs propriétés originelles aux protéines ainsi traitées.

RÉNAUX (points). Points au niveau desquels la pression provoque une douleur dans certaines affections rénales (lithiase, pyélonéphrite). V. *costo-musculaire (point)*, *costo-vertébral (point)* et *sous-costal (point)*.

RENDU (R. Henri, fr., 1916). V. *Fiessinger-Rendu (syndrome de)*.

RENDU-OSLER (maladie de) (Rendu, 1896 ; Osler, 1901). V. *angiomatose hémorragique familiale*.

RÉNIFORME, *adj.* (lat. *ren*, rein ; *forma*, forme) [angl. ***reniform***]. En forme de rein.

RÉNINE, *s. f.* (lat. *ren*, rein) [angl. ***renin***]. Substance hypertensive extraite de la corticale des reins du lapin par Tigerstedt et Bergmann en 1898. — La *r.* est une α2-globuline sécrétée par l'appareil juxtaglomérulaire du rein, possédant une action enzymatique (c'est une aspartyl-protéase). Elle se combine à une autre α2-globuline du plasma d'origine hépatique, l'*angiotensinogène* (ou hypertensinogène, ou substrat plasmatique de la rénine) pour donner l'*angiotensine* qui est la véritable substance hypertensive. V. *angiotensine*, *prorénine* et *rénine-angiotensine (système)*.

RÉNINE (activité — du plasma) (ARP) [angl. ***plasma renin activity***]. Syn. *angiotensinémie*. Évaluation de la sécrétion de rénine par le rein. Elle est effectuée par des dosages radio-immunologiques et exprimée en quantité d'angiotensine libérée par litre de plasma et par minute. Les chiffres normaux sont de 1,1 ± 0,8 ng/mL/h ou 0,9 ± 0,6 nmol/L/h, pour un sujet en décubitus depuis 10 heures et soumis à un régime normalement salé. Ils sont élevés dans l'hypertension maligne et dans l'hypertension par ischémie rénale et très abaissés dans le syndrome de Conn. V. *angiotensine*, *angiotensine (test à l')* et *rénine-angiotensine (système)*.

RÉNINE-ANGIOTENSINE ou **RÉNINE-ANGIOTENSINE-ALDOSTÉRONE (système)** [angl. ***renin-angiotensin system***]. Ensemble physiologique hypertenseur formé par la rénine et son dérivé l'angiotensine. L'effet sur la pression artérielle est dû à la vasoconstriction des artérioles et à la stimulation de la sécrétion d'aldostérone qui réduit l'élimination de l'eau et du sodium. En pathologie, le système rénine-angiotensine est excité par l'ischémie rénale. V. *rénine (activité — du plasma)*, *angiotensine* et *kallicréine-kinine (système)*.

RÉNINÉMIE, *s. f.* (rénine ; gr. *haïma*, sang). Présence et taux de la rénine dans le sang.

RÉNITENCE, *s. f.* (lat. *reniti*, résister) [angl. ***renitency***]. État d'un organe ou d'une partie des téguments qui résiste à la pression en cédant cependant un peu, sans fluctuation proprement dite.

RÉNOGRAMME ISOTOPIQUE. V. *néphrogramme isotopique*.

RÉNOPRIVE, *adj.* (lat. *ren*, rein ; *privare*, priver) [angl. ***renoprival***]. Qui se rapporte à l'ablation d'un ou des deux reins.

RÉNORÉNAL (réflexe). V. *réflexe rénorénal*.

RÉNOTROPE, *adj.* (lat. *ren*, rein ; gr. *trépein*, tourner) [angl. ***renotrophic***]. Qui agit sur le rein.

RENOUVELLEMENT, *s. m.* [angl. ***turnover***] (biologie). Remplacement dans un ensemble, des éléments qui en sortent par d'autres qui y entrent : par substitution, transformation, destruction et synthèse. Il se forme ainsi un circuit, un cycle métabolique qui assure la permanence quantitative et qualitative des substances qui forment cet ensemble. V. *pool*.

RÉNOVASCULAIRE, *adj.* [angl. ***renovascular***]. Relatif aux vaisseaux du rein.

RENPENNING (syndrome de) (R. H., canadien, 1962). V. *chromosome X fragile (syndrome du)*.

RENTRÉE, *s. f.* V. *ré-entrée*.

RENUTRITION INAPPROPRIÉE (syndrome de) [angl. ***inappropriate refeeding syndrome***]. Conséquence du traitement inadéquat des patients chroniquement et gravement dénutris (déportés, anorexiques mentales). Il associe notamment insuffisance cardiaque et rénale, troubles neurologiques, hypophosphorémie, hypokaliémie, hypoglycémie et carences vitaminiques.

RENVERSÉ, *s. m.* [angl. ***reversed bandage***]. Manœuvre destinée à assurer la parfaite application d'une bande de pansement que l'on enroule autour d'une surface tronconique. Elle consiste, par un mouvement de torsion, à plier obliquement la bande sur elle-même, de manière que la face externe se trouve en dessous, que le bord inférieur devienne supérieur et que l'enroulement puisse être poursuivi dans le même sens, avec une direction légèrement modifiée. V. *retourné.*

REOVIRIDÆ, *s. f. pl.* ou **RÉOVIRIDÉS**, *s. m. pl.* [angl. ***Reoviridae***]. Famille de virus à ARN bicaténaire comprenant notamment les genres *Reovirus, Orbivirus, Coltivirus* et *Rotavirus* (v. ces termes).

REOVIRUS, *s. m.* (Sabin, 1959). (*REO* : initiales de Respiratoire Entéritique Orphelin : v. *virus orphelin*) [angl. ***Reovirus***]. Syn. *Orthoreovirus, virus ECHO 10.* Genre de virus entéritique et respiratoire à ARN, de la famille des *Reoviridæ* (v. ce terme), isolé du groupe des virus ECHO ; il peut également provoquer des encéphalites et des encéphalomyélites. Son diamètre est de 75-80 nm ; sa capside a une symétrie cubique et possède 92 capsomères.

REP, *s. m.* Initiales de *Röntgen Equivalent Physical,* en angl. équivalent physique du röntgen [angl. ***rep***]. Quantité de radiations ionisantes qui produit, par gramme d'air, le même nombre de paires d'ions des deux signes et la même énergie qu'un röntgen. Cette unité est valable pour toutes les radiations ionisantes, y compris les rayons β et les neutrons.

RÉPERCUSSION, *s. f.* (Bourguignon) (lat. *repercussio*) [angl. ***repercussion***] (physiologie). « Modification réflexe de la chronaxie motrice, consécutive à des traumatismes ou à des processus pathologiques atteignant la voie sensible » (H. Fredericq).

RÉPERCUSSIVITÉ SYMPATHIQUE (A. Thomas, 1928). Retentissement réflexe anormal d'une excitation périphérique sur une région ou un organe éloignés, par l'intermédiaire du système nerveux sympathique. Elle est due à l'irritabilité exagérée des centres, des conducteurs ou des récepteurs nerveux ou bien à celle de la région qui répond. P. ex. : le réflexe pilomoteur apparaît plus rapidement et se montre plus intense sur un membre traumatisé ou blessé.

REPERFUSION MYOCARDIQUE (syndrome de) [angl. ***myocardial reperfusion syndrome***]. Ensemble de signes témoignant, au stade aigu de l'infarctus du myocarde, de la recanalisation coronaire (obtenue par thrombolyse ou angioplastie) : sédation de l'angor, régression du sus-décalage du segment ST, hyperexcitabilité ventriculaire (allant de l'extrasystolie à la tachycardie en passant par le rythme idioventriculaire accéléré), pic précoce et décroissance rapide de l'élévation enzymatique.

RÉPERTOIRE PARTAGÉ DES PERSONNELS DE SANTÉ (RPPS). Registre centralisé attribuant à chaque professionnel de santé un numéro identifiant unique tout au long de son parcours professionnel (remplaçant donc pour les médecins le numéro ordinal et le numéro ADELI). Concernant dès 2009 les catégories suivantes : médecin, chirurgien-dentiste, sage-femme, pharmacien, il devrait être étendu ultérieurement aux autres professions de santé.

RÉPLICATION, *s. f.* (Delbrück, Hershey et Luria) (lat. *replicatio,* répétition, réplique) [angl. ***replication***] (génétique). Formation d'une chaîne d'ARN-messager par copie d'une des chaînes d'ADN dont elle constitue la réplique. — D'une façon plus générale, formation, par contact, d'une copie d'un élément génétique. V. *ribonucléique (acide).*

REPLICON, *s. m.* (Jacob et Brenner, 1963) [angl. ***replicon***] (génétique). Fragment d'ADN ou d'ARN le plus court, capable de réplication (v. ce terme).

REPLIEMENT SPECTRAL [angl. ***aliasing***]. Phénomène intervenant au cours de l'enregistrement du *doppler pulsé* quand la vitesse mesurée dépasse une certaine valeur (fonction de la fréquence d'émission), interdisant la mesure de vélocités élevées (d'où l'intérêt dans ce cas du doppler continu).

REPOLARISATION, *s. f.* [angl. ***repolarization***]. Récupération de charges électriques positives. La *r.* de la surface de la fibre musculaire se produit au moment du retrait de l'excitation (v. *doublets, théorie des*) ; sur l'électrocardiogramme, elle correspond à l'onde T.

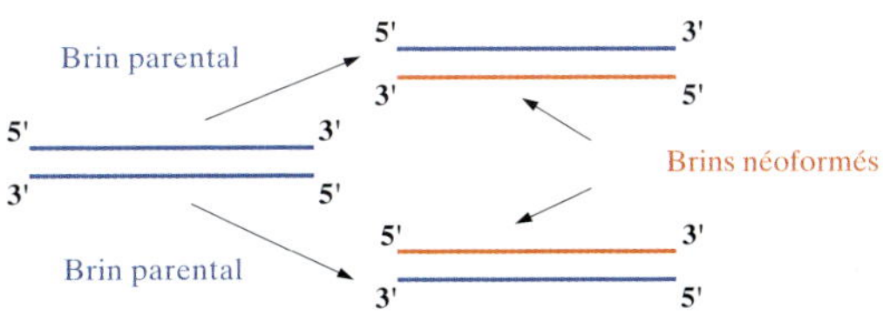

Réplication de l'ADN

REPOS COMPENSATEUR. V. *compensateur (repos).*

RÉPRESSEUR, *s. m.* (Pardee, Jacob et Monod, 1959) (lat. *repressor*, celui qui réprime) [angl. ***repressor***] (génétique). Protéine élaborée par les gènes régulateurs et capable de se fixer sur un opéron (au niveau de l'opérateur) et de bloquer la transcription de l'ARN-messager et la synthèse des protéines. V. *opéron, opérateur, gène, ribonucléique (acide), inducteur 2°* et *dérépression.*

RÉPRESSION, *s. f.* [angl. ***repression***] (génétique). Inhibition d'un gène, rendu incapable de manifester son action. V. *dérépression* et *répresseur.*

REPTILASE, *s. f.* [angl. ***reptilase***]. Enzyme extraite du venin d'un serpent du genre *Bothrops* et qui possède la propriété de transformer le fibrinogène en fibrine tout en étant insensible à l'action de l'héparine. - ***le temps de r.*** [angl. ***reptilase time***] est le temps de recalcification d'un plasma oxalaté en présence de *r.*

RÉSEAU VILLE-HÔPITAL [angl. ***network***]. Ensemble structuré d'équipes médicales et paramédicales et d'établissements de santé mettant en commun leurs compétences, à l'échelon local ou régional, au service de certaines catégories de malades atteints d'affections lourdes et chroniques. (VIH, VHC...).

RÉSECTION, *s. f.* (lat. *resecare,* retrancher) [angl. ***resection***]. Syn. *ablation.* Action de retrancher sur une étendue plus ou moins grande un nerf, un vaisseau, un muscle, un tendon, un os, sains ou malades. V. *amputation, excision* et *exérèse.* — ***r. articulaire.*** *R.* portant sur les extrémités des os et destinée à provoquer l'ankylose d'une articulation.

RÉSERPINE, *s. f.* (DCI) [angl. ***reserpine***]. Alcaloïde extrait de la racine du *Rauwolfia serpentina,* doué de propriétés sédatives et antihypertensives. Elle diminue la concentration du système nerveux central en sérotonine. Son emploi est tombé en désuétude.

RÉSERVE ALCALINE (RA) (Van Slyke et Cullen, 1917) [angl. ***alkali reserve***]. Syn. *CO_2 total plasmatique.* On désigne sous ce nom des composés chimiques (bicarbonate et autres combinaisons faibles de l'acide carbonique : v. *tampon*) contenus dans le sang et capables, par libération et élimination de CO_2, de lutter contre une invasion de l'organisme par un acide fort. En pratique on mesure cette alcalinité potentielle par la recherche de la teneur du plasma en bicarbonate ; celle-ci est exprimée par la quantité de CO_2 que peut dégager un volume connu de plasma, sous l'influence d'un acide fort. Normalement 100 volumes de sang donnent 55 à 60 volumes de CO_2. Exprimée en ions bicarbonate, la *r. a.* normale est de 25 à 27 milliéquivalents (ou mmol) par litre de plasma. V. *dioxyde de carbone.*

RÉSERVE CORONAIRE [angl. ***coronary (flow) reserve***]. Débit coronaire maximal obtenu après vasodilatation, rapporté au débit coronaire de base. Cette mesure de la capacité d'adaptation des artères coronaires se fait en général après injection intraveineuse de dipyridamole, ou intracoronaire de papavérine, grâce à la vélocimétrie Doppler intracoronaire. Ses valeurs normales sont de l'ordre de 3,5 à 6.

RÉSIDENT, ENTE, *adj.* et *s. m* ou *f.* V. *interne.*

RÉSINE, *s. f.* (lat. *resina*) [angl. ***resin***]. Gomme collante s'écoulant des plaies de certains arbres. — ***r. synthétiques.*** On les utilise en thérapeutique comme *échangeurs d'ions* [angl. ***cation exchange resin***] *potassium* (Kayexalate®) dans l'hyperkaliémie et comme *hypocholestérolémiants* [angl. ***cholestyramine resin***] (colestyramine). — V. aussi *plâtre 2°.*

RÉSINOÏDIEN (syndrome). Gastro-entérite aiguë (traduite par une diarrhée, des vomissements et des douleurs abdominales), déclenchée précocement par des toxines présentes dans de nombreux champignons. Son traitement est symptomatique.

RÉSISTANCE, *s. f.* [angl. ***resistance***]. Opposition à une force. — ***r. électrique*** (physique). Grandeur mesurant l'imperméabilité d'un conducteur au courant électrique. Elle est égale au quotient de la différence de potentiel entre les extrémités du conducteur, par l'intensité du courant électrique qui le traverse et s'exprime en ohms dans le système international.

RÉSISTANCE (stade ou **syndrome de).** V. *adaptation (syndrome d').*

RÉSISTANCE ARTÉRIELLE. V. *résistance vasculaire.*

RÉSISTANCE ARTÉRIELLE PULMONAIRE. V. *résistance vasculaire.*

RÉSISTANCE BACTÉRIENNE AUX ANTIBIOTIQUES. Faculté, pour une bactérie, de supporter sans dommage une concentration d'antibiotiques supérieure à celle que l'on peut obtenir dans l'organisme. Cette résistance peut être innée ou *naturelle* ou bien *acquise* par un contact prolongé des bactéries avec les antibiotiques. Elle résulte alors de la modification brusque, accidentelle, d'un segment du chromosome bactérien (mutation). Le mutant résistant ainsi apparu va proliférer, tandis que les bactéries sensibles aux antibiotiques disparaissent sous l'effet du traitement (sélection). C'est la *résistance chromosomique* : la ***cible*** sur laquelle agit d'habitude l'antibiotique est modifiée. — Une deuxième sorte de résistance, plus fréquente actuellement (70 % des cas), est la *résistance plasmidique* ou *résistance transférable* (Ochiai et Akika, 1960) dans laquelle celle-ci est transmise d'une bactérie résistante à une autre par transfert de certains plasmides, les plasmides de résistance. La bactérie sécrète alors une ***enzyme*** capable d'inactiver l'antibiotique (p. ex. : la pénicillinase). — Un troisième mécanisme consiste en la diminution de la perméabilité bactérienne aux antibiotiques. V. *plasmide* et *facteur R.*

RÉSISTANCE DES CAPILLAIRES (épreuve de). V. *capillarodynamomètre de Lavollay.*

RÉSISTANCE DES ÉRYTHROCYTES À LA CHALEUR (test de) (Hegglin et Maier, 1944). Étude comparée de l'hémolyse à la température ordinaire et à l'étuve à 37 °C. Chez les sujets atteints de maladie de Marchiafava-Micheli, l'hémolyse est plus rapide à la chaleur ; elle débute presque immédiatement alors que, pour un sang normal, dans les mêmes conditions, elle ne commence qu'entre la 72e et la 90e heure.

RÉSISTANCE GLOBULAIRE (épreuve de la) [angl. ***erythrocyte fragility test***]. Épreuve permettant de mesurer la résistance des globules rouges aux substances hémolysantes. Le sang est réparti dans des tubes contenant des solutions de NaCl de concentration de moins en moins forte (de 0,90 g à 0,30 g %). On note la solution dans laquelle l'hémoglobine commence à diffuser (hémolyse initiale ou minima, normalement 0,46 à 0,44) et celle où l'hémolyse est totale (hémolyse maxima, normalement 0,34). On dit que la *résistance* est *augmentée* quand l'hémolyse ne débute qu'après la solution 0,42 (certains ictères) et *diminuée (fragilité globulaire)* quand elle débute avant la solution 0,48 (ictère hémolytique).

RÉSISTANCE À L'HYPERCALCÉMIE PROVOQUÉE (épreuve de). V. *AT10 (épreuve à l').*

RÉSISTANCE MAXIMALE [angl. ***maximal resistance***]. Force maxima opposable à la contraction musculaire. Cette résistance peut être *statique* : une seule contraction pendant une seconde ; ou *dynamique* : plusieurs contractions effectuées pour une vitesse, une amplitude et un rythme donnés.

RÉSISTANCE PULMONAIRE [angl. ***pulmonary resistance***]. V. *résistance vasculaire.*

RÉSISTANCE VASCULAIRE. Force qui s'oppose à l'écoulement du flux sanguin dans les vaisseaux. On la calcule d'après les chiffres des pressions vasculaires et du débit cardiaque. La *r. du circuit artériel périphérique* est de 1 000 à 1 500 unités Wiggers (v. ce terme) ; celle du *circuit artériel pulmonaire* (ou *résistance pulmonaire*) est de 350 unités pour la *r.* pulmonaire totale (pour toute la petite circulation) et de 100 unités pour la *r.* pulmonaire artériolaire (dans le secteur artériolaire précapillaire). L'unité Wood correspond à une différence de pression de 1 mmHg pour un débit de 1 mL/sec et correspond à 80 unités Wiggers.

RÉSOLUTIF, IVE, *adj.* [angl. ***resolvent, repellent***]. Qui calme une inflammation, un engorgement. — *s. m.* Médicament destiné à faire disparaître une inflammation sans suppuration.

RÉSOLUTION, *s. f.* (lat. *resolvere,* résoudre) [angl. ***resolution***]. — 1° Terminaison d'une inflammation par le retour des parties malades à leur état physiologique, sans suppuration. — 2° Affaiblissement ou disparition des contractions musculaires que l'on observe dans l'anesthésie, les paralysies partielles et les maladies graves.

RÉSONANCE, *s. f.* [angl. ***resonance***]. « Phénomène remarquable se traduisant par des oscillations de grande amplitude d'un système matériel (résonateur) soumis à une excitation appropriée. La résonance, en régime non amorti, se produit lorsque la période de l'excitation est égale à la période du résonateur » (G. Laitier).

RÉSONANCE MAGNÉTIQUE NUCLÉAIRE (RMN) [angl. ***Nuclear Magnetic Resonance, NMR***]. Syn. *remnographie, zeugmatographie.* Méthode physique permettant l'étude de certaines structures moléculaires (Bloch et Purcell, 1946). Elle consiste à chercher la fréquence faisant entrer en résonance des noyaux atomiques identiques (des protons, p. ex.) présents dans la molécule et possédant un moment magnétique. — On sait que les particules constituant les noyaux atomiques tournent sur elles-mêmes. Chacune d'entre elles a donc un moment magnétique. Si leur somme n'est pas nulle, le noyau lui-même a un moment magnétique. C'est seulement dans ce cas que l'on peut tenter une expérience de RMN. — Pour cela, la substance à analyser est placée dans un intense champ magnétique constant. Les noyaux possédant un moment magnétique s'alignent dans ce champ soit dans le même sens, soit en sens contraire. Le champ crée donc deux populations de noyaux. Faire résonner les noyaux, c'est faire passer ceux-ci d'une population à l'autre. Il faut pour cela leur fournir une énergie bien déterminée, ce qu'on réalise en excitant la substance par un champ magnétique supplémentaire et, cette fois, alternatif, de fréquence appropriée. La détermination de cette fréquence n'a d'intérêt que parce qu'elle est perturbée par deux types de phénomènes liés à la structure moléculaire : — 1° les déplacements de densités électroniques autour du noyau, liés à l'environnement chimique (présence de groupes polaires dans la molécule), — 2° les couplages avec des noyaux identiques voisins (qui différencient, p. ex., la résonance du proton dans — CH_2 — et dans — CH_3). L'existence d'un moment magnétique nucléaire n'est pas une propriété d'un élément chimique (hydrogène, carbone, phosphore), mais de certains isotopes de ceux-ci (^{1}H, ^{13}C, ^{23}Na, ^{31}P). Non seulement ces derniers ne sont pas nombreux, mais ceux qui donnent des signaux intenses sont encore plus rares (^{1}H ou proton, ^{19}F). Ce sont seulement ceux-ci qui peuvent faire l'objet d'applications médicales (Imagerie par Résonance Magnétique ***IRM***). Pour celles-ci, on associe la RMN des protons de l'eau présente dans les tissus vivants, l'exploration par balayage, la tomographie et le traitement d'images par ordinateur. Les résultats obtenus, en particulier sur le cerveau, peuvent être plus précis que les images fournies par le scanner. Mais, contrairement à celui-ci, l'IRM fournit à la fois une image anatomique et chimique. — V. *imagerie médicale, paramètres d'acquisition en IRM, angio-RM* et *RELAXATION 3°* • 👁 **imagerie médicale** •.

RÉSORPTION, *s. f.* (lat. *resorbere,* absorber) [angl. ***resorption***]. Disparition partielle ou totale d'un organe ou d'un produit pathologique solide, liquide ou gazeux, dont les éléments sont peu à peu repris par la circulation sanguine ou lymphatique. — ***r. intestinale.*** Passage d'une substance (essentiellement d'une substance dissoute) à travers les cellules de l'épithélium intestinal. V. *absorption.*

RESPIRATEUR, *s. m.* [angl. ***respirator***]. Appareil permettant d'assurer la ventilation pulmonaire d'un malade avec de l'air ou de l'oxygène, le plus souvent insufflé dans la trachée. Certains appareils automatiques (tel autrefois celui d'Engström) réalisent une respiration artificielle prolongée avec une fréquence, une amplitude et une pression réglables. V. *poumon d'acier* et *respiration artificielle.*

RESPIRATION, *s. f.* [angl. ***respiration, breathing***]. Ensemble des phénomènes physico-chimiques destinés à faire pénétrer l'oxygène dans l'organisme et à débarrasser celui-ci du gaz carbonique. La *r.* comprend la ventilation pulmonaire, le transport sanguin des gaz considérés et les échanges métaboliques cellulaires.

RESPIRATION AMPHORIQUE. V. *amphorique.*

RESPIRATION APNEUSTIQUE (gr. *a*-priv. ; *pneustikos*, qui concerne le souffle) [angl. ***apneustic respiration***]. Trouble respiratoire caractérisé par une inspiration longue suivie d'une pause de quelques secondes due à la contracture persistante des muscles inspiratoires et d'une expiration brève, parfois suivie d'une autre pause. Il est provoqué par une lésion de la calotte protubérantielle au-dessous du plan d'émergence du trijumeau, généralement due à une thrombose du tronc basilaire.

RESPIRATION ARTIFICIELLE [angl. ***artificial respiration***]. Ensemble de manœuvres (essentiellement insufflation par la méthode du bouche-à-bouche ou au moyen d'appareils, ayant supplanté les mouvements communiqués à la cage thoracique et les tractions de la langue), pratiquées soit chez les nouveau-nés en état de mort apparente, soit en cas de syncope ou d'asphyxie, dans le but de faire pénétrer l'air dans les voies trachéo-bronchiques et de rétablir le jeu normal de la respiration. V. *respirateur*, *bouche-à-bouche* et *Silvester (méthode de)*.

RESPIRATION ASSISTÉE [angl. ***assisted respiration***]. Syn. *respiration compensée*. Au cours de l'anesthésie générale en circuit fermé et avec curarisation, augmentation de l'amplitude des mouvements respiratoires du malade au moyen de pressions effectuées par l'anesthésiste sur le sac respiratoire, régulièrement et en suivant le rythme propre du sujet. Elle a pour but d'assurer une ventilation pulmonaire suffisante.

RESPIRATION DE CHEYNE-STOKES. V. *Cheyne-Stokes (respiration de)*.

RESPIRATION EN CIRCUIT FERMÉ. V. *rebreathing*.

RESPIRATION COMPENSÉE. V. *respiration assistée*.

RESPIRATION CONTRÔLÉE [angl. ***controlled respiration***]. Au cours de l'anesthésie générale en circuit fermé et avec curarisation, substitution au rythme respiratoire propre du malade, aboli par l'action du curare, d'un rythme artificiel, commandé par l'anesthésiste et entrecoupé de pauses, indispensables dans certaines opérations sur l'abdomen et surtout sur le thorax. Cette technique de respiration artificielle, qui ne laisse au malade aucune initiative respiratoire, est aussi utilisée au cours des grandes insuffisances respiratoires. C'est l'appareil respirateur qui insuffle les poumons d'un malade passif, à un rythme et avec une amplitude réglables.

RESPIRATION DE KUSSMAUL ET KIEN. V. *Kussmaul et Kien (respiration de)*.

RESPIRATION PARADOXALE [angl. ***paradoxical respiration***]. Rythme respiratoire observé en cas d'ouverture d'une plèvre : le poumon de ce côté se gonfle à l'expiration et s'affaisse lors de l'inspiration.

RESPIRATION PÉRIODIQUE. V. *Cheyne-Stokes (respiration de)*.

RESPIRATION STERTOREUSE [angl. ***stertorous respiration***]. V. *stertor*.

RESPIRATION STRIDOREUSE ou **STRIDULEUSE DES NOUVEAU-NÉS**. V. *stridor des nouveau-nés*.

RESPIRATION SUSPIRIEUSE [angl. ***suspirious breathing***]. V. *suspirieuse (respiration)*.

RESPIRATOIRE AIGU SÉVÈRE (syndrome). V. *SRAS*.

RESPIROMÉTRIE RADIOMÉTRIQUE [angl. ***radiometric method***]. Technique de détection rapide des mycobactéries. Elle utilise la mesure du CO_2 marqué au carbone 14, dégagé par les bactéries en culture dans un milieu liquide contenant de l'acide palmitique marqué précisément au carbone 14. V. *tuberculose* et *Mycobacterium*.

RESPIROVIRUS, *s. m.* [angl. ***Respirovirus***]. Syn. *Paramyxovirus*. Genre viral appartenant à la sous-famille des *Paramyxovirinæ*. V. ce terme et *Paramyxoviridæ*.

RESPONSABILITÉ SANS FAUTE. Concept médico-légal pouvant justifier l'ouverture de droits à indemnisation lorsqu'un acte médical a entraîné un préjudice, sans qu'il soit prouvé qu'une faute soit à l'origine de l'accident. V. *aléa thérapeutique*.

RESSAUT (signes du). — 1° Signe de fracture cervicale vraie du col du fémur : la fracture n'étant pas engrenée, des tractions manuelles réduisent facilement l'attitude vicieuse ; mais celle-ci se reproduit dès que l'on cesse la traction, avec un brusque ressaut et une grosse crépitation. — 2° (Le Damany, 1913) [angl. *Ortolani's click*]. Syn. *signe d'Ortolani-Le Damany*. Signe de malformation luxante de la hanche chez le nouveau-né : la jambe de celui-ci étant fléchie à angle droit sur la cuisse, la cuisse fléchie de même manière sur le bassin est portée en adduction et légèrement refoulée en arrière. La sortie de la tête fémorale hors du cotyle donne parfois une sensation de ressaut ; son retour dans le cotyle par la manœuvre inverse (cuisse en abduction et grand trochanter repoussé en avant) la donne toujours. — 3° V. *Hughston (signe d')*.

RESTAURANTS CHINOIS (syndrome des) (1968) [angl. ***Chinese restaurant syndrome***]. Ensemble de troubles observés parfois 15 à 30 minutes après la prise d'un repas dans un restaurant chinois : brûlures vives irradiant du tronc vers la périphérie, sensation d'écrasement de la face, oppression thoracique. Ces manifestations, qui disparaissent spontanément en quelques minutes ou en une à deux heures, sont attribuées au L-glutamate monosodique ajouté aux aliments comme condiment.

RESTÉNOSE, *s. f.* [angl. ***restenosis***]. Réapparition d'un rétrécissement (d'un conduit, d'un orifice) précédemment supprimé.

RESTITUTIO AD INTEGRUM (lat.) [angl. ***restitutio ad integrum***]. Récupération d'un état identique à celui qui existait auparavant ; se dit en particulier de fractures, lorsque le résultat du traitement est parfait.

RESTITUTIVE (ostéite). V. *ostéite productive*.

RESTRICTIF (syndrome respiratoire) [angl. ***restrictive pulmonary disease***]. V. *insuffisance respiratoire*.

RESTRICTION (enzyme de) (lat. *restrictio*, limitation, diminution) [angl. ***restriction enzyme***]. V. *génétique (système) de restriction-modification*.

RÉSUMÉ MÉDICAL DE SÉJOUR. V. *RMS*.

RÉSUMÉ DE SORTIE ANONYME. V. *RSA*.

RÉSUMÉ DE SORTIE STANDARDISÉ. V. *RSS*.

RÉSUMÉ D'UNITÉ MÉDICALE. V. *RUM*.

RESYNCHRONISATION, *s. f.* [angl. ***resynchronization, resynchronizing***]. Action de supprimer un asynchronisme, faire en sorte que deux événements redeviennent simultanés. — ***r. ventriculaire*** [angl. ***ventricular r.***]. Méthode de traitement préconisée par certains dans l'insuffisance cardiaque grave avec asynchronisme de contraction ventriculaire (traduite notamment par un bloc de branche complet). Elle s'effectue par une stimulation cardiaque multisite biventriculaire.

RÉTENTION, *s. f.* (lat. *retinere*, retenir) [angl. ***retention***]. Accumulation d'un produit solide, liquide ou gazeux dans le conduit destiné à son évacuation, le réservoir qui le contient naturellement ou la lymphe qui baigne les tissus. Les substances ainsi retenues constituent un danger soit par leur volume, soit par l'intoxication qu'elles provoquent. — P. ex. : *r. vésicale* ou *r. d'urines*.

RÉTENTION FŒTALE [angl. ***fetal retention***]. Persistance, dans l'utérus, d'un fœtus mort. La période de *r. f.* s'étend de la mort du fœtus à son expulsion.

RÉTENTION HYDROCHLORURÉE SODIQUE, HYDROSALINE ou **HYDROSODÉE (syndrome de)**. V. *œdémateux (syndrome)*.

RÉTENTION PLACENTAIRE [angl. ***retention of placenta***]. Persistance dans la cavité utérine, après la délivrance, d'un fragment de placenta ; elle risque d'entraîner des hémorragies et une infection.

RÉTENTIONNISTE, *s. m.* Malade affecté de rétention d'urine.

RETE TESTIS (en lat : filet testiculaire) [TA et angl. ***rete testis***]. Syn. *réseau de Haller*. Réseau de canalicules séminifères situé dans le corps de Highmore. V. ce terme.

RÉTHI (opération de) (R. Leopold, hongrois, né en 1857) [angl. ***Réthi's operation***]. Section des muscles adducteurs du larynx au niveau de leur insertion sur le cartilage arythénoïde ; opération pratiquée en cas de paralysie bilatérale des nerfs récurrents.

RÉTHORÉ (syndrome de) (R. Marie-Odile, fr., 1977). Syn. *trisomie partielle 21 q 22*. Maladie par aberration chromosomique caractérisée par des malformations diverses, cranio-faciales en particulier et un retard mental important. Elle est due à des anomalies par translocation des chromosomes 21 et 22.

RÉTICULÉ (système) ou **RÉTICULÉE (formation** ou **substance)** (lat. *reticulus*, filet à petites mailles) [angl. ***formatio reticula-***

ris]. Ensemble de cellules nerveuses disposées en réseau dense le long du tronc cérébral, de la région bulbaire basse à l'hypothalamus latéral et postérieur. Il joue un rôle de coordination et de synthèse très important, contrôlant les activités cérébrale et spinale (respectivement par le système *ascendant* activateur et le système *descendant* inhibiteur et facilitateur), réglant le tonus de posture et l'état vigile, recevant et intégrant toutes les sensations qui parviennent à l'encéphale et influant sur les fonctions végétatives.

RÉTICULÉMIE, *s. f.* [angl. ***reticulaemia***]. — 1° Présence dans le sang des cellules du système réticulo-endothélial normales ou pathologiques. V. *réticulo-endothéliose*. — 2° (Sézary). Syn. *histioleucémie* (Di Guglielmo). Variété de réticuloendothéliose d'évolution maligne, caractérisée par une érythrodermie généralisée, une atteinte viscérale d'étendue variable et la présence, dans le sang, de cellules monstrueuses issues du système réticulo-endothélial.

RÉTICULIDE, *s. f.* Manifestation cutanée des réticulo-endothélioses.

RÉTICULINE, *s. f.* (lat. *reticulus,* filet à petites mailles) [angl. ***reticulin***]. Variété de collagène. — ***fibres de r.*** Fibres de collagène particulièrement fines.

RÉTICULITE, *s. f.* [angl. ***reticulitis***]. Inflammation du tissu réticulo-endothélial. — ***r. monocytémique*** (Cazal). V. *mononucléose infectieuse.*

RÉTICULO-ANGIOSARCOME DU FOIE. V. *kupfférome.*

RÉTICULOBLASTOMATOSE, *s. f.* V. *histiocytose maligne.*

RÉTICULOCYTE, *s. m.* [angl. ***reticulocyte***]. — 1° V. *hématie granuleuse.* — 2° Cellule du tissu réticulo-endothélial.

RÉTICULOCYTOSE, *s. f.* [angl. ***reticulocytosis***]. Présence dans le sang de réticulocytes en plus ou moins grande abondance caractérisant diverses variétés d'anémie. Le taux normal des réticulocytes est inférieur à 2 %. V. *hyperréticulocytose.*

RÉTICULO-ENDOTHÉLIAL (système) (SRE) (Aschoff, 1913) [angl. ***Reticulo Endothelial System, RES***]. Syn. *système réticulo-histiocytaire, SRH* (Volterra), *système rétothélial.* Selon la conception (périmée) d'Aschoff, ensemble de cellules d'origine mésenchymateuse réparties dans les divers tissus, capables d'absorber les particules solides (phagocytose) et de stocker les colorants vitaux (carmin lithiné, bleu de trypan) : cellules toutes de même nature, pouvant se transformer les unes dans les autres et donner naissance à la plupart des cellules du sang (cellules souches) et en particulier aux monocytes. — Actuellement, on distingue : — 1° le ***système des phagocytes mononucléés*** (Van Furth, 1970) issu des monocytes (nés dans la moelle osseuse) ; il est constitué de macrophages ou histiocytes, fixes, présents dans le tissu conjonctif, dans les cordons (et même dans certains sinus) de la rate, dans la moelle osseuse et les ganglions, dans les alvéoles pulmonaires et les cellules de Kupffer du foie ; — 2° le ***système des cellules de soutien,*** différentes des précédentes (leurs rapports sont encore mal connus) : cellules réticulaires, cellules endothéliales du lit vasculaire et fibroblastes ; leur activité phagocytaire est faible. — Le SRE joue un rôle d'épuration essentiel. Les macrophages, en absorbant (phagocytant) sur place toutes les particules étrangères (bactéries, parasites, débris cellulaires, produits inertes), participent, de manière non spécifique, à la défense de l'organisme ; ils collaborent aussi à la synthèse de certaines fractions du complément, des lysozymes, de l'interféron et des anticorps. V. *phagocyte, macrophage* et *histiocyte.*

RÉTICULO-ENDOTHÉLIOME, *s. m.* V. *réticulosarcome.*

RÉTICULO-ENDOTHÉLIOSARCOME, *s. m.* (Connor). Variété de réticulosarcome dont les cellules ont subi un début de différenciation endothéliale.

RÉTICULO-ENDOTHÉLIOSE, *s. f.* [angl. ***reticuloendotheliosis***]. Syn. *réticulo-histiocytose, histiocytose, réticulose, rétothéliose* et (inusités), *hémohistioblastose, histiocytomatose* (Epstein). Terme générique des affections caractérisées par la prolifération typique ou atypique des éléments propres du système réticulo-endothélial (v. ce terme). Cette prolifération peut être généralisée (rate, ganglions, foie, peau, poumons, os, sang, muscles) ou localisée. — On décrit des ***r. secondaires*** à des infections ou à des parasitoses (paludisme, kala-azar, mononucléose infectieuse, endocardite lente, fièvre typhoïde, tuberculose, etc.), à des perturbations immunitaires (déficits congénitaux, histiocytose lipochromique familiale, lymphohistiocytose familiale, maladie de Rosai et Dorfman) ou provoquées par un trouble du métabolisme (*r.-e.* de surcharge, parmi lesquelles les maladies de Gaucher, de Niemann-Pick, de Schüller-Christian, les glangliosidoses sont les mieux connues) ; des ***r. primitives,*** de nosologie incertaine, presque toujours d'évolution maligne, aiguë (histiocytose X, histiocytose maligne, *r.* subaiguë à évolution maligne du nourrisson) ou plus rarement chronique (forme analogue à l'histiocytose maligne mais évoluant en quelques années), parfois cependant bénignes (*r.e.* aiguë de l'enfant). Une ***nouvelle classification des histiocytoses*** a été proposée en 1987 par l'Histiocyte Society. V. *histiocytose.* — Les *r. e.* sont rapprochées parfois de la maladie de Hodgkin, des leucémies à monocytes, des réticulosarcomes, de la maladie de Besnier-Bœck-Schaumann. V. *histiocytose maligne* et *histiocytose X.*

RÉTICULO-ENDOTHÉLIOSE AIGUË. V. *histiocytose maligne.*

RÉTICULO-ENDOTHÉLIOSE AIGUË DE L'ENFANT (R. Clément et B. Duperrat, 1952) [angl. ***benign acute reticuloendotheliosis of children***]. Affection aiguë survenant chez l'enfant, caractérisée par un syndrome infectieux (fièvre élevée, prostration), une éruption cutanée, une atteinte lymphoïde (angine, adénopathies importantes, spléno- et hépatomégalie), une longue évolution de plusieurs mois entrecoupée de poussées, aboutissant à la guérison. Il existe une légère anémie avec hyperleucocytose modérée et mononucléose. L'étiologie est inconnue. Les lésions histologiques des ganglions diffèrent de celles de la mononucléose infectieuse ; elles sont caractérisées par une intense prolifération histiocytaire. V. *histiocytose X.*

RÉTICULO-ENDOTHÉLIOSE AIGUË HÉMORRAGIQUE DES NOURRISSONS. V. *Abt-Letterer-Siwe (maladie d').*

RÉTICULO-ENDOTHÉLIOSE AIGUË LEUCÉMOÏDE ou **MONOCYTÉMIQUE**. V. *mononucléose infectieuse.*

RÉTICULO-ENDOTHÉLIOSE FAMILIALE AVEC ÉOSINOPHILIE (Omenn, 1965) [angl. ***familial reticuloendotheliosis with eosinophelia***]. Syn. *syndrome d'Omenn.* Maladie héréditaire à transmission récessive autosomique caractérisée par une éruption érythémato-vésiculeuse de la peau et des muqueuses, une tuméfaction des ganglions lymphatiques, du foie et de la rate, des infections cutanées, oculaires et pulmonaires et une évolution mortelle en quelques mois. Il existe une importante éosinophilie sanguine et une infiltration du derme par des éosinophiles, des lymphocytes et des histiocytes.

RÉTICULO-ENDOTHÉLIOSE LEUCÉMIQUE. V. *leucémie à tricholeucocytes.*

RÉTICULO-ENDOTHÉLIOSE MALIGNE. V. *histiocytose maligne.*

RÉTICULO-ÉPITHÉLIOME, *s. m.* Variété de réticulosarcome présentant certains caractères histologiques des épithéliomes.

RÉTICULOFIBROSE, *s. f.* V. *fibroréticulose.*

RÉTICULOGRANULOMATOSE, *s. f.* V. *histiocytose.*

RÉTICULO-HISTIOCYTAIRE (système). V. *réticulo-endothélial (système).*

RÉTICULO-HISTIOCYTOSE, *s. f.* V. *réticulo-endothéliose.*

RÉTICULO-HISTIOCYTOSE MALIGNE. V. *histiocytose maligne.*

RÉTICULO-HISTIOCYTOSE MULTICENTRIQUE [angl. ***multicentric reticulohistiocytosis***]. Syn. *dermato-arthrite lipoïde.* Maladie de l'adulte jeune caractérisée par une polyarthrite mutilante à prédominance digitale, des nodules cutanés et muqueux, parfois des localisations pulmonaires, pleurales ou médiastinales et par une atteinte de l'état général avec fièvre, adénopathies ou myosite. Les lésions sont infiltrées d'histiocytes contenant des vacuoles lipidiques et parfois des cellules géantes. Cette maladie est classée parmi les réticulo-endothélioses de surcharge.

RÉTICULO-HISTIOSARCOME, *s. m.* Variété de réticulo-sarcome voisine de l'histioblastome.

RÉTICULOLYMPHOSARCOME, *s. m.* Variété de réticulo-sarcome dont les cellules ont subi un début de différenciation hématopoïétique vers la lignée lymphatique.

RÉTICULOMATOSE, *s. f.* (Sézary). Variété de réticulo-endothéliose dans laquelle les cellules réticulées s'écartent peu ou pas du type normal et ne comportent aucun caractère de malignité.

RÉTICULOPATHIE, *s. f.* [angl. ***reticulopathy***]. Affection du système réticulo-endothélial.

RÉTICULOPLASMOCYTOME, *s. m.* [angl. ***reticuloplasmocytoma***]. Syn. *hémohistioblasto-plasmocytome, histioblasto-plasmocytome.* Plasmocytome (v. ce terme) contenant de très nombreuses cellules réticulées de type histioblastique.

RÉTICULOSARCOMATOSE, *s. f.* [angl. ***reticulosarcomatosis***]. Variété de réticulo-sarcome caractérisée par l'apparition de la prolifération maligne dans plusieurs territoires différents du système réticulo-endothélial.

RÉTICULOSARCOME, *s. m.* [angl. ***reticulosarcoma***]. Syn. *réticulo-endothéliome, rétothélo-sarcome* (Roulet, 1932). Prolifération maligne et envahissante du tissu réticulo-endothélial (ou réticulo-histiocytaire) provoquant des tumeurs de la moelle osseuse (sarcome d'Ewing), de la rate, du foie, des ganglions lymphatiques, etc., et donnant des métastases. Selon l'aspect histologique, on distingue les *r. indifférenciés* (*r.* syncitial ou histioblastique) dont les cellules, de grande taille, ont des limites peu nettes et les *r. différenciés* (*r.* histiocytaire ou sarcome histiocytaire) dont les cellules sont très nettement distinctes les unes des autres. — ***r. plasmocytaire.*** V. *adénopathie angio-immunoblastique.* — On conteste actuellement la spécificité des cellules réticulaires et l'on considère de plus en plus les réticulosarcomes comme des variétés de lymphosarcomes (v. ce terme) ; pour certains auteurs, le terme de réticulosarcome devrait même être abandonné.

RÉTICULOSE, *s. f.* — 1° (N. Fiessinger, 1929). V. *réticulo-endothéliose.* — 2° V. *dyslipidose.*

RÉTICULOSE AIGUË MALIGNE. V. *histiocytose maligne.*

RÉTICULOSE ALEUCÉMIQUE. V. *Abt-Letterer-Siwe (maladie d').*

RÉTICULOSE CUTANÉE ET PULMONAIRE DU NOURRISSON. V. *réticulose subaiguë à évolution maligne du nourrisson.*

RÉTICULOSE FAMILIALE AVEC HÉPATOSPLÉNOMÉGALIE ET ADÉNOPATHIES (C. Polonowski, 1968) [angl. ***familial reticulosis with hepatosplenomegaly and adenomegaly***]. Variété de réticulo-endothéliose (ou histiocytose) familiale, d'évolution relativement bénigne, caractérisée par un hypersplénisme, une hypergammaglobulinémie et une hypolipidémie.

RÉTICULOSE HÉMOPHAGOCYTAIRE. V. *lympho-histiocytose familiale.*

RÉTICULOSE HISTIOCYTAIRE. V. *histiocytose maligne.*

RÉTICULOSE HISTIOCYTAIRE AIGUË (J. Cathala et P. Boulenger, 1941). V. *histiocytose maligne.*

RÉTICULOSE HISTIOLYMPHOCYTAIRE AVEC MYÉLOFIBROSE. V. *leucémie à tricholeucocytes.*

RÉTICULOSE HISTIOMONOCYTAIRE. V. *histiocytose maligne.*

RÉTICULOSE LIPOMÉLANIQUE. V. *lymphadénopathie dermatopathique.*

RÉTICULOSE LYMPHOCYTAIRE BÉNIGNE (Degos). V. *lymphocytome cutané bénin.*

RÉTICULOSE MALIGNE, RÉTICULOSE MALIGNE HISTIOCYTAIRE. V. *histiocytose maligne.*

RÉTICULOSE À MASTOCYTES. V. *urticaire pigmentaire.*

RÉTICULOSE MÉDULLAIRE À CELLULES RÉTICULAIRES. V. *histiocytose maligne.*

RÉTICULOSE MÉDULLAIRE HISTIOCYTAIRE. V. *histiocytose maligne.*

RÉTICULOSE MÉGACARYOCYTAIRE. V. *histiocytose maligne.*

RÉTICULOSE MÉTAPLASIQUE AIGUË MALIGNE. V. *histiocytose maligne.*

RÉTICULOSE PURE AIGUË. V. *histiocytose maligne.*

RÉTICULOSE DE SÉZARY. V. *Sézary (syndrome de).*

RÉTICULOSE SUBAIGUË À ÉVOLUTION MALIGNE DU NOURRISSON (Julien Marie, 1941). Syn. *réticulose cutanée et pulmonaire du nourrisson.* Variété de réticulose du nourrisson caractérisée par l'association de lésions cutanées croûteuses et purpuriques et de manifestations pulmonaires : dyspnée et cyanose avec, sur les radiographies, des images réticulées ou micronodulaires diffuses et des bulles d'emphysème. Elle évolue vers la mort en quelques mois. C'est une variété de maladie d'Abt-Letterer-Siwe ; v. ce terme et *histiocytose X.*

RÉTICULOSE SYNCYTIALE. V. *histiocytose maligne.*

RÉTICULOSE SYSTÉMATISÉE. V. *histiocytose maligne.*

RÉTICULOSE X. V. *histiocytose X.*

RÉTICULOTROPE, *adj.* (lat. *reticulum,* réseau ; gr. *trépein,* tourner). Qui a de l'affinité pour le système réticulo-endothélial.

RÉTICULUM, *s. m.* (en lat. réseau) [angl. ***reticulum***] (anatomie). Réseau de fibres ou de vaisseaux.

RÉTICULUM ENDOPLASMIQUE [angl. ***endoplasmic reticulum***]. Réseau de tubules et de vésicules situé dans le cytoplasme, ayant des fonctions de sécrétion et de stockage, intervenant dans la synthèse des protéines, parfois lié aux ribosomes *(r. e. granuleux* ou *ergastoplasme).* V. *Golgi (appareil de).*

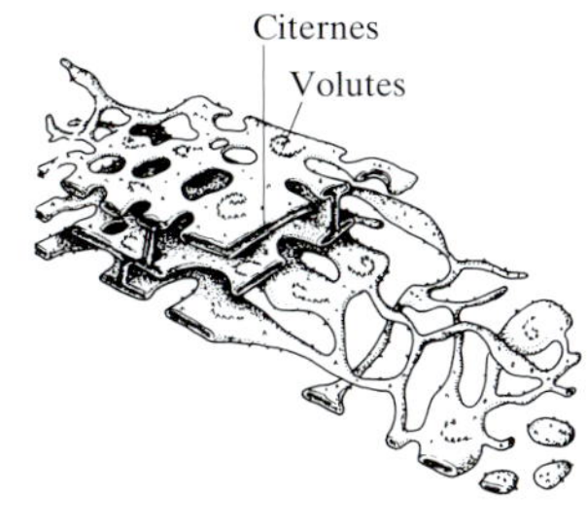

Architecture du réticulum endoplasmique

RÉTINE, *s. f.* (du lat. *rete,* filet) (TA *retina*) [angl. ***retina***]. Membrane interne du bulbe oculaire provenant de l'épanouissement du nerf optique et constituant l'organe de réception des sensations visuelles grâce à ses cellules à cône et à bâtonnet. Elle est constituée de *dix couches* qui sont du dehors en dedans : l'*épithélium pigmentaire,* les *photorécepteurs (cônes ou bâtonnets),* la membrane limitante externe, la couche nucléaire externe (noyaux des *cellules réceptrices*), la couche plexiforme externe, la couche nucléaire interne (contenant les noyaux des *cellules bipolaires,* intermédiaires aux cellules réceptrices et ganglionnaires), la couche plexiforme interne, les *cellules ganglionnaires* ou multipolaires (dont les axones vont former le nerf optique), la couche des fibres optiques et la membrane limitante interne. — Les *cônes,* localisés au centre de la *r.,* fonctionnent en ambiance éclairée (photopique) et perçoivent les couleurs ; les *bâtonnets,* plus nombreux et répartis surtout en périphérie, sont adaptés à la vision scotopique. V. *aveugle, érythropsine, photorécepteur, macula, fovea, électrorétinographie, papille, photopique, scotopique, leucocorie, fond d'œil* et *décollement de la rétine* • ◎ **œil** •.

RÉTINÈNE, *s. m.* V. *érythropsine.*

RÉTINITE, *s. f.* [angl. ***retinitis***]. Nom générique des inflammations de la rétine ; la *r.* est le plus souvent symptomatique d'une maladie générale ou d'une affection d'un autre organe : *r. diabétique* etc.

RÉTINITE CENTRALE ANGIOSPASTIQUE. V. *choriorétinite séreuse centrale.*

RÉTINITE CIRCINÉE [angl. ***circinate retinopathy***]. Altération oculaire faite de dépôts lipidiques intrarétiniens apparaissant sous forme de taches blanches brillantes toujours situées autour d'une lésion rétinienne, en arrière des vaisseaux et en avant de l'épithélium pigmenté. Ces taches peuvent apparaître à la suite d'affections très diverses du fond d'œil.

RÉTINITE DE COATS. V. *Coats (maladie ou rétinite de).*

RÉTINITE DE LEBER. V. *Leber (rétinite de).*

RÉTINITE PIGMENTAIRE [angl. ***pigmentary retinopathy***]. Processus dégénératif de la rétine, bilatéral, familial et héréditaire. Il apparaît dans l'enfance, est caractérisé par l'hespéranopie, l'aspect atrophique de la papille, une pigmentation anormale de la rétine, une baisse progressive de l'acuité visuelle et le rétrécissement du champ visuel. Il aboutit tôt ou tard à la cécité.

RÉTINITE DE PURTSCHER. V. *Purtscher (syndrome, rétinite ou rétinopathie de).*

RÉTINITE SEPTIQUE DE ROTH. V. *Roth (rétinite septique de).*

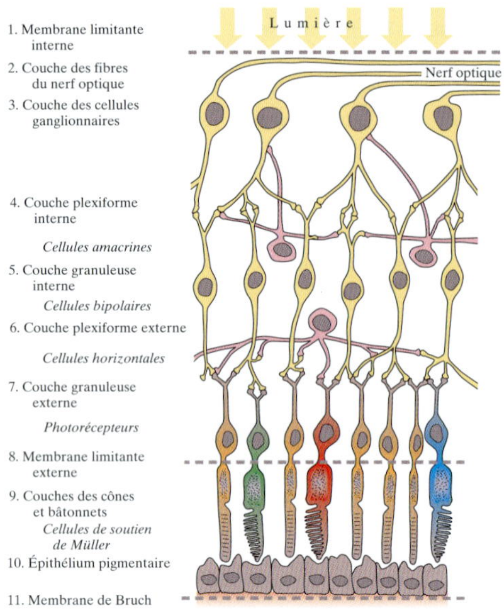

Histologie de la rétine

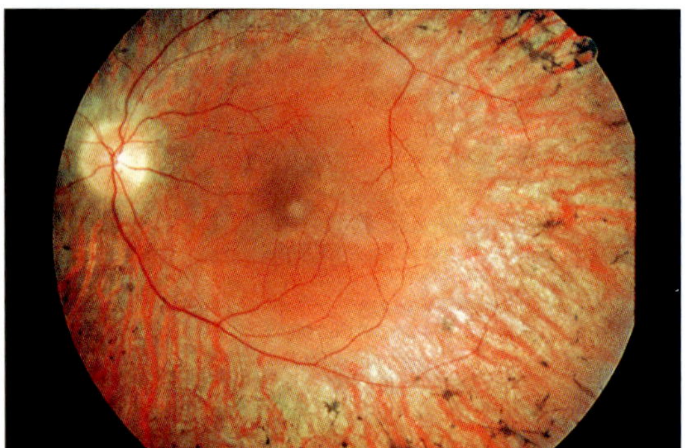

Rétinite pigmentaire évoluée

RÉTINITE SÉREUSE CENTRALE. V. *choriorétinite séreuse centrale.*

RÉTINOBLASTOME, *s. m.* [angl. ***retinoblastoma***]. Tumeur maligne de la rétine survenant dans le jeune âge, dont les formes bilatérales sont toujours héréditaires.

RÉTINOCYTOME, *s. m.* (rétine ; gr. *kutos*, cellule) [angl. ***retinocytoma***]. Syn. *stéphanocytome*. Variété de rétinoblastome (v. ce terme) comportant des cellules en rosettes ou stéphanocytes.

RÉTINOGRAPHIE, *s. f.* [angl. ***retinography***]. Examen photographique de la rétine.

RÉTINOÏDE, *s. m.* [angl. ***retinoid***]. Dérivé de la vitamine A qui s'oppose à la prolifération des cellules épithéliales. Les *r.* sont utilisés dans le traitement de l'acné et du psoriasis.

RÉTINOL, *s. m.* (Mac Colum, 1913) [angl. ***retinol***]. V. *vitamine A*.

RÉTINOPATHIE, *s. f.* [angl. ***retinopathy***]. Toute affection rétinienne. — On emploie quelquefois ce terme par opposition à rétinite pour désigner celles qui ne sont pas de nature infectieuse.

RÉTINOPATHIE DIABÉTIQUE [angl. ***diabetic retinopathy***]. Complication rétinienne très fréquente du diabète sucré, due à l'altération des capillaires. C'est une des localisations les plus redoutables de la micro-angiopathie diabétique (v. ce terme), responsable de l'ischémie, des hémorragies et des micro-anévrismes rétiniens. Elle entraîne la cécité lorsque la zone maculaire est atteinte. L'hyperlipidémie jouerait un rôle important dans son apparition (rétinopathie hyperlipidémique) • 👁 **Keith-Wagener** •.

RÉTINOPATHIE HYPERLIPIDÉMIQUE [angl. ***hyperlipaemic retinopathy***]. V. *rétinopathie diabétique.*

RÉTINOPATHIE PARANÉOPLASIQUE. V. *CAR (syndrome).*

RÉTINOPATHIE DE PURTSCHER. V. *Purtscher (syndrome, rétinite ou rétinopathie de).*

RÉTINOPATHIE SÉREUSE CENTRALE. V. *choriorétinite séreuse centrale.*

RÉTINOPEXIE, *s. f.* (rétine ; gr. *pêxis*, fixation) [angl. ***retinopexy***]. Fixation de la rétine à la choroïde. V. *décollement de la rétine.*

RÉTINOSCHISIS, *s. m.* (rétine ; gr. *skizô*, je sépare) [angl. ***retinoschisis***]. Dégénérescence kystique de la rétine pouvant aboutir à son décollement. La forme juvénile est héréditaire, liée au sexe et transmise selon le mode récessif.

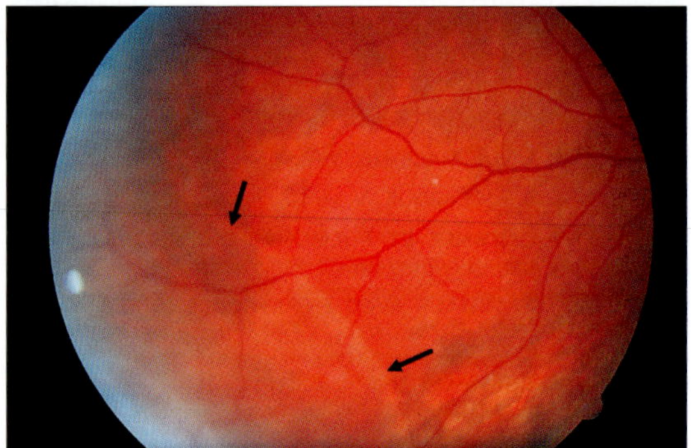

Rétinoschisis

RÉTINOSCOPIE, *s. f.* V. *ophtalmoscopie.*

RÉTOTHÉLIAL (système). V. *réticulo-endothélial (système).*

RÉTOTHÉLIOSE, *s. f.* V. *réticulo-endothéliose.*

RÉTOTHÉLOSARCOME, *s. m.* V. *réticulosarcome.*

RETOUR D'ÂGE. V. *ménopause.*

RETOUR DE COUCHES [angl. ***first menstruation after childbirth***]. Réapparition de la menstruation après l'accouchement. Elle survient 6 à 8 semaines après l'accouchement, souvent plus tardivement (plusieurs mois) surtout en cas d'allaitement maternel.

RETOURNÉ, *s. m.* (Ducroquet). Manœuvre destinée à assurer la parfaite application d'une bande de pansement que l'on enroule autour d'une surface tronconique. Elle consiste à faire revenir la bande en arrière *(r. simple)* et à la ramener ensuite dans le sens primitif en modifiant sa direction selon les besoins, la face externe de la bande étant toujours à l'extérieur *(double r. en deux temps)*. Le *double r. en un temps* consiste à faire un pli transversal rabattu qui permet le changement de direction voulu. V. *renversé.*

RETOURS VEINEUX ANORMAUX [angl. ***abnormal venous return***]. Abouchement anormal, dans le cœur, des veines pulmonaires ou caves, dû à un défaut de développement embryologique du cœur et des vaisseaux. — 1° Une ou plusieurs ***veines pulmonaires*** (Retour Veineux Pulmonaire Anormal ou RVPA) [angl. ***anomalous pulmonary venous drainage***] se jettent dans l'oreillette (ou atrium) droite, la veine cave supérieure, la veine innominée gauche, une veine cave supérieure gauche ou la veine cave inférieure (v. *cimeterre, syndrome du*) : anomalie généralement bien tolérée, sauf si elle porte sur toutes les veines pulmonaires (RVPA total : v. *image en huit de chiffre* et *Cooley, opérations de, 1* ; une communication interatriale est souvent associée. — 2° Les ***veines caves*** sont triples, quadruples, en position normale ou se jettent dans l'oreillette ou atrium gauche ou le sinus coronaire.

RÉTRACTILITÉ, *s. f.* (lat. *re ; trahere,* tirer) [angl. ***retractility***]. Propriété que possèdent certains tissus de revenir sur eux-mêmes en diminuant de longueur.

RÉTRACTION, *s. f.* [angl. ***retraction***]. Raccourcissement d'un tissu ou d'un organe. P. ex. : *r.* cicatricielle, *r.* musculaire.

RÉTRACTION DE L'APONÉVROSE PALMAIRE. V. *Dupuytren (maladie de).*

RÉTRÉCISSEMENT, *s. m.* [angl. ***stenosis***]. Syn. *sténose.* Diminution permanente du calibre d'un orifice ou d'un conduit du corps, avec altération de la paroi. P. ex. : *r. de l'urètre, du pylore, du rectum* etc. — ***r. de la cavité médullaire.*** V. *Kenny-Caffey (syndrome de).* — ***r. valvulaire.*** *R.* d'un des orifices cardiaques. P. ex. : *r. mitral, r. tricuspide, r. aortique, r. pulmonaire.* V. ces termes.

RÉTRÉCISSEMENT AORTIQUE [angl. ***aortic stenosis***]. Diminution du calibre de l'orifice aortique, d'origine congénitale ou acquise, parfois calcifiée, faisant obstacle à l'évacuation du ventricule gauche et aboutissant spontanément à la défaillance de ce dernier. La cure chirurgicale (par prothèse valvulaire) du *r. a.* serré en a transformé le pronostic. Dans certaines variétés congénitales rares de *r. a.*, l'obstacle siège immédiatement au-dessus ou au-dessous des sigmoïdes. V. *Mönckeberg (maladie de)* et *Heide (syndrome de).*

RÉTRÉCISSEMENT MITRAL [angl. ***mitral stenosis***]. Diminution du calibre de l'orifice mitral, d'origine presque toujours rhumatismale, faisant obstacle à la vidange atriale gauche et pouvant spontanément aboutir à diverses complications : œdème pulmonaire, fibrillation atriale, thrombose atriale, embolies artérielles. La chirurgie (commissurotomie puis prothèse valvulaire) du *r. m.* serré en a transformé le pronostic.V. *Gorlin (formule de).*

RÉTRÉCISSEMENT PULMONAIRE [angl. ***pulmonary stenosis***]. Diminution du calibre de l'orifice pulmonaire, toujours congénitale, faisant obstacle à l'évacuation du ventricule droit dont il provoque l'hypertrophie puis éventuellement l'insuffisance. Le *r. p.* peut être isolé ou associé à d'autres malformations (trilogie ou tétralogie de Fallot, v. ces termes). Le rétrécissement peut siéger aussi sous les valves, au niveau de l'infundibulum.

RÉTRÉCISSEMENT TRICUSPIDE [angl. ***tricuspid stenosis***]. Diminution du calibre de l'orifice tricuspide, faisant obstacle à la vidange atriale droite. Cette affection rare peut être congénitale ou acquise.

RÉTRO-ACTION, *s. f.* V. *rétrocontrôle.*

RÉTRO-ACTION BIOLOGIQUE. V. *biofeedback.*

RÉTRO-ALVÉOLIE, *s. f.* Malformation consistant en une inclinaison postérieure anormale des alvéoles des dents incisives. Elle peut être supérieure, inférieure ou double. V. *proalvéolie.*

RÉTROCÆCAL, ALE, *adj.* (lat. *retro*, en arrière ; *cæcum*) [angl. ***retrocaecal***]. Situé en arrière du caecum. P. ex. : *appendice rétrocæcal.*

RÉTROCHÉILIE, *s. f.* (lat. *retro,* en arrière ; gr. *kheilos,* lèvre) [angl. ***retrocheilia***]. Malformation consistant en une position reculée d'une lèvre. V. *prochéilie.*

RÉTROCOLIS, *s. m.* (lat. *retro,* en arrière ; *collum,* cou) [angl. ***retrocollis***]. Variété de torticolis dans laquelle la tête est rejetée en arrière par suite de la contracture des muscles de la nuque.

RÉTROCONTRÔLE, *s. m.* [angl. ***feedback***]. Syn. *rétroaction, rétrorégulation.* Contrôle en retour. Terme emprunté à la cybernétique. Il désigne l'influence des variations fonctionnelles d'un organe sur le système qui, en amont, en assure la régulation. Il s'applique surtout aux glandes endocrines : la diminution ou l'accroissement de la sécrétion de l'une d'elles (thyroïde, surrénale, etc.) agit en retour sur la production, par l'hypophyse, de la stimuline correspondante, production qui est augmentée dans le premier cas, diminuée dans le second. V. *cybernétique.*

RÉTROFLEXION, *s. f.* (lat. *retro,* en arrière ; *flexio,* flexion) [angl. ***retroflexion***]. Inclinaison en arrière de la partie supérieure d'un organe qui forme un angle avec sa partie inférieure. V. *antéflexion.*

RÉTROFLEXION DE L'UTÉRUS (lat. *retro*, en arrière ; *flectere,* fléchir) [angl. ***retroflexion of the uterus***]. Déviation de l'utérus dans laquelle le fond de l'organe se trouve incliné en arrière, tandis que le col garde sa situation normale.

RÉTROGÈNE, *s. m.* Structure voisine de celle d'un gène (v. ce terme), constituée d'ADN copié d'après l'ARN-messager sous l'action de la transcriptase inverse. Cet ADN, dépourvu d'intron (v. ce terme) est donc inactif. Sa réintégration au hasard dans le génome (v. ce terme) provoque la formation de certains pseudogènes (v. ce terme et *transcriptase inverse*).

RÉTROGÉNIE, *s. f.* (lat. *retro*, en arrière ; gr. *généion,* menton). Malformation consistant en une insuffisance de développement du menton. V. *progénie* et *latérogénie.*

RÉTROGNATHIE, *s. f.* [angl. ***retrognathia***]. Déformation de la mâchoire qui, vue de profil, paraît rejetée en arrière. V. *prognathisme, rétromandibulie* et *rétromaxillie.*

RÉTROGRADE, *adj.* (lat. *retrogradus,* de *retro,* en arrière, et *gradi,* aller) [angl. ***retrograde***]. Qui fait retour en arrière. V. *amnésie.*

RÉTROLISTHÉSIS, *s. m.* (lat. *retro,* en arrière ; gr. *olisthêsis,* glissement) [angl. ***retrolisthesis***]. Glissement en arrière d'un segment de la colonne vertébrale, sur le segment inférieur. Il est observé au niveau de la colonne lombaire, souvent à la suite d'une lésion des disques intervertébraux.

RÉTROMANDIBULIE, *s. f.* (lat. *retro,* en arrière ; *mandibula,* mâchoire) [angl. ***retromandibulism***]. Syn. *rétrognathie inférieure, rétrognathie mandibulaire.* V. *rétrognathie.*

RÉTROMAXILLIE, *s. f.* (lat. *retro,* en arrière ; *maxilla,* mâchoire) [angl. ***retromaxillism***]. Syn. *rétrognathie supérieure, rétrognathie maxillaire.* V. *rétrognathie.*

RÉTRO-OLIVAIRE DE DÉJERINE (syndrome). V. *Wallenberg (syndrome de).*

RÉTROPAROTIDIEN POSTÉRIEUR (syndrome). V. *Villaret (syndrome de) 1°.*

RÉTROPÉRITONITE CALLEUSE. Péritonite chronique localisée à l'arrière-cavité des épiploons et caractérisée par un épaississement scléreux du péritoine. C'est une complication de la linite plastique.

RÉTROPÉRITONITE FIBREUSE ET SCLÉROSANTE. V. *Ormond (maladie d').*

RÉTROPITUITRINE, *s. f.* V. *pituitrine.*

RÉTROPNEUMOPÉRITOINE, *s. m.* (Ruiz Rivas, 1938 ; de Gennes, 1949) (lat. *retro*, en arrière ; gr. *pneuma*, air ; *péritonaïos*, péritoine) [angl. ***retroperitoneal pneumogram***]. Syn. *pneumo-rétropéritoine.* Insufflation rétropéritonéale d'oxygène, de CO_2 ou d'hélium, pratiquée au niveau du raphé anococcygien. Elle permet de faire apparaître par contraste, sur les clichés radiographiques, les reins, les surrénales, la rate, le foie, les piliers du diaphragme, les psoas et les néoformations de la région postérieure de l'abdomen. Méthode abandonnée au profit de l'échographie et de la scanographie.

RÉTROPULSION, *s. f.* (lat. *retro*, en arrière ; *pellere,* pousser) [angl. ***retropulsion***]. Tendance que certains malades *(maladie de Parkinson)* éprouvent à accélérer de plus en plus leur marche en arrière lorsqu'ils ont commencé à reculer. V. *latéropulsion* et *propulsion.*

RÉTRORÉGULATION, *s. f.* V. *rétrocontrôle.*

RÉTROSELLAIRE, *adj.* [angl. ***retrosellar***]. Qui est situé derrière la selle turcique.

RÉTROTRACTION, *s. f.* (lat. *retro*, en arrière ; bas lat. *tractio,* de *trahere,* tirer) [angl. ***retroflexion of the body***]. Flexion du corps en arrière provoquée, chez certains malades *(maladie de Parkinson)*, en station debout, par la contraction involontaire des muscles lombaires.

RÉTROTRANSCRIPTION, *s. f.* Copie d'ADN effectuée par la transcriptase inverse. V. ce terme.

RÉTROTUBÉRITE, *s. f.* Inflammation de la fossette de Rosenmüller (récessus situé en arrière de l'orifice pharyngien de la trompe d'Eustache). Mot peu utilisé et mal formé : *tuber* signifiant en latin tumeur et non trompe *(tuba).*

RÉTROVERSION, *s. f.* (lat. *retro,* en arrière ; *vertere,* tourner) [angl. ***retroversion***]. Inclinaison en arrière de la totalité d'un organe. V. *antéversion.*

RÉTROVERSION DE L'UTÉRUS (lat. *retro*, en arrière ; *vertere*, tourner) [angl. ***retroversion of the uterus***]. Déviation de l'utérus dans laquelle le fond de l'organe se trouve porté en arrière, tandis que le col remonte en avant vers le pubis.

RETROVIRIDÆ, *s. f. pl.* ou **RÉTROVIRIDÉS**, *s. m. pl.* (lat. *retro*, en arrière ; virus) [angl. ***Retroviridae***]. Famille de virus à ARN monocaténaire de 100 nm de diamètre, dont la capsule a une symétrie cubique et qui, grâce à sa transcriptase inverse, peut transcrire son génome ARN en ADN. Le *Rétrovirus* est ainsi à même de s'introduire dans le génome à ADN des cellules qui l'hébergent, de s'y intégrer et d'être transmis avec ce génome. Le *Rétrovirus* existe donc sous deux formes : — 1° *libre*, élément génétique mobile à ARN, pouvant passer d'une cellule à une autre ; — 2° *intégrée* au génome de la cellule grâce à sa transcription en ADN : forme nécessaire à sa multiplication. Les *R.* sont les virus oncogènes responsables des leucémies et des cancers des animaux (p. ex. : sarcome de Rous, 1910) et peut-être de l'homme (syndrome immunodéficitaire acquis ou sida : v. ce terme et *HIV*). La famille des *R.* était divisée en 3 sous-familles : les *Oncovirinæ*, les *Spumavirinæ* et les *Lentivirinæ*. La récente suppression de ces sous-familles conserve néanmoins les genres *Retrovirus-HTLV, Spumavirus* et *Lentivirus*. V. ces termes ainsi que *endovirus*, *exovirus*, *transcriptase inverse* et *virus oncogène*.

RÉTROVIRUS, *s. m.* [angl. ***retrovirus***]. Syn. désuets *Oncornavirus, Oncovirus, Leucovirus*. Nom générique des virus de la famille des *Retroviridæ*. V. ce terme.

RETT (syndrome de) (R. Andreas, autr., 1966) [angl. ***Rett's syndrome***]. Encéphalopathie d'origine inconnue se manifestant entre 6 et 18 mois chez la fille après une période de développement normal, par une régression des acquisitions, l'apparition de stéréotypies manuelles, de crises convulsives, de microcéphalie et de dysfonctionnement respiratoire.

RETZIUS (espace de) (R. Anders, suédois, 1796-1860) (TA *spatium retropubicum*) [angl. ***retropubic space***]. Syn. *espace prévésical*. Espace virtuel compris entre en arrière la vessie, en avant le pubis et rempli de tissu graisseux.

RÉUNION PAR PREMIÈRE ou **PAR DEUXIÈME INTENTION**. V. *cicatrisation*.

REVACCINATION, *s. f.* [angl. ***revaccination***]. Nouvelle administration de vaccin, en vue de réactiver une immunité acquise grâce à la primovaccination et qui s'est affaiblie avec le temps.

REVASCULARISATION, *s. f.* [angl. ***revascularization***]. Rétablissement de la circulation sanguine dans un territoire ischémié.

REVASCULARISATION DES MEMBRES ISCHÉMIÉS (syndrome de). Association d'œdème local, d'hypotension artérielle, d'acidurie avec hyperkaliémie, d'insuffisance rénale aiguë à diurèse conservée ou non (par tubulopathie due à la myoglobine) et de troubles psychiques, tout ceci étant la conséquence de la rhabdomyolyse (v. ce terme) post-ischémique. V. *myoglobinurie*, *Bywaters (syndrome de)* et *compartimental (syndrome)*.

RÊVE (état de). V. *unciforme ou uncinée (crise)*.

REVERDIN (aiguille de) [angl. ***Reverdin's needle***]. Aiguille montée sur un manche, présentant latéralement près de la pointe une encoche pouvant être transformée en trou par une tige métallique mobile.

REVERDIN (greffe de) (R. Auguste, suisse, 1869) [angl. ***Reverdin's method***]. Greffe épidermique à petits greffons de 3 ou 4 mm de diamètre.

RÉVERSIBILITÉ, *s. f.* [angl. ***reversibility***]. Possibilité d'un retour à un état antérieur.

RÉVERSION, *s. f.* (lat. *revertere*, retourner) [angl. ***reversion***]. — 1° ***(anthropologie)***. Syn. *anomalie réversive*. Développement anormal d'un organe rudimentaire rappelant une parenté, dans le passé, entre deux espèces actuellement très différentes. P. ex. : chez l'homme le repli semi-lunaire de l'angle interne de l'œil représente la troisième paupière des marsupiaux. — 2° ***(biologie)***. « Retour, à la suite de générations plus ou moins nombreuses d'individus croisés, au type de l'espèce primitive » (Littré) ; v. *atavisme, 2°*. — 3° ***(pathologie)***. Nom donné par Jaccoud à une nouvelle poussée exanthémateuse survenant dans les fièvres éruptives, peu après la disparition du premier exanthème.

RÉVISION UTÉRINE. Vérification manuelle de la vacuité utérine après l'accouchement.

REVIVISCENCE, *s. f.* (lat. *reviviscere*, revivre) [angl. ***reviviscence***]. Propriété de certains êtres inférieurs (rotifères) qui, après avoir été desséchés et bien que présentant l'aspect de cadavres, peuvent être rappelés à la vie si on leur rend l'eau qui leur avait été soustraite.

RÉVULSIF, IVE, *adj.* et *s. m.* [angl. ***revulsive***]. Nom donné à tous les moyens propres à provoquer la révulsion.

RÉVULSION, *s. f.* (lat. *re*, à nouveau ; *vellere*, arracher) [angl. ***revulsion***]. Acte thérapeutique consistant à produire un afflux sanguin dans un point plus ou moins éloigné d'un organe malade, dans le but de décongestionner cet organe. La *r.* peut s'obtenir par application de chaleur ou de produits irritants : iode, moutarde, etc.

REYE ou **REYE-JOHNSON (syndrome de)** (R. R., australien) (Reye, Morgan et Baral, 1963) [angl. ***Reye's syndrome***]. Syn. *encéphalopathie de Reye*. Syndrome observé chez les nourrissons et les enfants, caractérisé par l'association d'une encéphalite aiguë et d'une stéatose viscérale, surtout hépatique. Il existe en effet une infiltration graisseuse massive du foie et d'autres organes et des lésions œdémateuses accompagnées d'altérations cellulaires du système nerveux central. La maladie débute brutalement, souvent après un épisode infectieux banal, par des vomissements, un délire et un coma profond avec crises convulsives et contractures, hépatomégalie et hémorragies. L'évolution spontanée est mortelle en quelques jours dans 80 % des cas. Les examens de laboratoire montrent une profonde atteinte hépatique : élévation considérable du taux des transaminases sériques, hyperammoniémie, chute des taux de la prothrombine et du glucose sanguins. Ce syndrome serait la conséquence d'une anomalie du métabolisme des lipides révélée par une infection bactérienne, virale ou par une intoxication ; les acides gras libérés en masse attaqueraient le système mitochondrial cellulaire. V. *carnitine*.

REYNIER (de) (R. Jean-Marie de, fr., 1948). V. *Nager et de Reynier (dysostose acrofaciale de)*.

REYNOLD-RÉVILLAUD ET DÉJERINE (syndrome de). V. *bulbaire antérieur (syndrome)*.

REYNOLDS (syndrome de) (R. Telfer, amér., 1970) [angl. ***Reynold's syndrome***]. Association d'une cirrhose biliaire primitive et d'une sclérodermie.

REYS (R. L., fr., 1926). V. *Weill et Reys (syndrome de)*.

RF. Abréviation du terme anglais ***Releasing Factors***. V. *facteurs de déclenchement*.

RFLP (1978). Abréviation de l'angl. ***Restriction Fragment Length Polymorphism***, en fr. *polymorphisme de restriction*, c'est-à-dire inégalité de longueur des fragments d'ADN obtenus avec une sonde génétique donnée. V. *génétique (système) de restriction-modification*.

RGO. V. *reflux gastrœsophagien*.

RH. Abréviation du terme anglais ***Releasing Hormone***. V. *facteurs de déclenchement*.

rH [angl. ***rH***]. Symbole exprimant le *potentiel d'oxydoréduction* d'un corps, c'est-à-dire son degré d'affinité pour l'oxygène. Le rH se chiffre par le logarithme de l'inverse de l'activité (ou de la pression) de l'hydrogène moléculaire. C'est en effet cette pression qui commande l'orientation de la réaction vers l'oxydation ou vers la réduction.

Rh (facteur). V. *Rhésus (facteur)*.

RHABDOMYOLYSE, *s. f.* (gr. *rhabdos*, raie ; *mus*, muscle ; *lusis*, dissolution) [angl. ***rhabdomyolysis***]. Destruction du muscle strié. Elle peut être provoquée par une infection ou une intoxication et s'accompagne de contracture douloureuse des masses musculaires, de myoglobinurie et d'une élévation du taux sanguin des enzymes musculaires (créatine-phosphokinase, aldolase, lactico-déshydrogénase). Elle peut se voir au cours de certaines maladies enzymatiques. V. *glycogénique (maladie)*. — ***rh. récurrente***. V. *myoglobinurie paroxystique idiopathique*.

RHABDOMYOME, *s. m.* (gr. *rhabdos*, raie ; myome) [angl. ***rhabdomyoma***]. Myome à fibres striées ; tumeur très rare, surtout à l'état de pureté. — ***rh. granuleux*** ou ***granulo-cellulaire.*** V. *Abrikossoff (tumeur d')*.

RHABDOMYOSARCOME, *s. m.* [angl. ***rhabdomyosarcoma***]. V. *myosarcome.*

RHABDOVIRIDÆ, *s. f. pl.* ou **RHABDOVIRIDÉS**, *s. m. pl.* (gr. *rhabdos*, raie) [angl. ***Rhabdoviridae***]. Famille de virus à ARN monocaténaire de polarité négative, de symétrie hélicoïdale et possédant une enveloppe en forme d'obus. Le virion mesure 180 × 75 nm. Elle comprend parmi le genre *Vesiculovirus* le virus de la stomatite vésiculeuse et parmi le genre *Lyssavirus,* le virus de la rage, ainsi que d'autres virus pathogènes seulement pour les animaux.

RHABDOVIRUS, *s. m.* [angl. ***Rhabdovirus***]. Virus de la famille des *Rhabdoviridæ* (v. ce terme).

RHADINOVIRUS, *s. m.* [angl. ***Rhadinovirus***]. Genre viral de la sous-famille des *Gammaherpesvirinæ*, comprenant l'herpès virus humain 8. V. *Herpesviridæ.*

RHAGADE, *s. f.* (gr. *rhagas*, fente) [angl. ***rhagade***]. Crevasse.

RHAGOCYTE, *s. m.* V. *ragocyte.*

RHEA BARTON (fracture de) (Barton, John Rhea, amér., 1838) [angl. ***Barton's fracture***]. Variété rare de fracture de l'extrémité inférieure du radius consistant en l'écornure du rebord articulaire postérieur. — ***f. de Rhea Barton renversée.*** Syn. *f. de Letenneur.* Écornure du rebord articulaire antérieur de l'extrémité inférieure du radius. — Ce sont des fractures marginales, antérieure et postérieure.

RHEGMATOGÈNE, *adj.* (gr. *rhêgma*, déchirure ; *génês*, qui est engendré) [angl. ***rhegmatogenous***]. Qui est provoqué par une déchirure. V. *décollement de la rétine.*

RHÉOBASE, *s. f.* (Lapicque, 1909) (gr. *rhéô*, je coule ; *basis*, base) [angl. ***rheobasis***]. Intensité atteignant le seuil de l'excitation pour un passage de courant débutant brusquement et indéfiniment prolongé. En d'autres termes, c'est « le plus faible courant à début brusque capable d'exciter » (Lapicque). V. *chronaxie* et *électrophysiologie.*

RHÉOGRAPHIE, *s. f.* [angl. ***rheography***]. Enregistrement des modifications rythmiques de la conductibilité électrique d'un segment du corps humain traversé par des courants de haute fréquence, en rapport avec les variations de la masse sanguine dans cette région (battements du cœur, pulsations vasculaires). Cette méthode est tombée en désuétude. V. *diagraphie.*

RHÉOLOGIE, *s. f.* (gr. *rhéô*, je coule ; *logos*, discours) [angl. ***rheology***] (physique). Étude de l'écoulement de la matière et de la déformation des corps sous l'influence des forces qui s'exercent sur eux. V. *hémorréologie* et *rhéocardiographie.* — ***r. sanguine.*** V. *hémorréologie.*

RHÉOPLÉTHYSMOGRAPHIE, *s. f.* [angl. ***rheoplethysmography***]. Pléthysmographie d'impédance (v. ces termes et *irrigraphie*).

RHÉSUS ou **Rh (facteur)** (ainsi nommé parce que Landsteiner et Wiener, en 1940, le mirent en évidence en injectant du sang de singe *Macacus rhesus* dans l'oreille d'un lapin, produisant ainsi chez ce dernier un sérum anti-Rhésus avec lequel ils étudièrent les phénomènes d'agglutination des sangs humains) [angl. ***Rhesus*** ou ***Rh antigen***]. Agglutinogène du globule rouge indépendant des deux agglutinogènes A et B plus anciennement connus. Dans la race blanche, il existe dans les hématies de 85 % des sujets (sujets Rh+), et joue un rôle dans certains accidents de la transfusion sanguine. En outre, quand un fœtus Rh+ (engendré par un père Rh+) se développe chez une femme dont le sang ne contient pas ce facteur (Rh-), des agglutinines anti-Rhésus (anticorps immuns) apparaissent dans le sang maternel (iso-immunisation, v. ce terme) et agglutinent, à travers le placenta, les hématies de l'enfant. Ce phénomène est à l'origine des maladies du nouveau-né groupées sous le nom d'érythroblastose ou de maladie hémolytique du nouveau-né. — En fait, il existe, non pas un seul agglutinogène Rh, mais toute une série d'antigènes qui se transmettent héréditairement et s'associent de façons diverses, en particulier : Rho ou Rh standard (le plus fréquent), rh', rh" selon la nomenclature de Wiener, correspondant à D, C, E avec leurs allélomorphes *d, c, e,* selon celle de Fisher, Taylor et Race. — Levine et Statson (1961-1962) distinguent : — 1° l'antigène Rh découvert par Landsteiner et Wiener qu'ils proposent d'appeler l'*antigène LW* en hommage à ces deux auteurs ; — 2° l'*antigène Rho* ou *D* auquel ils conservent le nom d'*antigène Rhésus* (classique ou standard) le plus important par son rôle en médecine : c'est lui, en effet (et non l'antigène LW) qui est responsable des accidents de transfusion et de l'iso-immunisation fœto-maternelle. V. *groupes sanguins* et *incompatibilité fœto-maternelle.*

RHÉTINOLÉ, *s. m.* (gr. *rhêtinê*, résine). Médicament externe formé du mélange d'une résine et de différentes substances.

rh-GH. Abréviation de l'angl. ***recombinant human Growth Hormone.*** Hormone de croissance humaine obtenue par génie génétique. V. *somatotrope (hormone).*

RHINENCÉPHALE, *s. m.* (gr. *rhis*, nez ; *enképhalos*, encéphale) (TA *rhinencephalon*) [angl. ***rhinencephalus***]. — 1° (anatomie) Ensemble des formations cérébrales assurant le sens olfactif. V. *paléocortex.* — 2° Syn. *rhinocéphale* (I. G. St-Hilaire). Monstre cyclocéphalien dont l'appareil nasal est représenté par une trompe qui s'insère au bas du front.

RHINITE, *s. f.* (gr. *rhis*, nez ; suffixe *ite,* signifiant inflammation) [angl. ***rhinitis***]. Inflammation aiguë ou chronique de la muqueuse des fosses nasales. — ***r. atrophiante*** ou ***atrophique*** ou ***r. chronique fétide.*** V. *ozène.* — ***r. chronique hypertrophique.*** Variété de *r.* caractérisée par l'hypertrophie de la muqueuse nasale.

RHINOCÉPHALE, *s. m.* (gr. *rhis*, nez ; *képhalê*, tête). V. *rhinencéphale.*

RHINŒDÈME MÉDICAMENTEUX (E. Escat, 1936) [angl. ***drug rhinoedema***]. Œdème chronique de la muqueuse pituitaire observé chez les sujets qui abusent de certains médicaments en instillations nasales.

RHINO-HYDRORRHÉE, *s. f.* V. *hydrorrhée nasale.*

RHINOLALIE, *s. f.* (Kussmaul) (gr. *rhis*, nez ; *lalia*, parole) [angl. ***rhinolalia***]. Syn. *rhinophonie.* Trouble de la phonation déterminé par des modifications de la résonance des cavités nasales. — 1° ***r. ouverte.*** Modification de la voix due à une exagération de la perméabilité nasale (paralysie, perforation de la voûte ou du voile, etc.) : les voyelles buccales prennent un timbre nasal *(nasonnement).* — 2° ***r. fermée.*** Modification de la voix due à la suppression de la perméabilité nasale ; si l'obstacle siège en arrière, le malade ne peut plus émettre les voyelles nasales ; il parle en réalité de la bouche *(stomatolalie)* ; si l'obstacle siège dans la partie antérieure des fosses nasales, il y a des excès de résonance *(nasillement* ou *voix de polichinelle).*

RHINOLITHE, *s. m.* (gr. *rhis*, nez ; *lithos*, pierre) [angl. ***rhinolith***]. Calcul des fosses nasales.

RHINOLOGIE, *s. f.* (gr. *rhis*, nez ; *logos*, discours) [angl. ***rhinology***]. Étude du nez, des fosses nasales et des affections qui leur sont propres.

RHINOMANOMÉTRIE, *s. f.* (gr. *rhis*, *rhinos*, nez ; manométrie) [angl. ***rhinomanometry***]. Mesure de la pression intranasale. Elle peut être *active* (lors de la respiration) ou *passive* (pendant l'apnée, avec insufflation d'un courant d'air constant dans une narine) et, selon la méthode et l'instrumentation utilisées, antérieure ou postérieure.

RHINOMÉTRIE, *s. f.* (gr. *rhis*, nez ; *métron*, mesure) [angl. ***rhinometry***]. Mesure du degré de perméabilité des fosses nasales pour l'air.

RHINOMYCOSE, *s. f.* [angl. ***rhinomycosis***]. Affection des fosses nasales due à un champignon, le plus souvent du genre *Candida.*

RHINOPATHIE, *s. f.* [angl. ***rhinopathy***]. Maladie du nez.

RHINOPHARYNGITE, *s. f.* [angl. ***rhinopharyngitis***]. Inflammation du pharynx nasal ou rhinopharynx.

RHINOPHARYNX, *s. m.* (TA *pars nasalis pharyngis*) [angl. ***rhinopharynx***]. Syn. *cavum* et *nasopharynx.* V. ce terme et *pharynx.*

RHINOPHONIE, *s. f.* (gr. *rhis*, nez ; *phônê*, voix). V. *rhinolalie.*

RHINOPHYCOMYCOSE, *s. f.* [angl. ***rhinophycomycosis***]. Localisation aux tissus sous-cutanés du nez, des lèvres et de la face, de la phycomycose (v. ce terme).

RHINOPHYMA, *s. m.* (gr. *rhis*, nez ; *phuma*, tumeur) [angl. ***rhinophyma***]. Syn. *acné hypertrophique de Vidal et Leloir* ou *acné éléphantiasique.* Hypertrophie quelquefois considérable du nez, due à l'épaississement de la peau et au développement des glandes sébacées ; la peau est lisse, brillante et rouge à ce niveau.

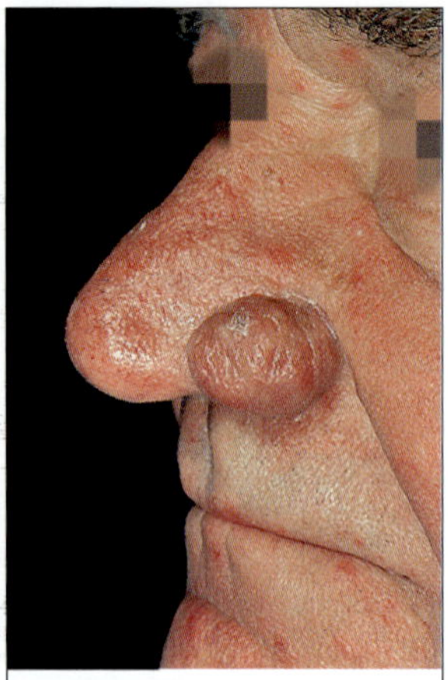

Rhinophyma

RHINOPLASTIE, *s. f.* (gr. *rhis*, nez ; *plassein*, former) [angl. ***rhinoplasty***]. Opération destinée à remédier aux difformités ou pertes de substance du nez en le reconstituant en totalité ou en partie.

RHINORRAGIE, *s. f.* (gr. *rhis*, nez ; *rhêgnumi*, je jaillis) [angl. ***rhinorrhagia***]. Hémorragie nasale.

RHINORRAPHIE, *s. f.* (gr. *rhis*, nez ; *rhaphê*, suture) [angl. ***rhinorrhaphy***]. Suture des bords d'une plaie du nez.

RHINORRHÉE, *s. f.* (gr. *rhis*, nez ; *rhein*, couler) [angl. ***nasal hydrorrhoea***]. Écoulement de liquide par le nez, en dehors de tout phénomène inflammatoire. — ***r. cérébrospinale.*** V. *hydrorrhée nasale.*

RHINOSALPINGITE, *s. f.* (gr. *rhis*, nez ; *salpinx*, trompe) [angl. ***rhinosalpingitis***]. Inflammation de la muqueuse de la trompe d'Eustache, ayant pour point de départ une rhinite atrophique ou hypertrophique et comme conséquence une otite moyenne chronique avec sclérose du tympan.

RHINOSCLÉROME, *s. m.* (Hebra) (gr. *rhis*, nez ; *sklêros*, dur) [angl. ***rhinoscleroma***] Maladie infectieuse due à un bacille spécial (bacille de Frisch, 1882, ou *Klebsiella rhinoscleromatis*) et caractérisée, au point de vue clinique, par une tuméfaction, d'une dureté cartilagineuse, des narines, de la cloison du nez et de la lèvre supérieure.

RHINOSCOPIE, *s. f.* (gr. *rhis*, nez ; *skopein*, examiner) [angl. ***rhinoscopy***]. Examen des fosses nasales soit par des narines *(r. antérieure)*, soit par le pharynx à l'aide d'un miroir introduit derrière le voile du palais *(r. postérieure)*.

RHINOSPORIDIOSE, *s. f.* [angl. ***rhinosporidiosis***]. Mycose des pays tropicaux, due au *Rhinosporidium seeberi.* Elle est habituellement localisée aux muqueuses, surtout au rhinopharynx (polypes) et à la conjonctive, mais elle peut s'étendre à la peau et aux os.

RHINOTHERMOMÉTRIE, *s. f.* (gr. *rhis*, nez ; *thermê*, chaleur : *métron*, mesure). Mesure de la température intranasale.

RHINOTOMIE, *s. f.* (gr. *rhis*, nez ; *tomê*, section) [angl. ***rhinotomy***]. Opération qui consiste à pratiquer une large brèche dans la face pour découvrir la partie antérieure des fosses nasales.

RHINOVIRUS, *s. m.* [angl. ***Rhinovirus***]. Genre de virus à ARN, de très petite taille, appartenant à la famille des *Picornaviridæ.* Il existe une centaine de *Rh.*, responsables de près de la moitié des affections des voies aériennes supérieures de l'homme (coryza et, chez l'enfant, bronchites, bronchiolites et bronchopneumonies).

RHIPICEPHALUS, *s. f.* (gr. *rhipis,* éventail ; *képhalê*, tête) [angl. ***Rhipicephalus***]. Genre de tiques, pouvant transmettre des ehrlichioses.

RHIZALYSE, *s. f.* (gr. *rhiza*, racine ; *lusis*, dissolution). « Résorption physiologique ou pathologique d'une racine dentaire » (Trial).

RHIZARTHROSE, *s. f.* (gr. *rhiza*, racine ; *arthron*, articulation). Arthrose de la racine d'un doigt (pouce), d'un orteil, d'un membre.

RHIZOLYSE, *s. f.* (gr. *rhiza* ; *luein*, dissoudre) [angl. ***rhizolysis***]. Interruption d'une racine nerveuse. Elle peut être chirurgicale (rhizotomie) ou non.

RHIZOMÉLIQUE, *adj.* (P. Marie) (gr. *rhiza*, racine ; *mélos*, membre) [angl. ***rhizomelic***]. Qui se rapporte à la racine des membres *(spondylose r.)* ou à leurs segments proximaux *(micromélie r.)*.

RHIZOMÈRE, *s. m.* (gr. *rhiza*, racine ; *méros*, partie) [angl. ***rhizomere***]. Syn. *zone radiculaire de sensibilité tactile* (Sherrington). Territoire cutané en forme de bande mal limitée, dont les nerfs sont en relation avec un ganglion rachidien et les racines qui en émanent.

RHIZOPODES, *s. m. pl.* (gr. *rhiza*, racine ; *pous*, pied) [angl. ***rhizopoda***]. « Protozoaires constitués par une cellule nue, capable d'émettre par la surface de son corps des prolongements protoplasmiques non permanents et de forme variable, appelés *pseudopodes* » (E. Brumpt). Cette classe comprend des amibes parasites de l'homme.

RHIZOTOMIE, *s. f.* (gr. *rhiza*, racine ; *tomê*, section) [angl. ***rhizotomy***]. Syn. *radicotomie, rhizolyse.* Section chirurgicale des racines médullaires. — ***r. antérieure.*** V. *Förster-Dandy (opération de).* — ***r. postérieure*** pratiquée pour supprimer les douleurs radiculaires violentes et rebelles. V. *Förster (opération de).* — ***r. rétrogassérienne.*** V. *névrotomie rétrogassérienne.*

RHJ [angl. ***HJR***]. V. *reflux hépato-jugulaire.*

RHODOCOCCUS EQUI (gr. *rhodon,* rose : ses colonies sont de cette couleur) [angl. ***Rhodococcus equi***]. Espèce bactérienne de la famille des *Mycobacteriaceæ*, aérobie, Gram+ infectant les animaux de ferme (pneumonie du poulain) et devenue pathogène chez le sujet immunodéprimé.

RHODOPSINE, *s. f.* (Kuhne, 1878) (gr. *rhodon*, rose ; *opsis*, vue). V. *érythropsine.*

RHOMBENCÉPHALITE, *s. f.* (gr. *rhombos*, losange, toupie ; *enképhalos*, cerveau ; lat. *itis*, suffixe désignant l'inflammation) [angl. ***rhombencephalitis***]. Inflammation du rhombencéphale ou cerveau postérieur qui comprend le bulbe, la protubérance et le cervelet.

RHOMBOÏDE, *adj.* (gr. *rhombos*, losange ; *eidos*, aspect) [angl. ***rhomboid***]. En forme de losange. — ***muscles petit et grand r.*** Muscles du dos, allant des processus épineux respectivement des 2 dernières vertèbres cervicales et des 4 premières vertèbres thoraciques, au bord interne de la scapula, élévateurs de cette dernière. • **muscle** •.

RHONCHOPATHIE, *s. f.* (gr. *rhonkhos*, ronflement ; *pathê*, maladie) [angl. ***snoring disease***]. Ronflement considéré en tant que maladie.

RHONCHUS, *s. m.* (lat. *rhonchus,* du gr. *rhonkhos*, ronflement). V. *ronflant (râle).*

RHOPHÉOCYTOSE, *s. f.* (Policard et Bessis, 1958) (gr. *rhophéô*, j'avale ; *kutos*, cellule). V. *micropinocytose.*

RHOTACISME, *s. m.* (gr. *rhôtakismos*, emploi fréquent de la lettre *r*) [angl. ***rhotacism***]. Vice de prononciation caractérisé par la difficulté ou l'impossibilité de prononcer la lettre *r.*

RHUMATISME, *s. m.* (gr. *rheuma*, fluxion) [angl. ***rheumatism***]. Nom donné à des affections très diverses, aiguës ou chroniques, ayant comme caractères communs la douleur et la fluxion, localisées surtout au niveau des articulations et des parties molles qui les entourent mais pouvant se manifester ailleurs.

RHUMATISME ARTICULAIRE AIGU. V. *Bouillaud (maladie de).*

RHUMATISME ARTICULAIRE CHRONIQUE PARTIEL. V. *arthrite déformante.*

RHUMATISME ARTICULAIRE CHRONIQUE PROGRESSIF (Charcot). V. *polyarthrite rhumatoïde.*

RHUMATISME ARTICULAIRE DÉGÉNÉRATIF. V. *arthrose.*

RHUMATISME ARTICULAIRE SUBAIGU CURABLE. Polyarthrite post-angineuse de l'adulte jeune atteignant plusieurs grosses articulations, mais sans localisation extra-articulaire et se terminant par la guérison après 6 mois à 2 ans d'évolution. Elle apparaît comme une maladie intermédiaire entre la maladie de Bouillaud et la polyarthrite rhumatoïde.

RHUMATISME BLENNORRAGIQUE [angl. ***gonorrhoeal rheumatism***]. *R.* infectieux déterminé par le gonocoque.

RHUMATISME DE BOUGAINVILLE. V. *polyarthrite aiguë épidémique tropicale.*

RHUMATISME CARDIAQUE. V. *cardite rhumatismale.*

RHUMATISME CARDIAQUE ÉVOLUTIF (Ribierre et Pichon, 1924) [angl. ***evolutive rheumatic carditis***]. Forme de rhumatisme articulaire aigu avec manifestations cardiaques, caractérisée par son évolution prolongée et des poussées fébriles avec atteintes articulaires, défaillance myocardique et modifications des lésions valvulaires. Elle peut apparaître au cours de la première crise de la maladie de Bouillaud *(r. c. é. d'emblée)* ou au cours d'une rechute *(r. c. secondairement évolutif)*. Avant l'ère de la corticothérapie, elle pouvait aboutir à la mort en quelques mois ; la guérison survenait parfois avec stabilisation plus ou moins durable des lésions cardiaques. V. *Bouillaud (maladie de), pancardite* et *asystolie fébrile ou inflammatoire.*

RHUMATISME CHRONIQUE DÉFORMANT (Tessier et Roque). V. *polyarthrite rhumatoïde.* — ***rh. ch. déf. xanthomateux.*** V. *polyarthrose xanthomateuse.*

RHUMATISME CHRONIQUE DÉGÉNÉRATIF. V. *arthrose.*

RHUMATISME CHRONIQUE PROGRESSIF GÉNÉRALISÉ ou **RH. CH. PR. INFECTIEUX** (Weissenbach et Françon). V. *polyarthrite rhumatoïde.*

RHUMATISME FIBREUX (Jaccoud, 1869) [angl. ***chronic secondary polyarthritis***]. Variété de rhumatisme chronique succédant, chez l'adulte jeune, à une crise de rhumatisme articulaire aigu ; elle est caractérisée par des déformations analogues à celles de la polyarthrite rhumatoïde mais dues seulement à des lésions fibreuses périarticulaires sans atteinte profonde des jointures.

RHUMATISME GOUTTEUX [angl. ***gouty arthritis***]. « État articulaire de rhumatisme chronique, coexistant avec un état humoral uricémique » (Besnier). — On en fait actuellement « un rhumatisme dont la goutte est la cause » (M.-P. Weil et C. Polak).

RHUMATISME D'HEBERDEN. V. *Heberden (rhumatisme d').*

RHUMATISME INFECTIEUX ou **PSEUDORHUMATISME INFECTIEUX** [angl. ***infective rheumatism***]. Manifestations articulaires apparaissant dans le décours de certaines maladies infectieuses aiguës. Elles sont dues soit au microbe de la maladie causale, soit à une infection secondaire ; elles n'ont rien de commun avec le rhumatisme articulaire aigu. V. *arthrite réactionnelle.*

RHUMATISME INFLAMMATOIRE CHRONIQUE DE L'ENFANT. V. *polyarthrite chronique de l'enfant.*

RHUMATISME DE KAHLMETTER. V. *rhumatisme allergique de Kahlmetter.*

RHUMATISME LOMBAIRE CHRONIQUE. V. *lombarthrie.*

RHUMATISME MUSCULAIRE DE POITRINE. V. *myalgie épidémique.*

RHUMATISME NEUROTROPHIQUE DU MEMBRE SUPÉRIEUR (Pierre-P. Ravault, de Lyon, 1946) [angl. ***hand-shoulder syndrome***]. Syn. *syndrome épaule-main* (O. Steinbrocker, de New York, 1947). Syndrome caractérisé par l'enraidissement douloureux des articulations de l'un ou plus rarement, des deux bras (la main et l'épaule surtout) avec décalcification des os et aspect œdématié, puis atrophié et figé de la main. Son évolution est généralement favorable. Il peut être déclenché par un trauma minime, une intervention chirurgicale quelconque, certaines affections thoraciques (surtout angor coronarien et infarctus myocardique) ou neurologiques, une arthrose des vertèbres cervicales, ces diverses affections altérant, par voie réflexe, l'innervation sympathique du bras. Il peut survenir aussi après certaines thérapeutiques (antibiotiques tuberculostatiques, phénobarbital, peut-être iode radioactif) et s'étendre alors aux membres inférieurs.

RHUMATISME NOUEUX. V. *polyarthrite rhumatoïde.*

RHUMATISME OSSEUX PARTIEL. V. *arthrite déformante.*

RHUMATISME PALINDROMIQUE (Hench et Rosenberg, 1941) [angl. ***palindromic rheumatism***]. Forme rare de rhumatisme caractérisée par la répétition indéfinie de fréquentes et brèves poussées d'arthrite et de périarthrite souvent accompagnées de nodules intradermiques et sous-cutanés. Elles évoluent sans fièvre ni lésions radiologiques et n'aboutissent jamais au rhumatisme chronique.

RHUMATISME PSORIASIQUE [angl. ***arthro-pathic psoriasis***]. Syn. *psoriasis arthropathique* (Besnier et Bourdillon, 1888). Variété de rhumatisme chronique pouvant frapper les adultes atteints d'un psoriasis, le plus souvent sévère et étendu. Le *r. p.* réalise des formes localisées (hydarthroses, arthralgies) ou des formes progressives généralisées aboutissant à de graves déformations avec ankyloses. V. *système HLA.* • 👁 **psoriasis** •.

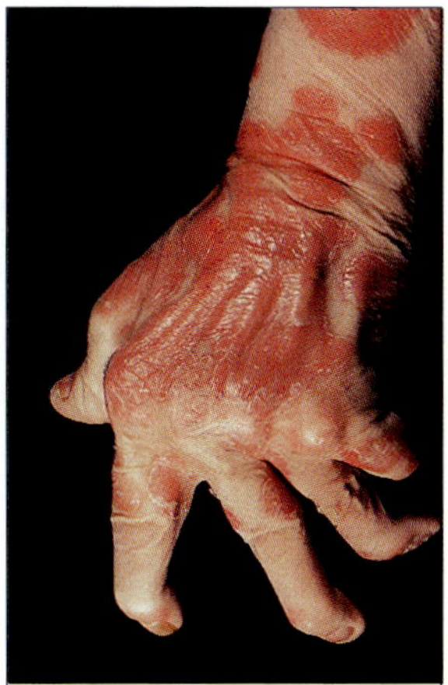

Rhumatisme psoriasique

RHUMATOÏDE, *adj.* (gr. *eidos*, aspect) [angl. ***rheumatoid***]. Se dit des douleurs analogues à celles du rhumatisme. — ***facteur rh.*** V. ce terme. — ***maladie rh.*** V. *polyarthrite rhumatoïde.*

RHUMATOLOGIE, *s. f.* [angl. ***rheumatology***]. Étude des différentes sortes de rhumatisme.

RHUME, *s. m.* (gr. *rheuma,* écoulement, flux) [angl. ***cold***]. Hypersécrétion des muqueuses des voies aériennes supérieures. V. *catarrhe* et *coryza.*

RHUME DE CERVEAU [angl. ***cold, common cold***]. V. *coryza.*

RHUME DES FOINS [angl. ***autumnal hay fever***]. V. *coryza spasmodique.*

RHUME DE HANCHE. V. *coxite transitoire.*

RHUME DE POITRINE. V. *bronchite.*

RHYTIDECTOMIE, *s. f.* (gr. *rhutis, rhutidos,* ride ; *ektomê,* ablation). V. *lifting facial.*

RHYTIDOSIS, *s. m.* (Rossbach, 1980) (gr. *rhutis, idos,* ride) [angl. ***rhytidosis***]. Syn. *maladie des rides.* Affection caractérisée par l'existence de nombreuses rides cutanées donnant à l'adulte jeune l'aspect d'un vieillard.

RIA. Abréviation du terme anglais ***radioimmunoassay.*** V. *radio-immunologique (méthode).*

RIBA. Initiales de l'anglais ***Recombinant Immunoblot Assay.*** Épreuve sérologique fondée sur la réaction entre un antigène recombinant (c'est-à-dire fabriqué par génie génétique) et l'anticorps du sérum étudié. Son résultat est mis en évidence par une réaction colorée obtenue par détection enzymatique. Cette technique est utilisée notamment comme test de confirmation de l'hépatite C. V. *ELISA* et *immunoblot.*

RIBBING (maladie de) (R. Seved, suédois, 1937) [angl. ***Ribbing's disease***]. V. *Müller-Ribbing (maladie de)* à *polyostéochondrite.*

RIBBING (syndrome de) (R. Seved, suédois, 1949) [angl. ***Ribbing's syndrome***]. Syndrome familial transmis selon le mode autosomique dominant, comportant une sclérose diaphysaire avec hyperostose touchant plusieurs os longs.

RIBOFLAVINE, *s. f.* (Kuhn, 1933) (ribose ; lat. *flavus,* jaune) [angl. ***riboflavin***]. Syn. *lactoflavine* ou (désuet) *vitamine nutritive.* Vitamine B_2, pigment jaune auquel le petit-lait doit sa teinte, qui joue un rôle essentiel dans les phénomènes d'oxydo-réduction cellulaire, comme constituant du ferment jaune de Warburg. Présente dans les céréales, le foie et la viande, sa carence provoque l'*ariboflavinose* (v. ce terme).

RIBONUCLÉASE, *s. f.* **(RNase)** (Jones, 1920) [angl. ***ribonuclease***]. Enzyme du groupe des hydrolases intervenant dans la dégradation des molécules d'acide ribonucléique (ARN ou RNA).

RIBONUCLÉIQUE (acide) (ARN) [angl. ***Ribonucleic Acid, RNA***] (génétique). Macromolécule (polymère) formée d'une seule chaîne hélicoïdale de structure analogue à l'une des deux chaînes qui constituent l'acide désoxyribonucléique (ADN). L'ARN en diffère par le remplacement d'un sucre, le désoxyribose, par un autre, le ribose et d'une base pyrimidique, la thymine, par une autre, l'uracile. Elle permet la synthèse des protéines cellulaires selon le programme inscrit sur le code génétique (v. ce terme). — 1° l'***ARN messager*** (ARNm) (Jacob et Monod, 1961) [angl. ***messenger ribonucleic acid, mRNA***] est synthétisé dans le noyau cellulaire grâce à une enzyme (ARN polymérase), sur le modèle d'une des chaînes de la molécule d'ADN : elle représente, en quelque sorte, la copie de cette chaîne (c'est la transcription). Ensuite (c'est l'étape de traduction), l'ARNm sort du noyau et va transmettre au ribosome (v. ce terme) l'information du code génétique prise sur la chaîne d'ADN et grâce à laquelle seront choisis et agencés les différents acides aminés qui doivent constituer la molécule de protéine. Grâce au ribosome, ces acides aminés, apportés par l'ARN de transfert, sont fixés sur la molécule d'ARN messager au niveau de ses différents codons (v. ce terme). Lorsque la chaîne des acides aminés, qui constitue la molécule de protéine, est achevée, elle se détache de l'ARN messager, du ribosome et de l'ARN de transfert. Après avoir servi de matrice, l'ARN messager est détruit et ses éléments seront réutilisés pour la synthèse d'autres molécules semblables destinées à transmettre de nouveau le message héréditaire des chromosomes aux ribosomes. — 2° l'***ARN de transfert*** (ARNt) [angl. ***transfer Ribonucleic Acid, tRNA***] est chargé de reconnaître et de capter, par une de ses extrémités, un acide aminé pour lequel il a une affinité spécifique et de le transférer au complexe ribosome-ARN messager, sur lequel il se fixe par son autre extrémité, au niveau des codons correspondants, permettant ainsi l'édification de la molécule de protéine. — 3° ***ARN ribosomique*** (ARNr) [angl. ***ribosomal ribonucleic acid, rRNA***]. ARN constituant un élément essentiel du ribosome (v. ce terme) sur lequel se fixent les protéines. L'unité 30 S du ribosome a un ARN ribosomal, l'unité 50 S en possède deux. — 4° ***ARN positif ou négatif*** des virus. V. *virus à ARN*. — 5° ***ARN complémentaire*** ; V. *complémentaire*. — V. aussi *désoxyribonucléique (acide), antisens* et *replication*.

RIBONUCLÉOPROTÉINE, *s. f.* **(RNP)** [angl. ***ribonucleoprotein***]. Hétéroprotéine dont le groupement prosthétique est l'acide ribonucléique.

RIBOSE, *s. m.* [angl. ***ribose***]. Pentose entrant dans la composition de nombreux nucléosides et de l'acide ribonucléique. V. *désoxyribose*.

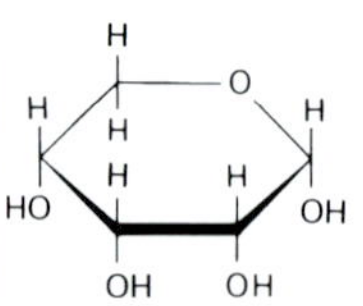

Ribose

RIBOSOMAL, ALE, *adj.* [angl. ***ribosomal***]. Qui concerne le ribosome.

RIBOSOME, *s. m.* (Palade, 1953 ; Roberts, 1958 ; Dintzis) [angl. ***ribosome***] (génétique). Syn. *grain de Palade*. Particule très petite qui se trouve en nombre variable dans le protoplasme de toutes les cellules ; elle est constituée de protéines et d'acide ribonucléique (ARN ribosomal) et formée de deux sous-unités dénommées 30 S et 50 S (S : unité Svedberg). D'après les informations déchiffrées sur la molécule d'ARN messager (qui les a copiées sur le code génétique de l'ADN) et contre laquelle elle s'est placée, elle synthétise une chaîne de polypeptides en additionnant successivement les acides aminés inscrits au programme de l'ARN messager. Les acides aminés sont apportés au complexe ribosome-ARN messager par l'ARN de transfert qui se fixe d'abord par son anticodon sur l'ARN messager, au niveau du codon initiateur. — Les *r.* des bactéries ont été spécialement étudiés ; c'est en effet en détruisant la structure de leurs molécules qu'agissent certains antibiotiques (streptomycine, chloramphénicol, tétracycline). V. *désoxyribonucléique (acide), ribonucléique (acide), code génétique, codon, anticodon, réticulum endoplasmique* et *translocation 2°*.

RIBOSONDE, *s. f.* Sonde génétique (v. ce terme) constituée d'un brin d'acide ribonucléique.

RIBOT (loi de) (R. Théodule, fr., né en 1839). Dans l'involution intellectuelle, les souvenirs les plus récents disparaissent les premiers.

RIBOTYPAGE, *s. m.* **(acide ribonucléique ; typage)** [angl. ***ribotyping***]. Méthode génotypique d'identification et de différenciation des souches bactériennes, utilisant l'analyse des fragments de restriction qui portent les gènes codant les ARN ribosomaux.

RIBOZYME, *s. f.* (Cech T., amér. ; Altman S., canadien) [angl. ***ribozyme***]. Molécule d'acide ribonucléique possédant des propriétés enzymatiques.

RICCI (R. Vincenzo, ital., 1948). V. *Cacchi et Ricci (maladie de)*.

RICH (R. Arnold, amér., 1893-1968). V. *Hamman-Rich (syndrome d')*.

RICHARD. V. *Gardner et Richard (syndrome de)*.

RICHARD (opération de). Arthrodèse extra-articulaire de la sacro-iliaque au moyen de deux greffons osseux embrochant la partie postérieure de la crête iliaque et les apophyses épineuses sacrées ; opération pratiquée dans la sacrocoxalgie.

RICHARDSON (R. J., amér.). V. *Steele, Richardson et Olszewski (maladie de)*.

RICHET (Charles) (fr., 1850-1935, prix Nobel de médecine 1913). V. *anaphylaxie*.

RICHNER-HANHART (maladie ou **syndrome de)** (R. Hermann, suisse, 1938) [angl. ***Richner-Hanhart syndrome***]. Syn. *tyrosinose oculocutanée*. Syndrome héréditaire récessif caractérisé par une kératose palmo-plantaire prédominant aux extrémités des doigts et des orteils, des troubles de la vue et un retard statural et mental. Dans le sang, le taux de tyrosine est très élevé et la tyrosine se dépose dans la peau et le cristallin. La maladie est due à l'absence d'une enzyme, la tyrosine amino-transférase.

RICHTER (R. Ina, amér., 1918). V. *Clough-Richter (syndrome de)*.

RICHTER (hernie de). V. *hernie*.

RICHTER (syndrome de) (R. Maurice, amér., 1928) [angl. ***Richter's syndrome***]. Sarcomatose ganglionnaire survenant au cours d'une leucémie lymphoïde chronique. Son apparition est marquée par une aggravation rapide de l'état général, par une fièvre et une modification des ganglions qui deviennent plus gros, plus durs et asymétriques. Ils contiennent de grandes cellules réticulosarcomateuses analogues à celles du sarcome de Hodgkin.

RICKETTSIA, *s. f.* [angl. ***Rickettsia***]. V. *rickettsie*.

RICKETTSIA PSITTACI, RICKETTSIA TRACHOMATIS. V. *Chlamydia*.

RICKETTSIACEÆ, *s. f. pl.* [angl. ***Rickettsiaceae***]. Famille bactérienne de l'ordre des Rickettsiales comprenant autrefois les genres *Coxiella, Rickettsia, Rochalimaea* et pour certains *Ehrlichia* (v. ces termes). La biotaxie phylogénique (v. *arbre phylogénique universel*) des genres rickettsiens en a récemment modifié l'ordonnance classique fondée sur les phénotypes. En sorte que la famille des *R.* comprend maintenant selon Dumler (2001) les genres *Rickettsia* et *Orienta*.

RICKETTSIALES, *s. f. pl.* [angl. ***Rickettsiales***]. Ordre bactérien comprenant deux familles : les *Rickettsiaceæ* et les *Anaplasmataceæ*. V. *bactérie*.

RICKETTSIE, *s. f.* (R. Howard, amér.) (Ricketts et Wilder, 1910) [angl. ***rickettsia***]. Petit élément granuleux ou bacilliforme mesurant 500 nm environ et présentant presque tous les caractères des bactéries, parmi lesquelles il est classé. Les *r.* synthétisent l'ADN et l'ARN, possèdent une membrane cellulaire et des ribosomes et sont sensibles aux antibiotiques mais ce sont des parasites intracellulaires stricts (comme les virus). On rencontre les *r.* dans l'organisme de certains insectes, en particulier les tiques et les poux. La famille des *Rickettsiaceæ* comprend les genres *Rickettsia* et *Orienta* depuis la nouvelle classification de Dumler. — Les *r.* sont les agents pathogènes d'un certain nombre de maladies. V. *rickettsiose, Chlamydia, Ehrichia* et *Coxiella*.

RICKETTSIOSES, *s. f.* [angl. ***rickettsiosis***]. Groupe de maladies causées par les rickettsies inoculées par des arthropodes, caractérisées par leur allure fébrile, cyclique, un tuphos, souvent un exanthème. Leur sérodiagnostic utilise l'immunofluorescence indirecte. On range aujourd'hui parmi les ***r. humaines :*** le typhus exanthématique, le typhus bénin, la fièvre pourprée des montagnes Rocheuses, la fièvre boutonneuse, la fièvre fluviale du Japon, les typhus tropicaux de Malaisie, la fièvre Q, la fièvre des tranchées, les fièvres à tiques du Queensland et sibériennes. – En ***médecine vétérinaire*** on décrit un certain nombre de *r.* spéciales aux bœufs, aux chiens, aux moutons, dues chacune à des variétés de rickettsies et transmises par diverses tiques.

RICKETTSIOSE ÉPIDÉMIQUE À POU. V. *typhus exanthématique.*

RICKETTSIOSE À POU NON ÉPIDÉMIQUE. V. *fièvre des tranchées.*

RICKETTSIOSE À PULICIDÉS. V. *typhus murin.*

RICKETTSIOSE À *THROMBIDIDAE*. V. *fièvre fluviale du Japon.*

RICKETTSIOSE À TIQUES [angl. ***tick-borne rickettsiosis***]. Terme sous lequel on réunit les fièvres à tiques américaines *(rickettsioses à tiques américaines)* : fièvre pourprée des montagnes Rocheuses, fièvre maculeuse brésilienne et celles de l'Ancien-Monde *(rickettsioses à tiques de l'Ancien-Monde)* : fièvre boutonneuse méditerranéenne, fièvres à tiques sibérienne et australienne (fièvre à tiques du Queensland).

RICKETTSIOSE VARICELLIFORME ou **VÉSICULEUSE** [angl. ***rickettsial pox***]. Syn. *fièvre vésiculeuse.* Rickettsiose bénigne décrite en 1946 dans les faubourgs de New York. Elle est caractérisée par une fièvre à 40 °C pendant sept jours, une escarre au point d'inoculation, un érythème papulo-vésiculeux disséminé, respectant la paume des mains et la plante des pieds. Elle serait due à *Rickettsia akari,* transmise par un acarien à partir de la souris, réservoir de virus.

RICTUS, *s. m.* (en lat., bouche ouverte) [angl. ***rictus***]. Ouverture de la bouche avec contraction des peauciers donnant l'aspect du rire forcé.

RIDA, *s. m.* Terme islandais pour *scrapie.* V. *virus lents (maladies dites à).*

RIDEAU (signe du) (Vernet). Signe de paralysie unilatérale du constricteur supérieur du pharynx, innervé par le glossopharyngien. La stimulation de la paroi postérieure du pharynx entraîne son déplacement en masse vers le côté sain et un peu obliquement vers le haut.

RIDLEY ou **HISSETTE-RIDLEY (choriorétinite de)** (1945). Atrophie chorio-rétinienne avec dispersion du pigment, altération de la papille, atrophie optique et décoloration des artères rétiniennes. Elle est caractéristique de l'*onchocercose* (v. ce terme) et se manifeste, à l'examen du fond d'œil, par un aspect de plaques brunâtres craquelées. V. *Robles (maladie de).*

RIEDEL-TAILHEFER (maladie de) (R. Bernhard, all., 1846-1916) [angl. ***Riedel's disease***]. Syn. *strumite ligneuse, thyroïdite cancériforme de Tailhefer, thyroïdite ligneuse diffuse* ou *scléreuse.* Thyroïdite très rare, survenant chez la femme vers la cinquantaine. Elle est caractérisée par une tuméfaction très dure du corps thyroïde, d'abord unilatérale puis bilatérale, une inflammation intense et évolutive des tissus environnants, des signes de compression des organes voisins et une légère hypothyroïdie. V. *Hashimoto (goitre lymphomateux de).*

RIEDER (cellule de) (R. Hermann, all., 1858-1932) [angl. ***Rieder's cell***]. Variété de cellule indifférenciée à noyau encoché ou lobulé plus sombre et à granulations azur.

RIEGEL (syndrome de) (R. Franz, all., 1843-1904). Paralysie laryngée en fermeture (ou adduction des cordes vocales). V. *Gehrardt (syndrome de)* et *Ziemssen (syndrome de).*

RIEGER (syndrome de) (R. Herwigh, autr., 1935) [angl. ***Rieger's syndrome***]. Association de malformations du segment antérieur de l'œil (cornée : opacités, mégalocornée ; iris : hypoplasie du stroma, adhérences, embryotoxon postérieur, colobome), de glaucome congénital et d'anomalies des os de la face (hypertélorisme, agénésie des maxillaires avec hypoplasie des dents), du système nerveux (hydrocéphalie, débilité mentale), parfois du cœur. C'est une maladie héréditaire à transmission dominante. – Lorsque les malformations oculaires existent seules, il s'agit de l'*anomalie* ou de la *malformation de Rieger.*

RIEHL (mélanose de) (R. Gustav, autr., 1917) [angl. ***Riehl's melanosis***]. Syn. *mélanose de guerre.* Dermatose chronique de nature inconnue, observée chez la femme vers la cinquantaine, surtout au cours des deux dernières guerres mondiales. Elle est caractérisée par une forte pigmentation en réseau, brune ou ardoisée, siégeant sur les parties latérales du visage, le pourtour de la bouche et parfois le cou et les membres supérieurs, sans aucune manifestation d'ordre général. Parfois cette pigmentation est associée à une atrophie cutanée et à des télangiectasies (*poïkilodermie réticulée pigmentaire de la face et du cou,* Civatte, 1922) ou, chez certains sujets manipulant des huiles industrielles, à des papules et à des folliculites (*mélanodermite toxique lichénoïde et bulleuse,* Hoffmann et Habermann, 1918).

RIETTI-GREPPI-MICHELI (maladie ou **syndrome de)** (R. Fernando, ital., 1924-1925 ; G., 1928 ; M., 1929) [angl. ***Rietti-Greppi-Micheli syndrome***]. Syn. *thalassæmia minor.* Variété bénigne de thalassémie (v. ce terme), dont le tableau est celui, atténué, de l'anémie de Cooley. L'anémie est modérée, avec splénomégalie et subictère. Dans les formes minimes, l'anomalie hématologique consiste en une polyglobulie avec microcytose.

RIEUX (hernie de) (R. Léon, fr., 1853) [angl. ***Rieux's hernia***]. Hernie d'une anse intestinale dans la loge rétrocæcale, pouvant provoquer une occlusion par étranglement interne.

RIFAMYCINES, *s. f. pl.* (découvertes en Italie en 1957 et nommées d'après le roman français contemporain d'Auguste Le Breton, *Du rififi à Paname*, pour souligner le caractère efficace du médicament). Famille d'antibiotiques inhibiteurs de l'ARN-polymérase des bactéries. Elle comprend essentiellement la *rifamycine* et la *rifampicine,* actives sur le bacille de la tuberculose et de nombreux germes Gram+ et –.

RIFT (fièvre de la vallée du). V. *fièvre de la vallée du Rift.*

RIGA ou **RIGA-FEDE (maladie de)** (R. Antonio, ital., 1880). V. *subglossite diphtéroïde.*

RIGIDIMÉTRIE PÉNIENNE [angl. ***monitoring of penile rigidity***]. Technique d'exploration de l'impuissance sexuelle masculine consistant, grâce à un appareil adéquat (le rigidimètre) à enregistrer les variations nocturnes de diamètre et de rigidité de la verge. (La pléthysmographie pénienne n'enregistre que des variations de diamètre).

RIGIDITÉ DES ARTÉRIOSCLÉREUX. V. *Fœrster (syndrome de).*

RIGIDITÉ CADAVÉRIQUE [angl. ***cadaveric rigidity***]. Phénomène cadavérique qui se manifeste d'un quart d'heure à sept heures après la mort. Il consiste en un durcissement des muscles avec perte de leur élasticité. Il est dû à la coagulation de la myosine.

RIGIDITÉ DÉCÉRÉBRÉE ou **DE DÉCÉRÉBRATION** [angl. ***decerebrate rigidity***]. Syn. *rigidité mésencéphalique.* Contracture musculaire permanente de type extrapyramidal, en extension, provoquée expérimentalement (Sherrington) par la section du mésencéphale et observée dans le cas de tumeurs du mésocéphale ou du cervelet, où elle s'accompagne d'attaques toniques, tétanoïdes, comateuses, et quelquefois dans le syndrome de Little, la chorée, l'athétose, l'encéphalite et le ramollissement cérébral, affections où la *r. d.* n'est que parcellaire et incomplète.

RIGIDITÉ DE DÉCORTICATION (Olmsted et Logan ; Bieber et Fulton) [angl. ***decorticate rigidity***]. Rigidité analogue à la rigidité décérébrée (v. ce terme), mais s'en distinguant par l'attitude en flexion des avant-bras et des poignets et par celle, en adduction, du bras. Elle est provoquée expérimentalement par l'ablation du cortex cérébral (décortication) ; elle a été observée cliniquement dans certaines encéphalites et au cours de traumatismes crâniens graves. V. *apallique (syndrome).*

RIGIDITÉ DE FIXATION (Strumpell). Exagération du réflexe de posture locale au cours de la maladie de Parkinson.

RIGIDITÉ MÉSENCÉPHALIQUE. V. *rigidité décérébrée.*

RIGIDITÉ PALLIDALE [angl. ***pallidal rigidity***]. Variété de contracture extrapyramidale, prédominant à la face et aux membres supérieurs, observée en cas d'altération des corps striés *(globus pallidus),* p. ex. : dans la maladie de Wilson, certains spasmes de torsion et certaines formes de paralysie pseudobulbaire.

RIGIDITÉ SPASMODIQUE CONGÉNITALE DES MEMBRES. V. *Little (maladie ou syndrome de).*

RIGOR, *s. m.* (lat. *rigor*) [angl. ***rigor***]. Frisson.

RIH. Abréviation de l'angl. ***Releasing Inhibiting Hormone*** : hormone bloquant la libération (d'une autre hormone). P. ex. : *somatostatine* ou *GH-RIH*.

RILEY-DAY (syndrome de) (R. Conrad, amér., 1949). V. *dysautonomie familiale*.

RILEY-SCHWACHMAN (syndrome de) (R. Conrad, amér. ; S. Harry, amér. ; 1943) [angl. ***Riley-Schwachman syndrome***]. Association d'anomalies neurologiques et osseuses observées chez l'enfant : démarche raide, hyperréflexie, grande fatigabilité, d'une part, densité radiologique accrue à la base du crâne et diminuée aux diaphyses d'autre part.

RIMBAUD ET GIRAUD (type) (R. Louis, fr., né en 1877). V. *myopathie primitive progressive*.

RINÇAGE PYÉLOCALICIEL (épreuve du) [angl. ***wash-out***]. Épreuve pratiquée au cours d'une urographie intraveineuse, lorsque le pyélogramme est normal, pour rechercher une éventuelle sténose d'une artère rénale responsable d'une hypertension artérielle. Elle consiste à provoquer une brusque et abondante diurèse par l'injection intraveineuse, à la 15e minute de l'urographie, soit de 30 g d'urée dissous dans 200 à 400 mL de soluté salé physiologique (*épreuve du lavage à l'urée* : Amplatz, 1962), soit d'un diurétique puissant (furosémide). Si les 2 reins sont normaux, les 2 images pyéliques sont lavées simultanément et disparaissent, sur les clichés successifs, en 8 à 12 minutes. S'il y a une sténose d'une artère rénale capable de troubler les fonctions du rein (par diminution de la filtration glomérulaire et augmentation de la réabsorption de l'eau et du Na), l'image du bassinet persiste de ce côté alors qu'elle a disparu du côté sain.

RINNE (épreuve de) (R. Heinrich, all., 1819-1868) [angl. ***Rinne's test***]. Comparaison entre la perception aérienne et la perception crânienne d'une même oreille, à l'aide d'un diapason placé d'abord devant l'oreille, puis contre l'apophyse mastoïde. À l'état normal, le son est mieux et plus longtemps entendu par la voie aérienne. Dans les maladies de l'appareil de transmission, c'est le phénomène inverse qui a lieu (le *Rinne* est dit alors *négatif*).

RIOPELLE (tumeur de) (R. Joseph, canadien, 1945) [angl. ***Riopelle's tumour***]. Tumeur rénale rare associant hypernéphrome, sarcome et angiomyolipome.

RIPA. Initiales du terme anglais ***Radio-Immuno Precipitation Assay***. V. *radio-immunoprécipitation*.

RIRE CYNIQUE. V. *sardonique (rire)*.

RIRE SARDONIQUE. V. *sardonique (rire)*.

RISQUE, *s. m.* [angl. ***risk***]. Probabilité de la survenue d'un événement indésirable. V. *facteur de risque d'une maladie*. — ***r. absolu*** [angl. ***absolute risk***]. Probabilité de survenue d'un événement (p. ex. : coronaire) *sans référence* à une population de mêmes âge et sexe ne présentant pas de facteur de risque. — ***r. relatif*** [angl. ***relative risk***]. Estimation du *r.* par *comparaison* avec ladite population. Elle permet de repérer les sujets à *r.* majoré dans un ensemble déterminé. — ***stratification du risque*** [angl. ***risk stratification***]. Répartition en divers groupes des patients faisant partie d'un ensemble, selon l'importance des facteurs de gravité et les éléments pronostiques de leur affection.

RISQUE SOCIAL. Événement plus ou moins prévisible pouvant survenir au cours de l'existence et diminuer les ressources d'un individu. Les *r. s.* sont couverts par des assurances privées ou des organismes sociaux. V. *organisme social*.

RISSER (test de) (R. Joseph, chirurgien amér., né en 1882) [angl. ***Risser's test***]. Appréciation chez l'adolescent, sur une radiographie de face du bassin, du stade évolutif de la croissance osseuse. Celle-ci est terminée en cas de soudure du point d'ossification complémentaire de la crête iliaque avec cet os. Ce test est coté de 0 (avant l'apparition du premier point, vers 13-14 ans chez les filles, 15-16 ans chez les garçons) à 5 (fusion totale, 3 ans après en général).

RIST. Initiales de l'angl. ***Radio Immuno Sorbent Test***. Épreuve radio-immunologique permettant, comme le RAST. (v. ce terme), de doser les immunoglobulines E sériques dans les maladies atopiques (asthme, etc.).

RISTELLA, *s. f.* V. *Bacteroïdes*.

RISTOCÉTINE, *s. f.* (DCI) [angl. ***ristocetin***]. Antibiotique extrait d'un Actinomycète *(Nocardia lurida)*, non utilisé en clinique : il provoque l'agrégation des plaquettes et leur disparition du sang circulant. V. *Willebrand (facteur de von)*.

RITCHIE (indice de) (1968) [angl. ***Ritchie's index***]. Système de cotation employé en rhumatologie, basé sur le degré d'intensité des douleurs à la pression des articulations.

RITTER. V. *Hardy-Rand-Ritter (test de)*.

RITTER VON RITTERSHAIN (maladie de) (R. von R. Gottfried, autr., 1879). V. *dermatite exfoliatrice des nouveau-nés*.

RITUEL CONJURATOIRE [angl. ***ritual***]. Ensemble de gestes que les obsédés, pour apaiser leurs scrupules, se croient obligés de répéter, dans un ordre immuable, avant certains de leurs actes, afin d'en assurer la réussite.

RIVA [angl. ***AIVR***]. Abréviation de *Rythme Idio-Ventriculaire Accéléré* (v. ce terme).

RIVALTA (réaction de). Épreuve permettant de distinguer les épanchements inflammatoires de ceux d'origine mécanique : elle consiste à laisser tomber quelques gouttes de la sérosité à examiner dans de l'eau distillée additionnée d'un peu d'acide acétique ; le liquide devient trouble lorsqu'il s'agit d'un exsudat et reste limpide dans le cas contraire (transsudat). Réaction désuète.

RIVERO CARVALLO (signe de) (R. C. J., mexicain, 1946) [angl. ***Rivero Carvallo's sign***]. Signe d'insuffisance tricuspide. Le souffle systolique xiphoïdien est plus intense quand le malade arrête sa respiration en inspiration profonde que pendant l'apnée post-expiratoire. Ce signe permet de distinguer le souffle de l'insuffisance tricuspide de celui de l'insuffisance mitrale, que ces manœuvres ne modifient pas.

RIXFORD (R. Emmet, amér., né en 1865). V. *Posadas-Rixford (maladie de)*.

RIZIFORME, *adj.* [angl. ***riziform***]. Dont l'aspect rappelle celui des grains de riz. — ***grain r.*** Syn. *grain hordéiforme* (lat. *hordeum*, orge). Corps étranger, non organisé, dont le volume varie d'une tête d'épingle à un haricot, que l'on trouve en plus ou moins grand nombre dans certaines synovites tendineuses d'origine tuberculeuse. Ils sont formés de fragments de la synoviale malade, détachés par les mouvements du tendon dans sa gaine. — ***selle r.*** Évacuation alvine formée d'un liquide aqueux, incolore, dans lequel nagent des flocons blanchâtres que l'on a comparés à des grains de riz cuits et qui sont formés de débris épithéliaux. Elle s'observe dans le choléra asiatique.

RM. V. *rétrécissement mitral*.

RMKO. Abréviation de *Références Médico-Kinésithérapiques Opposables*.

RMN. V. *Résonance Magnétique Nucléaire*.

RMO [angl. ***Opposable Medical References***]. Références Médicales Opposables. V. ce terme.

RMS. Abréviation de *Résumé Médical de Séjour*. Terme de gestion hospitalière. Ce résumé est extrait du compte rendu d'hospitalisation (CRH ou « lettre de sortie »). Il comprend les diverses rubriques ou mots-clés de ce document : antécédents guéris, maladie (ou diagnostic) principale, complications de celle-ci, maladies associées, actes diagnostiques et thérapeutiques. À partir de ce RMS, est créé un résumé d'unité médicale (RUM) par la sélection d'un seul diagnostic principal. V. *PMSI*.

rNA. V. *ribonucléique (acide)*.

RNase. V. *ribonucléase*.

RNP. V. *ribonucléoprotéine*.

ROB, *s. m.* (arabe, *robb*, moût de vin purifié au feu) [angl. ***rob***]. Extrait de suc de fruit préparé par évaporation jusqu'à consistance de miel.

ROBERT (bassin de) (R. Heinrich, all., 1842) (obstétrique). V. *bassin oblique ovalaire double*.

ROBERT-LÉVY. V. *Clerc, Robert-Lévy et Cristesco (syndrome de)*.

ROBERTS. V. *Norman-Roberts (syndrome de)*.

ROBERTS (syndrome de) (R. John, amér., 1919) [angl. ***Roberts's syndrome***]. Ensemble de malformations complexes, à transmission récessive autosomique, comportant une réduction des os des membres voisine de la phocomélie

(v. ce terme) et diverses anomalies craniofaciales (faciès arrondi, yeux écartés, bouche ronde, fissure labiale bilatérale, parfois micro- ou brachycéphalie, colobome).

ROBIN (syndrome de Pierre) (fr., 1923) [angl. ***Pierre Robin's syndrome***]. Malformation rare associant une hypoplasie avec rétroposition de la mandibule, une fissure palatine, une glossoptose et des troubles respiratoires ; il existe parfois des malformations cardiaques. C'est un des syndromes du premier arc (v. ce terme). V. *Catel-Manzke (syndrome de).*

ROBINOW (syndrome de) (R. Meinhard, amér., 1969). V. *nanisme acromésomélique.*

ROBINS. V. *Carter et Robins (test de).*

ROBINSON. V. *Forney-Robinson-Pascal (syndrome de)* et *Marie (P.) et Robinson (syndrome de).*

ROBINSON, POWER ET KEPLER (test de) (1941) [angl. ***Robinson, Power and Kepler test***]. Syn. *test de surcharge en eau, test à l'eau.* Épreuve destinée à explorer le fonctionnement de la corticosurrénale (métabolisme hydrique et salin). Elle est fondée sur le fait que le patient atteint d'insuffisance surrénale élimine l'eau absorbée moins vite que le sujet normal. Elle combine l'étude de l'excrétion de l'eau, du chlore et de l'urée après régime sans sel et ingestion d'eau. Des variantes simplifiées de cette épreuve étudiant seulement le volume et la densité urinaire ont été proposées.

ROBLES (maladie de) (R. Rodolfo, guatémaltèque, 1919). V. *onchocercose.* Certains auteurs donnent plus particulièrement ce nom aux formes d'onchocercose à manifestations oculaires.

ROBSON. V. *Mayo-Robson (signe de).*

ROBUSTICITÉ (coefficient ou indice de) (Pignet, 1900) [angl. ***Pignet's formula***]. Syn. *indice Pignet.* Chiffre obtenu en retranchant de la taille exprimée en centimètres le total du poids exprimé en kilogrammes et du périmètre thoracique moyen exprimé en centimètre. Cet indice est utilisé par les bureaux de recrutement et les conseils de révision.

ROC (courbe) (angl. *Receiver Operating Characteristic*) [angl. ***ROC curve***]. Graphique exprimant la relation entre la sensibilité et la spécificité (v. ces termes) d'une épreuve diagnostique pour diverses valeurs utilisées comme critères de normalité. En portant en abscisse 1 moins la spécificité et en ordonnée la sensibilité, on obtient une courbe indiquant un résultat d'autant plus satisfaisant qu'elle s'éloigne de la diagonale.

ROCHAIX. V. *Bärtschi-Rochaix (syndrome de).*

ROCHALIMÆA, *s. f.* (Regnery, 1992) (d'après le bactériologiste *H. da Rocha-Lima*) [angl. ***Rochalimaea***]. Genre bactérien dont les espèces les plus courantes sont *R. quintana* et *R. henselæ.* Certaines classifications rangent les espèces du genre *Rochalimæa* parmi les *Bartonella.* (*R. quintana* devenant par exemple *Bartonella quintana*, etc.). V. *fièvre des tranchées*, *griffes ou griffures de chat (maladie des)*, *péliose hépatique* et *angiomatose bacillaire.*

ROCHER, *s. m.* (du lat. *rocca*) (TA *pars petrosa ossis temporalis*) [angl. ***petrous part of the temporal bone***] (anatomie). Nom classique de la partie pétreuse de l'os temporal. V. *pétreux.*

ROCHÉRITE, *s. f.* V. *pétrosite.*

ROCHON-DUVIGNEAUD (syndrome de) (R.-D. André, fr., 1896). V. *fente sphénoïdale (syndrome de la).*

RŒDERER-HALLÉ (syndrome de). Brièveté des muscles et manque d'élasticité de la peau limitant le mouvement des articulations.

ROESLER (signe de) (R. Hugo, amér., 1928). Encoches siégeant sur le bord intérieur des côtes, visibles sur les radiographies des malades atteints de rétrécissement congénital de l'isthme de l'aorte. Elles sont dues à l'érosion de l'os par les artères intercostales dilatées qui établissement une circulation collatérale entre les portions sus- ou sous-stricturales de l'aorte. V. *coarctation.*

ROGER (maladie de) (R. Henri, fr., 1879) [angl. ***Roger's disease***]. Terme longtemps considéré comme synonyme de communication interventriculaire (CIV) (v. ce terme). Il est réservé actuellement aux CIV de petite taille ne permettant qu'un faible débit sanguin du ventricule gauche dans le ventricule droit ; cette forme se manifeste cliniquement par le souffle de Roger (v. ce terme) ; elle est longtemps bien tolérée.

ROGER (souffle de) [angl. ***Roger's murmur***]. Souffle systolique, rude et râpeux, occupant toute la partie moyenne de la région précordiale ayant son maximum dans le troisième espace intercostal gauche et irradiant « en rayons de roue ». Il révèle la communication entre les deux ventricules. V. *Roger (maladie de).*

ROHR (agranulocytose hyperplasique du type ou moelle de) (R. Karl, all., 1936) [angl. ***Rohr's agranulocytosis***]. Variété d'agranulocytose dans laquelle la moelle osseuse présente une réaction hyperplasique composée uniquement de formes jeunes (promyélocytes et myélocytes). Il s'agirait de formes graves, mais pas toujours mortelles.

ROKITANSKY-FRERICHS (maladie de) (R. Karl von, autr., 1842) [angl. ***Rokitansky's disease***]. Variété rare d'ictère grave avec insuffisance hépatique rapidement mortelle correspondant *anatomiquement* à l'atrophie jaune aiguë du foie et *cliniquement* à l'hépatite fulminante (v. ce terme et *ictère grave*).

ROKITANSKY-KUSTER (syndrome de) (Hauser, 1958) [angl. ***Rokitansky-Kuster-Hauser syndrome***]. Syn. *syndrome de Mayer-Rokitansky-Kuster-Hauser* (M., 1829 ; R., 1838 ; K., 1910). Variété la plus fréquente d'absence congénitale du vagin, dans laquelle existent des malformations de l'utérus (dont le corps et le col sont absents, dont les cornes, ébauchées, forment de simples bourgeons pleins), tandis que les trompes et les ovaires sont normaux. Elle est due à un arrêt de développement des deux tiers inférieurs des canaux de Müller.

ROKITANSKY-MAUD ABBOTT (syndrome de). V. *canal atrio-ventriculaire commun (persistance du).*

ROLANDIQUE (syndrome) [angl. ***rolandic syndrome***]. Ensemble de manifestations liées à l'atteinte des régions du cortex cérébral voisines de la scissure de Rolando : aires frontale et pariétale ascendantes, opercule fronto-pariétal, lobule paracentral. Il peut comporter des paralysies prédominant aux extrémités des membres, des paralysies des nerfs crâniens, des troubles sensitifs. V. *Déjerine (syndrome sensitif cortical de)* et *Déjerine-Mouzon (syndrome de).*

ROLANDO (scissure de) (R. Luigi, ital., 1773-1831) (TA *sulcus centralis hemispherii cerebri*) [angl. ***central sulcus of the cerebrum***]. Profond sillon situé à la face supérieure et latérale de l'hémisphère cérébral et séparant les lobes frontal et pariétal.

ROLF (méthode d'Ida) [angl. ***Rolf's method***]. Variante de la méthode de Mézières.

ROLLET (syndrome de). V. *apex orbitaire (syndrome de l').*

ROMAÑA (signe de) (R. Cecilio, médecin argentin au Brésil) [angl. ***Romaña's sign***]. V. *Chagas (maladie de).*

ROMANO-WARD (syndrome de) (R. C., ital.) (R., 1963 ; W., 1964) [angl. ***Romano-Ward syndrome***] (cardiologie). Affection rare, héréditaire à transmission autosomique dominante, caractérisée essentiellement, sur l'électrocardiogramme, par un allongement de l'espace QT, parfois associé à des anomalies des ondes T, à une bradycardie, à une arythmie atriale, à une commande instable ou à un raccourcissement de l'espace PR. Cliniquement elle se manifeste par la répétition de syncopes, dues à des troubles du rythme ventriculaire (extrasystoles, accès de fibrillation ou de torsades de pointe). Elle se termine souvent par la mort subite. Il n'y a pas, dans cette affection, de surdité, comme dans le syndrome de Jervell et Lange-Nielsen. V. ce terme et *QT long (syndrome du).*

ROMBERG (maladie de) (R. Moritz von, all., 1846) [angl. ***Romberg's disease***]. Syn. *hémiatrophie faciale progressive, trophonévrose de la face, maladie de Parry et Romberg* (P., 1825). Affection caractérisée par l'atrophie progressive, débutant dans l'enfance, de tous les tissus d'une moitié du visage. Son origine est inconnue ; elle serait une variété de dysraphie (v. ce terme).

ROMBERG (signes de). — 1° [angl. *Romberg's test*]. Impossibilité pour le tabétique de garder son équilibre, quand, debout, les talons joints, on lui fait fermer les yeux. Ce signe témoigne de l'atteinte des fibres longues de la sensibilité profonde. — 2° [angl. *Howship-Romberg sign*]. Syn. *s. de Howship-Romberg.* Douleur le long du nerf obturateur, irradiée jusqu'au genou, observée dans la hernie obturatrice étranglée.

RONCHUS, *s. m.* (lat. *rhonchus,* ronflement). V. *ronflant (râle).*

RONFLANT (râle) [angl. ***sonorous rale***]. Syn. *râle sonore grave, ronchus, rhonchus.* Bruit musical accompagnant le murmure respiratoire et comparé au ronflement d'un homme endormi. V. *sonores (râles).*

RONFLEMENT, *s. m.* [angl. ***snoring***]. Respiration sonore survenant pendant le sommeil et due aux vibrations du voile du palais. V. *rhonchopathie.*

RÖNTGEN, *s. m.* **(abrév. r)** (Wilhelm von Röntgen, all., 1845-1923 ; prix Nobel de physique) [angl. ***röntgen***]. Unité de dose d'exposition aux rayons X et γ. C'est la quantité de rayons X ou γ telle que l'émission corpusculaire associée dans $1{,}293.10^{-3}$ gramme d'air (soit 1 mL d'air à 0 °C et 760 mm Hg) produise, dans l'air, des ions transportant une unité électrostatique CGS de quantité d'électricité de l'un ou de l'autre signe (soit $2{,}08.10^{9}$ paires d'ions). C'est donc une définition physique dépendant du pouvoir d'ionisation des rayons X ou γ. Cette unité ne convient donc que pour ces rayonnements. Pour pouvoir comparer les effets de toutes les radiations ionisantes (y compris les rayons β et les neutrons) dont l'effet biologique est le même et dépend des phénomènes d'ionisations, on a adopté une autre unité, le *rep* (v. ce terme).

RÖNTGENISATION, *s. f.* **RÖNTGENOSCOPIE**, *s. f.* **RÖNTGENTHÉRAPIE**, *s. f.* Noms donnés parfois à l'action des rayons X, à la *radioscopie* et à la *radiothérapie,* du nom de Röntgen qui a découvert les rayons X en 1895.

ROOD (méthode de) [angl. ***Rood's method***]. Technique de rééducation des infirmes moteurs cérébraux consistant à faciliter les mouvements actifs par des stimulations externes.

ROR [angl. ***MMR : Measles, Mumps, Rubella***]. Abréviation de *vaccin associé anti-rougeoleux, anti-ourlien et anti-rubéoleux.* V. à ces *vaccins.*

RORSCHACH (test de) (R. Hermann, suisse, 1921) [angl. ***Rorschach's test***]. Psychodiagnostic (v. ce terme) dans lequel on étudie l'interprétation, par le malade, d'une série de dix planches représentant des taches de formes et de couleurs données.

ROSACE (corps en). V. *corps en rosace.*

ROSACÉE, *s. f.* **(sous-entendu acné)**. V. *couperose.*

ROSACÉE PAPULO-PUSTULEUSE. V. *couperose.*

ROSAI ET DORFMAN (maladie ou **syndrome de)** (R. Juan, amér., 1969) [angl. ***Rosai and Dorfman syndrome***]. Syn. *syndrome de Destombes* (1965), *Rosai et Dorfman, adénite sinusale cytophagique, lymphadénite sinusale cytophagique, histiocytose sinusale hémophagocytaire* (terme à rejeter), *histiocytose sinusale cytophagique, histiocytose sinusale adénomégalique pseudo-tumorale.* Syndrome rare, d'origine inconnue, apparaissant chez l'enfant de moins de 10 ans, caractérisé par des adénopathies massives et indolores, initialement cervicales, par une fièvre légère avec accélération de la vitesse de sédimentation globulaire et leucocytose à polynucléaires. Des localisations viscérales ont été signalées. L'état général reste bon et l'évolution se fait lentement vers la guérison. La biopsie ganglionnaire permet d'affirmer ce bon pronostic et d'éliminer le diagnostic de lymphome malin en montrant un aspect caractéristique : une fibrose avec des sinus distendus et bourrés d'histiocytes macrophages s'attaquant surtout aux lymphocytes. L'existence d'une hyperimmunité humorale et d'un léger déficit de l'immunité cellulaire permet peut être de considérer cette maladie comme une réaction à une infection latente et prolongée, probablement virale. V. *réticulo-endothéliose.*

ROSE (R. Joseph, all., 1826-1893). V. *Waaler-Rose (réaction de).*

ROSE (position de) (R. Edmund, all., 1836-1914) [angl. ***Rose's position***]. Position chirurgicale où la tête dépassant l'extrémité de la table d'opération est en hyperextension, afin de prévenir une inhalation de sang.

ROSE (tétanos céphalique ou **hydrophobique de)** (R. Edmund, all.) [angl. ***Rose's tetanus, cephalic tetanus***]. Tétanos provoqué par une plaie de la face : il est caractérisé par des contractures des muscles de la région cervico-faciale, du pharynx et de la glotte provoquant l'hydrophobie par du trismus et par une paralysie faciale siégeant du côté de la blessure.

ROSE BENGALE (épreuve du) (N. Fiessinger et H. Walter) [angl. ***rose bengal test***]. — 1° Épreuve destinée à explorer la fonction chromagogue hépatique, par l'étude du mode d'élimination par le foie d'un colorant, le *rose Bengale,* injecté dans les veines du sujet. Au bout de 45 minutes, l'examen colorimétrique du sang permet d'apprécier le taux du colorant restant dans la circulation. Normalement, celui-ci est bas, au-dessous de 3 ; il est plus élevé, de 3 à 9, chez les hépatiques. Un taux supérieur à 9 indique un grave défaut d'élimination (atteinte du foie ou rétention biliaire). Cette épreuve est tombée en désuétude. — 2° (bactériologie). Réaction d'agglutination permettant le diagnostic et la surveillance de la *brucellose.*

ROSE BENGALE (test de la coloration au). Épreuve utilisée pour le diagnostic de la maladie de Sjögren. Elle consiste à instiller dans l'œil une solution de rose Bengale qui colore électivement les cellules de la conjonctive et de la cornée lésées par la maladie.

ROSÉE SANGLANTE (signe de la). V. *psoriasis.*

ROSEN. V. *Golabi-Rosen (syndrome de).*

ROSEN (opération de) (R. Samuel, amér., 1951) [angl. ***Rosen's operation***]. V. *cophochirurgie.*

ROSENBACH (maladie de) (R. Anton, all., 1887). V. *érysipéloïde.*

ROSENBACH (test de) [angl. ***Rosenbach's test***]. Dosage de l'hémoglobinémie avant et après immersion d'une main dans l'eau froide pendant 5 minutes ; dans les cas d'hémoglobinurie paroxystique a frigore, le chiffre obtenu après refroidissement est plus élevé que celui noté avant l'immersion.

ROSENTHAL (R. Curt, all.). V. *Melkersson-Rosenthal (syndrome de)* et *Münzer-Rosenthal (syndrome de).*

ROSENTHAL (maladie de) (R. Robert, amér., 1957). Syn. *hémophilie C.* Affection hémorragique héréditaire non liée au sexe et transmise selon le mode dominant. Elle diffère de l'hémophilie par la discrétion du syndrome hémorragique et l'absence fréquente d'hémarthrose. Elle est due à l'absence, dans le plasma, du facteur Rosenthal ou facteur XI (v. ce terme), l'un des facteurs prothromboplastiques plasmatiques.

ROSENTHAL-KLOEPFER (syndrome de) (1962) [angl. ***Rosenthal-Kloepfer syndrome***]. Syndrome caractérisé par l'association de leucomes bilatéraux opacifiant les cornées, d'un aspect acromégalique du visage avec fortes bosses frontales et gros plis cutanés de la face et du cuir chevelu (cutis verticis gyrata).

ROSÉOLE, *s. f.* [angl. ***roseola***]. Éruption de taches rosées nummulaires ou lenticulaires, non saillantes ou à peine surélevées, qui disparaissent au bout de quelques jours en laissant quelquefois après elles une légère desquamation furfuracée. La *r.* est observée dans des affections diverses, telles que : certaines *maladies infectieuses* (fièvre typhoïde, typhus, syphilis, etc.) et quelques *intoxications* (iodures). Elle se manifeste également comme phénomène vasomoteur dû à l'émotion *(r. pudique).*

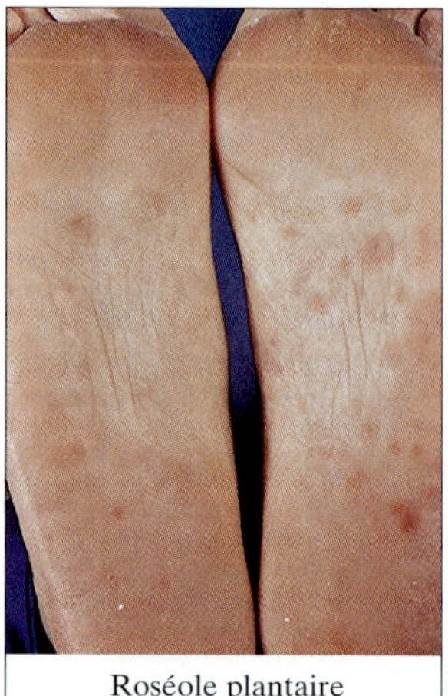

Roséole plantaire syphilitique

ROSÉOLE ÉPIDÉMIQUE. V. *rubéole.*

ROSÉOLE INFANTILE. V. *sixième maladie.*

ROSEOLOVIRUS, *s. m.* [angl. ***Roseolovirus***]. Genre de virus de la famille des *Herpesviridæ* (v. ce terme) dont l'espèce

Herpesvirus 6 est responsable de l'exanthème subit ou roséole infantile ou sixième maladie (v. ce terme).

ROSER-BRAUN (signe de) (R. Wilhelm, all., 1817-1888) [angl. ***Roser-Braun sign***]. Absence de pulsations de la dure-mère, constatée au cours de la trépanation, en cas d'abcès du cerveau.

ROSER-NÉLATON (ligne de) (R. Wilhelm). V. *Nélaton-Roser (ligne de).*

ROSETTE DE HASERICK. V. *Haserick (rosette de).*

ROSETTE D'HERBERT. V. *Herbert (rosette d').*

ROSETTE RHUMATOÏDE (J. F. Bach, F. Delbarre, 1968) [angl. ***rheumatoid rosette***]. Figure obtenue par la technique des rosettes (v. ce terme) appliquée à l'étude de la polyarthrite rhumatoïde. Des lymphocytes du malade sont mis en présence d'hématies sensibilisées avec des immunoglobulines de lapin. Les images de rosette apparaissent en période de poussées douloureuses. V. *facteur rhumatoïde.*

ROSETTES (phénomène ou technique des) (Zaalberg, 1964 ; Biozzi, 1966) [angl. ***rosette formation***]. Syn. *technique de l'immunocyto-adhérence.* Procédé permettant de mettre en évidence la production d'anticorps au niveau des cellules qui les sécrètent (cellules lymphoïdes : immunocytes). Celles-ci, mises en contact avec l'antigène vis-à-vis duquel le sujet est immunisé, l'agglutinent. Lorsque cet antigène est figuré (quand il s'agit de globules rouges, p. ex.), il se dispose en couronne autour des cellules sécrétrices d'anticorps. Ces images de rosettes sont spécifiques de l'anticorps étudié : elles ne se forment qu'au contact de l'antigène correspondant. — Deux variantes de la technique des *r.* permettent, chez l'homme, de distinguer les 2 sortes de lymphocytes : — 1° ***celle des rosettes spontanées*** (syn. *rosette E.* — Érythrocyte —, *rosette mouton*) identifie les lymphocytes T qui agglutinent autour d'eux, sans immunisation préalable, les globules rouges de mouton ; lorsque la réaction est très rapide, elle porte le nom de « rosette E active » ; — 2° le procédé des ***rosettes immunes*** (syn. *rosette complément, rosette EA* ou *EAC* — Erythrocyte, Anticorps, Complément) caractérise électivement les lymphocytes B qui s'entourent d'une couronne de globules rouges hétérologues recouverts d'anticorps anti-érythrocytaire et de complément : les lymphocytes B possèdent en effet un récepteur capable de fixer la fraction C3 du complément.

ROSETTES (test d'inhibition des) (J. F. Bach, 1969) [angl. ***inhibition of rosette formation***]. Épreuve permettant de vérifier l'activité immunodépressive d'un sérum antilymphocyte (ou d'autres immunodépresseurs). Ce sérum, mélangé à des lymphocytes préalablement immunisés contre certains globules rouges, les rend incapables, lorsqu'ils sont mis ultérieurement en contact avec ces globules, de sécréter contre eux les anticorps et de les agglutiner en rosettes. V. *rosettes (technique des)* et *récepteur de reconnaissance.*

ROSEWATER (syndrome de) (1965). Forme familiale d'hypogonadisme mâle avec gynécomastie et stérilité. Son origine est inconnue.

ROSKE-DE TONI-CAFFEY (syndrome de). V. *Caffey-Smyth (syndrome de).*

ROSS (opération de) (Donald R., angl., 1967). Autotransplantation de la valve pulmonaire en position aortique.

ROSSANO (optotype des) (R. Roger et Hélène, fr., 1951). Échelle d'acuité visuelle représentant des animaux ou des objets, destinée aux petits enfants.

ROSSIER (syndrome de). Association, chez le prématuré extrême, de rachitisme avec ostéopathie polyfracturaire, d'ictère et de pneumopathie grave avec crises d'apnée.

ROSSIGNOL DES TANNEURS (ainsi nommé à cause des cris que la douleur arrache aux sujets qui en sont atteints) [angl. ***tanner's disease***]. Syn. *pigeonneau, tourtereau.* Lésions professionnelles, spéciales aux ouvriers mégissiers, siégeant aux doigts et se développant au niveau d'excoriations irritées par le contact de caustiques (potasse, acide chromique). Ce sont des ulcérations arrondies à bords taillés à pic, ressemblant vaguement à un œil de pigeon, très douloureuses et très rebelles.

RÖSSLE (cholangite diffuse non oblitérante ou maladie de) (R. Robert, all., 1844-1896). V. *cholangite diffuse non oblitérante de Rössle.*

ROSSOLIMO (réflexes ou signes de) (R. Gregori, russe, 1902) [angl. ***Rossolimo's reflex***]. — 1° Flexion des orteils provoquée par la percussion de leur face plantaire, chez les malades atteints d'une lésion du faisceau pyramidal. — 2° Flexion réflexe des doigts de la main (y compris le pouce) provoquée par la percussion du métacarpe palmaire à la base de l'index et du médius. Elle traduirait une altération du faisceau pyramidal. V. *Hoffmann (signes d') 2°* et *Tromner (manœuvre réflexe ou signe de).*

ROTATION DU CŒUR. Mouvement du cœur qui tourne autour d'un de ses trois axes : sagittal, transversal ou longitudinal. V. *position électrique du cœur.* — ***r. horaire*** ou ***dextrogyre.*** V. *dextrorotation du cœur.* — ***r. antihoraire*** ou ***lévogyre.*** V. *lévorotation du cœur.*

ROTATOIRE (bruit) [angl. ***muscle sound***]. Syn. *bruit musculaire.* Bruit de roulement continu que l'on entend lorsque l'on place le stéthoscope sur un muscle à l'état de contraction.

ROTATOIRE (chorée) [angl. ***rotatory chorea***]. V. *chorée hystérique.*

ROTATOIRE (épreuve) [angl. ***rotation test***]. Syn. *épreuve giratoire.* Épreuve destinée à mettre en évidence un trouble de l'équilibre (lésion du labyrinthe). Un sujet, assis les yeux fermés et la tête droite sur une chaise spéciale, présente normalement, après avoir effectué rapidement une dizaine de tours sur lui-même, une déviation de l'axe du corps et un nystagmus prolongé dirigé dans le sens de la rotation. Ce réflexe fait défaut en cas de destruction du labyrinthe. V. *pendulaire (épreuve), vestibulaire (épreuve)* et *cupulométrie.*

ROTAVIRUS, *s. m.* (lat. *rota*, roue) [angl. ***Rotavirus***]. Genre de virus à ARN bicaténaire, à symétrie cubique, dépourvu d'enveloppe, mesurant 60 à 75 nm, en forme de roue, faisant partie de la famille des *Reoviridæ* et responsable de certaines diarrhées du nourrisson et parfois d'infections respiratoires.

ROTES-QUEROL (R.-Q. J., espagnol, 1950). V. *Forestier et Rotes-Querol (syndrome de).*

ROTH (rétinite septique de) (R. Moritz von, all., 1872). Rétinite microembolique survenant au cours des états septicémiques, en particulier de l'endocardite infectieuse. Elle est caractérisée par la présence, sur la rétine, de multiples foyers hémorragiques à centre blanc (taches de Roth), fugaces et récidivants.

ROTHIA, *s. f.* [angl. ***Rothia***]. Genre de bacilles anaérobies facultatifs Gram+ que l'on a rendu responsable de la *maladie des griffures de chat* (v. ce terme). En fait, cette affection serait due à d'autres bactéries.

ROTHMANN-MAKAÏ (syndrome ou panniculite de) (R. Max, all., 1894 ; M., 1928) [angl. ***Rothmann-Makaï syndrome***]. Syn. *lipogranulomatose sous-cutanée disséminée spontanément résolutive* (Makaï). Variété de panniculite nodulaire (v. *panniculite fébrile nodulaire récidivante non suppurée*) survenant chez le jeune enfant, caractérisée par un grand nombre de nodules symétriques, parfois douloureux, d'aspect peu inflammatoire et évoluant plus ou moins rapidement vers la guérison spontanée.

ROTHMUND (syndrome de) (R. August, all., 1868) [angl. ***Rothmund's syndrome***]. Affection familiale héréditaire à transmission récessive autosomique, caractérisée par l'association d'une sclérodermie de la face, des mains et des pieds, débutant 4 à 5 mois après la naissance, s'accompagnant de pigmentation, de télangiectasies, de poïkilodermie et souvent d'ulcérations douloureuses ; d'une cataracte corticale bilatérale, apparaissant entre 4 et 7 ans, d'évolution rapide ; de troubles laryngés (voix enrouée ou de fausset) ; souvent d'un aspect eunuchoïde. V. *Werner (syndrome de).* On admet actuellement que ce syndrome et celui de Thomson (v. ce terme) ne font qu'un : le *syndrome de Rothmund-Thomson* (Rook, 1959).

ROTOR, MANAHAN ET FLORENTIN (syndrome de) (R. Arturo, philippin, 1948) [angl. ***Rotor's syndrome***]. Affection très rare, transmise selon le mode autosomique récessif, proche de la maladie de Dubin-Johnson, caractérisée par un ictère peu intense, variable, d'évolution chronique, sans altération de l'état général. La bilirubinémie est modérément élevée, de type mixte (directe ou indirecte) ; il existe parfois une hémolyse modérée et, dans l'urine, des pigments et quelquefois des sels biliaires. Les voies biliaires sont libres ; il n'y a pas d'atteinte des fonctions hépatiques ni de pigmentation du foie. Cette affection est due à une mauvaise excrétion de la bilirubine conjuguée provoquée par l'absence d'une enzyme hépatique (transférase). V. *ictère chronique idiopathique*.

ROTULE, *s. f.* (lat. *rotula*, de *rota* roue) [angl. ***patella***]. Nom classique de la *patella*. V. ce terme • ◉ **patella** •.

ROTULE (clonus, danse ou **phénomène de la).** Syn. *trépidation rotulienne*. Phénomène analogue au *clonus du pied* et ayant la même signification. On le produit en imprimant un mouvement brusque de haut en bas à la rotule (ou patella), à l'aide des doigts appliqués sur ses bords (la jambe étant en extension) ; la rotule exécute alors une série d'oscillations. V. *clonus*.

ROTULIEN, ENNE, *adj.* [angl. ***patellar***]. Syn. *patellaire*. Qui a rapport à la rotule. — ***choc r.*** Sensation de contact obtenue, dans l'hydarthrose du genou, par le brusque enfoncement de la rotule, qui, à travers le liquide synovial sous-jacent, va heurter la trochlée fémorale. — ***réflexe r.*** V. *réflexe patellaire*. — ***syndrome r.*** V. *fémoro-patellaire (syndrome)*.

ROUE DENTÉE (phénomène de la) [angl. ***cogwheel rigidity***]. Phénomène observé chez les sujets atteints de maladie de Parkinson : du fait de l'hypertonie musculaire, la mobilisation passive des divers segments de membre est freinée par une résistance qui cède par saccades, évoquant la libération successive des crans d'une roue dentée.

ROUGE CONGO (épreuve du) (Bennhold, 1923 ; Paunz, 1924) [angl. ***Congo red test***]. Syn. *épreuve de Bennhold, modifiée par Paunz*. Injection intraveineuse de *rouge Congo*. Chez le sujet normal, au bout d'une heure et demie, on retrouve encore dans le sang plus de 70 % de colorant injecté. Si le sujet est atteint d'amylose, la substance colorante disparaît beaucoup plus rapidement et n'apparaît pas dans l'urine ; elle serait fixée par la substance amyloïde. Les maladies du collagène et certaines affections rénales s'accompagnent également d'abaissement rapide du taux de rouge Congo dans le sang. Épreuve tombée en désuétude.

ROUGEOLE, *s. f.* [angl. ***measles***]. Maladie infectieuse, contagieuse et épidémique, caractérisée par un exanthème formé de petites taches rouges peu saillantes, débutant par la face et précédé par un catarrhe des muqueuses oculo-nasale et pharyngo-laryngée, avec énanthème du pharynx et spécialement de la face interne des joues (taches de Koplik). Elle entre dans la classe des fièvres éruptives. Elle est due à un virus à ARN de 120 nm, pourvu d'une enveloppe à structure hélicoïdale du genre *Morbillivirus* (v. ce terme). Le diagnostic biologique de la *r.* est possible. On la prévient par la vaccination. La *r.* est à nouveau inscrite depuis 2004 sur la liste des maladies à déclaration obligatoire. V. *morbilleux*, *encéphalite virale*, *vaccin antirougeoleux* et *leucoencéphalite sclérosante subaiguë*.

ROUGET, *s. m.* [angl. ***chigger***]. Syn. *aoûtat, Trombidium*. Nom vulgaire de la nymphe octopode de *Trombicula autumnalis*. De couleur rouge, cette nymphe vit en parasite sur les petits animaux et sur l'homme auquel ses piqûres causent de vives démangeaisons avec érythème et parfois un peu de fièvre. Les larves de certains thrombiculas, en Extrême-Orient, transmettent la fièvre fluviale du Japon. V. *trombidiose*.

ROUGET (loi de) (R. Charles, fr., 1824-1904) (physiologie). Loi d'après laquelle les nerfs vasodilatateurs n'abordent jamais les organes dans lesquels ils se terminent sans passer par des cellules ganglionnaires.

ROUGET DU PORC [angl. ***swine eresypelas***]. Maladie contagieuse, due à un microbe spécifique (*Erysipelothrix rhusiopathiæ* ou *Bacillus erysipelatus suis,* Pasteur et Thuillier, 1882), provoquant de graves épizooties chez le porc. Elle est inoculable à l'homme, chez qui elle est observée exceptionnellement. Elle revêt chez lui soit la forme localisée (v. *érysipéloïde*), soit la forme généralisée avec de vastes plaques érythémateuses, soit très rarement la forme septicémique. C'est parfois une maladie professionnelle (tableau n° 88). V. *érysipéloïde*.

ROUGNON-HEBERDEN (maladie de) (R. Nicolas, fr., 1768). V. *angine de poitrine*.

ROULEMENT, *s. m.* [angl. ***rolling***]. Technique de *massage* consistant à mobiliser les muscles d'un membre saisis à deux mains autour de la diaphyse de l'os voisin. V. *palper-rouler*.

ROULEMENT À BILLES (manœuvre ou **signe du)** (J. Forestier). Manœuvre destinée à mettre en évidence la limitation de la rotation du fémur dans le rhumatisme chronique de la hanche (coxarthrie). Le malade étant en décubitus ventral, la jambe fléchie à angle droit, verticale, obéit moins librement aux légers mouvements de ballottement transversal que lui imprime le médecin.

ROULEMENT DIASTOLIQUE (Duroziez) [angl. ***diastolic murmur***]. Bruit de roulement qui se produit pendant la diastole cardiaque et qui se continue avec le bruit de souffle présystolique, dans le rétrécissement mitral. V. *Duroziez (onomatopée de)*.

ROULEMENT DE FLINT. V. *Flint (roulement ou signe de)*.

ROUSSY (R. Gustave, fr., 1874-1948). V. *Déjerine-Roussy (syndrome de)*.

ROUSSY-LÉVY (maladie de) (1926). V. *dystasie aréflexique héréditaire*.

ROUX (Émile). Bactériologiste français (1853-1933). Son nom est notamment attaché au vaccin antirabique et à la sérothérapie antidiphtérique et antitétanique.

ROUX (opérations de) (R. César, de Lausanne, 1857-1934). — 1° V. *œsophago-jéjuno-gastrostomose*. — 2° Opération destinée à empêcher la luxation récidivante de la rotule : elle consiste dans la transplantation, en dedans, de l'insertion tibiale du ligament rotulien.

ROUX (signe de). Enfoncement du grand trochanter observé, du côté atteint, dans les fractures du bassin.

ROVSING (signes de) (R. Nils, danois) [angl. ***Rovsing's signs***]. — 1° (1907). Douleur provoquée au point de Mac Burney par une pression exercée dans la fosse iliaque gauche, chez certains malades atteints d'appendicite. Cette douleur serait due au refoulement des gaz du gros intestin vers le cæcum. Ce signe pourrait servir à différencier, chez la femme, l'appendicite de l'inflammation des annexes droites. — 2° Symptôme de soudure des deux reins, en fer à cheval ; il consiste en une douleur paraombilicale plus ou moins violente provoquée par l'hyperextension du rachis, l'isthme qui unit les deux reins comprimant alors les vaisseaux et les nerfs.

ROWEL (syndrome de) (R. Neville, amér., 1963) [angl. ***Rowel's syndrome***]. Association de lupus érythémateux et d'érythème polymorphe.

ROY ET JUTRAS (syndrome de) (Roy J., canadien, 1936) [angl. ***Roy's syndrome***]. Syndrome caractérisé par l'association d'une hypertrophie de la peau du visage et des extrémités, d'une hypertrophie chéloïdienne des tarses palpébraux et d'un épaississement du périoste des os de la main et parfois de l'avant-bras. Il est à rapprocher de la pachydermie plicaturée avec pachypériostose de la face et des extrémités (v. ce terme).

RPC. *Recommandations de Pratique Clinique*. V. ce terme.

RPPS. V. *répertoire partagé des professionnels de santé*.

RPR TEST. Abréviation du terme anglais ***Rapid Plasma Reagin Test***. Syn. *VDRL charbon*. Test non spécifique de dépistage moderne de la syphilis, variante du VDRL (v. ce terme).

RSA. Abréviation de *Résumé de Sortie Anonyme*. Terme administratif de gestion hospitalière. Produit à partir du résumé de sortie standardisé (RSS) grâce à un logiciel spécial, il permet, sans trahir le secret professionnel, la transmission d'informations médicales à la direction de l'établissement, à la commission médicale d'établissement, à la DRASS, etc. V. *PMCT* et *PMSI*.

r scu PA. Abréviation du terme anglais ***recombinant single chain urokinase plasminogen activator***. Substance fibrinolytique obtenue par génie génétique. V. *scu PA*.

RSH (syndrome). Initiales des noms des 3 enfants observés par les auteurs. V. *Smith, Lemli et Opitz (syndrome de)*.

RSS. Abréviation de — 1° *Résumé de Sortie Standardisé*. Terme administratif utilisé pour la gestion hospitalière. « Tout séjour hospitalier réalisé dans le champ d'activité décrit par le PMSI (v. ce terme) fait l'objet d'un *RSS* constitué d'un ou plusieurs résumés d'unité médicale (RUM) » (ministère de la Santé). V. *RUM*, *ISA*, *RSA* et *GHM*. — 2° *Réseau Santé Social*. Système de communication télématique mis en place en France en 1999 et destiné notamment à transmettre les feuilles de soins électroniques. V. *SESAM*.

rt-PA. Abréviation du terme anglais ***recombinant-tissue-type Plasminogen Activator***. V. *activateur tissulaire du plasminogène.*

RU 486, *s. m.* (Roussel-Uclaf, nom du laboratoire pharmaceutique où cette substance a été découverte). V. *mifépristone.*

RUBARTH (maladie de) (R. Sven, vétérinaire suédois né en 1905) [angl. ***Rubarth's disease***]. Syn. *hépatite contagieuse du chien*. Maladie provoquée par un adénovirus, entraînant des troubles digestifs, une fièvre élevée et souvent la mort dans les formes aiguës. Elle se prévient par la vaccination.

RUBÉFACTION, *s. f.* (lat. *rubefacere,* rendre rouge) [angl. ***rubefaction***]. Congestion cutanée passagère due aux rubéfiants.

RUBÉFIANT, ANTE, *adj.* et *s. m.* (lat. *ruber,* rouge ; *facere,* faire) [angl. ***rubefacient***]. Agent médicamenteux dont l'application sur la peau détermine une congestion intense et passagère.

RUBÉOLE, *s. f.* (lat. *ruber*, rouge) [angl. ***rubella***]. Syn. *roséole épidémique*. Maladie infectieuse, contagieuse et épidémique, caractérisée par une éruption polymorphe rappelant à la fois celle de la rougeole et celle de la scarlatine et par des tuméfactions ganglionnaires multiples (sous-occipitales). Quand elle survient chez la femme enceinte non immunisée, elle peut provoquer un avortement ou des malformations du fœtus. V. *Gregg (syndrome de)*. Elle fait partie des fièvres éruptives ; elle est due à un virus à ARN de 70 à 75 nm, du genre *Rubivirus,* de la famille des *Togaviridæ* (v. ce terme). Elle peut être prévenue par la vaccination. Le dépistage sérologique de la rubéole (ELISA, inhibition de l'hémagglutination) est obligatoire en France depuis 1978 lors de l'examen prénuptial des femmes de moins de cinquante ans. V. *vaccin antirubéoleux.*

RUBÉOLE CONGÉNITALE (embryopathie rubéoleuse). V. *Gregg (syndrome de).*

RUBÉOLE SCARLATINIFORME. V. *Dukes-Filatow (maladie de).*

RUBÉOLIFORME, *adj.* [angl. ***rubeoliform***]. Se dit d'une éruption qui rappelle celle de la rubéole.

RUBIGINE, *s. f.* (Auscher et Lapicque). V. *hémosidérine.*

RUBINSTEIN ET TAYBI (syndrome de) (R. Jack, amér., 1963) [angl. ***Rubinstein-Taybi syndrome***]. Syn. *syndrome du pouce large*. Variété de nanisme congénital avec anomalies morphologiques : élargissement du bout des doigts et des orteils et malformations craniofaciales (crâne petit, front proéminent, micrognathisme, télangiectasie médiofrontale, nez aquilin, palais ogival, fente palpébrale oblique en bas et en dehors, anomalies oculaires diverses). Il existe un retard de la maturation osseuse et du développement intellectuel, ainsi que des malformations cardiaques (communications interatriale et interventriculaire, persistance du canal artériel, coarctation aortique). La cause de ce syndrome est inconnue : le caryotype est normal. V. *Keipert (syndrome de).*

RUBIVIRUS, *s. m.* [angl. ***Rubivirus***]. Genre viral constitué par le virus de la rubéole et appartenant à la famille des *Togaviridæ* (v. ces termes).

RUBROTHALAMIQUE (syndrome). V. *noyau rouge (syndrome controlatéral du).*

RUBULAVIRUS, *s. m.* [angl. ***Rubulavirus***]. Genre de virus à ARN de la sous-famille des *Paramyxovirinæ*, famille des *Paramyxoviridæ*, comprenant le virus des oreillons.

RUCKER (signe de). Périphlébite rétinienne décrite dans la sclérose en plaques. V. ce terme et *Eales (syndrome d').*

RUD (syndrome de) (R. Einar, danois, 1927) [angl. ***Rud's syndrome***]. Syndrome caractérisé par l'association d'ichtyose congénitale (hyperkératose ichtyosiforme), d'oligophrénie, d'épilepsie avec parfois infantilisme et tétanie ; il paraît voisin de l'idiotie xérodermique et du syndrome de Sjögren-Larsson (v. ce terme).

RUDDICK. V. *Waugh et Ruddick (test de).*

RUFFIER (indice de). V. *indice de résistance cardiaque.*

RUGINE, *s. f.* (lat. *runcina,* rabot) [angl. ***rugine***]. Instrument de chirurgie formé d'une plaque d'acier, dont les bords sont taillés en biseau et qui sert à racler les os pour en détacher le périoste.

RUITER-POMPEN-WYERS (syndrome de) (R. M. holl.). V. *angiokeratoma corporis diffusum de Fabry.*

RUKAVINA (maladie de) (R. John, amér., 1956) [angl. ***Rukavina's disease***]. Variété américaine (observée dans le Maryland) de *neuropathie amyloïde* (v. ce terme) touchant au début les membres supérieurs.

RUM. Abréviation de *Résumé d'Unité Médical.* Terme administratif utilisé pour la gestion hospitalière. « Produit à la fin du séjour d'un malade dans une unité médicale assurant des soins de courte durée, le *RUM* contient un nombre limité d'informations d'ordre administratif et médical qui doivent être systématiquement renseignées et codées selon des nomenclatures et des classifications standardisées afin de bénéficier d'un traitement automatique » (ministère de la Santé). Le *RUM* contient un seul diagnostic principal (DP) et le cas échéant un seul diagnostic relié (DR) ainsi qu'un ou plusieurs diagnostics associés significatifs (DS) ou documentaires (DA). V. *RSS*, *DP*, *DA*, *RMS*, *CIM*, *ISA*, *PMSI*, *DR* et *DS.*

RUMMO-FERRANINI (maladie de) (R. Gætano, ital., 1897). V. *gérodermie génito-dystrophique.*

RUMPEL-LEEDE (phénomène de). V. *lacet (signe du).*

RUNDLES ET FALLS (syndrome ou anémie de) (R. Ralph, amér., 1946) [angl. ***Rundles-Falls syndrome***]. V. *anémie sidéroblastique héréditaire.*

RUNGE (Hans, all. 1892-1964). V. *Ballantyne-Runge (syndrome de).*

RUPIA, *s. m.* (gr. *rupos*, crasse) [angl. ***rupia***]. Lésion de la peau caractérisée par la formation d'une croûte centrale noirâtre soulevée par du pus et entourée d'une auréole inflammatoire. À cette croûte, s'en ajoutent bientôt de nouvelles qui forment des couches concentriques stratifiées, de telle sorte que le revêtement croûteux présente l'aspect d'une écaille d'huître. Cette lésion peut se rencontrer dans différentes maladies (syphilis, infection banale de la peau à forme d'ecthyma chez les cachectiques).

RUSSELL (corps de) (R. William, brit., 1852-1940). Amas de substance acidophile qui forme de grosses vacuoles à la périphérie du cytoplasme des plasmocytes et de certaines cellules cancéreuses.

RUSSELL (syndromes de) (R. Alexander, brit.). — 1° V. *Silver-Russell (syndrome de)*. — 2° Syndrome dû à une lésion de la région pariéto-occipitale du cerveau, caractérisée par une désorganisation de la notion d'espace unilatérale, surtout gauche, associée alors à une hémiasomatognosie. — 3° V. *cachexie diencéphalique de Russell.*

RUST (hernie de) (R. Johan, autr., 1775-1840). Variété de hernie obturatrice descendant plus ou moins bas entre l'obturateur externe et la membrane obturatrice interne.

RUSTIZKY (maladie de). V. *Kahler (maladie de).*

RUT, *s. m.* (vieux français *ruit,* rugissement) [angl. ***rut, oestrus***]. Ensemble des phénomènes que présentent les femelles et les mâles des animaux pendant la période où l'accouplement et la fécondation sont possibles. Chez la femelle, le *rut* correspond à l'œstrus.

RUTINE, *s. f.* [angl. ***rutin***]. Syn. *rutoside*. Substance découverte en 1842 par Weiss dans un végétal, la Rue *(Ruta graveolens)* et capable d'élever considérablement la résistance de la paroi des capillaires (action vitaminique P. ; Lavollay et Neuman, Sevin, 1941-43).

RUVALCABA (syndrome de) (Ruvalcaba R H, amér., 1971) [angl. ***Ruvalcaba's syndrome***]. Syndrome malformatif rare, à transmission probablement autosomique récessive, associant chez le garçon brachymétapodie, hypogénitalisme, microcéphalie, retard physique et mental ainsi que diverses malformations squelettiques.

RUYSCH (maladie de). V. *mégacôlon.*

RVPA. Retour Veineux Pulmonaire Anormal. V. *retours veineux anormaux.*

RYTHME, *s. m.* (du gr. *rhuthmos*) [angl. ***rhythm***]. Répétition périodique et régulière de bruits ou d'événements.

RYTHME ALPHA (α) [angl. ***alpha rhythm***]. Syn. *rythme de Berger*. Aspect de l'*électroencéphalogramme* caractérisé par une succession d'oscillations lentes (ondes α), d'une fréquence de 8 à 12 cycles par seconde, d'un voltage de

50 microvolts en moyenne et d'un périodicité donnant au tracé un aspect en fuseau. C'est le rythme normal de base de l'adulte éveillé, au repos sensoriel, les yeux fermés ; il cesse dès l'ouverture des yeux (réaction d'arrêt). Il prédomine dans la région pariéto-occipitale du cerveau.

RYTHME DE BERGER. V. *rythme alpha.*

RYTHME BÊTA (β) [angl. ***beta rhythm***]. Aspect de l'*électroencéphalogramme* caractérisé par une succession d'oscillations rapides (ondes β) d'une fréquence de 15 à 20 cycles par seconde, de bas voltage (5 à 10 microvolts) et de forme sinusoïdale. C'est un rythme normal de l'adulte au repos, les yeux fermés ; il prédomine dans les régions rolandiques et prérolandiques du cerveau. Il disparaît à l'ouverture des yeux (réaction d'arrêt).

RYTHME BIGÉMINÉ. V. *pouls bigéminé.*

RYTHME CIRCADIEN [angl. ***circadian rhythm***]. V. *circadien.*

RYTHME COUPLÉ. V. *pouls bigéminé.*

RYTHME DELTA (δ) [angl. ***delta rhythm***]. Aspect pathologique de l'*électroencéphalogramme* caractérisé par une succession d'oscillations lentes (ondes δ), d'une fréquence de 1/2 à 3 cycles par seconde, d'un voltage élevé (100 microvolts) et de forme sinusoïdale régulière (rythme δ monomorphe) ou irrégulière (rythme δ polymorphe). Il traduit une souffrance cérébrale grave.

RYTHME FŒTAL. V. *embryocardie.*

RYTHME IDIOVENTRICULAIRE [angl. ***idioventricular rhythm***]. V. *idioventriculaire.*

RYTHME IDIOVENTRICULAIRE ACCÉLÉRÉ [angl. ***accelerated ventricular rhythm***]. Syn. *rythme ventriculaire ectopique lent, rythme ventriculaire accéléré, tachycardie idioventriculaire* et, regrettable, *tachycardie ventriculaire lente.* Trouble du rythme sans gravité particulière dû à une activité intermittente particulière d'un centre ventriculaire ectopique. Il est caractérisé, sur l'électrocardiogramme, par la succession, presque régulière, à une fréquence comprise entre 60 et 100 par minute, de 4 à 30 complexes ventriculaires élargis, rappelant, par leur forme, les extrasystoles ventriculaires. Ce rythme ventriculaire, dissocié d'avec celui, plus lent, des oreillettes (ou atriums), diffère du rythme idioventriculaire habituel, plus lent (30 à 40 par minute) et de celui des tachycardies ventriculaires classiques, plus rapides (140 à 200 par minute). Il survient surtout à la phase aiguë de l'infarctus du myocarde, lorsque le rythme sinusal est lent ; il n'aggrave pas le pronostic de l'infarctus.

RYTHME JONCTIONNEL [angl. ***junctional rhythm***]. V. *nodal.*

RYTHME NODAL [angl. ***junctional rhythm***]. V. *nodal.*

RYTHME PENDULAIRE (Pawinsky) [angl. ***pendulum rhythm***]. Syn. *embryocardie dissociée* (Grasset). Variété de rythme fœtal sans tachycardie ni affaiblissement des bruits ; les deux bruits sont égaux. On a comparé ce rythme cardiaque aux oscillations d'un pendule.

RYTHME QUADRIGÉMINÉ. V. *pouls quadrigéminé.*

RYTHME RÉCIPROQUE (P. D. White, 1915 ; L. Gallavardin, 1921) [angl. ***reciprocal rhythm***] (cardiologie). Variété de trouble du rythme dans laquelle l'excitation cardiaque, née dans le nœud atrio-ventriculaire, déclenche la contraction des ventricules puis, par voie rétrograde, celle des oreillettes et redescend ensuite des oreillettes (ou atriums) dans les voies de conduction, provoquant une nouvelle systole ventriculaire (phénomène d'écho). Elle est due à un phénomène de ré-entrée (v. ce terme) siégeant dans le nœud atrio-ventriculaire. Lorsque ce phénomène se répète plusieurs fois de suite, apparaît une *tachycardie réciproque* régulière soit paroxystique (salves de rythme réciproque, accès de tachycardie jonctionnelle, p. ex. : dans certains cas de maladie de Bouveret), soit au long cours (tachycardie réciproque prolongée ou chronique).

RYTHME DU SINUS CORONAIRE (Zahn, 1912) [angl. ***coronary sinus rhythm***] (cardiologie). Rythme cardiaque anormal, rare, généralement transitoire, caractérisé, sur l'électrocardiogramme, par la négativité des ondes atriales P en D_2, D_3 et aVF et par la durée normale du temps de conduction atrio-ventriculaire. Il serait dû au déplacement du centre de commande des battements cardiaques vers l'embouchure de la grande veine coronaire. C'est une variété de rythme nodal (ou jonctionnel).

RYTHME SINUSAL [angl. ***sinus rhythm***]. V. *sinusal.*

RYTHME THÊTA (θ) [angl. ***theta rhythm***]. Aspect pathologique de l'*électroencéphalogramme* caractérisé par une succession d'oscillations lentes (ondes θ), d'une fréquence de 4 à 7 cycles par seconde, d'un voltage de 50 microvolts et de forme plus ou moins régulière. On l'observe dans les zones temporo-pariétales du cerveau, dans certains cas de souffrance cérébrale.

RYTHME TRIGÉMINÉ. V. *pouls trigéminé.*

RYTHME VENTRICULAIRE ACCÉLÉRÉ. V. *rythme idioventriculaire accéléré.*

RYTHME VENTRICULAIRE ECTOPIQUE LENT. V. *rythme idioventriculaire accéléré.*

RYTHMIQUE AURICULAIRE OU ATRIALE (maladie). V. *maladie rythmique auriculaire ou atriale.*

RYTHMOLOGIE, *s. f.* (gr. *rhuthmos*, rythme ; *logos*, étude). [angl. ***rhythmology***]. Étude du rythme.

S

s. Symbole de *seconde* (v. ce terme).

S. — 1° Symbole chimique du *soufre*. — 2° Symbole du *siemens*. — 3° Symbole de la *sérine*.

S (agglutinogène ou **antigène).** V. *groupes sanguins.*

S (composé — de Reichstein) [angl. ***Reichstein's substance S***]. 11-désoxycortisol, précurseur du cortisol (ou hydrocortisone) dans la synthèse de cette hormone par la corticosurrénale. V. *H4S* et *Métopirone (test à la).*

S (hormone) (Albright). V. *11-oxycorticostéroïdes.*

S (onde). V. *électrocardiogramme.*

S (phase). V. *cycle cellulaire.*

3S (syndrome) (angl. : *Short-ear, Skeletal dysplasia, Short stature*) [angl. ***3-S syndrome***]. Syndrome malformatif très rare à transmission autosomique récessive, associant nanisme, absence de rotule, craniosténose, camptodactylie, microtie bilatérale et micrognathie.

S (système). V. *groupes sanguins.*

S (unité). V. *Svedberg (unité).*

SAA. Abréviation de l'angl. ***Serum Amyloid A*** ou ***Serum Amyloid Associated (protein)***. V. *AA* et *amyloïde.*

SABIN (vaccin de) (S. Albert, amér., né en 1906) [angl. ***Sabin's vaccine***]. V. *Heine-Medin (maladie de)* et *vaccin antipoliomyélitique.*

SABIN ET FELDMAN (test de) (S. Albert) [angl. ***Sabin-Feldman dye-test***]. V. *dye-test de Sabin et Feldman.*

SABOURAUD (S. Raymond, fr., 1892). V. *Gruby-Sabouraud (maladie de).*

SABOURAUD (milieu de) (S. Raymond, fr., 1864-1938) [angl. ***Sabouraud's agar***]. Milieu de culture solide destiné aux champignons.

SABOURAUD (syndrome de). V. *monilethrix.*

SABOURIN (S. Charles, fr., 1849-1920). V. *Hutinel et Sabourin (cirrhose de).*

SABULOGRAPHIE, *s. f.* (H. Levesque, 1970) (lat. *sabulum,* sable). Procédé radiologique abandonné permettant de mettre en évidence le sable ou la boue biliaire dans la vésicule, par ingestion de fortes doses de substances radio-opaques.

SABURRAL, ALE, *adj.* (lat. *saburra,* lest) [angl. ***saburral***]. Se dit de la muqueuse linguale lorsqu'elle est recouverte d'un enduit blanc jaunâtre. L'*état s.* de la langue est un symptôme que l'on constate ordinairement dans les troubles gastriques, liés ou non à une maladie générale.

SAC. Symbole de la réaction d'*immuno-hémolyse* (v. ce terme).

SACCHARINATE DE SODIUM (épreuve au) (Fishberg, King et Hitzig, 1934). Épreuve destinée à mesurer la vitesse circulatoire. On compte le temps qui s'écoule entre l'injection intraveineuse de 3 à 5 mL d'une dilution aqueuse à 33 % de saccharinate de sodium et le moment où le sujet perçoit une saveur sucrée ; normalement il est de 10 à 16 secondes ; il est allongé en cas de défaillance cardiaque ; il est raccourci dans les insuffisances cardiaques avec débit élevé (anémie, fistule artério-veineuse, hyperthyroïdie) et dans les cardiopathies congénitales à shunt droite-gauche. — Le *déhydrocholate de sodium (décholine* ou *Dycholium®)* peut être employé au lieu de saccharinate ; le sujet perçoit alors une saveur amère (Winternitz, 1931). Ces épreuves sont tombées en désuétude.

SACCHAROLÉ, *s. m.* Médicament pulvérulent obtenu en mélangeant à du sucre des substances médicamenteuses.

SACCHAROMYCES, *s. m.* (gr. *sakkharon,* sucre ; *mukês,* champignon) [angl. ***Saccharomyces***]. Genre de champignons. — ***S. albicans.*** V. *Candida.* — ***S. cerevisiæ.*** Levure de bière, levure de boulanger. V. *YAC.*

SACCHAROMYCOSE, *s. f.* (gr. *sakkharon,* sucre ; *mukês,* champignon) [angl. ***saccharomycosis***]. Terme par lequel on désignait les maladies provoquées par les levures *(Saccharomyces).* V. *candidose.*

SACCHAROSE, *s. m.* (gr. *sakkharon,* sucre) [angl. ***saccharose, sucrose***]. Syn. désuet *sucrose.* Diholoside formé de glucose et de fructose. C'est le sucre alimentaire (de betterave, de canne). V. *holoside* et *aspartame.*

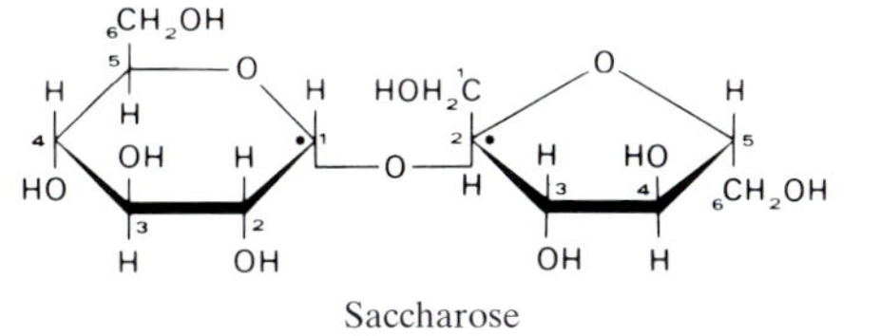

Saccharose

SACCHAROSURIE, *s. f.* [angl. ***saccharosuria***]. Présence exceptionnelle de saccharose dans l'urine.

SACCHARURE, *s. m.* Saccharolé obtenu en versant sur du sucre des teintures alcooliques ou éthérées ou des alcoolatures, puis en séchant et en pulvérisant.

SACCORADICULOGRAPHIE, *s. f.* (de Sèze). V. *radiculographie.*

SACCULAIRE, *adj.* (lat. *sacculus,* petit sac) [angl. ***saccular***]. En forme de sac. V. *anévrisme.*

SACCULE, *s. m.* (lat. *sacculus*, petit sac) [TA et angl. ***sacculus***]. Portion renflée du labyrinthe membraneux. Le *s.* est situé entre l'utricule et le conduit cochléaire.

SACHS (S. Bernard, amér., 1858-1944).V. *Tay-Sachs (maladie de).*

SACKS (S. Benjamin, amér., né en 1896). V. *Libman-Sacks (syndrome de).*

SACRALGIE, *s. f.* (sacrum ; gr. *algos*, douleur) [angl. ***sacralgia***]. Syn. *sacrodynie.* Douleur localisée au sacrum.

SACRALISATION, *s. f.* [angl. ***sacralization***]. Anomalie de la cinquième vertèbre lombaire ou lombale consistant dans l'élargissement de l'une ou des deux apophyses transverses, les rendant analogues aux ailerons sacrés. Cette anomalie peut aller jusqu'à la soudure avec le sacrum de ces apophyses transverses ou même du corps de la vertèbre. On dit plus volontiers : anomalie transitionnelle.

SACRO-COCCYGIENNE (fistule). V. *sinus pilonidal.*

SACROCOXALGIE, *s. f.* (lat. *sacrum ; coxa,* os coxal ; gr. *algos*, douleur) [angl. ***sacrocoxitis***]. Arthrite chronique de la symphyse sacro-iliaque (le terme de sacro-iliite est préférable). — Ordinairement, on réserve ce nom à la tuberculose de cette articulation.

SACROCOXITE, *s. f.* V. *sacro-iliite.*

SACRODYNIE, *s. f.* (lat. *sacrum ;* gr. *odunê*, douleur) [angl. ***sacrodynia***]. V. *sacralgie.*

SACRO-ILIITE, *s. f.* [angl. ***sacroiliitis***]. Syn. *sacrocoxite.* Inflammation de l'articulation sacro-iliaque, provoquant une impotence fonctionnelle et des douleurs lombaires ou fessières qui ont parfois des irradiations radiculaires.

SACROLISTHÉSIS, *s. m.* (A. Mouchet) (lat. *sacrum ;* gr. *olisthêsis*, glissement). V. *sacrum basculé.*

SACROLOMBALISATION, *s. f.* Nom proposé pour désigner à la fois la *lombalisation* et la *sacralisation,* ces deux anomalies étant souvent difficiles à distinguer.

SACRUM, *s. m.* (en lat. [*os*] *sacré*, car offert autrefois aux dieux dans les sacrifices d'animaux) [TA et angl. ***os sacrum***]. Os triangulaire situé entre la 5e vertèbre lombaire ou lombale et le coccyx. V. *vertèbre* • 👁 **rachis, squelette •**.

SACRUM BASCULÉ (Gourdon, de Bordeaux, 1932) [angl. ***sacrolisthesis***]. Syn. *hiérolisthésis* (A. Lippens), *sacrolisthésis* (A. Mouchet). Changement de position du sacrum, par suite du relâchement des ligaments des articulations sacro-iliaques, entraînant une lordose lombaire exagérée avec des douleurs rappelant le lumbago, la sciatique ou le rhumatisme vertébral. Le *s. b.* peut s'établir progressivement (grossesses, fatigue, petits traumatismes répétés) ou brusquement à la suite d'un accident.

SADAM. Abréviation de *Syndrome Algo-Dysfonctionnel de l'Articulation temporo-Mandibulaire.* Dyskinésie de l'articulation temporo-mandibulaire. Elle se traduit par des douleurs, des craquements, une limitation de l'ouverture de la bouche, des troubles de l'occlusion, un bruxisme.

SADIQUE ANAL (stade). V. *anal (stade).*

SADISME, *s. m.* (marquis de Sade) [angl. ***sadism***]. Syn. *algolagnie active.* Perversion du sens génital qui a besoin, pour être excité, de la vue de la souffrance d'autrui. V. *sadomasochisme, masochisme* et *paraphilie.*

SADOMASOCHISME, *s. m.* [angl. ***sadomasochism***]. Association de sadisme et de masochisme (v. ces termes).

SAEMISCH (ulcère de) (S. Edwin, all., 1870). V. *kératite à hypopyon.*

SAETHRE (syndrome de) (S. Haakon, norv., 1931). V. *Chotzen (syndrome de).*

SAGE-FEMME, *s. f., pl.* sages-femmes [angl. ***midwife***]. Femme diplômée qui pratique l'art des accouchements. V. *maïeuticien* et *santé (professions de).*

SAGITTAL, ALE, *adj.* (lat. *sagitta,* flèche) [angl. ***sagittal***]. Situé dans un plan vertical et orienté d'avant en arrière.

SAGUENAY. Affluent du fleuve St Laurent et ville du Québec. V. *Charlevoix-Saguenay (syndrome ou ataxie spasmodique de).*

SAHIB (maladie de). V. *kala-azar.*

SAIGNÉE, *s. f.* (lat. *sanguis,* sang) [angl. ***bloodletting***]. Évacuation d'une certaine quantité de sang provenant d'un vaisseau. Elle est *générale,* lorsque la soustraction porte sur une veine ou une artère ; *locale,* lorsque le sang provient des capillaires (ventouses scarifiées, sangsues). — On donne aussi quelquefois ce nom au sang qui vient d'être évacué ou à la région du corps sur laquelle on pratique de préférence l'opération (pli du coude). V. *palette.*

SAIGNEMENT (temps de) [angl. ***bleeding time***]. Sa mesure explore le premier temps de l'hémostase ou *hémostase primitive* (v. ce terme). Il est anormalement prolongé dans les purpuras vasculaires, les thrombopénies et thrombopathies, ainsi que dans les déficits en fibrinogène et en facteur von Willebrand. V. *Duke (épreuve de)* et *Ivy (méthode d').*

SAINT (triade de) (auteur sud-africain, XXe siècle) [angl. ***Saint's triad***]. Association de hernie de l'hiatus œsophagien, de lithiase biliaire et de diverticulose colique.

SAINT-GERMAIN (attelle de) [angl. ***Saint-Germain's splint***]. Orthèse comportant une semelle fixée à une tige placée sur un côté de la jambe.

SAINT-GUY (danse de). V. *chorée.*

SAINTON (S. Paul, fr., 1868-1958). V. *Marie (P.)-Sainton (maladie de).*

SAINTON (signe de). V. *Joffroy (signes de) 1°.*

SAKATI (syndrome de) (S. Nadia, amér., 1971). V. *acrocéphalo-polysyndactylie.*

SAKEL (méthode de) (S. Manfred, autr., 1900-1965) [angl. ***Sakel's method***]. Traitement de la schizophrénie au moyen de chocs provoqués par l'injection d'insuline. Méthode abandonnée. V. *insulinique (choc).*

SAL. Sérum antilymphocyte (v. ce terme).

SALAAM (tic de) (arabe *salam,* salut). V. *spasmes en flexion (syndrome des).*

SALACITÉ, *s. f.* (lat. *salire,* saillir) [angl. ***salacity***]. Propension aux rapprochements sexuels.

SALDINO. V. *achondrogenèse.*

SALDINO-NOONAN (syndrome de) (S. Ronald, amér., 1972) [angl. ***SRP syndrome, Saldino-Noonan type***]. V. *chondrodysplasie léthale avec brièveté des côtes.*

SALICYLATE, *s. m.* (lat. *salix,* saule — l'écorce de saule en contient) [angl. ***salicylate***]. Sel de l'acide salicylique. Les *s.* sont utilisés en thérapeutique comme antirhumatismaux. V. *aspirine.*

SALIDIURÉTIQUE, *adj.* [angl. ***saluretic***]. Syn. *salurétique.* Qui augmente l'élimination urinaire des électrolytes (sodium et potassium principalement). — *s. m.* Médicament possédant cette propriété. Il agit en inhibant la réabsorption du Na et du K par la partie proximale du tube rénal. V. *diurétique.*

SALIVAIRE, *adj.* Qui a rapport à la salive. — ***glandes s.*** [angl. ***salivary glands***]. Trois paires de glandes exocrines annexées à la cavité buccale, les glandes *parotides, submandibulaires* et *sublinguales.*

SALIVAIRE (test) (Kakizaki, 1973). Diminution de la sécrétion de la salive parotidienne et de sa concentration en bicarbonates et en amylase : signe de lésion pancréatique.

SALIVATION, *s. f.* V. *ptyalisme.*

SALIVE, *s. f.* (lat. *saliva,* salive) (en gr. *sialon*) [angl. ***saliva***]. Sécrétion de glandes annexées à la cavité buccale (les glandes salivaires, v. ce terme). Liquide incolore, filant, insipide, destiné à humecter les aliments et à commencer la digestion des glucides grâce à une enzyme, la ptyaline. V. termes commençant par *sial...*

SALK (vaccin de) (S. Jonas, amér., 1914-1995) [angl. ***Salk's vaccine***]. V. *Heine-Medin (maladie de)* et *vaccin antipoliomyélitique.*

SALLA (maladie de) (nom d'une région du nord-est de la Finlande d'où est originaire la famille chez laquelle a été décrite cette affection) (P. Aula, 1979) [angl. ***Salla disease***]. Maladie lysosomiale (v. ce terme) très rare à transmission autosomique récessive, caractérisée ***cliniquement par un retard mental important, une dysarthrie, un aspect grossier du***

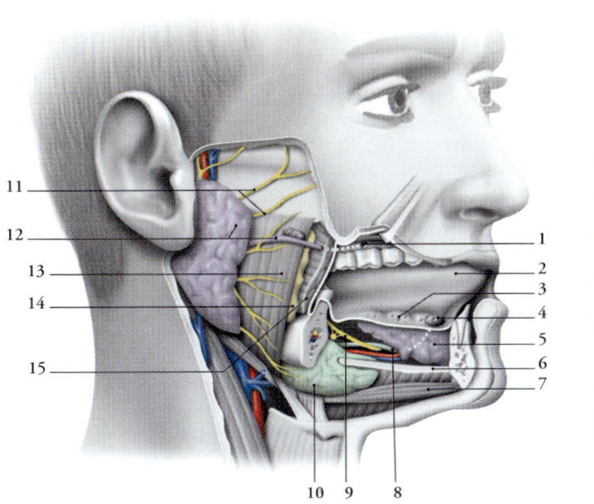

Glandes salivaires

1. papille parotidienne
2. langue
3. caroncule sublinguale et ostiums des conduits sublinguaux
4. ostium du conduit submandibulaire
5. glande sublinguale
6. muscle mylo-hyoïdien
7. muscle digastrique
8. conduit submandibulaire
9. nerf lingual et ganglion submandibulaire
10. glande submandibulaire
11. rameaux du nerf facial
12. glande parotide et conduit parotidien
13. muscle masséter
14. muscle buccinateur
15. corps adipeux de la bouche

visage avec sourcils proéminents et lèvres épaisses, une maladresse des mouvements et biologiquement par une accumulation d'acide sialique dans les tissus. V. *thésaurismose* et *mucolipidose.*

SALLE DE GARDE. Ensemble des locaux habités par les internes dans les hôpitaux. Il ne s'agit pas d'un service destiné à accueillir des patients en urgence.

SALLE DE RÉVEIL [angl. ***recovery room***]. Syn. *salle de surveillance post-interventionnelle.* Pièce dévolue à la surveillance des opérés et autres patients venant de bénéficier d'une anesthésie générale, jusqu'au moment de leur complète reprise de conscience.

SALLE DE SURVEILLANCE POST-INTERVENTIONNELLE. V. *salle de réveil.*

SALLERAS-ZARATE (syndrome de). Malformation oculaire associant une ophtalmoplégie, une myopie et des anomalies de forme et de réaction pupillaires.

SALLMANN (von) (S. Ludwig, amér., né en 1892). V. *Witkop-von Sallmann (maladie de).*

SALMONELLA (d'après Daniel Salmon, vétérinaire amér. qui décrivit en 1886 le bacille du hog-choléra) [angl. ***Salmonella***]. Genre bactérien appartenant à la famille des *Enterobacteriaceæ* (v. ce terme) et comprenant une seule espèce et plusieurs sous-espèces de bacilles Gram–, responsables des différentes salmonelloses. Les sérotypes de *S.* sont identifiés par leurs réactions antigéniques (antigènes O, H, Vi) et sont souvent nommés d'après leur lieu géographique d'origine (p. ex. : *S. Dublin*).

SALMONELLA ENTERITIDIS [angl. ***Salmonella enteritidis***]. Syn. désuets *bacille de Gärtner* (1888), *Bacillus enteritidis.* Bacille compris dans le genre des *Salmonellæ ;* cette espèce est considérée comme un des agents les plus fréquents des toxi-infections d'origine alimentaire. Elle comprend de très nombreux sérotypes. P. ex. : *S. e.* sérotype *typhimurium ; S. e.* sérotype *paratyphi.*

SALMONELLA PARATYPHI [angl. ***Salmonella paratyphi***]. Syn. *Salmonella enterica* sérotype *paratyphi, Salmonella enteritidis* sérotype *paratyphi, bacille paratyphique* (Achard et Bensaude, 1896). Trois espèces ou sérotypes de *Salmonellæ* responsables des fièvres paratyphiques et de toxi-infections alimentaires : les *S. paratyphi A, B* et *C.*

SALMONELLA TYPHI [angl. ***Salmonella typhi***]. Syn. *Salmonella enterica* sérotype *typhi, bacille d'Eberth* (1880), *bacille typhique, Bacillus typhosus.* Bactérie Gram– se présentant sous la forme d'un bâtonnet animé de mouvements très vifs ; cette espèce est l'agent pathogène de la fièvre typhoïde.

SALMONELLA TYPHI MURIUM [angl. ***Salmonella typhimurium***]. Syn. *Salmonella enteritidis* sérotype *typhimurium* et désuet *bacille d'Aertrycke, bacille de Nocard* (1892). Bacille du genre *Salmonella ;* cette espèce est le principal agent des toxi-infections alimentaires. V. *Ames (test d').*

SALMONELLOSE, *s. f.* (Lignières) [angl. ***salmonellosis***]. Nom sous lequel on réunit les affections dues aux bacilles du genre *Salmonella* ; elles entrent presque toutes dans le groupe des septicémies avec localisation intestinale et atteignent un grand nombre d'espèces animales ainsi que l'homme. Chez ce dernier, le groupe des salmonelloses comporte essentiellement la fièvre typhoïde et les fièvres paratyphoïdes, les toxi-infections alimentaires et les gastro-entérites infantiles épidémiques.

SALPINGECTOMIE, *s. f.* (gr. *salpinx*, trompe ; *ektomê*, ablation) [angl. ***salpingectomy***]. Ablation de l'une ou des deux trompes utérines.

SALPINGITE, *s. f.* (gr. *salpinx*, trompe) [angl. ***salpingitis***]. — 1° Inflammation aiguë ou chronique d'une des trompes utérines ou de Fallope, consécutive le plus souvent à une endométrite. — 2° Inflammation de la trompe d'Eustache précédant ou accompagnant d'ordinaire l'otite moyenne. — ***s. chronique hypertrophique, s. chronique parenchymateuse.*** V. *pachysalpingite.*

SALPINGOGRAPHIE, *s. f.* (gr. *salpinx*, trompe ; *graphein*, inscrire) [angl. ***salpingography***]. Radiographie des trompes utérines ou des trompes d'Eustache, injectées préalablement avec une substance opaque aux rayons X.

SALPINGOLYSE, *s. f.* (gr. *salpinx*, trompe ; *luein*, libérer) [angl. ***salpingolysis***]. Opération qui consiste à libérer la trompe et son pavillon par section des adhérences péritubaires.

SALPINGO-OVARIECTOMIE, *s. f.* V. *oophoro-salpingectomie.*

SALPINGO-OVARIOPEXIE, *s. f.* (gr. *salpinx*, trompe ; lat. *ovarium*, ovaire ; gr. *pexis*, fixation). Fixation de l'ovaire à la trompe.

SALPINGO-OVARITE, *s. f.* [angl. ***salpingo-ovaritis***]. Syn. *tubo-ovarite, oophorosalpingite, annexite.* Inflammation simultanée des annexes de l'utérus (trompes et ovaires).

SALPINGOPLASTIE, *s. f.* (gr. *salpinx*, trompe ; *plassein*, former) [angl. ***salpingoplasty***]. Opération réparatrice d'une trompe de Fallope, destinée en particulier à rétablir sa perméabilité.

SALPINGORRAPHIE, *s. f.* (gr. *salpinx*, trompe ; *rhaphê*, suture) [angl. ***salpingorrhaphy***]. Suture de la trompe.

SALPINGOSCOPIE, *s. f.* (gr. *salpinx*, trompe ; *skopein*, examiner) [angl. ***salpingoscopy***]. — 1° (Valentin, 1903). Examen de l'orifice pharyngé de la trompe d'Eustache à l'aide d'un appareil (salpingoscope) analogue au cystoscope que l'on introduit dans le nasopharynx en passant par le méat nasal inférieur. — 2° Examen peropératoire de la muqueuse de la trompe de Fallope, à l'aide d'un endoscope, destiné à préciser les indications d'une éventuelle plastie tubaire.

SALPINGOSTOMIE, *s. f.* (gr. *salpinx*, trompe ; *stoma*, bouche) [angl. ***salpingostomy***]. Création d'un pavillon artificiel dans le cas d'oblitération du pavillon de la trompe de Fallope. Traitement de certains cas de stérilité féminine d'origine tubaire.

SALPINGOTOMIE, *s. f.* (gr. *salpinx*, trompe ; *tomê*, section) [angl. ***salpingotomy***]. Ouverture d'une trompe ; il s'agit presque toujours d'une grossesse tubaire (forme la plus fréquebte des grossesses extra-utérines).

SALTATION, *s. f.* (lat. *saltare*, sauter). V. *mutation.*

SALTATOIRE (chorée) (lat. *saltare*, sauter). V. *chorée hystérique.*

SALURÉTIQUE, *adj.* et *s. m.* V. *salidiurétique.*

SALUS (S. Robert, autr., né en 1877). V. *Kœrber-Salus-Elschnig (syndrome de).*

SALZMAN (test de) (1963). Procédé permettant d'apprécier l'adhésivité des plaquettes à des billes de verre : on fait passer le sang total pur sur une colonne de ces billes et on mesure la proportion des plaquettes retenues.

SALZMANN (kératite nodulaire de) (S. Maximilien, all., 1925) [angl. ***Salzmann's nodular corneal dystrophy***]. Affection dégénérative de la cornée, caractérisée par l'existence de petites bosselures translucides en grains de riz, succédant souvent à une kératite phlycténulaire. Elle est d'évolution lente et ne donne guère de troubles fonctionnels.

SAMU. Initiales de *Service d'Aide Médicale Urgente,* organisation départementale ou régionale au siège de laquelle un médecin régulateur reçoit les appels et coordonne les secours pour les cas graves et urgents. S'il le faut, il envoie sur place une ambulance médicalisée (SMUR : *Service Mobile d'Urgence et de Réanimation*) qui assure les premiers soins et transporte le malade dans un service hospitalier approprié. V. *oxyologie, USI, USIC, urgentiste* et *SAU.*

SANATORIUM, *s. m.* (au *pl.* **-riums**) (lat. *sanator,* celui qui guérit) [angl. ***sanatorium***, *pl.* ***-riums*** ou ***-ria***]. Établissement situé dans des conditions climatiques déterminées, destiné au traitement des maladies chroniques, essentiellement de la tuberculose.V. *aérium* et *préventorium.*

SANDHOFF (maladie de) (S. K., all., 1971) [angl. ***Sandhoff's disease***]. Syn. *gangliosidose à GM2 type 2.* Variété de gangliosidose généralisée (v. ce terme) à GM2 due à un déficit en A et B hexosaminidase et au cours de laquelle les manifestations neurologiques sont absentes. Elle est transmise selon le mode autosomique récessif.

SANDIFER (syndrome de) (S. Paul, brit., 1964) [angl. ***Sandifer's syndrome***]. Association chez l'enfant d'une hernie hiatale et d'une attitude antalgique de torticolis, laquelle disparaît après cure chirurgicale de la hernie.

SANDWICH (méthode du) [angl. ***sandwich technique***]. Technique de dosage immunologique au cours de laquelle sont dirigés successivement contre deux sites antigéniques distincts de la molécule à étudier (prise ainsi en « sandwich ») deux anticorps dont l'un est fixé sur le support solide (paroi d'une cupule, d'un tube ou d'une bille), l'autre étant associé à une enzyme catalysant une réaction révélée par un réactif coloré ou fluorescent.

SANFILIPPO (maladie de) (S. Sylvester, amér.) [angl. ***Sanfilippo's disease***]. V. *oligophrénie polydystrophique.*

SANG, *s. m.* (lat. *sanguis*) (en gr. *haïma*) (TA *hæma*) [angl. ***blood***]. Tissu liquide, contenu et circulant dans le cœur, les artères, les veines et les capillaires. Il comprend le plasma et des cellules (globules blancs ou leucocytes, globules rouges ou hématies, plaquettes). V. *transfusion, produit sanguin, anémie, polyglobulie,* mots commençant par *hémato...* et *hémo...* et *groupe sanguin* • 👁 **hématie, lymphocyte, basophile, éosinophile, neutrophile, plasmocyte, lymphocyte, monocyte** •.

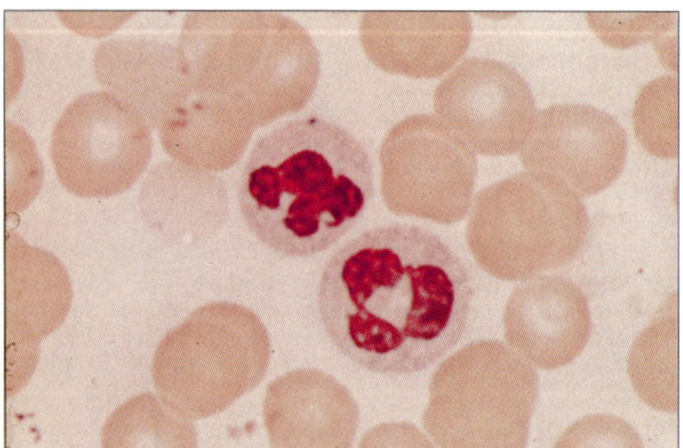

Sang : frottis : hématies et 2 polynucléaires

SANG (accident d'exposition au) (AES) [angl. ***accidental exposure to blood***]. Accident du travail consistant en l'inoculation percutanée fortuite de sang ou d'un liquide biologique en contenant (piqûre ou coupure), ou bien en sa projection sur une muqueuse ou une peau lésée, le caractère infectant du sang étant plausible. Le risque de transmission de maladies telles que les hépatites B ou C ou bien le sida impose des mesures préventives immédiates.

SANG FŒTAL (prélèvement du). Il se fait par ponction du cordon ombilical, sous échographie. Ses indications sont notamment le dépistage de maladies infectieuses et d'anomalies chromosomiques ou autres. V. *amniocentèse* et *trophoblaste (biopsie du).*

SANG LAQUÉ [angl. ***laked blood***]. État du sang dont l'hémoglobine a abandonné les globules pour se dissoudre dans le plasma.

SANGLOT (spasme du). V. *spasme du sanglot.*

SANGSUE, *s. f.* (lat. *sanguis sugare,* sucer le sang) (en latin : *hirudo*) [angl. ***leech***]. Ver annélide dont la variété officinale était utilisée pour les saignées. V. *hirudine.*

SANGUICOLE, *adj.* (lat. *sanguis,* sang ; *colere,* habiter) [angl. ***sanguicolous***]. Se dit des parasites qui vivent dans le sang (hématozoaires, microfilaires, etc.).

SANIE, *s. f.* (lat. *sanies,* pus) [angl. ***sanies***]. Matière purulente, fétide, mêlée de sang et qui s'écoule des plaies infectées, des ulcères non soignés, etc.

SANIEUX, EUSE, *adj.* [angl. ***sanious***]. Qui contient de la sanie. P. ex. : *ulcère sanieux.*

SANITAIRE, *adj.* [angl. ***sanitary***]. Qui concerne l'hygiène ou la santé.

SANTAVUORI-HAGBERG (maladie de) (S. Pirkko, finlandais, 1973) [angl. ***Santavuori-Hagberg disease***]. Forme infantile précoce de céroïde-lipofuchsinose. V. *idiotie amaurotique familiale.*

SANTÉ, *s. f.* (lat. *sanitas,* santé) [angl. ***health***]. Fonctionnement harmonieux du corps et de l'esprit. V. *maladie.*

SANTÉ (cadre de). V. *cadre de santé.*

SANTÉ (établissement de). Ces établissements peuvent être publics ou privés et pour ces derniers à but lucratif ou non. V. *clinique 3°, hôpital* et *hospitalier (service public).*

SANTÉ (examen de) [angl. ***check-up***]. Série d'examens complémentaires (biologie, électrocardiogramme, imagerie médicale) associée ou non à un examen clinique, effectuée systématiquement dans un but de médecine préventive.

SANTÉ (maison de). – 1° Autrefois : établissement de santé (v. ce terme) privé (clinique, p. ex. : chirurgicale, psychiatrique). – 2° Actuellement, local où exercent plusieurs membres des professions de santé (médecins et professions paramédicales). V. *médicale (maison).*

SANTÉ (officier de). Médecin (civil) de deuxième ordre, autorisé au XIXe siècle à exercer sans posséder le diplôme de docteur, uniquement dans le département pour lequel il avait été reçu et avec interdiction de pratiquer certaines opérations. La loi du 19 ventôse de l'an XI (10 mars 1803) entendait remédier ainsi à l'insuffisance du nombre des praticiens dans les campagnes. L'officiat a été supprimé en 1892. Dans le roman de Gustave Flaubert, *Madame Bovary,* le mari de cette dernière, Charles Bovary, est officier de santé.

SANTÉ (produits de). Ensemble des substances utilisées en thérapeutique: produits pharmaceutiques, substances dérivées du sang, médicaments immunologiques, vaccins, toxines, sérums, radiopharmaceutiques, etc. V. *AFSSAPS, produit sanguin* et *médicament.*

SANTÉ (professions de). En France, elles sont divisées en deux groupes. — 1° celles qui (ainsi que les pharmaciens et les vétérinaires), sont soumises à un Ordre *(v. Ordre des Médecins*) : ce sont les *professions médicales* (médecins, chirurgiens-dentistes et sages-femmes) ainsi que plus récemment les masseurs-kinésithérapeutes et les infirmiers (ères) ; — 2° Les *professions paramédicales* qui comprennent : les infirmiers et infirmières, masseurs-kinésithérapeutes, pédicures-podologues, opticiens-lunetiers, les orthophonistes et orthoptistes, les audioprothésistes, psychomotriciens, ergothérapeutes, manipulateurs (-trices) d'électro-radiologie médicale, ainsi que les techniciens(ne)s de laboratoires de biologie, diététicien(ne)s, psychologues, prothésistes dentaires. Les membres des professions paramédicales sont aussi appelés *auxiliaires médicaux.*

SANTÉ COMMUNAUTAIRE [angl. ***community's health***]. Entretien et promotion de l'état sanitaire d'un groupe dont on requiert la participation active.

SANTÉ MENTALE [angl. ***mental health***]. Équilibre psychique harmonieux.

SANTÉ PUBLIQUE [angl. ***public health***]. Organisation des efforts de la *collectivité* destinés à combattre et prévenir les maladies de ses membres. Son action concerne notamment l'hygiène, l'épidémiologie, la lutte contre les toxicomanies, la médecine préventive et la médecine sociale. V. *carte sanitaire, hôpital, protection maternelle* et *infantile, organisme social, ENSP, Institut de veille sanitaire, EHESP* et *santé (professions de).*

SANTORINI (canal de) (S. Giovanni, ital., né en 1681) (TA *ductus pancreaticus accessorius*) [angl. ***accessory pancreatic duct***]. Conduit pancréatique accessoire.

SANTY (opération de) (S. Paul, fr., 1887). Résection du rectum par voie abdomino-sacrée avec conservation du sphincter, à travers lequel l'intestin est abaissé. Opération pratiquée en cas de cancer du rectum.

SANYAL (conjonctivite de) (1929) [angl. ***Sanyal's conjunctivitis***]. Conjonctivite unilatérale bénigne, observée en Inde et due à une actinomycose ; la conjonctive a un aspect velouté. L'évolution se fait spontanément vers la guérison en 8 à 10 semaines.

SaO_2. V. *oxygène (saturation du sang artériel en).*

SAOS. Abréviation de *Syndrome des Apnées Obstructives du Sommeil.* V. *apnées du sommeil (syndrome des).*

SAP. Abréviation de l'angl. *Serum Amyloid P.* V. *P (composant amyloïde).*

SAPHÈNE, *adj.* (gr. *saphênês*, évident) [angl. ***saphena***]. — ***veines s.*** Veines superficielles des membres inférieurs. Ce sont la *grande v. s.* (ou *v. s. interne*) (TA *vena saphena magna),* qui parcourt le membre inférieur à sa face antéro-interne jusqu'à sa crosse par laquelle elle se jette dans la *v.* fémorale à l'aine et la *petite v. s.* (ou *v. s. externe*) (TA *vena saphena parva*) qui se jette dans la *v.* poplitée. V. *varice* et *éveinage* • 👁 **veineux** •.

SAPHÉNECTOMIE, *s. f.* [angl. ***saphenectomy, saphenous venectomy***]. Résection de l'une des veines saphènes en totalité ou en partie ; opération destinée à combattre les varices.

SAPHISME, *s. m.* (gr. *Sapphô*, Sapho). V. *tribadisme.*

SAPHO (syndrome) (A. Prost, 1987) (Synovite, Acné, Pustulose, Hyperostose par Ostéite) [angl. ***SAPHO syndrome***]. Association d'atteintes *cutanées* (acné grave ou pustules palmoplantaires) et de lésions *rhumatismales* dont la principale est une hyperostose par ostéite aseptique de la paroi thoracique antérieure, mais il peut aussi s'agir d'arthrites périphériques, de sacro-iliite ou de localisations vertébrales ou sternoclaviculaires, toutes très douloureuses et sur lesquelles les anti-inflammatoires non stéroïdiens sont efficaces.

SAPIDE, *adj.* (lat. *sapor,* goût) [angl. ***sapid***]. Qui a de la saveur, savoureux.

SAPITEUR, *s. m.* (lat. *sapere,* connaître)(1820). Spécialiste consultant requis pour les expertises. V. *expert médical.*

SAPL. Abréviation de *syndrome des antiphospholipides.* V. ce terme.

SAPONÉ, *s. m.* (lat. *sapo,* savon). Médicament dans la composition duquel entre du savon.

SAPONIFICATION, *s. f.* (lat. *sapo,* savon) [angl. ***saponification***]. Réaction chimique transformant les matières grasses en savon par action d'une base. Cette hydrolyse s'écrit : ester gras + base Λ sel (savon) + alcool.

SAPONULÉ, *s. m.* (lat. *sapo,* savon). Alcoolé assez chargé de savon pour prendre la consistance gélatineuse.

SAPONURE, *s. m.* (lat. *sapo,* savon). Mélange de savon en poudre et de substance résineuse ou extractive.

SAPROGÈNE, *adj.* (gr. *sapros*, putride ; *gennan*, engendrer) [angl. ***saprogenic***]. Qui engendre la putréfaction.

SAPRONOSE, *s. f.* (gr. *sapros*, putride) [angl. ***sapronosis***]. Affection provoquée par un germe habituellement saprophyte, à l'occasion d'une défaillance du terrain.

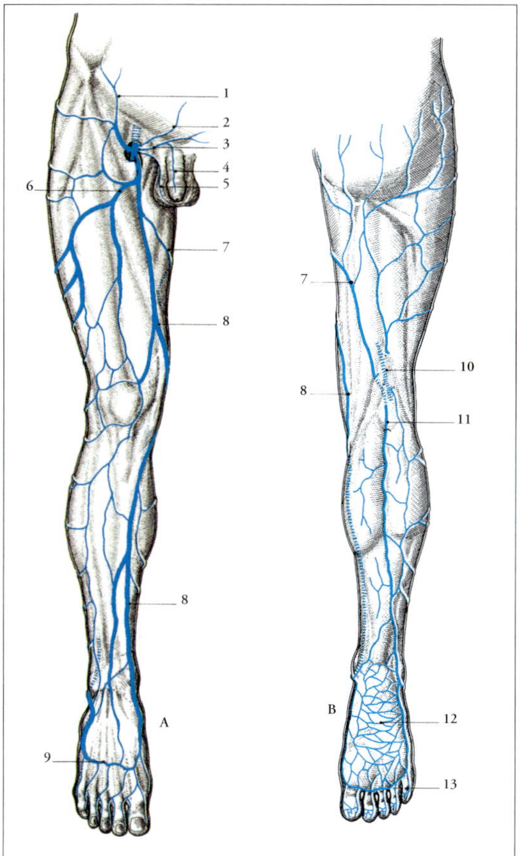

Veines du membre inférieur

A. Vue antérieure
B. Vue postérieure
1. veine circonflexe iliaque superficielle
2. veine épigastrique superficielle
3. veines honteuses externes dorsales
4. veine dorsale superficielle du pénis
5. veine scrotale
6. veine saphène accessoire
7. veine anastomotique inter-saphène
8. grande veine saphène
9. arcade veineuse du pied
10. veine poplitée
11. petite veine saphène
12. réseau veineux plantaire
13. arcade veineuse plantaire

SAPROPHYTE, *adj. et s. m.* (gr. *sapros*, putride ; *phuton*, végétal) [angl. ***saprophyte***]. Se dit d'une bactérie ou d'un champignon qui se nourrit de substances organiques en décomposition. Habituellement non pathogènes, les *s.* peuvent le devenir de par les toxines qu'ils sécrètent. Ils se distinguent du parasite, lequel vit aux dépens d'un organisme vivant. V. *putréfaction.*

SAPROZOÏTE, *s. m.* (Blanchard) (gr. *sapros*, putride ; *zôon*, animal) [angl. ***saprozoite***]. Animalcule vivant dans les matières organiques en décomposition. Le terme *saprophyte* s'applique aux végétaux donc aux bactéries ; celui de *saprozoïte* aux animaux et par conséquent aux protozoaires.

SÂQRS, SÂQRST (Bayley) [angl. ***SÂQRS, SÂQRST***] (électrocardiographie). Symboles des axes électriques moyens de QRS ou de QRST *(v. axe électrique du cœur)* orientés dans l'espace et non plus projetés sur un plan frontal.

SARALASINE, *s. f.* [angl. ***saralasin***]. Antagoniste compétitif de l'angiotensine (v. ce terme) que certains ont utilisé en perfusion (test à la *s.*) pour le diagnostic de l'hypertension rénovasculaire (v. ce terme).

SARCOCÈLE, *s. f.* (gr. *sarx*, chair ; *kêlê*, tumeur) [angl. ***sarcocele***]. Nom générique des tuméfactions du testicule et de l'épididyme, quelle que soit leur nature. P. ex. : *s. tuberculeuse, s. syphilitique, s. cancéreuse.*

SARCOCYSTIS HOMINIS [angl. ***Sarcocystis hominis***]. Espèce de coccidie (v. ce terme) responsable, chez l'immunodéprimé, d'infections intestinales graves. V. *cryptosporidiose.*

SARCOCYSTOSE, *s. f.* [angl. ***sarcocystosis, sarcosporidiosis***]. V. *sarcosporidiose.*

SARCODE, *s. m.* (Desjardin) (gr. *sarkôdês*, charnu). V. *protoplasma.*

SARCO-ÉPIPLOCÈLE, *s. f.* (gr. *sarx*, chair ; *épiploos*, épiploon ; *kêlê*, tumeur). « Hernie épiploïque compliquée d'une sarcocèle » (Littré).

SARCO-HYDROCÈLE, *s. f.* (gr. *sarx*, chair ; *hudôr*, eau ; *kêlê*, tumeur) [angl. ***sarcohydrocele***]. « Sarcocèle accompagné d'une hydrocèle » (Littré).

SARCOÏDE, *s. f.* (gr. *sarx*, chair ; *eidos*, aspect) [angl. ***sarcoid***]. Terme créé par Kaposi (1873) pour désigner un groupe de néoplasies cutanées ressemblant au sarcome, mais moins graves que lui et de nature lymphoïde *(s. de Kaposi-Spiegler, s. de Spiegler-Fendt).* Boeck puis Darier l'ont appliqué ensuite à des dermatoses différentes : *s. cutanées* et *s. hypodermiques* (v. ces termes).

SARCOÏDE DE SPIEGLER-FENDT. V. *lymphocytome cutané bénin.*

SARCOÏDES CUTANÉES ou **DERMIQUES** (Boeck, 1899) [angl. ***sarcoid of Boeck***]. Syn. *lupoïdes bénignes disséminées* (Boeck). Affection caractérisée par une éruption de nodules hémisphériques d'un rouge violacé ou brunâtre, de la taille d'un grain de millet à celle d'un gros pois (*lupoïdes miliaires disséminées* de Darier, *lupus miliaire*) ou plus gros (noisette ou placard : sarcoïde cutanée, *lupoïde tubéreuse* ou *en placard* de Boeck), développés dans le derme, localisées au visage, sur les épaules et la face d'extension des membres. Elle a une évolution longue (5 à 10 ans) et bénigne ; sa nature est mal connue. V. *Besnier-Boeck-Schaumann (maladie de).*

SARCOÏDES HYPODERMIQUES [angl. ***hypodermic sarcoid***]. Affection caractérisée par une éruption de nouures situées dans l'hypoderme et recouvertes d'un peau normale ou violacée. On en distingue 2 formes : — 1° les ***s. h. de type Darier-Roussy*** (1906) [angl. ***Darier-Roussy sarcoid***], irrégulières, de la taille d'une grosse noix ou d'une mandarine, siégeant dans les flancs, les régions costales et scapulaires, la face antérieure des cuisses, le bas de l'abdomen et la figure ; la plupart des auteurs en font une forme de la maladie de Besnier-Boeck-Schaumann ; d'autres, une variété de tuberculides ; d'autres enfin, un syndrome aux causes diverses. — 2° les ***s. noueuses disséminées de Darier*** (1910), plus petites, plus nombreuses, plus régulières, évoluant par poussées sur la face d'extension des membres et le tronc ; c'est une variété de tuberculide dermo-hypodermique voisine de l'érythème induré de Bazin.

SARCOÏDOSE, *s. f.* V. *Besnier-Boeck-Schaumann (maladie de).*

SARCOLEMME, *s. m.* (gr. *sarx*, chair ; *lemma*, enveloppe) [angl. ***sarcolemma***]. Membrane de la fibre musculaire • 👁 **muscle** •.

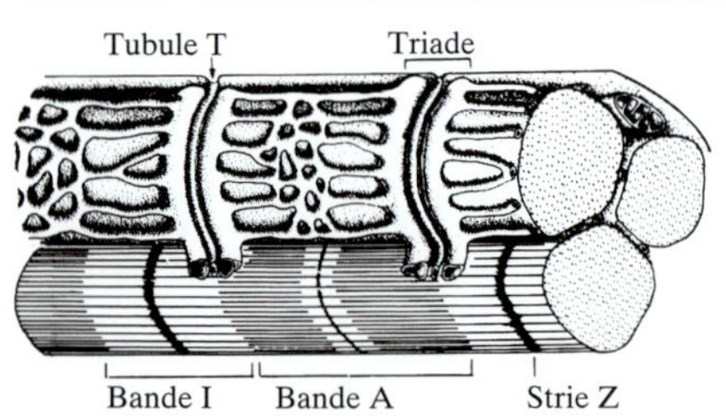

Sarcolemme

SARCOMATOSE, *s. f.* [angl. ***sarcomatosis***]. Maladie caractérisée par la formation de sarcomes.

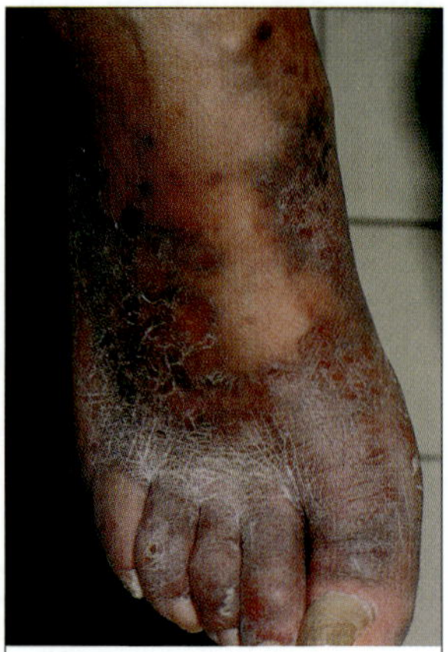
Sarcomatose de Kaposi

SARCOMATOSE MULTIPLE HÉMORRAGIQUE DE KAPOSI (1872) [angl. ***Kaposi's sarcoma***]. Syn. *acrosarcomatose de Kaposi, angiosarcomatose de Kaposi, maladie de Kaposi, sarcomatose pigmentaire idiopathique* ou *télangiectasique, sarcome de Kaposi.* Affection observée surtout dans les pays méditerranéens, en Europe centrale et orientale chez les hommes de 40 à 60 ans ; elle est caractérisée par l'apparition sur la peau de placards angiomateux rouges, ecchymotiques, parfois livides ; de nodules durs, violacés, enchâssés dans le derme, siégeant en peau saine ou sur les placards ; d'œdème élastique ou dur ; de pigmentation. Cette éruption débute aux extrémités et gagne progressivement tout le corps ; des adénopathies modérées et des lésions osseuses sont fréquentes. La maladie évolue en 2 à 10 ans vers la mort par cachexie, anémie, ou hémorragie. — À côté de cet aspect classique existe une forme particulière aux Noirs d'Afrique équatoriale et centrale (de l'Ouganda surtout), frappant les jeunes de sexe masculin, envahissant les ganglions et les viscères et dont l'évolution, fébrile, est mortelle en 1 ou 2 ans. On a décrit en Amérique du Nord une forme de pronostic aussi grave chez de jeunes homosexuels immunodéprimés, atteints d'un lymphome malin ou convalescents d'une infection sévère à *Candida,* à *Pneumocystis* ou à virus (herpès virus et surtout cytomégalovirus). V. *sida* et *KSHV.* — La nature de cette maladie reste incertaine : néoplasique pour les uns qui la classent parmi les angiosarcomes, virale pour d'autres qui soulignent des analogies avec le lymphome de Burkitt et l'existence d'un déficit de l'immunité cellulaire qui peut créer un terrain favorable. Dans les lésions on trouve des cavités vasculaires (capillaires dilatés), des cellules fusiformes et des cellules libres de type réticulo-histiocytaire.

SARCOMATOSE PIGMENTAIRE IDIOPATHIQUE ou **TÉLANGIECTASIQUE**. V. *sarcomatose multiple hémorragique de Kaposi.*

SARCOME, *s. m.* (gr. *sarx*, chair) [angl. ***sarcoma***]. Syn. *tumeur fibroplastique, tumeur embryoplastique* (Robin). Tumeur développée aux dépens du tissu conjonctif et dont les cellules sont en prolifération très active, mais ne donnent naissance qu'à des produits (fibrilles, os, cartilage) incomplètement développés (tissu embryonnaire). Il existe un certain nombre de variétés suivant le type de cellules prédominant qu'on y rencontre : *s. fusocellulaire* et *globocellulaire, angiosarcome, chondrosarcome, fibrosarcome, liposarcome, lymphosarcome, mélanosarcome, myosarcome (léiomyosarcome* et *rhabdomyosarcome), myxosarcome, ostéosarcome, réticulosarcome, synoviosarcome.* V. ces termes, *Ewing (sarcome d'), mésothéliome, chordome* et *neuroblastome.* — Toutes ces variétés ont comme caractère commun la malignité, c'est-à-dire la tendance à se généraliser et à récidiver. — ***s. angiolithique.*** V. *angiolithique (sarcome).* — ***s. angioplastique.*** V. *hématangio-sarcome.* — ***s. d'Ewing.*** V. *Ewing (sarcome d').* — ***s. fibroblastique.*** V. *fibrosarcome, 2°.* — ***s. histiocytaire.*** V. *réticulosarcome.* — ***s. immunoblastique.*** V. *immunoblastosarcome.* — ***s. de Kaposi.*** V. *sarcomatose multiple hémorragique de Kaposi.* — ***s. lymphoblastique.*** V. *lymphoblastosarcome.* — ***s. lymphocytaire.*** V. *lymphocytosarcome.* — ***s. lymphoïde.*** V. *lymphosarcome.* — ***s. lymphoplasmocytaire.*** V. *immunocytome.* — ***s. myéloïde.*** V. *myélosarcomatose.* — ***s. névroglique.*** V. *gliosarcome.* — ***s. ossifiant ostéogénique et ostéolytique.*** V. *ostéosarcome.* — ***s. réticulaire.*** V. *réticulosarcome.*

SARCOME DE HODGKIN [angl. ***Hodgkin's sarcoma***]. Selon Jackson et Parker (1947), une des trois formes anatomiques de la lymphogranulomatose maligne ; les ganglions renferment une grande quantité de cellules de Sternberg, quelques lymphocytes et un peu de fibrose. Ce *s.* serait une forme de transition entre la maladie de Hodgkin et le réticulosarcome ganglionnaire.

SARCOME DE ROUS (R. Francis Payton, amér., 1911). Fibrosarcome des poules, transmissible et produit par un virus, le virus de Rous.

SARCOMÈRE, *s. m.* (gr. *sarx*, chair ; *méros*, partie) [angl. ***sarcomere***]. Unité contractile du muscle strié, située entre deux stries Z de la myofibrille (v. ce terme).

SARCOPHAGIE, *s. f.* (gr. *sarx*, chair ; *phagein*, manger). Régime exclusivement carné.

SARCOPLASMA, *s. m.* [angl. ***sarcoplasm***]. Protoplasma des cellules musculaires. Il entoure les noyaux et s'insinue en traînées plus ou moins longues entre les groupes de fibrilles musculaires.

SARCOPSYLLA PENETRANS, *s. f.* V. *chique.*

SARCOPTE, *s. m.* (gr. *sarx*, chair ; *koptein*, couper) ou ***SARCOPTES SCABIEI*** (*s.* de la gale) [angl. ***Sarcoptes scabiei***]. Syn. *Acarus scabiei.* Parasite de l'ordre des acariens qui provoque les lésions de la gale.

SARCOSPORIDIOSE, *s. f.* ou **SARCOCYSTOSE**, *s. f.* (gr. *sarx, sarcos*, chair ; *spora*, graine ; *kustis*, vessie). Maladie parasitaire due à un protozoaire, *Sarcocystis,* lequel infeste surtout le bétail, mais aussi l'homme. Elle est caractérisée par des formations kystiques situées dans les muscles.

SARDONIQUE (rire) (gr. *sardonios*, de l'île de Sardaigne, où croît en abondance la sardoine ou renoncule scélérate qui provoque des convulsions) [angl. ***sardonic grim***]. Syn. *rire* ou *spasme cynique.* Aspect particulier de la face dû à la contraction de ses muscles peauciers « en sorte qu'il semble que le malade rit » (A. Paré). Faciès observé dans le tétanos.

SARIN (gaz) [angl. ***sarin***]. Gaz de combat neurotoxique organophosphoré (méthylthiophosphonate d'éthyle). V. *Golfe (syndrome de la guerre du).*

SARMIENTO (orthèse de) (S., amér., 1977) [angl. ***Sarmiento's orthesis***]. Orthèse moulée destinée au traitement orthopédique des fractures de la diaphyse humérale.

SARMIENTO (plâtre de) [angl. ***Sarmiento's plaster***]. Traitement orthopédique par plâtre moulé des fractures de jambe permettant l'appui et laissant libres les articulations sus- et sous-jacentes à la fracture.

SARTAN, *s. m.* [angl. ***sartan***]. Famille d'antagonistes des *récepteurs de l'angiotensine II* (v. ce terme) utilisés dans le traitement de l'hypertension artérielle et dont le chef de file est le losartan.

SARS. Initiales de l'anglais ***Severe Acute Respiratory Syndrome.*** *En français : SRAS, syndrome respiratoire aigu sévère.* V. *SRAS.*

SÂT (Bayley) [angl. ***SÂT***] (électrocardiographie). Symbole de l'axe électrique moyen de T *(v. axe électrique du cœur)* orienté dans l'espace et non plus projeté sur un plan frontal.

SATCHMO (syndrome de) (*Satchmo,* contraction de Satchelmouth, surnom du trompettiste de jazz américain Louis Armstrong qui avait présenté ce syndrome en 1935). Rupture du muscle orbiculaire des lèvres observé chez les musiciens professionnels jouant d'un instrument à vent et particulièrement chez les trompettistes.

SATOYOSHI (syndrome de) (S. Ejiro, jap., 1967) [angl. ***Satoyoshi's syndrome***]. Association rare observée au Japon d'accès de crampes musculaires, d'anomalies métaphysaires multiples et d'alopécie.

SATTLER (voile de) (S. Hubert, autr., 1931). Œdème cornéen dû au port de verres de contact mal adaptés et rendant la vision floue.

SATURATION DU SANG EN OXYGÈNE. V. *oxygène (saturation du sang en).*

SATURNIN, INE, *adj.* [angl. ***saturnine***]. Qui a rapport au plomb ou à ses composés. V. *saturnisme.* — ***colique s.*** ou ***de plomb.*** V. *colique.* — ***liseré s.*** V. *Burton (liséré de).*

SATURNISME, *s. m.* (lat. *saturnus*, plomb) [angl. ***lead poisoning***]. Intoxication par le plomb ou par les sels de plomb. — Le ***s. aigu*** donne lieu à de violentes douleurs intestinales (coliques de plomb) avec constipation. — Le *s. chronique* [angl. ***saturnism***] se manifeste surtout par des troubles nerveux (tremblement, paralysie, encéphalopathie), une néphrite interstitielle et peut aboutir à la cachexie dite saturnine et à la mort. V. *Burton (liséré de), plomb, porphyrie, déclaration obligatoire (maladies à)* et *plombémie.*

SATYRIASIS, *s. m.* (gr. *Saturos*, Satyre) [angl. ***satyriasis***]. Aphrodisie ou exagération des désirs sexuels chez l'homme. V. *sexuels (comportements) déviants ou variants.*

SAU. *Site d'Accueil des Urgences.* Fonction de certains établissements hospitaliers possédant des équipements importants. Dénomination supprimée en 2006, ainsi que les acronymes POSU et UPATOU, tous remplacés par la *structure d'urgence.* V. *POSU, SAMU* et *UPATOU.*

SAUNA, *s. m.* [angl. ***sauna***]. Établissement de bains finlandais dans lequel le sujet s'expose à une forte chaleur sèche, la séance étant entrecoupée de bains de vapeur, de douches et de bains d'eau froide.

SAURIASIS, *s. m.* (gr. *saura*, lézard) [angl. ***sauriasis***]. V. *ichtyose.*

SAUVEGARDE DE JUSTICE. Régime de protection des incapables majeurs adapté aux situations critiques limitées dans le temps ou bien au cas des personnes au « psychisme affaibli » qui ne sont pas cependant incapables de gérer leurs affaires. Le sujet conserve l'exercice de ses droits ; la protection consiste dans des actions ouvertes *a posteriori* pour faire modifier ou annuler des actes que l'intéressé aurait pu signer à son détriment. V. *incapable majeur, curatelle* et *tutelle.*

SAVARIAUD (signe de). Signe traduisant l'anormale laxité de la capsule articulaire chez les nourrissons prédisposés à la luxation de la hanche : le raccourcissement du membre inférieur, net dans le décubitus dorsal, augmente lorsqu'on fait asseoir l'enfant, la jambe étendue sur la cuisse.

SAVIN (syndrome de) (1956). Syndrome héréditaire à transmission diagynique caractérisé par l'association de lésions cornéennes (épaississements nodulaires et exulcérations), d'ichtyose et de manifestations allergiques.

SAVON, *s. m.* (lat. *sapo,* savon) [angl. ***soap***]. Sel d'acide gras. Les *s.* sont alcalins et détergents, car doués d'un pouvoir tensioactif émulsifiant et moussant. V. *pain dermatologique.*

SAWYER-JAMES (syndrome de). V. *MacLeod (syndrome de).*

SAXITOXINE, *s. f.* (*Saxidomus,* nom scientifique d'une grosse praire, appelée *clam* par les Anglo-Américains) [angl. ***saxitoxin***]. V. *mytilotoxine.*

SAYRE (S. George, amér., 1958). V. *Kearns et Sayre (syndrome de).*

SAYRE (collier de). V. *collier.*

sb. Abréviation de *stilb (v. brillance).*

SBP. V. *sex binding protein.*

SBS 11 (M. F. Jayle). Syn. *Sulfates Butylo Solubles, sulfates de 3-stéroïdes neutres.* Fraction sulfoconjuguée extraite par le norbutanol (c. à d. butylosoluble), en milieu alcalin (pH 11), des produits d'élimination urinaire des hormones stéroïdes. Elle comprend une substance virilisante et certains des 17-cétostéroïdes. L'élimination urinaire normale des SBS 11 est de 15,5 mg par 24 heures chez l'homme, de 8 mg par 24 heures chez la femme (M. F. Jayle).

SC. Abréviation de *Sous-Cutané.* V. *hypodermique.*

SC (syndrome) [angl. ***SC syndrome***]. V. *pseudo-thalidomide (syndrome).*

SCABIES, *s. f.* (en lat. gale) [angl. ***scabies***]. V. *gale.*

SCABIEUX, EUSE, *adj.* (lat. *scabies,* gale) [angl. ***scabious***]. Qui ressemble à la gale ou qui a rapport à la gale.

SCABIOSE, *s. f.* V. *gale.*

SCADDING (syndrome de) (1956) [angl. ***Scadding's syndrome***]. V. *fibrose pulmonaire interstitielle diffuse.*

SCALÈNE, *adj.* (gr. *skalênos*, oblique). Oblique. — *muscles s.* (antérieur, moyen, postérieur) (TA *musculus scalenus anterior, medius, posterior*) [angl. ***scalene muscle anterior, middle, posterior***]. Muscles profonds de la région antérolatérale du cou tendus obliquement des vertèbres cervicales aux deux premières côtes ; inspirateurs accessoires car élévateurs de ces côtes, ils sont aussi fléchisseurs latéraux de la tête • 👁 **cou** •.

SCALÈNE ANTÉRIEUR (syndrome du) (Howard Naffziger, de San Francisco, 1935) [angl. ***scalenus syndrome, thoracic outlet syndrome***]. Syn. *syndrome de la côte cervicale, synd. du défilé costo-claviculaire* (Leriche, 1941), *synd. de la pince omo-costo-claviculaire, synd. du défilé des scalènes, synd. des défilés cervico-axillaires, synd. de la traversée thoracobrachiale, synd. de*

Naffziger. Ensemble de symptômes dus à l'irritation ou à la compression de l'artère sous-clavière (ou subclavière) ou bien des racines inférieures du plexus brachial par une côte cervicale ou par le défilé de la 1re côte et du scalène antérieur anormalement rigide. Ce sont des crises paroxystiques localisées à la main et à l'avant-bras, à prédominance nocturne, soit vasomotrices (syndrome de Raynaud) soit douloureuses (acroparesthésies). Ces manifestations nerveuses et vasculaires surviennent dans certaines positions de l'épaule mettant vaisseaux et racines du plexus brachial en tension sur le chevalet costal. • 👁 **côte cervicale** •

SCALÉNOTOMIE, *s. f.* (gr. *skalênos*, scalène ; *tomê*, section) [angl. ***scalenotomy***]. Section des muscles scalènes antérieurs et postérieurs d'un côté ; opération destinée à compléter l'action de la phrénicectomie et à obtenir l'immobilité complète d'un hémithorax. La section du scalène antérieur est parfois nécessaire pour faire disparaître les crises paroxystiques du syndrome du scalène antérieur.

SCALP, *s. m.* [angl. ***avulsion of the scalp***]. Arrachement accidentel du cuir chevelu en totalité ou en partie.

SCALPEL, *s. m.* (lat. *scalpere*, inciser) [angl. ***scalpel***]. Instrument tranchant destiné aux dissections.

SCANNER, *s. m.* (angl. *to scan*, scruter) [angl. ***scanner***]. Le mot anglais *scanner*, devenu d'un usage courant en français, désigne à la fois l'appareil et l'image obtenue avec celui-ci. V. *scanographie.*

SCANNING, *s. m.* (angl. *to scan*). Terme anglais parfois employé (à tort) pour désigner la scintigraphie (v. ce mot).

SCANOGRAPHE, *s. m.* [angl. ***scanner***]. V. *scanographie 1°.*

SCANOGRAPHIE, *s. f.* [angl. *to scan*, scruter ; gr. *graphein*, inscrire]. Syn. *scanner*. — 1° (Académie française ; ministère de la Santé, 17-XII 1978) (Godfrey Hounsfield, angl., 1972, prix Nobel de médecine en 1979) [angl. ***scanography, computerized axial tomography***]. Syn. *tomographie axiale transverse couplée avec ordinateur ou avec calculateur intégré, tomodensitométrie.* Procédé radiologique particulier permettant, *in vivo*, l'étude en coupe des différents tissus du corps humain. Un appareil complexe, le *scanographe, scanner* ou *scanneur* (terme officiellement recommandé, 1980) *tomodensimètre* [en angl. *scanner* (Hounsfield), ***EMI-scanner,*** du nom de la firme anglaise — English Musical Industries — qui l'a mis au point] envoie un faisceau très fin de rayons X qui explore, en tranches minces, la partie de l'organisme à étudier. Il mesure l'absorption des rayons X en fonction de la densité des tissus rencontrés ; le coefficient d'absorption est calculé par un ordinateur qui transforme les variations de densité en variations de brillance du spot d'un écran cathodique sur lequel apparaît rapidement et peut être photographiée, la coupe des tissus explorés avec leurs détails plus ou moins lumineux suivant leurs densités. Ce procédé a d'abord été appliqué à l'étude du cerveau (J. Ambrose, 1972) puis à celle du corps entier [angl. ***body-scanner, 1975***]. — ***s. hélicoïdale ou spiralée*** [angl. ***spiral computorized tomography***] (W. Kalender, 1989). Technique associant une rotation continue du tube à rayons X et un déplacement continu et linéaire de la table où repose le patient. Le temps d'acquisition de chaque coupe est abaissé par rapport à la scanographie conventionnelle et cette méthode permet une étude selon différents plans et une reconstruction d'images en 3 dimensions. V. *imagerie médicale.* — 2° Procédé radiologique utilisant un ensemble formé d'un tube et d'un diaphragme étroit solidaire de celui-ci. En déplaçant cet ensemble parallèlement au plan du film, le rayon X tombant perpendiculairement sur le film inscrira une image en vraie grandeur de la structure radiographiée. V. *orthodiagraphie.*

SCANSION, *s. f.* (lat. *scandere*, scander) [angl. ***scanning, scansion***]. Trouble de la prononciation qui consiste à détacher les syllabes de chaque mot comme l'on fait en scandant un vers.

SCAPHOCÉPHALIE, *s. f.* (gr. *skaphê*, barque ; *képhalê*, tête) [angl. ***scaphocephalism***] (anthropologie). Malformation crânienne caractérisée par la forme élevée, très allongée d'avant en arrière et très aplatie latéralement du crâne qui présente le type dolichocéphale exagéré. Elle est due à la soudure prématurée de la suture sagittale : c'est une variété de craniosténose.

SCAPHOÏDE, *adj.* (gr. *skaphê*, barque ; *eidos*, aspect) [angl. ***scaphoid***]. Syn. *naviculaire.* En forme de barque. — ***os s. du carpe.*** — ***os s. du tarse,*** désormais nommé os naviculaire • 👁 **carpe, tarse** •.

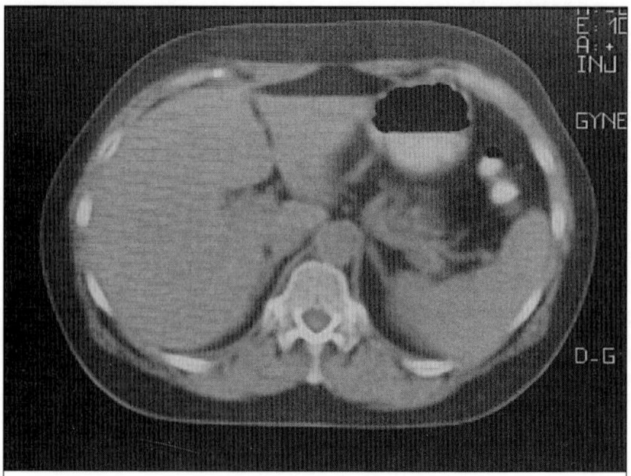

Scanographie

SCAPHOÏDE TARSIEN (syndrome du) (M. Dérot et Rathery). Ostéoarthropathie nerveuse localisée au scaphoïde du tarse, apparaissant parfois au cours du diabète sucré. L'os se décalcifie, se creuse de géodes, se fracture et s'effondre ; les lésions peuvent s'étendre aux articulations et aux os voisins. Le pied prend un aspect cubique analogue à celui du pied tabétique.

SCAPHOÏDITE, *s. f.* (gr. *skaphê*, barque) [angl. ***scaphoiditis***]. Inflammation du scaphoïde, os du carpe ou du tarse.

SCAPHOÏDITE TARSIENNE (Mouchet et Röderer) [angl. ***tarsal scaphoiditis***]. — 1° Syn. *maladie de Köhler* (1908), *maladie de Köhler-Mouchet.* Affection rare frappant le scaphoïde du tarse, chez l'enfant ou l'adolescent, caractérisée par une douleur plus accusée le soir, un gonflement des parties molles et une diminution du volume de l'os examiné à la radiographie. Elle évolue en quelques mois vers la guérison. Sa nature est mal connue : on peut la rapprocher de la maladie de Schlatter et de l'ostéochondrite de la hanche. — 2° Syn. *maladie de Müller-Weiss* (1927). Affection très rare réalisant, chez l'adulte, une scaphoïdite tarsienne généralement bilatérale, consécutive à un traumatisme et ne guérissant qu'après immobilisation plâtrée ou intervention chirurgicale.

SCAPHOLISTHÉSIS, *s. m.* (Brailsford) (gr. *skaphê*, barque ; *olisthêsis*, glissement). Scaphoïdite tarsienne de l'adulte, dans laquelle l'os se divise en deux fragments qui glissent latéralement.

SCAPULA, *s. f.* (en lat., épaule) [TA et angl. ***scapula***]. Dénomination internationale de l'omoplate (v. ce terme), os de l'épaule.

SCAPULA ELEVATA (lat.). V. *élévation congénitale de l'omoplate.*

SCAPULÆ ALATÆ (en latin, omoplates ailées) [angl. ***winged scapulae***]. Omoplates détachées du thorax par suite de l'atrophie des muscles qui les maintiennent appliquées contre les épaules, en particulier des rhomboïdes.

SCAPULALGIE, *s. f.* (lat. *scapula*, épaule ; gr. *algos*, douleur) [angl. ***scapulalgia***]. Syn. *omalgie.* Un certain nombre d'auteurs désignent sous ce nom toutes les arthrites chroniques de l'épaule. On réserve ordinairement ce nom à l'arthrite tuberculeuse de cette articulation.

SCAPULECTOMIE, *s. f.* (lat. *scapula*, épaule ; gr. *ektomê*, ablation) [angl. ***scapulectomy***]. Ablation de l'omoplate ou scapula en totalité ou en partie.

SCAPULO-HUMÉRAL (type). V. *Erb (type scapulo-huméral ou forme juvénile d').*

SCAPULO-HUMÉRAL, ALE, *adj.* [angl. ***scapulohumeral***]. Qui concerne l'omoplate ou scapula et l'humérus.

SCAPULO-THORACIQUE, *adj.* (lat. *scapula*, épaule ; gr. *thôrax*) [angl. ***scapulothoracic***]. Qui concerne l'omoplate ou scapula et la cage thoracique.

SCARIFICATION, *s. f.* (lat. *scarificare*, du gr. *skaripheuein*, inciser) [angl. ***scarification***]. Incision superficielle faite avec un bistouri, un rasoir ou un appareil spécial nommé *scarificateur* et destinée à faire une saignée locale.

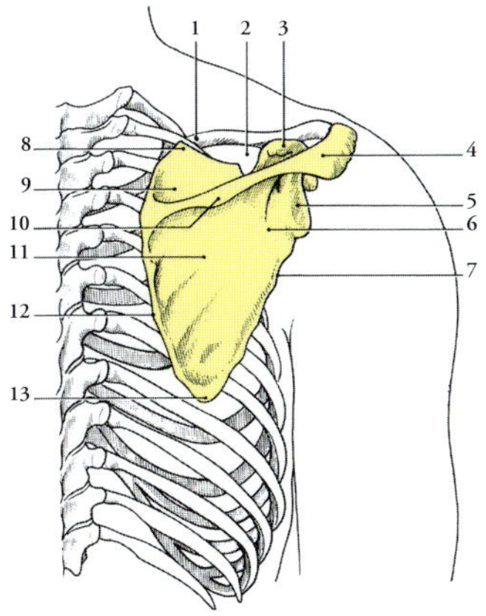

Scapula. Vue postérieure

1. clavicule
2. incisure scapulaire
3. épine de la scapula
4. acromion
5. cavité glénoïdale
6. col de la scapula
7. bord axillaire
8. angle supérieur
9. fosse supra-épineuse
10. tubercule du muscle strapèze
11. fosse infra-épineuse
12. bord spinal
13. angle inférieurl.

SCARLATINE, *s. f.* (écarlate) (Sydenham, 1675) [angl. ***scarlet fever***]. Fièvre éruptive caractérisée par un début brusque (frisson violent, angine et céphalée), un énanthème buccal et pharyngé, un exanthème généralisé de teinte écarlate et une desquamation par larges placards. Elle est due au streptocoque hémolytique localisé dans la gorge (angine) dont la toxine érythrogène diffuse et atteint le système nerveux végétatif (éruption, éventuellement complications et syndrome malin). V. *infectieux* et *langue framboisée.* — ***s. chirurgicale.*** Nom donné autrefois à la *septicémie suraiguë post-opératoire* lorsqu'elle s'accompagnait d'éruption scarlatiniforme ou d'hémorragie sous-cutanée. — ***s. puerpérale.*** *S.* apparaissant au cours des suites de couches et se distinguant par sa gravité et l'absence fréquente d'angine initiale. — ***s. staphylococcique.*** Éruption scarlatiniforme observée au cours de certaines infections à staphylocoques sécrétant une toxine érythrogène. V. *choc toxique.* — ***s. variegata*** (ou vergetée). *S.* dans laquelle l'éruption se compose de larges plaques séparées par des intervalles de peau saine. V. *Dick (réaction des).*

SCARLATINIFORME, *adj.* [angl. ***scarlatiniform***]. Qui ressemble à la scarlatine.

SCARLATINOÏDE MÉTADIPHTÉRIQUE (Marfan) [angl. ***metadiphtheric scarlatinoid***]. Éruption avec fièvre, présentant tous les caractères de la scarlatine et que l'on observe parfois au décours de la diphtérie. Rattachée d'abord aux accidents causés par le sérum, elle est considérée maintenant par nombre d'auteurs comme une scarlatine vraie.

SCARPA (entonnoir membraneux ou **infundibulum de)** (S. Antonio, ital., 1747-1832).Cavité créée, au fond de l'orifice d'un anus contre nature, par la rétraction progressive du promontoire (ou éperon, v. ce terme) et permettant aux matières de passer directement du bout intestinal afférent dans le bout efférent.

SCARPA (promontoire de). V. *éperon.*

SCARPA (staphylome de) (1801). Variété de staphylome postérieur.

SCARPA (triangle de) (TA *trigonum femorale*) [angl. ***Scarpa's triangle***]. Syn. *trigone fémoral.* Région anatomique située à la face antérieure de la cuisse, limitée en haut par le ligament inguinal, en dedans par le muscle moyen adducteur, en dehors par le muscle sartorius (couturier) et traversée notamment par les vaisseaux et le nerf fémoraux.

SCATOME, *s. m.* (Demons) (gr. *skôr*, *skatos*, excréments) [angl. ***scatoma***]. V. *fécalome.*

SCC. Abrév. de l'angl. ***Squamous Cell Carcinoma***. Antigène associé au carcinome pavimenteux du col utérin, utilisable seulement pour en surveiller l'évolution. V. *marqueurs tumoraux.*

SCHAFFER (signe de) (S. Max, all., 1852-1923) [angl. ***Schaffer's reflex***]. Extension du gros orteil provoquée par le pincement du tendon d'Achille (ou calcanéen), signe révélateur d'une lésion du faisceau pyramidal.

SCHAEFFER. V. *Mayer et Schaeffer (rapport de).*

SCHAFER (méthode de) (S. Sir Edward, brit., 1904) [angl. ***Schafer's method***]. Procédé manuel de respiration artificielle dans lequel le sujet, couché sur le ventre, a la base du thorax alternativement comprimée et relâchée par la pression des mains du sauveteur, placé à cheval sur la région lombaire de l'accidenté. Il n'est plus guère utilisé actuellement. V. *respiration artificielle.*

SCHÄFER (syndrome de) (S. Erich, all., 1925) [angl. ***Schäfer's syndrome***]. Syn. *hyperectodermose congénitale.* Affection héréditaire selon le mode dominant, caractérisée par une hypertrichose, une hyperhidrose, une pachyonychie, une kératose folliculaire palmo-plantaire, unguéale et muqueuse, une cataracte congénitale, parfois par des troubles psychiques, une épilepsie, un hypogénitalisme et un retard de croissance. Elle est voisine de la maladie de Jadassohn-Lewandowsky (v. ce terme). C'est la variété hyperplasique de la *polydysplasie ectodermique héréditaire* (v. ce terme et *polykératose congénitale*).

SCHAMBERG (maladie de) (S. Jay, amér., 1901) [angl. ***Schamberg's disease, ou*** *dermatosis*]. Syn. *dermatose pigmentaire progressive.* Dermatose caractérisée par l'apparition sur les membres inférieurs de plaques pigmentées parsemées, surtout à la périphérie, de petits points rouges. Il s'agit d'une variété de capillarite survenant presque uniquement chez l'homme et évoluant pendant des années.

SCHANZ (maladie de) (S. Alfred, all., 1905). V. *ténosite achilléenne.*

SCHATZKI ET GARY (anneau de) (S. Richard, amér., 1953) [angl. ***Schatzki's ring***]. Rétrécissement muqueux annulaire de l'œsophage siégeant à 4 ou 5 cm du diaphragme, au-dessus d'une petite hernie hiatale. Il se manifeste, après la cinquantaine, par une dysphagie plus ou moins importante.

SCHAUDINN (tréponème de) (S. Fritz, all., 1905). Syn. *Treponema pallidum.* Agent spécifique de la syphilis, considéré d'abord comme un spirochète et rangé maintenant parmi les tréponèmes (v. ce terme).

SCHAUTA (S. Friedrich, autr., 1849-1919).V. *Schuchardt et Schauta (opération de).*

SCHAUTA ET WERTHEIM (opération de). V. *Watkins-Schauta-Wertheim (opération de).*

SCHEIDEGGER. V. *Giedion et Scheidegger (syndrome de).*

SCHEIE (maladie ou **syndrome de)** (S. Harold, amér., 1962) [angl. ***Scheie's syndrome***]. Syn. *maladie d'Ullrich-Scheie, mucopolysaccharidose de type I-S ; mucopolysaccharidose de type V* (désuet). Variété de mucopolysaccharidose (v. ce terme) transmise selon le mode autosomique récessif, voisine de la maladie de Hurler (v. ce terme) dont elle se distingue par une déformation modérée du squelette et l'absence de retard mental.

SCHEINKER (S. I., autr.). V. *Gerstmann-Sträussler-Scheinker (syndrome de).*

SCHÉMA, *s. m.* (gr. *skhêma*, plan) [angl. ***schema***]. Tracé figurant d'une façon simplifiée la disposition d'un organe ou d'un appareil.

SCHÉMA CORPOREL [angl. ***body image***]. Notion que nous avons de notre corps. V. *somatognosie.*

SCHÈME, *s. m.* [angl. ***schema***]. Structure générale d'un objet, d'un processus. — ***s. moteur*** (Bergson). « Ensemble d'images ou de sensations kinesthésiques ».

SCHENCK (maladie de) (S. Benjamin, amér., 1898). V. *sporotrichose.*

SCHEUERMANN (maladie de) (S. Holger, danois, 1920). V. *épiphysite vertébrale douloureuse de l'adolescence.*

SCHEUTHAUER (syndrome de) (S. Gustav, all., 1871). V. *dysostose cléido-crânienne héréditaire.*

SCHICK (réaction de) (S. Bela, amér. d'origine hongroise, 1877-1967) [angl. ***Schick's test***]. Syn. *diphtérino-réaction.* Intradermo-réaction pratiquée avec la toxine diphtérique.

La *r. de S. positive* indique la réceptivité à la diphtérie, la *r. de S. négative* montre que l'organisme est immunisé. En temps d'épidémie elle permet de limiter l'injection prophylactique aux seuls cas positifs.

SCHILDER (S. Paul, amér., 1886-1940). V. *Heubner-Schilder (type).*

SCHILDER (maladie de). V. *sclérose cérébrale de Schilder.*

SCHILDER-FOIX (maladies de) (1912). — 1° V. *sclérose cérébrale diffuse.* — 2 °Certains désignent par ce nom la sclérose cérébrale de Schilder.

SCHILLER (test de) (S. Walter, amér., 1887-1960) [angl. ***Schiller's test***]. Syn. *test de Lahm-Schiller.* Épreuve destinée à révéler les lésions du col utérin. Elle consiste à imprégner le museau de tanche avec la solution iodo-iodurée de lugol qui colore en brun acajou les zones normales riches en glycogène et ne colore pas les zones d'épithélium pathologique. En cas d'hypofolliculinie la muqueuse prend une coloration jaune chamois.

SCHILLING. V. *Cramer-Schilling (lésion de).*

SCHILLING (test de) (S. Robert, amér., 1953) [angl. ***Schilling's test***]. Procédé destiné à l'étude du métabolisme de la vitamine B_{12}. Deux capsules contenant cette vitamine sont ingérées ensemble : dans l'une, la vitamine est marquée au cobalt 58 (^{58}Co), dans l'autre elle est marquée au cobalt 57 (^{57}Co) et liée au facteur intrinsèque (technique du double marquage : Katz ; Bell, 1969). Le taux d'excrétion urinaire pendant les 24 heures suivantes est mesuré séparément pour les deux sortes de vitamine B_{12} marquées, grâce à leur rayonnement γ différent. Ces taux sont normalement supérieurs à 8 ou 10 % : 21 % pour la vitamine B_{12} isolée et 22 % pour celle liée au facteur intrinsèque. Ils sont respectivement de 3 et 11 % chez les sujets atteints d'anémie de Biermer et de 3 à 4 % chez ceux qui souffrent de malabsorption spécifique de la vitamine B_{12} avec protéinurie ou anémie d'Imerslund-Najman-Gräsbeck. V. ce terme, *anémie de Biermer* et *transit de la vitamine B_{12} marquée (épreuve ou test du).*

SCHIMMELBUSCH (maladie de) (S. Curt, all., 1860-1895).Nom donné, à l'étranger, à la maladie kystique de la mamelle (v. ce terme).

SCHINZEL (syndromes de) (S. A., suisse) [angl. ***Schinzel's syndromes***]. Syndromes polymalformatifs rares associant : — pour ***le 1er*** (1978) obésité, imperforation anale, cryptorchidie, hypoplasie cubitale et malformations des 4e et 5e doigts. Ce syndrome est à transmission autosomique dominante ; — pour ***le 2e*** (1979) absence de corps calleux, retard mental important, macrocéphalie avec front proéminent et polydactylie.

SCHINZEL-GIEDION (syndrome de) (G. Andreas, suisse ; 1978) [angl. ***Schinzel-Giedion syndrome***]. Ensemble rare de malformations comprenant principalement une importante rétraction de l'étage moyen de la face, de multiples anomalies crâniennes, des pieds bots, des malformations rénales et cardiaques ainsi qu'un retard mental important. La transmission serait autosomique récessive.

SCHIRMER (épreuve de) (S. Otto, amér., 1864-1917) [angl. ***Schirmer's test***]. Méthode permettant de mesurer l'intensité de la sécrétion lacrymale : une bande de papier buvard mince, large de 5 mm, longue de 35 mm est appliquée par une extrémité dans l'angle interne de l'œil. On mesure la longueur du papier humecté en 1 à 3 minutes. Normalement elle est de 20 mm. V. *sec (syndrome).*

SCHIRMER (syndrome de) (S. Rudolf, all., 1860) [angl. ***Schirmer's syndrome***]. Variante du syndrome de Sturge-Weber-Krabbe (v. ce terme) accompagnée précocement de glaucome et d'hydrophtalmie.

SCHISTOCYTE, *s. m.* (J. Jolly) [angl. ***schistocyte***]. V. *schizocyte.*

SCHISTOSE, *s. f.* [angl. ***schistosis***]. Syn. *maladie des ardoisiers.* Variété ordinairement bénigne de pneumoconiose due à l'inhalation de poussières d'ardoise, formées en grande partie de silicates.

SCHISTOSOMA HÆMATOBIUM (Weinland, 1858). Syn. *Bilharzia hæmatobia* (Cobbold, 1859), *Distomum hæmatobium* (Bilharz, 1852). Espèce de parasite unisexué de l'ordre des Trématodes, long de 12 mm, qui pénètre dans le corps humain par effraction cutanée au cours d'une baignade et va se fixer de préférence dans les organes creux, en particulier dans la vessie. Pour d'autres auteurs, les *S.* seraient absorbés à l'état larvaire avec les eaux de boisson. Les œufs, munis d'une pointe acérée, déterminent de graves lésions dans les organes où les entraîne le cours du sang (bilharziose vésicale). V. *schistosomiase.*

SCHISTOSOME, *s. m.* (gr. *skhistos*, fendu ; *sôma*, corps). — 1° (I.-G. St-Hilaire) [angl. ***schistosomus***]. Monstre caractérisé par une éventration latérale ou médiane sur toute la longueur de l'abdomen et par l'absence ou l'état très imparfait des membres pelviens. — 2° (Weinland, 1858) [angl. ***schistosoma***]. Syn. *Schistosoma, Bilharzia* (Cobbold, 1859). Genre de ver de l'ordre des Trématodes. Le mâle, long de 9 à 12 mm, porte la femelle dans un sillon ventral. Trois espèces peuvent parasiter l'homme : *Schistosoma hæmatobium* (v. ce terme) qui provoque la bilharziose vésicale ; *S. mansoni* qui détermine la bilharziose intestinale et la splénomégalie égyptienne (v. ce terme) ; *S. japonicum*, responsable d'une bilharziose intestinale et hépatique, la bilharziose artérioso-veineuse. L'homme est contaminé par les eaux infestées dans lesquelles il travaille ou se baigne. V. *cercaire* et *schistosomiase.*

SCHISTOSOMIASE, *s. f.* [angl. ***schistosomiasis***]. Syn. *schistosomose, bilharziose.* Ensemble des accidents provoqués par *Schistosoma* et surtout par ses œufs. La ***s. vésicale*** ou ***urinaire,*** observée en Afrique, est provoquée par *Schistosoma hæmatobium* (v. ce terme) ; elle se traduit principalement par des hématuries (hématuries d'Égypte, du Cap, hématuries bilharziennes). — La ***s. intestinale***, fréquente en Amérique centrale, en Amérique du Sud et en Afrique, est due à *Schistosoma mansoni (v. fièvre de safari)* ; elle se manifeste par un syndrome dysentérique, parfois par une cirrhose du foie et une splénomégalie (splénomégalie égyptienne : v. ce terme). — ***schistosomiase artério-veineuse*** ou ***sino-japonaise*** (I. Tsuchiya) [angl. ***asiatic schistosomiasis***]. Syn. *bilharziose artérioso-veineuse, b. sino-japonaise, maladie de Katayama* (ville du Japon où la maladie est très fréquente). Maladie endémique au Japon et dans quelques pays d'Extrême-Orient et due à *Schistosoma japonicum (v. kaburé)* ou *Schistosomum cattoi*, trématode que l'on trouve avec ses œufs dans le foie où il détermine une cirrhose hypertrophique. L'évolution de cette maladie mortelle est insidieuse et longue. Elle se traduit cliniquement par l'hypertrophie du foie et de la rate avec ascite, diarrhée et anémie. La présence des œufs du parasite dans les fèces permet de faire le diagnostic ainsi que la sérologie (immunofluorescence).

SCHISTOSOMOSE, *s. f.* V. *schistosomiase.*

SCHIZAMNIOS, *s. m.* (gr. *skhizô*, je divise ; *amnion,* amnios) [angl. ***schizamnion***]. Formation de l'amnios par cavitation du bouton embryonnaire, telle qu'elle existe dans la race humaine.

SCHIZOCÉPHALE, *s. m.* (gr. *skhizô*, je divise ; *képhalê*, tête) [angl. ***schizocephalus***]. Monstre dont la tête est divisée longitudinalement.

SCHIZOCYTE, *s. m.* (gr. *skhizô*, je divise ; *kutos*, cellule) [angl. ***schizocyte***]. Syn. *schistocyte.* Fragment d'hématie observé dans le sang au cours de diverses anémies. Les *s.* proviennent d'hématies fragiles artificiellement morcelées.

SCHIZOCYTOSE, *s. f.* [angl. ***schistocytosis***]. Présence, dans le sang, de fragments d'hématies (schizocytes).

SCHIZOGONIE, *s. f.* (gr. *skhizô*, je divise ; *gonos*, génération) [angl. ***schizogony***]. Syn. *cycle schizogonique.* Phase de multiplication asexuée des sporozoaires. V. *Plasmodium, sporozoïte, cryptozoïte, trophozoïte, schizonte, mérozoïte* et *corps en rosace.* La *s.* s'oppose à la *sporogonie.* V. ce terme.

SCHIZOÏDIE, *s. f.* (gr. *skhizô*, je divise). — 1° (Kretschmer, 1921) [angl. ***schizoidia***]. Syn. *constitution schizoïde, schizothymie.* Faculté de s'isoler de l'ambiance et de perdre contact avec elle que présentent normalement certains individus, qui caractérise nombre d'artistes et de philosophes et sur laquelle peuvent se greffer divers états morbides psychopathiques (troubles de comportement, etc.). — 2° [angl. ***schizomania***]. Syn. *schizomanie* (H. Claude). Forme de caractère où dominent l'émotivité, la timidité, le repli sur soi-même avec tendance à la rêverie ; elle est souvent la conséquence de chocs affectifs répétés dans l'enfance.

SCHIZOMANIE, *s. f.* (H. Claude) (gr. *skhizô*, je divise ; *mania,* folie) [angl. ***schizomania***]. V. *schizoïdie 2°.*

SCHIZOMÉLIE, *s. f.* (B. Duhamel, 1966) (gr. *skhizô*, je divise ; *mélos*, membre) [angl. ***schizomelia***]. Malformation rare consistant en un dédoublement de la partie distale d'un membre (p. ex. : le cubitus [ulna] et les derniers doigts), ce qui entraîne une polydactylie avec absence de pouce.

SCHIZOMYCÈTE, *s. m.* (gr. *skhizô*, je divise ; *mukês*, champignon). Synonyme de *bactérie*, v. ce terme et *procaryote*.

SCHIZONOIA, *s. f.* Nom donné par Laforgue, Codet et Pichon à un processus qui serait à la base des arrêts d'évolution et des régressions psychiques constituant les névroses infantiles. C'est la discordance entre le but cherché consciemment qui est normal et la conduite imposée par des appétences inconscientes anormales du fait d'une arriération affective.

SCHIZONTE, *s. m.* (gr. *skhizô*, je divise) [angl. ***schizont***]. Syn. *agamonte*. Élément d'un sporozoaire qui, au cours de son cycle de multiplication asexuée (*schizogonie*, v. ce terme), vit en parasite dans les cellules. V. *mérozoïte 2°* et *corps en rosace*.

SCHIZONTICIDE, *adj.* ou **SCHIZONTOCIDE** *adj.* (schizonte ; lat. *cædere*, frapper) [angl. ***schizonticide***]. Qui détruit les schizontes. Se dit de certains médicaments antipaludiques utilisés à titre curatif et prophylactique.

SCHIZOPATHIE, *s. f.* (gr. *skhizô*, je divise ; *pathê*, maladie) (Bleuler). État intermédiaire entre la schizoïdie et la schizophrénie.

SCHIZOPHASIE, *s. f.* (Kraepelin) (gr. *skhizô*, je divise ; *phasis*, parole) [angl. ***schizophasia***]. Verbigération (v. ce terme) des démences précoces.

SCHIZOPHRÈNE, *s. m.* ou *f.* [angl. ***schizophreniac***]. Sujet atteint de schizophrénie.

SCHIZOPHRÉNIE, *s. f.* (Bleuler, de Zurich, 1911) (gr. *skhizô*, je divise ; *phrên*, esprit) [angl. ***schizophrenia***]. Terme par lequel B. désigne tous les états mentaux qui présentent comme caractère essentiel la dissociation et la discordance des fonctions psychiques (affectives, intellectuelles et psycho-motrices) avec perte de l'unité de la personnalité, rupture du contact avec la réalité, délire et tendance à s'enfermer dans un monde intérieur. L'évolution plus ou moins rapide, souvent par poussées, aboutit parfois à la démence. Bleuler fait de la *s.* un synonyme de démence précoce (v. ce terme, *autisme* et *dopamine*). — ***s. simple*** (type Claude). V. *schizoïdie*.

SCHIZOPHYCÈTE, *s. m.* (gr. *skhizô*, je divise ; *phuton*, végétal) [angl. ***Schizophyceae***]. Algue bleue. V. *procaryote*.

SCHIZOPROSOPIE, *s. f.* (gr. *skhizô*, je divise ; *prosôpon*, visage) [angl. ***schizoprosopia***]. Division de presque toute la face par le prolongement en haut de la fissure du bec-de-lièvre.

SCHIZOSE, *s. f.* [angl. ***schizosis***]. Syn. *syndrome d'intériorisation*. Terme générique proposé par H. Claude pour désigner les états morbides caractérisés par la prédominance de l'*autisme*, de la vie intérieure « qui arrive à se substituer à l'activité psychique en rapport normal avec le réel ». Elle comprend la *schizoïdie* de Kretschmer, la *schizomanie* de H. Claude et la *schizophrénie* de Bleuler.

SCHIZOTHORAX, *s. m.* (gr. *skhizô*, je divise ; *thôrax*, poitrine) [angl. ***schizothorax***]. Monstruosité caractérisée par la division de toute la paroi thoracique.

SCHIZOTHYMIE, *s. f.* (gr. *skhizô*, je divise ; *thumos*, âme). V. *schizoïdie*.

SCHIZOZOÏTE, *s. m.* (gr. *skhizô*, je divise ; *zôon*, animal). V. *mérozoïte*.

SCHLATTER (maladie de) (S. Carl, suisse, 1908). V. *apophysite tibiale antérieure*.

SCHLEMM (canal de) (S. Friedrich, all., 1795-1858) (TA *sinus venosus sclerae*) [angl. ***Schlemm's canal***]. Syn. *sinus veineux de la sclère*. Veine annulaire située près du bord antérieur de la sclère, dans l'angle irido-cornéen et drainant l'humeur aqueuse. V. *glaucome*.

SCHLESINGER (S. Bernard, brit., 1952). V. *Fanconi-Schlesinger (syndrome de)*.

SCHLOSSMANN (S. Abraham, amér., 1947). V. *Posner-Schlossmann (syndrome de)*.

SCHMEIDEN. V. *Rehn-Schmeiden (opération de)*.

SCHMID (S. Rudi, amér., 1959). V. *MacArdle-Schmid-Pearson (maladie de)*.

SCHMID (dysostose métaphysaire de type) (S. Franz, all., 1949). V. *dysostose métaphysaire*.

SCHMIDT (syndromes de) [angl. ***Schmidt's syndromes***]. — 1° (S. Adolf, all., 1897). Association d'une hémiparalysie du voile du palais avec une paralysie du récurrent et de l'épaule (trapèze et sterno-cléido-mastoïdien) du même côté et que l'on observe dans les lésions du bulbe. V. *bulbaires postérieurs (syndromes)*. — 2° (S. Benno, all., 1926). Insuffisances surrénale et thyroïdienne primitives, sans déficience hypophysaire, parfois accompagnées d'un diabète. Les glandes atteintes sont le siège d'une infiltration lymphoïde. La cause et la pathogénie de ce syndrome sont obscures : son origine auto-immune a été discutée. V. *polyendocrinopathie auto-immune*.

SCHMINCKE (tumeur de) (S. Alexander, all., 1921) [angl. ***Schmincke's tumour***]. Carcinome lympho-épithélial nasopharyngé.

SCHMORL (nodule de) (S. Christian, all., 1926) [angl. ***Schmorl's disease***]. Syn. *hernie intrasomatique*. Variété de hernie discale (v. *disque intervertébral, hernie du*) dans laquelle le *nucleus pulposus*, expulsé en avant, se loge dans le corps vertébral.

SCHNEEBERG (test de). Étude de la concentration urinaire provoquée par l'injection sous-cutanée de 10 unités d'extrait post-hypophysaire.

SCHNITZLER (syndrome de) (S. L., fr.,1974) [angl. ***Schnitzler's syndrome***]. Association d'une urticaire chronique avec vascularite et d'une dysglobulinémie monoclonale (v. ce terme) à IgM. V. *macroglobulinémie*.

SCHNYDER (dystrophie cristalline de la cornée de) (S. Walter, suisse, 1929-39) [angl. ***Schnyder's dystrophy***]. Malformation cornéenne héréditaire et familiale à transmission autosomique dominante, apparaissant précocement. Parfois congénitale, elle est caractérisée par une opacité centrale en forme de disque, située dans le 1/3 antérieur de la cornée, constituée par des cristaux de nature lipidique.

SCHOBER (épreuve de). Épreuve destinée à apprécier la souplesse du rachis. Sur le sujet debout, on mesure l'espacement de deux repères médians, l'un sur l'épineuse de L5, l'autre 10 cm plus haut puis l'allongement entre ces repères dans la position de fléchissement antérieur maximum : normalement, il est de 5 cm. Un allongement inférieur est en faveur du diagnostic de pelvispondylite.

SCHŒMAKER (ligne de) (S. Jan, holl., 1871-1940) [angl. ***Schœmaker's line***]. V. *spinotrochantérienne (ligne)*.

SCHOLZ. V. *Barnard et Scholz* à *Kearns et Sayre (syndrome de)*.

SCHOLZ-GREENFIELD (maladie de) (S. Willibald, all., 1925 ; G., 1933) [angl. ***Scholz-Greenfield disease***]. Syn. *leucodystrophie métachromatique infantile familiale*. Maladie génétique, héréditaire récessive, du métabolisme lipidique, caractérisée *anatomiquement* par une accumulation de sulfatides (esters sulfuriques de cérébrosides) dans tout le système nerveux (c'est une sulfatidose, variété de lipoïdose nerveuse) et par l'existence de lipides métachromatiques dans les foyers de désintégration de la myéline, dans certains neurones et dans quelques viscères ; *cliniquement* par le tableau d'une encéphalopathie subaiguë progressive. Elle débute vers l'âge de 2 ou 3 ans et se manifeste par des troubles de la marche (contractures et ataxie), un nystagmus, une régression mentale progressive, des convulsions, puis la cécité. La mort survient en 3 ou 4 ans. La maladie est due à l'absence d'une enzyme, l'***arylsulfatase A*** ; elle entre dans le cadre des leucodystrophies. V. ce terme, *sphingolipidose*, *leucodystrophie avec insuffisance gliale*, *Austin (maladie d')*, *nanisme polydystrophique* et *mucolipidose*.

SCHONBERG. V. *Albers-Schonberg (maladie d')*.

SCHÖNLEIN ou **SCHÖNLEIN-HENOCH (maladie** ou **syndrome de)** (S. Johann, all., 1839). V. *purpura rhumatoïde*.

SCHRIDDE (maladie de) (S. Hermann, all., 1910). V. *anasarque fœto-placentaire*.

SCHRŒDER (syndrome de) (S. Henry, amér., 1949) [angl. ***Schrœder's syndrome***]. Aménorrhée, avec hyperplasie glandulo-kystique de la muqueuse utérine, due à la sécrétion exagérée d'œstrone par un follicule ovarien persistant et kystique.

SCHROETTER (von) (S. Kristelli von, autr., 1884). V. *Paget-von Schroetter (syndrome de)*.

SCHROTH (méthode de) [angl. ***Schroth's method***]. Technique de kinésithérapie respiratoire destinée aux scoliotiques.

SCHUCHARDT ET SCHAUTA (opération de) (Schu. Karl, all., 1901-1902) [angl. ***Schuchardt's operation***]. Hystérectomie vaginale élargie dans laquelle on enlève d'un seul bloc, avec l'utérus, le plus possible de vagin et de tissu cellulaire paramétrique avec les ganglions (opération pratiquée dans le cas de cancer de l'utérus).

SCHÜLLER (maladie de) (S. Arthur, autr., 1926). Ostéoporose circonscrite du crâne, révélée par la radiographie, se manifestant parfois par un syndrome douloureux crânien très accentué, avec des crises paroxystiques survenant spontanément ou sous l'influence d'efforts ou de mouvements de la tête. Dans la plupart des cas, elle constitue un des éléments de la maladie de Paget dont on retrouve les images sur le reste du squelette.

SCHÜLLER-CHRISTIAN (maladie de) (S. Arthur, autr., 1915 ; Christian, 1919) [angl. ***Hand-Schüller-Christian disease***]. Syn. *dysostose* ou *xanthomatose cranio-hypophysaire, granulomatose* ou *granulome lipoïdique des os* (Snapper), *maladie de Hand-Schüller-Christian* (Hand, 1893). Affection frappant, dans la moitié des cas, des enfants de 3 à 10 ans, caractérisée par des altérations et déformations des os du crâne (lacunes, parfois augmentation du volume de la tête), une exophtalmie, une hépato-splénomégalie et parfois des xanthomes cutanés et des signes d'atteinte du diencéphale : diabète insipide, syndrome adiposo-génital, nanisme. Elle évolue lentement, parfois vers la régression, souvent vers la mort dans la cachexie. C'est la forme généralisée, chronique, de l'*histiocytose X* (v. ce terme), considérée d'abord comme une xanthomatose ou une lipoïdose osseuse à cause de la surcharge en cholestérol des cellules histiocytaires, surcharge due à l'activité macrophagique de ces cellules.

SCHULTZ (maladie de) (S. Werner, all., 1922). V. *agranulocytose.*

SCHULTZ (méthode de) (1908). V. *training autogène.*

SCHULTZE (syndrome de) (S. Friedrich, all., 1880). V. *acroparesthésie.*

SCHWABACH (épreuve de) (S. Dagobert, all., 1846-1920) [angl. ***Schwabach's test***]. Comparaison entre les durées des perceptions auditives osseuses chez un malade et chez un sujet sain. Dès que le diapason appliqué sur la mastoïde cesse d'être perçu par le malade, le médecin l'applique sur sa propre mastoïde et compte le nombre de secondes pendant lesquelles il continue à l'entendre.

SCHWACHMAN. V. *Riley-Schwachman.*

SCHWACHMAN (syndrome de) (S. Harry, amér., 1963) [angl. ***Schwachman's syndrome***]. Association d'une insuffisance pancréatique exocrine, d'une neutropénie avec insuffisance médullaire et d'un retard de croissance. Le taux de sodium dans la sueur et les poumons est anormal, à la différence de la mucoviscidose (v. ce terme).

SCHWANN (gaine de) (S. Theodor, all., 1810-1882) [angl. ***Schwann's sheath***]. Syn. *neurilemme, neurolemme.* Gaine formée des cellules de *S.* qui entoure les axones des nerfs périphériques. V. *neurinome, périnèvre, endonèvre* et *macroglie.*

SCHWANNITE, *s. f.* (Dechaume) [angl. ***schwannitis***]. Inflammation de la gaine de Schwann des nerfs.

SCHWANNOGLIOME, *s. m.* V. *neurinome.*

SCHWANNOMATOSE, *s. f.* [angl. ***multiple schwannoma***]. Affection caractérisée par le développement de schwannomes multiples.

SCHWANNOME, *s. m.* (Masson). V. *neurinome.*

SCHWARTZ (signe de) (S. Edouard, fr., 1852-1925) [angl. ***Schwartz's test***]. Syn. *signe du flot* (Briquet et Schwartz). Transmission au loin, le long d'une veine variqueuse, d'une onde liquide provoquée par une chiquenaude donnée sur les varices les plus importantes ; cette épreuve permet l'étude topographique du réseau variqueux. La transmission s'effectue également à contre-courant si les valvules sont insuffisantes.

SCHWARTZ-BARTTER (pseudo-syndrome de) (S. William, amér.) (Bricaire, 1967). Syndrome de sécrétion inappropriée d'hormone anti-diurétique (v. ce terme) dont l'origine n'est pas paranéoplasique, contrairement à celle du syndrome de S.-B. (v. ce terme).

SCHWARTZ-BARTTER (syndrome de) (1957) [angl. ***Schwartz-Bartter syndrome***]. Syndrome paranéoplasique (v. ce terme) dû à une hypersécrétion pathologique d'hormone antidiurétique. Il est caractérisé essentiellement par des désordres électrolytiques : abaissement du taux du sodium et de la pression osmotique du plasma avec surcharge aqueuse, élimination excessive du sodium par l'urine, dont la pression osmotique est forte. Ces désordres peuvent être corrigés par la restriction hydrique et l'administration de diurétique ; ils sont indépendants de toute maladie rénale ou surrénale. Ils s'accompagnent parfois des manifestations digestives ou neuropsychiques du syndrome d'hypotonie osmotique du plasma (v. ce terme). Ce syndrome a été observé au cours des cancers bronchiques à petites cellules (celles-ci sécréteraient une substance antidiurétique analogue à la vasopressine) et parfois aussi au cours d'autres cancers, de tuberculose pulmonaire et de lésions du système nerveux central. V. *antidiurétique (syndrome de sécrétion inappropriée d'hormone)* et *apudome.*

SCHWARTZ-JAMPEL (syndrome de) (S. Oscar, amér., 1962) [angl. ***Schwartz-Jampel syndrome***]. Syn. *dystrophie ostéochondro-musculaire.* Syndrome analogue à celui de Marden-Walker (v. ce terme). Il en diffère surtout par l'absence de trouble du développement statural et psychomoteur. V. *polyostéochondrite.*

SCHWENINGER ET BUZZI (anétodermie type) (S. Ernst, all., 1850-1924) [angl. ***anetoderma of Schweninger and Buzzi***]. V. *anétodermie érythémateuse.*

SCHWICKERATH. V. *Meyer-Schwickerath (syndrome de).*

SCIAGE, *s. m.* [angl. ***sawing***]. Méthode de massage effectuée avec le bord de la main par des mouvements de va-et-vient.

SCIALYTIQUE®, *s. m.* (gr. *skia*, ombre ; *luein*, dissoudre). Appareil d'éclairage du champ opératoire conçu pour éliminer les ombres portées.

SCIATALGIE, *s. f.* [angl. ***sciatica***]. Névralgie sciatique.

SCIATALGIQUE, *adj., s. m.* ou *f.* Atteint de névralgie sciatique.

SCIATIQUE, *s. f.* (gr. *iskhias*, affection de la hanche) [angl. ***sciatica***]. Syndrome dont l'élément principal est une douleur très vive siégeant le long du trajet du nerf sciatique ou ischiatique et de ses branches. Il peut correspondre anatomiquement à des lésions réelles du nerf *(névrite s.)*, ou au contraire le nerf peut ne pas paraître altéré *(névralgie s.)*. Il est le plus souvent sous la dépendance de causes locales provoquant l'irritation des racines du nerf dans le canal vertébral (rhumatisme, hernie du disque intervertébral, ostéite, méningite, tumeur, etc.) ; il est parfois dû à des affections générales (diabète, goutte). — ***s. paralysante.*** Névralgie sciatique s'accompagnant d'un déficit majeur et pouvant imposer une intervention chirurgicale rapide. — ***s. spasmodique*** (Brissaud). Variété de *s.* accompagnée de phénomènes spasmodiques très marqués : exagération des réflexes, trépidation épileptoïde et contracture des muscles de la hanche et des masses sacrolombaires, entraînant une scoliose homologue (c.-à-d. une incurvation de la colonne lombaire à concavité dirigée du côté malade).

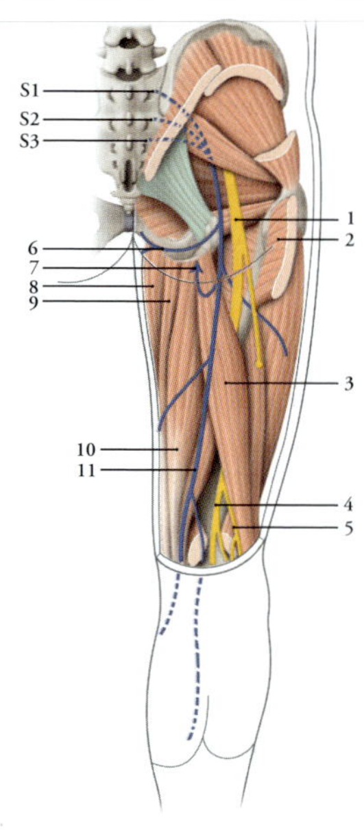

Nerf cutané postérieur
de la cuisse. Vue postérieure

1. n. ischiatique
2. m. grand fessier
3. long chef du biceps fémoral
4. n. tibial
5. n. fibulaire commun
6. rameau périnéal
7. n. clunial inf.
8. m. gracile
9. m. grand adducteur
10. m. semi-tendineux
11. n. cutané post. de la cuisse

SCIATIQUE (nerf) (TA *nervus ischiadicus*) [angl. ***sciatic nerve***]. Syn. *n. ischiatique.* Branche terminale du plexus sacré, il descend dans la fesse et à la face postérieure de la cuisse et se termine en arrière du genou en nerf tibial (ou sciatique poplité interne) et fibulaire commun (ou s.p. externe). Nerf le plus volumineux de l'organisme, il assure essentiellement la motricité et la sensibilité du membre inférieur distal à partir de la loge postérieure de la cuisse • 👁 **glutéal** •.

SCINTIGRAMME, *s. m.* [angl. ***scintigram***]. V. *scintigraphie.*

SCINTIGRAPHIE, *s. f.* (lat. *scintilla,* étoile ; gr. *graphein,* inscrire) [angl. ***scintigraphy***]. Syn. *scintillographie, gammagraphie, cartographie isotopique.* Procédé permettant de repérer dans l'organisme un isotope radioactif qui y a été introduit pour étudier un phénomène physiologique ou pathologique et de suivre son cheminement et sa fixation. Les radiations — émises par l'isotope sont enregistrées par un compteur à scintillations placé en face de la zone à explorer ; on obtient ainsi la silhouette (inscrite directement ou par photographie d'un écran cathodique), la « carte » de l'organe ou de la région qui a fixé l'isotope *(scintigramme* ou *scintillogramme).* La *s.* s'applique, en particulier, à l'étude de la glande thyroïde, du foie, des reins, du cerveau, des poumons, du cœur *(v. gammagraphie).* Au lieu de réaliser une telle exploration cartographique, on peut aussi, avec un détecteur fixe, établir une courbe de radio-activité d'un organe en fonction du temps. V. *cinéscintigraphie, marqué, radiocardiographie, gamma-encéphalographie, gammagraphie rénale, gammagraphie hépatique, tomographie d'émission gamma, iode radio-actif (test à l'), technétium, effort (épreuve d')* et *néphrogramme isotopique.*

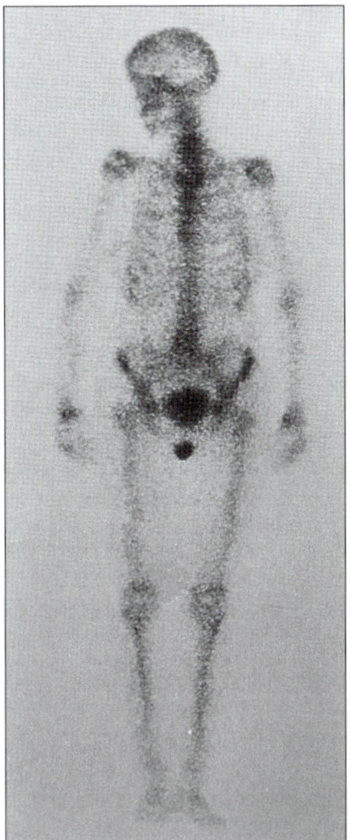

Scintigraphie osseuse

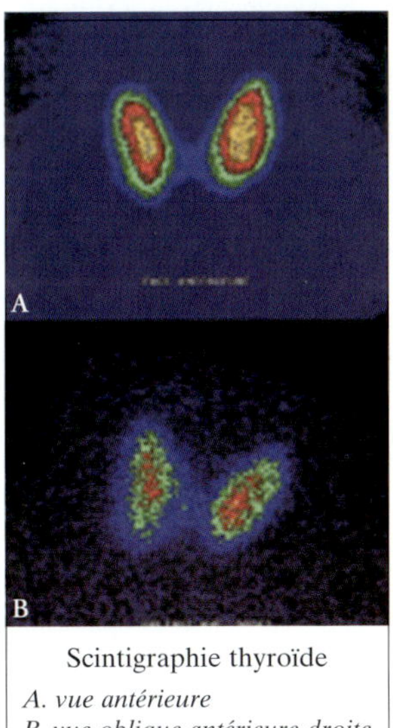

Scintigraphie thyroïde

A. vue antérieure

B. vue oblique antérieure droite

SCINTIGRAPHIE MYOCARDIQUE [angl. ***myocardial scintigraphy***]. Étude de la fixation d'un radio-isotope (thallium, technétium) sur le myocarde, par tomoscintigraphie. V. *effort (épreuve d'), thallium, tomographie d'émission gamma* et *MIBI.*

SCINTIGRAPHIE PULMONAIRE [angl. ***pulmonary scintigraphy***]. La *s.* (v. ce terme) pulmonaire utilise deux techniques : la *s. de perfusion,* la plus fréquemment utilisée et la *s. de ventilation.* La *première* consiste à injecter par voie intraveineuse des microparticules marquées au technétium 99 qui vont se bloquer dans les capillaires pulmonaires ; la *seconde* procède par inhalation de gaz radio-actif (xénon 133). La *s. p.* sert au diagnostic de l'embolie pulmonaire.

SCINTILLATIONS (compteur à). V. *compteur de particules.*

SCISSIPARITÉ, *s. f.* (lat. *scindere,* fendre) [angl. ***scissiparity***]. V. *fissiparité.*

SCISSURE, *s. f.* (lat. *scissura,* séparation) (TA *fissura*) [angl. ***scissura***]. Profond sillon segmentant un organe. P. ex. : *s. pulmonaire.* V. *calcarine, Rolando* et *Sylvius.*

SCISSURITE, *s. f.* Pleurite localisée à une scissure interlobaire et révélée, souvent après guérison, sur une radiographie pulmonaire, par l'existence d'une ligne opaque, suivant le trajet d'une scissure.

SCLÉRAL, ALE, *adj.* [angl. ***scleral***]. Qui se rapporte à la sclérotique.

SCLÈRE, *s. f.* (gr. *sklèros,* dur) [TA et angl. *sclera*]. Syn. ancien *sclérotique.* Partie postérieure opaque de la membrane externe fibreuse et résistante du bulbe de l'œil. Elle se continue en avant par la cornée qui est transparente.

SCLÉRECTASIE, *s. f.* (gr. *sklêros,* dur ; *ektasis,* dilatation) [angl. ***sclerectasia***]. Hernie de la sclérotique. V. *staphylome.*

SCLÉRECTOMIE, *s. f.* (Lagrange) (gr. *sklêros* ; dur ; *ektomê,* ablation) [angl. ***sclerectomy***]. Résection de la sclérotique pratiquée dans le glaucome chronique.

SCLÉRÈME, *s. m.* (gr. *sklêros,* dur) [angl. ***sclerema***]. Induration de la peau avec perte de la mobilité des téguments sur des parties profondes. — ***s. des adultes.*** V. *sclérodermie.* — ***s. œdémateux des nouveau-nés*** (Bouchut) [angl. ***sclerema adiposum***]. *S.* débutant ordinairement de 2 à 10 jours après la naissance, s'accompagnant de phénomènes d'athrepsie et se terminant souvent par la mort en quelques jours.

SCLÉREUX, EUSE, *adj.* (gr. *sklêros,* dur) [angl. ***sclerous***]. Fibreux.

SCLÉRITE, *s. f.* [angl. ***scleritis***]. Syn. *sclérotite.* Inflammation de la sclérotique. Elle se localise ordinairement dans le tissu cellulaire épiscléral *(épisclérite).*

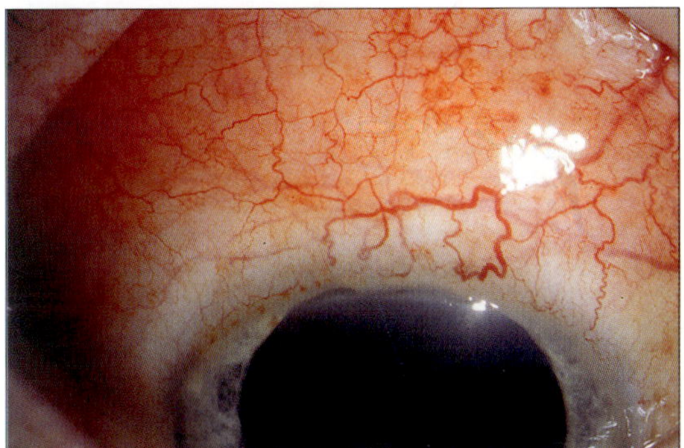

Sclérite diffuse

SCLÉROCHOROÏDITE, *s. f.* [angl. ***sclerochoroiditis***]. Affection caractérisée par une atrophie partielle de la choroïde pouvant aller jusqu'à sa disparition, avec amincissement de la sclère, entraînant l'ectasie de cette membrane sous forme de bosselures plus ou moins irrégulières. — La *s.* est tantôt *postérieure,* coïncidant avec le staphylome postérieur, elle se manifeste par une myopie progressive, des scotomes variés et une diminution de l'acuité visuelle ; — tantôt *antérieure,* elle se traduit par la déformation de la partie antérieure de la sclère (staphylome antérieur), avec névralgies ciliaires plus ou moins vives suivant la marche de l'affection (aiguë ou chronique), apparition de scotome, rétrécissement irrégulier du champ visuel et tendance à la perte totale de la vision.

SCLÉROCONJONCTIVITE, *s. f.* [angl. ***scleroconjunctivitis***]. Inflammation simultanée de la sclère et de la conjonctive.

SCLÉRODACTYLIE, *s. f.* (gr. *sklêros,* dur ; *daktulos,* doigt) [angl. ***sclerodactylia***]. Sclérodermie (v. ce terme) limitée aux doigts.

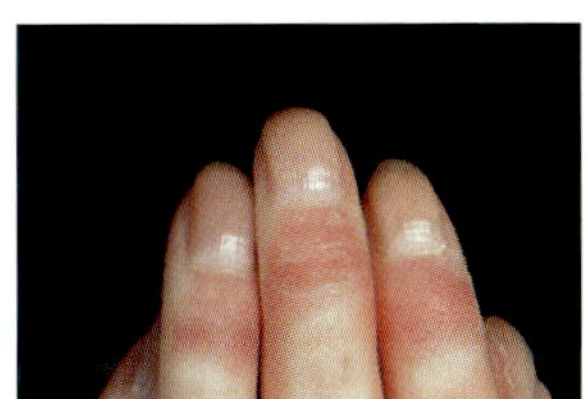

Sclérodactylie

SCLÉRODERMATOMYOSITE, *s. f.* (gr. *sklêros,* dur ; *derma,* peau ; *mus,* muscle). Affection caractérisée par l'association de sclérodermie (*s.* progressive, *s.* œdémateuse ou *s.* en plaques) et d'atrophie musculaire. Elle est voisine des dermatomyosites.

SCLÉRODERMIE, *s. f.* (Gintrac, 1847) (gr. *sklêros*, dur ; *derma*, peau) [angl. ***scleroderma***]. Syn. *dermatosclérose, sclérème des adultes* (Thirial, 1845). Dermatose caractérisée par l'épaississement avec induration de la peau et du tissu cellulaire sous-cutané et parfois des tissus profonds ; à ce stade succède un stade d'atrophie et souvent d'ulcération des téguments. — Elle présente différentes variétés : ***s. localisées*** en plaques (v. *morphée*), en gouttes, en bandes ; ***s. généralisée à forme œdémateuse*** de Hardy (1877), très rare, où l'infiltration des téguments atteint la face, puis le cou et le thorax et peut guérir (sclérœdème de l'adulte de Buschke, 1900) ou évoluer vers une sclérose atrophique généralisée ***sclérodactylie progressive*** ou ***acrosclérose*** (Hutchinson, 1893) où l'atteinte cutanée débute aux doigts, précédée d'un syndrome de Raynaud et peut gagner les bras, parfois les pieds et les jambes, puis la face et le tronc : cette forme évolue très lentement vers la cachexie. Elle peut s'accompagner d'atteintes musculaires, ostéoarticulaires ou viscérales (digestives, cardiaques, rénales, pulmonaires surtout) : c'est la ***sclérodermie généralisée*** ou ***systémique.*** La *s.* est considérée comme une maladie du collagène ; elle semble apparentée aux maladies auto-immunes. V. *Thibierge et Weissenbach (syndrome de), CREST (syndrome)* et *Reynolds (syndrome de).*

SCLÉRŒDÈME, *s. m.* [angl. ***scleroedema***]. Œdème ligneux au niveau duquel la peau semble injectée de paraffine, donne la sensation de cuir et ne se laisse ni pincer, ni déprimer en godet. Cette forme d'œdème très rare semble être un début de sclérodermie (v. ce terme).

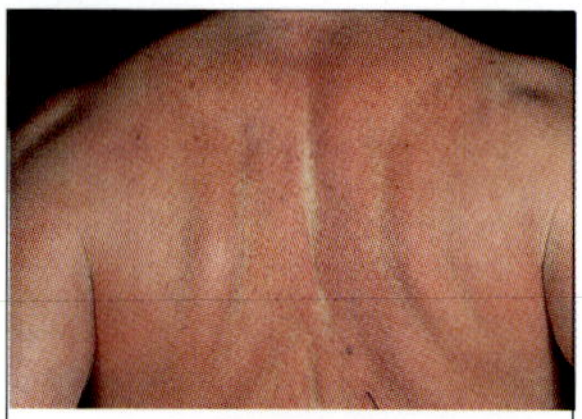

Sclérœdème

SCLÉRO-IRIDECTOMIE, *s. f.* (gr. *sklêros*, dur ; *iris*, iris ; *ektomê*, ablation) [angl. ***scleroiridectomy***]. Ablation d'un fragment de sclérotique et d'iris, destinée à remédier au glaucome.

SCLÉROLIPOMATOSE, *s. f.* [angl. ***lipoma fibrosum***]. Hyperplasie du tissu conjonctif interstitiel d'un organe avec accumulation de cellules graisseuses et atrophie des éléments nobles de l'organe. P. ex. : *s. des fibres musculaires.*

SCLÉROLYSE, *s. f.* (gr. *sklêros*, dur ; *luein*, dissoudre). Action résolutive exercée par certaines substances ou certaines médications (ionisation) sur les productions pathologiques de tissu fibreux (ankylose, sclérose périarticulaire).

SCLÉROMALACIE, *s. f.* (sclère ; gr. *malakia*, mollesse) [angl. ***scleromalacia***]. Altération avec ramollissement de la sclère de l'œil. — ***s. perforante.*** V. *Van der Hoeve (syndrome de).*

SCLÉROMÉNINGITE, *s. f.* V. *pachyméningite.*

SCLÉROMYOSITE, *s. f.* [angl. ***scleromyositis***]. Extension de la sclérose aux muscles sous-jacents aux régions atteintes de sclérodermie. V. *sclérodermatomyosite.*

SCLÉRONYCHIE, *s. f.* (Unna) (gr. *sklêros*, dur ; *onux*, ongle) [angl. ***scleronychia***]. Lésion de l'ongle caractérisée par son induration et son épaississement.

SCLÉROPOÏKILODERMIE, *s. f.* Sclérodermie progressive associée à une pigmentation et à des télangiectasies cutanées.

SCLÉROPROTÉINE, *s. f.* [angl. ***scleroprotein***]. Variété de protéine simple (holoprotéine) existant dans les tissus de soutien et les phanères. P. ex. : le *collagène*, l'*élastine* et la *kératine.*

SCLÉROSE, *s. f.* (gr. *sklêros*, dur) [angl. ***sclerosis***]. Induration pathologique d'un organe ou d'un tissu par suite de l'hypertrophie du tissu conjonctif qui entre dans sa structure.

SCLÉROSE ATROPHIQUE DE LA PEAU AVEC MYOSITE GÉNÉRALISÉE (Petges et Cléjat, 1906). V. *Petges-Cléjat ou Petges-Jacobi (maladie de).*

SCLÉROSE CÉRÉBRALE CENTROLOBAIRE (Pierre Marie et Ch. Foix, 1913 ; Ch. Foix et Julien Marie, 1927). Syn. *maladie de Foix-Julien Marie.* Affection appartenant au groupe des scléroses cérébrales diffuses (v. ce terme) débutant dès la petite enfance, caractérisée *anatomiquement* par des placards scléreux rétractiles siégeant dans la substance blanche des deux hémisphères cérébraux, sous l'écorce et comportant une réaction gliale pauvre en cellules, sans trace d'inflammation ou de surcharge métabolique ; *cliniquement* par une évolution rapide au début, où l'on voit survenir des spasmes, des contractures, puis des paralysies avec troubles sensoriels (cécité, etc.), plus lente à la période de régression ; celle-ci n'est jamais complète et laisse des paraplégies spasmodiques et un état de déchéance intellectuelle. Certains considèrent cette maladie comme un stade cicatriciel de la sclérose cérébrale de Schilder (encéphalite périaxiale diffuse) ; d'autres séparent les deux affections et placent la *s. c. c.* dans le cadre des encéphalites infantiles d'origine vasculaire ou toxique.

SCLÉROSE CÉRÉBRALE DIFFUSE [angl. ***diffuse cerebral sclerosis***]. Syn. *maladie de Schilder-Foix* (1912). Terme désignant un groupe d'affections entrant dans le cadre des leucoencéphalites (v. ce terme). Elles ont en commun certains caractères *anatomiques* (démyélinisation primitive et sclérose de la substance blanche du cerveau, symétriques et diffuses) et *cliniques* (affaiblissement psychique, troubles pyramidaux et oculaires). Elles atteignent les sujets jeunes ; les unes sont de nature dégénérative, les autres d'origine inflammatoire. On distingue la leucoencéphalite sclérosante subaiguë de Van Bogaert et les autres scléroses inflammatoires diffuses, les gliomatoses diffuses (prolifération de cellules astrocytaires néoplasiques détruisant la myéline), les leucodystrophies progressives, la sclérose cérébrale de Schilder avec la sclérose cérébrale centrolobaire, l'encéphalite concentrique de Baló (v. ces différents termes).

SCLÉROSE CÉRÉBRALE DE SCHILDER [angl. ***Schilder's disease***]. Syn. *encéphalite périaxiale diffuse* (Schilder, 1912), *sclérose myélinoclastique de Schilder.* Variété de sclérose cérébrale diffuse (v. ce terme) de l'adulte jeune. Elle est caractérisée *anatomiquement* par une démyélinisation bilatérale symétrique du centre ovale, respectant les fibres en U et le cortex. *Cliniquement*, le début est progressif (céphalées, vertiges, apathie et surtout diminution de la vue) ; puis apparaissent les troubles moteurs : hémiplégie, diplégie, paraplégie spasmodiques avec crises convulsives. La maladie procède par poussées évolutives, aboutit à la démence, à la cécité complète et entraîne la mort dans un état de gâtisme avec hypertonie, au bout d'un an ou de 18 mois. Ses rapports avec la sclérose cérébrale centrolobaire et avec la sclérose en plaques ont été discutés. Sa cause est inconnue. V. *Heubner-Schilder (type).*

SCLÉROSE CÉRÉBRALE SPONGIEUSE DE CANAVAN. V. *Canavan (maladie de).*

SCLÉROSE CERVICO-PROSTATIQUE. V. *col vésical (maladie du).*

SCLÉROSE COMBINÉE [angl. ***combined sclerosis***]. V. *scléroses combinées.*

SCLÉROSE DES CORDONS POSTÉRIEURS. V. *tabes dorsalis.*

SCLÉROSE HYPERTROPHIQUE PULPAIRE DE GAUCKLER. V. *Gauckler (sclérose hypertrophique pulpaire de).*

SCLÉROSE LAMINAIRE DE MOREL. V. *Morel (sclérose laminaire de).*

SCLÉROSE LATÉRALE AMYOTROPHIQUE [angl. ***amyotrophic lateral sclerosis***]. Syn. *maladie de Charcot* (1865-1874). Affection caractérisée, *anatomiquement*, par la dégénérescence du faisceau pyramidal et l'atrophie des grandes cellules motrices des cornes antérieures de la substance grise de la moelle épinière et des cellules du tronc cérébral ; *cliniquement,* par la coexistence de phénomènes de paralysie spasmodique et d'une atrophie musculaire progressive de type Aran-Duchenne avec contractions fibrillaires ; ces troubles moteurs débutent généralement aux membres supérieurs ; ils s'étendent aux noyaux bulbaires, pouvant aboutir au syndrome de la paralysie labio-glosso-laryngée. L'*évolution* se poursuit fatalement vers la mort en 2 ans environ. L'origine génétique de la maladie est probable. — De très rares formes juvéniles et infantiles ont été décrites ; on les considère le plus souvent comme des variétés de paraplégie spasmodique familiale avec amyotrophie. V. *hérédo-dégénération spinocérébelleuse* et *sclérose latérale primitive.*

SCLÉROSE LATÉRALE PRIMITIVE (J. M. Charcot, 1883) [angl. ***primary lateral sclerosis***]. Affection caractérisée *cliniquement* par un déficit moteur pyramidal survenant après 50 ans, débutant aux membres inférieurs, évoluant de façon progressive et *anatomiquement* par une atteinte exclusive du neurone moteur central. Certains la considèrent comme une variété de sclérose latérale amyotrophique.

SCLÉROSE MULTILOCULAIRE ou **MULTIPLE**. V. *sclérose en plaques.*

SCLÉROSE MYÉLINOCLASTIQUE DE SCHILDER. V. *sclérose cérébrale de Schilder.*

SCLÉROSE EN PLAQUES (SEP) (Charcot et Vulpian, 1866) [angl. ***multiple sclerosis***]. Syn. *sclérose multiple ou multiloculaire.* Affection démyélinisante des centres nerveux caractérisée, au point de vue ***anatomique,*** par des plaques de sclérose disséminées en plus ou moins grand nombre principalement dans la substance blanche centrale des circonvolutions cérébrales et de la moelle épinière, ces lésions étant visibles aussi sur les coupes IRM de ces organes ; au point de vue ***clinique,*** par un ensemble de symptômes spinaux, cérébraux et bulbaires en rapport avec les localisations des lésions. La paraplégie spasmodique, le tremblement intentionnel, le nystagmus sont les manifestations les plus constantes de cette affection qui évolue longuement par poussées successives. V. *Charcot (triade de)* et *Marburg (triade de).* Les rapports de la *s. e. p.* avec les autres maladies démyélinisantes du système nerveux central ont été discutés : encéphalomyélite aiguë disséminée, neuromyélite optique aiguë de Devic, leucoencéphalites. Sa ***pathogénie*** est complexe et il semble qu'intervienne un désordre immunitaire (processus d'auto-immunisation), probablement d'origine génétique et lié à la présence de certains antigènes tissulaires du système HLA, qui favoriserait la persistance, dans le système nerveux, de virus divers et banals, d'où la prescription en traitement de fond d'immunodépresseurs. V. *virus lents (maladies à), encéphalite concentrique de Baló, Lhermitte (signe de)* et *sclérose cérébrale de Schilder.*

SCLÉROSE PRIMITIVE DE L'ARTÈRE PULMONAIRE. V. *hypertension artérielle pulmonaire primitive.*

SCLÉROSE PRIMITIVE DES CORDONS LATÉRAUX. V. *tabès dorsal spasmodique.*

SCLÉROSE PULMONAIRE. V. *fibrose pulmonaire.*

SCLÉROSE PULMONAIRE IDIOPATHIQUE. V. *fibrose pulmonaire interstitielle diffuse.*

SCLÉROSE TUBÉREUSE DU CERVEAU (Bourneville, 1880) [angl. ***tuberous sclerosis***]. Syn. *épiloïa* (Sherlock, 1911), *maladie de Bourneville et Brissaud, phacomatose de Bourneville* (Van der Hoeve, 1923), *sclérose tubéreuse de Bourneville.* Maladie héréditaire transmise selon le mode autosomique dominant, caractérisée ***anatomiquement*** par la présence, dans les couches superficielles du cerveau, de nombreuses nodosités de la grosseur d'un noyau de cerise ou d'une noisette. Ces nodosités sont formées d'un tissu fibrillaire contenant des cellules à protoplasma homogène qui les rapprochent des gliomes neuroformatifs. ***Cliniquement*** elle se manifeste par une idiotie, des crises épileptiques, des troubles cérébelleux et des paralysies ; très fréquemment par des altérations cutanées : adénomes sébacés symétriques de la face, tumeurs périunguéales de Kœnen (v. ces termes), plaques gaufrées en peau de chagrin ; parfois coexistent phacomatose rétinienne et d'autres malformations viscérales (cardiaques : rhabdomyome) ou squelettiques. C'est une forme de phacomatose.

SCLÉROSES COMBINÉES [angl. ***combined sclerosis***]. Syn. *dégénérescence combinée subaiguë de la moelle* (Russell, Batten et Collier, 1900), *myélose funiculaire.* Ensemble de syndromes caractérisés ***anatomiquement*** par une sclérose (ou une dégénérescence) simultanée de plusieurs faisceaux de la moelle épinière. La forme la plus fréquente associe des lésions de la voie pyramidale et des cordons postérieurs dont l'atteinte conjuguée provoque une paraplégie avec troubles de la sensibilité profonde. V. *ataxo-paraplégie.* Les *s. c.* ont des ***causes*** multiples : syphilis, sclérose en plaques, artériosclérose, intoxications ou infections, surtout anémie de Biermer, qui réalise ainsi une des formes du syndrome neuro-anémique. Les différentes variétés d'hérédo-dégénération spino-cérébelleuse entrent également dans ce cadre.

SCLÉROSTÉOSE, *s. f.* (H. G. Hansen, 1967) [angl. ***sclerosteosis***]. Variété d'ostéochondrodysplasie à transmission autosomique récessive, comportant un épaississement régulier de la corticale des os longs. La taille est grande, avec dysmorphie et paralysie faciale, mandibule massive, surdité, hypertension intracrânienne, syndactylie des 2e et 3e doigts.

SCLÉROTENDINITE, *s. f.* Extension de la sclérose aux tendons sous-jacents aux régions atteintes de sclérodermie.

SCLÉROTHÉRAPIE, *s. f.* (gr. *sklêros*, dur ; *thérapéia*, traitement) [angl. ***sclerotherapy***]. Traitement des varices (des membres inférieurs, œsophagiennes ou des hémorroïdes) par des injections qui déterminent la production de tissu fibreux.

SCLÉROTICOTOMIE, *s. f.* ou **SCLÉROTOMIE,** *s. f.* (Snellen) (sclérotique ; gr. *tomê*, section) [angl. ***scleroticotomy***]. Incision de la sclérotique.

SCLÉROTIQUE, *s. f.* (gr. *sklêros*, dur). Dénomination ancienne de la *sclère.*

SCLÉROTIQUES BLEUES (syndrome des). V. *ostéopsathyrose.*

SCLÉROTITE, *s. f.* V. *sclérite.*

SCLÉROTOMIE, *s. f.* (gr. *sklêros*, dur ; *tomê*, incision) [angl. ***sclerotomy***]. Incision de la sclère.

SCOLEX, *s. m.* (gr. *skôlêx*, ver) [angl. ***scolex***]. Partie antérieure, pourvue de ventouses et quelquefois de crochets, des vers cestoïdes (tête de tænia).

SCOLIOSE, *s. f.* (gr. *skolios*, tortueux) [angl. ***scoliosis***]. Déviation latérale du rachis comportant une angulation latérale des corps vertébraux et une rotation. — ***s. capitis.*** V. *caput obliquum.*

SCOMBRIDÉS, *s. m. pl.* (gr. *skombros*, maquereau) [angl. ***Scombroidea***]. Famille de poissons de mer comprenant notamment les thons, les bonites et les maquereaux.

SCOMBROÏDOSE, *s. f.* (gr. *skombros*, maquereau) [angl. ***scombroid poisoning***]. Intoxication par la chair de certains *Scombridés* (v. ce terme), qui peut contenir une substance analogue à l'histamine. V. *mytilisme*, *ciguatera* et *ichtyosisme.*

SCOPOLAMINE, *s. f.* (Johan Scopoli, médecin italien, 1723-1788) [angl. ***scopolamine***]. Alcaloïde extrait de diverses solanées *(Scopola, Datura)* et doué de propriétés vagolytiques et antinaupathiques.

SCORBUT, *s. m.* (de l'islandais *skyrbjugr,* tuméfaction qui se crevasse ou s'ulcère, par l'intermédiaire du hollandais *scheurbuik*) [angl. ***scurvy***]. Maladie par carence due à l'absence ou à l'insuffisance dans l'alimentation de la vitamine C contenue dans les légumes et les fruits frais. Le *s.* est caractérisé par un état subfébrile, une anémie, des hémorragies multiples, surtout au niveau des gencives qui deviennent fongueuses, par des troubles gastro-intestinaux et par une cachexie progressive qui aboutit souvent à la mort. Chez l'adulte, le *s.* revêt la forme épidémique en frappant des collectivités dont les membres sont soumis au même régime carencé (marins, prisonniers, etc.). — ***s. infantile.*** Syn. *maladie de Barlow, maladie de Mœller-Barlow* ou de *Cheadle-Mœller-Barlow, rachitisme hémorragique* [angl. ***infantile scurvy***]. Le *s.* apparaît chez les nourrissons élevés au lait modifié industriellement ; il se manifeste surtout par des hématomes sous-périostés, des douleurs épiphysaires avec altération de l'ossification et une anémie marquée. Il cède à l'administration de jus de fruit (orange, citron, raisin, etc.).

SCORBUTIQUE, *adj.* [angl. ***scorbutic***]. Qui est atteint du scorbut, ou qui est causé par le scorbut.

SCOTCH®-TEST, *s. m.* (angl.) (Graham). Recueil des œufs d'oxyure pondus sur la marge de l'anus, à l'aide d'une bande adhésive transparente, que l'on examinera au microscope après l'avoir collée sur une lame.

SCOTOME, *s. m.* (gr. *skotos*, obscurité) [angl. ***scotoma***]. Lacune fixe dans une partie du champ visuel, située, tantôt au centre, tantôt à la périphérie ; elle est régulière ou irrégulière et dépend généralement d'une lésion du nerf optique. Le *s. négatif,* correspond à une zone rétinienne où la vision est abolie, il n'est pas perçu par le malade, mais l'étude du champ visuel le met en évidence. Le *s. positif,* ou *subjectif* (Axenfeld) est « vu » par le sujet comme une zone floue ou comme une tache noire ou colorée, aux contours généralement précis occupant une partie du champ visuel.

SCOTOME DE BJERRUM. V. *Bjerrum (scotome de).*

SCOTOME SCINTILLANT [angl. ***scintillating scotoma***]. Syn. *teichopsie.* Tache brillante, mobile, formée tantôt de lignes brisées, tantôt de flammèches diversement colorées, que perçoivent les sujets atteints de certaines névropathies et en particulier de migraine ophtalmique.

SCOTOME DE SEIDEL. V. *Seidel (scotome de).*

SCOTOMÉTRIE, *s. f.* (gr. *skotos*, obscurité ; *métron*, mesure) [angl. ***scotometry***]. Recherche du scotome (v. ce terme) par l'étude du champ visuel ou campimétrie (v. ce terme).

SCOTOMISATION, *s. f.* (gr. *skotos*, obscurité) [angl. ***scotomization***]. Phénomène par lequel est effacé du souvenir un épisode désagréable de l'existence.

SCOTOPIQUE, *adj.* (gr. *skotos*, obscurité ; *ops*, *opos*, vue) [angl. ***scotopic***]. Qui concerne la sensibilité rétinienne à une lumière peu intense. — ***vision s.*** Syn. *vision nocturne.* Condition de la vision dans l'obscurité : les couleurs ne sont pas discernées. V. *photopique* et *mésopique.*

SCOTT (syndrome de) (S. Ronald, amér., 1971) [angl. ***Scott's syndrome***]. Syndrome malformatif très rare de transmission récessive liée au sexe, associant un retard mental et de croissance, des syndactylies ainsi que des anomalies de la face et du cou.

SCOVILLE (opération de). V. *topotomie.*

SCRAPIE, *s. f.* (angl. *to scrape*, gratter) [angl. ***scrapie***]. Syn. *tremblante du mouton.* Variété ovine d'encéphalopathie subaiguë spongiforme (v. ce terme et *prion*). V. *virus lents (maladies à).*

SCRIBOMANIE, *s. f.* (lat. *scribere*, écrire ; gr. *mania*, folie). V. *graphomanie.*

SCROFULE, *s. f.* (lat. *scrofa*, truie, par analogie avec les tumeurs ganglionnaires du porc) [angl. ***scrofula***]. Variété de tempérament lymphatique propre à l'enfance et à l'adolescence, caractérisée par une prédisposition aux infections banales de la peau (impétigo) et des muqueuses (rhinite, otite, etc.) qui revêtent un caractère suintant et une allure chronique, et à la tuberculose qui se localise sur les ganglions, les os, les articulations, évolue sans grande réaction et aboutit à la caséification. — Pour certains auteurs, la *s.* était la forme particulière que prend la tuberculose lorsqu'elle frappe de jeunes sujets lymphatiques. — La notion de *s.* a toujours été imprécise ; elle est aujourd'hui tombée en désuétude.

SCROFULODERME, *s. m.* (scrofule ; gr. *derma*, peau) [angl. ***scrofuloderma***]. Variété la plus fréquente de gomme tuberculeuse hypodermique, développée dans le voisinage du foyer tuberculeux osseux ou ganglionnaire qui lui a donné naissance. Ses localisations les plus fréquentes sont le cou (écrouelles), la région présternale, les articulations.

SCROTUM, *s. m.* (lat. *scrotum*) [TA et angl. ***scrotum***]. Syn. *bourses testiculaires.* Enveloppe cutanée des testicules contenant un muscle lisse, le dartos • 👁 **génital** •.

SCRUB-TYPHUS (angl.). V. *fièvre fluviale du Japon.*

scu-PA. Abréviation du terme anglais ***single chain urokinase plasminogen activator.*** Syn. *pro-urokinase.* Substance fibrinolytique, précurseur de l'urokinase. V. ce terme et *r-scu-PA.*

SCYBALES, *s. f. pl.* (gr. *skubala*, excréments) [angl. ***scybala***]. Excréments durs et arrondis qui s'accumulent dans l'intestin à la suite d'une constipation opiniâtre. V. *coprolithe* et *fécalome.*

SDRA [angl. ***ARDS***]. Abréviation de *Syndrome de Détresse Respiratoire de l'Adulte.* V. *détresse respiratoire.*

Se (gène, facteur). V. *facteur sécréteur.*

SEABRIGHT-BANTAM (syndrome des) (du nom d'une variété de gallinacés dans laquelle le coq a les plumes caudales du type femelle, par réponse anormale du plumage à l'incitation hormonale) [angl. ***Seabright-Bantam syndrome***]. Syn. *syndrome pseudo-endocrinien.* Nom proposé par Albright (de Boston) en 1942 pour désigner les syndromes endocriniens déterminés, non par l'insuffisance de l'hormone, mais par l'absence de réaction des organes récepteurs. Cet auteur pensait que le syndrome décrit par lui, la même année, sous le nom de pseudo-hypoparathyroïdisme était dû à une insensibilité du tube rénal, en tant que « récepteur », à la parathormone normalement sécrétée, le tube rénal réabsorbant les phosphates de façon excessive. V. *ostéodystrophie héréditaire d'Albright* et *Ellsworth-Howard (épreuve d').*

SÉBACÉ, CÉE, *adj.* (lat. *sebum*, suif) [angl. ***sebaceous***]. Se dit de la matière grasse et onctueuse sécrétée par certaines glandes de la peau *(glandes s.).* — ***enduit s.*** des nouveau-nés. — ***kyste s.*** V. *kyste.* V. *comédon* et *acné.*

SEBAOUN. V. *Gilbert-Dreyfus, Sebaoun et Belaisch (syndrome de).*

SÉBILEAU (signe de) (S. Pierre, fr., 1860-1953). Syn. *signe du pincement de la vaginale.* Symptômes permettant de préciser la nature d'une tumeur des bourses : le pincement de la vaginale, à la surface de la tumeur, n'est possible que dans le cancer du testicule ; il ne l'est pas dans l'hématocèle.

SÉBOCYSTOMATOSE, *s. f.* (lat. *sebum*, suif ; gr. *kustis*, vessie). V. *stéatocystomes multiples.*

SÉBORRHÉE, *s. f.* (Fuchs, de Göttingen, 1840) (lat. *sebum*, suif ; gr. *rhein*, couler) [angl. ***seborrhoea***]. Augmentation de la sécrétion des glandes sébacées, accompagnée souvent d'hypertrophie glandulaire. Suivant la forme de cette sécrétion, la *s.* peut être *sèche*, *graisseuse* ou *huileuse.* Elle accompagne souvent diverses dermatoses (eczéma, psoriasis), auxquelles elle donne des caractères spéciaux. Elle favorise le développement de l'acné. — ***s. congestive*** (Hebra). V. *lupus érythémato-folliculaire.*

SÉBORRHÉIDE, *s. f.* [angl. ***seborrhœid***]. Dermatose caractérisée par des éléments pityriasiques squameux ou squamo-croûteux, apparaissant avec prédilection sur les peaux grasses. Elle correspond à l'*eczéma séborrhéique* de Unna. — ***s. péripilaire.*** Eczématide folliculaire (*v. eczématide).*

SEBORRHŒA CORPORIS (lat.) (Duhring). V. *dermatose figurée médiothoracique.*

SÉBUM, *s. m.* (en lat., suif) [angl. ***sebum***]. Matière sébacée.

SEC (râle). V. *sonores (râles).*

SEC (syndrome) [angl. ***sicca syndrome***]. Suppression de la sécrétion de larmes et de salive. Ses causes en sont souvent médicamenteuses. Il s'intègre par ailleurs dans le *syndrome de Gougerot-Houwer-Sjögren.* V. ce terme.

SECKEL (syndrome de) (S. Helmut, amér., 1960). V. *nanisme à tête d'oiseau.*

SECONDAIRE, *adj.* [angl. ***secundary***]. — 1° Consécutif à une cause reconnue (cancer secondaire = métastase) ; s'oppose à primitif, essentiel, idiopathique. — 2° Survenant dans un deuxième temps de l'évolution de la maladie (syphilis secondaire). — 3° De moindre importance et souvent indésirable (effets secondaires d'un traitement).

SECONDAIRE (maladie ou **syndrome)** (G. Mathé). V. *maladie homologue.*

SECONDE, *s. f.* (symbole : s) [angl. ***second***]. Unité de base du système international (v. ce terme) pour le temps, définie depuis 1967 d'après la période d'une radiation du césium 133.

SECONDIPARE, *adj.* [angl. ***secundiparous***] et *s. f.* [angl. ***secundipara***]. (lat. *secundus*, second ; *parere*, enfanter). Femme qui accouche pour la seconde fois.

SECOUSSE MUSCULAIRE (lenteur de la). V. *Remak (réaction de).*

SECOUSSES (loi des). V. *Pflüger (loi des secousses de).*

SECRET MÉDICAL [angl. ***medical secret***]. Obligation de ne pas révéler toute information « venue à la connaissance du médecin dans l'exercice de sa profession, c'est-à-dire non seulement ce qui lui a été confié, mais aussi ce qu'il a vu, entendu ou compris » (code de déontologie). Le secret, institué dans l'intérêt du patient, est la chose de celui-ci ; il ne peut donc lui être opposé. Il s'applique de façon plus générale à tous les professionnels de santé, et même après le décès de l'intéressé. Il existe toutefois quelques dérogations légales d'ordre privé et public.

SECRETA, *s. m. pl.* (en lat., choses sécrétées) [angl. ***secreta***]. Ensemble des produits de sécrétion.

SÉCRÉTAGOGUE, *adj.* et *s. m.* (lat. *secreta*, choses sécrétées ; gr. *agôgos*, qui amène) [angl. ***secretagogue***]. Se dit d'une substance qui provoque ou augmente la sécrétion d'une glande.

SECRÉTAN (syndrome de) (S. Henri, suisse, 1901) [angl. ***Secrétan's syndrome***]. Œdème dur du dos de la main consécutif à un traumatisme parfois insignifiant et entraînant une incapacité fonctionnelle de longue durée. V. *main figée.*

SÉCRÉTEUR (facteur ou **gène).** V. *facteur sécréteur.*

SÉCRÉTEUR (sujet) [angl. ***secretor***]. V. *facteur sécréteur, substance Lewis, substance H* et *ABH (substance ou système).*

SÉCRÉTINE, *s. f.* (Bayliss et Starling, 1902) [angl. ***secretin***]. Hormone extraite de la muqueuse duodénale, excitant la sécrétion du suc pancréatique (surtout de ses sels alcalins) et à un moindre degré celle de la bile, du suc intestinal et de la salive. V. *incrétine.*

SÉCRÉTINE (épreuve de la) (Chiray, 1926) [angl. ***secretin test***]. Injection intraveineuse de sécrétine purifiée provoquant un abondant écoulement de suc pancréatique et de bile recueillis par la sonde duodénale. Elle calme la douleur spontanée ou provoquée qui siège au niveau de l'épigastre dans certaines affections pancréatiques. — Certains auteurs, pour stimuler la sécrétion pancréatique, associent à l'injection intraveineuse de sécrétine celle de pancréozymine. Épreuve désuète.

SÉCRÉTION, *s. f.* (lat. *secernere,* séparer) [angl. ***secretion***]. Acte physiologique en vertu duquel certains tissus (épithéliums glandulaires) produisent des substances plus ou moins liquides dont les éléments sont empruntés au sang ou élaborés par l'activité glandulaire. — ***s. externe.*** *S.* des glandes dont les produits sont ou bien déversés directement à la surface d'une muqueuse ou bien recueillis par un canal excréteur. — ***s. interne*** (Claude Bernard, 1885). *S.* des glandes dites endocrines dont les produits sont repris par le sang ou la lymphe (thyroïde, surrénales, etc.). — Beaucoup de glandes ont une double sécrétion, externe et interne (foie, pancréas, testicule, etc.) V. *apocrine, endocrine, autocrinie, cytokine, hormone, paracrinie* et *exocrine.*

SÉCRÉTION INAPPROPRIÉE... (syndrome de) [angl. ***inappropriate secretion syndrome***]. V. *antidiurétique (sécrétion inappropriée d'hormone)* et *thyréostimuline (sécrétion inappropriée de).*

SECTEUR (troisième). V. *compartiments liquidiens* et *séquestration 2°.*

SECTORIECTOMIE, *s. f.* (secteur ; gr. *ektomê,* ablation). Ablation d'une partie d'organe (secteur) formant un territoire bien individualisé du point de vue vasculaire et fonctionnel ; elle peut comprendre plusieurs segments. P. ex. : ablation d'un secteur porte du foie. V. *segmentectomie.*

SECTORISATION PSYCHIATRIQUE [angl. ***psychiatric sectorisation***]. Découpage d'un territoire départemental en parcelles ou secteurs couverts par l'activité d'une équipe psychiatrique. Celle-ci peut être à même de contribuer à la *psychiatrie de liaison.* V. ce terme.

SECTORSCAN, *s. m.* (angl.). V. *échographie : é. bidimensionnelle.*

SÉCURITÉ SANITAIRE [angl. ***health security***]. Organisation destinée à veiller sur l'état de santé de la population et notamment concernée par les risques alimentaires, environnementaux et médicamenteux. V. *Haute autorité de Santé.*

SÉCURITÉ SOCIALE [angl. ***Social Security***]. Organisation créée en France en 1945, fonctionnant sous le contrôle de l'État, destinée à garantir les travailleurs contre les risques qui réduiraient leur capacité de gain et les aider à couvrir les charges de famille qu'ils supportent. V. *organisme social.*

SED. Initiales de *Système Endocrinien Diffus.* V. *cellule APUD.*

SÉDATIF, IVE, *adj.* (lat. *sedare,* apaiser) [angl. ***sedative***]. Calmant. — *s. m.* Médicament qui modère l'action d'un organe ou d'un appareil.

SÉDATION, *s. f.* (lat. *sedare*) [angl. ***sedation***]. Apaisement. P. ex. : *s. de la douleur.*

SÉDIMENT, *s. m.* (lat. *sedere,* descendre) [angl. ***sediment***]. Dépôt formé par la précipitation de matières tenues en suspension ou en dissolution dans un liquide.

SÉDIMENTATION, *s. f.* [angl. ***sedimentation***]. Formation de sédiment. — ***s. globulaire*** ou ***sanguine*** ou ***s. des hématies.*** [angl. ***erythrocyte sedimentation***]. Chute des globules rouges au sein du plasma, *in vitro,* lorsque le sang a été rendu incoagulable. On l'étudie dans un tube vertical, long et étroit. La *vitesse de sédimentation globulaire* (VSG) est mesurée par la hauteur (en millimètres) de la colonne de plasma qui surmonte celle des hématies sédimentées ; cette hauteur est notée au bout de 1 heure, de 2 h. et éventuellement de 24 h. Les chiffres normaux sont, pour ces trois lectures, de 3, 8 et 50 mm chez l'homme, de 6, 16 et 70 mm chez la femme. La VSG est accrue au cours de nombreuses affections aiguës ou chroniques et sa recherche répétée offre dans certains cas un intérêt pronostique. V. *Westergren (méthode de).*

SEEMANN (syndrome de). Trouble du développement cérébelleux avec ataxie, troubles vestibulaires et retard d'apparition de la parole.

SEGMENT, *s. m.* (lat. et TA *segmentum*) [angl. ***segment***]. Partie d'une structure anatomique individualisée selon certains critères. P. ex. : les *s.* pulmonaires sont des subdivisions des lobes (v. ce terme) pulmonaires ; la jambe est le *s.* du membre inférieur situé entre les articulations du genou et tibiotarsienne.

SEGMENTECTOMIE, *s. f.* (segment ; gr. *ektomê,* ablation) [angl. ***segmentectomy***]. Ablation d'une partie limitée d'organe (segment) formant un territoire bien individualisé du point de vue vasculaire et fonctionnel (foie, poumon, etc.). V. *sectoriectomie.*

SEGMENT-MASSAGE, *s. m.* [angl. ***segment-massage***]. Syn. *segment-thérapie.* Technique voisine du massage du tissu conjonctif (v. *glissé*) et de celui du périoste.

SEGMENTOGRAPHIE, *s. f.* (segment ; gr. *graphein,* inscrire). Radiographie d'un segment (territoire limité et indépendant du point de vue vasculaire), en particulier de ses vaisseaux (angiographie).

SEGMENT-THÉRAPIE, *s. f.* [angl. ***segment-therapy***]. V. *segment-massage.*

SEGOND (fracture de) [angl. ***Segond's fracture***]. Arrachement d'une petite écaille antéro-externe de l'extrémité supérieure du tibia, consécutive à la rupture du ligament croisé antéro-externe du genou.

SÉGRÉGATION, *s. f.* (lat. *segregare,* mettre à part) [angl. ***segregation***]. Dans la théorie du darwinisme, on donne ce nom à un processus spécial de variation des espèces. Dans une même espèce, les individus les plus faibles, au lieu de disparaître, peuvent se séparer de ceux qui sont mieux adaptés. Ils émigrent et se développent dans un autre milieu où ils donnent naissance à une espèce nouvelle.

SEIDEL (épreuve de) (S. Erich, all., 1882-1946) [angl. ***Seidel's test***]. Recherche d'une plaie cornéenne par instillation de collyre à la fluorescéine.

SEIDEL (scotome de) [angl. ***Seidel's scotoma***]. Scotome (v. ce terme) arciforme prolongeant la tache aveugle, observé dans le glaucome chronique.

SEIDLMAYER (purpura de) (S. Hubert, all., 1939). V. *purpura de Seidlmayer.*

SEIN, *s. m.* V. *mamelle* et *cancer du sein* • 👁 **mamelle** •.

SEIP (syndrome de) (S. Martin, norv., 1963). V. *Lawrence (syndrome de).*

SEITELBERGER (maladies de) (S. Franz, autr.). — 1° (1952-53) [angl. ***Seitelberger's disease***]. Syn. *dystrophie neuroaxonale infantile de Seitelberger, idiotie spastique amaurotique axonale.* Variété rare de ***sphingolipidose*** (v. ce terme) familiale à transmission probablement récessive autosomique, caractérisée anatomiquement par une surcharge lipo-glycoprotéique complexe prédominant sur l'axone des cellules nerveuses. Elle débute, dans les deux premières années de la vie, par une hypotonie musculaire et un arrêt du développement staturo-pondéral. Puis apparaissent une contracture des membres inférieurs, des myoclonies, une épilepsie, des signes bulbaires, un nystagmus, une importante détérioration mentale et une cécité. Elle se termine par la mort avant l'âge de 10 ans. C'est une lipoïdose du système nerveux central. — 2° (1954). Variété rare de ***leucodystrophie soudanophile*** (v. ce terme) dans laquelle l'absence de myéline, totale, est strictement localisée au système nerveux central. Elle semble proche de la maladie de Pelizaeus-Merzbacher.

SÉJOUR HOSPITALIER (COURT, MOYEN, LONG). V. *hospitalisation de courte, moyenne ou longue durée aux articles : hôpital, centre hospitalier et hospitalier (service public).*

SEL, *s. m.* [angl. ***salt***]. — 1° Composé chimique résultant de la réaction d'un acide sur une base. V. ces termes. — 2° Dans le langage courant, désigne le chlorure de sodium. — *régime sans sel :* régime désodé.

SEL BILIAIRE [angl. ***bile salt***]. Produit de la conjugaison des acides biliaires (v. ce terme) avec deux acides aminés, la glycine et la taurine. P. ex. : la *chénodésoxycholyltaurine.*

SELDINGER (méthode de) (S. Sven, suédois, 1953) [angl. ***Seldinger's method***]. Technique de cathétérisme cardiaque gauche utilisant la ponction percutanée d'une artère, en général fémorale au pli inguinal et permettant l'introduction par voie rétrograde d'un cathéter à travers une aiguille spéciale. V. *Désilet-Hoffmann (aiguille de).*

SÉLECTINE, *s. f.* (*adhérence sélective-lectine*) [angl. ***selectin***]. Glycoprotéine intervenant dans l'adhésion des leucocytes et des plaquettes à l'endothélium vasculaire. V. *adhésine, cadhérine* et *intégrine.*

SÉLECTION, *s. f.* (lat. *selectio*, choix) [angl. ***selection***]. — ***s. artificielle.*** Art de diriger la reproduction des plantes ou des animaux pour modifier les races ou en créer de nouvelles. — ***s. naturelle*** (Darwin). Prédominance de certaines espèces de plantes ou d'animaux mieux adaptés aux milieux où ils doivent vivre, au détriment des autres qui disparaissent plus ou moins complètement.

SÉLÉNIUM, *s. m.* (gr. *sélênê,* la Lune, du fait de la ressemblance de ses propriétés chimiques avec celles du tellure [= Terre]) (Berzélius, 1817) [angl. ***selenium***]. Élément chimique de numéro atomique 34 (34 électrons gravitent autour du noyau de l'atome). Symbole *Se*. Le *s.* est un non-métal dont le comportement est très proche de celui du soufre. Comme lui, il peut gagner 2 électrons (séléniures) ou bien en perdre 4 (sélénites) ou 6 (séléniates). Dans l'organisme, le *s.* est présent dans certaines enzymes. On l'utilise en thérapeutique comme antifongique et antipelliculaire. Le *s.* et ses dérivés sont toxiques. V. *myocardiopathie de Keshan* et *Kashin-Beck (maladie de).*

SÉLINE, *s. f.* (gr. *sélênê*, lune). État des ongles caractérisé par la formation de taches blanchâtres dues à l'absence de pigment.

SELIVANOFF ou **SELIVANOV (réaction de)** (S. Feodor, russe, 1859) [angl. ***Selivanoff's test***]. Réaction chimique caractéristique du lévulose.

SELLAIRE, *adj.* (lat. *sella,* siège) [angl. ***sellar***]. Qui se rapporte à la selle turcique.

SELLE BALLON. Image radiographique, de profil, de la selle turcique distendue ; elle est agrandie dans tous ses diamètres, son plancher est élargi, ses parois sont minces, les apophyses clinoïdes effilées et écartées. Cet aspect se rencontre dans l'adénome chromophobe de l'hypophyse ou le syndrome de la selle turcique vide (v. ce terme).

SELLE TURCIQUE [TA et angl. ***sella turcica***]. Gouttière transversale creusée à la face supérieure du corps de l'os sphénoïde, en forme de selle turque. Elle contient l'hypophyse • 👁 **sphénoïde** •.

SELLE TURCIQUE VIDE (syndrome de la). Association de céphalées, de troubles visuels et d'une image radiologique de « selle ballon » (v. ce terme), dont autrefois l'encéphalographie gazeuse et maintenant l'imagerie par résonance magnétique ou la tomodensigraphie montrent la vacuité apparente. Ce syndrome est dû à la hernie d'un prolongement de l'espace sous-arachnoïdien (arachnoïdocèle) refoulant contre les parois de la selle, l'hypophyse dont le fonctionnement demeure en règle normal.

SELLES, *s. f. pl.* [angl. ***stools***]. Syn. *fèces*. Excréments.

SELTER-SWIFT-FEER (maladie de) (Selter Paul, all., 1903). V. *acrodynie.*

SELYE (syndrome de). V. *adaptation (syndrome d').*

SÉMANTIQUE, *s. f.* (gr. *sêmantikos*, qui indique) [angl. ***semantics***]. — 1° « Science de la signification des mots ; étude historique des variations de leur sens » (Académie française). — 2° Partie de la thérapeutique qui étudie et emploie, dans le traitement des maladies, la création et le développement de réflexes conditionnels.

SÉMAPHORINE, *s. f.* (gr. *sêma*, signe ; *phérein*, porter) [angl. ***semaphorin***]. Protéine intervenant dans le guidage et la régénération des axones. La famille des *s.* comprend des éléments agissant à titres divers sur l'angiogenèse et le développement des tumeurs.

SEMELAIGNE (S. Georges, fr., 1934). V. *Debré-Semelaigne (syndrome de).*

SEMELLE ORTHOPÉDIQUE [angl. ***orthopaedic sole***]. Syn. *orthèse plantaire.* Orthèse placée dans la chaussure sous la voûte plantaire pour la soutenir ou en corriger la position.

SEMI-LÉTHAL ou **SUBLÉTHAL (facteur** ou **gène)** (génétique). Gène dont la présence, chez les parents, provoque la mort de l'enfant avant sa puberté.

SEMI-LUNAIRE (maladie du). V. *Kienböck (maladie de).* V. *lunatum.*

SÉMINAL, ALE, *adj.* (lat. *semen*, semence) [angl. ***seminal***]. Relatif à la semence, au sperme. — ***vésicule s.*** (TA *vesicula seminalis*) [angl. ***seminal vesicule***]. Syn. désuet *spermatocyste.* Réservoir musculo-membraneux contenant le sperme. V. *éjaculateur (conduit)* • 👁 **génital** •.

SÉMINOME, *s. m.* (Chevassu, 1906) (lat. *semen,* semence) [angl. ***seminoma***]. Syn. *germinome, gonocytome.* Tumeur maligne développée aux dépens des cellules germinales (gonocytes) des glandes génitales (testicules et ovaires). On distingue le *s. spermatogonique* (*s.* classique de Chevassu, goniome, dysgerminome, dû à la prolifération de cellules germinales très jeunes) et le *s. spermatocytique* ou *spermatocytaire* (spermatocytome) très rare, dont les cellules ressemblent aux spermatocytes. V. *spermatogenèse* et *dysgerminome.*

SÉMIOLOGIE ou (à tort) **SÉMÉIOLOGIE,** *s. f.* (gr. *sêméion*, signe ; *logos*, discours) [angl. ***semeiology***]. Syn. *sémiotique.* Partie de la médecine qui étudie les signes des maladies.

SÉMIOLOGIQUE, *adj.* [angl. ***semeiotic***]. Qui a rapport aux signes des maladies. P. ex. : *valeur sémiologique.*

SÉMIOTIQUE ou (à tort) **SÉMÉIOTIQUE**, *s. f.* (gr. *sêmeiôtikê*). V. *sémiologie.*

SEN. V. *virus SEN.*

SENEAR-USHER (syndrome de) (S. Francis, amér., 1926). V. *pemphigus érythémateux.*

SÉNESCENCE, *s. f.* (lat. *senescere,* vieillir) [angl. ***senescence***]. Vieillissement. Affaiblissement déterminé par l'âge.

SENHOUSE KIRKES (maladie de) (Kirkes, William Senhouse, 1854) [angl. ***primitive acute infective endocarditis***]. Endocardite infectieuse aiguë survenant sur un cœur normal, provoquant des lésions valvulaires végétantes et nécrotiques très destructrices et embolisantes.

SÉNILE, *adj.* [angl. ***senile***]. Qui est causé par la vieillesse. - *démence s., démarche s.*

SÉNILISME, *s. m.* (lat. *senilis,* sénile) [angl. ***senilism***]. Syn. *gérontisme.* État d'un enfant ou d'un adulte qui présente un aspect rappelant plus ou moins celui du vieillard : peau sèche et ridée, chute des cheveux, sclérose artérielle, etc. V. *progérie, gérodermie génito-dystrophique* et *pluriglandulaire (syndrome).*

SÉNILITÉ, *s. f.* (lat. *senilis,* sénile) [angl. ***senility***]. Affaiblissement progressif des facultés corporelles et mentales chez le vieillard. — ***s. précoce d'origine pluriglandulaire.*** V. *pluriglandulaire (syndrome) de Claude et Gougerot.*

SENIOR-LOKEN (syndrome de) (S. Boris, amér.) (Contreras et Espinoza, 1960 ; Senior, 1961 ; Loken, 1961). Association de deux maladies héréditaires, une néphronophtise et une dégénérescence tapéto-rétinienne (v. ces termes). Cette dernière provoque une perte précoce et progressive de la vue avec parfois rétinopathie pigmentaire et altération du champ visuel.

SENNING (opération de A.) (S. Ake, suédois, 1959) [angl. ***Senning's operation***]. Intervention chirurgicale destinée à corriger totalement la transposition complète des gros vaisseaux. Sous circulation extra-corporelle, la cloison interatriale et les parois des oreillettes (ou atriums) sont remodelées de manière à diriger le sang venant des veines pulmonaires vers l'atrium droit d'où il gagnera l'aorte par le ventricule droit et celui des veines caves vers l'atrium gauche d'où il ira dans l'artère pulmonaire à travers le ventricule gauche. V. *Mustard (opération de)* et *Blalock-Hanlon (opération de).*

SÉNOLOGIE, *s. f.* (sein, du lat. *sinus,* courbe ; gr. *logos*, discours) [angl. ***mastology***]. Terme incorrect. V. *mastologie.*

SENS, *s. m.* (lat. *sensus*) [angl. ***sense***]. Fonction permettant de percevoir des impressions provenant du milieu extérieur. Les 5 sens sont le toucher, le goût, l'odorat, l'ouïe et la vue. V. *sens musculaire.* — (génétique moléculaire) Synonyme d'ARN messager. V. *ribonucléique (acide), codon* et *antisens.*

SENS MUSCULAIRE [angl. ***muscular sense***]. Syn. *fonction kinesthésique.* Sensibilité particulière que possèdent les muscles, tenant le milieu entre les sensations générales et les sensations spéciales. Le *s. m.* donne la notion du mouvement exécuté, de l'effort, de la situation occupée à chaque instant par les membres.

SENS SEXUEL CONTRAIRE. V. *inversion 6°.*

SENS STATIQUE. V. *statique (sens).*

SENS STÉRÉOGNOSTIQUE. V. *stéréognostique (sens ou perception).*

SENSIBILISATION, *s. f.* [angl. ***sensitization***]. Action de rendre un être vivant, un organe ou un tissu capable de réagir d'une manière particulière (réaction allergique : v. *allergie*) au contact d'un agent physique, chimique ou biologique (antigène). La *s.* est à l'origine de réactions d'intolérance générale (choc, fièvre) ou locales (urticaire, ictère, purpura, etc.). — C'est un phénomène immunologique dans lequel les lymphocytes jouent un rôle essentiel. Certains d'entre eux ont, à leur surface, des récepteurs (immunoglobulines) spécifiques de certains antigènes (ou de certaines catégories d'antigène). Lorsqu'ils rencontrent ces antigènes, ils les reconnaissent, les captent et se transforment alors en cellules jeunes, blastiques (v. *cellules immunocompétentes*), puis se divisent : les cellules nées de cette division sont sensibilisées. Certaines participent d'emblée à la réaction immunitaire, d'autres gardent « en mémoire » cette sensibilisation et déclencheront une réponse immunitaire en cas de nouveau contact avec le même antigène. Cette *s.* des lymphocytes a lieu dans les ganglions lymphatiques et dans la rate. V. *hypersensibilité différée ou retardée (réaction d'), mémoire immunologique* et *récepteur de reconnaissance.* — On emploie parfois ce terme pour désigner l'état qui résulte de cette action ou comme synonyme d'*anaphylaxie* ou d'*allergie.* — ***s. autogène*** (P. Duval et J.-Ch. Roux, 1937) ou ***s. endogène*** (Jahiel). *S.* d'un être vivant par ses albumines de ses propres tissus ; v. *auto-immunité.* — ***s. hétérogène.*** *S.* par des albumines étrangères introduites dans l'organisme.

SENSIBILISATRICE, *s. f.* (Bordet, 1895) [angl. ***sensibilisatrice***]. Anticorps spécifique qui se fixe sur l'antigène correspondant en formant un complexe immun et le rend sensible à l'action neutralisante ou destructrice du complément. La propriété bactéricide, hémolytique ou cytolytique d'un sérum qui contient ces éléments est donc due à l'action combinée de deux facteurs, chacun d'eux étant inactif isolément : l'un est cette substance, spécifique, résistant à la température de 55 °C, active seulement après fixation de la sensibilisatrice : le *complément.* V. ce terme, *anticorps* et *complexe immun.*

SENSIBILITÉ, *s. f.* (lat. *sensibilitas*) [angl. ***sensibility, sensitivity***]. — 1° (physiologie). Propriété que possèdent certaines parties du système nerveux de recevoir, de transmettre ou de percevoir des impressions. Celles-ci peuvent être recueillies à la surface du corps (*s. superficielle* de Déjerine ou *extéroceptive* de Sherrington ; tactile, douloureuse, thermique, sensorielle) ou dans l'intimité de l'organisme (*s. profonde* de Déjerine ; *proprioceptive* de Sherrington, musculaire, osseuse, tendineuse et articulaire ; *intéroceptive,* viscérale). — ***s. épicritique*** (Head) [angl. ***epicritic sensibility***]. *S.* complexe, discriminée, avec appréciation de l'intensité de la sensation et de sa situation dans l'espace ; elle met en jeu l'activité du cortex cérébral. — ***s. protopathique*** (Head) [angl. ***protopathic sensibility***]. *S.* simple, élémentaire ; il en existe 4 modalités : tactile, thermique, douloureuse et kinesthésique. — Pris quelquefois dans le sens d'irritabilité (v. ce terme). — 2° Probabilité d'anomalie d'un test ou de constatation d'un signe en cas de présence de la maladie qu'il est censé dépister. La formule de calcul de la *s.* est : S = VP/VP + FN, où S est la sensibilité, VP le nombre des vrais positifs et FN celui des faux négatifs. V. *validité, spécificité, ROC (courbe)* et *valeur prédictive.*

SENSIBILITÉ SUPLÉÉE (Létiévant). Sensibilité persistant dans un membre ou un segment de membre, malgré la section d'une partie des nerfs qui s'y rendent.

SENSITIF CORTICAL DE DÉJERINE (syndrome). V. *Déjerine (syndrome sensitif cortical de).*

SENSITIVO-MOTEURS (phénomènes) [angl. ***reflex acts***]. Actions réflexes, par opposition aux phénomènes idéomoteurs.

SENSORIMOTEUR, TRICE, *adj.* [angl. ***sensorimotor***]. Sensitivo-moteur. Concernant la motricité et la sensibilité.

SEP. Abréviation de *Sclérose En Plaques.*

SEPSIS, *s. m.* (gr. *sêpein,* corrompre) (terme amér.). Réaction inflammatoire généralisée d'origine infectieuse. V. *inflammatoire généralisée (syndrome de réaction).* — ***s. sévère.*** Syndrome de défaillance multiviscérale d'origine infectieuse. V. *choc bactériémique.*

SEPTAL, ALE, *adj.* [angl. ***septal***]. Qui se rapporte à un septum : cloison interatriale, interventriculaire, nasale, etc.

SEPTANE (fièvre) (lat. *septanus,* septième) [angl. ***septan fever***]. Forme de fièvre intermittente dans laquelle les accès reviennent le septième jour, laissant entre eux cinq jours d'intervalle.

SEPTATA, *s. f.* [angl. ***Septata***]. Genre de *microsporidie* (v. ce terme) responsable de parasitoses opportunistes.

SEPTÉNAIRE, *s. m.* [angl. ***septenary***]. Espace de sept jours.

SEPTICÉMIE, *s. f.* (Piorry, 1847) (gr. *sêptikos,* de *sêpein,* corrompre ; *haïma,* sang) [angl. ***septicaemia***]. Infection générale grave de l'organisme, caractérisée par des décharges importantes et répétées, dans le sang, de germes pathogènes figurés provenant d'un foyer initial et pouvant créer des foyers secondaires multiples plus ou moins apparents. Elle est caractérisée cliniquement par une fièvre élevée, des frissons, une altération de l'état général ; l'hémoculture est positive.

SEPTICÉMIE VEINEUSE [angl. ***phlebitic septicaemia***]. Septicémie dans laquelle le processus infectieux s'étend uniquement au système veineux dont les différents territoires sont envahis simultanément ou successivement. Il en existe deux formes : la *s. v. aiguë primitive* (J. Renault et P.-P. Lévy, Cain et Oury) mortelle et la *s. v. subaiguë* (Vaquez et Leconte, 1921) ou *maladie des thromboses veineuses récidivantes* (F. Siguier, 1957), de nature inconnue, non infectieuse, dont l'évolution par poussées successives s'étendant parfois sur plusieurs années est généralement favorable ; elle peut être en relation avec une hernie diaphragmatique ou un cancer viscéral latent (pancréas).

SEPTICITÉ, *s. f.* [angl. ***septicity***]. Caractère septique et infectieux d'une maladie.

SEPTICOPYOHÉMIE, *s. f.* [angl. ***septicopyaemia***]. Variété de septicémie dans laquelle les microbes se localisent secondairement en certains points de l'organisme, où ils produisent des foyers purulents.

SEPTIDIEN, ENNE, *adj.* (lat. *septem,* sept ; *dies,* jour). Qui se rapporte à une durée de sept jours. — ***rythme s.*** Rythme dont la période est de sept jours. V. *chronobiologie* et *circaseptidien.*

SEPTIQUE, *adj.* (gr. *sêptikos,* corrompu) [angl. ***septic***]. Qui se rapporte à l'infection microbienne. — ***syndrome s.*** V. *défaillance multiviscérale (syndrome de).* — ***choc s.*** V. *choc bactériémique.*

SEPTITE, *s. f.* Inflammation d'un septum.

SEPTOSTOMIE, *s. f.* (lat. *septum,* cloison ; gr. *stoma,* bouche) [angl. ***septostomy***]. Création d'une ouverture dans une cloison. — ***s. atriale de Rashkind.*** V. *auriculotomie.* — ***s. chirurgicale de Blalock-Hanlon.*** V. *Blalock-Hanlon (opération de).*

SEPTOTOMIE, *s. f.* (lat. *septum,* cloison ; gr. *tomê,* section) [angl. ***septotomy***]. Incision d'une cloison (nasale, cardiaque).

SEPTUM, *s. m. ; pl.* **septums** (en lat. cloison) [angl. ***septum,*** *pl.* ***septa***] (anatomie). Cloison, membrane séparative. — ***s. intermedium, s. primum, s. secundum.*** V. *ostium primum* et *ostium secundum.*

SEPTUM LUCIDUM (lat.) [angl. ***septum lucidum***] (anatomie). Syn. *septum pellucidum.* Mince membrane verticale formée de deux feuillets triangulaires accolés, séparant sur la ligne médiane les cornes antérieures des ventricules latéraux du cerveau.

SEPTUM TRANSVERSUM (syndrome du). V. *Cantrell et Crittenden (syndrome de).*

SEPTUS (uterus) (lat. *septum,* cloison). V. *uterus bilocularis.*

SÉQUELLE, *s. f.* (lat. *sequi,* suivre) [angl. ***sequela***]. Suite, complications plus ou moins tardives et durables d'une maladie. V. *consolidation.*

SÉQUENÇAGE, *s. m.* [angl. ***sequencing***] (biologie moléculaire). Identification de la séquence en acide aminés d'une protéine.

SÉQUENCE, *s. f.* (lat. *sequentia,* succession) [angl. ***sequence***]. Suite ordonnée.

SÉQUENCE D'IMPULSION (en IRM). V. *paramètres d'acquisition en IRM.*

SÉQUESTRATION, *s. f.* [angl. ***sequestration***]. — 1° Formation d'un séquestre (v. ce terme). — 2° Emprisonnement ; en particulier d'une partie de la masse sanguine ou du volume globulaire, bloquée dans un territoire vasculaire isolé du point de vue fonctionnel et soustraite à la circulation générale : p. ex. au cours des états de choc ; ou bien emprisonnement d'une masse liquidienne dans l'intestin au cours d'une occlusion. V. *compartiments liquidiens.*

SÉQUESTRATION PULMONAIRE [angl. ***pulmonary sequestration***]. Malformation du poumon caractérisée par l'irrigation anormale d'une partie de cet organe par une artère issue directement de l'aorte ou d'une de ses collatérales et par l'existence de kystes bronchiques dans le territoire pulmonaire ainsi vascularisé. Ce territoire est donc isolé de la petite circulation et du système bronchique. L'affection est latente et n'est révélée que par l'infection plus ou moins tardive des kystes. — On distingue deux types de *s. p.* : les *s. p. intralobaires* (Huber, 1777 ; Muller, 1928) incluses dans le parenchyme pulmonaire et dépourvues de revêtement pleural propre, et les *s. p. extralobaires* (Rokitansky et Rektorzick, 1871) totalement isolées du poumon. Parmi les premières, on oppose le *type Pryce* (1946) caractérisé par l'absence d'une bronche segmentaire et d'une ramification de l'artère pulmonaire au niveau de la séquestration et le *type Henri Le Brigand-Duprez* (1954) dans lequel il n'y a pas suppression, mais refoulement de ces deux branches artérielle et bronchique. Dans le type Pryce, les variétés I, II, et III individualisent des différences de distribution de l'artère anormale née de l'aorte descendante. — Certains auteurs admettent l'origine acquise de quelques formes de *s. p.*

SÉQUESTRE, *s. m.* (lat. *sequestrare,* séparer) [angl. ***sequestrum***]. Partie bien délimitée d'un tissu ou d'un organe (os) frappée de nécrose.

SÉQUESTRECTOMIE, *s. f.* [angl. ***sequestrectomy***]. Ablation d'un séquestre.

SER. Symbole de la *sérine.*

SÉREUSE, *s. f.* (lat. *serum,* petit-lait) (TA *tunica serosa*) [angl. ***serous membrane***]. Syn. *membrane séreuse.* Fine membrane mésothéliale tapissant les cavités thoracique et abdominale et l'extérieur des viscères qui s'y trouvent (plèvre, péritoine, péricarde).

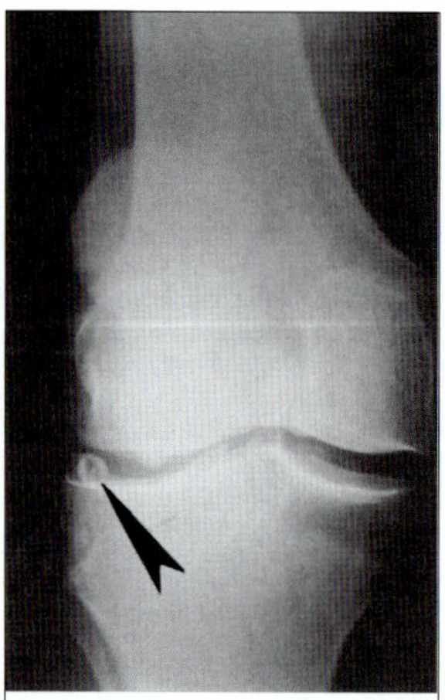

Séquestre (flèche)

SÉREUX, EUSE, *adj.*, (lat. *serum,* petit-lait) [angl. ***serous***]. — 1° Qui a rapport au sérum ou qui a l'apparence du sérum *(liquide s.).* — 2° Qui se rapporte à une séreuse (péritoine, plèvre) : suture séreuse, séro-séreuse.

SERGENT-BERNARD (syndrome de). Forme aiguë de l'insuffisance surrénale simulant une intoxication suraiguë ou une péritonite et aboutissant rapidement à la mort.

SÉRIEUX ET CAPGRAS (délire d'interprétation de). V. *folie raisonnante.*

SÉRINE, *s. f.* — 1° (lat. *serum,* petit lait). Synonyme à rejeter de sérum-albumine. — 2° [angl. ***serine***] (gr. *sêr, sêros,* soie). Acide aminé aliphatique non essentiel, constituant des protéines, tiré de la soie.

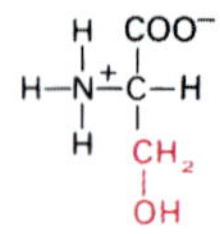

Sérine

SERINGUE, *s. f.* (gr. *surinx,* conduit long et étroit) [angl. ***syringe***]. Pompe cylindrique faite en verre ou le plus souvent en matière plastique, destinée à injecter ou prélever des liquides par l'intermédiaire d'une aiguille ou d'un cathéter. V. *Pravaz.* — ***s. électrique.*** Appareil permettant l'administration précise et continue de médicaments, grâce à un poussoir qui mobilise le piston de la seringue, le corps de celle-ci étant fixé sur un chevalet.

SERINGUE (pathologie de la) (Mollaret et Reilly, 1947). Ensemble des affections dues à des germes pathogènes ou à des parasites inoculés accidentellement au moyen de seringues ou d'aiguilles mal stérilisées. P. ex. : *hépatites B et C, sida.*

SÉRIOGRAPHE, *s. m.* [angl. ***seriograph***]. Appareil permettant de prendre une série de clichés radiographiques à une cadence rapide (plusieurs clichés par seconde). Il est utilisé au cours des angiocardiographies, des artériographies, etc.

SÉRIOGRAPHIE, *s. f.* — 1° [angl. ***seriography***]. Enregistrement d'une série de clichés à l'aide du sériographe (v. ce terme). — 2° [angl. ***seriograph***]. Image ainsi obtenue.

SÉRIQUE, *adj.* [angl. ***serous***]. Qui a rapport au sérum. — ***accidents s.*** V. *sérum (maladie du).*

SÉRITE, *s. f.* [angl. ***serositis***]. Inflammation d'une séreuse.

SÉRO-AGGLUTINATION, *s. f.* V. *sérodiagnostic.*

SÉRO-ANATOXITHÉRAPIE, *s. f.* (G. Ramon, 1937). Injections simultanées d'une dose massive de sérum immunisant spécifique à forte teneur en antitoxine et d'une dose plus faible d'anatoxine de même spécificité, suivies à plusieurs jours d'intervalle d'injections de doses croissantes d'anatoxine seule (traitement du tétanos et de la diphtérie). V. *sérovaccination.*

SÉROCONVERSION, *s. f.* [angl. ***seroconversion***]. Modification d'une ou de plusieurs des caractéristiques d'un sérum ; p. ex. apparition ou disparition d'un anticorps qui, auparavant, était absent ou présent dans ce sérum. V. *séronégatif* et *séropositif.*

SÉRODIAGNOSTIC, *s. m.* (Widal) [angl. ***serodiagnosis***]. Syn. *séro-agglutination.* Application du phénomène de l'agglutination des microbes au diagnostic de certaines maladies : fièvres typhoïde et paratyphoïde (*réaction* ou *s. de Widal,* 1896), dysenterie bacillaire, fièvre de Malte (*s. de Wright,* 1897), méningite cérébrospinale, choléra, rickettsioses, etc. V. *agglutination.* — ***s. de Martin et Pettit.*** V. *Martin et Pettit (sérodiagnostic de).* — ***s. qualitatif de Félix.*** V. *Félix (sérodiagnostic qualitatif de).* Plus généralement, le terme de *s.* tend à désigner actuellement *toute réaction sérologique,* qu'elle utilise l'agglutination, la précipitation, la fixation du complément, l'immunofluorescence, un marqueur enzymatique (ELISA), etc.

SÉRO-ÉPIDÉMIOLOGIE, *s. f.* [angl. ***seroepidemiology***]. Étude des maladies et de leur diffusion fondée sur la recherche des réactions immunologiques du sérum.

SÉROFIBRINEUX, EUSE, *adj.* [angl. ***serofibrinous***]. Composé de sérosité et de fibrine. P. ex. : *pleurésie s.*

SÉROFLOCULATION, *s. f.* [angl. ***serofloculation***]. Formation de flocons dans un sérum sous une influence déterminée. La *s.* contribue à établir le diagnostic de certaines maladies parasitaires. — ***s. palustre.*** V. *Henry (réaction d').*

SÉROGROUPE, *s. m.* Ensemble de plusieurs sérotypes (v. ce terme) possédant en commun un facteur caractéristique. P. ex. : *Leptospira interrogans* sérogroupe *icterohaemorragiae.*

SÉRO-IMMUNOLOGIQUES (méthodes). V. *immunosérologiques (méthodes).*

SÉROLOGIE, *s. f.* (lat. *serum*, petit-lait ; gr. *logos*, discours) [angl. ***serology***]. — 1° Étude des sérums et de leurs différentes propriétés. — 2° Étude des modifications présentées par le sérum sous l'influence de diverses maladies.

SÉROLOGIQUE, *adj.* [angl. ***serological***]. Qui a rapport à la sérologie. — ***guérison s.*** Guérison contrôlée par la disparition des modifications provoquées dans le sérum par la maladie.

SÉROMUCOÏDE a, *s. m.* Une des α-globulines du sérum ; elle est composée de deux fractions : le *s.* α_1 ou orosomucoïde et le *s.* α_2 ou haptoglobine.

SÉROMUCOÏDE β, *s. m.* V. *hémopexine.*

SÉRONÉGATIF, IVE, *adj.* [angl. ***seronegative***]. Dont la ou les réactions sérologiques est ou sont négatives. V. *séroconversion.*

SÉROPOSITIF, IVE, *adj.* [angl. ***seropositive***]. Dont la ou les réactions sérologiques est ou sont positives. V. *séroconversion.*

SÉROPRÉCIPITATION, *s. f.* Formation d'un précipité dans un sérum sanguin lorsqu'un anticorps précipitant qu'il contient rencontre l'antigène correspondant.

SÉROPRÉVENTION, *s. f.* (Nicolle et Conseil) [angl. ***seroprevention***]. Sérothérapie avec le sérum d'un convalescent, pratiquée préventivement chez un sujet exposé à la contagion (rougeole). V. *séroprophylaxie.*

SÉROPROPHYLAXIE, *s. f.* [angl. ***seroprophylaxis***]. Injection dans un but prophylactique d'un sérum immunisant provenant soit d'un animal préparé (tétanos, diphtérie, etc.), soit d'un convalescent (rougeole). V. *séroprévention.*

SÉROPROTECTION (test cutané de) (P. Giroud). Procédé permettant le diagnostic rétrospectif du typhus exanthématique. Si le sujet suspect est un ancien typhique, son sérum, mélangé à des rickettsies virulentes, injecté ensuite dans le derme d'un lapin, empêche la réaction locale que provoque l'injection de rickettsies mélangées de sérum normal témoin.

SÉROSITÉ, *s. f.* (lat. *serum*, petit-lait) [angl. ***serosity***]. Liquide se coagulant comme la lymphe et contenu dans la cavité des séreuses. — On donne aussi ce nom aux liquides des épanchements (transsudats), des œdèmes et des phlyctènes.

SÉROTHÈQUE, *s. f.* (lat. *serum*, petit-lait ; gr. *thêkê*, boîte). Collection de sérums conservés en laboratoire et servant de référence pour diverses épreuves biologiques.

SÉROTHÉRAPIE, *s. f.* (lat. *serum*, petit lait ; gr. *thérapéia*, thérapeutique) [angl. ***serotherapy***]. Emploi thérapeutique du sérum sanguin. — Désigne surtout l'administration, par injection sous-cutanée, intramusculaire ou intrarachidienne, d'un sérum immunisant (v. ce terme) d'origine animale (provenant d'un animal vacciné contre une maladie infectieuse) ou humaine (sérum de convalescent d'une maladie infectieuse) pour protéger contre cette maladie *(s. préventive* : v. *séroprophylaxie)* ou pour la traiter *(s. curative)*. La *s.* confère une *immunité passive* contrairement à l'immunité active provoquée par la vaccination.

SÉROTONINE, *s. f.* (Page et coll. 1948) [angl. ***serotonin***]. Syn. *5-hydroxytryptamine*, *5 H T*, *entéramine* (Vialli et Erspamer, 1933). Amine présente dans la plupart des tissus de l'organisme, où elle intervient comme médiateur chimique, en particulier dans les phénomènes d'hypersensibilité immédiate. Elle dérive d'un acide aminé, le tryptophane, dégradé d'abord dans les cellules chromaffines de l'intestin, puis dans le foie et le rein. On la trouve dans les mastocytes et les plaquettes sanguines. Elle semble agir sur certains processus nerveux et vasculaires (rôle vasoconstricteur au cours de l'hémostase) et sur la contraction des muscles lisses. ***En pathologie,*** elle joue un rôle dans le carcinoïde du grêle (v. ce terme), dans certaines maladies mentales, dans les troubles fonctionnels des gastrectomisés, dans l'hypertension portale et probablement aussi dans la migraine, le syndrome de Raynaud, l'allergie, l'inflammation. Ses effets sont analogues à ceux de l'histamine. Elle est éliminée par l'urine sous forme d'un dérivé, l'acide 5-hydroxy-indol-acétique (5 HIA) dont le taux (normalement de 2 à 9 mg — ou de 10 à 45 µmol — par 24 heures) est considérablement accru dans le carcinoïde du grêle (50 à 580 mg par 24 heures). V. *carcinoïde du grêle*, *kétansérine*, *récepteur de la sérotonine*, *réserpine* et *sérotoninémie.*

SÉROTONINÉMIE, *s. f.* [angl. ***serotoninaemia***]. Présence de la sérotonine (v. ce terme) dans le sang. La *s.* est normalement de 0,10 à 0,30 µg/mL. Son taux est considérablement élevé dans le carcinoïde du grêle (v. ce terme).

SÉROTONINERGIE, *s. f.* [angl. ***serotoninergic***]. Libération de sérotonine.

SÉROTONINERGIQUE, *adj.* Qui se rapporte à la libération de sérotonine ; qui agit par l'intermédiaire de la sérotonine. V. *antidépresseur.*

SÉROTYPE, *s. m.* [angl. ***serotype***]. Syn. *sérovar*. Catégorie dans laquelle on classe les bactéries ou les virus selon leurs réactions en présence de sérums contenant des anticorps spécifiques. Cette variété sérologique est une subdivision de l'espèce. V. ce terme et *biotaxie*. P. ex. : *Salmonella enteritidis* sérotype *typhimurium.*

SÉROVACCINATION, *s. f.* [angl. ***serovaccination***]. Procédé d'immunisation qui réunit l'action des vaccins et des sérums. L'immunité passive rapidement obtenue par le sérum permet d'attendre l'immunité active plus lente, mais plus durable, provoquée par le vaccin (vaccination de la peste, Calmette et Salimbeni ; du tétanos, G. Ramon). V. *séro-anatoxithérapie.*

SÉROVAR, *s. m.* (lat. *serum* ; variété) [angl. ***serovar***]. V. *sérotype.*

SÉROZYME, *s. f.* V. *prothrombine.*

SERPIGINEUX, EUSE, *adj.* (lat. *serpere*, ramper) [angl. ***serpiginous***]. Se dit des ulcères, des érysipèles qui guérissent d'un côté et s'étendent d'un autre et semblent se déplacer en rampant.

SERPINE, *s. f.* [angl. ***serpin***]. Inhibiteur des sérines-protéases. P. ex. : *antithrombine*, *alpha-1-antitrypsine.*

SERRATIA, *s. f.* (Serafino Serrati, médecin italien du XVIIIe siècle) [angl. ***Serratia***]. Genre bactérien de la famille des *Enterobacteriaceæ* dont certaines espèces *(Serratia marcescens)* produisent un pigment rouge *(v. Bacillus prodigiosus)*. Bacilles Gram–, les *S.* peuvent être responsables de graves infections hospitalières.

SERRATIQUE (bruit) (lat. *serra*, scie). Bruit de scie. Timbre spécial que prend quelquefois le cornage.

SERTOLI (cellule de) (S. Enrico, ital., 1865) [angl. ***Sertoli's cell***]. Cellule testiculaire, située dans le revêtement épithélial des tubes séminifères. Son rôle est complexe (soutien et nutrition des cellules sexuelles, sécrétion endocrine). V. *antimullérienne (hormone)* et *leydigien.*

SÉRUM, *s. m.* (lat. *serum*, petit lait) [angl. ***serum***]. V. *sérum sanguin.*

SÉRUM (maladie du) (von Pirquet C., Schick B., autr., 1907) [angl. ***serum disease***]. Syn. *maladie sérique*. Nom sous lequel on désigne les divers accidents qui surviennent parfois de 8 à 15 jours après une injection unique de sérum de cheval (sérum normal, sérums antitoxiques et antimicrobiens). Ils consistent en éruptions érythémateuses ou urticariennes géantes, fièvre, arthrites, adénopathies, œdème, parfois albuminurie et paralysie amyotrophique dissociée du plexus brachial. Ces symptômes sont plus fréquents, plus précoces et plus graves, avec insuffisance rénale et lésions cardiovasculaires, chez les sujets qui ont déjà été soumis à des injections de sérum. La maladie sérique est une variété particulière d'hypersensibilité ; elle survient en effet dès la première injection d'antigène, chez un sujet non sensibilisé par une injection antérieure préparante et les anticorps sériques précipitants ne sont pas décelables au début et à la phase aiguë de la maladie, car ils forment, avec l'antigène, des complexes immuns qui fixent le complément. Ils n'apparaissent qu'au déclin de l'affection. Les complexes immuns solubles circulants, en se déposant sous l'endothélium des parois vasculaires, jouent un rôle essentiel dans l'évolution de cette maladie, de ses manifestations fluxionnaires vasomotrices et rénales. Actuellement, cette affection peut également s'observer à la suite de traitements divers (pénicilline). V. *hypersensibilité*, *hypersensibilité immédiate (réaction d')*, *angéite* et *complexes immuns.*

SÉRUM AC-GLOBULINE, *s. f.* V. *accélérine.*

SÉRUM-ALBUMINE, *s. f.* [angl. ***serum albumin***]. Syn. à rejeter : *sérine*. Substance albuminoïde se trouvant en abondance dans le plasma et le sérum sanguins (42 g par litre).

C'est la protéine sanguine dont le poids moléculaire est le plus faible ; elle ne constitue pas une substance chimique définie, mais un mélange. V. *protéinémie.*

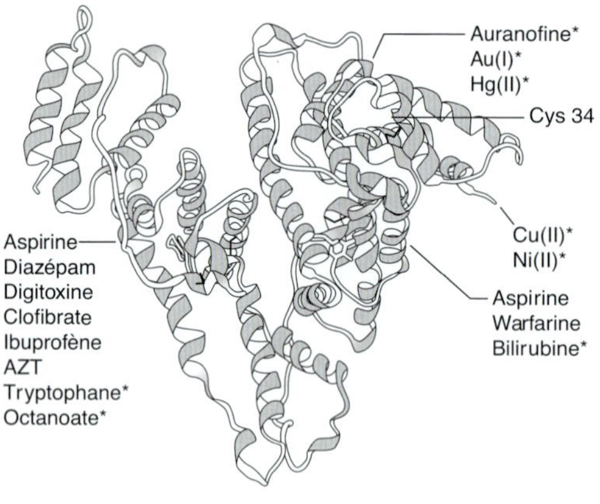

Sérum-albumine

SÉRUM ANTICOMPLÉMENTAIRE [angl. ***anticomplementary serum***]. V. *anticomplémentaire.*

SÉRUM ANTILYMPHOCYTE (SAL) (Metchnikoff, 1899, Sacks, 1964) [angl. ***antilymphocytic serum, ALS***]. Sérum hétérologue neutralisant les lymphocytes : *in vitro,* il les agglutine et les détruit ; *in vivo,* il diminue leur nombre et leur pouvoir immunologique. On l'obtient en provoquant chez l'animal, par l'injection de lymphocytes humains, l'apparition d'anticorps sériques spécifiques. Ceux-ci étant fixés sur les immunoglobulines Ig G, on utilise aussi en clinique les *globulines antilymphocytaires* (GAL). Certains lymphocytes (cellules immunocompétentes, v. ce terme) étant les agents de l'immunité cellulaire responsables des réactions d'hypersensibilité retardée, on utilise ce sérum comme immunodépresseur.

SÉRUM ANTIMICROBIEN [angl. ***antimicrobic serum***]. Sérum immunisant provenant d'un animal qui a reçu à différentes reprises des doses croissantes d'émulsion de microbes morts ou parfois vivants et qui est ainsi vacciné contre ces microbes. P. ex. : *sérum antistreptococcique, sérum antipesteux.*

SÉRUM ANTIRABIQUE (lat. *rabies,* rage) [angl. ***antirabic serum***]. Sérum antitoxique provenant de chevaux hyperimmunisés, destiné au traitement de la rage. V. *vaccin antirabique.*

SÉRUM ANTIRÉTICULAIRE CYTOTOXIQUE. V. *Bogomoletz (sérum de).*

SÉRUM ANTITÉTANIQUE (SAT) [angl. ***antitetanic serum***]. Sérum antitoxique provenant de chevaux hyperimmunisés, destiné au traitement du tétanos. V. *vaccin antitétanique.*

SÉRUM ANTITOXIQUE [angl. ***antitoxic serum***]. Sérum immunisant provenant d'un animal qui a reçu à différentes reprises des doses croissantes de toxines microbiennes et qui est ainsi vacciné contre ces toxines. P. ex. : *sérum antidiphtérique.*

SÉRUM ARTIFICIEL. V. *soluté physiologique.*

SÉRUM-GLOBULINE, *s. f.* [angl. ***serum globulin***]. Variété de protéine (globuline) contenue dans le plasma et le sérum sanguins (27 à 31 g par litre), dans les globules et les diverses sérosités (lymphe, chyle, épanchements). Elle forme un groupe hétérogène de protéines d'un poids moléculaire élevé, qui comprend les globulines α_1, α_2, β et γ. Les trois premières sont des ***protéines de transport*** se combinant à des pigments, à des métaux, à des glucides et à des lipides : elles forment, avec les glucides, des glucoprotéines présentes surtout dans les globulines α_2 et β et, avec les lipides, des lipoprotéines contenues essentiellement dans les globulines β. Les globulines γ sont les supports des ***anticorps.*** V. *protéinémie, gammaglobuline, glucoprotéine* et *lipoprotéine.*

SÉRUM-HÉPATITE, *s. f.* V. *hépatite B.*

SÉRUM HÉTÉROLOGUE [angl. ***heterologous serum***]. Sérum immunisant fourni par un individu d'une autre espèce que celle à laquelle appartient le sujet auquel on l'injecte.

SÉRUM HOMOLOGUE [angl. ***homologous serum***]. Sérum immunisant fourni par un individu de la même espèce que celle à laquelle appartient le sujet auquel on l'injecte.

SÉRUM IMMUNISANT [angl. ***immune serum***]. Syn. *immunsérum, immunosérum.* Sérum sanguin contenant un anticorps capable de réagir contre un antigène donné, p. ex. : un microbe, une toxine, un antigène érythrocytaire ou leucocytaire. Il peut être employé en thérapeutique pour conférer une immunité passive ou au laboratoire, pour préciser la nature d'un antigène inconnu.

SÉRUM INACTIVÉ [angl. ***inactivated serum***]. Sérum sanguin dans lequel le complément a été détruit par chauffage.

SÉRUM PHYSIOLOGIQUE. V. *soluté physiologique.*

SÉRUM PRÉCIPITANT. V. *antisérum.*

SERUM PROTHROMBIN CONVERSION ACCELERATOR **(SPCA)** (angl.). V. *convertine.*

SÉRUM SANGUIN [angl. ***blood serum***]. Liquide jaunâtre que laisse peu à peu transsuder le caillot après la coagulation du sang (400 g par litre de sang). Le *s. s.* a la même composition que le plasma ; il en diffère cependant par l'absence de fibrinogène.

SÉRUSCLAT. V. *Huriet-Sérusclat (loi).*

SERVICE, *s. m.* [angl. ***ward***]. Structure hospitalière constituée d'unités fonctionnelles (v. ce terme) de même discipline.

SERVICE DE SOINS INFIRMIERS. Structure hospitalière organisée pour la prestation des soins infirmiers (v. ce terme) et la formation des personnels infirmiers. – Le service de soins infirmiers est dirigé par un directeur de soins infirmiers et regroupe l'ensemble des personnels soignants paramédicaux. Par service infirmier, il faut entendre à la fois le service rendu, c'est-à-dire les soins infirmiers, et d'autre part l'organisation et la structure du groupe soignant.

SERVICE PUBLIC HOSPITALIER. V. *hospitalier (service public).*

SESAM (acronyme de *Système Électronique de Saisie de l'Assurance Maladie*). Logiciel permettant au praticien de créer sur son micro-ordinateur (après introduction de sa « Carte de Professionnel de Santé » ou CPS et de la « carte Vitale » du client), une feuille de soins électronique (FSE) qui sera transmise par ligne téléphonique à la Caisse primaire d'assurance maladie (CPAM) grâce au réseau santé social (RSS).

SÉSAMOÏDE, *adj.* (gr. *sêsamon*, sésame ; *eidos*, aspect) [angl. ***sesamoid***]. Qui ressemble à une graine de sésame (plante oléagineuse). — ***os s.*** Petit os arrondi situé à l'intérieur d'un tendon. P. ex. : *patella* • 👁 **main** •.

SÉSAMOÏDITE, *s. f.* [angl. ***sesamoiditis***]. Ostéite d'un os sésamoïde.

SESSILE, *adj.* (lat. *sessilis*, à large base) [angl. ***sessile***]. Qui possède une large base d'implantation. V. *pédiculé.*

SÉTON, *s. m.* (lat. *seta,* soie) [angl. ***seton***]. Faisceau de crins passé sous la peau ou à travers une cavité à drainer et dont les deux extrémités sortant par deux orifices différents, sont nouées à l'extérieur. On l'utilise pour assurer un drainage continu sans cicatrice inesthétique (abcès de la face et du cou). — Par extension *blessure en s.* Blessure faite par un projectile ou une arme blanche qui a cheminé sous la peau en faisant deux orifices comparés à ceux du séton.

SEUIL, *s. m.* [angl. ***threshold***]. Degré limite d'un excitant au-dessous duquel il n'y a plus de sensation. — Point critique correspondant à un certain taux de dilution, de solution ou de mélange qui marque l'apparition d'un phénomène. — ***s. d'élimination*** (néphrologie). Taux sanguin au-dessus duquel une substance donnée commence à apparaître dans l'urine. — ***s. de la floculation.*** Proportion entre les quantités de sérum examiné et de solution colloïdale titrée à partir de laquelle apparaît la floculation.

SEVER (maladie de) [angl. ***Sever's disease***]. Apophysite calcanéenne postérieure ; variété rare d'ostéochondrose, caractérisée par un point douloureux localisé, un aspect fissuré et condensé du noyau d'ossification.

SÉVICES, *s. m. pl.* (lat. *saevitia*, violence) [angl. ***maltreatment***]. Mauvais traitements corporels infligés à une personne sur laquelle on a autorité.

SEVRAGE, *s. m.* (de *sevrer*, qui, dans l'ancien français signifiait séparer, Littré) [angl. ***weaning***]. Action de priver un enfant du lait maternel pour lui donner une autre nourriture. — Par analogie, privation plus ou moins rapide du poison habituel dans une cure de désintoxication. — ***syndrome du s.*** Syn. *état de privation ou de manque*. Ensemble des troubles somatiques sévères dont souffre le toxicomane en état de dépendance physique lorsqu'il n'est plus sous l'influence de sa drogue habituelle. V. *pharmacodépendance*.

SEX BINDING PROTEIN* (SBP)** (1970) [amér. ***Testosterone Binding Globulin ou ***Testosterone-Estradiol Binding Globulin (TeBG*** ou ***TEBG) ; Sex Hormone Binding Globulin (SHBG)***]. Glycoprotéine synthétisée par le foie, dont la fonction est de se lier aux hormones sexuelles au cours de leur transfert sanguin.

SEXDIGITISME, *s. m.* (lat. *sex*, six ; *digitus*, doigt) [angl. ***hexadactylia***]. Syn. *hexadactylie*. Anomalie congénitale consistant en l'existence d'un doigt surnuméraire. Ces doigts sont souvent dépourvus de squelette et sont unis par un pédicule à la surface cutanée.

SEXE, *s. m.* (lat. *sexus*, sexe) [angl. ***sex***]. — 1° Ensemble des éléments anatomiques et fonctionnels distinguant le mâle de la femelle. — 2° Ensemble des individus du même sexe, au sens de 1°. — 3° Organes génitaux externes.

SEXE (hérédité liée au). V. *hérédité liée au sexe*.

SEXE ANATOMIQUE. V. *sexe somatique*.

SEXE CHROMATINIEN. V. *sexe nucléaire*.

SEXE CHROMOSOMIQUE. V. *sexe génétique*.

SEXE COMPORTEMENTAL. V. *sexe psychologique*.

SEXE GÉNÉTIQUE [angl. ***genetic sex***]. Syn. *sexe chromosomique, sexe gonosomique*. Sexe dépendant de la constitution chromosomique *(v. caryotype)*. Il est déterminé, dès la fécondation, par la nature du chromosome sexuel du spermatozoïde paternel : un spermatozoïde porteur d'un chromosome sexuel Y donne naissance à un garçon ; il engendre une fille s'il porte un chromosome sexuel X. Les gonocytes ou cellules sexuelles primordiales qui sont ainsi génétiquement douées d'une potentialité mâle ou femelle, orientent ultérieurement le sexe gonadique. V. *gonosome* et *antigène HY*.

SEXE GÉNITAL EXTERNE. Syn. *sexe urogénital, sexe gonophorique*. Étape de l'évolution de la sexualité apparaissant entre le 60e jour et le 5e mois de la vie intra-utérine : le sillon urogénital indifférencié se transforme en organes génitaux externes masculins ou féminins. Le *s. g. e.* détermine normalement le sexe officiel ou d'état civil.

SEXE GÉNITAL INTERNE. Syn. *sexe gonadophorique*. Étape de l'évolution de la sexualité apparaissant entre le 50e et le 60e jour de la vie intra-utérine, par différenciation des canaux gonadophoriques en canaux déférents et vésicules séminales ou en utérus et partie supérieure du vagin.

SEXE GONADIQUE [angl. ***gonadal sex***]. Étape de l'évolution de la sexualité apparaissant vers le 45e jour de la vie embryonnaire, au moment de la différenciation de la gonade primitive en testicule ou en ovaire. Normalement cette transformation se fait conformément au sexe génétique.

SEXE GONADOPHORIQUE. V. *sexe génital interne*.

SEXE GONOPHORIQUE. V. *sexe génital externe*.

SEXE GONOSOMIQUE. V. *sexe génétique*.

SEXE NUCLÉAIRE (Barr et Bertram, 1949) [angl. ***nuclear sex***]. Syn. *sexe chromatinien*. Sexe déterminé par la présence (ou par l'absence), dans le noyau de la cellule, du corpuscule de Barr (v. ce terme). L'existence de ce corpuscule caractérise le *s. n.* féminin ; leur absence, le *s. n.* masculin. Le *s. n.* correspond généralement, mais non toujours, à un équipement chromosomique du sexe correspondant et donc au sexe génétique. Dans certains cas pathologiques, en effet, lors de la méiose (v. ce terme) les 2 chromosomes sexuels de la cellule germinale passent dans une seule des 2 cellules sexuelles, l'autre n'en contenant pas. L'union d'une de ces cellules sexuelles anormales (cellules *aneuploïdes*) avec une cellule normale donnera naissance à des cellules anormales par le nombre de leurs chromosomes (45 ou 47, au lieu de 46) et par la proportion des chromosomes des 2 sexes : elles posséderont soit un seul chromosome sexuel soit 3 dont 2 ou 3 chromosomes X. Ainsi certains sujets auront un aspect masculin tout en ayant un *s. n.* féminin (syndrome de Klinefelter), d'autres un aspect féminin avec un *s. n.* masculin (syndrome de Turner). V. *maladie par aberration chromosomique, monosomie, trisomie, haplo X, diplo X, triplo X* et *mosaïque*.

SEXE PHYSIQUE. V. *sexe somatique*.

SEXE PSYCHOLOGIQUE [angl. ***psychological sex***]. Syn. *sexe comportemental*. Comportement sexuel d'un individu : il dépend, non seulement de son aspect général et de celui de ses organes génitaux, mais aussi de son éducation, de ses habitudes et de ses appétits.

SEXE SOMATIQUE [angl. ***morphological sex***]. Syn. *sexe anatomique, sexe physique*. Dernière étape anatomique de l'évolution de la sexualité, caractérisée par l'apparition des différences morphologiques masculines ou féminines.

SEXE UROGÉNITAL. V. *sexe génital externe*.

***SEX HORMONE BINDING GLOBULIN* (SHBG)** (angl.). V. *sex binding protein*.

SEX-LINKAGE, *s. m.* (angl.). V. *liaison génétique*.

SEXOLOGIE, *s. f.* (1911) [angl. ***sexology***]. Étude des organes sexuels, de leur physiologie, des manifestations pathologiques qui en dépendent et du traitement de celles-ci.

SEX-RATIO, *s. m.* (angl.) (génétique). Taux de naissance des garçons par rapport à l'ensemble des naissances.

SEXTANE (fièvre) (lat. *sextus*, sixième) [angl. ***sextan***]. Forme de fièvre intermittente dans laquelle les accès reviennent le sixième jour, laissant entre eux un intervalle de quatre jours.

SEXUALISATION, *s. f.* Apparition des caractères sexuels au cours du développement de l'individu.

SEXUALITÉ, *s. f.* [angl. ***sexuality***]. « Ensemble des attributs anatomiques et physiologiques qui caractérisent chaque sexe » (Littré).

SEXUEL, ELLE, *adj.* [angl. ***sexual***]. Qui concerne le sexe. P. ex. : *caractères s., hormone s.*

SEXUELS (comportements) DÉVIANTS OU VARIANTS. — On peut les classer soit dans les ***modifications du comportement hétérosexuel*** (dysfonctions sexuelles) : *exagération du désir sexuel* (addiction sexuelle, aphrodisie, hypergénitalisme, hypersexualité, nymphomanie, satyriasis) ou *son contraire* (frigidité, impuissance) ; soit dans les ***pratiques homosexuelles*** (pédérastie, tribadisme) ; soit enfin dans les ***paraphilies*** (v. tous ces termes). — Dans ce domaine, tous les degrés peuvent exister entre les comportements pathologiques ou délictueux (perversions) et les simples préférences ou les fantaisies. V. aussi *érotomanie, masturbation, pudeur, sodomie* et *viol*.

SÉZARY (cellules de) (S. Albert, fr., 1880-1956) [angl. ***Sézary's cells***]. V. *Sézary (syndrome de)*.

SÉZARY (syndrome de) (1938-1949) [angl. ***Sézary's syndrome***]. Syn. *réticulose de Sézary*. Affection cutanée survenant chez l'homme vers la cinquantaine. Annoncée par un prurit violent, elle est caractérisée par une érythrodermie sèche diffuse avec épaississement et aspect squameux des téguments, accompagnée d'adénopathies à prédominance inguinale. Le derme est infiltré de grandes cellules mononucléées atypiques dont le noyau, monstrueux, cérébriforme, irrégulier, très foncé, a une chromatine striée. Il existe une hyperleucocytose sanguine constituée essentiellement de ces mêmes cellules mononucléées *(cellules de Sézary)*, que l'on considère comme des lymphocytes T anormaux. Cette maladie se termine par la mort au bout de quelques années. Elle est classée parmi les hématodermies et par quelques auteurs, parmi les lymphosarcomes (lymphosarcomes à cellules T). Elle est très proche du syndrome des petites cellules circulantes (v. ce terme à « cellules circulantes ») — on l'appelle parfois syndrome des grandes cellules circulantes — et du mycosis fongoïde, dont les lésions sont infiltrées de cellules de Sézary. V. *mycosis fongoïde* et *lymphosarcome*.

Sf (unité). V. *Svedberg (unité)*.

SFMC. V. *fibrine (produits de dégradation de la)*.

SFORZINI (syndrome de) (S. Paolo, ital., 1955) [angl. ***Sforzini's syndrome***]. Association héréditaire d'exophtalmie sans hyperthyroïdie, d'entéroptose et de bégaiement. Ces anomalies se transmettent selon le mode dominant.

S^G (Bayley) [angl. ***S^G***] (électrocardiographie). Symbole du *gradient ventriculaire* (v. ce terme) orienté dans l'espace et non projeté sur un plan frontal.

SGOT [angl. ***SGOT***]. Transaminase (v. ce terme) glutamino-oxalacétique dans le sérum sanguin.

SGPT [angl. ***SGPT***]. Transaminase (v. ce terme) glutamique-pyruvique dans le sérum sanguin.

SH. — 1° [angl. ***SH***] (électrocardiographie). Symbole de l'*axe anatomique du cœur* orienté dans l'espace. — 2° Abréviation de *Sérum-Hépatite*. V. *hépatite B*.

SHAPIRO ET WILLIAMS (syndrome de) (W. 1962 ; S. William, amér., 1969) [angl. ***Shapiro's syndrome***]. Association d'une agénésie du corps calleux et d'accès répétés d'hypothermie spontanée, accompagnés de sueurs et de troubles de la conscience que certains considèrent comme une forme d'épilepsie diencéphalique (v. ce terme).

SHARP (syndrome de) (S. Gordon, amér., 1972) [angl. ***Sharp's syndrome***]. Syn. *connectivite mixte*. Association de signes du lupus érythémateux aigu disséminé (sans manifestation rénale), de sclérodermie et de polymyosite. Le syndrome de Sharp se distingue de ces diverses connectivites par l'existence fréquente d'une atteinte du nerf trijumeau, par la présence d'abondants anticorps antinoyaux d'un type particulier, anti-ribonucléoprotéines (anti-RNP) et par sa relative bénignité (efficacité des corticoïdes). Son individualité est discutée.

SHBG. Abréviation du terme anglais ***Sex Hormone Binding Globulin***. V. *sex binding protein*.

SHEEHAN (syndromes de) (S. Harold, brit.) [angl. ***Sheehan's syndromes***]. — 1° (1938). Syndrome pur d'hypopituitarisme antérieur (v. ce terme), survenant à la suite d'un accouchement compliqué d'hémorragies abondantes et de collapsus. Il est dû à une nécrose du lobe antérieur de l'hypophyse. Il se manifeste, aussitôt après l'accouchement, par une hypoglycémie accentuée transitoire, puis par une absence ou un arrêt de la lactation. En quelques années se constitue un tableau d'insuffisance pluriglandulaire (thyroïde, ovaire, corticosurrénale) sans amaigrissement. V. *Simmonds (maladie de)* et *hypophysite lymphocytaire*. — 2° (1940). Syn. *stéatose spongiocytaire aiguë du foie* (R. Worms, 1966), *stéatose hépatique aiguë gravidique*. Ictère grave survenant, chez une femme enceinte, au cours des 3 derniers mois de la grossesse. Il s'accompagne de protéinurie, d'œdèmes, d'hypertension artérielle, d'hyperazotémie. Son évolution est le plus souvent mortelle. Anatomiquement, il s'agit d'une transformation graisseuse, sans nécrose, des cellules du lobule hépatique, sauf de celles qui entourent les espaces portes ; il existe parfois des lésions pancréatiques et rénales associées. La pathogénie de ce syndrome reste inconnue ; peut-être a-t-il une origine métabolique. V. *HELLP (syndrome)*.

SHEIBE (syndrome de). Observé dans le cas d'empyème mastoïdien, il consiste en pulsations synchrones au pouls dans l'oreille atteinte, pulsations se prolongeant pendant plusieurs semaines ainsi que les phénomènes inflammatoires du tympan. Il peut déceler une mastoïdite latente.

SHELDON. V. *Freeman-Sheldon (syndrome de)* (S. Joseph, brit.) et *Luder-Sheldon (syndrome de)* (S. Sir Wilfrid, brit.).

SHELLEY (test de) (1962) [angl. ***Shelley's test***]. Procédé permettant de rechercher, *in vitro*, la sensibilité d'un sujet à un allergène. Ce dernier est mélangé au sérum du malade, en présence de leucocytes basophiles de lapin. Lorsque le malade est sensibilisé à l'allergène, un certain nombre (20 à 50 %) de ces leucocytes perdent leurs granulations, cette disparition étant due au conflit antigènes-anticorps qui libère l'histamine contenue dans ces granulations. V. *dégranulation des basophiles*.

SHEPARDSON (S. H., amér.). V. *Escamilla-Lisser-Shepardson (syndrome d')*.

SHEPHERD (fracture de) (S. Francis, canadien, 1882) [angl. ***Shepherd's fracture***]. Fracture des tubercules postérieurs de l'astragale et plus particulièrement du tubercule externe.

SHIATSU, *s. m.* [angl. ***shiatsu***]. Technique de massage traditionnel japonais.

SHIGA (bacille de) (S. Kiyoshi, jap., 1889) [angl. ***Shigella dysenteriae***]. Syn. *Shigella dysenteriæ, bacille de Chantemesse et Widal* (1888). Bacille Gram–, agent de la dysenterie épidémique, dite pour cette raison dysentérie bacillaire. V. *Shigella* et *shigellose*.

SHIGELLA, *s. f.* [angl. ***Shigella***]. Genre bactérien de la famille des *Enterobacteriaceæ*, constitué de bacilles Gram–. Il comprend essentiellement les espèces *Shigella dysenteriæ* (bacille de Shiga), *Shigella flexneri* (bacille de Flexner), *Shigella boydii* (bacille de Boyd) et *Shigella sonnei*.

SHIGELLOSE, *s. f.* [angl. ***shigellosis***]. Groupe d'infections intestinales dont la principale est la dysenterie bacillaire due à *Shigella dysenteriæ*.

SHILEY. V. *Bjork-Shiley (valve de)*.

SHILLINGFORD (syndrome de) (S. John, angl., 1914-1999) [angl. ***Shillingford's syndrome***]. Bradycardie vagale transitoire survenant parfois au début de l'infarctus du myocarde. Elle serait d'origine réflexe, provoquée par l'anoxie myocardique.

SHIN-SPLINT, *s. m.* (en angl. éclisse tibiale). Tuméfaction douloureuse de la face antérieure de la jambe survenant après un effort inhabituel chez un sportif. Certains la considèrent comme une fracture de fatigue longitudinale du tibia. V. *pied forcé* et *tibial antérieur (syndrome)*.

SHOKEIR. V. *Pena-Shokeir (syndrome de)*.

SHONE (syndrome de) (S. John, amér., 1963) [angl. ***Shone's syndrome***]. Malformation cardiaque associant une valvule mitrale en parachute (v. ce terme), un anneau fibreux sténosant supra-valvulaire de l'oreillette gauche, un rétrécissement sous-aortique et une coarctation aortique.

SHORT (syndrome) (acronyme anglais : *Short stature ; Hyperextensibility of joints*, ou *inguinal Hernia* ou les deux ; *Ocular depression ; Rieger anomaly ; Teething delay*) (Gorlin R., 1975) [angl. ***SHORT syndrome***]. Ensemble rare de malformations transmis selon le mode autosomique récessif, comprenant l'anomalie de Rieger (v. ce terme), un retard statural et de dentition ; une hyperextensibilité articulaire, une hernie inguinale ou les deux ; les yeux sont enfoncés dans les orbites, le visage est triangulaire.

SHOULDICE (opération de) (canadien, 1945) [angl. ***Shouldice procedure***]. Technique de réparation en trois plans de la hernie inguinale, effectuée sous anesthésie locale. V. *herniorraphie* et *Bassini (opération ou procédé de)*.

SHULMAN (syndrome de) (S. Lawrence, amér., 1974) [angl. ***Shulman's syndrome***]. Syn. *pseudo-sclérodermie à éosinophiles, fasciite à éosinophiles, fasciite diffuse avec éosinophilie*. Syndrome rare, à début rapide, caractérisé ***cliniquement*** par une altération modérée de l'état général, par une infiltration douloureuse des muscles des membres accompagnée d'arthralgies et de synovite, par des placards cutanés fugaces siégeant sur le tronc et la racine des bras et des jambes et par une sclérodactylie modérée. L'évolution est favorable spontanément ou sous l'effet de la corticothérapie. Il existe une hypergammaglobulinémie et une éosinophilie sanguine importantes. ***Anatomiquement*** on note une sclérose du derme et des infiltrats inflammatoires du tissu sous-cutané et des fascias musculaires. Ce syndrome paraît proche de la sclérodermie subaiguë : il entrerait dans le cadre des maladies à complexes immuns. V. *éosinophilie-myalgie (syndrome)*.

SHUNT, *s. m.* (en angl. dérivation) (cardiologie). Communication anormale de deux parties de l'appareil cardiovasculaire où règnent des pressions différentes et entre lesquelles le sang ne circule normalement qu'après avoir parcouru un réseau vasculaire plus ou moins étendu, d'où il se trouve ainsi dérivé par un véritable court-circuit. Le *s.* peut être naturel (*s.* porto-cave, communication entre les cavités droites et gauches du cœur, entre aorte et artère pulmonaire, anévrysme artério-veineux) ; il est parfois créé chirurgicalement pour contourner un obstacle (*s.* porto-cave pour supprimer l'hypertension portale due à la sclérose hépatique) ou pour améliorer l'hématose (opération de Blalock-Taussig dans la tétralogie de Fallot ou atriotomie transseptale de Rashkind dans la transposition complète des gros vaisseaux). — On emploie également ce mot pour désigner le passage du sang à travers cette communication et pour indiquer son importance, sa direction, etc. V. *dérivation* et *pontage*. —

s. droite-gauche ou ***veino-artériel*** [angl. ***right-to-left shunt***]. Passage du sang noir dans le territoire du sang rouge ; il résulte en général de malformations cardiaques complexes (tétralogie de Fallot, transpositions vasculaires, etc.) qui se traduisent cliniquement par la maladie bleue. — ***s. gauche-droite*** ou ***artério-veineux*** [angl. ***left-to-right shunt***]. Passage anormal du sang rouge oxygéné dans le territoire du sang noir ; p. ex. : à travers un canal artériel persistant, une communication interatriale ou interventriculaire, les pressions dans les cavités du cœur gauche et dans l'aorte étant normalement très supérieures à celles des cavités droites et de l'artère pulmonaire. — ***s. croisé, double, mixte*** ou ***bi-directionnel*** [angl. ***bidirectional shunt***]. Association de deux *s.* de sens opposé, l'un d'eux étant en général prédominant.

SHUNT (effet) [angl. ***venous admixture***] (pneumologie). Passage, dans les veines pulmonaires, d'une quantité plus ou moins importante de sang non oxygéné, dû à la persistance de la circulation capillaire pulmonaire dans une zone non ventilée du poumon, p. ex. : à la suite d'obstruction bronchique ou bronchiolaire. De cette disposition anormale résulte un abaissement de la saturation en oxygène du sang dans la grande circulation, qui peut aboutir à l'hypoxie et à l'insuffisance cardiaque droite.

SHWACHMAN, PATTERSON ET LAGUNA (test de) (S. Harry, amér., 1910-1986). Procédé de recherche de la trypsine dans les selles, utilisant la digestion d'un film de gélatine. Il permet de dépister facilement l'insuffisance de sécrétion pancréatique externe.

SHWACHMAN-DIAMOND (syndrome de) (S. Harry, 1964) [angl. ***Shwachman-Diamond syndrome***]. Affection héréditaire à transmission probablement autosomique récessive, très rare, décrite chez le jeune enfant. Elle est caractérisée par une insuffisance pancréatique externe qui entraîne une stéatorrhée chronique avec syndrome de malabsorption, un retard de croissance avec dysostose métaphysaire localisée surtout aux hanches et aux genoux et une neutropénie avec une sensibilité particulière aux infections. V. *carence immunitaire.*

SHY ET DRAGER (syndrome de) (S. George, amér., 1960) [angl. ***Shy-Drager syndrome***]. Syndrome rare, débutant, chez un homme de 50 ans environ, par des troubles neurovégétatifs d'apparence banale : vésicaux, sudoraux ou génitaux. Puis apparaît une hypotension orthostatique pouvant perturber, de façon transitoire, la vue, l'équilibre ou la conscience. Quelques années après surviennent des manifestations neurologiques : dysarthrie, instabilité de la marche, tremblement et rigidité, hyperréflectivité tendineuse. Cette affection, mortelle au terme d'une très longue évolution, est caractérisée *anatomiquement* par des lésions dégénératives des noyaux végétatifs médullaires et pontiques (formations latérales de la moelle, du locus niger, du locus cæruleus, du putamen, du noyau dorsal du vague). V. *atrophie multisystématisée..*

SI. Abréviation du *Système International* d'unités de mesure (v. ce terme).

SIA (réaction de) (S. R., amér., 1895-1970) [angl. ***Sia's test***]. Réaction de floculation à l'eau distillée, laquelle entraîne la précipitation des euglobulines sériques. Positive dans le kala-azar, le paludisme, les cirrhoses et la macroglobulinémie de Waldenström, cette réaction est tombée en désuétude.

SIALADÉNITE, *s. f.* (gr. *sialon*, salive ; *adên*, glande) [angl. ***sialadenitis***]. Syn. *sialo-adénite.* Inflammation du parenchyme d'une glande salivaire.

SIALAGOGUE, *s. m.* (gr. *sialon*, salive ; *agôgos*, qui amène) [angl. ***sialagogue***]. Syn. *sialogogue.* Médicament destiné à provoquer l'hypersécrétion salivaire.

SIALIDOSE, *s. f.* [angl. ***sialidosis***]. Maladie comportant un déficit en sialidase (ou neuraminidase), enzyme éliminant les acides sialiques des oligosaccharides présents dans les membranes cellulaires. Il en existe plusieurs variétés. V. *oligosaccharidose* et *néphrosialidose.*

SIALITE, *s. f.* (gr. *sialon*, salive) [angl. ***sialitis***]. Inflammation d'un appareil salivaire (glande et canal).

SIALO-ADÉNITE, *s. f.* V. *sialadénite.*

SIALODOCHITE, *s. f.* (gr. *sialon*, salive ; *dokhos*, qui contient, qui reçoit) [angl. ***sialodochitis***]. Inflammation du canal extérieur d'une glande salivaire. — ***s. fibrineuse*** (Küssmaul). *S.* caractérisée par l'existence, à l'orifice du canal, d'un bouchon fibrinopurulent qui provoque une crise de grenouillette aiguë (v. ce terme).

SIALOGÈNE, *adj.* (gr. *sialon*, salive ; *génnaô*, je produis) [angl. ***sialogenous***]. Qui provoque la salivation. V. *sialagogue.*

SIALOGRAMME, *s. m.* [angl. ***sialogram***]. Image radiographique obtenue par la sialographie (v. ce terme).

SIALOGRAPHIE, *s. f.* (gr. *sialon*, salive ; *graphéin*, écrire) [angl. ***sialography***]. Radiographie des canaux excréteurs de la salive (Sténon et Wharton), après leur injection avec un liquide opaque aux rayons X.

SIALOLITHE, *s. m.* (gr. *sialon*, salive ; *lithos*, pierre) [angl. ***sialolith***]. Calcul salivaire.

SIALOMÉTAPLASIE, *s. f.* [angl. ***sialometaplasia***]. Métaplasie des glandes salivaires. — ***s. nécrosante*** [angl. ***necrotizing sialometaplasia***]. Ulcération bénigne localisée au palais, d'aspect inflammatoire et nécrotique, bordée d'un bourrelet pouvant évoquer un carcinome ; l'histologie montre une métaplasie des glandes salivaires accessoires.

SIALORRHÉE, *s. f.* (gr. *sialon*, salive ; *rhein*, couler) [angl. ***sialorrhoea***]. V. *ptyalisme.*

SIAMOIS (es) (frères ou sœurs) [angl. ***Siamese twins***]. Terme du langage courant désignant les jumeaux conjoints (v. ce terme) symétriques (ou égaux) viables.

SIBILANCE, *s. f.* Bruit déterminé par les râles sibilants et perçus par l'auscultation des poumons au début de la bronchite.

SIBILANT (râle) (lat. *sibilare*, siffler) [angl. ***sibilant rale***]. Syn. *râle sonore aigu* (auscultation). Sifflement musical d'un ton plus ou moins aigu, qui accompagne le murmure respiratoire et peut même le masquer. Il a été comparé tantôt au roucoulement de la tourterelle, tantôt au sifflement du vent. V. *sonores (râles).*

SICARD (S. Jean, fr., 1872-1929). V. *Brissaud-Sicard (syndrome de).*

SICARD (épreuve de). Syn. *lipiodiagnostic médullaire.* Radiodiagnostic des affections intrarachidiennes à l'aide d'une injection sous-arachnoïdienne de Lipiodol®. Le liquide opaque aux rayons X, mobile suivant la position du malade, s'arrête à la limite de l'obstacle en cas de compression médullaire.

SICARD (méthodes de). — 1° V. *épidurale (méthode).* — 2° Traitement des varices par des injections sclérosantes.

SICARD (syndrome de). V. *angle cérébello-occipito-vertébral de Sicard (syndrome de l').*

SICARD (syndrome du carrefour condylo-déchiré postérieur de). V. *Collet (syndrome de).*

SICK BUILDING SYNDROME (terme angl. signifiant syndrome des bâtiments insalubres). Syndrome observé dans les immeubles de bureaux mal ventilés, empoussiérés et enfumés de tabac. Il associe une sécheresse des muqueuses, des allergies et des infections des voies respiratoires. V. *climatiseurs (maladie des).*

SICKLE-CELL, *s. f.* (en angl. : cellule en faucille). V. *drépanocyte.*

SICKLÉMIE, *s. f.* (angl. *sickle*, faucille ; gr. *haïma*, sang). V. *anémie à hématies falciformes.*

SICRET (syndrome) (acronyme angl. : *Small Infarctions of Cochlear, Retinal and Encephalic Tissue*) (J. Schwitter, suisse, 1992) [angl. ***SICRET syndrome***]. Affection rare d'origine inconnue, touchant les femmes jeunes, constituée *anatomiquement* par des infarctus de petite taille consécutifs à des occlusions artérielles multiples, successives, localisées exclusivement à l'encéphale, à la rétine et à l'oreille interne. *Cliniquement,* après une phase d'encéphalopathie aiguë marquée par divers signes en foyer, l'évolution aboutit à une démence accompagnée d'hyperréflexie et de troubles de la marche, visuels et auditifs.

SIDA ou **SIDA**, *s. m.* Initiales de *Syndrome Immuno-Déficitaire Acquis* [angl. ***AIDS***]. Syn. *syndrome d'immunodéficience acquise, syndrome dysimmunitaire acquis* ou *de déficit immunitaire acquis, syndrome d'immuno-dépression T épidémique (SITE), carence immunitaire T épidémique (CITE).* Complications tardives de l'infection par le VIH. — Ensemble de manifestations observées depuis 1979 et liées à l'infection de l'organisme par un rétrovirus de la sous-famille des *Lentivirinæ*, le VIH ou virus de l'immunodéficience humaine (en angl. ***HIV***, v. ce terme). Ce virus, dont il existe 2 variétés, VIH-1 et VIH-2, introduit par contact muqueux ou parentéral, transmis par les relations sexuelles, le sang, les injections ou de la mère à l'enfant (pendant la grossesse, l'accouchement ou l'allaitement), infecte et détruit les lymphocytes T auxiliaires (T4 ou CD4), entraînant une lymphopénie et un déficit de l'immunité à médiation cellulaire, lequel va favoriser le développement d'infections opportunistes redoutables et de cancers. Une période de durée variable (10 ans en moyenne) sépare la contamination du moment où le seuil des 200 lymphocytes T CD4/mm^3 de sang est atteint : c'est alors que les manifestations secondaires à l'immunodéficience pourront apparaître : c'est le sida proprement dit. — Fréquent d'abord dans certaines régions (Afrique noire, Haïti) et chez certains patients particulièrement exposés (transfusés, homosexuels, toxicomanes), le sida peut actuellement toucher tout être humain ; l'épidémie s'en développe de façon spectaculaire et préoccupante. — ***La classification des manifestations de l'infection par le VIH*** *des Centers for Disease Control* ***distingue en 1987 quatre groupes s'excluant mutuellement*** : le **groupe I** désigne la *primo-infection* (latente ou symptomatique, parfois accompagnée d'un syndrome mononucléosique, v. ce terme) prouvée par la *séroconversion*, laquelle survient en moyenne 2 mois après la contagion. Le diagnostic repose exclusivement sur les *examens biologiques* (dépistage par ELISA, confirmation par western blot ; l'antigène [ou protéine] p24, principale protéine de la capside virale, étant un marqueur d'évolution), de même que dans le **groupe II,** dépourvu de symptôme clinique (divisé en deux sous-groupes, *A*, sans et *B*, avec certaines anomalies biologiques : anémie, leucopénie, lymphopénie T CD4, thrombopénie). Le **groupe III** est celui de la *lymphadénopathie persistante généralisée ou syndrome des adénopathies chroniques disséminées* (v. ce terme) subdivisé en *A* et *B* comme le précédent. Le **groupe IV** comprend 5 sous-groupes pouvant coexister : *A. troubles généraux :* (amaigrissement de plus de 10 % ; fièvre, diarrhée qui persistent depuis plus d'un mois) ; *B. signes neurologiques* (*B1, centraux :* encéphalite, myélite, méningite ; *B2, périphériques :* neuropathie) ; *C. infections opportunistes : C1.* parasitoses [toxoplasmose cérébrale, pneumonie interstitielle à *Pneumocystis carinii,* cryptosporidiose, isosporose, anguillulose] ; infections virales [à herpèsvirus et cytomégalovirus ; leucoencéphalopathie multifocale progressive] ; mycoses [candidose oesophagienne, bronchique, pulmonaire ; cryptococcose ; histoplasmose disséminée ; aspergillose ; coccidioïdomycose disséminée] ; infections bactériennes [mycobactériose atypique] — *C2 :* autres infections [leucoplasie linguale chevelue, candidose buccale ou vaginale récidivante, zona récidivant ou envahissant plusieurs dermatomes, septicémie à salmonelle récidivante]. *D. Cancers :* sarcomatose multiple hémorragique de Kaposi, lymphomes divers. *E. Autres manifestations.* — ***En 1993 ont été ajoutés*** trois nouveaux *critères cliniques* pour la définition du sida de l'adulte et de l'adolescent : la tuberculose pulmonaire, les pneumopathies bactériennes récurrentes, le cancer invasif du col utérin et (reconnu seulement aux États-Unis) un *critère biologique :* un nombre de lymphocytes T CD4 inférieur à 200/mm^3. — D'autre part le ***système de classification de l'infection à VIH en catégories cliniques*** (CDC, 1993) ordonne en **catégorie A** la primo-infection symptomatique, l'infection asymptomatique et la lymphadénopathie persistante généralisée ; en **catégorie B** (liste non limitative) des manifestations cliniques telles qu'une angiomatose bacillaire, une dysplasie du col utérin, une fièvre à 38,5 °C ou une diarrhée de durée supérieure à un mois, une candidose oro-pharyngée ou vaginale récidivante, un zona récurrent ou envahissant plus d'un dermatome, une leucoplasie chevelue de la langue, un purpura thrombocytopénique idiopathique, une salpingite avec abcès tubo-ovariens, une neuropathie périphérique ; la **catégorie C correspond à la définition du *sida* de l'adulte.** Une personne ayant présenté une des affections de la liste suivante est définitivement classée dans cette catégorie : candidose bronchique, trachéale, pulmonaire, œsophagienne ; cancer invasif du col utérin ; coccidioïdomycose extra-pulmonaire ; cryptosporidiose intestinale durant depuis plus d'un mois ; infection à CMV localisée ailleurs qu'au foie, à la rate ou aux ganglions ; rétinite à CMV avec perte de la vue ; encéphalopathie du VIH ; infection herpétique : ulcères chroniques durant depuis plus d'un mois, ou herpès bronchopulmonaire ou œsophagien ; sarcome de Kaposi ; lymphomes : de Burkitt, immunoblastique ou cérébral primitif ; infection à mycobactérie, disséminée, pulmonaire ou extra-pulmonaire ; pneumonie à *Pneumocystis carinii,* pneumopathie bactérienne récurrente ; leuco-encéphalopathie multifocale progressive ; septicémie à salmonelle non typhi récurrente ; toxoplasmose cérébrale ; cachexie du VIH. — Dans cette classification, **chaque catégorie est subdivisée** en *3 sous-catégories* selon le chiffre des lymphocytes T CD4 (1. > 500/mm^3 ; 3. < 200/mm^3 ; 2. intermédiaire). — Affection dont la déclaration, en France notamment, est obligatoire, le sida reste d'un pronostic réservé. On prescrit des antiviraux en association (trithérapie), des immunomodulateurs, des antibiotiques et antimitotiques ; les recherches s'orientent également vers la vaccination mais n'ont pas encore abouti ; c'est dire l'importance de la prévention : éducation du public, usage de préservatifs masculins, précautions particulières prises par le personnel soignant. V. *rétrovirus, OKT, antirétroviral, charge virale plasmatique, reconstitution immunitaire (syndrome de)* et *para-sida* • 👁 **HIV** •.

SIDA [angl. ***Right Sacro Anterior position, RSA***] (obstétrique). Abréviation de *Sacro-Iliaque Droite Antérieure*, position d'engagement rare de la présentation du siège, le sacrum étant tourné vers le côté droit du bassin et en avant.

SIDÉEN, ÉENNE, *adj.* Qui a rapport au sida. — *s. m.* ou *f.* Personne atteinte du sida.

SIDÉRATION, *s. f.* (lat. *siderari*, être frappé d'une influence maligne, de *sidus,* astre ; Littré) [angl. ***sideration***]. Anéantissement subit des forces vitales, se traduisant par l'arrêt de la respiration et un état de mort apparente (action de la foudre, des courants électriques, apoplexie, etc.), attribué autrefois aux influences astrales.

SIDÉRATION DU MYOCARDE (Braunwald, 1982) [angl. ***stunned myocardium***]. Altérations réversibles d'ordre métabolique, électrocardiographique (onde Q) et fonctionnel (insuffisance ventriculaire gauche), créées par une ischémie myocardique. Cet état particulier s'observe parfois en l'absence de tout infarctus, dans l'insuffisance coronaire ou bien dans des circonstances telles que pancréatites aiguës, hémorragies cérébro-méningées, états de choc, etc. V. *radical libre, viabilité myocardique, tako-tsubo (syndrome du)* et *myocarde.*

SIDÉRÉMIE, *s. f.* (gr. *sidêros*, fer ; *haïma*, sang) [angl. ***sideraemia***]. Présence de fer dans le sérum sanguin ; le taux normal est de 55 à 170 µg/100 mL ou 10 à 30 µmol/L chez l'homme, 50 à 160 µg/100 mL ou 9 à 29 µmol/L chez la femme.

SIDÉRINE, *s. f.* (Quincke). V. *hémosidérine.*

SIDÉROBLASTE, *s. m.* (gr. *sidêros*, fer ; *blastos*, germe) [angl. ***sideroblast***]. Cellule de la moelle osseuse de la lignée des globules rouges contenant des inclusions ferriques non hémoglobiniques.

SIDÉROBLASTOSE, *s. f.* Présence de sidéroblastes dans les différents tissus de l'organisme. V. *anémie hypochrome hypersidérémique* et *anémies sidéro-achrestiques ou sidéroblastiques.*

SIDÉROCYTE, *s. m.* (gr. *sidêros*, fer ; *kutos*, cellule) [angl. ***siderocyte***]. Globule rouge contenant des inclusions ferriques non hémoglobiniques.

SIDÉRONÉCROSE, *s. f.* (*gr. sidêros*, fer ; *nékros*, mort). Mort d'une cellule du fait d'une surcharge ferrique trop abondante. On l'observe dans la sidérose hépatique.

SIDÉROPÉNIE, *s. f.* (gr. *sidêros*, fer ; *pénia*, pauvreté) [angl. ***sideropenia***]. Diminution du fer, en particulier du taux du fer du sérum sanguin.

SIDÉROPÉNIQUE, *adj.* V. *ferriprive.*

SIDÉROPEXIE, *s. f.* (gr. *sidêros*, fer ; *pêxis*, fixation). Fixation du fer dans les tissus.

SIDÉROPHAGE, *s. m.* (gr. *sidêros*, fer ; *phagein*, manger) [angl. ***siderophage***]. Macrophage contenant des inclusions ferrugineuses.

SIDÉROPHILIE *s. f.* (gr. *sidêros*, fer ; *philia*, amitié) [angl. ***siderophilia***]. Affinité pour le fer.

SIDÉROPHILINE, *s. f.* (gr. *sidêros*, fer ; *philia,* amitié) [angl. ***siderophilin***]. V. *transferrine.*

SIDÉROPHORE, *s. m.* (gr. *sidêros*, fer ; *phérein*, porter) [angl. ***siderophore***]. Macrophage contenant de l'hémosidérine.

SIDÉROSE, *s. f.* (gr. *sidêros*, fer) [angl. ***siderosis***]. Infiltration des tissus par des poussières de fer inhalées ou par des composés ferrugineux. — ***s. hépatique*** (Quincke, 1875). Syn. *hépatosidérose.* Infiltration des cellules et du tissu conjonctif du foie par des pigments ferrugineux. Elle survient au cours des hémochromatoses (v. ce terme). — ***s. pulmonaire.*** Pneumoconiose provoquée par l'inhalation de poussière de fer (tailleurs de limes, ouvriers se servant d'oxyde rouge de fer).

SIDÉROSILICOSE, *s. f.* [angl. ***siderosilicosis***]. Infiltration des poumons par des poussières riches en sels de fer et par la silice (p. ex. : chez les travailleurs des mines d'ocre).

SIDÉROTHÉRAPIE, *s. f.* (gr. *sidêros*, fer ; *thérapéia*, traitement) [angl. ***ferrotherapy***]. Emploi thérapeutique du fer et de ses composés.

SIDÉRURIE, *s. f.* (gr. *sidêros*, fer ; *ourein*, uriner) [angl. ***sideruria***]. Présence de fer dans l'urine. La quantité de fer éliminée par l'urine est très faible, inférieure à 11 µmol ou 600 mg par 24 heures.

SIDOLOGUE, *s. m.* ou *f.* Spécialiste du sida.

SIDP [angl. ***Right Sacro Posterior position, RSP***] (obstétrique). Abréviation de *Sacro-Iliaque Droite Postérieure,* position d'engagement de la présentation du siège la plus fréquente après la SIGA, le sacrum étant tourné vers le côté droit du bassin et en arrière.

SIDT [angl. ***Right Sacrum Transverse presentation, RST***] (obstétrique). Abréviation de présentation *Sacro-Iliaque Droite Transverse.*

SIEKERT (S. Robert, amér., né en 1924). V. *Millikan-Siekert (syndrome de).*

SIEMENS (syndrome de) (S. Hermann, all., 1891-1969) [angl. ***Siemens's syndrome***]. Kératose folliculaire spinolosique décalvante. C'est une maladie héréditaire à transmission dominante liée à l'X.

SIEMENS. V. *Bloch-Siemens (syndrome de).*

SIEMENS, *s. m.* (symbole S) (Werner von S., ingénieur allemand, 1816-1892) [angl. ***siemens***]. Unité de conductance électrique dans le système international (v. ce terme) représentant l'inverse de l'ohm (v. ce terme).

SIEVERT, *s. m.* (symbole Sv) (S., physicien suédois, XXe siècle) [angl. ***sievert***].Unité d'équivalent de dose absorbée en biologie, du système international, valant 100 rem. Le Sv a remplacé cette dernière unité. V. *rem* et *dose absorbée.*

SIFFLEMENT, *s. m.* Terme proposé par l'arrêté ministériel du 1er janvier 1975 pour remplacer l'angl. *wheezing* (v. ce mot).

SIFFLEUR (syndrome du). V. *Freeman-Sheldon (syndrome de).*

SIg. V. *immunoglobuline sécrétoire.*

SIGA [angl. ***Left Sacro Anterior position, LSA***] (obstétrique). Abréviation de *Sacro-Iliaque Gauche Antérieure,* position d'engagement de la présentation du siège la plus fréquente, le sacrum étant tourné vers le côté gauche du bassin et en avant.

SIGAUD (ailerons de). Déformation constituée par le soulèvement des dernières côtes par un abdomen proéminent.

SIGMATISME, *s. m.* (de la lettre grecque sigma : σ) [angl. ***sigmatism***]. Vice de prononciation caractérisé par la difficulté ou l'impossibilité de prononcer la lettre S.

SIGMOÏDE, *adj.* (gr. *sigma*, lettre S ; *eidos*, aspect) [angl. ***sigmoid***]. En forme d'S. P. ex. : *valvule s.* — V. *côlon* • 👁 **côlon** •.

SIGMOÏDECTOMIE, *s. f.* (sigmoïde ; gr. *ektomê*, ablation) [angl. ***sigmoidectomy***]. Ablation chirurgicale du côlon sigmoïde.

SIGMOÏDITE, *s. f.* [angl. ***sigmoiditis***]. — 1° Inflammation de la quatrième portion du côlon (côlon iliopelvien ou anse sigmoïde). — 2° Inflammation des valvules sigmoïdes du cœur.

SIGMOÏDO-COLOFIBROSCOPIE, *s. f.* [angl. ***sigmoidofibrecoloscopy***]. Méthode d'exploration visuelle directe de tout le côlon au moyen du fibroscope (v. ce terme, *sigmoïdofibroscopie* et *colofibroscopie*).

SIGMOÏDOFIBROSCOPE, *s. m.* [angl. ***sigmoidofibrescope***]. Syn. *sigmoïdoscope.* Fibroscope (v. ce terme) destiné à l'exploration visuelle directe du côlon sigmoïde.

SIGMOÏDOFIBROSCOPIE, *s. f.* [angl. ***sigmoidofibrescopy***]. Syn. *fibrosigmoïdoscopie.* Méthode d'exploration visuelle directe du côlon sigmoïde au moyen du sigmoïdofibroscope introduit par voie rectale.

SIGMOÏDOSCOPE, *s. m.* [angl. ***sigmoidoscope***]. V. *sigmoïdofibroscope.*

SIGMOÏDOSCOPIE, *s. f.* (sigmoïde ; gr. *skopein*, examiner) [angl. ***sigmoidoscopy***]. Méthode d'exploration visuelle directe du côlon sigmoïde au moyen du fibroscope.

SIGMOÏDOSTOMIE, *s. f.* [angl. ***sigmoidostomy***]. Anus artificiel pratiqué sur l'anse sigmoïde (côlon iliopelvien).

SIGNAL-SYMPTÔME, *s. m.* [angl. ***signal-symptom***]. Symptôme permettant de localiser le siège d'une lésion des centres nerveux (secousses cloniques débutant toujours par la même région dans l'épilepsie bravais-jaksonienne).

SIGNE, *s. m.* [angl. ***sign***]. Manifestation de la maladie qui, constatée objectivement par le médecin au cours de son examen, l'aide à préciser le diagnostic (p. ex. : gros foie, souffle cardiaque). Le signe est distinct du symptôme qui est ressenti subjectivement par le malade et décrit par lui (p. ex. : douleur, angoisse). Mais bien souvent signe et symptôme sont considérés comme synonymes et l'on parle de *signes physiques* (objectifs), de *signes fonctionnels* (les symptômes) et de *signes généraux* (p. ex. : fièvre, sueurs, amaigrissement) qui traduisent le retentissement de la maladie sur tout l'organisme. V. *symptôme, sensibilité, spécificité* et *valeur prédictive.* — ***signe de...*** V. au nom propre.

SIGP [angl. ***Left Sacro Posterior position, LSP***] (obstétrique). Abréviation de *Sacro-Iliaque Gauche Postérieure,* position d'engagement rare de la présentation du siège, le sacrum étant tourné vers le côté gauche du bassin et en arrière.

SIGT [angl. ***Left Sacrum Transverse presentation, LST***] (obstétrique). Abréviation de présentation *Sacro-Iliaque Gauche Transverse.*

SIGUIER (S. Fred, fr., né en 1909). V. *Lian, Siguier et Welti (syndrome de).*

SIGUIER (maladie de F.). V. *panangéite diffuse nécrosante.*

SIHAD. Abréviation de *Sécrétion Inappropriée d'Hormone Antidiurétique.* V. *antidiurétique (syndrome de sécrétion inappropriée d'hormone).*

SILENCER, *s. m.* (angl.) (génétique). Séquence inhibitrice exerçant un effet inverse de celui de l'*enhancer* ou séquence stimulatrice (ou amplificateur, v. ce terme).

SILENCIEUX, EUSE, *adj.* [angl. ***silent***]. Anglicisme signifiant latent, asymptomatique, pouvant de ce fait passer inaperçu. P. ex. : *ischémie myocardique silencieuse.*

SILFVERSKIÖLD (maladie de) (S. Nils, suédois, 1925) [angl. ***Silfverskiöld's syndrome***]. V. *polyostéochondrite.*

SILICATOSE, *s. f.* [angl. ***silicatosis***]. Pneumoconiose due à l'inhalation de poussières contenant surtout des silicates (alumine, chaux, magnésie, potasse, etc.).

SILICOSE, *s. f.* (lat. *silex, icis,* silex) [angl. ***silicosis***]. Pneumoconiose due à l'inhalation de poussières de silice (dioxyde de silicium). La *s.* est inscrite sur la liste des maladies professionnelles (tableaux n° 25 et 25 bis). — La silice, en outre, facilite la dissémination dans le poumon du bacille de Koch et en accroît la virulence locale *(silico-tuberculose).* V. *Caplan ou Caplan-Colinet (syndrome de)* et *Erasmus (syndrome d').*

SILICOTIQUE, *adj.* [angl. ***silicotic***]. Relative à la silicose. — ***nodule ou granulation s.*** Lésion spécifique de la silicose consistant en un nodule dur, fibreux, contenant de la silice et donnant au poumon atteint de silicose un aspect tacheté particulier.

SILICO-TUBERCULOSE, *s. f.* [angl. ***silicotuberculosis***]. Association de silicose et de tuberculose pulmonaire. V. *silicose.*

SILLON DE LA GALE [angl. ***acarina borrow***]. Lésion cutanée caractéristique de la gale, consistant en un trajet linéaire qui pénètre obliquement dans la couche épidermique et se termine par une petite saillie ; il est creusé par la femelle du sarcopte de la gale qui s'y enfonce pour déposer ses œufs.

SILLON UNGUÉAL (Beau) [angl. ***Beau's line***]. Sillon transversal apparaissant sur l'ongle à l'occasion d'une maladie fébrile quelconque ; il est dû à une altération de la matrice unguéale.

SILOS (maladie des ouvriers des). V. *ouvriers des silos (maladie des).*

SILVER (syndrome de) (S. Henry, amér.) [angl. ***Silver's syndrome***]. V. *Silver-Russell (syndrome de).*

SILVER-RUSSELL (syndrome de) (S., 1953 ; R., 1954) [angl. ***Silver-Russel syndrome***]. Syn. *syndrome de Silver.* Variété de nanisme congénital avec anomalies morphologiques : malformations craniofaciales (crâne volumineux, mandibule peu développée et en retrait), asymétrie de l'ensemble du corps, retard de la maturation osseuse et, accessoirement, anomalies digitales (p. ex. : incurvation du 5e doigt), cutanées (taches café-au-lait) et perturbations du développement sexuel. Il n'existe pas de trouble intellectuel ni d'anomalie viscérale ou humorale. La cause de ce syndrome est inconnue. V. *3M (syndrome).*

SILVERMAN (syndrome de) (S. Frederic, amér., 1953) [angl. ***Silverman's syndrome***]. Syn. *syndrome des enfants battus, syndrome de Tardieu.* Syndrome observé chez des enfants en bas âge maltraités ou simplement mal soignés ou mal nourris ou bien ayant peut-être une fragilité osseuse anormale. Il consiste en fractures multiples et peut laisser des séquelles durables ostéo-articulaires, nerveuses, faciales ou oculaires. V. *enfants secoués (syndrome des).*

SILVERMAN-ANDERSEN (indice de) [angl. ***Silverman's index***]. Chiffre permettant d'apprécier, chez le nouveau-né, la gravité d'un syndrome de détresse respiratoire, en faisant intervenir l'importance du tirage intercostal, du tirage sous-xiphoïdien, la synchronisation des mouvements respiratoires abdominaux et thoraciques, le battement des ailes du nez, le gémissement expiratoire. Chacun de ces 5 éléments est coté de 0 à 2 ; l'état du nouveau-né est d'autant plus grave que le chiffre total est plus élevé. V. *membranes hyalines (syndrome des).*

SILVERSTEIN. V. *Christiansen-Silverstein (syndrome de).*

SILVESTER (méthode de) (S. Henry, brit., 1858) [angl. ***Silvester's method***]. Procédé manuel de respiration artificielle dans lequel le sujet, couché sur le dos, a les bras tour à tour tirés en extension puis fléchis et comprimés sur le thorax par le sauveteur, placé à la tête de l'accidenté. Il n'est plus utilisé actuellement. V. *respiration artificielle.*

SILVESTRINI-CORDA (syndrome de) (S. R., ital., 1926) [angl. ***Silvestrini-Corda syndrome***]. Ensemble de troubles endocriniens liés à une cirrhose du foie : dépilation, atrophie des testicules, disparition de la libido et gynécomastie chez l'homme ; métrorragies, ménopause retardée chez la femme. Ces troubles sont dus à un défaut d'inactivation des œstrogènes par insuffisance hépatique et à l'accumulation de ces hormones dans l'organisme.

SILVESTRONI ET BIANCO (anémie microcytique drépanocytaire ou microcytémie de) (S. E., ital., 1948). V. *anémie microcytique drépanocytaire de Silvestroni et Bianco.*

SIMIEN, IENNE, *adj.* (lat. *simia,* singe) [angl. ***simian***]. Relatif au singe. P. ex. : *virus s.*

SIMMONDS (maladie de) (S. Morris, all., 1914) [angl. ***Simmonds's cachexia***]. Syn. *cachexie hypophysaire.* Syndrome d'hypopituitarisme antérieur (v. ce terme) observé parfois à la suite d'une grossesse, caractérisé par un amaigrissement extrême avec dépression générale, somnolence et confinement au lit, associé à une insuffisance des glandes thyroïdes, ovariennes et corticosurrénales. On a discuté, à propos de la *m. de S.,* le rôle des lésions de la région infundibulo-tubérienne et ses rapports avec l'anorexie mentale. V. *Sheehan (syndrome de).*

SIMONIN (épreuve de). Procédé de détermination du groupe sanguin analogue à l'épreuve de Beth Vincent (v. ce terme), mais dans laquelle le sérum du sujet à examiner est placé en contact avec des hématies étalonnées A et B (mise en évidence des agglutinines anti-A et anti-B : épreuve indirecte).

SIMONS (S. Arthur, all., 1911). V. *Barraquer-Simons (maladie de).*

SIMULATION, *s. f.* (lat. *simulare*) [angl. ***simulation***]. Imitation des symptômes d'une maladie, le plus souvent dans un but frauduleux. V. *pathomimie.*

SIMULIIDÆ, *s. f. pl.* ou **SIMULIDÉS,** *s. m. pl.* (lat. *simulare,* simuler) [angl. ***Simuliidae***]. Famille d'insectes de l'ordre des *Diptères* dont le genre *Simulium* peut être, en Afrique ou en Amérique centrale ou australe le vecteur de l'*onchocercose.* Les piqûres de ces moucherons noirs et bossus (les *simulies,* en angl. ***black fly***) qui attaquent souvent en nuages, peuvent entraîner la *Simuliidose,* une fièvre éruptive de mécanisme toxique ou allergique. V. *Culicidés* et *Insectes.*

SIMULTAGNOSIE, *s. f.* [angl. ***simultagnosia***]. Variété d'*agnosie visuelle* consistant en un trouble de la reconnaissance d'un ensemble d'objets alors que les détails sont bien identifiés. V. *agnosie.*

SINAPISATION, *s. f.* Rubéfaction de la peau produite par l'essence de moutarde. — *épreuve de la s.* Abolition de cette rubéfaction sur les territoires cutanés privés d'innervation (dégénération d'un nerf périphérique).

SINAPISME, *s. m.* (gr. *sinapi,* moutarde) [angl. ***sinapism***]. Cataplasme ou emplâtre dont la moutarde fait la base ; il est destiné à produire la rubéfaction ou la révulsion.

SINDING LARSEN-JOHANSSON (maladie de) (L. Sinding, norv., 1921 ; Johansson Sven, 1922) [angl. ***Larsen-Johansson disease***]. Syn. *patellite des adolescents* ou *de croissance.* Ostéochondrose atteignant, pendant la croissance, la rotule (ou patella) dont la pointe offre, à la radiographie, un aspect flou et irrégulier ; elle se traduit cliniquement par une hydarthrose douloureuse du genou avec amyotrophie du quadriceps.

SINE MATERIA (en lat. sans cause). Locution signifiant : sans explication évidente, dépourvu de cause organique. P. ex. : *dyspnée s. m.*

SINGER ET PLOTZ (réaction de). V. *latex (réaction au).*

SINISTROCARDIE, *s. f.* (lat. *sinister,* gauche ; gr. *kardia,* cœur). V. *lévocardie.*

SINISTROSE, *s. f.* (Brissaud, 1908) (de sinistre) [angl. ***revendication nevrosis***]. Syndrome psychique observé chez les victimes d'accidents du travail ou de la circulation et caractérisé par une inhibition de la bonne volonté, résultant d'une interprétation erronée de la loi et gênant la rééducation. Malgré l'absence de séquelles somatiques de l'accident, le sujet arrive à se persuader qu'il est malade et incapable de tout travail et revendique indûment des dommages-intérêts.

SINISTROVERSION, *s. f.* [angl. ***acquired levocardia***]. V. *lévocardie.*

SINO-CAROTIDIEN, *adj.* V. *sinucarotidien.*

SINU-AORTIQUE (syndrome) [angl. ***aortic sinus syndrome***]. Brefs accès d'hypotension accompagnés parfois de vertiges ou de syncopes, provoquées par de courtes poussées hypertensives (p. ex. : à l'occasion de quintes de toux), chez des sujets dont les zones réflexogènes sinucarotidienne et cardio-aortique sont hyperexcitables. V. *nerfs vaso-sensibles (syndrome des).*

SINUCAROTIDIEN (réflexe) [angl. ***carotid sinus reflex***]. V. *réflexe sinu-carotidien.*

SINUCAROTIDIEN (syndrome) ou **SINUCAROTIDIENNE (syndrome d'hyperréflectivité)** (Roskam, 1930) [angl. ***carotid sinus syndrome***]. Syn. *syndrome du sinus carotidien, syndrome sinusal, syndrome de Charcot-Weiss-Barber.* Vertiges ou pertes de connaissance durant de quelques secondes à quelques minutes avec pâleur, parfois convulsions et même arrêt de la respiration et du cœur. Ils sont déclenchés par l'attouchement de la région réflexogène sinucarotidienne ou par une poussée d'hypertension (toux, effort). Ils sont parfois provoqués par une tumeur du sinus carotidien. V. *nerfs vasosensibles (syndrome des).*

SINUS, *s. m.,* (en lat. cavité, creux) [TA et angl. ***sinus***]. Formation anatomique creuse et en particulier : — 1° cavité aérienne creusée dans certains os de la face *(s. maxillaire).* — 2° vaisseau sanguin ou lymphatique *(s. coronaire, s. caverneux).* — 3° portion dilatée d'un conduit *(s. carotidien).*

SINUS (maladie du) (Bouvrain et Slama, fr., 1967) [angl. ***sick sinus syndrome***] (cardiologie). Syn. *maladie du nœud sinusal, dysfonctionnement sinusal.* Manifestation pathologique en rapport avec un mauvais fonctionnement du sinus (ou nœud de Keith et Flack) comme entraîneur du rythme cardiaque soit par pause sinusale (défaut d'élaboration du stimulus), soit par mauvaise transmission à l'oreillette (ou atrium) d'un stimulus normal (bloc sino-atrial, v. ce terme). La *m. du s.* peut provoquer palpitations, vertiges, lipothymies et même syncopes. Elle peut être associée à des manifestations d'hyperexci-

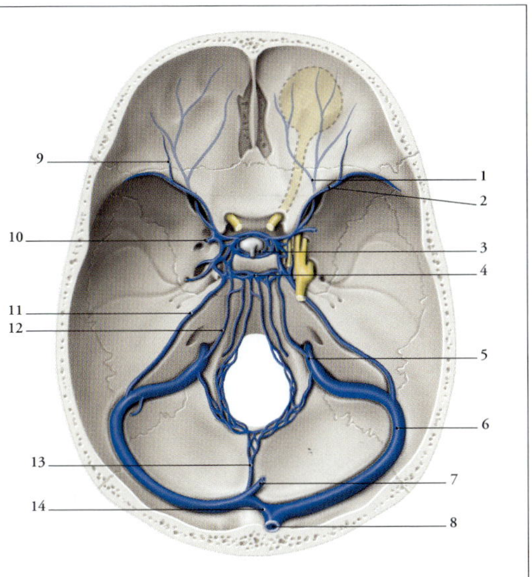

Sinus veineux de la base du crâne

1. veine ophtalmique supérieure
2. sinus sphénoïdal
3. sinus intercaverneux
4. plexus basilaire
5. sinus sigmoïde
6. sinus transverse
7. sinus droit
8. sinus sagittal supérieur
9. veine frontale de la dure-mère
10. veine méningée moyenne
11. sinus pétreux supérieur
12. sinus pétreux inférieur
13. sinus occipital
14. confluent des sinus

tabilité atriale (tachycardie, fibrillation, plus rarement flutter) : il s'agit alors de maladie rythmique atriale (v. ce terme). V. *Mandel (technique de)* et *Strauss (technique de).*

SINUS CAROTIDIEN (syndrome du). V. *sinucarotidien (syndrome).*

SINUS CAVERNEUX (syndrome de la paroi externe du) (Foix, 1920) [angl. ***Foix's syndrome***]. Syn. *syndrome de Foix.* Syndrome caractérisé par une ophtalmoplégie unilatérale, débutant par le nerf abducens, rapidement progressive et accompagnée de douleurs dans le territoire de l'ophtalmique. Il est dû à l'atteinte des nerfs moteurs de l'œil et de l'ophtalmique dans la paroi externe du sinus caverneux par une tumeur hypophysaire, une phlébite du sinus caverneux ou un anévrisme de la carotide interne à l'intérieur du sinus. — Jefferson (1938-39) en distingue 3 variétés : — 1° *synd. postérieur* où domine l'atteinte des 3 branches sensitives du trijumeau, la paralysie oculomotrice étant discrète *(v. Bonnet, syndrome de P. et Y.)* ; — 2° *synd. de la partie moyenne* avec ophtalmoplégie totale et atteinte de l'ophtalmique et du nerf maxillaire ; — 3° *synd. antérieur :* c'est le syndrome de la fente sphénoïdale (v. ce terme).

SINUS CORONAIRE (TA *sinus coronarius*) [angl. ***coronary sinus***]. Partie terminale dilatée de la veine du cœur, drainant le sang provenant des artères coronaires. Le *s. c.* parcourt le sillon atrio-ventriculaire et s'abouche dans l'oreillette (ou atrium) droite entre l'orifice tricuspide et celui de la veine cave inférieure.

SINUS CORONAIRE (rythme du). V. *rythme du sinus coronaire.*

SINUS PILONIDAL (lat. *pilus,* poil ; *nidus,* nid) [angl. ***pilonidal sinus***]. Syn. *kyste pilonidal, fistule* ou *maladie pilonidale* ou *sacro-coccygienne.* Granulome sous-cutané contenant des poils, s'infectant, se fistulisant fréquemment et tendant à récidiver après traitement chirurgical. Son siège d'élection est la fossette coccygienne en regard de l'extrémité inférieure de la 1re pièce du coccyx. Kyste congénital selon certains auteurs, le *s. p.* est un pseudo-kyste pour d'autres, acquis à la suite de la pénétration sous la peau de poils rompus.

SINUS UROGÉNITAL [angl. ***urogenital sinus***] (embryologie). Cavité formée par la partie ventrale du cloaque, après son cloisonnement. Elle formera l'urètre, la vessie, et selon les cas la prostate ou le vestibule du vagin et une partie de ce dernier.

SINUS VENOSUS [angl. ***sinus venosus***] (cardiologie). Variété de communication interatriale haute dont le bord supérieur se confond avec la partie terminale dilatée de la veine cave supérieure, associée à un retour veineux anormal, la totalité ou une partie des veines pulmonaires droites s'abouchant dans l'oreillette (ou atrium) droite ou la veine cave supérieure.

SINUSAL, ALE, *adj.* [angl. ***sinusal***]. Qui se rapporte à un sinus. — (cardiologie). Qui se rapporte au sinus (nœud sino-atrial de Keith et Flack), lieu d'origine de la contraction cardiaque normale. — ***arrêt sinusal.*** V. *sinus (maladie du).* — ***dysfonctionnement s.*** V. *sinus (maladie du).* — ***maladie du nœud s.*** V. *sinus (maladie du).* — ***pause s.*** V. *sinus (maladie du).* — ***rythme s.*** Rythme cardiaque normal (normotope), commandé par des excitations nées dans le sinus. — ***tachycardie, bradycardie*** et ***arythmie s.*** Accélération, ralentissement ou irrégularité du cœur provoqués par des modifications de la cadence des excitations nées dans le sinus *(v. arythmie sinusale* et *tachycardie sinusale).* — ***syndrome s.*** V. *sinucarotidien (syndrome).*

SINUSECTOMIE, *s. f.* (sinus ; gr. *ektomê,* ablation) [angl. ***resection of a sinus***]. Résection d'un sinus. — (ORL) (G. Laurens, 1904). Opération qui consiste à supprimer le sinus frontal en réséquant sa paroi antérieure et son plancher.

SINUSITE, *s. f.* [angl. ***sinusitis***]. Inflammation des sinus de la face. — *s. combinées.* V. *pansinusite.*

SINUSOGRAPHIE, *s. f.* [angl. ***sinusography***]. Radiographie des sinus veineux du crâne après leur injection par un produit opaque aux rayons X.

SINUSOTOMIE, *s. f.* [angl. ***sinusotomy***]. Incision d'un sinus.

SIPPLE (syndrome de) (S. John, amér., 1961) (Eisenberg et Wallenstein, 1932 ; J.C. et D.B. de Courcy, 1952) [angl. ***Sipple's syndrome***]. Association exceptionnelle d'un carcinome de la glande thyroïde, d'un phéochromocytome de la médullosurrénale très souvent bilatéral et dans de nombreux cas (40 à 83 %), d'un adénome parathyroïdien. Elle résulte d'une anomalie génétique transmise selon le mode dominant autosomique. C'est le type II de l'adénomatose pluri-endocrinienne (v. ce terme et *apudome*).

SIRÉNOMÈLE, *s. m.* (I. G. St-Hilaire) (gr. *sirên,* sirène ; *mélos,* membre) [angl. ***sirenomele***]. Monstre symélien caractérisé par la soudure et l'arrêt de développement des membres inférieurs qui se terminent en pointe sans qu'il y ait de pieds.

SIRIS (S. Evelyn, amér.). V. *Coffin et Siris (syndromes de).*

SIROP, *s. m.* (lat. *sirupus,* sirop) [angl. ***syrup***]. Préparation pharmaceutique aqueuse fortement sucrée. V. *mellite, leucinose* et *potion.*

SIROP D'ÉRABLE (maladie du). V. *leucinose.*

SIRS. Acronyme anglais désignant le *syndrome de réaction inflammatoire généralisée.* V. ce terme à *inflammatoire généralisée (syndrome de réaction).*

SISI TEST *(Short Increment Sensitivity Index test).* Acronyme anglais désignant une épreuve d'audiométrie utilisant une augmentation transitoire, brève et rythmée de l'intensité d'un son continu. En cas de recrutement (v. ce terme) le résultat est supérieur à celui du sujet normal.

SISMOTHÉRAPIE, *s. f.* (gr. *seismos,* secousse ; *thérapéia,* thérapeutique) [angl. ***sismotherapy***]. — 1° Mode de traitement qui consiste à imprimer, soit à tout l'organisme, soit à une partie limitée du corps, des vibrations rapides, régulières et de peu d'amplitude. La *s.* se pratique soit avec la main, soit à l'aide d'appareils spéciaux. — 2° Nom proposé par P. Courbon et J. Perrin pour désigner le traitement de diverses psychoses par les chocs thérapeutiques, quelle que soit la méthode mise en œuvre pour les réaliser (électrochoc, coma insulinique, etc.).

SISMOTHÈRE, *s. m.* (Lapipe et Rondepierre, 1940) (gr. *seismos* ; *thêraô,* j'atteins). Appareil destiné à provoquer l'électrochoc.

SITE [angl. ***AIDS***]. Abréviation de *Syndrome d'Immunodépression T Épidémique.* V. *sida.*

SITE ANTIGÉNIQUE. V. *antigénique (site ou déterminant).*

SITE RÉCEPTEUR. V. *antigénique (site ou déterminant), récepteur 2°* et *récepteur de reconnaissance.*

SITOSTÉROL, *s. m.* [angl. ***sitosterol***]. Stérol contenu dans le germe des céréales et qui, par irradiation, se transforme en une substance analogue à la vitamine D.

SITUS AMBIGUUS (lat.). V. *situs incertus.*

SITUS INCERTUS (lat.) [angl. ***situs perversus***]. Syn. *situs ambiguus.* Variété partielle d'inversion viscérale dans laquelle certains organes sont inversés tandis que d'autres sont à leur place habituelle et que d'autres enfin (foie, p. ex.) occupent une position médiane anormale. V. *inversion 1°* et *Ivemark (syndrome d').*

SITUS INVERSUS (lat.) [angl. ***situs mutatus***]. Inversion viscérale totale *(s. i. completus ou totalis)* ou partielle. V. *inversion.*

SITUS SAGITTALIS (lat.) [angl. ***situs sagittalis***]. Variété partielle d'inversion viscérale dans laquelle le foie et le cœur occupent une position médiane *(v. mésocardie)*, les poumons sont symétriques avec 3 lobes chacun et la rate est absente. V. *Ivemark (syndrome d').*

SITUS SOLITUS (lat. *solitus,* habituel) [angl. ***situs solitus***]. Position normale, habituelle, de tous les organes.

SIWE (S. Sturre, suédois, 1933). V. *Abt-Letterer-Siwe (maladie d').*

SIXIÈME MALADIE [angl. ***sixth disease***]. V. *maladie (sixième).*

SJÖGREN (S. Henrik, suédois, né en 1899). V. *Graefe (von)-Sjögren (syndrome de).*

SJÖGREN (dystrophie réticulaire pigmentaire de) (S. Henrik, 1950). Anomalie héréditaire de la rétine à transmission probablement autosomique récessive ; elle est caractérisée par une pigmentation disposée en réseau au niveau du pôle postérieur de l'œil, n'altérant pas la vue. Elle s'accompagne souvent d'autres malformations oculaires et de surdi-mutité.

SJÖGREN (maladie de) (S. Torsten, suédois). V. *Marinesco-Sjögren (syndrome de).*

SJÖGREN (syndrome de) (S. Henrik ; Gougerot, 1925 ; Houwer, 1927 ; Sjögren, 1933). V. *Gougerot-Houwer-Sjögren* ou *Gougerot-Sjögren (syndrome de).*

SJÖGREN ET LARSSON (syndrome de) (S. Torsten, 1957) [angl. ***Sjögren-Larsson syndrome***]. Maladie héréditaire transmise selon le mode autosomique récessif, caractérisée par l'association d'oligophrénie, d'ichtyose congénitale (hyperkératose ichtyosiforme), d'une paraplégie spasmodique et parfois d'une dégénérescence maculaire de la rétine. Certains auteurs la classent parmi les phacomatoses.

SJÖQVIST (opération de) (S. Olof, suédois, 1938). V. *tractotomie trigéminale.*

SK. V. *streptokinase.*

SKÉLALGIE PARESTHÉSIQUE (gr. *skélos*, jambe ; *algos*, douleur) [angl. ***skelalgia paraesthetica***]. Affection caractérisée par des troubles sensitifs et trophiques dans la zone d'innervation du sciatique poplité externe (ou fibulaire commun), présentant une grande analogie, à part la localisation, avec ceux que l'on observe dans la *méralgie paresthésique.*

SKÉNITE, *s. f.* (Skene, Alexander, amér., 1838-1900) [angl. ***skenitis***]. Inflammation des glandes de Skene (glandes situées chez la femme au niveau du méat urinaire).

SKIAGRAMME, *s. m.* (gr. *skia*, ombre ; *gramma*, écrit). V. *radiographie 2°.*

SKIASCOPIE, *s. f.* (gr. *skia*, ombre ; *skopein*, examiner) [angl. ***skiascopy, pupilloscopy***]. Syn. *kératoscopie, pupilloscopie.* — 1° Synonyme désuet de radioscopie. — 2° Examen de l'ombre pupillaire dans le but de déterminer le degré de réfraction de l'œil examiné.

SKINHOJ (syndrome de) (1954). Forme parcellaire du syndrome de l'artère spinale antérieure ; elle est caractérisée par une amyotrophie lentement progressive des membres inférieurs avec abolition des réflexes tendineux, sans trouble sensitif. V. *Préobraschenski (syndrome de).*

SKODIQUE (bruit) ou **SKODISME**, *s. m.* (de Joseph Skoda, médecin tchèque, 1839) [angl. ***skodaic resonance***]. Son tympanique léger donné par la percussion du sommet d'un poumon sain, dans la pleurésie avec épanchement de moyenne abondance.

SLA [angl. ***ALS***]. V. *sclérose latérale amyotrophique.*

SLATER (S. Robert, amér.). V. *Bearn-Kunkel-Slater (syndrome de).*

SLAVJANSKY (membrane de) (S. Kronid von, russe, 1847-1898) [angl. ***Slavjansky's membrane***]. Syn. *membrane basale du follicule.* Membrane séparant la granulosa de la thèque interne.

SLOCUM (épreuve de) (S. C., all., 1965) [angl. ***Slocum's test***]. Test dynamique d'instabilité rotatoire du compartiment externe du genou.

SLOCUMB (syndrome de) (S. Charles, amér., 1953) [angl. ***Slocumb's syndrome***]. Accès périodiques de fatigue, accompagnés de douleurs articulaires, musculaires et d'instabilité de l'humeur, améliorés par le sommeil. On l'observe chez des patients traités longtemps par les corticoïdes.

SLUDER (névralgie ou syndrome de) (S. Greenfield, amér., 1908) [angl. ***Sluder's syndrome*** ou ***neuralgia***]. Syn. *névralgie* ou *syndrome du ganglion sphénopalatin.* Variété de névralgisme facial (v. ce terme) compliquant parfois une sinusite sphénoïdale. Elle est caractérisée par des douleurs de la racine du nez, de l'œil, des dents du maxillaire, irradiant vers le cou et associées à une congestion des muqueuses nasales (hydrorrhée) et oculaire (avec parfois mydriase unilatérale). Elle cède à l'anesthésie du ganglion sphénopalatin.

SLUDGE et ***SLUDGING*** **DES HÉMATIES** (Knisely, 1947) (angl. *sludge,* boue d'égout). Termes anglais signifiant agrégat et agrégation des hématies (v. ces termes).

SLY (syndrome de) (S. William, amér., 1962) [angl. ***Sly's syndrome***]. V. *Dyggve (syndrome de)* et *mucopolysaccharidose.*

SM. Abréviation de *somatomédine* (v. ce terme).

SMEGMA, *s. m.* (gr. *smêgma*, savon) [angl. ***smegma***]. Matière blanchâtre analogue à du savon mouillé qui se trouve chez l'homme dans le sillon balano-préputial et chez la femme entre les petites lèvres et le clitoris ; elle est due à la desquamation des cellules épithéliales des organes génitaux.

SMITH. V. *Achor-Smith (syndrome d')* (S. Lucian, amér.) *; Lorain-Smith (effet) ; Marshall-Smith (syndrome de)* (S. David, amér.) et *Potts, Gibson et Smith (opération de).*

SMITH (maladie de Carl) (amér., 1941). V. *lymphocytose infectieuse aiguë.*

SMITH (signe de) (S. Eustace, brit., 1835-1914) [angl. ***Eustace Smith's murmur***]. Signe observé chez les enfants atteints d'adénopathie bronchique et déterminé par la compression veineuse. Il consiste en un souffle veineux, perçu à l'aide du stéthoscope placé sur la première pièce du sternum, lorsque la tête de l'enfant est fortement renversée en arrière.

SMITH, LEMLI ET OPITZ (syndrome de) (S. David, amér., 1964) [angl. ***Smith-Lemli-Opitz syndrome***]. Syn. *syndrome RSH.* Variété de nanisme congénital à début précoce, souvent intra-utérin, harmonieux dans ses proportions, mais avec des anomalies morphologiques des extrémités : tête (microcéphalie, nez épaté, hypertélorisme, mandibule peu développée), mains (syndyctalie) et pieds (bots). Il existe toujours une profonde débilité mentale et souvent des malformations cardiovasculaires et urogénitales (hypospadias) et des atypies des dermatoglyphes. Il s'agit probablement d'un syndrome héréditaire à transmission récessive autosomique. — Ce syndrome, connu sous cette dénomination dans les pays anglo-américains, semble identique à celui d'*Ullrich-Feichtiger* ou *typus rostockiensis,* appellation par laquelle il est désigné dans les pays de langue allemande. Il est aussi proche du *syndrome de Patau* ou trisomie 13.

SMITH ET STRANG (maladie de). V. *urines à odeur de houblon (maladie des).*

SMITHWICK (opération de) (S. Ronald, amér., 1940) [angl. ***Smithwick's operation***]. Résection des nerfs splanchniques et d'un segment de la chaîne sympathique compris entre le 8e ganglion thoracique et le 1er ganglion lombaire inclus. Cette intervention était effectuée des deux côtés, dans deux séances successives, pour remédier à l'hypertension artérielle permanente solitaire. Elle est abandonnée.

SMR. Service Médical Rendu. V. *ASMR*.

SMUR. V. *SAMU*.

SMYRIDOSE, *s. f.* (gr. *smuris*, émeri). Pneumopathie professionnelle consécutive à l'inhalation prolongée de poussière d'émeri.

SMYTH. V. *Caffey-Smyth (maladie ou syndrome de)*.

SNA. Abréviation de *Système Nerveux Autonome*.

SNAC. Acronyme anglais signifiant ***Scaphoid Nonunion Advance Collapse***, c'est-à-dire pseudarthrose évoluée du scaphoïde carpien. Elle aboutit au collapsus du carpe (***snac wrist***) que l'on a proposé de traiter par implant en pyrocarbone.

SNC. Abréviation de *Système Nerveux Central*.

SNEDDON (syndrome de) (S. Ian, brit., 1965) [angl. ***Sneddon's syndrome***]. Association d'un livedo reticularis et d'accidents vasculaires cérébraux. Le *s. de S.* peut s'intégrer dans le syndrome des antiphospholipides. V. ce terme et *Van Bogaert et Divry (syndrome de)*.

SNEDDON ET WILKINSON (maladie ou **syndrome de)** (S. Ian, brit., 1956). V. *pustulose sous-cornée de Sneddon et Wilkinson*.

SNIDER (test de) [angl. ***Snider's match test***]. Épreuve de dépistage des troubles de la ventilation pulmonaire. Après une profonde inspiration, le sujet doit souffler rapidement, bouche grande ouverte, une allumette placée à 15 cm environ devant lui.

SNIR. *Système National Inter-Régime*. Il sert à connaître l'activité des médecins libéraux.

SOCIOGENÈSE, *s. f.* (lat. *socius*, compagnon ; gr. *génésis*, origine) [angl. ***sociogenesis***] (psychiatrie). Responsabilité des conditions liées au milieu social, dans l'apparition des perturbations mentales.

SOCIOTHÉRAPIE, *s. f.* (lat. *socius*, compagnon ; gr. *thérapéia*, traitement). Méthode thérapeutique utilisant des activités collectives.

SODÉ, ÉE, *adj.* [angl. ***sodic***]. Contenant de la soude ou du sodium.

SODIUM, *s. m.* (de l'angl. *soda*, soude) (Davy, 1807) [angl. ***sodium***]. Élément chimique métallique de numéro atomique 11 (11 électrons gravitent autour du noyau de l'atome). Symbole *Na*. Le sodium appartient, comme le potassium, à la famille des *éléments alcalins* dont il possède le caractère extrêmement oxydable. Il perd naturellement un électron et passe à l'état stable d'ion sodium Na^+. L'ion *s.* entre dans la constitution de nombreux composés très abondants dans la nature. Le plus abondant est le *chlorure de s.* (NaCl) qui constitue le sel de cuisine. Très soluble dans l'eau, l'ion *s.* participe à de nombreuses réactions biochimiques liées au métabolisme de l'eau, à l'équilibre acido-basique, etc. V. *aldostérone*, *canal sodique*, *chlorure de sodium*, *diurétique* et les mots commençant par *natr...*

SODOKU ou **SOKOSHO**, *s. m.* (japonais : *so*, rat ; *doku*, poison — ou *so*, rat ; *ko*, morsure ; *sho*, maladie) [angl. ***sodoku***]. Maladie commune en Chine et au Japon, mais pouvant se rencontrer en Amérique et en Europe ; elle débute, de une à trois semaines après une morsure de rat, par un accès de fièvre, avec poussée inflammatoire au niveau du point d'inoculation ; quelques jours plus tard apparaît une éruption généralisée de plaques rouges, à laquelle succède une amélioration rapide. Après quelques jours d'apyrexie, survient une nouvelle poussée fébrile analogue à la précédente et la guérison n'est obtenue qu'après quatre ou cinq accès semblables. Cette maladie, parfois mortelle, est due à un bactérie découverte par Futaki : *Spirillum minus*, autrefois nommée *Spirochæta japonica*.

SODOMIE, *s. f.* (de Sodome) [angl. ***sodomy***]. Coït anal. V. *sexuels (comportements) déviants et variants*.

SŒUR JOSEPH ou **MARIE-JOSEPH (nodule de)** (surveillante de la Mayo clinic à Rochester, Minnesota, États-Unis, au début du XXe siècle) (Bailey, 1949) [angl. ***sister (Mary) Joseph's nodule***]. Métastase ombilicale d'un cancer viscéral abdominal ou pelvien.

SOFFER (S. Louis, amér., né en 1904). V. *Sohval-Soffer (syndrome de)*.

SOHVAL-SOFFER (syndrome de) (S. Arthur, amér., né en 1904) [angl. ***Sohval-Soffer syndrome***]. Ensemble de malformations associant une débilité mentale, des anomalies osseuses multiples touchant notamment les vertèbres cervicales et les côtes, un hypogonadisme avec atrophie des tubes séminifères.

SOI, *s. m.* [angl. ***self***]. Patrimoine immunologique spécifique de chaque individu. V. *non-soi*.

SOIF (épreuve de la). Dans le diabète insipide, la restriction des boissons ne diminue pas la polyurie ; elle entraîne en quelques heures un syndrome de déshydratation aiguë.

SOIGNANT (personnel) [angl. ***nursing staff***]. Ensemble des médecins et des personnels paramédicaux dispensant des soins.

SOIN, *s. m.* [angl. ***care***]. Acte destiné à maintenir ou rétablir la santé.

SOIN DIRECT [angl. ***direct care***]. Soin effectué sur la personne même du malade. V. *charge de travail en soins infirmiers*.

SOIN INDIRECT [angl. ***indirect care***]. Travail effectué à distance du malade et contribuant aux soins qui lui sont dispensés. V. *charge de travail en soins infirmiers*.

SOINS AMBULATOIRES [angl. ***ambulatory care***]. Soins effectués chez un malade pouvant se déplacer au centre ou à l'établissement de santé, sans hospitalisation.

SOINS CURATIFS [angl. ***curative care***]. Soins destinés à guérir la maladie.

SOINS ÉDUCATIFS [angl. ***educational care***]. Explications et conseils destinés à améliorer la santé et à amener le malade à effectuer lui-même certains soins qui le concernent.

SOINS INFIRMIERS [angl. ***nursing***]. Soins effectués par un infirmier (ou une infirmière). Ils sont dédiés aux fonctions d'entretien et de continuité de la vie ou bien dispensés dans un but préventif, palliatif ou curatif. V. *acte de soins infirmiers et directeur(trice) des soins*.

SOINS INTENSIFS. V. *réanimation*.

SOINS PALLIATIFS. V. *palliatif*.

SOINS DE SANTÉ PRIMAIRE [angl. ***primary health care***]. Soins de base ou minimum définis par l'OMS.

SOINS DE SUPPORT [angl. ***supportive care***]. « Ensemble des soins et soutiens nécessaires aux personnes malades, parallèlement aux traitements spécifiques, lorsqu'il y en a, tout au long des maladies graves » (circulaire n° DHOS/SDO/2005/101 du 22 février 2005). V. *accompagnement*.

SOKOLOW ET LYON (indice de) (S. Maurice, amér., 1949) [angl. ***Sokolow and Lyon index***] (électrocardiographie). Indice destiné à préciser chez l'adulte le diagnostic d'hypertrophie ventriculaire gauche, fondé sur l'étude du complexe ventriculaire dans les dérivations précordiales. Cette hypertrophie est probable si la somme arithmétique des amplitudes de R en V5 et de S en V1 est supérieure à 35 millimètres. V. *Blondeau-Heller (indice de)*.

SOKOSHO, *s. m.* V. *sodoku*.

SOL, *s. m.* [angl. ***sol***]. Nom donné aux solutions colloïdales. Ce terme est employé comme suffixe. — ***hydrosol.*** Solution colloïdale dont le solvant est de l'eau. — ***organosol.*** Solution colloïdale dont le solvant est un liquide organique.

SOLAIRE (réflexe) (H. Claude). V. *cœliaque (réflexe)*.

SOLAIRE (syndrome) [angl. ***solar syndrome***]. Ensemble des phénomènes douloureux paroxystiques siégeant dans la partie supérieure et médiane de l'abdomen, comprenant une sensibilité à la pression, des vomissements, une petitesse du pouls et une tendance au collapsus, tels qu'ils sont réalisés avec leur maximum d'acuité dans la crise gastrique du tabès. On l'observe dans tous les cas d'irritation du plexus solaire (ulcération, néoplasme de la petite courbure, tumeur de l'épiploon, aortite abdominale, etc.).

SOLARIUM, *s. m.* (lat. *solaris*, relatif au soleil). Local dédié à l'héliothérapie. V. ce terme.

SOLENTE (S. Gabriel, fr., né en 1890). V. *Touraine, Solente et Golé (syndrome de)*.

SOLIS-COHEN (arthrose angioneurale de). V. *arthrose angioneurale de Solis-Cohen*.

SOLOMON ET FRETZIN (syndrome de) (S. L., amér., 1967). Nævus associé à d'autres malformations. Il s'agit généralement de nævus verruqueux linéaires, plus rarement d'un nævus sébacé de Jadassohn ou d'ichtyose hystrix. Les autres éléments du syndrome sont nerveux (crises épileptiques généralisées ou localisées du côté du nævus, arriération mentale, parfois hydrocéphalie, troubles moteurs ou surdité), oculaires (tumeur de la conjonctive, opacités cornéennes, colobome) ou osseuses (scoliose, malformation vertébrale, anomalies des ceintures scapulaire ou pelvienne).

SOLUTÉ, *s. m.* (lat. *solutus*, dissous). — 1° (physique et biologie) [angl. ***solute***]. Corps dissous. — 2° (pharmacologie) [angl. ***solution***]. Syn. *solution*. Liquide formé par la dissolution d'une substance solide (p. ex. : médicament) dans un solvant. — ***s. physiologique.*** Terme qui remplace (Codex, 1926) celui de *sérum artificiel* ou *physiologique* [angl. ***physiological solution***]. Il désigne des solutions isotoniques de composition variable, dans lesquelles entrent presque toujours du chlorure de sodium et parfois du bicarbonate de sodium ou du glucose. Ces solutions sont employées, après stérilisation, en injections intraveineuses.

SOLUTION, *s. f.* V. *soluté 2°.*

SOLVANT, *s. m.* [angl. ***solvent***]. Substance, généralement liquide, dans laquelle une autre est dissoute de façon homogène. V. *soluté 2°.*

SOMA, *s. m.* (gr. *sôma*, corps) [angl. ***soma***]. Terme employé en anatomie comparée et en biologie pour désigner l'ensemble de l'organisme, abstraction faite du tissu génital ou *germen.*

SOMATHORMONE, *s. f.* V. *somatotrope (hormone).*

SOMATION, *s. f.* [angl. ***paravariation***]. Ensemble des caractères acquis au cours du développement d'un organisme, caractères ne devenant pas héréditaires, c'est-à-dire modifiant le *soma* sans aucun retentissement sur les cellules germinales, même si ces caractères se renouvellent sans cesse dans une longue suite de générations.

SOMATIQUE, *adj.* (gr. *sôma*, corps) [angl. ***somatic***]. Qui concerne le corps ou lui appartient. P. ex. : *symptômes somatiques* (dans les maladies mentales, par opposition aux phénomènes psychiques).

SOMATISATION, *s. f.* (gr. *sôma, sômatos*, corps) [angl. ***somatization***]. Conversion de troubles psychiques en symptômes fonctionnels corporels. V. *psychosomatique (médecine).*

SOMATO-AGNOSIE, *s. f.* (gr. *sôma*, corps ; *agnôsia*, ignorance). V. *asomatognosie.*

SOMATOCRININE, *s. f.* (gr. *sôma*, corps ; *krinô*, je sécrète, je décide). V. *facteur déclenchant la sécrétion de l'hormone somatotrope.*

SOMATOGNOSIE, *s. f.* (gr. *sôma*, corps ; *gnôsis*, connaissance) [angl. ***somaesthesia***]. Connaissance que nous prenons de notre corps. V. *schéma corporel.*

SOMATOMÉDINE, *s. f.* **(SM)** (Daughaday, 1972) (gr. *sôma*, corps ; *médô*, je règle, je prends soin de) [angl. ***somatomedin***]. Syn. *facteur de sulfatation, facteur thymidine.* Polypeptide de composition proche de la pro-insuline *(v. insuline).* Il en existe deux variétés : l'IGF I (v. ce terme) dont la sécrétion principalement hépatique dépend de l'hormone somatotrope, contrairement à celle de l'IGF II. La *s.* est le médiateur qui permet à l'hormone de développer son action anabolisante protidique et phosphocalcique ; elle stimule la synthèse de l'ADN, de l'ARN et du collagène.

SOMATOPARAPHRÉNIE, *s. f.* [angl. ***somatoparaphrenia***]. Forme d'hémiasomatognosie avec interprétation délirante du sentiment d'étrangeté de la moitié du corps atteinte.

SOMATOPLEURE, *s. f.* (gr. *sôma*, corps ; *pleura*, côté) [angl. ***somatopleure***] (embryologie). Feuillet du mésoderme appliqué contre l'ectoderme et limitant le cœlome en dehors.

SOMATOSCHISIS, *s. m.* (gr. *sôma*, corps ; *skhisis*, fente). V. *rachischisis antérieur.*

SOMATO-SENSITIFS (centres) ou **SOMATO-SENSITIVES (zones).** V. *localisation cérébrale.*

SOMATOSTATINE, *s. f.* (Guillemin, 1972) (gr. *sôma, atos*, corps ; *stasis*, arrêt). Syn. *somatostatin, GH-IF* [initiales de l'angl. : ***Growth Hormone-Inhibiting Factor***] *GH-RIH* [angl. : ***Growth Hormone-Releasing Inhibiting Hormone***] ; *SRIF* [angl. : ***Somatotrophin Releasing Inhibiting Factor***]. Tétradécapeptide hormonal découvert dans l'hypothalamus, présent aussi dans d'autres structures encéphaliques et dans divers tissus, comme le tube digestif et le pancréas. Il freine la sécrétion des hormones somatotrope et thyréotrope par le lobe antérieur de l'hypophyse ; il inhibe également les sécrétions digestives et pancréatiques.

SOMATOSTATINE-INSULINE-GLUCOSE (test) (Harano *et coll.*, 1977). Épreuve destinée à mesurer la sensibilité à l'insuline des diabétiques et des obèses. La perfusion de doses connues de somatostatine, d'insuline et de glucose permet d'apprécier, par le niveau auquel la glycémie se stabilise, la sensibilité du métabolisme glucidique du malade à l'insuline injectée, la sécrétion de l'insuline par le pancréas du sujet ayant été interrompue par la somatostatine.

SOMATOSTATINOME, *s. m.* [angl. ***somatostatinoma***]. Tumeur sécrétant de la somatostatine (v. ce terme, *insulinome* et *glucagonome*).

SOMATOTROPE, *adj.* (gr. *sôma, atos*, corps ; *trépein*, tourner) [angl. ***somatotropic***]. Qui a des affinités pour le corps.

SOMATOTROPE (hormone). Syn. *somathormone, somato-trophine* ou *STH, hormone de croissance* (désignée souvent par les initiales *GH*, de l'anglais ***Growth Hormone***), ou *hGH* de ***human Growth Hormone,*** s'il s'agit de l'hormone humaine. Hormone protéique formée de 188 acides aminés (Li, 1965-68), sécrétée par les cellules éosinophiles du lobe antérieur de l'hypophyse. Elle stimule la croissance et règle l'équilibre nutritionnel : elle a un effet anabolisant sur les protides et agit sur les équilibres phosphocalcique, glucidique et lipidique. Elle est synergique de la somatomédine. Sa sécrétion est contrôlée par les neuro-hormones hypothalamiques qui la stimulent (facteur de déclenchement : GH-RF) ou la freinent (somatostatine). V. ces différents termes. Son taux normal, dans le sang, est inférieur à 5 par µg/L chez l'adulte. V. *Evans (test d').*

SOMATOTROPHINE, *s. f.* V. *somatotrope (hormone).*

SOMESTHÉSIE, *s. f.* (gr. *sôma*, corps ; *aïsthêsis*, sensibilité) [angl. ***somaesthesia***]. Sensibilité aux diverses excitations subies par le corps, à l'exception de celles provenant des organes sensoriels ; elle comprend les sensations extéroceptives (tact, pression, chaud, froid), les sensations proprioceptives (musculaires et tendineuses) et les sensations douloureuses.

SOMESTHO-PSYCHIQUES (zones) (gr. *sôma*, corps ; *aïsthêsis*, sensibilité ; *psukhê*, âme) [angl. ***somaesthetopsychic area***]. V. *localisation cérébrale.*

SOMITE, *s. m.* V. *métamère.*

SOMMATION, *s. f.* (Setschenow, 1868) [angl. ***summation***] (physiologie). Syn. *facilitation.* Renforcement de l'activité musculaire ou nerveuse soit par la mise en action d'un nombre de plus en plus grand d'unités contractiles ou conductrices (*s.* dans l'espace ou *s. spatiale*), soit par la répétition des stimulations (*s.* dans le temps ou *s. temporelle*). V. *addition latente.*

SOMMATION (bruit ou **galop de)** (Wolferth et Margolies, 1933). Bruit cardiaque apparaissant parfois au milieu de la diastole, chez des sujets normaux *(bruit de sommation)* lorsque le cœur s'accélère ; il est dû à la superposition de deux bruits qui, normalement sont presque toujours isolément inaudibles : le bruit atrial et le bruit de remplissage ventriculaire rapide. On peut l'entendre aussi dans l'insuffisance cardiaque avec tachycardie ou allongement du temps de conduction atrio-ventriculaire, lorsque coïncident les bruits de galop présystolique et protodiastolique *(galop de sommation).* V. *galop (bruit ou rythme de)*, *B3* et *B4.*

SOMMEIL, *s. m.* (lat. *somnus*, sommeil) [angl. ***sleep***] (en gr. *hupnos*, sommeil ; *narkê*, assoupissement). État physiologique périodique et quotidien caractérisé par la suspension réversible des fonctions de la vie de relation. — Les études hypnographiques distinguent le ***s. lent*** [angl. ***quiet sleep, NREM sleep***] avec divers stades d'*endormissement*, de *s. léger* et de *s. profond*, et la phase de ***s. rapide*** ou ***paradoxal*** [angl. ***paradoxical sleep, REM sleep***] accompagné de mouvements des globes oculaires rapides [angl. ***rapid eye movements, REM***] et de rêves. V. *hypersomnie, insomnie, paralysie du sommeil, parasomnie, polysomnographie, apnée du sommeil, dyssomnie, jambes sans repos, jet-lag, narcolepsie, somnambulisme, somnolence, terreurs nocturnes* et les mots commençant par *hypn...* et *narco...*

SOMMEIL (cure de) (Wolf, 1901 ; Demole, 1921 ; Klaesi, 1922 ; médecins russes, 1946-1950). Méthode thérapeutique consistant à provoquer par des doses faibles et répétées d'hypnotiques et de neuroleptiques, un sommeil prolongé pendant trois semaines, aussi proche que possible du sommeil naturel que l'on interrompt chaque jour pendant quelques heures pour l'alimentation et les soins d'hygiène du malade. Elle est employée en psychiatrie pour traiter les états anxieux sévères et parfois dans la cure des maladies psychosomatiques : ulcères digestifs, spasmes viscéraux ou vasculaires, hypertension, asthme, névrodermite, causalgie, etc. Celles-ci seraient dues à des réflexes conditionnés nocifs que l'on interromprait ainsi au niveau de leurs relais thalamiques et sous-corticaux.

SOMMEIL (maladie du) [angl. ***African trypanosomiasis***]. Syn. *trypanosomiase africaine, hypnopathie, léthargie d'Afrique, toxinose du sommeil* (Van den Corput). Maladie infectieuse, endémique en Afrique équatoriale, due à l'inoculation par la mouche tsé-tsé ou *Glossina palpalis* (Brumpt, 1903) de *Trypanosoma gambiense* (Dutton, 1901). La *m. du s.* évolue en deux périodes ; la première est caractérisée par des accès fébriles irréguliers, l'hypertrophie de la rate et des ganglions, des érythèmes (v. *trypanide*), un prurit et des troubles mentaux analogues à ceux du début de la paralysie générale ; l'atteinte cardiaque est rare et discrète ; l'examen du sang révèle la présence des parasites, celui du liquide céphalorachidien montre une lymphocytose. À la deuxième période apparaissent la céphalalgie, l'apathie et surtout les accès de sommeil de plus en plus prolongés qui aboutissent à la mort. V. *Winterbottom (signe de).*

SOMNAMBULISME, *s. m.* (lat. *somnus,* sommeil ; *ambulare,* marcher) [angl. ***somnambulism***]. État d'automatisme ambulatoire se produisant pendant le sommeil, pendant lequel le sujet accomplit des actes plus ou moins coordonnés dont il ne garde aucun souvenir lors de son réveil. Cet état peut être spontané, c'est-à-dire apparaître en dehors de toute cause connue ou au contraire, provoqué (hypnotisme). On rattache le *s. naturel* ou *spontané* à l'hystérie monosymptomatique ou à l'épilepsie. V. *sommeil.*

SOMNIFÈRE, *adj.* et *s. m.* (lat. *somnus,* sommeil ; *ferre,* porter) [angl. ***somniferous, soporific***]. V. *hypnotique 1°.*

SOMNILOQUIE, *s. f.* (lat. *somnus,* sommeil ; *loquor,* parler) [angl. ***somniloquism***]. Le fait de parler pendant son sommeil.

SOMNOLENCE, *s. f.* (lat. *somnolentia,* somnolence) [angl. ***somnolence***]. Tendance à l'assoupissement ; demi-sommeil.

SONDE, *s. f.* [angl. ***catheter, sound, lead***]. Instrument rigide ou flexible, cylindrique, présentant ou non un canal, destiné à explorer les conduits naturels ou accidentels, à drainer la vessie ou bien à pratiquer un cathétérisme.

SONDE GÉNÉTIQUE, SONDE MOLÉCULAIRE [angl. ***DNA probe***]. Séquence d'acide nucléique (ADN génomique ou exogène, ARN [*ribosonde*], oligonucléotide [*oligosonde*]) marquée, obtenu par clonage (v. ce terme) moléculaire et qui permet, grâce à sa spécificité vis-à-vis d'un gène, de repérer celui-ci avec une grande précision. En effet, la sonde s'hybride avec sa séquence complémentaire. Son marquage peut être radioactif ou non (dans ce cas on parle de sonde froide) ; il se fait alors par des enzymes colorimétriquement décelables ou des fluorochromes (v. ce terme). V. *FISH* et *immunotranfert.*

SONES (technique de F.) (1962) [angl. ***Sones's procedure***]. Procédé de coronarographie (v. ce terme) sélective dans lequel la sonde est introduite par l'artère humérale droite, après dénudation de celle-ci.

SONNENBURG (point de) (S. Edward, all., 1848-1915). Point situé du côté droit de l'abdomen, à l'intersection de la ligne bisiliaque et du bord externe du muscle droit ; il correspond à l'appendice.

SONNETTE (signes de la). — 1° Mouvements de reptation imprimés par chaque systole cardiaque, chez les artérioscléreux, à l'artère humérale indurée et battante, dont le tracé sinueux apparaît sous la peau. — 2° ***s. de la s. cardio-aortique.*** Signe radioscopique de l'insuffisance aortique : du fait de l'amplitude excessive des battements alternés du ventricule gauche et de l'aorte, l'ombre cardio-aortique semble osciller à chaque systole.

SONOMÉTRIE, *s. f.* (lat. *sonus,* son ; gr. *métron,* mesure) [angl. ***sonometry***]. — 1° Mesure de l'intensité des bruits. — 2° Mesure de l'acuité auditive (audiométrie).

SONORES (râles) [angl. ***sonorous rale***]. Syn. *râles bronchiques, vibrants* ou *secs* (auscultation). Toute variété de râles sibilants et ronflants (v. ces termes), par opposition aux râles humides ou bulleux. On les entend aux deux temps de la respiration, au cours des bronchites, de l'asthme et de la dilatation des bronches.

SONOTRODE, *s. f.* (son ; suffixe *trode* comme électrode) [angl. ***sonotrode***]. Syn. *sonde à ultrasons.* Extrémité vibrante d'un dispositif ultrasonore. Un tel dispositif se compose de trois éléments placés en série : un *transducteur* qui convertit l'énergie électrique en vibrations mécaniques ; un « *booster* » qui amplifie les déplacements et une *sonotrode* qui communique ces déplacements au milieu. V. *ultrason.*

SOPHROLOGIE, *s. f.* (Caycedo, colombien, 1960) (gr. *sôphronôs,* avec modération, avec sagesse ; *logos,* discours) [angl. ***sophrology***]. Étude et utilisation thérapeutique du retentissement sur la conscience et l'organisme des différentes techniques psychosomatiques telles que la suggestion, la détente, le yoga et le zen.

SOPORATIF, IVE, ou **SOPORIFIQUE**, *adj.* (lat. *sopor,* sommeil profond) [angl. ***soporific***]. Qui provoque le sommeil.

SOPOREUX, EUSE, *adj.* [angl. ***soporous***]. Qui s'accompagne d'un assoupissement profond.

SORIANO (périostite déformante ou **syndrome de)** (S. A., espagnol, 1952) [angl. ***Soriano's syndrome***]. Affection constituée de tuméfactions ostéopériostées multiples évoluant par poussées en l'absence de signes d'inflammation. L'aspect radiologique est celui d'une hyperostose lamellaire irrégulière.

SORSBY (dégénérescence maculaire pseudo-inflammatoire de) (S. Arnold, brit., 1940) [angl. ***Sorsby's macular degeneration***]. Anomalie héréditaire de la rétine caractérisée par une choriorétinite centrale de type inflammatoire, bilatérale et symétrique. La région de la macula, d'abord œdématiée, avec des exsudats et des hémorragies, devient atrophique, blanchâtre, parsemée de pigmentations. Elle évolue lentement vers une baisse de la vision avec scotome central.

SORSBY (syndrome de) (1935) [angl. ***Sorsby's syndrome***]. Affection familiale et héréditaire caractérisée par l'association d'un colobome maculaire bilatéral et d'une malformation des doigts et des orteils (brachy-, poly- ou syndactylie).

SOTOS (syndrome de) (S. Juan, amér., 1964). V. *gigantisme cérébral.*

SOTTAS (S. Jules, fr., 1893). V. *Déjerine-Sottas (syndrome de).*

SOUCHE BACTÉRIENNE [angl. ***strain of bacterium***]. Colonie microbienne issue d'un seul germe recueilli sur un malade, multiplié par des repiquages successifs sur différents milieux de culture.

SOUFFLE, *s. m.* [angl. ***murmur***]. Syn. *bruit de soufflet* (Laennec). Nom générique des sons qui se produisent soit dans l'appareil respiratoire, soit dans l'appareil circulatoire et qui ressemblent au bruit fait par une colonne d'air ou de liquide poussée avec force dans un canal étroit.

SOUFFLE (accidents du) [angl. ***blast-injuries***]. Accidents provoqués par une explosion. Ils consistent en lésions diffuses de tout l'appareil respiratoire (dilacérations, suffusions hémorragiques, hématomes) souvent associées à des lésions du tympan, de la paroi thoracique, du cou et de l'abdomen. Ils peuvent provoquer l'anoxie et sont d'un pronostic grave.

SOUFFLE AMPHORIQUE. V. *amphorisme.*

SOUFFLE ANÉMIQUE [angl. ***anaemic murmur***]. Souffle anorganique variable, généralement mésosystolique et mésocardiaque, entendu parfois à l'auscultation du cœur d'un malade atteint d'anémie.

SOUFFLE ANORGANIQUE [angl. ***inorganic ou innocent murmur***]. Syn. *souffle innocent.* V. *anorganique.* — ***s. a. pulmonaire, infundibulaire, infundibulo-pulmonaire.*** Syn. *souffle physiologique d'éjection sigmoïdienne.* Souffle anorganique intracardiaque systolique, siégeant au foyer pulmonaire, d'intensité et de timbre parfois variables. On l'entend chez des sujets jeunes au cœur éréthique, au cours des affections fébriles, de l'hyperthyroïdie, de l'anémie, des déformations thoraciques et aussi de certaines malformations augmentant le débit pulmonaire (communication interatriale).

SOUFFLE BRONCHIQUE. V. *souffle tubaire.*

SOUFFLE CARDIOPULMONAIRE (Potain) [angl. ***cardiopulmonary murmur***]. Syn. *souffle extracardiaque.* Souffle accompagnant les bruits du cœur, prenant naissance dans la lame pulmonaire située au-devant de lui sous l'influence du retrait de l'organe au moment de la systole. V. *anorganique.*

SOUFFLE CÉPHALIQUE. V. *céphalique.*

SOUFFLE CONTINU CAVE SUPÉRIEUR (Lian, 1937-41). Souffle continu très intense, à renforcement télésystolique, siégeant à la partie parasternale des 2e et 3e espaces intercostaux droits et irradiant surtout vers l'aisselle droite. Il a été signalé chez des sujets atteints d'aortite ou de médiastinite. Il serait dû à la compression de la veine cave supérieure.

SOUFFLE EN DIAMANT. Terme employé à tort comme synonyme de souffle losangique *(v. souffle d'éjection).* C'est la traduction erronée du terme anglais ***diamond-shaped murmur***, souffle en forme de losange, « *diamond* » signifiant alors, dans ce cas, non pas « diamant », mais « carreau » de carte à jouer.

SOUFFLE DIASTOLIQUE [angl. ***diastolic murmur***]. V. *diastolique.*

SOUFFLE EN ÉCHARPE. V. *souffle mitro-aortique.*

SOUFFLE D'ÉJECTION (Leatham, 1958) [angl. ***ejection murmur***]. Souffle systolique cardiaque provoqué par l'expulsion du contenu ventriculaire dans le sens normal du courant sanguin à travers un orifice trop étroit (aortique ou pulmonaire). Il commence après le 1er bruit du cœur, se termine avant le 2e ; son maximum est mésosystolique : sur le phonocardiogramme, il a une forme losangique (souffle losangique). Il s'oppose au souffle de régurgitation (v. ce terme).

SOUFFLE EXTRACARDIAQUE. V. *souffle cardiopulmonaire.*

SOUFFLE FONCTIONNEL. V. *organique.*

SOUFFLE INFUNDIBULAIRE ou **INFUNDIBULO-PULMONAIRE**. V. *souffle anorganique pulmonaire.*

SOUFFLE INNOCENT. V. *anorganique 1°* et *souffle anorganique.*

SOUFFLE LÉSIONNEL. V. *organique.*

SOUFFLE LOSANGIQUE [angl. ***diamond-shaped murmur***]. V. *souffle d'éjection.*

SOUFFLE MITRO-AORTIQUE (Huchard). Syn. *souffle en écharpe.* Souffle systolique apexien irradiant vers le haut, banal chez le sujet âgé, témoignant d'une infiltration sclérocalcaire non sténosante de l'orifice aortique.

SOUFFLE ORGANIQUE [angl. ***organic murmur***]. V. *organique.*

SOUFFLE PLACENTAIRE [angl. ***placental murmur***]. V. *souffle utérin.*

SOUFFLE PLEURAL. V. *pleurétique.*

SOUFFLE PLEURÉTIQUE. V. *pleurétique.*

SOUFFLE PULMONAIRE. V. *souffle anorganique pulmonaire.*

SOUFFLE RECTANGULAIRE. V. *souffle de régurgitation.*

SOUFFLE DE RÉGURGITATION (Leatham, 1958) [angl. ***regurgitant murmur***]. Souffle systolique cardiaque provoqué par l'expulsion du contenu ventriculaire dans une direction différente du sens normal du courant sanguin, à travers un orifice pathologique. P. ex. : les souffles systoliques d'insuffisance mitrale et tricuspide et de la communication interventriculaire. Ce souffle est holosystolique, débutant avec le 1er bruit du cœur et se terminant avec le 2e ; il les masque souvent. Sur le phonocardiogramme, il a une forme rectangulaire (souffle rectangulaire). Il s'oppose au souffle d'éjection (v. ce terme).

SOUFFLE DE ROGER. V. *Roger (souffle de).*

SOUFFLE SYSTOLIQUE. V. *systolique.*

SOUFFLE TUBAIRE [angl. ***bronchial respiration***]. Syn. *souffle bronchique.* Souffle intense, rude, de tonalité élevée, ayant son maximum d'intensité à l'inspiration ; il traduit l'existence d'un bloc de condensation pulmonaire étendu et superficiel (pneumonie, bronchopneumonie).

SOUFFLE TUNNELLAIRE (ainsi nommé d'après le bruit que faisaient les locomotives à vapeur dans les tunnels) [angl. ***machinery murmur***]. Syn. *bruit de tunnel, signe de Gibson.* Souffle continu systolo-diastolique, à renforcement télésystolique et protodiastolique, perçu à l'extrémité interne des premiers espaces intercostaux gauches, en cas de persistance du canal artériel.

SOUFFLE UTÉRIN [angl. ***uterine souffle***]. Syn. *souffle placentaire.* Souffle d'intensité et de tonalité variables, synchrone au pouls, que l'on entend chez la femme enceinte, à partir du 4e mois, à l'auscultation de l'abdomen, surtout de sa partie basse.

SOUFFLET (bruit de) (Laennec). V. *souffle.*

SOUFFRANCES ENDURÉES. V. *pretium doloris.*

SOUFRE, *s. m.* (lat. *sulfur,* soufre) (en gr. *théion*) [angl. ***sulphur ; amér. sulfur***]. Élément chimique de numéro atomique 16 (16 électrons gravitent autour du noyau de l'atome). Symbole S. Le *s.* est un oxydant. Il entre dans la constitution de multiples molécules organiques intervenant dans de nombreux métabolismes. Ainsi des acides aminés comme la méthionine, la cystéine et l'homocystéine. V. mots commençant par *sulf...* et *thio...*

SOULIÉ (S. Pierre, fr., 1903-1970). V. *Laubry-Soulié (syndrome de).*

SOULIER (S. Jean-Pierre, fr., 1948). V. *Bernard (J.) et Soulier (J. P.) (syndrome de).*

SOULIER ET BOFFA (syndrome de) (1980). Association d'avortements à répétition, de thromboses artérielles et veineuses et d'anticoagulant circulant. V. *antiphospholipide.*

SOULIER (signes du). — 1° (Duvernay). Dans les cas d'arthrite chronique de la hanche avec impossibilité de flexion, le malade, pour se chausser, hanche en rectitude, est obligé de porter son pied en arrière et en haut. — 2° (Moutier). En cas d'appendicite chronique, la flexion du tronc en avant, nécessaire pour le laçage des souliers, provoque une douleur dans la fosse iliaque droite (contraction du psoas).

SOUMISSION CHIMIQUE [angl. ***chemical submission***]. Effet de certaines drogues administrées en général à l'insu de la victime, entraînant chez celle-ci une passivité lors d'agressions sexuelles et une amnésie compliquant l'enquête médico-légale. Les produits employés sont nombreux : benzodiazépines, tétrahydrocannabinol, opiacés, GHB et ses analogues, etc.

SOUPAPE (signe de la). V. *Marion (signes de), 1°.*

SOUPAULT-BUCAILLE (opération de) (S. Robert, fr., 1892-1975). Opération de Henley (v. ce terme) pratiquée chez un malade ayant subi une gastrectomie type Polya et présentant des troubles digestifs mécaniques. La bouche de gastro-entérostomie est laissée en place ; mais son anse efférente jéjunale, sectionnée, est anastomosée au moignon duodénal pour rétablir le circuit par le duodénum ; la continuité du jéjunum est assurée par la suture de l'ancienne anse afférente de la bouche de gastro-entérostomie à la tranche distale de l'anse efférente sectionnée.

SOUQUES (signe de) (S. Alexandre, fr., 1860-1944). V. *doigts (phénomène des).*

SOUQUES (triade de). Ensemble de symptômes caractéristiques du zona auriculaire par atteinte du ganglion géniculé : éruption vésiculeuse dans la zone de Ramsay-Hunt (v. ce terme), troubles cochléo-vestibulaires (hyper- ou hypoacousie, vertiges rotatoires avec vomissements) et paralysie faciale de type périphérique, totale.

SOUQUES ET J. M. CHARCOT (syndrome de). V. *géromorphisme cutané.*

SOURIS ARTICULAIRE. V. *arthrophyte.*

SOUS-ARACHNOÏDITE AIGUË CURABLE DES JEUNES SUJETS. V. *méningite lymphocytaire bénigne.*

SOUS-BANDE, *s. f.* (génétique). Subdivision de la bande. V. *chromosome.*

SOUS-BULBAIRE D'OPALSKI (syndrome). V. *Opalski (syndrome d').*

SOUS-CLAVIÈRE VOLEUSE OU SUBCLAVIÈRE VOLEUSE (syndrome de la) ou **SOUS-CLAVIÈRE OU SUBCLAVIÈRE (syndrome**

de vol de l'artère) [angl. ***subclavian steal syndrome***]. Syn. *syndrome de suppléance vertébro-basilaire, vol sous-clavier, hémodétournement dans les artères du cou à destination cérébrale, insuffisance vertébro-brachiale.* Syndrome caractérisé par la survenue d'accidents neurologiques ischémiques paroxystiques (vertiges, pertes de connaissance, amaurose, amnésie, etc.) déclenchés par les mouvements d'un membre supérieur dont la circulation artérielle est défectueuse. Il survient en effet chez des sujets dont l'artère subclavière ou le tronc brachio-céphalique est obstrué, en amont de la naissance de l'artère vertébrale, par une sténose ou une thrombose presque toujours d'origine athéromateuse. En aval de l'obstacle, l'artère subclavière est alimentée par l'artère vertébrale où le sang circule à contre-courant, provenant de l'artère vertébrale controlatérale, du tronc basilaire et de l'hexagone de Willis. Le tronc basilaire se trouve ainsi privé, quand les mouvements du bras demandent un accroissement de son irrigation, d'une partie de l'apport sanguin qui lui est normalement destiné et qui est détourné au profit de l'artère subclavière. D'où les accidents neurologiques ischémiques paroxystiques (syndromes vertébro-vertébral, basilo-vertébral ou vertébro-basilaire). V. *crosse aortique (syndrome de la)* et *insuffisance vertébro-basilaire* • 👁 **aorte, carotide** •.

SOUS-CORTICAL (système). V. *extrapyramidal (système).*

SOUS-COSTAL (point). Point situé à 2 cm au-dessous du rebord costal, près de l'extrémité antérieure de la 10e côte, en dehors du point vésiculaire ; la pression y provoque de la douleur dans les pyélonéphrites et la lithiase rénale.

SOUS-CRÉPITANT (râle) [angl. ***crackling rale***]. Syn. *râle muqueux, râle bronchique humide.* Râles comparés au bruit que l'on produit en soufflant avec un chalumeau dans de l'eau de savon. Ils éclatent de façon irrégulière aux deux temps de la respiration ; suivant l'importance des bulles, on en décrit trois variétés : *r. s.-c. fins, moyens et gros.* — On les rencontre dans différentes affections des bronches et du poumon : bronchite, bronchopneumonie, œdème pulmonaire, dilatation des bronches, tuberculose, etc.

SOUS-CRUSTACÉE (cicatrisation). V. *cicatrisation.*

SOUS-CUTANÉ, NÉE, *adj.* V. *hypodermique.*

SOUS-LÉSIONNELS (signes). V. *lésionnel.*

SOUS-MAXILLAIRE (glande). Dénomination classique de la *g. submandibulaire* • 👁 **salivaire** •.

SOUS-MAXILLITE, *s. f.* [angl. ***submaxillitis***]. Inflammation d'une glande sous-maxillaire.

SOUS-NASAL (point) [angl. ***subnasal point***] (anthropologie). Milieu du bord inférieur des narines ou base de l'épine nasale.

SOUS-OCCIPITO-BREGMATIQUE (diamètre) [angl. ***suboccipito-bregmatic diameter***] (obstétrique). Diamètre de la tête fœtale allant du point de rencontre de l'occipital et de la nuque, au milieu de la grande fontanelle.

SOUS-PAROTIDIEN POSTÉRIEUR (syndrome de l'espace). V. *Villaret (syndrome de).*

SOUS-PÉNIENNE (fistule congénitale). Canal anormal faisant communiquer l'urètre avec un point variable de la face inférieure de la verge.

SOUS-RÈGNE, *s. m.* [angl. ***subkingdom***]. Unité de classification (taxon) intermédiaire au *règne* (au-dessus) et à l'*embranchement* (au-dessous). V. *biotaxie.*

SOUS-THALAMIQUES (syndromes). V. *thalamiques et sous-thalamiques (syndromes).*

SOUS-UNITÉ, *s. f.* [angl. ***subunit***] (biologie moléculaire). Élément constitutif d'une molécule, p. ex. une chaîne polypeptidique. V. *vaccin, gonadostimuline, domaine* et *protéines G.*

SOUTHERN (méthode ou **transfert de)** ou **S.-BLOT** (Southern E. M., 1975) [angl. ***Southern blot***]. Méthode de détection de fragments d'ADN. V. *immunotransfert.*

SOUTHEY (tubes de) (S. Reginald, brit., 1835-1899).Tubes métalliques courts et de petit calibre que l'on introduisait sous la peau pour évacuer l'œdème en cas d'anasarque irréductible. Ils ne sont plus employés.

SP [angl. ***sp***]. Abréviation de *species,* qui signifie « espèce » en latin et en anglais. V. ce terme et *spp.*

SPALDING (signe de) (S. Alfred, amér., 1874-1942) [angl. ***Spalding's sign***]. Syn. *signe de Horner.* Signe radiologique de mort fœtale. Il s'agit du chevauchement des os du crâne du fœtus.

SPANIOMÉNORRHÉE, *s. f.* (gr. *spanios,* rare ; *mên,* mois ; *rhein,* couler) [angl. ***spanomenorrhoea***]. Allongement de l'intervalle qui sépare les règles.

SPARADRAP, *s. m.* (lat. *spargere,* étendre ; drap) [angl. ***sparadrap***]. Tissu recouvert d'une matière emplastique (v. *emplâtre)* dans laquelle on incorpore quelquefois un médicament.

SPARGANOSE, *s. f.* (gr. *spargaô,* je gonfle) [angl. ***sparganosis***]. Maladie déterminée par *Diphyllobothrium* ou *Sparganum mansoni* (forme intermédiaire d'un botriocéphale), observée en Asie du Sud-Est et qui frappe surtout l'appareil oculaire. Elle est due à l'application sur l'œil atteint de conjonctivite d'un emplâtre fait de muscles ou de viscères de grenouille ; ces animaux étant souvent contaminés par des larves de *Sparganum,* celles-ci passent dans le tissu cellulaire de l'orbite, où elles provoquent une violente inflammation avec œdème périorbitaire et exophtalmie, pouvant entraîner la perte de l'œil.

SPARTÉINE, *s. f.* (DCI) [angl. ***sparteine***]. Alcaloïde extrait du genêt à balai (*Sparticum scoparium*) doué de propriétés analogues à celles de la digitale, mais utilisé seulement en injections, sous forme de sulfate, comme ocytocique.

SPASME, *s. m.* (gr. *spasmos,* de *spaô,* je contracte) [angl. ***spasm***]. Contraction involontaire d'un groupe musculaire, d'un muscle ou même d'un faisceau isolé. — Certains auteurs réservent ce mot à la contraction convulsive des muscles lisses. — ***s. cynique.*** V. *sardonique (rire).* — ***s. tonique.*** V. *tonisme.*

SPASME CARPO-PÉDAL [angl. ***carpopedal spasm***]. Contracture localisée aux deux mains (v. *main d'accoucheur)* et aux deux pieds, raidis en varus équin, que l'on observe dans certaines crises de tétanie.

SPASME FACIAL MÉDIAN. V. *paraspasme facial bilatéral.*

SPASME GLOTTIQUE ESSENTIEL DES NOURRISSONS. V. *laryngospasme.*

SPASME PÉDAL. V. *pédospasme.*

SPASME DU SANGLOT [angl. ***reflex hypoxic crisis***]. Convulsion d'origine anoxique précédée d'apnée prolongée, de cyanose et d'une suspension de la conscience, survenant chez le nourrisson au cours d'un accès de colère.

SPASME DE TORSION (Ziehen, 1908 ; Oppenheim, 1911). Syndrome caractérisé par des mouvements involontaires variés, brusques, ou choréo-athétosiques, dus à des ondes de contractures toniques, frappant surtout les muscles du tronc (torsion avec lordose ou cyphoscoliose) et des membres. Le *s. de t.* peut être primitif *(v. Ziehen-Oppenheim, maladie de)* ou survenir à la suite d'une encéphalite ou au cours de la maladie de Wilson.

SPASMES EN FLEXION (syndrome des) (Giraud, Gastaut et Latour, 1953) [angl. ***nodding spasm***]. Syn. *syndrome de West* (1841), *épilepsie en flexion généralisée* (Vasquez et Turner, 1951), *encéphalite myoclonique* (Giraud), *encéphalopathie myoclonique infantile avec hypsarythmie, tic de salaam* (salaam : salut, en arabe), *spasmes infantiles, spasmus nutans, nictatio spastica.* Syndrome primitif ou parfois secondaire à des lésions cérébrales, survenant dans les premiers mois de la vie. Il associe : des spasmes musculaires toniques très brefs, en salves, provoquant la flexion de la tête et des 4 membres, survenant par crises répétées pendant plusieurs mois ; une régression psychomotrice importante et définitive ; des modifications caractéristiques de l'électroencéphalogramme (*dysrythmie majeure* ou *hypsarythmie,* v. ce terme). Spontanément la poussée évolutive s'arrête, laissant des séquelles psychiques (déficit du langage) ou épileptiques (syndrome de Lennox, v. ce terme). Un traitement précoce par les corticoïdes ou par l'ACTH, amène la guérison. V. *épilepsie généralisée secondaire.*

SPASMES FONCTIONNELS (Duchenne, de Boulogne) ou **PROFESSIONNELS** [angl. ***occupation neurosis***]. Syn. *crampes fonctionnelles* ou *professionnelles, dyscinésie professionnelle.* Troubles moteurs survenant parfois dans un groupe musculaire à la suite de la répétition fréquente d'un mouvement professionnel ; ces troubles peuvent être paralytiques ou convulsifs et sont alors presque toujours toniques. P. ex. : *crampes des écrivains, des pianistes, des danseuses*, etc.

SPASMES INFANTILES. V. *spasmes en flexion (syndrome des)*.

SPASMODICITÉ, *s. f.* [angl. ***spasmodism***]. Syn. *spasticité*. Disposition plus ou moins marquée à se contracturer.

SPASMODIQUE, *adj.* [angl. ***spastic***]. Syn. *spastique*. Qui s'accompagne de contracture. — ***démarche s.*** Démarche des malades atteints de *paraplégie spasmodique*. Les membres inférieurs sont raidis, les cuisses et les genoux rapprochés, les pieds, en équinisme, glissent sur le sol ; ils ne sont portés l'un devant l'autre que par l'oscillation du tronc qui s'incline alternativement à droite et à gauche en décrivant une légère rotation (*démarche de gallinacé* de Charcot). — ***paralysie s.*** V. ce terme. — V. aussi *flasque*.

SPASMOGÈNE, *adj.* [angl. ***spasmogenic***]. Qui provoque le spasme.

SPASMOLYTIQUE, *adj.* (gr. *spasmos*, contraction ; *luein*, dissoudre) [angl. ***spasmolytic***]. Syn. *antispasmodique*. Qui supprime l'état spasmodique. P. ex. : *médication s.*

SPASMOPHILIE, *s. f.* (Féré) (gr. *spasmos*, spasme ; *philia*, tendance) [angl. ***spasmophilia***]. Syn. *tétanie chonique constitutionnelle* ou *idiopathique* (Justin-Besançon et H.-P. Klotz, 1950), *tétanie latente*. Prédisposition souvent héréditaire aux crises de tétanie. Elle est caractérisée par une hyperirritabilité neuromusculaire particulière, généralement latente, mais qui peut se manifester par des lipothymies, des paresthésies, des troubles psychiques, des spasmes viscéraux, des crises convulsives ou même des crises typiques de tétanie. La calcémie est normale. L'électromyographie montre une activité répétitive (doublets, triplets) spontanée ou après stimulation (garrot, hyperpnée). La *s.* semble due à une instabilité spéciale du système qui contrôle à la fois le métabolisme calcique et l'excitabilité neuromusculaire (glandes parathyroïdes, centres nerveux sous-corticaux). V. *facial (signe du)* et *magnésium*.

SPASMUS NUTANS (lat.). V. *spasmes en flexion (syndrome des)*.

SPASTICITÉ, *s. f.* V. *spasmodicité*.

SPASTIQUE, *adj.* V. *spasmodique*.

SPÄT-HURLER (en allemand *spät*, retardé). Dénomination allemande des formes tardives de la maladie de Hurler (v. ce terme).

SPATZ ET HALLERVORDEN (syndrome de) (S. Hugo, all., 1922). V. *Hallervorden-Spatz (syndrome de)*.

SPCA. V. *convertine*.

SPÉCIALISTE, *s. m.* ou *f.* [angl. ***specialist***]. — 1° Classiquement praticien qui, renonçant à l'exercice de la médecine générale, se consacre exclusivement à certaines techniques ou au diagnostic et au traitement des maladies de certains organes et appareils ou atteignant certaines tranches d'âge. P. ex. : radiologiste, néphrologue, pédiatre. — 2° Depuis janvier 2004, la médecine générale est devenue en France une spécialité. V. *généraliste, interniste, médecin correspondant, consultant, médecine générale* et *DES*.

SPÉCIALITÉ, *s. f.* — ***s. médicale*** [angl. ***speciality***]. L'une des parties de la médecine exercée par un spécialiste. — ***s. pharmaceutique*** [angl. ***patent medicine***]. Médicament fabriqué industriellement. V. *produit sous cachet, médicament magistral* et *médicament officinal*.

SPÉCIFICITÉ, *s. f.* (lat. *species*, espèce ; *facere*, faire) [angl. ***specificity***]. Ensemble des caractères qui constituent une espèce. — La ***s. d'une maladie*** provient de tous les faits (causes, signes, évolution, action des médicaments) qui contribuent à la rendre toujours semblable à elle-même. — La ***s. d'un médicament*** signifie que son action est particulièrement efficace sur une seule maladie (sels de quinine sur le paludisme). — La ***s. d'un microbe*** veut dire qu'il est pathogène pour une seule maladie. — Ce terme était parfois employé comme synonyme de syphilis (*v. spécifique*). — ***(génétique)***. Modalité qualitative de la manifestation des effets d'un gène (v. *expression*). — ***(immunologie)***. Adaptation exacte et exclusive d'un anticorps à un antigène. — La ***s. d'un signe*** ou ***d'un test*** est la probabilité de normalité de ceux-ci en cas d'absence de la maladie qu'ils sont censés dépister. La formule de calcul de la *s.* est : S = VN/VN + FP où S est la spécificité, VN le nombre des vrais négatifs et FP celui des faux positifs. V. *validité, sensibilité* et *valeur prédictive*.

SPÉCIFICITÉ ISOMÉRIQUE. V. *stéréospécificité*.

SPÉCIFIQUE, *adj.* [angl. ***specific***]. Se dit des caractères propres à une espèce. — ***maladie s.*** Maladie toujours déterminée par la même cause et sensible aux mêmes médicaments. Avant les découvertes pastoriennes, la syphilis était, par son origine bien établie, la maladie spécifique par excellence, d'où l'emploi, qui a longtemps persisté, du terme *spécifique* comme synonyme de syphilitique. — ***médicament s.*** — ***microbe s.*** V. *spécificité*.

SPECT. Initiales de l'angl. ***Single Photon Emission Computed Tomography***. Technique d'imagerie nucléaire utilisant la tomographie par émission monophotonique gamma (tomoscintigraphie numérisée). P. ex. : scintigraphie encéphalique, myocardique (v. ce terme). V. *PET*. ***-gated SPECT***. Tomoscintigraphie myocardique synchronisée (à l'électrocardiogramme).

SPECTRE, *s. m.* (lat. *spectrum*, image) [angl. ***spectrum***] (physique). Résultat brut d'une expérience de spectroscopie. Un *s.* traduit la répartition du rayonnement émis par une source en fonction de l'énergie, du temps, ou d'une donnée spatiale. Il met généralement en évidence des valeurs singulières dites raies ou pics, caractéristiques du matériau émetteur.

SPECTRE D'UN ANTIBIOTIQUE [angl. ***antibiotic spectrum***]. Partie de la flore microbienne sur laquelle l'antibiotique exerce son action bactériostatique ou bactéricide. Le spectre est d'autant plus large ou étendu que le nombre des espèces microbiennes sensibles à cet antibiotique est grand. V. *antibiotique*.

SPECTRINE, *s. f.* [angl. ***spectrin***]. Protéine formée de deux chaînes, α et β, entrant dans la constitution du cytosquelette (v. ce terme) de la membrane érythrocytaire. Certaines sphérocytoses, elliptocytoses et pyropoïkilocytoses (v. ces termes) s'accompagnent d'anomalies moléculaires de la *s.* V. *ankyrine*.

SPECTROGRAPHIE, *s. f.* (lat. *spectrum*, image ; gr. *graphein*, écrire) [angl. ***spectrography***]. Technique permettant l'enregistrement des rayonnements décomposés par la spectroscopie.

SPECTROMÉTRIE, *s. f.* (lat. *spectrum*, image ; gr. *métron*, mesure) [angl. ***spectrometry***]. V. *spectroscopie*.

SPECTROSCOPIE, *s. f.* (lat. *spectrum*, image ; gr. *skopein*, voir) [angl. ***spectroscopy***]. Nom générique des techniques physiques permettant l'analyse des rayonnements. Les *s.* sont utilisées pour caractériser les constituants de la matière. Souvent qualitatifs, les résultats tendent de plus en plus à être quantitatifs ; on parle alors de *spectrométrie*. V. *imagerie médicale* et *spectre*.

SPECTROSCOPIE PAR RÉSONANCE MAGNÉTIQUE. V. *spectroscopie et IRMF*.

SPÉCULAIRE, *adj.* [angl. ***specular***]. Qui semble vu dans un miroir. — ***écriture s.*** V. *écriture en miroir*. — ***hallucination s.*** V. *autoscopie 1°*.

SPÉCULUM, *s. m.* (lat. *speculum*, miroir) [angl. ***speculum***]. Instrument destiné à maintenir largement béants les orifices des cavités naturelles et à éclairer celles-ci au moyen de la lumière réfléchie par leur surface interne polie.

SPÉDATROPHIE, *s. f.* (Lièvre, 1948) (racine gr. *sped*, répandre). Affection caractérisée par une atrophie disséminée portant sur les téguments, le tissu cellulaire sous-cutané, les muscles, les os ; elle est irrégulièrement répartie, mais peut frapper un segment de membre dans son ensemble. Elle s'accompagne parfois d'atrophie glandulaire (seins) et d'hémiatrophie faciale.

SPERMAGGLUTININE, *s. f.* (gr. *sperma*, semence) [angl. ***spermagglutinin***]. Anticorps agglutinant les spermatozoïdes.

SPERMATIDE, *s. f.* (gr. *sperma*, semence) [angl. ***spermatid***]. V. *spermatogenèse*.

SPERMATIQUE, *adj.* (gr. *sperma*, semence) [angl. ***spermatic***]. Relatif au sperme, séminal. V. *cordon*.

SPERMATOCÈLE, *s. f.* (gr. *sperma*, semence ; *kêlê*, tumeur) [angl. ***spermatocele***]. Tuméfaction formée par l'accumulation de sperme dans le testicule ou dans l'épididyme.

SPERMATOCYSTECTOMIE, *s. f.* (gr. *sperma*, semence ; *kustis*, vessie ; *ektomê*, ablation) [angl. ***spermatocystectomy***]. Syn. *vésiculectomie.* Ablation des vésicules séminales.

SPERMATOCYSTITE, *s. f.* (gr. *sperma*, semence ; *kustis*, vessie) [angl. ***spermatocystitis***]. Syn. *vésiculite.* Inflammation des vésicules séminales, le plus souvent d'origine blennorragique.

SPERMATOCYTE, *s. m.* (gr. *sperma*, semence ; *kutos*, cellule) [angl. ***spermatocyte***]. V. *spermatogenèse.*

SPERMATOCYTOGENÈSE, *s. f.* [angl. ***spermatocytogenesis***]. V. *spermatogenèse.*

SPERMATOCYTOME, *s. m.* V. *séminome.*

SPERMATOGENÈSE, *s. f.* (gr. *sperma*, sperme ; *génésis*, génération) [angl. ***spermatogenesis***]. Production de spermatozoïdes. Elle passe par plusieurs stades. Les spermatogonies, cellules du tube séminifère du testicule, donnent naissance aux spermatocytes de 1er ordre, diploïdes. Ceux-ci subissent une méiose, d'où sortent les spermatocytes de 2e ordre, haploïdes. Ces deux stades constituent la *spermatocytogenèse.* Dans un troisième stade, les spermatocytes de 2e ordre se transforment en spermatides, précurseurs des spermatozoïdes. C'est la *spermiogenèse.*

SPERMATOGONIE, *s. f.* (gr. *sperma*, semence ; *gonê*, génération) [angl. ***spermatogonium***]. V. *spermatogenèse.*

SPERMATORRAGIE, *s. f.* (gr. *sperma*, semence ; *rhêgnumi*, je jaillis). Mot employé parfois à tort dans le sens de *hématospermie.*

SPERMATORRHÉE, *s. f.* (gr. *sperma*, semence ; *rhein*, couler) [angl. ***spermatorrhoea***]. Émission involontaire de sperme.

SPERMATOZOÏDE, *s. m.* (gr. *sperma*, semence ; *zôon*, animal ; *eidos*, aspect) [angl. ***spermatozoon***]. Cellule sexuelle mâle (gamète mâle) arrivée à maturité après les divers stades de la spermatogenèse (v. ce terme), apte à féconder l'ovule.

SPERMATURIE, *s. f.* (gr. *sperma*, semence ; *ouron*, urine) [angl. ***spermaturia***]. Présence de spermatozoïdes dans l'urine.

SPERME, *s. m.* (gr. *sperma*, semence) [angl. ***sperm***]. Semence. Liquide visqueux blanchâtre sécrété par le testicule et la prostate. Il contient les spermatozoïdes.

SPERMICIDE, *adj.* (gr. *sperma*, semence ; lat. *caedere*, tuer) [angl. ***spermicide***]. Qui détruit les spermatozoïdes. — *s. m.* Substance douée de cette propriété. V. *contraceptif.*

SPERMIOGENÈSE, *s. f.* (gr. *sperméion*, semence ; *génésis*, génération) [angl. ***spermiogenesis***]. Stade terminal de la spermatogenèse (v. ce terme).

SPERMIOLOGIE, *s. f.* (gr. *sperméion*, semence ; *logos*, discours) [angl. ***spermatology***]. Étude du sperme.

SPERMOCULTURE, *s. f.* [angl. ***spermoculture***]. Culture de sperme recueilli aseptiquement pour y déceler la présence de microbes. V. *leucospermie.*

SPERMOCYTOGRAMME, *s. m.* [angl. ***spermocytogram***]. Résultat de l'étude morphologique des spermatozoïdes. C'est un élément de spermogramme (v. ce terme).

SPERMOGRAMME, *s. m.* (gr. *sperma*, semence ; *gramma*, écriture) [angl. ***spermogram***]. Résultats fournis par l'examen macroscopique, microscopique (numération, aspect, motilité et vitalité des spermatozoïdes, recherche des autres éléments cytologiques) et physico-chimique du sperme. V. *spermocytogramme.*

SPERMOLITHE, *s. m.* (gr. *sperma*, semence ; *lithos*, pierre) [angl. ***spermolith***]. Calcul des voies spermatiques (vésicules séminales).

SPHACÈLE, *s. m.* (gr. *sphakélos*, mortification) [angl. ***sphacelus***]. — 1° V. *gangrène sèche.* — 2° V. *escarre.*

SPHÆROPHORUS FUNDULIFORMIS. V. *Fusobacterium necrophorum.*

SPHÉNENCÉPHALIE, *s. m.* V. *sphénocéphale.*

SPHÉNOCAVERNEUX (syndromes) (Clovis Vincent). Syndromes de la paroi externe du sinus caverneux et de la fente sphénoïdale (v. ces termes), caractérisés par l'atteinte des nerfs moteurs oculaires et de l'ophtalmique, dans leur trajet intracrânien, par un traumatisme, une infection (périostite et surtout arachnoïdite), une tumeur (méningiome de la petite aile du sphénoïde) ou un anévrisme carotidien.

SPHÉNOCÉPHALE, *s. m.* (I. G. St-Hilaire) (gr. *sphên*, coin, sphénoïde ; *enképhalos*, encéphale, ou *képhalê*, tête) [angl. ***sphenocephalus***]. Syn. *sphénencéphale.* Monstre otocéphalien caractérisé par la configuration du sphénoïde, dont la forme rappelle celle du sphénoïde des oiseaux. V. *otocéphale.*

SPHÉNOCÉPHALIE, *s. f.* [angl. ***sphenocephaly***] (anthropologie). Malformation du crâne caractérisée par un aspect triangulaire à sommet postérieur ; c'est une variété de craniosténose, inverse de la trigonocéphalie.

SPHÉNOÏDE, *adj.* (gr. *sphên*, coin ; *eidos*, aspect) [angl. ***sphenoid***]. En forme de coin. V. *cunéiforme.* — ***os s.*** Os de la base du crâne situé à la partie moyenne de celle-ci • 👁 **tête, vomer** •.

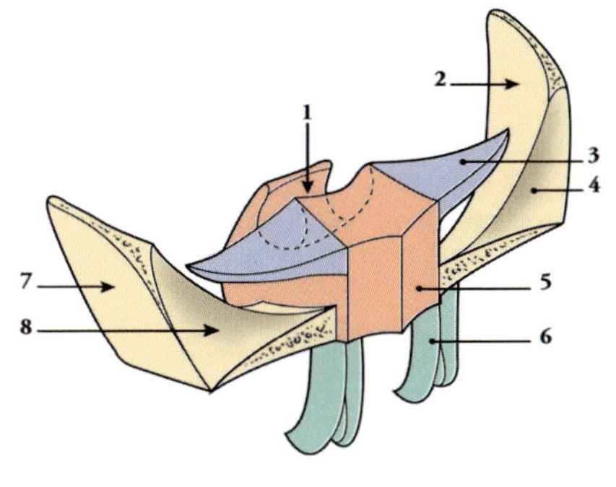

Schéma de l'os sphénoïde. Vue antéro-supérieure droite

1. selle turcique	*5. corps*
2. face cérébrale	*6. processus ptérygoïde*
3. petite aile	*7. face temporale*
4. grande aile	*8. face orbitaire*

SPHÉNOÏDITE, *s. f.* [angl. ***sphenoiditis***]. Inflammation de la muqueuse du sinus sphénoïdal.

SPHÈRE ATTRACTIVE [angl. ***attractive sphere***]. V. *centrosome.*

SPHÉROBLASTOME, *s. m.* V. *neurospongiome.*

SPHÉROCYTE, *s. m.* [angl. ***spherocyte***]. Globule rouge de forme sphérique. V. *ictère hémolytique.*

SPHÉROCYTOSE, *s. f.* [angl. ***spherocytosis***]. V. *microsphérocytose.* — ***s. congénitale, s. héréditaire.*** Ictère hémolytique congénital. V. *ictère hémolytique.*

SPHÉROPHAKIE, *s. f.* (gr. *sphaïros*, sphérique ; *phakos*, lentille) [angl. ***spherophakia***]. Aspect sphérique du cristallin.

SPHEROPHORUS FUNDULIFORMIS. V. *Fusobacterium necrophorum.*

SPHÉROPLASTE, *s. m.* [angl. ***spheroplast***]. Variété de protoplaste (v. ce terme) dont la paroi est incomplètement détruite (elle possède une portion lipoprotéique ou lipopolysaccharique qui persiste). Elle est moins fragile que le protoplaste, peut refaire sa paroi et se multiplier. Certains auteurs l'identifient aux *formes L* (v. ce terme, *pleuropneumonia-like organism* et *bêta-lactamines*).

SPHINCTER, *s. m.* (gr. *sphinctos*, serré) [TA et angl. ***sphincter***]. Syn. *muscle s.* Muscle annulaire fermant un orifice. P. ex. : *s. anal.*

SPHINCTÉRALGIE, *s. f.* (gr. *sphinktêr*, de *sphingein*, serrer ; *algos*, douleur) [angl. ***sphincteralgia***]. Contraction spasmodique douloureuse d'un sphincter.

SPHINCTÉRECTOMIE, *s. f.* (gr. *sphinktêr* ; *ektomê*, ablation) [angl. ***sphincterectomy***]. Résection d'un sphincter (col de la vessie).

SPHINCTÉROMÉTRIE, *s. f.* [angl. ***sphincterometry***]. Mesure du tonus musculaire d'un sphincter.

SPHINCTÉROMÉTROGRAMME, *s. m.* Graphique représentant les résultats de la sphinctérométrie.

SPHINCTÉROPLASTIE, *s. f.* (gr. *sphinktêr* ; *plassein*, former) [angl. ***sphincteroplasty***]. Réparation d'un sphincter.

SPHINCTÉROSPASME, *s. m.* (gr. *sphinktêr* ; *spasmos*, contraction) [angl. ***sphincterospasm***]. Spasme d'un ou plusieurs sphincters ; le *s.* est parfois congénital.

SPHINCTÉROTOMIE, *s. f.* (gr. *sphinktêr* ; *tomê*, section) [angl. ***sphincterotomy***]. Section d'un sphincter. — ***s. transduodénale.*** Section du sphincter d'Oddi.

SPHINGOLIPIDOSE, *s. f.* [angl. ***sphingolipidosis***]. Maladie enzymatique due à une surcharge de l'organisme en sphingolipides. Les *s.* sont des variétés de lipoïdoses comprenant : — 1° les affections dues à une surcharge en *phosphosphingosides, (s. à sphingomyéline)* comme la maladie de Niemann-Pick ; — 2° celles à *glycosphingosides* avec surcharge : soit en sulfatides (maladie de Scholz-Greenfield), soit en céramido-glucose (*s. à cérébrosides :* maladies de Gaucher et de Krabbe), soit en céramido-trihexoside (maladie de Fabry), soit en gangliosides (*s. à gangliosides :* gangliosidose). V. ces différents termes, *lipoïdose*, *Seitelberger (maladies de) 1°* et *thésaurismose.*

SPHYGMIQUE, *adj.* (gr. *sphugmos*, pouls) [angl. ***sphygmic***]. Qui se rapporte au pouls.

SPHYGMOGRAMME, *s. m.* (gr. *sphugmos*, pouls ; *gramma*, écriture) [angl. ***sphygmogram***]. Syn. *artériogramme.* Tracé sphygmographique du pouls.

SPHYGMOGRAPHE, *s. m.* (gr. *sphugmos*, pouls ; *graphein*, écrire) [angl. ***sphygmograph***]. Instrument enregistreur imaginé par Marey, en 1863, composé essentiellement d'un levier dont le petit bras s'appliquait sur une artère (ordinairement l'artère radiale) et dont le grand bras était destiné à transcrire sur une bande de papier les pulsations artérielles en les amplifiant.

SPHYGMOGRAPHIE, *s. f.* [angl. ***sphygmography***]. Inscription du pouls à l'aide du sphygmographe.

SPHYGMOLOGIE, *s. f.* (gr. *sphugmos*, pouls ; *logos*, discours) [angl. ***sphygmology***]. Étude du pouls ; cette science constitue une partie importante de la médecine chinoise traditionnelle.

SPHYGMOMANOMÈTRE, *s. m.* [angl. ***sphygmomanometer***]. Syn. *tensiomètre.* Appareil composé essentiellement d'un brassard gonflable et d'un manomètre, destiné à mesurer la tension artérielle.

SPHYGMOMÈTRE, *s. m.* (gr. *sphugmos*, pouls ; *métron*, mesure) [angl. ***sphygmometer***]. Instrument destiné autrefois à mesurer le pouls.

SPICA, *s. m.* (lat. *spica*, épi) [angl. ***spica***]. Bandage croisé appliqué au niveau de la racine d'un membre. P. ex. : *s. de l'aine.*

SPICULATION, *s. f.* (lat. *spiculum*, dard). Constitution de spicules (v. ce terme).

SPICULE, *s. m.* (lat. *spiculum*, dard) [angl. ***spicule***]. Toute formation ayant l'aspect d'une aiguille.

SPIEGHEL (hernie de la ligne semi-lunaire de) (S. Adriaan van der, flamand, 1587-1625) [angl. ***Spieghelian hernia***]. Hernie apparaissant dans les parties latérales de la paroi abdominale (laparocèle) au niveau de la ligne d'union des fibres charnues du muscle transverse avec son aponévrose (ligne semi-lunaire de Spieghel).

SPIEGLER (tumeurs de) (S. Edward, autr., 1860-1908). V. *Poncet-Spiegler (tumeurs de).*

SPIEGLER-FENDT (sarcoïde de). V. *lymphocytome cutané bénin.*

SPIELMEYER-VOGT (maladie de) (V., 1905 ; S. Walter, all., 1908) [angl. ***Spielmeyer-Vogt disease***]. Syn. *maladie de Batten-Mayou* (B., 1903 ; M., 1904). Forme juvénile d'idiotie amaurotique familiale (v. ce terme) se manifestant vers l'âge de 6 ans. Elle est caractérisée par une baisse progressive de la vision (rétinite pigmentaire), une régression mentale avec troubles caractériels, signes extrapyramidaux (rigidité) et troubles cérébelleux. Elle évolue vers une quadriplégie spasmodique et aboutit à la mort vers l'âge de 18 ans dans la démence et la cachexie.

SPIKE, *s. m.* (en angl. : pointe). V. *pic.*

SPILLER (type) (S. William, amér., 1864-1920).Variété de myopathie primitive progressive avec hypertrophie musculaire vraie.

SPILLER-FRAZIER (opération de) (S. William, amér., 1863-1940). V. *névrotomie rétrogassérienne* à *névrotomie.*

SPIN, *s. m.* (Uhlenbeck et Goudsmit, 1925) (en angl. *mouvement rotatoire).* Moment cinétique (produit du moment d'inertie par la vitesse de rotation) propre d'une particule en rotation. Le *spin (s)* est un des nombres caractérisant les particules en mécanique quantique. il s'exprime en unités h/ 2 π (h : constante de Planck), par un nombre entier ou demi-entier (en général 0 ou 1/2). V. *imagerie médicale*, *relaxation*, *résonance magnétique nucléaire* et *spin (écho de).*

SPIN (écho de) [angl. ***spin echo***]. Type de séquence utilisée en imagerie par résonance magnétique. Il utilise la remise en phase des spins par une nouvelle impulsion du champ magnétique délivrée après disparition apparente du signal initial. V. *paramètres d'acquisition en RMN* et *relaxation.*

SPINA APERTA (lat.). V. *spina bifida.*

SPINA BIFIDA, *s. m.* (Tulp, 1641) (en lat. épine bifide) [angl. ***spina bifida***]. Syn. *hydrorachis, rachischisis postérieur, myélodysraphie.* Malformation consistant en une fissure de l'axe postérieur du rachis par défaut de soudure des points d'ossification sur une ou plusieurs vertèbres, à travers laquelle font hernie, sous forme d'une tumeur plus ou moins volumineuse, les méninges et parfois la moelle avec une quantité variable de liquide céphalorachidien. C'est le ***s. b. aperta*** (ouvert), de pronostic très grave, surtout lorsqu'existent des paralysies dues à la hernie de la moelle (*v. myéloméningocèle).* — ***s. b. occulta*** (caché) (Recklinghausen) ou *latent* [angl. ***spina bifida occulta***]. Variété fréquente et bénigne de *s. b.* dans laquelle la peau, normalement développée au niveau de la fissure rachidienne, la cache complètement. V. *myéloméningocèle* et *Arnold-Chiari (syndrome d').*

SPINA OCCULTA (lat.). V. *spina bifida.*

SPINA VENTOSA, *s. m.* (en latin : épine soufflée) [angl. ***spina ventosa***]. Variété de tuberculose osseuse se rencontrant au niveau des os longs du pied et de la main (phalanges) et caractérisée par l'aspect boursouflé du corps de l'os avec amincissement de son tissu.

SPINAL, ALE, *adj.* [angl. ***spinal***]. Qui a rapport à la colonne vertébrale ou à la moelle épinière. — ***apoplexie s.*** V. *ictus médullaire.* — ***choc s.*** Sidération de la réflectivité médullaire avec collapsus circulatoire survenant immédiatement après section de la moelle épinière. — ***nerf s.*** V. *accessoire (nerf).* — ***nerfs spinaux.*** V. ce terme. — ***trépidation s.*** V. *clonus.*

SPINALE ANTÉRIEURE (syndrome de l'artère). V. *Préobraschenski (syndrome de).*

SPINALE POSTÉRIEURE (syndrome de l'artère) [angl. ***posterior spinal artery syndrome***]. Syndrome rare d'ischémie médullaire (et dont l'existence est contestée) provoqué par l'oblitération de l'artère spinale postérieure. Un ramollissement localisé aux cordons postérieurs entraîne des paresthésies et des troubles des sensibilités profonde et tactile dans la zone sous-jacente à la lésion. Une atteinte associée des cornes postérieures ajoute, dans leurs territoires, une anesthésie globale et suspendue et une abolition des réflexes tendineux et cutanés. L'ischémie déborde souvent sur les cordons postéro-latéraux, produisant un déficit moteur dans la zone sous-lésionnelle.

SPINALGIE, *s. f.* (lat. *spina*, épine ; gr. *algos*, douleur) [angl. ***spinalgia***]. Sensibilité à la pression des apophyses épineuses vertébrales.

SPINOCELLULAIRE, *adj.* (lat. *spina*, épine) [angl. ***spinocellular***]. Relatif aux cellules du corps muqueux de Malpighi de la peau et des muqueuses, lesquelles sont unies par des ponts ou épines. V. *épiderme*, *épithélioma*, *cancer cutané* et *basocellulaire.*

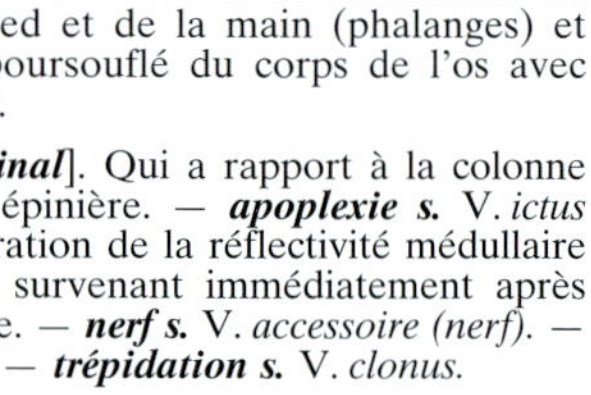

Carcinome spinocellulaire

SPINO-TROCHANTÉRIENNE (ligne) (Schœmaker) [angl. ***Schœmaker's line***]. Ligne droite unissant le sommet du grand trochanter, l'épine iliaque antéro-supérieure et l'ombilic. Elle sert de repère pour apprécier les déplacements du grand trochanter dans les fractures ou les luxations de la hanche.

SPINULOSISME, *s. m.* (lat. *spinula,* petite épine). Hyperkératose de l'ostium folliculaire formant un bouchon corné qui émerge de l'orifice pilosébacé. Symptôme de kératose folliculaire acuminée.

SPIRAMYCINE, *s. f.* (DCI) (1954) [angl. ***spiramycin***]. Antibiotique de la famille des macrolides (v. ce terme) extrait de *Streptomyces ambofaciens,* ayant une efficacité comparable à celle de l'érythromycine, actif *per os* et très bien toléré.

SPIRÈME, *s. m.* (gr. *speira,* spirale) [angl. ***spireme***]. Aspect pelotonné des chromosomes pendant la prophase.

SPIRILLACEÆ, *s. f. pl.* ou **SPIRILLACÉES**, *s. f. pl.* [angl. ***Spirillaceæ***]. Famille de bactéries Gram–, spiralées et mobiles, comprenant les genres *Spirillum, Helicobacter* et *Campylobacter* (v. ces termes).

SPIRILLE, *s. m.* (lat. *spirillum*) [angl. ***spirillum***]. Bactérie en forme de filament allongé et contourné en hélice.

SPIRILLOSE, *s. f.* [angl. ***spirillosis***]. Maladie déterminée par différentes variétés de spirilles.

SPIRILLUM, *s. m.* [angl. ***Spirillum***]. Genre bactérien de la famille des *Spirillaceæ* dont quelques espèces sont pathogènes. V. *sodoku.*

SPIROCHÆTA, *s. f.* (Blanchard ; Cohn) (gr. *speira,* spirale ; *khaïtê,* soie) [angl. ***Spirochaeta***]. Genre bactérien de la famille des *Spirochætaceæ.* V. ce terme et *spirochète.* Nombre de ces micro-organismes (et en particulier ceux qui sont pathogènes pour l'homme), appelés d'abord spirochètes, sont actuellement classés dans les genres *Borrelia, Leptospira* et *Treponema.* V. *Fontana-Tribondeau (coloration de).*

SPIROCHÆTACEÆ, *s. f. pl.* [angl. ***Spirochaetacae***]. Famille de l'ordre bactérien des *Spirochætales,* comprenant les genres *Spirochæta, Borrelia, Treponema* et dans certaines classifications, *Leptospira.* V. *Spirochæta.*

SPIROCHÆTALES, *s. f. pl.* [angl. ***Spirochaetales***]. Ordre bactérien comprenant notamment les genres *Borrelia, Leptospira, Spirochæta* et *Treponema,* regroupés dans la famille des *Spirochætaceæ* et aussi dans certaines classifications celle des *Leptospiraceæ.* V. ces termes.

SPIROCHÈTE, *s. m.* (Blanchard, Cohn) (gr. *speira,* spirale ; *khaïtê,* soie) [angl. ***spirochete***]. Bactérie de forme hélicoïdale, mobile, flexible et ondulante dont la longueur varie de 3 à 250 µm. Les principaux genres pathogènes pour l'homme sont : *Borrelia, Leptospira, Spirochæta* et *Treponema.* V. ces termes.

SPIROCHÉTOGÈNE, *adj.* Qui est produit par un spirochète. – ***granule s.*** (Y. Manouelian, 1935) [angl. ***spirochetogenous***]. Syn. *ultravirus spirochétique* (P. Séguin, 1930). Grain argyrophile, d'un diamètre égal à la largeur du spirochète qui lui a donné naissance, muni d'un fin filament ondulé, trouvé dans les cultures âgées de spirochètes, ainsi que dans le suc des ganglions ou des gommes syphilitiques *(g. s. de Treponema pallidum).* Le *g. s.* semble être un résidu de l'autolyse du parasite.

SPIROCHÉTOSE, *s. f.* [angl. ***spirochaetosis***]. Maladie déterminée par différentes variétés de spirochètes et qui présente souvent une récurrence des symptômes (fièvre, éruption, etc.) : *fièvres récurrentes, broncho-spirochétose de Castellani, angine de Vincent, leptospirose ictéro-hémorragique, fièvre des marais, sodoku.* Certaines *s.* sont des maladies professionnelles (tableau n° 19).

SPIROCHÉTOSE BRONCHOPULMONAIRE [angl. ***brochospirochaetosis***]. Syn. *bronchite sanglante, bronchospirochétose, maladie de Castellani.* Maladie due à un spirochète particulier, *Spirochæta bronchialis* (Castellani, 1905) que l'on trouve en abondance dans l'expectoration et caractérisée cliniquement par des signes de bronchite avec crachats sanglants. Elle a été découverte à Ceylan et retrouvée ensuite dans les différentes parties du monde et même en France.

SPIROCHÉTOSE ICTÉRIGÈNE ou **ICTÉRO-HÉMORRAGIQUE**. V. *leptospirose ictéro-hémorragique.*

SPIROCHÉTOSE RÉCURRENTE. V. *fièvre récurrente.*

SPIROGRAMME, *s. m.* [angl. ***spirogram***]. Tracé obtenu avec le spirographe. V. *spirographie.*

SPIROGRAPHE, *s. m.* [angl. ***spirograph***]. Appareil destiné à pratiquer la spirographie (v. ce terme).

SPIROGRAPHIE, *s. f.* (lat. *spirare,* respirer ; gr. *graphein,* inscrire) [angl. ***spirography***]. – 1° Étude de la ventilation pulmonaire. Elle comprend la mesure des *volumes respiratoires* mobilisés par les mouvements du thorax (volume courant, volumes de réserve inspiratoire et de réserve expiratoire, capacité vitale) et celle de leur *utilisation dans le temps* (ventilation minute, ventilation maxima, volume expiratoire maximum seconde). Ces mesures sont effectuées (spirométrie) sur le tracé fourni par le spirographe. La *s.* est un des éléments de l'exploration fonctionnelle pulmonaire. – 2° Enregistrement de ce tracé (spirogramme). V. *épreuves fonctionnelles respiratoires, spirométrie, volumes pulmonaires* et *bronchospirométrie.*

SPIROLACTONES, *s. f. pl.* [angl. ***spirolactones***]. Groupe de substances stéroïdes de synthèse dont certaines, la *spironolactone* (v. ce terme) et ses dérivés, sont utilisées comme diurétiques.

SPIROMÈTRE, *s. m.* [angl. ***spirometre***]. Syn. *pnéomètre* (inusité). Appareil destiné à pratiquer la spirométrie (v. ce terme).

SPIROMÉTRIE, *s. f.* (lat. *spirare,* respirer ; gr. *métron,* mesure) [angl. ***spirometry***]. Mesure des volumes d'air mobilisés par les mouvements respiratoires, et des débits ventilatoires. V. *spirographie.*

SPIRONOLACTONE, *s. f.* (DCI) [angl. ***spironolactone***]. Substance antagoniste de l'aldostérone (leurs constitutions chimiques sont voisines) dont elle bloque l'action sur les cellules tubulaires distales des reins. Lorsque des œdèmes s'accompagnent d'hyperaldostéronisme, la *s.* provoque une diurèse abondante riche en sodium et pauvre en potassium. La *s.* est une des spirolactones, de même que la canrénone qui en dérive.

SPIROSCOPIE, *s. f.* (lat. *spirare,* respirer ; gr. *skopein,* examiner) [angl. ***spiroscopy***]. Examen de la respiration à l'aide d'un appareil nommé *spiroscope* qui mesure le volume d'air expulsé ; cet appareil est utilisé surtout dans un but d'éducation respiratoire chez les convalescents d'affections thoraciques.

SPITZ (nævus de). Terme préférable à celui de *mélanome de Spitz* puisque la Société française de dermatologie recommande (1994) de réserver le mot *mélanome* aux tumeurs malignes et celui de *nævus* aux tumeurs bénignes d'origine mélanocytaire.

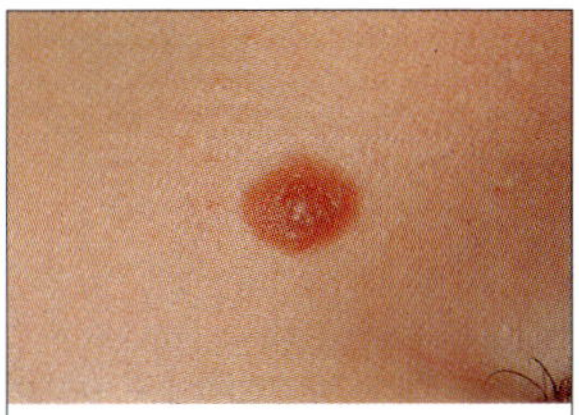

Nævus de Spitz

SPITZ (mélanome juvénile de) (S. Sophie, amér., 1948) [angl. ***juvenile melanoma, Spitz's naevus***]. Syn. a préférer : *nævus de Spitz.* Petite tumeur cutanée nævique arrondie, rose ou rouge, ferme et indolore, d'évolution lente et bénigne, survenant chez un sujet jeune.

SPLANCHNECTOMIE, *s. f.* (gr. *splankhnon, nou,* viscère) ou **SPLANCHNICECTOMIE**, *s. f.* (terme incorrect) [angl. ***splanchnicectomy***]. Résection d'un nerf splanchnique sur une plus ou moins grande étendue.

SPLANCHNICOTOMIE, *s. f.* V. *splanchnotomie.*

SPLANCHNIQUE, *adj.* (gr. *splankhnon, nou,* viscère) [angl. ***splanchnic***]. Qui a rapport aux viscères.

SPLANCHNOCRÂNE, *s. m.* [angl. ***splanchnocranium***]. Syn. *viscérocrâne.* Squelette embryonnaire de la face. V. *neurocrâne.*

SPLANCHNODYME, *s. m.* (gr. *splankhnon,* viscère ; *didumos,* double). Monstre caractérisé par le dédoublement de quelques organes (côlon, vulve, vagin, etc.).

SPLANCHNOGRAPHIE, *s. f.* (gr. *splankhnon,* viscère ; *graphein,* inscrire) [angl. ***splanchnography***]. Radiographie des viscères, après injection, dans le système circulatoire, d'une substance opaque aux rayons X.

SPLANCHNOLOGIE, *s. f.* (gr. *splankhnon,* viscère ; *logos,* discours) [angl. ***splanchnology***]. Partie de l'anatomie qui s'occupe de la description des viscères (appareils digestif, respiratoire, génito-urinaire, etc.).

SPLANCHNOMICRIE, *s. f.* (gr. *splankhnon,* viscère ; *mikros,* petit) [angl. ***splanchnomicria***]. Diminution de volume de tous les viscères, observée dans l'anorexie mentale, la maladie de Simmonds et tous les états de dénutrition.

SPLANCHNOPLEURE, *s. f.* (gr. *splankhnon*, viscère ; *pleuron*, côté) [angl. ***splanchnopleure***] (embryologie). Feuillet viscéral du mésoderme, en contact avec l'endoderme et limitant le cœlome en dedans.

SPLANCHNOTOMIE, *s. f.* (gr. *splankhnon*, *nou*, viscère ; *tomê*, section) ou **SPLANCHNICOTOMIE**, *s. f.* (terme incorrect) [angl. ***splanchnotomy***]. Section des nerfs splanchniques. V. *Pende (opération de)*.

SPLANCHNOTROPE, *adj.* [angl. ***viscerotropic***]. Se dit des substances chimiques, des bactéries, virus, qui se fixent de façon élective sur les viscères.

SPLEEN, *s. m.* (angl.). V. *tædium vitæ*.

SPLÉNALGIE, *s. f.* (gr. *splên*, rate ; *algos*, douleur) [angl. ***splenalgia***]. Douleur au niveau de la rate.

SPLENDORE (S. Alfonso, au Brésil). V. *Lutz-Splendore-Almeida (maladie de)*.

SPLÉNECTOMIE, *s. f.* (Péan) (gr. *splên*, rate ; *ektomê*, ablation) [angl. ***splenectomy***]. La *s.* expose à diverses infections dont la gravité justifie la vaccination (pneumocoque, *Hæmophilus*, méningocoque notamment).

SPLÉNIQUE, *adj.* (gr. *splên*, rate) [angl. ***splenic***]. Qui a rapport à la rate. — ***leucémie s.*** V. *leucémie myéloïde*.

SPLÉNISATION, *s. f.* (Léger, 1823) (gr. *splên*, rate) [angl. ***splenization***]. Lésion du poumon caractérisée par une induration de son tissu qui prend un aspect rappelant plus ou moins celui du tissu splénique. Elle se rencontre dans certaines variétés de congestion pulmonaire et dans les bronchopneumonies.

SPLÉNITE, *s. f.* (gr. *splên*, rate) [angl. ***splenitis***]. Inflammation de la rate.

SPLENIUM, *s. m.* (en lat. compresse). V. *corps calleux*.

SPLÉNOCARDIAQUE (syndrome). Syndrome associant des anomalies de la rate (absente ou, au contraire, multiple) et des malformations cardiaques. V. *Ivemark (syndrome d')* et *polysplénie*.

SPLÉNOCONTRACTION, *s. f.* [angl. ***splenocontraction***]. Contraction de la rate ; elle est provoquée par des agents chimiques (quinine, adrénaline, strychnine, etc.), par des agents physiques (courant électrique, mouvement, excitation du splanchnique, saignée, etc.), ou même par l'émotion. — La *s.* adrénalinique a été utilisée en clinique pour apprécier la réductibilité d'une splénomégalie et pour rendre plus fructueux un examen de sang (numération globulaire et formule sanguine).

SPLÉNOCYTE, *s. m.* [angl. ***splenocyte***]. Grand mononucléaire macrophage qui se trouve dans le sinus de la rate.

SPLÉNOCYTOME, *s. m.* (Lino, 1925). V. *splénome*.

SPLÉNOGÈNE, *adj.* (gr. *splên*, rate ; *génês*, qui est engendré) [angl. ***splenogenic***]. Qui a son origine dans la rate.

SPLÉNOGRAMME, *s. m.* [angl. ***splenogram***]. Formule indiquant les proportions respectives des différents éléments cellulaires du tissu hématopoïétique splénique.

SPLÉNOGRANULOMATOSE SIDÉROSIQUE [angl. ***siderotic splenomegaly***]. V. *Gandy-Gamna (maladie de)*.

SPLÉNOGRAPHIE, *s. f.* [angl. ***splenography***]. V. *spléno-portographie*.

SPLÉNOMANOMÉTRIE, *s. f.* [angl. ***splenomanometry***]. Mesure de la pression dans la rate et par conséquent dans le système de la veine porte, par ponction splénique (généralement au cours d'une splénoportographie). La pression normale est de 10 cm d'eau.

SPLÉNOME, *s. m.* (Ménétrier) [angl. ***splenoma***]. Syn. *splénocytome*. Tumeur maligne de la rate formée aux dépens du tissu hématopoïétique splénique. Elle est composée de mononucléaires et d'éléments géants à noyaux multiples et bourgeonnants.

SPLÉNOMÉGALIE, *s. f.* (gr. *splên*, rate ; *mégas*, grand) [angl. ***splenomegaly***]. Rate volumineuse.

SPLÉNOMÉGALIE CHRONIQUE AVEC ANÉMIE ET MYÉLÉMIE (Weil et Clerc, 1902). V. *splénomégalie myéloïde*.

SPLÉNOMÉGALIE ÉGYPTIENNE [angl. ***Egyptian splenomegaly***]. Complication très grave de la bilharziose à *Schistosoma mansoni* évoluant comme une maladie de Banti en trois phases : de splénomégalie, de cirrhose du foie et d'ascite terminale.

SPLÉNOMÉGALIE ÉRYTHROBLASTIQUE ou **ÉRYTHROMYÉLOÏDE**. V. *splénomégalie myéloïde*.

SPLÉNOMÉGALIE HÉMOLYTIQUE [angl. ***haemolytic splenomegaly***]. V. *ictère hémolytique*.

SPLÉNOMÉGALIE MYÉLOÏDE (Chevallier) (première description : G. Heuck, 1878) [angl. ***idiopathic myelofibrosis***]. Syn. *myélofibrose primitive* et, désuets : *anémie leucoérythroblastique, anémie avec myélémie et splénomégalie, anémie splénique érythromyéloïde, anémie splénique myéloïde* (Vaquez et Aubertin, 1904), *érythroblastose chronique de l'adulte* (P. E.-Weil et Isch-Wall), *leucémie ostéosclérotique, leuco-érythroblastose, maladie érythroblastique de l'adulte* (P. E. Weil et Mme S. Perlès, 1938), *métaphasie érythromyéloïde hépatosplénique avec myélofibrose, myélose aleucémique mégacaryocytaire* (Favre, Croizat et Guichard), *panmyélose splénomégalique chronique* (Bénard), *splénomégalie chronique avec anémie et myélémie* (P. E.-Weil et A. Clerc, 1902), *splénomégalie érythroblastique* ou *érythromyéloïde, splénomégalie myéloïde mégacaryocytaire* (Favre, Croizat et Guichard, 1933), *splénomégalie myéloïde avec myélocythémie* (Rathery, 1902), *splénomégalie avec sclérose de la moelle osseuse, métaplasie myéloïde primitive avec myélofibrose*. Affection de l'adulte ***comportant*** un gros foie et une rate considérable, une anémie (rarement une polyglobulie), une leucocytose avec réaction myéloïde et présence de nombreuses hématies nucléées et anormales. Son ***évolution*** est lentement progressive et aboutit à la mort en 5 ans environ par hémorragies multiples et anémie. ***Anatomiquement,*** elle est caractérisée par des lésions de la rate et du foie qui sont le siège d'une triple réaction métaplasique myéloïde, érythroblastique et mégacaryocytaire et par des lésions osseuses (fibrose médullaire et parfois myélosclérose). Ce syndrome est parfois dû à des intoxications (benzol), à des irradiations ou à des infections ; le plus souvent sa cause est inconnue. La *s. m.* est un des syndromes myéloprolifératifs, comme la leucémie myéloïde chronique (dont elle se distingue par l'absence de chromosome Philadelphie) et la maladie de Vaquez (dont elle diffère par l'absence de polyglobulie importante). V. *myéloprolifératifs (syndromes)*, *myélofibrose* et *myélosclérose*.

SPLÉNOMÉGALIE MYÉLOÏDE MÉGACARYOCYTAIRE. V. *splénomégalie myéloïde*.

SPLÉNOMÉGALIE MYÉLOÏDE AVEC MYÉLOCYTHÉMIE (Rathery, 1902). V. *splénomégalie myéloïde*.

SPLÉNOMÉGALIE NEUTROPÉNIQUE. V. *neutropénie splénique*.

SPLÉNOMÉGALIE PRIMITIVE (Debove et Brühl). Affection caractérisée par la prolifération du tissu lymphoïde de la rate : forme de *lymphadénie aleucémique*.

SPLÉNOMÉGALIE AVEC SCLÉROSE DE LA MOELLE OSSEUSE. V. *splénomégalie myéloïde*.

SPLÉNOPATHIE, *s. f.* (gr. *splên*, rate ; *pathê*, affection) [angl. ***splenopathy***]. Nom générique des affections de la rate.

SPLÉNOPHLÉBITE, *s. f.* (Rommelaere) (gr. *splên*, rate ; phlébite). Phlébite de la veine splénique ; elle entraîne la *splénothrombose* et ses conséquences (v. ce mot).

SPLÉNOPORTOGRAPHIE, *s. f.* (Abeatici et Campi ; L. Léger, 1951) [angl. ***splenoportography***]. Syn. *hépatosplénographie, splénographie*. Radiographie de la rate, du tronc et des branches de la veine porte, puis du foie, rendus visibles par l'injection transpariétale, dans la rate, d'un produit opaque aux rayons X. Une injection, par la même voie, d'un isotope radioactif permet d'obtenir une courbe de dilution de ce produit grâce à une sonde à scintillations placée sur la région hépatique *(s. isotopique)*.

SPLÉNOSCLÉROSE, *s. f.* (gr. *splên*, rate ; *sklêros*, dur) [angl. ***splenosclerosis***]. Transformation fibreuse de la rate, généralement accompagnée d'hypertrophie.

SPLÉNOSE PÉRITONÉALE (Buchbinder et Lipkoff, 1939) [angl. ***splenosis***]. Affection caractérisée par la présence de nombreux nodules de tissu splénique implantés sur le péritoine à la suite d'une splénectomie pour rupture traumatique de la rate.

SPLÉNOTHROMBOSE, *s. f.* Oblitération de la veine splénique consécutive souvent à une thombophlébite du système porte ; elle entraîne l'hypertrophie de la rate, le développement de la circulation veineuse de la paroi abdominale et des hémorragies multiples (épistaxis, stomatorragie et hématémèse).

SPONDYLARTHRITE, *s. f.* (gr. *spondulos*, vertèbre ; *arthron*, articulation) [angl. ***spondylarthritis***]. Arthrite des articulations des vertèbres entre elles. — ***s. ankylosante.*** V. *pelvispondylite rhumatismale.*

SPONDYLARTHROPATHIE, *s. f.* (gr. *spondulos*, vertèbre ; *arthron*, articulation ; *pathê*, maladie) [angl. ***spondylarthropathy***]. Terme générique désignant les affections des articulations vertébrales : ce sont notamment la spondylarthrite ankylosante, le syndrome de Fiessinger-Leroy-Reiter, le rhumatisme psoriasique.

SPONDYLARTHROSE, *s. f.* (gr. *spondulos*, vertèbre ; arthrose) [angl. ***spondylarthrosis***]. Rhumatisme chronique non inflammatoire des vertèbres et de leurs articulations.

SPONDYLE, *s. m.* (gr. *spondulos*, vertèbre). Nom ancien de la *vertèbre* • 👁 **rachis, squelette, atlas, axis** •.

SPONDYLITE, *s. f.* (gr. *spondulos*, vertèbre) [angl. ***spondylitis***]. Inflammation aiguë ou chronique des vertèbres. — ***s. traumatique*** (Kümmell). V. *Kümmell-Verneuil (maladie de).* — ***s. tuberculeuse.*** V. *Pott (mal de).*

SPONDYLIZÈME, *s. m.* (Herrgott, 1877) (gr. *spondulos*, vertèbre ; *izêma*, affaissement) [angl. ***spondylizema***]. Affaissement de la colonne vertébrale dû à une lésion d'un ou de plusieurs corps vertébraux (mal de Pott). Lorsque cet affaissement a lieu à l'union des parties lombaire et sacrée, il détermine une déviation angulaire du rachis qui vient obstruer le détroit supérieur d'où une cause de dystocie.

SPONDYLOCLÉISIS ou **SPONDYLOKLISIS** (Lambl) (gr. *spondulos*, vertèbre ; *kleisis*, fermeture). Variété de spondylolisthésis dans laquelle le corps de la vertèbre bascule en s'inclinant sur le détroit supérieur sans franchir la marge du bassin.

SPONDYLODISCITE, *s. f.* Inflammation ou infection d'une vertèbre et des disques intervertébraux voisins. Elle provoque des douleurs rachidiennes à irradiations radiculaires et une rigidité du segment vertébral atteint.

SPONDYLODISCOPATHIE, *s. f.* Nom générique des affections comportant une atteinte vertébrale et du disque intervertébral.

SPONDYLOLISTHÉSIS, *s. m.* (Kilian, 1854) (gr. *spondulos*, vertèbre ; *olisthêsis*, glissement) [angl. ***spondylolisthesis***]. Glissement en avant d'un segment de la colonne vertébrale par suite du défaut d'ossification des points latéraux de l'arc ou exceptionnellement d'une fracture siégeant à ce niveau. Ce glissement a lieu surtout à l'union des parties lombale et sacrée de la colonne vertébrale et détermine rarement une viciation du bassin, cause de dystocie s'il est très accusé.

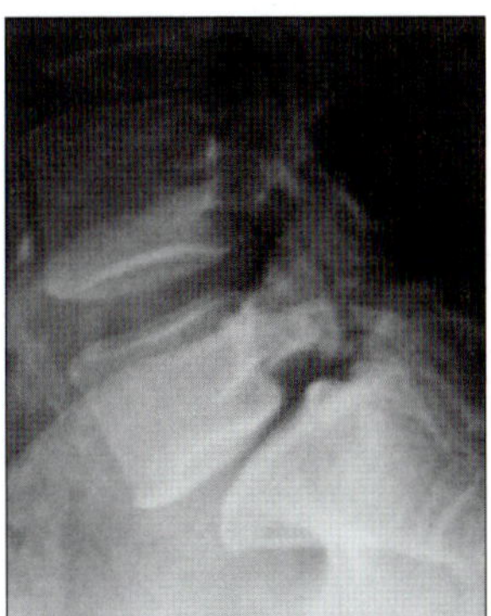

Spondylolisthésis de L5 sur S1

SPONDYLOLYSE, *s. f.* ou **SPONDYLOLYSIS,** *s. m.* (Lambl) (gr. *spondulos*, vertèbre ; *lusis*, relâchement) [angl. ***spondylolysis***]. Syn. *spondyloschisis.* Insuffisance ou absence d'ossification de l'arc vertébral au niveau de l'isthme. C'est une malformation qui provoque le spondylolisthésis (v. ce terme).

SPONDYLOPATHIE, *s. f.* (gr. *spondulos*, vertèbre ; *pathê*, souffrance) [angl. ***spondylopathy***]. Affection de la colonne vertébrale.

SPONDYLOPTOSE, *s. f.* ou **SPONDYLOPTOSIS,** *s. m.* (Lambl) (gr. *spondulos*, vertèbre ; *ptôsis*, chute) [angl. ***spondyloptosis***]. Variété très accentuée de spondylolisthésis, dans laquelle la colonne vertébrale tombe dans l'excavation pelvienne.

SPONDYLORHÉOSTOSE, *s. f.* (gr. *spondulos*, vertèbre ; *rhein*, couler ; *ostéon*, os). V. *mélorhéostose vertébrale.*

SPONDYLOSCHISIS, *s. m.* (Neugebauer) (gr. *spondulos*, vertèbre ; *skhisis*, séparation). V. *spondylolysis.*

SPONDYLOSE RHIZOMÉLIQUE (Pierre Marie, 1898) (gr. *spondulos*, vertèbre ; *rhiza*, racine ; *mélos*, membre). V. *pelvispondylite rhumatismale.*

SPONDYLOTHÉRAPIE, *s. f.* (gr. *spondulos*, vertèbre ; *thérapeia*, traitement) [angl. ***spondylotherapy***]. V. *vertébrothérapie.*

SPONGIOBLASTE, *s. m.* [angl. ***spongioblast***]. V. *cellule amacrine.*

SPONGIOBLASTOME, *s. m.* (Bailey, 1932) (gr. *spongos*, éponge ; *blastos*, germe) [angl. ***spongioblastoma***]. Variété de gliome analogue au glioblastome (v. ce terme). — ***s. multiforme.*** V. *glioblastome.* — ***s. polaire.*** S. peu évolutif, siégeant surtout dans la région du IIIe ventricule et du chiasma optique.

SPONGIOCYTE, *s. m.* (gr. *spongos*, éponge ; *kutos*, cellule) [angl. ***spongiocyte***]. Cellule de la corticosurrénale d'aspect vacuolaire à l'examen microscopique, d'où son nom.

SPONGIOÏDE, *adj.* V. *spongoïde.*

SPONGIOSE, *s. f.* [angl. ***spongiosis***]. V. *spongoïde.* — ***s. rénale.*** V. *rein en éponge.*

SPONGOÏDE, *adj.* (gr. *spongos*, éponge ; *eidos*, aspect) [angl. ***spongiform, spongioid***]. D'apparence spongieuse. — ***état s.*** ou ***spongiose*** de l'épiderme. Œdème péricellulaire de l'épiderme, lésion initiale de l'eczéma (Sabouraud). V. *exosérose.* — ***tissu s.*** Nom donné par J. Guérin et Broca au tissu spongieux dans les os rachitiques.

SPORADIQUE, *adj.* (gr. *speirein*, disperser) [angl. ***sporadic***]. Se dit d'une maladie quand elle atteint un individu isolément par opposition à *épidémique* et *endémique* qui s'appliquent aux maladies frappant à la fois tout un groupe de population.

SPORE, *s. f.* (gr. *spora*, graine) [angl. ***spore***]. Corpuscule reproducteur des cryptogames et des bactéries.

SPORO-AGGLUTINATION, *s. f.* (Widal et Abrami) [angl. ***sporoagglutination***]. Application du phénomène de l'agglutination (v. ce terme) au diagnostic de la sporotrichose.

SPOROCYSTE, *s. m.* [angl. ***sporocyst***]. Stade précurseur du *sporozoïte* au cours du cycle sexué du Plasmodium dans le tube digestif de l'Anophèle. V. *sporogonie.*

SPOROGÈNE, *adj.* (gr. *spora*, graine ; *gennan*, engendrer) [angl. ***sporogenic***]. Générateur de spore.

SPOROGONIE, *s. f.* ou **SPOROGONIQUE (cycle)** (gr. *sporos*, semence ; *gonos*, génération) [angl. ***sporogony***]. Formation et multiplication des zygotes : phase de la reproduction sexuée des sporozoaires. La *s.* s'oppose à la *schizogonie.* V. ce terme, *sporocyte*, *Plasmodium*, *mérozoïte*, *gamonte* et *sporozoïte.*

SPOROTRICHOSE, *s. f.* (gr. *spora*, graine ; *thrix*, cheveu) [angl. ***sporotrichosis***]. Syn. *maladie de de Beurmann et Gougerot, maladie de Schenck* (1898). Maladie parasitaire due à un champignon, *Sporothrix* (ou *Rhinocladium*) *schenckii* et *S. beurmanii.* Elle est rare en France, mais fréquente en Amérique centrale et en Amérique du Sud. Elle revêt trois types : — 1° La ***s. sous-cutanée gommeuse à foyers multiples*** (de Beurmann, 1903) [angl. ***disseminated sporotrichosis***], caractérisée par de petits abcès sous-cutanés offrant l'aspect de gommes syphilitiques et ne s'ouvrant jamais spontanément. — 2° La ***s. lymphangitique gommeuse systématisée*** (type Schenck et Hektoen) [angl. ***cutaneous lymphatic sporotrichosis***] dont les abcès gommeux siègent le long des lymphatiques et ont tendance à s'ulcérer. — 3° La ***s. à grands abcès multiples disséminés*** (type Dor) que l'on a comparé aux abcès froids. Ces trois types peuvent coexister sur le même malade. On a signalé des cas de *s. osseuses* revêtant l'aspect d'ostéomyélite chronique et de *s. viscérales.*

SPOROZOAIRE, *s. m.* (gr. *spora*, graine ; *zôon*, animal) [angl. ***sporozoon***]. Classe de protozoaires vivant en parasites dans les cellules ou les tissus animaux et constitués par une masse protoplasmique pourvue d'un noyau et entourée d'une cuticule. Elle comprend un certain nombre de parasites de l'homme : hématozoaire du paludisme, certaines coccidies, etc. V. *Bartonella.*

SPOROZOÏTE, *s. m.* [angl. ***sporozoite***]. Élément fusiforme, résultant de la multiplication des zygotes, qui représente un stade de la reproduction sexuée de l'hématozoaire du paludisme. Les *s.* présents dans la salive de l'Anophèle sont inoculés à l'homme par la piqûre de ce moustique. Ce sont les agents de la propagation du paludisme. V. ce terme, *Plasmodium, schizogonie* et *gamonte.*

SPOROZOOSE, *s. f.* [angl. ***sporozoosis***]. Nom générique des maladies déterminées par les sporozoaires. Elles sont tantôt générales (paludisme), tantôt locales et peuvent atteindre les divers tissus ou organes.

SPORT, *s. m.* [angl. ***sport***]. Activité physique orientée vers l'effort musculaire et le jeu, exercée individuellement ou en équipe, avec ou sans esprit de compétition, devant respecter certaines règles et pouvant jouer un rôle bénéfique dans la rééducation fonctionnelle.

SPORULÉ, LÉE, *adj.* [angl. ***sporulated***]. Qui porte une spore ; p. ex. : une *bactéridie.*

SPOT, *s. m.* Terme anglais désignant un point ; p. ex. : le point lumineux observé sur un oscilloscope.

SPOTTING, *s. m.* (angl. *spot*, tache) [angl. ***spotting***]. Saignement vaginal léger.

SPP [angl. ***spp***]. Pluriel de *SP = species* (espèce, en lat. et angl.). V. *espèce* et *sp.*

SPRANGER (S. Jürgen, all.). V. *Majewski-Spranger (syndrome de).*

SPRANGER-WIEDMANN (maladie de). V. *lipomucopolysaccharidose.*

SPRAY, *s. m.* Mot anglais signifiant : gouttelettes, embrun et souvent employé comme synonyme de pulvérisation ou de brouillard. V. *aérosol* et *aérosolthéraphie.*

SPRENGEL (maladie ou **déformation de)** (S. Otto, all., 1891). V. *élévation congénitale de l'omoplate (ou de la scapula).*

SPRING-THÉRAPIE, *s. f.* [angl. ***spring-therapy***]. Utilisation de ressorts ou de bandes élastiques pour la rééducation musculaire.

SPRUE NOSTRAS (Holmes et Starr, 1929) [angl. ***non tropical sprue***]. Affection analogue à la sprue tropicale, survenant dans les pays tempérés en dehors de tout antécédent de voyage dans les pays chauds. Sa pathogénie est inconnue ; elle est à rapprocher de la maladie de Gee (v. ce terme et *stéatorrhée idiopathique*).

SPRUE, *s. f.* ou **SPRUE TROPICALE** (hollandais *sprouw* : aphte) [angl. ***sprue*** ou ***tropical sprue***]. Syn. *diarrhée de Cochinchine, diarrhée tropicale, psilosis* (inusité). Diarrhée avec stéatorrhée survenant dans les pays chauds et humides, à début brusque et évoluant par poussées sur un fond de chronicité ; elle s'accompagne souvent d'amaigrissement, d'atrophie musculaire considérable, de stomatite bulleuse et aphteuse à tendance ulcéreuse et d'une anémie hyperchrome. Elle semble due à une infection à germes non spécifiques, plutôt qu'à une parasitose ou à des carences vitaminiques parfois invoquées. V. *stéatorrhée idiopathique.* — ***s. chirurgicale.*** Stéatorrhée consécutive à une résection chirurgicale étendue dans l'intestin grêle.

SPUMAVIRUS, *s. m.* (lat. *spuma,* écume) [angl. ***Spumavirus***]. Genre de virus (ainsi nommés en raison de l'aspect spumeux des cellules qu'ils infectent) et appartenant à la famille des *Retroviridæ* (v. ce terme). Les *Spumavirus* ne sont associés à aucune maladie humaine actuellement connue.

SPUME, *s. f.* (lat. *spuma,* écume) [angl. ***foam***]. Liquide organique couvert d'une écume à grosses bulles, comparé à de l'eau savonneuse.

SPUMEUX, EUSE, *adj.* [angl. ***spumous***]. Qui est mêlé d'écume. P. ex. : *expectoration s.*

SPURWAY (maladie de) (S. John, brit., 1896). V. *ostéopsathyrose.*

SQUAME, *s. f.* (lat. *squama,* écaille) [angl. ***squama***]. Lamelles épidermiques qui se détachent de la surface de la peau. Quand elles sont petites et très fines, elles sont dites *farineuses, furfuracées* ou *pityriasiques.*

SQUAMEUX, EUSE, *adj.* [angl. ***squamous***]. Caractérisé par l'abondance plus ou moins grande de squames. — ***dermatose s.*** Dermatose telle que le *psoriasis,* caractérisée par une abondante desquamation.

SQUATTING, *s. m.* (angl.). V. *accroupissement.*

SQUELETTE, *s. m.* (gr. *skeletos*, desséché) [angl. ***skeleton***]. — 1° Ensemble des pièces osseuses de l'organisme. — 2° Par extension, structure fibreuse ou autre, constituant la charpente d'un organe ou d'une cellule. V. *cytosquelette* • 👁 **rachis, tête** •.

SQUIRRHE, *s. m.* (gr. *skirros*, corps dur) [angl. ***scirrhus***]. Variété de carcinome dans laquelle les travées fibreuses sont épaisses et résistantes. — ***s. atrophique.*** *S.* dans lequel la prolifération du tissu fibreux amène la disparition des alvéoles et des cellules et, par suite, la rétraction de la tumeur.

SRAA [angl. ***RAAS, Renin-Angiotensin-Aldosterone System***]. Abréviation de *Système Rénine-Angiotensine-Aldostérone.*

SRAS [angl. ***SARS***]. Abréviation de *Syndrome Respiratoire Aigu Sévère.* Pneumopathie grave à coronavirus, aiguë, fébrile, d'allure grippale, accompagnée de lymphopénie, de thrombocytopénie et d'élévation des taux sanguins de LDH et de CPK. Cette pneumonie atypique extrêmement contagieuse (v. *bronchopneumopathie de type viral*) s'est répandue de façon épidémique puis pandémique à partir de la Chine en mars 2003 jusqu'en janvier 2004.

SRE. Système Réticulo-Endothélial. V. *réticulo-endothélial (système).*

SRH. Système Réticulo-Histiocytaire. V. *réticulo-endothélial (système).*

SRIF. V. *somatostatine.*

SROS. Schéma Régional d'Organisation Sanitaire. Base de l'organisation sanitaire en France. V. *carte sanitaire.*

SRS-A (Feldberg et Kellaway, 1938). Abréviation de l'angl. ***Slow Reacting Substance of Anaphylaxis***. Un des médiateurs de l'hypersensibilité immédiate (v. ce terme). C'est un lipide acide libéré au moment du choc anaphylactique. Il est bronchoconstricteur et il augmente la perméabilité vasculaire ; il jouerait un rôle dans la crise d'asthme et serait constitué de leucotriènes (v. ce terme).

SRV. Abréviation de l'angl. ***Small Round Virus*** (petit virus rond). Variété de *parvovirus* responsables chez l'homme de gastro-entérites aiguës.

SS. Abréviation de *Sécurité Sociale* (v. ce terme).

SSA. Abréviation de *Service de Santé des Armées.*

ST (segment) [angl. ***ST interval***]. V. *électrocardiogramme.*

STABILE, *adj.* (lat. *stabilis,* immobile) [angl. ***stabile***]. — ***courant s.*** Courant électrique continu lorsque les rhéophores restent fixés immobiles sur une région.

STABILISATEUR DE MEMBRANE [angl. ***stabilizer of membrane potential***] (biologie cellulaire). Syn. *potentialisateur de membrane.* Substance qui se fixe sur la membrane de la cellule ; elle empêche les ions Na^+ et K^+ de la traverser et met la cellule au repos (action « anesthésique locale ») et en état d'équilibre électrique. Certains *s. de m.* sont utilisés en thérapeutique, p. ex. : la quinidine ou certains bêtabloquants (v. ce terme) en cardiologie. V. *« quinidine-like » (effet)* et *pompe à sodium.*

STADE, *s. m.* (gr. *stadion*, piste d'une longueur déterminée) [angl. ***stage, stadium, phase, period***]. — 1° Période d'une durée déterminée. P. ex. : *s. de froid, de chaleur, de sueur,* qui se succèdent dans l'accès de fièvre intermittente. — 2° Degré de gravité d'une lésion ou d'une maladie. — ***s. des artérites des membres inférieurs.*** V. *artérites des membres inférieurs (stade des).* — ***s. du coma.*** V. *coma.* — ***s. du fond d'œil.*** V. *Keith-Wagener (stades du fond d'œil selon).*

STADE AMPHIBOLE. V. *amphibole.*

STAGNARA (appareil de) [angl. ***Stagnara's device***]. Dispositif de traction continue du rachis, utilisable en ambulatoire.

STAGNARA (corset de) [angl. ***Stagnara's corset***]. Syn. *corset lyonnais.* Variété de corset pour scoliotique.

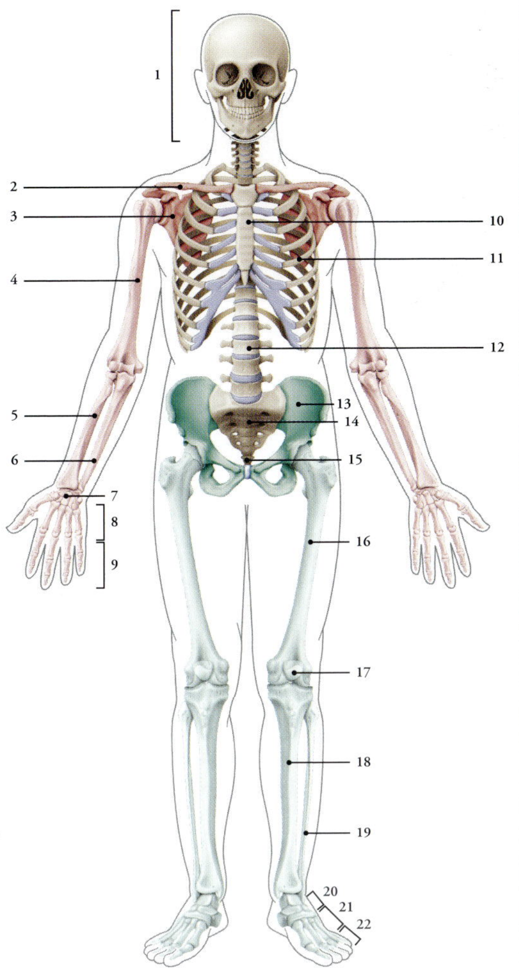

Partie osseuse du squelette. Vue antérieure

En jaune : squelette axial
En rouge : ceinture du membre sup.
En rose : membre sup.
En vert : ceinture du membre inf.
En bleu clair : membre inf.
En bleu foncé : cartilage
1. os de la tête
2. clavicule
3. scapula
4. humérus
5. radius
6. ulna
7. carpe
8. métacarpe
9. phalanges de la main
10. sternum
11. côtes
12. colonne vertébrale
13. os coxal
14. sacrum
15. coccyx
16. fémur
17. patella
18. tibia
19. fibula
20. tarse
21. métatarse
22. phalanges du pied

STAGNARA (plâtre de) [angl. ***Stagnara's plaster***]. Plâtre d'élongation pour traiter les scolioses.

STÄHLI (S. Jean, suisse, 1918). V. *Hudson-Stähli (ligne de).*

STAINTON (syndrome de) (S. Charles, amér., 1839-1906). V. *dentinogenesis imperfecta.*

STALAGMOMÉTRIE, *s. f.* (gr. *stalagmos*, écoulement goutte à goutte ; *métron*, mesure) [angl. ***stalagmometry***]. Détermination du nombre de gouttes d'un liquide correspondant au millilitre. Cette méthode permet d'établir un rapport entre la tension superficielle de ce liquide et celle de l'eau distillée. Elle est employée pour le dosage des sels biliaires dans l'urine.

STANDARD, *s. m.* (angl.). Étalon, grandeur de référence.

STANDARD (réactions — de la syphilis) [angl. ***standard tests of syphilis***]. Réactions sérologiques de la syphilis exécutées avec des antigènes choisis pour leur sensibilité et leur spécificité. V. *présomptives (réactions — de la syphilis)* et *syphilis (diagnostic biologique de la).*

STANESCU (syndrome de) (S. V., roumain, 1963) [angl. ***Stanescu's syndrome***]. « Syndrome héréditaire [à transmission autosomique] dominante, réunissant une dysostose craniofaciale de type particulier, une insuffisance de croissance d'aspect chondrodystrophique et un épaississement massif de la corticale des os longs ». Ce syndrome paraît proche de la pycnodysostose. V. ce terme.

STANNOSE, *s. f.* (lat. *stannum,* étain) [angl. ***stannosis***]. Manifestations toxiques provoquées par l'étain : surtout pulmonaires par inhalation de vapeurs ou de poussières de sels d'étain.

STANTON (maladie de) (S. Sir Thomas, brit., 1921). V. *mélioïdose.*

STAPÉDECTOMIE, *s. f.* (lat. *stapia,* étrier ; gr. *ektomê*, ablation) [angl. ***stapedectomy***]. Ablation de l'étrier (un des temps d'une opération destinée à remédier à la surdité par otospongiose ; il est suivi du remplacement de l'étrier par une prothèse). V. *cophochirurgie 2°.*

STAPÉDIEN, IENNE, *adj.* (lat. *stapia,* étrier) [angl. ***stapedial***]. Qui concerne l'étrier.

STAPES, *s. m.* (lat. *stapia*, étrier). Syn. moderne d'*étrier.* V. ce terme et *osselets de l'ouïe* • 👁 **osselets** •.

STAPHYLECTOMIE, *s. f.* (staphylome ; gr. *ektomê,* ablation) [angl. ***staphylectomy***]. Ablation du staphylome cornéen.

STAPHYLHÉMATOME, *s. m.* (gr. *staphulê*, luette ; *haïma*, sang) [angl. ***staphylhaematoma***]. Épanchement sanguin dans l'épaisseur de la luette ; il se présente sous forme de petites tuméfactions bleuâtres, douloureuses, occasionnant un peu de dysphagie et de dysphonie.

STAPHYLITE, *s. f.* (gr. *staphulê*) [angl. ***staphylitis***]. Inflammation de la luette.

STAPHYLOCOAGULASE, *s. f.* [angl. ***staphylocoagulase***]. V. *coagulase.*

STAPHYLOCOCCÉMIE, *s. f.* (staphylocoque ; gr. *haïma*, sang) [angl. ***staphylococcaemia***]. Infection générale due à la présence du staphylocoque dans le sang.

STAPHYLOCOCCIE, *s. f.* [angl. ***staphylococcia***]. Nom générique des maladies qui sont sous la dépendance d'une infection à staphylocoques. — ***s. maligne de la face.*** Tuméfaction rouge et indurée s'étendant rapidement autour d'un furoncle de l'aile du nez ou de la lèvre supérieure ; elle s'accompagne de gonflement de toute la face et d'un état septicémique compliqué parfois de thrombophlébite du sinus caverneux, dont l'évolution, avant l'ère des antibiotiques, était habituellement mortelle en quelques jours.

STAPHYLOCOCCUS, *s. m.* (gr. *staphulê*, grain de raisin ; *kokkos*, graine) [angl. ***Staphylococcus***]. Genre bactérien de la famille des *Micrococcaceæ* (les staphylocoques) de forme arrondie (*coccus*), Gram+ non sporulés, catalase+, immobiles, caractérisées par leur groupement rappelant celui des grains d'une grappe de raisin. Il comprend plusieurs espèces que l'on distingue d'après la coloration de leur culture sur agar (*Staphylococcus aureus, albus, citreus* — c.-à-d. doré, blanc, citrin). — *Staphylococcus epidermidis* : staphylocoque blanc, *S. saprophyticus.*

STAPHYLOCOQUE, *s. m.* [angl. ***staphylococcus***]. Bactérie faisant partie du genre *Staphylococcus.* V. ce terme et *staphylokinase.* — ***s. coagulase négatif.*** *S.* dépourvu de coagulase. V. ce terme et *choc toxique.*

STAPHYLOKINASE, *s. f.* [angl. ***staphylokinase***]. Enzyme fibrinolytique extraite des filtrats de culture de certains staphylocoques dorés ou produite par génie génétique. Immunogénique comme la streptokinase, sa demi-vie est très brève. V. *streptokinase.*

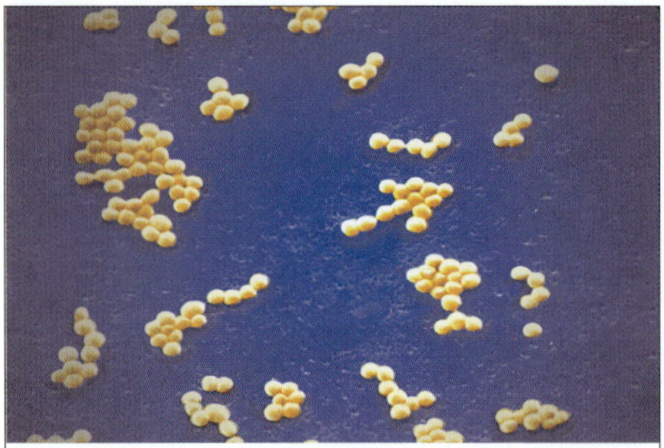

Staphylocoques dorés vus au microscope électronique à balayage

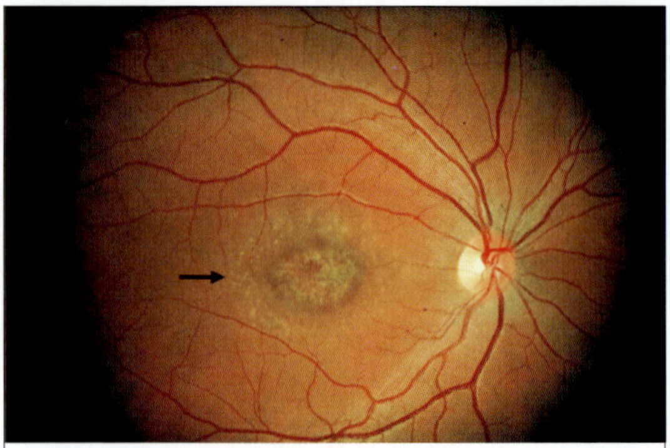

Maladie de Stargardt. Lésion mouchetée

STAPHYLOME, *s. m.* (gr. *staphulê*, grain de raisin) [angl. ***staphyloma***]. Lésion du globe de l'œil consistant en une saillie de sa coque, due à un affaiblissement local de la paroi et comparée par les Anciens à un grain de raisin. Le *s.* peut siéger au niveau de la cornée, au niveau de la sclérotique *(s. antérieur* et *s. postérieur)* ou enfin au niveau de l'iris. Il est consécutif soit à un traumatisme *(s. cornéen)*, soit à une inflammation *(sclérochoroïdite, iritis)*. — ***s. myopique.*** V. *myopie.* — ***s. pellucide conique.*** V. *kératocone.* — ***s. pellucide globuleux.*** V. *kératoglobe.* — ***s. de Scarpa.*** V. *Scarpa (staphylome de).*

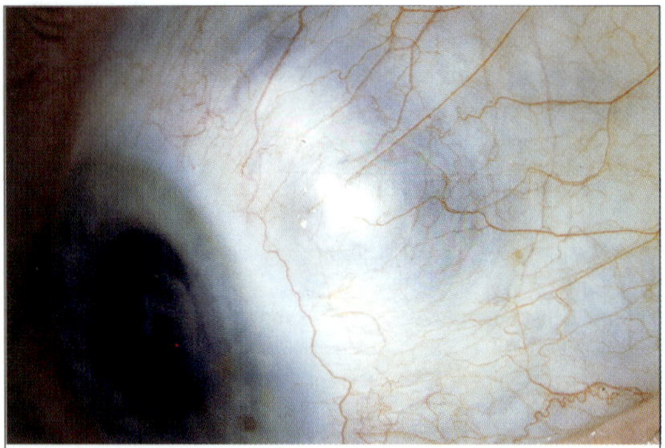

Staphylome consécutif à une sclérite

STAPHYLOPLASTIE, *s. f.* (gr. *staphulê*, luette ; *plassein*, former) [angl. ***staphyloplasty***]. Syn. *palatoplastie.* Opération consistant en une autoplastie destinée à combler une perte de substance du voile du palais.

STAPHYLORRAPHIE, *s. f.* (gr. *staphulê*, luette ; *raphein*, coudre) [angl. ***staphylorrhaphy***]. Opération ayant pour but de remédier à la division congénitale du voile du palais, en suturant les deux bords de l'ouverture après les avoir avivés.

STAPHYLOTOMIE, *s. f.* (staphylome ; gr. *temnein*, couper) [angl. ***staphylotomy***]. Incision du staphylome opaque cornéen ou irido-cornéen.

STAPHYLOTOXINE, *s. f.* [angl. ***staphylotoxin***]. Toxine sécrétée par le staphylocoque.

STARGARDT (maladie ou **syndrome de)** (S. Karl, all., 1909) [angl. ***Stargardt's disease***]. Affection congénitale et héréditaire, se manifestant dans l'enfance ou l'adolescence par une baisse de la vision qui aboutira à une cécité presque totale. La rétine présente d'abord dans sa région maculaire une pigmentation irrégulière, puis des taches jaune foncé ; elle prend enfin, de façon diffuse, un aspect pigmenté, terne et atrophique. V. *Behr (maladie de)*, *Best (maladie de)* et *fundus flavimaculatus.*

STARK-KAESER (syndrome de) (Stark P., 1958 ; Kaeser H., 1965) [angl. ***Stark-Kaeser syndrome***]. Forme scapulo-fibulaire d'amyotrophie spinale progressive à transmission autosomique dominante.

STARLING (loi de) (S. Ernest, brit., 1914) [angl. ***Starling's law***]. Syn. *loi de Frank-Starling, loi du cœur.* Lorsque la pression et l'afflux de sang augmentent de façon excessive dans les ventricules cardiaques, ceux-ci se dilatent et l'élongation des fibres myocardiques déclenche une force contractile accrue nécessaire pour chasser dans l'aorte la totalité du sang reçu. Cette loi exprime la relation entre la dilatation du cœur et sa force de contraction.

STARR-EDWARDS (valve de) (S. Albert, amér., né en 1926) [angl. ***Starr-Edwards prosthesis***]. V. *valvulaires cardiaques (prothèses).*

STASE, *s. f.* (gr. *stasis*, arrêt) [angl. ***stasis***]. Arrêt ou ralentissement considérable de la circulation ou de l'écoulement d'un liquide de l'organisme *(s. sanguine, s. laiteuse*, etc.*)*. — ***s. intestinale chronique*** (Arbuthnot Lane, 1904). V. *Arbuthnot Lane (maladie d').*

STASO-BASOPHOBIE, *s. f.* (Debove) (gr. *stasis*, station ; *basis*, marche ; *phobos*, crainte) [angl. ***stasobasiphobia***]. Impossibilité de se tenir debout et de marcher, due à la peur de tomber. Cette affection diffère de l'astasie-abasie de Charcot par l'existence de la crainte angoissante (phobie), tandis que l'astasie-abasie est due à un oubli (amnésie) des mouvements de la marche.

STATINE, *s. f.* [angl. ***statin***]. Terme générique désignant tout médicament inhibant une enzyme, l'*HMC CoA réductase* et utilisé comme hypocholestérolémiant. P. ex. : *pravastatine, simvastatine.* — V. *fibrate.*

STATION ASSISE PROLONGÉE (syndrome de la). V. *classe économique (syndrome de la).*

STATION THERMALE [angl. ***spa***]. Localité pourvue d'un établissement destiné à l'usage thérapeutique des eaux médicinales.

STATIQUE (crise). V. *akinétique (crise).*

STATIQUE (sens) [angl. ***static sense***]. Ensemble des sensations fournies par les canaux semi-circulaires et le vestibule du labyrinthe. Les premiers nous renseignent sur l'orientation de notre tête dans l'espace, le second nous fait percevoir les mouvements de translation.

STATOCONIE, *s. f.* (gr. *statos*, stationnaire ; *konia*, sable, poussière) [TA et angl. ***statoconium***, *pl.* ***statoconia***]. V. *otolithe.*

STATOKINÉSIGRAPHIE, *s. f.* (lat. *status*, état ; gr. *kinésis*, mouvement ; *graphein*, écrire). V. *posturographie.*

STATUROPONDÉRAL, ALE, *adj.* Qui concerne la taille et le poids. P. ex. : *retard staturopondéral.*

STATUS, *s. m.* (en lat. état) [angl. ***status***]. Terme désuet désignant un état, une prédisposition.

STAUFFER (syndrome de) (S. Maurice, amér., 1961). Hépatomégalie avec perturbations réversibles du fonctionnement du foie apparaissant au cours de l'évolution d'un cancer primitif du rein à cellules claires (néphrocarcinome). C'est une variété de syndrome paranéoplasique (v. ce terme).

STEARNS (S. Genevieve, amér., 1941). V. *Boyd et Stearns (syndrome de).*

STÉAROLÉ, *s. m.* (gr. *stéar*, graisse). Pommade.

STÉARRHÉE, *s. f.* (gr. *stéar*, graisse ; *rhein*, couler) [angl. ***stearrhoea***]. Syn. *stéatorrhée.* Surabondance considérable de matières grasses excrétées avec les fèces ; symptôme fréquent dans les lésions du pancréas, surtout quand elles sont associées à des lésions du foie. — Ce mot est employé aussi comme synonyme de *séborrhée.*

STÉATOCIRRHOSE CARENTIELLE DE SEVRAGE (Monnerot-Dumaine, 1953). V. *kwashiorkor.*

STÉATOCYSTOMES MULTIPLES (Pringle, 1899) (gr. *stéar*, graisse ; *kustis*, vessie) [angl. ***steatocystoma multiplex***]. Syn. *sébocystomatose* (Günther, 1917), *maladie polykystique épidermique héréditaire* (Sézary et Lévy-Coblentz, 1931), *nævus kystiques pilosébacés disséminés* (Lisi, 1932). Maladie de peau caractérisée par la présence, sur le thorax, le cou et le front de multiples kystes intra- ou sous-cutanés à contenu graisseux, de dimensions variant d'un grain de mil à un pois.

STÉATOLYSE, *s. f.* (gr. *stéar, atos*, graisse ; *luein*, dissoudre) [angl. ***steatolysis***]. Dissolution et digestion des substances grasses.

STÉATOLYTIQUE, *adj.* [angl. ***steatolytic***]. Se dit d'une substance qui dissout les matières grasses.

STÉATOME, *s. m.* (gr. *stéar*, graisse) [angl. ***steatoma***]. Nom donné autrefois aux lipomes de consistance dure et aux kystes sébacés.

STÉATOMÉRIE, *s. f.* (gr. *stéar*, graisse ; *méros*, partie) [angl. ***steatomery***]. Dépôt graisseux considérable limité à la face externe des cuisses ou des hanches *(stéatotrochantérie)* que l'on constate parfois chez les jeunes femmes dans certains pays ; il donne l'aspect dit « en culotte de cheval ». Cette augmentation des masses adipeuses sous-cutanées associée à l'aspect capitonné ou gaufré de la peau est nommée à tort *cellulite* dans le langage courant. V. *cutanéo-lipectomie.*

STÉATONÉCROSE, *s. f.* (Hallion, 1903) (gr. *stéar*, graisse ; *nékros*, mort) [angl. ***steatonecrosis***]. Syn. *cytostéatonécrose, granulome lipophagique.* Nécrose du tissu adipeux. — La *s.* frappe surtout la graisse contenue dans l'épiploon et le mésentère au cours des pancréatites aiguës hémorragiques (v. ce terme). Elle se présente sous la forme de petites taches blanchâtres *(taches de bougie)* dues à la saponification, par les enzymes pancréatiques, des graisses des cellules adipeuses.

STÉATOPYGIE, *s. f.* (gr. *stéar*, graisse ; *pugê*, fesse) [angl. ***steatopygia***]. Hypertrophie graisseuse des fesses (Vénus hottentote).

STÉATORRHÉE, *s. f.* V. *stéarrhée.*

STÉATORRHÉE IDIOPATHIQUE [angl. ***idiopathic steatorrhoea***]. Terme sous lequel Thaysen (1932) réunit la sprue tropicale, la maladie de Gee et la sprue nostras, ces 3 maladies ayant en commun la diarrhée graisseuse, la dénutrition par trouble des métabolismes protéique (hypoprotidémie et œdèmes), lipidique et calcique (hypocalcémie avec tétanie, ostéoporose et ostéomalacie), l'anémie et l'absence de toute lésion viscérale importante capable d'expliquer ces troubles.

STÉATOSE, *s. f.* (gr. *stéar*, graisse) [angl. ***steatosis***]. Lésion consistant dans l'envahissement des éléments anatomiques d'un tissu par des graisses neutres (triglycérides : esters d'acides gras et de glycérol). Si le protoplasma n'est pas détruit mais simplement refoulé, il y a infiltration ; si la graisse résulte de la transformation du protoplasma cellulaire, il y a dégénérescence. V. *NASH.*

STÉATOSE HÉPATIQUE AIGUË GRAVIDIQUE. V. *Sheehan (syndromes de) 2°.*

STÉATOSE HÉPATIQUE MASSIVE DES NOURRISSONS (Debré et Semelaigne, 1930). V. *hépatomégalie polycorique.*

STÉATOSE PULMONAIRE (Debré, 1935) [angl. ***lipoid pneumonia***]. Syn. *pneumonie graisseuse, huileuse* ou *lipoïdique.* Affection rare et peu connue, observée surtout chez les jeunes enfants, n'ayant que peu de signes cliniques (toux quinteuse, expectoration banale, plus tard dyspnée et cyanose) et décelée parfois seulement par l'examen radiologique, qui montre des nodules opaques disséminés dans les poumons. On a incriminé les instillations dans le rhinopharynx d'huiles médicamenteuses.

STÉATOSE SPONGIOCYTAIRE AIGUË DU FOIE. V. *Sheehan (syndrome de) 2°.*

STÉATO-TROCHANTÉRIE, *s. f.* [angl. ***steatotrochanteria***]. Stéatomérie localisée au niveau des hanches.

STEELE, RICHARDSON ET OLSZEWSKI (maladie ou **syndrome de)** (S. John, canadien, 1964) [angl. ***Steele-Richardson-Olszewski syndrome***]. Syn. *ophtalmoplégie* ou *paralysie supranucléaire progressive.* Affection dégénérative du cerveau que certains auteurs classent parmi les maladies dites à virus lents (v. ce terme), atteignant l'homme entre 50 et 70 ans. Elle est caractérisée *cliniquement* par une paralysie des mouvements du globe oculaire touchant électivement ceux de verticalité, par une hypertonie musculaire fixant en hyperextension le tronc et la nuque et par une acinésie faciale avec immobilité du visage. L'*évolution* se poursuit inexorablement en quelques années vers un syndrome pseudo-bulbaire avec affaiblissement intellectuel. Il existe *anatomiquement* une raréfaction des neurones au niveau des noyaux des nerfs crâniens, de la partie interne du globus pallidus, du corps de Luys, du mésencéphale, du locus niger, de la calotte protubérantielle et du noyau dentelé du cervelet.

STEELL (souffle de Graham) (S. Graham, brit., 1888) [angl. ***Graham Steell's murmur***]. V. *Graham Steell (souffle de).*

STEIN-LEVENTHAL (syndrome de) (S. Irving, amér., 1935) [angl. ***Stein-Leventhal syndrome***]. Syn. *maladie ou syndrome des ovaires polykystiques.* Syndrome observé chez la femme jeune, caractérisé *cliniquement* par l'association d'obésité, d'hirsutisme, de stérilité et d'aménorrhée et *anatomiquement* par l'augmentation de volume des ovaires qui sont nacrés, fibreux et kystiques. Attribué à une hyperandrogénie d'origine ovarienne, son traitement comprend principalement des anti-androgènes.

STEINBRINCK (S. W., all.). V. *Chediak-Steinbrinck-Higashi (maladie de).*

STEINERT (maladie de) (S. Hans, all., 1909). V. *myotonie atrophique.*

STELLECTOMIE, *s. f.* (lat. *stella*, étoile ; gr. *ektomê*, ablation) [angl. ***stellectomy***]. Ablation du ganglion étoilé (fusion du ganglion cervical inférieur et du premier ganglion thoracique de la chaîne sympathique).

STELLWAG (signe de) (S. Carl von, autr., 1869) [angl. ***Stellwag's sign***]. Allongement de la fente palpébrale avec occlusion incomplète des yeux quand le malade croit les avoir fermés (goitre exophtalmique).

STÉNOCARDIE, *s. f.* (gr. *sténos*, étroit ; *kardia*, cœur) [angl. ***stenocardia***]. Synonyme d'*angine de poitrine,* à cause de la sensation de constriction éprouvée au cœur par les malades.

STÉNOCÉPHALIE, *s. f.* (gr. *sténos*, étroit ; *képhalê*, tête) [angl. ***stenocephalia***] (anthropologie). Étroitesse du crâne.

STÉNOCHORDE, *s. f.* (Ritgen) (gr. *sténos*, étroit ; *khordê*, corde). — 1° ***s. antérieure.*** Ligne oblique allant de l'épine sciatique au sous-pubis. — 2° ***s. postérieure.*** Ligne oblique allant de l'épine sciatique au fond de la grande échancrure sciatique. — Ces deux lignes, que l'on peut mesurer avec les doigts, permettent, d'après Ritgen, de calculer l'amplitude et le degré d'asymétrie du bassin.

STÉNON (canal de) (S. Niels, danois, 1638-1686) (TA *ductus parotideus*) [angl. ***parotid duct***]. Synonyme de *conduit parotidien.*

STÉNOPÉIQUES (lunettes). V. *panoptiques (lunettes).*

STÉNOSE, *s. f.* (gr. *sténos*, étroit) [angl. ***stenosis***]. V. *rétrécissement.*

STÉNOSE AORTIQUE SUPRA-VALVULAIRE. V. *Williams et Beuren (syndrome de).*

STÉNOSE HYPERTROPHIQUE DU PYLORE [angl. ***hypertrophic pyloric stenosis***]. Syn. *sténose pylorique des nourrissons.* Hypertrophie considérable de la couche musculaire du pylore observée immédiatement ou peu après la naissance, entraînant, si l'on ne pratique pas la pylorotomie (v. ce terme), l'occlusion complète de l'orifice pylorique, la dénutrition rapide et la mort.

STÉNOSE IDIOPATHIQUE DE LA CHAMBRE DE CHASSE DU VENTRICULE GAUCHE. V. *myocardiopathie.*

STÉNOSE DE L'INFUNDIBULUM PULMONAIRE ou **STÉNOSE ISOLÉE DE L'INFUNDIBULUM PULMONAIRE.** V. *Lafitte-Barié (syndrome de).*

STÉNOSE MUSCULAIRE DU VENTRICULE GAUCHE (P. Soulié, 1958). V. *myocardiopathie.*

STÉNOSE PYLORIQUE DES NOURRISSONS. V. *sténose hypertrophique du pylore.*

STÉNOSE TUBULAIRE DIAPHYSAIRE DES OS LONGS. V. *Kenny-Coffey (syndrome de).*

STÉNOTHORAX, *s. m.* (gr. *sténos*, étroit ; *thôrax*, poitrine) [angl. ***stenothorax***]. Étroitesse de la poitrine.

STENOTROPHOMONAS MALTOPHILIA [angl. ***Stenotrophomonas maltophilia***]. Espèce bactérienne de la famille des Pseudomonacées responsable d'infections opportunistes.

STENT, *s. m.* (d'après Charles Stent, dentiste angl. mort en 1901). Anglicisme pour endoprothèse (v. ce terme), ressort ou tuteur intravasculaire ou intracanaliculaire. — (cardiologie). Fin cylindre de métal tressé mis en place et appliqué par expansion contre la paroi coronaire au cours d'un cathétérisme artériel.

STENTLESS, *adj.* Terme anglais signifiant : « dépourvu d'armature ». S'applique à certaines prothèses valvulaires aortiques. V. *valvulaires cardiaques (prothèses).*

STÉPHANOCYTE, *s. m.* (gr. *stéphanos*, couronne ; *kutos*, cellule) [angl. ***stephanocyte***]. Cellule disposée en rosette que l'on observe dans le rétinocytome (v. ce terme).

STEPPAGE, *s. m.* (Charcot) (angl. *step*, marche) [angl. ***steppage gait***]. Démarche particulière des malades atteints de paralysie des extenseurs des orteils, du tibial antérieur et des fibulaires (névrite alcoolique, etc.). Ne pouvant fléchir le pied sur la jambe, ces malades sont obligés, à chaque pas, de relever fortement la jambe par une flexion de la cuisse sur le bassin pour ne pas heurter contre le sol la pointe du pied, qui est constamment abaissée (analogie avec le trot de certains chevaux dits *steppeurs*).

STEP-TEST, *s. m.* (angl. *step*, marche). V. *marchepied (épreuve du).*

STÉRADIAN, *s. m.* [angl. ***steradian***]. « Angle solide ayant pour sommet le centre d'une sphère de 1 m de rayon et pour base une surface de 1 m^2 découpée sur cette sphère » (A. Strohl et A. Djourno).

STERCOBILINE, *s. f.* (lat. *stercus*, excrément ; bile) [angl. ***stercobilin***]. Pigment provenant de la dégradation de la bilirubine glycuro-conjuguée au cours de la digestion intestinale.

STERCOBILINOGÈNE, *s. m.* (lat. *stercus*, excrément ; bile ; gr. *génnan*, engendrer) [angl. ***stercobilinogen***]. Pigment provenant de la dégradation de la bilirubine au cours de la digestion intestinale. C'est le stade précurseur de la stercobiline.

STERCOLITHE, *s. m.* (lat. *stercus*, excrément ; gr. *lithos*, pierre) [angl. ***stercolith***]. V. *coprolithe.*

STERCORAIRE ou **STERCORAL, ALE**, *adj.* (lat. *stercus*, excrément) [angl. ***stercoral***]. Qui concerne les excréments.

STERCORÉMIE, *s. f.* (lat. *stercus*, excrément ; gr. *haïma*, sang) [angl. ***copraemia***]. Accidents toxiques qui seraient provoqués par la résorption des matières retenues dans l'intestin dans les constipations opiniâtres, l'occlusion intestinale et la hernie étranglée.

STÉRÉO-AGNOSIE, *s. f.* (gr. *stéréos*, solide ; *a-* priv. ; *gignôskô*, je reconnais) [angl. ***stereo-agnosia***]. Syn. *astéréognosie.* Perte du sens stéréognostique que l'on observe parfois dans l'hémiplégie. La *s.* survient surtout lors des lésions du lobe pariétal. V. *pariétal (syndrome).*

STÉRÉOCAMPIMÈTRE, *s. m.* (gr. *stéréos*, à trois dimensions ; lat. *campus*, champ ; gr. *métron*, mesure) [angl. ***stereocampimeter***]. Appareil d'optique destiné à mesurer un scotome central unilatéral.

STÉRÉOCARDIOGRAMME, *s. m.* (gr. *stéréos*, solide, cubique) [angl. ***spatial vectorcardiogram***]. Vectocardiogramme développé dans les trois dimensions de l'espace.

STÉRÉOCIL, *s. m.* (gr. *stéréos*, en relief ; lat. *cilium*, bord de la paupière) [angl. ***stereocilium***]. Longue villosité immobile issue d'une cellule épithéliale (p. ex. : de l'épididyme ou de l'oreille interne). V. *otolithe* et *macule.*

STÉRÉODÉVIATION, *s. f.* V. *Hertwig-Magendie (phénomène de).*

STÉRÉOGNOSIE, *s. f.* (gr. *stéréos*, en relief ; *gignôskô*, je reconnais) [angl. ***stereognosis***]. Reconnaissance de la forme et du volume des objets.

STÉRÉOGNOSTIQUE (sens ou **perception)** (Hoffmann, 1885) [angl. ***stereognostic sense***]. Faculté de reconnaître par le tact la forme des objets, ainsi que les autres propriétés physiques, telles que consistance, température, poids, etc. Ce n'est pas un sens, mais une association de divers modes de sensibilité élémentaire, provenant de la sensibilité superficielle et de la sensibilité profonde.

STÉRÉO-ISOMÈRE, *s. m.* (gr. *stéréos*, en relief ; *méros*, partie) [angl. ***stereoisomer***]. V. *isomérie.*

STÉRÉORADIOGRAPHIE, *s. f.* [angl. ***stereoradiography***]. Application de la vision binoculaire à l'examen radiographique. — Examen, à l'aide d'un stéréoscope, de deux radiographies prises simultanément.

STÉRÉOSPÉCIFICITÉ, *s. f.* [angl. ***stereospecificity***]. Syn. *spécificité isomérique.* Affinité chimique sélective pour l'un des isomères d'un corps : isomères optiques ou isomères géométriques dus à des positions différentes d'un groupement fonctionnel par rapport à un atome de carbone.

STÉRÉOTAXIE, *s. f.* (gr. *stéréos*, à trois dimensions ; *taxis*, disposition) [angl. ***stereotaxia***]. Méthode créée en neurophysiologie par Horsley et Clarke (1910) et utilisée plus récemment chez l'homme (Spiegel ; Talairach ; Leksell ; 1947-49). Elle consiste à atteindre une région profonde du cerveau, préalablement définie par ses coordonnées dans les 3 plans de l'espace, avec une électrode qui pénètre dans le crâne par un simple orifice de trépanation et qui est guidée par un appareil spécial d'après les données du repérage préalable.

STÉRÉOTAXIQUE, *adj.* [angl. ***stereotactic***]. Qui utilise un repérage précis dans les trois plans de l'espace. — *chirurgie s. ; technique s.*

STÉRÉOTYPÉ, PÉE, *adj.* [angl. ***stereotyped***]. Se dit des actes ou gestes habituels répétés involontairement, mais qui ne présentent pas le caractère convulsif des tics (ronger ses ongles, se frotter les mains, etc.).

STÉRÉOTYPIE, *s. f.* [angl. ***stereotypy***]. Exagération de l'automatisme au cours de certaines maladies du système nerveux. Elle consiste dans la répétition continuelle des mêmes gestes (*s.* motrice ou échopraxie), des mêmes tics, des mêmes mots (*s.* verbale ou écholalie).

STÉRILET, *s. m.* [angl. ***intrauterine contraceptive device***]. Syn. *dispositif intra-utérin.* Corps étranger placé dans l'utérus dans un but contraceptif. Il comporte habituellement une partie en matière plastique et une partie en cuivre. V. *contraceptif.*

STÉRILISATION, *s. f.* [angl. ***sterilization***]. — 1° Destruction des germes qui existent à la surface ou dans l'épaisseur d'un objet quelconque (instrument, pansement, vêtement, etc.), par des moyens physiques (chaleur sèche ou humide, irradiation, v. *pasteurisation* et *tyndallisation*) ou chimiques (antiseptiques). — 2° Opération ayant pour but de priver un être vivant de la possibilité de se reproduire.

STÉRILITÉ, *s. f.* (du lat. *sterilitas*) [angl. ***sterility***]. Impossibilité pour un homme ou pour une femme de procréer par suite d'un trouble fonctionnel ou d'une lésion organique de l'appareil génital. V. *infertilité.*

STERLING (phénomènes ou **réflexes de)** (S. W., XXe siècle) [angl. ***Sterling's reflex***]. — 1° Flexion des quatre derniers doigts et adduction du pouce provoquées par la percussion de la face palmaire des phalangettes, en cas d'atteinte du faisceau pyramidal. C'est, à la main, l'équivalent du réflexe de Rossolimo. — 2° Variété de syncinésie : le bras du côté paralysé et contracturé se déplace involontairement en abduction ou en adduction lorsque l'on s'oppose au mouvement correspondant du côté sain.

STERNALGIE, *s. f.* (Baumès) (gr. *sternon*, sternum ; *algos*, douleur) [angl. ***sternalgia***]. Synonyme ancien d'*angine de poitrine* par suite de la localisation de la douleur en arrière du sternum.

STERNBERG (S. Karl von, autr., 1872-1935). V. *McCune-Albright-Sternberg (syndrome de).*

STERNBERG (cellule de) [angl. ***Sternberg's giant cell***]. Syn. *cellule de Reed-Sternberg.* Cellule de grande taille (25 à 50 µm), à noyaux multiples et volumineux, souvent en mitose, contenue dans les ganglions hypertrophiés des sujets atteints de maladie de Hodgkin et considérée comme caractéristique de cette maladie.

STERNBERG (maladie de) (1898). V. *Hodgkin (maladie de).*

STERNBERG (pseudo-tabès acromégalique de). V. *Oppenheim (pseudo-tabès hypophysaire d').*

STERNOCHONDROPLASTIE, *s. f.* (gr. *sternon,* sternum ; *khondros,* cartilage ; *plassein,* former) [angl. ***sternochondroplasty***]. Intervention chirurgicale destinée à corriger les formes importantes de *thorax en entonnoir.* Elle consiste à relever ou bien à retourner le plastron sternocostal.

STERNO-CLÉIDO-MASTOÏDIEN (muscle) (gr. *kleidion,* clavicule, petite clef) (TA *musculus sternocleidomastoideus*) [angl. ***sternocleidomastoid muscle***]. Muscle puissant de la région antérolatérale du cou, tendu du sternum et de la clavicule au processus mastoïde de l'os temporal. Innervé par le nerf accessoire, il fléchit la tête du côté opposé, l'incline du même côté et la fait tourner • 👁 **muscle** •.

STERNODORSAL (diamètre) [angl. ***sternodorsal diameter***] (obstétrique). Diamètre antéro-postérieur du fœtus allant du sternum au rachis.

STERNOGRAMME, *s. m.* Myélogramme obtenu par ponction du sternum.

STERNOPAGE, *s. m.* (gr. *sternon,* sternum ; *pageis,* uni) [angl. ***sternopagus***]. Monstre double monomphalien formé de deux corps unis face à face depuis l'ombilic jusqu'à la poignée du sternum.

STERNOTOMIE, *s. f.* (gr. *sternon,* sternum ; *temnein,* couper) [angl. ***sternotomy***]. Section chirurgicale du sternum.

STERNUM, *s. m.* (gr. *sternon,* sternum) [TA et angl. ***sternum***]. Os plat vertical et médian situé à la face antérieure de la paroi thoracique, articulé avec les cartilages costaux. Il comporte 3 pièces ; de haut en bas le manubrium, le corps et l'appendice ou processus xiphoïde.

STERNUTATION, *s. f.* (lat. *sternutare,* éternuer souvent) [angl. ***sternutation***]. Éternuements répétés.

STERNUTATOIRE, *adj.* et *s. m.* [angl. ***sternutatory***]. Se dit des substances qui provoquent l'éternuement.

STÉROÏDES (hormones) [angl. ***steroid hormones***]. Groupes d'hormones (génitales et corticosurrénales) dont la formule chimique dérive du squelette tétracyclique qui caractérise les stérols et qui sont formées à partir du cholestérol. — *3 α-stéroïdes.* V. *G.B.S. 11 ou 13.*

STÉROÏDOGENÈSE, *s. f.* [angl. ***steroidogenesis***]. Formation de stéroïdes, essentiellement des hormones corticosurrénales ou génitales.

STÉROL, *s. m.* (gr. *stéréos,* solide) [angl. ***sterol***]. Alcool polycyclique complexe de poids moléculaire élevé. L'importance biologique des *s.* est considérable, car le noyau pentano-phénantrénique qui le caractérise existe dans le cholestérol et ses dérivés, les acides choliques, l'ergostérol, les hormones génitales et corticosurrénales.

STERTOR, *s. m.* ou **STERTOREUSE (respiration)** (lat. *stertere,* ronfler) [angl. ***stertor***]. Respiration bruyante s'accompagnant de ronflement.

STÉTHACOUSTIQUE, *adj.* (gr. *stêthos,* poitrine ; *akouô,* j'entends) [angl. ***stethacoustic***]. Se dit des signes fournis par l'auscultation de la poitrine. — *s. f.* Auscultation de la poitrine.

STÉTHOSCOPE, *s. m.* (Laennec) (gr. *sthêthos,* poitrine ; *skopein,* examiner) [angl. ***shetoscope***]. Instrument permettant l'auscultation médiate. L'appareil inventé par Laennec en 1819 était un cylindre de bois ou de métal, plein ou creux, destiné à transmettre à l'oreille du médecin les sons qui se produisent dans la partie du corps sur laquelle on l'applique. — Le ***s. bi-auriculaire,*** employé actuellement, est constitué d'un petit entonnoir ou d'une capsule fermée par une membrane, que l'on applique sur la région à examiner et qui est reliée par un tube flexible en Y à deux embouts permettant d'ausculter simultanément avec les deux oreilles. — Le ***s. d'accoucheur*** est un tube en forme de cornet que le médecin interpose entre l'abdomen gravide et son oreille pour entendre le cœur du fœtus. V. *auscultation.*

STEVENS-JOHNSON (syndrome de) (S. Albert, amér., 1922). V. *ectodermose érosive pluri-orificielle.*

STEWART (S. Douglas, amér., 1928). V. *Morgagni-Stewart-Greeg-Morel (syndrome de).*

STEWART-BLUEFARB (syndrome de) (S. W., 1967) [angl. ***Stewart-Bluefarb syndrome***]. Malformation vasculaire des extrémités proche de la sarcomatose multiple hémorragique de Kaposi (v. ce terme), survenant chez des sujets porteurs de fistule ou d'anévrisme artério-veineux.

STEWART ET HAMILTON (méthode de). V. *dilution (courbe de).*

STEWART-HOLMES (épreuve de) [angl. ***Stewart-Holmes phenomenon***]. Épreuve destinée à mettre en évidence l'incoordination cérébelleuse : lorsqu'on cesse brusquement de s'opposer à la flexion de l'avant-bras du malade, le mouvement de flexion s'effectue avec une amplitude exagérée, du fait du retard de la contraction des antagonistes.

STEWART-MOREL (syndrome de). V. *Morgagni (syndrome de).*

STEWART ET TREVES (syndrome de) (S. Fred, amér., 1948) [angl. ***Stewart-Treves syndrome***]. Syndrome rare caractérisé, après amputation d'un sein cancéreux, par le développement tardif d'une tumeur sur le bras œdématié du côté opéré. C'est un angiosarcome cutané primitif et non une métastase du carcinome mammaire.

STH. Somatotrophine. V. *somatotrope (hormone).*

STHÉNIQUE, *adj.* (gr. *sthénos,* force) [angl. ***sthenic***]. Qui s'accompagne d'énergie, de tonus, de force ou qui s'y rapporte.

STIBIO-INTOLÉRANCE, *s. f.* (lat. *stibium,* antimoine) [angl. ***antimony intolerance***]. Intolérance à l'antimoine.

STICKLER (syndrome de) (S. Gunnar, amér., 1965). V. *arthro-ophtalmopathie héréditaire progressive.*

STIEDA (maladie de) (S. Alfred, all., 1908). V. *Pellegrini-Stieda (maladie de).*

STIERLIN (image de) (S. Eduard, suisse, 1878-1919) [angl. ***Stierlin's sign***]. Image radiologique obtenue par lavement baryté dans la tuberculose iléo-cæcale. Elle est caractérisée par un défaut de remplissage du cæcum, dans lequel la bouillie opaque ne laisse qu'une mince traînée effilée, contrastant avec la réplétion normale du côlon ascendant et avec celle de l'iléon, si la valvule de Bauhin est insuffisante.

STIGMATE, *s. m.* (gr. *stizô,* je pique, je marque) [angl. ***stigma***]. — 1° Orifice microscopique que les cellules migratrices produisent en perforant les cellules endothéliales, lorsqu'elles sortent d'un capillaire par diapédèse. — 2° Marque laissée par une plaie cicatrisée. P. ex. : *s. de la variole.* — 3° Signes permanents mais difficiles à déceler qui permettent de diagnostiquer certaines affections telles que la *syphilis occulte* (leucoplasie, abolition des réflexes). — 4° Marques cutanées disposées, sur le corps de certains mystiques, comme les blessures du Christ.

STILB, *s. m.* V. *brillance.*

STILBŒSTROL, *s. m.* (Dodds, Goldberg, Lawson et Robinson, 1938) [angl. ***stilboestrol***]. Substance œstrogène obtenue par synthèse.

STILL (maladie de) (S. Sir George, brit., 1896). V. *polyarthrite chronique de l'enfant.*

STILL (souffle de) [angl. ***Still's murmur***]. Souffle méso- ou proto- et mésosystolique vibratoire anorganique, perçu chez l'enfant le long de la partie inférieure du bord gauche du sternum.

STILLER (signe de) (S. Berthold, hongrois, 1837-1922) [angl. ***Stiller's sign***]. Mobilité anormale de la dixième côte, se rencontrant chez les sujets atteints de ptose viscérale et particulièrement de rein mobile ou de dilatation atonique de l'estomac.

STILLING-TÜRK-DUANE (syndrome de) (S. Jakob, all., 1887). V. *Türk-Stilling-Duane (syndrome de).*

STIMULATEUR, *s. m.* [angl. ***pacemaker***]. Dispositif délivrant des stimulus. Terme généralement employé dans le sens de stimulateur électrique. V. *stimulus, stimulateur cardiaque* et *stimulateur neurologique.*

STIMULATEUR CARDIAQUE [angl. ***cardiac pacemaker***]. Syn. *cardiostimulateur, pacemaker.* Appareil capable d'envoyer, au myocarde ventriculaire, des impulsions électriques rythmées pour déclencher ses contractions. Il peut être externe (en utilisation temporaire, dans les unités de soins intensifs) ou plus souvent incorporé, implanté dans l'organisme pour un usage définitif. Il se compose d'un boîtier contenant le dispositif électronique et la source d'énergie (piles au lithium qui ont supplanté celles au mercure ou au plutonium) relié à des sondes-électrodes fixées au cœur. Certains types de *s.* envoient leurs impulsions de façon permanente (s. *asynchrones,* les plus anciennement utilisés : Chardack ; Senning, 1959) ; d'autres déclenchent la stimulation ventriculaire seulement lorsqu'ils détectent des systoles atriales bloquées *(s. synchrones)* ; d'autres surveillent le rythme ventriculaire du malade : une pause de ce rythme provoque le fonctionnement de l'appareil (*s. à la demande, s. relai, s. sentinelle,* les plus utilisés actuellement). Avec d'autres types de *s.* (*s. réglables* ou *programmables,* 1970) il est possible de modifier la fréquence et le seuil de la stimulation et la sensibilité du détecteur qui repère l'onde du ventriculogramme spontané ; enfin il existe des *s.* qui entraînent oreillettes (ou atriums) puis ventricules et rétablissent artificiellement une séquence atrio-ventriculaire « normale » (*s. double chambre, bifocal* ou *séquentiel* : Berkovits, 1968) ; quant aux *s. physiologiques,* ils détectent l'onde atriale puis déclenchent le ventricule, permettant au cœur d'adapter sa cadence à l'effort par exemple (stimulateur double chambre) ou bien obtiennent ce résultat par *asservissement* à divers stimulus (capteur piézoélectrique, fréquence respiratoire) rendant inutile une sonde ou électrode atriale. Les appareils les plus perfectionnés possèdent une *fonction de mémoire* à but diagnostique et statistique. Signalons parmi les tendances les plus récentes le rétablissement du *synchronisme ventriculaire* dont la perte peut être responsable d'insuffisances cardiaques rebelles aux traitements habituels et la possibilité d'*augmenter la longévité* de certains *s.* par l'utilisation de systèmes automatiques d'adaptation au seuil de stimulation du patient. Quant aux *s. antitachycardiques,* ils agissent en délivrant, à la demande ou automatiquement, des rafales d'impulsions. V. *stimulateurs cardiaques (code international des), blanking, défibrillateur* et *écoute croisée.*

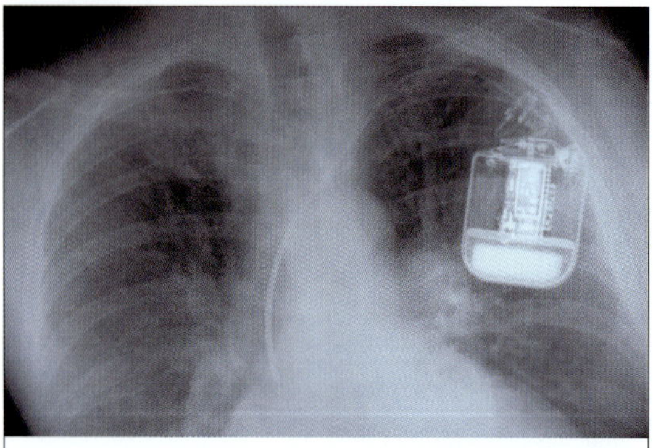

Stimulateur cardiaque (radiographie thoracique de face)

STIMULATEUR CARDIAQUE (bruit de) [angl. ***pacemaker sound***]. Claquement perçu parfois à l'auscultation du cœur de sujets électro-entraînés, précédant le premier bruit et attribué à une stimulation du diaphragme ou des muscles de la paroi thoracique. Il peut s'accompagner d'une impulsion palpable.

STIMULATEUR CARDIAQUE (syndrome du) [angl. ***pacemaker syndrome***]. Effets indésirables créés par un stimulateur cardiaque. Il peut s'agir d'insuffisance cardiaque, d'hypotension ou d'angine de poitrine déclenchées par une stimulation ventriculaire de fréquence inadéquate, par une relation inappropriée entre les contractions atriales et ventriculaires, ou bien de tachycardie induite ou entretenue par une conduction rétrograde (« tachycardies réentrantes électroniques » ou « réentrées électroniques ») en cas de stimulation « double chambre » intéressant oreillette (atrium) et ventricule droits. V. *Chatterjee (syndrome de).*

STIMULATEUR NEUROLOGIQUE, *s. m.* [angl. ***spinal cord stimulator***]. Appareil délivrant divers types d'impulsions électriques à certains éléments du système nerveux. En pratique, ce terme a une signification restreinte et ne désigne pas les générateurs d'électrochocs, mais essentiellement les dispositifs externes destinés à stimuler la moelle épinière par voie transcutanée ou bien par électrode percutanée, épidurale, dans le but de traiter certaines douleurs rebelles des membres inférieurs. V. *électrodiagnostic, électro-acupuncture* et *électro-analgésie.*

STIMULATEURS CARDIAQUES (code international des) [angl. ***pacing code***]. ; Série de lettres désignant le type de l'appareil implanté. La 1re lettre précise la cavité cardiaque stimulée ; la 2e indique celle où est captée l'information (dans le cas de stimulateur synchrone ou sentinelle, tenant compte du rythme cardiaque spontané) ; la 3e renseigne, dans le cas de *st.* sentinelle, sur la manière dont le stimulateur répond à l'onde QRS de l'électrocardiogramme spontané. — A : (atrium) oreillette ; V : ventricule ; D : double (oreillette et ventricule pour les 1re et 2e lettres et, pour la 3e, à la fois inhibé et commandé) ; I : inhibé ; T (de l'angl. *Triggered*) : commandé (stimulateur inhibé ou déclenché par un QRS spontané) ; O (pour les 2 dernières lettres) : sans objet ; la 4e lettre, R, signifie fréquence asservie [*rate responsive* en angl.] à un capteur autre que le rythme sinusal : monochambre [*single chamber*] AAIR, VVIR, ou double chambre [*dual chamber*] DDDR. Autres exemples : VOO : stimulateur asynchrone : stimulation du ventricule sans tenir compte du rythme cardiaque spontané ; VVI : stimulateur sentinelle : stimulation des ventricules, information captée dans le ventricule, appareil inhibé par le QRS de l'ECG spontané. VAT : stimulation ventriculaire déclenchée par l'atrium ; DVI : stimulation atrio-ventriculaire séquentielle inhibée par QRS ; DDD : stimulation séquentielle atrio-ventriculaire avec synchronisation de R sur P (détection atriale, inhibition par potentiel ventriculaire). — D'autres possibilités de programmation, plus rares, sont indiquées par la 4e lettre : P : dispositif réglable pour 1 ou 2 paramètres (fréquence et puissance) ; M : appareil multiprogrammable (plus de 2 paramètres), pouvant régler aussi sensibilité, mode de stimulation, etc. ; T ou C : télémétrie (communication en angl.) ; O : pas de programmation. — La *5e lettre* concerne les appareils *antitachycardiques* : O : aucune ; P : (*pacing*) antitachyarythmie ; S : choc ; D : double (P + S). — Un stimulateur cardiaque *universel* est un appareil DDD pouvant changer de mode de stimulation grâce à la programmation et pouvant être réglé en VVI, p. ex. en cas d'apparition de fibrillation atriale. V. *stimulateur cardiaque.*

STIMULATION, *s. f.* [angl. ***stimulation, pacing***]. Application d'un stimulus.

STIMULATION CARDIAQUE ORTHORYTHMIQUE (Zacouto, 1971) [angl. ***orthorhythmic pacing***]. Mode d'entraînement électrique du cœur par une sonde endocavitaire reliée à un stimulateur externe de type sentinelle à hystérésis variable (dont le délai de stimulation est calculé automatiquement en fonction du rythme instantané, c.-à-d. de la durée de la diastole ventriculaire précédente). Ce stimulateur délivre des impulsions couplées, ces couples étant isolés ou répétés, selon un programme fixé à l'avance. Cette méthode permet l'étude en laboratoire des divers mécanismes électrophysiologiques du cœur. Elle peut être utilisée pour traiter certaines crises de tachycardie et pour améliorer, dans des cas particuliers, l'efficacité cardiaque (hémodynamique assistée). V. *électrosystolie.*

STIMULATION OVARIENNE [angl. ***ovarian stimulation***]. Technique d'aide médicale à la procréation visant à obtenir la croissance d'un ou plusieurs follicules ovariques mûrs (v. ce terme). Elle utilise diverses substances stimulant la sécrétion de gonadotrophines endogènes ou bien des gonadotrophines exogènes. V. *hyperstimulation ovarienne (syndrome d').*

***STIMULATOR* (*long-acting thyroid*) (LATS)** (Adams et Purves, 1956) (angl.). Syn. moderne angl. *TSAb (thyroid stimulating antibody)* ou *anticorps stimulant la thyroïde.* Substance stimulant directement la sécrétion thyroïdienne, distincte de la thyréostimuline : par son action retardée et prolongée, par la plus grande longueur de sa demi-vie plasmatique, par ses propriétés chimiques et immunologiques (c'est une IgG : Kriss, 1964). On trouve cet anticorps dans le sérum sanguin de la grande majorité des sujets atteints de maladie de Basedow. V. *immunoglobulin (thyroid stimulating).* — Le *LATS-P* (P : *Protector*) est une Ig sérique présente chez la plupart des basedowiens et qui évite l'inactivation de la LATS par les cellules thyroïdiennes humaines.

STIMULINE, *s. f.* — 1° (Metchnikoff) [angl. ***stimulin***]. Substance existant dans les sérums spécifiques, douée d'une action excitante sur les globules blancs et favorisant ainsi la phagocytose. — 2° Syn. *hormones endocrinotropes, trophines* [angl. ***trophic*** ou ***tropic hormone***]. Nom générique d'un ensemble d'hormones sécrétées par le lobe antérieur de l'hypophyse et qui excitent l'activité des autres glandes endocrines ou de divers tissus : v. *somatotrope (hormone), prolactine, corticotrope (hormone), gonadostimuline, thyréotrope (hormone)* et *mélanotrope (hormone).*

STIMULODÉTECTION, *s. f.* [angl. ***stimulodetection***]. Étude des potentiels provoqués par une stimulation extérieure, permettant une étude dynamique des structures neuromusculaires.

STIMULON, *s. m.* (Chany, 1967) [angl. ***stimulon***]. Facteur favorisant la multiplication des virus. C'est une protéine antagoniste de l'interféron (v. ce terme) qui se manifeste lorsque deux virus infectent successivement la même cellule : son apparition, déclenchée par le premier virus, facilite la multiplication du second. Le *s.* est calqué sur les gènes du virus et non sur ceux de la cellule infectée ; contrairement à l'interféron, il n'est donc pas spécifique de l'espèce animale attaquée par le virus.

STIMULOVIGILANCE, *s. f.* Surveillance des défaillances des stimulateurs cardiaques (v. ce terme). Les informations sont centralisées à l'échelon national et international.

STIMULUS, *s. m.* (en lat. aiguillon) (*pl.* français : **stimulus**) [angl. ***stimulus,*** *pl.* stimuli]. Tout ce qui provoque l'excitation (v. ce terme). — 1° « Perturbation extérieure ébranlant la cellule » (L. Lapicque). — 2° Facteur physique ou chimique capable de déclencher un mécanisme nerveux, musculaire, humoral, etc. Il peut venir du dehors ou prendre naissance dans l'organisme lui-même.

ST-JUDE MEDICAL® (valve de) [angl. ***St Jude medical® prosthesis***]. Prothèse valvulaire cardiaque en carbone. V. *valvulaires cardiaques (prothèses).*

STOCKER (ligne de) (S. Frederick, suisse, 1893-1974).Dépôt cornéen linéaire et brunâtre de ferritine, situé en avant du bord d'un ptérygion (v. ce terme).

STOCKHOLM (syndrome de) (Ochberg, 1978) [angl. ***Stockholm syndrome***]. Comportement psychologique particulier observé chez des otages qui refusent de coopérer avec les représentants de la loi et sympathisent avec leurs ravisseurs (fait divers survenu dans la capitale suédoise en 1975).

STOCK-VACCIN, *s. m.* [angl. ***stock-vaccine***]. Vaccin préparé avec différentes souches d'un même microbe et conservé au laboratoire. S'oppose à *autovaccin.*

STŒCHIOMÉTRIE, *s. f.* (Bescherelle, 1846) (gr. *stoïkhéion*, élément) [angl. ***stœchiometry***]. — 1° Proportion théorique suivant laquelle doivent réagir les composants d'un mélange chimique (p. ex. $CH_4 + 2O_2$ Λ $CO_2 + 2\ H_2O$). — 2° Proportion idéale des constituants d'un composé chimique (p. ex. : la composition réelle du sulfure cuivrique s'écarte souvent de la stœchiométrie — Cu_2S — et tourne autour de $Cu_{1,9}S$).

STOKES (S. William, irlandais, 1804-1878).V. *Cheyne-Stokes (respiration de).*

STOKES-ADAMS (maladie de). V. *Adams-Stokes (maladie d').*

STOLOFF (S. E. amér., 1933). V. *Kugel-Stoloff (syndrome de).*

STOMACAL, ALE, *adj.* V. *gastrique.*

STOMACHIQUE, *adj.* [angl. ***stomachic***]. Qui favorise la digestion gastrique.

STOMATE, *s. m.* (gr. *stoma*, bouche) [angl. ***stoma,*** *pl.* stomata]. Orifice microscopique que les cellules migratrices produisent en écartant les cellules endothéliales, lorsqu'elles traversent le revêtement ou lorsqu'elles sortent d'un capillaire par diapédèse.

STOMATHÉRAPEUTE, *s. m.* ou *f.* Personne (infirmier, -ière) spécialisée dans les soins aux *stomisés*. V. ce terme.

STOMATITE, *s. f.* (gr. *stoma*, bouche) [angl. ***stomatitis***]. Nom générique des inflammations de la muqueuse buccale. — ***s. aphteuse.*** V. *aphteux.* — ***s. électrogalvanique.*** *S.* provoquée par la présence, dans la bouche, de pièces métalliques de potentiels électriques différents (généralement des prothèses dentaires bimétalliques) génératrices de courant continu. V. *galvanisme buccal.* — ***s. gangréneuse.*** V. *noma.* — ***s. mercurielle*** [angl. ***mercurial stomatitis***]. *S.* observée autrefois chez les malades soumis à un traitement mercuriel. Sa forme légère ou *s. d'alarme* (Fournier) se bornait à une salivation abondante, au gonflement des gencives et parfois au déchaussement d'une dent cariée ; sa forme grave ou *s. historique* (Fournier) s'accompagnait de la chute des dents, d'ulcérations profondes, gangréneuses, d'hémorragies et pouvait aboutir à la nécrose des maxillaires. — ***s. vésiculeuse.*** Maladie du bétail due à un rhabdovirus (v. ce terme), transmissible à l'homme chez qui elle détermine une affection d'allure grippale.

STOMATOCYTOSE, *s. f.* (gr. *stoma*, bouche ; *kutos*, cellule) [angl. ***stomatocytosis***]. Syn. *hydrocytose.* Hyperhydratation des hématies s'observant dans certaines anémies hémolytiques héréditaires. V. *xérocytose.*

STOMATODYNIE, *s. f.* (gr. *stoma, atos*, bouche ; *odunê*, douleur). Douleur de la cavité buccale. V. *glossodynie.*

STOMATOLALIE, *s. f.* (Raugé) (gr. *stoma*, bouche ; *lalein*, parler) [angl. ***stomatolalia***]. V. *rhinolalie fermée.*

STOMATOLOGIE, *s. f.* (gr. *stoma*, bouche ; *logos*, discours) [angl. ***stomatology***]. Spécialité médicale consacrée à l'étude de la bouche et de ses maladies.

STOMATORRAGIE, *s. f.* (gr. *stoma*, bouche ; *rhêgnumi*, je jaillis) [angl. ***stomatorrhagia***]. Hémorragie buccale.

STOMENCÉPHALE, *s. m.* (I. G. Saint-Hilaire) (gr. *stoma*, bouche ; *enképhalos*, encéphale, ou *képhalê*, tête) [angl. ***stomencephalus***]. Syn. *stomocéphale.* Monstre cyclocéphalien, caractérisé par la présence d'un œil unique sur la ligne médiane ou de deux yeux dans la même orbite et par l'arrêt de développement des mâchoires, la bouche présentant une saillie en forme de trompe.

STOMIE, (gr. *stôma*, bouche) [angl. ***stomy***]. — 1° Suffixe désignant une intervention chirurgicale de dérivation, qu'il s'agisse d'ouvrir à la peau un conduit naturel (iléostomie, colostomie, urétérostomie) ou d'anastomoser à l'intérieur du corps deux organes qui normalement ne communiquent pas directement ou dont il faut rétablir la communication (gastro-entérostomie). — 2° *s. f.* Employé seul, désigne essentiellement les interventions de dérivation externe.

STOMISÉ, ÉE, *adj.* (gr. *stoma*, bouche). Porteur d'une dérivation externe des urines ou des matières (urétérostomie, colostomie ou anus artificiel).

STOMITE, *s. f.* (gr. *stoma*, bouche). Inflammation de la muqueuse de l'estomac au niveau d'une bouche de gastro-entérostomie.

STOMOCÉPHALE, *s. m.* V. *stomencéphale.*

STOOKEY (S. Byron, amér., 1925). V. *Queckenstedt-Stookey (épreuve de).*

STOVIN (S. Peter, brit., 1959). V. *Hughes-Stovin (syndrome de).*

STPD (conditions ou **système)** (angl. *Standard Temperature Pressure Dry air*). Mode d'expression d'un volume gazeux dans lequel on considère que la température et la pression sont « standard » (0 °C et pression indiquée par le baromètre diminuée de 47 mmHg) et que l'air est sec.

STRABISME, *s. m.* (gr. *strabos*, qui louche) [angl. ***strabismus, heterotropia***]. Syn. *hétérotropie.* Défaut de convergence des deux axes visuels vers le point fixé, le sujet ne regardant qu'avec un seul œil, presque toujours le même. — Le *s.* est tantôt *divergent* (déviation en dehors ou exotropie), tantôt *convergent* (déviation en dedans ou esotropie), très rarement *sursumvergent* (déviation en haut ou hypertropie) ou *deorsumvergent* (déviation en bas). On distingue un *s.* non paralytique et un *s.* paralytique. V. *vergence.*

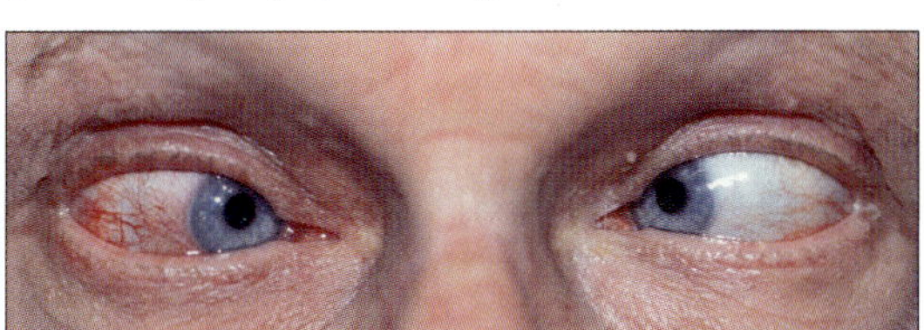

Strabisme convergent

STRABISME ALTERNANT ou **BILATÉRAL** [angl. ***alternating strabismus***]. Strabisme où chaque œil peut fixer l'objet à regarder.

STRABISME CONCOMITANT [angl. ***concomitant strabismus***]. Strabisme où la déviation des deux yeux reste constante, quelque soit la direction du regard.

STRABISME INCOMITANT [angl. ***incomitant strabismus***]. Strabisme où la déviation des deux yeux est plus ou moins importante selon la direction du regard.

STRABISME LATENT [angl. ***latent strabismus***]. Syn. *hétérophorie.* Strabisme mis seulement en évidence par des dispositifs capables d'isoler la perception visuelle de chaque œil.

STRABISME MONOCULAIRE [angl. ***monocular strabismus***]. Strabisme où l'œil dévié est toujours le même.

STRABISME ROTATOIRE. Syn. *cyclotropie.* Strabisme par rotation de l'œil sur son axe antéro-postérieur.

STRABOLOGIE, *s. f.* (gr. *strabos*, louche ; *logos*, discours) [angl. ***strabismology***]. Étude des anomalies de la vision binoculaire.

STRABOMÈTRE, *s. m.* (gr. *strabos*, louche ; *métron*, mesure) [angl. ***strabismometer***]. Instrument destiné à mesurer le degré de déviation dans le strabisme.

STRABOTOMIE, *s. f.* (gr. *strabos*, louche ; *tomê*, section) [angl. ***strabotomy***]. Déplacement de l'insertion scléroticale de l'un des muscles de l'œil pour remédier au strabisme.

STRACHAN-SCOTT (syndrome de) (S. William, brit., 1887) [angl. ***Strachan-Scott syndrome***]. Syn. *syndrome de Hawes-Pallister-Landor.* Syndrome décrit aux Indes, attribué à une carence en lactoflavine, associant polynévrite avec ataxie, atrophie optique et troubles digestifs.

STRAND, *s. m.* (terme anglais, *strand* : brin). Aspect filamenteux observé en échocardiographie transœsophagienne sur le versant atrial de certaines prothèses valvulaires mitrales et pouvant correspondre à de la fibrine.

STRANDBERG (S. James, norv., 1929). V. *Grönblad-Strandberg (syndrome de).*

STRANG (S. Leonard, brit., 1958). V. *Smith et Strang (maladie de).*

STRANGULATION, *s. f.* (lat. *strangulare,* étrangler) [angl. ***strangulation***]. Constriction du cou d'origine criminelle effectuée au moyen des mains ou d'un lien serré par une tierce personne. V. *étranglement* et *pendaison.*

STRANGURIE, *s. f.* (gr. *stranx*, goutte ; *ouron*, urine) [angl. ***stranguria***]. Miction douloureuse, goutte par goutte, avec ténesme vésical.

STRAPPING, *s. m.* (terme angl. : *strap,* bande adhésive). Contention à l'aide de bandes adhésives, utilisée en orthopédie.

STRATIGRAPHIE, *s. f.* (lat. *stratus,* étendue ; gr. *graphein,* décrire). V. *tomographie.*

STRATUM CORNEUM, DISJUNCTUM, GERMINATIVUM, GRANULOSUM, LUCIDUM, SPINOSUM. Noms latins des différentes *couches de l'****épiderme****.* V. ce terme.

STRAUS (signe de) (S. Isidore, fr., 1854-1896) [angl. ***Straus's sign***]. Retard de la sudation provoquée par la pilocarpine du côté paralysé, dans le cas de paralysie faciale périphérique de forme grave.

STRAUSS (S. Lotte, amér., 1951). V. *Churg et Strauss (maladie ou syndrome de).*

STRAUSS (technique de) (Goldreyer, 1971) (cardiologie). Procédé permettant, à l'aide de calculs complexes, d'apprécier la durée de la conduction sino-atriale. Il est fondé sur le déclenchement, au moyen d'une sonde de stimulation électrique placée dans l'oreillette (ou atrium) droite près du sinus, d'extrasystoles atriales couplées (une extrasystole provoquée après une systole spontanée) et sur des mesures effectuées lorsque l'on raccourcit progressivement l'intervalle qui sépare l'extrasystole provoquée de la systole précédente. V. *sinus (maladie du), Mandel (méthode de)* et *Narula (test de).*

STRÄUSSLER (S. E., autr.). V. *Gerstmann-Sträussler-Scheinker (syndrome de).*

STREIFF (S. Enrico, suisse, 1950). V. *Hallermann-Streiff (syndrome de).*

STREP-TEST, *s. m.* (angl. *strep.* pour streptocoque ; *test,* épreuve) [angl. ***strep-test***]. Technique immunologique permettant d'identifier en quelques minutes, au cabinet du praticien et sur un prélèvement pharyngé, les antigènes spécifiques du streptocoque bêta-hémolytique du groupe A. Cette épreuve est destinée à éviter des traitements antibiotiques inutiles en cas d'angine virale.

STREPTOBACILLOSE, *s. f.* (gr. *streptos*, tortillé ; lat. *bacillum,* bâtonnet). V. *fièvre de Haverhill.*

STREPTOBACILLUS, *s. m.* [angl. ***Streptobacillus***]. Genre bactérien Gram– anaérobie facultatif dont une espèce est responsable de la *fièvre de Haverhill.* V. ce terme.

STREPTOCOCCACEÆ, *s. f. pl.* [angl. ***Streptococccaceae***]. Famille de bactéries arrondies (coques) Gram+ non sporulés, catalase-, appartenant à l'embranchement des Firmicutes et comprenant les genres *Streptococcus* et *Peptostreptococcus.* V. *Leuconostoc.*

STREPTOCOCCÉMIE, *s. f.* (streptocoque ; gr. *haïma*, sang) [angl. ***streptococcemia***]. Infection sanguine par le streptocoque.

STREPTOCOCCIE, *s. f.* Nom générique des maladies qui sont sous la dépendance d'une infection par le streptocoque.

STREPTOCOCCUS, *s. m.* (gr. *streptos*, tourné, tortillé ; *kokkos*, graine) (Billroth et Erlich, 1877) [angl. ***Streptococcus***]. Genre bactérien de la famille des *Streptococcaceæ*, constitué de germes Gram+ de forme arrondie (coccus) dont les éléments se groupent en chaînettes. Leur culture sur gélose au sang permet de distinguer les *formes hémolytiques* (complètement hémolytiques : bêta-hémolytiques ou incomplètement hémolytiques : alpha-hémolytiques ou *S. viridans* [en lat. « qui verdit », sous-entendu l'hémoglobine]) et les *formes non hémolytiques.* — Leur ***classification*** est fondée sur des critères *immunologiques* : les caractères antigéniques du polysaccharide C présent sur les parois des bactéries (Lancefield) et, qui permettent de définir 18 groupes sérologiques. Le *groupe A* comportant la grande majorité des *S.* pathogènes pour l'homme (affections ORL, RAA) de même que les *groupes C* et *G,* tous bêta-hémolytiques. Le *groupe B* comporte des hôtes habituels des voies digestives. Parmi les *S.* non groupables (en règle alpha- ou non hémolytiques) se trouvent le *S. sanguis,* le *S. mitis,* le *S. mutans* retrouvé dans la plaque dentaire et le *pneumocoque* (v. *Streptococcus pneumoniæ*). Le groupe *D* comprend *S. bovis* et les entérocoques, nouvellement classés dans un genre distinct, le genre *Enterococcus.* À côté des *S.* pathogènes (*pyogenes* et *viridans*) ou constituant la flore intestinale normale de l'homme (entérocoques), existent des *S.* lactiques ou *Lactococcus* provoquant la fermentation du lait et utilisés dans l'industrie alimentaire. V. ce terme, *Aerococcus, streptodornase, streptokinase, strep-test* et *streptolysine.*

STREPTOCOCCUS FÆCALIS [angl. ***Streptococcus faecalis***]. V. *entérocoque.*

STREPTOCOCCUS PNEUMONIÆ [angl. ***Streptococcus pneumoniae***]. Syn. *pneumocoque* (Talamon, 1883 ; Fränkel) et désuets *Micrococcus pasteuri, Diplococcus pneumoniæ.* Coccus allongé, lancéolé, en flamme de bougie, ordinairement accolé par deux (diplocoque) et entouré d'une capsule réfringente. Il reste coloré par la méthode de Gram. Cette espèce bactérienne est l'agent de la pneumonie franche lobaire aiguë, de multiples infections des voies respiratoires, de méningites, de péritonites, d'endocardites, de péricardites, de septicémies, etc. C'est un *S.* non groupable. V. *vaccin antipneumococcique*

STREPTOCOCCUS PYOGENES [angl. ***Streptococcus pyogenes***]. Espèce-type du genre *Streptococcus.* C'est un streptocoque hémolytique qui sécrète de nombreuses enzymes extracellulaires (dont les streptolysines O et S et la streptokinase). Agent de la scarlatine, de l'érysipèle, d'angines, de septicémies, de méningites, il déclenche les phénomènes immunologiques qui sont à l'origine de la maladie de Bouillaud, de glomérulonéphrites aiguës, d'érythèmes noueux et du purpura rhumatoïde.

STREPTOCOQUE, *s. m.* [angl. ***streptococcus***]. Bactérie appartenant au genre *Streptococcus.* V. ce terme.

STREPTODIPHTÉRIE, *s. f.* Forme de diphtérie dans laquelle le streptocoque est associé au bacille de Lœffler.

STREPTODORNASE, *s. f.* (DCI) (Sherry, Tillett et Christensen, 1948) [angl. ***streptodornase***]. Enzyme (désoxyribonucléase complexe) extraite des filtrats de culture de cer-

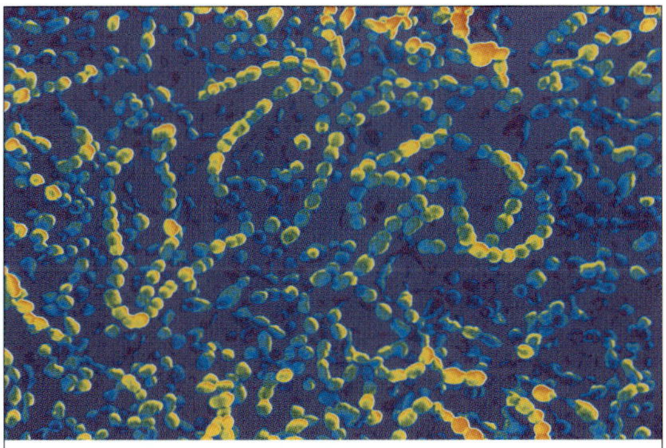

Streptocoques A

tains streptocoques hémolytiques du groupe A, capable d'hydrolyser les nucléoprotéines du pus et de fluidifier celui-ci *(v. streptokinase)*.

STREPTOGRAMINE, *s. f.* Syn. *synergistine, peptolide* [angl. ***stretogramin***]. Variété d'antibiotique proche des macrolides (v. ce terme).

STREPTOKINASE, *s. f.* **(SK)** (DCI) (Tillett et Garner, 1933) [angl. ***streptokinase***]. Enzyme dissolvant les caillots de fibrine, extraite des filtrats de culture de certains streptocoques hémolytiques du groupe A. Elle agit en activant un facteur fibrinolytique (profibrinolysine) présent dans le sérum et en le transformant en fibrinolysine. On l'emploie en injections intravasculaires pour dissoudre certains thrombus (thérapeutique fibrino- ou thrombolytique), dans l'infarctus du myocarde notamment. Elle est parfois utilisée, en association avec la streptodornase, dans le traitement des épanchements séreux cloisonnés (débridement enzymatique : dissolution de la fibrine, des caillots, fluidification du pus). V. *staphylokinase.*

STREPTOLYSINE, *s. f.* [angl. ***streptolysin***]. Hémolysine produite par le streptocoque hémolytique du type β. Il en existe 2 sortes : la *s. O* (labile à l'oxygène, d'où son nom) et la *s. S* (apparaissant dans les milieux de culture au sérum, d'où son nom) ; la première seule se comporte comme un antigène. V. *antistreptolysine.*

STREPTOMYCES, *s. m.* [angl. ***Streptomyces***]. Genre de bactéries appartenant à l'ordre des Actinomycétales (famille des *Streptomycetaceæ*) et comprenant des Actinomycètes filamenteux. De nombreux *S.* sont saprophytes et ont un rôle dans la transformation des sols. D'autres sécrètent des substances utilisées comme antibiotiques (v. *streptomycine*). Certains sont à l'origine de mycétomes. V. *Actinomycetales.*

STREPTOMYCETACEÆ, *s. f. pl.* [angl. ***Streptomycetaceae***]. Famille bactérienne de l'ordre des Actinomycetales et comprenant le genre *Streptomyces.*

STREPTOMYCINE, *s. f.* (DCI) (Schatz, Bugie et Waksman, 1944) [angl. ***streptomycin***]. Antibiotique de la famille des aminosides (v. ce terme) élaboré par le *Streptomyces griseus,* doué *in vitro* et *in vivo* d'activité antibactérienne contre le bacille de Koch, de nombreux germes Gram– (bacilles de Pfeiffer et de Friedländer, pyocyanique, proteus, colibacille, bacille de la coqueluche, bactéries de la tularémie et de la brucellose) et quelques germes Gram+ (staphylocoque, streptocoque).

STREPTOTHRICOSE, *s. f.* (gr. *streptos*, tourné, tortillé ; *thrix*, poil) [angl. ***streptothricosis***]. — 1° Affection cutanée particulière à certaines espèces animales, due à un Actinomycète, le *Dermatophilus congolensis.* — 2° Nom sous lequel on désignait autrefois l'actinomycose.

STREPTOTHRIX, *s. m.* (Cohn) [angl. ***Streptothrix***]. Genre de bactérie filamenteuse classé actuellement parmi les Actinomycètes.

STRESS, *s. m.* (en angl. force, effort intense, pression). « Mot anglais employé par H. Selye (1936) pour exprimer l'état réactionnel d'un organisme soumis à l'action d'un excitant quelconque. Des termes français plus précis qui, suivant les cas, rendent l'idée de *s.*, sont préférables : agression, stimulation, atteinte, choc, contrainte, pression, tension, émotion, commotion, déséquilibre, dépression, indisposition, malaise, etc. — L'excitant (que Selye appelle *stressor*) peut être animé (bactérie), physique (froid), chimique (poison), un trouble ou une lésion organique (hémorragie), nerveux (effort, émotion désagréable ou agréable) » (Edm. Sergent). V. *adaptation (syndrome d'), ulcères de stress, ballonisation apicale transitoire du ventricule gauche* et *échocardiographie.*

STRETCHING, *s. m.* (terme angl.). V. *étirement.*

STRIATUM, *s. m.* (en lat. *strié*) (TA *corpus striatum*) [angl. ***striate body***]. Syn. *corps strié.* Amas de substance grise faisant partie des noyaux basaux et comprenant les *noyaux caudé et lenticulaire* (lequel est formé d'une partie externe, le *putamen* et d'une partie interne, le *globus pallidus*). Ce sont des faisceaux de fibres myélinisées qui lui donnent à la coupe son aspect strié.

***STRIATUM* (état marbré du).** V. *Vogt (syndrome de Cécile et Oscar).*

STRICTION, *s. f.* (lat. *stringere*, serrer) [angl. ***stricture***]. Constriction, resserrement.

STRICTURE, *s. f.* (lat. *stringere*) [angl. ***stricture***]. Rétrécissement.

STRICTUROTOMIE, *s. f.* (lat. *strictura*, étranglement ; gr. *tomê*, section) [angl. ***stricturotomy***]. Débridement d'un rétrécissement.

STRIDOR DES NOUVEAU-NÉS (lat. *stridor*, sifflement) [angl. ***congenital stridor***]. Syn. *laryngomalacie, respiration striduleuse* ou *striduleuse des nouveau-nés.* Affection bénigne des nouveau-nés, caractérisée par un bruit striduleux qui se répète à chaque mouvement respiratoire et qui s'exagère quand l'enfant pleure ou s'agite ; elle serait due à une malformation de l'orifice supérieur du larynx (Variot). — On décrit un ***s. congénital*** dû à l'hypertrophie du thymus.

STRIDOREUX, EUSE, *adj.* (lat. *stridor*) [angl. ***stridulous***]. Syn. *striduleux.* Se dit de certains bruits respiratoires sifflants, aigus, qui se produisent dans le larynx et la trachée (sifflement laryngo-trachéal).

STRIDULEUX, EUSE, *adj. (lat. stridulus,* qui rend un son aigu). V. *stridoreux.* — ***laryngite striduleuse.*** V. *laryngite.*

STRIES A, H, I, M, Z. V. *myofibrille.*

STRIÉS (syndromes) [angl. ***striatal syndromes***]. Ensemble de symptômes liés à l'altération du corps strié. Lhermitte distingue : un *syndrome striopallidal* (v. ce terme) ; un *syndrome strié* correspondant à une lésion du *noyau caudé* et du *putamen* (chorée de Huntington, syndrome de C. et O. Vogt, spasmes de torsion ; v. ces termes) ; un *syndrome pallidal* (v. ce terme). V. *noyaux basaux.*

STRIES ANGIOÏDES DE LA RÉTINE (Plange, 1891) [angl. ***angioid streaks in the retina***]. Craquelures profondes, sinueuses, irradiant d'un anneau gris ardoisé qui entoure la papille de la rétine. La macula peut présenter des lésions dégénératives et hémorragiques qui compromettent la vision. V. *Grönblad-Strandberg (syndrome de).*

STRIES DE HAAB. V. *Haab (stries de).*

STRIES MONILIFORMES DE SIEGRIST. V. *Siegrist (stries moniliformes de).*

STRIES DE WICKHAM. V. *Wickham (stries de).*

STRING-TEST (angl.). V. *fil (épreuve du).*

STRIOPALLIDAL, ALE, *adj.* [angl. ***striatopallidal***]. Qui se rapporte à l'ensemble du corps strié *(striatum* et *pallidum).* — ***syndrome s.*** Ensemble de symptômes liés à l'altération du corps strié ; il se traduit cliniquement par la maladie de Wilson *(v. hépatite familiale juvénile avec dégénérescence du corps strié)* ou, si les lésions sont limitées, par une hypotonie, une hémichorée, une adiadococinésie ou encore par un syndrome pseudo-bulbaire en cas de lésions bilatérales.

STRIPPING, *s. m.* (en angl. : arrachement). V. *éveinage.*

STROBILE, *s. m.* (gr. *strobilos*, spiralé) [angl. ***strobila***]. Ensemble des anneaux du tænia. V. ce terme et *proglottis.*

STROBOSCOPIE, *s. f.* (gr. *strobos*, tournoiement ; *skopein*, examiner) [angl. ***stroboscopy***]. Méthode d'examen du larynx permettant de compter le nombre des vibrations des cordes vocales. Un moteur électrique fait tourner devant l'œil de l'observateur un obturateur qui interrompt la vue à des intervalles réguliers. Les cordes semblent immobiles quand l'obturateur atteint un nombre de tours égal au nombre de leurs vibrations par seconde.

STROMA, *s. m.* (gr. *strôma*, tapis) [angl. ***stroma***] (histologie). Trame d'un tissu ; elle est formée en général de tissu conjonctif dont les mailles soutiennent les cellules et les formations cellulaires. V. *parenchyme.*

STRONGLE GÉANT [angl. ***Eustrongylus gigas***]. Syn. *Eustrongylus gigas, Dioctophyma renale.* Parasite de l'ordre des Nématodes dont la longueur peut atteindre un mètre. Il se trouve à l'état adulte dans l'appareil urinaire et en particulier dans les reins du chien, du loup et très rarement de l'homme ; il détermine une hématurie, une pyurie, de très vives douleurs et peut entraîner la mort.

STRONGYLOÏDES, *s. m.* (gr. *strongylos*, rond ; *eidos*, aspect) [angl. ***Strongyloides***]. Genre de Némathelminthes appartenant à la famille des Rhabditidés, dont une espèce, *S. stercoralis* (syn. *Anguillula stercoralis* ou *intestinalis, Rhabdonema strongyloides* ou *intestinalis*), petit ver cylindrique long de 1 à 2 mm, vit en parasite dans la paroi intestinale. On le rencontre dans les pays chauds et aussi en Europe, dans les pays miniers ; sa distribution géographique est semblable à celle de l'ankylostome et du nécator. V. *anguillulose.*

STRONGYLOÏDOSE, *s. f.* V. *anguillulose.*

STRONGYLOSE, *s. f.* V. *eustrongylose.*

STRONGYLUS LOA. V. *filaire.*

STROPHANTINE G, *s. f.* V. *ouabaïne.*

STROPHULUS, *s. m.* (Willan et Bateman) (en lat. bandelette) [angl. ***strophulus***]. Syn. *lichen simplex aigu* (Vidal), *lichen urticatus, prurigo simplex aigu* (Brocq), *prurigo-strophulus, urticaire papuleuse.* Dermatose prurigineuse caractérisée par des papules lenticulaires centrées par une petite vésicule ou une petite croûte, reposant sur une base urticarienne. Fréquente dans la première enfance, elle évolue par poussées successives et ne laisse pas de trace.

STRUMA LYMPHOMATOSA (lat.) (Hashimoto, 1912). V. *Hashimoto (goitre lymphomateux de).*

STRUME, *s. f.* (lat. *struma*, scrofule, goitre) [angl. ***struma***] (désuet). V. *1° scrofule. — 2° goitre.*

STRUMECTOMIE, *s. f.* (lat. *struma*, goitre ; gr. *ektomê*, ablation) [angl. ***strumectomy***]. Ablation totale ou partielle d'un goitre.

STRUME POST-BRANCHIALE [angl. ***struma postbranchialis***]. Tumeur thyroïdienne très rare, d'évolution maligne, reproduisant la structure du canal post-branchial, dérivé de la portion ventrale de la 5e fente branchiale.

STRUMITE, *s. f.* (lat. *struma*, goitre) [angl. ***strumitis***]. Inflammation d'une glande thyroïde atteinte de goitre. — ***s. ligneuse.*** V. *Riedel-Tailhefer (maladie de).*

STRÜMPELL (S. Ernst von, all., 1853-1925).V. *Marie (P.)-Strümpell (maladie de)* et *Westphal-Strümpell (syndrome de).*

STRÜMPELL (phénomènes de) [angl. ***Strümpell's phenomenons***]. — 1° Contraction du tibial antérieur qui se produit quand, le malade étant en décubitus dorsal, on lui ordonne de fléchir la jambe et quand on s'oppose à ce mouvement en exerçant une pression sur la face antérieure de la cuisse. Il en résulte une rotation du pied en dedans et une élévation du bord interne du pied (scléroses combinées). — 2° V. *pronation (phénomène de la) 2°.*

STRÜMPELL-LORRAIN (type). V. *paraplégie spasmodique familiale de Strümpell-Lorrain.*

STRÜMPELL-PIERRE MARIE (maladie de). V. *pelvispondylite rhumatismale.*

STRYCHNINE, *s. f.* [angl. ***strychnine***]. Alcaloïde de grande toxicité, extrait des graines de *Strychnos nux vomica* (ou noix vomique), par Pelletier et Caventou en 1818, stimulant du système nerveux central et convulsivant.

STRYCHNISME, *s. m.* (Marshall Hall) [angl. ***strychnism***]. « Ensemble des phénomènes causés par la strychnine et ses sels » (Littré).

STRYKER-HALBEISEN (syndrome de) (S. Garold, amér. ; H. William, amér., 1945) [angl. ***Stryker-Halbeisen syndrome***]. Association d'une carence vitaminique B, d'une anémie macrocytaire et d'une dermatose nutritionnelle comportant une érythrodermie thoraco-cervico-faciale en placards prurigineux et d'aspect souvent vésiculeux.

STUART (facteur) (nom de malade). V. *facteur Stuart.*

STUDER ET WYSS (épreuve de). V. *Néo-Mercazole (épreuve au).*

STUHL (S. I., fr., 1954). V. *Weismann-Netter et Stuhl (maladie de).*

STUHMER (maladie de) (S. Alfred, all., 1928). V. *kraurosis penis.*

STUPÉFIANT, *adj.* et *s. m.* [angl. ***stupefacient, narcotic***]. Médicament dont l'action sédative, analgésique, narcotique et euphorisante provoque à la longue accoutumance et toxicomanie. À cette catégorie appartiennent l'opium, la morphine, l'héroïne, la cocaïne, le chanvre indien, les analgésiques centraux à action morphinique (p. ex. : la péthidine), etc. ; ce sont les *médicaments à prescription spéciale.* L'achat, la détention, la délivrance et la prescription de ces médicaments sont sévèrement réglementés. V. *narcotique, règle des sept jours, vénéneuses (règlementation des substances), liste I, liste II* et *tableaux A, B et C.*

STUPEUR, *s. f.* (lat. *stupor*) [angl. ***stupor***]. Attitude caractérisée par l'immobilité, le mutisme, un faciès figé, une absence de réaction aux sollicitations extérieures, un refus de nourriture. Cette suspension de toute activité physique et psychique survient au cours de la mélancolie (associée souvent à de l'anxiété), de la catatonie (associée à de l'hypertonie) et de la confusion mentale extrême.

STUPOREUX, EUSE, *adj.* [angl. ***stuporous***]. Qui se rattache à l'état de stupeur. — *langue s.* Modification de l'aspect de la langue qui se rencontre dans la stupeur, la mélancolie et, en général, toutes les fois que la langue reste longtemps en immobilité complète (fièvre typhoïde, états graves) ; elle porte alors la trace des impressions dentaires sur ses bords.

STURGE-WEBER-KRABBE (maladie de) (S. William, brit., 1879 ; W., 1922 ; K., 1934) [angl. ***Sturge-Weber-Krabbe disease***]. Syn. *angiomatose encéphalotrigéminée, angiomatose neurocutanée, maladie de Krabbe, maladie de Weber.* Association d'un angiome plan cutané de la face, unilatéral, siégeant dans le territoire des branches du trijumeau (surtout dans celles de l'ophtalmique), de troubles oculaires du même côté (coloration exagérée de la rétine, angiome de la choroïde, glaucome) et de troubles cérébraux (épilepsie, migraine ophtalmique, hémiplégie). Ces derniers sont liés à une atteinte angiomateuse et gliomateuse du cerveau accompagnée de calcifications corticales. V. *Jahnke (syndrome de), Schirmer (syndrome de), Lawford (syndrome de), Milles (syndrome de)* et *Cobb (syndrome de).*

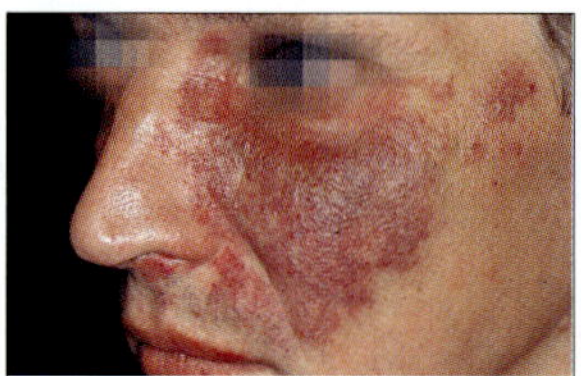

Nævus télangiectasique
de la maladie de Sturge-W-K

STUVE ET WIEDEMANN (syndrome de) (1971). Ensemble malformatif exceptionnel voisin du syndrome campomélique (v. ce terme). Il s'en distingue par l'aspect plus trapu des os et leur incurvation plus discrète. L'évolution est rapidement mortelle par insuffisance respiratoire.

STYLALGIE, *s. f.* [angl. ***styloid dysphagia***]. Syn. *angine styloïdienne de Garel* (1921-1928), *syndrome de la longue apophyse styloïde.* Douleur pharyngée unilatérale, tenace, à irradiations cervicale et auriculaire, accompagnée de troubles de la déglutition, en rapport avec une apophyse styloïde anormalement longue qui irrite le nerf glosso-pharyngien. V. *Eagle (syndrome d').*

STYLET, *s. m.* (lat. *stylus*) [angl. ***probe***]. Petite tige métallique dont une extrémité est parfois percée d'un chas, tandis que l'autre est renflée ou se termine en bouton ou en fourche.

STYLOCAROTIDIEN (syndrome). V. *Eagle (syndrome d').*

STYLOÏDE (processus) DE L'OS TEMPORAL (gr. *stulos*, colonne ; *eidos*, aspect) [angl. ***styloid process of temporal bone***] (TA *processus styloideus ossis temporalis*). Syn.

ancien : *apophyse styloïde*. « Saillie osseuse effilée de la face inférieure de la partie pétreuse de l'os temporal » (P. Kamina) • 👁 **temporal** •.

STYLOÏDE (syndrome de la longue apophyse). V. *stylalgie.*

STYLOÏDECTOMIE, *s. f.* (styloïde ; gr. *ektomê*, ablation). Ablation de l'apophyse styloïde.

STYLO INJECTEUR [angl. ***pen injector***]. Mode de conditionnement moderne de diverses substances injectables (insuline : *stylo à insuline* [angl. ***insulin pen***] ; adrénaline). Il peut être rechargeable ou bien à usage unique.

STYLORADIAL, ALE, *adj.* (gr. *stulos*, colonne). Qui concerne l'apophyse styloïde du radius. V. *réflexe s.*

STYPTIQUE, *adj.* et *s. m.* (gr. *stuptikos*, âcre, astringent). Astringent.

SU. Structure d'Urgences. V. *urgences (structure d').*

SUBAIGUE, GUË, *adj.* [angl. ***subacute***]. D'évolution relativement rapide, intermédiaire entre aigu et chronique (P. ex. : *maladie*).

SUBCLAVIÈRE, *adj. f.* V. *sous-clavière.*

SUBCONSCIENT, ENTE, *adj.* [angl. ***subconscious***] (psychologie). Qui est faiblement, partiellement conscient. Se dit d'un fait d'ordre psychologique qui échappe à la conscience distincte. — *s. m.* Processus mentaux peu accessibles à la conscience.

SUBDÉLIRE ou ***SUBDELIRIUM***, *s. m.* (préfixe lat. *sub* indiquant un amoindrissement ; délire) [angl. ***subdelirium***]. Délire doux et tranquille se manifestant par des paroles sans suite, prononcées à voix basse, la recherche d'un objet imaginaire, etc., mais qui n'empêche pas le malade de répondre aux questions qu'on lui pose.

SUBÉPENDYMOME, *s. m.* (Schneider I., 1945) (lat. *sub*, sous ; gr. *ependuma*, vêtement de dessus ; *-ome*, indiquant une tumeur) [angl. ***subependymoma***]. Variété d'épendymome (v. ce terme) développée à partir de cellules subépendymaires lesquelles peuvent se différencier en cellules épendymaires ou en astrocytes.

SUBÉROSE, *s. f.* (Lopo de Carvalho ; Da Silva Horta, 1954) (lat. *suber*, liège) [angl. ***suberosis***]. Pneumopathie immunologique (v. ce terme) consécutive à l'inhalation de poussières de liège.

SUBFÉBRILITÉ, *s. f.* [angl. ***subfebrile state***]. Syn. *état subfébrile*. Légère hyperthermie comprise entre 37,1 °C et 37,8 °C (Mester) et de longue durée. On l'observe dans un certain nombre de maladies générales (tuberculose) et d'affections locales (troubles digestifs, appendicite chronique, lésions septiques bucco-pharyngiennes, hyperthyroïdie, etc.).

SUBGLOSSITE DIPHTÉROÏDE (Riga, 1880) [angl. ***Cardarelli's aphthae***]. Syn. *maladie de Cardarelli, maladie de Riga* ou *de Riga-Fede, production sublinguale*. Petite tumeur exulcérée sublinguale siégeant au niveau du frein de la langue, due au frottement des incisives inférieures, que l'on observe chez les enfants atteints de toux, quelle qu'en soit la cause. Elle est surtout fréquente dans la coqueluche.

SUBICTÈRE, *s. m.* [angl. ***subicterus***]. Ictère léger ; v. *ictère.*

SUBICTÉRIQUE, *adj.* [angl. ***subicteric***]. Qui présente une coloration jaunâtre.

SUBINTRANT, ANTE, *adj.* (lat. *subintrare*, entrer presque en même temps) [angl. ***subintrant***]. Se dit d'accès de fièvre intermittente, d'épilepsie, etc., tellement rapprochés que l'un commence quand le précédent n'est pas encore terminé.

SUBINVOLUTION DE L'UTÉRUS (Simpson) [angl. ***subinvolution of the uterus***]. Hypertrophie de l'utérus persistant au-delà des suites de couches.

SUBJECTIF DES BLESSÉS DU CRÂNE (syndrome). V. *crâne (syndrome subjectif des blessés du).*

SUBJECTIF, IVE, *adj.* [angl. ***subjective***]. Qui a rapport au sujet. — Se dit des symptômes qui ne sont perçus que par le malade, comme la douleur.

SUBJECTIF POST-COMMOTIONNEL (syndrome). V. *crâne (syndrome subjectif des blessés du).*

SUBJECTIF DES TRAUMATISÉS DU CRÂNE (syndrome). V. *crâne (syndrome subjectif des blessés du).*

SUBLÉTHAL (facteur ou **gène).** V. *semi-léthal (facteur ou gène).*

SUBLÉTHAL, ALE, *adj.* [angl. ***sublethal***]. Presque mortel. — *dose s.* Dose légèrement inférieure à la dose mortelle.

SUBLEUCÉMIE, *s. f.* Variété de leucémie au cours de laquelle l'hyperleucocytose est modérée, tandis que la formule sanguine reste caractéristique de l'affection leucémique.

SUBLIMÉ (réaction au) (Le *s.* est le bichlorure de mercure). V. *Gros (réaction de)* et *Takata-Ara (réaction de).*

SUBLINGUAL, ALE, *adj.* (lat. *sub*, sous ; *lingua*, langue) Situé sous la langue. — ***glande s.*** (TA *glandula sublingualis*) [angl. ***sublingual gland***]. Glande salivaire paire située sur le plancher de la bouche, de chaque côté du frein de la langue • 👁 **salivaire** •.

SUBLUXATION, *s. f.* [angl. ***subluxation***]. Luxation incomplète. — ***s. spontanée de la main.*** V. *carpocyphose.*

SUBMANDIBULAIRE, *adj.* Situé sous la mandibule. — ***glande s.*** (TA *glandula submandibularis*) [angl. ***submandibular gland***]. Syn. ancien *glande sous-maxillaire.* Glande salivaire située entre la face interne de la mandibule et la base de la langue. L'orifice de son conduit (canal de Wharton) est situé près du frein de la langue • 👁 **salivaire** •.

SUBMATITÉ, *s. f.* [angl. ***slight dullness***]. Diminution de la sonorité, matité incomplète obtenue par la percussion d'une partie du corps.

SUBMERSION, *s. f.* (lat. *submersio*) [angl. ***submersion***]. Le fait d'être recouvert par un liquide. C'est le mécanisme habituel des noyades. V. ce terme, *hydrocution* et *immersion.*

SUBNARCOSE, *s. f.* (préfixe lat. *sub.* indiquant un amoindrissement ; gr. *narkôsis*, assoupissement) [angl. ***subnarcosis***]. Sommeil léger, incomplet. Se dit surtout de l'état de demi-sommeil provoqué par l'emploi d'anesthésiques généraux à faibles doses.

SUBRÉFLECTIVITÉ, *s. f.* (Babinski) [angl. ***hyporeflexia***]. Affaiblissement des réflexes.

SUBSEPSIS ALLERGICA (lat.). V. *Wissler-Fanconi (syndrome de).*

SUBSTRAT, *s. m.* (lat. *substernere*, étendre sous) [angl. ***substrate***]. Syn. *réactant.* Substance sur laquelle agit une enzyme en facilitant sa transformation chimique.

SUBSTRAT PLASMATIQUE DE LA RÉNINE. Angiotensinogène. V. *rénine.*

SUCCÉDANÉ, *adj.* [angl. ***succedaneous***] et *s. m.* [angl. ***succedaneum***] (lat. *succedaneus*, qui remplace). Médicament ayant les mêmes propriétés qu'un autre et qui peut lui être substitué. V. *médicament générique.*

SUCCINYLCHOLINE, *s. f.* [angl. ***succinylcholine chloride***]. Myorésolutif intraveineux ou intramusculaire faisant partie des *leptocurares*. V. ce terme et *myorésolutif.*

SUCCULENT, ENTE, *adj.* (lat. *succus*, suc) [angl. ***succulent***]. Se dit parfois d'un organe ou d'une partie de l'organisme augmentés de volume par un afflux anormal de lymphe. — *main s.* (Marinesco). Aspect particulier de la main, dû à une infiltration œdémateuse des tissus sous-cutanés, surtout marquée à la face dorsale et au niveau des premières phalanges, coexistant souvent avec l'atrophie des muscles ; c'est un trouble trophique qui s'observe dans la syringomyélie, dans certains cas de myopathie et chez les anciens hémiplégiques.

SUCCUSSION, *s. f.* (lat. *succutere*, secouer) [angl. ***succussion***]. Action de secouer. — ***s. hippocratique*** [angl. ***hippocratic succussion sound***]. Mode d'exploration du thorax consistant, le malade étant assis sur son lit, à imprimer au tronc des mouvements de latéralité et à pratiquer en même temps l'auscultation de la poitrine. Dans le cas d'hydro-pneumothorax, on entend un bruit de flot caractéristique. V. *flot (bruit de).*

SUCRE, *s. m.* (gr. *sakkharon*, sucre) [angl. ***sugar***]. Terme synonyme en langage courant de saccharose ou de glucide.

SUCROSE, *s. m.* V. *saccharose.*

SUCROSE (test au). *V. hémolyse au sucrose (épreuve d').*

SUDAMINA, *s. m. pl.* (*pl.* de *sudamen*, lat. fictif formé à partir de *sudare*, suer) [angl. ***sudamina***]. Lésion de la peau caractérisée par la formation de petites vésicules très fines, transparentes, ne s'accompagnant pas de rougeur des téguments et apparaissant à la suite de transpirations abondantes.

SUDATION, *s. f.* (lat. *sudare,* suer) [angl. ***sudation***]. Forte transpiration, parfois provoquée dans un but thérapeutique.

SUDECK (atrophie ou maladie de) (S. Paul, all., 1900) [angl. ***Sudeck's atrophy ou disease***]. Décalcification des os, succédant parfois au traumatisme d'une extrémité. Elle est accompagnée de douleur et d'impotence. V. *algies diffusantes post-traumatiques, extenso-progressif (syndrome), névrite ascendante* et *ostéoporose algique post-traumatique.*

SUDORIPARE, *adj.* (lat. *sudor*, sueur ; *parere,* engendrer) [angl. ***sudoriparous***]. Qui produit de la sueur. — *glande s.*

SUETTE, *s. f.* — ***s. anglaise***. Maladie fébrile, contagieuse, qui a sévi en Angleterre au XVe et au XVIe siècle sous forme de violentes épidémies et qui a complètement disparu aujourd'hui ; elle présentait de nombreuses analogies avec la *s. miliaire.* — ***s. miliaire*** [angl. ***miliary fever***]. Syn. *fièvre miliaire.* Maladie fébrile, endémo-épidémique en France, caractérisée cliniquement par des sueurs, un érythème polymorphe avec miliaire et des phénomènes nerveux, en particulier étouffements et crises dyspnéiques. Sa cause est inconnue.

SUEUR, *s. f.* (lat. *sudor*, sueur) [angl. ***sweat***]. Liquide aqueux d'odeur particulière, sécrété par les glandes sudoripares de la peau.

SUEUR (test de la) (Darling et Di Sant'Agnese, 1953) [angl. ***sweat test***]. Dosage du chlore dans la sueur, utilisé pour le diagnostic de la mucoviscidose (v. ce terme). La concentration sudorale en Cl, qui est normalement de 30 mEq/L, ne dépasse le taux de 60 mEq/L ou mmol/L que dans cette maladie.

SUFFOCATION, *s. f.* (lat. *suffocare*) [angl. ***suffocation***]. Asphyxie causée par un obstacle mécanique siégeant à l'intérieur des voies respiratoires ou sur la bouche et le nez.

SUFFUSION, *s. f.* (lat. *suffundere,* répandre dessous) [angl. ***suffusion***]. Épanchement.

SUGGESTIBILITÉ, *s. f.* [angl. ***suggestibility***]. « Aptitude à être influencé par une idée acceptée par le cerveau et à la réaliser » (Bernheim).

SUGGESTION, *s. f.* (lat. *suggerere,* suggérer, de *sub*, sous, et *gerere,* porter) [angl. ***suggestion***]. — 1° « Acte par lequel une idée est introduite dans le cerveau et acceptée par lui » (Bernheim). — 2° Nom donné à cette idée, que le sujet soit conscient ou non (hypnotisme) de son origine extérieure.

SUGILLATION, *s. f.* (lat. *suggilare,* meurtrir) [angl. ***suggillation***]. — 1° Légère ecchymose de la peau. — 2° V. *lividité cadavérique.*

SUI GENERIS (en lat. : de son espèce). Cette locution signifie : bien particulier, aisément reconnaissable.

SUICIDE, *s. m.* [angl. ***suicide***]. Action de provoquer sa propre mort. V. *autolyse 1°.*

SULCIFORME, *adj.* (lat. *sulcus,* sillon) [angl. ***sulciform***]. Qui a la forme d'un sillon. — ***érosion s.*** (Parrot). Lésion dentaire constituée par une rainure linéaire creusée dans la couronne suivant un trajet horizontal (syphilis congénitale).

SULFAMIDE, *s. m.* [angl. ***sulfonamide***]. Syn. *sulfonamide.* Substance comportant un groupement — SO_2NH_2. Certains *s.* ont des propriétés diurétiques ou antidiabétiques (v. les articles suivants). D'autres sont des antibiotiques classés dans la famille des antibiomimétiques. Le terme *s.* désigne alors le para-amino-benzène sulfamide et toute une série de corps organosoufrés chimiquement voisins. Ils agissent comme antimétabolites en empêchant la synthèse de l'acide folique. Ils exercent une action bactériostatique *in vitro* et *in vivo* sur de nombreuses bactéries : streptocoque, pneumocoque, gonocoque, méningocoque, staphylocoque, etc. Leur efficacité est actuellement limitée du fait de la résistance acquise par de nombreux germes. V. *sulfone, antibiomimétiques* et *antimétabolite.*

SULFAMIDES ANTIDIABÉTIQUES ou **HYPOGLYCÉMIANTS** [angl. ***hypoglycaemic sulfonamide***]. « Groupe de sulfamides qui agissent essentiellement en stimulant la sécrétion d'insuline par le pancréas » (Jean Sterne). Dérivés par la plupart de la sulfonylurée, ils constituent avec la metformine, les glinides, les glitazones et l'acarbose le traitement oral du diabète sucré du type 2.

SULFAMIDES DIURÉTIQUES [angl. ***diuretic sulfonamide***]. « Groupe de sulfamides qui stimulent la sécrétion d'urine par le rein à des niveaux différents du tube urinaire » (Jean Sterne). On les divise en *thiazidiques* (ou *thiaziques*) [angl. ***thiazide diuretics***] et *non thiazidiques.* Les premiers possèdent un noyau benzothiadiazine. V. *diurétique.*

SULFATIDOSE, *s. f.* (Jervis) [angl. ***sulfatidosis***]. Variété de lipoïdose caractérisée par l'accumulation de sulfatides. V. *Scholz-Greenfield (maladie de).*

SULFHÉMOGLOBINE, *s. f.* [angl. ***sulfhaemoglobin***]. Produits résultant de la transformation de l'hémoglobine, au cours de l'intoxication par l'hydrogène sulfuré et par les sulfamides.

SULFHÉMOGLOBINÉMIE, *s. f.* [angl. ***sulfhaemoglobinaemia***]. Présence dans le sang de sulfhémoglobine entraînant des accidents analogues à ceux de la méthémoglobinémie (v. ce terme).

SULFHYDRISME, *s. m.* Intoxication professionnelle par inhalation d'hydrogène sulfuré souvent mélangé à des vapeurs ammoniacales, à de l'acide carbonique, à de l'acide nitreux, etc. (fosses, égouts). — Le ***s. aigu*** se manifeste d'une façon foudroyante (plomb des vidangeurs), par la perte de connaissance accompagnée de quelques convulsions ; si le malade est ranimé, il garde assez longtemps une oppression épigastrique et une céphalée. — Le ***s. lent*** ou ***chronique***, plus rare, s'accompagne de céphalée intense et constrictive, de somnolence, de bourdonnements d'oreille, de catarrhe des voies respiratoires et digestives ; il peut aboutir à la cachexie ou à l'ictère grave.

SULFOBROMOPHTALÉINE (épreuve à la). V. *bromesulfonephtaléine (test de la).*

SULFOCARBONISME, *s. m.* Intoxication par le sulfure de carbone.

SULFONAMIDE, *s. m.* Amide de l'acide sulfonique. V. *sulfamide.*

SULFONE, *s. f.* (lat. *sulfur,* soufre) [angl. ***sulfone***]. Composé chimique soufré de formule générale $R\text{-}SO_2\text{-}R'$ (R et R' étant des radicaux carbonés). Lorsque R' est le radical amide (NH_2), le composé est dit *sulfamide.* V. ce terme.

SULZBERGER (S. Marion, amér., 1928). V. *Bloch-Sulzberger (maladie de).*

SUMATRIPTAN, *s. m.* (DCI). Vasoconstricteur agissant sur les récepteurs de la sérotonine des vaisseaux méningés, actif dans la migraine. C'est un agoniste S1 de la sérotonine (v. ce terme et *récepteur de la sérotonine*).

SUMMERSKILL (maladie de) (S. William, amér., 1959). V. *cholostase récurrente bénigne.*

SUNCT (syndrome) [angl. ***SUNCT syndrome***] (décrit par O. Sjaastad, scandinave, en 1978, et nommé par lui en 1989). Acronyme anglais pour *Shortlasting Unilateral Neuralgiform headache attacks with Conjunctival injection and Tearing.* Variété très rare d'algie de la face consistant en de brefs accès répétitifs de céphalée unilatérale accompagnés d'injection conjonctivale et de larmoiement. Rebelle au traitement médical, elle est parfois en rapport avec une lésion intracrânienne. V. *névralgisme facial.*

SUPERANTIGÈNE, *s. m.* (Kappler et Marrack, 1989) [angl. ***superantigen***]. Antigène infectieux capable de provoquer de la part d'un pourcentage élevé de lymphocytes T une réaction immunitaire à une très faible concentration. Ce sont des protéines bactériennes (entérotoxines du staphylocoque doré, toxines érythrogènes du streptocoque) qui se fixent fortement sur les molécules HLA de classe II ; elles sont responsables de toxi-infections alimentaires et, par l'intermédiaire de production élevée de cytokines, de chocs toxiniques.

SUPERFAMILLE, *s. f.* [angl. ***superfamily***]. Ensemble de familles. — 1° (taxinomie). Unité de classification (taxon) groupant plusieurs *familles* à l'intérieur du même *ordre.* V. ces termes. — 2° Ensemble de familles : de *gènes* ayant une origine ancestrale commune (*s.* des gènes de l'immunité), de *protéines* (*s.* des immunoglobulines), etc.

SUPERFÉCONDATION, *s. f.* (lat. *super,* sur, au-dessus de) [angl. ***superfecundation***]. Syn. *super-imprégnation.* Fécondation de deux ou de plusieurs ovules au cours du même coït ou de coïts successifs pendant la même période d'ovulation.

SUPERFEMELLE (syndrome de la) (Bridges, 1914). V. *triplo X.*

SUPERFÉTATION, *s. f.* (lat. *super,* sur ; *fetare,* engendrer) [angl. ***superfetation***]. Fécondation de deux ovules (grossesse gémellaire bi-ovulaire ou dizygote) au cours de deux périodes d'ovulation successives. C'est la conception d'un second fœtus pendant le cours d'une grossesse. De tels faits n'ont jamais été prouvés chez la femme.

SUPERFUSION NÉPHRONIQUE (syndrome de). Syndrome caractérisé par l'accroissement de la perfusion des glomérules rénaux et de la fonction tubulaire. Il a été observé dans l'hypoplasie rénale bilatérale avec oligonéphronie.

SUPERIMPRÉGNATION, *s. f.* V. *super-fécondation.*

SUPERINFECTION, *s. f.* [angl. ***superinfection***]. Syn. *surinfection.* Infection nouvelle contractée par un sujet déjà infecté antérieurement et non encore guéri. — Ce terme est employé habituellement dans le cas où la deuxième infection est de même nature que la première.

SUPEROXYDE DISMUTASE [angl. ***superoxide dismutase***]. Enzyme détruisant le *superoxyde*, l'un des radicaux libres (v. ce terme et *cuproprotéine*).

SUPINATION, *s. f.* (lat. *supinus,* renversé sur le dos) [angl. ***supination***]. — 1° Mouvement de l'avant-bras qui a pour résultat de faire exécuter à la main une rotation de dedans en dehors, amenant la paume en avant ou regardant en haut. — 2° Décubitus dorsal, la tête renversée, les bras et jambes étendus et reposant sur le lit. — 3° *S.* du pied. Mouvement amenant la plante du pied à regarder en dedans.

SUPPLÉANCE VERTÉBRO-BASILAIRE (syndrome de). V. *sous-clavière ou subclavière voleuse (syndrome de la).*

SUPPOSITOIRE, *s. m.* (lat. *supponere,* placer au-dessous) [angl. ***suppository***]. Préparation pharmaceutique, de consistance solide, de forme conique ou ovoïde que l'on met dans l'anus soit pour faciliter les évacuations, soit pour faire absorber un médicament.

SUPPURATION, *s. f.* (lat. *suppurare,* suppurer) [angl. ***suppuration***]. Production de pus.

SUPRADUCTION, *s. f.* (lat. *supra,* au-dessus ; *ducere,* conduite) [angl. ***supraduction***]. Mouvement vertical élévateur, de l'œil, p. ex.

SUPRAMASTITE, *s. f.* (lat. *supra,* sur ; gr. *mastos*, mamelle) [angl. ***supramammary abscess***]. Phlegmon superficiel du sein, c'est-à-dire se développant en avant de la glande, dans la peau ou le tissu cellulaire sous-cutané.

SUPRASELLAIRE, *adj.* [angl. ***suprasellar***]. Qui est situé au-dessus de la selle turcique.

SUPRAVENTRICULAIRE, *adj.* [angl. ***supraventricular***] (cardiologie). Se dit d'un phénomène (tachycardie, extrasystole) dont l'origine est située au-dessus du ventricule : dans le sinus, les oreillettes (ou atriums), le nœud d'Aschoff-Tawara ou le tronc du faisceau de His.

SURAIGU, GUË, *adj.* [angl. ***superacute***]. Particulièrement aigu. D'évolution fulgurante. V. *aigu.*

SURAL, ALE, *adj.* (lat. *sura*, mollet, jambe) [angl. ***sural***]. Relatif au mollet, à la jambe ; jambier.

SURALIMENTATION, *s. f.* [angl. ***superalimentation***]. Ingestion d'une quantité d'aliments supérieure à la ration d'entretien. — La *s.*, qui est le plus souvent une faute d'hygiène, peut faire partie du traitement de certaines maladies.

SURCHARGE DIASTOLIQUE. V. *hypertrophie ventriculaire de surcharge.*

SURCHARGE PONDÉRALE. V. *obésité* et *surpoids.*

SURCHARGE SYSTOLIQUE. V. *hypertrophie ventriculaire de barrage.*

SURCHARGE VENTRICULAIRE (électrocardiographie). V. *hypertrophie ventriculaire.*

SURCHARGE VOLUMÉTRIQUE. V. *hypertrophie ventriculaire de surcharge.*

SURCOMPENSATION, *s. f.* (psychanalyse). Exagération d'une réaction destinée à corriger une déficience physique ou mentale.

SURDIMUTITÉ, *s. f.* [angl. ***surdimutism***]. Privation de la parole par suite d'une surdité congénitale ou acquise dans les premières années de la vie (avant l'âge de 8 ans).

SURDITÉ, *s. f.* (lat. *surdus,* sourd) [angl. ***deafness, surdity***]. Affaiblissement ou abolition complète du sens de l'ouïe. La *s.* peut être due à une lésion des centres cérébraux de l'audition *(s. centrale)*, à une lésion du nerf auditif *(s. de perception)* ou à une lésion de l'oreille moyenne : tympan, trompe d'Eustache, chaîne des osselets (*s. de transmission,* la seule curable chirurgicalement). — ***s. apoplectiforme.*** V. *Ménière (syndrome de).* — V. *cophose* et *aérateur transtympanique.*

SURDITÉ MUSICALE [angl. ***musical deafness***]. Syn. *amusie sensorielle* ou *réceptive.* Variété d'aphasie sensorielle dans laquelle le malade ne reconnaît plus les airs de musique.

SURDITÉ VERBALE (Kussmaul, 1876) [angl. ***verbal amnesia***]. Variété d'aphasie sensorielle, consistant dans l'impossibilité de comprendre les idées exprimées par des sons articulés rationnels. V. *amnésie logophonique.* — ***s. v. congénitale.*** V. *audi-mutité.*

SURDOSE, *s. f.* [angl. ***overdose***]. Intoxication aiguë (parfois mortelle) par une quantité excessive de la drogue utilisée habituellement par le toxicomane.

SURÉLÉVATION CONGÉNITALE DE L'OMOPLATE (OU DE LA SCAPULA). V. *élévation congénitale de l'omoplate (ou de la scapula).*

SURFACE MITRALE [angl. ***area of the mitral orifice***]. Dimensions de l'orifice mitral, exprimées en cm^2 (normalement 4 à 6 chez l'adulte). V. *Gorlin (formule de)* et *index mitral.*

SURFACTANT, *s. m.* (von Neergardt, 1929 ; Macklin, 1954 ; Clements, 1957) [angl. ***surfactant***]. Liquide formant un film très mince qui tapisse la face interne des alvéoles pulmonaires. Il est sécrété par les grandes cellules alvéolaires granuleuses (pneumocytes II) et formé d'un complexe lipidoprotidique riche en phospholipides et en mucopolysaccharides. C'est une substance tensio-active dont la tension superficielle, fait remarquable, est variable, augmentant et diminuant parallèlement à la distension des alvéoles. Le *s.* joue, de ce fait, un rôle très important dans la mécanique ventilatoire, modifiant l'élasticité et la rétraction pulmonaire (v. *compliance*). En pathologie, il interviendrait dans le syndrome des membranes hyalines et peut-être dans certains collapsus pulmonaires.

SURINFECTION, *s. f.* V. *superinfection.*

SURJET, *s. m.* [angl. ***running suture***]. V. *suture en surjet.* — ***s. à point arrière.*** Réalisation, à l'aide d'un fil unique, d'une succession de points de surjet disposés de manière que l'entrée de chaque point soit au niveau du milieu de la boucle précédente et sa sortie en avant d'elle. Ce *s.* n'est pas utilisé pour suturer une incision mais pour faire une hémostase préventive autour du tracé d'un lambeau cutané.

SURMENAGE, *s. m.* [angl. ***overstrain***]. État résultant d'un exercice prolongé au-delà de la sensation de fatigue. Il peut être aigu ou chronique, général ou local, intellectuel ou physique.

SUR-MOI, *s. m.* [angl. ***super-ego***] (psychanalyse). Partie inconsciente de la personnalité qui apparaît chez l'enfant lors du refoulement dans l'inconscient de ses tendances instinctives (pulsions), en particulier de son attachement sexuel à la personne de ses parents (complexe d'Œdipe). C'est une sorte de censure accusatrice qui inspire le sentiment névrotique de culpabilité et d'autopunition. V. *moi* et *ça.*

SUROXYGÉNATION, *s. f.* [angl. ***overoxygenation***]. Exagération de la proportion d'oxygène contenu dans le mélange inhalé en cas d'oxygénothérapie ; le taux maximum d'oxygène tolérable paraît être d'environ 60 %.

SURPOIDS, *s. m.* [angl. ***overweight***]. Obésité légère, définie par l'OMS par un indice de masse corporelle (v. ce terme) compris entre 25 et 29. L'obésité proprement dite commence à partir de 30.

SURRÉFLECTIVITÉ, *s. f.* (Babinski) [angl. ***hyperreflexia***]. Exagération des réflexes.

SURRÉNAL, ALE, *adj.* Situé au-dessus du rein. — ***glande s.*** (TA *glandula suprarenalis*) [angl. ***adrenal gland***]. Syn. ancien *capsule s.* Glande endocrine brun jaunâtre coiffant le pôle supérieur du rein. La *corticosurrénale* secrète les minéralocorticoïdes, les glucocorticoïdes et les hormones androgènes ; la *médullosurrénale* l'adrénaline et la noradrénaline. V. *épreuves fonctionnelles surrénales* • 👁 **rein** •.

SURRÉNALE (hyperplasie — congénitale). V. *hyperplasie surrénale congénitale.*

SURRÉNALECTOMIE, *s. f.* (von Oppel, 1921) [angl. ***adrenalectomy***]. Extirpation d'une glande surrénale.

SURRÉNALES (hormones). Hormones sécrétées par les glandes surrénales. V. *corticosurrénale* et *médullosurrénale.*

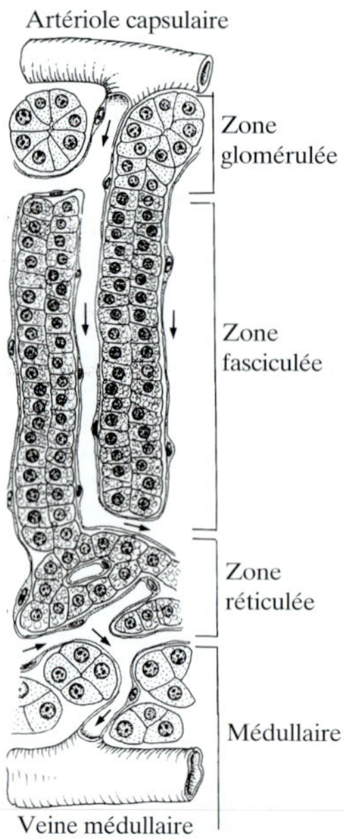

Glande surrénale

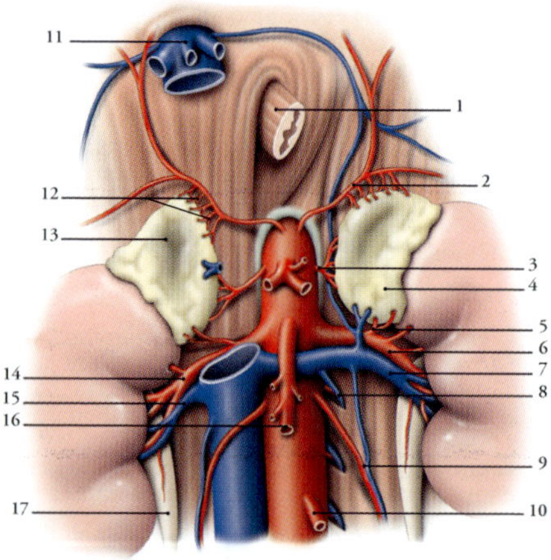
Glandes surrénales

1. œsophage abdominal
2. artère phrénique gauche
3. artère surrénale moyenne
4. glande surrénale gauche
5. artère surrénale inférieure
6. artère rénale gauche
7. veine rénale gauche
8. anastomose avec la veine hémi-azygos
9. vaisseaux testiculaires ou ovariques
10. artère mésentérique inférieure
11. veine cave inférieure
12. artères surrénales supérieures
13. glande surrénale droite
14. artère rénale droite
15. veine rénale droite
16. artère mésentérique supérieure
17. uretère droit

SURRÉNALES (hyperplasie lipoïde des). V. *Prader et Gurtner (syndrome de).*

SURRÉNALITE, *s. f.* [angl. ***adrenalitis***]. Inflammation des glandes surrénales, survenant généralement au cours d'une infection et se traduisant par des douleurs lombo-abdominales, une anorexie, des vomissements, une diarrhée et une prostration avec tendance ou collapsus.

SURRÉNALOGÉNITAL (syndrome) (Broster et Gardner Hill, 1933). V. *génitosurrénal (syndrome).*

SURRÉNALOME, *s. m.* [angl. ***adrenal tumour***]. Syn. *épinéphrome, hypernéphrome.* Nom générique des tumeurs, bénignes ou malignes, de la glande surrénale. On distingue le *corticosurrénalome* et le *médullosurrénalome.* V. ces termes et *incidentalome.* — ***s. hypertensif*** (Vaquez, Donzelot et Géraudel, 1929). V. *phéochromocytome.*

SURRÉNALOTROPE, *adj.* [angl. ***adrenalotropic***]. Qui a des affinités pour les glandes surrénales.

SURRÉNOGÉNITAL (syndrome). V. *génitosurrénal (syndrome).*

SURRÉNOPRIVE, *adj.* [angl. ***adrenoprival***]. Qui se rapporte ou qui est dû à une déficience des glandes surrénales.

SURSAUTS (maladie des). V. *hyperekplexie.*

SURSUMVERGENCE, *s. f.* (lat. *sursum,* vers le haut ; *vergere,* être tourné vers) [angl. ***sursumvergence***]. Syn. *hypertropie.* Strabisme vertical avec déviation de l'un des yeux vers le haut.

SURVEILLANT(E) CHEF DES SERVICES MÉDICAUX [angl. ***head nurse***]. Syn. *cadre supérieur de santé, surveillant(e) général(e).* V. *cadre de santé.*

SURVEILLANT(E) DES SERVICES MÉDICAUX [angl. ***head nurse***]. Syn. *cadre de santé, surveillant(e).* V. *cadre de santé.*

SUS-ACROMIOTOMIE, *s. f.* (obstétrique). Opération qui consiste à inciser profondément les muscles de la région sus-acromiale pour faciliter l'accommodation du tronc (fœtus mort), dans le cas de bassin vicié ou lorsque l'accouchement doit être pratiqué rapidement (éclampsie).

SUS-APEXIEN, IENNE, *adj.* (cardiologie). Qui siège au-dessus de la pointe du cœur.

SUS-ILIAQUE LATÉRAL (point). Point situé au-dessus de la partie moyenne de la crête iliaque, au niveau de l'émergence du rameau perforant du 12e nerf intercostal ; la pression en ce point est parfois douloureuse dans les affections rénales (Pasteau).

SUS-INTRA-ÉPINEUX (point). Point situé au-dessus et en avant de l'épine iliaque antéro-supérieure, au niveau de l'émergence du nerf fémoro-cutané ; la pression en ce point est parfois douloureuse dans les affections rénales (Pasteau).

SUS-NASAL ou **SUS-ORBITAIRE (point).** V. *ophryon.*

SUSPENSION, *s. f.* (lat. *suspensus,* suspendu) [angl. ***suspension***]. — 1° (physique). Liquide contenant des particules solides finement divisées. — 2° Action de soutenir en faisant pendre.

SUSPENSOIR, *s. m.* (lat. *suspendere,* suspendre) [angl. ***suspensory bandage***]. Bandage destiné à soutenir le scrotum.

SUSPICIENS, *adj.* (lat. *suspicere,* regarder en haut). Qui fait tourner l'œil vers le haut. P. ex. : les fibres des nerfs oculomoteurs commandant l'élévation du globe oculaire.

SUSPIRIEUSE (respiration) (lat. *suspirium,* soupir). Respiration dont le bruit est analogue à celui du soupir.

SUSSMAN (éperon de) [angl. ***Sussman's spur***]. Image visible sur les aortographies prises en position oblique antérieure gauche : petite saillie sur le contour interne de l'aorte, juste en aval de l'isthme, correspondant à l'embouchure aortique d'un canal artériel perméable.

SUSTENTATION, *s. f.* (lat. *sustentatio*, nourriture) [angl. ***sustentation***]. Action de soutenir les forces d'un malade, d'un convalescent, d'un blessé, d'un opéré par une alimentation convenable ou des médicaments appropriés. — ***base de s.*** Pour un sujet debout, espace limité par les deux pieds et les droites qui joignent les talons d'une part et les points d'appuis antérieurs des pieds d'autre part.

SUTHERLAND (syndrome de) (S. D., canadien, 1966) [angl. ***Sutherland's syndrome***]. Association chez l'enfant d'hypertension artérielle, d'hypokaliémie avec alcalose métabolique, d'hyperaldostéronisme primaire avec activité rénine plasmatique basse ; ce syndrome héréditaire et de transmission autosomique dominante, exceptionnel et d'explication inconnue, est curable par la dexaméthasone. V. *Liddle (syndrome de).*

SUTTER (antigène, facteur ou **système)** (nom de malade) [angl. ***Sutter's blood group system***]. V. *groupes sanguins.*

SUTTON (maladies de) (S. Richard, amér., 1916). — 1° *nævus de Sutton* [angl. ***Sutton's disease***]. Syn. *nævus à halo.* Affection cutanée caractérisée par un nævus pigmentaire situé au centre d'une tache de vitiligo. — 2° V. *periadenitis mucosa necrotica recurrens.*

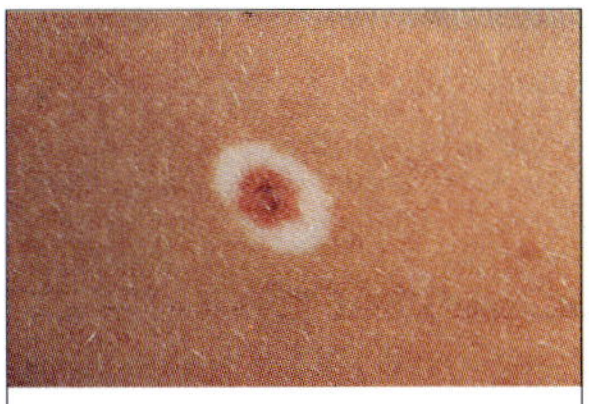
Nævus à halo, maladie de Sutton

SUTURE, *s. f.* (lat. *sutura,* couture, de *suo,* je couds) [angl. ***suture, stitch***]. — 1° Réunion, à l'aide de fils, des parties divisées (lèvres d'une plaie, extrémités d'un tendon ou d'un nerf coupés, etc.). — 2° (anatomie). V. *synfibrose.*

SUTURE SUR BOURDONNET [angl. ***bolster suture***]. V. *bourdonnet.*

SUTURE EN BOURSE [angl. ***purse string suture***]. Suture dans laquelle le fil est passé tout autour d'une ouverture circulaire qui se trouve fermée lorsque les deux extrémités du fil sont tirées et nouées ensemble.

SUTURE CRÂNIENNE [angl. ***cranial suture***] (anatomie). Ligne de réunion de deux os plats de la voûte du crâne. À la naissance, existent : — 1° *selon l'axe sagittal,* la *suture métopique* qui unit les deux moitiés de l'os frontal, prolongée en arrière au-delà de la fontanelle antérieure ou bregmatique, de forme losangique, par la *suture interpariétale.* Celle-ci se termine à la fontanelle postérieure ou lambdatique, triangulaire ; — 2° *selon l'axe transversal,* en avant, les *sutures coronales,* unissant les os frontaux et les pariétaux, étendues de la fontanelle antérieure aux fontanelles sphénoïdiennes (ou f. ptériques de Pozzi) ; en arrière, les *sutures lambdoïdes* unissant les pariétaux et l'occipital, étendues de la fontanelle postérieure aux fontanelles mastoïdiennes (ou f. astériques de Pozzi). La soudure prématurée de ces sutures provoque les différentes formes de craniosténose (v. ce terme) • 👁 **tête** •.

SUTURE INTRADERMIQUE [angl. ***intradermic suture***]. V. *surjet intradermique.*

SUTURE PRIMITIVE [angl. ***primary suture***]. Suture d'une plaie pratiquée dans les premières heures.

SUTURE PRIMITIVE RETARDÉE [angl. ***delayed suture***]. Mise en place de fils d'attente après le nettoyage chirurgical d'une plaie ; si l'évolution de celle-ci est satisfaisante, les fils seront serrés vers le 5e jour.

SUTURE DE RAPPROCHEMENT [angl. ***relaxation suture***]. Suture faite de points profonds émergeant à distance des lèvres d'une plaie. Elle est destinée à éviter un excès de tension sur la suture de la plaie elle-même ou à assurer une coaptation large des tissus.

SUTURE SECONDAIRE [angl. ***secondary suture***]. Suture, après avivement et mobilisation de ses bords, d'une plaie ancienne propre et bourgeonnante.

SUTURE EN SURJET [angl. ***running suture***]. Suture continue, le même fil assurant l'affrontement d'un bout à l'autre de l'incision.

SV. Symbole de *sievert.* V. ce terme.

SVEDBERG (unité) (le Suédois Theodor S. utilise en 1949, l'ultra-centrifugation pour différencier les molécules des protides) [angl. ***Svedberg unit***]. Syn. *unité Sf* (Svedberg of flotation). Unité servant à définir, selon leurs volumes, les différentes classes de molécules protido-lipidiques (ou de lipoprotéines) du sérum sanguin, séparées entre elles et isolées des protéines, au cours d'une ultracentrifugation prolongée, grâce à leur densité différente (Gofman, 1949). Chez le sujet sain, les molécules sont relativement petites (Sf 2 à 6) : au cours de l'athérosclérose, il existe à jeun des molécules plus volumineuses (Sf 10 à 20) et l'ingestion de graisses provoque l'apparition de très grosses molécules (Sf supérieur à 100).

SvO_2. Saturation du sang veineux en oxygène. V. *oxygène (saturation du sang en).*

SWAN (syndrome de) (S. Kenneth, amér., 1948) [angl. ***Swan's syndrome***]. Syn. *syndrome de la tache aveugle.* Syndrome observé dans certains strabismes internes au cours desquels la convergence des axes des deux yeux fait un angle de 12 à 18° ; de telle manière que, dans la vision binoculaire, l'image se forme sur la tache aveugle de l'œil dévié en même temps que sur la macula de l'autre œil : il n'y a donc pas de diplopie. Ce syndrome est observé dans certaines hypermétropies avec anisométropie.

SWAN-GANZ (sonde de) (S. Jeremy, amér., 1970) [angl. ***Swan-Ganz catheter***] (cardiologie). Syn. *cathéter flottant, flotté.* Sonde molle en polyéthylène, introduite par voie veineuse et progressant grâce à son ballonnet terminal (gonflé dans l'oreillette [ou atrium] droite), jusque dans l'artère pulmonaire, permettant ainsi la surveillance continue (monitorage) de sa pression. Cette sonde permet aussi de mesurer le débit cardiaque par thermodilution. Sa mise en place peut se faire sans le secours de l'amplificateur de luminance. V. *microcathétérisme.*

SWANSON (type) (S. August, amér., 1963). V. *analgésie.*

SWEDIAUR (talalgie de) (S. François, autr., 1748-1824). V. *talalgie.*

SWEET (syndrome de) (S. Robert, brit., 1964) [angl. ***Sweet's syndrome***]. Syn. *dermatose aiguë fébrile neutrophilique.* Affection aiguë de la femme jeune, caractérisée par de la fièvre et une éruption cutanée de papules annulaires, de plaques violacées à la surface irrégulière, douloureuses, siégeant sur les avant-bras, les jambes, la face, accompagnées parfois d'arthralgies. Elle succède à une infection respiratoire et guérit rapidement par la corticothérapie.

SWIFT-FEER (maladie de) (S. Harry, australien, 1914). V. *acrodynie.*

SWITCH, *s. m.* (en angl. permuter, inverser, échanger). Terme anglais employé pour désigner une intervention chirurgicale de *détransposition.* V. *transposition artérielle.*

SWYER-JAMES (syndrome de) (S. Paul, canadien, 1953). V. *MacLeod (syndrome de).*

SYCÉPHALIEN, *s. m.* (I. G. St-Hilaire) (gr. *sun,* avec ; *képhalê,* tête) [angl. ***sycephalus***]. Syn. *janicéphale, janiforme.* Famille de monstres doubles caractérisés par la fusion des deux têtes.

SYCOSIS, *s. m.* (gr. *sukôsis,* tumeur en forme de figue, de *sukon,* figue) [angl. ***sycosis***]. Syn. *sycosis arthritique* (Bazin), *eczéma récidivant* ou *impétigo sycosiforme de la lèvre supérieure.* Variété de folliculite frappant les régions couvertes de gros poils (lèvres et joues), caractérisée par la formation, à la racine des poils, de pustules, de nodosités et même d'abcès intradermiques. — Il existe un ***s. simple*** causé par le staphylocoque et un ***s. trichophytique***. — Le ***s. lupoïde*** (Brocq) ou *ulérythème sycosiforme* [angl. ***lupoid sycosis***] se distingue par son extension régulière et son alopécie cicatricielle centrale.

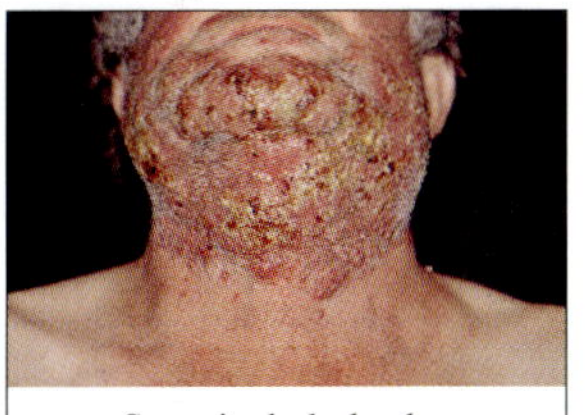
Sycosis de la barbe

SYDENHAM. V. *laudanum.*

SYDENHAM (chorée de) (S. Thomas, brit., 1624-1689). V. *chorée.*

SYDNONIMINE, *s. f.* (Université de Sydney, en Australie, où les premières sydnones ont été découvertes en 1935 par Earl et MacKney) [angl. ***sydnone imine***]. Famille de médicaments antiangineux ayant, comme les dérivés nitrés, une action relaxante sur la fibre musculaire lisse des parois vasculaires et de surcroît des propriétés antiagrégantes plaquettaires.

SYLVIENNE (syndrome de l'artère) [angl. ***middle cerebral artery syndrome***]. Forme la plus fréquente de ramollissement cérébral, due à l'oblitération de l'artère sylvienne. Elle est caractérisée par une hémiplégie, totale ou prédominante sur un membre ou sur la face, par des troubles sensitifs correspondants transitoires et, suivant les cas, par une aphasie, une hémianopsie homonyme ou une apraxie.

SYLVIUS (chair carrée de) (S. Franciscus, holl., 1614-1672) (TA *musculus quadratus plantae*) [angl. ***quadrate muscle of sole***]. Syn. *muscle carré plantaire*. Muscle tendu du calcanéus au tendon du muscle long fléchisseur des orteils.

SYLVIUS (scissure de)(S. Franciscus, holl., 1614-1672) (TA *sulcus lateralis cerebri*) [angl. ***Sylvian sulcus***]. Profond sillon situé à la face latérale de l'hémisphère cérébral, séparant les lobes frontal et pariétal en haut, du lobe temporal en bas.

SYM... V. aussi *syn...*

SYMBIOSE, *s. f.* (gr. *sun*, avec ; *bios*, vie) [angl. ***symbiosis***]. Existence simultanée et associée de deux ou de plusieurs organismes qui vivent et se développent dans les mêmes conditions. Elle est bénéfique pour chacun d'eux. Ils réagissent souvent les uns sur les autres, se transforment et acquièrent des propriétés nouvelles. P. ex. : *s. bactérie-bactériophage*. V. *parasite* et *commensal*.

SYMBLÉPHARON, *s. m.* (gr. *sun*, avec ; *blépharon*, paupière) [angl. ***symblepharon***]. Adhérence entre les paupières et le globe de l'œil, d'origine cicatricielle et, très rarement, d'origine congénitale.

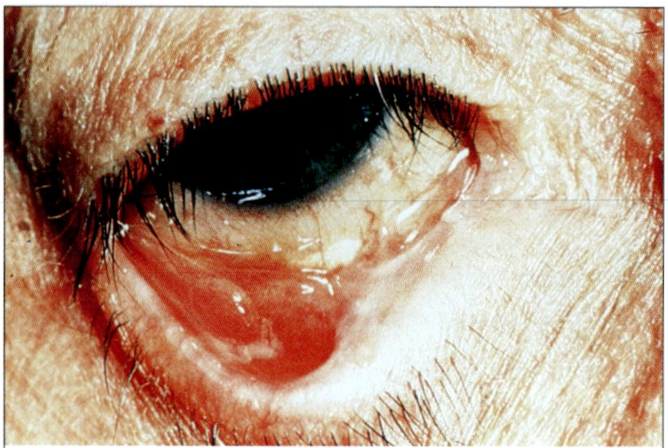

Symblépharon

SYMBRACHYDACTYLIE, *s. f.* (gr. *sun*, avec ; *brakhus*, court ; *daktulos*, doigt) [angl. ***symbrachydactyly***]. Soudure (syndactylie) et brièveté (brachydactylie) des doigts.

SYME (amputation de) [angl. ***Syme's amputation***]. Amputation au niveau de l'articulation tibio-tarsienne.

SYMÈLE, *s. m.* (gr. *sun*, avec ; *mélos*, membre) (I. G. St-Hilaire) [angl. ***symelus***]. Monstre caractérisé par la soudure des deux membres inférieurs qui se terminent par un double pied.

SYMMERS (maladie de) (S. Douglas, amér., 1927). V. *Brill-Symmers (maladie de)*.

SYMONDS (syndrome de) (S. Sir Charles, brit., 1931) [angl. ***Symonds's syndrome***]. Hypertension intra-crânienne passagère au décours d'une otite moyenne ; elle provoque une céphalée, un œdème papillaire de stase et parfois des hémorragies rétiniennes ou même une paralysie transitoire de la VIe paire crânienne.

SYMPATHALGIE, *s. f.* [angl. ***sympatheticalgia***]. Syn. *algie sympathique*. Douleur d'origine neurovégétative siégeant en un point du système nerveux sympathique, en particulier au niveau d'un plexus. — ***s. faciale.*** V. *névralgisme facial*. — *s. solaire*. V. *solaire (syndrome)*.

SYMPATHECTOMIE ou **SYMPATHICECTOMIE**, *s. f.* (sympathique ; gr. *ektomê*, ablation) [angl. ***sympathectomy***]. Résection plus ou moins étendue d'un nerf, d'un ganglion ou d'une chaîne sympathique au niveau des régions cervicale, dorsale ou lombaire. Elle a pour but de provoquer une vasodilatation dans la zone dépendant du segment nerveux supprimé. On la pratique en cas d'artérite oblitérante (*s. périartérielle* comportant l'ablation de la gaine celluleuse de l'artère ; *s. lombaire*) ; elle avait été préconisée autrefois comme traitement de l'hypertension artérielle (résection de la chaîne dorso-lombaire : opération de Smithwick). — ***s. intramurale.*** V. *neuro-endartériectomie*.

SYMPATHICISME, *s. m.* (M. Buch). Névralgies sympathiques.

SYMPATHICOGÉNIQUE, *adj.* [angl. ***sympathicogenic***]. D'origine sympathique.

SYMPATHICOGONIOBLASTOME, *s. m.* V. *neuroblastome*.

SYMPATHICOGONIOME, *s. m.* V. *neuroblastome*.

SYMPATHICOLYTIQUE, *adj.* (sympathique ; gr. *luein*, dissoudre) [angl. ***sympathicolytic***]. Syn. *sympatholytique, sympathicoplégique, sympathoplégique*. Qui paralyse le système nerveux sympathique. V. *alphabloquant*, *bêtabloquant* et *bêtastimulant*.

SYMPATHICOMIMÉTIQUE, *adj.* [angl. ***sympathicomimetic***]. Syn. *sympathomimétique*. Se dit d'une substance dont l'action imite celle du sympathique. V. *alphastimulant* et *bêtastimulant*. — ***s. cardiotoniques*** ou ***tonicardiaques.*** V. *cardiotonique*.

SYMPATHICOPLÉGIQUE, *adj.* (sympathique ; gr. *plêssein*, frapper). V. *sympathicolytique*.

SYMPATHICOTHÉRAPIE, *s. f.* [angl. ***sympathicotherapy***]. Traitement de certaines maladies par l'irritation ou l'anesthésie des zones de la muqueuse nasale riches en filets sympathiques ; variété de réflexothérapie.

SYMPATHICOTONIE, *s. f.* (Eppinger et Hess) (sympathique ; gr. *tonos*, ressort) [angl. ***sympathicotonia***]. Anomalie constitutionnelle particulière, caractérisée par une sensibilité spéciale du système nerveux sympathique reconnaissable, en clinique, à la tachycardie, à l'éréthisme cardiaque, à l'amaigrissement, à l'irritabilité du caractère, aux battements épigastriques, à la sécheresse de la peau, à la mydriase et à l'étroitesse de la fente palpébrale. Elle s'oppose à la *vagotonie*. V. *adrénergie*.

SYMPATHICOTONIQUE, *adj.* [angl. ***sympathicotonic***]. Chez lequel prédomine le tonus sympathique (par opposition à vagotonique). V. *sympathicotonie*.

SYMPATHICOTROPISME, *s. m.* [angl. ***sympathicotropism***]. — 1° Action excitante de certaines substances dites *sympathicotropes* sur le sympathique ; elle est caractérisée par l'accélération du rythme cardiaque et une élévation de la tension artérielle. — 2° Ce mot est employé parfois dans le sens de *sympathicotonie*.

SYMPATHIQUE, *adj.* (gr. *sun*, avec ; *pathê*, affection) [angl. ***sympathetic***]. — 1° Se dit du retentissement des troubles morbides d'un organe sur un ou plusieurs autres organes avec ou sans lésion de ceux-ci. — ***ophtalmie s.*** V. *ophtalmie*. — 2° Qui se rapporte au système nerveux sympathique. — ***récepteur s.*** V. *récepteur adrénergique ou sympathique*. — *s. m.* Système nerveux sympathique. V. ce terme • 👁 **système nerveux végétatif •**.

SYMPATHIQUE CERVICAL POSTÉRIEUR (syndrome) (Barré et Liéou, 1925-1928) [angl. ***Barré-Liéou syndrome***]. Syn. *syndrome de Barré et Liéou, syndrome de Fuchs*. Syndrome caractérisé par une céphalée localisée à la nuque et à la région occipitale, des vertiges, des éblouissements, des bourdonnements d'oreille et parfois des troubles vasomoteurs et des spasmes de la face. Il apparaît au cours du rhumatisme du rachis cervical et serait dû à l'irritation du plexus sympathique qui entoure l'artère vertébrale. V. *vestibulaire (syndrome)* et *Bärtschi-Rochaix (syndrome de)*.

SYMPATHIQUE PARATRIGÉMINÉ (syndrome). V. *Raeder (syndrome de)*.

SYMPATHOBLASTOME, *s. m.* V. *neuroblastome*.

SYMPATHOCYTOME, *s. m.* V. *ganglioneurome*.

SYMPATHOGONIOME, *s. m.* V. *neuroblastome*.

SYMPATHOLYSE, *s. f.* (sympathique ; gr. *luô*, je dissous) [angl. ***sympatholysis***]. Destruction ou inhibition d'éléments nerveux appartenant au système sympathique.

SYMPATHOLYTIQUE, *adj.* V. *sympathicolytique*.

SYMPATHOME EMBRYONNAIRE, S. SYMPATHOBLASTIQUE, S. SYMPATHOGONIQUE. V. *neuroblastome*.

SYMPATHOMIMÉTIQUE, *adj.* V. *sympathicomimétique*.

SYMPATHOPLÉGIQUE, *adj.* (sympathique ; gr. *plêssein*, frapper). V. *sympathycolytique*.

SYMPHALANGIE, *s. f.* (Drinkwater, 1917) (gr. *sun*, ensemble ; *phalanx*, phalange) [angl. ***symphalangia***]. Syn. *symphalan-*

gisme (Mercier, 1838 ; H. Cushing, 1916), *syndrome de Drinkwater.* Malformation des doigts consistant en l'absence de l'articulation entre la phalange et la phalangine ; elle est héréditaire et transmise selon le type dominant. V. *synostoses multiples (maladie des).*

SYMPHALANGISME, *s. m.* V. *symphalangie.*

SYMPHATNIE, *s. f.* (gr. *sun*, ensemble ; *phatnê*, alvéole) (anthropologie). Courbe de l'arc alvéolaire, maxillaire ou mandibulaire.

SYMPHYSAIRE HORIZONTALE (ligne) (Peter). Syn. *ligne de Peter.* Ligne droite horizontale unissant le sommet des deux grands trochanters et passant par le bord supérieur de la symphyse pubienne. Elle sert de repère pour apprécier les déplacements du grand trochanter dans les fractures ou les luxations de la hanche.

SYMPHYSE, *s. f.* (gr. *sun*, avec ; *phusis*, production) [angl. ***symphysis***]. — 1° (anatomie). Synarthrose fibrocartilagineuse. P. ex. : *s. pubienne.* — 2° (anatomie pathologique). Adhérence anormale des deux feuillets d'une séreuse.

SYMPHYSE CARDIAQUE [angl. ***adhesive pericarditis, cardiac symphysis***]. Syn. *symphyse péricardique, péricardite symphysaire.* Union plus ou moins intime des deux feuillets du péricarde souvent associée à des adhérences médiastinales qui relient le cœur aux organes voisins et l'immobilisent. Le péricarde est parfois épaissi en une coque fibreuse qui enserre le cœur ; c'est alors qu'apparaissent les troubles du fonctionnement cardiaque *(v. péricardite constrictive).*

SYMPHYSE PÉRICARDIQUE. V. *symphyse cardiaque.*

SYMPHYSE PLEURALE [angl. ***pleural adhesion***]. Adhérence plus ou moins étendue des deux feuillets de la plèvre.

SYMPHYSE RÉNALE [angl. ***fused kidney***]. Anomalie consistant dans la soudure des deux reins ; elle peut réaliser des types variables : rein en fer à cheval, en galette, sigmoïde, *s. r.* unilatérale.

SYMPHYSITE, *s. f.* [angl. ***symphysitis***]. Inflammation de la symphyse pubienne.

SYMPTOMATIQUE, *adj.* [angl. ***symptomatic***]. Qui concerne les symptômes d'une maladie. — *médication s.* Traitement des symptômes et non des causes d'une maladie.

SYMPTOMATOLOGIE, *s. f.* (gr. *sumptôma*, symptôme ; *logos*, discours) [angl. ***symptomatology***]. Étude des symptômes des maladies.

SYMPTÔME, *s. m.* (gr. *sun*, avec ; *piptein*, arriver) [angl. ***symptom, complaint***]. Phénomène particulier que provoque dans l'organisme l'état de maladie. Découverts par le médecin *(s. objectifs)* ou signalés par le patient *(s. subjectifs)*, les *s.* permettent d'établir le diagnostic. — Pour certains auteurs, ce mot ne devrait désigner que les troubles fonctionnels perçus par le malade lui-même *(s. subjectifs).* V. *signe.*

SYNACTHÈNE® (test au). Test de stimulation de la corticosurrénale, variante moderne du classique test de Thorn (v. ce terme). On utilise soit le *s.* retard, soit le *s.* immédiat, la seule cortisolémie étant dosée au cours de cette dernière épreuve.

SYNADELPHE, *s. m.* (I. G. St-Hilaire) (gr. *sun*, avec ; *adelphos*, frère) [angl. ***synadelphus***]. Monstre double, monocéphalien, caractérisé par une seule tête et un seul tronc qui porte huit membres, dont quatre semblent dorsaux et sont dirigés en haut.

SYNALGÉSIE, *s. f.* (gr. *sun*, avec ; *algêsis*, douleur) ou **SYNALGIE**, *s. f.* (gr. *sun* ; *algos*, douleur) [angl. ***synalgia***]. Névralgie survenant dans le voisinage d'une violente douleur.

SYNALLÉLOGNATHIE, *s. f.* (gr. *sun*, avec ; *allêlôn*, l'un l'autre ; *gnathos*, mâchoire) (anthropologie). État des deux mâchoires gardant constantes leurs relations, malgré les variations de l'ensemble de la face dans les diverses races humaines.

SYNAPSE, *s. f.* (Michael Foster) (gr. *sunapsis*, point de jonction). — 1° [angl. ***synapse***]. Lieu de connexion de deux neurones. V. *éphapse.* — 2° Syn. *cénapse* (Macheboeuf, 1928). Nom parfois donné en chimie à certains corps complexes. P. ex. : *s. lipidoprotidique.* — 3° Syn. *stade zygotène.* V. *zygotène.*

SYNAPTIQUE, *adj.* [angl. ***synaptic***]. Qui se rapporte à la synapse. — ***temps s.*** Temps mis par l'excitation nerveuse à franchir les synapses intercalées entre les neurones.

SYNAPTOLYTIQUE, *adj.* (synapse ; gr. *luein*, dissoudre) ou **SYNAPTOPLÉGIQUE**, *adj.* (synapse ; gr. *plessein*, frapper). V. *ganglioplégique.*

SYNARAXIE, *s. f.* (gr. *sun*, avec ; *araxein*, frapper) (biologie). Mode d'affrontement des dents des deux mâchoires. V. *articulé dentaire.*

SYNARTHROSE, *s. f.* (gr. *sun*, avec ; *arthron*, articulation) [angl. ***synarthrosis***]. Articulation immobile où le contact entre les os se fait par une union fibreuse (synfibrose), cartilagineuse (synchondrose) ou osseuse (synostose).

SYNCHÉILIE ou **SYNCHILIE**, *s. f.* (gr. *sun*, avec ; *kheilos*, lèvre) [angl. ***synchilia***]. Atrésie d'origine cicatricielle de l'orifice buccal, avec perte de substance des lèvres et des joues, et adhérence de celles-ci au rebord alvéolaire.

SYNCHISIS ou **SYNCHYSIS**, *s. m.* (gr. *sunkhusis*, confusion) [angl. ***synchysis***]. Lésion du globe de l'œil consistant en un ramollissement du corps vitré s'accompagnant souvent d'opacités flottant dans son intérieur. — ***s. étincelant.*** Forme rare de ramollissement du corps vitré, caractérisée par la présence de nombreuses paillettes de cholestérol qui flottent dans son intérieur et miroitent comme une poussière d'or. V. *Benson (maladie de).*

SYNCHONDROSE, *s. f.* (gr. *sun*, avec ; *khondros*, cartilage) [angl. ***synchondrosis***]. V. *synarthrose.*

SYNCHONDROTOMIE, *s. f.* (gr. *sun*, avec ; *khondros*, cartilage ; *tomê*, section). V. *symphyséotomie.*

SYNCHRONISEUR, *s. m.* (gr. *sun*, avec ; *khronos*, temps) (F. Halberg, 1954) [angl. ***synchronizer***]. Syn. *horloge biologique.* Facteur qui impose la cadence de ses variations cycliques aux rythmes biologiques d'un organisme sensible. P. ex. : l'alternance du jour et de la nuit influe sur les rythmes circadiens de la température animale, de l'excrétion de l'eau, du sodium, de la sécrétion des hormones, etc. V. *circadien* et *chronobiologie.*

SYNCHROTRON, *s. m.* (gr. *sun*, avec ; *khronos*, temps) [angl. ***synchrotron***]. Accélérateur circulaire de particules chargées (électrons, protons). Les énergies communiquées à ces particules sont extrêmement élevées (de l'ordre de 105 MeV).

SYNCINÉSIE, *s. f.* (gr. *sun*, avec ; *kinêsis*, mouvement). Syn. *mouvement associé* [angl. ***synkinesis***]. Contraction coordonnée et involontaire apparaissant dans un groupe de muscles à l'occasion de mouvements volontaires ou réflexes d'un autre groupe musculaire.

SYNCLITISME, *s. m.* (gr. *sun*, avec ; *klitos*, pente) [angl. ***synclitism***]. Parallélisme entre l'axe pelvien et celui de la tête fœtale pendant l'accouchement. V. *asynclitisme.*

SYNCOPE, *s. f.* (gr. *sun*, avec ; *koptein*, couper) [angl. ***syncope***]. « Perte de connaissance brutale et complète liée à une soudaine anoxie cérébrale » (J. Hamburger). Elle s'accompagne de pâleur extrême et généralement d'arrêt respiratoire. Réversible et de brève durée, elle est provoquée par une pause cardiaque, une bradycardie ou une tachycardie excessives ou bien par une subite hypotension artérielle. V. *lipothymie.* — On donne parfois le nom de *s. locale* à l'arrêt de la circulation dans une partie du corps bien limitée, tel qu'on l'observe dans la maladie de Raynaud.

SYNCYTIOME, *s. m.* [angl. ***syncytioma***]. Tumeur formée aux dépens du syncytium (syn. de *déciduome*).

SYNCYTIUM, *s. m.* (Haeckel, 1866) [angl. ***syncytium***]. Masse protoplasmique continue pourvue de nombreux noyaux. — (embryologie). Couche de protoplasma granuleux tapissant les villosités choriales.

SYNDACTYLIE, *s. f.* (gr. *sun*, avec ; *daktulos*, doigt) [angl. ***syndactylia***]. Malformation héréditaire transmise selon le type autosomique dominant, consistant dans la soudure des doigts entre eux, soudure des plans superficiels (doigts palmés) ou osseux.

SYNDESMODYSPLASIE, *s. f.* (gr. *sundesmos*, ligament ; *dus*, indiquant la difficulté ; *plassein*, façonner) [angl. ***syndesmodysplasia***]. Anomalie du développement ligamentaire.

SYNDESMOPEXIE, *s. f.* (gr. *sundesmos*, ligament ; *pêxis*, fixation) [angl. ***syndesmopexia***]. Opération ayant pour but de remédier à la rupture d'un ligament ; fixation de ce ligament à l'os. — Ce terme désigne surtout une intervention destinée à maintenir réduite la luxation sus-acromiale de la clavicule :

elle consiste à attacher l'extrémité externe de cet os à l'apophyse coracoïde par un fil non résorbable.

SYNDESMOPHYTE, *s. m.* (gr. *sundesmos*, ligament ; *phuton*, végétation) [angl. ***syndesmophyte***]. Calcification des ligaments articulaires, en particulier des ligaments antérieurs et latéraux unissant les corps vertébraux dans la pelvispondylite rhumatismale, surtout de la 11ᵉ vertèbre dorsale à la 2ᵉ lombaire.

SYNDESMOPHYTOSE, *s. f.* Présence de syndesmophytes (v. ce terme).

SYNDESMOPLASTIE, *s. f.* (gr. *sundesmos*, ligament ; *plassein*, former) [angl. ***syndesmoplasty***]. Réfection d'un ligament articulaire.

SYNDESMOSE, *s. f.* (gr. *sundesmos*, ligament) [angl. ***syndesmosis***]. Variété d'articulation immobile fibreuse (synfibrose) dont les moyens de fixation sont constitués de ligaments. P. ex. : l'articulation tibio-péronière (ou tibio-fibulaire) inférieure. V. *synarthrose.*

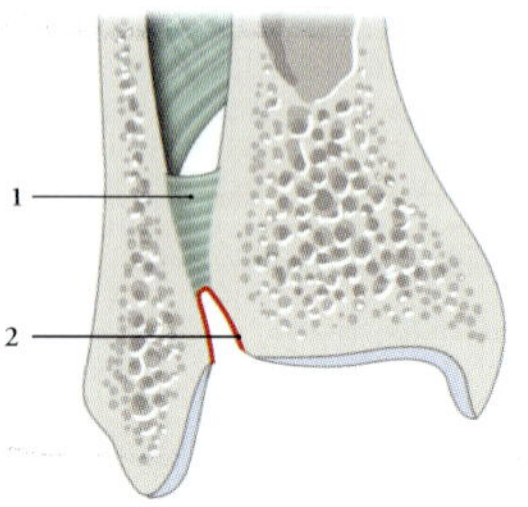

Syndesmose tibio-fibulaire. Coupe frontale

1. ligament interosseux
2. prolongement de la membrane synoviale de l'articulation talo-crurale

SYNDESMOTOMIE, *s. f.* (gr. *sundesmos*, ligament ; *tomê*, section) [angl. ***syndesmotomy***]. Section des ligaments articulaires.

SYNDRÔME, *s. m.* (gr. *sundromê*, concours) [angl. ***syndrome***]. Réunion d'un groupe de symptômes (ou de signes) qui se reproduisent en même temps dans un certain nombre de maladies. Puisqu'il peut avoir des origines diverses, le *s.* se distingue donc théoriquement de la *maladie* due (en principe) à une cause spécifique. — ***s. de...*** V. à l'autre mot.

SYNÉCHIE, *s. f.* (gr. *sun*, avec ; *ékhein*, tenir). Adhérence. — Employé parfois dans le sens de *symphyse.* — (ophtalmologie) [angl. ***synechia***]. Adhérence de l'iris en avant avec la face postérieure de la cornée *(s. antérieure)* ou en arrière avec la capsule du cristallin *(s. postérieure).* — ***s. intranasale.*** Adhérence de la cloison du nez avec un cornet, généralement le cornet inférieur, — ***s. utérine***. Adhérence entre les parois de la cavité utérine, séquelle d'une tuberculose utéro-annexielle ou d'un curetage. V. *Asherman (syndrome d').*

SYNÉCHOTOMIE, *s. f.* (synéchie ; gr. *tomê*, section) [angl. ***synechotomy***]. Section de brides ou d'adhérences. — ***s. nasales.*** Destruction des synéchies nasales.

SYNENCÉPHALOCÈLE, *s. f.* (gr. *sun*, avec ; encéphalocèle) [angl. ***synencephalocele***]. Encéphalocèle congénitale présentant des adhérences plus ou moins étendues avec le placenta, le cordon ou les membranes.

SYNERGIE, *s. f.* (gr. *sun*, avec ; *ergon*, œuvre) [angl. ***synergia***] (physiologie). Association de plusieurs organes, de plusieurs muscles, pour l'accomplissement d'une fonction ou d'un mouvement en commun.

SYNERGISME, *s. m.* [angl. ***synergism***]. Renforcement de l'action de deux substances par leur association : l'effet global est supérieur à la somme des effets isolés.

SYNERGISTINE, *s. f.* V. *streptogramine.*

SYNESTALGIE, *s. f.* (gr. *sun*, avec ; *aïsthêsis*, sensibilité ; *algos*, douleur) (Souques). Syn. *synesthésalgie.* Douleurs paroxystiques provoquées dans certaines affections (causalgie) par le simple frôlement d'une région éloignée du point douloureux.

SYNESTHÉSALGIE, *s. f.* (gr. *sun*, avec ; *aïsthêsis*, sensibilité ; *algos*, douleur) [angl. ***synesthaesialgia***]. V. *synestalgie.*

SYNESTHÉSIE, *s. f.* (gr. *sun*, avec ; *aïsthêsis*, sensibilité) [angl. ***synaesthesia***]. Trouble dans la perception des sensations. Il consiste dans la « production d'une double sensation sous l'influence d'une impression partant d'une région sensible limitée. Une des sensations est perçue comme ayant cette région pour point de départ ; l'autre correspond à une région qui est plus ou moins éloignée de la précédente et qui n'a subi aucune espèce d'excitation directe » (Vulpian). V. *pseudesthésie.*

SYNFIBROSE, *s. f.* (gr. *sun*, avec ; fibrose). Syn. *suture.* V. *synarthrose* et *syndesmose.*

SYNGAMOSE, *s. f.* (gr. *sun*, avec ; *gamos*, union) [angl. ***syngamiasis***]. Affection très rare chez l'homme, observée aux Antilles et en Amérique centrale, due à un parasite des voies respiratoires des ruminants, *Syngamus laryngeus.* La présence de ce Nématode dans la muqueuse bronchique entraîne une toux chronique quinteuse. Son extraction entraîne la guérison.

SYNGÉNIQUE, *adj.* (gr. *sun*, avec ; *génos*, origine). V. *isogénique.*

SYNOPHRYS, *s. m.* (gr. *sun*, avec ; *ophrus*, sourcil) [angl. ***synophrys***]. Convergence des sourcils sur la racine du nez.

SYNOPHTALMIE, *s. f.* (gr. *sun*, avec ; *ophthalmos*, œil) [angl. ***synophthalmia***]. Forme de cyclopie (v. ce terme) où les deux yeux sont plus ou moins fusionnés.

SYNOPSIE, *s. f.* (gr. *sun*, avec ; *opsis*, vue) [angl. ***synopsy***]. Terme générique servant à désigner l'association de phénomènes visuels aux sensations perçues par les autres sens. P. ex. : *audition colorée.*

SYNOPTOPHORE, *s. m.* (gr. *sun*, avec ; *optos*, visible ; *phoros*, de *phorein*, porter) [angl. ***synoptophore***]. Syn. *amblyoscope, synoptoscope.* Appareil d'optique destiné à explorer la vision binoculaire.

SYNOPTOSCOPE, *s. m.* (gr. *sun*, avec ; *optos*, visible ; visible ; *skopein*, examiner) [angl. ***synoptoscope***]. V. *synoptophore.*

SYNOQUE, *s. f.* et *adj.* (gr. *sunokhos*, continu). Terme désuet désignant une fièvre continue.

SYNORCHIDIE, *s. f.* (gr. *sun*, avec ; *orkhis*, testicule) [angl. ***synorchism***]. Réunion des deux testicules soudés sur la ligne médiane du corps ; elle est toujours intra-abdominale.

SYNOSTOSE, *s. f.* (gr. *sun*, avec ; *ostéon*, os) [angl. ***synostosis***]. Soudure des os. Ce mot n'est généralement employé que pour désigner la soudure des os du crâne. V. *synarthrose.*

SYNOSTOSE RADIO-CUBITALE OU -ULNAIRE FAMILIALE [angl. ***familial radioulnar synostosis***]. Malformation osseuse héréditaire caractérisée pour la soudure du radius et du cubitus ou ulna dans leurs parties supérieures, avec parfois luxation de la tête radiale.

SYNOSTOSES MULTIPLES (maladie des) (P. Maroteaux, J. P. Bouvet et M. L. Briard, 1972) [angl. ***multiple hereditary synostoses***]. Malformations squelettiques héréditaires à transmission autosomique dominante, caractérisées par de multiples soudures osseuses atteignant les articulations interphalangiennes, celles des os du carpe et du tarse, parfois celles des coudes et celles des osselets de l'oreille.

SYNOVECTOMIE, *s. f.* (Ollier) [angl. ***synovectomy***]. Syn. *arthrectomie.* Opération qui consiste à ouvrir largement une articulation malade et à enlever complètement la capsule synoviale et les fongosités qu'elle peut contenir, en respectant les extrémités articulaires.

SYNOVIALE, *s. f.* (gr. *sun*, avec ; *ôon*, œuf) (TA *membrana synovialis*) [angl. ***synovial membrane***]. Membrane tapissant la face interne de la capsule des articulations mobiles ou diarthroses. Elle forme des replis ou franges et contient un liquide ressemblant au blanc d'œuf, la synovie ou liquide synovial • 👁 **gaine** •.

SYNOVIALOME, *s. m.* [angl. ***synovialoma***]. Tumeur développée aux dépens d'une synoviale articulaire. — ***s. bénin.*** Tumeur bénigne à myéloplaxes, parfois multiple, siégeant surtout au genou. — ***s. malin.*** V. *synoviosarcome.*

SYNOVIALOSARCOME, *s. m.* V. *synoviosarcome.*

SYNOVIE, *s. f.* [angl. ***synovia***]. Liquide synovial. V. *synoviale* et *gaine.*

SYNOVIOLYSE, *s. f.* (synovie ; gr. *lusis*, libération) ou **SYNOVIORTHÈSE**, *s. f.* (gr. *orthoô*, je redresse) (F. Delbarre, 1968) [angl. ***synoviorthese***]. Traitement des affections de la synoviale par des injections modificatrices intra-articulaires

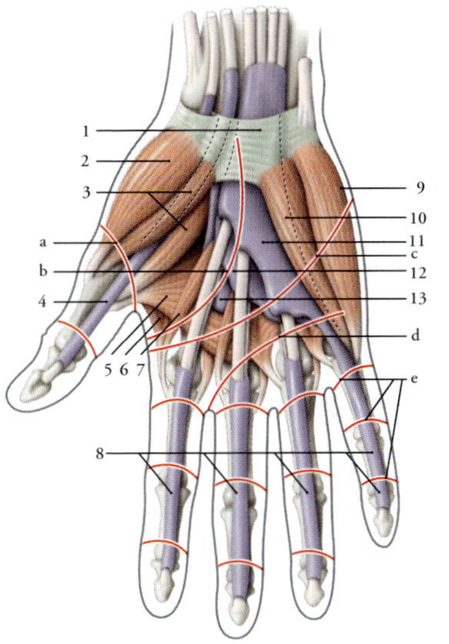

Gaines synoviales palmaires.
Anatomie de surface

a. pli d'opposition du pouce
b. pli palmaire sup. (thénarien)
c. pli palmaire moyen
d. pli palmaire inf.
e. pli de flexion des doigts

1. rétinaculum des fléchisseur
2. m. court abducteur du I
3. m. court fléchisseur du I
4. gaine du tendon du m. long fléchisseur du I
5. m. adducteur du I
6. 1er m. interosseux dorsal
7. 1er m. lombrical
8. gaines synoviales des tendons des doigts
9. m. adducteur du V
10. m. court fléchisseur du V
11. cul-de-sac prétendineux de la gaine synoviale commune des mm. fléchisseurs (GSCF)
12. cul-de-sac intertendineux de la GSCF
13. cul-de-sac rétrotendineux de la GSCF

d'acide osmique *(s. chimique)* ou de radio-isotope *(s. isotopique)*.

SYNOVIOSARCOME, *s. m.* (Lejars et Rubens-Duval, 1910). Syn. *synovialome malin, synovialosarcome* [angl. ***synoviosarcoma***]. Tumeur maligne développée, chez l'adulte jeune, aux dépens de cellules mésenchymateuses qui ressemblent à celles du tissu synovial. Elles apparaissent au niveau des parties molles de la cuisse, du genou, de la tibio-tarsienne, des parois abdominale et thoracique.

SYNOVITE, *s. f.* [angl. ***synovitis***]. Inflammation aiguë ou chronique, sèche ou avec épanchement, des membranes synoviales, particulièrement des synoviales tendineuses, le mot *arthrite* s'appliquant à l'inflammation des synoviales articulaires.

SYNOVITE AIGUË TRANSITOIRE DE LA HANCHE. V. *coxite transitoire.*

SYNOVITE CRÉPITANTE [angl. ***tenosynovitis crepitans***]. Syn. *aï crépitant* ou *douloureux, ténalgie crépitante, ténosite crépitante, ténosynovite aiguë sèche* (Volkmann). Inflammation aiguë de gaines tendineuses, caractérisée par une vive douleur et une crépitation très fine.

SYNOVITE FONGUEUSE [angl. ***fungous synovitis***]. Forme de synovite tuberculeuse caractérisée par la formation de fongosités dans la gaine synoviale.

SYNOVITE À GRAINS RIZIFORMES. Forme de synovite tuberculeuse, caractérisée par la présence de grains riziformes dans la synoviale distendue. V. *riziformes (grains).*

SYNOVITE LIPOPHAGIQUE [angl. ***lipophagic synovitis***]. Localisation de la *maladie lipophagique,* observée seulement aux genoux. Elle se manifeste par des épanchements articulaires survenant à la suite de traumas, épanchements se résorbant et se reproduisant facilement et aboutissant à l'épaississement de la séreuse, à l'atrophie musculaire et à la limitation des mouvements (elle devrait être nommée *arthrite lipophagique*).

SYNOVITE PLASTIQUE [angl. ***adhesive tenosynovitis***]. Variété de synovite aiguë sèche, caractérisée par la formation dans la séreuse d'une gangue embryonnaire qui, en devenant fibreuse, crée des adhérences tendineuses.

SYNOVITE POLYPOÏDE ou **VILLEUSE**. V. *synovite villo-nodulaire hémopigmentée.*

SYNOVITE VILLO-NODULAIRE HÉMOPIGMENTÉE. Syn. *synovite villeuse* ou *polypoïde.* Maladie articulaire de l'adulte jeune, plus fréquente au genou, constituée par un épaississement de la synoviale avec des villosités brunâtres infiltrées de pigments ferriques et qui peuvent envahir le tissu osseux. Elle est caractérisée cliniquement par des hémarthroses à répétition. La résection de la synoviale est le seul traitement de cette affection dont la cause est inconnue.

SYNTÉNIE, *s. f.* (J. H. Renwick, 1973) [angl. ***synteny***] (génétique). Localisation de plusieurs locus différents sur le même chromosome.

SYNTHASE, *s. f.* [angl. ***synthase***]. Toute enzyme assurant la synthèse d'un composé par réunion de ses éléments.

SYNTHÈSE, *s. f.* (gr. *sunthésis*, composition) [angl. ***synthesis***]. Réunion. — ***difformité par s.*** Monstruosité qui résulte de la soudure de parties normalement séparées. — ***s. morphologique*** (Cl. Bernard). V. *histopoïèse.*

SYNTHÉTASE, *s. f.* V. *ligase.*

SYNTONIE, *s. f.* (Bleuler, 1911) (gr. *suntonos*, en accord avec). — 1° (psychiatrie) [angl. ***syntony***]. Fusion harmonieuse du comportement d'un sujet avec son milieu ambiant. C'est une des caractéristiques de la cyclothymie (par opposition à schizothymie). — 2° (neurologie) *s. d'automatisme* (Roussy et Cornil). Renforcement de la contracture de la rigidité pallidale pendant les efforts (marche, p. ex.).

SYPHILIDE, *s. f.* [angl. ***syphilid***]. Nom générique de l'ensemble des manifestations cutanées de la syphilis (en dehors du chancre). — ***s. pigmentaire.*** Manifestation cutanée de la syphilis secondaire, se traduisant par une augmentation de la pigmentation sur des surfaces plus ou moins étendues entourant d'autres régions à coloration normale. Elle se rencontre surtout au niveau du cou, chez la femme (collier de Vénus).

SYPHILIGRAPHIE, SYPHILIOGRAPHIE, SYPHILOGRAPHIE, *s. f.* (syphilis ; gr. *graphein*, décrire) [angl. ***syphilography***]. Étude de la syphilis.

SYPHILIS, *s. f.* (*Syphilus,* nom du berger malade du poème de Fracastor, 1530) [angl. ***syphilis***]. Syn. *vérole, mal napolitain.* Maladie générale contagieuse et inoculable dont l'agent pathogène est *Treponema pallidum* de Schaudinn. Elle débute par un chancre induré accompagné d'adénopathies *(accident primitif)*, sauf quand elle est congénitale ou transmise par voie intravasculaire (transfusion) ; elle se manifeste ensuite par des éruptions cutanées et muqueuses, parfois par des inflammations viscérales *(accidents secondaires)* ; plus tardivement par des lésions dégénératives ou proliférantes de divers tissus et organes (*accidents tertiaires,* gommes, scléroses diverses). Certaines manifestations survenant plusieurs années après le début de la maladie et touchant le système nerveux (tabès, paralysie générale), l'appareil cardiovasculaire (anévrismes), les muqueuses (leucoplasie) ont été classées autrefois comme accidents de la *s. quaternaire.* — ***s. décapitée.*** *S.* sans chancre initial. — ***s. récente*** [angl. ***early s.***]. *S.* primo-secondaire. — ***s. sérologique*** ou ***latente.*** Formes de la *s.* dépourvues de toute manifestation clinique mais dans laquelle sont positives les réactions d'hémolyse, de floculation, d'immunofluorescence et le test de Nelson. — ***s. tardive*** [angl. ***late s.***]. *S.* latente de plus d'un an et *s.* tertiaire. V. ce terme et *FTA abs test, Kline, PTA-test, RPR test, TPHA, VDRL.* V. aussi : *bejel, pian* et *pinta* • 👁 **chancre** •.

SYPHILIS (diagnostic biologique de la) [angl. ***biological diagnostic of syphilis***]. Longtemps basé sur la réaction de Wassermann (v. ce terme), ce diagnostic repose actuellement sur des réactions *présomptives* ou *standard* modernes : *VDRL, TPHA, FTA abs.* V. ces termes.

SYPHILIS DESQUAMATIVE DE LA LANGUE (Parrot). V. *glossite exfoliative marginée.*

SYPHILIS ENDÉMIQUE. V. *bejel.*

SYPHILISATION, *s. f.* [angl. ***syphilization***]. Inoculation expérimentale de la syphilis.

SYPHILITIQUE, *adj.* et *s. m.* ou *f.* [angl. ***syphilitic***]. Qui appartient à la syphilis ; qui est atteint de syphilis.

SYPHILOÏDE, *adj.* (syphilis ; gr. *eidos*, aspect) [angl. ***syphiloid***]. Qui ressemble à la syphilis : *lésions s.* — *s. f.* Éruption cutanée rappelant par son aspect celle de la syphilis, mais indépendante de cette maladie. — ***s. post-érosive*** (Jacquet). Syn. *érythème lenticulaire* (Sevestre), *érythème papuleux postérosif, érythème vacciniforme syphiloïde, vaccino-syphiloïde de la peau.* Éruption de la première enfance, liée à des troubles gastro-intestinaux, siégeant sur les fesses, les organes génitaux, les cuisses, mais respectant le fond des plis (diagnostic avec la syphilis). Elle est formée de plaques érythémateuses, surélevées, érodées, arrondies et parfois confluentes.

SYPHILOME, *s. m.* [angl. ***syphiloma***]. Production pathologique, de nature syphilitique, ayant une analogie plus ou moins grande avec une tumeur (gomme). — ***s. ano-rectal*** (Fournier). Rétrécissement inflammatoire du rectum considéré autrefois comme un accident tertiaire précoce de la syphilis, rattachée aujourd'hui à la *maladie de Nicolas et Favre*. — ***s. primaire***. Chancre induré.

SYRINGOBULBIE, *s. f.* [angl. ***syringobulbia***]. Affection du bulbe analogue, au point de vue anatomique à la syringomyélie, caractérisée cliniquement par des troubles variables selon les noyaux bulbaires atteints (paralysie du voile, du larynx, hémiatrophie linguale, anesthésie du trijumeau, douleurs faciales, vertiges, nystagmus, etc.).

SYRINGO-CYSTADÉNOME ou **SYRINGOME**, *s. m.* V. *hidradénome.*

SYRINGOME, *s. m.* (gr. *surinx*, canal ; suffixe *ome*, tumeur) [angl. ***syringoma***]. V. *hidradénome.*

SYRINGOMYÉLIE, *s. f.* (Ollivier, d'Angers, 1824) (gr. *surinx*, canal ; *muélos*, moelle) [angl. ***syringomyelia***]. Syn. *gliomatose médullaire.* Affection de la moelle épinière, caractérisée ***anatomiquement*** par l'existence, dans la moelle cervicale le plus souvent, d'une cavité plus ou moins étendue, voisine du canal de l'épendyme et qui semble due à un trouble du développement médullaire ; ***cliniquement*** par l'association d'une paraplégie spasmodique et de symptômes localisés aux membres supérieurs, au cou et au thorax ; atrophie musculaire, abolition de la sensibilité à la douleur et à la température avec conservation de la sensibilité tactile, troubles trophiques. V. *Arnold-Chiari (syndrome de).*

SYRINGOMYÉLIQUE, *adj.* Qui a rapport à la syringomyélie. — ***dissociation s. de la sensibilité*** (Charcot) ou ***dissociation thermo-algésique***. Dissociation de la sensibilité telle qu'on la rencontre dans la syringomyélie : elle consiste dans l'abolition de la sensibilité à la douleur et à la température avec conservation des sensibilités tactile et profonde.

SYRINGOMYÉLOBULBIE, *s. f.* [angl. ***syringomyelobulbia***]. Affection de la moelle et du bulbe dans laquelle on trouve réunis les lésions et les symptômes de la syringomyélie et de la syringobulbie. Dans quelques cas assez rares on a observé, en outre, des vertiges et des bourdonnements d'oreilles ou une surdité (troubles vestibulaires).

SYSOMIEN, *s. m.* (I. G. St-Hilaire) (gr. *sun*, avec ; *sôma*, corps) [angl. ***sysomus***]. Famille de monstres doubles caractérisés par la fusion des deux corps, les deux têtes restant distinctes.

SYSTÉMATIQUE ou **SYSTÉMATISÉE (affection)** [angl. ***systemic disease***]. En pathologie nerveuse, on donne ce nom aux affections qui « se trouvent limitées à un système de fibres de même signification fonctionnelle et dont l'individualisme se révèle déjà aux premières époques du développement » (Leyden).

SYSTÉMATISÉ PROGRESSIF (délire) ou **SYSTÉMATIQUE PROGRESSIVE (psychose).** V. *psychose hallucinatoire chronique.*

SYSTÈME (maladie de). V. *maladie systémique.*

SYSTÈME ABH. V. *ABH (substances ou système).*

SYSTÈME ABO. V. *groupes sanguins.*

SYSTÈME APUD. V. *cellule APUD.*

SYSTÈME CHROMAFFINE. V. *chromaffine.*

SYSTÈME CIRCADIEN. V. *circadien.*

SYSTÈME COMPLÉMENTAIRE. V. *complémentaire (système).*

SYSTÈME DISCRIMINATIF. V. *discriminatif (système).*

SYSTÈME DOPAMINERGIQUE. Ensemble de neurones qui, dans le système nerveux central et périphérique, libèrent la dopamine ou qui lui sont sensibles : v. *récepteur dopaminergique, dopamine* et *médiateur chimique.*

SYSTÈME ENDOCRINIEN DIFFUS. V. *cellule APUD.*

SYSTÈME ENZYMATIQUE. V. *enzymatique (système).*

SYSTÈME EXTRAPYRAMIDAL. V. *extrapyramidal (système).*

SYSTÈME GABAMINERGIQUE. Ensemble de neurones qui, dans le cerveau, réagissent à l'acide gamma-aminobutyrique (GABA) (médiateur chimique : v. ce terme).

SYSTÈME GÉNÉTIQUE DE RESTRICTION-MODIFICATION. V. *génétique (système) de restriction-modification.*

SYSTÈME D'HISTOCOMPATIBILITÉ. V. *histocompatibilité, groupes tissulaires* et *système HLA.*

SYSTÈME HLA (angl. *Human Leukocyte Antigen*). Primitivement nommé *système Hu-1* (histocompatibilité Humaine n° 1) (J. Dausset, fr., 1965-1967, prix Nobel de médecine 1980) [angl. ***HLA system***]. Système principal de groupe tissulaire (v. ce terme) chez l'homme, établi selon des critères sérologiques et génétiques. Il est d'une extrême complexité et comprend de nombreux antigènes leucoplaquettaires *(antigènes HLA)* dont il existe au moins 150 millions de combinaisons ; ils siègent sur la membrane des cellules et dépendent de gènes *(gènes HLA)* situés sur des régions symétriques (locus) du petit bras des 2 chromosomes de la 6e paire : ces régions forment le *complexe HLA* ou *complexe majeur d'histocompatibilité* (CMH). — *On connaît 4 séries* alléliques d'antigènes HLA : A, B, C et D (subdivisée en DP, DN, DM, DO, DQ, DR) constitués de ***molécules glycoprotéiques.*** Le complexe chromosomique HLA comporte donc 4 paires de locus A, B, C et D, chacune codant les molécules de l'antigène correspondant. Chaque série d'antigènes contient d'ailleurs de très nombreux facteurs antigéniques. Les antigènes HLA-A et B sont les plus importants : comme l'antigène C [dénommé Cw — w pour l'angl. *workshop* (atelier) — afin d'éviter toute confusion avec les protéines du complément], avec lesquels ils forment le groupe des *a.* « classiques », ils sont présents sur presque toutes les cellules de l'organisme, (ce sont des antigènes ou molécules de la *classe I,* classe qui renferme aussi des antigènes ou molécules des séries « non classiques » HLA-E, F, G) ; les HLA-D (qui sont des antigènes de la *classe II*) n'existent que sur les macrophages, les lymphocytes B, les cellules épidermiques et peut-être les spermatozoïdes *(v. antigène Ia).* — Le complexe HLA, par les gènes qu'il groupe et dont l'action est synergique, joue un rôle capital en biologie : ces gènes marquent la personnalité de l'individu, la surveillent et la défendent contre toute modification due à une agression extérieure (infectieuse, chimique, greffe allogénique) ou à une mutation : ils déclenchent la réponse immunitaire cellulaire et humorale, et provoquent l'élimination des propres cellules de leur organisme ayant subi des modifications ou des cellules étrangères introduites chez lui. Ils sont transmis héréditairement selon le mode dominant autosomique. Ce système joue un rôle essentiel dans *l'histocompatibilité* (v. ce terme) : il est indépendant du système de peptides antigéniques érythrocytaires ABO, ABH et Rhésus et des antigènes des groupes sériques. — *Les antigènes présentés* par les molécules de la classe I du CMH (antigènes originaires du cytosol, d'origine tumorale ou virale) sont reconnus par les lymphocytes suppresseurs (CD8) et ceux présentés par les molécules de la classe II (peptides exogènes bactériens ou toxines) par les lymphocytes auxiliaires (CD4). C'est le complexe peptide antigénique-molécule HLA qui est alors reconnu par le récepteur spécifique du lymphocyte T. Les molécules de la *classe I* sont responsables du rejet des homogreffes. — Contrairement à celles des deux autres classes, les molécules de la *classe III* ne siègent pas sur la membrane cellulaire et n'interviennent pas dans l'histocompatibilité. Ce sont notamment diverses protéines du *complément (facteur B, C2 et C4).* — Des recherches récentes ont montré, ***chez certains malades,*** la présence plus ou moins fréquente de certains antigènes ou molécules HLA : de l'antigène B 27 en rhumatologie, au cours de la pelvispondylite rhumatismale essentiellement et aussi du syndrome de Fiessinger-Leroy-Reiter, de l'uvéite antérieure aiguë, du rhumatisme psoriasique, parfois de la maladie de Still ; également des antigènes du groupe B, au cours d'autres maladies : sclérose en plaques, myasthénie, maladie cœliaque, hémochromatose, certaines affections cutanées, endocriniennes et auto-immunes. Le rôle et le mécanisme de cette association : complexes HLA-maladies sont encore mal connus ; mais ces constatations commencent à éclairer les notions jusqu'alors imprécises, de terrain et de prédisposition aux maladies. V. *soi, rejet de greffe, présentation des antigènes, β2-microglobuline, gène HFE, antigènes tissulaires* et *lymphocytes (transformation des — in vitro).*

SYSTÈME HU-1. V. *système HLA.*

SYSTÈME IMMUNITAIRE. V. *immunitaire (système).*

SYSTÈME INTERNATIONAL D'UNITÉS DE MESURE [angl. ***international system of units***]. Système établi par la Conférence générale des Poids et Mesures, légal en France dès 1961 et dont l'application y est obligatoire depuis 1979 pour la biologie clinique. C'est un ensemble de 7 unités de base (tableau I p. XI) d'unités dérivées (tableau II p. XI) et d'un certain nombre de préfixes indiquant les multiples et sous-multiples de 10 (tableau III p. XII).

SYSTÈME LEWIS. V. *Lewis (antigène, substance ou système).*

SYSTÈME LIMBIQUE. V. *limbique (système).*

SYSTÈME DE LIPMAN. V. *Lipman (système de).*

SYSTÈME LYMPHOÏDE. V. *lymphoïde (système).*

SYSTÈME MONONUCLÉÉ-PHAGOCYTAIRE. V. *réticulo-endothélial (système).*

SYSTÈME NERVEUX AUTONOME [angl. ***autonomic nervous system***]. Syn. *système neurovégétatif, système végétatif, SNA.* Ensemble des éléments nerveux qui régissent le fonctionnement des viscères et entretiennent les fonctions vitales de base : respiration, circulation, digestion, excrétion ; le SNA est divisé en systèmes sympathique et parasympathique. Il est complémentaire du système nerveux de la vie de relation.

SYSTÈME NERVEUX CENTRAL (SNC) [angl. ***nervous central system***]. Ensemble constitué par l'encéphale et la moelle épinière.

SYSTÈME NERVEUX PARASYMPATHIQUE [angl. ***parasympathetic nervous system***]. L'un des deux éléments du système nerveux autonome. Il agit par l'intermédiaire d'un médiateur chimique, l'acétylcholine (v. ce terme). Le nerf vague (ou classiquement pneumogastrique, X[e] paire crânienne) contient de nombreuses fibres parasympathiques.

SYSTÈME NERVEUX SYMPATHIQUE [angl. ***sympathetic nervous system***]. Syn. *système orthosympathique.* L'un des deux éléments du système nerveux autonome. Il agit par l'intermédiaire de deux médiateurs chimiques, l'adrénaline et la noradrénaline (v. ces termes).

SYSTÈME NEUROVÉGÉTATIF. V. *système nerveux autonome.*

SYSTÈME ORTHOSYMPATHIQUE. V. *système nerveux sympathique.*

SYSTÈME P. V. *P (système).*

SYSTÈME DES PHAGOCYTES MONONUCLÉÉS. V. *réticulo-endothélial (système).*

SYSTÈME PORTE [angl. ***portal system***]. Ensemble composé d'un vaisseau artériel ou veineux interposé entre deux réseaux capillaires et de ces derniers. V. *veine porte.*

SYSTÈME PROTECTEUR. V. *protecteur (système).*

SYSTÈME RÉNINE-ANGIOTENSINE. V. *rénine-angiotensine (système).*

SYSTÈME RÉTICULÉ. V. *réticulé (système).*

SYSTÈME RÉTICULO-ENDOTHÉLIAL. V. *réticulo-endothélial (système).*

SYSTÈME RÉTICULO-HISTIOCYTAIRE. V. *réticulo-endothélial (système).*

SYSTÈME RÉTOTHÉLIAL. V. *réticulo-endothélial (système).*

SYSTÈME SOUS-CORTICAL. V. *extrapyramidal (système).*

SYSTÈME SUTTER. V. *groupes sanguins.*

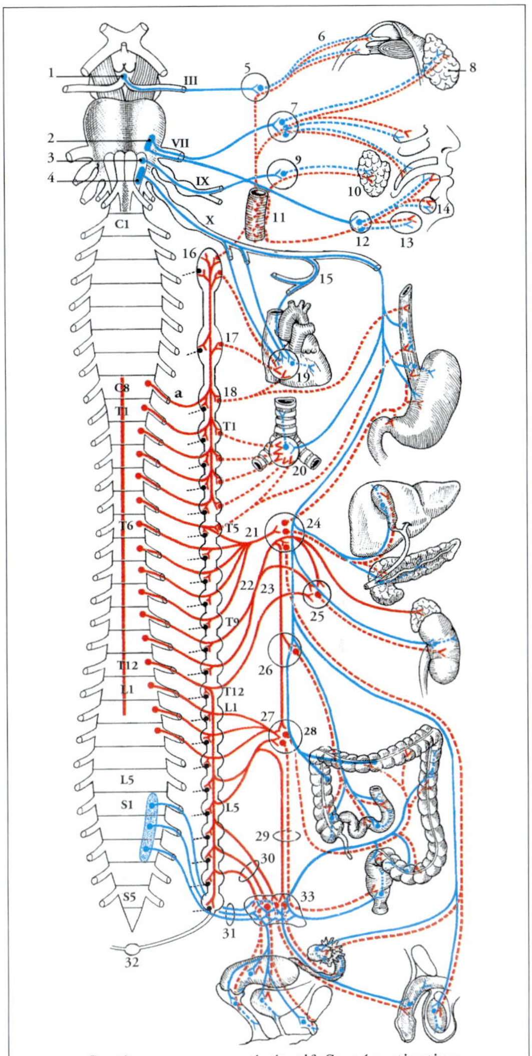

Système nerveux végétatif. Systématisation

En bleu : parasympathique
En rouge : sympathique
Trait continu : fibre préganglionnaire
Tirets : fibre post-ganglionnaire
1. noyau oculo-moteur accessoire
2. noyau salivaire supérieur
3. noyau salivaire inférieur
4. noyau dorsal du vague
5. ganglion ciliaire
6. nerfs ciliaires
7. ganglion pterygo-palatin
8. nerf zygomatico-temporal
9. ganglion optique
10. glande parotide
11. artère carotide interne
12. ganglion submandibulaire
13. glande submandibulaire
14. glande sublinguale
15. nerf laryngé récurrent
16. ganglion cervical supérieur
17. ganglion cervical moyen
18. ganglion cervical inférieur
19. plexus cardiaque
20. plexus pulmonaire
21. nerf grand splanchnique
22. nerf petit splanchnique
23. nerf splanchnique imus
24. plexus cœliaque
25. ganglion aortico-rénal
26. ganglion mésentérique supérieur
27. nerfs splanchniques lombaux
28. ganglion mésentérique inférieur
29. nerf plexus hypogastrique supérieur
30. nerfs splanchniques sacreaux
31. nerfs splanchniques pelviens
32. ganglion impair
33. plexus hypogastrique inférieur
a. rameaux communicants blancs

SYSTÈME T [angl. ***T system***]. Invaginations tubulaires transversales du sarcolemme, pénétrant dans les fibres musculaires striées.

SYSTÈME TISSULAIRE. V. *groupes tissulaires* et *système HLA*.

SYSTÈME TRIAXIAL DE RÉFÉRENCE. V. *triaxial (système — de référence)*.

SYSTÈME VÉGÉTATIF. V. *système nerveux autonome*.

SYSTÉMIQUE, *adj.* [angl. ***systemic***]. — 1° Qui se rapporte à un système. — *maladie s.* V. ce terme. — 2° (cardiologie). Employé, à la suite des auteurs anglo-américains, dans le sens de : qui se rapporte à la grande circulation. — *cavités, cœur, ventricule s.* Cavités, ventricule du cœur qui reçoivent le sang des veines pulmonaires et l'envoient dans l'aorte : normalement, cavités et ventricule gauches.

SYSTOLE, *s. f.* (gr. *sustolê*, resserrement) [angl. ***systole***]. Contraction du muscle cardiaque. La *s.* simultanée des 2 oreillettes (ou atriums) précède celle, également simultanée, des 2 ventricules. Le début de la *s.* des ventricules est marqué par la fermeture des valvules atrio-ventriculaires ; sa fin par celle des valvules sigmoïdes aortiques et pulmonaires. La *s.* ventriculaire passe par deux phases, isométrique et isotonique (v. ces termes), elle correspond au petit silence. Elle provoque le premier bruit du cœur, le choc de la pointe et la pulsation des artères. V. *diastole.*

SYSTOLE EN ÉCHO (Huchard). Bruit surajouté, sourd et étouffé, que l'on perçoit parfois, entre les systoles ventriculaires, en auscultant un sujet atteint de bloc atrio-ventriculaire complet. V. *galop du bloc.*

SYSTOLE ÉLECTRO-MÉCANIQUE (Blumberger et Haldack, 1954) [angl. ***electromechanical systole***] (cardiologie). Durée s'étendant du début de l'onde ventriculaire rapide QRS de l'électrocardiogramme à la composante aortique du 2e bruit du cœur repérée sur le phonocardiogramme (Q-A2). Normalement elle est de 0,37 sec.

SYSTOLIQUE, *adj.* [angl. ***systolic***]. Qui se rapporte à la systole. — *bruit s. du cœur.* V. *B1.* — *souffle s.* Souffle survenant pendant la systole ventriculaire.

T

T. Symbole de — 1° *téra.* — 2° *tesla* (v. ces termes). — 3° Symbole de la *thréonine.* — 4° Symbole de la *thymine.*

T (composé) DE KENDALL [angl. ***Kendall's compound T***]. V. *testostérone.*

T (onde) [angl. ***T wave***]. V. *électrocardiogramme.*

T_1, T_2 (en IRM). V. *relaxation 3°.*

T_2. V. *diiodo-3,3' thyronine.*

T_3. V. *triiodo-3,5,3' thyronine.*

T_3-TEST. V. *Hamolsky (test de).*

T_4. V. *thyroxine* et *LT4.*

T2A. Abréviation de *Tarification à l'activité.* Mode de financement des établissements hospitaliers français calculé d'après le PMSI. V. ce terme.

TA — 1° [angl. ***BP, blood pressure***]. Abréviation de *Tension Artérielle.* — 2° [angl. ***TA***]. Abréviation de *Terminologia Anatomica,* terme remplaçant depuis 1998 celui de *Nomina Anatomica* (NA). V. ce terme.

TAB. Abréviation de *(vaccin) antitypho-paratyphique A et B.* V. ce terme et *fièvre typhoïde.*

TABAC, *s. m.* (de l'espagnol *tabaco,* mot provenant d'un dialecte d'Haïti) [angl. ***tobacco***]. Feuilles séchées de *Nicotiana tabacum,* plante de la famille de Solanées, lesquelles peuvent être mâchées, prisées mais surtout fumées. Ses principaux éléments *toxiques* sont la ***nicotine*** (v. ce terme), grande responsable de la dépendance et des complications artérielles (athérome, spasme et thrombose) du tabagisme ; le ***monoxyde de carbone*** (v. ce terme), facteur d'hypoxie ; les substances irritantes et cancérigènes (voies aériennes et digestives supérieures, bronches, vessie) sont contenues dans les ***goudrons.*** Le mot *tabac* désigne aussi bien la plante que le produit manufacturé. V. *tabagisme.*

TABACOLOGIE, *s. f.* (tabac ; gr. *logos,* discours) [angl. ***tabacology***]. Étude du tabac et des effets de sa consommation sur l'organisme humain.

TABAGISME, *s. m.* [angl. ***tabagism, nicotinism***]. Syn. *nicotinisme.* Intoxication aiguë ou chronique par le tabac. — *t. passif* [angl. ***passive smoking***]. *T.* chronique observé chez les sujets non-fumeurs vivant dans une atmosphère enfumée par le tabac des autres.

TABARDILLO, *s. m.* V. *typhus murin.*

TABATIÈRE ANATOMIQUE [angl. ***anatomical snuff-box***]. Dépression ovalaire située à la face externe du poignet, limitée latéralement par les tendons des muscles court et long extenseurs du pouce. Elle est ainsi nommée car on peut y placer du tabac à priser.

TABÈS DORSAL SPASMODIQUE (Charcot, 1875) [angl. ***spasmodic tabes dorsalis***]. Syn. *paralysie* (ou *paraplégie*) *spinale spasmodique* ou *spastique* (Erb), *sclérose primitive des cordons latéraux* (Strümpell, Déjerine et Sottas). Syndrome médullaire dont les causes sont multiples et décrit primitivement comme une maladie autonome. Il est caractérisé ***anatomiquement*** par une sclérose symétrique de la portion intramédullaire des faisceaux pyramidaux et ***cliniquement*** par une paralysie spasmodique en extension frappant les membres inférieurs, d'évolution lentement progressive. V. *Erb (paraplégie d').*

TABÈS HÉRÉDITAIRE. V. *Friedreich (maladie de).*

TABÈS PÉRIPHÉRIQUE. V. *nervotabès.*

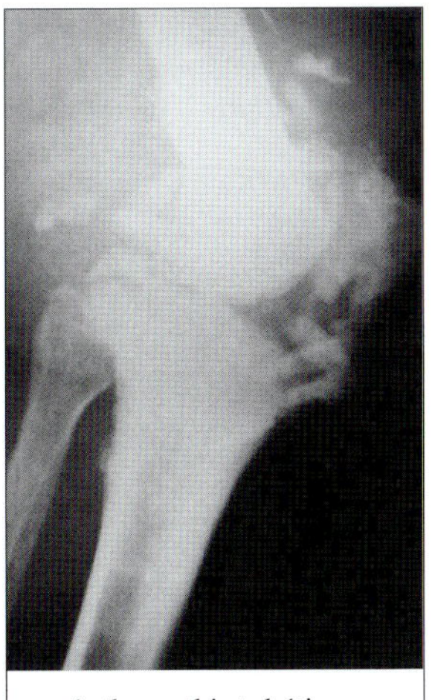

Arthropathie tabétique

TABES ou **TABÈS**, *s. m.* (lat. *tabes,* consomption). Autrefois synonyme de consomption. — Aujourd'hui pris uniquement dans le sens de ***t. dorsalis*** [angl. ***tabes, tabes dorsalis***]. Syn. *ataxie locomotrice progressive, sclérose des cordons postérieurs, dégénération grise des cordons postérieurs, maladie de Duchenne de Boulogne* (1858). Affection d'origine syphilitique caractérisée ***anatomiquement,*** par une sclérose des cordons postérieurs de la moelle épinière et l'atrophie des racines postérieures ; ***cliniquement,*** par des troubles de la motilité dont le plus important est l'incoordination motrice avec conservation de la force musculaire, par l'abolition des réflexes, par divers troubles subjectifs et objectifs de la sensibilité (douleurs fulgurantes, crises viscérales, anesthésie tactile, altération de la sensibilité profonde) et par des troubles trophiques. — ***t. amaurotique.*** *T.* caractérisé par une cécité précoce et l'apparition tardive des autres symptômes. — ***t. combiné*** (Grasset). *T.* associé à une paraplégie.

TABÉTIQUE, *adj.* et *s.* [angl. ***tabetic***]. Qui est atteint de tabès ; qui dépend du tabès. — ***amaurose t.*** Amaurose due à l'atrophie de la papille au cours du tabès. — ***démarche t.*** V. *ataxique.* — ***dissociation t.*** Altération de la sensibilité profonde avec conservation de la sensibilité superficielle.

TABÉTO-CÉRÉBELLEUSE (démarche) (Charcot) [angl. ***Charcot's gait***]. Démarche particulière observée dans la maladie de Friedreich et tenant à la fois de la démarche de l'ataxie vulgaire (jambes projetées maladroitement de côté et d'autre) et de la titubation propre aux lésions du cervelet.

TABÉTO-SPASMODIQUE (démarche) [angl. ***tabeto-spasmodic gait***]. Démarche observée dans les scléroses combinées où s'associent l'ataxie et la trépidation spasmodique du pied qui pose sur le sol.

TABLEAUX A, B ET C. Listes sur lesquelles étaient inscrites les substances vénéneuses employées en médecine et dont l'achat, la détention, la vente et l'emploi étaient réglés par le décret du 19 novembre 1948. Les produits toxiques étaient classés dans le tableau A, les stupéfiants dans le tableau B, les produits dangereux ou à conserver à part dans le tableau C. — Le décret du 29 décembre 1988 a modifié la réglementation générale des substances vénéneuses, désormais classées en substances *dangereuses, toxiques, stupéfiantes* (succédant au tableau B) et *psychotropes*. L'ancien tableau A devient la *liste I* et l'ancien tableau C la *liste II*. V. *liste I, liste II.*

TABLETTE, *s. f.* [angl. ***lozenge***]. Syn. *pastille.* Préparation pharmaceutique solide, aplatie et sucrée, faiblement dosée en produit actif et destinée à être sucée. V. *glossette.*

TABOURET (signe du) (R. Froment, de Lyon, 1947). Difficulté éprouvée par un malade à se relever lorsqu'il est assis sur un tabouret bas. Signe décrit chez certains hyperthyroïdiens atteints d'un syndrome myopathique localisé aux racines des membres inférieurs.

TACHE ACOUSTIQUE. V. *macule 2°.*

TACHE AVEUGLE (syndrome de la). V. *Swan (syndrome de).*

TACHE BLEUE SACRÉE [angl. ***mongolian spot***]. Syn. *tache mongolique.* Tache de teinte bleutée, à contours diffus, plus ou moins étendue, siégeant à la région lombaire, sacrée ou fessière, que l'on observe chez presque tous les enfants de race jaune et qui s'efface au bout de quelques années. C'est une variété de nævus. On l'a quelquefois rencontrée chez des enfants d'autres races.

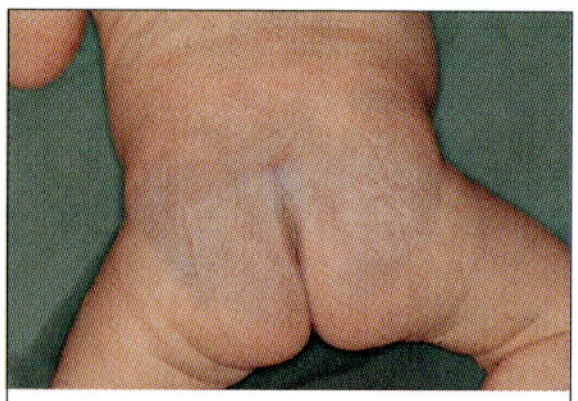
Tache bleue sacrée

TACHE DE BOUGIE. V. *stéatonécrose.* — ***signe de la t. de b.*** V. *psoriasis.*

TACHE HÉPATIQUE [angl. ***naevus spilus***]. Syn. *nævus spilus.* Variété de nævus pigmentaire caractérisée par des taches brunes plus ou moins grandes et régulières au niveau desquelles la peau ne présente pas d'autre modification. C'est un des symptômes de la maladie de Recklinghausen.

TACHE MONGOLIQUE. V. *tache bleue sacrée.*

TACHE DE DE MORGAN. V. *tache rubis.*

TACHE RUBIS [angl. ***papillary varix***]. Syn. *angiome nodulaire* ou *sénile, tache de De Morgan, télangiectasie papillaire* (Siemens). Petit angiome en forme de perle, semblant enchâssé dans le derme, apparaissant parfois chez l'adulte, sur le tronc et les membres (v. *étoile vasculaire*).

TACHE DE VIN. V. *angiome plan.*

TACHES BLEUES ou **OMBRÉES** [angl. ***blue spots***]. Taches ardoisées, irrégulières, lenticulaires ou nummulaires, siégeant sur les cuisses, l'abdomen et les flancs, dues à la morsure du *Phtirius inguinalis* ou morpion.

TACHES CAFÉ AU LAIT [angl. ***café au lait spots***]. V. *Recklinghausen (maladie ou neurofibromatose de).* — ***syndrome taches café au lait et sténose pulmonaire.*** V. *cardio-cutanés (syndromes).*

TACHES ROSÉES LENTICULAIRES [angl. ***typhoid roseola***]. Éruption cutanée caractéristique de la fièvre typhoïde, à la période d'état. Ces taches sont des macules arrondies, de la taille d'une lentille, rose pâle, s'effaçant à la distension des téguments. Peu nombreuses, elles siègent à la partie haute de l'abdomen ou sur la base du thorax.

TACHES DE ROUSSEUR. V. *lentigo.*

TACHOGRAMME, *s. m.* (gr. *takhos*, vitesse ; *gramma*, écriture) [angl. ***tachogram***]. — 1° Enregistrement d'une courbe de vitesse. — 2° Courbe de fréquence cardiaque obtenue grâce à l'analyse informatique de l'électrocardiogramme continu et destinée à explorer la fonction sinusale.

TACHOGRAPHIE, *s. f.* (gr. *takhos*, vitesse ; *graphê*, dessin) [angl. ***tachography***]. Mesure et enregistrement de la vitesse d'un fluide.

TACHY-ARYTHMIE, *s. f.* [angl. ***tachyarrhythmia***]. Rythme rapide et irrégulier. V. *arythmie complète.*

TACHYCARDIE, *s. f.* (Gerhardt, 1882) (gr. *takhus*, vite ; *kardia*, cœur) [angl. ***tachycardia***]. Accélération du rythme des battements cardiaques. La *t.* est *modérée* quand les pulsations sont de 80 à 100 par minute, *intense* quand elles dépassent 100. Elle peut être symptomatique (d'origine infectieuse, toxique, cachectique, nerveuse, endocrinienne, cardiovasculaire) ou essentielle.

TACHYCARDIE ATRIALE ou **AURICULAIRE**. V. *tachysystolie auriculaire.*

TACHYCARDIE AURICULAIRE ou **ATRIALE AVEC BLOC ATRIO-VENTRICULAIRE**. V. *tachysystolie auriculaire ou atriale.*

TACHYCARDIE AURICULAIRE ou **ATRIALE PAROXYSTIQUE**. V. *tachycardie paroxystique.*

TACHYCARDIE BIDIRECTIONNELLE. V. *tachycardie ventriculaire bidirectionnelle.*

TACHYCARDIE DOUBLE. V. *bitachycardie.*

TACHYCARDIE HISSIENNE [angl. ***His's bundle tachycardia***]. Variété de tachycardie supraventriculaire due à l'activité d'un centre ectopique situé dans le tronc du faisceau de His.

TACHYCARDIE IDIOVENTRICULAIRE. V. *rythme idioventriculaire accéléré.*

TACHYCARDIE JONCTIONNELLE. V. *nodale (tachycardie)* et *tachycardie paroxystique.*

TACHYCARDIE NODALE. V. *nodale (tachycardie)* et *tachycardie paroxystique.*

TACHYCARDIE PAROXYSTIQUE (Bouveret, 1889) [angl. ***paroxysmal tachycardia***]. Affection caractérisée par la répétition d'accès, à début et à fin brusques, durant de quelques minutes à plusieurs heures, pendant lesquels le cœur bat très rapidement et régulièrement (180 à 220 par minute et même plus). On distingue la *t. p.* ***supraventriculaire,*** atriale ou nodale (jonctionnelle) (*t. p.* essentielle, ou maladie de Bouveret : v. *nodale, tachycardie*) survenant sur un cœur apparemment normal, d'évolution longue et généralement bénigne et la *t. p.* ***ventriculaire*** (v. *tachycardie ventriculaire*). V. *ré-entrée.*

TACHYCARDIE PERMANENTE PAR FLUTTER. V. *flutter.*

TACHYCARDIE RÉCIPROQUE. V. *rythme réciproque.*

TACHYCARDIE PAR RÉENTRÉE ÉLECTRONIQUE. V. *stimulateur cardiaque (syndrome du).*

TACHYCARDIE SINUSALE [angl. ***sinus tachycardia***]. Accélération du rythme sinusal normal, ne dépassant guère 150 par minute. Sur l'électrocardiogramme, la forme des ondes atriales P et le temps de conduction atrio-ventriculaire sont normaux. La *t. s.* s'observe à l'effort, au cours de la fièvre, de l'hypertonie sympathique, des insuffisances cardiaques, des anémies et de l'hyperthyroïdie.

TACHYCARDIE SUPRAVENTRICULAIRE [angl. ***supraventricular tachycardia***]. V. *supraventriculaire* et *tachycardie paroxystique.*

TACHYCARDIE VENTRICULAIRE (Sir Thomas Lewis, 1909) [angl. ***ventricular tachycardia***] (cardiologie). Syn. *tachycardie paroxystique ventriculaire.* Variété d'accélération du rythme cardiaque ayant son origine dans une région du myocarde située au-dessous de la bifurcation du faisceau de His et caractérisée sur l'électrocardiogramme, par la succession rapide et à peu près régulière, à une cadence moyenne de 140 à 200 par minute, de complexes ventriculaires atypiques ressemblant à des extrasystoles ventriculaires. Le rythme atrial, dissocié, est plus lent (70 à 80 par minute). La présence de complexes de capture ou de fusion (v. ces termes) aide au diagnostic dans les cas difficiles. — La *t. v.* est, en règle, d'un *pronostic* très grave ; elle survient surtout à la phase aiguë de l'infarctus du myocarde ou à la période terminale des cardiopathies chroniques. Non réduite rapidement (le choc électrique est le traitement de choix), elle entraîne généralement la mort par fibrillation ventriculaire et arrêt cardiaque. — Les ***t. v. idiopathiques*** ou ***primitives*** (Froment, 1932) sont plus rares ; elles surviennent chez des sujets jeunes, par accès répétés ; leur évolution est bénigne. — La *t. v.* est due à l'entrée en jeu d'un ou parfois de plusieurs foyers d'excitation ectopiques situés dans le myocarde ventriculaire ; elle peut être aussi la conséquence d'un phénomène de ré-entrée au niveau des ventricules. Selon leur durée, on distingue les *t.v. soutenues* (longues) des *t.v. en salves* caractérisées par l'enchaînement bref de quelques extra-systoles ventriculaires. V. ce terme, *torsades de pointes, rythme idioventriculaire accéléré* et *ré-entrée.*

TACHYCARDIE VENTRICULAIRE BIDIRECTIONNELLE (cardiologie). Variété de tachycardie ventriculaire caractérisée, sur l'électrocardiogramme, par l'alternance régulière de la direction des complexes ventriculaires dont les axes s'opposent entre eux de 180° environ. On l'observe le plus souvent au cours d'un traitement digitalique excessif lorsque le myocarde est très altéré.

TACHYCARDIE VENTRICULAIRE GAUCHE IDIOPATHIQUE SENSIBLE AU VÉRAPAMIL (Blanchot et Warin, fr., 1973 ; Belhassen, israélien, 1989) [angl. ***idiopathic sustained left ventricular tachycardia sensitive to verapamil***]. Variété rare de tachycardie ventriculaire soutenue, paroxystique, récidivante, idiopathique, à type de retard droit avec axe gauche, sensible à l'injection intraveineuse de vérapamil et de pronostic en règle favorable.

TACHYCARDIE VENTRICULAIRE LENTE (cardiologie). Terme regrettable. V. *rythme idioventriculaire accéléré.*

TACHYCARDIOMYOPATHIE, *s. f.* [angl. ***tachycardia-induced myocardiopathy***]. Syn. *myocardiopathie rythmique* ou *dysrythmique.* Insuffisance cardiaque congestive avec hypokinésie globale du ventricule gauche, survenant sur un cœur antérieurement sain, induite par une tachycardie persistante et régressant après disparition de cette dernière.

TACHYGENÈSE, *s. f.* (gr. *takhus*, vite ; *génnan*, engendrer) [angl. ***tachygenesis***]. Syn. *accélération embryogénique.* Suppression d'un certain nombre des stades que l'embryon doit traverser au cours de son développement en vertu de la loi de Hæckel.

TACHYKININE, *s. f.* (gr. *takhus,* vite *; kinein,* pouvoir) [angl. ***tachykinin***]. Variété de kinine (v. ce terme) d'action rapide, telle que la substance P et le VIP.

TACHYPHAGIE, *s. f.* (Jacquet, 1907) (gr. *takhus*, vite ; *phagein*, manger) [angl. ***tachyphagia***]. Action de manger rapidement ayant pour conséquence une mastication défectueuse et une dyspepsie.

TACHYPHÉMIE, *s. f.* (gr. *takhus* ; vite ; *phêmi*, je parle) [angl. ***tachyphemia***]. Trouble de la parole consistant en accélération paroxystique du débit : les phrases sont prononcées très rapidement, spasmodiquement et d'une voix de plus en plus faible ; il s'accompagne souvent de palilalie. On l'observe dans la maladie de Parkinson.

TACHYPHYLAXIE, *s. f.* (Gley et Champy, 1911) (gr. *takhus*, vite ; *phulassein*, préserver) [angl. ***tachyphylaxis***]. — 1° Diminution rapidement progressive des réactions de l'organisme à un agent pathogène lorsque celui-ci est administré de façon répétée. P. ex. : l'injection d'une petite dose d'un antigène empêche une dose plus forte, injectée quelques minutes après, de provoquer des accidents graves. V. *Besredka (méthode de).* — 2° Syn. *(pro parte) échappement thérapeutique.* Diminution *rapide* de l'effet d'un médicament après quelques prises. V. *accoutumance.*

TACHYPNÉE, *s. f.* (gr. *takhus*, vite ; *pnein*, respirer) [angl. ***tachypnoea***]. Accélération considérable du rythme respiratoire.

TACHYPNÉE TRANSITOIRE DU NOUVEAU-NÉ. V. *détresse inspiratoire du nouveau-né.*

TACHYPSYCHIE, *s. f.* [angl. ***tachypsychia***]. Accélération du rythme de la pensée.

TACHYSYSTOLIE, *s. f.* (gr. *takhus*, vite ; systole) [angl. ***tachysystole***]. Rapidité anormale des systoles cardiaques. — ***t. auriculaire*** ou ***tachycardie auriculaire*** ou ***atriale.*** Variété de tachycardie due à l'activité anormale d'un foyer ectopique atrial ; elle est différente du flutter. Les contractions des oreillettes ou atriums se succèdent à une cadence presque toujours régulière de 130 à 250 par minute, séparées les unes des autres par une courte diastole. Sur l'électrocardiogramme, la forme des ondes P est anormale et le temps de conduction atrio-ventriculaire est variable. Les contractions atriales entraînent généralement les ventricules à un rythme moins rapide, car il existe en règle un bloc atrio-ventriculaire 2/1 ou 3/1, parfois variable (*t.* ou *tachycardie auriculaire avec bloc atrio-ventriculaire,* R. Froment, 1958). Ce trouble du rythme est très tenace : il est grave quand il survient au cours de l'intoxication digitalique ou des cardiopathies à un stade avancé. — ***t. ventriculaire.*** État préfibrillatoire des ventricules ; v. *flutter ventriculaire.*

TACTISME, *s. m.* V. *taxie.*

TACTOGNOSIQUE, *adj.* (lat. *tactus,* toucher ; gr. *gnôsis*, connaissance). Qui se rapporte à la reconnaissance des objets par le toucher. — ***aire*** ou ***zone t.*** Région du cortex cérébral comprenant le pied des deux premières circonvolutions pariétales.

TÆDIUM VITÆ (en lat. : dégoût de la vie). Syn. angl. *spleen.* Dégoût de vivre par ennui et lassitude permanents, s'observant chez les psychasthéniques.

TÆNIA, *s. m.* (gr. *taïnia*, ruban) [angl. ***Taenia***]. Genre de vers rubanés (les ténias) de l'ordre des Cestodes, comprenant de nombreuses espèces qui vivent en parasites de l'homme ou des animaux supérieurs. Les uns se rencontrent dans le tube digestif de l'homme à l'état adulte (*T. solium, T. saginata* dont l'infestation est consécutive à l'ingestion respective de viande insuffisamment cuite de porc et de bœuf ; *Hymenolepis nana*, etc.) ; les autres sont parasites de l'espèce humaine sous forme d'échinocoque ou d'hydatide, stade d'évolution intermédiaire à l'embryon et à l'état adulte. V. *proglottis* et *strobile.*

TÆNIASE, *s. f.* ou **TÆNIASIS**, *s. m.* [angl. ***taeniasis***]. Infestation par des vers du genre *Tænia.* Elle s'accompagne d'éosinophilie.

TÆNICIDE, *adj.* et *s. m.* [angl. ***taeniacide***]. Qui tue les vers du genre *Tænia.*

TÆNIFUGE, *adj.* et *s. m.* [angl. ***taeniafuge***]. Vermifuge employé spécialement contre les vers du genre *Tænia.*

TAIE, *s. f.* (bas-lat. *teca,* du gr. *thêkê*, enveloppe). Tache de la cornée. V. *leucome.*

TAILHEFER. V. *Riedel-Tailhefer (maladie de).*

TAILLE, *s. f.* Ouverture chirurgicale de la vessie pour en extraire les calculs, presque toujours par voie hypogastrique *(cystotomie, cystostomie)*, très rarement par voie transpéritonéale ou par voie périnéale (la première pratiquée, maintenant abandonnée).

TAKAHARA (maladie de) (T. Shigeo, jap., 1952). V. *acatalasie.*

TAKATA-ARA (réaction de) (T. Maki, jap., 1925) [angl. ***Takata-Ara test***]. Précipitation et décoloration d'une solution de sublimé et de fuchsine quand on y ajoute du sérum sanguin de malades atteints de cirrhose, de grande insuffisance hépatique et parfois de cancer du foie ou du liquide céphalorachidien de malades atteints de syphilis nerveuse ou de méningite. Cette réaction n'est pas spécifique ; elle est tombée en désuétude. V. *Gros (réaction de).*

TAKATS (épreuve de G. de) (1951) [angl. ***De Takats's test***]. Épreuve destinée à dépister l'obstruction et l'incontinence des veines profondes de la jambe en cas de varices. Celles-ci sont vidées par élévation du membre, puis un garrot modérément serré est placé sous le genou. Si les varices restent collabées (le patient étant debout), il n'y a ni obstruction, ni insuffisance veineuse profonde. Si elles se distendent, on demande au patient de se soulever 10 fois sur la pointe des pieds : les varices restent gonflées en cas d'obstruction veineuse profonde ; elles se vident dans le cas contraire. Le malade reste alors debout, le garrot en place : si les veines se remplissent à nouveau, il existe une insuffisance des veines profondes. V. *Perthes (épreuve de).*

TAKATSUKI (syndrome de) (T.K., jap., 1976). V. *POEMS.*

TAKAYASHU ou **TAKAYASU (maladie** ou **syndrome de)** (T. Mikito, jap., 1908) [angl. ***Takayashu's disease***]. Syn. *maladie des femmes sans pouls, maladie sans pouls* (Shimizu, 1948), *syndrome de Martorell et Fabre-Tersol* (1944), *syndrome d'oblitération des troncs supra-aortiques* (Martorell), *aorto-artérite non spécifique, thromboaortopathie occlusive.* Affection rare, survenant chez la femme jeune, caractérisée par une oblitération des gros troncs issus de la crosse de l'aorte (carotides et subclavières). Cette oblitération est due à une panartérite segmentaire inflammatoire dont les lésions prédominent sur l'adventice et aboutissent secondairement à la thrombose. Elle se traduit ***cliniquement*** par l'abolition des pouls aux deux bras et aux carotides, une « claudication intermittente » des membres supérieurs, des syncopes par ischémie cérébrale et souvent une cécité par cataracte ou ischémie rétinienne ; d'autres anomalies des vaisseaux rétiniens ont été signalées : anévrismes, anastomoses artérioveineuse, hémorragies. Il existe parfois d'autres localisations artérielles (sténoses et ectasies aortiques) et aussi des antécédents rhumatismaux. *L'**évolution*** se fait par poussées fébriles avec syndrome biologique inflammatoire, entrecoupées de longues périodes de stabilisation. La nature de cette affection est mal connue ; il s'agit peut-être d'une réaction allergique, en particulier à une agression streptococcique (v. *angéite allergique*). — Certains auteurs parlent de *maladie de Martorell et Fabre-Tersol* lorsque manquent les critères stricts de lésions anatomiques, d'âge et de sexe caractéristiques de la maladie de Takayashu. Ce sont alors, à côté de cette maladie, d'autres formes du syndrome de la crosse aortique (v. ce terme).

TAKO-TSUBO* (syndrome du)** (en japonais, poterie ventrue destinée à pêcher les poulpes) [angl. ***tako-tsubo myocardopathy]. V. *ballonisation apicale transitoire du ventricule gauche.*

TALALGIE, *s. f.* (Desprès) (lat. *talus,* talon ; gr. *algos*, douleur) [angl. ***talalgia***]. Douleur persistante du talon, localisée ou non aux régions inférieures ou postérieures du calcanéus (v. *Haglund, syndrome de*).

TALC, *s. m.* (mot arabe) [angl. ***talc***]. Silicate de magnésium hydraté.

TALCAGE, *s. m.* Introduction de poudre de talc à l'intérieur d'une séreuse dans le but de provoquer une symphyse entre les deux feuillets (plèvre : angl. ***talc pleurodesis***).

TALCOSE, *s. f.* [angl. ***talcosis***]. Pneumopathie professionnelle consécutive à l'inhalation prolongée de poussières de talc.

TALFAN (maladie de). Myélite contagieuse bénigne du porc due, comme la maladie de Teschen (v. ce terme), à un virus du genre *Enterovirus*.

TALMA (maladie de) (T. Sape, holl., 1892). V. *myotonie acquise.*

TALO-CRURALE (articulation) (TA *articulatio talocruralis*) [angl. ***talocrural articulation***]. Désignation internationale de l'articulation tibiotarsienne. V. *cheville.*

TALON, *s. m.* (lat. *talus,* talon) (TA *calx*) [angl. ***heel***]. Extrémité postérieure saillante, arrondie du pied, dont le squelette est constitué par le calcanéum (ou calcanéus).

TALON (épreuve du) [angl. ***heel-knee test***]. Manœuvre destinée à mettre en évidence la *dysmétrie ;* le malade, couché sur le dos, ne peut atteindre correctement son genou avec le talon opposé.

TALONNIÈRE, *s. f.* Accessoire de pouliethérapie enveloppant le talon.

TALUS, *adj.* (lat. *talus,* talon). V. *pied bot.*

TALUS, *s. m.* (en lat. *talon*). — 1° [TA et angl. ***talus***]. Syn. *astragale.* Os du tarse postérieur, situé entre en bas le calcanéus (ou calcanéum) et en haut le tibia et la fibula (ou péroné). — 2° Flexion dorsale excessive de l'articulation tibio-astragalienne • 👁 **tarse, squelette** •.

TAMBOURINAGE, *s. m.* [angl. ***drumming***]. Massage utilisant la percussion avec l'extrémité des doigts.

TAMM ET HORSFALL (protéine de) (T. Igor, amér., 1950). [angl. ***Tamm-Horsfall protein***]. Syn. *uromoduline.* V. ce terme.

TAMPON, *s. m.* [angl. ***buffer***]. Syn. *substance tampon.* Composés chimiques dont la présence dans une solution a pour but de maintenir constant le pH de celle-ci, quels que soient les ajouts d'acide ou de base auxquels elle est soumise. L'ensemble forme un *système tampon.* Les *t.* sont souvent des mélanges d'une base faible et d'un sel de cette base avec un acide fort ou, beaucoup plus souvent, par l'association d'un acide faible et d'un sel de cet acide avec une base forte. Le système *t.* le plus important est formé, dans le plasma sanguin, par l'ensemble CO_3H_2/CO_3NaH : il se combine à tout acide fort pénétrant dans l'organisme, forme avec lui un sel et lui substitue l'acide faible libéré par la réaction. L'hémoglobine, les protéines plasmatiques, les phosphates ne sont que des systèmes *t.* accessoires.

TAMPONNADE, *s. f.* [angl. ***cardiac tamponade***]. Compression aiguë du cœur par un épanchement péricardique. Elle se manifeste par un collapsus avec élévation de la pression veineuse, turgescence des veines jugulaires et pouls paradoxal. V. *Beck (triades de), 1°.*

TAMPONNAGE, *s. m.* — 1° [angl. ***neutralizing***]. Utilisation d'un système tampon (v. ce terme). — 2° [angl. ***dabbing***]. Pressions douces effectuées à l'aide de compresses sur une surface cutanée pour y appliquer une lotion, ou en assurer l'hémostase.

TAMPONNEMENT, *s. m.* [angl. ***tamponage, packing***]. Moyen d'hémostase consistant en l'introduction de tampons (compresses, mèche de gaze) fortement serrés dans une cavité qui est le siège d'une hémorragie (fosses nasales, vagin, utérus, plaie profonde, etc.), de façon à pratiquer la compression des vaisseaux.

TANAPOX, *s. m.* [angl. ***tanapox***]. Fièvre éruptive épidémique et d'allure vaccinale provoquée par un poxvirus (v. ce terme), et observée dans la vallée de la rivière Tana au Kenya en 1957 et 1962.

TANGIER (maladie de) (Fredrickson, 1961) (du nom de l'île de la baie de Chesapeake, États-Unis, où habitaient les premiers malades étudiés) [angl. ***Tangier disease***]. Syn. *a-alphalipoprotéinémie.* Maladie familiale à transmission autosomique récessive, due à un trouble du métabolisme des lipides (hypolipidémie : v. ce terme). Le taux sanguin du cholestérol est très bas ; les α-lipoprotéines (lipoprotéines de haute densité ou HDL) sériques sont absentes et le cholestérol est stocké dans divers tissus. Il existe une hypertrophie du foie, de la rate et des amygdales (qui ont une teinte jaunâtre particulière), parfois des manifestations neurologiques. La mort peut survenir par insuffisance coronaire.

TANNE, *s. f.*(ancien français *tanne,* couleur brune). V. *kyste sébacé.*

TAP. Abréviation du terme anglais ***Tick Anticoagulant Peptide.*** Peptide anticoagulant de la tique. V. *anti-Xa.*

TAPÉINOCÉPHALIE, *s. f.* (gr. *tapéinos*, bas ; *képhalê*, tête) [angl. ***tapeinocephaly***]. Malformation du crâne qui est bas, peu élevé et aplati dans le sens sagittal.

TAPETUM, *s. m.* (en lat. tapis) [TA et angl. ***tapetum***]. Structure anatomique ressemblant à un tapis. — 1° ***t. du corps calleux*** (TA *t. corporis callosi*). Fibres nerveuses partant du splénium du corps calleux et tapissant les parois latérales du ventricule cérébral latéral. V. *corps calleux.* — 2° ***t. nigrum.*** Couche pigmentaire de la rétine. V. *dégénérescence tapéto-rétinienne.*

TAPIA (syndrome de) (T. Antonio, espagnol, 1905) [angl. ***Tapia's syndrome***]. Paralysie laryngée unilatérale avec hémiparalysie linguale du même côté, sans hémiparalysie correspondante du voile du palais. Elle est due à l'atteinte, dans leur trajet extracrânien, de l'hypoglosse et aussi du vague au dessous du ganglion plexiforme.

TAPOTEMENT, *s. m.* [angl. ***tapping***]. Mode de massage qui consiste en une série de chocs superficiels ou profonds, exercés soit avec les doigts, soit avec le bord cubital (ulnaire) des mains, soit avec le poing fermé.

TAR. Abréviation de *Tension Artérielle Rétinienne.*

TAR (syndrome) (angl. ***Thrombocytopenia Absent Radius***) (Gross H., all. 1969) [angl. ***TAR syndrome***]. Ensemble rare de malformations transmises selon le mode autosomique récessif, comprenant une thrombocytopénie intermittente et récidivante, source d'hémorragies et d'anémie ; une absence ou hypoplasie du radius et parfois diverses anomalies (spina bifida, tétralogie de Fallot, etc.).

TARDIEU (syndrome de) (T. Ambroise, fr., 1818-1879). V. *Silverman (syndrome de).*

TARE, *s. f.* (italien *tara*) [angl. ***defect***]. Anomalie héréditaire diminuant les capacités physiques ou mentales. V. *trait.*.

TARÉ, ÉE, *adj.* [angl. ***tainted***]. Porteur d'une tare.

TARGET-CELL, *s. f.* (angl. *target,* cible ; *cell,* cellule). V. *cellule-cible.*

TARGOWLA (réaction de) (1924) [angl. ***Targowla's reaction***]. Réaction abandonnée qui a été utilisée pour le diagnostic de la syphilis nerveuse : le liquide céphalorachidien du névraxe, mélangé à de l'élixir parégorique, en provoque la floculation.

TARGOWLA (syndrome de) (fr., XXe siècle). Variété de névrose traumatique de guerre, constituée par des accès d'hypermnésie émotionnelle paroxystique tardive, survenant chez les anciens déportés des camps nazis.

TARIF FORFAITAIRE DE RESPONSABILITÉ. V. *TFR.*

TARLOV (kyste de) (Tarlov, I. M., amér., 1905-1977) [angl. ***Tarlov's cyst***]. Kyste développé au dépens du périnèvre (v. ce terme).

TARSALES (glandes). V. *Meibomius (glandes de).*

TARSALGIE, *s. f.* (gr. *tarsos*, tarse ; *algos*, douleur) [angl. ***tarsalgia***]. Douleur localisée au tarse.

TARSALGIE DES ADOLESCENTS (Gosselin) [angl. ***spastic flatfoot***]. Syn. *pied plat valgus douloureux* (J. Guérin), *tarsoptose.* Affection caractérisée par un affaissement de la voûte plantaire avec déviation du pied en dehors, s'accompagnant de douleurs au niveau du tarse et de claudication. Elle survient chez des jeunes gens de 15 à 20 ans à la suite de marches ou de stations debout prolongées.

TARSE, *s. m.* (gr. *tarsos*, pied) [TA et angl. ***tarsus***]. Ensemble des 7 os constituant le squelette postérieur du pied, formant une voûte et disposés en deux rangées : en arrière, le talus (astragale), le calcanéus (calcanéum) surplombant en avant l'os cuboïde, l'os naviculaire (scaphoïde tarsien) et les trois os cunéiformes médial, intermédiaire et latéral (1er, 2e et 3e cunéiformes).

TARSE (cartilage) (TA *tarsus palpebræ inferior, superior*) [angl. ***tarsal cartilage***]. Fibro-cartilage constituant l'armature des paupières • 👁 **lacrymal** •.

TARSECTOMIE, *s. f.* (gr. *tarsos*, tarse ; *ektomê*, ablation) [angl. ***tarsectomy***]. Ablation de l'une des deux rangées des os du tarse *(t. antérieure* ou *postérieure)*, des deux rangées *(t. totale)* ou seulement de quelques-uns des os du tarse *(t. complexe).*

TARSITE, *s. f.* [angl. ***tarsitis***]. — 1° (ophtalmologie). Inflammation des cartilages tarses. — La ***t. syphilitique*** (Magawli) s'accompagne d'épaississement considérable des tarses avec chute des cils. — ***t. périglandulaire.*** V. *canaliculite tarsienne.* — 2° Inflammation des os du tarse.

TARSOMÉGALIE, *s. f.* (gr. *tarsos*, tarse ; *mégas*, grand) [angl. ***tarsomegalia***]. Nom donné par Mouchet et Belot au premier cas connu de dysplasie épiphysaire hémimélique (v. ce terme).

TARSOPLASTIE, *s. f.* (gr. *tarsos*, tarse ; *plassein*, former) [angl. ***tarsoplasty***]. Opération destinée à corriger le pied bot varus équin congénital, consistant à réséquer une partie du calcanéum et de l'astragale (calcanéus et talus), à la partie externe du pied et à transplanter ces os dans une brèche faite à la face interne du tarse.

TARSOPTOSE, *s. f.* (gr. *tarsos*, tarse ; *ptôsis*, chute). V. *tarsalgie des adolescents.*

TARSORRAPHIE, *s. f.* (gr. *tarsos*, tarse ; *raphê*, suture) [angl. ***tarsorrhaphy***]. Suture des cartilages tarses. V. *blépharorraphie.*

TART-CELL, *s. f.* (angl.) (Hargraves, amér., 1948) (Tart, nom du malade chez lequel cette cellule a été découverte). Cellule réticulaire (ou plus rarement polynucléaire) contenant, dans son protoplasme, une grosse inclusion constituée par un noyau phagocyté. On rencontre la *T.-c.* dans la moelle osseuse et le sang des sujets atteints de lupus érythémateux aigu disséminé (comme les cellules de Hargraves), mais aussi chez des malades souffrant d'autres affections.

TARTRE, *s. m.* (gr. *tartaron*, dépôt noirâtre laissé par le vin dans les cuves) [angl. ***tartar***]. Enduit calcaire noirâtre se déposant à la surface des dents et principalement à leur collet. V. *plaque dentaire.*

TARUI (maladie de) (T. Seiichiro, jap.) [angl. ***Tarui's disease***]. Syn. *glycogénose type VII.* Variété de maladie glycogénique due à l'absence d'une enzyme, la phosphofructokinase et à l'accumulation de glycogène dans les muscles. V. *Cori (classification des).*

TATA (boîte ou motif) [angl. ***TATA box***]. Complexe protéique formé de Thymidine et d'Adénine, se fixant sur le promoteur (v. ce terme) pour faciliter la transcription du gène par l'ARN-polymérase.

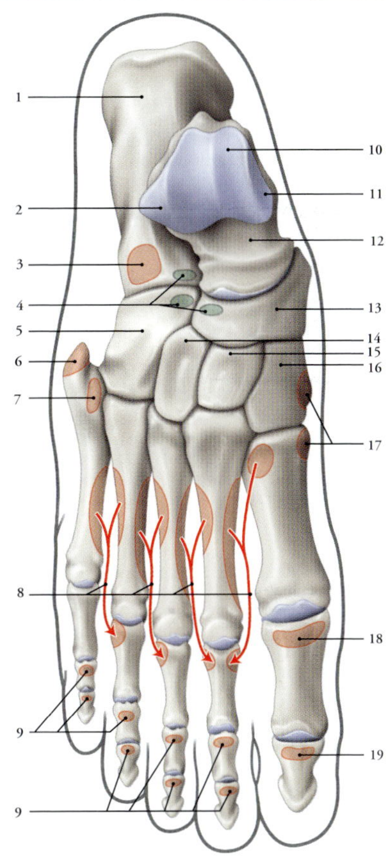

Os du pied. Vue dorsale

1. calcanéus
2. surface articulaire malléolaire latérale
3. mm. courts extenseurs des orteils et de l'hallux
4. lig. bifurqué
5. os cuboïde
6. m. court fibulairez
7. m. 3e fibulaire
8. mm. interosseux dorsaux
9. m. long extenseur des orteils
10. trochlée
11. surface articulaire malléolaire médiale
12. col du talus
13. os naviculaire
14. os cunéiforme latéral
15. os cunéiforme intermédiaire
16. os cunéiforme médial
17. m. jambier ant.
18. m. court extenseur du I
19. m. long extenseur du I

TATI [angl. ***TATI***]. Abréviation de l'angl. ***Tumour-Associated Trypsin Inhibitor.*** Polypeptide dont le taux sanguin et urinaire s'élève au cours des pancréatites et de l'évolution de nombreuses tumeurs digestives et gynécologiques. V. *marqueurs tumoraux.*

TAURINE, *s. f.* (lat. *taurus*, taureau) [angl. ***taurine***]. Acide aminé soufré conjugué dans le foie (comme la glycine) aux acides biliaires pour constituer les sels biliaires. V. *acide biliaire.*

TAURODONTISME, *s. m.* (lat. *taurus*, taureau ; gr. *odous, odontos*, dent) [angl. ***taurodentism***]. Malformation des molaires consistant en un allongement de la chambre pulpaire avec division très distale des racines dentaires.

TAUSSIG. V. *Blalock-Taussig (opération de).*

TAUSSIG (syndrome de) (T. Helen, amér., 1898-1988) [angl. ***Taussig's syndrome***]. Cardiopathie congénitale exceptionnelle caractérisée par l'association d'une sténose de l'isthme de l'aorte, d'une sténose sous-valvulaire aortique et d'une insuffisance aortique.

TAUSSIG-BING ou **TAUSSIG-BING-PERNKOPF (syndrome de)** (Taussig ; Bing, 1948 ; Pernkopf, 1920) [angl. ***Taussig-Bing heart*** ou ***syndrome***]. Cardiopathie congénitale cyanogène exceptionnelle caractérisée par une transposition incomplète des gros vaisseaux de la base du cœur. L'aorte est seule transposée et part du ventricule droit ; l'artère pulmonaire naît à cheval sur une communication interventriculaire et se trouve en avant et à gauche de l'aorte. V. *transposition artérielle* et *ventricule droit à double issue.*

TAUX, *s. m.* [angl. ***rate, ratio, level, amount***]. — 1° Rapport de deux quantités de même nature (en %). P. ex. : taux de prothrombine — 2° Concentration d'une solution (en g/L). P. ex. : taux de cholestérol. — ***t. infra-liminaire*** (lat. *limen*, seuil). Taux inférieur au seuil. — ***t. supra-liminaire.*** Taux supérieur au seuil (v. *seuil*).

TAWARA (T. Sunao, jap., 1873-1952). V. *Aschoff-Tawara (nœud d').*

TAXANE, *s. m.* (lat. *taxus*, if) [angl. ***taxane***]. Substance toxique dérivée de l'if (*Taxus baccata*) (paclitaxel-Taxol®, docétaxel-Taxotere®), utilisée dans le traitement de certains cancers (ovaire, sein) car c'est un poison du fuseau (stabilisant des microtubules).

TAXIE, *s. f.* (gr. *taxis*, arrangement) [angl. ***taxis***]. Syn. *tactisme, tropisme.* Influence attractive ou répulsive exercée par certaines substances ou certains phénomènes sur le protoplasma. Ces trois mots, *taxie, tactisme* et *tropisme,* ne s'emploient généralement que combinés. P. ex. : *chimiotaxie, héliotropisme.* — *Tactisme* et *taxie* indiquent généralement une réaction d'organismes ou de cellules mobiles qui se déplacent, *tropisme,* une simple orientation sans déplacement. V. *chimiotactisme.*

TAXINOMIE, *s. f.* (de Blainville, 1833) (gr. *taxis*, arrangement ; *nomos*, loi). V. *biotaxie.*

TAXIS, *s. m.* (gr. *taxis*, arrangement) [angl. ***taxis***]. Ensemble de manœuvres consistant en pressions méthodiques faites avec la main et destinées à faire rentrer dans la cavité abdominale une hernie étranglée. Ses indications sont actuellement très rares. Ce mot s'applique aussi à la réduction du paraphimosis.

TAXON, *s. m.* (Rickett, 1958) (gr. *taxis*, arrangement) [angl. ***taxon, pl. taxa***]. Catégorie de classification des êtres vivants (v. *biotaxie*). P. ex. : *espèce, famille, ordre.*

TAXONOMIE, *s. f.* Terme déconseillé : *taxinomie* est préférable. V. *biotaxie.*

TAY (T. Warren, brit., 1843-1927). V. *Hutchinson-Tay (choroïdite d').*

TAY (syndrome de) (Tay Chon Hai, de Singapour, 1971) [angl. ***Tay's syndrome***]. Syn. *syndrome IBIDS, syndrome PIBIDS.* Association d'ichtyose congénitale, de trichothiodystrophie, de retard mental, d'hypofertilité, de nanisme et parfois de photosensibilité. Ce syndrome est dû à une carence en protéines riches en soufre.

TAYBI (T. Hooshang, amér., 1963). V. *Rubinstein et Taybi (syndrome de).*

TAYLOR (syndrome de) (E. W. Taylor, 1915). Syndrome familial caractérisé par l'association d'une ptose palpébrale d'apparition tardive et d'une dysphagie progressive.

TAY-SACHS (maladie de) (T. Warren, 1881 ; S., 1887) [angl. ***Tay-Sachs disease***]. Syn. *gangliosidose à GM2 type 1.* Forme infantile de l'*idiotie amaurotique familiale* (v. ce terme) due à la surcharge du système nerveux central en monosialo-ganglioside GM2 par déficit en hexosaminidase A ; elle débute vers l'âge de 5 mois, uniquement chez les Israélites polonais. Elle est caractérisée par une déchéance intellectuelle progressive, un relâchement musculaire avec crises spasmodiques et exagération des réflexes, puis une rigidité décérébrée, une cécité et une hypersensibilité de l'ouïe. L'examen oculaire montre une tache rouge cerise sur la macula, avec ou sans atrophie optique. La maladie se termine par la mort dans la cachexie vers l'âge de 2 ou 3 ans.

TBG. Abréviation du terme anglais ***Thyroxin Binding Globulin*** (v. ce terme).

TBPA. Abréviation du terme anglais ***Thyroxin Binding Pre-Albumin*** (v. ce terme et *transthyrétine*).

TBX A$_2$. Abréviation de *thromboxane A_2*. V. *thromboxane.*

TBX B$_2$. Abréviation de *thromboxane B_2*. V. *thromboxane.*

Tc. Symbole chimique du Technétium.

TC. Abréviation de *transcobalamine* (v. ce terme).

TCA. Abréviation de *Temps de Céphaline Activé.* V. *céphaline (temps de).*

TCGF. V. *interleukines.*

TCK. V. *céphaline (temps de).*

TCMH. V. *hémoglobine (teneur corpusculaire* ou *glomérulaire moyenne en).*

TcPO2. V. *oxymétrie transcutanée* à *oxymétrie.*

TCT. Abréviation de *thyrocalcitonine* (v. *calcitonine*).

TDAH. Abréviation de Trouble Déficit de l'Attention/Hyperactivité. V. *hyperactivité avec troubles de l'attention de l'enfant.*

TDBH. Abréviation de *Test direct de Dégranulation des Basophiles Humains.* V. *dégranulation des basophiles.*

TDM. Abréviation de *tomodensitométrie.* V. *scanographie 1°.*

TeBG. Abréviation de l'américain *Testosterone Binding Globulin,* ou *Testosterone estradiol Binding Globulin.* V. *sex binding protein.*

TECHNÉTIUM, *s. m.* Symbole **Tc** [angl. ***technetium***]. — *Élément chimique métallique* de numéro atomique 99 (99 électrons gravitent autour de l'atome). — Le *^{99m}Tc* ou technétium métastable permet de marquer diverses substances (dites radiopharmaceutiques) utilisées en médecine nucléaire pour l'exploration de certains organes (thyroïde, cœur etc), p. ex. par des agrégats d'albumine et le sestamibi (v. *MIBI*).

TECHNOPATHIE, *s. f.* [angl. ***occupational disease***]. Nom générique des maladies professionnelles.

TEG. Abréviation de *thromboélastogramme.*

TEGMENTO-THALAMIQUE (syndrome) (Facon, 1958). Syn. *syndrome pédonculaire médian.* Syndrome neurologique dû au ramollissement du mésencéphale (pédoncules cérébraux) par atteinte du tronc basilaire. Il comprend : une hypersomnie plus ou moins profonde, parfois une paralysie de la parole, une paralysie bilatérale de l'oculomoteur (ptosis, strabisme divergent, mydriase paralytique) et des troubles du tonus (hypertonie de type parkinsonien ou hypotonie cérébelleuse). Après de longues périodes de poussées régressives, il évolue vers la thrombose définitive du tronc basilaire. V. *tronc basilaire (syndrome de thrombose du), calotte ou calotte pédonculaire (syndrome de la)* et *thalamiques et sous thalamiques (syndromes).*

TEGMENTUM MESENCEPHALI (lat. *tegmentum,* enveloppe). V. *calotte ou calotte pédonculaire (syndrome de la).*

TÉGUMENT, *s. m.* (lat. *tegumentum*, couverture) [angl. ***integument***]. Tissu de recouvrement, peau • 👁 **peau** •.

TEICHMANN (réaction de) (T. Ludwig, 1825-1895) [angl. ***Teichmann's test***]. Réaction utilisée en médecine légale pour rechercher la présence de sang dans des taches suspectes. Elle est fondée sur la transformation de l'hémoglobine en cristaux d'hémine dits *cristaux de Teichmann,* après traitement par l'acide acétique bouillant et évaporation. V. *hémine.*

TEICHOLZ (formule de) (T. L., 1976) [angl. ***Teicholz's formula***]. Formule empirique permettant, en échocardiographie TM, de déduire approximativement le volume V du ventricule gauche à partir de la mesure de son diamètre D : $V = (7/2{,}4 + D) \times D^3$.

TEICHOPSIE, *s. f.* (gr. *teikhos*, mur, fortification ; *opsis*, vue). V. *scotome scintillant.*

TEIGNE, *s. f.* (lat. *tinea*, teigne, insecte) [angl. ***tinea***]. Terme générique par lequel les anciens auteurs désignaient toutes les affections du cuir chevelu, en particulier celles de l'enfance. — Depuis Devergie et Bazin, on réserve ce nom à un groupe de dermatoses du cuir chevelu dues à un champignon, aboutissant à l'alopécie passagère ou définitive. — Il en existe trois sortes : la *t. faveuse* ou *favique* ou *favus* (v. ce terme), les *t.*

tondantes (v. *trichophytie* et *microsporie*) et les *t. suppuratives* (v. *kérion*). La *t. amiantacée* d'Alibert (1814) ou mieux fausse teigne amiantacée (Sabouraud), non mycosique, est caractérisée par une croûte blanchâtre, sèche, faite de squames lamelleuses engainant le cheveu et rappelant les mèches d'amiante.

TEINTURE, *s. f.* (lat. *tingere*, teindre) [angl. ***tincture***]. Médicament formé par la dissolution des principes actifs d'une ou plusieurs substances médicamenteuses dans un liquide convenable *(teinture aqueuse, alcoolique, éthérée)*.

TÉLANGIECTASIE, *s. f.* (gr. *têlé*, loin ; *angéion*, vaisseau ; *ektasis*, dilatation) [angl. ***telangiectasia***]. Dilatation des vaisseaux éloignés du cœur. — ***t. héréditaire hémorragique.*** V. *angiomatose hémorragique familiale.* — ***t. papillaire*** (Siemens). V. *tache rubis.* — ***t. verruqueuse.*** V. *angiokératome.*

TÉLÉASSISTANCE MÉDICALE [angl. ***medical teleassistance***]. Consultation médicale donnée à distance à une personne qui n'est pas médecin (certains navires en mer) au moyen de télécommunications plus ou moins complexes (son, images). V. *télémédecine.*

TÉLÉ-AUTORADIOGRAPHIE, *s. f.* « Enregistrement photographique à distance des contours d'organes vivants imprégnés de substance radioactive émettrice de rayons γ » (A. Strohl et A. Djourno). Ceux-ci impressionnent le film photographique à travers une grille de plomb dont les canaux sont imprégnés d'iodure de sodium activé au thallium ; ce sel, en transformant les rayons γ en rayons ultraviolets et violets très actiniques, permet un temps de pose réduit à quelques minutes.

TÉLÉCÆSIOTHÉRAPIE, *s. f.* (gr. *têlé*, loin ; lat. *cæsium* ; gr. *thérapéia*, traitement) [angl. ***telecesiumtherapy***]. Syn. *télécésiumthérapie.* Traitement à distance des tumeurs malignes au moyen du rayonnement émis par le cæsium radioactif.

TÉLÉCANTHUS, *s. m.* (gr. *têlé*, loin ; *kanthos*, angle de l'œil) [angl. ***telecanthus***]. Écartement excessif des angles internes des yeux.

TÉLÉCÉSIUMTHÉRAPIE, *s. f.* V. *télécæsiothérapie.*

TÉLÉCHIRURGIE, *s. f.* (gr. *têlé*, loin ; chirurgie) [angl. ***telesurgery***]. Chirurgie où l'opérateur ne touche pas, même avec des instruments, l'organe à traiter, lequel est abordé *à distance* par des moyens physiques tels le laser, les ultrasons ou les ondes de choc pour la lithotripsie.

TÉLÉCLITORIDIE, *s. f.* (gr. *têlé*, loin ; *kleitoris*). Malformation consistant dans une situation trop antérieure du clitoris anormalement éloigné de l'orifice vaginal.

TÉLÉCOBALTHÉRAPIE, *s. f.* ou **TÉLÉCOBALTOTHÉRAPIE**, *s. f.* (*têlé*, loin ; cobalt ; *thérapéia*, traitement) [angl. ***telecobalttherapy***]. Traitement à distance des tumeurs (surtout des tumeurs profondes) au moyen du rayonnement β et γ émis par le cobalt radioactif (cobalt 60). V. *cobalthérapie.*

TÉLÉCONSULTATION, *s. f.* [angl. ***teleconsultation***]. V. *télémédecine.*

TÉLÉCURIETHÉRAPIE, *s. f.* (gr. *têlé*, loin ; Curie ; gr. *thérapéia*, traitement) [angl. ***telecurietherapy***]. Syn. *téléradiumthérapie.* Utilisation thérapeutique du radium, employé à distance de la région à traiter.

TÉLÉDIAGNOSTIC, *s. m.* [angl. ***telediagnosis***]. Syn. *télé-expertise.* Utilisation de télécommunications pour aider un médecin isolé à prendre une décision dans un cas difficile. Il s'agit d'une consultation à distance entre deux médecins qui peut mettre en jeu des moyens plus ou moins sophistiqués (transmission d'images). V. *télémédecine.*

TÉLÉDIASTOLE, *s. f.* (gr. *têlé*, loin ; diastole) [angl. ***telediastole***]. Dernière partie de la diastole du cœur. V. *télodiastole.*

TÉLÉDIASTOLIQUE, *adj.* [angl. ***telediastolic***]. Se dit d'un phénomène qui se passe dans la dernière partie de la diastole. V. *télodiastolique.*

TÉLÉ-EXPERTISE, *s. f.* V. *télédiagnostic.*

TÉLÉGAMMATHÉRAPIE, *s. f.* [angl. ***telegammatherapy***]. Utilisation thérapeutique des rayons γ, émis à distance de la région à traiter.

TÉLÉMATIQUE DE SANTÉ. D'après l'OMS, ce terme « désigne les activités, services et systèmes liés à la santé, pratiqués à distance au moyen des technologies de l'information et des communications, pour les besoins planétaires de promotion de la santé, des soins et du contrôle des épidémies, de la gestion et de la recherche appliquées à la santé ». Elle comprend quatre composants : la télé-éducation, la télémédecine (v. ce terme), la télématique pour la recherche appliquée à la santé et la télématique pour les services de gestion de la santé.

TÉLÉMÉDECINE, *s. f.* [angl. ***telemedicine***]. Consultation médicale à distance. — Si elle est destinée à une personne qui n'est pas médecin (p. ex. : certains navires en mer), on parle de *télé-assistance médicale.* — S'il s'agit, à l'inverse, d'aide à la décision médicale (consultation entre médecins), on parle de *télédiagnostic, téléconsultation* ou de *télé-expertise.* V. *e-.*

TÉLENCÉPHALE, *s. m.* (gr. *télos*, fin ; *enképhalos*, encéphale) [TA et angl. ***telencephalon***]. Partie antérieure du prosencéphale, comprenant les hémisphères cérébraux reliés par leurs commissures et creusés des ventricules latéraux.

TÉLÉRADIOCINÉMATOGRAPHIE, *s. f.* Application de la télévision à la radiocinématographie ; l'image recueillie par une caméra électronique et projetée sur un écran d'amplificateur de luminance éloigné du malade et de la source de rayons X est enregistrée par le cinéma.

TÉLÉRADIOGRAPHIE, *s. f.* [angl. ***teleradiography***]. Radiographie obtenue en éloignant suffisamment la source des rayons du corps à radiographier pour que la déformation de l'image soit négligeable.

TÉLÉRADIOLOGIE, *s. f.* [angl. ***teleradiology***]. Transmission à distance de documents d'imagerie médicale dans le cadre de la télémédecine (v. ce terme).

TÉLÉRADIOPHOTOGRAPHIE, *s. f.* Application de la télévision à la radiophotographie ; l'image recueillie par une caméra électronique et projetée sur un écran d'amplificateur de luminance éloigné du malade et de la source de rayons X, est fixée par la photographie.

TÉLÉRADIOSCOPIE, *s. f.* Application de la télévision à la radioscopie l'image recueillie par une caméra électronique étant projetée et observée sur un écran éloigné du malade et de la source de rayons X. V. *amplificateur de brillance ou de luminance.*

TÉLÉRADIOTHÉRAPIE, *s. f.* [angl. ***teleröngentherapy***]. Syn. *téléröntgenthérapie.* Emploi thérapeutique des rayons X dont le foyer est éloigné de la région irradiée. — ***t. totale.*** Irradiation d'une surface très étendue ou même de la totalité du corps.

TÉLÉRADIUMTHÉRAPIE, *s. f.* V. *télécuriethérapie.*

TÉLÉRÖNTGENTHÉRAPIE, *s. f.* V. *téléradiothérapie.*

TÉLÉSURVEILLANCE, *s. f.* [angl. ***telemonitoring***]. Surveillance à distance de paramètres médicaux.

TÉLÉSYSTOLE, *s. f.* (gr. *têlé*, loin ; systole) [angl. ***telesystole***]. Dernière partie de la systole cardiaque. V. *télosystole.*

TÉLÉSYSTOLIQUE, *adj.* [angl. ***telesystolic***]. Se dit d'un phénomène qui se passe dans la dernière partie de la systole. V. *télosystolique.*

TÉLÉTHERMOGRAPHIE, *s. f.* (gr. *têlé*, loin ; thermographie). V. *thermographie.*

TÉLÉTHÈSE, *s. f.* (gr. *télé*, à distance ; *thèse* comme prothèse). Prothèse animée et déclenchée à distance (infrarouge, radio).

TELFORD-SMITH (doigt de) [angl. ***Telford-Smith's finger***]. Incurvation de l'auriculaire observée au cours d'affections diverses (trisomie 21, maladie de Laurence-Moon-Biedl, etc.).

TEL HASHOMER (syndrome de) (hôpital de T. H., situé en Israël, près de Tel Aviv) (Goldman R., 1976) [angl. ***Tel Hashomer camptodactyly syndrome***]. Syndrome malformatif rare associant camptodactylie, hypoplasie musculaire, dysmorphie faciale, ostéodysplasie et anomalies des plis palmaires.

TELLURIQUE, *adj.* (lat. *tellus*, terre) [angl. ***telluric***]. Qui a rapport à la terre et à son influence. — ***maladies t.*** Nom donné autrefois à certaines affections dont le germe, pensait-on, était contenu dans la terre, parmi lesquelles la *fièvre t.* qui désignait le *paludisme.*

TÉLODIASTOLE, *s. f.* et **TÉLODIASTOLIQUE**, *adj.* (T. Efthymiou, 1977) (gr. *télos*, fin) [angl. ***telediastole, telediastolic***]. Termes étymologiquement plus corrects que *télédiastole* et *télédiastolique* pour désigner ce qui a trait à la fin de la diastole.

TÉLOGÈNE, *adj.* (gr. *télos*, fin ; *génnan*, produire) [angl. ***telogen***]. V. *trichogramme.*

TÉLOMÉRASE, *s. f.* [angl. ***telomerase***]. Enzyme capable de répliquer les télomères.

TÉLOMÈRE, *s. m.* (Muller, 1940) (gr. *télos,* fin ; *méros,* partie) [angl. ***telomere***]. Extrémité de chromosome.

TÉLOPHASE, *s. f.* (Heidenhain, 1894) (gr. *têlos*, fin ; *phasis*, aspect) [angl. ***telophase***]. Quatrième et dernier stade de la division cellulaire, au cours duquel le noyau des deux nouvelles cellules retrouve sa structure habituelle. V. *mitose.*

TÉLOPHRAGME, *s. m.* (gr. *télos,* fin ; *phrassô,* barrer) [angl. ***telophragma***]. Strie Z. V. *myofibrille.*

TÉLOSYSTOLE, *s. f.* et **TÉLOSYSTOLIQUE**, *adj.* (T. Efthymiou, 1977) (gr. *télos*, fin) [angl. ***telesystole, telesystolic***]. Termes étymologiquement plus corrects que *télésystole* et *télésystolique* pour désigner ce qui a trait à la fin de la systole.

TÉLOTISME, *s. m.* (gr. *télos*, achèvement) [angl. ***telotism***]. — 1° Achèvement satisfaisant d'une action (peu usité). — 2° Mauvaise orthographe de thélotisme (v. ce terme).

TEMPÉRAMENT, *s. m.* [angl. ***temperament***]. « Tout ce qui concerne les variations individuelles de l'activité nutritive et fonctionnelle... Le *t.* a donc trait à l'activité de l'organisme ; il en est une caractéristique dynamique » (Bouchard). C'est « la nature diversifiée selon les individus » (A. Dechambre). Le *t.* est l'ensemble formé par la complexion du sujet et son retentissement sur le caractère ; c'est la partie du psychisme en rapport avec la structure corporelle, avec la constitution de l'organisme, par l'intermédiaire des modifications humorales et des réactions du système neurovégétatif. — ***Historiquement***, la conception humorale hippocratique distinguait 4 tempéraments : le *t. sanguin*, qui prédispose à l'arthritisme, aux phlegmasies et aux hémorragies ; le *t. bilieux*, aux troubles digestifs et surtout hépatiques et aux scléroses ; le *t. nerveux*, aux névropathies : hystérie, névralgies, palpitations, etc. ; le *t. lymphatique*, à l'asthénie, aux maladies chroniques : scrofule, tuberculose, rachitisme et aux affections catarrhales traînantes.

TEMPORAL, ALE, *adj.* (lat. *temporalis*, de la tempe). Syn. désuet : *crotaphite*. — *os t.* (TA *os temporale*) [angl. ***temporal bone***]. Os pair et symétrique contribuant à former la partie inférieure et latérale du crâne. Il comprend l'écaille, le rocher et l'apophyse mastoïde • 👁 **tête** •.

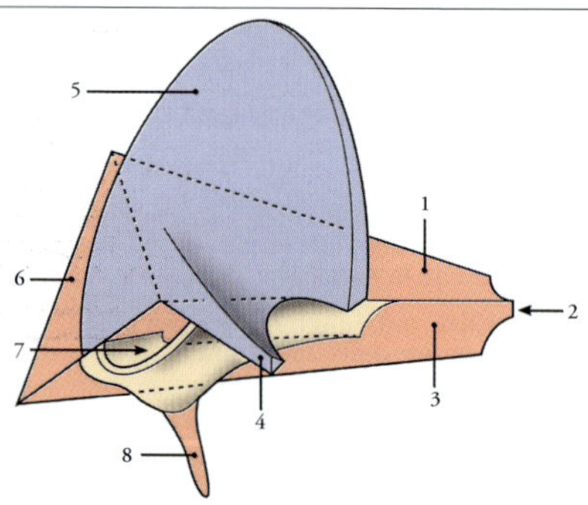

Schéma de l'os temporal. Vue antéro-latérale

Bleu : partie squameuse
Rouge : partie pétreuse
Jaune : partie tympanique
1. face antérieure
2. apex
3. face inférieure
4. processus zygomatique
5. face temporale
6. base
7. méat acoustique externe
8. processus styloïde

TEMPORAL (syndrome) [angl. ***temporal syndrome***]. Ensemble de symptômes provoqués par l'atteinte du lobe temporal du cerveau. Le plus important est une aphasie de Wernicke, si la lésion est à gauche ; accessoirement peuvent exister des troubles sensoriels : surdité, anosmie unilatérales, hémianopsie latérale homonyme du quadrant supérieur ou bien des hallucinations évoluant sous forme d'accès épileptiques avec état de rêve (*crises unciformes*, v. ce terme), en cas de lésions de la circonvolution de l'hippocampe.

TEMPORALE (artérite). V. *artérite temporale.*

TEMPORALE (crise ou **épilepsie)** [angl. ***temporal lobe epilepsy***]. Variété de crise épileptique, à type d'absence, provoquée par une lésion (tumeur ou cicatrice) du lobe temporal. Elle débute par une hallucination sensorielle ou des perturbations végétatives ; elle est caractérisée par un trouble psychique spécial (dissolution de la conscience, altération de la mémoire et du langage, état de rêve, anxiété), associé à des manifestations motrices (mouvements coordonnés) qui lui font parfois donner le nom de *crise psychomotrice*. La crise uncinée est une forme de *c. t.*

TEMPOROSPATIAL, ALE, *adj.* [angl. ***temporospatial***]. Concernant le temps et l'espace. P. ex. : *désorientation t.*

TEMPS DE... V. au second mot. P. ex. : ***temps de coagulation.*** V. *coagulation.* — ***temps de Howell.*** V. *Howell (temps de).*

TEMPS CIRCULATOIRE (mesure du). V. *vitesse circulatoire (mesure de la).*

TEMPS D'ÉCHO (en RMN). V. *paramètres d'acquisition en IRM.*

TEMPS DE RELAXATION. V. *relaxation 3°.*

TEMPS DE RÉPÉTITION (en RMN). V. *paramètres d'acquisition en IRM.*

TÉNALGIE, *s. f.* (gr. *ténôn*, tendon ; *algos*, douleur) [angl. ***tenalgia***]. Douleur au niveau des tendons. — ***t. crépitante.*** V. *synovite crépitante.*

TENDINITE, *s. f.* V. *ténosite.*

TENDINOPATHIE, *s. f.* (lat. *tendo, inis,* tendon ; gr. *pathê,* maladie) [angl. ***tenopathy***]. Nom générique des maladies tendineuses. *Ténopathie* (gr. *ténôn,* tendon) est préférable.

TENDINOPÉRIOSTITE, *s. f.* V. *insertions (mal des).*

TENDON, *s. m.* (lat. *tendo, inis,* tendon) (TA *tendo*) [angl. ***tendon***]. Cordon fibreux blanchâtre par lequel s'insère le muscle squelettique. V. *aponévrose* et *Achille (tendon d')* • 👁 **gaine** •.

TÉNECTOMIE, *s. f.* (gr. *ténôn*, tendon ; *ektomê*, ablation) [angl. ***tenectomy***]. Ablation d'un tendon.

TÉNÉRICUTES, *s. m. pl.* (lat. *tener,* doux ; *cutis,* peau) [angl. ***Tenericutes***]. Embranchement du règne des *Procaryotes* et comprenant la classe des *Mollicutes*. Ces organismes sont dépourvus de paroi. V. *bactérie.*

TÉNESME, *s. m.* (gr. *teinein*, tendre) [angl. ***tenesmus***]. Tension douloureuse avec sensation de brûlure et envies continuelles d'aller à la selle ou d'uriner, éprouvées au niveau de l'anus ou du col de la vessie.

TENEUR DU SANG EN GAZ CARBONIQUE. V. *gaz carbonique (concentration, contenance ou teneur du sang en).*

TENEUR DU SANG EN OXYGÈNE. V. *oxygène (concentration, contenance ou teneur du sang en).*

TÉNIA, *s. m.* Ver du genre *Tænia* (v. ce terme).

TÉNIASIS, *s. m.* V. *tæniase ou tæniasis.*

TENNIS-ARM, *s. m.* ou **TENNIS-ELBOW**, *s. m.* (angl.). V. *épicondylite.*

TÉNODÈSE, *s. f.* (gr. *ténôn*, tendon ; *désis*, action de lier) [angl. ***tenodesis***]. Transformation du tendon d'un muscle paralysé en un ligament d'arrêt extra-articulaire. Après section du muscle près du tendon, l'extrémité de celui-ci est fixée en un point déterminé du squelette. — Opération pratiquée sur les tendons du tibial antérieur et du court fibulaire dans le pied paralytique équin.

TÉNOLOGIE, *s. f.* (gr. *ténôn*, tendon ; *logos*, étude) [angl. ***tenontology***]. Syn. *ténontologie.* Partie de l'anatomie qui traite des tendons.

TÉNOLYSE, *s. f.* (gr. *ténôn*, tendon ; *luein*, délier) [angl. ***tenolysis***]. Libération chirurgicale d'un tendon bloqué par des adhérences.

TENON (capsule de) (T. Jacques, fr., 1724-1816). Dénomination ancienne de la *gaine du bulbe* (v. ce dernier mot) • 👁 **œil** •.

TENONIEN, ENNE, *adj.* Qui se rapporte à la capsule de Tenon (gaine du bulbe de l'œil).

TÉNONITE, *s. f.* [angl. ***tenonitis***]. V. *capsulite.*

TÉNOPATHIE, *s. f.* (gr. *ténon*, tendon ; *pathê*, maladie) [angl. ***tenopathy***]. V. *tendinopathie.*

TÉNOPEXIE, *s. f.* (gr. *ténôn*, tendon ; *pêxis*, fixation) [angl. ***tenopexy***]. Syn. *ténontopexie.* Fixation du tendon d'un des muscles de l'œil dans l'opération de l'avancement musculaire pour strabisme.

TÉNOPLASTIE, *s. f.* (gr. *ténôn*, tendon ; *plassein*, former) [angl. ***tenoplasty***]. Syn. *ténontoplastie.* Greffe tendineuse réalisée en interposant un tronçon de tendon d'animal entre les extrémités d'un tendon sectionné, lorsque ces extrémités sont trop éloignées pour être suturées directement ou par interposition d'un tendon de voisinage non fonctionnel. Se dit aussi d'un allongement tendineux par dédoublement.

TÉNORRAPHIE, *s. f.* (gr. *ténôn*, tendon ; *rhaphê*, suture) [angl. ***tenorrhaphy***]. Syn. *ténontorraphie.* Suture des tendons.

TÉNOSITE, *s. f.* (gr. *ténôn*, tendon) [angl. ***tendinitis***]. Syn. *tendinite.* Inflammation d'un tendon. — ***t. achilléenne.*** Syn. *maladie de Schanz.* Inflammation du tendon d'Achille (ou calcanéen), limitée à une partie de sa longueur et caractérisée par une tuméfaction douloureuse rendant la marche pénible. C'est une *t.* d'insertion : les lésions sont situées à la jonction du tendon et de l'os et du périoste. Elle est parfois d'origine arthritique, mais elle est plus souvent due à un trauma, une marche forcée, une chaussure mal ajustée ou des microtrauma répétés lors d'efforts sportifs. — ***t. crépitante.*** V. *synovite crépitante.* — ***t. d'insertion, t. rhumatismale.*** V. *insertions (mal des).*

TÉNOSYNOVITE, *s. f.* [angl. ***tenosynovitis***]. Inflammation simultanée d'un tendon et de la gaine synoviale qui l'entoure. — ***t. aiguë sèche*** (Volkmann). V. *synovite crépitante.* — ***t. chronique sténosante.*** V. *Quervain (maladie de De).*

TÉNOTOME, *s. m.* [angl. ***tenotome***]. Instrument destiné à sectionner un tendon (ordinairement le tendon d'Achille ou calcanéen dans la cure radicale du pied bot équin).

TÉNOTOMIE, *s. f.* (gr. *ténôn*, tendon ; *tomê*, section) [angl. ***tenotomy***]. Syn. *ténontotomie.* Section d'un tendon pour redresser un membre, un segment de membre (pied bot) ou un organe (œil atteint de strabisme). On applique également ce terme à la section des brides fibreuses cicatricielles qui gênent certains mouvements ou maintiennent un membre ou un segment de membre en mauvaise position.

TENSIF, IVE, *adj.* [angl. ***tensive***] (désuet). Qui s'accompagne d'une sensation de distension. V. *douleur tensive.*

TENSIO-ACTIF, IVE, *adj.* [angl. ***tensio-active***]. Qui modifie la tension superficielle.

TENSIOMÈTRE, *s. m.* V. *sphygmomanomètre.*

TENSION, *s. f.* (lat. *tendere*, tendre). — 1° [angl. ***tension***]. Résistance qu'une paroi organique plus ou moins souple oppose aux liquides ou aux gaz contenus dans la cavité qu'elle limite. — ***t. vasculaire.*** Résistance de la paroi des vaisseaux à la pression sanguine. — ***t. de la paroi abdominale*** dans l'ascite ou le météorisme. — 2° [angl. ***pressure***]. Pression d'un liquide organique. P. ex. : *t. du liquide céphalorachidien.*

TENSION ARTÉRIELLE [angl. ***blood pressure***]. Force élastique exercée par les parois artérielles sur leur contenu sanguin. Elle s'équilibre, en pratique, avec la force contractile du cœur transmise par le sang (pression artérielle) ; et les termes de tension artérielle et de pression artérielle, bien que correspondant à des notions physiques différentes, sont en clinique, devenus synonymes. — ***t. différentielle*** [angl. ***pulse pressure***]. Différence entre les tensions artérielles maxima et minima ; elle est, à l'état normal, de 40 à 70 mm de mercure. — ***t. maxima*** [angl. ***systolic pressure***]. Valeur de la pression existant dans le système artériel au moment même de la systole cardiaque *(p. systolique).* Elle est à l'état normal de 125 à 140 mm de mercure. — ***t. minima*** [angl. ***diastolic pressure***]. Valeur de la pression qui existe dans les artères au moment de la diastole, c'est-à-dire entre deux contractions cardiaques *(p. diastolique).* Elle est à l'état normal de 70 à 90 mm de mercure. — ***t. moyenne*** [angl. ***mean pressure***]. Terme désignant « la pression constante qui assurerait le même débit dans les vaisseaux que la pression variable qui y règne » (Marey). En clinique, la *t. m.* correspond à la plus grande oscillation observée sur le cadran oscillométrique du sphygmomanomètre. En pratique, on l'estime en additionnant la pression (ou tension) diastolique et le tiers de la pression (ou tension) différentielle. Normalement, elle est de 110 à 90 mm de mercure. V. *hypertension, hypotension, MAPA* et *sphygmomanomètre.*

TENSION INTERMITTENTE DE L'ÉPIGASTRE (Bouveret, 1901) [angl. ***intermittent muscular contracture of the epigastrium***]. Signe très précoce de la sténose du pylore consistant en un soulèvement de la partie gauche de l'épigastre. Cette tuméfaction plus ou moins résistante à la palpation disparaît et reparaît sans ondulation de la paroi ; elle est due à un spasme tonique de la paroi gastrique.

TENSION OCULAIRE [angl. ***intraocular pressure***]. V. *pression intra-oculaire.*

TENSION ONCOTIQUE. V. *oncotique.*

TENSION OSMOTIQUE. V. *osmotique.*

TENSION SUPERFICIELLE [angl. ***surface tension***]. Force apparaissant dans les couches superficielles des liquides qui, du fait d'un arrangement particulier de leurs molécules, acquièrent des propriétés analogues à celles d'une membrane élastique.

TENSION VEINEUSE [angl. ***venous pressure***]. V. *pression veineuse.*

TENSIONNEL, ELLE, *adj.* [angl. ***tensional***]. Qui a rapport à la tension (ou à la pression) des liquides organiques. P. ex. : variation *t.* du liquide céphalorachidien.

TENTE DU CERVELET (TA *tentorium cerebelli*) [angl. ***tentorium of cerebellum***]. Partie de la dure-mère interposée entre le cerveau et le cervelet.

TENTORIEL, ELLE, *adj.* [angl. ***tentorial***]. Qui se rapporte à la tente du cervelet. — ***sus-t.*** et ***sous-t.*** Qui est situé au-dessus ou en dessous de la tente du cervelet.

TEP [angl. ***PET***]. Syn. *TEP-scan, TEP-scanner.* Tomographie d'Émission à Positons. V. *tomographie d'émission gamma* et *SPECT.*

TÉPHROMALACIE, *s. f.* (Pierre Marie et Ch. Foix, 1912) (gr. *téphros*, gris ; *malakia*, ramollissement) [angl. ***tephromalacia***]. Forme parcellaire du syndrome de l'artère spinale antérieure ; elle est caractérisée par l'atrophie unilatérale des petits muscles de la main. V. *Préobraschenski (syndrome de).*

TÉPHROMYÉLITE, *s. f.* (gr. *téphros*, de couleur cendrée, gris ; *muélos*, moelle) [angl. ***tephromyelitis***]. Inflammation des cornes de l'axe gris de la moelle épinière. Cette lésion ne se rencontre à l'état isolé qu'au niveau des cornes antérieures ; quand elle évolue rapidement, elle donne lieu au syndrome de la paralysie spinale infantile ou de la paralysie spinale aiguë de l'adulte (plus rare). V. *poliomyélite antérieure.*

TÉRA... (gr. *téras*, monstre) — 1° (unités) (symbole T) [angl. ***tera...***]. Préfixe signifiant 10^{12}. — 2° Préfixe indiquant une monstruosité ou une malformation.

TÉRATENCÉPHALIE, *s. f.* (gr. *téras*, monstre ; *képhalê*, tête) [angl. ***teratencephaly***]. Terme désignant l'ensemble des monstruosités crâniennes.

TÉRATOBLASTOME, *s. m.* [angl. ***teratoblastoma***]. Syn. *tératocarcinome.* Tératome d'évolution maligne développé aux dépens de cellules de type embryonnaire.

TÉRATOCARCINOME, *s. m.* V. *tératoblastome.*

TÉRATOGÈNE, *adj.* (Ballantyne, 1894) [angl. ***teratogen***]. Qui provoque des malformations ou des monstruosités.

TÉRATOGENÈSE, *s. f.* (gr. *téras*, monstre ; *génésis*, formation) ou **TÉRATOGÉNIE**, *s. f.* (*téras* ; *généia*, naissance) [angl. ***teratogenesis***]. Production de malformations ou même de monstruosités et de monstres.

TÉRATOÏDE (tumeur). V. *tératome.*

TÉRATOLOGIE, *s. f.* (gr. *téras*, monstre ; *logos*, discours) [angl. ***teratology***]. Étude des anomalies et des monstruosités des êtres organisés.

TÉRATOME, *s. m.* (gr. *téras*, monstre ; suffixe *-ome* signifiant tumeur) [angl. ***teratoma***]. Syn. *tumeur organoïde* (Virchow) ou *tératoïde.* Nom générique de tumeurs complexes, mixtes, où des tissus multiples se disposent en organes différenciés, pour rappeler leur développement aux dépens de germes embryonnaires (théorie de l'inclusion de Cohnheim). V. *embryome.*

TÉRATOPAGE, *s. m.* (gr. *téras*, monstre ; *pageis*, unis) [angl. ***teratopagus***]. Nom générique des monstres doubles.

TÉRATOSPERMIE, *s. f.* (gr. *téras*, monstre ; *sperma*, semence) [angl. ***teratospermia***]. Syn. *tératozoospermie.* Abondance de spermatozoïdes de formes anormales dans le sperme.

TÉRATOZOOSPERMIE, *s. f.* V. *tératospermie.*

TÉRÉBRANT, ANTE, *adj.* (lat. *terebrare,* percer) [angl. ***terebrant***]. Qui a tendance à creuser, à gagner en profondeur. P. ex. : *ulcération t., phagédénisme t.* — ***douleur t.*** V. *douleur.*

TÉRÉBRATION, *s. f.* (lat. *terebrare*, percer) [angl. ***terebration***]. Perforation.

TERME DE LA GROSSESSE [angl. ***term of pregnancy***]. Délai normal de l'accouchement survenant neuf mois après la conception. Selon l'OMS, période allant de la 37e à la 42e semaine de la gestation.

***TERMINOLOGIA ANATOMICA* (TA)**. Terme remplaçant depuis 1998 celui de *Nomina Anatomica.* V. ce mot.

TERRAIN MORBIDE. Prédisposition de certains sujets à contracter des maladies. Dans quelques cas, elle a pu être rattachée à un trouble biochimique précis, p. ex. : la prédisposition aux anémies hémolytiques des individus ayant un déficit enzymatique des globules rouges. V. *anémie hémolytique enzymoprive* et *système HLA.*

TERREURS NOCTURNES (en lat. *pavor nocturnus*) [angl. ***night terrors***]. Syndrome caractérisé par la survenue, en pleine nuit, chez l'enfant, de manifestations motrices provoquées probablement par des illusions ou des hallucinations terribles. Ce trouble cesse généralement au bout d'une demi-heure sans avoir entraîné le réveil. V. *sommeil.*

TERRIEN (maladie de) (T. Félix, fr., 1900) [angl. ***Terrien's dystrophy***]. Malformation rare de la cornée consistant en une ectasie de sa partie marginale, d'évolution très lente et se manifestant par un simple astigmatisme. Elle peut se compliquer de synéchies antérieures ou de prolapsus de l'iris, et même de perforation de la cornée.

TERRIER (méthode de) [angl. ***Terrier's method***]. Technique de massage voisine de celle de Rabe (v. ce terme) utilisant la mobilisation passive et le contact fixe de la pulpe des doigts du masseur sur la peau.

TERRIER (signe de) (T. Louis, fr., 1837-1908). Disparition, provoquée par la compression localisée au siège exact d'une fistule artério-veineuse superficielle, du frémissement et du souffle que l'on percevait à leur maximum à ce niveau.

TERRITOIRE LENTICULO-OPTIQUE (syndrome du). Variété de syndrome de Déjerine-Roussy (v. ce terme) dans laquelle les troubles moteurs sont intenses et les douleurs absentes.

TERRITOIRE THALAMO-GENOUILLÉ (syndrome du). V. *Déjerine-Roussy (syndrome de).*

TERRITOIRE THALAMO-PERFORÉ (syndrome du). V. *noyau rouge (syndrome contro-latéral du).*

TERRITOIRE THALAMO-TUBÉRIEN (syndrome du). Variété de syndrome de Déjerine-Roussy (v. ce terme) dans laquelle les douleurs sont peu intenses.

TERRY (maladie de) (T. Theodore, amér., 1942). V. *fibroplastie rétro-cristallinienne ou rétro-lentale.*

TERSON (syndrome de) (T. Albert, fr., 1926) [angl. ***Terson's syndrome***]. Hémorragies du vitré et de la rétine accompagnant les hémorragies méningées sous-arachnoïdiennes au cours de l'évolution des anévrismes intracrâniens.

TESCHEN (maladie de) (du district de Teschen, en Tchécoslovaquie, où la maladie a d'abord été décrite) [angl. ***Teschen disease***]. Syn. *encéphalomyélite enzootique des porcs.* Maladie endémo-épidémique due à un virus du genre *Enterovirus*, frappant les porcs de l'Europe centrale (Bohême, Silésie), caractérisée par des symptômes nerveux évoluant en 3 phases d'excitation, de paralysie du train postérieur et de coma. Elle est souvent mortelle. V. *Talfan (maladie de).*

TESLA, *s. m.* (symbole **T**) (Nicolas Tesla, physicien yougoslave, 1857-1943) [angl. ***tesla***]. Unité du système international (v. ce terme) pour l'induction magnétique, correspondant à 1 weber par m^{2}. 1 tesla = 10 000 gauss (unité du système CGS).

TEST, *s. m.* (mot anglais). — 1° Épreuve (p. ex. : test à l'iode radioactif, test de Schirmer). — 2° Réaction chimique (p. ex. : thymol-test). V. *sensibilité, spécificité, valeur prédictive.* — 3° Les ***t. psychologiques*** sont des méthodes d'exploration du développement de l'intelligence, du caractère ou des aptitudes professionnelles. Ils permettent d'analyser, dans une certaine mesure, le psychisme d'un individu et aussi d'opérer une classification parmi les membres d'une collectivité, dans un but de sélection ou d'orientation professionnelle.

TEST CROISÉ. V. *compatibilité sanguine.*

TESTICULAIRES (hormones) [angl. ***testicular hormones***]. Hormones sécrétées par la glande interstitielle du testicule. L'*h. t.* véritable est la testostérone, dont l'androstérone est une forme d'élimination. Le testicule sécrète en outre une faible quantité d'hormone œstrogène ; il produirait également la prégnénolone (H. Selye ; Ruczika) qui agirait sur les éléments de la lignée spermatique. V. *androgènes (hormones)* et *gonadostimuline.*

TESTICULE, *s. m.* (lat. *testis*) (en gr. *orkhis*) [TA et angl. ***testis***]. Glande génitale mâle, à la fois exocrine (v. *spermatogenèse*) et endocrine (v. *testiculaires, hormones*). V. *Highmore (corps de), ovaire, cancer du testicule* et les mots commençant par *orchi...*

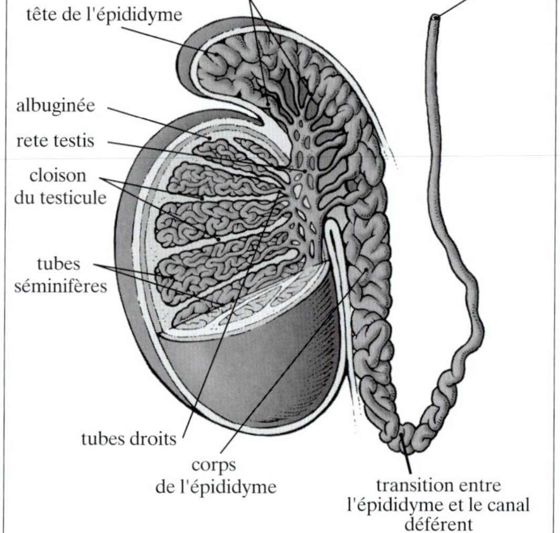

Testicule

TESTICULE (torsion du) [angl. ***torsion of spermatic cord***]. Locution consacrée par l'usage : il s'agit en réalité de *torsion du cordon spermatique* survenant chez l'enfant, entraînant de vives douleurs et nécessitant une intervention d'urgence.

TESTICULE FÉMINISANT (syndrome du)(Goldberg et Maxwell, 1948 ; Morris, 1953) [angl. ***testicular feminization syndrome, Morris's syndrome***]. Syn. *syndrome de féminisation testiculaire, synd. du testicule non virilisante, synd. de Morris.* Forme extrême du pseudo-hermaphrodisme masculin (ou androgynoïde). Elle est caractérisée par un aspect féminin, un appareil génital externe et un comportement psycho-affectif féminins. Mais les ovaires, l'utérus et les trompes sont absents (d'où aménorrhée primaire et stérilité) ; les testicules de type impubère sont situés dans les grandes lèvres, le canal inguinal ou l'abdomen. Le sexe nucléaire et le sexe génétique sont masculins. Ce syndrome semble dû à des anomalies de la sensibilité des organes-cibles (récepteurs, v. ce terme) à leurs hormones respectives normalement sécrétées : inertie des récepteurs de la testostérone, hypersensibilité de ceux des œstrogènes. Il est familial, transmis par les femmes.

TESTICULE IRRITABLE (A. Cooper) [angl. ***Cooper's irritable testicle***]. Névralgie essentielle d'un testicule, sans lésion apparente.

TESTICULE NON VIRILISANT (syndrome du) (Klotz). V. *testicule féminisant (syndrome du).*

TESTICULES RUDIMENTAIRES (syndrome des). V. *Bergada (syndrome de).*

TESTICULO-MAMMAIRE (syndrome) (Chevassu). Syndrome observé dans certains chorio-épithéliomes du testicule, caractérisé par l'augmentation de volume des seins et la présence de prolan dans l'urine dues à la sécrétion du tissu chorio-placentaire.

TESTING, *s. m.* (mot angl. pour évaluation). V. *bilan.*

TESTOCORTICOÏDE, *s. m.* ou **TESTOCORTICOSTÉROÏDE**, *s. m.* (Selye). V. *androgènes (hormones).*

TESTOSTÉRONE, *s. f.* (Laqueur, 1935) [angl. ***testosterone***]. Hormone mâle sécrétée par les cellules de Leydig du testicule (cellules de la glande interstitielle) et accessoirement par la corticosurrénale et l'ovaire. Son administration au mâle impubère provoque l'apparition des caractères sexuels masculins. V. *androgènes (hormones).*

TESTOSTERONE BINDING GLOBULIN ou ***TESTOSTERONE ESTRADIOL BINDING GLOBULIN* (TeBG, TEBG)** (amér.). V. *sex binding protein.*

TESTOTOXICOSE, *s. f.* (Rosenthal, 1983) [angl. ***testotoxicosis***]. Forme familiale de puberté précoce, indépendante de l'hormone gonadotrope, observée dans le sexe masculin.

TÉTANIE, *s. f.* (L. Corvisart, 1852) [angl. ***tetany***]. Syndrome observé surtout chez le jeune enfant, plus rarement chez la femme, caractérisé par des contractures occupant les extrémités (main d'accoucheur, spasme carpo-pédal, v. ces termes) et capables de s'étendre aux membres et quelquefois au tronc ; elles procèdent par accès, mais peuvent être provoquées artificiellement par la compression des vaisseaux et des nerfs des membres atteints qui met ainsi en évidence un état de *spasmophilie* (v. ce mot) permanent. La *t.* survient dans les hypocalcémies avec baisse du calcium sanguin ionisé (hypoparathyroïdies, carences et insuffisances d'absorption calcique) au cours des alcaloses (vomissements) et de certaines maladies infectieuses. — ***t. chronique constitutionnelle*** ou ***idiopathique.*** V. *spasmophilie.* — ***t. chronique hypophysaire*** (Klinke, 1951). V. *ostéodystrophie héréditaire d'Albright.* — ***t. chronique multidystrophique d'Albright*** (H. P. Klotz). V. *ostéodystrophie héréditaire d'Albright.* — ***t. latente.*** V. *spasmophilie* et *magnésium.*

TÉTANIFORME, *adj.* Qui a l'apparence du tétanos. P. ex. : *syndrome t.*

TÉTANIQUE, *adj.* [angl. ***tetanic***]. — 1° Qui se rapporte à la *tétanie.* — 2° Qui se rapporte au *tétanos.*

TÉTANISATION, *s. f.* [angl. ***tetanization***]. Production de phénomènes tétaniques (rigidité spasmodique).

TÉTANOS, *s. m.* (gr. *tétanos*, rigidité spasmodique : Hippocrate, de *teinô*, je tends) [angl. ***tetanus***]. — 1° Maladie déterminée par le bacille de Nicolaïer (*Clostridium tetani,* v. ce terme), due à l'action sur les centres nerveux de la toxine qu'il sécrète (tétanospasmine, v. ce mot) au point où ses spores ont pénétré et germé et où il végète (plaie souvent minime). Elle est caractérisée cliniquement par une contracture douloureuse, débutant ordinairement au niveau des muscles masticateurs *(trimus)*, envahissant ensuite progressivement la face (rire sardonique) la nuque, le tronc et les membres, avec redoublement convulsif très douloureux sous l'influence des plus légères excitations. C'est une maladie dont la mortalité reste élevée. Elle est heureusement rare dans les pays où la vaccination préventive est appliquée (anatoxine de Ramon, 1925). V. *vaccin antitétanique.* Sa déclaration est obligatoire en France. — ***t. en boule.*** V. *emprosthotonos.* — ***t. bulbo-paralytique de Worms*** ou ***t. céphalique avec ophtalmoplégie.*** V. *Worms (tétanos bulbo-paralytique de).* — ***t. céphalique*** ou ***hydrophobique de Rose.*** V. *Rose (tétanos céphalique ou hydrophobique de).* — ***t. dysphagique de Larrey.*** V. *Larrey (tétanos dysphagique de).* — 2° (physiologie). Contraction continue d'un muscle strié ou lisse ; elle est produite par la fusion des secousses élémentaires des diverses fibres provoquées par une suite d'excitations très rapprochées.

TÉTANOSPASMINE, *s. f.* [angl. ***tetanospasmin***]. Neurotoxine très puissante sécrétée par le bacille du tétanos (v. *Clostridium tetani).* A partir de la plaie où reste le bacille, elle diffuse dans les muscles, puis dans tout l'organisme par voie lymphatique et progresse le long des nerfs pour se fixer dans les centres nerveux. V. *tétanos 1°.*

TÉTARTANOPIE, *s. f.* (gr. *tétartos*, quatrième ; *a*-priv. ; *ôps*, vue) [angl. ***tetartanopia***]. Daltonisme pour le bleu et le jaune sans raccourcissement du spectre.

TÉTARTANOPSIE, *s. f.* (gr. *tétartos*, quart ; anopsie) [angl. ***tetartanopsia***]. Anopsie en quadrant. Affaiblissement ou perte de la vue dans le quart du champ visuel.

TÊTE, *s. f.* (lat. vulgaire, *testa*, vase de terre cuite) (TA *caput*) (en gr. *kêphalê*) [angl. ***head***]. — 1° Extrémité supérieure du corps, reliée au tronc par le cou. Elle comprend en avant la face que surplombe le crâne. — 2° Par extension, extrémité renflée de divers organes (os, pancréas) • 👁 **vomer, temporal** •.

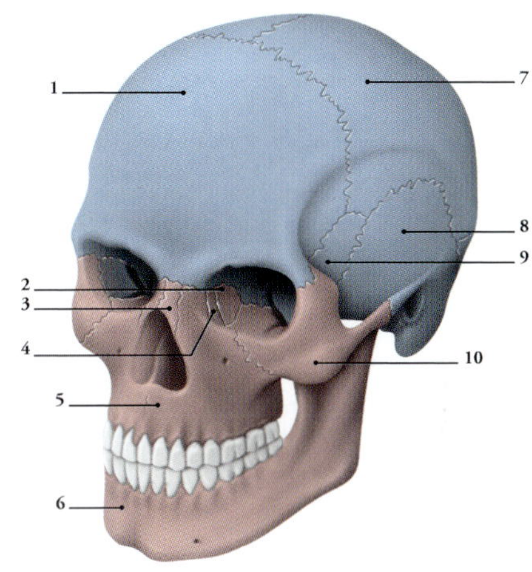

Les os de la tête

Bleu : les os du crâne	*5. maxillaire*
Rose : les os de la face	*6. mandibule*
1. frontal	*7. pariétal*
2. ethmoïde	*8. temporal*
3. os nasal	*9. sphénoïde*
4. os lacrymal	*10. os zygomatique*

TÊTE DE MÉDUSE [angl. ***Medusa's head***]. — 1° Développement considérable du réseau veineux sous-cutané périombilical, avec dilatation serpentine des vaisseaux, observé parfois dans la cirrhose de Laennec. — 2° Lermoyez désigne également par le nom de *t. de M.* la dilatation des veines du cuir chevelu et du front par gêne de la circulation intracrânienne dans la thrombophlébite des sinus.

TÊTE D'OISEAU (syndrome dyscéphalique à). V. *François (syndrome de).*

TÊTE EN PAIN DE SUCRE. V. *acrocéphalie.*

TÊTE À LA THERSITE. V. *acrocéphalie.*

TÉTRACOQUE, *s. m.* V. *tétragène.*

TÉTRACYCLINE, *s. f.* (DCI) [angl. ***tetracycline***]. Antibiotique dérivé de la chlortétracycline (v. ce terme) par soustraction d'un atome de chlore. Il est extrait des cultures de *Streptomyces albo-niger.* Il a les mêmes propriétés que la chlortétracycline et l'oxytétracycline. V. *tétracyclines.*

TÉTRACYCLINES, *s. f. pl.* (Putman, Hendricks et Welch, 1953) [angl. ***tetracyclines***]. Famille d'antibiotiques (v. ce terme) comprenant les *t. naturelles* (chlortétracycline, oxytétracycline, tétracycline base, etc.) et les *t. semi-synthétiques* (doxycycline, p. ex.). Ces antibiotiques arrêtent la croissance des germes en empêchant la lecture du code génétique dans les ribosomes bactériens et la libération des acides aminés nécessaires à la synthèse des protéines microbiennes. V. *ribosome.*

TÉTRADE DE FALLOT. V. *Fallot (tétralogie ou tétrade de).*

TÉTRAGÈNE, *s. m.*, ou **TÉTRACOQUE**, *s. m.* [angl. ***Micrococcus tetragenes***]. Syn. *Micrococcus tetragenes.* Microcoque de la salive dont les éléments se disposent souvent par quatre.

TÉTRAGONOSOMIE, *s. f.* (gr. *tétra*, quatre ; gonosome). Variété de maladie par aberration chromosomique (v. ce terme) caractérisée par la présence de 4 chromosomes sexuels (ou gonosomes) dans les cellules du soma. V. *polygonosomie* et *caryotype*.

TÉTRAHYDROALDOSTÉRONE, *s. f.* Produit de dégradation de l'aldostérone, éliminé par l'urine. V. *aldostéronurie*.

TÉTRAHYDROCANNABINOL, *s. m.* (THC) [angl. ***tetrahydrocannabinol***]. Principal composant du chanvre indien. V. *cannabisme* et *cannabinoïde*.

TÉTRAÏODO-3, 5, 3', 5' THYRONINE, *s. f.* V. *thyroxine*.

TÉTRALOGIE DE FALLOT (gr. *tétralogia*, ensemble de quatre ouvrages) [angl. ***tetralogy of Fallot***]. V. *Fallot (tétralogie ou tétrade de)*.

TÉTRAPLÉGIE, *s. f.* (gr. *tétra*, quatre ; *plessein*, frapper). V. *quadriplégie*.

TÉTRAPLOÏDE, *adj.* (Nemec, 1910) (gr. *tétraploos*, quadruple) [angl. ***tetraploid***] (génétique). Se dit de certaines constitutions anormales des cellules du *soma* qui, les deux gamètes originels étant restés diploïdes à la suite d'une anomalie de la méiose, possèdent *4n* chromosomes, au lieu de *2n*, chiffre normal. Si les deux gamètes originels proviennent de parents de même espèce, le produit est *autotétraploïde* ; si les gamètes sont issus de parents d'espèces différentes, le produit est *allotétraploïde* (ou *amphidiploïde*). Allo- et autotétraploïdie sont des cas particuliers d'allo- et d'autopolyploïdie. V. *polyploïdie*.

TÉTRASOMIE, *s. f.* (gr. *tétra*, quatre ; *sôma*, corps) [angl. ***tetrasomy***]. Maladie par aberration chromosomique très rare, caractérisée par la présence de 2 chromosomes surnuméraires sur une paire de chromosomes, somatiques ou sexuels (*t.* XXXX ou XXXY) ; le caryotype comporte 48 chromosomes au lieu de 46. Les manifestations cliniques de la *t.* sont analogues à celles de la pentasomie. V. ce terme, *XXXX (syndrome)* et *XXXY (syndrome)*.

TEXTILOME, *s. m.* Corps étranger pseudo-tumoral constitué par une compresse ou un champ oublié dans l'organisme d'un opéré au cours d'une intervention chirurgicale.

Tf (antigène ou **système).** V. *groupes sanguins*.

TFR. *Tarif Forfaitaire de Responsabilité*. Barème selon lequel les médicaments originaux ne sont remboursés que sur la base du prix du générique correspondant.

TG. V. *thyroglobuline*.

TGF. Abréviation du terme anglais ***Transforming Growth Factors (α et β)***. Facteur de croissance transformant. V. *facteurs de croissance* et *cytokine*.

TGMH. V. *hémoglobine (teneur corpusculaire ou globulaire moyenne en)*.

TGO. Transaminase glutamique oxalacétique. V. *transaminase*.

TGOS. Transaminase Glutamique Oxalacétique du Sérum sanguin. V. *transaminase*.

TGP. Transaminase Glutamique Pyruvique. V. *transaminase*.

TGPS. Transaminase Glutamique Pyruvique du Sérum sanguin. V. *transaminase*.

TH1, TH2. V. *cellule T auxiliaire*.

THADA [angl. ***ADHD***]. Acronyme de *Trouble Hyper-Activité avec Déficit de l'Attention*. V. à *hyperactivité*.

THALAMIQUE, *adj.* (gr. *thalamos*, chambre) [angl. ***thalamic***]. Qui se rapporte au thalamus : — 1° facette articulaire postérieure du calcanéum (calcaneus) avec l'astragale (talus) ; — 2° (neurologie) couche optique : noyau de substance grise situé à l'intérieur du cerveau, de chaque côté du IIIe ventricule. V. *négligence motrice*.

THALAMIQUES et **SOUS-THALAMIQUES (syndromes)** [angl. ***thalamic syndromes***]. Syndromes neurologiques dus à une lésion du thalamus (ou couche optique) et de la région sous-jacente. Ils comprennent : les syndromes *latéraux* (syndr. thalamique classique ou syndr. de Déjerine-Roussy, syndr. controlatéral du noyau rouge, syndr. du carrefour hypothalamique) ; le syndrome *tegmento-thalamique* (v. ces différents termes) ; le syndrome *médian* traduisant un ramollissement médian et bilatéral du thalamus par atteinte du tronc basilaire : si celui-ci est étendu, apparaît un syndrome tegmento-thalamique ; s'il est plus localisé, il réalise la démence thalamique avec acinésie, apathie, stéréotypie, troubles de la mémoire et indifférence affective. V. *négligence motrice*.

THALAMO-GENOUILLÉ (syndrome de l'artère ou **du territoire).** V. *Déjerine-Roussy (syndrome de)*.

THALAMO-GENOUILLÉ ET THALAMO-PERFORÉ (syndrome des pédicules). V. *carrefour hypothalamique (syndrome du)*.

THALAMOLYSE, *s. f.* (thalamus ; gr. *lusis*, dissolution). V. *thalamotomie*.

THALAMO-PERFORÉ (syndrome de l'artère ou **du territoire).** V. *noyau rouge (syndrome contro-latéral du)*.

THALAMOTOMIE, *s. f.* (Spiegel) (thalamus ; gr. *tomê*, section) [angl. ***thalamotomy***]. Syn. *thalamolyse*. Intervention chirurgicale stéréotaxique destructrice ayant pour but de supprimer partiellement et électivement les connexions du thalamus ou certaines parties du thalamus lui-même, par électrocoagulation ou par le froid (*cryothalamectomie*). Elle est utilisée dans le traitement des dyskinésies ou de certaines douleurs.

THALAMUS, *s. m.* (gr. *thalamos*, chambre, maison) [TA et angl. ***thalamus***]. Syn. ancien *couche optique*. Volumineux noyau pair du diencéphale, constituant la paroi latérale du IIIe ventricule. C'est un des noyaux basaux (ex-noyaux gris centraux). Il sert de relais des voies sensitives sensorielles vers le cortex cérébral. V. *thalamiques et sous-thalamiques (syndromes)* et *hypothalamus*.

THALASSÉMIE, *s. f.* (gr. *thalassa*, mer — sous-entendu Méditerranée ; *haïma*, sang) (Whipple et Bradford, 1932) [angl. ***thalassaemia***]. Terme sous lequel on groupe un certain nombre d'anémies infantiles héréditaires, transmises selon le mode autosomique récessif, ayant en commun certains caractères hématologiques : ce sont des anémies hypochromes hypersidérémiques (v. ce terme) dues à un défaut de synthèse aboutissant à une répartition anormale, dans la molécule d'hémoglobine, des différentes chaînes polypeptidiques dont les structures sont normales. Le plus souvent, la chaîne β est en quantité insuffisante, d'où le nom de ***β-thalassémie*** donnée à cette anémie dans laquelle existe aussi une quantité excessive d'hémoglobine F (ou fœtale). Les *th.* ont également en commun leur répartition géographique : pays riverains de la Méditerranée centrale et orientale, Iran, Extrême-Orient. La *th. majeure* ou anémie de Cooley (v. ce terme) en est la forme grave, homozygote ; la *th. intermédiaire* est une forme de *th.* homozygote de gravité moyenne ; la *th. mineure*, ou maladie de Rietti-Greppi-Micheli, est plus fréquente et bénigne ; elle comporte une polyglobulie microcytaire et hypochrome ; les *th. minimes* sont de simples anomalies hématologiques chez des porteurs sains du trait. Ces deux dernières formes sont des variétés hétérozygotes de la maladie, le trait thalassémique n'existant que chez un seul des deux parents. Ces formes hétérozygotes de la β-thalassémie peuvent être évoquées devant une élévation de l'hémoglobine A2. — Les *th.* dues à l'insuffisance des autres chaînes : α, δ, etc., sont beaucoup plus rares. L'***α-thalassémie*** est mortelle in utero dans sa forme homozygote ; chez les hétérozygotes, elle est mineure et bénigne. — Il existe des ***formes associées*** dans lesquelles, à côté de l'hémoglobine normale et de l'hémoglobine F, se trouve, dans le sang, une hémoglobine anormale : hémoglobine S (thalasso-drépanocytose ou anémie microcytique drépanocytaire de Silvestroni et Bianco, v. ce terme), hémoglobine C (anémie avec hématies en cible ou syndrome de Zuelzer-Kaplan), hémoglobine E (anémie analogue à celle de Cooley). La *th.* est une hémoglobinopathie (v. ce terme) quantitative.

THALASSO-DRÉPANOCYTOSE, *s. f.* V. *anémie microcytique drépanocytaire (ou microcytémie) de Silvestroni et Bianco*.

THALASSOTHÉRAPIE, *s. f.* (La Bonnardière, 1867) (gr. *thalassa*, mer ; *thérapéia*, traitement) [angl. ***thalassotherapy***]. Emploi thérapeutique de l'eau de mer, des boues, des algues marines et du climat marin. V. *crénothérapie* et *hydrothérapie*.

THALIDOMIDE, *s. m.* (DCI) [angl. ***thalidomide***]. Imide de l'acide N-phtalyl-glutamique. Composé possédant des propriétés hypnotiques et dont l'absorption par des femmes enceintes a entraîné autour de 1960 de graves malformations chez le fœtus (phocomélie, v. ce terme). Le *t.* est également immunodépresseur (v. ce terme) par inhibition du TNFα et anti-angiogène.

THALLE, *s. m.* (gr. *thallos*, jeune pousse) [angl. ***thallus***]. Appareil végétatif des plantes inférieures dépourvues de racine, de tige et de feuille. V. *champignon.*

THALLIUM, *s. m.* (gr. *thallos,* jeune pousse verte, car il fut découvert en spectrographie grâce à une intense raie verte) (Crookes W., 1861) [angl. ***thallium***]. Élément chimique de numéro atomique 81 (81 électrons gravitent autour du noyau de l'atome). Symbole *Tl.* Le *t.* est un métal mou assez semblable au gallium et à l'indium, peu abondant sur terre. La toxicité de ses sels a fait employer son sulfate au XIXe siècle pour soigner la syphilis, la gonorrhée, la goutte et la tuberculose. C'est ainsi que se sont manifestées ses propriétés épilatoires, depuis employées en dermatologie. — Les signes de l'intoxication par le *t.* vont de l'ataxie avec paresthésies aux faibles doses jusqu'aux vomissements avec diarrhée et coma dans les cas extrêmes. Il semble que la présence de *t.* bloque certains processus enzymatiques. — Tel le potassium, il possède la propriété de se fixer dans la ***cellule myocardique***. On utilise son isotope radioactif 201 pour rechercher et localiser par tomoscintigraphie gamma l'ischémie myocardique au repos, à l'effort ou après injection de dipyridamole. — Les zones ischémiques *viables* ont tendance à mieux fixer le *t.* 4 heures après la scintigraphie initiale : c'est le phénomène de *redistribution,* encore sensibilisé par une réinjection au repos, à la 4e heure, d'un millicurie de *t.* L'étude de viabilité peut se faire de deux manières : uniquement au repos avec dans un 2e temps une image de redistribution (étude du territoire de l'infarctus) ; à l'effort puis au repos, avec une image de redistribution puis une image de réinjection (ensemble du myocarde). V. *effort (épreuve d'), MIBI* et *SPECT.*

THALLOPHYTE, *s. m.* (gr. *thallos*, jeune pousse ; *phuton*, plante) [angl. ***thallophyte***]. Organisme pluricellulaire dont l'appareil végétatif est constitué d'un thalle (v. ce terme).

THAM. V. *Tris-Hydroxy-méthyl-Amino-Méthane.*

THANATOLOGIE, *s. f.* (gr. *thanatos*, mort ; *logos*, discours) [angl. ***thanatology***]. Étude de la mort et des questions qui s'y rapportent. V. *autopsie* et *médecine légale.*

THANATOPHOBIE, *s. f.* (gr. *thanatos*, mort ; *phobos*, crainte) [angl. ***thanatophobia***]. Crainte exagérée, morbide et obsédante de la mort.

THANATOPRAXIE, *s. f.* (gr. *thanatos* mort ; *praxis*, action) [angl. ***thanatopraxy***]. Mise en œuvre des divers procédés de traitement et de conservation des cadavres.

THANNHAUSER (syndrome de) ou **THANNHAUSER-MAGENDANTZ (maladie de)** (T. Siegfried, amér., 1938). V. *cirrhose biliaire primitive.*

THAON (T. Louis, fr., 1846-1886). V. *Guillain-Thaon (syndrome de).*

THC. Tétrahydrocannabinol. V. ce terme.

THÉBAÏQUE, *adj.* (gr. *thébaïkos*, de la ville égyptienne de Thèbes, d'où venait l'opium dans l'antiquité) [angl. ***thebaic***]. Opiacé, contenant de l'opium.

THÉCAL, ALE, *adj.* (gr. *thêkê*, boîte) [angl. ***thecal***]. Qui se rapporte aux thèques (enveloppes des follicules ovariens).

THÉCOME, *s. m.* (gr. *thêkê*, boîte) [angl. ***thecoma***]. Tumeur ovarienne développée aux dépens de tissu interstitiel qui entoure les follicules (thèque). Elle survient après la ménopause ; généralement bénigne, elle a parfois une activité endocrinienne progestéronique (lutéinome, v. ce terme).

THEILE (sinus de) (T. Friedrich, all., 1801-1879) (TA *sinus transversus pericardii*) [angl. ***sinus of the pericardium***]. Syn. *sinus transverse du péricarde.* Diverticule de la cavité péricardique s'étendant entre les pédicules artériels et veineux du cœur.

THÉINE, *s. f.* (thé). V. *caféine.*

THÉISME, *s. m.* (Fernet) [angl. ***theism***]. Intoxication par le thé.

THÉLALGIE, *s. f.* (gr. *thêlê*, mamelon ; *algos*, douleur) [angl. ***thelalgia***]. Sensibilité douloureuse du mamelon.

THÉLARCHE, *s. f.* (gr. *thêlê*, mamelon ; *arkhê*, commencement) [angl. ***thelarche***]. Début du développement pubertaire des seins. V. *ménarche* et *pubarche.*

THÉLITE, *s. f.* (gr. *thêlê*, mamelon) [angl. ***thelitis***]. Inflammation du mamelon.

THÉLORRAGIE, *s. f.* (gr. *thêlê*, mamelon ; *rhêgnumi*, je jaillis) [angl. ***thelorrhagia***]. Hémorragie se faisant par le mamelon.

THÉLOTISME, *s. m.* (gr. *thêlê*, mamelon) [angl. ***thelotism***]. Projection des mamelons par contraction des muscles de l'aréole (réflexe mamillo-aréolaire).

THÉNAR (éminence) (gr. *thénar*, paume) [angl. ***thenar***]. Saillie musculaire allongée située à la partie supéro-externe de la paume de la main et constituée de muscles destinés au pouce. V. *hypothénar.*

THÉOBROMINE, *s. f.* [angl. ***theobromine***]. Diméthyl-3-7 xanthine. Alcaloïde des graines de cacaoyer *(Theobroma cacao)*. Ses propriétés sont analogues à celles de la *caféine.* V. ce terme, *cacao* et *théophylline.*

THÉOPHYLLINE, *s. f.* (thé ; gr. *phullon*, feuille) [angl. ***theophylline***]. Diméthyl-1-3-xanthine. Principal alcaloïde de la feuille de thé. Son action est stimulante vis-à-vis du système nerveux central, diurétique et spasmolytique du muscle lisse (effet bronchodilatateur en particulier). La *t.* est utilisée dans le traitement de l'asthme bronchique. V. *caféine, théobromine* et *xanthine.*

THÈQUE, *s. f.* (gr. *thêkê*, boîte) [angl. ***theca***]. Enveloppe conjonctive des follicules ovariques mûrs (v. ce terme et *thécal*). V. *Slavjansky (membrane de).*

THÉRAPEUTE, *s. m.* ou *f.* (gr. *thérapeuô*, je soigne) [angl. ***therapist***]. Médecin ou personne exerçant une profession paramédicale, appliquant des moyens propres à guérir ou tout au moins à soulager les malades.

THÉRAPEUTIQUE, *s. f.* (gr. *thérapeuô,* je soigne) [angl. ***therapy***]. Syn. *thérapie.* Partie de la médecine qui s'occupe des moyens propres à guérir ou à soulager les malades. Ce terme est souvent employé de façon incorrecte comme synonyme de *traitement.*

THÉRAPIE, *s. f.* (gr. *thérapéia,* soin). V. *thérapeutique* et *trithérapie.*

THÉRAPIE CELLULAIRE [angl. ***cell therapy***]. Traitement régénératif (encore actuellement au stade expérimental), consistant à remplacer des cellules détruites (par vieillissement ou nécrose) par de nouvelles cellules prélevées sur le sujet lui-même ou bien obtenues par clonage.

THÉRAPIE COGNITIVE [angl. ***cognitive therapy***]. Variété de *thérapie comportementale* (v. ce terme) visant à modifier, chez des sujets dépressifs et anxieux, des croyances et des attitudes erronées.

THÉRAPIE COMPORTEMENTALE [angl. ***behaviour therapy***]. Variété de psychothérapie basée sur le conditionnement et la suggestion, destinée à changer les comportements inadaptés de certains patients atteints notamment de névrose phobique et obsessionnelle. V. *thérapie cognitive.*

THÉRAPIE GÉNIQUE. V. *génique.*

THÉRIAQUE, *s. f.* (gr. *thêriakos,* remède contre la morsure des bêtes sauvages) [angl. ***theriaca***] (désuet). Électuaire (v. ce terme) noirâtre composé, dit-on, par Andromaque, médecin de l'empereur romain Néron. Il s'agissait d'une préparation opiacée complexe dans laquelle entrait une soixantaine de substances et dont la formule était dérivée de celle du *mithridate,* création du roi du Pont (l'actuelle Anatolie ou Turquie d'Asie) de ce nom, au temps d'Alexandre le Grand. Primitivement antidote universel des venins puis plus généralement des poisons, la *t.* devint rapidement une panacée (c'est-à-dire un médicament qui était censé tout guérir), quelle que soit son utilisation, par voie interne ou externe. Son usage dura pratiquement jusqu'à la fin du XIXe siècle.

THERMALGIE, *s. f.* (Stopford). V. *causalgie.*

THERMALISME, *s. m.* (gr. *thermê*, chaleur) [angl. ***thermatology***]. Terme qui s'applique à tout ce qui concerne les stations thermales : organisation, aménagements, hygiène, urbanisme, considérés aussi bien au point de vue administratif et social qu'au point de vue thérapeutique. — Souvent pris dans le sens plus restreint de « science qui a pour but d'utiliser les propriétés de l'eau minérale, en fonction des éléments qu'elle renferme et des actions thérapeutiques qu'elle révèle » (H. Flurin, de Cauterets). V. *hydrothérapie.*

THERMES, *s. m. pl.* (gr. *thermê*, chaleur) [angl. ***thermal baths***]. « Établissement disposé pour l'usage thérapeutique des eaux médicinales chaudes » (Littré).

THERMITE, *s. f.* (gr. *thermê*, chaleur). Dermatose due à l'action de la chaleur.

THERMO-ALGÉSIQUE, *adj.* (gr. *thermê*, chaleur ; *algêsis*, douleur) [angl. ***thermoalgesic***]. Qui se rapporte à la fois à la chaleur et à la douleur. P. ex. : *sensibilité th.-a, anesthésie th.-a.*

THERMO-ANALGÉSIE, *s. f.* ou **THERMO-ANESTHÉSIE**, *s. f.* (gr. *thermê*, chaleur ; analgésie ; anesthésie) [angl. ***thermo-analgesia***]. Abolition de la sensibilité normale à la chaleur.

THERMOCAUTÈRE, *s. m.* (Paquelin) (gr. *thermê* ; cautère) [angl. ***thermocautery***]. Instrument servant à faire des cautérisations par la chaleur. Il est composé d'une tige creuse de platine maintenue incandescente par un courant gazeux formé d'un mélange d'air et de vapeurs hydrocarbonées. V. *galvanocautère.*

THERMOCOAGULATION, *s. f.* [angl. ***thermocoagulation***]. Procédé opératoire de coagulation des tissus par la chaleur émise au moyen de courants électriques de haute fréquence. V. *électrocoagulation* et *radiofréquence.*

THERMODILUTION, *s. f.* (gr. *thermê*, chaleur ; lat. *diluo*, je dissous) [angl. ***thermodilution***]. Dilution d'un indicateur thermique (soluté refroidi) dont la courbe permet la mesure du débit cardiaque.

THERMODYNAMIQUE, *s. f.* (gr. *thermê*, chaleur ; *dunamis*, force) [angl. ***thermodynamics***]. Science des échanges d'énergie. V. *bioénergétique, enthalpie* et *entropie.*

THERMO-ESTHÉSIE, *s. f.* (gr. *thermê*, chaleur ; *aïsthêsis*, sensibilité) [angl. ***thermaesthesia***]. Sensibilité à la chaleur.

THERMOGENÈSE, *s. f.* (gr. *thermê*, chaleur ; *génnan*, engendrer) [angl. ***thermogenesis***]. Développement continu et régulier de la chaleur chez les êtres vivants.

THERMOGRAMME, *s. m.* (gr. *thermê*, chaleur ; *gramma*, écriture). V. *thermographie.*

THERMOGRAPHIE, *s. f.* (gr. *thermê*, chaleur ; *graphein*, inscrire) [angl. ***thermography***]. Enregistrement, grâce à un détecteur à rayons infrarouges, du rayonnement thermique émis par une source de chaleur. L'image de la surface explorée, reçue sur un tube cathodique, peut être photographiée (carte thermique, thermogramme). Cette technique, aussi appelée *téléthermographie,* s'oppose à la *t. de contact* où une solution de cristaux, changeant de couleur selon la température, est étendue sur la peau de la région à étudier.

THERMOKÉRATOPLASTIE, *s. f.* [angl. ***thermokeratoplasty***]. Remodelage au laser de la cornée destiné à traiter l'hypermétropie. V. *kératoplastie.*

THERMOLABILE, *adj.* (gr. *thermê*, chaleur ; lat. *labilis,* changeant) [angl. ***thermolabile***]. Se dit d'une substance qui est détruite ou perd ses qualités à une température déterminée. P. ex. : le complément est *t.* à 55 °C, c'est-à-dire est détruit par une chaleur égale ou supérieure à 55 °C ; les enzymes sont toutes *t.*

THERMOLYSE, *s. f.* (gr. *thermê*, chaleur ; *lusis*, dissolution) [angl. ***thermolysis***]. Disparition de la chaleur.

THERMOPARESTHÉSIE, *s. f.* [angl. ***thermoparaesthesia***]. Trouble de la sensibilité à la chaleur.

THERMOPHILE, *adj.* (gr. *thermos*, chaud ; *philos*, ami) [angl. ***thermophilic***] (physiologie). Se dit des êtres (végétaux, animaux, bactéries) qui vivent et se développent à des températures fort élevées (jusqu'à 83 °C).

THERMOPHOBIE, *s. f.* (gr. *thermê*, chaleur ; *phobos*, crainte) [angl. ***thermophobia***]. Crainte de la chaleur ressentie par certains malades (hyperthyroïdiens), en raison de la sensation d'avoir constamment trop chaud.

THERMORÉGULATION, *s. f.* [angl. ***thermoregulation***]. Maintien de la température à un chiffre constant.

THERMOSENSIBILITÉ, *s. f.* [angl. ***thermosensibility***]. Sensibilité à la chaleur.

THERMOSTABILE ou **-STABLE**, *adj.* (gr. *thermê*, chaleur ; lat. *stabilis,* stable) [angl. ***thermostabile***]. Se dit d'une substance qui supporte une température déterminée sans perdre aucune de ses qualités. P. ex. : la sensibilisatrice est *t.* à 55 °C.

THERMOSTABILITÉ, *s. f.* [angl. ***thermostability***]. État d'une substance thermostable.

THERMOTHÉRAPIE, *s. f.* (gr. *thermê*, chaleur ; *thérapéia*, traitement) [angl. ***thermotherapy***]. Emploi thérapeutique de la chaleur.

THERMOTROPISME, *s. m.* (gr. *thermê*, chaleur ; *trépein*, tourner) [angl. ***thermotropism***]. Propriété que possède le protoplasma de réagir à la chaleur.

THERSITE (crâne ou **tête à la)** (Thersite, personnage de l'*Iliade* — II, 218-219 — au crâne pointu). V. *acrocéphalie.*

THÉSAURISMOSE, *s. f.* (von Gierke) (gr. *thésaurizô*, je mets en réserve) ou **THÉSAUROSE**, *s. f.* (gr. *thêsauros*, dépôt) [angl. ***thesaurismosis***]. Syn. *maladie de surcharge.* Nom sous lequel on désigne des états pathologiques divers, caractérisés par la mise en réserve anormale dans les tissus de l'organisme, de lipides, de glucides ou de protides qui figurent parmi les constituants habituels du cytoplasme. Les *t.* comprennent les lipoïdoses (maladies de Niemann-Pick, de Schüller-Christian, de Gaucher, de Fabry), les gangliosidoses, les glycogénoses (*t.* glycogéniques) et les mucopolysaccharidoses (v. tous ces termes, *xanthomatose, polycorie 2°* et *maladie lysosomale*).

THÊTA (onde et **rythme)** (onde et rythme θ). V. *rythme thêta.*

THÉVENARD (maladie ou **syndrome de)** (T. André, fr., 1942). V. *acropathie ulcéro-mutilante.*

THIAMINE, *s. f.* (DCI) [angl. ***thiamine***]. Syn. *aneurine, vitamine antinévritique.* Vitamine B_1. Elle joue, comme coenzyme de la carboxylase, un rôle important dans la respiration cellulaire, dans l'assimilation des glucides, dans la nutrition du système nerveux et peut-être dans le métabolisme des lipides. Présente dans la cuticule du riz, le germe de blé, le foie et la viande, sa carence provoque le béri-béri humain et la polynévrite aviaire. V. *Gayet-Wernicke (encéphalopathie de).*

THIAZIDIQUE, *adj.* V. *diurétique* et *sulfamides diurétiques.*

THIAZOLIDINEDIONE, *s. f.* V. *glitazone.*

THIBIERGE ET WEISSENBACH (syndrome de) (T. Georges, fr., 1910) [angl. ***CRST syndrome***]. Syn. *syndrome CRST* (initiales des principaux symptômes : Calcinose sous-cutanée, syndrome de Raynaud, Sclérodermie, Télangiectasies ; Winterbauer, 1964). Association de sclérodermie généralisée, de concrétions calcaires sous-cutanées et de décalcification osseuse. C'est une forme de sclérodermie d'évolution lente, généralement bénigne. Elle est considérée comme un syndrome d'hyperparathyroïdie. V. *CREST (syndrome).*

THIÉBAUT (T. François, fr., 1939). V. *Refsum-Thiébaut (maladie de).*

THIEMANN (maladie de) (T. H., all., 1907) [angl. ***Thiemann's syndrome***]. Syn. *syndrome épiphysaire.* Nécrose aseptique des épiphyses des deuxièmes phalanges digitales, survenant chez l'enfant ou l'adolescent et caractérisée par une tuméfaction douloureuse et une raideur des articulations interphalangiennes. Les radiographies montrent l'aplatissement, l'élargissement et l'ossification irrégulière des épiphyses dont les bords sont dentelés. C'est une acrodysplasie, variété d'ostéochondrite héréditaire à transmission autosomique récessive.

THIÉMIE, *s. f.* (gr. *théion*, soufre ; *haïma*, sang) (Lœper, 1926) [angl. ***thiaemia***]. Teneur du sang en soufre.

THIÉNOPYRIDINE, *s. f.* [angl. ***thienopyridine***]. Nom générique de deux antiplaquettaires, la ticlopidine et le clopidogrel. Ce sont des inhibiteurs irréversibles agissant au niveau d'un récepteur de l'adénosine diphosphate (ADP).

THIER (T. Carl, all., 1958). V. *Weyers et Thier (syndrome de).*

THIERS (T. Joseph, fr., 1921). V. *Achard-Thiers (syndrome d').*

THIERSCH (greffe de) (T. Karl, all., 1822-1895) [angl. ***Thiersch's transplantation***]. Greffe épidermique.

THIOGENÈSE, *s. f.* (gr. *théion*, soufre ; *génnan*, engendrer) [angl. ***thiogenesis***]. Élaboration de produits soufrés.

THIOPEXIQUE (fonction) [angl. ***thiopectic function***]. Pouvoir de fixation des substances soufrées que possède le foie.

THLIPSENCÉPHALE, *s. m.* (I. G. Saint-Hilaire) (gr. *thlipsis*, écrasement ; *enképhalos*, encéphale) [angl. ***thlipsencephalus***]. Monstre pseudo-encéphalien dont le cerveau est remplacé par une tumeur fongueuse se prolongeant en arrière jusqu'au trou occipital et quelquefois jusqu'aux premières vertèbres cervicales largement ouvertes.

THOMAS (talon de) [angl. ***Thomas's heel***]. Talon de chaussure prolongé en dedans pour soutenir la voûte plantaire.

THOMAS-LARDENNOIS (attelle de) [angl. ***Thomas-Lardennois splint***]. Syn. *attelle de Lardennois.* Attelle temporaire pour fracture du membre inférieur prenant appui sur la hanche et exerçant une traction sur la cheville par l'intermédiaire d'un bandage fixé à l'extrémité de l'attelle.

THOMPSON (maladie de) (1939). Syn. *anémie hémolytique héréditaire non sphérocytaire.* Anémie hémolytique héréditaire chronique sans sphérocytose, avec résistance osmotique normale des globules rouges et non curable par la splénectomie. – Cette entité a été divisée d'abord par Selwyn et Dacie (1954) en 2 types : le type I où l'auto-hémolyse à l'étuve à 37 °C est normale et normalement retardée par l'adjonction de glucose ; le type II dans lequel l'auto-hémolyse à 37 °C est très augmentée mais nullement retardée par addition de glucose. – Elle est actuellement démembrée en : anémies hémolytiques enzymoprives (v. ce terme), anémie avec inclusions intra-érythrocytaires et urines noires (qui entre probablement dans le cadre des hémoglobinoses, v. ce terme), anémie avec porphyrie érythropoïétique et anémie par modifications de la membrane de l'hématie.

THOMSEN (maladie de) (T. Asmus, danois) [angl. ***Thomsen's disease***]. Syn. *myotonie congénitale.* Affection familiale et héréditaire transmise selon le type dominant (décrite en 1876 par Th. sur lui-même, ses ascendants et ses descendants), débutant dans l'enfance ou l'adolescence, faisant partie du groupe des myopathies et dont l'expression clinique réside dans un trouble particulier de la décontraction des muscles volontaires. Au début du mouvement le muscle se met en état de raideur spasmodique, état qui s'oppose au relâchement, mais cède bientôt et disparaît quand le même mouvement se reproduit ; la myotonie s'exagère au froid ; les muscles présentent une réaction électrique spéciale, dite réaction myotonique. L'hypertrophie musculaire diffuse est fréquente ; l'atrophie plus rare. À partir de l'âge adulte, la maladie cesse de progresser ; elle constitue une infirmité compatible avec l'existence. Elle est attribuée à une anomalie de fonctionnement des canaux du chlore de la membrane cellulaire musculaire. V. *canal ionique, myotonia fluctuans, paramyotonie congénitale* et *Becker (myopathie pseudo-hypertrophique de).*

THOMSON (syndrome de) (T. Matthew, brit., 1923) [angl. ***Thomson's disease***]. Syn. *poïkilodermie congénitale.* Syndrome apparaissant dans la première année de la vie, débutant par une infiltration de la peau, celle-ci prenant ensuite un aspect bigarré, à la fois télangiectasique, pigmentaire et atrophique. Ces lésions atteignent le visage, les faces d'extension des membres, le siège. À cet aspect poïkilodermique, s'ajoutent souvent une alopécie plus ou moins étendue, des kératoses circonscrites, des dystrophies unguéales ou dentaires, une petitesse de la taille et des extrémités, des lésions osseuses. On admet actuellement que ce syndrome et celui de Rothmund (v. ce terme) n'en font qu'un : le *syndrome de Rothmund-Thomson* (Rook, 1959). V. *Zinsser, Engman et Cole (syndrome de)* et *Wodniansky (syndrome de).*

THORACECTOMIE, *s. f.* (Simon, d'Heidelberg, 1869) (gr. *thôrax*, poitrine ; *ektomê*, ablation) [angl. ***thoracectomy***]. Résection d'une partie plus ou moins étendue de la paroi thoracique. V. *thoracoplastie.* – ***t. antérieure*** ou ***précordiale.*** V. *Brauer (opération de).*

THORACENTÈSE ou mieux **THORACOCENTÈSE** (Littré), *s. f.* (gr. *thôrax, akos*, poitrine ; *kentein*, percer) [angl. ***thoracentesis***]. Ponction de la paroi thoracique avec un trocart pour évacuer une collection liquide de la plèvre (la ponction du péricarde est également une *t.*, mais n'est jamais désignée par ce terme).

THORACIQUE, *adj.* (gr. *thôrax*, poitrine) [angl. ***thoracic***]. Relatif à la poitrine. – ***canal*** ou ***conduit t.*** (TA *ductus thoracicus*) [angl. ***thoracic duct***]. Vaisseau lymphatique principal, naissant dans l'abdomen au niveau de la citerne du chyle (ou citerne de Pecquet), montant dans le thorax à gauche de l'aorte et débouchant dans le confluent veineux de la sub-clavière et de la jugulaire gauche après avoir décrit une crosse sus-claviculaire. – ***vertèbres t.*** Nouvelle dénomination des vertèbres dorsales.

THORACO-LAPAROTOMIE, *s. f.* Incision de la paroi thoracique et de la paroi abdominale.

THORACOPAGE, *s. m.* (gr. *thôrax*, poitrine ; *pageis*, uni) [angl. ***thoracopagus***]. Monstre double formé par deux individus unis entre eux au niveau du thorax.

THORACO-PHRÉNO-LAPAROTOMIE, *s. f.* (Schwartz) (gr. *thôrax*, poitrine ; *phrên*, diaphragme ; *lapara*, lombes ; *temnein*, couper) [angl. ***thoracolaparotomy***]. Incision de la paroi thoracique (thoracotomie latérale gauche), de la paroi abdominale (laparotomie oblique) et du diaphragme, utilisée comme voie d'abord du tiers inférieur de l'œsophage, du cardia et de la grosse tubérosité de l'estomac.

THORACOPLASTIE, *s. f.* (gr. *thôrax*, poitrine ; *plassein*, former) [angl. ***thoracoplasty***]. Résection sous-périostée d'une ou de plusieurs côtes (ou parties de côtes) destinée à affaisser une partie plus ou moins importante de la paroi thoracique : soit pour compenser le vide laissé par une pneumonectomie, soit pour effacer une poche pleurale chronique, soit (autrefois) comme procédé de collapsothérapie pulmonaire (*t.* compressive ; *t.* de détente). Elle peut être *totale* (résection du segment postérieur de toutes les côtes, de la 1re à la 11e), *subtotale* (de la 1re à la 8e) ou *partielle,* limitée au niveau de la lésion. La *t.* peut être *élargie* lorsque l'on ajoute la résection des extrémités antérieures des côtes supérieures et *complète* quand on associe à une *t.* totale la résection des segments antérieurs des 6 ou 7 premières côtes.

THORACO-PLEURO-PNEUMONECTOMIE, *s. f.* (gr. *thôrax*, poitrine ; *pleuron*, côté ; *pneumon*, poumon ; *ektomê*, ablation) [angl. ***thoraco-pleuro-pneumonectomy***]. Pleuro-pneumonectomie (v. ce terme) complétée par une thoracoplastie.

THORACOSCOPIE, *s. f.* (Jacobæus, de Stockholm, 1910) (gr. *thôrax*, poitrine ; *skopein*, examiner). V. *pleuroscopie.*

THORACOTOMIE, *s. f.* (gr. *thôrax*, poitrine ; *tomê*, section) [angl. ***thoracotomy***]. Ouverture chirurgicale du thorax, souvent avec ablation d'une côte ; opération soit exploratrice, soit premier temps d'un intervention sur le poumon, le cœur ou l'œsophage. Elle peut être latérale, antérieure ou postérieure.

THORACO-XIPHOPAGE, *s. f.* Monstre double monocéphalien, intermédiaire au *thoracopage* et au *xiphopage,* caractérisé par la soudure des sternums, des cartilages costaux et des foies, avec dextrocardie chez l'un des sujets et communication des deux péricardes.

THORADELPHE, *s. m.* (I.-G. St-Hilaire) (gr. *thôrax*, poitrine ; *adelphos*, frère) [angl. ***thoracodelphus***]. Monstre double monocéphalien, caractérisé par la présence de deux troncs nettement séparés au-dessous de l'ombilic (quatre membres pelviens) et confondus en un seul au-dessus (deux membres thoraciques, une seule tête).

THORAX, *s. m.* (gr. *thôrax, akos*, buste) [TA et angl. ***thorax***]. Partie supérieure du tronc, reliée au cou et aux membres supérieurs, séparée de l'abdomen par le diaphragme. Le squelette de sa paroi est formé des vertèbres thoraciques, du sternum et des côtes ; sa cavité renferme les poumons et le médiastin.

THORAX EN BRÉCHET ou **EN CARÈNE** [angl. ***chicken breast***]. Syn. *pectus carinatum.* Déformation du thorax caractérisée par la projection antérieure du sternum et l'aplatissement latéral des côtes.

THORAX DE DAVIES. V. *Davies (thorax de).*

THORAX EN ENTONNOIR [angl. ***funnel breast***]. Syn. *pectus excavatum, cuvette sternale.* Déformation congénitale ou acquise (rachitisme) caractérisée par une dépression plus ou moins profonde siégeant à la partie inférieure du sternum. Elle peut être à l'origine d'une insuffisance respiratoire.

THORAX EN SABLIER [angl. ***rachitic chest***]. Déformation due au rachitisme caractérisée par le rétrécissement du thorax sous les aisselles et son évasement à sa partie inférieure, où il se raccorde à un abdomen volumineux.

THORAX EN TONNEAU [angl. ***barrel chest***]. Aspect particulier du thorax, rigide, immobilisé en inspiration forcée, que l'on observe chez certains emphysémateux dont les cartilages costaux sont calcifiés.

THOREN (test de) (T. L., scandinave, 1963). Épreuve destinée à mettre en évidence une carence en magnésium. Une perfusion intraveineuse de chlorure de magnésium aboutit à l'élimination de près de 90 % du Mg dans les urines chez le sujet normal, alors que le sujet carencé en retient au moins 40 %.

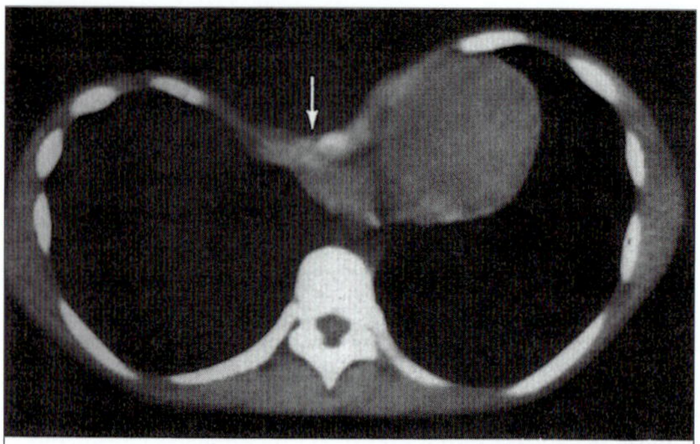

Thorax en entonnoir. Scanner

THORN (test de) (T. George, amér., 1948) [angl. ***Thorn's test***]. Épreuve destinée à explorer la fonction glucocorticoïde surrénale. Chez le sujet normal, l'injection intramusculaire de 25 mg d'hormone corticotrope (ACTH) diminue de plus de moitié le nombre des éosinophiles du sang et augmente le taux de l'acide urique urinaire. Elle augmente la cortisolémie et provoque une très forte élimination, par l'urine, des 17-cétostéroïdes et surtout des 11-oxystéroïdes. — Ces modifications n'apparaissent pas en cas d'insuffisance corticosurrénale (maladie d'Addison, états d'épuisement de l'organisme). On a proposé de remplacer l'injection de corticostimuline par celle d'adrénaline *(test de Thorn, n°2)*, d'éphédrine (G. Laroche) ou d'adrénochrome (M. Perrault, 1950). Ces variantes, qui mettent en jeu les relais hypophysaire et hypothalamique, donnent des résultats plus difficiles à interpréter. Actuellement on utilise, au lieu de l'ACTH, une hormone corticotrope de synthèse, le *Synacthène® ou tétracosactide.*

THORON, *s. m.* [angl. ***thoron***]. Émanation du thorium. V. *Thorotrast (maladie du).*

THOROTRAST (maladie du) ou **THOROTRASTOSE**, *s. f.* Ensemble d'accidents dus à l'emploi, en radiologie vasculaire, du dioxyde de thorium ou Thorotrast®, utilisé entre 1930 et 1940 et abandonné en 1948. Ce produit, dont la radioactivité est de très longue durée, émet un rayonnement α, β et γ nécrosant et sclérosant ; du fait de son poids moléculaire élevé, il ne s'élimine pas et reste fixé dans le système réticulo-endothélial (ganglions, foie, rate). Les accidents se manifestaient tardivement, 15 à 20 ans après l'injection du produit et pouvaient entraîner la mort par cirrhose ou cancer du foie ou parfois par atteinte de la moelle osseuse.

THOST-UNNA (type) (T. Arthur, all., 1880). V. *kératodermie symétrique des extrémités.*

THR. Symbole de la *thréonine.*

THRÉONINE, *s. f.* Symbole *Thr* ou *T* [angl. ***threonine***]. Acide aminé aliphatique essentiel, constituant des protéines.

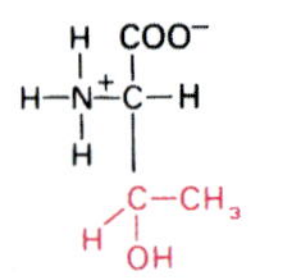

Thréonine

THRILL, *s. m.* (W. Hunter) [angl. ***thrill***, frémissement]. V. *frémissement vibratoire.*

THROMBASE, *s. f.* V. *thrombine.*

THROMBASTHÉNIE, *s. f.* (gr. *thrombos*, caillot ; *asthénéia*, faiblesse) [angl. ***thrombasthenia***]. Modification de la forme et des propriétés des plaquettes sanguines.

THROMBASTHÉNIE HÉRÉDITAIRE (Glanzmann, 1918) [angl. ***hereditary thrombasthenia***]. Syn. *maladie de Glanzmann* ou *de Glanzmann-Naegeli, thrombasthénie type Naegeli, pseudo-hémophilie héréditaire de Frank.* Maladie hémorragique héréditaire rare, transmise selon le mode récessif autosomique, analogue au purpura thrombopénique idiopathique dont elle diffère cependant par les caractères des plaquettes qui, en nombre normal, ont des formes et des affinités tinctoriales variées ; elles n'ont, de plus, aucune tendance à l'agrégation. L'irrétractilité du caillot est constante, l'allongement du temps de saignement, le signe du lacet manquent parfois. Cette maladie est due à l'absence (type I) ou au déficit (type II) du complexe glycoprotéique IIb-IIIa. V. *thrombopathie héréditaire* et *plaquettes.*

THROMBASTHÉNIE TYPE NAEGELI. V. *thrombasthénie héréditaire.*

THROMBECTOMIE, *s. f.* (gr. *thrombos*, caillot ; *ektomê*, ablation) [angl. ***thrombectomy***]. Ablation, après incision du vaisseau, du thrombus qui l'oblitère. La *t.* peut également s'effectuer au moyen d'une aspiration par voie percutanée. V. *embolectomie.*

THROMBÉLASTOGRAMME, *s. m.* V. *thrombo-élastogramme.*

THROMBÉLASTOGRAPHE, *s. m.* V. *thrombo-élastographe.*

THROMBÉLASTOGRAPHIE, *s. f.* V. *thrombo-élastographie.*

THROMBINE, *s. f.* (gr. *thrombos*, caillot) [angl. ***thrombin***]. Syn. *fibrinferment, thrombase, facteur IIa.* Enzyme capable de transformer le fibrinogène en fibrine. La *t.* provient de l'activation de la prothrombine par la thromboplastine, en présence d'ions calcium et d'accélérateurs (accélérine et proconvertine). — ***épreuve à la t.*** V. *Crosby (test de).* — ***temps de t.*** Temps de coagulation du plasma décalcifié, puis recalcifié, en présence d'un excès de *t.* ; il mesure la durée de la fibrinoformation qui dépend des quantités de fibrinogène, d'antithrombine et d'héparine contenues dans le plasma. Il est normalement de 2 à 4 secondes. V. *antithrombique* et *antithrombotique.*

THROMBINOFORMATION, *s. f.* [angl. ***thrombin formation***]. Transformation de la prothrombine en thrombine sous l'action de la thromboplastine : c'est le 2ᵉ stade de la coagulation, qui s'effectue normalement en 12 secondes. V. *thromboplastine* et *fibrinoformation.*

THROMBINOMIMÉTIQUE, *adj.* [angl. ***thrombin-like***]. Dont les effets sont semblables à ceux de la thrombine. — *s. m.* Substance capable de tels effets : staphylocoagulase, venins de serpent, etc.

THROMBO-AGGLUTINATION, *s. f.* (gr. *thrombos*, caillot) [angl. ***thrombo-agglutination***]. Syn. *thrombocyto-agglutination.* Agglutination des plaquettes sanguines.

THROMBO-AGGLUTININE, *s. f.* [angl. ***thrombo-agglutinin***]. Syn. *thrombocyto-agglutinine.* Anticorps contenu dans certains sérums sanguins anormaux, capable d'agglutiner les plaquettes sanguines. V. *thrombo-anticorps.*

THROMBO-ANGÉITE OBLITÉRANTE, (gr. *thrombos*, caillot ; *angéion*, vaisseau) [angl. ***thrombo-angeitis obliterans***]. Syn. *maladie de Leo Buerger* (1906), *endartériose* (Leriche), *thrombo-angiose* (Leriche), *thrombo-artérite juvénile.* Syndrome observé presque uniquement chez des hommes jeunes, d'origine sémitique, d'Europe centrale, et faisant abus du tabac. Il est caractérisé par une panvascularite aiguë oblitérante diffuse, frappant d'abord les artères distales des jambes, évoluant par poussées avec douleurs, atteintes veineuses et ulcérations. Les récidives successives aboutissent à des mutilations et à la mort en quelques mois ou quelques années. L'hyperfonctionnement surrénal joue, pour certains auteurs, un rôle essentiel dans le développement de cette maladie. L'autonomie de ce syndrome est discutée.

THROMBO-ANGIOSE, *s. f.* V. *thrombo-angéite oblitérante.*

THROMBO-ANTICORPS, *s. m.* [angl. ***antiplatelet antibody***]. Syn. *anticorps anti-plaquettaire.* Anticorps capable de détruire (thrombo- ou thrombocyto-lysine) ou d'agglutiner (thrombo- ou thrombocyto-agglutinine) les plaquettes sanguines.

THROMBO-AORTOPATHIE OCCLUSIVE. V. *Takayashu (maladie ou syndrome de).*

THROMBO-ARTÉRIOSE, *s. f.* V. *thrombo-artérite par surcharge.*

THROMBO-ARTÉRITE, *s. f.* [angl. ***thromboarteritis***]. Artérite oblitérante. — ***t. a. juvénile***. V. *thrombo-angéite oblitérante.* — ***t. a. par surcharge***. Syn. *thrombo-artériose. T. a.* dégénérative, d'origine athéromateuse.

THROMBO-ASPIRATION, *s. f.* Désobstruction d'un vaisseau par succion du thrombus.

THROMBOCYTAIRE (série). V. *mégacaryocytaire (lignée ou série).*

THROMBOCYTE, *s. m.* (gr. *thrombos*, caillot ; *kutos*, cellule) [angl. ***platelet***]. V. *plaquette.*

THROMBOCYTÉMIE, *s. f.* (gr. *thrombos*, caillot ; *kutos*, cellule ; *haïma*, sang) [angl. ***thrombocythaemia***]. Présence de plaquettes (thrombocytes) dans le sang. — Ce terme désigne plus spécialement un groupe d'affections sanguines caractérisées par l'augmentation considérable et permanente des plaquettes sanguines et par une excessive prolifération des mégacaryocytes médulaires.

THROMBOCYTÉMIE ESSENTIELLE [angl. ***idiopathic thrombocythaemia***]. Myélose hyperthrombocytaire de cause inconnue caractérisée par des hémorragies (*t. hémorragique* d'Epstein), une splénomégalie et souvent des thromboses vasculaires ; le temps de saignement est peu allongé et le temps de coagulation à peu près normal. L'évolution très lente (15 années et plus) est toujours fatale ; le phosphore radioactif, la chimiothérapie sont longtemps efficaces. La transformation en leucémie aiguë myéloblastique est exceptionnelle. V. *myéloprolifératifs (syndromes).*

THROMBOCYTOLYSE, *s. f.* (gr. *thrombos*, caillot ; *kutos*, cellule ; *luein*, dissoudre) [angl. ***thrombocytolysis***]. Destruction des plaquettes sanguines.

THROMBOCYTOLYSINE, *s. f.* [angl. ***thrombocytolysin***]. V. *thrombo-anticorps.*

THROMBOCYTOPÉNIE, *s. f.* (gr. *thrombos*, caillot ; *kutos*, cellule ; *pénia*, pauvreté). V. *thrombopénie.* — ***t. essentielle.*** V. *purpura thrombopénique idiopathique.*

THROMBOCYTOPÉNIE-APLASIE RADIALE (syndrome de) (Gross, 1956) [angl. ***thrombocytopenia-radial aplasia syndrome***]. Malformation héréditaire à transmission autosomique récessive associant : une anomalie des avant-bras et des mains (absence de radius, déformation du cubitus ou ulna, phocomélie) et parfois d'autres os ; une tendance hémorragique : la moelle osseuse forme peu ou pas de plaquettes, mais de très nombreux leucocytes granuleux ; enfin, des anomalies du cœur, des reins, de l'œsophage.

THROMBOCYTOPOÏÈSE, *s. f.* (thrombocyte ; gr. *poïein*, faire) [angl. ***thrombocytopoiesis***]. Syn. *thrombopoïèse.* Formation des plaquettes sanguines.

THROMBOCYTOSE, *s. f.* [angl. ***thrombocytosis***]. Présence et taux des plaquettes (thrombocytes) dans le sang. Pris souvent comme syn. d'hyperplaquettose (v. ce terme).

THROMBODYNAMOGRAPHIE, *s. f.* V. *thrombo-élastographie.*

THROMBO-ÉLASTOGRAMME (TEG), *s. m.* [angl. ***thromboelastogram***]. Syn. *thrombélastogramme, thrombodynamogramme.* Courbe enregistrée avec le thrombo-élastographe.

THROMBO-ÉLASTOGRAPHIE, *s. f.* (Hartert, 1948) [angl. ***thrombo-elastography***]. Syn. *thrombélastographie, thrombodynamographie.* Étude au moyen d'un appareil spécial (thrombo-élastographe) de la coagulation sanguine, pratiquée sur le sang total ou sur du plasma (oxalatés et recalcifiés), que ce plasma soit riche en, ou dépourvu de plaquettes. Cet appareil effectue un enregistrement photographique de toutes les phases de la formation du caillot et de son évolution. Méthode tombée en désuétude.

THROMBO-EMBOLIQUE (maladie) [angl. ***thromboembolic disease***]. Processus morbide caractérisé par la formation, à l'intérieur des veines, de caillots sanguins qui risquent de se détacher et de créer des embolies pulmonaires. On en distingue 2 types : la *phlébothrombose* et la *thrombophlébite.* V. ces termes. — Certains cas de maladie thrombo-embolique récidivante primitive appartenant au 1er type (phlébo-thrombose), survenant chez des sujets jeunes, sont des maladies moléculaires dues à un déficit en anti-thrombine III ou en protéine C, à des anomalies du fibrinogène ou du système fibrinolytique.

THROMBO-ENDARTÉRIECTOMIE, *s. f.* V. *endartériectomie.*

THROMBO-ENDOCARDITE, *s. f.* (gr. *thrombos*, caillot ; *endon*, au-dedans ; *kardia*, cœur). V. *endocardite marastique.*

THROMBOGÈNE [angl. ***thrombogenic***]. — 1° *adj.* Qui produit une thrombose. — 2° *s. m.* V. *prothrombine.*

THROMBOGENÈSE, *s. f.* (*thrombos*, caillot ; *génnan*, engendrer) [angl. ***thrombogenesis***]. Syn. *thrombopoïèse.* Production de la thrombose. V. *Virchow (triade de).*

THROMBOKINASE, *s. f.* (Morawitz). V. *thromboplastine.*

THROMBOKININE, *s. f.* V. *thromboplastine.*

THROMBOLYSE, *s. f.* (gr. *thrombos*, caillot ; *luein*, dissoudre) [angl. ***thrombolysis***]. Dissolution d'un caillot. V. *fibrinolyse* et *thrombo-aspiration.*

THROMBOLYSINE, *s. f.* — 1° V. *fibrinolysine.* — 2° Anticorps contenu dans certains sérums anormaux, capable de détruire les plaquettes sanguines. V. *thrombo-anticorps.*

THROMBOLYTIQUE, *adj.* (gr. *thrombos*, caillot ; *luein*, dissoudre) [angl. ***thrombolytic***]. Qui provoque la disparition d'un caillot. V. *fibrinolytique.*

THROMBOMODULINE, *s. f.* Co-facteur de la thrombine qui accélère l'activation, par celle-ci, de la protéine C. Cette glycoprotéine membranaire, présente à la surface des cellules endothéliales, est douée d'une action anticoagulante.

THROMBOPATHIE, *s. f.* (gr. *thrombos*, caillot ; *pathê*, maladie) [angl. ***thrombopathia***]. Affection due à une altération de la qualité des plaquettes sanguines. — ***t. constitutionnelle.*** V. *dystrophie thrombocytaire hémorragipare, thrombopathie pseudo-Willebrand IIb, thrombasthénie héréditaire, plaquettes grises (syndrome des), pool vide (maladie du), Montréal (syndrome de), aspirin-like syndrome.* V. aussi *Willebrand ou von Willebrand-Jürgens (maladie de)* et *plaquette.*

THROMBOPATHIE PSEUDO-WILLEBRAND II B (Gralnick et collaborateurs, 1981) [angl. ***pseudo-Von Willebrand disease***]. Thrombopathie constitutionnelle (v. ce terme) à transmission autosomique dominante, se traduisant par des hémorragies, un allongement du temps de saignement, une thrombopénie ; les plaquettes, de taille augmentée, ont tendance à l'agglutination sur lame. Le taux plasmatique du facteur von Willebrand est diminué par le fait d'une captation accrue au niveau de la membrane plaquettaire, elle-même due à un excès de glycoprotéine I b. V. *dystrophie thrombocytaire hémorragique.*

THROMBOPÉNIE, *s. f.* (gr. *thrombos*, caillot ; *pénia*, pauvreté) [angl. ***thrombopenia***]. Syn. *thrombocytopénie.* Diminution, en dessous de 150 000 par mm^3 (ou 150×10^9/L), du nombre des plaquettes dans le sang circulant. Elle peut être constitutionnelle ou acquise, due à une insuffisance quantitative ou qualitative de leur production, à leur destruction exagérée ou à leur répartition anormale. Elle se manifeste par des hémorragies externes [cutanées (purpura)] ou internes.

THROMBOPÉNIE ESSENTIELLE ou **IDIOPATHIQUE** (Frank). V. *purpura thrombopénique idiopathique.*

THROMBOPHILIE, *s. f.* (gr. *thrombos*, caillot ; *philia*, amitié) [angl. ***thrombophilia***]. Toute anomalie innée ou acquise des mécanismes hémostatiques pouvant prédisposer aux thromboses. V. *hypercoagulabilité, protéine S* et *protéine C.*

THROMBOPHILIE ESSENTIELLE. V. *Nygaard-Brown (syndrome de).*

THROMBOPHLÉBITE, *s. f.* [angl. ***thrombophlebitis***]. Inflammation d'une veine dans laquelle se forme un thrombus. — Ochsner et De Bakey (1941) désignent ainsi une variété de thrombose veineuse caractérisée par une large et solide adhérence du caillot à la paroi de la veine qui est totalement obstruée, enflammée et spasmée ; la symptomatologie est riche (œdèmes, douleurs, etc.) et les embolies sont rares. La *t.* s'oppose à la *phlébo-thrombose* (v. ce terme), à laquelle elle peut succéder (*t.* plastique) ; elle est parfois d'origine infectieuse. — ***t. migratrice.*** V. *septicémie veineuse.*

THROMBOPLASTINE, *s. f.* (Howell) [angl. ***thromboplastin***]. Syn. *cytozyme* (Bordet), *thrombokinase* (Morawitz, 1905), *thrombokinine, thrombozyme, zymoplastine* (Alexander Schmidt, 1895). Système enzymatique nécessaire à la coagulation du sang et formé dans le plasma par l'interréaction des facteurs de contact plasmatique activés (facteurs XI et XII) et des autres facteurs prothromboplastiques : plaquettaires (thromboplastinogénase : facteur plaquettaire n° 3) et plasmatiques (thromboplastinogène ou facteurs VIII et facteur IX), en présence de traces de thrombine et d'ions calcium. Grâce à son activation par l'accélérine, la convertine et le facteur Stuart, elle devient la *t. activée* ou *prothrombinase* et va transformer rapidement la prothrombine en thrombine. V. *facteurs prothromboplastiques* et *facteurs de* *contact.* À côté de cette *t. endogène,* existe une *t. exogène* ou tissulaire (facteur III) peu différente, présente dans les extraits aqueux de nombreux tissus (cerveau, poumon, etc.).

THROMBOPLASTINOFORMATION, *s. f.* [angl. ***thromboplastinoformation***]. Production de thromboplastine (v. ce terme). C'est le premier stade de la coagulation, qui s'effectue en 1 min 45 s. V. *thrombinoformation.* — *test de t. de Biggs et Douglas* [angl. ***Biggs and Douglas thromboplastinoformation test***]. Méthode de laboratoire permettant d'étudier l'élaboration de la thromboplastine à partir des divers facteurs (v. *facteurs prothromboplastiques),* de préciser le rôle des plaquettes et de déterminer le type d'une hémophilie.

THROMBOPLASTINOGÉNASE, *s. f.* (Quick) [angl. ***thromboplastinogenase***]. Syn. *enzyme* ou *facteur plaquettaire.* Enzyme lipoïdique libérée par la destruction des thrombocytes et qui transforme le thromboplastinogène en thromboplastine. La *t.* existe également dans tous les tissus de l'organisme. V. *facteurs prothromboplastiques.* — On distingue plusieurs *facteurs plaquettaires,* dont le *f. p. n° 2* protidique et le *f. p. n° 3* phospholipidique qui favorisent la formation de la fibrine ; le *f. p. n° 4,* capable de neutraliser l'héparine et d'autres substances telles que les produits de dégradation du fibrinogène et de la fibrine, douées de pouvoir antithrombique.

THROMBOPLASTINOGÈNE, *s. m.* (Quick) [angl. ***thromboplastinogen***]. Syn. *facteur VIII, facteur* ou *globuline* ou *substance antihémophilique A, facteur plasmatique, globuline-substance, prothrombokinine.* Globuline plasmatique thermolabile qui, sous l'action de la thromboplastinogénase, donne la thromboplastine. Cette protéine est un facteur essentiel de coagulation, le facteur VIII : C (C pour coagulation) ou facteur VIII : CAg et son absence dans le plasma caractérise l'hémophilie A. Elle est en outre étroitement associée au facteur de von Willebrand — VWF ou facteur VIIIR : RCo (pour co-facteur de la ristocétine). — L'ensemble forme le facteur VIII/facteur Willebrand (F. VIII/VWF), glycoprotéine de poids moléculaire élevé qui fait défaut dans la maladie de von Willebrand. V. *hémophilie, Willebrand (facteur de von), Willebrand (maladie de von)* et *facteurs prothromboplastiques.*

THROMBOPLASTIQUE, *adj.* [angl. ***thromboplastic***]. Se dit des substances qui favorisent la coagulation.

THROMBOPOÏÈSE, *s. f.* (gr. *thrombos*, caillot ; *poïein*, faire). — 1° V. *thrombocytopoïèse.* — 2° V. *thrombogenèse.*

THROMBOPOÏÉTINE, *s. f.* [angl. ***thrombopoietin***]. Syn. *facteur thrombopoïétique.* Substance d'origine hépatique stimulant la formation des plaquettes (ou thrombocytes).

THROMBOSE, *s. f.* (Virchow) (gr. *thrombos*, caillot) [angl. ***thrombosis***]. Formation d'un caillot dans un vaisseau sanguin ou dans une des cavités du cœur chez un être vivant. V. *coagulation.* — Par extension, Chauffard a donné le nom de *t. biliaire cholédocienne* au processus d'accroissement sur place des gros calculs du cholédoque par dépôt de couches successives d'un mélange de cholestérol et de pigments biliaires.

THROMBOSE MARASTIQUE [angl. ***marantic thrombosis***]. V. *marastique.*

THROMBOSES VEINEUSES RÉCIDIVANTES (maladie des) (F. Siguier, 1957). V. *septicémie veineuse subaiguë.*

THROMBOSPONDINE, *s. f.* (Lawler, 1978) [angl. ***thrombospondin***]. Protéine d'un poids moléculaire d'environ 450 000 d, sécrétée notamment par les granules α des plaquettes et jouant un rôle dans l'agrégation de ces dernières.

THROMBOSTATIQUE, *adj.* (gr. *thrombos*, caillot ; *stasis*, arrêt) [angl. ***thrombostatic***]. Qui empêche la formation d'un caillot.

THROMBOSTHÉNINE, *s. f.* (Bettex, 1959) (gr. *thrombos*, caillot ; *sthénos*, force) [angl. ***thrombosthenin***]. Protéine rétractile présente dans les plaquettes sanguines et qui joue un rôle important dans la rétraction du caillot. V. *fibrine.*

THROMBOTEST *s. m.* (Owren, 1959) [angl. ***Owren's thrombotest***]. Syn. *test d'Owren.* Méthode permettant d'évaluer, dans le plasma sanguin, le taux des 4 facteurs de la coagulation (prothrombine, proconvertine, facteur antihémophilique B et facteur Stuart) sur lesquels agissent les antivitamines K. On mesure la vitesse de coagulation, à 37 °C, du plasma citraté et mélangé au réactif d'Owren, essentiellement composé de céphaline, de thromboplastine à action lente et de chlorure de calcium. La coagulation se fait normalement en 35 secondes. Cette épreuve, d'exécution facile, est préconisée pour surveiller les effets anticoagulants des antivitamines K. Ces effets seraient satisfaisants lorsque le *t.* donne des résultats compris entre 10 et 25 % du chiffre normal. Mais, comme la mesure du temps de Quick, cette épreuve n'explore qu'un secteur de la coagulation et ne renseigne pas sur la coagulabilité globale.

THROMBOXANE, *s. m.* ou *f.* **THROMBOXANE A_2** (ou **TXA_2** ou **$TBXA_2$**) (Moncada et Vane, 1976) [angl. ***thromboxane***]. Substance dérivée de l'acide arachidonique (v. ce terme), proche des prostaglandines, synthétisée dans les plaquettes et les polynucléaires. Elle favorise l'agrégation des plaquettes en face d'une lésion de l'endothélium vasculaire et la contraction des muscles lisses (vasoconstriction). Très instable (sa demi-vie est inférieure à 30 sec), elle se transforme en thromboxane B_2 (TXB_2 ou $TBXB_2$), substance plus stable mais inactive. V. *prostaglandine, endopéroxyde, endothélium* et *prostacycline.*

THROMBOZYME, *s. f.* V. *thromboplastine.*

THROMBUS, *s. m.* (*pl.* **thrombus**) (gr. *thrombos*, caillot) [angl. ***thrombus**, pl. **thrombi***]. Masse sanguine coagulée *in situ* dans le cœur ou dans un vaisseau où elle détermine une thrombose. — ***t. blanc*** ou ***de conglutination.*** Syn. *caillot blanc* ou *plaquettaire, caillot primitif* ou *de battage* (Hayem) (v. *défibrination*), *clou plaquettaire* (Hayem) [angl. ***white clot***]. Amas de plaquettes contenant quelques leucocytes, qui se forme rapidement dans un vaisseau à l'endroit où l'endothélium est altéré et qui y adhère (ce n'est pas un caillot, car il ne contient ni fibrine ni globule rouge). — ***t. mural*** [angl. ***mural thrombus***]. Caillot intracardiaque adhérent à une zone altérée de l'endocarde. — ***t. rouge*** ou ***de propagation***. Syn. *caillot rouge* ou *cruorique, caillot de fibrine* ou *secondaire* ou *de stase* (Hayem) [angl. ***red clot***]. Caillot constitué de globules rouges et de quelques amas de plaquettes enserrés dans un réseau de fibrine qui, en cas de thrombose intravasculaire, se forme sur le thrombus blanc et s'étend, plus ou moins adhérent à la paroi vasculaire, dans le sens du courant sanguin. V. *coagulation, fibrine* et *hémostase.*

THS [angl. ***HRT*** pour ***Hormone Replacement Therapy***]. Traitement hormonal substitutif (sous-entendu : de la ménopause).

THY. Abréviation de *thymine.*

THYGESON (kératite de) (T. Phillips, amér., 1950) [angl. ***Thygeson's keratitis***]. Kératite bilatérale ponctuée caractérisée par la présence de groupements de petits grains blanchâtres dans les couches superficielles de la cornée. Son début est brutal par un larmoiement et une photophobie. Elle évolue vers la guérison malgré des rechutes qui peuvent se prolonger pendant deux ans.

THYMECTOMIE, *s. f.* (gr. *thumos*, thymus ; *ektomê*, ablation) [angl. ***thymectomy***]. Extirpation partielle ou totale du thymus.

THYMIE, *s. f.* (gr. *thumos*, âme) [angl. ***thymia***] (psychiatrie). Comportement extérieur de l'individu envisagé plus spécialement par rapport à son activité ou à son humeur gaie ou triste.

THYMINE, *s. f.* [angl. ***thymin***]. — 1° (symbole **T**, abréviation **Thy**). V. *base pyrimidique.* — 2° V. *thymiques (hormones).*

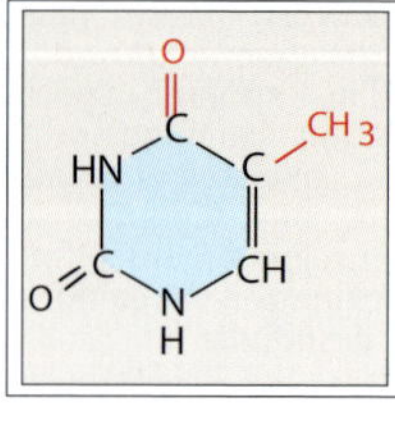

Thymine

THYMIQUE, *adj.* [angl. ***thymic***]. — 1° Qui concerne le thymus. — ***asthme t.*** V. *laryngospasme.* — 2° Qui a rapport au comportement extérieur de l'individu (affectivité).

THYMIQUE (facteur humoral) ou **THYMIQUE SÉRIQUE (facteur).** V. *thymiques (hormones).*

THYMIQUES (hormones) [angl. ***thymic hormones***]. Polypeptides sécrétés par le thymus, présents dans le sérum sanguin et qui contribuent à donner la compétence immunitaire aux lymphocytes thymodépendants (cellules ou lymphocytes T), agents de l'immunité cellulaire. Plusieurs *h. th.* ont été décrites : la *thymosine* (A. Goldstein et A. White), la *thymine* ou *thymopoïétine* (G. Goldstein), le *facteur humoral thymique* (Trainin, 1966), le *facteur thymique sérique* ou *FTS* (J.F.

Bach, 1971), plus récemment nommé *thymuline.* V. *cellules thymodépendantes.*

THYMO-ANALEPTIQUE, *adj.* (gr. *thumos*, âme ; *analambanein*, reprendre) [angl. ***antidepressant***]. Qui stimule l'humeur. — *s. m.* Médicament qui possède cette propriété (p. ex. : les antidépresseurs). Les *t.-a.* font partie des psycho-analeptiques.

THYMOCYTE, *s. m.* (gr. *thumos*, thymus ; *kutos*, cellule) [angl. ***thymocyte***]. Cellule du thymus. — Terme parfois employé comme synonyme de cellule thymodépendante (v. ce terme).

THYMOCYTOME, *s. m.* (gr. *thumos*, thymus ; *kutos*, cellule). Tumeur bénigne du thymus, formée essentiellement de thymocytes.

THYMODÉPENDANT, ANTE, *adj.* [angl. ***thymus-dependent***]. Qui dépend du thymus. — ***cellule*** ou ***lymphocyte t.*** V. *cellule thymodépendante.* — ***immunité t.*** Immunité cellulaire liée aux cellules (ou lymphocytes) thymodépendants. V. *immunité* et *cellule immunocompétente.*

THYMOÉPITHÉLIOME, *s. m.* Tumeur bénigne du thymus, développée essentiellement aux dépens de la trame épithéliale et des corps de Hassal.

THYMOL (réaction au — de MacLagan) ou**THYMOL-TEST** (1944) [angl. ***thymol turbidity test, MacLagan's test***]. Floculation du sérum sanguin en présence d'une solution de thymol. Son intensité est nettement accrue dans les ictères par hépatite, tandis qu'elle est normale dans les ictères par rétention ; elle est en rapport avec le taux des β-lipoprotéines et des immunoglobulines M du sérum. Valeur normale : inférieure à 1 degré MacLagan, inférieure à 10 degrés Vernes, inférieure à 40 degrés Meunier. Réaction abandonnée.

THYMOLEPTIQUE, *adj.* (gr. *thumos*, âme ; *lambanein*, saisir) [angl. ***thymoleptic***]. Qui déprime l'humeur. — *s. m.* Médicament qui possède cette propriété. Les *t.* font partie des neuroleptiques.

THYMOLIPOME, *s. m.* [angl. ***thymolipoma***]. Lipome (v. ce terme) thymique.

THYMOME, *s. m.* [angl. ***thymoma***]. Nom générique des tumeurs du thymus, bénignes ou malignes.

THYMOPOÏÉTINE, *s. f.* (gr. *thumos*, thymus ; *poïein*, faire). V. *thymiques (hormones).*

THYMOPRIVE, *adj.* (gr. *thumos*, thymus ; lat. *privere*, priver) [angl. ***thymoprivous***]. Qui est en rapport avec l'absence de thymus.

THYMOPRIVE (maladie). V. *maladie homologue.*

THYMORÉGULATEUR, TRICE, *adj.* Qui corrige les troubles de l'humeur. — *s. m.* Médicament doué de cette propriété. P. ex. : le lithium. V. *cyclothymie* et *psychotrope.*

THYMOSINE, *s. f.* (White et Goldstein, 1970) [angl. ***thymosin***]. V. *thymiques (hormones).*

THYMULINE, *s. f.* V. *thymiques (hormones).*

THYMUS, *s. m.* (gr. *thumos*, excroissance charnue) [TA et angl. ***thymus***]. Organe lymphoïde rétrosternal dont le volume décroît après la 2e année de la vie. V. *thymiques (hormones).*

THYRÉOCÈLE, *s. f.* V. *goitre.*

THYRÉOGÈNE, *adj.* [angl. ***thyreogenous***]. — 1° (gr. *thuréos*, bouclier, thyroïde ; *gênês*, qui est engendré). Qui est d'origine thyroïdienne. — *névrose t.* — 2° (gr. *thuréos ; génnan*, engendrer). Qui agit sur la glande thyroïde : *facteur t.*

THYRÉOGLOBULINE, *s. f.* [angl. ***thyroglobulin***]. V. *thyroglobuline.*

THYRÉOLIBÉRINE, *s. f.* V. *facteur déclenchant la sécrétion de thyréostimuline.*

THYRÉOPATHIE, *s. f.* [angl. ***thyropathy***]. Nom générique des affections de la glande thyroïde.

THYREOPHYMA ACUTUM (lat.). V. *thyroïdite.*

THYRÉOPRIVE, *adj.* [angl. ***thyroprivic***]. Qui est en rapport avec la suppression d'un corps thyroïde normal.

THYRÉOPTOSE, *s. f.* (thyroïde ; gr. *ptôsis*, chute) [angl. ***thyroptosis***]. Déplacement de la glande thyroïde qui se trouve abaissée et située dans la partie supérieure du thorax.

THYRÉOSE INVOLUTIVE. V. *Hashimoto (goitre lymphomateux d').*

THYRÉOSTATIQUE, *adj* et *s. m.* (gr. *thuréos*, bouclier ; *statos*, stationnaire). V. *antithyroïdien.*

THYRÉOSTIMULINE (TSH), *s. f.* V. *thyréotrope (hormone)*. — ***test à la t.*** (Querido et Stanbury, 1950) [angl. ***TSH test***]. Syn. *test de Querido.* Épreuve consistant à comparer la fixation thyroïdienne de l'iode radioactif, en cas de myxœdème, avant et après injection de thyréostimuline. Si le myxœdème est d'origine thyroïdienne primitive, la fixation, très faible avant l'épreuve, n'est pas augmentée après l'injection ; cette dernière élève au contraire le taux de la fixation si le myxœdème est d'origine hypophysaire ou centrale. Chez le sujet normal, cette épreuve augmente la fixation d'iode radioactif de 60 à 80 % à la 24e heure. V. *iode radioactif (test à l').*

THYRÉOSTIMULINE (syndrome de sécrétion inappropriée de) [angl. ***inappropriate secretion of thyrotropin syndrome***]. Variété rare d'hyperthyroïdie, accompagnée d'un taux anormalement élevé d'hormone thyréotrope. La cause en est le plus souvent un adénome hypophysaire (une concentration élevée de la sous-unité — de la TSH est alors présente, la sous-unité — étant indosable). Encore plus rares sont les résistances périphériques aux hormones thyroïdiennes.

THYRÉOTOXICOSE, *s. f.* (Kocher) [angl. ***thyrotoxicosis***]. Syn. *thyrotoxicose.* Ensemble des symptômes dus à l'imprégnation de l'organisme par une surabondance d'hormones thyroïdiennes : tremblement fin des extrémités, nervosité, émotivité et anxiété excessives, agitation, intolérance à la chaleur avec hypersudation, troubles digestifs, amaigrissement en dépit d'un appétit conservé, fixité du regard, tachycardie, arythmie ; un goitre est généralement présent. Ce syndrome est observé dans la maladie de Basedow, le goitre multinodulaire toxique, l'adénome toxique du corps thyroïde ; il peut être provoqué par l'ingestion en excès d'hormones thyroïdiennes et, beaucoup plus rarement, par une tumeur hypophysaire sécrétant l'hormone thyréotrope. V. *thyréostimuline (syndrome de sécrétion inappropriée de)* — ***t. primitive*** [angl. ***primary thyrotoxicosis***]. *T.* apparaissant dès le début de l'atteinte thyroïdienne (p. ex. : maladie de Basedow). — ***t. secondaire*** [angl. ***secundary thyrotoxicosis***]. *T.* apparaissant plus ou moins tardivement au cours de l'évolution d'un goitre. V. *basedowifiant.*

THYRÉOTROPE, *adj.* [angl. ***thyreotropic***]. Qui a des affinités pour la glande thyroïde.

THYRÉOTROPE (hormone) (thyroïde ; gr. *trépein*, se tourner vers) [angl. ***thyrotropic hormone, TSH***]. Syn. *thyréostimuline (TSH), thyréotrophine, thyréotropine ; thyrotropine.* Hormone sécrétée par le lobe antérieur de l'hypophyse, stimulant le fonctionnement de la glande thyroïde. Le dosage ultrasensible dans le sang de la TSH donne actuellement des résultats d'une grande précision pour étudier la pathologie thyroïdienne. Les valeurs usuelles sont comprises entre 0,3 à 5,0 micro-unités/mL.

THYRÉOTROPHINE, *s. f.* V. *thyréotrope (hormone).*

THYRÉOTROPINE, *s. f.* V. *thyréotrope (hormone).*

THYROCALCITONINE (TCT), *s. f.* V. *calcitonine.*

THYROCALCITONINE (syndrome d'hypersécrétion de). V. *hyperthyrocalcitoninémie (syndrome d').*

THYROCALCITONINE (syndrome d'hyposécrétion de). Syndrome rare provoqué par une diminution de la sécrétion thyroïdienne de calcitonine (v. ce terme). On l'observe chez des sujets atteints de goitre simple, d'hyper- et surtout d'hypothyroïdie. Il est caractérisé par une hypercalcémie légère ou parfois par un simple allongement de la courbe d'hypercalcémie provoquée. V. *hypercalcémie provoquée (épreuve d').*

THYROCYTE, *s. m.* (gr. *thuréos*, bouclier ; *kutos*, cellule) [angl. ***thyrocyte***]. Cellule thyroïde.

THYROGÈNE, *adj.* V. *thyréogène.*

THYROGLOBULINE (TG), *s. f.* (Oswald, 1899) [angl. ***thyroglobulin***]. Syn. *thyréoglobuline.* Glycoprotéine iodée, d'un poids moléculaire considérable (650 000 d), présente dans les vésicules colloïdes du corps thyroïde et sécrétées par les cellules basales de ces vésicules. Elle contient 95 % de l'iode thyroïdien : c'est dans la *t.* que l'iode se fixe sur la tyrosine et que se forment les hormones thyroïdiennes. V. ce terme et *tyrosine.* La *t.* est un marqueur des cancers différenciés de la thyroïde. Son taux est normalement inférieur à 60 ng/mL. V. *marqueurs tumoraux.*

THYROÏDE, *adj.* (gr. *thuréos*, bouclier ; *eidos*, aspect) [angl. ***thyroid***]. En forme de bouclier. — ***cartilage t.*** (TA *cartilago thyroidea*). Le plus volumineux des cartilages du larynx, surplombant le c. cricoïde. — ***corps*** (Wharton, 1664) ou maintenant ***glande t.*** Glande endocrine située au tiers inférieur du cou, devant le conduit laryngotrachéal. V. *thyroïdiennes (hormones), goitre, thyrétrope (hormone)* et *cancer de la thyroïde* • 👁 **carotide, parathyroïde** •.

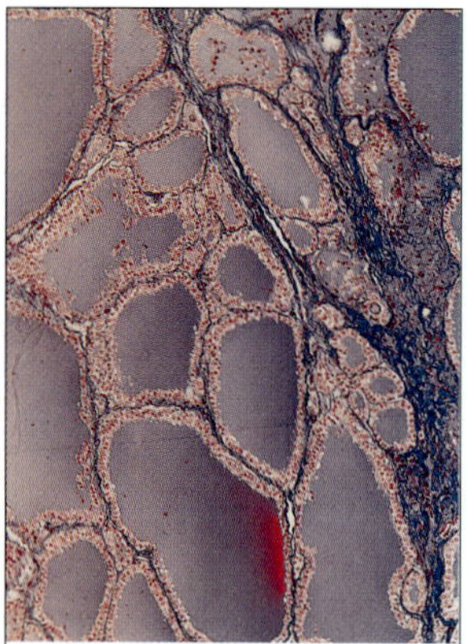

Thyroïde

THYROÏDECTOMIE, *s. f.* (thyroïde ; gr. *ektomê*, ablation) [angl. ***thyroidectomy***]. Extirpation totale ou partielle de la glande thyroïde.

THYROÏDIEN, ENNE, [angl. ***thyroid***] — 1° *adj.*. Syn. *thyroïde.* Qui a rapport à la glande thyroïde. — ***signe t.*** (Vincent, 1907). Syn. *signe de Vincent.* Tuméfaction parfois douloureuse de la glande thyroïde, observée fréquemment au cours du rhumatisme articulaire aigu. — 2° *s. m.* ou *f.* Personne ayant une maladie de la thyroïde.

THYROÏDIENNES (hormones) [angl. ***thyroid hormones***]. Hormones sécrétées par la glande thyroïde ; ce sont des acides aminés iodés. Elles sont formées au sein de la thyroglobuline (qui les stocke et les libère) par condensation des iodotyrosines (monoïodo- et diiodo-tyrosine). Ces hormones sont : la triiodo-3,5,3'thyronine (ou T_3), la tétraïodo-3,5,3',5' thyronine ou thyroxine (ou T_4) et la diiodo-3,3'thyronine (ou T_2) moins importante (v. ces différents termes). Elles augmentent la consommation d'oxygène dans les tissus, accroissent le métabolisme basal et la thermogenèse, accélèrent la croissance et le rythme cardiaque. La thyroïde sécrète aussi la calcitonine (v. ce terme). V. *iodémie, thyrétrope (hormone)* et *anticorps anti-thyroperoxydase.*

THYROÏDISME, *s. m.* (Béclère, 1894) [angl. ***thyroidism***]. Ensemble des accidents provoqués par l'intoxication thyroïdienne et observés à la suite de l'ingestion, dans un but thérapeutique, d'extraits thyroïdiens ou d'hormones thyroïdiennes. Ces accidents rappellent les symptômes de la maladie de Basedow.

THYROÏDITE, *s. f.* [angl. ***thyroiditis***]. Syn. *goitre inflammatoire.* Nom générique des inflammations de la glande thyroïde. — ***t. auto-immune.*** V. *Hashimoto (goitre lymphomateux de).* — ***t. cancériforme de Tailhefer.*** V. *Riedel-Tailhefer (maladie de).* — ***t. à cellules géantes.*** V. *Quervain (thyroïdite subaiguë de De)* — ***t. chronique d'Hashimoto.*** V. *Hashimoto (goitre lymphomateux de).* — ***t. granulomateuse.*** V. *Quervain (thyroïdite subaiguë de De).* — ***t. ligneuse diffuse.*** V. *Riedel-Tailhefer (maladie de).* — ***t. parasitaire.*** V. *Chagas (maladie de).* — ***t. pseudo-tuberculeuse.*** V. *Quervain (thyroïdite subaiguë de De).* — ***t. scléreuse.*** V. *Riedel-Tailhefer (maladie de).* — ***t. subaiguë de De Quervain.*** V. *Quervain (thyroïdite subaiguë de De).*

THYROÏDOSE CHRONIQUE ou **INVOLUTIVE**. V. *Hashimoto (goitre lymphomateux d').*

THYROÏDOTHÉRAPIE, *s. f.* (thyroïde ; gr. *thérapéia*, traitement) [angl. ***thyroidotherapy***]. Emploi thérapeutique d'extraits thyroïdiens ou d'hormones thyroïdiennes.

THYROPATHIE, *s. f.* (gr. *thuréos*, bouclier ; *pathê*, maladie) [angl. ***thyropathy***]. Nom générique des maladies de la glande thyroïde.

THYROPEROXYDASE, *s. f.* [angl. ***thyroperoxidase***]. V. *anticorps anti-thyroperoxydase.*

THYROTOMIE, *s. f.* (thyroïde ; gr. *tomê*, section) [angl. ***thyrotomy***]. Laryngotomie pratiquée au niveau du cartilage thyroïde que l'on incise.

THYROTOXICOSE, *s. f.* V. *thyréotoxicose.*

THYROTOXIQUE (crise). V. *basedowisme aigu.*

THYROTROPE, *adj.* V. *thyréotrope.*

THYROTROPIN RELEASING FACTOR ou ***HORMONE*** **(TRF** ou **TRH)** [angl.]. V. *facteur déclenchant la sécrétion de thyréostimuline.*

THYROTROPINE, *s. f.* [angl. ***thyrotropin***]. V. *thyréotrope (hormone).*

THYROXIN BINDING GLOBULIN **(TBG)** (angl.). Variété de protéine (glucoprotéine migrant par électrophorèse entre les α_1 et les α_2 globulines) à laquelle la thyroxine se trouve liée dans le sérum sanguin. V. *thyroxine.*

THYROXIN BINDING PRE ALBUMIN **(TBPA)** (angl.). Variété de protéine migrant par électrophorèse avant l'albumine et à laquelle est parfois liée la thyroxine dans le sérum sanguin (v. *thyroxine*). Cette protéine est maintenant nommée *transthyrétine.*

THYROXINE, *s. f.* (Kendall, 1915) [angl. ***thyroxin, T4***]. Syn. *tétraïodo-3,5,3',5' thyronine, T4.* Une des hormones thyroïdiennes : celle que l'on trouve le plus abondamment dans le sérum sanguin. Elle y existe sous deux formes : une forme libre, la seule active, en proportion très faible et une forme liée à des protéines : à la TBG (*Thyroxin Binding Globulin*), accessoirement à la TBPA (*Thyroxin Binding Pre Albumin*) et à l'albumine. Cette forme liée aux protéines est de beaucoup la plus importante ; elle donne naissance à la forme libre. Dans le sérum, le taux de thyroxine totale est de 4 à 12 μg/100 mL, ou 52 à 154 nmol/L. La *lévothyroxine* (LT_4) est le traitement substitutif de l'hypothyroïdie. V. *thyroïdiennes (hormones)* et *iodémie.*

THYROXINÉMIE, *s. f.* (thyroxine ; gr. *haïma*, sang) [angl. ***thyroxinaemia***]. Présence de thyroxine dans le sang.

THYROXINIEN, ENNE, *adj.* [angl. ***thyroxinic***]. Qui se rapporte à la thyroxine.

TIBIA, *s. m.* (lat. *tibia*) [TA et angl. ***tibia***]. Os principal et médial (interne) de la jambe, articulé en haut avec le fémur, en dehors avec la fibula (ou péroné) en bas avec le talus (ou astragale) • 👁 **syndesmose** •.

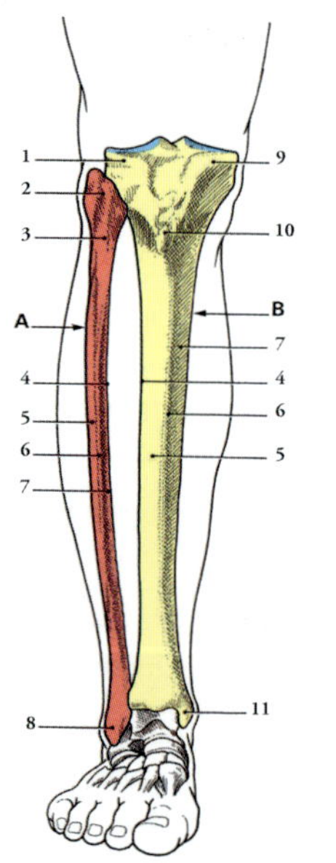

Os de la jambe. Vue antérieure

A. Fibula
B. Tibia
1. condyle latéral
2. tête
3. col
4. bord interosseux
5. face latérale
6. bord antérieur
7. face médiale
8. malléole latérale
9. condyle médial
10. tubérosité du tibia
11. malléole médiale

TIBIA EN FOURREAU ou **EN LAME DE SABRE** [angl. ***sabre tibia***]. Déformation du tibia qui est aplati latéralement, parfois épaissi en masse et présente une courbure à convexité antéro-externe ; elle peut être due à la syphilis ou au rachitisme. V. *platycnémie.*

TIBIA DES TRANCHÉES. V. *fièvre des tranchées.*

TIBIA VARA (lat.) [angl. ***tibia vara, Blount's disease***]. Syn. *maladie de Blount.* Ostéochondrite de la tubérosité interne du tibia, survenant entre 10 et 14 ans. Elle entraîne une déformation de l'extrémité supérieure du tibia, telle que celle-ci glisse vers le dehors et dévie la jambe en dedans (genou en baïonnette).

TIBIAL, ALE, *adj.* [angl. ***tibial***]. Qui a rapport au tibia. — *choc t.* Sensation de contact entre les surfaces articulaires du tibia et du fémur provoquée, en cas d'entorse du genou avec déchirure des ligaments latéraux, par les mouvements d'abduction et d'adduction de la jambe.

TIBIAL ANTÉRIEUR (syndrome) [angl. ***anterior tibial syndrome***]. Syndrome dû à une ischémie des muscles de la loge antérieure de la jambe, qui deviennent douloureux, gonflés, impotents. Il est généralement provoqué par un effort musculaire excessif. La forme aiguë, la moins fréquente, peut évoluer vers la fibrose musculaire si la section de l'aponévrose ne vient pas libérer d'urgence les muscles turgescents. V. *compartimental (syndrome)* et *shin split.*

TIC, *s. m.* (allemand *ticken,* toucher légèrement) [angl. ***tic***]. « Mouvement convulsif habituel et conscient, résultant de la contraction involontaire d'un ou de plusieurs muscles du corps et reproduisant le plus souvent, mais d'une façon intempestive, quelque geste réflexe ou automatique de la vie ordinaire ». (G. Guinon).

***TICK ANTICOAGULANT PEPTIDE* (TAP).** Terme anglais : peptide anticoagulant de la tique. V. *anti Xa.*

TIC ROTATOIRE. V. *torticolis spasmodique.*

TIC DE SALAAM. V. *spasmes en flexion (maladie des).*

TICKET MODÉRATEUR. Partie des honoraires médicaux ou des frais paramédicaux ou pharmaceutiques restant à la charge de l'assuré social. Il peut être supprimé dans certaines conditions et remboursé par des mutuelles.

TICS (maladie des) (Gilles de la Tourette, 1885) [angl. ***Gilles de la Tourette's disease, Tourette's syndrome***]. Syn. *maladie de Gilles de la Tourette.* Affection rare, parfois familiale, de cause inconnue, débutant dans l'enfance ou dans l'adolescence, caractérisée par la présence de tics moteurs multiples et d'au moins un tic sonore, variant en nature et en intensité sur des périodes de semaines ou de mois. Des symptômes obsessionnels-compulsifs, une écholalie et une coprolalie peuvent s'y ajouter. De nombreux sujets atteints ont aussi un trouble de l'attention avec hyperactivité.

TICS DOULOUREUX DE LA FACE [angl. ***face ague***]. Syn. *névralgie épileptiforme* (Trousseau). Variété de névralgie faciale caractérisée par des crises excessivement douloureuses, s'accompagnant de contraction involontaire des muscles de la région atteinte.

TIERCE (fièvre) (lat. *tertianus,* troisième) [angl. ***tertian fever***]. Variété de fièvre intermittente dont les crises reviennent le troisième jour, laissant entre elles un jour d'intervalle. — ***fièvre double tierce.*** V. *double tierce (fièvre).* — ***fièvre tierce doublée.*** Fièvre intermittente où il y a deux accès tous les deux jours avec un jour d'apyrexie. V. *paludisme.*

TIERS PAYANT. Dispense d'avance de frais médicaux ou pharmaceutiques avant remboursement, le tiers payant étant une caisse ou une mutuelle.

TIETZ (syndrome de) (T. Walter, amér., 1960) [angl. ***Tietz's syndrome***]. Ensemble de malformations transmises selon le mode autosomique dominant, comprenant principalement surdité, albinisme, nystagmus, hypoplasie des sourcils.

TIETZE (syndrome de) (T. Alexander, all., 1921) [angl. ***Tietze's disease***]. Syndrome caractérisé par une tuméfaction douloureuse d'un ou de plusieurs cartilages costaux, évoluant spontanément vers la guérison en quelques semaines ou en quelques mois.

TIFFENEAU (épreuve de) (T. Robert, fr., 1948). Mesure du volume expiratoire maximum seconde (v. ce terme).

TIFFENEAU (rapport de). V. *coefficient d'utilisation de la capacité vitale.*

TILBURY FOX (impétigo de). V. *impétigo.*

TILLAUX (manœuvre de) (T. Paul, fr., 1834-1904). Manœuvre destinée à mettre en évidence l'adhérence d'une tumeur du sein au grand pectoral : la mobilité de la tumeur sur les plans profonds est diminuée lorsque l'on fait contracter le grand pectoral, en s'opposant au mouvement d'adduction du bras du malade.

TILLAUX ET PHOCAS (maladie de). V. *kystique de la mamelle (maladie).*

TILLING-WERNICKE (syndrome de) (T. Theodor, all., 1874 ; W., 1889). Paralysie des mouvements volontaires du regard dans toutes les directions ; c'est une ophtalmoplégie due à l'atteinte de la partie postérieure de la 2ᵉ circonvolution frontale du cerveau. Elle s'accompagne parfois d'une paralysie des nerfs facial, trijumeau et hypoglosse.

TILT-TEST (angl. *tilt,* bascule). V. *inclinaison (épreuve d').*

TIMBRE, *s. m.* [angl. ***patch***]. En thérapeutique, mode d'administration percutanée d'une substance (*réactif :* tuberculine ; *médicament :* trinitrine, nicotine, hormone) appliquée sur la peau grâce à une pastille adhésive. V. *patch* et *TTS.*

TIMI (score – de perfusion coronaire) (acronyme angl. [***Thrombolysis In Myocardial Infarction***] désignant plusieurs essais cliniques multicentriques publiés entre 1987 et 1990). Estimation chiffrée du degré d'occlusion artérielle d'après la coronarographie : Grade 0 : absence de perfusion ; 1 : perfusion minime (artère occluse). Grade 2 : perfusion incomplète ; 3 : perfusion complète (artère perméable).

TINEA ALBIGENA (en lat. teigne blanchissante) [angl. ***tinea albigena***]. Syn. *Khi-Huen,* mot vietnamien. Dermatose observée en Extrême-Orient, caractérisée par la dépigmentation et l'hyperkératose de la paume des mains et de la plante des pieds et la friabilité des ongles. Elle est due à un champignon, *Glenosporella albicans.*

TINEA FLAVA (en lat. teigne jaune) [angl. ***tinea flava***]. Épidermomycose fréquente en Extrême-Orient, analogue au *pityriasis versicolor.* Castellani et Chambers désignent sous ce nom le *hodi-potsy* (v. ce terme).

TINEA IMBRICATA (en lat. teigne imbriquée). V. *tokélau.*

TINEA NIGRA (en lat. teigne noire) [angl. ***tinea nigra***]. Dermatomycose tropicale palmo-plantaire de coloration noirâtre. Elle est due à *Cladosporium wernecki.*

TINEA PEDIS (en lat. teigne du pied). V. *pied d'athlète.*

TINEL (signe de) (T. Jules, fr., 1879-1952) [angl. ***Tinel's sign***]. La percussion du nerf médian, à la partie externe de la face antérieure du poignet, provoque une sensation de fourmillement douloureux dans la région de la main innervée par ce nerf, en cas de syndrome du canal carpien.

TINU (syndrome) (Yumio Kikkawa, 1977) [angl. ***TINU syndrome***]. Abréviation de l'angl. *Tubulo Interstitial Nephritis Uveitis.* Syn. *syndrome de Kikkawa.* Association rare d'uvéite et de néphrite tubulo-interstitielle aiguë. Son origine est peut-être allergique.

TIP. Abréviation du terme anglais ***Translation Inhibitory Protein***. V. *interféron.*

TIPS. Abréviation de *Tarif Interministériel des Prestations Sanitaires.* Le TIPS a été remplacé par la LPP. V. ce terme.

TIQUE, *s. f.* [angl. ***tick***]. Nom commun de certains Ixodidés (v. ce terme) des genres *Dermacentor, Ixodes, Ornithodoros, Rhipicephalus,* dont la morsure entraîne chez l'homme par contamination diverses maladies infectieuses. V. *ehrlichiose, fièvre par morsure de tiques, fièvres à tiques, paralysie à tiques, louping ill, Lyme (maladie de), encéphalites primitives à virus, rickettsioses à tiques, fièvre boutonneuse méditerranéenne, fièvres hémorragiques de Crimée et d'Omsk, fièvre du Congo, fièvre maculeuse brésilienne, fièvre pourprée des Montagnes Rocheuses, fièvre Q, virus Avalon, fièvre récurrente sporadique, tularémie, piroplasmoses, anti-Xa* et *fièvre tachetée américaine.*

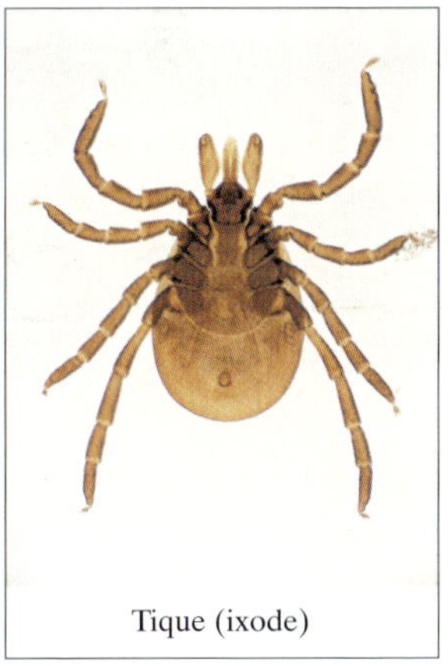

Tique (ixode)

TIR. Initiales de la *trypsine immunoréactive.* V. *mucoviscidose.*

TIRAGE, *s. m.* Dépression de la paroi thoracique soit au-dessus du sternum *(t. sus-sternal),* soit au-dessous *(t. sous-sternal),* pendant les fortes inspirations, quand l'entrée de l'air dans la poitrine est empêchée par un obstacle mécanique.

TIROIR (signes du). — 1° (P. Delbet). Signe de pseudarthrose du col du fémur : sur le blessé assis, on peut provoquer un mouvement de va-et-vient en tirant sur la cuisse et en la repoussant. — 2° (Rocher). Signe de déchirure des ligaments croisés du genou : celui-ci étant fléchi, on peut imprimer à l'épiphyse tibiale, par rapport aux condyles fémoraux, des mouvements antéro-postérieurs anormaux.

TISANE, *s. f.* (gr. *ptisanê*, orge broyé) [angl. ***infusion***]. Infusion ou décoction très étendue d'une substance médicamenteuse végétale, administrée chaude ou froide pour désaltérer, favoriser la sudation et souvent aider l'action de médicaments plus actifs. — ***t. composée.*** V. *apozème.*

TISELIUS (méthode de) (T. Arne, suédois, 1902-1971). V. *électrophorèse.*

TISSU, *s. m.* (en gr. *histos*) [angl. ***tissue***]. Groupement de cellules identiques remplissant une même fonction. Il en existe 4 types fondamentaux : épithélial, conjonctif (comprenant le sang, l'os et le cartilage), musculaire et nerveux. V. *épithélium, conjonctif, muscle, nerf,* et *cellule.*

TISSU ADIPEUX BRUN [angl. ***brown adipose tissue***]. V. *adipocyte.*

TISSU-CIBLE, *s. m.* [angl. ***target tissue***]. V. *récepteur.*

TISSUE POLYPEPTIDE ANTIGEN (TPA) (angl.). Marqueur tumoral peu spécifique utilisable pour surveiller les *cancers vésicaux.* Son taux sanguin normal est inférieur à 85 U/L.

TISSULAIRE, *adj.* [angl. ***tissular***]. Qui a rapport aux tissus. — ***thérapeutique*** ou ***thérapie t.*** V. *Filatov (méthode de).*

TIT. Abréviation de *Test d'Immobilisation des Tréponèmes.* V. *Nelson ou Nelson-Mayer (réaction ou test de).*

TITILLOMANIE, *s. f.* (lat. *titillare,* chatouiller ; gr. *mania,* manie) [angl. ***titillomania***]. Manie de se gratter.

TITINE, *s. f.* [angl. ***titin***]. Syn. *connectine.* Polypeptide de poids moléculaire élevé, présent dans les myofibrilles (v. ce terme) du muscle strié, à l'élasticité duquel il contribue en reliant les stries Z aux filaments épais du sarcomère.

Tl. Symbole chimique du *thallium.*

Tm. V. *capacité tubulaire maximum d'excrétion ou de réabsorption.*

TM. — 1° Abréviation du terme anglais *Trade Mark* (marque déposée). Désigne un nom commercial. V. ®. — 2° V. *échocardiographie.*

TML. Abréviation de *Test de Migration des Leucocytes* (v. ce terme).

Tm_{PAH}. Quantité maxima d'acide para-amino-hippurique, que les tubes rénaux peuvent excréter en une minute. Elle est en moyenne de 77,5 mg. Elle est proportionnelle au nombre de tubes fonctionnant dans les reins.

TN. Symbole de la *troponine.* V. ce terme.

TNF. Abréviation de l'angl. ***Tumour Necrosis Factor***, facteur nécrosant des tumeurs. Cytokine entraînant la nécrose cellulaire. On en connaît 2 variétés : le TNF α ou *cachectine* qui est une monokine et le TNF ß ou *lymphotoxine* qui est une lymphokine. V. ces termes et *fièvre familiale hibernienne.*

TNM. Abréviation employée par les cancérologues pour noter, en cas de tumeur maligne (T), l'existence éventuelle de ganglions (en angl. *nodes* : N) et de métastases (M), chaque lettre étant affectée d'un coefficient numérique. « T » est parfois remplacé par « pT » pour « tumeur primitive ». V. *PEV.*

TOBIAS (T. José, argentin). V. *Pancoast et Tobias (syndrome de).*

TOC. Trouble Obsessionnel Compulsif. V. *compulsion.*

TOCOGRAPHIE, *s. f.* (gr. *tokos,* accouchement ; *graphein,* écrire) [angl. ***tocography***]. Enregistrement graphique des contractions utérines.

TOCOLOGIE, *s. f.* (gr. *tokos*, accouchement ; *logos*, discours) [angl. ***tocology***]. Science des accouchements.

TOCOLYSE, *s. f.* (gr. *tokos*, accouchement ; *luein*, dissoudre) [angl. ***tocolysis***]. Inhibition des contractions de l'utérus gravide.

TOCOPHÉROL (α et β), *s. m.* (Evans, 1922) (gr. *tokos,* accouchement, race ; *phéréin,* porter) [angl. ***tocopherol***]. Vitamine E ou vitamine de reproduction. Sa carence, chez le rat, entraîne l'atrophie du testicule avec disparition des spermatozoïdes, l'avortement et des troubles neuro-musculaires. Il possède une action *antioxydante* particulièrement vis-à-vis des radicaux libres.

TODD (démarche de) (T. Robert, brit., 1856). V. *démarche en draguant.*

TODD (paralysie de) [angl. ***Todd's paralysis***]. Hémiplégie transitoire survenant après une crise d'épilepsie localisée bravais-jacksonienne.

TOGAVIRIDÆ, *s. f. pl.*, ou **TOGAVIRIDÉS**, *s. m. pl.* (lat. *toga,* toge, enveloppe) [angl. ***Togaviridae***]. Famille de virus à ARN monocaténaire, de polarité positive, les togavirus, de 35 à 40 nm de diamètre, assemblant leur capside dans le cytoplasme de la cellule infectée. Les *T.* ont été détachés du groupe des arbovirus, dont ils constituaient une grande partie. La famille des *T.* comprenait 4 genres : *Alphavirus* (virus de la fièvre de chikungunya), *Rubivirus* (virus de la rubéole), *Flavivirus* (virus de la fièvre jaune et de la dengue), *Pestivirus* (non transmissible à l'homme). Ces deux derniers genres ont été détachés de la famille des *T.* et rattachés à celle des Flaviviridæ. V. ce terme.

TOGAVIRUS, *s. m.* [angl. ***togavirus***]. Virus appartenant à la famille des *Togaviridæ*. V. ce terme.

TOKÉLAU, *s. m.* (nom d'un groupe d'îles de la Polynésie où cette affection est fréquente) [angl. ***tinea imbricata, Chinese ringworm***]. Syn. *tinea imbricata.* Dermatose squameuse, très prurigineuse, qui décrit sur la peau des cercles concentriques s'entrecoupant entre eux et couvrant les téguments de dessins bizarres. Le *t.* respecte le cuir chevelu mais altère les ongles. Il est dû à une variété d'aspergillus, le *Lepidophyton* ou *Trichophyton concentricum,* dont le feutrage mycélien se trouve constamment dans les écailles de l'épiderme. Cette affection est très répandue en Asie du Sud-Est.

TOLBUTAMIDE (test de tolérance au) (Unger et Madison, 1957) [angl. ***intravenous tolbutamide test***]. Étude de l'hypoglycémie provoquée par l'injection intraveineuse de 1 g de tolbutamide (DCI) (sulfamide hypoglycémiant). Chez le sujet normal, au bout de 30 mm, la glycémie est abaissée de 0,50 g (ou 2,8 mmol) par litre ; chez le diabétique, elle diminue moins (0,20 g ou 1,1 mmol en moyenne), mais pendant plus longtemps (au-delà de 90 minutes). Cette épreuve est infidèle et périmée.

TOLBUTAMIDE-GLUCOSE (test) (Basténie). Comparaison entre une épreuve d'hyperglycémie classique et une autre épreuve d'hyperglycémie effectuée après injection intraveineuse d'un sulfamide hypoglycémiant (tolbutamide) à la dose de 10 mg par kilo de poids. Cette épreuve explore la capacité fonctionnelle du pancréas, c.-à-d. sa réserve d'insuline. Elle est tombée en désuétude.

TOLÉRANCE, *s. f.* [angl. ***tolerance***]. Capacité de l'organisme à supporter sans effet gênant l'administration de substances chimiques ou de traitements par les agents physiques.

TOLÉRANCE AU GLUCOSE (test de). V. *hyperglycémie alimentaire ou provoquée (épreuve de l').*

TOLÉRANCE A L'HÉPARINE *IN VITRO* (test de) (Waugh et Ruddick, 1944) [angl. ***Waugh-Ruddick test***]. Épreuve évaluant, *in vitro,* la coagulabilité globale du sang. « Elle consiste à mesurer les temps de coagulation de quatre échantillons de 0,5 mL d'un même plasma oxalaté et recalcifié en présence de 0, de 0,3, de 0,7 et de 1 unité d'héparine diluée dans 0,1 mL de sérum physiologique » (J.-P. Soulier). L'addition d'héparine rend la réaction plus sensible en ralentissant la vitesse de coagulation et en augmentant les écarts entre les valeurs normales et pathologiques. Ce temps, toujours comparé à celui d'un plasma témoin, est raccourci en cas de thrombose, allongé en cas de thrombopénie et surtout d'hémophilie. Cette épreuve permet de suivre les résultats des traitements anticoagulants.

TOLÉRANCE IMMUNITAIRE ou **IMMUNOLOGIQUE** (Medawar, 1958) [angl. ***immunological tolerance***]. Syn. *immunotolérance, paralysie immunitaire.* Impossibilité, pour un sujet adulte, de déclencher une réponse immunologique lors de l'introduction, dans son organisme, d'un antigène donné qui provoque, par ailleurs, les réactions immunologiques habituelles chez les autres sujets. Elle est acquise lorsqu'une première inoculation de cet antigène a été faite quand le sujet était nouveau-né, c.-à-d. à une époque où il était incapable de s'immuniser ; le sujet, ainsi préparé, tolérera, comme s'il venait de ses propres tissus, un greffon porteur de ce (ou de ces) même(s) antigène(s). La *t. i.* peut être créée chez l'adulte par un traitement immuno-dépresseur, par le déclenchement d'un processus de facilitation immunitaire (v. ces termes) et aussi par l'injection de cet antigène à doses massives ou, au contraire, en très faibles quantités. — ***t. i. partielle.*** Incapacité plus ou moins complète à produire une seule de ces réponses, humorale ou tissulaire. V. *carence ou déficit immunitaire.*

TOLÉROGÈNE, *adj.* [angl. ***tolerogenic***] (immunologie). Qui provoque la tolérance immunitaire. — *s. m.* [angl. ***tolerogen***]. Molécule (variété d'antigène) qui induit la tolérance immunitaire au lieu de provoquer la formation d'anticorps, comme le font ordinairement les antigènes. V. *immunogène.*

TOLOSA ET HUNT (syndrome ou **ophtalmoplégie douloureuse de)** (T. Eduardo, espagnol, 1954 ; W. E. Hunt, 1961) [angl. ***Tolosa-Hunt syndrome***]. Syndrome caractérisé par l'association de crises douloureuses rétro-orbitaires et dans le territoire cutané de la branche ophtalmique du trijumeau, avec des paralysies oculomotrices touchant les IIIe, IVe et VIe paires de nerfs crâniens ; il serait dû à des lésions de péri-artérite granulomateuse entourant la carotide interne dans le sinus caverneux. Il régresse spontanément en quelques semaines, mais récidive souvent et peut laisser de graves séquelles oculaires. La corticothérapie est très efficace.

TOMACULAIRE, *adj.* V. *neuropathie tomaculaire.*

TOMENTEUX, EUSE, *adj.* (lat. *tomentum*, duvet) [angl. ***tomentous***]. Se dit d'une surface couverte de fibrilles courtes et serrées ressemblant à un duvet.

TOMMIERS (dengue des). V. *pseudo-typho-méningite des porchers.*

TOMODENSITOMÈTRE, *s. m.* V. *scanographie 1°.*

TOMODENSITOMÉTRIE, *s. f.* V. *scanographie 1°.*

TOMOÉCHOGRAPHIE, *s. f.* V. *échographie : é. bidimensionnelle.*

TOMOGRAMME, *s. m.* [angl. ***tomogram***]. V. *tomographie 2°.*

TOMOGRAPHIE, *s. f.* (gr. *tomê*, section ; *graphein*, inscrire) [angl. ***tomography***]. — 1° Syn. *planigraphie, radiotomie, stratigraphie.* Procédé d'exploration radiologique ayant pour but d'obtenir la radiographie d'une mince couche d'organe à une profondeur voulue. Le principe de la méthode repose sur le déplacement simultané de l'ampoule et du film autour d'un axe passant par le plan de coupe ; au niveau de ce plan les images sont nettes, tandis qu'elles sont floues et inapparentes sur les plans situés en avant et en arrière. La forme du déplacement varie avec les appareils employés (tomographe, stratigraphe, planigraphe), qui donnent des résultats peu différents. L'avènement de la scanographie a fait disparaître l'usage du tomographe. V. *scanographie 1°, imagerie par résonance magnétique nucléaire* et *tomographie d'émission gamma.* — 2° Syn. *tomogramme.* Image obtenue par ce procédé.

TOMOGRAPHIE AXIALE TRANSVERSE COUPLÉE AVEC ORDINATEUR ou **AVEC CALCULATEUR INTÉGRÉ.** V. *scanographie 1°.*

TOMOGRAPHIE D'ÉMISSION GAMMA [angl. ***gamma-rays emission transaxial tomography***]. Syn. *tomoscintigraphie.* Procédé scintigraphique inspiré de la scanographie mais qui, au lieu d'utiliser les rayons X, emploie une caméra enregistreuse des rayons gamma. Celle-ci tourne autour du malade auquel a été injecté un radio-isotope. Les signaux recueillis au cours de cette exploration sont transmis à un ordinateur qui fournit la reconstitution des coupes de l'organe (cœur, encéphale) étudié dans les trois plans de l'espace. — ***Tomographie par Émission de Positons (TEP)*** [abréviation angl. ***PET***]. Procédé analogue au précédent, mais fondé sur l'enregistrement, par une caméra spéciale, des 2 rayonnements gamma produits par la rencontre d'un positon et d'un électron. V. *viabilité myocardique* et *SPECT.*

TOMOGRAPHIE PAR ULTRASONS. V. *échographie : é. bidimensionnelle.*

TOMOPHOTOGRAPHIE, *s. f.* (Ronneaux, 1938). Procédé analogue à la radiophotographie, qui consiste à photographier l'écran radioscopique sur lequel est projetée l'image obtenue par tomographie.

TOMOSCINTIGRAPHIE, *s. f.* (gr. *tomê*, section ; lat. *scintilla*, étoile ; gr. *graphein*, écrire). V. *tomographie d'émission gamma* et *SPECT.*

TONAPHASIE, *s. f.* (Hughes, 1903) [angl. ***tonaphasia***]. Variété de paramnésie dans laquelle les notes de musique sont comprises en tant que signes, mais n'éveillent pas l'idée des sons correspondants.

TONDANTE, *adj. f.* pris parfois substantivement : *s. f.* V. *teigne.*

TONICARDIAQUE, *adj.* V. *cardiotonique.*

TONICITÉ, *s. f.* (gr. *tonos*, tension) [angl. ***tonus***]. État particulier de tension permanente et involontaire des tissus vivants, spécialement du tissu musculaire *(t.* ou *tonus musculaire)*, sous la dépendance du système nerveux central et périphérique. P. ex. : un muscle vivant, au repos (dans les conditions physiologiques), présente toujours un certain degré de tension en vertu de laquelle ses deux parties s'écartent, si on vient à le sectionner. Cet écartement n'a plus lieu si le muscle est privé de son innervation. V. *tonus.*

TONIQUE [angl. ***tonic***]. — 1° *adj.* Qui a rapport à la tonicité, au tonus ou au tonisme. — ***convulsion*** ou ***spasme t.*** V. *tonisme.* — ***crise t.*** V. *postérieure (crise).* — 2° *s. m.* Médicament stimulant et fortifiant.

TONISME, *s. m.* [angl. ***tonic spasm***]. Syn. *convulsion* ou *spasme tonique.* Convulsion qui consiste en des contractions relativement durables, déterminant une rigidité presque permanente, interrompue parfois par des secousses.

TONOFIBRILLE, *s. f.* [angl. ***tonofibril***]. Faisceau de filaments intracytoplasmiques (les *tonofilaments*) particulier aux cellules épithéliales. Certains convergent vers les desmosomes et s'y insèrent. Les *t.* font partie du *cytosquelette* et contribuent à la *kératinisation.* V. ces termes.

TONOFILAMENT, *s. m.* [angl. ***tonofilament***]. Syn. *filament intermédiaire.* Élément constitutif de la *tonofibrille.* Le *t.* est seulement visible au microscope électronique. Sa protéine constitutive peut être la *cytokératine* (cellules épithéliales), la *desmine* (cellules musculaires), la *vimentine* (cellules mésenchymateuses).

TONOGRAPHIE, *s. f.* (gr. *tonos*, pression ; *graphein*, écrire) [angl. ***tonography***]. Enregistrement des variations de pression en particulier en ophtalmologie.

TONOLYSE, *s. f.* (Achard et Paisseau, 1905) (gr. *tonos*, pression ; *luein*, dissoudre) [angl. ***osmotic lysis***]. Altération des cellules déterminée par des variations de la tension osmotique du milieu où elles vivent.

TONOMÉTRIE, *s. f.* (gr. *tonos*, pression ; *métron*, mesure) [angl. ***tonometry***]. Mesure des diverses tensions *(t. artérielle, veineuse* ou *capillaire, t. oculaire*, etc.*)*.

TONOSCOPIE, *s. f.* (A. Terson) [angl. ***tonoscopy***]. Examen à l'aide de l'ophtalmoscope des pulsations des artères rétiniennes provoquées par la pression dynamométrique sur le globe de l'œil.

TONOTROPE, *adj.* (gr. *tonos*, pression ; *trépein*, tourner) (physiologie). Qui concerne le tonus musculaire.

TONSILLE, *s. f.* (lat. *tonsilla*, amygdale). V. *amygdale.*

TONSILLECTOMIE, *s. f.* V. *amygdalectomie.*

TONSILLOTOME, *s. m.* (lat. *tonsillæ*, amygdales ; gr. *tomê*, section). V. *amygdalotome.*

TONSILLOTOMIE, *s. f.* V. *amygdalotomie.*

TONUS, *s. m.* (gr. *tonos*, ou lat. *tonus*, tout ligament tendu ou pouvant se tendre, ressort, tension) [angl. ***tonus, tonicity***]. État permanent d'activité fondamentale des muscles lisses et striés et de certains centres nerveux : *t.* musculaire : v. *tonicité* ; *t.* des centres nerveux vasoconstricteurs, cardiomodérateurs et cardio-accélérateurs. — ***t. immunotrophique*** (Levaditi). Aptitude de certains tissus à présenter une immunité locale. V. *immunité tissulaire.*

TOOMEY (T. J., amér., 1930). V. *Cole, Rauschkolb et Toomey (syndrome de).*

TOOTH (T. Howard, brit., 1856-1925). V. *Charcot-Marie-Tooth (amyotrophie de).*

TOPECTOMIE, *s. f.* (gr. *topos*, lieu ; *ektomê*, ablation) [angl. ***topectomy***]. Ablation de certaines zones de l'écorce cérébrale (préfrontales, péricalleuses, orbitaires, etc.) ; opération proposée pour remédier à certains troubles mentaux (v. *psychochirurgie*).

TOPHOLIPOME, *s. m.* [angl. ***topholipoma***]. Lipome contenant dans son épaisseur des concrétions tophacées de dimensions variables, observé parfois chez les goutteux.

TOPHUS, *s. m.* (*pl.* **tophus**) ou **TOPHACÉES (concrétions)** (gr. *tophos*, tuf) [angl. ***tophus***, *pl.* ***tophi***]. Concrétions d'urate de sodium qui se déposent autour des articulations (coudes, genoux, puis dos des mains et des pieds) et sur le bord du pavillon de l'oreille chez les goutteux.

TOPIQUE, *adj.* et *s. m.* (gr. *topos*, lieu) [angl. ***topic***]. Médicament agissant localement. V. *liniment*.

TOPO-ALGIE, *s. f.* (Blocq) (gr. *topos*, lieu ; *algos*, douleur) [angl. ***topoalgia***]. Douleur fixe dont le siège n'est pas en rapport avec un territoire anatomique ou physiologique. Elle existe parfois seule et peut être considérée comme une neurasthénie monosymptomatique. Le plus souvent, elle s'accompagne d'autres manifestations neurasthéniques. — ***t. continue paroxystique*** (Sicard). Douleur localisée, d'une grande acuité au moment des paroxysmes (tabès).

TOPO-ESTHÉSIE, *s. f.* (gr. *topos*, lieu ; *aïsthêsis*, sensibilité) [angl. ***topoaesthesia***]. V. *topognosie*.

TOPOGNOSIE, *s. f.* (gr. *topos*, lieu ; *gnôsis*, connaissance) [angl. ***topognosis***]. Syn. *topoesthésie*. Localisation d'une excitation perçue à la surface des téguments.

TOPO-ISOMÉRASE, *s. f.* [angl. ***topoisomerase***]. Enzyme transformant un isomère de l'ADN en un autre par ouverture et fermeture des liaisons phosphodiester. Les *t.* du type I agissent sur un seul brin d'ADN, celles du type II sur ses deux brins. Certains inhibiteurs des *t.* sont utilisés en thérapeutique (anthracyclines, quinolones). V. *isomérase*, *hélicase* et *gyrase*.

TOPOLANSKI (signe de) (T. Alfred, autr., né en 1861). Injection plus ou moins marquée de la conjonctive observée dans la maladie de Basedow. Elle peut se présenter soit sous la forme d'un cercle périkératique, soit sous la forme d'une étoile à quatre branches correspondant aux points d'insertion des quatre muscles droits.

TOPOPHYLAXIE, *s. f.* (Sicard, Paraf et Forestier, 1921) [angl. ***topophylaxis***]. Mode d'injection intraveineuse, destinée à éviter les risques que comporte l'introduction de certaines substances médicamenteuses. Le lien de caoutchouc placé au-dessus du point d'injection est desserré au bout de quelques minutes et très lentement. On réalise ainsi une diffusion lente du médicament qui évite les réactions de choc.

TOPOTOMIE, *s. f.* (Ferey, 1950) (gr. *topos*, lieu ; *tomê*, section). Syn. *opération de Scoville* (1949). Section chirurgicale des fibres blanches cérébrales parallèlement à l'écorce et à son contact ; pratiquée dans certaines zones, elle a des indications analogues à celles de la topectomie.

TORCH (syndrome) [angl. ***TORCH syndrome***]. Acronyme désignant l'association chez un nouveau-né d'ictère, d'hépatosplénomégalie et de thrombocytopénie, dont les causes possibles sont la TOxoplasmose, la Rubéole, le Cytomégalovirus, l'Herpès.

TORELLI (triangle de) (1934). Opacité triangulaire homogène parasternale droite, visible parfois sur les radiographies de face du thorax. Sa base est au niveau de 1er cartilage costal droit et son bord externe, oblique en bas et en dedans, rejoint l'ombre du rachis à la hauteur du 2e espace intercostal droit. Cette opacité correspond au ligament sterno-costo-péricardique (ligament de Luschka).

TORKILDSEN (opération de) (T. Arne, norv., 1939) [angl. ***Torkildsen's operation***] (désuet). Dérivation du liquide céphalorachidien des ventricules latéraux dans la grande citerne ; opération pratiquée en cas de distension des ventricules latéraux par obstruction des trous de Monro. V. *ventriculo-cisternostomie*.

TORNOW. V. *Kulenkampff-Tornow (syndrome de)*.

TORNWALDT (angine de) (T. Gustav, all., 1885) [angl. ***Tornwaldt's disease***]. Catarrhe rétronasal chronique, localisé à l'un des récessus de l'amygdale pharyngée, en particulier au récessus médian.

TORPIDE, *adj.* (lat. *torpidus*, immobile) [angl. ***torpid***]. Se dit des plaies, ulcères, lésions et même de certaines variétés d'affections qui ne manifestent aucune tendance vers l'amélioration ou l'aggravation.

TORR, *s. m.* (Evangelista Torricelli, mathématicien italien, 1608-1647) [angl. ***torr***]. Unité de pression égale à 1/760e de la pression atmosphérique normale, c'est-à-dire à celle d'une colonne de mercure de 1 mm de haut.

TORRE. V. *Muir-Torre (syndrome de)*.

TORSADES DE POINTES (F. Dessertenne, fr., 1965) [angl. ***twisting spikes***] (électrocardiographie). Trouble paroxystique du rythme ventriculaire consistant en accès de tachycardie différents de ceux de la tachycardie ou de la fibrillation ventriculaires. Il est caractérisé, sur l'électrocardiogramme, par une succession rapide de ventriculogrammes atypiques (200 à 250 par minute) dont les variations d'amplitude et de sens donnent au tracé un aspect torsadé autour de la ligne iso-électrique. Cet accès est bref (quelques secondes), spontanément curable et récidivant ; il provoque une lipothymie ou une syncope ; il évolue parfois vers une fibrillation ventriculaire mortelle. — Il survient au cours des grandes bradycardies, essentiellement celles du bloc atrio-ventriculaire complet, chez des sujets dont la repolarisation ventriculaire est perturbée (espaces QT allongés, ondes T inversées et géantes), parfois hypokaliémiques ou intolérants à la quinidine ou à d'autres antiarythmiques (bépridil). Il correspond à un trouble profond de la conduction intraventriculaire.

TORTICOLIS, *s. m.* (lat. *tortum collum*, cou tordu) [angl. ***torticollis***]. Syn. *caput obstipum* ou *collum distortum*. Pour les uns, ce terme s'applique à toutes les positions vicieuses de la tête, pour d'autres, il désigne un certain degré de torsion du cou, avec inclinaison de la tête. On distingue, suivant la cause, le *t. cutané*, le *t. osseux* ou *articulaire* et le ***t. musculaire.*** C'est le dernier *(t. musculaire permanent)*, dû à la rétraction du sternomastoïdien, que l'on désigne communément sous le nom de *t.* — ***t. auriculaire*** de Gellé. *T.* dû à l'irritation du sternomastoïdien par une lésion de l'oreille (otite suppurée). — ***t. mental*** (Brissaud, 1893). Tic du cou observé chez certains névropathes ; il est caractérisé par la possibilité pour le malade de redresser complètement la tête par un procédé de son choix. — ***t. spasmodique.*** Spasme des muscles du cou dû à une irritation chronique du spinal, d'origine centrale ou périphérique. V. *botulique (toxine)*. — Le *t. mental* et le *t. spasmodique* seraient des formes de la *dystonie lordotique progressive* ou *spasme de torsion*. — ***t. nasopharyngien***. V. *Grisel (maladie de)*.

TORULOPSIDOSE, *s. f.* V. *cryptococcose*.

TORULOSE, *s. f.* V. *cryptococcose*.

TORUS MANDIBULAIRE (lat. *torus*, protubérance) [angl. ***torus mandibularis***]. Exostose symétrique de la face interne de la mandibule formant saillie dans la bouche, en face des prémolaires.

TORUS PALATIN (lat. *torus*, protubérance) [angl. ***torus palatinus***]. Exostose formant saillie au milieu de la voûte palatine.

TOUCHER, *s. m.* [angl. ***touch***]. Mode d'investigation employé surtout en obstétrique et en chirurgie, qui consiste à introduire l'index, ou l'index et le médius et quelquefois toute la main dans la cavité naturelle que l'on veut explorer. P. ex. : *t. vaginal*, *t. rectal*, *t. rhinopharyngien*. Il se combine souvent avec la palpation. — ***t. mitral.*** Exploration digitale de l'orifice mitral, pratiquée au cours de la commissurotomie.

TOUPET (opération de) (T. André, fr., né en 1915). Opération analogue à celle de Babcock (v. ce terme).

TOURAINE (syndrome de) (T. Albert, fr., 1942). V. *onycho-ostéo-dysplasie héréditaire*.

TOURAINE, SOLENTE ET GOLÉ (syndrome de). V. *pachydermie plicaturée avec pachypériostose de la face et des extrémités*.

TOURETTE (maladie de Gilles de la) (G. de la T. Georges, fr., 1885). V. *tics (maladie des)*.

TOURILLON, *s. m.* [angl. ***trunion***]. Tige cylindrique utilisée pour relier une orthèse jambière à la chaussure.

TOURISTA, *s. f.* V. *turista*.

TOURNAY (réaction ou réflexe de) (T. Auguste, fr., 1878-1969) [angl. ***Tournay's sign***]. Dilatation de la pupille qui regarde en dehors quand les yeux sont fixés latéralement pendant quelque temps (phénomène physiologique normal).

TOURNIOLE, *s. f.* [angl. ***runaround***]. Panaris superficiel péri-unguéal ayant tendance à faire le tour de l'ongle.

TOURNIQUET, *s. m.* — 1° V. *vertige paralysant.* — 2° [angl. ***tourniquet***]. Instrument destiné à augmenter la striction d'un garrot.

TOURTEREAU, *s. m.* V. *rossignol des tanneurs.*

TOUT OU RIEN (loi du) [angl. ***all-or-none law***]. — 1° (endocrinologie) (Pézard). Il existe, pour les hormones, une dose au-dessous de laquelle leur action est nulle et à partir de laquelle elle est d'emblée maxima. Cette loi est contestée. — 2° (cardiologie) (Bowditch, 1871). Quelle que soit la stimulation appliquée, au-dessus d'un certain seuil le cœur se contracte en totalité et, en dessous, il ne se contracte pas du tout. — Cette loi s'applique en physiologie à d'autres phénomènes que la contraction du muscle cardiaque.

TOUX, *s. f.* (lat. *tussis*, toux) [angl. ***cough***]. Expiration brusque, saccadée et bruyante, tantôt volontaire, tantôt réflexe et due le plus souvent à une irritation du vague (affections des voies respiratoires).

TOUX BITONALE (Marfan) [angl. ***double tonal cough***]. Toux dans laquelle sont juxtaposés deux bruits distincts et dissonants simultanés : l'un grave et voilé, l'autre plus aigu et cassé. On l'observe en cas de compression trachéobronchique.

TOUX ÉMÉTISANTE. V. *émétisant.*

TOUX FÉRINE. V. *férine.*

TOUX DE MORTON. V. *émétisant.*

TOWNES-BROCKS (syndrome de) (T. Philip, amér. ; B. Eric, amér., 1972) [angl. ***Townes-Brocks syndrome***]. Syndrome malformatif rare de transmission autosomique dominante associant une imperforation anale, une surdité, des anomalies des pouces (triphalangie, bifidité) et des orteils.

TOXÉMIE, *s. f.* (gr. *toxikon*, poison ; *haïma*, sang) [angl. ***toxaemia***]. Accumulation dans le sang d'une quantité excessive de poisons d'origine endogène ou exogène par suite de l'insuffisance absolue ou relative des organes chargés de les transformer et de les éliminer.

TOXÉMIE GRAVIDIQUE [angl. ***toxaemia of pregnancy***]. Syn. *prééclampsie.* Variété de néphropathie de la grossesse avec hypertension artérielle. La *t. g.* est consécutive à une *ischémie placentaire.* On en distingue 3 formes : — 1° une *t. g. pure* ou *vraie* survenant électivement chez les primipares, caractérisée par la survenue, après le 7e mois, d'œdème, d'hypertension artérielle et de protéinurie, pouvant aboutir à l'éclampsie : la pression artérielle, normale avant la grossesse, est également normale après ; la toxémie ne récidive pas lors des grossesses ultérieures ; — 2° une *t. surajoutée* survenant, avant le 6e mois, chez des femmes atteintes d'hypertension artérielle permanente et dont les accidents vasculaires (cérébraux, myocardiques et rénaux) sont hâtés et aggravés à chaque grossesse ; — 3° une *t. récidivant* précocement à chaque grossesse, sans hypertension dans l'intervalle de celles-ci. V. *HELLP (syndrome).*

TOXICOCINÉTIQUE, *s. f.* (gr. *toxikon,* poison ; *kinêsis,* mouvement) [angl. ***toxicocinetics***]. Étude du devenir dans l'organisme des toxiques non médicamenteux ou des médicaments à dose toxique (ce qui l'oppose alors à la pharmacocinétique).

TOXICITÉ, *s. f.* [angl. ***toxicity***]. Propriété d'une substance (poison) capable de tuer un être vivant. — *coefficient de t.* La plus faible quantité d'une substance pouvant tuer un animal ; dose mortelle minima d'un poison généralement rapporté au poids de l'animal.

TOXICODERMIE, *s. f.* V. *toxidermie.*

TOXICOLOGIE, *s. f.* (gr. *toxikon*, poison ; *logos*, discours) [angl. ***toxicology***]. Étude ou science des poisons.

TOXICOMANIAQUE, *adj.* [angl. ***toxicomaniac***]. Qui se rapporte à la toxicomanie.

TOXICOMANIE, *s. f.* (gr. *toxikon*, poison ; *mania*, folie) [angl. ***toxicomania***]. Terme désignant l'usage habituel et excessif, nuisible pour l'individu et pour la société, de substances ou de médicaments toxiques détournés de leur usage thérapeutique habituel : opium, morphine, héroïne, cocaïne, alcool, barbituriques, etc. — Ce terme est souvent pris dans un sens restrictif, désignant seulement l'intoxication par les opiacés et analgésiques à action morphinique. V. *pharmacodépendance, stupéfiant* et *drogue.*

TOXICOMANOGÈNE, *adj.* (gr. *toxikon,* poison ; *mania,* folie ; *gennan,* engendrer). Qui engendre une toxicomanie.

TOXICOPHORE, *adj.* (gr. *toxikon*, poison ; *phoros*, qui porte) [angl. ***toxiferous***]. Se dit des animaux qui se nourrissent de substances toxiques pour l'homme, dont la consommation peut provoquer des empoisonnements plus ou moins graves.

TOXICOSE, *s. f.* [angl. ***toxicosis***]. — 1° (von Jaksch). V. *intoxication.* — 2° *toxicose aiguë du nourrisson.* Affection caractérisée par un syndrome analogue à celui du *choléra infantile* (v. ce terme), avec déshydratation aiguë.

TOXICOVIGILANCE, *s. f.* Surveillance des phénomènes toxiques survenant dans une population.

TOXIDERMIE, *s. f.* (gr. *toxikon*, poison ; *derma*, peau) [angl. ***toxiderma***]. Syn. *toxicodermie.* Dermatose d'origine toxique. V. *érythrodermie bulleuse avec épidermolyse.* — ***t. bromopotassique végétante.*** V. *granulome glutéal infantile.*

TOXIDROME, *s. m.* [angl. ***toxidrome***]. Syndrome d'origine toxique. P. ex. : *syndromes adrénergique, panthérinien, sérotoninergique.*

TOXIE, *s. f.* Quantité d'un liquide toxique capable de tuer immédiatement en injection intraveineuse 1 kg de lapin.

TOXIGÈNE, *adj.* [angl. ***toxigenic***]. Qui produit des toxines. P. ex. : aptitudes *t.* des bacilles diphtériques.

TOXI-INFECTION, *s. f.* [angl. ***toxiinfection***]. Action exercée sur l'organisme par les poisons solubles (toxines), sécrétés par les micro-organismes. — Les ***t.i. alimentaires collectives*** (dues le plus souvent à différentes espèces de *Salmonella*, à *Clostridium perfringens* et à *Staphylococcus aureus*) figurent sur la liste française des maladies à déclaration obligatoire.

TOXINE, *s. f.* [angl. ***toxin***]. Poison soluble sécrété par des micro-organismes soit dans l'organisme vivant, soit dans les milieux de culture artificiels. C'est aux *t.* que l'on attribue la plupart des symptômes et des lésions des maladies microbiennes. Plutôt que la distinction entre *endotoxines* et *exotoxines* (v. ces termes), on utilise actuellement une classification chimique en *t.* protéiques et *t.* glucido-lipidoprotéiques. Outre leur pouvoir toxique, les *t.* ont un pouvoir antigénique qui suscite la formation d'anticorps (antitoxines) et qui est utilisé dans la préparation des anatoxines (v. ce terme et *toxoïde*). V. *entérotoxine*, *botulique (toxine)*, *phycotoxine* et *superantigène.*

TOXINIQUE, *adj.* [angl. ***toxinic***]. Qui a rapport aux toxines. — ***pouvoir t.*** de certaines bactéries. — ***vaccination t.*** V. ce terme.

TOXINOGENÈSE, *s. f.* [angl. ***toxinogenesis***]. Production de toxine.

TOXINOSE DU SOMMEIL (Van den Corput). V. *sommeil (maladie du).*

TOXIQUE, *s. m.* (gr. *toxikon*, poison) [angl. ***toxic***]. Poison. — *adj.* Qui agit comme un poison.

TOXIQUE DES MATIÈRES ORGANIQUES (syndrome) [angl. ***organic dust toxic syndrome***]. V. *mycotoxicose.*

TOXOCAROSE, *s. f.* [angl. ***toxocariasis***]. Infestation humaine par les larves de l'ascaris du chien et du chat *(Toxocara canis).* Elle se manifeste cliniquement par une hépatomégalie, une bronchite, des infiltrats pulmonaires, puis par une choriorétinite exsudative. Il existe une forte éosinophilie sanguine et une hypergammaglobulinémie ; l'intradermoréaction est positive. V. *larva migrans (viscérale).*

TOXOÏDE, *s. f.* (Ehrlich, 1898) (toxine ; gr. *eidos*, aspect). Produit de modification des toxines microbiennes se rencontrant dans certains bouillons de culture (diphtérie, tétanos) ; la *t.* est dépourvue de toxicité, mais est capable de fixer l'anticorps ; elle diffère donc de la toxine en ce que le groupement *toxophore* est détruit, tandis que le groupement *haptophore* est conservé. La transformation des toxines en *t.* explique l'atténuation spontanée de ces cultures qui conservent néanmoins leurs propriétés immunisantes (antigéniques). V. *anatoxine.*

TOXOMIMÉTIQUE, *adj.* (Hallion) [angl. ***toxomimetic***]. Qui imite une action toxique ou médicamenteuse déterminée. — ***réflexe conditionnel t.*** Réaction de l'organisme analogue à celle que produirait une substance chimique et qui est due à un réflexe conditionnel.

TOXO-PACHY-OSTÉOSE DIAPHYSAIRE TIBIO-PÉRONIÈRE (Weismann-Netter et Stuhl, 1954) (gr. *toxon*, arc ; *pakhus*, épais ; *ostéon*, os) [angl. ***Weismann-Netter's syndrome***]. Syn. *maladie de Weismann-Netter et Stuhl, dysmorphie jambière de Weismann-Netter* (Krewer, 1961). Malformation familiale des os des jambes, caractérisée par une courbure à concavité postérieure et un épaississement des tibias et des péronés (ou fibulas) ; elle est souvent associée à un encastrement de la 5ᵉ vertèbre lombale et à une petitesse de la taille.

TOXOPLASME, *s. m.* (Nicolle et Manceaux, 1908) (gr. *toxon*, arc ; *plasma*, figure) [angl. ***toxoplasma***]. Protozoaire en forme de croissant *(Toxoplasma gondii)* — le gondi est un petit rongeur pouvant contaminer l'homme et les animaux (toxoplasmose) — le *t.* ne peut vivre qu'à l'intérieur des cellules vivantes.

TOXOPLASMOSE, *s. f.* [angl. ***toxoplasmosis***]. Maladie parasitaire due au toxoplasme, atteignant de très nombreuses espèces animales, chez lesquelles elle détermine des manifestations encéphalitiques et digestives. Elle frappe également l'homme qui présente : soit des *formes congénitales* aiguës évoluant comme une encéphalomyélite, mortelle ou génératrice de séquelles psychomotrices importantes (hydrocéphalie, convulsions, calcifications intracrâniennes, choriorétinite) ; soit des *formes acquises* : f. généralisées mortelles, f. localisées (cutanées, ganglionnaires, méningo-encéphalitiques, oculaires, articulaires, pulmonaires, etc.), f. frustes ou inapparentes, très fréquentes. Le dépistage sérologique de la toxoplasmose est obligatoire en France depuis 1978 lors de l'examen prénuptial des femmes de moins de cinquante ans. V. *dye test de Sabin et Feldman, Remington (test de)* et *sida.*

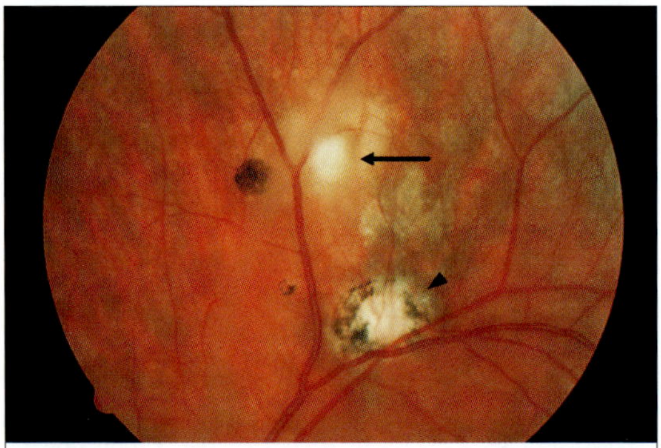

Toxoplasmose. Choriorétinite (flèches)

TOYNBEE (épreuve de) (T. Joseph, brit., 1815-1866) [angl. ***Toynbee's experiment***]. Manœuvre qui consiste à faire un mouvement de déglutition à vide, la bouche et les narines étant fermées. On détermine ainsi, dans le pharynx nasal, une diminution de pression qui se propage à la caisse du tympan par suite de l'ouverture de la trompe d'Eustache.

TP. V. *prothrombine (taux de).*

tPA. Abréviation du terme anglais ***Tissue Plasminogen Activator***. V. *activateur tissulaire du plasminogène.*

TPA. V. *Tissue Polypeptide Antigen.*

TPHA. Abréviation du terme anglais ***Treponema Pallidum Haemagglutination Assay***. Réaction sérologique spécifique et sensible de la syphilis utilisant le tréponème pâle tué et l'hémagglutination passive du globule rouge de mouton.

TPI. Abréviation du terme anglais ***Treponema Pallidum Immobilization***. V. *Nelson ou Nelson-Mayer (réaction ou test de).*

TR. Abréviation de *Toucher Rectal*. V. *toucher.*

TRABÉCULE, *s. f.* (lat. *trabecula*, poutrelle) [angl. ***trabecula***]. Petite travée. Structure anatomique disposée en travée, en faisceau, en bande.

TRABÉCULECTOMIE, *s. f.* (J. C. Cairns) (trabécule ; gr. *ektomê*, ablation) [angl. ***trabeculectomy***]. Opération de microchirurgie oculaire destinée au traitement du glaucome chronique. Elle consiste dans l'ablation des structures trabéculaires du canal de Schlemm. L'altération de ce réseau trabéculaire, situé dans l'angle iridocornéen, qui filtre normalement l'humeur aqueuse s'écoulant de la chambre antérieure vers le réseau veineux entourant la sclérotique, forme en effet obstacle à l'évacuation de l'humeur aqueuse.

TRABÉCULOTOMIE, *s. f.* (Harms, de Tübingen ; A. Brachet et A. Dubois-Poulsen) (trabécule ; gr. *tomê*, section) [angl. ***trabeculotomy***]. Syn. *opération de Barkan.* Opération de microchirurgie oculaire destinée au traitement du glaucome chronique. Elle consiste dans l'ouverture, au moyen d'une sonde, de la partie interne du canal de Schlemm dont l'obstruction empêchait l'écoulement de l'humeur aqueuse. V. *trabéculectomie.*

TRABUCCO. V. *Castillo (del), Trabucco et H. de la Balze (syndrome de).*

TRAÇABILITÉ, *s. f.* [angl. ***traceablity***]. « Aptitude à retrouver l'historique, l'utilisation ou la localisation d'une entité au moyen d'identifications enregistrées ». (Norme EN ISO8402).

TRACEUR, *s. m.* V. *marqueur.*

TRACHÉAL INVERSE (signe) (Hirtz). Soulèvement de la trachée et du larynx à chaque battement systolique ; signe d'anévrisme de la convexité de la crosse de l'aorte.

TRACHÉE, *s. f.* (gr. *trakhéia,* de *trakhus*, rude, raboteux) [TA et angl. ***trachea***]. Syn. désuet *trachée-artère.* Conduit aérien fibro-cartilagineux situé entre le larynx et les bronches **• 👁 carotide, parathyroïde •**.

TRACHÉE (signe de la) (Oliver, 1878) [angl. ***tracheal tugging***]. Syn. *signe de Mac Donnel, signe d'Oliver.* Secousse brusque de haut en bas imprimée au tube laryngo-trachéal par les battements d'un anévrisme de la crosse de l'aorte. V. *Cardarelli (signe de).*

TRACHÉITE, *s. f.* (gr. *trakhéia*, trachée, de *trakhus*, raboteux) [angl. ***tracheitis***]. Inflammation de la trachée. Elle accompagne généralement, soit une laryngite, soit une bronchite.

TRACHELHÉMATOME, *s. m.* (gr. *trakhêlos*, cou ; *haïma*, sang) [angl. ***trachelhaematoma***]. Hématome du sterno-cléido-mastoïdien, déterminé, chez le nouveau-né, par les tiraillements et la rupture de ce muscle au moment de l'accouchement. Il se présente sous forme d'une tumeur plus ou moins volumineuse occupant la gaine du muscle et s'accompagnant de torticolis. La guérison complète a généralement lieu au bout de quelques mois.

TRACHÉLISME, *s. m.* (Marshall Hall) [angl. ***trachelism***]. Contraction spasmodique des muscles du cou, pendant l'attaque d'épilepsie, entraînant la gêne de la circulation veineuse, d'où la turgescence de la face, la protrusion et la morsure de la langue, etc.

TRACHÉLOPLASTIE, *s. f.* (gr. *trakhêlos*, cou, col ; *plassein*, former) [angl. ***tracheloplasty***]. Réfection chirurgicale du col utérin. V. *hystéroplastie.*

TRACHÉOBRONCHITE, *s. f.* [angl. ***tracheobronchitis***]. Trachéite accompagnée de bronchite. — ***t. fulgurante*** (Le Mée et L.-G. Richards, 1934). Affection des nourrissons et des jeunes enfants caractérisée par un début brutal, une fièvre élevée et des accès de suffocation avec stridor inspiratoire, voix rauque et toux aboyante. La laryngoscopie montre au-dessous de la glotte des sécrétions épaisses, gluantes et adhérentes. Le germe est le streptocoque hémolytique.

TRACHÉOCÈLE, *s. f.* (gr. *trakhéia*, trachée ; *kêlê*, tumeur) [angl. ***tracheocele***]. Tumeur gazeuse du cou formée par un épanchement limité d'air en communication avec la trachée.

TRACHÉOMALACIE, *s. f.* (Rose) (gr. *trakhéia*, trachée ; *malakia*, mollesse) [angl. ***tracheomalacia***]. Ramollissement de la trachée par dégénérescence des cartilages.

TRACHÉOPATHIE OSTÉOPLASTIQUE (Dalgaard, 1947) [angl. ***tracheopathia osteoplastica***]. Ossification pathologique de la trachée et des bronches siégeant dans la sous-muqueuse, entraînant une toux, des hémoptysies et parfois une obstruction respiratoire.

TRACHÉOPLASTIE, *s. f.* [angl. ***tracheoplasty***]. Opération chirurgicale destinée à fermer une ouverture de trachéotomie ou à remplacer, par une greffe cutanée, un segment rétréci de la trachée.

TRACHÉOSCOPIE, *s. f.* (gr. *trakhéia*, trachée ; *skopein*, examiner) [angl. ***tracheoscopy***]. Examen de la cavité de la trachée à l'aide d'un instrument analogue au laryngoscope, introduit soit par la bouche, soit par une ouverture faite par trachéotomie.

TRACHÉOSTÉNOSE, *s. f.* (gr. *trakhéia*, trachée ; *sténos*, étroit) [angl. ***tracheostenosis***]. Rétrécissement de la trachée.

TRACHÉOSTOMIE, *s. f.* (Sébileau) (gr. *trakhéia*, trachée ; *stoma*, bouche) [angl. ***tracheostomy***]. Variété de trachéotomie dans laquelle on fixe par 2 points de chaque côté les parois de la brèche trachéale aux bords de l'incision cutanée.

TRACHÉOTOMIE, *s. f.* (gr. *trakhéia*, trachée ; *tomê*, section) [angl. ***tracheotomy***]. Incision chirurgicale de la trachée. Suivie de la mise en place d'une canule trachéale, elle est pratiquée en cas d'obstacle laryngé empêchant l'air d'arriver aux poumons et lorsque la ventilation pulmonaire est gênée par des sécrétions trachéobronchiques que l'on pourra aspirer par la canule.

TRACHOME, *s. m.* (gr. *trakhus*, raboteux) [angl. ***trachoma***]. Granulations de la *conjonctivite granuleuse.* — Par extension, nom donné actuellement à cette maladie. Affection contagieuse, endémique dans les pays chauds et en voie de développement, où elle constitue un véritable fléau social. Elle est due à une petite bactérie, *Chlamydia trachomatis,* transmise par les mouches et les objets de toilette. Elle est caractérisée par le développement de granulations, de papilles charnues, de follicules dans les culs-de-sac conjonctivaux, avec inflammation de la conjonctive bulbaire. Elle peut se compliquer de lésions de la cornée (pannus) qui sont souvent la cause d'un trouble plus ou moins marqué de la vision. V. *Chlamydia* et *TRIC (agent).*

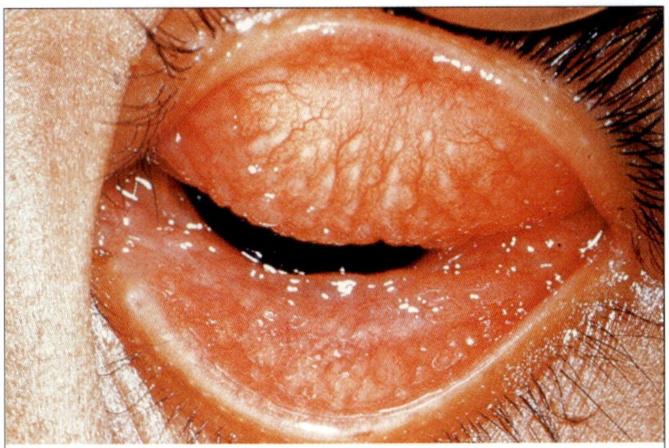

Trachome

TRACHYONYCHIE, *s. f.* (gr. *trakhus*, raboteux ; *onux*, ongle) [angl. ***trachyonychia***]. Aspect rugueux de la tablette unguéale.

TRACTION, *s. f.* [angl. ***traction***]. Le fait de tirer, d'étirer. V. *élongation 2°.*

TRACTOTOMIE, *s. f.* (lat. *tractus*, traînée ; gr. *tomê*, section) [angl. ***tractotomy***]. Section d'un faisceau de fibres nerveuses dans le système nerveux central. V. *pédonculotomie.*

TRACTOTOMIE PÉDONCULAIRE SPINOTHALAMIQUE [angl. ***spinothalamic tractotomy***]. Section du faisceau des sensibilités thermique et douloureuse dans le pédoncule cérébral.

TRACTOTOMIE PYRAMIDALE MÉSENCÉPHALIQUEou **PÉDONCULAIRE** [angl. ***pyramidal tractotomy***]. Section du faisceau pyramidal, voie de la motricité, dans le pédoncule cérébral.

TRACTOTOMIE TRIGÉMINALE (Olof Sjöqvist, 1938) [angl. ***trigeminal tractotomy***]. Syn. *opération de Sjöqvist.* Section de la racine descendante sensitive du trijumeau dans son trajet bulbo-spinal ; opération préconisée dans la névralgie faciale.

TRACTUS, *s. m.* (en lat. traînée) [angl. ***tractus***] (anatomie normale et pathologique). Filament ou faisceau de fibres qui se trouvent à la surface ou dans l'épaisseur d'une partie de l'organisme.

TRADUCTION, *s. f.* [angl. ***translation***] (génétique). Synthèse d'un polypeptide à partir d'un ARN messager : deuxième temps de la transmission de l'information génétique dont le premier est la *transcription.* V. ce terme et *ribonucléique (acide).*

TRAGUS, *s. m.* (gr. *tragos*, bouc) [TA et angl. ***tragus***]. Languette cartilagineuse située en avant de l'orifice du conduit auditif externe. V. *auricule 1°* • 👁 **auricule** •.

TRAINING AUTOGÈNE (Johannes Schultz, all., vers 1920) (angl. *training*, entraînement) [angl. ***autogenous training***]. Syn. *méthode de Schultz.* Méthode de relaxation (v. ce terme *2°*) utilisant l'autosuggestion et des exercices respiratoires.

TRAIT, *s. m.* (lat. *tractus*, tiré) [angl. ***trait***]. — 1° Élément transmis par l'hérédité. — 2° Caractère récessif présent dans une forme hétérozygote de maladie génétique. V. *tare.*

TRAITEMENT, *s. m.* [angl. ***treatment***]. Ensemble des prescriptions employées pour combattre une maladie. Le *t.* peut s'adresser à une affection aiguë ou viser à équilibrer un état chronique, même latent (diabète, hypertension artérielle) ; on peut traiter d'autre part des symptômes (douleur, insomnie) et le faire occasionnellement (souvent par automédication) ; il est également des *t.* préventifs (vitamines, vaccins) ; enfin, l'usage de moyens contraceptifs pourrait être, lui aussi considéré comme un *t.* — ***t. probabiliste.*** Prescription faite en raison de l'urgence, sans connaitre très exactement la cause de la maladie, laquelle pourra être précisée ultérieurement. P. ex. : antibiothérapie à large spectre pour une infection dont le germe est présumé sensible au traitement considéré. V. *prendre en charge.*

TRANCHÉES, *s. f. pl.* [angl. ***tormina***]. Coliques violentes. — *t. utérines.* Vives douleurs siégeant dans l'utérus qui se contracte après l'accouchement pour expulser placenta et caillots.

TRANEXAMIQUE (acide) [angl. ***tranexamic acid***]. V. *antifibrinolytique.*

TRANQUILLISANT, ANTE, *adj.* [angl. ***tranquilizer***]. Syn. *antinévrotique, anxiolytique.* Qui calme l'anxiété. — *s. m.* Médicament qui possède cette propriété (p. ex. : méprobamate) ; les *t.* font partie des psycholeptiques.

TRANSAMINASE, *s. f.* [angl. ***transaminase, aminopherase***]. Syn. *aminophérase, aminotransférase.* Enzyme sous l'influence de laquelle s'effectue la transamination (v. ce terme). Il en existe plusieurs variétés ; les mieux connues sont la *t.* aspartique-cétoglutarique ou *t.* glutamique-oxalacétique [angl. ***Glutamic Oxaloacetic Transaminase***] (TGO ou GOT), appelée aussi maintenant aspartate-aminotransférase (AST ou ASAT) et la *t.* glutamique-pyruvique [angl. ***Glutamic-Pyruvic Transaminase***] (TGP ou GPT), appelée aussi alanine-aminotransférase (ALT ou ALAT). La première se trouve surtout dans le myocarde et aussi dans les muscles squelettiques, le cerveau, le foie et le rein ; la seconde dans le foie et les muscles squelettiques. Lorsqu'un de ces organes est frappé de nécrose, l'enzyme qu'il contient est libérée et le taux des *t.* s'élève dans le sang ; en particulier celui de la TGO ou ASAT dans les premiers jours de l'évolution de l'infarctus du myocarde (La Due, Wroblewski et Karmen, 1954) et celui des deux *t.* au cours des hépatites toxiques et infectieuses. Le taux normal maximum de chacune des deux transaminases est égal ou inférieur à 30 unités internationales/litre.

TRANSAMINATION, *s. f.* (Braunstein et Kritzmann, 1937) [angl. ***transamination***]. Réaction chimique consistant dans l'échange de la fonction aminée d'un α-amino-acide contre la fonction cétone d'un α-céto-acide. Elle joue un rôle important dans le métabolisme des protéines. V. *transaminase.*

TRANSCOBALAMINE, *s. f.* **(TC)** (Pithey, Beard, 1954) [angl. ***transcobalamin***]. Nom générique de diverses mucoprotéines sériques (α_1 et β-globuline) fixant et véhiculant la vitamine B_{12} (ou cyanocobalamine).

TRANSCORTINE, *s. f.* [angl. ***transcortin***]. Syn. *CBG, Cortisol-* ou *Corticosteroid Binding Globulin.* Alphaglobuline sanguine assurant le transport du cortisol.

TRANSCRIPTASE INVERSE ou **REVERSE** [angl. ***reverse transcriptase***] (Baltimore D., Temin H., 1970) (ainsi nommée parce qu'elle permet la transcription d'une chaîne d'ADN sur une chaîne d'ARN, opération inverse de celle qui se produit dans la cellule normale). Syn. *polymérase H* (H pour hybride), *ADN polymérase-ARN dépendante.* Enzyme associée aux virus cancérogènes, à ceux de certaines leucémies et à celui du sida (VIH). Elle permet à ce virus à ARN de s'intégrer aux chromosomes de la cellule qu'il infecte et qui sont formés d'ADN. En effet, grâce à la *t. i.*, l'ARN du virus forme, par replication, un acide nucléique hybride à double chaîne hélicoïdale comportant, avec la chaîne simple d'ARN du virus, une chaîne simple d'ADN calquée sur la précédente (ADN-c : copie d'ADN). Cet hybride va se repliquer pour former un autre acide nucléique à double chaîne d'ADN dont chacune est copiée sur la chaîne d'ADN précédente. Cette double chaîne d'ADN va s'incorporer au chromosome de la cellule infectée et se substituer à l'ADN de cette cellule pour diriger, par le procédé habituel des ARN messagers, la synthèse des protéines virales qui vont constituer de nouveaux virions. La *t. i.* est inhibée notamment par l'azidothymidine, la didéoxycytidine et la didéoxyinosine. V. ces termes, *virus, provirus* et *virus oncogène.*

TRANSCRIPTION, *s. f.* (lat. *trans,* à travers ; *scribo,* j'écris) [angl. ***transcription***] (génétique). Copie d'une chaîne simple d'ARN (ARN messager) à partir d'un brin d'ADN complémentaire par l'ARN-polymérase. Premier temps de la transmission de l'information génétique dont le deuxième est la *traduction.* V. ce terme, *promoteur* et *ribonucléique (acide).*

TRANSCUTANÉ, E, *adj.* V. *percutané.*

TRANSDUCTION, *s. f.* (lat. *transductio*, action de faire passer) [angl. ***transduction***]. — 1° (Zinder et Lederberg, 1952) (bactériologie). Transfert, par un bactériophage, de matériel génétique entre deux bactéries. — 2° (physiologie) Transformation, au niveau d'un récepteur sensoriel, d'un signal physique en influx nerveux. — 3° *t. cellulaire.* Transmission d'un signal émanant d'un ligand et ayant activé un récepteur de membrane, vers les effecteurs intracellulaires (enzymes, canaux ioniques). Elle fait intervenir les protéines G et l'adénylate-cyclase. V. ces termes.

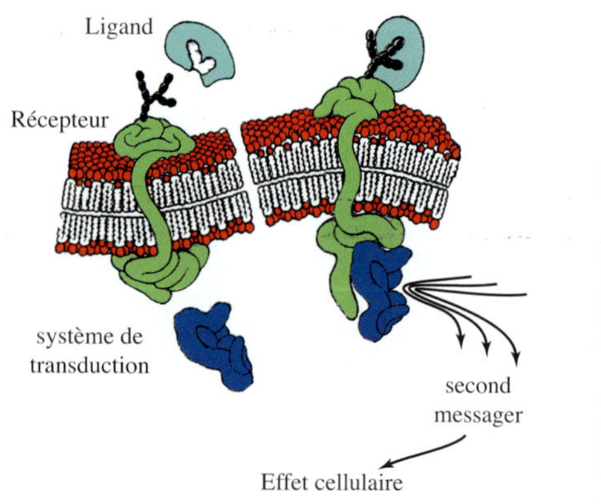

Transduction

TRANSFECTION, *s. f.* [angl. ***transfection***]. Introduction d'un fragment d'acide désoxyribunocléique dans une cellule étrangère ; transfert de gène.

TRANSFÉRASE, *s. f.* [angl. ***transferase***]. Enzyme catalysant le transfert d'une fonction chimique d'un corps à un autre : fonction acide (transacylase), aldéhyde (transaldolase), cétonique (transcétolase), etc. P. ex. : la créatine-kinase, les aminotransférases (ou transaminases).

TRANSFERRINE, *s. f.* (lat. *trans,* à travers ; *ferrum*, fer) [angl. ***transferrin***]. Syn. *sidérophiline.* Protéine (β-globuline) du plasma sanguin qui fixe le fer et le transporte aux différents organes ; ce fer circulant est peu abondant ; il se renouvelle très vite. Normalement 1/3 seulement de la *t.* est combiné au fer ; cette proportion augmente, parfois jusqu'à saturation, lors d'une surcharge en fer de l'organisme (v. *glucidogramme* et *récepteur soluble de la transferrine*). — La *capacité de fixation du fer* par la *t.* est de 250 à 410 µg/100 mL, ou 44,8 à 73,4 µmol/L. — *coefficient ou taux de saturation de la t.* Rapport du fer sérique à la capacité totale de fixation du fer par le sérum. Il est normalement de 0,35 ; il est abaissé dans les anémies par carence, élevé dans les syndromes hémolytiques et l'anémie de Biermer et surtout dans les hémochromatoses (0,80 à 1). V. *capacité de fixation en fer du sérum (épreuve de). — groupe* ou *système des transferrines.* V. *groupes sanguins.* — ***transferrine déficiente en hydrate de carbone*** [angl. ***Carbohydrate Deficient Transferrin, CDT***]. Syn. *transferrine désialylée, transferrine déglycosylée.* Ensemble de 3 isomorphes de la *t.* normalement indétectables (par RIA ou EIA) dans le sang et qui augmentent notablement en cas de consommation d'alcool éthylique excessive et chronique (supérieure à 60-80 g d'alcool par jour pendant au moins huit jours). C'est un marqueur très spécifique et très sensible de l'alcoolisme chronique, contrairement à la gamma-glutamyl transférase et au volume globulaire moyen.

TRANSFERT, *s. m.* [angl. ***transference***] (psychanalyse). Acte par lequel un malade reporte sur son médecin les sentiments d'affection ou d'hostilité qu'il éprouvait, dès l'enfance et de manière latente, pour une autre personne (le plus souvent un de ses parents). V. *contre-transfert.*

TRANSFERT NORMAL DES LYMPHOCYTES (test du). V. *lymphocytes (test du transfert normal des).*

TRANSFORMATION BLASTIQUE DES LYMPHOCYTES *IN VITRO*. V. *lymphocytes (transformation des — in vitro).*

TRANSFORMATION LYMPHOBLASTIQUE (test de la) (TTL). V. *lymphocytes (transformation des — in vitro).*

TRANSFORMATION DES LYMPHOCYTES *IN VITRO*. V. *lymphocytes (transformation des — in vitro).*

TRANSFUSEUR-TRANSFUSÉ (syndrome) [angl. ***twin-to-twin transfusion syndrome***]. Complication des grossesses gémellaires monozygotes (v. ce terme) monochorioniques. À travers des anastomoses placentaires, le « donneur » devient hypovolémique à l'opposé du « receveur ». Le diagnostic est échographique : chez le « receveur », hydramnios, vessie pleine en permanence, taille plus grande que le jumeau. Le risque de lésions neurologiques y est très élevé. Il existe des possibilités de corriger cette situation en intervenant au laser sur la circulation fœto-placentaire, ou/et en déclenchant l'accouchement avant terme (souvent par césarienne).

TRANSFUSION, *s. f.* (lat. *transfundere,* transvaser) [angl. ***blood transfusion***]. Syn. *perfusion sanguine.* Injection intraveineuse lente, chez l'homme, d'une quantité plus ou moins importante de sang humain, autrefois frais (*t.* de bras à bras) ou actuellement conservé. Dans cette *allotransfusion* (gr. *allos*, autre) le sang transféré provient d'un autre individu (donneur) ; dans l'*autotransfusion* (gr. *autos*, lui-même) le sang injecté a été prélevé, dans un premier temps, sur le sujet lui-même *(a. différée* ou *programmée)* ou récupéré sur lui au cours d'une intervention *(t. autologue peropératoire).* — La *t.* peut être faite avec du sang total ou avec sa fraction globulaire isolée : on injecte alors, selon les cas, soit l'ensemble des éléments figurés, soit seulement les hématies, les leucocytes ou les plaquettes ; ou encore la *t.* peut n'apporter que certains éléments du plasma. La *t.* doit toujours être faite en respectant les règles de la compatibilité sanguine (v. ce terme). Elle est utilisée dans le traitement des hémorragies importantes, du choc, de certaines maladies de sang (anémies surtout). V. *groupes sanguins, plasmaphérèse, cytaphérèse* et *leucaphérèse.* — ***t. intramédullaire.*** *T.* réalisée en injectant le sang dans la moelle d'un os (sternum, tibia) ; technique d'exception.

TRANSFUSIONNEL, ELLE, *adj.* [angl. ***transfusional***]. Qui se rapporte à la transfusion.

TRANSGENÈSE, *s. f.* [angl. ***transgenesis***]. Mutation génétique. V. *mutation.*

TRANSGÉNIQUE, *adj.* [angl. ***transgenic***]. Ayant subi une mutation (v. ce terme) génétique.

TRANSILLUMINATION, *s. f.* [angl. ***transillumination***]. Syn. *diaphanoscopie, diascopie.* Procédé d'examen qui consiste à éclairer par transparence certaines parties du corps (sinus de la face, testicules, lèvres, doigts, etc.), le sujet étant dans une pièce obscure.

TRANSIT LIPIDIQUE (épreuve du). V. *Warter et Métais (épreuve de).*

TRANSIT DE LA VITAMINE B_{12} MARQUÉE (épreuve ou test du) (Glass, 1954) [angl. ***radioactive vitamine B_{12} uptake test***]. Mesure de la radioactivité hépatique, par scintigraphie, 8 jours après l'ingestion de vitamine B_{12} marquée. Elle permet d'étudier l'absorption de cette vitamine et l'activité du facteur intrinsèque. Chez le sujet normal, le chiffre obtenu est supérieur à 1 000 coups par minute. Dans la maladie de Biermer, du fait de l'absence de facteur intrinsèque, la vitamine B_{12} est mal absorbée et le chiffre est inférieur à 200 ; mais il devient normal si on ajoute, à la vitamine B_{12} ingérée, le facteur intrinsèque. V. *Schilling (test de).*

TRANSLOCATION, *s. f.* (lat. *trans,* exprimant le changement de lieu ; *locare,* placer) [angl. ***translocation***] (génétique). — 1° Aberration chromosomique (v. ce terme) consistant en transfert d'un segment de chromosome ou d'un chromosome entier, à un chromosome d'une autre paire. Lorsque la *t.* se fait sans perte de gène, on dit qu'elle est *équilibrée* ; elle est *réciproque* lorsqu'un échange de segments a lieu entre deux chromosomes de paires différentes. — La *t. robertsonienne* [angl. ***robertsonian t.***] est réalisée par la fusion des deux bras longs de deux chromosomes acrocentriques, au niveau de leurs centrosomes, aboutissant à un chromosome unique et métacentrique. — La *t.* entraîne, dans la transmission des gènes, des perturbations qui se manifestent dans les croisements ultérieurs (mutation). Cette anomalie de structure des chromosomes est responsable de certaines maladies par aberration chromosomique (v. ce terme). — ***t. 9/22.*** V. *chromosome Philadelphie 1.* — ***t. 22/13.*** V. *polydyspondylie.* — ***t. 21/21*** et ***21/15.*** V. *trisomie 21.* — 2° Déplacement d'un ribosome le long de la molécule d'ARN-messager, d'un codon au codon voisin, réalisant la fixation successive des différents acides aminés dont la chaîne constituera la protéine synthétisée par le ribosome. V. *ribosome* et *ribonucléique (acide).*

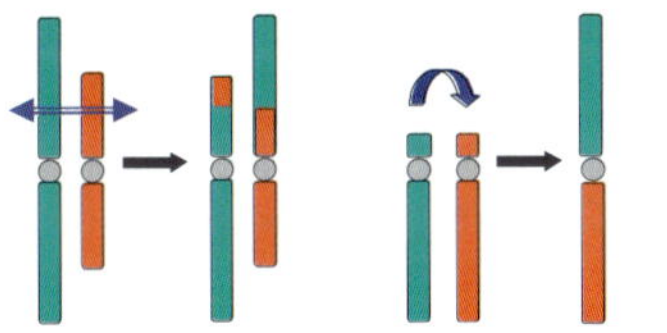

Translocation réciproque | Translocation robertsonienne

Translocation

TRANSLOQUÉ, ÉE, *adj.* (génétique). Qui se rapporte à la translocation (v. ce terme).

TRANSMEMBRANAIRE, *adj.* [angl. ***transmembrane***]. Qui traverse une membrane. P. ex. : certaines protéines possédant des domaines particuliers qui passent à travers la membrane cellulaire.

TRANSMÉSOCOLIQUE, *adj.* Qui traverse le mésocôlon. — *gastro-entérostomie t.*

TRANSMÉTHYLATION, *s. f.* [angl. ***transmethylation***]. Réaction chimique par laquelle le radical méthyle (CH_3) d'une substance est transféré sur une autre.

TRANSMURAL, ALE, *adj.* (lat. *trans,* exprimant la traversée ; *murus,* paroi) [angl. ***transmural***] (cardiologie). Se dit d'une lésion myocardique intéressant toute l'épaisseur du muscle cardiaque, de l'endocarde au péricarde.

TRANSORBITOME, *s. m.* V. *lobotomie transorbitaire.*

TRANSPÉRITONÉAL, ALE, *adj.* [angl. ***transperitoneal***]. Qui traverse le péritoine. — Se dit de la façon d'aborder certains organes profonds de l'abdomen (reins, pancréas) par une laparotomie.

TRANSPIRATION, *s. f.* (lat. médiéval *transpiratio*) [angl. ***transpiration***]. Sécrétion de la sueur. V. *perspiration* et *sudation.*

TRANSPLANT, *s. m.* [angl. ***transplant***]. V. *transplantation.*

TRANSPLANT (crise ou rejet du). V. *rejet de greffe (phénomène du).*

TRANSPLANTATION, *s. f.* [angl. ***transplantation***]. Greffe d'un organe fonctionnel (transplant : rein, cœur, poumon, foie, etc.) d'un individu à un autre avec rétablissement de la continuité des gros vaisseaux. V. *greffe* et *mort encéphalique.* — ***t. allogénique.*** V. *t. homologue.* — ***t. autologue.*** Syn. *auto-t. T.* dans laquelle ce qui est prélevé est greffé sur le même sujet. — ***t. hérérologue*** ou ***xénogénique.*** Syn. *hétéro-t. T.* dans laquelle l'organe prélevé est emprunté à un sujet d'espèce différente. — ***t. homologue*** ou ***allogénique.*** Syn. *homo-t. T* dans laquelle l'organe greffé (homotransplant) est prélevé sur un sujet de la même espèce mais de formule génétique différente. — ***t. isologue*** ou ***isogénique.*** Syn. *iso-t. T.* dans laquelle l'organe greffé est prélevé sur un jumeau monozygote ou bien au laboratoire, sur un animal de même race pure ; c.-à-d. sur un sujet de même espèce ayant la même formule génétique. — ***t. xénogénique.*** V. *t. hétérologue.*

TRANSPLANTATION MUSCULAIRE [angl. ***muscular transplantation***]. Changement d'insertion musculaire ou tendineuse destiné à pallier une déficience motrice.

TRANSPLEURAL, ALE, *adj.* [angl. ***transpleural***]. Qui traverse la plèvre. — Se dit d'une méthode qui consiste à aborder certains organes, thoraciques ou abdominaux, en passant à travers la plèvre.

TRANSPORTEUR D'HYDROGÈNE [angl. ***hydrogen carrier***]. Série de corps capables de passer facilement de leurs formes oxydées à leurs formes réduites et inversement. Leur rôle, essentiel dans la respiration cellulaire, selon la conception de Wieland, est de capter l'hydrogène libéré et activé par les *déshydrases,* puis de le restituer progressivement, pour qu'il s'unisse à l'oxygène fixé par le *cytochrome,* en produisant une énergie utilisable par la cellule.

TRANSPORTEUR MÉCANIQUE [angl. ***mechanical vector***] (parasitologie). Hôte intermédiaire transmettant une infection sans que, dans son organisme, le germe hébergé subisse d'évolution (par opposition à *vecteur*).

TRANSPORTS (mal des) [angl. ***motion sickness***]. Syn. *cinépathie, cinétose.* Malaise généralisé s'accompagnant de bâillements, de nausées, de vomissements, de pâleur, de sueurs, de lipothymies, provoqué chez le passager par les mouvements de son véhicule (bateau, avion, voiture) et en rapport avec l'excitation du labyrinthe. Selon les cas, il s'agit de *mal de mer, de l'air, d'auto,* etc. V. *ochopathie.*

TRANSPOSITION ARTÉRIELLE ou DES GROS VAISSEAUX [angl. ***transposition of the great vessels***]. Syn. *discordance ventriculo-artérielle.* Anomalie des rapports entre l'origine des gros vaisseaux (aorte et artère pulmonaire) et leurs ventricules respectifs. Elle peut être *totale,* l'aorte naissant du ventricule droit et l'artère pulmonaire du ventricule gauche ou *partielle,* un des deux troncs artériels partant du ventricule qui, normalement, n'est pas le sien et l'autre naissant soit en position normale, soit à cheval sur les 2 ventricules. La *t. a.* n'est viable qu'associée à une communication entre le domaine du sang oxygéné et celui du sang veineux : communication interatriale, interventriculaire ou canal artériel persistant. Elle se manifeste cliniquement par un tableau de maladie bleue sévère, spontanément mortelle en moyenne dans les 2 premières années de la vie par anoxémie ou par défaillance cardiaque. Les syndromes de Taussig-Bing et de Beuren (v. ces termes) sont des variétés de *t. partielle.* La *t.* est « *corrigée* » (double discordance) quand, malgré la disposition anormale du pédicule vasculaire, l'artère pulmonaire est alimentée par le ventricule veineux (dont la structure interne est celle du ventricule gauche et qui communique avec l'oreillette (ou atrium) droite par un orifice à valve bicuspide) et l'aorte par le ventricule artériel (qui a la configuration intérieure du ventricule droit et communique avec l'oreillette (ou atrium) gauche par un orifice à valve tricuspide). Le fonctionnement du cœur est alors normal. La *t.* est « *dite corrigée* » lorsque la disposition précédente est rendue fonctionnellement imparfaite par des malformations cardiaques associées, surtout cyanogènes. — Certains auteurs réservent le nom de *t.* à une anomalie des situations respectives de l'aorte et de l'artère pulmonaire à leur origine, leurs rapports antéro-postérieurs étant inversés ; l'aorte naît et chemine en avant de l'artère pulmonaire. Cette *t.* est souvent associée à une *permutation* des gros vaisseaux, l'aorte naissant du ventricule droit et l'artère pulmonaire du ventricule gauche et parfois à une *inversion* des cavités cardiaques, les cavités droites prenant la place de leurs homologues gauches. V. *Mustard (opération de)*, *Senning (opération de)*, *Blalock-Hanlon (opération de)*, *Rastelli (opération de)*, *détransposition*, *switch* et *auriculotomie ou atriotomie transseptale de Rashkind.*

TRANSPOSITION DES VISCÈRES. V. *inversion 1°.*

TRANSPOSON, *s. m.* [angl. ***transposon***]. V. *protovirus.*

TRANSSACCULAIRE, *adj.* (lat. *trans,* à travers ; *sacculus,* petit sac). À travers un sac (anévrismal, p. ex.), ou à travers le saccule.

TRANSSEXUALISME, *s. m.* [angl. ***transsexualism***]. Syn. *dysphorie sexuelle.* « Sentiment éprouvé par un individu normalement constitué d'appartenir au sexe opposé, avec désir intense et obsédant de changer d'état sexuel, anatomie comprise, pour vivre sous une apparence conforme à l'idée qu'il s'est faite de lui-même » (Alby, 1956). Il s'agit d'un état pour lequel des explications génétiques ont été recherchées. V. *antigène Hy.*

TRANSSUDAT, *s. m.* (lat. *trans,* à travers ; *sudare,* suer) [angl. ***transudate***]. Liquide organique pauvre en protéines suintant au niveau d'une surface *non enflammée* (peau, muqueuse, séreuse) et obéissant seulement à des lois mécaniques. V. *exsudat.*

TRANSSYNAPTIQUE, *adj.* [angl. ***transsynaptic***]. À travers la synapse (v. ce terme 1°).

TRANSTHYRÉTINE (TTR), *s. f.* [angl. ***transthyretin***] (ainsi nommée car elle peut fixer et *trans*porter la *thy*roxine et la *réti*nol binding protein, protéine porteuse de la vitamine A_1). Syn. désuets *TBPA, thyroxin binding prealbumin, préalbumine.* Protéine sérique de 14 kd synthétisée par le foie. Elle constitue sous une forme génétiquement modifiée les dépôts amyloïdes caractérisant certaines amyloses familiales primitives (v. ce terme) telle la neuropathie amyloïde portugaise. Son taux sanguin normal est de 0,25 à 0,45 g/L.

TRANSURÉTRAL, ALE, *adj.* V. *endo-urétral.*

TRANSVATÉRIEN, ENNE, *adj.* [angl. ***transvaterian***]. À travers l'ampoule de Vater. — *drainage t.*

TRANSVESTISME, *s. m.* V. *travestisme.*

TRAPÈZE (muscle) (gr. *trapeza,* table) (TA *musculus trapezius*) [angl. ***trapezius muscle***]. Large muscle triangulaire du dos, tendu de la ligne médiane (de l'occipital à la 12e vertèbre thoracique) à la clavicule et à la scapula (omoplate). Innervé par le nerf accessoire, il est élévateur et adducteur de l'épaule • 👁 **muscle** •.

TRAPÈZE (syndrome du) (G. Huc). Douleur de la nuque due à une contracture de fatigue du trapèze et des muscles voisins. Elle est la conséquence d'une attitude vicieuse du rachis (cyphose cervico-dorsale) chez des sujets qui travaillent la tête penchée en avant.

TRAPPAGE, *s. m.* ou ***TRAPPING***, *s. m.* (ou ***air trapping***) (en angl., emprisonnement). Sortie difficile et lente de l'air hors des alvéoles pulmonaires pendant l'expiration, contrastant avec son entrée aisée et rapide pendant l'inspiration (l'air est pris au piège). Ce phénomène, observé surtout dans l'emphysème pulmonaire, est dû à l'obstruction bronchique et à la distension pulmonaire excessive ; il aboutit à une augmentation considérable du volume résiduel.

TRAPS. Acronyme anglais signifiant ***TNF Receptor superfamily 1A Associated Periodic Syndrome***. V. *fièvre familiale hibernienne.*

TRAQUAIR (syndrome de la jonction de) (T. Harry, brit., 1959). Association d'un scotome central situé du côté de la lésion et d'une encoche temporale controlatérale traduisant une lésion de la partie antérieure du chiasma optique.

TRAUBE (double ton de) (T. Ludwig, all., 1872) (allemand *Doppelton*) [angl. ***Traube's sign***]. Double bruit que l'on entend en auscultant l'artère fémorale, au triangle de Scarpa, en appuyant très légèrement le stéthoscope. Signe exceptionnel d'insuffisance aortique.

TRAUMA, *s. m.* (gr. *trauma,* blessure) [angl. ***trauma***]. Blessure. Lésion locale produite par une violence extérieure.

TRAUMATISME, *s. m.* [angl. ***traumatism***]. Conséquences locales et générales d'un trauma. Terme souvent utilisé à tort à la place de trauma.

TRAUMATOLOGIE, *s. f.* [angl. ***traumatology***]. Partie de la pathologie externe consacrée à l'étude des blessures (chirurgie d'urgence, accidents de la rue et de la route, accidents de travail, etc.).

TRAUMATOPNÉE, *s. f.* (gr. *trauma,* blessure ; *pnein,* respirer) (Fraser, 1859) [angl. ***traumatopnoea***]. Entrée et sortie généralement bruyantes de l'air par l'orifice d'une plaie thoracique mettant en communication la plèvre avec l'air extérieur (pneumothorax).

TRAVAIL, *s. m.* [angl. ***labour, work***] (obstétrique). Ensemble des phénomènes mécaniques douloureux qui constituent les deux premières périodes de l'accouchement : — 1° effacement et dilatation du col utérin ; — 2° l'expulsion du fœtus. — La 3e période est celle de l'expulsion des annexes, placenta et membranes. — *lit de t.* — *salle de t.* — ***déclenchement du t.*** Il utilise l'ocytocine, les prostaglandines ou la rupture artificielle des membranes.

TRAVAIL (accident du). V. *accident.*

TRAVAIL VENTILATOIRE (W) [angl. ***work of breathing***]. « Énergie mécanique fournie par la musculature ventilatoire pour vaincre la résistance de l'appareil thoraco-pulmonaire au débit aérien » (Jean Germouty). C'est le produit de la pression intrathoracique par les variations correspondantes du volume d'air contenu dans les poumons et les voies aériennes ; $W = P \times V$ exprimé en kilogramme-mètre par litre. V. *élastance pulmonaire.*

TRAVAIL VENTRICULAIRE [angl. ***ventricular work***] (cardiologie). Produit de la pression moyenne (en mm de Hg) de l'aorte (pour le ventricule gauche) ou de l'artère pulmonaire (pour le ventricule droit) par le débit cardiaque (en litres par minute) et par la constante 0,1332. Il est, normalement, de 75 joules/min pour le ventricule gauche et de 10 pour le droit.

TRAVERSÉE THORACO-BRACHIALE (syndrome de la). V. *scalène antérieur (syndrome du).*

TRAVESTISME, *s. m.* (travestir) [angl. ***transvestism***]. Syn. *transvestisme.* Adoption par un homosexuel ou un transsexuel des habitudes vestimentaires et sociales du sexe opposé. — ***t. masculin.*** V. *éonisme* et *paraphilie.*

TREATCHER-COLLINS (syndrome de) (T.-C. Edward, angl., 1862-1919). V. *Franceschetti (syndrome de).*

TREITZ (hernie de) (T. Wenzel, autr., 1819-1872) [angl. ***Treitz's hernia***]. Hernie d'une anse intestinale dans l'hiatus de Winslow, pouvant provoquer une occlusion par étranglement interne.

TRÉLAT (T. Ulysse, fr., 1828-1890). V. *Leser-Trélat (signe de).*

TRÉLAT (fracture de) [angl. ***Trélat's fracture***]. Variété de fracture unicondylienne du fémur. V. *Hoffa (fracture de).*

TRÉLAT (syndrome de) [angl. ***Trélat's syndrome***]. V. *Fèvre-Languepin (syndrome de).*

TRÉMATODES, *s. m. pl.* (gr. *trêma,* pertuis) [angl. ***Trematoda***]. Ordre de la classe des Plathelminthes et comportant les douves et les schistosomes.

TREMBLANTE DU MOUTON [angl. ***scrapie***]. V. *virus lents (maladie à)* et *scrapie.*

TREMBLEMENT, *s. m.* [angl. ***tremor***]. Syn. *trémulation, trépidation.* Agitation involontaire du corps en totalité ou en partie, par petites oscillations rapides, généralement compatible avec l'exécution des mouvements volontaires qui perdent seulement un peu de leur précision. — Le *t.* peut se manifester au repos (*t. statique* observé dans la maladie de Parkinson) [angl. ***rest tremor***] ; à propos d'un mouvement (*t. kinétique*), surtout s'il est dirigé dans un but défini (*t. intentionnel* de la sclérose en plaques) [angl. ***action tremor***] (*t.* cérébelleux). Ce peut être enfin un *t. d'attitude* ou *postural* [angl. ***postural tremor***] apparaissant seulement lors du maintien d'une attitude, souvent essentiel et héréditaire.

TRÉMOGÈNE, *adj.* Qui provoque le tremblement.

***TREMOR* (flapping)** (en angl. *to flap,* battre des ailes). V. *asterixis.*

TRÉMULATION, *s. f.* (lat. *tremulus,* tremblant). V. *tremblement.* — ***t. épileptoïde.*** V. *clonus.*

TRENAUNAY (T. Paul, fr., 1900). V. *Klippel-Trenaunay (syndrome de).*

TRENDELENBURG ou **TRENDELENBURG-BRODIE (manœuvre, procédé** ou **signe de)** (T. Friedrich, all.) (Brodie, 1846 ; Trendelenburg, 1890) [angl. ***Trendelenburg's test***]. Manœuvre destinée à mettre en évidence l'insuffisance valvulaire dans les varices superficielles de la jambe. Après avoir vidé, en élevant la jambe, la saphène variqueuse, on place l'index sur l'embouchure de la veine et on fait lever le malade : la saphène reste vide ; si on cesse la compression digitale, brusquement et de haut en bas, tout le paquet variqueux se remplit d'un seul coup.

TRENDELENBURG (opération de) (1908) [angl. ***Trendelenburg's operation***]. Ouverture de l'artère pulmonaire et extraction des caillots qui l'obstruent dans les cas d'embolie pulmonaire menaçant immédiatement l'existence.

TRENDELENBURG (position de) [angl. ***Trendelenburg's position***] (gynécologie). Syn. *position dorso-sacrée déclive.* Position dans laquelle, la malade reposant sur le dos, le bassin est plus élevé que les épaules. Elle avait été déjà recommandée par Guy de Chauliac au XIVe siècle et par Scultet au XVIIe siècle.

TRENDELENBURG (signes de) [angl. ***Trendelenburg's sign***]. — 1° V. *Trendelenburg (manœuvre de).* — 2° Signe de luxation congénitale de la hanche : pendant la marche, au moment de l'appui sur le membre luxé, le sujet déplace ses épaules vers le côté malade, d'où une « boiterie de l'épaule » caractéristique. — 3° Signe de luxation congénitale stabilisée de la hanche : dans la station à cloche-pied sur le côté malade, on observe une bascule du bassin, abaissé du côté sain, tandis que le tronc reste d'aplomb et la ligne des épaules horizontale. — 4° Le sujet étant debout sur une jambe, le bassin s'élève normalement du côté opposé. S'il descend, ce signe témoigne d'une faiblesse du muscle moyen fessier.

TRÉPAN, *s. m.* (gr. *trupaô,* je perce) [angl. ***trephine***]. Instrument en forme de vilebrequin destiné à percer les os et plus particulièrement ceux du crâne.

TRÉPANATION, *s. f.* [angl. ***trephining***]. Opération qui consiste à pratiquer un orifice dans un os, soit avec le trépan, soit avec la gouge et le maillet, soit à l'aide de tout autre instrument.

TRÉPANO-PONCTION, *s. f.* Ponction du ventricule latéral du cerveau pratiquée après trépanation.

TRÉPIDATION, *s. f.* (lat. *trepidare,* trembler) [angl. ***trepidation***]. V. *tremblement.* — ***t. épileptoïde*** ou ***spinale.*** V. *clonus.* — ***t. rotulienne.*** V. *rotule (clonus, danse ou phénomène de la).*

TRÉPIED MÉNINGITIQUE. Groupement des trois principaux signes du syndrome méningé : céphalée, vomissements, constipation.

TREPONEMA, *s. m.* (gr. *trépô,* je tourne ; *nêma,* fil) [angl. ***Treponema***]. Genre bactérien de la famille des *Spirochætaceæ.* Micro-organisme long de 6 à 14 µm, dont le corps spiralé, très grêle, cylindrique, présente environ 10 tours de spire réguliers et dont les extrémités pointues sont parfois munies d'un prolongement grêle. — ***T. pallidum*** (Schaudinn, 1905). Syn. *tréponème pâle* et (désuets) *Spirochæta pallida, bacille de Schaudinn.* Agent pathogène de la syphilis. — ***T. pertenue*** est l'agent du pian et ***T. cuniculi*** celui de la spirochétose vénérienne du lapin. V. *tréponémose.*

TRÉPONÉMATOSE, *s. f.* V. *tréponémose.*

TRÉPONÈME, *s. m.* Bactérie appartenant au genre *Treponema.* V. ce terme.

TRÉPONÉMICIDE, *adj.* [angl. ***treponemicidal***]. Qui détruit les tréponèmes.

TRÉPONÉMOSE, *s. f.* [angl. ***treponematosis***]. Syn. *tréponématose.* Nom générique des maladies causées par les tréponèmes, essentiellement la syphilis et le béjel *(Treponema pallidum),* le pian *(Treponema pertenue)* et le mal del pinto *(Treponema carateum).*

TRÉTINOÏNE, *s. f.* [angl. ***tretinoin***]. V. *acide rétinoïque.*

TREVES (T. Norman, amér., 1948). V. *Stewart et Treves (syndrome de).*

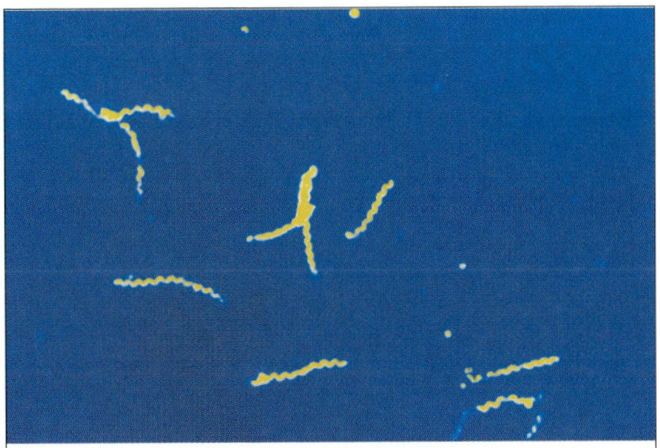

Tréponème pâle, agent de la syphilis

TRF, TRH. V. *facteur déclenchant la sécrétion de thyréostimuline.*

TRIADE DE... [angl. ***triad***]. Ensemble de trois éléments. V. au nom propre. P. ex. : triade de Fallot ; V. *Fallot (trilogie ou triade de).*

TRIAXIAL (système — de référence) (Bayley, 1944) [angl. ***triaxial reference system***] (électrocardiographie). Schéma construit en déplaçant, sans faire varier leurs directions, les trois côtés du triangle d'Einthoven, de façon à les faire se couper en un même point. Ces trois axes représentent les 3 dérivations standard de l'électrocardiogramme et limitent 6 secteurs dans lesquels on peut projeter le vecteur commun représentant l'axe électrique du cœur.

TRIBADISME, *s. m.* (gr. *tribas, ados,* tribade, de *tribein,* frotter) [angl. ***tribadism***]. Syn. *lesbianisme, saphisme.* Inversion de l'instinct sexuel chez la femme, se traduisant par la recherche de la satisfaction de cet instinct avec une personne du même sexe. V. *sexuels (comportements) déviants ou variants.*

TRIBO-ÉLECTRICITÉ, *s. f.* (gr. *tribein,* frotter) [angl. ***triboelectricity***]. Électricité développée par frottement.

TRIBOLOGIE, *s. f.* (gr. *tribein,* frotter ; *logos,* discours) [angl. ***tribology***]. Étude du frottement et de l'usure (en pathologie articulaire).

TRIBONDEAU (T. Louis, fr., 1872-1918). V. *Bergonié et Tribondeau (loi de).*

TRIC (agents). Initiales de l'angl. *Trachoma Inclusion Conjunctivitis* [angl. ***TRIC agents***]. Micro-organismes intermédiaires entre les virus et les bactéries, du groupe des *Chlamydias* (v. ce terme). Ce sont les agents du trachome, de la conjonctivite et de l'urétrite à inclusions ; ils sont proches de ceux de la psittacose et de la maladie de Nicolas-Favre.

TRICÉPHALE, *s. m.* (gr. *treis,* trois ; *képhalê,* tête) [angl. ***tricephalus***]. Groupe de monstres triples, présentant trois têtes distinctes.

TRICEPS, *adj.* (lat. *tris,* trois ; *caput,* tête) [angl. ***triceps***]. Qui a trois chefs. P. ex. : *muscle t. brachial ; muscle t. sural.* — V. *mollet* • 👁 **coude, muscle** •.

TRICHAUXIS, *s. m.* (gr. *thrix, trikhos,* cheveu ; *auxê,* augmentation). V. *hypertrichose.*

TRICHESTHÉSIE, *s. f.* (N. Vaschide et P. Rousseau, 1902) (gr. *thrix,* cheveu ; *aïsthêsis,* sensibilité) [angl. ***trichaesthaesia***]. Syn. *tricho-esthésie.* Mode particulier de la sensibilité que l'on observe au niveau des régions couvertes de poils. Des variations très légères (aiguilles dont le poids varie de 0,80 g à 0,005 g) sont généralement perçues lorsqu'elles portent sur la base d'un poil ; elles ne provoquent pas de sensation lorsqu'elles portent sur l'épiderme voisin.

TRICHIASIS, *s. m.* (gr. *thrix,* cheveu) [angl. ***trichiasis***]. — 1° Déviation congénitale ou acquise des cils en arrière vers le globe oculaire, sans participation de la paupière à cette déformation. L'irritation permanente de la conjonctive bulbaire et de la cornée, qui en résulte, est une cause de kératite et même d'entropion. — Lorsque les cils dirigés en arrière appartiennent à une ou plusieurs rangées de cils surnuméraires, l'affection prend le nom de *phalangose*. — 2° V. *trichosis.*

TRICHINE, *s. f.* (gr. *thrix*, cheveu) [angl. ***trichina***]. Syn. *Trichinella spiralis, Trichina spiralis* (Owen, angl., 1835). Nom commun d'un genre de ver *(Trichinella)* parasite de l'ordre des *Nématodes,* dont la forme adulte se rencontre dans l'intestin du porc. Les embryons, dès leur naissance, traversent la paroi de l'intestin et cheminent à travers l'organisme pour s'arrêter dans les muscles et principalement dans le diaphragme, les muscles intercostaux, ceux de l'œil, etc. Là, ils s'enkystent, passent à l'état larvaire et tombent en vie latente. — Ils ont été aussi trouvés chez l'homme, où ils provoquent la *trichinose.*

TRICHINELLA SPIRALIS (Raillet, 1896). Espèce de ver du genre *Trichinella.* V. *trichine.*

TRICHINELLOSE, *s. f.* V. *trichinose.*

TRICHINOSE, *s. f.* [angl. ***trichinosis***]. Syn. *trichinellose.* Maladie causée par l'ingestion de viande de porc trichinée. Survenant d'une façon épidémique, elle est très rare en France et dans les pays où l'on soumet la viande de porc à une cuisson prolongée. Elle a été provoquée parfois par l'ingestion de viande de sanglier ou de cheval (cette dernière consommée crue). Elle se manifeste d'abord par des troubles digestifs, puis par une fièvre élevée, une asthénie, des maux de tête, des crampes, des contractures musculaires, enfin par un œdème péri-orbitaire, gagnant parfois toute la face, les membres et le tronc. L'examen du sang montre une très forte élévation du taux des éosinophiles, une augmentation de celui des enzymes musculaires, enfin une réaction sérologique spécifique. La *t.* pouvait autrefois se terminer par la mort. V. *trichine.*

TRICHOBÉZOARD, *s. m.* (gr. *thrix*, cheveu ; bézoard) [angl. ***trichobezoar***]. Corps étranger de l'estomac (bézoard) formé par un amas de poils ou de cheveux. V. *bézoard.*

TRICHOCÉPHALE, *s. m.* (gr. *thrix*, cheveu ; *képhalê*, tête) [angl. ***trichocephalus***]. Syn. ancien *Trichocephalus hominis, Trichuris trichiura.* Nom commun d'un genre de ver *(Trichuris)* parasite de l'ordre des Nématodes dont la partie antérieure, très mince, a la finesse d'un fil et qui habite à l'état adulte le cæcum de l'homme.

TRICHOCÉPHALOSE, *s. f.* [angl. ***trichocephalosis***]. Maladie produite par les trichocéphales ; elle consiste en troubles intestinaux variés, accompagnés d'éosinophilie, parfois d'anémie. Le diagnostic repose sur la mise en évidence des œufs à l'examen parasitologique des selles.

TRICHOCLASIE, *s. f.* (gr. *thrix*, cheveu ; *klasis*, fracture) [angl. ***trichoclasis***]. Rupture des cheveux.

TRICHOCLASTIE, *s. f.* (gr. *thrix*, cheveu ; *klastos*, brisé) [angl. ***trichoclasty***]. Tic consistant à arracher ou à briser les cils, les sourcils, les poils de barbe ou les cheveux. V. *trichotillomanie.*

TRICHO-ÉPITHÉLIOME PAPULEUX MULTIPLE (Jarisch). Variété d'adénome sébacé symétrique de la face (v. ce terme).

TRICHO-ESTHÉSIE, *s. f.* V. *trichesthésie.*

TRICHOGÉNIQUE, *adj.* (gr. *thrix*, cheveu ; *génnan*, engendrer) [angl. ***trichogenous***]. Qui provoque le développement du système pileux.

TRICHOGRAMME, *s. m.* (gr. *trix*, *trikhos*, cheveu ; *gramma*, ligne, tracé) [angl. ***trichogram***]. Formule établie d'après l'examen microscopique de la racine d'un échantillonnage de cheveux, distinguant trois stades évolutifs successifs : — 1° *anagène* (période de croissance, durant 2 ans ; normalement 84 % des cheveux) ; — 2° auquel fait suite le stade *catagène* (20 jours, phase d'arrêt ; 1 %) ; — 3° le stade de repos ou *télogène* (4 mois ; 15 %).

TRICHOKINÉSIS, *s. m.* (gr. *thrix*, cheveu ; *kinêsis*, mouvement). V. *pili torti.*

TRICHOLEUCOCYTE, *s. m.* (gr. *thrix*, cheveu ; leucocyte) [angl. ***hairy cell, tricholeukocyte***]. V. *leucémie à tricholeucocytes.*

TRICHOMALACIE, *s. f.* (gr. *thrix*, cheveu ; *malakia*, mollesse). Maladie du cuir chevelu caractérisée, chez l'enfant, par une alopécie en plaques mal limitées, occipitales ou pariétales, portant quelques cheveux très larges et d'une extrême mollesse.

TRICHOMANIE, *s. f.* (gr. *thrix*, cheveu ; *mania*, folie) (Besnier). V. *trichophobie 2°* et *trichotillomanie.*

TRICHOME, *s. m.* V. *plique.*

TRICHOMONACIDE, *adj.* [angl. ***trichomonacidal***] et *s. m.* [angl. ***trichomonacide***]. Qui tue les trichomonas. P. ex. : les *nitro-5-imidazoles.*

TRICHOMONAS, *s. m.* (gr. *thrix*, cheveu ; *monas*, monade, unité) [angl. ***Trichomonas***]. Genre de protozoaire piriforme, à corps non spiralé, muni de 3 ou 5 flagelles antérieurs, parasite des cavités naturelles. — *T. vaginalis* (Donné, 1837). — *T. intestinalis* (Leuckart, 1879). V. *imidazole.*

TRICHOMONASE, *s. f.* [angl. ***trichomonasis***]. Infestation par des protozoaires du genre *Trichomonas.* La forme la plus fréquente est la *t.* uro-génitale, due à *Trichomonas vaginalis* : elle se manifeste chez la femme par une vaginite et chez l'homme par une urétrite discrète ; la *t.* intestinale (due au *Trichomonas intestinalis*) est très rare en France.

TRICHOMYCOSE, *s. f.* (gr. *thrix*, cheveu ; *mukês*, champignon) [angl. ***trichomycosis***]. Affection parasitaire de la tige du poil. — ***t. noueuse*** (Juhel-Rénoy). V. *piedra.* — ***t. vulgaire.*** V. *lépothrix.*

TRICHOMYCOSIS PALMELLINA. V. *lépothrix.*

TRICHONODOSIS, *s. m.* (gr. *thrix*, cheveu ; lat. *nodosus*, noueux) [angl. ***trichonodosis***]. Présence sur les cheveux de nodosités multiples d'origine traumatique.

TRICHOPHOBIE, *s. f.* (gr. *thrix*, cheveu ; *phobos*, crainte) [angl. ***trichophobia***]. — 1° Appréhension angoissante (phobie) de toucher certaines étoffes (velours, soie, etc.). — 2° Crainte excessive qu'éprouvent certaines femmes d'être défigurées par le développement exagéré du duvet normal du visage.

TRICHOPHYTIDE, *s. f.* [angl. ***trichophytid***]. Manifestation cutanée en rapport avec la trichophytie, sans présence habituelle du parasite à son niveau. V. *réaction seconde.*

TRICHOPHYTIE, *s. f.* (Hardy) (gr. *thrix*, cheveu ; *phuton*, végétal) [angl. ***trichophytosis***]. Maladie causée par le développement sur la surface cutanée d'un champignon parasite du genre *Trichophyton.* Il peut se localiser sur le cuir chevelu où il détermine la ***teigne tondante*** *(Trichophyton tonsurans, T. pterygoides, T. violaceum),* sur la barbe où il provoque le ***sycosis trichophytique*** et le ***kérion,*** sur les régions glabres *(T. ochraceum, T. megnini, T. violaceum)* où il donne l'***herpès circiné*** et sur les ongles atteints alors d'*onychomycose trichophytique.* — Il faut séparer des *trichophyties* la *teigne tondante à petites spores de Gruby-Sabouraud* (G., 1843), qui n'appartient pas à ce groupe ; elle est due à un champignon, *Sabouraudites (*ou *Microsporon) audouini,* qui n'est pas un trichophyton. V. *microsporie* et *tokelau.*

TRICHOPHYTON, *s. m.* [angl. ***Trichophyton***]. Genre de champignon parasite se développant sur la peau et ses annexes (poils, ongles) où il détermine les différentes trichophyties (v. ce terme). Il comporte de très nombreuses espèces, endo- ou ectothrix.

TRICHOPTILOSE, *s. f.* (gr. *thrix*, cheveu ; *ptilon*, plume) [angl. ***trichoptilosis***]. Syn. *trichorrhexie.* Altération des cheveux consistant en une sécheresse plus ou moins grande du poil qui se fend soit à son extrémité (cheveux fourchus), soit latéralement. Cette altération, parfois provoquée par des soins capillaires intempestifs, se rencontre dans diverses affections de la peau : trichophytie, séborrhée sèche ou même dans des maladies infectieuses graves.

TRICHO-RHINO-PHALANGIEN (syndrome) (A. Giedion, 1966) [angl. ***trichorhinophalangeal syndrome***]. Association héréditaire rare de malformations comportant : des cheveux clairsemés, un nez en poire et des doigts noueux et divergents. Les radiographies montrent un aspect conique des épiphyses des phalanges que l'on retrouve dans quelques maladies héréditaires. Ce syndrome serait voisin de la maladie de Thiemann ; c'est une variété d'acrodysplasie (v. ce terme). On distingue actuellement le type I, à transmission autosomique dominante et le type II, ou *syndrome de Langer-Giedion,* sporadique, caractérisé par des exostoses multiples et l'association d'un retard mental.

TRICHORRHEXIE, *s. f.* (gr. *thrix*, cheveu ; *rhêxis*, rupture) [angl. ***trichorrhexis***]. V. *trichoptilose*. — ***t. noueuse*** ou ***trichorrhexis nodosa.*** Syn. *cheveu en bambou.* Affection rare des cheveux, de nature indéterminée, parfois congénitale ou due, pour Sabouraud, à l'abus des lotions, savonnages, décolorations ou frisures ; les cheveux se gonflent en un ou plusieurs points, puis éclatent et se cassent à ce niveau. V. *Netherton (syndrome de).*

TRICHORRHEXOMANIE, *s. f.* (Galewski) (gr. *thrix*, cheveu *rhêxis*, rupture ; *mania*, folie) [angl. ***trichorrhexomania***]. Tic voisin de la trichotillomanie (v. ce terme), qui consiste à casser ses cheveux.

TRICHOSE, *s. f.* (gr. *thrix*, cheveu) [angl. ***trichosis***]. Terme générique désignant les maladies et anomalies des poils et des cheveux.

TRICHOSIS, *s. m.* (gr. *thrix*, cheveu) [angl. ***trichosis***]. Syn. *trichiasis.* Développement anormal de poils sur une partie du corps habituellement glabre et en particulier sur une muqueuse, par exemple sur celle de la vessie ou de l'urètre (kyste dermoïde). — ***t. de la caroncule.*** Développement exagéré des poils rudimentaires de la caroncule lacrymale.

TRICHOSPORIE, *s. f.* (Vuillemin, 1901). V. *piedra.*

TRICHOSPORON, *s. m.* (gr. *thrix*, cheveu ; *spora*, graine) [angl. ***Trichosporon***]. Genre de champignons dont certaines espèces peuvent devenir pathogènes chez l'homme, surtout en cas d'immunodépression. V. *piedra, Beigel (maladie de)* et *sida.*

TRICHOTHIODYSTROPHIE, *s. f.* (gr. *trix*, cheveu ; *théion*, soufre ; *dus*, difficulté ; *trophê*, nourriture) [angl. ***trichothiodystrophy***]. Association d'origine génétique de retard mental et d'un aspect cassant des cheveux qui sont rares, qui ont une teneur particulièrement pauvre en soufre et qui apparaissent constitués de bandes claires et sombres alternées au microscope polarisant.

TRICHOTILLOMANIE, *s. f.* (Hallopeau, 1889) (gr. *thrix*, cheveu ; *tillô*, j'arrache ; *mania*, folie) [angl. ***trichotillomania***]. Syn. *trichomanie* (Besnier), *alopécie par grattage, manie dépilatoire.* Geste automatique qui consiste à s'arracher les cheveux et les poils, observé chez certains sujets et qui peut avoir pour point de départ un prurit local. V. *trichoclastie.*

TRICHOTORTOSIS, *s. m.* (gr. *thrix*, cheveu ; lat. *tortus*, tordu). V. *pili torti.*

TRICHROMASIE, *s. f.* État d'un sujet trichromate (v. ce terme).

TRICHROMATE, *adj.* (gr. *trikhrômatos*, tricolore) [angl. ***trichromatic***]. Se dit de l'œil normal qui perçoit bien les trois couleurs fondamentales du spectre (rouge, vert, bleu — ou, pour certains, violet), ainsi que leurs nuances. — ***t. anormal.*** Se dit de l'œil qui distingue les trois couleurs fondamentales du spectre mais avec des modifications dans la perception de leurs intensités lumineuses relatives et peut-être de leur saturation. V. *protanomalie, deutéranomalie, dyschromatopsie* et *tritanomalie.*

TRICHURIS, *s. m.* (gr. *trix*, cheveu ; *oura*, queue) [angl. ***Trichuris***]. Genre de vers intestinaux (les trichocéphales) dont l'espèce *T. trichiura* infeste le cæcum humain, provoquant la trichocéphalose. V. ce terme.

TRICUSPIDE, *adj.* (lat. *tri*, trois ; *cuspis, cuspidis*, pointe) [angl. ***tricuspid***]. Se dit d'un orifice muni de trois valves. — L'*orifice t.* fait communiquer l'oreillette (ou atrium) et le ventricule droits. V. *insuffisance t.* et *rétrécissement t.*

TRICUSPIDIEN, IENNE, *adj.* [angl. ***tricuspid***]. Qui a rapport à l'orifice tricuspide du cœur. Mieux vaut dire : tricuspide.

TRICUSPIDITE, *s. f.* Inflammation de l'orifice tricuspide du cœur et de ses valves.

TRIDERMIQUE, *adj.* (gr. *treis*, trois ; *derma*, peau) [angl. ***tridermic***]. Qui a rapport aux trois feuillets du blastoderme (endoderme, mésoderme, ectoderme). — ***tumeur t.*** V. *embryome.*

TRIENCÉPHALE, *s. m.* V. *triocéphale.*

TRIEURS DE LAINE (maladie des) [angl. ***anthrax pneumonia***]. Broncho-pneumonie primitive causée par la bactéridie charbonneuse. V. *charbon.*

TRIGÉMINISME, *s. m.* [angl. ***trigeminy***]. V. *pouls trigéminé.*

TRIGGER ZONE (angl.). V. *zone déclic ou de déclenchement.*

TRIGLYCÉRIDE, *s. m.* [angl. ***triglyceride***]. Variété de lipide (*glycéride,* v. ce terme, qui est parfois employé, de même que celui de *graisse neutre,* comme synonyme de *t.*). Tri-ester du glycérol. Les *t.* existent dans le tissu adipeux et le sérum sanguin. Les *t.* sériques sont synthétisés dans l'épithélium de l'intestin grêle à partir des corps gras alimentaires digérés *(t. d'origine exogène)* et, dans le foie, en partie aux dépens du glucose *(t. d'origine endogène).* Ils passent dans la lymphe et le sang où, liés aux protéines sanguines, ils forment la majeure partie de la fraction la plus légère des lipoprotéines : des chylomicrons (pour les *t.* exogènes) et des pré-β-lipoprotéines ou lipomicrons (pour les *t.* endogènes). V. *lipidémie, lipémie, hyperlipidémie* et *hyperlipémie.*

TRIGLYCÉRIDÉMIE, *s. f.* (le terme de *glycéridémie* est parfois employé comme syn. de *t.*) [angl. ***triglyceridaemia***]. Présence et taux des triglycérides dans le sang. Normalement 0,40 g à 1,70 g/L. V. *triglycéride* et *hyperlipémie.*

TRIGONAL, ALE, *adj.* (gr. *treis*, trois ; *gônia*, angle) [angl. ***trigonal***]. Qui se rapporte à un trigone (cérébral, olfactif, vésical, p. ex.).

TRIGONE, *s. m.* (gr. *treis*, trois ; *gônia*, angle) (TA *trigonum*) [angl. ***trigone***]. Structure anatomique triangulaire. P. ex. : ***t. vésical*** (TA *trigonum vesicæ*) : zone de la paroi interne de la face postérieure de la vessie délimitée par les orifices urétéraux et urétral. — ***t. lombal***. V. *Petit (triangle lombaire ou lombal de J. L.).*

TRIGONITE, *s. f.* [angl. ***trigonitis***]. Cystite localisée au trigone vésical.

TRIGONOCÉPHALIE, *s. f.* (gr. *treis*, trois ; *gônia*, angle ; *képhalê*, tête) [angl. ***trigonocephaly***] (anthropologie). Syn. *crâne en trèfle.* Malformation du crâne caractérisée par un aspect triangulaire à sommet antérieur, avec une bosse frontale et deux bosses pariétales. Elle est due à la soudure prématurée de la suture métopique ; c'est une variété de craniosténose. V. *Holtermüller-Wiedemann (syndrome de).*

TRIGONOSOMIE, *s. f.* (gr. *treis* ; gonosome). Variété de maladie par aberration chromosomique (v. ce terme) caractérisée par la présence de trois chromosomes sexuels (ou gonosomes) dans les cellules du soma. C'est une forme de trisomie. V. *polygonosomie* et *caryotype.*

TRIIODO-3,5,3' THYRONINE, *s. f.* [angl. ***triiodothyronine, T3***]. Syn. *T3.* Une des hormones thyroïdiennes (v. ce terme). On ne la trouve dans le sérum sanguin, sous sa forme libre, qu'en très faible quantité ; car bien que l'importance de cette forme soit plus grande que celle de la thyroxine ou T_4 (T_3 est peu liée aux protéines), elle est, dès sa formation, soustraite au sang et utilisée par les tissus. Son taux sérique est de 70 à 190 ng/100 mL ou 1,08 à 2,92 nmol/L. V. *thyroxine.* — ***syndrome de basses*** T_3< ***et*** T_4 [angl. ***euthyroid sick syndrome***]. Abaissement de la T_3 totale associé ou non à celui de la T_4 totale (la TSH étant normale) constaté au cours de diverses maladies très graves non thyroïdiennes.

TRIJUMEAU (nerf). V. *nerf trijumeau.*

TRIJUMEAU (névralgie du). V. *névralgie faciale.*

TRILLAT-LACKMAN (épreuve de) (T. A., fr.) [angl. ***Trillat-Lackman test***]. Recherche d'un tiroir antérieur dans les entorses du genou, celui-ci étant en extension ou en légère flexion.

TRILOGIE DE FALLOT (gr. *trilogia*, ensemble de trois ouvrages) [angl. ***trilogy of Fallot***]. V. *Fallot (trilogie ou triade de).*

TRINGLAGE, *s. m.* (Fredet). V. *éveinage.*

TRINITRINE, *s. f.* V. *nitroglycérine* et *nitrés (dérivés).*

TRIOCÉPHALE, *s. m.* (I. G. St-Hilaire) [angl. ***triocephalus***]. Syn. *triencéphale.* Monstre otocéphalien caractérisé par l'absence d'appareil buccal, d'appareil nasal et d'appareil oculaire. La tête n'est plus qu'un petit moignon que la peau revêt partout presque uniformément.

TRIOLÉINE MARQUÉE (épreuve à la) [angl. ***triolein test***]. Épreuve permettant d'étudier la digestion des graisses. Elle consiste à doser, dans le sang, la radioactivité de l'iode 131 avec lequel on a marqué (v. ce terme) la trioléine que l'on a fait ingérer. Un taux élevé témoigne à la fois d'une bonne digestion par la lipase pancréatique, qui dégrade la trioléine en acide oléique et d'une bonne absorption de ce dernier par l'intestin grêle. Un taux faible oriente vers un déficit en lipase, une maladie du grêle ou leur association. Une épreuve à l'acide oléique marqué (v. ce terme) permet alors de distinguer, à l'origine d'une stéatorrhée, la part du pancréas exocrine et celle de l'intestin grêle.

TRIOLET (bruit de) (Gallavardin, 1913) [angl. ***bruit de triolet, systolic click***]. Syn. *clic méso-* ou *télésystolique, galop mésosystolique* (Cuffer et Barbillon, 1887) (inusité). Bruit sec, parcheminé, bref et permanent, interposé entre le 1er et le 2e bruit du cœur (télé- ou mésosystolique). Il était interprété comme la mise en tension d'une bride intrapéricardique ou pleuro-péricardique (*claquement pleuro-péricardique :* Lian, 1931), on l'explique plutôt actuellement par le claquement d'une partie de l'appareil mitral (cordage ou valve éversée et brusquement mise en tension) ; on l'observe dans les insuffisances mitrales mineures par ballonnement de la valve mitrale (v. ce terme).

TRIOSE-PHOSPHATE-ISOMÉRASE, *s. f.* V. *anémie hémolytique enzymoprive.*

TRIOXYGÈNE, *s. m.* [angl. ***ozone***]. Syn. d'*ozone*. V. ce terme.

TRIPHALANGIE, *s. f.* (gr. *treis*, trois ; *phalanx*, phalange) [angl. ***triphalangism***]. Malformation du pouce qui comporte trois phalanges au lieu de deux.

TRIPHASIQUE, *adj.* (gr. *treis*, trois ; *phasis*, période) [angl. ***triphasic***]. Se dit de tout phénomène, de tout être qui présente dans son existence ou son évolution trois périodes ou phases.

TRIPLE QUOTIDIENNE (fièvre). V. *quotidienne (fièvre).*

TRIPLE RETRAIT (phénomène du). V. *réflexe de défense, r. des raccourcisseurs.*

TRIPLÉGIE, *s. f.* (gr. *treis*, trois ; *plêssein*, frapper) [angl. ***triplegia***]. Hémiplégie accompagnée de paralysie d'un membre du côté opposé.

TRIPLET, *s. m.* [angl. ***triplet***]. — 1° Ensemble de trois éléments. — 2° (génétique). Séquence de trois bases (v. ce terme) sur une chaîne d'acide désoxyribonucléique : c'est l'élément fondamental du code génétique (v. ce terme), un triplet codant un seul acide aminé.

TRIPLET XYY (génétique). Syn. *syndrome du double Y.* Aberration chromosomique caractérisée génétiquement par l'existence de 3 chromosomes sexuels : XYY : c'est une trisomie. Elle se manifeste par des modifications morphologiques discrètes (taille élevée), par une intelligence et une affectivité inférieures à la normale, par une agressivité précoce et une absence de sentiment de culpabilité. Certains ont vu dans la présence de ce chromosome supplémentaire Y une prédisposition à la délinquance (« chromosome du crime »). V. *maladie par aberration chromosomique* et *trisomie.*

TRIPLOÏDE, *adj.* (gr. *triploos*, triple) [angl. ***triploid***] (génétique). Se dit de certaines constitutions anormales des cellules du *soma* qui, un des gamètes originels étant resté diploïde à la suite d'une anomalie de la méiose, possèdent *3n* chromosomes (3 lots de chromosomes) au lieu de *2n* (2 lots), chiffre normal.

TRIPLOÏDIE, *s. f.* [angl. ***triploidy***]. État d'un sujet triploïde.

TRIPLOPIE, *s. f.* [angl. ***triplopia***]. Perception de trois images ; elle est toujours *monoculaire.* V. *polyopie.*

TRIPLO-X (syndrome) [angl. ***triploX, superfemale syndrome***]. Syn. *syndrome XXX, syndrome de la super-femelle.* Maladie par aberration chromosomique (v. ce terme et *sexe nucléaire*) caractérisée génétiquement par l'existence de 3 chromosomes sexuels X ; c'est une variété de trisomie. On l'a observée chez des femmes d'aspect normal ou légèrement androïdes, bien réglées et fécondes, presque toujours débiles mentales. V. *trisomie* et *polygonosomie.*

TRIPODE (signe du). Signe observé dans la poliomyélite antérieure aiguë : le malade, en s'asseyant dans son lit, prend point d'appui derrière son dos avec ses deux bras.

TRIQUETRUM, *s. m.* (en lat. triangle) [TA et angl. ***triquetrum***]. Nom moderne de l'*os pyramidal du carpe* • **carpe** •.

TRIRADIUS, *s. m.* (lat. *tri*, trois ; *radius*, rayon) [angl. ***triradius***]. Dermatoglyphe en forme d'étoile à trois branches.

TRIS-HYDROXY-MÉTHYL-AMINO-MÉTHANE (THAM) [angl. ***Tris-hydroxymethyl-aminomethane, THAM***]. Substance tampon administrable *per os* ou par voie veineuse, utilisée dans le traitement de l'acidose métabolique du fait de ses propriétés d'accepteur d'ions H^+.

TRISMUS, *s. m.* (gr. *trixô*, je grince) [angl. ***trismus***]. Limitation de l'ouverture de la bouche en rapport avec un spasme des muscles élévateurs de la mandibule. Symptôme précoce de tétanos, il est le plus souvent secondaire à une cause locale. V. *SADAM.*

TRISOMIE, *s. f.* (gr. *treis*, trois ; *sôma*, corps) (Blakeslee, 1921) [angl. ***trisomy***]. Anomalie génétique caractérisée par la présence, sur une paire de chromosomes, d'un 3e chromosome supplémentaire (ou, pour certains, d'un fragment de chromosome supplémentaire seulement), tous les autres chromosomes allant normalement par paires. Le caryotype comporte donc 47 chromosomes au lieu de 46. Cette anomalie, qui réalise une maladie par aberration chromosomique (v. ce terme) peut porter sur la paire de chromosomes sexuels (ou *gonosomes*) : c'est le cas du syndrome de Klinefelter, des syndromes triplo-X et triplet XYY (v. ces termes) ou sur une paire de chromosomes somatiques (ou *autosomes*). Certaines maladies congénitales, dues à une *t.* autosomique, sont désignées par le numéro de la paire portant le chromosome supplémentaire : *t. 13* (ou *t. 13-15*) : v. *Patau (syndrome de)* ; — ***t. 17 p*** réalise des malformations du crâne, de la face et des mains, associées à une hypotonie musculaire et à un retard pondéral et psychomoteur considérable. — ***t. 18*** (ou ***t. 17*** ou ***t. 17-18***) : v. *Edwards (syndrome d')* ; — ***t. 21*** : *v. ce terme.* — ***t. partielle 21-q 22***. V. *Réthoré (syndrome de).* — De nombreuses trisomies sont létales et certaines aboutissent à des avortements génétiques (v. ce terme et *Denver, classification de*).

TRISOMIE 21 [angl. ***mongolism, Langdon Down's syndrome, trisomy 21***]. Syn. *mongolisme* (Langdon Down, 1866), *maladie* ou *syndrome de Down* ou *de Langdon Down.* Variété de débilité mentale congénitale dans laquelle l'enfant, dès sa naissance, présente un faciès particulier (face ronde, aplatie, tête brachycéphale, yeux bridés et obliques avec épicanthus), un abdomen hypotonique, des mains et des pieds courts et larges. C'est une maladie par aberration chromosomique (v. ce terme) due à la présence d'un chromosome surnuméraire sur la paire de chromosomes somatiques n° 21 (Lejeune, Gautier et Turpin, 1959), associée parfois à une translocation (21-21 ou 21-15). V. *trisomie, angiopathie amyloïde cérébrale* et *Alzheimer (maladie d').*

TRISYMPTÔME DE GOUGEROT (1932) [angl. ***Gougerot's trisymptomatic disease***]. Syn. *allergides cutanées nodulaires* ou *allergides nodulaires dermiques de Gougerot, vascularite dermique allergique* (M. Ruiter, 1948), *maladie trisymptomatique de Gougerot.* Affection cutanée de nature allergique, caractérisée par trois ordres de symptômes : — 1° des éléments érythémato-papuleux de 2 à 10 mm de diamètre, en cocarde, parfois bulleux ; — 2° des macules purpuriques de 1 à 5 mm ; — 3° et surtout des nodosités dermiques, dures, recouvertes d'une peau normale. Elle évolue pendant des années par poussées accompagnées de fièvre, d'arthralgies, de souffles cardiaques. Son pronostic est bénin. Elle peut être associée à diverses affections (maladies de système, infections, intoxications, etc.). Elle entre dans le cadre des angéites allergiques (v. ce terme) cutanées.

TRISYNDROME DE BEHÇET. V. *Behçet (syndrome ou trisyndrome de).*

TRISYNDROME DE MILIAN. V. *Milian (maladie de).*

TRITANOMALIE, *s. f.* (gr. *triton*, troisième ; *anômalia*, irrégularité) [angl. ***tritanomaly***]. Légère anomalie (affaiblissement) de la vision du bleu (ou du violet pour certains auteurs) ; faible degré de tritanopie. C'est une trichromasie congénitale anormale. V. *trichromate anormal* et *acyanoblepsie.*

TRITANOPE, *adj.* [angl. ***tritanopic***]. Se dit de l'œil incapable de voir le bleu (ou pour certains le violet), la troisième couleur fondamentale du spectre (rouge, vert, bleu ou violet). V. *acyanoblepsie.*

TRITANOPIE, *s. f.* (gr. *triton*, troisième ; *a*-priv. ; *ôps*, vue) [angl. ***tritanopia***]. Qualité de l'œil tritanope. V. *acyanoblepsie.*

TRITHÉRAPIE, *s. f.* (gr. *treis,* trois ; *thérapéia,* soin). Traitement triple, comportant l'association de trois éléments. P. ex. : dans la tuberculose, l'hypertension artérielle ou le sida.

tRNA. Abréviation du terme anglais signifiant *ARN de transfert.* V. *ribonucléique (acide).*

TROCART ou (désuet) **TROIS-QUARTS**, *s. m.* [angl. ***trocar***]. Instrument destiné à pratiquer des ponctions. Il se compose d'une tige métallique cylindrique, terminée par une pointe triangulaire dont les trois arêtes sont coupantes et contenue dans une canule qui ne laisse sortir que la pointe. Après la ponction, cette canule reste dans la plaie faite par le trocart et facilite l'évacuation du liquide.

TROCHANTER, *s. m.* (gr. *trokhantêr,* organe pour courir) [angl. ***trochanter***]. Chacune des deux apophyses situées à l'extrémité supérieure du fémur. Sur *le grand t.* (TA *trochanter major*) [angl. ***greater t.***], volumineux, rectangulaire et externe, s'insèrent les muscles petit et moyen fessiers. Sur *le petit t.* (TA *trochanter minor*) [angl. ***lesser t.***] interne et conique s'insère le tendon du muscle psoas-iliaque. V. *Ludloff (signe de)* • ◉ **fémur, muscle •**.

TROCHIN, *s. m.* (gr. *trokhos,* roue) (TA *tuberculum minus*) [angl. ***lesser tuberosity of the humerus***]. Petite tubérosité de l'extrémité supérieure de l'humérus, située en dedans du trochiter et sur laquelle s'insère le muscle subscapulaire.

TROCHITER, *s. m.* (même étymologie que trochanter) (TA *tuberculum minus*) [angl. ***greater tuberosity of the humerus***]. Grosse tubérosité de l'extrémité supérieure de l'humérus, située en dehors du trochin et sur laquelle s'insèrent les muscles infra et supra-épineux et petit rond.

TROCHLÉAIRE, *adj.* (gr. *trokhilia,* poulie). Qui se rapporte à la trochlée. — ***nerf t.*** (TA *nervus trochlearis*) [angl. ***trochlear nerve***]. Nom moderne du *nerf pathétique* (quatrième paire crânienne) ; nerf moteur du muscle oblique supérieur de l'œil.

TROCHLÉE, *s. f.* (gr. *trokhilia,* poulie) [TA et angl. ***trochlea***]. Structure anatomique en forme de poulie. — ***t. humérale*** (TA *trochlea humeri*) [angl. ***trochlea of the humerus***]. Partie médiane de l'extrémité inférieure de l'humérus, s'articulant avec l'incisure trochléaire du cubitus (ou ulna) ou grande cavité sigmoïde.

TROCHOCÉPHALIE, *s. f.* (gr. *trokhos,* roue ; *képhalê,* tête) [angl. ***trochocephalia***] (anthropologie). Malformation du crâne caractérisée par sa forme arrondie.

TROELL-JUNET (syndrome de) (T. Nils, suédois, 1938) [angl. ***Troell-Junet syndrome***]. Syndrome associant acromégalie, hyperthyroïdie, diabète sucré et hyperostose de la voûte crânienne. Ces signes endocriniens traduisent un hyperpituitarisme antérieur global.

TROISIER (ganglion ou **signe de)** (T. Charles-Émile, fr., 1886) [angl. ***Virchow's node, Troisier's sign***]. Ganglion lymphatique sus-claviculaire gauche augmenté de volume secondairement à un cancer de l'estomac ou de l'intestin.

TROISIER (méthode de) [angl. ***Troisier's method***]. Technique de musculation utilisant des contractions isométriques (ou statiques) intermittentes et répétées, en alternant toutes les 6 secondes les contractions et les décontractions.

TROMBICULA. V. *rouget, fièvre fluviale du Japon* et *kedani.*

TROMBIDIASE, *s. f.* [angl. ***trombidiasis***]. V. *thrombidiose.*

TROMBIDIOSE, *s. f.* Dermatose provoquée par la pénétration, dans la peau, d'un acare voisin du sarcopte de la gale : *Trombidium* ou *rouget.* Les symptômes rappellent ceux de la gale : douleurs, démangeaisons, perte de sommeil, vésicules avec traces de grattage, mais ils s'en distinguent par l'absence de sillon. Les lésions siègent à la ceinture, à la limite supérieure des chaussettes. La *t.* sévit en août et en septembre.

TROMBIDIUM. V. *rouget* et *thrombidiose.*

TROMBONE (mouvements de) (Magnan) [angl. ***tongue tremor***]. Variété de tremblement de la langue, consistant en mouvement alternés de projection et de rétraction, observée dans la paralysie générale.

TRÖMNER (manœuvre, réflexe ou **signe de)** (T. Ernst, all., né en 1868) [angl. ***Trömner's sign***]. Percussion digitale de la face palmaire de l'extrémité du médius ou de l'index fléchi du sujet, dont la main est en supination. Elle provoque normalement la flexion des doigts. Ce réflexe explore la sixième racine des nerfs cervicaux. V. *Hoffmann (signe d') 2°* et *Rossolimo (réflexes ou signes de) 2°.*

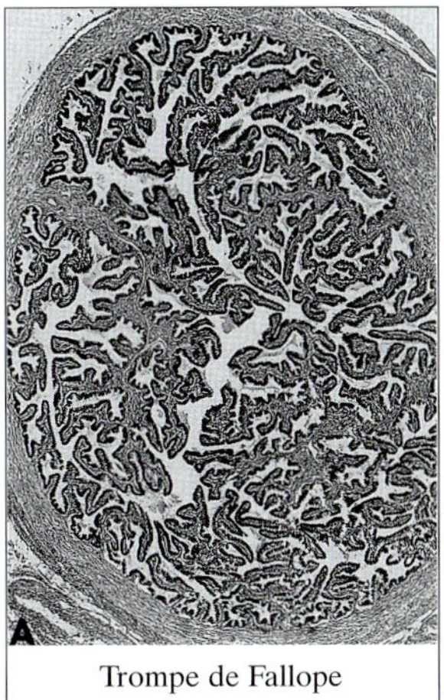
Trompe de Fallope

TROMPE, *s. f.* (en gr. *salpinx*). Conduit tubulaire évasé à l'une de ses extrémités. — ***t. utérine*** ou ***de Fallope*** (TA *tuba uterina*) [angl. ***uterine tube***]. Conduit musculo-membraneux prolongeant latéralement la corne utérine et coiffant l'ovaire de ses franges. C'est dans son tiers externe que l'ovule féconde le spermatozoïde. — ***t. auditive*** ou ***d'Eustache*** (TA *tuba auditiva*) conduit ostéocartilagineux reliant la cavité tympanique au nasopharynx. V. *salpin...*

TRONC, *s. m.* (lat. *truncus,* tronc) (TA *truncus*) [angl. ***trunk***]. — 1° Partie centrale du corps, composée du thorax, de l'abdomen et du bassin et sur laquelle s'attachent les membres et le cou. — 2° Portion initiale d'un vaisseau ou d'un nerf avant qu'il ne se ramifie.

TRONC AORTIQUE. V. *truncus aorticus.*

TRONC ARTÉRIEL COMMUN. V. *truncus arteriosus.*

TRONC BASILAIRE (syndrome de thrombose du) [angl. ***basilar artery thrombosis syndrome***]. Ensemble de troubles neurologiques d'origine ischémique provoqués par l'oblitération de l'artère basilaire ; il varie selon le siège et l'importance du ramollissement qui peut s'étendre du cortex occipital à la région bulbo-protubérantielle. Après une phase d'insuffisance vertébro-basilaire (v. ce terme), apparaissent : une altération de la conscience par souffrance de la substance réticulée, des troubles du tonus pouvant aller jusqu'à la rigidité de décérébration ; parfois aussi une hémi- ou une quadriplégie avec atteinte variable des nerfs crâniens, des troubles oculaires et végétatifs (respiratoires et thermiques). L'évolution se fait par poussées successives vers la mort. V. *ramollissement vertébro-basilaire* et *tegmento-thalamique (syndrome).*

TRONC CÉRÉBRAL (syndromes du). Ensemble de syndromes dus à l'atteinte de centres nerveux situés entre la moelle et le cerveau. V. *bulbaires, protubérantiels* et *pédonculaires (syndromes).*

TRONC CŒLIAQUE. V. *cœliaque.*

TRONC PULMONAIRE [angl. ***pulmonary trunk***]. Variété de dilatation congénitale de l'artère pulmonaire dans laquelle ce vaisseau assure seul, en raison d'une interruption de la grande circulation par atrésie mitrale ou aortique, l'alimentation des deux circulations, pulmonaire et périphérique, cette dernière par le canal artériel resté perméable.

TRONCS SUPRA-AORTIQUES (syndrome des). V. *crosse aortique (syndrome de la).*

TRONCULAIRE, *adj.* [angl. ***truncal***]. Qui se rapporte à un tronc nerveux ou vasculaire.

TRONCULITE SOUS-CUTANÉE (Moscowitz, 1933 ; Mondor, 1939). Inflammation subaiguë ou chronique, évoluant vers la fibrose, des divers éléments d'un paquet vasculo-nerveux sous-cutané et de son tissu conjonctif de soutien. Elle est caractérisée par un cordon induré douloureux à la palpation.

TROPHALLERGÈNE, *s. m.* (gr. *trophê,* nourriture ; allergène). Antigène absorbé par voie digestive et capable de déclencher une réaction immunologique. V. *pneumallergène.*

TROPHERYMA WHIPPELII (gr. *trophê,* nourriture ; *éruma,* défense) [angl. ***Tropheryma whippelii***]. Genre bactérien de la classe des *Actinomycètes,* agent causal de la *maladie de Whipple.*

TROPHICITÉ, *s. f.* [angl. ***trophicity***]. Ensemble des conditions auxquelles obéissent la nutrition et le développement d'un organe, d'un tissu ou d'une partie de l'organisme.

TROPHINE, *s. f.* V. *stimuline 2°.*

TROPHIQUE, *adj.* (gr. *trophê*, nourriture) [angl. ***trophic***]. Qui concerne la nutrition des tissus. – ***centre t., nerf t.*** Centre nerveux et nerf qui règlent la nutrition des tissus et dont les lésions entraînent des troubles appelés *troubles t.*

TROPHOBLASTE, *s. m.* [angl. ***trophoblast***]. Couche externe du blastocyste facilitant son implantation dans la muqueuse utérine grâce à son action enzymatique ; le *t.* constituera ensuite la couche superficielle des villosités placentaires. – Sa *biopsie* permet notamment de préciser le sexe, le caryotype, l'ADN et l'existence de certaines maladies héréditaires. V. *amniocentèse* et *sang fœtal (prélèvement du).*

TROPHOBLASTOME, *s. m.* (gr. *trophê*, nourriture ; *blastos*, germe) [angl. ***trophoblastoma***]. Tumeur maligne développée aux dépens du *trophoblaste*, c. à. d. de la couche superficielle des villosités placentaires. V. *choriocarcinome ou chorioépithéliome.*

TROPHODERMATONEUROSE, *s. f.* (Selter, 1903). V. *acrodynie infantile.*

TROPHŒDÈME, *s. m.* (Meige, 1899) [angl. ***trophoedema***]. Syn. *dystrophie œdémateuse, myxœdème localisé, maladie de Meige, m. de Milroy* (1892), *m. de Meige-Milroy-Nonne* (N., 1891), *éléphantiasis familial de Milroy.* Variété d'œdème chronique blanc, dur, indolore, à répartition segmentaire, siégeant le plus souvent au niveau de l'un ou des deux membres inférieurs. Le *t.* est tantôt isolé, tantôt héréditaire et familial (lymphœdème héréditaire) ; il peut être congénital. Il serait dû à une malformation des lymphatiques ou à des lésions médullaires ou radiculaires.

TROPHONÉVROSE, *s. f.* (gr. *trophê*, nourriture ; névrose) [angl. ***trophoneurosis***]. Nom générique des affections caractérisées par l'existence de troubles trophiques qu'on ne peut rattacher à une lésion définie du système nerveux. P. ex. : *gangrène symétrique des extrémités.* – ***t. autocopique.*** V. *amputation spontanée.* – ***t. de la face.*** V. *Romberg (maladie de).*

TROPHOPHYLAXIE, *s. f.* (Lassablière, 1937) (gr. *trophê*, nourriture ; *phulaxis*, protection). Propriété possédée par certains aliments de protéger l'organisme contre certaines intoxications.

TROPHOZOÏTE, *s. m.* (gr. *trophê*, nourriture ; *zôon*, animal) [angl. ***trophozoite***]. Forme végétative, active, mobile, non kystique, d'un protozoaire (amibe, *Plasmodium*). Chez le *Plasmodium*, premier stade, à l'intérieur du globule rouge humain, du cycle asexué (schizogonique) du parasite du paludisme. V. *schizogonie.*

TROPIE, *s. f.* (gr. *tropê*, changement de direction) [angl. ***tropia***] (ophtalmologie). V. *hétérotropie.*

TROPISME, *s. m.* (gr. *trépein*, tourner). V. *taxie.*

TROPOMYOSINE, *s. f.* [angl. ***tropomyosin***]. Protéine musculaire intervenant avec la troponine dans la phase préparatoire de la contraction. Au repos, cette protéine filamenteuse empêche, dans le muscle, les filaments d'actine de réagir avec la myosine ; son activation par la *troponine* (v. ce terme) déclenche au contraire la contraction musculaire.

TROPONINE, *s. f.* **(Tn)** [angl. ***troponin***]. Protéine musculaire intervenant avec la tropomyosine dans la phase préparatoire de la contraction. Lors de l'activation musculaire, la concentration en ions calcium s'élève à l'intérieur de la cellule et la *t.* liée à ceux-là déclenche l'action de la *tropomyosine* qui permet alors à l'actine de réagir avec la *myosine* (v. ces termes) ce qui aboutit à la contraction musculaire. – Il existe *trois sous-unités* (I, C, T) de la *t.* Le dosage immunoenzymatique de la ***t. T*** et de l'une des trois variétés de la *t. I*, la ***t. I cardiaque*** *(TnTc* et *TnIc)* [en angl. ***cTnT*** et ***cTnI***] contribue au diagnostic biologique de l'*infarctus du myocarde* et de son syndrome de menace.

TROTHER (triade de). Groupe de trois symptômes : otalgie, surdité et troubles de la motilité du voile, observé en cas de cancer nasopharyngien développé autour de l'orifice de la trompe d'Eustache.

TROU AUSCULTATOIRE [angl. ***auscultatory gap***]. V. *auscultatoire (trou).*

TROU DÉCHIRÉ ANTÉRIEUR (syndrome du). V. *Bonnet (syndrome de P. et Y.).*

TROU DÉCHIRÉ POSTÉRIEUR (syndrome du). V. *Vernet (syndrome de).*

TROU ÉLECTRIQUE (phénomène du) [angl. ***window effect***] (électrocardiographie). En cas d'infarctus myocardique étendu à toute l'épaisseur de la paroi ventriculaire, tout se passe comme si le potentiel négatif intracavitaire était transmis à l'électrode précordiale placée en face de la région nécrosée qui, inerte électriquement, se comporterait comme une fenêtre ouverte à travers la paroi cardiaque ; ce phénomène s'inscrit sur l'électrocardiogramme par une onde rapide négative QS.

TROU OBTURATEUR. V. *foramen obturé.*

TROUBLE OBSESSIONNEL COMPULSIF (TOC). V. *compulsion.*

TROUSSEAU (faciès soufflété ou **signe du double soufflet de)** (T. Armand, médecin français, 1801-1867). V. *faciès soufflété de Trousseau.*

TROUSSEAU (main de). V. *main d'accoucheur.*

TROUSSEAU (maladies de). – 1° V. *érythème noueux.* – 2° Névralgie faciale essentielle. V. *névralgie faciale.*

TROUSSEAU (point apophysaire de) [angl. ***Trousseau's apophysiary point***]. « Douleur réveillée par la pression de l'apophyse épineuse de la vertèbre qui correspond au nerf malade dans le cas de névralgie » (Littré).

TROUSSEAU (signe de) (1862) [angl. ***Trousseau's sign***]. Accès de contracture (main d'accoucheur, spasme carpopédal) que l'on provoque dans la tétanie par la compression des membres au niveau des principaux troncs nerveux ou des vaisseaux.

TROUSSEAU (syndrome de) [angl. ***Trousseau's syndrome***]. Thrombose veineuse compliquant l'évolution d'une hémopathie ou d'un cancer.

TROYER (syndrome de) (nom de malade) (McKusick, 1967) [angl. ***Troyer's syndrome***]. Association (décrite dans l'Ohio, chez les Amish) d'une quadriparésie spasmodique, d'une dysarthie cérébelleuse et de mouvements choréo-athétosiques survenant dans l'enfance.

TRP. Temps de Recalcification Plasmatique. V. *Howell (temps de).*

TRP. Abréviation de *tryptophane.*

TRUNCUS AORTICUS [angl. ***pseudotruncus arteriosus***]. Syn. *tronc aortique, pseudo-truncus arteriosus, faux tronc artériel.* Anomalie congénitale des gros vaisseaux de la base du cœur caractérisée par l'existence d'un tronc artériel unique, à la suite de la régression et de l'atrésie du tronc de l'artère pulmonaire. L'aorte, très fortement dextroposée, naît à cheval sur les deux ventricules au-dessus d'une communication interventriculaire haute ; elle assure l'irrigation pulmonaire par les artères bronchiques. Le tableau clinique est celui d'une maladie bleue spontanément mortelle avant l'âge de 15 ou 10 ans.

TRUNCUS ARTERIOSUS [angl. ***truncus arteriosus***]. Syn. *tronc artériel commun, vrai truncus.* Anomalie congénitale des gros vaisseaux de la base du cœur caractérisée par l'existence d'un tronc artériel unique dû à la persistance du tronc artériel commun embryonnaire (absence de cloisonnement du bulbe artériel). Ce tronc, né à cheval sur les deux ventricules au-dessus d'une communication interventriculaire, donne naissance aux branches de l'aorte et aux artères pulmonaires droite et gauche. Selon le mode de naissance des artères pulmonaires, on distingue 4 types de *t. a.* (Collet et Edwards) : *type I :* le *t. a.* se divise rapidement en aorte et tronc de l'artère pulmonaire ; *type II :* les deux artères pulmonaires droite et gauche naissent séparément, très près l'une de l'autre, de la face postérieure du segment ascendant du *t. a.* ; *type III :* les deux artères pulmonaires naissent chacune d'un bord de ce segment ascendant ; *type IV :* il n'y a pas d'artères pulmonaires ; la vascularisation des poumons est assurée par des branches de l'aorte descendante (artères bronchiques). Le tableau clinique est celui d'une maladie bleue spontanément mortelle avant l'âge de 15 ans. Dans certains cas l'opération de Rastelli peut être réalisée (v. ce terme).

TRYPANIDE, *s. f.* [angl. ***trypanid***]. Manifestation cutanée de la maladie du sommeil (trypanosomiase africaine). Elle consiste en plaques érythémateuses arrondies, de 5 à 10 cm de diamètre, à bords nets, rouges et surélevés, apparaissant par poussées successives.

TRYPANOCIDE, *adj.* [angl. ***trypanocidal***]. Qui tue les trypanosomes.

TRYPANOSOMA CRUZI (nommé d'après Oswaldo Cruz, médecin brésilien, par son élève Carlos Chagas qui a identifié le parasite). Espèce parasitaire du genre *Trypanosoma,* responsable de la trypanosomiase américaine ou maladie de Chagas. V. ce terme.

TRYPANOSOME, *s. m.* (Gruby, 1843) (gr. *trupanon*, tarière ; *sôma*, corps) [angl. ***trypanosoma***]. Genre de protozoaires flagellés, fusiformes, parasites du sang et agents spécifiques d'un certain nombre de maladies des pays chauds. V. *trypanosomiase*, *amastigote*, *épimastigote*, *protomastigote* et *trypomastigote*.

TRYPANOSOMIASE, *s. f.* **TRYPANOSOMOSE**, *s. f.* ou **TRYPANOSOMATOSE**, *s. f.* [angl. ***trypanosomiasis***]. Nom générique des maladies déterminées par les différentes variétés de trypanosomes. Elles comprennent des maladies épizootiques frappant principalement les équidés et les bovidés, notamment la *maladie de la tsé-tsé,* le *surra,* le *mal de Caderas,* la *dourine* et deux maladies humaines, la *t. africaine* ou *maladie du sommeil* (v. ce dernier terme) et la *t. américaine* (v. *Chagas, maladie de).*

TRYPOMASTIGOTE, *adj.* (gr. *trupanon*, tarière ; *mastix, mastigos*, fouet) [angl. ***tripomastigote***]. Qui possède un flagelle en forme de tarière. — ***forme t.*** Syn. *forme trypanosomique*. Stade évolutif de certains parasites flagellés ressemblant à la forme adulte circulante du trypanosome. V. *amastigote, épimastigote* et *protomastigote.*

TRYPSINE, *s. f.* (Kühne) (gr. *tribein*, frotter) [angl. ***trypsin***]. Syn. *enzyme protéolytique.* Enzyme contenue dans le suc pancréatique, qui transforme les matières albuminoïdes et surtout les albumoses et les peptones, en polypeptides et en dipeptides au cours de la digestion intestinale. Ses propriétés protéolytiques sont utilisées en thérapeutique. V. *trypsinogène, antitrypsine, mucoviscidose* et *kallikréine.*

TRYPSINOGÈNE, *s. m.* [angl. ***trypsinogen***]. Pré-enzyme inactive sécrétée par le pancréas, que l'entérokinase transforme en trypsine active.

TRYPTASE, *s. f.* (Frederick). V. *fibrinolysine.*

TRYPTOPHANE,, *s. m.* Symbole *Trp* ou *W* (*trypsine* ; gr. *phanein*, montrer) [angl. ***tryptophan*** ou ***tryptophane***]. Acide aminé essentiel, constituant des protéines, précurseur de la sérotonine. V. *éosinophilie-myalgie (syndrome)* et *Hartnup (maladie de).*

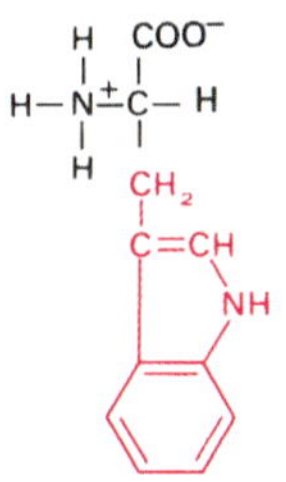

Tryptophane

TSAB. Initiales de l'angl. ***Thyroid Stimulating Antibody.*** V. *stimulator (long acting-thyroid).*

TSÉ-TSÉ (maladie de la). V. *nagana.*

TSH. Abréviation du terme anglais ***Thyroid Stimulating Hormone.*** V. *thyréotrope (hormone).*

TSI. V. *immunoglobulin (thyroid stimulating).*

TSUTSUGAMUSHI, *s. m.* V. *fièvre fluviale du Japon.*

TTL. Abréviation de *Test de Transformation Lymphoblastique.* V. *lymphocytes (transformation des — in vitro).*

TTNL. Abréviation de *Test du Transfert Normal des Lymphocytes.* V. *lymphocytes (test du transfert normal des).*

TTR. V. *transthyrétine.*

TTS. Abréviation de l'angl. ***Transdermal*** (ou ***Transdermic***) ***Therapeutic System***. Désigne un système breveté d'administration transdermique de médicament. V. *timbre.*

TTV. V. *virus TTV.*

TUBAGE DUODÉNAL. Introduction dans le duodénum, à travers l'œsophage et l'estomac, d'un mince tube de caoutchouc ou de matière plastique terminé par une olive perforée, destiné à prélever des échantillons de bile ou de suc pancréatique ou à déposer localement des médicaments. V. *Meltzer-Lyon (épreuve de).*

TUBAGE GASTRIQUE. Introduction dans l'estomac, à travers l'œsophage, d'un tube de caoutchouc ou de matière plastique permettant de prélever des échantillons de suc gastrique ou de laver l'estomac.

TUBAGE DU LARYNX.. Introduction dans le larynx d'un tube rigide destiné à assurer le libre passage de l'air dans les voies aériennes et à remédier aux accidents d'obstruction et de spasme glottique (anesthésie générale, respiration assistée ou contrôlée, aspiration des sécrétions trachéales, croup, etc.).

TUBAIRE, *adj.* [angl. ***tubal***]. — 1° Se dit, en auscultation, d'un bruit qui semble sorti d'un tube rigide. P. ex. : *souffle t.* (v. ce terme), *voix t.* — *2°* Qui a rapport aux trompes de Fallope (p. ex. *grossesse t.* : grossesse développée dans une trompe de Fallope) ou aux trompes d'Eustache, p. ex. : *catarrhe t.*

TUBE NEURAL [angl. ***neural tube***] (embryologie). Ébauche tubulaire du système nerveux central. V. *neuromère* et *neuropore.*

TUBER CINEREUM (en lat. tumeur cendrée) [TA et angl. : ***tuber cinereum***]. Relief de substance grise formant une partie du plancher du IIIe ventricule cérébral, situé entre, en arrière, les corps mamillaires et en avant, le chiasma optique.

TUBERCULE, *s. m.* (lat. *tuberculum*, de *tuber,* tumeur) [angl. ***tubercle***]. — 1° ***(anatomie)***. Petite saillie arrondie siégeant à la surface d'un organe. P. ex. : de nombreux *t.* osseux ; les *t. quadrijumeaux.* — 2° ***(anatomie pathologique).*** Petite masse arrondie jaunâtre, d'un volume variant d'un pois à une noix, que l'on rencontre à la surface ou dans la profondeur des tissus. Le plus souvent, chez l'homme, ces formations sont dues au bacille de Koch, appelé pour cette raison le bacille de la tuberculose (v. *follicule tuberculeux*) ; mais d'autres microorganismes et même des poudres inertes, à condition qu'elles servent de véhicules à des microbes même banals, peuvent aussi les produire (pseudo-tuberculose). — 3° ***(dermatologie).*** Lésion particulière de la peau, consistant en des masses solides, arrondies, qui occupent les couches profondes du derme, qui évoluent lentement et laissent généralement après elles des cicatrices. Les *tubercules cutanés* se rencontrent dans des affections très différentes, notamment dans la syphilis, la lèpre, le lupus.

TUBERCULE ANATOMIQUE [angl. ***anatomical tubercle***]. Lésion tuberculeuse très limitée de la peau (variété de tuberculose verruqueuse), observée généralement chez les anatomistes qui se sont blessés en faisant l'autopsie d'un phtisique.

TUBERCULE DE BOUCHUT. V. *Bouchut (tubercule de).*

TUBERCULE ÉLÉMENTAIRE. V. *follicule tuberculeux.*

TUBERCULE DE GERDY. Syn. *tubercule infracondylaire.* Petite saillie située à la face antérieure de la tubérosité externe de l'extrémité supérieure du tibia. V. *apophysite tibiale antérieure.*

TUBERCULE INFRACONDYLAIRE. V. *tubercule de Gerdy.*

TUBERCULE D'INOCULATION. Chancre phtisiogène.

TUBERCULE LUPIQUE. V. *lupome.*

TUBERCULE MILIAIRE. V. *granulation grise.*

TUBERCULES QUADRIJUMEAUX (TA *colliculus superior et inferior*) [angl. ***quadrigeminal bodies***]. Quatre saillies arrondies de la face postérieure du toit du mésencéphale, situées de part et d'autre de la ligne médiane. Elles sont reliées aux corps genouillés du thalamus par des bras conjonctivaux, latéraux pour les *t.q.* antérieurs, et médiaux pour les *t.q.* postérieurs. V. *tubercules quadrijumeaux (syndrome des).*

TUBERCULES QUADRIJUMEAUX (syndrome des). Ensemble des paralysies provoquées par une atteinte du toit des pédoncules cérébraux, généralement due à une tumeur de la région de la glande pinéale. Une lésion des *tubercules quadrijumeaux supérieurs* — ou *antérieurs* — provoque des troubles pupillaires (mydriase paralytique avec dissociation des réflexes à l'accommodation et à la lumière) et une paralysie des mouvements réflexes et automatiques verticaux de l'œil. Une lésion des *tubercules quadrijumeaux inférieurs* — ou *postérieurs* — entraîne des troubles auditifs uni- ou bilatéraux. Ces paralysies sont souvent associées à un syndrome de l'aqueduc de Sylvius. V. *pédonculaires (syndromes).*

TUBERCULES DES TRAYEURS [angl. ***milkers' nodules***]. Syn. *nodosités* ou *nodules des trayeurs, paravaccine, pseudo-cowpox.* Dermatose rare en France, due à un poxvirus (v. ce terme), consistant en nodules indolores ou légèrement prurigineux atteignant aux mains les trayeurs de vaches du fait de leurs occupations professionnelles. Les nodules, sur le sommet desquels apparaît une vésicule, guérissent en 15 jours. Cette affection ressemble à la dermatite pustuleuse contagieuse ovine (v. ce terme) due à un virus voisin.

TUBERCULIDE, *s. f.* (Darier, 1896) [angl. ***tuberculid***]. Forme atypique de tuberculose cutanée d'évolution favorable, où l'on ne trouve que peu ou pas de bacille de Koch. La distinction entre tuberculose « vraie » et tuberculide paraît actuellement artificielle. — ***t. folliculaire.*** V. *lichen scrofulosorum.* — ***t. lichénoïde.*** V. *lichen scrofulosorum.* — ***t. papulo-nécrotique.*** V. *folliclis.*

TUBERCULINE, *s. f.* [angl. ***tuberculin***]. Terme désignant différentes substances extraites des cultures du bacille de la tuberculose. Leur caractère commun est de provoquer chez les sujets qui ont été infectés par ce bacille une réaction qui, suivant le mode d'administration, est locale (cuti-, intradermo-, ou percuti-réaction) ou générale (injection hypodermique). Ce ***test à la t.*** (v. *Pirquet, réaction ou test de von* ; *Mantoux, réaction ou test de* ; *percuti-réaction* ; *Vollmer, test de*) est aussi employé pour explorer l'hypersensibilité différée. V. *hypersensibilité différée ou retardée (test d').*

TUBERCULISATION, *s. f.* [angl. ***tuberculization***]. Envahissement de l'organisme par le germe de la tuberculose (bacille de Koch).

TUBERCULOÏDE, *adj.* (gr. *eidos,* aspect) [angl. ***tuberculoid***]. En forme de tubercule.

TUBERCULOME, *s. f.* [angl. ***tuberculoma***]. — 1° (Lannelongue). Abcès tuberculeux. — 2° Formation tuberculeuse caséeuse pseudo-tumorale arrondie, constituée de couches stratifiées concentriques, d'évolution généralement lente et silencieuse.

TUBERCULOSE, *s. f.* [angl. ***tuberculosis***]. Maladie contagieuse et inoculable, commune à l'homme et aux animaux, due à une bactérie, le *Mycobacterium tuberculosis* ou *bacille de Koch,* caractérisée ***anatomiquement*** par la dissémination des bacilles dans une partie ou dans la totalité de l'organisme et la formation autour de chaque centre bactérien d'une production inflammatoire, revêtant en général l'aspect du tubercule. ***Cliniquement*** son aspect est différent suivant qu'elle envahit rapidement tout l'organisme *(granulie)* ou qu'elle reste cantonnée plus ou moins exactement dans un tissu où elle parcourt ses différents stades *(t. pulmonaire, intestinale, péritonéale, articulaire, osseuse, ganglionnaire, cutanée,* etc.). Sa déclaration est obligatoire en France. — ***t. atypique à petits nodules.*** V. *folliclis.* — ***t. lichénoïde.*** V. *lichen scrofulosorum.* — ***t. micro-nodulaire*** ou ***miliaire.*** V. *granulie.* — V. *antituberculeux* — ***t. multirésistante.*** *T.* provoquée par des bacilles insensibles aux deux antituberculeux les plus efficaces, l'isoniazide et la rifampicine. — ***t. ultrarésistante.*** *T.* résistante à tous les antituberculeux.• 👁 **Mycobacterium** •.

TUBERCULOSE PULMONAIRE [angl. ***pulmonary tuberculosis***]. — ***t. p. fermée.*** *T. p.* dont les lésions ne communiquent pas avec les bronches ; les crachats ne contiennent pas de bacilles de Koch. — ***t. p. ouverte.*** *T. p.* dont les lésions sont drainées dans les bronches et qui est rendue contagieuse par la présence de bacilles de Koch dans les crachats.

TUBERCULOSTATIQUE, *adj.* [angl. ***tuberculostatic***]. Qui arrête la multiplication du bacille tuberculeux (se dit de certains antibiotiques : streptomycine, isoniazide, etc.). V. *antituberculeux.*

TUBÉREUX (abcès) (Velpeau) (lat. *tuber,* tumeur). V. *hidrosadénite.*

TUBÉRIEN, ENNE, *adj.* Qui se rapporte au *tuber cinereum.*

TUBÉRIENS (syndromes). V. *hypothalamiques (syndromes).*

TUBÉROSITÉ, *s. f.* (lat. *tuber,* excroissance) (TA *tuber, tuberositas*) [angl. ***tuberosity***] (anatomie). — 1° Volumineuse saillie osseuse arrondie, siège d'une insertion ligamentaire ou tendineuse. — 2° V. *estomac.*

TUBÉROSITÉS (mal des). V. *insertions (mal des).*

D-TUBOCURARINE, *s. f.* [angl. ***D-tubocurarine***]. Alcaloïde principal du curare. V. ce terme et *myorésolutif.*

TUBO-OVARITE, *s. f.* V. *salpingo-ovarite.*

TUBOTYMPANITE, *s. f.* Otite moyenne accompagnée d'inflammation de la trompe d'Eustache.

TUBULE, *s. m.* (lat. *tubulus,* petit tube) [angl. ***tubule***]. Petit tube. V. *système T, tubuline* et *microtubule.* — ***t. rénal*** (TA *tubulus renalis contortus*) [angl. ***renal tubule***]. V. *néphron* et *Bellini (tubes de).*

TUBULÉ (épithéliome) [angl. ***columnar and cylindrical epithelioma***]. Variété d'épithéliome caractérisée par la présence de cylindres pleins d'épithélium pavimenteux ne subissant pas l'évolution épidermique, au milieu d'un stroma de tissu conjonctif adulte ou embryonnaire. — Le *cylindrome* (Billroth) se rattache à cette variété de tumeur.

TUBULECTASIE MÉDULLAIRE ou **PRÉCALICIELLE DES REINS.** V. *reins en éponge.*

TUBULHÉMATIE, *s. f.* (Parrot, 1873) [angl. ***Winckel's disease***]. Syn. *maladie bronzée hématurique des nouveau-nés* (Laroyenne et Charrin, 1873), *maladie de Winckel* (W., 1879), *ictère infectieux des nouveau-nés, ictère noir des nouveau-nés* (Liouville). Forme grave d'ictère infectieux épidémique des nouveau-nés due au streptocoque ou au colibacille, caractérisée ***cliniquement*** par une coloration brun chocolat de la peau, une cyanose des lèvres, des doigts et des orteils, une teinte subictérique des conjonctives, des hémorragies (hématuries) et une splénomégalie ; elle aboutit presque toujours à la mort ; ***anatomiquement,*** par la présence de globules rouges dans les tubes contournés des reins.

TUBULINE, *s. f.* (Adelman, 1968) [angl. ***tubulin***]. Protéine constitutive des *microtubules,* lesquels forment notamment le fuseau mitotique. Les taxanes en inhibent la résorption, ce qui leur confère une action antimitotique. V. ces termes.

TUBULONÉPHRITE AIGUË. V. *néphropathie tubulo-interstitielle aiguë.*

TUBULOPATHIE, *s. f.* [angl. ***tubulopathy***]. Syn. *néphropathie tubulaire.* Variété de néphropathie (v. ce terme) atteignant électivement le tube contourné du rein. — ***t. aiguë.*** V. *néphropathie tubulo-interstitielle aiguë.* — ***t. d'Albright.*** V. *acidose rénale hyperchlorémique.* — ***t. chronique.*** V. *néphropathie tubulaire chronique.*

TUBULORHEXIS, *s. m.* (décrit par Dunn, Gillespie et Niven en 1941 ; nommé par J. Oliver en 1951) (lat. *tubulus,* tube ; gr. *rhêxis,* rupture) [angl. ***tubulorrhexis***]. Lésion du tube rénal, caractérisée par une rupture qui siège surtout sur la deuxième moitié de sa partie proximale. La membrane basale et la continuité du tube sont interrompues. Le *t.* survient dans les néphropathies tubulo-interstitielles aiguës.

TUFTSINE, *s. f.* (Najjar, 1970, à la Tufts University) [angl. ***tuftsin***]. Globuline formée de 4 acides aminés (tétrapeptide) qui agit sur le phagocyte pour activer la phagocytose.

TULARÉMIE, *s. f.* (du comté de Tulare en Californie) (Mac Coy, 1911) [angl. ***tularaemia***]. Syn. *maladie de Francis* (1921), *maladie d'Ohara, Yato-Byo, fièvre de la vallée de Pahvant.* Maladie observée d'abord en Amérique du Nord, puis au Japon, dans le nord de l'Europe et plus récemment en France, caractérisée cliniquement par des symptômes généraux, fièvre et asthénie, une hypertrophie, avec ou sans suppuration, des ganglions lymphatiques en rapport avec une ulcération correspondant au point d'inoculation. Elle est due à *Francisella tularensis* (ou anciennement *Pasteurella tularensis, Bacterium tularense,* ou *Brucella tularensis*) qui donne chez le lièvre une maladie épidémique transmise à l'homme par contact direct (chasseur) ou peut-être indirect (piqûre d'insecte, tique).

TULARINE, *s. f.* Antigène extrait d'une culture de *Francisella tularensis.* Injecté par voie intradermique (intra-dermo-réaction à la *t.*), il provoque l'apparition d'une papule et d'une vésicule chez le sujet atteint de tularémie dès le 7e jour de la maladie. Cette réaction persiste plusieurs mois après la guérison.

TUMÉFACTION, *s. f.* [angl. ***tumefaction***]. « Augmentation du volume d'une partie » (Littré).

TUMESCENCE, *s. f.* V. *intumescence.*

TUMEUR, *s. f.* (lat. *tumere,* enfler) [angl. ***tumour***; amér. ***tumor***]. Syn. *néoplasme.* Nom générique des productions pathologiques constituées par un tissu de nouvelle formation et distinctes d'un processus inflammatoire. On distingue les ***t. bénignes*** et les ***t. malignes*** ou cancers et parmi ces dernières les *t. primitives* et les *t. secondaires* qui sont des métastases.

TUMEUR D'ABRIKOSSOFF. V. *Abrikossoff (tumeur d').*

TUMEUR ATYPIQUE. V. *atypique.*

TUMEUR BLANCHE [angl. ***white swelling***]. Arthrite tuberculeuse chronique, ainsi nommée à cause du gonflement des tissus et de l'absence de réaction inflammatoire, d'où la coloration blanche de la peau.

TUMEUR DE BROOKE. V. *Brooke (tumeur de).*

TUMEUR CARCINOÏDE. V. *carcinoïde (tumeur).*

TUMEUR À CELLULES GRANULEUSES. V. *Abrikossoff (tumeur d').*

TUMEUR CORTICOSURRÉNALE. V. *corticosurrénale (tumeur).*

TUMEUR CIRSOÏDE. V. *anévrisme cirsoïde.*

TUMEUR DERMOÏDE. V. *dermoïde.*

TUMEUR DESMOÏDE. V. *desmoïde (tumeur).*

TUMEUR EMBRYOÏDE ou **EMBRYONNÉE**. V. *embryome.*

TUMEUR EMBRYOPLASTIQUE. V. *sarcome.*

TUMEUR ÉRECTILE. V. *angiome caverneux.*

TUMEUR ÉRECTILE PULSATILE. V. *anévrisme cirsoïde.*

TUMEUR FIBROKYSTIQUE. V. *fibrokystique (tumeur).*

TUMEUR FIBROPLASTIQUE. V. *sarcome.*

TUMEUR FISSURAIRE. Embryome (kyste dermoïde, fibrochondrome, angiome) développé sur les lignes de soudure des bourgeons faciaux.

TUMEUR FRAMBOISIFORME. V. *botryomycome.*

TUMEUR GÉANTE D'ELSBERG. V. *Elsberg (tumeur géante d')*

TUMEUR GLOMIQUE. V. *glomique (tumeur).*

TUMEUR DE GUBLER. V. *Gubler (tumeur de).*

TUMEUR HISTIOÏDE. V. *histioïde.*

TUMEUR DE KRÜKENBERG. V. *Krükenberg (tumeur de).*

TUMEUR LEYDIGIENNE. V. *leydigien.*

TUMEUR À MÉDULLOCÈLES. V. *myélocytome.*

TUMEUR MIXTE [angl. ***mixed tumour***]. Tumeur comportant, entremêlés, des éléments cellulaires provenant de plusieurs tissus (épithélial et conjonctif) ; elle est généralement maligne, plus ou moins rapidement évolutive ; v. *dysembryome.* — *t. m. de la parotide.*

TUMEUR MIXTE INTRAMURALE DE MALAN. V. *Malan (tumeur mixte intramurale de).*

TUMEUR MYÉLOÏDE. V. *myéloïdes (tumeurs).*

TUMEUR À MYÉLOPLAXES. V. *myéloplaxome.*

TUMEUR ORGANOÏDE. V. *tératome.*

TUMEUR PAPILLAIRE. V. *papillaires (tumeurs).*

TUMEUR PÉRIUNGUÉALE DE KŒNEN. V. *Kœnen (tumeur périunguéale de).*

TUMEUR PERLÉE. V. *cholestéatome.*

TUMEUR PHYLLODE. V. *phyllode* et *cystosarcome.*

TUMEUR DE PONCET-SPIEGLER. V. *Poncet-Spiegler (tumeur de).*

TUMEUR ROYALE. Dans la maladie de Recklinghausen, la plus volumineuse des tumeurs cutanées.

TUMEUR SOLIDE PARANÉPHRÉTIQUE. V. *xanthogranulome rétropéritonéal.*

TUMEUR TÉRATOÏDE. V. *tératome.*

TUMEUR TRIDERMIQUE. V. *embryome* et *tératome.*

TUMEUR TYPIQUE. V. *typique (tumeur ou épithéliome).*

TUMORECTOMIE, *s. f.* (tumeur ; gr. *ektomê,* ablation). Ablation d'une tumeur.

TUMORLET, *s. f.* (en amér., petite tumeur). Petite tumeur nodulaire histologiquement bénigne (épithélium bronchique) se développant en de multiples points de la périphérie pulmonaire, sur des zones cicatricielles.

TUNGA, *s. f.* Genre de puce. V. ce terme, *chique* et *tungose.*

TUNGOSE, *s. f.* [angl. ***tungiasis***]. Affection des pays chauds due à la pénétration, dans la peau, de la femelle gravide de la puce-chique ou *Tunga penetrans.* La porte d'entrée, située généralement sur les orteils, est douloureuse ; d'abord rouge puis marquée par un point noir sur une papule blanchâtre, bientôt verruqueuse, entourée d'une zone érythémateuse. Elle peut être le point de départ d'une infection locale ou générale. V. *chique.*

TUNIQUE, *s. f.* (lat. *tunica,* manteau) [angl. ***tunic, tunica***]. Enveloppe souvent membraneuse d'un organe ou d'un conduit.

TUNNEL (bruit de). V. *souffle tunnellaire.*

TUNNEL AORTO-VENTRICULAIRE GAUCHE (Edwards, 1963) [angl. ***aortico-left ventricular tunnel***]. Malformation cardiaque rare, faisant communiquer l'aorte (au niveau du sinus de Valsalva coronaire droit) et le ventricule gauche par un trajet situé dans le septum interventriculaire, en arrière de l'infundibulum pulmonaire. Elle simule cliniquement une insuffisance aortique importante. L'aortographie opacifie le trajet anormal. La cure chirurgicale précoce donne un très bon résultat.

TUNNEL CARPIEN (syndrome du). V. *canal carpien (syndrome du).*

TUNNEL TARSIEN (syndrome du). V. *canal tarsien (syndrome du).*

TUNNELLISATION, *s. f.* Création d'un conduit en forme de tunnel, entièrement recouvert par les tissus au sein desquels il est établi.

TUPHOS, *s. m.* (gr. *tuphos,* stupeur) [angl. ***typhoid state***]. Ensemble formé par l'état de stupeur et d'abattement extrême qui caractérise la fièvre typhoïde et quelques maladies infectieuses graves, telles que le typhus exanthématique et les paratyphoïdes (affections typhoïdes).

TUR (syndrome) (angl. *transurethral prostatectomy syndrome*) (1955) [angl. ***TUR syndrome***]. Intoxication par l'eau survenant du fait de l'absorption par le système vasculaire du liquide d'irrigation au cours de la prostatectomie transurétrale. V. *hypotonie osmotique du plasma (syndrome d').*

TURBIDIMÉTRIE, *s. f.* (lat. *turbidus,* trouble ; gr. *métron,* mesure) [angl. ***turbidimetry***]. Mesure de la turbidité. V. *opacimétrie.*

TURBIDITÉ, *s. f.* [angl. ***turbidity***]. Aspect trouble d'un liquide tenant en suspension un précipité.

TURBINECTOMIE, *s. f.* (lat. *turbo, inis,* coquille en forme de cône ; gr. *ektomê,* ablation) [angl. ***turbinectomy***]. Syn. *conchotomie, conchectomie.* Ablation d'un des cornets des fosses nasales.

TURCOT (syndrome de) (T. Jacques, canadien, 1959) [angl. ***Turcot's syndrome***]. Association d'une polypose colique familiale et de gliomes malins du système nerveux central. V. *polyadénome du gros intestin.*

TURGESCENCE, *s. f.* (lat. *turgescere,* se gonfler) [angl. ***turgescence***]. Augmentation de volume d'une partie du corps par rétention de sang veineux.

TURGOR, *s. m.* (en lat. gonflement) [angl. ***turgor***]. Turgescence non œdémateuse des téguments ou d'un organe donnant à la palpation une sensation de résistance et de gonflement élastique.

TURISTA, *s. f.* [angl. ***turista***]. Syn. *tourista*. Nom espagnol de la *diarrhée du voyageur*. Elle est due le plus souvent à un colibacille entéropathogène.

TÜRK (cellule de) (T. Wilhelm, autr.) [angl. ***Türk's cell***]. — 1° ***cellule d'irritation*** (Türk). Syn. *plasmocyte* ou *plasmazelle du sang*. Variété de proplasmocyte de 7 à 20 µm, ovoïde, ne se rencontrant dans le sang qu'à l'état pathologique, caractérisée par un noyau excentrique, sombre, radié et un protoplasma très basophile. — 2° ***cellule de Türk.*** Grand mononucléaire orthobasophile (leucoblaste, myéloblaste).

TÜRK-STILLING-DUANE (syndrome de) (S., 1887 ; T. Siegmund, suisse, 1896 ; D., 1905) [angl. ***Stilling-Türk-Duane syndrome***]. Syn. *syndrome de Duane*. Syndrome oculaire unilatéral congénital, plus fréquent chez les filles. Il est caractérisé par une limitation des mouvements d'abduction de l'œil et, lors des mouvements d'adduction, par une énophtalmie avec rétrécissement de la fente palpébrale ; il existe en outre une attitude de torticolis, la tête étant tournée du côté de l'œil malade. Ce syndrome serait en rapport avec une fibrose du muscle droit externe. V. *myopathie primitive progressive.*

TURNER ou **TURNER-ALBRIGHT**ou **TURNER-ULLRICH (syndrome de)** (T. Henry, amér., 1938 ; A., 1942 ; U., 1930) [angl. ***Turner-Albright syndrome***]. Syndrome observé dans le sexe féminin, caractérisé par un nanisme avec aspect infantile, une aplasie totale des ovaires (ou des ovaires rudimentaires) et un ensemble de ***malformations :*** du thorax (élargi en bouclier), de la face et du cou (*pterygium colli*, *ptosis*, hypertélorisme, épicanthus, oreilles larges et basses, micrognathisme), des membres (cubitus valgus, anomalies des genoux, des mains et des pieds) ; des nævus, un lymphœdème, des malformations cardiovasculaires (aortiques : coarctation ; sténose pulmonaire) et rénales, la débilité mentale s'ajoutent souvent à l'ensemble. — C'est une maladie par aberration chromosomique. ***Génétiquement,*** elle est, en règle, définie par un phénotype féminin et un sexe nucléaire masculin et par l'existence d'un seul chromosome sexuel X, résultat de l'union d'un ovule ou d'un spermatozoïde porteur de ce chromosome avec un autre gamète totalement dépourvu de chromosome sexuel. Le caryotype comporte donc 45 chromosomes (au lieu de 46, chiffre normal) avec une formule gonosomique XO (^{45}XO). — A côté de cette forme classique, on a décrit des ***variétés atypiques*** par leur morphologie, par l'existence d'une fonction gonadique ou même d'ovaires normaux, par leurs formules gonosomiques plus ou moins complexes : mosaïques ^{45}XO/^{46}XX, ^{45}XO/^{47}XXX, XO/XY, etc., formules XXX ou XX avec anomalies de structure du chromosome X ; également un *syndrome de Turner mâle* ou *masculin* (Flavell, 1943) avec phénotype masculin, présence de testicules généralement anormaux et caryotype le plus souvent normal XY. — Certains auteurs (Polani, 1961) réservent le terme de ***syndrome de Turner*** (chez la fille ou chez le garçon) aux cas associant, à l'aspect classique, une agénésie (ou une dysgénésie) gonadique et un caryotype presque toujours anormal ; ils parlent de ***syndrome d'Ullrich*** (chez la fille ou chez le garçon) quand les stigmates morphologiques existent seuls, les gonades et le caryotype étant normaux (v. *Noonan, syndrome de*) ; l'ensemble étant désigné par le terme de ***syndrome de Turner-Ullrich.*** V. *sexe nucléaire*, *monosomie*, *haplo X*,, *caryotype*, *Bonnevie-Ullrich (syndrome de)* et *Gordan-Overstreet (syndrome de).*

TURNER (T. John, amér., 1948). V. *Parsonage et Turner (syndrome de).*

TURNER (signe de) (T. George Grey, brit., 1877-1951). Syn. *signe de Grey Turner* [angl. ***Turner's sign***]. Tache ecchymotique ombilicale observée rarement et tardivement dans les pancréatites aiguës hémorragiques. V. *Cullen (signe de).*

TURNER (syndrome de) (T. John). V. *onycho-ostéodysplasie héréditaire.*

TURNER MÂLE OU MASCULIN (syndrome de). V. *Noonan (syndrome de).*

TURNOVER, *s. m.* (en angl. retournement). V. *renouvellement.*

TURRICÉPHALIE, *s. f.* (lat. *turris,* tour ; gr. *képhalê*, tête). Terme incorrect. V. *acrocéphalie.*

TUSSIGÈNE, *adj.* (lat. *tussis,* toux ; gr. *génnan*, engendrer). Qui provoque la toux. — *réflexe t.*

TUSSIPARE (zone) (Marfan) (lat. *tussis,* toux ; *parere,* déterminer). Région qui peut devenir le point de départ de l'arc réflexe aboutissant à la toux. En dehors des voies respiratoires, ces zones se trouvent dans le conduit auditif externe, dans l'amygdale, dans l'estomac, l'intestin, le foie, la rate et dans les organes génitaux.

TUTELLE, *s. f.* Régime de protection des incapables majeurs où le sujet est totalement représenté par un *tuteur* qui assure à sa place la gestion de son patrimoine. V. *incapable majeur, curatelle* et *sauvegarde de justice.*

TUYAUX D'ORGUE (images en). Aspect radiologique formé de la juxtaposition d'images hydroaériques multiples, observé parfois dans l'occlusion intestinale aiguë.

TV. — 1° Toucher Vaginal. — 2° Tachycardie Ventriculaire (v. ce terme).

TWIDDLER'S SYNDROME (anglicisme) (angl. *to twiddle* : enrouler, tortiller). Dysfonctionnement d'une stimulation cardiaque consécutif au déplacement (spontané ou provoqué par le patient) de la sonde enroulée autour du boîtier.

TWORT-D'HÉRELLE (phénomène de) (T. Frederick, brit., né en 1877). V. *d'Hérelle (phénomène de).*

TX A_2. Abréviation de *thromboxane* A2. V. *thromboxane.*

TX B_2. Abréviation de *thromboxane B2*. V. *thromboxane.*

TYLOME, *s. m.* (gr. *tulos*, cal) [angl. ***tyloma***]. Tuméfaction calleuse.

TYLOSE *s. f.* ou **TYLOSIS,** *s. m.* (gr. *tulos*, cal) [angl. ***tylosis***]. Callosité, cor. — ***t. gompheux*** (Alibert). Syn. désuet de *cor.*

TYLOSIS ESSENTIEL. V. *kératodermie symétrique des extrémités.*

TYMPAN, *s. m.* (gr. *tumpanon*, tambour) [TA et angl. ***tympanum***]. Ce terme désigne couramment — 1° la *caisse du t.* [TA et angl. ***cavum tympani***]. Cavité de l'oreille moyenne contenant les *osselets de l'ouïe* (v. ce terme), située entre en dedans l'oreille interne (v. *labyrinthe)* et en dehors la ***membrane du t.*** (TA *membrana tympani*) [angl. ***tympanic membrane***] qui la sépare du conduit auditif, lequel s'ouvre à l'extérieur dans la conque (v. *auricule 1°*) — 2° la membrane du tympan. V. *corde du tympan* • 👁 **vestibule, osselets, temporal** •.

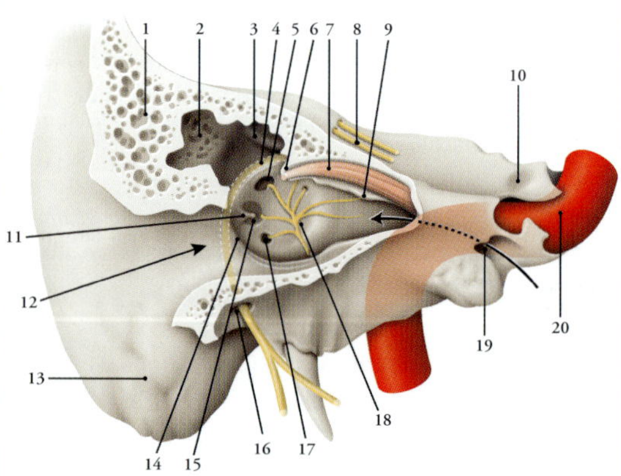

Caisse du tympan droit. Vue antéro-latérale

1. *cellules mastoïdiennes*
2. *antre mastoïdien*
3. *proéminence du canal semi-circulaire latéral*
4. *proéminence du canal facial*
5. *fenêtre du vestibule*
6. *processus cochléariforme*
7. *muscle tenseur du tympan dans son semi-canal*
8. *nerfs grand et petit pétreux*
9. *septum du canal musculo-tubaire*
10. *empreinte trigéminale*
11. *éminence pyramidale*
12. *méat acoustique externe*
13. *processus mastoïde*
14. *sillon tympanique*
15. *sinus du tympan*
16. *foramen sylo-mastoïdien*
17. *fenêtre de la cochlée*
18. *promontoire et plexus tympanique*
19. *partie osseuse de la trompe auditive*
20. *canal carotidien*

TYMPANIQUE (son) (gr. *tumpanon*, tambour) [angl. ***tympanitic resonance***]. Syn. *tympanisme.* Sonorité particulière à timbre aigu que présentent normalement certaines régions du corps quand on les percute (hypocondre gauche quand l'intestin est distendu par des gaz). Cette sonorité peut se rencontrer quelquefois au niveau de la poitrine et indique alors un épanchement de gaz dans la plèvre (pneumothorax).

TYMPANISME, *s. m.* — 1° V. *tympanique (son).* — 2° [angl. ***tympanism***]. État de l'abdomen, quand l'intestin est distendu par les gaz.

TYMPANITE, *s. f.* — 1° [angl. ***tympanism***]. Distension considérable de l'abdomen par des gaz intestinaux ou par des gaz dégagés dans le péritoine dans certains cas de péritonite. — 2° [angl. ***tympanitis***]. Inflammation de la caisse du tympan, otite moyenne.

TYMPANOGRAMME, *s. m.* Graphique obtenu par tympanométrie.

TYMPANO-LABYRINTHOPEXIE, *s. f.* (M. Sourdille, de Nantes). V. *fenestration.*

TYMPANOMÉTRIE, *s. f.* (gr. *tumpanon*, tambour, tympan ; *métron*, mesure) [angl. ***tympanometry***]. Mesure de la compliance de l'oreille moyenne (tympan et chaîne des osselets de l'ouïe) en fonction des variations de pression dans le canal auditif externe.

TYMPANOPLASTIE, *s. f.* (tympan ; gr. *plassein*, former) [angl. ***myringoplasty***]. Syn. *myringoplastie.* Opération destinée à remédier aux lésions cicatricielles de la membrane et parfois de la caisse du tympan consécutives à une otite chronique. Elle consiste dans l'application d'une greffe cutanée ou aponévrotique sur la perforation du tympan avec, souvent, réparation des lésions de la chaîne des osselets.

TYMPANOSCLÉROSE, *s. f.* [angl. ***tympanosclerosis***]. Sclérose du tympan entraînant la surdité.

TYNDALL (phénomène de ou effet) [angl. ***Tyndall effect or phenomenon***]. Mise en évidence par un éclairage latéral, de particules en suspension dans un milieu transparent. Cette technique est utilisée en ophtalmologie pour examiner la chambre antérieure de l'œil.

TYNDALLISATION, *s. f.* (Tyndall John, brit., 1820-1893) [angl. ***tyndallization***]. Procédé de stérilisation qui consiste à porter plusieurs fois de suite, à vingt-quatre heures d'intervalle, une substance fermentescible (milieu de culture) à une température (58 °C et parfois 80 °C — 100 °C), qui détruit les micro-organismes, mais qui n'altère pas la composition chimique du milieu. Les spores non détruites par le premier chauffage se développent et les microbes engendrés sont tués par les chauffages successifs. V. *pasteurisation.*

TYPAGE, *s. m.* [angl. ***typing***]. Classification des individus selon leurs types. — (immunologie). Méthode permettant de reconnaître les antigènes portés par des cellules sanguines. On observe le comportement de ces dernières en présence de complément et d'une série d'anticorps connus. Elles sont détruites lorsqu'elles rencontrent l'anticorps correspondant à leur antigène. — Ces cellules peuvent également être identifiées par la présence d'un isotope radioactif, d'un colorant, d'une enzyme. V. *marqué* et *sonde moléculaire.*

TYPE, *s. m.* (gr. *tupos*, empreinte) [angl. ***type***]. Ensemble de caractères propres à certains groupes d'individus et permettant leur classification. — Catégorie d'individus ayant en commun certains éléments morphologiques, psychologiques, physiologiques, leur conférant le même genre de réactions et la même structure de leur personnalité. V. *typologie humaine.*

TYPHIM VI. V. *vaccin antityphoïdique.*

TYPHIQUE, *adj.* (gr. *tuphos*, stupeur) [angl. ***typhic***]. Qui a rapport à la fièvre typhoïde ou au typhus. — ***bacille t.*** V. *Salmonella typhi.* — *s. m.* ou *f.* Malade atteint de fièvre typhoïde ou de typhus.

TYPHLITE, *s. f.* (gr. *tuphlos*, aveugle, cæcum) [angl. ***typhlitis***]. Inflammation du cæcum et du tissu cellulaire voisin.

TYPHLO-APPENDICITE, *s. f.* [angl. ***typhlo-appendicitis***]. Inflammation de l'appendice et de la région du cæcum sur laquelle il est implanté.

TYPHLOCOLITE, *s. f.* (gr. *tuphlos*, cæcum ; *kôlon*, côlon) [angl. ***typhlocolitis***]. Syn. *colotyphlite.* Colite à localisation cæcale prédominante.

TYPHLOMÉGALIE, *s. f.* (Robinson, 1910) (gr. *tuphlos*, cæcum ; *mégas*, grand) [angl. ***typhlomegaly***]. Hypertrophie du cæcum sous l'influence d'une alimentation végétale qui donne des déchets abondants. — La *t.* est physiologique, tandis que la *typhlectasie* est pathologique.

TYPHLOPEXIE, *s. f.* (gr. *tuphlos*, cæcum ; *pêxis*, fixation) [angl. ***typhlopexy***]. Syn. *cæcopexie, cæcofixation.* Fixation opératoire du cæcum à la paroi abdominale. Opération destinée à remédier à la trop grande mobilité du cæcum et à combattre les troubles qu'elle entraîne.

TYPHLORRAPHIE, *s. f.* (gr. *tuphlos*, cæcum ; *rhaphê*, suture). V. *cæcoplicature.*

TYPHLOSIGMOÏDOSTOMIE, *s. f.* (von Bergmann) [angl. ***caecosigmoidostomy***]. Syn. *cæco-sigmoïdostomie.* Entéro-anastomose entre le cæcum et l'anse sigmoïde.

TYPHLOSTOMIE, *s. f.* (Folet, 1885) (gr. *tuphlos*, cæcum ; *stoma*, bouche) [angl. ***typhlostomy***]. Syn. *cæcostomie.* Création d'un anus artificiel au niveau du cæcum.

TYPHOBACILLOSE, *s. f.* (Landouzy, 1885) (gr. *tuphos*, stupeur ; lat. *bacillus*, bâton). Forme de primo-infection tuberculeuse caractérisée par l'existence d'une fièvre d'allure cyclique avec défervescence lente qui lui donne une certaine ressemblance clinique avec la fièvre typhoïde.

TYPHOÏDE, *adj.* (gr. *tuphos*, stupeur ; *eidos*, aspect) [angl. ***typhoid***]. Qui ressemble au typhus. — ***affection t.*** Maladies aiguës au cours desquelles on observe un ensemble de symptômes rappelant ceux du typhus. — ***état t.*** V. *tuphos.* — ***fièvre t.*** V. ce terme. — ***ictère t.*** V. *ictère grave.*

TYPHUS AMARIL. V. *fièvre jaune.*

TYPHUS ANGIOHÉMATIQUE (Landouzy et Gomot) (gr. *angéion*, vaisseau ; *haïma*, sang) [angl. ***Landouzy's purpura***]. Variété de purpura survenant chez l'enfant, au cours d'une infection grave (méningocoque), caractérisée par l'existence de tuphos, de collapsus et d'hémorragies multiples (peau, séreuses, etc.). Son évolution est souvent fatale. C'est le syndrome de Waterhouse-Friderichsen (V. ce terme).

TYPHUS BÉNIN. V. *typhus murin.*

TYPHUS DES BOUTIQUES. V. *typhus murin.*

TYPHUS DES BROUSSAILLES. V. *typhus murin* et *fièvre des broussailles.*

TYPHUS DES CAMPS. V. *typhus exanthématique.*

TYPHUS ENDÉMIQUE. V. *typhus murin.*

TYPHUS ÉPIDÉMIQUE. V. *typhus exanthématique.*

TYPHUS EXANTHÉMATIQUE (Sauvages, 1760 ; Murchison, 1884) [angl. ***exanthematic typhus***]. Syn. *rickettsiose épidémique à pou, typhus épidémique, typhus historique* (Ch. Nicolle), *typhus pétéchial, typhus des camps, maladie des prisons, morbus lenticularis* (Fracastor, 1546), *morbus hungaricus* (en raison de l'épidémie de l'armée hongroise de 1556). Maladie infectieuse, contagieuse et épidémique, caractérisée, du point de vue ***clinique,*** après une incubation de 14 jours, par un début brusque avec fièvre intense d'emblée, une éruption généralisée de macules et de pétéchies et des troubles nerveux analogues à ceux de la fièvre typhoïde. Avant l'ère des antibiotiques, le *t. e.* était une maladie souvent mortelle ; lorsqu'il guérissait, la défervescence survenait brusquement vers le 15ᵉ jour. Actuellement, les antibiotiques amènent toujours une guérison rapide. Les agents de transmission sont le pou du corps (Ch. Nicolle et E. Conseil, Tunis, 1909) et la puce (Blanc et Baltazard) ; l'agent pathogène se trouve en grande quantité dans leur déjections ; ils pénètre chez l'homme par les excoriations cutanées. C'est la *Rickettsia prowazeki* (du nom des médecins américains Ricketts et von Prowazek, victimes du typhus en 1910). La ***prophylaxie*** de cette maladie est fondée sur l'hygiène : la lutte contre les poux (insecticides) et la vaccination, réservée à l'entourage des malades. Les vaccins sont faits avec des germes tués (ceux de Durand-Giroud, de Cox, de Weigl) ou avec des germes vivants atténués (ceux de G. Blanc, de Laigret). De nos jours, le *t. e.,* dont le réservoir de virus est l'homme, a disparu, sauf dans les régions sans hygiène. Il a été rayé de la liste des maladies quarantenaires (OMS, 1971) mais sa déclaration reste obligatoire en France. V. *Brill-Zinsser (maladie de)* et *Weil-Félix (réaction de).*

TYPHUS EXANTHÉMATIQUE MEXICAIN. V. *typhus murin.*

TYPHUS HÉPATIQUE (Landouzy, 1883). V. *leptospirose ictéro-hémorragique.*

TYPHUS HISTORIQUE. V. *typhus exanthématique.*

TYPHUS MÉDITERRANÉEN. V. *fièvre boutonneuse méditerranéenne.*

TYPHUS MEXICAIN. V. *typhus murin.*

TYPHUS MURIN (Mac Crae, 1907 ; Neill, 1917) (lat. *mus, muris,* rat) [angl. ***murine typhus***]. Syn. *typhus bénin, typhus endémique, typhus mexicain (tabardillo), typhus du Nouveau Monde, typhus nautique, typhus des boutiques* ou *des broussailles* ou *des savanes, typhus tropical urbain, rickettsiose à pulicidés.* Variété de typhus connue depuis longtemps au Mexique, observée aussi aux États-Unis et en Europe (en 1927 à bord des navires de guerre à Toulon). En fait, il a été décrit partout, mais il sévit surtout dans les régions tropicales. Il est dû à une rickettsie voisine de celle du typhus exanthématique, *Rickettsia mooseri* ou *typhi.* Le *t. m.* est une maladie du rat, transmise du rat à l'homme par la puce. Ses symptômes sont ceux du typhus exanthématique, atténués et la guérison est la règle.

TYPHUS NAUTIQUE. V. *typhus murin.*

TYPHUS DU NOUVEAU-MONDE. V. *typhus murin.*

TYPHUS PÉTÉCHIAL. V. *typhus exanthématique.*

TYPHUS RÉCURRENT ou **À RECHUTE.** V. *fièvre récurrente.*

TYPHUS RÉSURGENT. V. *Brill-Zinsser (maladie de).*

TYPHUS RURAL ou **TROPICAL DE MALAISIE.** Fièvre exanthématique voisine du typhus, analogue à la *fièvre fluviale du Japon* (v. ce terme).

TYPHUS DE SÃO-PAULO. V. *fièvre maculeuse brésilienne.*

TYPHUS DES SAVANES. V. *typhus murin.*

TYPHUS TROPICAL URBAIN. V. *typhus murin.*

TYPHUS DES VENDANGES. V. *fièvre boutonneuse méditerranéenne.*

TYPIQUE (tumeur ou **épithéliome).** Tumeur dont la structure rappelle celle du tissu aux dépens duquel elle se développe.

TYPOLOGIE HUMAINE (gr. *tupos,* forme ; *logos,* discours). Science qui « a pour objet l'étude des types différents que présentent, dans le cadre commun de l'espèce, les hommes concrets dans leurs éléments morphologiques, biologiques, psychologiques et sociologiques » (P. Verdun). P. ex. : types sexuels, raciaux, individuels normaux et pathologiques. V. *type.*

TYPUS AMSTELODAMENSIS, TYPUS DEGENERATIVUS AMSTELODAMENSIS. V. *amstelodamensis (typus).*

TYPUS ROSTOCKIENSIS. V. *Ullrich-Feichtiger (syndrome d').*

TYR. Symbole de la *tyrosine.*

TYRAMINASE, *s. f.* [angl. ***tyraminase***]. Enzyme détruisant la tyramine par oxydation.

TYRAMINE, *s. f.* [angl. ***tyramine***]. Aminephénol toxique, dérivée de la tyrosine, intermédiaire possible dans l'élaboration de l'adrénaline.

TYROSINASE, *s. f.* [angl. ***tyrosinase***]. Enzyme présente chez certains végétaux et certains animaux, ainsi que dans la peau humaine, capable de transformer la tyrosine en un pigment noir, la mélanine.

TYROSINE, *s. f.* (Liebig, 1846). Symbole Tyr ou Y (gr. *turos,* fromage) [angl. ***tyrosine***]. Acide aminé non essentiel, constituant des protéines, de la série cyclique. C'est un des éléments de la chaîne qui aboutit à la synthèse des catécholamines ; en dérivent également la mélanine et, par fixation d'iode, les hormones thyroïdiennes. Il est formé aux dépens de la phénylalanine et se transforme en dopa. V. *catécholamine, thyroglobuline* et *iodotyrosine.*

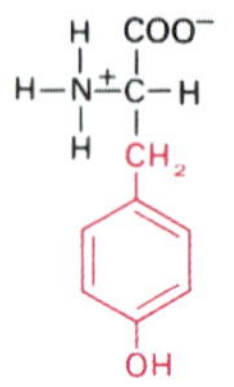

Tyrosine

TYROSINÉMIE, *s. f.* [angl. ***tyrosinaemia***]. Présence de tyrosine dans le sang. V. *tyrosinose congénitale.*

TYROSINOSE CONGÉNITALE ou **HÉRÉDITAIRE** (Medes, 1932 ; Zetterstrom, 1965) [angl. ***tyrosinosis***]. Syn. *tyrosinémie.* Maladie enzymatique héréditaire rare, transmise selon le mode récessif autosomique, caractérisée par l'apparition, presque toujours chez le jeune enfant, d'une cirrhose hépatique puis d'un rachitisme vitamino-résistant et d'une tubulopathie rénale complexe du type De Toni-Debré-Fanconi. Son évolution est variable, parfois mortelle par insuffisance hépatique ou transformation maligne de la cirrhose. Elle est due à une anomalie du métabolisme d'un acide aminé, la tyrosine, dont la dégradation est bloquée par l'absence d'une enzyme, la parahydroxy-phényl-pyruvate-oxydase. Le taux de la tyrosine est élevé dans le sang et dans l'urine qui contient également les dérivés parahydroxyphénoliques de cet acide.

TYROSINOSE OCULO-CUTANÉE. V. *Richner-Hanhart (maladie ou syndrome de).*

TYROSINURIE,, *s. f.* [angl. ***tyrosinuria***]. Présence de tyrosine dans l'urine.

TYROTHRICINE, *s. f.* (DCI) (Dubos, 1939) [angl. ***tyrothricin***]. Antibiotique de la famille des polypeptides (v. ce terme), élaboré par le *Bacillus brevis,* doué *in vitro* d'activité antibactérienne contre de nombreux germes Gram + (streptocoque, pneumocoque, staphylocoque, bacille diphtérique, microbes de la gangrène gazeuse) et contre les spirochètes buccaux. La *t.* est hémolytique et ne peut être utilisée en injections ; on l'emploie en applications locales. Elle est formée d'un mélange de 20 % de *gramicidine* et de 80 % de *tyrocidine.*

U

U [angl. ***U***]. — 1° Abréviation d'*unité.* — 2° Symbole de l'*uracile.*

U (onde) [angl. ***U wave***]. V. *électrocardiogramme.*

UBIQUINONE, *s. f.* (lat. *ubique,* partout ; quinone) [angl. ***ubiquinone***]. Syn. désuet *coenzyme Q.* Transporteur d'hydrogène de structure quinonique et de siège mitochondrial, faisant partie de la chaîne respiratoire.

UBIQUISTE, *adj.* (lat. *ubique,* partout) [angl. ***ubiquitous, omnipresent***]. Rencontré partout, largement disséminé, omniprésent.

UBIQUITINE, *s. f.* (lat. *ubique,* partout) [angl. ***ubiquitin***]. Protéine formée de 76 acides aminés, présente dans de nombreuses espèces animales, végétales et bactériennes. Elle semble intervenir dans la protéolyse.

UCSA. Abréviation d'*Unité de Consultation et de Soins Ambulatoires* (installée dans les établissements pénitentiaires).

UER. Abréviation d'*Unité d'Enseignement et de Recherche.* V. *centre hospitalier* et *UFR.*

UEHLINGER (syndrome d') (U. Erwin, suisse, 1942). V. *pachydermie plicaturée avec pachypériostose de la face et des extrémités.*

UF. Abréviation d'*Unité Fonctionnelle.* V. ce terme.

UFR. Abréviation d'*Unité de Formation et de Recherche.* Ce terme a remplacé celui d'*UER.*

UHL (maladie d') (U. Henry, amér., 1952) [angl. ***Uhl's anomaly***]. Aplasie ou hypoplasie congénitale du myocarde du ventricule droit qui est mince et translucide (ventricule papyracé). Maladie rare, elle entraîne, chez le nourrisson, une insuffisance cardiaque rapidement mortelle. Elle peut être associée à d'autres malformations cardiaques et constitue la forme la plus sévère de la *dysplasie du ventricule droit* (v. ce terme).

UI [angl. ***IU***]. Abréviation d'*Unité Internationale.*

UIV. Abréviation d'*urographie intraveineuse (*v. *urographie).*

UK. Abréviation d'*urokinase.*

ULCÉRATION, *s. f.* (lat. *ulcus,* ulcère) [angl. ***ulceration***]. — 1° Processus morbide déterminant une solution de continuité sur un tégument, avec perte de substance. — 2° Ulcère superficiel résultant de cette perte de substance. — ***u. compressive*** (Lannelongue). Syn. *décubitus ulcéreux* (Volkmann). Usure de deux surfaces articulaires cariées en contact, au point de plus forte pression réciproque, sous l'influence du poids du corps et de la contracture musculaire. C'est un processus de destruction osseuse, de luxation et d'extension du foyer au cours des ostéo-arthrites tuberculeuses.

ULCÈRE, *s. m.* (lat. *ulcus,* ulcère) (gr. *elkos*) [angl. ***ulcer, ulcus***]. Perte de substance du revêtement cutané ou muqueux, ayant peu de tendance à la cicatrisation.

ULCÈRE AIGU DE LA VULVE. V. *ulcus vulvæ acutum.*

ULCÈRE ANNAMITE. V. *ulcère phagédénique des pays chauds.*

ULCÈRE DE BARRETT. V. *Barrett (syndrome de).*

ULCÈRE CALLEUX. Ulcère gastroduodénal ancien caractérisé par le développement considérable de tissu fibreux rétractile au pourtour de la lésion et par son adhérence aux organes voisins.

ULCÈRE DE CURLING. V. *Curling (ulcère de).*

ULCÈRE DU GABON. V. *ulcère phagédénique des pays chauds.*

ULCÈRE DES GOMMIERS. V. *pian-bois.*

ULCÈRE DE L'ESTOMAC [angl. ***gastric ulcer***]. V. *ulcère simple de l'estomac.*

ULCÈRE DUODÉNAL [angl. ***duodenal ulcer***]. V. *ulcère simple de l'estomac* et *ulcère en miroir.*

ULCÈRE GASTRIQUE [angl. ***gastric ulcer***]. V. *ulcère simple de l'estomac.*

ULCÈRE GASTRODUODÉNAL [angl. ***peptic ulcer***]. V. *ulcère simple de l'estomac.*

ULCÈRE HYPERTENSIF DE MARTORELL (1945) [angl. ***Martorell's syndrome***]. Ulcération cutanée sus-malléolaire externe très douloureuse, souvent bilatérale, s'observant chez les hypertendus artériels âgés, rebelle aux traitements usuels. V. *angiodermite nécrotique athéromateuse.*

ULCÈRE DE JACOB. V. *ulcus rodens.*

ULCÈRE DE MARJOLIN. V. *Marjolin (ulcère de).*

ULCÈRE EN MIROIR (Moynihan) [angl. ***kissing-ulcer***]. Ulcère dit « de contact » siégeant vis-à-vis d'un autre ulcère dans le duodénum, sur la paroi opposée.

ULCÈRE PEPTIQUE [angl. ***anastomotic ulcer***]. Syn. *ulcère récidivant.* Ulcère survenant plus ou moins longtemps après une gastro-entérostomie ou une gastrectomie, pratiquée le plus souvent pour ulcère de l'estomac ou du duodénum. Cet *u.* siège soit sur la nouvelle bouche, soit à son voisinage sur l'estomac ou sur le jéjunum.

ULCÈRE PHAGÉDÉNIQUE DES PAYS CHAUDS [angl. ***tropical ulcer***]. Syn. *phagédénisme tropical, plaie* ou *ulcère annamite, ulcère du Gabon.* Affection des pays chauds, caractérisée par la formation, sur les membres inférieurs, ou plus rarement sur le tronc, d'une ulcération à marche extensive, pouvant amener dans les formes graves des nécroses étendues, mais restant en général limitée au derme et se terminant par la guérison.

ULCÈRE RÉCIDIVANT (X. Delore et H. Gabrielle). V. *ulcère peptique.*

ULCÈRE DE SAEMISCH. V. *kératite à hypopion.*

ULCÈRE SERPIGINEUX DE LA CORNÉE DE MOOREN. V. *Mooren (ulcère serpigineux ou ulcus rodens de la cornée de).*

ULCÈRE SERPIGINEUX DE MAC LEOD-DONOVAN. V. *granulome ulcéreux des parties génitales.*

ULCÈRE SIMPLE ADÉNOGÈNE. V. *Nicolas et Favre (maladie de).*

ULCÈRE SIMPLE CHRONIQUE DE LA VULVE. V. *ulcus vulvæ simplex chronicum.*

ULCÈRE SIMPLE DE L'ESTOMAC (Cruveilhier, 1830) [angl. ***chronic gastric ulcer***]. Syn. *maladie de Cruveilhier.* Affection consistant *anatomiquement* en une perte de substance plus ou moins profonde de la muqueuse gastrique et caractérisée *cliniquement* par des douleurs épigastriques survenant quelques heures après le repas, des hématémèses, presque toujours une hyperchlorhydrie et une évolution par poussées. Il peut évoluer vers la perforation et exister aussi au niveau de l'œsophage et dans la première partie du duodénum, c'est-à-dire dans toutes les régions de la muqueuse digestive qui sont en contact avec le suc gastrique acide. Seul l'ulcère *gastrique* peut dégénérer en cancer (ulcérocancer). Il est favorisé principalement par l'infection locale à *Helicobacter pylori* et par les médicaments anti-inflammatoires non stéroïdiens. V. *anti-ulcéreux, pompe à protons, Helicobacter pylori, ulcère calleux* et *ulcères de stress.*

ULCÈRE VARIQUEUX [angl. ***varicose ulcer***]. Ulcère cutané siégeant sur la partie distale de la jambe et survenant chez les sujets porteurs de varices.

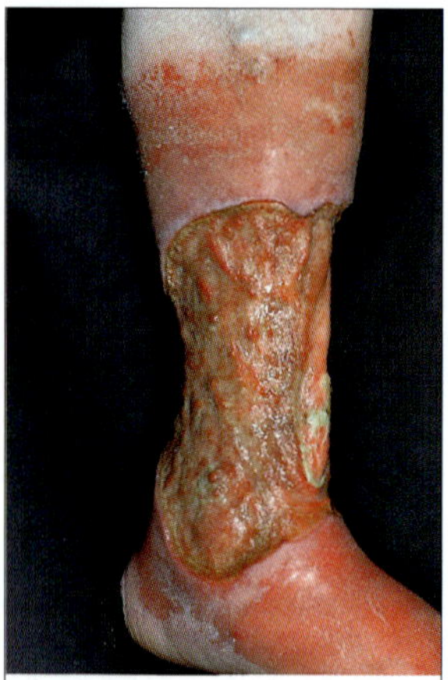

Ulcère variqueux

ULCÈRE VÉSICAL DE HUNNER [angl. ***Hunner's ulcer***]. Cystite chronique interstitielle d'origine inconnue avec ulcération au sommet de la vessie. V. *cystite interstitielle* à *cystite.*

ULCÈRES DE STRESS [angl. ***stress ulcers***]. Ulcères gastro-intestinaux superficiels d'évolution aiguë, souvent multiples et hémorragiques, survenant chez des sujets soumis à des « stress » répétés et sévères : émotions, chocs, tensions, agressions diverses, etc. V. *Cushing (ulcères de).*

ULCÈRES VÉNÉROÏDES DE WELANDER (1903) [angl. ***veneroid ulcers***]. Ulcérations superficielles, nettement délimitées et à centre déprimé, siégeant sur les muqueuses génitales de la femme et guérissant spontanément. On n'y trouve aucun germe particulier il s'agit peut-être d'une variété d'aphtes.

ULCÉROCANCER, *s. m.* (G. Hayem, 1901) [angl. ***ulcerocancer***]. Cancer développé au niveau d'un ulcère de l'estomac.

ULCÉROGÈNE, *adj.* (lat. *ulcus*, ulcère ; gr. *gennan*, engendrer) [angl. ***ulcerogenic***]. Qui produit un ulcère.

ULCUS, *s. m.* (en lat. ulcère) [angl. ***ulcus***]. V. *ulcère.*

ULCUS CALLEUX. V. *ulcère calleux.*

ULCUS RODENS (Jacob, de Dublin, 1827) [angl. ***rodent ulcer, Jacob's ulcer***]. Syn. *ulcère de Jacob.* Variété d'épithélioma basocellulaire cutané siégeant surtout à la face, caractérisé par un nodule induré entouré de télangiectasies qui évolue très lentement, s'ulcère mais ne métastase pas. L'exposition prolongée au soleil et au vent favoriserait son apparition.

***ULCUS RODENS* DE LA CORNÉE DE MOOREN.** V. *Mooren (ulcère serpigineux ou ulcus rodens de la cornée de).*

ULCUS SERPENS. V. *kératite à hypopion.*

ULCUS VULVÆ ACUTUM (Lipschütz, 1904) [angl. ***ulcus vulvae acutum***]. Ulcération bénigne, douloureuse, non vénérienne, guérissant spontanément, survenant au niveau de la vulve, attribuée par L. au *Bacillus crassus.* C'est une variété d'aphtose.

ULCUS VULVÆ SIMPLEX CHRONICUM (Clément Simon, 1928). Ulcère chronique indolore, torpide, siégeant à la fourchette de la vulve, sans lésion concomitante et sans relation avec la syphilis, la chancrelle, la maladie de Nicolas et Favre, la tuberculose, le cancer ni les mycoses, observé chez les prostituées âgées.

ULCUS WALL [angl. *wall,* mur]. Épais bourrelet, formé par la muqueuse œdématiée, qui entoure l'ulcère de l'estomac pendant les poussées douloureuses. Sur les radiographies de profil, ce bourrelet clair borde la niche ulcéreuse et la fait paraître plus profonde.

ULECTOMIE, *s. f.* (gr. *oulon*, gencive ; *ektomê*, résection). V. *gingivectomie.*

ULÉRYTHÈME, *s. m.* (Unna) (gr. *oulê*, cicatrice ; *éruthêma*, rougeur) [angl. ***ulerythema***]. Groupe de dermatoses caractérisées par un érythème et une atrophie superficielle des téguments. — ***u. centrifuge*** (Unna). V. *lupus érythémateux chronique.* — ***u. ophryogène*** (gr. *ophrus*, *uos*, sourcil). Kératose pilaire de la face. — ***u. sycosiforme.*** V. *sycosis lupoïde.*

ULICK (syndrome d') (1964). V. *hyperplasie surrénale congénitale.*

ULITE, *s. f.* (gr. *oulon*, gencive). V. *gingivite.*

ULLRICH (U. Otto, all., 1894-1957). V. *Morquio-Ullrich (maladie de).*

ULLRICH (syndrome d'). V. *Bonnevie-Ullrich (syndrome de)* et *Turner (syndrome de).*

ULLRICH ET FREMEREY-DOHNA (syndrome d'). V. *François (syndrome de ou syndrome dyscéphalique de).*

ULLRICH-FEICHTIGER (syndrome de) (U., 1951 ; F., 1943) [angl. ***Ullrich-Feichtiger syndrome***]. Syn. *typus rostockiensis* (c'est à Rostock, en Allemagne orientale, que F. l'a décrit), *dyscranio-pygophalangie.* Ensemble de malformations comprenant un nanisme avec des dystrophies craniofaciales (acro- ou brachycéphalie, faciès infiltré et immobile, oreilles déformées, mâchoire petite, fente palpébrale étroite avec parfois anophtalmie ou microphtalmie), squelettiques (polydactylie, pied bot et spina bifida) et viscérales multiples. Ce syndrome semble identique à celui de *Smith, Lemli et Opitz* (v. ce terme).

ULLRICH-SCHEIE (maladie de). V. *Scheie (maladie ou syndrome de).*

ULNA, *s. m.* (en lat. avant-bras) [TA et angl. ***ulna***]. Dénomination internationale du cubitus, os qui forme avec le radius le squelette de l'avant-bras **• 👁 radius, avant-bras, carpe, coude, humérus, squelette •.**

ULNAIRE, *adj.* [angl. ***ulnar***]. Relatif à l'ulna, cubital. — ***nerf u.*** nerf cubital. — ***canal u.*** V. *Guyon (canal de).*

ULTRACENTRIFUGATION, *s. f.* [angl. ***ultracentrifugation***]. Centrifugation obtenue avec un centrifugeur atteignant et dépassant la vitesse de 100 000 tours par minute et développant un champ de force valant des centaines de milliers de fois celui de la pesanteur.

ULTRADIATHERMIE, *s. f.* Utilisation en thermothérapie des ondes hertziennes courtes (comprises entre 2 et 30 m).

ULTRADIEN, ENNE, *adj.* (lat. *ultra*, au-delà ; *dies,* jour) [angl. ***ultradian***]. Qui se rapporte à une durée inférieure à 20 heures. — ***rythme u.*** Rythme dont la période est inférieure à 20 heures. V. *circadien.*

ULTRAFILTRATION, *s. f.* (Bechhold, 1908) [angl. ***ultrafiltration***]. Passage d'un solvant et des molécules qui y sont dissoutes à travers une membrane semi-perméable lorsque l'on donne au solvant une pression hydrostatique supérieure à celle du liquide placé de l'autre côté de la membrane. V. *dialyse* et *hémofiltration.*

ULTRAMICROSCOPE, *s. m.* [angl. ***ultramicroscope***]. Microscope permettant, à l'aide d'un éclairage spécial, de constater l'existence d'objets dont les dimensions trop petites échappent aux plus forts grossissements. Ces objets sont éclairés par un faisceau lumineux très intense perpendiculaire à l'axe du microscope. Leur présence est révélée par la lumière qu'ils diffractent et qui se détache sur ***fond noir,*** mais leur forme ne peut être distinguée. — On emploie parfois, à tort, le terme d'*u.* pour désigner un microscope beaucoup moins complexe, muni d'un dispositif à fond noir sur lequel se détachent, très brillants, les objets éclairés latéralement. Cet instrument, contrairement au précédent, ne montre pas les objets de taille ultramicroscopique, mais il permet de voir, sans avoir besoin de les colorer et même à l'état vivant (tréponèmes), les objets visibles au microscope ordinaire et d'étudier leur forme.

ULTRASON, *s. m.* [angl. ***ultrasonic waves***] (utilisé au pluriel). Ondes de pression périodiques sinusoïdales dont les fréquences, comprises entre 16 et 100 kHz, sont inaudibles pour les oreilles humaines. Les *u.* sont utilisés en médecine pour la *détection :* cartographie ultrasonore d'organes (cœur) ou de fœtus ; pour la *destruction* de matières solides par focalisation des ondes (calculs, détartrage dentaire) ; pour le nettoyage soigné d'outils. V. *sonotrode, lithotritie 2°, échographie, Doppler (examen), infrason* et *vibrothérapie.*

ULTRASONOGRAPHIE, *s. f.* et **ULTRASONOSCOPIE**, *s. f.* V. *échographie 2°* et *Doppler (examen).*

ULTRASONOTHÉRAPIE, *s. f.* [angl. ***ultrasonotherapy***]. Emploi thérapeutique des ultrasons.

ULTRAVIOLET, ETTE, *adj.* V. *rayonnement ultraviolet.*

ULTRAVIRUS, *s. m.* (C. Levaditi, 1921). V. *virus.*

UNCARTHROSE, *s. f.* [angl. ***uncarthrosis***]. Syn. *arthrose uncovertébrale.* Lésions arthrosiques localisées aux articulations uncovertébrales, au cours de la cervicarthrose. V. *uncus.*

UNCIFORME ou **UNCINÉE (crise)** [angl. ***uncinate fit (Jackson)***]. Syn. *attaque du gyrus uncinatus* (Baruk). Hallucination paroxystique olfactive ou gustative, parfois visuelle ou auditive, accompagnée d'absence, d'état de rêve et quelquefois d'exaltation, observée dans les tumeurs cérébrales siégeant près du crochet *(uncus)* de l'hippocampe.

UNCINARIOSE, *s. f.* [angl. ***uncinariosis***]. Maladie produite par *Uncinaria duodenalis* ou *Ancylostoma duodenale.* V. *ankylostomasie.*

UNCODISCARTHROSE, *s. f.* [angl. ***uncodiscarthrosis***]. Association d'uncarthrose et de discarthrose au cours du rhumatisme chronique dégénératif du rachis cervical (cervicarthrose).

UNCUS, *s. m.* (en lat. crochet) [TA et angl. ***uncus***]. Formation anatomique en forme de crochet. P. ex. : *u. de l'hippocampe, u. des corps de la vertèbre cervicale.*

UNCUSECTOMIE, *s. f.* (lat. *uncus*, crochet ; gr. *ektomê*, ablation). Ablation de l'uncus, ou apophyse semilunaire des vertèbres cervicales.

UNGUÉAL, ALE, *adj.* (lat. *unguis*, ongle) [angl. ***ungual***]. Relatif à l'ongle.

UNGUIS, *s. m.* (lat. *unguis,* ongle) (TA *os lacrymale*) [angl. ***lacrimal bone***]. Syn. *os lacrymal.* Petit os de la face constituant une partie de la paroi interne de l'orbite • 👁 **tête** •.

UNICEF. Acronyme anglais de *United Nations International Emergency Fund.* Fonds des Nations Unies pour l'enfance. Organisme humanitaire dépendant de l'ONU.

UNICELLULAIRE, *adj.* (lat. *unum*, un seul ; *cellula*, cellule) [angl. ***unicellular***]. Qui ne comporte qu'une seule cellule.

UNIFACTORIEL, ELLE, *adj.* (lat. *unum,* un seul ; *factor,* celui qui fait). Qui se rapporte à un seul élément constituant, à une seule cause ou qui en dépend.

UNILATÉRAL, ALE, *adj.* (lat. *unum*, un seul ; *latus*, côté) [angl. ***unilateral***]. Qui ne concerne qu'un seul côté.

UNILOCULAIRE, *adj.* (lat. *unum*, seul ; *loculus*, loge) [angl. ***unilocular***]. Qui contient une seule cavité.

UNION RÉGIONALE DES MÉDECINS LIBÉRAUX (URML). Instance professionnelle instituée en France par une loi de 1993 et destinée à contribuer à « l'amélioration de la gestion du système de santé et à la promotion de la qualité des soins ».

UNIOVULAIRE, *adj.* (lat. *unum,* un seul ; ovule, de *ovum,* œuf). V. *monozygote.*

UNIPOLAIRE, *adj.* (lat. *unum*, un seul ; *polus*, pôle) [angl. ***unipolar***]. Qui comporte un seul pôle. P. ex. : *cellule u., dérivation u., électrode u.*

UNISEXUALITÉ, *s. f.* [angl. ***unisexuality***]. Existence normale, chez un individu, des attributs anatomiques et physiologiques d'un seul sexe.

UNITAIRE (monstre) [angl. ***simple monster***]. Syn. *monstre simple.* Classe de monstres chez lesquels on ne rencontre que les éléments d'un seul individu.

UNITÉ, *s. f.* [angl. ***unit***]. Grandeur servant d'élément de mesure.

UNITÉ D'ACCUEIL FAMILIAL THÉRAPEUTIQUE. Structure d'accueil et d'hébergement dans une famille, pour les patients stabilisés. Alternative à l'hospitalisation, elle est destinée à permettre la continuité des soins, dans un cadre familial, nécessaire pour des patients n'arrivant pas à vivre seuls. Le but étant d'éviter l'isolement, de favoriser la convivialité et la réinsertion, d'éviter un séjour en institution. Le rôle du personnel soignant est d'accompagner les familles par un soutien régulier.

UNITÉ FONCTIONNELLE (UF) [angl. ***functional unit***]. « Structure élémentaire de prise en charge des malades par une équipe soignante ou médico-technique, identifiée par leurs fonctions et leur organisation » (loi française du 31 juillet 1991 portant réforme hospitalière). V. *centre hospitalier, service, département, PMSI* et *hôpital.*

UNITÉ INTERNATIONALE (UI) [angl. ***International Unit, IU***]. V. *système international d'unités de mesure.*

UNITÉ MOTRICE [angl. ***motor unit***]. Ensemble d'un motoneurone et des fibres musculaires qu'il innerve.

UNITÉ POUR LES MALADES DIFFICILES (UMD). Structure psychiatrique hospitalière en milieu fermé, qui accueille les patients hospitalisés d'office, les malades présentant un état dangereux pour eux-mêmes ou leur entourage. Les soins infirmiers sont assurés selon des protocoles de soins thérapeutiques intensifs et des mesures particulières de sécurité sont mises en place, tant pour la sécurité des personnels soignants, que vis-à-vis des autres patients de l'unité.

UNIVITELLIN, INE, *adj.* (lat. *unum,* un seul ; *vitellum,* jaune d'œuf). — V. *monozygote.*

UNNA. V. *précancérose condylomatoïde de Unna-Delbanco.*

UNNA (botte de) (U. Paul, all., 1850-1929) [angl. ***Unna's boot***]. Enveloppement de la jambe en forme de botte, réalisé par l'enroulement d'une bande de mousseline imprégnée de colle de Unna (mélange de glycérine, de gélatine, d'oxyde de zinc et d'eau) ; il est utilisé comme traitement ambulatoire des ulcères variqueux.

UNVERRICHT (U. Heinrich, all., 1853-1912). V. *Wagner-Unverricht (dermatomyosite de).*

UNVERRICHT-LUNDBORG (maladie ou syndrome d') (U., 1891 L., 1903) [angl. ***Unverricht's disease, myoclonus epilepsy***]. Syn. *épilepsie-myoclonie progressive, myoclonie épileptique progressive familiale, maladie de Lafora* (1911). Variété de myoclonie familiale, héréditaire selon le mode autosomique récessif, accompagnée parfois de troubles du langage. Elle débute par des crises d'épilepsie généralisée, auxquelles viennent se joindre des mouvements myocloniques continus, et elle aboutit à de multiples paralysies, à la cécité, à la démence et à la mort au bout de 10 à 15 ans. C'est une maladie dysmétabolique avec infiltration du système nerveux, de la rétine, du cœur, du foie et de la peau par des mucopolysaccharides acides. V. *mucopolysaccharidose* et *épilepsie généralisée secondaire.*

uPA. V. *urokinase.*

UPATOU. Abréviation d'*Unité de Proximité d'Accueil de Traitement et d'Orientation des Urgences.* Dénomination supprimée en 2006. V. *POSU, SAMU, et SAU.*

UPDRS. Abréviation de l'anglais ***Unified Parkinson's Disease Rating Scal***e, échelle d'évaluation de la maladie de Parkinson la plus utilisée.

UPMARK. V. *Ask-Upmark (rein d').*

UPR. V. *urétéropyélographie rétrograde.*

URA. Abréviation d'*uracile.*

URACILE, *s. m.* (symbole U, abréviation Ura) [angl. ***uracil***]. V. *base pyrimidique.*

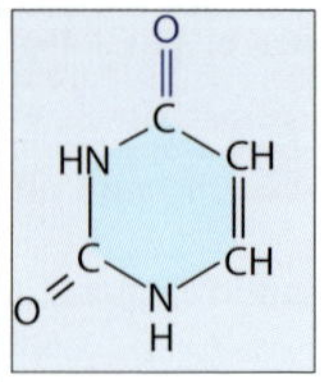

Uracile

URANISTE, *s. m.* (Ubrichs, 1860) (du nom d'Aphrodite Ourania ou céleste, déesse grecque des amours masculines, par opposition à l'Aphrodite Pandémos ou vulgaire, d'après *Le Banquet* de Platon) [angl. ***uranist***] (médecine légale). Homosexuel masculin. V. *homosexuel.*

URANOPLASTIE, *s. f.* (gr. *ouranos*, palais ; *plassein*, former) ou **URANOSTÉOPLASTIE**, *s. f.* (gr. *ouranos* ; *ostéon*, os ; *plassein*, former) [angl. ***uranoplasty***]. Opération autoplastique destinée à restaurer le voile du palais et à fermer les perforations congénitales ou acquises de la voûte.

URANO-STAPHYLOPLASTIE, *s. f.* (gr. *ouranos*, palais ; *staphulê*, luette ; *plassein*, former) ou **URANO-STAPHYLORRAPHIE**, *s. f.* (gr. *ouranos* ; *staphulê* ; *rhaphê*, suture) [angl. ***uranostaphyloplasty***]. Syn. *uranoplastie en double pont.* Opération chirurgicale destinée à corriger par autoplastie ou par suture simple une fissure de la voûte et du voile du palais.

URATE, *s. m.* [angl. ***urate***]. Sel de l'acide urique.

URATÉMIE, *s. f.* [angl. ***urataemia***]. Présence d'urates dans le sang.

URATURIE, *s. f.* [angl. ***uraturia***]. Présence d'urates dans l'urine.

URBACH-WIETHE (maladie de) (U. Erich, amér., 1929). V. *lipoïdo-protéinose de la peau et des muqueuses.*

UREAPLASMA UREALYTICUM [angl. ***Ureaplasma urealyticum***]. Syn. désuet *Mycoplasma T* (T pour *tiny,* en angl. petit). Espèce bactérienne Gram– appartenant à la famille des *Mycoplasmatacea*, saprophyte des voies urinaires et pouvant provoquer des urétrites. Il est capable d'hydrolyser l'urée, d'où son nom.

URÉASE, *s. f.* [angl. ***urease***]. Enzyme hydrolysant l'urée en ammonium et CO_2. Elle est présente dans certains microorganismes dont *Helicobacter pylori.* — ***Le test rapide à l'u.*** permet en une heure de déceler cette bactérie en mettant au contact un fragment biopsique de muqueuse gastrique et un milieu contenant de l'urée et un indicateur coloré de pH.

URÉE, *s. f.* (gr. *ouron*, urine) [angl. ***urea***]. Composé azoté de formule $CO(NH_2)_2$ (carbamide). Ultime produit de dégradation des protéines, il est synthétisé par le foie et excrété par les reins. Son taux sanguin, normalement compris entre 0,10 et 0,50 g/L soit 1,6 et 8,25 mmol/L s'élève en cas d'insuffisance rénale. V. *clairance* et *Krebs-Henseleit (cycle de).*

URÉMIE, *s. f.* (Piorry, 1847) (urée, du gr. *ouron*, urine ; *haïma*, sang) [angl. ***uraemia***]. Présence d'urée dans le sang. — Ce terme est devenu synonyme d'insuffisance rénale grave. C'est l'ensemble des accidents provoqués par l'accumulation, dans le sang, des substances toxiques que le rein élimine à l'état normal et qui se trouvent retenues par suite d'un trouble survenu dans son fonctionnement. L'*u.* est un mode de terminaison fréquent des affections rénales ; elle présente de nombreux types cliniques (formes nerveuse, respiratoire, gastro-intestinale, etc.). V. *azotémique (syndrome)* et *insuffisance rénale chronique.*

URÉMIGÈNE, *adj.* (Castaigne) [angl. ***uraemigenic***]. Se dit d'une variété de néphrite chronique dont l'évolution conduit nécessairement à l'urémie.

URÉMIQUE, *adj.* [angl. ***uraemic***]. Qui a rapport à l'urémie.

URÉOGENÈSE, *s. f.* [angl. ***ureogenesis***]. Synthèse de l'urée. — ***cycle de l'u.*** V. *Krebs-Henseleit (cycle de).*

URÉTÉRAL (syndrome). Cystalgies à urines claires chez la femme.

URÉTÉRAUX (points). — ***1° point urétéral supérieur.*** V. *Bazy (points de) 1°*,— ***2° point urétéral moyen*** (Pasteau) [angl. ***Hallé's point***]. Point situé sur la ligne bisiliaque, à l'union de son tiers externe et de son tiers moyen ; la pression en ce point est douloureuse dans les pyélo-urétérites et dans la lithiase urinaire. — ***3° point urétéral inférieur.*** V. *Bazy (points de) 2°.*

URETÈRE, *s. m.* (gr. *ourêter*, uretère) [TA et angl. ***ureter***]. Long conduit excréteur du rein, amenant l'urine à la vessie • 👁 **rein** •.

URÉTÉRECTOMIE, *s. f.* (gr. *ourêtêr*, uretère ; *ektomê*, ablation) [angl. ***ureterectomy***]. Résection d'une partie de l'uretère *(u. partielle)* avec suture des deux bouts ou de l'uretère dans sa totalité. Cette opération accompagne alors la néphrectomie.

URÉTÉRITE, *s. f.* (gr. *ourêtêr*, uretère) [angl. ***ureteritis***]. Inflammation des uretères. Elle est presque toujours secondaire soit à une infection vésicale *(u. ascendante)*, soit à une lésion rénale *(u. descendante).*

URÉTÉRO-CÆCOCYSTOPLASTIE, *s. f.* [angl. ***ureterocæcocystoplasty***]. Opération chirurgicale destinée à réparer l'uretère et la vessie en utilisant le cæcum pour reconstituer la vessie.

URÉTÉROCÈLE, *s. f.* (gr. *ourêtêr*, uretère ; *kêlê*, tumeur) [angl. ***ureterocele***]. Dilatation pseudo-kystique du segment intravésical de l'uretère.

URÉTÉRO-COLOSTOMIE, *s. f.* [angl. ***ureterocolostomy***]. Opération qui consiste à aboucher l'uretère dans le côlon, en particulier dans le côlon transverse.

URÉTÉRO-CYSTO-NÉOSTOMIE, *s. f.* [angl. ***ureterocystoneostomy***]. Syn. *urétéro-néocystostomie.* Réimplantation de l'uretère dans la vessie, dans le cas de section accidentelle de l'uretère, de rétrécissement de celui-ci ou de fistule urétéro-vaginale.

URÉTÉRO-CYSTOPLASTIE, *s. f.* [angl. ***ureterocystoplasty***]. Opération chirurgicale destinée à réparer l'uretère et la vessie.

URÉTÉRO-ENTÉROPLASTIE, *s. f.* V. *urétéro-iléoplastie 2°.*

URÉTÉRO-ENTÉROSTOMIE, *s. f.* [angl. ***ureteroenterostomy***]. Opération qui consiste à aboucher l'uretère dans l'intestin.

URÉTÉROGRAPHIE, *s. f.* ou **URÉTÉROPYÉLOGRAPHIE RÉTROGRADE**, *s. f.* **(UPR)** (Chevassu, 1927) [angl. ***ureterography***]. Radiographie de l'appareil urinaire après injection, par le méat urétéral, sous contrôle cystoscopique, d'un liquide opaque aux rayons X qui remonte jusqu'au bassinet.

URÉTÉRO-HYDRONÉPHROSE, *s. f.* [angl. ***ureterohydronephrosis***]. Hydronéphrose (v. ce terme) associée à une distension totale ou partielle de l'uretère.

URÉTÉRO-HYDROSE, *s. f.* (gr. *ourêtêr*, uretère ; *hudôr*, eau). Dilatation de l'uretère par de l'urine aseptique, à la suite d'un processus analogue à celui de l'hydronéphrose (v. ce terme).

URÉTÉRO-ILÉOPLASTIE, *s. f.* — 1° Procédé de réfection de l'uretère dans lequel le ou les uretères sont implantés dans une anse intestinale grêle isolée et anastomosée à la vessie. — 2° Syn. *urétéro-entéroplastie.* Remplacement de l'uretère (dans le cas de méga-uretère, p. ex., par une anse d'intestin grêle).

URÉTÉRO-LITHOTOMIE, *s. f.* (gr. *ourêtêr*, uretère ; *lithos*, pierre ; *tomê*, section) [angl. ***ureterolithotomy***]. Incision de l'uretère pratiquée pour enlever un calcul enclavé.

URÉTÉROLYSE, *s. f.* [angl. ***ureterolysis***]. Libération chirurgicale de l'uretère comprimé par du tissu fibreux.

URÉTÉRO-NÉO-CYSTOSTOMIE, *s. f.* V. *urétéro-cysto-néostomie.*

URÉTÉRO-NÉO-PYÉLOSTOMIE, *s. f.* V. *urétéro-pyélo-néostomie.*

URÉTÉROPLASTIE, *s. f.* (gr. *ourêtêr*, uretère ; *plassein* ; former) [angl. ***ureteroplasty***]. Réfection chirurgicale de l'uretère.

URÉTÉRO-PYÉLOGRAPHIE RÉTROGRADE (UPR) (M. Chevassu, 1927) [angl. ***retrograde ureteropyelography***]. V. *urétérographie.*

URÉTÉRO-PYÉLOLYSE, *s. f.* Opération chirurgicale destinée à libérer l'uretère et le bassinet d'adhérences qui les entourent.

URÉTÉRO-PYÉLO-NÉOSTOMIE, *s. f.* [angl. ***ureteroneopyelostomy***]. Syn. *urétéro-néo-pyélostomie.* Opération qui consiste à pratiquer un nouvel abouchement de l'uretère dans le bassinet (dans le cas de rétrécissement de l'uretère).

URÉTÉRO-PYÉLO-NÉPHRITE, *s. f.* [angl. ***ureteropyelonephritis***]. V. *pyélonéphrite.*

URÉTÉRO-RECTOSTOMIE, *s. f.* [angl. ***ureterorectostomy***]. Opération qui consiste à aboucher l'uretère dans le rectum.

URÉTÉRORRAPHIE, *s. f.* (gr. *ourêtêr*, uretère ; *rhaphê*, suture) [angl. ***ureterorrhaphy***]. Suture d'une plaie urétérale. Réunion des deux extrémités sectionnées de l'uretère.

URÉTÉRO-SIGMOÏDOSTOMIE, *s. f.* [angl. ***ureterosigmoidostomy***]. Opération qui consiste à aboucher un uretère dans l'anse sigmoïde du côlon. V. *Coffey (technique de)*.

URÉTÉROSTOMIE, *s. f.* (gr. *ourêtêr*, uretère ; *stoma*, bouche) [angl. ***ureterostomy***]. Intervention chirurgicale consistant en l'abouchement d'un uretère ailleurs que dans la vessie, généralement à la peau.

URÉTÉROTOMIE, *s. f.* (gr. *ourêtêr*, uretère ; *tomê*, section) [angl. ***ureterotomy***]. Incision de la paroi d'un uretère rétréci ou obstrué par un calcul. — ***u. externe.*** Section longitudinale d'un uretère et suture transversale de la plaie. — ***u. interne.*** Incision d'un rétrécissement d'un uretère à l'aide d'un instrument analogue à l'urétrotome de Maisonneuve.

URÉTÉRO-VÉSICAL (point). V. *Bazy (points de) 2°.*

URÉTÉRO-VÉSICAL (réflexe). V. *réflexe urétéro-vésical.*

URÉTÉRO-VÉSICOPLASTIE, *s. f.* [angl. ***ureterovesicoplasty***]. Réparation chirurgicale d'anomalies de la vessie et de la partie inférieure de l'uretère.

URÉTHRITE, *s. f.* [angl. ***urethritis***]. V. *urétrite.*

URÉTRALES (glandes). V. *Littre (glandes de).*

URÉTRALGIE, *s. f.* (gr. *ourêthra*, urètre ; *algos*, douleur) [angl. ***urethralgia***]. Douleur névralgique de l'urètre, sans lésion appréciable de ce conduit.

URÈTRE, *s. m.* (gr. *ourêthra*, urètre) [TA et angl. ***urethra***]. Conduit excréteur de la vessie ; court chez la *femme*, il comprend chez l'*homme* trois parties : prostatique, membraneuse puis spongieuse et livre passage au sperme issu des vésicules séminales • 👁 **génital, vessie** •.

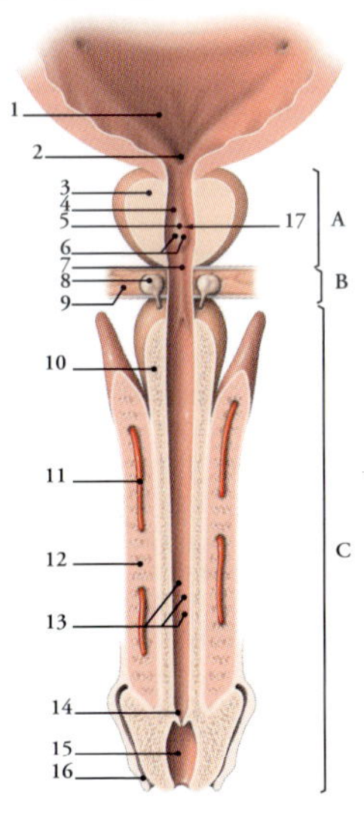

Coupe longitudinale
de l'urètre masculin

A. Partie prostatique
B. Partie membranacée
C. Partie spongieuse

1. trigone vésical
2. uvule vésicale
3. prostate
4. sinus prostatique
5. utricule
6. ostiums des conduits éjaculateurs
7. crête urétrale
8. glande bulbo-urétrale
9. diaphragme uro-génital
10. corps spongieux
11. artère profonde du pénis
12. corps caverneux
13. lacunes urétrales
14. valvule de la fosse naviculaire
15. fosse naviculaire
16. prépuce
17. colliculus séminal

URÉTRECTOMIE, *s. f.* (gr. *ourêthra*, urètre ; *ektomê*, ablation) [angl. ***urethrectomy***]. Résection d'une portion de l'urètre ; elle est *partielle* si on laisse un pont de la paroi supérieure du canal ; *circonférentielle* si on résèque un segment entier.

URÉTRITE, *s. f.* ou **URÉTHRITE**, *s. f.* (gr. *ourêthra*, urètre) [angl. ***urethritis***]. Inflammation de la muqueuse de l'urètre. Elle peut être due à des germes variables, *Neisseria gonorrhoeae* (gonocoque), *Chlamydia trachomatis, Trichomonas vaginalis*, mais très souvent elle est causée par le gonocoque *(urétrite blennorragique)*. — ***u. végétante.*** V. *col vésical (maladie néoformante du)*.

URÉTRITE À INCLUSIONS [angl. ***simple urethritis***]. Maladie sexuellement transmissible due à *Chlamydia trachomatis.* Cette urétrite a souvent une évolution traînante et récidivante elle peut provoquer une épididymite et, chez la femme, une infection pelvienne, cause possible de stérilité. V. *Chlamydia, TRIC (agent)* et *Fitz-Hugh et Curtis (syndrome de)*.

URÉTROCÈLE, *s. f.* (gr. *ourêthra*, urètre ; *kêlê*, hernie) [angl. ***urethrocele***]. — 1° Dilatation de l'urètre qui fait saillie dans le vagin sous la forme d'une tumeur de la grosseur d'une noix. — 2° Premier degré de cystocèle vaginale.

URÉTRO-CERVICO-TRIGONITE, *s. f.* V. *col vésical (maladie néoformante du — chez la femme)*.

URÉTROCYSTITE, *s. f.* (gr. *ourêthra*, urètre ; *kustis*, vessie) [angl. ***urethrocystitis***]. Urétrite postérieure dont l'inflammation s'étend à la vessie et qui s'accompagne de symptômes de cystite du col.

URÉTROCYSTOGRAPHIE, *s. f.* [angl. ***urethrocystography***]. Radiographie de l'urètre et de la vessie après injection, dans leurs cavités, d'une substance opaque aux rayons X.

URÉTROCYSTOSCOPIE, *s. f.* [angl. ***urethrocystoscopy***]. Exploration endoscopique de l'urètre et de la vessie.

URÉTROGRAPHIE, *s. f.* [angl. ***urethrography***]. Radiographie de l'urètre après injection d'un liquide opaque aux rayons X (étude des rétrécissements).

URÉTROPLASTIE, *s. f.* (gr. *ourêthra*, urètre ; *plassein*, former) [angl. ***urethroplasty***]. Opération autoplastique destinée à combler une perte de substance ou à fermer une fistule urétrale.

URÉTRORRAGIE, *s. f.* (gr. *ourêthra*, urètre ; *rhêgnumi*, je jaillis) [angl. ***urethrorrhagia***]. Hémorragie de l'urètre.

URÉTRORRAPHIE, *s. f.* (gr. *ourêthra*, urètre ; *rhaphê*, suture) [angl. ***urethrorrhaphy***]. Suture de l'urètre sectionné en totalité ou en partie.

URÉTRORRHÉE, *s. f.* (gr. *ourêthra*, urètre ; *rhein*, couler) [angl. ***urethrorrhoea***]. Écoulement plus ou moins abondant par l'urètre.

URÉTROSCOPIE, *s. f.* (gr. *ourêthra*, urètre ; *skopein*, examiner) [angl. ***urethroscopy***]. Examen du conduit urétral à l'aide de l'urétroscope, instrument analogue à l'endoscope.

URÉTROSKÉNITE, *s. f.* Inflammation de l'urètre et des glandes de Skene.

URÉTROSTÉNIE, *s. f.* (gr. *ourêthra*, urètre ; *sténos*, étroit) [angl. ***urethrostenosis***]. Rétrécissement de l'urètre.

URÉTROSTOMIE, *s. f.* (gr. *ourêthra*, urètre ; *stoma*, bouche) [angl. ***urethrostomy***]. Ouverture de l'urètre et création d'un méat artificiel, en cas de rétrécissement infranchissable. — ***u. périnéale*** (Poncet et Delore). Syn. *périnéostomie. U.* pratiquée au niveau du périnée.

URÉTROTOME, *s. m.* (Maisonneuve, 1863) (gr. *ourêthra*, urètre ; *temnein*, couper) [angl. ***urethrotome***]. Instrument destiné à pratiquer l'urétrotomie interne. Il se compose essentiellement d'une lame triangulaire montée sur une longue tige destinée à être introduite dans l'urètre et qui, par une disposition spéciale, sectionne seulement le point rétréci du canal.

URÉTROTOMIE, *s. f.* (gr. *ourêthra*, urètre ; *tomê*, section) [angl. ***urethrotomy***]. Incision de la paroi de l'urètre dans le but de rétablir le cours de l'urine. — ***u. externe.*** *U.* faite de dehors en dedans. Lorsque l'ouverture est faite derrière les bourses, on la nomme taille urétrale. — ***u. interne.*** *U.* faite de dedans en dehors à l'aide d'un urétrotome.

URGENCES (structure d') (SU). Élément d'un système organisé en réseau (hospitalier et extra-hospitalier) et consacré à la médecine d'urgence (v. ce terme). Cette dénomination plus générale remplace depuis 2006 celles de POSU, SAU et UPATOU (v. ces termes).

URGENTISTE, *s. m.* ou *f.* Praticien consacrant son activité à la médecine d'urgence. V. *oxyologie, SAMU, SAU, UPATOU, USI, USIC* et *réanimation.*

URICÉMIE, *s. f.* (acide urique ; *haïma*, sang) [angl. ***uricaemia***]. Présence normale d'acide urique dans le sang (30 à 70 mg/L ou 0,18 à 0,42 mmol/L). — Ce terme est pris souvent dans le sens d'*hyperuricémie.*

URICOFRÉNATEUR, TRICE, *adj.* Qui empêche, dans l'organisme, la synthèse de l'acide urique. — *s. m.* Médicament qui possède ce pouvoir, utilisé dans le traitement de la goutte. P. ex. : *allopurinol.* V. *paramétabolite.*

URICOLYSE, *s. f.* (acide urique ; gr. *luein*, dissoudre) [angl. ***uricolysis***]. Destruction de l'acide urique dans l'organisme.

URICOPEXIE, *s. f.* (acide urique ; gr. *pêxis*, fixation) [angl. ***uratosis***]. Précipitation et fixation de l'acide urique soit dans les tissus (goutte), soit dans les reins, sous forme de calculs (lithiase urique).

URICOSURIE, *s. f.* [angl. ***uricosuria***]. V. *uricurie.*

URICURIE, *s. f.* (urée, acide urique ; gr. *ouron*, urine) [angl. ***uricosuria***]. Syn. *uricosurie.* Élimination de l'acide urique par l'urine. Elle est normalement de 0,3 g à 0,8 g ou 1,8 à 4,8 mmol par 24 heures.

URIDINE, *s. f.* [angl. ***uridine***]. Riboside (nucléoside du ribose, v. ce terme) de l'uracile, constituant de l'acide désoxyribonucléique.

URINAIRE (crise) [angl. ***urocrisis***]. — 1° Accès de douleurs vésicales et urétrales survenant chez les tabétiques. — 2° Brusque polyurie survenant à la fin de certaines maladies (pneumonie, p. ex.).

URINAL, *s. m.* [angl. ***urinal***]. Récipient destiné à recueillir les urines d'un malade alité.

URINE, *s. f.* (lat. *urina*) (gr. *ouron*) [angl. ***urine***]. Liquide jaune secrété par les reins et emmagasiné dans la vessie entre les mictions.

URINES (division des). Séparation de l'urine du rein droit de celle du rein gauche, effectuée par un cathétérisme urétéral bilatéral, en vue de comparer la valeur fonctionnelle des deux reins.

URINES À ODEUR DE HOUBLON (maladie des) (Smith et Strang, 1958) [angl. ***congenital hydroxybutyric aciduria***]. Syn. *maladie du houblon, acidurie hydroxybutyrique congénitale, maladie de Smith et Strang.* Maladie enzymatique congénitale caractérisée par une encéphalopathie avec un retard psychomoteur important et hypotonie musculaire. L'urine contient de l'acide hydroxybutyrique qui lui donne une odeur rappelant celle du houblon. Cette maladie semble voisine de la *leucinose* (v. ce terme).

URINES À ODEUR DE SIROP D'ÉRABLE (maladie des). V. *leucinose.*

URINEUX, EUSE, *adj.* [angl. ***urinous***]. Qui a rapport à l'urine. — ***abcès u.*** V. *abcès.* — ***fièvre u.*** V. *fièvre urineuse.* — ***infiltration d'urine*** ou ***u.*** Phlegmon diffus gangréneux du périnée c'est une complication des plus graves du rétrécissement de l'urètre.

URINOME, *s. m.* (urine ; désinence -ome, tumeur) [angl. ***urinoma***]. Cavité encapsulée contenant de l'urine provenant d'une fuite pyélique ou urétérale post-traumatique.

URINOTHORAX, *s. m.* (urine ; thorax) [angl. ***urinothorax***]. Épanchement liquidien de la plèvre constitué par de l'urine.

URIQUE (acide) [angl. ***uric acid***]. Élément terminal du catabolisme des purines et des acides nucléiques. Son accumulation dans les tissus et les liquides biologiques s'observe dans la goutte articulaire.

URML. V. *Union régionale des médecins libéraux.*

UROBILINE, *s. f.* [angl. ***urobilin***]. Pigment dérivé de la bilirubine et provenant de la portion de l'urobilinogène (v. ce terme) réabsorbée par l'intestin.

UROBILINOGÈNE, *s. m.* [angl. ***urobilinogen***]. Substance incolore provenant de la réduction, dans l'intestin, par les bactéries, de la bilirubine conjuguée excrétée par la bile. Elle est éliminée en très grande quantité par les matières fécales son oxydation leur donne leur couleur. Une petite partie, réabsorbée par l'intestin, oxydée en urobiline, est excrétée normalement dans l'urine qu'elle colore.

UROBILINURIE, *s. f.* (urobiline ; gr. *ourein*, uriner) [angl. ***urobilinuria***]. Présence de l'urobiline dans l'urine. L'urobiline apparaît en excès dans l'urine au cours de certaines maladies fébriles et dans les affections hépatiques.

UROCÈLE, *s. f.* (gr. *ouron*, urine ; *kêlê*, hernie) [angl. ***urocele***]. Tumeur formée par l'infiltration d'urine dans les bourses.

UROCULTURE, *s. f.* Ensemencement d'un milieu de culture avec une petite quantité d'urine prélevée aseptiquement.

UROCYTOGRAMME, *s. m.* (gr. *ouron*, urine ; *kustos*, cellule ; *gramma*, écriture). Résultat de l'étude microscopique des éléments cellulaires de l'urine, rassemblés par sédimentation ou centrifugation (culot urinaire).

URODILATINE, *s. f.* [angl. ***urodilatin***]. Peptide de 32 acides aminés sécrété par le rein, d'action locale identique à celle du *facteur natriurétique auriculaire* (v. ce terme) dont la structure est voisine.

URODYNAMIQUE, *s. f.* (gr. *ouron*, urine ; *dunamis*, force) [angl. ***urodynamics***]. Étude des pressions vésicales et urétrales et du débit urinaire au cours de la miction. V. *cystométrie.*

URODYNIE, *s. f.* (gr. *ouron*, urine ; *odunê*, douleur) [angl. ***urodynia***]. Sensation douloureuse éprouvée en urinant.

UROGASTRONE, *s. f.* [angl. ***urogastrone***]. Polypeptide extrait de l'urine sécrété par les glandes salivaires, c'est un inhibiteur de la sécrétion d'acide chlorhydrique par l'estomac. Sa structure est très proche de celle du facteur de croissance épidermique ou EGF (v. ce terme et *facteurs de croissance*).

UROGENÈSE, *s. f.* (gr. *ouron*, urine ; *génnan*, engendrer). V. *uropoïèse.*

UROGRAPHIE, *s. f.*, **UROGRAPHIE INTRAVEINEUSE (UIV)** (gr. *ouron*, urine ; *graphein*, écrire) [angl. ***intravenous urography***]. Syn. *pyélographie d'élimination, pyélographie descendante,* ou *excrétrice,* ou *intraveineuse.* Radiographie de l'appareil urinaire après administration par voie intraveineuse d'une substance opaque aux rayons X s'éliminant par les reins.

UROKINASE, *s. f.* **(UK, uPA)** (Astrup et Sterndorff Sobal, 1952) [angl. ***urokinase***]. Enzyme extraite de l'urine humaine, capable d'activer la profibrinolysine (v. ce terme). Elle a été employée depuis 1963 pour dissoudre les caillots intravasculaires (thérapeutique fibrino- ou thrombolytique).

UROLITHIASE, *s. f.* (gr. *ouron,* urine ; *lithos,* pierre) [angl. ***urolithiasis***]. Présence de calculs dans les voies urinaires.

UROLOGIE, *s. f.* (gr. *ouron*, urine ; *logos*, discours) [angl. ***urology***]. Étude de l'appareil urinaire et, chez l'homme, de l'appareil génital.

UROMÈLE, *s. m.* (I.-G. Saint-Hilaire) (gr. *oura,* queue ; *mélos*, membre) [angl. ***uromelus***]. Monstre symélien, caractérisé par la fusion intime des deux membres inférieurs qui ne présentent à leur extrémité qu'un seul pied.

UROMÈTRE, *s. m.* (gr. *ouron*, urine ; *métron*, mesure) [angl. ***urometer***]. Densimètre destiné à donner le poids spécifique de l'urine.

UROMODULINE, *s. f.* (Muchmore A.V., Decker J.M., 1985) [angl. ***uromodulin***]. Syn. *uromucoïde, protéine de Tamm et Horsfall.* Glycoprotéine insoluble secrétée normalement par le rein au niveau du tube contourné distal et de l'anse de Henlé. Une mutation de son gène a été observée dans la néphropathie hyperuricémique familiale juvénile et la maladie kystique de la médullaire (v. ces termes).

UROMUCOÏDE, *s. m.* (gr. *ouron*, urine ; lat. *mucus,* de *mungere,* moucher) [angl. ***uromucoid***]. V. *uromoduline.*

UROPATHIE, *s. f.* [angl. ***uropathy***]. Affection des voies urinaires.

UROPÉRITOINE, *s. m.* Épanchement d'urine dans la cavité péritonéale.

UROPOÏÈSE, *s. f.* ou **UROPOÏÉTIQUE (fonction)** (gr. *ouron,* urine ; *poïein*, créer) [angl. ***uropoiesis***]. — 1° Syn. *urogenèse.* Sécrétion urinaire. — 2° Parfois employé à tort dans le sens d'*uréogenèse* (v. ce terme).

UROPORPHYRINE, *s. f.* [angl. ***uroporphyrin***]. V. *porphyrine.*

UROPORPHYRINOGÈNE, *s. m.* [angl. ***uroporphyrinogen***]. V. *porphyrine.*

UROSTOMIE, *s. f.* (gr. *ouron*, urine ; *stoma*, bouche) [angl. ***urostomy***]. Abouchement d'un conduit urinaire à la peau. Il s'agit en général d'une urétérostomie (v. ce terme).

UROTHÉLIUM, *s. m.* [angl. ***urothelium***]. Épithélium tapissant les voies urinaires.

URSSAF. Union de Recouvrement des cotisations de Sécurité Sociale et Allocations Familiales.

URTICAIRE, *s. f.* (lat. *urtica*, ortie) [angl. ***urticaria***]. Syn. *érythème ortié, fièvre ortiée.* Éruption cutanée prurigineuse constituée de papules érythémateuses à centre blanc et à contours nets, identiques aux lésions créées par le contact des orties. C'est une manifestation d'hypersensibilité (v. ce terme) anaphylactique ou immédiate à l'égard de divers antigènes. On distingue les ***u. aiguës,*** liées le plus souvent à une intolérance alimentaire ou médicamenteuse ou bien aux piqûres d'insectes, les ***u. chroniques,*** comprenant en outre des *u. physiques* (dermographisme, v. ce terme), des *u. de contact* avec divers produits chimiques, des *u. génétiques* (syndrome de Muckle et Wells, v. ce terme), des *u.* des maladies systémiques (vascularite urticarienne). Les antihistaminiques sont les médicaments symptomatiques principaux de l'*u.* V. *Lewis (réaction et triade de)* et *Quincke (maladie ou œdème de).*

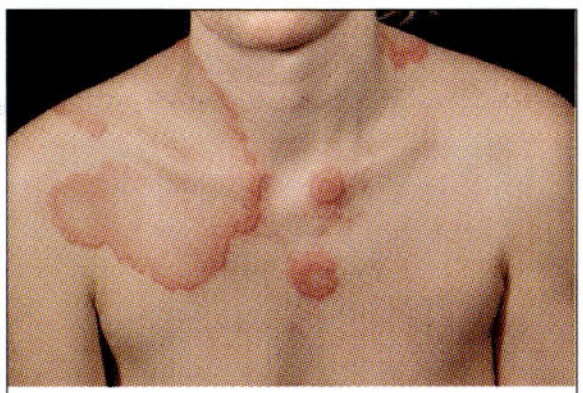
Urticaire

URTICAIRE FAMILIALE AU FROID [angl. ***familial cold urticaria, familial cold autoinflammatory syndrome***]. Variante du syndrome de Muckle et Wells (v. ce terme).

URTICAIRE HÉMORRAGIQUE [angl. ***urticaria haemorrhagica***]. Variété d'urticaire apparaissant généralement après la prise d'un médicament (chloramphénicol, sulfamide, quinine, phénylbutazone, amidopyrine). Brutalement apparaissent des papules rosées, œdématiées et prurigineuses qui s'étendent et confluent, associées à du purpura et souvent à une fièvre élevée et à des arthralgies. Tous ces symptômes disparaissent après l'arrêt de la médication qui en était la cause.

URTICAIRE PAPULEUSE. V. *strophulus.*

URTICAIRE PIGMENTAIRE (Nettleship, 1869) [angl. ***Nettleship's disease***]. Syn. *mastocytose dermique pure, maladie de Nettleship.* Dermatose caractérisée par des taches ou des élevures bistrées qui peuvent devenir urticariennes sous l'influence du grattage (signe de Darier). Cette affection débute peu de temps après la naissance pour disparaître au bout de 8 à 10 ans ; ce n'est pas une variété d'urticaire. Elle est caractérisée *anatomiquement* par la présence, dans le derme, de nombreux mastocytes ; il est possible qu'à côté des formes classiques, très vraisemblablement héréditaires, il en existe d'autres qui seraient des variétés de réticulose (réticulose à mastocytes).

URTICAIRE PIGMENTÉE [angl. ***purpura urticans***]. Variété très rare d'urticaire caractérisée par une éruption hémorragique laissant après elle des taches saillantes ou aplaties, de coloration brunâtre, persistant longtemps.

URTICAIRE TUBÉREUSE. V. *érythème noueux.*

URTICARISME, *s. m.* Tendance congestive de la peau des régions envahies par une poussée d'urticaire à produire des éléments nouveaux sous l'influence d'une irritation légère.

URTICATION, *s. f.* (lat. *urtica*) [angl. ***urtication***]. — 1° Flagellation avec une poignée d'orties fraîches et rubéfaction ainsi obtenue. — 2° Sensation analogue à celle qui est produite par les orties.

USHER (syndrome d') (U. Charles, brit., 1914) [angl. ***Usher's syndrome***]. Affection héréditaire à transmission récessive autosomique apparaissant chez le jeune enfant. Elle est caractérisée par l'association d'une dégénérescence pigmentaire de la rétine — provoquant une baisse de l'acuité visuelle, une altération du champ visuel et de l'héméralopie — avec une surdité de perception bilatérale et symétrique accompagnée de mutité. V. *Cockayne (syndrome de)* et *Hallgren (syndrome d').*

USI. Abréviation d'*Unité de Soins Intensifs.* V. *réanimation.*

USIC [angl. ***CCU***]. Abréviation d'*Unité de Soins Intensifs Coronaires.*

USP. Abréviation d'*Unité d'hospitalisation de Soins Palliatifs.*

UTA, *s. f.* **DU PÉROU** [angl. ***uta***]. Forme ulcéreuse de la leishmaniose américaine. V. *espundia.*

UTÉRIN, INE, *adj.* [angl. ***uterine***]. — 1° Qui concerne l'utérus. P. ex. : *colique u.* — ***cycle u.*** V. *menstruel (cycle).* — 2° Né(e) de la même mère.

UTÉRUS, *s. m.* (du lat. *uterus*) (en gr. *hustéra*) [TA et angl. ***uterus***]. Syn. *matrice.* Organe féminin musculaire et creux dans lequel se développe le produit de la conception qu'il expulsera lors de l'accouchement. On lui décrit deux parties : un corps communiquant avec les trompes utérines (ou de Fallope) et un col s'ouvrant dans le vagin. V. *cancer utérin* et les mots commençant par *hyst...* • 👁 **génital** •.

UTÉRUS (inversion aiguë de l') [angl. ***acute inversion of the uterus***]. Complication rare de la délivrance, la face interne de l'utérus étant retournée à l'extérieur. Elle s'accompagne de vives douleurs et d'un état de choc.

UTERUS ACOLLIS (gr. *a-* priv. ; lat. *collum*, col) [angl. ***uterus acollis***]. Utérus dont le col a subi un arrêt de développement complet.

UTERUS BICORNIS (lat. *bis*, deux fois ; *cornu*, corne) [angl. ***uterus bicornis***]. Malformation caractérisée par le dédoublement de l'utérus dans sa moitié supérieure, le col et la partie inférieure du corps étant bien conformés. Cette malformation est due à l'union incomplète des deux canaux de Müller.

UTERUS BIFORIS (en lat. percé de deux trous) [angl. ***uterus biforis***]. Malformation de l'utérus dont le col présente deux orifices, vestiges de la double origine de cet organe.

UTERUS BILOCULARIS [angl. ***uterus bilocularis***]. Syn. *uterus bipartitus* ou *septus.* Malformation de l'utérus qui garde une cloison dans toute sa hauteur comme vestige de sa double origine (canaux de Müller).

UTERUS BIPARTITUS (lat. *bis ; partitus*, partagé). V. *uterus bilocularis.*

UTERUS DEFICIENS (lat. *deficiens*, manquant). Absence totale congénitale de l'utérus.

UTÉRUS DIDELPHE (gr. *dis*, deux ; *delphus*, matrice) [angl. ***didelphic uterus***]. Syn. *uterus diductus.* Malformation caractérisée par la présence de deux utérus et de deux vagins indépendants. Elle est due au défaut de fusion des deux canaux de Müller.

UTERUS DIDUCTUS (en lat. séparé). V. *uterus didelphe.*

UTERUS DUPLEX (lat. *duplex*, double) [angl. ***duplex uterus***]. Malformation caractérisée par la présence de deux corps utérins réunis par un col unique, due à ce fait que les deux canaux de Müller ne se sont unis que dans leur partie inférieure.

UTÉRUS GRAVIDE (lat. *gravis*, lourd). Utérus contenant un embryon ou un fœtus.

UTERUS PARVICOLLIS [angl. ***uterus parvicollis***]. Utérus dont le col a subi un arrêt de développement partiel.

UTÉRUS-PIED-MAIN (syndrome) (Aaron M. Stern, 1970). Association rare, héréditaire d'hypoplasie et de malformation des mains et des pieds et d'utérus double.

UTERUS SEPTUS. V. *uterus bilocularis.*

UTERUS SUBSEPTUS (lat.) [angl. ***uterus subseptus***]. Malformation de l'utérus qui est cloisonné dans sa moitié supérieure (vestige des deux canaux de Müller).

UTERUS UNICOLLIS (lat.) [angl. ***uterus bicornis unicollis***]. Variété d'utérus double dans laquelle la cloison n'intéresse que le corps de l'organe ; le col est unique. Cette anomalie passe le plus souvent inaperçue.

UTERUS UNICORNIS (lat.) [angl. ***uterus unicornis***]. Utérus réduit à une de ses moitiés par suite de l'atrophie d'un des canaux de Müller.

UTRICULE, *s. m.* (lat. *utriculus*, petite outre) (TA *utriculus*) [angl. ***utricle***]. Portion renflée du labyrinthe membraneux, située dans le vestibule, où s'ouvrent les canaux semi-circulaires.

UTRICULE PROSTATIQUE (Morgagni, 1762) (TA *utriculus prostaticus*) [angl. ***prostatic utricle***]. Diverticule impair et médian de l'urètre prostatique situé dans le lobe moyen et s'ouvrant au centre du verumontanum.

UV. Abréviation de *(rayonnement) ultraviolet* (v. ce terme).

UVÉITE, *s. f.* (lat. *uva,* grappe) [angl. ***uveitis***]. Inflammation de l'*uvée,* membrane de l'œil qui comprend l'iris, le corps ciliaire et la choroïde. — ***u. antérieure.*** V. *iridocyclite.* — ***u. postérieure.*** V. *choroïdite.*

UVÉO-ENCÉPHALITE, *s. f.* V. *Harada (maladie de).*

UVÉOPAROTIDITE, *s. f.* [angl. ***uveoparotidis***]. Inflammation de l'uvée et des glandes parotides. V. *uvéite* et *Heerfordt (syndrome de).*

UVIOL, *s. m.* Verre transparent au rayonnement ultraviolet (v. ce terme) dont la longueur d'onde est comprise entre 290 et 400 nm.

UVIOTHÉRAPIE, *s. f.* Emploi thérapeutique des rayons ultraviolets.

UVULE PALATINE. V. *luette.*

UVULITE, *s. f. (lat. uvula*, petite grappe) [angl. ***uvulitis***]. Inflammation de la luette.

V

V. — 1° Symbole de *volume gazeux*. — 2° Symbole de *volt* (v. ce terme). — 3° (électrocardiographie). Symbole des *dérivations unipolaires* de Wilson, l'électrode indifférente étant fixée à la borne centrale (v. ce terme et *dérivation*). — 4° Symbole de la *valine*.

V. Symbole du *débit gazeux* (volume par unité de temps et de ventilation).

V (fracture en). V. *Gerdy (fracture spiroïde de)*.

v (onde). V. *pouls jugulaire*.

V (syndrome). V. *A et V (syndrome)*.

VA. Symbole du *volume de l'air alvéolaire*.

V̇A. Symbole de la *ventilation alvéolaire* (v. ce terme).

V-TEST (Voluter, 1959). Procédé d'identification des cadavres fondé sur l'étude radiologique, de profil, de la selle turcique.

VAAL (syndrome de De) (V. O. de, holl., 1959). V. *dysgénésie réticulaire*.

VACCIN, *s. m.* (lat. *vacca*, vache) [angl. ***vaccine***]. Préparation antigénique qui, introduite dans un organisme, lui confère l'immunité vraie (immunité active) contre une maladie bactérienne ou virale, de même que la vaccine confère l'immunité contre la variole. Le *v.* est soit un germe vivant et atténué (BCG, *v.* antivariolique, anti-amaril, p. ex. — ce sont les seuls *v.* contre-indiqués chez les immunodéprimés), soit un *v.* inactivé (inerte ou tué) qu'il s'agisse d'un *v.* complet (TAB, rage, grippe) ou de fraction antigénique (anatoxines diphtérique et tétanique ; *v.* antipneumocoques ou *v.* contre l'hépatite B). En France, certains *v.* sont légalement *obligatoires* (DT polio, BCG). D'autres le sont seulement pour *certaines collectivités* : hépatite B (personnel de santé), fièvre typhoïde (militaires). Le calendrier vaccinal (p. XIII) comporte également diverses vaccinations *recommandées* (coqueluche, ROR, *Hæmophilus*, hépatite B). — Employé seul, ce mot garde sa signification première et désigne l'agent de transmission de la vaccine. — ***v. sous-unité.*** Vaccin constitué de *fractions antigéniques* polysaccharidiques (*v.* anti-*Hæmophilus*, *v.* antityphoïdique Typhim Vi) ou protéiques (*v.* antidiphtérique, *v.* antitétanique, *v.* anti-hépatite B). V. aussi *autovaccin, myofasciite à macrophages* et *stock-vaccin*.

VACCIN ANTI-AMARIL [angl. ***yellow fever vaccine***]. Vaccin viral vivant atténué, injecté par voie sous-cutanée pour prévenir la fièvre jaune.

VACCIN ANTIBRUCELLOSE. V. *mélitococcie*.

VACCIN ANTICHOLÉRIQUE [angl. ***cholera vaccine***]. Vaccin bactérien inactivé complet injectable, dont l'efficacité et la tolérance sont imparfaites à tel point qu'en 1997 il a été retiré du marché en France.

VACCIN ANTICOQUELUCHEUX [angl. ***pertussis vaccine***]. Vaccin bactérien inactivé complet adsorbé administré par voie sous-cutanée ou intramusculaire, le plus souvent en association (v. *DTC* et *DTCP*). Sa tolérance étant médiocre, de nouveaux vaccins à base de constituants antigéniques dits acellulaires, sont actuellement fabriqués et les seuls utilisés. Leur indication est facultative en France.

VACCIN ANTIDIPHTÉRIQUE [angl. ***diphtheria anatoxin***]. Syn. *anatoxine diphtérique* (Ramon, 1923). Vaccin composé d'une fraction antigénique bactérienne protéique. Cette exotoxine, extraite d'un filtrat de culture, est inactivée par le formol et la chaleur. Perdant son pouvoir toxique, elle garde ses propriétés antigéniques. Légalement obligatoire en France, ce *v.* s'administre par voie sous-cutanée ou intramusculaire, en général en association. V. *DT. DTC, DTCP, DT-TAB*.

VACCIN ANTI-ENCÉPHALITE À TIQUES. Vaccin viral inactivé administré en trois injections intramusculaires.

VACCIN ANTIGRIPPAL [angl. ***influenza vaccine***]. Vaccin viral inactivé complet comportant plusieurs souches (de type A et B) qui varient chaque année de manière à s'adapter aux changements observés. Il s'administre annuellement par voie sous-cutanée ou intramusculaire.

VACCIN ANTIHÆMOPHILUS [angl. ***Haemophilus influenzae type b conjugate vaccine***]. Vaccin injectable composé de polyribosyl-ribitol phosphate ou PRP, constituant de la capsule de l'*Hæmophilus influenzæ b*. Pour être précocement immunogène, ce *v.* doit être associé à un autre vaccin (diphtérique, tétanique ou méningococcique : vaccins conjugués PRP-D, PRP-T, PRP-méningocoque).

VACCIN ANTI-HÉPATITE A [angl. ***hepatitis A vaccine***]. Vaccin viral inactivé recombinant, injectable par voie intramusculaire, disponible depuis 1992. Il est actuellement réservé aux militaires en poste outre-mer, aux voyageurs résidant en zone de forte endémie et à certains groupes professionnels (personnel hospitalier, industries alimentaires).

VACCIN ANTI-HÉPATITE B [angl. ***hepatitis B vaccine***]. Vaccin injectable dont la première génération provenait du plasma et dont la deuxième génération (v. recombinant, produit par génie génétique) contient la protéine d'enveloppe AgHBS. En ce qui concerne le Gen Hévac B de l'Institut Pasteur (P. Tiollais), l'antigène pré S2 assure une immunité plus précoce et plus efficace. Cette vaccination est obligatoire en France depuis 1991 pour les personnels de santé exposés et figure depuis 1995 au calendrier vaccinal.

VACCIN ANTILEPTOSPIRE [angl. ***leptospire vaccine***]. Vaccin injectable par voie sous-cutanée contenant des leptospires tués du sérogroupe *icterohæmorragiæ*. Il est réservé aux membres des professions exposées. V. *leptospirose ictérohémorragique*.

VACCIN ANTIMÉNINGOCOCCIQUE [angl. ***meningococcal vaccine***]. Vaccin composé de fractions antigéniques bactériennes polysaccharidiques, en général des sérogroupes A et C de *Neisseria meningitidis.*

VACCIN ANTIMORBILLEUX. V. *vaccin antirougeoleux.*

VACCIN ANTI-OURLIEN [angl. ***mumps vaccine***]. Vaccin viral vivant atténué, administré par voie sous-cutanée ou intramusculaire, seul ou en association. Son indication est facultative en France. V. *ROR.*

VACCIN ANTIPAPILLOMAVIRUS. [angl. ***human papillomavirus vaccine***]. Vaccin prophylactique bi- (génotypes HPV 16, 18) ou tétravalent (HPV 6, 11, 16, 18) composé de pseudo-particules virales obtenues par génie génétique à partir de la protéine majeure de capside L1. Il s'administre par voie intramusculaire en trois doses à 0, 2 et 6 mois d'intervalle chez la jeune fille avant tout contact sexuel. V. *papovavirus.*

VACCIN ANTIPNEUMOCOCCIQUE [angl. ***pneumococcal vaccine***]. Vaccin injectable composé de fractions antigéniques bactériennes et comportant des extraits polysaccharidiques de 23 sérotypes de *Streptococcus pneumoniæ.*

VACCIN ANTIPOLIOMYÉLITIQUE [angl. ***poliomyelitis vaccine***]. Deux vaccins sont utilisables : le *v.* injectable préparé avec un virus inactivé (Salk, 1954) préférable au vaccin vivant (Sabin, 1957) administré par voie orale. La vaccination *a.* est légalement obligatoire en France.

VACCIN ANTIRABIQUE [angl. ***rabies vaccine***]. Ce n'est plus le vaccin historique de Louis Pasteur, mais un *v.* préparé sur cultures cellulaires humaines ou animales. C'est un *v.* viral inactivé complet administré par injection sous-cutanée, soit préventivement, soit de façon curative en cas de contact avec un animal atteint ou suspect de rage. V. *sérum antirabique.*

VACCIN ANTIROUGEOLEUX [angl. ***measles vaccine***]. Syn. *vaccin antimorbilleux.* Vaccin viral vivant atténué administré par voie sous-cutanée ou intramusculaire seul ou en association avec d'autres vaccins. Son indication est facultative en France. V. *ROR.*

VACCIN ANTIRUBÉOLEUX [angl. ***rubella vaccine***]. Vaccin viral vivant atténué, administré par voie intramusculaire ou sous-cutanée, seul ou associé (v. *ROR*). Son principal intérêt est d'éviter la rubéole congénitale. Son indication est facultative en France.

VACCIN ANTITÉTANIQUE [angl. ***tetanus anatoxin***]. Syn. *anatoxine antitétanique* (Ramon, 1925). Vaccin composé de fractions antigéniques bactériennes protéiques. Ses caractéristiques sont analogues à celles du v. *antidiphtérique* (v. ce terme et *sérum antitétanique*). Il est légalement obligatoire en France.

VACCIN ANTITUBERCULEUX [angl. ***tuberculosis vaccine***]. V. *BCG.*

VACCIN ANTITYPHIQUE. V. *typhus exanthématique.*

VACCIN ANTITYPHOÏDIQUE ou **ANTITYPHOPARATYPHIQUE** [angl. ***typhoid vaccine, typhoparatyphoid vaccine***]. L'ancien vaccin (TAB) était un *v.* bactérien inactivé complet, associant *Salmonella typhi* et *S. paratyphi* A et B. Injecté par voie sous-cutanée sa tolérance était médiocre. Il a été remplacé depuis 1989 par le *Typhim Vi* de l'Institut Mérieux, préparé à partir de l'antigène polyosidique capsulaire Vi purifié de *Salmonella typhi* et administré en une seule injection sous-cutanée ou intramusculaire. Cette vaccination, qui n'est plus obligatoire en France, est réservée actuellement à certaines collectivités exposées dont le personnel militaire.

VACCIN ANTIVARICELLEUX [angl. ***varicella vaccine***]. Vaccin viral vivant atténué réservé primitivement aux enfants leucémiques et immunodéprimés.

VACCIN ANTIVARIOLIQUE. V. *vaccine.*

VACCIN POLYVALENT [angl. ***polyvalent vaccine***]. Vaccin préparé avec plusieurs races de microbes de même espèce. — On a même étendu le sens de cette expression en l'utilisant pour désigner des vaccins préparés avec des microbes voisins les uns des autres, mais différents par certaines de leurs propriétés essentielles. Ainsi a-t-on appelé parfois *v. p.* un vaccin antityphique préparé non seulement avec plusieurs races bacilles d'Eberth, mais aussi avec des bacilles paratyphiques A et B (vaccin TAB). V. *vaccin antityphoïdique ou antityphoparatyphique.*

VACCIN SENSIBILISÉ [angl. ***sensitized vaccine***]. Vaccin microbien préparé en mettant en contact les germes avec un sérum contenant leurs anticorps spécifiques.

VACCINAL, ALE, *adj.* [angl. ***vaccinal***]. En rapport avec un vaccin. — ***calendrier v.*** V. p. XIII.

VACCINATION, *s. f.* [angl. ***vaccination***]. Inoculation ou administration par voie buccale d'un vaccin soit pour protéger l'organisme contre une maladie déterminée *(v. préventive)*, soit pour combattre une maladie en évolution en augmentant la résistance de l'organisme *(v. curative)* ; elle provoque l'immunité active (contrairement à la sérothérapie qui provoque l'immunité passive). — Employé seul, ce mot signifie inoculation de la vaccine. — ***v. antianaphylactique.*** V. *Besredka (méthode de).* — ***v. jennérienne*** (1798). Inoculation de la vaccine suivant le procédé de Jenner, c'est-à-dire de bras à bras. — ***v. pastorienne*** (1879-1881). Vaccination à l'aide de cultures atténuées *(v. anticharbonneuse).*

VACCINATION ASSOCIÉE (Ch. Zœller et G. Ramon, 1927) [angl. ***combined vaccination***]. Emploi du mélange d'un ou de plusieurs vaccins microbiens et d'une ou de plusieurs anatoxines ; p. ex. vaccin antitypho-paratyphoïdique ou TAB, anatoxine diphtérique et anatoxine tétanique ou DT. On pratique ainsi l'immunisation simultanée contre plusieurs infections. Cette *v. a.* a, entre autres avantages, celui d'accroître l'efficacité des immunités antitoxiques qu'elle confère.

VACCINATION TOXINIQUE. Vaccination à l'aide de toxines. L'emploi de toxines diffusibles non modifiées offrant de grands dangers, on a d'abord utilisé des mélanges de toxine et de sérum antitoxique ; actuellement on se sert uniquement d'*anatoxine* (v. ce mot).

VACCINE, *s. f.* (lat. *vacca,* vache) [angl. ***vaccina, cowpox***]. Maladie générale, de la vache *(cowpox)* et du cheval *(horsepox).* La *v.* est provoquée chez l'homme par l'inoculation d'un virus vivant spécial (vaccin ou virus vaccinal) dans le but de le préserver de la variole (Jenner, 1798). Ce virus est un *Orthopoxvirus,* de la famille des *Poxviridæ* (v. ce terme), proche de ceux du cowpox et de la variole : il existe une immunité croisée entre vaccine et variole. La vaccine humaine est caractérisée par l'apparition de pustules, ordinairement localisées aux points d'inoculation et l'existence de quelques symptômes généraux, habituellement peu marqués. La vaccination antivariolique n'est plus obligatoire en raison de l'éradication mondiale de la maladie (1980). — ***fausse v.*** V. *vaccinoïde.*

VACCINELLE, *s. f.* V. *vaccinoïde.*

VACCINIFORME, *adj.* [angl. ***vacciniform***]. Qui a l'aspect de la vaccine.

VACCINOÏDE, *s. f.* [angl. ***vaccinoid***]. Syn. *vaccinelle, fausse vaccine.* Éruption vaccinale bénigne que l'on observe souvent chez les sujets revaccinés. On admet généralement que la *v.* confère l'immunité comme la vraie vaccine.

VACCINOLOGIE, *s. f.* (vaccin ; gr. *logos,* discours) (J. Salk, 1976) [angl. ***vaccinology***]. Partie de la médecine traitant des vaccins.

VACCINOSTYLE, *s. m.* [angl. ***vaccinostyle***]. Plume métallique non fendue, très pointue et à bords tranchants, servant à pratiquer la vaccination jennérienne et la cutiréaction.

VACCINOSYPHILOÏDE DE LA PEAU. V. *syphiloïdes postérosives.*

VACCINOTHÉRAPIE, *s. f.* [angl. ***vaccinotherapy***]. Syn. *méthode de Wright.* Utilisation thérapeutique des vaccins, que l'on fasse appel à leur action préventive ou à leur action curative au cours d'une maladie déclarée. V. *vaccination.*

VACHE FOLLE (maladie de la) [angl. ***mad cow disease***]. Terme familier pour *encéphalopathie spongiforme bovine.* V. *encéphalopathie subaiguë spongiforme transmissible.*

VACHLAS. V. *Linton-Vachlas (sonde de).*

VACTEL, VATER (syndromes) (1973) [amér. ***VACTEL, VATER*** syndrome]. Acronyme désignant un ensemble de malformations associant des anomalies *vertébrales,* une imperforation ou atrésie *anale,* une fistule *trachéo-œsophagienne (esophagus),* une *cardiopathie* congénitale, une dysplasie *radiale* ou des anomalies des membres (*limbs* en angl.).

VACUOLE, *s. f.* (Dujardin, 1856) (lat. *vacuus,* vide) [angl. ***vacuole***]. Cavité du cytoplasme.

VACUOLISATION, *s. f.* [angl. ***vacuolization***]. Formation de cavités (vacuoles), p. ex. : dans la cytoplasme d'une cellule.

VA-ET-VIENT (bruit de) [angl. ***to-and-fro sound***]. Frottement pleural ou péricardique rythmé par les deux temps de la respiration ou par les mouvements du cœur.

VAGABONDS (maladie ou **mélanodermie des).** V. *mélanodermie des vagabonds.*

VAGAL, ALE, *adj.* [angl. ***vagal***]. Qui se rapporte au nerf vague ou pneumogastrique. V. *vasovagal (syndrome).*

VAGIN, *s. m.* (lat. *vagina*, gaine, fourreau) [TA et angl. ***vagina***]. Organe féminin destiné à la copulation. Situé entre en avant la vessie et en arrière le rectum, il communique avec l'extérieur par la vulve ; le col utérin s'ouvre au fond de sa cavité. V. *fornix* • 👁 **génital** •.

VAGINAL, ALE, *adj.* [angl. ***vaginal***]. Qui a rapport au vagin ou à la tunique séreuse qui enveloppe le testicule (tunique vaginale). — ***étude des frottis v.*** ou ***cervico-vaginaux*** (Papanicolaou, 1933). Syn. *colpocytologie, test de Papanicolaou.* — Il s'agit en fait presque toujours de frottis uniquement cervicaux (le prélèvement vaginal, censé permettre une interprétation hormonale, n'ayant guère d'intérêt). Les frottis sur lames sont de plus en plus remplacés par des prélèvements en milieu liquide plus performants. – Le but est de dépister d'éventuelles anomalies cellulaires (cyto-nucléaires) pouvant évoquer une lésion virale (associée ou non à une dysplasie) indiquant de procéder à une colposcopie avec prise de biopsies. La classification de Papanicolaou est obsolète, remplacée universellement par celle de Bethesda.

VAGINALITE, *s. f.* [angl. ***vaginalitis***]. Inflammation aiguë ou chronique de la vaginale (enveloppe séreuse du testicule).

VAGINISME, *s. m.* [angl. ***vaginismus***]. Contraction spasmodique douloureuse du constricteur du vagin due à l'hyperesthésie des organes génitaux externes, elle-même déterminée souvent par une lésion parfois légère (rupture de l'hymen, vaginite, eczéma de la vulve, etc.). V. *anisme.*

VAGINITE, *s. f.* [angl. ***vaginitis***]. Inflammation du vagin. V. *vaginose.*

VAGINOSE BACTÉRIENNE [angl. ***bacterial vaginosis***]. Vaginite non spécifique caractérisée par des leucorrhées fétides où l'on trouve des cellules indicatrices [angl. ***clue-cells***] recouvertes de petites bactéries Gram– *(Gardnerella vaginalis),* associées ou non à des anaérobies. Elle est sensible au métronidazole.

VAGOLYTIQUE, *adj.* [angl. ***vagolytic***]. Syn. *vagoparalytique, parasympathicolytique.* Qui paralyse le vague. V. *atropine.*

VAGOMIMÉTIQUE, *adj.* [angl. ***vagomimetic***]. Syn. *parasympathicomimétique.* Se dit d'une substance dont l'action imite celle du nerf vague, p. ex. : l'acétylcholine, la pilocarpine, la muscarine. V. *muscarinien ou muscarinique (effet).*

VAGOPARALYTIQUE, *adj.* V. *vagolytique.*

VAGOTOMIE, *s. f.* (vague ; gr. *tomê*, section) [angl. ***vagotomy***]. Section du nerf vague (X^e paire crânienne). — ***v. bilatérale.*** V. *Dragstedt (opération de).*

VAGOTONIE, *s. f.* (Eppinger et Hess) (vague ; gr. *tonos*, ressort) [angl. ***vagotonia***]. Syn. *parasympathicotonie.* Anomalie constitutionnelle particulière, caractérisée par une sensibilité spéciale du système nerveux autonome régi par le vague, entraînant une série de troubles dont les principaux sont : la bradycardie, la tendance aux syncopes et à l'anxiété, le myosis avec élargissement de la fente palpébrale, la transpiration localisée aux extrémités, la salivation, l'hyperchlorhydrie, la constipation spasmodique avec poussées de diarrhée, les troubles respiratoires. L'injection sous-cutanée de 1 cg de pilocarpine provoque, dans ce cas, une salivation et une sudation accentuées, tandis que l'injection de 1 mg d'adrénaline ne donne ni glycosurie, ni polyurie. Elle s'oppose à la *sympathicotonie.* V. *cholinergie.*

VAGOTONIQUE, *adj.* [angl. ***vagotonic***]. Chez lequel prédomine le tonus vagal (par opposition à sympathicotonique). V. *vagotonie.*

VAGUE (nerf) (lat. *vagus*, errant) (TA *nervus vagus*) [angl. ***vagus nerve***]. Syn. *nerf pneumogastrique.* Dixième paire crânienne nerf très long, mixte, à destination cervicale, thoracique et abdominale, comportant un nombre important de rameaux parasympathiques • 👁 **carotide, nerf, système nerveux végétatif** •.

VAIL (syndrome de) (V. H., amér., 1932). V. *nerf vidien (syndrome du).*

VAIRONS (yeux). Yeux d'un sujet lorsqu'ils présentent une dissemblance dans la coloration de leur iris. V. *hétérochromie* et *hétérophtalmie.*

VAISSEAU, *s. m.* (lat. *vasculum*, petit vase) (en gr. *angéion*) [angl. ***vessel***] (anatomie). Conduit destiné à transporter dans l'organisme le sang et la lymphe. V. *artère, veine, capillaire* et les termes commençant par *ang-*.

VAL. Symbole de *valence-gramme.* V. *équivalent 2°.*

VAL. Symbole de la *valine.*

VALENCE, *s. f.* [angl. ***valence***] (chimie). Nombre qui exprime l'aptitude des atomes à se remplacer ou à s'associer dans les combinaisons chimiques. La *v.* d'un corps simple en chimie minérale ou d'un radical en chimie organique représente sa capacité de substitution ou de combinaison à l'hydrogène. On dit que l'oxygène a valence 2 parce qu'il peut s'unir à 2 H, par exemple dans la formation d'H_2O : il est divalent. Le Na a valence 1, car il peut se substituer à 1 H, par exemple celui d'HCl pour donner NaCl : il est monovalent. — La *v. d'un ion* est égale au nombre de charges électriques élémentaires (– ou +) qu'il porte, c.-à-d. au nombre d'électrons acquis (pour les ions négatifs) ou perdus (pour les ions positifs) au cours de l'ionisation. V. *ion.*

VALENCE-GRAMME, *s. f.* V. *équivalent 2°.*

VALENTIN (maladie de). V. *polyostéochondrite.*

VALÉTUDINAIRE, *adj.* (lat. *valetudinarius,* malade) [angl. ***valetudinarian***] (terme vieilli). De santé fragile.

VALEUR GLOBULAIRE (VG) ou **HÉMOGLOBINIQUE** [angl. ***globular value***]. Teneur de l'hématie en hémoglobine indiquée par le rapport R/N de la quantité d'hémoglobine (R) au nombre des hématies (N) contenues dans le même volume de sang. Normalement la valeur globulaire est égale à 1. Elle est aussi égale à 1 dans les anémies normochromes elle est inférieure à 1 dans les anémies hypochromes ; et supérieure à 1 dans les anémies hyperchromes. Cette technique est imprécise ; on lui préfère actuellement la mesure de la *concentration globulaire moyenne en hémoglobine* et celle de la *teneur globulaire moyenne en hémoglobine.* V. ces termes.

VALEUR PRÉDICTIVE d'un signe ou d'un test. Elle dépend de la sensibilité et de la spécificité du test ainsi que de la prévalence de la maladie dans la population considérée. ***V. p. positive :*** probabilité d'existence d'une maladie si le signe est présent et si le test est anormal. — ***V. p. négative :*** probabilité d'absence d'une maladie si le signe est absent ou le test normal. V. *Bayes (théorème de), validité, sensibilité, spécificité, positif* et *négatif.*

VALGISANT, ANTE, *adj.* (lat. *valgus*). Qui provoque un valgus.

VALGISATION, *s. f.* [angl. ***valgisation***]. Mise en valgus.

VALGUS, A, UM, *adj.* (en lat., tourné en dehors) [angl. ***valgus, a, um***]. Se dit d'un membre ou d'un segment de membre dévié en dehors de l'axe du corps. P. ex. : *coxa valga, genu valgum, pied bot valgus.*

VALIDITÉ, *s. f.* [angl. ***validity***]. — 1° Aptitude à remplir son rôle. V. *invalide.* — 2° ***v. d'une épreuve ou d'un test.*** Capacité de cette épreuve à reconnaître les sujets indemnes et ceux qui sont atteints d'une maladie déterminée. Elle dépend de la sensibilité et de la spécificité. V. ces termes et *valeur prédictive.*

VALINE, *s. f.* (Gorup-Besanez, 1856). Symbole *Val* ou *V* (valériane) [angl. ***valine***]. Acide aminé aliphatique essentiel constituant des protéines. V. *hypervalinémie.*

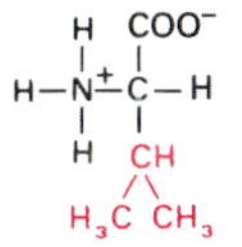

Valine

VALLÉCULE, *s. f.* (lat. *vallecula* ou *vallicula*, vallon) [angl. et TA ***vallecula***]. Terme d'anatomie désignant un sillon, une dépression. P. ex. : *v. du cervelet.*

VALLEIX (lois de) (V. François, fr., 1807-1855). Lois qui régissent la localisation des points douloureux à la pression dans les névralgies. Ces points se trouvent : — 1° à l'émergence des troncs nerveux — 2° à la traversée des muscles par les filets nerveux qui gagnent la peau — 3° au niveau de la dissociation intradermique des branches terminales — 4° là où les troncs nerveux sont très superficiels.

VALLEIX (points de) (1841) [angl. ***Valleix's points***]. Points douloureux observés dans les différentes névralgies sur le trajet des nerfs malades. Leur localisation obéit aux lois de Valleix.

VALSALVA (épreuve, manœuvre ou **test de)** (V. Antonio, ital., 1704) [angl. ***Valsalva's test***]. Syn. *épreuve de Weber* (1850). Effort bloqué d'expiration forcée, effectuée nez et bouche fermés, après une inspiration profonde. Il provoque une insufflation de l'air dans la caisse du tympan (Valsalva). Cette manœuvre augmente la pression intrathoracique, élève les pressions artérielle pulmonaire et veineuse périphérique et réduit le retour veineux au cœur. Elle entraîne une bradycardie initiale avec diminution du volume du cœur et des gros vaisseaux, suivie d'une tachycardie avec chute de la pression artérielle et augmentation de volume du cœur. Elle affaiblit l'intensité de tous les souffles cardiaques sauf celui de la myocardiopathie obstructive qui est renforcé. À la reprise de la respiration, les souffles du cœur droit reprennent leur intensité avant ceux du cœur gauche.

VALSALVA (sinus de) (TA *sinus aortæ*) [angl. ***sinus of Valsalva***]. Syn. *sinus de l'aorte.* Dilatation de la racine de l'aorte située au-dessus de chacune des trois valvules sigmoïdes. Les artères coronaires droite et gauche naissent de deux d'entre eux.

VALVE, *s. f.* (lat. et TA *valva*) [angl. ***valve***]. Repli membraneux de la tunique interne d'un conduit, d'une veine ou du cœur, destiné à son occlusion intermittente pour éviter un reflux. V. *valvule, aortique, mitral, pulmonaire* et *tricuspide.*

VALVE FLASQUE (syndrome de la). V. *ballonnement* (ou *ballonisation*) *de la valve mitrale.*

VALVULAIRE, *adj.* (lat. *valvula,* diminutif de *valva,* porte double) [angl. ***valvular, valvar***]. Qui a rapport aux valvules et en particulier à celles du cœur. P. ex. : *claquement v., insuffisance v., rétrécissement v.*

VALVULAIRES CARDIAQUES (prothèses) [angl. ***valvular cardiac prosthesis***]. Dispositifs artificiels mis en place sur les orifices cardiaques, sous circulation extra-corporelle et destinés à remplir les fonctions des appareils valvulaires altérés et réséqués. Les valves *mécaniques* sont à bille (Starr-Edwards), à disque basculant (Bjork-Shiley, Lillehei-Kaster, Omniscience, Medtronic-Hall), à ailettes (St-Jude-Medical, Carbomedics, Sorin-Bicarbon, ATS). Les *bioprothèses* sont des valves aortiques de porc (Hancock, Carpentier-Edwards) ou fabriquées en péricarde bovin (Sorin-Pericarbon). Certaines de ces *hétérogreffes* sont dépourvues d'armature [angl. ***stentless***]. Les *homogreffes* sont des prothèses d'origine humaine. V. *bioprothèse.*

VALVULE, *s. f.* (lat. et TA *valvula*) [angl. ***valvule***]. Petite valve. V. *veine, sigmoïde* et *Bauhin (valvule de).*

VALVULECTOMIE, *s. f.* (lat. *valvulæ,* de *valvæ,* porte double gr. *ektomê,* ablation) [angl. ***valvulectomy***]. Résection opératoire, totale ou partielle, d'une valvule cardiaque.

VALVULITE, *s. f.* [angl. ***valvulitis***]. Inflammation d'une valvule. V. *mitralite* et *tricuspidite.*

VALVULOPATHIE, *s. f.* (lat. *valvulae,* de *valvae,* porte double ; gr. *pathê,* maladie) [angl. ***valvular disease***]. Maladie valvulaire. Terme employé en général au sens d'altération d'un orifice cardiaque.

VALVULOPLASTIE, *s. f.* (lat. *valvulæ*, de *valvae,* porte double ; gr. *plassein*, former) [angl. ***valvuloplasty***]. — 1° Réparation chirurgicale d'une valvule (p. ex. d'une valvule du cœur : mitrale, aortique, etc.). — 2° Dilatation par sonde à ballonnet d'une valve sténosée. P. ex. : *v.* mitrale ou pulmonaire percutanée.

VALVULOTOMIE, *s. f.* (lat. *valvulæ*, de *valvae,* porte double ; gr. *tomê,* section) [angl. ***valvulotomy***]. Section opératoire des valvules cardiaques en cas de sténose orificielle serrée (v. *valvuloplastie*). — ***v. pulmonaire.*** V. *Brock (opération de).*

VAMPIRISME, *s. m.* V. *nécrophilie.*

VAN BOGAERT (encéphalite de) (V. B., Ludo, belge, 1945). V. *leuco-encéphalite sclérosante subaiguë.*

VAN BOGAERT ET DIVRY (syndrome de) (1945) [angl. ***Van Bogaert-Divry syndrome***]. Syndrome neurocutané héréditaire à transmission récessive liée au sexe. Il est caractérisé *anatomiquement* par une angiomatose diffuse du cortex cérébral et des méninges et une démyélinisation du centre ovale ; *cliniquement* par des troubles moteurs pyramidaux et extrapyramidaux, des crises d'épilepsie, une démence et une pigmentation cutanée avec télangiectasies. Certains considèrent ce syndrome comme une des causes de celui de Sneddon (v. ce terme).

VAN BOGAERT ET NYSSEN (maladie de) [angl. ***Van Bogaert-Nyssen disease***]. V. *leucodystrophie.*

VAN BUCHEM (maladie de) (V. B. Francis, holl., 1955). V. *hyperostose endostale.*

VAN BUREN (maladie de) (V. B. William, amér., 1819-1883). V. *La Peyronie (maladie de).*

VAN CREVELD (V. C. Simon, holl., 1940). V. *Ellis-Van Creveld (syndrome d').*

VAN CREVELD ET VON GIERKE (maladie de). V. *glycogénique (maladie).*

VAN DEN BERGH (méthode d'Hymans) (holl., 1869-1943). V. *diazo-réaction 2°.*

VAN DER HOEVE (syndromes de) (V. d. H. Jan, holl.). — 1° (1921) [angl. ***scleromalacia perforans***]. Syn. *scléromalacie perforante.* Variété très rare de nécrose de la sclérotique pouvant apparaître au décours d'une polyarthrite rhumatoïde avec nodosités de Meynet. Son évolution silencieuse aboutit à une brèche péricornéenne profonde mettant à nu la choroïde. — 2° V. *Van der Hœve et de Kleyn (triade de).*

VAN DER HOEVE ET DE KLEYN (triade de) (1916) [angl. ***Van der Hoeve's triad***]. Forme d'ostéopsathyrose (v. ce terme) avec teinte bleue des sclérotiques et surdité progressive.

VAN DER HOEVE-HALBERTSMA-WAARDENBURG (syndrome de). V. *Waardenburg (syndrome de) 2°.*

VAN DER WOUDE (syndrome de) (V. d. W. Anne, amér. 1954) [angl. ***Van der Woude's syndrome***]. V. *Demarquay-Richet (syndrome de).*

VANILLISME, *s. m.* [angl. ***vanillism***]. — 1° ***v. alimentaire.*** Intoxication provoquée par l'ingestion de certaines préparations où entre la vanille (glaces et crèmes). Les symptômes du *v. alimentaire* sont la diarrhée, des vomissements et des crampes musculaires. — 2° ***v. professionnel.*** Ensemble d'accidents variés observés chez les ouvriers qui récoltent et manipulent les gousses de vanille : éruptions cutanées et muqueuses, troubles nerveux tels que hallucinations, angoisses, palpitations, troubles gastro-intestinaux rappelant la dysenterie et, chez les femmes, ménorragies profuses qui déterminent parfois une véritable cachexie.

VANILLYL-MANDÉLIQUE (acide). V. *vanyl-mandélique (acide).*

VAN LAERE (maladie de) (VL. J., 1977) [angl. ***Van Laere's disease***]. Paralysie bulbo-pontine chronique progressive avec surdité débutant dans l'adolescence et s'observant surtout dans le sexe féminin. V. *Fazio-Londe (atrophie ou syndrome de)* et *Kugelberg-Welander (maladie ou syndrome de).*

VAN NECK-ODELBERG (maladie de) (V. N. M., belge, 1924) [angl. ***Van Neck-Odelberg disease***]. Ostéochondrose de la branche ischio-pubienne de l'os iliaque, survenant chez des enfants de 6 à 10 ans, caractérisée cliniquement par une douleur de la partie haute de la cuisse, une boiterie et sur les radiographies, par une raréfaction non homogène du tissu osseux de la branche ischio-pubienne.

VAN SLYKE (V. S. Donald, amér., 1883-1971). V. *Philips et Van Slyke (technique de).*

VAN SLYKE (coefficient ou **épreuve de)** (1921) [angl. ***Van Slyke's test***]. Syn. *épreuve de l'épuration uréique.* Formule permettant d'apprécier la sécrétion rénale de l'urée en fonction de la concentration de l'urée dans le sang et du volume urinaire. Elle donne le nombre de millilitres de sang totalement débarrassés de son urée par minute (*clearance* ou *clairance,* v. ce terme).

VAN T'HOFF (loi de) (V t'H. Jacobus, holl., 1852-1911) [angl. ***Van t'Hoff's rule***] (physiologie). Chez les êtres vivants, toute élévation de température de 10 °C double les réactions chimiques et augmente les manifestations vitales (comme permet de le constater le dosage des échanges gazeux). Pour chaque espèce, il existe un point critique au-delà duquel surviennent des troubles pouvant aboutir à la mort.

VANYL-MANDÉLIQUE (acide) (VMA)(all. *Mandel*, amande) [angl. ***vanylmandelic acid***]. Syn. *acide vanillyl-mandélique, acide 3-méthoxy 4-hydroxymandélique.* Produit de dégradation des métanéphrines (v. ce terme) qui sont elles-mêmes des métabolites de l'adrénaline et de la noradrénaline. Leur élimination urinaire est normalement inférieure à 9 mg (45 µmol) par 24 heures ; elle s'élève, parfois considérablement, dans le phéochromocytome. V. *catécholamine.*

V̇A/Q̇C. Symbole du *rapport ventilation/circulation* (v. ce terme).

VAQUEZ (V. Louis, fr., 1860-1936). V. *Babinski-Vaquez (syndrome de).*

VAQUEZ (maladie ou **syndrome de)** (1892) [angl. ***Vaquez's disease***]. V. *érythrémie.*

VARICE, *s. f.* (lat. *varix*) [angl. ***varix***]. Syn. *phlébectasie.*Dilatation permanente d'une veine. — ***v. anévrismale.*** V. *anévrisme artérioveineux.* — ***v. artérielle.*** V. *anévrisme cirsoïde.* — ***v. lymphatique.*** V. *lymphangiectasie.*

VARICELLE, *s. f.* (bas lat. *varicella,* diminutif irrégulier de *variole*) [angl. ***chicken pox***]. Syn. *petite vérole volante.* Maladie infectieuse, contagieuse, ordinairement très bénigne, caractérisée par une éruption, se faisant en plusieurs poussées, de vésicules qui se flétrissent et se dessèchent au bout de quelques jours. Les complications pulmonaires et nerveuses sont rares. La maladie est due à un virus de la famille des *Herpesviridæ* qui est aussi celle du virus du zona (v. ce terme et *vaccin antivaricelleux*).

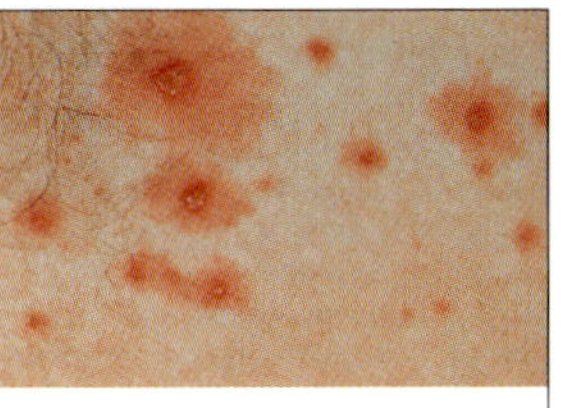

Varicelle

VARICELLIFORME, *adj.* [angl. ***varicelliform***]. Qui ressemble à la varicelle. — ***éruption v. de Kaposi.*** V. *pustulose vacciniforme.*

VARICOCÈLE, *s. f.* (lat. *varix*, varice ; gr. *kêlê*, tumeur) [angl. ***varicocele***]. Dilatation variqueuse des veines du cordon spermatique. — ***v. tubo-ovarien.*** Dilatation variqueuse des veines utéro-ovariennes.

VARICOGRAPHIE, *s. f.* [angl. ***varicography***]. Radiographie d'une veine variqueuse injectée d'un produit opaque aux rayons X.

VARICOSE, *s. f.* (lat. *varix*) [angl. ***varicosis***]. État variqueux.

VARIOLE, *s. f.* (lat. *varius*, tacheté, moucheté) [angl. ***smallpox***]. Syn. *petite vérole.* Maladie infectieuse, épidémique et contagieuse, due à un *Orthopoxvirus* de la famille des *Poxviridæ* (v. ce terme), caractérisée cliniquement par une marche cyclique pendant laquelle évolue, après une incubation de 14 jours en moyenne suvie d'une période dominée par l'intensité des symptômes généraux (fièvre à 40 °C, céphalée, myalgies, vomissements) une *éruption* particulière. Celle-ci consiste en ulcérations buccales et en très nombreuses macules, réparties sur tout le corps elle se transforment en papules dures, puis en vésicules dont le liquide devient purulent ; ces vésicules s'ombiliquent et se couvrent de croûtes laissant après leur chute, des cicatrices plus ou moins profondes. L'éruption est dite *confluente* quand les papules se confondent dès leur apparition au visage, elle est *cohérente* quand les éléments éruptifs n'arrivent au contact qu'au moment de la suppuration. La forme *hémorragique* caractérisée par l'intensité des phénomènes généraux, un rash purpurique ou astacoïde, entraîne la mort en quelques jours. — Cette maladie, dont le pronostic est toujours réservé, a pratiquement ***disparu*** à la suite des campagnes internationales de vaccination. Sa déclaration reste obligatoire en France mais sa vaccination ne l'est plus. V. *vaccine, clavelée* et *monkeypox.*

VARIOLIFORME, *adj.* Qui ressemble à la variole. — ***acné v.*** V. *molluscum contagiosum.*

VARIOLIQUE, *adj.* [angl. ***variolar***]. Qui a rapport à la variole.

VARIOLISATION, *s. f.* (introduite en Angleterre par Lady Montagu en 1721) [angl. ***variolization***]. Inoculation, d'homme à homme, d'une variole légère, faite autrefois dans un but prophylactique.

VARIOLOÏDE, *s. f.* [angl. ***varioloid***]. Forme bénigne de la variole, caractérisée par l'absence de suppuration et la brièveté de l'évolution totale. V. *alastrim.*

VARIOT (nanisme sénile de) (V. Gaston, fr., 1910). V. *progéria.*

VARIOT (signe de). Existence de fausses membranes recouvrant le bord libre de l'épiglotte. On peut les apercevoir chez les enfants atteints de croup en déprimant fortement la base de la langue et en provoquant une nausée.

VARIQUEUX, EUSE, *adj.* (lat. *varicosus*) [angl. ***varicose***]. Qui a rapport aux varices. P. ex. : *ulcère v.* — *s. m.* et *f.* Qui est atteint de varices.

VARISANT, ANTE, *adj.* (lat. *varus*). Qui provoque un varus.

VARISATION, *s. f.* Mise en varus.

VAROLE (V. Constantin, ital., 1543-1575). V. *pont.*

VARON. V. *Yunis-Varon (syndrome de).*

VARUS, A, UM, *adj.* (en lat. tourné en dedans) [angl. ***varus, a, um***]. Se dit d'un membre ou d'un segment de membre dévié en dedans vers l'axe du corps. P. ex. : *coxa vara, genu varum, pied bot varus.*

VASA NERVORUM (en lat. vaisseaux des nerfs). Artérioles nourrissant les nerfs.

VASA VASORUM (en lat. vaisseaux des vaisseaux). Artérioles nourrissant la paroi des gros vaisseaux.

VASCULAIRE, *adj.* (lat. *vasculum*, petit vase) [angl. ***vascular***]. Relatif à un vaisseau.

VASCULARISATION, *s. f.* (lat. *vasculum*, petit vase, vaisseau) [angl. ***vascularization***]. Développement des vaisseaux dans un tissu, dans un organe.

VASCULARITE, *s. f.* V. *angéite.* — ***v. allergique.*** V. *angéite allergique.* — ***v. allergique systémique de Mac Coombs.*** V. *angéite d'hypersensibilité de Zeek.* — ***v. dermique allergique.*** V. *trisymptôme de Gougerot.*

VASCULOPATHIE *s. f.* (lat. *vasculum*, petit vase ; gr. *pathê*, maladie) [angl. ***vasculopathy***]. Toute maladie des vaisseaux.

VASCULO-TOXIQUE, *adj.* [angl. ***vasculotoxic***]. Qui exerce une action nocive sur les vaisseaux sanguins.

VASECTOMIE, *s. f.* (lat. *vas,* canal ; gr. *ektomê*, ablation) [angl. ***vasectomy***]. Résection des canaux déférents.

VASELINE, *s. f.* [angl. ***petroleum jelly***]. Substance molle, grasse et incolore, dérivée de la paraffine, utilisée comme lubrifiant et pour la confection de pommades.

VASELINOME, *s. m.* V. *oléome.*

VASO-ACTIF, IVE, *adj.* [angl. ***vasoactive***]. Qui modifie le calibre des vaisseaux. — *s. m.* Substance douée de cette propriété. V. *vasoconstricteur* et *vasodilatateur.*

VASOCONSTRICTEUR, *adj.* [angl. ***vasoconstrictive***]. Qui diminue le calibre des vaisseaux.

VASOCONSTRICTION, *s. f.* (lat. *vas,* vaisseau ; *constrictio*, resserrement) [angl. ***vasoconstriction***]. Diminution du calibre d'un vaisseau par contraction de ses fibres musculaires.

VASODILATATEUR, TRICE, *adj.* [angl. ***vasodilator***]. Qui augmente le calibre des vaisseaux.

VASODILATATION, *s. f.* (lat. *vas ; dilatatio*) [angl. ***vasodilatation***]. Dilatation d'un vaisseau. — ***syndrome de v. hémicéphalique.*** V. *céphalée vasculaire de Horton.*

VASOGÉNIQUE, *adj.* (lat. *vas,* vaisseau ; gr. *gennan*, engendrer). Qui est d'origine vasculaire.

VASO-INHIBITEUR, TRICE, *adj.* [angl. ***vasoinhibitor***]. V. *vasoplégique.*

VASOMOTEUR, *adj.* (lat. *vas*, vaisseau ; *motor*, moteur) [angl. ***vasomotor***]. Qui se rapporte à la contraction ou à la dilatation des vaisseaux.

VASOPARALYTIQUE, *adj.* [angl. ***vasoinhibitor***]. V. *vasoplégique.*

VASOPEPTIDASE, *s. f.* [angl. ***vasopeptidase***]. Enzyme dégradant les vasopeptides. On distingue d'une part ***l'endopeptidase neutre*** (NEP) s'attaquant aux peptides vasoactifs et natriurétiques (v. ce terme) et de l'autre ***l'enzyme de conversion de l'angiotensine*** (ECA). V. ce terme et *inhibiteur des vasopeptidases.*

VASOPEPTIDE, *s. m.* [angl. ***vasopeptide***]. V. *peptide vasoactif et natriurétique.*

VASOPLÉGIE, *s. f.* [angl. ***vasomotor paralysis***]. Suppression du tonus des parois vasculaires.

VASOPLÉGIQUE, *adj.* [angl. ***vasoinhibitor***]. Syn. *vasoparalytique, vasoinhibiteur.* Qui supprime le tonus des parois vasculaires.

VASOPRESSEUR, IVE, *adj. m.* [angl. ***vasopressor***]. Qui élève la pression dans les vaisseaux. Souvent syn. de vasoconstricteur.

VASOPRESSINE, *s. f.* [angl. ***Vasopressin, Antidiuretic Hormone, ADH***]. Syn. *pitressine, hormone antidiurétique* (HAD ou ADH). Hormone polypeptidique sécrétée par les noyaux supra-optiques et paraventriculaires de l'hypothalamus et stockée dans le lobe postérieur de l'hypophyse. Selon les variétés des 9 acides aminés qui la composent, on décrit diverses sortes de *v.*, telles l'*arginine-vasopressine* (AVP) de l'homme et de nombreux mammifères et la *lysine-vasopressine* du porc. La production de *v.* dépend des variations de la pression osmotique et du volume du sang circulant. La *v.*, d'une part, contracte les artères, les capillaires et élève la pression artérielle, d'autre part, augmente la réabsorption de l'eau par le tube rénal ; elle fait disparaître la polyurie provoquée par l'ablation de l'hypophyse et celle du diabète insipide. — La synthèse de la *v.* a été réalisée en 1955 par Du Vignaud. — V. *ocytocine, pituitrine, neurophysine, antidiurétique (syndrome de sécrétion inappropriée d'hormone), récepteur de la vasopressine* et *desmopressine.*

VASOSTIMULANT, ANTE, *adj.* [angl. ***vasostimulant***]. Syn. *vasotonique.* Qui augmente le tonus des muscles vasculaires. V. *vasopresseur.*

VASOTOMIE, *s. f.* (lat. *vas*, canal ; gr. *tomê*, section) [angl. ***vasotomy***]. Section des canaux déférents.

VASOTONIE, *s. f.* [angl. ***vasotonia***]. Tonus vasculaire.

VASOTONIQUE, *adj.* [angl. ***vasotonic***]. V. *vasostimulant.*

VASOTROPE, *adj.* (lat. *vas* ; gr. *trépein*, tourner) [angl. ***vasotropic***]. Qui se fixe ou qui agit électivement sur les vaisseaux.

VASOVAGAL (syndrome) (Lewis, 1932) [angl. ***vasovagal syncope***]. Association de vasodilatation périphérique (en particulier au niveau des muscles) et de bradycardie par excitation du nerf vague ; elle provoque une hypotension artérielle et se trouve à l'origine de certaines syncopes (réflexes, émotives, post-hémorragiques). V. *nerfs vasosensibles (syndrome des).*

VASO-VÉSICULECTOMIE, *s. f.* [angl. ***vasovesiculectomy***]. Ablation totale du canal déférent et de la vésicule séminale.

VAT. Code international d'un stimulateur cardiaque double chambre avec stimulation ventriculaire déclenchée par l'onde P sans inhibition ventriculaire. V. *stimulateurs cardiaques (code des).*

VATER (syndrome). V. *VACTEL (syndrome).*

VAUGHAN (réaction de). Réaction analogue à celle de Waaler-Rose (v. ce terme), dans laquelle les globules rouges de mouton sont remplacés par des hématies humaines ORh– sensibilisées par des anticorps anti-Rh non agglutinants.

VAUGHAN-WILLIAMS (classification de) (V.-W. Miles). V. *anti-arythmiques.*

VC. V. *volume courant.*

VCG. Vectocardiogramme (v. ce terme).

VCI [angl. ***IVC***]. Abréviation de *veine cave inférieure.*

$\dot{V}CO_2$. Symbole du *débit de gaz carbonique.* V. *gaz carbonique éliminé (débit du).*

VCS [angl. ***SVC***]. Abréviation de *veine cave supérieure.*

V_D (*dead*, mort, en angl.). Symbole du *volume d'air contenu dans l'espace mort respiratoire* (v. ce terme).

$\dot{V}_D$. Symbole du *débit gazeux dans l'espace mort respiratoire* (v. ce terme).

VD. Abréviation de *Ventricule Droit.*

VDD. Code international d'un stimulateur cardiaque double chambre avec stimulation ventriculaire déclenchée par l'onde P et inhibition ventriculaire. V. *stimulateurs cardiaques (code des).*

VDRL (réaction) (Harris, au *Venereal Disease Research Laboratory*, 1946) [angl. ***VDRL reaction***]. Microréaction de floculation sur lame, non spécifique, servant au diagnostic sérologique de la syphilis. — ***VDRL-charbon*** [angl. ***rapid plasma reagin test, RPR***]. Modification de la précédente réaction : l'adjonction de charbon stabilise l'antigène, améliore sa conservation, sa sensibilité et rend la réaction reproductible, plus facile à lire et plus rapide.

$\dot{V}_E$. Symbole du *débit ventilatoire expiré* (ou ventilation-minute : v. ce terme).

VEAU (méthode de) (V. Victor, fr., 1937) [angl. ***Veau's operation***]. Procédé opératoire destiné à remédier à la division du voile du palais ; il consiste à reconstituer le voile en trois plans de suture : muqueuse nasale, muscle, muqueuse buccale.

VECTEUR, *adj.* ou *s. m.* (lat. *vector*, de *vehere*, porter) [angl. ***vector***] — 1° (parasitologie). Hôte intermédiaire transmettant une infection après évolution, dans son organisme, du germe qui la produit. V. *hôte.* — 2° (génétique). Molécule d'ADN où l'on a inclus le gène que l'on veut incorporer dans une cellule-hôte pour y créer une modification génétique. Ce peut être : 1. un ***plasmide*** (v. ce terme), anneau d'ADN bactérien extra-chromosomique qui va passer d'une bactérie à l'autre lors de l'accolement de celles-ci (v. *conjugaison bactérienne*) — 2. un ***bactériophage de type lambda*** qui attaque la bactérie en lui injectant son ADN. Celui-ci est filiforme, mais ses extrémités peuvent adhérer l'une à l'autre (ce sont, terme anglais, les *cohesive sites*, en abrégé les *cosites*) et former un anneau analogue au plasmide. — 3. un ***cosmide,*** vecteur génétique artificiel constitué d'un *plasmide*, lequel comporte un segment provenant des extrémités de l'ADN du bactériophage lambda *(cosite)* que le bactériophage injecte dans les bactéries comme s'il s'agissait de son propre ADN. — 4. enfin, un ***YAC*** (v. ce terme), chromosome recombinant de levure, autorisant le clonage de fragments d'ADN de grande taille.

VECTEUR CARDIAQUE [angl. ***cardiac vector***]. Représentation graphique de la force électromotrice instantanée du cœur, au moyen d'une flèche. V. *vectocardiogramme.*

VECTOCARDIOGRAMME ou **VECTOGRAMME (VCG)** *s. m.*[angl. ***vectorcardiogram***] (cardiologie). Graphique résumant les variations de direction et de voltage de la force électromotrice apparente du cœur pendant la contraction cardiaque. Sa projection sur le plan frontal peut être établie en réunissant par une courbe les extrémités des différents vecteurs construits dans le triangle d'Einthoven (v. ce terme), à partir de chaque point de l'électrocardiogramme enregistré simultanément dans deux dérivations. En pratique, le *VCG* est obtenu directement par un appareil spécial : le vectocardiographe (ou cardiovectographe). La combinaison des trois vectogrammes enregistrés dans les plans frontal, horizontal et sagittal, permet de construire le vectogramme dans l'espace *(vectocardiogramme spatial).* Divers systèmes de référence ont été décrits : ceux de Duchosal, Grishman, Jouve, Wilson, ainsi que les systèmes des réseaux, dont celui de Frank, qui est actuellement le plus utilisé.

VECTOCARDIOGRAPHIE ou **VECTOGRAPHIE,** *s. f.* [angl. ***vectorcardiography***] (cardiologie). Syn. *cardiovectographie.* — 1° Enregistrement d'un vectocardiogramme. — 2° Étude des vectocardiogrammes.

VECTORIEL, ELLE, *adj.* [angl. ***vectorial***]. Relatif à un vecteur.

VÉGÉTALISME, *s. m.* (de végétal) [angl. ***true vegetarianism***]. Doctrine diététique dérivée du végétarisme et permettant seulement l'emploi d'aliments fournis par le règne végétal. V. *macrobiotique.*

VÉGÉTARISME, *s. m.* (lat. *vegetare*, vivifier, ou *vegetus*, vigoureux) [angl. ***vegetarianism***]. Doctrine diététique qui exclut absolument de l'alimentation tout ce qui a vécu d'une vie animale. Le *v.* défend la chair de tous les animaux, mais permet les produits du règne animal (lait, beurre, œufs, miel, etc.).

VÉGÉTATIF, IVE, *adj.* [angl. ***vegetative***]. Syn. *neurovégétatif.* Qui concerne le système nerveux végétatif ou autonome (v. ce terme).

VÉGÉTATION, *s. f.* [angl. ***vegetation***]. – 1° Papillome siégeant au niveau des replis de la peau ou des muqueuses baignés par un liquide irritant. – ***v. adénoïdes.*** V. *adénoïdes (végétations).* – ***v. myrtiforme*** (Cl. Simon). Végétation vulvaire à structure d'éléphantiasis. – ***v. vénériennes.*** *V. condylome.* – 2° V. *endocardite.*

VEGF. V. *vascular endothelium growth factor.*

VÉHICULE, *s. m.* (lat. *vehere,* porter) [angl. ***vehicle***] (pharmacie). Excipient liquide. Substance dans laquelle on dissout les principes actifs du médicament.

VEILLONA, *s. f.* (d'après Adrien Veillon, bactériologiste fr., 1864-1931) [angl. ***Veillona***]. Genre bactérien de la famille des Veillonaceæ. Ce sont des coccus Gram– anaérobies stricts groupés par paires, présents normalement dans la salive humaine.

VEINE, *s. f.* (lat. et TA *vena*) (en gr. *phleps*) [angl. ***vein***]. Vaisseau ramenant le sang vers le cœur. Les *v.* principales sont les *v.* caves, drainant la circulation générale ou systémique et les *v.* pulmonaires. La paroi veineuse comporte du dedans au dehors *trois tuniques* ; l'intima (ou endoveine), la média et l'adventice. Certaines veines de moyen calibre possèdent des *valvules.* Le paquet artério-veineux comporte en général plusieurs veines pour une artère. V. les mots commençant par *phleb...* • 👁 **saphène** •.

VEINE... (syndrome de la). Ensemble de signes témoignant de la compression ou de l'oblitération de la veine considérée, sans préjuger de la cause ou du mécanisme de cette atteinte. P. ex. *veine cave supérieure (syndrome de la).* V. ce terme • 👁 **artère** •.

VEINE AZYGOS (gr. *a* privatif ; *zugon*, paire) (TA *vena azygos*) [angl. ***azygos vein***]. Veine provenant de la veine lombaire ascendante droite ; elle gagne la veine cave supérieure en longeant le flanc antéro-droit des vertèbres et reçoit les 2 veines hémi-azygos situées à gauche de la ligne médiane. C'est donc une anastomose entre les 2 systèmes caves inférieur et supérieur.

VEINE CAVE INFÉRIEURE (TA *vena cava inferior*) [angl. ***inferior vena cava***]. Grosse veine drainant la majorité du sang de la partie sous-diaphragmatique du corps. Formée par le confluent des veines iliaques au niveau de la 5e vertèbre lombaire, elle monte à droite de l'aorte pour se jeter dans l'oreillette (ou atrium) droite après avoir reçu les veines sus-hépatiques • 👁 **cardionecteur, rein** •.

VEINE CAVE INFÉRIEURE (syndrome de la) [angl. ***inferior vena cava syndrome***]. Syn. *syndrome cave inférieur.* Ensemble de troubles résultant de l'arrêt de la circulation dans la veine cave inférieure, obstruée par une thrombose ou comprimée par une tumeur du voisinage (cancer du rein). Ils sont discrets : légers œdèmes des membres inférieurs, douleurs lombaires ou abdominales, circulation collatérale de la racine des cuisses, du bas-ventre, des lombes. Sa complication majeure, l'embolie pulmonaire, le révèle souvent et les traitements anticoagulants, fibrinolytique ou même chirurgical sont surtout destinés à éviter cette embolie.

VEINE CAVE SUPÉRIEURE (TA *superior vena cava*) [angl. ***superior vena cava***]. Grosse veine drainant le sang de la tête, du cou et des membres supérieurs, ainsi que celui de la veine azygos. Formée par la réunion des troncs brachiocéphaliques, elle se jette dans l'oreillette (ou atrium) droite après un court trajet vertical descendant • 👁 **cardionecteur, carotide** •.

VEINE CAVE SUPÉRIEURE (syndrome de la) [angl. ***superior vena cava syndrome***]. Syn. *syndrome cave supérieur.* Ensemble de troubles circulatoires consécutifs à l'oblitération de la veine cave supérieure par compression, thrombose ou association des deux mécanismes ; il se traduit cliniquement par une distension veineuse du cou et des membres supérieurs, accompagnée d'un œdème en pèlerine.

VEINE PORTE (lat. et TA *vena portae*) [angl. ***portal vein***]. Veine formée par le confluent de la veine splénique et de la veine mésentérique supérieure. Elle draine vers le foie, le sang de la rate et des organes digestifs • 👁 **rate** •.

VEINE SAPHÈNE. V. saphène.• 👁 **saphène** •.

VEINES PULMONAIRES (TA *venae pulmonales*) [angl. ***pulmonary veins***]. Veines fonctionnelles des poumons drainant le sang rouge, oxygéné, vers l'oreillette (ou atrium) gauche.

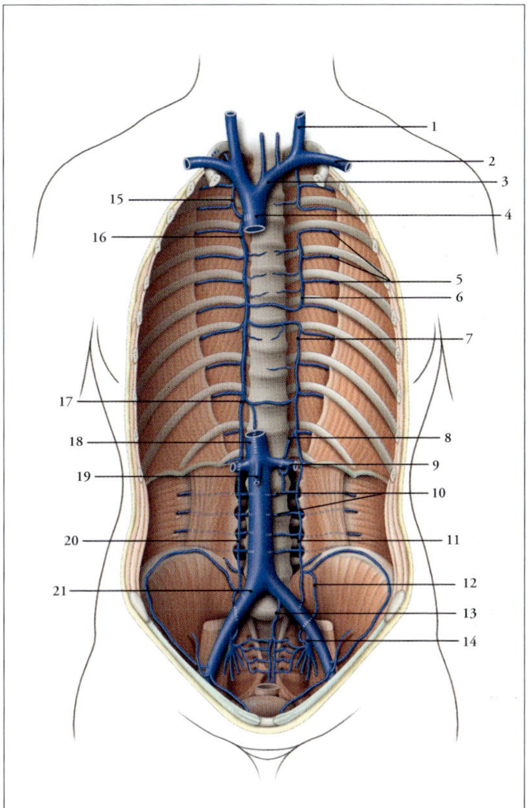

Veines caves et azygos (schématique)

1. veine jugulaire interne
2. veine subclavière
3. veine brachio-céphalique gauche
4. veine cave inférieure
5. veines intercostales
6. veine hémi-azygos accessoire
7. veine hémi-azygos
8. anastomose azygo-rénale
9. veine rénale gauche
10. veines lombaires
11. veine lombaire ascendante gauche
12. veine ilio-lombaire
13. veine sacrale moyenne
14. veine iliaque intérieure
15. veine intercostale supérieure droite
16. veine azygos
17. anastomose azygo-cave
18. veine cave inférieure
19. veine ovarique ou spermatique droite
20. veine lombale ascendante droite
21. veine iliaque commune

Elles se dirigent transversalement en dedans et s'abouchent dans la paroi postérieure de cette cavité. Elles sont au nombre de 4 (2 droites et 2 gauches, 2 supérieures et 2 inférieures).

VEINEUX, EUSE, *adj.* [angl. ***venous***]. Relatif aux veines. – ***veineuse thrombo-embolique (maladie).*** V. *thrombo-embolique (maladie).*

VEINITE, *s. f.* Nom donné par Sicard à l'irritation de l'endothélium veineux provoquée par les injections intraveineuses aseptiques de certaines solutions. Elle peut aboutir à l'oblitération de la veine par un processus aseptique (traitement des varices par les injections sclérosantes).

VEINOGRAPHIE, *s. f.* V. *phlébographie.*

VEINO-OCCLUSIVE DU FOIE (maladie) [angl. ***veno-occlusive disease of the liver***]. V. *Budd-Chiari (syndrome de).*

VEINOSITÉ, *s. f.* Dilatation légère d'une veine cutanée.

VEINOSPASME, *s. m.* V. *phlébospasme.*

VEINOTONIQUE, *adj.* V. *phlébotonique.*

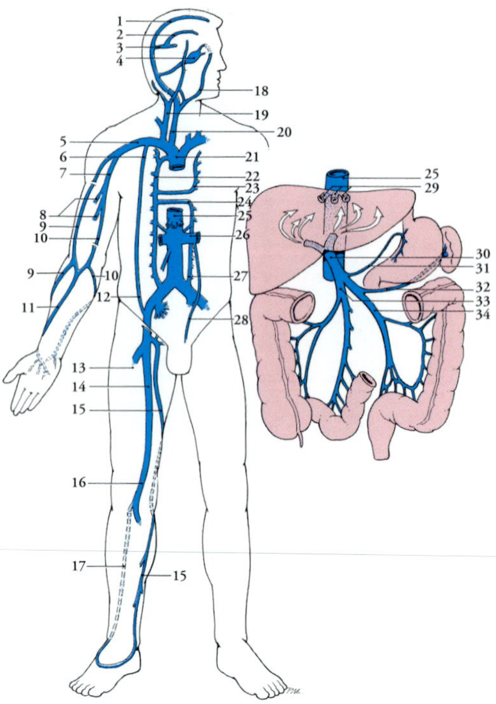

Circulation veineuse

1. sinus sagittal supérieur
2. sinus sagittal inférieur
3. sinus droit
4. sinus caverneux
5. veine subclavière
6. veine thoracique intérieure
7. veine axillaire
8. veines brachiales
9. veine céphalique
10. veine basilique
11. veine médiane de l'avant-bras
12. veine épigastrique profonde
13. veine fémorale profonde
14. veine fémorale
15. veine grande saphène
16. veine poplitée
17. petite veine saphène
18. veine faciale
19. veine jugulaire extérieure
20. veine jugulaire intérieure
21. veine cave supérieure
22. veine azygos
23. veine hémi-azygos accessoire
24. veine hémi-azygos
25. veine cave inférieure
26. veine rénale
27. veine lombaire ascendante
28. veine testiculaire (ovarique)
29. veines hépatiques
30. veine porte
31. veine gastrique droite
32. veine splénique
33. veine mésentérique supérieure
34. veine mésentérique inférieure

VÉLAMENTEUX, EUSE, *adj.* (lat. *velamentum*, voile, enveloppe) [angl. ***velamentous***]. En forme de voile. P. ex. : *adhérences v.* — Qui a rapport à une enveloppe. — ***insertion v. du cordon.*** Syn. *placenta de Lobstein, anomalie de Benckiser.* Insertion du cordon ombilical sur les membranes de l'œuf. Les vaisseaux ombilicaux gagnent séparément le placenta en cheminant entre les membranes.

VÉLOCIMÈTRE, *s. m.* (lat. *velox, velocis,* rapide ; gr. *métron*, mesure) [angl. ***velocimetre***]. V. *fluxmètre.*

VÉLOCIMÉTRIE, *s. f.* [angl. ***velocimetry***]. V. *fluxmètre.* — ***v. doppler à émission pulsée.*** V. *Doppler (examen), doppler pulsé* et *échocardiographie.*

VELU-SPEDER (maladie de) (V. Henri, fr., 1932). V. *darmous.*

VELVÉTIQUE, *adj.* (angl. *velvet,* velours) [angl. ***velvet-like***]. Qui a l'aspect du velours.

VEMS. V. *volume expiratoire maximum-seconde.*

VEMS/CV ou **VEMS × 100/CV**. V. *coefficient d'utilisation de la capacité vitale.*

VENA CONTRACTA (lat.) [angl. ***vena contracta***]. En échographie-doppler cardiaque, zone où le jet anormal turbulent (insuffisance mitrale, rétrécissement aortique) est le plus étroit et où la vitesse du flux est la plus élevée.

VÉNÉNEUSES (réglementation des substances). V. *tableaux A, B et C, stupéfiant* et *liste I, liste II.*

VÉNÉNEUX, EUSE, *adj.* (lat. *venenosus*) [angl. ***venenous***]. Qui contient un poison, toxique.

VÉNÉRÉOLOGIE, *s. f.* ou, mieux **VÉNÉROLOGIE**, *s. f.* (lat. *Venus, Veneris,* Vénus ; gr. *logos*, discours) [angl. ***venereology***]. Étude des maladies vénériennes (syphilis, blennorragie, chancrelle, etc.).

VÉNÉRIEN, ENNE, *adj.* (lat. *Venus, eris*, Vénus) [angl. ***venereal***]. Qui se rapporte à, ou qui est provoqué par l'acte sexuel : *désirs v., maladie v.* V. ce terme. — *s. m.* ou *f.* Sujet atteint de maladie vénérienne (syphilis, blennorragie, chancrelle, etc.).

VÉNÉROLOGIE, *s. f.* V. *vénéréologie.*

VENT DU BOULET [angl. ***blast***]. Syn. *onde explosive, de choc* ou *de Mach.* Zone d'air comprimé qui précède et accompagne les projectiles (éclat d'obus) elle transmet à l'organisme le choc aérien produit par l'explosion, d'où des lésions viscérales sans lésion des téguments.

VENT DU MIDI (syndrome du) (Mouriquand). Syndrome observé à Lyon chez des nourrissons fragiles, lorsque souffle le vent du Midi. Il est caractérisé par une agitation, des cris et une hyperthermie. Il est dû à une déshydratation rapide, par voies cutanée et pulmonaire, provoquée par l'abaissement du degré hygrométrique et l'élévation de la température atmosphérique.

VENTILATION ALVÉOLAIRE [angl. ***alveolar ventilation***]. Symbole **V̇A**. Quantité d'air inspiré qui entre par minute dans les alvéoles pulmonaires et participe aux échanges gazeux avec le sang ; sa valeur est donnée par la formule : fréquence inspiratoire × (volume courant — espace mort respiratoire). — On peut aussi définir la *v. a.,* véritable clairance, comme la quantité d'air qui, par minute, épure les alvéoles du CO_2 produit par l'organisme en maintenant, au niveau de celles-ci, une concentration de CO_2 stable ; c'est le rapport du débit expiratoire du CO_2 à la pression partielle alvéolaire (Rossier et Sadoul). La *v. a.* normale est en moyenne, chez l'adulte au repos, de 4 litres par minute (21 litres à 2,500 litres par minute et par mètre carré de surface corporelle).

VENTILATION ARTIFICIELLE. V. *respiration artificielle.*

VENTILATION MAXIMA (VM ou **VMX)** ou **VENTILATION MAXIMA-MINUTE (VMXM)** (Hermanssen, 1933) [angl. ***maximum ventilatory capacity***]. Syn. *Débit Ventilatoire Maxima-Minute* ***(DVMM).*** Volume d'air le plus grand qu'un sujet peut faire passer dans ses poumons pendant l'unité de temps; il est exprimé en litres d'air par minute (normalement 100 à 160). On le mesure directement lors de respirations aussi rapides et profondes que possibles, répétées pendant 10 à 30 secondes ; plus souvent on le calcule en multipliant par 30 le volume expiratoire maximum-seconde (v. ce terme).

VENTILATION PULMONAIRE (coefficient de la). V. *coefficient de la ventilation pulmonaire.*

VENTILATION/CIRCULATION (rapport) (Symbole : **V̇A/Q̇C**) [angl. ***ventilation-perfusion ratio***]. Syn. *rapport ventilation/perfusion.* Rapport existant, dans un territoire pulmonaire considéré, entre la ventilation alvéolaire et le flux sanguin pulmonaire ; il est normalement de 0,8 ou de 4/5 (la ventilation alvéolaire, chez l'homme au repos, est de 4 litres par minute et le débit sanguin capillaire pulmonaire est de 5 litres/minute). L'oxygénation du sang artériel est insuffisante dans la zone pulmonaire étudiée, si ce rapport est perturbé ; elle l'est aussi, dans l'ensemble des poumons, si ce rapport n'est pas le même dans tous les territoires pulmonaires.

VENTILATION-MINUTE ou **VENTILATION MN** (Symbole : **V̇E**) [angl. ***minute ventilation***]. Nombre de litres d'air inspirés et expirés en une minute, lors de mouvements respiratoires d'amplitude normale. Il est obtenu en multipliant le volume courant par le nombre de respirations à la minute ; il est normalement compris entre 5 et 9 litres (en moyenne 6 L), au repos (3 à 4 litres par minute et par mètre carré de surface corporelle).

VENTILATION/PERFUSION (rapport). V. *ventilation/circulation (rapport).*

VENTILATOIRE (travail). V. *travail ventilatoire.*

VENTOUSE, *s. f.* (lat. *ventosa*) [angl. ***cupping glass, ventouse***]. Petite cloche de verre appliquée sur un point quelconque des téguments après y avoir raréfié l'air ; procédé de révulsion locale abandonné. — ***v. scarifiée.*** Ventouse appliquée sur des scarifications (saignée locale). — ***signe de la v.*** Provocation d'un purpura à l'aide du *capillaro-dynamomètre de Lavollay* (v. ce terme).

VENTRE, *s. m.* V. *abdomen.*

VENTRE EN BATEAU [angl. ***scaphoid abdomen***]. Aspect particulier de l'abdomen dont la partie centrale se creuse en formant une dépression encadrée par les dernières côtes et les os iliaques. On l'observe dans un grand nombre de maladies, particulièrement le choléra, la méningite tuberculeuse et la colique de plomb.

VENTRE DE BATRACIEN [angl. ***frog belly***]. Aspect particulier qu'offre l'abdomen des malades ayant une ascite ancienne : il est caractérisé par l'élargissement des parties latérales, qui le fait ressembler à un ventre de grenouille.

VENTRE EN BESACE [angl. ***pendulous abdomen***]. Déformation de l'abdomen observée chez les obèses âgés et les multipares à la fin de la grossesse. Le ventre, au lieu de faire saillie en avant, tombe sur le pubis et sur les cuisses.

VENTRE DE BOIS [angl. ***wooden belly***]. Consistance particulière de la paroi abdominale, d'une dureté ligneuse, due à une contraction musculaire étendue et irréductible, observée chez les malades atteints de péritonite aiguë.

VENTRE DE FOURCHETTE (Destot). Déformation du poignet observée dans les variétés de fracture de l'extrémité inférieure du radius avec déplacement du fragment carpien en avant.

VENTRE EN OBUSIER. Déformation de l'abdomen caractérisée par une proéminence médiane, observée chez les malades atteints d'ascite au début (péritonite tuberculeuse à forme ascitique).

VENTRICULAIRE, *adj.* (lat. *ventriculus,* ventricule) [angl. ***ventricular***]. Qui se rapporte à un ventricule cardiaque ou cérébral.

VENTRICULE, *s. m.* (lat. *ventriculus,* petit ventre) (TA *ventriculus*) [angl. ***ventricle***]. Cavité ayant la forme d'un petit ventre. — 1° ***v. cardiaques*** (TA *ventriculus cordis*). Cavités à paroi musculaire épaisse, communiquant avec les oreillettes ou atriums par les orifices atrioventriculaires et avec l'aorte pour le *v.* gauche et l'artère pulmonaire pour le *v.* droit. Les *v.c.* sont séparés par la cloison ou septum interventriculaire. V. *circulation, BNP* et *communication interventriculaire.* — 2° ***v. cérébraux.*** Cavités situées dans l'encéphale, les *v. latéraux* dans chaque hémisphère cérébral, le IIIe ventricule dans le diencéphale et le IVe entre le tronc cérébral et le cervelet.

VENTRICULE DROIT À DOUBLE ISSUE ou **À DOUBLE SORTIE** [angl. ***double outlet right ventricle***] (cardiologie). Malformation cardiaque très rare. C'est une variété de transposition des gros vaisseaux de la base : l'aorte et l'artère pulmonaire naissent du ventricule droit, le ventricule gauche évacuant son contenu dans le droit par une communication interventriculaire (CIV) généralement large. Selon le siège de la CIV, on décrit 2 types de cette malformation : *le type I,* où la CIV est en arrière et au-dessous de l'éperon de Wolff, le tableau est celui d'une CIV avec hypertension artérielle pulmonaire ; *le type II,* où la CIV est en avant et au-dessus de l'éperon, sous l'orifice de l'artère pulmonaire : c'est le syndrome de Taussig-Bing (v. ce terme) dans lequel existe une cyanose importante. Enfin, la malformation peut être compliquée d'une sténose pulmonaire : elle simule alors de très près la tétralogie de Fallot.

VENTRICULE DROIT PAPYRACÉ. V. *Uhl (maladie d').*

VENTRICULE GAUCHE À DOUBLE ISSUE [angl. ***double outlet left ventricle***]. Malformation cardiaque exceptionnelle dont *anatomiquement* les différentes variétés ont en commun la naissance complète ou prédominante des deux gros vaisseaux à partir du ventricule morphologiquement gauche. Il existe le plus souvent une communication interventriculaire sous-aortique avec sténose pulmonaire ; de multiples autres anomalies peuvent s'y associer. De ce fait, le tableau *clinique* est très variable ainsi que les modalités du traitement et le pronostic.

VENTRICULE GAUCHE NON COMPACTÉ. V. *myocarde spongieux.*

VENTRICULE UNIQUE ou **VENTRICULE COMMUN** [angl. ***single ventricule***] (cardiologie). Cardiopathie congénitale caractérisée par une seule cavité ventriculaire, vaste, alimentée par les deux oreillettes (ou atriums) à travers un orifice commun ou deux orifices distincts. Une cavité ventriculaire accessoire, rudimentaire, peut communiquer avec la précédente. Il en résulte un shunt croisé avec possibilité de cyanose proportionnelle à l'importance d'un barrage orificiel ou artériel pulmonaire éventuellement associé. V. *cœur triloculaire.*

VENTRICULES ENTRECROISÉS. V. *cœur croisé.*

VENTRICULES SUPERPOSÉS. Malformation cardiaque très rare, souvent associée au cœur croisé (v. ce terme).

VENTRICULITE, *s. f.* [angl. ***ventriculitis***]. Méningite localisée aux ventricules cérébraux.

VENTRICULO-ATRIOSTOMIE, *s. f.* ou **VENTRICULO-AURICULOSTOMIE**, *s. f.* [angl. ***ventriculoatriostomy***] (neurologie). Mise en communication d'un ventricule latéral du cerveau et d'une oreillette (ou atrium) cardiaque au moyen d'un tube en matière plastique muni d'une valve assurant le sens unique du flux liquidien et contrôlant la pression intraventriculaire ; opération pratiquée, dans certaines hydrocéphalies, pour évacuer l'excès de liquide céphalorachidien dans le système circulatoire. V. *dérivation du liquide céphalorachidien.*

VENTRICULO-CISTERNOSTOMIE, *s. f.* [angl. ***ventriculocisternostomy***] (neurologie). Syn. *ventriculostomie.* Mise en communication des ventricules du cerveau avec les citernes cérébrales des espaces sous-arachnoïdiens. Opération pratiquée dans certaines hydrocéphalies, pour évacuer l'excès du liquide céphalorachidien bloqué dans les ventricules, vers des aires de résorption naturelle : soit vers la citerne interpédonculaire que l'on met directement en communication avec le IIIe ventricule (Dandy, 1922 ; puis Stookey et Scarff) soit vers la citerne cérébello-médullaire (ou grande citerne) où le liquide céphalorachidien est amené du ventricule latéral par un cathéter (opération de Torkildsen, 1939, peu pratiquée actuellement). V. *dérivation du liquide céphalorachidien.*

VENTRICULOGRAMME, *s. m.* [angl. ***ventriculogram***]. — 1° Syn. *complexe ventriculaire.* Portion de l'électrocardiogramme se rapportant à l'activité du ventricule (v. *électrocardiogramme* et *atriogramme*). — 2° Image obtenue par ventriculographie.

VENTRICULOGRAPHIE, *s. f.* [angl. ***ventriculography***]. — 1° (Dandy, 1913). Exploration radiographique (abandonnée) des ventricules cérébraux après injection d'air dans le canal rachidien ou directement dans les ventricules après trépanation et ponction de la corne occipitale. — 2° Exploration radiographique des ventricules du cœur après injection d'une substance opaque aux rayons X *(ventriculographie radiologique).* La gamma-angiocardiographie et la gamma-ciné-angiocardiographie (v. ces termes) donnent une image scintigraphique des cavités ventriculaires *(ventriculographie isotopique).* V. *radiocardiographie* et *scintigraphie.* Actuellement, le scanner et l'IRM explorent au mieux les structures de l'encéphale.

VENTRICULONECTEUR (appareil, faisceau ou centre) (lat. *ventriculus,* ventricule ; *nectere,* unir). V. *cardionecteur (appareil ou système).*

VENTRICULO-PÉRITONÉOSTOMIE, *s. f.* [angl. ***ventriculo-peritoneal shunt***] (neurologie). V. *dérivation du liquide céphalorachidien.*

VENTRICULOPLASTIE, *s. f.* (lat. *ventriculus,* ventricule ; gr. *plassein,* former) [angl. ***ventriculoplasty***]. Réparation d'un ventricule. — (cardiologie). Résection d'un anévrisme ventriculaire (en règle, développé aux dépens de la paroi du ventricule gauche à la suite d'un infarctus du myocarde transmural étendu) avec restauration de la paroi du cœur. V. *Batista (opération de)* et *Jatene (opération de).*

VENTRICULOSTOMIE, *s. f.* (lat. *ventriculus*, ventricule ; gr. *stoma*, bouche) [angl. ***ventriculostomy***]. V. *ventriculo-cisternostomie.*

VENTRICULOTOMIE, *s. f.* (lat. *ventriculus*, ventricule ; gr. *tomê*, section) [angl. ***ventriculotomy***]. — 1° Ouverture chirurgicale d'un ventricule cérébral. — 2° Ouverture chirurgicale d'un ventricule du cœur pratiquée dans le but de corriger une anomalie cardiaque congénitale ou acquise.

VENTURI, *s. m.* (Giovanni V., physicien italien, 1746-1822). — 1° Syn. *venturimètre.* Appareil servant à calculer le débit d'une veine fluide par mesure de la différence de pression avant et après un rétrécissement. — 2° ***effet V.*** Accélération et augmentation de pression provoquées dans un fluide par un rétrécissement.

VER DE GUINÉE. V. *filaire de Médine.*

VÉRAPAMIL, *s. m.* **(DCI)** [angl. ***verapamil***]. Inhibiteur calcique (v. ce terme) anti-arythmique et anti-angineux. V. *tachycardie ventriculaire gauche idiopathique sensible au vérapamil.*

VERBIGÉRATION, *s. f.* [angl. ***verbigeration***]. Verbiage incohérent dans lequel les mêmes mots ou les mêmes séries de mots sont répétés indéfiniment ; on l'observe chez certains déments excités. V. *schizophasie.*

VERDUNISATION, *s. f.* (Ph. Bunau-Varilla, 1916, armée française de Verdun) [angl. ***verdunization***]. Mode de purification des eaux destinées à la boisson, caractérisé par : — 1° l'emploi de très faibles doses de chlore (un dixième de milligramme par litre d'eau) — 2° l'automatisme du mélange dû à un système particulier d'écoulement de l'eau de Javel — 3° le brassage énergique de l'eau.

VERGE, *s. f.* V. *pénis* • ◉ **génital** •.

VERGENCE, *s. f.* (lat. *vergere,* tourner) [angl. ***vergence***]. Mouvement des deux yeux dont les axes visuels ne sont pas parallèles, soit se rapprochant (convergence), soit s'éloignant (divergence). Par opposition à version : v. ce terme *2°* et *strabisme.*

VERGER-DÉJERINE (syndrome de) (V. Henri, fr., 1900). V. Déjerine (syndrome sensitif cortical de).

VERGETURE, *s. f.* [angl. ***vibex***, pl. ***vibices***]. Syn. *vibice.* Trace laissée par les coups de verge. — Petite raie d'abord rouge, puis blanche et nacrée, ayant un aspect cicatriciel, qui sillonne la peau soumise à une distension exagérée (abdomen des femmes enceintes, membres au niveau des épiphyses quand la croissance a été rapide, etc.). — ***v. purpura.*** V. *Cushing (maladie et syndrome de).* — ***v. ronde.*** Cicatrice arrondie de la syphilis secondaire.

VERMICULAIRE, *adj.* [angl. ***vermicular***]. Qui se rapporte ou qui ressemble aux vers. — ***contraction v.*** V. *contraction fibrillaire.*

VERMIEN (syndrome). V. *vermis (syndrome du).*

VERMIFUGE, *adj.* et *s. m.* (lat. *vermis,* ver ; *fugare,* chasser) [angl. ***vermifuge***]. Syn. *anthelminthique, antihelminthique.* Médicament qui provoque l'expulsion des vers intestinaux.

VERMINE, *s. f.* [angl. ***vermin***]. Nom générique des insectes parasites de l'homme et des animaux.

VERMINEUX, EUSE, *adj.* (lat. *vermis*, ver) [angl. ***verminous***]. Qui a rapport aux vers.

VERMIOTHE ou **VERMIOTE**, *s. f.* Petit cylindre comparé à du vermicelle que l'on fait sortir de la surface ulcérée d'un épithélioma de la langue ou des lèvres en opérant une pression latérale.

VERMIS, *s. m.* (en lat. ver) [TA et angl. ***vermis cerebelli***]. Partie étroite médiane séparant les deux hémisphères du cervelet • ◉ **cervelet** •.

VERMIS (syndrome du) (Pierre Marie, Ch. Foix et Alajouanine, 1922) [angl. ***vermis syndrome***]. Ensemble de symptômes provoqués par l'atteinte isolée du vermis (partie étroite médiane séparant les deux hémisphères du cervelet) et localisés aux membres inférieurs : instabilité de la station debout, incoordination de la démarche, nystagmus horizontal. Il peut être dû à un infection ou à une tumeur (Cushing et Bailey) ; dans ce dernier cas, il existe en outre un syndrome d'hypertension intracrânienne évoluant par poussées accompagnées de crises postérieures.

VERNAL, ALE, *adj.* (lat. *ver*, printemps) [angl. ***vernal***]. Printanier.

VERNER ET MORRISON (syndrome de) (V. John, amér., 1958) [angl. ***Verner-Morrison syndrome, WDHA syndrome***]. Syn. *choléra endocrine.* Syndrome caractérisé par l'association d'une diarrhée aqueuse, profuse, rebelle entraînant déshydratation et troubles hydro-électrolytiques, d'une hypokaliémie et d'une achlorhydrie gastrique. Il est lié à la présence d'une ou de plusieurs tumeurs endocrines, presque toujours des cellules non-β des îlots du pancréas (rarement à un phéochromocytome), et dû à la sécrétion, par ces tumeurs (malignes dans les 2/3 des cas), de VIP — d'où le nom de *vipome* souvent donné à ce syndrome —, associée parfois à celle d'autres substances, telles que la somatostatine, le GIP, les prostaglandines. V. ces termes, *vipome* et *Zollinger-Ellison (syndrome de).*

VERNES (réactions de) (V. Arthur, fr., né en 1879) [angl. ***Vernes's tests***]. Réactions de floculation tombées en désuétude.

VERNET (syndrome de) (V. Maurice, fr., 1916) [angl. ***Vernet's syndrome***]. Syn. *syndrome du trou déchiré postérieur.* Ensemble des troubles dus à la paralysie des trois nerfs qui passent par le trou déchiré postérieur : glossopharyngien, vague et spinal (paralysie et anesthésie unilatérales du voile du palais, du larynx et du pharynx, paralysie unilatérale du trapèze et du sterno-cléido-mastoïdien).

VERNEUIL (V. Aristide, fr., 1823-1895). V. *Kümmel-Verneuil (maladie de).*

VERNEUIL (maladie de) (V. Aristide, fr., 1854) [angl. ***Verneuil's disease***]. Suppuration fistulisée des glandes sudoripares (hidrosadénites) localisées aux aisselles, au périnée, aux aines et aux fesses.

VERNEUIL (signes de). — 1° Signe indirect de fracture du bassin : une pression douce exercée simultanément sur les deux crêtes iliaques et tendant à les rapprocher l'une de l'autre provoque une douleur au niveau des traits de fracture. — 2° Signe de fracture du métacarpien : le refoulement d'avant en arrière du doigt correspondant provoque une vive douleur au niveau du trait de fracture.

VERNEUIL (théorie de). V. *enclavement 1°.*

VERNIX CASEOSA (lat.) [angl. ***vernix caseosa***]. Matière grasse comparée à du saindoux qui, chez beaucoup de nouveau-nés, s'étale en couche plus ou moins épaisse sur la région dorsale, les plis axillaires et inguinaux. Elle serait due à une hypersécrétion de l'appareil pilo-sébacé du fœtus.

VEROCAY (nodule de) (V. José, uruguayen, 1876-1927) [angl. ***Verocay's body***]. Formation observée dans les neurinomes et constituée par des éléments fibrillaires groupés en tourbillons.

VÉROLE, *s. f.* (lat. *varius,* varié, moucheté). V. *syphilis.* — ***petite v.*** V. *variole.* — ***petite v. volante.*** V. *varicelle.*

VERRE (homme de). Malade atteint d'ostéopsathyrose (v. ce terme).

VERRES (épreuve des trois). V. *Guyon (épreuve des trois verres de).*

VERROUILLAGE (syndrome de) (Plum J., Posner J.B., 1965) [angl. ***locked-in syndrome***] (neurologie). Syn. *syndrome de déefférentiation motrice.* Syndrome dû à un ramollissement bilatéral de la partie ventrale de la protubérance à la suite d'une thrombose du tronc basilaire (v. *protubérantiels, syndromes*). Il est caractérisé par l'existence d'une tétraplégie avec ou sans rigidité de décérébration, d'une paralysie des musculatures linguo-pharyngo-laryngée et faciale inférieure et des mouvements de latéralité du regard, d'une exagération des réflexes cochléaire et naso-palpétral ainsi que d'une insomnie. La conscience et la vigilance restent intactes.

VERRUCIFORME, *adj.* (lat. verruca, verrue) [angl. ***verruciform***]. Qui ressemble à une verrue.

VERRUCOSITÉ, *s. f.* (lat. *verruca*, verrue) [angl. ***verrucosis***]. Petite tumeur cutanée végétante accompagnée d'hyperkératose.

VERRUE, *s. f.* (lat. *verruca*) [angl. ***verruca, wart***]. Tumeur bénigne de la peau, contagieuse et inoculable, résultant d'une hyperplasie papillaire et épidermique et due à un papovavirus (v. ce terme). Les ***v. vulgaires*** [angl. ***verruca vulgaris***] sont de petites élevures cornées assez saillantes, à surface mamelonnée ou villeuse, siégeant sur la face dorsale des mains et des pieds, plus rarement au visage et sur la plante des pieds ; les ***v. planes juvéniles*** [angl. ***verruca plana juvenilis***], petites papules aplaties, siègent surtout sur la face, le cou, la poitrine et sur le dos des mains. Les ***v. filiformes*** [angl. ***verruca filiformis***], minces, allongées et cornées poussent sur la face dans les zones barbues, sur les paupières et les lèvres ; les ***v. digitées*** [angl. ***verruca digitata***], se développent sur le cuir chevelu des adultes où elles forment des bouquets charnus digitiformes. — ***v. figue.*** V. *condylome acuminé.* — Les ***v. plantaires*** (Dubreuilh, 1895) [angl. ***plantar wart***], siégeant au niveau des points d'appui du pied, sont de petites masses blanchâtres et grenues enchâssées dans un anneau hyperkératosique, creusant en profondeur et très douloureuses à la pression. — On appelle abusivement ***v. molle pigmentée*** le nævus mélanique tubéreux (v. ce terme) et ***v. planes séniles*** ou ***v. séborrhéiques*** des élevures kératosiques brunâtres qui apparaissent sur le tronc et la face après la quarantaine. V. *kératose séborrhéique.* — ***v. télangiectasique.*** V. *angiokératome.*

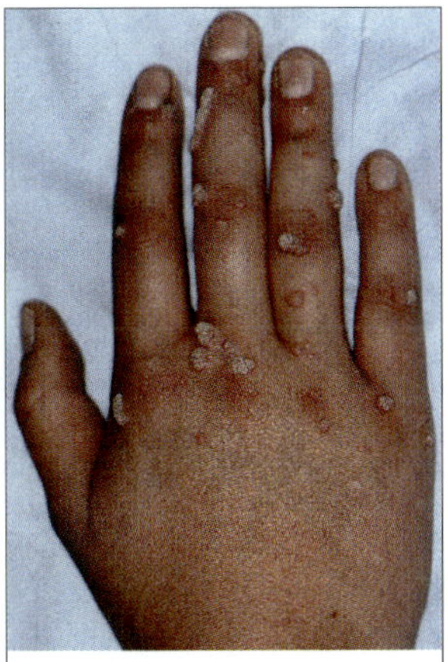
Verrues vulgaires

VERRUGA DU PÉROU, *s. f.* (en espagnol, verrue) [angl. ***verruca peruana***]. V. *bartonellose.*

VERRUQUEUX, EUSE, *adj.* [angl. ***warty***]. Qui porte des verrues ou a la forme d'une verrue. Ce terme caractérise aussi certaines formes de maladies : *tuberculose v., syphilide v.*

VERSION, *s. f.* (lat. *vertere,* tourner) [angl. ***version***]. — 1° (obstétrique). Changement de position que l'on imprime au fœtus pour faciliter sa sortie de l'utérus. Suivant la partie fœtale que l'on amène vers le petit bassin, elle est dite *céphalique* (tête) ou *podalique* (pieds). On peut la pratiquer : 1. pendant la grossesse en imprimant au fœtus des mouvements à travers la paroi : ***v. par manœuvres externes*** [angl. ***external version***] ; 2. pendant le travail de l'accouchement, lorsque le col est à dilatation complète en allant saisir avec la main introduite dans l'utérus la partie que l'on veut amener vers le détroit supérieur : ***v. par manœuvres internes*** [angl. ***internal version***] ; 3. en associant les deux procédés : tandis qu'une main est introduite dans les organes génitaux, l'autre agit sur le fœtus à travers la paroi abdominale : ***v. mixte*** ou ***bipolaire*** [angl. ***bipolar version***]. — 2° (ophtalmologie). Mouvements conjugués des deux yeux dont les axes visuels restent parallèles, p. ex. : *dextroversion, lévoversion.* Par opposition à vergence (v. ce terme).

VERSUS, *préposition* (en lat., *tourné vers*) (abréviation : ***vs***). Contre, par comparaison avec. Terme utilisé dans les textes anglo-américains pour indiquer une notion de comparaison ou de compétition. P. ex. : essai d'un fibrinolytique *versus* angioplastie dans l'infarctus du myocarde récent.

VERTEBRA PLANA (Calvé) (lat.) [angl. ***vertebra plana***]. Syn. *maladie de Calvé, ostéochondrite vertébrale infantile.* Ostéochondrose du corps vertébral s'observant chez le jeune enfant et laissant comme séquelle un aplatissement en galette.

VERTÉBRAL (mal). V. *Pott (mal de).*

VERTÈBRE, *s. f.* (lat. *vertebra,* vertèbre) (en gr. *spondulos*) [TA et angl. ***vertebra***]. Élément osseux du rachis ou colonne vertébrale. Autour de l'orifice central que traverse la moelle épinière se trouvent en avant le *corps,* en arrière l'*arc vertébral* formé de deux lames et deux pédicules, et d'apophyses ou processus : 2 transverses, 2 articulaires et un épineux. Il existe 33 ou 34 *v.* : 7 *v.* cervicales (v. *atlas* et *axis*), 12 *v.* thoraciques, 5 *v.* lombales (ou lombaires), 5 *v.* sacrées soudées en un seul os, le sacrum et 4 ou 5 *v.* coccygiennes également soudées. V. les mots commençant par *spondyl...* • 👁 **squelette, rachis, atlas, axis, fracture** •.

VERTÈBRE EN CADRE. Aspect radiologique d'une vertèbre augmentée de volume, dont le pourtour, anormalement condensé, apparaît plus opaque que le centre. On l'observe dans la maladie de Paget.

VERTÈBRE CARRÉE. Signe radiologique de la pelvispondylite rhumatismale : le bord antérieur de la vertèbre vue de profil est rectiligne alors qu'il est normalement concave.

VERTÈBRE EN DIABOLO [angl. ***hourglass vertebra***]. Aspect radiologique des vertèbres dans certains cas de rhumatisme chronique *(rh. ostéophytique vertébral)* : le corps vertébral paraît étranglé en son milieu, entre les ostéophytes développés contre les faces supérieure et inférieure.

VERTÈBRE D'IVOIRE (Souques, 1924). Syn. *vertèbre noire.* Aspect radiologique d'une vertèbre dont le corps, non déformé, apparaît beaucoup plus opaque que normalement. Cette image de condensation homogène peut être due à une métastase cancéreuse, surtout d'un cancer de la prostate mais aussi à l'ostéopétrose, la maladie de Paget, la maladie de Hodgkin.

VERTÈBRE NOIRE. V. *vertèbre d'ivoire.*

VERTÈBRE EN PAPILLON [angl. ***butterfly vertebra***]. V. *rachischisis antérieur.*

VERTÈBRE STRIÉE. Aspect radiologique d'une vertèbre dont le corps est parcouru par de nombreuses lignes opaques, parallèles, verticales et horizontales, témoins d'une condensation irrégulière. On l'observe dans la maladie de Paget.

VERTÉBRO-BASILAIRE (insuffisance). V. *insuffisance vertébro-basilaire.*

VERTÉBRO-BASILAIRE (ramollissement) V. *ramollissement vertébro-basilaire.*

VERTÉBRO-BASILAIRE (syndrome). V. *insuffisance vertébro-basilaire.*

VERTÉBROTHÉRAPIE, *s. f.* (lat. *vertebra,* vertèbre ; gr. *thérapéia,* traitement) [angl. ***spondylotherapy***]. Syn. *spondylothérapie.*Traitement de certaines algies d'origine rachidienne par des manipulations de la colonne vertébrale (tractions, torsions) en particulier, traitement des douleurs lombo-sciatiques, dorsales ou cervico-brachiales par altération du disque intervertébral, de l'arthrose interapophysaire postérieure, au moyen de tractions exercées sur le rachis.

VERTEX, *s. m.* (lat. *vertex,* sommet) [angl. ***vertex***] (anthropologie). Point le plus élevé de la voûte du crâne.

VERTICALISATION (épreuve ou test de). V. *inclinaison (épreuve d').*

VERTIGE, *s. m.* (lat. *vertere,* tourner) [angl. ***vertigo***]. « Trouble cérébral, erreur de sensation, sous l'influence de laquelle le malade croit que sa propre personne ou les objets environnants sont animés d'un mouvement giratoire ou oscillatoire » (N. Guéneau de Mussy). C'est le *vertige rotatoire,* le vrai vertige, en rapport avec un trouble de l'équilibre (atteinte du labyrinthe, du nerf vestibulaire ou des voies vestibulaires du cerveau). V. *nystagmus.*

VERTIGE ANGIOPATHIQUE [angl. ***angiopathic vertigo***]. Vertige dû à la sclérose des artères bulbaires.

VERTIGE AURICULAIRE. V. *Ménière (syndrome de).*

VERTIGE ÉPIDÉMIQUE. V. *névraxite vertigineuse.*

VERTIGE GALVANIQUE [angl. ***galvanic vertigo***]. Syn. *vertige voltaïque.* Vertige produit par l'action d'un courant galvanique sur les fibres vestibulaires de la VIIIe paire, les deux électrodes d'une pile étant appliquées sur les apophyses mastoïdes. Au moment de la fermeture, les objets semblent se déplacer du pôle négatif au pôle positif et le corps semble tourner dans le même sens au moment de l'ouverture du courant, la rotation semble se faire dans le sens opposé. L'existence d'un vertige anormal est l'indice d'une perturbation fonctionnelle ou d'une lésion de l'appareil statique (canaux semi-circulaires). V. *voltaïque (épreuve).*

VERTIGE LABYRINTHIQUE. V. *Ménière (syndrome de).*

VERTIGE LARYNGÉ (Charcot, 1876) [angl. ***laryngeal syncope***]. Syn. *ictus laryngé*. Syndrome caractérisé par une perte de connaissance subite et complète, mais de courte durée, succédant à un picotement laryngé et à un accès de toux. L'irritation laryngée, qui est le point de départ des accès, peut résulter d'une lésion locale ou d'une lésion éloignée mais à retentissement laryngé (tabès).

VERTIGE MÉNIÉRIQUE. V. *mériérique (vertige)*.

VERTIGE MENTAL (Lasègue) ou **NÉVROPATHIQUE** [angl. ***neurasthenic vertigo***]. Angoisse précordiale subite, consciente, invincible, s'accompagnant d'une sensation de collapsus et de défaillance avec brouillard devant les yeux et pâleur de la face. Elle est provoquée par la vue d'un objet et se répète chaque fois dans les mêmes conditions. Le *v. mental* présente de grandes analogies avec les *phobies*.

VERTIGE PARALYSANT (Gerlier, 1884-85) [angl. ***paralyzing vertigo***]. Syn. *neuronite vestibulaire, maladie de Gerlier, kubisagari, tourniquet*. Maladie dont la nature est incertaine (infectieuse ?) qui se manifeste sous forme de petites épidémies très localisées (Jura, Japon) et frappe uniquement les personnes en contact avec les bovidés (bergers, trayeurs, etc.). Elle survient par accès, caractérisés par des parésies momentanées, des troubles visuels (ptosis, obnubilation, diplopie, phototopsie, photophobie), parfois des troubles de l'équilibre et des douleurs vertébrales. On en a distingué trois types : *type de l'endormi (v. ptosique), t. du recueillement* et *t. de l'aveugle ivre*. L'intelligence et l'état général ne sont jamais atteints. H. Verger, de Bordeaux, assimile le *v. p.* à l'*encéphalite épidémique* (1926).

VERTIGE DE POSITION [angl. ***positional vertigo***]. Vertige provoqué en modifiant la position du sujet. Sa recherche fait partie des épreuves vestibulaires. On distingue : — 1° le *vertige* ou *nystagmus de position de type I* ou *nystagmus de Nylen* (1939), vertige ou simple sensation d'instabilité du regard provoqué en plaçant le malade en décubitus dorsal, la tête pendant dans le vide (position de Rose) ; il dure tant qu'est maintenue cette position et peut être reproduit aussitôt après de la même manière (manœuvre de Hallpike) ; il a été considéré d'abord comme évocateur d'une tumeur intracrânienne - 2° le *vertige de position de type II* (Hallpike, 1962), vertige rotatoire, bénin, dû à des positions variées, mais dont la disparition précède celle de la posture anormale ; il n'est pas reproductible immédiatement. Il relève de causes très nombreuses.

VERTIGE PTOSIQUE (David). V. *vertige paralysant*.

VERTIGE ROTATOIRE [angl. ***rotatory vertigo***]. V. *vertige*.

VERTIGE VOLTAÏQUE. V. *vertige galvanique*.

VERUMONTANUM (en lat. *veru*, crête de montagne) (TA *colliculus seminalis*) [angl. ***verumontanum***]. Syn. *colliculus séminal*. Saillie de la paroi postérieure de l'urètre prostatique où s'ouvrent les canaux éjaculateurs et l'utricule prostatique • 👁 **urètre** •.

VERUMONTANUM (syndrome du) [angl. ***verumontanitis***]. Ensemble des symptômes provoqués par une urétrite postérieure avec inflammation du *verumontanum* : érections d'abord douloureuses avec éjaculations prématurées et sanglantes, puis érections incomplètes et rares pouvant entraîner la dépression des fonctions génitales et l'impuissance.

VÉSICAL, ALE, *adj.* (lat. *vesica*, vessie) [angl. ***vesical***]. Qui se rapporte à la vessie.

VÉSICANT, ANTE, *adj.* [angl. ***vesicant***]. Qui détermine des ampoules à la peau. — *emplâtre v., gaz v.*

VÉSICATOIRE, *s. m.* (lat. *vesicare*, se tuméfier) (désuet) [angl. ***vesicatory***]. — 1° Topique destiné à provoquer le soulèvement de l'épiderme par accumulation au-dessous de lui d'une certaine quantité de sérosité. Il était presque toujours fait avec de la poudre de cantharide ou de la cantharidine. — 2° Phlyctène provoquée par l'emplâtre vésicant et plaie qui lui succède.

VÉSICOPUSTULE, *s. f.* [angl. ***vesicopustule***]. Vésicule dont le contenu devient purulent.

VÉSICULAIRE (râle). V. *crépitant (râle)*.

VÉSICULE, *s. f.* (lat. *vesicula*, diminutif de *vesica*, vessie). — 1° (anatomie). Organe en forme de petit sac. P. ex. : ***v. biliaire*** (TA *vesicula fellea*) [angl. ***gallbladder***]. — ***v. séminale*** (TA *vesicula seminalis*) [angl. ***seminal vesicle***]. — 2° (dermatologie). Syn. *v. cutanée* [angl. ***blister***]. Lésion élémentaire de la peau, consistant en un soulèvement circonscrit de l'épiderme contenant une sérosité transparente. V. *bulle* et *phlyctène*.

VÉSICULE EXCLUE [angl. ***nonfilling gallbladder***]. Absence d'opacification radiologique de la vésicule biliaire.

VÉSICULE FRAISE (Mc Carthy, 1910) [angl. ***strawberry gallbladder***]. Syn. *cholestérose de la vésicule*. Affection de la vésicule biliaire caractérisée par la présence, sur sa paroi interne, de petits grains jaunes semblables aux akènes des fraises, faisant saillie sur la muqueuse. L'examen au microscope montre des amas de cellules lipoïdiques sous-épithéliales. Elle est en rapport tantôt avec la stase vésiculaire et précède la lithiase, tantôt avec un infection moyenne ou légère des voies biliaires. C'est une variété de cholestérolose.

VÉSICULE PERLÉE. Lésion cutanée de la gale, moins caractéristique que le sillon (v. ce terme). C'est une surélévation globuleuse, transparente, de la taille d'une tête d'épingle, siégeant sur les faces latérales des doigts et la partie antéro-interne des poignets, parfois à l'extrémité d'un sillon.

VÉSICULE PORCELAINE [angl. ***porcelain gallbladder***]. Aspect particulier de la vésicule biliaire dont toute l'épaisseur de la paroi est infiltrée de calcaire. La *v.p.* est spontanément opaque aux rayons X.

VÉSICULECTOMIE, *s. f.* (vésicule ; gr. *ektomê*, ablation). V. *spermatocystectomie*.

VÉSICULEUX, EUSE, *adj.* [angl. ***vesicular***]. Qui concerne une vésicule cutanée.

VÉSICULITE, *s. f.* V. *spermatocystite*.

VÉSICULO-DÉFÉRENTOGRAPHIE, *s. f.* [angl. ***vesiculodeferentography***]. Radiographie avec opacification des vésicules séminales et des canaux déférents.

VÉSICULOGRAPHIE, *s. f.* [angl. ***vesiculography***]. Radiographie des vésicules séminales après leur injection avec un produit opaque aux rayons X.

VÉSICULO-PUSTULEUX, EUSE, *adj.* [angl. ***vesiculopustular***]. Constitué de vésicules et de pustules.

VÉSICULOTOMIE, *s. f.* (Fuller, 1908) (vésicule ; gr. *tomê*, section) [angl. ***seminal vesiculotomy***]. Incision des vésicules séminales.

VESICULOVIRUS, *s. m.* [angl. ***Vesiculovirus***]. Genre viral appartenant à la famille des *Rhabdoviridæ* et comprenant le virus de la stomatite vésiculaire.

VESPERTILIO, *s. m.* (en lat. chauve-souris) [angl. ***butterfly lupus***]. Syn. *érythème centrifuge de Biett* (1828), *érythème centrifuge symétrique, lupus érythémateux symétrique, lupus érythémateux symétrique aberrant* ou *lupus érythémateux migrans*. Variété de lupus érythémateux chronique qui se développe symétriquement sur les pommettes et à la face dorsale du nez, donnant ainsi l'aspect d'une chauve-souris aux ailes déployées.

VESSIE, *s. f.* (lat. *vesica*, vessie) (en gr. *kustis*) (TA *vesica urinaria*) [angl. ***bladder***]. Organe musculo-membraneux servant de réservoir d'urine entre les mictions. Située dans le pelvis, la vessie reçoit les uretères et s'évacue par l'urètre. V. *détrusor, urothélium, vésical, trigone, cancer de la vessie, globe vésical* et les mots commençant par *cyst...* • 👁 **génital** •.

VESSIE (maladie villeuse de la). V. *villeuse de la vessie (maladie)*.

VESSIE NEUROLOGIQUE. V. *neurovessie*.

VESTIBULAIRE (syndrome) [angl. ***vestibular syndrome***]. Syn. *syndrome labyrinthique*. Ensemble de symptômes dus à une altération des voies vestibulaires (ou labyrinthiques). Il est caractérisé par des vertiges, des troubles de l'équilibre (déviation du corps au repos ou en mouvement), un nystagmus, des modifications de la réflectivité vestibulaire (épreuves calorique, rotatoire, voltaïque v. ces termes). La symptomatologie est toujours identique, complète, globale et harmonieuse (la secousse lente du nystagmus, la déviation des bras tendus et celle du corps se faisant du même côté) dans le ***syndrome périphérique*** par atteinte du labyrinthe ou du nerf vestibulaire ; elle est variable, partielle, dysharmonieuse (la secousse lente du nystagmus, la déviation des bras tendus et celle du

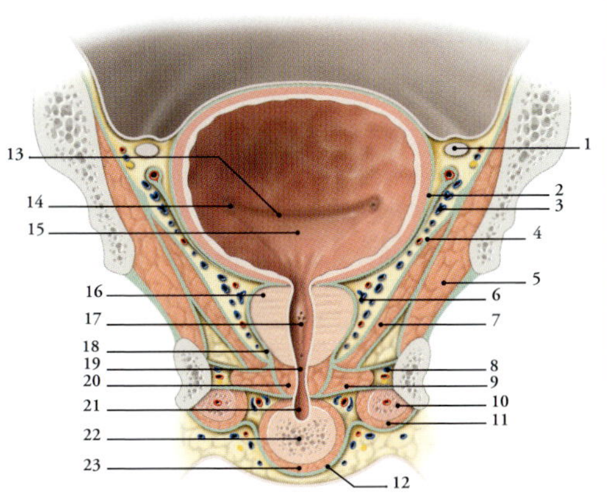

Vessie. Coupe frontale du petit bassin masculin

1. conduit déférent
2. fascia vésical
3. plexus veineux vésical
4. fascia pelvien pariétal
5. muscle obturateur int.
6. plexus veineux prostatique
7. muscle élévateur de l'anus
8. nerf honteux, artère et veine honteuses internes
9. muscle transverse profond
10. corps caverneux
11. muscle ischio-caverneux
12. fascia superficiel du périnée
13. pli interurétique
14. ostium urétérique
15. trigone vésical
16. prostate
17. collicule séminal
18. fascia prostatique
19. partie membranacée
20. sphincter de l'urètre
21. partie spongieuse
22. corps spongieux
23. muscle bulbo-spongieux

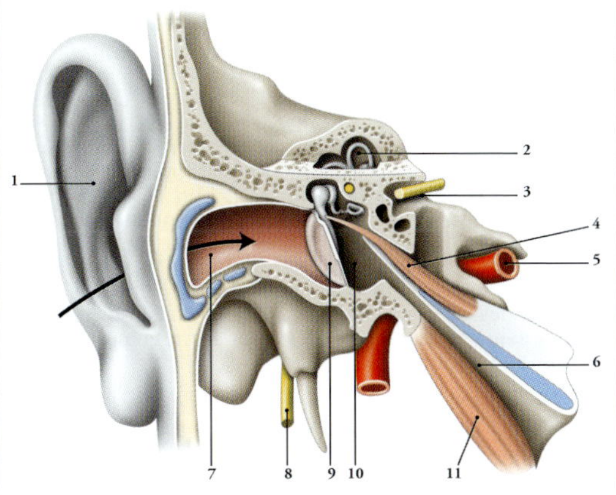

Organe vestibulo-cochléaire

1. auricule
2. labyrinthe
3. méat acoustique interne
4. muscle tenseur du tympan
5. carotide interne
6. trompe auditive
7. méat acoustique externe
8. nerf facial
9. membrane du tympan
10. caisse du tympan
11. muscle élévateur du voile du palais

corps se faisant de côtés différents) dans le ***syndrome central*** par atteinte des noyaux vestibulaires bulbaires et des voies efférentes. Il existe enfin des ***syndromes mixtes,*** dus à des attitudes particulières du sujet (v. *vertige de position*), d'autres sont d'*origine cervicale* (traumatisme, vertige de Ménière, insuffisance vertébro-basilaire, syndrome sympathique cervical postérieur). V. *électro-nystagmographie* et *cupulométrie.*

VESTIBULAIRE THERMIQUE (réaction). V. *Bárány (épreuve ou signe de).*

VESTIBULAIRES (épreuves). Manœuvres destinées à mettre en évidence un trouble de l'équilibre en cas d'altération du labyrinthe : recherche du nystagmus spontané ou provoqué (épreuve de Bárány, épreuves rotatoire et voltaïque), signe de Romberg, épreuves des bras tendus, de l'index, de la marche en étoile. V. ces termes, *vertige de position posturographie* et *électronystagmographie.*

VESTIBULE, *s. m.* (lat. *vestibulum*, entrée) (TA *vestibulum*) [angl. ***vestibule***] (anatomie). Espace donnant accès à une cavité. P. ex. : *v. du vagin, v. du labyrinthe.* V. *labyrinthe, utricule* et *saccule* • 👁 **labyrinthe** •.

VESTIBULITE, *s. f.* [angl. ***vestibulitis***]. Inflammation d'un vestibule.

VESTIBULO-COCHLÉAIRE (nerf) (TA *nervus vestibulocochlearis*) [angl. ***vestibulocochlear nerve***]. Syn. *nerf auditif.* Huitième paire crânienne, nerf de l'audition et de l'équilibration. V. *labyrinthe.*

VEUVE NOIRE [angl. ***black widow***]. Nom commun d'une araignée venimeuse. V. *latrodectisme.*

VF (électrocardiographie). Symbole de la dérivation unipolaire de la jambe gauche (*foot* : pied, en anglais). V. *dérivation.*

VG. Abréviation de *valeur globulaire* et *ventricule gauche.*

VGM. Abréviation de *Volume Globulaire Moyen.* V. ce terme.

VHA. Virus de l'hépatite A.

VHB. Virus de l'hépatite B.

VHC. Virus de l'hépatite C.

VHD. Virus de l'hépatite D. V. *agent delta.*

VHE. Virus de l'hépatite E.

VHG. Virus de l'hépatite G.

VHSK. Abréviation de *Virus Herpès associé au Sarcome de Kaposi.* V. *KSHV.*

VIABILITÉ, *s. m.* (lat. *vitæ habilis,* apte à vivre, Littré) [angl. ***viability***]. État du fœtus né viable. Aptitude à vivre hors du sein de la mère. « Être né viable, c'est être né vivant et avoir vécu d'une vie autre que la vie intra-utérine et présenter en outre un développement général, une conformation et un état de santé non incompatibles avec la continuation définitive de la vie » (Tardieu). V. *naissance* et *mort-né.*

VIABILITÉ MYOCARDIQUE [angl. ***myocardial viability***]. Aptitude de certaines zones du myocarde (v. ce terme) à récupérer un métabolisme et des fonctions normales après un infarctus. Elle s'apprécie par diverses méthodes de *scintigraphie myocardique* (v. ce terme, *thallium* et *tomographie d'émission gamma*) et par la recherche de l'amélioration de la contraction ventriculaire gauche au cours de l'*échocardiographie de stress* (v. ce terme à *échographie*). V. *sidération du myocarde.*

VIABLE, *adj.* [angl. ***viable***]. Qui est apte à vivre. V. *viabilité.*

VIBICE, *s. f.* (lat. *vibex, vibicis,* marque de coup de fouet) [angl. ***vibex***]. — 1° Hémorragie cutanée se présentant sous la forme de sillon ou de strie (variété de purpura). — 2° V. *vergeture.*

VIBRANCE PÉRICARDIQUE PROTO- ou **MÉSO-SYSTOLIQUE** (R. Froment, 1945) [angl. ***pericardial protodiastolic sound***]. Bruit cardiaque analogue à la vibrance péricardique protodiastolique, mais perçu entre les deux bruits cardiaques, au milieu ou au début de la systole, en cas de péricardite calcifiante. Il serait dû à l'incurvation systolique de la plaque calcaire.

VIBRANCE PÉRICARDIQUE PROTODIASTOLIQUE ou **ISODIASTOLIQUE** (C. Lian, Marchal et Pautrat, 1933) [angl. ***pericardial proto-*** ou ***mesosystolic sound***]. Syn. *bruit de galop postsystolique* (Laubry et Pezzi, 1925). Bruit cardiaque anormal « atteignant un éclat surprenant, véritablement vibrant, beaucoup plus fort que les bruits normaux », que l'on perçoit dans toute l'aire précordiale, mais surtout à la pointe, aussitôt après le 2e bruit du cœur, en cas de péricardite calcifiante. Il traduirait la vibration de la plaque calcaire lorsque le cœur se dilate brusquement au début de la diastole.

VIBRANTS (râles). V. *sonores (râles).*

VIBRATION, *s. f.* (lat. *vibratio,* action de secouer) [angl. ***vibration***]. — 1° (palpation) — ***vibrations abdominales*** (De Brun, 1901). Vibrations perçues par la main appliquée sur la paroi abdominale au moment où le sujet parle. Ces *v.* sont un signe d'ascite au début et disparaissent dès que la sensation de flot devient perceptible. — ***vibrations thoraciques.*** Vibrations perçues par la main posée à plat sur le thorax pendant que le sujet parle ; elles sont plus fortes en cas de condensation du parenchyme pulmonaire (pneumonie), plus faibles ou abolies en cas d'épanchement pleural liquide (pleurésie) ou gazeux (pneumothorax). — 2° (kinésithérapie). Mode de massage consistant en une série d'ébranlements rapides que la main, par des pressions intermittentes répétées sans perdre le contact avec les téguments, détermine sur une région du corps.

VIBRATOIRE (frémissement). V. *frémissement.*

VIBRIO, *s. m.* [angl. ***Vibrio***]. (F. Müller, 1773). Genre bactérien de la famille des *Vibrionaceæ.* V. ce terme.

VIBRIO CHOLERÆ (Pacini, 1854) [angl. ***vibrio cholerae***]. Syn. *Bacillus comma.* Espèce bactérienne anaérobie facultative de la famille des *Vibrionaceæ*, Gram–, de 1 µm à 2,5 µm de long, légèrement incurvée, terminée par un cil vibratile et ayant une très grande mobilité. *V. ch.* qui se cultive facilement sur les milieux ordinaires, est dans sa forme classique et dans sa *variété* ***El Tor*** (du nom du lazaret du Sinaï où ce biotype a été découvert), l'agent pathogène du choléra asiatique (Koch, 1884). À côté de ce vibrion 0 : 1 biotype El Tor, une nouvelle souche, *Vibrio choleræ 0 :139* a été identifiée. Elle est à l'origine d'une épidémie indienne observée en 1992. V. *choléra.*

VIBRIO FETUS (lat.). V. *Campylobacter.*

VIBRION, *s. m.* (lat. *vibrare,* vibrer) [angl. ***vibrio***]. Bactérie plus ou moins incurvée, ciliée, mobile.

VIBRION CHOLÉRIQUE (Koch, 1885). Nom commun de *Vibrio choleræ.* V. ce terme.

VIBRION SEPTIQUE. V. *Clostridium septicum.*

VIBRIONACEÆ, *s. f. pl.* [angl. ***Vibrionaceæ***]. Famille de bactéries Gram– anaérobies facultatives, incurvées en virgule, mobiles, comprenant les genres *Vibrio, Plesiomonas* et *Aeromonas* dont l'espèce-type est *Vibrio choleræ* (v. *vibrion cholérique*).

VIBRISSE, *s. f.* (lat. *vibrissa,* poils du nez) [angl. ***vibrissa***]. Poil implanté à l'intérieur des narines.

VIBROMASSAGE, *s. m.* [angl. ***vibromassage***]. Massage vibratoire effectué manuellement ou bien à l'aide d'un vibreur mécanique.

VIBROTHÉRAPIE, *s. f.* (lat. *vibrare,* secouer ; gr. *thérapéia,* traitement) [angl. ***vibrotherapeutics***]. Utilisation thérapeutique des vibrations (v. ce terme *2°*) ; que celles-ci soient créées manuellement ou artificiellement (ultrasons).

VICARIANT, ANTE, *adj.* (lat. *vicarius,* remplaçant) [angl. ***vicarious***]. Suppléant. — Se dit d'un organe ou d'une fonction qui pallie la déficience d'un autre organe ou d'une autre fonction.

VICTIMOLOGIE, *s. f.* (médecine légale). Étude (psychiatrique en particulier) des victimes. V. *criminologie.*

VIDAL (V. Émile, fr.). V. *lupus érythématoïde de Vidal et Leloir* et *lupus scléreux et papillomateux de Vidal.*

VIDAL (pityriasis circiné et marginé de) (V. Émile, fr., 1825-1893). V. *pityriasis circiné et marginé de Vidal.*

VIDAL (type). Type de polyarthrite rhumatoïde caractérisée par l'aspect des doigts en coup de vent (v. ce terme).

VIDAL-BROCQ (type). Variété de mycosis fongoïde, caractérisée par la présence de tumeurs bien limitées dont l'apparition n'est pas précédée par les périodes eczémateuse et lichénoïde.

VIDAL-JACQUET (syndrome de) (1893). Syndrome caractérisé par l'association de kératose palmoplantaire « en clous de tapissier » et d'une polyarthrite. Il avait été attribué à la gonococcie ; actuellement on le rattache au syndrome de *Fiessinger-Leroy-Reiter* (v. ce terme).

VIDÉOCAPSULE, *s. f.* [angl. ***pill cam, videocapsule***]. Syn. *capsule endoscopique.* Caméra miniature destinée à être avalée pour explorer l'intestin grêle dont elle envoie au cours de son transit de multiples images à un récepteur externe porté par le patient. Ce dispositif réalise donc une radio-entéroscopie [angl. ***wireless capsule enteroscopy***].

VIDÉOCHIRURGIE, *s. f.* [angl. ***videosurgery***]. Technique chirurgicale utilisant des voies d'abord endoscopiques couplées à la télévision, au lieu des incisions classiques, lesquelles permettent l'intervention sous le contrôle direct de la vue. P. ex. : *vidéo-thoracoscopie, cœliochirurgie.* V. ces termes.

VIDÉOTHORACOSCOPIE, *s. f.* Technique d'exploration des viscères intrathoraciques utilisant la pleuroscopie (v. ce terme) couplée à la télévision. Elle permet la vidéochirurgie thoracique et la biopsie pleurale.

VIEUSSENS (V., Raymond de, fr., 1641-1715). V. *anneau de Vieussens.*

VIGIL, *adj. m.* (en lat. *éveillé*) [angl. ***vigil***]. V. *coma vigil.*

VIGILAMBULISME, *s. m.* (lat. *vigil,* éveillé ; *ambulare,* marcher) [angl. ***vigilambulism***]. État d'automatisme ambulatoire avec dédoublement de la personnalité se produisant pendant la veille. P. ex. : *automatisme comitial ambulatoire* (v. ce mot).

VIGILANCE, *s. f.* — 1° (Magoun, 1950) (lat. *vigilantia*) [angl. ***vigilance***] (neurophysiologie). Fonction qui assure l'éveil du cortex cérébral, de la conscience et des facultés de réaction ; elle dépend de la substance réticulée du tronc cérébral et de médiateurs chimiques (dopamine, noradrénaline). La disparition de la vigilance entraîne le coma. — 2° Surveillance des effets de divers moyens utilisés en thérapeutique. V. *hémovigilance, matériovigilance, pharmacovigilance.*

VIH [angl. ***HIV (Human Immunodeficiency Virus)***]. Virus de l'Immunodéficience Humaine. Syn. à rejeter *LAV, HTLV3* ou *III.* V. *HIV* et *sida.*

VILLARET (syndromes de)(V. Maurice, fr.) [angl. ***Villaret's syndromes***]. — 1° (1917). Syn. *syndrome rétroparotidien postérieur, syndrome de l'espace sous-parotidien postérieur.* Ensemble des troubles déterminés par la paralysie unilatérale et simultanée des quatre derniers nerfs crâniens (glossopharyngien, vague, accessoire, hypoglosse) et du sympathique blessés ou comprimés dans l'espace rétroparotidien. Il est caractérisé cliniquement par une hémiparalysie glosso-palato-pharyngolaryngée avec hémianesthésie, des troubles de la déglutition et de la phonation ainsi que par un syndrome de Claude Bernard-Horner du même côté. — 2° (1939). Apparition d'une hépatomégalie douloureuse et d'une mélanurie chez un sujet ayant subi l'énucléation d'un œil (porteur d'un « œil de verre »). Cette triade permet d'affirmer la généralisation d'un mélanosarcome choroïdien.

VILLARET (triade de). V. *Villaret (syndromes de) n° 2.*

VILLEUSE DE LA VESSIE (maladie). Syn. *papillomatose vésicale diffuse.* Affection caractérisée par l'existence d'une multitude de papillomes implantés sur la muqueuse vésicale qui prend un aspect chevelu ou velouté.

VILLEUX, EUSE, *adj.* (lat. *villosus,* velu) [angl. ***villous***]. Qui présente des villosités. — *tumeur v.* [angl. ***villoma***].

VILLINE, *s. f.* [angl. ***villin***]. Protéine liée à l'actine des villosités microscopiques constituant la bordure en brosse de certains épithéliums, notamment coliques et rectaux. Son utilisation, en tant que marqueur de cancer, est actuellement à l'étude.

VILLOSITÉ, *s. f.* (lat. *villosus*) [angl. ***villosity***]. Petites saillies filiformes couvrant certaines surfaces auxquelles elles donnent un aspect velu. — *v. choriales.*

VIMENTINE, *s. f.* (lat. *vimentum,* baguette flexible) [angl. ***vimentin***]. Protéine des *tonofilaments* des tissus mésenchymateux.

VIN, *s. m.* [angl. ***wine***]. Boisson alcoolique constituée de jus de raisin fermenté. V. *alcool et polyphénol.*

VIN. Abréviation de l'angl. ***Vulvar Intraepithelial Neoplasia.*** Néoplasie vulvaire intra-épithéliale.

VINBLASTINE, *s. f.* [angl. ***vinblastine***]. V. *pervenche.*

VINCAMINE, *s. f.* [angl. ***vincamine***]. V. *pervenche.*

VINCENT (angine de) (V. Jean, fr., 1896) [angl. ***Vincent's angina***]. Syn. *amygdalite chancriforme, angine ulcéromembraneuse.* Variété d'amygdalite subaiguë dans laquelle l'amygdale est le siège d'une ulcération qui simule un chancre induré. Dans l'exsudat diphtéroïde qui recouvre cette ulcération, on rencontre à l'examen microscopique des bacilles fusiformes *(Fusobacterium)* associés à des spirochètes (spirochètes de Vincent).

VINCENT (épreuve de Beth) (V. Beth, amér., 1918) [angl. ***Vincent's test***]. Procédé de détermination du groupe sanguin. Il consiste à mélanger, sur une lame de verre ou un carton glacé, une petite goutte du sang à examiner avec une grosse goutte de chacun des sérums étalons A, B et O, contenant respectivement les agglutinines β, α et αβ. L'agglutination des hématies, rapide, est visible macroscopiquement lorsque l'agglutinine sérique rencontre dans les hématies l'agglutinogène correspondant. Si elle est provoquée par les sérums des groupes B et O, le sang appartient au groupe A ; par ceux des groupes A et O, il appartient au groupe B ; par tous les sérums, au groupe AB ; si l'agglutination n'apparaît nulle part, le sang appartient au groupe O.

VINCENT (signe de). Anesthésie du nerf dentaire inférieur détruit dans l'ostéomyélite profonde de la mandibule.

VINCENT (signe thyroïdien de). V. *thyroïdien.*

VINCRISTINE, *s. f.* [angl. ***vincristine***]. V. *pervenche.*

VINEBERG (opération de) (V. A., canadien, 1946) [angl. ***Vineberg's operation***]. Implantation de l'artère mammaire interne en plein myocarde. Cette opération, destinée à améliorer la vascularisation du muscle cardiaque en cas d'insuffisance coronaire, est abandonnée. Cependant l'artère mammaire interne est toujours utilisée en chirurgie coronaire, mais pour ponter l'artère interventriculaire antérieure.

VINSON (V. Porter, amér., 1922). V. *Plummer-Vinson (syndrome de).*

VIOL, *s. m.* (lat. *violare*) (en gr. *hubris*) [angl. ***rape***] (médecine légale). Crime constitué par « tout acte de pénétration sexuelle, de quelque nature qu'il soit, commis sur la personne d'autrui, par violence, contrainte, menace ou surprise » (Code pénal). V. *sexuels (comportements) déviants ou variants.*

VIOMYCINE, *s. f.* (DCI) (Finlay, 1949) [angl. ***viomycin***]. Substance antibiotique extraire des cultures de *Streptomyces puniceus* ou *floridæ*, active contre les souches résistantes à la streptomycine et à l'isoniazide. Son utilisation en clinique est limitée par sa toxicité. V. *antituberculeux.*

VIP (Saïd et Mutt, 1970). Abréviation du terme angl. ***Vasoactive Intestinal Peptide*** : peptide vaso-actif intestinal. Polypeptide découvert dans la paroi du duodénum, présent également dans presque tout le tube digestif et dans le pancréas, non seulement dans leurs cellules glandulaires mais aussi dans leurs fibres nerveuses et dans les nerfs du tractus urogénital, les nerfs vasomoteurs (surtout des artères du cerveau et du cœur), la médullosurrénale et le système nerveux central. Le *VIP* est un neurotransmetteur vasodilatateur, régulateur de la motricité digestive, des sécrétions intestinales (il stimule l'élimination de l'eau et des électrolytes) et stomacales (il inhibe la production de suc gastrique) ainsi que des sécrétions internes du pancréas. V. *vipome.*

VIPÉMIE, *s. f.* Présence et taux de VIP dans le sang.

VIPOME, *s. m.* [angl. ***vipoma***]. Tumeur sécrétant le VIP en abondance. 80 % d'entre elles se développent dans le pancréas (v. *Verner-Morrison, syndrome de)* ; une production anormale de VIP peut aussi être le fait d'un phéochromocytome, d'un ganglioneurome, d'un neuroblastome, d'un carcinome bronchique ou d'un cancer médullaire de la thyroïde.

VIPOND (signe de) (V., de Montréal, 1906) [angl. ***Vipond's sign***]. Adénopathie généralisée observée pendant la période d'incubation de certaines maladies infectieuses aiguës telles que la rougeole, la rubéole, les oreillons et la varicelle. L'apparition de ce signe, chez des enfants qui vivent dans un endroit contaminé, permet de faire un diagnostic précoce et de pratiquer l'isolement en temps utile.

VIRAL, ALE, *adj.* [angl. ***viral***]. Qui se rapporte à un virus.

VIRCHOW (V. Rudolf, all., 1821-1902). V. *Remak-Virchow (loi de).*

VIRCHOW (triade de) (W. Rudolf) [angl. ***Virchow's triad***]. Stase, altération pariétale et hypercoagulabilité : ce sont les facteurs favorisant la thrombogenèse.

VIRCHOW (tumeur sableuse de). V. *psammome* et *endothéliome méningé.*

VIRÉMIE, *s. f.* (virus ; gr. *haïma*, sang) [angl. ***viraemia***]. Présence de virus dans le sang circulant.

VIREUX, EUSE, *adj.* (lat. *virus*, poison) [angl. ***virous***]. Se dit des substances végétales qui répandent une odeur ou possèdent une saveur désagréables (opium, ciguë).

VIRILISANT, ANTE, *adj.* (lat. *virilis*, masculin) [angl. ***masculinizing***]. Syn. *masculinisant.* Qui provoque l'apparition de caractères sexuels secondaires masculins. — *hormone v.* — *tumeur v.*

VIRILISATION, *s. f.* (lat. *virilis*, masculin) [angl. ***virilization***]. Syn. *masculinisation.* Apparition chez la femme pubère de certains caractères sexuels secondaires appartenant au sexe masculin. V. *virilisme.*

VIRILISME, *s. m.* [angl. ***virilism***]. Syn. *syndrome androgénique.* Syndrome observé chez la femme, après la puberté, consistant en un développement exubérant et précoce du système pileux qui prend une distribution masculine, en une adipose généralisée avec des vergetures pourpres, une hypersthénie, une hypertrophie du clitoris, une aménorrhée, un psychisme viril, une hypertension et parfois un diabète. Ce syndrome est généralement dû à une tumeur maligne de la corticosurrénale *(virilisme surrénal* : v. *génitosurrénal, syndrome)* ; il évolue en quelques mois vers la cachexie et la mort ; il relève plus rarement d'un adénome ou d'une hyperplasie surrénale congénitale (v. ce terme). Il peut être dû également à un adénome basophile de l'hypophyse (v. *Cushing, maladie ou syndrome de*) ou, exceptionnellement, à une tumeur de l'ovaire (arrhénoblastome, syndrome de Stein-Leventhal). — ***v. pilaire*** (Achard, 1921). Syn. *hirsutisme* (Guthrie et Emery). Dystrophie du système pilaire chez la femme, consistant en hypertrichose à topographie masculine souvent accompagnée de séborrhée. Elle est due à une hypersécrétion d'hormones androgènes par la surrénale et surtout par l'ovaire ainsi qu'à la consommation excessive de ces hormones par leurs récepteurs pilosébacés. Dans certains cas, cette consommation excessive en est l'unique cause (hirsutisme primaire). — ***v. précoce*** (Nobécourt). V. *macrogénitosomie.*

VIRILOÏDE, *adj.* (lat. *vir, viris*, homme ; gr. *eidos*, aspect). V. *androïde.*

VIRINO, *s. m.* (A. G. Dickinson, brit., 1988) [angl. ***virino***]. Particule hypothétique qui selon certains serait responsable des encéphalopathies subaiguës spongiformes transmissibles. Elle serait composée d'un acide nucléique étranger entouré de complexes lipido-protéiques provenant de l'hôte. Cette théorie abandonnée s'oppose à celle du *prion* (v. ce terme).

VIRION, *s. m.* (Lwoff, Anderson et Jacob, 1959) [angl. ***virion***]. V. *virus.*

VIROGÈNE, *adj.* (virus ; gr. *gennan*, engendrer) [angl. ***virogen***]. Qui produit un virus. — *s. m.* Particule capable de transmettre héréditairement l'information nécessaire à l'apparition d'un virus.

VIROÏDE, *s. m.* (virus ; gr. *eidos*, aspect) (Diener, 1971) [angl. ***viroid***]. Agent infectieux plus simple qu'un virus, réduit à un acide ribonucléique, sans coque protéique (capside). On le considère comme un virus défectif, c-à-d. incapable de donner naissance à des virions ou comme un gène pathologique. V. *prion* et *pseudovirus.*

VIROLOGIE, *s. f.* (virus ; gr. *logos*, discours) [angl. ***virology***]. Étude des virus.

VIROPLASME, *s. m.* (P. Tournier et M. Plissier, 1960) [angl. ***viroplasm***]. Amas de fines granulations irrégulières situé autour du noyau, dans le protoplasme des cellules infectées par un virus. Avec les particules virales arrondies et les filaments qu'il contient, il forme l'ensemble des inclusions protoplasmiques de ces cellules infectées.

VIROSE, *s. f.* [angl. ***virosis***]. Nom générique des maladies causées par les virus. — ***v. pulmonaire.*** V. *bronchopneumopathie du type viral.*

VIRUCIDE, *adj.* (lat. *virus* ; *caedere*, tuer) [angl. ***virucide***]. V. *virulicide.*

VIRULENCE, *s. f.* (lat. *virulentia*, mauvaise odeur) [angl. ***virulence***]. Aptitude des bactéries à se développer dans le corps des animaux et à y sécréter des toxines. Le degré de virulence dont dépend la gravité des accidents produits, varie avec la résistance offerte par le terrain et les influences qui ont agi antérieurement sur la bactérie.

VIRULICIDE, *adj.* [angl. ***virucidal***]. Syn. *virucide.* Qui détruit les virus. P. ex. : *propriété v.* du sérum. V. *antiviral.*

VIRURIE, *s. f.* [angl. ***viruria***]. Présence de virus dans l'urine.

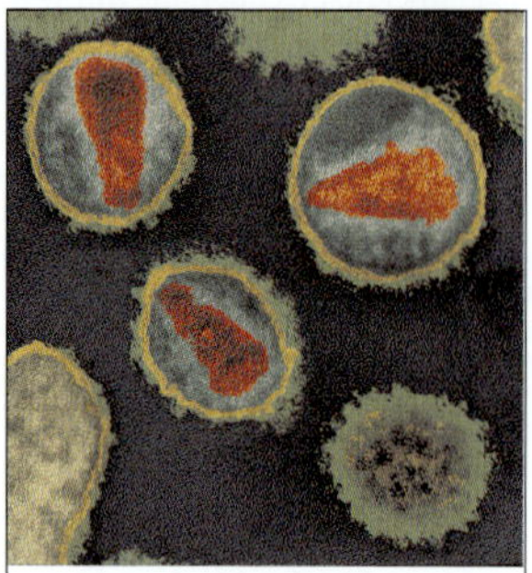
Virus du Sida

VIRUS, *s. m. ; pl.* **virus** (lat. *virus,* suc, poison) [angl. ***virus***, *pl.* ***viruses***]. Syn. *virus filtrable* ou *filtrant, ultravirus* (Levaditi, 1921). Nom donné avant la découverte des bactéries pathogènes, à la substance qui recèle l'agent du contage et qui est capable de transmettre la maladie. Puis il fut employé comme synonyme de germe pathogène, réservé surtout aux germes mal connus et non isolés de certaines maladies contagieuses. — ***Actuellement*** le terme de virus désigne de nombreux agents pathogènes, spécifiques, non cultivables sur les milieux artificiels, ne pouvant se multiplier qu'au sein des cellules vivantes qu'ils parasitent *(virus cytotropes).* Ils sont représentés par des particules de si faibles dimensions qu'elles traversent les filtres bactériens usuels ; leur taille varie de 200 à 300 nm pour les plus gros virus (psittacose, variole, vaccine), à 10 nm pour les plus petits (poliomyélite, fièvre aphteuse). Les virus sont invisibles au microscope optique ; leur image a pu être obtenue par la microphotographie en lumière ultraviolette et avec le microscope électronique. Chaque particule virale arrivée à maturité (virion) ne contient qu'un type d'acide nucléique (ARN ou ADN) : ce matériel génétique est entouré d'une coque (capside) formée de constituants protéiniques (capsomères) disposés géométriquement. La coque a des fonctions protectrices et antigéniques ; l'acide nucléique représente seul la fraction pathogène qui pénètre dans la cellule envahie par le virus et qui va s'intégrer au matériel génétique de cette dernière en déviant son métabolisme. La cellule infectée, dont le patrimoine génétique est modifié, sera ainsi obligée de fabriquer des acides nucléiques et des protéines virales, lesquelles formeront de nouveaux virions (néovirions) qui vont transmettre l'infection aux autres cellules. Chaque virus a une spécificité d'espèce et d'organe. Certains virus, au moins chez les animaux, sont responsables de cancers et de leucémies (v. *virus oncogènes*). — On a d'abord classé *les virus* selon l'hôte chez lequel ils se multiplient (virus des vertébrés, des végétaux, des bactéries, etc.), selon les troubles qu'ils provoquent (virus respiratoire, entérique, etc.) ou leur mode de transmission (par les arthropodes : arbovirus). Depuis 1976 (Comité international de la nomenclature des virus), ils sont catalogués d'après leur structure : le type de leur acide nucléique (ADN ou ARN), la symétrie de leur capside (cubique ou hélicoïdale), le lieu (dans le noyau ou le cytoplasme de la cellule infectée) où leurs éléments sont assemblés, la présence ou l'absence d'enveloppe (péplos), le nombre des capsomères et le diamètre de l'hélice. V. *virus à ADN, virus à ARN, transcriptase inverse* et *provirus* • 👁 **HIV** •.

VIRUS A. Virus de l'hépatite A : v. ce terme.

VIRUS à ADN (ou **à DNA**) [angl. ***DNA virus***]. Virus dont le matériel génétique est formé d'acide désoxyribonucléique (ADN). Pour les virus humains, il s'agit des familles suivantes : *Parvoviridæ, Papovaviridæ, Adenoviridæ, Herpesviridæ, Poxviridæ* et du virus de l'hépatite B, classé dans la famille des *Hepadnaviridæ.* V. ces termes et *virus.*

VIRUS à ARN (ou **à RNA**) [angl. ***RNA virus***]. Virus dont le matériel génétique est formé d'acide ribonucléique (ARN). Pour les virus humains, il s'agit des familles suivantes : *Astroviridæ, Flaviviridæ, Reoviridæ, Picornaviridæ, Ortho-* et *Paramyxoviridæ, Rhabdoviridæ, Retroviridæ, Arenaviridæ, Togaviridæ, Coronaviridæ, Bunyaviridæ, Caliciviridæ, Filoviridæ.* V. ces termes et *virus.* — ***virus à ARN positif.*** Virus dont l'ARN génomique peut servir directement d'ARN messager (p. ex. : poliovirus). — ***virus à ARN négatif.*** Virus dont l'ARN génomique ne peut servir directement d'ARN messager ; ce dernier est associé à une transcriptase virale qui va synthétiser un brin complémentaire positif lequel servira d'ARN messager (p. ex. : virus grippal).

VIRUS (réservoir de) [angl. ***reservoir of virus***]. Animal ou milieu extérieur chez lequel se conserve le germe pathogène (« virus » étant pris dans un sens extensif). P. ex. : la chèvre pour la fièvre méditerranéenne, l'homme pour la variole, le sol pour le charbon.

VIRUS AMARIL (espagnol *amarillo,* jaune). V. *fièvre jaune.*

VIRUS APC (Adéno-Pharyngo-Conjonctivaux). V. *adénovirus.*

VIRUS ARBOR. V. *arbovirus.*

VIRUS AVALON [angl. ***Avalon virus***]. Arbovirus du genre *Nairovirus,* famille des *Bunyaviridæ,* transmis par des tiques, parasitant certains oiseaux de mer et pouvant être à l'origine, chez l'homme, de polyradiculonévrites.

VIRUS B. V. *antigène Australia* et *hépatite B.*

VIRUS BANZI [angl. ***Banzi virus***]. Flavivirus transmis par les moustiques et responsable d'affections voisines de la dengue observées en Afrique australe et orientale.

VIRUS DE BITTNER (B. John, amér., 1904-1961) [angl. ***Bittner's virus***]. Virus responsable des tumeurs mammaires de la souris, transmis au souriceau par le lait maternel.

VIRUS BK (initiales du malade chez lequel il a été isolé) [angl. ***BK virus***]. Variété de *Polyomavirus* (v. ce terme) isolé chez un sujet immunodéprimé ; ce virus est oncogène chez l'animal.

VIRUS C [angl. ***C virus***]. V. *hépatite C.*

VIRUS CALIFORNIA [angl. ***California virus***]. V. *encéphalite de Californie.*

VIRUS CANCÉRIGÈNE ou **CANCÉROGÈNE**. V. *virus oncogène.*

VIRUS CONGO [angl. ***Congo virus***]. V. *fièvre du Congo.*

VIRUS COXSACKIE (C., village de l'État de New York où habitaient les deux premiers porteurs de ce virus) [angl. ***Coxsackie virus***]. Espèce virale appartenant au genre *Enterovirus,* famille des *Picornaviridæ,* découverte par Dalldorf en 1947 dans les matières fécales de sujets atteints de poliomyélite antérieure aiguë, où elle était fortuitement associée au virus de cette dernière maladie. On distingue le *virus Coxsackie A,* responsable de l'herpangine, d'affections des voies respiratoires, d'hépatites, d'éruptions cutanées, de méningites lymphocytaires et le *virus Coxsackie B,* agent de la myalgie épidémique, d'affections respiratoires, d'exanthèmes, de diarrhée, d'atteintes cardiaques et nerveuses et peut-être de malformations. V. *main-pied-bouche (syndrome).*

VIRUS CYTOTROPE. V. *virus.*

VIRUS D. V. *agent delta.*

VIRUS DÉFECTIF [angl. ***defective virus***]. Virus qui, après avoir pénétré dans une cellule, y subit un cycle abortif : il est incapable de s'intégrer au matériel génétique de la cellule-hôte et de le perturber, sauf s'il bénéficie de l'aide d'un autre virus : p. ex. : l'*agent delta* (v. ce terme), dont le développement est permis par la co-infection due au virus de l'hépatite B. V. *viroïde.*

VIRUS DELTA. V. *agent delta.*

VIRUS DUGBE [angl. ***Dugbe virus***]. Nairovirus africain transmis par les tiques et responsable d'affections fébriles.

VIRUS E [angl. ***E virus***]. V. *hépatite E.*

VIRUS EB ou **EPSTEIN-BARR (EBV)** [angl. ***Epstein-Barr virus, EBV***]. Virus appartenant à la famille des *Herpesviridæ,* sous-famille des *Gammaherpesvirinæ,* genre *Lymphocryptovirus* découvert par Epstein et Barr en 1964 dans le lymphome de Burkitt et retrouvé en Chine méridionale chez les sujets atteints de cancer du rhinopharynx, peut-être héréditairement prédisposés, puis au cours de la mononucléose infectieuse (Henle, 1967). Il attaque électivement les lymphocytes B. On le met en évidence par la culture des lymphocytes et la recherche des anticorps. Il infecte de très nombreux sujets, souvent sous forme inapparente, surtout les enfants des pays à niveau de vie peu élevé. Il est parfois associé à la maladie de Hodgkin. V. *fatigue chronique (syndrome de)* et *Purtilo (syndrome de).*

VIRUS EBOLA (le 1er cas a été isolé en 1976 dans un village riverain de ce cours d'eau du Congo, ex-Zaïre, ex-Congo belge) [angl. ***Ebola virus***]. Virus classé, d'abord parmi les *Rhabdoviridæ* puis dans la famille des *Filoviridæ* et responsable de fièvres hémorragiques ayant un tableau voisin de la fièvre de Lassa (v. ce terme et l'article suivant).

VIRUS EBOLA (maladie à) [angl. ***Ebola virus infection***]. Maladie infectieuse apparue au Soudan en juillet 1976 et peu de temps après au Congo, ex-Zaïre (Congo ex-belge). Elle ressemble à la maladie à virus Marburg mais comporte hémorragies et déshydratation. Elle est extrêmement contagieuse, frappant en particulier le personnel de santé, très exposé. La mort survient dans plus de la moitié des cas vers le 9e jour. La maladie est due au virus Ebola. V. *fièvres hémorragiques africaines.*

VIRUS ECHO. V. *ECHO (virus).*

VIRUS EPSTEIN-BARR. V. *virus EB.*

VIRUS FILTRABLE ou **FILTRANT**. V. *virus.*

VIRUS FIXE [angl. ***fixed virus***]. Syn. *virus de passage.* Virus obtenu par l'inoculation de la *rage des rues* au lapin, suivie d'un grand nombre de passages de lapin à lapin. Le *v.* acquiert alors une virulence invariable et l'incubation de la *rage de laboratoire,* maladie ainsi obtenue, devient fixe et dure de 6 à 7 jours. Cette fixité du *v.* est irréversible et permanente.

VIRUS G [angl. ***G virus***]. V. *hépatite G.*

VIRUS GB-C. V. *hépatite G.*

VIRUS GRIPPAL. V. *Myxovirus, Orthomyxoviridæ, Virus* H5N1, et *grippe.*

VIRUS GUANARITO (province de Venezuela ; 1989) [angl. ***Guanarito virus***]. V. *Arenavirus.*

VIRUS H5N1 [angl. ***H5N1 virus***]. Variété de virus grippal de type A, responsable en Asie depuis 1997 d'une épizootie de grippe aviaire.

VIRUS HA. V. *hépatite A.*

VIRUS DE HANTAAN (du nom d'une rivière coréenne) (1977) [angl. ***Hantaan virus***]. Virus à ARN responsable de la fièvre de Corée (v. ce terme). Il fait partie de la famille des *Bunyaviridæ.* Le genre *Hantavirus* est responsable de nombreuses fièvres hémorragiques épidémiques avec syndrome rénal.

VIRUS HB. V. *antigène Australia* et *hépatite B.*

VIRUS HC. V. *hépatite C.*

VIRUS HE. V. *hépatite E.*

VIRUS HENDRA (localité des environs de Brisbane, Australie) [angl. ***Hendra virus***]. Morbillivirus isolé en 1994, responsable de pneumopathies et d'encéphalites observées chez des éleveurs de chevaux australiens.

VIRUS DE L'HÉPATITE A. V. *hépatite A.*

VIRUS DE L'HÉPATITE B. V. *antigène Australia* et *hépatite B.*

VIRUS DE L'HÉPATITE C. V. *hépatite C.*

VIRUS DE L'HÉPATITE D. V. *agent delta.*

VIRUS DE L'HÉPATITE E. V. *hépatite E.*

VIRUS DE L'HÉPATITE G. V. *hépatite G.*

VIRUS HIV. V. *HIV.*

VIRUS JC (initiales du malade — John Cunningham — chez lequel il a été identifié) [angl. ***JC virus***]. Variété de *Polyomavirus* (v. ce terme), isolé chez des sujets atteints de leucoencéphalite multifocale progressive. Ce virus est oncogène chez l'animal.

VIRUS JUNIN (1958) [angl. ***Junin virus***] (ville de la province de Buenos Aires, en Argentine). V. *Arenavirus.*

VIRUS LENTS (maladies dites à) (Sigurdsson, 1954) [angl. ***slow virus diseases***] (mieux vaudrait dire : maladies lentes à virus). Maladies dues ou attribuées à des virus divers, souvent non identifiés. Elles ont comme caractères communs : — 1° l'existence d'une longue période muette (quelques mois à quelques années) séparant le moment où l'agent infectieux pénètre dans l'organisme et celui où apparaissent les symptômes de la maladie — 2° l'atteinte élective d'un seul tissu ou organe (le système nerveux central) — 3° leur affinité exclusive pour certaines espèces animales — 4° une évolution progressive vers la mort. Les raisons de l'incubation prolongée sont inconnues : on a incriminé une prédisposition génétique et la manière dont l'hôte réagit au virus *(v. icron).* — Les affections à virus lents sont nombreuses ***chez l'animal :*** citons l'encéphalopathie bovine spongiforme et chez le mouton, la tremblante ou scrapie (ou rida) et le visna ou mædi. ***Chez l'homme,*** on en connaît quatre : le kuru, la maladie de Creutzfeldt-Jakob, la leuco-encéphalopathie multifocale progressive et la leuco-encéphalite sclérosante subaiguë. Certaines de ces affections sont dues à des agents infectieux ***« conventionnels »*** (visna, leucoencéphalite sclérosante subaiguë) — d'autres (kuru, maladie de Creutzfeldt-Jakob, scrapie) à des agents infectieux dits ***« non conventionnels »*** *(prions).* La sclérose en plaques, la maladie de Parkinson post-encéphalitique et même d'autres affections « dégénératives » telles que la maladie d'Alzheimer, celles d'Alpers et de Steele, Richardson et Olszewski, la sclérose latérale amyotrophique et, pour certains, le cancer, pourraient peut-être entrer aussi dans ce cadre. V. *encéphalopathies subaiguës spongiformes à virus.*

VIRUS MACHUPO (1963) (rivière bolivienne) [angl. ***Machupo virus***]. V. *Arenavirus.*

VIRUS DE MARBURG (maladie à). Maladie infectieuse dont une petite épidémie de laboratoire a été observée, en 1967 à Marburg, près de Francfort, en Allemagne et en Yougoslavie, chez des sujets ayant manipulé des singes (singe vert : *Cercopithecus æthiops*) importés d'Afrique orientale. Elle est très contagieuse et atteint spécialement le personnel hospitalier, très exposé. Elle est due à un virus à ARN, de structure tubulaire, classé d'abord parmi les *Rhabdoviridæ* puis dans la famille des *Filoviridæ*, transmis par contact interhumain, le *Marburgvirus.* Après une incubation de 7 à 9 jours, la maladie débute brusquement par une fièvre, une céphalée, des myalgies, des troubles gastro-intestinaux (diarrhée aqueuse). Un érythème apparaît vers le 5e jour, ainsi qu'une leucopénie et une thrombopénie. Elle dure deux semaines environ au cours desquelles tous les appareils peuvent être touchés, surtout le foie et le rein. Elle est mortelle dans 30 % des cas par hémorragies ou collapsus. V. *fièvres hémorragiques africaines.*

VIRUS MAYARO [angl. ***Mayaro virus***]. Alphavirus isolé en 1954, provoquant en Amérique du Sud des fièvres avec arthralgies ressemblant à la dengue.

VIRUS DE NEWCASTLE [angl. ***Newcastle virus***]. V. *Newcastle (maladie de).*

VIRUS NIPAH (ville de Malaisie) [angl. ***Nipah virus***]. Paramyxovirus responsable d'encéphalites mortelles observées chez les éleveurs de porcs de Malaisie puis chez les employés d'abattoirs de porcs à Singapour depuis 1997. Ce virus est apparenté au, mais distinct du virus Hendra.

VIRUS DE NORWALK [angl. ***Norwalk virus***]. Virus à ARN très petit (27 nm) dépourvu d'enveloppe, classé tantôt parmi les *Calicivirus,* tantôt parmi les *Parvovirus* ; il est responsable de gastro-entérites aiguës épidémiques (et notamment à Norwalk, ville de l'Ohio, États-Unis, en 1969). On le range depuis 2003 parmi les *Norovirus.*

VIRUS ONCOGÈNE (gr. *onkos,* masse ; *génnan,* engendrer) [angl. ***oncogenic virus***]. Syn. *virus cancérigène* ou *cancérogène.* Virus capable, en introduisant son matériel génétique dans un chromosome de la cellule qu'il infecte, de la rendre cancéreuse ou leucémique. Cette modification de son patrimoine génétique perturbe le métabolisme de la cellule-hôte de façon telle que ce dernier, au lieu de rester normal et régulier, devient anarchique et déclenche la prolifération désordonnée de cellules dont l'atypie morphologique et fonctionnelle affirme le caractère malin. Des virus à ARN (rétrovirus) sont la cause de leucémies et de cancers ***chez les animaux ; chez l'homme,*** certains virus à ADN du groupe herpès (virus EB, v. *Herpèsvirus*) ont été trouvés associés à des cancers et le virus de l'hépatite B intervient dans la survenue du cancer du foie. — Les virus oncogènes sont très répandus ; ils peuvent rester latents très longtemps dans l'organisme ; la prolifération cellulaire maligne sera déclenchée à l'occasion d'une nouvelle infection virale, d'une irradiation, de la rencontre d'un produit chimique cancérogène, d'un désordre hormonal ou immunologique. V. *virus, transcriptase inverse, Retroviridæ, provirus, exovirus* et *endovirus.*

VIRUS OROPOUCHE [angl. ***Oropouche virus***]. Bunyavirus transmis par les moustiques et responsable d'affections voisines de la dengue observées au Brésil.

VIRUS ORPHELIN [angl. ***orphan virus***]. Virus identifié mais dont on ignore le rôle pathogène : ce sont des « virus en quête de maladie ». V. *Echo (virus).*

VIRUS ORUNGO [angl. ***Orungo virus***]. V. *Orbivirus.*

VIRUS OURLIEN [angl. ***Myxovirus parotidis***]. Syn. *Myxovirus parotidis.* Espèce virale appartenant au genre *Paramyxovirus,* famille des *Paramyxoviridae* et responsable des *oreillons* (v. ces termes).

VIRUS PARA-INFLUENZA ou **PARAINFLUENZÆ** [angl. ***parainfluenza virus***]. Espèce virale appartenant aux genres *Rubulavirus* et *Respirovirus* (ou *Paramyxovirus*) , famille des *Paramyxoviridæ*, responsable d'affections des voies respiratoires, bénignes chez l'adulte (simple coryza), plus graves chez l'enfant (bronchites, bronchiolites, bronchopneumonies), très sévères chez le nourrisson (pseudo-croup). Il en existe 4 types. V. *virus de Sendai.*

VIRUS DE PASSAGE. V. *virus fixe.*

VIRUS DU POLYOME. V. *Polyomavirus, polyome* et *papovavirus.*

VIRUS POWASSAN (localité de l'Ontario, Canada) [angl. ***Powassan virus***]. *Flavivirus* pouvant provoquer des encéphalites, décrites au Canada et dans l'État de New York.

VIRUS PUUMALA (localité finlandaise, 1980) [angl. ***Puumala virus***]. Espèce de *Hantavirus* responsable de fièvres hémorragiques avec syndrome rénal. V. *virus de Hantaan* et *néphropathie épidémique.*

VIRUS DE LA RAGE (ou **rabique**). V. *rabique.*

VIRUS RESPIRATOIRE SYNCYTIAL (VRS) [angl. ***respiratory syncytial virus***]. Virus appartenant au genre *Pneumovirus,* de la famille des *Paramyxoviridæ*, responsable de la majorité des pneumopathies de l'enfance. Le diagnostic de cette infection peut être confirmé par une réaction sérologique de fixation du complément. V. *bronchopneumopathie de type viral.*

VIRUS ROCIO [angl. ***Rocio virus***]. Virus transmis par les moustiques et responsable d'encéphalites observées au Brésil en 1975.

VIRUS ROSS RIVER [angl. ***Ross river virus***]. Togavirus du genre *Alphavirus,* transmis par les moustiques et donnant une polyarthrite fébrile épidémique observée en Australie.

VIRUS DE ROUS [angl. ***Rous's sarcoma virus***]. V. *sarcome de Rous.*

VIRUS DES RUES [angl. ***street virus***]. Virus de la rage des rues. V. *rage.*

VIRUS SEN (Tanaka Y., 2001) [angl. ***SEN virus***]. Virus apparenté au virus TT et qui serait responsable d'hépatites.

VIRUS DE SENDAI (ville du Japon) [angl. ***Sendai virus***]. *Myxovirus para-influenzæ I* responsable en 1953 de graves pneumonies épidémiques infantiles au Japon.

VIRUS SINDBIS [angl. ***Sindbis virus***]. Espèce virale appartenant au genre *Alphavirus,* responsable de la *fièvre à virus Sindbis.* V. ce terme.

VIRUS SLE [angl. ***St Louis encephalitis virus***]. V. *encéphalite américaine de St-Louis.*

VIRUS SV 40 (abrév. de l'angl. *Simian Virus,* virus simien : virus du singe). V. *Papovaviridæ.*

VIRUS TACARIBE [angl. ***Tacaribe virus***]. Virus du genre *Arenavirus* (v. ce terme) ayant donné lieu à une contamination de laboratoire. Le groupe du virus Tacaribe comprend notamment les virus Junin et Machupo.

VIRUS TAHYNA [angl. ***Tahyna virus***]. V. *fièvre à virus Tahyna.*

VIRUS TTV ou **TT** (Nishizawa T., jap., 1997) (TT, initiales du malade princeps, plutôt que celles de l'angl. ***Transfusion Transmitted virus*** ou ***TTV virus***]. Virus à l'ADN, responsable d'hépatites post-transfusionnelles non A-G. Sa transmission peut être aussi orofécale. V. *virus SEN.*

VIRUS VARICELLE-ZONA (VZV) [angl. ***varicella-zoster virus***]. Virus de la famille des *Herpesviridæ* (v. ce terme), agent de la varicelle et du zona.

VIRUS WEST-NILE [angl. ***West-Nile virus***]. V. *fièvre à virus West-Nile.*

VIRUS-VACCIN, *s. m.* (Pasteur, 1881). Vaccin constitué par des germes vivants, de virulence atténuée ; il est inoculé pour provoquer une infection latente capable de prémunir l'organisme contre une attaque violente du même genre. P. ex. : vaccination contre la rage, le typhus, la tuberculose (par BCG).

VIRUS ZIKA [angl. ***Zika virus***]. Flavivirus transmis par les moustiques et responsable d'affections voisines de la dengue observées en Afrique noire.

VISCÉRAL, ALE, *adj.* [angl. ***visceral***]. Relatif aux viscères.

VISCÉRALE (crise) [angl. ***visceral fit***]. Manifestation paroxystique, généralement douloureuse, frappant divers organes au cours du tabès *(v. gastrique, intestinale, laryngée, urinaire).*

VISCÉRALGIE, *s. f.* (lat. *viscera,* viscères ; gr. *algos,* douleur) [angl. ***visceralgia***]. Nom générique des troubles de la sensibilité des viscères ayant une origine nerveuse.

VISCÈRE, *s. m.* (lat. *viscus, pl. viscera*) [TA et angl. ***viscus****, pl.* ***viscera***]. Organe situé à l'intérieur des cavités du corps (crâne, thorax, abdomen). P. ex. : *encéphale, cœur, intestin, prostate.*

VISCÉROCEPTEUR, *s. m.* (lat. *viscera,* viscères ; *capere,* recueillir) [angl. ***visceroceptor***]. V. *intérocepteur.*

VISCÉROCRÂNE, *s. m.* V. *splanchnocrâne.*

VISCOSITÉ, *s. f.* (lat. *viscum,* glu) [angl. ***viscosity***]. « Résistance au frottement qui s'oppose au déplacement des molécules les unes par rapport aux autres » (Dognon). — ***v. psychique.*** V. *bradypsychie.*

VISION, *s. f.* [angl. ***vision***]. Action de voir. — Pris parfois dans le sens d'hallucination de la vue.

VISION CRÉPUSCULAIRE [angl. ***twilight vision***]. V. *photopique (vision).*

VISION DIURNE [angl. ***day vision***]. V. *photopique (vision).*

VISION MÉSOPIQUE. V. *mésopique (vision).*

VISION NOCTURNE [angl. ***night vision***]. V. *scotopique (vision).*

VISION PHOTOPIQUE. V. *photopique (vision).*

VISION SCOTOPIQUE. V. *scotopique (vision).*

VISITEUR MÉDICAL. Professionnel de l'industrie pharmaceutique chargé d'informer les médecins et de les conseiller dans leur prescription de spécialités pharmaceutiques.

VISNA, *s. m.* [angl. ***visna***]. V. *virus lents (maladies dites à).*

VISON (encéphalopathie du). V. *encéphalopathies spongiformes à virus.*

VISSAGE, *s. m.* Immobilisation des fragments d'un os fracturé, maintenus en contact par une ou plusieurs vis.

VISUSCOPE, *s. m.* (lat. *visus,* vue ; gr. *skopein,* examiner) [angl. ***visuscope***]. Ophtalmoscope permettant de projeter sur la rétine une étoile noire et servant au traitement de l'amblyopie (v. ce terme).

VITALE. Carte électronique d'assuré social permettant l'identification de ce dernier et le fonctionnement du système SESAM. V. ce terme.

VITALLIUM® [angl. ***Vitallium***]. Alliage au chrome et au cobalt destiné à diverses applications dentaires et chirurgicales (prothèses, instruments).

VITAMINE, *s. f.* (Casimir Funk, amér. d'origine polonaise, 1912) [angl. ***vitamin***]. Substance organique existant en très petite quantité dans certaines matières nutritives, ne rentrant dans aucune des grandes classes d'aliments et dont les faibles doses, indispensables à la croissance et au maintien de l'équilibre vital, doivent être apportées par l'alimentation, sous peine de voir apparaître une maladie dite par carence. On distingue — les ***v. liposolubles :*** *v. A* (v. ce terme) ou *v. antixérophtalmique ; v. D* (v. ce terme) antirachitique : *v. D2* ou *calciférol ; v. D3* ou *cholécalciférol ; v. E* ou *v. de reproduction* ou *tocophérol* (v. ce terme) ; *v. F,* formée d'un ensemble d'acides gras non saturés (linoléique, linolénique, arachidonique) dont la carence provoque des dermatoses ; *v. K* (v. ce terme) ou *v. de coagulation,* dont la carence provoque un syndrome hémorragique par trouble de la formation de la prothrombine — les ***v. hydrosolubles :*** *v. B1* ou *v. antinévritique* ou *thiamine* (v. ce terme) ; *v. B2* ou *G* ou *riboflavine* (v. ce terme) ; *v. B5* ou *acide pantothénique (v. pantothénique, acide) ; v. B6* ou *pyridoxine* (v. ce terme) *; v. B8 (H* ou *H1)* ou *biotine* (v. ce terme) ou *v. antiséborrhéique ; v. B9, Bc, M,* ou *acide folique (v. folique, acide) ; v.* B_{12} ou *cobalamine* (v. ce terme) *; v. C* ou *v. antiscorbutique*

(v. *ascorbique, acide)* ; *v. P* ou *citrine* (v. ce terme) ; *v. PP* (v. *antipellagreuse, vitamine)* — La *v. B3* est la *v. PP* ; l'*adénine* (v. ce terme), ex-*v. B4* et le *méso-inositol* (v. ce terme) ex-*v. B7* ou *J* ne sont plus considérés comme des vitamines, de même que l'acide para-amino-benzoïque (ex-*v. H'O, H2, P'*). — V. *avitaminose* et *oligoélément.*

VITAMINE A [angl. ***vitamine A***]. Syn. *vitamine antixérophtalmique* et, désuet, *axérophtol.* Vitamine liposoluble provenant des huiles de foie de poisson, des laitages et des œufs, formée également dans la paroi intestinale à partir de provitamines *(v. carotène).* Elle joue un rôle important dans la croissance ; sa carence entraîne une dénutrition, un amaigrissement, des troubles de la vision (héméralopie et xérophtalmie), des lésions des épithéliums et des infections multiples. Elle existe sous deux formes : la ***vitamine*** A_1 ou *rétinol* et la ***vitamine*** A_2 ou *déhydrorétinol.* V. *acide rétinoïque.*

VITAMINE B_{12} MARQUÉE (épreuve de transit de la). V. *transit de la vitamine B_{12} marquée (épreuve ou test du).*

VITAMINE D [angl. ***vitamin D***]. Vitamine antirachitique liposoluble existant sous deux formes : la vitamine D_2 d'origine végétale (ergocalciférol ou *calciférol,* v. ce terme) et la vitamine D_3 d'origine animale ou *cholécalciférol* (v. ce terme).

VITAMINE K (all. *Koagulation Vitamin ;* Dam, 1935) [angl. ***vitamin K***]. Nom générique des substances liposolubles possédant un *noyau ménadione* et intervenant dans la synthèse hépatique des facteurs II, VII, IX et X de la coagulation. Ce sont la ***vitamine*** K_1 d'origine végétale ou *phylloquinone,* la ***vitamine*** K_2 ou *ménaquinone* synthétisée par les bactéries intestinales et la ***vitamine*** K_3 synthétique ou *ménadione.* V. *antivitamine K.*

VITAMINISATION, *s. f.* Production de vitamines dans un corps contenant certaines substances (stérols), ou enrichissement en vitamines de ce corps, sous l'influence d'agents extérieurs. Addition de vitamine aux aliments.

VITAMINOLOGIE, *s. f.* [angl. ***vitaminology***]. Étude des vitamines.

VITAMINOTHÉRAPIE, *s. f.* [angl. ***vitamin therapy***]. Emploi thérapeutique des vitamines.

VITELLUS, *s. m.* (en lat. jaune d'œuf) [angl. ***vitellus***]. Partie de l'œuf contenant des réserves destinées à nourrir l'embryon.

VITESSE CIRCULATOIRE (mesure de la). Syn. *mesure du temps circulatoire.* On l'apprécie en mesurant le temps qui s'écoule entre l'introduction d'un produit dans une veine périphérique et sa manifestation en un point éloigné du lieu de l'injection : goût spécial dans la bouche s'il s'agit d'un produit sapide (éther), réaction physiologique (modification respiratoire, vasodilatation, bradycardie), apparition d'une coloration (après injection de fluorescéine, p. ex.), etc. V. *Doppler (effet)* et *fluxmètre.*

VITESSE MOYENNE DE RACCOURCISSEMENT DES FIBRES CARDIAQUES. Indice de performance ventriculaire (v. ce terme) en phase éjectionnelle. Elle se calcule par la formule VCF = DTD — DTS/DTD × Tej, où VCF représente la vitesse moyenne de raccourcissement des fibres ventriculaires, DTD et DTS sont respectivement les diamètres équatoriaux télédiastolique et télésystolique du ventricule gauche, et Tej le temps d'éjection mesuré à partir du signal de pression aortique. Le résultat est donné en secondes à la puissance $^{-1}$.

VITESSE DE SÉDIMENTATION GLOBULAIRE. V. *sédimentation.*

VITILIGO, *s. m.* (lat. *vitiligo,* tache blanche) [angl. ***vitiligo***]. Affection caractérisée par un trouble de la pigmentation de la peau, consistant en l'apparition de plaques décolorées d'un blanc mat, à contours précis, entourées d'une zone où la peau est plus pigmentée que normalement.

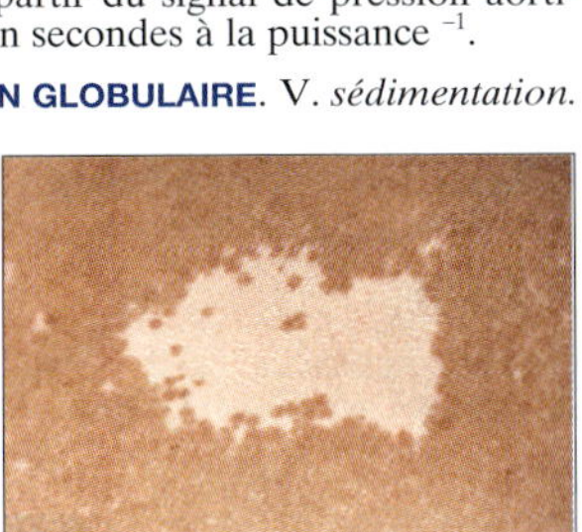
Vitiligo

VITRÉ, *s. m.* V. *corps vitré.*

VITRECTOMIE, *s. f.* (vitré ; gr. *ektomê,* ablation) [angl. ***vitrectomy***]. Ablation chirurgicale du corps vitré.

VITRÉOTOME, *s. m.* (vitré ; gr. *tomê,* section). Appareil de chirurgie oculaire permettant d'intervenir sur le corps vitré.

VITREUSE (dégénérescence). V. *nécrose de coagulation.*

VITRONECTINE, *s. f.* [angl. ***vitronectin***]. Glycoprotéine du plasma et du tissu conjonctif, voisine de la *fibronectine* (v. ce terme) dont elle partage les propriétés.

VITROPRESSION (manœuvre de la). Manœuvre consistant à appuyer une lame de verre sur la peau, pour en chasser le sang. Elle est utilisée en dermatologie pour préciser certains diagnostics.

VIVISECTION, *s. f.* (lat. *vivus,* vivant ; *sectio,* action de couper) [angl. ***vivisection***]. Opération pratiquée dans un but expérimental sur les animaux vivants.

VL (électrocardiographie). Symbole de la dérivation unipolaire du bras gauche (*left* : gauche en angl.). V. *dérivation.*

VLDL. Abréviation du terme anglais ***Very Low Density Lipoproteins*** : lipoprotéines (v. ce terme) de très basse densité ou pré-β lipoprotéines.

VM ou **VMX** ou **VMXM**. V. *ventilation maxima.*

VMA. V. *vanylmandélique (acide).*

$\dot{V}O_2$. Symbole du *débit* (ou de la consommation) d'*oxygène.* V. *oxygène (consommation d').*

VOGEL. V. *Jung-Vogel (syndrome de).*

VOGEL-MINNING (test de) (1949) [angl. ***Vogel-Minning reaction***]. Réaction destinée à mettre en évidence la présence d'anticorps spécifiques chez des sujets atteints de bilharziose ; le sérum de ces malades, mis en présence de cercaires de *Schistosoma mansoni* provoque, autour de celles-ci, la formation d'une membrane.

VOGLER (méthode de) [angl. ***Vogler's method***]. Technique de massage du périoste à visée antalgique.

VOGT (V. Alfred, suisse). V. *Baty et Vogt (strie de)* et *Gonin-Vogt (réseau de).*

VOGT (dyscéphalo-syndactylie ou **syndrome de).** V. *dyscéphalosyndactylie.*

VOGT (dystrophie cornéenne en mosaïque de) (V. Alfred, suisse). Dystrophie héréditaire familiale transmise selon le mode dominant et constituée par un semis de grains calcaires localisés dans la cornée centrale.

VOGT (syndrome de Cécile et Oscar) (all., 1911) [angl. ***Vogt's syndrome***]. Variété congénitale et infantile de paralysie pseudobulbaire, caractérisée ***anatomiquement*** par l'*état marbré du striatum* (noyau caudé et segment externe — putamen — du noyau lenticulaire, dépourvus de cellules) ; ***cliniquement*** par un état spasmodique des muscles de la face (trismus), du pharynx (dysphagie), du larynx (dysarthrie) et des membres (mouvements athétosiques et hypertonie), sans trouble de l'intelligence ni de la sensibilité.

VOGT-HUETER (point de) [angl. ***Vogt-Hueter point***]. Point où l'on pratique la trépanation dans le cas d'épanchement sanguin traumatique intracrânien ; il est situé « dans la fosse temporale, au sommet de l'angle formé par deux lignes, l'une horizontale, passant à deux travers de doigt au-dessus de l'arcade zygomatique ; l'autre verticale, passant à un bon travers de doigt en arrière de l'apophyse frontale de l'os malaire » (E. Forgue).

VOGT-KOYANAGI (syndrome de) (V. Alfred, suisse, 1906 ; K., 1929) [angl. ***Vogt-Koyanagi syndrome***]. Affection de nature inconnue, voisine de la maladie de Harada (v. ce terme), caractérisée par l'association de vitiligo, d'une alopécie temporaire, de décoloration des poils, de surdité et de troubles oculaires graves (uvéite antérieure précoce bilatérale, parfois décollement de la rétine, glaucome aigu, cataracte).

VOGT-SPIELMEYER (maladie de) (V. Heinrich, all., 1905). V. *Spielmeyer-Vogt (maladie de).*

VOHWINKEL (syndrome de) (V. Karl, all., XXe siècle) [angl. ***Vohwinkel's syndrome***].Variété de kératodermie palmoplantaire mutilante héréditaire, transmise selon le mode autosomique dominant.

VOILLEMIER (fracture type) (V. Léon, fr., 1809-1878).Double fracture verticale de la ceinture pelvienne : le trait antérieur passe par le corps ou les branches du pubis et le trait postérieur au niveau des trous sacrés *(fr. par pression verticale* : fr. verticale du sacrum de *V.* ; *fr. par pression sagittale* : fr. par arrachement d'une lamelle du sacrum de *V.*).

VOIX (épreuve de la). Étude de l'acuité auditive par l'emploi de la voix chuchotée.

VOIX BITONALE. V. *diplophonie.*

VOIX BRONCHIQUE ou **TUBAIRE.** V. *bronchophonie.*

VOIX CHEVROTANTE. V. *égophonie.*

VOIX EUNUCHOÏDE [angl. ***eunuchoid voice***]. V. *eunuchoïde.*

VOIX LIGNEUSE (Fauvel). Voix rauque et râpeuse des malades atteints de cancer des cordes vocales.

VOIX DE POLICHINELLE. V. *égophonie.*

VOL SOUS-CLAVIER. V. *sous-clavière ou subclavière voleuse (syndrome de la).*

VOLÉMIE, *s. f.* (lat. *volumen,* masse ; gr. *haïma,* sang) [angl. ***blood volume***]. Syn. désuet *volhémie.* Volume sanguin total, plasmatique et globulaire ; il comprend l'ensemble du sang circulant et de celui qui est immobilisé dans les réservoirs sanguins. Normalement, la *v. globale* est, en moyenne, chez l'homme, de 76 mL/kg et chez la femme, de 66 mL/kg. La *v. plasmatique* est, chez l'homme, de 46 mL/kg et chez la femme, de 43 mL/kg. La *v. globulaire* est, chez l'homme, de 30 mL/kg et chez la femme, de 23 mL/kg.

VOLET COSTAL [angl. ***flail chest***]. Partie de la paroi thoracique rendue paradoxalement mobile à la suite de multiples fractures costales doubles.

VOLHARD (épreuves de) (V. Franz, all., 1914) [angl. ***Volhard's tests***] (désuètes). — 1° *épreuve de la concentration.* Épreuve destinée à mesurer la capacité de concentration globale des reins ; elle explore le fonctionnement tubulaire. Le malade, au repos et mangeant normalement, est soumis pendant 24 heures à une restriction hydrique (un demi-litre d'eau). Pendant ce temps on mesure, toutes les 3 heures, la quantité et la densité de l'urine. À l'état normal, la quantité éliminée en 24 heures ne doit pas dépasser 800 mL, la densité doit être au moins, dans un échantillon, supérieure à 1 024, et l'osmolalité supérieure à 800 mOsm/kg. — 2° *épreuve de la dilution.* Épreuve permettant d'étudier la perméabilité du rein pour l'eau. Le sujet, alité, absorbe le matin 1 500 mL d'eau jusqu'à midi ; l'urine est recueillie toutes les demi-heures, on en mesure chaque fois la quantité et la densité. À l'état normal, il doit en être éliminé 1 300 à 1 600 mL et la densité d'un des échantillons doit être inférieure à 1 003 et l'osmolalité à moins de 80 mOsm/kg. — Cette épreuve, abandonnée aujourd'hui, vulgarisée par Volhard, était utilisée depuis longtemps en France par Castaigne et Paillard. V. *diurèse provoquée (épreuves de la).*

VOLHÉMIE, *s. f.* V. *volémie.*

VOLITION, *s. f.* [angl. ***volition***] (psychologie et physiologie). Phénomène actif de l'encéphale qui conduit à une volonté.

VOLKMANN (V. Richard von, all., 1830-1889). V. *Bouilly-Volkmann (opération de).*

VOLKMANN (carie sèche de). V. *carie.*

VOLKMANN (difformités ou **déformations de).** — 1° [angl. ***Volkmann's deformity***]. Déjettement du pied en dehors par arrêt de développement des os de la jambe, du péroné (ou fibula) en particulier, entraînant l'obliquité de l'articulation tibiotarsienne. — 2° [angl. ***Volkmann's subluxation***] Syn. *genou angulaire complexe.* Déformation du genou consécutive à une tumeur blanche et fixée par ankylose. Elle est caractérisée par une luxation du tibia en arrière, la rotation externe de la jambe et une inflexion tibiofémorale à concavité antérieure.

VOLKMANN (maladie, syndrome, contracture ou **rétraction musculaire ischémique de)** (1881) [angl. ***Volkmann's paralysis***]. Syn. *paralysie ischémique.* Affection observée à la suite de traumas du coude, consistant en une nécrose ischémique suivie de sclérose et de raccourcissement, frappant quelques muscles de l'avant-bras, en particulier les longs fléchisseurs des doigts. Elle serait due à la compression du muscle par un hématome profond ou à une lésion vasculaire. — On a signalé des cas de rétraction musculaire ischémique du membre inférieur à la suite de trauma ou de compression par plâtre trop serré. La forme achevée comporte une griffe irréductible des doigts. V. *compartimental (syndrome).*

VOLLMER (test de) (V. Hermann, all.) (Vollmer et Goldberger, 1937) [angl. ***tuberculin patch test, Vollmer's patch test***]. Syn. *test percutané,* Réaction cutanée inflammatoire obtenue, en cas d'allergie tuberculeuse, par l'application pendant 48 heures, sur la peau dégraissée, d'un carré de papier filtre imprégné d'une quantité déterminée de tuberculine brute très concentrée, puis desséché. Le *test de V.* serait plus sensible que la cutiréaction. V. *percuti-réaction* et *tuberculine (test à la).*

VOLORÉCEPTEUR, *s. m.* [angl. ***volume receptor***]. Partie de l'appareil circulatoire (carotides, oreillette [ou atrium] droite, etc.) sensible aux variations du volume sanguin circulant.

VOLT, *s. m.* (Alessandro Volta, physicien italien, 1745-1827) (symbole V) [angl. ***volt***]. Unité du système international (v. ce terme) pour le potentiel électrique : c'est la différence de potentiel existant entre deux points d'un conducteur parcouru par un courant constant de 1 ampère, lorsque la puissance dissipée entre ces points est de 1 watt.

VOLTAÏQUE (épreuve) (Babinski) [angl. ***voltaic test***]. Syn. *épreuve galvanique.* Manœuvre destinée à explorer le labyrinthe et le nerf vestibulaire. Elle consiste dans l'application d'un courant continu de 2 à 7 milliampères au moyen de deux électrodes placées de chaque côté de la tête, sur les régions préauriculaires. On observe normalement, pendant le passage du courant seulement, une inclinaison de la tête vers le pôle positif et un nystagmus rotatoire dirigé vers le pôle négatif. V. *vestibulaires (épreuves)* et *vertige galvanique.*

VOLUME COURANT(VC ou VT : angl. *tidal,* qui se rapporte à la marée) (terme remplaçant celui d'air courant) [angl. ***tidal volume***]. Volume gazeux mobilisé lors d'une inspiration ou d'une expiration normale chez l'adulte normal au repos ; il varie de 400 à 600 mL.

VOLUME EXPIRATOIRE MAXIMUM SECONDE (VEMS) (Tiffeneau et Pinelli) [angl. ***timed vital capacity***]. Syn. *Capacité Pulmonaire Utilisable à l'Effort* (CPUE) de Tiffeneau et Pinelli, *Débit Expiratoire Maximum Seconde (DEMS).* Volume gazeux rejeté pendant la 1re seconde d'une expiration forcée et mesurée par la spirographie (épreuve de Tiffeneau ou de l'expiration forcée). Il est normalement de 70 à 85 % de la capacité vitale. On recommande au sujet, après avoir inspiré au maximum, d'expirer aussi vite et brusquement que possible. V. *ventilation maxima* et *coefficient d'utilisation de la capacité vitale.*

VOLUME GLOBULAIRE, V. G. MOYEN (VGM) [angl. ***mean corpuscular volume, MCV***]. Volume moyen occupé par une hématie d'un échantillon de sang donné. Il est normalement de 80 à 94 mm^3 ou fL. Il est calculé en divisant pour un même volume de sang (1 mm^3) le volume des globules rouges, fourni par l'hématocrite et leur nombre. Sa détermination permet de classer les anémies en normocytaires, microcytaires ou macrocytaires. — *V. g. total.* « Volume total, exprimé en millilitres, occupé par tous les globules rouges intravasculaires » (R. André). Il est normalement de 26,5 mL par kg chez l'homme, de 24,5 mL par kg chez la femme.

VOLUME PULMONAIRE TOTAL. V. *capacité pulmonaire totale.*

VOLUME DE RÉSERVE EXPIRATOIRE (VRE) (terme remplaçant celui d'*air de réserve*) [angl. ***Expiratory Reserve Volume, ERV***]. Quantité de gaz qu'il est encore possible d'expulser par une expiration forte après une expiration normale. Elle est en moyenne de 0,750 L chez la femme et de 1,300 L chez l'homme.

VOLUME DE RÉSERVE INSPIRATOIRE (VRI) (terme remplaçant celui d'*air complémentaire*) [angl. ***Inspiratory Reserve Volume, IRV***]. Quantité de gaz qu'il est encore possible de faire pénétrer dans les poumons après une inspiration normale ; elle est en moyenne de 1,900 L chez la femme et de 2,400 L chez l'homme.

VOLUME RÉSIDUEL (VR) (terme remplaçant celui d'*air résiduel*) [angl. ***Residual Volume, RV***]. Quantité de gaz restant dans les poumons à la fin d'une expiration forcée ; elle ne peut être mesurée qu'indirectement, par dilution d'un gaz neutre contenu dans un circuit spirographique fermé. Elle est en moyenne de 1,350 L chez la femme et de 1,450 L chez l'homme.

VOLUME SYSTOLIQUE. V. *débit systolique.*

VOLUMES PULMONAIRES [angl. ***pulmonary volumes***]. Volumes d'air mobilisés par la respiration. Ce sont : — le ***v. courant*** [angl. ***tidal volume***] mobilisé lors d'une inspiration ou d'une expiration normale (normes : 400 à 600 mL) — le ***v. de réserve expiratoire*** [angl. ***expiratory reserve volume***] qu'il est encore possible d'expulser après une expiration normale

(0,750 à 1,300 L) — le ***v. de réserve inspiratoire*** [angl. ***inspiratory reserve volume***] qu'il est encore possible de faire pénétrer dans les voies respiratoires après une inspiration normale (1,900 à 2,400 L) — le ***v. résiduel*** [angl. ***residual volume***] restant dans les poumons à la suite d'un expiration forcée (1,350 à 1,450 L). — Le ***v. expiratoire maximum seconde*** [angl. ***timed vital capacity***] est le *v.* gazeux rejeté pendant la première seconde d'une expiration forcée *(épreuve de Tiffeneau).*

VOLVULOSE, *s. f.* V. *onchocercose.*

VOLVULUS, *s. m.* (lat. *volvere,* rouler) [angl. ***volvulus***]. Torsion d'un organe autour de son pédicule, p. ex. : d'une anse intestinale autour de son mésentère, entraînant l'arrêt des matières et le syndrome de l'occlusion intestinale (torsion d'un kyste de l'ovaire, etc.). — V. aussi *onchocercose.*

VOMER, *s. m.* (en lat. sac) [TA et angl. ***vomer***]. Os médian de la face, mince, impair appendu au corps du sphénoïde ; il constitue la partie postérieure de la cloison nasale • 👁 **nasopharynx, tête •**.

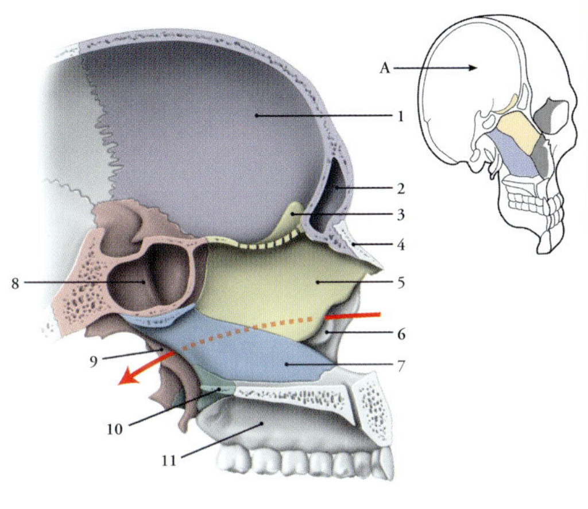

Os de la tête, partie antérieure. Coupe sagittale médiane

A. cavité crânienne
1. écaille du frontal
2. sinus frontal
3. crista galli
4. os nasal
5. lame perpendiculaire de l'ethmoïde
6. cornet nasal inférieur
7. vomer
8. sinus du sphénoïde
9. processus ptérygoïde
10. os palatin
11. maxillaire

VOMIQUE, *s. f.* (lat. *vomere,* vomir) [angl. ***vomica***]. Expectoration subite et abondante de sérosité, de pus ou de sang, provenant d'une cavité naturelle ou accidentelle du thorax, cavité qui s'ouvre brusquement dans une grosse bronche où elle vide plus ou moins complètement son contenu (l'abondance de cette expectoration l'a fait comparer à un vomissement). — On donne parfois le nom de *v.* à la collection thoracique ainsi évacuée.

VOMISSEMENT, *s. m.* [angl. ***vomiting***]. Acte par lequel le contenu de l'estomac est violemment rejeté par la bouche.

VOMISSEMENTS ACÉTONÉMIQUES, PÉRIODIQUES ou **CYCLIQUES.** Syndrome parfois familial observé chez les enfants, débutant brusquement, au milieu d'une bonne santé apparente, par une fièvre et des vomissements. Il existe une intolérance complète des liquides et des solides qui dure de deux à huit jours. L'haleine a une odeur aigre, rappelant celle du chloroforme et de l'acétone, la cétonémie est élevée et l'urine contient des corps cétoniques. Ces vomissements s'accompagnent souvent de maux de tête, d'agitation et d'un grand abattement. Ce tableau clinique, qui rappelle celui de la méningite, cesse brusquement, et tout rentre dans l'ordre du jour au lendemain.

VOMISSEMENTS FÉCALOÏDES [angl. ***fecal vomiting***]. V. *fécaloïdes.*

VOMISSEMENTS EN FUSÉE [angl. ***cerebral vomiting***]. V. *fusée.*

VOMISSEMENTS HABITUELS (maladie des). V. *gastro-pylorospasme.*

VOMISSEMENTS INCOERCIBLES ou **GRAVES DE LA GROSSESSE** [angl. ***pernicious vomiting of pregnancy***]. Intolérance complète aux aliments solides ou liquides avec inappétence absolue entraînant une dénutrition rapide, survenant chez certaines femmes enceintes au premier trimestre, sous diverses influences.

VOMISSEMENTS PÉRIODIQUES. V. *vomissements acétonémiques.*

VOMITIF, IVE, *adj.* [angl. ***vomitive***]. V. *émétique.*

VOMITO NEGRO, *s. m. fièvre jaune.* (en espagnol : vomissement noir). V. — ***v. n. appendiculaire*** (Dieulafoy). Hématémèse noire abondante due à des ulcérations gastriques consécutives à l'appendicite.

VOMITURITION, *s. f.* (lat. *vomiturire,* avoir envie de vomir, Littré) [angl. ***vomiturition***]. Régurgitation. Vomissement incomplet dans lequel les matières s'arrêtent dans l'œsophage, vont quelquefois jusqu'à la bouche, mais ne sont pas rejetées au dehors.

VON... V. au mot suivant. P. ex. : *Graefe (von).*

V-ONC (*v* pour virus). Abréviation d'*oncogène* (v. ce terme).

VOORHŒVE (maladie de) (V. Nicolaas, holl., 1924) [angl. ***Voorhœve's disease***]. Syn. *ostéopathie striée.* Forme d'ostéopœcilie dans laquelle les zones de condensation, au lieu d'être punctiformes, dessinent des stries verticales.

VOSS (opération de) (1956). Mode de traitement de coxarthrose, consistant à sectionner chirurgicalement les muscles périarticulaires de la hanche, afin de supprimer la pression qu'ils exercent sur les surfaces articulaires.

VOUSSURE, *s. f.* Exagération de la convexité du thorax dans une région limitée. P. ex. : *v. précordiale.*

VOXEL, *s. m.* (*vo,* de volume ; *el,* d'élément ; terme d'origine anglaise formé comme *pixel*) [angl. ***voxel***]. Élément de volume d'une image numérisée représentant un corps en trois dimensions. Le *v.* joue, dans un espace à trois dimensions le rôle du pixel (v. ce terme) dans un espace à deux dimensions.

VOYEURISME, *s. m.* [angl. ***voyeurism***]. Variété de *paraphilie* (v. ce terme) où l'orgasme ne peut être atteint qu'en observant à leur insu des tiers se livrer à des activités sexuelles.

VPI. Abréviation de l'angl. *vasopeptidase inhibitor.* En français, IVP, inhibiteur des vasopeptidases.

VR. — 1° (électrocardiographie). Symbole de la dérivation unipolaire du bras droit (*right* : droit en anglais). V. *dérivation.* — *2° V. volume résiduel.*

VR/CT. Rapport du volume résiduel à la capacité totale pulmonaire. Normalement, il varie entre 18 % à 20 ans et 33 % à 65 ans.

VRE. V. *volume de réserve expiratoire.*

VRI. V. *volume de réserve inspiratoire.*

VRÖLIK (maladie de) (V. Willem, holl., 1845). V. *dysplasie périostale.*

VRS. Virus Respiratoire Syncytial (v. ce terme).

VS. Abréviation de *Vitesse de Sédimentation* (globulaire). V. *sédimentation.*

VS. V. *versus.*

VSG. Abréviation de *Vitesse de Sédimentation Globulaire.* V. *sédimentation.*

VT. Symbole du *volume courant* (v. ce terme).

VULNÉRABLE DU CŒUR (période). Phase de la contraction cardiaque pendant laquelle une stimulation risque de déclencher une fibrillation ventriculaire. Elle est située à la fin de la systole des ventricules et de la période réfractaire relative de ceux-ci ; elle coïncide avec l'onde T de l'électrocardiogramme.

VULNÉRAIRE, *s. m.* (lat. *vulnerarius,* de *vulnus,* blessure, plaie) [angl. ***vulnerary***] (désuet). Médicament cicatrisant.

VULNÉRANT, TE, *adj.* (lat. *vulnus,* blessure) [angl. ***invasive***]. Agressif, blessant, traversant les téguments, en parlant d'un acte médical (injection, incision).

VULPIAN (syndrome de) (V. Edme, fr., 1826-1887). Douleurs sympathiques, accompagnées de troubles vasomoteurs et thermiques, observées parfois au cours des compressions de la moelle dans la région dorsale moyenne.

VULPIAN (type) [angl. ***Vulpian's atrophy***]. Atrophie musculaire progressive spinale (v. ce terme) débutant par l'épaule.

VULPIAN ET PRÉVOST (loi ou **phénomène de).** Dans le coma hémiplégique, après une attaque d'apoplexie, la tête et les yeux sont tournés de telle façon que le malade semble ***regarder sa lésion*** si l'hémiplégie est flasque et du côté opposé si l'hémiplégie s'accompagne de contractures. V. *déviation conjuguée des yeux* et *Prévost (phénomène de).*

VULTUEUX, EUSE, *adj.* (lat. *vultus,* visage). Se dit du visage quand il est congestionné et bouffi.

VULVE, *s. f.* (lat. *vulva*) (TA *pundendum feminimum*) [angl. ***vulva***]. Orifice externe des voies génitales de la femme comprenant les grandes et petites lèvres et le vestibule du vagin.

VULVECTOMIE, *s. f.* (lat. *vulva,* vulve ; gr. *ektomê,* ablation) [angl. ***vulvectomy***]. Résection partielle ou totale de la vulve.

VULVIFORME, *adj.* (lat. *vulva,* vulve ; *forma,* apparence). Qui présente l'aspect d'une vulve. — *hypospadias v.*

VULVITE, *s. f.* [angl. ***vulvitis***]. Inflammation de l'une ou de plusieurs des parties anatomiques qui constituent la vulve.

VULVO-VAGINITE, *s. f.* [angl. ***vulvovaginitis***]. Inflammation de la vulve et du vagin, s'accompagnant souvent d'urétrite et se manifestant surtout par l'hypersécrétion de la muqueuse.

VVI. Code international d'un stimulateur cardiaque monochambre ventriculaire inhibé par l'onde R. V. *stimulateurs cardiaques (code des).*

VVI-R. Code international d'un stimulateur cardiaque monochambre ventriculaire inhibé par l'onde R, à fréquence asservie. V. *stimulateurs cardiaques (code des).*

VVO. Code international d'un stimulateur cardiaque monochambre ventriculaire asynchrone. V. *stimulateurs cardiaques (code des).*

VVT. Code international d'un stimulateur cardiaque monochambre ventriculaire déclenché par l'onde T. V. *stimulateurs cardiaques (code des).*

VWF. V. *Willebrand (facteur de von).*

VZV. Abréviation de *Varicelle-Zona-Virus.* V. *virus varicelle-zona.*

W

W. — 1° Symbole du *travail ventilatoire* (v. ce terme). — 2° Symbole de *watt* (v. ce terme). — 3° Symbole du *tryptophane.*

WAALER-ROSE (réaction ou **test d'hémo-agglutination de)** (W. Erik, norv., 1940, R., 1948) [angl. ***Waaler-Rose test***]. Réaction destinée à mettre en évidence le facteur rhumatoïde. Le sérum contenant ce facteur agglutine les hématies de mouton préalablement sensibilisées au contact d'un sérum de lapin anti-mouton à un taux plus élevé que le sérum normal. L'agglutination pour une dilution supérieure à 1/32 est presque caractéristique de la polyarthrite rhumatoïde ; elle apparaît aussi dans certaines spondylarthrites ankylosantes, dans la lupo-érythémato-viscérite et dans la dermatomyosite. V. *facteur rhumatoïde.*

WAARDENBURG (syndromes de) (W. Petrus, holl.) [angl. ***Waardenburg's syndromes***]. — 1° (1934). Syn. *acrocéphalosyndactylie de type IV.* Variété d'acrocéphalosyndactylie (v. ce terme) voisine de la dyscéphalo-syndactylie. C'est un ensemble de malformations héréditaires à transmission autosomique dominante, associant une acrocéphalie avec déformation fronto-orbitaire, une brièveté des doigts légèrement soudés, un strabisme, un nez long et mince et parfois des malformations cardiaques. — 2° (1951). Syn. *syndrome de Waardenburg-Klein* (K., 1950), *syndrome de Van der Hœve-Halbertsma-Waardenburg* (V. der H., 1916). Syndrome associant des anomalies des paupières (déplacement vers le dehors de l'angle interne de l'œil et des points lacrymaux), de la racine du nez, élargie et des sourcils qui se rejoignent sur la ligne médiane, des anomalies pigmentaires des iris, un albinisme partiel, une surdité ou une surdimutité. Cet ensemble de malformations est d'origine génétique transmise selon le mode autosomique dominant.

WAARDENBURG-JONKERS (dystrophie cornéenne de) (1961) [angl. ***Waardenburg-Jonkers disease***]. Anomalie héréditaire de la cornée transmise selon le mode dominant, caractérisée par des opacités en flocons de neige des couches antérieures et par la discrétion des troubles fonctionnels.

WAARDENBURG-KLEIN (syndrome de). V. *Waardenburg (syndromes de), 2°.*

WAGENER (stade du fond d'œil selon) (W. Henry, amér., né en 1890). V. *Keith-Wagener (classification du fond d'œil selon).*

WAGNER (maladie de) (W. H., suisse, 1938) [angl. ***Wagner's disease***]. Dégénérescence vitréo-rétinienne héréditaire, transmise selon le mode autosomique dominant. La hyaloïde postérieure s'épaissit, le vitré se liquéfie, il s'y forme des membranes fibreuses, associées à des amas pigmentaires rétiniens. La maladie évolue comme une myopie compliquée de scotome, souvent de cataracte et de décollement de la rétine. V. *Goldmann et Favre (maladie de)* et *Stickler (syndrome de).*

WAGNER VON JAUREGG (méthode de) (W. von J. Julius, autr., 1857-1940 ; prix Nobel de médecine 1927). V. *paludothérapie.*

WAGNER-UNVERRICHT (dermatomyosite de) (W. Ernst, all.). V. *dermatomyosite.*

WAGR (syndrome) [angl. ***WAGR syndrome***]. Ensemble de malformations associant une tumeur de *Wilms* (v. ce terme), une *aniridie,* des anomalies *génito-urinaires* et un *retard* mental ; il est lié à des aberrations du bras court du chromosome 11.

WAGSTAFFE (fracture de) (W. William, brit., 1843-1910) [angl. ***Wagstaffe's fracture***]. V. *Le Fort (fractures de), 1°.*

WAHL (signe de von) (W. Eduard von, all., 1833-1890) [angl. ***von Wahl's sign***]. Météorisme abdominal localisé, par distension de l'anse susjacente à l'obstacle, observé au début de l'occlusion intestinale aiguë.

WAKSMAN (Selman). Bactériologiste américain, 1888-1973 ; prix Nobel de médecine 1952. V. *streptomycine.*

WALBAUM (syndrome de) [angl. ***DOOR syndrome***]. Ensemble malformatif de transmission probablement récessive autosomique, associant au retard mental, une surdité, une hypoplasie ou une absence des phalanges distales des mains et des pieds, avec triphalangie du pouce.

WALDENSTRÖM (maladies de) — 1° (W. Henning, suédois, né en 1877). V. *ostéochondrite déformante juvénile de la hanche.* — 2° (W. Jan, suédois, né en 1906). V. *macroglobulinémie.*

WALDENSTRÖM (purpura hyperglobulinémique de). V. *purpura hyperglobulinémique de Waldenström.*

WALDEYER (anneau de) (Heinrich W., all., 1836-1921) [angl. ***Waldeyer's ring***]. Ensemble du tissu lymphatique entourant circulairement le pharynx, comprenant les amygdales pharyngées, palatines, tubaires et linguales.

WALDHAUSEN (technique, opération ou **aortoplastie de J. A.)** (1966) [angl. ***Waldhausen's operation***]. Opération destinée à traiter, chez le nourrisson, une coarctation (v. ce terme) aortique isthmique longue, ayant une zone hypoplasique étendue. Elle utilise l'artère sous-clavière (ou subclavière) gauche sectionnée dont la portion proximale incisée longitudinalement est rabattue sur l'aorte pour élargir cette dernière.

WALDMAN (maladie de). V. *entéropathie exsudative.*

WALFORD ET KAPLAN (syndrome de) (1956). V. *fibrose pulmonaire interstitielle diffuse.*

WALKER (W. Arthur, amér.). V. *Dandy-Walker (syndrome de)* et *Marden-Walker (syndrome de).*

WALKER ET WARBURG (syndrome de) (Walker Arthur, amér., 1942 ; Warburg Mette, danoise, 1971) [angl. ***Walker-Warburg syndrome***] Encéphalopathie rare, léthale en quelques mois, associant hydrocéphalie et anomalies oculaires multiples, de transmission autosomique récessive.

WALLENBERG (syndrome de) (W. Adolf, all., 1895) [angl. ***Wallenberg's syndrome***]. Syn. *syndrome rétro-olivaire de Déjerine.* Syndrome neurologique dû à une lésion des faces latérales du bulbe par occlusion de l'artère cérébelleuse postérieure et inférieure ou de l'artère vertébrale. C'est une des principales localisations du ramollissement vertébro-basilaire. Il est caractérisé par les phénomènes alternes suivants : *du côté de la lésion,* anesthésie de la face, paralysie du voile du palais, de la corde vocale et du pharynx, paralysie du sympathique, troubles cérébelleux et vestibulaires, paralysie du trapèze et du sterno-cléido-mastoïdien *du côté opposé,* anesthésie thermo-algésique et parfois paralysie légère.

WALLÉRIENNE (dégénérescence) (du nom de l'anatomiste anglais Augustus Waller, 1857) [angl. ***wallerian syndrome***]. Syn. *dégénérescence nerveuse descendante.* Ensemble des lésions dégénératives d'un nerf séparé de son centre trophique : fragmentation des fibres du cylindraxe, puis de la myéline, multiplication des noyaux de la gaine de Schwann.

WALTHER (fracture de) (all., XIXe siècle). Variété exceptionnelle de fracture du maxillaire, combinant une double fracture verticale et une fracture horizontale.

WANDERING PACEMAKER (angl. *wandering,* errant ; *pace,* allure ; *maker,* créateur). V. *commande instable.*

WANGENSTEEN (méthode de) (W. Owen, amér., 1931) [angl. ***Wangensteen's method***]. Aspiration continue pratiquée, au cours des occlusions intestinales, au moyen d'une sonde duodénale.

WANGENSTEEN (opération de) (W. Owen, amér., 1898-1981) [angl. ***total fundusectomy***]. Résection de tout le fundus gastrique. V. *fundusectomie.*

WARBURG (Mette). Ophtalmologiste danoise. V. *Walker et Warburg (syndrome de).*

WARBURG (W. Otto, all., 1883-1970, prix Nobel de médecine 1931 et 1944). V. *ferment jaune de W.* et *ferment respiratoire.*

WARBURG (syndrome de) (W. Mette, danoise, 1971) [angl. ***Warburg's syndrome***]. Syn. *HARD syndrome* (1976). Syndrome malformatif létal à transmission autosomique récessive associant hydrocéphalie congénitale précoce, agyrie et dysplasie rétinienne.

WARD (syndrome de Romano-) (W. O., irlandais, XXe siècle) [angl. ***Romano-Ward syndrome***]. V. *Romano-Ward (syndrome de).*

WARREN (opération de) (W. Dean, amér., 1967) [angl. ***Warren's shunt***]. Anastomose termino-latérale du segment distal de la veine splénique, sectionnée, avec la veine rénale gauche. Elle est associée à la ligature des pédicules vasculaires coronaire stomachique, gastro-épiploïque droit et pylorique. Cette opération est pratiquée pour éviter les hémorragies digestives récidivantes par hypertension portale des cirrhotiques : elle permet en effet de décomprimer les varices œsophagiennes dont le sang est drainé vers la rate et la veine rénale gauche, tout en conservant un flux mésentérico-portal nécessaire à l'irrigation du foie.

WARTENBERG (phénomène de) (W. Robert, amér., 1946). Synergie fonctionnelle consistant, à la suite de l'attouchement de la cornée, dans la fermeture de l'œil associée à une déviation de la mâchoire du côté opposé.

WARTENBERG (signe de) (W. Robert, amér., 1887-1956) [angl. ***Wartenberg's sign***]. Signe de paralysie cubitale (ou ulnaire), l'auriculaire étant en abduction.

WARTER ET MÉTAIS (épreuve de) (1952) [angl. ***Warter-Métais test***]. Syn. *épreuve du transit lipidique.* Épreuve d'exploration de l'absorption des graisses par l'intestin. On fait ingérer une quantité connue d'huile d'olive et de baryte. Le dosage comparatif des ingesta et des excreta (repérés grâce à la baryte) permet de connaître le pourcentage d'absorption de l'huile d'olive, qui est normalement voisin de 90 %.

WARTHIN (tumeur de) (W. Aldred, amér., 1924). V. *cystadénolymphome de la parotide.*

WASH-OUT, *s. m.* (angl. : *to wash-out,* faire disparaître en lavant). V. *rinçage pyélo-caliciel.*

WASSERMANN (réaction de) (W. August von, all., 1906) [angl. ***Wassermann's reaction***]. Syn. *réaction de Bordet-Wassermann.* Application au diagnostic de la syphilis de la réaction de fixation du complément de Bordet et Gengou. Elle est positive dans le sérum des malades et aussi dans le liquide céphalorachidien des sujets atteints de syphilis du névraxe. L'antigène d'abord utilisé a été le foie de nouveau-né atteint de syphilis congénitale, très riche en tréponèmes. Puis on a obtenu également (Levaditi) cette réaction avec des extraits d'organes sains, avec des solutions de taurocholate de sodium et aussi avec un phospholipide extrait du cœur de bœuf, la *cardiolipine* (M. Pangborn, 1945). Longtemps utilisée dans le diagnostic courant de la syphilis, cette réaction est maintenant abandonnée au profit des examens suivants : *FTA-abs, TPHA,* ainsi que *Kline* et *VDRL* (v. ces termes).

WATERHOUSE-FRIDERICHSEN (syndrome de) (W. Rupert, brit., 1916-18) [angl. ***Waterhouse-Friderichsen syndrome***]. Syndrome caractérisé par un purpura généralisé, fébrile, d'apparition brutale, aboutissant à la mort en 12 ou 24 heures dans le coma et l'hypotension. Il s'accompagne d'hypoglycémie, survient le plus souvent chez des enfants de moins de 5 ans et correspond à une surrénalite aiguë hémorragique provoquée par le méningocoque. Ce syndrome se rattache au *purpura fulminans.*

WATERSTON (opération de) (W. David, brit., 1962) [angl. ***Waterston's operation***]. Variante de l'opération de Potts (v. ce terme) dans laquelle l'anastomose est pratiquée entre la face postérieure de l'aorte ascendante et la face antérieure de la branche droite de l'artère pulmonaire.

WATKINS ET DELORME (méthode de). V. *Delorme et Watkins (méthode de).*

WATKINS ou **WATKINS-SCHAUTA-WERTHEIM (opération de)** (W. Thomas, amér., 1898 ; Schauta et Wertheim, 1899) [angl. ***Watkins's operation, Schauta-Wertheim operation***]. Colpopérinéorraphie complétée par l'interposition, entre le vagin et la vessie, de l'utérus basculé et fixé en antéversion opération destinée à remédier au prolapsus utérin, surtout lorsqu'il est accompagné de rétroversion et de cystocèle.

WATSON (James, amér., né en 1928 ; prix Nobel de médecine 1962). V. *hélice (double) de Watson et Crick* et *désoxyribonucléique (acide).*

WATSON (syndrome de) (W. Geoffrey, brit., 1967) [angl. ***Watson's syndrome***]. Ensemble malformatif associant une sténose pulmonaire, des troubles conductifs intracardiaques, une dysmorphie cranio-faciale, une débilité mentale et des taches cutanées café-au-lait.

WATSON-JONES (bandage de) [angl. ***Watson-Jones plaster***]. Bandage adhésif pour traitement de la luxation acromio-claviculaire.

WATT, *s. m.* (James Watt, physicien écossais, 1736-1819) (symbole W) [angl. ***watt***]. Unité de puissance dans le système international (v. ce terme) correspondant à un joule (v. ce terme) par seconde.

WAUGH ET RUDDICK (test de). V. *tolérance à l'héparine in vitro (test de).*

Wb. Symbole du *weber* (v. ce terme).

WBC. Initiales du terme anglais ***White Blood Cell (count)***. Globules blancs ou nombre de globules blancs.

WDHA (syndrome). Acronyme angl. : *Watery Diarrhoea, Hypokaliaemia, Achlorhydria* (diarrhée aqueuse, hypokaliémie, achlorhydrie). Syn. de *syndrome de Verner et Morrison.* V. ce terme.

WEAVER (syndrome de) (W. David, amér., 1974) [angl. ***Weaver's syndrome***]. Ensemble rare de malformations comprenant notamment une avance staturo-pondérale à la naissance et de l'âge osseux, une dysmorphie faciale avec hypertélorisme, une camptodactylie (v. ces termes) et une tonalité grave du cri. V. *Marshall (syndrome de)* et *lipodystrophie généralisée.*

WEBER, *s. m.* (symbole **Wb**) (Wilhelm Weber, physicien allemand 1804-1891) [angl. ***weber***]. Unité de flux d'induction magnétique dans le système international. C'est le flux qui à travers une seule spire y produit une force électromotrice de 1 volt s'il décroît uniformément à zéro en 1 seconde.

WEBER (compas de) (W. Ernst, all., 1795-1878). Compas spécial permettant de mesurer la distance minima qui sépare deux points dont la piqûre détermine deux excitations distinctes. V. *esthésiomètre.*

WEBER (épreuves de). (W. Ernst) — 1° [angl. ***Weber's test for ear disease***]. Comparaison de l'acuité auditive des deux oreilles à l'aide d'un diapason appuyé au milieu du front. Le son est mieux perçu du côté malade, quand la lésion porte sur l'appareil de transmission (oreille moyenne) ; il se localise au contraire du côté sain, dans les altérations de l'oreille interne. — 2° V. *Valsalva (épreuve, manœuvre ou test de).*

WEBER (maladie de) (W. Frederick Parkes, brit., 1863-1962). V. *Sturge-Weber-Krabbe (maladie de).*

WEBER (réaction de) (W. Hermann, all., 1893) [angl. ***Weber's test for blood***]. Réaction décelant la présence d'une faible quantité de sang et utilisée pour rechercher les hémorragies occultes dans différents excreta. La substance à examiner, traitée par l'acide acétique et l'éther, est additionnée de teinture de gaïac et d'un peu d'eau oxygénée ; si elle contient du sang, la teinture de gaïac est oxydée par l'oxyhémoglobine et le mélange prend une teinte bleue. V. *Hemoccult.*

WEBER (syndrome de) (W. Sir Herman, brit., 1863) [angl. ***Weber's paralysis***]. Syn. *hémiplégie alterne supérieure* ou *pédonculo-protubérantielle.* Association d'une hémiplégie et d'une paralysie du moteur oculaire commun du côté opposé à l'hémiplégie. Ce syndrome correspond anatomiquement à une lésion du pied du pédoncule cérébral.

WEBER (syndrome de Parkes) (W. Frederick Parkes). V. *hémangiectasie hypertrophique.*

WEBER-CHRISTIAN (maladie de) (W. Frederick Parkes). V. *panniculite fébrile nodulaire récidivante non suppurée.*

WECHSLER-BELLEVUE (échelle ou **test de)** (W. David, amér., né en 1896) [angl. ***Wechsler-Bellevue intelligence scale***]. Groupe d'épreuves utilisées pour déterminer, chez l'adulte, le quotient intellectuel.

WEDENSKY (inhibition de). V. *inhibition de Wedensky.*

WEECH (syndrome de) (W. Alexander, amér., 1929). V. *anhidrose avec hypotrichose et anodontie.*

WEEKS (bacille de) (W. John, amér., 1853-1949). V. *Hæmophilus conjunctivitidis.*

WEGENER (granulomatose ou **syndrome de)** (Klinger, 1931 ; W. Friedrich, all., 1936) [angl. ***Wegener's granuloma***]. Syn. *granulome rhinogène.* Syndrome caractérisé ***cliniquement*** par la succession d'une suppuration nécrosante rhinopharyngée accompagnée presque toujours d'infiltration du parenchyme pulmonaire, d'une atteinte artérielle, enfin d'une insuffisance rénale qui entraîne spontanément la mort en quelques semaines ou quelques mois ; des manifestations cardiaques, digestives, articulaires, nerveuses sont inconstantes. ***Anatomiquement,*** existent des lésions granulomateuses évoluant vers la nécrose au niveau de l'appareil respiratoire, des lésions vasculaires analogues à celles de la périartérite noueuse et des lésions rénales glomérulaires, à type de glomérulonéphrite thrombosante. V. *angéite allergique, glomérulonéphrite extracapillaire* et *granulome malin centro-facial.*

WEIGL (vaccin de) [angl. ***Weigl's vaccine***]. V. *typhus exanthématique.*

WEIL. V. *Klippel-Weil (signe de).*

WEIL (maladie de) (W. Adolf, all., 1848-1916). V. *leptospirose ictéro-hémorragique.*

WEIL-FÉLIX (réaction de) (W. Edmond, autr., 1880-1922) [angl. ***Weil-Felix reaction***]. Sérodiagnostic du typhus exanthématique. Le sérum, du 10ᵉ au 20ᵉ jour de la maladie, agglutine fortement une émulsion de Proteus OX 19. La réaction de fixation de complément est plus spécifique.

WEILL. V. *Babinski-Weill (épreuve de).*

WEILL (maladie de). V. *polyostéochondrite.*

WEILL (signe de) [angl. ***Weill's sign***]. Signe précoce de la pneumonie infantile décrit par Weill (de Lyon). Il consiste dans le défaut d'expansion de la région sous-claviculaire du côté malade, quel que soit le siège de la pneumonie.

WEILL ET REYS (syndrome de) (W. Georges, fr., 1926). V. *Adie (maladie ou syndrome d').*

WEILL-MARCHESANI (syndrome de) (W. Georges, 1932 ; M., 1939) [angl. ***Weill-Marchesani syndrome***]. Syn. *syndrome de brachymorphie-sphérophakie, syndrome de Marchesani.* Affection héréditaire, probablement récessive, caractérisée par un nanisme avec brachycéphalie et extrémités courtes et par des anomalies du cristallin (aspect sphérique, petitesse et subluxation) parfois accompagnées de glaucome. Elle résulterait, comme le syndrome de Marfan, d'une anomalie du tissu conjonctif.

WEINBERG (réaction de) (W. Michel, à Paris, 1908 ; Ghedini, 1906) [angl. ***Weinberg's test***]. Application de la réaction de fixation du complément au diagnostic de l'échinococcose.

WEINGARTEN (syndrome de). V. *éosinophilie tropicale.*

WEINSTEIN (syndrome de). Ensemble de malformations proches du syndrome d'Alström (v. ce terme), mais qui en diffère par l'absence de diabète et la présence d'une hyperlipidémie.

WEIR MITCHELL (maladie de) (M. Silas Weir, amér., 1829-1914). V. *érythromélalgie.*

WEIR MITCHELL (syndrome de). V. *causalgie.*

WEISMANN-NETTER ET STUHL (maladie de) (W.-N. Robert, fr., 1954). V. *toxo-pachy-ostéose diaphysaire tibiopéronière.*

WEISS. V. *Charcot-Weiss-Barber (syndrome de), Mallory-Weiss (syndrome de)* (W. Konrad, amér., né en 1898) et *Müller-Weiss (maladie de)* (W. Konrad, autr.).

WEISS (signe de) [angl. ***Weiss's sign***]. Contraction de l'orbiculaire provoquée par la percussion de l'angle externe de l'orbite, observée dans la tétanie.

WEISSENBACH (W. Raymond, fr., 1885-1963). V. *Thibierge-Weissenbach (syndrome de).*

WEIZSÄCKER (syndrome de von) (W. Viktor von, all., né en 1886). V. *métamorphopsie.*

WELANDER (W. Lisa, suédoise, née en 1909). V. *Kugelberg-Welander (maladie de).*

WELANDER (myopathia distalis tarda hereditaria de). V. *Gowers (myopathie distale ou type de).*

WELCH (bacille de) (W. William, amér., 1850-1934). V. *Clostridium perfringens.*

WELCHIA PERFRINGENS. V. *Clostridium perfringens.*

WELLENS (syndrome de) (Wellens HJ, 1982) [angl. ***Wellens's syndrome***]. Association d'angine de poitrine et de troubles persistants de la repolarisation à l'électrocardiogramme (profonde inversion de l'onde T en dérivations précordiales V2 et V3), en l'absence d'onde Q et d'anomalie des marqueurs biologiques de l'infarctus du myocarde. Ce syndrome correspond à un rétrécissement très serré de l'artère interventriculaire antérieure et à un risque élevé d'infarctus antéroseptal.

WELLS (W. Michael, brit.). V. *Muckle et Wells (syndrome de).*

WELLS (syndrome de) (W. G., angl., 1971) [angl. ***Wells's syndrome***]. Syn. *cellulite à éosinophiles.* Syndrome d'origine inconnue associant : — 1° des *plaques érythémateuses* et œdémateuses d'évolution extensive, parfois bulleuses, qui vont guérir en laissant une induration mais qui peuvent récidiver — 2° un *infiltrat éosinophilique* des lésions que la biopsie localise au début dans le derme puis à un stade ultérieur le long des fibres collagènes (aspect en flammèche).

WELTI (W. Jean-Jacques, fr., né en 1913). V. *Lian-Siguier-Welti (syndrome de).*

WENCKEBACH ou **LUCIANI-WENCKEBACH (bloc, période** ou **phénomène de)** (W. Frederik, holl.) [angl. ***Wenckebach's block***]. — 1° (1898). Syn. *bloc de Mobitz, type I.* Variété d'arythmie cardiaque due à un bloc atrio-ventriculaire incomplet et irrégulier (variété de bloc du 2ᵉ degré). Elle est caractérisée, au cours de plusieurs systoles successives, par l'allongement régulier et progressif de l'intervalle atrio-ventriculaire (espace PR), aboutissant à une contraction atriale isolée suivie d'une pause ventriculaire, après laquelle le cycle recommence *(périodes de Wenckebach* ou *de Luciani-Wenckebach).* Parfois, après l'allongement progressif de l'espace PR, surviennent, non pas une, mais deux ou trois ondes atriales bloquées n'entraînant pas de contraction ventriculaire (*période de Wenckebach du second degré* : C. Guérot, 1975). — 2° Wenckebach et Hay ont individualisé en 1906 ce que Mobitz a décrit plus tard sous le nom de type II. V. *Mobitz (bloc de), type II.*

WENCKEBACH (point de) (cardiologie). Fréquence cardiaque à partir de laquelle survient un bloc atrio-ventriculaire, au cours d'une épreuve de stimulation électrique atriale par sonde endocavitaire. V. *électrophysiologie.*

WERDNIG-HOFFMANN (amyotrophie, forme ou maladie de) (W. Guido, autr.) (Werdnig, 1891 ; Hoffmann, 1893) [angl. ***Werdnig-Hoffmann disease***]. Syn. *poliomyélite antérieure chronique familiale de l'enfant.* Variété de poliomyélite antérieure chronique, débutant dans les premiers jours ou les premiers mois de la vie, caractérisée par une amyotrophie avec réaction de dégénérescence, à propagation centrifuge au niveau des membres, atteignant d'abord les membres inférieurs et les lombes, par l'existence initiale de pseudo-hypertrophie et l'absence de contractions fibrillaires, troubles qui la rapprochent des myopathies. Son évolution est mortelle en 2 ou 3 ans. L'examen anatomique de la moelle fait constater l'atrophie des cellules des cornes antérieures. C'est une affection héréditaire transmise selon le type récessif. — ***Actuellement*** on considère la myatonie congénitale d'Oppenheim comme une variété de maladie de Werdnig-Hoffmann. Dans la classification de Fried et Emery (1971) cette dernière correspond au type I des amyotrophies spinales infantiles, le type III étant le syndrome de Kugelberg-Welander et le type II une forme intermédiaire. V. *Fazio-Londe (atrophie ou syndrome de).*

WERLHOF (maladie de) (W. Paul, all., 1735) [angl. ***Werlhof's disease***]. Syn. *purpura hémorragique.* Syndrome caractérisé par une éruption de purpura, s'accompagnant d'hémorragies multiples, apparaissant sans cause connue, ne s'accompagnant ni de fièvre, ni d'altération marquée de l'état général et se terminant par la guérison au bout de 8 à 10 jours. Il s'agit d'une forme de purpura thrombopénique idiopathique. — ***m. de W. familiale congénitale.*** V. *Wiskott-Aldrich (syndrome de).*

WERMER (syndrome de) (W. Paul, amér.). V. *adénomatose pluri-endocrinienne.*

WERNEKINK (W. Friedrich, all., 1798-1935). V. *commissure de Wernekink (syndrome de la).*

WERNER (syndrome de) (W. Otto, all., 1904) [angl. ***Werner's syndrome***]. Syn. *pangeria de l'adulte.* Sclérodermie atrophique avec poïkilodermie, tumeurs cutanées, aspect eunuchoïde et cataracte bilatérale corticale de type endocrinien ; il s'agit d'une affection héréditaire récessive autosomique qui se manifeste chez l'adulte jeune ; elle s'accompagne parfois d'ostéoporose, de diabète et d'athérosclérose précoce et aboutit à un vieillissement prématuré. La mort survient vers la cinquantaine, parfois du fait d'une affection maligne. V. *Rothmund (syndrome de).*

WERNER (test de) (W. F., all., XXe siècle) [angl. ***thyroid suppression test***]. Diminution de la sécrétion de thyréostimuline provoquée, chez le sujet normal, par l'administration de triiodothyronine (T3) : il s'ensuit une réduction de l'activité thyroïdienne et de la fixation de l'iode radioactif. Chez le sujet atteint de maladie de Basedow, la thyroïde, devenue autonome, reste insensible à l'action de la triiodotyronine qui ne modifie pas la courbe de fixation de l'iode radioactif.

WERNICKE (W. Karl, all., 1848-1905). V. *Posadas-Wernicke (maladie de)* et *Tilling-Wernicke (syndrome de).*

WERNICKE (aphasie de) (1874). V. *aphasie de Wernicke.*

WERNICKE (maladie de). V. *Gayet-Wernicke (encéphalopathie ou maladie de).*

WERNICKE (réaction hémiopique de) [angl. ***Wernicke's sign***]. Lorsque l'hémaniopsie dépend d'une lésion des voies optiques antérieures, en avant des corps genouillés (bandelette optique), la pupille ne réagit pas à l'éclairement de la moitié aveugle de la rétine.

WERTHEIM (opération de) (W. Ernst, autr., 1900) [angl. ***Wertheim's operation***]. Hystérectomie abdominale élargie, dans laquelle on enlève d'un seul bloc, avec l'utérus, le plus possible de vagin et de tissu cellulaire paramétrique avec les ganglions (opération pratiquée dans le cas de cancer).

WERTHEIM ET SCHAUTA (opération de). V. *Watkins-Schauta-Wertheim (opération de).*

WESSELSBRON (maladie de) [angl. ***Wesselsbron disease***]. Virose du bétail à flavivirus, transmise à l'homme par les moustiques, décrite en Afrique du Sud, dans la localité de W. ; elle évolue en règle sous la forme d'une affection grippale.

WEST (syndrome de) (W. W., brit., 1841). V. *spasmes en flexion (syndrome des).*

WESTERGREN (méthode de) (W. Alf, suédois, né en 1891) [angl. ***Westergren's method***]. Mesure de la vitesse de sédimentation globulaire. V. *sédimentation.*

WESTERMARK (signe de) (1938) [angl. ***Westermark's sign***]. Hyperclarté d'un segment de poumon, ischémié à la suite de l'oblitération de la branche correspondante de l'artère pulmonaire. Signe radiographique observé parfois au cours de l'embolie pulmonaire.

WESTERN BLOT (terme anglais) (Burnette, W. N., 1981) (par jeu de mots d'après *Southern blot*). Méthode de détection des protéines par *immunotransfert.* V. ce terme.

WESTPHAL (contraction paradoxale de) (W. Karl, all., 1833-1890). V. *réflexe de posture locale.*

WESTPHAL (maladie de) (1885). V. *paralysie périodique familiale.*

WESTPHAL (signe de) (1875) [angl. ***Westphal's test***]. Abolition du réflexe patellaire : signe précoce du tabès.

WESTPHAL-PILTZ (réflexe de) (1899). V. *Galassi (réflexe de).*

WESTPHAL-STRÜMPELL (syndrome de) (Westphal, 1883 ; Strümpell, 1898) [angl. ***Strümpell-Westphal pseudosclerosis***]. Syn. *pseudo-sclérose ou pseudo-sclérose en plaques de Westphal-Strümpell, syndrome cérébello-strié.* Affection très rare, rappelant la sclérose en plaques et qui est une variété de *dégénérescence hépato-lenticulaire* (v. ce terme). Elle est caractérisée ***cliniquement*** par un tremblement intentionnel, une parole scandée et l'existence d'un cercle bronzé cornéen de Kayser-Fleischer ; ***anatomiquement*** par des lésions microscopiques du cortex du cervelet et des ganglions basilaires, consistant en une production anormale de névroglie et par une cirrhose du foie, atrophique et nodulaire, qui ne donne pas de manifestation clinique.

WETHERBEE (maladie de) (d'après le nom du malade). Poliomyélite antérieure chronique dégénérative à caractère familial et débutant aux membres inférieurs.

WETTERWALD (technique de). V. *palper-rouler.*

WEYERS (W. Helmut, all.). V. *Hertwig-Weyers (syndrome d').*

WEYERS ET THIER (syndrome de) (1958) [angl. ***Weyers-Thier syndrome***]. Syn. *syndrome oculovertébral.* Variété de syndrome du premier arc (v. ce terme) comportant : des anomalies du globe oculaire (microphtalmie, anophtalmie, colobome), une aplasie de l'hémiface et des malformations des vertèbres cervicales et dorsales (hémivertèbres, vertèbres cunéiformes ou agénésiques).

WGA. Abréviation du terme anglais : ***Wheat Germ Agglutinin*** : leuco-agglutinine du germe de blé. V. *lectine.*

WHARTON (canal de) (W. Thomas, brit., 1614-1673) (TA *ductus submaxillaris*) [angl. ***submaxillary duct***]. Nom classique du *conduit submandibulaire.* V. *submandibulaire* • 👁 **salivaire** •.

WHARTON (gelée de) [angl. ***Wharton's jelly***]. Tissu conjonctif entourant les vaisseaux du cordon ombilical.

WHARTONITE, *s. f.* [angl. ***whartonitis***]. Inflammation du canal de Wharton, conduit excréteur de la glande salivaire sous-maxillaire ou submandibulaire.

WHEEZING, *s. m.* (en angl. : sifflement respiratoire) (terme que l'arrêté ministériel du 1er janv. 1975 propose de remplacer par celui de *sifflement*). Bruit respiratoire anormal perceptible à n'importe quel temps de la respiration et souvent à distance, au cours des sténoses bronchiques il est de timbre variable : sifflement, ronflement, gargouillement, bruit de râpe ou de crécelle, etc.

WHIPPLE (maladie de) (W. George, amér., 1907 ; prix Nobel de médecine 1934) [angl. ***Whipple's disease***]. Syn. *lipodystrophie intestinale.* Affection rare caractérisée ***anatomiquement*** par des dépôts de graisse et d'acides gras dans les macrophages qui infiltrent les tissus lymphatiques de l'intestin et du mésentère ; ***cliniquement,*** par des douleurs articulaires et musculaires, des adénopathies périphériques, puis une diarrhée graisseuse, une ascite chyleuse, une hypotension artérielle et un amaigrissement progressif considérable. Spontanément mortelle, la *m. de W.* guérit par l'antibiothérapie. Une bactérie proche des Actinomycètes, *Tropheryma whippelii,* a été isolée en 1992 par R.A. Relman de biopsies intestinales de patients atteints de cette maladie.

WHIPPLE (méthode de) (1920). Traitement historique des anémies graves et même pernicieuses par l'ingestion de foie de veau cru ou peu cuit en grande quantité (de 80 à 200 g par jour) ou par l'administration d'extraits hépatiques buvables ou injectables.

WHIPPLE (triade de) (W. George, amér., 1878-1976) [angl. ***Whipple's triad***]. Groupement de trois éléments qui caractérisent les accidents d'hypoglycémie : déclenchement par le jeûne, glycémie inférieure à 0,50 g soit 2,78 mmol/L, amélioration par l'absorption de glucides.

WHITAKER (syndrome de) (W. Joanne, amér., 1956) [angl. ***Whitaker's syndrome***]. Association d'hypoparathyroïdie et de candidose cutanée. Ce syndrome, d'origine génétique, à transmission autosomique récessive, s'accompagne fréquemment d'auto-anticorps circulants et d'autres affections auto-immunes (maladie d'Addison, thyroïdite de Hashimoto, maladie de Biermer, hépatite chronique active). V. *polyendocrinopathie auto-immune.*

WHITAKER (test de) (1979) [angl. ***Whitaker's test***]. Épreuve urodynamique (v. ce terme) consistant à ponctionner le bassinet et à réaliser une pyélomanométrie sous débit de perfusion constant.

WHITE (W. Paul Dudley, amér., 1886-1973). V. *Bland-White-Garland (syndrome de), MacGinn et White (signe de)* et *Wolff-Parkinson-White (syndrome de).*

WHITE (syndrome de). V. *pied d'immersion.*

WHITE-BOCK (indice de) (W. Paul Dudley) [angl. ***White-Bock index***] (électrocardiographie). Indice fondé sur l'étude du complexe QRS dans les dérivations périphériques. De la somme (en millimètres) des déflexions positives en D_1 et négatives en D_3 on soustrait la somme des déflexions négatives en D_1 et positives en D_3. Son étude permet de distinguer les déviations de l'axe électrique du cœur dues à une hypertrophie ventriculaire (indice supérieur à 17 mm) de celles dues à une simple rotation du cœur vers la gauche (indice inférieur à 17 mm).

WHITEHEAD (opération ou **procédé de)** (W. Walter, angl., 1840-1913) [angl. ***Whitehead's operation***]. Méthode de cure sanglante des hémorroïdes, qui consiste dans l'ablation d'un manchon muqueux anorectal complet après dilatation forcée des sphincters.

WHITMORE (bacille de) (W. Alfred, brit., 1876-1946). Agent spécifique de la mélioïdose *(Pseudomonas pseudomallei).*

WHITMORE (classification de). Stades du *cancer de la prostate.* — A : latent microscopique. — B : nodule intracapsulaire accessible au toucher rectal. — C : dépassant la capsule. — D1 : métastases ganglionnaires pelviennes. — D2 : métastases à distance.

WICKHAM (stries de) (W. Louis, fr., 1861-1913) [angl. ***Wickham's striæ***]. Lignes blanc-laiteux ou grisâtres qui dessinent, sur les plaques de lichen plan, un réseau caractéristique.

WIDAL (W. Fernand, fr., 1862-1929). V. *Chantemesse et Widal (bacille de).*

WIDAL (lois de) [angl. ***Widal's laws***]. Règles établies autrefois par Widal et ses élèves, pour fixer le pronostic des néphrites chroniques en fonction du taux de l'urée sanguine. Si celui-ci est de 0,5 g à 1 g/L (8,3 à 16,6 mmol/L) il s'agit d'une azotémie d'alarme qui peut rester stationnaire, progresser ou régresser ; une azotémie entre 1 et 2 g/L (16,6 à 33,3 mmol/L) indique la mort dans un délai de 2 ans au maximum. Au-dessus de 2 g, la survie n'est que de quelques mois ou de quelques semaines ; une azotémie supérieure à 3 g/L (49,9 mmol/L) est l'indice d'une mort très prochaine.

WIDAL (réaction ou **séro-diagnostic de)** (1896) [angl. ***Widal's test***]. V. *séro-diagnostic.*

WIDAL (syndrome de) (1922) [angl. ***Widal's syndrome***]. Crises d'asthme déclenchées par l'absorption d'aspirine, survenant chez des asthmatiques chroniques ayant également une polypose rhino-sinusienne. Il ne semble pas que le mécanisme de l'action nocive de l'aspirine soit ici de nature allergique.

WIDAL, ABRAMI ET BRULÉ (ictère hémolytique, type). Ictère hémolytique acquis (v. ce terme).

WIDE ET GEMZELL (réaction ou test de) (W. Leif, danois, 1960). Réaction immunologique permettant le diagnostic biologique rapide de la grossesse. La présence de gonadotrophine chorionique dans l'urine de la femme enceinte est décelée par une réaction d'inhibition de l'hémagglutination passive. Des hématies sur lesquelles cette hormone a été fixée ne peuvent plus être agglutinées par l'immun-sérum correspondant, si celui-ci a été préalablement mélangé à une urine contenant ladite hormone.

WIEDEMANN (W. Hans, all.). V. *Holtermüller-Wiedemann (syndrome de), Genée-Wiedemann (syndrome de)* et *Stuve et Wiedemann (syndrome de).*

WIEDEMANN ET BECKWITH (syndrome de) (W., 1964 ; B., 1964) [angl. ***Beckwith-Wiedemann syndrome, EMG syndrome***]. Syn. *syndrome omphalocèle-macroglossie-gigantisme* (Wiedemann), *syndrome d'hypertrophie staturale avec macroglossie et omphalocèle.* Syndrome rare, parfois familial, se manifestant dès la naissance, caractérisé par l'association de macroglossie, d'omphalocèle, d'un poids et d'une taille excessifs, d'une augmentation de volume des viscères et parfois d'une hypoglycémie. Le gigantisme se développe dans l'enfance, avec évolution accélérée de l'ossification, tandis que l'hypertrophie de la langue et des viscères régresse et qu'un état prédiabétique et parfois hyperlipémique apparaît.

WIEDEMANN ET RAUTENSTRAUCH (syndrome de) (W. H., all., 1948 ; R. T., all., 1977) [angl. ***Wiedemann-Rautenstrauch syndrome***]. Syndrome malformatif très rare à transmission autosomique récessive associant une pseudo-hydrocéphalie et un aspect de progéria.

WIEDMANN. V. *Spranger-Wiedmann (maladie de).*

WIETHE (maladie de) (W. Camillo, autr., 1888-1949). V. *lipoïdoprotéinose de la peau et des muqueuses.*

WIGGERS (unité) (W. Carl, amér., 1883-1963) [angl. ***Wiggers unit***]. Unité servant à mesurer la résistance vasculaire (v. ce terme) elle l'exprime en dynes par seconde par cm^3 par cm^2 ou dynes/sec./cm^5.

WILDERVANCK (syndrome de) (W. L., holl., 1960). V. *cervico-oculo-acoustique (syndrome).*

WILKIE (syndrome de) (Sir David W., angl., 1881-1938) [angl. ***Wilkie's syndrome***]. V. *mésentérique supérieure (syndrome de l'artère) 2°.*

WILKINS (maladie de) (W. Lawson, amér., 1950) [angl. ***Wilkins's disease***]. Le plus fréquent des syndromes d'hyperplasie surrénale congénitale (v. ce terme). Il est caractérisé ***anatomiquement*** par un aspect cérébriforme des glandes surrénales et ***cliniquement*** par l'apparition d'une puberté précoce chez le jeune garçon, et chez la petite fille par un pseudo-hermaphrodisme avec apparition de caractères sexuels secondaires masculins (v. *gynandrie* et *virilisme*). Elle est due à un défaut de synthèse des hormones surrénales : l'impossibilité d'élaborer le cortisol (ou hydrocortisone) qui déclenche, par l'intermédiaire de l'hypophyse, la stimulation et l'hyperplasie du cortex surrénal et l'hypersécrétion de 17-OH progestérone et d'hormones mâles ; dans l'urine le taux des 17-cétostéroïdes est élevé et celui des 11-oxycorticostéroïdes abaissé. La cortisone administrée précocement amène la guérison, sinon l'évolution se fait vers un nanisme avec hirsutisme.

WILKINSON (W. John, brit., 1956). V. *Sneddon et Wilkinson (maladie de).*

WILKINSON (anémie de). V. *anémie achrestique.*

WILL-IRONSIDE (syndrome de) (Will R., Ironside J., brit.) [angl. ***Will-Ironside syndrome***]. Variété de maladie de Creutzfeldt-Jakob (v. ce terme) observée en 1996 chez de jeunes Anglais ayant consommé de la viande provenant de bovins, eux-mêmes contaminés par l'ingestion d'aliments provenant de moutons atteints de tremblante.

WILLAN (lupus de) (W. Robert, brit., 1796). V. *lupus tuberculeux.*

WILLEBRAND (facteur de von) (VWF) [angl. ***von Willebrand's factor***]. Syn. *co-facteur de la ristocétine (VIII R : RCo), facteur*

VIII : RAg (pour Ristocétine-Antigène), *antigène Willebrand.* Protéine synthétisée par les mégacaryocytes et l'endothélium vasculaire, présente normalement dans le plasma sanguin, indispensable pour que la ristocétine (v. ce terme) provoque in vitro l'agrégation des plaquettes. Elle fait défaut dans la maladie de von Willebrand ; étroitement associée au facteur VIII *(v. thromboplastinogène)*, elle est composée de plusieurs sous-unités de différents poids moléculaire.

WILLEBRAND ou **VON WILLEBRAND-JÜRGENS (maladie de von)** (W. Erick von, finnois, 1926 ; J., 1933) [angl. ***von Willebrand's disease***]. Syn. *thrombopathie constitutionnelle de von W.-J., pseudo-hémophilie, angiohémophilie, hémophilie vasculaire, maladie d'Alexander.* Maladie hémorragique héréditaire à transmission autosomique dominante décrite d'abord aux îles Aaland, dans la mer Baltique. C'est la plus fréquente des anomalies constitutionnelles de l'hémostase (primaire). Débutant dans la petite enfance, elle est caractérisée ***cliniquement*** par des hémorragies cutanées (ecchymoses), muqueuses (épistaxis, gingivorragies, hémorragies amygdaliennes, ménorragies) et par des hémarthroses ; parfois ***biologiquement*** par un allongement important du temps de saignement et des anomalies plasmatiques : déficit en facteur VIII et en facteur Willebrand ; le temps de coagulation est normal, le TCA est allongé et le temps de Quick normal, les plaquettes sont normales quant à leur nombre et à leurs qualités : à noter seulement une diminution de leur adhésivité (v. *Salzman, test de*) et de leur agrégation par la ristocétine, due à l'absence de facteur Willebrand. ***L'évolution*** de la maladie, chronique avec des poussées, se fait vers une lente atténuation. Le traitement fait éventuellement appel à la desmopressine et aux concentrés de facteur von Willebrand. — On en décrit (1994) 3 types : 1, le plus fréquent ; 2 (comprenant les groupes de variants A, B, M, N) et 3, hérité des deux parents, rare et grave. — Il a été signalé de très rares cas de *syndrome de Willebrand acquis,* probablement par auto-immunité, au cours du lupus érythémateux aigu disséminé, de la leucémie lymphoïde chronique ou d'allergies médicamenteuses. V. *thromboplastinogène, thrombopathie pseudo-Willebrand IIb, desmopressine* et *Willebrand (facteur de von).*

WILLI-PRADER-LABHART (syndrome de) (W. Heinrich, suisse, né en 1900). V. *Prader-Labhart-Willi-Fanconi (syndrome de).*

WILLIAMS. V. *Shapiro et Williams (syndrome de).*

WILLIAMS-CAMPBELL (syndrome de) (Williams H., Campbell P., brit., 1960) [angl. ***Williams-Campbell syndrome***]. Bronchectasie congénitale rare due à la diminution ou à l'absence de cartilage bronchique.

WILLIAMS ET BEUREN (syndrome de) (W. J., néo-zélandais, 1961 ; B., 1962) [angl. ***Williams's syndrome, Beuren's syndrome***]. Syndrome comportant 3 ordres de malformations : — 1° une *sténose aortique* supravalvulaire siégeant au-dessus du sinus de Valsalva, s'accompagnant parfois d'anomalies de l'aorte ascendante (hypoplasie), des grosses branches de la crosse, des artères coronaires et de sténoses des branches de l'artère pulmonaire. Ces anomalies peuvent être expliquées par des mutations du gène de l'élastine ; — 2° un *faciès* caractéristique (faciès d'elfe) avec front élargi, yeux écartés, nez retroussé, grosses lèvres éversées, joues pendantes, menton fuyant ; — 3° *un retard mental.* Ce syndrome rappelle, par ses anomalies morphologiques, l'hypercalcémie idiopathique du nourrisson. Il est dû à une microdélétion en 7q11.23.

WILLIAMSON (signe de) (W. Oliver, brit., 1866-1941). Abaissement du lobe gauche du foie au cours de la péricardite avec épanchement.

WILLIS (cercle ou hexagone de) (W. Thomas, brit., 1621-1675) (TA *circulus arteriosus cerebri*) [angl. ***arterial circle of Willis***]. Cercle artériel situé à la base du cerveau et faisant communiquer les carotides internes, le tronc basilaire, les artères cérébrales et communicantes antérieure et postérieure.

WILLIS (maladie de). V. *diabète sucré.*

WILLIS (paracousie de). V. *paracousie.*

WILLS (anémie de) (W. Lucy, brit., 1926) [angl. ***Wills's anaemia***]. Syn. *anémie de famine, a. lévuro-curable, a. macrocytaire de nutrition, a. tropicale.* Anémie nutritionnelle (v. ce terme) décrite aux Indes, observée au cours des famines et des guerres et due à des carences multiples (vitamines, protéines, fer, etc.). C'est une anémie macrocytaire et mégaloblastique avec asthénie, amaigrissement, œdèmes et troubles digestifs importants.

WILMS (tumeur de) (W. Max, all., 1899) [angl. ***Wilms's tumour***]. Syn. *néphroblastome, tumeur de Birch-Hirschfeld.* Adénosarcome du rein observé uniquement chez les jeunes enfants. Il est formé de cellules de type embryonnaire : il peut atteindre un volume considérable et son évolution est rapidement mortelle. V. *néphrome mésoblastique* et *Drash (syndrome de).*

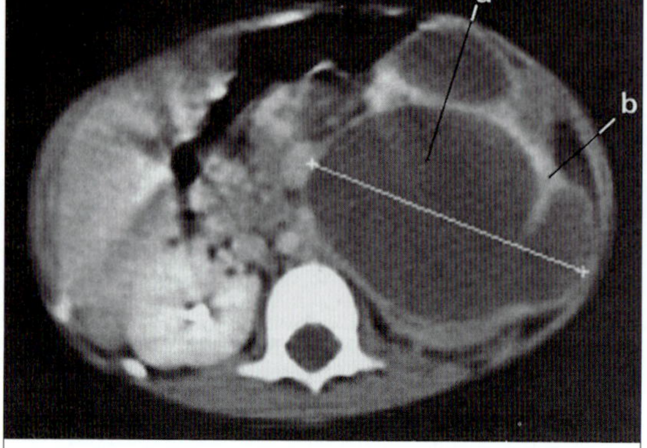

Néphroblastome gauche (a). Scanner

WILSON (W. Clifford, brit., né en 1906). V. *Kimmelstiel-Wilson (syndrome de).*

WILSON (bloc de branche de type) (W. Frank, amér., 1890-1952) [angl. ***Wilson's bundle branch block***] (cardiologie). Variété habituelle de bloc de la branche droite du faisceau de His (v. *bloc de branche, image dite de*) caractérisée, en 1re dérivation, par l'existence d'une onde S large et profonde suivant une onde R étroite et, en 3e dérivation, par une onde R élargie suivant une onde Q étroite.

WILSON (maladie de) (W. Samuel, brit., 1912). V. *hépatite familiale juvénile avec dégénérescence du corps strié.*

WILSON ET MIKITY (maladie ou **syndrome de)** (W. Myriam, amér., 1960) [angl. ***Wilson-Mikity syndrome***]. Syn. *emphysème pseudokystique bilatéral du prématuré.* Insuffisance respiratoire progressive avec polypnée, tirage et cyanose, apparaissant chez des nouveau-nés prématurés. Les radiographies pulmonaires montrent des images nodulaires associées à un aspect réticulé, à des zones d'emphysème et à des kystes aériens. Ce syndrome, d'origine inconnue, aboutit souvent à la mort en quelques semaines. Il guérit parfois grâce à une oxygénothérapie prolongée pendant plusieurs mois.

WILSON ou **WILSON-BROCQ (maladie de)** (W. Sir William, brit., 1870). Dermatite exfoliative généralisée subaiguë ou chronique. V. *érythrodermie.*

WIMBERGER (anneau ou signe de) (W. Hans, autr., XXe siècle). Symptôme radiologique du scorbut infantile : cercle anormalement opaque entourant le noyau épiphysaire des os longs.

WINCHESTER (syndrome de) (W. Patricia, amér., 1969) [angl. ***Winchester's syndrome***]. Ensemble de malformations associant des anomalies cutanées, des opacités cornéennes, ainsi qu'un nanisme avec acroostéolyse (v. ce terme) à début carpo-tarsien.

WINCKEL (maladie de) (W. Franz, all., 1837-1911). V. *tubulhématie.*

WINGATE (test de) [angl. ***Wingate's test***]. Épreuve d'effort anaérobie du sportif consistant en un exercice de pédalage pendant 30 secondes à vitesse maxima contre un force de freinage calculée en fonction du poids corporel (75 g/kg de poids corporel). On mesure le pic de vitesse, la quantité de travail fournie en 30 secondes et la baisse de puissance en cours d'épreuve (indice de fatigabilité).

WINSLOW (hiatus de) (W. Jacob, danois, 1669-1760) (TA *foramen epiploicum*). Syn. *foramen épiploïque.* Orifice faisant communiquer le vestibule de l'arrière-cavité des épiploons avec la grande cavité péritonéale. V. *Treitz (hernie de).*

WINTERBOTTOM (signe de) (W. Thomas, brit., 1793) [angl. ***Winterbottom's sign***]. Adénomégalies cervicales postérieures de la trypanosomase africaine. V. *sommeil (maladie du).*

WINTREBERT (méthode de) [angl. ***Wintrebert's method***]. Technique de *relaxation* utilisant surtout des mouvements passifs.

WIRSUNG (canal de) (W. Johann, all., 1600-1643) (TA *ductus pancreaticus*) [angl. ***pancreatic duct***]. Dénomination classique du *conduit pancréatique.*

WIRSUNGOGRAPHIE, *s. f.* (Wirsung ; gr. *graphein*, inscrire) [angl. ***wirsungography***]. Radiographie du canal de Wirsung du pancréas préalablement rempli d'un liquide opaque aux rayons X. V. *pancréatographie.*

WIRSUNGO-JÉJUNOSTOMIE, *s. f.* Anastomose du canal de Wirsung du pancréas à une anse de l'intestin grêle.

WIRSUNGORRAGIE, *s. f.* (Wirsung ; gr. *rhêgnumi*, je jaillis). Hémorragie par le canal de Wirsung du pancréas à travers l'ampoule de Vater.

WISKOTT-ALDRICH (syndrome de) (W. Alfred, all., 1937 ; A., 1954) [angl. ***Wiskott-Aldrich syndrome***]. Syn. *maladie de Werlhof familiale congénitale* (Wiskott), *purpura thrombocytopénique secondaire de cause inconnue* (R. Aldrich), *syndrome d'Aldrich.* Syndrome héréditaire à transmission récessive liée au sexe, survenant chez des nourrissons de sexe masculin. Dès les premiers jours de la vie apparaissent un purpura et souvent un melæna puis, vers le 3ᵉ mois, un eczéma. L'évolution est toujours mortelle par hémorragies ou infection (cutanée, otitique ou pulmonaire). Il s'agit d'une maladie par carence immunitaire, d'une dysgammaglobulinémie avec augmentation des immunoglobulines (Ig) A et diminution des IgM, perturbation de l'hypersensibilité retardée et thrombocytopénie. V. *carence immunitaire* et *pool vide (maladie du).*

WISSLER-FANCONI (syndrome de) (W. Hans, suisse, 1943 ; F., 1946) [angl. ***Wissler-Fanconi syndrome***]. Sous le nom de *subsepsis allergica,* W., puis F. ont décrit un syndrome identique à la polyarthrite chronique de l'enfant (v. ce terme) ils le considéraient comme une manifestation d'allergie microbienne.

WITEBSKY (substance de) [angl. ***Witebsky's substance***]. Substance spécifique que l'on ajoute au sang du groupe O (donneur universel) pour absorber les agglutinines anti-A et anti B qui pourraient provoquer des accidents lors des exsanguino-transfusions.

WITKOP-VON SALLMANN (maladie ou syndrome de) (W. Carl, amér., 1960) [angl. ***Witkop-von Sallmann disease***]. Syn. *dyskératose intra-épithéliale héréditaire bénigne.* Ensemble de malformations à transmission autosomique dominante, comportant des plaques blanchâtres de la muqueuse buccale et conjonctivale.

WITZEL (iléostomie à la) (W. Oskar, all., 1856-1925) [angl. ***Witzel's operation***]. V. *iléostomie.*

WOAKES (ethmoïdite ou **maladie de)** (W. Edward, brit., 1885) [angl. ***Woakes's polyposis***]. Syn. *polypose nasale.* Rhinite totale purulente avec ostéite de l'ethmoïde et prolifération de nombreux et volumineux polypes muqueux.

WODNIANSKY (syndrome de). Poïkilodermie apparaissant dès la naissance, surtout au tronc et aux membres, associée à des proliférations papillomateuses des muqueuses et à des lésions osseuses. V. *Thomson (syndrome de).*

WOHLFART-KUGELBERG-WELANDER (syndrome de) (W. Karl, suédois, 1942). V. *Kugelberg-Welander (syndrome de).*

WOLBACHIA, *s. f.* (Wolbach S. B., 1924) [angl. ***Wolbachia***]. Genre bactérien de la famille des Anaplasmataceæ, n'infectant pas les mammifères mais vivant en symbiose avec certaines filaires contre lesquelles le traitement par doxycycline se révèle efficace.

WOLCOTT ET RALLISON (syndrome de) (W. C., amér. ; R. M., amér., 1972) [angl. ***Wolcott-Rallison syndrome***]. Affection familiale transmise selon le mode autosomique récessif, associant un diabète sucré néonatal et une dysplasie épiphysaire multiple.

WOLFER. V. *Nadler-Wolfer-Elliot (syndrome de).*

WOLFF (canal de) (W. Kaspar) (TA *ductus mesonephricus*) [angl. ***Wolff's duct***] (embryologie). Canal évacuateur du *mésonéphros* (v. ce terme) qui donnera chez l'homme l'épididyme, le canal déférent, les vésicules séminales et s'atrophiera chez la femme. V. *Müller (canal de).*

WOLFF (corps de) (Kaspar W., all., 1733-1794). V. *mésonéphros.*

WOLFF (éperon de) (W. Kaspar) (TA *crista supraventricularis*) [angl. ***supraventricular crest***]. Syn. *crête supraventriculaire.* Bourrelet musculaire transversal saillant dans le ventricule droit il en sépare les chambres d'admission et d'éjection.

WOLFF (loi de) (W. Julius, all., 1836-1902) [angl. ***Wolff's law***]. V. *Delpech (loi de).*

WOLFFIEN, ENNE, *adj.* (Wolff Kaspar, all., 1733-1794) [angl. ***wolffian***]. — 1° Qui se rapporte au ***corps de Wolff*** [angl. ***Wolff's body***] : ébauche de rein (mésonéphros) chez l'embryon, entre la 4ᵉ et la 8ᵉ semaine, qui donnera chez l'homme les conduits génitaux et laissera de simples vestiges chez la femme. — ***kyste w.*** Kyste plus ou moins volumineux, développé aux dépens des restes du *corps de Wolff* et siégeant dans la région lombaire (ou lombale) ou bien au niveau de l'ovaire (kyste parovarien, kyste du ligament large). — ***tumeur w.*** Variété rare d'épithélioma du testicule. — 2° Qui se rapporte à l'***éperon de Wolff*** ou crête supraventriculaire, relief musculaire situé entre les deux orifices du ventricule droit.

WOLFF-PARKINSON-WHITE (syndrome de) (WPW) (Wo. Louis, amér., 1930) [angl. ***Wolff-Parkinson-White syndrome***] (cardiologie). Syn. *syndrome du faisceau de Kent, syndrome de pré-excitation* (pro parte). Syndrome électrocardiographique assez rare et en général bénin, caractérisé par un raccourcissement apparent durable de l'espace PQ associé à des anomalies des complexes ventriculaires rappelant l'aspect dit de bloc de branche. On distingue le type A qui ressemble au bloc droit et le type B qui évoque le bloc gauche. Ces anomalies sont dues à la présence, avant le début de l'onde QRS, d'une *onde delta* qui déforme et élargit cette onde et qui traduit l'excitation anticipée (pré-excitation) d'une partie du myocarde ventriculaire. Cette pré-excitation est liée à l'existence d'un faisceau anormal de tissu nodal, le *faisceau de Kent,* qui court-circuite les voies normales de conduction en réunissant directement une des oreillettes (ou atriums) à l'un des ventricules, évitant ainsi le ralentissement de l'excitation dans le nœud de Tawara. Les sujets atteints de cette anomalie présentent souvent des crises de tachycardie paroxystique. V. *Clerc, Robert-Lévy et Cristesco (syndrome de), Mahaim (faisceau de), ablatives en cardiologie (méthodes)* et *ré-entrée.*

WOLF-HIRSCHHORN (syndrome de) (1965). Syn. *délétion du bras court du chromosome 4 (4p-).* V. *délétion.*

WÖLFLER (adénomes de). — 1° ***a. fœtal.*** Adénome trabéculaire du corps thyroïde, variété de goitre nodulaire. — 2° ***a. gélatineux.*** Adénome acineux ou vésiculaire du corps thyroïde, variété de goitre nodulaire.

WOLFRAM (syndrome de) (W. D., amér., 1938) [angl. ***Wolfram's syndrome***]. Syndrome associant un diabète sucré juvénile, un diabète insipide, des troubles de la vue par atrophie optique bilatérale, une surdité de perception bilatérale et une atonie vésicale d'origine centrale ; du retentissement rénal de celle-ci dépend le pronostic de ce syndrome, héréditaire à transmission probablement autosomique récessive.

WOLMAN (maladie de) (W. Moshe, israélien, 1961) [angl. ***Wolman's disease***]. Lipoïdose héréditaire à transmission probablement récessive autosomique avec calcifications surrénales. Elle se manifeste dès les premières semaines de la vie par des vomissements, une diarrhée et un arrêt de croissance pondérale. Le foie et la rate sont augmentés de volume. Il existe une anémie avec présence, dans le sang, de leucocytes à vacuoles et dans la moelle, de cellules spumeuses. La mort survient par inanition vers le 4ᵉ mois. Dans le sang, les triglycérides et les pré-lipoprotéines sont augmentés ; les surrénales, la rate, la moelle osseuse, les ganglions lymphatiques et surtout le foie sont surchargés d'esters du cholestérol et de triglycérides localisés dans les lysosomes intracellulaires. Il existe en outre, dans le foie, une notable fibrose des espaces portes. Le déficit en lipase acide lysosomiale est à l'origine de la maladie, comme dans la cholestérolose hépatique qui serait une forme mineure de la maladie de Wolman.

WOLTMAN (W. Henry, amér., 1899-1964). V. *Mœrsch-Woltman (syndrome de).*

WOOD (W. N., amér.). V. *Norman-Wood (idiotie amaurotique de).*

WOOD (lumière de) (W. Robert, amér., 1868-1955) [angl. ***Wood's light***]. Partie du spectre ultraviolet donnant des effets de fluorescence et utilisée pour le diagnostic de certaines affections dermatologiques.

WOOD (unité). Unité de résistance vasculaire. V. ce terme.

WOODS (phénomène de) (W. Donald, brit., 1940) [angl. ***Woods's phenomenon***]. « Action empêchante qu'exerce, tant *in vivo* (Woods) qu'*in vitro* (Selbie), l'acide para-aminobenzoïque à l'égard de l'effet bactériostatique et curatif de certains composés sulfamidés sur le streptocoque hémolytique et le *B. coli* » (C. Levaditi et R. Perrault). V. *antisulfamide.*

WOOLER (annuloplastie de). V. *annuloplastie.*

WORINGER (maladie de Pautrier-) (W. Frédéric, fr.). V. *lymphadénopathie dermatopathique.*

WORINGER (syndrome de) (W. Pierre, 1944) [angl. ***Woringer's syndrome***]. Syn. *dyshépatie lipidogène.* Association de troubles observés chez l'enfant et attribués à un mauvais fonctionnement du foie consécutif à une assimilation défectueuse des lipides. Ce sont essentiellement des coliques, des douleurs hépatiques, une inappétence, des insomnies ; ces symptômes disparaissent avec un régime riche en glucides et carencé en lipides.

WORINGER-KOLOPP (maladie de) (W. Frédéric, fr.) [angl. ***Woringer-Kolopp disease***]. Syn. désuet : *réticulose pagétoïde.* Syndrome voisin ou variété clinique du mycosis fongoïde et du syndrome de Sézary (v. ces termes et *Ketron-Goodman, maladie de*) dont les lésions cutanées érythémato-squameuses et polycycliques sont localisées et lentement évolutives.

WORMS (tétanos bulboparalytique de) (W. Jules, fr., 1830-1898). Syn. *tétanos céphalique avec ophtalmoplégie.* Forme rare et toujours mortelle du tétanos succédant à une plaie de la zone oculaire ; elle est caractérisée par une contracture des muscles de la région cervico-faciale associée à une paralysie de l'oculomoteur et parfois de l'abducens du côté de la blessure.

WORTH (test de) (W. Claude, brit., 1869-1936). Étude de la vision binoculaire à l'aide d'un appareil utilisant des points lumineux colorés, observés à travers des verres teintés.

WPW. Abréviation de *Wolff-Parkinson-White (syndrome de).*

WRIGHT. V. *Doan et Wright (syndrome de).*

WRIGHT (méthode de) (W. Sir Almroth, de Londres, 1861-1947). V. *vaccinothérapie.*

WRIGHT (sérodiagnostic de) (W. Sir A.). V. *sérodiagnostic.*

WRISBERG (Heinrich W., all. 1739-1808). V. *intermédiaire (nerf).*

WUCHERIOSE, *s. f.* (d'après Wucherer Otto, all., 1820-1873). Filariose (v. ce terme).

WUHRMANN ET WUNDERLY (réaction de) (Wuh. Ferdinand, suisse, né en 1906). V. *Wunderly (réaction de).*

WUNDERLICH (maladie de) (W. Carl, all., 1815-1877). V. *hématome périrénal.*

WUNDERLY (réaction de) (W. Charlie, suisse) [angl. ***Wunderly's reaction***]. Syn. *réaction de Wuhrmann* et *Wunderly.* Floculation, par addition de sulfate de cadmium, de certains sérums sanguins pathologiques (états inflammatoires : polyarthrite rhumatoïde, syphilis, maladies infectieuses, maladies du sang, etc.). En rapport avec le taux des γ-globulines et des α-globulines du sérum, elle est tombée en désuétude.

WYATT (maladie de) (W. John, canadien, 1950). V. *inclusions cytomégaliques (maladie des).*

WYBURN-MASON (syndrome de) (W.-M. Roger, brit.) [angl. ***Wyburn-Mason's syndrome***]. — 1° (1948). Polynévrite sensitivo-motrice d'évolution capricieuse mais rapide, survenant au cours d'un cancer bronchique ou digestif. C'est la plus fréquente des neuropathies paranéoplasiques (v. ce terme). — 2° (1943) Association d'anévrismes artérioveineux du mésencéphale et de la rétine avec des nævus cutanés ; syndrome voisin de celui de Bonnet, Dechaume et Blanc (v. ce terme).

WYSS. V. *Studer et Wyss (épreuve de)* à *Néo-Mercazole (épreuve au).*

X

X (chromosome). V. *gonosome.*

x (dépression). V. *pouls jugulaire.*

X (syndrome) [angl. ***X syndrome, syndrome X***]. Terme utilisé par certains auteurs pour désigner des affections d'explication difficile ou de définition imprécise. — 1° (cardiologie) (Kemp H. G., 1967-73). Variété rare d'insuffisance coronaire comportant des accès angineux accompagnés de modifications électrocardiographiques transitoires, avec épreuve d'effort positive, épreuve au méthergin négative et coronarographie normale. — 2° (Reaven G., 1988). Syn. *syndrome CHAOS.* Association d'excès pondéral, de dyslipidémie, d'hypertension artérielle et d'hyperinsulinémie. Celle-ci compense une *insulinorésistance* (v. ce terme) peut-être génétiquement déterminée. Lorsque cette dernière ne peut plus être maintenue, le diabète sucré apparaît. V. *NASH.*

X FRAGILE (syndrome de l'). V. *chromosome X fragile (syndrome du).*

XANTHÉLASMA, *s. m.* (Erasmus Wilson) (gr. *xanthos*, jaune ; *élasma*, plaque de métal) [angl. ***xanthelasma***]. Xanthome plan (v. ce terme) des paupières.

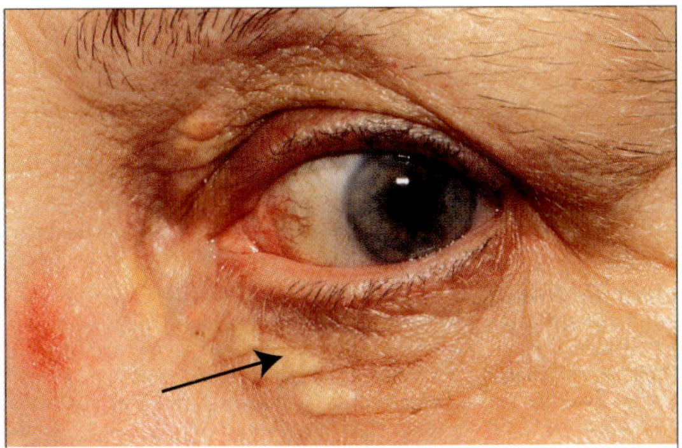

Xanthélasma

XANTHÉMOLYSE, *s. f.* (gr. *xanthos*, jaune ; hémolyse). Hémolyse locale des globules rouges extravasés accompagnée, par modification de l'hémoglobine, de formation locale de bile qui teinte en jaune le liquide contenant les hématies altérées.

XANTHINE, *s. f.* (gr. *xanthos*, jaune ; son nitrate est jaune) [angl. ***xanthine***]. Base purique (v. ce terme) (2-6 dioxypurine) provenant de l'oxydation de l'hypoxanthine. Elle s'oxyde en acide urique. V. *base xanthique* et *caféine.*

XANTHINURIE, *s. f.* [angl. ***xanthinuria***]. Présence, dans l'urine, de xanthine et d'une façon plus générale, des bases puriques produites par la dégradation de l'acide nucléique et normalement transformées en acide urique. C'est une anomalie rare qui provoque parfois la précipitation de calculs xanthiques. Il existe une ***x. héréditaire*** (Dent et Philpot, 1954) à transmission autosomique récessive, due à un déficit en xanthine-oxydase, enzyme nécessaire au catabolisme des bases puriques. Elle serait liée à un trouble de métabolisme du molybdène.

XANTHOCHROMIE, *s. f.* (Besnier) (gr. *xanthos*, jaune ; *khrôma*, couleur) [angl. ***xanthochromia***]. Coloration jaune. P. ex. : *x.* du liquide céphalorachidien au cours des hémorragies méningées par biligénie locale. — Coloration jaune verdâtre ou jaune d'ocre de la peau, que l'on observe dans les cas de xanthélasma généralisé et qui n'est pas de l'ictère vrai. — ***x. cutanée*** (M. Labbé, 1914). Syn. *lipochromie, xanthosis.* Coloration jaune d'or des téguments et surtout des paumes des mains et des plantes des pieds, observée assez souvent chez les diabétiques graves et d'autres cachectiques, mais aussi chez des sujets bien portants. Elle est due à la présence dans le sang d'un pigment, le *lipochrome*, analogue au *carotène*, d'origine alimentaire, animale ou végétale. V. *carotinodermie.*

XANTHODERMIE, *s. f.* (gr. *xanthos*, jaune ; *derma*, peau) [angl. ***xanthoderma***]. — 1° V. *xanthochromie.* — 2° Subictère localisé en certains points des téguments (paume des mains, plante des pieds, sillon naso-labiaux) que l'on a signalé dans la *cholémie familiale.*

XANTHO-ERYTHRODERMIA PERSTANS (Radcliffe Crocker, 1905) [angl. ***xantho-erythrodermia perstans***]. Variété de parapsoriasis en plaques dans laquelle la couleur des plaques est d'un rose presque fauve.

XANTHOFIBROME, *s. m.* (gr. *xanthos*, jaune ; lat. *fibra*, filament ; suffixe *ome*, désignant une tumeur) [angl. ***xanthofibroma***]. Syn. *fibroxanthome.* Variété de xanthome (v. ce terme) contenant des éléments fibreux.

XANTHOGRANULOMATOSE, *s. f.* V. *nævo-xantho-endothéliome.*

XANTHOGRANULOME, *s. m.* [angl. ***xanthogranuloma***]. Formation d'aspect tumoral infiltrant le tissu adipeux (souvent rétropéritonéal) constituée de granulomes et de macrophages riches en corps gras.

XANTHOGRANULOME JUVÉNILE. V. *nævo-xantho-endothéliome.*

XANTHOGRANULOME RÉTROPÉRITONÉAL (Ch. Oberling, 1935). Syn. *tumeur solide paranéphrétique* (P. Lecène, 1919). Volumineuse tumeur rétropéritonéale primitive, très rare, d'aspect et d'origine variables : le plus souvent mésenchymateuse, (60 %), plus rarement nerveuse ou embryonnaire.

Son développement, très lent, s'accompagne de fièvre, d'amaigrissement et de compression des organes abdominaux. Son extirpation est difficile du fait d'adhérences multiples ; elle est très souvent suivie de récidive locale et parfois de métastases. Suivant la prédominance, dans la tumeur, d'éléments fibreux ou graisseux, il s'agit de *fibrogranuloxanthome* ou de *lipogranuloxanthome.*

XANTHOLEUCÉMIE, *s. f.* V. *leucémie myélomonocytaire.*

XANTHOMATEUSE (maladie) ou **XANTHOMATOSE**, *s. f.* (Chambard) [angl. ***xanthomatosis***]. Processus morbide aboutissant à la production, dans l'épaisseur du derme, de taches ou de nodosités d'un jaune plus ou moins foncé. — M. Sosman avait groupé sous le nom de *x.* l'ensemble des maladies par surcharge lipoïdique que l'on désigne maintenant par le terme de lipoïdose. Le nom de *x.* est actuellement réservé aux ***lipoïdoses par surcharge de cholestérol :*** *x. localisées* (xanthomes cutanés), *x. généralisées* (*x.* hypercholestérolémique, familiale ou secondaire, *x.* à cholestérolémie normale, cirrhose xanthomateuse, *x.* osseuses, en particulier la maladie de Schüller-Christian ou *x.* cranio-hypophysaire).

XANTHOMATOSE CÉRÉBRO-TENDINEUSE (Van Bogaert, 1937) [angl. ***cerebrotendinous xanthomatosis***]. Variété rare de lipoïdose nerveuse familiale. Elle est caractérisée ***anatomiquement*** par la présence de xanthomes riches en cholestérol dans la substance blanche du cerveau, les tendons, la peau et parfois les poumons ; ***cliniquement*** par un retard du développement mental, une ataxie, des parésies avec myoclonies et une cataracte bilatérale. Elle évolue vers une paralysie labio-glosso-laryngée et la mort par paralysie bulbaire.

XANTHOMATOSE CUTANÉO-MUQUEUSE AVEC DIABÈTE INSIPIDE [angl. ***Montgomery's syndrome***]. Syn. *syndrome de Montgomery* (M., 1937). Affection observée chez les enfants et les adolescents, caractérisée par la présence, sur la peau et les muqueuses des voies respiratoires supérieures, de xanthomes analogues aux xanthomes tubéreux. Il s'y associe fréquemment un diabète insipide, une insuffisance antéhypophysaire plus rarement. L'évolution est lentement régressive.

XANTHOMATOSE ÉRUPTIVE. V. *xanthome éruptif.*

XANTHOMATOSE FAMILIALE PRIMITIVE. V. *Wolman (maladie de).*

XANTHOMATOSE HYPERCHOLESTÉROLÉMIQUE FAMILIALE (Thannhauser, 1938) [angl. ***idiopathic hypercholesterolaemic xanthomatosis***]. Affection héréditaire à transmission autosomique caractérisée ***cliniquement*** par l'existence de xanthomes (*x.* cutanés en tumeur, *x.* tendineux), de xanthélasma, de cercle péricornéen et d'athérome artériel précoce qui en domine le pronostic (angine de poitrine, artérite cérébrale) ; du point de vue ***biologique*** par une hyperlipidémie portant essentiellement sur le cholestérol (dont le taux, souvent supérieur à 5 ä, atteint ou dépasse le tiers de celui des lipides totaux) et les β-lipoprotéines ; les triglycérides sont relativement peu augmentés. L'*hypercholestérolémie essentielle* ou *familiale* est une forme fruste de la *x. h. f.* dans laquelle existent seuls les signes humoraux. — Cette variété d'***hyperlipidémie*** (v. ce terme) à sérum clair, qui correspond au type II de Frederickson, est peu sensible au régime pauvre en graisses. V. *hypercholestérolémie.*

XANTHOMATOSE PAR HYPERLIPÉMIE ESSENTIELLE. V. *hyperlipémie essentielle.*

XANTHOME, *s. m.* (Smith, 1864) (gr. *xanthos*, jaune ; *oma*, tumeur) [angl. ***xanthoma***]. Petite tumeur bénigne de tissu conjonctif formée de cellules histiocytaires au protoplasme spumeux (cellules xanthomateuses) riches en dépôts lipidiques (cholestérol surtout). Les *x.* siègent sur la peau *(x. cutanés)*, les tendons (*x. tendineux* des extenseurs des doigts ou des tendons d'Achille (ou calcanéens), d'évolution lente et progressive, associés parfois à des *x.* aponévrotiques ou sous-périostés), la cornée (*x. cornéen* ou gérontoxon, v. *arc sénile*). On les rencontre le plus souvent chez les hyperlipidémiques atteints ou menacés d'athérome artériel.

XANTHOMES CUTANÉS. Ils se présentent sous plusieurs aspects : — ***x. disséminés*** [angl. ***xanthoma multiplex***]. *X.* dont les éléments peu saillants, de petite taille, jaunes puis brunâtres, sont répartis sur tout le corps, essentiellement aux plis de flexion et sur les faces latérales du cou. Ils ne s'accompagnent pas d'élévation du taux du cholestérol ni des autres lipides du sang ; ils résultent d'une prolifération réticulo-histiocytaire, sont isolés ou constituent un des éléments de la maladie de Schüller-Christian. — ***x. éruptif*** [angl. ***eruptive xanthoma***]. *X.* dont les éléments papuleux, de la taille d'une tête d'épingle à celle d'un pois, jaune clair, très nombreux et groupés en amas, évoluent par poussées *(xanthomatose éruptive)*, sur la face d'extension des extrémités, les fesses, les lèvres et la voûte palatine. Ils sont parfois associés à une hépatosplénomégalie et à une pancréatite ; ils sont liés à une *hyperlipidémie* massive et transitoire de type 1, 4 ou 5. — ***x. plan*** [angl. ***xanthoma planum***]. Variété de *x.* en tumeur formée de petites taches ou de petites nodosités de couleur jaune. Elle peut être généralisée ou au contraire localisée ; on la rencontre aux faces d'extension des bras, aux coudes et aux genoux, aux plis palmaires, mais surtout sur les paupières (xanthélasma). Le *x.* plan accompagne généralement les *hyperlipidémies* athérogènes (types 2 et 4). — ***x. tubéreux*** [angl. ***xanthoma tuberosum***]. Variété de *x.* en tumeur siégeant aux faces d'extension des coudes, des genoux, aux épaules, formée de tuméfactions globuleuses ou conglomérées, dont la couleur varie du jaune au rouge violacé et dont le volume peut atteindre celui d'une mandarine. Ils sont en règle associés à des *hyperlipidémies* riches en cholestérol (type 2 et 3). — ***x. en tumeur.*** *X.* accompagné d'hypercholestérolémie ; on distingue les *x.* plans et les *x.* tubéreux (v. ces termes). Ils peuvent être le symptôme cutané de la xanthomatose hypercholestérolémique familiale (v. ce terme) ou accompagner l'hypercholestérolémie ou d'autres maladies (ictères prolongés, cirrhose xanthomateuse, hypothyroïdie, etc.). — Les *x.* peuvent apparaître chez des sujets à lipidémie normale dans certaines affections, p. ex. : la xanthogranulomatose juvénile, la xanthomatose cutanéo-muqueuse avec diabète insipide, l'histiocytose X, les xantholeucémies, certaines dysglobulinémies.

XANTHOMISATION SECONDAIRE (Darier) [angl. ***secondary xanthomatous infiltration***]. Infiltration cholestérolique d'une affection cutanée tumorale, dégénérative ou infectieuse.

XANTHONYCHIE, *s. f.* (gr. *xanthos*, jaune ; *onux*, ongle) [angl. ***xanthonychia***]. V. *ongles jaunes (syndrome des).*

XANTHOPSIE, *s. f.* (gr. *xanthos*, jaune ; *opsis*, vue) [angl. ***xanthopsia***]. Teinte jaune uniforme qui semble colorer tous les objets ; symptôme peu fréquent de l'ictère. V. *chromatopsie.*

XANTHOPTYSIE, *s. f.* (A. D. Roche et A. Vernhes, 1960) (gr. *xanthos*, jaune ; *ptuein*, cracher). Expectoration jaune survenant exceptionnellement au cours de la sidérosilicose des mineurs de l'ocre, lors du ramollissement des masses tumorales pulmonaires.

XANTHOSIS, *s. m.* (Hymans Van den Bergh, 1913 ; von Norden). V. *xanthochromie cutanée.*

XÉNO-ANTICORPS, *s. m.* (gr. *xénos*, étranger). V. *hétéro-anticorps.*

XÉNO-ANTIGÈNE, *s. m.* (gr. *xénos*, étranger). V. *hétéro-antigène.*

XÉNOBIOTIQUE, *s. m.* (gr. *xénos*, étranger ; *bios*, vie) [angl. ***xenobiotic***]. Produit chimique, ménager ou industriel, étranger à la chimie biologique et se comportant comme un toxique ou un allergène vis-à-vis de l'organisme.

XÉNODIAGNOSTIC, *s. m.* (E. Brumpt, 1914) (gr. *xénos*, hôte) [angl. ***xenodiagnosis***]. Procédé de diagnostic des maladies parasitaires employé lorsque le parasite est trop rare dans le sang périphérique du malade pour que sa recherche soit facile. Il consiste à faire piquer le malade par l'arthropode qui est le vecteur naturel de l'affection chez qui le parasite se multipliera et sera facilement mis en évidence.

XÉNOGÉNIQUE, *adj.* (gr. *xénos*, étranger ; *génos*, origine) [angl. ***xenogenic***]. V. *hétérologue 2°.*

XÉNOGREFFE, *s. f.* (gr. *xénos*, étranger ; greffe). V. *hétérogreffe.*

XÉNO-IMMUNISATION, *s. f.* (gr. *xénos*, étranger). V. *hétéro-immunisation.*

XÉNOPARASITISME, *s. m.* (gr. *xénos*, étranger ; parasitisme) [angl. ***xenoparasitism***]. Condition d'un corps inerte (fragment de verre ou de métal, etc.), qui s'installe sur un hôte vivant et s'y comporte à la façon d'un parasite vrai. — ***x. simple.*** Le corps étranger s'enkyste avec une réaction faible ou nulle de l'organisme. — *x. compliqué.* Le corps étranger détermine des abcès ou des phlegmons.

XÉNOPATHIQUE (pensée). « Expression morbide des différentes activités psychiques éprouvées comme étrangères à notre propre personnalité et faisant une intrusion mystérieuse et hostile dans le champ de la conscience » (De Verbizier).

XÉNOPHONIE, *s. f.* (gr. *xénos*, étranger ; *phonê*, voix) [angl. ***xenophonia***]. Trouble de la phonation qui donne à la voix un accent étranger.

XENOPSYLLA, *s. f.* [angl. ***Xenopsylla***]. Genre de *puce* (v. ce terme).

XÉROCYTOSE, *s. f.* (gr. *xéros*, sec ; *kutos*, cellule) [angl. ***xerocytosis***]. Déshydratation des hématies s'observant dans certaines anémies hémolytiques héréditaires. V. *stomatocytose.*

XERODERMA PIGMENTOSUM (Kaposi, 1870) [angl. ***xeroderma pigmentosum***]. Syn. *atrophoderma pigmentosum* (Crocker), *mélanose lenticulaire progressive* (Pick), *maladie pigmentaire épithéliomateuse* (Quinquaud). Affection rare héréditaire, transmise selon le type récessif autosomique, apparaissant dès le jeune âge sous l'influence des rayons solaires, caractérisée d'abord par un érythème et des taches pigmentaires des téguments, puis par la sécheresse et l'atrophie de la peau, sur laquelle apparaissent des taches dépigmentées et des télangiectasies ; une atteinte oculaire (photophobie, iritis, kératite), des troubles nerveux sont fréquents. Dans la forme de *Santis-Cacchione* existe un retard mental. L'apparition de multiples tumeurs cutanées malignes entraîne généralement la mort dans l'enfance ou dans l'adolescence. Une instabilité chromosomique (v. ce terme) est mise en évidence *in vitro* par les agents mutagènes.

XÉRODERMIE, *s. f.* (gr. *xêros*, sec, aride ; *derma*, peau) [angl. ***xeroderma***]. Variété d'*ichtyose* dans laquelle la peau est simplement sèche et la desquamation pulvérulente. — ***x. pilaire.*** V. *kératose pilaire.*

XÉRODERMOSTÉOSE, *s. f.* (gr. *xêros*, sec ; *derma*, peau ; *ostéon*, os). V. *Gougerot-Houwer-Sjögren (syndrome de).*

XÉROGRAPHIE, *s. f.* [angl. ***xerography***]. V. *xéroradiographie.*

XÉROPHTALMIE, *s. f.* ou **XÉROME**, *s. m.* (Schmidt, 1803) (gr. *xêros*, sec ; *ophthalmos*, œil) [angl. ***xerophthalmia***]. État de sécheresse avec atrophie de la conjonctive bulbaire entraînant l'opacité de la cornée, la perte plus ou moins complète de la vision et parfois aboutissant à la *kératomalacie* (v. ce mot). La *x.* et l'héméralopie sont les principaux symptômes de l'avitaminose A. V. *Gougerot-Houwer-Sjögren (syndrome de).*

XÉRORADIOGRAPHIE, *s. f.* (gr. *xêros*, sec ; radiographie) [angl. ***xeroradiography***]. Syn. *xérographie.* Procédé d'obtention d'une image radiologique fondé sur la modification de la conductibilité électrique du sélénium sous l'influence des rayons X. Sur une plaque métallique est déposée une fine couche de sélénium recouverte d'une charge électrique positive uniforme. L'exposition aux rayons X fait fuir celle-ci sur le support métallique proportionnellement à l'importance de l'irradiation reçue. Ainsi se trouve réalisée une image électrostatique des objets interposés entre la source de rayons X et la plaque. Cette image est révélée « à sec » par la projection d'un nuage de poussières électriquement chargées négativement dont les particules se déposent sur la plaque avec une densité proportionnelle à celle de la charge locale positive de ladite plaque. Cette image poudrée peut être photographiée ou reportée sur une feuille de papier adhésif appliquée sur la plaque. Ce procédé donne une image très contrastée dans le détail.

XÉRORHINIE ou **XÉRORRHINIE**, *s. f.* (gr. *xêros*, sec ; *rhis, rhinos*, nez) [angl. ***xeromycteria***]. Sécheresse de la muqueuse nasale.

XÉROSE, *s. f.* (Boy-Tessier) (gr. *xêros*, sec) [angl. ***xerosis***]. — 1° Sécheresse. — 2° Modification de la structure des organes se produisant sous l'influence de la vieillesse et caractérisée par une prolifération conjonctive, générale et régulière ; elle diffère de la sclérose, qui est une prolifération conjonctive irrégulière et localisée sous forme d'îlots, de nappes ou de travées.

XÉROSIS, *s. m.* [angl. ***xerosis***]. Kératinisation superficielle de l'épithélium de la conjonctive bulbaire, puis de l'épithélium de la cornée, marquant le début de la xérophtalmie.

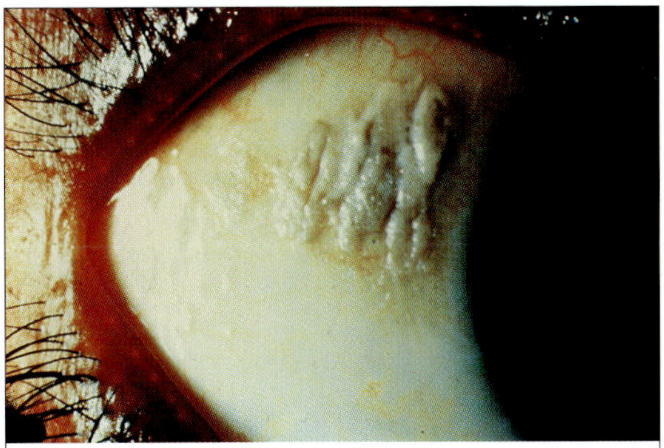

Xérosis

XÉROSTOMIE, *s. f.* (gr. *xêros*, sec ; *stoma*, bouche). Sécheresse de la bouche. C'est la conséquence de l'hyposialie ou de l'aptyalisme. V. ces termes.

Xg^a (antigène, facteur ou **système)** [angl. ***Xg^a blood group systems***]. V. *groupes sanguins.*

XIPHODYME, *s. m.* (I. G. St-Hilaire) (appendice xiphoïde ; *didumos*, jumeau) [angl. ***xiphodymus***]. Monstre double sysomien, dont les deux corps sont fusionnés par leur partie inférieure jusqu'à la base du thorax, les deux colonnes vertébrales restant presque toujours séparées sur toute leur longueur.

XIPHODYNIE, *s. f.* (xiphoïde ; *odunê*, douleur). V. *xiphoïdalgie.*

XIPHOÏDALGIE, *s. f.* (appendice xiphoïde ; gr. *algos*, douleur) [angl. ***xiphodynia***]. Syn. *xiphodynie.* Douleur au niveau de l'appendice xiphoïde. — Elle peut être due à une malformation, à un trauma, au rhumatisme, à la cellulite ; être irradiée d'un organe voisin : cœur, estomac, rachis, vésicule biliaire, etc.

XIPHOÏDE, *adj.* (gr. *xiphos*, épée ; *eidos*, aspect) [angl. ***xiphoid***]. En forme d'épée. — ***processus*** ou ***appendice x.*** Partie inférieure du sternum.

XIPHOPAGE, *s. m.* (I. G. St-Hilaire) (appendice xiphoïde ; *pageis*, unis) [angl. ***xiphopagus***]. Monstre double monomphalien, dont les deux corps sont unis de l'ombilic à l'appendice xiphoïde. P. ex. : *frères siamois.*

XX (syndrome des hommes) (De la Chapelle, 1964) [angl. ***XX male***]. Variante caryotypique très rare du syndrome de Klinefelter (v. ce terme), où le matériel chromosomique Y ne peut être mis en évidence (le caryotype est 46 XX), mais l'antigène HY (v. ce terme) est présent ; l'explication probable du phénomène étant une translocation du chromosome Y sur un autosome.

XX, XY. V. *caryotype, chromosome, Denver (classification de)* et *gonosome.*

XXX (syndrome). V. *triplo X (syndrome).*

XXXX (syndrome) [angl. ***XXXX syndrome***]. Polygonosomie (v. ce terme) rare de caryotype 48 XXXX. Ces femmes ont un hypertélorisme, un épicanthus, une cyphose, une nette débilité mentale et le plus souvent une aménorrhée. V. *tétrasomie.*

XXXXX (syndrome) (Kesaree et Wolley, 1963) [angl. ***XXXXX syndrome***]. Maladie par aberration chromosomique très rare correspondant au caryotype 49 XXXXX. Ces femmes ont une profonde débilité mentale, un hypogonadisme, une grande taille et diverses malformations, notamment un hypertélorisme, une brièveté du cou, une cyphose, une étroitesse thoracique, un genu valgum, une synostose radio-cubitale et des anomalies dentaires. V. *pentasomie.*

XXXXY (syndrome) (Fraccaro, Kaijser et Lindsten, 1960) [angl. ***XXXXY syndrome***]. V. *dysgénésie gonadosomatique XXXXY* et *pentasomie.*

XXXY (syndrome) [angl. ***XXXY syndrome***]. Variété rare du syndrome de Klinefelter (v. ce terme) de caryotype 48 XXXY et se distinguant cliniquement de la forme habituelle par l'importance particulière de la taille et de la débilité mentale ainsi que par un aspect spécial du faciès. V. *tétrasomie*.

XXY (syndrome). V. *Klinefelter (syndrome de)*.

XXYY (syndrome) [angl. ***XXYY syndrome***]. Variété rare du syndrome de Klinefelter (v. ce terme) de caryotype 48 XXYY, se distinguant cliniquement de la forme commune par une taille et une débilité mentale plus importantes, associées à une agressivité marquée. V. *triplet XYY*.

D-XYLOSE (épreuve au) [angl. ***xylose test***]. Épreuve permettant d'étudier l'absorption intestinale des glucides. Après l'ingestion de 25 grammes de D-xylose (sucre absorbable, non métabolisé dans l'organisme et éliminé par l'urine), on en trouve normalement de 5 à 8 g (33 à 53 mmol) dans l'urine sécrétée pendant les 5 heures suivantes. Une élimination inférieure à 3,5 g traduit une absorption intestinale défectueuse.

XYY (syndrome). V. *triplet XYY*.

Y

Y. Symbole de la *tyrosine*.

Y (chromosome). V. *gonosome*.

y (dépression). V. *pouls jugulaire*.

Y (syndrome du double). V. *triplet XYY*.

YAC. Abréviation de l'angl. ***Yeast Artificial Chromosome*** (chromosome artificiel de levure) (Burke D. T. *et coll.*, 1987) (génétique). Variété de vecteur (v. ce terme 2°) constitué d'un chromosome de *Saccharomyces cerevisiæ* dans lequel on a introduit l'ADN que l'on souhaite cloner. Cette technique permet le clonage de grands fragments d'ADN.

YACOUB (opération de) (Yacoub, sir Magdi, de Londres, 1983) [angl. ***Yacoub's operation***]. Intervention chirurgicale destinée à remédier à un anévrisme de l'aorte ascendante comportant une dilatation de l'anneau valvulaire aortique (v. *annulo-ectasiante de l'aorte, maladie*), tout en conservant la valve naturelle du patient. Le culot aortique est remodelé à l'aide d'une prothèse festonnée. V. *David (opération de)*.

YAOURT, *s. m.* V. *yoghourt*.

YATO-BYO (terme japonais). V. *tularémie*.

YAWS. V. *pian*.

YERGASON (épreuve de) (Y. R., 1931) [angl. ***Yergason's test***]. Manœuvre destinée à mettre en évidence l'instabilité du tendon du biceps dans la coulisse bicipitale. Le coude étant fléchi à 90°, le bras immobilisé contre le thorax, la supination contrariée provoque une douleur tandis que le tendon sort de sa coulisse.

YERSIN (bacille de) (Y. Alexandre, suisse, 1894) [angl. ***Yersinia pestis***]. Syn. *Yersinia pestis*, ou anciennement *Pasteurella pestis.* Bacille très court (coccobacille) Gram–, rencontré en abondance dans les bubons pesteux. Cette espèce bactérienne est l'agent pathogène de la peste.

YERSINIA, *s. f.* [angl. ***Yersinia***]. Genre bactérien appartenant à la famille des *Enterobacteriaceæ* et comprenant 3 espèces pathogènes : *Y. pseudotuberculosis, Y. pestis* et *Y. enterocolitica.* V. *yersiniose*.

YERSINIA PESTIS [angl. ***Yersinia pestis***]. Espèce bactérienne responsable de la peste. V. *Yersin (bacille de)*.

YERSINIOSE, *s. f.* [angl. ***yersiniosis***]. Cadre nosologique dans lequel on groupe les maladies dues aux germes du genre *Yersinia* (ils ressemblent au bacille de Yersin ou *Yersinia* — anciennement *Pasteurella — pestis*) : en particulier à *Yersinia pseudo-tuberculosis* ou *Y. malassezii* (appelé auparavant : bacille de Malassez et Vignal — 1883 —, *Pasteurella pseudo-tuberculosis* et *Cillopasteurella pseudo-tuberculosis rodentium*) et à *Yersinia enterocolitica.* Ces germes, responsables d'épizooties chez les rongeurs, peuvent provoquer, chez l'homme, des infections soit d'allure septicémique, très souvent mortelles, soit à type d'adénite mésentérique aiguë (v. ce terme), variété la plus fréquente, soit à forme gastroentéritique avec fièvre, douleurs abdominales, vomissements et diarrhée (forme particulière à *Yersinia enterocolitica*). V. *Enterobacteriaceæ.*

YEUX DE CHAT (syndrome des) (Schachenmann, 1965) [angl. ***cat-eye syndrome***]. Ensemble rare de malformations comportant un colobome de l'iris, une fistule préauriculaire, des anomalies de l'appareil urinaire, une atrésie anale et une encéphalopathie. L'étude du caryotype montre l'existence d'un petit chromosome surnuméraire provenant du chromosome 22.

YEUX AU PLAFOND (phénomène des). V. *oculogyre (crise)*.

YEUX DE POISSON (maladie des) (Carlson, 1975) [angl. ***fish eye disease***]. Maladie rarissime associant des opacités cornéennes précoces, un taux élevé de triglycérides et très faible de cholestérol-HDL.

YOCUM (test de) (Y., L. A. 1983) [angl. ***Yocum's test***]. Manœuvre destinée à mettre en évidence une souffrance au niveau du tendon du muscle infra-épineux. L'élévation contrariée du bras, la main reposant sur l'épaule opposée, reproduit la douleur spontanée. V. *périarthrite, Hawkins (test de)* et *Neer (test de)*.

YOGA, *s. m.* [angl. ***yoga***]. Technique de relaxation d'origine hindoue visant à obtenir la maîtrise du fonctionnement corporel.

YOG(H)OURT, *s. m.* (mot bulgare) [angl. ***yog(h)urt***]. Syn. *yaourt.* Lait fermenté préparé en faisant réduire le lait de moitié à la température de 80 °C et en le soumettant à l'action d'un lactobacille.

YOHIMBINE, *s. f.* [angl. ***yohimbine***]. Alcaloïde doué de propriétés alphabloquantes (v. ce terme), proposé comme aphrodisiaque. L'*y.* est extraite de l'écorce d'un arbre d'Afrique centrale, *Pausinystalia yohimba* ou *Corynanthe yohimbe* (Rubiacées) et du *Rauwolfia serpentina* (Apocynacées).

YOUNG (Y. Frieda, brit.). V. *Dyke-Young (syndrome de)*.

YOUNG (signe de) (Y. Hugh, amér., 1870-1945). Dans le cancer de la prostate, le toucher rectal, combiné au cathétérisme de l'urètre avec un béniqué, permet de sentir, entre le doigt et l'instrument, une certaine épaisseur de tissu ; chez un sujet normal ou dans l'hypertrophie de la prostate, au contraire, le béniqué est perçu contre la paroi du rectum.

YOUNG (syndromes de) — 1° (Y. Donald, 1970) [angl. ***Young's syndrome***]. Syndrome héréditaire à transmission autosomique récessive associant une azoospermie et des infections respiratoires. — 2° (Abaza, 1953) [angl. ***Young's syndrome***]. Syn. *syndrome de Hoet-Abaza* (Gilbert Dreyfus, 1958). Syndrome rare caractérisé par l'apparition, chez la femme, d'obésité progressant à chaque grossesse, puis de diabète et par la mise au monde d'enfants mort-nés ou trop gros et atteints de cardiomégalie, d'érythropoïèse hépatosplénique et d'hypoglycémie. Abaza attribue ce syndrome à une sécrétion excessive d'hormone somatotrope pendant les grossesses, il le rapproche des travaux de Young (1951) sur le diabète provoqué expérimentalement par des injections répétées d'extraits de lobe antérieur de l'hypophyse.

YOUSSEF (syndrome de) (Youssef A. F., amér., 1957) [angl. ***Youssef's syndrome***]. Hématurie cataméniale témoignant d'une fistule vésico-utérine haute.

YUNIS-VARON (syndrome de) (Y. Emilio ; V. Humberto, colombiens, 1980) [angl. ***Yunis-Varon syndrome***]. Syndrome malformatif très rare à transmission autosomique récessive, souvent létal, associant un retard statural, de nombreuses anomalies des doigts et des orteils, une hypoplasie des clavicules, des cheveux rares et une micrognathie.

YUPPIES (maladie des) (angl. *young, urban and professional*) [angl. ***yuppies' syndrome***]. V. *fatigue chronique (syndrome de).*

Z

Z (pouce en). V. *pouce en Z.*

Z (strie). V. *myofibrille.*

ZARATE. V. *Salleras-Zarate (syndrome de).*

ZEEK (angéite de) (Z. Pearl, amér.). V. *angéite d'hypersensibilité de Zeek.*

ZÉISME, *s. m.* (lat. *zea,* maïs) [angl. ***zeism***]. Troubles dus à l'ingestion de maïs. On attribuait autrefois la pellagre au *z.*

ZELLWEGER (syndrome de) (Z. Hans, amér.) (Bowen, Lee, Zellweger et Lindenberg, 1964) [angl. ***Zellweger's syndrome***]. Syn. *syndrome hépato-cérébro-rénal.* Ensemble malformatif très rare et rapidement mortel transmis selon le mode autosomique récessif. Il comprend essentiellement une hypotrophie avec malformations craniofaciales (turricéphalie), cérébrales et cardiaques, un retard psychomoteur, une hypotonie musculaire importante avec convulsions, une chondrodystrophie ossifiante, une hépatomégalie, des reins polykystiques et une thésaurismose ferrique. Biologiquement, les hépatocytes sont totalement dépourvus de peroxysomes (v. ce terme).

ZENKER. V. *dégénérescence zenkérienne.*

ZENKER (diverticule pharyngo-œsophagien de) (Z. Friedrich von, all., 1877) [angl. ***Zenker's diverticulum***]. Hernie de la muqueuse à travers la musculeuse de la jonction pharyngo-œsophagienne.

ZEUGMATOGRAPHIE, *s. f.* (gr. *zeugma, atos,* joug, lien ; *graphein,* écrire). V. *résonance magnétique nucléaire.*

ZÉZAIEMENT, *s. m.* [angl. ***lisping***]. Vice de prononciation consistant dans la substitution de la lettre *z* au *j* et au *g* doux ; il est fréquent chez les enfants.

ZIBAN (bouton des) (montagnes algériennes). V. *bouton d'Orient.*

ZIDOVUDINE, *s. f.* (DCI). V. *azidothymidine.*

ZIEHEN-OPPENHEIM (maladie de) (Z. Georg, all., 1911) [angl. ***Ziehen-Oppenheim disease***]. Syn. *dysbasie lordotique progressive, dystonie musculaire déformante.* Variété primitive de spasme de torsion (v. ce terme), frappant surtout les Juifs polonais et russes, de caractère souvent familial et débutant dans l'enfance.

ZIEHL-NEELSEN (coloration de) (Z. Franz, all., 1857-1926) [angl. ***Ziehl-Neelsen stain***]. Technique de coloration utilisée en bactériologie pour mettre en évidence le bacille de la tuberculose. V. *acidorésistant.*

ZIEMSSEN (syndrome de) (Z. Hugo von, all., 1829-1902). Paralysie laryngée en ouverture (ou abduction des cordes vocales). V. *Gehrardt (syndrome de)* et *Riegel (syndrome de).*

ZIEVE (syndrome de) (Z. Leslie, amér., 1958) [angl. ***Zieve's syndrome***]. Association d'un ictère cholestatique peu intense, d'une hyperlipidémie importante avec augmentation du taux des triglycérides et du cholestérol, et d'une anémie hémolytique modérée. Ce syndrome survient chez des éthyliques chroniques à la suite d'une consommation excessive d'alcool ; il s'accompagne de troubles digestifs, de fièvre, d'amaigrissement, d'hépatomégalie ; il évolue en quelques semaines vers la guérison si l'intoxication est supprimée. V. *hyperlipidémie,* type 4.

ZIFT. Acronyme anglais ***(Zygote Intra Fallopian Transfer).*** Variété de procréation médicalement assistée consistant à implanter un œuf fécondé (zygote) dans une trompe de Fallope perméable et saine. V. *GIFT* et *fécondation in vitro.*

ZIMMERLIN (amyotrophie ou myopathie de type) (Z. Franz, suisse, 1883) [angl. ***Zimmerlin's type of progressive muscular dystrophy***]. Variété de myopathie primitive progressive (v. ce terme) débutant par les muscles de la moitié supérieure du corps, avec prédilection pour les muscles volumineux.

ZIMMERMAN (Z. Karl, all., 1861-1935). V. *Heller et Zimmerman (cellule de).*

ZIMMERMAN (réaction de) (Z. Wilhelm, all., né en 1910) [angl. ***Zimmerman's reaction***]. Réaction utilisée pour mesurer, dans l'urine, le taux des 17-cétostéroïdes (ils donnent une coloration rouge violacé avec le métadinitro-benzène, en milieu alcalin).

ZINC, *s. m.* (all. *Zinck*) [angl. ***zinc***]. Élément chimique de numéro atomique 30 (30 électrons gravitent autour du noyau de l'atome). Symbole *Zn.* Sous sa forme de métal, le *z.* est utilisé pur, en alliages (laitons, maillechorts) ou comme revêtement anticorrosion (galvanisation). Très oxydable, il perd facilement deux électrons. Si l'oxyde ZnO est utilisé en dermatologie, d'autres sels (chlorure, sulfate) sont toxiques, ce qui interdit l'usage de récipients galvanisés pour préparer la nourriture. Le *z.* participe au moins à la constitution d'une vingtaine d'enzymes (anhydrase carbonique, phosphatase alcaline, etc). Il intervient dans le métabolisme de la croissance des êtres vivants. Élevée chez les jeunes, la teneur en *z.* ne cesse de décroître. Le *z.* est surtout présent dans le foie, les reins, les muscles, le pancréas et la prostate. V. *acrodermatite entéropathique, Dalibour (eau de), fièvre des fondeurs, Pick (maladie de)* et *doigt de zinc.*

ZINCOSE, *s. f.* Pneumoconiose consécutive à l'inhalation de poussières de zinc.

ZINGERLE (syndrome de). V. *automatose (syndrome d').*

ZINOFIEFF (méthode de) [angl. ***Zinofieff's method***]. Syn. *méthode d'Oxford.* Méthode de musculation utilisant la mécanothérapie.

ZINSSER (Z. Ferdinand, amér.). V. *Brill-Zinsser (maladie de).*

ZINSSER-ENGMAN-COLE (syndrome de) (Z., 1906 ; E., 1926 ; C., 1930) [angl. ***Zinsser-Engman-Cole syndrome***]. Syn. *dyskératose congénitale avec dystrophie unguéale et leucoplasie buccale, maladie de Zinsser-Fanconi, syndrome de Cole, Rauschkolb et Toomey* (1930). Affection rare, héréditaire à transmission probablement récessive, prédominant dans le sexe masculin, se manifestant vers l'âge de 6 ou 7 ans. Elle comporte : — 1° une pigmentation brune de l'épiderme avec télangiectasies sur le cou et la racine des membres et souvent atrophie de la peau et des muqueuses ; — 2° une leucoplasie buccale, surtout linguale ; — 3° une dystrophie des ongles. Des anomalies hématologiques sont inconstantes et souvent très tardives, liées à une insuffisance médullaire : pancytopénie ou anémie isolée, normochrome normo- ou macrocytaire ; elles rapprochent le syndrome de *Z.-E.-C.* de la maladie de Fanconi (v. ce terme). L'évolution est grave ; la mort survient par hémorragie, infection ou développement de cancers, parfois multiples. V. *Thomson (syndrome de).*

ZINSSER-FANCONI (maladie de). V. *Zinsser-Engman-Cole (syndrome de).*

ZOLLINGER ET ELLISON (syndrome de) (Z. Robert, amér., 1955-59) [angl. ***Zollinger-Ellison syndrome***]. Syndrome caractérisé par l'association d'ulcères digestifs de sièges divers, graves, souvent multiples et récidivants ; d'hypertrophie des glandes et de la muqueuse gastriques avec hypersécrétion et hyperacidité très importante ; souvent de diarrhée ; enfin de tumeurs des îlots de Langerhans du pancréas, non sécrétrices d'insuline, le plus souvent malignes et qui, produisant en abondance de la gastrine (Gregory, 1969), sont à l'origine de la maladie ulcéreuse. Ce syndrome peut être associé à d'autres adénomes endocriniens : il serait alors un cas particulier d'adénomatose pluri-endocrinienne (v. ce terme). V. *Verner et Morrison (syndrome de), gastrinémie* et *gastrinome.*

ZONA, *s. m.* (gr. *zônê*, ceinture) [angl. ***zona, herpes zoster***]. Syn. *herpes zoster, syndrome radiculo-ganglionnaire.* Affection caractérisée par une éruption unilatérale de vésicules rappelant celles de l'herpès, disposées par grappes, sur le trajet des nerfs de la sensibilité, accompagnées de douleurs plus ou moins intenses et évoluant rapidement. Le *z.* est une maladie infectieuse due à un virus, de la famille des *Herpesviridæ*, qui est aussi celle du virus de la varicelle. Ce virus se localise électivement sur le système radiculo-ganglionnaire postérieur et les cornes postérieures de la moelle *(poliomyélite postérieure).* Le plus souvent le *z.* survient chez un sujet ayant eu la varicelle, le virus ayant été réactivé. Il est fréquent chez les porteurs de néoplasies (lymphome, maladie de Hodgkin en particulier). — À côté du *z.* vrai, il faut distinguer les éruptions zostériformes, qui sont sous la dépendance de lésions nerveuses, centrales ou périphériques et qui ont une évolution différente.

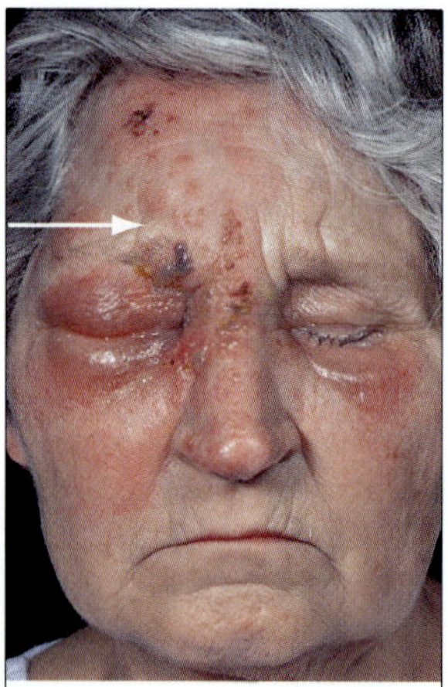

Zona ophtalmique

ZONANA. V. *Bannayan-Zonana (syndrome de).*

ZONDEK (méthode de) (1942). Utilisation, dans le traitement des aménorrhées, de folliculine et de lutéine mélangées et injectées ensemble.

ZONDEK ET ASCHHEIM (méthode de) (Z. Bernhard, 1928) [angl. ***Aschheim-Zondek test***]. Diagnostic biologique de la gestation basé sur la recherche de l'hormone chorionique gonadotrophique dans l'urine de la femme présumée enceinte. Cette urine est injectée à des souris femelles impubères qui sont sacrifiées au bout de quelques jours. En cas de grossesse, leurs ovaires contiennent des follicules hémorragiques ou des corps jaunes atrésiques. — Cette réaction est tombée en désuétude.

ZONE, *s. f.* [angl. ***zone***]. Région, partie d'une surface. — ***z. d'alarme.*** V. *alarme (zone d').* — ***z. de déclic*** ou ***de déclenchement.*** Syn. *z. gâchette,* [angl. ***trigger zone***] (*trigger* : gâchette, déclic). Zone d'hyperexcitabilité, dont la stimulation déclenche une manifestation paroxystique (crise d'épilepsie, de névralgie). — ***z. décollable de Gérard-Marchant.*** V. *Gérard-Marchant (zone décollable de).* — ***z. épileptogène.*** V. *épileptogène.* — ***z. gâchette.*** V. *z. de déclic.* — ***z. de Head.*** V. *Head (zones de).* — ***z. de Looser.*** V. *Looser (zone de).* — ***z. motrice.*** V. *localisation cérébrale.* — ***z. psychomotrice.*** V. *localisation cérébrale.* — ***z. radiculaire.*** V. *dermatome, 2°.* — ***z. réflexogène.*** V. *réflexogène.* — ***z. somato-sensitive.*** V. *localisation cérébrale.* — ***z. somestho-psychique.*** V. *localisation cérébrale.*

ZONE (phénomène de) [angl. ***phenomenon zone***] (sérologie). Absence de réaction d'un anticorps spécifique avec son antigène (p. ex. : précipitation) lorsque cet anticorps est en solution trop concentrée ou trop étendue.

ZONULAIRE (cataracte). V. *cataracte.*

ZONULE, *s. f.* (diminutif du gr. *zonê*, ceinture) (TA *zonula ciliaris*) [angl. ***zonule***]. Ligament suspenseur du cristallin **• 👁 œil •**.

ZONULOLYSE, *s. f.* (zonule ; gr. *luein*, dissoudre) [angl. ***zonulolysis***] (ophtalmologie). Destruction de la zonule de Zinn par une enzyme protéolytique au cours de l'opération de la cataracte.

ZONULOTOMIE, *s. f.* (zonule ; gr. *tomê*, section) [angl. ***zonulotomy***]. Section chirurgicale de la zonule.

ZOOMANIE, *s. f.* (gr. *zôon*, animal ; *mania*, folie) [angl. ***zoomania***]. Amour morbide et excessif que certains névropathes éprouvent pour les animaux.

ZOOMYLIEN, *s. m.* (gr. *zôon*, animal ; *mulê*, môle) [angl. ***zoomylus***]. Famille unique de l'ordre des monstres unitaires parasites de la classification d'I. G. Saint-Hilaire. Les pièces décrites par ce naturaliste comme des zoomyliens ne sont autres que des kystes dermoïdes.

ZOON (balanite de) (Z. Johannes, holl., 1950). V. *balanite.*

ZOONITE, *s. m.* [angl. ***zoonitis***]. Nom donné à chaque segment d'un annelé, étendu également aux vertébrés, chez lesquels il représente le type idéal élémentaire des formes animales. V. *métamère.*

ZOONOSE, *s. f.* (gr. *zôon*, animal ; *nosos*, maladie) [angl. ***zoonosis***]. Maladie qui frappe surtout les animaux. On tend à réserver ce terme aux affections naturellement transmissibles des animaux vertébrés à l'homme et inversement (charbon, tuberculose bovine, psittacose, etc.). V. *anthropozoonose.*

ZOOPARASITE, *s. m.* (gr. *zôon*, animal ; parasite) [angl. ***zooparasite***]. Parasite appartenant au règne animal.

ZOOPATHIE, *s. f.* (gr. *zôon*, animal ; *pathê*, maladie). Maladie des animaux.

ZOOPHILIE, *s. f.* (gr. *zôon*, animal ; *philia*, amitié) [angl. ***zoophilia***]. — 1° Affection pour les animaux. — 2° Attraction de certaines espèces animales pour d'autres espèces (les anophèles sont attirés par divers animaux domestiques, lapins, porcs, buffles). — ***z. érotique.*** V. *bestialité.*

ZOOPHOBIE, *s. f.* (gr. *zôon*, animal ; *phobos*, crainte) [angl. ***zoophobia***]. Crainte morbide (phobie) de certains animaux.

ZOOPROPHYLAXIE, *s. f.* (gr. *zôon*, animal ; prophylaxie) [angl. ***zooprophylaxis***]. « Protection exercée vis-à-vis de l'homme par certains animaux sur lesquels les anophèles aiment à se nourrir » (J. Legendre).

ZOOPSIE, *s. f.* (gr. *zôon*, animal ; *opsis*, vue) [angl. ***zoopsia***]. Hallucination visuelle consistant en vision d'animaux (hallucinations des intoxiqués).

ZOOSE, *s. f.* (gr. *zôon*, animal) [angl. ***zoosis***]. Maladie parasitaire d'origine animale.

ZOOSTÉROL, *s. m.* (gr. *zoon*, animal) [angl. ***zoosterol***]. Nom générique des stérols d'origine animale.

ZOSTER (herpès). V. *zona.*

ZOSTÉRIEN, IENNE, *adj.* (gr. *zôstêr*, *êros*, ceinture). Qui est causé par le zona, ou qui est en rapport avec le zona. — *paralysie z.*

ZOSTÉRIFORME, *adj.* (gr. *zôstêr*, ceinture) [angl. ***zosteroid***]. Qui ressemble au zona.

ZUCKERKANDL (organe ou corps de) (Z. Emil, autr., 1849-1910) (TA *paraganglion aorticum*) [angl. ***Zuckerkandl's bodies***]. Syn. *paraganglion aortique.* Paraganglion situé près de l'origine de l'artère mésentérique inférieure.

ZUELZER ou **ZUELZER-APT (syndrome de)** (Z. Wolf, amér., 1949) [angl. ***Zuelzer's syndrome***]. Syndrome décrit chez l'enfant et comportant une hépatomégalie, des infiltrats pulmonaires, un asthme, des atteintes articulaires, une urticaire et des convulsions. Il existe une hyperleucocytose sanguine avec hyperéosinophilie et une hypergammaglobulinémie. Ce syndrome serait une forme bénigne d'angéite granulomateuse allergique ; on le classe parmi les maladies des complexes immuns.

ZUELZER-KAPLAN (syndrome de) (1946) [angl. ***Zuelzer-Kaplan syndrome***]. Association d'une thalassémie et d'une hémoglobinose C. V. *thalassémie.*

ZUMBUSCH (syndrome de) (Z. Léo von, autr., né en 1874). Psoriasis pustuleux généralisé caractérisé par l'apparition, sur l'ensemble d'un psoriasis étendu, d'une multitude de minuscules pustules stériles, parfois confluentes. Il s'accompagne de fièvre élevée, de frissons, de prurit ; il peut évoluer vers la mort. Il serait plus fréquent au cours des psoriasis arthropathiques.

ZURHELLE (Z. Emil, all., né en 1889). V. *Hoffmann-Zurhelle (syndrome d').*

ZWEIFEL (signe de) [angl. ***Zweifel's sign***]. Ascension de la coupole diaphragmatique du côté de la lésion, observée parfois à la radioscopie, à la suite d'une embolie pulmonaire.

ZYGAPOPHYSE, *s. f.* (TA *processus articularis*) [angl. ***zygapophysis***]. Syn. *processus articulaire.* Apophyse articulaire située à l'union des pédicules et des lames des vertèbres (v. ce terme).

ZYGOMATIQUE, *adj.* (gr. *zugoma*, joug) [angl. ***zygomatic***]. Relatif à la pommette. — ***muscle grand et petit z.*** (TA *musculus zygomaticus major et minor*) [angl. ***zygomatic muscle greater, lesser***]. Muscles de la face, élévateurs de la lèvre supérieure et donnant l'expression du rire. — ***os z.*** Os pair de la face constituant la pommette • ◉ **buccinateur (muscle), tête •.**

ZYGOMYCOSE, *s. f.* [angl. ***zygomycosis***]. V. *phycomycose.*

ZYGOTE, *s. m.* (Bateson, 1902) (gr. *zugoô*, j'unis) [angl. ***zygote***]. Œuf fécondé, produit de l'union des gamètes.

ZYGOTÈNE, *adj.* (De Winiwarter, 1900) (gr. *zugos*, joug ; *teinein,* tendre vers) [angl. ***zygotene***]. Caractérise le 2e stade ou synapse de la première prophase (v. ce terme) de la méiose où les chromosomes homologues sont étroitement accolés.

ZYMASE, *s. f.* (Antoine Béchamp, 1857-64) (gr. *zumê*, levain) [angl. ***zymase***]. Enzyme provenant de la levure et possédant la propriété de dédoubler le glucose en acide carbonique et alcool. — Ce terme est pris aussi dans le sens plus général d'enzyme (v. ce terme).

ZYMOGÈNE, *s. m.* (gr. *zumê*, ferment ; *gennan*, engendrer) [angl. ***zymogen***]. Syn. *pro-enzyme.* Substance protéinique spécifique donnant naissance à une enzyme : les *z.* sont les précurseurs des enzymes, p. ex. : le trypsinogène, le chymotrypsinogène, le fibrinogène, le thromboplastinogène, la pro-accélérine, etc. La transformation du *z.* en enzyme active est déclenchée par l'action d'ions H^+ et surtout par la présence de l'enzyme elle-même, la vitesse de la réaction s'accélérant au fur et à mesure que celle-ci progresse (autocatalyse). L'existence, dans l'organisme, d'enzymes à l'état de précurseurs inactifs évite l'autodigestion des tissus, la coagulation du sang dans les vaisseaux, etc.

ZYMOLOGIE, *s. f.* V. *enzymologie.*

ZYMONÉMATOSE, *s. f.* (De Beurmann et Gougerot, 1909) (gr. *zumê*, levure ; *nêma*, filament) [angl. ***zymonematosis***]. Variété de mycose due au *Zymonema.* Les deux types les plus importants sont les maladies de Gilchrist et de Lutz-Splendore-Almeida (v. blastomycose).

ZYMOPLASTINE, *s. f.* V. *thromboplastine.*

ZYMOTIQUE, *adj.* (gr. *zumê*, ferment) [angl. ***zymotic***]. Qui se rapporte à la fermentation.

LEXIQUE PHARMACEUTIQUE

1. Ce lexique comprend plus de 2 500 entrées concernant des médicaments d'usage courant en France en 2009.

2. Ces entrées sont de trois types :

— les **dénominations communes (DC)**, en général **internationales (DCI)**; exemple : **metformine**;
— les ***noms de marque*** (noms commerciaux); exemple : ***Glucophage***;
— les classes pharmaceutiques; exemple : antidiabétique.

3. Le **genre** du mot, *m.* ou *f.* est indiqué pour les deux premiers types d'entrée.

4. Ont été systématiquement **écartés** de ce lexique :

— les médicaments composés (Modurétic, Pentacoq);
— à de rares exceptions près, les médicaments-conseil (Aspro, Humex).

5. Les **médicaments génériques** sont soulignés :

— *tantôt ce sont des DC* : elles sont en général suivies du nom du laboratoire qui les fabrique (et que nous avons systématiquement omis). Par exemple : **amoxicilline** [Bayer, Merck, etc.];
— *tantôt ce sont des noms de fantaisie suivis du sufixe -Gé* (omis également ici). Par exemple : ***Agram*** [*-Gé*];
— alors que le médicament original s'appelle : ***Clamoxyl***, sa DCI étant : **amoxicilline**.

A

abacavir, *m.*; ***Ziagen***, *m.*; antiviral.

Abboticine, *f.*; **érythromycine**, *f.*; antibiotique.

abciximab, *m.*; ***Réopro***, *m.*; antiagrégant plaquettaire.

Abufène, *m.*; **bêta-alanine**, *f.*; inhibiteur des bouffées de chaleur de la ménopause.

acamprosate, *m.*; ***Aotal***, *m.*; traitement de l'alcoolisme chronique.

acarbose, *m.*; ***Glucor***, *m.*; inhibiteur des α-glucosidases, antidiabétique.

acébutolol, *m.*; ***Sectral***, *m.*; bêtabloquant.

acéclofénac, *m.*; ***Cartrex***, *m.*; anti-inflammatoire non stéroïdien.

acénocoumarol, *m.*; ***Minisintrom***, *m.*; ***Sintrom***, *m.*; anticoagulant.

acétazolamide, *m.*; ***Diamox***, *m.*; diurétique.

acétyl-cystéine, *f.*; ***Exomuc***, *m.*; ***Fluimucil***, *m.*; ***Mucolator***, *m.*; ***Mucomyst***, *m.*; ***Solmucol***, *m.*; ***Tixair***, *m.*; mucolytique.

acétyl-leucine, *f.*; ***Tanganil***, *m.*; antivertigineux.

aciclovir, *m.*; ***Activir***, *m.*; ***Zovirax***, *m.*; antiviral.

acide acétylaminosuccinique; ***Cogitum***, *m.*; psychostimulant.

acide acétyl-salicyclique; ***Aspirine***, *f.*; ***Aspégic***, *m.*; ***Cardiosolupsan***, *m.*; ***Claragine***, *f.*; ***Kardégic***, *m.*; antipyrétique, anti-inflammatoire, antiagrégant plaquettaire, analgésique.

acide ascorbique; ***Laroscorbine***, *f.*; vitamine C.

acide folique; ***Spéciafoldine***, *f.*; antianémique.

acide gras insaturés; ***Maxepa***, *m.*; hypolipémiant.

acide hyaluronique; ***Sinovial***, *m.*; antirhumatismal.

acide ibandronique; ***Bonviva***, *m.*; traitement de l'ostéoporose.

acide méfénamique; ***Ponstil***, *m.*; anti-inflammatoire non stéroïdien.

acide niflumique; ***Nifluril***, *m.*; anti-inflammatoire non stéroïdien.

acide oméga 3; ***Omacor***, *m.*; hypolipémiant.

acide pipémidique; ***Pipram***, *m.*; antibactérien urinaire.

acide tiaprofénique; ***Flanid***, *m.*; ***Surgam***, *m.*; anti-inflammatoire non stéroïdien.

acide tranexamique; ***Exacyl***, *m.*; ***Spotof***, *m.*; hémostatique.

acide ursodésoxycholique; V. *ursodiol.*

acide zolédronique, ***Aclasta***, *f.*; traitement de l'ostéoporose.

Aclasta, *f.*; **acide zolédronique**, traitement de l'ostéoporose.

Actapulgite, *f.*; **silicates**; pansement digestif.

Actilyse, *f.*; **rt PA**, *m.*; **alteplase**, *f.*; thrombolytique.

Actiskénan, *m.*; **morphine**, *f.*; analgésique.

Activir, *m.*; **aciclovir**, *m.*; antiviral.

Actonel, *m.*; **risédronate monosodique**, *m.*; traitement de l'ostéoporose.

Actos, *m.*; **pioglitazone**, *f.*; antidiabétique.

Actrapid, *f.*; **insuline**, *f.*; insuline humaine hémisynthétique.

Adalate, *m.*; **nifédipine**, *f.*; inhibiteur calcique.

adalimumab, *m.*; ***Humira***, *m.*; antirhumatismal.

Adancor, *m.*; **nicorandil**, *m.*; antiangineux.

Adant, *m.*; **hyaluronate de sodium**; antirhumatismal.

adénosine, *f.*; ***Krénosin***, *m.*; antiarythmique.

adrafinil, *m.*; ***Olmifon***, *m.*; psychostimulant.

adrénaline. V. *épinéphrine.*

adriamycine, *f.*; ***Adriblastine***, *f.*; anticancéreux.

Adriblastine, *f.*; **adriamycine**, *f.*; **doxorubicine**, *f.*; anticancéreux.

Advil, *m.*; **ibuprofène**, *m.*; anti-inflammatoire non stéroïdien.

Aérius, *m.*; **desloratadine**, *f.*; antihistaminique.

Aérodiol, *m.*; **œstradiol**, *m.*; œstrogène.

Agénérase, *f.*; **amprénavir**, *m.*; antiviral.

Agram, *m.*; **amoxicilline**, *f.*; antibiotique.

Agrastat, *m.*; **tirofiban**, *m.*; antiagrégant plaquettaire.

Agrippal, *m.*; **vaccin antigrippal**.

Agyrax, *m.*; **méclozine**, *f.*; antivertigineux.

Aiglonyl, *m.*; **sulpiride**, *m.*; neuroleptique.

Akinéton, *m.*; **bipéridène**, *m.*; antiparkinsonien.

albendazole, *m.*; ***Zentel***, *m.*; anthelminthique.

alcool : V. *désintoxication alcoolique.*

alcoolisme chronique (traitement de l')
- **acamprosate, Aotal.**
- **naltrexone, Revia.**

Aldactone, *f.*; **spironolactone**, *f.*; diurétique.

alendronate monosodique; ***Fosamax***, *m.*; biphosphonate, traitement de l'ostéoporose.

Alève, *m.*; **naproxène**, *m.*; analgésique.

alfuzosine, *f.*; ***Urion***, *m.*; ***Xatral***, *m.*; prostatisme (traitement du).

alimémazine, *f.*; ***Théralène***, *m.*; antihistaminique.

Alkéran, *m.*; **melphalan**, *m.*; anticancéreux.

Allergodil, *m.*; **azélastine**, *f.*; antihistaminique.

allopurinol, *m.*; ***Zyloric***, *m.*; antigoutteux.

alminoprofène, *m.*; ***Minalfène***, *m.*; anti-inflammatoire non stéroïdien.

Almogran, *m.*; **almotriptan**, *m.*; antimigraineux.

almotriptan, *m.*; ***Almogran***, *m.*; antimigraineux.

alpha-bêtabloquant
- **labétalol, *Trandate*.**

alphabloquant
- **alfuzoxine, *Urion, Xatral*.**
- **doxazosine, *Zoxan*.**
- **prazosine, *Minipress*.**
- **tamsulosine, *Josir, Omix*.**
- **térazosine, *Dysalfa, Hytrine*.**

alpha-tocophérol, *m.*; V. *tocophérol.*

alprazolam, *m.*; ***Xanax***, *m.*; anxiolytique.

Alpress, *m.*; **prazosine**, *f.*; antihypertenseur.

Alteis, *m.*; **olmésartan**, *m.*; antagoniste de l'angiotensine II.

alteplase, *f.*; ***Actilyse***, *f.*; thrombolytique.

aluminium (phosphate d'); ***Phosphalugel***, *m.*; antiulcéreux.

Alzheimer (traitement de la maladie d')
- **donépézil, *Aricept*.**
- **galantamine, *Reminyl*.**
- **mémantine, *Ebixa*.**
- **rivastigmine, *Exelon*.**

amantadine, *f.*; ***Mantadix***, *m.*; antiparkinsonien, antiviral.

Amarel, *m.*; **glimépiride**, *m.*; antidiabétique.

ambénonium, *m.*; ***Mytélase***, *f.*; antimyasthénique.

ambroxol, *m.*; ***Muxol***, *m.*; ***Surbronc***, *m.*; mucolytique.

amikacine, *f.*; ***Amiklin***, *m.*; antibiotique, aminoglycoside.

Amiklin, *m.*; **amikacine**, *f.*; antibiotique, aminoglycoside.

amiloride, *m.*; ***Modamide***, *m.*; diurétique. aminoglycoside, V. *antibiotique.*

amiodarone, *f.*; ***Cordarone***, *f.*; antiarythmique, antiangineux.

amisulpride, *m.*; ***Solian***, *m.*; neuroleptique.

amitriptyline, *f.*; ***Élavil***, *m.*; ***Laroxyl***, *m.*; antidépresseur.

amlodipine, *f.*; ***Amlor***, *m.*; inhibiteur calcique.

Amlor, *m.*; **amlodipine**, *f.*; inhibiteur calcique.

Amodex, *m.*; **amoxicilline**, *f.*; antibiotique, pénicilline du groupe A.

amodiaquine, *f.*; ***Flavoquine***, *f.*; antipaludéen.

amœbicide. V. *antibactérien imidazolé.*

amorolfine, *f.*; ***Locéryl***, *m.*; antifongique.

amoxapine, *f.*; ***Défanyl***, *m.*; antidépresseur.

amoxicilline, *f.*; ***Agram***, *m.*; ***Amodex***, *m.*; ***Bristamox***, *m.*; ***Clamoxyl***, *m.*; ***Flémoxine***, *f.*; ***Gramidil***, *m.*; ***Hiconcil***, *m.*; antibiotique, pénicilline du groupe A.

amphotéricine B, *f.*; ***Fungizone***, *f.*; antifongique.

ampicilline, *f.*; ***Totapen***, *m.*; antibiotique, pénicilline du groupe A.

amprénavir, *m.*; ***Agénérase***, *f.*; antiviral.

anabolisant stéroïdien
- **nandrolone, *Durabolin, Décadurabolin, Dynabolon*.**

Amycor, *m.*; **bifonazole**, *m.*; antifongique.

Anafranil, *m.*; **clomipramine**, *f.*; antidépresseur.

Anahelp, *m.*; **épinéphrine**, *f.*; sympathicomimétique.

anakinra, *m.*; ***Kinéret***, *m.*; antirhumatismal.

analgésique
acide acétyl-salicyclique, *Aspirine, Aspégic, Claragine, Juvépirine, Kardégic.*
bénorilate, *Salipran.*
buprénorphine, *Subutex, Temgésic.*
dihydrocodéine, *Dicodin.*
floctafénine, *Idarac.*
fentanyl, *Matrifen, Durogésic.*
hydromorphone, *Sophidone.*
morphine, *Actiskénan, Kapanol, Oramorph, Moscontin, Sévrédol, Skenan.*
naproxène, *Alève, Apranax, Naprosyne.*
oxycodone, *Oxycontin, Oxynorm.*
paracétamol, *Claradol, Dafalgan, Doliprane, Dolitabs, Dolko, Efféralgan, Géluprane, Paralyoc.*
pentazocine, *Fortal.*
péthidine, *Péthidine.*
prégabaline, *Lyrica.*
tramadol, *Monoalgic, Monotramal, Monocrixo, Biodalgic, Contramal, Topalgic, Trasédal, Zamudol, Zumalgic.*
V. également : *anti-inflammatoire non stéroïdien.*

analogue de l'ACTH
tétracosactide, *Synacthène.*

analogues de l'insuline
V. *insuline (analogues de l')*

Anausin, *m.*; **métaclopramide**, *m.*; antiémétisant, antireflux.

Anapen, *m.*; **épinéphrine**, *f.*; sympathicomimétique.

Androcur, *m.*; **cyprotérone**, *f.*; antiandrogène.

Androgel, *m.*; **testostérone**, *f.*; androgène.

androgène,
testostérone, *Androgel, Androtardyl. Nebido, Intrinsa.*

Androtardyl, *m.*; **testostérone**, *f.*; androgène.

anesthésique local
lidocaïne, *Dynexan, Xylocaïne, Xylocard.*

Ansatipine, *f.*; **rifabutine**, *f.*; antibiotique.

Antadys, *m.*; **flurbiprofène**, *m.*; anti-inflammatoire non stéroïdien.

antagoniste de l'angiotensine II, (antihypertenseur)
candésartan cilexetil, *Atacand, Kenzen.*
éprosartan, *Téveten.*
irbésartan, *Aprovel.*
losartan, *Cozaar.*
olmésartan, *Alteis, Olmetec.*
telmisartan, *Micardis, Pritor.*
valsartan, *Nisis, Tareg.*

antalgique V. *analgésique.*

Antarène, *m.*; **ibuprofène**, *m.*; anti-inflammatoire non stéroïdien.

anthelminthique
albendazole, *Zentel.*
diéthylcarbamazine, *Notézine.*
flubendazole, *Fluvermal.*
ivermectine, *Stromectal.*
niclosamide, *Trédémine.*
pipérazine, *Nématorazine.*
praziquantel, *Biltricide.*
pyrantel, *Combantrin, Helmintox.*
pyrvinium, *Povanyl.*
triclabendazole, *Egaten.*

anthocyanosides : ***Difrarel***, *m.*; vasoprotecteur.

anti-acide
magaldrate, *m.*; ***Riopan***, *m.*
V. *antiulcéreux*.

anti-agrégant plaquettaire
abciximab, *Réopro.*
acide acétyl-salicylique, *Aspirine, Aspégic, Cardiosolupsan, Claragine, Kardégic.*
clopidogrel, *Plavix.*
dipyridamole, *Cléridium, Persantine.*
eptifibatide, *Intégrilin.*
ticlopidine, *Ticlid.*
tirofiban, *Agrastat.*

antialdostérone
canrénoate potassique, *Soludactone.*
éplérénone, *Inspra.*
spironolactone, *Aldactone, Flumach, Practon, Spiroctan, Spironone.*

anti-allergique.
V. *anti-histaminique* et *corticoïde.*

anti-androgène
cyprotérone, *Androcur.*
flutamide, *Eulexine, Prostadirex.*

anti-anémique
acide folique, *Spéciafoldine.*
cyanocobalamine, *Monovitamine B12, Vitamine B12.*
érythropoïétine, *Éprex.*
fer (ascorbate de), *Ascofer.*
fer (fumarate de), *Fumafer.*
fer (hydroxyde de), *Venofer.*
fer (sulfate de), *Fero-grad.*
folinate de calcium, *Lederfoline.*

anti-angineux
amiodarone, *Cordarone.*
isosorbide dinitrate, *Isocard, Langoran, Risordan.*
isosorbide mononitrate, *Monicor.*
ivabradine, *Procoralan.*
molsidomine, *Corvasal.*
nicorandil, *Adancor, Ikorel.*
trinitrine, *Cordipatch, Diafusor, Discotrine, Épinitril, Natispray, Nitridem, Trinipatch.*
V. également : *bêtabloquants, anticalciques.*

anti-arythmique (classification de Vaughan-Williams)
adénosine, *Krénosin.*
amiodarone (III), *Cordarone.*
cibenzoline (Ic), *Cipralan, Exacor.*
disopyramide (Ia), *Isorythm, Rythmodan.*
flécaïnide (Ic), *Flécaïne.*
hydroquinidine (Ia), *Sérécor.*
ibutilide (III), *Corvert.*
lidocaïne (Ib), *Xylocaïne, Xylocard.*
propafénone (Ic), *Rythmol.*
V. également : *digoxine, bêtabloquant, inhibiteur calcique*

anti-asthéniant
arginine (aspartate), *Sargénor.*

anti-asthmatique
montélukast, *Singulair.*
V. *bronchodilatateur et corticoïde.*

antibactérien imidazolé, amœbicide
métronidazole, *Flagyl, Rozex.*
ornidazole, *Tibéral.*

antibactérien urinaire
acide pipémidique, *Pipram.*
énoxacine, *Énoxor.*
fluméquine, *Apurone.*
fosfomycine, *Monuril, Uridoz.*
nitrofurantoïne, *Furadantine.*
nitroxoline, *Nibiol.*
sulfaméthizol, *Rufol.*

antibiotique
amoxicilline, *Agram, Amodex, Bristamox, Clamoxyl, Flémoxine, Gramidil, Hiconcil,* pénicilline du groupe A.
ampicilline, *Totapen,* pénicilline du groupe A.
azithromycine, *Azadose, Zithromax,* macrolide.
pénicilline du groupe A.
benzathine-benzylpénicilline, *Extencilline,* pénicilline G.
céfadroxil, *Oracéfal,* céphalosporine de 1re génération.
céfalexine, *Céporexine, Kéforal,* céphalosporine de 1re génération.
céfapirine, *Céfaloject,* céphalosporine de 1re génération.
céfatrizine, *f.*; ***Céfaperos,*** *m.*; céphalosporine de 1re génération.
céfazoline, *Céfacidal.*
céfixime, *Oroken,* céphalosporine de 3e génération.
céfotaxime, *Claforan,* céphalosporine de 3e génération.
céfotiam hexetil, *Texodil,* céphalosporine de 3e génération.
cefpodoxime, *Orelox,* céphalosporine de 3e génération.
céfradine, *Dexef, Zeefra,* céphalosporine de 1re génération.
ceftazidime, *Fortum,* céphalosporine de 3e génération.
ceftriaxone, *Rocéphine,* céphalosporine de 3e génération.
céfuroxime, *Cépazine, Zinnat,* céphalosporine de 2e génération.
ciprofloxacine, *Ciflox, Ciloxan, Uniflox,* fluoroquinolone
clarithromycine, *Mononaxy, Monozeclar, Naxy, Zéclar,* macrolide.
clindamycine, *Dalacine,* leucosanide.
cloxacilline, *Orbénine.*
colistine, *Colimycine.*
dirithromycine, *Dynabac,* macrolide.
doxycycline, *Doxy, Doxylis, Granudoxy, Spanor, Tolexine, Vibramycine,* cycline.
érythromycine, *Abboticine, Égéry, Éry, Éryacné, Érythrocine, Stimycine,* macrolide.
fosfomycine, *Fosfocine.*
gentamycine, *Gentalline,* aminoglycoside.
isépamycine, *Isépalline,* aminoglycoside.
josamycine, *Josacine,* macrolide.
lévofloxacine, *Tavanic,* fluoroquinolone.
lincomycine, *Lincocyne.*
loméfloxacine, *Décalogiflox, Logiflox,* quinolone.
mezlocilline, *Baypen,* pénicilline.
midécamycine, *Mosil,* macrolide.
minocycline, *Logryx, Mestacine, Mynocine, Minolis, Zacnan,* cycline.
moxifloxacine, *Izilox,* fluoroquinolone.
nétilmicine, *Nétromicine,* aminoglycoside.

norfloxacine, ***Noroxine***, fluoroquinolone.
ofloxacine, ***Monoflocet***, ***Oflocet***, fluoroquinolone.
oxacilline, ***Bristopen***, pénicilline M.
péfloxacine, ***Péflacine***, fluoroquinolone.
phénoxyméthyl pénicilline, ***Oracilline***, pénicilline A.
pristinamycine, ***Pyostacine***.
rifabutine, ***Ansatipine***, cycline.
roxithromycine, ***Claramid***, ***Rulid***, macrolide.
spectinomycine, ***Trobicine***.
spiramycine, ***Rovamycine***, macrolide.
streptomycine, **aminoside**.
teicoplanine, ***Targocid***.
télithromycine, ***Ketek***.
thiamphénicol, ***Thiophénicol***.
ticarcilline, ***Ticarpen***, pénicilline.
tobramycine, *f.*; ***Nebcine***, *f.*; aminoside.
vancomycine, ***Vancocine***.
V. également : *anti-infectieux ORL antifongique, antiseptique intestinal, antituberculeux*

anticalcique. V. *inhibiteur calcique*.

anticancéreux
adriamycine, ***Adriblastine***.
bulsulfan, ***Myleran***.
chlorambucil, ***Chloraminophène***.
chlorméthine, ***Caryolysine***.
cisplatine, ***Cisplatyl***.
cyclophosphamide, ***Endoxan***.
doxorubicine, ***Adriblastine***.
étoposide, ***Vépéside***.
hydroxycarbamide, ***Hydréa***.
idarubicine, ***Zavedos***.
melphalan, ***Alkéran***.
mercaptopurine, ***Purinéthol***.
méthotrexate, ***Ledertrexate***, ***Novatrex***.
procarbazine, ***Natulan***.
vinblastine, ***Velbé***.
vincristine, ***Oncovin***.

anticoagulant
acénocoumarol, ***Minisintrom***, ***Sintrom***.
daltéparine, ***Fragmine***.
désirudine, ***Revasc***.
énoxaparine, ***Lovénox***.
fluindione, ***Préviscan***.
héparine, ***Calciparine***,
nadroparine, ***Fraxiparine***, ***Fraxodi***.
tinzaparine, ***Innohep***.
warfarine, ***Coumadine***.

anticonvulsivant
clonazépam, ***Rivotril***.
diazépam, ***Valium***.
éthosuximide, ***Zarontin***.
filbamate, ***Taboxa***.
gabapentine, ***Neurontin***.
lamotrigine, ***Lamictal***.
lévétiracétam, ***Keppra***.
oxcarbazépine, ***Trileptal***.
phénobarbital, ***Aparoxal***, ***Gardénal***.
phénytoïne, ***Dihydan***.
prégabaline, ***Lyrica***.
tiagabine, ***Gabitril***.
topiramate, ***Epitomax***.
valproate de sodium, ***Dépakine***.
valpromide, ***Dépamide***.
vigabatrin, ***Sabril***.

antidépresseur
amitriptyline, ***Élavil***, ***Laroxyl***, (imipraminique).
amoxapine, ***Défanyl***.
citalopram, ***Seropram***.
clomipramine, ***Anafranil***, (imipraminique).
dosulépine, ***Prothiaden***, (imipraminique).
doxépine, ***Quitaxon***, (imipraminique).
fluoxétine, ***Prozac***.
fluvoxamine, ***Floxyfral***.
imipramine, ***Tofranil***, (imipraminique).
iproniazide, ***Marsilid***.
maprotiline, ***Ludiomil***, (imipraminique).
miansérine, ***Athymil***.
milnacipran, ***Ixel***.
mirtazapine, ***Norset***.
moclobémide, ***Moclamine***.
oxitriptan, ***Lévotonine***, (imipraminique).
paroxétine, ***Déroxat***, ***Divarius***.
sertraline, ***Zoloft***.
tianeptine, ***Stablon***.
trimipramine, ***Surmontil***, (imipraminique).
venlafaxine, ***Effexor***.

antidiabétique
acarbose, ***Glucor***.
carbutamide, ***Glucidoral***.
glibenclamide, ***Daonil***, ***Euglucan***, ***Hémidaonil***, ***Miglucan***.
exénatide, ***Byetta***, incrétinomimétique.
glibornuride, ***Glutril***.
gliclazide, ***Diamicron***.
glimépiride, ***Amarel***.
glipizide, ***Glibénèse***, ***Minidiab***, ***Ozidia***.
metformine, ***Glucophage***, ***Stagid***.
miglitol, ***Diastabol***.
pioglitazone, ***Actos***.
répaglinide, ***Novonorm***.
rosiglitazone, ***Avandia***.
sitagliptine, ***Januvia***, ***Xelevia***.
V. également : *insuline*, *insuline (analogues de l')*.

antidiarrhéique
diphénoxylate, ***Diarsed***.
Lactobacillus casei, ***Bacilor***.
lopéramide, ***Arestal***, ***Ercéstop***, ***Imodium***, ***Imossel***, ***Nabutil***.
racécadotril, ***Tiorfan***.

antidiurétique (analogue de l'hormone)
desmopressine, ***Minirin***.

antiémétisant
dimenhydrinate, ***Dramamine***, ***Mercalm***, ***Nausicalm***.
diphenhydramine, ***Nautamine***.
dolasétron, ***Anzemet***.
dompéridone, ***Bipéridys***, ***Motilium***, ***Motilyo***, ***Péridys***.
granisétron, ***Kytril***.
métoclopramide, ***Anausin***, ***Primpéran***, ***Prokinyl***.
métopimazine, ***Vogalène***.
ondansétron, ***Zophren***.
scopolamine, ***Scopoderm***.

anti-épileptique V. *anticonvulsivant*.

antifongique
amorolfine, ***Lacéryl***.
amphotéricine B, ***Fungizone***.
bifonazole, ***Amycor***.
ciclopirox, ***Mycoster***.
éconazole, ***Dermazol***, ***Pévaryl***.
fluconazole, ***Béagyne***, ***Triflucan***.
griséofuline, ***Griséfuline***.
isoconazole, ***Fazol***.
itraconazole, ***Sporanox***.
kétoconazole, ***Kétoderm***.
miconazole, ***Daktarin***.
nystatine, ***Mycostatine***.
omoconazole, ***Fongamyl***, ***Fongarex***.
sertaconazole, ***Monazol***.
sulconazole, ***Myk***.
terbinafine, ***Lamisil***.
voriconazole, ***Vfend***.

antigoutteux
allopurinol, ***Zyloric***.

antihistaminique
alimémazine, ***Théralène***.
azélastine, ***Allergodil***, ***Prorhinite***.
bromphéniramine, ***Dimégan***.
buclizine, ***Aphilan-R***.
cétirizine, ***Reactine***, ***Virlix***, ***Zyrtec***.
cimétidine, ***Stomédine***, ***Tagamet***,
desloratadine, ***Aérius***.
dexchlorphéniramine, ***Polaramine***.
ébastine, ***Kestin***, ***Kestinlyo***.
famotidine, ***Pepcidac***, ***Pepdine***,
fexofénadine, ***Telfast***.
kétotifène, ***Zaditen***.
lévocétirizine, ***Xyzall***.
loratadine, ***Clarityne***.
méquitazine, ***Butix***, ***Primalan***.
mizolastine, ***Mizollen***.
nizatidine, ***Nizaxid***, antiulcéreux.
oxatomide, ***Tinset***.
prométhazine, ***Phénergan***.
ranitidine, ***Azantac***, ***Raniplex***,
tritoqualine, ***Hypostamine***.

antihypertenseur
clonidine, ***Catapressan***.
diazoxide, ***Hyperstat***.
guanfacine, ***Estulic***.
minoxidil, ***Lonoten***.
moxonidine, ***Physiotens***.
prazosine, ***Alpress***, ***Minipress***.
rilménidine, ***Hypérium***.
urapidil, ***Eupressyl***, ***Médiatensyl***.
V. également : *antagoniste de l'angiotensine II, bêtabloquant, diurétique, inhibiteur calcique, inhibiteur de l'enzyme de conversion de l'angiotensine*.

antihypotenseur
heptaminol, ***Hept-a-myl***.

anti-infectieux ORL
biclotymol, ***Hexaspray***.
chlorhexidine, ***Collunovar***.

anti-inflammatoire non stéroïdien
acéclofénac, ***Cartrex***.
acide acétyl-salicylique, ***Aspirine***, ***Aspégic***, ***Claragine***, ***Kardégic***.
acide méfénamique, ***Ponstil***.
acide niflumique, ***Nifluril***.
acide tiaprofénique, ***Flanid***, ***Surgam***.
alminoprofène, ***Minalfène***.
buféxamac, ***Parfénac***.
célécoxib, ***Célébrex***.
diclofénac, ***Dicloced***, ***Flector***, ***Voltarène***, ***Xénid***.
étodolac, ***Lodine***.
flurbiprofène, ***Antadys***, ***Cébutid***, ***Ocufen***, ***Strefen***.
ibuprofène, ***Advil***, ***Antarène***, ***Brufen***, ***Expanfen***, ***Nuréflex***, ***Spifen***, ***Upfen***.
indométacine, ***Dolcidium***, ***Indocid***.
kétoprofène, ***Bi-profénid***, ***Kétum***, ***Profénid***, ***Topféna***, ***Toprec***.
méloxicam, ***Mobic***.
nabumétone, ***Nabucox***.
naproxène, ***Apranax***, ***Naprosyne***.
nimésulide, ***Nexen***.
phénylbutazone, ***Butazolidine***.
piroxicam, ***Feldène***, ***Proxalyoc***, ***Zofora***.

sulindac, *Arthrocine*.
ténoxicam, *Tilcotil*.

anti-ischémique
buflomédil, *Fonzylane*,
dihydroergotoxine, *Capergyl*, *Ergodose*, *Hydergine*.
Ginkgo biloba, *Ginkogink*, *Ginkor*, *Tanakan*, *Tramisal*.
ifenprodil, *Vadilex*.
moxisylyte, *Carlytène*, *Icavex*.
naftidrofuryl, *Di-actane*, *Gevatran*, *Naftilux*, *Praxilène*.
nicergoline, *Sermion*.
pentoxifylline, *Pentoflux*, *Torental*.
piribédil, *Trivastal*.
trimétazidine, *Vastarel*.
vinburnine, *Cervoxan*.

antilithiasique biliaire
acide ursodésoxycholique, ou **ursodiol, *Délursan*, *Ursolvan*.**

antimigraineux
almotriptan, *Almogran*.
carbamazépine, *Tegrétol*.
dihydroergotamine, *Diergo spray*,
élétriptan, *Ikaran*, *Relpax*, *Seglor*, *Tamik*.
frovatriptan, *Tigreat*.
méthysergide, *Désernil*.
naratriptan, *Naramig*.
pizotifène, *Sanmigran*.
rizatriptan, *Maxalt*.
sumatriptan, *Imigrane*, *Imiject*.
zolmitriptan, *Zomig*, *Zomigoro*.

antimorphinique
nalorphine, *Nalorphine*.
naloxone, *Narcan*.

antimyasthénique
ambénonium, *Mytelase*.
néostigmine, *Prostigmine*.
pyridostigmine, *Mestinon*.

antinaupathique. V. *antiémétisant*.

antiœdémateux cérébral
tétracosactide, *Synacthène*.

antiœstrogène
tamoxifène, *Kessar*, *Nolvadex*, *Oncotam*.

antipaludéen
amodiaquine, *Flavoquine*.
chloroquine, *Nivaquine*.
halofantrine, *Halfan*.
hydroxychloroquine, *Plaquénil*.
méfloquine, *Lariam*.
proguanil, *Paludrine*.
quinine, *Quinine*.

antiparasitaire
pyriméthamine, *Malocide*.

antiparkinsonien
amantadine, *Mantadix*.
bipéridène, *Akinéton*.
bromocriptine, *Bromokin*, *Parlodel*.
entacapone, *Comtan*.
lisuride, *Arolac*, *Dopergine*.
mésilate de pergolide, *Célance*.
pramipexole, *Sifrol*.
ropinirole, *Requip*.
sélégiline, *Déprényl*, *Otrasel*.
trihexyphénidyle, *Artane*, *Parkinane*.
tropatépine, *Lepticur*.

antiplaquettaire. V. *anti-agrégant plaquettaire*.

antiprogestérone
mifépristone, *Mifégyne*.

antipyrétique
acide acétyl-salicylique, *Aspirine*, *Aspégic*, *Claragine*, *Kardégic*, *Sargépirine*.

antireflux
dompéridone, *Motilium*, *Motilyo*, *Péridys*. ésoméprazole, *Inexium*.
métoclopramide, *Anausin*, *Primpéran*, *Prokinyl*.

antirhumatismal
acide hyaluronique, *Sinovial*.
adalimumab, *Humira*.
anakinra, *Kinéret*.
chondroïtine sulfate sodique, *Chondrosulf*, *Structum*.
diacerhéine, *Art*, *Zondar*.
hyaluronate de sodium, *Adant*, *Arthrum*. infliximab, *Rémicade*.
léflunomide, *Arava*.
parécoxib, *Dynastat*.
V. également : *anti-inflammatoire non stéroïdien*, *corticoïdes*

antiscabieux
benzoate de benzyle, *Ascabiol*, *Sprégal*. ivermectine, *Stromectol*.

antiseptique externe
cétrimide, *Cétavlon*.
chlorhexidine, *Hibiscrub*.
hexamidine, *Hexomédine*.
phénylmercure, *Merfène*.
polyvidone iodée, *Bétadine*.
triclocarban, *Septivon*, *Solubacter*.

antiseptique intestinal
colistine, *Colimycine*.
nifuroxazide, *Bifix*, *Ercéfuryl*, *Ercéryl*, *Panfurex*.

antispasmodique
mébévérine, *Colopriv*, *Duspatalin*, *Spasmopriv*.
oxybutynine, *Ditropan*, *Driptane*, *Zatur*.
phloroglucinol, *Spasfon*, *Spassirex*.
pinavérium, *Dicétel*.
scopolamine, *Scopoderm*.
tiémonium, *Viscéralgine*.
trimébutine, *Débridat*, *Modulon*, *Transacalm*.

antithrombotique
danaparoïde sodique, *Orgaran*.
fondaparinux, *Arixtra*.
lépirudine, *Refludan*.
héparines de bas poids moléculaire :
daltéparine, *Fragmine*.
énoxaparine, *Lovénox*.
nadroparine, *Fraxiparine*, *Fraxodi*.
tinzaparine, *Innohep*.

antithyroïdien
benzylthiouracile, *Basdène*.

antituberculeux
éthambutol, *Dexambutol*,
isoniazide, *Rimifon*.
pyrazinamide, *Pirilène*.
rifampicine, *Rifadine*, *Rimactan*.

antitussif
clobutinol, *Silomat*.
codéine, *Néocodion*.
dextrométhorphane, *Dextrocidine*, *Tussidane*.
fenspiride, *Pneumorel*.
hélicidine, *Hélicidine*.
oxomémazine, *Toplexil*.
pholcodine, *Atouxx*.

antiulcéreux (gastrique)
aluminium (phosphate), *Phosphalugel*.
ésoméprazole, *Inexium*.
lansoprazole, *Lanzor*, *Ogastoro*
misoprostol, *Cytotec*.
oméprazole, *Mopral*, *Zoltum*.
pantoprazole, *Eupantol*, *Inipomp*.
rabéprazole, *Pariet*.
ranitidine, *Azantac*, *Raniplex*.
sucralfate, *Kéal*, *Ulcar*.
V. également : *antihistaminique*.

antivertigineux
acétyl-leucine, *Tanganil*.
bêtahistine (dichlorhydrate), *Bêtaserc*, *Évolis*, *Lectil*, *Serc*.
flunarizine, *Sibélium*.
méclozine, *Agyrax*.

antiviral
abacavir, *Ziagen*.
aciclovir, *Activir*, *Zovirax*.
amantadine, *Mantadix*.
amprenavir, *Agénérase*.
azidothymidine (ou zidovudine), *Rétrovir*. cidofovir, *Vistide*.
didanosine, *Videx*.
éfavirenz, *Sustiva*.
entecavir, *Baraclude*.
famciclovir, *Oravir*.
foscarnet, *Foscavir*.
indinavir, *Crixivan*.
interféron, *Bêtaféron*, *Imukin*, *Introna*, *Pégasys*, *Rebif*, *Roféron*, *Viraféron*.
lamivudine, *Épivir*, *Zefix*.
névirapine, *Viramune*.
oseltamivir, *Tamiflu*.
palivizumab, *Synagis*.
ribavirine, *Copegus*, *Rébétol*.
ritonavir, *Norvir*.
saquinavir, *Fortovase*, *Invirase*.
stavudine, *Zérit*.
ténofovir disoproxil, *Viréad*.
valaciclovir, *Zélitrex*.
valganciclovir, *Rovalcyte*.
vidarabine, *Vira-MP*.
zanamivir, *Relenza*.
zidovudine (ou azidothymidine), *Rétrovir*.

anxiolytique
alprazolam, *Xanax*, (benzodiazépine).
bromazépam, *Lexomil*, *Quiétiline*, (benzodiazépine).
buspirone, *Buspar*, (benzodiazépine).
clobazam, *Urbanyl*, (benzodiazépine).
clorazépate dipotassique, *Tranxène*, (benzodiazépine).
clotiazépam, *Vératran*.
diazépam, *Novazam*, *Valium*, (benzodiazépine).
escitalopram, *Seroplex*.
étifoxine, *Stresam*.
halopéridol, *Haldol*.
hydroxyzine, *Atarax*.
lévomépromazine, *Nozinan*.
loflazépate d'éthyle, *Victan*.
lorazépam, *Témesta*, (benzodiazépine).
méprobamate, *Équanil*, *Novalm*.
midazolam, *Hypnovel*.
nordazépam, *Nordaz*.
oxazépam, *Séresta*, (benzodiazépine).
prazépam, *Lysanxia*, (benzodiazépine).
propériciazine, *Neuleptil*.

Anzemet, *m.*; **dolasétron**, *m.*; antiémétisant.

Aotal, *m.*; **acamprosate**, *m.*; traitement de l'alcoolisme chronique.

Aparoxal, *m.*; **phénobarbital**, *m.*; anticonvulsivant.

Aphilan-R, *m.*; **buclizine**, *f.*; antihistaminique.

Apidra, *f.*; **insuline glulisine**; analogue de l'insuline.

apomorphine, *f.*; ***Ixense***, *m.*; ***Uprima***, *m.*; traitement des troubles de l'érection, appétit (stimulant de l')
cyproheptadine, *Périactine*.

Apranax, *m.*; **naproxène**, *m.*; analgésique, anti-inflammatoire non stéroïdien.

aprotinine, *f.*; ***Trasylol***, *m.*; hémostatique.

Aprovel, *m.*; **irbésartan**, *m.*; antagoniste de l'angiotensine II.

Apurone, *f.*; **fluméquine**, *f.*; antibactérien urinaire.

Arava, *m.*; **léflunomide**, *m.*; antirhumatismal.

Arcalion, *m.*; **sulbutiamine**, *f.*; psychostimulant.

Arédia, *m.*; **pamidronate de sodium**, *m.*; diphosphonate.

Arestal, *m.*; **lopéramide**, *m.*; antidiarrhéique.

arginine (aspartate d'); ***Sargénor***, *m.*; antiasthéniant.

Aricept, *m.*; **donépézil**, *m.*; traitement de la maladie d'Alzheimer.

Arixtra, *m.*; **fondaparinux**, *m.*; antithrombotique.

arnica, *m.*; ***Arnicagel***, *m.*; traitement des ecchymoses.

Arnicagel, *m.*; **arnica**, *m.*; traitement des ecchymoses.

Arolac, *m.*; **lisuride**, *m.*; antiparkinsonien.

rétinol, *m.*; vitamine A.

Art, *m.*; **diacerhéine**, *f.*; antirhumatismal.

Artane, *m.*; **trihexyphénidyle**, *m.*; antiparkinsonien.

Artex, *m.*; **tertatolol**, *m.*; bêtabloquant.

Arthrocine, *f.*; **sulindac**, *m.*; anti-inflammatoire non stéroïdien.

Arthrum, *m.*; **hyaluronate de sodium**; antirhumatismal.

Ascabiol, *m.*; **benzoate de benzyle**; antiscabieux.

Ascofer, *m.*; **ascorbate ferreux**; antianémique.

Asmabec, *m.*; **béclométasone**, *f.*; corticoïde.

Asmasal, *m.*; **salbutamol**, *m.*; bêtastimulant, bronchodilatateur.

Aspégic, *m.*; **acide acétyl-salicylique**; antipyrétique, anti-inflammatoire, antiagrégant plaquettaire, analgésique.

Aspirine, *f.*; **acide acétyl-salicylique**; antipyrétique, anti-inflammatoire, antiagrégant plaquettaire, analgésique.

Atacand, *m.*; **candésartan cilexetil**, *m.*; antagoniste de l'angiotensine II, antihypertenseur.

Atarax, *m.*; **hydroxyzine**, *f.*; anxiolytique.

aténolol, *m.*; ***Bêtatop***, *m.*; ***Ténormine***, *f.*; bêtabloquant.

Athymil, *m.*; **miansérine**, *f.*; antidépresseur.

atorvastatine, *f.*; ***Tahor***, *m.*; hypolipémiant.

Atouxx, *m.*; **pholcodine**, *f*; antitussif.

Atropine, *f.*; **atropine**, *f.*; vagolytique.

Atrovent, *m.*; **ipratropium**, *m.*; antiasthmatique.

Aturgyl, *m.*; **fénoxazoline**, *f.*; vasoconstricteur ORL.

Auxitrans, *m.*; **pentaérythritol**, *m.*; laxatif.

Avandia, *f.*; **rosiglitazone**, *f.*; antidiabétique.

Avaxim, *m.*; vaccin anti-hépatite A.

Avibon, *m.*; **rétinol**, *m.*; vitamine A.

Avlocardyl, *m.*; **propranolol**, *m.*; bêtabloquant.

Avodart, *m.*; **dutastéride**, *m.*; traitement du prostatisme.

Axonyl, *m.*; **piracétam**, *m.*; psychostimulant.

Azadose, *m.*; **azithromycine**, *f.*; antibiotique; macrolide.

Azantac, *m.*; **ranitidine**, *f.*; antihistaminique.

azathioprine, *f.*; ***Imurel***, *m.*; immunodépresseur.

azélastine, *f.*; ***Allergodil***, *m.*; ***Prorhinite***, *f.*; antihistaminique.

azidothymidine (ou zidovudine), *f.*; ***Rétrovir***, *m.*; antiviral.

azithromycine, *f.*; ***Azadose***, *m.*; ***Zithromax***, *m.*; antibiotique, macrolide.

B

Bacilor, *m.*; **Lactobacillus casei**; antidiarrhéique.

baclofène, *m.*; ***Liorésal***, *m.*; myorelaxant.

bambutérol, *m.*; ***Oxéol***, *m.*; bêtastimulant.

bamifylline, *f.*; ***Trentadil***, *m.*; bronchodilatateur.

Baraclude, *m.*; **entecavir**, *m.*; antiviral.

Basdène, *m.*; **benzylthiouracile**, *m.*; antithyroïdien.

Baypen, *m.*; **mezlocilline**, *f.*; antibiotique, pénicilline.

Baypress, *m.*; **nitrendipine**, *f.*; inhibiteur calcique.

Béagyne, *f.*; **fluconazole**, *m.*; antifungique.

Bécilan, *m.*; **pyridoxine**, *f.*; vitamine B6.

béclométasone, *f.*; ***Asmabec***, *m.*; ***Beclospray***, *m.*; ***Bécotide***, *m.*; ***Bémédrex***, *m.*; ***Écobec***, *m.*; ***Miflasone***, *f.*; ***Nexxair***, *m.*; ***Qvar***, *m.*; corticoïde.

Beclospray, *m.*; **béclométasone**, *f.*; corticoïde.

Bécotide, *m.*; **béclométasone**, *f.*; corticoïde.

Bédelix, *m.*; **silicates**, *m. pl.*; pansement digestif.

Béfizal, *m.*; **bézafibrate**, *m.*; hypolipémiant.

Béflavine, *f.*; **riboflavine**, *f.*; vitamine B2.

Bémédrex, *m.*; **béclométasone**, *f.*; corticoïde.

bénazépril, *m.*; ***Briem***, *m.*; ***Cibacène***; inhibiteur de l'enzyme de conversion de l'angiotensine.

Bénerva, *m.*; **thiamine**, *f.*; vitamine B1.

benfluorex, *m.*; ***Médiator***, *m.*; hypolipémiant.

bénorilate, *m.*; ***Salipran***, *m.*; analgésique.

benzathine benzylpénicilline, *f.*; ***Extencilline***, *f.*; antibiotique, pénicilline G.

benzoate de benzyle; ***Ascabiol***, *m.*; ***Sprégal***, *m.*; antiscabieux.

benzylthiouracile, *m.*; ***Basdène***, *m.*; antithyroïdien.

Bépanthène, *m.*; **dexpanthénol**, *m.*; vitamine B5.

bépridil, *m.*; ***Unicordium***, *m.*; inhibiteur calcique.

bêta-alanine, *f.*; ***Abufène***, *m.*; inhibiteur des bouffées de chaleur de la ménopause.

bêtabloquant
acébutolol, *Sectral*.
aténolol, *Bêtatop*, *Ténormine*.
bêtaxolol, *Kerlone*.
bisoprolol, *Cardensiel*, *Cardiocor*, *Détensiel*.
cartéolol, *Cartéol*, *Mikélan*.
carvédilol, *Krédex*.
céliprolol, *Célectol*.
esmolol, *Brévibloc*.
labétalol, *Trandate*.
métipranolol, *Bêtanol*.
métoprolol, *Lopressor*, *Seloken*, *Selozok*. nadolol, *Corgard*.
nébivolol, *Nébilox*, *Temerit*.
pindolol, *Visken*.
propranolol, *Avlocardyl*, *Hémipralon*.
sotalol, *Sotalex*.
tertatolol, *Artex*.
timolol, *Digaol*, *Gaoptol*, *Nyolol*, *Ophtim*, *Timacor*, *Timoptol*.

Bêtadine, *f.*; **polyvidone iodée**; antiseptique externe.

Bêtaféron, *f.*; **interféron**, *m.*; antiviral.

bêtahistine (dichlorhydrate), *f.*; ***Bêtaserc***, *m.*; ***Évolis***, *m.*; ***Lectil***, *m.*; ***Serc***, *m.*; antivertigineux.

bêtaméthasone, *f.*; ***Bétésil***, *m.*; ***Betnesol***, *m.*; ***Betneval***, *m.*; ***Célestène***, *m.*; ***Célestoderm***, *m.*; ***Diprosone***, *f.*; ***Diprostène***, *m.*; corticoïde.

Bêtanol, *m.*; **métipranolol**, *m.*; bêtabloquant.

Bêtaserc, *m.*; **bêtahistine**, *f.*; antivertigineux.

bêtastimulant utéro-relaxant et bronchodilatateur
bambutérol, *Oxéol*.
formotérol, *Foradil*.
salbutamol, *Asmasal*, *Ventilastin Buventol*, *Salbumol*, *Ventodisk*, *Ventoline*.
salmétérol, *Sérévent*.
terbutaline, *Bricanyl*.

Bêtatop, *m.*; **aténolol**, *m.*; bêtabloquant.

bêtaxolol, *m.*; ***Kerlone***, *m.*; bêtabloquant.

Bétésil, *m.*; **bêtaméthasone**, *f.*; corticoïde dermique.

Betnesol, *m.*; **bêtaméthasone**, *f.*; corticoïde.

Betneval, *m.*; **bêtaméthasone**, *f.*; corticoïde.

Bévitine, *f.*; **thiamine**, *f.*; vitamine B1.

bézafibrate, *m.*; ***Béfizal***, *m.*; hypolipémiant.

biclotymol, *m.*; ***Hexaspray***, *m.*; antiinfectieux ORL.

Bifix, *m.*; **nifuroxazide**, *m.*; antiseptique intestinal.

bifonazole, *m.*; ***Amycor***, *m.*; antifongique.

Biltricide, *m.*; **praziquantel**, *m.*; anthelminthique.

Biodalgic, *m.*; **tramadol**, *m.*; analgésique.

Bipéridys, *m.*; **dompéridone**, *f.*; antiémétisant.

biphosphonate : traitement de l'ostéoporose

- **alendronate monosodique, *Fosamax*.**
- **clodronate disodique, *Clastoban*, *Lytos*. étidronate sodique, *Didronal*.**
- **pamidronate de sodium, *Arédia*.**
- **tiludronate disodique, *Skélid*.**

bisacodyl, *m.*; ***Contalax***, *m.*; ***Dulcolax***, *m.*; laxatif.

Bisolvon, *m.*; **bromhexine**, *f.*; mucolytique.

bisoprolol, *m.*; ***Cardensiel***, *m.*; ***Cardiocor***, *m.*; ***Détensiel***, *m.*; bêtabloquant.

Bi-profénid, *m.*; **kétoprofène**, *m.*; anti-inflammatoire non stéroïdien.

Bi-tildiem, *m.*; **diltiazem**, *m.*; inhibiteur calcique.

Bonviva, *m.*; **acide ibandronique**; traitement de l'ostéoporose.

Botox, *m.*; toxine botulique.

botulique (toxine). ***Botox***, *m.*; ***Vistabel***, *m*.

Brévibloc, *m.*; **esmolol**, *m.*; bêtabloquant.

Bricanyl, *m.*; **terbutaline**, *f.*; bêtastimulant, utéro-relaxant, bronchodilatateur.

Briem, *m.*; **bénazépril**, *m.*; inhibiteur de l'enzyme de conversion de l'angiotensine.

Bristamox, *m.*; **amoxicilline**, *f.*; antibiotique, pénicilline du groupe A.

Bristopen, *m.*; **oxacilline**, *f.*; antibiotique.

bromazépam, *m.*; ***Lexomil***, *m.*; ***Quiétiline***, *f.*; anxiolytique.

bromhexine, *f.*; ***Bisolvon***, *m.*; mucolytique.

bromocriptine, *f.*; ***Bromokin***, *m.*; ***Parlodel***, *m.*; antiparkinsonien.

Bromokin, *m.*; **bromocriptine**, *f.*; antiparkinsonien.

bromphéniramine, *f.*; ***Dimégan***, *m.*; antihistaminique.

bronchodilatateur

- **bamifylline, *Trentadil*.**
- **cromoglycate de sodium, *Intercron*, *Lomudal*, *Lomusol*, *Nalcron*, *Opticron*.**
- **formotérol, *Foradil*, *Formoair*.**
- **ipratropium, *Atrovent*.**
- **kélotifène, *Zaditen*.**
- **salmétérol, *Sérévent*.**
- **théophylline, *Dilatrane*, *Euphylline*, *Théostat*, *Xanthium*.**
- **tiotropium, *Spiriva*.**

V. également : *bêtastimulant*.

Bronchokod, *m.*; **carbocystéine**, *f.*; mucolytique.

Brufen, *m.*; **ibuprofène**, *m.*; anti-inflammatoire non stéroïdien.

buclizine, *f.*; ***Aphilan-R***, *m.*; antihistaminique.

budésonide, *m.*; ***Entocort***, *m.*; ***Miflonil***, *m.*; ***Pulmicort***, *m.*; ***Rafton***, *m.*; ***Rhinocort***, *m.*; corticoïde.

buféxamac, *m.*; ***Parfénac***, *m.*; anti-inflammatoire non stéroïdien.

buflomédil, *m.*; ***Fonzylane***, *m.*; anti-ischémique.

bumétanide, *m.*; ***Burinex***, *m.*; diurétique.

buprénorphine, *f.*; ***Subutex***, *m.*; ***Temgésic***, *m.*; analgésique opioïde.

bupropion, *m.*; ***Zyban***, *m.*; désintoxication tabagique.

Burinex, *m.*; **bumétanide**, *m.*; diurétique.

Buspar, *m.*; **buspirone**, *m.*; anxiolytique.

buspirone, *m.*; ***Buspar***, *m.*; anxiolytique.

busulfan, *m.*; ***Myleran***, *m.*; anticancéreux.

Butazolidine, *f.*; **phénylbutazone**, *f.*; anti-inflammatoire non stéroïdien.

Butix, *m.*; **méquitazine**, *f.*; antihistaminique.

Buventol, *m.*; **salbutamol**, *m.*; bêtastimulant, bronchodilatateur.

Byetta, *m.*; **exénatide**, *m.*; incrétinomimétique (antidiabétique).

C

Cacit, *m.*; **calcium**, *m.*; traitement de l'ostéoporose.

Cadens, *m.*; **calcitonine**, *f.*; hormone thyroïdienne hypocalcémiante, traitement de l'ostéoporose.

Calcidia, *m.*; **calcium**, *m.*; traitement de l'ostéoporose.

Calcidose, *f.*; **calcium**, *m.*; traitement de l'ostéoporose.

Calciforte, *m.*; **calcium**, *m.*; traitement de l'ostéoporose.

calciférol, *m.*; ***Dédrogyl***, *m.*; vitamine D.

Calciparine, *f.*; **héparine**, *f.*; anticoagulant.

Calciprat, *m.*; **calcium**, *m.*; traitement de l'ostéoporose.

calcitonine, *f.*; ***Cadens***, *m.*; ***Calsyn***, *m.*; ***Cibacalcine***, *f.*; ***Miacalcic***, *m.*; hormone thyroïdienne hypocalcémiante, traitement de l'ostéoporose.

calcipotriol, *m.*; ***Daivonex***, *m.*; traitement du psoriasis.

calcium, *m.*; ***Cacit***, *m.*; ***Calcidia***, *m.*; ***Calcidose***, *f.*; ***Calciforte***, *m.*; ***Calciprat***, *m.*; ***Calprimum***, *m.*; ***Calperos***, *m.*; ***Caltrate***, *m.*; ***Densical***, *m.*; ***Eucalcic***, *m.*; ***Orocal***, *m.*; ***Ostéocal***, *m.*; ***Ostram***, *m.*; ***Pérical***, *m.*; traitement de l'ostéoporose.

Caldine, *f.*; **lacidipine**, *f.*; inhibiteur calcique.

Calperos, *m.*; **carbonate de calcium**; traitement de l'ostéoporose.

Calprimum, *m.*; **calcium**, *m.*; traitement de l'ostéoporose.

Calsyn, *m.*; **calcitonine**, *f.*; hormone thyroïdienne hypocalcémiante, traitement de l'ostéoporose.

Caltrate, *m.*; **calcium**, *m.*; traitement de l'ostéoporose.

candésartan cilexetil, *m.*; ***Atacand***, *m.*; ***Kenzen***, *m.*; antagoniste de l'angiotensine II, antihypertenseur.

canrénoate potassique; ***Soludactone***, *f.*; diurétique.

Cantabiline, *f.*; **hymécromone**, *f.*; cholérétique.

Capergyl, *m.*; **dihydroergotoxine**, *f.*; anti-ischémique.

Captolane, *m.*; **captopril**, *m.*; inhibiteur de l'enzyme de conversion de l'angiotensine.

captopril, *m.*; ***Captolane***, *m.*; ***Lopril***, *m.*; inhibiteur de l'enzyme de conversion de l'angiotensine.

carbamazépine, *f.*; ***Tegrétol***, *m.*; antimigraineux.

carbocystéine, *f.*; ***Bronchokod***, *m.*; ***Dimotapp***, *m.*; ***Fluditec***, *m.*; ***Rhinathiol***, *m.*; mucolytique.

carbutamide, *m.*; ***Glucidoral***, *m.*; antidiabétique.

Cardensiel, *m.*; **bisoprolol**, *m.*; bêtabloquant.

Cardiocor, *m.*; **bisoprolol**, *m.*; bêtabloquant.

Cardiosolupsan, *m.*; **acide acétylsalicylique;** antipyrétique, anti-inflammatoire, antiagrégant plaquettaire, analgésique.

cardiotonique

- **digoxine, *Digoxine*, *Hémigoxine*.**
- **milrinone, *Corotrope*.**

Carlytène, *m.*; **moxisylyte**, *m.*; anti-ischémique.

Cartéol, *m.*; **cartéolol**, *m.*; bêtabloquant.

cartéolol, *m.*; ***Cartéol***, *m.*; ***Mikélan***, *m.*; bêtabloquant.

Cartrex, *m.*; **acéclofénac**, *m.*; anti-inflammatoire non stéroïdien.

carvédilol, *m.*; ***Krédex***, *m.*; bêtabloquant.

Caryolysine, *f.*; **chlorméthine**, *f.*; anticancéreux.

Catapressan, *m.*; **clonidine**, *f.*; antihypertenseur.

Cébutid, *m.*; **flurbiprofène**, *m.*; anti-inflammatoire non stéroïdien.

Céfacidal, *m.*; **céfazoline**, *f.*; antibiotique céphalosporine de 1re génération.

céfadroxil, *m.*; ***Oracéfal***, *m.*; antibiotique, céphalosporine de 1re génération.

céfalexine, *f.*; ***Céporexine***, *f.*; ***Kéforal***, *m.*; antibiotique, céphalosporine de 1re génération.

Céfaloject, *m.*; **céfapirine**, *f.*; antibiotique, céphalosporine de 1re génération.

Céfaperos, *m.*; **céfatrizine**, *f.*; antibiotique, céphalosporine de 1re génération.

céfapirine, *f.*; ***Céfaloject***, *m.*; antibiotique, céphalosporine de 1re génération.

céfatrizine, *f.*; ***Céfaperos***, *m.*; antibiotique, céphalosporine de 1re génération.

céfazoline, *f.*; ***Céfacidal***, *m.*; antibiotique, céphalosporine de 1re génération.

céfixime, *f.*; ***Oroken***, *m.*; antibiotique, céphalosporine de 3e génération.

céfotaxime, *m.*; ***Claforan***, *m.*; antibiotique, céphalosporine de 3e génération.

céfotiam hexétil, *m.*; ***Texodil***, *m.*; antibiotique, céphalosporine de 3e génération.

cefpodoxime, *m.*; ***Orélox***, *m.*; antibiotique, céphalosporine de 3e génération.

céfradine, *f.*; ***Dexef***, *m.*; ***Zeefra***, *m.*; antibiotique, céphalosporine de 1re génération.

ceftazidime, *f.*; ***Fortum***, *m.*; antibiotique, céphalosporine de 3e génération.

ceftriaxone, *f.*; ***Rocéphine***, *f.*; antibiotique, céphalosporine de 3e génération.

céfuroxime, *m.*; ***Cépazine***, *f.*; ***Zinnat***, *m.*; antibiotique, céphalosporine de 2e génération.

Célance, *m.*; **mésilate de pergolide**; antiparkinsonien.

Célébrex, *m.*; **célécoxib**, *m.*; anti-inflammatoire non stéroïdien.

célécoxib, *m.*; ***Célébrex***, *m.*; anti-inflammatoire non stéroïdien.

Célectol, *m.*; **céliprolol**, *m.*; bêtabloquant.

Célestène, *m.*; **bêtaméthasone**, *f.*; corticoïde.

Célestoderm, *m.*; **bêtaméthasone**, *f.*; corticoïde dermique.

céliprolol, *m.*; ***Célectol***, *m.*; bêtabloquant.

Cépazine, *f.*; **céfuroxime**, *m.*; antibiotique, céphalosporine de 2e génération.

céphalosporines
V. *antibiotique*.

Céporexine, *f.*; **céfalexine**, *f.*; antibiotique, céphalosporine de 1re génération.

Cérazette, *f.*; **désogestrel**, *m.*; progestatif (contraceptif).

Cérulyse, *m.*; **xylène**, *m.*; céruménolytique.

céruménolytique
xylène, *Cérulyse*.

Cervoxan, *m.*; **vinburnine**, *f.*; anti-ischémique.

Cétavlon, *m.*; **cétrimide**, *m.*; antiseptique externe.

cétirizine, *f.*; ***Reactine***, *f.*; ***Virlix***, *m.*; ***Zyrtec***, *m.*; antihistaminique.

cétrimide, *m.*; ***Cétavlon***, *m.*; antiseptique externe.

Champix, *m.*; **varénicline**, *f.*; désintoxication tabagique.

chélateur du fer
déféroxamine, *Desféral*.

Chibro-proscar, *m.*; **finastéride**, *m.*; traitement de l'hypertrophie prostatique.

chlorambucil, *m.*; ***Chloraminophène***, *m*; anticancéreux.

Chloraminophène, *m.*; **chlorambucil**, *m*; anticancéreux.

chlorhexidine, *f.*; ***Collunovar***, *m.*; ***Hibiscrub***, *m.*; antiseptique.

chlorméthine, *f.*; ***Caryolysine***, *f.*; anticancéreux.

chloroquine, *f.*; ***Nivaquine***, *f.*; antipaludéen.

chlorpromazine, *f.*; ***Largactil***, *m.*; neuroleptique.

cholérétique
hymécromone, *Cantabiline*.

cholécalciférol, *m.*; ***Zymad***, *m.*; vitamine D.

chondroïtine sulfate sodique, ***Chondrosulf***, *m.*; ***Structum***, *m.*; antirhumatismal.

Chondrosulf, *m.*; **chondroïtine sulfate sodique**; antirhumatismal.

Chronadalate, *m.*; **nifédipine**, *f.*; inhibiteur calcique.

Cialis, *m.*; **tadalafil**, *m.*; traitement des troubles de l'érection.

Cibacalcine, *f.*; **calcitonine**, *f.*; hormone thyroïdienne hypocalcémiante, traitement de l'ostéoporose.

Cibacène, *m.*; **bénazépril**, *m.*; inhibiteur de l'enzyme de conversion de l'angiotensine.

cibenzoline, *f.*; ***Cipralan***, *m.*; ***Exacor***, *m.*; anti-arythmique.

ciclétanine, *f.*; ***Tenstaten***, *m.*; diurétique.

ciclopirox, *m.*; ***Mycoster***, *m.*; antifongique.

ciclosporine, *f.*; ***Néoral***, *m.*; ***Sandimmun***, *m.*; immunodépresseur.

cidofovir, *m.*; ***Vistide***, *m.*; antiviral.

Ciflox, *m.*; **ciprofloxacine**, *f.*; antibiotique, fluoroquinolone.

cilazapril, *m.*; ***Justor***, *m.*; inhibiteur de l'enzyme de conversion de l'angiotensine.

Ciloxan, *m.*; **ciprofloxacine**, *f.*; antibiotique, fluoroquinone.

cimétidine, *f.*; ***Stomédine***, *f.*; ***Tagamet***, *m.*; antiulcéreux, antihistaminique.

Cipralan, *m.*; **cibenzoline**, *f.*; antiarythmique.

ciprofibrate, *m.*; ***Lipanor***, *m.*; hypolipémiant.

ciprofloxacine, *f.*; ***Ciflox***, *m.*; ***Ciloxan***, *m.*; ***Uniflox***, *m.*; antibiotique, fluoroquinolone.

cisplatine, *m.*; ***Cisplatyl***, *m.*; anticancéreux.

Cisplatyl, *m.*; **cisplatine**, *m.*; anticancéreux.

citalopram, *m.*; ***Séropram***, *m.*; antidépresseur.

Claforan, *m.*; **céfotaxime**, *m.*; antibiotique.

Clamoxyl, *m.*; **amoxicilline**, *f.*; antibiotique.

Claradol, *m.*; **paracétamol**, *m.*; analgésique.

Claragine, *f.*; **acide acétyl-salicylique**, antipyrétique, anti-inflammatoire, antiagrégant plaquettaire, analgésique.

Claramid, *m.*; **roxithromycine**, *f.*; antibiotique.

clarithromycine, *f.*; ***Mononaxy***, *m.*; ***Monozeclar***, *m.*; ***Naxy***, *m.*; ***Zéclar***, *m.*; antibiotique, macrolide.

Clarityne, *f.*; **loratadine**, *f.*; antihistaminique.

Clastoban, *m.*; **clodronate disodique**, *m.*; diphosphonate.

Cléridium, *m.*; **dipyridamole**, *m.*; antiagrégant plaquettaire.

Climara, *m.*; **œstradiol**, *m.*; œstrogène.

clindamycine, *f.*; ***Dalacine***, *f.*; antibiotique.

clobazam, *m.*; ***Urbanyl***, *m.*; anxiolytique.

clobutinol, *m.*; ***Silomat***, *m.*; antitussif.

clodronate disodique, *m.*; ***Clastoban***, *m.*; ***Lytos***, *m.*; diphosphonate.

clomipramine, *f.*; ***Anafranil***, *m.*; antidépresseur.

clonazépam, *m.*; ***Rivotril***, *m.*; anticonvulsivant.

clonidine, *f.*; ***Catapressan***, *m.*; antihypertenseur.

clopidogrel, *m.*; ***Plavix***, *m.*; antiagrégant plaquettaire.

Clopixol, *m.*; **zuclopenthixol**, *m.*; neuroleptique.

clorazépate dipotassique; ***Tranxène***, *m.*; anxiolytique.

clotiazépam, *m.*; ***Vératran***, *m.*; anxiolytique.

cloxacilline, *f.*; ***Orbénine***, *f.*; antibiotique.

clozapine, *f.*; ***Léponex***, *m.*; neuroleptique.

codéine, *f.*; ***Néocodion***, *m.*; antitussif.

Cogitum, *m.*; **acide acétylaminosuccinique**, psychostimulant.

colestyramine, *f.*; ***Questran***, *m.*; hypolipémiant.

Colimycine, *f.*; **colistine**, *f.*; antibiotique, antiseptique intestinal.

colistine, *f.*; ***Colimycine***, *f.*; antibiotique, antiseptique intestinal.

Collunovar, *m.*; **chlorhexidine**, *f.*; antiinfectieux ORL.

Colopriv, *m.*; **mébévérine**, *f.*; antispasmodique

Colpotrophine, *f.*; **promestriène**, *m.*; œtrogène.

Coltramyl, *m.*; **triocolchicoside**, *m.*; myorelaxant.

Combantrin, *m.*; **pyrantel**, *m.*; anthelminthique.

Comtan, *m.*; **entacapone**, *m.*; antiparkinsonien.

Contalax, *m.*; **bisacodyl**, *m.*; laxatif.

contraceptif V. *progestatif (contraceptif)*.

Contramal, *m.*; **tramadol**, *m.* : analgésique.

Copegus, *m.*; **ribavirine**, *f.* : antiviral.

Cordarone, *f.*; **amiodarone**, *f.*; antiarythmique, antiangineux.

Cordipatch, *m.*; **trinitrine**, *f.*; antiangineux.

Corgard, *m.*; **nadolol**, *m.*; bêtabloquant.

Corotrope, *m.*; **milrinone**, *f.*; cardiotonique.

Cortancyl, *m.*; **prednisone**, *f.*; corticoïde.

corticoïde
béclométasone, *Asmabec*, *Beclospray* *Bécotide*. *Bémédrex*, *Écobec*, *Miflasone*, *Nexxair*, *Qvar*.
bêtaméthasone, *Célestène*, *Diprostène*.
budésonide, *Entocort*, *Miflonil*, *Pulmicort*, *Rafton*, *Rhinocort*.
cortisone, *Cortisone*.
dexaméthasone, *Dectancyl*.
diflucortolone, *Nérisone*.
flunizolide, *Nasalide*.
fluticasone, *Flixonase*, *Flixotide*.
hydrocortisone, *Hydrocortisone*.
méthylprednisolone, *Dépomédrol*, *Médrol*, *Solumédrol*.
mométasone, *Nasonex*.

prednisolone, *Hydrocortancyl, Solupred.*
prednisone, *Cortancyl.*
triamcinolone, *Kénacort, Nasacort.*
tixocortol, *Pivalone.*

corticoïde dermique
bêtaméthasone, *Bétésil, Betnesol, Betneval, Célestoderm, Diprosone.*
désonide, *Locatop, Tridésonit.*
fluocortolone, *Ultralan.*
fluticazone, *Flixovate.*

cortisone, *f.*; ***Cortisone***, *f.*; corticoïde.

Corvasal, *m.*; **molsidomine**, *f.*; antiangineux.

Corvert, *m.*; **ibutilide**, *m.*; antiarythmique.

Coumadine, *f.*; **warfarine**, *f.*; anticoagulant.

Coversyl, *m.*; **périndopril**, *m.*; inhibiteur de l'enzyme de conversion de l'angiotensine.

Cozaar, *m.*; **losartan**, *m.*; antagoniste de l'angiotensine II.

Créon, *m.*; enzymes pancréatiques.

Crestor, *m.*; **rosuvastatine**, *f.*; hypolipémiant.

Crixivan, *m.*; **indinavir**, *m.*; antiviral.

cromoglycate de sodium, *m.*; ***Intercron***, *m.*; ***Lomudal***, *m.*; ***Lomusol***, *m.*; ***Nalcron***, *m.*; ***Opticron***, *m.*; bronchodilatateur.

cyamémazine, *f.*; ***Tercian***, *m.*; neuroleptique.

cyanocobalamine, *f.*; ***Monovitamine B12***; vitamine B12.

cycline V. *antibiotique*.

cyclophosphamide, *m.*; ***Endoxan***, *m.*; anticancéreux.

Cynomel, *m.*; **liothyronine**, *f.*; hormone thyroïdienne.

cyproheptadine, *f.*; ***Périactine***, *f.*; appétit (stimulant de l').

cyprotérone, *f.*; ***Androcur***, *m.*; antiandrogène.

Cytotec, *m.*; **misoprostol**, *m.*; antiulcéreux.

D

Dafalgan, *m.*; **paracétamol**, *m.*; analgésique.

Daflon, *m.*; **diosmine**, *f.*; phlébotonique.

Daivonex, *m.*; **calcipotriol**, *m.*; traitement du psoriasis.

Daktarin, *m.*; **miconazole**, *m.*; antifongique.

Dalacine, *f.*; **clindamycine**, *f.*; antibiotique.

daltéparine, *f.*; ***Fragmine***, *f.*; héparine de bas poids moléculaire, anticoagulant, antithrombotique.

danaparoïde sodique, ***Orgaran***, *m.*; antithrombotique.

Dantrium, *m.*; **dantrolène**, *m.*; myorelaxant.

dantrolène, *m.*; ***Dantrium***, *m.*; myorelaxant.

Daonil, *m.*; **glibenclamide**, *m.*; antidiabétique.

Débridat, *m.*; **trimébutine**, *f.*; antispasmodique.

Décalogiflox, *m.*; **loméfloxacine**, *f.*; quinolone.

décongestionnant bucco-nasal
menthe poivrée; *Locabiotal*, *m.*

Décontractyl, *m.*; **méphénésine**, *f.*; myorelaxant.

Dectancyl, *m.*; **dexaméthasone**, *f.*; corticoïde.

Dédrogyl, *m.*; **calciférol**, *m.*; vitamine D.

Défanyl, *m.*; **amoxapine**, *f.*; antidépresseur.

déféroxamine, *f.*; ***Desféral***, *m.*; chélateur du fer.

Délidose, *f.*; **œstradiol**, *m.*; œstrogène.

deltacortisone, *f.*; V. *prednisone*.

deltahydrocortisone, *f.*; V. *prednisolone*.

Délursan, *m.*; **ursodiol**; *m.*; antilithiasique biliaire.

Densical, *f.*; **carbonate de sodium**; traitement de l'ostéoporose.

Dépakine, *f.*; **valproate de sodium**; anticonvulsivant.

Dépamide, *m.*; **valpromide**, *m.*; anticonvulsivant.

Dépomédrol, *m.*; **méthylprednisolone**, *f.*; corticoïde.

Déprényl, *m.*; **sélégiline**, *f.*; antiparkinsonien.

Dermazol, *m.*; **éconazole**, *m.*; antifungique.

Dermestril, *m.*; **œstradiol**, *m.*; œstrogène.

dermocorticoïde, V. *corticoïde dermique*.

Déroxat, *m.*; **paroxétine**, *f.*; antidépresseur.

Désernil, *m.*; **méthysergide**, *m.*; antimigraineux.

Desféral, *m.*; **déféroxamine**, *f.*; chélateur du fer.

désintoxication alcoolique
disulfirame, *Espéral.*

désintoxication tabagique
bupropion, *Zyban.*
nicotine, *Nicogum, Nicopatch, Nicorette, Nicotinell.*
varénicline, *Champix*

désirudine, *f.*; ***Revasc***, *m.*; anticoagulant.

desloratadine, *f.*; ***Aérius***, *m.*; antihistaminique.

desmopressine, *f.*; ***Minirin***, *m.*; antidiurétique (analogue de l'hormone).

désogestrel, *m.*; ***Cérazette***, *f.*; progestatif (contraceptif).

désonide, *m.*; ***Tridésonit***, *m.*; corticoïde dermique.

Détensiel, *m.*; **bisoprolol**, *m.*; bêtabloquant.

Détrusitol, *m.*; **toltérodine**, *f.*; traitement de l'instabilité vésicale.

Dexambutol, *m.*; **éthambutol**, *m.*; antituberculeux.

dexaméthasone, *f.*; ***Dectancyl***, *m.*; corticoïde.

dexchlorphéniramine, *f.*; ***Polaramine***, *f.*; antihistaminique.

Dexef, *m.*; **céfradine**, *m.*; antibiotique, céphalosporine de 1re génération.

dexpanthénol, *m.*; ***Bépanthène***, *m.*; vitamine B5.

dextran, *m.*; ***Promit***, *m.*; soluté de remplissage.

Dextrocidine, *f.*; **dextrométhorphane**; *m.*; antitussif.

dextrométhorphane, *m.*; ***Dextrocidine***, *f.*; ***Tussidane***, *m.*; antitussif.

diacerhéine, *f.*; ***Art***, *m.*; ***Zondar***, *m.*; antirhumatismal.

Diacor, *m.*; **diltiazem**, *m.*; inhibiteur calcique.

Di-actane, *m.*; **naftidrofuryl**, *m.*; anti-ischémique.

Diafusor, *m.*; **trinitrine**, *f.*; antiangineux.

Diamicron, *m.*; **gliclazide**, *m.*; antidiabétique.

Diamox, *m.*; **acétazolamide**, *m.*; diurétique.

Diarsed, *m.*; **diphénoxylate**, *m.*; antidiarrhéique.

Diastabol, *m.*; **miglitol**, *m.*; antidiabétique.

diazépam, *m.*; ***Valium***, *m.*; anticonvulsivant, anxiolytique.

diazoxide, *m.*; ***Hyperstat***, *m.*; antihypertenseur.

Dicetel, *m.*; **pinaverium**, *m.*; antispasmodique.

Dicloced, *m.*; **diclofénac**, *m.*; anti-inflammatoire non stéroïdien.

diclofénac, *m.*; ***Dicloced***, *m.*; ***Flector***, *m.*; ***Voltarène***, *m.*; ***Xénid***, *m.*; anti-inflammatoire non stéroïdien.

Dicodin, *m.*; **dihydrocodéine**, *f.*; analgésique.

Dicynone, *f.*; **étamsylate**, *m.*; hémostatique.

didanosine, *f.*; ***Videx***, *m.*; antiviral.

Didronel, *m.*; **étidronate disodique**; traitement de l'ostéoporose.

Diergo-Spray, *m.*; **dihydroergotamine**, *f.*; antimigraineux.

diéthylcarbamazine, *f.*; ***Notézine***, *f.*; anthelminthique.

diéthylstilbœstrol, *m.*; ***Distilbène***, *m.*; œstrogène.

Diffu-K, *m.*; **potassium**, *m.*

diflucortolone, *f.*; ***Nérisone***, *f.*; corticoïde.

Difrarel, *m.*; **anthocyanosides**, *m. pl.*; vasoprotecteur.

Digaol, *m.*; **timolol**, *m.*; bêtabloquant.

digoxine, *f.*; ***Digoxine***, *f.*; ***Hémigoxine***, *f.*; cardiotonique.

Digoxine, *f.*; **digoxine**, *f.*; cardiotonique.

Dihydran, *m.*; **phénytoïne**, *f.*; anticonvulsivant.

dihydrocodéine, *f.*; ***Dicodin***, *m.*; analgésique.

dihydroergotamine, *f.*; ***Diergo- Spray***, *m.*; ***Ikaran***, *m.*; ***Séglor***, *m.*; ***Tamik***, *m.*; antimigraineux.

dihydroergotoxine, *f.*; ***Capergyl***, *m.*; ***Ergodose***, *f.*; ***Hydergine***, *f.*; anti-ischémique.

Dilatrane, *m.*; **théophylline**, *f.*; bronchodilatateur.

diltiazem, *m.*; ***Bi-tildiem***, *m.*; ***Diacor***, *m.*; ***Mono-tildiem***, *m.*; ***Tildiem***, *m.*; inhibiteur calcique.

Dimégan, *m.*; **bromphéniramine**, *f.*; antihistaminique.

dimenhydrinate, *m.*; ***Dramamine***, *f.*; ***Mercalm***, *m.*; ***Nausicalm***, *m.*; antiémétisant.

Dimotapp, *m.*; **carbocystéine**, *f.*; mucolytique.

dinitrate d'isosorbide. V. ***isosorbide dinitrate***.

Dio, *m.*; **diosmine**, *f.*; phlébotonique.

Diosmil, *m.*; **diosmine**, *f.*; phlébotonique.

diosmine, *f.*; ***Daflon***, *m.*; ***Dio***, *m.*; ***Diosmil***, *m.*; ***Diovénor***, *m.*; ***Endium***, *m.*; ***Flébosmil***, *m.*; ***Médiveine***, *m.*; ***Veineva***, *m.*; ***Vénirène***, *m.*; phlébotonique.

Diovénor, *m.*; **diosmine**, *f.*; phlébotonique.

diphénhydramine, *f.*; ***Nautamine***, *f.*; anti-émétisant.

diphénoxylate, *m.*; ***Diarsed***, *m.*; antidiarrhétique.

diphosphonate V. *biphosphonate*.

Dipipéron, *m.*; **pipampérone**, *f.*; neuroleptique.

Diprosone, *f.*; **bêtaméthasone**, *f.*; corticoïde.

Diprostène, *m.*; **bêtaméthasone**, *f.*; corticoïde.

dipyridamole, *m.*; ***Cléridium***, *m.*; ***Persantine***, *f.*; antiagrégant plaquettaire.

dirithromycine, *f.*; ***Dynabac***, *m.*; antibiotique.

Discotrine, *f.*; **trinitrine**, *f.*; antiangineux.

disopyramide, *m.*; ***Isorythm***, *m.*; ***Rythmodan***, *m.*; anti-arythmique.

Distilbène, *m.*; **diéthylstilboestrol**, *m.*; œstrogène.

disulfirame, *m.*; ***Espéral***, *m.*; désintoxication alcoolique.

Ditropan, *m.*; **oxybutynine**, *f.*; antispasmodique.

diurétique
- **acétazolamide, *Diamox*.**
- **amiloride, *Modamide*.**
- **bumétanide, *Burinex*.**
- **canrénoate potassique, *Soludactone*.**
- **ciclétanine, *Tenstaten*.**
- **furosémide, *Lasilix*.**
- **hydrochlorothiazide, *Esidrex*.**
- **indapamide, *Fludex*.**
- **pirétanide, *Eurelix*.**
- **spironolactone, *Aldactone*, *Flumach*, *Practon*, *Spiroctan*, *Spironone*.**
- **xipamide, *Lumitens*.**

Divarius, *m.*; **paroxétine**, *f.*; antidépresseur.

dobutamine, *f.*; ***Dobutrex***, *m.*; sympathicomimétique.

Dobutrex, *m.*; **dobutamine**, *f.*; sympathicomimétique.

docusate sodique; ***Jamylène***, *m.*; laxatif.

Dogmatil, *m.*; **sulpiride**, *m.*; neuroleptique.

dolasétron, *m.*; ***Anzemet***, *m.*; antiémétisant.

Dolcidium, *m.*; **indométacine**, *f.*; anti-inflammatoire non-stéroïdien.

Doliprane, *m.*; **paracétamol**, *m.*; analgésique.

Dolitabs, *m.*; **paracétamol**, *m.*; analgésique.

Dolko, *m.*; **paracétamol**, *m.*; analgésique.

dompéridone, *f.*; ***Bipérydis***, *m.*; ***Motilium***, *m.*; ***Motilyo***, *m.*; ***Péridys***, *m.*; antiémétisant, antireflux.

donépézil, *m.*; ***Aricept***, *m.*; traitement de la maladie d'Alzheimer.

Dopamine, *f.*; **dopamine**, *f.*; sympathicomimétique.

Dopergine, *f.*; **lisuride**, *m.*; antiparkinsonien.

dosulépine, *f.*; ***Prothiaden***, *m.*; antidépresseur.

doxazosine, *f.*; ***Zoxan***, *m.*; alphabloquant.

doxépine, *f.*; ***Quitaxon***, *m.*; antidépresseur.

doxorubicine, *f.*; ***Adriblastine***, *f.*; anticancéreux.

Doxy, *m.*; **doxycyline**, *f.*; antibiotique, cycline.

doxycycline, *f.*; ***Doxy***, *m.*; ***Doxylis***, *m.*; ***Granudoxy***, *m.*; ***Spanor***, *m.*; ***Tolexine***, *f.*; ***Vibramycine***, *f.*; antibiotique, cycline.

Doxylis, *m.*; **doxycycline**, *f.*; antibiotique.

Dramamine, *f.*; **dimenhydrinate**, *m.*; antiémétisant.

Driptane, *m.*; **oxybutynine**, *f.*; antispasmodique.

Dulcolax, *m.*; **bisacodyl**, *m.*; laxatif.

Duphalac, *m.*; **lactulose**, *m.*; laxatif.

Duphaston, *m.*; **dydrogestérone**, *f.*; progestérone.

Durogésic, *m.*; **fentanyl**, *m.*; analgésique.

Duspatalin, *m.*; **mébévérine**, *f.*; antispasmodique.

dutastéride, *m.*; ***Avodart***, *m.*; traitement du prostatisme.

dydrogestérone, *f.*; ***Duphaston***, *m.*; progestérone.

Dynabac, *m.*; **dirithromycine**, *f.*; antibiotique.

Dynastat, *m.*; **parécoxib**, *m.*; antirhumatismal.

Dynexan, *m.*; **lidocaïne**, *f.*; anesthésique local.

Dysalfa, *m.*; **térazosine**, *f.*; alphabloquant.

E

ébastine, *f.*; ***Kestin***, *m.*; ***Kestinlyo***, *m.* ; antihistaminique.

Ebixa, *m.*; **mémantine**, *f.*; Alzheimer (traitement de la maladie d').

ecchymoses (traitement des)
- **arnica, *Arnicagel*.**

Écobec, *m.*; **béclométhasone**, *f.*; corticoïde.

éconazole, *m.*; ***Dermazol***, *m.*; ***Pévaryl***, *m.*; antifongique.

éfavirenz, *m.*; ***Sustiva***, *m.*; antiviral.

Efféralgan, *m.*; **paracétamol**, *m.*; analgésique.

Effexor, *m.*; **venlafaxine**, *f.*; antidépresseur.

Egaten, *m.*; **triclabendazole**, anthelminthique.

Égéry, *m.*; **érythromycine**, *f.*; antibiotique, macrolide.

Élavil, *m.*; **amitriptyline**, *f.*; antidépresseur.

élétriptan, *m.*; ***Relpax***, *m.*; antimigraineux.

Élisor, *m.*; **pravastatine**, *f.*; hypolipémiant.

énalapril, *m.*; ***Rénitec***, *m.*; inhibiteur de l'enzyme de conversion de l'angiotensine.

Enbrel, *m.*; **étanercept**, *m.*; immunodépresseur.

Endium, *m.*; **diosmine**, *f.*; phlébotonique.

Endoxan, *m.*; **cyclophosphamide**, *m.*; anticancéreux.

Engérix B, *m.*; vaccin anti-hépatite B.

énoxacine, *f.*; ***Énoxor***, *m.*; antibactérien urinaire.

énoxaparine, *f.*; ***Lovénox***, *m.*; anticoagulant, antithrombotique; héparine de bas poids moléculaire.

Énoxor, *m.*; **énoxacine**, *f.*; antibactérien urinaire.

entacapone, *m.*; ***Comtan***, *m.*; antiparkinsonien.

entecavir, *m.*; ***Baraclude***, *m.*; antiviral.

Entocort, *m.*; **budésonide**, *m.*; corticoïde.

enzymes pancréatiques. V. *pancréatiques (enzymes)*.

Éphynal, *m.*; **tocophérol**, *m.*; vitamine E.

épinéphrine, *f.* (**adrénaline**, *f.*); ***Anahelp***, *m.*; ***Anapen***, *m.*; sympathicomimétique.

Épinitril, *m.*; **trinitrine**, *f.*; antiangineux.

Épitomax, *m.*; **topiramate**, *m.*; anticonvulsivant.

Épivir, *m.*; **lamivudine**, *f.*; antiviral.

éplérénone, *f.*; ***Inspra***, *f.*; antialdostérone.

Éprex, *m.*; **érythropoïétine**, *f.*; antianémique.

éprosartan, *m.*; ***Tévéten***, *m.*; antihypertenseur.

eptifibatide, *m.*; ***Integrilin***, *m.*; antiplaquettaire.

Équanil, *m.*; **méprobamate**, *m.*; anxiolytique.

Ercéfuryl, *m.*; **nifuroxazide**, *m.*; antiseptique intestinal.

Ercéryl, *m.*; **nifuroxazide**, *m.*; antiseptique intestinal.

Ercéstop, *m.*; **lopéramide**, *m.*; antidiarrhéique.

érection (traitement des troubles de l')
- **apomorphine, *Ixense*, *Uprima*.**
- **sildénafil, *Viagra*.**
- **tadalafil, *Cialis*. vardénafil, *Lévitra*.**
- **yohimbine, *Yohimbine*.**

ergocalciférol, *m.*; ***Stérogyl***, *m.*; ***Uvestérol***, *m.*; vitamine D.

Ergodose, *f.*; **dihydroergotoxine**, *f.*; anti-ischémique.

Éry, *m.*; **érythromycine**, *f.*; antibiotique.

Éryacné, *m.*; **érythromycine**, *f.*; antibiotique.

Érythrocine, *f.*; **érythromycine**, *f.*; antibiotique, macrolide.

érythromycine, *f.*; ***Abboticine***, *f.*; ***Égéry***, *m.*; ***Éry***, *m.*; ***Éryacné***, *f.*; ***Érythrocine***, *f.*; ***Stimycine;*** antibiotique, macrolide.

érythropoïétine, *m.*; ***Éprex***, *m.*; antianémique.

Esbériven, *m.*; **rutosides**, *m. pl*; vasoprotecteur.

escitalopram, *m.*; ***Seroplex***, *m.*; anxiolytique.

Ésidrex, *m.*; **hydrochlorothiazide**, *m.*; diurétique.

esmolol, *m.*; ***Brévibloc***, *m.*; bêtabloquant.

ésoméprazole, *m.*; ***Inexion***, *m.*; antiulcéreux.

Espéral, *m.*; **disulfirame**, *m.*; désintoxication alcoolique.

estazolam, *m.*; ***Nuctalon***, *m.*; hypnotique.

Estima, *f.*; **progestérone**, *f.*; traitement de la ménopause.

Estraderm, *m.*; **œstradiol**, *m.*; œstrogène.

estradiol, *m.*; V. *œstradiol.*

Estreva, *m.*; **œstradiol**, *m.*; œstrogène.

estriol, *m.*; V. *œstriol.*

Estrofem, *m.*; **œstradiol**, *m.*; œstrogène.

estrogène, V. *œstrogène.*

Estulic, *m.*; **guanfacine**, *f.*; antihypertenseur.

étamsylate, *m.*; ***Dicynone***, *f.*; hémostatique.

étanercept, *m.*; ***Enbrel***, *m.*; immunodépresseur.

éthambutol, *m.*; ***Dexambutol***, *m.*; ***Myambutol***, *m.*; antituberculeux.

éthosuximide, *m.*; ***Zarontin***, *m.*; anticonvulsivant.

étidronate disodique; ***Didronel***, *m.*; traitement de l'ostéoporose.

étifoxine, *f.*; ***Stresam***, *m.*; anxiolytique.

Etioven, *m.*; **naftazone**, *f.*; phlébotonique.

étodolac, *m.*; ***Lodine***, *f.*; anti-inflammatoire non stéroïdien.

étonogestrel, *m.*; ***Implanon***, *m.*; progestatif (contraceptif).

étoposide, *m.*; ***Vépéside***, *m.*; anticancéreux.

Eucalcic, *m.*; **calcium**, *m.*; traitement de l'ostéoporose.

Euglucan, *m.*; **glibenclamide**, *m.*; antidiabétique.

Eulexine, *f.*; **flutamide**, *m.*; anti-androgène.

Eupantol, *m.*; **pantoprazole**, *m.*; antiulcéreux.

Euphylline, *f.*; **théophylline**, *f.*; bronchodilatateur.

Eupressyl, *m.*; **urapidil**, *m.*; antihypertenseur.

Eurélix, *m.*; **pirétanide**, *m.*; diurétique.

Eurobiol, *m.*; enzymes pancréatiques.

Évista, *m.*; **raloxifène**, *m.*; traitement de l'ostéoporose.

Évolis, *m.*; **bêtahistine**, *f.*; antivertigineux.

Exacor, *m.*; **cibenzoline**, *f.*; antiarythmique.

Exacyl, *m.*; **acide tranexamique**; hémostatique.

Exelon, *m.*; **rivastigmine**, *f.*; traitement de la maladie d'Alzheimer.

exénatide, *m.*; ***Byetta***, *m.*; incrétinomimétique (antidiabétique).

Exomuc, *m.*; **acétyl-cystéine**, *f.*; mucolytique.

Expanfen, *m.*; **ibuprofène**, *m.*; anti-inflammatoire non stéroïdien.

Extencilline, *f.*; **benzathine-benzylpénicilline**, *f.*; antibiotique.

ézétimibe, *m.*; ***Ezetrol***, *m.*; hypolipémiant.

Ezetrol, *m.*; **ézétimibe**, *m.*; hypolipémiant.

ézoméprazole, *m.*; ***Inexium***, *m.*; antireflux.

F

famciclovir, *m.*; ***Oravir***, *m.*; antiviral.

famotidine, *m.*; ***Pepcidac***, *m.*; ***Pepdine***, *f.*; antiulcéreux, antihistaminique.

Fazol, *m.*; **isoconazole**, *m.*; antifongique.

Fégénor, *m.*; **fénofibrate**, *m*; hypolipémiant.

felbamate, *m.*; ***Taloxa***, *m.*; anticonvulsivant.

Feldène, *m.*; **piroxicam**, *m.*; anti-inflammatoire non stéroïdien.

félodipine, *f.*; ***Flodil***, *m.*; inhibiteur calcique.

Femsept, *m.*; **œstradiol**, *m.*; œstrogène.

fénofibrate, *m.*; ***Fégénor***, *m.*; ***Lipanthyl***, *m.*; ***Sécalip***, *m.*; hypolipémiant.

fénoxazoline, *f.*; ***Aturgyl***, *m.*; vasoconstricteur ORL.

fenspiride, *m.*; ***Pneumorel***, *m.*; antitussif.

fentanyl, *m.*; ***Durogésic***, *m.*; ***Matrifen***, *m.*; analgésique.

fer (ascorbate de); ***Ascofer***, *m.*; antianémique.

fer (fumarate de); ***Fumafer***, *m.*; antianémique.

fer (hydroxyde ferrique); ***Vénofer***, *m.*; antianémique.

fer (sulfate de); ***Fero-grad***, *m.*; antianémique.

Fero-grad, *m.*; **fer (sulfate de)**; antianémique.

fexofénadine, *f.*; ***Telfast***, *m.*; anti-histaminique.

fibrinolytique. V. *thrombolytique.*

finastéride, *m.*; ***Chibro-proscar***, *m.*; traitement de l'hypertrophie prostatique.

Flagyl, *m.*; **métronidazole**, *m.*; antibactérien imidazolé.

Flanid, *m.*; **acide tiaprofénique**; anti-inflammatoire non stéroïdien.

Flavoquine, *f.*; **amodioquine**, *f.*; antipaludéen.

Flébosmil, *m.*; **diosmine**, *f.*; phlébotonique.

Flécaïne, *f.*; **flécaïnide**, *m.*; anti-arythmique.

flécaïnide, *m.*; ***Flécaïne***, *f.*; anti-arythmique.

Flector, *m.*; **diclofénac**, *m.*; anti-inflammatoire non stéroïdien.

Flémoxine, *f.*; **amoxicilline**, *f.*; antibiotique.

Flixonase, *m.*; **fluticasone**, *f.*; corticoïde.

Flixotide, *m.*; **fluticasone**, *f.*; corticoïde antiasthmatique.

Flixovate, *m.*; **fluticazone**, *f.*; corticoïde dermique.

floctafénine, *f.*; ***Idarac***, *m.*; analgésique.

Flodil, *m.*; **félodipine**, *f.*; inhibiteur calcique.

Floxyfral, *m.*; **fluvoxamine**, *f.*; antidépresseur.

Fluanxol, *m.*; **flupentixol**, *m.*; neuroleptique.

flubendazole, *m.*; ***Fluvermal***, *m.*; anthelminthique.

fluconazole, *m.*; ***Béagyne***, *f.*; ***Triflucan***, *m.*; antifongique.

Fludex, *m.*; **indapamide**, *m.*; diurétique.

fluidifiant bronchique V. *mucolytique.*

Fluditec, *m.*; **carbocystéine**, *f.*; mucolytique.

Fluimucil, *m.*; **acétyl-cystéine**, *f.*; mucolytique.

fluindione, *m.*; ***Préviscan***, *m.*; anticoagulant.

Flumach, *m.*; **spironolactone**, *f.*; diurétique.

fluméquine, *f.*; ***Apurone***, *f.*; antibactérien urinaire.

flunarizine, *f.*; ***Sibélium***, *m.*; antivertigineux.

flunisolide, *m.*; ***Nasalide***, *m.*; corticoïde.

flunitrazépam, *m.*; ***Narcozep***, *m.*; ***Rohypnol***, *m.*; hypnotique.

fluocortolone, *f.*; ***Ultralan***, *m.*; corticoïde dermique.

fluoroquinolone V. *antibiotique.*

fluoxétine, *f.*; ***Prozac***, *m.*; antidépresseur.

flupentixol, *m.*; ***Fluanxol***, *m.*; neuroleptique.

fluphénazine, *f.*; ***Moditen***, *m.*; neuroleptique.

flurbiprofène, *m.*; ***Antadys***, *m.*; ***Cébutid***, *m.*; ***Ocufen***, *m.*; ***Strefen***, *m.*; anti-inflammatoire non stéroïdien.

flutamide, *m.*; ***Eulexine***, *f.*; ***Prostadirex***, *m.*; anti-androgène.

fluticasone, *f.*; ***Flixonase***, *m.*; ***Flixotide***, *m.*; corticoïde antiasthmatique.

fluticasone, *m.*; ***Flixovate***, *m.*; corticoïde dermique.

fluvastatine, *f.*; ***Fractal***, *m.*; ***Lescol***, *m.*; hypolipémiant.

Fluvermal, *m.*; **flubendazole**, *m.*; anthelminthique.

fluvoxamine, *f.*; ***Floxyfral***, *m.*; antidépresseur.

folinate de calcium; ***Lederfoline***, *f.*; antianémique.

fondaparinux, *m.*; ***Arixtra***, *m.*; antithrombotique.

Fongamyl, *m.*; **omoconazole**, *m.*; antifongique.

Fongarex, *m.*; **omoconazole**, *m.*; antifongique.

Fonzylane, *m.*; **buflomédil**, *m.*; anti-ischémique.

Foradil, *m.*; **formotérol**, *m.*; bronchodilatateur.

Forlax, *m.*; **macrogol**, *m.*; laxatif.

Formoair, *m.*; **formotérol**, *m.*; bronchodilatateur.

formotérol, *m.*; ***Foradil***, *m.*; ***Formoair***, *m.*; bronchodilatateur.

Fortal, *m.*; **pentazocine**, *f.*; analgésique.

Fortovase, *m.*; **saquinavir**, *m.*; antiviral.

Fortum, *m.*; ***ceftazidime***, *m.*; antibiotique, céphalosporine de 3e génération.

Fosamax, *m.*; **alendronate sodique**; biphosphonate, traitement de l'ostéoporose.

foscarnet, *m.*; ***Foscavir***, *m.*; antiviral.

Foscarvir, *m.*; **foscarnet**, *m.*; antiviral.

Fosfocine, *f.*; **fosfomycine**, *f.*

fosfomycine, *f.*; ***Fosfocine***, *f.*; antibiotique; ***Monuril***, *m.*; ***Uridoz***, *m.*; antibactérien urinaire.

fosinopril, *m.*; ***Fozitec***, *m.*; inhibiteur de l'enzyme de conversion de l'angiotensine.

Fozitec, *m.*; **fosinopril**, *m.*; inhibiteur de l'enzyme de conversion de l'angiotensine.

Fractal, *m.*; **fluvastatine**, *f.*; hypolipémiant.

Fragmine, *f.*; **daltéparine**, *f.*; anticoagulant, antithrombotique, héparine de bas poids moléculaire.

Fraxiparine, *f.*; **nadroparine**, *f.*; anticoagulant, antithrombotique, héparine de bas poids moléculaire.

Fraxodi, *m.*; **nadroparine**, *f.*; anticoagulant, antithrombotique, héparine de bas poids moléculaire.

frovatriptan, *m.*; ***Tigreat***, *m.*; antimigraineux.

Fumafer, *m.*; **fer (fumarate de)**; antianémique.

Fungizone, *f.*; **amphotéricine B**, *f.*; antifongique.

Furadantine, *f.*; **nitrofurantoïne**, *f.*; antibactérien urinaire.

furosémide, *m.*; ***Lasilix***, *m.*; diurétique.

G

Gabacet, *m.*; **piracétam**, *m.*; psychostimulant.

gabapentine, *f.*; ***Neurontin***, *m.*; anticonvulsivant.

Gabitril, *m.*; **tiagabine**, *f.*; anticonvulsivant.

galantamine, *f.*; ***Réminyl***, *m.*; traitement de la maladie d'Alzheimer.

Gaoptol, *m.*; **timolol**, *m.*; bêtabloquant.

Gardasil, *m.*; vaccin anti-papillomavirus humain.

Gardénal, *m.*; **phénobarbital**, *m.*; anticonvulsivant.

gélatine, *f.*; ***Gélofusine***, *f.*; ***Plasmion***, *m.*; soluté de remplissage.

Gélofusine, *f.*; **gélatine**, *f.*; soluté de remplissage.

Géluprane, *m.*; **paracétamol**, *m.*; analgésique.

gemfibrozil, *m.*; ***Lipur***, *m.*; hypolipémiant.

Genhevac B, *m.*; vaccin anti-hépatite B.

Gentalline, *f.*; **gentamycine**, *f.*; antibiotique.

gentamycine, *f.*; ***Gentalline***, *f.*; antibiotique.

Géram, *m.*; **piracétam**, *m.*; psychostimulant.

Gévatran, *m.*; **naftidrofuryl**, *m.*; anti-ischémique.

Gingko biloba; ***Ginkogink***, *m.*; ***Ginkor***, *m.*; ***Tanakan***, *m.*; ***Tramisal***, *m.*; anti-ischémique.

Ginkor, *m.*; **Ginkgo biloba**; anti-ischémique.

Ginkogink, *m.*; **Ginkgo biloba**, *m.*; anti-ischémique.

glibenclamide, *m.*; ***Daonil***, *m.*; ***Euglucan***, *m.*; ***Hémidaonil***, *m.*; ***Miglucan***, *m.*; antidiabétique.

Glibenèse, *m.*; **glipizide**, *m.*; antidiabétique.

glibornuride, *m.*; ***Glutril***, *m.*; antidiabétique.

gliclazide, *m.*; ***Diamicron***, *m.*; antidiabétique.

glimépiride, *m.*; ***Asmarel***, *m.*; antidiabétique.

glipizide, *m.*; ***Glibenèse***, *m.*; ***Minidiab***, *m.*; ***Ozidia***, *m.*; antidiabétique.

Glucidoral, *m.*; **carbutamide**, *m.*; antidiabétique.

Glucophage, *m.*; **metformine**, *f.*; antidiabétique.

Glucor, *m.*; **acarbose**, *m.*; inhibiteur des α-glucosidases, antidiabétique.

Glutril, *m.*; **glibornuride**, *m.*; antidiabétique.

gomme sterculia; ***Normacol***, *m.*; laxatif.

Gramidil, *m.*; **amoxicilline**, *f.*; antibiotique, pénicilline du groupe A.

granisétron, *m.*; ***Kytril***, *m.*; antiémétisant.

Granudoxy, *m.*; **doxycycline**, *f.*; antibiotique.

Griséfuline, *f.*; **griséofulvine**, *f.*; antifongique.

griséofulvine, *f.*; ***Griséfuline***, *f.*; antifongique.

guanfacine, *f.*; ***Estulic***, *m.*; antihypertenseur.

H

Halcion, *m.*; **trazolam**, *m.*; hypnotique.

Haldol, *m.*; **halopéridol**, *m.*; anxiolytique, neuroleptique.

Halfan, *m.*; **halofantrine**, *m.*; antipaludéen.

halofantrine, *f.*; ***Halfan***, *m.*; antipaludéen.

halopéridol, *m.*; ***Haldol***, *m.*; anxiolytique, neuroleptique.

Havlane, *m.*; **loprazolam**, *m.*; hypnotique.

Havrix, *m.*; vaccin antihépatite A.

Hbvaxpro, *m.*; vaccin de l'hépatite B.

Hélicidine, *f.*; **hélicidine**, *f.*; antitussif.

Helmintox, *m.*; **pyrantel**, *m.*; anthelminthique.

Hémidaonil, *m.*; **glibenclamide**, *m.*; antidiabétique.

Hémigoxine, *f.*; **digoxine**, *f.*; cardiotonique.

Hémipralon, *m.*; **propranolol**, *m.*; bêtabloquant.

hémostatique
- **acide tranexamique, *Exacyl*, *Spotof*.**
- **étamsylate, *Dicynone*.**

héparine, *f.*; ***Calciparine***, *f.*; ***Clivarine***, *f.*; ***Innohep***, *m.*; anticoagulant.
V. également *antithrombotique*.

heptaminol, *m.*; ***Hept-a-myl***, *m.*; antihypotenseur.

Hept-a-myl, *m.*; **heptaminol**, *m.*; antihypotenseur.

hexamidine, *f.*; ***Hexomédine***, *f.*; antiseptique externe.

Hexaspray, *m.*; **biclotymol**, *m.*; antiinfectieux ORL.

Hexomédine, *f.*; **hexamidine**, *f.*; antiseptique externe.

Hibiscrub, *m.*; **chlorhexidine**, *f.*; antiseptique externe.

Hiconcil, *m.*; **amoxicilline**, *f.*; antibiotique.

hormone thyroïdienne

hypocalcémiante
- **calcitonine, *Calcitar*, *Calsyn*, *Cibacalcine*, *Miacalcic*.**

hormone thyroïdienne
- **liothyronine, *Cynomel*.**
- **lévothyroxine sodique, *Lévothyrox*.**

huile de paraffine; ***Lubentyl***, *m.*;

Lansoyl, *m.*; laxatif.

Humalog, *m.*; analogue de l'**insuline**, *m.*

Humira, *m.*; **adalimumab**, *m.*; antirhumatismal.

hyaluronate de sodium, ***Adant***, *m.*; ***Arthrum***, *m.*; antirhumatismal.

Hydergine, *f.*; **dihydroergotoxine**, *f.*; anti-ischémique.

Hydréa, *f.*; **hydroxycarbamide**, *m.*; anticancéreux.

hydrochlorothiazide, *m.*; ***Esidrex***, *m.*; diurétique.

Hydrocortancyl, *m.*; **prednisolone**, *f.*; corticoïde.

hydrocortisone *f.*; ***Hydrocortisone*** *f.* corticoïde.

hydromorphone, *f.*; ***Sophidone***, *f.*; analgésique.

hydroquinidine, *f.*; ***Sérécor***, *m.*; antiarythmique.

hydroxy-éthyl-amidon, *m.*; ***Hestéril***, *m.*; soluté de remplissage.

hydroxycarbamide, *m.*; ***Hydréa***, *f.*; anticancéreux.

hydroxychloroquine, *f.*; ***Plaquénil***, *m.*; antipaludéen.

hydroxyéthylamidon, *m.*; ***Hyperhes***, *m.*; soluté de remplissage.

hydroxyzine, *f.*; ***Atarax***, *m.*; anxiolytique.

hymécromone, *f.*; ***Cantabiline***, *f.*; cholérétique.

Hyperhes, *m.*; **hydroxyéthylamidon**, *m.*; soluté de remplissage.

Hypérium, *m.*; **rilménidine**, *f.*; antihypertenseur.

Hyperstat, *m.*; **diazoxide**, *m.*; antihypertenseur.

hypnotique
- **estazolam, *Nuctalon*.**
- **flunitrazépam, *Narcozep*, *Rohypnol*.**
- **loprazolam, *Havlane*.**

lormétazépam, *Noctamide*.
nitrazépam, *Mogadon*.
témazépam, *Normison*.
triazolam, *Halcion*.
zolpidem, *Stilnox*.
zopiclone, *Imovane*.

Hypnovel, *m.*; midazolam, *m.*; anxiolytique.

hypolipémiant
acides gras insaturés, *Maxépa*.
acides oméga 3, *Omacon*, *m.*
atorvastatine, *Tahor*.
benfluorex, *Médiator*.
bézafibrate, *Béfizal*.
ciprofibrate, *Lipanor*.
colestyramine, *Questran*.
ézétimibe, *Ezetrol*
fénofibrate, *Fégénor*, *Lipanthyl*, *Sécalip*.
fluvastatine, *Fractal*, *Lescol*.
gemfibrozil, *Lipur*.
pravastatine, *Élisor*, *Vasten*.
rosuvastatine, *Crestor*.
simvastatine, *Lodalès*, *Zocor*.
vitamine E, *Éphynal*, *Tocalfa*, *Toco*, *Tocolion*.

hyposialie (traitement de l')
pilocarpine, *f.*; *Salagen*, *m.*

Hypostamine, *f.*; tritoqualine, *f.*; antihistaminique.

Hytrine, *f.*; térazosine, *f.*; alphabloquant, hypertrophie prostatique.

I

ibuprofène, *m.*; *Advil*, *m.*; *Antarène*, *m.*; *Brufen*, *m.*; *Expanfen*, *m.*; *Nuréflex*, *m.*; *Spifen*, *m.*; *Upfen*, *m.*; anti-inflammatoire non stéroïdien.

ibutilide, *m.*; *Corvert*, *m.*; anti-arythmique.

Icavex, *m.*; moxisylyte, *m.*; anti-ischémique.

Icaz, *m.*; isradipine, *f.*; inhibiteur calcique.

Idarac, *m.*; floctafénine, *f.*; analgésique.

idarubicine, *f.*; *Zavedos*, *m.*; anticancéreux.

ifenprodil, *m.*; *Vadilex*, *m.*; anti-ischémique.

Ikaran, *m.*; dihydroergotamine, *f.*; antimigraineux.

Ikorel, *m.*; nicorandil, *m.*; antiangineux.

imidapril, *m.*; *Tanatril*, *m.*; inhibiteur de l'enzyme de conversion.

Imigrane, *m.*; sumatriptan, *m.*; antimigraineux.

Imiject, *m.*; sumatriptan, *m.*; antimigraineux.

imipramine, *f.*; *Tofranil*, *m.*; antidépresseur.

Immugrip, *m.*; vaccin antigrippal.

immunodépresseur
azathioprine, *Imurel*.
ciclosporine, *Néoral*, *Sandimmun*.
étanercept, *Enbrel*.
tacrolimus, *Prograf*, *Protopic*.
sirolimus, *Rapamune*.

Imodium, *m.*; lopéramide, *m.*; antidiarrhéique.

Imossel, *m.*; lopéramide, *m.*; antidiarrhéique.

Imovane, *m.*; zopiclone, *m.*; hypnotique.

Implanon, *m.*; étonogestrel, *m.*; progestatif (contraceptif).

Importal, *m.*; lactitol, *m.*; laxatif.

Imukin, *m.*; interféron, *m.*; antiviral.

Imurel, *m.*; azathioprine, *f.*; immunodépresseur.

indapamide, *m.*; *Fludex*, *m.*; diurétique.

indinavir, *m.*; *Crixivan*, *m.*; antiviral.

Indocid, *m.*; indométacine, *f.*; anti-inflammatoire non stéroïdien.

indométacine, *f.*; *Dolcidium*, *m.*; *Indocid*, *m.*; anti-inflammatoire non stéroïdien.

Inexium, *m.*; ésoméprazole, *m.*; antiulcéreux.

infliximab, *m.*; *Rémicade*, *m.*; antirhumatismal.

Influvac, *m.*; vaccin antigrippal.

inhibiteur calcique
amlodipine, *Amlor*.
bépridil, *Unicordium*.
diltiazem, *Bi-tildiem*, *Diacor*, *Mono-tildiem*, *Tildiem*.
félodipine, *Flodil*.
isradipine, *Icaz*.
lacidipine, *Caldine*.
lercanidipine, *Lercan*, *Zanidip*.
manidipine, *Iperten*.
nicardipine, *Loxen*.
nifédipine, *Adalate*, *Chronadalate*.
nimodipine, *Nimotop*.
nitrendipine, *Baypress*, *Nidrel*.
vérapamil, *Isoptine*.

inhibiteur de la pompe à protons (antiulcéreux gastrique)
lansoprazole, *Lanzor*, *Ogast*.
pantoprazole, *Eupantol*, *Inipomp*.

inhibiteur de l'enzyme de conversion de l'angiotensine
bénazépril, *Briem*, *Cibacène*.
captopril, *Captolane*, *Lopril*.
cilazapril, *Justor*.
énalapril, *Rénitec*.
fosinopril, *Fozitec*.
imidapril, *Tanatril*.
lisinopril, *Prinivil*, *Zestril*.
moexipril, *Moex*.
périndopril, *Coversyl*.
quinapril, *Korec*.
ramipril, *Triatec*, *Triateckit*.
trandolapril, *Odrik*.
zofénopril, *Zofénil*.

inhibiteur des bouffées de chaleur de la ménopause
bêta-alanine, *Abufène*.

Inipomp, *m.*; pantoprazole, *m.*; antiulcéreux.

Innohep, *m.*; tinzaparine, *f.*; anticoagulant, antithrombotique.

Inspra, *f.*; éplérénone, *f.*; antialdostérone.

Insulatard, *f.*; insuline, *f.*; insuline humaine.

Insumm, *f.*; insuline, *f.*; insuline humaine hémisynthétique.

insuline, *f.*; *Actrapid*, *f.*; *Insulatard*, *f.*; *Insuman*, *f.*; *Mixtard*, *f.*; *Monotard*, *f.*; *Umuline*, *f.*

insuline (analogues de l')
i. asparte, *Novomix*, *Novorapid*.
i. detemir, *Levemir*.
i. glargine, *Lantus*.
i. glulisine, *Apidra*.
i. lispro, *Humalog*.

Integrilin, *m.*; eptifibatide, *m.*; antiagrégant plaquettaire.

Intercron, *m.*; cromoglycate de sodium, bronchodilatateur.

interféron, *m.*; *Bêtaféron*, *m.*; *Imukin*, *m.*; *Introna*, *m.*; *Rebif*, *m.*; *Pégasys*, *m*; *Roféron*, *m.*; *Viraféron*, *m.*; antiviral.

Intrinsa, *m.*; testostérone, *f.*; androgène.

Introna, *m.*; interféron, *m.*; antiviral.

Invirase, *f.*; saquinavir, *m.*; antiviral.

Iperten, *m.*; manidipine, *f.*; inhibiteur calcique.

ipratropium, *m.*; *Atrovent*, *m.*; antiasthmatique.

iproniazide, *m.*; *Marsilid*, *m.*; antidépresseur.

irbésartan, *m.*; *Aprovel*, *m.*; antagoniste de l'angiotensine II.

Isépalline, *f.*; isépamycine, *f.*; antibiotique.

isépamycine, *f.*; *Isépalline*, *f.*; antibiotique.

Isocard, *m.*; isosorbide dinitrate; antiangineux.

isoconazole, *m.*; *Fazol*, *m.*; antifongique.

isoniazide, *m.*; *Rimifon*, *m.*; antituberculeux.

isoprénaline, *f.*; *Isuprel*, *m.*; *Alupent*, *m.*; sympathomimétique.

Isoptine, *f.*; vérapamil, *m.*; inhibiteur calcique.

Isorythm, *m.*; disopyramide, *m.*; antiarythmique.

isosorbide dinitrate; *Isocard*, *m.*; *Langoran*, *m.*; *Risordan*, *m.*; antiangineux.

isosorbide mononitrate; *Monicor*, *m.*; antiangineux.

ispaghule, *f.*; *Spagulax*, *m.*; laxatif.

isradipine, *f.*; *Icaz*, *m.*; inhibiteur calcique.

Isuprel, *m.*; isoprénaline, *f.*; sympathomimétique.

itraconazole, *m.*; *Sporanox*, *m.*; antifongique.

ivabradine, *f.*; *Procoralan*, *m.*; anti-angineux.

ivernectine, *f.*; *Stromectol*, *m.*; anthelminthique, antiscabieux.

Ixel, *m.*; milnacipran, *m.*; antidépresseur.

Ixense, *m.*; apomorphine, *f.*; traitement des troubles de l'érection.

Izilox, *m.*; moxifloxacine, *f.*; fluoroquinolone, antibiotique.

J

Jamylène, *m.*; docusate sodique; laxatif.

Januvia, *f.*; sitagliptine, *f.*; antidiabétique.

Josacine, *f.*; josamycine, *f.*; antibiotique, macrolide.

josamycine, *f.*; ***Josacine***, *f.*; antibiotique, macrolide.

Josir, *m.*; **tamsulosine**, *f.*; hypertrophie prostatique (traitement de l').

Justor, *m.*; **cilazapril**, *m.*; inhibiteur de l'enzyme de conversion de l'angiotensine.

K

Kaléorid, *m.*; **potassium**, *m.*

Kapanol, *m.*; **morphine**, *f.*; analgésique.

Kardégic, *m.*; **acide acétylsalicylique**; antipyrétique, anti-inflammatoire, antiagrégant plaquettaire anti-inflammatoire.

Kayexalate, *m.*; **polystyrène de sodium**; potassium (résine échangeuse de).

Kéal, *m.*; **sucralfate**, *m.*; antiulcéreux.

Kéforal, *m.*; **céfalexine**, *f.*; antibiotique.

Kénacort, *m.*; **triamcinolone**, *f.*; corticoïde.

Kenzen, *m.*; **candésartan cilexetil**; antagoniste de l'angiotensine II, antihypertenseur.

Keppra; *m.*; **lévétiracétam**, *m.*; anticonvulsivant.

Kerlone, *m.*; **bétaxolol**, *m.*; bêtabloquant.

Kessar, *m.*; **tamoxifène**, *m.*; antiœstrogène.

Kestin, *m.*; **ébastine**, *f.*; antihistaminique.

Kestinlyo, *m.*; **ébastine**, *f.*; antihistaminique.

Ketek, *m.*; **télithromycine**, *f.*; antibiotique.

kétoconazole, *m.*; ***Kétoderm***, *m.*; antifongique.

Kétoderm, *m.*; **kétoconazole**, *m.*; antifongique.

kétoprofène, *m.*; ***Bi-profénid***, *m.*; ***Kétum***, *m.*; ***Profénid***, *m.*; ***Topféna***, *m.*; ***Toprec***, *m.*; anti-inflammatoire non stéroïdien.

kétotifène, *m.*; ***Zaditen***, *m.*; antihistaminique.

Kétum, *m.*; **kétoprofène**, *m.*; anti-inflammatoire non stéroïdien.

Kinéret, *m.*; **anakinra**, *m.*; antirhumatismal.

Korec, *m.*; **quinapril**, *m.*; inhibiteur de l'enzyme de conversion de l'angiotensine.

Krédex, *m.*; **carvédilol**, *m.*; bêtabloquant.

Krénosin, *m.*; **adénosine**, *f.*; antiarythmique.

Kytril, *m.*; **granisétron**, *m.*; antiémétisant.

L

labétalol, *m.*; ***Trandate***, *m.*; alpha-bêtabloquant.

lacidipine, *f.*; ***Caldine***, *f.*; inhibiteur calcique.

lactitol, *m.*; ***Importal***, *m.*; laxatif.

lactulose, *m.*; ***Duphalac***, *m.*; laxatif.

Lamictal, *m.*; **lamotrigine**, *f.*; anticonvulsivant.

Lamisil, *m.*; **terbinafine**, *f.*; antifongique.

lamivudine, *f.*; ***Épivir***, *m.*; ***Zeffix***, *m.*; antiviral.

lamotrigine, *f.*; ***Lamictal***, *m.*; anticonvulsivant.

Langoran, *m.*; **isosorbide dinitrate**; antiangineux.

lansoprazole, *m.*; ***Lanzor***, *m.*; ***Ogast***, *m.*; ***Ogastoro***, *m.*; antiulcéreux, inhibiteur de la pompe à protons.

Lansoyl, *m.*; **huile de paraffine**; laxatif.

Lantus, *m.*; **insuline**, *f.*; insuline glargine.

Lanzor, *m.*; **lansoprazole**, *m.*; antiulcéreux, inhibiteur de la pompe à protons.

Largactil, *m.*; **chlorpromazine**, *f.*; neuroleptique.

Lariam, *m.*; **méfloquine**, *f.*; antipaludéen.

Laroscorbine, *f.*; **acide ascorbique**; vitamine C.

Laroxyl, *m.*; **amitriptyline**, *f.*; antidépresseur.

Lasilix, *m.*; **furosémide**, *m.*; diurétique.

laxatif
- **docusate sodique, *Jamylène.***
- **gomme sterculia, *Normacol.***
- **huile de paraffine, *Lubentyl, Lansoyl.***
- **ispaghule, *Spagulax.***
- **lactitol, *Importal.***
- **lactulose, *Duphalac.***
- **macrogol, *Forlax, Transipeg.***
- **pentaérythritol, *Auxitrans.***
- **sorbitol, *Microlax.***

Lectil, *m.*; **bêtahistine**, *f.*; antivertigineux.

Lederfoline, *f.*; **folinate de calcium**; antianémique.

Ledertrexate, *m.*; **méthotrexate**, *m.*; anticancéreux.

léflunomide, *m.*; ***Arava***, *m.*; antirhumatismal.

lépirudine, *f.*; ***Refludan***, *m.*; antithrombotique.

Léponex, *m.*; **clozapine**, *f.*; neuroleptique.

Lepticur, *m.*; **tropatépine**, *f.*; antiparkinsonien.

Lercan, *m.*; **lercanidipine**, *f.*; inhibiteur calcique.

lercanidipine, *f.*; ***Lercan***, *m.*; ***Zanidip***, *m.*; inhibiteur calcique.

Lescol, *m.*; **fluvastatine**, *f.*; hypolipémiant.

Levemir, *m.*; **insuline detemir**, insuline (analogue de l').

Levitra, *m.*; **vardénafil**, *m.*; traitement des troubles de l'érection.

lévétiracétam, *m.*; ***Keppra***, *m.*; anticonvulsivant.

lévocétirizine, *f.*; ***Xyzall***, *m.*; antihistaminique.

lévofloxacine, *f.*; ***Tavanic***, *m.*; fluoroquinolone.

lévomépromazine, *f.*; ***Nozinan***, *m.*; anxiolytique, neuroleptique.

lévonorgestrel, *f.*; ***Microval***, *m.*; ***Norlevo***, *m.*; ***Vikela***, *m.*; progestatif.

Lévothyrox, *m.*; **lévothyroxine sodique**; hormone thyroïdienne.

lévothyroxine sodique; ***Lévothyrox***, *m.*; hormone thyroïdienne.

Lévotonine, *f.*; **oxitriptan**, *m.*; antidépresseur.

Lexomil, *m.*; **bromazépam**, *m.*; anxiolytique.

lidocaïne, *f.*; ***Dynexan***, *m.*; ***Xylocaïne***, *f.*; ***Xylocard***, *f.*; anti-arythmique, anesthésique local.

Lincocyne, *f.*; **lincomycine**, *f.*; antibiotique.

lincomycine, *f.*; ***Lincocyne***, *f.*; antibiotique.

Liorésal, *m.*; **baclofène**, *m.*; myorelaxant.

liothyronine, *f.*; ***Cynomel***, *m.*; hormone thyroïdienne.

Lipanor, *m.*; **ciprofibrate**, *m.*; hypolipémiant.

Lipanthyl, *m.*; **fénofibrate**, *m.*; hypolipémiant.

Lipur, *m.*; **gemfibrozil**, *m.*; hypolipémiant.

lisinopril, *m.*; ***Prinivil***, *m.*; ***Zestril***, *m.*; inhibiteur de l'enzyme de conversion de l'angiotensine.

lisuride, *m.*; ***Arolac***, *m.*; ***Dopergine***, *f.*; antiparkinsonien.

lithium, *m.*; ***Neurolithium***, *m.*; ***Téralithe***, *m.*; thymorégulateur.

Livial, *m.*; **tibolone**, *f.*; traitement de la ménopause.

Locabiotal, *m.*; **menthe poivrée**, décongestionnant bucco-nasal.

Locatop, *m.*; **désonide**, *m.*; corticoïde dermique.

Locéryl, *m.*; **amorolfine**, *f.*; antifongique.

Lodalès, *m.*; **simvastatine**, *f.*; hypolipémiant.

Lodine, *f.*; **étodolac**, *m.*; anti-inflammatoire non stéroïdien.

loflazépate d'éthyle; ***Victan***, *m.*; anxiolytique.

Logiflox, *m.*; **loméfloxacine**, *f.*; quinolone.

Logryx, *m.*; **minocycline**, *f.*; antibiotique.

loméfloxacine, *f.*; ***Décalogiflox***, *m.*; ***Logiflox***, *m.*; quinolone.

Lomudal, *m.*; **cromoglycate de sodium;** bronchodilatateur.

Lomusol, *m.*; **cromoglycate de sodium**; bronchodilatateur.

Lonoten, *m.*; **minoxidil**, *m.*; antihypertenseur.

lopéramide, *m.*; ***Arestal***, *m.*; ***Ercéstop***, *m.*; ***Imodium***, *m.*; ***Imossel***, *m.*; ***Nabutil***, *m.*; antidiarrhéique.

loprazolam, *m.*; ***Havlane***, *m.*; hypnotique.

Lopressor, *m.*; **métoprolol**, *m.*; bêtabloquant.

Lopril, *m.*; **captopril**, *m.*; inhibiteur de l'enzyme de conversion de l'angiotensine.

loratadine, *f.*; ***Clarityne***, *f.*; antihistaminique.

lorazépam, *m.*; ***Témesta***, *m.*; anxiolytique.

lormétazépam, *m.*; ***Noctamide***, *m.*; hypnotique.

losartan, *m.*; ***Cozaar***, *m.*; antagoniste de l'angiotensine II.

Lovénox, *m.*; **énoxaparine**, *f.*; anticoagulant, antithrombotique.

Loxapac, *m.*; **loxapine**, *f.*; neuroleptique.

loxapine, *f.*; ***Loxapac***, *m.*; neuroleptique.

Loxen, *m.*; **nicardipine**, *f.*; inhibiteur calcique.

Lubentyl, *m.*; **huile de paraffine**; laxatif.

Ludiomil, *m.*; **maprotiline**, *m.*; antidépresseur.

Lumirelax, *m.*; **méthocarbamol**, *m.*; myorelaxant.

Lumitens, *m.*; **xipamide**, *m.*; diurétique.

Lutényl, *m.*; **nomégestrol**, *m.*; progestérone.

Lyrica, *m.*; **prégabaline**, *f.*; antalgique, anticonvulsivant.

Lysanxia, *m.*; **prazépam**, *m.*; anxiolytique.

Lytos, *m.*; **clodronate disodique**; diphosphonate.

M

macrogol, *m.*; ***Forlax***, *m.*; ***Transipeg***, *m.*; laxatif. macrolide V. *antibiotique.*

Mag 2, *m.*; **magnésium**, *m.*

magaldrate, *m.*; ***Riopan***, *m.*; antiacide.

magnésium, *m.*; ***Mag 2***, *m.*; ***Magnéspasmyl***, *m.*

Magnéspasmyl, *m.*; **magnésium**, *m.*

Malocide, *m.*; **pyriméthamine**, *f.*; antiparasitaire.

manidipine, *f.*; ***Iperten***, *m.*; inhibiteur calcique.

Mantadix, *m.*; **amantadine**, *f.*; antiparkinsonien, antiviral.

maprotiline, *m.*; ***Ludiomil***, *m.*; antidépresseur.

Marsilid, *m.*; **iproniazide**, *m.*; antidépresseur.

Matrifen, *m.*; **fentanyl**, *m.*; analgésique.

Maxalt, *m.*; **rizatriptan**, *m.*; antimigraineux.

Maxépa, *m.*; **acides gras insaturés**; hypolipémiant.

mébévérine, *f.*; ***Colopriv***, *m.*; ***Duspatalin***, *m.*; ***Spasmopriv***, *m.*; antispasmodique.

Mecir, *m.*; **tamsulosine**, *f.*; traitement du prostatisme.

méclozine, *f.*; ***Agyrax***, *m.*; antivertigineux.

Médiatensyl, *m.*; **urapidil**, *m.*; antihypertenseur.

Médiator, *m.*; **benfluorex**, *m.*; hypolipémiant.

Médiveine, *m.*; **diosmine**, *f.*; phlébotonique.

Médrol, *m.*; **méthylprednisolone**, *f.*; corticoïde.

méfloquine, *f.*; ***Lariam***, *m.*; antipaludéen.

Mégace, *m.*; **mégestrol**, *m.*; progestatif.

Mégavix, *m.*; **tétrazépam**, *m.*; myorelaxant.

mégestrol, *m.*; ***Mégace***, *m.*; progestatif.

méloxicam, *m.*; ***Mobic***, *m.*; anti-inflammatoire non stéroïdien.

melphalan, *m.*; ***Alkéran***, *m.*; anticancéreux.

mémantine, *f.*; ***Ebixa***, *m.*; Alzheimer (traitement de la maladie d').

ménopause (traitement de la) V. *progestérone et dérivés (ménopause)*

Menaelle, *f.*; **progestérone**, *f.*

Ménorest, *m.*; **œstradiol**, *m.*; œstrogène.

menthe poivrée; ***Locabiotal***, *m.*; décongestionnant bucco-nasal.

méphénésine, *f.*; ***Décontractyl***, *m.*; myorelaxant.

méprobamate, *m.*; ***Equanil***, *m.*; ***Novalm***, *m.*; anxiolytique.

méquitazine, *f.*; ***Butix***, *m.*; ***Primalan***, *m.*; antihistaminique.

Mercalm, *m.*; **dimenhydrinate**, *m.*; antiémétisant.

mercaptopurine, *f.*; ***Purinéthol***, *m.*; anticancéreux.

Merfène, *m.*; **phénylmercure**, *m.*; antiseptique externe.

Mestacine, *f.*; **minocycline**, *f.*; antibiotique.

Mestinon, *m.*; **pyridostigmine**, *f.*; antimyasthénique.

Métalyse, *m.*; **ténecteplase**, *m.*; thrombolytique.

metformine, *f.*; ***Glucophage***, *m.*; ***Stagid***, *m.*; biguanide; antidiabétique.

Méthergin, *m.*; **méthylergométrine**, *f.*; ocytocique.

méthocarbamol, *m.*; ***Lumirelax***, *m.*; myorelaxant.

méthotrexate, *m.*; ***Ledertrexate***, *m.*; ***Novatrex***, *m.*; anticancéreux.

méthylergométrine, *f.*; ***Méthergin***, *m.*; ocytocique.

méthylphénidate, *m.*; ***Ritaline***, *f.*; psychostimulant.

méthylprednisolone, *f.*; ***Dépomédrol***, *m.*; ***Médrol***, *m.*; ***Solumédrol***, *m.*; corticoïde.

méthysergide, *m.*; ***Désernil***, *m.*; antimigraineux.

métipranolol, *m.*; ***Bêtanol***, *m.*; bêtabloquant.

métoclopramide, *m.*; ***Anausin***, *m.*; ***Primpéran***, *m.*; ***Prokinyl***, *m.*; antiémétisant; antireflux.

métopimazine, *f.*; ***Vogalène***, *m.*; antiémétisant.

métoprolol, *m.*; ***Lopressor***, *m.*; ***Seloken***, *m.*; ***Selozok***, *m.*; bêtabloquant.

métronidazole, *m.*; ***Flagyl***, *m.*; ***Rozex***, *m.*; antibactérien imidazolé.

mezlocilline, *f.*; ***Baypen***, *m.*; antibiotique, pénicilline.

Miacalcic, *m.*; **calcitonine**, *f.*; hormone thyroïdienne hypocalcémiante, traitement de l'ostéoporose.

miansérine, *f.*; ***Athymil***, *m.*; antidépresseur.

Micardis, *m.*; **telmisartan**, *m.*; antagoniste de l'angiotensine II, antihypertenseur.

miconazole, *m.*; ***Daktarin***, *m.*; antifongique.

Microlax, *m.*; **sorbitol**, *m.*; laxatif rectal.

Microval, *m.*; **lévonorgestrel**, *f.*; progestatif.

midazolam, *m.*; ***Hypnovel***, *m.*; anxiolytique.

midécamycine, *f.*; ***Mosil***, *m.*; antibiotique, macrolide.

Mifégyne, *m.*; **mifépristone**, *f.*; antiprogestérone.

mifépristone, *f.*; ***Mifégyne***, *f.*; antiprogestérone.

Miflasone, *f.*; **béclométasone**, *f.*; antiasthmatique.

Miflonil, *m.*; **budésonide**, *m.*; corticoïde.

miglitol, *m.*; ***Diastabol***, *m.*; antidiabétique.

Miglucan *m.*; **glibenclamide**, *m.*; antidiabétique.

Mikélan, *m.*; **cartéolol**, *m.*; bêtabloquant.

Milligynon, *m.*; **noréthistérone**, *f.*; progestatif.

milnacipran, *m.*; ***Ixel***, *m.*; antidépresseur.

milrinone, *f.*; ***Corotrope***, *m.*; cardiotonique.

Minalfène, *m.*; **alminoprofène**, *m.*; anti-inflammatoire non stéroïdien.

Minidiab, *m.*; **glipizide**, *m.*; antidiabétique.

Minipress, *m.*; **prazosine**, *f.*; antihypertenseur.

Minirin, *m.*; **desmopressine**, *f.*; antidiurétique (analogue de l'hormone).

Minisintrom, *m.*; **acénocoumarol**, *m.*; anticoagulant.

minocycline, *f.*; ***Logryx***, *m.*; ***Mestacine***, *f.*; ***Minolis***, *m.*; ***Mynocine***, *f.*; ***Zacnan***, *m.*; antibiotique.

Minolis, *m.*; **minocycline**, *f.*; antibiotique.

minoxidil, *m.*; ***Lonoten***, *m.*; antihypertenseur.

Miorel, *m.*; **thiocolchicoside**, *m.*; myorelaxant.

mirtazapine, *f.*; ***Norset***, *m.*; antidépresseur.

misoprostol, *m.*; ***Cytotec***, *m.*; antiulcéreux.

Mixtard, *f.*; **insuline**, *f.*; insuline humaine.

mizolastine, *f.*; ***Mizollen***, *m.*; antihistaminique, anti-allergique.

Mizollen, *m.*; **mizolastine**, *f.*; antihistaminique, antiallergique.

Mobic, *m.*; **méloxicam**, *m.*; anti-inflammatoire non stéroïdien.

Moclamine, *f.*; **moclobémide**, *m.*; antidépresseur (IMAO)

moclobémide, *m.*; ***Moclamine***, *f.*; antidépresseur (IMAO).

modafinil, *m.*; ***Modiodal***, *m.*; psychostimulant.

Modamide, *m.*; **amiloride**, *m.*; diurétique.

Modiodal, *m.*; **modafinil**, *m.*; psychostimulant.

Moditen, *m.*; **fluphénazine**, *f.*; neuroleptique.

Modulon, *m.*; **trimébutine**, *f.*; antispasmodique.

Moex, *m.*; **moexipril**, *m.*; inhibiteur de l'enzyme de conversion.

moexipril, *m.*; ***Moex***, *m.*; inhibiteur de l'enzyme de conversion.

Mogadon, *m.*; **nitrazépam**, *m.*; hypnotique.

molsidomine, *f.*; **Corvasal**, *m.*; antiangineux.

mométasone, *f.*; **Nasonex**, *m.*; corticoïde nasal.

Monazol, *m.*; **sertaconazole**, *m.*; antifongique.

Monicor, *m.*; **isosorbide mononitrate**; antiangineux.

Monoalgic, *m.*; **tramadol**, *m.*; analgésique.

Monocrixo, *m.*; **tramadol**, *m.*; analgésique.

Monoflocet, *m.*; **ofloxacine**, *f.*; antibiotique; fluoroquinolone.

Mononaxy, *m.*; **clarithromycine**, *f.*; antibiotique, macrolide.

Monotildiem, *m.*; **diltiazem**, *m.*; inhibiteur calcique.

Monotramal, *m.*; **tramadol**, *m.*; analgésique.

Monovitamine B12, **cyanocobalamine**, *f.*; antianémique.

Monozeclar, *m.*; **clarithromycine**, *f.*; antibiotique, macrolide.

montélukast, *m.*; **Singulair**, *m.*; antiasthmatique.

Monuril, *m.*; **fosfomycine**, *f.*; antibactérien urinaire.

Mopral, *m.*; **oméprazole**, *m.*; antiulcéreux.

morphine, *f.*; **Actiskénan**, *m.*; **Kapanol**, *m.*; **Moscontin**, *m.*; **Oramorph**, *f.*; **Sevredol**, *m.*; **Skénan**, *m.*; analgésique.

Moscontin, *m.*; **morphine**, *f.*; analgésique.

Mosil, *m.*; **midécamycine**, *f.*; antibiotique; macrolide.

Motilium, *m.*; **dompéridone**, *f.*; antiémétisant; antireflux.

Motilyo, *m.*; **dompéridone**, *f.*; antiémétisant, antireflux.

moxifloxacine, *f.*; **Izilox**, *m.*; fluoroquinolone, antibiotique.

moxisylyte, *m.*; **Carlytène**, *m.*; **Icavex**, *m.*; anti-ischémique.

moxonidine, *f.*; **Physiotens**, *m.*; antihypertenseur.

Mucolator, *m.*; **acétyl-cystéine**, *f.*; mucolytique.

mucolytique
- **acétyl-cystéine, Exomuc, Fluimucil, Mucolator, Mucomyst, Solmucol, Tixair. ambroxol, Muxol, Surbronc.**
- **bromhexine, Bisolvon.**
- **carbocystéine, Bronchokod, Dimotapp, Fluditec, Rhinathiol.**

Mucomyst, *m.*; **acétyl-cystéine**, *f.*; mucolytique.

Mutagrip, *m.*; vaccin antigrippal.

Muxol, *m.*; **ambroxol**, *m.*; mucolytique.

Mycostatine, *f.*; **nystatine**, *f.*; antifongique.

Mycoster, *m.*; **ciclopirox**, *m.*; antifongique.

Myk, *m.*; **sulconazole**, *m.*; antifongique.

Myleran, *m.*; **busulfan**, *m*; anticancéreux.

Mynocine, *f.*; **minocycline**, *f.*; antibiotique.

Myolastan, *m.*; **tétrazépam**, *m.*; myorelaxant.

Myoplège, *m.*; **thiocolchicoside**; myorelaxant.

myorelaxant
- **baclofène, Liorésal.**
- **dantrolène, Dantrium.**
- **méphénésine, Décontractyl.**
- **méthocarbamol, Lumirelax.**
- **thiocolchicoside, Coltramyl, Miorel, Myoplège.**
- **tétrazépam, Mégavix, Myolastan, Panos.**

Mytélase, *f.*; **ambénonium**, *m.*; antimyasthénique.

N

Nabucox, *m.*; **nabumétone**, anti-inflammatoire non stéroïdien.

nabumétone, *f.*; **Nabucox**, *m.*; anti-inflammatoire non stéroïdien.

Nabutil, *m.*; **lopéramide**, *m.*; antidiarrhéique.

nadolol, *m.*; **Corgard**, *m.*; bêtabloquant.

nadroparine, *f.*; **Fraxiparine**, *f.*; **Fraxodi**, *m.*; anticoagulant, antithrombotique, héparine de bas poids moléculaire.

naftazone, *f.*; **Étioven**, *m.*; phlébotonique.

naftidrofuryl, *m.*; **Diactane**, *m.*; **Gevatran**, *m.*; **Naftilux**, *m.*; **Praxilène**, *m.*; anti-ischémique.

Naftilux, *m.*; **naftidrofuryl**, *m.*; anti-ischémique.

Nalcron, *m.*; **cromoglycate de sodium**; bronchodilatateur.

nalorphine, *f.*; **Nalorphine**, *f.*; antimorphinique.

naloxone, *f.*; **Narcan**, *m.*; antimorphinique.

naltrexone, *f.*; **Revia**, *m.*; traitement de l'alcoolisme chronique.

Naprosyne, *m.*; **naproxène**, *m.*; analgésique, anti-inflammatoire non stéroïdien.

naproxène, *m.*; **Apranax**, *m.*; **Naprosyne**, *m.*; analgésique, anti-inflammatoire non stéroïdien.

Naramig, *m.*; **naratriptan**, *m.*; antimigraineux.

naratriptan, *m.*; **Naramig**, *m.*; antimigraineux.

Narcan, *m.*; **naloxone**, *f.*; antimorphinique.

Narcozep, *m.*; **flunitrazépam**, *m.*; hypnotique.

Nasacort, *m.*; **triamcinolone**, *f.*; corticoïde.

Nasalide, *m.*; **flunisolide**, *m.*; corticoïde.

Nasonex, *m.*; **mométasone**, *f.*; corticoïde nasal.

Natispray, *m.*; **trinitrine**, *f.*; antiangineux.

Natulan, *m.*; **procarbazine**, *f.*; anticancéreux.

Nausicalm, *m.*; **dimenhydrinate**, *m.*; antiémétisant.

Nautamine, *f.*; **diphenhydramine**, *f.*; antiémétisant.

Naxy, *m.*; **clarithromycine**, *f.*; antibiotique, macrolide.

Nebcine, *f.*; **tobramycine**, *f.*; antibiotique.

Nebido, *m.*; **testostérone**, *f.*; androgène.

Nébilox, *m.*; **nébivolol**, *m.*; bêtabloquant.

nébivolol, *m.*; **Nébilox**, *m.*; **Temerit**, *m.*; bêtabloquant.

Néocodion, *m.*; **codéine**, *f.*; antitussif.

Néoral, *m.*; **ciclosporine**, *f.*; immunodépresseur.

néostigmine, *f.*; **Prostigmine**, *f.*; antimyasthénique.

Néosynéphrine, *f.*; **phényléphrine**, *f.*; sympathicomimétique.

Nérisone, *f.*; **diflucortolone**, *f.*; corticoïde.

nétilmicine, *f.*; **Nétromicine**, *f.*; antibiotique; aminoglycoside.

Nétromicine, *f.*; **nétilmicine**, *f.*; antibiotique.

Neuleptil, *m.*; **propériciazine**, *f.*; anxiolytique.

neuroleptique
- **amisulpride, Solian.**
- **chlorpromazine, Largactil.**
- **clozapine, Léponex.**
- **cyamémazine, Tercian.**
- **fluphénazine, Moditen.**
- **flupentixol, Fluanxol.**
- **halopéridol, Haldol.**
- **lévomépromazine, Nozinan.**
- **loxapine, Loxapac.**
- **olanzapine, Zyprexa.**
- **perphénazine, Trilifan.**
- **pimozide, Orap.**
- **pipampérone, Dipipéron.**
- **rispéridone, Risperdal, Risperdaloro.**
- **sulpiride, Aiglonyl, Dogmatil, Synédil.**
- **tiapride, Tiapridal.**
- **zuclopenthixol, Clopixol.**

Neurolithium, *m.*; **lithium**, *m.*; thymorégulateur.

Neurontin, *m.*; **gabapentine**, *f.*; anticonvulsivant.

névirapine, *f.*; **Viramune**, *m.*; antiviral.

Nexen, *m.*; **nimésulide**, *m.*; anti-inflammatoire non stéroïdien.

Nexxair, *m.*; **béclométasone**, *f.*; corticoïde.

Nibiol, *m.*; **nitroxoline**, *f.*; antibactérien urinaire.

nicardipine, *f.*; **Loxen**, *m.*; inhibiteur calcique.

nicergoline, *f.*; **Sermion**, *m.*; anti-ischémique.

niclosamide, *m.*; **Trédémine**, *f.*; anthelminthique.

Nicobion, *m.*; **nicotinamide**, *m.*; vitamine PP.

Nicogum, *m.*; **nicotine**, *f.*; désintoxication tabagique.

Nicopatch, *m.*; **nicotine**, *f.*; désintoxication tabagique.

nicorandil, *m.*; **Adancor**, *m.*; **Ikorel**, *m.*; antiangineux.

Nicorette, *f.*; **nicotine**, *f.*; désintoxication tabagique.

nicotinamide, *m.*; **Nicobion**, *m.*; vitamine PP.

nicotine, *f.*; ***Nicogum***, *m.*; ***Nicopatch***, *m.*; ***Nicorette***, *f.*; ***Nicotinell***, *m.*; ***Niquitin***, *m.*; désintoxication tabagique.

Nicotinell, *m.*; **nicotine**, *f.*; désintoxication tabagique.

Nidrel, *m.*; **nitrendipine**, *f.*; inhibiteur calcique.

nifédipine, *f.*; ***Adalate***, *m.*; ***Chronadalate***, *m.*; inhibiteur calcique.

Nifluril, *m.*; **acide niflumique**; anti-inflammatoire non stéroïdien.

nifuroxazide, *m.*; ***Bifix***, *m.*; ***Ercéfuryl***, *m.*; ***Ercéryl***, *m.*; ***Panfurex***, *m.*; antiseptique intestinal.

nimésulide, *m.*; ***Nexen***, *m.*; anti-inflammatoire non stéroïdien.

nimodipine, *f.*; ***Nimotop***, *m.*; inhibiteur calcique.

Nimotop, *m.*; **nimodipine**, *f.*; inhibiteur calcique.

Niquitin, *m.*; **nicotine** ; désintoxication tabagique.

Nisis, *m.*; **valsartan**, *m.*; antagoniste de l'angiotensine II.

nitrazépam, *m.*; ***Mogadon***, *m.*; hypnotique.

nitrendipine, *f.*; ***Baypress***, *m.*; ***Nidrel***, *m.*; inhibiteur calcique.

Nitriderm, *m.*; **trinitrine**, *f.*; antiangineux.

nitrofurantoïne, *f.*; ***Furadantine***, *f.*; antibactérien urinaire.

nitroxoline, *f.*; ***Nibiol***, *m.*; antibactérien urinaire.

Nivaquine, *f.*; **chloroquine**, *f.*; antipaludéen.

nizatidine, *f.*; ***Nizaxid***, *m.*; antiulcéreux, antihistaminique.

Nizaxid, *m.*; **nizatidine**, *f.*; antiulcéreux, antihistaminique.

Noctamide, *m.*; **lormétazépam**, *m.*; hypnotique.

Nolvadex, *m.*; **tamoxifène**, *m.*; antiœstrogène.

nomégestrol, *m.*; ***Lutényl***, *m.*; progestérone.

Nootropyl, *m.*; **piracétam**, *m.*; psychostimulant.

Nordaz, *m.*; **nordazépam**, *m.*; anxiolytique.

nordazépam, *m.*; ***Nordaz***, *m.*; anxiolytique.

noréthistérone, *f.*; ***Milligynon***, *m.*; ***Primolut-Nor***, *m.*; progestatif.

norfloxacine, *f.*; ***Noroxine***, *f.*; antibiotique; fluoroquinolone.

Norlevo, *m.*; **lévonorgestrel**, *m.*; progestatif, contraceptif d'urgence.

Normacol, *m.*; **gomme sterculia**; laxatif.

Normison, *m.*; **témazépam**, *m.*; hypnotique.

normolipémiant V. *hypolipémiant.*

Noroxine, *f.*; **norfloxacine**, *f.*; antibiotique.

Norset, *m.*; **mirtazapine**, *f.*; antidépresseur.

Norvir, *m.*; **ritonavir**, *m.*; antiviral.

Notézine, *f.*; **diéthylcarbamazine**, *f.*; anthelminthique.

Novalm, *m.*; **méprobamate**, *m.*; anxiolytique.

Novatrex, *m.*; **méthotrexate**, *m.*; anticancéreux.

Novomix, *m.*; **insuline asparte**; analogue de l'insuline.

Novonorm, *m.*; **répaglinide**, *m.*; antidiabétique.

Novorapid, *m.*; **insuline asparate**.; analogue de l'insuline.

Nozinan, *m.*; **lévomépromazine**, *f.*; anxiolytique, neuroleptique.

Nuctalon, *m.*; **estazolam**, *m.*; hypnotique.

Nuréflex, *m.*; **ibuprofène**, *m.*; anti-inflammatoire non stéroïdien.

Nyolol, *m.*; **timolol**, *m.*; bêtabloquant.

nystatine, *f.*; ***Mycostatine***, *f.*; antifongique.

O

obésité (traitement de l')
orlistat, *Xénical*.
sibutramine, *Sibutral*.

Ocufen, *m.*; **flurbiprofène**, *m.*; anti-inflammatoire non stéroïdien.

ocytocique
méthylergométrine, *Méthergin*.
oxytocine, *Syntocinon*.

Odrik, *m.*; **trandolapril**, *m.*; inhibiteur de l'enzyme de conversion de l'angiotensine.

Œsclim, *m.*; **œstradiol**, *m.*; œstrogène.

œstradiol, *m.*; ***Aérodiol***, *m.*; ***Climara***, *m.*; ***Délidose***, *m.*; ***Dermestril***, *m.*; ***Estraderm***, *m.*; ***Estreva***, *m.*; ***Estrofem***, *m.*; ***Femsept***, *m.*; ***Ménorest***, *m.*; ***Œsclim***, *m.*; ***Œstrodose***, *f.*; ***Œstrogel***, *m.*; ***Oromone***, *f.*; ***Provames***, *m.*; œstrogène.

Œstrodose, *f.*; **œstradiol**, *m.*; œstrogène.

Œstrogel, *m.*; **œstradiol**, *m.*; œstrogène.

œstrogène
œstradiol, *Aérodiol, Climara, Délidose, Dermestril, Estraderm, Estreva, Estrofem, Femsept, Ménorest, Oesclim, Œstrodose, Œstrogel, Oromone, Provames*.
diéthylstilboestrol, *Distilbène*.
promestriène, *Colpotrophine*.

Oflocet, *m.*; **ofloxacine**, *f.*; antibiotique; fluoroquinolone.

ofloxacine, *f.*; ***Monoflocet***, *m.*; ***Oflocet***, *m.*; antibiotique; fluoroquinolone.

Ogast, *m.*; **lansoprazole**, *m.*; antiulcéreux, inhibiteur de la pompe à protons.

Ogastoro, *m.*; **lansoprazole**, *m.*; antiulcéreux, inhibiteur de la pompe à protons.

olanzapine, *f.*; ***Zyprexa***, *m.*; neuroleptique.

olmésartan, *m.*; ***Alteis***, *m.*; ***Olmetec***, *m.*; antagoniste de l'angiotensine II.

Olmetec, *m.*; **olmésartan**, *m.*; antagoniste de l'angiotensine II.

Olmifon, *m.*; **adrafinil**, *m.*; psychostimulant.

Omacor, *m.*; **acides oméga 3**; hypolipémiant.

oméprazole, *m.*; ***Mopral***, *m.*; ***Zoltum***, *m.*; antiulcéreux.

Omexel, *m.*; **tamsulosine**, *f.*; prostatisme (traitement du).

Omix, *m.*; **tamsulosine**, *f.*; prostatisme.

omoconazole, *m.*; ***Fongamyl***, *m.*; ***Fongarex***, *m.*; antifongique.

Oncotam, *m.*; **tamoxifène**, *m.*; antiœstrogène.

Oncovin, *m.*; **vincristine**, *f.*; anticancéreux.

ondansétron, *m.*; ***Zophren***, *m.*; antiémétisant.

Ophtim, *m.*; **timolol**, *m.*; bêtabloquant.

Opticron, *m.*; **cromoglycate de sodium**; bronchodilatateur.

Optruma, *m.*; **raloxifène**, *m.*; traitement de l'ostéoporose.

Oracéfal, *m.*; **céfadroxil**, *m.*; antibiotique.

Oracilline, *f.*; **phénoxyméthyl-pénicilline**, *f.*; antibiotique.

Oramorph, *f.*; **morphine**; analgésique.

Orap, *m.*; **pimozide**, *m.*; neuroleptique.

Oravir, *m.*; **famciclovir**, *m.*; antiviral.

Orbénine, *f.*; **cloxacilline**, *f.*; antibiotique.

Orélox, *m.*; **cefpodoxime**, *f.*; antibiotique.

Orgamétril, *m.*; **lynestrénol**, *m.*; progestatif.

Orgaran, *m.*; **danaparoïde sodique**; antithrombotique.

orlistat, *m.*; ***Xénical***, *m.*; traitement de l'obésité.

ornidazole, *m.*; ***Tibéral***, *m.*; antibactérien imidazolé.

Orocal, *m.*; **calcium**, *m.*; traitement de l'ostéoporose.

Oroken, *m.*; **céfixime**, *f.*; antibiotique.

Oromone, *f.*; **œstradiol**, *m.*; œstrogène.

oseltamivir, *m.*; ***Tamiflu***, *m.*; antiviral antigrippal.

Ostéocal, *m.*; **calcium**, *m.*; traitement de l'ostéoporose.

ostéoporose (traitement de l')
acide ibandronique, *Bonviva*.
acide zolédronique, *Aclasta*.
alendronate monosodique, *Fosamax*.
calcitonine, *Cadens, Calsyn, Cibacalcine, Miacalcic, Staporos*.
calcium, *Cacit, Calcidia, Calcidose, Calciforte, Calciprat, Calperos, Calprimum, Caltrate, Densical, Eucalcic, Orocal, Ostéocal, Ostram, Pérical*.
clodronate disodique, *Clastoban, Lytos*.
étidronate disodique, *Didronel*.
pamidronate de sodium, *Arédia*.
raloxifène, *Évista, Optruma*.
risédronate monosodique, *Actonel*.
strontium (ranélate de), *Protelos*.
tiludronate de sodium, *Skélid*.
vitamine D, *Ergocalciférol, Stérogyl, Uvestérol, Vitadone*.

Ostram, *m.*; **calcium**, *m.*; traitement de l'ostéoporose.

Otrasel, *m.*; **sélégiline**, *f.*; antiparkinsonien.

oxacilline, *f.*; ***Bristopen***, *m.*; antibiotique; pénicilline M.

oxatomide, *m.*; ***Tinset***, *m.*; antihistaminique.

oxazépam, *m.*; ***Séresta***, *m.*; anxiolytique.

oxcarbazépine, *f.*; ***Trileptal***, *m.*; anticonvulsivant.

Oxéol, *m.*; **bambutérol**, *m.*; bêtastimulant.

oxitriptan, *m.*; ***Lévotonine***, *f.*; antidépresseur.

oxomémazine, *f.*; ***Toplexil***, *m.*; antitussif.

oxybutynine, *f.*; ***Ditropan***, *m.*; ***Driptane***, *m.*; ***Zatur***, *m.*; antispasmodique.

oxycodone, *m.*; ***Oxycontin***, *m.*; ***Oxynorm***, *m.*; analgésique.

Oxycontin, *m.*; **oxycodone**, *m.*; analgésique.

Oxynorm, *m.*; **oxycodone**, *f.*; analgésique.

oxytocine, *f.*; ***Syntocinon***, *m.*; ocytocique.

Ozidia, *m.*; **glipizide**, *m.*; antidiabétique.

P

palivizumab, *m.*; ***Synagis***, *m.*; antiviral.

Paludrine, *f.*; **proguanil**, *m.*; antipaludéen.

pamidronate de sodium; ***Arédia***, *m.*; diphosphonate.

pancréatiques (enzymes)
Créon
Eurobiol.

Panfurex, *m.*; **nifuroxazide**, *m.*; antiseptique intestinal.

Panos, *m.*; **tétrazépam**, *m.*; myorelaxant.

pansements digestifs
silicates, *Actapulgite*, *Bédélix*, *Smecta*.

pantoprazole, *m.*; ***Eupantol***, *m.*; ***Inipomp***, *m.*; antiulcéreux.

paracétamol, *m.*; ***Claradol***, *m.*; ***Dafalgan***, *m.*; ***Doliprane***, *m.*; ***Dolitabs***, *m.*; ***Dolko***, *m.*; ***Efféralgan***, *m.*; ***Géluprane***, *m.*; ***Paralyoc***, *m.*; analgésique.

Paralyoc, *m.*; **paracétamol**, *m.*; analgésique.

parécoxib, *m.*; ***Dynastat***, *m.*; antirhumatismal.

Parfénac, *m.*; **bufénamac**, *m.*; anti-inflammatoire non stéroïdien.

Pariet, *m.*; **rabéprazole**, *m.*; antiulcéreux.

Parkinane, *m.*; **trihexyphénidyle**, *m.*; antiparkinsonien.

Parlodel, *m.*; **bromocriptine**, *f.*; antiparkinsonien.

paroxétine, *f.*; ***Déroxat***, *m.*; ***Divarius***, *m.*; antidépresseur.

Péflacine, *f.*; **péfloxacine**, *f.*; antibiotique.

péfloxacine, *f.*; ***Péflacine***, *f.*; antibiotique; fluoroquinolone.

Pégasys, *m.*; **interféron**, *m.*; antiviral.

pénicilline V. *antibiotique*.

pentaérythritol, *m.*; ***Auxitrans***, *m.*; laxatif.

pentazocine, *f.*; ***Fortal***, *m.*; analgésique.

Pentoflux, *m.*; **pentoxifylline**, *m.*; anti-ischémique.

pentoxifylline, *f.*; ***Pentoflux***, *m.*; ***Torental***, *m.*; anti-ischémique.

Pepcidac, *m.*; **famotidine**, *f.*; antiulcéreux; antihistaminique.

Pepdine, *f.*; **famotidine**, *f.*; antiulcéreux, antihistaminique.

pergolide, *m.*; ***Célance***, *m.*; antiparkinsonien.

Périactine, *f.*; **cyproheptadine**, *f.*; appétit (stimulant de l').

Pérical, *m.*; **calcium**; traitement de l'ostéoporose.

Péridys, *m.*; **dompéridone**, *f.*; antiémétisant; antireflux.

périndopril, *m.*; ***Coversyl***, *m.*; inhibiteur de l'enzyme de conversion de l'angiotensine.

Permixon, *m.*; **Serenoa repens**; prostatisme (traitement du).

perphénazine, *f.*; ***Trilifan***, *m.*; neuroleptique.

Persantine, *f.*; **dipyridamole**, *m.*; antiagrégant plaquettaire.

péthidine, *f.*; ***Péthidine***, *f.*; analgésique.

Pévaryl, *m.*; **éconazole**, *m.*; antifongique.

Phénergan, *m.*; **prométhazine**, *f.*; antihistaminique.

phénobarbital, *m.*; ***Aparoxal***, *m.*; ***Gardénal***, *m.*; anticonvulsivant.

phénoxyméthyl pénicilline, *f.*; ***Oracilline***, *f.*; antibiotique; pénicilline A.

phénylbutazone, *f.*; ***Butazolidine***, *f.* anti-inflammatoire non stéroïdien.

phényléphrine, *f.*; ***Néosynéphrine***, *f*;. sympathicomimétique.

phénylmercure, *m.*; ***Merfène***, *m.*; antiseptique externe.

phénytoïne, *f.*; ***Dihydan***, *m.*; anticonvulsivant.

phlébotonique
diosmine, *Daflon*, *Dio*, *Diosmil*, *Diovénor*, *Endium*, *Flébosmil*, *Médiveine*, *Veineva*, *Vénirène*.
naftazone, *Etioven*.
troxérutine, *Rhéoflux*, *Veinamitol*.

phloroglucinol, *m.*; ***Spasfon***, *m.*; ***Spassirex***, *m.*; antispasmodique.

pholcodine, *f.*; ***Atouxx***, *m.*; antitussif.

Phosphalugel, *m.*; **aluminium (phosphate d')**; antiulcéreux.

Physiotens, *m.*; **moxonidine**, *f.*; antihypertenseur.

pilocarpine, *f.*; ***Salagen***, *m.*; traitement de l'hyposialie.

pimozide, *m.*; ***Orap***, *m.*; neuroleptique.

pinavérium, *m.*; ***Dicétel***, *m.*; antispasmodique.

pindolol, *m.*; ***Visken***, *m.*; bêtabloquant.

pioglitazone, *f.*; ***Actos***, *m.*; antidiabétique.

pipampérone, *f.*; ***Dipipéron***, *m.*; neuroleptique.

Pipram, *m.*; **acide pipémidique**; antibactérien urinaire.

piracétam, *m.*; ***Axonyl***, *m.*; ***Gabacet***, *m.*; ***Géram***, *m.*; ***Nootropyl***, *m.*; psychostimulant.

pirétanide, *m.*; ***Eurelix***, *m.*; diurétique.

piribédil, *m.*; ***Trivastal***, *m.*; anti-ischémique.

Pirilène, *m.*; **pyrazinamide**, *m.*; antituberculeux.

piroxicam, *m.*; ***Feldène***, *m.*; ***Proxalyoc***, *m.*; ***Zofora***, *m.*; anti-inflammatoire non stéroïdien.

Pivalone, *f.*; **tixocortol**, *m.*; corticoïde.

pizotifène, *m.*; ***Sanmigran***, *m.*; antimigraineux.

Plaquénil, *m.*; **hydroxychloroquine**, *f.*; antipaludéen.

Plasmion, *m.*; **gélatine**, *f.*; soluté de remplissage.

Plavix, *m.*; **clopidogrel**, *m.*; antiagrégant plaquettaire.

Pneumorel, *m.*; **fenspiride**, *m.*; antitussif.

Polaramine, *f.*; **dexchlorphéniramine**, *f.*; antihistaminique.

polystyrène de sodium; ***Kayexalate***, *m.*; potassium (résine échangeuse de).

polyvidone iodée; ***Bétadine***, *f.*; antiseptique externe.

Ponstil, *m.*; **acide méfénamique**; anti-inflammatoire non stéroïdien.

potassium, *m.*; ***Diffu-K***, *m.*; ***Kaléorid***, *m.*;

potassium (résine échangeuse de)
polystyrène de sodium, *Kayexalate*.

Povanyl, *m.*; **pyrvinium**, *m.*; anthelminthique.

Practon, *m.*; **spironolactone**, *f.*; diurétique.

pramipexole, *m.*; ***Sifrol***, *m.*; antiparkinsonien.

pravastatine, *f.*; ***Élisor***, *m.*; ***Vasten***, *m.*; hypolipémiant; inhibiteur de la HMGCoA-réductase.

Praxilène, *m.*; **naftidrofuryl**, *m.*; anti-ischémique.

prazépam, *m.*; ***Lysanxia***, *m.*; anxiolytique.

praziquantel, *m.*; ***Biltricide***, *m.*; anthelminthique.

prazosine, *f.*; ***Alpress***, *m.*; ***Minipress***, *m.*; antihypertenseur.

prednisolone, *f.*; ***Hydrocortancyl***, *m.*; ***Solupred***, *m.*; corticoïde.

prednisone, *f.*; ***Cortancyl***, *m.*; corticoïde.

prégabaline, *f.*; ***Lyrica***, *m.*; antalgique, anticonvulsivant.

Prévenar, *m.*; vaccin antipneumococcique.

Prévigrip, *m.*; vaccin antigrippal.

Préviscan, *m.*; **fluindione**, *m.*; anticoagulant.

Primalan, *m.*; **méquitazine**, *f.*; antihistaminique.

Primolut-Nor, *m.*; **noréthistérone**, *f.*; progestatif.

Primpéran, *m.*; **métoclopramide**, *m.*; antiémétisant; antireflux.

Prinivil, *m.*; **lisinopril**, *m.*; inhibiteur de l'enzyme de conversion de l'angiotensine.

pristinamycine, *f.*; ***Pyostacine***, *f.*; antibiotique.

Pritor, *m.*; **telmisartan**, *m.*; antagoniste de l'angiotensine II.

procarbazine, *f.*; ***Natulan***, *m.*; anticancéreux.

Procoralan, *m.*; **ivabradine**, *f.*; anti-angineux.

Profénid, *m.*; **kétoprofène**, *m.*; anti-inflammatoire non stéroïdien.

progestatif (contraceptif)
désogestrel, *Cérazette*.
étonogestrel, *Implanon*.
lévonorgestrel, *Microval, Norlevo, Vikela*.
lynestrénol, *Orgamétril*.
mégestrol, *Megace*.
noréthistérone, *Milligynon, Primolut-Nor*.

progestérone et dérivés (ménopause)
didrogestérone, *Duphaston*.
nomégestrol, *Lutényl*.
progestérone, *Estima, Menaelle, Utrogestan*.
promégestone, *Surgestone*.
tibolone, *Livial*.

progestérone, *f.*; ***Estima***, *f.*; ***Menaelle***, *f.*; ***Utrogestan***, *m.*

Prograf, *m.*; **tacrolimus**, *m.*; immunodépresseur.

proguanil, *m.*; ***Paludrine***, *f.*; antipaludéen.

Prokinyl, *m.*; **métoclopramide**, *m.*; antiémétisant; antireflux.

promégestone, *f.*; ***Surgestone***, *f.*; progestatif.

promestriène, *m.*; ***Colpotrophine***, *f.*; œstrogène.

prométhazine, *f.*; ***Phénergan***, *m.*; antihistaminique.

Promit, *m.*; **dextran**, *m.*; soluté de remplissage.

propafénone, *f.*; ***Rythmol***, *m.*; antiarythmique.

propériciazine, *f.*; ***Neuleptil***, *m.*; anxiolytique.

propranolol, *m.*; ***Avlocardyl***, *m.*; ***Hémipralon***, *m.*; bêtabloquant.

Prorhinite, *m.*; **azélastine**, *f.*; antihistaminique.

Prostadirex, *m.*; **flutamide**, *m.*; antiandrogène.

prostatisme (traitement du) ou de l'hypertrophie prostatique
alfuzosine, *Urion, Xatral*.
doxazosine, *Zoxan*.
dutastéride, *Avodart*.
finastéride; *Chibro-proscar*.
Pygeum africanum, *Tadénan*.
Serenoa repens, *Permixon*.
tamsulosine, *Josir, Mecir, Omexel, Omix*.
térazosine, *Dysalfa, Hytrine*.

Prostigmine, *f.*; **néostigmine**, *f.*; antimyasthénique.

Protelos, *m.*; **ranélate de strontium**; traitement de l'ostéoporose.

Prothiaden, *m.*; **dosulépine**, *f.*; antidépresseur.

Protopic, *m.*; **tacrolimus**, *m.*; immunodépresseur.

Provames, *m.*; **œstradiol**, *m.*; œstrogène.

Proxalyoc, *m.*; **piroxicam**, *m.*; anti-inflammatoire non stéroïdien.

Prozac, *m.*; **fluoxétine**, *f.*; antidépresseur.

psoriasis (traitement du).
calcitriol, *Silkis*.
calcipotriol, *Daivonex*.
tazarotène, *Zorac*.

psychostimulant
acide acétylaminosuccinique, *Cogitum*. adrafinil, *Olmifon*.
méthylphénidate, *Ritaline*.
modafinil, *Modiodal*.
piracétam, *Axonyl, Gabacet, Géram, Nootropyl*.
sulbutiamine, *Arcalion*.

Pulmicort, *m.*; **budésonide**, *m.*; corticoïde.

Purinéthol, *m.*; **mercaptopurine**, *f.*; anticancéreux.

Pygeum africanum; ***Tadénan***, *m.*; prostatisme (traitement du).

Pyostacine, *f.*; **pristinamycine**, *f.*; antibiotique.

pyrantel, *m.*; ***Combantrin***, *m.*; ***Helmintox***, *m.*; anthelminthique.

pyrazinamide, *m.*; ***Pirilène***, *m.*; antituberculeux.

pyridostigmine, *f.*; ***Mestinon***, *m.*; antimyasthénique.

pyridoxine, *f.*; ***Bécilan***, *m.*; vitamine B6.

pyriméthamine, *f.*; ***Malocide***, *m.*; antiparasitaire.

pyrvinium, *m.*; ***Povanyl***, *m.*; anthelminthique.

Q

Questran, *m.*; **colestyramine**, *f.*; hypolipémiant.

Quiétiline, *f.*; **bromazépam**, *m.*; anxiolytique.

quinapril, *m.*; ***Korec***, *m.*; inhibiteur de l'enzyme de conversion de l'angiotensine.

quinine, *f.*; ***Quinine***, *f.*; antipaludéen.

quinolone. V. *antibiotique*.

Quitaxon, *m.*; **doxépine**, *f.*; antidépresseur.

Qvar, *m.*; **béclométasone**, *m.*; corticoïde.

R

rabéprazole, *m.*; ***Pariet***, *m.*; antiulcéreux.

racécadotril, *m.*; ***Tiorfan***, *m.*; antidiarrhétique.

Rafton, *m.*; **budésonide**, *m.*; corticoïde.

raloxifène, *m.*; ***Évista***, *m.*; ***Optruma***, *m.*; traitement de l'ostéoporose.

ramipril, *m.*; ***Triatec***, *m.*; ***Triateckit***, *m.*; inhibiteur de l'enzyme de conversion de l'angiotensine.

Raniplex, *m.*; **ranitidine**, *f.*; antiulcéreux, antihistaminique.

ranitidine, *f.*; ***Azantac***, *m.*; ***Raniplex***, *m.*; antiulcéreux, antihistaminique.

Rapamune, *m.*; **sirolimus**, *m.*; immunodépresseur.

Rapilysin, *m.*; **reteplase**, *m.*; thrombolytique.

Reactine, *f.*; **cétirizine**, *f.*; antihistaminique.

Rebetol, *m.*; **ribavirine**, *f.*; antiviral.

Rebif, *m.*; **interféron**, *m.*; antiviral.

Refludan, *m.*; **lépirudine**, *f.*; antithrombotique.

Relenza, *m.*; **zanamivir**, *m.*; antiviral.

Relpax, *m.*; **élétriptan**, *m.*; antimigraineux.

Rémicade, *m.*; **infliximab**, *m.*; antirhumatismal.

Reminyl, *m.*; **galantamine**, *f.*; traitement de la maladie d'Alzheimer.

Rénitec, *m.*; **énalapril**, *m.*; inhibiteur de l'enzyme de conversion de l'angiotensine.

Réopro, *m.*; **abciximab**, *m.*; antiagrégant plaquettaire.

répaglinide, *m.*; ***Novonorm***, *m.*; antidiabétique.

Réquip, *m.*; **ropinirole**, *m.*; antiparkinsonien.

reteplase, *m.*; ***Rapilysin***, *m.*; thrombolytique.

rétinol, *m.*; ***Avibon***, *m.*; vitamine A.

Rétrovir, *m.*; **azidothymidine (ou zidovudine)**, *f.*; antiviral.

Revasc, *m.*; **désidurine**, *f.*; anticoagulant.

Revia, *m.*; **naltrexone**, *f.*; traitement de l'alcoolisme chronique.

Rhéoflux, *m.*; **troxérutine**, *f.*; phlébotonique.

Rhinathiol, *m.*; **carbocystéine**, *f.*; mucolytique.

Rhinocort, *m.*; **budésonide**, *m.*; corticoïde.

ribavirine, *f.*; ***Copegus***, ***Rebetol***, *m.*; antiviral.

riboflavine, *f.*; ***Béflavine***, *f.*; vitamine B2.

Rifabutine, *f.*; **ansatipine**, *f.*; antituberculeux.

Rifadine, *f.*; **rifampicine**, *f.*; antibiotique.

rifampicine, *f.*; ***Rifadine***, *f.*; ***Rimactan***, *m.*; antituberculeux.

rilménidine, *f.*; ***Hypérium***, *m.*; antihypertenseur.

Rimactan, *m.*; **rifampicine**, *f.*; antituberculeux.

Rimifon, *m.*; **isoniazide**, *m.*; antituberculeux.

Riopan, *m.*; **magaldrate**, *m.*; antiacide.

risédronate monosodique, *m.*; ***Actonel***, *m.*; traitement de l'ostéoporose.

Risordan, *m.*; **isosorbide dinitrate**; antiangineux.

Risperdal, *m.*; **rispéridone**, *f.*; neuroleptique.

Risperdaloro, *m.*; **rispéridone**, *f.*; neuroleptique.

rispéridone, *f.*; ***Risperdal***, *m.*; ***Risperdaloro***, *m.*; neuroleptique.

Ritaline, *m.*; **méthylphénidate**, *m.*; psychostimulant.

ritonavir, *m.*; ***Norvir***, *m.*; antiviral.

rivastigmine, *m.*; ***Exelon***, *m.*; traitement de la maladie d'Alzheimer.

Rivotril, *m.*; **clonazépam**, *m.*; anticonvulsivant.

rizatriptan, *m.*; ***Maxalt***, *m.*; antimigraineux.

Rocéphine, *f.*; **ceftriaxone**, *f.*; antibiotique.

Roféron, *m.*; **interféron**, *m.*; antiviral.

Rohypnol, *m.*; **flunitrazépam**, *f.*; hypnotique.

ropinirole, *m.*; ***Réquip***, *m.*; antiparkinsonien.

rosiglitazone, *f.*; ***Avandia***, *m.*; antidiabétique.

rosuvastatine, *f.*; ***Crestor***, *m.*; hypolipémiant.

Rouvax, *m.*; vaccin contre la rougeole.

Rovalcyte, *m.*; **valganciclovir**, *m.*; antiviral.

Rovamycine, *f.*; **spiramycine**, *f.*; antibiotique.

roxithromycine, *f.*; ***Claramid***, *m.*; ***Rulid***, *m.*; antibiotique; macrolide.

Rozex, *m.*; **métronidazole**, *m.*; antibactérien imidazolé.

rPA, *m.*; ***Rapilysin***, *m.*; thrombolytique.

rt PA, *m.*; ***Actilyse***, *f.*; thrombolytique.

Rudivax, *m.*; vaccin contre la rubéole.

Rufol, *m.*; **sulfaméthizol**, *m.*; antibactérien urinaire.

Rulid, *m.*; **roxithromycine**, *f.*; antibiotique.

rutosides, *m. pl*; ***Esbériven***, *m.*; vasoprotecteurs.

Rythmodan, *m.*; **disopyramide**, *m.*; antiarythmique.

Rythmol, *m.*; **propafénone**, *f.*; antiarythmique.

S

Sabril, *m.*; **vigabatrin**, *m.*; anticonvulsivant.

Salagen, *m.*; **pilocarpine**, *f.*; traitement de l'hyposialie.

Salbumol, *m.*; **salbutamol**, *m.*; bêtastimulant, utéro-relaxant, bronchodilatateur.

salbutamol, *m.*; ***Asmasal***, *m.*; ***Buventol***, *m.*; ***Salbumol***, *m.*; ***Ventilastin***, *m.*; ***Ventodisk***, *m.*; ***Ventoline***, *f.*; bêtastimulant, utéro-relaxant, bronchodilatateur.

Salipran, *m.*; **bénorilate**, *m.*; analgésique.

salmétérol, *m.*; ***Sérévent***, *m.*; bronchodilatateur.

Sandimmun, *m.*; **ciclosporine**, *f.*; immunodépresseur.

Sanmigran, *m.*; **pizotifène**, *m.*; antimigraineux.

saquinavir, *m.*; ***Fortovase***, *m.*; ***Invirase***, *f.*; antiviral.

Sargénor, *m.*; **arginine (aspartate)**; antiasthéniant.

sclérosant variqueux
tétradécylsulfate de sodium, *Trombovar*.

Scopoderm, *m.*; **scopolamine**, *f.*; antiémétisant, antispasmodique.

scopolamine, *f.*; ***Scopoderm***, *m.*; antiémétisant, antispasmodique.

Sécalip, *m.*; **fénofibrate**, *m.*; hypolipémiant.

Sectral, *m.*; **acébutolol**, *m.*; bêtabloquant.

Seglor, *m.*; **dihydroergotamine**, *f.*; antimigraineux.

sélégiline, *f.*; ***Déprényl***, *m.*; ***Otrasel***, *m.*; antiparkinsonien.

Seloken, *m.*; **métoprolol**, *m.*; bêtabloquant.

Selozok, *m.*; **métoprolol**, *m.*; bêtabloquant.

Septivon, *m.*; **triclocarban**, *m.*; antiseptique externe.

Serc, *m.*; **bêtahistine (dichlorhydrate de)**, *f.*; antivertigineux.

Sérécor, *m.*; **hydroquinidine**, *f.*; antiarythmique.

Serenoa repens; ***Permixon***, *m.*; prostatisme (traitement du).

Séresta, *m.*; **oxazépam**, *m.*; anxiolytique.

Sérévent, *m.*; **salmétérol**, *m.*; bronchodilatateur.

Sermion, *m.*; **nicergoline**, *f.*; anti-ischémique.

Seroplex, *m.*; **escitalopram**, *m.*; anxiolytique.

Séropram, *m.*; **citalopram**, *m.*; antidépresseur.

sertaconazole, *m.*; ***Monazol***, *m.*; antifongique.

sertraline, *f.*; ***Zoloft***, *m.*; antidépresseur.

Sevrédol, *m.*; **morphine**, *f.*; analgésique.

Sibélium, *m.*; **flunarizine**, *f.*; antivertigineux.

Sibutral, *m.*; **sibutramine**, *f.*; traitement de l'obésité.

sibutramine, *f.*; ***Sibutral***, *m.*; traitement de l'obésité.

Sifrol, *m.*; **pramipexole**, *m.*; antiparkinsonien.

sildénafil, *m.*; ***Viagra***, *m.*; traitement des troubles de l'érection.

silicates, *m. pl.*; ***Actapulgite***, *f.*; ***Bédelix***, *m.*; ***Gastropulgite***, *f.*; ***Smecta***, *m.*; pansements digestifs.

Silomat, *m.*; **clobutinol**, *m.*; antitussif.

Silkis, *m.*; **calcitriol**, *m.*; traitement du psoriasis.

simvastatine, *f.*; ***Lodalès***, *m.*; ***Zocor***, *m.*; hypolipémiant; inhibiteur de la HMG-CoA-réductase.

Singulair, *m.*; **montélukast**, *m.*; antiasthmatique.

Sinovial, *m.*; **acide hyaluronique**, antirhumatismal.

Sintrom, *m.*; **acénocoumarol**, *m.*; anticoagulant.

sirolimus, *m.*; ***Rapamune***, *m.*; immunodépresseur.

sitagliptine, *f.*; ***Januvia***, *f.*; ***Xelevia***, *f.*; antidiabétique.

Skélid, *m.*; **tiludronate disodique**; diphosphonate.

Skénan, *m.*; **morphine**, *f.*; analgésique.

Smecta, *m.*; **silicates**, *m. pl.*; pansement digestif.

Solian, *m.*; **amisulpride**, *m.*; neuroleptique.

Solmucol, *m.*; **acétyl-cystéine**, *f.*; mucolytique.

Solubacter, *m.*; **triclocarban**, *m.*; antiseptique externe.

Soludactone, *f.*; **canrénoate potassique**; diurétique.

Solumédrol, *m.*; **méthylprednisolone**, *f.*; corticoïde.

Solupred, *m.*; **prednisolone**, *f.*; corticoïde.

soluté de remplissage
dextran, *Promit*.
gélatine, *Gélofusine*, *Plasmion*.
hydroxyéthylamidon, *Hyperes*.

somnifère, *V. hypnotique*.

Sophidone, *f.*; **hydromorphone**, *f.*; analgésique.

sorbitol, *m.*; ***Microlax***, *m.*; laxatif rectal.

Sotalex, *m.*; **sotalol**, *m.*; bêtabloquant.

sotalol, *m.*; ***Sotalex***, *m.*; bêtabloquant.

Spagulax, *m.*; **ispaghule**, *f.*; laxatif.

Spanor, *m.*; **doxycycline**, *f.*; antibiotique.

Spasfon, *m.*; **phloroglucinol**, *m.*; antispasmodique.

Spasmopriv, *m.*; **mébévérine**, *s. f.*; antispasmodique.

Spassirex, *m.*; **phloroglucinol**, *m.*; antispasmodique.

Spéciafoldine, *f.*; **acide folique**; antianémique.

spectinomycine, *f.*; ***Trobicine***, *f.*; antibiotique.

Spifen, *m.*; **ibuprofène**, *m.*; anti-inflammatoire non-stéroïdien.

spiramycine, *f.*; ***Rovamycine***, *f.*; antibiotique; macrolide.

Spiriva, *m.*; **tiotropium**, *m.*; bronchodilatateur.

Spiroctan, *m.*; **spironolactone**, *f.*; diurétique.

spironolactone, *f.*; ***Aldactone***, *f.*; ***Flumach***, *m.*; ***Practon***, *m.*; ***Spiroctan***, *m.*; ***Spironone***, *f.*; diurétique.

Spironone, *f.*; **spironolactone**, *f.*; diurétique.

Sporanox, *m.*; **itraconazole**, *m.*; antifongique.

Spotof, *m.*; **acide tranexamique**; hémostatique.

Sprégal, *m.*; **benzoate de benzyle**, antiscabieux.

Stablon, *m.*; **tianeptine**, *f.*; antidépresseur.

Stagid, *m.*; **metformine**, *f.*; antidiabétique.

Stamaril, *m.*; vaccin anti-amaril.

stavudine, *f.*; ***Zérit***, *m.*; antiviral.

Stérogyl, *m.*; **ergocalciférol**, *m.*; vitamine D.

Stilnox, *m.*; **zolpidem**, *m.*; hypnotique.

Stimycine, *f.*; **érythromycine**, *f.*; antibiotique.

Stomédine, *f.*; **cimétidine**, *f.*; antiulcéreux; antihistaminique.

Strefen, *m.*; **flurbiprofène**, *m.*; anti-inflammatoire non stéroïdien.

Streptase, *f.*; **streptokinase**, *f.*; thrombolytique.

streptokinase, *f.*; ***Streptase***, *f.*; thrombolytique.

streptomycine, *f.*; antibiotique.

Stresam, *m.*; **épifoxine**, *f.*; anxiolytique.

Stromectol, *m.*; **ivermectine** *f.*; anthelminthique, antiscabieux.

strontium (ranélate de), ***Protelos***, *m.*; traitement de l'ostéoporose.

Structum, *m.*; **chondroïtine sulfate sodique**, antirhumatismal.

Subutex, *m.*; **buprénorphine**, *f.*; analgésique.

sucralfate, *m.*; ***Kéal***, *m.*; ***Ulcar***, *m.*; antiulcéreux.

sulbutiamine, *f.*; ***Arcalion***, *m.*; psychostimulant.

sulconazole, *m.*; ***Myk***, *m.*; antifongique.

sulfaméthizol, *m.*; ***Rufol***, *m.*; antibactérien urinaire.

sulindac, *m.*; ***Arthrocine***, *f.*; anti-inflammatoire non stéroïdien.

sulpiride, *m.*; ***Aiglonyl***, *m.*; ***Dogmatil***, *m.*; ***Synédil***, *m.*; neuroleptique.

sumatriptan, *m.*; ***Imigrane***, *m.*; ***Imiject***, *m.*; antimigraineux.

Surbronc, *m.*; **ambroxol**, *m.*; mucolytique.

Surgam, *m.*; **acide tiaprofénique**; anti-inflammatoire non stéroïdien.

Surgestone, *f.*; **promégestone**, *f.*; progestatif.

Surmontil, *m.*; **trimipramine**, *f.*; antidépresseur.

Sustiva, *m.*; **éfavirenz**, *m.*; antiviral.

sympathicomimétique
- **dobutamine, *Dobutrex*.**
- **dopamine, *Dopamine*.**
- **épinéphrine (adrénaline), *Anahelp*, *Anapen*.**
- **isoprénaline, *Isuprel*.**
- **phényléphrine, *Néosynéphrine*.**

Synacthène, *m.*; **tétracosactide**, *m.*; analogue de l'ACTH, antiœdémateux cérébral.

Synagis, *m.*; **palivizumab**, *m.*; antiviral.

Synédil, *m.*; **sulpiride**, *m.*; neuroleptique.

Syntocinon, *m.*; **oxytocine**, *f.*; ocytocique.

T

tabac : V. *désintoxication tabagique*.

tacrolimus, *m.*; ***Prograf***, *m.*; ***Protopic***, *m.*; immunodépresseur.

tadalafil, *m.*; ***Cialis***, *m.*; traitement des troubles de l'érection.

Tadénan, *m.*; **Pygeum africanum**; prostatisme (traitement du).

Tagamet, *m.*; **cimétidine**, *f.*; antiulcéreux, antihistaminique.

Tahor, *m.*; **atorvastatine**, *f.*; hypolipémiant.

Taketiam, *m.*; **céfotiam hexetil**; antibiotique, céphalosporine de 3e génération.

Taloxa, *m.*; **felbamate**, *m.*; anticonvulsivant.

Tamik, *m.*; **dihydroergotamine**, *f.*; antimigraineux.

Tamiflu, *m.*; **oseltamivir**, *m.*; antiviral antigrippal.

tamoxifène, *m.*; ***Kessar***, *m.*; ***Nolvadex***, *m.*; ***Oncotam***, *m.*; antiœstrogène.

tamsulosine, *f.*; ***Josir***, *m.*; ***Mecir***, *m.*; ***Omexel***, *m.*; ***Omix***, *m.*; traitement de l'hypertrophie prostatique.

Tanakan, *m.*; **Ginkgo biloba**; anti-ischémique.

Tanatril, *m.*; **imidapril**, *m.*; inhibiteur de l'enzyme de conversion de l'angiotensine.

Tanganil, *m.*; **acétyl-leucine**, *f.*; antivertigineux.

Tareg, *m.*; **valsartan**, *m.*; antagoniste de l'angiotensine II.

Targocid, *m.*; **teicoplanine**, *f.*; antibiotique.

Tavanic, *m.*; **lévofloxacine**, *f.*; fluoroquinolone.

tazarotène, *m.*; ***Zorac***, *m.*; traitement du psoriasis.

Tégrétol, *m.*; **carbamazépine**, *f.*; antimigraineux.

teicoplanine, *f.*; ***Targocid***, *m.*; antibiotique.

Telfast, *m.*; **fexofénadine**, *f.*; anti-histaminique.

télithromycine, *f.*; ***Ketek***, *m.*; antibiotique.

telmisartan, *m.*; ***Micardis***, *m.*; ***Pritor***, *m.*; antagoniste de l'angiotensine II.

témazépam, *m.*; ***Normison***, *m.*; hypnotique.

Temerit, *m.*; **nébivolol**, *m.*; bêtabloquant.

Témesta, *m.*; **lorazépam**, *m.*; anxiolytique.

Temgésic, *m.*; **buprénorphine**, *f.*; analgésique.

ténecteplase, *m.*; ***Métalyse***, *m.*; thrombolytique.

tenofovir disoproxil, *m.*; ***Viréad***, *m.*; antiviral.

Ténormine, *f.*; **aténolol**, *m.*; bêtabloquant.

ténoxicam, *m.*; ***Tilcotil***, *m.*; anti-inflammatoire non stéroïdien.

Tenstaten, *m.*; **ciclétanine**, *f.*; diurétique.

Téralithe, *m.*; **lithium**, *m.*; thymorégulateur.

térazosine, *f.*; ***Dysalfa***, *m.*; ***Hytrine***, *f.*; hypertrophie prostatique (traitement de l').

terbinafine, *f.*; ***Lamisil***, *m.*; antifongique.

terbutaline, *f.*; ***Bricanyl***, *m.*; bêtastimulant, utéro-relaxant, bronchodilatateur.

Tercian, *m.*; **cyamémazine**, *f.*; neuroleptique.

tertatolol, *m.*; ***Artex***, *m.*; bêtabloquant.

testostérone, *f.*; ***Androgel***, *m.*; ***Androtardyl***, *m.*; ***Intrinsa***, *m.*; ***Nebido***, *m.*; androgène.

tétracosactide, *m.*; ***Synacthène***, *m.*; analogue de l'ACTH, antiœdémateux cérébral.

tétradécylsulfate de sodium; ***Trombovar***, *m.*; sclérosant variqueux.

tétrazépam, *m.*; ***Mégavix***, *m.*; ***Myolastan***, *m.*; ***Panos***, *m.*; myorelaxant.

Teveten, *m.*; **éprosartan**, *m.*; antihypertenseur.

Texodil, *m.*; **cefotiam hexetil**, *m.*; antibiotique, céphalosporine de 3e génération.

théophylline, *f.*; ***Dilatrane***, *m.*; ***Euphylline***, *f.*; ***Théostat***, *m.*; ***Xanthium***, *m.*; bronchodilatateur.

Théostat, *m.*; **théophylline**, *f.*; bronchodilatateur.

Théralène, *m.*; **alimémazine**, *f.*; antihistaminique.

thiamine, *f.*; ***Bénerva***, *m.*; ***Bévitine***, *f.*; vitamine B1.

thiamphénicol, *m.*; ***Thiophénicol***, *m.*; antibiotique.

thiocolchicoside, *m.*; ***Coltramyl*** *m.*; ***Miorel***, *m.*; ***Myoplège***, *m.*; myorelaxant.

Thiophénicol, *m.*; **thiamphénicol**, *m.*; antibiotique.

thrombolytique
- **alteplase, rt PA, *Actilyse*.**
- **reteplase, r-PA, *Rapilysin*.**
- **streptokinase, *Streptase*.**
- **ténecteplase, *Métalyse*.**

thymorégulateur
- **lithium, *Neurolithium*, *Téralithe*.**

tiagabine, *f.*; ***Gabitril***, *m.*; anticonvulsivant.

tianeptine, *f.*; ***Stablon***, *m.*; antidépresseur.

Tiapridal, *m.*; **tiapride**, *m.*; neuroleptique.

tiapride, *m.*; ***Tiapridal***, *m.*; neuroleptique.

Tibéral, *m.*; **ornidazole**, *m.*; antibactérien imidazolé.

tibolone, *f.*; ***Livial***, *m.*; traitement de la ménopause.

ticarcilline, *f.*; ***Ticarpen***, *m.*; antibiotique; pénicilline.

Ticarpen, *m.*; **ticarcilline**, *f.*; antibiotique; pénicilline.

Ticlid, *m.*; **ticlopidine**, *f.*; antiagrégant plaquettaire.

ticlopidine, *f.*; ***Ticlid***, *m.*; antiagrégant plaquettaire.

Ticovac, *m.*; vaccin anti-encéphalite à tiques.

tiémonium, *m.*; ***Viscéralgine***, *f.*; antispasmodique.

Tigreat, *m.*; **frovatriptan**, *m.*; antimigraineux.

Tilcotil, *m.*; **ténoxicam**, *m.*; anti-inflammatoire non stéroïdien.

Tildiem, *m.*; **diltiazem**, *m.*; inhibiteur calcique.

tiludranate disodique; ***Skélid***, *m.*; diphosphonate.

Timacor, *m.*; **timolol**, *m.*; bêtabloquant.

timolol, *m.*; ***Digaol***, *m.*; ***Gaoptol***, *m.*; ***Nyolol***, *m.*; ***Ophtim***, *m.*; ***Timacor***, *m.*; ***Timoptol***, *m.*; bêtabloquant.

Timoptol, *m.*; **timolol**, *m.*; bêtabloquant.

Tinset, *m.*; **oxatomide**, *m.*; antihistaminique.

tinzaparine, *f.*; ***Innohep***, *m.*; anticoagulant; antithrombotique.

Tiorfan, *m.*; **racécadotril**, *m.*; antidiarrhéique.

tiotropium, *m.*; ***Spiriva***, *m.*; bronchodilatateur.

tirofiban, *m.*; ***Agrastat***, *m.*; antiagrégant plaquettaire.

Tixair, *m.*; **acétyl-cystéine**, *f.*; mucolytique.

tixocortol, *m.*; ***Pivalone***, *m.*; corticoïde.

tobramycine, *f.*; ***Nebcine***, *f.*; antibiotique.

Toco, *m.*; **tocophérol**, *m.*; vitamine E (hypolipémiant).

Tocolion, *m.*; **alphatocophérol**, *m.*; vitamine E (hypolipémiant).

tocophérol, *m.*; ***Éphynal***, *m.*; ***Toco***, *m.*; ***Tocolion***, *m.*; vitamine E (hypolipémiant).

Tofranil, *m.*; **imipramine**, *f.*; antidépresseur.

Tolexine, *f.*; **doxycycline**, *f.*; antibiotique, cyline.

toltérodine, *f.*; ***Détrusitol***, *m.*; traitement de l'instabilité vésicale.

tonicardiaque V. *cardiotonique*.

Topalgic, *m.*; **tramadol**, *m.*; analgésique.

Topféna, *m.*; **kétoprofène**, *m.*; anti-inflammatoire non stéroïdien.

topiramate, *m.*; ***Épitomax***, *m.*; anticonvulsivant.

Toplexil, *m.*; **oxomémazine**, *f.*; antitussif.

Toprec, *m.*; **kétoprofène**, *f.*; anti-inflammatoire non stéroïdien.

Torental, *m.*; **pentoxifylline**, *f.*; anti-ischémique.

Totapen, *m.*; **ampicilline**, *f.*; antibiotique, pénicilline du groupe A.

tramadol, *m.*; ***Biodalgic***, *m.*; ***Contramal***, *m.*; ***Monoalgic***, *m.*; ***Monocrixo***, *m.*; ***Monotramal***, *m.*; ***Topalgic***, *m.*; ***Zamudol***, *m.*; ***Zumalgic***, *m.*; analgésique.

Tramisal, *m.*; **Gingko biloba**, *m.*; anti-ischémique.

Trandate, *m.*; **labétalol**, *m.*; alpha-bêtabloquant.

trandolapril, *m.*; ***Odrik***, *m.*; inhibiteur de l'enzyme de conversion de l'angiotensine.

Transacalm, *m.*; **trimébutine**, *f.*; antispasmodique.

Transipeg, *m.*; **macrogol**, *m.*; laxatif.

Tranxène, *m.*; **clorazépate dipotassique**; anxiolytique.

Trédémine, *f.*; **niclosamide**, *m.*; anthelminthique.

Trentadil, *m.*; **bamifylline**, *f.*; bronchodilatateur.

triamcinolone, *f.*; ***Kénacort***, *m.*; ***Nasacort***, *m.*; corticoïde.

Triatec, *m.*; **ramipril**, *m.*; inhibiteur de l'enzyme de conversion de l'angiotensine.

Triateckit, *m.*; **ramipril**, *m.*; inhibiteur de l'enzyme de conversion de l'angiotensine.

triazolam, *m.*; ***Halcion***, *m.*; hypnotique.

triclabendazole, *m.*; ***Egaten***, *m.*; anthelminthique.

triclocarban, *m.*; ***Septivon***, *m.*; ***Solubacter***, *m.*; antiseptique externe.

Triflucan, *m.*; **fluconazole**, *m.*; antifongique.

trihexyphénidyle, *m.*; ***Artane***, *m.*; ***Parkinane***, *m.*; antiparkinsonien.

Trileptal, *m.*; **oxcarbazépine**, *f.*; anticonvulsivant.

Trilifan, *m.*; **perphénazine**, *f.*; neuroleptique.

trimébutine, *f.*; ***Débridat***, *m.*; ***Modulon***, *m.*; ***Transacalm***, *m.*; antispasmodique.

trimétazidine, *f.*; ***Vastarel***, *m.*; anti-ischémique.

trimipramine, *f.*; ***Surmontil***, *m.*; antidépresseur.

Trinipatch, *m.*; **trinitrine**, *f.*; antiangineux.

trinitrine, *f.*; ***Cordipatch***, *m.*; ***Diafusor***, *m.*; ***Discotrine***, *m.*; ***Épinitril***, *m.*; ***Natispray***, *m.*; ***Nitriderm***, *m.*; ***Trinipatch***, *m.*; antiangineux.

tritoqualine, *f.*; ***Hypostamine***, *f.*; antihistaminique.

Trivastal, *m.*; **piribédil**, *m.*; anti-ischémique.

Trobicine, *f.*; **spectinomycine**, *f.*; antibiotique.

Trombovar, *m.*; **tétradécylsulfate de sodium**; sclérosant variqueux.

tropatépine, *f.*; ***Lepticur***, *m.*; antiparkinsonien.

troxérutine, *f.*; ***Rhéoflux***, *m.*; ***Veinamitol***, *m.*; phlébotonique.

Tussidane, *m.*; **dextrométhorphane**, *m.*; antitussif.

Typhim Vi, *m.*; vaccin contre la fièvre typhoïde.

U

Ulcar, *m.*; **sucralfate**, *m.*; antiulcéreux.

Ultralan, *m.*; **fluocortolone**, *f.*; corticoïde dermique.

Ultratard, *f.*; **insuline**, *f.*

Umuline, *f.*; **insuline**, *f.*; insuline humaine hémisynthétique.

Unicordium, *m.*; **bépridil**, *m.*; inhibiteur calcique.

Uniflox, *m.*; **ciprofloxacine**, *f.*; antibiotique.

Upfen, *m.*; **ibuprofène**, *m.*; anti-inflammatoire non stéroïdien.

Uprima, *m.*; **apomorphine**, *f.*; traitement des troubles de l'érection.

urapidil, *m.*; ***Eupressyl***, *m.*; ***Médiatensyl***, *m.*; antihypertenseur.

Urbanyl, *m.*; **clobazam**, *m.*; anxiolytique.

Uridoz, *m.*; **fosfomycine**, *f.*; antibactérien urinaire.

Urion, *m.*; **alfuzosine**, *f.*; prostatisme (traitement du).

ursodiol, *m.*; ***Délursan***, *m.*; ***Ursolvan***, *m.*; antilithiasique biliaire.

Ursolvan, *m.*; **ursodiol**, *m.*; antilithiasique biliaire.

Utrogestan, *m.*; **progestérone**, *f.*

Uvestérol, *m.*; **ergocalciférol**, *m.*; vitamine D.

V

vaccins

- **vaccin anti-amaril, *Stamaril*,** *m.*
- **vaccin anti-encéphalite à tiques; *Ticovac*,** *m.*
- **vaccin antigrippal; *Agrippal*,** *m.*; ***Immugrip***, *m.*; ***Influvac***, *m.*; ***Mutagrip***, *m.*; ***Prévigrip***, *m.*; ***Vaxigrip***, *m.*
- **vaccin anti-hépatite A; *Avaxim*,** *m.*; ***Havrix***, *m.*
- **vaccin anti-hépatite B; *Engerix B*,** *m.*; ***Genhevac B***, *m.*; ***Hbvaxpro***, *m.*
- **vaccin anti-papillomavirus humain *Gardasil*,** *m.*
- **vaccin antipneumococcique; *Prevenar*.**
- **vaccin antirougeole; *Rouvax*,** *m.*
- **vaccin antirubéole; *Rudivax*,** *m.*
- **vaccin antityphoïdique; *Typhim Vi*,** *m.*
- **vaccin antivaricelle; *Varilrix*, *Varivax*.**

Vadilex, *m.*; **ifenprodil**, *m.*; anti-ischémique.

vagolytique

- **atropine**, *f.*; ***Atropine***, *f.*

valaciclovir, *m.*; ***Zélitrex***, *m.*; antiviral.

Valium, *m.*; **diazépam**, *m.*; anticonvulsivant, anxiolytique.

valganciclovir, *m.*; ***Rovalcyte***, *m.*; antiviral.

valproate de sodium; ***Dépakine***, *f.*; anticonvulsivant.

valpromide, *m.*; ***Dépamide***, *m.*; anticonvulsivant.

valsartan, *m.*; ***Nisis***, *m.*; ***Tareg***, *m.*; antagoniste de l'angiotensine II.

Vancocine, *f.*; **vancomycine**, *f.*; antibiotique.

vancomycine, *f.*; ***Vancocine***, *f.*; antibiotique.

vardénafil, *m.*; ***Levitra***, *m.*; traitement des troubles de l'érection.

varénicline, *f.*; ***Champix***, *m.*; désintoxication tabagique.

vasoconstricteur ORL

- **fénoxazoline, *Aturgyl*.**

vasoprotecteur

- **anthocyanosides, *Difrarel*.**
- **rutosides, *Esbériven*.**

Varilrix, *m.*; vaccin antivaricelle.

Varivax, *m.*; vaccin antivaricelle.

Vastarel, *m.*; **trimétazidine**, *f.*; anti-ischémique.

Vasten, *m.*; **pravastatine**, *f.*; hypolipémiant.

Vaxigrip, *m.*; vaccin antigrippal.

Veinamitol, *m.*; **troxérutine**, *f.*; phlébotonique.

Veineva, *m.*; **diosmine**, *f.*; phlébotonique.

veinotonique V. *phlébotonique*.

Velbé, *m.*; **vinblastine**, *f.*; anticancéreux.

Vénirène, *m.*; **diosmine**, *f.*; phlébotonique.

venlafaxine, *f.*; ***Effexor***, *m.*; antidépresseur.

Vénofer, *m.*; **hydroxyde de fer**; antianémique.

Ventilastin, *m.*; **salbutamol**, *m.*; bêtastimulant, bronchodilatateur.

Ventodisk, *m.*; **salbutamol**, *m.*; bêtastimulant bronchodilatateur.

Ventoline, *f.*; **salbutamol**, *m.*; bêtastimulant utéro-relaxant, bronchodilatateur.

Vépéside, *m.*; **étoposide**, *m.*; anticancéreux.

vérapamil, *m.*; ***Isoptine***, *f.*; inhibiteur calcique.

Vératran, *m.*; **clotiazépam**, *m.*; anxiolytique.

vésicale (traitement de l'instabilité)

- **toltérodine, *Détrusitol*.**

Vfend, *m.*; **voriconazole**, *m.*; antifongique.

Viagra, *m.*; **sildénafil**, *m.*; traitement des troubles de l'érection.

Vibramycine, *f.*; **doxycycline**, *f.*; antibiotique.

Victan, *m.*; **loflazépate d'éthyle**; anxiolytique.

vidarabine, *f.*; ***Vira-MP***, *m.*; antiviral.

Videx, *m.*; **didanosine**, *f.*; antiviral.

vigabatrin, *m.*; ***Sabril***, *m.*; anticonvulsivant.

Vikela, *m.*; **lévonorgestrel**, *m.*; contraceptif d'urgence.

vinblastine, *f.*; ***Velbé***, *m.*; anticancéreux.

vinburnine, *f.*; ***Cervoxan***, *m.*; anti-ischémique.

vincristine, *f.*; ***Oncovin***, *m.*; anticancéreux.

Viraféron, *m.*; **interféron**, *m.*; antiviral.

Viramune, *m.*; **névirapine**, *f.*; antiviral.

Vira-MP, *m.*; **vidarabine**, *f.*; antiviral.

Viréad, *m.*; **tenofovir disoproxil**, *m.*; antiviral.

Virlix, *m.*; **cétirizine**, *f.*; antihistaminique.

Viscéralgine, *f.*; **tiémonium**, *m.*; antispasmodique.

Visken, *m.*; **pindolol**, *m.*; bêtabloquant.

Vistabel, *m.*; toxine botulique.

Vistide, *m.*; **cidofovir**, *m.*; antiviral.

vitamine A
rétinol, *Avibon*.

vitamine B1
thiamine, *Bénerva*, *Bévitine*.

vitamine B2
riboflavine, *Béflavine*.

vitamine B5
dexpanthénol, *Bépanthène*.

vitamine B6
pyridoxine, *Bécilan*.

vitamine B12
Cyanocobalamine, *Monovitamine B12*

vitamine C
acide ascorbique, *Laroscorbine*.

vitamine D (traitement de l'ostéoporose)
ergocalciférol, *Stérogyl*, *Uvestérol*.
calciférol, *Dédrogyl*, cholécalciférol, *Zymad*.

vitamine E (hypolipémiant)
alpha-tocophérol ou **tocophérol**, ***Éphynal***, ***Toco***, ***Tocolion***.

vitamine PP
nicotinamide, *Nicobion*.

Vogalène, *m.*; **métopimazine**, *f.*; antiémétisant.

Voltarène, *m.*; **diclofénac**, *m.*; anti-inflammatoire non stéroïdien.

voriconazole, *m.*; ***Vfend***, *m.*; antifongique.

W

warfarine, *f.*; ***Coumadine***, *f.*; anticoagulant.

X

Xanax, *m.*; **alprazolam**, *m.*; anxiolytique.

Xanthium, *m.*; **théophylline**, *f.*; bronchodilatateur.

Xatral, *m.*; **alfuzosine**, *f.*; prostatisme (traitement du).

Xelevia, *f.*; **sitagliptine**, *f.*; antidiabétique.

Xénical, *m.*; **orlistat**, *m.*; traitement de l'obésité.

Xénid, *m.*; **diclofénac**, *m.*; anti-inflammatoire non stéroïdien.

xipamide, *m.*; ***Lumitens***, *m.*; diurétique.

xylène, *m.*; ***Cérulyse***, *m.*; céruménolytique.

Xylocaïne, *f.*; **lidocaïne**, *f.*; antiarythmique, anesthésique local.

Xylocard, *m.*; **lidocaïne**, *f.*; antiarythmique, anesthésique local.

Xyzall, *m.*; **lévocétirizine**, *f.*; antihistaminique.

Y

Yocoral, *m.*; **yohimbine**, *f.*; traitement des troubles de l'érection.

yohimbine, *f.*; ***Yocoral***, *m.*; ***Yohimbine***, *f.*; traitement des troubles de l'érection.

Z

Zacnan, *m.*; **minocycline**, *f.*; antibiotique.

Zaditen, *m.*; **kétotifène**, *m.*; antihistaminique.

Zamudol, *m.*; **tramadol**, *m.*; analgésique.

zanamivir, *m.*; ***Relenza***, *m.*; antiviral.

Zanidip, *m.*; **lercanidipine**, *f.*; inhibiteur calcique.

Zarontin, *m.*; **éthosuximide**, *m.*; anticonvulsivant.

Zatur, *m.*; **oxybutynine**, *f.*; antispasmodique.

Zavedos, *m.*; **idarubicine**, *f.*; anticancéreux.

Zéclar, *m.*; **clarithromycine**, *f.*; antibiotique, macrolide.

Zeefra, *m.*; **céfradine**, *f.*; antibiotique; céphalosporine de 1re génération.

Zeffix, *m.*; **lamivudine**, *m.*; antiviral.

Zélitrex, *m.*; **valaciclovir**, *m.*; antiviral.

Zentel, *m.*; **albendazole**, *m.*; anthelminthique.

Zérit *m.*; **stavudine**, *f.*; antiviral.

Zestril, *m.*; **lisinopril**, *m.*; inhibiteur de l'enzyme de conversion de l'angiotensine.

Ziagen, *m.*; **abacavir**, *m.*; antiviral.

zidovudine (ou **azidothymidine**), *f.*; ***Rétrovir***, *m.*; antiviral.

Zinnat, *m.*; **céfuroxime**, *m.*; antibiotique.

Zithromax, *m.*; **azithromycine**, *f.*; antibiotique; macrolide.

Zocor, *m.*; **simvastatine**, *f.*; hypolipémiant.

Zofénil, *m.*; **zofénopril**, *m.*; inhibiteur de l'enzyme de conversion de l'angiotensine.

zofénopril, *m.*; ***Zofénil***, *m.*; inhibiteur de l'enzyme de conversion de l'angiotensine.

Zofora, *m.*; **piroxicam**, *m.*; anti-inflammatoire non stéroïdien.

zolmitriptan, *m.*; ***Zomig***, *m.*; ***Zomigoro***, *m.*; antimigraineux.

Zoloft, *m.*; **sertraline**, *f.*; antidépresseur.

Zolpidem, *m.*; ***Stilnox***, *m.*; hypnotique.

Zoltum, *m.*; **oméprazole**, *m.*; antiulcéreux.

Zomig, *m.*; **zolmitriptan**, *m.*; antimigraineux.

Zomigoro, *m.*; **zolmitriptan**, *m.*; antimigraineux.

Zondar, *m.*; **diacerhéine**, *f.*; antirhumatismal.

Zophren, *m.*; **ondansétron**, *m.*; antiémétisant.

zopiclone, *m.*; ***Imovane***, *m.*; hypnotique.

Zorac, *m.*; **tazarotène**, *m.*; traitement du psoriasis.

Zovirax, *m.*; **aciclovir**, *m.*; antiviral.

Zoxan, *m.*; **doxazosine**, *f.*; alphabloquant.

zuclopenthixol, *m.*; ***Clopixol***, *m.*; neuroleptique.

Zumalgic, *m.*; **tramadol**, *m.*; analgésique.

Zyban, *m.*; **bupropion**, *m.*; désintoxication tabagique.

Zyloric, *m.*; **allopurinol**, *m.*; antigoutteux.

Zymad, *m.*; **cholécalciférol**, *m.*; vitamine D.

Zyprexa, *m.*; **olanzapine**, *f.*; neuroleptique.

Zyrtec, *m.*; **cétirizine**, *f.*; antihistaminique.

LEXIQUE ANGLO-FRANÇAIS

Les termes et *éponymes* dans les deux langues ont été volontairement *omis* afin de conserver au livre des dimensions raisonnables.

On notera qu'en *anglais britannique* et en *anglais américain*, certains mots s'orthographient différemment. Il s'agit surtout des mots dérivés du grec ancien. En voici les principaux :

anglais américain	**anglais britannique**
...emia	...aemia
...emic	...aemic
...esthes...	...aesthes...
estiv...	aestiv...
etiology	aetiology
ameba	ameoba
anemia	anaemia
cec...	caec...
cel...	cael...
fec...	faec...
fiber	fibre
goiter	goitre
gray	grey
gyneco...	gynaeco...
hem...	haem...
heme	haem
homeo...	homoeo...
humor	humour
labor	labour
levo...	laevo...
leuko...	leuco...
leukemia	leukaemia
nevus	naevus
edema	oedema
esophagus	oesophagus
estro...	oestro...
ped...	paed...
pheo...	phaeo...
...rrhea	...rrhoea
tumor	tumour

Pour ce lexique, l'orthographe britannique a été préférée.

A

A agglutinogen. Agglutinogène A.

A and V patterns of squint. Syndromes A et V.

a-alphalipoproteinaemia, *s.* A-alphaprotéinémie.

abarticular, *adj.* Abarticulaire.

abasia, *s.* Abasie.

Abbot's plaster. Corset ou plâtre d'Abbot.

abdominoscopy, *s.* Examen de l'abdomen.

Abercrombie's degeneration. Dégénérescence amyloïde.

abetalipoproteinaemia, *s.* A-bêta-lipoprotéinémie.

abiogenesis, *s.* Abiogenèse.

abiotic, *adj.* Abiotique.

abiotrophy, **abiotrophia**, *s.* Abiotrophie.

ablatio, *s.* Ablation.

ablepharia, *s.* Ablépharie.

ablepharon, *s.* Ablépharie.

ablephary, *s.* Ablépharie.

ABO blood groupou **system**. Groupe sanguin ou système ABO.

abort (to), *v.* Avorter.

aborticide,*s.* Foeticide.

abortient, *adj.* Abortif.

abortifacient, *adj.* Abortif.

abortion, *s.* Avortement.

abortive, *adj.* Abortif.

aboulia, *s.* Aboulie.

aboulomania, *s.* Aboulie.

abrachia, *s.* Abrachie.

abrachiocephalia, *s.* Abrachiocéphalie.

abreaction, *s.* Abréaction.

abruptio, **abruption**, *s.* Abruption.

abscess (acute). Abcès chaud.

abscess, **abscessus**, *s.* Abcès.

abscessed, *adj.* Abcédé.

absentia, *s.* Absence.

absentia epileptica. Absence épileptique.

absorbent, *adj.*et *s.* Absorbant.

absorptiometry (bone). Absorptiométrie osseuse.

absorptive. *adj.* Absorbant.

abulia, *s.* Aboulie.

abulomania, *s.* Aboulie.

Ac globulin, *s.* Accélérine.

acalculia, *s.* Acalculie.

Acanthocephala, *s. pl.* Acanthocéphales.

acanthocephaliasis, *s.* Acanthocéphaliase.

acanthocytosis, *s.* Acanthocytose.

acantholysis, *s.* Acantholyse.

acanthoma, *s.* Acanthome.

acanthosis, *s.* Acanthose.

acapnia, *s.* Acapnie.

acardiac, *adj.* Acardiaque.

acariasis, *s.* Acariose.

acaricide, *adj.* Antiscabieux.

acarus, *s.* Acare.

acatalasaemia, *s.* Acatalasémie.

acatalasia, *s.* Acatalasie.

acataphasia, *s.* Acataphasie.

acathetic, *adj.* Acathectique.

acathisia, *s.* Acathésie, acathisie.

accelerator (prothrombin). Proaccélérine.

accelerator (serum). Proconvertin.

accelerator (serum prothrombin conversion). Proconvertine.

accelerin, *s.* Accélérine.

accelerinaemia, *s.* Accélérinémie.

acceptor, *s.* Accepteur.

access, *s.* Accès.

accessory, *adj.* Accessoire.

accident (professional). Accident du travail.

accompaniment, *s.* Accompagnement.

acentric, *adj.* Acentrique.

acephalia, *s.* Acéphalie.

acervulus, *s.* Acervule.

acetonaemia, *s.* Acétonémie.

acetonaemic, *adj.* Acétonémique.

acetonuria, *s.* Acétonurie.

acetylation, *s.* Acétylation.

acetylcholine, *s.* Acétylcholine.

acetylsalicylic, *adj.* Acétyl-salicylique.

achalasia, *s.* Achalasie.

Achalme's bacillus. Clostridium perfringens.

acheilia, *s.* Acheilie.

acheiria, *s.* Acheirie.

acheiropodia, *s.* Acheiropodie.

achilloburs itis, *s.* Achillodynie.

achillodynia, *s.* Achillodynie.

achlorhydria, *s.* Achlorhydrie.

achloroblepsia, *s.* Achloroblepsie.

achloropsia, *s.* Achloroblepsie.

acholia, *s.* Acholie.

acholuric, *adj.* Acholurique.

achondrogenesis, *s.* Achondrogenèse.

achondroplasia, *s.* Achondroplasie.

achondroplasia hyperplastic. . Nanisme métatropique.

achondroplastic, *adj.* Achondroplase.

achondroplasty, *s.* Achondroplasie.

achroma, *s.* Achromie.

achromasia, *s.* Achromie.

achromatopsia, *s.* Achromatopsie.

achromia, *s.* Achromie.

achromia squamosa. Tinea flava.

achromotrichia (nutritional). Kwashiorkor.

achylia, *s.* Achylie.

acid, *s.* Acide.

acid (aspartic). Acide aspartique.

acid (barbituric). Malonylurée.

acid (bile) . Acide biliaire.

acid (chenodeoxycholic). Acide désoxycholique.

acid (cholic). . Acide cholique.

acid (deoxycholic). Acide désoxycholique.

acid (fatty). Acide gras.

acid (folic). Acide folique.

acid (glutamic).. Acide glutamique.

acid (glycuronic). Acide glycuronique.

acid (lactic). Acide lactique.

acid (lithocholic). Acide lithocholique.

acid (nucleic). Acide nucléique.

acid (orotic). Acide orotique.

acid (retinoic). Acide rétinoïque.

acidaemia, *s.* Acidémie.

acid-fast, *adj.* Acidorésistant.

acidogenesis, *s.* Acidogenèse.

acidophil, *s.*et *adj.* Acidophile.

acidophilic, **acidophilous**, *adj.* Acidophile.

acidoresistant, *adj.* Acidorésistant.

acidosis, *s.* Acidose.

acidosis (lactic) . Acidose lactique.

acidosis (renal tubular). Acidose rénale hyperchlorémique.

acid-proof *adj.* Acidorésistant.

aciduria, *s.* Acidurie.

aciduria, (congenital hydroxybutyric). Urines à odeur de houblon (maladie des).

acinesia, *s.* Akinésie.

acme, *s.* Acmé, période d'état.

acne, *s.* Acné.

acne keratosa. Kératose folliculaire acuminée.

acne rosacea. Couperose.

acoasma*s.* Achoasme.

acoria , *s.* Acorie.

acormus, *adj.* Acormien.

acoumeter, *s.* Acoumètre.

acoumetry, *s.* Acoumétrie.

acouometer , *s.* Acoumètre.

acousmatagnosis, *s.* Acousmatagnosie.

acoutometer, *s.* Acoumètre.

acquired , *adj.* Acquis.

acro-angiothrombosis (thrombotic). Purpura thrombotique thrombocytopénique.

acroasphyxia, *s.* Acroasphyxie.

acrobrachycephaly, *s.* Acrobrachycéphalie.

acrocentric, *adj.* Acrocentrique.

acrocephalia, *s.* Acrocéphalie.

acrocephalopolysyndactyly, *s.* Acrocéphalopolysyndactylie.

acrocephalosyndactylia, **acrocephalosyndactylism**, **acrocephalosyndactyly**, *s.* Acrocéphalosyndactylie.

acrochordoma, *s.* Chordome.

acrocyanosis, *s.* Acrocyanose.

acrodermatitis, *s.* Acrodermatite.

acrodermatitis (continuous). Acrodermatite continue d'Hallopeau.

acrodermatitis (Hallopeau's). Acrodermatite continue d'Hallopeau.

acrodermatitis (infantile lichenoid) ou **(infantile papular)**. Syndrome de Gianotti-Crosti.

acrodermatitis atrophicans chronica. Dermatite chronique atrophiante.

acrodermatitis continua. Acrodermatite continue d'Hallopeau.

acrodermatitis enteropathica. Acrodermatite entéropathique.

acrodermatitis papulosa infantum. Syndrome de Gianotti-Crosti.

acrodermatitis perstans. Acrodermatite continue d'Hallopeau.

acrodynia, **acrodyny**, *s.* Acrodynie.

acrodysostosis, *s.* Acrodysostose.

acrodysplasia, *s.* Acrodysplasie.

acrokeratosis, *s.* Acrokératome.

acrokeratosis paraneoplastica. Acrokératose paranéoplasique, syndrome de Bazex.

acromegalia, **acromegaly**, *s.* Acromégalie.

acromegalic , *adj.* Acromégalique.

acromegalogigantism, *s.* Acromégalogigantisme.

acromelalgia, *s.* Acromélalgie.

acromelic*adj.* Acromélique.

acromesomelic, *adj.* Acromésomélique.

acrometagenesis, *s.* Acrométagenèse.

acromicria, *s.* Acromicrie.

acroneurosis*s.* Acroneurose.

acroosteolysis, *s.* Acro-ostéolyse.

acropachy, Acropachie.

acroparaesthesia, *s.* Acroparesthésie.

acropathia (ulceromutilating). Syndrome de Thévenard.

acropathia ulceromutilans (familial). Syndrome de Thévenard.

acropathology, *s.* Acropathologie.

acropathy, *s.* Acropathie.

acropoikilothermy, *s.* Acropoïkilothermie.

acroposthitis, *s.* Acroposthite.

acropustulosis, *s.* Acropustulose, pustulose palmo-plantaire.

acroscleroderma, **acrosclerosis**, *s.* Sclérodactylie.

acrosphenosyndactylia, *s.* Acrocéphalosyndactylie.

acrostealgia, *s.* Acrostéalgie.

acrotrophoneurosis, *s.* Acrotrophonévrose.

act (faulty). Acte manqué.

ACTH-RF ou **RH**. Corticolibérine.

actin, *s.* Actine.

acting out. Passage à l'acte.

actinic, *adj.* Actinique.

actinodermatitis, *s.* Actinite.

actinography*s.* Actinographie.

actinology , *s.* Actinologie.

actinomyces , *s.* Actinomycète.

Actinomycetaceae, *s. pl* Actinomycétacées.

actinomycetoma, *s.* Actinomycétome.

actinomycin, *s.* Actionomycine.

actinomycosis, *s.* Actinomycose.

actinoscopy , *s.* Radioscopie.

actinotherapy, *s.* Actinothérapie.

action of food (specific dynamic). Action dynamique spécifique des aliments, ADS.

activator*s.* Activateur, inducteur.

activator (tissue plasminogen), **tPA**. Activateur tissulaire du plasminogène, tPA.

activator/recombinant tissue type plasminogen, **rtPA**. Activateur tissulaire du plasminogène obtenu par génie génétique, rtPA.

activin , *s.* Activine.

activity *s.* Activité.

actograph, *s.* Actographe.

actomyosin, *s.* Actomyosine.

actuarial, *adj.* Actuariel, elle.

actuary, *s.* Actuaire.

acuminated, *adj.* Acuminé.

acute, *adj.* Aigu.

acuteness, *s.* Acuité.

acuteness (auditory). Acuité auditive.

acuteness (visual). Acuité visuelle.

acyanoblepsia, **acyanopsia**, **acyoblepsia**, *s.* Acyanoblepsie.

adactylia, *s.*ou **adactyly**, *s.* Adactylie.

Adair Dighton's syndrome. Ostéopsathyrose.

Adamantiades-Behçet syndrome. Maladie de Behçet.

adamantinoma, *s.* Adamantinome.

adamantoblast, *s.* Adamantoblaste.

adamantoblastoma*s.* Adamantinome.

adamantoma, *s.* Adamantinome.

adaptometry, *s.* Adaptométrie.

addictionou **addiction (drug)**. Pharmacodépendance.

addictology, *s.* Addictologie.

addiment, *s.* Complément.

Addison's ou **Addison-Biermer anaemia**. Anémie de Biermer.

Addison's keloid. Morphée.

addisonian, *adj.* Addisonien.

adenectomy, *s.* Adénectomie.

adenectopia, *s.* Adénectopie.

adenia, *s.* Adénie.

adenine nucleotide. Acide adénylique.

adenitis, *s.* Inflammation d'une glande.

adenocarcinoma, *s.* Adénocarcinome.

adenocarcinoma (renal) ou **adenocarcinoma of the kidney**. Néphrocarcinome.

adenocele, *s.* Cystadénome.

adenochondroma, *s.* Adénochondrome.

adenocystic disease of the breast. Maladie de Reclus.

adenocystoma, *s.* Cystadénome.

adenocystosarcoma, *s.* Cystosarcome phyllode.

adenofibroma, *s.* Adénofibrome.

adenofibromyoma, *s.* Adénofibromyome.

adenohypophysis, *s.* Adénohypophyse.

adenoid, *adj.* Adénoïde.

adenoidectomy, *s.* Adénoïdectomie.

adenoidism, *s.* Adénoïdisme.

adenoiditis, *s.* Adénoïdite.

adenoids, *s.* Végétations adénoïdes.

adenolipoma, *s.* Adénolipome.

adenolipomatosis, *s.* Adénolipomatose.

adenolymphitis, *s.* Adénolymphite.

adenolymphocele, *s.* Adénolymphocèle.

adenolymphoma, *s.* Cystadénolymphome.

adenoma, *s.* Adénome.

adenoma sebaceum. Adénomes sébacés symétriques de la face.

adenoma umbilical. Adénome diverticulaire.

adenomectomy, *s.* Adénomectomie.

adenomegaly, *s.* Adénomégalie.

adenomyoma, *s.* Adénomyome.

adenomyomatosis, *s.* Adénomyomatose.

adenomyometritis, *s.* Endométriose intra-utérine.

adenomyosis, *s.* Endométriose intra-utérine.

adenomyxoma, *s.* Adénomyxome.

adenopathy, *s.* Adénopathie.

adenophlegmon, *s.* Adénophlegmon.

adenosarcoma, *s.* Adénosarcome.

adenosarcoma of kidney. Tumeur de Wilms.

adenosis, *s.* Adénose.

adenosis of the breast. Maladie de Reclus.

adenotomy, *s.* Adénotomie.

adenotonsillectomy, *s.* Adénotonsillectomie.

adenylic acid. Acide adénosine monophosphorique.

adenylylcyclase, *s.* Adénylate-cyclase, adényl-cyclase, adénylyl-cyclase.

adephagia, *s.* Boulimie.

adermin, *s.* Vitamine B_6.

adhalin, *s.* Adhaline.

adhesin, *s.* Adhésine.

adhesion, *s.* Adhérence, cicatrisation, adhésion, bride.

adhesion (pleural). Symphyse pleurale.

adiadochokinesis, **adiadokokinesis**, **adiadokocinesis**, **adiadokokinesia**, **adiadokocinesia**, *s.* Adiadococinésie.

Adie's pupil. Maladie d'Adie.

Adie's syndrome. Maladie d'Adie.

adipocele, *s.* Lipocèle.

adipocere, *s.* Adipocire.

adipogenesis, *s.* Adipogénie, adipogenèse.

adipopectic, **adipopexic**, *adj.* Adipopexique.

adipopexic, *adj.* Lipopexique.

adiposalgia, *s.* Adiposalgie.

adiposis, **adipositas**, **adiposity**, *s.* Adipose.

adiposis dolorosa. Maladie de Dercum.

adipsia, **adipsy**, *s.* Adipsie.

adiuretin, *s.* Vasopressine.

adnexitis, *s.* Salpingo-ovarite.

adrenal, *s.* Surrénale.

adrenalectomy, *s.* Surrénalectomie.

adrenalin, **adrenaline**, *s.* Adrénaline.

adrenalinaemia, *s.* Adrénalinémie.

adrenalinogen, *s.* Adrénalinogène.

adrenalitis, *s.* Surrénalite.

adrenalotropic, *adj.* Surrénalotrope.

adrenarche, *s.* Adrénarche.

adrenergic, *adj.* Adrénergique.

adrenergy, *s.* Adrénergie.

adrenocortical, *adj.* Corticosurrénal.

adrenocorticomimetic, *adj.* Corticomimétique.

adrenocorticotropic hormone, **adrenocorticotrophic hormone**. ACTH.

adrenocorticotropin, *s.* ACTH.

adrenogenital syndrome. Syndrome génito-surrénal.

adrenoleukodystrophy, *s.* Adréno-leucodystrophie.

adrenolytic, *adj.* Adrénolytique.

adrenomedullin, *s* . Adrénomédulline.

adrenomyeloneuropathy, *s.* Adrénomyéloneuropathie.

adrenopause, *s.* Adrénopause.

adrenoprival, *adj.* Surrénoprive.

adrenotropic ou **adrenotrophic hormone**. ACTH.

adrenotropin, *s.* ACTH.

advancement, *s.* Avancement.

adynamia, **adynamy**, *s.* Adynamie.

adynamia episodica hereditaria. Adynamie épisodique héréditaire d'Ingrid Gamstorp.

aedoeology, *s.* Étude des organes génitaux.

aeraemia, *s.* Aérémie.

aerasthenia, *s.* Mal des aviateurs.

aerobian, **aerobic**, *adj.* Aérobie.

aerobiology, *s.* Aérobiologie.

aerobiosis, *s.* Aérobiose.

aerocolia, **aerocoly**, *s.* Aérocolie.
aerodontalgia, *s.* Barodontalgie.
aeroembolism, *s.* Aéro-embolisme.
aerogastria, *s.* Aérogastrie.
aerogen, *adj.* Aérogène.
aero-otitis media. Otite barotraumatique.
aerophagia, **aerophagy**, *s.* Aérophagie.
aeroplethysmograph, *s.* Aéropléthysmographe.
aerosol, *s.* Aérosol.
aerotonometer, *s.* Aérotonomètre.
aesthesiogen, *s.* Esthésiogène.
aesthesiogeny, *s.* Esthésiogénie.
aesthesiometer, *s.* Esthésiomètre.
aetiocholanone, *s.* Étiocholanone.
AF. FA.
affektepilepsie, *s.* Affekt-épilepsie.
afferent, *adj.* Afférent.
affinity (selective). Propriété élective.
afibrinogenaemia, *s.* Afibrinogénémie.
after-birth. Arrière-faix.
afterload (ventricular). Postcharge ventriculaire.
aftosa, *s.* Fièvre aphteuse.
Ag. Antigène.
Ag HD. Agent delta.
agalactia, **agalaxia**, **agalaxy**, *s.* Agalactie.
agammaglobulinaemia, *s.* Agammaglobulinémie.
agamont, *s.* Schizonte.
aganglionosis, *s.* Aganglionose.
agastria, *s.* Agastrie.
age (Binet). Âge mental.
age (bone). Âge osseux.
age (gestational). Âge gestationnel.
Agency (European medicines evaluation). Agence européenne des médicaments.
agenesia, **agenesis**, *s.* Agénésie.
agenitalism, *s.* Agénitalisme.
agenosomus, *s.* Agénosome.
agent (F). Facteur F.
agent (fertility). Agent (F).
agent (transforming). Mitogène.
ageusia, **ageustia**, *s.* Agueusie.
agglutination (cross). Agglutination croisée.
agglutination (indirect). Agglutination passive.
agglutination reactionou **test**. Sérodiagnostic.
agglutinin, *s.* Agglutinine.
agglutinogen, *s.* Agglutinogène.
agglutinoid, *s.* Agglutinine incomplète.
agglutinoid reaction. Phénomène de zone.
aggregate. 1° *s.* Agrégat. — 2° *v.* Agréger.
aggregation (platelet), **aggregation of platelets**. Agrégation des plaquettes.
aggregation (red cell). Agrégation des hématies.
aglobulia, **aglobuliosis**, **aglobulism**, *s.* Aglobulie.
aglossia, *s.* Aglossie.
aglossia-adactylia (syndrome). Syndrome aglossie-adactylie.
agminate, **agminated**, *adj.* Agminé.
agnathia, **agnathy**, *s.* Agnathie.
agnea, **agnoea**, **agnosia**, *s.* Agnosie.
agnosia-apraxia, *s.* Agnoso-apraxie.
agonia, *s.* Désespoir; stérilité.
agonist, *s.* Agoniste.
agony, *s.* Désespoir; stérilité; agonie.
agoraphobia, *s.* Agoraphobie.
agrammaphasia, *s.* Agrammatisme.
agrammatism, *s.* Agrammatisme.
agranulocyte, *s.* Leucocyte mononucléaire.
agranulocytosis, *s.* Agranulocytose.
agraphia, *s.* Agraphie.
agravic, *adj.* En état d'agravité.
agrypnia, *s.* Insomnie.
agrypnotic, **agrypnode**, *adj.* Agrypnode.
agyria, *s.* Agyrie.
A-H interval. Espace A-H.
Ahumada-del Castillo syndrome. Syndrome d'Argonz-del Castillo.
ahylognosia, *s.* Ahylognosie.
AI. IA.
aid (functional). Aide fonctionnelle.
AIDS. SIDA.
aid (sensorial). Aide sensorielle.
AIDS-related complex. ParaSIDA.
aid (walking). Aide à la marche.
Aiginger's method. Training compensé d'Aiginger.
ailment, *s.* Indisposition.
ainhum, *s.* Aïnhum.
air conditionning. Climatisation.
AIVR. RIVA.
akamushi disease. Tsutsugamushi.
akaryocyte, *s.* Normocyte.
akathisia, *s.* Acathésie.
akinesia (crossed). Paralysie controlatérale.
akinesia, **akinesis**, *s.* Akinésie.
akiyami, *s.* Fièvre automnale.
akoasma, *s.* Acoasme.
alalia, *s.* Aphémie.
alalia (congenital). Audimutité d'expression.
Albers-Schönberg disease. Ostéopétrose.
Albini's nodules. Nodosités de Cruveilhier.
albinism, **albinismus**, **albinoism**, *s.* Albinisme.
albino, *s.* Albinos.
Albright— Butler— Bloomberg (syndrome). Rachitisme hypophosphatémique familial.
Albright-Mac Cune-Sternberg syndrome. Syndrome d'Albright.
albuginitis, *s.* Albuginite.
albumin, *s.* Albumine.
albuminaemia, *s.* Albuminémie.
albuminimeter, *s.* Albuminimètre.
albuminoid, *adj.* Albuminoïde.
albuminuria, *s.* Albuminurie.
albumosuria, *s.* Albumosurie.
alcaptonuria, *s.* Alcaptonurie.
alcohol, *s.* Alcool.
alcoholaemia, *s.* Alcoolémie.
alcoholate, *s.* Alcoolat.
alcoholature, *s.* Alcoolature.
alcoholic, *adj.* Alcoolique.
alcoholism, *s.* Alcoolisme.
alcoholization, *s.* Alcoolisation.
alcoholomania, *s.* Alcoolomanie.
aldehyde, *s.* Aldéhyde.
aldolasaemia, *s.* Aldolasémie.
aldosterone, *s.* Aldostérone.
aldosterone inhibitor. *s. m* Antialdostérone,
aldosterone inhibitory. *adj.* Antialdostérone,
aldosteronism, *s.* Hyperaldostéronisme.
aldosteronism (primary). Syndrome de Conn.
aldosteronuria, *s.* Aldostéronurie.
Aldrich's syndrome. Syndrome de Wiskott-Aldrich.
Aleppo boilou **button**ou **evil** ou **sore**. Bouton d'Orient.
aleukaemia, *s.* Leucémie aleucémique.
aleukaemic, *adj.* Aleucémique.
aleukia, *s.* Aleucie.
aleukia haemorrhagica. Pan-myélophtisie.
alexia, *s.* Cécité verbale.
alexia (musical). Cécité musicale.
alexin, *s.* Complément.
alexipharmac, *adj.*et *s.* Alexipharmaque.
alexithymia, *s.* Alexithymie.
aleze, *s.* Alèze.
Alezzandrini's syndrome. Syndrome d'Alezzandrini.
ALG. Globuline antilymphocyte.
algesimeter, *s.* Algésimètre.
algesiogenic, *s.* Algésiogène.
algetic, *adj.* Algique.
— algia, *suffixe...* algie.
algid, *adj.* Algide.
algidity, *s.* Algidité.
algodystrophy (sympathetic reflex). Algodystrophie sympathique, algoneurodystrophie.
algogenic, *adj.* Algogène.
algolagnia, *s.* Algolagnie.
algology, *s.* Algologie.
algomenorrhoea, *s.* Algoménorrhée.
algometry, *s.* Algométrie.
algophilia, **algophily**, *s.* Algophilie.
algophobia, *s.* Algophobie.
algorism, *s.*, **algorithm**, *s.* Algorithme.
aliasing, *s.* Repliement spectral.
Alibert's disease. Mycosis fungoïde.
"Alice in wonderland" syndrome. Syndrome d'Alice au pays des merveilles.
alienatio, **alienation**, *s.* Maladie mentale.
alienist, *s.* Psychiatre.
aliphatic, *adj.* Aliphatique.
allotriophagia, *s.* Allotriophagie.
alkalaemia, *s.* Alcalose décompensée.
alkalimetry, *s.* Alcalimétrie.
alkalitherapy, *s.* Alcalinothérapie.
alkaloid, *s.* Alcaloïde.
alkaloid (animal ou **cadaveric** ou **putrefactive)**. Ptomaïne.
alkalosis, *s.* Alcalose.
alkalotherapy, *s.* Alcalothérapie.
alkaptonuria, *s.* Alcaptonurie.
alkyl, *s.* Alkyle.
alkylating, *adj.* **alkylating agent**, Alkylant.
allachaesthesia, *s.* Allachesthésie.
allaesthesia, *s.* Alliesthésie.
allantiasis, *s.* Botulisme.

allantois, *s.* Allantoïde.
allele, **allelomorph**, *s.* Allèle.
allelomorphic, *adj.* Allélomorphique.
allergen, *s.* Allergène.
allergenic, *adj.* Allergénique.
allergia, *s.* Allergie.
allergic, *adj.* Allergique.
allergid, *s.* Allergide.
allergin, *s.* Allergène.
allergology, *s.* Allergologie.
allergometry, *s.* Allergographie.
allergosis, *s.* Maladie allergique.
allergy, *s.* Allergie.
alligator boy. Fœtus arlequin.
alloaesthesia, *s.* Alliesthésie.
alloantibody, *s.* Isoanticorps.
alloantigen, *s.* Isoantigène.
alloantiserum, *s.* Iso-antisérum.
allochaesthesia, *s.* Alliesthésie.
allochiria, *s.* Alloesthésie.
allocinesia, *s.* Allocinésie.
allodromy, *s.* Allodromie.
allodynia, *s.* Allodynie.
allogenic, *adj.* Homologue.
allograft, *s.* Homogreffe.
allopathy, *s.* Allopathie.
allopolyploidy, *s.* Allopolyploïdie.
allopsychosis, *s.* Allopsychose.
allorhythmia, *s.* Allorythmie.
all-or-none law, **all-or-nothing law** ou **relation**. Loi du tout-ou-rien.
allosome, *s.* Hétérochromosome.
allosome (unpaired). Chromosome isolé.
allosterism, *s.* Allostérie.
allotetraploid, *adj.* Allotétraploide.
allotherm, *adj.* Poïkilotherme.
allotriodontia, *s.* Allotriodontrie.
allotriophagia, **allotriophagy**, *s.* Pica.
allotriosmia, *s.* Allotriosmie.
allotropic, *adj.*, Allotropique.
allotropy, *s.* Allotropie.
allotypy, *s.* Allotypie.
alloxan, *s.* Alloxane.
Almeida's disease. Blastomycose sud-américaine.
alogia, *s.* Alogie.
alopecia, *s.* Alopécie.
alopecia areata. Pelade.
alopecia neurotica. Peladoïde.
alopecia universalis. Pelade décalvante.
alpha-(ou α) **fetoglobulin**. Alphafœtoprotéine.
alpha-(ou α) **fetoprotein.**. Alpha (ou α) fœtoprotéine, AFP.
alpha-1-antitrypsin, *s.* Alpha-1-antitrypsine.
alpha-adrenergic, *adj.*, **α-adrenergic**. Alpha (ou α) adrénergique.
alpha-adrenergic blocking agent. Alphabloquant (*s. m.*).
alpha-adrenergic stimulating agent. Alphastimulant.
alpha-blocking, *adj.*,**α-blocking**. Alphabloquant (adj.).
alpha-chymotrypsin, *s.*,**α-chymotrypsin**. Alpha-(ou α) chymotrypsine.
alpha-globulin, *s.*,**α-globulin**. Alphaglobuline.
alpha-lipoprotein, *s.* Alpha-lipoprotéine.
alphamimetic, *adj.* Alphamimétique.
ALS. SLA.
alternariosis, *s.* Alternariose.
altitude sickness. Mal d'altitude.
aluminosis, *s.* Aluminose.
alveolar, *adj.* Alvéolaire.
alveolitis, *s.* Alvéolite.
alveoloplasty, *s.* Alvéoloplastie.
alveolus, *s.*, *pl.* **alveoli**. Alvéole.
alveolysis, *s.* Alvéolyse.
alvine, *adj.* Alvin, ine.
alymphocytosis, *s.* Alymphocytose.
alymphoplasia, *s.* Alymphoplasie.
alymphoplasia (Nézelof's type of thymic). Syndrome de Nézelof.
alymphoplasia (thymic). Alymphocytose congénitale.
amaas, *s.* Alastrim.
amanita, *s.* Amanite.
amarthritis, *s.* Polyarthrite.
amastia, *s.* Amastie.
amaurosis, *s.* Amaurose.
amaurosis (cat's eye). Œil de chat amaurotique.
amaurosis-hemiplegia syndrome. Syndrome d'Espildora-Luque.
amazia, *s.* Amastie, amazie.
ambidextrous, *adj.* Ambidextre.
ambisexual, **ambosexual**, *adj.* Ambosexuel.
amblyopia, *s.* Amblyopie.
amblyopia (nocturnal). Nyctalopie.
amboceptor, *s.* Ambocepteur.
Amboyna button. Verruga du Pérou.
Ambroise Tardieu (syndrome of). Syndrome des enfants battus.
ambulant, **ambulating**, **ambulatory**, *adj.* Ambulant, ambulatoire.
ameba, *s.*, *pl.* **amebae**, **amebas**. Amibe.
amebiasis, **amebiosis**, *s.* Amibiase.
amebicidal, *adj.* Amoebicide.
amebism, *s.* Amibiase.
amebocyte, *s.* Amibocyte.
ameboid, *adj.* Amiboïde.
ameboidism, *s.* Amiboïsme.
ameboma, *s.* Amoebome.
amegakaryocytosis, *s.* Amégacaryocytose.
amelia, *s.* Amélie.
ameloblast, *s.* Améloblaste.
ameloblastoma, *s.* Adamantinoma.
amelogenesis imperfecta. Amélogenèse imparfaite, mélanodontie infantile.
amenia, *s.* Aménorrhée.
amenorrhea, **amenorrhoea**, *s.* Aménorrhée.
amentia, *s.* Idiotie.
amentia (naevoid). Maladie de Sturge-Weber-Krabbe.
ametropia, *s.* Amétropie.
ametropia (axial). Amétropie axiale.
ametropia (curvature). Amétropie de courbure.
AMH. Hormone antimullérienne.
amimia, *s.* Amimie.
amimia (amnesic). Amimie réceptive.
amimia (ataxic). Amimie motrice.
aminaemia, *s.* Aminémie, baso-aminémie.
aminoacid, *s.* Aminoacide, acide aminé.
aminoacidaemia, *s.* Amino-acidémie.
aminoacidopathy, *s.* Amino-acidopathie.
aminoaciduria, *s.* Amino-acidurie.
aminoglycoside, *s.* Aminoside.
aminopenicillin, *s.* Aminopénicilline.
aminopherase, *s.* Transaminase.
aminopolypeptidase, *s.* Aminopolypeptidase.
aminopterin, *s.* Aminoptérine.
amitosis, *s.* Amitose.
ammonemia, **ammoniaemia**, **ammoniemia**, *s.* Ammoniémie.
ammoniuria, *s.* Ammoniurie.
amnesia, *s.* Amnésie.
amnesia (transient global). Ictus amnésique.
amnesia (verbal). Surdité verbale.
amnesia (visual). Alexie.
amnesic, *adj.* Amnésique.
amnestic, *adj.* Amnestique.
amnestic syndrome ou **psychosis** . Syndrome de Korsakoff.
amnestic-confabulatory syndrome. Syndrome de Korsakoff.
amniocentesis, *s.* Amniocentèse.
amniography, *s.* Amniographie.
amnion, *s.* Amnios.
amnioscopy, *s.* Amnioscopie.
amniotic, *adj.* Amniotique.
amniotic adhesion. Bride amniotique.
amniotitis, *s.* Amniotite.
amnitis, *s.* Amniotite.
amoeba, *s.* Amibe.
amoebism, *s.* Amibiase.
amoebocyte, *s.* Amibocyte.
amorphism, *s.* Amorphisme.
amorphognosia, *s.* Amorphognosie.
amount, *s.* Quantité, taux.
AMP. Acide adénylique.
AMP (cyclic). AMP cyclique.
ampere, *s.* Ampère.
amphetamine, *s.* Amphétamine.
amphibolia, *s.* Stade amphibole.
amphimixis, *s.* Amphimixie.
amphitrichous, **amphitrichate**, *s.* Amphotriche.
amphophil, **amphophilic**, **amphophilous**, *adj.* Amphophile.
amphoric, *adj.* Amphorique.
amphoteric, *adj.* Amphotère.
amphotony, *s.* Amphotonie.
ampicillin, *s.* Ampicilline.
amplifier (brilliancy). Amplificateur de brillance ou de luminance.
ampulla of Vater. Ampoule de Vater.
amputee, *s.* Amputé.
Amsterdam dwarf ou **type**. Typus amstelodamensis.
amusia, *s.* Amusie.
amyelencephalia, *s.* Anencéphalomyélie.
amygdalectomy, *s.* Amygdalectomie.
amygdalitis, *s.* Amygdalite.
amygdalothrypsis, *s.* Amygdalotripsie.

amygdalotomy, *s.* Amygdalotomie.

amylaceous, *adj.* Amylacé.

amylasuria, *s.* Amylasurie.

amylogen, *s.* Amidon soluble.

amylogenic, *adj.* Produisant de l'amidon.

amyloid, *adj.* Amyloïde. — *s.* Substance amyloïde.

amyloid degeneration. Dégénérescence amyloïde.

amyloidosis, *s.* Dégénérescence amyloïde.

amyloidosis (primary systemic) ou **amyloidosis (systematized)**. Amyloïdose systématisée primitive.

amyloidosis with febrile urticaria and deafness (familial). Syndrome de Mückle et Wells.

amylolytic ferment. Amylase.

amylopectinosis, *s.* Amylopectinose, glycogénose type IV.

amylopectinosis (brancher enzyme deficiency). Glycogénose type IV.

amylosis, *s.* Dégénérescence amyloïde.

amyodysplasia, *s.* Amyodysplasie.

amyotonia, *s.* Amyotonie.

amyotonia congenita. Myatonie congénitale.

amyotrophia, **amyotrophy**, *s.* Amyotrophie.

amyotrophy, *s.* Amyotrophie.

amyotrophy (neuralgic). Syndrome de Parsonage-Turner.

amyxia, *s.* Amyxie.

amyxorrhoea, *s.* Amyxorrhée.

ana. aa.

anabacteria, *s.* Anabactérien.

anabolic, *adj.*et *s.* Anabolisant.

anabolism, *s.* Anabolisme.

anachlorhydria, *s.* Achlorhydrie.

anaclitic, *adj.* Anaclitique.

anacousia, **anacusia**, **anacusis**, **anakusis**, *s.* Surdité totale.

anacrotism, *s.* Anacrotisme.

anadicrotism, *s.* Anacrotisme.

anaemia, *s.* Anémie.

anaemia (congenital dyserythropoietic). Anémie dysérythropoïétique congénitale.

anaemia (hyposideraemic). Anémie hyposidérémique.

anaerobe, *s.* Anaérobie.

anaerobia, *s. pl.***d'anaerobion** : anaérobies.

anaerobic, *adj.* Anaérobie.

anaerobion, *s.* Anaérobie.

anaerobiosis, *s.* Anaérobiose.

anaesthesia, *s.* Anesthésie.

anagen, *adj.* Anagène.

anakhre, *s.* Goundou.

anal stage ou **phase**, **anal sadistic stage**. Stade anal, stade sadique anal.

analbuminaemia, *s.* Analbuminémie.

analepsia, **analepsis**, *s.* Analepsie.

analeptic, *adj.*et *s.* Analeptique.

analgesia, *s.* Analgésie.

analgesic, *adj.* Analgésique.

analgesics, *s.* Analgésique.

analgesics (narcotic). Analgésique narcotique.

analgia, *s.* Analgie.

analysis, *s.* Analyse.

analysis (situation). Analyse de situation.

analysor, *s.* Analyseur.

anamnesia, **anamnesis**, *s.* Anamnèse.

anamnion, *s.* Anamnios.

anamorphosis, *s.* Anamorphose.

ananaphylaxis, *s.* Antianaphylaxie.

anancastic, *adj.* Anancastique.

anapeiratic, *adj.* Anapeiratique.

anaphrodisia, *s.* Anaphrodisie.

anaphrodisiac, *s.* Anaphrodisiaque.

anaphylactic, *adj.* Anaphylactique.

anaphylactogen, *s.* Allergène.

anaphylactoid, *adj.* Anaphylactoïde.

anaphylatoxin*s.* Anaphylatoxine.

anaphylaxis, *s.* Anaphylaxie.

anaphylotoxin, *s.* Anaphylatoxine.

anaplasia, *s.* Anaplasie.

Anaplasmataceae, *s.* Anaplasmatacées.

anaplasmosis, *s.* Anaplasmose.

anaplastic, *adj.* Anaplasique.

anaplasty, *s.* Anaplastie.

anaraxia, *s.* Anaraxie.

anarthria, *s.* Anarthrie.

anasarca, *s.* Anasarque.

anasarca (fetoplacental). Maladie de Schridde.

anascitic, *adj.* Anascitique.

anaspadia, **anaspadias**, *s.* Anaspadias.

anastomosis, *s.* Anastomose.

anatomopathology, *s.* Anatomie pathologique.

anatomy (microscopic ou **minute)**. Histologie.

anatomy (morbid). Anatomie pathologique.

anatoxic, *adj.* Anatoxique.

anatoxin, *s.* Anatoxine.

anautogenous, *adj.* Anautogène.

anchipodia, *s.* Anchipode.

anconeal, *adj.* Anconé.

ancylostomiasis, *s.* Ankylostomiase.

ancylostomo-anaemia, *s.* Ankylostomiase.

Andersen's disease. Glycogénose type IV.

Andes disease. Maladie de Monge.

androblastoma, *s.* Androblastome.

androgen, *s.* Androgène.

androgenesis, *s.* Androgenèse.

androgenic, **androgenous**, *adj.* Androgène.

androgenicity, *s.* Androgénicité.

androgyne, **androgynus**, **androgyna**, *s.* Androgyne.

androgyneity, *s.* Androgynie.

androgynism, **androgyny**, *s.* Androgynie.

androgynoid, *adj.* Androgyne.

androgynous, *adj.* Androgyne.

android, **androidal**, *adj.* Androïde, viriloïde.

andrology, *s.* Andrologie.

andromerogony, *s.* Andromérogonie.

androstanediol, *s.* Androstanediol.

androstene, *s.* Androstène.

androstenedione, *s.* Androstènedione.

androsterone, *s.* Androstérone.

anectasis, *s.* Atélectasie primaire.

anelectrotonus, *s.* Anélectrotonus.

anemia, *s.* . Anémie.

anencephalia, **anencephaly**, *s.* 1° Anencéphalie. — 2° Encéphalo-araphie.

anenzymia catalasea. Acatalasémie.

anephric, *adj.* Anéphrique.

anergia, **anergy**, *s.* Anergie.

anerythroblepsia, *s.* Anérythropsie.

anerythropoiesis, *s.* Anérythropoïèse.

anerythropsia, *s.* Anérythropsie.

anesthesia, *s.* Anesthésie.

anesthesiology, *s.* Anesthésiologie.

anesthetic, *adj.* 1° Anesthésié. — 2° Anesthésique.

anesthetist, *s.* Anesthésiste.

anesthetization, *s.* Insensibilisation.

anestrus, **anestrum**, *s.* Interœstrus, diœstrus.

anetoderma, **anetodermia**, *s.* Anétodermie érythémateuse de Jadassohn.

aneuploid, *adj.* Aneuploïde.

aneuploidy, *s.* Aneuploïdie.

aneurin, *s.*,**aneurine hydrochloride**. Vitamine B1.

aneurism, **aneurysm**, *s.* Anévrisme.

aneurysm (cirsoid). Anévrisme cirsoïde.

aneurysm (dissecting). Anévrisme disséquant.

aneurysmectomy, *s.* Anévrismectomie.

aneurysmoplasty, *s.* Anévrismoplastie.

aneurysmorrhaphy, *s.* Anévrismorraphie.

aneurysmotomy, *s.* Anévrismotomie.

aneusomy, *s.* Aneusomie.

ANF. Facteur antinucléaire.

angeitis, **angiitis**, *s.* Angéite.

angeitis necrotizing. Angéite nécrosante.

angel's wing. Scapula alata.

angiectasia, **angiectasis**, *s.* Angiectasie.

angiectasis (congenital dysplastic). Syndrome de Klippel-Trenaunay.

angiectopia, *s.* Angiectopie.

angiitis, *s.* Angéite.

angina, *s.* Angine.

angina (preinfarction). État de mal angineux.

angina pectoris. Angine de poitrine, angor.

angioblast, *s.* Angioblaste.

angioblastoma, *s.* Angioblastome.

angiocardiogram, *s.* Angiocardiogramme.

angiocardiography, *s.* Angiocardiographie.

angiocardiography (radioisotope). Gamma-angiocardiographie.

angiocardiography (selective). Angiocardiographie sélective.

angiocardiopneumography, *s.* Angiocardiopneumographie.

angiocardioscopy, *s.* Angiocardioscopie.

angiocavernoma, *s.* Angiome caverneux.

angiocholecystitis, *s.* Angiocholécystite.

angiocholitis, *s.* Angiocholite.

angiodermatitis (necrotic). Angiodermite nécrotique athéromateuse.

angioendothelioma, *s.* Angio-endothéliome.

angioendothelioma of bone. Sarcome d'Ewing.

angioendotheliomatosis, *s.* Angioendothéliomatose.

angiofibroma, *s.* Angiofibrome.

angiofluorography, *s.* Angiofluorographie.

angiogenesis, *s.* Angiogenèse.

angioglioma, *s.* Angiogliome.

angiogliomatosis, *s.* Angiogliomatose.

angiography, *s.* Angiographie.

angiography(digital ou **digital subtraction)**. Angiographie numérique.

angiography (intracranial). Angio-encéphalographie.

angiography (radioisotope). Gamma-angiographie.

angiography (radioisotope cerebral). Gamma-angio-encéphalographie.

angiography (radionuclide). Angiography isotopique.

angiohaemophilia, *s.* Maladie de von Willebrand.

angiohypotonia, *s.* Angiohypotonie.

angioid streak-pseudoxanthoma elasticum syndrome. Syndrome de Grönblad-Strandberg.

angiokeratoma, *s.* Angiokératome.

angiokeratoma corporis diffusum universale. Angiokeratoma corporis diffusum de Fabry.

angiolathyrism, *s.* Angiolathyrisme.

angioleucitis, **angioleukitis**. Lymphangite.

angiolipoma, *s.* Angiolipome.

angiolith, *s.* Angiolithe.

angiology, *s.* Angéiologie.

angiolupoid, **a. of Brocq and Pautrier**. Angiolupoïde.

angioma, *s.* Angiome.

angiomata (plexiform). Anévrysme cirsoïde.

angiomatoma corporis diffusum. Maladie de Fabry.

angiomatosis, *s.* Angiomatose.

angiomatosis (bacillary). Angiomatose bacillaire.

angiomatosis (corticomeningeal diffuse). Syndrome de Van Bogaert-Divry.

angiomatosis (haemorrhagic family). Angiomatose hémorragique familiale.

angiomegaly, *s.* Angiomégalie.

angiomyolipoma, *s.* Angiomyolipome.

angiomyoma, *s.* Angiomyome.

angionecrosis, *s.* Angionécrose.

angionephrography, *s.* Angionéphrographie.

angioneurectomy, *s.* Angioneurectomie, angionévrectomie.

angioneuro-edema, **angioneuro-œdema**, *s.* Œdème de Quincke.

angioneuromyoma, *s.* Tumeur du glomus.

angioneurosis, *s.* Angionévrose.

angioneurosis cutaneous. Œdème de Quincke.

angionoma, *s.* Ulcération d'un vaisseau sanguin.

angioosteohypertrophy syndrome. Syndrome de Klippel-Trenaunay.

angiopancreatitis, *s.* Angiopancréatite.

angioparalytic, *adj.* Angioparalytique.

angiopathy, *s.* Angiopathie.

angiopathy (acute benign postpartum). Angiopathie cérébrale aiguë bénigne du postpartum.

angiopathy (cerebral amyloid). Angiopathie amyloïde cérébrale.

angiopathy (congophilic). Angiopathie congophile.

angiopathy (dysoric). Angiopathie cérébrale amyloïde.

angioplasty, *s.* Angioplastie.

angioplasty (percutaneous transluminal). Angioplastie transluminale percutanée.

angiopneumography, *s.* Angiopneumographie.

angioreticuloma, *s.* Angioblastome.

angiorrhaphy, *s.* Angiorrhaphie.

angiosarcoma, *s.* Angiosarcome.

angiosarcoma (multiplex). Sarcome de Kaposi.

angioscan, *s.* Angioscanner.

angiosclerosis, *s.* Angiosclérose.

angioscopy, *s.* Angioscopie.

angioscotoma, *s.* Angioscotome.

angiosis, *s.* Angiopathie.

angiospasm, *s.* Angiospasme.

angiospasm (labyrinthine). Syndrome de Lermoyez.

angiospastic, *adj.* Angiospastique.

angiospastic syndrome. Syndrome angiospasmodique.

angiostegnosis, *s.* Angiosténose.

angiostenosis, *s.* Angiosténose.

angiostrongyliasis, *s.* Angiostrongylose.

angiotensin, *s.* Angiotensine.

angiotensin infusion test. Test à l'angiotensine, test de Kaplan.

angiotensinaemia, *s.* Angiotensinémie.

angiotensinogen, *s.* Angiotensinogène.

angiotonase, *s.* Angiotensinase.

angiotonin, *s.* Angiotensine.

angiotonometer, *s.* Angiotonomètre.

angor nocturnus. Terreurs nocturnes.

angst, *s.* Angoisse.

anguilluliasis, *s.* Strongyloïdose.

anguillulosis, *s.* Strongyloïdose.

anguish, *s.* Angoisse, angor.

angulus Ludovici. Angle de Louis.

anhedonia, *s.* Anhédonie.

anhelation, *s.* Anhélation.

anhidrosis, *s.* Anhidrose.

anhidrotic, *adj.* Anhidrotique.

anhistic, **anhistous**, *adj.* Anhiste.

anicteric, *adj.* Anictérique.

anideation, *s.* Asthénie psychique.

anideux, *s.* Anide.

anidrosis, *s.* Anhidrose.

anilism, *s.* Anilisme.

aniridia, *s.* Aniridie.

anisakiasis, *s.* Anisakiase.

aniseikonia, *s.* Aniséiconie.

anismus, *s.* Anisme.

anisochromia, *s.* Anisochromie.

anisocoria, *s.* Anisocorie.

anisocytosis, *s.* Anisocytose.

anisometropia, *s.* Anisométropie.

anisophoria, *s.* Anisophorie.

anisosphygmia, *s.* Anisosphygmie.

anisosthenia, *s.* Anisosthénie.

anisotropal, **anisotropic**, *adj.* Anisotrope.

ankle, *s.* Cheville.

ankyloblepharon, *s.* Ankyloblépharon.

ankylochilia, *s.* Ankylocheilie.

ankyloglossia, **ankyloglossum**, *s.* Ankyloglosse.

ankylorrihinia, *s.* Ankylorrhinie.

ankylosis, *s.* Ankylose.

ankylostomiasis, *s.* Ankylostomiase.

ankyrin, *s.* Ankyrine.

annexin, Annexine.

annexitis, *s.* Salpingo-ovarite.

annuloplasty, *s.* Annuloplastie.

annulus (Vieussens'). Anneau de Vieussens.

anoci-association, **anociation**, *s.* Anocie-association.

anocithesia, *s.* Anocie-association.

anodontia, *s.* Anodontie.

anodyne, *adj.* Anodin.

anodynia, *s.* Anodynie.

anoestrum, **anoestrus**, *s.* Anoestrus.

anomia, *s.* Aphasie nominale.

anomia, *s.* Anomie.

anonychia, *s.* Anonychie.

anoopsia, *s.* Hypertropie.

anophelism, *s.* Anophélisme.

anophthalmia, *s.* Anophthalmie.

anophthalmia (unilateral). Monophthalmie.

anophthalmos, **anophthalmus**, *s.* Anophthalmie.

anopia, *s.* 1° Absence ou atrophie d'un œil. — 2° Anopsie. — 3° Hypertropie.

anopsia, *s.* 1° Anopsie. — 2° Hypertropie.

anorchia, **anorchidism**, **anorchism**, *s.* Anorchidie.

anorectal syndrome in lymphogranuloma venereum. Syndrome de Jersild.

anorexia, *s.* Anorexie.

anorexia nervosa. Anorexie mentale.

anorexiant, *adj.* Anorexigène.

anorganic, *adj.* Anorganique.

anorthography, *s.* Anorthographie.

anosmia, *s.* Anosmie.

anosodiaphoria, *s.* Anosodiaphorie.

anosognosia, *s.* Anosognosie.

anosteogenesis, *s.* Anostéogenèse.

anovaria, **anovarism**, *s.* Anovarie.

anovulatory, *adj.* Anovulatoire.

anoxaemia, **anoxhaemia**, *s.* Anoxémie.

anoxia, *s.* Anoxie.

anoxyemia, *s.* Anoxémie.

anserine skin. Chair de poule.

antacid, *adj.* Antiacide.

antagonist, *adj.*et *s.* Antagoniste.

antagonist (calcium). Inhibiteur calcique, anticalcique.

antagonist (purine). Antipurine.

antagonist (pyrimidic). Antipyrimidique.

antalgesic, **antalgic**, *adj.* Antalgique.

anteflexion, *s.* Antéflexion.

antenatal, *adj.* Prénatal.

anterocollis, *s.* Antérocolis.

anterograde, *adj.* Antérograde.

anteversion, *s.* Antéversion.

anthelminthic, **anthelmintci**, *adj.* Anthelmintique.

anthracoid, *adj.* Anthracoïde.

anthracosilicosis, *s.* Anthracosilicose.

anthracosis, *s.* Anthracose.

anthrax, *s.* Charbon.

anthrax (contagious). Pustule maligne.

anthrax (malignant). Pustule maligne.

anthrax (pulmonary). Maladie des trieurs de laine.

anthropology, *s.* Anthropologie.

anthropometry, *s.* Anthropométrie.

anthropomorphism, *s.* Anthropomorphisme.

anthropophilia, *s.* Anthropophilie.

anthropophobia, *s.* Anthropophobie.

antiaggregating, *adj.* Anti-agrégant.

antiallergic, *adj.* Antiallergique.

antiamarillic, *adj.* Antiamaril.

antianaphylaxis, *s.* Antianaphylaxie.

antiandrogen, *adj.* Anti-androgène.

antiantibody, *s.* Anti-anticorps.

antiarrhythmic, *adj.* Anti-arythmique.

antiasthmatic, *adj.* Anti-asthmatique.

antiatherogenic, *adj.* Anti-athérogène.

antibacterial, *adj.* Antibactérien.

antibiogram, *s.* Antibiogramme.

antibioprophylaxis, *s.* Antibioprophylaxie.

antibiotic, *adj.* Antibiotique.

antibiotic (polypeptide). Polypeptides.

antibody, *s.* Anticorps.

antibody against endotoxin (human monoclonal). Anticorps anti-endotoxine, anticorps anti-HA-1A.

antibody (catalytic). Abzyme.

anticarcinogen, *s.* Anticarcinogénétique.

anticarcinogenic, *adj.* Anticarcinogénétique.

anticarcinogenic, *adj.* Anticancéreux.

anticardiolipin, *s.* Anticardiolipine.

anticholinergic, *adj.* Anticholinergique.

anticholinesterase, *adj.* Anticholinestérasique.

anti-CCP antibodies. Anticorps anti-CCP.

anticoagulant (circulating). Anticoagulant circulant.

anticoagulant (lupus). Anticoagulant lupique.

anticomplementary, *adj.* Anticomplémentaire.

anticonceptive, *adj.* Contraceptif.

anticonvulsive, **anticonvulsant**, *adj.* Antiépileptique, anticonvulsivant.

antidepressant, *adj.* Thymo-analeptique, antidépresseur.

antidiabetic, *adj.*et *s.* Antidiabétique.

antidiarrhoeal, *adj.* Antidiarrhéique.

antidiuretic hormone. Vasopressine.

antidopaminergic, *adj.* Antidopaminergique.

antidromic, *adj.* Antidromique.

antidysrhythmic, *adj.* Antiarythmique.

antiemetic, *adj.* Antiémétique.

antiepileptic, *adj.* Antiépileptique, anticonvulsivant.

antiferment, *s.* Anti-enzyme.

antifibrillatory, *adj.* Antifibrillant, ante.

antifibrinolysin, *s.* Antifibrinolysine.

antifibrinolytic, *adj.* Antifibrinolytique.

antifolic, *adj.* Antifolique.

antifungal, *adj.* Antifongique, antimycotique.

antigen, *s.*, **(Ag)**. Antigène, Ag.

antigen (CA 15.3). Antigène CA 15.3.

antigen (CA 19.9). Antigène CA 19.9.

antigen (CA 50). Antigène CA 50.

antigen (CA 72.4). Antigène CA 72.4.

antigen (CA125). Antigène CA 125.

antigen (HA). Antigène HA.

antigen (P 24). Antigène P 24.

antigenaemia, *s.* Antigénémie.

antigenic, *adj.* Antigénique.

antigenicity, *s.* Antigénicité.

antigenotherapy, *s.* Antigénothérapie.

antiglobulin, *s.* Antiglobuline.

antiglobulin test. Test de Coombs.

antihaemophilic factoror **globulin**. Thromboplastinogène.

antihistaminetherapy, *s.* Antihistaminothérapie.

antihistaminic, *adj.* Antihistaminique.

antihypertensive, *adj.* Antihypertenseur.

anti-inflammatory, *adj.*et *s.* Anti-inflammatoire.

anti-inflammatory (nonsteroid). Anti-inflammatoire non stéroïdien, AINS.

anti-inflammatory (steroid). Anti-inflammatoire stéroïdien, AIS.

antiketogenetic, *adj.* Anticétogène.

antiketogenic, *adj.* Anticétogène.

antileprotic, *adj.* Antilépreux.

antileukaemic, *adj.* Antileucémique.

antiluetic, *adj.*et *s.* Antisyphilitique.

antilymphocytic, *adj.* Antilymphocytaire ou antilymphocyte.

antilysin, *s.* Antilysine.

antimalarial, *adj.* Antipaludéen.

antimetabolite, *s.* Antimétabolite.

antimigraine, *adj.* Antimigraineux.

antimigrainous, *adj.* Antimigraineux.

antimitotic, *adj.* Antimitotique.

antimullerian, *adj.* Antimullérienne.

antimycotic, *adj.* Antimycotique.

antineoplastic, *adj.* Antinéoplasique.

antioestrogen, *adj.* Antiœstrogène.

antioncogen, *s.* Antioncogène.

antioxidant, *adj.* Antioxygène.

antipaludian, *adj.* Antimalarique.

antiparallel, *adj.* Antiparallèle.

antiparasitic, *adj.* Antiparasitaire.

antiparkinsonian, *adj.* Antiparkinsonien.

antipellagra vitamin. Vitamin PP.

antiperistaltic, *adj.* Antipéristaltique.

antiphlogistic, *adj.* Antiphlogistique.

antiphospholipid, *s.* Antiphospholipide.

antiplasmin, *s.* Antifibrinolysine.

antiplatelet, *adj.* Antiplaquettaire.

antiplatelet agent. Antiplaquettaire, *s.*

antiprotease, *adj.* Antiprotéase.

antipruritic, *adj.* Antiprurigineux, euse.

antipsychiatry, *s.* Antipsychiatrie.

antipsychotic, *adj.*et *s.* Antipsychotique.

antipyretic, *adj.* Antipyrétique.

antirachitic, *adj.* Antirachitique.

antirenin, *s.* Antirénine.

antiretroviral, *adj.* Antirétroviral.

antiscorbutic, *adj.* Antiscorbutique.

antiscorbutin, *s.* Vitamine C.

antisense, *s.* Antisens.

antisepsis, *s.* Antisepsie.

antiseptic, *adj.* Antiseptique.

antiserum, *s.* Antisérum.

antisludge, *adj.*et *s.* Anti-aggrégant.

antispasmodic, **antispastic**. Antispasmodique.

antistreptolysin O. Antistreptolysine O, ASLO.

antisudoral, **antisudorific**, *adj.* Antisudoral.

antisyphilitic, *adj.*et *s.* Antisyphilitique.

antithermic, *adj.* Antithermique.

antithrombin, *s.* Antithrombine.

antithromboplastinogen, *s.* Antithromboplastinogène.

antithyroid, *adj.* Antithyroïdien.

antitoxic, *adj.* Antitoxique.

antitoxin, *s.* Antitoxine.

α-1-antitrypsin, *s.* α-1-antitrypsine.

antituberculotic, *adj.*et *s.* Antituberculeux.

antituberculous, *adj.* Antituberculeux.

antitussive, *adj.* Antitussif.

antiulcerative, *adj.* Antiulcéreux.

antivenomous, *adj.* Antivenimeux.

antivitamin, *s.* Antivitamine.

antixenic, *adj.* Antixénique.

antixerophthalmic, *adj.* Antixérophtalmique.

antrectomy, *s.* Antrectomie.

antritis, *s.* 1° Sinusite. — 2° Antrite.

antro-atticotomy, *s.* Attico-antrotomie.

antroduodenostomy, *s.* Antro-duodénostomie.

antromastoiditis, *s.* Antro-mastoïdite.

antrotomy, *s.* Antrotomie.

anuria, *s.* Anurie.

anus (artificial). Anus artificiel.

anus (preternatural). Anus contre nature.

anxietas tibiarum. Jambes sans repos.

anxiety, *s.* Anxiété.

anxiety (castration). Angoisse de castration.

anxiety attack. Anxiété paroxystique.

anxiolytic, *adj.* Anxiolytique.

anxious, *adj.* Anxieux.

aorta (buckled). Pseudocoarctation aortique.

aorta (overriding). Aorte à cheval.

aortectomy, *s.* Aortectomie.

aortic, *adj.* Aortique.

aortic arch syndrome. Syndrome de la crosse aortique.

aortic bifurcation occlusion syndrome. Syndrome de Leriche.

aortic sinus syndrome. Syndrome sinu-aortique.

aortic valve stenosis. Rétrécissement aortique valvulaire.

aortico-left ventricular tunnel. Tunnel aortoventriculaire gauche.

aortitis, *s.* Aortite.

aorto-arteriography, *s.* Aorto-artériographie.

aortoarteritis (non specific). Maladie de Takayasu.

aortography, *s.* Aortographie.

aortomyocarditis, *s.* Aortomyocardite.

aortomyoplasty, *s.* Aortomyoplastie.

aortoplasty, *s.* Aortoplastie.

aortotomy, *s.* Aortotomie.

apareunia, *s.* Apareunie.

apathy, *s.* Apathie.
apepsia, *s.* Apepsie.
aperient, *adj.*et *s.* Laxatif.
aperistalsis, *s.* Apéristaltisme.
apexcardiogram, **apexocardiogram**, *s.* Apexogramme.
aphacia, *s.* Aphakie.
aphacic, *adj.* Aphaque.
aphagia, *s.* Aphagie.
aphagopraxia, *s.* Apractophagie.
aphakia, *s.* Aphakie.
aphakial, **aphakic**, *adj.* Aphaque.
aphasia, *s.* Aphasie.
aphasia (Broca's). Aphasie d'expression.
aphasia (conduction). Aphasie de conduction.
aphasia (transcortical). Aphasie transcorticale.
aphemaesthesia, *s.* Aphémesthésie.
aphemia, *s.* Aphémie.
aphonia, *s.* Aphonie.
aphophysitis, *s.* Apophysite.
aphrasia, *s.* Aphrasie.
aphrodisia, *s.* Aphrodisie.
aphrodisiac, *adj.*et *s.* Aphrodisiaque.
aphtha, **aphthae**, *s.* Aphte.
aphthongia, *s.* Aphtongie.
aphthosa, *s.* Fièvre aphteuse.
aphthosis, *s.* Aphtose.
aphthous, *adj.* Aphteux, euse.
aphylaxis, *s.* Aphylaxie.
apical, *adj.* Apexien.
apicitis, *s.* Apexite.
apicocostovertebral (painful) syndrome. Syndrome de Pancoast Tobias.
apicolysis, *s.* Apicolyse.
apinealism, *s.* Apinéalisme.
apituitarism, *s.* Apituitarisme.
aplasia, *s.* Aplasie.
aplasia (bone marrow). Aplasie médullaire.
aplasia (germinal). Syndrome de Del Castillo, Trabucco et H. de la Balze.
aplastic, *adj.* Aplasique.
apnea, *s.* Apnée.
apneumatosis, *s.* Atélectasie.
apneusis, *s.* Respiration apneustique.
apneustic center. Centre apneustique.
apnoea, *s.* Apnée.
apodia, *s.* Apodie.
apoferritin, *s.* Apoferritine.
apogamia, **apogamy**, *s.* Apogamie.
apolipoprotein, *s.* Apoprotéine.
apomixia, *s.* Apogamie.
aponeurectomy, *s.* Aponeurectomie.
aponeurosis, *s.* Aponévrose.
aponeurositis, *s.* Aponévrosite.
aponeurotomy, *s.* Aponévrotomie.
apophysis, *s.* Apophyse.
apoplectic, *adj.* Apoplectique.
apoplectiform, *adj.* Apoplectiforme.
apoplectoid, *adj.* Apoplectiforme.
apoplexy, *s.* Apoplexie.
apoprotein, *s.* Apoprotéine.
apoptosis, *s.* Apoptose.
apozem, **apozema** , **apozeme**, *s.* Apozème.
apparatus(artificialou **mechanical heart lung)**. Cœur-poumon artificiel.
apparatus (juxtaglomerular) . Appareil juxta-glomérulaire.
appendalgia, *s.* Appendicalgie.
appendectomy, *s.* Appendicectomie.
appendicealgia, *s.* Appendicalgie.
appendicectomy, *s.* Appendicectomie.
appendicitis, *s.* Appendicite.
appendicocele, *s.* Appendicocèle.
appendicular, *adj.* Appendiculaire.
appendix, *s.* Appendice.
appetite, *s.* Appétit.
application (external). Usage externe.
appraisal (medical). Expertise médicale.
apragmatism, *s.* Apragmatisme.
apraxia, *s.* Apraxie.
aproctia, *s.* Aproctie.
aprosexia, *s.* Aprosexie.
aprosopia, *s.* Aprosopie.
APS. PSA.
aptyalia, **aptyalism**, *s.* Aptyalisme.
apudoma, *s.* Apudome.
apudomatosis, *s.* Apudomatose.
apyrectic, *adj.* Apyrétique.
apyrexia, *s.* Apyrexie.
apyrogenic, *adj.* Apyrétogène.
aquaporin, *s.* Aquaporine.
aqueduct, *s.* Aqueduc.
aqueduct (Sylvian) syndrome. Syndrome de Koerber-Salus-Elschnig.
arachidonic, *adj.* Arachidonique.
Arachnida, *s.pl.* Arachnides.
arachnidism, *s.* Arachnidisme.
arachnitis, *s.* Arachnoidite.
arachnodactylia, **arachnodactyly**, *s.* Arachnodactylie.
arachnoidea, *s.* Arachnoïde.
arachnoiditis, *s.* Arachnoïdite.
arachnoidocele, *s.* Arachnoïdocèle.
arachnothelioma, *s.* Méningiome.
Aran's green cancer. Chlorome.
araneism, *s.* Aranéisme.
Arantius (duct of). Canal d'Arantius.
arbovirosis, *s.* Arbovirose.
ARC. ParaSIDA.
arch (aortic). Arche aortique, crosse aortique.
arc (branchial). Arc branchial.
arch (double aortic). Arc aortique double.
arch (first a. syndrome). Syndrome du premier arc.
arch(hemalor **haemal)**. Arc hémal.
arch (neural). Arc neural.
arch (right aortic). Aorte à droite.
arches (branchial). Arcs branchiaux.
archítis, *s.* Anite.
arcus juvenilis. Arc juvénile.
arcus lipoides. Arc lipoïdique.
arcus senilis. Arc sénile.
area, *s.* Aire, zone, plaque.
area (operation). Champ opératoire.
areflexia, *s.* Aréflexie.
arenation, *s.* Arénation.
areola, *s.* Aréole.
argentaffin, **argentaffine**, *adj.* Argentaffine.
argentaffinoma, *s.* Carcinoïde.
argentophil, **argentophile**, *adj.* Argentaffine.
argininosuccinicaciduria, *s.*ou **arginosuccinicaciduria**, *s.* Acidurie argino-succinique.
Argyll Robertson's pupil. Signe d'Argyll Robertson.
argyria, **argyriasis**, *s.* Argyrie.
argyrism, *s.* Argyrie.
argyrophil, *adj.* Argentaffine.
argyrosis, *s.* Argyrie.
arhinencephaly, *s.* Arhinencéphalie.
ariboflavinosis, *s.* Ariboflavinose.
arithmomania, *s.* Arithmomanie.
arm, *s.* Bras.
Armanni-Ehrlich degeneration. Lésion d'Armanni.
armpit, *s.* Aisselle.
Arneth's classification ou **count** ou **formula** ou **index**. Image d'Arneth.
aromatic, *adj.* Aromatique.
aromatherapy, *s.* Aromathérapie.
arousal, *s.* Réaction d'éveil.
arrest (cardiac). Arrêt cardiaque.
arrest (heart). Arrêt cardiaque.
arrest (sinus). Arrêt sinusal.
arrest reaction. Réaction d'arrêt.
arrhenoblastoma, *s.* Arrhénoblastome.
arrhenoma, **arrhnonoma**, *s.* Arrhénoblastome.
arrhythmia, *s.* Arythmie.
arrhythmia (continous). Arythmie complète, fibrillation auriculaire.
arrhythmia (reentrant ventricular). Tachycardie ventriculaire par ré-entrée.
arrhythmia (sinus). Arythmie sinusale.
arrhythmia (wave burst). Torsade de pointe.
arrhythmogenic, *adj.* Arythmogène.
arseniasis, **arsenicalism**, **arsenism**, *s.* Arsénicisme.
arsonvalism, **arsonvalization**. Darsonvalisation.
artefact, *s.* Artéfact.
Artemisia, *s.* Armoise.
artemisin, *s.* Artémisine.
arterectomy, *s.* Artériectomie.
arterial, *adj.* Artériel.
arteriectasia, **arteriectasis**, *s.* Anévrisme.
arteriectomy, *s.* Artériectomie.
arteriectopia, *s.* Artériectopie.
arteriogram, *s.* Artériogramme.
arteriography, *s.* Artériographie.
arteriolith, *s.* Artériolithe.
arteriolitis, *s.* Artériolite.
arteriolitis allergica ou **arteriolitis (allergic cutaneous)**. Trisymptôme de Gougerot.
arteriolosclerosis, *s.* Artériolosclérose.
arterionephrosclerosis, *s.* Néphroangiosclérose.
arteriopathy, *s.* Artériopathie.
arterio-phlebography, *s.* Artério-phlébographie.
arteriorrhaphy, *s.* Artériorraphie.
arteriosclerosis, *s.* Artériosclérose.
arteriospasm, *s.* Artériospasme.
arteriotomy, *s.* Artériotomie.

arteritis, *s.* Artérite.

artery, *s.* Artère.

artery (corrugated). Artère en collier de perles.

artery (pulmonary). Artère pulmonaire.

arthralgia, *s.* Arthralgie.

arthrectomy, *s.* Arthrectomie.

arthritis, *s.* Arthrite.

arthritis (apatite-associated destructive). Arthropathie à hydroxy-apatite.

arthritis (juvenile rheumatoid). Polyarthrite chronique de l'enfant (ou juvénile), maladie de Still.

arthritis (Lyme). Arthrite de Lyme.

arthritis (pauciarticular). Oligo-arthrite.

arthritis (rheumatoid). Polyarthrite rhumatoïde.

arthritism, *s.* Arthritisme.

arthrocentesis, *s.* Arthrocentèse.

arthrochondritis, *s.* Arthrochondrite.

arthrodesia, **arthrodesis**, *s.* Arthrodèse.

arthrodia, *s.* Arthrodie.

arthroereisis, *s.* Arthrorise.

arthrogram, *s.* Arthrogramme.

arthrography, *s.* Arthrographie.

arthrogryposis multiplex congenita. Arthrogrypose multiple congénitale.

arthrokatadysis, *s.* Protrusion acétabulaire.

arthrolith, *s.* Arthrophyte.

arthrolithiasis, *s.* Ostéochondrite disséquante.

arthrology, *s.* Arthrologie.

arthrolysis, *s.* Arthrolyse.

arthro-onychodysplasia, *s.* Ostéo-onychodysplasie.

arthropathy, *s.* Arthropathie.

arthroplasty, *s.* Arthroplastie.

arthropneumoroentgenography, *s.* Arthropneumographie.

Arthropoda, *s. pl.* Arthropodes.

arthrorisis, *s.* Arthrorise.

arthroscan, *s.* Arthroscanner.

arthroscopy, *s.* Arthroscopie.

arthrosis, *s.* 1° Articulation. — 2° Ostéoarthrite.

arthrosis (rachidian). Dorsarthrose.

arthrostomy, *s.* Arthrostomie.

arthrosynovitis, *s.* Arthrosynovite.

arthrotomy, *s.* Arthrotomie.

articulation (dental). Articulé dentaire.

artioploid, *s.* Artioploïde.

ARV. Virus associé au SIDA.

arytenoiditis, *s.* Aryténoïdite.

arythmia, *s.* Arythmie.

asbestosis, *s.* Asbestose.

ascariasis, *s.* Ascaridiase.

ascaridae, *s.* Ascarides.

ascaridiasis, *s.* Ascaridiase.

ascaridosis, *s.* Ascaridiase.

ascariosis, *s.* Ascaridiase.

Aschner's reflex ou **phenomenon**. Réflexe oculocardiaque.

ascites, *s.* Ascite.

ascitic, *adj.* Ascitique.

ascorbic, *adj.* Ascorbique.

ASD. CIA.

asemasia, **asemia**, *s.* Asémie.

asepsis, *s.* Asepsie.

aseptic, *adj.* Aseptique.

asepticize (to), *v.* Aseptiser.

asexual, *s.* Asexué.

asialia, *s.* Asialie.

ASIS. EIAS.

aspalasoma, *s.* Aspalosome.

aspartic, *adj.* Aspartique.

aspartylglycosaminuria, *s.* Aspartylglucosaminurie.

aspergilloma, *s.* Aspergillome.

aspergillomycosis, *s.* Aspergillose.

aspergillosis, *s.* Aspergillose.

aspergillosis (pseudotumoral). Aspergillome.

aspermatism, *s.* Aspermatisme.

aspermia, *s.* Aspermie.

asphygmia, *s.* Asphygmie.

asphyxia, *s.* Asphyxie.

aspirin, *s.* Aspirine, acide acétyl-salicylique.

asplenia, *s.* Asplénie.

assault (indecent). Attentat à la pudeur.

assay (immunoradiometric). IRMA.

Assmann's focus, **Assmann's tuberculous infiltrate**. Infiltrat d'Assmann.

astasia, *s.* Astasie.

astasia-abasia, *s.* Astasie-abasie.

asteatosis, **asteatodes**, *s.* Astéatose.

astereocognosy, *s.* Astéréognosie.

astereognosis, **astereognosy**, *s.* Astéréognosie.

asterion, *s.* Astérion.

asterixis, *s.* Astérixis.

Asterococcus mycoides. Mycoplasma mycoïdes.

asthenia, *s.* Asthénie.

asthenic, *adj.* Asthénique.

asthenomania, *s.* Asthénomanie.

asthenopia, *s.* Asthénopie.

asthenospermia, *s.* Asthénospermie.

asthma, *s.* Asthme.

asthmatic, *adj.* Asthmatique.

asthmatiform, *adj.* Asthmatiforme.

asthmogenic *adj.* Asthmogène.

astigmatism, **astigmia**, *s.* Astigmatisme.

astomia, *s.* Astomie.

astragalar, *adj.* Astragalien.

astragalectomy, *s.* Astragalectomie.

astroblasto-astrocytoma, *s.* Astroblasto-astrocytome.

astroblastoma, *s.* Astroblastome.

astrocytoma, *s.* Astrocytome.

astroglia, *s.* Astroglie.

astroglioma, **astroma**, *s.* Astrocytome.

asyllabia, *s.* Asyllabie.

asylum (insane). Hôpital psychiatrique.

asymbolia, *s.* Asymbolie.

asymbolia (pain). Asymbolie à la douleur.

asymptomatic, *adj.* Asymptomatique.

asynclitism, *s.* Asynclitisme.

asynergia, **asynergy**, *s.* Asynergie, dyssynergie.

asystolia, *s.* Asystole.

ataractive, *adj.* Ataraxique.

ataraxia, **ataraxy**, *s.* Ataraxie.

ataraxic, *adj.* Ataraxique.

atavism, *s.* Atavisme.

ataxia (vasomotor). Instabilité vasomotrice.

ataxia (vestibular). Ataxie labyrinthique.

ataxia, **ataxy**, *s.* Ataxie.

ataxiadynamia, *s.* Ataxo-adynamie.

ataxia-telangiectasia, *s.* Ataxie-télangiectasies.

ataxic, *adj.*et *s.* Ataxique.

ataxo-adynamia, *s.* Ataxo-adynamie.

ataxy, *s.* Ataxie.

atelectasis, *s.* Atélectasie.

ateleiosis, **ateliosis**, *s.* Atéléiose.

atelencephalia, **atelo-encephalia**, *s.* Atélencéphalie.

ateloprosopia, *s.* Atéloprosopie.

atelosteogenesis, *s.* Atélostéogenèse.

athelia, *s.* Athélie.

atherectomy, *s.* Athérectomie, athéromectomie.

atherogenesis, *s.* Athérogenèse.

atherogenous, *adj.* Athérogène.

atheroma, *s.* Athérome.

atheromasia, **atheromatosis** , *s.* Athéromathose.

atherosclerosis, *s.* Athérosclérose.

atherosis, *s.* Athérome artériel.

atherothrombosis, *s.* Athérothrombose.

athetoid, *adj.* Athétoïde.

athetosic, *adj.* Athétosique.

athetosis, *s.* Athétose.

athetosis (pupillary). Hippus.

athetotic, *adj.* Athétosique.

athiaminosis, *s.* Béribéri.

athletic type. Constitution athlétoïde.

athrepsia, *s.* Athrepsie.

athrocytosis, *s.* Athrocytose.

atrophy (multiple system). Atrophie multisystématisée.

arthrodia, *s.* Arthrodie.

Arthropoda, *s. pl.* Arthropodes.

athymia, *s.* Athymie.

athymism, **athymismus**, *s.* Athymie.

athyreosis, **athyroidation**, **athyroidism**, **athyroidosis**, **athyrosis**, *s.* Athyroïdie.

atlodymus, *s.* Atlodyme.

atom, *s.* Atome.

atomization, *s.* Pulvérisation d'un liquide.

atonia, **atony**, *s.* Atonie.

atopognosia, **atopognosis**, *s.* Atopognosie.

atopy, *s.* Atopie.

atrabiliary, *s.* Atrabilaire.

atransferrinaemia, *s.* Atransferrinémie.

atremia, *s.* Atrémie.

atresia, *s.* Atrésie.

atrichia, **atrichosis**, *s.* Atrichie.

atriomegaly, *s.* Atriomégalie.

atrionector, *s.* Atrionecteur.

atrioseptopexy, *s.* Atrioseptopexie.

atrioseptostomy, *s.* Atrioseptostomie.

atriotomy, *s.* Auriculotomie.

atrioventricular, *adj.* Atrioventriculaire.

atrioventricular bundle. Faisceau de His.

atriplicism*s.* Atriplicisme.

atrophia, *s.* Atrophie.
atrophic, *adj.* Atrophique.
atrophoderma, *s.* Atrophodermie.
atrophy, *s.* Atrophie.
atrophy (spinal muscular), *s.* Amyotrophie spinale.
atropinism, **atropism**, *s.* Atropisme.
attack, *s.* Attaque, crise, accès.
attendant (hospital). Infirmier.
attic, *s.* Attique.
atticitis, *s.* Atticite.
attico-antrotomy, *s.* Attico-antrotomie.
atticotomy, *s.* Atticotomie.
attitude (stooping). Antétraction.
atypical, *adj.* Atypique.
audimutism, **audimutitas**, *s.* Audimutité.
audiogram, *s.* Audiogramme.
audiography, *s.* Audiographie.
audiology, *s.* Audiologie.
audiometer, *s.* Audiomètre.
audiometry, *s.* Audiométrie.
audition (chromatic). Audition colorée.
auditory meatus syndrome (internal). Syndrome du conduit auditif interne.
Auer's bodies. Corps d'Auer.
augnathus, *s.* Augnathe.
auricle, *s.* Auricule.
auricular, *adj.* Auriculaire.
auricular standstill. Paralysie auriculaire.
auriculectomy, *s.* Auriculectomie.
auriculotomy, *s.* Auriculotomie.
auriculoventricular, *adj.* Atrioventriculaire.
auriculoventricular bundle. Faisceau de His.
auriosis, *s.* Chrysopexie.
auriscope, *s.* Optoscope.
aurist, *s.* Auriste.
aurotherapy, *s.* Chrysothérapie.
auscultatory gap. Trou auscultatoire.
Auspitz's dermatosis. Mycosis fongoïde.
Australian X diseaseou **encephalitis**. Encéphalite de la vallée de la Murray.
autacoid, *s.* Autacoïde.
authority for health (French). Haute autorité de santé.
autism, *s.* Autisme.
autistic, *adj.* Autiste.
auto-agglutinin, *s.* Auto-agglutinine.
autoallergization, *s.* Autoimmunité.
autoallergy, *s.* Autoimmunité.
Autoanalyzer®. Auto-analyseur.
autoanaphylaxis, *s.* Auto-anaphylaxie.
autoantibody, *s.* Auto-anticorps.
autoantigen, *s.* Auto-antigène.
autocatalysis, *s.* Autocatalyse.
autochtonous, *adj.* Autochtone.
autocinesis, *s.* Autocinétisme.
autocytotoxin, *s.* Autocytotoxine.
autoemasculation, *s.* Autocastration.
autoerythrophagocytosis. Syndrome de Malin.
autofundoscopy, *s.* Entoscopie.
autogamy, *s.* Autogamie.
autogenesis, *s.* Autogenèse.
autogenetic, **autogenous**, *adj.* Autogène.
autograft, *s.* Autogreffe.
autografting, *s.* Autogreffe.
autographism, *s.* Dermographisme.
autohaemagglutinin, *s.* Auto-agglutinine.
autohaemolysin, *s.* Autohémolysine.
autohaemolysis, *s.* Autohémolyse.
autohaemotherapy, *s.* Autohémothérapie.
autohaemotransfusion, *s.* Autohémothérapie.
autoimmune disease. Maladie autoimmune.
autoimmunity, *s.* Auto-immunité.
autoimmunization, *s.* Auto-immunisation.
autoinfusion, *s.* Autotransfusion.
autokinesis, *s.* Mouvement volontaire.
autologous, *adj.* Autologue.
autolysate, *s.* Autolysat.
autolysin, *s.* Autolysine.
autolysis, *s.* Autolyse.
automatism, *s.* Automatisme.
automixis, *s.* Automixie.
autonomic, *adj.* Autonome.
auto-persecutor, *s.* Auto-accusateur.
autophagia, **autophagy**, *s.* Autophagie.
autophagocytosis, *s.* Autophagocytose.
autophilia, *s.* Autophilie.
autophonia, **autophony**, *s.* Autophonie.
autoplast, *s.* Autogreffe.
autoplastic, *adj.* Autoplastique.
autoplasty, *s.* Autogreffe.
autopolyploidy, *s.* Autopolyploïdie.
autoproteolysis, *s.* Autolyse.
autoprothrombin C. Facteur Stuart.
autoprothrombin I. Proconvertine.
autoprothrombin II. Facteur antihémophilique B.
autopsia, **autopsy**, *s.* Autopsie.
autoradiography, *s.* Autoradiographie.
autoscopy, *s.* Autoscopie.
autosensitization, *s.* Autoimmunité.
autoserotherapy, **autoserumtherapy**, *s.* Autosérothérapie.
autositic, *adj.* Autositaire.
autosomal, *adj.* Autosomique.
autosterilization, *s.* Autostérilisation.
autotetraploid, *adj.* Autotétraploïde.
autotomy, *s.* Autotomie.
autotopagnosia, *s.* Autotopoagnosie.
autotoxin, *s.* Autotoxine.
autotransplant, *s.* Autogreffe.
autotrophic, *adj.* Autotrophe.
autovaccine, *s.* Autovaccin.
auxiliary (life). Auxiliaire de vie.
auxiliary (nursing). Aide-soignant (e).
auxin, *s.* Auxine.
auxology, *s.* Auxologie.
auxotonic, *adj.* Auxotonique.
auxotrophic, *adj.* Auxotrophe.
avascular, *adj.* Avasculaire.
avian, *adj.* Aviaire.
avitaminosis, *s.* Avitaminose.
Avogadro's number. Nombre d'Avogadro.
AVSD. CAV.
axenic, *adj.* Axénique.
axerophthol, *s.* Vitamine A.
axilla, *s.* Aisselle.
axis, *s.* Axe.
axis-cylinder, *s.* Axone.
axolemma, *s.* Axolemme.
axon, **axone**, *s.* Axone.
axonal process. Axone.
axonema, *s.* Axonème.
axonotmesis, *s.* Axonotmésis.
axoplasm, *s.* Axoplasme.
axungia, *s.* Axonge.
azoospermia, *s.* Azoospermie.
azotaemia, *s.* Azotémie.
azotorrhoea, *s.* Azotorrhée.
azoturia, *s.* Azoturie.
azurophil, **azurophile**, **azurophilic**, *adj.* Azurophile.
azygography, *s.* Azygographie.
azymic, *adj.* Azyme.
babesiasis, **babesiosis**, *s.* Piroplasmose.
Babinski's law. Épreuve voltaïque.
Babinski's platysma sign. Signe du peaucier.
Babinski's pronation sign. Phénomène de la pronation de Babinski.
Babinski's reflex. Signe de Babinski.
Babinski's syndrome. Syndrome de Babinski-Vaquez.
Babinski's toe sign. Signe de Babinski.
baby (bronze) syndrome. Syndrome du bébé bronzé.
baby (collodion). Bébé collodion.
Bacillaceae, *s. pl.* Bacillacées.
bacillaemia, *s.* Bacillémie.
bacillar, **bacillary**, *adj.* Bacillaire.
bacilloscopy, *s.* Bacilloscopie.
bacillosis, *s.* Bacillose.
bacilluria, *s.* Bacillurie.
bacillus, *s.* Bacille.
back syndrome (straight). Syndrome du dos droit.
bacteraemia, *s.* Bactériémie.
bacteria, *s. pl. de***bacterium** : bactéries.
bacteriaemia, *s.* Bactériémie.
bactericidal, *adj.* bactéricide,*adj.* et *s.* Bactéricide.
bactericidal action. Pouvoir bactéricide.
bacterid, *s.* Bactéride.
bacteridium, *s.* Bactéridie.
bacterioagglutinin, *s.* Bactério-agglutinine.
bacteriocin, *s.* Bactériocine.
bacteriolysant, *s.* Bactériolyte.
bacteriolysin, *s.* Bactériolysine.
bacteriolysis, *s.* Bactériolyse.
bacteriolytic, *adj.* Bactériolytique.
bacteriopexia, **bacteriopexy**, *s.* Bactériopexie.
bacteriopexic, *adj.* Bactériopexique.
bacteriophagia, **bacteriophagy**, *s.* Bactériophagie.
bacterioscopy, *s.* Bacilloscopie.
bacteriosis, *s.* Bactériose.
bacteriostasis, *s.* Bactériostase.
bacteriostatic, *adj.* Bactériostatique.
bacteriostatic action. Pouvoir bactériostatique.
bacteriotoxaemia, *s.* Bactériotoxémie.

bacteriotoxin, *s.* Bactériotoxine.
bacteriotropic, *adj.* Bactériotrope.
bacterium, *s. pl.* **bacteria**. Bactérie.
bacteriuria, *s.* Bactériurie.
Bacteroides, *s.* Bactéroïdes.
bacteruria, *s.* Bactériurie.
Baermann' method. Technique de Baermann.
bag of waters. Poche des eaux.
bagascosis, *s.* Bagassose.
bagasse disease, **bagassosis**, *s.* Bargassose.
Bagdad boil, **sore** ou **button**. Bouton d'Orient.
Bagolini's lens. Verres striés de Bagolini.
Baker's cyst. Kyste poplité.
Bakwin-Krida syndrome. Maladie de Pyle.
balance (acid-base). Équilibre acido-basique.
balanitis, *s.* Balanite.
balanitis xerotica obliterans. Kraurosis penis.
balanoposthitis, *s.* Balano-posthite.
balanoposthitis (specific grangrenous and ulcerative). Granulome inguinal.
balanopreputial, *adj.* Balano-préputial.
balantidiasis, **balantidiosis**, *s.* Balantidiase.
baldness, *s.* Calvitie.
Balfour's disease. Chlorome.
ballism, **ballismus**, *s.* Biballisme.
ballistocardiogram, *s.* Ballistocardiogramme.
ballistocardiograph, *s.* Ballistocardiographe.
balloning (transient left ventricular apical). Ballonisation transitoire du ventricule gauche.
balloon mitral valve. Ballonnement de la valve mitrale.
balneation, *s.* Balnéation.
balneotherapy, *s.* Balnéothérapie.
Baló's disease. Encéphalite concentrique de Baló.
balsam, *s.* Baume.
bancroftosis, *s.* Bancroftose.
band (A). Disque A.
band (H). Strie H.
band (I). Disque I, strie I.
band (M). Strie M.
band (Z). Strie Z.
banding (chromosome). Marquage en bande des chromosomes.
banding (pulmonary artery). Opération de Dammann-Muller.
Bang's abortion bacillus. Brucella abortus.
Barany's pointing test. Épreuve de l'index.
barbitalism, **barbituism**, *s.* Barbiturisme.
barbiturate, *s.* Barbiturique.
barbiturism, *s.* Barbiturisme.
Barder-Biedl syndrome. Syndrome de Laurence-Moon-Biedl.
baresthaesia, *s.* Baresthésie.
bariatrics, *s.* Bariatrie.
baritosis, *s.* Barytose.
barium sulphate. Baryte.
Barlow's disease. Scorbut infantile.
baroceptor, *s.* Barorécepteur.
barognosis, *s.* Barognosie.
barogram, *s.* Barogramme.
baropacer, *s.* Régulateur de pression.
baroreceptor, *s.* Barorécepteur.
barotaxis, *s.* Barotropisme.
barotrauma, *s.* Barotraumatisme.
barotropism, *s.* Barotropisme.
Barr's body ou **Barr's chromating body**. Corpuscule de Barr.
Barraquer's ou **Barraquer-Simons disease**. Lipodystrophie progressive.
Barré's sign, **Barré's pyramidal sign**. Épreuves ou manœuvres ou signes de Barré.
bars (parallel). Barres parallèles.
Barsony-Polgar ou **Barsony-Teschendorff syndrome**. Syndrome de Barsony-Teschendorff.
bartholinitis, *s.* Bartholinite.
Bartholin-Patau syndrome. Trisomie 13 ou syndrome 13-15.
Barton's fracture. Fracture de Rhea Barton.
bartonellosis, *s.* Verruga du Pérou.
baryaesthesia, *s.* Baresthésie.
barytosis, *s.* Barytose.
basalioma syndrome. Syndrome de Gorlin.
basedowiform, *adj.* Basedowiforme.
base excess. Excès de bases.
base (xanthine). Base xanthique.
basidiobolomycosis, *s.* Basidiobolomycose.
basiotripsy, *s.* Basiotripsie.
basophil, **basophile**, *adj.* et *s.* Basophile.
basophilia, *s.* Basophilie.
basophilic, *adj.* Basophile.
basophilism (pituitary). Maladie de Cushing.
basophilous, *adj.* Basophile.
basophobia, *s.* Basophobie.
Bassen-Kornzweig syndrome. Abétalipoprotéinémie.
Bastian-Bruns law. Signe de Bastian-Bruns.
Bateman's disease. Molluscum contagiosum.
bath, *s.* Bain.
bath (hydrogalvanic). Bain hydrogalvanique.
bathmotropic, *adj.* Bathmotrope.
bathrocephaly, *s.* Bathrocéphalie.
baths (thermal). Thermes.
bathyaesthesia, *s.* Sensibilité profonde.
batrachoplasty, *s.* Batrachoplastie.
battarism, **battarismus**, *s.* Bégaiement.
Batten-Mayou disease. Maladie de Spielmeyer Vogt.
battered-child syndrome. Syndrome de Silverman.
Bauer's test. Épreuve de tolérance au galactose.
Baumgarten's syndrome. Maladie de Cruveilhier-Baumgarten.
Bayes's theorem. Théorème de Bayes.
Bayle's disease. Paralysie générale.
Bayle's granulation. Tubercule miliaire.
Bazin's disease. Érythème induré de Bazin.
BCG vaccine. BCG.
BCG-histiocytosis ou **infection**. Bécégite.
BCG-therapy. BCG-thérapie.
bead string artery. Artère en collier de perles.
Béal's conjunctivitis ou **syndrome**. Conjonctivite de Béal et Morax.
Beard's disease. Neurasthénie.
beat, *s.* Battement.
beating, *s.* Battement.
Beau's line. Sillon unguéal.
Beau's lines. Lignes de Beau.
bechic, *adj.* Béchique.
Bechterew's arthritis, **disease** ou **spondylitis**. Spondylite rhumatismale.
Bechterew-Mendel reflex. Réflexe cuboïdien.
Beck's syndrome. Syndrome de l'artère spinale antérieure.
Becker's dystrophy, **B muscular dystrophy**. Myopathie pseudo-hypertrophique de Becker.
Béclard's nucleus. Point de Béclard.
Béclard (point of). Point de Béclard.
Becquerel's rays. Rayonnement émis par l'uranium.
bedfast, *adj.* Grabataire.
bedlam, *s.* Hôpital psychiatrique.
bedpan, *s.* Bassin (hygiène).
bedridden, *adj.* Grabataire.
bedsore, *s.* Escarre de décubitus.
beer drinker's syndrome. Syndrome des buveurs de bière.
behaviour, *s.* Comportement, conduite.
behaviorism, *s.* Behaviorisme.
behaviour pattern. Type de comportement.
Behçet's aphthae, **disease**, **syndrome** ou **Behçet (triple symptom complex of)**. Maladie de Behçet.
Behr (infantile optic atrophy of). Syndrome de Behr.
Bekhterew. Bechterew.
belching, *s.* Eructation.
Bellini's tubules. Tubes de Bellini.
Bell's mania. Manie aiguë.
Bell's palsy ou **paralysis**. Paralysie faciale.
Bell's phenomenon. Signe de Bell.
Bell's spasm. Hémispasme facial.
belladonna, *s.* Belladone.
belly, *s.* Abdomen.
belly (frog). Ventre de batracien.
belly (wooden). Ventre de bois.
bench-mark. Point de repère.
bends, *s.* Maladie des caissons.
benign, **benignant**, *adj.* Bénin.
Benkiser's haemorrhage. Hémorragie de Benkiser.
Bennett's disease. 1° Leucémie (myélocytaire) — 2° Syndrome de Bennett.
benzodiazepine, *s.* Benzodiazépine.
benzolism, *s.* Benzénisme.
Berger's rhythm. Rythme alpha.
beriberi (shoshin). Shoshin béribéri.
Bernard's ou **Bernard-Horner syndrome**. Syndrome de Claude-Bernard-Horner.
Bernhardt's disease, **paralysis**, **paraesthesia** ou **syndrome**, **Bernhardt-Roth syndrome**. Méralgie paresthésique.
Berry's ou **Berry-Treacher Collins syndrome**. Syndrome de Franceschetti.
bertillonage, *s.* ou **Bertillon's system**. Bertillonage.
Bertin (column of). Colonne de Bertin.
Bertolotti-Garcin syndrome. Syndrome de Garcin.
berylliosis, *s.* Bérylliose.

Besnier's prurigo. Dermatite atopique.
Besnier's rheumatism. Arthrosynovite chronique.
bestiality, *s.* Bestialité.
beta rhythm. Rythme bêta.
beta-adrenergic blocking drug. Bêtabloquant.
betablocker, *s.* Bêtabloquant.
betablocking drug. Bêtabloquant.
betaglobulin, *s.* β-globulin. Bêtaglobuline.
betaine, *s.* Bétaïne.
betalactamase, *s.* Bêtalactamase.
betalipoprotein, *s.* Bêtalipoprotéine.
betamimetic, *adj.* Bêtamimétique.
betareceptor blocking agent. Bêtabloquant.
betasitosterolaemia, *s.* Bêtasitostérolémie.
betastimulant, *adj.* Bêtastimulant.
betatherapy, *s.* Bêtathérapie.
Beuren's syndrome. Syndrome de Williams et Beuren.
Beurmann (de)-Gougerot disease. Sporotrichose.
bezoar, *s.* Bézoard.
Biber-Haab-Dimmer degeneration. Dystrophie cornéenne de Haab-Dimmer.
Bichat's fat pad. Boule graisseuse de Bichat.
bicornis unicollis (uterus). Utérus unicollis.
bicuspid, *adj.* Bicuspide.
bicuspid valvular anomaly. Bicuspidie.
Bielschowsky'sou **Bielschowky-Jansky disease**. Idiotie amaurotique de type Bielschowsky.
Bier's anaesthesia, **Bier's local anaesthesia**. Anesthésie par voie veineuse.
Biermer'sou **Biermer-Ehrlich anaemia**. Anémie de Biermer.
Biett's collar. Collerette de Biett.
Biett's disease. Vespertilio.
Bietti's dystrophy of the cornea. Dystrophie cornéenne de Bietti.
Bigelow'sou **Bigelow-Cleland operation**. Myotomie ou opération de Bigelow.
bigeminal, *adj.* Bigéminé.
bigeminy, *s.* Bigéminisme.
bilharziasis, **bilharziosis**, *s.* Schistosomiase.
biliary, *adj.* Biliaire.
biligenesis, *s.* Biligenèse.
biligenetic, **biligenic**, *adj.* Biligénique.
bilious, *adj.* Bilieux.
biliousness, *s.* Crise bilieuse.
bilirubin, *s.* Bilirubine.
bilirubin (conjugated). Bilirubine directe.
bilirubin (direct)ou **(direct reacting)**. Bilirubine directe.
bilirubin (free). Bilirubine indirecte.
bilirubin (indirect-reacting). Bilirubine indirecte.
bilirubin (nonconjugatedou **unconjugated)**. Bilirubine indirecte.
bilirubinaemia, *s.* Bilirubinémie.
bilirubinuria, *s.* Bilirubinurie.
biliverdin, *s.* Biliverdine.
Billroth's diseases. 1° Pseudoméningocèle. — 2° Lymphome.
bilocular, *adj.* Biloculaire.
biloculate, *adj.* Biloculaire.
Binet'sou **Binet-Simon test**. Test de Binet-Simon.
binocular, *adj.* Binoculaire.
Binswanger's encephalitisor **dementia**. Encéphalopathie de Binswanger.
bioartificial, *adj.* Bioartificiel.
bioavailability, *s.* Biodisponibilité.
biochemics, **biochemistry**, *s.* Biochimie.
bioenergetics, *s.* Bioénergétique.
bioethics, *s.* Bioéthique.
bioflavonoids, *s.* Vitamine P.
biogenesis, **biogeny**, *s.* Biogenèse.
biogenetic, *adj.* Biogénétique.
biogenetic law. Loi biogénétique.
biogeography, *s.* Biogéographie.
biologist, *s.* Biologiste.
biology, *s.* Biologie.
biomarker, *s.* Biomarqueur.
biomarker, *s.* Marqueur biologique.
biomaterial, *s.* Biomatériau.
biomechanics, *s.* Biomécanique.
biometeorology, *s.* Biométéorologie.
biometry, *s.* Biométrie.
biomicroscopy, *s.* Biomicroscopie.
bionics, *s.* Bionique.
bionomics, *s.* Écologie.
biopharmaceutics, *s.* Biopharmaceutique.
biophysics, *s.* Biophysique.
bioplastic, *adj.* Bioplastique.
bioprosthesis, *s.* Bioprothèse.
biopsy, *s.* Biopsie.
biopsy (aspiration). Ponction-biopsie.
biopsy (drill). Forage biopsie.
biopsy (needle). Ponction-biopsie.
biopsy (punch). Ponction-biopsie.
biosmosis, *s.* Biosmose.
biostimulin, *s.* Biostimuline.
biosynthesis, *s.* Biosynthèse.
biotaxis, **biotaxy**, *s.* Biotaxie.
biotherapy, *s.* Biothérapie.
biotics, *s.* 1° Biologie. — 2° Biotique.
biotin, *s.* Biotine.
biotropism, *s.* Biotropisme.
biotypology, *s.* Biotypologie.
biovular, *adj.* Dizygote.
bipara, *adj.* Secondipare.
bipolar, *adj.* Bipolaire.
Birch-Hirschfeld tumour. Tumeur de Wilms.
bird-breeder's diseaseou **lung**, **bird-fancier's lung**. Maladie des éleveurs d'oiseaux.
birth, *s.* Naissance.
birth control. Contrôle des naissances.
birth-mark, *s.* Nævus flammeus.
bisalbuminaemia, *s.* Bisalbuminémie.
bisexuality, *s.* Bisexualité.
Biskra (boilou **button)**. Bouton d'Orient.
bismuthaemia, *s.* Bismuthémie.
bismuthosis, **bismuthism**, *s.* Bismuthisme.
bismuth-therapy, *s.* bismuthothérapie.
bistoury, *s.* Bistouri.
bite, *s.* 1° Morsure. — 2° Piqûre d'insecte.
biuret reaction. Réaction du biuret.
bivitelline, *adj.* Dizygote.
Black's formula. Indice Pignet.
bladder, *s.* Vessie.
bladder (neuropathic). Neurovessie.
blanching test. Réaction de Schultz-Charlton.
bland, *adj.* Bénin, doux.
blank, *adj.* Blanc, blanche (sans résultat).
blast, *s.* 1° Souffle, explosion, onde de choc. — 2° Cellule immature.
- blast, *suffixe* blaste.
blast injury. Accidents du souffle.
blastema, *s.* Blastème.
blastic, *adj.* Blastique.
blastocyst, *s.* Blastocyste.
blastoderm, *s.* Blastoderme.
blastome (pulmonary). Pneumoblastome.
blastomer, *s.* Blastomère.
Blastomyces (*pl.***Blastomycetes)**. Blastomycète.
blastomycosis, *s.* Blastomycose.
blastophthoria, *s.* Blastophtorie.
bleb, *s.* Vésicule cutanée.
bleeding, *s.* Hémorragie, saignée.
bleeding, *adj.* Saignant.
blennorrhagia, *s.* Blennorragie.
blennorrhoea, *s.* Blennorrhée.
blennorrhoea (inclusion). Conjonctivite à inclusions.
blepharitis, *s.* Blépharite.
blepharochalasis, *s.* Blépharochalasis.
blepharoconjunctivitis, *s.* Blépharoconjonctivite.
blepharophimosis, *s.* Blépharophimosis.
blepharophthalmia, *s.* Blépharophtalmie.
blepharoplasty, *s.* Blépharoplastie.
blepharoptosis, *s.* Blépharoptose.
blepharorrhaphy, *s.* Blépharorraphie.
blepharospasm, *s.* Blépharospasme.
blepharostat, *s.* Blépharostat.
blind, *adj.* Aveugle.
blind test. Méthode du placebo.
blindness, *s.* Cécité.
blinking, *s.* Clignement.
blister, *s.* 1° Vésicule cutanée. — 2° Ampoule.
blister (fever). Herpès labial.
block, *s.* Bloc.
block (bundle-branch). Bloc de branche.
blockade, *s.* Blocage.
blockade (ganglionic). Blocage ganglionnaire.
blocking, *s.* (psychiatrie). Barrage.
blocking test. Test bloquant.
Blocq's disease. Astasie-abasie.
blood, *s.* Sang.
blood (lakedou **laky)**. Sang laqué.
blood bank. Banque de sang.
blood count. Numération globulaire.
blood count (differential). Formule leucocytaire.
blood culture. 1° Hémoculture. — 2° Culture microbienne sur milieu au sang.
blood culture (capillaryou **micro)**. Microhémoculture.
blood flow (retrograd vertebral artery). Sous-clavière voleuse.

blood group. Groupe sanguin.

blood grouping. Groupage sanguin.

blood pressure, blood pressure (arterial). Pression artérielle.

blood volume. Volémie.

Bloodgood's disease. Maladie de Reclus.

bloodless, *adj.* Exsangue.

bloodletting, *s.* Saignée.

Bloom'sou **Bloom-German**ou **Bloom-Torre syndrome**. Syndrome de David Bloom.

blot, *s.* Buvardage.

blot (western). Immunotransfert.

bludgeon, *s.* Massue.

blue disease. 1° Cyanose congénitale. — 2° Fièvre pourprée des Montagnes Rocheuses.

blue (methylene). Bleu de méthylène.

blue rubber-bleb naevus syndrome. Syndrome de Bean.

blue sclera syndrome. Ostéopsathyrose.

Bochdalek's hernia. Hernie du foramen de Bochdalek.

Bockhart's impetigo. Impétigo circumpilaire.

bodies (acetone). Corps cétoniques.

bodies (mamillary). Corps mamillaires.

bodies (quadrigeminal). Tubercules quadrijumeaux.

body, *s.* Corps.

body (melon seed). Grain riziforme.

body scanner. Scanographe pour le corps entier.

body pack syndrome. Syndrome des passeurs de drogue.

boil, *s.* Furoncle, clou.

bolster, *s.* Bourdonnet.

bolt, *s.* Butée osseuse.

bolting, *s.* Enchevillement.

bolus, *s.* 1° Bolus. — 2° Bol.

bombesin, *s.* Bombésine.

bond,*s.* (chimie). Liaison.

bone, *s.* Os.

bone (lacrimal). Unguis.

Bonfils's disease. Maladie de Hodgkin.

bony, *adj.* Osseux, osseuse.

booklet (welcome). Livret d'accueil.

boom, *s.* Bôme.

boot, *s.* Botte.

borborygmus, *s.* Borborygme.

borderline, *s.* Limite.

borism, *s.* Borisme.

Borrel's bodies. Borrelia.

borreliosis, *s.* Borréliose.

Borsieri's line. Signe de Borsieri.

Bostock's catarrh. Rhume des foins.

Botallo's foramen. Foramen ovale.

Bothriocephalus, *s.* Bothriocéphale.

Botryomyces, *s.* Botryomycète.

botryomycoma, *s.* Botryomycome.

botryomycosis, *s.* Botryomycose.

bottle stomach (leather). Linite plastique.

botulinal, *adj.* Botulique.

botulism. Botulisme.

bouba, **boubas**, *s.* Pian.

bougie (belliedou **bulbous)**. Explorateur à boule.

bougie (exploring). Explorateur.

bougie (olive-tipped). Explorateur à boule.

bougienage, **bouginage**, *s.* Bougirage.

boulimia, *s.* Boulimie.

boussarole, *s.* Pinta.

bout, *s.* Crise.

Bowditch's law. Loi du tout-ou-rien.

bowleg, *s.* Tibia vara.

boxer's fracture. Fracture des boxeurs.

BP. TA.

brachialgia, *s.* Brachialgie.

brachiotomy, *s.* Brachiotomie.

Brachmann-de Lange syndrome. Typus amstelodamensis.

brachybasis, *s.* Brachybasie.

brachycardia, *s.* Bradycardie.

brachycephalia, **brachycephalism**, **brachycephaly**, *s.* Brachycéphalie.

brachyclinodactyly, *s.* Brachyclinodactylie.

brachydactylia, *s.* Brachydactylie.

brachygnathia, *s.* Brachygnathie.

brachymetacarpia, *s.*ou **brachymetacarpalism**, *s.* Brachymétacarpie.

brachymetapody, *s.* Brachymétapodie.

brachymetatarsia, *s.* Brachymétatarsie.

brachymetropia, *s.* Brachymétropie.

brachymorphic, *adj.* Brachymorphe.

brachyonychia, *s.* Brachyonychie.

brachyphalangia, *s.* Brachyphalangie.

brachypnoea, *s.* Brachypnée.

brachyskelia, *s.* Microskélie.

brachytherapy, *s.* Brachythérapie.

Bradshaw's albumosuriaou **proteinuria.**. Albumosurie ou protéinurie de Bence Jones.

bradyaesthesia, *s.* Bradyesthésie.

bradyarrhythmia, *s.* Bradyarythmie.

bradyarthria, *s.* Bradyarthrie.

bradycardia, *s.* Bradycardie.

bradycardia (sinus). Bradycardie sinusale.

bradycardia-tachycardia syndrome. Maladie rythmique auriculaire.

bradycinesia, *s.* Bradycinésie.

bradydiastole, **bradydiastolia**, *s.* Bradydiastolie.

bradykinesia, *s.* Bradycinésie.

bradykinin, *s.* Bradykinine.

bradykininogen, *s.* Bradykininogène.

bradylalia, *s.* Bradyarthrie.

bradylogia, *s.* Bradylogie.

bradypepsia, *s.* Bradypepsie.

bradyphagia, *s.* Bradyphagie.

bradyphasia, *s.* Bradyphasie.

bradyphemia, *s.* Bradyphémie.

bradyphrenia, *s.* Bradyphrénie.

bradypnea, **bradypnoea**, *s.* Bradypnée.

bradypsychia, *s.* Bradypsychie.

bradyrhythmia, *s.* Bradycardie.

bradysphygmia, *s.* Bradysphygmie.

brady-tachy syndrome. Syndrome bradycardie-tachycardie.

brain, *s.* Encéphale.

brain death syndrome. Coma irréversible.

branchioma, *s.* Branchiome.

Brandt's syndrome. Acrodermatite entéropathique.

brat, *s.* Morpion.

breast, *s.* Sein, mamelle.

breast (carinate). Thorax en bréchet.

breast (chicken). Thorax en bréchet.

breast (funnel). Thorax en entonnoir.

breast (pigeon). Thorax en bréchet.

breast-feeding. Allaitement au sein.

breast-harness (English). Bricole anglaise.

breathing, *s.* Respiration.

brenneroma, *s.* Oophorome.

Bret's syndrome. Syndrome de Janus.

brevilineal, *adj.* Bréviligne, brachysome.

bridging (myocardial). Pont myocardique.

brightism, *s.* Mal de Bright.

brightness, *s.* Brillance.

brim of the pelvis. Bord du détroit supérieur du bassin.

Brinton's disease. Linite plastique.

Brissaud's disease. Chorée variable des dégénérés.

Brissaud's dwarf. Sujet atteint d'infantilisme type Brissaud.

Brissaud's syndrome. Syndrome de Brissaud et Sicard.

Brissaud-Marie syndrome. Hémispasme glossolabié.

Bristowe's syndrome. Syndrome de tumeur du corps calleux.

Broadbent's apoplexy. Inondation ventriculaire.

broad-beta disease. Hyperlipoprotéinémie familiale type III.

Brodie's serocystic disease of breast. Cystosarcome phyllode.

Brodie's tumour. Cystosarcome phyllode.

bromatology, *s.* Bromatologie.

bromhidrosis, **bromidrosis**, *s.* Bromhidrose.

bromide, *s.* Bromure.

bromine, *s.* Brome.

brominism, **bromism**, *s.* Bromisme.

bromoderma, *s.* Bromodermie.

bromsulphalein test. Test de la bromesulfonephtaléine.

bronchial spasm. Bronchospasme.

bronchiectasia, **bronchiectasis**, *s.* Bronchectasie.

bronchiectasic, **bronchiectatic**, *adj.* Bronchectasique.

bronchiolitis, *s.* Bronchiolite.

bronchiolitis (vesicular). Bronchio-alvéolite.

bronchiolus, *s.* Bronchiole.

bronchiospasm, *s.* Bronchospasme.

bronchismus, *s.* Bronchospasme.

bronchitis, *s.* Bronchite.

bronchocele, *s.* Bronchocèle.

bronchoconstrictor, *adj.* Bronchoconstricteur.

bronchodilator, *s.* Bronchodilatateur.

bronchoemphysema, *s.* Broncho-emphysème.

bronchogenic, *adj.* Bronchogène, bronchogénique.

bronchogram, *s.* Bronchogramme.

bronchography, *s.* Bronchographie.

broncholith, *s.* Broncholithe.

broncholithiasis, *s.* Broncholithiase.

bronchomycosis, *s.* Bronchomycose.

bronchopathy, *s.* Bronchopathie.

bronchophony, *s.* Bronchophonie.
bronchophony (whispered). Bronchophonie aphone.
bronchoplegia, *s.* Bronchoplégie.
bronchopneumonia, *s.* Broncho-pneumonie.
bronchopneumonopathy, *s.* Broncho-pneumopathie.
bronchopulmonary carcinoma. Cancer broncho-pulmonaire.
bronchorrhagia, *s.* Bronchorragie.
bronchorrhoea, *s.* Bronchorrhée.
bronchoscopy, *s.* Bronchoscopie.
bronchospasm, *s.* Bronchospasme.
bronchospirochetosis, *s.* Spirochétose bronchopulmonaire.
bronchospirography, *s.* Bronchospirographie.
bronchospirometry, *s.* Bronchospirométrie.
bronchostenosis, *s.* Bronchosténose.
bronchotomy, *s.* Bronchotomie.
bronchus, *s. pl.*, **Bronche**. Bronche.
bronzed disease. Maladie d'Addison.
bronzed skin. Maladie d'Addison.
Brooke's disease. Kératose folliculaire contagieuse.
Brooke's disease, syndromeou **epithelioma, Brooke-Fordyce disease**. Adénome sébacé.
Brooke's tumour. Adénome sébacé.
brow (Olympian ou Olympic). Crâne ou front olympien.
Brownian-Zsigmondy movement. Mouvement brownien.
brucellaemia, *s.* Brucellose.
brucelliasis, brucellosis, *s.* Brucellose.
brucellin test. Intradermo-réaction à la mélitine.
Bruck-de Lange disease. Maladie de C. de Lange.
bruise, *s.* Contusion.
brunonian movement. Mouvement brownien.
brunonianism, *s.* Brownisme.
Bruns's ataxia. Ataxie frontale de Brun.
Brushfield's spots. Taches de Brushfield.
Brushfield-Wyatt disease. Maladie de Sturge-Weber-Krabbe.
bruxism, *s.* Bruxisme.
bruxomania, *s.* Brycomanie.
brycomania, *s.* Brycomanie, bruxisme.
buba, bubas, *s.* Pian.
Bubas brasiliana. Leishmaniose américaine.
bubbling rale. Rale bulleux.
bubo, *s.* Bubon.
bubonocele, *s.* Bubonocèle.
Buchner's zymase. Zymase.
Bücklers' dystrophy. Maladie de Reis-Bücklers.
Bucky's rays therapy. Buckythérapie.
Budd's syndrome. Syndrome de Budd-Chiari.
buffer, *s.* Substance tampon.
buffering capacity. Pouvoir tampon.
bug (red). Aoûtat.
building (body). Musculation.
building syndrome (sick). Syndrome des bâtiments insalubres.
bulbitis, *s.* Bulbite.
bulimia, *s.* Boulimie.
bulimia nervosa. Boulimie nerveuse.
bulla, *s.* Bulle.
bullosis, *s.* Bullose.
bundle, *s.* Faisceau.
bunion, *s.* Oignon.
buphtalmia, buphthalmos, buphthalmus, *s.* Buphtalmie.
burn, *s.* Brûlure.
burn out syndrome. Syndrome d'épuisement émotionnel.
burrow (acarine). Sillon de la gale.
bursa, *s.* Bourse.
bursa derivedou **bursa equivalent**, *adj.* Bursodépendant.
bursectomy, *s.* Bursectomie.
bursitis, *s.* Bursite.
bursitis (popliteal). Kyste de Baker.
bursography, *s.* Bursographie.
bursopathie, *s.* Bursopathie.
Burton's line. Liséré de Burton.
Buschke's sclerœdema. Sclérœdème de l'adulte.
Buschke-Löwenstein tumour. Condylome acuminé géant.
Busse-Buschke disease. Cryptococcose.
Butler-Albright syndrome of tubular nephropathy. Acidose rénale tubulaire.
buttermilk, *s.* Babeurre.
buttock, buttock, *s.* Fesses.
button. Bouton.
bypass, *s.* Pontage, dérivation.
byssinosis, *s.* Byssinose.
cacation, *s.* Défécation.
cachectin, *s.* Cachectine.
cachexia, cachexy, *s.* Cachexie.
cacochymia, *s.* Cacochymie.
cacochymic, *adj.* Cacochyme.
cacogeusia, *s.* Cacogueusie.
cacosmia, *s.* Cacosmie.
cacostomia, *s.* Cacostomie.
cadherin, *s.* Cadhérine.
caduceus, *s.* Caducée.
caecitas, *s.* Cécité.
caeco-, *préfixe.* Ceco-.
caecocolostomy, *s.* Cæco-colostomie.
caecocystoplasty, *s.* Cæcocystoplastie.
caecofixation, *s.* Typhlopexie.
caecopexy, *s.* Typhlopexie.
caecoplication, *s.* Cæcoplicature.
caecosigmoidostomy, *s.* Typhlosigmoïdostomie.
caecostomy, *s.* Typhlostomie.
caecotomy, *s.* Cæcotomie.
caeruloplasmin, *s.* Céruloplasmine.
caesarean operation ou **section**. Opération césarienne.
caesarotomy, *s.* Opération césarienne.
caffeine, *s.* Caféine.
caffeinism, *s.* Caféisme.
Caffey's pseudo-Hurler syndrome. Gangliosidose généralisée.
Caffey's diseaseou **syndrome**. Maladie de Caffey-Smyth.
Caffey-Kempe syndrome. Syndrome des enfants battus.
Caffey-Silverman syndrome. Maladie de Caffey-Smyth.
calcaemia, *s.* Calcémie.
calcaneitis, *s.* Calcanéite.
calcicosis, *s.* Chalicose.
calciferol, *s.* Vitamine D2.
calcinosis, *s.* Calcinose.
calciostat, *s.* Calciostat.
calcipexis, calcipexy, *s.* Calcipexie.
calciphylaxie, *s.* Calciphylaxie.
calciprivic, *adj.* Calciprive.
calcitherapy, *s.* Calcithérapie.
calcitonin, *s.* Thyrocalcitonine.
calcitoninaemia, *s.* Calcitoninémie.
calciuria, *s.* Calciurie.
calcospherite, *s.* Calcosphérite.
calculus, *s., pl.***calculi**. Calcul.
calf, *s.* Mollet.
calicetasis, *s.* Calicectasie.
caliectasis, *s.* Calicectasie.
calirrhaphy, *s.* Calirraphie.
callosal, *adj.* Qui a trait au corps calleux.
callositas, callosity, *s.* Callosité.
callus, *s.* 1° Cal. — 2° Callosité.
calmodulin, *s.* Calmoduline.
caloric nystagmus, caloric test. Signe de Bárány.
calorimetry, *s.* Calorimétrie.
calory, *s.* Calorie.
calpaine, *s.* Calpaïne.
Calvé's disease. Vertebra plana.
Calvé-Perthes disease. Ostéochondrite déformante juvénile.
calvities, calvitium, *s.* Calvitie.
calycectasis, *s.* Calicectasie.
calyectasis, *s.* Caliectasie.
calyx, *s., pl.***calyces**. Calice rénal.
camisole, *s.* Camisole de force.
camphor, *s.* Camphre.
campimeter, *s.* Campimètre.
campimetry, *s.* Campimétrie.
campomelic dwarfismou **syndrome**. Syndrome campomélique.
camptocormia, *s.* Camptocormie.
camptodactylia, camptodactilism, camptodactily, *s.* Camptodactylie.
canal (narrowing of the cervical vertebral). Canal cervical étroit.
canal (narrowing of the lumber vertebral). Canal lombaire étroit (ou rétréci).
canal syndrome (ulnar). Syndrome du canal de Guyon.
cancer (alveolar) of the lung. Cancer alvéolaire du poumon.
cancer of the bladder. Cancer de la vessie.
cancer (breast). Cancer du sein.
cancer (bronchogenic). Cancer bronchique.
cancer (colorectal). Cancer colorectal.
cancer (gastric). Cancer de l'estomac.
cancer (hepatic). Cancer du foie.
cancer (nervous system). Cancer du système nerveux.
cancer (oesophageal). Cancer de l'œsophage.
cancer (ovarian). Cancer de l'ovaire.
cancer (pancreatic). Cancer du pancréas.

cancer (prostate). Cancer de la prostate.
cancer (skin). Cancer cutané.
cancer (testicular). Cancer du testicule.
cancer of the thyroid. Cancer de la thyroïde.
cancer of the uterus. Cancer de l'utérus.
canceration, *s.* Cancérisation.
cancerigenic, *adj.* Cancérogène.
cancerogenic, *adj.* Cancérigène.
cancerology, *s.* Carcinologie.
cancerophobia, **cancerphobia**, *s.* Cancérophobie.
cancriform, *adj.* Cancroïde, adj.
cancroid, *s.* Cancroïde.
cancrology, *s.* Cancérologie.
cancrum oris. Stomatite gangréneuse.
candidiasis, *s.* Candidose.
candidin, *s.* Candidine.
candiduria, *s.* Candidurie.
canities, *s.* Canitie.
cannabinoid, *s.* Cannabinoïde.
cannabism, *s.* Cannabisme.
cannon sound. Bruit de canon.
cannula, *s.* Canule.
canrenone, *s.* Canrénone.
cantharides, *s.* Cantharide.
canthopexy, *s.* Canthopexie.
canthoplasty, *s.* Canthoplastie.
canthotomy, *s.* Canthotomie.
capacity, *s.* Capacité.
capacity (maximum breathing ou **maximum ventilatory)**. Ventilation maxima.
capacity (pulmonary diffusing). Capacité ou coefficient de diffusion pulmonaire (DL).
capacity (residual). Volume résiduel.
capacity (respiratory). Capacité vitale.
capacity (timed vital). Volume expiratoire maximum seconde (VEMS).
capacity (total lung), **(TLC)**. Capacité pulmonaire totale (CPT).
capacity (vital). Capacité vitale, CV.
capillariasis, *s.* Capillariose.
capillarioscopy, **capillaroscopy**, *s.* Capillaroscopie.
capillaritis, *s.* Capillarite.
capillaropathy, *s.* Capillaropathie.
capillary, *s.* Capillaire.
capistration, *s.* Paraphimosis.
capnimetry, *s.* Capnimétrie.
capnogram, *s.* Capnigramme.
capsid, *s.* Capside.
capsomer, *s.* Capsomère.
capsular thrombosis syndrome. Syndrome de la capsule interne.
capsule (adrenal). Glande surrénale.
capsule (brood). Capsule proligère.
capsule (suprarenal). Glande surrénale.
capsulectomy, *s.* Capsulectomie.
capsulitis, *s.* Capsulite.
capsulitis (adhesive). Périarthrite scapulohumérale.
capsulorrhaphy, *s.* Capsulorraphie.
capsulotomy, *s.* Capsulotomie.
caput Medusae. Tête de Méduse.
CAR syndrome. Rétinopathie paranéoplasique.
carate, *s.* Pinta.
carbapenem, *s.* Carbapénème.
carbon, *s.* Carbone.
carbon dioxide. Gaz carbonique.
carbon monoxide poisoning. Oxycarbonisme.
carboxyhaemoglobin, *s.***(HbCO)**. Carboxyhémoglobine (HbCO).
carboxypeptidase, **carboxypolypeptidase**, *s.* Carboxypolypeptidase.
carbuncle, *s.* Anthrax.
carbuncle (malignant). Pustule maligne.
carcinelcosis, *s.* Ulcération maligne.
carcinogen, **carcinogenic**, *adj.* Cancérogène.
carcinogenesis, *s.* Carcinogenèse.
carcinoid, *s.* Tumeur carcinoïde.
carcinoid (malignant). Carcinoïde.
carcinoid syndrome. Carcinoïdose.
carcinoidosis, *s.* Syndrome carcinoïde.
carcinology, *s.* Cancérologie.
carcinolytic, *adj.* Carcinolytique.
carcinoma, *s.* Carcinome.
carcinoma (renal cell). Cancer du rein.
carcinomatosis, *s.* Carcinomatose.
carcinosarcoma, *s.* Carcinosarcome.
carcinosarcoma (embryonal). Embryome.
carcinosarcoma of kidney (embryonal). Tumeur deWilms.
carcinosis, *s.* Carcinose.
cardiac, *adj.* Cardiaque (qui a rapport au cœur).
cardial, *adj.* Cardiaque (qui a rapport au cardia).
cardialgia, *s.* Cardialgie.
cardicentesis, *s.* Cardiocentèse.
cardiectasis, *s.* Cardiectasie.
cardiectomie, *s.* Cardiectomie.
cardioangiography, *s.* Cardio-angiographie.
cardio-angiography (selective). Angiocardiographie sélective.
cardiocentesis, *s.* Ponction cardiaque.
cardiodilatin, *s.* Cardiodilatine.
cardiodynia, *s.* Cardialgie.
cardiogenic, *adj.* Cardiogénique.
cardiogram, *s.* Cardiogramme.
cardiograph, *s.* Cardiographe.
cardiography, *s.* Cardiographie.
cardiohepatomegaly, *s.* Cardio-hépatomégalie.
cardioinhibitor, *s.* Cardio-inhibiteur.
cardioinhibitory, *adj.* Cardio-inhibiteur.
cardiolipin, *s.* Cardiolipine.
cardiologist, *s.* Cardiologue.
cardiology, *s.* Cardiologie.
cardiolysis, *s.* Cardiolyse.
cardiomegalia, **cardiomegaly**, *s.* Cardiomégalie.
cardiomegalia glycogenica diffusa. Maladie de Pompe.
cardiomegaly (glycogen). Maladie de Pompe.
cardiomelic syndrome. Syndrome de Holt-Oram.
cardiomentopexy, *s.* Cardio-omentopexie.
cardiomyopathy, *s.* Myocardiopathie.
cardiomyopathy (dilated). Myocardiopathie dilatée.
cardiomyopathy (idiopathic post-partum). Syndrome de Meadow.
cardiomyopathy (peripartum). Syndrome de Meadow.
cardiomyopathy (post-partum). Syndrome de Meadow.
cardiomyopexy, *s.* Cardiomyopexie.
cardiomyoplasty, *s.* Cardiomyoplastie.
cardiomyotomy, *s.* Œsophagomyotomie.
cardionector, *s.* Cardionecteur.
cardioneurosis, *s.* Asthénie neurocirculatoire.
cardiopathy, *s.* Cardiopathie.
cardioplasty, *s.* Cardioplastie.
cardioplegia, *s.* Cardioplégie.
cardiopneumopexy, *s.* Cardiopneumopexie.
cardiorrhaphy, *s.* Cardiorraphie.
cardiorrhexis, *s.* Cardiorrhexie.
cardiosclerosis, *s.* Cardiosclérose.
cardioselective, *adj.* Cardiosélectif.
cardiospasm, *s.* Cardiospasme.
cardiosymphysis, *s.* Symphyse péricardique.
cardiotachometer, *s.* Cardiotachymètre.
cardiothoracic, *adj.* Cardiothoracique.
cardiotocography, *s.* Cardiotocographie.
cardiotomy, *s.* Cardiotomie.
cardiotonic, *adj.* Cardiotonique.
cardiovalvulitis, *s.* Cardi- ou cardiovalvulite.
cardiovalvulotome, *s.* Cardiovalvulotome.
cardiovascular, *adj.* Cardiovasculaire.
cardiovectography, *s.* Vectocardiographie.
cardioverter, *s.* Cardioverteur.
cardiovocal syndrome. Syndrome d'Ortner.
carditis, *s.* Cardite.
carditis (active, **evolutive**ou **severe rheumatic)**. Rhumatisme cardiaque évolutif.
cardivalvulitis, *s.* Cardivalvulite.
care, *s.* Soins.
care (ambulatory). Soins ambulatoire.
care (critical). Soins intensifs.
care (curative). Soin curatif.
care (direct). Soin direct.
care (educational). Soin éducatif.
care (home). Soins à domicile.
care for senior citizens (home). Maintien à domicile des personnes âgées.
care (indirect). Soins indirect.
care (intensive). Réanimation.
care (palliative). Soins palliatifs.
care (primary health). Soins de santé primaires.
care (supportive). Soins de support.
care unit (coronary), **CCU**. Unité de soins pour coronariens.
care unit (intensive), **ICU**. Unité de soins intensifs, USI.
careotrypanosis, *s.* Maladie de Chagas.
caries, *s.* Carie.
carina, *s.* Carène.
carinate, *adj.* Caréné.
carious, *adj.* Carié.
Carman's sign. Signe du ménisque.
carminative, *adj.* Carminatif.
carotenaemia, *s.* Caroténémie.

carotene, *s.* Carotène.

carotenoid, *adj.* Caroténoïde.

carotid, *adj.* Carotidien, enne; carotide.

carotid pulse tracing (indirect). Carotidogramme.

carotid sinus reflex. Réflexe sinucarotidien.

carotid sinus syndromeou **syncope**. Syndrome sinucarotidien.

carotidynia, *s.* Carotidynie.

carotigram, *s.* Carotidogramme.

carotin, *s.* Carotène.

carotinaemia, *s.* Caroténémie.

carotinosis cutis. Caroténodermie.

carpal tunnel syndrome. Syndrome du canal carpien.

carpectomy, *s.* Carpectomie.

Carpentier's ring. Anneau de Carpentier.

carphologia,carphology, *s.* Carphologie.

carpitis, *s.* Carpite.

carpus curvus. Carpocyphose.

carrier, *s.* (biologie). 1° Porteur, vecteur. — 2° Porteur de germe. — 3° Transporteur d'hydrogène. — 4° (génétique). Conducteur, conductrice.

Carrion's disease. Fièvre de Guaïtara.

caruncle, *s.* Caroncule.

caryokinesis, *s.* Mitose.

case, *s.* Cas.

case (borderline). Cas limite.

case history, **case report**. Observation écrite (dossier) d'un malade.

caseation, **caseification**, *s.* Caséification.

casein, *s.* Caséine.

caseous, *adj.* Caséeux.

caseum, *s.* Caséum.

casing, *s.* Emboîtage.

Casoni's reaction. Épreuve de Casoni.

cassava intoxication. Cassavisme.

cast, *s.* Moulage.

castrate, *s.* Castrat.

castrate (to), *v.* Castrer.

cat cry syndrome. Maladie du cri du chat.

cat scratch diseaseou **fever**. Maladie des griffes de chat.

catabolism, *s.* Catabolisme.

catacrotism, *s.* Catacrotisme.

catagen, *adj.* Catagène.

catalepsy, *s.* Catalepsie.

cataleptic, *adj.* Cataleptique.

cataleptiform, *adj.* Cataleptiforme.

catalysis, *s.* Catalyse.

catalytic, *adj.* Catalytique.

catalyzer, *s.* Catalyseur.

catamenia, *s.* Règles.

catamenial, *adj.* Cataménial.

catamnesis, *s.* Catamnèse.

cataphasia, *s.* Cataphasie.

cataphoresis, *s.* Cataphorèse.

cataplasia, **cataplasis**, *s.* Cataplasie.

cataplasm, **cataplasma**, *s.* Cataplasme.

cataplexis, **cataplexy**, *s.* Cataplexie.

cataract, **cataracta**, *s.* Cataracte.

catarrh, *s.* Catarrhe.

catathymia, *s.* Catathymie.

catatonia, **catatony**, *s.* Catatonie.

catatonic, **catatoniac**, *adj.* Catatonique.

catecholamine, *s.* Catécholamine.

catelectrotonus, *s.* Catélectrotonus.

catenary, *adj.* Caténaire.

cat-eye syndrome. Syndrome des yeux de chat.

Cathelin's method. Méthode épidurale.

cathepsin, *s.* Cathepsine.

catheter, *s.* Cathéter, sonde.

catheter (metal). Explorateur métallique.

catheter (pacing). Sonde pour stimulation cardiaque endocavitaire.

catheterization, *s.* Cathétérisme.

caucasian, *adj.* Caucasien, enne.

cauda equina. Queue de cheval.

cauda equina syndrome. Syndrome de la queue de cheval.

caul, *s.* 1° Grand épiploon. — 2° Coiffe (obstétrique).

causalgia, *s.* Causalgie.

caustic, *adj.* Caustique.

cauter, *s.* Fer rougi pour cautériser.

cauterant, *s.* Substance caustique.

cauterization, *s.* Cautérisation.

cautery, *s.* 1° Cautérisation. — 2° Cautère.

cautery (cold). Cryocautérisation.

cautery (electric, galvanicou **galvano)**. Galvano-cautérisation.

CAVB. BAVC.

cavern, *s.* Caverne.

cavernitis, *s.* Cavernite.

cavernitis (fibrous). Maladie de La Peyronie.

cavernoma, *s.* Angiome caverneux.

cavernous, *adj.* Caverneux.

cavitary, *adj.* Cavitaire.

cavity, *s.* Cavité.

cavity (cystic). Lacune.

cavity (glenoid). Glène.

Cayler's syndrome. Syndrome cardiofacial.

Cazenave's vitiligo. Pelade.

CCU. USIC.

cebocephalus, *s.* Cébocéphale.

Ceelen-Gellerstedt syndrome. Hémosidérose pulmonaire idiopathique.

CEI. IEC.

-cele, *suffixe* -cèle.

celiac, *adj.* Cœliaque.

celiac diseaseou **infantilism**. ou **syndrome**. Maladie de Gee.

celialgia, *s.* Cœlialgie.

celioscopy, *s.* Cœlioscopie.

celiotomy, *s.* Laparotomie.

cell, *s.* Cellule.

cell (amacrine). Cellule amacrine, spongioblaste.

cell (dust). Macrophage alvéolaire.

cell (hairy). Tricholeucocyte.

cell (lupus erythematous). Cellule de Hargraves.

cell (M). Cellule M.

cell (memory). Cellule-mémoire.

cell (null). Cellule " nulle ".

cell (pluripotent). Cellule multipotente.

cell (sickle). Drépanocyte.

cell (stem). Cellule souche.

cell (target). Cellule cible.

cell (totipotential). Cellule totipotente.

cell (unipotent). Cellule unipotente.

cellulifugal, *adj.* Cellulifuge.

cellulipetal, *adj.* Cellulipète.

cellulitis, *s.* Cellulite.

cellulitis (eosinophilic). Cellulite à éosinophiles.

cellulitis (pelvic). Paramétrite.

cellulitis (phlegmonous). Phlegmon diffus.

cellulitis (synergistic necrotizing). Cellulite nécrosante synergistique.

celluloneuritis, *s.* Cellulonévrite.

celom, *s.* Cœlome.

celonychia, *s.* Koïlonychie.

celosomus, *s.* Célosome.

cementoblast, *s.* Cémentoblaste.

cementoblastoma, *s.* Cémentoblastome.

cementocyte, *s.* Cémentocyte.

cementoma, *s.* Cémentome.

cementoperiostitis. Pyorrhée alvéolodentaire.

cementum, *s.* Cément.

cenesthesia, **coenaesthesia**, *s.* Cénesthésie.

cenesthesiopathy, *s.* Cénesthésiopathie.

cenesthopathia, *s.* Cénestopathie.

center (crisis). Centre de crise.

center (vital). Nœud vital.

center for ambulatory psychiatric and psychologic care. Centre médico-psychologique.

central terminal (Wilson's). (électrocardiographie). Borne centrale.

centrifugal machine. Centrifugeur.

centromere, *s.* Centromère.

cenurosis, *s.* Coenurose.

cephalalgia (histamine). Céphalée vasculaire de Horton.

cephalalgia, **cephalalgy**, *s.* Céphalée.

cephalea, *s.* Céphalée.

cephalematomaou **cephalhematoma**, *s.* Céphalhématome.

cephalgia, *s.* Céphalée.

cephalhydrocele, *s.* Céphalhydrocèle.

cephalhydrocele traumatica. Pseudoméningocèle.

cephalic, *adj.* Céphalique.

cephalin cholesterol floculation test. Test de Hanger.

cephalocele, *s.* Céphalocèle.

cephalodactyly (Vogt's). Dyscéphalosyndactylie.

cephalogyric, *s.* Céphalogyre.

cephaloma, *s.* Cancer encéphaloïde.

cephalomelus, *s.* Céphalomèle.

cephalometry, *s.* Céphalométrie.

cephalopagus, *s.* Céphalopage.

cephalosporin, *s.* Céphalosporine.

cephalosporiosis, *s.* Céphalosporiose.

cephalotetanus, *s.* Tétanos céphalique.

cephalothoracopagus, *s.* Céphalothoracopage.

cephalotomy, *s.* Céphalotomie.

cerate, *s.* Cérat.

cercaria, *s.* Cercaire.

cerebellar, *adj.* Cérébelleux.

cerebellitis, *s.* Cérébellite.

cerebellothalamic syndrome. Syndrome du carrefour hypothalamique.

cerebral, *adj.* Cérébral.

cerebroma, *s.* Cérébrome.

cerebromalacia, *s.* Encéphalomalacie.

cerebromedullary malformation syndrome. Syndrome d'Arnold-Chiari.

cerebrooculofacioskeletal syndrome. Syndrome cérébro-oculo-facio-squelettique.

cerebrooculorenal dystrophyou **syndrome**. Syndrome de Lowe.

cerebropathia psychica toxaemica. Syndrome de Korsakoff.

cerebrosclerosis, *s.* Cérébrosclérose.

cerebrosidosis, *s.* Cérébrosidose.

ceroidolipofuschinosis, *s.* Céroïdo-lipofuschinose.

certificate, *s.* Certificat.

certificate (medical). Certificat médical.

certificate (premarital). Certificat prénuptial.

ceruloplasmin, *s.* Céruloplasmine.

cerumen, *s.* Cérumen.

cervical fusion syndrome. Syndrome de Klippel-Feil.

cervical rib syndrome. Syndrome du scalène antérieur.

cervicitis, *s.* Cervicite.

cervicobrachial syndrome. Syndrome du scalène antérieur.

cervicocystopexy, *s.* Cervico-cystopexie.

cervicodynia, *s.* Cervicalgie.

cervicooculoacoustic syndrome. Syndrome cervico-oculo-acoustique.

cervicopexy, *s.* Cervicopexie.

cervicotomy, *s.* Cervicotomie.

cervicovaginitis, *s.* Cervicovaginite.

cervix, *s.* Col.

cervix (universal joint). Syndrome d'Allen-Masters.

cestode, **cestoid**, *s.* Cestode.

cestodiasis, *s.* Cestodose.

cevitamic acid. Vitamine C.

CFA. Abréviation de «Complete Freund's Adjuvant», adjuvant de Freund complet.

CFU. Progéniteur.

Chadwick's sign. Signe de Jacquemier.

chagoma, *s.* Chagome.

chain deposition disease (light). Maladie des chaînes légères.

chain disease (heavy). Maladie des chaînes lourdes.

chalarosis, *s.* Chalarose.

chalasia, *s.* Chalasie.

chalazodermia, *s.* Chalazodermie.

chalcosis, *s.* Chalcose.

chalicosis, *s.* Chalicose.

chalone, *s.* Antihormone.

chamaeprosopic, *adj.* Chamæprosope.

chamber, *s.* Loge.

chance to survive or to be healed (loss of). Perte de chance sanitaire.

chancroid, *s.* Chancre mou.

channel (calcic). Canal calcique.

channel (ion). Canal ionique.

channel (sodium). Canal sodique.

channelopathy, *s.* Canalopathie.

chap, *s.* Gerçure.

chaperone, *s.* Chaperon.

character, *s.* Caractère.

characterial, *adj.* Caractériel.

characterology, *s.* Caractérologie.

charcoal (activated). Charbon activé.

Charcot's arthritis. Arthropathie tabétique.

Charcot's arthropathy. Arthropathie nerveuse.

Charcot's cirrhosis. Cirrhose hypertrophique.

Charcot's foot. Pied tabétique.

Charcot's gait. Démarche tabéto-cérébelleuse.

Charcot's joint. Arthropathie nerveuse.

Charcot-Vigouroux sign. Signe de Vigouroux.

CHARGE association. Syndrome CHARGE.

charlatanry, *s.* Charlatanisme.

Charlouis's disease. Pian.

Charrin-Winckel disease. Tubulhématie.

Chatelain's syndrome. Onychoostéodysplasie.

Chauffard'sou **Chauffard-Still disease**ou **syndrome**. Maladie de Chauffard.

Chaussier's areola. Aréole vésiculaire de Chaussier.

Cheadle's disease. Scorbut infantile.

Cheatle's disease. Maladie de Reclus.

check-up. Examen de santé.

cheek, *s.* Joue.

cheese syndrome. Maladie du fromage.

cheilitis, *s.* Cheilite.

cheilitis (apostematous). Cheilite glandulaire aposémateuse.

cheilitis (lipstick). Cheilite du rouge.

cheilitis (Miescher's). Macrocheilie granulomateuse.

cheilitis (migrating). Perlèche.

cheilitis exfoliativa. Cheilite exfoliative.

cheilitis glandularis. Cheilite glandulaire.

cheilitis glandularis apostematosa. Cheilite glandulaire apostémateuse.

cheilitis granulomatosa. Macrocheilie granulomateuse.

cheilitis venenata. Cheilite toxique.

cheilognathopalatoschisis, *s.*ou **cheilognathouranoschisis**, *s.* Cheilognathopalatoschisis.

cheilognathus, *s.* Bec-de-lièvre.

cheiloncus, *s.* Tumeur de la lèvre.

cheilophagia, *s.* Cheilophagie.

cheiloplasty, *s.* Cheiloplastie.

cheilorrhaphy, *s.* Cheilorraphie.

cheiloschisis, *s.* Bec-de-lièvre.

cheiloscopy, *s.* Cheiloscopie.

cheilosis, *s.* Cheilite angulaire.

cheimaphobia, *s.* Phobie du froid.

cheiragra, *s.* Chiragre.

cheiromegaly, *s.* Cheiromégalie.

cheiroplasty, *s.* Cheiroplastie.

cheiropodist, *s.* Pédicure et manucure.

cheiropractic, **cheiropraxis**, *s.* Chiropraxie.

cheirospasm, *s.* Crampe des mains.

chelate, *s.* Chélate.

chelating agent. Chélateur.

chelation, *s.* Chélation.

cheloid, *s.* Chéloïde.

cheloma, *s.* Chéloïde.

chemiotaxis, *s.* Chimiotaxie.

chemiotherapy, *s.* Chimiothérapie.

chemist, *s.* Pharmacien.

chemo, *préfixe.* Chimio-.

chemoceptor, *s.* Chémorécepteur.

chemodectoma, *s.* Chémodectome.

chemoembolization, *s.* Chimio-embolisation.

chemonucleolysis, *s.* Nucléolyse.

chemopallidectomy, *s.* Chimiopallidectomie.

chemoprophylaxis, *s.* Chimioprophylaxie.

chemoreceptor, *s.* Chémorécepteur.

chemosensitive, *adj.* Chémosensible.

chemosis, *s.* Chémosis.

chemotactic, *adj.* Chimiotactique.

chemotaxis, *s.* Chimiotactisme.

chemotaxonomy, *s.* Chimiotaxinomie, chimiotaxonomie.

chemothalamectomy, *s.* Chimiothalamectomie.

chemotherapy, *s.* Chimiothérapie.

chemotherapy (adjuvant). Chimiothérapie adjuvante.

chemotherapy (neoadjuvant). Chimiothérapie néoadjuvante.

chemotic, *adj.* Chémotique.

chemotropism, *s.* Chimiotropisme.

Cheney's syndrome. Acroostéolyse familiale, forme phalangienne.

cherubism, *s.* Chérubinisme.

chest, *s.* Thorax.

chest (flail). Volet costal, volet thoracique.

chest (keeled). Thorax en bréchet.

chetivism, *s.* Chétivisme.

Cheyne-Stokes asthma. Asthme cardiaque.

Chiari's diseaseou **syndrome**. Syndrome de Budd-Chiari.

Chiari's net, **network**ou **reticulum**. Réseau de Chiari.

chiasm, *s.* Chiasma.

chiasma syndrome, **chiasmatic syndrome**. Syndrome chiasmatique.

Chicago disease. Maladie de Chicago.

chickenpox, *s.* Varicelle.

chigger, *s.* Rouget, aoûtat.

chigo, **chigoe**, *s.* Tunga penetrans.

child (battered) syndrome. Syndrome des enfants battus.

chilblain, *s.* Engelure.

childbearing period. Période de fécondité.

childbed, *s.* Couches.

childbirth, *s.* Accouchement.

childhood, *s.* Enfance.

chill, *s.* Frisson.

chimera, **chimaera**, *s.* Chimère.

chimerism, *s.* Chimérisme.

Chinese restaurant syndrome (CRS). Syndrome des restaurants chinois.

chiralgia paraesthetica. Chiralgie paresthésique.

chirality, *s.* Chiralité.

chiromegaly, *s.* Cheiromégalie.

chiroplasty, *s.* Cheiroplastie.

chiropodist, *s.* Pédicure.

Chlamydia induced disease, **chlamydiosis**, *s.* Chlamydiose.

chloracne, *s.* Chloracné.

chloremia, **chloraemia**, *s.* 1° Chlorémie. — 2° Chlorosis.

chlorhydria, *s.* Chlorhydrie.

chlorination, *s.* Chloration.

chlorine, *s.* Chlore.

chloroformization, *s.* Chloroformisation.

chloroleukaemia, *s.* Chloroleucémie.

chlorolymphoma, *s.* Chlorolymphome.

chlorolymphosarcoma, *s.* Chlorolymphosarcome.

chloroma, *s.* Chlorome.

chloromyeloma, *s.* Chlorome.

chloropenia, *s.* Chloropénie.

chloropexia, *s.* Chloropexie.

chloroprivic, *adj.* Chloroprive.

chloropsia, *s.* Chloropsie.

chlorosarcolymphadeny, *s.* Chlorolymphosarcome.

chlorosarcoma, *s.* Chlorome.

chlorosis, *s.* Chlorose.

chlorotic, *adj.* Chlorotique.

chloruraemia, *s.* Chlorurémie.

chloruria, *s.* Chlorurie.

choanae, *s. pl.* Choanes.

choked, *adj.* Empâté.

cholaemia, *s.* Cholémie.

cholangiocarcinoma, *s.* Cholangiocarcinome.

cholangiocystostomy, *s.* Cholangio-cystostomie.

cholangio-enterostomy, *s.* Cholangio-entérostomie.

cholangiography, *s.* Cholangiographie.

cholangiography (magnetic resonance). *s.* Cholangio-RM.

cholangiojejunostomy, *s.* Cholangio-jéjunostomie.

cholangiolitis, *s.* Cholangiolite.

cholangioma, *s.* Cholangiome.

cholangioscopy, *s.* Cholangioscopie.

cholangiostomy, *s.* Cholangiostomie.

cholangiotomy, *s.* Cholangiotomie.

cholangitis, *s.* Cholangite.

cholecalciferol, *s.* Vitamine D3.

cholecystalgia, *s.* Cholécystalgie.

cholecystatony, *s.* Cholécystatonie.

cholecystectasia, *s.* Cholécystectasie.

cholecystectomy, *s.* Cholécystectomie.

cholecystenterostomy, *s.* Cholécystentérostomie.

cholecystitis, *s.* Cholécystite.

cholecystitis (acute gangrenousou **phlegmonous)**. Pancholécystite.

cholecystitis (suppurative). Pyocholécystite.

cholecystocolostomy, *s.* Cholécysto-colostomie.

cholecystoduodenostomy, *s.* Cholécysto-duodénostomie.

cholecystogastrostomy, *s.* Cholécysto-gastrostomie.

cholecystography, *s.* Cholécystographie.

cholecystography (operative). Cholécystographie per-opératoire.

cholecystojejunostomy, *s.* Cholécysto-jéjunostomie.

cholecystokinetic, *adj.* Cholécystocinétique.

cholecystokinin, *s.***(CCK)**. Cholécystokinine, CCK.

cholecystolithotripsy, *s.* Cholécystolithotripsie.

cholecystolytic, *adj.* Cholécystolytique.

cholecystopathy, *s.* Cholécystopathie.

cholecystopexy, *s.* Cholécystopexie.

cholecystorrhaphy, *s.* Cholécystorraphie.

cholecystosis, *s.* Cholécystose.

cholecystostomy, *s.* Cholécystostomie.

cholecystotomy, *s.* Cholécystotomie.

choledochoduodenostomy, *s.* Cholédocho-duodénostomie.

choledocho-enterostomy, *s.* Cholédocho-entérostomie.

choledocho-enterostomy (lateral). Cholédochoentérostomie latérale.

choledochography, *s.* Cholédochographie.

choledocholithiasis, *s.* Cholédocholithiase.

choledocholithotripsy, *s.* Cholédocholithotripsie.

choledochoplasty, *s.* Cholédochoplastie.

choledochostomy, *s.* Cholédochostomie.

choledochotomy, *s.* Cholédochotomie.

cholehaemia, *s.* Cholémie.

cholehemia, *s.* Cholémie.

cholelith, *s.* Cholélithe.

cholelithiasis, *s.* Lithiase biliaire.

cholelithotripsy, *s.* Cholélithotrypsie, cholélithotritie.

cholelithotripsy, **cholelithotrity**, *s.* Cholélithotripsie.

cholemesis, *s.* Cholémèse.

cholemia, *s.* Cholémie.

cholemimetry, *s.* Cholémimétrie.

cholepathia, *s.* Cholépathie.

choleperitoneum, *s.* Cholépéritoine.

choleperitonitis, *s.* Cholépéritoine.

cholepoetic, **cholepoietic**, *adj.* Cholérétique.

cholepoiesis, *s.* Cholérèse.

cholera, *s.* Choléra.

choleraic, *adj.* Cholérique.

choleresis, *s.* Cholérèse.

choleretic, *adj.* Cholérétique.

choleriform, *adj.* Cholériforme.

choleroid, *adj.* Cholériforme.

cholerrhagia, *s.* Cholérragie.

cholestanolosis (cerebrotendinous). Xanthomatose cérébrotendineuse.

cholestasia, **cholestasis**, *s.* Cholestase.

cholestasis (benign recurrent). Cholostase récurrente bénigne.

cholestatic, *adj.* Cholostatique.

cholesteatoma, *s.* Cholestéatome.

cholesteatoma verum tympani. Cholestéatome congénitale de l'oreille.

cholesteremia, **cholesteraemia**, *s.* Cholestérolémie.

cholesterol, *s.* Cholestérol.

cholesterolaemia, *s.* Cholestérolémie.

cholesterolesterase, *s.* Cholestérol-estérase.

cholesterol-lowering, *adj.* Hypocholestérolémiant.

cholesterolosis, *s.* Cholestérolose.

cholesteropexy, *s.* Cholestéropexie.

choleuria, *s.* Cholurie.

cholinergic, *adj.* Cholinergique.

cholinergy, *s.* Cholinergie.

cholinesterase, *s.* Cholinestérase.

cholinomimetic, *adj.* Cholinomimétique.

cholorrhoea, *s.* Cholorrhée.

cholothorax, *s.* Choléthorax.

choluria, *s.* Cholurie.

chondralloplasia, *s.* Enchondromatose.

chondrectomy, *s.* Chondrectomie.

chondriokonte, *s.* Chondrioconte.

chondritis, *s.* Chondrite.

chondroblast, *s.* Chondroblaste.

chondroblastoma, *s.* Chondroblastome bénin.

chondrocalcinosis, *s.* Chondrocalcinose.

chondrodysplasia, *s.* Chondrodystrophie.

chondrodysplasia (Jansen's, metaphyseal). Chondrodysplasie métaphysaire type Jansen.

chondrodysplasia (McKusick's, metaphyseal). Chondrodysplasie métaphysaire type McKusick.

chondrodysplasia (metaphyseal). Chondrodysplasie métaphysaire.

chondrodysplasia (Schmid's, metaphyseal). Chondrodysplasie métaphysaire type Schmid.

chondrodysplasia punctata. Chondrodysplasie ponctuée.

chondrodystrophia, *s.* Chondrodystrophie.

chondrodystrophy, *s.* Chondrodystrophie.

chondrofibroma, *s.* Fibrochondrome.

chondrogenesis, *s.* Chondrogenèse.

chondroid, *adj.* Chondroïde.

chondroitin sulphate. Chondroïtine sulfate.

chondrolysis, *s.* Chondrolyse.

chondrolysis of the hip. Coxite laminaire.

chondroma, *s.* Chondrome.

chondromalacia, *s.* Chondromalacie.

chondromata (multiple). Chondromatose.

chondromatosis, *s.* Chondromatose.

chondromyxoma, *s.* Myxochondrome.

chondroosteodystrophy, *s.* Syndrome de Morquio.

chondropathy, *s.* Chondropathie.

chondrosarcoma, *s.* Chondrosarcome.

chondrotomy, *s.* Chondrotomie.

chordee, *s.* Courbure du pénis.

chorditis, *s.* Chordite.

chordocarcinoma, *s.* Chordome.

chordo-epithelioma, *s.* Chordome.

chordoma, *s.* Chordome.

chordopexy, *s.* Chordopexie, cordopexie.

chordotomy, *s.* Chordotomie.

chorea, *s.* Chorée.

choreal, **choreatic**ou **choreic**, *adj.* Choréique.

choreathetosis (familial paroxysmal). Choréo-athétose familiale paroxystique.

choreoathetosis (paroxysmal kinesogenic). Choréo-athétose paroxystique kinésogène.

choreiform, *adj.* Choréiforme.

choreo-athetoid, *adj.* Choréo-athétosique.

choreoid, *adj.* Choréiforme.
choreophrasia, *s.* Choréophrasie.
chorioadenoma destruens. Chorioadénome destruens.
chorioangioma, *s.* Chorio-angiome.
chorio-carcinoma ou **chorio-epithelioma**, *s.* Choriome.
chorioma malignum. Chorio-épithéliome.
choriomeningitis (lymphocytic). Maladie d'Armstrong.
chorionepithelioma, *s.* Choriome.
chorionicity, *s.* Chorionicité.
chorionitis, *s.* Sclérodermie.
chorioplaque, *s.* Chorioplaxe.
chorioretinitis, *s.* Choriorétinite.
chorioretinopathy, *s.* Choriorétinopathie.
chorioretinopathy (birdshot). Choriorétinopathie type birdshot.
choristoblastoma, *s.* Choristoblastome.
choristoma, *s.* Choristome.
choroid, choroidal, *adj.* Choroïdien.
choroidal artery syndrome (anterior). Syndrome de l'artère choroïdienne antérieure.
choroideraemia, *s.* Choroïdérémie.
choroiditis, *s.* Choroïdite.
choroidopathy, *s.* Choroïdose.
choroidosis, *s.* Choroïdopathie.
choromania, *s.* Impulsion morbide à la danse.
Christensen-Krabbe disease. Maladie d'Alpers.
Christian's ou **Christian-Schüller disease** ou **syndrome**. Maladie de Hand-Schüller-Christian.
chromaffin, *adj.* Chromaffine.
chromaffinoma, *s.* Phéochromocytome.
chromaffinoma (medullary). Phéochromocytome.
chromaphil, *adj.* Chromaffine.
chromatid, *s.* Chromatide.
chromatin, *s.* Chromatine.
chromatin (sex). Corpuscule de Barr.
chromatin test. Test de Barr.
chromatinolysis, *s.* Chromatolyse.
chromatogram, *s.* Chromatogramme.
chromatography, *s.* Chromatographie.
chromatolysis, *s.* 1° Chromatolyse. — 2° Chromophillyse.
chromatometer, *s.* Chromatomètre.
chromatometry, *s.* Chromométrie.
chromatophore, *s.* Mélanocyte.
chromatophoroma, *s.* Mélanosarcome.
chromatopsia, *s.* Chromatopsie.
chromatoptometer, *s.* Chromatomètre.
chromidrosis, *s.* Chromhidrose.
chromium, *s.* Chrome.
chromoblastomycosis, *s.* Chromoblastomycose.
chromodiagnosis, *s.* Chromodiagnostic.
chromoendoscopy, *s.* Chromoendoscopie.
chromogen, *adj.* Chromogène.
chromogranin, *s.* Chromogranine.
chromohaemodromography, *s.* Chromohémodromographie.
chromolysis, *s.* Chromatolyse.
chromomere, *s.* Chromomère.
chromometer, *s.* Chromomètre.
chromometry, *s.* Chromatométrie.
chromomycosis, *s.* Chromoblastomycose.
chromophil, *adj.* Chromophile.
chromophobe, chromophobic, *adj.* Chromophobe.
chromophytosis, *s.* Pityriasis versicolor.
chromoprotein, *s.* Chromoprotéine.
chromoptometer, *s.* Chromatomètre.
chromoscopy, *s.* Chromoscopie.
chromosomal, *adj.* Chromosomique.
chromosome (ring). Chromosome en anneau.
chromosome syndrome (fragile X). Syndrome du chromosome X fragile.
chromotherapy, *s.* Chromothérapie.
chromotropism, *s.* Chromotropisme.
chronaxia, chronaxie, *s.* Chronaxie.
chronaximetry, *s.* Chronaximétrie.
chronaxy, *s.* Chronaxie.
chronobiology, *s.* Chronobiologie.
chronograph, *s.* Chronographe.
chronopathology, *s.* Chronopathologie.
chronopharmacology, *s.* Chronopharmacologie.
chronotherapy, *s.* Chronothérapeutique.
chronotropic, *adj.* Chronotrope.
chrysiasis, *s.* Chrysopexie.
chrysocyanosis, *s.* Chrysocyanose.
chrysoderma, *s.* Chrysocyanose.
chrysosis, *s.* Chrysopexie.
chrysotherapy, *s.* Chrysothérapie.
chylangioma, *s.* Chylangiome.
chyliform, *adj.* Chyliforme.
chylopericardium, *m.* Chylopéricarde.
chyloperitoneum, *s.* et *adj.* Chylopéritoine.
chylorrhoea, *s.* Chylorrhée.
chylous, *adj.* Chyleux.
chyluria, *s.* Chylurie.
chymosin, *s.* Lab ferment.
chymotrypsin, *s.* Chymotrypsine.
chymotrypsinogen, *s.* Chymotrypsinogène.
cicatricial, *adj.* Cicatriciel.
cicatricula, *s.* Cicatricule.
cicatrix, *s.* Cicatrice.
cicatrization, *s.* Cicatrisation.
cilia (immobile) syndrome. Syndrome des cils immobiles.
ciliary, *adj.* Ciliaire.
cilium, *s.; pl.* **cilia**. Cil.
Cimex lectularius. Cimex lectularius, punaise.
cinchonism, *s.* Quininisme.
cinchonization, *s.* Quininisation.
cineangiocardiography, *s.* Ciné-angiocardiographie.
cineangiocardiography (radioisotope). Gamma-ciné-angiocardiographie.
cineangiography, *s.* Ciné-angiographie.
cineangiography (radioisotope). Radiocinéangiographie.
cineangiography (radionuclide). Cinéangioscintigraphie.
cinefluorography, *s.* Radiocinématographie.
cinematofluorography, *s.* Radiocinématographie.
cinematoradiography, *s.* Radiocinématographie.
cinemyelography, *s.* Cinémyélographie.
cineoesophagogastroscintigraphy, *s.* Cinéœsophago-gastro-scintigraphie.
cineradiography, *s.* Radiocinématographie.
cineroentgenofluorography, *s.* **cineroentgenography**, *s.* Radiocinématographie.
cinesalgia, *s.* Cinésalgie.
cingulotomy, *s.* Cingulotomie.
cionitis, *s.* Cionite.
circadian, *adj.* Circadien.
circaseptan, *adj.* Circaseptidien.
circinate, *adj.* Circiné.
circle (pericorneal). Cercle périkératique.
circle (perikeratic). Cercle périkératique.
circle (vicious). Cercle vicieux.
circulation (assisted). Assistance circulatoire.
circulation (extra-corporeal). Circulation extra-corporelle, CEC.
circulatory, *adj.* Circulatoire.
circulatory failure. Défaillance circulatoire.
circumciser, *s.* Péritomiste.
circumcision, *s.* Circoncision.
circumflex, *adj.* Circonflexe.
cirrhogenous, *adj.* Cirrhogène.
cirrhosis, *s.* Cirrhose.
cirrhotic, *adj.* Cirrhotique.
cirsocele, *s.* Cirsocèle.
cirsoid, *adj.* Cirsoïde.
cirsomphalos, *s.* Tête de méduse.
cirsotomy, *s.* Cirsotomie.
cisplatinum, *s.* Cisplatine.
cistern, *s.* Citerne.
cisternography, *s.* Cisternographie.
cisternotomy, *s.* Cisternotomie.
citrin, *s.* Vitamine P.
citrullinaemia, *s.* Citrullinémie.
cittosis, *s.* Pica.
Ciuffini-Pancoast syndrome. Syndrome de Pancoast-Tobias.
cladosporiosis, *s.* Cladosporiose.
clams, *s.* Actinomycose.
clap, *s.* Blennorrhagie.
clapotage, clapotement, *s.* Clapotage.
clapping, *s.* Claquement.
Clara's cell. Cellule de Clara.
clasmatocyte, *s.* Histiocyte.
clasmatosis, *s.* Clasmatose.
clasmocytoma, *s.* Sarcoma réticuloendothélial.
class, *s.* Classe.
class syndrome (economy). Syndrome de la classe économique.
clastogenic, *adj.* Clastogène.
clathrin, *s.* Clathrine.
claudication (intermittent). Claudication intermittente ischémique.
claudication (intermittent spinal). Claudication intermittente médullaire.
claustrophobia, *s.* Claustrophobie.
clavelization, *s.* Clavelisation.
clavicle, *s.* Clavicule.
clavus, *s.* Cor.
clawfoot, *s.* Pied en griffe.

clawhand, *s.* Main en griffe.
clearance, *s.* Clairance.
cleavage, *s.* Clivage.
cleavage (anterior chamber) syndrome. Syndrome de Peters.
cleft palate. Fissure palatine.
clefting syndrome. Syndrome EEC.
cleidectomy, *s.* Cleidectomie.
cleisiophobia, *s.* Claustrophobie.
cleithrophobia, *s.* Claustrophobie.
Clérambault-Kandinsky complex. Syndrome d'automatisme mental.
click, *s.* Clic.
climacteric, *s.* Climatère.
climacteric (male). Andropause.
climacterium, *s.* Climatère.
climatology, *s.* Climatologie.
climatopathology, *s.* Climatopathologie.
climatotherapeutics, **climatotherapy**, *s.* Climatothérapie.
climax, *s.* 1° Acmé. — 2° Orgasme.
clindamycin, *s.* Clindamycine.
clinic, *adj.* Clinique.
clinical, *adj.* Clinique.
clinical examination. Examen clinique.
clinocephalism, **clinocephaly**, *s.* Clinocéphalie.
clinodactylism, **clinodactyly**, *s.* Clinodactylie.
clinoid, *adj.* Clinoïde.
clinomania, *s.* Clinomanie, clinophilie.
clinostatic, *adj.* Clinostatique.
clinostatism, *s.* Clinostatisme.
clinotherapy, *s.* Clinothérapie.
clip, *s.* Agrafe.
clitoridectomy, *s.* Clitoridectomie.
clitoromania, *s.* Nymphomanie.
clomiphene test. Test au clomifène.
cloning, *s.* Clonage.
clonism, **clonismus**, *s.* Clonie.
clonogenic, *adj.* Clonogénique.
clonorchiasis, *s.* Clonorchiase.
closing, *s.* Fermeture.
closure, *s.* Obturation.
clot, *s.* Caillot.
clotting tests. Épreuves ou tests de coagulation.
clotting time. Temps de coagulation.
cloverleaf skull syndrome. Syndrome de Holtermüller-Wiedemann.
clownism, *s.* Clownisme.
clubbing, *s.* Hippocratisme digital.
clubfoot, *s.* Pied bot.
clubhand, *s.* Main bote.
cluster headache. Névralgisme facial.
clyers, *s.* Actinomycose.
coagglutination, *s.* Agglutination de groupe.
coagglutinin, *s.* Agglutinine de groupe.
coagulability, *s.* Coagulabilité.
coagulography, *s.* Coagulographie.
coagulopathy, *s.* Coagulopathie.
coagulum, *s.* Caillot.
coal miners' diseaseou **phthisis**. Anthracose.
coarctotomy, *s.* Coarctotomie.
coat (muscular). Musculeuse.
coat (white) effect. Effet blouse blanche.
Coat's ring. Anneau cornéen de Coats.
cocainism, *s.* Cocaïnisme.
cocainomania, *s.* Cocaïnomanie.
coccidioidin, *s.* Coccidioïdine.
coccidioidomycosis, **coccidioidosis**, *s.* Coccidioïdomycose.
coccidiosis, *s.* Coccidiose.
Coccidium, *s.* Coccidie.
Coccobacillus, *s.* Coccobacille.
coccycephalus, *s.* Coccycéphale.
coccydynia, **coccygodynia**, *s.* Coccydynie.
coccygeopubic diameter. Diamètre coccypubien.
coccyodynia, *s.* Coccydynie.
Cochin China sore. Bouton d'Orient.
cochlea, *s.* Cochlée.
cochlear, *adj.* Cochléaire.
cochleovestibular, *adj.* Cochléo-vestibulaire.
Cockroft's formula. Formule de Cockroft.
coco, *s.* Pian.
cocoa, *s.* Cacao.
coconscious, *adj.*et *s.*, **coconsciousness**, *s.* Coconscient.
codehydrase, **codehydrogenase**, *s.* Codéshydrase.
codeinomania, *s.* Codéinomanie.
Codman's tumour. Chondroblastome.
codon (chain-terminating). Codon non-sens.
codon (initiator). Codon initiateur.
codon (nonsense). Codon non-sens.
coefficient (fractional uptake). Ductance.
coeliac, *adj.* Cœliaque.
coelialgia, *s.* Cœlialgie.
coelioscopy, *s.* Cœlioscopie.
coeliosurgery, *s.* Cœliochirurgie.
coelom, **coeloma**, *s.* Cœlome.
coelosomy, *s.* Cœlosomie.
coenaesthesia, *s.* Cénesthésie.
coenurosis, *s.* Cénurose.
cofactor, *s.* Cofacteur.
cofactor I (platelet). Thromboplastinogène.
cofactor of thromboplastin. Proaccélérine.
cofactor V. Proconvertine.
coferment, *s.* Coenzyme.
cogwheel phenomenonou **rigidity**. Phénomène de la roue dentée.
cohesive, *adj.* Cohérent.
cohort, *s.* Cohorte.
coilonychia, *s.* Koïlonychie.
coition, *s.* Coït.
coitus, *s.* Coït.
colauxe, *s.* Colectasie.
cold (June). Rhume des foins.
coldou **cold (common)**. Coryza.
cold pressorou **pressure test**. Épreuve au froid.
coldsore, *s.* Herpès labial.
Cole'sou **Cole-Rauschkolb-Tommey syndrome**. Syndrome de Zinsser-Engman-Cole.
colectasia, *s.* Colectasie.
colectomy, *s.* Colectomie.
coleocele, *s.* Colpocèle.
coleoptosis, *s.* Colpoptose.
colibaccilluria, *s.* Colibacillurie.
colibacillaemia, *s.* Collibacillémie.
colibacillosis, *s.* Colibacillose.
colibacillus, *s.* Escherichia coli.
colic, *s.* Colique.
colica, *s.* Colique.
colicin, *s.* Colicine.
coliform, *adj.* Coliforme.
colinergic, *adj.* Cholinergique.
colipyuria, *s.* Colipyurie.
colistin, *s.* Polymyxine E.
colitis, *s.* Colite.
colitis (amoebic). Dysenterie amibienne.
colitis (balantidial). Balantidiase.
colitis (chronic ulcerative). Rectocolite hémorragique.
collagen, *s.* Collagène.
collagen disease. Conjonctivopathie.
collagen disease, *s.* Maladie du collagène.
collagenase, *s.* Collagénase.
collagenolytic, *adj.* Collagénolytique.
collagenoma, *s.* Collagénome.
collagnosis, *s.* Maladie du collagène.
collapse, *s.* Collapsus.
collapse (to), *v.* Collaber.
collar, *s.* Collier.
collar (venereal), **collar of Venus**. Collier de Vénus.
collateral, *adj.* Collatéral, ale.
Colles's fracture. Fracture de Pouteau-Colles.
Colles's fracture (reverse). Fracture de Goyrand.
colloid, *s.* 1° Substance colloïde. — 2° Substance colloïdale. — 3° État colloïdal. — *adj.* Colloïde.
colloid emulsion. Solution colloïdale.
colloid stateou **suspension**. État colloïdal.
colloidal benzoin test. Réaction au benjoin colloïdal.
colloidopexy, *s.* Colloïdopexie.
colloma, *s.* Cancer colloïde.
collum valgum. Coxa valga.
collutory, **collutorium**, *s.* Collutoire.
collyrium, *s.* Collyre.
coloboma, *s.* Colobome.
coloboma (genal). Macrostomie.
colocolostomy, *s.* Colo-colostomie.
colocystoplasty, *s.* Colocystoplastie.
colofysis, *s.* Colofyse.
colon (congenital idiopathic dilatation of the). Mégacôlon congénital.
colon (giant). Mégacôlon congénital.
colon bacillus. Escherichia coli.
colony forming unit. Progéniteur.
colopathy, *s.* Colopathie.
colopexia, **colopexy**, *s.* Colopexie.
colopexotomy, *s.* Colopexotomie.
coloproctia, *s.* Colostomie.
coloproctostomy, *s.* Colorectostomie.
coloptosis, *s.* Coloptose.
colorblindness, *s.* Achromatopsie.
colorectitis, *s.* Rectocolite.
colorectorrhaphy, *s.* Colorectorraphie.

colorectostomy, *s.* Colorectostomie.
colorimeter, *s.* Colorimètre.
colorimetry, *s.* Colorimétrie.
colorrhaphy, *s.* Colorraphie.
colosigmoidostomy, *s.* Colo-sigmoïdostomie.
colostomy, *s.* Colostomie.
colotomy, *s.* Colotomie.
colotyphoid, *s.* Colotyphoïde.
colpectomy, *s.* Colpectomie.
colpitis, *s.* Vaginite.
colpitis (emphysematous). Pachyvaginite cystique.
colpocele, *s.* Colpocèle.
colpoceliotomy, *s.* Colpocœliotomie.
colpocleisis, *s.* Colpocléisis.
colpocystotomy, *s.* Colpocystostomie.
colpohyperplasia cystica. Pachyvaginite cystique.
colpohysterectomy, *s.* Colpohystérectomie.
colpohysteropexy, *s.* Hystéropexie vaginale.
colpokeratosis, *s.* Colpokératose.
colpoperineoplasty, *s.* Colpopérinéoplastie.
colpoperineorrhaphy, *s.* Colpopérinéorraphie.
colpopexy, *s.* Colpopexie.
colpoplasty, *s.* Colpoplastie.
colpoptosis, *s.* Colpoptose.
colporrhagia, *s.* Élytrorragie.
colporrhaphy, *s.* Élytrorraphie.
colporrhexis, *s.* Coléorrhexie.
colposcopy, *s.* Colposcopie.
colpostenosis, *s.* Colposténose.
colpotomy, *s.* Colpotomie.
column, *s.* Pilier, colonne.
columnization, *s.* Columnisation du vagin.
colyone, *s.* Chalone.
comedo, *s.*, *pl.* **comedos**, **comedones**. Comédon.
comedocarcinoma, *s.* Comédocarcinome.
comminuted, *adj.* Comminutif.
commissuroplasty, *s.* Commissuroplastie.
commissurotomy, *s.* Commissurotomie.
commotio, *s.* Commotion.
communication (interatrial). Communication interauriculaire ou atriale.
communication (interventricular). Communication interventriculaire.
community acquired. Communautaire.
comorbidity, *s.* Comorbidité.
compartmental ou **compartment syndrome**. Syndrome compartimental, syndrome de compression des loges musculaires.
compatibility (blood). Compatibilité sanguine.
compensated, *adj.* Compensé.
compensation (broken). Décompensation.
compensatory pause. Repos compensateur.
competence (immunologic ou **immunological)**. Compétence immunitaire.
complaint, *s.* Symptôme, trouble.
complement, *s.* Complément.
complemental, *adj.*, **complementary**, *adj.* Complémentaire.
complex, *s.* Complexe.
compliance (patient's). Observance thérapeutique.
component, *s.* Composant.
compound, *s.* Composé.
compound (digitalis-like). Facteur natriurétique ouabaïnomimétique endogène.
compress, *s.* Compresse.
compulsion, *s.* Acte impulsif.
concanavalin, *s.* Concanavaline.
concentration (mean corpuscular hemoglobulin), MCHC. CCMH.
concept (APUD). Système APUD.
conchotomy, *s.* Turbinectomie.
concrement, *s.* Concrétion.
concretion, *s.* Concrétion.
concretion (tophic). Tophus.
concussion, *s.* Commotion.
concussion (air). Effet du souffle.
concussion (brain). Commotion cérébrale.
concussion of the retina. Maladie de Berlin.
conditioned, *adj.* Conditionné.
conditioning, *s.* Conditionnement.
conductibility, *s.* Conductibilité.
conduction (aberrant). Aberration ventriculaire.
conductivity, *s.* Conductibilité.
conductor, *s.* Conducteur, conductrice.
condyloma, *s.* Condylome.
condyloma latum. Condylome plat.
confined (to be), *v.* Accoucher (*v.* intransitif).
confinement, *s.* Couches.
confusion, *s.* Confusion mentale.
congenital, *adj.* Congénital, inné.
conglutinin, *s.* Conglutinine.
congophilic, *adj.* Congophile.
conidiobolomycosis, *s.* Conidiobolomycose.
coniosis, *s.* Coniose.
coniosporosis, *s.* Coniosporose.
coniotomy, *s.* Coniotomie.
conization, *s.* Conisation.
conjugation (bacterial). Conjugaison bactérienne.
conjunctiva, *s.* Conjonctive.
conjunctivitis, *s.* Conjonctivite.
conjunctivoma, *s.* Conjonctivome.
conjunctivourethrosynovial syndrome. Syndrome de Reiter.
connatal, **connate**, *adj.* Conné.
connectin, *s.* Connectine.
connective, *adj.* Connectif, ive.
conorenal syndrome. Syndrome conorénal.
consanguineous, *adj.* Consanguin.
consanguinity, *s.* Consanguinité.
consciousnesss, *s.* Conscience.
consensual, *adj.* Consensuel.
consent (informed). Consentement éclairé.
conservancy, *s.* Hygiène sociale.
consonating, **consonant**, *adj.* Consonnant.
constitution (psychopathic). Personnalité psychopathique.
consultant, *s.* Médecin consultant.
consumption, *s.* Consomption.
contactologist, *s.* Contactologiste.
contagiosity, *s.* Contagiosité.
contagious, *adj.* Contagieux.
contagium, *s.* Contage.
contaminant, *s.* Agent de contamination ou de souillure (d'une culture bactériologique).
contra-aperture, *s.* Contre-incision.
contraceptive, *adj.* Contraceptif.
contractility, *s.* Contractilité.
contracture (Dupuytren's). Maladie de Dupuytren.
contra-extension, *s.* Contre-extension.
contra-indication, *s.* Contre-indication.
contralateral, *adj.* Controlatéral.
contrast (spontaneous echocardiographic). Contraste spontané.
control (birth). Régulation des naissances.
contunding, *adj.* Contondant.
conus arteriosus. Conus artériosus.
convertin, *s.* Convertine.
convertinaemia, *s.* Convertinémie.
convexobasia, *s.* Convexobasie.
convulsant, *adj.* Convulsivant.
Cooke-Apert-Gallais syndrome. Syndrome d'Apert-Gallais.
Cooper's disease. Maladie de Reclus.
Cooper's irritable breast. Névralgie du sein.
copiopia, **copiopsia**, *s.* Asthénopie.
copodyskinesia, *s.* Névrose professionnelle.
copper, *s.* Cuivre.
copremia, *s.* Stercorémie.
coprine syndrome. Syndrome coprinien.
coproctic, *adj.* Fécal.
coprolalia, *s.* Coprolalie.
coprolith, *s.* Coprolithe.
coprology, *s.* Coprologie.
coproma, *s.* Fécalome.
copromania, *s.* Copromanie.
coprophagy, *s.* Coprophagie.
coprophilia, *s.* Coprophilie.
coproporphyria. Coproporphyrie.
coproporphyrin, *s.* Coproporphyrine.
coproporphyrinogen, *s.* Coproporphyrinogène.
coproporphyrinuria, *s.* Coproporphyrinurie.
coprostasis, *s.* Coprostase.
cor bovinum. Cœur de bœuf.
coracoiditis, *s.* Coracoïdite.
cord, *s.* Cordon.
cord (umbilical). Cordon ombilical.
corditis, *s.* Funiculite.
cordon (sanitary). Cordon sanitaire.
cordopexy, *s.* Chordopexie, cordopexie.
cordotomy, *s.* Cordotomie.
core, *s.* 1° Bourbillon. — 2° Noyau.
corectomy, *s.* Iridectomie.
corectopia, *s.* Corectopie.
coreoplasty, *s.* Coréoplastie.
coreopraxy, *s.* Coréopraxie.
coretomy, *s.* Iridotomie.
Cori's disease. Maladie de Forbes.
Coris' classification. Classification des Cori.
corium, *s.* Derme.
Corlett's pyosis. Impétigo.
corn, *s.* Cor.
cornea, *s.* Cornée.
Corning's puncture. Ponction lombaire.
cord (red pulp). Cordon de Billroth.

cord (true vocal). Corde vocale.

cordocentesis, *s.* Cordocentèse.

cords (tendinous). Cordages tendineux.

coronal, *adj.* Coronaire.

coronaritis, *s.* Coronarite.

coronarography, *s.* Coronarographie.

coronaropathy, *s.* Coronaropathie.

coronary, *adj.* Coronarien, coronaire.

corotomy, *s.* Iridotomie.

corporin, *s.* Progestérone.

corpus callosum syndrome. Syndrome du corps calleux.

corpus luteum. Corps jaune.

corpus striatum (syndrome of). Syndrome de Vogt.

corpuscle (red blood). Érythrocyte.

correctant, corrective, *adj.* Correctif.

correspondence (retinal). Correspondance rétinienne.

corrigent, *adj.* Correctif.

corset (orthopaedic lombar). Lombostat.

cortectomy, *s.* Cortectomie.

cortexolone, *s.* 11-déoxycortisol.

corticoid, *adj.*et *s.* Corticostéroïde.

corticoid-dependent, *adj.* Corticodépendant.

corticopleuritis, *s.* Splénopneumonie.

corticoprival, *adj.* Corticoprive.

corticosteroid, *adj.*et *s.* Corticoïde.

corticosteroid (topical). Dermocorticoïde.

corticosterone, *s.* Corticostérone.

corticosuprarenalomaou **corticosuprarenoma**, *s.* Corticosurrénalome.

corticotherapy, *s.* Corticothérapie.

corticotrophicou **corticotropic**, *adj.* Corticotrope.

corticotrophic hormone test. Test de Thorn.

corticotropin, *s.* ACTH.

cortin, *s.* Cortine.

cortisoluria, *s.* Cortisolurie.

cortisone-like, *adj.* Corticomimétique.

cortisonotherapy, *s.* Cortisonothérapie.

cortisonuria, *s.* Cortisonurie.

Corvisart'sou **Corvisart-Fallot syndrome**. Syndrome de Caillaud.

corymbiform, *adj.* Corymbiforme.

cosmetology, *s.* Cosmétologie.

cosmid, *s.* Cosmide.

cosmobiology, *s.* Cosmobiologie.

cosmopathology, *s.* Cosmopathologie.

costectomy, *s.* Costectomie.

costomuscular point. Point costo-musculaire.

costorectal point (right). Point cystique.

costotransversectomy, *s.* Costo-transversectomie.

costovertebral syndrome. Syndrome d'Erdheim.

cothrombin conversion factor. Proconvertine.

cothromboplastin, *s.* Proconvertine.

cotton, *s.* Coton.

Cotugno'sou **Cotonnius's disease**. Sciatique.

coueism. Méthode Coué.

cough, *s.* Toux.

cough (whooping). Coqueluche.

cough-exciting, *adj.* Tussigène.

coumarin, *s.* Coumarine.

Council (general medical). Ordre des médecins..

count. Numération, compte.

counter (over the). Médicament-conseil.

counter (scintillation). Compteur à scintillations.

counterextension, *s.* Contre-extension.

counterimmunoelectrophoresis, *s.* Contre-immunoélectrophorèse.

counterincision, *s.* Contre-incision.

counterindication, *s.* Contre-indication.

counterirritation, *s.* Contre-irritation.

counteropening, *s.* Contre-incision.

counterpulsation, *s.* Contrepulsion diastolique intra-aortique.

counterpulsion (intraaortic balloon). Contrepulsation aortique.

countershock, *s.* Choc électrique.

counterstroke, *s.* Contrecoup.

countertransference, *s.* Contretransfert.

coupling, *s.* Accouplement.

coupling (excitation-contraction). (physiologie). Couplage excitation-contraction.

coupling interval. (cardiologie). Intervalle de couplage.

coupling of the beats. Bigéminisme.

course, *s.* Évolution.

courses, *s.* Règles.

Courvoisier's law. Loi de Courvoisier et Terrier.

Courvoisier-Terrier syndrome. Syndrome de Bard et Pic.

couvade, *s.* Couvade.

Couvelaire's syndromeou **uterus**. Apoplexie utéroplacentaire.

cove-plane T. Onde de Pardee.

cowperitis, *s.* Cowpérite.

cowpox, *s.* Vaccine.

COX inhibitor. Anti-COX.

coxa adducta, coxa flexa. Coxa vara.

coxalgia, coxalgy, *s.* Coxalgie.

coxarthria, coxarthritis, *s.* Coxite.

coxitis, *s.* Coxite.

coxitis (senile). Coxarthrie.

coxitis fugax. Coxite transitoire.

coxodynia, *s.* Douleur de la hanche.

coxotuberculosis, *s.* Coxalgie.

crack, *s.* Gerçure.

crackles (pleural). Crépitations sous-pleurales.

cradle, *s.* Cerceau de lit.

cramp, *s.* Crampe.

cramp (writers'). Crampe des écrivains.

craniectomy, *s.* Craniectomie.

cranioclasis, *s.* Cranioclasie.

cranioclast, *s.* Cranioclaste.

cranioclasty, *s.* Cranioclasie.

craniography, *s.* Craniographie.

craniology, *s.* Craniologie.

craniomalacia, *s.* Craniotabès.

craniometry, *s.* Craniométrie.

craniopharyngioma, *s.* Cranio-pharyngiome.

cranioplasty, *s.* Cranioplastie.

cranioschisis, *s.* Cranioschisis.

cranioscopy, *s.* Cranioscopie.

craniostenosis, craniostosis, craniosynostosis, *s.* Craniosynostose.

cranipagus, *s.* Craniopage.

cranipathy (metabolic). Syndrome de Morgagni-Morel.

cranitomy, *s.* Craniotomie.

crasis, *s.* Crase.

crateriform, *adj.* Cratériforme.

cream, *s.* Crème.

crease (diagonal) ear lobe. Signe de Frank.

crease sign (ear). Signe de Frank.

creatinaemia, *s.* Créatinémie.

creatine phosphokinase, *s.* Créatine-kinase.

creatine-kinase, *s.* Créatine-kinase.

creatine-kinase, MB form. Créatine-kinase MB, CK-MB.

creatininaemia, *s.* Créatininémie.

creatininuria, *s.* Créatininurie.

creatinuria, *s.* Créatinurie.

creatorrhoea, *s.* Créatorrhée.

creeping disease, creeping eruption. Larva migrans.

cremaster muscle. Muscle crémaster.

cremation, *s.* Crémation.

crematorium, *s.* Crématorium.

crenated outline. Signe du créneau.

crenology, *s.* Crénologie.

crenotherapy, *s.* Crénothérapie.

crepitatio, crepitation, crepitus, *s.* Crépitation.

crepitus, *s.* Crépitation.

crescent (myopic). Conus myopique.

crest (ampullary). Crête ampullaire.

crest (ganglionic). Crête neurale.

crest (neural). Crête neurale.

crest (supraventricular). Éperon de Wolff.

cretin, *s.* Crétin.

cretinism, *s.* Crétinisme.

cretinoid, *adj.* Crétinoïde.

cretinous, *adj.* Crétineux.

criminalistics, *s.* Criminalistique.

criminology, *s.* Criminologie.

crisis, *s.* Crise, attaque, accès.

critical, *adj.* Critique.

crocodile tears (syndrome of). Syndrome du larmoiement paroxystique.

cross matching. Épreuve de compatibilité sanguine croisée.

cross-eye. Strabisme convergent.

cross-talk. Écoute croisée.

crossing, *s.* Croisement.

crossing over. Enjambement.

crounotherapy, *s.* Crénothérapie.

croup, *s.* Toute laryngite suffocante de l'enfant.

crow's foot. Patte d'oie.

CRS. Syndrome du restaurant chinois.

Cruchet's disease. Encéphalite léthargique.

crushing, *s.* Écrasement, foulage.

crush injuryou **crush syndrome**. Syndrome de Bywaters.

crust (milk), crusta lactea. Croûte de lait.

crusta phlogistica. Couenne.

crutch, *s.* Béquille.

crutch paralysis. Paralysie des béquillards.

Cruveilhier's paralysis. Amyotrophie d'Aran Duchenne.

cryaesthesia, *s.* Cryesthésie.

cryanaesthesia, *s.* Cryanesthésie.

crymo-anaesthesia, *s.* Anesthésie par le froid.

crymotherapeutics, **crymotherapy**, *s.* Frigothérapie.

cryobiology, *s.* Cryobiologie.

cryocautery, *s.* Cryocautère.

cryofibrinogen, *s.* Cryofibrinogène.

cryoglobulin, *s.* Cryoglobuline.

cryoglobulinaemia, *s.* Cryoglobulinémie.

cryopathy, *s.* Cryopathie.

cryophilic, *adj.* Cryophile.

cryoprecipitability, *s.* Cryoprécipitabilité.

cryoprecipitate, *s.* Cryoprécipité.

cryoprecipitation, *s.* Cryoprécipitation.

cryopreservation, *s.* Cryopréservation.

cryoprotectant, *s.* Cryoprotecteur.

cryoprotective, *adj.* Cryoprotecteur.

cryoprotein, *s.* Cryoglobuline.

cryoproteinaemia, *s.* Cryoglobulinémie.

cryoretinopexy, *s.* Cryorétinopexie.

cryoscopy, *s.* Cryoscopie.

cryosurgery, *s.* Cryochirurgie.

cryotherapy, *s.* Cryothérapie.

cryptagglutinoid, *s.* Cryptagglutinoïde.

cryptitis, *s.* Cryptite.

cryptocephalus, *s.* Cryptocéphale.

cryptococcosis, *s.* Cryptococcose.

cryptogenetic, **cryptogenic**, *adj.* Cryptogénétique.

cryptoleukaemia, *s.* Cryptoleucémie.

cryptomenorrhoea, *s.* Cryptoménorrhée.

cryptophthalmia, **cryptophthalmos**, **cryptophthalmus**, *s.* Cryptophtalmie.

cryptopodia, *s.* Cryptopodie.

cryptopsychism, *s.* Cryptopsychisme.

cryptorchidism, **cryptorchism**, **crytorchidy**, *s.* Cryptorchidie.

cryptosporidiasis, *s.* Cryptosporidiase.

cryptozoïte, *s.* Cryptozoïte.

cryptozygous, *adj.* Cryptozyge.

crystallophobia, *s.* Cristallophobie.

CSF. Colony Stimulating Factor.

CT (computer tomography). TDM (tomodensitométrie).

cuff (musculotendinous or rotator). Coiffe des rotateurs de l'épaule.

cuff (rotator). Coiffe des rotateurs de l'épaule.

cuff test. Test de la manchette.

culdocentesis, *s.* Culdocentèse.

culdoscopy, *s.* Pélycoscopie.

culture (blood). Hémoculture.

culture (embryonate egg). Ovoculture.

culture medium. Milieu de culture.

culture of the urine (bacterial). Uroculture.

cuneihysterectomy, **cuneohysterectomy**, *s.* Cunéohystérectomie.

cupraemia, *s.* Cuprémie.

cuproprotein, *s.* Cuproprotéine.

cuprorrhachia, *s.* Cuprorrachie.

cuprotherapy, *s.* Cuprothérapie.

cupruria, *s.* Cuprurie.

cupula of the ampullary crest. Cupule.

cupulogram, *s.* Cupulogramme.

cupulometry, *s.* Cupulométrie.

curarization, *s.* Curarisation.

curarizing, *adj. ets.* Curarisant.

cure, *s.* Guérison.

cure (diet). Régime.

curettage (uterine), **curettage of the uterus**. Curetage de l'utérus.

curettage, **curettement**, *s.* Curetage.

curietherapy, *s.* Curiethérapie.

current (action). Courant d'action.

current (alternative). Courant alternatif.

current (electric). Courant électrique.

curve, *s.* Courbe.

Cushing's basophilism. Syndrome de Cushing.

Cushing-like, *adj.* Cushingoïde.

cusp, *s.* Cuspide.

cutis anserina. Chair de poule.

cutituberculin reaction. Cuti-réaction à la tuberculine.

cutization, *s.* Cutisation.

cutting of the teeth. Éruption dentaire.

CVP. Pression veineuse centrale.

cyanocobalamin, *s.* Vitamine B12.

cyanoderma, *s.* Cyanose.

cyanopathy, *s.* Cyanose.

cyanopsia, *s.* Cyanopsie.

cyanosed, *adj.* Cyanosé.

cyanosis, *s.* Cyanose.

cyanosis (congenital). Maladie bleue.

cyanotic, *adj.* Cyanosé.

cyanuria, *s.* Cyanurie.

cybernetics, *s.* Cybernétique.

cybernin, *s.* Cybernine.

cyclic, *adj.* Cyclique.

cyclin, *s.* Cycline.

cyclitis, *s.* Cyclite.

cyclocephalus, *s.* Cyclocéphale.

cyclodialysis, *s.* Cyclodialyse.

cyclomastopathy, *s.* Cyclomastopathie.

cyclooxygenase, *s.* Cyclo-oxygénase.

cyclopexy, *s.* Cyclopexie.

cyclophoria, *s.* Cyclophorie.

cyclophrenia, *s.* Cyclothymie.

cyclopia, *s.* Cyclopie.

cycloplegia, *s.* Cycloplégie.

cycloserine, *s.* Cyclosérine.

cyclospasm, *s.* Cyclospasme.

cyclosporin, *s.* Cyclosporine.

cyclothymia, *s.* Cyclothymie.

cyclothymiac, *s.* Cyclothymique.

cyclothymic, *adj. ets.* Cyclothymique.

cyclotocephalus, *s.* Cyclotocéphale.

cyclotropia, *s.* Cyclotropie.

cylinder (urinary). Cylindre urinaire.

cylindraxile, *s.* ou **cylinder (axis)**. Axone.

cylindroma, *s.* Cylindrome.

cylindrosarcoma, *s.* Myxosarcome.

cylindruria, *s.* Cylindrurie.

cyllosomus, *s.* Cyllosome.

cymbocephalia, **cymbocephaly**, *s.* Cymbocéphalie.

cynanthropy, *s.* Cynanthropie.

cynic, *adj.* Cynique.

cynic spasm. Rire sardonique.

cynobex, *s.* Toux férine.

cynophagia, *s.* Boulimie.

cynophobia, *s.* Cynophobie.

cynorexia, *s.* Cynorexie.

cyphosis, *s.* Cyphose.

cyrtosis, *s.* 1° Cyphose. — 2° Déformation osseuse.

cyst, *s.* Kyste.

cystadenafibroma, *s.* Cystadénofibrome.

cystadenocarcinoma, *s.* Cystadénocarcinome.

cystadenoma, *s.* Cystadénome.

cystadenosarcoma, *s.* Cystosarcome phyllode.

cystalgia, *s.* Cystalgie.

cystathioninuria, *s.* Cystathioninurie.

cystatrophia, *s.* Atrophie de la vessie.

cystauchenitis, *s.* Inflammation du col vésical.

cystectasia, **cystectasy**, *s.* Cystectasie.

cystectomy, *s.* 1° Kystectomie. — 2° Cystectomie. — 3° Cholécystectomie. — 4° Ablation du canal cystique.

cysteine, *s.* Cystéine.

cystelcosis, *s.* Ulcération de la vessie.

cysterethism, *s.* Irritabilité de la vessie.

cystic, *adj.* 1° Kystique. — 2° Cystique.

cysticercal disease. Cysticercose.

cysticercoid, *s.* Cysticercoïde.

cysticercosis, *s.* Cysticercose.

Cysticercus, *s.* Cysticerque.

cysticotomy, *s.* Cysticotomie.

cystine diathesis ou **disease**. Cystinose.

cystine storage disease. Cystinose.

cystinosis, *s.* Cystinose.

cystinuria, *s.* Cystinurie.

cystinurialysinuria. Diabète aminé.

cystirrhagia, *s.* Cystorragie.

cystitis, *s.* Cystite.

cystitis (interstitial). Cystite interstitielle.

cystitome, *s.* Kystitome.

cystocele, *s.* Cystocèle.

cystoduodenostomy, *s.* Kystoduodénostomie.

cystodynia, *s.* Cystalgie.

cystoepithelioma, *s.* Cysto-épithéliome.

cystofibroma, *s.* Cystofibrome.

cystogastrostomy, *s.* Kysto-gastrostomie.

cystography, *s.* Cystographie.

cystohysteropexy, *s.* Cysto-hystéropexie.

cystoid, *adj.* Cystoïde.

cystojejunostomy, *s.* Kysto-jéjunostomie.

cystolithotomy, *s.* Cystolithotomie.

cystoma, *s.* Kystome.

cystometrogram, *s.* Cystométrogramme.

cystometry, *s.* Cystométrie.

cystopexy, *s.* Cystopexie.

cystoplasty, *s.* Cystoplastie.

cystoplegia, *s.* Cystoplégie.

cystoradiography, *s.* Cystographie.

cystorrhagia, *s.* Cystorragie, cystirragie.
cystorrhaphy, *s.* Cystorraphie.
cystosarcoma, *s.* Cystosarcome.
cystosarcoma phyllodesou **phylloides**. Cystosarcome phyllode.
cystoscopy, *s.* Cystoscopie.
cystostomy, *s.* Cystostomie.
cystotomy, *s.* Cystotomie.
cystourethroscopy, *s.* Cysto-urétroscopie.
cytapheresis, *s.* Cytaphérèse, cytophérèse.
cytase, *s.* 1° Complément. — 2° (enzyme). Cytase.
cytemia, *s.* Cytémie.
cytoadherence, *s.* Cyto-adhérence.
cytoadherence (immune). Immuno-cyto-adhérence.
cyto-architecture, *s.* Cyto-architectonie.
cytochemistry, *s.* Cytochimie.
cytocinesisou **citokinesis**. Cytocinèse, cytokinèse.
cytodiagnosis, *s.* Cytodiagnostic.
cytogenetics, *s.* Cytogénétique.
cytokeratin, *s.* Cytokératine.
cytology, *s.* Cytologie.
cytolymph, *s.* Hyaloplasma.
cytolysin, *s.* Cytolysine.
cytolysis, *s.* Cytolyse.
cytolytic, *adj.* Cytolytique.
cytometry, *s.* Cytométrie.
cytometry (flow). Cytofluorométrie.
cytomycosis (reticulo-endothelial). Histoplasmose.
cytopathogenic, *adj.* Cytopathogène.
cytopathology, *s.* Cytopathologie.
cytopathy, *s.* Cytopathie.
cytopenia, *s.* Cytopénie.
cytoplasm, *s.* Cytoplasme.
cytopoiesis, *s.* Processus cytoplasique.
cytoscopy, *s.* Cytoscopie.
cytoskeleton, *s.* Cytosquelette.
cytostatic, *adj.* Cytostatique.
cytotactic, *adj.* Cytotactique.
cytotaxigen, *s.* Cytotaxigène.
cytotaxin, *s.* Cytotaxine.
cytotaxis, *s.* Cytotaxie.
cytotoxic, *adj.* Cytotoxique.
cytotoxicity, *s.* Cytotoxicité, cytonocivité.
cytotrophoblast, *s.* Cytotrophoblaste.
cytotropic, *adj.* Cytotrope.
cytotropism, *s.* Cytotropisme.
cytozym, **cytozyme**, *s.* Thromboplastine.
d'arsonvalism, **d'arsonvalization**ou **darsonvalization**, *s.* D'arsonvalisation.
dabbing, *s.* Tamponnage.
dacrocystitis, *s.* Dacryocystite.
dacryadenitis, *s.* Dacryoadénite.
dacrycystitis, *s.* Dacryocystite.
dacryoadenitis, *s.* Dacryo-adénite.
dacryocystectasia, *s.* Dilatation du sac lacrymal.
dacryocystitis, *s.* Dacryocystite.
dacryocystorhinostomy, *s.* Dacryocystorhinostomie.
dacryocystostomy, *s.* Lacodacryocystostomie.
dacryogenic, *adj.* Lacrymatoire.
dacryolite, **dacryolith**, *s.* Dacryolithe.
dacryolithiasis, *s.* Lithiase lacrymale.
dacryosialoadenopathia, *s.*ou **dacryosialo-cheilopathy**, *s.* Syndrome deGougerot-Sjögren.
dacryosyrinx, *s.* Fistulelacrymale.
dactylitis, *s.* Dactylite.
dactyloedema, *s.* Œdème des doigts.
dactylogram, *s.* Dactylogramme, empreintes digitales.
dactylography, *s.* Étude des empreintes digitales.
dactylology, *s.* Dactylophasie.
dactylomegaly, *s.* Dactylomégalie.
dactylophasia, *s.* Dactylophasie.
dactyloscopy, *s.* Dactyloscopie.
dactylospasm, *s.* Spasmed'un doigt.
dactylosymphysis, *s.* Syndactylie.
dadryocystectomy, *s.* Dacryocystectomie.
dakinization, *s.* Traitement par le liquide de Dakin.
daltonism, *s.* Daltonisme.
damage, *s.* Lésion.
damage(bodily). Dommagecorporel.
Dana'soperation. Rhizotomiepostérieure.
Dana'ssyndrome. Sclérosecombinée.
Danbolt-Closssyndrome. Acrodermatiteentéropathique.
dance(hilar). Danse deshiles.
dandruff, *s.* 1° Pellicule.— 2° Pityriasiscapitis.
Dane'sdisease. Maladie deBornholm.
Dane'sparticle. Particule deDane.
Danielssen'sou **Danielssen-Boeckdisease**. Lèpreanesthésique.
Danlos's diseaseou **syndrome**. Maladied'Ehlers-Danlos.
Darier-Ferrand dermatofibromaou **dermatofibrosarcoma**. Fibrosarcome dela peau.
Darling'sdiseaseou **histoplasmosis**. Histoplasmose.
darwinism, *s.* Darwinisme.
Davaine's bacillusou **body**. Bacillusanthracis.
Dawson'sencephalitis. Encéphalite de Van-Bogaert.
DDA, Dangerous Drugs Act. Législation destoxiques.
deaf, *adj.* Sourd,sourde.
deaf(partially). Malentendant,ante.
deafferentation, *s.* Désafférentation.
deafferentation pain. Douleur dedésafférentation.
deafness, *s.* Surdité.
deambulation, *s.* Déambulation.
deaminase, *s.* Désaminase.
deamination, *s.*ou **deaminization**, *s.* Désaminisation.
de-arthrodesis, *s.* Désarthrodèse.
death, *s.* Mort,décès.
death(apparent). Mortapparente.
death(black). Peste noire.
death (brain). Mortcérébrale.
death(cerebral). Mortcérébrale.
death (cotou **crib)**. Mort subite du nourrisson.
death (sudden infant) syndrome (SIDS). Mort subite du nourrisson.
death (suspect). Mortsuspecte.
death(violent). Mortviolente.
death rate. Taux de mortalité.
debility, *s.* Débilité motrice.
Debré-Marie syndrome. Syndromeneuro-œdémateux.
debridement, *s.* Débridement.
decalcification, *s.* Décalcification.
decalvant, *adj.* Décalvant.
decalvation, *s.* Décalvation.
decannulation, *s.* Décanulation.
decapsulation, *s.* Décapsulation.
decarboxilation, **decarboxylization**, *s.* Décarboxylation.
decerebration, *s.* Décérébration.
decibel, *s.* Décibel.
decidual, *adj.* Décidual.
declive, *adj.* Déclive.
decoction, *s.* Décoction.
decollation, *s.* Décollation.
decompensated, *adj.* Décompensé.
decompensation, *s.* Décompensation.
decomplementized, *adj.* Décomplémenté.
decompression sickness. Aéroembolisme.
deconditioned, *adj.* Déconditionné.
decontamination, *s.* Décontamination.
decortication, *s.* Décortication.
decrement, *s.* Décours, décrément, diminution.
decubitus (lateral). Latérocubitus.
decussation, *s.* Décussation.
dedifferentiation, *s.* Dédifférentiation.
deefferentation, *s.* Désefférentation.
de-epiphysiodesis, *s.* Désépiphysiodèse.
defecation, *s.* (physiologie). Défécation.
defecation (chemical). Défécation (chimie).
defect, *s.* Tare, orifice, communication, défaut, fistule,lacune.
defect (aorticseptal). Fistuleaorto-pulmonaire.
defect(endocardial cushion). Ostiumprimum.
defect(filling). Imagelacunaire.
defect(incisure). Signe dudrapé.
defect (interatrialseptal). Communication interauriculaire ouatriale, CIA.
defect (ventricular septal). Communication interventriculaire, CIV.
defects (congenital ectodermal). Polydysplasie ectodermique héréditaire.
defemination, **defeminization**, *s.* Déféminisation.
deferentitis, *s.* Déférentite.
deferentography, *s.* Déférentographie.
deferento-urethrostomy, *s.* Déférento-urétrostomie.
deferoxamine, *s.* Desferrioxamine.
defervescence, *s.* Défervescence.
defibrillation, *s.* Défibrillation.
defibrillator, *s.* Défibrillateur.
defibrillator (atrial), *s.* Atrioverteur.
defibrination, *s.* Défibrination.
defibrination syndrome. Coagulationintravasculaire disséminée.
deficiency, *s.* Déficience, carence.
deflection, *s.* Déflexion.
defloration, *s.* Défloration.

deformity, *s.* Déformation.

defundation, **defundectomy**, *s.* Hystérectomiefondique.

degeneracy, *s.* Déchéance physique oumentale.

degenerate, *adj.* Dégénéré.

degeneration, *s.* Dégénérescence, dégénération.

degeneration (corticobasal). Dégénérescence cortico-basale.

degeneration (senile exsudative macular). Dégénérescence maculaire sénile exsudative.

degenerescence, *s.* Début de dégénération.

Degos's disease. Génodermatose en cocardes.

degree (Celsius), °**C**. DegréCelsius.

degree(Fahrenheit), °**F**. Degré Fahrenheit.

dehydrase, *s.* Déhydrogénase.

dehydration, *s.* Déshydratation

dehydroandrosterone, *s.* Déhydroandrostérone.

dehydrocorticosterone, *s.* 11-déhydrocorticostérone.

dehydrogenase, *s.* Déshydrase.

dehydrogenase (lactate ou **lactic) (LDH)**. Déshydrogénase lactique, LDH.

dehydrogenase (malateou **malic)**. Déshydrogénase malique.

dehydrogenase (sorbitol). Déshydrogénasesorbitol.

dehydrogenation, *s.* Déshydrogénation.

dehydro-isoandrosterone, *s.* Déhydroisoandrostérone.

dehydroretinol, *s.* Vitamine A2.

Deiters's process. Axone.

Déjerine-Thomas syndrome. Atrophie olivo-ponto-cérébelleuse.

Delbet's device. Appareil de marche de Delbet.

Deleage's disease. Myotonie atrophique.

deleterious, *adj.* Délétère.

Delhi (boil ou **sore)**. Bouton d'Orient.

delirifacient, *adj.*et *s.* Délirogène.

delirium, *s.* Délire.

delitescence, *s.* Délitescence.

deliver (to), *v.* Accoucher (v. transitif).

delivery, *s.* 1° Accouchement. — 2° Expulsion (p. ex. du placenta).

delta (agent, antigen, infection, virus). Agent delta.

delusion, *s.* Idée délirante.

demasculinization, *s.* Dévirilisation.

dementia, *s.* Démence.

dementia (dialysis). Encéphalopathie des dialysés.

dementia (multi-defect). Démence artériopathique.

dementia pugilistica. Encéphalopathie traumatique.

demethylation, *s.* Déméthylation

demineralization, *s.* Déminéralisation.

demography, *s.* Démographie.

demonolatry, *s.* Démonolatrie.

demonomania, *s.* Démonomanie.

demonopathy, *s.* Démonopathie.

demorphinization, *s.* Démorphinisation.

demyelinating, *adj.* Démyélinisant.

demyelination, **demyelinization**, *s.* Démyélinisation.

denaturation, *s.* Dénaturation.

dendron, *s.* Dendrone.

denervation, *s.* Dénervation.

denial, *s.* (psychiatrie). Refus.

Dennie's sign. Signe de Dennie-Morgan.

densimetry, *s.* Densimétrie.

densitometry, *s.* Densitométrie.

density (parasite). Densité parasitaire.

denticle, *s.* Pulpolithe.

dentin, *s.* Dentine.

dentinoblast, *s.* Dentinoblaste.

dentinogenesis. Dentinogenèse.

dentinoma, *s.* Dentinome.

dentist, *s.* Dentiste.

dentistry, *s.* Odontotechnie.

dentition, *s.* Denture.

dentoma, *s.* Dentome.

denture, *s.* Ensemble de dents artificielles.

denudation, *s.* Dénudation.

deontology, *s.* Déontologie.

deoxygenation, *s.* Désoxygénation.

deoxyhaemoglobin, *s.* Hémoglobine réduite.

deoxymyoglobin, *s.* Désoxymyoglobine.

deoxyribonucleic acid, (DNA). Acide désoxyribonucléique, ADN.

department, *s.* Département.

dependence, *s.***dependency**, *s.* Dépendance.

dependence (drug). Pharmacodépendance.

depersonalization, *s.* Dépersonnalisation.

depigmentation, *s.* Dépigmentation.

depletion (plasma). Plasmaphérèse.

depolarization, *s.* Dépolarisation.

depravation, *s.* Dépravation.

depressotherapy, *s.* Dépressothérapie.

deprivation disease. Maladie carentielle.

depulization, *s.* Désinsectisation.

depurant, *s.* Dépuratif.

depurator, *s.* Dépuratif.

deradelphus, *s.* Déradelphe.

deratization, *s.* Dératisation.

derencephalus, *s.* Dérencéphale.

dermalgia, **dermatalgia**, *s.* Dermalgie.

dermamyasis linearis migrans oestrosa. Larva migrans.

dermatitis, *s.* Dermatite.

dermatitis (atopic). Eczéma atopique.

dermatitis (contact). Eczéma aigu.

dermatitis actinica, **actinic dermatitis**. Actinite.

dermatitis exfoliativa. Dermatite exfoliative généralisée subaiguë ou chronique.

dermatitis with epidermitis. Dermo-épidermite.

dermatofibroma, **dermatofibroma lenticulare**. Dermatofibrome.

dermatoglyph, *s.*,**dermatoglyphics**, *s.* Dermatoglyphe.

dermatologist, *s.* Dermatologiste.

dermatology, *s.* Dermatologie.

dermatolysis, *s.* Dermatolysie.

dermatolysis palpebrarum. Blépharochalasis.

dermatomelasma suprarenale. Maladie d'Addison.

dermatomycosis, *s.* Dermatomycose.

dermatomyoma, *s.* Dermatomyome.

dermatomyositis, *s.* Dermatomyosite.

dermatoneurosis, *s.* Dermatoneurose.

dermatonosis, *s.* Dermatose.

dermatopathia, *s.* Dermatose.

dermatopathy, *s.* Dermatose.

dermatophytosis, *s.* Dermatomycose.

dermatoplasty, *s.* Greffe cutanée.

dermatopolyneuritis, *s.* Acrodynie.

dermatorrhagia, *s.* Dermatorragie.

dermatorrhexis, *s.* Cutis hyperelastica.

dermatosclerosis, *s.* Sclérodermie.

dermatoscopy, *s.* Dermatoscopie.

dermatoses, *s. pl.* Pluriel de " dermatosis ".

dermatosis, *s.* Dermatose.

dermatostomatitis, *s.* Dermatostomatite.

dermatoxerasia, *s.* Xérodermie.

dermatozoiasis, *s.* Dermatozoonose.

dermatozoonosis, **dermatozoonosus**, *s.* Dermatozoonose.

dermis, *s.* Derme.

dermitis, *s.* Dermatite.

dermographia, **dermographism**, **dermography**, *s.* Dermographisme.

dermoid. Dermoïde.

dermopath, *s.* Dermatologiste.

dermopathy, *s.* Dermatose.

dermoskeleton, *s.* Exosquelette.

dermotropic, *adj.* Dermotrope.

dermovaccine, *s.* Dermovaccin.

dermovirus, *s.* Dermovaccin.

-dermy, *suffixe* dermie, suffixe signifiant peau.

derodidymus, **derodymus**, *s.* Dérodyme.

descemetitis, *s.* Kératite ponctuée.

descemetocele, *s.* Descemetocèle.

desensitization, **desensitisation**, *s.* Désensibilisation.

desexualize (to), *v.* Castrer.

deshydration, *s.* Déshydratation.

deshydrogenase, *s.* Déhydrogénase.

desmin, *s.* Desmine.

desmiognathus, *s.* Desmiognathe.

desmocyte, *s.* Fibroblaste.

desmoma, *s.* Desmome.

desmon, *s.* Ambocepteur.

desmopathy, *s.* Desmopathie.

desmoplastic, *adj.* Desmoplastique.

desmopressin, *s.* Desmopressine.

desmorrhexis, *s.* Desmorrhexie.

desorption, *s.* Désorption.

desoxycorticosterone, **desoxycortone**, *s.* Désoxycorticostérone.

desoxyribonucleic acid. Acide désoxyribonucléique.

detachment of the retina, **detachment (retinal)**. Décollement de la rétine.

detection, *s.* Dépistage.

deterge (to), *v.* Déterger.

detergent, *adj.*et *s.* Détersif.

detoxication, **detoxification**, *s.* Détoxication.

deuteranomaly, **deuteranomalopia**, *s.* Deutéranomalie.

deuteranopia, **deuteranopsia**, *s.* Achloropsie.

deuteroporphyrin, *s.* Deutéroporphyrine.

deutoplasm, *s.* Métaplasma.

Devergie's disease. Pityriasis rubra pilaire.

deviation (conjugate). Déviation conjuguée des yeux.

deviation (skew). Phénomène d'Hertwig-Magendie.

device, *s.* Appareil.

device (contraceptive). Préservatif.

device (intrauterine contraceptive) (IUD). Stérilet.

device (rectifying). Redresseur.

device (walking frame). Ambulateur.

devil's grip. Maladie de Bornholm.

dexiocardia, *s.* Dextrocardia.

dextrinosis (limit). Maladie de Cori.

dextroangiocardiogram, *s.* Dextro-angiocardiogramme.

dextroangiocardiography, *s.* Dextro-angiocardiographie.

dextrocardia, *s.* Dextrocardie.

dextrocardia (corrected). Dextrorotation du cœur.

dextrocardiogram, *s.* Dextrocardiogramme, dextrogramme.

dextrogram, *s.* Dextrocardiogramme.

dextrogyral, **dextrogyre**, **dextrogyrate**, *adj.* Dextrogyre.

dextroposition of the aorta. Aorte à cheval.

dextroposition of the heart. Dextroposition du cœur.

dextrorotatory, *adj.* Dextrogyre.

dextroversion of the heart. Dextrorotation du cœur.

D-factor. Facteur Rhésus.

diabetes, *s.* Diabète.

diabetes (gestational). Diabète gestationnel.

diabetes (juvenile ou **juvenile-onset)**. Diabète insulino-dépendant.

diabetes insipidus. Diabète insipide.

diabetes mellitus (Jamaican). Diabète de type J.

diabetic, *adj.* Diabétique.

diabetid, *s.* Diabétide.

diabetogenic, *adj.* Diabétogène.

diabetogenous, *adj.* D'origine diabétique.

diabetology, *s.* Diabétologie.

diacetaemia, *s.* Diacétémie.

diaceturia, **diacetonuria**, *s.* Diacéturie.

diacetylmorphine, *s.* Diacétylmorphine.

diaclasia, **diaclasis**, *s.* Fracture.

diacritic, **diacritical**, *adj.* Pathognomonique.

diacylglycerol, *s.* Diglycéride.

diadochokinesia, **diadochokinesis**, **diadokinesia**, **diadokokinesis**, *s.* Diadococinésie.

diagnose (to), *v.* Diagnostiquer.

diagnosis, *s.* 1° Diagnostic. — 2° Diagnose.

diagnosis (aetiologic). Diagnostic étiologique.

diagnosis (differential). Diagnostic différentiel.

diagnostic, *adj.* Diagnostique.

diagraphy, *s.* Diagraphie.

diagynic, *adj.* Diagynique.

diakinesis, *s.* Diacinèse, diakinèse.

dialysis, *s.* Dialyse.

diameter, *s.* Diamètre.

diamniotic, *adj.* Diamniotique.

diandric, *adj.* Diandrique.

diandry, *s.* Diandrie.

diapedesis, *s.* Diapédèse.

diaper (blue) syndrome. Syndrome des langes bleus.

diaphanoscopy, *s.* Transillumination.

diaphoresis, *s.* Diaphorèse.

diaphoretic, *s.* Sudorifique.

diaphragm, *s.* Diaphragme.

diaphragmatitis, **diaphragmitis**, *s.* Diaphragmatite.

diaphragmatocele, *s.* Diaphragmatocèle.

diaphysectomy, *s.* Diaphysectomie.

diaphysis, *s.* Diaphyse.

diapiresis, *s.* Diapédèse.

diarrhea (traveller's). Diarrhée du voyageur, turista.

diarrhea, **diarrhoea**, *s.* Diarrhée.

diascopy, *s.* Transillumination.

diastema, *s.* Diastème.

diastematomyelia, *s.* Diastématomyélie.

diastolic, *adj.* Diastolique.

diataxia, *s.* Ataxie bilatérale.

diathermocoagulation, *s.* Diathermo-coagulation.

diathermy, *s.* Diathermie.

diathesis, *s.* Diathèse.

diatom, *s.* Diatomée.

dicentric, *adj.* Dicentrique.

dicephalism, **dicephaly**, *s.* Dicéphalie.

dichorial, *adj.*,**dichorionic**, *adj.* Dichorionique.

dichotomy, *s.* Dichotomie.

dichroic, *adj.* Dichroïque.

dichromasia, *s.***dichromasy**, *s.* Dichromatopsie.

dichromat, *adj.* Dichromate.

dichromatism, *s.* Dichromatopsie.

dichromatopsia, *s.* Dichromasie.

Dickinson's syndrome. Syndrome d'Alport.

dicoumarin, **dicoumarol**, *s.* Dicoumarine.

dicroceliasis, **dicrocoeliasis**, *s.* Dicrocœliose.

dicrotic, *adj.* Dicrote.

dicrotism, *s.* Dicrotisme.

dictyotene, *adj.* Dictyotène.

dicumarol, *s.* Dicoumarine.

dideoxycytidin, *s.* Didéoxycytidine.

dideoxyinosin, *s.* Didéoxyinosine.

didymitis, *s.* Orchite.

dielectrolysis, *s.* Diélectrolyse.

diencephalitis, *s.* Diencéphalite.

diencephalo-hypophyseal, *adj.* Diencéphalohypophysaire.

diencephalopathy, *s.* Diencéphalopathie.

dienestrol, *s.* Dienœstrol.

diestrum, **diestrus**, *s.* Anoestrus.

diet, *s.* Régime.

dietetic, *adj.* Diététique.

dietetics, *s.* Diététique.

dietician, *s.* Diététicien, enne.

dietotherapy, *s.* Diétothérapie.

differentiation, *s.* Différenciation.

differentiation (cluster of). Classes de différenciation.

digametic, *adj.* Hétérogamétique.

digenesis, *s.* Digénèse.

digitalis, *s.* Digitale.

digitalization, *s.* Digitalisation.

digyny, *s.* Digynie.

dihydrostreptomycin, *s.* Dihydrostreptomycine.

3,3-diiodothyronine. Diiodo-3,3' thyronine, T2.

diiodotyrosine, *s.* Diiodotyrosine, DIT.

dikemania, *s.* Dikémanie.

dikephobia, *s.* Diképhobie.

diktyoma, *s.* Diktyome.

dilaceration, *s.* Dilacération.

dilation, *s.* Dilatation thérapeutique.

dilution curve. Courbe de dilution.

D-dimer, *s.* D-dimère.

dimer, *s.* Dimère.

dimery, *s.* (génétique). Dimérie.

Dimitri's disease. Maladie de Sterge-Weber-Krabbe.

Dimmer's keratitis. Kératite nummulaire de Dimmer.

dimorphism, *s.* Dimorphisme.

dioestrum, **dioestrus**, *s.* Dioestrus.

diopter, **dioptre**, **dioptry**, *s.* Dioptrie.

dioptrics, *s.* Dioptrique.

dioxide (carbon). Dioxyde de carbone.

dioxide (nitrogen). Dioxyde d'azote, oxyde nitrique.

dioxygen, *s.* Dioxygène.

diphasic, *adj.* Diphasique.

diphtheria, *s.* Diphtérie.

diphtherial, *adj.* Diphtérique.

diphtheritic, **diphtheric**, *adj.* Diphtérique.

diphtheritis, *s.* Diphtérie.

diphthongia, *s.* Diplophonie.

diplacusis, *s.* Diplacousie.

diplegia, *s.* Diplégie.

diplocephaly, *s.* Diplocéphalie.

Diplococcus, *s.* Diplocoque.

diplocoria, *s.* Diplocorie.

diploetic, *adj.* Diploïque.

diplogenesis, *s.* Diplogenèse.

diploic, *adj.* Diploïque.

diploid, *adj.* Diploïde, diplo.

diploidy, *s.* Diploïdie.

diploma (health manager). Diplôme de cadre de santé.

diploma (registered nurse). Diplôme d'état d'infirmière.

diplomyelia, *s.* Diastématomyélie.

diplophonia, *s.* Diplophonie.

diplopia, *s.* Diplopie.

diplosomatia, **diplosomia**, *s.* Disomie.

diplotene, *adj.* Diplotène.

dipoles theory. Théorie des doublets.

dipping, *s.* Recherche du ballottement hépatique.

diprosopus, *s.* Diprosope.

dipsogenic, *adj.* Dipsogène.

dipsomania, *s.* Dipsomanie.

dipygus, *s.* Dipyge.

dirofilariasis, *s.* Dirofilariose.
disability, *s.* Incapacité de travail, invalidité.
disabled, *adj.* Infirme.
disarticulation, *s.* Désarticulation.
disassimilation, *s.* Désassimilation.
discharge, *s.* Décharge, évacuation, écoulement, sortie de l'hôpital, libération.
discission, *s.* Discision.
discitis, *s.* Discite.
discography, *s.* Discographie.
discomycosis, *s.* Discomycose.
disconnexion, *s.* Déconnection.
discopathy, *s.* Discopathie.
discrete, *adj.* Discret.
disease, *s.* Maladie.
disease (emerging). Maladie émergente.
disease (radiation induced heart). Cardiopathie radique.
disengagement, *s.* Dégagement.
disequilibrium, *s.* Déséquilibre.
disinfectant, *s.* Désinfectant.
disinfection, *s.* Désinfection.
disinhibition, *s.* Désinhibition.
disinsertion, *s.* Désinsertion.
disintoxication, *s.* Désintoxication.
disinvagination, *s.* Désinvagination.
disjunction, *s.* Disjonction.
disk (A). Disque A.
disk (Hensen's). Strie H.
disk (I). Disque I, strie I.
disk (M). Strie M.
disk (Z). Strie Z.
diskectomy, *s.* Discectomie.
diskitis, *s.* Discite.
diskography, *s.* Discographie.
diskoradiculography, *s.* Disco-radiculographie.
dislocation, *s.* Luxation.
dismembrement, *s.* Amputation.
disorder, *s.* Trouble morbide.
disorder (attention deficit hyperactivity). Hyperactivité avec troubles de l'attention de l'enfant.
disorder (eating). Trouble des conduites alimentaires.
disorientation, *s.* Désorientation.
dispensary, *s.* Dispensaire.
dispermy, *s.* Dispermie.
displacement, *s.* 1° Déplacement. — 2° (psychanalyse). Transfert.
dissection (aortic). Dissection aortique.
dissociation, *s.* Dissociation; discordance (psychiatrie).
distemper (canine). Maladie de Carré.
distension (bladder). Globe vésical.
distichia, **distichiasis**, *s.* Distichiase.
Distoma, *s.* Distome, douve.
Distoma haematobium. Schistosoma hæmatobium.
Distoma hepaticum. Fasciola hepatica.
distomatosis, *s.* Distomatose.
distomiasis, *s.* Distomatose.
Distomum. Douve.
distress, *s.* Détresse.
districhiasis, *s.* Districhiase.
disulfiram, *s.* Disulfirame.
diuresis, *s.* Diurèse.
diuretic, *adj.*et *s.* Diurétique.
diuretic (loop). Diurétique de l'anse.
diverticulectomy, *s.* Diverticulectomie.
diverticulitis, *s.* Diverticulite.
diverticulopexy, *s.* Diverticulopexie.
diverticulosis, *s.* Diverticulose.
diverticulum, *s.* Diverticule.
dizygotic, *adj.* Dizygote.
DNA chip. Puce ADN.
DNA microarray. Puce ADN.
dochmiasis, **dochmiosis**, *s.* Ankylostomiase.
docimasia, *s.* Docimasie.
dodecadactylitis, *s.* Duodénite.
dogmatism, *s.* Dogmatisme.
Doléris' opération. Opération de Beck-Doléris.
dolichocephalia, **dolichocephaly**, *s.* Dolichocéphalie.
dolichofacial, *adj.* Dolichoprosope.
dolichognathia, *s.* Dolichognathie.
dolichomegaly, *s.* Dolichomégalie.
dolichomorphic, *adj.* Dolichomorphe.
dolichosigmoid, *s.* Dolichosigmoïde.
dolichostenomelia, *s.* Dolichosténomélie.
domain, *s.* Domaine.
Donders's glaucoma. Glaucome à angle aigu.
Donohue's syndrome. Lepréchaunisme.
donor (generalou **universal)**. Donneur universel.
donovanosis, *s.* Granulome inguinal.
DOOR syndrome. Syndrome de Walbaum.
dopaminergic, *adj.* Dopaminergique.
doping, *s.* Dopage.
doppler (transcranial) ultrasonography. Doppler transcrânien.
Doppler ultrasound method ou **Doppler flowmetry**. Examen Doppler, doppler.
dorsalgia, *s.* Dorsalgie.
dorsolumbar, *adj.* Dorso-lombaire.
dose median (letal). Dose létale 50.
dose minimum (letal), LDM. Dose létale minima, DLM.
dotage, *s.* Sénilité.
dothienenteria, **dothienenteritis**, *s.* Fièvre typhoïde.
double-blind test. Épreuve en double anonymat.
double-stranded, *adj.* Bicaténaire.
Douglas's pouch. Cul-de-sac de Douglas.
douglasitis, *s.* Douglassite.
Down's diseaseou **syndrome**. Trisomie 21.
Doyne's honeycomb choroidopathy. Dégénérescence maculaire de Doyne.
dracontiasis, *s.* Dracontiase.
dracunculiasis, **dracunculosis**, *s.* Dracunculose.
drainage (anomalous pulmonary venous). Retour veineux pulmonaire anormal, RVPA.
drapetomania, *s.* Dromomanie.
drastic, *s.*ou *adj.* Drastique.
dreamy state. Crise uncinée.
drepanocytaemia, *s.* Drépanocytose.
drepanocytosis, *s.* Drépanocytose.
Dresbach's anaemia, **Dressbach's syndrome**. Drépanocytose.
dressing, *s.* Pansement.
Dressler's disease. Hémoglobinurie intermittente.
drill biopsyou **puncture**. Forage-biopsie.
drip, *s.* Goutte à goutte.
drip feeding. Goutte à goutte alimentaire.
dromomania, *s.* Dromomanie.
dromophobia, *s.* Dromophobie.
dromotropic, *adj.* Dromotrope.
drop, *s.* Goutte.
dropsy, *s.* Hydropisie.
drowning, *s.* Noyade.
drowsiness, *s.* Somnolence.
drug, *s.* Médicament.
drug (orphan). Médicament orphelin.
drug (prescription). *s.* Médicament soumis à prescription.
drumming, *s* . Tambourinage.
drying stove, *s.* Étuve.
Duane's syndrome. Syndrome de Türk-Stilling-Duane.
Dubin-Sprinz disease. Syndrome de Dubin-Johnson.
Duchenne-Aran diseaseou **muscular atrophy**. Maladie d'Aran-Duchenne.
Duchenne-Griesinger disease. Maladie de Duchenne.
Ducrey's bacillus. Hæmophilus ducreyi.
duct, *s.* Canal.
duct (mullerian). Canal de Müller.
ductus arteriosus (patent). Persistance du canal artériel.
ductus arteriosus (reversed). Canal systémique.
Duhring-Sneddon-Wilkinson syndrome. Pustulose sous-cornée de Sneddon-Wilkinson.
Dukes's disease. Quatrième maladie.
dullness, *s.* Matité.
dumb-bell, *s.* Haltère.
dumbness, *s.* Mutité.
dumping stomachou **syndrome**. Syndrome de chasse.
duodenectomy, *s.* Duodénectomie.
duodenitis, *s.* Duodénite.
duodenocholedochotomy, *s.* Cholédocho-duodénotomie interne.
duodenofibrescopy, *s.* Duodénoscopie.
duodenogastrectomy, *s.* Gastroduodénectomie.
duodenojejunostomy, *s.* Duodéno-jéjunostomie.
duodenopancreatectomy, *s.* Duodéno-pancréatectomie.
duodenoplasty, *s.* Duodénoplastie.
duodenostomy, *s.* Duodénostomie.
duodenotomy, *s.* Duodénotomie.
Duplay's bursitisou **disease**. Périarthrite scapulo-humérale.
duplication, *s.* 1° (génétique). Duplication. — 2° Duplicité.
Dupuy-Dutemps's operation. Dacryocysto-rhinostomy.
Dupuytren's contracture. Maladie de Dupuytren.
Dupuytren's disease of the foot. Maladie de Ledderhose.

Dupuytren's hydrocele. Hydrocèle biloculaire.

Dupuytren's phlegmon. Phlegmon large du cou.

dura, dura mater. Dure-mère.

dural, **duramatral**, *adj.* Dural.

Durand-Nicolas-Favre disease. Maladie de Nicolas-Favre.

durematoma, *s.* Hématome dural.

duritis, *s.* Pachyméningite.

duro-arachnitis, *s.* Pachyméningite.

durosarcoma, *s.* Méningiosarcome.

Duroziez's disease. Rétrécissement mitral.

Dutemps and Cestan sign. Signe du relèvement paradoxal de la paupière.

Dutton's disease ou **fever**, **Dutton's relapsing fever**. Fièvre à tiques africaines.

dwarf, *s.* Nain.

dwarf (Brissaud's). Nain myxœdémateux et infantile.

dwarfishness, **dwarfism**, *s.* Nanisme.

dye, *s.* Colorant.

dye inhibition test ou **dye-test for toxoplasmosis**. Test de Sabin et Feldman.

dynamogenesis, **dynamogeny**, *s.* Dynamogénie.

dynamogenic, *adj.* Dynamogène.

dynamograph, *s.* Dynamographe.

dynamometer, *s.* Dynamomètre.

dynein, *s.* Dynéine.

dynorphin, *s.* Dynorphine.

dysacousia, **dysacousis**, **dysacousma**, *s.* Audition douloureuse.

dysadrenia, *s.* Dysépinéphrie.

dysaesthesia, *s.* Dysesthésie.

dysallilognathia, *s.* Dysallélognathie.

dysantigraphia, *s.* Dysantigraphie.

dysarthria, *s.* Dysarthrie.

dysarthrosis, *s.* 1° Dysarthrose. — 2° Dysarthrie.

dysautonomia, *s.* Dysautonomie.

dysbasia, *s.* Dysbasie.

dysbetalipoproteinaemia, *s.* Dysbétalipoprotéinémie.

dyschesia, **dyschezia**, *s.* Dyschésie, dyschézie.

dyschiria, *s.* Allocheirie.

dyscholia, *s.* Trouble de la fonction biliaire.

dyschondroplasia, *s.* Enchondromatose.

dyschondrosteosis, *s.* Dyschondrostéose.

dyschromasia, *s.* 1° Dyschromie. — 2° Dyschromatopsie.

dyschromatopsia, *s.* Dyschromatopsie.

dyschromia, *s.* Dyschromie.

dyscinesia, *s.* Dyskinésie.

dyscrasia, *s.* Dyscrasie.

dysdipsia, *s.* Dysdipsie.

dysectasia, *s.* Dysectasie.

dysembryoma, *s.* Dysembryome.

dysembryoplasia, *s.* Dysembryoplasie.

dysencephalia splanchnocystica. Syndrome de Gruber.

dysendrocrinia, **dysendocriniasis**, **dysendocrinism**, **dysendocrisiasis**, *s.* Dysendocrinie.

dysenteric, *adj.* Dysentérique.

dysenteriform, *adj.* Dysentériforme.

dysentery, *s.* Dysenterie.

dysergia, *s.* Dysergie.

dysesthesia, *s.* Dysesthésie.

dysesthesia (auditory). Dysacousie.

dysfibrinogenaemia, *s.* Dysfibrinogénémie.

dysfunction, *s.* Dysfonction.

dysgammaglobulinaemia, *s.* Dysgammaglobulinémie.

dysgenesia, *s.* ou **dysgenesis**, *s.* Dysgénésie.

dysgenesis, *s.* Dysgénésie.

dysgerminoma, *s.* Dysgerminome.

dysgeusia, *s.* Dysgueusie.

dysglobulinaemia, *s.* Dysglobulinémie.

dysgnosia, *s.* Dysgnosie.

dysgranulopoiesis, *s.* Dysgranulopoïèse.

dysgraphia, *s.* Dysgraphie.

dyshaematopoiesis, *s.* Dyshématopoïèse.

dyshaemopoiesis, *s.* Dyshématopoïèse.

dyshepatia, *s.* Dyshépatie.

dyshidria, **dyshidrosis**, **dysidrosis**, *s.* Dyshidrose.

dysimmunity, *s.* Dysimmunité.

dyskaliaemia, *s.* Dyskaliémie.

dyskeratosis, *s.* Dyskératose.

dyskinesia, *s.* Dyscinésie, dyskinésie.

dyslalia, *s.* Dyslalie.

dyslexia, *s.* Dyslexie.

dyslipaemia, *s.* Dyslipémie, dyslipidémie.

dyslipidosis, *s.* **dyslipoidosis**, *s.* Dyslipidose.

dyslipoproteinaemia, *s.* Dyslipoprotéinémie.

dyslogia, *s.* Dyslogie.

dysmature, *adj.* Dysmature.

dysmegacaryocytopoiesis, *s.* Dysmégacaryocytopoïèse.

dysmegalopsia, *s.* Dysmégalopsie.

dysmelia, *s.* Dysmélie.

dysmenorrhoea, *s.* Dysménorrhée.

dysmetria, *s.* Dysmétrie.

dysmetropsia, *s.* Dysmétropsie.

dysmimia, *s.* Dysmimie.

dysmnesia, *s.* Dysmnésie.

dysmorphia, *s.* Dysmorphose.

dysmorphogenesis, *s.* Dysmorphogenèse.

dysmorphophobia, *s.* Dysmorphophobie.

dysmorphosis, *s.* Dysmorphie, dysmorphose.

dysnomia, *s.* Aphasie nominale.

dysontogenesis, *s.* Dysontogenèse.

dysontogenetic, *adj.* Dysontogénétique.

dysoric, *adj.* Dysorique.

dysorthography, *s.* Dysorthographie.

dysosmia, *s.* Dysosmie.

dysostegenesis, *s.* Dysostose.

dysostosis, *s.* Dysostose.

dysovarism, *s.* Dysovarie.

dyspareunia, *s.* Dyspareunie.

dyspepsia, *s.* Dyspepsie.

dysperistalsis, *s.* Dyspéristaltisme.

dyspermasia, **dyspermatism**, **dyspermia**, *s.* Dyspermatisme.

dysphagia, **dysphagy**, *s.* Dysphagie.

dysphasia, *s.* Dysphasie.

dysphemia, *s.* Dysphémie.

dysphonia, *s.* Dysphonie.

dysphoria, *s.* Dysphorie.

dysphrasia, *s.* Dysphrasie.

dysphrenia, *s.* Dysphrénie.

dyspinealism, *s.* Dysfonctionnement épiphysaire.

dyspituitarism, *s.* Dyspituitarisme.

dysplasia, *s.* Dysplasie.

dysplasia [(arrythmogenic) right ventricular]. Dysplasie (arythmogène) du ventricule droit.

dysplasia (arterial fibromuscular). Dysplasie fibro-musculaire artérielle.

dysplasia (ophthalmomandibulomelic). Dysplasie ophtalmo-mandibulomélique.

dyspnea, **dyspnoea**, *s.* Dyspnée.

dyspraxia, *s.* Dyspraxie.

dysprosody, *s.* Dysprosodie.

dysproteinaemia, *s.* Dysprotidémie.

dysraphia, **dysrhaphia**, **dysraphism**, *s.* Dysraphie.

dysrhythmia, *s.* Dysrythmie.

dyssecretosis (mucoserous). Syndrome de Gougerot-Houwer-Sjogren.

dyssomnia, *s.* Dyssomnie.

dysspermia, **dysspermatism**. Dyspermatisme.

dysstasia, *s.* Dystasie.

dyssymbolia, **dyssymboly**, *s.* Dyssémie.

dyssynergia, *s.* Asynergie.

dystasia, *s.* Dystasie.

dysthymia, *s.* Dysthymie.

dysthyreosis, **dysthyroidea**, **dysthryroidism**, *s.* Dysthyroïdie.

dystocia, *s.* Dystocie.

dystocia (placental). Délivrance difficile.

dystonia, *s.* Dystonie.

dystopia, **dystopy**, *s.* Dystopie.

dystrophia, *s.* Dystrophe.

dystrophin, *s.* Dystrophine.

dystrophy, *s.* Dystrophie.

dystrophy (adiposogenital). Syndrome de Babinski-Fröhlich.

dystrophy (craniocarpotarsal). Syndrome de Freeman-Sheldon.

dystrophy (crurovesical — gluteal). Syndrome d'Achard, Foix et Mouzon.

dystrophy (ectasic medial). Dystrophie polyanévrismale, médiadystrophie ectasiante.

dystrophy (progressive muscular). Myopathie primitive progressive.

dystrophy (reflex sympathetic). Ostéoporose algique post-traumatique.

dystrophy (Tunisian muscular). Dystrophie musculaire tunisienne.

dysuria, **dysury**, *s.* Dysurie.

ear, *s.* Oreille.

ear (glue) *s.* Otite séro-muqueuse.

ear-nose-throat, **ENT**. Otorhinolaryngologie, ORL.

earwax, *s.* Cérumen.

Eaton's agent. Mycoplasma.

Eaton's agent pneumonia, Eaton's pneumonia. Maladie d'Eaton.

eberthian, *adj.* Éberthien.

EBM (evidence based medicine). Médecine factuelle.

eburnation, *s.* Ostéosclérose.

ecbolic, *adj.* Ecbolique.

eccentrochondroplasia. Syndrome de Morquio-Ullrich.

eccentro-osteochondrodysplasia, *s.* Syndrome de Morquio-Ullrich.

ecchondroma, **ecchondrosis**, *s.* Ecchondrome.

ecchondromata (hereditary multiple ossifying). Maladie ostéogénique.

ecchymosis, *s.* Ecchymose.

echinococciasis, **echinococcosis**, *s.* Échinococcose.

echinococcosis alveolarisou **multilocularis**. Échinococcose alvéolaire.

Echinococcus, *s.* Échinocoque.

echinococcus, *s.* Kyste hydatique.

echinocyte, *s.* Échinocyte.

echo, *s.* (cardiologie). Phénomène de l'écho, rythme réciproque.

echocardiography, *s.* Échocardiographie.

echoencephalography, *s.* Échoencéphalographie.

echogenic, *adj.* Echogène.

echogram, *s.* Échogramme.

echographia, *s.* (neurologie). Échographie

echography, *s.* (physique). Échographie, ultrasonographie.

echokinesis, *s.* Échocinésie.

echolalia, *s.* Écholalie.

echomatism, *s.* Échomatisme.

echomimia, *s.* Échomimie.

echomatism, *s.* Échomatisme.

echophrasia, *s.* Écholalie.

echopraxia, **echopraxis**, *s.* Échokinésie.

eclampsia, *s.* Éclampsie.

eclamptic, *adj.* Éclamptique.

ecmnesia, *s.* Amnésie antérograde.

ecmnesic, *adj.* Ecmnésique.

ecology, *s.* Écologie.

ecstasy, *s.* Extase.

ecstrophy, *s.* Exstrophie.

ectasia (annulo-aortic). Maladie annulo-ectasiante de l'aorte.

ectasia (gastric antral vascular). Ectasie vasculaire antrale.

ectasia, **ectasis**, **ectasy**, *s.* Ectasie.

ectoantigen, *s.* Ectoantigène

ectoblast, *s.* Ectoblaste.

ectocardia, *s.* Ectocardie.

ectoderm, *s.* Ectoderme.

ectodermatosis, *s.* Ectodermose.

ectodermosis, *s.* Ectodermose.

ectodermosis erosiva pluriorificialis. Ectodermose érosive pluri-orificielle.

ectopagus, *s.* Ectopage.

ectoparasitosis, *s.* Ectoparasitose.

ectopia, *s.* Ectopie

ectopic, *adj.* Ectopique.

ectopy, *s.* Ectopie.

ectozoon, *s.* Ectozoaire.

ectrodactylia, **ectrodactylism**, *s.* Ectrodactylie.

ectrogeny, *s.* Ectrogénie.

ectromelia, *s.* Ectromélie.

ectromelus, *s.* Ectromèle.

ectromely, *s.* Ectromélie.

ectropion, **ectropium**, *s.* Ectropion.

ectropodism, *s.* Ectropodie.

ectrosis, *s.* Avortement.

ectrouria, *s.* Ectrourie.

eczema (seborrhœic). Eczématide.

eczematiform, *adj.* Eczématiforme.

eczematization, *s.* Eczématisation.

eczematosis, *s.* Eczématose.

>Eddowes's disease. Ostéopsathyrose.

edema, *s.* Œdème.

edemoepidemic, *adj.* Endémo-épidémique.

edeology, *s.* Étude des organes génitaux.

edetate, *s.* EDTA.

edocephalus, *s.* Édocéphale.

effector, *s.* Effecteur.

efflorescence of the skin. Efflorescence.

effort syndrome. Asthénie neurocirculatoire.

effusion, *s.* Épanchement.

egesta, *s.* Excreta.

egg-white injury ou **syndrome**. Carence en biotine.

ego, *s.* Moi.

egophony, *s.* Égophonie.

ehrlichiasis, *s.* Ehrlichiose.

Eichstedt's disease. Pityriasis versicolor.

eicosanoids, *s. pl.* Eicosanoïdes.

eidetism, *s.* Eidétisme.

eikonometer, *s.* Eiconomètre.

ejaculatory, *adj.* Éjaculateur.

ejaculum, *s.* Éjaculat.

ejection time (left ventricular). Temps d'éjection ventriculaire gauche.

EKG. Électrocardiogramme.

Ekman'sou **Ekman-Lobstein syndrome**. Ostéopsathyrose.

ektacytometer, *s.* Ektacytomètre.

elaioma, *s.* Éleidome.

elastin, *s.* Élastine.

elastoma, *s.* Élastome.

elastopathy, *s.* Élastopathie.

elastorrhexia (systemic). Élastorrhexie systématisée.

elastorrhexis, *s.* Élastorrhexie.

elastosis, *s.* Élastose.

elbow, *s.* Coude.

elbow (tennis). Épicondylite.

Electra's complex. Complexe d'Électre.

electric shock treatment. Électrochoc.

electrification, *s.* Électrisation.

electroacupuncture, *s.* Électro-acupuncture.

electro-anaesthesia, *s.* Électro-anesthésie.

electroanalgesia, *s.* Électroanalgésie.

electrobiology, *s.* Électrobiologie.

electrocardiogram, *s.* Électrocardiogramme.

electrocardiograph, *s.* Électrocardiographe.

electrocardiography, *s.* Électrocardiographie.

electrocardiography (signal-averaged). Électrocardiographie à haute amplification.

electrocardiology, *s.* Électrocardiologie.

electrocardioscope, *s.* Électrocardioscopie.

electrocardioscopy, *s.* Électrocardioscopie.

electrocautery, *s.* Galvanocautère.

electrocoagulation, *s.* Électrocoagulation.

electrocortical, *adj.* Électrocortical.

electrocorticogram, *s.* Électrocorticogramme.

electrocorticography, *s.* Électrocorticographie.

electrocortin, *s.* Aldostérone.

electrocution, *s.* Électrocution.

electrode, *s.* Électrode.electroencephalogram

electrodiagnosis, *s.* Électrodiagnostic.

electroencephalogram, *s.* Électroencéphalogramme, EEG.

electroencephalography, *s.* Électroencéphalographie.

electrogastrography, *s.* Électrogastrographie.

electrogenesis, *s.* Électrogenèse.

electrogoniometer, *s.* Électrogoniomètre.

electrogram, *s.* Électrogramme.

electrogustometry, *s.* Électrogustométrie.

electroimmunodiffusion, *s.* Électro-immunodiffusion.

electrokymography, *s.* Cinédensigraphie.

electrolepsy, *s.* Chorée de Bergeron.

electrology, *s.* Électrologie.

electrolysis, *s.* Électrolyse.

electromyogram, *s.* Électromyogramme, EMG.

electromyography, *s.* Électromyographie.

electron (positive), *s.* Positron

electronarcosis, *s.* Électronarcose.

electroneurography, *s.* Électroneurographie.

electron-volt, *s.* Électron-volt, eV.

electronystagmogram, *s.* Électronystagmogramme, ENG.

electronystagmography, *s.* Électronystagmographie.

electrooculogram, *s.* Électro-oculogramme.

electrooculography, *s.* Électro-oculographie.

electropherogram, *s.* Électrophorégramme.

electrophoregram, *s.* Électrophorégramme.

electrophoresis, *s.* Électrophorèse.

electrophoregram, *s.* Électrophorégramme.

electrophysiology, *s.* Électrophysiologie.

electropuncture, *s.* Électropuncture

electroradiology, *s.* Électroradiologie.

electroretinogram, *s.* Électrorétinogramme, ERG.

electroretinography, *s.* Électrorétinographie.

electroshock, *s.*ou **electrioshock therapy**ou **electric-shock therapy**ou **electroconvulsive therapy**. Électrochoc.

electrostimulation, *s.* Électrostimulation.

electrosurgery, *s.* Électrochirurgie.

electrosyneresis, *s.* Électrosynérèse.

electrotaxis, *s.* Électrotropisme.

electrotherapeutics, **electrotherapy***s.* Électrothérapie.

electrothermy, *s.* Électrothermie.

electrotonus, *s.* Électrotonus.

electrotropism, *s.* Électrotropisme.

electroversion, *s.* Cardioversion.

electuary, *s.* Électuaire.

element (trace). Oligo-élément.

eleoma, *s.* Éleidome.

elephantiasis, *s.* Éleidome.

elephantiasis, *s.* Éléphantiasis.

elliptocyte, *s.* Elliptocyte
elliptocytosis, *s.* Elliptocytose.
elongation, *s.* Élongation.
eluate, *s.* Éluat.
elution, *s.* Élution.
elytritis, *s.* Vaginite.
elytrocele, *s.* Élytrocèle.
elytroclasia, *s.* Coléorhexie.
elytrocleisis, **elytroclisia**, *s.* Colpocléisis.
elytronitis, *s.* 1° Capsulite. – 2° Vaginite.
elytroplasty, *s.* Colpoplastie.
elytroptosis, *s.* Colpoptose.
elytrorrhaphy, *s.* Colporraphie.
elytrotomy, *s.* Colpotomie.
emaciation, *s.* Amaigrissement.
emanotheraphy, *s.* Émanothérapie.
emasculation, *s.* Émasculation.
embedding, *s.* Inclusion.
embolalia, *s.* Embololalie.
embole, *s* 1° Réduction d'une luxation. – 2° (embryologie) Invagination.
embolectomy, *s.* Embolectomie.
embolism, *s.* Embolie.
embolism (air). Embolie gazeuse.
embolism (pulmonary). Embolie pulmonaire.
embolization, *s.* Embolisation.
embololalia, *s.* Embololalie.
embolophrasia, *s.* Embololalie.
embolus, *s.* Embole.
embracing, *s.* Embrasse.
embryo, *s.* Embryon.
embryocardia, *s.* Embryocardie.
embryocardia (jugular). Flutter auriculaire.
embryogenesis, *s.* Embryogenèse.
embryogenic, *adj.* Embryogénique.
embryogeny, *s.* Embryogenèse.
embryoid, *adj.* Embryoïde.
embryology, *s.* Embryologie.
embryoma, *s.* Embryome.
embryonal, **embryonary**, *adj.* Embryonnaire.
embryonate, *adj.* Embryonné.
embryopathia, **embryopathy**, *s.* Embryopathie.
embryopathia rubeolarisou **rubeolosa**. Syndrome de Gregg.
embryoplastic, *adj.* Embryoplastique.
embryoscopy, *s.* Embryoscopie.
embryotomy, *s.* Embryotomie.
embryotoxon (anterior). Arc juvénile.
embryotoxon (posterior). Embryotoxon postérieur de la cornée.
embryotrophe, *s.* Embryotrophe.
embryotrophic, *s.* Embryotrophe
embryotrophic, *adj.* Embryotrophe.
emeiocytosis, *s.* Éméiocytose.
emergency, *s.* Urgence.
emesia, **emesis**, *s.* Vomissement.
emetic, *s.* Émétique.
emetine, *s.* Emétine.
EMG syndrome. Syndrome de Wiedemann et Beckwith.
-emia. -émie, suffixe américain indiquant un rapport avec le sang.
emictory, *adj.*et *s.* Diurétique.
emiocytosis, *s.* Éméiocytose.
EMI-scanner, *s.* Scanographie, EMI-scanner.
emmenia, *s.* Règles.
emmetropia, *s.* Emmétropie.
emotive , *adj.* Émotif.
emotivity, *s.* Émotivité.
empathy, *s.* Empathie.
emperipolesis, *s.* Empéripolésis.
emphysema , *s.* Emphysème.
emphysematous, *adj.* Emphysémateux.
empiricism, *s.* Empirisme.
emplastrum, *s.* Emplâtre.
emporiatrics, *s.* Emporiatrie.
empyema, *s.* Empyème.
emulsin, *s.* Synaptase.
emulsoid, *s.* Émulsoïde.
emunctory, *s.* Émonctoire.
enamel, *s.* Émail dentaire.
enameloma, *s.* Amélome.
enanthem, **enanthema**, *s.* Énanthème.
enarthrosis, *s.* Énarthrose.
enantiomer, *s.* Énantiomère.
encapsuled , *adj.* Capsulé, encapsulé.
encephalalgia, *s.* Encéphalalgie.
encephalemia, *s.* Congestion cérébrale.
encephalitis, *s.* Encéphalite.
encephalitis (American equine) . *s.* Encéphalite équine américaine.
encephalitis (primary viral) . *s.* Encéphalite virale primitive.
encephalitis subcorticalis chronica. Encéphalite de Binswanger.
encephalitis (tick-borne). Encéphalite à tiques.
encephalocele, *s.* Encéphalocèle.
encephalocystocele, *s.* Encéphalocystocèle.
encephalography, *s.* Encéphalographie.
encephalography (ultrasonic). Échoencéphalographie.
encephaloid, *adj.* Encéphaloïde.
encephaloma, *s.* 1° Encéphalome. – 2° Cancer encéphaloïde. – 3° Tumeur du cerveau.
encephalomalacia, *s.* Ramollissement cérébral.
encephalomeningitis, *s.* Méningoencéphalite.
encephalomeningocele, *s.* Méningoencéphalocèle.
encephalomyelitis, *s.* Encéphalomyélite.
encephalomyelocarditis, *s.* Encéphalomyocardite.
encephalomyelodysrhaphia, *s.* Encéphalomyélodysraphie.
encephalopathy, *s.* Encéphalopathie.
encephalopathy (bovine spongiform). Encéphalopathie bovine spongiforme.
encephalopathy (dialysis). Encéphalopathie des hémodialysés.
encephalopathy (subacute transmissible). Encéphalopathie subaiguë transmissible.
encephalopyosis, *s.* Abcès cérébral.
encephalorrhagia, *s.* Encéphalorragie.
enchondroma, *s.* Enchondrome.
enchondromatosis, *s.* Chondromatose, enchondromatose.
enchylema, *s.* Hyaloplasma.
enclavoma, *s.* Enclavome.
encopresis, *s.* Encoprésie.
encystment, *s.* Enkystement.
endarteriectomy, *s.* Endartériectomie.
endarteritis, *s.* Endartérite.
endarterium, *s.* Endartère.
endemia, *s.* Endémie.
endemic, *adj.* Endémique.
endemicity, *s.* Endémicité.
endemoepidemic, *adj.* Endémo-épidémique.
endemy, *s.* Endémie.
endermic, *adj.* Endermique.
Ender's procedure. Enclouage fasciculé d'Enders.
endoaneurysmorrhaphy, *s.* Endoanévrysmorraphie.
endoappendicitis, *s.* Endo-appendicite.
endoblast, *s.* Endoblaste.
endobronchial, *adj.* Endobronchique.
endocardectomy, *s.* Endocardectomie.
endocardiac, **endocardial**, *adj.* 1° Endocardiaque. – 2° Endocardique.
endocarditis, *s.* Endocardite.
endocardium, *s.* Endocarde.
endocervicitis, *s.* Endocervicite.
endocrinid, *s.* Endocrinide.
endocrinology, *s.* Endocrinologie.
endocrinopathy, *s.* Endocrinopathie.
endocrinotherapy, *s.* Endocrinothérapie.
endocrinous, *adj.* Endocrinien.
endocyma, *s.* Endocyme.
endocytosis, *s.* Endocytose.
endodentium, *s.* Endodonte.
endoderm, *s.* Endoderme.
endodiascopy, *s.* Endodiascopie.
endofibrosis (arterial). Endofibrose artérielle.
endogamy, *s.* 1° Endogamie. – 2° Pédogamie.
endogastric, *adj.* Endogastrique.
endogenic, **endogenous**, *adj.* Endogène.
endometrial, *adj.* Endométrial.
endometrioid, *adj.* Endométrioïde.
endometrioma, *s.* Endométriome.
endometriosis, *s.* Endométriose.
endometritis, *s.* Endométrite.
endomitosis, *s.* Endomitose.
endomycosis, *s.* Candidose.
endomyocardiopathy, *s.* Endomyocardiopathie.
endomyocarditis, *s.* Endomyocardite.
endoneurium, *s.* Endonèvre.
endonuclease, *s.* Endonucléase.
endoparasitosis, *s* Endoparasitose.
endopericarditis, *s.* Endopéricardite.
endoperoxide, *s.* Endopéroxyde.
endophasia, *s.* Endophasie.
endophlebitis, *s.* Endophlébite.
endophthalmitis, *s.* Endophtalmie.
endopolyploidy, *s.* Endomitose.
endoprosthesis, *s.* Endoprothèse.
endoradiotherapy, *s.* Endoradiothérapie.
endorphin, *s.* Endorphine.
endosalpingosis, **endosalpingiosis**, *s.* Endosalpingiose.

endoscopy, *s.* Endoscopie.
endoscopy (small bowel). Entéroscopie.
endoscopy (small intestinal). Entéroscopie.
endosmosis, *s.* Endosmose.
endotheliitis, *s.* Endothéliite.
endothelin, *s.* Endothéline.
endotheliocyte, *s.* Monocyte.
endothelioma, *s.* Endothéliome.
endotheliosis of meninges. Méningiome.
endotoxin, *s.* Endotoxine.
endo-urethral, *adj.* Endo-urétral.
endourology, s. Endo-urologie.
endovenitis, *s.* Endophlébite.
endovenous, *adj.* Intraveineux.
endurance test. Test de Flack.
enema, *s.* 1° Lavement. – 2° Appareil à lavement.
enema (barium). Lavement baryté.
enemeloblastoma, *s.* Adamantinome.
energy, *s.* Énergie.
Engel-Recklinghausen disease. Maladie osseuse de Recklinghausen.
engineering (biomedical). Ingéniérie biomédicale.
engineering (genetic). Génie génétique.
engineering (medical), Ingéniérie médicale.
Engman's syndrome. Syndrome de Zinsser-Engman-Cole.
engorgement (milk). Engorgement mammaire.
engram, *s.* Engramme.
Engström's respirator. Appareil d'Engström.
enhancement. Facilitation.
enhancer, *s.* Amplificateur.
enkephalin, *s.* Enképhaline.
enolase (neuron specific). Énolase neurospécifique.
enophthalmo, **enophthalmus**, *s.* Énophtalmie.
enorchia, *s.* Cryptorchidie.
enostosis, *s.* Énostose.
ENT. ORL.
enteral, **enteric**, *adj.* Entéral.
enteralgia, *s.* Entéralgie.
enteramine, *s.* Sérotonine.
enterectomy, *s.* Entérectomie.
enterischiocele, *s.* Hernie sciatique.
enteritis, *s.* Entérite.
enteritis (mucous ou **mucomembranous**. Entérocolite muco-membraneuse.
enteritis necroticans. Maladie de Hambourg.
enteroanastomosis, *s.* Entéro-anastomose.
enterobiasis, *s.* Oxyurose.
enterocele, *s.* Entérocèle.
enteroclysis, **enteroclysm**, *s.* Entéroclyse.
enterocolitis, *s.* Entérocolite.
enterocystocele, *s.* Entérocystocèle.
enterocystoma, *s.* Entérokystome.
enterocystoplasty, *s.* Entérocystoplastie.
enterocyte, , *s.* Entérocyte.
enterodynia, *s.* Entéralgie.
enteroepiplocele, *s.* Entéro-épiplocèle.
enterogastrone, *s.* Entérogastrone.
enteroglucagon, *s.* Entéroglucagon.
enterohepatocele, *s.* Entéro-hépatocèle.
enterohydrocele, *s.* Entéro-hydrocèle.
enterokinase, *s.* Entérokinase.
enterolith, *s.* Entérolithe.
enteronitis, *s.* Entérite.
enteropathogenic, *adj.* Entéropathogène.
enteropathy, *s.* Entéropathie.
enteropathy (protein-loosing). Entéropathie exsudative.
enteropexy, *s.* Entéropexie.
enteroplasty, *s.* Entéroplastie.
enteroproctia, *s.* Anus artificiel.
enterorrhagia, *s.* Entérorragie.
enterorrhaphy, *s.* Entérorraphie.
enterospasm, *s.* Entérospasme.
enterostenosis, *s.* Entérosténose.
enterostomy, *s.* Entérostomie.
enterotomy, *s.* Entérotomie.
enterotoxin, *s.* Entérotoxine.
enterotoxinogenic, *adj.* Entérotoxinogène.
enterotropic, *adj.* Entérotrope.
enterovirus, *s.* Entérovirus.
enthalpy, *s.* Enthalpie.
enthesis, *s.* Enthèse.
enthesitis, **enthesopathy** *s.* Mal des insertions.
entoblast, *s.* Entoblaste.
entocele, *s.* Hernie interne.
entoderm, *s.* Endoderme.
entomophtoromycosis, *s.* Entomophtoromycose.
entoptic, *adj.* Entoptique.
entoptic phenomenon. Phosphène.
entostosis, *s.* Enostose.
entotic, *adj.* Entotique.
entozoon, *s.* Entozoaire.
entropion, **entropium**, *s.* Entropion.
entropy, *s.* Entropie.
enucleation, *s.* Énucléation.
enuresis, *s.* Énurésie.
envenomization, *s.* Envenimation.
enzootic, *adj.* Enzootique.
enzyme (converting). Angioconvertase.
enzyme (restriction). Enzyme de restriction.
enzymology, *s.* Enzymologie.
enzymopathy, *s.* Enzymopathie.
enzymoprival, *adj.* Enzymoprive.
enzymotherapy, *s.* Enzymothérapie.
enzymuria, *s.* Enzymurie.
eonism, *s.* Éonisme.
eosin, *s.* Éosine.
eosinocyte, *s.* Éosinocyte.
eosinopenia, *s.* Éosinopénie.
eosinophil, **eosinophile**, *s.*et *adj*, Éosinophile *s.* et *adj.*
eosinophilaemia, *s.* Éosinophilémie.
eosinophilia, *s.* Éosinophilie.
eosinophilia (tropicalou **tropical pulmonary)**. Éosinophilie tropicale.
eosinophilic, **eosinophilous**, *adj.* Éosinophile, *adj.*
ependyma, *s.* Épendyme.
ependymal, *adj.* Épendymaire.
ependymitis, *s.* Épendymite.
ependymoblast, *s.* Épendymoblaste.
ependymoblastoma, *s.* Épendymoblastome.
ependymocyte, *s.* Épendymocyte.
ependymocytoma, *s.* Épendymocytome.
ependymoepithelioma, *s.* Épendymo-épithéliome.
ependymoglioma, *s.* Épendymogliome.
ependymoma, *s.* Épendymome.
ephapsis, *s.* Éphapse.
ephelis, *s.* Éphélide.
ephidrosis, *s.* Éphidrose.
epiblast, *s.* Épiblaste.
epiblepharon, *s.* Épiblépharon.
epicardial, *adj.* Épicardique.
epicarditis, *s.* Épicardite.
epicardium, *s.* Épicarde.
epicardo-pericarditis, *s.* Épicardo-péricardite.
epicomus, *s.* Épicome.
epicondylalgia, *s.* Épicondylalgie.
epicondylitis, *s.* Épicondylite.
epicrisis, *s.* Épicrise.
epicutaneous, *adj.* Épicutané.
epicytoma, *s.* Épithélioma.
epidemia, *s.* Épidémie.
epidemic. 1° *adj.* Épidémique. – 2° *s.* Épidémie.
epidemicity, *s.* Épidémicité.
epidemiology, *s.* Épidémiologie.
epidermal, *adj.* Épidermique.
epidermic, , , **epidermatic**, **epidermatous**, *adj.* Épidermique.
epidermoid, *adj.* Épidermoïde.
epidermolysis, *s.* Épidermolyse.
epidermomycosis, *s.* Épidermomycose.
epidermophytosis, *s.* Épidermophytose.
epidermophytosis cruris. Eczéma marginé de Hebra.
epidermophytosis interdigitale. Épidermophytie interdigitale.
epidermophytosis of the foot. Pied d'athlète.
epididymectomy, *s.* Épididymectomie.
epididymis, *s.* Épididyme.
epididymitis, *s.* Épididymite.
epididymography, *s.* Épididymographie.
epididymotomy, *s.* Épididymotomie.
epidurography, *s.* Épidurographie, péridurographie, canalographie.
epigastralgia, *s.* Épigastralgie.
epigastrium, *s.* Épigastre.
epigastrocele, *s.* Épigastrocèle.
epigenesis, *s.* Épigenèse.
epiglottiditis, **epiglottitis**, *s.* Épiglottite.
epiglottis, *s.* Épiglotte.
epignathus, *s.* Épignathe.
epilepsia, *s.* Épilepsie.
epilepsy, *s.* Épilepsie.
epileptic, *adj.* Épileptique.
epileptiform, *adj.* Épileptiforme.
epileptogenic, **epileptogenous**, *adj.* Épileptogène.
epileptoid, *adj.* Épileptoïde.
epiloia, *s.* Sclérose tubéreuse de Bourneville.
epimastigote, *adj.* Épimastigote.
epimer, *s.* Épimère.
epimysium, *s.* Épimysium.

epinephrine, *s.* Adrénaline.
epinephrinemia, *s.* Adrénalinémie.
epinephroma, *s.* Surrénalome.
epiphenomenon, *s.* Épiphénomène.
epiphyseal, **epiphysial**, *adj.* Épiphysaire, pinéal.
epiphysiodesis, *s.* Épiphysiodèse.
epiphysiolysis, *s.* Épiphysiolyse.
epiphysis, *s.* Épiphyse (des os).
epiphysitis, *s.* Épiphysite.
epiphyso-metaphyseal syndrome. Syndrome épiphyso-métaphysaire.
epiplocele, *s.* Épiplocèle.
epiploitis, *s.* Épiploïte.
epiplopexy, *s.* Omentopexie.
epiploplasty, *s.* Épiploplastie.
episcleritis, **episclerotitis**, *s.* Épisclérite.
episiorrhaphy, *s.* Épisiorraphie.
episiotomy, *s.* Épisiotomie.
episome, *s.* Épisome.
epispadias, , **epispadia**, *s.* Épispadias.
epispastic, *adj.* Épispastique.
epistasis, **epistasy**, *s.* Épistasie.
epistaxis, *s.* Épistaxis.
epithalaxia, *s.* Épithalaxie.
epithelioid, *adj.* Épithélioïde.
epithelioma, *s.* Épithélioma.
epitheliomatosis, *s.* Épithéliomatose.
epithelitis, *s.* Épithéliite.
epithem, *s.* Épithème.
epithesis, *s.* Épithèse.
epitrochleitis, *s.* Épitrochléite.
epityphlitis, *s.* 1° Appendicite. – 2° Pérityphlitie.
epizoon, *s.* Ectozoaire.
epizootic. 1° *adj* Épizootique. – 2° *s.* Épizootie.
eponychium, *s.* Épionychium, éponychium.
epsilonaminocaproic, *adj.* Epsilon-aminocaproïque.
epulis, *s.* Épulis, épulide, épulie.
equilibration, *s.* Équilibration.
equimolecular, *adj.* Équimoléculaire.
equinia, *s.* Morve.
equinism, *s.* Équinisme.
equinus, *adj.* Équin.
equitation (therapeutic). Hippothérapie.
eradication, *s.* Éradication.
Erb's atrophy or distrophy. Myopathie d'Erb.
Erb's palsyou **paralysis**. Paraplégie d'Erb.
Erb's sclerosis. Tabès dorsal spasmodique.
Erb's spastic spinal paraplegia. Paraplégie d'Erb.
Erb's syndrome. Myasthénie.
Erb-Charcot disease. Tabès dorsal spasmodique.
Erb-Duchenne paralysisou **syndrome**. Syndrome ou paralysie de type Duchenne-Erb.
Erb-Goldflam diseaseou **syndrome**. Myasthénie.
Erb-Landouzy disease. Myopathie primitive progressive.
Erb-Westphal sign. Signe de Westphal.
Erdheim's tumour. Craniopharyngiome.
erectile, *adj.* Érectile.
erector, *adj.* Érecteur.
erepsin, **ereptase**, *s.* Érepsine.
erethism, *s.* Éréthisme.
ereuthophobia, *s.* Érythrophobie.
ergastoplasm, *s.* Ergastoplasme.
-ergic, *suffixe* -ergique.
ergocalciferol, *s.* Vitamine D2.
ergograph, *s.* Ergographe.
ergometer, *s.* Ergomètre.
ergonomics, *s.* Ergonomie.
ergosterin, *s.* Ergostérol.
ergot, *s.* Ergot de seigle.
ergotherapist, *s.* Ergothérapeute.
ergotherapy, *s.* Ergothérapie.
ergotism, *s.* Ergotisme.
erisiphake, *s.* Érisiphaque.
erosion, *s.* Érosion.
eroticism, *s.* Érotisme.
eroticomania, *s.* Érotomanie.
erotism, *s.* Érotisme.
erotization, *s.* Érotisation.
erotomania, *s.* Érotomanie.
erratic, *adj.* Erratique.
eructation, *s.* Éructation.
eruption, *s.* Éruption.
erysipelas, *s.* Érysipèle.
erysipelatous, *adj.* Érysipélateux.
erysipeloid, *s.* Érysipéloïde.
erysiphake, *s.* Érisiphaque.
erythema, *s.* Érythème.
erythema chronicum migrans. Érythème chronique migrateur.
erythematous, *adj.* Érythémateux.
erythemogenic, *adj.* Érythémogène.
erythermalgia, *s.* Érythermalgie.
erythermalgia, *s.* Érythromélalgie.
erythralgia, *s.* Érythromélalgie.
erythrapheresis, *s.* Érythraphérèse.
erythrapheresis, *s.* Érythraphérèse.
erythraplasia, *s.* Érythroplasie.
erythremia (acute). Myélose érythrémique aiguë.
erythremia, **erythraemia**, *s.* Érythrémie.
erythremomelalgia, *s.* Érythromélalgie, Érythromélalgie.
erythroblast, *s.* Érythroblaste.
erythroblastaemia, *s.* Érythroblastémie.
erythroblastic, *adj.* Érythroblastique.
erythroblastolysis, *s.* Érythroblastolyse.
erythroblastoma, *s.* Érythroblastome.
erythroblastopenia, *s.* Érythroblastopénie.
erythroblastosis, *s.* Érythroblastose.
erythrocyanosis. Érythrocyanose.
erythrocyte, *s.* Hématie.
erythrocyte (young). Néocyte.
erythrocythaemia, *s.* Polyglobulie.
erythrocytic, *adj.* Érythrocytaire.
erythrocytolysis, *s.* Hémolyse.
erythrocytophagy, *s.* Érythrophagie.
erythrocytorrhexis, *s.* Érythrorrhexis.
erythrocytosis, *s.* Érythrocytose.
erythroderma (congenital ichthyosiform). Bébé collodion.
erythroderma, , , **erythrodermia**, *s.* Érythrodermie.
erythrodermatitis, *s.* Érythrodermie.
erythrodontia, *s.* Érythrodontie.
erythrogenic, *adj.* Érythrogène.
erythrogenin, *s.* Érythrogénine.
erythrokeratoderma, *s.*, **erythrokeratodermia**, *s.* Érythrokératodermie.
erythroleukaemia, *s.* Érythroleucémie.
erythroleukaemia (chronic). Panmyélose hyperplasique chronique.
erythroleukosis, *s.* Érythroleucémie.
erythromania, *s.* Érythrose.
erythromelalgia, *s.* Érythermalgie, érythromélalgie.
erythromelia, *s.* Dermatite chronique atrophiante.
erythromyelosis (acute). Érythrémie aiguë.
erythropathy, *s.* Érythropathie.
erythropenia, *s.* Érythropénie.
erythrophagia, *s.* Érythrophagie.
erythrophobia, *s.* Érythrophobie.
erythropia, *s.* Érythropsie.
erythropoiesis, *s.* Érythropoïèse.
erythropoietin, *s.* Érythropoïétine.
erythroprosopalgia, *s.* Érythroprosopalgie.
erythropsia, *s.* Érythropsie.
erythropsin, *s.* Érythropsine.
erythrorrhexis, *s.* Érythrorrhexie.
erythrosis, *s.* 1° Érythrose. – 2° Érythromatose.
erythruria, *s.* Érythrurie.
escape, *s.* Échappée, échappement.
eschar, *s.* Escarre.
escharotic, *adj.* Escarrotique.
eschrolalia, *s.* Coprolalie.
eso... (amér.). V. œso...
esophoria, *s.* Ésophorie.
esotropia, *s.* Strabisme convergent.
esquillectomy, *s.* Esquillectomie.
essential, *adj.* Essentiel.
esterase, *s.* Estérase.
esthesia, *s.* Esthésie.
esthesiogen, *s.*, **esthesiogenic**, *adj.* Esthésiogène.
esthesiogeny, *s.* Esthésiogénie.
esthesiometer, *s.* Esthésiomètre.
esthesioneuroblastoma, *s.* Esthésio-neuroblastome.
esthesioneurocytoma, *s.* Esthésio-neurocytome.
esthesioneuroepithelioma (olfactory). Esthésioneuro-épithéliome olfactif.
esthiomene, **esthiomenus**, *s.* Esthiomène de la vulve.
ether, *s.* Éther.
etherism, *s.* Éthérisme.
etherization, *s.* Éthérisation.
etheromania, *s.* Éthéromanie.
ethics, *s.* Éthique.
ethinyl estradiol, *s.* Éthinyl œstradiol.
ethmocephalus, *s.* Ethmocéphale.
ethmoiditis, *s.* Ethmoïdite.
ethmoido-sphenoidotomy, *s.* Ethmoïdo-sphénoïdotomie.
ethnic, *adj.* Ethnique.
ethnics, *s.* Ethnologie.
ethnography, *s.* Ethnographie.

ethnology, *s.* Ethnologie.
ethology, *s.* Éthologie.
ethylism, *s.* Alcoolisme.
etincelage, *s.* Fulguration.
etiology, *s.* Étiologie.
eucaryote, *adj.* et *s.* Eucaryote.
euchromatic, *adj.* Orthochromatique.
euchromatin, *s.* Euchromatine.
euchromosome, *s.* Autosome.
eucorticalism, *s.* Eucorticisme.
eucortism, *s.* Eucorticisme.
eugenesia, *s.* Eugénésie.
eugenetics, **eugenics**, **eugenism**, *s.* Eugénie.
euglobulin, *s.* Euglobuline.
euglobulin lysis test, Test de von Kaulla.
eukaryote, *adj.*et *s.* Eucaryote.
eumycetoma, *s.* Eumycétome.
eunuch, *s.* Eunuque.
eunuchism, *s.* Eunuchisme.
eunuchoid, *adj.* Eunuchoïde.
eunuchoidism, *s.* Eunuchoïdisme.
eupareunia, *s.* Eupareunie.
eupepsia, **eupepsy**, Eupepsie.
eupeptic, *adj.* Eupeptique.
euphoria, *s.* Euphorie.
euploid, *adj.* Euploïde.
euploidy, *s.* Euploïdie.
eupnea, **eupnoea**, *s.* Eupnée.
eupraxia, *s.* Eupraxie.
eurythmia, *s.* Eurythmie.
euthanasia, *s.* Euthanasie.
euthymism, *s.* Euthymie.
euthyroidism, *s.* Euthyroïdie.
euthyscopia, *s.* Euthyscopie.
eutocia, *s.* Eutocie.
eutonia, s. Eutonie.
eutrophia, *s.* Eutrophie.
evagination, *s.* Évagination.
evaluation of nursing quality. Évaluation de la qualité des soins.
evaluation (pain). Évaluation de la douleur.
Evans's blue method. Épreuve au bleu de Chicago.
eviction, *s.* Éviction.
evocator, *s.* (embryologie). Évocateur.
evolutionism, *s.* Évolutionnisme.
evolutive, *adj.* Évolutif.
examination (external). Examen de corps.
exangia, *s.* Dilatation d'un vaisseau sanguin.
exania, *s.* Prolapsus rectal.
exanthem, **exanthema**, *s.* Exanthème.
exanthem subitum. 1° Quatrième maladie. – 2° Sixième maladie.
exarteritis, *s.* Inflammation de la tunique artérielle externe.
exarticulation, *s.* Désarticulation.
excavation, *s.* Cavité.
exchanger (heat). Échangeur thermique.
excimer, *s.* Excimère.
excitability, *s.* Excitabilité.
excitability (reflex). Réflectivité.
exciting, *adj.* Sensibilisant.
excitomotor (centers). Centres excitomoteurs.
excrementitious. *adj.* Excrémentiel.
excrescence, *s.* Excroissance.
exencephalus, *s.* Exencéphale.
exenteration, *s.* Éviscération.
exerciser, *s.* Extenseur.
exercice test. Épreuve d'effort.
exeresis. *s.* Exérèse.
exhaustion, *s.* Abattement.
exhibition, *s.* Administration d'un médicament.
exhibitionism, *s.* Exhibitionnisme.
exocardia, *s.* Exocardie.
exocervicitis, *s.* Exocervicite.
exocrin, **exocrine**, *adj.* Exocrine.
exocytosis, *s.* Exocytose.
exodontia, *s.* Exodontie.
exodontics, *s.* Exodontie.
exogamy, *s.* Exogamie.
exogen, **exogenic**, **exogenous**, *adj.* Exogène.
exognathia, *s.* Exognathie.
exohaemophylaxis, *s.* Exo-hémophylaxie.
exomphalos, *s.* Exomphale, exomphalocèle.
exonuclease, *s.* Exonucléase.
exophoria, *s.* Exophorie.
exophthalmometry, *s.* Exophtalmométrie.
exophthalmos, **exophthalmus**, *s.* Exophtalmie.
exorbitism, *s.* Exorbitisme.
exoserosis, *s.* Exosérose.
exoskeleton, *s.* Phanère.
exosmosis, *s.* Exosmose.
exostoses (multiple cartilaginousou **multiple hereditary**ou **multiple osteogenic)**. Maladie des exostoses multiples.
exostosis, *s.* Exostose.
exothelioma, *s.* Méningiome.
exothymopexy, *s.* Exothymopexie.
exothyropexy, **exothyroidopexy**, **exothyropexia**, *s.* Exothyropexie.
exotoxin, *s.* Exotoxine.
exotropia, *s.* Strabisme divergent.
expansive, *adj.* Expansif, ive.
expectant, *adj.* Expectant, ante.
expectation of life. Espérance de vie.
experiment, *s.* Expérience.
experiment (check ou ou **crucial)**. Expérience cruciale.
experimental, *adj.* Expérimental.
exposure (indecent). Outrage public à la pudeur.
expression (gene). Expression génique.
expulsive, *adj.* Expulsif (*f.* expulsive), expulseur (*f.* expultrice).
exquisite, *adj.* Exquis.
exsanguinate, *adj.* Exsangue.
exsanguinotransfusion. Ex-sanguinotransfusion.
exsiccosis, *s.* Exhémie.
exstrophy, *s.* Exstrophie.
extemporaneous, *adj.* Extemporané.
extension, *s.* 1° Extension. – 2° (obstétrique). Déflection.
exteriorization, *s.* Extériorisation.
exteroceptive, *adj.* Extéroceptif.
exteroceptor, *s.* Extérocepteur.
extracapillary, *adj.* Extracapillaire.
extracardial, *adj.* Extracardiaque.
extracorporeal, *adj.* Extracorporel.
extract, *s.* Extrait.
extra-uterine, *adj.* Extra-utérin.
extraversion, *s.* Extroversion.
extravert, **extrovert**, *adj.* Extraverti.
extubation, *s.* Détubage.
exudate, *s.* Exsudat.
exudation, *s.* Exsudation.
exulceration, *s.* Exulcération.
exutory, *s.* Exutoire.
eye, *s.* Œil.
eyed (one). Borgne.
eyeground. Fond d'œil.
FAB classification of acute leukaemias. Classification franco-américano-britannique des leucémies aiguës.
fabism, *s.* Favisme.
Fabry's diseaseou **syndrome**. Angiokeratoma corporis diffusum de Fabry.
face, *s.* Faciès.
facial sign. Signe de Chvostek.
facies, *s.* Faciès.
facilitation (immunological). Facilitation immunitaire.
faciogenital dysplasiaou **syndrome**. Syndrome d'Aarskog.
facticious, adj. Factice.
factor, *s.* Facteur.
factor (coagulation). Facteur de coagulation.
factor (colony stimulating), CSF. Facteur stimulant le développement de cellules souches hématopoïétique in vitro, CSF.
factor (humoral ouabain-like). Facteur natriurétique ouabaïnomimétique endogène.
factor (macrophage activating factor), MAF. Facteur d'activation des macrophages, MAF.
factor (mast cell growth). Facteur Steel.
factor (risk). Facteur de risque.
factor (Steel). Facteur Steel.
factor (stem cell). Facteur Steel.
factor α (tumour or tumoral necrosis). Cachectine, facteur de nécrose tumorale α, TNFα.
factor (vascular endothelial growth). Facteur endothélial de croissance vasculaire.
factorial, *adj.* Factoriel.
failure, *s.* Défaillance, insuffisance.
faint, fainting, *s.* Syncope.
faintness, *s.* Abattement.
faints, *s.* Lipothymie.
falciform, *adj.* Falciforme.
falling sickness. Épilepsie.
Fallopian neuritis. Paralysie faciale.
Fallot (tetralogy of). Tétralogie de Fallot.
Fallot (trilogy of). Trilogie de Fallot.
false passage. Fausse route.
falsification (retrospective). Paramnésie.
family, *s.* Famille.
fan sign. Signe de l'éventail.
Fanconi's anaemiaou **disease**. Maladie ou anémie de Fanconi.
Fanconi's syndrome. 1° Syndrome de De Toni-Debré Fanconi. — 2° Anémie deFanconi. — 3° Cystinose.

fango, *s.* Boue thermale, fango.
fangotherapy, *s.* Fangothérapie.
faradic, *adj.* Faradique.
faradization, *s.* Faradisation.
fascicle, *s.* Fascicule.
fasciculated, *adj.* Fasciculé.
fasciitis, *s.* Fasciite.
fasciitis (nodular). Fasciite nodulaire.
fasciatherapy, *s.* Fasciathérapie.
fascioliasis, *s.* Fasciolase.
fasting, *s.* Diète absolue.
fastness, *s.* Résistance des bactéries.
father complex. Complexe d'Électre.
fauces, *s.* Gosier.
favism, *s.* Favisme.
febricula, *s.* Fébricule.
febrifuge, *adj.*et *s.* Fébrifuge.
febrile, *adj.* Fébrile.
febris, *s.* Fièvre.
fecal, *adj.* Fécal.
fecalith, *s.* Coprolithe.
fecaloid, *adj.* Fécaloïde.
fecaloma, *s.* Fécalome.
fecaluria, *s.* Fécalurie.
feces, *s.* Selles.
fecundation, *s.* Fécondation.
fecundity, *s.* Fécondité.
feebleminded, *adj.* Débile mental.
feeblemindedness, *s.* Débilité mentale.
feedback, *s.* Rétrocontrôle, rétrorégulation.
feeding (breast). Allaitement au sein.
Feer's disease. Acrodynie.
Fehr's dystrophy. Dystrophie de Groenouw, type II.
felon, *s.* Panaris profond.
feminism, **feminilism**, *s.* Féminisme.
feminization, *s.* Féminisation.
feminization (syndrome of testicular). Syndrome du testicule féminisant.
femoral, *adj.* Fémoral.
fenestrated, *adj.* Fenêtré.
fenestration, *s.* 1° État fenêtré. – 2° (opération). Fenestration.
Fenwick-Hunner ulcer. Ulcère vésical de Hunner.
Féréol's nodesou **nodosites**. Nodules de Meynet.
ferritin, *s.* Ferritine.
ferroheme, *s.* Hème.
ferroportin, *s.* Ferroportine.
ferroprotoporphyrine 9. Hème.
ferroxidase, *s.* Ferroxydase.
fertility, *s.* Fertilité.
fertilization,*s.* Fécondation.
fester (to), *v.* Suppurer superficiellement.
fetal, *adj.* Fœtal.
fetation, *s.* Grossesse.
feticide, *adj.* Fœticide.
feticulture, *s.* Fœticulture.
fetishism, *s.* Fétichisme.
fetography, *s.* Amniographie.
fetology, *s.* Fœtologie.
fetometry, *s.* Mensuration du fœtus.
fetopathy, *s.* Fœtopathie.
fetor, *s.* Odeur fétide.
fetoscopy, *s.* Fœtoscopie.
fetuin, *s.* Alphafœtoprotéine.
fetus, *s.* Fœtus.
fever, *s.* Fièvre.
fever (familial Hibernian). Fièvre familiale hibernienne.
fever (familial Mediterranean). Maladie périodique.
fever (periodic, Dutch type). Fièvre périodique hollandaise.
fever (Guaitara). Maladie de Carrion.
fever (inhalation). Fièvre d'inhalation.
fever (Israeli spotted). Fièvre boutonneuse d'Israël.
fever (Venezuelan haemorragic). Fièvre hémorragique du Vénézuéla.
fiber, *s.* Fibre.
Fibiger-Debré-Von Gierke syndrome. Syndrome de Debré-Fibiger.
fibraemia, *s.* Fibrinémie.
fibrecolonoscope, *s.* Colofibroscope.
fibrecolonoscopy, *s.* Colofibroscopie.
fibreduodenoscopy, *s.* Duodénofibroscopie.
fibregastroscope, *s.* Gastrofibroscope.
fibregastroscopy, *s.* Gastrofibroscopie.
fibres (dietary). Fibres alimentaires.
fibrescope, *s.* Fibroscope.
fibrescopy, *s.* Fibroscopie.
fibrillin, *s.* Fibrilline.
fibrin, *s.* Fibrine.
fibrin degradation –ou **split – products**. Produits de dégradation de la fibrine, PDF.
fibrin factors. Fibrinogène.
fibrinaemia, *s.* Fibrinémie.
fibrinformation, *s.* Fibrinoformation.
fibrinogen, *s.* Fibrinogène.
fibrinogenolysis, *s.* Fibrinogénolyse.
fibrinogenopenia, *s.* Hypofibrinogénémie.
fibrinoglobulin, *s.* Fibrinoglobuline.
fibrinolysin, *s.* Plasmine.
fibrinolysis, *s.* Fibrinolyse.
fibrinolytic, *adj.* Fibrinolytique.
fibrinopenia, *s.* Hypofibrinogénémie.
fibrinoplastic, *adj.* Fibrinoplastique.
fibrinorrhoea plastica. Dysménorrhée membraneuse.
fibrinuria, *s.* Fibrinurie.
fibroadenoma, *s.* Adénofibrome.
fibroblast, *s.* Fibroblaste.
fibroblastoma, *s.* Fibroblastome.
fibrocartilago, *s.* Fibrocartilage.
fibrochondrogenesis, *s.* Fibrochondrogenèse.
fibrochondroma, *s.* Fibrochondrome.
fibrocyst, *s.* Tumeur fibrokystique.
fibrocystoma, *s.* Tumeur fibrokystique.
fibrodysplasia elastica. Maladie d'Ehlers-Danlos.
fibroelastoma, *s.* Fibroélastome.
fibroelastosis, *s.* Fibroélastose.
fibroelastosis (endocardialou **endomyocardial)**. Fibro-élastose endocardique.
fibroglioma, *s.* Fibrogliome.
fibrolipoma, *s.* Fibrolipome.
fibroma, *s.* Fibrome.
fibroma (calcifying aponevrotic). Fibromatose juvénile.
fibroma (chondromyxoid). Fibrome chondromyxoïde.
fibroma (nonossifyng). Fibrome non ostéogénique.
fibromatosis, *s.* Fibromatose.
fibromatosis (juvenile). Tumeur de Keasbey, fibromatose juvénile.
fibromatosis (pseudosarcomatous). Pseudosarcome fibromateux.
fibromyalgia, *s.* Fibromyalgie.
fibromyoma, *s.* Fibromyome.
fibromyositis, *s.* Myosite fibreuse.
fibromyxoma, *s.* Fibromyxome.
fibromyositis ossificans progressiva. Fibromyosite ossifiante progressive.
fibronectin, *s.* Fibronectine.
fibropancreas, *s.* Fibrose kystique du pancréas.
fibropapilloma, *s.* Adénofibrome.
fibropericarditis, *s.* Péricardite fibrineuse.
fibroplasia, *s.* Fibroplasie.
fibroplasia (retrolental). Maladie de Terry.
fibrosarcoma, *s.* Fibrosarcome.
fibrosis, *s.* Fibrose.
fibrosis (idiopathic retroperitoneal). Maladie d'Ormond.
fibrositis, *s.* Fibrosite.
fibroxanthoma, *s.* Fibroxanthome.
Fiedler's disease. Leptospirose ictérohémorragique.
field, *s.* Champ.
fifth disease. Mégalérythème épidémique.
fifth venereal disease. Lymphogranulome vénérien.
fig wart. Condylome acuminé.
filaria, *s.* Filaire.
filariasis (blinding). Onchocercose.
filariasis, **filariosis**, *s.* Filariose.
filariosis (Malayan). Brugiose.
Filatow's disease. Quatrième maladie.
Filatow's spot. Signe de Koplik.
Filatow-Dukes disease. Quatrième maladie.
filling (of the teeth). Plombage d'une dent.
file (nursing). Dossier de soins infirmiers.
filopodium, *s.* Pseudopode.
filter (endovenous). Filtre intraveineux.
filtrate (glomerular). Filtrat glomérulaire.
filtration rate (glomerular). Filtration glomérulaire.
fimbriae, *s. pl.* Pili.
finality, *s.* Finalité.
finger (buttonhole). Doigt en boutonnière.
finger (clubbed). Hippocratisme digital.
finger (mallet). Doigt en maillet.
finger (trigger). Doigt à ressort.
finger (zinc). Doigt de zinc.
finger cot. Doigtier.
fingerprinting (DNA). Empreintes génétiques.
Finsen's bath. Bain de rayons ultra-violets.
Fisher's syndrome. Syndrome de Miller-Fisher.
fissura, *s.* Fissure.
fissural, *adj.* Fissuraire.
fistula, *s.* Fistule.

fistulo-duodenostomy, *s.* Fistulo-duodénostomie.
fit, *s.* Crise, attaque, accès.
fitting, .*s* Appareillage.
Fitzgerald's trait. Facteur Fitzgerald.
fixation (external). Fixateur externe.
fixator *s.* Anticorps.
flaccid, *adj.* Flasque.
flaccidity, *s.* Flaccidité.
Flagellata, *s.* Flagellés.
Flagellidia, *s.* Flagellés.
Flajani's disease. Maladie de Basedow.
flap, *s.* 1° Lambeau pédiculé pour greffe. – 2° Battement involontaire.
flare, *s.* 1° Aréole cutanée congestive. – 2° Éclosion d'un second foyer morbide.
flat (therapeutic). Appartement thérapeutique.
Flatau-Schilder disease. Sclérose cérébrale de Schilder.
flatfood, *s.* Pied plat.
flatness, *s.* Matité.
flatus, *s.* Flatuosité.
flatworm, *s.* Plathelminthe.
flavedo, *s.* Coloration jaune.
flea, *s.* Puce.
Fleischer's ring. Anneau de Fleischer.
Fleischmann's hygroma. Hygroma du plancher de la bouche.
Fleischner's disease. Ostéochondrite des deuxièmes phalanges.
flexion phenomenon (combined). Épreuve de Babinski.
Flint's ou **Austin Flint's murmur** ou *sign.* Signe ou roulement de Flint.
floaters (vitreous). Corps flottants du vitré.
floccilation, **floccitation**, **floccilegium**, *s.* Carphologie.
flocculation, *s.* Floculation.
flooding, *s.* Hémorragie utérine abondante.
flora, *s.* Flore.
flow, *s.* Écoulement, flux, débit.
flow (peak). Débit de pointe.
flowers, *s.* (gynécologie). Règles.
flowmeter, *s.* Fluxmètre.
flowmetry, *s.* Vélocimétrie.
flowmetry (Doppler). Vélocimétrie Doppler.
flowmetry (pulsed Doppler)ou **flowmetry (pulsed ultrasonic Doppler blood)**. Examen Doppler pulsé.
flu, *s.* (populaire) *s.*Grippe.
Flügge's droplets. Gouttelettes de Flügge.
fluid. Liquide.
fluid (spinal). Liquide céphalo-rachidien.
fluke, *s.* Distome.
fluor albus. Leucorrhée.
fluorescence, *s.* Fluorescence.
fluoride, *s.* Fluorure.
fluorimetry, *s.* Fluorométrie.
fluorochrome, *s.* Fluorochrome.
fluoroimmunoassay (time resolved). Immunofluorescence en temps résolu.
fluorometry, *s.* Fluorimétrie.
fluorophotometry, *s.* Fluorophotométrie.
fluoroscopy, *s.* Radioscopie.
fluorosis, *s.* Fluorose.
fluorosis of bone. Ostéophathie fluorée.
flush, *s.* Bouffée congestive.
flush (hot). Bouffée de chaleur.
flush syndrome ou **flushing in carcinoid (paroxysmal)**. Syndrome de Björk.
foam, *s.* Spume.
foamy, *adj.* Spumeux, euse.
focus, *s.* Foyer.
Fogarty's balloon catheter. Sonde à ballonnet de Fogarty.
föhn ill. Maladie du föhn.
Foix-Alajouanine myelitis ou **syndrome**. Myélite nécrosante subaiguë.
folacin, *s.* Acide folique.
folic, *adj.* Folique.
folic acid antagonist. Antifolique.
follicle, *s.* Follicule.
folliclis, *s.* Tuberculide papulo-nécrotique.
folliculin, *s.* Œstrone.
folliculinaemia, *s.* Folliculinémie.
folliculinuria, *s.* Folliculinurie.
folliculitis, *s.* Folliculite.
folliculitis keloidalis. Acné chéloïdienne.
folliculoma, *s.* Folliculome.
follow-up, *s.* Surveillance (d'un malade).
Fontana's stain. Coloration de Fontana-Tribondeau.
fontanel, **fontanelle**, *s.* Fontanelle.
food, *s.* Aliment.
food (functional). Alicament.
food (bulky). Aliment de lest.
food ball. Phytobézoard.
foodstuff, *s.* Aliment.
foot, *s.* Pied.
foot (athletic). Pied d'athlète.
foot (broad). Pied en éventail.
foot and mouth disease ou **fever**. Fièvre aphteuse.
foramen (obturator). Foramen obturé, trou obturateur.
foramen ovale (patent). Persistance du foramen ovale.
Forbes's disease. Maladie de Cori.
forceps, *s.* Pince.
forceps, *s.* Pince.
forceps (dental). Davier.
forceps (lithotomy). Tenette.
forceps (obstetrical). Forceps.
fore arm. Avant-bras.
foreconscious, *adj. et s.* Coconscient.
forehead, *s.* Front.
forehead (carinate). Front en carène.
forensic sciences. Sciences forensiques.
formaldehyde, *s.* Formaldéhyde, formol.
formatis reticularis. Système réticulé.
formication sign. Signe de Tinel.
formulary, *s.* Formulaire.
Forney-Robinson-Pascoe syndrome. Syndrome de Forney.
Forster's choroiditis ou **disease**. Choroïdite centrale aréolaire.
fossa (oval) of heart. Fosse ovale.
Fournier's disease. Gangrène foudroyante des organes génitaux mâles.
fourth disease. Maladie de Dukes-Filatow.
Foville's syndrome. Syndrome protubérantiel inférieur de Foville.
Fox's disease. Épidermolyse bulleuse héréditaire.
Fox's impetigo. Impétigo.
foxglove, *s.* Digitale.
fracture (fatigue). Fracture de fatigue.
fracture (greenstick). Fracture en bois vert.
fracture (impacted). Fracture engrenée.
fracture (pathologic). Fracture pathologique.
fracture (spiral). Fracture spiroïde.
fracture (spontaneous). Fracture spontanée.
frambesia, *s.*ou **framboesia tropica**. Pian.
frambesioma, **framboesioma**, *s.* Pianôme.
Fränkel's pneumococcus. Streptococcus pneumoniae.
franklinism, *s.* Franklinisation.
franklinization, *s.* Franklinisation.
Frazier-Spillerou **Frazier's operation**. Neurotomie rétrogassérienne.
freckle, *s.* Éphélide.
free (sodium), *adj.* Désodé.
Frei's disease. Maladie de Nicolas-Favre.
Fremerey-Dohna syndrome, *s.* Syndrome de Hallermann-Streiff.
fremitus, *s.* Frémissement, vibration.
French, *adj.* Français; Charrière (filière).
Frenkel's movements. Méthode de Frenkel.
frenum, *s.* Frein.
frenzy, *s.* Frénésie.
frequency, *s.* Fréquence.
Freudian, *adj.* Freudien.
Friedel Pick's disease. Syndrome de Pick.
Friedreich's tabes. Maladie de Friedreich.
Friedrich-Erb-Arnold syndrome. Pachydermopériostose.
frigorism, *s.* Froidure.
frigotherapy, *s.* Frigothérapie.
Fritz's sign. Indice de Fritz.
Froment's ou **Froment's paper sign**. Signe du journal.
Frommel's disease. Syndrome de Chiari-Frommel.
frostbite, *s.* Gelure.
froth, *s.* Spume.
frothy, *adj.* Spumeux.
frotteurism, s. Frotteurisme.
fructosaemia, *s.* Fructosémie.
fructosuria, *s.* Fructosurie.
fuchsin, s. Fuchsine.
fucosidosis, *s.* Fucosidose.
fulgurating, *adj.* Fulgurant.
fuliginous, *adj.* Fuligineux.
functional, *adj.* Fonctionnel.
fundoplication, *s.* Fundoplicature.
fundus (optic). Fond d'œil.
fundus of stomach. Fundus de l'estomac.
fundus of the eye, **fundus oculi**. Fond d'œil (FO).
funduscope, *s.* Ophtalmoscope.
funduscopy, s. **funduscopic examination**. Ophtalmoscopie.
fundusectomy, *s.* Fondusectomie.
fungal, *adj.* Fongique.
fungicidal, *adj.* Fongicide.
fungicide, *s.* Fongicide.
fungiform, *adj.* Fongiforme.

fungistat, *s.* Fongistatique.
fungistatic, *adj.* Fongistatique.
fungoid, *adj.* Fongoïde.
fungosity, *s.* Fongosité.
fungous, *adj.* Fongueux.
fungus, *s.* Fongus, champignon.
funiculalgia, *s.* Funiculalgie.
funicular, *adj.* 1° Cordonal. – 2° Funiculaire.
funiculitis, *s.* Funiculite.
funiculus, *s.* Cordon.
fur, *s.* Enduit saburral.
furfur, *s.* (*pl.* **furfures**). Furfur (*pl.* furfurs).
furfuraceous, *adj.* Furfuracé.
fusariosis, *s.* Fusariose.
furred, *adj.* Saburral.
furuncle, *s.* Furoncle.
furunculosis, *s.* Furonculose.
furunculus, *s.* Furoncle.
fusariosis, *s.* Fusariose.
fusion complex ou **beat**. Complexe de fusion.
fusocellular, *adj.* Fusocellulaire.
fusospirochetosis, *s.* Fusospirochétose.
gait, *s.* Démarche.
gait (helicopod). Démarche en fauchant.
gait (paralytic). Démarche en draguant.
galactin, *s.* Prolactine.
galactocele, *s.* Galactocèle.
galactogenous, *adj.* Galactogène.
galactometer, *s.* Galactomètre.
galactopexy, *s.* Galactopexie.
galactophlebitis, *s.* Phlegmasia alba dolens.
galactophoritis, *s.* Galactophorite.
galactopoiesis, *s.* Galactopoïèse.
galactopoietic, *adj.* et *s.* Galactopoïétique.
galactorrhea, **galactorrhoea**, *s.* Galactorrhée.
galactosaemia, *s.* Galactosémie.
galactose intolerance. Galactosémie congénitale.
galactosuria, *s.* Galactosurie.
galactosuria (familial). Galactosémie congénitale.
galeatus, *adj.* Né coiffé.
Galeazzi's fracture. Fracture de Dupuytren du membre supérieur.
galenic, *adj.* Galénique.
galenicals ou **galenics**, *s.* Remèdes galéniques.
galenism, *s.* Galénisme.
gall, *s.* 1° Bile. — 2° Noix de galle.
gallbladder (porcelain). Vésicule porcelaine.
gallbladder (strawberry). Vésicule fraise.
gallop rhythm. Bruit ou rythme de galop.
gallstone, *s.* Calcul biliaire.
Galton's system. Bertillonage.
galvanic, *adj.* Galvanique.
galvanism, *s* . Galvanisme.
galvanization, *s.* Galvanisation.
galvanocautery, *s* . Galvanocautère.
galvanofaradization, *s.* Galvanofaradisation.
galvano-ionization, *s.* Ionophorèse.
galvanotherapy, *s* . Galvanothérapie.
gamete, *s.* Gamète.
gametoblast, *s.* Sporozoïte.
gametocyte, *s.* Gamonte.
gamma globulin, γ **globulin**, *s.* Gammaglobuline.
gamma M globulin, *s.* Immunoglobuline M.
gamma-aminobutyric acid. Acide gamma-aminobutyrique, GABA.
gammacism, *s.* Gammacisme.
gamma-fetoprotein, *s.* Gamma-fœtoprotéine.
gammaglobulinopathy, *s.* Gammapathie.
gammagram, *s.* Scintigramme.
gammagraphy, *s.* Scintigraphie.
gammapathy, *s.* Gammapathie.
gammavenography, *s.* Gamma-phlébographie.
gammopathy, *s.* Dysglobulinémie.
gamont, *s.* Gamonte.
gampsodactylia, *s.* Gampsodactylie.
gangliectomy, *s.* Gangliectomie.
gangliitis, *s.* Ganglionite.
ganglioblocking, *adj.* Ganglioplégique.
gangliocytoma, **gangliocytoneuroma**, *s.* Ganglioneurome.
ganglioglioma, *s.* Ganglioneurome.
ganglioma, *s.* Ganglioneurome.
ganglion, *s.* Ganglion nerveux.
ganglion (synovial). Kyste synovial.
ganglioneuroblastoma, *s.* Ganglioneuroblastome.
ganglioneuroma, *s.* Ganglioneurome.
ganglionitis, *s.* Ganglionite.
ganglionitis (acute posterior). Herpes zoster.
ganglionitis (gasserian). Zona ophtalmique.
gangliosidosis, *s.* Gangliosidose.
gangliosidosis (GM1). Gangliosidose généralisée.
gangliosidosis (GM2). Maladie de Tay-Sachs.
gap, *s.* Lacune.
gap (auscultatory). Trou auscultatoire.
gargarisme, **gargle**, *s.* Gargarisme.
gargoylism, *s.* Maladie de Hurler.
Garré's osteitis ou **osteomyelitis**. Ostéite chronique condensante.
gas (alveolar). Air alvéolaire.
Gaskell's bridge. Faisceau de His.
gasometry, *s.* Gazométrie.
gasp, *s.* Respiration agonique.
Gasser's syndrome. Syndrome néphro-anémique.
gasserectomy, *s.* Gassérectomie.
gastralgia, *s.* Gastralgie.
gastralgokenosis, *s.* Faim doulourcusc.
gastratrophia, *s.* Atrophie de l'estomac.
gastrectasia, **gastrectasis**, *s.* Dilatation gastrique.
gastrectomy, *s.* Gastrectomie.
gastrectosis, *s.* Dilatation gastrique.
gastric, *adj.* Gastrique.
gastrin, *s.* Gastrine.
gastrinaemia, *s.* Gastrinémie.
gastrinoma, *s.* Gastrinome.
gastrinosis, *s.* Gastrinose.
gastritis, *s.* Gastrite.
gastritis (giant hypertrophic). Maladie de Ménétrier.
gastroblennorrhoea, *s.* Gastrorrhée.
gastrocolitis, *s.* Gastrocolite.
gastrocoloptosis, *s.* Gastrocoloptose.
gastroduodenectomy, *s.* Gastro-duodénectomie.
gastroduodenitis, *s.* Gastroduodénite.
gastroduodenostomy, *s.* Gastroduodénostomie.
gastrodynia, *s.* Gastralgie.
gastroenteritis, *s.* Gastro-entérite.
gastroenteroanastomosis, *s.* Gastro-entéro-anastomose.
gastroenterology, *s.* Gastro-entérologie.
gastroenterostomy, *s.* Gastro-entérostomie.
gastroesophagectomy, *s.* Gastro-œsophagectomie.
gastrofibrescope, *s.* Gastrofibroscope.
gastrofibrescopy, *s.* Gastrofibroscopie.
gastrogastrostomy, *s.* Gastro-gastrostomie.
gastroileostomy, *s.* Gastro-iléostomie.
gastrojejunostomy, *s.* Gastro-jéjunostomie.
gastrolysis, *s.* Gastrolyse.
gastromelus, *s.* Gastromèle.
gastromyxorrhoea, *s.* Gastromyxorrhée.
gastroparesis, *s.* Gastroparésie.
gastropathy, *s.* Gastropathie.
gastropexy, *s.* Gastropexie.
gastroplasty, *s.* Gastroplastie.
gastroplegia, *s.* Gastroplégie.
gastroptyxis, **gastroptyxy**, *s.* Gastroplication.
gastropylorectomy, *s.* Gastro-pylorectomie.
gastrorrhagia, *s.* Gastrorragie.
gastrorrhaphy, *s.* Gastroplication.
gastrorrhea, **gastrorrhoea**, *s.* Gastrorrhée.
gastrorrhoea continua chronica. Gastrosuccorrhée.
gastroscopy, *s.* Gastroscopie.
gastrostomy, *s.* Gastrostomie.
gastrosuccorrhoea, *s.* Gastrosuccorrhée.
gastrosuccorrhoea mucosa. Gastromyxorrhée.
gastrotomy, *s.* Gastrotomie.
gatism, *s.* Gâtisme.
gay syndrome. SIDA.
Gee's disease. Maladie cœliaque.
Gee-Herter ou **Gee-Herter-Heubner disease**. Maladie cœliaque.
Gee-Thaysen disease. Maladie cœliaque.
Geiger's ou **Geiger-Muller counter**. Compteur de Geiger-Müller.
gel diffusion. Immunodiffusion.
gel diffusion in two dimensions (double). Méthode d'Ouchterlony.
gelation, *s.* Gélification.
gemellary, *adj.* Gémellaire.
geminate, **geminous**, *adj.* Géminé.
gemmation, *s.* Gemmiparité.
gene *s.* Gène.
gene (candidate). Gène candidat.
gene (homeotic).. Gène homéotique.
gene manipulation. Manipulation génétique.
gene (suicide).. Gène suicide.
generation, *s.* Génération.
... genesis, *suffixe* ... genèse.
genetic, *adj.* Génétique.

genetics, *s.* Génétique.
genetics (reverse). Génétique inverse.
genetotrophic disease. Enzymopathie.
genial, *adj.* Génien.
genic, *adj.* Génique.
geniculate, *adj.* Géniculé.
genin, *s.* Génine.
genioplasty, *s.* Génioplastie.
genital, *adj.* Génital, ale.
genitography, *s.* Génitographie.
genodermatology, *s.* Génodermatologie.
genodermatosis, *s.* Génodermatose.
genome, *s.* Génome.
genomics, *s.* Génomique.
genoneurodermatosis, *s.* Génoneurodermatose.
genoplasty, *s.* Génoplastie.
genotherapy, *s.* Génothérapie.
genotoxic, *adj.* Génotoxique.
genotype, *s.* Génotype.
genotypic, *adj.* Génotypique.
Gensoul's disease. Angine de Ludwig.
genu extrorsum. Genu varum.
genus, *s.* Genre.
geocarcinology, *s.* Géocancérologie.
geooncology, *s.* Géocarcinologie.
geophagia, **geophagism**, **geophagy**, *s.* Géophagie.
geotaxis, *s.* Géotaxie.
geotrichosis, *s.* Géotrichose.
geotropism, *s.* Géotaxie.
geratology, *s.* Gérontologie.
gereology, *s.* Gérontologie.
Gerhardt's disease. Érythromélalgie.
geriatrics, *s.* Gériatrie.
germ, *s.* Germe.
germ-free, *adj.* Axénique.
germinoma, *s.* Germinome.
geroderma, **gerodermia**, *s.* Gérodermie.
geromorphism, *s.* Géromorphisme.
geromorphism (cutaneous). Gérodermie.
gerontism, *s.* Sénilisme.
gerontology, *s.* Gérontologie.
gerontophilia, *s.* Gérontophilie.
geropsychiatry, *s.* Gérontopsychiatrie.
Gesell's developmental schedule. Test d'Arnold Gesell.
gestagenic, *adj.* Gestagène.
gestaltism, *s.* Gestaltisme.
gestosis, *s.* Toxémie gravidique.
ghrelin, *s.* Ghreline.
giantism, *s.* Gigantisme.
giardiasis, *s.* Lambliase.
gibbosity, *s.* Gibbosité.
Gibert's diseaseou **pityriasis**. Pityriasis rosé.
Gierke's disease (von). Glycogénose.
gigantism, *s.* Gigantisme.
gigantism (hyperpituitaryou **pituitary)**. Gigantisme hypophysaire.
gigantoblast, *s.* Gigantoblaste.
gigantocyte, *s.* Mégalocyte.
Gilbert's diseaseou **cholaemia**. Cholémie familiale.
Gilbert'sou **Gilbert-Behçet syndrome**. Iritis de Gilbert.
gingivectomy, *s.* Gingivectomie.
gingivitis, *s.* Gingivite.
gingivitis (expulsive), **gingivitis expulsiva**. Pyorrhée alvéolo-dentaire.
gingivitis (ulcero-membranous). Angine de Vincent.
gingivopericementitis, *s.* Pyorrhée alvéolo-dentaire.
gingivoplasty, *s.* Gingivoplastie.
gingivostomatitis, *s.* Gingivostomatite.
girdle, *s.* Ceinture (anatomie).
glabella, **glabellum**, *s.* Glabelle.
gland. Glande, ganglion.
glanders, *s.* Morve.
glans, *s.* Gland.
Glanzmann-Riniker syndrome. Agammaglobulinémie, type Suisse.
Glasgow coma scale. Échelle de Glasgow.
glass (scarified cupping). Ventouse scarifiée.
glaucoma, *s.* Glaucome.
gleet, *s.* Blennorrhagie chronique.
Glenn's operation. Anastomose cavo-pulmonaire.
glide, *s.* Glissé.
glioblastoma, *s.* Glioblastome.
glioblastoma isomorphe. Médulloblastome.
glioblastoma multiforme. Glioblastome multiforme.
glioblastosis cerebri. Glioblastose cérébrale diffuse.
glioma, *s.* Gliome.
gliomatosis, *s.* Gliomatose.
glioneuroma, *s.* Ganglioneurome.
gliosarcoma, *s.* Gliosarcome.
gliosis, *s.* Gliose.
Glisson's cirrhosis. Cirrhose périhépatogène.
globin, *s.* Globine.
globulin, *s.* Globuline.
globulinaemia, *s.* Globulinémie.
globulinuria, *s.* Globulinurie.
glomangioma, *s.* Tumeur glomique.
glomectomy, *s.* Glomectomie.
glomerulitis, *s.* Glomérulite.
glomerulonephritis, *s.* Glomérulonéphrite.
glomerulonephritis (extracapillary).. Glomérulonéphrite extracapillaire.
glomerulopathy, *s.* Glomérulopathie.
glomerulopathy (fibrillary). Glomérulonéphrite fibrillaire.
glomerulopathy (immunotactoid). Glomérulonéphrite immunotactoïde.
glomerulosclerosis, *s.* Glomérulosclérose.
glomerulus, *s.* Glomérule.
glomus body, **glomus (cutaneous**ou **digital)**. Glomus neurovasculaire.
glossalgia, *s.* Glossodynie.
glossitis, *s.* Glossite.
glossocele, *s.* Glossocèle.
glossodynia, *s.* Glossodynie.
glossolalia, *s.* Glossolalie.
glossophytia, *s.* Glossophytie.
glossoptosis, *s.* Glossoptose.
glossotomy, *s.* Glossotomie.
glossotrichia, *s.* Langue villeuse.
glottis, *s.* Glotte.
glucagonoma, *s.* Glucagonome.
glucocorticoids, *s. pl.* Glucocorticoïdes.
glucogenesis, *s.* Glucogenèse.
glucolipid, *s.* Glycolipide.
gluconeogenesis, *s.* Glyconéogenèse.
glucoprotein, *s.* Glycoprotéine.
glucosed, *adj.* Glucosé.
glue (biological). Colle biologique.
glutamic, *adj.* Glutamique.
glutathionaemia, *s.* Glutathiémie.
glutathione, *s.* Glutathion.
glutinin, *s.* Agglutinine incomplète.
glutinous, *adj.* Glutineux.
glycaemia, **glycemia**, *s.* Glycémie.
glycerine, *s.* Glycérine, glycérol.
glycerite, *s.* Glycéré.
glycinuria, *s.* Glycinurie.
glycinuria (familial). Glycinurie héréditaire.
glycogen, *s.* Glycogène.
glycogen storage disease IV. Amylopectinose.
glycogenase, *s.* Glycogénase.
glycogenesis, *s.* Glycogénésie.
glycogenic, *adj.* et Glycogénique.
glycogenolysis, *s.* Glycogénolyse.
glycogenolytic, *adj.* Glycogénolytique.
glycogenopexy, *s.* Glycogénopexie.
glycogenosis, *s.* Maladie glycogénique.
glycohydrolase (mucopeptide). Lysozyme.
glycolipid, *s.* Glycolipide.
glycolysis, *s.* Glycolyse.
glyconeogenesis, *s.* Néoglucogenèse.
glycopenia, *s.* Glycopénie.
glycopexis, *s.* Glycopexie.
glycoprotein, *s.* Glycoprotéine.
glycoproteinogram, *s.* Glucidogramme.
glycoregulation, *s.* Glycorégulation.
glycorrhachia, *s.* Glycorachie.
glycosaminoglycan, *s.* Glycosaminoglycane, mucopolysaccharide.
glycoside, *s.* Glucoside.
glycostasis, *s.* Glycostase.
glycosuria, *s.* Glycosurie.
glycosylated, *adj.* Glyqué ; glycosylé.
glycuronic, *adj.* Glycuronique.
glycuronuria, *s.* Glycuronurie.
gnathology, *s.* Gnathologie.
gnathostomiasis, *s.* Gnathostomose.
GNB.. BGN.
gnosia, gnosis, *s.* Gnosie.
gnotobiotic, *adj.* Gnotobiotique.
gnotobiotics, *s.* Gnotobiotique.
goiter, **goitre**, *s.* Goitre.
goitrogenic, **goitrogenous**, *adj.* Goitrigène.
goitrous, *adj.* Goitreux.
gold, *s.* . Or.
Goldberg-Maxwell syndrome. Syndrome du testicule féminisant.
Goldscheider's disease. Épidermolyse bulleuse héréditaire.
Goldstein's disease. Maladie de Rendu-Osler.
Goldstein's rays. Rayonnement secondaire.

Golgi's apparatus. Appareil de Golgi.
Golgi's body. Corps de Golgi.
Golgi's complex. Appareil de Golgi.
Goltz's experiment. Réflexe de Goltz.
Gombault's degenerationou **neuritis**. Maladie de Dejerine-Sottas.
gomphosis, *s.* Gomphose.
gonad, *s.* Gonade.
gonadoblastoma, *s.* Gonadoblastome.
gonadocrinin, *s.* Gonadocrinine.
gonadorelin, *s.* Gonadoréline.
gonadotherapy, *s.* Gonadothérapie.
gonadotrope, **gonadotropic**, *adj.* Gonadotrope.
gonadotrophin, *s.* Gonadostimuline.
gonadotropin, *s.* Gonadotrophine.
gonalgia, *s.* Gonalgie.
gonarthritis, *s.* Gonarthrite.
gonarthrosis, *s.* Gonarthrose.
Gonda's reflex. Signe de Gonda.
gongylonemiasis, *s.* Gongylonémiase.
gonioma, *s.* Goniome.
goniometer, *s.* Goniomètre.
gonioscopy, *s.* Gonioscopie.
goniosynechia, *s.* Goniosynéchie.
goniotomy, *s.* Goniotomie.
gonococcaemia, *s.* Gonococcémie.
gonoreaction, *s.* Gonoréaction.
gonorrhea, **gonorrhoea**, *s.* Blennorrhagie.
gooseflesh, *s.* Chair de poule.
Gordon's reflex. Signe de Gordon.
Gordon's sign. Signe de Souques.
Gorlin, **Chandhry**, **Moss syndrome**. Syndrome de Gorlin.
Gorlin's syndrome. Syndrome de Gorlin-Goltz.
Gosselin's fracture. Fracture spiroïde de Gerdy.
Gougerot's trisymptomatic disease. Trisymptôme de Gougerot.
Gougerot-Ruiter syndrome. Trisymptôme de Gougerot.
gout, *s.* Goutte.
gradient (ventricular). Gradient ventriculaire, aG.
Graefe-Sjögren syndrome. Syndrome d'Hallgren.
graft, *s.* Greffe, greffon.
graft (inlay). Greffon encastré.
graft (onlay). Greffon apposé.
graft (to), *s.* Greffer.
gram, *s.* Gramme.
granulation (exuberantou **fungous)**. Bourgeonnement (d'une plaie).
granule, *s.* Granulé.
granule (sulfur). Grain jaune.
granulitis, *s.* Granulie.
granulocyte, *s.* Polynucléaire.
granulocytic series. Série granulocytaire.
granulocytopenia, *s.* Granulocytopénie.
granulocytopoiesis, *s.* Granulocytopoïèse.
granuloma, *s.* Granulome.
granulomatosis, *s.* Granulomatose.
granulomatosis (lymphomatoid). Granulomatose lymphomatoïde.
granulopectic, *adj.* Granulopexique.
granulopenia, *s.* Granulopénie.
granulophthisis, *s.* Agranulocytose.
granulopoiesis, *s.* Granulocytopoïèse.
granulosarcoid, *s.* Mycosis fongoïde.
granulosarcoma, *s.* Mycosis fongoïde.
graphomania, **graphorrhoea**, *s.* Graphomanie.
graphophobia, *s.* Graphophobie.
grasping movement. Réflexe de préhension automatique.
gravel, *s.* Gravelle.
Graves's disease. Maladie de Basedow.
grave-wax. Adipocire.
gravid, *adj.* Enceinte.
gravida. ... geste (ex. gravida I : primigeste).
gravidic, *adj.* Gravidique.
gravidism, *s.* Gravidisme.
gravidity, *s.* Grossesse.
gravidocardiac, *adj.* Gravidocardiaque.
gravidopuerperal, *adj.* Gravidopuerpéral.
grey syndrome. Syndrome gris.
Grey Turner's sign. Signe de Turner.
griffin-clawou **griffinclaw hand**. Main en griffe.
grinder's asthmaou **disease**. Silicose.
grip, *s* . Crochet, crochet-pince.
grip (devil's). Maladie de Bornholm.
gripou **grippe**, *s.* Grippe.
gripe, *s.* Colique.
grippe (Balkan). Fièvre Q.
griseofulvin, *s.* Griséofulvine.
groin, *s.* Aine.
group (leukocyte). Type leucocytaire.
grouping of blood. Groupage sanguin.
growth, *s.* Tumeur.
gryposis unguium. Onychogryphose.
guanidinemia, *s.* Guanidinémie.
guanidinuria, *s.* Guanidinurie.
Gubler's hemiplegia. 1° Syndrome de Millard-Gubler. — 2° S'applique également à l'ensemble des hémiplégies alternes. — 3° Hémiplégie hystérique.
guiding mark. Point de repère.
Guillain-Barré reflex. Réflexe médioplantaire.
Guinon's disease. Maladie de Gilles de la Tourette.
Gulf war syndrome .. Syndrome de la guerre du Golfe.
gum, *s.* Gencive.
gum (red) , **gum rash**. Strophulus.
gumboil, *s.* Fluxion ou abcès dentaire.
gumma, *s.* Gomme.
gundo, *s.* Goundou.
Gunn's crossing sign. Signe du croisement.
Gunn's syndrome. Phénomène de Marcus Gunn.
Günther's syndrome. Myoglobinurie paroxystique idiopathique.
gurgle, **gurgling**, *s.* Gargouillement.
gustometry, *s.* Gustométrie.
gutta rosacea. Acné rosacée.
gymnastics, *s.* Gymnastique.
gymnic, *adj.* Gymnique.
gynaecography, *s.* Gynécographie.
gynaecology, *s.* Gynécologie.
gynaecomastia, *s.* Gynécomastie.
gynaecomastia-aspermatogenesis syndrome. Syndrome de Klinefelter.
gynaephobia, *s.* Gynéphobie.
gynander, *s.* Gynandre.
gynandria, *s.* Gynandrie.
gynandrism, *s.* Gynandrie.
gynandroid, *s.* Gynandroïde.
gynandromorphism, *s.* Gynandromorphisme.
gynandry, *s.* Gynandrie.
gynanthropia, **gynanthropism**, *s.* Gynandrie.
gynatresia, *s.* Gynatrésie.
gyniatrics, **gyniatry**, *s.* Gynécologie.
gynogamon, *s.* Gynogamone.
gynogenesis, *s.* Gynogenèse.
gynoid, *adj.* Gynoïde.
gynotermon, *s.* Gynotermone.
gyrus, *s.* Circonvolution cérébrale.
H deflection. Onde H.
H disease. Maladie de Hartnup.
Haab'sou **Haab-Dimmer degeneration**ou **syndrome**. Dystrophie cornéenne de Haab-Dimmer.
habit, *s.* 1° Habitude. – 2° Habitus.
habituation, *s.* Assuétude.
habronemiasis, *s.* Habronémose.
hachement, **hacking**, *s.* Hachure.
haem, *s.* Hème.
haemacytometer, *s.* Hématimètre.
haemacytometry, *s.* Numération globulaire.
haemagglutination, *s.* Hémagglutination.
haemagglutinin, *s.* Hémagglutinine.
haemagglutinogen, *s.* Hémagglutinogène.
haemangiectasia, **haemangiectasis**, *s.* Hémangiectasie.
haemangiectasia hypertrophica. Syndrome de Klippel-Trenaunay.
haemangioblastoma, *s.* Hémangioblastome.
haemangio-endothelioblastoma, *s.* Hémangio-endothéliome.
haemangio-endothelioma, *s.* Hémangio-endothéliome.
haemangiofibrosarcoma, *s.* Hémangiofibrosarcome.
haemangioma, *s.* Hémangiome.
haemangiomata (capillary). Angiome plan.
haemangiopericytoma, *s.* Hémangiopéricytome.
haemangiosarcoma, *s.* Hématangio-sarcome.
haemapheresis, *s.* Hémaphérèse.
haemarthrosis, *s.* Hémarthrose.
haematemesis, *s.* Hématémèse.
haemathidrosis, *s.* Hématidrose.
haematic, *adj.* Hématique.
haematid, *s.* 1° Érythrocyte. – 2° Hématodermie.
haematidrosis, *s.* Hématidrose.
haematimeter, *s.* Hématimètre.
haematimetry, *s.* Numération globulaire.
haematin, *s.* Hématine.
haematobilia, *s.* Hémobilie.
haematocele, *s.* Hématocèle.
haematochezia, *s.* Rectorragie.
haematochyluria, *s.* Hématochylurie.

haematocolpos, *s.* Hématocolpos.
haematocrit, *s.* Hématocrite.
haematocytometer, *s.* Hématimètre.
haematogenous, **haematogenic**, *adj.* Hématogène.
haematogone, **haematogonia**, *s.* Hémocytoblaste.
haematoidin, *s.* Hématoïdine.
haematology, *s.* Hématologie.
haematolymphangioma, *s.* Hémolymphangiome.
haematolysis, *s.* Hémolyse.
haematolytic, *adj.* Hémolytique.
haematoma, *s.* Hématome.
haematomediastinum, *s.* Hémomédiastin.
haematometer, *s.* Hématomètre.
haematometra, *s.* Hématomètre.
haematometry, *s.* Examen du sang.
haematomyelia, *s.* Hématomyélie.
haematonephrosis, *s.* Hématonéphrose.
haematophagia, **haematophagy**, *s.* Hématophagie.
haematophobia, *s.* Hématophobie.
haematopiesis, *s.* Pression sanguine.
haematopoiesis, *s.* Hématopoïèse.
haematopoietic, *adj.* Hématopoïétique.
haematopoietin, *s.* Érythropoïétine.
haematoporphyria, *s.* Porphyrie.
haematoporphyrin, *s.* Hématoporphyrine.
haematoporphyrinaemia, *s.* Porphyrinémie.
haematoporphyrinuria, *s.* Hématoporphyrinurie.
haematorrhachis, *s.* Hématorrachis.
haematosin, *s.* Hématine.
haematosis, *s.* Hématose.
haematospectroscopy, *s.* Hématospectroscopie.
haematospermia, *s.* Hémospermie.
haematotherapy, *s.* Hémothérapie.
haematothorax, *s.* Hémothorax.
haematotropic, *adj.* Hémotrope.
haematotympanum, *s.* Hématotympan.
haematoxylin, *s.* Hématoxyline.
haematozoon, *s.* Hématozoaire.
haematuria, *s.* Hématurie.
haemendothelioma, *s.* Hémangioendothéliome.
haemendothelioma of bone. Sarcome d'Ewing.
haemeralopia, *s.* Amblyopie en pleine lumière.
haemin, *s.* Hémine.
haemoagglutination, *s.* Hémagglutination.
haemoagglutinin, *s.* Hémagglutinine.
haemoagglutinogen, *s.* Hémagglutinogène.
haemobilia, *s.* Hémobilie.
haemocatheresis, *s.* Hémocathérèse.
haemocholecystitis, *s.* Hémocholécyste.
haemochromatosis, *s.* Hémochromatose.
haemochromatosis (exogenous). Hémochromatose secondaire post-transfusionnelle.
haemochromatosis (idiopathic). Hémochromatose primitive familiale.
haemochromogen, *s.* Hémochromogène.
haemochromometer, *s.* Hémochromomètre.
haemochromometry, *s.* Chromométrie du sang.
haemocompatibility, *s.* Hémocompatibilité.
haemoconcentration, *s.* Hémoconcentration.
haemoconia, *s.* Hémoconie.
haemocrinia, *s.* Hémocrinie.
haemocytoblast, *s.* Hémocytoblaste.
haemocytolysis, *s.* Hémolyse.
haemocytometer, *s.* Hématomètre.
haemodiafiltration, *s.* Hémofiltration.
haemodiagnosis, *s.* Hémodiagnostic.
haemodialysis, *s.* Hémodialyse.
haemodialysis (home). Hémodialyse à domicile.
haemodialysis (periodic). Hémodialyse périodique.
haemodialyzer, *s.* Rein artificiel.
haemodynamic, *adj.* Hémodynamique.
haemodynamics, *s.* Hémodynamique.
haemodynamometer, *s.* Hémodynamomètre.
haemofuscin, *s.* Hémofuchsine.
haemogenia, *s.* Hémogénie.
hæmoglobin, *s.* Hémoglobine.
haemoglobin (mean corpuscular). Teneur corpusculaire en hémoglobine.
haemoglobin concentration (mean corpuscular). Concentration corpusculaire en hémoglobine.
haemoglobinaemia, *s.* Hémoglobinémie.
haemoglobinated, *adj.* Hémoglobinique.
haemoglobinocholia, *s.* Hémoglobinobilie.
haemoglobinogenous, *adj.* Hémoglobinogène.
haemoglobinometer, *s.* Hémoglobinimètre.
haemoglobinometry, *s.* Hémoglobinométrie.
haemoglobinopathy, *s.* Hémoglobinopathie.
haemoglobinous, *adj.* Hémoglobinique.
haemoglobinuria, *s.* Hémoglobinurie.
haemoglobinuric, *adj.* Hémoglobinurique.
haemogram, *s.* Hémogramme.
haemohistioblast, *s.* Hémohistioblaste.
haemokonia, *s.* Hémoconie.
haemoleukocytic, *adj.* Hémoleucocytaire.
haemolymphangioma, *s.* Hémolymphangiome.
haemolysin, *s.* Hémolysine.
haemolysis, *s.* Hémolyse.
haemolytic, *adj.* Hémolytique.
haemomediastinum, *s.* Hémomédiastin.
haemometra, *s.* Hématomètre.
haemonephrosis, *s.* Hématonéphrose.
haemopathy, *s.* Hémopathie.
haemopericardium, *s.* Hémopéricarde.
haemoperitoneum, *s.* Hémopéritoine.
haemopexin, *s.* Hémopexine.
haemophagocytic, *adj.* Hémophagocytaire.
haemophagocytosis, *s.* Hémophagocytose.
haemophilia, *s.* Hémophilie.
haemophiliac, *s.* Hémophile.
haemophilic, *adj.* Hémophilique.
haemophobia, *s.* Hématophobie.
haemophthalmia, **haemophthalmos**, **haemophthalmus**, *s.* Hémophtalmie.
haemopiesic, *adj.* Hémopiésique.
haemopneumopericardium, *s.* Hémopneumopéricarde.
haemopoiesic, *adj.* Hématopoïétique.
haemopoiesis, *s.* Hématopoïèse.
haemopoietic, *adj.* Hématopoïétique.
haemopoietin, *s.* Érythropoïétine.
haemoptic, **haemoptoic**, **haemoptysic**, *adj.* Hémoptoïque.
haemoptysis, *s.* Hémoptysie.
haemopump, *s.* Hémopompe.
haemorrhachis, *s.* Hématorachis.
haemorrhage, **haemorrhagia**, *s.* Hémorragie.
haermorrhage (postpartum), Hémorragie de la délivrance.
haemorrhagic, *adj.* Hémorragique.
haemorrhagin, *s.* Hémorragine.
haemorrhagiparous, *adj.* Hémorragipare.
haemorrheology, *s.* Hémorhéologie.
haemorrhoid, *s.* Hémorroïde.
haemorrhoidal, *adj.* Hémorroïdal.
haemorrhoidectomy, *s.* Hémorroïdectomie.
haemosalpinx, *s.* Hématosalpinx.
haemosialemesis, *s.* Hémosialémèse.
haemosiderin, *s.* Hémosidérine.
haemosiderinuria, *s.* Hémosidérinurie.
haemosiderosis, *s.* Hémosidérose.
haemospermia, *s.* Hématospermie.
Haemosporidia, *s.* Hémosporidie.
haemostasis, **haemostasia**, *s.* Hémostase.
haemostat, *s.* Hémostatique.
haemostatic, *adj.* Hémostatique.
haemostyptic, *adj.* Hémostatique.
haemotherapy, **haemotherapeutics**, *s.* Hémothérapie.
haemotropic, *adj.* Hémotrope.
haemotympanum, *s.* Hématotympan.
haemotype, *s.* Hémotype.
haemotypology, *s.* Hémotypologie.
haemozoin, *s.* Hémozoïne.
haemozoon, *s.* Hématozoaire.
Hagner's disease. Ostéoarthropathie hypertrophiante pneumique.
hahnemannism, *s.* Homéopathie.
Haidinger's brushes. Houppes de Haidinger.
hair, *s.* Cheveu, poil.
hair (bamboo). Trichorrhexis nodosa.
hair (spunglass). Cheveux en verre filé.
hair (twisted). Pili torti.
hair ball. Trichobézoard.
hair syndrome (uncombable). Cheveux en verre filé, cheveux incoiffables.
half-base syndrome. Syndrome de Garcin.
half-breed, *s.* Métis.
half-life, *s.***hall-life period**. (pharmacodynamie). Demi-vie.
halisteresis, *s.* Halistérèse.
halitosis, *s.* Halitose.
Hall's disease. Pseudo-hydrocéphalie.
Hallermann-Streiff syndrome. Syndrome de François.
Hallopeau's acrodermatitis. Acrodermatite continue d'Hallopeau.
Hallopeau-Siemens syndrome. Épidermolyse bulleuse héréditaire.

hallucinogen, *s.* Hallucinogène.
hallucinogenic, *adj.* Hallucinogène.
hallucinosis, *s.* Hallucinose, délire hallucinatoire.
hallucinosis (visual). Hallucinose.
haloderma, *s.* ou **halodermia**, *s.* Halogénide.
ham, *s.* Jarret.
hamartoblastoma, *s.* Hamartoblastome.
hamartochondroma, *s.* Hamartochondrome.
hamartoma, *s.* Hamartome.
hammer (hypothenar) syndrome. Syndrome du marteau hypothénar.
hammering, *s.* Martelage.
Hammond's disease. Athétose.
hand, *s.* Main.
hand (ulnar). Griffe cubitale.
hanging, *s.* Pendaison.
haploid, *adj.* Haploïde, haplo.
haploidy, *s.* Haploïdie.
hapten, haptene, haptin, *s.* Haptène.
haptoglobin, *s.* Haptoglobine.
haptoglobinaemia, *s.* Haptoglobinémie.
haptophorous, *adj.* Haptophore.
hare's eye. Lagophthalmie.
Hare's syndrome. Syndrome de Pancoast.
harelip, *s.* Bec de lièvre.
Harlequin colour change. Syndrome d'Arlequin.
harness, *s.* Harnais.
Harrington's device. Tiges de Harrington.
Harrison's groove ou **sulcus**. Coup de hache sous-mammaire.
hasamiyami, *s.* Fièvre des sept jours.
hashish, *s.* Haschisch.
hashishism, *s.* Cannabisme.
Haversian canal. Canal de Havers.
hay asthma. Rhume des foins.
hay fever. Rhume des foins.
head, *s.* Tête.
healing, *s.* Guérison, cicatrisation, consolidation.
health, *s.* Santé.
health (community's). Santé communautaire.
health (mental). Santé mentale.
healthcare assistant. Aide-soignant(e).
hearing, *s.* Audition.
heart, *s.* Cœur.
heart (acute pulmonary). Cœur pulmonaire aigu.
heart (artificial). Cœur artificiel, prothèse cardiaque.
heart (athletic). Cœur d'athlète.
heart (chronic pulmonary). Cœur pulmonaire chronique.
heart (criss-cross). Cœur croisé, ventricules superposés.
heart (hanging). Cœur vertical.
heart block. Bloc cardiaque.
heart disease (postpartum). Syndrome de Meadow.
heart failure (peripartum). Syndrome de Meadow.
heartburn, *s.* Pyrosis.
heat (pricking). Chaleur mordicante.
heat (prickly). Miliaire cutanée.
heat rash. Miliaire cutanée.
hebephrenia, *s.* Hébéphrénie.
hebephrenocatatonia, *s.* Hébéphréno-catatonie.
Heberden's disease. Rhumatisme d'Heberden.
hebetude, *s.* Hébétude.
hebin, *s.* Gonadotrophine.
heboidophrenia, *s.* Héboïdophrénie.
Hebra's pityriasis. Pityriasis rubra pilaire.
Hecht's phenomenon. Signe du lacet.
hectic, *adj.* Hectique.
hedonism, *s.* Hédonisme.
hedrocele, *s.* Hédrocèle.
heel, *s.* Talon.
heel (black). Pseudochromidrose plantaire.
heel-knee test, heel-to-knee-to-toe test. Épreuve du talon.
helicase, *s.* Hélicase.
heliopathia, *s.* Héliopathie.
heliophobia, *s.* Héliophobie.
heliosis, *s.* Coup de soleil.
heliotherapy, *s.* Héliothérapie.
heliotropism, *s.* Héliotropisme.
Heller-Zappert syndrome. Démence de Heller.
helminth, *s.* Helminthe.
helminthagogue, *adj.* Vermifuge.
helminthiasis, helminthism, *s.* Helminthiase.
helminthology, *s.* Helminthologie.
helosis, *s.* Hélodermie.
hema.... Voir *haema...*
heme, *s.* Hème.
hemiablepsia, *s.* Hémianopsie.
hemiacephalus, *s.* Hémiacéphale.
hemiachromatopsia, *s.* Hémiachromatopsie.
hemiagenesis, *s.* Hémiagénésie.
hemiageusia, hemiageustia, *s.* Hémiagueusie.
hemialbumose, *s.* Albumose.
hemialbumosuria, *s.* Albumosurie.
hemialgia, *s.* Hémialgie.
hemianaesthesia, *s.* Hémianesthésie.
hemianopia, *s.* Hémianopsie.
hemianopic, *adj.* Hémianopsique.
hemianopsia, *s.* Hémianopie.
hemianoptic, *adj.* Hémianopsique.
hemianosmia, *s.* Hémianosmie.
hemiasynergia, *s.* Hémiasynergie.
hemiataxia, *s.* Hémiataxie.
hemiathetosis, *s.* Hémiathétose.
hemiatrophy, *s.* Hémiatrophie.
hemiballism, hemiballismus, *s.* Hémiballisme.
hemiblock, *s.* Hémibloc.
hemibulbar syndrome. Syndrome de Babinski-Nageotte.
hemicardia, *s.* Hémicardie.
hemichorea, *s.* Hémichorée.
hemicolectomy, *s.* Hémicolectomie.
hemicorporectomy, *s.* Hémisomatectomie.
hemicrania, *s.* 1° Hémicranie. – 2° Anencéphalie partielle.
hemicraniosis, *s.* Hémicraniose.
hemicystectomy, *s.* Hémicystectomie.
hemidiaphoresis, *s.* Hémihidrose.
hemidysaesthesia, *s.* Hémidysesthésie.
hemiencephalus, *s.* Hémiencéphale.
hemiepilepsy, *s.* Hémi-épilepsie.
hemiglossitis, *s.* Hémiglossite.
hemihidrosis, hemihyperidrosis, *s.* Hémidiaphorèse.
hemilaminectomy, *s.* Hémilaminectomie.
hemilaryngectomy, *s.* Hémilaryngectomie.
hemimelia, *s.* Hémimélie.
hemimelus, *s.* Hémimèle.
hemin, *s.* Hémine.
hemiopia, *s.* Hémianopsie.
hemiopic, *adj.* Hémiopique.
hemiopic pupillary reaction. Réaction hémiopique de Wernicke.
hemipagus, *s.* Hémipage.
hemiparacusia, hemiparacusis, *s.* Hémiparacousie.
hemiparaesthesia, *s.* Hémiparesthésie.
hemiparaplegic syndrome. Syndrome de Brown-Séquard.
hemiparesis, *s.* Hémiparésie.
hemipareunia, *s.* Hémipareunie.
hemiparkinsonism, *s.* Maladie de Parkinson unilatérale.
hemiplegia, *s.* Hémiplégie.
Hemiptera, *s.pl.* Hémiptères.
hemispasm, *s.* Hémispasme.
hemisphere, *s.* Hémisphère.
hemisphere (cerebral). Hémisphère cérébral.
hemisphere (cerebellar). Hémisphère cérébelleux.
hemispherectomy, *s.* Hémisphérectomie.
hemisporosis, *s.* Hémisporose.
hemisynthesis, *s.* Hémisynthèse.
hemiterata, *s.* Hémitérie.
hemitetany, *s.* Hémitétanie.
hemithyroidectomy, *s.* Hémithyroïdectomie.
hemivertebra, *s.* Hémispondylie.
hemizona, *s.* Herpès zoster.
hemizygote, *s.* Hémizygote.
hemizygotous, *adj.* Hémizygote.
hemming, *s.* Hemmage.
hemo..., voir *haemo...*
hemojuvelin, *s.* Hémojuvéline.
Henle's layer. Gaine de Henle.
henpue, *s.* Goundou.
henpuye, *s.* Goundou.
heparin, *s.* Héparine.
heparinaemia, *s.* Héparinémie.
heparinization, *s.* Héparinisation.
heparinocyte, *s.* Mastocyte.
heparinotherapy, *s.* Héparinothérapie.
heparinuria, *s.* Héparinurie.
hepatalgia, *s.* Hépatalgie.
hepatectomy, *s.* Hépatectomie.
hepatic, *adj.* Hépatique.
hepaticoduodenostomy, *s.* Hépatico-duodénostomie.
hepaticogastrostomy, *s.* Hépatico-gastrostomie.
hepaticojejunostomy, *s.* Hépatico-jéjunostomie.
hepaticoliasis, *s.* Hépaticoliase.

hepaticorenal syndrome. Syndrome hépatorénal.

hepaticostomy, *s.* Hépaticostomie.

hepaticotomy, *s.* Hépaticotomie.

hepatitis, *s.* Hépatite.

hepatization, *s.* Hépatisation.

hepatoblastoma, *s.* Hépatoblastome.

hepatocarcinoma, *s.* Hépatome.

hepatocele, *s.* Hépatocèle.

hepatocellular, *adj.* Hépatocellulaire.

hepatocholangiocystoduodenostomy, *s.* Hépato-cholangio-cysto-duodénostomie.

hepatocholangio-enterostomy, *s.* Hépato-cholangio-entérostomie.

hepatocholangiogastrostomy, *s.* Hépato-cholangio-gastrostomie.

hepatocyte, *s.* Hépatocyte.

hepatoflavin, *s.* Vitamine B2.

hepatogenous, **hepatogenic**, *adj.* Hépatogène.

hepatogram, *s.* Hépatogramme.

hepatography, *s.* Hépatographie.

hepatolienography, *s.* Hépatosplénographie.

hepatolienomegaly, *s.* Hépatosplénomégalie.

hepatolobectomy, *s.* Hépatolobectomie.

hepatology, *s.* Hépatologie.

hepatoma, *s.* Hépatome.

hepatoma (malignant). Hépatome malin.

hepatomegalia glycogenica. Maladie de von Gierke.

hepatomegalia, **hepatomegaly**, *s.* Hépatomégalie.

hepatomegaly (glycogenic). Maladie de von Gierke.

hepatomphalos, *s.* Hépatomphale.

hepatonephritis, *s.* Hépatonéphrite.

hepatopathy, *s.* Hépatopathie.

hepatopulmonary syndrome. Syndrome hépato-pulmonaire.

hepatorrhaphy, *s.* Hépatorraphie.

hepatosis, *s.* Hépatose.

hepatosplenography, *s.* Hépatosplénographie.

hepatosplenomegaly, *s.* Hépatosplénomégalie.

hepatostomy, *s.* Hépatostomie.

hepatotherapy, *s.* Hépatothérapie.

hepatotomy, *s.* Hépatotomie.

hepatotoxaemia, *s.* Hépatotoxémie.

hepatotoxicity, *s.* Hépatotoxicité.

hepatotoxin, *s.* Hépatotoxine.

hepatotropic, *adj.* Hépatotrope.

hepcidin, *s.* Hepcidine.

Hepevirus, *s.* Hepevirus.

hephaestin, *s.* Héphaestine.

hereditary, *adj.* Héréditaire.

heredity, *s.* Hérédité.

heredo-ataxia, *s.* Hérédo-ataxie.

heredo-ataxia hemeralopica polyneuritiformis. Maladie de Refsum.

heredopathia, *s.* Maladie héréditaire.

heredopathia atactica polyneuritiformis. Maladie de Refsum.

Herlitz's syndrome. Épidermolyse bulleuse héréditaire.

hermaphrodism, *s.* Hermaphroditisme.

hermaphroditism (false). Pseudohermaphrodisme.

hermaphroditism (spurious). Pseudohermaphrodisme.

hermaphroditism (true). Hermaphrodisme vrai.

hermaphroditism, **hermaphroditismus**, *s.* Hermaphrodisme.

hermetic, *adj.* Hermétique.

hernia, *s.* Hernie.

hernia (crural). Hernie crurale.

hernial, herniary, *adj.* Herniaire.

herniation, *s.* Engagement, protrusion.

herniography, *s.* Herniographie.

hernioplasty, *s.* Hernioplastie.

herniorrhaphy, *s.* Herniorraphie.

heroinomania, *s.* Héroïnomanie.

herpangina, *s.* Herpangine.

herpes catarrhalis. Herpès.

herpes circinatus. Herpès circiné.

herpes circinatus bullosus. Dermatite herpétiforme.

herpes corneae. Kératite herpétique.

herpes desquamans. Tinea imbricata.

herpes farinosus. Trichophytie en anneau.

herpes recurrens. Herpès récidivant.

herpes simplex. Herpès.

herpes zoster. Zona.

herpetic, *adj.* Herpétique.

herpetiforme, *adj.* Herpétiforme.

hertzian waves therapy. Infradiathermie.

Herxheimer's disease. Dermatite chronique atrophiante.

hesperanopia, *s.* Héméralopie.

heteradelphus, *s.* Hétéradelphe.

heteraesthesia, *s.* Hétéresthésie.

heteralius, *s.* Hétéralien.

heteroagglutination, *s.* Hétéro-agglutination.

heteroagglutinin, *s.* Hétéro-agglutinine.

heteroallergy, *s.* Hétéro-allergie.

heteroantibody, *s.* Hétéro-anticorps.

heteroantigen, *s.* Hétéro-antigène.

heterocaryon, *s.* Hétérocaryon.

heterochromatin, *s.* Hétérochromatine.

heterochromatosis, *s.* Hétérochromie.

heterochromia, *s.* Hétérochromie.

heterochromosome, *s.* Hétérochromosome.

heterochronia, *s.* 1° Hétérochronie. – 2° Hétérochronisme.

heterocinesia, *s.* Hétérocinésie.

heterocytotropic, *adj.* Hétérocytotrope.

heterodimer, *s.* Hétérodimère.

heterodromous, *adj.* Hétérodrome.

heteroduplex, *s.* Hétéroduplex.

heterodymus, *s.* Hétérodyme.

heterogametic, *adj.* Hétérogamétique.

heterogeneity, *s.* Hétérogénéité.

heterogenesis, *s.* 1° Génération alternante ou digenèse. – 2° Reproduction asexuée.

heterogenic, *adj.* Hétérogène.

heterogenicity, *s.* Hétérogénéité.

heterogenous, *adj.* Hétérogène.

heterograft, *s.* Hétérogreffe.

heterogroup, *s.* Hétérogroupe.

heterogueusia, *s.* Hétérogueusie.

heterohaemagglutination, *s.* Hétéro-agglutination.

heterohaemagglutinin, *s.* Hétéro-agglutinine.

heterohaemolysin, *s.* Hétérohémolysine.

heteroimmunization, *s.* Hétéro-immunisation.

heteroinfestation, *s.* Hétéro-infestation.

heterokaryosis, *s.* Hétérocaryose.

heterokaryotic, *adj.* Hétérocaryote.

heteroleukocytotherapy, *s.* Hétéro-leucocytothérapie.

heterologous, *adj.* Hétérologue.

heterolysin, *s.* Hétérolysine.

heterometry, *s.* Hétérométrie.

heteromorphous, *adj.* Hétérologue.

heteronymous, *adj.* Hétéronyme.

heteropagus, *s.* Hétéropage.

heterophasia, **heterophasis**, *s.* Hétérophrasie.

heterophemia, **heterophemy**, *s.* Hétérophasie.

heterophilic, *adj.* Hétérophile.

heterophoria, *s.* Strabisme latent.

heterophthalmia, **heterophthalmos**, *s.* Hétérophtalmie.

heteroplasia, *s.* Hétéroplasie.

heteroplastic, *adj.* Hétéroplastique.

heteroplasty, *s.* Hétérogreffe.

heteroploid, *adj.* Hétéroploïde.

heteroserotherapy, *s.* Hétérosérothérapie.

heterosexual, *adj.* Hétérosexuel.

heterosis, *s.* Hétérosis.

heterosmia, *s.* Hétéro-osmie, hétérosmie.

heterosome, *s.* Gonosome.

heterospecific, *adj.* Hétéro-spécifique.

heterotaxia, **heterotaxis**, **heterotaxy**, *s.* Situs inversus.

heterotherapy, *s.* Hétérothérapie.

heterotopia, *s.* Hétérotopie.

heterotopic, *adj.* Hétérotopique.

heterotopy, *s.* Hétérotopie.

heterotropia, *s.* **heterotropy**, *s.* Strabisme.

heterotypic, **heterotypical**, *adj.* Hétérotypique.

heterotypus, *s.* Hétérotypien.

heteroxenous, *adj.* Hétéroxène.

heteroxide, *s.* Glucoside.

heterozygosity, *s.* Hétérozygotisme.

Heubner-Herter disease. Maladie cœliaque.

hexadactylia, **hexadactylism**, **hexadactyly**, *s.* Sexdigitisme.

hibernoma, *s.* Hibernome.

hiccup, **hiccough**, *s.* Hoquet.

Hicks's syndrome. Syndrome de Thévenard.

hidebound, *adj.* Atteint de sclérodermie.

hidradenitis, *s.* Hidrosadénite.

hidradenoma, *s.* Hidradénome, hidrosadénome.

hidrocystoma, *s.* Hidrocystome.

hidrorrhoea, *s.* Hidrorrhée.

hidrosadenitis, *s.* Hidradénite.

hidrosis, *s.* 1° Sécrétion de la sueur. – 2° Hidrose.

hierolisthesis, *s.* Sacrum basculé.

Highmore (body of). Corps de Highmore.

hilar, *adj.* Hilaire.

Hilliard's lupus. Lupus tuberculeux des mains et des bras.

hilus, *s.* Hile.

hip, *s.* Hanche.

hippocampus, *s.* Hippocampe.

hippocratic, *adj.* Hippocratique.

hippocratic oath. Serment d'Hippocrate.

hippuria, *s.* Hippurie.

hirsutism, *s.* Hirsutisme.

hirudin, *s.* Hirudine.

hirudinization, *s.* Hirudination.

histaminaemia, *s.* Histaminémie.

histaminasaemia, *s.* Histaminasémie.

histaminergic, *adj.* Histaminergique.

histaminolytic, *adj.* Histaminolytique.

histaminopexy, *s.* Histaminopexie.

histaminuria, *s.* Histaminurie.

histidinaemia, *s.* Histidinémie.

histidinuria, *s.* Histidinurie.

histioblast, *s.* Histioblaste.

histioblastoma, *s.* Histioblastome.

histiocytoma, *s.* Histiocytome.

histiocytomatosis, *s.* Réticulo-endothéliose.

histiocytosarcoma, *s.* Histiocytosarcome.

histiocytosis, *s.* Réticuloendothéliose.

histiocytosis X. Histiocytose X.

histioid, *adj.* Histioïde.

histoautoradiography, *s.* Histo-autoradiographie.

histochemistry, *s.* Histochimie.

histocompatibility, *s.* Histocompatibilité.

histogenesis, *s.* Histogenèse.

histohaematin, *s.* Cytochrome.

histoid, *adj.* Histioïde.

histoincompatibility, *s.* Histo-incompatibilité.

histology, *s.* Histologie.

histolysis, *s.* Histolyse.

histopathology, *s.* Histopathologie.

histoplasmosis, *s.* Histoplasmose.

historadiogram, *s.* Historadiogramme.

historadiography, *s.* Historadiographie.

histotoxic, *adj.* Histotoxique.

histrionism, *s.* Histrionisme.

His-Werner disease. Fièvre des tranchées.

HIV. VIH.

hives, *s.* Urticaire.

hoarseness, *s.* Raucité.

Hofmeister-Finsterer operation. Opération de Finsterer.

holandric, *adj.* Holandrique.

hold fast. Actinomycose.

Holmes's degenerationou **disease**. Atrophie cérébello-olivaire familiale de Holmes.

Holmes's phenomenon. Épreuve de Stewart-Holmes.

holodiastolic, *adj.* Holodiastolique.

hologynic, *adj.* Hologynique.

holoprosencephaly, *s.* Holoprosencéphalie.

holosystolic, *adj.* Holosystolique.

Holter electrocardiography, **Holter recording**. Système Holter.

Holthouse's hernia. Hernie inguino-crurale.

Holzknecht's stomach. Estomac en diagonale.

home (old people's). Hospice.

homeo..., **voir**. *homoeo...*

homeobox, *s.* Homéobox.

homeotic, *adj.* Homéotique.

homochronous, *adj.* Homochrone.

homocystinuria, *s.* Homocystinurie.

homocytotropic, *adj.* Homocytotrope.

homodimer, *s.* Homodimère.

homodynamic, *adj.* Homodyname.

homoeograft, *s.* Homogreffe.

homoeomorphous, *adj.* Homéomorphe.

homoeopathy, *s.* Homéopathie.

homoeoplasia, *s.* Homéoplasie.

homoeostasis, *s.* 1° Homéostase. – 2° Homéostasie.

homoeotherapy, *s.* Homéothérapie.

homoeotherm, *s.* Homéotherme.

homoeothermal, *adj.* Homéotherme.

homoeotransplant, *s.* Homotransplant.

homoeotransplantation, *s.* Homotransplantation.

homoerotic, *adj.* Homosexuel.

homoeroticism, *s.* Homosexualité.

homogametic, *adj.* Homogamétique.

homogeneization, *s.* Homogénéisation.

homogenesis, **homogeny**, *s.* Homogénésie.

homograft, *s.* Homogreffe.

homoiostasis, *s.* Homéostase.

homoiotherm, *s.* Homéotherme.

homoiothermal, **homoiothermic**, *adj.* Homéotherme.

homokaryosis, *s.* Homocaryose.

homologous, *adj.* Homologue.

homology, *s.* Homologie.

homonymous, *adj.* Homonyme.

homoplastic, *adj.* Homéoplastique.

homoplasty, *s.* Homoplastie.

homosexual, *adj.* Homosexuel.

homosexuality, *s.* Homosexualité.

homothermal, *adj.* Homéotherme.

homotypical, *adj.* Homotypique.

homozygosity, *s.* Homozygotisme.

honk, *s.* Cri d'oie.

honorarium, *s.* Honoraires.

hoof and mouth disease. Fièvre aphteuse.

hookworm disease. Ankylostomose.

Hoppe-Goldflam syndrome. Myasthénie.

hordeolum, *s.* Orgelet.

hormone (placental lactogen). Hormone lactogène placentaire.

hormonogenesis, *s.* Hormonogenèse.

hormonogenic, *adj.* Hormonogène.

hormonology, *s.* Hormonologie.

hormonopoiesis, *s.* Hormonogenèse.

hormonopoietic, *adj.* Hormonogène.

hormonotherapy, *s.* Hormonothérapie.

hormopoiesis, *s.* Hormonogénèse.

hormopoietic, *adj.* Hormonogène.

horn (congenital iliac) syndrome. Ostéoonychodysplasie.

horn (cutaneous). Corne cutanée.

Horner's syndromeou **oculopupillary syndrome**ou **ptosis**. Syndrome de Claude Bernard-Horner.

hospital, *s.* Hôpital.

hospital (general). Centre hospitalier.

hospital (lying-in). Maternité.

hospital (mentalou **psychiatric)**. Hôpital psychiatrique.

hospital (regional). Centre hospitalier régional, CHR.

hospital (university). Centre hospitalier universitaire, CHU.

hospitalism, *s.* Hospitalisme.

host, *s.* Hôte.

host-versus-graft reaction. Réaction hôte contre greffon.

hot, *adj.* Chaud, chaude.

Howell'sou **Howell-Jolly body**. Corps de Jolly.

Howship-Romberg sign. Signe de Romberg.

HPV. Papillomavirus.

HRT. THS.

Huguenin's oedema. Œdème aigu cérébral.

Hultkrantz's syndrome. Dysostose (cleido-cranienne héréditaire).

humour, *s.* Humeur.

humpback, hunchback, *s.* Cyphose.

Hünermann's syndrome. Chondrodysplasie ponctuée.

hunger, *s.* Faim.

Hunt's atrophy. Amyotrophie d'Aran-Duchenne.

Hunt's striatal syndromes. Syndromes striés.

Hunt's tremor. Tremblement cérébelleux.

Hunter's chancre. Chancre syphilitique.

Huppert's disease. Myélome multiple.

hurloid, *adj.* Hurlérien.

Hurst's disease. Leuco-encéphalite aiguë hémorragique.

Hutchinson's pupil. Inégalité pupillaire.

Hutchinson-Boeck disease. Sarcoïdose.

Hutchinson-Gilford disease. Progéria.

Hutchinson-Weber-Peutz syndrome. Syndrome de Peutz-Jeghers.

Hutinel's erythema. Érythème infectieux.

HV interval. Espace HV.

hyalin, *s.* Substance hyaline.

hyaline, *adj.* Hyalin.

hyalinosis, *s.* Hyalinose.

hyalitis, *s.* Hyalite.

hyalomere, *s.* Hyalomère.

hyaloplasm, *s.* Hyaloplasma.

hyalosis (asteroid). Maladie de Benson.

hybrid, *s.* Hybride.

hybridism, *s.* **hybridity**, *s.* Hybridité.

hybridization, *s.* Hybridation.

hybridoma, *s.* Hybridome.

hydatic, *adj.* Hydatique.

hydatid, *s.* Hydatide.

hydatidiform, *adj.* Hydatiforme.

hydatidocele, *s.* Hydatidocèle.

hydatidosis, *s.* Hydatidose.

hydatiduria, *s.* Hydaturie.

hydradenoma, *s.* Hydradénome.

hydramnion, **hydramnios**, *s.* Hydramnios.

hydranencephaly, *s.* Hydranencéphalie.
hydrargyria, **hydrargyriasis**, *s.* Hydrargyrisme.
hydrargyrism, *s.* Hydrargyrie.
hydrargyrosis, *s.* Hydrargyrie.
hydrarthrosis, **hydrarthrus**, *s.* Hydarthrose.
hydration, *s.* Hydratation.
hydrencephalocele, *s.* Encéphalocystocèle.
hydrencephalus, *s.* Hydrocéphalie.
hydriatics, *s.* Hydrothérapie.
hydrocarbonism, *s.* Hydrocarburisme.
hydrocephalic cry. Cri hydrencéphalique.
hydrocephalocele, *s.* Encéphalocystocèle.
hydrocephalus, *s.* Hydrocéphalie.
hydrocephaly, *s.* Hydrocéphalie.
hydrocholecystis, *s.* Hydrocholécyste.
hydrocystadenoma, *s.* Hidrocystome.
hydrocystoma, *s.* Hydrocystome.
hydroelectrolytic, *adj.* Hydro-électrolytique.
hydroencephalocele, *s.* Encéphalocystocèle.
hydrogen, *s.* Hydrogène.
hydrogenation, *s.* Hydrogénation.
hydrokinesibalneotherapy, *s.* Hydrokinébalnéothérapie.
hydrokinesitherapy, *s.* Hydrokinésithérapie.
hydrolabyrinth, *s.* Hydrops endolabyrinthique.
hydrology, *s.* Hydrologie.
hydrolysis, *s.* Hydrolyse.
hydromania, *s.* Hydromanie.
hydromeningocele, *s.* Méningocèle.
hydrometra, *s.* Hydrométrie.
hydrometry, *s.* Densimétrie.
hydromphalus, *s.* Hydromphale.
hydromyelia, *s.* Hydromyélie.
hydromyelocele, **hydromyelomeningocele**, *s.* Myélocystocèle.
hydronephrosis, *s.* Hydronéphrose.
hydropenia, *s.* Hydropénie.
hydropericarditis, *s.* Péricardite avec épanchement.
hydropericardium, *s.* Hydropéricarde.
hydroperinephrosis, *s.* Hydronéphrose externe.
hydroperitoneum, **hydroperitonia**, *s.* Ascite.
hydropexis, **hydropexia**, *s.* Hydropexie.
hydrophagocytosis, *s.* Pinocytose.
hydrophilia, **hydrophilism**, *s.* Hydrophilie.
hydrophobia, *s.* Hydrophobie.
hydrophthalmia, **hydrophthalmos**, **hydrophthalmus***s.* Hydrophtalmie.
hydropic, *adj.* Hydropique.
hydropigenous, *adj.* Hydropigène.
hydropneumopericardium, *s.* Hydropneumopéricarde.
hydrorachis, *s.* Spina bifida.
hydrorrhea, **hydrorrhoea**, *s.* Hydrorrhée.
hydrosodic, *adj.* Hydrosodé.
hydrosynthesis, *s.* Synthèse de l'eau.
hydrotherapeutics, *s.* Hydrothérapie.
hydrotherapy, *s.* Hydrothérapie.
hydrotimetry, *s.* Hydrotimétrie.
hydrotomy, *s.* Hydrotomie.
hydrotropy, *s.* Hydrotropie.
hydroureter, **hydroureterosis**, *s.* Hydrurétère.
hydrouria, *s.* Hydrurie.
hydroxocobalamin, *s.* Vitamine B12b.
17-hydroxy-11-dehydrocorticosterone, *s.* Cortisone.
17-hydroxycorticosterone, *s.* Cortisol.
hydroxyprolinuria, *s.* Hydroxyprolinurie.
5-hydroxytryptamine, *s.* Sérotonine.
hylognosia, *s.* Hylognosie.
hypacusis, **hypacusia**, *s.* Hypoacousie.
hypalgesia, **hypalgia**, *s.* Hypoalgésie.
hyperacanthosis, *s.* Hyperacanthose.
hyperacusis, **hyperacusia**, **hyperacousia**, *s.* Hyperacousie.
hyperadrenalism, *s.* Hypersurrénalisme.
hyperadrenocorticism, *s.* Hypercorticisme.
hyperaemia, *s.* Hypérémie.
hyperaesthesia, *s.* Hyperesthésie.
hyperakusis, *s.* Hyperacousie.
hyperalbuminaemia, *s.* Hyperalbuminémie.
hyperalbuminosis, *s.* Hyperalbuminose.
hyperaldolasaemia, *s.* Hyperaldolasémie.
hyperaldosteronism, *s.* Aldostéronisme.
hyperaldosteronuria, *s.* Hyperaldostéronurie.
hyperalgesia, **hyperalgia**, *s.* Hyperalgie.
hyperalphaglobulinaemia, *s.* Hyperalphaglobulinémie.
hyperaminoacidaemia, *s.* Hyperaminoacidémie.
hyperaminoaciduria, *s.* Hyperaminoacidurie.
hyperammonaemia, **hyperammonaemia**, *s.* Hyperammoniémie.
hyperamylasaemia, *s.* Hyperamylasémie.
hyperandrogenism, *s.* Hyperandrogénie.
hyperangiotensinaemia, *s.* Hyperangiotensinémie.
hyperazotaemia, *s.* Hyperazotémie.
hyperazoturia, *s.* Hyperazoturie.
hyperbaric, *adj.* Hyperbare.
hyperbarism, *s.* Hyperbarie.
hyperbasophilia, *s.* Hyperbasophilie.
hyperbetaglobulinaemia, *s.* Hyperbêtaglobulinémie.
hyperbetalipoproteinaemia, *s.* Hyperbêtaglobulinémie familiale.
hyperbilirubinaemia, *s.* Hyperbilirubinémie.
hypercalcaemia, **hypercalcinaemia**, *s.* Hypercalcémie.
hypercalcinuria, **hypercalciuria**, *s.* Hypercalciurie.
hypercalcuria, *s.* Hypercalciurie.
hypercapnia, *s.* Hypercapnie.
hypercarbia, *s.* Hypercapnie.
hypercementosis, *s.* Hypercémentose.
hyperchloraemia, *s.* Hyperchlorémie.
hyperchlorhydria, *s.* Hyperchlorhydrie.
hyperchloruria, *s.* Hyperchlorurie.
hypercholesteraemia, **hypercholesterinaemia**, *s.* Hypercholestérolémie.
hypercholesterolaemia, *s.* Hypercholestérolémie.
hypercholia, *s.* Hypercholie.
hyperchondroplasia, *s.* Hyperchondroplasie.
hyperchromasia, *s.* Hyperchromie.
hyperchromatism (macrocytic). Anémie pernicieuse.
hyperchromatism, **hyperchromatosis**, **hyperchromia**, *s.* Hyperchromie.
hyperchylomicronaemia, *s.* Hyperchylomicronémie.
hypercinesia, *s.* Hyperkinésie.
hypercoagulability, *s.* Hypercoagulabilité.
hypercomplementaemia, *s.* Hypercomplémentémie.
hypercorticalism, **hypercorticism**, *s.* Hypercorticisme.
hypercortisolism, *s.* Hypercortisolisme.
hypercreatinaemia, *s.* Hypercréatinémie.
hypercrinaemia, *s.* Hypercrinémie.
hypercrinia, **hypercrinism**, **hypercrisia**, *s.* Hypercrinie.
hypercupraemia, *s.* Hypercuprémie.
hypercupriuria, *s.* Hypercuprurie.
hypercytosis, *s.* Pléocytose.
hyperdiadochokinesia, *s.* Hyperdiadococinésie.
hyperdiploid, *adj.* Polyploïde.
hyperdiploidy, *s.* Polyploïdie.
hyperekplexia, *s.* Maladie des sursauts, hyperekplexie.
hyperelectrolytaemia, *s.* Hyperélectrolytémie.
hyperemesis, *s.* Hyperémèse.
hyperemotivity, *s.* Hyperémotivité.
hyperencephalus, *s.* Hyperencéphale.
hyperendemicity, *s.* Hyperendémicité.
hypereosinophilia, *s.* Hyperéosinophilie.
hypereosinophilic syndrome. Syndrome hyperéosinophilique.
hyperephidrosis, *s.* Hyperhidrose.
hyperepinephry, *s.* Hypersécrétion médullo-surrénale.
hyperergia, **hyperergy**, *s.* Hyperergie.
hyperesthesia, *s.* Hyperesthésie.
hyperesthesia (gustatory). Hypergeusie.
hyperestrogenaemia, **hyperestrinaemia**, *s.* Hyperfolliculinémie.
hyperfibrinogenaemia, *s.* Hyperfibrinogénémie.
hyperfibrinolysis, *s.* Hyperfibrinolyse.
hyperfolliculinaemia, *s.* Hyperfolliculinémie.
hyperfolliculinism, *s.* Hyperfolliculinisme.
hypergammaglobulinaemia, *s.* Hypergammaglobulinémie.
hypergastrinaemia, *s.* Hypergastrinémie.
hypergenesis, *s.* Hypergenèse.
hypergenitalism, *s.* Hypergonadisme.
hypergeusaesthesia, **hypergeusia**, *s.* Hyperguеusie.
hypergia, *s.* Hypoergie.
hyperglobulia, *s.* Hyperglobulie.
hyperglobulinaemia, *s.* Hyperglobulinémie.
hyperglobulinaemia (idiopathic). Purpura hyperglobulinémique.
hyperglobulism, *s.* Hyperglobulie.
hyperglycaemia, *s.* Hyperglycémie.
hyperglycaemic, *adj.* Hyperglycémique.
hyperglyceridaemia, *s.* Hyperglycéridémie.
hyperglycinaemia, *s.* Hyperglycinémie.
hyperglycinuria, *s.* Hyperglycinurie.
hyperglycinuria avec hyperglycinaemia. Hyperglycinurie héréditaire.
hyperglycistia, **hyperglycystia**, *s.* Hyperglycistie.

hyperglycorrhachia, *s.* Hyperglycorachie.
hyperglykaemia, *s.* Hyperglycémie.
hypergonadism, *s.* Hypergénitalisme.
hyperhaemolysis, *s.* Hyperhémolyse.
hyperheparinaemia, *s.* Hyperhéparinémie.
hyperhepatia, *s.* Hyperhépatie.
hyperhidrosis, *s.* Hyperhidrose.
hyperhormonal, **hyperhormonic**, *adj.* Hyperhormonal.
hyperhydropexia, **hyperhydropexis**, **hyperhydropexy**, *s.* Hyperhydropexie.
hyperidrosis, *s.* Hyperhidrose.
hyperimmunization, *s.* Hyperimmunisation.
hyperindoxylaemia, *s.* Hyperindoxylémie.
hyperinsulinaemia, *s.* Hyperinsulinémie.
hyperinsulinism, *s.* Hyperinsulinisme.
hyperkalaemia, **hyperkaliaemia**, *s.* Hyperkaliémie.
hyperkeratosis, *s.* Hyperkératose.
hyperkeratosis linguae. Glossophytie.
hyperkinesia, **hyperkinesis**, *s.* Hyperkinésie.
hyperlactacidaemia, *s.* Hyperlactacidémie.
hyperlactataemia, *s.* Hyperlactatémie.
hyperleukocytosis, *s.* Hyperleucocytose.
hyperlipaemia, *s.* Hyperlipémie.
hyperlipidaemia, *s.* Hyperlipidémie.
hyperlipoidaemia, *s.* Hyperlipémie.
hyperlipoproteinaemia, *s.* Hyperlipoprotéinémie.
hyperlordosis, *s.* Hyperlordose.
hyperlucency, *s.* Hyperradiotransparence.
hyperlutaemia, *s.* Hyperlutéinémie.
hyperluteinization, *s.* Hyperlutéinisation.
hyperlysinaemia, *s.* Hyperlysinémie.
hypermagnesaemia, *s.* Hypermagnésémie.
hypermastia, *s.* Hypermastie.
hypermenorrhoea, *s.* Hyperménorrhée.
hypermetamorphosis, *s.* Hypermétamorphose.
hypermethioninaemia, *s.* Hyperméthioninémie.
hypermetria, *s.* Hypermétrie.
hypermetropia, *s.* Hypermétropie.
hypermimia, *s.* Hypermimie.
hypermnesia, *s.* Hypermnésie.
hypernatraemia, *s.* Hypernatrémie.
hypernatriuria, *s.* Hypernatriurie.
hypernatronaemia, *s.* Hypernatrémie.
hypernephroma, *s.* Hypernéphrome.
hyperœstrogenism, *s.* Hyperfolliculinisme.
hyperœstrogenosis, *s.* Hyperfolliculinisme.
hyperopia, *s.* Hypermétropie.
hyperorchidism, *s.* Hyperorchidie.
hyperorexia, *s.* Boulimie.
hyperosmia, *s.* Hyperosmie.
hyperosmolality, *s.* Hyperosmolalité.
hyperosmolarity, *s.* Hyperosmolarité.
hyperosphresia, *s.* Hyperosmie.
hyperosteoclastosis, *s.* Hyperostéoclastose.
hyperosteogeny, *s.* Hyperostéogenèse.
hyperosteolysis, *s.* Hyperostéolyse.
hyperostosis, *s.* Hyperostose.
hyperovaria, **hyperovarianism**, **hyperovarism**, *s.* Hyperovarie.
hyperoxaemia, *s.* Acidose sanguine.
hyperoxalaemia, *s.* Hyperoxalémie.
hyperoxaluria, *s.* Hyperoxalurie.
hyperoxia, *s.* Hyperoxie.
hyperparathyroidism, *s.* Hyperparathyroïdie.
hyperparotidism, *s.* Hyperparotidie.
hyperpathia, *s.* Hyperpathie.
hyperpepsia, *s.* Hyperpepsie.
hyperperistalsis, *s.* Hyperpéritaltisme.
hyperphagia, *s.* Hyperphagie.
hyperphalangia, *s.* Hyperphalangie.
hyperphasia, *s.* Hyperphrasie.
hyperphoria, *s.* Hyperphorie.
hyperphosphataemia, *s.* Hyperphosphatémie.
hyperphosphatasaemia, *s.* Hyperphosphatasémie.
hyperphosphaturia, *s.* Hyperphosphaturie.
hyperphosphoraemia, *s.* Hyperphosphorémie.
hyperpilosity, *s.* Hyperpilosité.
hyperpituitarism, *s.* Hyperpituitarisme.
hyperplasia, *s.* Hyperplasie.
hyperpnea, **hyperpnoea**, *s.* Hyperpnée.
hyperpneumatosis, *s.* Hyperpneumatose.
hyperpolypeptidaemia, *s.* Hyperpolypeptidémie.
hyperpotassaemia, *s.* Hyperkaliémie.
hyperprolactinaemia, *s.* Hyperprolactinémie.
hyperprolinaemia, *s.* Hyperprolinémie.
hyperprolinuria, *s.* Hyperprolinurie.
hyperprosexia, *s.* Hyperprosexie.
hyperproteinaemia, *s.* Hyperprotidémie.
hyperprothrombinaemia, *s.* Hyperprothrombinémie.
hyperpyrexia, *s.* Hyperpyrexie.
hyperreflexia, *s.* Surréflectivité.
hyperreninaemia, *s.* Hyperréninémie.
hypersarcosinaemia, *s.* Hypersarcosinémie.
hypersensibility, *s.* Hypersensibilité.
hypersensitivity, hypersensitiveness , *s.* (immunologie). Hypersensibilité.
hyperserotonaemia, *s.* Hypersérotoninémie.
hypersialosis, *s.* Salivation excessive.
hypersideraemia, *s.* Hypersidérémie.
hypersomatotropism, *s.* Hypersomatotropisme.
hypersomnia, *s.* Hypersomnie.
hyperspastic, *adj.* Hyperspasmodique.
hypersplenia, **hypersplenism**, *s.* Hypersplénisme.
hypersplenotrophy, *s.* Splénomégalie.
hypersthenia, *s.* Hypersthénie.
hypersusceptibility, *s.* Anaphylaxie.
hypersympathicotonus, *s.* Hypersympathicotonie.
hypertelorism (ocular ou **orbital)**, **hypertelorism (hereditary ocular)**, **hypertelorism (primary embryonic)**. Hypertélorisme.
hypertelorism-hypospadias syndrome. Syndrome BBB.
hypertensin, *s.* Angiotensine.
hypertensinogen, *s.* Angiotensinogène.
hypertensive, *adj.* Hypertensif.
hyperthermia, **hyperthermy**, *s.* Hyperthermie.
hyperthymia, *s.* Hyperthymie.
hyperthymism, *s.* Syndrome hyperthymique.
hyperthymization, *s.* Hyperthymisation.
hyperthyreosis, *s.* Hyperthyroïdisme.
hyperthyroidism, **hyperthyroidosis**, *s.* Hyperthyroïdie.
hyperthyroidization, *s.* Hyperthyroïdation.
hyperthyrotropinism, *s.* Hyperthyréostimulinie.
hyperthyroxinaemia, *s.* Hyperthyroxinémie.
hypertonia, *s.* Hypertonie.
hypertonia polycythæmia. Maladie de Gaisbock.
hypertonic, *adj.* Hypertonique.
hypertonus, *s.* Hypertonie.
hypertransaminasaemia, *s.* Hypertransaminasémie.
hypertrichiasis, **hypertrichosis**, *s.* Hypertrichose.
hypertriglyceridaemia, *s.* Hypertriglycéridémie.
hypertrophia, **hypertrophy**, *s.* Hypertrophie.
hypertropia, *s.* Hypertropie.
hyperuricacidaemia, *s.* Hyperuricémie.
hyperuricaciduria, *s.* Hyperuricurie.
hyperuricaemia, *s.* Hyperuricémie.
hyperuricuria, *s.* Hyperuricosurie.
hypervalinaemia, *s.* Hypervalinémie.
hypervascular, *adj.* Hypervascularisé.
hypervitaminosis, *s.* Hypervitaminose.
hypervolaemia, *s.* Hypervolémie.
hypesthesia, *s.* Hypoesthésie.
hypha, *s.* Hyphe.
hyphaemia, *s.* Hyphéma.
hyphema, *s.* Hyphéma.
hyphomycetoma, *s.* Maduromycose.
hypinosis, *s.* Hypofibrinogénémie.
hypnagogic, *adj.* Hypnagogique.
hypnalgia, *s.* Hypnalgie.
hypnoanaesthesia, *s.* Hypno-anesthésie.
hypnoanalysis, *s.* Hypnoanalyse.
hypnogenic, **hypnogenetic**, **hypnogenous**, *adj.* Hypnotique.
hypnogram, *s.* Hypnogramme.
hypnology, *s.* Hypnologie.
hypnopompic, *adj.* Hypnopompique.
hypnosis, *s.* Hypnose.
hypnotic, *adj.* Hypnotique.
hypnotism, *s.* Hypnotisme.
hypnozoite, *s.* Hypnozoïte.
hypoaccelerinaemia, *s.* Hypo-accélérinémie.
hypoacusia, *s.* Hypoacousie.
hypoadrenalism, **hypoadrenia**, **hypoadrenocorticism**, *s.* Hypocorticisme.
hypoaesthesia, *s.* Hypoesthésie.
hypoalbuminaemia, *s.* Hypoalbuminémie.
hypoalgesia, *s.* Hypoalgésie.
hypoallergenic, *adj.* Hypoallergénique.
hypoaminoacidaemia, *s.* Hypoaminoacidémie.
hypoandrogenism, *s.* Hypoandrogénie.
hypoazoturia, *s.* Hypoazoturie.
hypobaric, *adj.* Hypobare.
hypobaropathy, *s.* Mal d'altitude.
hypobetalipoproteinaemia, *s.* Hypo-bêtalipoprotéinémie.

hypocalcaemia, *s.* Hypocalcémie.
hypocalcia, *s.* Hypocalcie.
hypocalciuria, *s.* Hypocalciurie.
hypocapnia, *s.* Hypocapnie.
hypochloraemia, *s.* Hypochlorémie.
hypochlorhydria, *s.* Hypochlorhydrie.
hypochloridation, *s.* Hypochloruration.
hypochloruria, *s.* Hypochlorurie.
hypocholaemia, *s.* Hypocholémie.
hypocholesteraemia, **hypocholesterinaemia**, *s.* Hypocholestérolémie.
hypocholesterolaemia, *s.* Hypocholestérolémie.
hypocholesterolaemic agent. Hypocholestérolémiant.
hypocholia, *s.* Hypocholie.
hypocholuria, *s.* Hypocholurie.
hypochondria, **hypochondriasis**, *s.* Hypocondrie.
hypochondrium, *s.* Hypocondre.
hypochondrogenesis, *s.* Hypochondrogenèse.
hypochondroplasia, *s.* Hypochondroplasie.
hypochromasia, *s.* Hypochromie.
hypochromatic, *adj.* 1° Qui contient un nombre anormalement restreint de chromosomes. – 2° Peu coloré.
hypochromatism, *s.* Hypochromie.
hypochromia, *s.* Hypochromie.
hypocoagulability, *s.* Hypocoagulabilité.
hypocomplementaemia, *s.* Hypocomplémentémie.
hypoconvertinaemia, *s.* Hypoconvertinémie.
hypocorticalism, **hypocorticism**, *s.* Hypocorticisme.
hypocrinia, **hypocrinism**, *s.* Hypocrinie.
hypocupraemia, *s.* Hypocuprémie.
hypocretin, *s.* Hypocrétine.
hypodermasis, *s.* Hypodermose.
hypodermatic, *adj.* Hypodermique.
hypodermic, *adj.* Sous-cutané.
hypodermoclysis, *s.* Hypodermoclyse.
hypodiploid, *adj.* Hypodiploïde.
hypodiploïdy, *s.* Hypodiploïdie.
hypodontia, *s.* Hypodontie.
hypoelectrolytaemia, *s.* Hypo-électrolytémie.
hypoepinephry, *s.* Hypocorticisme.
hypoergasia, *s.* Hypofonctionnement.
hypoergia, **hypoergy**, *s.* Hypoergie.
hypoesthesia, *s.* Hypoesthésie.
hypoferraemia, *s.* Hyposidérémie.
hypofibrinogenaemia, *s.* Hypofibrinogénémie.
hypofolliculinaemia, *s.* Hypofolliculinémie.
hypofolliculinism, *s.* Hypofolliculinie.
hypogalactia, *s.* Hypogalactie.
hypogammaglobulinaemia, *s.* Hypogammaglobulinémie.
hypogastrium, *s.* Hypogastre.
hypogastropagus, *s.* Hypogastropage.
hypogenesis, *s.* Hypogénésie.
hypogenitalism, *s.* Hypogonadisme.
hypogeusaesthesia, **hypogeusia**, *s.* Hypogueusie.
hypoglandular, *adj.* Hypoglandulaire.
hypoglobulia, *s.* Hypoglobulie.
hypoglobulinaemia, *s.* Hypoglobulinémie.
hypoglossal, *adj.* Hypoglosse.
hypoglossitis, *s.* Hypoglossite.
hypoglycaemia, *s.* Hypoglycémie.
hypoglycaemic, *adj.* Hypoglycémique, hypoglycémiant, ante.
hypoglycorrhachia, *s.* Hypoglycorachie.
hypognathus, *s.* Hypognathe.
hypogonadism, *s.* Hypogénitalisme.
hypogonadotropic, *adj.* Hypogonadotrophique.
hypogranulocytosis, *s.* Hypogranulocytose.
hypohidrosis, *s.* Hypohidrose.
hypohormonal, **hypohormonic**, *adj.* Oligohormonal.
hypohydraemia, *s.* Hypohydrémie.
hypohypophysism, *s.* Hypopituitarisme.
hypoinsulinism, *s.* Hypo-insulinisme.
hypokalaemia, **hypokaliaemia**, *s.* Hypokaliémie.
hypokinetic, *adj.* Hypocinétique.
hypoleukaemia, **hypoleukia**, **hypoleukocytosis**, *s.* Leucopénie.
hypoleydigism, *s.* Hypoleydigisme.
hypolipaemia, *s.* Hypolipémie.
hypolipidaemia, **hypolipoidaemia**, *s.* Hypolipidémie.
hypolipidaemic, *adj.* Hypolipidémiant.
hypolipoproteinaemia, *s.* Hypolipoprotéinémie.
hypolutaemia, *s.* Hypolutéinémie.
hypomagnesaemia, *s.* Hypomagnésémie.
hypomania, *s.* Hypomanie.
hypomastia, **hypomazia**, *s.* Hypomastie.
hypomelanosis, *s.* Hypomélanose.
hypomenorrhoea, *s.* Hypoménorrhée.
hypomimia, *s.* Hypomimie.
hyponatraemia, *s.* Hyponatrémie.
hyponatruria, *s.* Hyponatriurèse.
hyponomoderma, *s.* Larva migrans.
hypooestrogenaemia, **hypooestrinaemia**, *s.* Hypofolliculinémie.
hypoorchidia, **hypoorchidism**, *s.* Hypoorchidie.
hypoosmolality, *s.* Hypoosmolalité.
hypoovarianism, *s.* Hypoovarie.
hypopancreatism, *s.* Hypopancréatie.
hypoparathyreosis, **hypoparathyroidism**, *s.* Syndrome parathyréoprive.
hypophalangism, *s.* Hypophalangisme.
hypophobia, *s.* Hypophobie.
hypophoria, *s.* Hypophorie.
hypophosphataemia, *s.* Hypophosphatémie.
hypophosphatasia, *s.* Hypophosphatasie.
hypophosphaturia, *s.* Hypophosphaturie.
hypophosphoraemia, *s.* Hypophosphorémie.
hypophrasia, *s.* Hypophrasie.
hypophyseal, *adj.* Hypophysaire.
hypophysectomy, *s.* Hypophysectomie.
hypophyseoprivic, *adj.* Hypophysioprive.
hypophyseothalamic syndrome. Dystrophie adiposogénitale.
hypophyseotropic, *adj.* Hypophysiotropique.
hypophysial, *adj.* Hypophysaire.
hypophysiectomy, *s.* Hypophysectomie.
hypophysioprivic, *adj.* Hypophysoprive.
hypophysiotropic, *adj.* Hypophysiotrope.
hypophysitis, *s.* Hypophysite.
hypophysoprivic, *adj.* Hypophysioprive.
hypopinealism, *s.* Hypopinéalisme.
hypopituitarism, *s.* Hypopituitarisme.
hypoplasia (segmental renal). Hypoplasie rénale segmentaire aglomérulaire.
hypoplasia, **hypoplasty**, **hypoplasy**, *s.* Hypoplasie.
hypoplasia of the left ventricle. Hypoplasie du cœur gauche.
hypopnoea, *s.* Hypopnée.
hypoprosexia, *s.* Hypoprosexie.
hypoproteinaemia, *s.* Hypoprotidémie.
hypoprothrombinaemia, *s.* Hypoprothrombinémie.
hypoptyalism, *s.* Hyposialie, hyposalivation.
hyporeflexia, *s.* Hyporéflectivité.
hyporeninaemia, *s.* Hyporéninémie.
hyposalivation, *s.* Hypoptyalisme.
hyposmia, *s.* Hypo-osmie.
hyposmolarity, *s.* Hypo-osmolarité.
hyposomia, *s.* Insuffisance du développement somatique.
hyposomnia, *s.* Hyposomnie.
hypospadias, **hypospadia**, *s.* Hypospadias.
hyposteatolysis, *s.* Hypostéatolyse.
hyposthenia, *s.* Hyposthénie.
hyposthenuria, *s.* Hyposthénurie.
hyposuprarenalism, *s.* Hypocorticisme.
hypotelorism, *s.* Hypotélorisme.
hypotensive, *adj.* Hypotenseur, ive.
hypotensor, *adj.* Hypotenseur.
hypothalamectomy, *s.* Hypothalamectomie.
hypothalamic syndrome. Syndrome hypothalamique.
hypothermia, **hypothermy**, *s.* Hypothermie.
hypothrepsia, *s.* Hypothrepsie.
hypothymia, *s.* (psychiatrie). Hypothymie.
hypothymism, *s.* (thymus). Hypothymie.
hypothyrea, **hypothyreosis**, *s.* Hypothyroïdie.
hypothyroidea, *s.* Hypothyroïdie.
hypothyroidism, *s.* Hypothyroïdie.
hypothyroidism (adult). Myxœdème.
hypothyrosis, *s.* Hypothyroïdie.
hypothyroxinaemia, *s.* Hypothyroxinémie.
hypotonia, **hypotonus**, **hypotony**, *s.* (neurologie). Hypotonie.
hypotonic, *adj.* Hypotonique.
hypotonicity, *s.* Hypotonie osmotique.
hypotrichosis, *s.* Hypotrichose.
hypotrophy, *s.* Hypotrophie.
hypouricacidaemia, **hypouricaemia**, *s.* Hypo-uricémie.
hypovaria, *s.* Hypo-ovarie.
hypovitaminosis, *s.* Hypovitaminose.
hypovolaemia, *s.* Hypovolémie.
hypoxaemia, *s.* Hypoxémie.
hypoxia, *s.* Hypoxie.
hypsarhythmiaou **hypsarrhythmia**, *s.* Hypsarythmie.
hypsicephaly, **hypsocephaly**, *s.* Acrocéphalie.
hypurgia, *s.* Hypurgie.

hysteralgia, *s.* Métralgie.
hysterectomy, *s.* Hystérectomie.
hysteria, *s.* Hystérie.
hysteriac, *s.* Hystérique.
hysteric, **hysterical**, *adj.* Hystérique.
hystericism, *s.* Tempérament hystérique.
hysterics, *s.* Crise hystérique.
hysterism, *s.* Hystérie.
hysteritis, *s.* Métrite.
hysterocele, *s.* Hystérocèle.
hysterocleisis, *s.* Hystérocléisis.
hysterocolpectomy, *s.* Hystérocolpectomie.
hysterocystocele, *s.* Hystérocystocèle.
hysteroepilepsy, *s.* Hystéro-épilepsie.
hysterogenic, **hysterogenous**, *adj.* Hystérogène.
hysterography, *s.* Hystérographie.
hysteromalacia, *s.* Hystéromalacie.
hysterometer, *s.* Hystéromètre.
hysterometry, *s.* Hystérométrie.
hysteromyoma, *s.* Fibromyome utérin.
hysteroneurasthenia, *s.* Hystéro-neurasthénie.
hysteropexia, **hysteropexy**, *s.* Hystéropexie.
hysteroplasty, *s.* Hystéroplastie.
hysteroptosia, **hysteroptosis**, *s.* Prolapsus utérin.
hysterosalpingography, *s.* Hystérosalpingographie.
hysteroscopy, *s.* Hystéroscopie.
hysterostomatocleisis, *s.* Hystérostomatocleisis.
hysterotomy, *s.* 1° Hystérotomie. – 2° Césarienne.
hysterotubography, *s.* Hystérosalpingographie.
hystriciasis, **hystricism**, *s.* Hystricisme.
iatrochemistry, *s.* Iatrochimie.
iatrogenic, *adj.* Iatrogène.
iatrophysics, *s.* Iatrophysique.
ICD. CIM.
Iceland disease. Maladie d'Akureyri.
" I-cell " disease. Mucolipidose type II.
ichthyism, **ichthyismus**, *s.* Ichthyotoxisme.
ichthyosarcotoxism, *s.* Ichtyosarcotoxisme.
ichthyosis, *s.* Ichthyose.
ichthyosismus, *s.* Ichthyotoxisme.
ichthyotoxism, *s.* Ichtyosisme.
icosanoïds, *s. pl.* Icosanoïdes.
icteric, *adj.* Ictérique.
icterogenic, **icterogenous**, *adj.* Ictérigène.
icterus, *s.* Ictère.
ICU. (Intensive care unit). Unité de soins intensifs, USI.
id, *s.* (psychanalyse). Çà.
ideomotor center. Centre idéomoteur.
idiochromosome, *s.* Chromosome sexuel.
idiocrasy, *s.* Idiosyncrasie.
idiocy, **idiotism**, *s.* Idiotie.
idioglossia, *s.* Idioglossie.
idiokinetic, *adj.* Idiocinétique.
idiopathetic, *adj.* Idiopathique.
idiopathic, *adj.* Idiopathique.
idiopathy, *s.* Maladie idiopathique.
idiosyncrasy, *s.* Idiosyncrasie.
idiotism, *s.* Idiotie.
idiotypy, *s.* Idiotypie.
idioventricular, *adj.* Idioventriculaire.
ileadelphus, *s.* Iliopage.
ileitis, *s.* Iléite.
ileocolorectoplasty, *s.* Ileo-colo-rectoplastie.
ileocolorectostomy, *s.* Ileo-colo-rectostomie.
ileocolostomy, *s.* Iléocolostomie.
ileocystoplasty, *s.* Iléocystoplastie.
ileoileostomy, *s.* Iléo-iléostomie.
ileoproctostomy, *s.* Iléorectostomie.
ileorectostomy, *s.* Iléorectostomie.
ileosigmoidostomy, *s.* Iléosigmoïdostomie.
ileostomy, *s.* Iléostomie.
ileotransversostomy, *s.* Iléotransversostomie.
iliac, *adj.* Iliaque.
iliac venous compression syndrome. Syndrome de Cockett.
iliacus muscle. Muscle iliaque.
iliadelphus, *s.* Iliopage.
iliopagus, *s.* Iléadelphe.
iliopsoas muscle. Muscle psoas-iliaque.
ill. 1° *adj.* Malade. — 2° *s.* Maladie.
ill treatment. Maltraitance.
illacrimation, *s.* Épiphora.
illness, *s.* Maladie.
illuminance, *s.* (physique). Éclairement.
illuminism, *s.* Illuminisme.
illutation, *s.* Traitement par des bains de boue.
image (body). Schéma corporel.
imaging (medical). Imagerie médicale.
imaging (nuclear magnetic resonance). Imagerie par résonance magnétique nucléaire, IRM.
imbalance (food). Déséquilibre alimentaire.
imbecility, *s.* Imbécilité.
imbecility (phenylpyruvic). Oligophrénie phénylpyruvique.
Imman's disease. Myalgie.
immaturity, *s.* Immaturité.
immobilization, *s.* Immobilisation.
immobilizin, *s.* Immobilisine.
immortalization, *s.* Immortalisation.
immune, *adj.* Immun.
immune-adherence phenomenon. Immuno-adhérence.
immune reconstitution inflammatory syndrome. Syndrome de reconstitution immunitaire.
immunisin, *s.* Anticorps.
immunity, *s.* Immunité.
immunization, *s.* Immunisation.
immunize (to), *v.* Immunir.
immunoadsorbent, *adj.* Immuno-adsorbant.
immunoassay, *s.* Dosage par la méthode immuno-sérologique.
immunochemical, *adj.* Immunochimique.
immunochemistry, *s.* Immunochimie.
immunochemotherapy, *s.* Immuno-chimiothérapie.
immunoconglutinin, *s.* Immuno-conglutinine.
immunocytochemistry, *s.* Immunocytochimie.
immunocytoma, *s.* Immunocytome.
immunodeficiency (aquired) syndrome. Syndrome immunodéficitaire acquis, SIDA.
immunodeficiencyou **immunodeficiency syndrome**. Immunodéficience.
immunodepression, *s.* Immunosuppression.
immunodepressive, *adj.* Immunosuppressif.
immunoelectrophoresis, *s.* Immuno-électrophorèse.
immunoenhancement, *s.* Immuno-potentialisation.
immunofiltration, *s.* Contre-immuno-électrophorèse.
immunogen, *s.* Immunogène.
immunogenetics, *s.* Immunogénétique.
immunogenic, *adj.* Immunogène.
immunogenicity, *s.* Immunogénicité.
immunoglobulin, *s.* Immunoglobuline.
immunoglobulinopathy, *s.* Immunoglobulinopathie.
immunohaematology, *s.* Immuno-hématologie.
immunologic, *adj.* Immunologique.
immunology, *s.* Immunologie.
immunoparasitology, *s.* Immunoparasitologie.
immunopathology, *s.* Immunopathologie.
immunopotentiation, *s.* Immunostimulation.
immunopotentiator, *adj.* Immunostimulateur.
immunoproliferative, *adj.* Immunoprolifératif.
immunoprophylaxis, *s.* Immunoprévention.
immunoprotein, *s.* Immunoglobuline.
immunoradiometric assay. Technique de dosage immunométrique.
immunoscintigraphy,*s.* Immunoscintigraphie.
immunosuppressant, *adj.* Immunosuppressif.
immunosuppression, *s.* Immunodépression.
immunosuppressive, *adj.* Immunodépresseur.
immunotherapy, *s.* Immunothérapie.
immunotolerance, *s.* Tolérance immunologique.
immunotoxin, *s.* Immunotoxine.
impaction, *s.* Inclusion, engrènement, enclavement.
impaction (dental). . Inclusion dentaire.
imperviousness, *s.* Inaccessibilité.
impetiginization, *s.* Impétiginisation.
implantation, *s. f.* 1° Greffe. — 2° Implantation (de pellet).
implantology, *s.* Implantologie.
imported, *adj.* Importé.
impotence, **impotentia**, **impotency**, *s.* Impuissance.
impregnation, *s.* Imprégnation.
impression (basilar). Impression basilaire.
impressions (digital). Impressions ou empreintes digitiformes.
impuberal, *adj.* Impubère.
impulse, *s.* Impulsion.
impulsion (wandering). Fugue.
impulsive, *adj.* Impulsif.
imputability, *s.* Imputabilité.
inadequacy, *s.* Insuffisance.

inappetence, *s.* Inappétence.
inborn, *adj.* Congénital.
incapacity, *s.* Incapacité.
incarceration, *s.* 1° Incarcération. — 2° Enclavement.
incipient, *adj.* Incipiens.
incisor, *adj.* Incisive.
incitation, *s.* Excitation.
inclusion (dental). Inclusion dentaire.
inclusion (fetal). Inclusion fœtale.
incompatibility, *s.* Incompatibilité.
incompetence, **incompetency**, *s.* Insuffisance.
incontinence, **incontinentia**, *s.* Incontinence.
incoordination (jerky). Chorée saltatoire.
incretin, *s.* Incrétine.
incretology, *s.* Endocrinologie.
incubator, *s.* Couveuse, incubateur.
incus, *s.* Enclume.
index, *s.* Index, indice.
index (systolic pressure). Index de pression systolique.
indicanaemia, *s.* Indicanémie.
indicanuria, *s.* Indicanurie.
indicator, *s.* 1° Index (2e doigt de la main). — 2° Indicateur coloré (chimie).
indigenous, *adj.* Indigène.
indoxylaemia, *s.* Indoxylémie.
indoxyluria, *s.* Indoxylurie.
inducer, *s.* Inducteur.
infancy, *s.* État de nourrisson.
infant, *s.* Nourrisson.
infant (stillborn). Enfant mort-né.
infanticulture, *s.* Puériculture.
infantilism, *s.* Infantilisme.
infarct, *s.* Infarctus.
infarctectomy, *s.* Infarctectomie.
infarcted, *adj.* Infarci.
infarction, *s.* 1° Infarcissement. — 2° Infarctus.
infecting, *adj.* Infectant.
infection (nosocomial). Infection nosocomiale.
infectious, infective, *adj.* Infectieux.
infectiousness, *s.* Infectiosité.
infectivity, *s.* Infectiosité.
inferiority complex. Complexe d'infériorité.
infertility, *s.* Infertilité.
infiltrate, *s.* Infiltrat.
inflamed, *adj.* Enflammé.
inflammatory, *adj.* Inflammatoire.
influenza, *s.* Grippe.
influenza (avian). Grippe aviaire.
influenzal, *adj.* Grippal.
infrared rays therapy. Infrathermothérapie.
infrasonic therapy. Infrasonothérapie.
infundibulectomy, *s.* Infundibulectomie.
infundibulo-hypophyseal syndrome. Syndrome hypothalamique.
infusion, *s.* 1° Infusion. — 2° Perfusion.
infusor, *s.* Perfuseur.
Infusoria, *s. pl.* Infusoires.
inhaling, *s.* Humage.
inheritance, *s.* Héritage, hérédité.
inhibin, *s.* Inhibine.
inhibitive, *adj.* Inhibiteur.
inhibitor, *s.* Inhibiteur.
inhibitory, *adj.* Inhibiteur.
iniencephalus, *s.* Iniencéphale.
iniodymus, *s.* Iniodyme.
iniopagus, *s.* Iniopage.
iniops, *s.* Iniope.
injection, *s.* 1° Injection. — 2° Soluté ou solution injectable. — 3° Congestion.
injector (pen). Stylo injecteur.
injury, *s.* Lésion, blessure.
injury (cardiac radiation). Cardiopathie radique.
injury (whiplash). Coup du lapin.
INN. DCI.
innate, *adj.* Congénital.
innateness, *s.* Innéité.
innocuousness, *s.* Innocuité.
inochondroma, *s.* Fibrochondrome.
inorganic, *adj.* Anorganique.
inositis, *s.* Fibrosite.
inositol, *s.* Méso-inositol.
inotropic, *adj.* Inotrope.
insane, *adj.* Aliéné.
insanity, *s.* Aliénation.
Insecta, *s. pl.* Insectes.
insemination, *s.* Insémination.
insertion (parasol). (obstétrique). Insertion vélamenteuse du cordon.
insertion (velamentous). (obstétrique). Insertion vélamenteuse du cordon.
insomnia, *s.* Insomnie.
insomnia (fatal familial). Insomnie familiale fatale.
instability (chromosomal). Instabilité chromosomique.
instep, *s.* Cou-de-pied.
insufficiency, *s.* Insuffisance.
insular, *adj.* Insulaire.
insulin, *s.* Insuline.
insulinaemia, *s.* Insulinémie.
insulinization, *s.* Insulinothérapie.
insulinlipodystrophy, *s.* Lipodystrophie insulique.
insulinoma, *s.* Insulinome.
insulinopenic, *adj.* Insulinoprive.
insulin-resistance. Insulino-résistance.
insulitis, *s.* Insulite.
insuloma, *s.* Insulinome.
integrin, *s.* Intégrine.
integument, *s.* Tégument.
interatrial, *adj.* Interauriculaire, interatrial.
intercalating, *adj.* Intercalant, ante.
interleukin, *s.* Interleukine.
interlobitis, *s.* Interlobite.
intermediary body. Ambocepteur.
intermedin, *s.* Hormone mélanotrope.
intermenstrual, *s.* Intermenstruel.
intermission, *s.* Intermission, intermittence.
intermission (deceptive). Accalmie traitresse.
internalization, *s.* Internalisation.
internist, *s.* Interniste.
interoceptor, *s.* Intérocepteur.
intersex, *s.* 1° Intersexualité. — 2° Intersexué.
intersexual, *adj.* Intersexué.
intersexuality, *s.* Intersexualité.
interstitial, *adj.* Interstitiel.
interstitioma, *s.* Tumeur leydigienne.
intertriginous, *adj.* Intertrigineux.
interval, *s.* Intervalle, espace.
interval (lucid). Intervalle libre.
intervals (systolic time). Intervalles de temps systoliques.
intestine, *s.* Intestin.
intra-arterial, *adj.* Intra-artériel.
intracapsular, *adj.* Intracapsulaire.
intracardiac, **intracordal**, *adj.* Intracardiaque.
intracytoplasmic, *adj.* Intracytoplasmique.
intradermal, **intradermic**, *adj.* Intradermique.
intradermal reaction. Intradermo-réaction.
intradermoreaction, *s.* Intradermo-réaction.
intramuscular, *adj.* Intramusculaire.
intrapment (popliteal artery). Artère poplitée piégée.
intrarachidian, *adj.* Intrarachidien.
intrascleral, *adj.* Intrascléral.
intrasellar, *adj.* Intrasellaire.
intraspinal, *adj.* Intrarachidien.
intravascular, *adj.* Intravasculaire.
intravenous, *adj.* Intraveineux.
intraventricular, *adj.* Intraventriculaire.
intravertebral, *adj.* Intrarachidien.
introduced, *adj.* Introduit.
introducer, *s.* Intubateur.
introsusception, *s.* Intussusception.
intubator, *s.* Intubateur.
inulin, *s.* Inuline.
inunction, *s.* Onction.
invagination, *s.* 1° Invagination. — 2° Procédé de cure radicale de hernie.
invagination (basilar). Platybasie.
invasin, *s.* Facteur de diffusion.
invasive, *adj.* Effractif, envahissant, vulnérant.
invert, *s.* Homosexuel.
invertase, **invertin**, *s.* Invertase.
inverted Marfan's syndrome. Syndrome de Weill-Marchesani.
investigator, *s.* Investigateur.
iodaemia, *s.* Iodémie.
iodin, *s.* Iode.
iodine (butanol extractable). Iode hormonal.
iodine test (radioactive), iodine uptake test (radioactive). Test à l'iode radioactif.
iodism, *s.* Iodisme.
iododerma, *s.* Iodide.
iodophilia, *s.* Iodophilie.
iodotyrosine, *s.* Iodotyrosine.
ioduria, *s.* Iodurie.
ionic medication. Ionophorèse.
ionization, *s.* Ionisation.
ionization (medical). Ionophorèse.
ionotherapy, *s.* Ionothérapie.
iontherapy, *s.* Ionophorèse.
iontophoresis, *s.* Ionophorèse.

iotacism, *s.* Iotacisme.
ipecacuhana, *s.* Ipéca.
ipsilateral, **ipsolateral**, *adj.* Homolatéral, ipsilatéral.
iridauxesis, *s.* Épaississement de l'iris.
iridectomy, *s.* Iridectomie.
iridization, *s.* Iridopsie.
iridochoroiditis, *s.* Iridochoroïdite.
iridocyclitis, *s.* Iridocyclite.
iridodialysis, *s.* Iridodialyse.
iridodonesis, *s.* Iridodonèse.
iridology, *s.* Iridologie.
iridoparalysis, **iridoplegia**, *s.* Iridoplégie.
iridorhexis, *s.* Iridorrhexie, iridorrhexis.
iridoschisis, *s.* Iridoschisis.
iridoscope, *s.* Corescope.
iridoscopy, *s.* Iridoscopie.
iridotomy, *s.* Iridotomie.
iris (herpes). Herpès iris.
iris (tremulous). Iridodonèse.
irisopsia, *s.* Iridisation.
iritomy, *s.* Iridotomie.
iron, *s.* Fer.
irotomy, *s.* Iridotomie.
irradiation, *s.* Rayonnement, irradiation.
irrigation (intraurethral). Injection urétrale.
irritability, *s.* Irritabilité.
ischaemia (silent myocardial). Ischémie myocardique silencieuse.
ischaemia, **ischemia**, *s.* Ischémie.
ischiadelphus, **ischiodidymus**, **ischiopagus**, *s.* Ischiadelphe.
ischiocele, *s.* Hernie sciatique.
isoagglutinin, *s.* Iso-agglutinine.
isoagglutinogen, *s.* Iso-agglutinogène.
isoallergy, *s.* Iso-allergie.
isoandrosterone, *s.* Iso-androstérone.
isoantibody, *s.* Iso-anticorps, allo-anticorps.
isoantigen, *s.* Iso-antigène, allo-antigène.
isobody, *s.* Isoanticorps.
isochromic, *adj.* Isochrome.
isochron, *adj.* Isochrone.
isochronal, *adj.* Isochrone.
isochronia, *s.* Isochronisme.
isochronic, *adj.* Isochrone.
isochronism, *s.* Isochronisme.
isochronous, *adj.* Isochrone.
isocoagulability, *s.* Isocoagulabilité.
isocoria, *s.* Isocorie.
isocytosis, *s.* Isocytose.
isodactylism, *s.* Isodactylie.
isodiagnosis, *s.* Isodiagnostic.
isodynamia (food's). Isodynamie des aliments.
isodynamic, *adj.* Isodyname.
isoelectric level. Ligne iso-électrique.
isogeneic, **isogenic**, **isogenous**, *adj.* Syngénique.
isograft, *s.* Isogreffe.
isohaemagglutination, *s.* Isoagglutination.
isohaemagglutinin, *s.* Isoagglutinine.
isohaemolysin, *s.* Iso-hémolysine.
isoimmunisation (Rh). Isoimmunisation anti-Rh.
isoimmunization, *s.* Iso-immunisation.
isokinetic, *adj.* Isocinétique.
isolate, *s.* Isolat.
isolation (psychiatric). Isolement psychiatrique.
isoleukoagglutinin, *s.* Iso-leuco-anticorps.
isologous, *adj.* Syngénique.
isolysin, *s.* Isohémolysine.
isomer, *s.* Isomère.
isomerase, *s.* Isomérase.
isomerism, *s.* Isomérie.
isomerism, *s.* Isomérisme.
isometric, *adj.* Isométrique.
isomorphous, *adj.* Isomorphe.
isoniazid, *s.* Isoniazide.
isopathy, *s.* Isopathie.
isoproterenol, *s.* Isoprénaline.
isosexual, *adj.* Isosexuel.
isosporiasis, *s.* Isosporidiose.
isosthenuria, *s.* Isosthénurie.
isothermal, **isothermic**, *adj.* Isotherme.
isothermognosis, *s.* Isothermognosie.
isotonia, *s.* Isotonie, isotonisme.
isotonic, *adj.* Isotonique.
isotonicity, *s.* Isotonie.
isotope (radioactive). Radioisotope.
isotropic, *adj.* Isotrope.
isotypy, *s.* Isotypie.
isovalericacidaemia, *s.* Isovaléricémie.
isovolumetric, *adj.* Isovolumétrique.
isovolumic, *adj.* Isovolumétrique.
isozyme, *s.* Isoenzyme.
isthmoplasty, *s.* Isthmoplastie.
isthmus, *s.* Isthme.
itch, *s.* 1° Dermatose prurigineuse. — 2° Gale.
itch (bricklayer's). Gale du ciment.
- ites, **— tis**, *suffixe* ite.
IU. UI, Unité Internationale.
IUCD. DIU.
IUD. DIU.
IVC. VCI.
Ivy's bleeding time test. Méthode d'Ivy.
Ixodidae, *s. pl.* Ixodidés.
jacket, , *s* . Corset.
jacket (plaster of Paris). Corset plâtré.
jacket (strait). Camisole de force.
Jackson's epilepsy. Épilepsie Bravais-Jacksonienne.
jacksonian, *adj.* Jacksonien, enne.
Jacob's ulcer. Ulcère rodens.
Jacod's triad ou **syndrome**. Syndrome du carrefour pétro-sphénoïdal.
jactation, **jactitation**, *s.* Jactation.
Jadassohn-Tièche naevus. Nævus bleu de Max Tièche.
Jakob-Creutzfeldt disease, **Jakob's disease**. Maladie de Creutzfeldt-Jakob.
Jamaican vomiting sickness. Maladie des vomissements de la Jamaïque.
Janet's disease. Psychasthénie.
Janin's tetanus. Tétanos céphalique.
jargonaphasia, *s.* Jargonaphasie.
jaundice, *s.* Ictère.
javellization, *s.* Javellisation.
jaw (lumpy). Actinomycose.
jaw winking. Mâchoire à clignotement.
jejunoplasty, *s.* Jéjunoplastie.
jejunostomy, *s.* Jéjunostomie.
jelly (petroleum). Vaseline.
Jensen's disease. Choriorétinite de Jensen.
jerk, *s.* Contraction réflexe.
jet lesion. Lésion de jet.
Jocasta's complex. Complexe de Jocaste.
joint, *s.* Articulation.
joint (flail). Membre de polichinelle.
Jonas's symptom. Spasme du pylore chez les nourrissons.
Joseph's syndrome. Hyperprolinémie.
juice, *s.* Suc.
juicy, *adj.* Succulent.
junction (ST). Segment ST.
junctional, *adj.* Jonctionnel.
Jüngling's disease. Maladie de Perthes-Jüngling.
Kagani's fever. Mononucléose infectieuse.
Kahlbaum's disease. Catatonie.
kalaemia, **kaliaemia**, *s.* Kaliémie.
Kalescher's disease. Maladie de Sturge-Weber-Krabbe.
kaliopenia, *s.* Kaliopénie.
kaliuresis, *s.* Kaliurèse.
kaliuria, *s.* Kaliurie.
kallidin, *s.* Kallidine.
kallidinogen, *s.* Kallidinogène.
kallikrein, *s.* Kallicréine.
kallikreinogen, *s.* Kallicréinogène.
Kaposi's disease. Xeroderma pigmentosum.
Kaposi's sarcoma. Sarcomatose multiple hémorragique de Kaposi.
Kaposi's varicelliform disease ou **eruption**. Maladie de Kaposi-Juliusberg.
Karnofsky's performance, index or **scale**. Critères, échelle *ou* index de Karnofsky.
karyokinesis, *s.* Mitose.
karyoklastic, *adj.* Caryoclasique.
karyolysis, *s.* Caryolyse.
karyolytic, *adj.* Caryolytique.
karyomitosis, *s.* Mitose.
karyorrhexis, *s.* Caryorexie.
karyotype, *s.* Caryotype.
kathisophobia, *s.* Acathisie.
Katz's formula. Indice de Katz.
Kaufmann's disease ou **Kaufmann-Parrot disease**. Achondroplasie.
Keating-Hart fulguration ou **method** ou **treatment**. Fulguration d'un cancer superficiel.
keloid, *s.* Chéloïde, kéloïde.
kelotomy, *s.* Kélotomie.
Kennedy's syndrome. Syndrome de Foster Kennedy.
kenophobia, *s.* Kénophobie.
kenotoxin, *s.* Cénotoxine.
Kent's bundle ablation (non surgical). Fulguration endocavitaire du faisceau de Kent.
keratalgia, *s.* Kératalgie.
keratectasia, *s.* Kératectasie.
keratectomy, *s.* Kératectomie.
keratin, *s.* Kératine.
keratinization, *s.* Kératinisation.
keratitis, *s.* Kératite.

keratoacanthoma, *s.* Kérato-acanthome.
keratoconjunctivitis, *s.* Kératoconjonctivite.
keratoconus, *s.* Kératocône.
keratoderma, *s.* 1° Corne cutanée. — 2° Cornée. — 3° Kératodermie.
keratodermia, *s.* Kératodermie.
keratoglobus, *s.* Kératoglobe.
kerato-iritis (hypopyon). Kératite à hypopyon.
keratolysis, *s.* Kératolyse.
keratolytic, *adj.* Kératolytique.
keratoma, *s.* Kératome.
keratomalacia, *s.* Kératomalacie.
keratometry, *s.* Kératométrie.
keratomycosis, *s.* Kératomycose.
keratonyxis, *s.* Kératonyxis.
keratopathy, *s.* Kératopathie.
keratophakia, *s.* Kératophakie.
keratoplastic, *adj.* Kératoplastique.
keratoplasty, *s.* Kératoplastie.
keratoscopy, *s.* Skiascopie.
keratosis, *s.* Kératose.
keratosis (seborrheic). Kératose séborrhéique.
keratotomy, *s.* Kératotomie.
keraunoneurosis. Kéraunoparalysie.
keritherapy, *s.* Kérithérapie.
kernicterus, *s.* Kernictère.
kerotherapy, *s.* Kérithérapie.
ketanserin, *s.* Kétansérine.
ketoacidosis, *s.* Cétose.
ketogenesis, *s.* Cétogenèse.
ketogenic, *adj.* Cétogène.
ketolides, *s.* Kétolides.
ketolysis, *s.* Cétolyse.
ketolytic, *adj.* Cétolytique.
ketonemia, **ketonaemia**, *s.* Cétonémie.
ketonic, *adj.* Cétonique.
ketonuria, *s.* Cétonurie.
ketosis, *s.* Acidocétose.
17-ketosteroids, *s. pl.* 17-cétostéroïdes, 17-CS.
khellin, *s.* Khelline.
kidney, *s.* Rein.
Kienböck's atrophy. Ostéoporose algique post-traumatique.
Kienböck's disease. 1° Maladie de Kienböck. — 2° Syringomyélie traumatique.
Kienböck's dislocation. Luxation isolée du semi-lunaire.
kilogram, *s.* Kilogramme.
kinaesthesia, **kinaesthesis**, *s.* Sens musculaire.
Kinder's syndrome. Syndrome de Kinder.
kinebalneotherapy, *s.* Kinébalnéothérapie.
kinematics, *s.* Cinématique.
kinepathist, *s.* Kinésithérapeute.
kineplastics, **kineplasty**, *s.* Amputation orthopédique.
kinesalgia, *s.* Cinésialgie.
kinescopy, *s.* Kinescopie.
kinesia, *s.* Mal des transports.
kinesialgia, *s.* Cinésialgie.
kinesiatrics, *s.* Kinésithérapie.
kinesiology, *s.* Cinésiologie, kinésiologie.
kinesiotherapy, *s.* Kinésithérapie.
kinesis, *s.* Cinésie.
kinesis paradoxa. Cinésie paradoxale.
kinesitherapy, *s.* Kinésiothérapie.
kinesodic, *adj.* Kinésodique.
kinesthesia, *s.* Sens musculaire.
kinesthesiometer, *s.* Kinesthésiomètre.
kinesthesis, *s.* Sens musculaire.
kinetia, *s.* Mal des transports.
kinetic, *adj.* Cinétique.
kinetosis, *s.* Mal des transports.
kinetotherapy, *s.* Kinésithérapie.
king's evil. Écrouelles.
kingdom, *s.* Règne.
kinin, *s.* Kinine.
kininase II, *s.* Enzyme de conversion.
kininogen, *s.* Kininogène.
kinky hair diseaseou **syndrome**. Syndrome de Menkès.
Kinnier Wilson's disease. Dégénérescence hépatolenticulaire.
Kirchner's diverticulum. Diverticule de la trompe d'Eustache.
Kirschner's traction. Méthode de Kirschner.
Kirschner's wire. Broche de Kirschner.
kissing spines. Maladie de Baastrup.
kissing ulcer. Ulcère en miroir.
kleptomania, *s.* Kleptomanie.
kleptophobia, *s.* Kleptophobie.
Klinefelter-like syndrome. Pseudo-syndrome de Klinefelter.
Klumpke's paralysisou **palsy**. Syndrome de Déjerine-Klumpke.
Knaus's theory. Loi d'Ogino-Knaus.
knee, *s.* Genou.
knife, *s.* Bistouri.
knife (radio). Bistouri électrique.
knock (pericardial). Claquement péricardique.
knot (vital). Nœud vital.
Koch's lymph. Tuberculine.
Koch's triangle. Triangle de Koch.
Kocher-Debré-Semelaigne syndrome. Syndrome de Debré-Semelaigne.
Koerber-Salus-Elschnig syndrome. Syndrome de l'aqueduc de Sylvius.
koilocyte, *s.* Koïlocyte.
koilonychia, *s.* Koïlonychie.
koilosternia, *s.* Thorax en entonnoir.
kophemia, *s.* Surdité verbale.
kopiopa, *s.* Athénopie.
Krabbe's syndrome. Amyoplasie congénitale de Krabbe.
Kraepelin-Morel disease. Démence précoce.
Krause's syndrome. Syndrome d'Arlington Krause.
Krükenberg's armou **hand**. Amputation de Krükenberg.
Kufs's disease. Idiotie amaurotique de type Kufs.
Kuhnt-Junius disease. Dégénérescence maculaire de Haab.
Kussmaul's coma. Coma diabétique.
Kussmaul'sou **Kussmaul-Landry paralysis**. Syndrome de Landry.
Kussmaul's pulse. Pouls paradoxal.
kyphoscoliosis, *s.* Cypho-scoliose.
kyphosis, *s.* Cyphose.
labeled, *adj.* Marqué.
labile (heat). Thermolabile.
labor, *s.* Terme américain pour *labour.*
labour, *s.* 1° Accouchement. – 2° Travail.
labour (twin). Accouchement gémellaire.
labrocyte, *s.* Mastocyte.
labyrinth, *s.* Labyrinthe.
labyrinthine syndrome. Syndrome de Ménière.
labyrinthitis, *s.* Labyrinthite.
lacorhinostomy, *s.* Lacorhinostomie.
lacrimal, *adj.* Lacrymal.
lacrimatory, *adj.* Lacrymogène.
lactacidaemia, *s.* Lactacidémie.
lactam, *s* . Lactame.
lactase deficiency. Alactasie.
lactation-amenorrhoea syndrome. Syndrome aménorrhée-galactorrhée.
lacteal, *adj.* Lactéal.
lacticaemia, *s.* Lacticémie.
lactocele, *s.* Galactocèle.
lactoflavin, *s.* Vitamine B2.
lactogen, *s.* Galactogène.
lactogenesis, *s.* Lactogenèse.
lactogenic, *adj.* Lactogénique.
lactoglobulin, *s.* Lactoglobuline.
lactometer, *s.* Lactodensimètre.
lactosaemia, *s.* Lactosémie.
lactosuria, *s.* Lactosurie.
lactotrophin, *s.* Prolactine.
lacuna, *s.* Lacune.
lacunar, *adj.* Lacunaire.
Laennec's disease. Dissection aortique.
Laennec's pearlsou **sign**. Crachats perlés.
lagophthalmos, **lagophthalmus**, *s.* Lagophtalmie.
lalling, **lallation**, *s.* Lallation.
laloneurosis, *s.* Laloneurose.
lalopathy, *s.* Lalopathie.
laloplegia, *s.* Aphémie.
Lalouette (pyramid of). Pyramide de Lalouette.
lambdacism, **lambdacismus**, *s.* Lambdacisme.
lambliasis, **lambliosis**, *s.* Lambliase.
laminaria, *s.* Laminaire.
lamin, *s.* Lamine.
laminectomy, *s.* Laminectomie.
laminin, *s.* Laminine.
laminopathy, *s.* Laminopathie.
lancet, *s.* Lancette.
Landing-Norman disease. Gangliosidose généralisée.
Lane's disease. Maladie d'Arbuthnot Lane.
Lange's (de) syndrome, **de Lange's Amsterdam dwarfism**. Typus amstelodamensis.
Langerhans's cell. Mélanocyte.
language (gesture). Langage mimique.
Lannois-Gradenigo syndrome. Syndrome de Gradenigo.
LAO. OAG.
laparocolpotomy, *s.* Laparo-élytrotomie.
laparohysterectomy, *s.* Hystérectomie (abdominale).
laparoscopy, *s.* Cœlioscopy.

laparosplenectomy, *s.* Laparosplénectomie.
laparotomaphilia, *s.* Syndrome de Münchhausen.
laparotomy, *s.* Laparotomie.
larceny (vertebral grand). Syndrome de la subclavière voleuse.
lardaceous, *adj.* Lardacé.
Larsen'sou **Larsen-Johansson disease**. Maladie de Sinding Larsen-Sven Johansson.
larvaceous, **larval**, **larvate**, **larvated**, *adj.* Larvé.
laryngectomy, *s.* Laryngectomie.
laryngismus, *s.* Laryngisme.
laryngismus stridulus. Laryngospasme.
laryngitis, *s.* Laryngite.
laryngofission, **laryngofissure**, *s.* Laryngofissure.
laryngography, *s.* Laryngographie.
laryngology, *s.* Laryngologie.
laryngomalacia, *s.* Laryngomalacie.
laryngopathy, *s.* Laryngopathie.
laryngoplegia, *s.* Laryngoplégie.
laryngoscopy, *s.* Laryngoscopie.
laryngospasm, *s.* Laryngospasme.
laryngostenosis, *s.* Laryngosténose.
laryngotomy, *s.* Laryngotomie.
laryngotracheitis, *s.* Laryngotrachéite.
laryngotracheobronchitis, *s.* Laryngo-trachéobronchite.
laser therapy. Lasérothérapie.
latency, *s.* Latence.
laterognathia, *s.* Latérognathie.
latex agglutinationtestou **latex fixation test**. Réaction au latex.
lathyrism, *s.* Lathyrisme.
latrodectism, *s.* Latrodectisme.
Laveran's bodiesou **corpuscles**, **Laverania**. Hématozoaires de Laveran.
Lawrence's syndrome. Diabète lipoatrophique.
laxative, *adj.* Laxatif.
laxity, *s.* Laxité.
layer, *s.* Couche (anatomie, histologie), assise cellulaire.
layer (granular) of the follicle of the ovary. Granulosa.
lazaretto, *s.* Lazaret.
lazar-house, *s.* Léproserie.
lead, *s.* 1° (électrocardiographie). Dérivation. – 2° Plomb. – 3° Sonde.
lead (chest). Dérivation précordiale.
leanness, *s.* Minceur.
Leber's idiopathic stellate retinopathy. Rétinite de Leber.
lecithinase, *s.* Lécithinase.
lectin, *s.* Lectine.
left-handed, *adj.* Gaucher.
leg, *s.* Jambe.
Legionella, *s.* Légionella.
legionellosis, *s.* Maladie des légionnaires.
legs (restless). Syndrome des jambes sans repos.
leiasthenia, *s.* Liasthénie.
Leiner's disease. Maladie de Leiner-Moussous.
leiomyoblastoma, *s.* Léiomyoblastome.
leiomyoma, *s.* Léiomyome.
leiomyosarcoma, *s.* Léiomyosarcome.
leiothric, *adj.* Liothrique.
leiotrichous, *adj.* Liothrique.
Leishman's nodules. Nodules du bouton d'Orient non ulcéré.
leishmaniasis, *s.* Leishmaniose.
leishmanid, *s.* Leishmanide.
leishmaniosis, *s.* Leishmaniose.
lemniscus, *s.* Lemnisque.
lenitive, *adj.* Lénitif.
lens, *s.* Lentille, cristallin.
lensometer, *s.* Frontofocomètre.
lenticonus, *s.* Lenticône.
lenticular, *adj.* Lenticulaire.
lentigine, *s.* Lentigo.
lentigines (multiple) syndrome. Syndrome LEOPARD.
lentiginosis, *s.* Lentiginose.
lentiglobus, *s.* Lentiglobe.
lentitis, *s.* Inflammation du cristallin.
leper, *s.* Lépreux.
lepothrix, *s.* Lépothrix.
lepra, *s.* Lèpre.
leprechaunism, *s.* Lepréchaunisme.
leprid, *s.* Lépride.
leprolin, *s.* Léproline.
leprology, *s.* Léprologie.
leproma, *s.* Léprome.
lepromatous, *adj.* Lépromateux.
lepromin, *s.* Lépromine.
leprosarium, *s.* Léproserie.
leprosary, *s.* Léproserie.
leprosy, *s.* Lèpre.
leprous, *adj.* Lépreux.
leptin, *s* . Leptine.
leptocytosis, *s.* Anémie de Cooley.
leptomeningitis, *s.* Leptoméningite.
leptomeninx, *s.* Leptoméninge.
Leptospira, *s.* Leptospire.
leptospirosis, *s.* Leptospirose.
leptospirosis ictero-haemorrhagica. Leptospirose ictérohémorragique.
leptotene, *adj.* Leptotène.
Léri-Weill syndrome. Dyschondrostéose.
Leroy's I-cell disease. Mucolipidose type II.
lesion, *s.* Lésion, blessure.
lesional, *adj.* Lésionnel.
lethal, *adj.* Létal.
lethality, *s.* Létalité.
lethargy, *s.* Léthargie.
letter (French). Condom.
Letterer's reticulosis. Maladie d'Abt-Letterer-Siwe.
Letterer-Siwe disease. Maladie d'Abt-Letterer-Siwe.
leucinosis, *s.* Leucinose.
leuco-araiosis, *s.* Leuco-araïose.
leucocyte (lazy) syndrome. Syndrome des leucocytes paresseux.
leucocytosis, *s.* Leucocytose.
leucodepletion, *s.* Déleucocytation.
leucoderma, *s.* Leucodermie.
leucoencephalopathy, *s.* Leucoencéphalopathie.
leucopenia, *s.* Leucopénie.
leucophlegmasia, *s.* Leucophlegmasie.
leucoplakia (oral hairy). Leucoplasie orale chevelue.
leucosarcoma, *s.* Leucosarcome.
leucospermia, *s.* Leucospermie.
leucotomy, *s.* Lobotomie.
leukaemia, *s.* Leucémie.
leukaemia (acute). Leucémie aiguë.
leukaemia (hairy cell). Leucémie à tricholeucocytes.
leukaemia (lymphatic, **lymphocytic**, **lymphogenous**ou **lymphoid)**. Leucémie lymphoïde chronique.
leukaemia (lymphoblastic). Leucémie aiguë à lymphoblastes.
leukaemia (myeloblastic). Leucémie aiguë à myéloblastes.
leukaemia (myelocytic, **myelogenic**, **myelogenous**ou **myeloid)**. Leucémie myéloïde chronique.
leukaemia (X-ray). Radioleucémie.
leukaemic, *adj.* Leucémique.
leukaemid, *s.* Leucémide.
leukaemogen, *adj.* Leucémogène.
leukaemogenesis, *s.* Leucémogenèse.
leukapheresis, *s.* Leucaphérèse.
leukemia, *s.* Leucémie.
leukoagglutination, *s.* Leuco-agglutination.
leukoagglutinin, *s.* Leuco-agglutinine.
leukoantibody, *s.* Anticorps antileucocytaire.
leukoblast, *s.* Leucoblaste.
leukoblast (granular). Myéloblaste.
leukoblastosis, *s.* Leucémie aiguë.
leukoblasturia, *s.* Leucoblasturie.
leukocyte, *s.* Leucocyte.
leukocytolysin, *s.* Leucolysine.
leukocytolysis, *s.* Leucocytolyse.
leukocytometry, *s.* Leucocytométrie.
leukocytosis, *s.* Leucocytose.
leukocyturia, *s.* Leucocyturie.
leukoderma, *s.* Leucodermie.
leukodystrophia, *s.* Leucodystrophie.
leukodystrophy, *s.* Leucodystrophie.
leukoencephalitis, *s.* Leuco-encéphalite.
leukoencephalopathy, *s.* Leuco-encéphalopathie.
leukogen, *adj.* Leucogène.
leukokeratosis, *s.* Leukoplasie.
leukokoria, *s.* Leucocorie.
leukokraurosis, *s.* Kraurosis vulvae.
leukolysin, *s.* Leucolysine.
leukolysis, *s.* Leucocytolyse.
leukoma, *s.* 1° Leucome, taie. – 2° Leucoplasie.
leukomelanoderma, *s.* Leucomélanodermie.
leukomyelitis, *s.* Leucomyélite.
leukonychia, *s.* Leuconychie.
leukopathia, **leukopathy**, *s.* Leucopathie.
leukopathia unguium. Leuconychie.
leukopedesis, *s.* Leucopédèse.
leukopenia, *s.* Leucopénie.
leukopenia (lymphocytic). Leucopénie.
leukopenia (malignantou **pernicious)**. Agranulocytose.
leukopheresis, *s.* Leucaphérèse.
leukophlegmasia, *s.* Phlegmasia alba dolens.

leukoplakia, **leukoplasia**, *s.* Leucoplasie.
leukoplasia, *s.* Leucoplasie.
leukopoiesis, *s.* Leucopoïèse.
leukoprecipitin, *s.* Leucoprécipitine.
leukorrhagia, *s.* Leucorragie.
leukorrhea, **leukorrhoea**, *s.* Leucorrhée.
leukosarcoma, **leukosarcomatosis**, *s.* Leucosarcomatose.
leukosis, *s.* Leucose.
leukostasis, *s.* Leucostase.
leukotactic, *adj.* Leucotaxique.
leukotherapy (preventive). Leucoprophylaxie.
leukothrombopenia, *s.* Leucothrombopénie.
leukotome, *s.* Leucotome.
leukotomy, *s.* Lobotomie.
leukotoxic, *adj.* Leucotoxique.
leukotrichia, *s.* Leucotrichie.
leukotriene, *s.* Leucotriène.
leukovirus, *s.* Rétrovirus.
levarterenol, *s.* Noradrénaline.
level, *s.* Niveau, taux.
levocardia, *s.* Lévocardie.
levocardiogram, **levogram**, *s.* Lévocardiogramme.
levogyral, **levogyric**, **levogyrous**, *adj.* Lévogyre.
levorotation of heart. Lévorotation du cœur.
levorotatory, *adj.* Lévogyre.
levoversion, *s.* Lévoversion.
levulosaemia, *s.* Fructosémie.
levulose, *s.* Lévulose.
levulosuria, *s.* Fructosurie.
levurid, **levuride**, *s.* Lévuride.
Lévy-Roussy syndrome. Maladie de Roussy-Lévy.
Leyden's neuritis. Névrite lipomateuse.
Lhermitte-Cornil-Quesnel syndrome. Dégénérescence progressive pyramido-pallidale.
lice, *s.* Pluriel de : louse : poux.
lichen myxoedematosus. Myxœdème cutané circonscrit ou atypique.
lichenization, *s.* Lichénification.
lichenoid, *adj.* Lichénoïde.
Lichtheim's disease. Aphasie sous-corticale.
lidocaine, *s.* Lidocaïne.
lienal, *adj.* Splénique.
ligament (periodontal). Desmodonte.
ligamentopexis, **ligamentopexy**, *s.* Ligamentopexie.
ligation, *s.* Ligature (application de matériel : fil, etc.).
ligature, *s.* Ligature (matériel : fil, etc. ou application de ce matériel).
Lignac's disease, **Lignac-Fanconi disease**. Cystinose.
ligneous, *adj.* Ligneux.
- like, *suffixe.* Mimétique.
limb, *s.* Membre.
limb (phantom). Illusion des amputés.
limbal, *adj.* Limbique.
limbus, *s.* Limbe.
lincomycin, *s.* Lincomycine.
lincture, **linctus**, *s.* Électuaire.
line, *s.* Liséré, ligne.
line (Z). Strie Z.
Linguatula, *s.* Linguatule.
linguatuliasis, *s.* Linguatulose.
lingulectomy, *s.* Lingulectomie.
linitis plastica. Linite plastique.
linkage, *s.* Liaison (génétique ou chimique).
Liouville's icterus. Ictère physiologique du nouveau-né.
lip reading. Labiolecture.
lipasaemia, *s.* Lipasémie.
lipectomy, *s.* Lipectomie.
lipemia, **lipaemia**, *s.* Lipémie.
lipid, *s.* Lipide.
lipidaemia, *s.* Lipidémie.
lipidosis, *s.* Lipidose.
lipiduria, *s.* Lipidurie.
lipiodolography, *s.* Lipiodo-diagnostic.
lipo-arthritis, *s.* Lipo-arthrite sèche.
lipoatrophia, **lipoatrophy**, *s.* Lipoatrophie.
lipoblastoma, *s.* Liposarcome.
lipocaic, *s.* Hormone lipocaïque.
lipocalcinogranulomatosis, *s.* Calcinose tumorale.
lipocele, *s.* Lipocèle.
lipochondrodystrophy, *s.* Maladie de Hurler.
lipocyte, *s.* Adipocyte.
lipodieresis, *s.* Lipodiérèse.
lipodystrophia, *s.* Lipodystrophie.
lipodystrophy, *s.* Lipodystrophie.
lipofibroma, *s.* Lipofibrome.
lipofuscin, *s.* Lipofuchsine.
lipogenesis, *s.* Lipidogenèse.
lipogranuloma, *s.* Lipogranulome.
lipogranulomatosis, *s.* Lipogranulomatose.
lipoidaemia, *s.* Lipidémie.
lipoidase, *s.* Lipidase.
lipoidic, *adj.* Lipoïdique.
lipoidosis, *s.* Lipoïdose.
lipolysis, *s.* Lipolyse.
lipoma, *s.* Lipome.
lipomatosis, *s.* Lipomatose.
lipomucopolysaccharidosis, *s.* Mucolipidose I.
lipomyxoma, *s.* Lipomyxome.
liponeogenesis, *s.* Liponéogenèse.
lipophagia, *s.* Lipolyse.
lipophagy, *s.* Lipolyse.
lipoprotein, *s.* Lipoprotéine.
lipoprotein a. Lipoprotéine a.
lipoproteinosis, *s.* Lipoprotéinose.
liposarcoma, *s.* Liposarcome.
lipothymia, *s.* Lipothymie.
lipotropic, *adj.* Lipotrope.
α-lipotropin. Hormone α-lipotrope.
lipoxin, *s.* Lipoxine.
lipping, *s.* 1° Ostéophyte. – 2° Bec de perroquet.
lipuria, *s.* Lipurie.
liquor, Liqueur.
lisping, *s.* Bégaiement.
lissencephaly, *s.* Lissencéphalie.
listeriolysin O. Listériolysine O.
listeriosis, **listerellosis**, *s.* Listérellose.
lithectomy, *s.* Lithotomie.
lithiasis, *s.* Lithiase.
lithoclast, *s.* Lithotriteur.
lithogenesis, **lithogeny**, *s.* Lithogénie.
lithogenous, *adj.* Lithogène.
lithology, *s.* Lithologie.
lithotomy, *s.* Lithectomie.
lithotripsy, *s.* Lithotripsie.
lithotriptic, *adj.* Lithotriptique.
lithotriptor, *s.* Lithotripteur.
lithotrite, *s.* Lithotriteur.
lithotrity, *s.* Lithotritie.
Little's paralysis. Poliomyélite antérieure aiguë.
Little's syndrome. Syndrome de Lassueur et Graham Little.
littritis, *s.* Littrite.
live birth. Naissance d'un enfant vivant.
livedoid, *adj.* Livédoïde.
liver, *s.* Foie.
lividity, *s.* Lividité.
lividity (postmortem). Lividité cadavérique.
load (pressure). Charge tensionnelle.
load (viral). Charge virale plasmatique.
loaiasis, **loasis**, *s.* Loasis.
lobar, *adj.* Lobaire.
lobectomy, *s.* Lobectomie.
lobelism, *s.* Lobélisme.
lobengulism, *s.* Lobengulisme.
lobitis, *s.* Lobite.
lobomycosis, *s.* Lobomycose.
lobopodium, *s.* Pseudopode.
lobotomy, *s.* Lobotomie.
lochia, *s.* Lochies.
lochiometra, *s.* Lochiométrie.
lochiorrhagia, **lochiorrhea**, **lochiorrhoea**, *s.* Lochiorragie.
locked, *adj.* Bloqué.
locked-in syndrome. (neurologie). Syndrome de déefférentiation motrice.
locking of a joint. Blocage articulaire.
lockjaw, *s.* Tétanos.
loculation syndrome. Syndrome de Froin.
locus, *s*, *pl.***loci**. Locus (*pl.* locus).
logagnosia, *s.* Logagnosie.
logagraphia, *s.* Agraphie.
logamnesia, *s.* Aphasie sensorielle.
logaphasia, *s.* Aphémie.
logoclonia, **logoklony**, *s.* Logoclonie.
logokophosis, *s.* Surdité verbale.
logoneurosis, *s.* Dyslogie.
logopathy, *s.* Dyslogie.
logoplegia, *s.* Aphémie.
logorrhea, **logorrhoea**, *s.* Logorrhée.
logospasm, *s.* Élocution saccadée.
long acting. Action prolongée.
longilineal, *adj.* Longiligne.
loose skin. Dermatolysie.
Looser's zonesou **Looser's transformation zones**. Zones de Looser ou de Looser-Milkman.
Lophotrichea, *s.* Lophotriche.
lordosis, *s.* Lordose.
Lorenzo's oil. Huile de Lorenzo.
louse, *s.* Pou.
lousiness, *s.* Phtiriase.

lousy, *adj.* Pouilleux.

Lowe's syndrome, **Lowe - Terrey - Mac Lachlan syndrome**. Syndrome de Lowe.

Lown, Ganong and Levine syndrome. Syndrome de Clerc, Robert-Lévy et Cristesco.

Lubarsch'sou **Lubarsch-Pick syndrome**. Maladie de Kœnigstein-Lubarsch.

lues, *s.* Syphilis.

luetic, *adj.* Syphilitique.

luliberin, *s.* Gonadolibérine.

lumbago-sciatica, *s.* Lombo-sciatalgie.

lumbar, *adj.* Lombaire, lombal.

lumbar triangle. Triangle de Jean-Louis Petit.

lumbarization, *s.* Lombalisation.

lumbricosis, *s.* Lombricose.

luminance, *s.* Luminance, brillance, éclat.

lump (appendicular). Plastron appendiculaire.

lumpy-jaw, *s.* Actinomycose.

lunacy, *s.* Démence.

lunatic, *adj.* Aliéné.

lung, *s.* Poumon.

lung (vanishing). Poumon évanescent.

lupoid, *s.*et *adj.* Lupoïde.

lupoma, *s.* Lupome.

lupus (butterfly). Vespertilio.

lupus vulgaris. Lupus tuberculeux.

lusitropia, *s.* Lusitropie.

lusitropic, *adj.* Lusitrope.

luteal, *adj.* Lutéal.

luteinic, *adj.* Lutéinique.

luteinization, *s.* Lutéinisation.

luteinoma, *s.* Lutéinome.

lutenoma, *s.* Lutéome.

luteoblastoma, *s.* Lutéinome malin.

luteoliberin, *s.* Gonadolibérine.

luteoma, *s.* Lutéinome.

luteosterone, *s.* Progestérone.

luteotrophin, **luteotropin**, *s.* Prolactine.

lutin, *s.* Progestérone.

luxatio, *s.* Dislocation.

luxatio imperfecta, *s.* Entorse.

lycanthropy, *s.* Lycanthropie.

lycorexia, *s.* Lycorexie.

Lyddell and Sherrington reflex. Réflexe myotatique.

lying-in. Coucher.

lymph, *s.* Lymphe.

lymph scrotum. Lymphoscrotum.

lymphadenia, *s.* Lymphadénie.

lymphadenia ossea. Myélome multiple.

lymphadenitis, *s.* Adénite.

lymphadenoid, *adj.* Lymphadénoïde.

lymphadenoma, *s.* Lymphome.

lymphadenopathy, *s.* Adénopathie.

lymphadenopathy (persistent generalized). adénopathie persistante généralisée.

lymphadenosis, *s.* Lymphadénie.

lymphaemia, *s.* Leucémie lymphoïde.

lymphangeitis, *s.* Lymphangite.

lymphangiectasia, **lymphangiectasis**, *s.* Lymphangiectasie.

lymphangiectomy, *s.* Lymphangiectomie.

lymphangiitis, *s.* Lymphangite.

lymphangitis (carcinomatous). Lymphangite carcinomateuse.

lymphangioendothelioma, *s.* Lymphangioendothéliome.

lymphangioma, *s.* Lymphangiome.

lymphangiopericytoma, *s.* Lymphangiopéricytome.

lymphangioplasty, *s.* Lymphangioplastie.

lymphangiosarcoma, *s.* Lymphangiosarcome.

lymphangitis, *s.* Lymphangite.

lymphatic, *adj.* Lymphatique.

lymphatism, *s.* Lymphatisme.

lymphemia, *s.* Leucémie lymphoïde.

lymphoblast, *s.* Lymphoblaste.

lymphoblastoma, *s.* Lymphoblastome.

lymphoblastoma (giant follicular). Maladie de Brill-Symmers.

lymphoblastomatosis, *s.* Lymphoblastose.

lymphoblastosis, *s.* Lymphoblastose.

lymphoblastosis (acute benign). Mononucléose infectieuse.

lymphocele, *s.* Lymphocèle.

lymphocyte (bare-) syndrome. Syndrome des lymphocytes dénudés.

lymphocyte (cytotoxic T). Lymphocyte T cytotoxique.

lymphocythaemia, *s.* Lymphocythémie.

lymphocytic series. Série lymphocytaire.

lymphocytoma, *s.* Lymphosarcome lymphocytaire.

lymphocytoma cutis. Lymphocytome cutané bénin.

lymphocytomatosis, *s.* Lymphomatose.

lymphocytopenia, *s.* Lymphopénie.

lymphocytophthisis (essential). Agammaglobulinémie (type suisse).

lymphocytopoiesis, *s.* Lymphocytopoïèse.

lymphocytosis, *s.* Lymphocytose.

lymphocytosis (acute infectious). Maladie de Carl Smith.

lymphocytotoxicity, *s.* Lymphocytotoxicité.

lymphocytotoxin, *s.* Lymphocytotoxine.

lymphodermia, *s.* Lymphodermie.

lymphoedema, *s.* Lymphœdème.

lymphoedema (congenitalou **hereditary)**. Trophœdème.

lymphoepithelioma, *s.* Lympho-épithélioma.

lymphogenesis, *s.* Lymphogenèse.

lymphogonia, *s.* Lymphoblaste.

lymphogranuloma, *s.* Maladie de Hodgkin.

lymphogranulomatosis (benign). Sarcoïdose.

lymphogranulomatosis (inguinal)ou **inguinalis**. Maladie de Nicolas-Favre.

lymphogranulomatosis maligna. Maladie de Hodgkin.

lymphography, *s.* Lymphographie.

lymphohistiocytosis (haemophagocytic). Lymphohistiocytose hémophagocytaire.

lymphoid, *adj.* Lymphoïde.

lymphoidocyte, *s.* Hémocytoblaste.

lymphology, *s.* Lymphologie.

lympholysis, *s.* Lympholyse.

lymphoma, *s.* Lymphome.

lymphoma (mantle cell). Lymphome du manteau.

lymphomatosis, *s.* Lymphomatose, lymphadénie.

lymphopathia, *s.* Lymphopathie.

lymphopathy, *s.* Lymphopathe.

lymphopenia, *s.* Lymphopénie.

lymphoplasty, *s.* Lymphangioplastie.

lymphopoiesis, *s.* Lymphopoïèse.

lymphoproliferative, *adj.* Lymphoproliférative.

lymphoreticular neoplastic disease. Leucémie à tricholymphocytes.

lymphoreticulosis, *s.* Lymphoréticulopathie.

lymphoreticulosis (benign - of inoculation). Maladie des griffes du chat.

lymphorrhagia, **lymphorrhoea**, *s.* Lymphorragie.

lymphosarcoma (immunoblastic). Immunoblastosarcome.

lymphosarcoma, **lymphosarcomatosis**, *s.* Lymphosarcome, lymphosarcomatose.

lymphoscintigraphy, *s.* Lymphoscintigraphie.

lymphostasis, *s.* Lymphostase.

lymphotoxin, *s.* Lymphotoxine.

lyophilization, *s.* Lyophilisation.

lyperophrenia, *s.* Mélancolie.

lysate, *s.* Lysat.

lyse (to), *v.* Lyser.

lysin, *s.* Lysine.

lysis, *s.* 1° Lyse. – 2° Lysis.

lysis (osmotic). Tonolyse.

lysogen, *adj.*et *s.* Lysogène.

lysogeny, *s.* Lysogénie.

lysophobia, *s.* Lysophobie.

lysosomal, *adj.* Lysosomial.

lysosomal enzymopathy, **lysosomal (inborn) disease**, **lysosomal storage disease**. Maladie lysosomiale.

lysozym, **lysozyme**, *s.* Lysozyme.

lysozymaemia, *s.* Lysozymémie.

lytic, *adj.* Lytique.

lyze (to), *v.* Lyser.

Mac Murray's procedure. Ostéotomie de Mac Murray.

macrencephalia, **macrencephaly**, *s.* Hypertrophie du cerveau.

macroamylasaemia, *s.* Macro-amylasémie.

macroamylase, *s.* Macro-amylase.

macrocephalia, **macrocephaly**, *s.* Macrocéphalie.

macrocheilia, *s.* Macrocheilie.

macrocheiria, *s.* Macrochirie.

macrochilia, *s.* Macrocheilie.

macrochiria, *s.* Macrocheirie.

macrocrania, **macrocranium**, *s.* Augmentation de volume du crâne.

macrocythaemia, *s.* Macrocytose.

macrocythaemia (hyperchromatic). Anémie pernicieuse.

macrocytic, *adj.* Macrocytaire.

macrocytosis, *s.* Macrocythémie.

macrodactylia, **macrodactyly**, *s.* Macrodactylie.

macrodontia, *s.* Macrodontie, mégalodontie.

macrogamete, *s.* Macrogamète.

macrogametocyte, *s.* Macrogamétocyte.

macroglia, *s.* Macroglie.

macroglobulin, *s.* Macroglobuline.
macroglobulinaemia, *s.* Macroglobulinémie.
macroglossia, *s.* Macroglossie.
macrognathia, *s.* Macrognathie.
macrolymphocytosis, *s.* Macrolymphocytose.
macromelia, *s.* Macromélie.
macromer, *s.* Macromère.
macro-orchidism, *s.* Macro-orchidie.
macrophagus, *s.* Macrophage.
macropia, *s.* Macropsie.
macropodia, *s.* Macropodie.
macroprosopia, *s.* Macroprosopie.
macropsia, *s.* Macropie.
macroscelia, *s.* Macroskélie.
macroscopic, **macroscopical**, *adj.* Macroscopique.
macrosomatia, **macrosomia**, *s.* Macrosomatie.
macrospondylitis (acromegalic). Syndrome d'Erdheim.
macrostomia, *s.* Macrostomie.
macrotia, *s.* Macrotie.
macula (mongolian). Tache mongolique.
macula, **macule**, *s.* Macule.
macula sacculi. Macule du saccule.
macula solaris. Éphélide.
macula utriculi. Macule de l'utricule.
maculopathy, *s.* (ophthalmologie). Maculopathie.
madarosis, *s.* Madarose.
Maddox's rod. Baguette de Maddox.
Maddox's scale. Croix de Maddox.
maduromycosis, *s.* Maduromycose.
magnetoencephalography, *s.* Magnétoencéphalographie.
magnesaemia, **magnesiaemia**, *s.* Magnésémie.
magnesium, *s.* Magnésium.
magnesuria, *s.* Magnésurie.
magnetocardiography, *s.* Magnétocardiographie.
magnetotherapy, *s.* Magnétothérapie.
Mahler's disease. Périvaginite.
maidism, **maidismus**, *s.* Zéisme.
malabsorption (familial vitamin B12). Anémie ou maladie d'Imerslund-Najman-Gräsbeck.
malacic, *adj.* Malacique.
malacoplakia. Malacoplasie.
malakoplakia, *s.* Malacoplasie.
malaria, *s.* Paludisme.
malarial, *adj.* Palustre, paludéen.
malariologist, *s.* Paludologue.
malariology, *s.* Paludologie.
malariometry, *s.* Paludométrie.
Malassez's disease. Kyste du testicule.
malaxation, *s.* Malaxage.
malignancy, *s.* Malignité.
malignant, *adj.* Malin.
malingering, *s.* Simulation.
mallein, *s.* Malléine.
malleolar, *adj.* Malléolaire.
malleus, *s.* Marteau.
Mallory's body. Corps de Mallory.
malnutrition (malignant). Kwashiorkor.
malocclusion, *s.* Malocclusion, dysocclusion.
malonylurea, *s.* Malonylurée.
Malpighi (pyramids of). Pyramides de Malpighi.
malthusianism, *s.* Malthusianisme.
maltosuria, *s.* Maltosurie.
maltreatment, *s.* Sévices.
malunion, *s.* Cal vicieux.
mamilliplasty, *s.* Mamilloplastie.
mammaplasty, *s.* Mastoplastie.
mammary, *adj.* Mammaire.
mammatrope, *adj.* Mammotrope.
mammectomy, *s.* Mastectomie.
mammitis, *s.* Mastite.
mammography, *s.* Mastography.
mammotrope, **mammotropic**, *adj.* Mammotrope.
mammotropinou **mammotrophin**, *s.* Prolactine.
manage (to). Prendre en charge.
management, *s.* Prise en charge.
manager (health). Cadre de santé.
maneuver, *s.* Manœuvre.
manganism, *s.* Manganisme.
mania, *s.* Manie.
maniac, **maniacal**, *adj.* Maniaque.
manichaeism, *s.* Manichéisme.
manipulation (gene). Manipulation génétique.
mannerism, *s.* Maniérisme.
mannosidosis, *s.* Mannosidose.
manometry, *s.* Manométrie.
Manson's haemoptysis. Hémoptysie parasitaire.
mansonelliasis, *s.* Mansonellose.
manuluvium, *s.* Manuluve.
MAOI. IMAO.
MAO-inhibitor. Inhibiteur de la mono-amine-oxydase.
map, *s.* Carte.
maple bark disease. Maladie des écorceurs de troncs d'érable.
maple syrup urine diseaseou **maple syrup disease**. Leucinose.
mapping, *s.* Cartographie.
marantic, **marasmatic**, **marasmic**, *adj.* Marastique.
marasmus, *s.* Marasme.
marbleization, *s.* Marmorisation.
Marie's sig. Signe de Charcot-Marie.
Marie's syndrome. Acromégalie.
Marie-Foix sign. Phénomène du triple retrait.
Mariotte's spot. Tache aveugle.
marisca, *s.* Marisque.
marker, *s.* Marqueur, traceur.
marker (tumour). Marqueur tumoral.
marmoration, *s.* Marmorisation.
marrow, *s.* Moelle.
Marshall Hall's disease. Pseudo-hydrocéphalie.
marsupialization, *s.* Marsupialisation.
masculation, *s.* Masculinisation.
masculinization, *s.* Virilisation.
masculinizing, *adj.* Virilisant.
masochism, *s.* Masochisme.
Mason's lung. Chalicose.
Masson's trichrome stain. Coloration trichrome de Masson.
massor-kinesipathist. Masseur-kinésithérapeute.
massotherapy, *s.* Massothérapie.
mastalgia, *s.* Mastodynie.
mastectomy, *s.* Mammectomie.
masthelcosis, *s.* Ulcération du sein.
mastitis, *s.* Mastite.
mastocytoma, *s.* Mastocytome.
mastocytosis, *s.* Mastocytose.
mastodynia, *s.* Mastodynie, mastalgie.
mastography, *s.* Mastographie.
mastoidectomy, *s.* Mastoïdectomie.
mastoiditis, *s.* Mastoïdite.
mastology, *s.* Mastologie.
mastopathy, *s.* Mastopathie.
mastopexy, *s.* Mastopexie.
mastoptosis, *s.* Mastoptose.
mastosis, *s.* Mastose.
Masuda-Kitahara disease. Chorio-rétinite séreuse centrale.
matching (cross). Test croisé.
matching of blood. Épreuve de compatibilité sanguine.
maternity, *s.* Maternité.
mating, *s.* Accouplement.
matroclinous, *adj.* Matrocline.
matrocliny, *s.* Matroclinie.
matter, *s.* 1° Substance. — 2° Pus.
maxilla, *s.* Mandibule.
maxillitis, *s.* Maxillite.
maximum (tubular). Capacité tubulaire maximum (Tm).
Maydl's hernia. Hernie en W.
mazology, *s.* Mastologie.
MBG. Métaïodobenzylguanidine.
meal, *s.* Repas.
measles, *s.* Rougeole.
measles (bastard). Rubéole.
measles (black). Rougeole hémorragique.
measly, *adj.* Ladre.
measurement (self). Automesure.
meatotomy, *s.* Méatotomie.
meatus, *s.* Méat.
mechanogram, *s.* Mécanogramme.
mechanogymnastics, **mechanotherapy**, *s.* Mécanothérapie.
meckelectomy, *s.* Ablation du ganglion de Meckel.
mecocephalia, *s.* Dolichocéphalie.
mediastinitis, *s.* Médiastinite.
mediastinopericarditis, *s.* Médiastino-péricardite.
mediastinoscopy, *s.* Médiastinoscopie.
mediastinotomy, *s.* Médiastinotomie.
mediastinum, *s.* Médiastin.
mediate, *adj.* Médiat.
mediator (chemical). Médiateur chimique.
medicine, *s.* 1° Médecine. — 2° Médicament.
medicine (alternative).. Médecines alternatives.
medicine (complementary). Médecines complémentaires, médecines alternatives.

medicine (disaster). Médecine de catastrophe.
medicine (emergency). Médecine d'urgence.
medicine (evidence-based). Médecine factuelle.
medicine (experimental). Médecine expérimentale.
medicine (forensic). Médecine légale.
medicine (general). Médecine générale.
medicine (humanitarian). Médecine humanitaire.
medicine (internal). Médecine interne.
medicine (legal). Médecine légale.
medicine (manual). Médecine manuelle.
medicine (occupational). Médecine du travail.
medicine (physical). Médecine physique.
medicine (predictive). Médecine prédictive.
medicine (prescription only). Médicament éthique.
medicine (thermal). Médecine thermale.
medicine (tropical). Médecine exotique, tropicale.
medicine (unconventional). Médecines non conventionnelles, alternatives.
mediolineal, *adj.* Médioligne.
medionecrosis, *s.* Médionécrose.
medullary, *adj.* Médullaire.
medullitis, *s.* Médullite.
medullization, *s.* Médullisation.
medulloadrenal, *adj.* Médullosurrénal.
medulloblastoma, *s.* Neurospongiome.
medulloepithelioma, *s.* Neurocytome.
medullosuprarenoma, *s.* Phéochromocytome.
megacalycosis, *s.* Mégacalicose.
megacaryoblast, *s.* Mégacaryoblaste.
megacephaly, *s.* Mégalocéphalie.
megacolon (aganglionic). Mégacôlon congénital.
megadolichoartery, *s.* Mégadolicho-artère.
megadolichocolon, *s.* Mégadolichocôlon.
megadolichoesophagus, *s.* Dolicho-mégaœsophage.
megakaryoblast, *s.* Mégacaryoblaste.
megakaryocyte, *s.* Mégacaryocyte.
megakaryocytopoiesis, *s.* Mégacaryocytopoïèse.
megakaryocytosis, *s.* Mégacaryocytose.
megalencephalon, *s.* Encéphalomégalie.
megalerythema, *s.* Mégalérythème.
megaloblast, *s.* Mégaloblaste.
megalocephalia, **megalocephaly**, *s.* Mégalocéphalie.
megalocornea, *s.* Kératomégalie.
megalocytic, *adj.* Mégalocytaire.
megalocytosis, *s.* Mégalocytose.
megalogastria, *s.* Mégastrie.
megalohepatia, *s.* Hépatomégalie.
megalokaryocyte, *s.* Mégakaryocyte.
megalomania, *s.* Mégalomanie.
megaloœsophagus, *s.* Méga-œsophage.
megalophthalmos, **megalophthalmus**, *s.* Mégalophtalmie.
megalopia, *s.* Macropsie.
megalopodia, *s.* Macropodie.
megalopsia, *s.* Macropsie.
megalothymus, *s.* Mégalothymie.
megaloureter, *s.* Méga-uretère.
megaœsophagus, *s.* Mégaœsophage.
megasigmoid, *s.* Mégasigmoïde.
megathrombocyte, *s.* Mégathrombocyte.
meibomianitis, **meibomitis**, *s.* Meibomiite.
meiosis, *s.* Méiose.
meiotic, *adj.* Qui se rapporte à la méiose.
Meissner's corpuscle. Corpuscule de Meissner.
melaena, *s.* Méléna.
melalgia, *s.* Mélalgie.
melanaemia, *s.* Mélanémie.
melancholia, **melancholy**, *s.* Mélancolie.
melanephidrosis, *s.* Mélanhidrose.
melanicterus, *s.* Tubulhématie.
melanidrosis, *s.* Mélanidrose.
melanin, *s.* Mélanine.
melanism, *s.* Mélanisme.
melanoblast, *s.* Mélanocyte.
melanoblastoma, *s.* Nævocarcinome.
melanocarcinoma, *s.* Nævocarcinome.
melanoderma, **melanodermia**, *s.* Mélanodermie.
melanoepithelioma, *s.* Nævocarcinome.
melanogenesis, *s.* Mélanogenèse.
melanoglossia, *s.* Mélanoglossie.
melanoleukoderma colli. Collier de Vénus.
melanoma, *s.* Mélanome.
melanonychia, *s.* Mélanonychie.
melanophore, *s.* Mélanocyte.
melanoptysis, *s.* Mélanoptysie.
melanosarcoma, *s.* Mélanosarcome.
melanosis, *s.* Mélanose.
melanotrichia linguae. Glossophytie.
melanuresis, *s.* Mélanurie.
melanuria, *s.* Mélanurie.
melasma, *s.* Mélasme.
melatonin, *s.* Mélanotonine.
melioidosis, *s.* Mélioïdose.
melitin, **melitine**, *s.* Mélitine.
melitococcosis, *s.* Brucellose.
mellitum, *s.* Mellite.
melomelus, *s.* Mélomède.
melonoplasty, **meloplasty**, *s.* Méloplastie.
melorheostosis, **m. leri**. Mélorhéostose.
membrane (false). Fausse-membrane.
membrane (plasma). Membrane cellulaire.
memory, *s.* 1° Mémoire. — 2° Mémoration.
menadione, *s.* Ménadione.
menaquinone, *s.* Ménaquinone.
menarche, *s.* Ménarche.
menhidrosis, **menidrosis**, *s.* Menhidrose.
meningioma, *s.* Méningiome.
meningiomatosis, *s.* Méningiomatose.
meningiosarcoma, *s.* Sarcome méningé.
meningism, **meningismus**, *s.* Méningisme, syndrome de Dupré.
meningitis, *s.* Méningite.
meningoblastoma, *s.* Méningoblastome.
meningocele (spurious). Pseudo-méningocèle.
meningococcaemia, *s.* Méningococcémie, méningococcie.
meningococcus, *s.* Neisseria meningitidis.
meningoencephalitis, *s.* Méningo-encéphalite.
meningoencephalocele, *s.* Méningoencéphalocèle.
meningofibroblastoma, *s.* Méningiome.
meningomyelitis, *s.* Méningomyélite.
meningomyeloradiculitis, *s.* Méningo-radiculo-myélite.
meningopathy, *s.* Méningopathie.
meningoradiculitis, *s.* Méningoradiculite.
meningorecurrence, *s.* Neurorécurrence.
meningorrhagia, *s.* Méningorragie.
meningothelioma, *s.* Méningothéliome.
meniscectomy, *s.* Méniscectomie.
meniscitis, *s.* Méniscite.
meniscus, *s.* Ménisque.
menorrhagia, *s.* Ménorragie.
menorrhoea, *s.* Ménorrhée.
menosepsis, *s.* Ménorrhémie.
menses, *s. pl.* Règles.
menses (postpartum return of). Retour de couches.
menstrual, *adj.* Menstruel.
menstruation (first) after birth. Retour de couches.
mentagra, *s.* Mentagre.
mentism, *s.* Mentisme.
mephitis, *s.* Méphitisme.
meralgia paraesthetica. Méralgie paresthésique.
mercurial rash. Hydrargyrie.
mercurialism, **mercurial poisoning**. Hydrargyrisme.
Merkel's cell carcinoma. Merkelome.
Merkel's corpuscle. Cellule, disque ou corpuscule de Merkel.
merodiastolic, *adj.* Mérodiastolique.
merogony, *s.* Mérogonie.
merosystolic, *adj.* Mérosystolique.
merotomy, *s.* Mérotomie.
merozoite, *s.* Mérozoïte.
merycism, **merycismus**, *s.* Mérycisme.
mesangial, *adj.* Mésangial.
mesarteritis, *s.* Mésartérite.
mesencephalon, *s.* Mésencéphale.
mesenchyma, **mesenchyme**, *s.* Mésenchyme.
mesenchymoma, *s.* Mésenchymome.
mesenteritis, *s.* Mésentérite.
mesentery, *s.* Mésentère.
mesoblast, *s.* Mésoblaste.
mesocardia, *s.* Mésocardie.
mesocolopexy, **mesocoloplication**, *s.* Mésocolopexie.
mesoderm, *s.* Mésoderme.
mesodermopathy, *s.* Mésodermose.
mesodiastolic, *adj.* Mésodiastolique.
mesoduodenitis, *s.* Mésoduodénite.
mesognathy, *s.* Mésognathie.
meso-inositol, *s.* Inositol.
mesology, *s.* Mésologie.
mesomelic, *adj.* Mésomélique.
mesoneuritis, *s.* Mésoneurite.
mesophragma, *s.* Strie M, mésophragme.
mesopic, *adj.* Mésopique.

mesoprosopic, *adj.* Mésoprosope.
mesoropter, *s.* Mésoroptre.
mesosigmoiditis, *s.* Mésosigmoïdite.
mesoskelic, *adj.* Mésatiskélique.
mesosystolic, *adj.* Mésosystolique.
mesothelioma, *s.* Mésothéliome.
metaanalysis, *s.* Méta-analyse.
metabolic, *adj.* Métabolique.
metabolimetry, *s.* Métabolimétrie.
metabolin, *s.* Métabolite.
metabolism, *s.* Métabolisme.
metacentric, *adj.* Métacentrique.
metacercaria, *s.* Métacercaire.
metachromasia, *s.* Métachromasie.
metachromatic, *adj.* Métachromatique.
metachromatism, *s.* 1° Métachromatisme. — 2° Métachromasie.
metachromophil, *adj.* Métachromatique.
metachronosis, *s.* Métachronose.
metacortandracin, *s.* Prednisone.
metacortandralone, *s.* Prednisolone.
metagenesis, *s.* Métagenèse.
metagonimiasis, *s.* Métagonimiase.
metahaemoglobin, *s.* Méthémoglobine.
metaiodobenzylguanidine, **MIBG**, *s.* Métaïodobenzylguanidine.
metalloprotease, *s.* Métalloprotéase.
metalloprotein, *s.* Métalloprotéine.
metallosis, *s.* Métallose.
metallotherapy, *s.* Métallothérapie.
metamere, *s.* Somite.
metamere (skin). Métamère cutané.
metamerism, *s.* Métamérie.
metamorphism, *s.* Métamorphie.
metamorphopsia, *s.* Métamorphopsie.
metamyelocyte, *s.* Métamyélocyte.
metamyxovirus, *s.* Métamyxovirus.
metaphysis, *s.* Métaphyse.
metaplasia, *s.* Métaplasie.
metaplasm, *s.* Métaplasma.
Metapneumovirus, *s.* Metapneumovirus.
metarteriole, *s.* Métartériole.
metastable, *adj.* Métastable.
metastasis, *s.* Métastase.
metastatic, *adj.* Métastatique.
metatarsalgia, *s.* Métatarsalgie.
metatarsectomy, *s.* Métatarsectomie.
metathesis, *s.* Métathèse.
metatrophic, *adj.* Métatrophique.
metatropic, *adj.* Métatropique.
metatypic, **metatypical**, *adj.* Métatypique.
meteorism, *s.* Météorisme.
meteoropathology, *s.* Météoropathologie.
meteoropathy, *s.* Météoropathie.
meteorosensitive, *adj.* Météorolabile.
meteorotropic, *adj.* Météorotrope.
meter, *s.* Mètre.
methaem, *s.* Hématine.
methaemalbumin, *s.* Méthémalbumine.
methaemalbuminaemia, *s.* Méthémalbuminémie.
methaemoglobin (Met Hb), *s.* Méthémoglobine.
methaemoglobinaemia, *s.* Méthémoglobinémie.
methicillin, *s.* Méticilline.
methotrexate, *s.* Méthotrexate.
metopagus, *s.* Métopage.
metopic point. Point métopique.
metopion, *s.* Point métopique.
metralgia, *s.* Métralgie.
metrectomy, *s.* Hystérectomie.
metritis, *s.* Métrite.
metrocele, *s.* Hystérocèle.
metrography, *s.* Hystérographie.
metropathia, *s.* Métropathie.
metropathy, *s.* Métropathie.
metroperitonitis, *s.* Métro-péritonite.
metroptosia, **metroptosis**, *s.* Prolapsus utérin.
metrorrhagia, *s.* Métrorragie.
metrorrhoea, *s.* Métrorrhée.
metrosalpingography, *s.* Hystérosalpingographie.
metrotomy, *s.* Hystérotomie.
metrotubography, *s.* Hystérosalpingographie.
Meyerhof's cycle ou **pathway** ou **scheme**. Réaction de Pasteur.
miasm, **miasma**, *s.* Miasme.
micella, *s.* Micelle.
micrencephalia, *s.* Microcéphalie.
micrencephaly, *s.* Micro-encéphalie.
microagglutination test. Sérodiagnostic de Martin et Pettit.
microalbuminuria, *s.* Micro-albuminurie.
microaneurysm, *s.* Microanévrisme.
microangiopathy, *s.* Micro-angiopathie.
microangiopathy (diabetic). Micro-angiopathie diabétique.
microangioscopy, *s.* Capillaroscopie.
microarray, *s.* Puce ADN.
microbial, **microbian**, **microbic**, *adj.* Microbien.
microbicidal, *adj.* Microbicide.
microbicide, *s.* Microbicide.
microbiology, *s.* Microbiologie.
microbism, *s.* Microbisme.
microblast, *s.* Microblaste.
microby, *s.* Microbiologie.
microcardia, *s.* Microcardie.
microcaulia, *s.* Microcaulie.
microcephalia, **microcephalism**, **microcephaly**, *s.* Microcéphalie.
microclimate, *s.* Micro-climat.
micrococcus, *s.* Coccus, micrococcus.
microcoria, *s.* Microcorie.
microcornea, *s.* Microcornée.
microcythaemia, **microcytosis**, *s.* Microcytémie.
microcytic, *adj.* Microcytaire.
microdactylia, **microdactyly**, *s.* Microdactylie.
microdentism, *s.* Microdontie.
microdontia, **microdontism**, *s.* Microdontie.
microdrepanocytosis, *s.* Microdrépanocytose.
microembolus, *s.* Micro-embolie.
microencephaly, *s.* Microcéphalie.
microfilaraemia, *s.* Microfilarémie.
microfilaria, *s.* Microfilaire.
microgamete, *s.* Microgamète.
microgametocyte, *s.* Microgamétocyte.
microgastria, *s.* Microgastrie.
microgenia, *s.* Microgénie.
microglia, *s.* Microglie.
microglossia, *s.* Microglossie.
micrognathia, *s.* Micrognathie.
microgram, *s.* Microgramme.
micrography, *s.* Micrographie.
microgyria, **microgyrus**, *s.* Mycrogyrie.
microlentia, *s.* Microphakie.
microlithiasis, *s.* Microlithiase.
micromanometer, *s.* Micromanomètre.
micromastia, **micromazia**, *s.* Micromastie.
micromegaly, *s.* Progeria.
micromelia, *s.* Micromélie.
micromere, *s.* Micromère.
micrometer, *s.* Micromètre.
micronodular, *adj.* Micronodulaire.
microophtalmia, *s.* Microophtalmie.
microorganism, **microparasite**, *s.* Microorganisme, microparasite.
microphagus, *s.* Microphage.
microphakia, *s.* Microphakie.
micropia, **micropsia**, *s.* Micropsie.
micropinocytosis, *s.* Micropinocytose.
microrchidia, *s.* Microrchidie.
microrhinia, *s.* Microrhinie.
microscope (darkfield), *s.* Ultra-microscope.
microscope (dipping). Microscope à immersion.
microscope (electron). Microscope électronique.
microscope (scanning ou **scanning electron)**. Microscope électronique à balayage.
microscopic, **microscopical**, *adj.* Microscopique.
microscopy, *s.* Microscopie.
microsomatia, *s.* Microsomie.
microsomia, *s.* Microsomatie.
microspherocytosis, *s.* Microsphérocytose.
microsphygmia, **microsphygmy**, **microsphyxia**, *s.* Microsphygmie.
microsporia, *s.* Microsporie.
microsporidia, *s.* Microsporidie.
microsporosis flava. Tinea flava.
microstomia, *s.* Microstomie.
microsurgery, *s.* Microchirurgie.
microtia, *s.* Microtie.
microzoaria, *s.* Microzoaire.
micturition, *s.* Miction.
middiastolic, *adj.* Mésodiastolique.
middle-lobe ou **right middle lobe syndrome**. Syndrome du lobe moyen.
midpain, *s.* Douleur intermenstruelle.
midsternotomy, *s.* Sternotomie médiane.
midsystolic, *adj.* Mésosystolique.
midwife, *s.* 1° Accoucheuse. — 2° Sage-femme.
midwifery, *s.* Obstétrique.
mildness, *s.* Bénignité.
miliaria, *s.* Miliaire.
miliary, *adj.* Miliaire.
milium, *s.* Grutum.
milk-alkali syndrome. Syndrome du lait et des alcalins.

Miller's disease. Ostéomalacie.

Millikan's rays. Rayons cosmiques.

Milroy's disease. Trophœdème, maladie de Meige-Milroy-Nonne.

Milton's oedema. Œdème de Quincke.

Milwaukee shoulder. Épaule du Milwaukee.

mimetic, **mimic**, *adj.* Mimétique.

mimicry, *s.* 1° Mimique. — 2° Mimétisme.

mineralocorticoids, *s.* Minéralocorticoïdes.

Minnesota multiphasic personality inventory (MMPI). Test de personnalité du Minnesota, MMPI.

miopragia, *s.* Méiopragie.

miosis, *s.* 1° (ophthalmologie). Myosis. — 2° (génétique). Méiose. — 3° Décours d'une maladie.

miotic, *adj.* Myotique.

mirror (frontal ou **head)**. Miroir de Clar.

misanthropia, *s.* Misanthropie.

miscarriage, *s.* Avortement entre 3 et 6 mois.

misfitness (social). Inadaptation.

mismatch, *s.* Incompatibilité.

misogyny, *s.* Misogynie.

misoneism, *s.* Misonéisme.

mite, *s.* Acarien.

mithridatism, *s.* Mithridatisme.

mitochondrial disease. Maladie mitochondriale.

mitochondria, *s.* Mitochondrie.

mitogen, *s.* et *adj.* Mitogène.

mitogenetic, *adj.* Mitogénique.

mitosis, *s.* Mitose.

mitotic, *adj.* Mitotique.

MLD. Dose létale minima.

mobility, *s.* Mobilité.

mobilization, *s.* Mobilisation.

modeling, *s.* Modelage.

modesty (sexual). Pudeur.

modulator, *s.* Modulateur.

Moeller-Barlow disease, *s.* Scorbut infantile.

mogigraphia, *s.* Crampe des écrivains.

mogilalia, *s.* Mogilalie.

mogiphonia, *s.* Mogiphonie.

molality, *s.* Molalité.

molar, *s.* Molaire (stomatology).

molar, *adj.* 1° Molaire (chimie). — 2° Molaire (gynécologie).

molarity, *s.* Molarité.

mole, *s.* 1° Mole. — 2° Nævus pigmentaire. — 3° Mole (mol), molécule-gramme.

molecular, *adj.* Moléculaire.

monarthritis, *s.* Mono-arthrite.

Mönckeberg's arteriosclerosis ou **calcification** ou **degeneration** ou **mesarteritis** ou **sclerosis**. Médiacalcose.

monday fever. Fièvre du lundi.

mongolian, *adj.* Mongolien.

mongolism, *s.* Trisomie 21.

mongoloid, *adj.* Mongoloïde.

monilethricosis, *s.* Moniléthrix.

moniliasis, *s.* Candidiase.

moniliform, *adj.* Moniliforme.

moniliosis, *s.* Candidiase.

monitor, *s.* Moniteur.

monitor (to), *v.* Surveiller automatiquement en continu.

monitoring, *s.* Monitorage.

monitoring (drug). Pharmacovigilance.

monitoring (self-). Autosurveillance.

monoacylglycerol, *s.* Monoglycéride.

monoamine oxidase (MAO). Mono-amine oxydase, MAO.

monoamniotic, *adj.* Mono-amniotique.

monoarthritis, *s.* Monoarthrie.

monoblast, *s.* Monoblaste.

monocardiogram, *s.* Vectocardiogramme.

monocephalus, *s.* Monocéphalien.

monochorea, *s.* Monochorée.

monochorial, **monochorionic**, *adj.* Monochorionique.

monochromat, *s.* Monochromate.

monochromatic, *adj.* Monochromate.

monocrotism, *s.* Monocrotisme.

monocular, *adj.* Monoculaire.

monocytic, *adj.* Monocytaire.

monocytoid, *adj.* Monocytoïde.

monocytopoiesis, *s.* Monocytopoïèse.

monocytosis, *s.* Monocytose.

monogenesis, *s.* Monogenèse.

monohybrid, *adj.* ou *s.* Monohybride.

monoiodotyrosine, *s.* Monoïodotyrosine.

monomania, *s.* Monomanie.

monomelic, *adj.* Monomélique.

monomer, *s.* Monomère.

monomorphic, *adj.* Monomorphe.

monomphalus, *s.* Monomphalien.

mononeuritis, *s.* Mononévrite.

mononeuropathy, *s.* Mononeuropathie.

mononuclear, *adj.* et *s.* Mononucléaire.

mononucleate, *adj.* Mononucléaire.

mononucleosis, *s.* Mononucléose.

mononucleosis (infectious ou **infective)**. Mononucléose infectieuse.

monophasic, *adj.* Monophasique.

monophobia, *s.* Monophobie.

monophthalmia, *s.* Monophtalmie.

monopia, *s.* Cyclopie.

monoplegia, *s.* Monoplégie.

monorchidism, **monorchism**, *s.* Monorchidie.

monosome, *s.* Chromosome isolé.

monosomian, *s.* Monosomien.

monosomy, *s.* Monosomie.

monosporiosis, *s.* Monosporiose.

monosymptomatic, *adj.* Monosymptomatique.

monosynaptic, *adj.* Monosynaptique.

monotherapy, *s.* Monothérapie.

Monotricha, *s.* Monotriche.

monoxenous, *adj.* Monoxène.

monoxide (carbon). Monoxyde de carbone.

monozygotic, *adj.* Monozygote.

monster, *s.* Monstre.

monstrosity, *s.* Monstruosité.

monstrum, *s.* Monstre fœtal.

monthlies, *s.* Règles.

monthly period. Période menstruelle.

morbid, *adj.* Morbide.

morbidity, *s.* Morbidité.

morbific, **morbigenous**, *adj.* Morbigène.

morbilli, *s.* Rougeole.

morbilliform, *adj.* Morbilliforme.

morbillous, *adj.* Morbilleux.

Morel's syndrome. Syndrome de Morgagni-Morel.

Morel-Kraepelin disease. Schizophrénie.

moron, *s.* Débile mental.

moronism, **moronity**, **morosis**, *s.* Débilité mentale.

morphea, **morphoea**, *s.* Morphée.

morpheic, *adj.* Morphéique.

morphinism, *s.* Morphinisme.

morphin-like. Morphino-mimétique.

morphinomania, **morphiomania**, *s.* Morphinomanie.

morphogen, *s.* Morphogène.

morphogenesia, **morphogenesis**, **morphogeny**, *s.* Morphogenèse.

morphognosia, *s.* Morphognosie.

morphogram, *s.* Morphogramme.

morphography, **morphology**, *s.* Morphographie, morphologie.

morphology, *s.* Morphologie.

morphometry, *s.* Morphométrie.

mortality, *s.* Mortalité.

mortinatality, *s.* Mortinatalité.

Morton's syndrome. Syndrome ou maladie de Dudley J. Morton.

mosaic, *adj.* Mosaïque.

mosaicism, *s.* Mosaïque.

mother complex. Complexe d'Œdipe.

motilin, *s.* Motiline.

motility, *s.* Motilité.

motoneuron, *s.* Motoneurone.

motricity, *s.* Motricité.

Mouchet's syndrome (Albert). Paralysie d'Albert Mouchet.

mousepox, *s.* Ectromélie infectieuse.

mouth. Bouche.

movement, *s.* Mouvement.

MRA. ARM.

mucin, *s.* Mucine.

mucinoid, *adj.* Mucoïde.

mucinosis, *s.* Mucinose.

mucitis, *s.* Mucite.

mucocutaneous lymph node syndrome, mucocutaneous lymph node (acute febrile) syndromes. Syndrome de Kawasaki.

mucography, *s.* Mucographie.

mucoid, *adj.* Mucoïde.

mucolipidosis, *s.* Mucolipidose.

mucolysis, *s.* Mucolyse.

mucolytic, *adj.* Mucolytique.

mucopolysaccharide, *s.* Mucopolysaccharide.

mucopolysaccharidosis, *s.* Mucopolysaccharidose.

mucopolysacchariduria, *s.* Mucopolysaccharidurie.

mucoprotein, *s.* Mucoprotéine.

mucormycosis, *s.* Mucormycose.

mucosity, *s.* Mucosité.

mucous (membrane), *adj.* Muqueuse.

mucoviscidosis, *s.* Mucoviscidose.

Müller's sign. Signe de Friedrich von Müller.

mullerian, *adj.* Mullérien.
mulleroblastoma, *s.* Mulléroblastome.
multifactorial, *adj.* Multifactoriel.
multigesta, *s.* Multigeste.
multigravida, *adj.* Multipare.
multipara, *s.* **multiparous**, *adj.* Multipare.
multivalent, *adj.* Polyvalent.
mummification, *s.* Momification.
mumps, *s.* Oreillons.
Munchhaüsen's syndrome by proxy. Syndrome de Munchhaüsen par procuration.
muramidase, *s.* Lysozyme.
murine, *adj.* Murin.
murmur, *s.* Souffle.
murmur (water-wheel). Bruit de moulin.
muscarinic action. Effet muscarinien.
muscarinic syndrome. Syndrome muscarinien.
muscularis, *s.* Musculeuse.
mustard (nitrogen). Moutarde à l'azote.
mushroom-picker's ou -worker's disease. Maladie des champignonnistes.
musicotherapy, *s.* Mélothérapie.
mutacism, *s.* Mytacisme.
mutagen, *adj.* Mutagène.
mutagenesis, *s.* Mutagenèse.
mutagenicity, *s.* Mutagénicité.
mutations (theory of). Mutationnisme.
mutism, *s.* Mutisme.
mutism (akinetic). Mutisme akinétique.
mutism (deaf). Surdimutité.
myaesthesia, *s.* Sens musculaire.
myalgia, *s.* Myalgie.
myasthenia, *s.* Fatigue musculaire.
myasthenia gravis, **myasthenia gravis pseudoparalytica**. Myasthénie.
myatonia, **myatony**, *s.* Myatonie.
myatrophy, *s.* Amyotrophie.
mycelium, *s.* Mycélium.
mycetoma, *s.* Mycétome.
Mycobacteriaceae, *s. pl.* Mycobactériacées.
mycobacteriosis, *s.* Mycobactériose.
mycosis, *s.* Mycose.
mycotic, *adj.* Mycosique.
mycotoxicosis, *s.* Mycotoxicose.
mycotoxin, *s.* Mycotoxine.
mydriasis, *s.* Mydriase.
mydriatic, *adj.* Mydriatique.
myelemia, **myelaemia**, *s.* Myélémie.
myelencephalon, *s.* Myélencéphale.
myelinoclastic, *adj.* Myélinoclastique.
myelitis, *s.* Myélite.
myeloblast, *s.* Myéloblaste.
myeloblastoma, *s.* Myéloblastome.
myeloblastomatosis, **myeloblastosis**, *s.* Leucémie myéloblastique.
myelocele, *s.* Myéloméningocèle.
myelocystocele, **myelocystomeningocele**, *s.* Myélocystocèle.
myelocyte, *s.* Myélocyte.
myelocythaemia, *s.* Myélocythémie.
myelocytoma, *s.* Myélocytome.
myelocytosis, *s.* Myélocytose.
myelodysplasia, *s.* Myélodysplasie.
myelofibrosis, *s.* Myélofibrose.
myelogenic, **myelogenous**, *adj.* Myélogène.
myelogram, *s.* Myélogramme.
myelography, *s.* Myélographie.
myeloid, *adj.* Myéloïde.
myelokathexia, *s.* Myélokathexie.
myelolipoma, *s.* Myélolipome.
myelolysis (central pontine). Myélinolyse centropontique.
myeloma, *s.* Myélome.
myelomalacia, *s.* Myélomalacie.
myelomatosis, *s.* Myélomatose.
myelomeningocele, *s.* Myéloméningocèle.
myelomere, *s.* Myélomère.
myelopathic, *adj.* Myélopathique.
myelopathy, *s.* Myélopathie.
myelophthisic, *adj.* Myélophtisique.
myeloplaque, *s.* Myéloplaxe.
myeloplax, *s.* Myéloplaxe.
myelopoiesis, *s.* Myélopoïèse.
myeloproliferative, *adj.* Myéloprolifératif.
myeloradiculopolyneuronitis, *s.* Syndrome de Guillain-Barré.
myelosarcoma, *s.* Myélosarcomatose.
myelosarcomatosis, *s.* Myélosarcome.
myelosclerosis, *s.* Myélosclérose.
myeloscopy, *s.* Myéloscopie.
myelosis, *s.* Myélose.
myelosuppression, *s.* Myélosuppression.
myelotomy, *s.* Myélotomie.
myelotoxic, *adj.* Myélotoxique.
myelotoxicosis, *s.* Myélotoxicose.
myesthesia, *s.* Sens musculaire.
myiasis, *s.* Myiase.
myitis, *s.* Myosite.
mylacephalus, *s.* Mylacéphale.
myoblastoma (granular cell)ou **myoblastoma granulare**. Tumeur d'Abrikossoff.
myoblastomyoma, *s.* Myoblastome granuleux.
myocardia, *s.* Myocardiopathie congénitale.
myocardiopathy, *s.* Myocardiopathie.
myocardiopathy (stress). Myocardiopathie de stress.
myocardiopathy (tachycardia-induced). Tachycardiomyopathie.
myocardiosis, *s.* Myocardose.
myocarditis, *s.* Myocardite.
myocardium, *s.* Myocarde.
myocardium (hibernating). Myocarde hibernant.
myocardium (spongy). Myocarde spongieux.
myocardium (stunned). Myocarde sidéré.
myocardosis, *s.* Myocardose.
myocele, *s.* Hernie musculaire.
myoclonia, *s.* Myoclonie.
myoclonus, *s.* Myoclonie.
myodynia, *s.* Myalgie.
myodystonic reaction. Réaction myodystonique.
myodystrophia, **myodystrophy**, *s.* Dystrophie musculaire.
myoedema, *s.* Myo-œdème.
myofasciitis, *s.* Myofasciite.
myofibril, *s.* Myofibrille.
myofibrilla, *s.* Myofibrille.
myofibroblast, *s.* Myofibroblaste.
myogenetic, **myogenic**, **myogenous**, *adj.* Myogène.
myoglobin, *s.* Myoglobine.
myoglobinuria, *s.* Myoglobinurie.
myoglobinuria (idiopathic paroxysmal). Myoglobinurie paroxystique idiopathique.
myognathus, *s.* Myognathe.
myograph, *s.* Myographe.
myohaematin, *s.* Cytochrome.
myohaemoglobin, *s.* Myoglobine.
myohaemoglobinuria, *s.* Myoglobinurie.
myoid, *adj.* Myoïde.
myokymia, *s.* Myokymie.
myology, *s.* Myologie.
myolysis, *s.* Myolyse.
myoma, *s.* Myome.
myomalacia, *s.* Myomalacie.
myomatectomy, *s.* Myomectomie.
myomatosis, *s.* Myomatose.
myomectomy, *s.* Myomectomie.
myomere, *s.* Myomère.
myomotomy, *s.* Myomotomie.
myonecrosis, *s.* Myonécrose.
myonephropexy, *s.* Myonéphropexie.
myo-œdema, *s.* Myoœdème.
myopathia, *s.* Myopathie.
myopathic, *adj.* Myopathique.
myopathy, *s.* Myopathie.
myopathy (central core). Myopathie à axe central.
myopathy (congenital). Myopathie congénitale.
myopathy (congenital fibre type disproportion). Myopathie avec disproportion des types de fibres.
myopathy (multiple core or minicore). Myopathie à axes multiples.
myopia, *s.* Myopie.
myopic, *adj.* Myope.
myoplasty, *s.* Myoplastie.
myopotential, *s.* Myopotentiel.
myopsychopathy, **myopsychosis**, *s.* Myopsychie.
myorrhaphy, *s.* Myorraphie.
myosarcoma, *s.* Myosarcome.
myosclerosis, *s.* Myosclérose.
myoseism, *s.* Myosismie.
myosin, *s.* Myosine.
myositis, *s.* Myosite.
myositis ossificans progressiva. Myosite ou fibrodysplasie ossifiante progressive.
myospasmia, *s.* Myoclonie.
myospherulosis, *s.* Myosphérulose.
myosteoma, *s.* Myostéome.
myotenotomy, *s.* Myo-syndesmotomie.
myotome, *s.* 1° Myotome. — 2° Myomère.
myotomy, *s.* Myotomie.
myotone, **myotonia**, *s.* Myotonie.
myotonometer, *s.* Myotonomètre.
myotony, *s.* Myotonie.
myringitis, *s.* Myringite.
myringoplasty, *s.* Tympanoplastie.
mytacism, *s.* Mytacisme.
mythomania, *s.* Mythomanie.
mytilotoxin, *s.* Mytilotoxine.

mytilotoxism, *s.* Mytilisme.
myxochondroma, *s.* Myxochondrome.
myxoedema, *s.* Myxœdème.
myxoedema (pituitary). Myxœdème hypophysaire.
myxoedema (pretibial). Myxœdème circonscrit prétibial.
myxofibroadenoma, *s.* Adénofibrome.
myxofibroma, *s.* Fibromyxome.
myxolipoma, *s.* Lipomyxome.
myxoma, *s.* Myxome.
myxomatosis, *s.* Myxomatose; myxomes multiples.
myxorrhoea, *s.* Myxorrhée.
myxosarcoma, *s.* Myxosarcome.
nabothian cystsou **ovules**. Œufs de Naboth.
NADPH oxidase, *s.* NADPH oxydase.
naevocarcinoma, *s.* Nævocancer.
naevoxantho-endothelioma, *s.* Nævoxanto-endothéliome.
naevus (hairy). Nævus pileux.
naevus araneusou **araneosus**. Angiome stellaire.
naevus, *s.*, *pl.***naevi**. Nævus, *pl.* nævus.
Nager's dysostosis. Dysostose acrofaciale de Nager et de Reynier.
nail, *s.* Ongle.
naive, *adj.* Naïf, ive.
nanism, *s.* Nanisme.
nanocephalia, **nanocephaly**, *s.* Nanocéphalie.
nanogram, *s.* Nanogramme.
nanomelia, *s.* Nanomélie.
nanometer, *s.* Nanomètre, nm.
nanosoma, **nanosomia**, *s.* Nanisme.
narcissism, *s.* Narcissisme.
narcoanalysis, *s.* Narco-analyse.
narcolepsy, *s.* Narcolepsie.
narcomania, *s.* Narcomanie.
narcosis, *s.* Narcose.
narcosynthesis, *s.* Narcosynthèse.
narcotherapy, *s.* Narcothérapie.
narcotic, *adj.*et *s.* Stupéfiant.
narcoticism, *s.* Narcotisme.
narcotism, *s.* Narcotisme.
narrowing, *s.* Sténose.
Nasse's law. Loi de Grandidier.
natality, *s.* Natalité.
natimortality, *s.* Mortinatalité.
natraemia, *s.* Natrémie.
natriuresis, *s.* Natriurèse.
natriuretic, *adj.* Natriurétique.
natropenia, *s.* Natropénie.
natruresis, *s.* Natriurèse.
natruretic, *adj.* Natriurétique.
naturopathy, *s.* Naturopathie.
naupathia, *s.* Mal de mer.
nausea, *s.* Nausée.
nauseous, *adj.* Nauséeux.
near-sight, *s.* Myopie.
nearsighted, *adj.* Myope.
nearthrosis, *s.* Néarthrose.
nebula, *s.* Néphélion.
nebulization, *s.* Nébulisation.
necatoriasis, *s.* Nécatorose.
neck, *s.* Cou.
neck (bull). Cou proconsulaire.
necrobiosis, *s.* Nécrobiose.
necrobiotic, *adj.* Nécrobiotique.
necrolysis (toxic epidermal). Érythrodermie bulleuse avec épidermolyse.
necrophagia, *s.* Nécrophagie.
necrophilia, **necrophilism**, **necrophily**, *s.* Nécrophilie.
necrophobia, *s.* Nécrophobie.
necropsy, *s.* Autopsie.
necroscopy, *s.* Autopsie.
necrosis, *s.* Nécrose.
necrospermia, *s.* Nécrospermie.
necrotactism, *s.* Nécrotactisme.
necrotic, *adj.* Nécrotique.
necrotizing, *adj.* Nécrosant.
need, *s.* Besoin.
need (basic). Besoin fondamental.
negativism, *s.* Négativisme.
negatron, *s.* Négaton.
neglect syndrome. Syndrome de négligence.
neisserial, *adj.* Neisserien.
nematoid, *adj.* Nématoïde.
neocortex, *s.* Néocortex.
neocytopheresis, *s.* Néocytophérèse.
neocytosis, *s.* Néocytémie.
neodarwinism, *s.* Néodarwinisme.
neoformation, *s.* Néoformation.
neogenesis, *s.* Néogenèse.
neoglycogenesis, *s.* Glyconéogenèse.
neo-hippocratism, *s.* Néo-hippocratisme.
neomycin, *s.* Néomycine.
neonatal period. Période néonatale.
neonatology, *s.* Néonatologie.
neonatometer, *s.* Néonatomètre.
neopallium, *s.* Néopallium.
neoplasia, *s.* Néoplasie.
neoplasm, *s.* Néoplasme.
neoplasty, *s.* Néoplastie.
neostigmine, *s.* Néostigmine.
neostomy, *s.* Néostomie.
nephelometer, *s.* Néphélémètre.
nephelometry, *s.* Néphélémétrie.
nephralgia, *s.* Néphralgie.
nephrectasia, **nephrectasis**, **nephrectasy**, *s.* Néphrectasie.
nephrectomy, *s.* Néphrectomie.
nephric, **nephritic**, *adj.* Néphrétique.
nephritis, *s.* Néphrite.
nephroangiosclerosis, *s.* Néphro-angiosclérose.
nephroblastoma, *s.* Tumeur de Wilms.
nephrocalcinosis, *s.* Néphrocalcinose.
nephrocele, *s.* Néphrocèle.
nephrogenous, *adj.* Néphrogène.
nephrogram, *s.* Néphrogramme.
nephrography, *s.* Néphrographie.
nephrolith, *s.* Néphrolithe.
nephrolithiasis, *s.* Lithiase rénale.
nephrolithotomy, *s.* Néphrolithotomie.
nephrologist, *s.* Néphrologue.
nephrology, *s.* Néphrologie.
nephrolysis, *s.* Néphrolyse.
nephroma, *s.* Tumeur rénale.
nephromegaly, *s.* Hypertrophie rénale.
nephronophthisis (familial juvenile). Néphronophtise héréditaire de l'enfant.
nephro-omentopexy, *s.* Néphro-omentopexie.
nephropathia epidemica. Néphropathie épidémique.
nephropathy, *s.* Néphropathie.
nephropathy (diabetic). Néphropathie diabétique.
nephropexy, *s.* Néphropexie.
nephroptosia, **nephroptosis**, *s.* Néphroptose.
nephrorrhagia, *s.* Néphrorragie.
nephrorrhaphy, *s.* Néphrorraphie.
nephrosclerosis, *s.* Néphrosclérose.
nephrosis, *s.* Néphrose.
nephrosonephritis. Néphrose-néphrite.
nephrostomy, *s.* Néphrostomie.
nephrotic, *adj.* Néphrotique.
nephrotomography, *s.* Néphrotomographie.
nephrotomy, *s.* Néphrotomie.
nephrotoxicity, *s.* Néphrotoxicité.
nephrotuberculosis, *s.* Tuberculose rénale.
nephro-ureterectomy, *s.* Néphro-urétérectomie.
nepiology, *s.* Nipiologie.
nerve, *s.* Nerf.
nervine, *adj.* Nervin.
nervosism, *s.* Neurasthénie.
nervosity, *s.* Nervosisme, névrosisme.
nervotabes, *s.* Neurotabès.
nervousness, *s.* Nervosité.
nesidioblastoma, *s.* Insulinome.
nesidioblastosis, *s.* Nésidioblastose.
network, *s.* Réseau.
neuralgia, *s.* Névralgie.
neuralgic, *adj.* Névralgique.
neuraltherapy, *s.* Neuralthérapie.
neurapraxia, *s.* Neurapraxie.
neurasthenia, *s.* Neurasthénie.
neurastheniac, *s.* Neurasthénique.
neurasthenic, *adj.* Neurasthénique.
neurataxia, **neurataxy**, *s.* Neurasthénie.
neuraxis, *s.* 1° Névraxe. — 2° Axone.
neuraxitis, *s.* Névraxite.
neuraxon, *s.* Axone.
neurectomy, *s.* Neurectomie.
neurilemma, *s.* Neurilemme, neurolemme.
neurilemmoma, *s.* Neurinome.
neurilemoma, *s.* Neurinome.
neurinoma, **neurinomatosis**, *s.* Neurinome.
neurite, *s.* Axone.
neuritic, *adj.* Névritique.
neuritis, *s.* Névrite.
neuritis (optic). Névrite optique.
neuritis (retrobulbar optic). Névrite optique rétrobulbaire.
neuroapudomatosis, *s.* Neuro-apudomatose.
neuroastrocytoma, *s.* Ganglioneurome.
neurobiology, *s.* Neurobiologie.
neuroblast, *s.* Neuroblaste.
neuroblastoma, *s.* Neuroblastome.

neuroceptor, *s.* Neurorécepteur.

neurochemistry, *s.* Neurochimie.

neurocranium, *s.* Neurocrâne.

neurocrinia, *s.* Neurocrinie.

neurocristopathy, *s.* Neurocristopathie.

neurocytoma, *s.* Neuro-épithéliome.

neurodermatitis, *s.* Névrodermite.

neurodermatitis disseminata. Prurigo simplex chronique diffus.

neurodermatosis, *s.* Neurodermatose.

neurodermitis, *s.* Neurodermatite.

neurodiagnosis, *s.* Neurodiagnostic.

neuroectoderm, *s.* Neuroectoderme.

neuroendocrine, *adj.* Neuro-endocrinien.

neuroendocrinology, *s.* Neuro-endocrinologie.

neuroepithelioma, *s.* Neurocytome.

neuroepithelium, *s.* Neuroépithélium.

neurofibroma, *s.* Neurofibrome.

neurofibromatosis, *s.* Neurofibromatose de Recklinghausen.

neurofibrosarcomatosis, *s.* Neurofibrosarcomatose.

neuroganglioma, *s.* Ganglioneurome.

neurogenous, neurogenic, *adj.* Neurogène.

neurogeriatrics, *s.* Neurogériatrie.

neuroglia, *s.* Névroglie.

neurogliar, neuroglic, *adj.* Névroglique.

neuroglioma, *s.* Ganglioneurome.

neurogliomatosis, neurogliosis, *s.* Neurogliomatose.

neuroleptanalgesia, *s.* Neuroleptanalgésie.

neuroleptic, *adj.* Neuroleptique.

neuroleptic malignant syndrome. Syndrome malin des neuroleptiques.

neurolipomatosis, *s.* Neurolipomatose.

neurologist, *s.* Neurologue.

neurology, *s.* Neurologie (pathologie), névrologie (anatomie).

neurolophoma, *s.* Neurolophome.

neurolymphomatosis, *s.* Neurolymphomatose.

neurolysis, *s.* Neurolyse.

neurolytic, *adj.* Neurolytique.

neuroma, *s.* Neurome.

neuromatosis, *s.* Neurofibromatose.

neuromelitococcosis, *s.* Neuromélitococcie.

neuromere, *s.* Neuromère.

neuromimetic, *adj.* Neuromimétique.

neuromyasthenia (epidemic). Maladie d'Akureyri.

neuromyelitis (optic), neuromyelitis optica. Neuromyélite optique aiguë.

neuromyopathy, *s.* Neuromyopathie.

neuromyositis, *s.* Neuromyosite.

neuron, neurone, *s.* Neurone.

neuronic, *adj.* Neuronique.

neuronitis, *s.* Neuronite.

neuronitis (infective). Syndrome de Guillain-Barré.

neuronitis (vestibular). Neuronite vestibulaire.

neuronophagia, neuronophagy, neuronophagocytosis, *s.* Neuronophagie.

neuropapillitis, *s.* Neuropapillite.

neuropathology, *s.* Neuropathologie.

neuropathy, *s.* Neuropathie.

neuropathy (hereditary sensitive). Neuropathie sensitive héréditaire.

neuropathy (hereditary sensory radicular). Syndrome de Thévenard.

neuropathy (optic). Neuropathie optique.

neuropharmacology, *s.* Neuropharmacologie.

neurophysin, *s.* Neurophysine.

neurophysiology, *s.* Neurophysiologie.

neuropil, *s.* Neuropile.

neuroprobasia, *s.* Neuroprobasie.

neuropsychiatry, *s.* Neuropsychiatrie.

neuropsychochemistry, *s.* Neuropsychochimie.

neuropsychology, *s.* Neuropsychologie.

neuropsychopharmacology, *s.* Neuropsychopharmacologie.

neuroradiology, *s.* Neuroradiologie.

neurorecurrence, *s.* Neuroréaction.

neuroretinitis, *s.* Neurorétinite.

neuroretino-angiomatosis. Syndrome de Wyburn-Mason.

neurorrhaphy, *s.* Neurorraphie.

neurosarcoma, *s.* Neurosarcome.

neuroschwannoma, *s.* Neurinome.

neurosecretion, *s.* Neurocrinie.

neurosis, *s.*, *pl.* :**neuroses**. Névrose.

neurosism, *s.* Neurasthénie.

neurospongioma, *s.* Médulloblastome.

neurosthenia, *s.* Surexcitation nerveuse.

neurosurgeon, *s.* Neurochirurgien.

neurosurgery, *s.* Neurochirurgie.

neurotensin, *s.* Neurotensine.

neurotization, *s.* Neurotisation.

neurotomy, *s.* Neurotomie.

neurotonia, *s.* Dystonie neuro-végétative.

neurotoxin, *s.* Neurotoxine.

neurotransmitter, *s.* Médiateur chimique.

neurotrophic, *adj.* Neurotrophique.

neurotrophin, *s.* Neurotrophine.

neurotropic, *adj.* Neurotrope.

neurotropism, neurotropy, *s.* Neurotropisme.

neurovegetative, *adj.* Neurovégétatif.

neutralizing, *s.* Tamponnage.

neutropenia, *s.* Neutropénie.

neutrophil, *s.* Neutrophile.

neutrophilic, *adj.* Neutrophile.

neutropism, *s.* Neurotropisme.

nevus, *s.*, *pl.* :**nevi**. Nævus, *pl.* : nævus.

New York Heart Association, NYHA. Société de cardiologie de New York.

newborn, *s.* Nouveau-né.

NHS. National Health Service, ServiceNational de Santé.

niche, *s.* Dépression.

nicotinamidemia, *s.* Nicotinamidémie.

nicotinic amide. Nicotinamide.

nicotinism, *s.* Nicotinisme.

nictation, nictitation, *s.* Nictation.

NIDDM. DNID.

Niemann's diseaseou **splenomegaly, Niemann-Pick disease**. Maladie de Niemann-Pick.

nigrities, *s.* Nigritie.

niphablepsia, *s.* Ophtalmie des neiges.

nipiology, *s.* Nipiologie.

nipple, *s.* Mamelon.

nit, *s.* 1° (parasitologie). Lente (œuf du pou). — 2° (unité de luminance). Nit.

nitrituria, *s.* Nitriturie.

nitrogen, *s.* Azote.

nocardiasis, nocardiosis, *s.* Nocardiose.

nociceptive, *adj.* Nociceptif.

nociceptor, *s.* Nocicepteur.

noctambulation, *s.* Somnambulisme.

nocuity, *s.* Nocuité.

node, *s.* Nodosité, nouure, nœud.

node (lymphatic). Ganglion lymphatique.

node (lympathic). Ganglion ou nœud lymphatique.

node (sentinel). Ganglion sentinelle.

nodosity, *s.* Node.

nodulitis, *s.* Nodulite.

nodulosis, *s.* Nodulose.

nodulus, *s.* Nodule.

nodus sinuatrialis. Nœud sino-auriculaire ou sino-atrial.

noetic, *adj.* Noétique.

noma, *s.* Stomatite gangréneuse.

noninvasive, *adj.* Non effractif.

noncompaction of left ventricular myocardium. Non compaction du ventricule gauche.

nonrestraint. No-restraint.

nonsecretor, *s.* (génétique). Sujet non sécréteur.

nonself, *s.* Non-soi.

nootropic, *adj.* Nootrope.

noradrenergic, *adj.* Noradrénergique.

norepinephrine, *s.* Noradrénaline.

normalcy, *s.* Normalité.

normality, *s.* Normalité.

normoblast, *s.* Normoblaste.

normoblastosis, *s.* Normoblastose.

normocapnia, *s.* Normocapnie.

normochromic, *adj.* Normochrome.

normocytic, *adj.* Normocytaire.

normocytosis, *s.* Normocytose.

normodromous, *adj.* Normodrome.

normokaliaemic, *adj.* Normokaliémique.

normolipidaemia, *s.* Normolipidémie.

normospermia, *s.* Normospermie.

normotopic, *adj.* Normotope.

normovolaemia, *s.* Normovolémie.

normoxia, *s.* Normoxie.

nose, *s.* Nez.

nose (saddle ousaddle back). Nez en lorgnette.

nosencephalus, *s.* Nosencéphale.

nosogeny, *s.* Nosogénie.

nosography, *s.* Nosographie.

nosologic, nosological, *adj.* Nosologique.

nosology, *s.* Nosologie.

nosomania, *s.* Nosomanie.

nosophobia, *s.* Nosophobie.

nostalgia, nostalgy, *s.* Nostalgie.

nostrum, *s.* Remède secret ou de charlatan.

notalgia, *s.* Notalgie.

notch (dicrotic). Incisure catacrote.

notencephalus, *s.* Notencéphale.

Nothnagel's disease. Acroparesthésie.
notochord, *s.* Notocorde.
notomelus, *s.* Notomèle.
nubility, *s.* Nubilité.
nuclease, *s.* Nucléase.
nucleocapsid, *s.* Nucléoïde.
nucleopathy, *s.* Discopathie.
nucleophagocytosis, *s.* Nucléophagocytose.
nucleoprotein, *s.* Nucléoprotéine.
nucleorthesis, *s.* Nucléorthèse.
nucleosidase, *s.* Nucléosidase.
nucleoside, *s.* Nucléoside.
nucleosome, *s.* Nucléosome.
nucleotide, *s.* Nucléotide.
nucleus, *s.* Noyau.
nucleus (pulpy). Nucleus pulposus.
nucleus (subthalamic). Corps de Luys.
nullipara, *s.* Nullipare.
nulliparous, *adj.* Nullipare.
nummular, *adj.* Nummulaire.
nurse, *s.* Infirmière.
nurse (auxiliary paediatric). Auxiliaire de puériculture.
nurse (clinician). Infirmière clinicienne.
nurse (head). Directrice des services médicaux.
nurse (home). Garde-malade, infirmière à domicile.
nurse (hygienist). Infirmière hygiéniste.
nurse (jail). Infirmière en milieu pénitentiaire.
nurse (liberal). Infirmière libérale.
nurse (male). Infirmier.
nurse (military). Infirmière du service de santé des armées.
nurse (registered). Infirmière diplômée.
nurse (school). Infirmière scolaire.
nursery (day). Crèche.
nursing, *s.* Soins infirmiers.
nutraceuticals, *s.* Nutraceutique.
nutriment, *s.* Aliment.
nyctalopia, *s.* Héméralopie.
nycterohemera, **nyctohemera**, *s.* Nycthémère.
nycterohemeral, **nyctohemeral**, *adj.* Nycthéméral.
nycturia, *s.* Nycturie.
nympholepsy, *s.* Crise érotique.
nymphomania, *s.* Nymphomanie.
nymphotomy, *s.* Nymphotomie.
nystagmiform, *adj.* Nystagmiforme.
nystagmography, *s.* Nystagmographie.
nystagmometry, *s.* Nystagmométrie.
nystatin, *s.* Nystatine.
nystaxis, *s.* Nystagmus.
oast house disease. Maladie du houblon.
obesity, *s.* Obésité.
objective, *adj.* Objectif.
obliquity (Litzmann's). Asynclitisme postérieur.
obliquity (Nägele's). Asynclitisme antérieur.
observation hip syndrome. Coxite transitoire.
obsessive compulsive reaction. Compulsion obsessionnelle.
obstetric, **obstetrical**, *adj.* Obstétrical.
obstetrician, *s.* Obstétricien.
obstetrics, *s.* Obstétrique.
obstipation, *s.* Constipation opiniâtre.
occlusion, *s.* 1° Occlusion. — 2° Articulé dentaire, synaraxie.
occupational disease. Maladie professionnelle.
ochronosis, ochronosus, *s.* Ochronose.
octreotide, *s.* Octréotide.
ocularist, *s.* Oculiste.
oculist, *s.* Ophthalmologiste.
oculistics, *s.* Ophthalmologie.
oculocerebrofacial syndrome. Syndrome oculo-cérébro-facial.
oculogyric, *adj.* Oculogyre.
oculomotor, *adj.* Oculomoteur.
oculovertebral syndrome. Dysplasia oculovertebralis.
ocytocic, *adj.* Ocytocique.
Oddi's muscle. Sphincter d'Oddi.
odditis, *s.* Oddite.
odontoblast, *s.* Dentinoblaste, odontoblaste.
odontocele, *s.* Kyste corono-dentaire.
odontocia, *s.* Odontocie.
odontogenesis, **odontogeny**, *s.* Odontogénie.
odontology, *s.* Odontologie.
odontoma, **odontome**, *s.* Dentome.
odontonecrosis, *s.* Carie dentaire.
odontoplasty, *s.* Orthodontie.
odontorrhagia, *s.* Odontorragie.
odontotechny, *s.* Odontotechnie.
odynophagia, *s.* Odynophagie.
oecology, *s.* Écologie.
oedema, *s.* Œdème.
oedema (idiopathic). Syndrome de Mach.
oedematous, *adj.* Œdémateux.
oedipism, *s.* Œdipisme.
Oedipus's complex. Complexe d'Œdipe.
oenomania, *s.* Delirium tremens.
oesophagectasis, **esophagectasis**, *s.* Dilatation de l'œsophage.
oesophagectomy, *s.* Œsophagectomie.
oesophagism, **œsophagismus**, *s.* Œsophagisme.
oesophagitis, *s.* Œsophagite.
oesophagocologastrostomy, *s.* Œsophagocologastrostomie.
oesophagoduodenostomy, *s.* Œsoduodénostomie.
oesophagogastrostomy, *s.* Œsophago-gastrostomie.
oesophagojejunogastrostomosis, **oesophagojejunogastrostomy**, *s.* Œsophagojéjuno-gastrostomose ou -gastrostomie.
oesophagojejunostomy, *s.* Œsophago-jéjunostomie, œsojéjunostomie.
oesophagomalacia, *s.* Œsophagomalacie.
oesophagomyotomy, *s.* Opération de Heller.
oesophagoplasty, *s.* Œsophagoplastie.
oesophagoscopy, *s.* Œsophagoscopie.
oesophagostomy, *s.* Œsophagostomie.
oesophagotomy, *s.* Œsophagotomie.
oesophagus, *s.* Œsophage.
oesophagus (Barrett's). Endobrachyœsophage.
oestrin phase. Préœstrus.
oestrogen, *s.* Œstrogène.
oestrogenic, **oestrogenous**, *adj.* Œstrogène.
oestroprogestative, *adj.* Œstro-progestatif.
oestrous cycle. Cycle œstral.
Ohara's disease. Tularémie.
oidiomycosis, *s.* Candidose.
oil syndrome (Spanish toxic). Syndrome de l'huile toxique espagnole.
oinomania, *s.* Delirium tremens.
ointment, *s.* Pommade, onguent.
oleoma, *s.* Oléome.
olfactometry, *s.* Olfactométrie.
olfactory, *adj.* Olfactif.
oligergasia, *s.* Oligophrénie.
oligoamnios, *s.* Oligohydramnios.
oligoanuria, *s.* Oligo-anurie.
oligocholia, *s.* Hypocholie.
oligochromasia, *s.* Hypochromasie.
oligocythaemia, *s.* Oligocytémie.
oligodactytia, **oligodactyly**, *s.* Oligodactylie.
oligodendroglioma, *s.* Oligodendrocytome.
oligodipsia, *s.* Oligodipsie.
oligohaemia, *s.* Anémie.
oligohydramnios, *s.* Oligoamnios.
oligomenorrhoea, *s.* Oligoménorrhée.
oligonucléotide, *s.* Oligonucléotide.
oligophrenia, *s.* Oligophrénie.
oligophrenia (phenylpyruvic)ou **o. phenylpyruvica**. Oligophrénie phénylpyruvique
oligopnoea, *s.* Oligopnée.
oligosaccharidosis, *s.* Oligosaccharidose.
oligosacchariduria, *s.* Oligosaccharidurie.
oligosideraemia, *s.* Oligosidérémie.
oligospermatism, **oligospermia**, *s.* Oligospermie.
oligotrichia, **oligotrichosis**, *s.* Oligotrichie.
oligozoospermatism, *s.* Oligospermie.
oligozoospermia, *s.* Oligozoospermie.
oliguresis, **oliguria**, *s.* Oligurie.
omacephalus, *s.* Omacéphale.
omagra, *s.* Goutte de l'épaule.
omalgia, *s.* Scapulalgie.
omarthritis, *s.* Omarthrite.
omarthrosis, *s.* Omarthrose.
Ombrédanne's syndrome. Syndrome pâleur-hyperthermie.
omentectomy, *s.* Omentectomie.
omentofixation, **omentopexy**, *s.* Omentopexie.
omentumectomy, *s.* Omentectomie.
omitis, *s.* Inflammation de l'épaule.
omphalectomy, *s.* Omphalectomie.
omphalitis, *s.* Omphalite.
omphalopagus, *s.* Monomphalien.
omphalorrhagia, *s.* Omphalorragie.
omphalotomy, *s.* Omphalotomie.
omphalotripsy, *s.* Omphalotripsie.
onanism, *s.* Onanisme.
Onchocerca, *s.* Onchocerque.
onchocerciasis, **onchocercosis**, *s.* Onchocercose.
onchocercoma, *s.* Onchocercome.
oncocytoma, *s.* Oncocytome.

oncogen, *adj.*et *s.* Oncogène.
oncogenesis, *s.* Oncogenèse.
oncogenic, *adj.* Oncogène.
oncography, *s.* Oncographie.
oncology, *s.* Oncologie.
oncoprotein, *s.* Oncoprotéine.
oncosis, *s.* 1° État morbide caractérisépar le développement de tumeurs. — 2° Tuméfaction.
Ondine's curse. Malédiction d'Ondine.
ondontalgia, *s.* Odontalgie.
oneiric, *adj.* Onirique.
oneirism, *s.* Onirisme.
oneiroanalysis, *s.* Oniro-analyse.
oneirodynia, *s.* Onirodynie.
oneirogenic, *adj.* Onirogène.
oneiroid, *adj.* Oniroïde.
oniomania, *s.* Oniomanie.
oniric, *adj.* Onirique.
onirism, *s.* Onirisme.
onirogenic, *adj.* Onirogène.
oniroid, *adj.* Oniroïde.
onomatomania, *s.* Onomatomanie.
ontogenesis, **ontogeny**, *s.* Ontogenèse.
onychatrophia, **onychatrophy**, *s.* Onychatrophie.
onychauxis, *s.* Onychauxis.
onychia, *s.* Onyxis.
onychitis, *s.* Onyxis.
onychocryptosis, *s.* Ongle incarné.
onychodysplasia (hereditary). Ostéoonychodysplasie.
onychogenic, *adj.* Onychogène.
onychography, *s.* Onychographie.
onychogryphosis, **onychogryposis**, *s.* Onychogryphose.
onycholysis, *s.* Onycholyse.
onychomadesis, *s.* Onychomadèse.
onychomycosis, *s.* Onychomycose.
onychoosteoarthrodysplasia, *s.* Ostéoonychodysplasie.
onychoosteodysplasia, *s.* Ostéoonychodysplasie.
onychopathy, *s.* Onychopathie.
onychophagia, **onychophagy**, *s.* Onychophagie.
onychoptosis, *s.* Onychoptose.
onychorrhexis, *s.* Onychorrhexis.
onychoschizia, *s.* Onychoschizie.
onychosis, *s.* Onychose.
onychotillomania, *s.* Onychotillomanie.
onyxis, *s.* Ongle incarné.
onyxitis, *s.* Onyxis.
oocinete, *s.* Oocinète.
oocyst, *s.* Oocyste.
oocyte, *s.* Ovocyte.
oogenesis, *s.* Ovogenèse.
oogenetic cycle. Cycle ovarien.
oogonium, *s.* Ovogonie.
ookinete, *s.* Oocinète.
oophoralgia, *s.* Ovarialgie.
oophorectomy, *s.* Ovariotomie.
oophoritis, *s.* Ovarite.
oophorohysterectomy, *s.* Ovariohystérectomie.
oophoroma, *s.* Tumeur maligne de l'ovaire.
oophoromania, *s.* Oophoromanie.
oophororrhaphy, *s.* Oophororraphie.
oophorosalpingectomy, *s.* Oophorosalpingectomie.
oophorosalpingitis, *s.* Salpingo-ovarite.
oosporosis, *s.* Oosporose.
opening (counter). Contre-incision.
operator, *s.* Opérateur.
operculum, *s.* Opercule.
ophiasis, *s.* Ophiase.
ophidiasis, **ophidism**, *s.* Ophidisme.
ophtalmodynamography, *s.* Ophtalmodynamographie.
ophthalmalgia, *s.* Ophtalmalgie.
ophthalmia, *s.* Ophtalmie.
ophthalmic reaction. Ophthalmo-réaction.
ophthalmic-sylvian syndrome. Syndrome d'Espildora-Luque.
ophthalmitis, *s.* Ophtalmite.
ophthalmodynamometer, *s.* Ophtalmodynamomètre.
ophthalmodynia, *s.* Ophtalmodynie.
ophthalmologist, *s.* Ophtalmologiste.
ophthalmology, *s.* Ophtalmologie.
ophthalmomalacia, *s.* Ophtalmomalacie.
ophthalmometry, *s.* Ophtalmométrie.
ophthalmomycosis, *s.* Ophtalmomycose.
ophthalmomyiasis. Ophtalmomyase.
ophthalmoneuromyelitis, *s.* Neuromyélite optique.
ophthalmopathy, *s.* Ophtalmopathie.
ophthalmoplasty, *s.* Ophtalmoplastie.
ophthalmoplegia, *s.* Ophtalmoplégie.
ophthalmorhinostomatohygrosis. Syndrome de Creyx et Lévy.
ophthalmoscopy, *s.* Examen du fond d'œil.
ophthalmotomy, *s.* Ophtalmotomie.
opiate, *s.* Opiacé.
opioid, *adj.* Opioïde.
opiophagism, **opiophagy**, *s.* Opiophagie.
opisthognathism, *s.* Opisthognathisme.
opisthorchiasis, *s.* Opisthorchiase.
opocephalus, *s.* Opocéphale.
opodidymus, **opodymus**, *s.* Opodyme.
opotherapy, *s.* Opothérapie.
opportunistic, *adj.* Opportuniste.
opsin, *s.* Érythropsine.
opsiuria, *s.* Opsiurie.
opsoclonia, *s.* Opsoclonie.
opsomenorrhoea, *s.* Opsoménorrhée.
opsonification, *s.* Opsonisation.
opsonin, *s.* Opsonine.
opsonization, *s.* Opsonisation.
optic atrophy-ataxia syndrome. Syndrome de Behr.
optometry, *s.* Optométrie.
orbital floor syndrome. Syndrome de Dejean.
orbital index. Indice orbitaire.
orbitonometry, *s.* Orbitonométrie.
orbitotomy, *s.* Orbitotomie.
orchialgia, **orchidalgia**, *s.* Orchialgie.
orchidectomy, *s.* Orchidectomie.
orchidometer, *s.* Orchidomètre.
orchidopexy, *s.* Orchiopexie.
orchidoptosis, *s.* Orchidoptose.
orchidorrhaphy, *s.* Orchiopexie.
orchidotomy, *s.* Orchidotomie.
orchiectomy, *s.* Orchidectomie.
orchiepididymitis, *s.* Orchi-épididymite.
orchiopexy, *s.* Orchidopexie.
orchiorrhaphy, *s.* Orchidopexie.
orchiotomy, *s.* Orchidotomie.
orchitis, *s.* Orchite.
orchotomy, *s.* Orchidotomie.
order, *s.* Ordre.
orderly, *s.* Agent des services hospitaliers.
orexigenic, *adj.* Orexigène.
orexin, *s.* Orexine.
organ (target). Organe-cible.
organelle, *s.* Organite.
organic, *adj.* Organique.
organic dust toxic syndrome. Syndrome toxique des matières organiques.
organicism, *s.* Organicisme.
organism, *s.* Organisme.
organizer, *s.* (biologie). Organisateur.
organogenesis, **organogeny**, *s.* Organogenèse.
organoid, *adj.* Organoïde.
organoleptic, *adj.* Organoleptique.
organopathy, *s.* Organopathie.
organotropic, *adj.* Organotrope.
organotropism, **organotropy**, *s.* Organotropisme.
orgasm, *s.* Orgasme.
ornithosis, *s.* Ornithose.
orofaciodigital syndrome. Dysmorphie orodactyle.
orofaciodigital syndrome I. Syndrome de Papillon-Léage et Psaume.
orofaciodigital syndrome II. Syndrome de Mohr.
orosomucoid, *s.* Orosomucoïde.
orotic aciduria. Oroticurie.
orthesis, *s.* Orthèse.
orthocephalic, **orthocephalous**, *adj.* Orthocéphale.
orthochromatic, **orthochromophil**, *adj.* Orthochromatique.
orthochromic, *adj.* Isochrome.
orthodeoxia, *s.* Orthodéoxie.
orthodiagram, *s.* Orthodiagramme.
orthodiagraphy, *s.* Orthodiagraphie.
orthodiascopy, *s.* Orthodiascopie.
orthodontia, **orthodontics**, *s.* Orthodontie.
orthogenesis, *s.* Orthogenèse.
orthognathism, *s.* Orthognathisme.
orthomorphia, *s.* Orthomorphie, orthomorphisme.
orthonyxia, *s.* Orthonyxie.
orthopantomography, *s.* Orthopantomographie.
orthopedics, *s.* Orthopédie.
orthophony, *s.* Orthophonie.
orthopia, *s.* Orthopie.
orthopnoea, *s.* Orthopnée.
orthoptics, *s.* Orthoptie.
orthoptist, *s.* Orthoptiste.
orthorhythmic, *adj.* Orthorythmique.
orthosis, *s.* Orthèse.

orthostatic, *adj.* Orthostatique.
orthostatism, *s.* Orthostatisme.
orthosympathetic, *adj.* Orthosympathique.
orthotist, *s.* Orthésiste.
orthotonos, **orthotonus**, *s.* Orthotonos.
orthotopic, *adj.* Orthotopique.
oscheoplasty, *s.* Oschéoplastie.
oscheotomy, *s.* Oschéotomie.
oscillometer, *s.* Oscillomètre.
oscillometric, *adj.* Oscillométrique.
oscillometry, *s.* Oscillométrie.
oscillopsia, *s.* Oscillopie.
osmidrosis, *s.* Bromhidrose.
osmolality, *s.* Osmolalité.
osmolarity, *s.* Osmolarité.
osmometer, *s.* Osmomètre.
osmoreceptor, *s.* Osmorécepteur.
osmosis, **osmose**, *s.* Osmose.
osmotic, *adj.* Osmotique.
osseous, *adj.* Osseux, osseuse.
ossiculectomy, *s.* Ossiculectomie.
ostalgia, **ostealgia**, *s.* Ostéalgie.
osteitis, *s.* Ostéite.
osteoarthritis, *s.* Ostéo-arthrite.
osteoarthropathy, *s.* Ostéo-arthropathie.
osteoarthropathy (hypertrophic pulmonary ou **pneumic ou pneumogenic)**. Ostéo-arthropathie hypertrophiante pneumique, maladie de Pierre Marie.
osteoarthrosis, *s.* Ostéoarthrite.
osteoarthrosis juvenilis of the navicular. Scaphoïdite tarsienne.
osteoarthrosis of the cervical spine. Cervicarthrose.
osteoblast, *s.* Ostéoblaste.
osteoblastic, *adj.* Ostéoblastique.
osteoblastoma, *s.* Ostéoblastome.
osteocalcin, *s.* Ostéocalcine.
osteochondritis, *s.* Ostéochondrite.
osteochondritis deformans juvenilis ou coxæ juvenilis. Ostéochondrite déformante juvénile de la hanche.
osteochondrodysplasia, *s.* Ostéochondrodysplasie.
osteochondrodystrophy, *s.* Ostéo-chondrodystrophie.
osteochondroma, *s.* Ostéochondrome.
osteochondromatosis (synovial). Ostéochondromatose articulaire.
osteochondrosarcoma, *s.* Ostéochondrosarcome.
osteochondrosis, *s.* Ostéochondrite.
osteoclasia, *s.* Ostéoclasie.
osteoclasis, *s.* Ostéoclasie.
osteoclast, *s.* Ostéoclaste.
osteoclasty, *s.* Ostéoclasie.
osteocopic, *adj.* Ostéocope.
osteocystoma, *s.* Kyste solitaire des os.
osteocyte, *s.* Ostéocyte.
osteodensimetry, *s.* Ostéodensimétrie.
osteodynia, *s.* Ostéodynie.
osteodysplasty, *s.* Ostéodysplastie.
osteodystrophia, **osteodystrophy**, *s.* Ostéodystrophie.
osteodystrophy (Albright's hereditary). Dystrophie héréditaire d'Albright.
osteodystrophy (renal). Ostéodystrophie rénale.
osteogenesis imperfecta. Fragilité osseuse héréditaire.
osteogenesis imperfecta congenita, gravis ou **lethalis**. Dysplasie périostale.
osteogenesis, **osteogeny**, *s.* Ostéogenèse.
osteogenetic, **osteogenic**, **osteogenous**, *adj.* Ostéogénique.
osteoid, *adj.* Ostéoïde. - *s.* Tissu ostéoïde.
osteologia, **osteology**, *s.* Ostéologie.
osteolysis, *s.* Ostéolyse.
osteolysis (osteoblastic). Ostéolyse ostéoblastique.
osteoma, *s.* Ostéome.
osteomalacia, **osteomalacosis**, *s.* Ostéomalacie.
osteomatosis, *s.* Ostéomatose.
osteomesopyknosis, *s.* Ostéomésopycnose.
osteometry, *s.* Ostéométrie.
osteomyelitis, *s.* Ostéomyélite.
osteomyelitis (acute suppurative). Ostéomyélite infectieuse aiguë.
osteon, *s.* Ostéon.
osteonecrosis, *s.* Ostéonécrose.
osteonectin, *s.* Ostéonectine.
osteoneuralgia, *s.* Ostéonévralgie.
osteoonychodysplasia, *s.* Onycho-ostéodysplasie héréditaire.
osteopath, *s.* Ostéopathe.
osteopathia, *s.* Ostéopathie.
osteopathia striata. Maladie de Voorhœve.
osteopathy, *s.* Ostéopathie.
osteopecilia, *s.* Ostépœcilie.
osteopedion, *s.* Lithopédion.
osteopenia, *s.* Ostéopénie.
osteoperiostitis, *s.* Ostéopériostite.
osteopetrosis, *s.* Ostéopétrose.
osteophyte (rachidian). Bec de perroquet.
osteophytosis, *s.* Ostéophytose.
osteoplasty, *s.* Ostéoplastie.
osteopoecilia, *s.* Ostéopœcilie.
osteopoikilosis, *s.* Ostéopœcilie.
osteopontin, *s.* Ostéopontine.
osteoporosis, *s.* Ostéoporose.
osteopsathyrosis, *s.* Ostéopsathyrose.
osteoradionecrosis, *s.* Ostéo-radionécrose.
osteosarcoma, *s.* Ostéosarcome.
osteosclerosis, *s.* Éburnation.
osteosis, *s.* Ostéose.
osteosteatoma, *s.* Ostéostéatome.
osteosynthesis, *s.* Ostéosynthèse.
osteotomy, *s.* Ostéotomie.
ostreaceous, *adj.* Ostréacé.
O'Sullivan's test. Test d'O'Sullivan.
otalgia, *s.* Otalgie.
OTC. Médicament-conseil.
othematoma, *s.* Othématome.
otic, *adj.* Otique.
oticodinia, **oticodinosis**, *s.* Syndrome de Ménière.
otitis, *s.* Otite.
otitis media with effusion. Otite séromuqueuse.
otocephalus, *s.* Otocéphale.
otodynia, *s.* Otalgie.
otolith, *s.* Otolithe.
otologist, *s.* Auriste.
otology, *s.* Otologie.
otomastoiditis, *s.* Otomastoïdite.
otomycosis, *s.* Otomycose.
otopathy, *s.* Otopathie.
otoplasty, *s.* Otoplastie.
otorrhagia, *s.* Otorragie.
otorrhea (cerebrospinal fluid). Otoliquorrhée.
otorrhea, **otorrhoea**, *s.* Otorrhée.
otosclerosis, *s.* Otosclérose.
otoscopy, *s.* Otoscopie.
otospongiosis, *s.* Otospongiose.
ototoxicity, *s.* Ototoxicité.
ouabain, *s.* Ouabaïne.
out look. Pronostic.
outflow, *s.* Débit.
outpatient, *s.* Consultant.
output, *s.* Débit.
output (cardiac), **output (heart)**. Cardiac output.
output (low) syndrome. Syndrome du bas débit.
ovalbumin, *s.* Ovalbumine.
ovalocytary, *adj.* Ovalocytaire.
ovalocytosis, *s.* Ovalocytose.
ovarialgia, *s.* Oophoralgie.
ovarian, *adj.* Ovarien.
ovariectomy, *s.* Ovariectomie.
ovariocele, *s.* Ovariocèle.
ovariolysis, *s.* Ovariolyse.
ovarioncus, *s.* Tumeur de l'ovaire.
ovariopathy, *s.* Maladie ovarienne.
ovariopexy, *s.* Ovariopexie.
ovariorrhexis, *s.* Rupture d'un ovaire.
ovariotherapy, *s.* Ovariothérapie.
ovariotomy, *s.* Ovariectomie.
ovariprival, *adj.* Ovarioprive.
ovaritis, *s.* Ovarite.
ovary, *s.* Ovaire.
overdamping, *s.* Suramortissement.
overdosage, *s.* Surdosage.
overdose, *s.* Dose excessive, surdose.
overflow, **overflowing**, *s.* Regorgement.
overhydration, *s.* Hyperhydration.
overoxygenation, *s.* Suroxygénation.
overriding, *s.* Chevauchement.
overshoot, **overshooting**, *s.* Dépassement.
overstrain, *s.* Surmenage.
ovinia, *s.* Clavelée.
oviparity, *s.* Oviparité.
ovoflavin, *s.* Vitamine B_2.
ovoimplantation, *s.* Ovo-implantation.
ovotestis, *s.* Ovotestis.
ovum, *s.* Ovule.
oxalemia, **oxalaemia**, *s.* Oxalémie.
oxalic, *adj.* Oxalique.
oxalosis, *s.* Oxalose.
oxaluria, *s.* Oxalurie.
oxidase, *s.* Oxydase.
oxidation, *s.* Oxydation.
oxide (nitric). Monoxyde d'azote, oxyde nitrique.

oxide (nitrous). Protoxyde d'azote.

oxidoreductase, *s.* Oxydoréductase.

oxidoreduction, *s.* Oxydoréduction.

oxidosis, *s.* Acidosis.

oximetry, *s.* Oxymétrie.

oxycephalia, **oxycephaly**, *s.* Oxycéphale.

oxygen, *s.* Oxygène.

oxygen capacity. Capacité du sang en oxygène.

oxygen consumption. Consommation d'oxygène, Qo_2.

oxygen content (blood). Concentration du sang en oxygène.

oxygen singlet. Oxygène singulet.

oxymetry, *s.* Oximétrie.

oxymyoglobin, *s.* Oxymyoglobine.

oxyosmia, *s.* Oxyosmie.

oxyphil, **oxyphile**, *s.*et *adj.* Oxyphile.

oxyphilic, **oxyphilous**, *adj.* Oxyphile, *adj.*

oxyquinoline, *s.* Oxyquinoléine.

oxytetracycline, *s.* Oxytétracycline.

oxytocic, *adj.* Ocytocique.

oxytocin, *s.* Ocytocine, oxytocine.

oxyuriasis, *s.* Oxyurose.

oxyuriosis, *s.* Oxyuriose.

Oxyuris, *s.* Oxyure.

ozena, **ozaena**, *s.* Ozène.

ozenous, *adj.* Ozéneux.

ozone, *s.* Ozone, trioxygène.

pacemaker, *s.* Stimulateur, centre régulateur de rythme.

pacemaker (cardiacou **pacemaker of the heart**. 1° Foyer de commande du rythme cardiaque (normalement le nœud sinusal). — 2° Stimulateur cardiaque.

pacemaker (wandering). Commande instable.

pachyblepharon, **pachyblepharosis**, *s.* Pachyblépharose.

pachybronchitis, *s.* Pachybronchite.

pachycapsulitis, *s.* Pachycapsulite.

pachycephalia, **pachycephaly**, *s.* Pachycéphalie.

pachychoroiditis, *s.* Pachychoroïdite.

pachyderma, *s.* Pachydermie.

pachydermia, *s.* Pachydermie.

pachydermoperiostosis, *s.*, **p. plicata**. Pachydermopériostose.

pachymeningitis, *s.* Pachyméningite.

pachymeninx, *s.* Pachyméninge.

pachyonychia congenita. Syndrome de Jadassohn-Lewandowsky.

pachyonychia ichthyosiforme. Syndrome de Jadassohn-Lewandowsky.

pachyonychia, **pachyonyxis**, *s.* Pachyonychie.

pachypericarditis, *s.* Pachypéricardite.

pachyperiosteodermia, *s.* Pachydermopériostose.

pachyperiostitis, *s.* Pachypériostose.

pachypleuritis, *s.* Pachypleurite.

pachysalpingitis, *s.* Pachysalpingite.

pachytene, *adj.* Pachytène.

pachyvaginalitis, *s.* Pachyvaginalite.

pachyvaginitis (cystic). Pachyvaginite kystique.

pacing, *s.* Entraînement, stimulation (du cœur).

pack. 1° *v.* Tamponner, envelopper. — 2° *s.* Tamponnement.

package-year, *s.* Paquet-année.

packing, *s.* Tamponnement.

pad, *s.* Tampon, compresse.

paediatrician, *s.* Pédiatre.

Paget's cancer. Maladie de Paget.

Paget's disease of bone. Maladie osseuse de Paget.

pagetoid, *adj.* Pagétoïde.

pagophagia, *s.* Pagophagie.

Pahvant Valley plague. Tularémie.

paidology, *s.* Pédologie.

pain, *s.* Douleur, algie.

pain (hunger). Faim douloureuse.

pain (wandering). Douleur erratique.

pains, *s.* Douleurs de l'accouchement.

pairing, *s.* Accouplement.

palate, *s.* Palais.

palate (cleft). Fissure palatine.

palate (gothic). Palais ogival.

palatitis, *s.* Palatite.

palatoplasty, *s.* Palatoplastie.

palatorrhaphy, *s.* Staphylorraphie.

paleocortex, *s.* Paléocortex.

paleopallium, *s.* Paléopallium.

paleopathology, *s.* Paléopathologie.

palicinesia, **palikinesia**, *s.* Palicinésie.

palilalia, *s.* Palilalie.

palindromic, *adj.* Palindromique.

palingraphia, *s.* Palingraphie.

palinopsia, *s.* Palinopsie.

palinphrasia, **paliphrasia**, *s.* Palimphrasie.

pallaesthesia, *s.* Pallesthésie.

pallanaesthesia, *s.* Pallanesthésie.

palliative, *adj.* Palliatif.

palmaesthesia, *s.* Pallesthésie.

palmature, *s.* Syndactylie.

palpebral, *adj.* Palpébral.

palsy, *s.* Paralysie.

palsy (infantile progressive bulbar), Syndrome de Fazio-Londe.

Paltauf's dwarfismou **nanism**. Infantilisme hypophysaire.

Paltauf-Sternberg disease. Maladie de Hodgkin.

paludal, *adj.* Paludéen.

paludism,*s.* Paludisme.

panacea, *s.* Panacée.

panagglutinin, *s.* Panagglutinine.

panangiitis, *s.* Panangéite.

panantibody, *s.* Pananticorps.

panaritium, *s.* Panaris.

panarteritis, *s.* Panartérite.

panarthritis, *s.* Panarthrite.

pancarditis, *s.* Pancardite.

panchondritis (systemic). Polychondrite atrophiante chronique.

panchrest, *s.* Panacée.

pancreatectomy, *s.* Pancréatectomie.

pancreatico-enterostomy, *s.* Pancréato-entérostomie.

pancreaticogastrostomy, *s.* Pancréato-gastrostomie.

pancreaticojejunostomy, *s.* Pancréato-jéjunostomie.

pancreatitis, *s.* Pancréatite.

pancreatogenic pancreatogenous, *adj.* Pancréatogène.

pancreatography, *s.* Pancréatographie.

pancreatopathy, *s.* Pancréatopathie.

pancreatostomy, *s.* Pancréatostomie.

pancreatotomy, *s.* Pancréatotomie.

pancreatotropic, **pancreatropic**, *adj.* Pancréatotrope.

pancreolysis, *s.* Pancréatolyse.

pancreopathy, *s.* Pancréatopathie.

pancreoprivic, *adj.* Pancréatoprive.

pancreozymin, *s.* Pancréozymine.

pancytopenia, *s.* Pancytopénie.

pandemia, **pandemy**, *s.* Pandémie.

pandysautonomia, *s.* Dysautonomie.

panencephalitis, *s.* Panencéphalite.

pang, *s.* Angoisse.

panhaemocytophthisis, *s.* Panmyélophthisie.

panhaemolysin, *s.* Panhémolysine.

panhyperadrenocorticism, *s.* Panhypercorticisme.

panhypopituitarism, *s.* Panhypopituitarisme.

panhysterectomy, *s.* Hystérectomie totale.

panic, *s.* Accès de panique.

panic attack. Attaque de panique.

panmyelopathy, *s.* Panmyélophthisie.

panmyelophthisis, *s.* Panmyélophtisie.

panmyelosis, *s.* Panmyélose.

panniculalgia, *s.* Adiposalgie.

panniculitis, *s.* Panniculite.

panniculus adiposus. Pannicule adipeux.

panophthalmia, **panophthalmitis**, *s.* Panophtalmie.

panosteitis, **panostitis**, *s.* Panostéite.

pansinuitis, **pansinusitis**, *s.* Pansinusite.

pantophobia, *s.* Pantophobie.

pantothenic acid. Vitamine B5.

pantotropic, **pantropic**, *adj.* Pantrope.

papain, *s.* Papaïne.

papilla, *s.* Papille.

papillectomy, *s.* Papillectomie.

papilledema, papilloedema, *s.* Œdème de la papille.

papillitis, *s.* Papillite.

papilloma, *s.* Papillome.

papillomatosis, *s.* Papillomatose.

papilloretinitis, *s.* Papillorétinite.

papillosphincterotomy, *s.* Papillosphinctérotomie.

papillotomy, *s.* Papillotomie.

papulosis, *s.* Papulose.

papulosis (bowenoid). Papulose bowenoïde.

para. (obstétrique). Pare. — *Para I, II, III.* I pare, II pare, III pare, etc.

para-aminobenzoic acid. Vitamine H'.

para-aminohippuric acid test. Épreuve à l'acide para-amino-hippurique.

para-aminosalicylic acid, **PAS**, **PASA**. Acide para-amino-salicylique, PAS.

parabiosis, *s.* Parabiose et *pro parte :* greffe siamoise.

paracanthoma, *s.* Acanthome.

paracanthosis, *s.* Acanthosis.

paracenter, *s.* Paracentre.

paracentesis, *s.* Paracentèse.
paracephalus, *s.* Paracéphale.
parachute mitral valve. Valve mitrale en parachute.
paracinesia, paracinesis, *s.* Parakinésie.
paracolitis, *s.* Paracolite.
paracousis, *s.* Paracousie.
paracoxalgia, *s.* Paracoxalgie.
paracusis, **paracusia**, *s.* Paracousie.
paracystitis, *s.* Paracystite.
paradental, *adj.* Paradentaire.
paradiabetes, *s.* État paradiabétique.
paradox (French). Paradoxe français.
paraesthesia, *s.* Paresthésie.
paraffin, *s.* Alcane, paraffine.
paraffinoma, *s.* Paraffinome.
paraflexia, *s.* Pararéflexe.
paraganglioma, *s.* Paragangliome.
paragene, *s.* Plasmide.
paragenesis, *s.* Paragénésie.
paraglossia, **paraglossitis**, *s.* Hypoglossie.
paragnathus, *s.* Paragnathe.
paragnosia, *s.* Paragnosie.
paragonimiasisou **paragonimosis**, *s.* Paragonimiase.
paragrammatism, *s.* Paragrammatisme.
paragranuloma (Poppema's), Paragranulome de Poppema.
paragraphia, *s.* Paragraphie.
parahaemophilia, *s.* Parahémophilie.
parakeratosis, *s.* Parakératose.
parakinesia, **parakinesis**, *s.* Parakinésie.
paralalia, *s.* Paralalie.
paralexia, *s.* Paralexie.
parallergy, **parallergia**, *s.* Parallergie.
paralysin, *s.* Agglutinine.
paralysis, *s.* Paralysie.
paralysis (crutch). Syndrome des béquillards.
paralysis (familial recurrent). Paralysie familiale périodique.
paralysis (familial spastic). Paraplégie spasmodique familiale.
paralysis (sleep). Paralysie du sommeil.
paramagnetic, *adj.* Paramagnétique.
paramastitis, *s.* Paramastite.
paramedical, *adj.* Paramédical.
parametritis, *s.* Paramétrite.
parametrium, *s.* Paramètre.
paramimia, *s.* Paramimie.
paramitome, *s.* Hyaloplasma.
paramnesia, *s.* Paramnésie.
paramorphia, *s.* Paramorphisme.
paramusia, *s.* Paramusie.
paramycetoma, *s.* Paramycétome.
paramyoclonus, *s.* Paramyoclonie.
paraneoplastic, *adj.* Paranéoplasique.
paranoiac, *adj.*et *s.* Paranoïaque, *adj.* et *s. m.* ou *f*
paranoic, *adj.* Paranoïaque, adj.
paranoid, *adj.* Paranoïde.
paranoid states ou **reactions**. Structure paranoïaque.
paranomia, *s.* Paranomia.
paraosmia, *s.* Parosmie.
paraosteoarthropathy, *s.* Para-ostéoarthropathie.
paraparesis (tropical spastic).. Paraparésie spastique tropicale.
paraphasia, *s.* Paraphasie.
paraphemia, *s.* Paraphémie.
paraphonia, *s.* Paraphonie.
paraphrasia, *s.* Paraphasie.
paraphrenitis, *s.* Paraphrénitis.
paraphronia, *s.* État paraphronique.
paraplegia, *s.* Paraplégie.
parapraxia, **parapraxis**, *s.* Parapraxie.
paraproctitis, *s.* Périrectite.
paraprotein, *s.* Immunoglobuline monoclonale.
paraproteinaemia, *s.* Paraprotéinémie.
paraproteinuria, *s.* Paraprotéinurie.
parapsychology, *s.* Parapsychologie.
pararrhythmia,*s.* Parasystole.
parasitaemia, *s.* Parasitémie.
parasitic, *adj.* Parasitaire.
parasiticidal , *adj.* Parasiticide.
parasitism, *s.* Parasitisme.
parasitization, *s.* Infestation.
parasitology, *s.* Parasitologie.
parasitophobia, *s.* Parasitophobie.
parasitosis, *s.* Parasitose.
parasitotrope, **parasitotropic**, *adj.* Parasitotrope.
paraspasm, *s.* Paraspasme.
parasympathetic, *adj.* Parasympathique.
parasympathicotonia, *s.* Vagotonie.
parasympatholytic, *adj.* Vagolytique.
parasympathomimetic, *adj.* Vagomimétique.
parasystole, *s.***parasystolic rhythm**. Parasystolie.
parathymia, *s.* Parathymie.
parathyroidal, *adj.* Parathyroïdien.
parathyroidectomy, *s.* Parathyroïdectomie.
parathyroidoma, *s.* Parathyroïdome.
parathyroprival, *adj.* Parathyréoprive.
parathyroprivia, *s.* Hypoparathyréose.
parathyroprivic, **parathyroprivous**, *adj.* Parathyréoprive.
parathyrotrophic, *adj.* Parathyréotrope.
parathyrotropic, *adj.* Parathyréotrope.
paratonia, *s.* Paratonie.
paratrigeminal syndrome. Syndrome de Raeder.
paratyphlitis, *s.* Pérityphlite.
paravariation, *s.* Sommation.
paravariola, *s.* Alastrim.
parectropia, *s.* Parectropie.
paregeusia, **parageusis**, *s.* Paragueusie.
paregoric, *s.* Élixir parégorique.
parenchyma, *s.* Parenchyme.
parenchymatous, *adj.* Parenchymateux.
paresis, *s.* Parésie.
paresis (general). Paralysie générale.
paresthesia, *s.* Paresthésie.
parietal lobe syndrome. Syndrome pariétal.
parietitis, *s.* Pariétite.
parietography, *s.* Pariétographie.
parkinsonian, *adj.* Parkinsonien.
parkinsonism, *s.* Syndrome parkinsonien.
paroditis, *s.* Parotidite.
parodontitis, *s.* Parodontite.
parodontosis, *s.* Parodontose.
parodynia, *s.* Dystocie.
paronychia, *s.* Périonyxis.
parophthalmia, *s.* Parophtalmie.
paropsis, *s.* Paropsie.
parorchidium, *s.* Parorchidie.
parorexia, *s.* Parorexie.
parosmia, *s.* Parosmie.
parosteal*adj.* Parostal.
parosteitis, **parostitis**, *s.* Parostéite.
parotidectomy, *s.* Parotidectomie.
parotitis, *s.* Parotidite.
paroxia, *s.* Parorexie.
paroxysm, *s.* Paroxysme.
Parrot's disease. 1° Achondroplasia. — 2° Maladie deParrot.
Parry's disease. Maladie de Basedow.
part (presenting). Présentation.
parthenogenesis, *s.* Parthénogenèse.
parthenology, *s.* Parthénologie.
parthogenesis, *s.* Parthénogenèse.
partigen, *s.* Partigène.
parturient, *s.* Parturiente.
parulis, *s.* Parulie.
passage (false). Fausse route.
paste, *s.* Pâte.
Pasteurellaceae, *s. pl.* Pasteurellacées.
pasteurellosis, *s.* Pasteurellose.
pasteurization, *s.* Pasteurisation.
patch *s.* Plaque, pièce, timbre.
patch (mucous). Plaque muqueuse.
patellar, *adj.* Rotulien.
patellectomy, *s.* Patellectomie.
patellitis, *s.* Patellite.
patelloplasty, *s.* Patelloplastie.
patent period. Patence.
pathergia, **pathergy**, *s.* Pathergie.
pathogen, *s.* Agent pathogène.
pathogenesis, **pathogenesy**, **pathogeny**, *s.* Pathogenèse.
pathogenetic, *adj.* Pathogénétique.
pathogenic, *adj.* Pathogénique.
pathogenic, **pathogenetic**, *adj.* Pathogène.
pathogenicity, *s.* Pathogénicité.
pathognomonic, **pathognostic**, *adj.* Pathognomonique.
pathognomy, *s.* Pathognomonie.
pathologic, **pathological**, *adj.* Pathologique.
pathologist, *s.* Anatomo- et physiopathologiste.
pathology, *s.* Pathologie, anatomie et physiologie pathologiques.
pathomimesis, **pathomimia**, **pathomimicry**, *s.* Pathomimie.
pathophobia, *s.* Pathophobie.
pathophysiology, *s.* Physiopathologie.
pathosis, *s.* Maladie.
patroclinous, *adj.* Patrocline.
pattern, *s.* Exemple, modèle, dessin, tracé, groupement.
pattern (dermal). Dermatoglyphe.
pattern (" figure 8 "). Image en 8 de chiffre.

Patterson's syndrome, **Patterson-Kelly syndrome**. Syndrome de Plummer-Vinson.
pavlovian, *adj.* Pavlovien.
peakflowmeter, *s.* Débitmètre de pointe.
pearl (epithelial). Globe corné.
pectoriloquy, *s.* Pectoriloquie.
pedalier, *s.* Pédalier.
pedatrophy, *s.* Athrepsie.
pederasty, *s.* Pédérastie.
pediatric, *adj.* Pédiatrique.
pediatrician, *s.* Pédiatre.
pediatrics, *s.* Pédiatrie.
pediatrist, *s.* Pédiatrie.
pediatry, *s.* Pédiatrie.
pedicle, *s.* Pédicule.
pedicular, *adj.* Pédiculaire.
pediculate, *adj.* Pédiculé.
pediculation, *s.* 1° Phtiriase. — 2° Formation d'un pédicule.
pediculosis, *s.* Phtiriase.
pediculous, *adj.* Pouilleux.
pediluvium, *s.* Pédiluve.
pedodontia, *s.* Pédodontie.
pedodontics, *s.* Pédodontie.
pedogamy, *s.* Pédogamie.
pedogenesis, *s.* Pédogenèse.
pedometer, *s.* Pædiomètre.
peduncle, *s.* Pédoncule.
peduncle (cerebral). Pédoncule cérébral.
pedunculotomy, *s.* Pédonculotomie.
peeling, *s.* Desquamation.
pegging, *s.* Enclouage.
pegylated, *adj.* Pégylé, ée.
pelade (achromic). Pelade achromateuse.
peladic, *adj.* Peladique.
Pel-Ebstein disease. Maladie de Hodgkin.
pelioma, *s.* Péliome.
peliosis of the liver. Angiomatose hépatique, péliose hépatique.
pellagra, *s.* Pellagre.
pellagral, *adj.* Pellagreux.
pellagroid, *adj.* Pellagroïde.
pellet, *s.* Pellet, implant.
peloid, *adj.* Péloïde.
pelotherapy, *s* . Pélothérapie.
pelvicellulitis, *s.* Pelvicellulite.
pelvimeter, *s.* Pelvimètre.
pelvimetry, *s.* Pelvimétrie.
pelvioperitonitis, *s.* Pelvipéritonite.
pelvioradiography, *s.* Pelvigraphie.
pelviradiography, *s.* Pelvigraphie.
pelvis, *s.* 1° Bassin. — 2° Bassinet.
pelvis (abnormal). Bassin vicié.
pelvis (lordotic). Bassin lordotique.
pelvis of the ureter. Bassinet.
pelycology, *s.* Pelvilogie.
pemphigoid, *s.*et *adj.* Pemphigoïde.
penam, *s.* Péname.
penem, *s.* Pénème.
penicillin, *s.* Pénicilline.
penicillinase, *s.* Pénicillinase.
penicillin-fast, *adj.* Pénicillinorésistant.
penicillin-resistant, *adj.* Pénicillinorésistant.
penicillin-therapy, *s.* Pénicillinothérapie.
penicilliosis, *s.* Pénicilliose.
penis plasticus. Maladie de La Peyronie.
penitis, *s.* Pénitis.
pentalogy of Fallot. Pentalogie.
pentaploid, *adj.* (génétique). Pentaploïde.
pentaploidy, *s.* (génétique). Pentaploïde.
pentasomy, *s.* (génétique). Pentasomie.
Pentastoma, *s.* Pentastome.
pentastomiasis, *s.* Pentastomose.
pentosuria. *s.* Pentosurie.
peotillomania, *s.* Péotillomanie.
peotomy, *s.* Résection du pénis.
pepsic, *adj.* Peptique.
pepsin, *s.* Pepsine.
pepsinogen, *s.* Pepsinogène.
pepsinogenous, *adj.* Pepsinogène.
pepsinuria, *s.* Pepsinurie.
peptic, *adj.* Peptique.
peptid, **peptide**, *s.* Peptide.
peptide (auricular natriuretic). Peptide auriculaire ou atriale natriurétique.
peptide (brain natriuretic). Peptide cérébral natriurétique.
peptides (opioid). Peptides opiacés ou opioïdes.
peptic, *adj.* Peptique.
Peptococcaceae, *s. pl.* Peptococcacées.
peptogenic, **peptogenous**, *adj.* Peptogène.
peracephalus, *s.* Péracéphale.
percutaneous, *adj.* Percutané.
periadenitis, *s.* Périadénite.
periangiocholitis, *s.* Périangiocholite.
periappendicitis, *s.* Périappendicite.
periarteritis, *s.* Périartérite.
periarteritis nodosa. Périartérite noueuse, (PAN).
periarthritis, *s.* Périarthrite.
pericardectomy, **pericardiectomy**, *s.* Péricardectomie.
pericardial, *adj.* Péricardique.
pericardiocentesis, *s.* Péricardiocentèse.
pericardiolysis, *s.* Péricardiolyse.
pericardiotomy, *s.* Péricardiotomie.
pericarditic, *adj.* Péricarditique.
pericarditis, *s.* Péricardite.
pericarditis (constrictive). Péricardite constrictive.
pericarditis (dry). Péricardite sèche.
pericarditis (idiopathic). Péricardite aiguë bénigne.
pericarditis with effusion. Péricardite avec épanchement.
pericardium, *s.* Péricarde.
pericardoplasty, *s.* Péricardoplastie.
pericardoscopy, *s.* Péricardoscopie.
pericardotomy, *s.* Péricardotomie.
pericaryon, *s.* Pericaryone.
pericholangiolitis, *s.* Péricholangiolite.
pericholecystitis, *s.* Péricholécystite.
perichondritis, *s.* Périchondrite.
perichondroma, *s.* Périchondrome.
pericolitis, *s.* Péricolite.
pericolonitis, *s.* Péricolite.
pericolpitis, *s.* Périvaginite.
pericoronitis, *s.* Péricoronarite.
pericowperitis, *s.* Péricowpérite.
pericystic, *adj.* 1° Périkystique. — 2° Périvésical.
pericystitis, *s.* Péricystite.
pericystium, *s.* Périkyste.
perididymitis, *s.* Périddymite.
peridiverticulitis, *s.* Péridiverticulite.
periduodenitis, *s.* Périduodénite.
peridurography, *s.* Péridurographie.
periencephalitis, *s.* Périencéphalite.
perienterocolitis, *s.* Périentérocolite.
periesophagitis, *s.* Périœsophagite.
perifollicular, *adj.* Périfolliculaire.
perifolliculitis, *s.* Périfolliculite pilaire.
perifolliculitis (superficial pustular). Impétigo circumpilaire.
perigastritis, *s.* Périgastrite.
periglomerular, *adj.* Périglomérulaire.
perihepatitis*s.* Périhépatite.
perihepatitis (suppurative). Pyopérihépatite.
perikaryon*s.* Péricaryone.
perilobulitis, *s.* Périlobulite.
perimaxillitis, *s.* Périmaxillite.
perimeningitis, *s.* Pachyméningite.
perimeter, *s.* Périmètre.
perimetritis, **perimetralpingitis**, *s.* Périmétrite.
perimysium, *s.* Périmysium.
perimetry, *s.* Périmétrie.
perinatal period. Période périnatale
perinatology, *s.* Périnatologie.
perineoplasty, *s.* Périnéoplastie.
perineorrhaphy, *s.* Périnéorraphie.
perineostomy, *s.* Urétrostomie périnéale.
perineotomy, *s.* Périnéotomie.
perinephritis, *s.* Périnéphrite.
perineurium, *s.* Périnèvre.
period, *s.* Période, stade, phase.
period (child-bearing). Période de fécondité.
periodic*adj.* Périodique.
periodontics, *s.* Parondontie.
periodontitis. Parodontite.
periodontium, *s.* Paradonte.
periodontoclasia, *s.* Paradontolyse.
periodontolysis, *s.* Paradontolyse.
periodontosis, *s.* Desmodontose, paradontose.
periods, *s. pl.* Règles.
perionyxis, *s.* Périonyxis.
periophthalmitis, *s.* Périophtalmite.
periorchitis, *s.* Pachyvaginalite.
periosteal, *adj.* Périostique.
periosteitis, *s.* Périostite.
periosteous, *adj.* Périosté.
periostitis, *s.* Périostite.
periostosis, *s.* Périostose.
periphlebitis, *s.* Périphlébite, paraphlébite.
peripneumonitis, *s.* Péripneumonie.
periproctitis, *s.* Périrectite.
periproctitis (gangrenous). Périproctite septique diffuse.
periprostatitis, *s.* Périprostatite.
perirectitis, *s.* Périrectite.
perisalpingitis, *s.* Périsalpingite.

perisigmoiditis, *s.* Périsigmoïdite.
perisinusoidal, *adj.* Périsinusoïdal.
perisplenitis, *s.* Périsplénite.
peristalsis, *s.* Péristaltisme.
peristaltic, *adj.* Péristaltique.
perisynovitis, *s.* Périsynovite.
perithelioma, *s.* Périthéliome.
peritoneoplasty, *s.* Péritonisation.
peritoneoscopy, *s.* Cœlioscopie.
peritonitis, *s.* Péritonite.
peritonization, *s.* Péritonisation.
peritricha, *s.* Péritriche.
perityphlitis, *s.* Pérityphlite.
periungual, *adj.* Péri-unguéal.
periureteritis, *s.* Péri-urétérite.
periurethritis, *s.* Péri-urétrite.
perivaginitis, *s.* Périvaginite.
perivascular, *adj.* Périvasculaire.
perivasculitis, *s.* Périvascularite.
perivisceritis, *s.* Périviscérite.
periwinkle, *s.* Pervenche.
pernicious, *s.* Pernicieux.
pernio, *s.* Engelure.
perniosis, *s.* Perniose.
peromelia, *s.* Péromélie.
peromelus, *s.* Péromèle.
peroperative, *adj.* Per-opératoire.
peroxidase, *s.* Peroxydase.
peroxidase treponemal antibody test. PTAtest.
peroxide (hydrogen). Eau oxygénée.
peroxisome, *s.* Peroxysome.
personality, *s.* Personnalité.
personality (histrionicou **hysterical)**. Constitution hystérique.
personality (inadequate). Constitution émotive de Dupré.
personality (obsessive-compulsive). Caractère obsessionnel.
personality (paranoid). Constitution paranoïaque.
personality (psychopathic). Constitution psychopathique.
personality (schizoid). Schizoïdie.
perspiratio, **perspiration**, *s.* Perspiration.
pertussoid, *adj.* Coqueluchoïde.
Peruvian balm. Baume du Pérou.
perversity, *s.* Perversité.
pes, *s.* Pied.
pessary, *s.* Pessaire.
pest, *s.* Peste.
pestilential, *adj.* Pestilentiel.
pestis, *s.* Peste.
petechia, *s.* Pétéchie.
petechial, *adj.* Pétéchial.
Peter's factor. Vitamine B3.
petrositis, **petrousitis**, *s.* Pétrosite.
petrous, *adj.* Pétreux.
PET. Tomographie par émission de positons.
pexia, **pexis**, **pexy**, *s.* Pexie.
Peyronie's disease. Maladie de La Peyronie.
phacoemulsification, *s.* Phacoémulsification.
phacoerisisou **phacoerysis**, *s.* Phacoérisis.
phacolysis, *s.* Phakolyse.
phacoma, *s.* (angl). Phacome.
phacoma (retinal). Phacomatose rétinienne.
phacomalacia. *s.* Phacomalacie.
phacomatosis, *s.* Phacomatose.
phacosclerosis, *s.* Phacosclérose.
phacoscopy, *s.* Phakoscopie.
phaeochromocytoma, *s.* Phéochromocytome.
phaeohyphomycosis, *s* . Phæohyphomycose.
phage, *s.* Bactériophage.
phagedena, **phagedaena**, *s.* Ulcère tropical.
phagedenic, *adj.* Phagédénique.
phagedenism*s.* Phagédénisme.
phagocytal, *adj.* Phagocytaire.
phagocyte (endothelial). Monocyte.
phagocytic, *adj.* Phagocytaire.
phagocytosis, *s.* Phagocytose.
phagolysis, *s.* Phagolyse.
phagomania, *s.* Phagomanie.
phagosome, *s.* Lysosome.
phakitis, *s.* Inflammation du cristallin.
phakolysis, *s.* Phacolyse.
phakoma, *s.* (amér.). Phacome.
phakomatosis, *s.* Phacomatose.
phalangization, *s.* Phalangisation.
phalangosis, *s.* Phalangose.
phalanx, *s.* Phalange.
phallic stageou **phase**. Stade phallique.
phantasm, *s.* Phantasme.
pharmaceutical (generic). Médicament générique.
pharmacist, *s* . Pharmacien.
pharmacodynamics, *s.* Pharmacodynamie.
pharmacoepidemiology, *s* . Pharmaco-épidémiologie.
pharmacogenetics, *s.* Pharmacogénétique.
pharmacognosy, *s.* Pharmacognosie.
pharmacokinetics, *s.* Pharmacocinétique.
pharmacology, *s.* Pharmacologie.
pharmacomania, *s.* Pharmacomanie.
pharmacopedia, **pharmacopedics**, *s.* Pharmacopée.
pharmacopeia, **pharmacopœia**, *s.* Codex, pharmacopée.
pharmacophilia, *s.* Pharmacomanie.
pharmacoroentgenography, *s.* Pharmacoradiologie.
pharmacotherapeutics, **pharmacotherapy**, *s.* Pharmacothérapie.
pharmacy, *s.* Pharmacie.
pharmafoods, *s.* Nutraceutique.
pharyngectomy, *s.* Pharyngectomie.
pharyngism, **pharyngismus**, *s.* Pharyngisme.
pharyngitis, *s.* Pharyngite.
pharyngitis (aphthous). Herpangine.
pharyngitis (follicular, glandularou **granular)**. Pharyngite granuleuse.
pharyngitis (vesicular). Herpangine.
pharyngitis keratosa. Pharyngomycose.
pharyngitis ulcerosa, **pharyngitis (ulcerative)**. Angine ulcéreuse.
pharyngolysis, *s.* Paralysie du pharynx.
pharyngomycosis, *s.* Pharyngomycose.
pharyngoplegia, *s.* Paralysie du pharynx.
pharyngorhinoscopy, *s.* Rhinoscopie postérieure.
pharyngosalpingitis, *s.* Pharyngosalpingite.
pharyngoscopy, *s.* Pharyngoscopie.
pharyngospasm, *s.* Pharyngisme.
pharyngostenosis, *s.* Rétrécissement du pharynx.
pharyngostomy, *s.* Pharyngostomie.
pharyngotomy, *s.* Pharyngotomie.
phase, *s.* Phase, période, stade.
PHC syndrome.. Syndrome de Böök.
phenobarbital, *s.* Phénobarbital.
phenocopy, *s.* Phénocopie.
phenol, *s.* Phénol.
phenolsteroid, *s.* Phénolstéroïde.
phenothiazine, *s.* Phénothiazine
phenoxymethylpenicillin, *s.* Phénoxyméthyl pénicilline.
phenozygous, *s.* Phénozyge.
phenylephrine*s.* Phényléphrine.
phenytoin, *s.* Diphénylhydantoïne, phénitoïne.
pheochromocytoma, *s.* Phéochromocytome.
pheromone, *s.* Phéromone.
phlebalgia, *s.* Phlébalgie.
phlebarteriectasia, *s.* Phlébartériectasie.
phlebectasia, **phlebectasis**, *s.* Varice.
phlebectomy, *s.* Phlébectomie.
phlebitis, *s.* Phlébite.
phlebogram, *s.* Phlébogramme.
phlebography, *s.* Phlébographie.
phlebolith, *s.* Phlébolithe.
phlebology, *s.* Phlébologie.
phlebomanometer, *s.* Phlébomanomètre.
phlebonarcosis, *s.* Phlébonarcose.
phlebopexy, *s.* Phlébopexie.
phlebopiezometry,*s.* Phlébopiézométrie.
phlebosation, **phlebosclerosation**, *s.* Traitement sclérosant des varices.
phlebosclerosis, *s.* Phlébosclérose.
phlebothrombosis, *s.* Phlébothrombose.
phlebotomy, *s.* Phlébotomie.
phlegm, *s.* Mucus nasal et pharyngé.
phlogistic, *adj.* Inflammatoire.
phlyctena, *s.* Phlyctène.
phlyctenula, **phlyctenule**, *s.* Phlycténule.
phobia, *s.* Phobie.
phocomelia, *s.* Phocomélie.
phocomelus, *s.* Phocomèle.
phonarteriogram, *s.* Phonoartériogramme.
phoneme, *s.* Phonème.
phoniatrics, *s.* Phoniatrie.
phonocardiogram, *s.* Phonocardiogramme.
phonocardiography, *s.* Phonocardiographie.
phonocatheter, *s.* Micromanomètre.
phonometer, *s.* Phonomètre.
phonophobia, *s.* Phonophobie.
phoria, *s.* Phorie.
phosphataemia, *s.* Phosphatémie.
phosphatasaemia, *s.* Phosphatasémie.
phosphatidaemia, *s.* Phosphatidémie.
phosphaturia, *s.* Phosphaturie.
phosphodiesterase, *s.* Phosphodiestérase.
phosphoprotein, *s.* Phosphoprotéine.
phosphorism, *s.* Phosphorisme.

phosphorolysis, *s.* Phosphorolyse.

phosphorus, *s.* Phosphore.

photism, *s.* Photisme.

photoallergy, *s.* Photo-allergie.

photobiology, *s.* Photobiologie.

photodermatism, *s.* Photosensibilisation.

photodermatitis, **photodermatosis**, **photodermia**, *s.* Photodermatose.

photogenic, **photogenous**, *adj.* 1° Photogène. — 2° D'origine lumineuse.

photokeratectomy (refractive).. Photokératectomie réfractive.

photokeratoscopy, *s.* Photokératoscopie.

photometer, *s.* Photomètre.

photometry, *s.* Photométrie.

photomotogram, *s.* Réflexogramme.

photomotograph, *s.* Photomotographe.

photopheresis, *s.* Photophérèse.

photophobia, *s.* Photophobie.

photopic, *adj.* Photopique.

photopsia, **photopsy**, *s.* Photopsie.

photoreceptor, *s.* Photorécepteur.

photoscan, *s.* Scintigramme.

photosensitization, *s.* Photosensibilisation.

phototaxis, *s.* Phototactisme.

phototherapy, *s.* Photothérapie.

phototomy, *s.* Phototomie.

phototropism, *s.* Phototropisme.

phrenic, *adj.* Phrénique.

phrenicectomy, *s.* Phrénicectomie.

phrenicotomy, *s.* Phrénicectomie.

phrenology, *s.* Phrénologie.

phrenospasm, *s.* Cardiospasme.

phrynoderma, *s.* Phrynodermie.

phthiriasis, *s.* Phtiriase.

phthisic, **phthisical**, *adj.* Phtisique.

phthisiogenetic, **phthisiogenic**, *adj.* Phtisiogène.

phthisiology, *s.* Phtisiologie.

phthisiotherapeutics, **phthisiotherap**, *s.* Phtisiothérapie.

phthisis, *s.* Phtisie.

phycomycosis, *s.* Phycomycose.

phycotoxin, *s.* Phycotoxine.

phylaxis, *s.* Phylaxie.

phylogenesis, **phylogeny**, *s.* Phylogenèse.

phylum, *s.* Embranchement, phylum.

phyma, *s.* Tumeur cutanée.

physiatrics, **physiatry**, *s.* Médecine physique.

physician, *s.* Médecin.

physician (attending). Médecin traitant dans un hôpital.

physician (house). Interne dans un hôpital.

physicochemical, *adj.* Physicochimique.

physicotherapeutics, **physicotherapy**, *s.* Physiothérapie.

physinosis, *s.* Physinose.

physiogenesis, *s.* Physiogenèse.

physiognomy, *s.* 1° Physiognomonie. — 2° Physionomie.

physiology, *s.* Physiologie.

physiology (special). Physiologie des organes.

physiopathic, *adj.* Physiopathique.

physiopathology, *s.* Physiologie pathologique.

physiotherapy, *s.* Physiothérapie, masseur-kinésithérapeute.

phytobezoar, *s.* Phytobézoard.

phytohaemagglutinin, *s.* Phytohémagglutinine PHA.

phytophotodermatitis, *s.* Phytophotodermatite.

phytotherapy, *s.* Phytothérapie.

pia mater, *s.* Pie mère.

piebaldism, *s.* Piébaldisme.

piesimeter, **piesometer**, *s.* Piézomètre.

piezo-electricity, *s* . Piézo-électricité.

piezogram, *s.* Piézogramme.

piezograph, *s.* Piézographe.

piezography, *s.* Piézographie.

pig (Guinea). Cobaye.

pigeon breeder's diseaseou **lung**, **pigeon fancier's lung**. Maladie des éleveurs d'oiseaux.

piitis, *s.* Piemérite.

pili, *s. pl.* Pili, fimbriae.

pilin, *s.* Piline.

pill, *s.* Pilule.

piloerection, *s.* Horripilation.

pilosebaceous, *adj.* Pilosébacé.

pilula, *s.* Pilule.

pilule, *s.* Petite pilule.

pilus, *s. pl.* pilus.

pimple, *s.* Bouton.

pin, *s.* Clou, broche.

pinealblastoma, *s.* Pinéaloblastome.

pinealectomy, *s.* Épiphysectomie.

pinealoblastoma, *s.* Pinéoblastome.

pinealocytoma, *s.* Pinéalocytome, pinéocytome.

pinealoma, *s.* Pinéalome.

pineoblastoma, *s.* Pinéaloblastome.

pineocytoma, *s.* Pinéalocytome.

pinguecula, **pinguicula**, *s.* Pinguécula.

pinning, *s.* Embrochage.

pinocytosis, *s.* Pinocytose.

piperazine, *s.* Pipérazine.

Pirie's syndrome. Syndrome de Debré-Fibiger.

piriform, *adj.* Piriforme.

piroplasmosis, *s.* Piroplasmose.

Pirquet's reaction. Cuti-réaction à la tuberculine.

pithiatic, *adj.* Pithiatique.

pithiatism, *s.* Pithiatisme.

pitting, *s.* 1° Formation de godet (œdème). — 2° Formation de concavités sur les ongles.

pituita, *s.* Pituite.

pituitary, *adj.* Pituitaire.

pituitectomy, *s.* Hypophysectomie.

placenta (incarcerated). Incarcération du placenta.

placental dysfunction syndrome. Syndrome de dysfonction placentaire.

placentoma, *s.* Choriome.

plagiocephalism, **plagiocephaly**, *s.* Plagiocéphalie.

plague, *s.* Peste.

plague (fowl). Grippe aviaire.

plane, *s.* Plan.

planigraphy, *s.* Tomographie.

planning (nurse). Planification des soins infirmiers.

planotopokinesia, *s.* Planotopocinésie.

plaque (dental). Plaque dentaire.

plasma cell. Plasmocyte.

plasmablast, *s.* Plasmoblaste.

plasmacyte, *s.* Plasmocyte.

plasmacytoma, *s.* Plasmocytome.

plasmacytosis, *s.* Plasmocytose.

plasmalemma, *s.* Plasmalemme.

plasmapheresis, **plasmaphaeresis**, *s.* Plasmaphérèse.

plasmase, *s.* Thrombine.

plasmatherapy, *s.* Plasmathérapie.

plasmatic, *adj.* . Plasmatique.

plasmatorrhesis, *s.* Plasmarrhexis.

plasmic, *adj.* Plasmatique.

plasmid, *s.* Plasmide.

plasmin, *s.* Fibrinolysine.

plasminogen, *s.* Plasminogène.

plasmocytoma, *s.* Plasmocytome.

plasmocytoma (atypic).. Plasmocytosarcome.

plasmodicidal, *adj.* Plasmodicide.

plasmodicide, *s.* Plasmodicide.

plasmodium, *s.* 1° Plasmode. — 2° Plasmodium.

plasmokinin, *s.* Thromboplastinogène.

plasmolysis, *s.* Plasmolyse.

plasmoma, *s.* Plasmocytome.

plasmorrhexis, *s.* Plasmorrhexis.

plasmoschisis, *s.* Plasmolysie.

plasmozyme, *s.* Prothrombine.

plaster, *s.* Plâtre.

plasticity, *s.* Plasticité.

plastics, *s.* Opération plastique.

plate (blood). Plaquette.

plate (motor end).. Plaque motrice.

platelet, *s.* Plaquette.

platelet (hereditary giant) syndrome. Dystrophie thrombocytaire hémorragipare.

platelet syndrome (grey). Syndrome des plaquettes grises.

platinectomy, *s.* Platinectomie.

platinosis, *s.* Platinose.

platybasia, *s.* Crâne platybasique.

platycephaly, *s.* Platycéphalie.

platycnaemia, **platycnemism**, *s.* Platycnémie.

Platyhelminthe, *s.* Plathelminthe.

platypnoea, *s.* Platypnée.

platypnoea-orthodeoxia syndrome. Syndrome platypnée-orthodéoxie.

platyrrhine, *s.* Platyrrhinien.

platyspondylia, **platyspondylisis**, *s.* Platyspondylie.

pleiades, *s.* Pléiade ganglionnaire.

pleiochromia, *s.* Pléiochromie.

pleiotropia, **pleiotropism**, *s.* Pléiotropie.

Pleistophora, *s.* Pleistophora.

pleocytosis, *s.* Pléocytose.

pleomastia, **pleomazia**, *s.* Polymastie.

pleomorphism, *s.* Pléomorphisme.

pleonosteosis, *s.* Pléonostéose.

pleoptics, *s.* Pléoptique.

plessimeter, *s* . Plessimètre.
plethora, *s.* Pléthore.
plethysmogram, *s.* Pléthysmogramme.
plethysmograph, *s.* Pléthysmographe.
plethysmography, *s.* Pléthysmographie.
pleura, *s.* Plèvre.
pleuracentesis, *s.* Thoracentèse.
pleurectomy, *s.* Pleurectomie.
pleurisy, *s.* Pleurésie.
pleurisy with effusion. Pleurésie avec épanchement.
pleuritic, *adj.* Pleurétique.
pleuritis, *s.* Pleurésie.
pleurocentesis, *s.* Thoracocentèse.
pleurodesis, *s.* Pleurodèse.
pleurodynia, *s.* Pleurodynie.
pleurodynia (epidemicou **epidemic diaphragmatic)**. . Myalgie épidémique.
pleurolysis, *s.* Pleurolyse.
pleuroma, *s.* Mésothéliome pleural.
pleuromelus, *s.* Pleuromèle.
pleuropericarditis, *s.* Pleuropéricardite.
pleuropneumonectomy, *s.* Pleuropneumonectomie.
pleuropneumonia, *s.* Pleuro-pneumonie.
, *s.* Pleuroscopie.
pleurosoma, **pleurosomus**, *s.* Pleurosome.
pleurothoracopleurectomy, *s.* Pleuro-thoracopleurectomie.
pleurothoracopneumonectomy, *s.* Pleuro-thoraco-pneumonectomie.
pleurotomy, *s.* Pleurotomie.
plexal, *adj.* Plexulaire.
plexalgia, *s.* Plexalgie.
plexitis, *s.* Plexite.
plug, *s.* Tampon.
plugging (gauze). Méchage.
plumbage, *s.* Plombage.
Plummer's disease. Goitre toxique nodulaire.
pluridyscrinia, *s.* Polydysendocrinie.
pneometer, *s.* Spiromètre.
pneumarthrography, *s.* Pneumarthrographie.
pneumarthrosis, *s.* Pneumarthrose.
pneumatic signou **test**. Signe de Hennebert.
pneumatism, *s.* Pneumatisme.
pneumatization, *s.* Pneumatisation.
pneumatocele (intracranial). Pneumocéphalie.
pneumatocephalus, *s.* Pneumocéphalie.
pneumatometer, *s.* Pneumomètre.
pneumatosis, *s* . Pneumatose.
pneumaturia, *s.* Pneumaturie.
pneumectomy, *s.* Pneumonectomie.
pneumoallergology, *s.* Pneumo-allergologie.
pneumoarthrography, *s.* Pneumoarthrographie.
pneumobacillus, *s.* Klebsiella pneumoniae.
pneumocele, *s.* Pneumatocèle.
pneumocephalus, *s.* Pneumocéphalie.
pneumocholecystitis, *s.* Pneumocholécyste.
pneumococcaemia, *s.* Pneumococcémie.
pneumococcosis, *s.* Pneumococcie.
pneumococcus, *s.***pneumococcus (Fränkel's)**. Streptococcus pneumoniae.
pneumocolon, *s.* Pneumocolie.
pneumoconiosis, *s.* Pneumoconiose.
pneumoconiosis (rheumatoid),. Syndrome de Caplan.
pneumocrania, **pneumocranium**, *s.* Pneumocrâne.
pneumocystography, *s.* Pneumocystographie.
pneumocystosis, *s.* Pneumocystose.
pneumoencephalography, *s.* Encéphalographie gazeuse.
pneumograph, *s.* Pneumographe.
pneumography, *s.* Pneumographie.
pneumography (pelvic). Pelvigraphie gazeuse.
pneumohysteroscopy, *s.* Pneumohystéroscopie.
pneumolith, *s.* Pneumolithe.
pneumology, *s.* Pneumologie.
pneumolysis, *s.* Pneumolyse.
pneumomediastinography, *s.* Médiastinographie gazeuse.
pneumomediastinum, *s.* Pneumomédiastin.
pneumometer, *s.* Pneumomètre.
pneumonectomy, *s.* Pneumonectomie.
pneumonia, *s.* Pneumopathie.
pneumonia (aspiration). Pneumonie par inhalation.
pneumonia (desquamative interstitial). Syndrome de Liebow.
pneumonia (primary atypical). Bronchopneumopathie de type viral.
pneumonitis, *s.* Congestion pulmonaire.
pneumonitis (aspiration). Syndrome de Mendelson.
pneumonitis (hypersensitivity). Pneumopathie immunologique.
pneumonoconiosis, **pneumonokoniosis**, *s.* Pneumoconiose.
pneumonolipoidosis, *s.* Pneumonie graisseuse.
pneumonolysis, *s.* Pneumolyse.
pneumonopathy, *s.* Pneumopathie.
pneumonopexy, *s.* Pneumopexie.
pneumonotomy, *s.* Pneumotomie.
pneumopathy, *s.* Pneumopathie.
pneumopericardium, *s.* Pneumopéricarde.
pneumoperitoneum, *s.* Pneumopéritoine.
pneumopexy, *s.* Pneumopexie.
pneumopyelography, *s.* Pyélographie gazeuse.
pneumorachis, **pneumorachicentesis**, *s.* Pneumorachie.
pneumorenal (syndrome), Syndrome pneumorénal.
pneumoresection, *s.* Pneumonectomie.
pneumoretroperitoneum, *s.* Rétro-pneumopéritoine.
pneumorrhagia, *s.* Pneumorragie.
pneumoserosa, *s.* Pneumoséreuse.
pneumotachygraphy, *s.* Pneumotachographie.
pneumotaxic center. Centre pneumotaxique.
pneumotomography, *s.* Pneumo-stratigraphie.
pneumotomy, *s.* Pneumonotomie.
pneumotropic, *adj.* Pneumotrope.
pneumotympanum, *s.* Pneumo-tympan.
pneumoventriculography, *s.* Ventriculographie gazeuse.
pock, *s.* Pustule de variole.
podagra, *s.* Podagre.
podagral, **podagric**, **podagrous**, *adj.* Podagre.
podalic, *adj.* Podalique.
podencephalus, *s.* Podencéphale.
pododynia, *s.* Métatarsalgie.
podograph, *s.* . Podographe.
podologist, *s* . Podologue.
podology, *s.* Podologie.
podometer, *s* . Podomètre.
podoorthotist, *s* . Podo-orthésiste.
poecilocyte, *s.* Poïkilocyte.
poecilocytosis, *s.* Poïkilocytose.
poikilocyte, *s.* Poïkilocyte.
poikilocytosis, *s.* Poïkilocytose.
poikiloderma, *s.* Poïkilodermie.
poikiloderma atrophicans vasculare. Maladie de Petges-Cléjat.
poikilotherm, *s.*et *adj.* Poïkilotherme.
poikilothermal, **poikilothermic**, **poikilothermous**, *adj.* Poïkilotherme.
point (far). Punctum remotum.
point (near). Punctum proximum.
poisoning, *s.* Intoxication.
poisoning (mussel). Mytilotoxisme.
poisoning (scombroid). Scombroïdose.
polar, *adj* . Polaire.
policlinic, *s.* Policlinique.
policy (health). Politique de soins.
poliencephalitis, *s.* Polioencéphalite.
poliencephalomyelitis, *s.* Polioencéphalomyélite.
polioencephalitis, *s.* Polioencéphalite.
polioencephalomyelitis, *s.* Polionévraxite.
poliomyelitis, *s.* Poliomyélite.
poliosis, *s.* Poliose.
pollakiuria, **pollakisuria**, *s.* Pollakiurie.
pollenosis, *s.* Pollinose.
pollex, *s.* Pouce.
pollicization, *s.* Pollicisation.
pollinosis, *s.* Pollinose.
polyadenoma, *s.* Polyadénome.
polyaemia, *s.* Pléthore sanguine.
polyaesthesia, *s.* Polyesthésie.
polyallelia, *s.* Polyallélie.
polyangiitis, *s.* Polyangéite.
polyarteritis, *s.* Polyartérite.
polyarthritis, *s.* Polyarthrite.
polychemotherapy, *s.* Polychimiothérapie.
polycholia, *s.* Polycholie.
polychondritis, *s.* Polychondrite.
polychondritis (chronic atrophic). Polychondrite atrophiante chronique.
polychromasia, **polychromatia**, **polychromatophilia**, **polychromophilia**. Polychromatophilie.
polyclinic, *s.* Polyclinique.
polyclonia, *s.* Polyclonie.
polycoria, *s.* Polycorie.
polycrotism, *s.* Polycrotisme.
polycystic, *adj.* Polykystique.
polycystoma, *s.* Maladie polykystique.

polycythaemia, *s.* Polyglobulie.

polycythaemia vera. Érythrémie.

polycytosis, *s.* Polycytose.

polydactylia, **polydactylism**, **polydactyly**, *s.* Polydactylie.

polydipsia, *s.* Polydipsie.

polydysplasia, *s.* Polydysplasie.

polydyspondylism, *s.* Polydyspondylie.

polyembryony, *s.* Polyembryonie.

polyemia, *s.* Pléthore sanguine.

polyendocrine syndrome. Polyendocrinopathie autoimmune.

polyendocrinopathy (autoimmune). Polyendocrinopathie autoimmune.

polyesthesia, *s.* Polyesthésie.

polyethylene glycol., Polyéthylène glycol.

polygalactia, *s.* Polygalactie.

polygenic, *adj.* Polygénique.

polyglandular (autoimmune) syndrome.. Polyendocrinopathie autoimmune.

polyglobulia, **polyglobulism**, *s.* Polycythémie.

polygnathia, *s.* Polygnathie.

polygnathus, *s.* Polygnathien.

polyhidrosis, *s.* Hyperhidrose.

polyhydramnion, **polyhydramnios**, *s.* Hydramnios.

polyidrosis, *s.* Hyperhidrose.

polykaryocyte, *s.* Myéloplaxe.

polykeratosis congenita. Polykératose congénitale.

polymastia, **polymazia**, *s.* Polymastie.

polymelia, *s.* Polymélie.

polymelius, **polymelus**, *s.* Polymélien.

polymer, *s.* Polymère.

polymerase (RNA-dependent DNA). Transcriptase reverse ou inverse.

polymerase chain reaction.. Amplification génique.

polymeria, *s.* Polymérisme.

polymorphic, **polymorphous**, *adj.* Polymorphe.

polymorphism, *s.* Polymorphisme.

polymyalgia rheumatica. Syndrome de Forestier-Certonciny.

polymyoclonus, *s.* Polyclonie.

polymyositis, *s.* Polymyosite.

polymyositis (trichinous). Trichinose.

polymyxin, *s.* Polymyxine.

polyneuritis, *s.* Polynévrite.

polyneuromyositis, *s.* Polyneuromyosite.

polyneuropathy, *s.* Polyneuropathie.

polyneuropathy (peripheral). Polyneuropathie périphérique.

polynuclear, *adj.* Polynucléaire.

polynucleosis, *s.* Polynucléose.

polynucleotidase, *s.* Polynucléotidase.

polyoma, *s.* Polyome.

polyopia, **polyopsia**, **polyopsy**, *s.* Polyopie.

polyorchidism, **polyorchism**, *s.* Polyorchidie.

polyosteochondritis, *s.* Polyostéochondrite.

polyp, *s.* Polype.

polyp (choanal).. Polype de Killian.

polypectomy, *s.* Polypectomie.

polypeptidaemia, *s.* Polypeptidémie.

polypeptiduria, *s.* Polypeptidurie.

polyphagia, *s.* Polyphagie.

polypharmacy, *s.* Polypharmacie.

polyphenol, *s.* Polyphénol.

polypheny, *s.* Polyphénie.

polyphrasia, *s.* Polyphrasie.

polyplegia, *s.* Diaplégie.

polyploid, *adj.* Polyploïde.

polyploidy, *s.* Polyploïdie.

polypnoea, *s.* Polypnée.

polyposis, *s.* Polypose.

polypus, *s.* Polype.

polyradiculoneuritis, *s.* Polyradiculonévrite.

polyradiculoneuropathy (acute inflammatory). Syndrome de Guillain-Barré.

polyserositis, *s.* Polysérite.

polyserositis (familial paroxysmal). Maladie périodique.

polysialia, *s.* Salivation.

polysomy, *s.* (génétique). Polysomie.

polyspermia, **polyspermism**, **polyspermy**, *s.* Polyspermie.

polysplenia, *s.* Polysplénie.

polysyndactyly, *s.* Polysyndactylie.

polythelia, *s .* Polythélie.

polythelia, **polythelism**, *s.* Polythélisme.

polytraumatism, *s.* Polytraumatisme.

polytrichia, **polytrichosis**, *s.* Hypertrichiose.

polyuria, *s.* Polyurie.

pompholyx, *s.* Pemphigus.

pomphus, *s.* Papule urticarienne.

Poncet's disease. Rhumatisme de Poncet.

pons, *s.* Pont (anatomie).

pontine syndromes. Syndromes protubérantiels.

pontine tegmentum syndrome. Syndrome de la calotte protubérantielle.

pool, *s.* Masse commune.

popliteal, *adj.* Poplité.

popliteal artery entrapment. Artère poplitée piégée.

poradenia, *s.* Maladie de Nicolas-Favre.

poradenitis, **inguinal poradenitis**, **poradenitis nostras**. *s.* Maladie de Nicolas-Favre.

poradenolymphitis, *s.* Maladie de Nicolas-Favre.

porencephalia, **porencephaly**, *s.* Porencéphalie.

porin, *s.* Porine.

poriomania, *s.* Fugue.

porocephaliasis, , , **porocephalosis**, *s.* Porocéphalose.

porphobilinogen, *adj.* Porphobilinogène.

porphyria, *s.* Porphyrie.

porphyria variegata ou **porphyria (variegate)**. Porphyrie mixte.

porphyrin, *s.* Porphyrine.

porphyrinaemia, *s.* Porphyrinémie.

porphyrinuria, *s.* Porphyrinurie.

porphyrization, *s.* Porphyrisation.

porphyruria, *s.* Porphyrinurie.

porraceous, *adj.* Porracé.

portocaval, *adj.* Porto-cave.

portography, *s.* Portographie.

portohepatography, *s.* Porto-hépatographie.

portomanometry, *s.* Portomanométrie.

port-wine mark ou **naevus**ou **stain**. Nævus flammeus.

position (back anterior). Position dorso-antérieure.

position (back posterior). Position dorso-postérieure.

position (coiled). Position en chien de fusil.

position (dorsal recumbent). Position gynécologique.

position (first breech) . (obstétrique). Position sacro-iliaque gauche antérieure, SIGA.

position (first face) . (obstétrique). Position mento-iliaque droite postérieure, MIDP.

position (first vertex) . (obstétrique). Position occipito-iliaque gauche antérieure, OIGA.

position (fourth breech) . (obstétrique). Position sacro-iliaque gauche postérieure, SIGP.

position (fourth face) . (obstétrique). Position mento-iliaque droite antérieure, MIDA.

position (fourth vertex) . (obstétrique). Position occipito-iliaque gauche postérieure, OIGP.

position (functional). . Position de fonction.

position (second breech) . (obstétrique). Position sacro-iliaque droite antérieure, SIDA.

position (second face) . (obstétrique). Position mento-iliaque gauche postérieure, MIGP.

position (second vertex) . (obstétrique). Position occipito-iliaque droite antérieure, OIDA.

position (semireclining). Position demi-assise.

position (third breech) . (obstétrique). Position sacro-iliaque droite postérieure, SIDP.

position (third face) . (obstétrique). Position mento-iliaque gauche antérieure, MIGA.

position (third vertex) . (obstétrique). Position occipito-iliaque droite postérieure, OIDP.

posology, *s.* Posologie.

postcardiotomy syndrome. . Syndrome postcardiotomie.

postcommissurotomy syndrome. . Syndrome postcommissurotomie.

posthitis, *s.* Posthite.

postmenstrual, *adj.* Postmenstruel.

postmyocardial infarction syndrome. Syndrome de Dressler.

postpericardiotomy syndrome. Syndrome post-péricardiotomie.

postsynaptic, *adj.* Post-synaptique.

postural test. Épreuve de position.

posturography, *s.* Posturographie.

potassaemia, *s.* Kaliémie.

potential (evoked). Potentiel évoqué.

potentialization, **potentiation**, *s.* Potentialisation, potentiation.

potentials (delayed), **potentials (late)**. Potentiels tardifs.

potio, **potion**, *s.* Potion.

Pott's caries, **Pott's curvature**ou **disease**. Mal de Pott.

Pott's fracture. Fracture de Dupuytren.

pox, *s.* Toute maladie de peau vésiculeuse ou pustuleuse.

pox (cow). . Vaccine.

poxvirus, *s.* Poxvirus.

practice, *s.* Expérience pratique.
practice (general). Médecine générale.
practitioner, *s.* Praticien.
practitioner (general). Généraliste.
pragmatagnosia, *s.* Pragmato-agnosie.
praxia, **praxis***s.* Praxie.
prealbumin, *s.* Pré-albumine.
prebetalipoprotein, *s.* Prébétalipoprotéine.
precancerosis, *s.* Précancérose.
precancerous, *adj.* Précancéreux.
precipitin, *s.* Précipitine.
precirrhosis, *s.* Précirrhose.
preconscious, *adj.*et *s.* Subconscient.
precordialgia, *s.* Précordialgie.
precursor, *s.* Précurseur.
precritical, *adj.* Procritique.
prediabetes, *s.* État paradiabétique.
prediastolic, *s.* Prédiastolique.
predisposition, *s.* Prédisposition morbide.
preexcitation, *s.* Pré-excitation.
prefibrillation (ventricular). . Anarchie ventriculaire.
pregnancy, *s.* Grossesse.
pregnancy (false). Grossesse nerveuse.
pregnancy (molar). Grossesse môlaire.
pregnancy (twin). Grossesse gémellaire.
pregnancy (unconscious). Grossesse ignorée.
pregnancy test. Diagnostic biologique de la grossesse.
pregnant, *adj.* Enceinte.
preimmunization, *s.* Pré-immunisation.
Preiser's disease. Maladie de Köhler-Mouchet.
Preisz-Nocard bacillus. Corynebacterium pseudotuberculosis ovis.
prejudice, *s.* Préjudice.
preleukaemic, *adj.* Préleucémique.
preload (ventricular). Précharge ventriculaire.
premarital, *adj.* Prénuptial.
premature, *adj.* Prématuré.
prematurity, *s.* Prématurité.
premenstrual, *s.* Prémenstruel.
premolar, *s.* Prémolaire.
premonitory, *adj.* Prémonitoire.
premonocyte, *s.* Promonocyte.
premunitive, *adj.* Prémunitif.
premycosis, *adj.* Prémycosique.
premyelocyte, *s.* Promyélocyte.
prenatal, *adj.* Prénatal.
preoedema, *s.* Pré-œdème.
preparative, *s.* Ambocepteur.
preparator, *s.* Ambocepteur.
preparatory, *adj.* Sensibilisant.
prepatent period. Période de prépatence.
preprohormone, *s.* Préprohormone.
presbyacusia, **presbycusis**, **presbycousis**, *s.* Presbyacousie.
presbyophrenia, *s.* Presbyophrénie.
presbyopia, **presbytia**, **presbytism**, *s.* Presbytie.
prescription, *s.* Ordonnance.
presellar, *adj.* Présellaire.
presenium, *s.* Présénium.
presentation (acromion). Présentation de l'épaule.
presentation (breech). Présentation du siège.
presentation (compound). Présentation compliquée.
presentation (extended breech). Présentation du siège mode des fesses.
presentation (flexed breech). Présentation du siège complet.
presentation (shoulder). Présentation de l'épaule, présentation transverse, présentation oblique.
presentation (vertex). Présentation du sommet.
preserved, *adj.* Conservé.
presphygmic, *adj.* Présphygmique.
pressoreceptive, *adj.* Barosensible.
pressoreceptor, *s.* Barorécepteur.
pressosensitive, *adj.* Barosensible.
pressure, *s.* Pression.
pressure (central venous) (CVP). Pression veineuse centrale.
pressure (cerebrospinal). Pression du liquide céphalorachidien.
pressure (venous) (VP). Pression veineuse (PV).
pressuretherapy, *s.* Barothérapie.
presynaptic, *adj.* Présynaptique.
presystolic, *adj.* Présystolique.
prevention, *s.* Prévention.
preventricular, *adj.* Préventriculaire.
prevertebra, *s.* Métamère.
prezone, *s.* Phénomène de zone.
priapism, *s.* Priapisme.
prick, *s.* Piqûre d'insecte.
primer, *s.* Amorce.
primigravida, *s.* Primigeste.
primipara, *s.* Primipare.
primiparous, *adj.* Primipare.
Prinzmetal's variant angina pectoris. Angor de Prinzmetal.
proaccelerinou **proaccelerin factor**. Proaccélérine.
probability, *adj.* Probabiliste.
probacteriophage, *s.* Prophage.
proband, *s.* Propositus.
probe, *s.* 1° Sonde exploratrice. — 2° Stylet.
probe (DNA). Sonde moléculaire, sonde génétique.
probe (oligonucleotide). Oligosonde.
procaryotic, *adj.* Prokaryote.
process, *s.* 1° Processus. — 2° Apophyse, prolongement. — 3° Procédé, réaction.
process (care). Démarche de soins infirmiers.
process (community health). Démarche en santé communautaire.
process (public health). Démarche en santé publique.
procheilia, *s.* Prochéilie.
procidentia, *s.* Procidence.
proconvertin, *s.* Proconvertine.
procrypsis, *s.* Homochromie.
procryptic, *adj.* Homochrome.
proctalgia, *s.* Proctalgie.
proctectomy, *s.* Proctectomie.
proctitis, *s.* Proctite.
proctoclysis, *s.* Proctoclyse.
proctococcypexy, *s.* Rectococcypexie.
proctology, *s.* Proctologie.
proctoperineoplasty, *s.* Rectopérinéoplastie.
proctoperineorrhaphy, *s.* Rectopérinéorraphie.
proctopexy, *s.* Rectopexie.
proctoplasty, *s.* Proctoplastie.
proctoptosis, **proctoptosia**, *s.* Proctoptose.
proctorrhagia, *s.* Rectorragie.
proctorrhaphy , *s.* Rectorraphie.
proctorrhea, **proctorrhoea**, *s.* Proctorrhée.
proctoscopy, *s.* Rectoscopie.
proctotomy, *s.* Rectotomie.
procursive, *s.* Procursif.
prodrug, *s.* Prodrogue.
product (blood). Produit sanguin.
product (rate-pressure). Double produit.
proencephalus, *s.* Proencéphale.
proerythroblast, *s.* Pronormoblaste.
proerythrocyte, *s.* Réticulocyte.
profibrinolysin, *s.* Plasminogène.
Profichet's disease ou **syndrome**. Calcinose localisée.
profuse, *adj.* Profus.
progenia, *s.* Progénie.
progenitor cell. Progéniteur.
progeria of adults. Syndrome de Werner.
progerialike syndrome. Syndrome de Cockayne.
progestational, *adj.* Progestatif.
progestational phase. Stade prémenstruel.
progestin, *s.* Progestérone.
progestogen, *adj.* Progestatif.
progestomimetic, *adj.* Progestomimétique.
proglottid, *s.* Proglottis.
prognathism, *s.* Prognathisme.
prognosis, *s.* Pronostic.
progranulocyte, *s.* Promyélocyte.
proinsulin, *s.* Pro-insuline.
proiotia, **proiotes**, *s.* Précocité sexuelle.
project (hospital). Projet d'établissement.
prokaryote, *s.* Procaryote, *s.m.*
prokaryotic, *adj.* Procaryote, *adj.*
prolactin, *s.* Prolactine.
prolactinoma, *s.* Prolactinome.
prolanaemia, *s.* Prolanémie.
prolanuria, *s.* Prolanuria.
prolapse, **prolapsus**, *s.* Prolapsus, ptose.
prolapsed, *adj.* Prolabé.
proliferative phaseou **stage**. Proœstrus.
proligerous, *adj.* Proligère.
promegaloblast, *s.* Promégaloblaste.
promontory, **promontorium**, *s.* Promontoire.
promoter, *s.* Promoteur.
promotion (health). Promotion de la santé.
promyelocyte, *s.* Promyélocyte.
prone, *adj.* En décubitus ventral.
pronormoblast, *s.* Proérythroblaste.
pronormocyte, *s.* Réticulocyte.
proœstrusou **proœstrum**, *s.* Préœstrus.
propedeutics, **propaedeutics**, *s.* Propédeutique.
properdin, *s.* Properdine.

prophylactic. 1° adj. Prophylactique. — 2° s. Médicament préventif.
prophylaxis, *s.* Prophylaxie.
proprioceptor, *s.* Propriocepteur.
proptosis, *s.* 1° Prolapsus. — 2° Exophtalmie.
prorenin, *s.* Prorénine.
prosecretin, *s.* Prosécrétine.
prosencephalon, *s.* Prosencéphale.
prosopagnosia, *s.* Prosopagnosie.
prosopalgia, **prosoponeuralgia**, *s.* Névralgie du trijumeau.
prosopoplasia, *s.* Prosopoplasie.
prosopoplegia, *s.* Paralysie faciale.
prostacyclin, *s.* Prostacycline.
prostaglandin, *s.* Prostaglandine, PG.
prostaglandin synthetase, *s.* Prostaglandine-synthétase.
prostatectomy, *s.* Prostatectomie.
prostatectomy (perineal). Prostatectomie périnéale.
prostatectomy (perurethral). Prostatectomie transurétrale.
prostatectomy (suprapubic). Opération de Freyer.
prostate-specific antigen. Antigène spécifique de la prostate.
prostatic, *adj.* Prostatique.
prostatic acid phosphatase, **PAP**. Phosphatase acide prostatique.
prostatism, *s.* Prostatisme.
prostatism (vesical). Maladie du col vésical.
prostatitis, *s.* Prostatite.
prostatorrhoea, *s.* Prostatorrhée.
prostatotomy, *s.* Prostatotomie.
prosthesis, *s.* Prothèse.
prosthesist, *s.* Prothésiste.
prosthetic, *adj.* Prosthétique.
prosthetic group. Groupement prosthétique.
protanomalopia, **protanomalopsia**. Protanomalie.
protanomaly, *s.* Protanomalie.
protanopia, *s.* Anérythropsie.
proteic, *adj.* Protéique.
proteid, *s.* Protéine.
proteidic, *adj.* Protéique.
protein, *s.* Protéine, protide.
protein (heat shock). Protéine de choc thermique.
protein kinase, *s.* Protéine kinase.
protein (simple). Holoprotéine.
protein (tau). Protéine tau.
protein Z. Protéine Z.
proteinaemia, *s.* Protéinémie.
proteinase, *s.* Protéinase.
proteinic, *adj.* Protéique.
proteinogram, *s.* Protéinogramme.
proteinosis (lipidou **lipoid)**. Lipoïdo-protéinose.
proteinotherapy, *s.* Protéinothérapie.
proteins G. Protéines G.
proteinuria, *s.* Protéinurie.
proteolysis, *s.* Protéolyse.
proteolytic, *adj.* Protéolytique.
proteoma, *s.* Protéome.
proteomics, *s.* Protéomique.
proteotherapy, *s.* Protéinothérapie.
Proteus, *s.* Protée.
prothesis, *s.* Prothèse.
prothetic, *adj.* Prothétique.
prothetist, *s.* Prothésiste.
prothrombase, *s.* Prothrombine.
prothrombin, *s.* Prothrombine.
prothrombin accelerator. Proaccélérine.
prothrombinaemia, *s.* Prothrombinémie.
prothrombinogen, *s.* Proconvertine.
prothrombinopenia, *s.* Hypoprothrombinémie.
prothrombokinase, *s.* Thromboplastinogène.
protidaemia, *s.* Protidémie.
protidolysis, *s.* Protéolyse.
protidolytic, *adj.* Protéolytique.
protirelin. Facteur déclenchant la sécrétion d'hormone thyréotrope.
protist, *s.* Protiste.
protocol (nursing). Protocole de soins.
protodiastolic, *adj.* Protodiastolique.
proton radiation therapy. Protonthérapie.
protoneuron, *s.* Protoneurone.
protoplasm, *s.* Protoplasma.
protoplast, *s.* Protoplasme, protoplaste.
protoporphyrin, *s.* Protoporphyrine.
protoporphyrinaemia, *s.* Protoporphyrinémie.
protosystolic, *adj.* Protosystolique.
prototrophic, *adj.* Prototrophe.
protovertebra, *s.* Somite.
protozoa, *s.* Protozoaires.
protozoosis, **protozoiasis**, *s.* Protozoose.
provertebra, *s.* Métamère.
provitamin, *s.* Provitamine.
proxemics, *s.* Proxémique.
prozone, **prozone phenomenon**. Phénomène de zone.
prune-belly syndrome. Syndrome de Parker.
pruriginous, *adj.* Prurigineux.
pruritus, *s.* Prurit.
psammocarcinoma, *s.* Psammocarcinome.
psammoma, *s.* Psammome.
pseudaesthesia, *s.* Pseudesthésie.
pseudagrammatism, *s.* Paragrammatisme.
pseudarthrosis, *s.* Pseudarthrose.
pseudencephalus, *s.* Pseudencéphale.
pseudesthesia, *s.* Pseudesthésie.
pseudoarthrosis, *s.* Pseudarthrose.
pseudoasthma, *s.* Pseudo-asthme.
pseudoataxia, *s.* Pseudotabès.
pseudochromidrosis, *s.* Pseudochromidrose.
pseudocoarctation, *s.* Aorte plicaturée.
pseudocyst, *s.* Pseudokyste.
pseudogamy, *s.* Pseudogamie.
pseudogeusia, *s.* Pseudogueusie.
pseudoglobulin, *s.* Pseudoglobuline.
pseudohaematocele, *s.* Pseudo-hématocèle.
pseudohaemophilia, *s.* Pseudohémophilie.
pseudohermaphrodite, *s.* Pseudohermaphrodite.
pseudohermaphroditism, **pseudohermaphrodism**, *s.* Pseudohermaphrodisme.
pseudohypoaldosteronism, *s.* Pseudohypoaldostéronisme.
pseudohypoparathyroidism, *s.* Ostéodystrophie héréditaire d'Albright.
pseudohypoparathyroidism, Ostéodystrophie héréditaire d'Albright.
pseudoisochromatic, *adj.* Pseudo-isochromatique.
pseudoleukaemia, *s.* Pseudoleucémie.
pseudolipoma, *s.* Pseudolipome.
pseudomembranous, *adj.* Pseudo-membraneux.
pseudomeningitis, *s.* Méningisme.
pseudomycetoma, *s.* Pseudomycétome.
pseudomyxoma peritonei. Maladie gélatineuse du péritoine.
pseudoneuralgia, *s.* Pseudonévralgie.
pseudoparalysis, *s.* Pseudoparalysie.
pseudoparasitism, *s.* Pseudo-parasitisme.
pseudophakia, *s.* Pseudophakie.
pseudopodium, *s.* Pseudopode.
pseudopolyarthritis (rhizomelic). Syndrome de Forestier-Certonciny.
pseudoporencephaly, *s.* Pseudoporencéphalie.
pseudorabies, *s.* Maladie d'Aujeszky, pseudorage.
pseudosclerosis, *s.* Pseudosclérose.
pseudosclerosis (Strümpell-Westphal). Syndrome de Westphal-Strümpell.
pseudosmallpox, *s.* Alastrim.
pseudosmia, *s.* Pseudosmie, pseudo-osmie.
pseudotabes, *s.* Pseudotabès.
pseudotrichiniasis, **pseudotrichinosis**, *s.* Dermatomyosite.
pseudotruncus arteriosus. Truncus aorticus.
pseudotumor cerebri. Pseudo-tumeur cérébrale.
pseudovariola, *s.* Alastrim.
psilosis, *s.* 1° Alopécia. — 2° Sprue.
psittacism, *s.* Psittacisme.
psittacosis, *s.* Psittacose.
psoas major muscle. Muscle psoas.
psodymus, *s.* Psodyme.
psora, *s.* 1° Gale. — 2° Psoriasis.
psoralen, *s.* Psoralène.
psoriasis arthropatica, **psoriasis (arthropathic)**. Rhumatisme psoriasique.
psorosperm, **psorospermia**, *s.* Psorospermie.
psorospermiasis, **psorospermosis**, *s.* Psorospermose.
psychalgia, *s.* Psychalgie.
psychanalysis, *s.* Psychanalyse.
psychasthenia, *s.* Psychasthénie.
psychedelic, *adj.* Psychédélique.
psychiater, *s.* Psychiatre.
psychiatrics, *s.* Psychiatrie.
psychiatrist, *s.* Psychiatre.
psychiatry, *s.* Psychiatrie.
psychiatry (child). Pédopsychiatrie.
psychiatry (liaison). Psychiatrie de liaison.
psychoanaleptic, *adj.* Psycho-analeptique.
psychoanalysis, *s.* Psychanalyse.
psychodiagnosis, **psychodiagnostics**, *s.* Psychodiagnostic.
psychodrama, *s.* Psychodrame.
psychodysleptic, *adj.* Psychodysleptique.

psychogenesis, *s.* Psychogenèse.
psychogenetic, *adj.* Psychogène.
psychogenic, **psychogenous**, *adj.* Psychogène.
psychogeriatrics, *s.* Psychogériatrie.
psychogram, *s.* Psychogramme.
psychokinesis, *s* . Psychokinésie.
psycholepsy, *s.* Psycholepsie.
psycholeptic, *adj.* Psycholeptique.
psychologist, *s.* Psychologue.
psychometrics, **psychometry**, *s.* Psychométrie.
psychoneurosis, *s.*, *pl.* :**psychoneuroses**. Psychonévrose.
psychooncology, *s.* Psycho-oncologie.
psychopathia, *s.* Psychopathie.
psychopathic, *adj.* Psychopathique.
psychopathist, *s.* Psychiatre.
psychopathology, *s.* Psychiatrie.
psychopathy, *s.* Psychopathie.
psychopharmacology, *s.* Pharmacopsychologie.
psychophysics, **psychophysiology**, *s.* Psychophysiologie.
psychoplegia, *s.* Psychoplégie.
psychoplegic, *adj.* Psycholeptique.
psychoprophylaxis, *s.* Psychoprophylaxie.
psychosensorial, **psychosensory**, *adj.* Psychosensoriel.
psychosis, *s.* Psychose.
psychosis (manic-depressive). Folie périodique.
psychosis (paranoiac ou **paranoid)**. Psychose paranoïaque.
psychosurgery, *s.* Psychochirurgie.
psychotechnics, *s.* Psychotechnie.
psychotherapeutics, **psychotherapy**, *s.* Psychothérapie.
psychotic, *adj.* Psychotique.
psychotonic, *adj.* Psychotonique.
psychotropic, *adj.* Psychotrope.
psychrophilic, *adj.* Psychrophile.
pteroylglutamic acid. Acide folique.
pterygium, *s.* Ptérygion.
ptilosis, *s.* Ptilose.
ptomaine, **ptomatine**, *s.* Ptomaïne.
ptosis, *s.* 1° Ptose. — 2° Ptosis.
ptyalin, *s.* Ptyaline.
ptyalism, *s.* Salivation.
ptyalorrhoea, *s.* Salivation.
pubertas, **puberty**, *s.* Puberté.
pubic, *adj.* Pubien.
pudendal nerve. Nerf pudendal.
puerilism, *s.* Puérilisme.
puerperium, *s.* Puerpéralité.
pulmonary, *adj.* Pulmonaire.
pulmonary valve stenosis. Rétrécissement valvulaire pulmonaire.
pulmonectomy, *s.* Pneumectomie.
pulmonic, *adj.* Pulmonaire.
pulmonitis, *s.* Pneumonie.
pulpectomy, *s.* Pulpectomie.
pulpitis, *s.* Pulpite.
pulsate. 1° s. battement, pulsation. — 2° to pulsate, Battre rythmiquement.
pulse, *s.* Pouls.
pulse (paradoxical). Pouls paradoxal.
pulse (running). Pouls filant.
pulseless, *adj.* Sans pouls.
pulseless disease. Maladie ou syndrome de Takayashu.
pulsus, *s.* Pouls.
pultaceous, *adj.* Pultacé.
pulverulence, *s.* Pulvérulence.
pump (intra-aortic balloon). Contrepulsion intraortique.
pumping, *s.* Pompage.
punch drunk. Encéphalite traumatique.
punch-biopsy, *s.* Ponction biopsie.
punctum caecum. Tache aveugle.
punctura, **puncture**, *s.* Piqûre, ponction.
puncture (cistern ou **cisternal)**. Ponction sous-occipitale.
puncture (dry). Ponction blanche.
puncture (exploratory). Ponction exploratrice.
puncture (lumbar). Ponction lombaire.
puncture (spinal). Rachicentèse.
pupil (bounding). Hippus circulatoire, pouls pupillaire.
pupillometer, *s.* Pupillomètre.
pupillometry, *s.* Pupillométrie.
pupilloscopy, *s.* Skiascopie.
pupillotonia, *s.* Pupillotonie.
purgative, *adj.* Purgatif.
puric, *adj.* Purique.
puriform, *adj.* Puriforme.
purple (visual). Pourpre rétinien.
purpura (essentialou **idiopathic thrombocytopenic**ou **thrombopenic)**. Purpura thrombopénique idiopathique.
purpura (thrombocytopenic). Purpura thrombopénique.
purpura (thrombotic thrombocytopenic). Purpura thrombocytopénique thrombotique.
purpura maculosa. Purpura scorbutique.
purpura rheumatica ou **purpura (rheumatic)**. Purpura rhumatoïde.
purpura senilis. Purpura sénile de Bateman.
purring, *adj.* Cataire.
push-chair, *s.* Poussette.
pustulosis, *s.* Pustulose.
putrefaction, *s.* Putréfaction.
putrid, *adj.* Putride.
pyaemia, *s.* Pyohémie.
pyarthrosis, *s.* Pyarthrite.
pycnic habit, Constitution pycnoïde.
pyelectasia, **pyelectasis**, *s.* Pyélectasie.
pyelic, *adj.* Pyélique.
pyelitis, *s.* Pyélite.
pyelitis (calculous). Pyélite lithiasique.
pyelocystitis, *s.* Pyélocystite.
pyelogram, *s.* Pyélogramme.
pyelography, *s.* Pyélographie.
pyelolithotomy, *s.* Pyélolithotomie.
pyelonephritis, *s.* Pyélonéphrite.
pyelonephritis (emphysematous). Pyélonéphrite emphysémateuse.
pyelonephrosis, *s.* Pyélonéphrose.
pyelonephrotomy, *s.* Pyélonéphrotomie.
pyeloplasty, *s.* Pyéloplastie.
pyeloscopy, *s.* Pyéloscopie.
pyelostomy, *s.* Pyélostomie.
pyelotomy, *s.* Pyélotomie.
pyemia, *s.* Pyohémie.
pygomelus, *s.* Pygomèle.
pygopagus, *s.* Pygopage.
pyknic, *adj.* Pycnique.
pyknodysostosis, *s.* Pycnodysostose.
pyknomorphic, **pyknomorphous**, *adj.* Pycnoïde.
pyknosis, *s.* Pycnose.
pylephlebitis, *s.* Pyléphlébite.
pylethrombophlebitis, *s.* Pyléthrombophlébite.
pylethrombosis, *s.* Pyléthrombose.
pylorectomy, *s.* Pylorectomie.
pyloritis, *s.* Pylorite.
pyloroclasia, *s.* Pyloroclasie.
pyloroduodenitis, *s.* Pyloroduodénite.
pylorogastrectomy, *s.* Gastropylorectomie.
pyloroplasty, *s.* Pyloroplastie.
pylorospasm, *s.* Pylorospasme.
pylorostomy, *s.* Pylorostomie.
pylorotomy, *s.* Pylorotomie.
pyocephalus, *s.* Pyocéphalie.
pyocin, *s.* Pyocine.
pyococcus, *s.* Pyocoque.
pyoderma, *s.* Pyodermie.
pyodermatitis, *s.* Pyodermie.
pyodermitis, *s.* Pyodermie.
pyogenesis, *s.* Pyogénie.
pyogenic, *adj.* Pyogène.
pyohaemia, *s.* Pyohémie.
pyolabyrinthitis, *s.* Pyolabyrinthite.
pyometra, **pyometritis**, **pyometrium**, *s.* Pyomètre.
pyomyositis, *s.* Myosite suppurée.
pyonephritis, *s.* Pyonéphrite.
pyonephrosis, *s.* Pyonéphrose.
pyopericardium, *s.* Pyopéricarde.
pyophthalmia, **pyophthalmitis**, *s.* Pyophtalmie.
pyopneumocholecystitis, *s.* Pyopneumocholécyste.
pyopneumocyst (hydatid). Pyopneumokyste hydatique.
pyopneumopericardium, *s.* Pyopneumopéricarde.
pyorrhea alveolaris, **pyorrhoea alveolaris**. Pyorrhée alvéolo-dentaire.
pyorrhoea, *s.* Pyorrhée.
pyosalpingitis, *s.* Salpingite suppurée.
pyosclerosis, *s.* Pyosclérose.
pyosis, *s.* Suppuration.
pyospermia, *s.* Pyospermie.
pyotherapy, *s.* Pyothérapie.
pyramid of Lalouette. Pyramide de Lalouette.
pyretic, *adj.* Fébrile.
pyretogen, *s.* Pyrogène.
pyretogenic, **pyretogenous**, *adj.* Pyrogène.
pyretotherapy, *s.* Pyrétothérapie.
pyrexia, **pyrexy**, *s.* Pyrexie.
pyridoxin, *s.* Pyridoxine.
pyriform, *adj.* Piriforme.
pyrin, *s.* Pyrine, marénostrine.
pyrogen, *adj.* Pyrétogène.

pyrogenetic, **pyrogenic**, **pyrogenous**, *adj.* Pyrétogène.

pyroglobulin, *s.* Pyroglobuline.

pyromania, *s.* Pyromanie.

pyrophobia, *s.* Pyrophobie.

pyropoikilocytosis, *s.* Pyropoïkilocytose.

pyruvaemia, *s.* Pyruvicémie.

pyuria, *s.* Pyurie.

QT (long) interval syndrome. Syndrome du QT long.

QT (short) interval syndrome. Syndrome du QT court.

quack, *s.* Charlatan.

quackery, *s.* Charlatanisme.

quadrigeminal, *adj.* Quadrigéminé.

quadrigeminal bodies. Tubercules quadrijumeaux.

quadrigeminy, *s.* Quadrigéminisme.

quadripara, *s.* Femme accouchant pour la 4e fois (IV pare).

quadriplegia, *s.* Quadriplégie.

quadroon, *s.* Quarteron.

quarantine, *s.* Quarantaine.

quarantinable disease. Maladie quarantenaire.

quartan (double). Fièvre double quarte.

quartan, **quartan fever**. Fièvre quarte.

quaver, **quavering**, *s.* Chevrotement.

querulousness, *s.* Quérulence.

quininism, **quinism**, *s.* Quininisme.

quinization, *s.* Quinisation.

Quinquaud's disease. Folliculite décalvante.

quintan, **quintan fever**. Fièvre quintane.

quiver, *s.* Tremblement.

quotient (intelligence). Quotient intellectuel, QI.

quotient (respiratory) (RQ). Quotient respiratoire, QR.

rabbetting, *s.* Engrènement d'une fracture.

rabic, **rabid**, *adj.* Rabique.

rabies, *s.* Rage.

racemic, *adj.* Racémique.

racemose, *adj.* Racémeux.

rachial, *adj.* Rachidien.

rachialgia, *s.* Rachialgie.

rachianaesthesia, *s.* Rachianesthésie.

rachianalgesia, *s.* Rachianalgésie.

rachicentesis, *s.* Ponction lombaire.

rachidial, **rachidian**, *adj.* Rachidien.

rachiocentesis, *s.* Ponction lombaire.

rachiodynia, *s.* Rachialgie.

rachiotome, *s.* Rachitome.

rachischisis (posterior). Spina bifida.

rachitic, *adj.* Rachitique.

rachitis, *s.* Rachitisme.

rachitism, *s.* Tendance au rachitisme.

rachitogenic, *adj.* Rachitigène.

rachitome, *s.* Rachitome.

rachitomy, *s.* Rachitomie.

racing, *s.* Course.

radiant flux. (physique). Radiance.

radiation, *s.* Rayonnement.

radiation induced, *adj.* Radique.

radical (free). Radical libre.

radicotomy, *s.* Rhizotomie.

radiculalgia, *s.* Radiculalgie.

radicular, *adj.* Radiculaire.

radiculitis, *s.* Radiculite.

radiculography, *s.* Radiculographie.

radiculoneuritis, *s.* Syndrome de Guillain-Barré.

radiferous, *adj.* Radifère.

radioaction, **radioactivity**, *s.* Radio-activité.

radioallergosorbent test, **(RAST)**. RAST.

radioautography, *s.* Autoradiographie.

radiocardiogramm, *s.* Radiocardiogramme.

radiocardiography, *s.* Radiocardiographie.

radiocinematography, *s.* Radio-cinématographie.

radiodermatitis, *s.* Radiodermite.

radiodiagnosis, *s.* Radiodiagnostic.

radioepidermitis, *s.* Radio-épidermite.

radiofrequency, *s.* Radiofréquence.

radiographou **radiogram**, *s.* Radiographie.

radiography, *s.* Radiographie.

radioimmunity, *s.* Radio-résistance acquise.

radioimmunoassay, *s.* Méthode radio-immunologique.

radioimmunodiffusion, *s.* Radio-immunodiffusion.

radioimmunoelectrophoresis, *s.* Radio-immuno-électrophorèse.

radioimmunolabelling technique. Méthode d'immuno-autoradiographie.

radioimmuno precipitation assay (RIPA). Radio immuno précipitation.

radioimmunosorbent test (RIST). RIST.

radiokymogram, *s.* Kymogramme.

radiokymography, *s.* Kymographie.

radiology, *s.* Radiologie.

radiology (interventional). Radiologie d'intervention.

radiolucency, *s.* Radiotransparence.

radiomanometry, *s.* Radiomanométrie.

radiometric method. Respirométrie radiométrique.

radiomimetic, *adj.* Radiomimétique.

radionecrosis, *s.* Radionécrose.

radio-opacity, **radiopacity**, *s.* Opacité aux rayons X.

radiopaque, *adj.* Opaque aux rayons X.

radioparency, *s.* Transparence aux rayons X.

radioparent, *adj.* Transparent aux rayons X.

radiopelvigraphy, *s.* Radiopelvigraphie

radiopelvimetry, *s.* Radiopelvimétrie.

radiopharmaceutical, *adj.*et *s.* Radiopharmaceutique.

radioresistant, *adj.* Radiorésistant.

radioscopy, *s.* Radioscopie.

radiosensibility, *s.* Radiosensibilité.

radiosensitive, *adj.* Radiolabile.

radiosensitiveness, **radiosensitivity**, *s.* Radiosensibilité.

radiotherapeutics, **radiotherapy**, *s.* Radiothérapie.

radiotomy, *s.* Tomographie.

rail (hand). Main courante.

rale (cavernous). Râle caverneux.

rale (consonating). Râle consonnant.

rale (crackling). Râle sous-crépitant.

rale (sonorous). Râle ronflant.

ramicotomy, **ramisection**, **ramisectomy**, *s.* Ramicotomie.

Ramond's sign. Signe des spinaux.

random, *s.* Hasard.

randomization, *s.* Randomisation.

ranula, *s.* Grenouillette.

RAO. OAD.

rape, *s.* Viol.

raphania, *s.* Raphanie.

rash, *s.* Exanthème.

rash (drug). Éruption médicamenteuse.

rash (nettle). Éruption ortiée.

rate, *s.* Proportion, taux, vitesse, index, indice.

rate (birth). Nombre annuel des naissances.

rate (heart). Fréquence cardiaque.

rate (infectivity). Indice d'infection.

rate (pulse). Fréquence du pouls.

Rathbun's disease. Hypophosphatasie.

Rathke's pouch. Poche de Rathke.

ratio, *s.* Rapport.

rattle, *s.* Râle.

rat-unit. Unité rat.

raucedo, **raucity**, *s.* Raucité.

ray, *s.* Rayon.

ray (X) carcinoma. Radioépithélioma.

ray (X) sarcoma. Radiosarcome.

rays (hard). Rayons pénétrants.

rays (infra-red). Rayons infrarouges.

rays (roentgen). Rayons X.

rays (soft). Rayons mous.

reacting, *adj.* Déchaînant.

reactivity, *s.* Réactivité.

reagin, *s.* Réagine.

reagin test (rapid plasma), **RPR**. VDRL charbon.

reaginic, *adj.* Réaginique.

rearrangement (chromosomal). Remaniement chromosomique.

rebound, *s.* Rebond.

rebound phenomenon. Épreuve de Stewart-Holmes.

rebreathing, *s.* Respiration en circuit fermé.

receptor, *s.Récepteur.*

receptor (alpha adrenergic). Récepteur alpha adrénergique.

receptor (antigen binding). Récepteur de reconnaissance.

receptor (beta adrenergic). Récepteur bêta adrénergique.

receptor (serotonine). Récepteur de la sérotonine.

receptor site. Site récepteur.

receptor (vasopressin). Récepteur de la vasopressine.

recess, *s.* Récessus.

recessive, *adj.* Récessif.

recessivity, *s.* Récessivité.

recidivation, *s.* Récidive.

recipient (universal). Receveur universel.

reciprocation, *s.* Rythme réciproque.

recombination (genetic). Recombinaison génétique.

recovery, *s.* Guérison.

recruitment, *s.* Recrutement.

rectitis, *s.* Rectite.

rectocolitis, *s.* Rectocolite.
rectography, *s.* Rectographie.
rectoperineorrhaphy, *s.* Rectopérinéorraphie.
rectopexy, *s.* Rectopexie.
rectorrhaphy, *s.* Rectorraphie.
rectoscopy, *s.* Rectoscopie.
rectosigmoiditis, *s.* Rectosigmoïdite.
rectosigmoidoscopy, *s.* Rectosigmoïdoscopie.
rectotomy, *s.* Rectotomie.
recurrent, *adj.* Récurrent.
red colloidal test. Réaction au rouge colloïdal.
reductase, *s.* Réductase.
reduction (closed). Réduction (d'une fracture) par manœuvres externes.
reduction (open). Réduction sanglante.
reduction of chromosomes. Réduction chromosomique.
Reduviidae, *s. pl.* Réduviidés.
reeducator, *s.* Rééducateur.
reentry, *s.* Réentrée.
refeeding syndrome (inappropriate). Syndrome de renutrition inappropriée.
references (opposable medical). Références médicales opposables.
reflex, *s.* Réflexe.
reflex (Achilles's) time. Réflexogramme achilléen.
reflex (brachioradialis). Réflexe styloradial.
reflex (crossed). Réflexe consensuel.
reflex (deepou **deeper)**. Réflexe intéroceptif.
reflex (delayed). Réflexe retardé.
reflex (direct light). Réflexe photomoteur.
reflex (gluteal). Réflexe fessier.
reflex (graspou **grasping)**. Réflexe de préhension.
reflex (jawou **jaw jerk)**. Réflexe massétérin.
reflex (muscular). Réflexe idio-musculaire.
reflex (nasoorbicular). Réflexe naso-palpébral.
reflex (palate). Réflexe vélopalatin.
reflex (palm-chin). Réflexe palmo-mentonnier.
reflex (palmo-mental). Réflexe palmo-mentonnier.
reflex (paradoxic). Réflexe paradoxal.
reflex (puboadductor). . Réflexe médio-pubien.
reflex (sucking). Réflexe de succion.
reflex (suprapubic). Réflexe abdominal inférieur.
reflex (tibioadductor). Réflexe tibio-fémoral postérieur.
reflex (ulnar). Réflexe cubito-pronateur.
reflexogenic, *adj.* Réflexogène.
reflexogram, *s.* Réflexogramme.
reflexometry, *s.* Réflexométrie.
reflexotherapy, *s.* Réflexothérapie.
refraction, *s.* Réfraction.
refringency, *s.* Réfringence.
refringency (double). Biréfringence.
regeneration, *s.* Cicatrisation.
register, *s.* Registre.
regulon, *s.* Régulon.
regurgitation, *s.* Régurgitation, insuffisance.
regurgitation (aortic). Insuffisance aortique.
regurgitation (mitral). Insuffisance mitrale.
regurgitation (pulmonaryou **pulmonic)**. Insuffisance pulmonaire (cardiologie).
regurgitation (tricuspid). Insuffisance tricuspide.
regurgitation fraction. (cardiologie). Fraction de régurgitation.
rehabilitation, *s.* Reclassement professionnel, rééducation.
rehydration, *s.* Réhydratation.
reinfection, *s.* Réinfection, récidive.
Reintegration (professional). Réhabilitation.
Reiter's diseaseou **syndrome**. Syndrome de Fiessinger-Leroy-Reiter.
reiteration, *s.* Itération.
rejection (graft). Rejet de greffe.
relapse, *s.* Rechute.
relaxant (muscle). Myorésolutif.
relaxation (isometricou **isovolumic**ou **isovolumetric)**. Relaxation isométrique.
relaxin, *s.* Relaxine.
release, *s.* Libération.
releasing, *adj.* Déchaînant.
remedy, *s.* Médicament.
remission, *s.* Rémission.
remodeling, *s.* Remodelage.
removal, *s.* Refoulement.
removal (plasma). Plasmaphérèse.
renin, *s.* Rénine.
renin activity (plasma). Activité rénine du plasma.
renitency, *s.* Rénitence.
renitent, *adj.* Rénitent.
rennin, *s.* Lab ferment.
renogram, *s.* Néphrogramme.
renogram (radioisotope). Néphrogramme isotopique.
renoprival, *adj.* Rénoprive.
renotrophic, *adj.* Rénotrope.
renovascular, *adj.* Rénovasculaire.
repellent, *adj.* 1° Repoussant. — 2° Résolutif.
repercussion, *s.* 1° Ballottement. — 2° Disparition.
repolarization, *s.* Repolarisation.
report (case) . Observation médicale.
repression, *s.* (génétique). Répression.
repression, *s.* (psychanalyse). Refoulement.
repressor, *s.* Répresseur.
reserpine, *s.* Réserpine.
reserve (coronary flow). Réserve coronaire.
resin, *s.* Résine.
resin (ion exchange). Résine échangeuse d'ions.
resistance (antibiotic). Antibiorésistance.
resistance (drug). Chimiorésistance.
resistance (pulmonary). Résistance artérielle pulmonaire.
resolvent, *adj.* Résolutif.
resonance (nuclear magnetic). Résonance magnétique nucléaire, RMN.
resonance (skodaic). Skodisme.
respiration (hissing). Respiration sifflante.
respiration (internal). Respiration tissulaire.
respiration (interrupted). Respiration saccadée.
respirator, *s.* Respirateur.
Respirovirus, *s.* Respirovirus.
response (inverse). Sécrétion d'antihormones.
restenosis, *s.* Resténose.
reticulaemia, *s.* Réticulémie.
reticulin, *s.* Réticuline.
reticulocytosis, *s.* Réticulocytose.
reticuloendotheliosis, *s.* Réticulo-endothéliose.
reticulohistiocytosis, *s.* Réticulo-endothéliose.
reticulopathy, *s.* Réticulopathie.
reticulosarcoma, *s.* Réticulosarcome endothélial.
reticulosis, *s.* Réticulo-endothéliose.
reticulosis (pagetoid). Maladie de Woringer-Kolopp.
reticulothelioma, *s.* Sarcome réticulo-endothélial.
reticulum (endoplasmic). Réticiulum endoplasmique.
retina, *s.* Rétine.
retinene, *s.* Érythropsine.
retinitis, *s.* Rétinite.
retinitis (exudative), **retinitis exudativa**. Maladie de Coats.
retinoblastoma, *s.* Rétinoblastome.
retinocytoma, *s.* Rétinocytome.
retinoid, *s.* Rétinoïde.
retinol, *s.* Vitamine A1.
retinopathy, *s.* Rétinopathie.
retinopathy (cancer associated). Rétinopathie paranéoplasique.
retinopexy, *s.* Rétinopexie.
retinoschisis, *s.* Rétinoschisis.
retinoscopy, *s.* Skiascopie.
retinoskiascopy, *s.* Skiascopie.
retothelioma, *s.* Sarcome réticulo-endothélial.
retotheliosarcoma, *s.* Sarcome réticulo-endothélial.
retractility, *s.* Rétractilité.
retraction, *s* . Rétraction.
retraction syndrome. Syndrome de Türk-Stilling-Duane.
retractor, *s.* Écarteur.
retraining (exercise).. Réentrainement au travail, à l'effort.
retrocheilia, *s.* Rétrocheilie.
retrocollis, *s.* Rétrocolis.
retroflexion, *s.* Rétroflexion.
retroflexion of the uterus. Rétroflexion de l'utérus.
retrognathia, *s.* Rétrognathie.
retromandibulism, *s.* Rétromandibulie.
retromaxillism, *s.* Rétromaxillie.
retroperitonitis, *s.* Rétropéritonite.
retropubic space. Espace de Retzius.
retrosellar, *adj.* Rétrosellaire.
retroversion, *s.* Rétroversion.
revascularization, *s.* Revascularisation.
reversibility, *s.* Réversibilité.
revivification, *s.* 1° Avivement. — 2° Réanimation.
revulsive, *adj.* Révulsif.
rhabdomyolysis, *s.* Rhabdomyolyse.

rhabdomyoma, *s.* Rhabdomyome.
rhabdomyosarcoma, *s.* Rhabdomyosarcome.
rhegmatogenous, *adj.* Rhegmatogène.
rheobasis, **rheobase**, *s.* Rhéobase.
rheocardiogram, *s.* Rhéocardiogramme.
rheocardiography, *s.* Rhéocardiographie.
rheogram, *s.* Rhéogramme.
rheography, *s.* Rhéographie.
rheology, *s.* Rhéologie.
rheoplethysmography, *s.* Rhéopléthysmographie.
rheopneumography, *s.* Rhéopneumographie.
rheumatism, *s.* Rhumatisme.
rheumatism (Besnier's). Arthrosynovite chronique.
rheumatism (gonorrhoeal). Rhumatisme blennorragique.
rheumatism (infectiveou **infectious)**. Rhumatisme infectieux.
rheumatology, *s.* Rhumatologie.
rhinencephalus, *s.* Rhinencéphale.
rhinitis, *s.* Rhinite.
rhinocephalus, *s.* Rhinencéphale.
rhinoedema, *s.* Rhinœdème.
rhinolalia, *s.* Rhinolalie.
rhinolite, **rhinolith**, *s.* Rhinolithe.
rhinology, *s.* Rhinologie.
rhinomanometry, *s.* Rhinomanométrie.
rhinometry, *s.* Rhinométrie.
rhinomycosis, *s.* Rhinomycose.
rhinopathy, *s.* Rhinopathie.
rhinopharyngitis, *s.* Rhinopharyngite.
rhinophonia, *s.* Rhinolalie.
rhinophycomycosis, *s.* Rhinophycomycose.
rhinoplasty, *s.* Rhinoplastie.
rhinorrhagia, *s.* Rhinorragie.
rhinorrhaphy, *s.* Rhinorraphie.
rhinorrhea, **rhinorrhoea**, *s.* Rhinorrhée.
rhinosalpingitis, *s.* Rhinosalpingite.
rhinoscleroma, *s.* Rhinosclérome.
rhinoscopy, *s.* Rhinoscopie.
rhinosporidiosis, *s.* Rhinosporidiose.
rhinotomy, *s.* Rhinotomie.
rhitidosis, *s.* Rhytidosis.
rhizolysis, *s.* Rhizolyse.
rhizomelic, *adj.* Rhizomélique.
rhizomere, *s.* Rhizomère.
rhizopoda, *s.* Rhizopodes.
rhizotomy, *s.* Rhizotomie, radicotomie.
rhodopsin, *s.* Érythropsine.
rhombencephalitis, *s.* Rhombencéphalite.
rhotacism, *s.* Rhotacisme.
rhypophobia, *s.* Rupophobie.
rhythm, *s.* Rythme.
rhythm (ectopic). Rythme hétérotope.
rhythm (escape). (cardiologie). Rythme d'échappement.
rhythm (sinus). Rythme sinusal.
rhythmology, *s.* Rythmologie.
rhytidosis, *s.* Rhytidosis.
rib (cervical). Côte cervicale.
rib (short)— polydactyly syndrome. Chondrodysplasie léthale avec brièveté des côtes.

riboflavin, *s.* Vitamine B_2.
ribonucleic acid. Acide ribonucléique, ARN.
ribonucleic acid (messenger) (messenger RNA). Acide ribonucléique messager.
ribonucleic acid (transfer) (transfer RNA). Acide ribonucléique de transfert.
ribonucleoprotein, *s.* Ribonucléoprotéine.
ribotyping, *s.* Ribotypage.
rickets, *s.* Rachitisme.
rickets (hypophosphataemic familial). Rachitisme hypophosphatémique familial.
rickettsaemia, *s.* Rickettsiémie.
rickettsia, *s.* Rickettsie.
Rickettsiaceae, *s. pl.* Rickettsiacées.
rickettsioses, **rickettsiosis**, *s.* Rickettsiose.
Riedel's diseaseou **struma**. Maladie de Riedel-Tailhefer.
rights (patients'). Droits des malades.
, **rigidity***s.* Rigidité, contracture.
rigidity (cogwheel). Phénomène de la roue dentée.
rigidity (monitoring of penile). Rigidimétrie pénienne.
rigor, *s.* 1° Rigor. — 2° Rigidité.
rigor mortis. Rigidité cadavérique.
ring. Anneau.
ringworm, *s.* Dermatomycose.
risk, *s.* Risque.
risk (absolute) Risque absolu.
risk (relative). Risque relatif.
risk stratification. Stratification du risque.
ristocetin, *s.* Ristocétine.
ritual, *s.* Rituel conjuratoire.
RNA-HIV. ARN-VIH.
roaring, *s.* Cornage.
ROC curve. Courbe ROC.
roentgenization, *s.* Röntgenisation.
roentgenkymography, *s.* Radiokymographie.
roentgenography, *s.* Radiographie.
roentgenoscopy, *s.* Radioscopie.
roentgenotherapy, **roentgentherapy**, *s.* Radiothérapie.
Rokitanski-Cushing ulcers. Ulcères de Cushing.
Rokitansky's disease 1° Maladie de Rokitansky-Frerichs. — 2° Syndrome de Budd-Chiari.
rolandic syndrome. Syndrome rolandique.
rolling, *s* . Palper-rouler, roulement.
room (operating). Salle d'opérations.
room (recovery). Salle de réveil.
rosacea, *s.* Acné rosacée.
rosacea (pustulous). Rosacée papulo-pustuleuse.
rosary (rachitic). Chapelet rachitique.
roseola, *s.* 1° Roséole. — 2° Rubéole.
rosette (malarial). Corps en rosace (paludisme).
rosette (rheumatoid). Rosette rhumatoïde.
rosette of leukocytes. Rosette de Haserick.
rosettes (non immune) technique. Technique des rosettes spontanées.
rotation test. Épreuve rotatoire.
Rothmund's ou **Rothmund Thomson syndrome**. Syndrome de Rothmund.

rotular, *adj.* Rotulien.
RSH syndrome. Syndrome de Smith-Lemli-Opitz.
rubber (French). Condom.
rubbing, *s.* Ponçage.
rubbish (care). Déchets d'activité de soins.
rubefacient, *adj.* Rubéfiant.
rubella, *s.* Rubéole.
rubeola, *s.* 1° Rougeole. — 2° Rubéole.
rubeosis, *s.* Rougeur.
rubrospinal cerebellar peduncle syndrome. Syndrome de Claude.
rule, *s.* Règle.
rumble, **rumbling**, *s.* Gargouillement gastro-intestinal.
Rumpel-Leede phenomenon ou **sign**. Signe du lacet.
runaround, *s.* Tourniole.
, **running***s.* Course.
runt disease. Maladie homologue.
rupioides, *adj.* Rupioïde.
Rust's disease. Spondylite cervicale tuberculeuse.
rut, *s.* Œstrus.
rutin, *s.* Rutine.
sac (hernial). Sac herniaire.
saccharomycosis, *s.* Saccharomycose.
saccharosuria, **saccharuria**, *s.* Saccharosurie.
saccular, *adj.* Sacculaire.
sacralgia, *s.* Sacralgie.
sacralization, *s.* Sacralisation.
sacrocoxalgia, **sacrocoxitis**, *s.* Sacro-coxalgie.
sacrocoxitis, *s.* Sacroiliite.
sacrodynia, *s.* Sacrodynie.
sacroiliac disease. Sacrocoxalgie.
sacroiliitis, *s.* Sacro-iliite.
sacrolisthesis, *s.* Sacrolisthésis.
sacrum (tilted). Sacrolisthésis.
sadism, *s.* Sadisme.
sadomasochism, *s.* Sadomasochisme.
salacity, *s.* Salacité.
salicyltherapy, *s.* Salicylothérapie.
salivation, *s.* Ptyalisme.
salmonellosis, *s.* Salmonellose.
salpingectomy, *s.* Salpingectomie.
salpingitis, *s.* Salpingite.
salpingography, *s.* Salpingographie.
salpingolysis, *s.* Salpingolyse.
salpingo-oophoritis, *s.* Salpingo-ovarite.
salpingo-ovariotomy, *s.* Oophoro-salpingotomie.
salpingo-ovaritis, *s.* Salpingo-ovarite.
salpingoplasty, *s.* Salpingoplastie.
salpingorrhaphy, *s.* Salpingorraphie.
salpingoscopy, *s.* Salpingoscopie.
salpingostomy, *s.* Salpingostomie.
salpingotomy, *s.* Salpingotomie.
salt, *s.* Sel.
salt (bile). Sel biliaire.
salt (low) syndrome. Syndrome de déplétion sodique.
saltation, *s.* Saut.
salting out. Relargage.
saluretic, *adj.* Salidiurétique.

Salzmann's nodular corneal dystrophy; Dégénérescence hypertrophique de la cornée.

De Sanctis-Cacchione syndrome. Idiotie xérodermique.

sandwich technique. Méthode du sandwich.

sanguicolous, *adj.* Sanguicole.

sanguineous, *adj.* Saignant.

sanguisuga, *s.* Sangsue.

sanies, *s.* Sanie.

sanious, *adj.* Sanieux.

sanitary, *adj.* Sanitaire.

saphena, *adj.* Saphène.

saphenectomy, *s.* Saphénectomie.

saphism, *s.* Tribadisme.

saprogenic, **saprogenous**, *adj.* Saprogène.

sapronosis, *s.* Sapronose.

saprophytic, *adj.* Saprophyte.

saralasin, *s.* Saralasine.

sarcocystosis, *s.* Sarcocystose.

sarcode, *s.* Protoplasme.

sarcohydrocele, *s.* Sarco-hydrocèle.

sarcoid, *s.* Sarcoïde.

sarcoidosis, *s.* Maladie de Besnier-Boeck-Schaumann (BBS).

sarcoma, *s.* Sarcome.

sarcomatosis, *s.* Sarcomatose.

sarcomere, *s.* Sarcomère.

sarcoplasm, *s.* Sarcoplasma.

Sarcoptes, **Sarcoptes scabiei**. Sarcoptes scabiei.

sarcosporidiosis, *s.* Sarcosporidiose.

SARS. SRAS.

saturnine, *adj.* Saturnin.

saturnism, *s.* Saturnisme.

sauriasis, *s.***sauriderma***s.*, Sauriasis.

sawing, *s.* Sciage.

saxitoxin, *s.* Saxitoxine.

scabious, *adj.* Scabieux.

scaevolism, *s.* Scævolisme.

scalded-skin syndrome. Syndrome des enfants ébouillantés.

scale, *s.* 1° Squame. – 2° Échelle. – 3° Filière.

scale (French). Filière Charrière.

scaleniotomy, **scalenotomy**, *s.* Scalénotomie.

scalenus anticus (ou **anterior) syndrome**, **scalenus syndrome**. Syndrome du scalène antérieur.

scalp, *s;* Cuir chevelu.

scaly, *adj.* Squameux.

scanner, *s.* Scanographe.

scanning, *s.* 1° Examen visuel de précision. – 2° Scansion.

scanning (radioisotope). Scintigraphie.

scanography, *s.* Scanographie.

scaphocephalism, **scaphocephaly**, *s.* Scaphocéphalie.

scaphoid, *s.* Scaphoïde.

scaphoiditis, *s.* Scaphoïdite.

scaphoiditis (tarsalou **Köhler's tarsal)**. Scaphoïdite tarsienne.

scapula, *s.* Omoplate.

scapulalgia, *s.* Scapulalgie.

scapulectomy, *s.* Scapulectomie.

scapulohumeral, *adj.* Scapulo-huméral.

scapulothoracic, *adj.* Scapulo-thoracique.

scar, *s.* Cicatrice.

scarlatina, *s.* Scarlatine.

scarlatinella, *s.* Quatrième maladie.

scarlatiniform, **scarlatinoid**, *adj.* Scarlatiniforme.

scarlatinoid, *s.* Quatrième maladie.

Scarpa's triangle. Triangle de Scarpa.

scatoma, *s.* Fécalome.

scatophagy, *s.* Coprophagie.

scatophilia, *s.* Coprophilie.

Schanz's disease, *s.* Ténosite achilléenne.

schema, *s.* Schème.

Schilling's leukaemiaou **type of monocytic leukaemia**. Leucémie histiomonocytaire.

schistocytosis, *s.* Schistocytose.

schistosis, *s.* Schistose.

schistosomiasis, *s.* Schistosomiase.

schistosomus, *s.* Schistosome.

schizocephalus, *s.* Schizocéphale.

schizocytosis, *s.* Schistocytose.

schizogony, *s.* Schizogonie.

schizoid, *adj.* Schizoïde.

schizoidia, **schizoidism**, *s.* Personnalité schizoïde.

schizomania, *s.* Schizoïdie.

schizomelia, *s.* Schizomélie.

schizont, *s.* Schizonte.

schizonticide, **schizontocide**, *adj.* Schizonticide.

schizophasia, *s.* Schizophasie.

schizophrenia, *s.* Schizoprhénie.

schizophreniac, *adj.* Schizophrène.

Schizophyceae, *s. f.* Schizophycètes.

schizoprosopia, *s.* Schizoprosopie.

schizosis, *s.* Schizose.

schizothymia, *s.* Schizophrénie.

Schlatter's diseaseou **Schlatter-Osgood disease**. Apophysite tibiale antérieure.

Scholz's disease. Maladie de Scholz-Greenfield.

school (nursing). Institut de formation en soins infirmiers.

Schridde's disease. Anasarque fœto-placentaire.

Schuller's arthritis. Arthrite villeuse.

schwannitis, *s.* Schwannite.

schwannoma (glandular malignant). Neurinome de Carré.

schwannoma, **schwannoglioma**, *s.* Schwannome.

schwannosis, *s.* Schwannite.

schwannoma (glandular malignant). Neurinome de Carré.

schwannoma, **schwannoglioma**, *s.* Schwannome.

schwannosis, *s.* Schwannite.

sciatic, *adj.* Sciatique.

sciatic nerve. Nerf sciatique ou ischiatique.

sciatica, *s.* Sciatique.

scimitar syndrome. Syndrome du cimeterre.

scintigram, *s.* Scintigramme.

scintigraphy, *s.* Scintigraphie.

scintiscan, *s.* Scintigramme.

scirrhus, *s.* Squirrhe.

scissiparity, *s.* Scissiparité.

sclera (blue) syndrome. Ostéopsathyrose.

sclerectasia, *s.* Sclérectasie.

sclerectomy, *s.* Sclérectomie.

sclerema, *s.* Sclérème.

scleriasis, *s.* Sclérodermie.

scleritis, *s.* Sclérite.

sclerochoroiditis, *s.* Sclérochoroïdite.

scleroconjunctivitis, *s.* Scléroconjonctivite.

sclerodactylia, **sclerodactyly**, *s.* Sclérodactylie.

scleroderma, *s.* Sclérodermie.

scleroedema, *s.* Sclérœdème.

scleroiridectomy, *s.* Scléro-iridectomie.

scleromalacia, *s.* Scléromalacie.

scleromyositis, *s.* Scléromyosite.

scleronychia, *s.* Scléronychie.

scleronyxis, *s.* Scléronychie.

scleroprotein, *s.* Scléroprotéine.

sclerosis, *s.* Sclérose.

sclerosis (primary lateral). Sclérose latérale primitive.

sclerosteosis, *s.* Sclérostéose.

sclerotherapy, *s.* Sclérothérapie.

scleroticotomy, **sclerotomy**, *s.* Scléroticotomie.

sclerotitis, *s.* Sclérite.

sclerotomy, *s.* Sclérotomie.

sclerous, *adj.* Scléreux.

scoliokyphosis, *s.* Cyphoscoliose.

scoliosis, *s.* Scoliose.

scoliosis (static). Scoliose posturale.

Scombroideae, *s. f.* Scombridés.

scorbutic, *adj.* Scorbutique.

scorbutus, *s.* Scorbut.

scotoma, *s.* Scotome.

scotomization, *s.* scotomisation.

scotopic, *adj.* Scotopique.

screen (intensifier). Amplificateur de brillance ou de luminance

screening, *s.* Criblage.

screening, *s.* Dépistage.

screening test. Examen de dépistage.

scrofula, *s.* Scrofule.

scrofuloderma, *s.* Scrofuloderme.

scrofulosis, *s.* Scrofule.

scrofulous, *adj.* Scrofuleux.

scurvy, *s.* Scorbut.

scutulum, *s.* Godet favique.

scybalum, *s. pl.*; **scybala**. Scybales.

seasickness, *s.* Mal de mer.

sebaceous, *adj.* Sébacé.

seborrhea, **seborrhoea**, *s.* Séborrhée.

seborrheid. *s.* Séborrhéide.

seborrhoea corporis. Eczéma acnéique.

secretagogue, *adj.*et *s.* Sécrétagogue.

secretin, *s.* Sécrétine.

secretor, *s.* (génétique). 1° Sujet sécréteur. – 2° Gène Se.

secundinae, **secundines**, *s.* Arrière-faix.

secundipara*s.***secundiparous***adj.*, Secondipare.

sedative, *s.*et *adj.* Sédatif.

sediment (urinary). Culot urinaire.

sedimentation rate. Vitesse de sédimentation globulaire.

segment-therapy, *s.* Segment-thérapie.

seismotherapy, *s.* Sismothérapie.
seizure, *s.* Début brutal d'une maladie.
seizure (adversive ou **contraversive)**. Épilepsie giratoire.
seizure (epileptic). Crise d'épilepsie.
selecticn, *s.* Sélectine.
self-punishment. Autopunition.
sellar, *adj.* Sellaire.
semantics, *s.* Sémantique.
semaphorin, *s.* Sémaphorine.
semeiology, **semiology**, *s.* Sémiologie.
semeiotic, **semiotic**, *adj.* Sémiologique.
semeiotics, **semiotics**, *s.* Sémiologie.
seminoma, *s.* Séminome.
senescence, *s.* Sénescence.
senilism, *s.* Sénilisme.
senility, *s.* Sénilité.
senography, *s.* Mastographie.
sense (equilibrium). Sens statique.
sense (kinesthetic). Sens musculaire.
sense (muscle ouou **muscular)**. Sens musculaire.
sense (static). Sens statique.
sensibilatrice, *s.* Anticorps.
sensibiligen, *s.* Allergène.
sensibilisinogen, *s.* Allergène.
sensibility, *s.* Sensibilité.
sensibilization, *s.* Sensibilisation.
sensibilizer, *s.* Anticorps.
sensitinogen, *s.* Allergène.
sensitivity, *s.* Sensibilité.
sensitization, *s.* Sensibilisation.
sensitizer, *s.* Anticorps.
sensitizing, *adj.* Préparant.
sensorimotor, *adj.* Sensorimotor.
separation of epiphysis. Décollement épiphysaire.
sepsis, *s.* Septicémie.
septenary, *s.*et *adj.* Septénaire.
septic, *adj.* Septique.
septicaemia, *s.* Septicémie.
septicity, *s.* Septicité.
septicophlebitis, *s.* Septicémie veineuse aiguë.
septicopyemia, *s.* Septicopyohémie.
septostomy, *s.* Septostomie.
septostomy (balloon)ou **(balloon atrial)**. Atriotomie transseptale de Rashkind.
septotomy, *s.* Septotomie.
sequela, **sequel**, *s.* Séquelle.
sequence, *s.* Séquence.
sequencing, *s.* Séquençage.
sequester, **sequestrum**, *s.* Séquestre.
sequestration, *s.* Séquestration.
sequestrectomy, **sequestrotomy**, *s.* Séquestrectomie.
seralbumin, *s.* Sérum albumine.
serialograph, *s.* 1° Sériographie. – 2° Sériographe.
serialography, *s.* Sériographie.
seriograph, *s.* Sériographe.
seriography, *s.* Sériographie.
seroalbumin, *s.* Sérum-albumine.
seroalbuminuria, *s.* Sérinurie.
seroconversion, *s.* Séroconversion.
serodiagnosis, *s.* Sérodiagnostic.
seroepidemiology, *s.* Séro-épidémiologie.
seroflocculation, *s.* Sérofloculation.
seroglobulin, *s.* Sérumglobuline.
serologic, **serological**, *adj.* Sérologique.
serology, *s.* Sérologie.
seroma, *s.* Lymphocèle.
seroprevention, *s.* Séroprévention.
seroprophylaxis, *s.* Séroprophylaxie.
serositis, *s.* Sérite.
serosity, *s.* Sérosité.
serotherapy, *s.* Sérothérapie.
serothorax, *s.* Hydrothorax.
serotonergic, *adj.* Sérotoninergique.
serotonin, *s.* Sérotonine.
serotoninaemia, *s.* Sérotoninémie.
serotoninergic, *adj.* Sérotoninergique.
serous, *adj.* Séreux, sérique.
serovaccination, *s.* Sérovaccination.
serovar, *s.* Sérovar.
serpiginous, *adj.* Serpigineux.
serpigo, *s.* 1° Éruption serpigineuse. – 2° Teigne. – 3° Herpès.
serum, *s.*; *pl.***sera**. Sérum, *pl.* sérums.
serum (antipertussis). Sérum anticoquelucheux.
serum (antiplague). Sérum antipesteux.
serum (Calmette's). Sérum antivenimeux.
serum (Chantemesse's). Sérum anti-typhoïdique.
serum accident. Maladie du sérum.
serum albumin. Sérum albumine.
serum globulin. Sérum globuline.
serum hepatitis. Hépatite sérique.
serum sickness. Maladie du sérum.
Service (National Health). Organisation étatisée de la santé dans le Royaume-Uni.
sesamoiditis, *s.* Sésamoïdite.
sewage, *s.* Eaux vannes.
sex (chromatinic). Sexe nucléaire.
sex (chromosoma). Sexe génétique.
sex (gonadal). Sexe gonadique.
sex (morphological). Sexe somatique.
sex (nuclear). Sexe nucléaire.
sex (psychological). Sexe psychologique.
sexdigitate, **sexidigital**, **sexidigitate**, *adj.* Atteint de sexdigitisme.
sexdigitism, *s.* Sexdigitisme.
sexology, *s.* Sexologie.
sextan fever. Fièvre sextane.
sexuality, *s.* Sexualité.
shadows (accordion-like arterial). Artères en collier de perles.
shake, *s.* Tremblement.
shaken-baby syndrome. Syndrome des enfants secoués.
shaking*s.* Ébranlement.
sheath, *s.* Gaine.
sheath (synovial). Gaine synoviale.
sheet (draw). Alèze.
sheeppox, *s.* Clavelée.
shell, *s.* Coquille.
shigellosis, *s.* Shigellose.
shock, *s.* Choc.
shock (cardiac). Choc cardiogénique.
shock (endotoxic). Choc toxique.
shock (surgical). Choc opératoire.
shock (toxic) syndrome. Choc toxique.
shoe (orthopaedic. Chaussure orthopédique.
shoulder, *s.* Épaule.
shoulder (loose). Épaule ballante ou flottante.
shower, *s.* Douche.
shunt (left-to-right). Shunt gauche-droite.
shunt (right-to-left). Shunt droite-gauche.
shunt (ventriculoperitoneal) . (neurochirurgie). Ventriculo-péritonéostomie.
sialadenitis, *s.* Sialadénite.
sialagogue, **sialogogue**, *s.* Sialagogue.
sialidosis, *s.* Sialidose.
sialitis, *s.* Sialite.
sialodochitis, **sialoductilitis**, **sialoductitis**, *s.* Sialodochite.
sialogenous, *adj.* Sialogène.
sialogram, *s.* Sialogramme.
sialography, *s.* Sialographie.
sialolith, *s.* Sialolithe.
sialometaplasia, *s.* Sialométaplasie.
sialometaplasia (necrotizing). Sialométaplasie nécrosante.
sialophagia, *s.* Sialophagie.
sialorrhea, **sialorrhoea**, *s.* Salivation.
sib, *adj.* Germain.
sibling, *adj.* Germain.
sibship, *s.* Fratrie.
sicklaemia, *s.* Anémie à hématies falciformes.
sickness, *s.* Maladie.
sideraemia, *s.* Sidérémie.
sideroblast, *s.* Sidéroblaste.
sideropenia, *s.* Sidéropénie.
sideropenic, *adj.* Ferriprive.
siderophilia, *s.* Sidérophilie.
siderophilin, *s.* Transferrine.
siderophorous, *adj.* Sidérophore.
siderosilicosis, *s.* Sidéro-silicose.
siderosis, *s.* Sidérose.
sideruria, *s.* Sidérurie.
sigmasism, **sigmatism**, *s.* Sigmatisme.
sigmoiditis, *s.* Sigmoïdite.
sigmoidostomy, *s.* Sigmoïdostomie.
sign, *s.* 1° Signe, signe physique. – 2° V. au nom propre.
signal symptom. Signal-symptôme.
signals (high intensity transient). Hypersignaux transitoires.
silicatosis, *s.* Silicatose.
silicoarthritis, *s.* Syndrome de Caplan.
silicosis, *s.* Silicose.
silicotic, *adj.* Silicotique.
silicotuberculosis, *s.* Silico-tuberculose.
simian, *adj.* Simien, enne.
Simuliidae, *s. pl.* Simuliidées.
simultagnosia, *s.* Simultagnosie.
sinapism, *s.* Sinapisme.
sinistrocardia, *s.* Lévocardie.
sinus (sick) syndrome. (cardiologie). Maladie du sinus.
sinus pause . (cardiologie). Arrêt sinusal.
sinus pilonidal. Sinus pilonidal.

sinus standstill. cardiologie). Pause sinusale.
sinus of the pericardium. Sinus de Theile.
sinusitis, *s.* Sinusite.
sinusography, *s.* Sinusographie.
sinusotomy, *s.* Sinusotomie.
siphonoma, *s.* Cylindrome.
sirenomelus, *s.* Sirénomèle.
sismotherapy, *s.* Sismothérapie.
site (receptor). Site récepteur.
sitiology, *s.* Sitiologie.
sitiomania, *s.* Sitiomanie.
sitiophobia, *s.* Sitiophobie.
situs perversus. Situs incertus.
sixth disease. Sixième maladie.
sixth venereal disease. Maladie de Nicolas-Favre.
Sjögren's syndrome ou disease. Syndrome de Gougerot-Houwer-Sjögren.
skelalgia, *s.* Skélalgie.
skelalgia paraesthetica. Skélalgie paresthésique.
skeleton, *s.* Squelette.
skeneitis, **skenitis**, *s.* Skénite.
skiascopy, *s.* 1° Skiascopie. – 2° Radioscopie.
skin, *s.* Peau.
skull, *s.* Crâne.
skull (natiform). Crâne natiforme.
sleep, *s.* Sommeil.
sleeve (coupling). Manchon.
sling, *s.* Écharpe.
slough, *s.* Escarre.
sludge, *s.* Agrégat.
smallpox, *s.* Variole.
smallpox inoculation. Variolisation.
smear, *s.* Frottis.
smear (bone-marrow). Frottis de moelle osseuse.
smear (thick blood). Goutte épaisse.
smegma embryonum. Vernix caseosa.
snap (mitral opening) ouou **snap (opening) (OS)**. Claquement d'ouverture de la mitrale.
sneeze, *s.* Éternuement.
snoring, *s.* Ronflement.
snoring disease. Rhonchopathie.
snuffbox (anatomical). Tabatière anatomique.
snuffles, *s.* Jetage.
soap, *s.* Savon.
sociogenesis, *s.* Sociogenèse.
socke, *s.* Cuissard, emboîture.
sodic, *adj.* Sodé, sodique.
sodium restricted. Désodé.
sodomy, *s.* Sodomie.
softening, *s.* Ramollissement.
soil-dwelling, *adj.* Endogée.
sole (orthopaedic). Semelle orthopédique.
sole (quadrate muscle of). Chair carrée de Sylvius.
solute, *s.* Soluté (corps dissous).
solvent, *adj.* et *s.*, Solvant.
somaesthesia, *s.* Somesthésie.
somataesthesia, *s.* 1° Somatognosie. – 2° Somesthésie.
somatagnosia, *s.* Asomatognosie.
somatic, *adj.* Somatique.
somatization, *s.* Somatisation.
somatomedin, *s.* Somatomédine.
somatoparaphrenia, *s.* Somatoparaphrénie.
somatostasinoma, *s.* Somatostasinome.
somatostatin, *s.* Somatostatine.
somatotrophin, **somatotropin**, *s.* Hormone de croissance.
somatotropic, *adj.* Somatotrope.
somesthesia, *s.* Somesthésie.
somite, *s.* Métamère.
somnambulance, *s.* Somnambulisme.
somnambulation, *s.* Somnambulisme.
somnambulism, *s.* Somnambulisme.
somnifacient, *s.*et *adj.* Somnifère.
somniferous, *adj.* Somnifère.
somnific, *adj.* Somnifère.
somnolentia, *s.* Somnolence.
sonogram, *s.* Échogramme.
sonometry, *s.* Sonométrie.
sonographer, *s.* Manipulateur d'échographie.
sonographist, *s.* Échographiste médecin.
sophrology, *s.* Sophrologie.
soporific, *adj.* Somnifère.
soporose, **soporous**, *adj.* Soporeux.
sordes, *s.* Fuliginosité.
sore, *adj.* Douloureux.
sore (oriental). Bouton d'Orient.
sore throat. Angine.
sound, *s.* 1° Sonde. – 2° Bruit.
sound (clapping). Claquement, clic.
sound (extra-auricular). Systole en écho.
sound (friction). Frottement.
sound (muscle), Bruit rotatoire.
sound (pacer ouou **pacemaker)**. Bruit de stimulateur cardiaque.
sound (pericardial proto ouou **mesosystolic)**. Vibrance péricardique proto ou mésosystolique.
sound (pericardial protodiastolic). Vibrance péricardique protodiastolique.
sound (pistol-shot). Bruit de pistolet.
sound (uretral). Sonde urétrale.
spa, *s.* Station thermale.
space, *s.* Espace, intervalle.
spagyric, *adj.* Spagyrique.
spanomenorrhoea, *s.* Spanioménorrhée.
sparganosis, *s.* Sparganose.
sparteine, *s.* Spartéine.
spasm, *s.* Spasme.
spasm (canine). Rire sardonique.
spasm (nodding). Syndrome des spasmes en flexion.flexion.
spasmodic, *adj.* Spasmodique.
spasmodism, *s.* Spasmodicité.
spasmolytic, *adj.* Spasmolytique.
spasmophilia, *s.* Spasmophilie.
spastic, *adj.* Spasmodique.
spasticity, *s.* Spasticité.
specialist, *s.* Spécialiste.
speciality, *s.* Spécialité médicale.
species, *s.* Espèce.
specific, *adj.* Spécifique.
specificity, **specificness**, *s.* Spécificité.
specimen, *s.* Spécimen, échantillon.
SPECT (gated). Tomoscintigraphie myocardique synchronisée.
spectrin, *s.* Spectrine.
spectrography, *s.* Spectrographie.
spectrum (antibiotic). Spectre d'un antibiotique.
speech, *s.* Parole.
spermagglutinin, *s.* Spermagglutinine.
spermatid, *s.* Spermatide.
spermatocele, *s.* Spermatocèle.
spermatocystectomy, *s.* Spermatocystectomie.
spermatocystitis, *s.* Spermatocystite.
spermatocytogenesis, *s.* Spermatocytogenèse.
spermatocytoma, *s.* Séminome.
spermatogenesis, *s.* Spermatogenèse.
spermatogonium, *s.* Spermatogonie.
spermatology, *s.* Spermiologie.
spermatophobia, *s.* Spermatorrhéophobie.
spermatorrhea, **spermatorrhoea**, *s.* Spermatorrhée.
spermatotoxin, **spermatoxin**, *s.* Spermatoxine.
spermatozoon, *s.* Spermatozoïde.
spermaturia, *s.* Spermaturie.
spermiogenesis, *s.* Spermiogenèse.
spermiogram, *s.* Spermogramme.
spermocytogram, *s.* Spermocytogramme.
spermolith, *s.* Spermolithe.
sphacelation, *s.* Mortification.
sphacelus, *s.* 1° Sphacèle. – 2° Escarre.
sphenocephalus, *s.* 1° Sphénocéphale. – 2° Scaphocéphale.
sphenocephaly, *s.* Scaphocéphalie.
sphenoiditis, *s.* Sphénoïdite.
sphenotresia, **sphenotripsy**, *s.* Sphénatrésie.
sphere (attraction). Sphère attractive.
spherocyte, *s.* Sphérocyte.
spherocytosis, *s.* Sphérocytose.
spherocytosis (hereditary). Ictère hémolytique congénital type Minkowski-Chauffard.
spheroplast, *s.* Sphéroplaste.
sphincteralgia, *s.* Sphinctéralgie.
sphincterectomy, *s.* Sphinctérectomie.
sphincterismus, *s.* Spinctérospasme.
sphincterometry, *s.* Sphinctérométrie.
sphincteroplasty, *s.* Sphinctéroplastie.
sphincterotomy, *s.* Sphinctérotomie.
sphingolipidosis, *s.* Sphingolipidose.
sphingolipidosis (cerebral). Idiotie amaurotique familiale.
sphygmic, *adj.* Sphygmique.
sphygmograph, *s.* Sphygmographe.
sphygmogram, *s.* Sphygmogramme.
sphygmograh, *s.* Sphygmographe.
sphygmography, *s.* Sphygmographie.
sphygmology, *s.* Sphygmologie.
sphygmomanometer, *s.* Sphygmomanomètre.
sphygmometer, *s.* Sphygmomètre.
sphygmo-oscillometer, *s.* Oscillomètre artériel.
spike, *s.* Pic, pointe, électrostimulus.
spike and wave. (électroencéphalographie). Complexe pointe-onde.

spikes (twisting). (électrocardiographie). Torsades de pointes.
spin echo. Écho de spin.
spinalgia, *s.* Spinalgie.
spindle (mitotic). Fuseau mitotique.
spine (iliac) anterior superior. Épine iliaque antéro-supérieure.
spine (iliac) posterior superior. Épine iliaque postéro-supérieure.
spireme, *s.* Spirème.
spirillosis, *s.* Spirillose.
spirillum, *s.* Spirille.
spirochaeta, **spirochaete**, *s.* Spirochète.
spirochaetosis, **spirochetosis**, *s.* Spirochétose.
spirochetogenous, *adj.* Spirochétogène.
spirogram, *s.* Spirogramme.
spirograph, *s.* Spirographe.
spirography, *s.* Spirographie.
spirometer, *s.* Spiromètre.
spirometry, *s.* Spirométrie.
spiroscopy, *s.* Spiroscopie.
splanchnic, *adj.* Splanchnique.
splanchnicectomy, *s.* Splanchnectomie.
splanchnocranium, *s.* Splanchnocrâne, viscérocrâne.
splanchnography, *s.* Splanchnographie.
splanchnology, *s.* Splanchnologie.
splanchnomegalia, **splanchnomegaly**, *s.* Mégasplanchnie.
splanchnomicria, *s.* Splanchnomicrie.
splanchnoptosis, *s.* Splanchnoptose.
splanchnotomy, *s.* Splanchnotomie.
spleen, *s.* Rate.
splenalgia, *s.* Splénalgie.
splenectomy, *s.* Splénectomie.
splenic, *adj.* Splénique.
splenitis, *s.* Splénite.
splenization, *s.* Splénisation.
splenogenic, **splenogenous**, *adj.* Splénogène.
splenography, *s.* Splénographie.
splenoma, *s.* Splénome.
splenomanometry, *s.* Splénomanométrie.
splenomegaly, *s.* Splénomégalie.
splenomegaly (chronic non leukaemic myeloid). Splénomégalie myéloïde.
splenomegaly (siderotic). Splénogranulomatose sidérosique.
splenopathy, *s.* Splénopathie.
splenopexia, **splenopexis**, **splenopexy**, *s.* Splénopexie.
splenoportography, *s.* Splénoportographie.
splenosis, *s.* 1° Splénose péritonéale. – 2° Hypersplénie.
splicing, *s.* Épissage.
splint, *s.* Attelle, éclisse.
splint (cradle-like). Gouttière.
splint (walking). Appareil de marche.
splinter of bone. Esquille.
splintered, **splintery**, *adj.* Esquilleux.
spondylarthritis, *s.* Spondylarthrite.
spondylarthropathy, *s.* Spondylarthropathie.
spondylarthrosis, *s.* Spondylarthrose.
spondylitis, *s.* Spondylite.
spondylitis (rheumatoid). Pelvispondylite rhumatismale.
spondylizema, *s.* Spondylizème.
spondylolisthesis, *s.* Spondylolisthésis.
spondylolysis, *s.* Spondylolyse.
spondylopathy, *s.* Spondylopathie.
spondylopathy (traumatic). Syndrome de Kümmell-Verneuil.
spondyloptosis, *s.* Spondyloptose.
spondyloschisis, *s.* Spondylolyse.
spondylosis, *s.* Spondylite.
spondylotherapy, *s.* Spondylothérapie.
spongiform, **spongioid**, *adj.* Spongoïde.
spongioblast, *s.* Celulle amacrine.
spongioblastoma, *s.* Spongioblastome.
spongiosis, *s.* Spongiose.
sporadic, *adj.* Sporadique.
sporoagglutination. Sporo-agglutination.
sporocyst, *s.* Sporocyste.
sporogenic, *adj.* Sporogène.
sporogony, *s.* Sporogonie.
sporotrichosis, *s.* Sporotrichose.
sporozoon, *s.* Sporozoaire.
sporozoosis, *s.* Sporozoose.
sporulated, *adj.* Sporulé.
spot, *s.* Point, plaque, tache.
spot (tender); Point douloureux.
spots (rose). Taches rosées lenticulaires.
spots (sun). Éphélides.
sprain, *s.* Foulure.
spray, *s.* Liquide vaporisé.
spreading factors. Facteurs de diffusion.
spring-therapy, *s.* Spring-thérapie.
sprue, *s.*ou **tropical sprue**. Sprue.
sprue (nontropicalou **infantile)**. Sprue nostras.
spumous, **spumy**, *adj.* Spumeux.
spur, *s.* Éperon.
spur (calcaneal). Épine calcanéenne.
Spurway-Eddowes syndrome. Ostéopsathyrose.
sputum, *s.* Crachat.
squamous, *adj.* Squameux.
squarring of vertebral body. Vertèbre carrée.
squatting, *s.* Accroupissement.
squint, *s.* Strabisme.
squint angle. Angle strabique.
squint deviation. Angle strabique.
SRP syndrome (Saldino-Noonan type). Syndrome de Saldino-Noonan.
ST interval. Segment ST.
stabilizer of membrane potentialou **stabilizer of transmembrane potential**. Stabilisateur de membrane.
stadium, *s.* Stade.
staff (nursing). Personnel soignant.
stage, *s.* 1° Stade, période, phase. – 2° Temps d'une opération; – one-stage operation. Opération en un temps; – two-stage operation. Opération en deux temps. – 3° Platine de microscope.
stage (mechanical). Platine à chariot.
stage (microscope). Platine de microscope.
stage (phallic). Stade phallique.
stage (premenstrual). Post-œstrus.
stage (rest). Phase de repos.
stain, *s.* Colorant.
stain (to), *v.* Colorer.
stairs sign. Signe de l'escalier.
stalagmometry, *s.* Stalagmométrie.
stammering, *s.* Bégaiement.
standstill (atrialou **auricular)**. Arrêt auriculaire.
stannosis, *s.* Stannose.
stapedectomy, *s.* Stapédectomie.
stapes, *s.* Étrier.
staphylectomy, *s.* Staphylectomie.
staphylematoma, *s.* Staphylhématome.
staphylitis, *s.* Staphylite.
staphylococcaemia, *s.* Staphylococcémie.
staphylococcia, *s.* Staphylococcie.
staphyloma, *s.* Staphylome.
staphyloplasty, *s.* Staphyloplastie.
staphylorrhaphy, *s.* Staphylorraphie.
staphylotomy, *s.* Staphylotomie.
staphylotoxin, *s.* Staphylotoxine.
starter, *s.* (anésthésiologie). Inducteur.
startle disease. Hyperekplexie.
stasiphobia, *s.* Stasophobie.
stasis, *s.* Stase.
stasis (diffusion). Stase œdémateuse.
stasobasiphobia, *s.* Staso-basophobie.
state, *s.* État.
state (steady). État d'équilibre vital.
statin, *s.* Statine.
statoconium, *s.pl.***statoconia**. Otolith, statoconie.
status, *s.* État.
stearrhea, **stearrhoea**, *s.* Stéatorrhée.
steatocystoma, *s.* Kyste sébacé.
steatocystoma multiplex. Stéatocystomes multiples.
steatolysis, *s.* Stéatolyse.
steatolytic, *adj.* Stéatolytique.
steatoma, *s.* Stéatome.
steatomery, *s.* Stéatomérie.
steatonecrosis, *s.* Stéatonécrose.
steatopyga, **steatopygia**, *s.* Stéatopygie.
steatorrhea, **steatorrhoea**, *s.* Stéatorrhée.
steatosis, *s.* Stéatose.
steatotrochanteria, *s.* Stéatotrochantérie.
stellectomy, *s.* Stellectomie.
stenocardia, *s.* Sténocardie.
stenocephalia, **stenocephaly**, *s.* Sténocéphalie.
stenosis, *s.* Sténose, rétrécissement.
stenosis (idiopathic hypertrophic subaortic). Myocardiopathie obstructive (MCO).
stenothorax, *s.* Sténothorax.
stent (drug eluding). Endoprothèse active.
stent-graft, *s.* Endoprothèse couverte.
stephanocyte, *s.* Stéphanocyte.
step-test. Épreuve du marchepied.
stercobilin, *s.* Stercobiline.
stercobilinogen, *s.* Stercobilinogène.
stercolith, *s.* Coprolithe.
stercolith, *s.* Stercolithe.
stercoporphyrin, *s.* Coproporphyrine.
stercoral, *adj.* Stercoraire.
stercorolith, *s.* Coprolithe.

stercoroma, *s.* Fécalome.
stereoagnosis, *s.* Astéréognosie.
stereoanaesthesia, *s.* Astéréognosie.
stereocampimeter, *s.* Stéréocampimètre.
stereocil, *s.* Stéréocil.
stereocognosy, *s.* Stéréognosie.
stereofluoroscopy, *s.* Stéréoradioscopie.
stereognosis, *s.* Stéréognosie.
stereognostic sense. Sens stéréognostique.
stereoisomer, *s.* Stéréo-isomère.
stereoskiagraphy, *s.* Stéréoradiographie.
stereospecificity, *s.* Stéréospécificité.
stereotaxia, *s.* Sternopage.
sternodynia, *s.* Sternalgie.
sternopagus, *s.* Sternopage.
sternotomy, *s.* Sternotomie.
sternutatory, *adj.* Sternutatoire.
steroidogenesis, *s.* Stéroïdogenèse.
stertor, *s.* Respiration stertoreuse.
stethacoustic, *adj.* Stéthacoustique.
sthenic, *adj.* Sthénique.
stick (crutch-handled walking). Béquillon.
stick (walking). Canne.
stiff-man syndrome. Syndrome de l'homme raide.
stiffness, *s.* Courbature.
stigma, *s.* Stigmate.
stigmasterol, *s.* Stigmastérol.
stilbestrol, **stilboestrol**, *s.* Stilbœstrol.
stilet, **stilette**, *s.* Style.
stillbirth, *s.* Naissance d'un enfant mort.
stillbirth rate. Mortinatalité.
stillborn, *adj.* Mort-né.
stimulator (spinal cord). Neurostimulateur.
stimulin, *s.* Stimuline.
stimulodetection, *s.* Stimulodétection.
stimulon, *s.* Stimulon.
sting, *s.* Piqûre d'insecte.
stirrup, *s.* Étrier.
stitch, *s.* Suture. – 2° Point de côté.
stoma, *s. pl.* **stomata**. Stomate.
stomach, *s.* Estomac.
stomach (watermelon). Estomac pastèque.
stomachal, *adj.* Gastrique.
stomachic, *adj.* 1° Stomachique. – 2° Gastrique.
stomatitis, *s.* Stomatite.
stomatitis (lead). Stomatite saturnine.
stomatocytosis, *s.* Stomatocytose.
stomatolalia, *s.* Stomatolalie.
stomatology, *s.* Stomatologie.
stomatorrhagia, *s.* Stomatorragie.
stomencephalus, **stomocephalus**, *s.* Stomencéphale.
stone (kidney). Calcul rénal.
stone heart syndrome. Contracture ischémique post-opératoire du cœur.
stools, *s.* Selles, fèces.
stools (acholic). Selles décolorées.
storage disease. Thésaurismose.
story (natural). Évolution spontanée.
strabismology, *s.* Strabologie.
strabismometer, **strabometer**, *s.* Strabomètre.
strabismus, *s.* Strabisme.
strabismus (alternating). Strabisme alternant.
strabismus (noncomitant ou **nonconcomitant)**. Strabisme incomitant.
strabotomy, *s.* Strabotomie.
strain (ventricular). Surcharge ventriculaire.
strain of bacterium. Souche microbienne.
strain of a muscle. Claquage musculaire.
strait, *s.* Détroit.
strand, *s.* Brin.
stranded (double). Bicaténaire.
stranded (single). Monocaténaire.
strangulation, *s.* Strangulation.
stranguria, **strangury**, *s.* Strangurie.
strap, *s.* Courroie de rappel.
stratigraphy, *s.* Tomographie.
stratum, *s.* Couche (anatomie, histologie).
strepticaemia, , *s.* Streptococcémie.
Streptococcaceae, *s. pl.* Streptococcacées.
streptococcosis, *s.* Streptococcie.
streptolysin, *s.* Streptolysine.
streptomycin, *s.* Streptomycine.
Streptomycetaceae, *s. pl.* Streptomycétacées.
streptothricosis, *s.* Streptothricose.
streptothrix, *s.* Streptothrix.
streptotrichiasis, **streptotrichosis**, *s.* Streptothricose.
stretch reflex. Réflexe myotatique.
stretcher, *s.* Brancard.
stretching, *s.* Étirement.
striatal, *adj.* Strié.
striatal (mixed) syndrome of Hunt. Syndrome strio-pallidal.
striate body. Striatum.
stricture, *s.* Striction.
stricture (contractile). Striction récidivante.
stricture (hernial). Étranglement herniaire.
stricturotomy, *s.* ictus.
stroke (back). Choc en retour.
stroke (lightning). Fulguration.
stroke (paralytic). Attaque de paralysie.
strongyliasis, **strongylosis**, *s.* Eustrongylose.
Strongyloides, *s.* Strongyloïdes.
strongyloidiasis, **strongyloidosis**, *s.* Anguillulose.
struma. Goitre.
struma nodosa. Adénome thyroïdien.
strumectomy, *s.* Strumectomie.
strumitis, *s.* Strumite.
strumming, *s.* Pianotement.
strumous, *adj.* Strumeux.
Strümpell's ou **Strümpell-Lorrain disease**. Paraplégie spasmodique familiale de Strümpell-Lorrain.
strychninism, **strychnism**, *s.* Strychnisme.
stump, *s.* Moignon.
stupefacient, **stupefactive**, *adj.* et *s.* Stupéfiant.
stupor, *s.* Stupeur.
stuporous, *adj.* Stuporeux.
stuttering, *s.* Bégaiement.
sty, **stye**, *s.* Orgelet.
style, **stylet**, *s.* 1° Mandrin. – 2° Stylet fin.
styloid process syndrome (elongated). Stylalgie.
subacute, *adj.* Subaigu.
sub-bulbar syndrome. Syndrome d'Opalski.
subclavian steal syndrome ou **subclavian switch**. Syndrome de la subclavière voleuse.
subclinical, *adj.* Infraclinique.
subconscious, *adj.* Subconscient.
subcutaneous, *adj.* Sous-cutané.
subdelirium, *s.* Subdélire.
subependymoma, *s.* Subépendymome.
suberosis, *s.* Subérose.
subfebrile state. État subfébrile.
subicteric, *adj.* Subictérique.
subicterus, *s.* Subictère.
subjective, *adj.* Subjectif.
subkingdom, *s;* Sous-règne.
sublingual fibroma. Maladie de Fede.
submaxillitis, *s.* Sous-maxillite.
subnarcosis, *s.* Subnarcose.
subnasal point. Point sous-nasal.
substance (black). Locus niger.
substitution, *s.* (génétique). Remplacement.
substracte, *s.* Substrat.
subtilin, *s.* Subtiline.
subunit, *s.* Sous-unité.
succedaneous, *adj.* Succédané.
succedaneum, *s.* Succédané.
succus, *s.* Suc.
sucrose, *s.* Saccharose.
sucrosuria, *s.* Saccharosurie.
sudamina, *s.* Sudamina.
sudorific, *adj.* Sudorifique.
sugar, *s.* Sucre.
suggestibility, *s.* Suggestibilité.
suggestion (self). Autosuggestion.
suggillation, *s.* Sugillation.
sulciform, *adj.* Sulciforme.
sulcus, *s.* Scissure.
sulcus (calcarine). Scissure calcarine.
sulcus (central) of the cerebrum. Scissure de Rolando.
sulcus (Sylvian). Scissure de Sylvius.
sulfanilamide, *s.* Sulfamide.
sulfhaemoglobin, *s.* Sulfhémoglobine.
sulfhaemoglobinaemia, *s.* Sulfhémoglobinémie.
sulfonamide, *s.* Sulfamide en général.
sulfonylurea, *s.* **sulfonylurea (hypoglycemic)**. Sulfamide antidiabétique ou hypoglycémiant.
sulfur, *s.* Soufre.
sulphonamide, *s.* Sulfonamide.
sulphone, *s.* Sulfone.
sulphur, *s.* Soufre.
summation, *s.* Sommation.
sunburn, *s.* Coup de soleil.
sunstroke, *s.* Insolation.
superalimentation, *s.* Suralimentation.
superantigen, *s.* Superantigène.
super-ego, *s.* Sur-moi.
superfamily, *s.* Superfamille.
superfecundation, *s.* Superfécondation.
superfemale syndrome. Triplo X.
superfetation, **superfœtation**, *s.* oculaire.

suppurate (to), *v.* Suppurer.
suprarenal, *adj.* Surrénal.
suprarenalectomy, *s.* Surrénalectomie.
suprarenoma, *s.* Tumeur surrénale.
suprasellar, *adj.* Suprasellaire.
supraventricular, *adj.* Supraventriculaire.
surdimutism, **surdomutitas**, *s.* Surdimutité.
surdity, *s.* Surdité.
surgeon, *s.* Chirurgien.
surgeon (orthopaedic). Orthopédiste.
surgery, *s.* Chirurgie.
surgery (operative). Médecine opératoire.
surgery (refractive). Chirurgie réfractive.
susceptibility, *s.* Réceptivité.
suspensoid, *s.* Suspensoïde.
suspirious, *adj.* Suspirieuse.
suture (running). Surjet.
SVC. VCS.
swallowing, *s.* Déglutition.
sweat, *s.* Sueur.
swelling, *s.* Enflure.
swelling (white). Tumeur blanche.
swineherd's disease. Pseudo-typho-méningite des porchers.
swing, *s.* Gouttière suspendue pour fracture de jambe.
switch, *s.* Détransposition.
swoon, *s.* Syncope.
Swyer-Jamesou **Swyer-James-MacLeod syndrome**. Syndrome de MacLeod.
Sydenham's cough. Toux hystérique.
symbion, *s.* Symbiote.
symbiosis, *s.* Symbiose.
symblepharon, *s.* Symblépharon.
symbrachydactylia, **symbrachydactylism**, **symbrachydactyly**, *s.* Symbrachydactylie.
symelus, **symmelus**, *s.* Symèle.
sympathectomy, **sympathetectomy**, **sympathicectomy**, *s.* Sympathectomie.
sympathetic, *adj.* Sympathique.
sympatheticalgia, *s.* Sympathalgie.
sympatheticalgia of the face. Névralgisme facial.
sympathicolytic, *adj.* Sympathicolytique.
sympathicomimetic, *adj.* Sympathicomimétique.
sympathicotherapy, *s.* Sympathicothérapie.
sympathicotonia, *s.* Sympathicotonie.
sympathicotonic, *adj.* Sympathicotonique.
sympathicotripsy, *s.* Sympathicotripsie.
sympathicotropism, *s.* Sympathicotropisme.
sympathoblastoma, *s.* Sympathome sympathoblastique.
sympathogonioma, *s.* Sympathome sympathogonique.
sympatholysis, *s.* Sympatholyse.
sympatholytic, *adj.* Sympathicolytique.
sympathoma, *s.* Sympathome.
sympathomimetic, *adj.* Sympathicomimétique.
symphalangia, **symphalangism**, *s.* Symphalangie.
symphysiotomy, *s.* Symphyséotomie.
symphysis, *s.* Symphyse.
symptom, *s.* 1° Symptôme. – 2° Signe.
symptomatic, *adj.* Symptomatique.
symptomatology, *s.* Symptomatologie.
symptoms (constitutional). Signes généraux.
sympus, *s.* Sirénomèle.
synadelphus, *s.* Synadelphe.
synalgia, *s.* Synalgésie, synalgie.
synapse, **synapsis**, *s.* Synapse.
synaptic, *adj.* Synaptique.
synarthrosis, *s.* Synarthrose.
syncephalus, *s.* Sycéphalien.
synchilia, *s.* Synchéilie.
synchiria, *s.* Alloesthène.
synchondrotomy, *s.* Symphysiotomie.
synchronizer, *s.* Synchroniseur.
syncinesis, *s.* Syncinésie.
syncope (postural). Syncope par hypotension orthostatique.
syncope (tussive). Ictus laryngé.
syncope (vasodepressor). Syncope vasovagale.
syncytioma, *s.* Syncytiome.
syndactylia, **syndactylism**, **syndactyly**, *s.* Syndactylie.
syndesmodysplasia, *s.* Syndesmodysplasie.
syndesmopexy, *s.* Syndesmopexie.
syndesmoplasty, *s.* Syndesmoplastie.
syndesmosis, *s.* Syndesmose.
syndesmotomy, *s.* Syndesmotomie.
synechia (anterior). Synérchie antértieure.
synechia (posterior). Synérchie postérieure.
synechotomy, *s.* Synérchotomie.
synencephalocele, *s.* Synencéphalocèle.
synergia, *s.* Synergie.
synergism, *s.* Synergisme.
synergy, *s.* Synergie.
synesthesia, *s.* Synesthésie.
synesthesialgia, *s.* Synesthésalgie.
syngamiasis, *s.* Syngamose.
syngeneicou **syngenic**, *adj.* Isogénique.
synkinesis, **synkinesia**, *s.* Syncinésie.
synophria, **synophrys**, *s.* Synophrys.
synophtalmia, *s.* Synophtalmie.
synopsy, *s.* Synopsie.
synoptophore, *s.* Synoptophore.
synorchidism, **synorchism**, *s.* Synorchidie.
synosteosis, **synostosis**, *s.* Synostose.
synostosis (familial radio-ulnar). Synostose radiocubitale familiale.
synovectomy, *s.* Synovectomie.
synovialoma, **synovioma**, *s.* Synovialome.
synoviorthese, *s.* Synoviorthèse.
synovitis, *s.* Synovite.
synovitis (remitting seronegative symmetric) with pitting oedemas. Polyarthrite aiguë œdémateuse du sujet âgé.
syntheny, *s.* Synthénie.
synthesis, *s.* Synthèse.
synthesis (morphologic). Histopoïèse.
syntony, **syntonia**, *s.* Syntonie.
syphilid, **syphilide**, *s.* Syphilide.
syphilitic, *adj.* Syphilitique.
syphilization, *s.* Syphilisation.
syphilography, *s.* Syphiligraphie.
syphiloid, *s.* Syphiloïde.
syphiloma, *s.* Syphilome.
syringe, *s.* Seringue.
syringobulbia, *s.* Syringobulbie.
syringocystadenoma, *s.* Hidradénome.
syringocystoma, *s.* Syringocystadénome.
syringoma, *s.* Syringome.
syringomyelia, *s.* Syringomyélie.
syrup, *s.* Sirop.
sysomus, **syssomus**, *s.* Sysomien.
system (autonomic nervous). Système nerveux autonome, système neurovégétatif.
system (buffer). Système tampon.
system (gastrointestinal therapeutic). Comprimé osmotique.
system (HL-A). Système HLA.
system (immune). Système immunitaire.
system (nervous central). Système nerveux central.
system (parasympathetic nervous). Système nerveux parasympathique.
system (portal). Système porte.
system (sympathetic nervous). Système nerveux sympathique.
system disease. Maladie générale.
systemic amyloidosis syndrome. Maladie ou syndrome de Lubarsh-Pick.
systemic circulation. Grande circulation.
systemic disease. Maladie générale.
systemic infection. Infection générale.
systemic inflammatory response syndrome. Syndrome de réaction inflammatoire généralisée.
systemic signs. Signes généraux.
systemic, **systematic**, *adj.* Systémique, général.
systolic, *adj.* Systolique.
tabacology, *s.* Tabacologie.
tabagism, *s.* Nicotinisme.
tabes (marantic). Tabès marastique.
tabes (spastic). Tabès combiné.
tabetic, **tabic**, **tabid**, *adj.* Tabétique.
tablet, *s.* Comprimé.
tachogram, *s.* Tachogramme.
tachography, *s.* Tachographie.
tachyarrhythmia, *s.* Tachy-arythmie.
tachycardia, *s.* Tachycardie.
tachycardia (atrialou **auricular)**. Tachysystolie auriculaire ou atriale.
tachycardia (bidirectional). Tachycardie bidirectionnelle.
tachycardia (double). Bitachycardie, double tachycardie.
tachycardia (His's bundle). Tachycardie hissienne.
tachycardia (junctional). Tachycardie jonctionnelle.
tachycardia (paroxysmal). Tachycardie paroxystique.
tachycardia (sinus). Tachycardie sinusale.
tachycardia (slow ventricular). Rythme idioventriculaire accéléré.
tachycardias (simultaneous). Tachycardie double.
tachygenesis, *s.* Tachygenèse.
tachykinin, *s.* Tachykinine.
tachyphagia, *s.* Tachyphagie.
tachyphemia, **tachyphrasia**, *s.* Tachyphémie.
tachyphylaxis, *s.* Tachyphylaxie.

tachypnea, **tachypnoea**, *s.* Tachypnée.
tachypsychia, *s.* Tachypsychie.
tachysystole, *s.* Tachycardie.
taeniacide, *adj.*et *s.* Tæniacide.
taeniafuge, *adj.*et *s.* Tænifuge.
taeniasis, *s.* Tæniase.
tag, *s.* 1° Lambeau. – 2° Marqueur.
tainted, *adj.* Taré.
tako-tsubo myocardiopathy. Syndrome du tako-tsubo.
talalgia, *s.* Talalgie.
talcosis, *s.* Talcose.
talipes, *s.* Pied bot.
talipomanus, *s.* Main bote.
talpa, *s.* Kyste sébacé.
tampon, *s.* Tampon, compresse.
tamponade, *s.* Tamponnement.
tamponade (cardiac). Tamponnade.
tamponage, **tamponing**, *s.* Tamponnade.
tanner's diseaseou **ulcer**. Pigeonneau.
tap, *s.* 1° Coup léger. – 2° Ponction évacuatrice.
tap (patellar). Choc rotulien.
tapeinocephaly, *s.* Tapéinocéphalie.
tapeworm, *s.* Tænia.
tapeworm joint. Anneau de tænia.
taphephobia, **taphiphobia**, **taphophobia**, *s.* Taphophobie.
tapinocephaly, *s.* Tapéinocéphalie.
tapping, *s.* 1° Ponction. – 2° Tapotement.
tar (tacne, **disease**ou **itch)**. Maladie du brai.
tarsal cartilage. Cartilage tarse.
tarsal tunnel syndrome. Syndrome du canal tarsien.
tarsalgia, *s.* Tarsalgie.
tarsectomy, *s.* Tarsectomie.
tarsitis, *s.* Tarsite.
tarsoclasis, *s.* Tarsoclasie.
tarsomegaly, *s.* Tarsomégalie.
tarsoplasia, **tarsoplasty**, *s.* Tarsoplastie.
tarsoptosis, *s.* Pied plat.
tarsorrhaphy, *s.* Tarsorraphie.
tartar, *s.* Tartre.
taurodentism, *s.* Taurodontisme.
taxis, *s.* 1° Taxis. – 2° Tactisme.
taxology, **taconomy**, *s.* Biotaxie.
taxy, *s.* Tactisme.
Tay's diseaseou **Tay's central guttate choroiditis**. Choroïdite de Hutchinson-Tay.
teaching (clinical). Enseignement clinique.
teeth (pink). Hématodontie.
teething, *s.* Éruption dentaire, dentition.
tegmental syndromeou **paralysis**. Syndrome de la calotte.
teichopsia, *s.* Scotome scintillant.
telangiectasia, **telangiectasis**, *s.* Télangiectasie.
teleassistance (medical). Téléassistance médicale.
telecanthus, *s.* Télécanthus.
telecesiumtherapy, *s.* Télécæsiothérapie.
telecobaltherapy, *s.* Télécobalthérapie.
telecurietherapy, *s.* Télécuriethérapie.
telediagnosis, *s.* Télédiagnostic.
telediastolic, *adj.* Télédiastolique.
telegammatherapy, *s.* Télégammathérapie.
telegony, *s.* Télégonie.
telemedicine, *s.* Télémédecine.
telemonitoring, *s.* Télésurveillance.
teleology, *s.* Téléologie.
teleradiography, *s.* Téléradiographie.
teleradiology, *s.* Téléradiologie.
teleroentgenography, *s.* Téléradiographie.
teleroentgentherapy, *s.* Téléradiothérapie.
telesurgery, *s.* Téléchirurgie.
telesystolic, *adj.* Télésystolique.
telluric, *adj.* Tellurique.
telogen, *adj.* Télogène.
telomerase, *s* . Télomérase.
telomere, *s.* Télomère.
telophase, *s.* Télophase.
telophragma, *s.* Télophragme.
telotism, *s.* Télotisme.
temperament, *s.* Tempérament.
temporal syndrome. 1° Syndrome temporal. – 2° Syndrome de Gradenigo.
temporomandibular syndrome. Syndrome de Costen.
tenalgia, *s.* Ténalgie.
tendinitis, *s.* Tendinite.
tenectomy, *s.* Ténectomie.
Tenericutes, *s. pl.* Ténéricutes.
tenesmus, *s.* Ténesme.
teniacide, **teniafuge**, *s.* Ténifuge.
teniasis, *s.* Taeniasis.
tenicide, **tenifuge**, *adj.* Ténifuge.
tennis arm, **tennis elbow**. Épicondylite.
tenodesis, *s.* Ténodèse.
tenolysis, *s.* Ténolyse.
tenonitis, *s.* 1° Ténonite. – 2° Tendinite.
tenontitis, *s.* Tendinite.
tenontology, *s.* Ténologie.
tenontoplasty, *s.* Ténoplastie.
tenontotomy, *s.* Ténotomie.
tenopathy, *s.* Tendinopathie, ténopathie.
tenopexy, *s.* Ténopexie.
tenoplasty, *s.* Ténoplastie.
tenorrhaphy, *s.* Ténorraphie.
tenositis, *s.* Tendinite.
tenosynovitis, *s.* Ténosynovite.
tenosynovitis (adhesive). Synovite plastique.
tenosynovitis stenosans. Maladie de De Quervain.
tenotomy, *s.* Ténotomie.
tensioactive, *adj.* Tensio-actif.
tension (arterial). Pression artérielle.
tension (surface). Tension superficielle.
tensional, *adj.* Tensionnel.
tensive, *adj.* Tensif.
tent, *s.* Mèche, tente.
tentorial, *adj.* Tentoriel.
tephromalacia, *s.* Téphromalacie.
tephromyelitis, *s.* Téphromyélite.
teratencephaly, *s.* Tératencéphalie.
teratoblastoma, *s.* Tératoblastome.
teratocarcinoma, *s.* Tératome.
teratogen, *adj.* Tératogène.
teratogenesis, **teratogeny**. Tératogenèse.
teratology, *s.* Tératologie.
teratoma, *s.* Tératome.
teratopagus, *s.* Tératopage.
teratospermia, *s.* Tératospermie.
teratozoospermia, *s.* Tératozoospermie.
terebrant, **terebrating**, *adj.* Térébrant.
terebration, *s.* Térébration.
terminal (Wilson's central). Borne centrale.
term of pregnancy. Terme de la grossesse.
tertian (double). Double tierce.
tertian fever. Fièvre tierce.
test, *s.* Épreuve, test, réactif.
testes (syndrome of rudimentary). Syndrome des testicules rudimentaires.
testicle, *s.* Testicule.
testicle (Cooper's irritable). Testicule irritable d'Astley-Cooper.
testicle (inverted). Testicule inversé.
testicle (undescended). Testicule ectopique.
testing, *s.* Évaluation.
testis, *s.* Testicule.
testosterone, *s.* Testostérone.
testotoxicosis, *s.* Testotoxicose.
tetanalou **tetanic**, *adj.* Tétanique.
tetanism, *s.* Syndrome tétaniforme.
tetanization, *s.* Tétanisation.
tetanospasmin, *s.* Tétanospasmine.
tetanus, *s.* Tétanos.
tetanus (chronic). Tétanos retardé.
tetanus (surgical). Tétanos post-opératoire.
tetanus dorsalis. Tétanos avec opisthotonos.
tetany, *s.* Tétanie.
tetartanopia, *s.* Tétartanopie.
tetartanopsia, *s.* Tétartanopsie.
tetrahydrocannabinol, *s.* Tétrahydrocannabinol.
tetraiodothyronine, *s.* Thyroxine.
tetraplegia, *s.* Tétraplégie.
tetraploid, *adj.* Tétraploïde.
thalamic, *adj.* Thalamique.
thalamotomy, *s.* Thalamotomie.
thalassaemia intermedia. Thalassémie intermédiaire.
thalassaemia major. Anémie de Cooley.
thalassaemia minor. Thalassémie mineure.
thalassanaemia, **thalassaemia**, *s.* Thalassémie.
thallus, *s.* Thalle.
thalossotherapy, *s.* Thalassothérapie.
thanatology, *s.* Thanatologie.
thanatophobia, *s.* Thanatophobie.
thanatopraxy, *s.* Thanatopraxie.
thebaic, *adj.* Thébaïque.
theca, *s.* Thèque.
thecoma, *s.* Thécome.
theinism, **theism**, *s.* Théisme.
thelalgia, *s.* Thélalgie.
thelerethism, *s.* Thélotisme.
thelioma, *s.* Thécome.
thelitis, *s.* Thélite.
thelorrhagia, *s.* Thélorragie.
thelothism, **thelotism**, *s.* Thélotisme.
therapeutist, **therapist**, *s.* Thérapeute.
therapist (speech). Orthophoniste.
therapy, *s.* Thérapie.

therapy (behaviour). Thérapie comportementale.

therapy (carbonic). Carbothérapie.

therapy (cognitive). Thérapie cognitive.

therapy (collapse). Collapsothérapie.

therapy (Curie's). Curiethérapie.

therapy (diathermic). Diathermie.

therapy (emanation). Émanothérapie.

therapy (heat). Thermothérapie.

therapy (maintenance). Traitement d'entretien.

therapy (occupational). Activités occupationnelles.

therapy (photodynamic). Photochimiothérapie.

therapy (physical). Physiothérapie.

therapy (play). Ludothérapie.

therapy (pressure). Pressothérapie.

therapy (pulley). Pouliethérapie.

therapy (rotation). Cyclothérapie.

therapy (shock). Sismothérapie.

therapy (ultraviolet rays). Uviothérapie.

theriaca, *s* . Thériaque.

thermanaesthesia, *s.* Thermo-analgésie.

thermatology, *s.* Thermalisme.

thermesthesia, **thermaesthesia**, *s.* Thermo-esthésie.

thermoaesthesia, *s.* Thermesthésie.

thermoanaesthesia, *s.* Thermo-analgésie.

thermocautery, *s.* Thermocautérisation.

thermodynamics, *s.* Thermodynamique.

thermoesthesia, *s.* Thermesthésie.

thermogenesis, *s.* Thermogenèse.

thermography, *s.* Thermographie.

thermokeratoplasty, *s.* Thermokératoplastie.

thermolysis, *s.* Thermolyse.

thermoparaesthesia, *s.* Thermoparesthésie.

thermopenetration, *s.* Diathermie.

thermophil, **thermophilic**, **thermophylic**, *adj.* Thermophile.

thermophobia, *s.* Thermophobie.

thermoregulation, *s.* Thermorégulation.

thermoresistance, *s.* Thermorésistance.

thermosensibility, *s.* Thermosensibilité.

thermostabile, *adj.* Thermostable.

thermostability, *s.* Thermostabilité.

thermostable body. Ambocepteur.

thermotherapy, *s.* Thermothérapie.

thermotropism, *s.* Thermotropisme.

thesaurismosis, *s.* Thésaurismose.

thiaemia, *s.* Thiémie.

thiamin, **thiamine**, **thiamine hydrochlorideou t. chloride**. Vitamine B1.

thigh, *s.* Cuisse.

thinness, *s.* Maigreur.

thiogenesis, *s.* Thiogenèse.

thlipsencephalus, *s.* Thlipsencéphale.

thoracectomy, *s.* Thoracectomie.

thoracentesis, *s.* Thoracocentèse.

thoracic, *adj.* Thoracique.

thoracic outlet syndrome. Syndrome du scalène antérieur.

thoracocentesis, *s.* Thoracocentèse.

thoracodelphus, *s.* Thoradelphase.

thoracolaparotomy, *s.* Thoraco-phréno-laparotomie.

thoracopagus, *s.* Thoracopage.

thoracoplasty, *s.* Thoracoplastie.

thoracopleuropneumonectomy, *s.* Thoraco-pleuro-pneumonectomie.

thoracoscope, *s.* Pleuroscope.

thoracoscopy, *s.* Pleuroscopie.

thoracotomy, *s.* Thoracotomie.

thoradelphus, *s.* Thoradelphe.

threonine, *s.* Thréonine.

threshold, *s.* Seuil.

threshold (absolute). Seuil d'excitabilité.

threshold (convulsant). Seuil convulsivant.

threshold (double point). Seuil de discrimination tactile.

threshold (galvanic). Rhéobase.

threshold of consciousness. Seuil de perception.

threshold of excretion. Seuil d'élimination.

thrill, *s.* Frémissement vibratoire.

thrill (fluid). Sensation de flot.

thrill (hydatid). Frémissement hydatique.

thrill (purring). Frémissement cataire.

throbb, *s.* Battement.

throbbing, *adj.* Pulsatif.

thrombase, *s.* Thrombine.

thrombasthenia, *s.* Thrombasthénie.

thrombasthenia (hereditaryou **hereditary haemorrhagic)**. Thrombasthénie héréditaire.

thrombectomy, *s.* Thrombectomie.

thrombin, *s.* Thrombine.

thrombin formation. Thrombinoformation.

thrombin-like, *adj.* Thrombinomimétique.

thrombinogen, *s.* Prothrombine.

thromboagglutination, *s.* Thrombo-agglutination.

thromboagglutinin, *s.* Thromboagglutinine.

thromboangiitis obliterans, *s.* Thrombo-angéite oblitérante.

thromboarteritis, *s.* Thrombo-artérite.

thrombocyte series. Série mégacaryocytaire.

thrombocythaemia, *s.* Thrombocytémie.

thrombocytin, *s.* Sérotonine.

thrombocytolysin, *s.* Thrombocytolysine.

thrombocytolysis, *s.* Thrombocytolyse.

thrombocytopenia, *s.* Thrombopénie.

thrombocytopoiesis, *s.* Thrombocytopoïèse.

thrombocytosis, *s.* Hyperplaquettose.

thromboelastogram, *s.* Thrombo-élastogramme.

thromboelastograph, *s.* Thrombo-élastographe.

thromboelastography, *s.* Thrombo-élastographie.

thromboembolia, *s.* Thrombo-embolie.

thromboembolic disease. Maladie thrombo-embolique.

thromboendarterectomy, *s.* Endartériectomie.

thrombogenesis, *s.* Thrombogenèse.

thrombogenetic, *adj.* Thrombogène.

thrombokinase, *s.* Thromboplastine.

thrombolysis, *s.* Thrombolyse.

thrombolytic, *adj.* Thrombolytique.

thrombopathia, **thrombopathy**, *s.* Thrombopathie.

thrombopenia, **thrombopeny**, *s.* Thrombopénie.

thrombophilia, *s.* Thrombophilie.

thrombophlebitis, *s.* Thrombophlébite.

thromboplastic, *adj.* Thromboplastique.

thromboplastin, *s.* Thromboplastine.

thromboplastinogen, *s.* Thromboplastinogène.

thromboplastinogenase, *s.* Thromboplastinogénase.

thrombopoietin, *s.* Thrombopoïétine.

thrombosis, *s.* Thrombose.

thrombosis (infective). Thrombose infectieuse.

thrombosis (propagating). Thrombose extensive.

thrombospondin, *s.* Thrombospondine.

thrombosthenin, *s.* Thrombosthénine.

thrombotonin, *s.* Sérotonine.

thrombozyme, *s.* Thromboplastine.

thrush, *s.* Muguet.

thumb, *s.* Pouce.

thymectomy, *s.* Thymectomie.

thymia, *s.* Thymie.

thymic, *adj.* Thymique.

thymicolymphatic state, **thymicolymphaticus (status)**. État thymo-lymphatique.

thymin, *s.* Thymine.

thymodependent, *adj.* Thymodépendant.

thymoleptic, *adj.*et *s.* Thymoleptique.

thymolipoma, *s.* Thymolipome.

thymoma, *s.* Thymome.

thymopoietin, *s.* Thymine.

thymoprivic, **thymoprivous**, *adj.* Thymoprive.

thymosin, *s.* Thymosine.

thyrocalcitonin, *s.* Thyrocalcitonine.

thyrogenic, **thyrogenous**, *adj.* Thyréogène.

thyroglobulin, *s.* Thyroglobuline.

thyroid, *adj.* Thyroïdien.

thyroid crisisou **storm**. Basedowisme aigu.

thyroidectomy, *s.* Thyroïdectomie.

thyroidism, *s.* Thyroïdisme.

thyroiditis, *s.* Thyroïdite.

thyroidotherapy, *s.* Thyroïdothérapie.

thyroidotomy, *s.* Laryngofissure.

thyroinhibitory, *adj.*et *s.* Thyrofrénateur.

thyropathy, *s.* Thyropathie, thyréopathie.

thyroprival, **thyroprivic**, **thyroprivous**, *adj.* Thyréoprive.

thyroptosis, *s.* Thyréoptose.

thyrotherapy, *s.* Thyroïdothérapie.

thyrotomy, *s.* Laryngofissure.

thyrotoxicosis, *s.* Thyréotoxicose.

thyrotrope thyrotropic, *adj.* Thyréotrope.

thyrotrophin, *s.* Hormone thyréotrope.

thyrotropin, *s.* Hormone thyrotrope.

thyroxin, **thyroxine**, *s.* Thyroxine.

thyroxinaemia, *s.* Thyroxinémie.

thyroxin-formation, *s.* Thyroxino-formation.

thyroxinic, *adj.* Thyroxinien.

thyroxin-therapy, *s.* Thyroxinothérapie.

tick, *s.* Tique.

tilt-test. Épreuve d'inclinaison.

time (activated partial thromboplastin). Temps de céphaline activé, TCA.

time (circulation ou **circulatory)**. Vitesse circulatoire.

time (full). Plein temps.

time (incubating). Période d'incubation.

time (partial thromboplastin). Temps de céphaline.

tincture, *s.* Teinture.

tincture (alcoholic). Alcoolé.

tinea, *s.* Teigne.

tinea barbae. Sycosis trichophytique.

tinea circinata. Herpès circiné.

tinea cruris. Eczéma marginé de Hebra.

TINU syndrome. Syndrome de Kikkawa.

TNF α. Cachectine, TNF α.

tissue (target). Tissu-cible.

tissular, *adj.* Tissulaire.

titillomania, *s.* Titillomanie.

titin, *s.* Titine.

tobacco, *s.* Tabac.

tocography, *s* . Tocographie.

tocology, *s.* Tocologie.

tocolysis, *s.* Tocolyse.

tocopherol, *s.* Vitamine E.

toe, *s.* Orteil.

toe (hammer). Orteil en marteau.

toe (pigeon). Pied varus.

toe sign. Signe de Babinski.

tolerance, *s.* Tolérance.

tolerance (acquired). Accoutumance.

tolerance (drug). Assuétude.

tolerance (immunologic ou **immunological)**. Tolérance immunitaire.

tolerance test (glucose). Épreuve de l'hyperglycémie provoquée.

tolerogen, *s* . Tolérogène.

tolerogenic, *adj.* Tolérogène.

tomaculous, *adj.* Tomaculaire.

tomentose, **tomentous**, *adj.* Tomenteux.

tomogram, *s.* Tomogramme.

tomography, *s.* Tomographie.

tomography (computerized axial). Scanography.

tomography (gamma-rays emission transaxial). Tomographie d'émission gamma.

tomography (position emission transaxial) (PETT). Tomographie par émission de positons.

tomography (ultrasonic). Échographie bidimensionnelle.

tonaphasia, *s.* Tonaphasie.

tongue, *s.* Langue.

tongue (bald). Langue dépapillée.

tongue (black ou **black hairy)**. Glossophytie.

tongue (coated). Langue saburrale.

tongue (geographic). Glossite exfoliatrice marginée.

tongue (hairy). Langue villeuse.

tongue (strawberry). Langue framboisée.

tongue (wooden). Actinomycose linguale.

tongue (wrinkled). Langue scrotale.

tongue depressor. Abaisse-langue.

tongue traction. Traction de la langue.

tonguetie, *s.* Ankyloglossie.

tonic, *adj.* et *s.* Tonique.

tonic (cardiac). Cardiotonique.

tonicity, *s.* Tonus.

tonofibril, *s.* Tonofibrille.

tonography, *s.* Tonographie.

tonometry, *s.* Tonométrie.

tonoscopy, *s.* Tonoscopie.

tonsil, *s.* Amygdale.

tonsillectome, *s.* Tonsillotome.

tonsillectomy, *s.* Amygdalectomie.

tonsillitis, *s.* Amygdalite.

tonsillotome, *s.* Amygdalotome.

tonsillotomy, *s.* Amygdalotomie.

tonus, *s.* Tonicité.

tooth, *s., pl.*, **teeth**. Dent.

tooth (canine). Canine (dent).

topaesthesia, *s.* Topognosie.

topalgia, *s.* Topoalgie.

topectomy, *s.* Topectomie.

topholipoma, *s.* Topholipome.

topic, **topical**, *adj.* Topique.

topoalgia, *s.* Topalgie.

topognosis, *s.* Topesthésie.

topoisomerase, *s.* Topo-isomérase.

topophylaxis, *s.* Topophylaxie.

tormina, *s. pl.* Tranchées.

torminal, **torminous**, *adj.* Tormineux.

torpid, *adj.* Torpide.

torsion of the spermatic cord. Torsion du testicule.

Torsten-Sjögren syndrome. Syndrome de Marinesco-Sjögren.

torticollis, *s.* Torticolis.

torulin, *s.* Vitamine B1.

torulosis, *s.* Cryptococcose.

touch, *s.* Palpation, toucher.

touch (double). Toucher combiné.

Toulouse-Lautrec's disease. Pycnodysostose.

Tourette's syndrome. Maladie des tics.

tourniquet, *s.* Garrot.

toxaemia, *s.* Toxémie.

toxalbumin, *s.* Toxalbumine.

toxemia, *s.* Toxémie.

toxic, **toxical**, *adj.* Toxique.

toxicity, *s.* Toxicité.

toxicoderma, *s.* Toxidermie.

toxicodermatosis, *s.* Toxidermie.

toxicodermia, *s.* Toxidermie.

toxicodermitis, *s.* Toxidermie.

toxicokinetics, *s.* Toxicocinétique.

toxicology, *s.* Toxicologie.

toxicomania, *s.* Toxicomanie.

toxicomaniac, *s.* Toxicomaniaque.

toxicomimetic, *adj.* Toxicomimétique.

toxicophobia, *s.* Toxicophobie.

toxicosis, *s.* Toxicose.

toxidermia, *s.* Toxidermie.

toxidermitis, *s.* Toxidermie.

toxidrome, *s.* Toxidrome.

toxiferous, *adj.* Toxicophore.

toxigenic, **toxigenous**, *adj.* Toxigène.

toxin, *s.* Toxine.

toxin (botulinum). Toxine botulique.

toxinfection, *s.* Toxi-infection.

toxinic, *adj.* Toxinique.

toxinogenesis, *s.* Toxinogenèse.

toxinosis, *s.* Intoxication.

toxiphylactic function. Fonction antitoxique.

toxitherapy, *s.* Toxinothérapie.

toxocariasis, *s.* Toxocarose.

toxogenin, *s.* Toxogénine.

toxoid, *s.* 1° Anatoxine. – 2° Toxoïde.

toxo-infection, *s.* Toxinfection.

toxoplasma, *s.* Toxoplasme.

toxoplasmosis, *s.* Toxoplasmose.

trabeculectomy, *s.* Trabéculectomie.

trabeculotomy, *s.* Trabéculotomie.

traceability, *s.* Traçabilité.

trace element. Oligo-élément.

tracer, *s.* 1° Aiguille à dissection fine. – 2° Traceur. – 3° Marqueur.

tracheitis, *s.* Trachéite.

trachelematoma, *s.* Trachelhématome.

trachelism, **trachelismus**, *s.* Trachélisme.

trachelitis, *s.* Cervicite.

tracheloplasty, *s.* Trachéloplastie.

tracheobronchitis, *s.* Trachéobronchite.

tracheobronchoscopy, *s.* Trachéobronchoscopie.

tracheocele, *s.* Trachéocèle.

tracheofistulization, *s.* Trachéofistulisation.

tracheomalacia, *s.* Trachéomalacie.

tracheoplasty, *s.* Trachéoplastie.

tracheoscopy, *s.* Trachéoscopie.

tracheostenosis, *s.* Trachéosténose.

tracheostomy, *s.* Trachéostomie.

tracheotomy, *s.* Trachéotomie.

trachoma, *s.* Trachome.

trachyonychia, *s.* Trachyonychie.

tractotomy, *s.* Tractotomie.

training, *s.* Formation, entraînement, éducation.

training (autogenous). Training autogène.

trait, *s.* Caractère, trait.

trance, *s.* Hypnose.

tranquilizer, *s.* Tranquillisant.

transcobalamin, *s.* Transcobalamine.

transcondylar, *adj.* Diacondylien.

transcortin, *s.* Transcortine.

transcriptase (reverse). Transcriptase reverse ou inverse.

transference, *s.* (psychanalyse). Transfert.

transferrin, *s.* Sidérophiline.

transferrin (carbohydrate deficient). Transferrine déficiente en hydrate de carbone.

transfusion (bone-marrow). Transfusion intramédullaire.

transfusion (exchange). Exsanguino-transfusion.

transfusion (exsanguination). Ex-sanguino-transfusion.

transfusion (indirect). Transfusion de sang conservé.

transfusional, *adj.* Transfusionnel.

transgenesis, *s.* Transgenèse.

transgenic, *adj.* Transgénique.

translation, *s* . Traduction.

translocation (robertsonian). Translocation robertsonienne.

translumination, *s.* Transillumination.
transmembrane, *adj* . Transmembranaire.
transposition of the great vessels (corrected). Transposition corrigée des gros vaisseaux.
transposition of the great vessels –ou of the great arteries – of the heart. Transposition artérielle ou des gros vaisseaux du cœur.
transsexualism, *s.* Transsexualisme.
transsynaptic, *adj.* Transsynaptique.
transthermia, *s.* Diathermie.
transthyretin, *s.* Transthyrétine.
transudate, *s.* Transsudat.
transurethral, *adj.* Endo-urétral.
transvaterian, *adj.* Transvatérien.
transvestism, *s.* Travestisme.
trapping, *s.* Trappage.
Traube's sign. Double ton de Traube.
traumatic, *adj.* Traumatique.
traumatology, *s.* Traumatologie.
traumatopnea, **traumatopnoea**, *s.* Traumatopnée.
traxenamic acid. Acide traxénamique.
treatment, *s.* Traitement.
treatment (herbal). Phytothérapie.
treatment (self). Automédication.
trefoil skull syndrome. Syndrome d'Holtermüller-Wiedemann.
Trematoda, *s.* Trématodes.
trembling, *s.* Tremblement.
tremor, *s.* Tremblement, trémulation, trépidation.
tremor (coarse). Tremblement lent.
tremor (continuous). Tremblement permanent.
tremor (intention). Tremblement intentionnel.
tremor (lenticulostriate). Tremblement parkinsonien.
tremor (striocerebellar). Tremblement cérébelleux.
trephination, *s.* Trépanation.
trephine, *s.* Trépan.
trephinement, *s.* Trépanation.
trephining, *s.* Trépanation.
trepidatio, *s.* Trépidation.
treponema, *s.* Tréponème.
treponematosis, *s.* Tréponématose.
treponemiasis, *s.* Tréponématose.
treponemicidal, *adj.* Tréponémicide.
treponemosis, *s.* Tréponématose.
triacylglycerol, *s.* Triglycéride.
trial (ancillary). Étude ancillaire.
trial (clinical). Essai clinique.
tribadism, **tribady**, *s.* Tribadisme.
tribo-electricity, *s.* Tribo-électricité.
tribology, *s.* Tribologie.
tricephalus, *adj.*et *s.* Tricéphale.
trichaesthesia, *s.* Trichesthésie.
trichauxe, **trichauxis**, *s.* Hypertrichose.
Trichina, **Trichinella**, *s.* Trichine.
trichinosis, *s.* Trichinose.
trichobezoar, *s.* Trichobézoard.
trichocephaliasis, **trichocephalosis**, *s.* Trichocéphalose.
trichoclasis, **trichoclasia**, *s.* Trichoclasie.
trichoclasty, *s.* Trichoclastie.
trichodesmotoxicosis, *s.* Trichodesmotoxicose.
trichogenous, *adj.* Trichogénique.
trichoglossia, *s.* Langue villeuse.
trichogram, *s.* Trichogramme.
trichographism, *s.* Réflexe pilomoteur.
tricholeukocyte, *s.* Tricholeucocyte.
trichomania, *s.* Trichotillomanie.
trichomonacidal, *adj.* Trichomonacide.
trichomonadicidal, *adj.* Trichomonacide.
trichomoniasis, *s.* Trichomonase.
trichomycosis, *s.* Trichomycose.
trichonodosis, *s.* Trichonodosis.
trichophytid (lichenoid). Lichen trichophytique.
trichophytid, **trichophytide**, *s.* Trichophytide.
trichophytosis, *s.* Trichophytie.
trichoptilosis, *s.* Trichoptilose.
trichorrhexis, *s.* Trichorrhexie.
trichorrhexis nodosa. Trichorrhexie noueuse.
trichorrhexomania, *s.* Trichorrhexomanie.
trichosis, *s.* Trichose.
trichosporosis, *s.* Piedra.
trichothiodystrophy, *s* . Trichothiodystrophie.
trichotillomania, *s.* Trichotillomanie.
trichromatic, **trichromic**, *adj.* Trichromate.
trichuriasis, *s.* Trichocéphalose.
Trichuris, *s.* Trichocéphale.
tricuspid, *adj.* 1° Tricuspidien. – 2° Tricuspide.
tridermic, *adj.* Tridermique.
trigeminy, *s.* Trigéminisme.
trigger zoneou **point**. Zone gachette.
triglyceridaemia, *s.* Triglycéridémie.
triglyceride, *s.* Triglycéride.
trigonitis, *s.* Trigonite.
trigonocephaly, *s.* Trigonocéphalie.
trimethoprim, *s.* Triméthoprime.
triocephalus, *s.* Triocéphale.
triolein test. Épreuve à la trioléine marquée.
triorchidism, **triorchism**, *s.* Triorchidie.
tripara, *s.* Femme accouchant pour la 3e fois (III pare).
triphalangism, *s.* Triphalangie.
triphasic, *adj.* Triphasique.
triphosphatase (sodium potassium adenosine). Adénosine triphosphatase Na+K+, AtPase N+K+, AtPase membranaire Na-K dépendante.
triplegia, *s.* Triplégie.
triploid, *adj.* Triploïde.
triplopia, *s.* Triplopie.
trisomy, *s.* Trisomie.
trisymptomatic disease (Gougerot's). Trisymptôme de Gougerot.
tritanomalopia, *s.* Tritanomalie.
tritanomaly, *s.* Tritanomalie.
tritanopia, **tritanopsia**, *s.* Tritanopie.
tritanopic, *adj.* Tritanope.
trocar, *s.* Trocart.
trochlea, *s.* Trochlée.
trochocephalia, **trochocephaly**, *s.* Trochocéphalie.
trombiculiasis, **trombiculosis**, **trombidiasis**, **trombidiosis**, *s.* Trombidiose.
trophic, *adj.* Trophique.
trophicity, *s.* Trophicité.
trophoblast, *s.* Trophoblaste.
trophoblastoma, *s.* Choriome.
trophodermatoneurosis, *s.* Acrodynie.
trophoedema, *s.* Trophoedème.
trophoneurosis, *s.* Trophonévrose.
trophoneurosis (disseminated). Sclérodermie.
trophoneurotic, *adj.* Neurotrope.
trophonosis, *s.* Trophonose.
trophopathia, **trophopathy**, *s.* Trophopathie.
trophoplasm, *s.* Trophoplasma.
trophotropism, *s.* Trophotropisme.
tropism, *s.* Tropisme.
tropomyosin, *s.* Tropomyosine.
troponin, *s.* Troponine.
Trousseau's spotou **streak**. Raie méningitique.
TRP-syndrome. Syndrome tricho-rhino-phalangien.
truncal, *adj.* Tronculaire.
trunion, *s.* Tourillon.
trunk, *s.* Tronc.
truss, *s.* Bandage herniaire.
trypanid, *s.* Trypanide.
trypanocidal, **trypanocide**, *adj.* Trypanosomicide.
trypanosoma, *s.* Trypanosome.
trypanosomiasis (African). Maladie du sommeil.
trypanosomiasis (South-American). Maladie de Chagas.
trypanosomiasis, **trypanosomatosis**, **trypanosomosis**, *s.* Trypanosomiase.
trypanosomicide, *adj.* Trypanocide.
trypsin, *s.* Trypsine.
trypsinogen, **trypsogen**, *s.* Trypsinogène.
tubal, *adj.* Tubaire.
tube (duodenal). Sonde duodénale.
tubercle, *s.* 1° Tubercule. – 2°Saillie arrondie d'un os. – 3° Follicule tuberculeux.
tuberculid (papulonecrotic). Folliclis.
tuberculid, **tuberculide**, *s.* Tuberculide.
tuberculin, *s.* Tuberculine.
tuberculination, **tuberculinization**, *s.* Tuberculinisation.
tuberculinotherapy, *s.* Tuberculinothérapie.
tuberculization, *s.* Tuberculisation.
tuberculoid, *adj.* Tuberculoïde.
tuberculoma, *s.* Tuberculome.
tuberculosis, *s.* Tuberculose.
tuberculosis (acute miliary). Granulie.
tuberculostatic, *adj.* Tuberculostatique.
tuberculotic, *s.* Tuberculeux.
tuberculous, *adj.* Tuberculeux.
tuberculous focus (primary). Chancre phtisiogène.
tuberosity, *s.* Tubérosité.
tuberosity (greater) of the humerus. Trochiter.

tuberosity (lesser) of the humerus. Trochin.

tubular maximum capacity, (Tm). Capacité tubulaire maximum de réabsorption, Tm.

tubulin, *s.* Tubuline.

tubulopathy, *s.* Tubulopathie.

tugging (tracheal). Signe de la trachée.

tularaemia, *s.* Tularémie.

tumor (amér.), tumour (angl.), *s.* Tumeur.

tumour (adrenal). Surrénalome.

tumour (adrenocortical) with hypoglycaemia. Syndrome d'Anderson.

tumour (argentaffin). Carcinoïde.

tumour (giant-cell). 1° Tumeur à myéloplaxes. – 2° Plus généralement : tumeur fibreuse des os.

tumour (glomus). Tumeur glomique.

tumour (incidentally discovered). Incidentalome.

tumour (interstitial cell). Tumeur leydigienne.

tumour of adrenal (medullary). Phéochromocytome.

tumour growth factor, (TGF). Facteur de croissance des tumeurs.

tungiasis, *s.* Tongose.

tunica media. Média.

tunica muscularis. Musculeuse.

turbidimetry, *s.* Turbidimétrie.

turbidity, *s.* Turbidité.

turbinectomy, turbinotomy, *s.* Turbinectomie.

turning, *s.* (obstétrique). Version.

turnover, *s.* (biologie) Renouvellement, cycle métabolique.

turrecephaly, turricephaly, *s.* Pyrgocéphalie.

twin, *s.* Jumeau ou jumelle.

twins (conjoined). Frères siamois, jumeaux conjoints.

twins (dizygotic). Jumeaux biovulaires.

twins (monoamniotic). Jumeaux uni-ovulaires.

twins (monozygotic). Jumeaux uni-ovulaires.

twins (Siamese). Frères siamois.

twin-to-twin transfusion syndrome. Syndrome transfuseur-transfusé.

twostep exerciseou **test**. Épreuve de Master.

tyloma, *s.* Tylome.

tylosis, *s.* 1° Cor. – 2° Corne cutanée de la paupière.

tympanism, *s.* Tympanisme.

tympanites, *s.* Tympanisme.

tympanitis, *s.* Tympanite.

tympanosclerosis, *s.* Tympanosclérose.

tyndallization, *s.* Tyndallisation.

type (asthenic). Tempérament lymphatique.

type (leukocyte). Groupe tissulaire.

type (tissue). Groupe tissulaire.

typhic, *adj.* Typhique.

typhlitis, *s.* Typhlite.

typhloappendicitis, *s.* Typhlo-appendicite.

typhlocholecystitis, *s.* Typhlo-cholécystite.

typhlocolitis, *s.* Typhlocolite.

typhlomegaly, *s.* Typhlomégalie.

typhlopexia, typhlopexy, *s.* Typhlopexie.

typhlorrhaphy, *s.* Coecoplication.

typhlostomy, *s.* Typhlostomie.

typhoid, *adj.* Typhoïde.

typhus (epidemic). Typhus exanthématique.

typhus (murine). Typhus murin.

typing, *s.* Typage.

typing (leukocyte). Groupage leucocytaire.

typing (phage). Lysotypie.

typology, *s.* 1° Typage. – 2° Typologie.

tyraminaemia, *s.* Tyraminémie.

tyrosinosis, *s.* Tyrosinose congénitale.

tyrosinuria, *s.* Tyrosinurie.

tyrothricin, *s.* Tyrothricine.

ubiquitin, *s.* Ubiquitine.

ubiquitous, *adj.* Ubiquitaire.

ulcer, *s.* Ulcère.

ulcer (creeping). Ulcère serpigineux.

ulcer (duodenal). Ulcère duodénal.

ulcer (gastric). Ulcère gastrique, ulcère de l'estomac.

ulcer (peptic). Ulcère gastroduodénal.

ulcer (ring). Ulcération annulaire de la cornée.

ulcer (rodent). Ulcère rodens.

ulcer (tropical). Ulcère phagédénique des pays chauds.

ulcer (varicose). Ulcère variqueux.

ulcer (venereal). Chancre vénérien.

ulcerocancer, *s.* Ulcérocancer.

ulcerogenic, *adj.* Ulcérogène.

ulcus, *s.* Ulcère.

ulectomy, *s.* Gingivectomie.

ulerythema, *s.* Ulérythème.

ulitis, *s.* Gingivite.

Ullrich-Noonan syndrome. Syndrome de Noonan.

Ullrich-Turner syndrome. Syndrome de Noonan.

ulorrhagia, *s.* Gingivorragie.

ultradian, *adj.* Ultradien.

ultrasonography, *s.* Ultrasonographie.

ultrasonography (cardiac). Échocardiographie.

ultrasonoscopy, *s.* Ultrasonoscopie.

ultrasonotherapy, *s.* Ultrasonothérapie.

ultrasound, *s.* Ultrason.

ultrasoundcardiography, *s.* Échocardiographie.

ultraviolet light. Rayonnement ultraviolet.

ultravirus, *s.* Virus.

umbilication, *s.* Ombilication.

umbilicus, *s.* Ombilic.

uncarthrosis, *s.* Uncarthrose.

uncinariasis, uncinariosis, *s.* Ankylostomiase.

uncodiscarthrosis, *s.* Uncodiscarthrose.

unconsciousness, *s.* 1° Inconscience. – 2° Inconscient, *s. m.*

undernutrition, *s.* Dénutrition.

undifferentiation, *s.* Anaplasie.

undulant, *adj.* Ondulant.

ungual, *adj.* Unguéal.

unguent, unguentum, *s.* Onguent.

unhealthy, *adj.* Malsain.

unicellular, *adj.* Unicellulaire.

unilateral, *adj.* Unilatéral.

unilocular, *adj.* Uniloculaire.

union, *s.* Réunion.

unioval, uniovular, *adj.* Monozygote.

unipara, *s.* Primipare.

unipolar, *adj.* Unipolaire.

unisexuality, *s.* Unisexualité.

unit, *s.* Unité.

unit (international), IU. Unité internationale (UI).

unit (international enzyme). Unité internationale enzymatique.

unit (motor). Unité motrice.

univitelline, *adj.* Monozygote.

urachus, *s.* Ouraque.

uraemic, *adj.* Urémique.

uranism, *s.* Homosexualité masculine.

uranist, *s.* Homosexuel.

uranoplasty, *s.* Uranoplastie.

uranostaphyloplasty, uranostaphylorrhaphy, *s.* Urano-staphyloplastie.

uranosteoplasty, *s.* Uranoplastie.

urataemia, *s.* Uratémie.

uratosis, *s.* Uricopexie.

uraturia, *s.* Uraturie.

urea, *s.* Urée.

ureagenesis, *s.* Uréopoïèse.

ureameter, *s.* Uréomètre.

ureapoiesis, *s.* Uréopoïèse.

urease, *s.* Uréase.

uremia, uraemia, *s.* Urémie.

uremic, *adj.* Urémique.

uremigenic, *adj.* Urémigène.

ureogenesis, *s.* Uréogenèse.

ureometer, *s.* Uréomètre.

ureopoiesis, *s.* Uréogenèse.

uresis, *s.* Miction.

ureter (bifid). Bifidité urétérale.

ureterectomy, *s.* Urétérectomie.

ureteritis, *s.* Urétérite.

uretero-cæcocystoplasty, *s.* Urétéro-cæcocystoplastie.

ureterocele, *s.* Urétérocèle.

ureterocolostomy, *s.* Urétérocolostomie.

ureterocystoneostomy, *s.* Urétéro-cystonéostomie.

ureterocystoplasty, *s.* Urétérocystoplastie.

ureteroenterostomy, *s.* Urétéro-entérostomie.

ureterography, *s.* Urétérographie.

ureterohydronephrosis, *s.* Urétéro-hydronéphrose.

ureterolithotomy, *s.* Urétéro-lithotomie.

ureterolysis, *s.* Urétérolyse.

ureteroneocystostomy, *s.* Urétérocystonéostomie.

ureteroneopyelostomy, *s.* Urétéro-pyélonéostomie.

ureteroplasty, *s.* Urétéroplastie.

ureteropyelography (retrograde). Urétéropyélographie rétrograde, UPR.

ureteropyeloneostomy, *s.* Urétéro-néo-pyélostomie.

ureteropyelonephritis, *s.* Urétéro-pyélonéphrite.

ureterorectostomy, *s.* Urétéro-rectostomie.

ureterorrhaphy, *s.* Urétérorraphie.

ureterosigmoidostomy, *s.* Urétéro-sigmoïdostomie.

ureterostomy, *s.* Urétérostomie.
ureterotomy, *s.* Urétérotomie.
ureterovesicoplasty, *s.* Urétéro-vésicoplastie.
urethral smear. Frottis urétral.
urethralgia, *s.* Urétralgie.
urethrectomy, *s.* Urétrectomie.
urethritis, *s.* Urétrite.
urethrocele, *s.* Urétrocèle.
urethrocystitis, *s.* Urétrocystite.
urethrocystography, *s.* Urétrocystographie.
urethrography, *s.* Urétrographie.
urethroplasty, *s.* Urétroplastie.
urethrorrhagia, *s.* Urétrorragie.
urethrorrhaphy, *s.* Urétrorraphie.
urethrorrhea, **urethrorrhoea**, *s.* Urétrorrhée.
urethroscopy, *s.* Urétroscopie.
urethrostenosis, *s.* Urétrosténose.
urethrostomy, *s.* Urétrostomie.
urethrotomy, *s.* Urétrotomie.
uric, *adj.* Urique.
uricacidemia, **uricacidaemia**, *s.* Uricémie.
uricaciduria, *s.* Uricosurie.
uricemia, **uricaemia**, *s.* Uricémie.
uricolysis, *s.* Uricolyse.
uricolytic, *adj.* Uricolytique.
uricopoiesis, *s.* Uricopoïèse.
uricopoietic, *adj.* Uricopoïétique.
uricosuria, **uricosury**, *s.* Uricosurie.
urination, *s.* Miction.
urination (precipitant). Miction impérieuse.
urination (stuttering). Miction hachée.
urinemia, **urinaemia**, *s.* Urémie.
urinometer, *s.* Uromètre.
urinose, **urinous**, *adj.* Urineux.
urobilin, *s.* Urobiline.
urobilinogen, *s.* Urobilinogène.
urobilinuria, *s.* Urobilinurie.
uroclepsia, *s.* Incontinence d'urine.
urocrisis, *s.* Crise urinaire.
urodilatin, *s.* Urodilatine.
urodynamic, *adj.*, **urodynamics**, *s.* Urodynamique *adj.* et *s.*
urodynia, *s.* Urodynie.
urogenital sinus. Sinus urogénital.
urography, *s.* Pyélographie.
urography (excretionou **excretory)**. Urographie, UIV.
urolite, **urolith**, *s.* Calcul urinaire.
urolithiasis, *s.* Lithiase urinaire.
urolithiaisis, *s.* Urolithiase.
urology, *s.* Urologie.
uromelus, *s.* Uromèle.
urometer, *s.* Uromètre.
uromodulin, *s.* Uromoduline.
uronephrosis, *s.* Hydronéphrose.
uropathy, *s.* Uropathie.
uropepsin, *s.* Uropepsine.
uropoiesis, *s.* Uropoïèse.
uroporphyrin, *s.* Uroporphyrine.
uroporphyrinogen, *s.* Uroporphyrinogène.
uropyonephrosis, *s.* Uropyonéphrose.
urtica, *s.* Papule urticarienne.
urticaria, *s.* Urticaire.
urticaria haemorrhagica. Urticaire pigmentée.
urticaria pigmentosa. Urticaire pigmentaire.
uteralgia, *s.* Métralgie.
uterectomy, *s.* Hystérectomie.
uterine, *adj.* Utérin.
uterismus, *s.* Colique utérine.
uteritis, *s.* Métrite.
uterocele, *s.* Hystérocèle.
uterofixation, *s.* Hystéropexie.
uterography, *s.* Hystérographie.
uteromania, *s.* Nymphomanie.
uterometry, *s.* Hystérométrie.
uteropexia, **uteropexy**, *s.* Hystéropexie.
uteroplasty, *s.* Hystéroplastie.
uterosalpingography, *s.* Hystérosalpingography.
uterosclerosis, *s.* Sclérose utérine.
uterotomy, *s.* Hystérotomie.
uterotubography, *s.* Hystérosalpingographie.
uterus (didelphic)ou **uterus didelphys**. Utérus didelphe.
utricle (prostatic). Utricule prostatique.
uveitis, *s.* Uvéite.
uveoparotitis, *s.* Uvéoparotidite.
uvula (palatine). Luette.
uvulitis, *s.* Uvulite.
vaccinated, *adj.* Vacciné.
vaccination (arm-to-arm). Vaccination jennérienne.
vaccination (combined). Vaccination associée.
vaccination (compulsory). Vaccination légale.
vaccination (jennerian). Vaccination antivariolique.
vaccinator, *s.* Vaccinostyle.
vaccine, *s.* Vaccin.
vaccine (bacterial). Vaccin microbien.
vaccine (Castañeda). Vaccin de Durand et Giroud.
vaccine (hepatitis A). Vaccin antihépatite A.
vaccine (rabies). Vaccin antirabique.
vaccinella, *s.* Vaccinoïde.
vaccinia, *s.* Vaccine.
vacciniform, *adj.* Vacciniforme.
vaccinoid, *s.* Vaccinoïde.
vaccinology, *s.* Vaccinologie.
vaccinotherapeutics, *s.* Vaccinothérapie.
vaccinotherapy, *s.* Vaccinothérapie.
vaccinum, *s.* Vaccin.
vacuolization, *s.* Vacuolisation.
vaginalitis, *s.* Vaginalite.
vaginismus, *s.* Vaginisme.
vaginitis, *s.* Vaginite.
vaginosis (bacterial). Vaginose bactérienne.
vagolytic, *adj.* Vagolytique.
vagomimetic, *adj.* Vagomimétique.
vagotomy, *s.* Vagotomie.
vagotonia, **vagotony**, *s.* Vagotonie.
vagotonic, *adj.* Vagotonique.
vagotropism, *s.* Vagotropisme.
vagus, *s.* Vague.
valence, **valency**, *s.* Valence.
valetudinarian, *adj.* Valétudinaire.
valginisation, *s.* Valginisation.
validity, *s.* Validité.
vallecula, *s.* Vallécule.
value (globular). Valeur globulaire.
valval, **valvar**, **valvular**, *adj.* Valvulaire.
valve (floppy) ou **floppy mitral syndrome**. Ballonisation mitrale.
valvotomy, *s.* Valvulotomie.
valvular disease. Valvulopathie.
valvulectomy, *s.* Valvulectomie.
valvulitis, *s.* Valvulite.
valvuloplasty, *s.* Valvuloplastie.
valvulotomy, *s.* Valvulotomie.
vampirism, *s.* Nécrophilie.
vancomycin, *s.* Vancomycine.
vanillism, *s.* Vanillisme.
vanylmandelic acid. Acide vanylmandélique.
variant (L-phase). Formations ou formes bactériennes L.
varicella, *s.* Varicelle.
varicelliform, *adj.* Varicelliforme.
varicoblepharon, *s.* Varice de la paupière.
varicography, *s.* Varicographie.
varicole, *s.* Varicocèle.
varicomphalus, *s.* Varice de l'ombilic.
varicose, *adj.* Variqueux.
varicose ulcer. Ulcère variqueux.
varicosis, *s.* État variqueux.
varicosis, *s.* Varicose.
varicosity, *s.* Varice.
varicula, *s.* Varice de la conjonctive.
variola, *s.* Variole.
variola incerta. Variole d'inoculation.
variola major. Variole grave.
variola minor. Alastrim.
variolar, *adj.* Varioleux.
variolic, *adj.* Varioleux.
varioliform, *adj.* Varioliforme.
variolization, *s.* Variolisation.
varioloid, *s.* Varioloïde.
variolous, *adj.* Varioleux.
variolovaccinia, *s.* Variole-vaccine.
varix, *s.* Varice.
varix (papillary). Tache rubis.
vascular, *adj.* Vasculaire.
vascularization, *s.* Vascularisation.
vascularized, *adj.* Vascularisé.
vasculitis, *s.* Angéite.
vasculopathy, *s.* Vasculopathie.
vasculotoxic, *adj.* Vasculotoxique.
vasectomy, *s.* Vasectomie.
vasoactive, *adj.* Vaso-actif.
vasoconstrictive, *adj.* Vasoconstricteur.
vasodilator, *adj.* Vasodilatateur.
vasoinhibitor, *adj.* Vasoparalytique, vasoplégique.
vasomotor, *adj.* Vasomoteur.
vasopressin, *s.* Vasopressine.
vasopressor, *adj.* Vasopresseur.
vasotomy, *s.* Vasotomie.
vasotonia, *s.* Vasotonie.
vasotonic, *adj.* Vasotonique.

vasotropic, *adj.* Vasotrope.
vasovesiculectomy, *s.* Vaso-vésiculectomie.
vectocardiogram (spatial). Vectocardiogramme spatial.
vectocardiogram, *s.* Vectocardiogramme.
vector, *s.* Vecteur.
vector (biological). Vecteur (parasitologie).
vector (cardiac). Vecteur cardiaque.
vector (mechanical). Transporteur mécanique.
vectorballistocardiogram, *s.* Vectoballistocardiogramme.
vectorcardiography, *s.* Vectocardiographie.
vectorial, *adj.* Vectoriel.
vegetarianism, *s.* Végétarisme.
vegetation, *s.* Végétation.
vegetations (bacterial). Végétations endocardiques microbiennes.
vegetations (verrucous). Végétations verruqueuses.
vegetative, *adj.* Végétatif.
vehicle, *s.* Véhicule.
vein, *s.* Veine.
vein (pulmonary). Veine pulmonaire.
velamentous, **velar**, *adj.* Vélamenteux.
velocimetry, *s.* Vélocimétrie.
velvet-like, *adj.* Velvétique.
vena cava (inferior). Veine cave inférieure.
vena cava (superior). Veine cave supérieure.
venectomy, *s.* Phlébectomie.
venenous, *adj.* Vénéneux.
venereal, *adj.* Vénérien.
venereology, **venerology**, *s.* Vénérologie.
venesection, *s.* Phlébotomie.
venography, *s.* Phlébographie.
venosclerosis, *s.* Phlébosclérose.
ventilation (alveolar) (VA). Ventilation alvéolaire, VA.
ventricle (double outlet right). Ventricule droit à double issue.
ventricle (single). Ventricule unique.
ventricles (superio-inferior). Cœur croisé.
ventricular, *adj.* Ventriculaire.
ventriculitis, *s.* Ventriculite.
ventriculoatriostomy, *s.* Ventriculo-atriostomie.
ventriculocisternostomy, *s.* Ventriculo-cisternostomie.
ventriculogram, *s.* Ventriculogramme.
ventriculography, *s.* Ventriculographie.
ventriculoplasty, *s.* Ventriculoplastie.
ventriculostomy, *s.* Ventriculostomie.
ventriculotomy, *s.* Ventriculotomie.
ventrotomy, *s.* Laparotomie.
Verdan's syndrome. Syndrome du quadrige.
verdunization, *s.* Verdunisation.
vermicular, *adj.* Vermiculaire.
vermiculation, *s.* Contraction vermiculaire.
vermifugal, *adj.* Vermifuge.
vermin, *s.* Vermine.
verminous, *adj.* Vermineux.
vermis cerebelli. Vermis.
verruca, *s.* Verrue.
verruciform, *adj.* Verruciforme.
verruciform, **verrucose**, **verrucous**, *adj.* Verruqueux.
verrucosis, *s.* Verrucosité.
version (abdominal). (obstétrique). Version par manœuvres externes.
version (bimanual). (obstétrique). Version mixte.
version (bipolar). (obstétrique). Version mixte.
version (combined). (obstétrique). Version mixte.
version (pelvic). (obstétrique). Version podalique.
version (podalic). (obstétrique). Version podalique.
versus, **préposition**. Contre, par comparaison avec.
vertebra, *s.* Vertèbre.
vertebra (hourglass). Vertèbre en diabolo.
vertigo, *s.* Vertige.
vertigo (paralyzing). Vertige paralysant.
vertigo (positional). Vertige de position.
vertigo (rotaryou **rotatory)**. Vertige rotatoire.
verumontanitis, *s.* Syndrome du veru montanum.
vesania, *s.* Psychose.
vesicatory, *adj.*et *s.* Vésicant.
vesicle, **vesicula**, *s.* Vésicule, phlyctène.
vesicopustule, *s.* Vésico-pustule.
vesicular, *adj.* Vésiculeux.
vesiculectomy, *s.* Spermatocystectomie.
vesiculitis, *s.* Vésiculite.
vesiculitis (seminal). Spermatocystite.
vesiculodeferentography, *s.* Vésiculodéférentographie.
vesiculography, *s.* Vésiculographie.
vesiculopustular, *adj.* Vésiculo-pustuleux.
vesiculotomy (seminal). Vésiculotomie.
vessel, *s.* Vaisseau.
vestibular, *adj.* Vestibulaire.
vestibulitis, *s.* Vestibulite.
viability, *s.* Viabilité.
vibex, **vibix**, *s.* Vibices.
vibration (infrasonic). Infrason.
Vibrio, *s.* Vibrion.
vibrissae, *s. pl.* Vibrisses.
vibrotherapeutics, *s.* Vibrothérapie.
vicarious, *adj.* Vicariant.
videosurgery, *s.* Vidéochirurgie.
vigilambulism, *s.* Vigilambulisme.
villin, *s.* Villine.
villioma, **villoma**, *s.* Tumeur villeuse.
villose, **villous**, *adj.* Villeux.
villosity, *s.* Villosité.
villus, *s.* Villosité.
villus (chorionic). Villosité choriale.
vimentin, *s.* Vimentine.
vipoma, *s.* Vipome.
viraemia, *s.* Virémie.
Virchow's node. Ganglion de Troisier.
Virchow's triad. Triade de Virchow.
virilescence, *s.* Masculinisation.
viriligenic, *adj.* Virilisant.
virilism, *s.* Virilisme.
viroid, *s.* Viroïde.
virology, *s.* Virologie.
viroplasm, *s.* Viroplasme.
virose, **virous**, *adj.* Vireux.
virosis, *s.* Virose.
virucidal, *adj.* Virulicide.
virulicidal, *adj.* Virucide.
viruria, *s.* Virurie.
virus (adeno-pharyngeal-conjunctival). Adénovirus.
virus (APC). Adénovirus.
virus (defective). Virus défectif.
virus (dermotropic). Virus dermotrope.
virus (DNA). Virus à ADN.
virus (influenza). Virus grippal.
virus (orphan). Virus orphelin.
virus (RNA). Virus à ARN.
visceral, *adj.* Viscéral.
visceralgia, *s.* Viscéralgie.
visceroceptor, *s.* Viscérocepteur.
viscerogenic, *adj.* Viscérogène.
viscerography, *s.* Viscérographie.
visceromegaly, *s.* Splanchnomégalie.
visceroptosis, *s.* Splanchnoptose.
viscerotropic, *adj.* Splanchnotrope.
viscidity, *s.* Viscosité.
viscidosis, *s.* Fibrose kystique du pancréas.
viscosity, *s.* Viscosité.
viscus, *s. pl.*, **viscera**. Viscère.
vision (day). Vision diurne.
vision (twilight). Vision crépusculaire.
vitalism, *s.* Vitalisme.
vitamin, *s.* Vitamine.
vitamin (antidermatitis). Vitamine B6.
vitamin (antihaemorrhagic). Vitamine K.
vitamin (anti-infection). Vitamine A.
vitamin (antineuritic). Vitamine B1.
vitamin (antipellagra). Vitamine PP.
vitamin (antirachitic). Vitamine D2.
vitamin (antiricketic). Vitamine D2.
vitamin (antiscorbutic). Vitamine C.
vitamin (antisterility). Vitamine E.
vitamin (antixerophthalmic). Vitamine A.
vitaminology, *s.* Vitaminologie.
vitiligoid, *s.* Leucomélanodermie syphilitique.
vitrectomy, *s.* Vitrectomie.
vitreous, *adj.* Vitré.
vitronectin, *s.* Vitronectine.
voice, *s.* Voix.
volume (circulation). Masse de sang circulant.
volute (tidal) (VT). Volume courant (VC).
volvulosis, *s.* Onchocercose.
vomica, *s.* Vomique.
vomit, *s.* Vomissement.
vomiting, *s.* Vomissement.
vomitive, *adj.* Vomitif.
vomitus, *s.* Vomissement.
voyeurism, *s.* Voyeurisme.
Vrölik's disease. Osteogenesis imperfecta.
VSD. CIV.
vulnerary, *s.* Vulnéraire.
Vulpian's atrophy. Atrophie musculaire progressive type Vulpian.
vulvectomy, *s.* Vulvectomie.
vulvitis, *s.* Vulvite.
vulvitis (leukoplakic). Kraurosis vulvae.

vulvovaginitis, *s.* Vulvo-vaginite.

Waldeyer's ring. Anneau de Waldeyer.

walking, *s.* Marche.

wallerian degeneration. Dégénérescence wallérienne.

wart, *s.* Verrue.

wart (venerae). Condylome acuminé.

warty, *adj.* Verruqueux.

wash-out test. Épreuve de rinçage pyélocaliciel.

wasting disease. Maladie homologue.

watchfulness, *s.* Vigilance.

water (bound). Eau liée.

water (free). Eau libre.

water intoxication. Syndrome d'intoxication par l'eau.

water-loading test. Test à l'eau, test de surcharge en eau.

wave, *s.* Onde.

wave (epsilon). Onde épsilon.

wave (shock). Onde de choc.

waves [arterial (stationery)]. Artères en collier de perles.

waxy, *adj.* Cireux.

weaning, *s.* Sevrage.

webbed, *adj.* Palmé.

Wegner's disease. Maladie de Parrot.

weight (molecular). Poids moléculaire.

weightlessness, *s.* Agravité.

wen, *s.* Kyste sébacé.

Wenckebach's block, **period**ou **phenomenon**. Période de Luciani-Wenckebach.

Wernicke's encephalopathy, **disease**ou **syndrome**. Encéphalopathie de Gayet-Wernicke.

Westphal's pupillary reflex, **Westphal-Piltz reflex**. Réflexe de Galassi.

Wharton's jelly. Gelée de Wharton.

whartonitis, *s.* Inflammation du canal de Wharton, warthonite.

wheal, *s.* Papule urticarienne.

wheeze, *s.* Sifflement respiratoire.

whelk, *s.* Acné rosacée.

White's disease. Maladie de Darier.

whiteleg, *s.* Phlegmatia alba dolens.

whitepocks, **whitepox**, *s.* Alastrim.

white-spot disease. Morphée en gouttes.

whitlow, *s.* Panaris.

WHO. OMS.

whoop, *s.* Reprise de la coqueluche.

whooping-cough, *s.* Coqueluche.

widow (black). Veuve noire.

Williams's syndrome. Syndrome de Williams et Beuren.

Willis (arterial circle of). Cercle ou hexagone de Willis.

Wilson's bundle branch block. Bloc de branche de type Wilson.

Winckel's disease. Tubulhématie.

window (aortic). Signe de la fenêtre.

window effect. Phénomène du trou électrique.

wine, *s.* Vin.

winking, *s.* Clignement.

wiring, *s.* Cerclage.

wirsungography, *s.* Wirsungographie.

withdrawal syndrome. Syndrome de sevrage.

Wittmaack-Ekbom syndrome. Syndrome des jambes sans repos.

Wolbachia, *s.* Wolbachia.

Wolff's law. Loi de Delpech.

wolffian, *adj.* Wolffien, enne.

worker (social). Assistant(e) social(e).

workshop (protected). Atelier protégé.

workshop (therapeutic). Atelier thérapeutique.

World Health Organization, (WHO). Organisation Mondiale de la Santé, OMS.

worm, *s.* Ver.

worsening, *s.* Aggravation.

wound, *s.* Blessure, plaie.

wrist, *s.* Poignet.

writing (mirror, specularou **sinistrad)**. Écriture en miroir.

wryneck, *s.* Torticolis.

wuchereriasis, *s.* Filariose.

xanthelasmatosis, *s.* Xanthomatose.

xanthinuria, *s.* Xanthinurie.

xanthiuria, *s.* Xanthinurie.

xanthochromia, *s.* Xanthochromie.

xanthoderma, **xanthodermia**, *s.* Xanthodermie.

xanthofibroma, *s.* Fibroxanthome.

xanthogranuloma, *s.* Xanthogranulome.

xanthoma, *s.* Xanthome.

xanthomata, *s. pl.* de xanthoma : xanthomes.

xanthomatosis, *s.* Xanthomatose.

xanthonychia, *s.* Xanthonychie, syndrome des ongles jaunes.

xanthopia, **xanthopsia**, *s.* Xanthopsie.

xanthosis, *s.* Xanthochromie cutanée.

xenobiotic, *s.* Xénobiotique.

xenodiagnosis, *s.* Xénodiagnostic.

xenogeneic, **xenogenic**, **xenogenous**, *adj.* Xénogénique.

xenograft, *s.* Hétérogreffe.

xenoparasitism, *s.* Xénoparasitisme.

xenophonia, *s.* Xénophonie.

xerocytosis, *s.* Xérocytose.

xeroderma, **xerodermia**, *s.* Xérodermie.

xerography, *s.* Xérographie.

xeroma, **xerophthalmia**, **xerophthalmus**, *s.* Xérophtalmie.

xeromycteria, *s.* Xérorhinie.

xeroradiography, *s.* Xéroradiographie.

xerosis, *s.* Xérose.

xerostomia, *s.* Aptyalisme.

xiphodymus, **xiphodidymus**, *s.* Xiphodyme.

xiphodynia, *s.* Xiphoïdalgie.

xiphoid, *adj.* Xiphoïde.

xiphopagus, *s.* Xiphopage.

XX male. Syndrome des hommes XX.

xylose test, **xylose excretion test**, **D-xylose tolerance test**. Test au D-xylose.

y wave. (phlébogramme). Dépression y.

yaw, *s.* Lésion du pian.

yaw (mother). Maman pian.

yawey, *adj.* Atteint de pian.

yawning, *s.* Baillement.

yaws, *s.* Pian.

yeast, *s.* Levure.

yellow nail syndrome. Xanthonychie.

yersiniosis, *s.* Yersiniose.

yoke (sphenoidal). Jugum sphénoïdal.

Zenker's paralysis. Paralysie du sciatique poplité externe.

zone (trigger). Zone de déclic.

zonulolysis, *s.* Zonulolyse.

zonulotomy, *s.* Zonulotomie.

zooglea, **zoogloea**, *s.* Zooglée.

zoograft, *s.* Zoogreffe.

zoomania, *s.* Zoomanie.

zoomylus, *s.* Zoomylien.

zoonosis, *s.* Zoonose.

zoophilia, **zoophilism**, *s.* Zoophilie.

zoophobia, *s.* Zoophobie.

zooprophylaxis, *s.* Zooprophylaxie.

zoopsia, *s.* Zoopsie.

zoosis, *s.* Zoose.

zoosterol, *s.* Zoostérol.

zoster, *s.* Zona.

zosteriform, **zosteroid**, *adj.* Zostériforme.

Zuckerkandl's body. Organe de Zuckerkandl.

Zwahlen's syndrome. Syndrome de Franceschetti.

zygapophysis, *s.* Zygapophyse.

zygomatic, *adj.* Zygomatique.

zygomycosis, *s.* Zygomycose.

zygotene, *adj.* Zygotène.

zygotoblast, *s.* Sporozoïte.

zymogen, *s.* Zymogène.

zymonematosis, *s.* Zymonématose.

zymotic, *adj.* Zymotique.

CRÉDITS ICONOGRAPHIQUES

Abcès, p. 2, *Tomodensitométrie corps entier*, N. Vasile, 1990, Vigot, Paris

Abdomen, p. 2, *Anatomie clinique – tome III*, P. Kamina, 3e éd., 2009, Maloine, Paris

Acare, p. 4, *Really Essential, Medical Immunology*, I. Roitt & A. Rabson, 2000. Blackwell Science, Oxford. Traduction française : *Immunologie médicale, l'Essentiel*, 2002, Maloine, Paris

Acétabulum, p. 6, *Le scanner ostéo-articulaire*, G. Morvan, 1991, Vigot, Paris

Acide gras, p. 7, *Biochemistry Illustrated*, P. N. Campbell. A. D. Smith, 2000, Churchill Livingstone, Edinburgh. Traduction française : *Biochimie illustrée*, 2002, Maloine, Paris

Adénocarcinome, p. 15, *Tomodensitométrie corps entier*, N. Vasile, 1990, Vigot, Paris

Adhérence, p. 17, *Chirurgie digestive par voie cœlioscopique*, P. Testas, B. Delaitre, 1991, Maloine, Paris

Adipocyte, p. 17, *Bloom and Fawcett : Concise Histology*, Don W. Fawcett, Ronald P. Jensh, 1997, Hodder Arnold, Londres. Traduction française : *« Bloom & Fawcett » Histologie, l'Essentiel*, 2002, Maloine, Paris

Aisselle, p. 23, *Anatomie clinique – tome I*, P. Kamina, 4e éd., 2009, Maloine, Paris

Alopécie, p. 29, *Checkliste Dermatologie*, W. Sterry, R. Paus, 1999, Thieme, Stuttgart. Traduction française : *Checklists de médecine : Dermatologie*, 2002, Maloine, Paris

Amibe, p. 32, BSIP IMA

Aminé (acide), p. 33, *Biologie cellulaire*, Y. Bassaglia, 2001, Maloine, Paris

Amplification génique, p. 35, *Biochemistry Illustrated*, P. N. Campbell, A. D. Smith, 2000, Churchill Livingstone, Edinburgh. Traduction française : *Biochimie illustrée*, 2002, Maloine, Paris

Angéite allergique, p. 45, *Checkliste Dermatologie*, W. Sterry, R. Paus, 1999, Thieme, Stuttgart. Traduction française : *Checklists de médecine : Dermatologie*, 2002, Maloine, Paris

Angiome stellaire, p. 48, *Checkliste Dermatologie*, W. Sterry, R. Paus, 1999, Thieme, Stuttgart. Traduction française : *Checklists de médecine : Dermatologie*, 2002, Maloine, Paris

Angiosarcome, p. 49, *Tomodensitométrie corps entier*, N. Vasile, 1990, Vigot, Paris

Angioscanner, p. 49, *Tomodensitométrie corps entier*, N. Vasile, 1990, Vigot, Paris

Aniridie, p. 52, *Ophtalmology : A Pocket Textbook Atlas*, G. K. Lang, 2000, Thieme, Stuttgart. Traduction française : *Atlas de poche en couleurs : Ophtalmologie*, 2002, Maloine, Paris

Anophèle, p. 53, BSIP IMA

Aorte, p. 64, *Anatomie clinique – tome III*, P. Kamina, 3e éd., 2009, Maloine, Paris

Appendicectomie, p. 68, *Chirurgie digestive par voie cœlioscopique*, P. Testas, B. Delaitre, 1991, Maloine, Paris

Arc sénile, p. 71, *Ophtalmology : A Pocket Textbook Atlas*, G. K. Lang, 2000, Thieme, Stuttgart. Traduction française : *Atlas de poche en couleurs : Ophtalmologie*, 2002, Maloine, Paris

Artère, p. 73, *Anatomie clinique – tome I*, P. Kamina, 4e éd., 2009, Maloine, Paris

Artériole, p. 74, *Bloom and Fawcett : Concise Histology*, Don W. Fawcett, Ronald P. Jensh, 1997, Hodder Arnold, Londres. Traduction française : *« Bloom & Fawcett » Histologie, l'Essentiel*, 2002, Maloine, Paris

Atélectasie, p. 81, *Tomodensitométrie corps entier*, N. Vasile, 1990, Vigot, Paris

Atlas, p. 82, *Anatomie clinique – tome II*, P. Kamina, 3e éd., 2006, Maloine, Paris

Auricule, p. 85, *Anatomie clinique – tome II*, P. Kamina, 3e éd., 2006, Maloine, Paris

Avant-bras, p. 89, *Anatomie clinique – tome I*, P. Kamina, 4e éd., 2009, Maloine, Paris

Axis, p. 91, *Anatomie clinique – tome II*, P. Kamina, 3e éd., 2006, Maloine, Paris

Bactériophage, p. 95, BSIP Lee D. Simon

Basocellulaire, p. 100, *Checkliste Dermatologie*, W. Sterry, R. Paus, 1999, Thieme, Stuttgart. Traduction française : *Checklists de médecine : Dermatologie*, 2002, Maloine, Paris

Basophile, p. 100, *Bloom and Fawcett : Concise Histology*, Don W. Fawcett, Ronald P. Jensh, 1997, Hodder Arnold, Londres. Traduction française : *« Bloom & Fawcett » Histologie, l'Essentiel*, 2002, Maloine, Paris

Bassin, p. 100, *Clinical Orthopaedic Examination, 4th edition*, R. McRae, A.W.G. Kininnmonth, 1997, Harcourt Health Sciences, Philadelphie ; illustrations extraites de : *Pocketbook of Orthopaedics and Fractures*, R. McRae, 1999, Harcourt Publishers Ltd. Traduction française : *Examen clinique en orthopédie*, 2002, Maloine, Paris

Best (maladie de), p. 106, *Ophtalmology : A Pocket Textbook Atlas*, G. K. Lang, 2000, Thieme, Stuttgart. Traduction française : *Atlas de poche en couleurs : Ophtalmologie*, 2002, Maloine, Paris

Biliaires (voies), p. 108, *Anatomie clinique – tome III*, P. Kamina, 3e éd., 2009, Maloine, Paris

Blépharite, p. 113, *Ophtalmology : A Pocket Textbook Atlas*, G. K. Lang, 2000, Thieme, Stuttgart. Traduction française : *Atlas de poche en couleurs : Ophtalmologie*, 2002, Maloine, Paris

Bloc auriculo-ventriculaire, p. 114, C. Martinet d'après *Décision en cardiologie*, J. Delamare, 1997, Maloine, Paris

Bot, p. 119, *Clinical Orthopaedic Examination, 4th edition*, R. McRae, A.W.G. Kininnmonth, 1997, Harcourt Health Sciences, Philadelphie ; illustrations extraites de : *Pocketbook of Orthopaedics and Fractures*, R. McRae, 1999, Harcourt Publishers Ltd. Traduction française : *Examen clinique en orthopédie*, 2002, Maloine, Paris

Botryomycome, p. 119, *Checkliste Dermatologie*, W. Sterry, R. Paus, 1999, Thieme, Stuttgart. Traduction française : *Checklists de médecine : Dermatologie*, 2002, Maloine, Paris

Bouche, p. 119-120, *Petit atlas d'anatomie*, P. Kamina, 2e éd., 2008, Maloine, Paris

Bras, p. 123, *Anatomie clinique – tome I*, P. Kamina, 4e éd., 2009, Maloine, Paris

Bride, p. 124, *Chirurgie digestive par voie cœlioscopique*, P. Testas, B. Delaitre, 1991, Maloine, Paris

Bronchiole, p. 125, *Bloom and Fawcett : Concise Histology*, Don W. Fawcett, Ronald P. Jensh, 1997, Hodder Arnold, Londres. Traduction française : *« Bloom & Fawcett » Histologie, l'Essentiel*, 2002, Maloine, Paris

Buccinateur, p. 128, *Anatomie clinique – tome II*, P. Kamina, 3e éd., 2006, Maloine, Paris

Canal lombaire étroit, p. 135, *Tomodensitométrie corps entier*, N. Vasile, 1990, Vigot, Paris

Cancer du foie, p. 136, *Tomodensitométrie corps entier*, N. Vasile, 1990, Vigot, Paris

Cancer de l'ovaire, p. 137, *Tomodensitométrie corps entier*, N. Vasile, 1990, Vigot, Paris

Capillaire, p. 139, *Bloom and Fawcett : Concise Histology*, Don W. Fawcett, Ronald P. Jensh, 1997, Hodder Arnold, Londres. Traduction française : *« Bloom & Fawcett » Histologie, l'Essentiel*, 2002, Maloine, Paris

Cardionecteur (appareil ou système), p. 142, *Anatomie clinique – tome I*, P. Kamina, 4e éd., 2009, Maloine, Paris

Carotide, p. 144, *Anatomie clinique – tome II*, P. Kamina, 3e éd., 2006, Maloine, Paris

Carpe, p. 145, *Anatomie clinique – tome I*, P. Kamina, 4e éd., 2009, Maloine, Paris

Cartilage, p. 145, *Bloom and Fawcett : Concise Histology*, Don W. Fawcett, Ronald P. Jensh, 1997, Hodder Arnold, Londres. Traduction française : *« Bloom & Fawcett » Histologie, l'Essentiel*, 2002, Maloine, Paris

Cataracte, p. 147, *Ophtalmology : A Pocket Textbook Atlas*, G. K. Lang, 2000, Thieme, Stuttgart. Traduction française : *Atlas de poche en couleurs : Ophtalmologie*, 2002, Maloine, Paris

Cellule, p. 149, *Biochemistry Illustrated*, P. N. Campbell, A. D. Smith, 2000, Churchill Livingstone, Edinburgh. Traduction française : *Biochimie illustrée*, 2002, Maloine, Paris

Cellule souche, p. 150, *Bloom and Fawcett : Concise Histology*, Don W. Fawcett, Ronald P. Jensh, 1997, Hodder Arnold, Londres. Traduction française : *« Bloom & Fawcett » Histologie, l'Essentiel*, 2002, Maloine, Paris

Cerveau, p. 154, *Petit atlas d'anatomie*, P. Kamina, 2e éd., 2008, Maloine, Paris
Cervelet, p. 154-155, *Bloom and Fawcett : Concise Histology*, Don W. Fawcett, Ronald P. Jensh, 1997, Hodder Arnold, Londres. Traduction française : *« Bloom & Fawcett » Histologie, l'Essentiel*, 2002, Maloine, Paris
Cervical, p. 155, *Anatomie clinique – tome II*, P. Kamina, 3e éd., 2006, Maloine, Paris
Chalazion, p. 157, *Ophtalmology : A Pocket Textbook Atlas*, G. K. Lang, 2000, Thieme, Stuttgart. Traduction française : *Atlas de poche en couleurs : Ophtalmologie*, 2002, Maloine, Paris
Chancre syphilitique, p. 157, *Checkliste Dermatologie*, W. Sterry, R. Paus, 1999, Thieme, Stuttgart. Traduction française : *Checklists de médecine : Dermatologie*, 2002, Maloine, Paris
Chef de muscle, p. 159, *Anatomie clinique – tome I*, P. Kamina, 4e éd., 2009, Maloine, Paris
Chémosis, p. 160, *Ophtalmology : A Pocket Textbook Atlas*, G. K. Lang, 2000, Thieme, Stuttgart. Traduction française : *Atlas de poche en couleurs : Ophtalmologie*, 2002, Maloine, Paris
Cholangiographie, p. 165, *Tomodensitométrie corps entier*, N. Vasile, 1990, Vigot, Paris
Chondromatose, p. 169, *Clinical Orthopaedic Examination, 4th edition*, R. McRae, A.W.G. Kininnmonth, 1997, Harcourt Health Sciences, Philadelphie ; illustrations extraites de : *Pocketbook of Orthopaedics and Fractures*, R. McRae, 1999, Harcourt Publishers Ltd. Traduction française : *Examen clinique en orthopédie*, 2002, Maloine, Paris
Choroïdite, p. 171, *Ophtalmology : A Pocket Textbook Atlas*, G. K. Lang, 2000, Thieme, Stuttgart. Traduction française : *Atlas de poche en couleurs : Ophtalmologie*, 2002, Maloine, Paris
Chromosome, p. 173, *Génétique moléculaire et évolutive*, M. Harry, 2001, Maloine, Paris
Cil, p. 175, BSIP PIR
Circulation, p. 176, *Anatomie clinique – tome I, P. Kamina*, 4e éd., 2009, Maloine, Paris
Clavicule, p. 180, *Anatomie clinique – tome I, P. Kamina*, 4e éd., 2009, Maloine, Paris
Coats (maladie ou rétinite de), p. 184, *Ophtalmology : A Pocket Textbook Atlas*, G. K. Lang, 2000, Thieme, Stuttgart. Traduction française : *Atlas de poche en couleurs : Ophtalmologie*, 2002, Maloine, Paris
Cœliochirurgie, p. 186, *Chirurgie digestive par voie cœlioscopique*, P. Testas, B. Delaitre, 1991, Maloine, Paris
Cœur, p. 186, *Anatomie clinique – tome I*, P. Kamina, 4e éd., 2009, Maloine, Paris
Colibacille, p. 188, BSIP Cavallini James
Collagène, p. 189, *Bloom and Fawcett : Concise Histology*, Don W. Fawcett, Ronald P. Jensh, 1997, Hodder Arnold, Londres. Traduction française : *« Bloom & Fawcett » Histologie, l'Essentiel*, 2002, Maloine, Paris
Colobome, p. 190, *Ophtalmology : A Pocket Textbook Atlas*, G. K. Lang, 2000, Thieme, Stuttgart. Traduction française : *Atlas de poche en couleurs : Ophtalmologie*, 2002, Maloine, Paris
Côlon (glandes coliques), p. 190, *Bloom and Fawcett : Concise Histology*, Don W. Fawcett, Ronald P. Jensh, 1997, Hodder Arnold, Londres. Traduction française : *« Bloom & Fawcett » Histologie, l'Essentiel*, 2002, Maloine, Paris
Côlon, p. 191, *Anatomie clinique – tome III*, P. Kamina, 3e éd., 2009, Maloine, Paris
Condylome, p. 197, *Checkliste Dermatologie*, W. Sterry, R. Paus, 1999, Thieme, Stuttgart. Traduction française : *Checklists de médecine : Dermatologie*, 2002, Maloine, Paris
Conjonctif (tissu), p. 197, *Bloom and Fawcett : Concise Histology*, Don W. Fawcett, Ronald P. Jensh, 1997, Hodder Arnold, Londres. Traduction française : *« Bloom & Fawcett » Histologie, l'Essentiel*, 2002, Maloine, Paris
Conjonctivite, p. 198, *Ophtalmology : A Pocket Textbook Atlas*, G. K. Lang, 2000, Thieme, Stuttgart. Traduction française : *Atlas de poche en couleurs : Ophtalmologie*, 2002, Maloine, Paris
Corde vocale, p. 202, *Tomodensitométrie corps entier*, N. Vasile, 1990, Vigot, Paris
Coronaire, p. 203, *Anatomie clinique – tome I*, P. Kamina, 4e éd., 2009, Maloine, Paris
Coronavirus, p. 204, BSIP CDC/Fred Murphy
Côte cervicale, p. 206, *Clinical Orthopaedic Examination, 4th edition*, R. McRae, A.W.G. Kininnmonth, 1997, Harcourt Health Sciences, Philadelphie ; illustrations extraites de : *Pocketbook of Orthopaedics and Fractures*, R. McRae, 1999, Harcourt Publishers Ltd. Traduction française : *Examen clinique en orthopédie*, 2002, Maloine, Paris
Cou, p. 207, *Anatomie clinique – tome II*, P. Kamina, 3e éd., 2006, Maloine, Paris
Coude, p. 207, *Anatomie clinique – tome I*, P. Kamina, 4e éd., 2009, Maloine, Paris
Coxal (os), p. 209, *Anatomie clinique – tome I*, P. Kamina, 4e éd., 2009, Maloine, Paris
Cuisse, p. 215, *Anatomie clinique – tome I, P.* Kamina, 4e éd., 2009, Maloine, Paris
Cylindrome, p. 218, *Checkliste Dermatologie*, W. Sterry, R. Paus, 1999, Thieme, Stuttgart. Traduction française : *Checklists de médecine : Dermatologie*, 2002, Maloine, Paris
Cytomégalovirus, p. 221, *Ophtalmology : A Pocket Textbook Atlas*, G. K. Lang, 2000, Thieme, Stuttgart. Traduction française : *Atlas de poche en couleurs : Ophtalmologie*, 2002, Maloine, Paris
Cytosquelette, p. 222, *Biochemistry Illustrated*, P. N. Campbell, A. D. Smith, 2000, Churchill Livingstone, Edinburgh. Traduction française : *Biochimie illustrée*, 2002, Maloine, Paris
Dacryadénite, p. 223, *Ophtalmology : A Pocket Textbook Atlas*, G. K. Lang, 2000, Thieme, Stuttgart. Traduction française : *Atlas de poche en couleurs : Ophtalmologie*, 2002, Maloine, Paris
Dacryocystite, p. 223, *Ophtalmology : A Pocket Textbook Atlas*, G. K. Lang, 2000, Thieme, Stuttgart. Traduction française : *Atlas de poche en couleurs : Ophtalmologie*, 2002, Maloine, Paris
Darier (maladie de), p. 225, *Checkliste Dermatologie*, W. Sterry, R. Paus, 1999, Thieme, Stuttgart. Traduction française : *Checklists de médecine : Dermatologie*, 2002, Maloine, Paris
Décollement de la rétine, p. 227, *Ophtalmology : A Pocket Textbook Atlas*, G. K. Lang, 2000, Thieme, Stuttgart. Traduction française : *Atlas de poche en couleurs : Ophtalmologie*, 2002, Maloine, Paris
Dent, p. 234, *Anatomie clinique – tome II*, P. Kamina, 3e éd., 2006, Maloine, Paris
Dermatome, p. 237, *Checkliste Dermatologie*, W. Sterry, R. Paus, 1999, Thieme, Stuttgart. Traduction française : *Checklists de médecine : Dermatologie*, 2002, Maloine, Paris
Dermatomyosite, p. 237, *Checkliste Dermatologie*, W. Sterry, R. Paus, 1999, Thieme, Stuttgart. Traduction française : *Checklists de médecine : Dermatologie*, 2002, Maloine, Paris
Désoxyribonucléique (acide), p. 240, *Génétique moléculaire et évolutive*, M. Harry, 2001, Maloine, Paris
Diabète sucré, p. 244, *Ophtalmology : A Pocket Textbook Atlas*, G. K. Lang, 2000, Thieme, Stuttgart. Traduction française : *Atlas de poche en couleurs : Ophtalmologie*, 2002, Maloine, Paris
Digestion, p. 247, *Biochemistry Illustrated*, P. N. Campbell, A. D. Smith, 2000, Churchill Livingstone, Edinburgh. Traduction française : *Biochimie illustrée*, 2002, Maloine, Paris
Disque intervertébral, p. 250, *Clinical Orthopaedic Examination, 4th edition*, R. McRae, A.W.G. Kininnmonth, 1997, Harcourt Health Sciences, Philadelphie ; illustrations extraites de : *Pocketbook of Orthopaedics and Fractures*, R. McRae, 1999, Harcourt Publishers Ltd. Traduction française : *Examen clinique en orthopédie*, 2002, Maloine, Paris
Dissection aortique, p. 251, *Tomodensitométrie corps entier*, N. Vasile, 1990, Vigot, Paris
Dos, p. 255, *Anatomie clinique – tome II*, P. Kamina, 3e éd., 2006, Maloine, Paris
Douve, p. 256, BSIP Ed Reschke
Druse, p. 257, *Ophtalmology : A Pocket Textbook Atlas*, G. K. Lang, 2000, Thieme, Stuttgart. Traduction française : *Atlas de poche en couleurs : Ophtalmologie*, 2002, Maloine, Paris
Duodénum, p. 259, *Anatomie clinique – tome III*, P. Kamina, 3e éd., 2009, Maloine, Paris
Ectropion, p. 273, *Ophtalmology : A Pocket Textbook Atlas*, G. K. Lang, 2000, Thieme, Stuttgart. Traduction française : *Atlas de poche en couleurs : Ophtalmologie*, 2002, Maloine, Paris
Électrorétinogramme, p. 278, *Ophtalmology : A Pocket Textbook Atlas*, G. K. Lang, 2000, Thieme, Stuttgart. Traduction

française : *Atlas de poche en couleurs : Ophtalmologie*, 2002, Maloine, Paris

Emphysème pulmonaire, p. 282, *Tomodensitométrie corps entier*, N. Vasile, 1990, Vigot, Paris

Endobrachyœsophage, p. 286, *Tomodensitométrie corps entier*, N. Vasile, 1990, Vigot, Paris

Endothélium, p. 289, *Bloom and Fawcett : Concise Histology*, Don W. Fawcett, Ronald P. Jensh, 1997, Hodder Arnold, Londres. Traduction française : *« Bloom & Fawcett » Histologie, l'Essentiel*, 2002, Maloine, Paris

Entropion, p. 293, *Ophtalmology : A Pocket Textbook Atlas*, G. K. Lang, 2000, Thieme, Stuttgart. Traduction française : *Atlas de poche en couleurs : Ophtalmologie*, 2002, Maloine, Paris

Éosinophile, p. 294, *Bloom and Fawcett : Concise Histology*, Don W. Fawcett, Ronald P. Jensh, 1997, Hodder Arnold, Londres. Traduction française : *« Bloom & Fawcett » Histologie, l'Essentiel*, 2002, Maloine, Paris

Épaule, p. 294, *Anatomie clinique – tome I*, P. Kamina, 4e éd., 2009, Maloine, Paris

Épine calcanéenne, p. 298, *Clinical Orthopaedic Examination, 4th edition*, R. McRae, A.W.G. Kininnmonth, 1997, Harcourt Health Sciences, Philadelphie ; illustrations extraites de : *Pocketbook of Orthopaedics and Fractures*, R. McRae, 1999, Harcourt Publishers Ltd. Traduction française : *Examen clinique en orthopédie*, 2002, Maloine, Paris

Épisclérite, p. 299, *Ophtalmology : A Pocket Textbook Atlas*, G. K. Lang, 2000, Thieme, Stuttgart. Traduction française : *Atlas de poche en couleurs : Ophtalmologie*, 2002, Maloine, Paris

Épithélium, p. 300, *Bloom and Fawcett : Concise Histology*, Don W. Fawcett, Ronald P. Jensh, 1997, Hodder Arnold, Londres. Traduction française : *« Bloom & Fawcett » Histologie, l'Essentiel*, 2002, Maloine, Paris

Érysipèle, p. 302, *Checkliste Dermatologie*, W. Sterry, R. Paus, 1999, Thieme, Stuttgart. Traduction française : *Checklists de médecine : Dermatologie*, 2002, Maloine, Paris

Érythème chronique migrateur, p. 302, *Checkliste Dermatologie*, W. Sterry, R. Paus, 1999, Thieme, Stuttgart. Traduction française : *Checklists de médecine : Dermatologie*, 2002, Maloine, Paris

Érythroblaste, p. 303, *Bloom and Fawcett : Concise Histology*, Don W. Fawcett, Ronald P. Jensh, 1997, Hodder Arnold, Londres. Traduction française : *« Bloom & Fawcett » Histologie, l'Essentiel*, 2002, Maloine, Paris

Estomac, p. 307, *Anatomie clinique – tome III*, P. Kamina, 3e éd., 2009, Maloine, Paris

Estomac (muqueuse gastrique), p. 307, *Bloom and Fawcett : Concise Histology*, Don W. Fawcett, Ronald P. Jensh, 1997, Hodder Arnold, Londres. Traduction française : *« Bloom & Fawcett » Histologie, l'Essentiel*, 2002, Maloine, Paris

Ethmoïde, p. 308, *Anatomie clinique – tome II*, P. Kamina, 3e éd., 2006, Maloine, Paris

Ewing (sarcome), p. 310, *Clinical Orthopaedic Examination, 4th edition*, R. McRae, A.W.G. Kininnmonth, 1997, Harcourt Health Sciences, Philadelphie ; illustrations extraites de : *Pocketbook of Orthopaedics and Fractures*, R. McRae, 1999, Harcourt Publishers Ltd. Traduction française : *Examen clinique en orthopédie*, 2002, Maloine, Paris

Exocrine, p. 311, T. Haessig d'après *« Bloom & Fawcett » Histologie, l'Essentiel*, 2002, Maloine, Paris

Extrasystole ventriculaire, p. 314, C. Martinet d'après *Décision en cardiologie*, J. Delamare, 1997, Maloine, Paris

Face, p. 315, *Anatomie clinique – tome II*, P. Kamina, 3e éd., 2006, Maloine, Paris

Fémur, p. 322, *Anatomie clinique – tome I*, P. Kamina, 4e éd., 2009, Maloine, Paris

Fibrillation atriale, p. 324, C. Martinet d'après *Décision en cardiologie*, J. Delamare, 1997, Maloine, Paris

Fibrine, p. 324, *Bloom and Fawcett : Concise Histology*, Don W. Fawcett, Ronald P. Jensh, 1997, Hodder Arnold, Londres. Traduction française : *« Bloom & Fawcett » Histologie, l'Essentiel*, 2002, Maloine, Paris

Fibrome, p. 326, *Le scanner ostéo-articulaire*, G. Morvan, 1991, Vigot, Paris

Flavivirus, p. 335, BSIP CDC-RG

Foie, p. 337, *Anatomie clinique – tome III*, P. Kamina, 3e éd., 2009, Maloine, Paris

Folliculite, p. 339, *Checkliste Dermatologie*, W. Sterry, R. Paus, 1999, Thieme, Stuttgart. Traduction française : *Checklists de médecine : Dermatologie*, 2002, Maloine, Paris

Fond d'œil, p. 339, *Ophtalmology : A Pocket Textbook Atlas*, G. K. Lang, 2000, Thieme, Stuttgart. Traduction française : *Atlas de poche en couleurs : Ophtalmologie*, 2002, Maloine, Paris

Fracture, p. 341, *Le scanner ostéo-articulaire*, G. Morvan, 1991, Vigot, Paris

Frontal (os), p. 344, *Anatomie clinique – tome II*, P. Kamina, 3e éd., 2006, Maloine, Paris

Furoncle, p. 346, *Checkliste Dermatologie*, W. Sterry, R. Paus, 1999, Thieme, Stuttgart. Traduction française : *Checklists de médecine : Dermatologie*, 2002, Maloine, Paris

Gaine synoviale, p. 347, *Anatomie clinique – tome I*, P. Kamina, 4e éd., 2009, Maloine, Paris

Gale, p. 348, *Checkliste Dermatologie*, W. Sterry, R. Paus, 1999, Thieme, Stuttgart. Traduction française : *Checklists de médecine : Dermatologie*, 2002, Maloine, Paris

Appareil génital masculin, p. 356, *Anatomie clinique – tome IV*, P. Kamina, 2e éd., 2008, Maloine, Paris

Appareil génital féminin, p. 356, *Anatomie clinique – tome IV*, P. Kamina, 2e éd., 2008, Maloine, Paris

Glaucome, p. 360, *Ophtalmology : A Pocket Textbook Atlas*, G. K. Lang, 2000. Thieme, Stuttgart. Traduction française : *Atlas de poche en couleurs : Ophtalmologie*, 2002, Maloine, Paris

Glomérule, p. 362, *Bloom and Fawcett : Concise Histology*, Don W. Fawcett, Ronald P. Jensh, 1997, Hodder Arnold, Londres. Traduction française : *« Bloom & Fawcett » Histologie, l'Essentiel*, 2002, Maloine, Paris

Glomérulonéphrite aiguë, p. 362, *Really Essential, Medical Immunology*, I. Roitt & A. Rabson, 2000, Blackwell Science, Oxford. Traduction française : *Immunologie médicale, l'Essentiel*, 2002, Maloine, Paris

Glossite exfoliatrice marginée, p. 364, *Checkliste Dermatologie*, W. Sterry, R. Paus, 1999, Thieme, Stuttgart. Traduction française : *Checklists de médecine : Dermatologie*, 2002, Maloine, Paris

Glossophytie, p. 364, *Checkliste Dermatologie*, W. Sterry, R. Paus, 1999, Thieme, Stuttgart. Traduction française : *Checklists de médecine : Dermatologie*, 2002, Maloine, Paris

Glutéal, p. 365, *Anatomie clinique – tome I*, P. Kamina, 4e éd., 2009, Maloine, Paris

Glycocalyx, p. 366, *Bloom and Fawcett : Concise Histology*, Don W. Fawcett, Ronald P. Jensh, 1997, Hodder Arnold, Londres. Traduction française : *« Bloom & Fawcett » Histologie, l'Essentiel*, 2002, Maloine, Paris

Gomphose, p. 369, *Anatomie clinique – tome I*, P. Kamina, 4e éd., 2009, Maloine, Paris

Granulome des piscines, p. 373, *Checkliste Dermatologie*, W. Sterry, R. Paus, 1999, Thieme, Stuttgart. Traduction française : *Checklists de médecine : Dermatologie*, 2002, Maloine, Paris

Hallus valgus, p. 381, *Clinical Orthopaedic Examination, 4th edition*, R. McRae, A.W.G. Kininnmonth, 1997, Harcourt Health Sciences, Philadelphie ; illustrations extraites de : *Pocketbook of Orthopaedics and Fractures*, R. McRae, 1999, Harcourt Publishers Ltd. Traduction française : *Examen clinique en orthopédie*, 2002, Maloine, Paris

Havers (canal de), p. 384, *Bloom and Fawcett : Concise Histology*, Don W. Fawcett, Ronald P. Jensh, 1997, Hodder Arnold, Londres. Traduction française : *« Bloom & Fawcett » Histologie, l'Essentiel*, 2002, Maloine, Paris

Hémangiome, p. 386, *Checkliste Dermatologie*, W. Sterry, R. Paus, 1999, Thieme, Stuttgart. Traduction française : *Checklists de médecine : Dermatologie*, 2002, Maloine, Paris

Hématie, p. 387, *Bloom and Fawcett : Concise Histology*, Don W. Fawcett, Ronald P. Jensh, 1997, Hodder Arnold, Londres. Traduction française : *« Bloom & Fawcett » Histologie, l'Essentiel*, 2002, Maloine, Paris

Hématome, p. 388, *Tomodensitométrie corps entier*, N. Vasile, 1990, Vigot, Paris

Hémoglobine, p. 393, *Biochemistry Illustrated*, P. N. Campbell, A. D. Smith, 2000, Churchill Livingstone, Edinburgh. Traduction française : *Biochimie illustrée*, 2002, Maloine, Paris

Hémorragie, p. 395, *Ophtalmology : A Pocket Textbook Atlas*, G. K. Lang, 2000, Thieme, Stuttgart. Traduction française : *Atlas de poche en couleurs : Ophtalmologie*, 2002, Maloine, Paris

Herpès, p. 402, *Checkliste Dermatologie*, W. Sterry, R. Paus, 1999, Thieme, Stuttgart. Traduction française : *Checklists de médecine : Dermatologie*, 2002, Maloine, Paris
Hidradénome, p. 406, *Checkliste Dermatologie*, W. Sterry, R. Paus, 1999, Thieme, Stuttgart. Traduction française : *Checklists de médecine : Dermatologie*, 2002, Maloine, Paris
Hippel (maladie de von), p. 406, *Ophtalmology : A Pocket Textbook Atlas*, G. K. Lang, 2000, Thieme, Stuttgart. Traduction française : *Atlas de poche en couleurs : Ophtalmologie*, 2002, Maloine, Paris
Hirsutisme, p. 407, *Checkliste Dermatologie*, W. Sterry, R. Paus, 1999, Thieme, Stuttgart. Traduction française : *Checklists de médecine : Dermatologie*, 2002, Maloine, Paris
HIV, p. 410, *Really Essential, Medical Immunology*, I. Roitt & A. Rabson, 2000, Blackwell Science, Oxford. Traduction française : *Immunologie médicale, l'Essentiel*, 2002, Maloine, Paris
Humérus, p. 415, *Anatomie clinique – tome I*, P. Kamina, 4e éd., 2009, Maloine, Paris
Hydatidose, p. 417, *Tomodensitométrie corps entier*, N. Vasile, 1990, Vigot, Paris
Hydroa, p. 417, *Checkliste Dermatologie*, W. Sterry, R. Paus, 1999, Thieme, Stuttgart. Traduction française : *Checklists de médecine : Dermatologie*, 2002, Maloine, Paris
Hydropneumothorax, p. 419, *Tomodensitométrie corps entier*, N. Vasile, 1990, Vigot, Paris
Hyoïde, p. 420, *Anatomie clinique – tome II*, P. Kamina, 3e éd., 2006, Maloine, Paris
Hypersensibilité différée, p. 427, *Really Essential, Medical Immunology*, I. Roitt & A. Rabson, 2000, Blackwell Science, Oxford. Traduction française : *Immunologie médicale, l'Essentiel*, 2002, Maloine, Paris
Hyphéma, p. 431, *Ophtalmology : A Pocket Textbook Atlas*, G. K. Lang, 2000, Thieme, Stuttgart, Traduction française : *Atlas de poche en couleurs : Ophtalmologie*, 2002, Maloine, Paris
Hypophyse, p. 435, *Bloom and Fawcett : Concise Histology*, Don W. Fawcett, Ronald P. Jensh, 1997, Hodder Arnold, Londres. Traduction française : *« Bloom & Fawcett » Histologie, l'Essentiel*, 2002, Maloine, Paris
Hypopion, p. 435, *Ophtalmology : A Pocket Textbook Atlas*, G. K. Lang, 2000, Thieme, Stuttgart. Traduction française : *Atlas de poche en couleurs : Ophtalmologie*, 2002, Maloine, Paris
Ichthyose, p. 439, *Checkliste Dermatologie*, W. Sterry, R. Paus, 1999, Thieme, Stuttgart. Traduction française : *Checklists de médecine : Dermatologie*, 2002, Maloine, Paris
Idiophagédénisme, p. 442, *Checkliste Dermatologie*, Sterry, R. Paus, 1999, Thieme, Stuttgart. Traduction française : *Checklists de médecine : Dermatologie*, 2002, Maloine, Paris
Imagerie par résonance magnétique, p. 445, *Anatomie clinique – tome I*, P. Kamina, 4e éd., 2009, Maloine, Paris
Immunoglobuline, p. 448, *Really Essential, Medical Immunology*, I. Roitt & A. Rabson, 2000, Blackwell Science, Oxford. Traduction française : *Immunologie médicale, l'Essentiel*, 2002, Maloine, Paris
Impétigo, p. 449, *Checkliste Dermatologie*, W. Sterry, R. Paus, 1999, Thieme, Stuttgart. Traduction française : *Checklists de médecine : Dermatologie*, 2002, Maloine, Paris
Incidentalome, p. 451, *Tomodensitométrie corps entier*, N. Vasile, 1990, Vigot, Paris
Infarctus, p. 454, C. Martinet d'après *Décision en cardiologie*, J. Delamare, 1997, Maloine, Paris
Intestin, p. 463, *Anatomie clinique – tome III*, P. Kamina, 2e éd., 2007, Maloine, Paris
Intestin (intestin grêle), p. 463, *Bloom and Fawcett : Concise Histology*, Don W. Fawcett, Ronald P. Jensh, 1997, Hodder Arnold, Londres. Traduction française : *« Bloom & Fawcett, Histologie, l'Essentiel*, 2002, Maloine, Paris
Ishihara, p. 467, *Ophtalmology : A Pocket Textbook Atlas*, G. K. Lang, 2000, Thieme, Stuttgart. Traduction française : *Atlas de poche en couleurs : Ophtalmologie*, 2002, Maloine, Paris
Jambe, p. 472, *Anatomie clinique – tome I*, P. Kamina, 4e éd., 2009, Maloine, Paris
Jugulaires (veines), p. 474, *Anatomie clinique – tome II*, P. Kamina, 3e éd., 2006, Maloine, Paris
Keith-Wagener, p. 479, *Ophtalmology : A Pocket Textbook Atlas*, G. K. Lang, 2000, Thieme, Stuttgart. Traduction française : *Atlas de poche en couleurs : Ophtalmologie*, 2002, Maloine, Paris
Kératite calcaire, p. 480, *Ophtalmology : A Pocket Textbook Atlas*, G. K. Lang, 2000, Thieme, Stuttgart. Traduction française : *Atlas de poche en couleurs : Ophtalmologie*, 2002, Maloine, Paris
Kératite herpétique, p. 480, *Ophtalmology : A Pocket Textbook Atlas*, G. K. Lang, 2000, Thieme, Stuttgart. Traduction française : *Atlas de poche en couleurs : Ophtalmologie*, 2002, Maloine, Paris
Kérato-acanthome, p. 480, *Checkliste Dermatologie*, W. Sterry, R. Paus, 1999, Thieme, Stuttgart. Traduction française : *Checklists de médecine : Dermatologie*, 2002, Maloine, Paris
Kératocône, p. 481, *Ophtalmology : A Pocket Textbook Atlas*, G. K. Lang, 2000, Thieme, Stuttgart. Traduction française : *Atlas de poche en couleurs : Ophtalmologie*, 2002, Maloine, Paris
Kérato-conjonctivite, p. 481, BSIP/Phototake/Galati
Kératoglobe, p. 481, *Ophtalmology : A Pocket Textbook Atlas*, G. K. Lang, 2000, Thieme, Stuttgart. Traduction française : *Atlas de poche en couleurs : Ophtalmologie*, 2002, Maloine, Paris
Kératoplastie, p. 482, *Ophtalmology : A Pocket Textbook Atlas*, G. K. Lang, 2000, Thieme, Stuttgart. Traduction française : *Atlas de poche en couleurs : Ophtalmologie*, 2002, Maloine, Paris
Kératose séborrhéique, p. 482, *Checkliste Dermatologie*, W. Sterry, R. Paus, 1999, Thieme, Stuttgart. Traduction française : *Checklists de médecine : Dermatologie*, 2002, Maloine, Paris
Kératotomie, p. 483, *Ophtalmology : A Pocket Textbook Atlas*, G. K. Lang, 2000, Thieme, Stuttgart, Traduction française : *Atlas de poche en couleurs : Ophtalmologie*, 2002, Maloine, Paris
Kyste, p. 489, *Clinical Orthopaedic Examination, 4th edition*, R. McRae, A.W.G. Kininnmonth, 1997, Harcourt Health Sciences, Philadelphie ; illustrations extraites de : *Pocketbook of Orthopaedics and Fractures*, R. McRae, 1999, Harcourt Publishers Ltd. Traduction française : *Examen clinique en orthopédie*, 2002, Maloine, Paris
Labrum, p. 491, *Anatomie clinique – tome I*, P. Kamina, 4e éd., 2009, Maloine, Paris
Labyrinthe, p. 491, *Anatomie clinique – tome II*, P. Kamina, 3e éd., 2006, Maloine, Paris
Lacrymal, p. 492, *Anatomie clinique – tome II*, P. Kamina, 3e éd., 2006, Maloine, Paris
Langerhans (îlots de), p. 495, *Bloom and Fawcett : Concise Histology*, Don W. Fawcett. Ronald P. Jensh, 1997, Hodder Arnold, Londres. Traduction française : *« Bloom & Fawcett » Histologie, l'Essentiel*, 2002, Maloine, Paris
Larynx, p. 497, *Anatomie clinique – tome II*, P. Kamina, 3e éd., 2006, Maloine, Paris
Lavement baryté, p. 498, *Anatomie clinique – tome I*, P. Kamina, 4e éd., 2009, Maloine, Paris
Lenticône, p. 501, *Ophtalmology : A Pocket Textbook Atlas*, G. K. Lang, 2000, Thieme, Stuttgart. Traduction française : *Atlas de poche en couleurs : Ophtalmologie*, 2002, Maloine, Paris
Leucocorie, p. 505, *Ophtalmology : A Pocket Textbook Atlas*, G. K. Lang, 2000, Thieme, Stuttgart. Traduction française : *Atlas de poche en couleurs : Ophtalmologie*, 2002, Maloine, Paris
Leuconychie, p. 506, *Checkliste Dermatologie*, W. Sterry, R. Paus, 1999, Thieme, Stuttgart. Traduction française : *Checklists de médecine : Dermatologie*, 2002, Maloine, Paris
Lichen plan, p. 509, *Checkliste Dermatologie*, W. Sterry, R. Paus, 1999, Thieme, Stuttgart. Traduction française : *Checklists de médecine : Dermatologie*, 2002, Maloine, Paris
Lithiase, p. 514, *Tomodensitométrie corps entier*, N. Vasile, 1990, Vigot, Paris
Lombal, p. 516, *Clinical Orthopaedic Examination, 4th edition*, R. McRae, A.W.G. Kininnmonth, 1997, Harcourt Health Sciences, Philadelphie ; illustrations extraites de : *Pocketbook of Orthopaedics and Fractures*, R. McRae, 1999, Harcourt Publishers Ltd. Traduction française : *Examen clinique en orthopédie*, 2002, Maloine, Paris
Lupus, p. 518, *Checkliste Dermatologie*, W. Sterry, R. Paus, 1999, Thieme, Stuttgart. Traduction française : *Checklists de médecine : Dermatologie*, 2002, Maloine, Paris
Lupus érythémateux disséminé, p. 518, *Checkliste Dermatologie*, W. Sterry, R. Paus, 1999, Thieme, Stuttgart. Traduction française : *Checklists de médecine : Dermatologie*, 2002, Maloine, Paris

Lymphangiome, p. 520, *Tomodensitométrie corps entier*, N. Vasile, 1990, Vigot, Paris
Lymphoblaste, p. 520, *Really Essential, Medical Immunology*, I. Roitt & A. Rabson, 2000, Blackwell Science, Oxford. Traduction française : *Immunologie médicale, l'Essentiel*, 2002, Maloine, Paris
Lymphocyte, p. 521, *Really Essential, Medical Immunology*, I. Roitt & A. Rabson, 2000, Blackwell Science, Oxford. Traduction française : *Immunologie médicale, l'Essentiel*, 2002, Maloine, Paris
Lymphome T, p. 523, *Checkliste Dermatologie*, W. Sterry, R. Paus, 1999, Thieme, Stuttgart. Traduction française : *Checklists de médecine : Dermatologie*, 2002, Maloine, Paris
Lysosome, p. 524, *Bloom and Fawcett : Concise Histology*, Don W. Fawcett, Ronald P. Jensh, 1997, Hodder Arnold, Londres. Traduction française : *« Bloom & Fawcett » Histologie, l'Essentiel*, 2002, Maloine, Paris
Macrophage, p. 529, *Really Essential, Medical Immunology*, I. Roitt & A. Rabson, 2000, Blackwell Science, Oxford. Traduction française : *Immunologie médicale, l'Essentiel*, 2002, Maloine, Paris
Main, p. 531, *Anatomie clinique – tome I*, P. Kamina, 4e éd., 2009, Maloine, Paris
Malformation luxante de la hanche, p. 535, *Clinical Orthopaedic Examination, 4th edition*, R. McRae, A.W.G. Kininnmonth, 1997, Harcourt Health Sciences, Philadelphie ; illustrations extraites de : *Pocketbook of Orthopaedics and Fractures*, R. McRae, 1999, Harcourt Publishers Ltd. Traduction française : *Examen clinique en orthopédie*, 2002, Maloine, Paris
Malherbe (épithélioma calcifié de), p. 535, *Checkliste Dermatologie*, W. Sterry, R. Paus, 1999, Thieme, Stuttgart. Traduction française : *Checklists de médecine : Dermatologie*, 2002, Maloine, Paris
MALT, p. 536, *Really Essential, Medical Immunology*, I. Roitt & A. Rabson, 2000, Blackwell Science, Oxford. Traduction française : *Immunologie médicale, l'Essentiel*, 2002, Maloine, Paris
Mamelle, p. 536, *Petit atlas d'anatomie*, P. Kamina, 2e éd., 2008, Maloine, Paris
Mandibule, p. 537, *Anatomie clinique – tome II*, P. Kamina, 3e éd., 2006, Maloine, Paris
Marfan (syndrome de), p. 539, *Ophtalmology : A Pocket Textbook Atlas*, G. K. Lang, 2000, Thieme, Stuttgart. Traduction française : *Atlas de poche en couleurs : Ophtalmologie*, 2002, Maloine, Paris
Masséter, p. 541, *Anatomie clinique – tome II*, P. Kamina, 3e éd., 2006, Maloine, Paris
Mastocyte, p. 541, *Really Essential, Medical Immunology*, I. Roitt & A. Rabson, 2000, Blackwell Science, Oxford. Traduction française : *Immunologie médicale, l'Essentiel*, 2002, Maloine, Paris
Mégacaryocyte, p. 547, *Bloom and Fawcett : Concise Histology*, Don W. Fawcett, Ronald P. Jensh, 1997, Hodder Arnold, Londres. Traduction française : *« Bloom & Fawcett » Histologie, l'Essentiel*, 2002, Maloine, Paris
Mélanome de Dubreuilh, p. 549, *Checkliste Dermatologie*, W. Sterry, R. Paus, 1999, Thieme, Stuttgart. Traduction française : *Checklists de médecine : Dermatologie*, 2002, Maloine, Paris
Mélanome malin, p. 549, *Checkliste Dermatologie*, W. Sterry, R. Paus, 1999, Thieme, Stuttgart. Traduction française : *Checklists de médecine : Dermatologie*, 2002, Maloine, Paris
Membrane cellulaire, p. 551, *Biologie cellulaire*, Y. Bassaglia, 2001, Maloine, Paris
Métamyélocyte, p. 557, *Bloom and Fawcett : Concise Histology*, Don W. Fawcett, Ronald P. Jensh, 1997, Hodder Arnold, Londres. Traduction française : *« Bloom & Fawcett » Histologie, l'Essentiel*, 2002, Maloine, Paris
Microtubule, p. 562, *Bloom and Fawcett : Concise Histology*, Don W. Fawcett, Ronald P. Jensh, 1997, Hodder Arnold, Londres. Traduction française : *« Bloom & Fawcett » Histologie, l'Essentiel*, 2002, Maloine, Paris
Mitochondrie, p. 565, *Biochemistry Illustrated*, P. N. Campbell, A. D. Smith, 2000, Churchill Livingstone, Edinburgh. Traduction française : *Biochimie illustrée*, 2002, Maloine, Paris
Moelle, p. 566, *Bloom and Fawcett : Concise Histology*, Don W. Fawcett, Ronald P. Jensh, 1997, Hodder Arnold, Londres. Traduction française : *« Bloom & Fawcett » Histologie, l'Essentiel*, 2002, Maloine, Paris
Molaire, p. 566, *Anatomie clinique – tome II*, P. Kamina, 3e éd., 2006, Maloine, Paris
Molluscum contagiosum, p. 567, *Ophtalmology : A Pocket Textbook Atlas*, G. K. Lang, 2000, Thieme, Stuttgart. Traduction française : *Atlas de poche en couleurs : Ophtalmologie*, 2002, Maloine, Paris
Monocyte, p. 568, *Really Essential, Medical Immunology*, I. Roitt & A. Rabson, 2000, Blackwell Science, Oxford. Traduction française : *Immunologie médicale, l'Essentiel*, 2002, Maloine, Paris
Muscle, p. 576, *Anatomie clinique – tome I*, P. Kamina, 4e éd., 2009, Maloine, Paris
Muscle, p. 578, *Petit atlas d'anatomie*, P. Kamina, 2e éd., 2008, Maloine, Paris
Mycobacterium, p. 579, BSIP Kwangshin Kim
Mycosis, p. 580, *Checkliste Dermatologie*, W. Sterry, R. Paus, 1999, Thieme, Stuttgart. Traduction française : *Checklists de médecine : Dermatologie*, 2002, Maloine, Paris
Myélocyte, p. 581, *Bloom and Fawcett : Concise Histology*, Don W. Fawcett, Ronald P. Jensh, 1997, Hodder Arnold, Londres. Traduction française : *« Bloom & Fawcett » Histologie, l'Essentiel*, 2002, Maloine, Paris
Myélographie, p. 581, *Clinical Orthopaedic Examination, 4th edition*, R. McRae, A.W.G. Kininnmonth, 1997, Harcourt Health Sciences, Philadelphie ; illustrations extraites de : *Pocketbook of Orthopaedics and Fractures*, R. McRae, 1999, Harcourt Publishers Ltd. Traduction française : *Examen clinique en orthopédie*, 2002, Maloine, Paris
Myéloplaxome, p. 582, *Clinical Orthopaedic Examination, 4th edition*, R. McRae, A.W.G. Kininnmonth, 1997, Harcourt Health Sciences, Philadelphie ; illustrations extraites de : *Pocketbook of Orthopaedics and Fractures*, R. McRae, 1999, Harcourt Publishers Ltd. Traduction française : *Examen clinique en orthopédie*, 2002, Maloine, Paris
Myofibrille, p. 584, *Biochemistry Illustrated*, P. N. Campbell, A. D. Smith, 2000, Churchill Livingstone, Edinburgh. Traduction française : *Biochimie illustrée*, 2002, Maloine, Paris
Myoglobine, p. 585, *Biochemistry Illustrated*, P. N. Campbell, A. D. Smith, 2000, Churchill Livingstone, Edinburgh. Traduction française : *Biochimie illustrée*, 2002, Maloine, Paris
Myopie, p. 586, *Ophtalmology : A Pocket Textbook Atlas*, G. K. Lang, 2000, Thieme, Stuttgart. Traduction française : *Atlas de poche en couleurs : Ophtalmologie*, 2002, Maloine, Paris
Myosite, p. 587, *Clinical Orthopaedic Examination, 4th edition*, R. McRae, A.W.G. Kininnmonth, 1997, Harcourt Health Sciences, Philadelphie ; illustrations extraites de : *Pocketbook of Orthopaedics and Fractures*, R. McRae, 1999, Harcourt Publishers Ltd. Traduction française : *Examen clinique en orthopédie*, 2002, Maloine, Paris
Naevus bleu, p. 590, *Checkliste Dermatologie*, W. Sterry, R. Paus, 1999, Thieme, Stuttgart. Traduction française : *Checklists de médecine : Dermatologie*, 2002, Maloine, Paris
Naevus sébacé, p. 590, *Checkliste Dermatologie*, W. Sterry, R. Paus, 1999, Thieme, Stuttgart. Traduction française : *Checklists de médecine : Dermatologie*, 2002, Maloine, Paris
Nasopharynx, p. 593, *Anatomie clinique – tome II*, P. Kamina, 3e éd., 2006, Maloine, Paris
Nerf, p. 598, *Anatomie clinique – tome I*, P. Kamina, 4e éd., 2009, Maloine, Paris
Nerf, p. 598 à 600, *Petit atlas d'anatomie*, P. Kamina, 2e éd., 2008, Maloine, Paris
Nerfs crâniens, p. 601, *Anatomie clinique – tome I*, P. Kamina, 4e éd., 2009, Maloine, Paris
Nerfs spinaux, p. 601, *Anatomie clinique – tome I*, P. Kamina, 4e éd., 2009, Maloine, Paris
Neurinome, p. 602, *Le scanner ostéo-articulaire*, G. Morvan, 1991, Vigot, Paris
Neutrophile, p. 606, *Bloom and Fawcett : Concise Histology*, Don W. Fawcett, Ronald P. Jensh, 1997, Hodder Arnold, Londres. Traduction française : *« Bloom & Fawcett » Histologie, l'Essentiel*, 2002, Maloine, Paris
Névroglie, p. 607, *Bloom and Fawcett : Concise Histology*, Don W. Fawcett, Ronald P. Jensh, 1997, Hodder Arnold, Londres. Traduction française : *« Bloom & Fawcett » Histologie, l'Essentiel*, 2002, Maloine, Paris
Nez, p. 608, *Anatomie clinique – tome II*, P. Kamina, 3e éd., 2006, Maloine, Paris

Nœud lymphatique, p. 611, *Anatomie clinique – tome I*, P. Kamina, 4e éd., 2009, Maloine, Paris
Noyau, p. 613, *Biochemistry Illustrated*, P. N. Campbell, A. D. Smith, 2000, Churchill Livingstone, Edinburgh. Traduction française : *Biochimie illustrée*, 2002, Maloine, Paris
Nucléole, p. 614, *Bloom and Fawcett : Concise Histology*, Don W. Fawcett, Ronald P. Jensh, 1997, Hodder Arnold, Londres. Traduction française : « *Bloom & Fawcett* » *Histologie, l'Essentiel*, 2002, Maloine, Paris
Occlusion, p. 618, *Tomodensitométrie corps entier*, N. Vasile, 1990, Vigot, Paris
Ochronose, p. 618, *Ophtalmology : A Pocket Textbook Atlas*, G. K. Lang, 2000, Thieme, Stuttgart, Traduction française : *Atlas de poche en couleurs : Ophtalmologie*, 2002, Maloine, Paris
Œdème, p. 620, *Ophtalmology : A Pocket Textbook Atlas*, G. K. Lang, 2000, Thieme, Stuttgart. Traduction française : *Atlas de poche en couleurs : Ophtalmologie*, 2002, Maloine, Paris
Œil, p. 620-621, *Petit atlas d'anatomie*, P. Kamina, 2e éd., 2008, Maloine, Paris
Œsophage, p. 621, *Anatomie clinique – tome III*, P. Kamina, 3e éd., 2009, Maloine, Paris
Œsophagite, p. 622, *Tomodensitométrie corps entier*, N. Vasile, 1990, Vigot, Paris
Ongle, p. 626, *Anatomie clinique – tome I*, P. Kamina, 4e éd., 2009, Maloine, Paris
Ongle incarné, p. 626, *Checkliste Dermatologie*, W. Sterry, R. Paus, 1999, Thieme, Stuttgart. Traduction française : *Checklists de médecine : Dermatologie*, 2002, Maloine, Paris
Onychogryphose, p. 627, *Checkliste Dermatologie*, W. Sterry, R. Paus, 1999, Thieme, Stuttgart. Traduction française : *Checklists de médecine : Dermatologie*, 2002, Maloine, Paris
Onychomycose, p. 627, *Checkliste Dermatologie*, W. Sterry, R. Paus, 1999, Thieme, Stuttgart. Traduction française : *Checklists de médecine : Dermatologie*, 2002, Maloine, Paris
Optique (nerf), p. 630, *Ophtalmology : A Pocket Textbook Atlas*, G. K. Lang, 2000, Thieme, Stuttgart. Traduction française : *Atlas de poche en couleurs : Ophtalmologie*, 2002, Maloine, Paris
Optotype, p. 630, BSIP/Phototake/Galati
Orbite, p. 630, *Ophtalmology : A Pocket Textbook Atlas*, G. K. Lang, 2000, Thieme, Stuttgart. Traduction française : *Atlas de poche en couleurs : Ophtalmologie*, 2002, Maloine, Paris
Orgelet, p. 632, *Ophtalmology : A Pocket Textbook Atlas*, G. K. Lang, 2000, Thieme, Stuttgart. Traduction française : *Atlas de poche en couleurs : Ophtalmologie*, 2002, Maloine, Paris
Os, p. 634, *Anatomie clinique – tome I*, P. Kamina, 4e éd., 2009, Maloine, Paris
Osselet, p. 635, *Anatomie clinique – tome II*, P. Kamina, 3e éd., 2006, Maloine, Paris
Ostéite, p. 635, *Clinical Orthopaedic Examination, 4th edition*, R. McRae, A.W.G. Kininnmonth, 1997, Harcourt Health Sciences, Philadelphie ; illustrations extraites de : *Pocketbook of Orthopaedics and Fractures*, R. McRae, 1999, Harcourt Publishers Ltd. Traduction française : *Examen clinique en orthopédie*, 2002, Maloine, Paris
Ostéochondrite disséquante, p. 636, *Clinical Orthopaedic Examination, 4th edition*, R. McRae, A.W.G. Kininnmonth, 1997, Harcourt Health Sciences, Philadelphie ; illustrations extraites de : *Pocketbook of Orthopaedics and Fractures*, R. McRae, 1999, Harcourt Publishers Ltd. Traduction française : *Examen clinique en orthopédie*, 2002, Maloine, Paris
Ostéophyte, p. 639, *Le scanner ostéo-articulaire*, G. Morvan, 1991, Vigot, Paris
Ostéosarcome, p. 640, *Tomodensitométrie corps entier*, N. Vasile, 1990, Vigot, Paris
Ovocyte, p. 642, *Bloom and Fawcett : Concise Histology*, Don W. Fawcett, Ronald P. Jensh, 1997, Hodder Arnold, Londres. Traduction française : « *Bloom & Fawcett* » *Histologie, l'Essentiel*, 2002, Maloine, Paris
Paget (os), p. 648, *Clinical Orthopaedic Examination, 4th edition*, R. McRae, A.W.G. Kininnmonth, 1997, Harcourt Health Sciences, Philadelphie ; illustrations extraites de : *Pocketbook of Orthopaedics and Fractures*, R. McRae, 1999, Harcourt Publishers Ltd. Traduction française : *Examen clinique en orthopédie*, 2002, Maloine, Paris
Palais, p. 649, *Anatomie clinique – tome II*, P. Kamina, 3e éd., 2006, Maloine, Paris
Pancréas, p. 651, *Anatomie clinique – tome III*, P. Kamina, 3e éd., 2009, Maloine, Paris
Papille, p. 653, *Ophtalmology : A Pocket Textbook Atlas*, G. K. Lang, 2000, Thieme, Stuttgart. Traduction française : *Atlas de poche en couleurs : Ophtalmologie*, 2002, Maloine, Paris
Papillome, p. 653, *Ophtalmology : A Pocket Textbook Atlas*, G. K. Lang, 2000, Thieme, Stuttgart. Traduction française : *Atlas de poche en couleurs : Ophtalmologie*, 2002, Maloine, Paris
Parathyroïde, p. 661, *Anatomie clinique – tome II*, P. Kamina, 3e éd., 2006, Maloine, Paris
Parotide, p. 662, *Bloom and Fawcett : Concise Histology*, Don W. Fawcett, Ronald P Jensh, 1997, Hodder Arnold, Londres. Traduction française : « *Bloom & Fawcett* » *Histologie, l'Essentiel*, 2002, Maloine, Paris
Patella, p. 664, *Anatomie clinique – tome I*, P. Kamina, 4e éd., 2009, Maloine, Paris
Peau, p. 666, *Anatomie clinique – tome I*, P. Kamina, 4e éd., 2009, Maloine, Paris
Pédiculose, p. 666, *Checkliste Dermatologie*, W. Sterry, R. Paus, 1999, Thieme, Stuttgart. Traduction française : *Checklists de médecine : Dermatologie*, 2002, Maloine, Paris
Pemphigoïde bulleuse, p. 668, *Checkliste Dermatologie*, W. Sterry, R. Paus, 1999, Thieme, Stuttgart. Traduction française : *Checklists de médecine : Dermatologie*, 2002, Maloine, Paris
Pemphigus vulgaire, p. 669, *Checkliste Dermatologie*, W. Sterry. R. Paus, 1999, Thieme, Stuttgart. Traduction française : *Checklists de médecine : Dermatologie*, 2002, Maloine, Paris
Périartérite noueuse, p. 671, *Really Essential, Medical Immunology*, I. Roitt & A. Rabson, 2000, Blackwell Science, Oxford. Traduction française : *Immunologie médicale, l'Essentiel*, 2002, Maloine, Paris
Péricardite constrictive, p. 671, *Tomodensitométrie corps entier*, N. Vasile, 1990, Vigot, Paris
Périnée, p. 673, *Anatomie clinique – tome III*, P. Kamina, 3e éd., 2009, Maloine, Paris
Peroxysome, p. 675, *Bloom and Fawcett : Concise Histology*, Don W. Fawcett, Ronald P. Jensh, 1997, Hodder Arnold, Londres. Traduction française : « *Bloom & Fawcett* » *Histologie, l'Essentiel*, 2002, Maloine, Paris
Phagocytose, p. 678, *Bloom and Fawcett : Concise Histology*, Don W. Fawcett, Ronald P. Jensh, 1997, Hodder Arnold, Londres. Traduction française : « *Bloom & Fawcett* » *Histologie, l'Essentiel*, 2002, Maloine, Paris
Pharynx, p. 680, *Anatomie clinique – tome II*, P. Kamina, 3e éd., 2006, Maloine, Paris
Pied, p. 686, *Anatomie clinique – tome I*, P. Kamina, 4e éd., 2009, Maloine, Paris
Pinguecula, p. 688, *Ophtalmology : A Pocket Textbook Atlas*, G. K. Lang, 2000, Thieme, Stuttgart. Traduction française : *Atlas de poche en couleurs : Ophtalmologie*, 2002, Maloine, Paris
Pityriasis versicolor, p. 689, *Checkliste Dermatologie*, W. Sterry, R. Paus, 1999, Thieme, Stuttgart. Traduction française : *Checklists de médecine : Dermatologie*, 2002, Maloine, Paris
Plaque motrice, p. 690, BSIP Don W. Fawcett
Plaquette, p. 690, *Bloom and Fawcett : Concise Histology*, Don W. Fawcett, Ronald P. Jensh, 1997, Hodder Arnold, Londres. Traduction française : « *Bloom & Fawcett* » *Histologie, l'Essentiel*, 2002, Maloine, Paris
Plasmocyte, p. 691, *Really Essential, Medical Immunology*, I. Roitt & A. Rabson, 2000, Blackwell Science, Oxford, Traduction française : *Immunologie médicale, l'Essentiel*, 2002, Maloine, Paris
Pleurésie, p. 693, *Tomodensitométrie corps entier*, N. Vasile, 1990, Vigot, Paris
Plexus, p. 694, *Anatomie clinique – tome I*, P. Kamina, 4e éd., 2009, Maloine, Paris
Pneumatose, p. 695, *Tomodensitométrie corps entier*, N. Vasile, 1990, Vigot, Paris
Pneumocyte, p. 696, *Bloom and Fawcett : Concise Histology*, Don W. Fawcett, Ronald P. Jensh, 1997, Hodder Arnold, Londres. Traduction française : « *Bloom & Fawcett* » *Histologie, l'Essentiel*, 2002, Maloine, Paris
Poil, p. 698, Carolina Biological Supply Co. – Phototake – ISM
Polyarthrite rhumatoïde, p. 700, *Clinical Orthopaedic Examination, 4th edition*, R. McRae, A.W.G. Kininnmonth, 1997, Harcourt Health Sciences, Philadelphie ; illustrations extraites de : *Pocketbook of Orthopaedics and Fractures*, R. McRae, 1999, Harcourt Publishers Ltd. Traduction française : *Examen clinique en orthopédie*, 2002, Maloine, Paris

Poplité, p. 706, *Anatomie clinique – tome I*, P. Kamina, 4e éd., 2009, Maloine, Paris
Porome eccrine, p. 706, *Checkliste Dermatologie*, W. Sterry, R. Paus, 1999, Thieme, Stuttgart. Traduction française : *Checklists de médecine : Dermatologie*, 2002, Maloine, Paris
Porphyrie, p. 707, *Checkliste Dermatologie*, W. Sterry, R. Paus, 1999, Thieme, Stuttgart. Traduction française : *Checklists de médecine : Dermatologie*, 2002, Maloine, Paris
Poumon, p. 711, *Anatomie clinique – tome III*, P. Kamina, 3e éd., 2009, Maloine, Paris
Poumon, p. 711, *Bloom and Fawcett : Concise Histology*, Don W. Fawcett, Ronald P Jensh, 1997, Hodder Arnold, Londres. Traduction française : « *Bloom & Fawcett* » *Histologie, l'Essentiel*, 2002, Maloine, Paris
Poxvirus, p. 712, BSIP Cavallini James
Prick test, p. 716, *Really Essential, Medical Immunology*, I. Roitt & A. Rabson, 2000, Blackwell Science, Oxford. Traduction française : *Immunologie médicale, l'Essentiel*, 2002, Maloine, Paris
Pro-érythroblaste, p. 718, *Bloom and Fawcett : Concise Histology*, Don W. Fawcett, Ronald P. Jensh, 1997, Hodder Arnold, Londres. Traduction française : « *Bloom & Fawcett* » *Histologie, l'Essentiel*, 2002, Maloine, Paris
Promyélocyte, p. 719, BSIP Phototake/Nvu Frankl
Prostate, p. 720, *Bloom and Fawcett : Concise Histology*, Don W. Fawcett, Ronald P. Jensh, 1997, Hodder Arnold, Londres. Traduction française : « *Bloom & Fawcett* » *Histologie, l'Essentiel*, 2002, Maloine, Paris
Protéine, p. 721, *Biochemistry Illustrated*, P. N. Campbell, A. D. Smith, 2000, Churchill Livingstone, Edinburgh. Traduction française : *Biochimie illustrée*, 2002, Maloine, Paris
Prothèse, p. 722, *Clinical Orthopaedic Examination, 4th edition*, R. McRae, A.W.G. Kininnmonth, 1997, Harcourt Health Sciences, Philadelphie ; illustrations extraites de : *Pocketbook of Orthopaedics and Fractures*, R. McRae, 1999, Harcourt Publishers Ltd. Traduction française : *Examen clinique en orthopédie*, 2002, Maloine, Paris
Psoriasis, p. 727, *Checkliste Dermatologie*, W. Sterry, R. Paus, 1999, Thieme, Stuttgart. Traduction française : *Checklists de médecine : Dermatologie*, 2002, Maloine, Paris
Ptérygion, p. 729, *Ophtalmology : A Pocket Textbook Atlas*, G. K. Lang, 2000, Thieme, Stuttgart. Traduction française : *Atlas de poche en couleurs : Ophtalmologie*, 2002, Maloine, Paris
Ptosis, p. 730, BSIP/Phototake/Barry
Purpura, p. 731, *Checkliste Dermatologie*, W. Sterry, R. Paus, 1999, Thieme, Stuttgart. Traduction française : *Checklists de médecine : Dermatologie*, 2002, Maloine, Paris
Pyonéphrose, p. 735, *Tomodensitométrie corps entier*, N. Vasile, 1990, Vigot, Paris
Rachis, p. 742, *Anatomie clinique – tome II*, P. Kamina, 3e éd., 2006, Maloine, Paris
Rachitisme, p. 742, *Clinical Orthopaedic Examination, 4th edition*, R. McRae, A.W.G. Kininnmonth, 1997, Harcourt Health Sciences, Philadelphie ; illustrations extraites de : *Pocketbook of Orthopaedics and Fractures*, R. McRae, 1999, Harcourt Publishers Ltd. Traduction française : *Examen clinique en orthopédie*, 2002, Maloine, Paris
Radiographie, p. 744, *Anatomie clinique – tome I*, P. Kamina, 4e éd., 2009, Maloine, Paris
Radius, p. 745, *Anatomie clinique – tome I*, P. Kamina, 4e éd., 2009, Maloine, Paris
Rate, p. 746, *Really Essential, Medical Immunology*, I. Roitt & A. Rabson, 2000, Blackwell Science, Oxford. Traduction française : *Immunologie médicale, l'Essentiel*, 2002, Maloine, Paris
Rate, p. 747, *Anatomie clinique – tome III*, P. Kamina, 3e éd., 2009, Maloine, Paris
Recklinghausen, p. 750, *Checkliste Dermatologie*, W. Sterry, R. Paus, 1999, Thieme, Stuttgart. Traduction française : *Checklists de médecine : Dermatologie*, 2002, Maloine, Paris
Rein, p. 756, *Anatomie clinique – tome IV*, P. Kamina, 2e éd., 2008, Maloine, Paris
Rein, p. 756, *Bloom and Fawcett : Concise Histology*, Don W. Fawcett, Ronald P. Jensh, 1997, Hodder Arnold, Londres. Traduction française : « *Bloom & Fawcett* » *Histologie, l'Essentiel*, 2002, Maloine, Paris
Rein en fer à cheval, p. 757, *Tomodensitométrie corps entier*, N. Vasile, 1990, Vigot, Paris
Rejet de greffe, p. 757, *Really Essential, Medical Immunology*, I. Roitt & A. Rabson, 2000, Blackwell Science, Oxford. Traduction française : *Immunologie médicale, l'Essentiel*, 2002, Maloine, Paris
Réplication, p. 759, *Génétique moléculaire et évolutive*, M. Harry, 2001, Maloine, Paris
Réticulum endoplasmique, p. 763, *Biochemistry Illustrated*, P. N. Campbell, A. D. Smith, 2000, Churchill Livingstone, Edinburgh. Traduction française : *Biochimie illustrée*, 2002, Maloine, Paris
Rétine, p. 764, *Ophtalmology : A Pocket Textbook Atlas*, G. K. Lang, 2000, Thieme, Stuttgart. Traduction française : *Atlas de poche en couleurs : Ophtalmologie*, 2002, Maloine, Paris
Rétinite pigmentaire, p. 764, *Ophtalmology : A Pocket Textbook Atlas*, G. K. Lang, 2000, Thieme, Stuttgart. Traduction française : *Atlas de poche en couleurs : Ophtalmologie*, 2002, Maloine, Paris
Rétinoschisis, p. 764, *Ophtalmology : A Pocket Textbook Atlas*, G. K. Lang, 2000, Thieme, Stuttgart. Traduction française : *Atlas de poche en couleurs : Ophtalmologie*, 2002, Maloine, Paris
Rhinophyma, p. 768, *Checkliste Dermatologie*, W. Sterry, R. Paus, 1999, Thieme, Stuttgart. Traduction française : *Checklists de médecine : Dermatologie*, 2002, Maloine, Paris
Rhumatisme psoriasique, p. 769, *Checkliste Dermatologie*, W. Sterry, R. Paus, 1999, Thieme, Stuttgart. Traduction française : *Checklists de médecine : Dermatologie*, 2002, Maloine, Paris
Roséole, p. 774, *Checkliste Dermatologie*, W. Sterry, R. Paus, 1999, Thieme, Stuttgart. Traduction française : *Checklists de médecine : Dermatologie*, 2002, Maloine, Paris
Salivaire, p. 781, *Anatomie clinique – tome II*, P. Kamina, 3e éd., 2006, Maloine, Paris
Sang, p. 782, *Bloom and Fawcett : Concise Histology*, Don W. Fawcett, Ronald P. Jensh, 1997, Hodder Arnold, Londres. Traduction française : « *Bloom & Fawcett* » *Histologie, l'Essentiel*, 2002, Maloine, Paris
Saphène, p. 783, *Anatomie clinique – tome I*, P. Kamina, 4e éd., 2009, Maloine, Paris
Sarcolemme, p. 784, *Bloom and Fawcett : Concise Histology*, Don W. Fawcett, Ronald P. Jensh, 1997, Hodder Arnold, Londres. Traduction française : « *Bloom & Fawcett* » *Histologie, l'Essentiel*, 2002, Maloine, Paris
Sarcomatose de Kaposi, p. 784, *Checkliste Dermatologie*, W. Sterry, R. Paus, 1999, Thieme, Stuttgart. Traduction française : *Checklists de médecine : Dermatologie*, 2002, Maloine, Paris
Scanographie, p. 786, *Anatomie clinique – tome I*, P. Kamina, 4e éd., 2009, Maloine, Paris
Scapula, p. 786, *Anatomie clinique – tome I*, P. Kamina, 4e éd., 2009, Maloine, Paris
Sciatique (nerf), p. 790, *Anatomie clinique – tome I*, P. Kamina, 4e éd., 2009, Maloine, Paris
Scintigraphie, p. 791, *Anatomie clinique – tome I*, P. Kamina, 4e éd., 2009, Maloine, Paris
Scintigraphie, p. 791, *Anatomie clinique – tome II*, P. Kamina, 3e éd., 2006, Maloine, Paris
Sclérite, p. 791, *Ophtalmology : A Pocket Textbook Atlas*, G. K. Lang, 2000, Thieme, Stuttgart. Traduction française : *Atlas de poche en couleurs : Ophtalmologie*, 2002, Maloine, Paris
Sclérodactylie, p. 791, *Checkliste Dermatologie*, W. Sterry, R. Paus, 1999, Thieme, Stuttgart. Traduction française : *Checklists de médecine : Dermatologie*, 2002, Maloine, Paris
Sclérœdème, p. 792, *Checkliste Dermatologie*, W. Sterry, R. Paus, 1999, Thieme, Stuttgart. Traduction française : *Checklists de médecine : Dermatologie*, 2002, Maloine, Paris
Séquestre, p. 798, *Clinical Orthopaedic Examination, 4th edition*, R. McRae, A.W.G. Kininnmonth, 1997, Harcourt Health Sciences, Philadelphie ; illustrations extraites de : *Pocketbook of Orthopaedics and Fractures*, R. McRae, 1999, Harcourt Publishers Ltd. Traduction française : *Examen clinique en orthopédie*, 2002, Maloine, Paris
Sérum-albumine, p. 800, *Biochemistry Illustrated*, P. N. Campbell, A. D. Smith, 2000, Churchill Livingstone, Edinburgh. Traduction française : *Biochimie illustrée*, 2002, Maloine, Paris
Sinus, p. 807, *Anatomie clinique – tome II*, P. Kamina, 3e éd., 2006, Maloine, Paris
Sphénoïde, p. 815, *Anatomie clinique – tome II*, P. Kamina, 3e éd., 2006, Maloine, Paris

Spinocellulaire, p. 816, *Checkliste Dermatologie*, W. Sterry, R. Paus, 1999, Thieme, Stuttgart. Traduction française : *Checklists de médecine : Dermatologie*, 2002, Maloine, Paris
Spitz (nævus de), p. 817, *Checkliste Dermatologie*, W. Sterry, R. Paus, 1999, Thieme, Stuttgart. Traduction française : *Checklists de médecine : Dermatologie*, 2002, Maloine, Paris
Spondylolisthésis, p. 819, *Clinical Orthopaedic Examination, 4th edition*, R. McRae, A.W.G. Kininnmonth, 1997, Harcourt Health Sciences, Philadelphie ; illustrations extraites de : *Pocketbook of Orthopaedics and Fractures*, R. McRae, 1999, Harcourt Publishers Ltd. Traduction française : *Examen clinique en orthopédie*, 2002, Maloine, Paris
Squelette, p. 821, *Anatomie clinique – tome I*, P. Kamina, 4e éd., 2009, Maloine, Paris
Staphylocoque, p. 821, BSIP
Staphylome, p. 822, *Ophtalmology : A Pocket Textbook Atlas*, G. K. Lang, 2000, Thieme, Stuttgart. Traduction française : *Atlas de poche en couleurs : Ophtalmologie*, 2002, Maloine, Paris
Stargardt (maladie de), p. 822, *Ophtalmology : A Pocket Textbook Atlas*, G. K. Lang, 2000, Thieme, Stuttgart. Traduction française : *Atlas de poche en couleurs : Ophtalmologie*, 2002, Maloine, Paris
Stimulateur cardiaque, p. 826, BSIP Raguet H.
Strabisme, p. 827, BSIP/Phototake/Barry
Streptocoque, p. 829, BSIP VEM
Sturge Weber-Krabbe (maladie de), p. 830, *Checkliste Dermatologie*, W. Sterry, R. Paus, 1999, Thieme, Stuttgart. Traduction française : *Checklists de médecine : Dermatologie*, 2002, Maloine, Paris
Surrénale, p. 834, *Bloom and Fawcett : Concise Histology*, Don W. Fawcett, Ronald P. Jensh, 1997, Hodder Arnold, Londres. Traduction française : « *Bloom & Fawcett* » *Histologie, l'Essentiel*, 2002, Maloine, Paris
Surrénale, p. 834, *Anatomie clinique – tome IV*, P. Kamina, 2e éd., 2008, Maloine, Paris
Sutton (maladies de), p. 835, *Checkliste Dermatologie*, W. Sterry, R. Paus, 1999, Thieme, Stuttgart. Traduction française : *Checklists de médecine : Dermatologie*, 2002, Maloine, Paris
Sycosis, p. 835, *Checkliste Dermatologie*, W. Sterry, R. Paus, 1999, Thieme, Stuttgart. Traduction française : *Checklists de médecine : Dermatologie*, 2002, Maloine, Paris
Symblépharon, p. 836, *Ophtalmology : A Pocket Textbook Atlas*, G. K. Lang, 2000, Thieme, Stuttgart. Traduction française : *Atlas de poche en couleurs : Ophtalmologie*, 2002, Maloine, Paris
Syndesmose, p. 838, *Anatomie clinique – tome I*, P. Kamina, 4e éd., 2009, Maloine, Paris
Synoviale, p. 839, *Anatomie clinique – tome I*, P. Kamina, 4e éd., 2009, Maloine, Paris
Système nerveux autonome, p. 841, *Anatomie clinique – tome I*, P. Kamina, 4e éd., 2009, Maloine, Paris
Tabes, p. 843, *Clinical Orthopaedic Examination, 4th edition*, R. McRae, A.W.G. Kininnmonth, 1997, Harcourt Health Sciences, Philadelphie ; illustrations extraites de : *Pocketbook of Orthopaedics and Fractures*, R. McRae, 1999, Harcourt Publishers Ltd. Traduction française : *Examen clinique en orthopédie*, 2002, Maloine, Paris
Tache bleue sacrée, p. 844, *Checkliste Dermatologie*, W. Sterry, R. Paus, 1999, Thieme, Stuttgart. Traduction française : *Checklists de médecine : Dermatologie*, 2002, Maloine, Paris
Tarse, p. 847, *Anatomie clinique – tome I*, P. Kamina, 4e éd., 2009, Maloine, Paris
Temporal (os), p. 850, *Anatomie clinique – tome II*, P. Kamina, 3e éd., 2006, Maloine, Paris
Testicule, p. 852, T. Haessig d'après *Bloom and Fawcett : Concise Histology*, Don W. Fawcett, Ronald P. Jensh, 1997, Hodder Arnold, Londres. Traduction française : « *Bloom & Fawcett* » *Histologie, l'Essentiel*, 2002, Maloine, Paris
Tête, p. 853, *Anatomie clinique – tome II*, P. Kamina, 3e éd., 2006, Maloine, Paris
Thorax en entonnoir, p. 858, *Tomodensitométrie corps entier*, N. Vasile, 1990, Vigot, Paris
Thyroïde, p. 862, *Bloom and Fawcett : Concise Histology*, Don W. Fawcett, Ronald P. Jensh, 1997, Hodder Arnold, Londres. Traduction française : « *Bloom & Fawcett* » *Histologie, l'Essentiel*, 2002, Maloine, Paris
Tibia, p. 862, *Anatomie clinique – tome I*, P. Kamina, 4e éd., 2009, Maloine, Paris
Tique, p. 863, BSIP Ed Reschke
Toxoplasmose, p. 868, *Ophtalmology : A Pocket Textbook Atlas*, G. K. Lang, 2000, Thieme, Stuttgart. Traduction française : *Atlas de poche en couleurs : Ophtalmologie*, 2002, Maloine, Paris
Trachome, p. 869, *Ophtalmology : A Pocket Textbook Atlas*, G. K. Lang, 2000, Thieme, Stuttgart. Traduction française : *Atlas de poche en couleurs : Ophtalmologie*, 2002, Maloine, Paris
Transduction, p. 870, *Biologie cellulaire*, Y. Bassaglia, 2001, Maloine, Paris
Translocation, p. 871, *Génétique moléculaire et évolutive*, M. Harry, 2001, Maloine, Paris
Tréponème, p. 873, BSIP VEM
Trompe, p. 877, *Bloom and Fawcett : Concise Histology*, Don W. Fawcett, Ronald P. Jensh, 1997, Hodder Arnold, Londres. Traduction française : « *Bloom & Fawcett* » *Histologie, l'Essentiel*, 2002, Maloine, Paris
Tympan, p. 882, *Anatomie clinique – tome II*, P. Kamina, 3e éd., 2006, Maloine, Paris
Ulcère variqueux, p. 886, *Checkliste Dermatologie*, W. Sterry, R. Paus, 1999, Thieme, Stuttgart. Traduction française : *Checklists de médecine : Dermatologie*, 2002, Maloine, Paris
Urètre, p. 889, *Anatomie clinique – tome IV*, P. Kamina, 2e éd., 2008, Maloine, Paris
Urticaire, p. 891, *Checkliste Dermatologie*, W. Sterry, R. Paus, 1999, Thieme, Stuttgart. Traduction française : *Checklists de médecine : Dermatologie*, 2002, Maloine, Paris
Varicelle, p. 897, *Checkliste Dermatologie*, W. Sterry, R. Paus, 1999, Thieme, Stuttgart. Traduction française : *Checklists de médecine : Dermatologie*, 2002, Maloine, Paris
Veines caves, p. 899, *Anatomie clinique – tome III*, P. Kamina, 2e éd., 2007, Maloine, Paris
Veine, p. 899, *Anatomie clinique – tome I*, P. Kamina, 4e éd., 2009, Maloine, Paris
Verrue, p. 903, ISM
Vessie, p. 905, *Anatomie clinique – tome IV*, P. Kamina, 2e éd., 2008, Maloine, Paris
Vestibulo-cochléaire, p. 905, *Anatomie clinique – tome II*, P. Kamina, 3e éd., 2006, Maloine, Paris
Virus, p. 908, BSIP, Photo Researchers
Vitiligo, p. 911, *Checkliste Dermatologie*, W. Sterry, R. Paus, 1999, Thieme, Stuttgart. Traduction française : *Checklists de médecine : Dermatologie*, 2002, Maloine, Paris
Vomer, p. 913, *Anatomie clinique – tome II*, P. Kamina, 3e éd., 2006, Maloine, Paris
Wilms (tumeur de), p. 920, *Tomodensitométrie corps entier*, N. Vasile, 1990, Vigot, Paris
Xanthélasma, p. 923, BSIP Pulse pict. Library
Xérosis, p. 925, *Ophtalmology : A Pocket Textbook Atlas*, G. K. Lang, 2000, Thieme, Stuttgart. Traduction française : *Atlas de poche en couleurs : Ophtalmologie*, 2002, Maloine, Paris
Zona, p. 930, *Checkliste Dermatologie*, W. Sterry, R. Paus, 1999, Thieme, Stuttgart. Traduction française : *Checklists de médecine : Dermatologie*, 2002, Maloine, Paris